克氏外科学

SABISTON TEXTBOOK of SURGERY

THE BIOLOGICAL BASIS of MODERN SURGICAL PRACTICE

克氏外科学

SABISTON TEXTBOOK of SURGERY

THE BIOLOGICAL BASIS of MODERN SURGICAL PRACTICE

（第 21 版）

原　著　Courtney M. Townsend, Jr.　R. Daniel Beauchamp　B. Mark Evers　Kenneth L. Mattox

顾　问　吴咸中　陈　实　江　涛　崔乃强

主　审　朱正纲　张忠涛　兰　平　王毅军

主　译　王西墨　康　皓　李心翔　王明刚

副主译　张雅敏　李国逊　韩　辉　尹注增

北京大学医学出版社

Peking University Medical Press

KESHI WAIKEXUE（DI 21 BAN）

图书在版编目（CIP）数据

克氏外科学：第21版 /（美）小考尼特 · M. 汤森等原著；王西墨等主译．—北京：北京大学医学出版社，2024.7

书名原文：Sabiston Textbook of Surgery：The Biological Basis of Modern Surgical Practice
ISBN 978-7-5659-2555-9

Ⅰ. ①克…　Ⅱ. ①小… ②王…　Ⅲ. ①外科学　Ⅳ. ① R6

中国版本图书馆 CIP 数据核字（2021）第 264582 号

北京市版权局著作权合同登记号：图字：01-2021-6458

Elsevier (Singapore) Pte Ltd.
3 Killiney Road, #08-01 Winsland House I, Singapore 239519
Tel: (65) 6349-0200; Fax: (65) 6733-1817

Sabiston Textbook of Surgery: The Biological Basis of Modern Surgical Practice, 21st Edition

ISBN-13: 978-0-323-64062-6

This translation of Sabiston Textbook of Surgery: The Biological Basis of Modern Surgical Practice, 21st edition by Courtney M. Townsend, Jr., R. Daniel Beauchamp, B. Mark Evers, Kenneth L. Mattox was undertaken by Peking University Medical Press and is published by arrangement with Elsevier (Singapore) Pte Ltd.
Sabiston Textbook of Surgery: The Biological Basis of Modern Surgical Practice, 21st edition by Courtney M. Townsend, Jr., R. Daniel Beauchamp, B. Mark Evers, Kenneth L. Mattox 由北京大学医学出版社进行翻译，并根据北京大学医学出版社与爱思唯尔（新加坡）私人有限公司的协议约定出版。

《克氏外科学》（第21版）（王西墨　康　皓　李心翔　王明刚　主译）
ISBN：978-7-5659-2555-9

克氏外科学（第21版）

主　　译： 王西墨　康　皓　李心翔　王明刚
出版发行： 北京大学医学出版社
地　　址：（100191）北京市海淀区学院路38号　北京大学医学部院内
电　　话： 发行部 010-82802230；图书邮购 010-82802495
网　　址： http://www.pumpress.com.cn
E-mail： booksale@bjmu.edu.cn
印　　刷： 北京金康利印刷有限公司
经　　销： 新华书店
责任编辑： 马联华　陶佳琦　袁朝阳　**责任校对：** 靳新强　**责任印制：** 李　啸
开　　本： 889 mm×1194 mm　1/16　**印张：** 143　**字数：** 4545 千字
版　　次： 2024年12月第1版　2024年12月第1次印刷
书　　号： ISBN 978-7-5659-2555-9
定　　价： 1398.00 元

译校者名单

顾　　问　吴咸中　陈　实　江　涛　崔乃强

主　　审　朱正纲　张忠涛　兰　平　王毅军

主　　译　王西墨　康　皓　李心翔　王明刚

副主译　张雅敏　李国逊　韩　辉　尹注增

译校者（按姓氏笔画排序）

于向阳　天津医科大学南开临床学院
王文锐　天津医科大学南开临床学院
王　玉　天津医科大学南开临床学院
王西墨　天津大学医学部天津市第三中心医院
王宏磊　天津医科大学南开临床学院
王明刚　首都医科大学附属北京朝阳医院
王树森　南开大学附属第一中心医院
尹注增　中国人民解放军总医院
付蔚华　天津医科大学总医院
边　佺　天津医科大学南开临床学院
刘　刚　天津医科大学总医院
刘　彤　天津医科大学总医院
刘　浩　南开大学医学院
李　莉　天津大学海河医院
李　岫　天津医科大学南开临床学院
李心翔　复旦大学附属肿瘤医院
李国逊　天津大学医学部天津市第三中心医院
杨　东　南开大学人民医院
何向辉　天津医科大学总医院
余剑波　天津医科大学南开临床学院
张大鹏　天津医科大学南开临床学院
张雅敏　南开大学附属第一中心医院
郝　洁　南开大学人民医院
高庆华　天津大学海河医院
戚　峰　天津医科大学总医院
崔书中　广州医科大学附属肿瘤医院

康　皓　华中科技大学同济医学院附属同济医院
董维刚　天津大学胸科医院
韩　辉　中山大学附属肿瘤医院
戴向晨　天津医科大学总医院

参 译 者（按姓氏笔画排序）

天津医科大学南开临床学院

王　卉　王　韬　史　佳　边宣人　吕宗静　刘国星　刘泽涵　孙　冉
李明莉　李　佳　李秋菊　邱重阳　何思梦　沈　平　宋　弢　张　辰
张树泉　张瑞雪　陈建军　陈　震　武雪亮　罗　海　周思颖　郑　阳
郑章强　郑　新　胡正伟　胡冬生　钟玉川　施　丹　姚　鑫　高伊菲
崔凌志　韩迎弟

天津医科大学南开临床学院规培基地

万文涛　马　祥　文王强　刘韦金　刘沙沙　刘　静　孙子须　杜诗涵
李玉婷　李香云　李　娜　李　楠　李路明　吴晓炀　张昊知　张蓝天
陈浩然　陈毓锴　武　雅　周旭阳　赵贵杰　耿梓铭　徐松林　徐浩翔
黄　炎　商梓柔

南开大学医学院

杨秀芬

天津医科大学总医院规培基地

牛　放　华　润　刘媛超　孙伟林　李春强　汪道涵　张师垚　胡文亮
秘家学　常连青　韩家熠

南开大学附属第一中心医院规培基地

王　建　白　易　冯　睿　朱刘洋　吴　昊　程传梁

天津医科大学总医院

赵　科　高永昌

策　　划　黄大海

主审简介

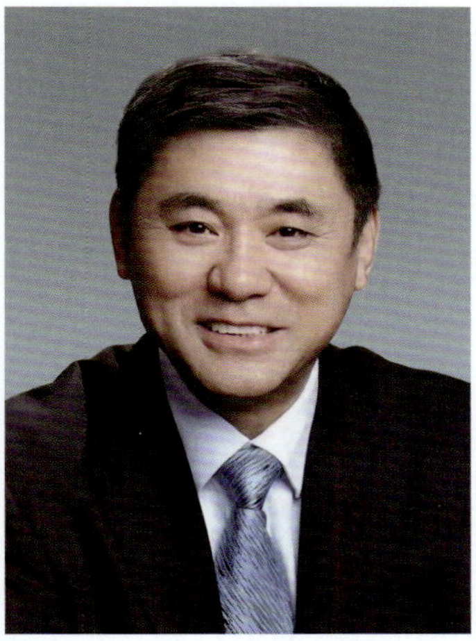

朱正纲，医学博士，主任医师，教授，博士生导师，国家卫生部有突出贡献中青年专家，享受国务院政府特殊津贴。

现任上海交通大学特聘教授，上海消化外科研究所所长，上海交通大学医学院附属瑞金医院外科主任医师（瑞金医院终身教授），上海市胃肿瘤重点实验室主任，国际胃癌研究会理事（中方代表），美国外科医师学会会员（FACS）。

1990 年毕业于上海第二医科大学并获博士学位，1993.2—1995.12 先后在日本广岛大学医学部与昭和大学医学部从事博士后研究，1997.7—1997.9 在德国 Wiesbaden Askplepios Paulinen Klinik 短期进修，2004.7—2005.8 在美国 UC Berkeley School of Public Health 做访问学者。

历任上海第二医科大学（现上海交通大学医学院）附属瑞金医院外科副主任、主任，外科学教研室主任，副院长，院长；上海第二医科大学副校长（上海交通大学医学院副院长），上海交通大学副校长、医学院院长，上海交通大学教授委员会副主任委员、医学院教授委员会主任委员。

兼任中国医师协会常务理事，中国医师协会外科医师分会副会长（兼上消化道外科医师专业委员会主任委员），中国抗癌协会常务理事、胃癌专业委员会主任委员和名誉主任委员，中华医学会外科学分会委员，中国研究型医院学会副会长，上海医学会副会长，上海医学会外科学分会主任委员，上海市抗癌协会副理事长兼胃肠肿瘤专业委员会主任委员。

主持有关胃肠道肿瘤外科综合治疗科研项目 20 余项，先后以第一完成人荣获国家科技进步奖二等奖，上海市、教育部与中华医学科技进步奖一等奖、二等奖 10 余项。获得全国优秀科技工作者、上海市领军人才称号。

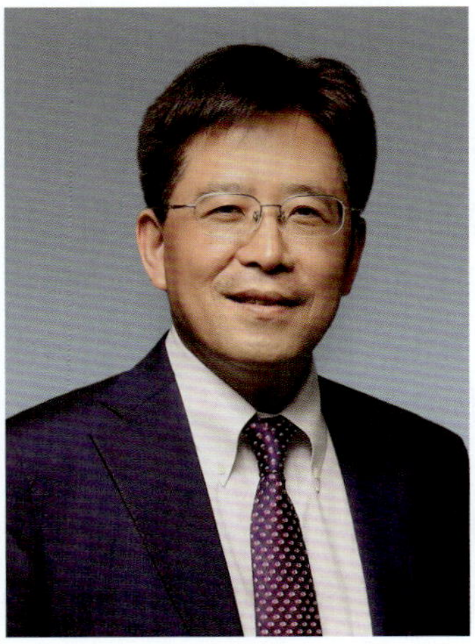

张忠涛，医学博士，主任医师，教授，博士生导师，国家卫生部有突出贡献中青年专家，享受国务院政府特殊津贴。

现任首都医科大学附属北京友谊医院副院长，国家消化系统疾病临床医学研究中心副主任（兼普外科分中心主任），首都医科大学普外科学系主任，北京市消化疾病中心副主任，北京市减重与代谢外科质量控制和改进中心主任。

兼任中华医学会外科学分会副主任委员（兼结直肠外科学组组长），中国医师协会外科医师分会副会长，中国医学装备协会副理事长（兼外科医学装备分会会长），卫生部（国家卫生健康委）能力建设和继续教育外科学专家委员会副主任委员（兼减重与代谢外科专业委员会主任委员），北京医学会外科学分会副主任委员，北京医师协会减重与代谢专科医师分会会长，中国研究型医院学会普外科学专业委员会副主任委员等。兼任 *Surgery for Obesity and Related Diseases*（中文版）主编，《国际外科学杂志》主编，*Chinese Medical Journal*（《中华医学杂志》英文版）、《中华胃肠外科》《中华肝胆外科杂志》《中国实用外科杂志》《腹腔镜外科杂志》《中华损伤与修复杂志（电子版）》《消化肿瘤杂志》等副主编，*Annals of Surgery*（中文版）、*Annals of Oncology*（中文版）、《中华外科杂志》等十余种杂志编委。

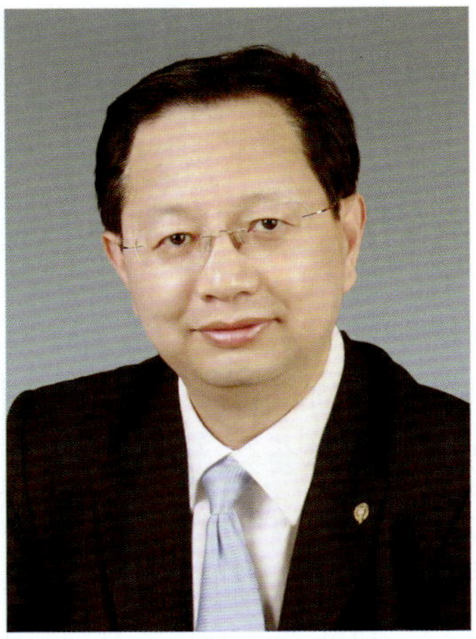

兰平，医学博士，主任医师，教授，博士生导师，国家卫生部有突出贡献中青年专家，享受国务院政府特殊津贴。

现任中山大学副校长，中山大学附属第六医院胃肠外科首席专家，广东省胃肠病学研究所所长，广东省消化病临床研究中心主任。历任中山大学附属第六医院副院长、院长。

兼任中国医院协会副会长，《中华胃肠外科杂志》主编，欧亚结直肠外科协会（ECTA）委员，中国医师协会外科医师分会肿瘤外科医师委员会副主任委员，中华医学会外科学分会结直肠外科学组副组长，广东省医师协会胃肠外科医师分会名誉主任委员。

从事结直肠外科临床和教学工作30余年，专注于结直肠癌及炎症性肠病的外科治疗，尤其是微创外科手术，每年主刀手术500余台。同时也致力于临床和科研人才培养，培养和指导博士后、博士、硕士研究生80余名，研究生获得广东省医学领军人才、广东省杰出青年医学人才、广东省高等学校“千百十工程”人才培养对象、“南粤百杰”人才、中山大学“百人计划”人才等荣誉称号。

主编和副主编外科学教材9部。发表论文300余篇，其中SCI收录180余篇。主编的专升本教材《外科学》（第4版）获全国优秀教材奖一等奖。

获得国家重点研发计划项目（2项）、国家自然科学基金重大研究计划培育项目等40余项基金资助。获得国家科学技术进步奖二等奖，教育部高等学校科学研究优秀成果奖科学技术进步奖一等奖，广东省科技进步一等奖，美国外科医师学会国际学者奖等国内外20余项奖项。国之名医“卓越建树”奖获得者。

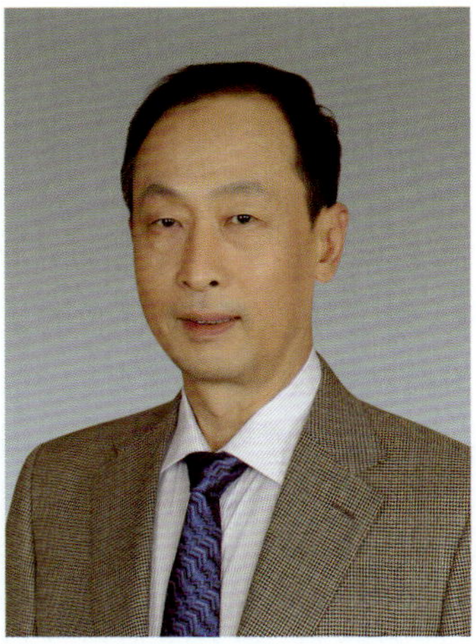

王毅军，主任医师，教授，研究生导师，享受国务院政府特殊津贴。

现任天津第三中心医院外科教研室主任，肝胆外科主任。

兼任中华医学会外科学分会委员兼肝脏外科学组委员，中国医师协会外科医师分会委员兼肿瘤外科医师委员会常务委员，天津医学会外科学分会胆胰外科学组组长，天津医学会理事，天津医学会外科学分会副主任委员，天津市普外科质量控制中心副主任委员，天津市人体器官移植质量控制中心副主任委员，天津市医师协会常务理事，天津市医师协会普外科医师分会会长，天津市抗癌协会胰腺专业委员会副主任委员兼肝胆肿瘤专业委员会副主任委员，《美国外科学会年鉴（中文版）》编委，《中华肝胆外科杂志》编委，《中华外科杂志》通讯编委。

从事普外科临床及教学工作39年，擅长肝胆外科疾病的手术治疗。获得天津市科技进步奖二等奖、三等奖等多个奖项，发表论文百余篇。获得首届天津名医、天津市十佳医生称号。

主译简介

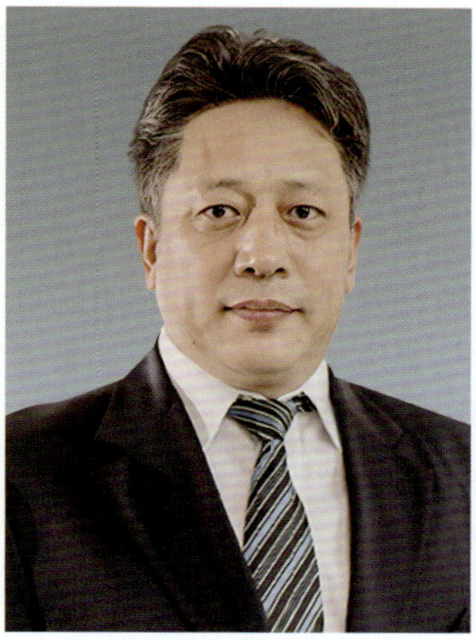

王西墨，医学博士，主任医师，教授，博士生导师。享受国务院政府特殊津贴。

博士毕业于华中科技大学同济医学院器官移植研究所。曾在加拿大西安大略大学多器官移植中心从事博士后研究，在美国哈佛大学医学院、美国明尼苏达大学、美国匹兹堡大学做访问学者。

现任天津大学医学部教授，天津市第三中心医院党委书记。曾任天津市中西医结合研究院副院长，天津市急腹症研究所所长，中国中西医结合杂志社社长，天津市中西医结合急腹症临床医学研究中心主任，天津市急腹症器官损伤与中西医修复重点实验室主任，天津市大肠肛门病研究所所长。

历任天津市人民医院副院长、普外科主任，天津市大肠肛门病研究所所长，天津市南开医院院长，天津市海河医院院长。

兼任中国中西医结合学会常务理事，中国抗癌协会腹膜肿瘤专业委员会主任委员，中华医学会外科学分会委员兼结直肠外科学组委员，天津市医师协会常务理事，天津市医师协会普外科医师分会会长。

曾兼任中国中西医结合学会普外科专业委员会主任委员，天津市医师协会中西医结合医师分会会长，天津市医学会外科学分会副主任委员兼结直肠肛门外科学组组长。

参编世界外科学经典《施瓦兹外科学》，将中西医结合经验写入国际性外科学教科书；主译《美国结直肠外科医师学会结直肠外科学》第 2 版和第 3 版、《直肠、肛管与会阴重建手术学》《Maigot 腹部手术学》，主编《现代肿瘤临床治疗丛书——胰腺癌》。

获得天津市劳动模范、全国优秀援藏干部称号。参与国家“863 计划”基金资助项目，国家重点研发计划，研究成果发表在 *Natural Medicine* 与 *Transplantation* 杂志上。

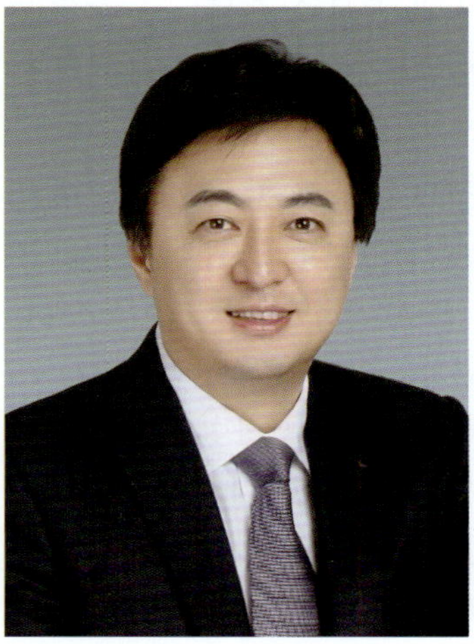

康皓，医学博士，主任医师，教授，博士生导师。现任华中科技大学同济医学院附属同济医院骨科副主任。

兼任中华医学会手外科学分会委员兼中南地区委员会副主任委员，中华医学会骨科学分会显微修复学组委员，中国医师协会手外科医师分会常务委员、显微外科医师分会常务委员，国际矫形与创伤外科学会（SICOT）中国部显微外科委员会常务委员，中国研究型医院学会骨科创新与转化专业委员会周围神经学组副组长，中国康复医学会修复重建外科专业委员会委员，湖北省医师协会显微外科医师分会主任委员，湖北省医学会手外科学分会副主任委员，武汉市医学会手外科学分会副主任委员。兼任《中华手外科杂志》《中华实验外科杂志》《中华显微外科杂志》《组织工程与修复重建外科杂志》《生物骨科材料与临床研究杂志》等杂志编委。

从事手外科、显微外科临床工作 30 年，主要专注于四肢血管、肌腱、神经损伤的显微外科修复重建，臂丛神经损伤与修复，四肢骨与软组织缺损的修复与重建，手指再植与再造，肢体肿瘤的显微外科切除与保肢治疗，以及先天性手部畸形的诊治。发表 SCI 论文及核心期刊论文 40 余篇。

获得湖北省科技进步奖二等奖，武汉市科技进步奖三等奖。获得国家自然科学基金面上项目 1 项，湖北省自然科学基金面上项目 3 项，湖北省卫生健康委资助项目 2 项。

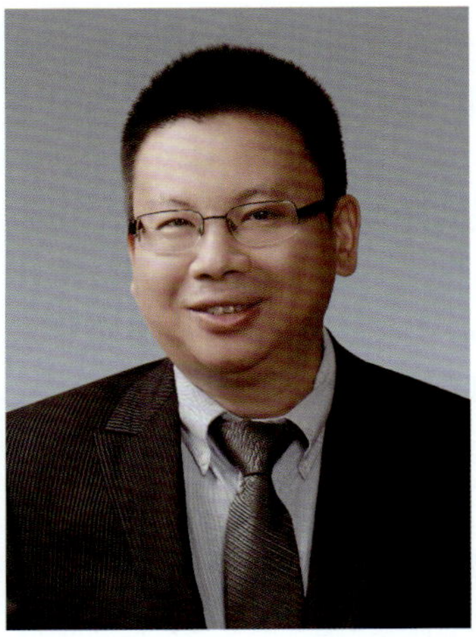

李心翔，主任医师，教授，博士生导师。现任复旦大学附属肿瘤医院大肠外二科科主任。

兼任中国临床肿瘤学会（CSCO）理事，CSCO 肿瘤微创外科专家委员会副主任委员，CSCO 结直肠癌诊治指南执笔人，中国研究型医院学会结直肠肛门外科专业委员会副主任委员，中国中西医结合学会普通外科专业委员会常务委员兼直肠癌防治专家委员会主任委员，中国医师协会肛肠医师分会常委兼大肠癌综合治疗专业委员会主任委员，中国医师协会结直肠肿瘤专业委员会腹腔镜专业委员会副主任委员，上海市抗癌协会胃肠肿瘤腹腔镜专业委员会主任委员，国际结直肠癌协会（ICRCC）中国分会副主席。

近 5 年以通讯作者身份在 *Journal of Clinical Investigation*、*Journal of Extracellular Vesicles* 等杂志上发表论文 50 余篇，总影响因子 300 余分，单篇最高影响因子 23.168。主编专著 3 部，主译专著 2 部，参编专著 2 部。牵头编写了《保留左结肠动脉的直肠癌根治术中国专家共识（2021 版）》，参与编写指南与专家共识 10 部。

作为第一负责人承担国家自然科学基金面上项目 3 项。获得 2018 年度（第十七届）上海医学科技奖二等奖（第一完成人），2019 年度中华医学科技奖医学科学技术奖三等奖，2022 年度中国抗癌协会科技奖二等奖，第三届“白求恩式好医生提名奖”。

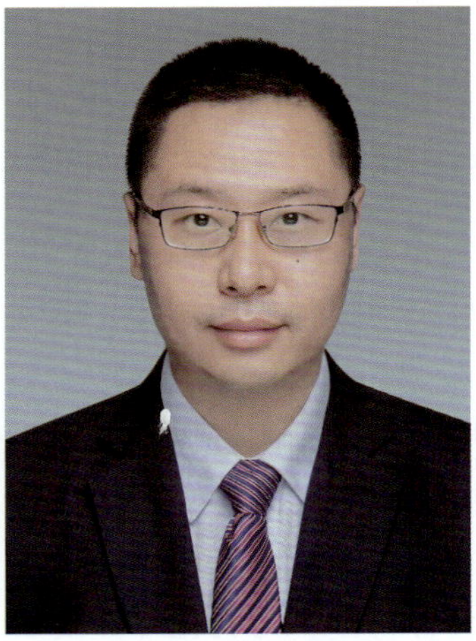

王明刚，医学博士，主任医师，研究生导师。现任首都医科大学附属北京朝阳医院副院长，中国医师协会外科医师分会疝和腹壁外科医师修补培训中心副主任。

兼任北京医学会外科学分会中青年委员，北京医学会疝外科学组委员兼秘书，中国医师协会外科医师分会疝和腹壁外科医师委员会副秘书长兼青年委员会主任委员，中国中西医结合学会普通外科专业委员会委员，大中华腔镜疝外科学院秘书长，核心期刊《中华疝和腹壁外科杂志》编辑部主任，《腹腔镜外科杂志》编委。

在全国疝外科著名专家陈杰教授指导下率先在北京朝阳医院开展腹腔镜疝修补手术，近十几年来完成腹腔镜疝修补手术 6000 余台，是国内疝外科专业的知名中青年专家。先后在 *Surgical Endoscopy*、*Hernia*、*BMC Surgery*、*NEO PLASIA*、*OBES Surgery*、*Surg Laparosc Endosc Percutan Tech*、*Asian Journal of Surgery*、*Biomed Research International*、*Obesity Surgery*、《中华普通外科杂志》《中华医学杂志》《中国实用外科杂志》《腹腔镜外科杂志》《中华疝和腹壁外科杂志》《中华全科医师杂志》《首都医科大学学报》等专业核心期刊上发表近 60 篇专业论文。

获得国家自然科学基金项目 1 项。以第一完成人和主要完成人申请和获得北京市自然科学基金项目 1 项，首都医科大学基础临床合作基金 2 项，北京市医管局扬帆计划 1 项。获得中华外科青年学者奖一等奖，北京市科技进步奖三等奖，华夏医学奖，中华医学奖三等奖。获得发明专利 1 项。多次在欧洲、亚太及全国大型学术会议上做大会发言和手术演示。

副主译简介

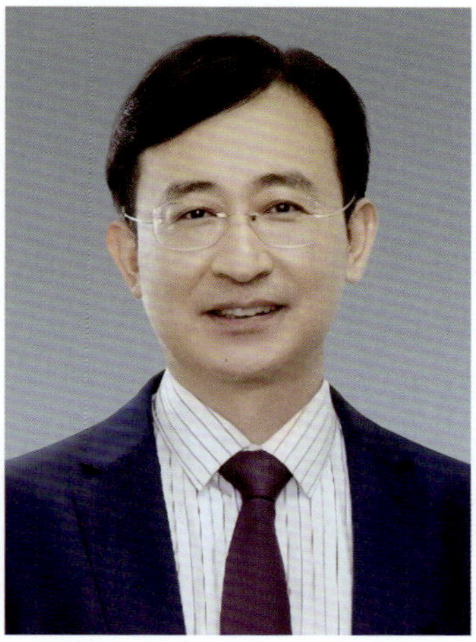

张雅敏，医学博士，主任医师，教授，博士生导师。

现任南开大学附属第一中心医院副院长、外科学教研室主任以及肝胆外科、器官移植中心主任医师。

毕业于南开大学附属医学院七年制临床医学专业并获得硕士学位。2002年毕业于华中科技大学同济医学院器官移植研究所并获得外科学（普外科）博士学位。曾在美国芝加哥大学做访问学者。

从事肝胆外科及肝移植工作20余年，管理移植患者1000余例，对有多次手术史的肝移植病例、肝癌肝移植、挽救性肝移植、肝移植术后胆道并发症的防治及肝移植后肿瘤的治疗积累了丰富的经验。带领肝胆外科团队开展了精准肝切除术、达·芬奇机器人肝切除术及活体肝移植供肝获取手术，在同种异体血管重建肝门胆管癌根治切除术、胰腺癌根治术、门脉高压消化道出血的外科治疗、复杂胆管结石的处理上有深入研究。

主持参与完成课题项目20余项，以第一作者和通讯作者发表论文150余篇，参与编写器官移植、肝胆胰外科专著6部。早期致力于肝移植术后乙肝复发的临床及基础研究，率先在国内发表了有关肝移植后乙肝病毒突变导致耐药的临床研究。近10年主要从事精准肝切除术、肝切除术后肝再生的临床及基础研究。

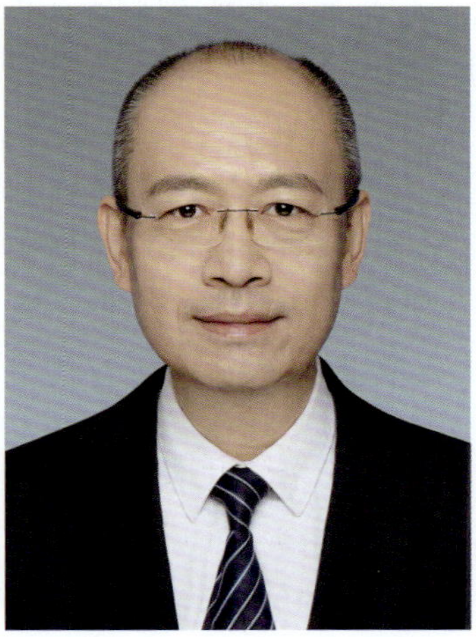

李国逊，主任医师，硕士生导师，医学博士。

1995年本科毕业于同济医科大学，硕士、博士均就读于华中科技大学同济医学院，师从著名器官移植学家陈实教授，2003年获得医学博士学位。2008—2010年在南京军区南京总医院全军普通外科研究所从事博士后工作，指导老师是著名普外学家李宁教授。2010—2011年先后在美国匹兹堡大学医学中心和英国圣马克医院做访问学者。曾就职于天津市人民医院，担任天津市大肠肛门病研究所副所长、医务处处长；2020—2023年担任新疆生产建设兵团医院院长（援疆）。现任天津市第三中心医院临床营养科主任。

任中国医师协会外科医师分会肠瘘外科医师委员会常委，中华医学会外科学分会感染与危重症学组委员，国际肝胆胰协会中国分会转移性肝癌专业委员会常务委员，吴阶平医学基金会中国炎症性肠病联盟营养治疗专业委员会委员，天津市医学会外科学分会感染与危重症学组副组长，天津医师协会外科医师分会委员，天津医师协会外科医师分会微创外科专业委员会常务委员，天津市普通外科医疗质量控制中心秘书。

擅长治疗胃肠外科疑难杂症，尤其是肠外瘘、放射性肠炎、炎性肠病，及短肠综合征、功能性肠病、顽固性便秘、肠缺血性疾病和小肠移植等肠道外科相关疾病。在天津最早引进治疗便秘的金陵术，也是天津市最早开展粪菌移植治疗项目的医生。

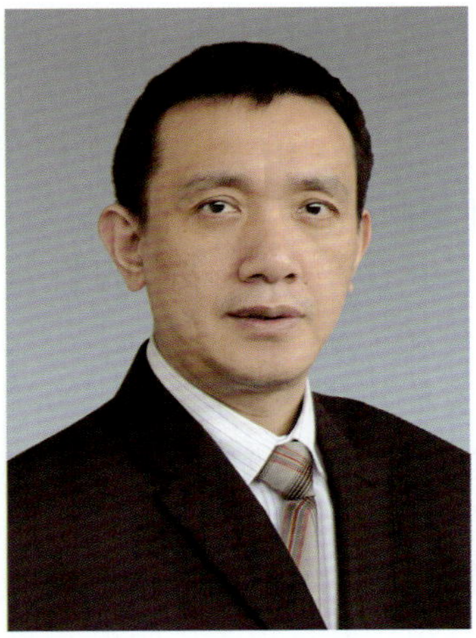

韩辉，医学博士，主任医师，教授，研究生导师。现任中山大学肿瘤防治中心泌尿外科主任医师。

兼任欧洲泌尿外科协会会员。曾在美国 MD Anderson 癌症中心做访问学者。

1990 年起从事外科临床工作 30 余年，专注于腹腔镜技术及机器人在泌尿系统肿瘤治疗中的应用。主编了泌尿系统肿瘤手术学专著《泌尿生殖系肿瘤外科手术图谱》。

2002 年以来，对阴茎癌腹腔镜外科治疗技术进行了持续的改进和创新，有关阴茎癌腹股沟淋巴结清扫术相关的研究尤其得到了国际认可，被写入 2014 年《欧洲泌尿外科指南》，并受邀在 2014 年欧洲泌尿外科大会上做了专题发言。2015 年受邀在第十三届亚洲泌尿外科学会年会（UAA 2015）上现场演示了阴茎癌腹腔镜下改良根治性腹股沟淋巴结清扫术。在国内较早开展了经腹膜后径路腹膜后淋巴结清扫术。

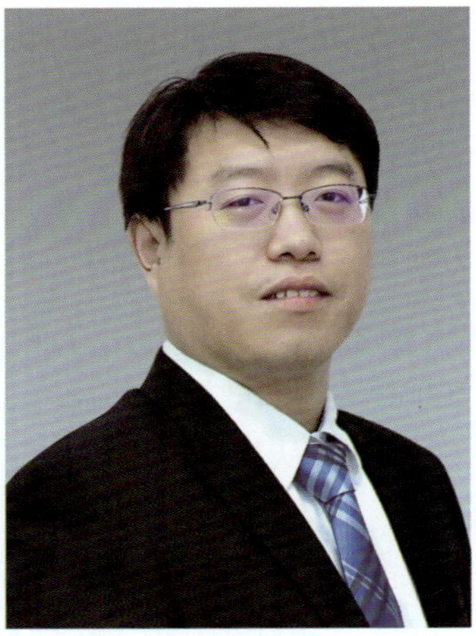

尹注增，医学博士，副主任医师。中国人民解放军总医院第一医学中心肝胆胰外科医学部副主任医师、胰腺肿瘤外科主诊医师。

兼任中国医学智能装备协会智能装备技术分会委员，北京健康促进会肝胆胰中年专家委员会委员。

长期从事肝胆胰良恶性肿瘤的外科手术及综合治疗，擅长腹腔镜和达 · 芬奇机器人胰腺和肝脏手术，在胰岛移植基础和临床前研究方面积累了一定的经验。

主持完成中国博士后科学基金面上项目 1 项，天津市卫生健康委科技基金面上项目 1 项；参与完成国家高技术研究发展计划（“863 计划”）项目子课题，高等学校博士学科点专项基金项目，国家自然科学基金面上项目，天津市卫生健康委科技基金攻关项目等课题。参编《移植学》《中华医学百科全书》，参译《移植外科手术图谱》等，发表 SCI 论文十余篇。

获得天津市科学技术成果登记排名第一，天津市科学技术进步奖一等奖（排名第七），第二届达 · 芬奇机器人肝胆胰手术视频大赛一等奖。

中文版序言

在当代医学中，几乎每个专业都有其经典教科书。《克氏外科学》(Sabiston Textbook of Surgery：The Biological Basis of Modern Surgical Practice)便是外科学的经典教科书，八十多年来不断再版，堪称外科学系统学习与培训的“金标准”、外科医生的“圣经”，享誉世界。目前最新版本是第21版，由于其一贯的高质量传统，其已成为每个医学图书馆和大多数外科医生藏书中必备的工具书。第21版不负读者期望，经过了全面修订和更新，其200位原著者均为外科顶级专家，原著者名单堪称最新一代的外科学名人录。

全书分为13个部分，即外科学基本原理、围术期管理、创伤与重症监护、移植与免疫、肿瘤外科、头颈、乳腺、内分泌、食管、腹部、胸部、血管和普外科专业。每一章都进行了精心组织，先通过简要的历史介绍引入主题，再进行外科疾病基础学科方面的介绍，包括解剖学、生理学、病理学、生物化学、细菌学、免疫学和遗传学等相关方面，然后再进行患者的典型临床表现、诊断治疗策略以及手术技术核心的描述。

本书内容全面且详略得当，兼顾基础学科和临床实践，是一本高质量的综合参考书。每个部分的排版均用不同的颜色，便于快速定位。本书插图清晰明了且风格一致，还有丰富的表格和流程图以进一步强化关键的学习要点和治疗流程。

有关基础学科各章节的可读性和时效性很强，例如分子和细胞生物学相关章节，对包括遗传学、重组DNA、细胞信号、细胞分裂、细胞凋亡、人类基因组计划、新治疗策略和法律影响等进行了详细讨论。这些章节对于执业外科医生和医学生具有极高的参考价值。

总之，即使是最挑剔的读者，本书也不会让你失望。这部最新的重量级专著，对于任何医学图书馆或外科专业人员来说都是值得收入囊中的工具书。

为了完成好翻译这一名著的工作，王西墨、康皓、李心翔、王明刚等来自全国各地的外科专家以英文原版为依据，兼顾专业术语和中文用词习惯，对译著进行了反复推敲和修改，力求做到准确完整、清晰流畅、易于阅读和方便查询。

朱正纲

上海交通大学医学院附属瑞金医院终身教授

译者前言

就像第21版《克氏外科学》主编Courtney M. Townsend，Jr. 医生所言，本书内容反映了近年来外科领域最新的技术、技巧和知识。本书中文版主译、副主译以及译校者为处于不同年龄段、来自中国不同地域、擅长不同专业的外科同道，他们几乎都来自大学教学医院，都有为外科教育奉献自我的强烈愿望。我们力求保持原著可读易懂、适用于不同层次专业人群的这一教科书的特征。初译工作有很多外科专业研究生和规范化培训基地的住院医生参加，年轻医生的热情投入极为感人，让我们这些资深的外科医生学到了很多，了解到他们的专业精神和专业诉求。这项工作既是为了今天的治疗外科患者的医生们，也为了明天可能成为治疗外科患者的医生们。

感谢北京大学医学出版社引进出版本书。

感谢天津医科大学吴咸中院士、华中科技大学同济医院陈实教授等前辈的鼓励，感谢各位主审专家的支持，感谢各位译者的倾心付出。相信我们的共同努力会给全国的外科同道带来帮助。受时间和能力所限，译著中难免出现疏漏或不妥，欢迎同道和读者们不吝赐教。

王西墨　康　皓　李心翔　王明刚

原著献词

致我们的患者，他们授予我们练习技能的特权；致我们的学生、住院医生和同事，他们值得我们学习；还有我们的妻子——Mary、Shannon、Karen和June——没有她们的支持，这本书是不可能完成的。

Courtney M. Townsend, Jr., MD
R. Daniel Beauchamp, MD
B. Mark Evers, MD
Kenneth L. Mattox, MD

原著序言

呈现在你眼前的这本书就是《克氏外科学》第 21 版。本版延续了其作为一本外科学权威教科书 / 专著的优秀传统。本书每章都提供了基于证据的参考文献以及会令读者特别感兴趣的主要参考文献。新的第 21 版的大多数作者都是新加入著者团队的专家，是各自领域公认的“大家”或“后起之秀”。每章都提供了有关外科学创新和技术以及多学科治疗的最新信息。新的第 21 版以外科学史概述和全面改写的外科伦理学和专业精神开始，继而介绍了管理外科患者需要的专业知识。有关外科疾病的炎症反应、休克、新陈代谢和伤口愈合章节，为外科患者的复杂情况的管理提供了实用性建议。外科治疗结果和卫生服务研究的批判性评估是新增加的一章。对于外科医生可能遇到的意外场景，诸如群发性肌肉骨骼创伤事故，本版为外科医生提供了急诊救治中的实用性支持建议。同样，机器人手术的新章节提供了如何在创新需求和开展新技术与必须增加额外的培训和成本之间取得平衡的内容。本版许多章节对最具创新性的手术方法进行了详细描述，例如，乳房重建一章不仅详细介绍了乳房切除术后的重建技术，还介绍了肿瘤手术重建中针对肿瘤的干预措施。本书有大量章节涉及外科中的各个学科，例如移植、肿瘤免疫学和免疫治疗的病理生理学和基础生物学理论。每个系统的章节都由该领域的专家撰写。例如，黑色素瘤及皮肤恶性肿瘤一章不仅提供了手术干预的最新建议，还详细介绍了新型免疫疗法和靶向疗法的多学科诊疗模式。有关肝脏的章节非常系统全面，详细介绍了非手术干预、肝炎和脂肪肝的内科治疗进展以及全新的微创外科技术。所有章节都撰写得简明扼要，重点突出，且有证据支撑，在外科临床领域为读者提供最现代的外科治疗标准。

这部外科学教科书首版于 1936 年由弗雷德里克·克里斯托弗（Frederick Christopher）主编出版。汤森医生（Dr. Townsend）等几位主编的多次再版又全面兼顾了外科医生在临床实践中对最新信息的需求和培训中的外科医生的学习需求。本书强调的是了解疾病的生物学基础，并提供最精确、最先进的治疗方法。第 21 版《克氏外科学》为外科学综合教科书建立了标准。对于求知欲强烈的外科医生来说，这是一本足以满足需要的必备参考书。

Timothy J. Eberlein，MD，FACS，FRCSEd（Hon），FRCS，Glasg（Hon）

Bixby Professor and Chair, Department of Surgery
Spencer T. and Ann W. Olin Distinguished Professor
Director, Alvin J. Siteman Cancer Center
Senior Associate Dean for Cancer Programs
Washington University School of Medicine in St. Louis

原著前言

外科学发展有赖于新的技术、技巧和知识在外科患者诊治中的应用,《克氏外科学》第 21 版反映了这些激动人心的变化。我们加入了两个新章节（机器人手术和胎儿手术）和 119 位新著者，以确保向读者呈现最新的信息。第 21 版经过了全面修订，修订后的章节内容突出反映了外科学领域的变化。

新版本的主要目标是延续其作为最全面、最实用、最易于阅读和最易于理解的教科书的传统，介绍外科学原理和技术。本书的内容选择对医学生、实习医生和该领域的专家同样适用。我们致力于保持这一始于 1936 年的卓越传统，毕竟外科学仍然是一门将外科医生的知识和技能相结合的学科。

Courtney M. Townsend，Jr.，MD

致　谢

感谢 Karen Martin、Steve Schuenke、Eileen Figueroa、David Chavarria 和总管 Barbara Petit 对本书的倾力支持。他们的敬业精神、坚韧不拔和真诚合作是无与伦比的。他们或提前或按时完成了所有任务，这对于成功完成本书的出版是至关重要的。

感谢我们的著者、各自领域中受人尊敬的权威专家以及忙碌的内科医生和外科医生，感谢他们毫无保留地与我们分享他们的丰富知识。

还要感谢爱思唯尔的同事们：内容策化人 Jessica McCool；高级内容开发专家 Joanie Milnes；内容开发经理 Kathryn DeFrancisco；出版服务经理 Shereen Jameel；高级项目经理 Umarani Natarajan；高级图书设计师 Margaret Reid。

原著者名单

Corinne M. Aberle, MD
Assistant Professor
Division of Cardiothoracic Surgery
University of Miami
Miami, Florida
United States

Naim Abu-Freha, MD, MHA
Department of Gastroenterology and Hepatology
Soroka University Medical Center
Faculty of Health Sciences
Ben-Gurion University of the Negev
Director, Department of Gastroenterology
Assuta Medical Center—Beer Sheva
Beer Sheva, Israel

Andrew B. Adams, MD, PhD
Associate Professor
Surgery
Emory University School of Medicine
Atlanta, Georgia
United States

Reid B. Adams, MD
Chair, Department of Surgery
Claude A. Jessup Professor of Surgery
University of Virginia
Charlottesville, Virginia
United States

Nikhil Agrawal, MD
Resident
Surgery
Baylor College of Medicine
Houston, Texas
United States

Vanita Ahuja, MPH, MBA, MD
Associate Professor of Surgery
Yale University School of Medicine
New Haven, Connecticut
United States
Chief, General Surgery
VA Connecticut HealthCare System
West Haven, Connecticut
United States

Sophoclis Alexopoulos, MD
Associate Professor
Section of Surgical Sciences
Chief, Division of Liver Transplantation and Hepatobiliary Surgery
Vanderbilt University Medical Center
Nashville, Tennessee
United States

Kristen A. Aliano, MD
Plastic Surgeon
Private Practice
McGuiness Dermatology and Aesthetics
Dallas-Fort Worth, Texas
United States

Ronald D. Alvarez, MD, MBA
Professor and Chair
Obstetrics and Gynecology
Vanderbilt University Medical Center
Nashville, Tennessee
United States

Vamsi Aribindi, MD
Surgical Resident
Department of Surgery
Baylor College of Medicine
Houston, Texas
United States

Amanda K. Arrington, MD
Associate Professor
Department of Surgery
University of Arizona
Tucson, Arizona
United States

Omar Atassi, MD
Assistant Professor of Orthopedic Trauma
Ben Taub General Hospital
Department of Orthopedic Surgery
Baylor College of Medicine
Houston, Texas
United States

I. Raul Badell, MD
Assistant Professor
Surgery
Emory University School of Medicine
Atlanta, Georgia
United States

Faisel G. Bakaeen, MD
Professor
Thoracic and Cardiovascular Surgery
Cleveland Clinic
Cleveland, Ohio
United States

Juan Camilo Barreto, MD
Assistant Professor of Surgery
Division of Surgical Oncology
University of Arkansas for Medical Sciences
Little Rock, Arkansas
United States

R. Daniel Beauchamp, MD, FACS
J.C. Foshee Distinguished Professor of Surgery
Professor of Cell and Developmental Biology
Deputy Director, Vanderbilt-Ingram Cancer Center
Vice President Cancer Center Network Affairs
Vanderbilt University Medical Center
Nashville, Tennessee
United States

Yolanda Becker, MD, FACS, FAST
Professor of Surgery
Director of Kidney and Pancreas Transplant
University of Chicago
Chicago, Illinois
United States

Elizabeth E. Blears, MS
General Surgery Resident
Allegheny Health Network
Pittsburgh, Pennsylvania
United States

Iuliana Bobanga, MD
Case Western Reserve University School of Medicine
Clinical Assistant Professor
Department of Surgery
University Hospitals Cleveland Medical Center
Cleveland, Ohio
United States

Morgan Bonds, MD
Fellow
General, Vascular, and Thoracic Surgery
Virginia Mason Medical Center
Seattle, Washington
United States

Mimi R. Borrelli, MBBS, MSc
Research Fellow
Surgery
Stanford University
Palo Alto, California
United States
Resident
Department of Plastic Surgery
Brown University
Providence, Rhode Island
United States

Stefanos Boukovalas, MD
Microvascular Reconstructive Fellow
Department of Plastic Surgery
The University of Texas MD Anderson Cancer Center
Houston, Texas
United States

Benjamin S. Brooke, MD, PhD
Associate Professor of Surgery & Population Health Sciences
Chief, Division of Vascular Surgery
Section Chief, Health Services Research
Department of Surgery
University of Utah
Salt Lake City, Utah
United States

Carlos V.R. Brown, MD, FACS
Chief, Division of Acute Care Surgery
Department of Surgery
Dell Medical School, University of Texas at Austin
Austin, Texas
United States

Alfredo Maximiliano Carbonell, DO
Vice Chairman of Academic Affairs
Department of Surgery
Prisma Health -Upstate
Professor of Surgery
University of South Carolina School of Medicine - Greenville
Greenville, South Carolina
United States

Samuel P. Carmichael II, MD MS
Assistant Professor of Surgery
Department of Surgery
Wake Forest University School of Medicine
Wake Forest Baptist Health
Winston-Salem, North Carolina
United States

Joshua S. Carson, MD
Assistant Professor of Surgery
Department of Surgery
University of Florida College of Medicine
Gainseville, Florida
United States

Howard C. Champion, MD, FACS
Professor of Surgery
F. Edward Hébert School of Medicine
Uniformed Service University of the Health Sciences
Bethesda, Maryland
United States

Kevin J. Chiang, BA, MD
Acute Care Surgery Fellow
Division of Trauma, Emergency Surgery, and Surgical Critical Care
Massachusetts General Hospital
Harvard Medical School
Cambridge, Massachusetts
United States

Dai H. Chung, MD, FACS
Professor and Strauss Chair in Pediatric Surgery
UT Southwestern Medical Center
Dallas, Texas
United States

Michael Coburn, MD
Professor and Chairman
Scott Department of Urology
Baylor College of Medicine
Houston, Texas
United States

Eric L. Cole, MD
Assistant Professor
Division of Plastic Surgery
The University of Texas Medical Branch
Galveston, Texas
United States

Carlo M. Contreras, MD
Associate Professor
Surgery
The Ohio State University
Columbus, Ohio
United States

Robert N. Cooney, MD, FACS, FCCM
Professor and Chairman
Surgery
SUNY Upstate Medical University
Syracuse, New York
United States

Jack Dawson, MD
Associate Professor of Orthopedic Trauma
Chief of Orthopedic Surgery
Ben Taub General Hospital
Department of Orthopedic Surgery
Baylor College of Medicine
Houston, Texas
United States

Abe DeAnda Jr., MD
Professor and Chief
Division of Cardiovascular and Thoracic Surgery
University of Texas Medical Branch
Galveston, Texas
United States

Bradley M. Dennis, MD, FACS
Associate Professor of Surgery
Division of Trauma and Surgical Critical Care
Vanderbilt University Medical Center
Nashville, Tennessee
United States

Rajeev Dhupar, MD, MBA, FACS
Chief of Thoracic Surgery
Surgical Services Division
VA Pittsburgh Healthcare System
Assistant Professor
Cardiothoracic Surgery
University of Pittsburgh School of Medicine
Pittsburgh, Pennsylvania
United States

Jose J. Diaz, MD, CNS, FACS, FCCM
Professor of Surgery
Vice Chair Quality & Safety
Chief, Division of Acute Care Surgery
Program Director Acute Care Surgery
Fellowship Program in Trauma
R. Adams Cowley Shock Trauma Center
University of Maryland School of Medicine
Baltimore, Maryland
United States

Sharmila Dissanaike, MD, FACS, FCCM
Peter C. Canizaro Chair and Professor
Department of Surgery
Texas Tech University Health Sciences Center
Lubbock, Texas
United States

Roger R. Dmochowski, MD, MMHC
Professor
Department of Urologic Surgery
Vice Chair for Faculty Affairs and Professionalism
Section of Surgical Sciences
Associate Surgeon-in-Chief
Vanderbilt University Medical Center
Nashville, Tennessee
United States

Vikas Dudeja, MBBS, FACS
Selwyn M. Vickers Endowed Scholar
Director and Associate Professor
Division of Surgical Oncology
University of Alabama
Department of Surgery
Birmingham, Alabama
United States

Quan-Yang Duh, MD
Professor, Chief Section of Endocrine Surgery
Surgery
University of California, San Francisco
Attending Surgeon
Surgery
Veterans Affairs Medical Center
San Francisco, California
United States

James S. Economou, MD, PhD
Beaumont Distinguished Professor of Surgery
Distinguished Professor of Microbiology, Immunology, and Molecular Genetics
Distinguished Professor of Molecule and Medical Pharmacology
University of California-Los Angeles David Geffen School of Medicine
Los Angeles, California
United States

Michael E. Egger, MD, MPH
Assistant Professor
Hiram C. Polk Jr, MD, Department of Surgery
University of Louisville
James Graham Brown Cancer Center
Louisville, Kentucky
United States

C. Tyler Ellis, MD, MSCR
Instructor of Surgery
Surgery
University of Louisville
Louisville, Kentucky
United States

B. Mark Evers, MD, FACS
Professor and Vice-Chair for Research
Department of Surgery
Director, Lucille P. Markey Cancer Center
Markey Cancer Foundation Endowed Chair
Physician-in-Chief, Oncology Service Line UK Healthcare
University of Kentucky
Lexington, Kentucky
United States

Diana L. Farmer, MD, FACS, FRCS
Chair and Professor
Surgery
University of California, Davis
Sacramento, California
United States

Jeffrey S. Farroni, PhD, JD
Associate Professor
Institute for the Medical Humanities
The University of Texas Medical Branch
Galveston, Texas
United States

Anthony Ferrantella, MD
General Surgery Resident
Department of Surgery
University of Miami Miller School of Medicine
Miami, Florida
United States

Ryan Fields, MD
Chief, Surgical Oncology; Professor of Surgery
Surgery
Barnes-Jewish Hospital & The Alvin J. Siteman Comprehensive Cancer Center at Washington University School of Medicine
St. Louis, Missouri
United States

Samuel R.G. Finlayson, MD, MPH, MBA, FACS
Professor of Surgery
Claudius Y. Gates, MD, and Catherine B. Gates Presidential Endowed Chair in Surgery
Department of Surgery
University of Utah School of Medicine
Salt Lake City, Utah
United States

Celeste C. Finnerty, PhD
Professor
Surgery
The University of Texas Medical Branch
Galveston, Texas
United States

Nicholas A. Fiore II,
Private Practice
Fiore Hand and Wrist
Houston, Texas
United States

Thomas Fishbein, MD
Executive Director
MedStar Georgetown Transplant Institute
MedStar Georgetown University Hospital
Professor of Surgery
Georgetown University School of Medicine
Washington, DC
United States

Yuman Fong, MD
Sangiacomo Chair and Chairman
Department of Surgery
City of Hope Medical Center
Duarte, California
United States

Chuck D. Fraser Jr., MD, FACS
Professor of Surgery and Perioperative Care
Department of Surgery and Perioperative Care
The University of Texas at Austin - Dell Medical School
Section Chief for Pediatric and Congenital Cardiothoracic Surgery
Texas Center for Pediatric and Congenital Heart Disease
Austin, Texas
United States

Gerald M. Fried, MD, CM, FRCSC, FACS
Edward W. Archibald Professor and Chairman
Department of Surgery
McGill University
Surgeon-in-Chief, McGill University Health Centre
Montreal, Quebec
Canada

Susan Galandiuk, MD
Professor of Surgery, Program Director, Section of Colon & Rectal Surgery
Hiram C. Polk Jr, MD, Department of Surgery
University of Louisville
Director
Price Institute of Surgical Research
University of Louisville
Louisville, Kentucky
United States

Tong Gan, MD, MS
Resident Physician
Surgery
University of Kentucky
Lexington, Kentucky
United States

S. Peter Goedegebuure, PhD
Associate Professor
Surgery
Washington University School of Medicine
Saint Louis, Missouri
United States

Oliver L. Gunter, MD, FACS
Associate Professor
Director of Emergency General Surgery
Division of Trauma & Surgical Critical Care
Vanderbilt University Medical Center
Nashville, Tennessee
United States

Jennifer M. Gurney, MD, FACS
Chief Defense Committee on Trauma
Joint Trauma System
Falls Church, Virginia
Surgeon
United States Army Institute of Surgical Research
San Antonio, Texas
United States

Jennifer L. Halpern, MD
Assistant Professor
Department of Orthopedics
Vanderbilt University Medical Center
Nashville, Tennessee
United States

Jason Hawksworth, MD
Transplant Surgeon
Hepatopancreatobiliary and Transplant Surgeon
Assistant Professor of Surgery
MedStar Georgetown Transplant Institute
MedStar Georgetown University Hospital
Washington, DC
United States

Mary Hawn, MD, MPH
Professor and Chair
Surgery
Stanford University
Stanford, California
United States

Antonio Hernandez, MSc, MD
Associate Professor
Anesthesiology
Vanderbilt University Medical Center
Nashville, Tennessee
United States

David N. Herndon, MD
Retired
Kelleys Island, Ohio
United States

Marty J. Heslin, MD, MSHA
Professor and Vice Chair
Surgery
The University of Alabama at Birmingham
Birmingham, Alabama
United States

Shinjiro Hirose, MD
Professor of Pediatric Surgery
University of California, Davis
Sacramento, California
United States

Trung Ho, MD
Staff Physician
Surgery
Baylor College of Medicine
Houston, Texas
United States

Richard Hodin, MD
Professor of Surgery
Chief of Academic Affairs
Massachusetts General Hospital
Harvard Medical School
Boston, Massachusetts
United States

Wayne L. Hofstetter, MD
Professor of Surgery and Deputy Chair
Thoracic and Cardiovascular Surgery
The University of Texas MD Anderson Cancer Center
Houston, Texas
United States

Ginger E. Holt, MD
Professor and Vice Chair of Education
Orthopaedic Surgery and Rehabilitation
Adult Reconstruction Surgery and Musculoskeletal Oncology
Director, Musculoskeletal Oncology
Program Director, Orthopaedic Residency Program, Musculoskeletal Oncology Fellowship
Division of Pediatric Orthopaedics
Vanderbilt University Medical Center
Nashville, Tennessee
United States

Michael S. Hu, MD, MPH, MS
Post-Doctoral Fellow
Surgery
Stanford University
Stanford, California
United States
Resident Physician
Plastic Surgery
University of Pittsburgh Medical Center
Pittsburgh, Pennsylvania
United States

Yinnin Hu, MD
Fellow, Complex General Surgical Oncology, Department of Surgery
Memorial Sloan-Kettering Cancer Center
New York, New York
United States

Kelly K. Hunt, MD, FACS
Professor and Chair
Breast Surgical Oncology
The University of Texas MD Anderson Cancer Center
Houston, Texas
United States

Neil Hyman, MD
Chief, Section of Colon and Rectal Surgery, Codirector Digestive Disease Center
Department of Surgery
University of Chicago Medicine
Chicago, Illinois
United States

Uzi Izhar, MD
Professor of Cardiothoracic Surgery
Head - General Thoracic Surgery Unit
Cardiothoracic Surgery
Hadassah University Medical Center
Jerusalem, Israel

Eric H. Jensen, MD, FACS
Professor and Chief of Surgical Oncology
Department of Surgery
University of Minnesota Medical Center
Minneapolis, Minnesota
United States

Gregory J. Jurkovich, MD
Professor and Vice-Chairman
Department of Surgery
University of California, Davis
Sacramento, California
United States

Shana S. Kalaria, MD, MBA
Resident Physician
Division of Plastic Surgery
University of Texas Medical Branch
Galveston, Texas
United States

Seth J. Karp, MD
Chairman
Section of Surgical Sciences
Surgeon-in-Chief
Director
Vanderbilt Transplant Center
Vanderbilt University Medical Center
Nashville, Tennessee
United States

Samuel J. Kesseli, MD
Resident Physician
General Surgery
Duke University Medical Center
Durham, North Carolina
United States

Leena Khaitan, MD, MPH
Professor of Surgery
Department of Surgery
Director, Metabolic and Bariatric Surgery Center
Director, Esophageal and Swallowing Center
Digestive Health Institute
University Hospitals, Cleveland Medical Center
Cleveland, Ohio
United States

Kimberly H. Khoo, BS
Medical Student
School of Medicine
The University of Texas Medical Branch
Galveston, Texas
United States

Jae Y. Kim, MD
Chief, Division of Thoracic Surgery
Surgery
City of Hope Cancer Center
Duarte, California
United States

V. Suzanne Klimberg, MD, PhD, MSHCT, FACS
Courtney M. Townsend, Jr., MD Distinguished Chair in General Surgery
Department of Surgery
The University of Texas Medical Branch
Galveston, Texas
Adjunct Professor
The University of Texas MD Anderson Cancer Center
Houston, Texas
United States

Patrick H. Knight, MD
Resident
Department of Surgery
Western Michigan University
Homer Stryker MD School of Medicine
Kalamazoo, Michigan
United States

Katherine E. Kramme, DO
Resident
Department of Surgery
Western Michigan University
Homer Stryker MD School of Medicine
Kalamazoo, Michigan
United States

Bradley A. Krasnick, MD
Resident
Surgery
Washington University School of Medicine
St. Louis, Missouri
United States

Amanda M. Laird, MD
Chief, Section of Endocrine Surgery
Surgical Oncology
Rutgers Cancer Institute of New Jersey
Associate Professor of Surgery
Surgery
Rutgers Robert Wood Johnson Medical School
New Brunswick, New Jersey
United States

Alessandra Landmann, MD
Pediatric Surgery Fellow
Surgery
University of Oklahoma Health Sciences Center
Oklahoma City, Oklahoma
United States

Christian P. Larsen, MD, DPhil
Professor of Surgery
Mason Professor of Transplantation
Emory University School of Medicine
Atlanta, Georgia
United States

Lillian Liao, MD, MPH
Associate Professor of Surgery
Pediatric Trauma Medical Director
UT Health San Antonio
San Antonio, Texas
United States

Steven K. Libutti, MD
Director
Rutgers Cancer Institute of New Jersey
New Brunswick, New Jersey
United States

Masha Livhits, MD
Assistant Professor of Surgery
Surgery
University of California-Los Angeles David Geffen School of Medicine
Los Angeles, California
United States

Michael T. Longaker, MD, MBA
Deane P. and Louise Mitchell Professor
Surgery
Stanford University
Stanford, California
United States

H. Peter Lorenz, MD
Pediatric Plastic Surgery Service Chief and Professor
Plastic and Reconstructive Surgery
Stanford University School of Medicine
Palo Alto, California
United States

Amin Madani, MD, PhD, FRCSC, DABS
Resident
Department of Surgery University Health Network
Toronto General Hospital
Toronto, Ontario
Canada

David A. Mahvi, MD
Surgical Resident
Surgery
Brigham and Women's Hospital
Boston, Massachusetts
United States

David M. Mahvi, MD
Professor of Surgery
Surgery
Medical University of South Carolina
Charleston, South Carolina
United States

William Marston, MD
Professor
Division of Vascular Surgery
University of North Carolina School of Medicine
Chapel Hill, North Carolina
United States

Matthew J. Martin, MD, FACS, FASMBS
Director of Trauma Research
Scripps Mercy Hospital
San Diego, California
United States

R. Shayn Martin, MD, MBA, FACS
Associate Professor of Surgery
Department of Surgery
Wake Forest University School of Medicine
Executive Director, Critical Care Services
Wake Forest Baptist Health
Winston-Salem, North Carolina
United States

Christopher R. McHenry, MD, FACS
Professor of Surgery
Case Western Reserve University School of Medicine
Vice Chair
Department of Surgery
MetroHealth Medical Center
Cleveland, Ohio
United States

Kelly M. McMasters, MD, PhD
Chairman
Surgery
University of Louisville
Louisville, Kentucky
United States

Saral Mehra, MD, MBA, FACS
Associate Professor
Surgery
Yale University School of Medicine
New Haven, Connecticut
United States

Matthew Mell, MD, MS
Professor and Chief, Division of Vascular Surgery
Surgery
University of California, Davis
Sacramento, California
United States

J. Wayne Meredith, MD, FACS
Richard T. Myers Professor and Chair
Department of Surgery
Wake Forest University School of Medicine
Chief of Clinical Chairs
Chief of Surgery
Wake Forest Baptist Health
Winston-Salem, North Carolina
United States

Richard S. Miller, MD, FACS
Professor of Surgery, Chief, Division of Trauma and Surgical Critical Care
Carol Ann Galvin Directorship in Trauma and Surgical Care Surgery, Section of Surgical Sciences
Vanderbilt University Medical Center
Nashville, Tennessee
United States

Joseph L. Mills Sr., MD
Reid Professor and Chief of Vascular Surgery and Endovascular Therapy
Michael E. DeBakey Department of Surgery
Baylor College of Medicine
Houston, Texas
United States

Emilio Morpurgo, MD, FASCRS
Chairman
Department of Surgery
Regional Center for Videolaparoscopic Robotic Surgery
Hospital Camposampiero
Chief ad interim Department of Surgery
Hospital Sant Antonio
Padova, Italy

Nathan T. Mowery, MD, FACS
Associate Professor of Surgery
Department of Surgery
Wake Forest University School of Medicine
Wake Forest Baptist Health
Winston-Salem, North Carolina
United States

Carmen L. Mueller, BSc(H), MD, MEd, FRCSC, FACS
Associate Professor
Department of Surgery
McGill University
Montreal, Quebec
Canada

Aussama K. Nassar, MD, MSc, FACS, FRCSC
Clinical Assistant Professor
Surgery
Stanford University
Stanford, California
United States

Elaine E. Nelson, MD
Medical Director of the Emergency Department
Regional Medical Center of San Jose
San Jose, California
United States

David Netscher, MD
Professor
Division of Plastic Surgery, Department of Orthopedic Surgery
Baylor College of Medicine
Houston, Texas
United States

Uri Netz, MD
Vice Chairman
Department of Surgery A
Soroka University Medical Center
Faculty of Health Sciences
Ben-Gurion University of the Negev
Beer Sheva, Israel

William B. Norbury, MD, FRCS (Plast)
Assistant Professor
Division of Plastic Surgery
The University of Texas Medical Branch
Staff Surgeon
Critical Care and Burns Reconstruction
Shriners Hospital for Children
Galveston, Texas
United States

Robert L. Norris, MD
Emeritus Professor of Emergency Medicine
Stanford University Medical Center
Stanford, California
United States

Brant K. Oelschlager, MD
Professor and Chief; Byers Endowed Professor of Esophageal Research
Division of General Surgery
University of Washington Medical Center
Seattle, Washington
United States

Shuab Omer, MD
Associate Professor
Advanced Cardiopulmonary Therapies and Transplantation
University of Texas Health Science Center Houston
Houston, Texas
United States

Edwin OnKendi, MBChB, FACS
Assistant Professor
Department of Surgery
Texas Tech University Health Sciences Center
Lubbock, Texas
United States

Pablo L. Padilla, MD
Plastic Surgery Resident
Division of Plastic and Reconstructive Surgery
The University of Texas Medical Branch
Galveston, Texas
United States

Zachary S. Pallister, MD
Assistant Professor of Surgery
Michael E. DeBakey Department of Surgery
Baylor College of Medicine
Houston, Texas
United States

Julie E. Park, MD, FACS
Stephen R. Lewis Professor and Program Director
Division of Plastic Surgery
Department of Surgery
The University of Texas Medical Branch
Galveston, Texas
United States

Luigi Pascarella, MD, FACS
Associate Professor of Surgery
University of North Carolina School of Medicine
Chapel Hill, North Carolina
United States

Samip Patel, MD, FACS
Associate Professor
Otolaryngology/Head and Neck Surgery
University of North Carolina School of Medicine
Chapel Hill, North Carolina
United States

Joel T. Patterson, MD, FACS
Associate Professor
Department of Neurosurgery
The University of Texas Medical Branch
Galveston, Texas
United States

Linda G. Phillips, MD
Truman G. Blocker Distinguished Professor and Chief
Division of Plastic Surgery
Surgery
University of Texas Medical Branch
Galveston, Texas
United States

Iraklis I. Pipinos, MD, PhD
Professor
Surgery
University of Nebraska Medical Center
Chief
Vascular Surgery
VA Nebraska and Western Iowa Medical Center
Omaha, Nebraska
United States

Russell Postier, MD
Dean Emeritus
College of Medicine
University of Oklahoma
Oklahoma City, Oklahoma
United States

Benjamin K. Poulose, MD, MPH
Robert M. Zollinger Lecrone-Baxter Chair
Chief, Division of General and Gastrointestinal Surgery
Center for Abdominal Core Health
The Ohio State University Wexner Medical Center
Columbus, Ohio
United States

Lauren S. Prescott, MD, MPH
Assistant Professor
Obstetrics and Gynecology, Division of Gynecologic Oncology
Vanderbilt University Medical Center
Nashille, Tennessee
United States

Anna M. Privratsky, DO
Assistant Professor of Surgery
Division of Trauma, Critical Care, and Acute Care Surgery
University of Arkansas for Medical Sciences
Little Rock, Arkansas
United States

Napat Pruekprasert, MD
Resident
General Surgery
SUNY Upstate Medical University
Syracuse, New York
United States

Pejman Radkani, MD, MSPH
Assistant Professor of Surgery, Hepatopancreatobiliary, and Liver Transplant Surgeon
Transplant Institute
Medstar Georgetown University Hospital
Assistant Professor of Surgery
Surgery
Georgetown University School of Medicine
Washington, DC
United States

Ravi Rajaram, MD, MSc
Assistant Professor of Surgery
Thoracic and Cardiovascular Surgery
The University of Texas MD Anderson Cancer Center
Houston, Texas
United States

Taylor S. Riall, MD, PhD
Professor
Department of Surgery
University of Arizona
Tucson, Arizona
United States

William O. Richards, MD
Professor and Chair
Department of Surgery
University of South Alabama College of Medicine
Mobile, Alabama
United States

Bryan Richmond, MD, MBA
The Bert Bradford Chairman and Professor of Surgery and Section Chief-General Surgery
Department of Surgery
West Virginia University/Charleston Division
Charleston, West Virginia
United States

J. Bart Rose, MD, MAS, FACS
Director of Pancreatobiliary Disease Center
Assistant Professor
Division of Surgical Oncology
University of Alabama
Department of Surgery
Birmingham, Alabama
United States

Michael J. Rosen, MD
Professor of Surgery
Lerner College of Medicine
Cleveland Clinic Foundation
Cleveland, Ohio
United States

Todd K. Rosengart, MD
Professor and Chairman
Michael E. DeBakey Department of Surgery
Baylor College of Medicine
Professor
Texas Heart Institute
Houston, Texas
United States

Ronnie A. Rosenthal, MS, MD
Professor of Surgery and Geriatrics
Yale University School of Medicine
New Haven, Connecticut
United States
Chief
Surgical Service
VA Connecticut Health Care System
West Haven, Connecticut
United States

Evan Ross, MD
Postdoctoral Fellow
Department of Surgery
The University of Texas Medical Branch
Galveston, Texas
United States

Rachel M. Russo, MD, MS
Assistant Professor
Department of Surgery
University of California, Davis
Sacramento, California
United States
Major
United States Air Force Medical Corps
Travis Air Force Base, California
United States

Ira Rutkow, MD, DrPH
Independent Scholar
New York
United States

Christopher Ryan, MD
Resident
General Surgery
Baylor College of Medicine
Houston, Texas
United States

Payam Saadai, MD, FACS, FAAP
Assistant Professor
Pediatric Surgery
University of California, Davis
Assistant Professor
Pediatric Surgery
Shriners Hospitals Northern California
Sacramento, California
United States

Noelle N. Saillant, MD, FACS
Instructor of Surgery
Division of Trauma, Emergency Surgery, and Surgical Critical Care
Massachusetts General Hospital
Harvard Medical School
Boston, Massachusetts
United States

Warren Sandberg, MD, PhD
Professor and Chair
Department of Anesthesiology
Chief of Staff for Perioperative and Critical Care Services
Vanderbilt University Medical Center
Nashville, Tennessee
United States

Ariel P. Santos, MD, MPH, FRCSC, FACS, FCCM
Associate Professor and Director of Telemedicine
Department of Surgery
Texas Tech University Health Sciences Center
Lubbock, Texas
United States

Robert G. Sawyer, MD, FACS, FCCM
Professor and Chair of Surgery
Surgery
Western Michigan University Homer Stryker MD School of Medicine
Kalamazoo, Michigan
Adjunct Professor of Surgery
Surgery
University of Virginia
Charlottesville, Virginia
Adjunct Professor of Engineering and Applied Sciences
Engineering and Applied Sciences
Western Michigan University
Kalamazoo, Michigan
United States

John P. Saydi, MD
Surgical Resident
Michael E. DeBakey Department of Surgery
Baylor College of Medicine
Houston, Texas
United States

Martin Allan Schreiber, MD
Professor of Surgery and Chief, Division of Trauma, Critical Care & Acute Care Surgery
Oregon Health & Science University
Portland, Oregon
United States

Herbert S. Schwartz, MD
Professor of Orthopaedic Surgery and Rehabilitation
Professor of Pathology, Microbiology, and Immunology
Vanderbilt University
Medical Center
Nashville, Tennessee
United States

Boris Sepesi, MD
Associate Professor
Thoracic and Cardiovascular Surgery
The University of Texas MD Anderson Cancer Center
Houston, Texas
United States

Edward R. Sherwood, MD, PhD
Professor and Vice Chair for Research
Department of Anesthesiology
Vanderbilt University Medical Center
Nashville, Tennessee
United States

Mihir Sheth, MD
Orthopedic Surgery Resident
Department of Orthopedic Surgery
Baylor College of Medicine
Houston, Texas
United States

Michael J. Sise, MD, FACS
Clinical Professor of Surgery
University of California-San Diego School of Medicine
Senior Vascular and Trauma Surgeon
Scripps Mercy Hospital
San Diego, California
United States

Michael C. Smith, MD
Assistant Professor
Surgery
Vanderbilt University Medical Center
Nashville, Tennessee
United States

Sawyer Gordon Smith, MD
Surgery Resident
Department of Surgery
Oregon Health & Science University
Portland, Oregon
United States

Thomas G. Smith III, MD
Associate Professor
Department of Urology, Division of Surgery
The University of Texas MD Anderson Cancer Center
Houston, Texas
United States

Christian Sommerhalder, MD, MMS
Surgical Resident
Surgery
The University of Texas Medical Branch
Galveston, Texas
United States

Julie Ann Sosa, MD, MA
Leon Goldman MD Distinguished Professor of Surgery and Chair
Department of Surgery
Professor
Department of Medicine
University of California San Francisco
Affiliated faculty
Philip R. Lee Institute for Health Policy Studies
University of California-San Francisco
San Francisco, California
United States

Jonathan D. Spicer, MD, PhD
Assistant Professor of Surgery
Department of Surgery
McGill University
Montreal, Canada

Ronald M. Stewart, MD
Professor and Chair of Surgery
Dr. Witten B. Russ Endowed Chair in Surgery
Department of Surgery
University of Texas Health Science Center at San Antonio
San Antonio, Texas
United States

Debra L. Sudan, MD
Professor of Surgery
Chief, Division of Abdominal Transplant Surgery
Duke University Medical Center
Durham, North Carolina
United States

David J. Sugarbaker
Chief of Division of Thoracic Surgery
Baylor College of Medicine
Houston, Texas
United States

Insoo Suh, MD
Associate Professor
Section of Endocrine Surgery
Department of Surgery
University of California, San Francisco
Staff Surgeon, Endocrine and General Surgery
San Francisco Veterans Affairs Health Care System
San Francisco, California
United States

Daniel Sun, MD
Orthopedic Surgery Resident
Department of Orthopedic Surgery
Baylor College of Medicine
Houston, Texas
United States

Jennifer M. Taylor, MD, MPH
Assistant Professor
Scott Department of Urology
Baylor College of Medicine
Houston, Texas
United States

Jonathan R. Thompson, MD, RPVI
Assistant Professor of Surgery
Surgery
University of Nebraska Medical Center
Omaha, Nebraska
United States

S. Rob Todd, MD, FACS, FCCM
Senior Vice President
Chief, Acute Care Surgery
Grady Health System
Atlanta, Georgia
United States

James S. Tomlinson, MD, PhD
Professor of Surgery
University of California-Los Angeles David Geffen School of Medicine
Los Angeles, California
United States

Alfonso Torquati, MD, MSCI
Helen Sheddd Keith Professor and Chairman
Department of Surgery
Rush University
Chicago, Illinois
United States

Sara Maria Tosato, MD
General Surgeon
Department of Surgery
Regional Center for Videolaparoscopic Robotic Surgery
Hostpital of Camposampiero, Padova, Italy

Richard H. Turnage, MD
Professor of Surgery
Department of Surgery
University of Arkansas for Medical Sciences Little Rock, Arkansas
Executive Associate Dean for Clinical Affairs
College of Medicine
University of Arkansas for Medical Sciences Medical Center
Little Rock, Arkansas
United States

Douglas S. Tyler, MD, MSHCT, FACS
John Woods Harris Distinguished Chair in Surgery, Professor and Chairman
Department of Surgery
The University of Texas Medical Branch
Galveston, Texas
United States

Konstantin Umanskiy, MD
Associate Professor of Surgery
Department of Surgery
University of Chicago Medicine
Chicago, Illinois
United States

Selwyn M. Vickers, MD, FACS
James C. Lee, Jr. Endowed Chair and Professor
Senior Vice President and Dean
School of Medicine
University of Alabama Birmingham
Birmingham, Alabama
United States

Ori Wald, MD, PhD
Attending Thoracic Surgeon
Cardiothoracic Surgery
Hadassah Hebrew University Hospital
Jerusalem, Israel

Andrew Well, MD, MPH, MSHCT
Health Transformation Fellow
Congenital Heart Surgery
Texas Center for Pediatric and Congenital Heart Disease at Dell Medical School
University of Texas
Austin, Texas
United States

William J. Winslade, PhD, JD, PhD
James Wade Rockwell Professor of Philosophy in Medicine
Institute for the Medical Humanities and Department of Preventive Medicine and Community Health
The University of Texas Medical Branch
Galveston, Texas
United States

Steven E. Wolf, MD
Joseph D. and Lee Hage Jamail Chari in Surgery
Professor and Vice-Chair for Finance
Division Chief - Trauma, Burns, and Acute Care Surgery
Surgery
The University of Texas Medical Branch
Chief of Staff
Shriners Hospital for Children - Texas
Galveston, Texas
United States

Yanghee Woo, MD, FACS
Associate Professor
Director of Gastrointestinal Minimally Invasive Therapies
Vice Chair of International Affairs
City of Hope National Medical Center
Duarte, California
United States

Jennifer Worsham, MD
Assistant Professor
Surgery - Vascular Surgery
The University of Texas Medical Branch
Galveston, Texas
United States

James C. Yang, MD
Senior Investigator
Surgery Branch
National Cancer Institute
Bethesda, Maryland
United States

Wendell G. Yarbrough, MD, MMHC, FACS
Thomas J. Dark Distinguished Chair
Otolaryngology/Head and Neck Surgery
University of North Carolina School of Medicine
Chapel Hill, North Carolina
United States

Robert B. Yates, MD
Clinical Assistant Professor
Center for Esophageal and Gastric Surgery
University of Washington Medical Center
Montlake, Washington
United States

Michael W. Yeh, MD
Professor, Chief Section of Endocrine Surgery
University of California-Los Angeles David Geffen School of Medicine
Los Angeles, California
United States

Natesh Yepuri, MBBS
Resident
Anesthesiology
The Guthrie Clinic
Sayve, Pennsylvania
United States

Amanda C. Yunker, DO, MSCR
Associate Professor
Obstetrics and Gynecology
Vanderbilt University Medical Center
Nashville, Tennessee
United States

Adam Zanation, MD, FACS
Harold C. Pillsbury Distinguished Professor
Executive Vice Chair
Otolaryngology/Head and Neck Surgery
University of North Carolina School of Medicine
Chapel Hill, North Carolina
United States

Ramón Zapata Sirvent, MD, FACS
Associate Professor
Department of Surgery, Division of Plastic Surgery
The University of Texas Medical Branch
Galveston, Texas
United States

Victor M. Zaydfudim, MD, MPH
Associate Professor of Surgery
Section of Hepatobiliary and Pancreatic Surgery, Division of Surgical Oncology
University of Virginia
Charlottesville, Virginia
United States

Courtney M. Townsend, Jr., MD
Professor
Robertson-Poth Distinguished Chair in General Surgery
Department of Surgery
The University of Texas Medical Branch
Galveston, Texas

Kenneth L. Mattox, MD
Distinguished Service Professor
Michael E. DeBakey Department of Surgery
Baylor College of Medicine
Chief of Staff and Surgeon-in-Chief
Ben Taub General Hospital
Houston, Texas

目　录

译者后记

参与翻译《克氏外科学》（第 21 版）这本书是一件很幸福的工作。

三十多年前，我在天津市第一中心医院普外科接受住院医生培训时，江涛教授是我的上级医生，他送了我一本《克氏外科学》（第 10 版），这使我的同伴们都羡慕不已。当时我们这样的年轻医生在图书馆都见不到这本书，那时候网络没有这么发达，这样的经典著作长期以来总是在资深大夫们手中传阅的。后来在天津市人民医院，在我接任江涛教授担任普外科主任的十年中，《克氏外科学》一直是指导我们临床与教学实践的重要工具。

二十多年前，我以研究生的身份在武汉同济医院器官移植研究所陈实教授身边学习了 6 年，最深的体会是国际交流有力地推动了现代外科技术在中国的应用。中国外科医生一直在追求现代外科技术，陈实教授的团队就是例证——在中国开辟了胰腺移植、胰肾联合移植这一领域。《克氏外科学》这样的经典专著恰恰是呈现现代外科最新技术的载体。

近十年来，我在天津医科大学南开临床学院、南开医院担任院长职务，有幸近距离聆听吴咸中院士的教诲，深深地被吴老的学术思想感染。吴院士以及鲁焕章教授、崔乃强教授等外科前辈在现代外科中国化的事业中做出了卓越贡献，传承和发展了微损伤理念，同时从中医学中汲取营养，在机体调节的方法上丰富了现代外科的手段。

我们这一辈的外科同道也像老一辈的外科学家一样关注年轻医生的成长，而翻译这样的外科经典著作，可以借鉴国际同行的经验，共同思考中国外科的发展。现代外科观念与技术的进步不是孤立的，它们是服务于民众健康的，现代外科技术的应用能否真正有益于中国广大患者，还有赖于中国外科医生的临床实践。

王西墨

2024 年 12 月　于天津

第 1 部分

外科学基本原理

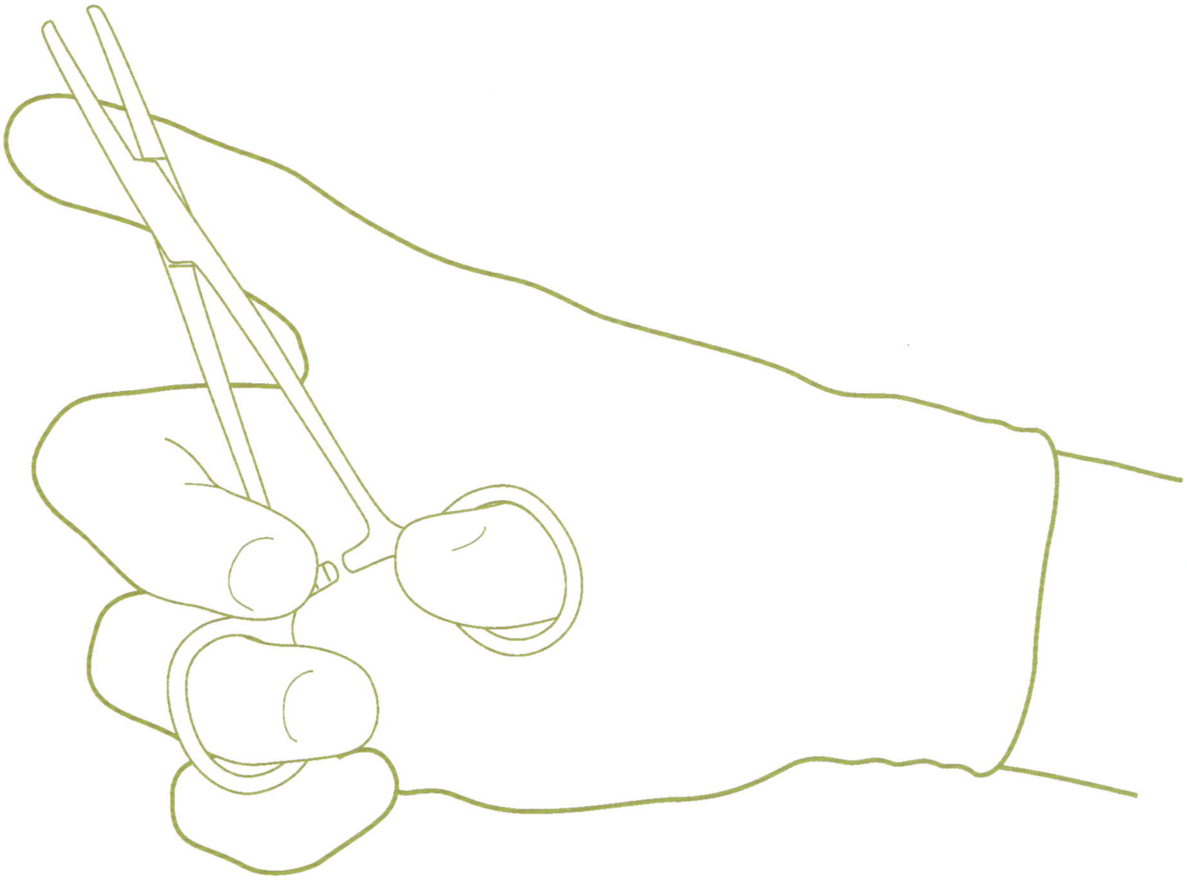

1 章

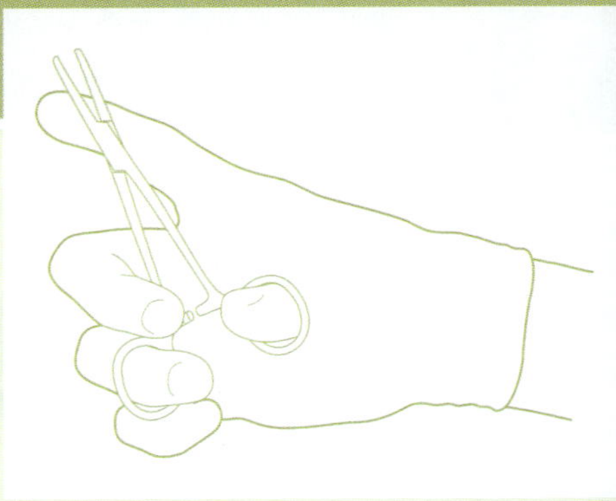

现代外科学的兴起：概述

Ira Rutkow　原著

王宏磊　商梓柔　译　王西墨　审校

“经历了过去的实践，科学使神话变为现实；人类的思想不再是荒芜的沙漠。否则，正义仍被邪恶压倒，道德家园和科学世界还在被黑暗笼罩。”

Samuel D. Gross（Louisville Review 1：26–27，1856）

章目录

外科学的起源

自有文字可考的历史以来到 19 世纪末，外科手术方式几乎没有什么改变。在那漫长的几千年里，外科手术总是令人恐惧的，甚至是致命的，而且感染频发。在那些没有科学理论基础、没有麻醉和消毒措施的年代，手术只有在极为迫切的情况下才会进行，与今天所见的任何手术都不同——在那些年代，手术时要把完全清醒的患者抓牢或绑住，以防止他们从外科医生的手术刀下逃走；只有在能够直接看到病变的情况下（例如病变出现在皮肤上和表皮下以及四肢或口腔），外科医生或所谓的“外科医生”才会进行手术。

直到 14 世纪，大多数手术都是由受教育程度极低的理发师兼外科医生和其他江湖游医施行的。正是这群默默无闻但执迷于手术技艺的追随者的不懈追求，尽管受到了贵族和接受过大学教育的内科医生（他们不愿意触碰这门技艺）的排斥，这种“子承父业式”的职业最终得以延续。江湖游医一样的“外科医生”要做的主要是：切开脓肿、固定单纯骨折、包扎伤口、拔牙，在极少数情况下还要截断手指、肢体或切除乳房。大约在 15 世纪，出身高贵的内科医生也开始对手术技艺产生了兴趣。随着手术技术的发展，无论是有授权的医生还是江湖游医，都可以通过结扎动脉治疗容易触及的动脉瘤，切除大的体表肿瘤，施行各种环锯术，设计巧妙的方法治疗嵌顿疝和绞窄疝，可以直接切开腹壁的皮肤进行简单的结肠造口术和回肠造口术治疗晚期肠梗阻。一些更有魄力的“外科医生”更是将他们的手术技术拓展到肛瘘、膀胱结石、白内障的治疗。值得注意的是，尽管“外科医生”的勇气和智慧在不断增长，但他们通常不会尝试充满危险的体腔（即腹腔、颅腔、关节腔和胸腔）内手术。

尽管手术干预具有令人恐惧的特征，但在近代科学出现之前的时代，在整个医疗实践中，手术治疗仍被视为一种重要的治疗方式。鉴于那些年代的手术技术有限，这一说法看似矛盾，但其实可以通过以下事实加以解释：可以对体表肉眼可见的疾病进行手术治疗是因为有“客观的”解剖诊断；术者可以看到需要解决的问题（例如发炎的疖肿、骨折、膨出的肿瘤、严重的伤口、坏死的手指和四肢以及蛀牙），并以其所处年代允许的方式理性地进行处理。

那些时代的内科医生则是以一种更为“主观”的方式治疗疾病，包括对他们不清楚病因也不理解发病机制的疾病。在那些对关节炎、哮喘、糖尿病和心力衰竭等疾病的病理基础和生理基础没有科学理解的时代，这些疾病的症状是很难治疗的。一直到 19 世纪，随着病理解剖学和实验生理学的发展，内科执业医师才接受了一种与外科医生更接近的临床思维方式，不再盲目地治疗体征和症状，而是像外科医生对身体上直观的疾病进行手术一样进行治疗，即是基于“客观的”病理生理发现的临床表现治疗患者。

正是由于外科治疗从一开始就具备直观性的特点，外科医生的临床思维无须像内科医生一样随着诊断和病理 / 生理的发展而改变。尽管在近代科学出现之前的时代，外科医生的知识很不完善，但他们凭借着对技术的自信，果断地施行了截肢 / 摘除手术，有时也的确治愈了疾病。19 世纪 80 年代和 90 年代，随着医学革命的传播，以及无菌技术的普及和其他接踵而至的技术突破，包括 X 射线、输血和冰冻切片，外科医生的技艺仿佛插上了翅膀，成就了外科医生向专科医生的华丽转身。又过了几十年，进入 20 世纪，随着一系列行政与组织制度的落实，外科医生才被认为是一种真正的职业。

要说清楚现代外科学兴起缓慢的原因，就不能不详细解释四个关键要素（对解剖学的认识、出血控制、疼痛控制和感染控制），这些要素渗透在手术过程中，它们的作用比手术技能更加重要。它们是外科手术被视为可行的治疗选择的先决条件。对解剖学的认识和控制出血这两个要素从 16 世纪开始即不断有所突破；然而，尽管外科手术从这些突破中获益良多，但手术的范围还是局限于体表。在随后的 300 年里，疼痛控制和感染控制仍然是外科手术患者需要面临的问题，这两个要素几乎原地踏步，直到 19 世纪 40 年出现了麻醉术以及 19 世纪 70 年代和 80 年代应用了外科抗菌术，这种局面才有改观。随后外科学的蓬勃发展促进了一系列管理和社会经济举措的落实（标准化毕业后外科教育和培训计划；实验性手术研究实验室；专业期刊、教科书、专著和论著；以及专业学会和授权组织），这些举措孕育了职业化的理念。到了 20 世纪 50 年代，外科医生已经成为一个兼具实践性和学术性的职业。下文具体介绍现代外科学的兴起，其中特别要介绍的是四个关键要素的发展以及外科手术由此成为被广泛接受的临床治疗选择。

对解剖学的认识

现在大家都知道，人体解剖学知识是外科手术的首要要求，但其实直到 16 世纪中期和欧洲文艺复兴鼎盛时期，才出现了人体结构研究的第一次伟大解放。这源于教皇西克斯图斯四世（Popes Sixtus IV，1414—1484）和教皇克莱门特七世（Clement VII，1478—1534）推翻了教会长期以来对人体进行解剖研究的禁令。随着著名的《人体的构造》（*De Humani Corporis Fabrica Libri Septem*）（1543）一书的出版，安德雷亚斯·维萨里（Andreas Vesalius，1514—1564）（图 1.1）站在了解剖学研究的最前沿。《人体的构造》一书打破传统、提供了比以往任何一本解剖学论著都详细的人体描述。它纠正了几千年以来由希腊和罗马权威人士传播的错误解剖学论点，特别是克劳迪亚斯·盖伦（Claudius Galen，129—199）的基于动物研究而不是人体研究的错误论点——后来得到了教会支持。而与维萨里的解剖观察一样具有开创性的是，他直率地断言，人体解剖研究必须由医生自己动手完成。这是对长期以来的传统的直接否定，因为长期以来，解剖被视为一种令人作呕的工作，都是由下层人士进行的，而高贵的医生只负责坐在高处大声朗读有着几个世纪历史的解剖学论著。

维萨里出生于比利时布鲁塞尔，其家族与神圣罗马帝国宫廷有广泛的联系。他在法国蒙彼利埃（Montpellier）和巴黎的大学接受了医学教育，并在他位于鲁汶（Louvain，比利时城市）的家附近教过一段时间的解剖学。在查理五世（Charles V，1500—1558）的军队中当了几个月外科医生后，23 岁的维萨里接受了意大利帕多瓦（Padua）大学解剖学教授的职务。维萨里在那里一直工作到 1544 年辞职，然后成为查理五世及其儿子菲利普二世（Philip II，

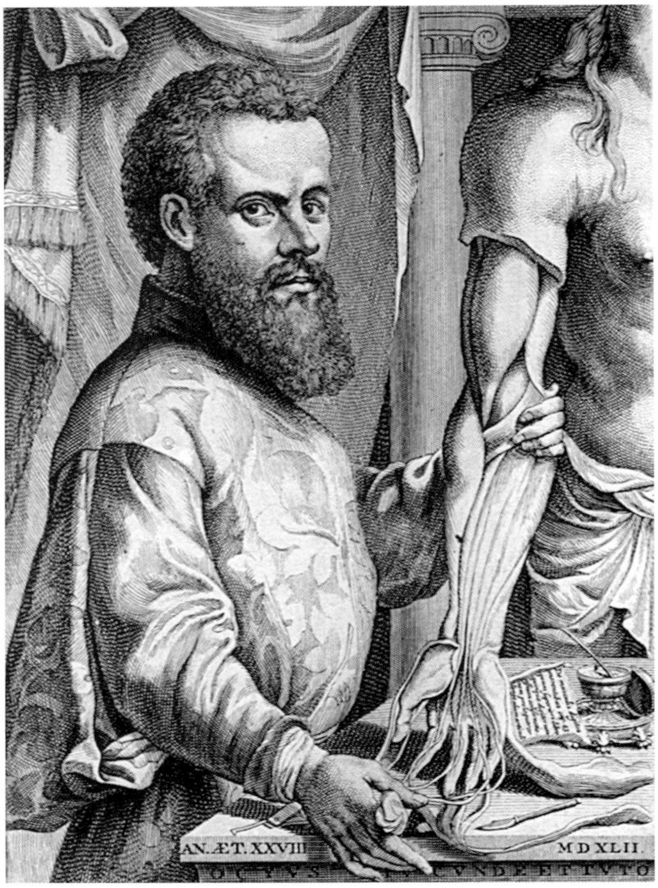

图 1.1 安德雷亚斯·维萨里（Andreas Vesalius，1514—1564）

1527—1598）的宫廷医生。维萨里最终被调到马德里（Madrid，西班牙首都），但由于各种原因，包括与西班牙宗教裁判所当局的纠纷，他计划重新回归学术研究。然而，1563 年，维萨里在第一次去圣地朝圣一年的返航途中，他乘坐的船失事了，他和其他人被困在了扎金索斯岛（Zakynthos，希腊爱奥尼亚群岛中的一个）的伯罗奔尼撒小岛（the small Peloponnesian island）上。维萨里死在了那里，原因是衣不遮体、饥饿和一种严重疾病（可能是伤寒）。

维萨里在意大利帕多瓦（Padua）度过的 7 年为医学的发展，尤其是为外科手术的发展，留下了不可磨灭的印记。维萨里对人体解剖进行了公开演示，许多人都慕名前来观看，维萨里还不断受邀到意大利其他城市公开演示人体解剖，所有这些到《人体的构造》一书出版时达到了顶峰。与大多数革命性工作一样，《人体的构造》也吸引了批评者和同情者，年轻的维萨里受到了同时代一些最著名的解剖学家的尖刻攻击。对于他的许多诋毁者，慷慨激昂的维萨里也经常不加控制地予以反击，但这对他的事业并没有什么帮助，甚至有一次，维萨里一怒之下烧掉了自己的手稿和绘图。

维萨里的《人体的构造》之所以受欢迎还因为书中有出色的插图。该书首次以图文并茂的方式呈现了人体结构。书中由威尼斯画派的艺术家提香（Titian，1477—1576）绘制的插图不但科学上准确，而且构图上大胆惊艳。这些木刻作品以乡村和城市景观为背景，展示了男子的雄伟的骨骼和剥去皮肤的肌肉结构，后来这种风格成为了几个世纪里解剖学教材的标准。

维萨里的工作为进行更广泛的人体解剖学研究铺平了道路，特别是对血液循环的更全面的理解。1628 年，威廉·哈维（William Harvey，1578—1657）的研究显示了心脏起着泵的作用，即迫使血液沿着动脉流出，然后沿着静脉流回，形成一个闭环。虽然哈维不是外科医生，但他的研究对外科学的发展产生了巨大的影响，特别是对外科手术和解剖学之间的关系。其结果是，在 17 世纪，随着技艺高超的外科医生兼解剖学家的出现，解剖学和外科手术之间的联系愈加密切。

在 18 世纪和 19 世纪上半叶，外科医生兼解剖学家进行了一些了不起的观察。许多国家都有自己的名人：荷兰的戈瓦德·彼得罗（Govard Bidloo，1649—1713）、伯恩哈德·西格弗里德·阿尔比努斯（Bernhard Siegfried Albinus，1697—1770）和皮特·坎珀（Pieter Camper，1722—1789）；在德国工作的阿尔布雷希特·冯·哈勒（Albrecht von Haller，1708—1777）、奥古斯特·里希特（August Richter，1742—1812）和约翰·弗里德里希·梅克尔（Johann Friedrich Meckel，1781—1833）；在意大利工作的安东尼奥·斯卡帕（Antonio Scarpa，1752—1832）；法国的皮埃尔·约瑟夫·德索（Pierre-Joseph Desault，1744—1795）、朱尔斯·克罗奎特（Jules Cloquet，1790—1883）和阿尔弗雷德·阿曼·路易斯·玛丽·维佩奥（Alfred Armand Louis Marie Velpeau，1795—1867）。然而，最重要的是，在众多英国外科医生兼解剖学家的努力下，他们在研究和教学方面树立了一个当之无愧的优秀传统。

威廉·柯珀（William Cowper，1666—1709）是英国最早也是最著名的外科医生兼解剖学家之一。1711 年，柯珀的学生威廉·切塞尔登（William Cheselden，1688—1752）在伦敦第一次开设了正式的外科解剖学课程。1713 年，切塞尔登撰写的《人体解剖学》出版了，这本书大受欢迎以至至少持续出版了 13 版。亚历山大·门罗（一世）[Alexander Monro（primus），1697—1767] 是切塞尔登的门生，后来在爱丁堡建立了一个外科-解剖学教学中心，且后续将该中心交由其儿子亚历山大二世［Alexander（secundus），1737—1817］和孙子亚历山大三世［Alexander（tertius），1773—1859］管理。在伦敦，约翰·亨特（John Hunter，1728—1793）（图 1.2）作为一名解剖学家兼外科医生，被认为是有史以来最伟大的外科医生之一，他的哥哥威廉·亨特（William Hunter，1718—1783）是一名成功的产科医生，后者著有广受赞誉的图谱《人类妊娠子宫的解剖学》（*Anatomy of the Human Gravid Uterus*）（1774）。另一对兄弟约翰·贝尔（John Bell，1763—1820）和查尔斯·贝尔（Charles Bell，1774—1842）在爱丁堡和伦敦工作，他们创作的精致的解剖学版画对后世产生了持久的影响。到 19 世纪中期，外科解剖学作为一门科学学科已经确立。然而，随着外科学发展成为一个要求更高的专业，解剖学图谱和图解外科学教科书不再可能是由外科医生兼解剖学家编写，而是应由全职解剖学家编写了。

出血控制

在维萨里大大促进了人们对人体解剖结构的理解的同时，同时代的昂布鲁瓦兹·帕雷（Ambroise Paré，1510—1590）（图 1.3）提出了一种在外科手术中控制出血的方法。与维萨里相似，帕雷在外科学发展史中具有重要地位，因为他也是切断古代手术技术技巧和现代外科学之间最后链接的代表人物。维萨里和帕雷这两个人是熟人，他们都曾被召去治疗亨利二世（1519—1559），亨利二世的头部在一场比武中受到了长矛的致命一击。

帕雷出生在法国，在很小的时候，他就给多位理发师兼游医做学徒。他在巴黎完成了学徒式契约教育，然后在一所有名的医院（Hôtel Dieu）担任了外科医生助理 / 伤口敷料师。从 1536 年到去世前，帕雷一直是一名军医（他随法国军队进行军事远征），同时他也在巴黎为平民治病。帕雷的声望是如此之大，以至于亨利二世（Henry II）、弗朗西斯二世（Francis II，1544—1560）、查理九世（Charles IX，1550—1574）和亨利三世（Henry III，1551—1589）四位法国国王钦点帕雷作为他们的首席外科医生。虽然曾经是理发师兼外科医生，帕雷最终还是成为了巴黎的 St. Côme 协会的成员，这是一个由受过大学教育的、有自大感的内科医生 / 外科医生组成的兄弟会。凭借着个人魅力和临床上的巨大成就，帕雷进一步拉近了内科医生和外科医生两大团体的关系，为现代外科学在法国的兴起奠定了基础。

在帕雷所处的时代，烧灼法或使用沸油或两者联合使用都是处理伤口和止血的最常用方法。这些方法的使用可以追溯到希波克拉底时代的医学格言：药治不好的，要用铁；铁治不好的，要用火；火不能治的被认为是无法治愈的。帕雷改变了这种认识；有一次在都灵（Turin）附近的战场上，因为帕雷的沸油耗尽了，在他不知所措的时候，他将蛋黄、玫瑰油（碾碎的玫瑰花瓣和橄榄油的混合物）和松节油混在一起为

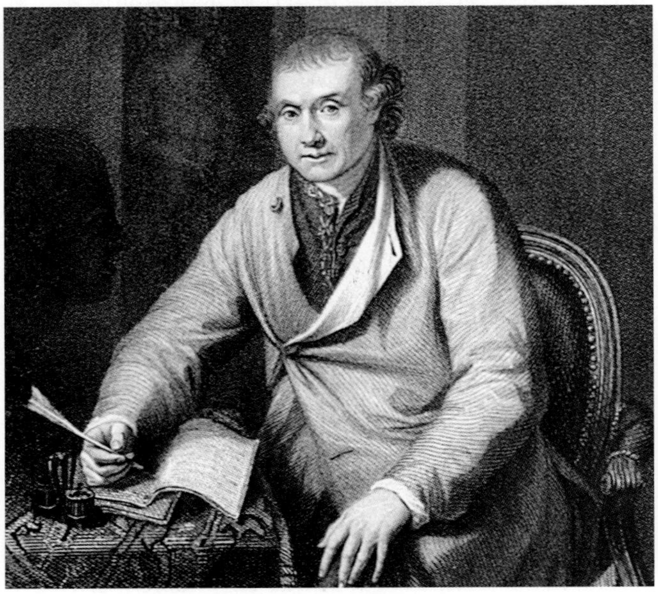

图 1.2　约翰·亨特（John Hunter，1728—1793）

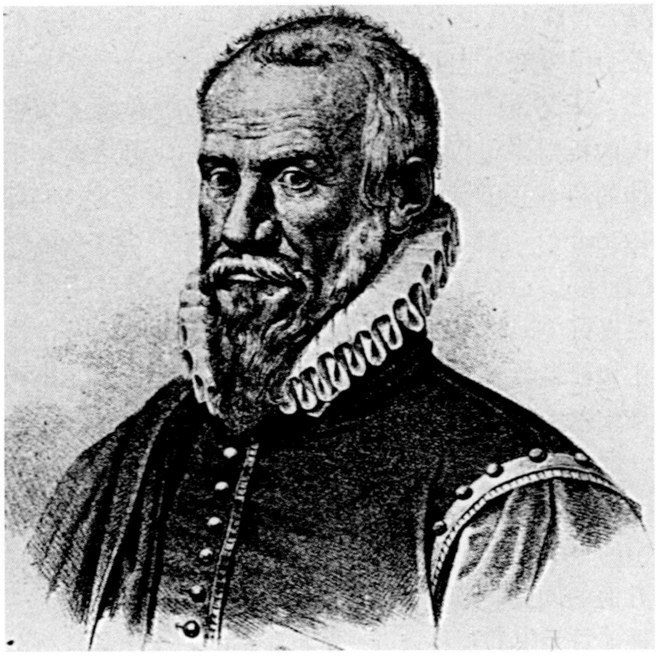

图 1.3　昂布鲁瓦兹·帕雷（Ambroise Paré，1510—1590）

剩余伤者的伤口进行了处理。在接下来的几天里，他观察到，用新的混合物包扎的伤口与用沸油处理相比，炎症和疼痛都要轻。不久之后，帕雷就放弃了使用沸油。

帕雷还进行了使用其他方法处理伤口和止血的探索。他最终选择了结扎，结扎方法的引入被证明是外科学发展史上的一个转折点。血管结扎最早源于何时何处并不清楚，究竟是中国人或埃及人还是希腊人或罗马人首先提出来的，仍然是一个历史上的悬案。但有一点可以肯定，这个技术长期以来已经被遗忘，并且帕雷认为，他在截肢时采用的结扎方法是原创的，完全是源于神的启示。他甚至设计了现代止血钳的前身，一种被称为鸦喙（bec de corbin）或"鸦喙钳"的钳夹器械，可以在处理血管时控制出血。

与许多开创性的想法一样，帕雷关于结扎的建议并没有被顺利地接受。接受缓慢的原因从缺乏熟练的助手帮助暴露血管，到需要大量器械实现止血——在工业化前时代，手术工具都是纯手工制作的，价格昂贵。结果是，控制出血很少用结扎方法，尤其是在截肢期间，直到18世纪初出现了可以进行暂时止血的器械——让·路易斯·帕蒂德（Jean-Louis Petit，1674—1750）发明了扭转压迫止血带。帕蒂德发明的这种止血带可用于直接压迫待截肢肢体的主动脉，可提供必要的短期出血控制，因而使准确使用结扎线成为可能。在18世纪和19世纪的剩余时间里，因为外科医生尝试了结扎体内几乎所有的血管，新型缝合线和止血带不断涌现。尽管有大量的精致止血带和新型缝合材料（从鹿皮到马毛）可供使用，但出血的满意控制仍然是一个问题，尤其是在精细的外科手术中。

从19世纪80年代开始，外科医生开始使用带电的机器来进行烧灼止血。这些第一代电灼器是笨拙的机器，但使用它们确实可以加快手术的进程。1926年，哈佛大学外科学教授哈维·库欣（Harvey Cushing，1869—1939）对一个相对便捷的手术电灼器进行了试验，该机器包含两个独立的电路，一个用于切开组织，另一个仅用于凝血。这个电灼器是由物理学家威廉·波维（William Bovie，1881—1958）设计的。库欣和波维两人还合作开发了可互换的金属尖头、不锈钢球头和线圈，后者可以被连接到一个可灭菌的手枪式握把上，用于引导电流。随着电气和工程方面的问题得到解决，波维（Bovie）电刀成为了一种前景无限的工具；近一个世纪后，它仍然是外科医生工具中的基本工具。

疼痛控制

在前科学时代，外科医生无法进行无痛手术是医学上最可怕的困境之一。出于对冰冷手术刀的恐惧，患者往往拒绝接受手术或屡次推迟手术。这也是术者更关心手术完成的速度而不是手术的效果的原因。麻醉剂和催眠药，诸如大麻、曼德拉草和鸦片之类，已使用了几千年，但都无济于事。没有任何东西能使人免于手术中的疼痛。这也是腹腔、颅腔、关节腔、胸腔的系统性手术探查一直未能付诸实践的原因之一。

随着解剖学知识和手术技术水平的提高，寻找使患者对疼痛不敏感的安全方法变得更加紧迫。到了19世纪30年代中期，氧化亚氮被发现，年轻人开始用这种化合物的令人愉快的副作用自娱自乐，所谓的笑气嬉闹开始流行起来。对于氧化亚氮这种化合物，人们在嗅闻几次之后会失去平衡感，如果不及时制止，他们即使笨拙地撞到周围的物体，也几乎感受不到疼痛。一些内科医生和牙医由此意识到，氧化亚氮的止痛特性也许可以用于外科手术和拔牙中止痛。

十年后，来自康涅狄格州的牙医霍勒斯·威尔士（Horace Wells，1815—1848）完全掌握了使用氧化亚氮进行吸入式麻醉的理念。1845年初，他前往波士顿，与他的牙医同事威廉·T.G. 莫顿（William T.G. Morton，1819—1868）分享他的发现，希望借助莫顿与这座城市医学界精英的关系，推动无痛拔牙的公开展示。莫顿把威尔士介绍给了哈佛大学外科学教授约翰·科林斯·沃伦（John Collins Warren，1778—1856），沃伦邀请威尔斯在一班医学生面前展示了他发现，其中一名学生自告奋勇让威尔斯给他拔牙。威尔士先给这名学生吸入笑气，然后给他拔牙。在拔牙的过程中，被麻醉的学生突然痛得尖叫起来。随之而来的是一阵嘘声和嘲笑声。颜面扫地的威尔士赶紧逃离教室，几个旁观者跟在他后面对他大吼大叫，整个场面看起来好似一个"骗局"。对于威尔士来说，这种情形是难以接受的。之后他回到哈特福德（Hartford），卖掉了他的房子和牙科诊所。

然而，莫顿明白威尔士的想法具有实际应用的潜力，并开始了无痛手术方法的研究。由于氧化亚氮的可靠性不确定，莫顿开始研究另一种化合物——乙醚，因为他的一位医学同事查尔斯·T. 杰克逊（Charles T. Jackson，1805—1880）认为乙醚作为吸入式麻醉剂的效果更好。受助于这个建议，莫顿开始一边研究这种物质的性质，一边完善它的吸入技术。

1846 年秋天，莫顿已经准备好向全世界展示他的研究成果，他向沃伦提出了为他提供一个合适场所的请求。1846 年 10 月 16 日，马萨诸塞州总医院的手术观摩室内座无虚席，在周围紧张的氛围中，莫顿用乙醚给一名 20 岁的男子做了麻醉，然后转向沃伦，告诉他一切已准备就绪。观摩的人们静静地注视着外科医生的一举一动。沃伦拿起手术刀，在患者的颈部做了一个 3 英寸（约 7.6 cm）的切口并切除了患者颈部的一个小血管肿瘤。在长达 25 分钟的时间理，观众们目瞪口呆，难以置信地看着外科医生进行了一次无痛的手术。

观摩室里的人们是否意识到他们刚刚目睹了医学史上最重要的事件之一不得而知。然而，令人印象深刻的是，沃伦慢慢说出了美国外科学界最著名的一句话："诸位，这可不是什么把戏！"观众一时间没有人知道该说什么或做什么。沃伦转向他的患者，反复询问他是否有任何感觉。答案是明确的——不疼，也没有不舒服的感觉，什么感觉都没有。很少有什么医学发现会像吸入式麻醉这样被大家如此轻易地接受。随着这一重大事件的消息迅速传播开来，外科手术历史的新纪元拉开了帷幕。短短几个月内，乙醚和另一种吸入剂氯仿就在世界各地的医院中使用了起来。

人们对吸入式麻醉的接受也促进了以实现无痛手术为目的的其他技术的研究。1885 年，巴尔的摩约翰·霍普金斯医院的外科学教授威廉·霍尔斯特德（William Halsted，1852—1922）（图 1.4）宣布，他使用可卡因和浸润麻醉（神经阻滞）在 1 000 多例手术中取得了成功。与此同时，纽约的詹姆斯·康宁（James Corning，1855—1923）进行了最早的脊髓麻醉实验，并很快被德国的奥古斯特·比尔（August Bier，1861—1939）发扬光大。到 20 世纪 20 年代末时，脊髓麻醉和硬膜外麻醉在美国和欧洲已被广泛应用。无痛手术的下一个重大进展发生在 1934 年——引入了一种静脉麻醉药物（硫喷妥钠），患者可耐受，可以避免气管支气管树对麻醉气体的敏感。

感染控制

麻醉使手术治疗的潜力变得更加诱人。手术进行的速度不再是主要关注的问题。然而，无论麻醉能在多大程度上缓解手术中的疼痛，只有术后感染问题得到解决，手术才能继续发展。因为如果没有消除疼痛的方法，尽管困难重重，手术仍然可以进行，

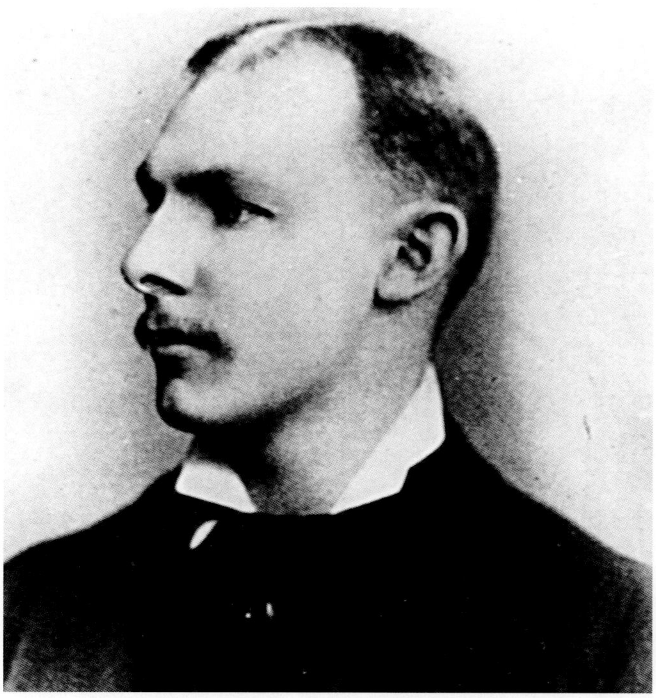

图 1.4 威廉·霍尔斯特德（William Halsted，1852—1922）

但感染则不然，如果缺少抗菌术和无菌术，则外科手术作为一种终了方式走向终结更可能是因死亡而不仅仅是疼痛。

在现代外科手术的兴起中，有几个人因他们的贡献显得尤为突出。约瑟夫·李斯特（Joseph Lister，1827—1912）（图 1.5）是一位英国外科医生，他提出的抗菌术使手术感染得到了控制，这使他被列入贡献突出者名单。李斯特的研究是基于法国化学家路易斯·巴斯德（Louis Pasteur，1822—1895）的发现——巴斯德研究了发酵过程，发现感染是由活的微生物生长导致的。19 世纪 60 年代中期，李斯特提出了一个假说，认为这些看不见的"微生物"，也就是后来被人们所熟知的细菌，是导致手术患者伤口愈合困难的原因。他认为，在伤口上涂抹抗菌溶液，然后使用浸透同一种抗菌液体的敷料覆盖伤口以防止化脓是可行的。

李斯特出生于伦敦的一个富裕的贵格会教徒家庭。1848 年，他获得了伦敦大学学院的医学学士学位。4 年后，李斯特成为英国皇家外科医师协会的会员。不久后他迁往爱丁堡，成为詹姆斯·赛姆（James Syme，1799—1870）的助理。随后，李斯特迎娶了赛姆的女儿艾格尼丝（Agnes，1835—1896），这使赛姆和李斯特之间导师 / 门生的关系得到了进一步加强。在岳父的敦促下，李斯特在格拉斯哥申请了外科学教授的职位。后来李斯特在那里度过的 9 年是他作为一名外科医生兼科学家的职业生涯中的最重要时期。

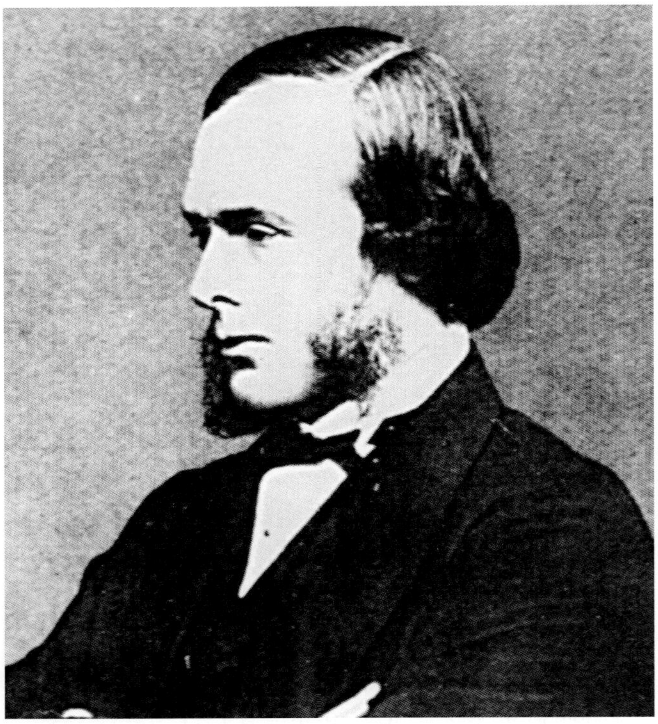

图 1.5 约瑟夫·李斯特（Joseph Lister，1827—1912）

1865 年春季，李斯特从一位同事那里得知了巴斯德有关发酵和腐败的研究。李斯特是当时为数不多的、有能力基于一手信息理解巴斯德关于微生物发现的外科医生之一，因为他熟悉显微镜（他的父亲是现代显微镜的创始人之一，设计了消色差透镜）。有了这些知识之后，李斯特向人们展示了当患者来到医院时其伤口已经充满了细菌。

李斯特认识到，通过高温来消灭细菌的方法不能用到患者身上。于是他转向化学抗菌的研究，在对氯化锌和亚硫酸盐进行实验后，他最终选择了苯酚。到 1866 年，李斯特开始实验向伤口和敷料中注入纯苯酚以及将苯酚喷洒到手术现场和手术台上的空气中。第二年，李斯特就将自己的研究结果撰写了一系列论文。在论文中他解释说，伤口中的脓液（脓液在那个年代是“值得称赞的”，人们误以为化脓越多越好）并不是愈合过程中的正常组成部分。李斯特在他的敷料技术、应用方式和杀菌溶液的选择上进行了无数次修改——他最终放弃苯酚，转而使用其他杀菌物质。那时他还没有强调刷手，只是将手指浸入苯酚和氯化汞溶液中。那时李斯特错误地认为，刷手会使手掌上产生裂缝，导致细菌在那里繁殖。

李斯特的第二个重大贡献是发明了无菌可吸收缝合线。李斯特认为，伤口的化脓大部分是由污染的缝合线造成的。有鉴于此，李斯特设计了一种用苯酚预浸的可吸收缝合线。因为不是永久性结扎，缝合线可以剪得很短以紧紧地闭合伤口，不需要把缝合线的末端从切口取出，这种做法自帕雷（Paré）时代起就一直在沿用。

由于许多原因，李斯特关于使用抗菌术预防感染的理念并未被大众迅速接受。第一，李斯特在他的方法演变过程中所做的各种程序上的改变造成了混乱。第二，李斯特的消毒方法作为一种技术需要练习，既复杂又耗时。第三，其他外科医生早期使用抗菌术的尝试均以失败告终。第四，也是最重要的一点，对李斯特的消毒方法的接受依赖于对细菌理论的理解，这是一个许多务实的术者都不愿承认的一点。

作为一个专业群体，德语系外科医生最早认识到了细菌学和李斯特的消毒方法的重要性。1875 年，理查德·冯·沃克曼（Richard von Volkmann，1830—1889）和约翰·努斯鲍姆（Johann Nussbaum，1829—1890）对使用抗菌方法治疗复合性骨折给予了好评。在法国，仅有卢卡斯·查皮奥雷尔（Lucas-Championière，1843—1913）是李斯特的追随者。第二年，李斯特前往美国，在费城举行的国际医学大会上进行了演讲，并在波士顿和纽约进行了多次演讲。李斯特的演讲令人难忘，有时长达三个多小时，但美国外科医生仍然不相信他传达的信息。直到 19 世纪 80 年代中期，美国外科医生才开始接受抗菌原则。在李斯特的祖国也是如此，他最初遭到了以著名妇科医生劳森·泰特（Lawson Tait，1845—1899）为首的一些人的强烈反对。

多年后，李斯特的抗菌原则让位给了无菌原则，即彻底消灭细菌。德国柏林外科学教授恩斯特·冯·伯格曼（Ernst von Bergmann，1836—1907）提出了无菌的理念，他认为蒸汽灭菌（1886）是消灭细菌的理想方法。到 19 世纪 90 年代中期时，杀菌和无菌技术取得一定进步，并被大多数美国和欧洲的外科医生采用。在第一次世界大战战场上，对李斯特的伤口感染概念的正确性的任何挥之不去的怀疑都消失了。然而，无菌技术在战场上几乎是不可能实现的。后来诺贝尔奖得主法裔美国外科医生阿莱克斯·卡雷尔（Alexis Carrel，1873—1944）（图 1.6）以及英国化学家亨利·达金（Henry Dakin，1880—1952）提出了通过外科清创术和使用消毒溶液机械冲洗伤口的宝贵原则。

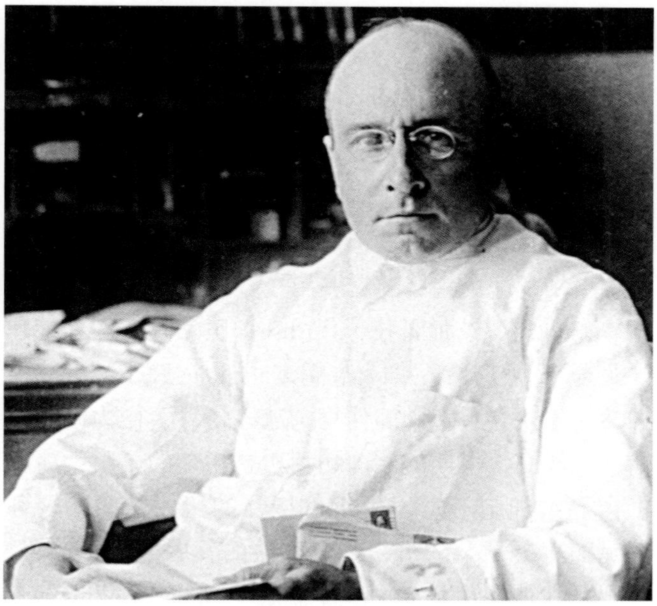

图 1.6　阿莱克斯·卡雷尔（Alexis Carrel，1873—1944）

自从人们接受了抗菌和无菌技术为外科手术常规技术，一些抗菌方式就不可避免地占据了主导地位，特别是无檐帽、有檐帽、口罩、洞巾、大褂和橡胶手套的使用。直到 19 世纪 70 年代，外科医生都不使用手套，因为当时人们都还没有认识到术者手上是有细菌的。此外，当时也没有设计出真正有功能的手套。直到 1878 年，这种情况才因英国萨里郡（Surrey）印度橡胶工厂（the India-Rubber Works）的一名雇员发生了变化——他在英国和美国获得了生产“有细腻触感”的手术手套的专利。第一个要求在每次手术中全程佩戴柔性橡胶手套的外科医生是谁仍然不能确定。霍尔斯特德（Halsted）被认为是普及使用橡胶手套的人，尽管使用橡胶手套的做法直到 20 世纪 20 年代才被完全接受。

1897 年，波兰裔奥地利外科医生约翰尼斯·米库利兹·拉德凯（Jan Mikulicz-Radecki，1850—1905）设计了一种可以在外科手术中佩戴的单层纱布口罩。后来他的一名助手又对这种口罩进行了改良，后者将两层纱布固定在一个大的金属丝框架上，使纱布远离外科医生的嘴鼻。这种改良至关重要，因为一名德国微生物学家的研究表明，口腔和鼻腔中携带细菌的飞沫会增加患者伤口感染的可能性。因此，在 20 世纪早期，在手术室保持安静是进行手术的一个基本要求。大约在同一时期，人们还发现，如果外科医生蓄须留胡子，则口罩的保护作用就会减弱；从此外科医生留着浓密的胡须和下垂的八字胡的时代一去不复返了。

促进现代外科学发展的其他技术

X 射线

在推动现代外科学兴起的其他技术中，最突出的是威廉·伦琴（Wilhelm Roentgen，1845—1923）对 X 射线的发现。威廉·伦琴是德国维尔茨堡（Würzburg）大学的物理学教授，他在 1895 年 12 月下旬向该市的医学会提交了一篇关于电磁辐射的论文。伦琴教授当时正在研究暴露在光线下的金属盐的光致发光现象，当时他注意到 9 英尺（约 2.7 m）开外的架子上的一块涂有磷光物质的屏幕发出了绿色的光。他开始意识到有一种看不见的射线（他称之为 X 射线）能够穿过由木头、金属和其他材料制成的物体。值得注意的是，这些射线还能穿透人体的软组织，并能在经过特殊处理的感光板上显示更致密的骨骼。与吸入式麻醉的发现相似，人们立即意识到 X 射线的重要性。1896 年 3 月，第一篇在美国医学实践中应用 X 射线照相进行检查的新闻稿件报道出来。随即外科医生迅速将这一新发现应用于脱位和骨折的诊断和定位、异物的取出以及恶性肿瘤的治疗，即在短时间内开发了许多应用。

输血

在 19 世纪后期，许多国家都有关于输血的零星报道，包括霍尔斯特德抽取自己的静脉血给他姐姐输血治疗其产后出血。然而，直到 1901 年，奥地利医生卡尔·兰德施泰纳（Karl Landsteiner，1868—1943）发现了人类的主要血型，输血才成为一种风险较低的治疗方法。来自美国克利夫兰的著名外科医生乔治·克赖尔（George Crile，1864—1943）进行了第一次术中输血的手术，术后患者存活了 5 年。

开发一种使血液不凝固的方法是确保输血疗法随时可用的最后一步。在第一次世界大战爆发前几年，这种方法即被开发出来，当时纽约的理查德·列维索恩（Richard Lewisohn，1875—1962）等发现，通过在血液中加入枸橼酸钠和葡萄糖作为抗凝剂并将其冷藏可以使血液储存几天。一旦知道了这一点，血液储备就变得可行了，杰弗里·凯恩斯（Geoffrey Keynes，1887—1982）证明了这一点。凯恩斯是英国著名外科医生［也是著名经济学家约翰·梅纳德·凯恩斯（John Maynard Keynes）的弟弟］，他发明了一种使输血能够在战场上进行的便携式冷藏装置。1937 年，芝加哥库克县医院药理和治疗部主任伯纳德·方图斯（Bernard Fantus，1874—1940）在美国建立了第一个设在医院的“血库”，将血液备存的理念又向前推进了一步。

尽管在血液储存和交叉配型方面取得了成功，但免疫相关反应仍持续存在。在这一方面，另一个重要的突破出现在1939年，兰德施泰纳（Landsteiner）发现了Rh因子（因其存在于恒河猴体内而得名）。与此同时，在哥伦比亚大学工作的外科医生查尔斯·德鲁（Charles Drew，1904—1950）（图1.7）展示了如何将血液分离成两种主要部分，即红细胞和血浆，以及血浆可以被冷冻起来长期保存。他的发现促成了大规模血库的建立，特别是在第二次世界大战期间供军队使用的血库。20世纪50年代初，当使用耐用的塑料袋替代易碎玻璃瓶时，血液的储存方法得到了进一步的改进。

冰冻切片

麻醉和无菌技术引入后，外科医生可以进行技术上要求更高的手术了，这也意味着外科医生必须提高他们的诊断能力。在解决诊断问题的技术中，又有一个关键技术被引入了，即冰冻切片技术，这一技术后来被认为是科学外科学的基准之一。在19世纪末和20世纪初，“外科病理学”的内容仅仅比外科医生的大体病理学知识及其对人体表面的病变的识别多一点点。在外科病理学的发展中，类似于外科医生兼解剖学家所做的贡献，外科医生兼病理学家，以伦敦的詹姆斯·柏哲德（James Paget，1814—1899）和维也纳的著名的西奥多·比勒斯（Theodor Billroth，1829—1894）（图1.8）为代表，撰写了这个领域的主要教科书并引领了这个领域的发展。

1895年，芝加哥拉什（Rush）医学院的病理学和外科学教授尼古拉斯·塞恩（Nicholas Senn，1844—1908）建议在手术中间使用“冰冻切片”作为诊断的辅助。然而，早期的冰冻切片机是粗糙的，组织冷冻也会导致细胞形态发生不可接受的扭曲。后来这种情况随着更复杂的组织硬化方法的发展得到了改善，特别是在使用由约翰·霍普金斯（Johns Hopkins）医院妇科医生托马斯·卡伦（Thomas Cullen，1868—1953）和梅奥诊所（the Mayo Clinic）的病理科主任伦纳德·威尔逊（Leonard Wilson，1866—1943）设计的系统之后。在20世纪20年代末和30年代初，病理学已被公认为医学中的一个专科，外科医生兼病理学家的影响逐渐减弱，在约瑟夫·布拉得古德（Joseph Bloodgood，1867—1935）——一位来自巴尔的摩的杰出外科医生以及霍尔斯特德（Halsted）最早学员之一——的支持下，冰冻切片技术开始在手术术中常规使用。

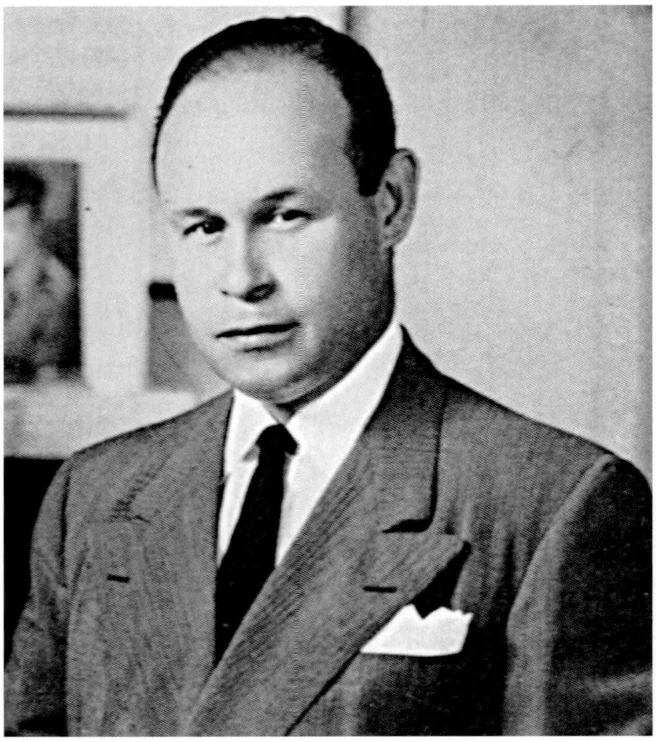

图1.7 查尔斯·德鲁（Charles Drew，1904—1950）

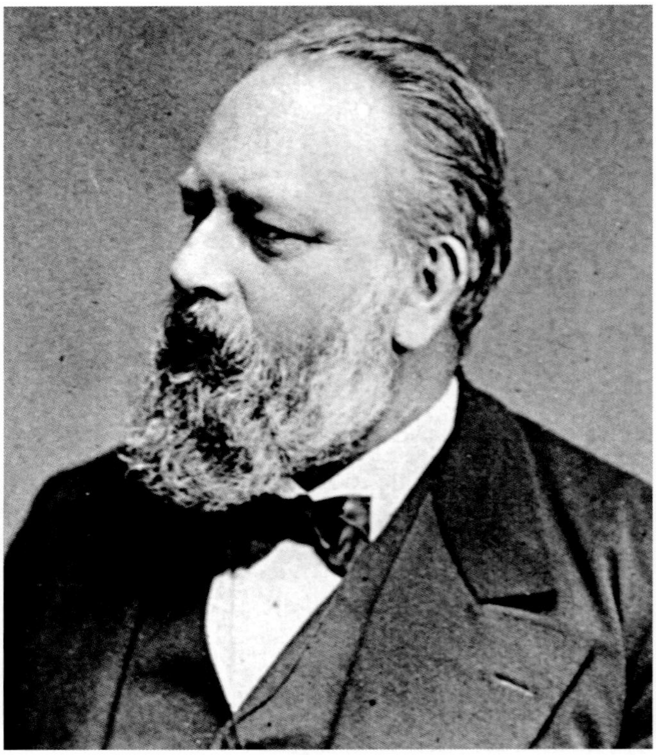

图1.8 西奥多·比勒斯（Theodor Billroth，1829—1894）

科学外科学的兴起

到了20世纪的头几十年，政治、科学、社会经济学和技术进步的相互作用为外科学的快速发展奠定了基础。外科医生手术时戴无菌的白色帽子和口罩，穿无菌的手术服；患者穿无菌的白色长袍；手术台上铺无菌的白布；手术器械浸泡在装有新近改良的抗菌溶液的白色金属盆中。一切都很干净整洁，手术的进行不再是一件随意的事情。这些创新产生了巨大影响，到第一次世界大战结束时（1918年），包括腹部、颅骨、关节和胸部在内的基本外科手术的基础已经成形。这种转型之所以成功，不仅是因为外科医生发生了根本性的改变，还因为医学及其与科学的关系发生了不可逆转的改变。宗教主义和江湖骗术这些早期医学教条主义的影响，在科学研究的范围内已不再成立。

尽管如此，外科医生在职业和社交上的不适感仍然挥之不去，继续被一些内科医生轻蔑地描述为从事低级手工工作的无思想者。结果是，术者别无选择，只能通过促进外科手术成为医学新手段中可以接受的一部分来减轻他们的同事和公众对外科手术的恐惧和误解。这不是一项容易的任务，特别是因为患者往往更关心外科手术的负面影响，如不适和并发症，而不是可以阻止毁灭性疾病进程的正面结果。

很明显，理论概念、研究模型和临床应用对于证明外科学的科学基础是必不可少的。设计新的外科手术的尝试开始依赖于实验外科和外科研究实验室的建立。此外，必须建立一个无可置疑的建议外科手术的科学基础，包括根据国家和国际公认的标准收集和分析的经验数据，并与个别的假设区分开。外科医生还需要表现出管理和组织上的统一性并符合当代文化和专业规范。

其中许多挑战涉及新的行政举措，包括建立自我监管和授权组织。外科医生通过建立标准化的毕业后外科教育和培训计划以及专业学会表明了他们希望被视为主流医学专家的认真态度。此外，一种新型的外科专业文献出现了：专业期刊可以迅速传播外科学研究和技术创新的消息。这些举措实施的结果是，外科医生在20世纪中期取得了最重要的成就：外科手术成为一种合法的科学尝试和作为一种真正的治疗被社会所接受。

社会经济转型历史和现代外科学的专业化历史因国家而异。在德国，普鲁士人统治下的经济和政治统一进程为内科医生和外科医生带来了新的无限机会，特别是当政府宣布行医权所需要的不仅仅是一个医学学位时。在一所国家资助的资金雄厚的大学，著名的外科学教授们实施了一系列令人印象深刻的外科培训计划（其他医学专业也享有同样的机会），取得了卓越的学术成就。这些德语系国家外科医生取得的成就很快就获得了国际上的公认，从19世纪70年代到第一次世界大战，德国大学都是世界公认的卓越的外科学中心。

随着第一次世界大战的结束，奥匈帝国和德国在外科领域中处于全球领先地位的优势逐渐消失。这场战争摧毁了欧洲的很多东西——如果不是战争的本质特征，那么就是在很大程度上摧毁了社会对知识和科学追求的热情。结果是，国际上外科学在教育、研究和治疗方面出现了空白。由于美国人是在心理上和生理上受战争影响最小的工业化国家，由美国的外科医生来填补这一空白就是很自然的事了。于是，美国外科学开始上升到目前世界领先地位。随后将详细介绍现代美国外科学的转型和专业化进程。

标准化的毕业后外科教育和培训计划

对于19世纪末的美国外科医生而言，任何正式学习的尝试都只是个人意愿，实践机会有限。那时已有一些所谓的教学医院，但它们都没有全职负责教学的外科医生。在这些医院中，毕业后外科培训包括协助外科医生进行日常查房和观察手术操作；实习外科医生几乎没有实际手术操作经验，能使他们将基础学科与外科诊断和治疗相结合的地方很少（如果有的话）。结果是，大多数美国外科医生都是自学成才的，因此，也不能期望他们多么渴望将辛苦获取的宝贵技能传授给那些日后肯定会成为竞争者的年轻人。

相反，德国的外科教育和培训系统将基础学科与临床实践教学结合在一起，有全职教学人员进行协调。年轻的实习外科医生之间存在着一种竞争，从医学院开始，只有最聪明、意志最坚强的人才能得到回报。实习通常包括在基础学科实验室工作一段时间，在实习结束后，如果幸运的话，年轻的医生将被要求成为一名外科学教授的助理。此时，这位准外科医生就被推入了成为第一助理（现在被称为住院总医生）的激烈竞争中。从底层到高层没有固定的晋升阶梯，只有一小部分人能当上第一助理。第一助理会一直在这个职位上，直到他被聘为大学的外科主任，或者直到他厌倦了等待并另谋他就。在这种严格的教育和培训计划下，伟大的外科医生们培养了更多伟大的外科医生，这些人和他们的外科学校为霍尔斯特德（Halsted）提供了建立美国外科教育和培训体系所需的灵感和理念。

霍尔斯特德出生于纽约的一个富裕家庭，他得到了最好的教育机会。他在小学就有私人家教老师，在菲利普斯安多弗学院（Phillips Andover Academy）的寄宿学校就读，并于1874年毕业于耶鲁大学。3年后霍尔斯特德获得了纽约内科医生和外科医生学院（College of Physicians and Surgeons）（现为哥伦比亚大学）的医学学士学位，然后在贝尔维尤市（Bellevue）医院实习了18个月。随着德语系医学界的成就吸引了成千上万的美国医生到国外学习，霍尔斯特德也加入了朝圣之旅，在1878年至1880年期间，他在柏林、汉堡、基尔、莱比锡、维也纳和维尔茨堡（Würzburg）的大学里度过。因此，他无法不注意到德国和美国在外科教育和培训方式上的显著区别。

1889年，霍尔斯特德在约翰·霍普金斯医院实施的外科住院医生制度是德国模式的植入。在这个美国首次开展的项目中，霍尔斯特德要求组织和职责划分更明确；住院医生可以使用更多的手术材料，可以与实际临床有更密切的接触，临床决策和责任逐渐集中在他们自己身上而不是教授身上。霍尔斯特德的目标是培养杰出的外科教师，而不仅仅是有能力的外科医生。他向住院医生展示了基于解剖学、病理学和生理学原理的研究以及动物实验，这有助于发展更高级的手术技术。

霍尔斯特德向经常持怀疑态度的专业人士和公众证明了，这套制度从建立到实施，在年轻外科医生从外科实验室到手术室的表现中都呈现了明显的效果。在此过程中，他发展了一个非常有特色的外科系统，被称为“手术学校”。更重要的是，霍尔斯特德的手术原则得到了广泛认可和科学上的认可。正是霍尔斯特德将手术室从19世纪的嘈杂和肮脏转变为20世纪的安静和清洁，在这一点上，冷漠寡言的霍尔斯特德比其他任何外科医生都做得更好。

霍尔斯特德被誉为美国外科界的“亚当”，但他只培养了17名住院总医生。原因是：在霍尔斯特德的项目中，第一助理的任职时间是无限期的。霍尔斯特德坚持认为，能够在住院医生陡峭的金字塔式结构中幸存下来的人每隔几年才有一人。在这些人中，有几位成为了其他机构的外科学教授并在那些机构开启了他们自己的住院医生培训项目，包括哈佛大学的哈维·库欣（Harvey Cushing）、弗吉尼亚州的史蒂芬·瓦特（Stephen Watts，1877—1953）、辛辛那提的乔治·豪尔（George Heuer，1882—1950）和蒙特·里德（Mont Reid，1889—1943）以及底特律亨利·福特医院的罗伊·麦克卢尔（Roy McClure，1882—1951）。到20世纪20年代时，美国已有十几位霍尔斯特德式的外科住院医生。然而，霍尔斯特德的计划中严格的金字塔式结构有着显著的自限性（即一个第一助理/总住院医生任职时间是无限期的），在一个有成千上万的医生渴望被公认为外科专家的年代，他的严格的外科住院医生培训模式没有被广泛接受。因此，他对受过训练的外科医生数量的影响并没有想象的那么大。

不可否认的是，霍尔斯特德的三合一教育原则——基础学科知识、实验研究以及完成外科住院医生培训后才能负责患者的外科治疗——已成为美国外科培训计划的一个卓越和永久的特征。然而，到第二次世界大战结束时，大多数外科住院医生都是在20世纪30年代开始的，在马萨诸塞州总医院的爱德华·丘吉尔（Edward Churchill，1895—1972）所采用的不那么严格的矩形晋升结构中被培养的——这种外科教育和培训方式是对美国医学会（the American Medical Association，AMA）和美国外科委员会新制定的国家标准的回应。

1920年，AMA医学教育委员会（Council on Medical Education）首次公布了一个469家综合医院名录，其中有3 000名“经批准”的实习医生。该名录的年度更新成为AMA最重要的和宣传最广泛的活动之一，为卫生保健计划人员提供了最早的详细的国家数据库。7年后，AMA扩大了其对毕业后教育和培训的参与，当时，AMA发布了1700个获批的住院医生的注册记录，包括麻醉科、皮肤科、妇产科、内科、神经精神科、眼科、骨科、耳鼻喉科、病理科、儿科、放射科、外科、结核病科和泌尿科。通过这一行动，AMA公开宣布支持专业化理念，这是一个关键的政策决定，深刻影响了美国医生的职业前途和卫生保健服务体系的构建。

外科手术实验室

霍尔斯特德认为，实验性手术研究可以为住院医生提供以分析的方式评估手术问题的机会，这是一个仅通过治疗患者无法实现的教学目标。1895年，他组织开展了一门动物手术课程，教医学生如何处理手术伤口以及使用消毒和无菌技术。这门课程很受欢迎，几年后，霍尔斯特德请到库欣（Cushing）来管理这门课程和外科手术实验室，当时，库欣已完成了他在约翰·霍普金斯医院的住院医生培训，并已去过欧洲与后来的诺贝尔奖得主西奥多·科彻（Theodor Kocher,1841—1917）（图 1.9）和查尔斯·谢林顿（Charles Sherrington，1857—1952）一起磨炼了他的外科研究技能。

库欣是霍尔斯特德最著名的助理，毕业于耶鲁大学和哈佛医学院。库欣后来成为了哈佛大学的外科学教授，也是新建的彼得·本特·布里格姆（Peter Bent Brigham）医院的第一任首席外科医生。库欣的临床成就颇具传奇色彩，包括描述垂体嗜碱细胞腺瘤，发现由颅内压升高导致的全身性血压升高，以及为外科手术室设计了“乙醚图”。库欣在医学之外也取得了许多令人印象深刻的成就，最重要的是他在 1926 年凭借两卷本的《威廉·奥斯勒爵士的一生》（*Life of Sir William Osler*）一书获得了普利策传记或自传奖。

库欣发现手术教室的空间有限，于是他说服了大学的管理方批准拨款建造了美国第一个用于手术研究的动物实验室——亨特实验室（以著名的亨特命名）。霍尔斯特德要求教师和学生在他的实验室里要像在医院的手术室里一样一丝不苟，库欣则严格执行他的要求。与霍尔斯特德相似，库欣也是一位要求严格的负责人，他使亨特实验室（包括室内和室外动物笼子、研究项目隔离区以及一个有多张手术台的大的中央房间）保持了严格的学术氛围，在这里，学生们学会了像外科医生一样思考并掌握了基本的手术技巧。对于参加霍尔斯特德项目的住院医生而言，在亨特实验室的时间成为他们外科教育和培训中不可或缺的一部分。

在世纪之交，其他美国外科医生也对实验性手术研究表现出了兴趣［（森（Senn）编写了《实验外科》（*Experimental Surgery*）一书，这是美国第一本有关这一主题的书，出版于 1889 年；克利尔（Crile）1899 年发表了他的著名论文《外科休克的实验性研究》（*An Experimental Research into Surgical Shock*）］，但他们的研究并没有在亨特实验性医学实验室那样正式的环境中进行。库欣继续使用亨特实验室进行自己的神经外科手术研究，他后来又将外科实验室的理念带到了波士顿，在那里，经过几代外科医生的努力，约瑟夫·默里（Joseph Murray，1919—2012），与布里格姆的莫斯利（Brigham's Moseley）外科学教授弗朗西斯·D. 摩尔（Francis D. Moore，1913—2001）（图 1.10）一起工作，因其在器官和细胞移植治疗人类疾病中的工作，特别是在肾移植方面的工作，获得了 1990 年诺贝尔生理学或医学奖。

另一位美国外科医生也获得了诺贝尔奖。查尔斯·哈金斯（Charles Huggins，1901—1997）（图 1.11）出生于加拿大，但毕业于哈佛医学院并在密歇根大学接受了外科医生培训。哈金斯在芝加哥大学外科实验

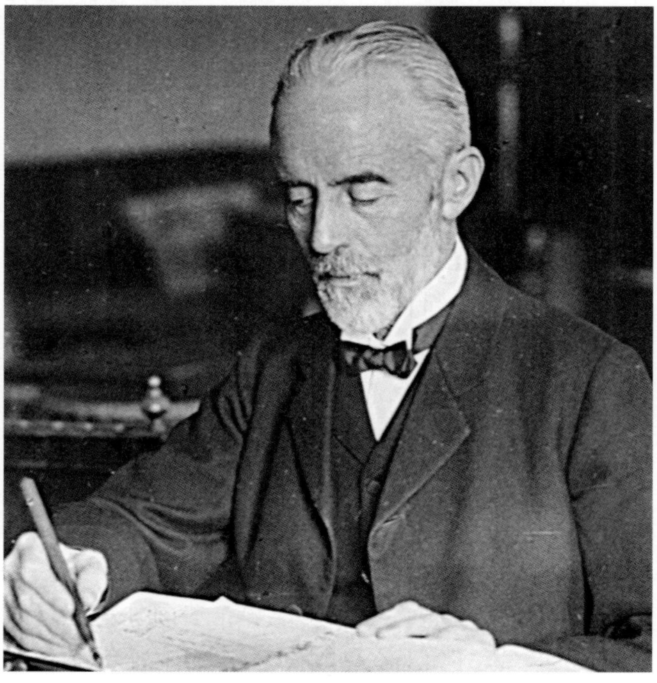

图 1.9　西奥多·科彻（Theodor Kocher，1841—1917）

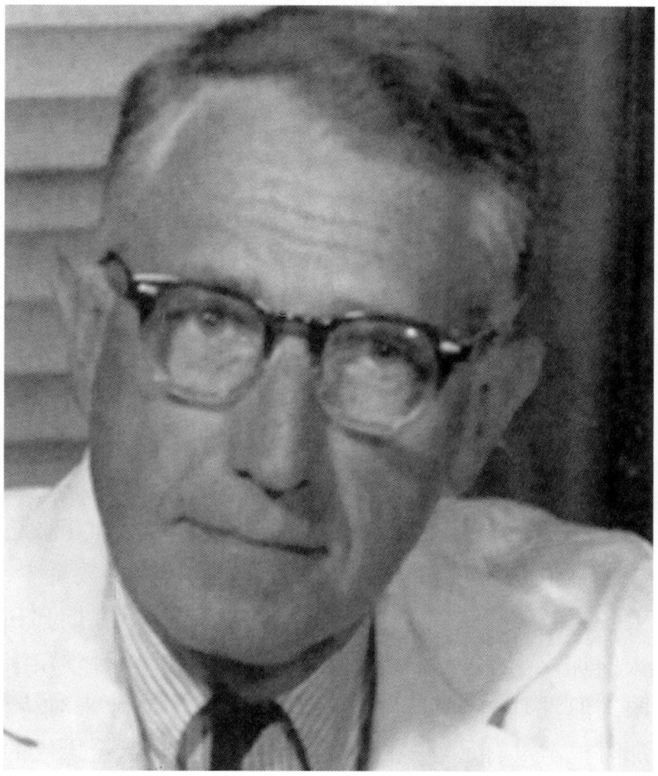

图 1.10　弗朗西斯·D. 摩尔（Francis D. Moore，1913—2001）

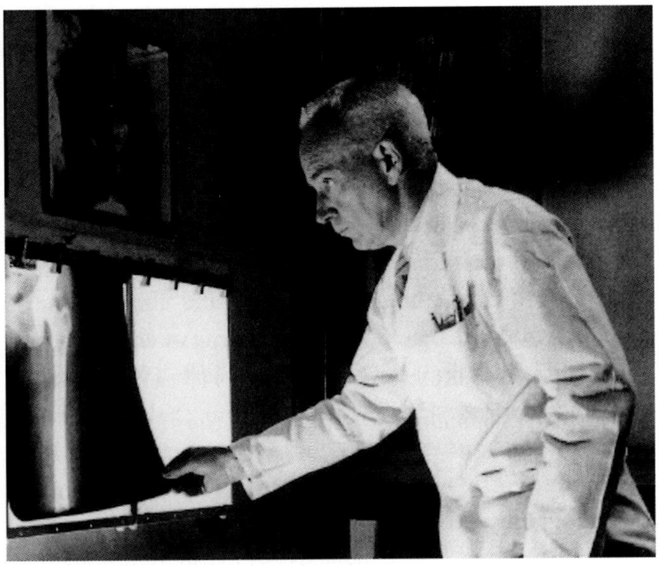

图 1.11 查尔斯·哈金斯（Charles Huggins，1901—1997）

室工作时发现，抗雄激素治疗，包括睾丸切除术或雌激素的使用，可以使晚期前列腺癌患者获得长期缓解。这些观察结果为通过激素控制治疗恶性肿瘤奠定了基础，并使他获得了 1966 年诺贝尔生理学或医学奖。

由于亨特实验室的长期影响，它已经作为一种模式被许多大学医院管理者和外科住院医生培训负责人所接受。实验性研究的传统就这样开始了，至今仍然是现代美国外科教育和培训计划的一个特征，其结果在年度临床大会举行的美国外科医师协会欧文·H. 旺根斯坦（Owen H. Wangensteen，1898—1981）手术基本问题论坛（Forum on Fundamental Surgical Problems）上继续被展示。旺根斯坦（图 1.12）是明尼苏达大学的长期外科学教授，他负责的部门作为创新的实验研究和临床外科研究中心而闻名。

专业期刊、教科书、专著和论著

科学的进步孕育出了一个权威的和迅速增长的内科和外科知识体系。相关信息在外科临床实践中的及时传播依赖于每周和每月的医学期刊。事实证明，美国的医生很善于推广这种新的期刊风格，到 19 世纪 70 年代末，美国出版的与健康相关的期刊几乎超过了整个欧洲。然而，由于预算有限和读者数量少，大多数医学期刊注定了早期就会失败。尽管在期刊刊头中加入了“手术”“外科手术”或“外科科学”字眼，但没有一本期刊将外科学作为一个专业来对待。那时根本没有足够多的医生愿意或负担得起全天候的外科手术数量。直到 19 世纪 80 年代中后期，随着细

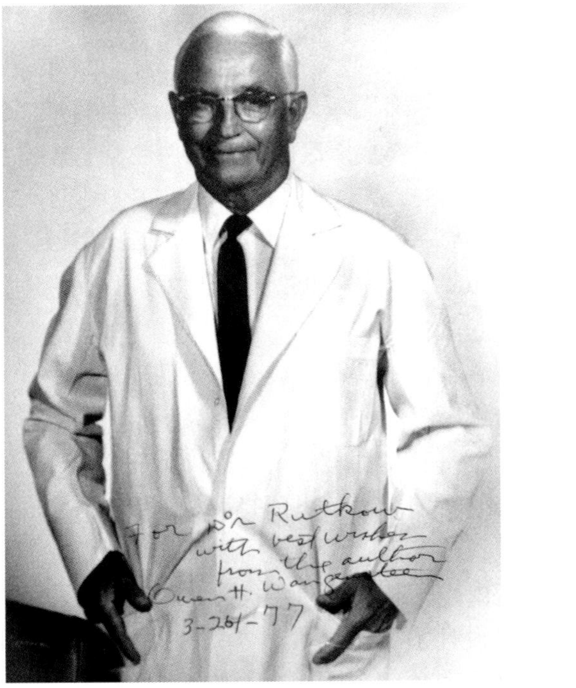

图 1.12 欧文·H. 温恩斯坦（Owen H. Wangensteen，1898—1981）

菌理论和李斯特的消毒理念被接受，医生们才能够在对手术成功有合理预期的情况下进行手术。这种手术成功的可预期性推动了外科手术数量的增加和专职外科医生数量的增加，外科学的专业化推进就加快了。

对于美国的外科医生而言，1885 年《外科学年鉴》（*the Annals of Surgery*）的出版标志着一个新时代的开始——许多方面都会接受专业期刊内容的指导。《外科学年鉴》与外科学的进步密切相关，它比任何其他书面资料都更准确地记录了美国的外科学发展历程。这本杂志现在仍然是最早发行的、连续出版的、外科学专业相关的英文专业期刊。其他外科学专业期刊也很快出现了，这些期刊报道的学术动态以及新老外科学会的交流对外科行业的科学与伦理规范的建立极为重要。

与期刊对外科学知识的传播一样重要，美国外科医生也通过教科书、专著和论著传播他们的专业知识。与专业期刊的兴起相似，大量的、偶尔多卷本的著作首次出现在 19 世纪 80 年代。当宾夕法尼亚大学外科学教授大卫·海耶斯·阿格纽（David Hayes Agnew，1818—1892）完成三卷本 3000 页的《外科学原理与实践》（*Principles and Practice of Surgery*）一书时，即是在告诉国际外科界，美国外科医生已经崛起了。几乎在同一时间，宾夕法尼亚大学的约翰·阿什赫斯特（John Ashhurst，1839—1900）——

即将成为阿格纽的继任者——正在编著他的六卷本《国际外科学百科全书》(*International Encyclopedia of Surgery*)(1881—1886)，这部著作开创了多位作者合作著书的新模式。该百科全书一经出版便大获成功，标志着美国和欧洲的外科医生第一次作为合著者合作出版了一本外科学图书。不久，基恩(Keen)的《美国外科学教科书》(*An American Text-Book of Surgery*)(1892)也出版了，这是第一本由多名美国权威专家撰写的外科学专著。

这些大部头是本书(即《克氏外科学》)的前身。1936年，美国西北大学外科学副教授兼伊利诺伊州埃文斯顿医院的首席外科医生弗雷德里克·克里斯托弗(Frederick Christopher，1889—1967)主编了本书的第1版《外科学教科书》(*Textbook of Surgery*)。克里斯托弗将这本教科书描述为"美国外科学最好的横断面展示"，这本教科书出版后很快成为美国最受欢迎的外科学入门教科书之一。克里斯托弗后来又继续负责了本书的第2～5版四个版本的主编工作，直到1956年美国西北大学外科学教授罗亚·戴维斯(Loyal Davis，1896—1982)(图1.13)接手了他的工作。戴维斯拥有神经学博士学位，曾在波士顿跟随库欣学习。戴维斯是一位不知疲倦的手术研究者和高产著者，他主编了更名为《克里斯托弗外科学教科书》(*Christopher's Textbook of Surgery*)的本书第6～9版；从1938年至1981年，他还担任了著名的《外科、妇科和产科》期刊主编(在他生命的最后几年里，他作为美国总统罗纳德·里根的岳父的身份更为广为人知)。1972年，杜克大学外科学教授大卫·萨比斯顿(David Sabiston，1924—2009)(图1.14)接手了更名为《戴维斯-克里斯托弗外科学教科书》(*Davis-Christopher Textbook of Surgery*)的主编工作。萨比斯顿是一位具有创新精神的血管和心脏外科医生，他在整个职业生涯中担任了许多领导职务，包括美国外科医师协会、美国外科学会、南部外科学会和美国胸外科学会的主席。萨比斯顿主编了本书的第10～15版，他还是25年的《外科学年鉴》的主编。从2000年第16版开始，得克萨斯大学加尔维斯顿分校医学部外科学教授小考特尼·M. 汤森德(Courtney M. Townsend, Jr.，1943—)接手了更名为《萨比斯顿外科学教科书：现代外科实践的生物学基础》的本书的主编工作，一直到当前的第21版。到目前为止，这部在80多年前由克里斯托弗首次组织创作的传奇之作，保持着更新次数最多、时间最长的美国外科学教科书的记录。

专业学会和授权组织

在美国社会，外科学在20世纪20年代发展到了"专业化"阶段。科学外科学的兴起成就了专业化外科。然而，仅具备外科手术室中需要的能力还不足以使外科医生成为一种职业。任何被视为一种职业的学

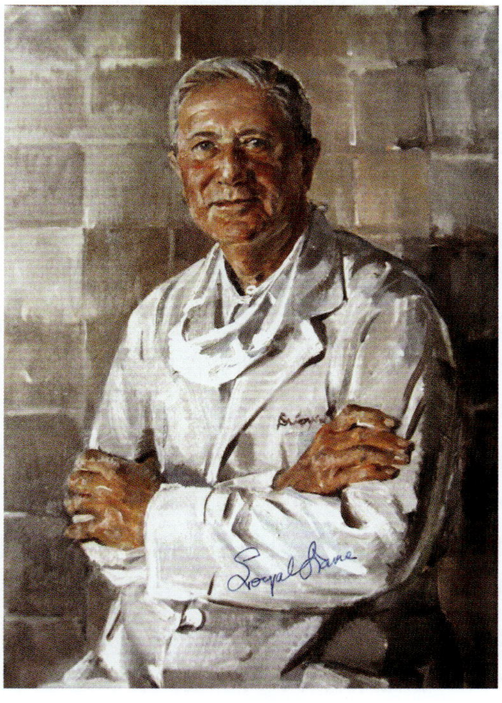

图 1.13 罗亚·戴维斯(Loyal Davis，1896—1982)

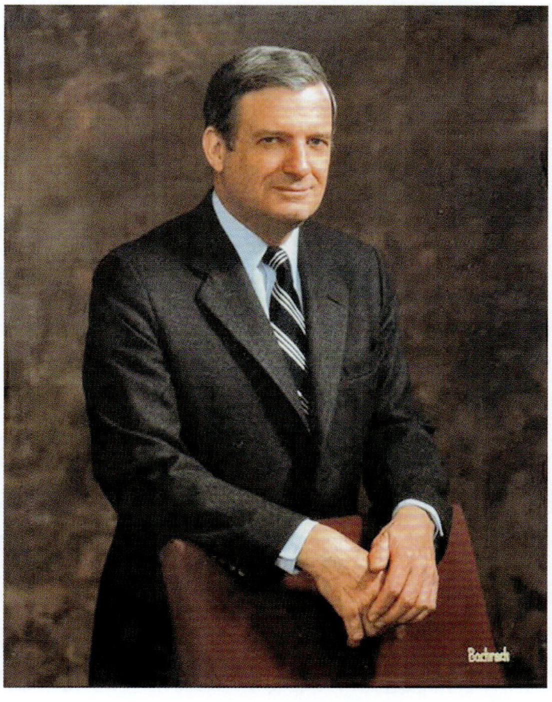

图 1.14 大卫·萨比斯顿(David Sabiston，1924—2009)

科都必须有对其专业知识的排他性要求，并必须能使公众相信这些专业知识是独有的和可靠的（即可以进行专营服务）。对于整个专业团体来说，值得信任被认为是职业地位的一个基本标准。为了获得和维护这种信任，专业团体对其准入政策必须具有充分的管治权，并能处罚并迫使任何一名违背可接受行为准则的人辞职。为寻求职业化和专业化，美国外科医生在 20 世纪上半叶创建了自我管理的专业学会和授权组织。

1910 年左右，全科医生和外科医生之间的冲突达到了白热化的程度。随着外科手术在技术上变得更加复杂，未经充分培训或能力不足的医生兼外科医生被认为会危及患者的生命并影响整个外科手术的声誉。那一年，亚伯拉罕·弗莱克斯纳（Abraham Flexner，1866—1959）发表了著名的报告，改革了美国的医学教育。就像弗莱克斯纳宣言在更加进步和值得信赖的医学教育上留下了不可磨灭的印记一样，3 年后成立的美国外科医师协会（the American College of Surgeons）让全科医生深刻认识到了他们手术能力的局限性，并向公众展示了一个组织良好的专业外科医生团队可以提供可靠和安全的手术。

美国外科医师协会的成立从根本上改变了美国外科手术的施行。美国外科医师协会仿效英格兰、爱尔兰和苏格兰的皇家外科医师协会，为每一位施行外科手术的医生制定了专业、伦理和道德准则，并对其会员授予美国外科医师协会会员（Fellow of the American College of Surgeons，FACS）称号。这样，美国外科医生第一次有了一个全国性组织，他们有共同的教育、社会经济和政治背景，成为独家协会会员。尽管美国外科学会（the American Surgical Association）比美国外科医师协会早成立三十多年，但它是由一小群精英外科医生组成的，并不打算承担一个全国性组织的责任。还有一些地区性外科学会，包括南部外科学会（1887）和西部外科学会（1891），但它们的会员准入政策没有美国外科医师协会那么严格，并且它们的地理差异注定它们是地区性组织。

由于外科医生的职业操守在很大程度上是通过对其会员资格的认证来保证的，医生的行医执照和专业限制问题，无论是政府强制管理的还是协会自行管理的，都是至关重要的。在美国，各州政府最早制定了严格的许可标准，但它们的标准并没有充分界定全科医生和专科医生。缺乏专科实践相应的规章制度是一个严重问题。医学界的领袖们意识到，如果专科医生没有相应的规章制度，则联邦政府或州政府将被迫出台相关规定，这并不是外科医生们愿意看到的。这里还存在一个压力，就是患者越来越依赖于基于科学的内科和外科治疗，但他们无法确定谁有资格做什么——州政府的许可证只规定了最低标准，而管理松散的专业学会的会员资格并不能说明医生的能力。

到第一次世界大战结束时，大多数外科（和内科）专科医生已经成立了全国公认的兄弟会组织，如美国外科医师协会。以美国外科医师协会为例，尽管其创始人也希望区分全职外科医生和全科医生，但该组织最初将会员资格标准设置得很低，因为它急于扩大规模——成立 10 年后会员已超过 7000 名。美国外科医师协会更关注申请者施行外科手术的能力，而不太关注申请者手术判断的整体医学知识的深度。尽管存在这些缺陷，美国外科医师协会确实逐渐向公众阐明了外科专科医生的概念。美国外科医师协会的存在意味着，全职外科医生的手术方式优于全科医生和兼职外科医生的手术方式，同时强化了外科专科医生的专业权威和临床技能。

即使存在诸如美国外科医师协会这样的组织，如果没有一个强有力的中枢组织来协调各种活动，则推进医学专科化规范的尝试仍会以一种混乱和杂乱无章的方式进行。为了应对这种随意性以及不断增加的外部压力和内部权力斗争，各专业开始组建自己的专业组织机构，以确定谁是真正的专家。这样，被称为“委员会”的机构就建立了起来，负责协会的自治和自我管理，并负责通过书面和口头考试以及面对面的面试来评价协会会员资格申请者。

1917 年，第一个眼科委员会成立了；随后是耳鼻喉科委员会（1924）、妇产科委员会（1930）、儿科委员会（1933）、精神病学和神经病学委员会（1934）、放射学委员会（1934）和病理学委员会。由委员会颁发的会员资格证书可以表明一名执业医师的专业水平；委员会设定的专科界限划定了该专科的临床界限。例如，1936 年，内科执业医师成立了一个涵盖整个内科的委员会。在此过程中，内科专业严格控制了其初露头角的亚专科，包括心脏病学、内分泌学、胃肠病学、血液学和传染病学。而外科走上了一个更加困难和分裂的道路。在外科医生能够建立一个整体外科实践委员会之前，许多外科亚专科医生已经成立了独立的耳鼻喉科、结肠和直肠科（1935）、眼科、骨科（1935）和泌尿科（1935）委员会。这些外科亚专业委员会的存在留下了一个悬而未决且令人不安的问题：普外科医生要怎么办？

20 世纪 30 年代中期，以埃瓦茨·格雷厄姆（Evarts Graham，1883—1957）为首的一群年轻的普外科医生决定将自己从他们认为入会标准不那么严格的美国外科医师协会中独立出来。格雷厄姆是圣路易斯华盛顿大学的外科学教授，也是著名的胆囊造影术的发明者；他还证实了香烟和癌症之间的联系，并成功施行了首例一期肺切除术（就像命运注定的一样，一直吸烟的格雷厄姆死于肺癌）。从 20 世纪 30 年代到 50 年代，格雷厄姆一直主导着美国的外科政治。格雷厄姆和他的支持者们计划成立一个普外科医生认证委员会，美国外科医师协会的代表勉强同意合作，于是，1937 年成立了美国外科委员会。

尽管美国外科委员会对于制定一个整体的外科资格认证程序持乐观态度，但实际效果却有限。格雷厄姆曾试图通过调解美国外科委员会和外科各亚专科委员会之间的关系来限制外科亚专科，但这也是一次徒劳的努力。外科各亚专科委员会指出，他们自己的资格认证对应的教育背景和经济回报足以说明他们与普外科医生不同。美国外科委员会从未获得对外科各亚专科委员会的控制权，也无法在整个外科领域确立其支配地位。直到今天，普外科和各亚专科之间几乎没有经济上或政治上的共通之处。其结果是手术的施行是以一种分割和低效的方式运作。

虽然委员会的资格认证开始时是一个混乱而有争议的过程，但各委员会的建立确实使美国医学界发生了重大组织机构重组。委员会的资格认证所代表的专业水平和临床权威有助于区分各个医学分科和亚分科，有助于促进专业化的快速发展。到 1950 年，美国有近 40% 的医生认定自己是全职专科医生，并且这一群体中有超过 50% 的人获得了各专业委员会的资格认证。之后不久，美国的医院开始要求医生获得专业委员会的资格认证作为其任职资格。

当代外科学

第二次世界大战之后三十年的经济扩张发展对外科手术的范围产生了巨大影响，特别是在美国。医疗服务似乎在一夜之间成了大生意，医疗行业迅速成为社会上增长最快的行业。宽敞的医院大楼不仅是医疗技术进步的缩影，也展示了美国战后经济的繁荣。在美国，外科学得到了前所未有的认可，被视为一个宝贵的国家资产，外科行业的迅速发展和外科医生在整个美国的广泛分布都说明了这一点。为吸引住院医生的加入，城市和社区大型医院都有自己的外科教育和培训计划。在美国，不仅外科医生的薪水最高，手术室里演义出来的故事也很受民众的追捧。电视连续剧、电影、小说以及电视上偶尔出现的心脏手术现场实况都吸引着普通人的眼球。

对美国外科医生来说，这是一个激动人心的时代，手术室和基础科学实验室都取得了诸多重大进步。这些进步是在 20 世纪 30 年代和 40 年代的几个著名的普外科创举之后取得的，包括阿尔弗雷德·布莱洛克（Alfred Blalock，1899—1964）（图 1.15）的外科休克研究、艾伦·惠普尔（Allen Old-father Whipple，1881—1963）引入胰十二指肠切除术治疗胰腺癌、欧文·旺根斯滕（Owen Wangensteen）通过吸引装置对机械性肠梗阻进行减压。在确定二战后外科手术的贡献方面存在诸多困难，其中之一就是名人太多，以至于试图合理选择有代表性的人物及其重要著作成为一项困难和令人反感的任务。这一难题在 20 世纪 70 年代初得到了解决，因为美国外科医师协会和美国外科学会联合发起了一项美国外科服务研究（Study on Surgical Services for the United States，SOSSUS）。这

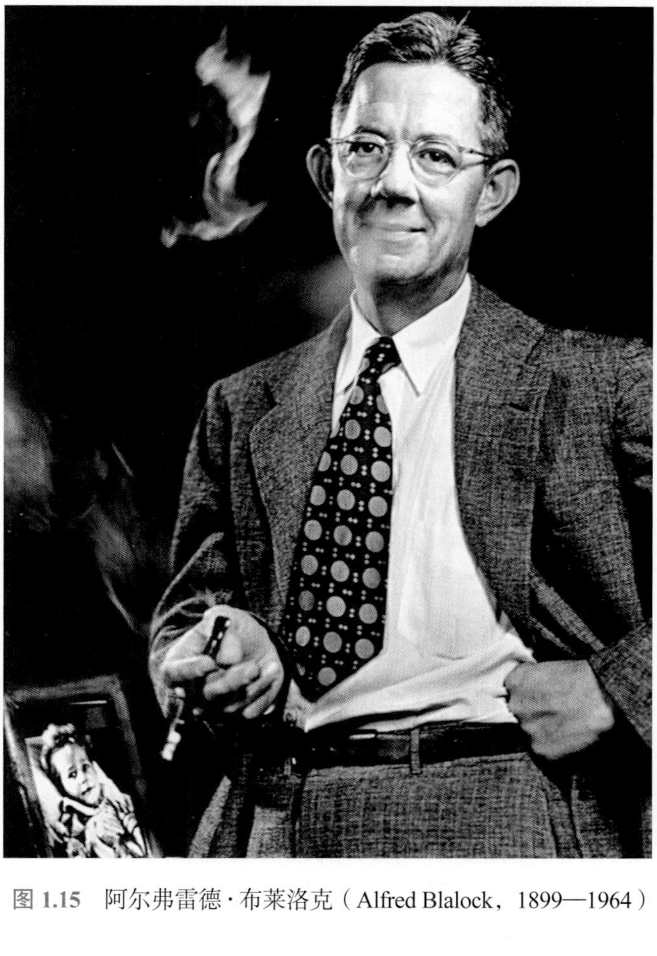

图 1.15 阿尔弗雷德·布莱洛克（Alfred Blalock，1899—1964）

是一项独特的研究，是外科专业人士审视自身及其外科服务在美国未来卫生保健服务中的作用的研究。在该研究的三卷本报告（1975）中，有一份来自外科研究小组委员会的报告，名为1945年至1970年代期间最重要的外科进展。

在这项研究中，一群来自各个专科、学术团体和私人诊所的美国外科医生们尝试评价了他们专业领域中最重要贡献的相对重要性。普外科医生认为一级重要的是：肾移植、移植物动脉替代、静脉高营养、血液透析、治疗消化性溃疡的迷走神经切断术和胃窦切除术、心脏骤停的胸部闭合式复苏、激素对癌症的影响以及烧伤的局部化疗；二级重要的是：癌症的化疗、Zollinger-Ellison综合征的鉴别和治疗、门腔静脉分流术、创伤的代谢反应研究和内分泌手术；三级重要的是：溃疡性结肠炎的结肠切除术、动脉内膜切除术、Fogarty球囊导管、伤口持续吸引引流和留置静脉导管的开发。

在其他外科专业中，被视为一级重要的是：儿科外科医生选择的肾母细胞瘤的联合治疗；神经外科医生选择的脑积水分流术、立体定向手术和显微神经外科手术以及使用皮质类固醇和渗透性利尿剂治疗脑水肿；骨科医生选择的全髋关节置换术；泌尿科医生选择的回肠导管和使用激素治疗前列腺癌；耳鼻喉科医生选择的手术治疗传导性耳聋；眼科医生选择的光凝术和视网膜手术；麻醉科医生选择的非易燃性麻醉剂和骨骼肌松弛剂的开发以及动脉血气分析和pH测量的应用。

被视为二级和三级重要的是：儿科外科医生选择的对先天性巨结肠的发病机制和治疗的理解，治疗脐膨出和腹裂的腹壁替代物的开发，治疗肛门闭锁的手术；整形外科医生选择的硅胶和硅橡胶植入手术，唇腭裂手术，颅面畸形手术；神经外科医生选择的经皮脊髓切断术和脊髓背柱刺激治疗慢性疼痛以及治疗脑动脉瘤的手术；骨科外科医生选择的哈氏棒（Harrington rod）装置、加压钢板固定术、骨盆截骨术治疗先天性髋关节脱位，滑膜切除术治疗类风湿关节炎；泌尿外科医生选择的膀胱输尿管反流的治疗、肾血管性高血压的诊断和治疗以及尿失禁的手术治疗；耳鼻喉科医生选择的听神经瘤经迷路切除术、喉癌保守手术、鼻中隔成形术以及鼓膜切开和通气管治疗浆液性中耳炎；眼科医生选择的荧光素眼底造影术、眼内显微手术、双目间接检眼镜检查、晶状体冷冻摘除术、角膜移植和隐形眼镜的研制；麻醉医生选择的产科麻醉的进展和对挥发性麻醉剂代谢的阐释。

所有这些进步对外科手术的兴起都很重要，但最吸引公众想象力并展示二战后外科手术辉煌的临床发展是心脏手术和器官移植的发展。这两个领域的发展共同构成了新的外科手术高速公路的路标。外科医生对心脏手术的痴迷远远超出了临床医学的范畴。从艺术、风俗、文学、哲学、宗教和科学的历史角度来看，心脏代表着灵魂的所在和生命本身的源泉。这种崇敬也意味着这个高贵的器官长期以来被认为是外科手术不可触碰的。

尽管丹尼尔·黑尔·威廉斯（Daniel Hale Williams，1856—1931）在1893年缝合了心包上的刺伤，路德·希尔（Luther Hill，1862—1946）在1902年成功治疗了穿透心脏的创伤，取得了重大胜利，但直到20世纪40年代心胸外科手术才成为安全的常规手术。在第二次世界大战期间，德怀特·哈肯（Dwight Harken，1910—1993）在清除心脏和大血管内或附近的子弹和弹片方面获得了丰富的战场经验。基于战场经验，哈肯和其他开创性外科医生，包括查尔斯·贝利（Charles Bailey，1910—1993），通过开发缓解二尖瓣狭窄的手术发展了心内手术。1951年，乔治敦大学医学中心的查尔斯·胡夫纳格尔（Charles Hufnagel，1916—1989）设计并对1例男性患者施行了第一个可工作的人造心脏瓣膜的植入手术。次年，唐纳德·默里（Donald Murray，1894—1976）成功施行了首例同种异体主动脉瓣移植术。

大约在同一时期，约翰·霍普金斯大学外科学教授阿尔弗雷德·布莱洛克（Alfred Blalock）、儿科医生海伦·陶西格（Helen Taussig，1898—1986）和医院外科手术实验室主任维维恩·托马斯（Vivien Thomas，1910—1985）合作，开发了一种用于缓解肺动脉先天性缺陷的手术——布莱洛克-陶西格-托马斯锁骨下动脉-肺动脉分流术——用于增加“蓝婴”的肺部血流，这被证明是当代外科手术兴起的一个重要事件。该手术是一项开创性的手术技术，使许多病重患儿过上了相对正常的生活。这样的手术技艺，特别是其社会价值，对美国外科手术的发展所产生的作用怎样形容都不为过。

尽管取得了越来越多的成功，但施行心脏手术的外科医生仍然不仅要应对流经解剖区域的血流淤滞，还要应对不停搏心脏的来回运动。在解决这些问题之前，技术上复杂的心脏修复术是无法进一步发展的。小约翰·H.吉本（John H. Gibbon，Jr.，1903—1973）

（图 1.16）发明了一种机器——心肺机——来解决这个问题，该机器可以在患者处于麻醉状态时承担心脏和肺的工作，本质上就是通过绕过心脏将富氧血液泵入循环系统，以使心脏手术更容易进行。使用心肺机进行的首例成功的心内直视手术是在 1953 年，这是外科手术的一个重大进步。

20 世纪 60 年代，冠状动脉疾病外科手术治疗的势头大增，到 1980 年，每年因冠状动脉供血不足接受心脏手术的患者比因其他所有类型的心脏病接受心脏手术的患者都多。尽管勒内 · 法瓦洛罗（René Favaloro，1923—2000）1967 年在克利夫兰（Cleveland）诊所施行的冠状动脉旁路搭桥术通常被认为是首例成功的冠状动脉疾病手术，但 3 年前迈克尔 · 狄贝基（Michael DeBakey，1908—2008）（图 1.17）就完成了一个类似的手术，只是直到 1973 年才报告。狄贝基可能是美国当代最著名的外科医生。他是著名的心血管外科医生、临床研究者、医学教育者和国际医学事务活动家，并且长期担任贝勒医学院院长。他率先使用了涤纶（Dacron）移植物来替代或修复血管，发明了滚压泵（roller pump），开发了心室辅助装置，并创立了陆军流动外科医院（Mobile Army Surgical Hospital，MASH）病房的早期模式。狄贝基是美国联邦政府卫生保健政策的有影响力的顾问，在林登 · 约翰逊（Lyndon Johnson）总统任期期间担任总统心脏病学、癌症和卒中委员会主席。

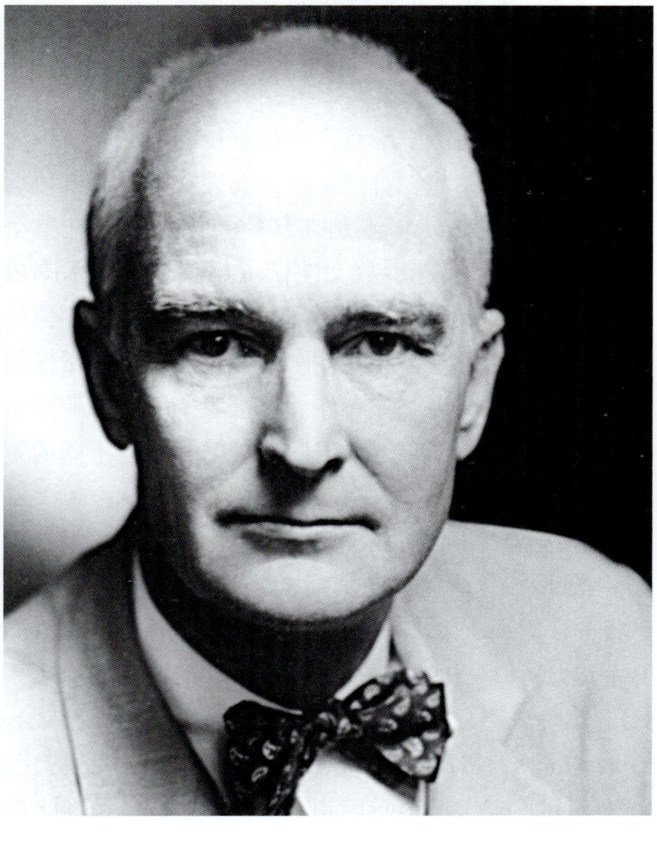

图 1.16　小约翰 · H. 吉本（John H. Gibbon，Jr.，1903—1973）

正如 SOSSUS 所报告的，当心胸外科医生被问及 1945 年至 1970 年代间他们专业中一级重要的进步时，他们选择了体外循环、先天性心血管疾病的开放性和封闭性矫治、人工心脏瓣膜的研制和心脏起搏器的应用。对于二级重要的进步，他们选择的是冠状动脉疾病的冠状动脉旁路搭桥术。

受损或病变器官的移植情况如何？即使在 20 世纪中期，对受损的或不健康的器官和组织进行移植手术的想法也接近于科学幻想。在 20 世纪初，亚历克西斯 · 卡雷尔（Alexis Carrel）发明了可以用于吻合最小的血管的革命性新缝合技术。卡雷尔利用其在实验动物身上获得的手术经验，开始进行肾脏、心脏和脾脏移植手术研究。他的研究在技术上是成功的，但有一些未知的生物过程总是导致移植器官的排斥反应和动物的死亡。到 20 世纪中期时，医学研究人员开始明了机体存在潜在的防御性免疫反应并阐明了建立免疫抑制以允许宿主接受外来移植物的必要性。20 世纪 50 年代，大卫 · 休姆（David Hume，1917—1973）、约翰 · 梅里尔（John Merrill，1917—1986）、弗朗西斯 · 穆尔（Francis Moore）和约瑟夫 · 默里（Joseph Murray）使用高能免疫抑制剂和其他现代方法为肾移植开辟了道路。1963 年，进行了首例人体肝移植；4 年后，克里斯蒂安 · 巴纳德（Christiaan Barnard，1922—2001）成功施行了人体心脏移植手术。

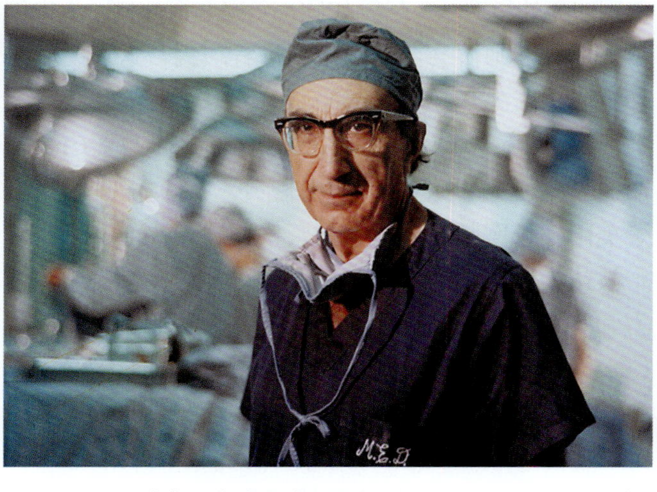

图 1.17　迈克尔 · 狄贝基（Michael DeBakey，1908—2008）

其他问题

在美国，外科行业的发展还受到了民族、性别、种族和宗教偏见的影响，尽管各行各业都存在这种情况，特别是非裔、妇女和某些移民群体受到了不公正的对待，他们要想当上外科医生得付出更多努力。20 世纪 30 年代，阿瑟·迪恩·贝万（Arthur Dean Bevan，1861—1943）——拉什（Rush）医学院外科学教授，美国外科界的一位重要人物——竭力主张对拥有犹太人姓氏的人采取限制性措施，以减少他们在医学界的人数。20 世纪 50 年代以前，反犹主义盛行，相比其他外科亚专科，排斥犹太人在普外科更严重，这恐怕是无法否认的历史性错误，这也是医学界犹太人社团长期以来持有的观点。

1868 年，霍华德大学成立了外科学系。然而，前三位系主任都是盎格鲁-撒克逊白人新教徒。直到 1928 年，奥斯汀·柯蒂斯（Austin Curtis，1868—1939）被任命为外科学教授，美国才有了第一位非裔外科学系负责人。与柯蒂斯所处年代的所有美国非裔医生一样，他被迫在芝加哥的一家所谓的黑人医院（Provident Hospital）接受培训，他在那里接受了丹尼尔·黑尔·威廉姆斯（Daniel Hale Williams）的指导，威廉姆斯是那个年代最有影响力和最受尊重的美国非裔外科医生。

由于获得美国医学会或其相关协会会员资格的可能性很小，1895 年，非裔美国医生联合成立了国家医学会（the National Medical Association）。当 1906 年该医学会外科分会成立时，黑人外科医生们确定了更具体的需求。从一开始，该外科分会就开设了许多“亲身实践”的外科诊所，这些诊所是美国最早的、有组织的、所谓“示范”外科教育的例子。当 1913 年威廉姆斯获得美国外科医师协会会员资格时，消息迅速传遍了美国非裔外科圈子。尽管如此，美国非裔外科医生申请美国外科医师协会会员资格的进程缓慢，这表明基于种族的歧视在美国大部分地区都是私底下存在的。

20 世纪 40 年代中期，查尔斯·德鲁（Charles Drew）——霍华德大学医学院外科系主任——拒绝了美国外科医师协会的会员资格，因为在他看来，这个被认为具有代表性的协会还没有开始接受有常规能力和有资质的非裔外科医生。正如小克劳德·H. 奥根（Claude H. Organ，Jr.，1926—2005）（图 1.18）——一位著名的编者、教育家和历史学家）——的职业生涯所显示的，从那以后，外科行业向种族平等的方向迈出了一大步。在奥根的著作中，两卷本的《百年黑人外科医生：美国经历》（*A Century of Black Surgeons*：*The U.S.A. Experience*）和权威性的《值得注意的非裔美国外科医生出版物》（*Noteworthy Publications by African-American Surgeons*）凸显了非裔美国外科医生对美国卫生保健系统做出的众多贡献。此外，作为《外科学档案》的长期主编兼美国外科学会会长和美国外科委员会主席，奥根对美国外科学的发展方向产生了巨大影响。

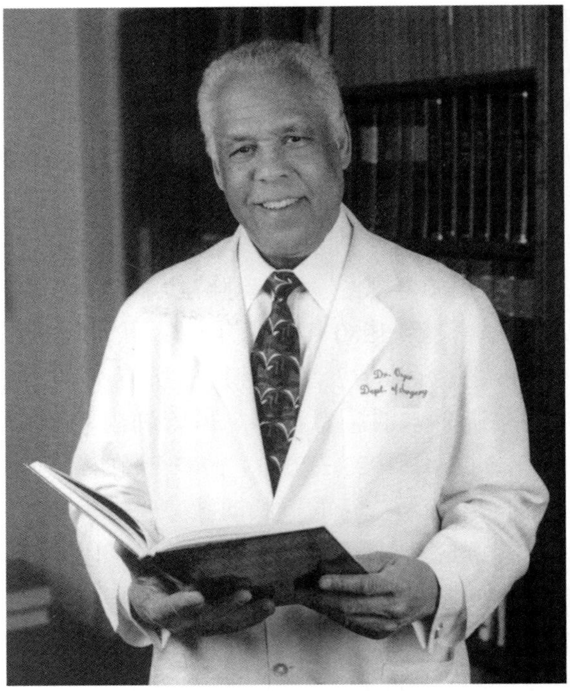

图 1.18 小克劳德·H.奥根（Claude H. Organ，Jr.，1926—2005）

外科学发展历史中有许多被忽视的领域，其中之一就是女性的参与。直到最近，女性获得高级外科培训的选择仍受到严格限制。其主要原因是：在整个 20 世纪中期，只有少数女性做了足够多的手术来成为熟练的导师。由于缺少榜样，而且获得医院职位的机会有限，为数不多的女性医生专攻外科手术工作似乎是不可能的。因此，女性外科医生要实现职业满足感，只能采取不同于男性的职业策略并树立不同的个人成功目标。

经过这一切，在几位开明的男性外科医生的帮助下，最著名的是费城的威廉·威廉姆斯·肯（William Williams Keen）和芝加哥的威廉·拜福德（William Byford，1817—1890），在世纪之交，美国确实有了一小群女性外科医生，包括玛丽·迪克森·琼斯（Mary Dixon Jones，1828—1908）、埃梅琳·霍顿·克里夫兰（Emmeline Horton Cleveland，1829—1878）、玛丽·哈里斯·汤普森（Mary Harris Thompson，1829—1895）、安娜·伊丽莎白·布鲁姆（Anna Elizabeth Broomall，1847—1931）和玛丽·默格勒（Marie Mergler，1851—1901）。奥尔加·乔纳森（Olga Jonasson，1934—2006）（图 1.19）是临床移植领域的先驱，在女性进入现代男性主导的外科世界方面起到了重要示范作用，她使我们看到了迈向性别完全平等的趋势。1987 年，乔纳森被任命为俄亥俄州立大学医学院外科学系主任，由此她成为美国第一位在一所男女同校医学院领导外科学术部门的女性。

展望未来

当主要故事已经结束时，历史是最容易被书写和理解的。然而，外科学仍在不断发展。因此，对外科学这个专业的未来给出简单明了的结论是一个困难的任务，难以考虑周全，没有确切的答案。尽管如此，几千年的历史为我们提供了丰富的视角，让我们了解外科学的过去和未来。

在现代外科学兴起的整个过程中，在很大程度上，外科手术实践受到了工具和技艺方面的限制。在 20 世纪最后几十年和 21 世纪开始的几年里，新仪器和成像技术取得了前所未有的进步。如果说历史研究能提供什么经验的话，那就是，外科学进步总是可以预期的，并且肯定会继续的，至少技术上是这样。外科手术技术将会更复杂，效果也会更好。虽然自动化将使某些手术过程实现机器人化，但从根本上说，外科手术仍然是一门手工技艺，这是不会改变的。

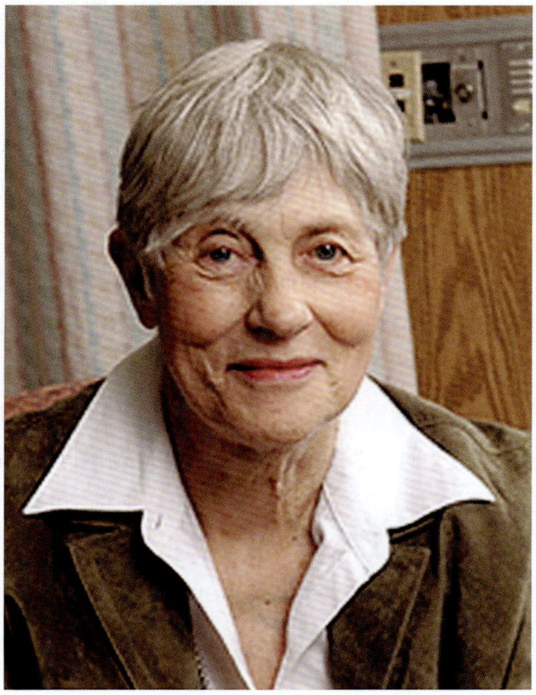

图 1.19　奥尔加·乔纳森（Olga Jonasson，1934—2006）

尽管取得了许多进步，但这些进步并不是没有明显的社会、经济和政治代价的。这些代价往往使临床上的成功黯然失色，这表明，未来外科医生面临的最困难的挑战可能不在临床领域，而在影响手术实践的其他力量。对于外科医生而言，分裂性认知从最近几年开始出现，一方面新设计的可救命的复杂手术技术获得了无数赞誉，另一方面手术的高收费使他们被描述为一类受经济利益驱动的自私的人。

外科手术的梦幻性和戏剧性特征使外科医生从某种角度看是英雄，而从其他角度看是谎言和贪婪的象征，这两方面是相互矛盾的，这也正是社会对外科医生要求如此之高的原因。对于手术的精准性和确定性，每个手术都成功的期望，在短时间内实现结果，大多数外科医生的高收入水平，以及对于在双方同意情况下在他人身体上动刀的方方面面，普通人有着永不满足的好奇心。这些在这个大众媒体和即时通信的时代变得更加敏感，也使外科医生似乎比他们的内科同行更负责任，与此同时，外科医生也成为医疗行业中最好和最差的象征。这种巨大的社会、政治和经济变换，正以一种以前无法想象的方式，在很大程度上控制着外科医生的个人命运，其程度超过了外科医生作为一个整体通过自己的专业所能管理的程度。

国家的政治目标已成为确保和引领未来外科手术发展的压倒性因素。现代外科手术是一个权衡利弊的竞技场，就是要在成本、组织、技术进步和期望之间取得平衡。患者将被迫面对这样的现实，即无论手术技术变得多么先进，它们都不能解决生活中所有与健康相关的问题。因为任何事情都应该有伦理道德底线，社会需要在伦理道德底线的划定上达成一致，从面部美容手术，到机器人手术，再到外科疾病的基因治疗。最终问题仍然是：如何在私人利益和公共利益之间的灰色地带将科学、技术和伦理的进步结合起来。

研究我们这个行业的引人入胜的历史及其众多的伟大人物和杰出成就，可能并不能帮助我们预测外科学的未来。然而，回想西奥多·比勒斯（Theodor Billroth）在 19 世纪末说过的话："试图缝合心脏伤口的外科医生理应失去同事的尊重。"我们应该知道，了解我们的过去确实可以为当前和未来的临床实践带来一些启示。此外，如果我们可以从历史中学到点什么的话，那就是，外科学仍将不可阻挡地进步和发展。如果外科医生希望未来不仅仅被视为技术人员，则他们需要更好地去欣赏这个行业过去荣耀的价值。学习我们的历史，了解我们的过去，不要让外科学的丰富遗产被遗忘。

主要参考文献

Bishop WJ. The Early History of Surgery. London：Robert Hale；1960.

Bishop 是一位杰出的医学藏书家，他描述了从中世纪到 18 世纪的外科手术。

Cartwright FF. The Development of Modern Surgery From 1830. London：Arthur Barker；1967.

作为伦敦国王学院医院的一名麻醉医生，Cart-wright 的书有丰富的细节和解释。

Earle AS. Surgery in America：From the Colonial Era to the Twentieth Century. New York，NY：Praeger；1983.

一本由著名外科医生编写的追踪美国外科学发展的有趣的期刊文章汇编。

Ellis H. A History of Surgery. London：Greenwich Medical；2001.

Ellis 是当代最杰出的外科医生和历史学家之一。他以其优美的散文而闻名，本书旨在教育和娱乐读者。

Hollingham R. Blood and Guts，a History of Surgery. New York，NY：Thomas Dunne；2008.

Hollingham 是一名科学记者，他将外科手术史上的关键时刻编织成了引人入胜的故事。

Hurwitz A，Degenshein GA. Milestones in Modern Surgery. New York，NY：Hoeber-Harper；1958.

这本书的许多章节都包含一个简短的传记和一个转载或翻译的一位外科医生的最重要的临床贡献的摘录。

Lawrence C，ed. Medical Theory，Surgical Practice：Studies in the History of Surgery. London：Routledge；1992.

这本书批判性地研究了正统外科手术的历史，并讨论了手术如何从 17 世纪中期开始变得越来越有可能。

Leonardo RA. History of Surgery. New York，NY：Froben；1943.

Leonardo RA. Lives of Master Surgeons. New York，NY：Froben；1948.

Leonardo RA. Lives of Master Surgeons；supplement 1. New York，NY：Froben；1949.

在这些书中，著名的 Rochester（外科医生和历史学家）对整个外科手术从古代到 20 世纪中期的发展进行了深入的描述。特别有价值的是有无数著名和近乎著名的手术术者传记。

Meade RH. An Introduction to the History of General Surgery. Philadelphia，PA：WB Saunders；1968.

Meade 是一位孜孜不倦研究历史课题的研究者，他在密歇根州大急流城（Grand Rapids）做外科医生。本书有广泛的参考书目，本书是其中最雄心勃勃的关于此类系统性工作的著作。

Nuland SB. Doctors，The Biography of Medicine. New York，NY：Knopf；1988.

Nuland 是一名普外科医生，著有《我们如何死亡：人生最后一章的反思》（*How We Die：Reflections on Life's Final Chapter*），本书获得了 1994 年美国国家图书非虚构类作品图书奖。本书讲述了现代医学发展的引人入胜的故事，且偏向于外科手术。

Porter R. The Greatest Benefit to Mankind，A Medical History of Humanity. New York，NY：WW Norton；1997.

这是一部精彩的文学杰作，由最博学和有趣的现代医学历史学家之一完成。尽管本书更多内容是关于整个医学历史的而不是外科手术历史的，但它已经成为经典，应该成为所有内科医生和外科医生的必读书目。

Ravitch MM. A Century of Surgery：1880–1980, the History of the American Surgical Association. Philadelphia，PA：JB Lippincott；1981.

Ravitch 的著作提供了美国外科学会每年的会议记录，该学会曾是美国最有影响力的外科专业学会。

Richardson R. The Story of Surgery：An Historical Commentary. Shrewsbury. London，GB：Quiller Press；2004.

作者从医生转行为医学历史学家，记述了外科手术成功的引人入胜的故事。

Rutkow IM. The History of Surgery in The United States，1775–1900. San Francisco，CA：Norman Publishing；1988. 1992.

Rutkow IM. Surgery，An Illustrated History. St. Louis，MO：Mosby–Year Book；1993.

Rutkow IM. American Surgery，An Illustrated History. Philadelphia，PA：Lippincott–Raven；1998.

Rutkow IM. Bleeding Blue and Gray：Civil War Surgery and The Evolution of American Medicine. New York，NY：Random House；2005.

Rutkow IM. Seeking The Cure：A History of Medicine in America. New York，NY：Scribner；2010.

这些图书通过使用传记汇编、彩色插图和详细的叙述，探讨了外科手术在国际上和在美国的发展。

Schlich T，ed. The Palgrave Handbook of the History of Surgery. London，GB：Palgrave；2018.

这是一部重要的学术性著作，涵盖了外科的文化、社会和技术史，并对已建立的史学给予了特别关注。

Thorwald J. The Century of The Surgeon. New York，NY：Pantheon；1956.

Thorwald J. The Triumph of Surgery. New York，NY：Pantheon；1960.

Thorwald 以一种戏剧性的文学方式，从一个虚构的目击者的视角，叙述了发生在 19 世纪末和 20 世纪初外科手术发展中最重要的几十年里的连续故事。

Van de Laar A. Under The Knife：A History of Surgery In 28 Remarkable Operations. New York，NY：St.：Martin’s Press；2018.

Van de Laar 作为一名外科医生，对自己的职业历史进行了巧妙而深刻的分析。

Wangensteen OH，Wangensteen SD. The Rise of Surgery，From Empiric Craft to Scientific Discipline. Minneapolis，MN：University of Minnesota Press；1978.

本书不是系统的历史，而是对促成或阻碍外科学发展的各种手术技术和技术成就的评估。Wangensteen 是明尼苏达大学实验和临床外科的著名教授；他的妻子是一位受人尊敬的医学历史学家。

Young A. Scalpel，Men Who Made Surgery. New York，NY：Random House；1956.

这本易于阅读的图书通过一些人的生活讲述了外科手术的故事，这些人带来了外科知识的进步，特别是在出血控制、疼痛控制、感染控制和休克控制方面。

Zimmerman LM，Veith I. Great Ideas in the History of Surgery. Baltimore，MD：Williams & Wilkins；1961.

这是一本独特的图书，包含优秀的传记叙述，伴有大量阅读和翻译作品，有不同时代的 50 名著名外科医生的故事。

2 章

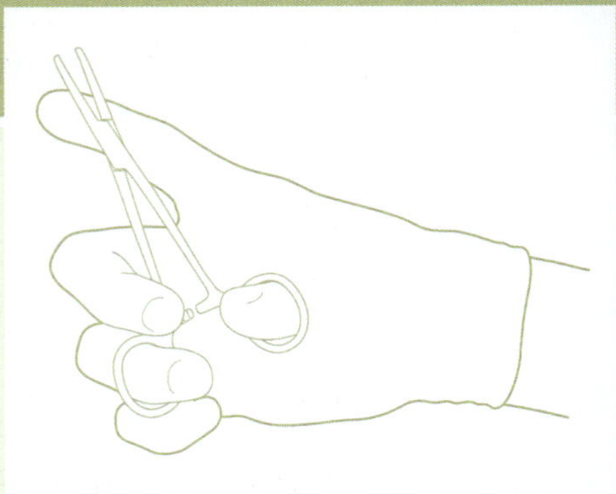

外科伦理学和专业精神

Jeffrey S. Farroni 和 William J. Winslade 原著
王宏磊 商梓柔 译 王西墨 审校

章目录

“外科医生和患者之间构建的亲密关系虽然是短暂的，但却是一种比父亲和儿子之间的关系更为亲密的关系。”

Aleksandr Solzhenitsyn，癌症病房

外科医生给患者做手术，可以在患者的身体上进行切开、切除、修复或植入等操作，外科医生的这种特权对于外科医生和患者来说都具有深远意义。外科医生在手术过程中有机会看到患者自己可能永远也看不到的内脏器官，这是基于外科医生接受了广泛的技术培训并牢固掌握手术技术技能基础之上的，因为只有这样，患者才能从他们所进行的穿刺、切开等操作中获得益处。鉴于外科手术已经有相当长的历史，并且当前的医疗标准在某种程度上已大大提高，外科医生被寄予了很高的期望和责任。对此，医生兼作家 Brian Goldman 做了一个类比，他提到了一位传奇的击球手，说这个击球手一次击球的击中概率为 40%，并提出了一个问题：“你认为一名心脏外科医生、执业护士、骨科医生、妇产科医生或急救人员的‘击中概率’是多少呢[1]？”Brian Goldman 提出这个问题是想强调，人人都期望获得完美的结果，即击中概率为 100%，也就是说没有一个患者想成为一个医疗例外、事故或过失的牺牲者。

事实上，对外科医生的期望过高造成的压力并非现代才有，这种压力自从有文字记载开始就已经存在了。约有 4200 年历史的古老的“波斯汉谟拉比法典”中就有对收费与付出不匹配和不成功的治疗予以处罚的内容[2]。16 和 17 世纪奥斯曼帝国的文件中已有对治疗、费用和术后护理的期望的内容[3-4]。在历史的长河中，对于医疗实践，贯穿古代和现代的认知都包括信任、易损性和责任。从“希波克拉底誓言（Hippocratic Oath）”到当代成文的职业行为准则，例如《美国外科医师协会职业行为准则》（*American College of Surgeons's Code of professional Conducts*），都要求医生将患者的利益置于个人专业兴趣之上、遵守职业操守和致力于不断提高个人的专业技能。这些职业操守是一脉相承的；当然，现代有更多的要求，例如信息披露和知情同意[5]。一个人投身外科专业即意味着他或她的职业生涯与外科领域的发展息息相关，因为其参与的决策是对患者的生活质量有重大影响的决策，而且这种决策是受其主观价值影响的，所以他或她理应承担为患者带来最大利益的责任并为未来的创新服务做出自己的努力。正如医疗是一种技术实践，它同时也是一种伦理实践，我们需要在实践中思考用于分析伦理困境的方法。

伦理框架

卫生保健领域关注伦理问题和道德上有分歧的决策是因为医疗技术在不断进步，这种进步的技术能让

患者的身体持续保持存活状态，但医疗实践正确的方向需要有反思性和系统性方法来指导。临床伦理学中讲得最多的一句话是：医疗实践应遵循基本伦理原则（例如，自主权、行善 / 不加害和公正原则）[6]。这些早已为许多临床医生所熟知，并已成为他们明确什么是适当的医疗服务的思考框架。履行患者自主权的一个例子是：医疗服务要有一个知情同意过程，即医疗团队有责任通过这个过程为患者提供有关治疗（或检查）选择的足够信息，以便患者能够根据自己的偏好、价值取向和医疗目标来确定哪些对自己最有利。自主权或自我决策权在西方文化中通常被认为是一个核心原则。然而，我们必须明白，我们生活在一个流动性和多样性都越来越高的全球化环境中，不同的文化习俗和传统可能不一定要求我们把个人价值放在关注的中心。了解不同的文化习俗和传统是一件值得努力的事情，但我们也不能忘记与患者本人进行沟通[7]。与患者直接对话并请他们说明他们希望自己知情的最佳程度是确保他们的自主权得到尊重的好方法。

行善和不加害常常被放在一起考虑，通常是以权衡诊疗方案给患者带来的益处和风险 / 损害的形式来考虑。希波克拉底的名言“首要之务便是不可伤害（Primum non nocere）”经常被用作我们的座右铭，承载着我们对患者的承诺。临床风险-效益分析应该围绕患者的治疗目标展开（例如，有可能提供最佳临床结果的治疗方案也许不是患者所选择的方案，而是基于其他因素的方案）。

最后一个原则是公正或公平。我们通常认为的公平是：平等获得卫生服务，在全社会平等分配卫生资源和成果，以及卫生服务对所有人一视同仁[8]。在患者层面，患者的公平诉求是：医疗服务提供者不屈从于社会价值判断，不会因种族、性别、社会经济状况、心理健康状况、成瘾、原住国等原因而有意或无意地差别对待患者。综上所述，自主权、行善 / 不加害和公正原则是我们处理伦理问题的基本原则。

然而，以上原则只是我们用于分析医疗实践中伦理问题的伦理框架之一。人们还可以应用许多传统的伦理框架来拓宽和丰富自己对伦理困境的思考。无论是从人的品质（品德）、行为或责任（义务论）的角度，还是从结果（结果论）的角度，这些伦理框架可以带来解决伦理困境的不同见解（表 2.1）。每一个框架都有其实用性和注意事项，而更深入的思考则会让我们对手头的问题有更深的理解。一些人认为，伦理质询应该是“理论和经验、理性和情感、哲学和语言技巧的综合[9]。”我们应该争取的是，“避免过度依赖单一方法……伦理问题不是简单的逻辑问题，它们有历史，有叙述意义，发生在一定的社会和文化背景下[10]。”

表 2.1 伦理框架举例

伦理框架	指导原则
结果论	行为结果
实用	在损害最小的同时使获益最大化
一般良好	整体获益最大化；注意弱势群体
非结果论	代理人的意向
基于责任	不论结果如何，道德义务都具有约束力；绝对命令
权利	最好的行为是保护受行为影响者的权利
公正	社会契约、平等
以代理人为中心的	个人的总体状况
品德	良好的品质是做出良好的伦理决策的基础
女权主义者	特别关注与性别有关的压迫以及弱势和边缘群体的视角；关怀伦理学

在道德规范方面，著名医生、生物伦理学家 Edmond Pellegrino 指出，医疗实践有其基本道德规范，从业者必须拥有的基本道德品质包括：忠诚信任、患者利益高于个人利益（抑制个人利益）、理性的诚实、富有同情心、勇气和谨慎[11]。认可这些对医疗行业从业者的内在品质要求，是医生获得行医特权并履行其责任的基础[12]。

另一种伦理质询方法是决疑法或基于案例的分析。通过使用案例分析方法，人们可以从先前已解决的案例中找到解决问题的原则并将其应用于目前面对的问题或冲突[13-14]。但如果人们认为能从一个或几个案例中提取出普适性的重大观念，则可能会出现问题；然而，案例分析确实有其优点，即其存在于临床现实中，也许可以为伦理困境提供具体而务实的解决方案[14]。总而言之，无论医生对哪种伦理框架产生共鸣，它都有助于医生采用一种通用方法解决伦理困境，即都可以鼓励医生思考和反思这些伦理问题。

解决伦理问题的一般方法

1. 识别伦理质询的必要性

在生活中我们会遇到各种事务，会不断地进行判断，小到日常的决定（例如，午餐吃什么），大到改变生活的决定（例如，向患者推荐某种治疗方式），我们做判断时经常处于无意识状态，即没有考虑伦理质询的必要性与否。然而，医疗实践中的判断是建立在医生的培训、知识和经验以及所处的医疗机构、价值取向和基本原则之上的。大多数时候，我们甚至不去考虑我们所做判断背后存在的伦理问题。例如，患者来医院就诊，你就患者的问题给出一个治疗方案，患者同意按你的方案治疗，就此希望一切顺利。但是，有时确实会出现真正的冲突，或者你可能无法明确首选行动方案，或者你的技术培训或经验等使你无法就某个问题给出具体方案。例如，关于何时从治疗性干预过渡到姑息性干预，如果遇到能力 / 判断有问题的同事或基于你的估计患者似乎做出了不理智或轻率的决定时该怎么办。在这些情况下，不确定性会造成重大的伦理困境。

这一点似乎是显而易见的。分析伦理困境的第一步是要意识到在患者的治疗、治疗团队之内 / 之间或卫生保健机构的组织 / 运营中存在着价值冲突或道德分歧。下一步则是采取行动收集必要的信息。

2. 收集相关信息并了解利益相关者的看法

四主题方法是一个有用且最常用的、收集相关信息和分析伦理困境的工具，可以用于捕捉医疗适应证、患者偏好、生活质量因素和背景特征范畴的信息（表 2.2）[15]。有时，当存在其他可能影响患者决

表 2.2 常用于分析卫生保健服务中伦理困境的四主题方法

主题	伦理原则	考虑因素
医疗适应证	行善 不加害	• 患者的医疗问题是什么？该问题是急性的？慢性的？危重的？可复发的？急诊的？终末的？ • 患者的治疗目标是什么？ • 在什么情况下不适合对患者进行医疗治疗？ • 各种治疗选择的成功概率是多少？ • 总之，患者如何能从医疗上和护理上获得益处以及如何能避免伤害？
患者偏好	尊重自主权	• 是否已告知患者医生所给诊断和治疗建议的益处和风险？患者是否理解这些信息？患者是否已签署知情同意书？ • 患者是否心智健全，是否具有法律行为能力，以及是否有已丧失行为能力的证据？ • 如果患者心智健全，患者表述的治疗偏好是什么？ • 如果患者已丧失行为能力，患者是否表达过其优先选择意愿？ • 谁是能为无行为能力患者做决定的适当代理人？代理人做出的决定应遵循哪些标准？ • 患者是否不愿意或无法配合医疗治疗？如果是，原因是什么？
生活质量	行善 不加害 尊重自主权	• 无论是否接受治疗，患者恢复正常生活的前景如何？即使治疗成功，患者可能会承受哪些生理、心理和社交方面的缺陷？ • 对于一位不能做出或表达自己判断的患者，人们凭什么理由判断某种生活质量于患者是不可取的？ • 服务提供者是否存在可能影响其评价患者生活质量的偏见？ • 在改善或提高患者的生活质量方面会出现哪些伦理问题？ • 生活质量评价是否会产生有关改变治疗计划的任何问题，例如，放弃生命维持治疗？ • 在决定放弃维持生命的治疗后，有没有疼痛缓解和安慰计划？ • 医疗辅助死亡在伦理上或法律上是允许的吗？ • 自杀相关的法律和伦理问题是什么？
背景特征	公正（公平）	• 在患者的临床治疗中是否存在可能造成利益冲突的专业的、跨专业的或商业的利益？ • 除临床医生和患者外，是否还有其他人员（如家属）对临床决策感兴趣？ • 因第三方的合法利益而披露患者的隐私的界限是什么？ • 在临床决策中是否存在造成利益冲突的经济因素？ • 是否存在可能影响临床决策的稀缺卫生资源分配问题？ • 是否存在可能影响临床决策的宗教问题？ • 可能影响临床决策的法律问题是什么？ • 是否存在可能影响临床决策的临床研究和教育因素？ • 是否存在影响临床决策的公共卫生和安全问题？ • 是否机构的从属关系会产生可能影响临床决策的利益冲突？

From Jonsen AR，Siegler M，Winslade WJ. Clinical ethics：a practical approach to ethical decisions in clinical medicine. 8th ed. New York：McGrawHill Education；2015.

策的外部因素时，我们也许会关注患者的医疗意愿。一些我们也许视为无疑适合的医疗建议，也许会因为其他情况而得不到患者的首肯。与患者进行深入的交谈，深入探讨他们的偏好、价值取向、动机等，也许可以获得有助于解决困境的关键点。四主题方法有促进获取每个范畴内相关信息的提示。重要的是，要与所有与困境相关的利益方进行交谈，包括其他团队成员、其他服务机构以及患者的重要家庭成员和爱人（如适用）。对各种不同的看法和意见进行反思是解决复杂的、有价值导向问题的一种严谨方法。

3. 识别相互冲突的伦理问题 / 价值取向

收集到相关信息之后，下一个步骤是确定哪个原则或价值取向可能有冲突。上述四主题方法已将每一范畴内的信息归类到其对应的伦理原则之下。我们要做的是，逐条列出相互冲突的伦理问题或相互竞争的义务 / 职责，这将有助于我们做出一系列符合伦理原则的选择。然后，我们可以将这些选择按照“伦理上强制”“伦理上允许”和“伦理上禁止”进行优先级排序。例如，放弃患者显然是伦理上禁止的，而确保患者的声音被听到或不拒绝提供基本医疗服务和卫生条件是伦理上强制的。通常挑战来自那些“伦理上允许”的选择，因为对于哪个（些）选择是“正确的”并应予以推进可能是存在分歧的。

4. 讨论选择并制订计划

在上一个步骤做出一组选择后，利益相关者会再次进行推进计划的讨论。一般来说，在与患者和 / 或患者家属坐下来讨论之前，医疗团队就治疗计划达成一致（如果这里有问题的话）是明智的。相比于在患者家庭面前进行争论，团队统一口径通常会使讨论更有成效。

5. 执行决策并对结果进行反思

最后一步是实施行动计划。这里需要考虑一个重要问题，即对不确定性的容忍。“智者千虑，必有一失”（“The best laid schemes of mice and men，go often askew...”[16] Words from an old Scottish poem）说的就是，再周详的计划也会出错，因为即使已进行过仔细的思考、讨论和计划，事情也可能不会如预想般发展。花时间思考如何应对可能出现的事件、可能出现的情景或制订好应急计划，也许可以使我们为患者未来的医疗需求做好准备，或为未来出现类似病例时做好思想准备。框 2.1 展示了一个需要进行伦理质询的场景[17]。

医患关系

在医疗实践中，有损伤和疾病的患者的脆弱性，干预措施的潜在影响，以及医患关系中固有的权力差异，这些都使医生必须增强自己的道德意识。正如医疗实践是一种技术实践，它同时也是一种道德实践。在过去的 50 年里，自患者权益运动开始以来，医生和患者之间的医患关系已发生了变化。我们的法庭判例已经认可患者拒绝治疗的权利[18]，并已允许他人代表无行为能力的患者同意或拒绝治疗[19]。随着治疗决策从专断式医生决策向尊重患者自主权的患者决策的转移，即由患者按照自己认为合适的方式对待自己的身体，一个共享式决策模式就形成了。共享式决策模式整合了参与决策的医患双方的责任和义务，包括：提供相关的医疗信息；对治疗选择（包括不治疗）进行解释；探讨患者的价值取向、偏好和目标；以及决策制定程序[20]。遵循共享式决策模式，则医生不会将治疗选择强加给患者，患者也不会强行要求医生进行干预；其结果是达成一种由患者驱动的、医患双方相互理解的治疗选择（框 2.2）。

在这里也许会提出一个问题，外科领域中的伦理问题是否具有其独特性。一种观点从“外科医生-患者的道德层面的关系”给出了肯定答案并指出，外科手术具有以下五个显著特征：抢救（rescue）、亲近（proximity）、苦难的经历（ordeal）、创伤（aftermath）和亲力亲为（presence）[21]。这些都是患者必然要体验的，它们彰显了外科医生的力量以及他 / 她通过参与破坏和重建一个人而与这个人构建亲密关系的作用。患者应该知悉手术的即刻后果，而外科医生对此负有责任。总之，在外科领域中，伦理问题和道德分歧是非常值得反思和考虑的。

外科培训与创新

外科培训源于古代的学徒制——一种体验式培训方式。对于这种培训方式，人们一直在担心，其效果会不会因为住院医生有年限设定以及手术室的负荷量和产出需求增高而打折扣[22]。在这里，如果患者的期望是得到“最佳的”服务或由能力最强的和业务最熟练的外科医生提供服务，而实际上没有人能从一开始就达到这个水平，则伦理压力就会产生。每个外科医生都会有第一次给患者做切口、第一次失误和第一次遭遇并发症的时候。

框 2.1 伦理质询场景——姑息性手术

史密斯女士，78 岁，是晚期乳腺癌患者，病灶有恶臭气味，呈真菌样生长。她的乳腺癌是难治性的，经过她的姑息治疗团队的协调，她目前的治疗目标包括注重生活质量和舒适度。她曾因想要进行病灶切除手术被转到外科。她目前还没有接受治疗干预，她已经给出了院外不实施心肺复苏（Do Not Resuscitate，DNR）的预先指示。史密斯女士告诉她的姑息治疗团队，有人跟她讲，她必须先撤销 DNR 的预先指示，否则无法进行手术。史密斯女士不确定她是否应该同意。

案例分析：

1. 识别

如果史密斯女士对进行适当的手术施加了不合理的限制，则对于是否为其进行手术的决定也许会因为医生不太情愿接受她的限制而复杂化。

2. 事实

根据四主题方法，我们可以从医学角度来考虑手术干预是否合适。显然，史密斯女士愿意为提高她的生活质量而接受这个手术。也许是因为她希望自己在余下的时间里能与家人轻松地交流，也许是因为她对自己的病灶发出的气味感到尴尬并觉得家人由此不会来陪伴自己。背景特征包括：如果手术团队同意她 DNR 的预先指示，而她在手术过程中死亡了，则存在责任风险。因此，需要深入了解史密斯女士及其家人（如果她允许）、姑息治疗团队以及手术团队的想法。

3. 冲突

这里明显有一个风险：益处（不加害：行善）冲突，由于手术可能是不安全的，或者手术团队可能会觉得受到了史密斯女士的 DNR 指示的过度限制。史密斯女士的自主性利益受到了威胁，因为她愿意为减少自己的疾病负担和提高生活质量的期望而接受潜在的风险。医疗团队如果拒绝提供这种干预则是在否定她的这种前景。

4. 讨论 / 计划

可能的选择包括：除非史密斯女士同意必要时实施完全的复苏，否则不提供手术；在有明确协议和史密斯女士同意手术中 DNR 的情况下提供手术；与史密斯女士达成在必要的情况下可以进行有限复苏尝试的协议。第一种选择是通过为手术团队带来最大的灵活性来寻求最大化的结果，但手术团队也许会实施与史密斯女士的医疗目标相反的干预措施。假设史密斯女士不想延长插管时间，因为那样会影响她与家人的交流，该怎么办？不过话又说回来，不做手术也可能会损害她的目标。第二种选择也许最符合史密斯女士的意愿，但手术团队可能不愿意同意这样的选择，特别是对于手术中出现的短暂的、相对容易纠正的情况。即使患者自己愿意冒这种风险、不让团队提供复苏干预以至患者在手术台上死亡也许是合理的，但麻醉状态下需要进行复苏的风险总是存在的。第三种选择是一种相互妥协的选择，即手术团队可以根据患者的目标和期望，在围术期提供有限的干预，而不是采取孤注一掷的方法 *，这种选择有可能通过手术团队与史密斯女士进行更深入的交流来达成。结果是，在与所有相关利益者讨论后，史密斯女士决定撤销 DNR 的预先指示，允许在其手术和恢复期进行有限的干预，之后再恢复其 DNR 的预先指示。

5. 行动 / 反思

这个案例的结果如何？如果有的话，有什么可以采取的不同做法？

进一步考虑的问题：

- 如果史密斯女士坚决反对撤销术中 DNR 指示该怎么办？
- 是否有可以解决这一困境的相关政策？如果有，是什么政策？
- 如果史密斯女士没有决策能力，是其家人代其要求进行手术的，那么为她进行手术是否是适当的？如果史密斯女士的家人希望她接受手术是因为那样更容易照顾她，该怎么办？

* Sumrall WD，Mahanna E，Sabharwal V，et al. Do not resuscitate，anesthesia，and perioperative care：a not so clear order. Ochsner J. 2016；16：176-179.

创新实践和职业发展也是如此；改进和改善技术和方法于我们而言是一种基本需求。然而，外科干预创新并不一定要像药品开发一样适于进行随机对照试验。外科干预创新不仅依赖于现有的技术，还依赖于新的技巧、方法和策略。对于外科干预创新的伦理评判，一个准则是在实验室背景（动物实验经验）、专业优势和机构稳定性之间进行审慎的平衡[23]。例如，如果没有创新，我们就没有进行常规神经外科手术需要的技术。新技术的发展并不总是遵循同一个系统框架[24]。获得一种新技术通常都要经过创新、发展、探索、评价和长期研究的过程[25-26]。创新的步伐也许可以通过基于目的、风险、伦理问题和安全性的不同程度的监督来加快[27]。对外科干预创新的伦理质询包括：这种创新对于改进实践是否是当务之急的，仅仅为了技术进步本身并不是充分理由。外科干预创新必须以一种保护患者的方式进行，必须有确实有益的前景，并且必须在有适当的审核和制衡条件下进行。

小结

自美国医学研究院（现为美国国家医学研究院）发表有关医疗失误相关的患者死亡鉴定报告和提出构建更安全的卫生保健系统的解决方案[28]已经过去了 20 年。这 20 年来，随着对接收医疗服务的患者的安全性和满意度的重视程度越来越高——不仅要有更好的治疗结果，而且要有更好的成本效果（服务利润率要更低），卫生保健团队受到的压力越来越大。随之而来的是他们对以项目定价的支付方式、质量奖励方

框 2.2 伦理质询场景——适当治疗水平

约翰逊先生，27 岁，在未戴头盔的情况下发生了一起严重的高速摩托车事故。约翰逊先生遭受了多处骨折和严重的头部创伤。目前他正在接受呼吸机支持，无证据支持他对自身或周围环境有意识，他未表现出对视觉、听觉、触觉或伤害性刺激有任何持续的、可再现的、有目的的或自主行为性反应迹象。他的髋臼已经粉碎，从医学角度来看，需要修复。在他的床旁，他的妻子和哥哥都表示约翰逊先生不会想要这样的生活，他不应该接受手术；他们希望医疗团队“拔掉（呼吸机）插头”。约翰逊先生的父母则强烈反对，他们告诉医疗团队，约翰逊先生热爱生活，他有一个 5 岁的女儿需要照顾，不能“放弃”治疗。约翰逊先生的父母认为他会希望医疗团队尽一切努力（包括进行手术）保住他的生命。

案例分析：

1. 识别

约翰逊先生是否应接受手术存在很大的不确定性。

2. 事实

在是否适合进行手术的问题上，约翰逊先生的临床情况可能不够明确，临床实践中可能存在一些合理的差异。此类损伤通常需要尽快修复，但约翰逊先生的预后和恢复前景是不确定的。也许请神经科医生进行正式会诊会有所帮助。由于我们无法询问约翰逊先生本人的意愿，与所有利益相关方的对话就非常重要。在这个案例中，利益相关方是指约翰逊先生的妻子、父母和哥哥，他们是从不同的角度、以不同的身份来解读约翰逊先生的。我们假定他们都考虑了约翰逊先生的最大利益，他们描述的是约翰逊先生性格的不同方面，并且这些都是真实的。对于医疗团队来说，其所面临的挑战是辨别约翰逊先生的每位家人在谈话中投射了多少自己的意愿。我们必须努力去了解：什么是约翰逊先生可接受的和不可接受的生活质量[2-3]。

3. 冲突

这里的主要冲突是辨别约翰逊先生本人的治疗意愿（即尊重他的自主决定权）和其他人认为的他的最佳医疗利益（即平衡行善与不加害）。这一冲突体现在两个核心问题上：

（1）谁是约翰逊先生的医疗代理人？

在没有指派的情况下，美国大多数州政府都有一个可以作为代理决策者排名次序的规定。这种政策背后的法律依据是，代理决策者是最接近患者、最了解患者且能够帮助医疗团队做出决策的人。例如，在大多数行政辖区，配偶都是规定的代理决策者。

（2）是否应该给约翰逊先生做手术？

共享式决策模式并不意味着医疗团队会默认患者配偶的所有意见。如本章所述，我们会在患者的偏好、价值取向和信仰的背景下讨论治疗选择，目的是在治疗目标和治疗计划之间达成相互理解。尽管承认约翰逊先生的妻子拥有决策权，但他的其他家人也有权向医疗团队阐述他们的意见。

4. 讨论 / 计划

可能的选择包括：不顾代理人约翰逊先生的妻子的反对进行手术；推迟手术，同时收集更多的事实；拒绝手术——这等于认同了约翰逊先生的妻子和哥哥的意见而忽视了其父母的意见。第一种选择根据事实很难证明是正确的。第二种选择是谨慎的，它有两个优点：一是也许可以在推迟手术的时间内获得更多的信息——也许可以更清楚地知道什么是最佳选择（例如，根据神经系统筛查标准确认患者是否属于脑死亡）；二是有更多的时间与约翰逊先生的家人交谈。在这场悲剧发生的当口，让其家人参与是否结束其生命的决定可能过于不近人情。有必要给约翰逊先生的家人一些缓冲时间，并且可以通过积极的倾听、同理心和建立信任来促进治疗目标的确定。因此，第三种选择也是不理想的，因为直截了当地拒绝进行手术也许会被误解为放弃患者。

5. 行动 / 反思

这个案例的结果如何？如果有的话，有什么可以采取的不同做法？

进一步考虑的问题：

- 如果约翰逊先生有给医生的预先指示，这个案例会更容易处理吗？如果约翰逊先生的代理决策者要求进行干预，而他的预先指示明确表明他不希望这样做，该怎么办？
- 尊严这个概念在这种情况下有多重要（如果有的话）？
- 如果约翰逊先生的父母是医疗事故诉讼律师，你对此案例的看法会改变吗？
- 尝试进行手术干预是否是可以接受的，部分原因是它可以提供良好的培训机会？

From Schneiderman LJ，Jecker NS，Jonsen AR. Medical futility：its meaning and ethical implications. Ann Intern Med. 1990；112：949-954；and Jox RJ，Schaider A，Marckmann G，et al. Medical futility at the end of life：the perspectives of intensive care and palliative care clinicians. J Med Ethics. 2012；38：540-545.

式和资源分配方式的关注度越来越高，这些驱动了服务提供的商品化，在一定程度上导致了服务的去个性化。这种职业落差加大的结果是：医生的压力大，感觉精疲力竭，滥用药物，自杀增多，以及同情心耗竭。

身处于所有这些业绩和制度带来的压力中，如前所述，外科医生还是要决定如何治疗他 / 她的患者，而且不得失败。医疗过失似乎是一种不得公开讨论的事情。此外，公众对外科这个专业总有一种刻板的负面印象，对其不断增长的多样性和应用普遍性缺乏了解[29]。在此，我们再回到本章开始讲过的，医生们今天面对的挑战自古以来就从来没有停止过，这并不是不可战胜的。外科医生面对的挑战可能意味着，他 / 她要成为一名“全面的外科医生”，不仅要精通技术，还要体现出“伟大的医生是一位高效的沟通者”，以此来赢得患者的信任[30]。

主要参考文献

Bosk CL. Forgive and Remember：Managing Medical Failure. 2nd ed. Chicago，IL：University of Chicago Press；2003.

一项社会学家对外科医生培训和职业化的典型考察。

Cassel EJ. The nature of suffering and the goals of medicine. N Engl J Med. 1982；306：639–645.

一篇关于痛苦的定义、它与疼痛的区别以及我们如何拓宽对患者的看法和提高我们的同理心能力的开创性文章。

Farmer P. Pathologies of Power：Health，Human Rights，and the New War on the Poor. Berkeley：University of California Press；2004.

一名医生 / 医学人类学家对全球健康、人权和社会公平的个人观点。

Ferreres AR，Angelos P，Singer EA. Ethical Issues in Surgical Care. Chicago，IL：American College of Surgeons；2017.

一个有本章讨论主题的更多信息的极好资源。

Jonsen AR，Siegler M，Winslade WJ. Clinical Ethics：A Practical Approach to Ethical Decisions in Clinical Medicine. 8th ed. New York，NY：McGraw–Hill Education；2015.

本书为如何处理伦理困境及其解决方案设定了标准。

Kalanithi P. When Breath Becomes Air. New York，NY：Random House；2016.

一名有转移性肺癌的神经外科住院医师的疾病之旅（去世后发表）。

Selzer R. Letters to a Young Doctor. New York，NY：Simon & Schuster；1982.

一位有成就的外科医生兼作者的深刻思考。

Solzhenitsyn A. Cancer Ward. New York，NY：Farrar，Straus and Giroux；1968.

一位诺贝尔文学奖得主的小说，对一家苏联省级医院进行了描述。虽然事关一个复杂的社会政治论战，但它从外科医生、放射科医生、护士和患者的角度讲述了患者的治疗。

参考文献

1. Goldman B. Doctors make mistakes, can we talk about that? TED (TEDxToronto2010) website. https://www.ted.com/talks/brian_goldman_doctors_make_mistakes_can_we_talk_about_that. Accessed February 6, 2019.
2. Holmes B. The most ancient medical practice laws. The code of Hammurabi, 2200 B. C. *JAMA*. 1905;XLIV:293–294.
3. Ajlouni KM. History of informed medical consent. *Lancet*. 1995;346:980.
4. Selek S. A written consent five centuries ago. *J Med Ethics*. 2010;36:639.
5. American College of Surgeons. *Statements on Principles*. American College of Surgeons; 2016:19–34.
6. Beauchamp TL, Childress JF. *Principles of Biomedical Ethics*. 7th ed. New York, NY: Oxford University Press; 2013.
7. Epner DE, Baile WF. Patient-centered care: the key to cultural competence. *Ann Oncol*. 2012;23(suppl 3):33–42.
8. Rawls J. *A Theory of Justice*. Cambridge, MA: Belknap Press; 1971.
9. Carter MA. A synthetic approach to bioethical inquiry. *Theor Med Bioeth*. 2000;21:217–234.
10. Brody H. Literature and bioethics: different approaches? *Lit Med*. 1991;10:98–110.
11. Pellegrino ED. The internal morality of clinical medicine: a paradigm for the ethics of the helping and healing professions. *J Med Philos*. 2001;26:559–579.
12. MacIntyre AC. *After Virtue : A Study in Moral Theory*. 3rd ed. Notre Dame: University of Notre Dame Press; 2007.
13. Jonsen AR, Toulmin S. *The Abuse of Casuistry : A History of Moral Reasoning*. Berkeley: University of California Press; 1988.
14. Arras JD. Getting down to cases: the revival of casuistry in bioethics. *J Med Philos*. 1991;16:29–51.
15. Jonsen AR, Siegler M, Winslade WJ. *Clinical Ethics : A Practical Approach to Ethical Decisions in Clinical Medicine*. 8th ed. New York: McGraw-Hill Education; 2015.
16. Burns R. *Poems, Chiefly in the Scottish Dialect*. 1st ed. Edinburgh: William Creech of Edinburgh 1787.
17. Deleted in review.
18. In the matter of Karen Quinlan. *Atl Report*. 1976;355:647–672.
19. Director Cruzan v. *Missouri Department of Health*: US: U.S. Supreme Court. *U.S. Reports*. 1990;497:261–357.
20. Beers E, Lee Nilsen M, Johnson JT. The role of patients:

shared decision-making. *Otolaryngol Clin North Am.* 2017;50:689–708.
21. Little M. Invited commentary: is there a distinctively surgical ethics? *Surgery.* 2001;129:668–671.
22. Holt G, Nunn T, Gregori A. Ethical dilemmas in orthopaedic surgical training. *J Bone Joint Surg Am.* 2008;90:2798–2803.
23. Moore FD. Ethical problems special to surgery: surgical teaching, surgical innovation, and the surgeon in managed care. *Arch Surg.* 2000;135:14–16.
24. Muskens IS, Diederen SJH, Senders JT, et al. Innovation in neurosurgery: less than IDEAL? A systematic review. *Acta Neurochir (Wien).* 2017;159:1957–1966.
25. McCulloch P, Cook JA, Altman DG, et al. IDEAL framework for surgical innovation 1: the idea and development stages. *BMJ.* 2013;346:f3012.
26. McCulloch P, Altman DG, Campbell WB, et al. No surgical innovation without evaluation: the IDEAL recommendations. *Lancet.* 374:1105–1112.
27. Gupta S, Muskens IS, Fandino LB, et al. Oversight in surgical innovation: a response to ethical challenges. *World J Surg.* 2018;42:2773–2780.
28. Kohn LT, Corrigan JM, Donaldson MS. *To Err is Human: Building a Safer Health System.* Washington, DC: National Academy Press; 2000.
29. Logghe HJ, Rouse T, Beekley A, et al. The Evolving Surgeon Image. *AMA J Ethics.* 2018;20:492–500.
30. Angelos P. Surgical ethics and the future of surgical practice. *Surgery.* 2018;163:1–5.

3 章

炎症反应

Katherine E. Kramme、Patrick H. Knight 和 Robert G. Sawyer 原著
孙子须 李 頔 译 尹注增 审校

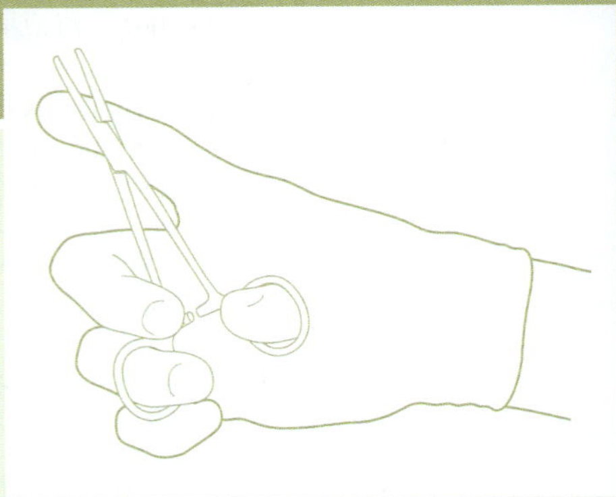

章目录

炎症反应是外来微生物入侵机体后发生的对组织的直接损伤或引起的全身应激反应（如体温过低或低血压）。其中多个细胞通路同时发挥作用，力图限制损伤进一步发展并促进愈合。虽然局部的炎症反应是有益的，但严重的、失调的、不适当的炎症反应会导致身体的严重损伤，并可能引起灾难性后果。很明显，机体对损伤的反应就像最初的损伤本身一样，常常是决定患者预后的重要因素。

外科医生既要面对急性炎症反应，又要面对慢性炎症反应。炎症反应的开始、减轻和增强的调节机制对于理解外科手术的局部反应、全身炎症反应综合征（systemic inflammatory response syndrome，SIRS）、多系统器官衰竭和慢性危重疾病的诸多表现方式都是至关重要的。

炎症反应的组成部分

免疫系统是由多种细胞、激素和信号分子组成的。促炎通路和抗炎通路之间的平衡对于愈合至关重要。

免疫细胞

中性粒细胞

中性粒细胞是一种多形核（polymorphonuclear，PMN）白细胞，是一种介导急性炎症反应的强有力的细胞，常常是损伤和感染反应中招募的第一种细胞类型。作为循环系统中的一种 PMN 白细胞，中性粒细胞的半衰期较短，约为 8 小时；中性粒细胞的寿命在对炎症信号起反应的过程中是增加的，但其确切的寿命仍是一个有争议的问题。在粒细胞集落刺激因子（granulocyte colony stimulating factor，GCSF）的作用下，中性粒细胞在骨髓中不断产生，且其产生受来自 T 细胞的白介素（interleukin，IL）-17 和来自巨噬细胞的 IL-23 的调节。中性粒细胞在经历栓系、滚动、黏附、爬行和转运过程之后，从血流中迁移到组织中（图 3.1）。中性粒细胞含有三种类型的促炎颗粒：嗜天青（初级）颗粒、特异性（次级）颗粒和明胶酶（三级）颗粒。这些颗粒中的蛋白质水解物可以被释放到细胞外或释放到细胞内的吞噬体中，以帮助消灭入侵的微生物。中性粒细胞也会释放纤维网，

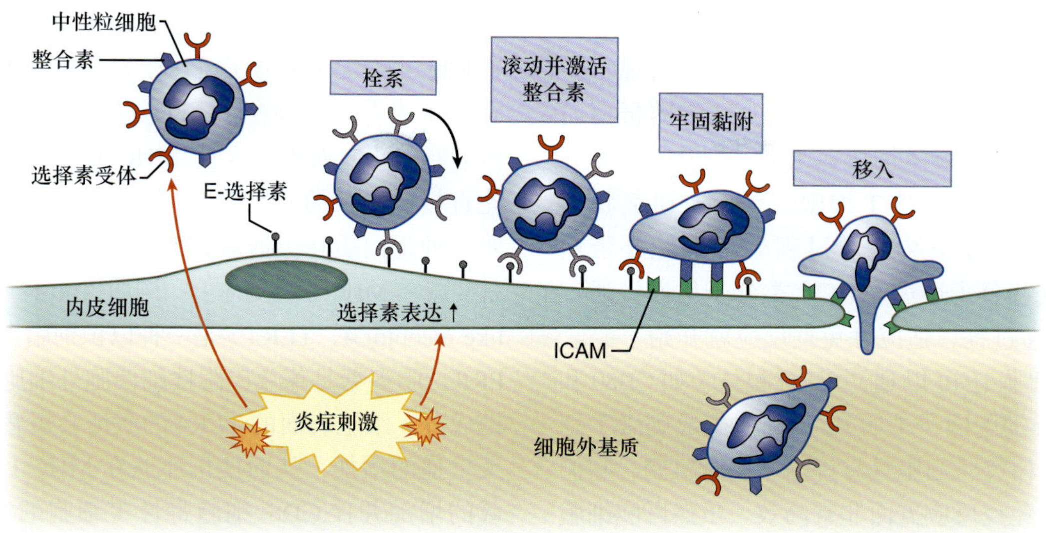

图 3.1 中性粒细胞的募集和从血液到周围组织的迁移。一旦被炎症信号激活，内皮细胞就会上调黏附分子或选择素的表达。中性粒细胞结合选择素并沿着内皮细胞滚动。中性粒细胞表面的整合素与内皮细胞上的细胞内黏附分子（ICAM）紧密互动。钙黏着蛋白和血小板内皮细胞黏附分子（PECAM）等分子的表达有助于中性粒细胞向外周转移（Adapted from Ouellete Y. Pediatric Critical Care. Philadelphia，PA：Elsevier，Inc；2017.）

组蛋白、蛋白质和酶会附着在纤维网上；这就是中性粒细胞的细胞外陷阱（neutrophil extracellular trap，NET）。细胞外的病原体被困在纤维网内可以防止病原体的传播并有助于吞噬。

尽管传统上认为中性粒细胞是炎症反应初始阶段的关键中介，但其功能已被证明超出了急性炎症期。中性粒细胞包含的颗粒中含有多种蛋白酶，它们对于组织重塑和伤口愈合是至关重要的。这些蛋白酶可以通过释放血管内皮生长因子（vascular endothelial growth factor，VEGF）直接刺激血管生成。此外，中性粒细胞具有可塑性，已经发现中性粒细胞在某些病理状况下具有典型的促炎、抗炎亚型[1]。

巨噬细胞

巨噬细胞以其消耗和降解细胞外碎片的能力而命名，巨噬细胞在先天免疫中起关键作用。单核细胞是巨噬细胞的前体，在感染和组织损伤时分化为巨噬细胞。巨噬细胞表达大量的模式识别受体（pattern recognition receptor，PRR）——可识别多种细胞内和细胞外危险信号，而未成熟的单核细胞不表达这些受体。在 PRR 刺激下，巨噬细胞通过吞噬作用和溶酶体降解来中和入侵的病原体；它们还会分泌促炎介质，包括 IL-1β 和肿瘤坏死因子 -α（tumor necrosis factor-α，TNF-α）——它们会召集其他免疫细胞到受损组织。巨噬细胞还可以处理抗原物质并将它们呈递在其表面，以帮助刺激辅助性 T 细胞的分化；因此，巨噬细胞是专业的抗原呈递细胞（antigen presenting cell，APC）[2]。

与中性粒细胞（曾经被认为只是一种单一类型的细胞）相似，巨噬细胞被证实具有可塑性并可根据其环境变化而发生表型变化。M1 巨噬细胞表达促炎细胞因子和蛋白质水解物；这些主要发生在病毒和细菌感染时。M1 巨噬细胞可刺激促炎辅助性 T 细胞。虽然 M1 巨噬细胞产物可促进对入侵微生物的有益炎症反应，但它们也可能会导致人体宿主处于危险的炎症状况。高水平的 M1 型细胞因子与脓毒症模型中的死亡率相关。M2 巨噬细胞对于组织重塑和伤口愈合至关重要；它们表达多种抗炎标志物，包括 IL-10[2]。巨噬细胞在全身的分布都很丰富。它们的功能取决于它们所在的组织。例如，肝脏的 Kupffer 细胞和中枢神经系统的小胶质细胞都是巨噬细胞。

树突状细胞

树突状细胞作为主要的 APC，桥接先天和适应性免疫反应。一旦遇到异物，树突状细胞就会吞噬并降解病原体来源的蛋白质。这些抗原蛋白质会被装载在主要组织相容性复合体（major histocompatibility complex，MHC）Ⅰ类或Ⅱ类分子上。接着抗原 -MHC 复合物会被运送到树突状细胞的表面，然后树突状细胞会从组织进入淋巴器官，主要是淋巴结和脾脏。在淋巴器官内，这些树突状细胞会刺激初始静止的 T 细胞，分化为细胞毒性 T 细胞或辅助性T细胞[3]。细胞外蛋白质是在树突状细胞溶酶体内被加工，它们与MHCⅡ类分子一起出现，激活$CD4^+$辅助性T细胞。相比之下，细胞内蛋白质是在胞质内被蛋白酶体加工，并通过MHCⅠ类分子呈递给$CD8^+$细胞毒性T细胞。然而，树突状细胞的某些亚型通过交叉呈递过程处理细胞外蛋白质，并允许这些分子通过MHCⅠ类分子呈递。通过MHC抗原呈递过程，适应性免疫反应就开始了[4]。

树突状细胞还可以通过表面配体（如CD80和CD86）和促炎细胞因子（如IL-12）的生成刺激T细胞活性。由于树突状细胞具有许多共刺激机制，它们在激发适应性免疫反应方面非常高效。虽然巨噬细胞和B细胞也被认为是APC，但它们不能在这个效率水平上对适应性免疫刺激起作用[3]。

树突状细胞也能处理自身抗原和非致病性抗原。将这种类型的抗原呈递给初始T细胞可诱导调节性T细胞——一种对免疫耐受和免疫稳态至关重要的免疫抑制型细胞。这一通路的紊乱会导致对自身抗原的自身免疫和对非致病性环境物质的过敏反应。树突状细胞是使用类似的机制来诱导对外来病原体的主动免疫反应和对自身抗原的耐受反应的，这个事实是癌症免疫生物学中一个有趣的悖论和一个令人感兴趣的领域。肿瘤细胞被认为是免疫系统的主要逃避者，其中一种免疫逃避机制是通过抑制树突状细胞的功能来实现的[3]。

T淋巴细胞

T淋巴细胞（简称T细胞）和B淋巴细胞（简称B细胞）都是适应性免疫系统的主要效应细胞；T细胞是细胞免疫反应的主要效应细胞，B细胞主要介导体液免疫反应。T细胞和B细胞在识别特定的抗原并通过克隆扩增迅速做出反应方面都是独一无二的。T细胞和B细胞对于免疫记忆的发生至关重要。

T细胞的激活是一个复杂、多方面参与的过程，可以简化为三个关键步骤。记住，免疫系统的激活不是一个线性过程（是涉及多种类型细胞、同时发生的多个事件），在这一通路中有许多分支点会影响最终结果。成熟的树突状细胞一旦被运送到淋巴器官，就会向初始T细胞呈递抗原-MHC复合物。源于胞质蛋白质的抗原通过MHCⅠ类分子呈递；这种抗原-MHCⅠ类复合物可激活$CD8^+$细胞毒性T细胞。源于细胞外蛋白质的抗原通过MHCⅡ类分子呈递；这种抗原-MHCⅡ类复合物可激活$CD4^+$辅助性T细胞。MHCⅠ类分子可在所有有核细胞中发现，而MHCⅡ类分子仅存在于APC。虽然与经典学说一致，但最新的研究表明，抗原-MHC复合物的形成并非如此直接。最新的研究表明，某些PRR的激活可以改变一种蛋白质在摄取后是装载在MHCⅠ类受体上还是装载在MHCⅡ类受体上。例如，Toll样受体4（Toll-like receptor 4，TLR4）是一种以识别脂多糖而闻名的PRR，脂多糖是革兰氏阴性细菌胞外细胞壁的一种关键成分。细胞表面的TLR4的激活会短暂导致一种交叉呈递的增加，从而使抗原肽在MHCⅠ类分子上装载的增加并伴$CD8^+$细胞毒性T细胞的激活。然而，一旦被内涵体吞噬，TLR4就会发生转换，从而促进抗原肽装载到MHCⅡ类分子上；这最终会促发$CD4^+$辅助性T细胞主导的免疫反应[4]。

由于自身抗原和良性环境抗原均能被装载到MHC分子上，仅有抗原-MHC复合物的呈递还不足以激活适应性免疫通路。共刺激分子对于T细胞的完全激活也是必要的，最明显的是，被激活的树突状细胞上的CD80和CD86与T细胞上的CD28的相互作用（图3.2）。CD28通路的刺激会导致T细胞激活和IL-2产生的阈值降低[4]。

细胞因子对于T细胞的完全激活也是必不可少的，先天性细胞因子的产生因刺激的PRR的类型不同而不同。IL-12、IL-6和TNF-α可增强急性炎症并影响T细胞分化。IL-1对于上调急性期反应是至关重要的。干扰素（interferon，IFN）1型可驱动一个抗病毒主要应答，并可驱动$CD8^+$细胞毒性T细胞的激活。在$CD4^+$辅助性T细胞中，IL-12驱动辅助T细胞1型（helper T cell type 1，Th1）的分化。IL-4驱动Th2的分化。IL-6和转化生长因子-β（transforming growth factor-β，TGF-β）驱动Th17的分化。TGF-β在无感染的情况下也能驱动调节性T细胞的分化。总之，T细胞的激活是通过三个关键步骤：通过成熟的树突状细胞将抗原-MHC复合物呈递给初始T细胞，树突状细胞的表面分子对T细胞产生共刺激，以及先天免疫细胞产生的细胞因子的呈递[4]。

每一个被激活的T细胞都会产生一种独特的细胞因子来引发各种下游效应。在$CD4^+$辅助性T细胞谱系中，特征最明显的细胞是Th1、Th2和Th17。在感染方面，Th1主要是通过上调IFN-γ和炎症反应的传播来对抗细胞内病原体。Th2的功能是清除细胞外病原体，并通过产生IL-4、IL-5和IL-13介导过敏

表达	树突状细胞；巨噬细胞，B细胞		树突状细胞；巨噬细胞，B细胞，其他细胞	树突状细胞；巨噬细胞，B细胞；内皮细胞、上皮细胞和肿瘤细胞（仅PD-L1）	
命名	**B7-1（CD80）**	**B7-2（CD86）**	**ICOS-L（CD275）**	**PD-L1（B7-H1，CD274）**	**PD-L2（B7-DC，CD273）**

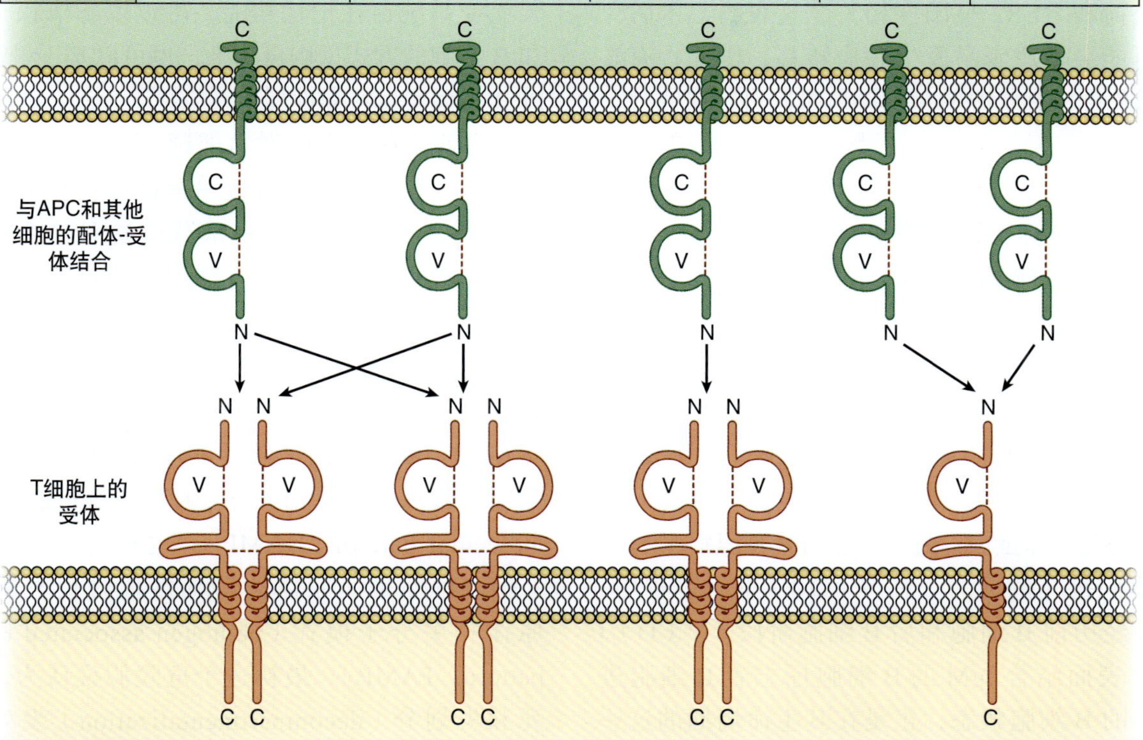

命名	**CD28**	**CTLA-4**	**ICOS**	**PD-1**
T细胞上的表达	初始T细胞	调节性T细胞；激活T细胞	激活T细胞；T滤泡辅助性细胞（Tfh）	激活T细胞
主要功能	激活初始T细胞；诱导免疫反应	抑制T细胞激活	生成T滤泡辅助性细胞（Tfh）	抑制T细胞激活（主要是效应T细胞）

图 3.2 B7 家族的共刺激分子，包括 CD80/CD86，在抗原呈递细胞（APC）上表达。CD28 受体主要在初始 T 细胞上表达。配体-受体结合产生的不同效应，取决于被刺激的 T 细胞的类型（Adapted from Abbas AK，Lichtman AH，Pillai S. Cellular and Molecular Immunology. Philadelphia，PA：Elsevier，Inc；2018.）

反应。越来越多的研究表明，健康的免疫反应主要受 Th1 和 Th2 反应比例的影响[5]。

Th17 在细胞外病原体和真菌的作用下发生分化；它们常与自身免疫性疾病有关，并且 Th17 可获得 Th1 在慢性炎症状况下的特征。Th17 驱动 IL-17 的产生。调节性 T 细胞是另一类 $CD4^+$辅助性 T 细胞，它们对于免疫记忆的发展和对自身抗原的耐受至关重要；它们可产生强有力的抗炎细胞因子，如 IL-10 和 TGF-β。$CD8^+$细胞毒性 T 细胞的靶细胞是病毒感染细胞，它们能产生强有力的促炎细胞因子 IFN-γ 以破坏这些细胞[5]。

总的来说，许多研究表明，在全身麻醉、手术应激、输血、体温过低、高血糖症和术后疼痛之后，适应性 T 细胞依赖的炎症反应会被抑制；这种情况还伴随着促肾上腺皮质激素（adrenocorticotropic hormone，ACTH）和糖皮质激素的同时增加。T 细胞在破坏循环系统中的肿瘤细胞中和预防微转移中发挥作用，这一观察在肿瘤外科领域具有特别重要的意义。最近的一项研究比较了浸润性乳腺癌和良性纤维腺瘤手术患者术后的 T 细胞谱。结果显示，术后纤维腺瘤组患者的T细胞谱没有变化，而术后浸润性乳腺癌组患者的调节性T细胞增加了。术后72 h调节性T细胞增加，并与肿瘤体积增大、人表皮生长因子受体-2（human epidermal growth receptor-2，HER2）呈阳性和无病生存时间缩短相关。而Th1负荷较低与较高的肿瘤负荷和HER2呈阳性相关。这表明，术后免疫抑制可能会使患者易发生肿瘤转移，因此，有必要对术后免疫抑制状况的免疫调节机制进行研究[6]。

B淋巴细胞

B细胞（简称）是体液免疫的主要效应细胞，产生抗体或免疫球蛋白（immunoglobulin，IG），具有专业APC的功能。B细胞最初在骨髓中生长，其成熟可能与免疫球蛋白基因片段的结构重排有关。B细胞会经历一个被称为V（D）J重组的过程，在这个过程中，免疫球蛋白轻链和重链的基因片段V、D和J之间会发生大量的基因重组事件，最终可以产生不同的免疫球蛋白；免疫球蛋白具有识别5×10^{13}种以上不同抗体的能力。在V（D）J重组过程中，B细胞会经历前B细胞和后B细胞阶段。V（D）J重组后，表面结合IgM的B细胞标志着B细胞进入未成熟的B细胞状态；正是在其生命周期的这一节点上，B细胞离开骨髓并迁移到脾脏。在脾脏内，未成熟的B细胞将成为初始滤泡B细胞或边缘区B细胞[7]。

脾边缘区B细胞是抵御血源性入侵者的第一道防线。这些B细胞不依赖T细胞，可以在感染的早期迅速产生可溶性IgM。初始滤泡B细胞可在淋巴结内发现或可作为循环B细胞。它们的激活依赖于T细胞。滤泡B细胞的激活会导致一个被称为类型转换的过程，即在感染期间，B细胞在这个过程中会从产生IgM抗体转变到产生其他类型的免疫球蛋白，主要是IgG、IgA和IgE。在从产生IgM到产生其他类型的免疫球蛋白的转变过程中，会发生进一步的基因重排，导致免疫球蛋白对B细胞识别的抗原具有更高的亲和力。记忆B细胞是发生免疫反应后维持的B细胞。这些记忆B细胞会保持对特定抗原产生高亲和力的免疫球蛋白的能力，一旦该抗原再次入侵，这些B细胞就能迅速激发强烈的免疫反应[7]。

先天免疫

先天免疫是细胞防御的第一道防线，也是适应性免疫系统的一个关键激活物。参与先天免疫的有：物理屏障，如上皮细胞和黏液；特异性免疫细胞，包括中性粒细胞、树突状细胞、巨噬细胞和自然杀伤细胞；调节一系列免疫活性的细胞因子蛋白质；补体系统的蛋白质。虽然经典学说认为先天免疫系统的反应在很大程度上是非特异性的，但最近的证据表明，先天免疫系统存在记忆功能，可以以不依赖于T细胞和B细胞的方式抵御再感染，也可以基于最初刺激的PRR类型发生特异性反应[8]。

自我/非自我免疫学理论——一种依赖于外来刺激激活免疫系统的理论——已经在很大程度上被Matzinger的危险假说所取代。这种自我/非自我免疫学理论无法解释为什么机体对许多非自我刺激（如发育中的胎儿或突变的癌细胞）不会产生免疫反应。Matizinger的危险假说认为，免疫系统的激活和传播更多依赖于细胞损伤信号而不是外来物质的存在[9]。细胞损伤是通过危险信号传递的，这种危险信号被称为危险相关分子模式（danger associated molecular pattern，DAMP），也被称为警报素（图3.3）。对外来病原体的特异性危险信号被称为病原体相关分子模式（pathogen associated molecular pattern，PAMP）。最初这个危险假说认为，细胞坏死和失划分（decompartmentalization）发生在严重的细胞应激期间，可导致警报素的被动释放。这些警报素通常局限于细胞内，而且在程序性细胞死亡或凋亡过程中通常不被释放出来。一些新的免疫学理论认为，未发生坏死的严重应激细胞也能通过上调和过表达以更积极的方式释放警报素[10]。例如，一种被广泛研究的警报素IL-1α可以感知染色体损伤并通过增加分泌IL-1α向邻近组织积极报告这一情况。在这种情况下，IL-1α可以报告尚未失去质膜完整性的细胞中发生的基因毒性应激[11]。

Toll样受体

DAMP是通过细胞表面或细胞内受体识别的，统称为PRR。它们是进化上相对保守的受体，分别对特异性PAMP发生反应。这些DAMP对于入侵的微生物的存活至关重要且它们不会轻易改变；微生物通常无法通过改变PAMP来逃避免疫系统。参与炎症反应的最典型的PRR类型是Toll样受体（Toll-like receptor，TLR）家族。Toll信号通路最初是在黑腹果蝇中发现的。Toll蛋白质在激活B细胞对脂多糖——一种革兰氏阴性细菌细胞壁成分和一种典型PAMP——的反应中具有一种核因子κB（nuclear

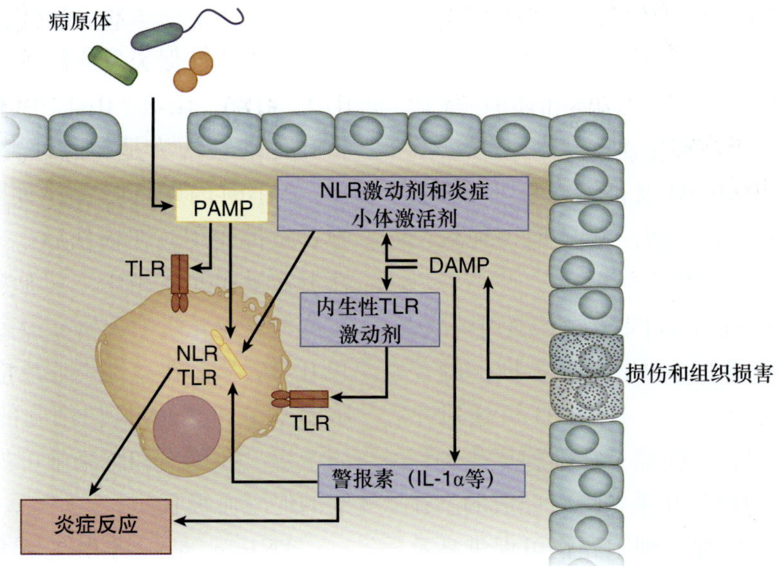

图 3.3 外来入侵者上存在的病原体相关分子模式（PAMP）和细胞损伤促发的危险相关分子模式（DAMP）可以通过 Toll 样受体（TLR）和核苷酸结合以及寡聚化结构域样受体（NLR）触发多种细胞信号通路。其结果是促炎细胞因子和抗炎细胞因子的产生以及炎症反应的传播

factor-κB，NF-κB）依赖作用。IL-1 是一种发热、T 细胞激活和急性期反应的重要介质，此前也已被证实是 NF-κB 依赖的信号通路。IL-1 受体（IL-1R）与果蝇蛋白质 Toll 共享一个同源基因，这一发现标志着在了解先天免疫系统细胞的信号通路方面取得了关键进展[12]。

TLR 是一跨膜蛋白质，具有细胞外配体结合域和细胞内信号传导域。TLR 在细胞表面或内吞体内表达。与一个 DAMP 的结合可促使 TLR 的两两聚合和随后激活细胞内多个信号通路。目前已经识别了 10 个人类 TLR，每一个都能识别不同的 PAMP 并触发各种下游的细胞反应。TLR4 在识别细菌脂多糖中起关键作用，TLR1、TLR2 和 TLR6 可识别其他常见的细菌脂蛋白。TLR4 还能识别高迁移率族蛋白 1（high-mobility group box protein 1，HMGB1）和热休克蛋白 70（heat shock protein 70），它们是两种常见的警报素，可在缺血-再灌注损伤中介导无菌性炎症反应。TLR3 可识别双链核糖核酸（ribonucleic acid，RNA），TLR7 和 TLR8 可识别病毒入侵特异性的单链 RNA[12]。

TLR 是通过 NF-κB 和丝裂原激活的蛋白激酶细胞内通路上调一些促炎细胞因子，包括 IL-1 和 TNF-α。然后进一步激活邻近的先天免疫细胞和参与适应性免疫的细胞系，包括辅助性 T 细胞、细胞毒性 T 细胞、调节性 T 细胞和 B 细胞[12]。

炎症小体

另一个特征明确的 PRR 家族是核苷酸结合和寡聚结构域（nucleotide-binding and oligomerization domain，NOD）样受体（NOD-like receptor，NLR）家族。NLR 聚集在细胞质中，形成细胞内一个关键结构，被称为炎症小体——一种必不可少的细胞内 PRR。NLR 与凋亡相关的斑点样蛋白质形成复合物，包含一个细胞凋亡蛋白酶招募域，可形成炎症小体。炎症小体通过识别内源性警报素和外源性 PAMP 激活先天免疫反应，在调节无菌性炎症中起重要作用[13]。

研究最充分的 NLR 是 NLRP3。一旦一个 NLRP3 炎症小体被启动，它就会激活细胞凋亡蛋白酶 1。细胞凋亡蛋白酶 1 除了在促炎警报素 HMGB1 的传递中起作用外，在巨噬细胞裂解和随后分泌促炎细胞因子 IL-1β 和 IL-18 中也是必不可少的。能够触发 NLRP3 炎症小体的内源性因素包括：缺氧、补体、活性氧物质、氧化低密度脂蛋白、淀粉样蛋白和错误折叠蛋白。炎症小体在代谢性疾病、动脉粥样硬化和神经炎症性疾病伴随的无菌性炎症过程中起着关键作用。新的证据表明，NLRP3 炎症小体在与脓毒症相关的心肌病中也起着作用[14]。

高迁移率族蛋白 1

HMGB1 是一种内源性 DAMP，介导炎症级联反应中的大量下游反应。HMGB1 在多个物种中均具有高度保守序列，可以在所有人类细胞中发现，其分子功能取决于其所在的位置、结合的受体和还原-氧化状态。虽然最初在 1973 年被确定为脱氧核糖核酸结合蛋白，但在 1999 年，HMGB1 又被发现是巨噬细胞对脂多糖反应的细胞外分泌产物，并且是一种致命的内毒素血症的关键中介物[15]。

在细胞核内，HMGB1 在基因转录调控中发挥作用。作为对细胞损伤或 PAMP（如脂多糖）的反应，HMGB1 会转移到细胞质中。HMGB1 可通过主动和被动两种通路进入细胞外间隙。在细胞坏死进程中，非乙酰化 HMGB1 的释放几乎是瞬时完成的。在应激细胞中，凋亡或程序性促炎细胞死亡可促进高乙酰化 HMGB1 以较慢的方式释放到细胞外环境。细胞凋亡需要正常运作的炎症小体和激活的细胞凋亡蛋白酶 1。细胞外 HMGB1 可刺激促炎细胞因子 TNF-α、IL-1、IL-6、IL-18 和巨噬细胞炎症蛋白 1（macrophage inflammatory protein 1，MIP-1）的释放。它也是巨噬细胞和中性粒细胞的一种化学诱导剂。在小鼠模型中，抗 HMGB1 抗体的中和作用已被证明可以显著降低内毒素血症相关的死亡率[15]。

HMGB1 有关的分子和临床研究在快速增加，它既可以作为发病率和死亡率的一个预测指标，也可以作为免疫治疗的一个靶点。HMGB1 在包括脓毒症和失血性休克在内的许多急性疾病中都具有一定的临床意义，HMGB1 在诸如动脉粥样硬化和炎症性肠病的慢性炎症疾病中也具有一定的临床意义，并且可在病原体相关的免疫反应和无菌性免疫中发挥关键作用[15]。

细胞因子

细胞因子是一些小分子蛋白质，可通过多种局部和全身作用来诱发炎症反应。单个细胞因子通常是通过诱导影响基因表达的细胞内信号通路的传导达到下游促炎或抗炎效果的。它们以自分泌、旁分泌或内分泌信号传导的方式参与其中[16]。对于脓毒症，过去人们认为，早期的死亡主要是由于暴发性的促炎反应所致而不是感染本身所致；晚期的死亡是由于抗炎介质上调引起免疫反应减弱、导致感染压倒宿主所致[17]。许多研究都表明了这点，即急性炎症反应是促炎和抗炎介质共存和协同发挥作用的一种复杂的平衡。以下将描述一些重要的细胞因子及其功能。表 3.1 和表 3.2 是扩展的细胞因子列表，包括对它们的细胞来源和生物学效应的描述。

参与急性促炎反应的关键细胞因子包括 TNF-α、IL-1、IL-6、IL-8、IL-12 和 IFN-γ[16, 18-19]。TNF-α 和 IL-1β 被认为是超急性炎症反应介质，在损伤后 1～2 小时内发挥作用；而 IL-6 和 IL-8 则以亚急性方式发挥作用，在损伤后 1～4 h 达到峰值，与超急性炎症反应介质相比，其血浆水平维持得更持久[18]。在抗炎反应介质中，研究最多的可能是 TGF-β、IL-4 和 IL-10[19]。在急性炎症反应的最初几个小时内，细胞因子可介导 PMN 白细胞的募集并刺激活性氧物质的产生。在创伤和感染中可见促炎细胞因子参与了复杂的促凝血级联。

TNF-α 是一种由先天免疫细胞和适应性免疫细胞以及非免疫细胞（如成纤维细胞）分泌的 17-kDa 蛋白质。与 IL-1 一起，在应对外来入侵者和组织损伤时，TNF-α 被迅速释放；事实上，TNF-α 在受到刺激后 30 分钟内即开始升高[19]。TNF-α 的半衰期为 14～18 分钟，在宿主组织细胞损伤后 1～2 小时内达到峰值[18]。TNF-α 和 IL-1 是研究最广泛的两种细胞因子，因为它们在从脓毒症和创伤到自身免疫性疾病和阿尔茨海默病的几乎所有炎症反应中发挥作用。TNF-α 是通过与 TNF 受体 1（TNF receptor 1，TNFR1）或 TNFR2（已在多种细胞上发现这两种跨膜受体）结合来促进细胞信号的传导。可溶性 TNF-α 受体（soluble TNFR，sTNFR）调节循环中 TNF-α 的功能[19]。

尽管适应性免疫系统的细胞和非免疫细胞可分泌 IL-1，但 IL-1 主要由巨噬细胞释放。IL-1 信号通过两个跨膜受体——IL-1 受体 1 型（IL-1 receptor type 1，IL-1R1）和 IL-1R2 传导。可溶性 IL-1R2 和 IL-1R 拮抗剂（IL-1R antagonist，IL1-Ra）调节 IL-1[19]。与 TNF-α 一样，IL-1 是一种超急性促炎细胞因子，其半衰期大约为 10 分钟。由于 TNF-α 和 IL-1 的半衰期和峰值浓度时间都太短暂，以至于它们都无法成为预测损伤的严重程度或器官功能障碍的严重程度的有价值的预测指标[18]。

TNF-α 和 IL-1 有许多相同的功能并具有协同作用。两者都介导发热反应，因此都是致热原。除了可以由巨噬细胞分泌外，TNF-α 和 IL-1 也可以以自分泌和旁分泌的方式作用于巨噬细胞，以促进巨噬细胞的产生、活动和存活。在 TNF-α 和 IL-1 的刺激下，巨噬细胞还会分泌其他促炎细胞因子（包括 IL-6、IL-8 和巨噬细胞移动抑制因子）、脂质介质和活性氧

表 3.1 一些细胞因子的细胞来源和重要的生物学效应

细胞因子	缩写	主要的细胞来源	重要的生物学效应
肿瘤坏死因子	TNF	Mϕ、其他细胞	见表 3.2
淋巴毒素 -α	LT-α	Th1、NK 细胞	与 TNF 相同
干扰素 -α	IFN-α	白细胞	增加细胞表面 MHC Ⅰ类分子的表达；抑制病毒的复制
干扰素 -β	IFN-β	成纤维细胞	与 IFN-α 相同
干扰素 -γ	IFN-γ	Th1	激活 Mϕ；促进 $CD4^+$T 细胞向 Th1 分化；抑制 $CD4^+$T 细胞向 Th2 分化
白介素 -1α	IL-1α	角化细胞、其他细胞	见表 3.2
白介素 -1β	IL-1β	Mϕ、NK 细胞、DC	见表 3.2
白介素 -2	IL-2	Th1	与其他刺激物结合，促进 T 细胞增生；促进活化 B 细胞增生；刺激 T 细胞分泌细胞因子；增加 NK 细胞的细胞毒性
白介素 -3	IL-3	T 细胞、NK 细胞	刺激多能骨髓干细胞增加白细胞、红细胞和血小板的产生
白介素 -4	IL-4	Th2	促进 B 细胞生长和分化；促进 $CD4^+$T 细胞向 Th2 分化；抑制 Mϕ 分泌促炎细胞因子
白介素 -5	IL-5	T 细胞、肥大细胞、Mϕ	诱导骨髓前体细胞产生嗜酸性粒细胞
白介素 -6	IL-6	Mϕ、Th2、EC、肠细胞	诱导发热；促进 B 细胞成熟和分化，刺激下丘脑–垂体–肾上腺轴；诱导肝脏合成急性期蛋白质
白介素 -8	IL-8	Mϕ、EC、肠细胞	PMN 刺激趋化作用和氧化爆发
白介素 -9	IL-9	Th2	促进活化 T 细胞增生；促进 B 细胞分泌免疫球蛋白
白介素 -10	IL-10	Th2、Mϕ	抑制 Mϕ 分泌促炎细胞因子
白介素 -11	IL-11	DC、骨髓	增加血小板的产生；抑制成纤维细胞增生
白介素 -12	IL-12	T 细胞，NK 细胞	促进 $CD4^+$T 细胞向 Th1 分化，由此增强 IFN-γ 分泌
白介素 -13	IL-13	Th2、其他细胞	抑制 Mϕ 分泌促炎细胞因子
白介素 -17A	IL-17A	Th17	刺激 Mϕ 和许多其他类型的细胞产生促炎细胞因子
白介素 -18	IL-18	Mϕ、其他细胞	与 IL-12 共刺激 Th1 和 NK 细胞分泌 IFN-γ
白介素 -21	IL-21	Th2、Th17	调节 B 细胞的存活；抑制 IgE 合成；抑制 Mϕ 分泌促炎细胞因子
白介素 -23	IL-23	Mϕ、DC	与 TGF-β 共同作用，促进初始 T 细胞向 Th17 分化
白介素 -27	IL-27	Mϕ、DC	抑制淋巴细胞和 Mϕ 的效应功能
单核细胞趋化蛋白 -1	MCP-1	EC、其他细胞	刺激单核细胞趋化；刺激 Mϕ 氧化爆发
粒细胞 - 巨噬细胞集落刺激因子	GM-CSF	T 细胞、Mϕ、EC、其他细胞	促进骨髓产生粒细胞和单核细胞；启动 Mϕ 在被其他刺激物激活后产生促炎介质
粒细胞集落刺激因子	G-CSF	Mϕ、成纤维细胞	促进骨髓产生粒细胞
促红细胞生成素	EPO	肾脏细胞	促进骨髓产生红细胞
转化生长因子 -β	TGF-β	T 细胞、Mϕ、血小板、其他细胞	刺激单核细胞趋化作用和诱导成纤维细胞合成细胞外蛋白质；促进初始 T 细胞向 Treg 细胞分化；与 IL-6 或 IL-23 一起促进初始 T 细胞向 Th17 分化；抑制 B 细胞分泌免疫球蛋白；下调 NK 细胞的活化

DC：树突状细胞；EC：内皮细胞；IgE：免疫球蛋白 E；Mϕ：单核–巨噬细胞系细胞；MHC：主要组织相容性复合体；NK：自然杀伤；PMN：多形核中性粒细胞；Th1、Th2、Th17：分化的 $CD4^+$ 辅助性 T 细胞亚群；Treg：调节性 T 细胞。

表 3.2 用于人体受试者的白介素 -1 或肿瘤坏死因子诱导的部分生理效应

生理效应	白介素 -1	肿瘤坏死因子
发热	+	+
头痛	+	+
厌食	+	+
血浆促肾上腺皮质激素水平升高	+	+
肾上腺皮质醇增多症	+	+
血浆亚硝酸盐-硝酸盐水平升高	+	+
全身性动脉低血压	+	+
中性粒细胞增多症	+	+
短暂性中性粒细胞减少症	+	+
血浆急性期蛋白质水平升高	+	+
低铁血症	+	+
低锌血症	−	+
血浆白介素 -1Ra 水平升高	+	+
血浆 TNFR1 和 TNFR2 水平升高	+	+
血浆白介素 -6 水平升高	+	+
血浆白介素 -8 水平升高	+	+
凝血级联的激活	−	+
血小板计数升高	+	−
肺水肿	−	+
肝细胞损伤	−	+

物质，从而传播炎症级联反应。TNF-α 可上调内皮细胞中黏附分子的表达，增加多种趋化因子的产生，并可促进中性粒细胞黏附整合素分子表达增加，从而促进免疫细胞向组织迁移。在急性炎症中，IL-1 和 TNF-α 以及补体系统是出现促凝状态的主要罪魁祸首，部分原因是可诱导内皮细胞表达促凝活性。IL-1、TNF-α 和它们诱导的各种细胞因子也可激活下丘脑-垂体-肾上腺（HPA）轴并增加皮质醇的产生。就其本身而言，将 TNF-α 输注到实验动物体内会产生一种与感染性休克几乎别无二致的炎症状态；单独输注 IL-1 也会引起类似的状态[19]。

白介素 -6

IL-6 是一种 21-kDa 蛋白质，被认为是一种次级细胞因子，也就是说，它是由主要细胞因子 IL-1 和 TNF-α 以及包括细菌内毒素脂多糖在内的一系列其他刺激物诱导产成的。IL-6 可由多种类型的细胞分泌，主要是巨噬细胞、树突状细胞、淋巴细胞、内皮细胞、成纤维细胞和平滑肌细胞。IL-6 是一种类似于 IL-1 和 TNF-α 的致热原。事实上，IL-6 的主要功能是介导急性期炎症反应，这是一个以发热、白细胞增多和急性期反应物血清浓度升高为特征的炎症级联反应阶段[19]。急性期反应物，如 C- 反应蛋白（C-reactive protein，CRP）、补体蛋白质、纤维蛋白原和铁蛋白，是由肝脏产生的[18-19]。CRP 在创伤后 8 小时左右开始升高，在 48 h 内达到峰值；相对于 TNF-α 和 IL-1，IL-6 是一种促炎反应的亚急性介质[19]。在有全身炎症反应综合征（SIRS）、脓毒症或多器官功能障碍综合征（multiorgan dysfunction syndrome，MODS）的创伤患者中，IL-6 目前被认为是最准确的预后预测指标，IL-6 水平升高和持续高水平与预后较差直接相关[18-19]。

IL-6 也与急性炎症反应的促凝状态有关。IL-6 不仅可影响先天免疫反应，还可通过促进 T 细胞和 B 细胞的激活和分化以及从髓系前体中产生新的 T 细胞和 B 细胞直接影响适应性免疫反应。有证据表明，伴有感染性休克的心肌功能障碍是由 IL-6 介导的[19]。

有意思的是，IL-6 也有抗炎作用。虽然 IL-6 的释放是由 IL-1 和 TNF-α 刺激的，但 IL-6 可抑制后续的 TNF-α 和 IL-1 的释放，并可上调具有调节作用的 IL-1Ra 的分泌。其他抗炎细胞因子也可在 IL-6 刺激下产生，如 IL-10 和 TGB-β[19]。前列腺素 E_2 是一种强有力的内源性免疫抑制剂，是在 IL-6 信号传导后由巨噬细胞释放的。IL-6 及其下游抗炎物的生成与代偿性抗炎反应综合征（compensatory antiinflammatory response syndrome，CARS）的发生密切相关，CARS 是一种与 SIRS 并行发生的免疫抑制状态[18]。

白介素 -4

IL-4 这种抗炎细胞因子是由先天免疫细胞分泌的，包括肥大细胞、嗜碱性粒细胞和嗜酸性粒细胞以及适应性免疫 Th2，这些细胞通常是直接对细胞外病原体产生炎症反应。IL-4 可以通过自分泌和旁分泌通路增加 IL-4、TGF-β 和 IL-10 的释放。IL-4 的最明显的作用是促进 Th2 分化，同时抑制 Th1 分化。因此，IL-4 可促进 B 细胞介导的体液免疫应答，而拮抗细胞介导的细胞毒性免疫反应[19]。中枢神经系统损伤后会出现大量产生 IL-4 的 T 细胞。这些产生 IL-4 的 T 细胞的存在似乎具有高度的神经保护作用，并可诱导受损神经元的恢复。在小鼠模型中，有中枢神经系统损伤的 IL-4 缺陷小鼠显示功能恢复降低[20]。

白介素 -10

IL-10 是一种 35-kDa 蛋白质，由先天性和适应性免疫系统的细胞产生，包括单核细胞、巨噬细胞、自然杀伤细胞和淋巴细胞。IL-10 可下调促炎因子 TNF-α、IL-1、IL-6 和 IFN-γ 的表达，同时可上调促炎因子 IL-1Ra 和 sTNFR 的表达，以中和循环中的 TNF-α 和 IL-1。IL-10 可破坏先天免疫系统细胞之间的吞噬作用，阻止 APC 中有效的抗原呈递。在小鼠模型中，输注重组的 IL-10 之后显示对脂多糖内毒素血症具有保护作用，而在这些相同的模型中 IL-10 的免疫中和表现出逆转的保护作用。然而，有意思的是，在盲肠结扎和穿孔导致的脓毒症模型中没有见到 IL-10 的这种保护作用；事实上，在盲肠结扎和穿孔后 12 小时抑制 IL-10 可以显著提高生存率。综上所述，IL-10 在感染性炎症反应中既有保护作用，又有损伤作用。有人提出，IL-10 在早期的可逆转脓毒症向晚期的不可逆转脓毒症的转变过程中起着重要作用[19]。

转化生长因子 -β

TGF-β 是一种二聚体 25-kDa 细胞因子，总体上具有一系列抗炎功能。TGF-β 有三种异构体，分别为 TGF-β1、-β2 和 -β3，它们具有相似的功能。TGF-β1 存在于骨、软骨和皮肤中；TGF-β2 在神经元和星形胶质细胞中表达；TGF-β3 定位于上腭部和肺组织。TGF-β 可调节上皮–间充质转化（epithelial-to-mesenchymal transition，EMT），这是胚胎发育、组织重塑和创伤修复必不可少的一个过程。TGF-β 可上调内皮细胞上的 VEGF，并参与复杂的血管生成。值得注意的是，TGF-β 参与胸腺内所有类型的 T 细胞的生成，并可抑制周围自体反应性 T 细胞的存活[21]。TGF-β 可抑制多种 T 细胞的功能，包括 IL-2 的分泌和 T 细胞增生；TGF-β 的存在可促进免疫抑制调节性 T 细胞的生成。来自单核细胞和巨噬细胞的促炎介质可被 TGF-β 抑制，包括 IL-1、TNF-α 和 HMGB1，而免疫抑制 sTNFR 和 IL-1Ra 可被 TGF-β 上调[19]。

TGF-β 对恶性肿瘤细胞具有双重作用。在恶性肿瘤早期，TGF-β 是肿瘤抑制因子；而在健康细胞，TGF-β 可使其停止在有丝分裂的 G1 期而限制其分裂。这个过程也可发生在早期的恶性肿瘤细胞中。然而，随着恶性肿瘤的发展，肿瘤细胞会获得各种突变和适应，可以利用 TGF-β 促进肿瘤细胞增生、侵袭和转移。通过 EMT、血管生成和下调促炎反应，肿瘤细胞可以利用 TGF-β 去增殖、转移以及逃避免疫反应中的吞噬细胞和化学毒性细胞[21]。

补体系统

虽然补体系统通常被认为属于先天免疫系统，但补体系统现在已经被认为是炎症反应的一个主要中介，对整个先天免疫系统和适应性免疫系统都有影响。补体蛋白为应对一些 DAMP 而发生的组装和激活是免疫系统的一个共同主题。补体系统有三个激活通路——经典通路、凝集素通路和替代通路——最终导致靶细胞的破坏（图 3.4）。

在经典通路中，抗原–抗体复合物（由 IgM 或 IgG 介导）与补体成分 1q（complement component 1q，C1q）结合。C1q 也可以与 CRP 或经典激活通路中的血清淀粉样蛋白 P 结合。从此时开始，凝集素通路继续，与经典通路相同；然而，凝集素通路最初是通过甘露糖结合凝集素（mannan-binding lectin，MBL）、纤维胶凝蛋白和胶原凝集素来激活 C1q 的。C1q 与其他 C1 蛋白形成 C1q 复合物；C1q 复合物进一步切割补体蛋白 C4 和 C2，产生 C3 转化酶（C4b2b 复合物）。C3 转化酶将 C3 分解为 C3a 和 C3b。C3b 与 C4b2b 的复合物形成 C5 转化酶，进一步产生 C5a 和 C5b。C5b 的主要功能是启动膜攻击复合物（membrane-attack complex，MAC）的生成。替代通路依赖于 C3 蛋白的一个基线自发水解，由此产生的 C3b 可以与细菌细胞壁的几个组成部分共价结合。结合后，因子 B 被招募，其结果是生成一个 C3bBb 复合物；该复合物也具有 C3 转化酶的功能。从此时开始，替代通路就可以以与经典通路和凝集素通路相似的方式继续进行[22]。

目前已经识别了 30 多种补体通路的介质，每一种介质都有自己的功能。无论激活通路如何，补体通路的最终目的都是形成 MAC。MAC 以两种形式存在。它可插入靶细胞的细胞膜，靶细胞包括细菌、病原体侵入的细胞或表达损伤信号的应激细胞，由此促进细胞内内容物的泄漏、细胞溶解和破坏。MAC 的可溶性形式——MAC 或 sC5b-9，是一种强有力的促炎介质[22]。

除了直接导致细胞死亡，补体系统的许多成分还对免疫系统的其他细胞起着化学诱导作用。补体蛋白可被专职性 APC 识别而促进吞噬作用。它们也介导 T 细胞活性并降低 B 细胞的激活阈值。

宿主细胞含有补体调节蛋白，其功能是防止补体系统对自身的异常激活。然而，大量细胞损害和 DAMP 的释放，如脓毒症或创伤时发生的，可以压倒补体系统的调节功能而导致其过度激活。这是见于创

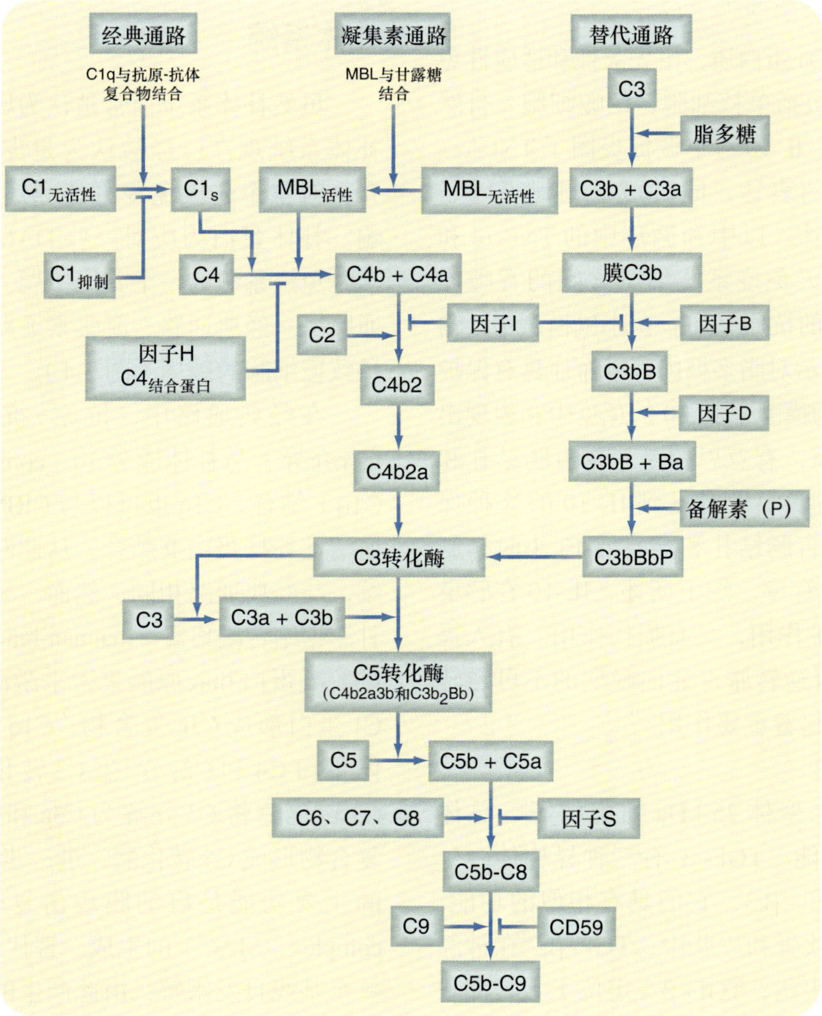

图 3.4 通过经典、凝集素或其他通路激活补体级联。通常最终结果是形成膜攻击复合物或 C5b-C9 复合物。补体通路的抑制剂包括 C1 抑制剂（$C1_{inh}$）、因子 I、因子 H、C4 结合蛋白、因子 S 和 CD59 以及其他未显示的抑制剂。MBL：甘露糖结合凝集素

伤性损伤的系统性炎症和血栓形成的众多介质之一。依库丽单抗是一种抗 C5 抗体，已被美国食品和药品监督管理局（FDA）批准用于治疗阵发性睡眠性血红蛋白尿和非典型溶血性尿毒症综合征（aHUS）。依库丽单抗有许多超说明书范围使用，从肾病到移植医学都有所涉及。正在进行中的大量临床试验正在评估其在各种疾病状态下的疗效；值得注意的是，这些试验的重点是脓毒症的治疗。多种针对补体系统的其他免疫生物药物正在开发中。了解补体系统的病理生理学是扩展这一领域知识的关键[22]。

适应性免疫

过去，先天免疫和适应性免疫这两个术语曾用于将免疫反应大致分为非特异性反应阶段和特异性细胞反应阶段。根据经典定义，先天免疫系统由细胞和细胞介质组成，它们在进化上相对保守，在病原体入侵或组织损伤之前就已存在于宿主体内。在经典理论中，先天免疫系统对反复出现的组织损伤或感染的反应基本上是相同的。然而，先天免疫系统的这一经典定义是不充分的；更近期的证据表明，许多类型的先天免疫细胞具有一定的记忆功能。例如，巨噬细胞和自然杀伤细胞在暴露于各种危险分子后主要是通过甲基化和乙酰化产生的表观遗传变化来诱导功能性细胞重新编程的。当刺激再次发生时，这些细胞可以以一种独立于 B 细胞或 T 细胞刺激的方式重新激活并更有效地发挥作用[23]。因此，先天免疫和适应性免疫之间的界限已变得不那么明显了[8, 23-24]。

相比之下，根据经典定义，适应性免疫是对入侵的病原体产生强有力的和特异性的免疫反应，随后生成记忆细胞。当刺激性抗原再次入侵时，记忆细胞会介导一种强有力的、特异性免疫应答来清除入侵者。虽然基于特异性的先天免疫和适应性免疫的分离（经典定义）可能不再完全准确，但适应性免疫保留了一种关键且独特的功能，即进行克隆扩增和克隆表达

高度多样化的抗原受体的能力，包括T细胞受体（T cell receptor，TCR）和免疫球蛋白[24]。

适应性免疫又分为体液免疫反应和细胞介导的免疫反应。细胞介导的免疫反应是由激活的T细胞驱动的；T细胞的作用主要是由细胞因子驱动的。体液免疫反应是由激活的B细胞引导的；免疫球蛋白和细胞因子发挥体液免疫系统的最终作用。

细胞免疫依赖于激活的T细胞。当TCR识别其相应的抗原-MHC复合物时，T细胞就会像前面讨论的那样经历成熟和分化过程。在这个过程中，至关重要的是IL-2——一种强力的T细胞生长因子。IL-2是由$CD4^+$辅助性T细胞以自分泌和旁分泌的方式产生，可导致T细胞加速分化和克隆扩增。IL-2还能促进调节性T细胞的存活。在对免疫系统重复刺激的二次反应中，IL-2可以由$CD8^+$细胞毒性T细胞直接产生。其结果是$CD8^+$细胞毒性T细胞迅速扩增和活化，而不是$CD8^+$细胞依赖$CD4^+$细胞受到IL-2的刺激。

体液免疫反应是由激活的B细胞驱动的。不同于T细胞需要MHC分子才能识别抗原，B细胞能够通过B细胞受体（B cell receptor，BCR）识别单独的可溶性的和与膜结合的抗原。一旦抗原被BCR识别，B细胞就需要共刺激信号来完全激活。共刺激信号是由$CD4^+$辅助性T细胞提供。其结果是B细胞成熟，向产生IgG、IgA和IgE的B细胞转变，B细胞克隆扩增。B细胞也能识别抗原，然后在补体蛋白的帮助下成熟，这一过程独立于T细胞[25]。

神经系统与免疫

越来越清楚的是，炎症不是一个仅仅与免疫系统严格相关的细胞和蛋白质所介导的线性过程。已证实，在急性和慢性炎症过程中，神经系统和免疫系统之间都有广泛的关联。在促炎和抗炎反应中都有多条神经通路。已证实有多种PRR在神经元上有直接表达，包括TLR（尤其是TLR4）、TNFR1和IL-1R。同样，包括巨噬细胞、树突状细胞和T细胞在内的外周免疫细胞都表达常见的神经递质受体，如乙酰胆碱受体。外周免疫细胞还产生和分泌乙酰胆碱、儿茶酚胺和其他常见的神经递质。神经系统可通过两个关键通路发挥抑制炎症反应的作用：①炎症反射弧和胆碱能抗炎通路；② HPA轴和糖皮质激素分泌[26-28]。

炎症反射弧

神经反射弧的特征是：外周刺激被输送到中枢神经系统进行处理，产生的动作电位由传出神经传递到外周。因此，在每个反射弧中至少有两个突触连接。迷走神经介导心血管、胃肠道和内分泌系统的多个反射弧。作为初级副交感神经，迷走神经在介导免疫反应中也发挥作用，这点并不奇怪。迷走神经由80%的感觉纤维组成。迷走神经传入纤维将外周信号传递到脑干核团；迷走神经传出纤维主要通过释放节前和节后神经元乙酰胆碱将信号投射到外周。迷走神经弧在大脑迷走神经背核复合体中整合，迷走神经背核复合体由孤束核、迷走神经背侧运动核和尾束区组成[26]。除了迷走神经介导的反射弧，通过迷走神经传入纤维携带的炎症信号在介导发热反应、调节HPA轴以及随后的糖皮质激素的分泌中也发挥作用[27]。

先天免疫系统的神经调节

周围感觉神经元表达几种类型的PRR，包括多种亚型的TLR以及IL-1和TNF-α的受体，它们可以直接向神经系统传递炎症介质[27]。作为免疫系统的细胞和神经元之间的中介，迷走神经副神经节也含有化学感觉细胞[26]。迷走神经参与胆碱能抗炎通路的活动。促炎介质可刺激周围迷走神经，导致迷走神经传出信号增加，从而导致TNF-α和其他促炎细胞因子的下调。这一通路已被证实存在于肝脏、心脏、胰腺和胃肠道，可抑制过度的炎症反应[26]。

许多迷走神经传出运动纤维是由脾神经传达到脾。脾神经的儿茶酚胺能神经末梢与脾淋巴细胞密切相关，特别是T细胞，它们表达胆碱乙酰转移酶（choline acetylcholine，ChAT），后者是催化乙酰胆碱合成的酶。表达ChAT的T细胞产生的乙酰胆碱可作用于巨噬细胞表达的α7烟碱受体；其结果是NF-κB信号通路被抑制，Janus激酶2信号转导和转录激活蛋白3（Janus Kinase 2-Signal Transducer and Activator of Transcription Protein 3，JAK2-STAT3）信号转导通路上调；由此可损害炎症小体的功能并总体上降低促炎细胞因子的转录[26]。

在啮齿类动物模型中，在脂多糖介导的内毒素血症的早期，约90%的系统释放的TNF来自脾脏。事实上，在这种模型中，脾切除术对内毒素血症的致死性有保护作用。通过脾神经传出的迷走神经信号可显著降低全身TNF水平，对这种脓毒性反应具有保护作用。因此，脾脏是迷走神经介导的炎症反射中促炎状态缓解的关键部位[27]。

适应性免疫系统的神经调节

炎症反射弧与B细胞暴露于血源性抗原后产生

的抗体有关。已证实，为了应对肺炎链球菌感染，迷走神经传递的信号能促进脾边缘区的B细胞滞留。滞留在脾边缘区的B细胞无法迁移到脾红髓——脾内产生抗体的典型部位[26-27]。感染期间每日用激动剂治疗α7烟碱受体可使脾内抗体的产生减少50%[27]。因此，通过调节细胞迁移、淋巴样结构和抗体生成，炎症相关的神经反射弧可下调机体对感染的体液免疫反应。

神经内分泌系统与炎症

HPA轴在应对各种应激信号的反应中可被激活，负责与损伤和炎症相关的糖皮质激素分泌的增加，以及多种随着炎症反应而升高的其他激素。糖皮质激素（主要是皮质醇）在应激反应中的保护作用已被证实。促炎细胞因子TNF-α、IL-1和IL-6在HPA轴的三个水平发挥作用：在下丘脑的室旁核，它们上调促肾上腺皮质释放激素（corticotropic release hormone，CRH）；在垂体前叶，它们上调ACTH；在肾上腺，它们直接刺激皮质醇的释放[28]。迷走神经传入纤维也直接向下丘脑传递信号，促使CRH释放[27]。皮质醇对下丘脑和垂体是负反馈调节，以分别减少CRH和ACTH的释放。此外，皮质醇对免疫细胞产生负反馈，导致促炎介质TNF-α、IL-1和IL-6的产生减少[28]。

作为一种亲脂分子，皮质醇能够穿过细胞膜。糖皮质激素是通过与糖皮质激素受体（glucocorticoid receptor，GR）结合发挥作用，GR几乎存在于所有类型的细胞中。无处不在的GR使糖皮质激素能够影响机体中几乎每一种细胞类型，这也解释了糖皮质激素的令人难以置信的一系列调控功能。在与皮质醇结合后，GR会从其与热休克蛋白的复合物中释放出来，新的糖皮质激素-GR复合物会进入细胞核并促进或抑制许多靶基因的转录。糖皮质激素治疗后，IL-1、TNF-α和IL-6的生成会显著减少，关键趋化因子、黏附分子、炎症酶和促炎受体的生成也会显著减少。GR还可直接与NF-κB转录因子相互作用以抑制其作用，由此可限制TLR系统的促炎信号转导通路。总的来说，糖皮质激素的这些作用是抗炎的，在先天性和适应性免疫系统中都可以看到[29]。

在细胞水平，糖皮质激素可促进嗜碱性粒细胞、嗜酸性粒细胞和中性粒细胞的凋亡。糖皮质激素也可促进Th1和Th2的凋亡。长期暴露于糖皮质激素可促进巨噬细胞的细胞因子从促炎向抗炎转变，并增加巨噬细胞的吞噬活性[29]。

作为整个免疫系统的共同主题，糖皮质激素曾被认为是一种单纯的抗炎介质，但它也有一些促炎作用。糖皮质激素是表现促炎作用还是表现抗炎作用取决于免疫系统的基本状态和糖皮质激素暴露的类型。例如，现已证实，长期暴露于糖皮质激素肯定会产生抗炎反应；然而，急性暴露于高水平的糖皮质激素（如感染、缺血和创伤时）会暂时性增强外周免疫系统。研究表明，糖皮质激素在先天免疫反应的几个基因的瞬时表达中发挥作用，包括TLR。DAMP刺激这些TLR产生的细胞因子负责介导促炎介质IL-1、IL-6和IL-8的增加。矛盾的是，正是在这些细胞中，糖皮质激素下调了促炎细胞因子的表达。基因组微阵列研究显示，地塞米松与TNF-α可能具有协同作用；地塞米松和TNF-α共同处理的细胞显示有更强的促炎、急性期蛋白SerpinA3的分泌。巨噬细胞中促炎炎症小体的关键成分NLRP3的表达在糖皮质激素的作用下也上调[29]。

糖皮质激素在先天免疫系统中的初始作用表明，它是一种急性炎症反应的重要介质。接受双侧肾上腺切除术的小鼠更容易发生脂多糖内毒素血症，有糖皮质激素病理性缺陷的人更容易发生反复感染[29]。糖皮质激素在免疫系统中具有复杂性和非线性的主要例子是其具有广泛的促炎和抗炎作用，其中一些似乎是同时介导的。

暴发性炎症反应可以损害HPA轴。真正的或相对的低皮质醇状态可由皮质醇与球蛋白结合水平的增加、糖皮质激素代谢相关的酶的功能改变带来，或者由通过诸如结合力降低、受体表达下调或向细胞核的迁移减少的胞质内GR损害带来。此外，CRH和ACTH水平的糖皮质激素信号传导也可发生。综上所述，炎症反应期间低皮质醇状态可通过多种方式介导[28]。

2008年，美国重症监护医学会（the Society for Critical Care Medicine，SCCM）引入了一个术语来描述重症患者的HPA轴功能受损——重症相关的皮质类固醇功能不全（critical illness-related corticosteroid insufficiency，CIRCI）。CIRCI的特征是：在糖皮质激素和抗炎作用不足的情况下出现全身炎症状态失调。CIRCI的影响遍及神经系统、胃肠系统、呼吸系统和心血管系统，其体征和症状包括谵妄、难治性低血压、心脏指数升高、肠内营养耐受不良、电解质紊乱和持续性缺氧。2017年，美国SCCM与欧洲重症监护医学会（ESICM）联合发布了最新的CIRCI治疗指南；这些指南强调了已发表的有关CIRCI的以患者为中心的结果，并提出了似乎比以前认识到的更为普遍的一种临床状况相关的治疗建议[30]。

炎症与危重症

历史背景

历史上，脓毒症被认为是由局部感染转变为全身感染的炎症反应。其全身症状表现为发热、心动过速和呼吸急促等。在 20 世纪 70 年代和 80 年代，多项临床研究和病例报告均观察到，脓毒症的症状可以存在于没有感染源的患者中。一些重大的生理性损伤，如创伤、烧伤和手术，均可引起疑似脓毒症的临床表现，并经常对类似的脓毒症治疗做出反应，因此出现了“脓毒症综合征”这个术语。为此人们提出了多种理论来解释这种脓毒症综合征，包括严重的细胞直接损伤和坏死、肠道细菌易位、细胞因子风暴和缺血-再灌注损伤。随着理解的深入，“脓毒症综合征”这个术语逐渐被全身炎症反应综合征（SIRS）这个术语取代[31]。1992 年，Bone 及其同事明确给出了 SIRS 的定义，SIRS 应至少满足以下四个标准中的两个：体温＞38.0℃或＜36.0℃；心率＞90 次 / 分；呼吸频率＞20 次 / 分；白细胞计数（WBC）＞12 000/mm^3、＜4000/mm^3 或未成熟形式＞10%。今天，临床医生已接受 SIRS 与感染性和非感染性损伤患者的炎症反应均密切相关的概念。

随着对 SIRS 的发生的深入理解，人们越来越清楚，机体对感染和创伤的全身性反应不仅是由促炎介质驱动的，抗炎介质也使情况更加复杂。20 世纪 90 年代引入了代偿性炎症反应综合征（CARS）这个术语来描述危重患者伴随的免疫抑制状态。SIRS 与先天免疫系统传播的压倒性促炎反应有关，而 CARS 主要与适应性免疫系统和试图恢复免疫稳态有关。SIRS/CARS 这种范式似乎表明，一个大的系统性损伤（传染性或非传染性）后的早期死亡是 SIRS 强烈反应的结果，而晚期死亡可能要归因于 CARS 驱动的免疫抑制状态。然而，在过去的 15 年里，这种范式已经发生了变化，现在人们已经明白，一个系统性损伤似乎会同时触发 SIRS 和 CARS[33]。

重症监护病房（intensive care unit，ICU）的概念最早是 20 世纪 70 年代提出的，用于护理最危重的患者。其与临床技术的进步一同有助于提高单器官衰竭患者的生存率。在整个 20 世纪 80 年代，随着单器官衰竭患者的生存率的提高，又出现了一个新的器官衰竭类型——多器官衰竭（multiple organ failure，MOF）。鉴于 MOF 患者的死亡率为 40%～80%，MOF 迅速成为一个学术和临床研究的主题[33-34]。

流行病学研究表明，MOF 存在一种早期死亡和晚期死亡的双峰现象。在 MOF 中，早期死亡可能发生在一次严重损伤或一系列逐渐升级的严重损伤之后，它们分别被称为一次打击和两次打击模型。MOF 的晚期死亡归因于继发性医院内感染（图 3.5）。基于以往对 SIRS/CARS 范式的理解，MOF 的早期死亡归因于 SIRS 的压倒性反应；而 MOF 的晚期死亡归因于 CARS 的免疫抑制——使患者更容易发生继发性医院内感染[33]。不断变化的 SIRS/CARS 范式使这个最初的理论变得更为复杂。

随着临床治疗的进步，MOF 的早期死亡率下降了，这在很大程度上归因于：对 MOF 的病理生理机制的更多理解改进了对休克和器官损伤的治疗策略以及基于循证医学证据的共识协议的治疗增加了 ICU，例如，脓毒症生存行动、急性呼吸窘迫综合征（ARDS）网络以及治疗疼痛和谵妄的 ABCDEF 系统。遵循这些一致性治疗策略与死亡率降低是相关的[35]。随着 MOF 死亡总人数的降低，越来越多的患者会进入慢性危重疾病状态。未死于早期 MOF 的患者进入两种状况中的一种：一种是快速恢复免疫稳态，另一种是持续的免疫失调并从急性危重症过渡到慢性危重症。虽然对后一种状况的病理生理机制尚不完全清楚，但试图了解这种状况的尝试产生了一种新的临床疾病：持续性炎症、免疫抑制和分解代谢综合征（persistent inflammation，immunosuppression，and catabolism syndrome，PICS）[34]。

全身炎症反应综合征（SIRS）

SIRS 主要由先天免疫系统控制。当发生组织损伤和细胞坏死、缺血-再灌注损伤以及病原体入侵时，宿主会通过与 PRR 的相互作用发出局部危险信号。这些刺激性信号会触发一系列全身事件，包括血栓形成、细胞极性丧失、细胞内容物渗漏和毛细管系统体液渗漏。血管扩张继发于组胺和缓激肽等介质的释放；连同趋化因子的上调，会造成免疫细胞外渗进入外周，特别是吞噬性免疫细胞。由此会发生组织水肿。如前所述，一系列细胞因子和其他炎症蛋白质涌入该区域，介导细胞信号传导。这种细胞因子的涌入和持续性炎症刺激可通过一系列正反馈回路促进更多

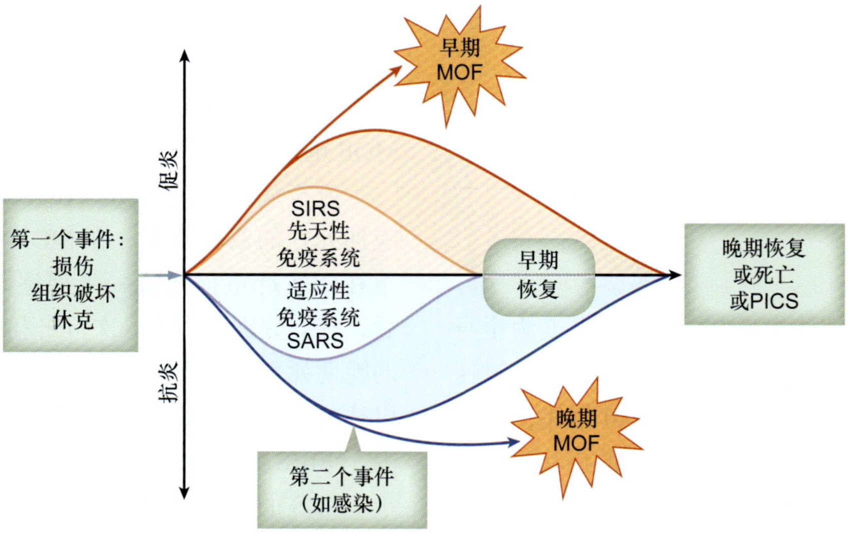

图 3.5 多系统器官衰竭的早期和晚期死亡的建议框架，包括全身炎症反应综合征（SIRS）和全身抗炎反应综合征（SARS）的同步功能。PICS：持续性炎症、免疫抑制和分解代谢综合征（Adapted from Sauaia A，Moore FA，Moore EE. Postinjury inflammation and organ dysfunction. Critical Care Clinics. 2017；33（1）：167-91.）

的细胞因子的产生——这就是细胞因子风暴[16]。当炎症信号传导达到临界阈值时，炎症区域周围的血管内开始形成微血栓——试图限制细菌和有害的促炎细胞因子进入体循环[31]。

当局部炎症反应无法控制局部损伤或刺激事件足够引发初始全身反应时，炎症级联反应的全身效应会迅速显现。重要的是要考虑到，除了刺激事件的大小外，患者的基线因素，如长期使用皮质类固醇、营养不良和年龄，在决定初始炎症反应方面也起着关键作用。许多被认为是有益的局部炎症反应，如血栓形成、血管舒张和细胞毒性物质的释放，当发生全身反应时会产生有害影响[31]。这些表现为全身血管阻力降低和静脉血容量增加。心脏指数会随着后负荷的减少而升高。血管渗漏会导致肺水肿。细胞毒性介质可直接损伤周围神经元和中枢神经元，倾向于导致 ICU 肌病综合征和谵妄。因此，宿主随后很容易发生多系统器官功能障碍。

现已提出了许多针对先天免疫反应的细胞因子和炎症介质的治疗方法，包括抗 TNF 抗体、重组 IL-1Ra 和重组活化蛋白 C。不幸的是，这些治疗方法都没有显示出对降低与脓毒症和 SIRS 相关的死亡率有显著影响[31，36]。

代偿性抗炎反应

CARS 最初的命名是基于这一假设：它是以一种逐步代偿的方式发生在 SIRS 之后。事实证明，这个假设其实是不准确的；现在人们已普遍认为，SIRS 和 CARS 是同时介导相反的炎症反应的。如果 SIRS 代表对先天免疫系统的过度激活，则 CARS 可以简单地描述为对适应性免疫系统的抑制。CARS 的作用是限制适应性免疫系统，促使免疫稳态恢复，加速恢复进程。当局部促炎反应过度时，可见 SIRS 反应。同样的情况也适用于 CARS——当局部抗炎反应过度时，抗炎作用开始在全身显现，导致宿主容易出现免疫麻痹、难以恢复、医院内感染和多系统器官功能障碍[36-37]。

CARS 与抗炎性 IL-10 和 IL-6 的增加以及人白细胞抗原-DR（human leukocyte antigen-DR，HLA-DR）的下调有关；HLA-DR 是组成 MHC Ⅱ 类表面复合物的几种分子之一，在抗原呈递到适应性免疫系统的淋巴细胞中至关重要。如果单核细胞上没有适当的 HLA-DR 表达，则 $CD4^+$辅助性 T 细胞就不能在抗原刺激下正确分化为效应细胞并随后进入免疫抑制状态[38-39]。淋巴细胞特别是 T 细胞发生凋亡，形成淋巴细胞减少状态。调节性 T 细胞出现并介导 APC 和效应 T 细胞的抑制。在调节性 T 细胞的出现和激活的 $CD4^+$辅助性 T 细胞减少之间，$CD8^+$细胞毒性 T 细胞发生功能失效。在 $CD4^+$和 $CD8^+$细胞群中，记忆 T 细胞都不能发育。作为记忆类细胞诱导不良和抗炎基因组改变的结果，免疫麻痹可以延长到急性炎症期之后，使机体后续容易发生感染[40]。

基因组学与炎症理解

先前的 SIRS/CARS 范式——急性炎症反应最初

是由促炎反应控制，然后是在一段时间内出现抗炎反应——是一个很诱人的范式。除了神经激素系统，这个范式还需要复杂的免疫系统，并将它们以一种学术上更容易区分的方式进行划分。然而，多项研究推翻了这种观点。很明显，对感染性和非感染性刺激事件的全身促炎反应和全身抗炎反应是同时发生的。

2011 年，首先 - SIRS- 然后 -CARS 范式受到了肖（Xiao）及其同事的挑战，作为 Glue Grant 联盟的一部分，该联盟致力于在基因组水平上研究人体对损伤的反应[41]。这个研究小组对严重烧伤或严重钝挫伤患者和少数服用低剂量细菌内毒素的健康患者的全血白细胞进行了全基因组表达分析。结果令人印象深刻。在严重钝挫伤患者中，80% 的白细胞基因组在损伤后 28 天内显示有基因表达改变；这种针对严重钝挫伤的白细胞转录组的极端重组和重排被称为基因组风暴（genomic storm）。一些白细胞的基因表达增加了，包括参与先天性反应的基因，诸如 TLR、NOD 受体和触珠蛋白。白细胞的基因表达减少包括抗原呈递和 T 细胞激活基因。结果在烧伤患者中极为相似，在接受细菌内毒素的健康受试者中也极为相似。有意思的是，通常与不良预后相关的常见临床参数，如输血量、基础缺陷和损伤严重程度评分，对基因表达的影响非常有限[35, 41]。

重要的是，肖及其同事的研究还显示，改变的基因表达水平在损伤后一段时间仍然很高[41]。在严重钝挫伤患者的第 28 天和严重烧伤患者的第 90 天，白细胞基因的信使 RNA 没有恢复到基线水平[41]。他们的研究显示，创伤后的结果很大程度上依赖于定量的而非定性的基因表达。在无并发症恢复的患者中，基因表达水平在损伤后 7 ～ 14 天恢复到或正在恢复到基线水平，无论是上调基因还是下调基因都是如此。在经历了更复杂的住院病程的患者中，基因表达的改变在 28 天内基本上没有恢复到基线水平；在这组受试者中还注意到，基因表达的早期变化幅度更大[41]。

考虑到基因表达在全身性炎症中发生众多改变，可以合理地假设，遗传变异可能可以改变个体全身性炎症反应的严重程度，并且随后可能会改变临床结果。NF-κB 信号传导通路中的某些单核苷酸多态性（SNP）与严重创伤后脓毒症和多系统器官衰竭的风险增加有关[42]。持续下调 HLA-DR（与 MHC-Ⅱ受体相关）已显示会使发生重症急性胰腺炎后感染性胰腺坏死的风险增加[38]。基因组学领域的不断扩展为了解系统性炎症的病理生理机制和发生复杂的临床过程风险最高的患者提供了新的见解，也为临床结果预测和靶向治疗的发展打开了许多大门。

脓毒症的诊断和免疫治疗

数十年的研究都在试图开发一种免疫调节治疗方法，以改变脓毒症的结果。不幸的是，脓毒症和全身性炎症的免疫调节治疗方法显示有不同的、往往不可重复的结果。已经对靶向抗体或重组制剂进行了试验，包括 IL-1、TNF-α、IL-10、活化蛋白 C、缓激肽、抗凝血酶Ⅲ和 TLR4，但至今还没有得到令人鼓舞的结果[37]。Glue Grant 联盟的研究结果强烈表明，白细胞转录组的变化几乎是在损伤后立即开始的，以及多个促炎和抗炎基因同时发生变化，如果一个干预措施旨在改变先天或适应性免疫反应的轨迹，则可以想象，只有在损伤或感染后几乎立即实施干预措施，才会看到益处。

IFN-γ 是一个有前景的靶标。如上所述，急性炎症反应伴随着 HLA-DR 的下调，后者被认为是导致 CARS 中 T 细胞功能受损的原因之一。术后急性期 HLA-DR 的缺失与术后感染的增加有关。最近的数据显示，术后 24 小时血清中仍存留的可溶性介质而不是直接的组织损伤或麻醉是导致 HLA-DR 下调的主要原因。然而，IFN-γ 体外治疗可促进术后单核细胞的抗原呈递[43]。其他研究显示，粒细胞-巨噬细胞集落刺激因子（GM-CSF）可能也可以促进危重患者的 HLA-DR 表达[44]。

鉴于 SIRS 和脓毒症的免疫靶向治疗方法仍然有限，预防和早期识别的重要性不容小视。重点应放在脓毒症的漏诊上，因为没有标准的检测方法来确定一个有全身性炎症的患者是否也有潜在的感染；脓毒症漏诊的后果包括：死亡率增加、抗生素使用不当和医疗费用增加。一个相对较新的解决这个问题的方法是：使用基因表达微阵列来更好地描述全身性炎症患者。在这篇综述发表时已引入了三种诊断基因表达微阵列——脓毒症 MetaScore、FAIM3：PLAC8 比率和 Septicyte 检测，目的是区分脓毒症患者和非感染性炎症患者。虽然这三种检测方法的评分在广泛应用前都需要进一步测试和验证，但早期数据显示这些微图谱检测在区分感染性和非感染性全身性炎症表现方面是有希望的[45]。

多器官功能衰竭（MOF）

持续激活的 SIRS 和 CARS 可导致全身性损伤并可进展到 MOF。先天免疫效应细胞从脉管全身性渗出进入组织；然而，如果没有适当的局部趋化信号水平，这些细胞也无法迁移到微血管周围的组织中[31]。损伤后未发生 MOF 的患者和发生 MOF 的患者均显示有初始中性粒细胞减少（损伤后 3 小时内），而发生 MOF 的患者在损伤后 6 ～ 12 小时内显示有严重的中性粒细胞减少；这提示周围组织中有中性粒细胞的存在。然而，作为激活的免疫细胞，它们会继续脱颗粒并释放细胞毒性介质。这些细胞毒性物质可直接损伤周围的薄壁组织。它们还会破坏微血管系统，严重限制营养物质进入组织[31]。

补体激活不仅可以导致高凝状态，还可以导致溶解性膜攻击复合物（MAC）、多种炎症细胞因子和有害活性氧物质的产生[37]。长期暴露于炎症细胞因子和白细胞基因表达的长期改变会促使强大的免疫抑制性髓源性抑制细胞（myeloid-derived suppressor cell，MDSC）的产生。与典型的髓源性细胞不同，MDSC 不分化为具有效应功能的免疫细胞。其结果是未成熟的免疫细胞无法传播与消除与炎症有关的炎症介质[36]。

发生 MOF 的危险因素包括腹腔间室综合征、早期输血需求和感染等。虽然使用血液制品进行复苏相对于使用过多晶体制品进行复苏已显示可以降低 MOF 的发生率，但早期输血需求仍是发生 MOF 的最强危险因素之一。血液制品中含有许多免疫活性物质，包括促炎脂质和红细胞内的细胞因子，尽管血液制品中的白细胞少，但仍然存在[36]。其他危险因素包括高龄、体重指数（body mass index，BMI）增加、男性、损伤严重程度评分和入院时碱缺乏。有意思的是，与男性相比，女性的死亡风险更大[46]。此外，骨科文献显示，尽管对照组的损伤更严重，与进行初级髓内钉治疗的患者相比，用外固定架控制损伤与术后炎症反应更可控相关。

在这一点值得注意的是，围绕多器官功能障碍和衰竭的命名（以及围绕 SIRS、CARS 和脓毒症的命名）是宽泛的。已提出的 MOF 的定义有多种，文献中也有多种评分系统。最广泛接受的评分系统是丹佛损伤后多器官功能衰竭评分系统（Denver Postinjury Multiple Organ Failure Score，DPMOFS）、序贯器官功能衰竭评估系统（Sequential Organ Failure Assessment，SOFA）和马歇尔多器官功能障碍评分系统（Marshall Multiple Organ Dysfunction Score，MODS）。最近发表在《创伤和急性救治外科学杂志》（*Journal of Trauma and Acute Care Surgery*）上的一项研究主张使用丹佛评分系统——基于其简单性和识别高危患者的能力，以及其与早期创伤死亡率的相关性最强。丹佛评分系统是使用代表呼吸系统、肾脏系统、肝脏系统和心脏系统的实验室指标值对损伤严重程度评分＞ 15 分且损伤后存活超过 48 小时的患者进行评分而预测各种结果[47]。另一项最近发表的研究显示，在创伤性失血性休克患者中，一个更好的预后指标可能是作为复苏终点的微循环灌注测量。这个指标强调了高凝状态在 MOF 的病理生理机制中的关键作用[48]。

随着对疾病认识的提高和重症监护系统的早期应用，随着时间的推移，MOF 死亡率的结果有所改善。从 MOF 中存活的患者会进入两种临床表现模式。在第一种表现模式中，免疫稳态会在临床损伤后 14 天内恢复。在第二种表现模式中，免疫功能障碍和器官功能障碍会持续存在；这些患者会进入慢性危重症状态。这种慢性危重症的基础是持续性炎症、免疫抑制和分解代谢[34]。

持续性炎症、免疫抑制和分解代谢综合征（PICS）

在过去的 20 年里，需要进行长期重症监护的慢性危重症对患者的生理影响一直是一个值得关注和研究的领域。在这些患者中，有一部分患者持续存在免疫抑制以及与持续的急性反应相关、导致基线分解代谢状态的炎症。这种 PICS 的机制是基于一种低级别炎症的病理生理机制维持，伴有血清 IL-6 和中性粒细胞水平升高，同时伴有淋巴细胞衰竭和功能障碍导致的免疫抑制。多器官损伤和功能衰竭可进一步加重基线免疫功能障碍，这是一个很难打破的循环[34]。

虽然通常相对静止，但先天免疫系统的功能之一是激活和分化造血干细胞。随着造血干细胞通过多种冗余通路激活——利用生长因子和细胞因子作为配体（包括 IL-1、IL-6 和 IL-17），机体试图补充先天免疫系统的细胞。严重的细胞应激会导致“应急骨髓细胞生成”状态，以淋巴细胞生成和红细胞生成为代价。正是通过这个过程 MDSC 形成了。虽然对这些细胞的功能还不完全清楚，但它们可以防止持续性 T 细胞增生和细胞因子产生的毒性作用。然而，它们在慢性危重症中的作用会导致持续的免疫抑制，并且脓毒症后的 MDSC 的增多与不良的临床结果相关[34]。

这些通路在危重症中的长期性是基于 DAMP 和 PAMP 的持续存在。PAMP 和 DAMP 作用于许多受体，如 TLR、NLR、视黄酸诱导的基因样受体和清道夫受体，从而激活促炎通路和细胞因子释放。尽管这些未成熟的髓系细胞不能充分发挥抗原呈递、黏附分子表达和NET形成的作用，但还是会发生中性粒细胞增多症。同时，抗炎因子IL-10和TGF-β出现，MDSC开始形成，T细胞不能正常发育，从而导致免疫抑制状态。这种免疫抑制状态的特征是：整体淋巴细胞减少，调节性T细胞出现，Th2极化，以及树突状细胞功能受损。除了这种骨髓增生异常效应，效应T细胞和B细胞的凋亡也会引起淋巴细胞减少（图3.6）。此外，持续的生理应激会使分解代谢状态持续存在，表现为碳水化合物、脂质和蛋白质代谢紊乱[34]。

慢性危重症中也有肾脏的问题。急性肾损伤的发生和脓毒症的发生之间有很强的相关性；已证实，急性肾损伤发展为慢性肾疾病是慢性危重症发生的危险因素。肾小管上皮细胞对氧化应激异常敏感；这些细胞的坏死会提供大量的DAMP而使炎症过程持续。在应激反应中，肾脏中的TLR上调也会发生。总的结果是：对肾脏的直接毒性和DAMP的释放，肾小球滤过减少，以及一种导致先天免疫反应持续的主要受体类型的上调[49]。

在骨骼肌内，脓毒症和严重的细胞应激会诱导线粒体功能障碍、蛋白质合成减少和肌原纤维蛋白分解。骨骼肌线粒体的分解会释放促炎物质，考虑到骨骼肌系统的大小，这是充足的DAMP来源。临床上表现为严重的肌肉萎缩和恶病质；患者的肌肉短短几周内就会减少30%[49]。

脓毒症和炎症的特异性治疗方法相对来说仍然难以捉摸。目前的建议仍然是强调ICU最佳监护的重要性，包括早期识别脓毒症，使用经过验证的、标准化方法（如治疗疼痛和谵妄的方法）；以及早期、积极的患者动员。目前正在对几种在肿瘤性疾病的治疗中显示有前景的免疫疗法进行研究，以了解它们在脓毒症治疗中的潜在作用，因为这些患者的免疫抑制状态有某些共同特征[34]。尽管在关键营养素水平正常的情况下，脓毒症患者的营养素利用和代谢功能会显示不正常，但仍应强调适当的营养管理。对危重症患者推荐每日补充蛋白质的量最近已增加到>1.5 g/（kg·d），一些顶级研究人员对最严重的危重症患者推荐的每日蛋白质补充量为2.0 g/(kg·d)[50]。虽然还未对慢性危重症患者进行研究，但旨在降低分解代谢需求的普萘洛尔和奥羟隆的应用在儿童烧伤患者中显示了良好的效果，同样的治疗可能也适用于危重症成人。

这些过程的最终结果是慢性失调的炎症状态，使宿主容易遭受机会性感染；这在有多重耐药病原体的危重症监护机构中可能会产生极具毁灭性的影响。随着此类感染的发生，需要采取额外的重症护理措施，并提供进一步的PAMP和DAMP以防止这种恶性循

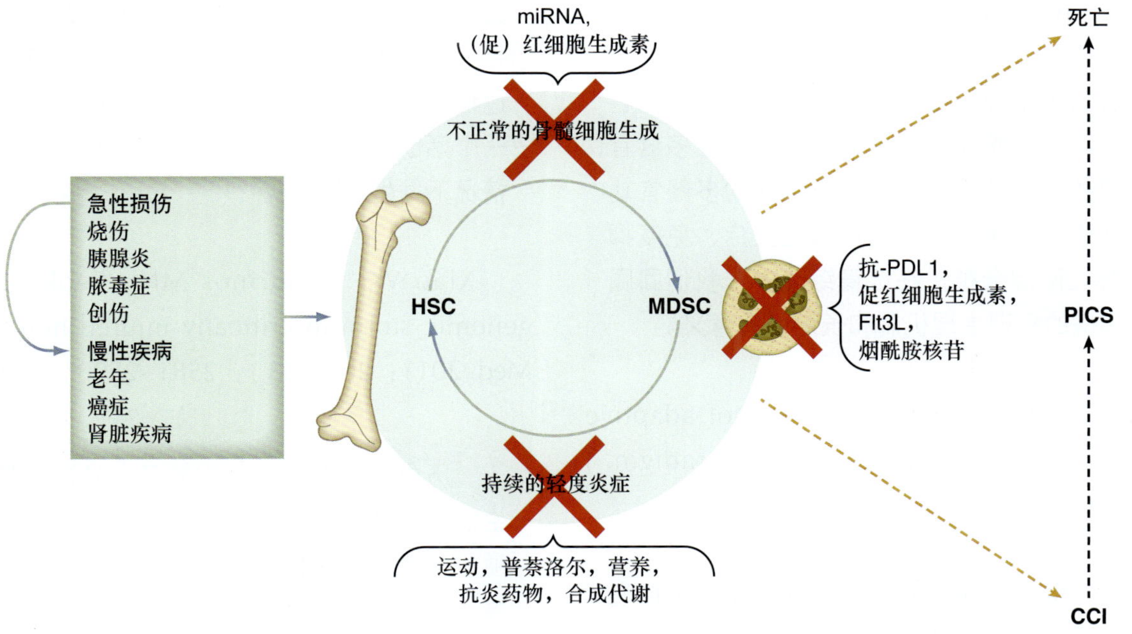

图3.6 骨髓增生异常和持续的炎症刺激导致与持续性炎症、免疫抑制和分解代谢综合征（PICS）相关的恶性循环。某些慢性疾病或衰老会增加PICS的发生风险。CCI：慢性危重症；Flt3L：酪氨酸受体激酶3配体；HSC：造血干细胞；MDSC：髓源性抑制细胞；PDL1：细胞程序性死亡配体1（Adapted from Efron PA，Mohr AM，Bihorac A，et al. Persistent inflammation，immunosuppression，and catabolism and the development of chronic critical illness after surgery. Surgery. 2018；164（2）：178-84.）

环的扩散。对于那些在ICU中存活下来的患者，慢性危重症会增加其出院后死亡的风险。这些患者从ICU转出到一个专业的护理机构仍然也是患者死亡的最强的预测因素之一。由于对患者的影响是如此深远，患者从ICU转出后在死亡和功能状态方面的不良临床结果是司空见惯的事[34, 39]。随着老年人口的持续增长，慢性危重症和PICS的发病率可能也会增长[50]。

主要参考文献

Cruz-Topete D，Cidlowski JA. One hormone，two actions：anti-and pro-inflammatory effects of glucocorticoids. Neuroimmunomodulation. 2015；22（1-2）：20-32.

历史上，糖皮质激素主要被认为具有抗炎作用，但其促炎作用已被证明在功能性免疫反应中很重要。由于糖皮质激素受体几乎存在于人体的每个细胞中，糖皮质激素的促炎作用和抗炎作用及其临床意义是巨大的。

Efron PA，Mohr AM，Bihorac A，et al. Persistent inflammation，immunosuppression，and catabolism and the development of chronic critical illness after surgery. Surgery. 2018；164（2）：178-184.

随着临床护理的改善，危重患者的住院死亡率有所下降。随着越来越多的危重患者在多器官功能障碍的早期存活，出现了一种新的多器官功能障碍和慢性危重病表型：持续性炎症、免疫抑制和分解代谢综合征。在这篇综述中，我们回顾了这种疾病的病理生理机制和长期临床意义。

Jain A，Pasare C. Innate control of adaptive immunity：beyond the three-signal paradigm. J Immunol. 2017；198（10）：3791-3800.

适应性免疫系统中的T细胞激活需要来自先天免疫系统中的细胞的多重信号事件。本文综述了T细胞受体结合、共刺激分子的呈现和必需的启动细胞因子的复杂过程。

Matzinger P. The danger model：a renewed sense of self. Science. 2002；296（5566）：301-305.

Matzinger的危险假说假设，免疫反应更关注宿主和外来入侵者固有的危险信号的存在，而不是自身抗原和非自身抗原。这代表了在理解免疫反应如何开始方面的一个关键转变。

Olofsson PS，Rosas-Ballina M，Levine YA，et al. Rethinking inflammation：neural circuits in the regulation of immunity. Immunol Rev. 2012；248（1）：188-204.

分子遗传学的最新进展提高了对神经系统和免疫系统之间的复杂的相互作用的理解。许多激活免疫反应的相同信号也刺激迷走神经的传入感觉纤维；信息被集中整合并通过传出纤维传回外周，以完成炎症反射弧。本文综述了相关的生理学机制和潜在的治疗干预措施。

Rider P，Voronov E，Dinarello CA，et al. Alarmins：feel the stress. J Immunol. 2017；198(4)：1395-1402.

危险相关分子模式（DAMP）传播非感染性炎症反应。长期以来，DAMP的释放一直被认为是一个继发于细胞坏死和细胞内产物释放的被动过程。在这里，作者证明了DAMP的释放可能是一个活跃的过程，可以在不损失亚细胞失划分的情况下发生。

Xiao W，Mindrinos MN，Seok J，et al. A genomic storm in critically injured humans. J Exp Med. 2011；208（13）：2581-2590.

历史上，人类对损伤的反应被认为是逐步发生的：最初的促炎反应和随后的抗炎反应。在这项研究中，作者提出了一种基于白细胞全基因组表达的同时激活免疫系统的促炎和抗炎成分的新范式。他们发现，如果发生损伤，80%的白细胞转录组表达会发生改变，这是一场真正的基因组风暴。

参考文献

1. Kolaczkowska E, Kubes P. Neutrophil recruitment and function in health and inflammation. *Nat Rev Immunol.* 2013;13(3):159–175.
2. Franken L, Schiwon M, Kurts C. Macrophages: sentinels and regulators of the immune system. *Cell Microbiol.* 2016;18(4):475–487.
3. Mellman I. Dendritic cells: master regulators of the immune response. *Cancer Immunol Res.* 2013;1(3):145–149.
4. Jain A, Pasare C. Innate control of adaptive immunity: beyond the three-signal paradigm. *J Immunol.* 2017;198(10):3791–3800.
5. Geginat J, Paroni M, Facciotti F, et al. The CD4-centered universe of human T cell subsets. *Semin Immunol.* 2013;25(4):252–262.
6. Fu G, Miao L, Wang M, et al. The postoperative immunosuppressive phenotypes of peripheral T helper cells are associated with poor prognosis of breast cancer patients. *Immunol Invest.* 2017;46(7):647–662.
7. Pieper K, Grimbacher B, Eibel H. B-cell biology and development. *J Allergy Clin Immunol.* 2013;131(4):959–971.
8. Romo MR, Perez-Martinez D, Ferrer CC. Innate immunity in vertebrates: an overview. *Immunology.* 2016;148(2):125–139.
9. Matzinger P. The danger model: a renewed sense of self. *Science.* 2002;296(5566):301–305.
10. Rider P, Voronov E, Dinarello CA, et al. Alarmins: feel the Stress. *J Immunol.* 2017;198(4):1395–1402.
11. Cohen I, Rider P, Vornov E, et al. IL-1alpha is a DNA damage sensor linking genotoxic stress signaling to sterile inflammation and innate immunity. *Sci Rep.* 2015;5:14756.
12. Kawai T, Akira S. Toll-like receptors and their crosstalk with other innate receptors in infection and immunity. *Immunity.* 2011;34(5):637–650.
13. Patel MN, Carroll RG, Galvan-Pena S, et al. Inflammasome priming in sterile inflammatory disease. *Trends Mol Med.* 2017;23(2):165–180.
14. Kalbitz M, Fattahi F, Grailer JJ, et al. Complement-induced activation of the cardiac NLRP3 inflammasome in sepsis. *FASEB J.* 2016;30(12):3997–4006.
15. Yang H, Wang H, Chavan SS, et al. High mobility group box protein 1 (HMGB1): the prototypical endogenous danger molecule. *Mol Med.* 2015;21(suppl 1):S6–S12.
16. Chousterman BG, Swirski FK, Weber GF. Cytokine storm and sepsis disease pathogenesis. *Semin Immunopathol.* 2017;39(5):517–528.
17. King EG, Bauza GJ, Mella JR, et al. Pathophysiologic mechanisms in septic shock. *Lab Invest.* 2014;94(1):4–12.
18. Guisasola MC, Alonso B, Bravo B, et al. An overview of cytokines and heat shock response in polytraumatized patients. *Cell Stress Chaperones.* 2018;23(4):483–489.
19. Schulte W, Bernhagen J, Bucala R. Cytokines in sepsis: potent immunoregulators and potential therapeutic targets-an updated view. *Mediators of Inflammation.* 2013;2013:165974.
20. Walsh JT, Hendrix S, Boato F, et al. MHCII-independent CD4+ T cells protect injured CNS neurons via IL-4. *J Clin Invest.* 2015;125(2):699–714.
21. Haque S, Morris JC. Transforming growth factor-β: a therapeutic target for cancer. *Hum Vaccin Immunother.* 2017;13(8):1741–1750.
22. Ricklin D, Barratt-Due A, Mollnes TE. Complement in clinical medicine: clinical trials, case reports and therapy monitoring. *Mol Immunol.* 2017;89:10–21.
23. Netea MG, Latz E, Mills KH, et al. Innate immune memory: a paradigm shift in understanding host defense. *Nat Immunol.* 2015;16(7):675–679.
24. Boehm T, Swann JB. Origin and evolution of adaptive immunity. *Annu Rev Anim Biosci.* 2014;2:259–283.
25. den Haan JM, Arens R, van Zelm MC. The activation of the adaptive immune system: cross-talk between antigen-presenting cells, T cells and B cells. *Immunol Lett.* 2014;162(2 Pt B):103–112.
26. Pavlov VA, Tracey KJ. Neural regulation of immunity: molecular mechanisms and clinical translation. *Nat Neurosci.* 2017;20(2):156–166.
27. Olofsson PS, Rosas-Ballina M, Levine YA, et al. Rethinking inflammation: neural circuits in the regulation of immunity. *Immunol Rev.* 2012;248(1):188–204.
28. Silverman MN, Sternberg EM. Glucocorticoid regulation of inflammation and its functional correlates: from HPA axis to glucocorticoid receptor dysfunction. *Ann N Y Acad Sci.* 2012;1261:55–63.
29. Cruz-Topete D, Cidlowski JA. One hormone, two actions: anti- and pro-inflammatory effects of glucocorticoids. *Neuroimmunomodulation.* 2015;22(1-2):20–32.
30. Annane D, Pastores SM, Rochwerg B, et al. Guidelines for the Diagnosis and Management of Critical Illness-Related Corticosteroid Insufficiency (CIRCI) in critically ill patients (Part I): Society of Critical Care Medicine (SCCM) and European Society of Intensive Care Medicine (ESICM) 2017. *Crit Care Med.* 2017;45(12):2078–2088.
31. Fry DE. Sepsis, systemic inflammatory response, and multiple organ dysfunction: the mystery continues. *Am Surg.* 2012;78(1):1–8.
32. Bone RC, Balk RA, Cerra FB, et al. Definitions for sepsis and organ failure and guidelines for the use of innovative therapies in sepsis. The ACCP/SCCM Consensus Conference Committee. American College of Chest Physicians/Society of Critical Care Medicine. *Chest.* 1992;101(6):1644–1655.
33. Rosenthal MD, Moore FA. Persistent inflammatory, immunosuppressed, catabolic syndrome (PICS): a new phenotype of multiple organ failure. *J Adv Nutr Hum Metab.* 2015;1(1):e784.
34. Efron PA, Mohr AM, Bihorac A, et al. Persistent inflammation, immunosuppression, and catabolism and the development of chronic critical illness after surgery. *Surgery.* 2018;164(2):178–184.
35. Tompkins RG. Genomics of injury: the glue grant experience. *J Trauma Acute Care Surg.* 2015;78(4):671–686.
36. Binkowska AM, Michalak G, Slotwinski R. Current views on the mechanisms of immune responses to trauma and infection. *Cent Eur J Immunol.* 2015;40(2):206–216.
37. Sauaia A, Moore FA, Moore EE. Postinjury inflammation and organ dysfunction. *Crit Care Clin.* 2017;33(1):167–191.
38. Sharma D, Jakkampudi A, Reddy R, et al. Association of systemic inflammatory and anti-inflammatory responses with adverse outcomes in acute pancreatitis: preliminary results of an ongoing study. *Dig Dis Sci.* 2017;62(12):3468–3478.
39. Doughty L. Adaptive immune function in critical illness. *Curr Opin Pediatr.* 2016;28(3):274–280.
40. Jensen IJ, Sjaastad FV, Griffith TS, et al. Sepsis-induced T cell immunoparalysis: the ins and outs of impaired T cell immunity. *J Immunol.* 2018;200(5):1543–1553.
41. Xiao W, Mindrinos MN, Seok J, et al. A genomic storm in critically injured humans. *J Exp Med.* 2011;208(13):2581–2590.
42. Pan W, Zhang AQ, Gu W, et al. Identification of haplotype tag single nucleotide polymorphisms within the nuclear factor-κB family genes and their clinical relevance in patients with major trauma. *Crit Care.* 2015;19(1):95.
43. Longbottom ER, Torrance HD, Owen HC, et al. Features of postoperative immune suppression are reversible with inter-

feron gamma and independent of interleukin-6 pathways. *Ann Surg*. 2016;264(2):370–377.
44. Shankar Hari M, Summers C. Major surgery and the immune system: from pathophysiology to treatment. *Curr Opin Crit Care*. 2018;24(6):588–593.
45. Sweeney TE, Khatri P. Benchmarking sepsis gene expression diagnostics using public data. *Crit Care Med*. 2017;45(1):1–10.
46. Sauaia A, Moore EE, Johnson JL, et al. Temporal trends of postinjury multiple-organ failure: still resource intensive, morbid, and lethal. *J Trauma Acute Care Surg*. 2014;76(3):582–592; discussion 592–583.
47. Hutchings L, Watkinson P, Young JD, et al. Defining multiple organ failure after major trauma: a comparison of the denver, sequential organ failure assessment, and marshall scoring systems. *J Trauma Acute Care Surg*. 2017;82(3):534–541.
48. Hutchings SD, Naumann DN, Hopkins P, et al. Microcirculatory impairment is associated with multiple organ dysfunction following traumatic hemorrhagic shock: the MICROSHOCK study. *Crit Care Med*. 2018;46(9):e889–e896.
49. Hawkins RB, Raymond SL, Stortz JA, et al. Chronic critical illness and the persistent inflammation, immunosuppression, and catabolism syndrome. *Front Immunol*. 2018;9:1511.
50. Rosenthal MD, Kamel AY, Rosenthal CM, et al. Chronic critical illness: application of what we know. *Nutr Clin Pract*. 2018;33(1):39–45.

章 4

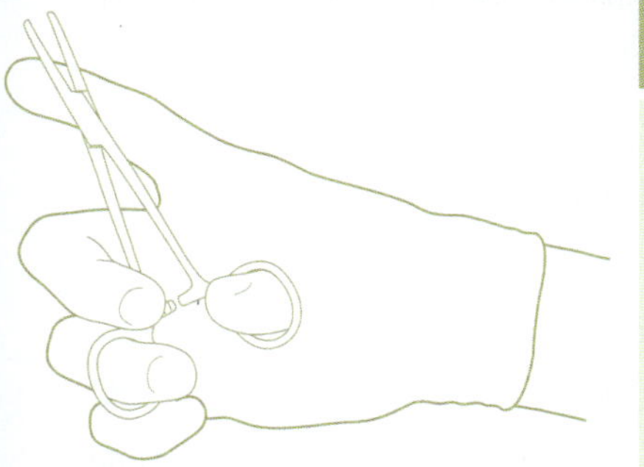

休克、电解质和液体

Sawyer Gordon Smith 和 Martin Allan Schreiber 原著
常连青 李 楠 译 尹注增 审校

章目录

外科医生必须成为对患者进行液体治疗的大师，因为他们必须如此。因为他们要治疗的是因各种原因不能进食或饮水的患者；例如发生过出血、经历了手术或源于导管、引流管或伤口而发生了液体丢失的患者。外科医生有义务了解如何治疗这些将生命托付给自己的患者。这件事可能只对那些不了解人体的复杂性及其调节代偿机体液体能力的人来说显得很简单。但实际上，如何控制患者的血容量是外科医生面临的最具挑战性的事情之一——通常需要全面掌控患者的液体和电解质的出入量，而且往往要在患者失血的情况下做到。有关休克和复苏的生理机制尚未完全明了，相关知识仍然是表浅的。鉴于外科治疗的特点，外科医生们从初期治疗出血和采用放血疗法起就一直在研究这些问题。历史上，战时经验总是有助于外科医生在液体管理以及如何更好地进行复苏方面取得进展。最近发生的伊拉克和阿富汗战争也不例外，因为我们从这些战争中学到了很多。

人体是动态的，因此需要不断关注和调整补充丢失的液体。治疗的关键在于：要了解患者的初始状况并了解机体的液体状态是不断变化的。出血、脓毒症、神经内分泌紊乱和调节系统功能障碍均可影响正在经历疾病和伤口愈合的动态变化的患者。血容量的正确管理高度依赖于时间。如果管理得当，则外科医生有机会处理外科治疗的其他方面，如营养状态、抗生素的使用、脓肿引流、解除梗阻和嵌顿以及治疗缺血和切除肿瘤。了解脱水、贫血、出血和过度复苏之间的区别至关重要。

人体的主要成分是水，它存在于血管内、细胞内和组织间隙（或第三间隙）中。很多因素影响水在这些间隙中的流动。本章将重点放在血管内液体的管理上，因为这是目前外科医生唯一可以直接干预的地方，而管理血管内液体是目前可影响其他两个间隙内液体的唯一方法。

本章还要回顾有关休克以及液体和电解质治疗的历史——不仅是为了记录有趣的事情或向前辈医生致敬，也是为了理解这些知识是如何随着时间的推移而演变的。这样做对于理解治疗方法的改变以及接受将来的改变都是至关重要的。我们常常对过去的发现感到敬畏，但也对我们经常犯的错误及其原因感到惊讶。当然，反过来，未来的外科医生也会回顾我们目前的知识体系，惊讶于我们所知甚少以及我们犯错的频率是如此之高。不研究过去的后果就是重蹈覆辙。

在回顾历史的亮点之后，本章将讨论目前正在使用的各种液体以及正在开发中的潜在液体。最后，本章将从日常需求的角度探讨围术期患者治疗的相关知识。

历史回顾

那些急于去学习基础知识的人可能不喜欢去了解历史。然而，要知道哪些治疗有效，哪些治疗无效，从过去中学习是至关重要的。经典的教条必须不断受到挑战和质疑。目前的治疗方法是科学的吗？研究休克治疗史至关重要的原因至少有三个：第一，医生和生理学家都对不必要的失血很感兴趣；第二，我们需要评估哪些实验已经完成或尚未完成；第三，我们需要知道更多，因为我们目前对休克的理解还是初级的。

复苏

医学文献中最早记录的经典复苏案例之一是“安妮·格林的奇迹复活”（miraculous deliverance of Anne Green），她于1650年12月14日被处以绞刑[1]。按惯例格林被执行了“将绳子挂在其脖子上并将其所踩梯子撤离使其吊死”的死刑。她被吊了半个小时，其间她的一些朋友“把身体所有重量放在她的腿上，有时把她举起再突然将她拉下来，以更快使她从痛苦中解脱”（图4.1）。当人们都认为她已经死了之后，她的尸体被放下来，装进棺材，然后运到William Petty医生的私人住宅，因为根据国王的命令，后者要对所有被处决的人进行尸检。

当棺材被打开时，格林被观察到有呼吸，她的喉咙里传出了一个咔嗒声。Petty及其同事Thomas Willis放弃了对她进行解剖的念头，立即开始对她进行抢救。他们把她从棺材里抬出来，然后撬开她的牙齿并将热的兴奋剂灌入她的嘴里以刺激她咳嗽。他们揉搓她的手指、手心、胳膊和脚；经过一刻钟这样的努力后，他们将更多的兴奋剂灌进她的嘴里，接着他们用羽毛刺激她的喉咙，之后她睁开了眼睛。

在此期间，他们还切开了她的一条静脉，给她放出了5盎司（约15 ml）的血。他们继续将兴奋剂灌

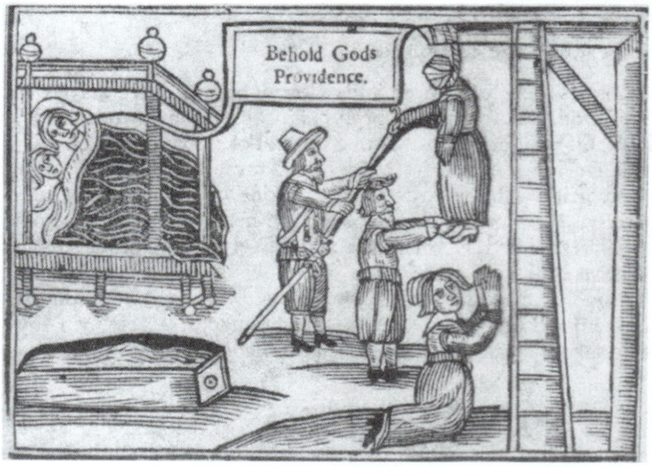

图4.1 1650年被执行绞刑的安妮·格林的奇迹复活（From Hughes JT. Miraculous deliverance of Anne Green：an Oxford case of resuscitation in the seventeenth century. Br Med J（Clin Res Ed）. 1982；285：1792-1793；by kind permission of the Bodleian Library，Oxford.）

注到她嘴里并揉搓她的胳膊和腿。接下来，他们用绷带加压绑住她的胳膊和腿并将一种加热的膏药贴在她的胸部，然后又将另一种膏药当做灌肠剂“给她的肠道提供热量”。然后，他们将格林和另一个女人一起放在一张温暖的床上取暖。12 小时后，格林开始讲话；复苏 24 小时后，她可以自由回答问题。2 天后，除了自己被处决和有关复苏的记忆外，她的记忆是正常的。

休克

失血性休克已被广泛研究和著书立说了许多个世纪了。创伤的发生率是如此之高，无论是否是故意的，以至于外科医生对休克的大多数理解都是从治疗创伤患者中学到的。

什么是休克？目前广泛接受的定义是：组织的灌注不足。然而，这个定义的背后隐藏着许多微妙差异。细胞需要营养物质，但目前对于它们需要哪些营养物质还没有很好的定义。毫无疑问，最关键的营养物质是氧气，但氧合作用可能只是其中一个基本要素。血液是非常复杂的，含有无数的营养物质、缓冲液、细胞、抗体、激素、化学物质、电解质和抗毒素。即使我们以一种基本方式思考，当我们尝试优化组织的灌注时，氧气的输送仍会受到血容量、贫血和心输出量（cardiac output，CO）的影响。此外，细胞对营养物质的利用还受到感染和药物的影响。血管张力也起作用；例如，在神经源性休克中，交感神经张力丧失；而在脓毒症中，由于稳态的破坏或由于进化因素，全身血管阻力降低。

休克这个术语似乎最早是在 1743 年使用的，出现在 Henri Francois Le Dran 的一篇关于战场创伤的法语论文的译文中。当时他用这个术语是描述撞击或碰撞的行为，而不是由此产生的功能和生理损害。然而，这个术语也可以在 Guthrie 于 1815 年出版的《肢体的枪伤》（*Gunshot Wounds of the Extremitie*）一书中找到，Guthrie 用这个术语描述了生理不稳定性。

休克的体液学说一直持续到 19 世纪晚期，但直到 1830 年，才由 Herman 第一次对静脉输液疗法进行了清晰描述。当时为了治疗霍乱患者，Herman 尝试了通过向静脉注射 6 盎司（约 18 ml）的水来给患者补充水分。1831 年，O’Shaughnessy 尝试了通过静脉注射大量盐溶液治疗霍乱患者并将结果发表在了《柳叶刀》（*Lancet*）杂志上[2]。这些是最初记录在案的尝试改变和维持细胞外内环境或血管内容量的尝试。但需注意的是，对霍乱和脱水的治疗方法并不是对失血性休克治疗的理想方法。

1872 年，Gross 将休克定义为“一种粗暴揭示生命机制的表现。”鉴于这个定义的准确性和描述性，这个定义在文献中被反复引用。有关休克的原因的学说一直持续到了 19 世纪末，当时虽然休克是无法解释的，但经常被观察到。George Washington Crile 的研究得出的结论是，在动物实验中，休克状态下中心静脉压的降低是由自主神经系统衰竭导致的[3]。在 1888 年至 1918 年间，外科医生见证了有关休克学说的显著变化。在 19 世纪 80 年代末，虽然没有包罗万象的理论，但大多数外科医生接受了休克是由神经系统的某些部分的功能障碍导致的这种一般性描述。但这种功能障碍现在已被证实不是休克的主要原因，外科医生们仍对失血性休克的发生机制感到困惑，尤其是对休克晚期发生的循环系统的完全崩溃感到困惑。

1899 年，随着当代血压计的发明，Crile 提出，血压（blood pressure，BP）的大幅下降可以解释休克的所有症状。这个发现也有助于改变医生们诊断休克和追踪休克病程的方式。在 Crile 之前，大多数外科医生都是根据呼吸、脉搏或临床精神状态来评估患者的病情。在 Crile 的第一本书出版后，许多外科医生开始测量患者的血压了。除了改变了外科医生对休克的看法，Crile 还推动了休克患者的治疗革命。他的理论在近二十年里被普遍接受，尤其是在外科领域。Crile 的工作成果说服了 Harvey Cushin 在所有手术中都测量患者的血压，这在一定程度上使测量血压在临床医学中被普遍接受。Crile 还得出了一个结论，即休克不是一个死亡过程，而是挣扎求生的患者的体内防御系统开启的一个过程。他后来的推断是，导致休克的最关键因素是循环血容量的减少而不是血压的降低[4]。

Crile 的理论随着他的经验的不断积累也在不断地演化；1913 年，他提出了动力系统理论。他开始感兴趣的是甲状腺激素及其对创伤的应答，但结果发现肾上腺素才是休克反应的关键成分。他认同 Walter B. Cannon 的实验发现——肾上腺素会在发生疼痛或情绪反应时释放，从而将血液从肠道转移到大脑和四肢。肾上腺素的释放也可刺激肝脏将糖原转化为葡萄糖并释放到循环中。Cannon 认为，肾上腺素的所有生理作用都是动物保护自己的尝试[4]。

Crile 将 Cannon 的研究成果纳入了他的理论中。他提出，创伤后大脑的冲动会刺激腺体分泌激素，而激素反过来会导致全身的变化。Crile 提出的动力系统包括大脑、心脏、肺、血管、肌肉、甲状腺和肝脏之间的复杂的相互关系。他还指出，如果机体经历了太大的应激，肾上腺会耗尽肾上腺素、肝糖原、甲状腺激素和大脑本身的能量，而导致自主神经的变化。一旦动力系统能量耗尽，血压就会下降，机体就会进入休克状态。

Henderson 认识到了静脉回流减少的重要性及其对心输出量和动脉压的影响。他的工作得益于可以仔细记录心室容积曲线技术的进步。脂肪栓塞也可导致休克样状态，但其可能的致病作用受到了质疑，因为有关研究结果难以再现。在20世纪初，有关血管舒缩中枢及其在休克中的作用得到了广泛研究。1914年，Mann 注意到，与去神经支配的单侧血管相比，在休克期间，狗舌、兔耳和猫爪的单侧神经支配的血管似乎收缩了。

战时的经验继续加强了对休克的研究。在第一次世界大战期间，Cannon 利用战时的临床数据以及动物实验数据仔细回顾了休克状态。他的理论认为，毒素和酸中毒导致了先前描述的血管张力降低。随后 Cannon 和其他人将重点放在了酸中毒以及碱在预防和延长休克中的作用上。在这一期间，肾上腺以及肾上腺皮质提取物对肾上腺切除动物产生的影响也受到了重点关注。

随后，在20世纪30年代，Blalock 进行了一系列独特的实验，确定了几乎所有急性损伤都与液体和电解质代谢的变化有关[5]。这些变化主要是有效循环血容量减少的结果。Blalock 指出，损伤后的有效循环血容量的减少可能是几种机制作用的结果（框4.1）。他明确指出，损伤组织丢失的液体是细胞外液（extracellular fluid，ECF），导致细胞外液体不能进入血管内来维持循环。“第三间隙”（third space）的概念最初是由 Blalock 的研究演化而来的，即第三间隙内液体是隔离的，无法进入血管内空间。

框 4.1 休克的原因（1930年 Blalock 分型）

- 血源性（血容量减少）
- 神经源性（主要由神经系统原因引起）
- 血管源性（最初血管阻力降低和血管容量增加，如在脓毒症）
- 心源性（心脏泵功能衰竭，如在心脏压塞或心肌梗死）
- 大容量液体丢失（细胞外液，如腹泻、呕吐和瘘管引流患者发生的）

Data from Blalock A. Principles of surgical care: Shock and other problems. St. Louis, MO: CV Mosby; 1940.

Carl John Wiggers 首先描述了“不可逆休克”（irreversible shock）的概念[6]。Wiggers 在其1950年出版的教科书《休克生理学》（*Physiology of Shock*）中对休克的描述代表了当时人们对休克的看法。在书中一个非常精彩的总结中，Wiggers 汇总了他和不同作者描述的休克的各种征象和症状（图4.2）。

他的实验现在被称为 Wiggers 实验（Wiggers prep）。他的实验最常使用先前切除过脾、进行了动脉系统插管的狗。他应用了能测量动脉系统内压力的先进技术，研究了通过抽血降低血压的效果。在将狗的血压降至任意一个设定点（通常为40 mmHg）后，他注意到，随着液体自发重吸收到血管内，狗的血压会很快自发升高。

为了使实验狗的血压保持在40 mmHg，Wiggers 必须持续给它们抽血。在休克的代偿期，这些实验狗可以利用它们的储备维持存活。水会从细胞内空间和细胞外空间重吸收。机体会为存活维持必需的血流。然而，他发现，一段时间过后，要想使这些狗的血压保持在40 mmHg 的设定值，他必须给这些狗回输抽出的血液；他将这一阶段称为失代偿期或不可逆休克期。不可逆休克期经过一段时间后，这些狗最终都走向了死亡。

理想的模型是无控制的出血，但其主要问题是出血量是不受实验性质控制的。尽管这个模型是最真实的，但它的变异性是最高的。计算机辅助压力模型可以模拟无控制休克期间的血压，可用于减少血压控制模型的人为因素。Smith 及其同事[7]开发了一种有控制和无控制出血的混合模型，可以在猪身上制造一个标准化的V级肝破裂。实验猪的出血量可以通过填充物来控制，以达到特定的血压值或固定的出血量。这个模型可以消除传统上与无控制出血相关的变异性[7]。

液体

常用的静脉输液液体，如生理盐水，是如何进入医疗实践的？鉴于医学的知识体系庞大，人们常常想当然地认为，它们是通过严格的科学研究才采用的，但事实并非如此。

生理盐水的使用历史悠久，使用范围也非常广泛，但我们现在知道，生理盐水的使用也可能是有害的。Hartog Jakob Hamburger 在1882年进行了红细胞溶解体外研究，之后他错误地提出，0.9%的盐溶液浓度是人血中的盐的浓度。他选择0.9%的盐溶液是因为其冰点与人血清的冰点相同。这种浓度的盐溶液通常被称为生理盐水或普通盐水，但它既不是生理性

休克综合征

一般外观和反应

精神状态
- 冷漠
- 延迟反应
- 抑郁性思考
- 声音微弱
- 无精打采或坐立不安

面容
- 憔悴-焦虑
- 两眼无光
- 眼球凹陷
- 上眼睑下垂（轻微）
- 眼球向上旋转（轻微）

神经肌肉状态
- 肌张力降低
- 肌肉无力
- 震颤和颤抖
- 肌肉不自主运动
- 吞咽困难

神经肌肉检查
- 肌腱反射抑制
- 抑郁性情感
- 视觉和听觉反射降低

一般但可变的症状
- 口渴
- 呕吐
- 腹泻
- 少尿
- 呕吐物和粪便中可见显性或隐性出血

皮肤和黏膜

皮肤
- 脸苍白，铁青，灰白
- 轻度发绀
- 湿冷花斑
- 松弛，干燥
- 无弹性，冰冷

黏膜
- 苍白，铁青，轻微发绀

结膜
- 上过釉似的，无光泽

舌
- 干燥、苍白、干裂、干瘪

呼吸和代谢

呼吸
- 可变，但无呼吸困难
- 通常呼吸频率增高
- 呼吸深度多变
- 间断深大呼吸
- 有时不规则或阶段性呼吸

体温
- 低于正常值，正常，发热

基础代谢率
- 减低（？）

循环和血液

浅表静脉
- 塌陷且不可见
- 无法充盈
  - 压迫或按摩时不明显
- 颈静脉和脉搏搏动难以摸到

心脏
- 心尖心音微弱
- 心率通常加快

桡动脉脉搏
- 通常加快
- 充盈量少
- “微弱”，“细速”

肱动脉血压
- 降低
- 脉压小

视网膜血管
- 狭窄

血容量
- 减少

血液化学
- 血液浓缩或稀释
- 静脉O_2减少
- 动-静脉O_2差增加
- 动脉CO_2减少
- 碱储备减少

图 4.2 Wiggers 对休克综合征的描述（From Wiggers CJ. The present status of shock problem. Physiol Rev. 1942；22：74-123.）

的，也不是普通的。

1831 年，O'Shaughnessy 描述了他治疗霍乱的经验：

> 静脉系统的全面淤滞和静脉血动脉化的快速停止是最早发生的，也是最具特征性的影响。最终皮肤变蓝——导致机体不再产生生物热量——最后是分泌中止；动脉血变黑，肺不再有碳酸呼出，且患者呼出的气体与吸入的气体一样冷[8]。

这些话是 O'Shaughnessy 在他 22 岁时写下的，当时他刚刚从爱丁堡医学院毕业。他在一只狗身上进行了他的新静脉输液方法实验且没有观察到任何不良反应。最后，他报告说，他的新方法的目的是使血液恢复到其自然比重，并使其中不足的盐类物质恢复到正常水平。他治疗霍乱患者的经验使他明白，那时非常普遍使用的放血疗法对“减少静脉充血”是有好处的，而氧化亚氮（笑气）对氧合并没有帮助。

1832 年，Robert Lewins 报告说，他见证了 Thomas Latta 给患者静脉输注大量盐溶液的治疗，其结果是“患者的静脉和动脉的自然血流迅速恢复，血液颜色和肺功能迅速改善。”Lewins 将 Latta 盐溶液描述为由“2 德拉克马（drachm）氯化物、2 思古如（scruple）碳酸盐、2 思古如苏打加入 60 盎司的水中组成。”然而，后来人们发现，Latta 盐溶液含有 134 mmol/L Na^+、118 mmol/L Cl^-以及 16 mmol/L 碳酸氢盐（HCO_3^-）。

在接下来的 50 年里，许多报告引用了各种用于治疗霍乱的配方，但没有一种配方使用了 0.9% 的盐溶液。1883 年，Sydney Ringer 报道了血液成分对心室收缩的影响（图 4.3）。他的研究是在青蛙离体心脏模型上进行的，他使用的是 0.75% 的盐溶液与公牛的血液制成的血液混合物[9]。在试图确定血液中的哪种成分会产生更好的结果的实验中，他发现，“少量的蛋清完全消除了盐溶液产生的变化。”他的结论是，“蛋清”的好处是其包含白蛋白或氯化钾。为了证明哪些成分有效以及哪些成分无效，他进行了无数次改变多个变量的实验。

然而，Ringer 在后来发表的另一篇文章指出，他以前报告的发现是无法重现的；通过仔细的研究，他意识到，他第一篇文章报告的实验所使用的水实际上不是蒸馏水，而是来自 New River 自来水公司的自来水。原因是他的实验室技术员为了省钱、图省事，用自来水替代了蒸馏水。Ringer 对这种自来水进行了分析，发现其中含有多种微量物质（图 4.4）。通过仔细和孜孜不倦的实验，他发现，自来水中的碳酸氢钙或氯化钙——即使其含量比血液中的还要低——也可以恢复青蛙心室的正常收缩。他发现，第三种对恢复正常心室收缩至关重要的成分是碳酸氢钠。由此他认为必不可少的三种成分是钾、钙和碳酸氢盐。林格溶液（Ringer solution）很快就在生理学实验室的实验中广泛使用了。

在 20 世纪早期，通过皮下注射（皮下灌注术）和直肠注入（直肠滴注法）进行的液体疗法成为常规疗法。Hartwell 和 Hoguet 报告了他们将液体疗法用于治疗狗的肠梗阻的实验，这为人类肠梗阻患者使用盐溶液治疗奠定了基础。

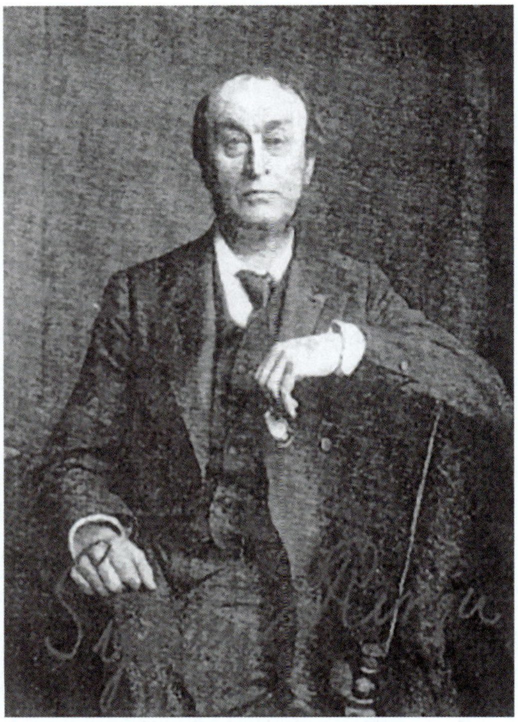

图 4.3 Sydney Ringer，因开发了乳酸林格溶液而闻名于世（From Baskett TF. Sydney Ringer and lactated Ringer's solution. Resuscitation. 2003；58：5-7.）

随着静脉晶体溶液的发展，人们对林格溶液进行了改进，最显著的改进是由儿科医生 Alexis Hartmann 进行的。1932 年，Hartmann 为了开发一种碱化溶液来治疗酸中毒患者，他在林格溶液中加入了乳酸钠。结果是他发明了乳酸林格（lactated Ringer，LR）溶液或称为 Hartmann 溶液（Hartmann solution）。他用乳酸钠代替了碳酸氢钠；因为乳酸转化为碳酸氢钠的速度足够缓慢，可以减轻由碳酸氢钠引起的危险，后者可使患者迅速从代偿性酸中毒转变为失代偿性碱中毒。

1924 年，被誉为现代液体治疗鼻祖的 Rudolph Matas 提出了持续静脉滴注的概念，但他也提出了盐溶液输液的潜在危险。他指出，“生理盐水继续受到欢迎，其导致的代谢紊乱问题一再出现，但人们似乎对此置若罔闻。”在健康志愿者身上进行的现代实验显示，生理盐水可以引起腹部不适和疼痛、恶心、嗜睡以及执行复杂任务时反应迟钝。

关键是，生理盐水和 LR 溶液已被应用于血液代替以外的其他情况，且其配方已经过时。这些溶液可以用于治疗脱水；当它们以相对小的用量（1 ～ 3 L/d）使用时，它们的耐受性很好，相对无害；它们可提供水，人体可以耐受它们所含的电解质的量。多年来，LR 溶液已广泛用于失血性休克的治疗。然而，由于生理盐水和 LR 溶液大多能透过血管膜，它们在血管中的保留率很低。几小时后，1 L 输液中只有 175 ～ 200 ml 保留在血管中。在美国以外的国家，LR 溶液通常被称为 Hartmann 溶液，普通盐水被称为生理盐水。很难理解为什么复苏液体没有随着过去 50 年的科学进步取得更多进展。

输血

因为担心创伤患者失血过多，Crile 开始进行输

微量物质：		
钙	38.3	每百万
镁	4.5	每百万
钠	23.3	每百万
钾	7.1	每百万
结合碳酸	78.2	每百万
硫酸	55.8	每百万
氯	15	每百万
硅酸盐	7.1	每百万
游离碳酸	54.2	每百万

图 4.4 Sidney Ringer 提交的 New Rever 自来水公司的自来水微量物质含量报告（From Baskett TF. Sydney Ringer and lactated Ringer's solution. Resuscitation. 2003；58：5-7.）

血实验。如他所述，“许多事故发生后，患者在到达医院前发生的大出血常常会导致其发生休克。生理盐水、肾上腺素和精确的手术技术只能在一定程度上治疗失血患者。”在19世纪初，输血很少被使用。由于输血反应和难以防止捐献血液凝固，输血的受欢迎程度起起落落。通过在狗身上进行的实验，Crile是在没有进行血型匹配的情况下进行了输血实验并证明了血液是可以互换的。Alexis Carrel发现，三角测量技术可以用于血管缝合，应用这种技术可以将献血者的血管与受血者的血管连接起来进行输血。然而，Crile发现，这种技术在人身上应用时操作过于烦琐且速度过慢，所以他开发了一种短导管来促进输血。

第二次世界大战爆发时，休克被认为是导致可治疗患者的发病率和死亡率升高的一个最常见的原因。1941年12月7日日本偷袭珍珠港时，医院还没有血库或有效的输血设施。大多数军事基地都没有冻干血浆储备。因此，尽管那个时候的伤员也是很快被送到医院的，但他们的死亡率仍然很高。那时手术室里除了可以用蒸馏器制造几升生理盐水外，基本上没有任何其他种类的静脉输液液体。静脉输液通常是使用一个旧的Salvesen烧瓶和一根重复使用的橡胶管进行的。使用这种导管往往会导致严重的发热反应。

第二次世界大战中关于患者复苏治疗的第一份记录诞生于珍珠港事件发生一年后，即1942年12月，记录在北非第77疏散医院的笔记中。E. D. Churchill写道：“在我们看到伤员之前，大部分伤员要么已经死去，要么已经从休克中恢复过来了。然而，后来的病例是在休克发生过程中来到我们这里的，其中一些早期病例被发现需要进行全血输血。尽管当时医院有大量重组血浆可供使用，然而，有些病例急需全血输血。当时我们没有美国具备的输血条件：枸橼酸钠，无菌蒸馏水，献血者。”

最初做出依靠血浆而不是全血的决定似乎部分是基于陆军医务总监办公室的观点，部分是基于国家研究委员会文职调查员的意见。这些文职调查人员认为，休克患者的血液黏稠，血细胞比容水平高。1943年4月8日，医务总监宣布不再往战区运送全血。7个月后，他再次拒绝往海外运送全血，理由是：①他对海外战区的观察使他相信血浆对伤员的复苏足够好；②从后勤的角度来看，由比战区综合医院更远的地方供应全血是不实际的；③血液运输空间太小，那时人们认为不能使用血管收缩药物，如肾上腺素，因为它们被认为会减少血流量和组织灌注，它们会将血液阻塞在循环系统中的动脉部分。

第二次世界大战期间，出于需要，人们为提高输血可行性做了很多努力并为输血建立了血库。人们对低血容量和血液循环不足有了更好的理解，除了全血置换外，血浆成为首选的复苏溶液。因此，创伤性休克的治疗水平有了极大提高。全血置换仍被认为极其有效，因此仍被广泛使用。将全血与枸橼酸钠以6：1的比例混合以结合血液中的钙可以防止凝血，效果很好。

然而，无论使用哪种溶液——血液、胶体溶液或晶体溶液——血容量的增加似乎只占损失量的一小部分。在朝鲜战争时期，人们认识到，要想充分恢复到失血前的血容量，必须输注更多的血液。目前尚不清楚需要输注更多血液的原因，或许是由于溶血、血液淤积在某些毛细血管床内以及血管中的液体流失到组织间隙中所致。抬高休克患者的双足在当时也被给予了相当大的关注。

休克的生理学

出血

研究成果和过往经验都告诉了我们很多关于出血的生理反应。高级创伤生命支持（advanced trauma life support，ATLS）系统将休克分为四个级别（表4.1）。总的来说，这种分级有助于识别失血性休克的生理反应，强调了对失血的识别和对治疗的指导。从解剖学上讲，休克发生在心血管系统的三个解剖区域（图4.5）。第一级发生在心脏，此时的心源性异常是外源性的（张力性气胸、血胸或心脏压塞）或内源性的

表4.1 失血性休克的ATLS分级

	Ⅰ级	Ⅱ级	Ⅲ级	Ⅳ级
失血（%）	0～15	15～30	30～40	＞40
中枢神经系统	轻度焦虑	中度焦虑	焦虑或昏迷	昏迷或昏睡
脉搏	＜100	＞100	＞120	＞140
血压	正常	正常	降低	降低
脉冲压力	正常	降低	降低	降低
呼吸频率（次/分钟）	14～20	20～30	30～40	＞35
尿液（ml/h）	＞30	20～30	5～15	无尿
液体	晶体	晶体	晶体+血液	晶体+血液

ATLS：高级创伤生命支持。

（心肌梗死导致泵衰竭、心脏挫伤或撕裂伤或心力衰竭）。第二级发生在大血管或中血管水平，此时出血和失血会导致休克。第三级发生在小血管水平，此时神经功能障碍或脓毒症使血管扩张和血容量分布不均匀而导致休克。

根据 ATLS 系统将休克分为四级是有问题的，因为这种分级没有经过严格的测试或验证，因而是主观性的。患者常常不会出现对某一级别休克所述的所有生理变化，尤其是处于极端年龄的患者。在儿童患者中，由于他们身体中水的占比较高，他们能够代偿大量失血，常常仅表现为心动过速，直至他们达到无法代偿的临界点，此时他们的临床表现会迅速恶化。老年患者则会出现几乎相反的生理变化，因为他们缺乏代偿失血的能力，在失血量较低时就会出现较高级别的休克征象。这是由于他们的心脏代偿能力和液体储备补充能力降低所致。

ATLS 系统所述的经典休克体征和症状的问题是，在现实中，休克的表现可能是令人困惑和难以评估的，尤其是在创伤患者中。例如，精神状态的改变可能是由失血、创伤性颅脑损伤（traumatic brain injury，TBI）、疼痛或毒品引起的。同样的问题也适用于呼吸频率和皮肤变化。患者的呼吸频率或皮肤颜色的变化会不会是由气胸、肋骨骨折疼痛或吸入性损伤引起的呢？

尽管已经开发出了各种监测休克患者的病情进展的方法，但患者的血压仍是临床上最有用的监测指标。在治疗休克患者时，需要确定患者的复苏指标。记住，患者的基线血压和血容量在开始治疗时变化极大的且常常是未知的。尽管到目前为止还没有一个普遍适用的复苏终点，但如果适用，血清乳酸正常化以及碱缺乏、pH 和出血控制这些指标是可以与患者的其他整体临床状态一起考虑的综合指标[10]。

除了焦虑以外，Ⅰ级休克患者的临床症状相对较少。其焦虑是否是由失血、疼痛、创伤或药物引起的？心率＞ 100 次 / 分已被用作出血的一个生理性体征，但能证实其显著性的证据很少。Brasel 及其同事[11]的研究显示，心率这个指标在确定是否需要紧急干预、是否需要在受伤后的前 2 个小时内输注浓缩红细胞（packed red blood cell transfusion，PRBC）或在确定损伤的严重程度方面既不敏感也不具有特异性。低血压（收缩压＜ 90 mmHg）并不会改变心率。

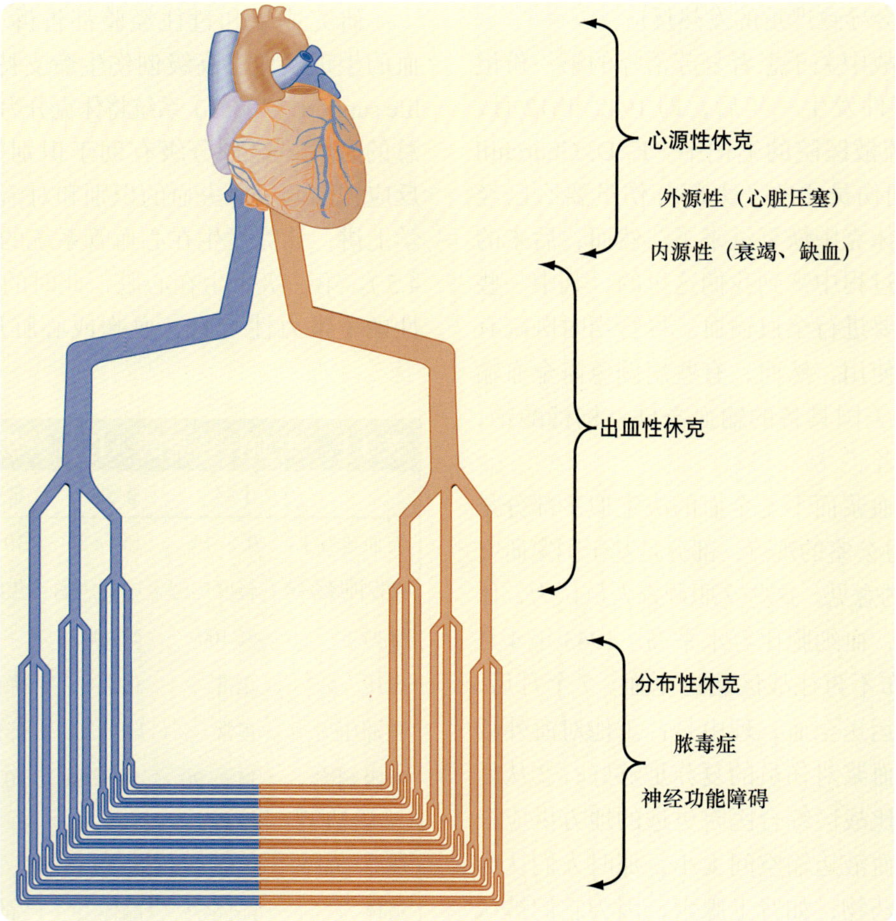

图 4.5 休克的类型

在Ⅱ级休克患者中，我们已知其心率会加快，但如前所述，这是一个非常不可靠的指标；疼痛和仅仅是紧张也会使心率加快。脉压的变化，即收缩压和舒张压之差的变化，也很难判定，因为患者的基线血压并不总是已知的。脉压变化被认为是由肾上腺素反应导致血管收缩而使舒张压升高引起的。

理论上，血压直到患者出现Ⅲ级休克才会降低。在此阶段，患者的血容量已减少 30% ～ 40%；对于平均体重为 75 kg（168 磅）的男性，这等同于 2 L 的失血量（图 4.6）。记住，一罐苏打水或啤酒的容量是 355 ml；六罐的容量是 2130 ml。理论上，如果患者因失血而出现低血压，那么他们的失血量相当于六罐的量。当患者是因出血而休克时，第一个也是最主要的是要认识到，失血是休克的原因，要找出失血的来源以进行治疗。复苏治疗根据需要同时进行。

由于 ATLS 系统是为内科医生而不是为外科医生设计的，许多有关失血患者的生理学上的细微之处都被遗漏了。然而，外科医生知道，动物和人类对创伤的反应是有一些细微差别的。例如，动物在出血时的第一反应不一定是心动过速，实际上是心动过缓。据推测，这是一种目的性机制，因为心动过缓反应可减少心输出量，并使不受控制的失血量最小化。并非所有动物（包括人）对出血的心动过缓反应都一致。一些证据显示，这种称为相对心动过缓的反应也确实发生在人体上。相对心动过缓的定义是：心率＜ 100 次 / 分，同时收缩压＜ 90 mmHg。当出血患者出现相对心动过缓时，他们的死亡率较低。在没有出血的低血压患者中，高达 44% 的患者出现相对心动过缓。然而，这种较低的心率仅在一定程度上具有保护作用，因为心率＜ 60 次 / 分的患者通常处于垂死状态。与心动过速（心率＞ 90 次 / 分）的患者相比，心率为 60 ～ 90 次 / 分的出血患者的存活率最高[12]。

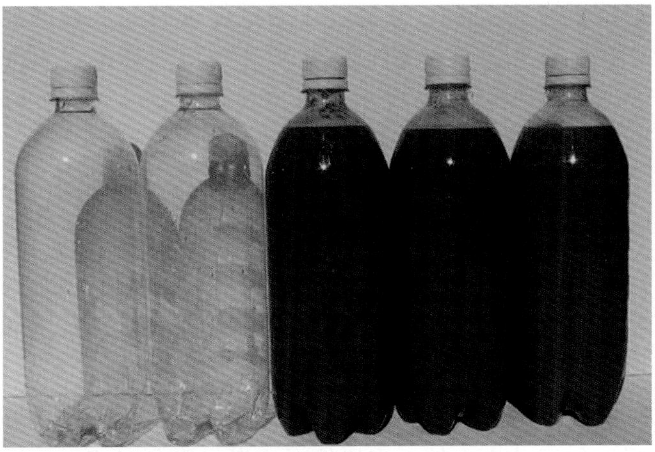

图 4.6　根据高级创伤生命支持（ATLS）系统，Ⅲ级休克患者失血的量是 5 L 的 40%

对出血的生理反应也因出血来源（是动脉还是静脉）而略有不同。动脉出血明显较为严重，但其常常会自行暂时停止；因为人体已经进化到能将失血控制在外膜组织中，并且横断的动脉会发生痉挛和形成血栓。撕裂的动脉的出血实际上会比横断的动脉的出血更多，因为撕裂的动脉发生的痉挛会使血管上的撕裂扩大。在横断的或撕裂的血管中有时不会发生动脉血栓形成。此外，由于动脉系统没有瓣膜，血压在大容量失血发生前可能就会下降。在这些有动脉出血的患者中，低血压可能很快发生，但由于缺血尚未发生，乳酸或碱缺乏检查结果可能相对正常。

相比之下，静脉出血通常较慢，人体有机会进行代偿。这种较慢的进程可为机体从细胞内和细胞间隙中吸收水分提供必要的时间。这可能会导致低血压出现之前就已经发生了血液的大量流失。由于静脉出血或毛细血管床出血较慢，人体有机会进行代偿，但在此过程中组织缺血会不断加重，因此乳酸和碱缺乏检查结果会出现异常。因此，在低血压发生前，静脉血可能已经大量流失。

一般认为，血细胞比容或血红蛋白（hemoglobin，Hgb）水平对于预测失血量是不可靠的。这点在未复苏的患者中可能确实如此，但在接受晶体溶液治疗的患者中，血细胞比容和 Hgb 水平可以快速下降。Bruns 及其同事[13]的研究显示，患者到达创伤中心后的前 30 分钟内，患者的 Hgb 水平可能较低。因此，患者的 Hgb 水平高或正常并不能排除大出血的可能性。但是，患者的 Hgb 水平低时，因为它的发生非常迅速，一般就是反映患者有严重失血。

由于缺乏判定哪些是患者在出血的良好指标，许多研究者将心率变异性或复杂性作为一个潜在的新生命体征的可能性进行了研究。许多临床研究显示，心率变异性或复杂性与预后不良有关。然而，心率变异性或复杂性必须使用软件进行计算，且其结果是临床医生必须依赖的一个指数。此外，仅通过患者查体可能无法得到这个指数。心率变异性或复杂性的另一个问题是，其与预后不良相关的确切机制尚未阐明[14]。最近这一新的生命体征可能会被编程到目前使用的监护仪中，但其有效性尚未得到证实。

传统上，低血压临界值被主观设定为≤ 90 mmHg。但这个值可能会因患者而异，特别是其还取决于患者的年龄。Eastridge 及其同事建议将低血压临界值设定为< 110 mmHg[15]。2008 年，Bruns 及其同事的研究显示，入院前血压< 110 mmHg 与死亡率的急剧上升相关，15% 的血压< 110 mmHg 的患者最终在医院死亡[16]。因此，他们建议重新设定入院前创伤分诊标准。值得注意的是，在老年患者中，生命体征正常时可能会漏掉隐匿性低灌注，因为老年患者的乳酸和碱缺乏水平常常会升高。

休克指数

由于心率和收缩压单个指标检测在识别失血性休克中都不准确，且传统上认为应该出现的心动过速和收缩压下降并不总是同时出现，因此人们开发了休克指数（shock index，SI）——同时使用这两个变量。SI 的定义是心率除以收缩压。研究显示，SI 是一个比单独使用心率或血压评估休克严重程度的更好的指标。它不仅适用于经常发生失血性休克的创伤患者，也适用于因诸如脓毒症、产科疾病、心肌梗死、卒中和其他急性疾病而发生休克的患者。已证实，在创伤患者中，使用 SI 比单独使用心率或血压更有用，尤其是对于儿科和老年人群而言。SI 与介入治疗需求相关，诸如输血和侵入性治疗，包括手术。SI 被认为是一个反映血流动力学稳定性的指标。然而，SI 未考虑舒张压，因此人们又开发了一个修订的 SI（modified SI，MSI）。MSI 的定义是心率除以平均动脉压。MSI 高提示每搏出血量减少和全身血管阻力降低，这是血液循环不足的征象。相反，MSI 低提示一个高动力状态。MSI 被认为是一个比 SI 更好的死亡率预测指标。尽管 SI 或 MSI 优于单独使用心率或收缩压，但将其中一个与心率或收缩压结合使用无疑会更有用。也有其他研究显示，包含更多变量的更复杂的计算比更简单的计算更有用。例如，将年龄、损伤机制、格拉斯哥昏迷量表（Glasgow Coma Scale，GCS）评分、乳酸水平、Hgb 水平和其他生理参数都考虑在内时，会得到一个在统计学上比单一生命体征更好的预测结果。根据直觉，增加变量能更好地预测结果。这就是为什么有经验的外科医生在场至关重要；在几秒钟内，有经验的临床医生会快速考虑多个变量，包括性别、年龄、GCS 评分、损伤机制和其他参数。尽管 SI 和 MSI 在统计学上比一个单独参数更准确，但床边有经验丰富的临床医生是无可替代的，这可能是 SI 和 MSI 未被广泛采用的原因。

乳酸和碱缺乏

乳酸作为一个与损伤和可能缺血相关的指标已经经受了时间的考验[17]。然而，新的数据对乳酸变化的原因和作用提出了质疑。新的数据令人困惑，这表明我们也许并不了解乳酸的真正意义。长期以来，乳酸一直被认为是无氧代谢的一种副产物——一种完全无用的最终废物。然而，生理学家现在已在质疑这一认知，他们发现乳酸并非毫无益处。比方说，消防队员与火灾有关，但这并不意味着消防队员不好，也不意味着是他们引起了火灾。

研究显示，运动时，肌肉和血液中的乳酸水平会增高，到精疲力竭时或刚刚精疲力竭时，乳酸水平最高。因此，对乳酸就有了一种它是一种代谢废物的假设。此外，我们还知道，乳酸在肌肉收缩时出现并在缺氧的情况下继续存在；而当组织中有足够的氧供应时，累积的乳酸就会消失。

最近的证据显示，乳酸是一种活跃的代谢产物，可以在细胞、组织和器官之间转移，并可以在这些地方被氧化为能源物质或重新转化为丙酮酸或葡萄糖。现在看来，缺氧或缺氧症导致的乳酸生成和水平增高常常是例外情况而非常规情况。乳酸似乎是一种能量穿梭器——现在是许多争论的主题。糖酵解的最终产物是丙酮酸。缺氧被认为会将丙酮酸转化为乳酸。然而，乳酸的产生可能会使碳水化合物代谢通过糖酵解过程继续。一种假说认为，乳酸可以从其在胞质中产生的位点转移至邻近细胞和多种器官（如心脏、肝脏和肾脏），并且可以在这些器官中发生氧化和代谢。

乳酸也被当做一种假性激素进行了研究，因为它似乎可以通过交换和转化为丙酮酸并通过对烟酰胺腺嘌呤二核苷酸与烟酰胺腺嘌呤二核苷酸（还原型）的比率——NAD^+/NADH 比率——的影响来调节细胞氧化还原状态。乳酸被释放到体循环中时可被远端组织和器官摄取，从而影响细胞的氧化还原状态。进一步的证据显示，乳酸可以通过促进胶原沉积增加和新血管形成影响伤口再生。乳酸可能还可以引起血管舒张和儿茶酚胺释放并刺激脂肪和碳水化合物氧化。

血液中的乳酸水平高度依赖血液中乳酸的产生和清除之间的平衡。肝脏是负责清除乳酸的主要器官，肝脏疾病会影响乳酸水平。乳酸过去通常被认为是由组织无氧代谢产生的，但现在看来不进行无氧代谢的各种组织床在应激信号发出时似乎也会产生乳酸。

在狗的肌肉中，当供氧充足时，乳酸是通过中等强度的运动产生的。当机体对应激做准备时或做出反应时，高肾上腺素能刺激也会导致乳酸水平升高。一项对珠穆朗玛峰登山者进行的研究显示，他们体内的静息氧分压 PO_2 在峰顶时约为 28 mmHg 且在运动时下降幅度更大。然而，尽管他们处于缺氧状态，他们的血液乳酸水平基本上与在海平面时相同[18]。这些事实使我们对是否真的了解乳酸及其真正作用产生了疑问。

在人体中，乳酸可能是大脑和心脏的首选能源物质；在这些组织中，输注的乳酸在休息时和锻炼时都是先于葡萄糖被使用的。因为乳酸代谢可减少葡萄糖代谢，所以可以维持葡萄糖和糖原水平。除了乳酸在大脑中是优先使用的能源物质之外，有证据似乎表明，乳酸对创伤性颅脑损伤（TBI）患者的脑组织具有保护作用，并且在运动时充当大脑的能源物质[19]。乳酸无论是作为一种代谢废物还是作为一种能量来源，无论它是在无氧条件下产生的还是由于其他因素产生的，乳酸水平似乎都表明组织受到了损伤[20]。在应激时，肾上腺素和其他儿茶酚胺会释放，这些也会导致乳酸的释放。

碱缺乏是指将 1 L 全血的 pH 滴定至 7.4 时所需的碱摩尔基数，其似乎与乳酸水平有很好的相关性，至少在生理损伤后的第一个 24 小时内是如此。1992 年，Rutherford 的研究显示，碱缺乏为 8 mmol/L 在＞ 55 岁无头部损伤的患者中或在＜ 55 岁有头部损伤的患者中与 25% 的死亡率相关。大多数临床医生认为碱缺乏持续升高是休克的一个指征[21]。

碱缺乏的一个问题是，它经常受到各种复苏液中氯化物的影响，导致高氯血症非间隙酸中毒。在肾衰竭患者中，碱缺乏可能也是预后不良的一个预测指标；在肾衰竭的急性期，碱缺乏＜ 6 mmol/L 与预后不良有关[22]。使用高渗盐水（hypertonic saline，HTS）——氯化钠浓度是生理盐水的 3 ～ 8 倍的研究显示，高氯血症酸中毒是相对无害的。然而，当使用 HTS 时，对碱缺乏应谨慎解读。

代偿机制

当休克发生时，血液会从不太关键的组织转移到更为关键的组织。这种对血容量减少做出反应的最早的代偿机制是交感神经活性增强。这种增强是由主动脉弓、心房和颈动脉体中的压力感受器介导的。血压下降会抑制副交感神经发放电信号，导致去甲肾上腺素和肾上腺素释放以及心肌和血管平滑肌中的肾上腺素能受体被激活。于是心率、心肌收缩力和外周血管阻力增加，导致血压升高。然而，不同的组织床受到的影响并不相同；因而造成血液从不太关键的器官（例如皮肤、骨骼肌和内脏循环）转移到更为关键的器官（例如大脑、肝脏和肾脏）。

肾脏的肾小球旁器对血管收缩和血流量减少做出的反应是产生肾素，导致血管紧张素Ⅰ的产生。然后，位于肺动脉内皮细胞的血管紧张素转换酶将血管紧张素Ⅰ转化为血管紧张素Ⅱ。然后，血管紧张素Ⅱ通过刺激肾上腺髓质释放激素，在神经末梢水平增强交感神经活性。作为回应，肾上腺髓质在休克期间通过分泌儿茶酚激素——肾上腺素、去甲肾上腺素和多巴胺——影响血容量，这些激素被称为儿茶酚胺是因为它们均含有一个从氨基酸酪氨酸衍生来的儿茶酚基团。失血性休克中儿茶酚胺的释放被认为是血糖水平升高的原因。尽管尚未完全了解血糖升高在失血性休克中的作用，但这一反应似乎并不影响预后[23]。

肾上腺皮质释放的皮质醇在体液平衡中起主要作用。在肾上腺皮质中，球状带在血管紧张素Ⅱ的刺激下可产生醛固酮。醛固酮是一种盐皮质激素，可以通过增加钠的重吸收和钾的排泄来调节肾功能。血管紧张素Ⅱ还可以通过直接作用于肾小管引起钠的重吸收。钠是人体内调节水平衡的主要渗透离子，钠的重吸收会导致水的重吸收，继而会导致休克时血容量增加。一个问题是，这些激素的释放并不是无限的，在持续休克状态下它们的供应可能会被耗尽。

这种血管内液体状态的调节进一步受到颈动脉压力感受器和心房利尿钠肽（atrial natriuretic peptides）的影响。相关信号是被发送到大脑中的视上核和室旁核。垂体释放抗利尿激素（antidiuretic hormone，ADH），导致游离水滞留在肾脏水平。与此同时，血管外和细胞间隙的水被吸收到血管内。当血管内腔室的静水压下降时，水就会发生转移。在毛细血管水平，由于毛细血管前括约肌收缩比毛细血管后括约肌收缩力更大，静水压也降低。

死亡三联征

酸中毒、体温过低和凝血障碍的死亡三联征在因各种因素导致出血或休克的复苏患者中很常见。我们的基本理解是，组织灌注不足会导致由于乳酸生成引起的酸中毒。在休克状态下，细胞营养物质的输送是不足的，导致机体的主要能量储存分子腺苷三磷酸（adenosine triphosphate，ATP）减少。人体是依赖 ATP 的生成来维持稳态体温的，就像所有恒温（温血）动物一样。因此，如果 ATP 的生成不足以维持体温，则人体体温就会趋近于环境温度。对于大多数患者而言，22℃（72°F）是典型的医院内环境温度。由此导致的体温过低和酸中毒会影响酶的效率，酶的最适作用条件是 37℃和 pH 7.4。对于外科医生来说，体温过低导致的关键问题是体温过低会影响凝血级联依赖的酶。如果这些酶因体温过低不能发挥最佳作用，则凝血障碍就会恶化，这将导致损伤或手术本身的不可控的出血。进一步出血则将加剧死亡三联征。打破“这一恶性循环”的最佳方法是止血和找出体温过低的原因。在大多数典型情况下，体温过低不是由缺血引起的，而是由使用室温液体或冷的血液制品引起的。

酸中毒

出血会引起多种反应。在休克复苏阶段，严重出血患者常出现死亡三联征（酸中毒、体温过低和凝血障碍）——最可能的原因有两个：其一，血液灌注减少会导致乳酸酸中毒和消耗性凝血障碍；其二，室温和大量液体输注会导致体温过低加重和稀释性凝血障碍，造成复苏损伤。一些人认为，酸中毒状态不一定是不可取的，因为机体对酸中毒的耐受性好于对碱中毒的耐受性。在酸性环境中，血红蛋白更容易释放氧气。试图进行离体组织保存的基础科学家发现，细胞在酸性环境中的寿命更长。通常应避免使用碳酸氢钠纠正酸中毒，因为这样做是治标不治本。重点应该是纠正酸中毒的原因。单独纠正 pH 没有任何益处，只会得到病情好转的假象。还有人认为，快速注射碳酸氢钠会加重细胞内酸中毒，因为碳酸氢钠可转化为 CO_2 而弥散到细胞内。

对于休克导致的代谢性酸中毒，最好的和最根本的治疗方法是治疗休克产生的根本原因。对于外科医生而言，休克是失血或组织缺血造成的。然而，一些临床医生认为，纠正患者的 pH 更有益处，因为凝血反应所需的酶在最佳温度和最佳 pH 下能更好地发挥作用。凝血障碍可导致难以控制的出血，因此，一些临床医生建议在严重情况下输注碳酸氢盐治疗酸中毒。输注碳酸氢钠治疗酸中毒可能会以意想不到的和未知的方式带来益处。对于低血压患者，快速输注碳酸氢盐通常还会使血压回升。这种血压回升通常与 pH 的纠正有关；然而，在最紧急情况下，碳酸氢钠是以注射的形式给予的——每瓶 50 ml 的碳酸氢钠的浓度为 1 mmol/ml——本质上与给予高渗浓度的钠类似，可快速将体液吸入血管内。鉴于其钠浓度高，一次输注 50 ml 的碳酸氢钠产生的生理效应与输注 325 ml 生理盐水或 385 ml LR 溶液类似。从本质上来说，这就像是用了小剂量的 HTS。碳酸氢钠可以通过其在肝脏中的转化迅速增高 CO_2 水平，因此，如果患者的每分通气量没有增高，上述反应可能会导致呼吸性酸中毒。

氨丁三醇［（tromethamine，THAM），三（羟甲基）氨基甲烷（tris[hydroxymethyl]aminomethane）］是一种低毒性的生物惰性氨基醇，可起到缓冲 CO_2 和酸的作用。它不含钠，在缓冲过程中能限制 CO_2 的生成。在 37℃下，THAM 的酸度系数 pKa 为 7.8，因此，在血液 pH 的生理范围内，THAM 是比碳酸氢钠更有效的缓冲剂。在体内研究中，THAM 可以通过生成碳酸氢钠和降低 CO_2 分压来补充血液碳酸氢盐系统的缓冲能力。它可以迅速分布到细胞外间隙并缓慢渗透到细胞内（红细胞和肝细胞除外），然后由肾脏排泄。与需要开放的系统来排出 CO_2 以发挥其缓冲作用的碳酸氢钠不同，THAM 可以在封闭或半封闭的系统中发挥作用，并且可以在体温过低情况下保持其缓冲能力。醋酸 THAM（0.3 M，pH 8.6）具有良好的耐受性，不会对组织或静脉产生刺激，是目前美国唯一可用的制剂。THAM 有可能会诱发呼吸抑制和低血糖，因此，使用 THAM 时可能需要通气辅助和使用葡萄糖。

用于治疗酸中毒的醋酸 THAM（0.3 M）的初始负荷剂量可以按下面的公式估算：

醋酸 THAM（0.3 M 溶液，单位为 ml）＝去脂体重（单位为 kg）× 碱缺乏（单位为 mmol/L）

对于成年人，每日醋酸 THAM 的最大剂量为 15 mmol/（kg · d）（一位体重为 70 kg 的患者每日可使用 0.3 M 溶液 3.5 L），适用于治疗呼吸衰竭［急性呼吸窘迫综合征（acute respiratory distress syndrome，ARDS）和婴儿呼吸窘迫综合征］，并与使用时体温过低和容许性高碳酸血症（控制性低通气）有关。其他适应证包括糖尿病和肾性酸中毒、水杨酸盐和巴比妥盐中毒以及与脑创伤相关的颅内压升高（increased intracranial pressure，ICP）。醋酸 THAM 也被用于心脏停搏液中和肝移植过程中。尽管存在上述这些特性，临床上尚无证据显示 THAM 比碳酸氢钠更有效。

体温过低

体温过低既有好处，也有坏处。了解体温过低的基础知识对于外科患者的治疗至关重要。体温过低的有益方面主要是其可以降低代谢。在损伤部位使用冰袋冷敷可以使血管收缩，通过降低代谢率减轻炎症。这种通过降温来降低代谢率的概念也是在心脏、移植、小儿和神经外科手术中通过过低体温来减轻缺血的基本原理。同样，截肢的肢体在再植入前要冰冻。因为冷水对大脑和其他重要器官具有保护作用，所以在冷水中溺水的患者的存活率更高。对于院外心室颤动导致心脏骤停后有自主循环的昏迷成人患者，国际复苏联络委员会的高级生命支持任务小组现在建议，对其进行降温治疗（将体温降至32～34℃，持续12～ 24小时）。诱发性体温过低与自发性体温过低有很大不同，后者通常是由休克、组织灌注不足或冷补液输注引起的。

医源性或意外体温过低与创伤相关的体温过低也有很大不同（表4.2）。意外体温过低的存活率为12%～39%，其平均体温约为30℃（范围为13.7～35.0℃）。意外体温过低幸存者的最低体温纪录（13.7℃或56.7℉）是挪威的一名极限滑雪者创造的；她当时被困在了冰下，但她的神经系统功能最终得以完全恢复。

有关创伤相关的体温过低患者的数据有所不同。他们的存活率是随核心体温的下降而急剧下降的，在任何地点（无论是在急诊科、手术室还是在ICU），当核心体温下降至32℃时，死亡率都会达到100%。在创伤患者中，体温过低是由休克引起的，并且会由于相关的凝血障碍导致无法控制的出血。创伤患者术后核心温度＜35℃时死亡率会增加4倍；＜33℃则会增加7倍。体温过低的创伤患者往往受伤更严重，年龄更大，失血量更多且需要更多次输血[24]。

令人惊讶的是，在一项利用美国国家创伤数据库数据进行的研究中，Shafi及其同事发现，体温过低及其相关的不良预后与休克状态无关。以前人们一直认为，对于有附加组织损伤和出血的创伤患者而言，核心体温低于32℃是致命的。然而，有少数创伤患者尽管其医疗记录的核心温度低于32℃，但他们仍存活下来了。Beilman及其同事的研究显示，在ICU中，体温过低与损伤加重、出血和多器官功能障碍的高发生率相关，但在多变量分析中体温过低与死亡无关[25]。

表4.2 体温过低的分类

	创伤相关的	意外性
轻度	36～34℃	35～32℃
中度	34～32℃	32～28℃
重度	＜32℃（＜90℉）	＜28℃（＜82℉）

要理解体温过低，我们必须记住，不同于蛇和鱼等变温（冷血）动物，人是恒温（温血）动物。为了维持37℃的体温，人体的下丘脑要运用各种机制来严格控制核心温度。人体用氧气作为关键成分或燃料，在线粒体中以ATP的形式产生热量。当ATP的生成低于其最低阈值时，其不良作用之一便是体温趋于降低至环境温度，而环境温度通常是低于核心体温的。相反，在运动过程中，人体会消耗更多的氧气，需要更多的ATP，产生过多的热量。此时为了调节核心体温，人体便开始出汗，利用蒸发进行散热从而降温。

体温过低虽然可能是有益的，但对创伤患者是有害的，主要是因为体温过低会引起凝血障碍。体温过低可以通过降低酶活性、增强纤维蛋白溶解活性和引起血小板功能障碍来影响凝血级联反应。血小板受到血栓素B_2生成抑制的影响可导致血小板聚集减少。肝素样物质被释放可导致弥散性血管内凝血样综合征。哈格曼因子（Hageman factor）和促凝血酶原激酶是受影响最严重的酶类。即使核心温度只下降几度，也会导致一些酶的作用效率降低40%。

温度对凝血级联的影响是如此之大，以至于当抽取寒冷患者的血样并将其送到实验室时，实验室会将其加热至37℃，因为即使血样的温度只下降1℃或2℃也会延迟凝血而使检测结果不准确。因此，对于一位寒冷和有凝血障碍的患者，如果实验室的凝血功能检测结果显示异常，则此结果可以说明患者（而不仅仅是血样）复温至37℃时的凝血障碍水平。因此，一位寒冷患者的凝血障碍总是比凝血功能检测结果显示的更严重。凝血功能检测结果正常不一定代表患者体内的情况。

热量的计量单位是卡。1卡（cal）是使1 ml水的温度升高1℃所需的热量（根据定义，水的比热系数为1.0）。将1 L水的温度升高1℃所需的热量是1 kcal。假设一个普通人（体重75 kg）是由纯水组成的，那么将其体温升高1℃所需的热量为75 kcal。但是，人体并非由纯水组成，血液的比热系数为0.87，人体整体的比热系数为0.83。因此，将一个普通人的体温升高1℃实际上需要62.25 kcal（75 kg×0.83）的热量，即如果一个普通人失去62.25 kcal的热量，则其体温将下降1℃。这一基础知识对于选择保温方法或治疗体温过低或体温过高的患者非常重要，也是对不同方法的效用进行比较的基础。

正常的基础代谢的产热量约为 70 kcal/h。寒战可将产热量增加至 250 kcal/h。产热量可以通过接触或传导（如在煎锅中和按摩浴缸中）、空气或对流（如在烤箱和桑拿房中）、辐射和蒸发传入和传出人体。对流是一种效率极低的传热方式，因为空气分子的导热能力与液体和固体相比相去甚远。传导和辐射是最有效的传热方式。然而，利用辐射给患者加温充满了矛盾和技术挑战，很难在临床上应用，因此，我们只能依靠传导来进行有效的传热。

通过控制静脉输注液体的温度来给患者升温或降温是有用的方法，因为这种方法是通过传导来进行热量传递的。虽然静脉输注的液体可以加热，但美国食品和药物管理局（FDA）允许使用的输液加热器的最高加热温度为 40℃。因此，寒冷创伤患者的体温（34℃）和加热液体温度之间的温差仅为 6℃。因此，1 L 液体加热后只能向患者传递 6 kcal 的热量。如前所述，一个普通患者体温升高 1℃需要的热量约为 62 kcal。因此，将患者的核心温度升高 1℃以达到 35℃需要 10.4 L 加热液体。一旦达到这一目标，则患者体温与加热液体之间的温差仅为 5℃，因此，将患者的体温从 35℃升高至 36℃实际上需要 12.5 L 加热液体。对于一个 32℃的低体温患者，要将其体温升至 37℃需要给予约 311 kcal（75 kg×0.83）的热量。请注意，必须以尽可能高的速度输注 1 L 液体，因为如果输注速度慢，由于静脉输液管路暴露于室温环境中，液体会冷却至室温。为了避免静脉输液管路冷却，应使用能将液体加热至进入体内的装置。

通过输注温热的液体使患者体温升高是困难的，但仍是至关重要的；主要原因是加热的液体可以防止患者的体温进一步下降。冷液体可以使患者的体温迅速下降。输注的液体通常是室温储存的（22℃）或 4℃冷藏的，4℃是储存浓缩红细胞（PRBC）的温度。因此，使患者体温降低 1℃需要 5 L 的 22℃液体或 2 L 的冷血液制品。同样，使用液体加热器的主要原因不一定是为了使患者体温升高，而是为了防止复苏过程中患者的体温下降。

复温技术分为被动和主动两种（表 4.3）。主动复温进一步分为外部主动复温和内部主动复温。被动复温包括防止热量丢失。被动复温的例子是使患者保持干燥以尽量减少蒸发散热，给予温热的液体以防止体温下降，或给患者盖被子以使患者的周围环境温度高于室温。用头罩罩住患者的头部可以大大减少热量丢失。铝衬头套是首选，因为它们可以将头皮丢失的热量反射回来。从技术上来说，升高室内温度有助于降低热量丢失的速度，但外科手术人员通常无法在 37℃的湿热环境中工作。防止蒸发性热量丢失的方法还包括：关闭开放的体腔，如胸腔或腹腔。防止热量丢失的最重要的方法是：通过控制出血来治疗失血性休克。一旦休克得到治疗，机体代谢就可以从患者的内部使体温回升。这一点怎么强调都不为过。

主动复温是通过内部或外部将热量传递给患者。皮肤和脂肪在防止热传递方面非常有效。虽然脂肪可以防止热量丢失，但脂肪也是热量难以通过皮肤传递的原因。因此，与内部主动复温相比，外部主动复温的效率很低。主动复温的第一步也是最重要的一步是，在开始使用任何主动复温方法之前，去除覆盖在患者身上的所有湿衣服或湿被褥并使患者保持干燥。没有这一步，所有方法的使用效率都会大大下降，这一步的重要性怎么强调都不为过。强制性空气加热的外部主动复温方法，如 Bair Hugger 温度管理疗法（Arizant Healthcare Inc.，Eden Prairie，MN），在技术上被归类为主动复温方法，但由于空气是一种效率极低的介质，这种方法能给患者提供的热量很少。强制性空气加热只会增加患者周围的环境温度，使用这种方法初始实际上会使患者体温下降，因为如果患者被血液、汗水或其他液体弄湿，则使用这种方法会增加蒸发散热。对于患者和外科医生来说，通过皮肤传热升温可能感觉良好，但实际上使用这种方法会减少寒战（一种内部加热的高效方法，可以欺骗皮肤上的体温调节神经输入）。因为强制性空气加热是通过对流传热的，所以使用这种方法实际的主动传热量估计只有 10 kcal/h。

外部主动复温可以通过将患者放在加热垫上来更高效地进行。加热垫是通过传导来传递热量。有一

表 4.3　复温技术的分类

被动复温	外部主动复温	内部主动复温
使患者保持干燥	Bair Hugger 温度管理疗法	温热液体
加热液体	加热式取暖器	热通气
加温毯子和床单	灯具	体腔热灌洗，胸导管，腹部、膀胱
头罩罩住头部	辐射式取暖器	持续动脉或静脉复温
加温房间	Clinitron 床	完全或部分体外循环

些床可以更快地给患者加温，例如 Clinitron 床（Hill-Rom，Batesville，IN），它们是使用加热的空气流化珠给患者加温。这种床在手术室不实用，但在 ICU 很适用。另一种加热垫是使用加热的水进行逆流热交换来给患者加温。在手术过程中可以将这种加热垫放置在患者身体下面，以有效减少轻度体温过低。这种加热垫每小时可提供的热量取决于皮肤血管的扩张程度或血管的收缩程度。如有必要，也可以用这种逆流热交换系统给患者降温。

给患者升温的最好方法是从内部给患者输送热量（表 4.4）。从技术上讲，加热机械通气所用的空气是一种内部主动复温方法，但其效率同样不高，因为这种方法是通过对流传递热量。肺的表面积巨大，但其热量主要是通过雾化的水滴传递的，即主要是通过对流而不是传导传递热量。与使用传导热量的方法相比，通过加热湿化的空气传递热量的方法的效率也是最小的。内部主动复温方法还可通过使用鼻胃管、Foley 导尿管、胸腔引流管将温热液体灌进体腔或进行腹腔灌洗。如果需要洗胃，一种方法是连续胃灌洗，通过集液口注入加热液体，同时将液体从主管中吸出。通过传导来暖手的仪器很有希望，但目前还没有可用的仪器。

一种能为患者主动复温并辅助休克治疗的方法是体外膜氧合（extracorporeal membrane oxygenation，ECMO）。使用 ECMO 时，患者的血液是先被泵入人工肺，然后再返回血循环，由此可以支持衰竭的呼吸系统或心脏。随着在人工肺中的氧合，血液也可以被加热。最近的文献通过病例报告和成本效果分析也显示，在意外性体温过低的患者中使用 ECMO 进行复温很有发展前景[26-27]。也可以使用心肺转流术，这种方法可以以 5 L/min 以上的速度将加热的血液输送到机体中每一个有毛细血管的地方。如果不能或不希望进行完全的体外循环，则可以选择持续性静脉或动脉复温方法。静脉-静脉复温也可以使用透析机滚筒泵（普外科医生常常配备的设备）来完成。一项前瞻性研究显示，动脉-静脉复温非常有效，可以在大约 39 分钟内将患者的体温升高至 37℃，而标准技术的升温时间平均为 3.2 小时。动脉-静脉复温是将专用的 Gentilello 动脉加热导管一根插入股动脉，另一根插入对侧股静脉。因为来自动脉的压力可使血液流动，可以将血液引导到液体加热器然后使其返回到静脉中。这种方法高度依赖患者的血压，因为血液流动与血压直接相关。市场上还有可直接加热血液的中央导管；使用这种导管复温是通过逆流交换系统用加热的液体加热这种导管的尖端，当血液通过这种加热的导管时，热量可以直接传递。

表 4.4 主动复温产生的热量

方法	Kcal/h
气道输送	9
头顶辐射取暖器	17
加热毯	20
对流加热器	15 ～ 26
体腔灌注	35
持续动静脉复温	92 ～ 140
心肺转流术	710

近几十年来，随着复苏方法的改变，体温过低的发生率已有所下降。随着晶体溶液量已最小化，并已特别注意确保输注前所有复苏液体和血液均已加热，稀释性凝血障碍也已不常发生了。

凝血障碍

外科患者的凝血障碍是多因素导致的。除酸中毒和体温过低外，凝血障碍的另一个常见原因是凝血因子减少。这种减少可能是由消耗（由于机体固有的止血尝试）、稀释（由于输注液体不含凝血因子）和遗传因素（血友病）引起的。

凝血障碍通常需要予以纠正。检测凝血障碍的最常用方法是检测凝血酶原时间、部分凝血活酶时间和国际标准化比值。然而，这些检测方法在检测外科患者的凝血障碍方面已显示并不准确。其中一个主要原因是：凝血障碍是一种动态过程，会经历低凝、高凝和纤维蛋白溶解的不同演变阶段。传统的凝血试验缺乏检测凝血障碍演变过程的能力，因为它们仅能描述检测试验当时的凝血状态。此外，传统的检测试验是在正常的 pH 和温度下进行的，没有考虑体温过低和酸中毒对凝血的影响。另外，这些传统的检测试验是在血清中而不是在全血中进行的，因此，它们缺乏检测凝血因子和血小板相互作用的能力。

最近，血栓弹性成像（thromboelastography，TEG）和旋转血栓弹性测定法已成为凝血障碍的动态检测方法，可以对外科患者的凝血障碍变化进行更敏感和更准确的检测。TEG 和血栓弹性测定法都是基于检测血凝块强度的相似原理进行的，血凝块是凝血级联反应的最终产物。这两种方法也可以在全血中进行，它们考虑了凝血因子和血小板的相互作用。

TEG 的参数包括反应时间（R- 时间）、α 角和最大幅度（maximum amplitude，MA）。R- 时间反映的是纤维蛋白形成开始前的潜伏时间。R- 时间增加可能是由于凝血因子活性降低或缺乏，而 R- 时间减少则反映了高凝状态。α 角的陡度反映的是纤维蛋白形成和交联的速度，α 角的角度越陡表示纤维蛋白形成速度越快，角度越平则表示纤维蛋白形成越慢。血凝块强度的测量单位是 MA，反映的是血凝块的弹性。MA 值是对凝血因子、纤维蛋白和血小板之间相互作用强度的度量值。血凝块质量上或数量上的任何一种缺陷都会导致 MA 值降低。TEG 还可提供额外的检测凝血级联的纤维蛋白溶解臂的能力。LY30 和 LY60 指数是分别通过计算 30 分钟和 60 分钟时的血凝块强度的下降值来衡量纤维蛋白溶解率的溶解指数。溶解指数高反映纤维蛋白溶解（纤溶）快，可能有助于指导抗纤溶治疗。有研究显示，如果患者损伤后 3 小时内进行了抗纤溶治疗，则患者的死亡率可降低。TEG 的组成部分有助于指导出血患者的治疗，因为它们可以给外科医生提供有关凝血级联反应中哪部分有缺陷的信息。这些检测方法常规用于心脏外科，并且这些即时检测方法在创伤和肝移植手术中使用得越来越多，但它们在大多数医院还未被广泛使用（图 4.7）。

凝血障碍的诊断和治疗方法仍然多种多样。如前所述，终止死亡三联征是终止出血恶性循环的最重要一步。凝血酶原复合物（prothrombin complex concentrate，PCC）已成为治疗外科凝血障碍的常用药物。PCC 实际上包含许多因子（因子Ⅱ、Ⅶ、Ⅸ、Ⅹ），其中还包括数量不等的因子Ⅶa，具体取决于所使用的 PCC 的品牌。对于服用华法林的患者，PCC 是推荐的治疗选择，因为这种治疗可以用华法林替代丢失的因子。这对于有 TBI 的老年患者尤其有益，因为如果这些患者有心脏合并症，则用新鲜冷冻血浆（fresh frozen plasma，FFP）治疗可能会因容量超负荷而诱发心力衰竭。使用 PCC 的另一个好处是，凝血

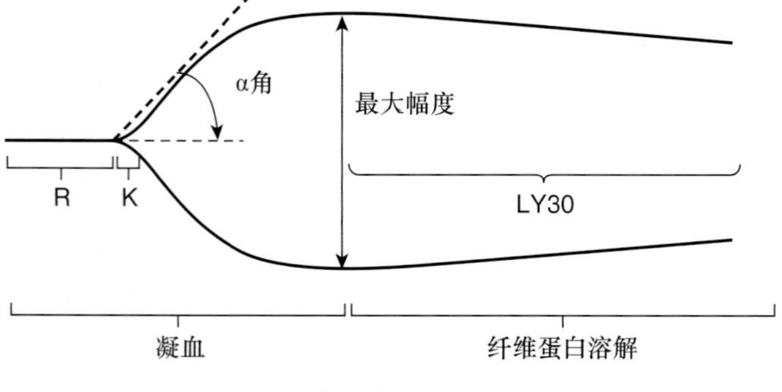

图 4.7 凝血和纤维蛋白溶解（纤溶）检测试验

障碍逆转的时间比使用 FFP 短。在凝血障碍的治疗中，血液成分疗法的使用至关重要（参见下文“现代复苏的演变”）。已在有出血风险的创伤患者中对 PCC 的使用进行了研究，结果是令人满意的，但这些研究不是随机性研究，需要进一步证实[28]。如果能发现一种药物能阻止或减少出血，能以低成本治疗凝血障碍且不引起严重的并发症，那么这将是对医学的一个有里程碑意义的贡献。目前的候选药物价格昂贵也是一个问题，并且由此类药物引发的不良事件仍未完全阐明。

药物治疗凝血障碍的另一个靶点是调节纤溶通路。氨甲环酸（tranexamic acid，TXA）是一种人工合成的赖氨酸氨基酸类似物，是一种抗纤溶药物，可竞争性抑制纤溶酶原活化为纤溶酶。TXA 可以阻止形成血栓框架的纤维蛋白的降解。TXA 的抗纤溶活性约为一种类似物老药——ε-氨基己酸——的 8 倍。TXA 目前已用于治疗或预防心脏、肝脏、血管和骨科手术过程中的失血过多。在有血小板减少的患者中，在其进行全膝关节和髋关节置换手术后伴有黏膜口腔出血时，局部使用 TXA 似乎是有效和安全的，可减少出血和输血需求。研究显示，TXA 在接受颅面手术、脊柱手术和其他手术的儿童中也可产生类似的作用。TXA 甚至有口服片剂，可用于治疗重度月经出血。此外，TXA 还有牙科可使用的 5% 的漱口水。已有人主张将 TXA 用于创伤的治疗中。它似乎能有效减少自发性颅内出血的再出血。一项包含 238 名患者的小型双盲、安慰剂对照、随机研究显示，TXA 可减缓创伤后颅内出血的进展，但由于样本量小，没有统计学意义。TXA 也已被用于治疗原发性纤维蛋白溶解，后者在创伤的急性凝血障碍的发病机制中是不可或缺的。

一种抗纤溶药物在大出血的临床随机应用（the Clinical Randomization of an Antifibrinolytic in Significant Hemorrhage，CRASH-2）试验——包含 20 211 名非军人患者的多中心随机对照试验——显示，与安慰剂相比，TXA 降低了全因死亡率（14.5% 对 16.0%）[29]，也降低了出血导致的死亡风险（4.9% 对 5.7%）。CRASH-2 试验还提示，如果入院后治疗时间延迟超过 3 小时，则 TXA 的治疗效果较差，甚至可能是有害的。这在 TXA 在军人创伤急救复苏中的应用的回顾性研究中得到了证实，并已被迅速纳入军队实践指南，随后在全球范围内也被纳入平民实践指南[30]。PED-TRAX 研究显示，在阿富汗一家军队医院接受治疗的儿童

中，766 名儿童中有 66 名在接受 TXA 治疗后死亡率降低，且神经系统和呼吸系统的预后得到了改善。尽管 CRASH-2 试验是一项有安慰剂的随机对照研究，但该研究的批评者指出，该试验是在 40 个国家的 270 家医院进行的，大样本量可能会导致 β1 误差，这意味着虽然该研究结果具有统计学意义，但因为研究中有大样本量患者，结果中的微小差异不一定具有临床相关性。该研究显示，绝对风险降低约为 1.5%，估计需要治疗的人数为 68 人。目前正在进行 CRASH-3 试验，以评估 TXA 治疗对 TBI 患者的死亡或残疾风险的影响。该研究的关键是 TXA 的剂量、治疗时机和患者选择。TXA 这种药物很有吸引力，因为其价格便宜（每剂 5.70 美元），并且易于使用且副作用似乎很小。

氧气输送

休克的定义是组织灌注不足，但有许多临床医生错误地将休克定义为组织氧合不足。我们对氧气输送和氧气消耗的了解大多始于一位名叫 Archibald V. Hill 的生理学家。他是一名跑步爱好者，他测量了 4 名跑步者在 88 米草地跑道上来回跑步时的耗氧量（图 4.8）。在这项工作中，Hill 定义了最大 O_2 摄入量、O_2 需求量和 O_2 负债这些术语。他最出名的工作是与 Otto Meyerhof 的合作，后者揭示了有氧代谢和无氧代谢之间的区别并因此获得了 1922 年的诺贝尔奖。

血液通过含有血红蛋白（hemoglobin，Hgb）的红细胞输送氧气。氧气输送（oxygen delivery，DO_2）的简单计算公式是：心脏输出量（cardiac output，CO）乘以单位体积血液内的氧气含量（oxygen carried by a volume of blood，CaO_2）：

$$DO_2 = CO \times CaO_2$$

每克 Hgb 分子平均携带 1.34 ml 氧气，这取决于红细胞的动脉 Hgb 氧饱和度（SaO_2）。此外，还有少量的氧气溶解于血浆中。这部分的量的计算方法是：溶解度常数 0.003 乘以动脉血中的氧分压（PaO_2）。动脉血中 CaO_2 的计算公式如下：

$$CaO_2 = (1.34 \times Hgb \times SaO_2) + (0.003 \times PaO_2)$$

其中 Hgb 的单位为 g/dL。心输出量等于心率乘以每搏输出量。在正常状态下，当血液从组织回流到

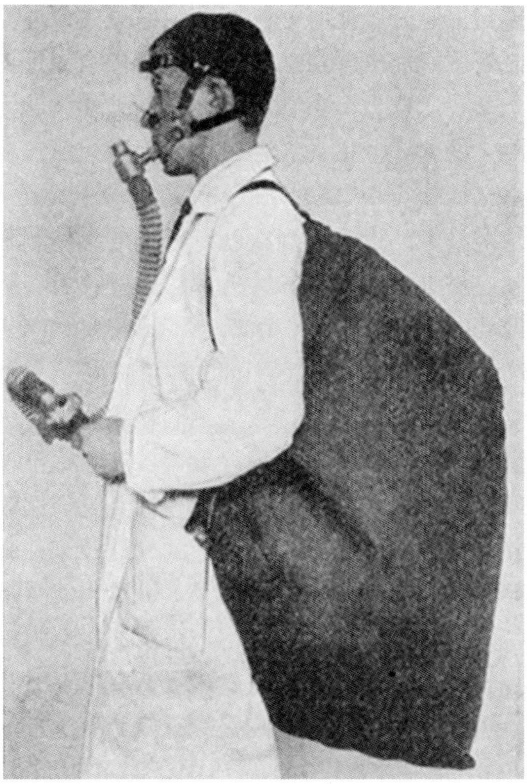

图 4.8　带侧管的气袋，左手边下方有管子，跑步时可以使用。开关在左手边（From Hill AV，Lupton H. Muscular exercise，lactic acid，and the supply and utilization of oxygen. Q J Med. 1923；16：135-171.）

中央静脉时，每搏输出量会增加，但心输出量的增加主要取决于心率增加。在出血和复苏状态下，输液会影响每搏输出量。随着血容量的减少，每搏输出量最终会受影响，此时机体会通过加快心率进行代偿。

细胞耗氧量（oxygen consumption，VO_2）的计算方法是：动脉血中的氧气含量（oxygen content in the arterial blood，CaO_2）减去静脉系统中的氧气含量（content of oxygen in venous system，CvO_2），计算公式如下：

$$VO_2 = CO \times (CaO_2 - CvO_2)$$

经过简化并换算单位后，结果如下：

$$VO_2 = CO \times 1.34 \times Hgb \times (SaO_2 - SvO_2)$$

最常规的静脉氧气含量检测取样方法是：从肺动脉导管的最远端端口抽取血液，即样本取自肺动脉，因为来自全身的血液在肺动脉中混合。下腔静脉血液中的氧气含量通常高于上腔静脉或腔静脉血液中的氧

气含量，上腔静脉或腔静脉血液中的氧气含量高于冠状窦血液中的氧气含量。混合静脉血样本的平均饱和度为 75%，因此，一般认为，耗氧量平均为氧气输送的 25%（图 4.9）。因此，从目的性上讲，氧气输送的储备是充足的。

随着技术的进步，现在已有可以连续监测肺动脉中静脉血样本饱和度的导管技术。这些技术与肺动脉导管尖端内置脉搏血氧仪相似，后者使用近红外（near-infrared, NIR）光波来测量 Hgb 的氧饱和度。这些先进的导管技术还可以用于持续监测心输出量。过去，心输出量是通过向肺动脉导管近端端口注入标准体积的冰水或室温水、测量肺动脉导管远端心脏内的温度变化率并测量温度的变化进行推断的。近年来，肺动脉导管已不再常用。静脉氧合仍然可以从中心线测量，但这些评估本质上不再是对混合静脉血的评估。

心输出量和氧气输送量也受左心室舒张末期（left ventricular end-diastolic，LVED）容积的影响。正如 Starling 在 1915 年所描述的，当心室纤维长度增加时，心输出量增加。但存在一个最大界点，当达到这一点时心输出量不再增加（图 4.10）。LVED 容积可以通过使用肺动脉导管来测量代表前负荷的肺动脉楔压来推断。后者反映了左心室中的压力，因为从肺动脉到左心室的血管没有瓣膜。还有其他方法可以优化左心室充盈量的评估。也可使用肺动脉导管来推断右心室舒张末期（right ventricular end diastolic，RVED）容积，但很少使用。使用经胸或经食管探头的超声心动图可以直接评估心脏的充盈量。然而，心脏的大小和容积的变化可能会扭曲结果。心脏的大小可能还受导致心脏受压和扩张的疾病的影响。因此，对心脏大小和充分复苏数据的解释是主观的。

优化氧气输送（超标准化）

在 20 世纪 80 年代后期，外科重症监护逐渐发展成为一门专业，其关注的重点是呼吸机支持和优化的组织氧气输送。当代外科重症监护的先驱之一——William Shoemaker 认为，休克期间由于缺乏氧气输送会出现无氧代谢和需要偿还的氧气负债。他指出，在容量增加后，如果氧气输送增加，耗氧量也会增加——直到

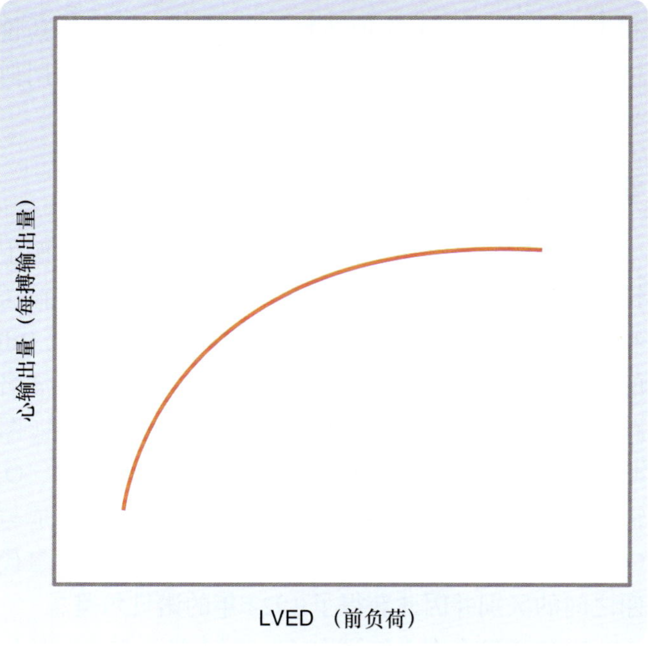

图 4.10 Starling 曲线。随着左心室舒张末（LVED）压力的增加，心肌纤维拉长，其结果是心肌收缩力增强和心输出量增加。但这种情况是有一定限制的，有一个界点，超过这个界点，心脏容积的增加和心肌纤维的拉长就不再能增加心输出量了

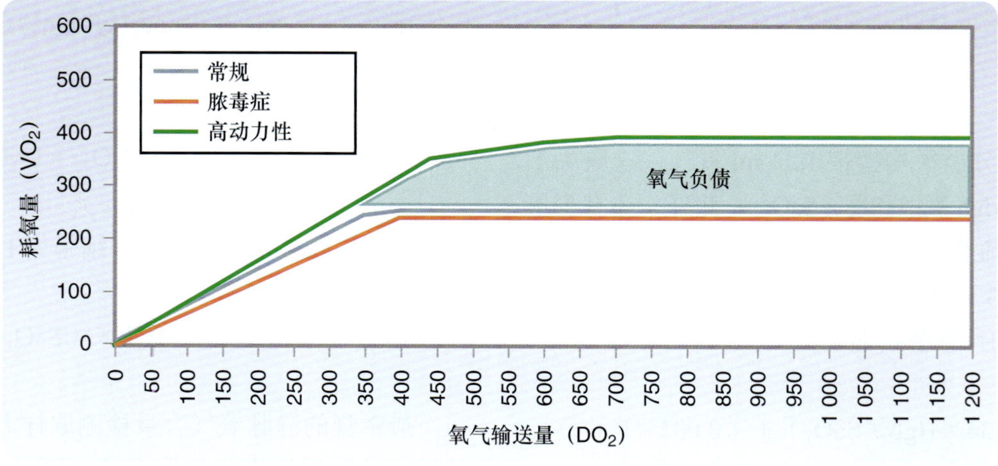

图 4.9 氧气输送量（DO_2）和耗氧量（VO_2）。在正常状态下，氧气输送量约为 1000 ml/min，耗氧量约为氧气输送量的 25%，即约为 250 ml/min。在氧气输送量极低的情况下，例如休克期，人们认为，耗氧量取决于氧气输送量。休克期和恢复期存在氧气负债，循环系统在此期间有一个高动力阶段以偿还氧气负债

一个界点——此时氧气输送的额外增加不会增加耗氧量。这种耗氧量的增加被认为是在偿还全身缺血期间发生的氧气负债。休克患者被发现有一个高动力阶段，在此阶段氧气输送增加会导致耗氧量增加。人们的假设是，增加的耗氧量正好补偿了机体欠下的氧气负债。

Shoemaker 推广了优化或超标准化氧气输送的概念，这意味着氧气输送被最大化或应一直增加直到其消耗不再增加而趋于平稳（与流量无关）。优化氧气输送过程包括快速输注液体并确认其升高了楔压。由于液体输注的反应是动态的，输液必须在短时间内（如 20 分钟）完成。如果输液时间较长，则血管空间（特别是心脏）的变化可能是由所用液体以外的其他变量引起的。此外，如果在输液后没有立即测量其反应，则可见输液的效果随着液体流出血管空间而快速降低。在输液前几分钟必须测量楔压和心输出量，以确定输液是否有效。如果心输出量随着楔压增加而增加，则可以认为氧气输送增加了。在测量心脏输出量时通过取样测量中心静脉的氧气含量，临床医生可以确定耗氧量是否也增加了。这个过程最初是重复进行的，直到确定继续输液不再增加心输出量为止。氧气优化输送的目标是从耗氧量曲线的氧气输送依赖区到非依赖区（图 4.9）。

在优化过程中，首选液体是 LR 溶液，因为它便宜且被认为是无害的。一旦 Starling 曲线得到优化，LVED 容积就不再随着楔压（前负荷）的增加而增加，楔压就会保持在最高水平。在不增加 LVED 容积的情况下进一步增加楔压意味着患者可能会出现不必要的肺水肿。

一旦液体输注使心输出量和氧气输送量最大化，就可以加用正性肌力药物以进一步将心输出量推向一个更高水平。那个年代推荐的药物是多巴酚丁胺。后者在使用过程中要逐渐增加剂量并记录其对心脏输出量的影响。每次加药时还要测量耗氧量，以使心输出量“优化”，以满足氧消耗要求。这一优化过程是为了最大限度地提高氧气输送量，以确保所有组织床都能得到充分的氧气供给。Shoemaker 的早期临床试验表明，以这种方式复苏的患者发生多器官功能障碍综合征（multiple-organ dysfunction syndrome，MODS）的发生率与死亡率较低。在那个年代，急性呼吸窘迫综合征（ARDS）和 MODS 是导致创伤患者晚期死亡的主要原因。

然而，后来的临床研究未能再现 Shoemaker 的成功。一些随机前瞻性试验表明，氧气输送和氧气消耗的优化并没有改善结果。总的来说，对优化过程有反应的患者的治疗效果确实改善了，但那些不能将氧气输送增加到更高水平的患者的治疗效果不佳。因此，尽管通过患者对优化的反应可以预测结果，但优化过程本身似乎并不能改变治疗效果。早期研究成功的原因之一可能是：对照组患者未得到充分的复苏。在后来的试验中，当对照组患者得到充分的复苏时，优化过程并没有改善治疗效果。事实上，积极使用液体来实现超常规的氧气输送有可能导致多器官衰竭、腹腔间室综合征的增加以及晶体溶液输注过量导致的死亡率增加[31]。随着时间的推移，广泛使用的肺动脉导管也不再受欢迎。研究表明，停止使用肺动脉导管对预后没有不利影响。由于肺动脉导管的使用是侵入性的以及人们担心会错误地解读由此获得的数据，因此除了在心脏手术患者中使用外，肺动脉导管在当代外科 ICU 中几乎已经消失了。

此外，高动力患者的氧气输送不能被驱动到耗氧量趋于平稳的临界点。一种理论认为，在超标准化氧气输送过程中，心脏的代谢增加，以至于其似乎成为消耗所有额外的氧气输送的主要器官。心脏输送氧气的工作越努力，它消耗的氧气就越多。普通人的正常心输出量约为 5 L/min，但患者的心输出量常常一连几天被驱动至 15 L/min 或更高。

对优化氧气输送持批评态度的人认为，在一定范围内，氧气输送依赖于血流灌注，但将耗氧量与氧气输送联系在一起好像使得氧气输送量的增加才是耗氧量增加的原因。此外，优化倡导者忽视了这样一个事实，即机体通常已经处于耗氧量曲线的平坦部分。在危急时刻或当机体正在消耗掉所输送的所有氧气时，几乎没有氧气输送。优化氧气输送的结果通常意味着患者体内充满了液体。高动力反应和 MODS 可能是由输注液体引起的，这些液体在过量时可能会引起炎症反应。

生理学家 Archibald Hill 在近 100 年前提出的氧气负债这个概念可能也有重大缺陷。他最初对 4 例患者进行的有氧代谢和无氧代谢研究至今已经传播了一个世纪。然而，现代运动生理学研究表明，氧气负债只存在于一个很短的时间内，不会连续几天存在；而优化过程却显示氧气负债可以持续存在于一个较长阶段。

在大出血期间，理论上某些组织可能出现缺血。然而，在急性出血患者中，当血压降至 40 mmHg 时，心输出量和氧气输送量通常仅减少 50%。在使用脱细胞液体复苏之前，Hgb 水平不会显著下降。在这种状态下，氧气输送只减少了一半，机体仍有充足的储备（细胞在正常状态下只消耗氧气输送的 25%）。是否真的发生了持续的无氧代谢是值得怀疑的，因为理论上氧气输送必须下降到基线的 25% 才发生无氧代谢。在没有血液的情况下进行复苏以恢复血管内容积时，理论上 Hgb 水平可能会下降 50%，但心输出量通常会恢复到原始状态。同样，氧气输送量减半时仍可输送大量氧气，以避免持续的无氧代谢。很难将心输出量和 Hgb 水平降低至氧气输送量减少 75%（即低于无氧阈值）的水平。

在低血容量休克状态下，有人认为，即使全身氧气输送是充足的，局部缺氧也可能持续存在。不同器官和组织床的需氧量或耗氧量是不同的。主要器官可能会经历缺氧损伤，但机体通常会保留其血流量，而非重要器官在氧气输送方面会被牺牲。此类患者不会主动活动，他们的需氧量是最低限度的。因此，氧气负债理论存在一定问题。在运动状态下，即使有氧气负债，它也会被很快还清，而不需要花费几天时间。

正如之前的计算，为了优化氧气输送，最有效的方法之一是输注 Hgb。如果通过输注 2 个单位的血液可以将 Hgb 水平从 8.0 g/dL 升高至 10 g/dL，则氧气输送量会增加 25%。输血是优化氧气输送的一部分，因为输血还会增加肺动脉楔压和 LVED 容积，从而增加心输出量，但很少有人会注意到输血会使患者处于耗氧量曲线的平坦部分（图 4.9）。

几十年前，人们曾认为血细胞比容升高会减少毛细血管的血流量，因此，那时的临床医生对大量输血持保留态度。20 世纪 50 年代的研究表明，使用稀释的血液可使毛细血管水平的血流更通畅。然而，血液黏度增加导致的少量流量减少是在几个百分点范围内的，不能与输注几个单位的 PRBC 带来的 25% 的氧气输送增加量相提并论。如果增加氧气输送量是治疗目标，则输血是增加氧气输送的最有效方法。

当前的运动生理学研究表明，当专业运动员的 Hgb 水平高于正常值时，他们的表现会更好。通过自体输血或服用红细胞生成素或睾酮等红细胞生成增强剂等兴奋剂的运动员，现在会因非法提高成绩而被禁赛。此类运动员的心输出量会超过 20 ～ 50 L/min。但他们似乎并没有发生由血流量较高和黏度增高导致的血液淤滞。与这个与运动员相关的例子相反，创伤患者的毛细血管没有扩张且经常有白细胞和红细胞淤滞。

全身灌注与局部灌注

血压测量技术的出现是革命性的进步。然而，由于血管系统的主要功能是输送所需的营养物质并带走细胞排出的物质，临床医生经常会问血压或血流量到底哪个更重要。脓毒症时，全身血管阻力降低。由此假设此时血管系统的自动调节机制中的某处出现了故障。

然而，一个目的论的解释可能是正确的。全身血管阻力降低可能是人类机体进化的一种方式——其结果是心输出量可以很容易地随着后负荷的减少而增加。一些分流被认为是发生在毛细血管水平上；然而，一个重要问题是，“是否应该使用外源性升压药来提高血压，即以牺牲毛细血管血流量为代价使血压正常化？”大剂量的升压药最有可能使血流进一步减少，因为升压药剂量过大会导致乳酸水平升高。这种乳酸水平升高可能是由于血管收缩反应所致，众所周知，儿茶酚胺会增加乳酸水平；当然也可能是由毛细血管血流量减少所致。

保守者更喜欢血压较低，只要血流充足就可以。然而，有些器官对血压比较敏感。例如，传统上认为大脑和肾脏是血压依赖性的；然而，在早期实验中，由于血流量和血压之间的相互关系，两者很难分离对待。随着血流量可能是比血压更重要的认知的出现，技术发展把重点放在了测量携带营养物质的血流量而不是血压。

在出血或低血容量时，血液会被重新分配流向诸如大脑、肝脏、心脏和肾脏——以皮肤、肌肉和肠道等组织床血流量减少为代价。因此，随后进行了以找到这种分流过程的后果的相关研究。胃肠道成为大部分研究的重点。由此出现了两种主要检测方法：胃张力测定法和近红外技术（NIR technology）。

胃张力测定法是通过抑制胃酸分泌后在患者胃中放置一个充满盐水的、可透过 CO_2 的气囊来测量患者胃肠道中的血流量；使该气囊与胃黏膜接触 30 分钟，使胃黏膜中的 CO_2 进入气囊并达到平衡；之后抽出气囊中的盐水和气体并测量 CO_2 分压。然后将该值与动脉血中的碳酸氢根（HCO_3^-）值一起用于 Henderson-Hasselbalch 方程计算胃黏膜的 pH，然后通过推断确定内脏循环的血液是否充足。

胃张力测定法的逻辑困难令人担忧。有关其使用的数据表明，尽管其有助于预测生存率，但将患者复苏至该技术指标更高值并无存活益处。现在大多数临床医生已经放弃了胃张力测定法。一项多中心试验表明，在感染性休克患者中，胃张力测定法可以预测预后，但将该技术指标作为复苏目标并不比使用心脏指数更好[32]。监测器官功能障碍的局部变量被认为是比监测全身血压相关的血流动力学参数更好的变量。然而，相关数据似乎一致表明，休克危重患者的初始复苏不需要监测区域变量。在病情稳定后，局部变量充其量只是结果的预测因素，而不是应该瞄准的目标。

监测复苏情况的最佳仪器应该是无创、简单、便宜和便携的。NIR 光谱仪使用 NIR 区域 800 ～ 2500 nm 的电磁光谱。其应用范围广泛，包括物理学、天文学、化学、药物、医疗诊断以及食品和农用化学品的质量控制。NIR 光波的主要魅力在于这些波长的光可以穿透皮肤和骨骼。这就是为什么当你的手放在手电筒光上时看起来是红色的；其他可见光的光波要么会被吸收，要么会被反射，只有红光和红外光很容易通过皮肤和骨骼。

脉搏血氧计是一种使用 NIR 技术的常见仪器，现在已经成为医疗行业的标准。其使用的是稍微不同的光波，通过在 800 nm 区域附加一个第三光波，其可以生成与细胞色素 aa_3 状态等变量的相关性数据。当氧气供给不足时，电子传递速率降低，氧化磷酸化减少，最终导致无氧代谢。使用 NIR 波长的光学仪器可以测定细胞色素 aa_3 上铜原子的氧化还原电位，可以进行研究细胞内氧化过程的无创性研究。因此，使用 NIR 技术可以直接测定组织代谢率以评估组织是否得到了充分灌注。NIR 技术的有效性已通过失血性休克动物模型进行了验证，可以显示局部组织床的变化（图 4.11）。NIR 技术优于传统技术的优势也已在对动物和人类进行的研究中得到了验证。

为了测试脉搏血氧计这种可能理想的监测仪器的实用性，进行了一项多中心前瞻性研究，以确定 NIR 技术是否能够检测出有失血性休克及其后遗症风险的患者。这项研究是在 7 家一级创伤中心进行的，纳入了 383 例有重度创伤性休克伴低血压和需要输血的患者。该研究将一个类似于脉搏血氧计的探头放置在患者手部的大鱼际肌上连续监测 NIR 值。结果显示，NIR 探头在预测低血压创伤患者的死亡和 MODS 方面与碱缺乏一样敏感[33]。接收器的工作特征曲线显示，NIR 探头在预测结果方面可能也比血压稍好一些。更重要的是，其阴性预测值为 90%（图 4.12）。进行无创的连续的 NIR 探头监测可以显示血流灌注状态。但是，值得注意的是，在这项研究中，只有 50 名患者出现了 MODS。这可能是因为创伤患者的复苏方法发

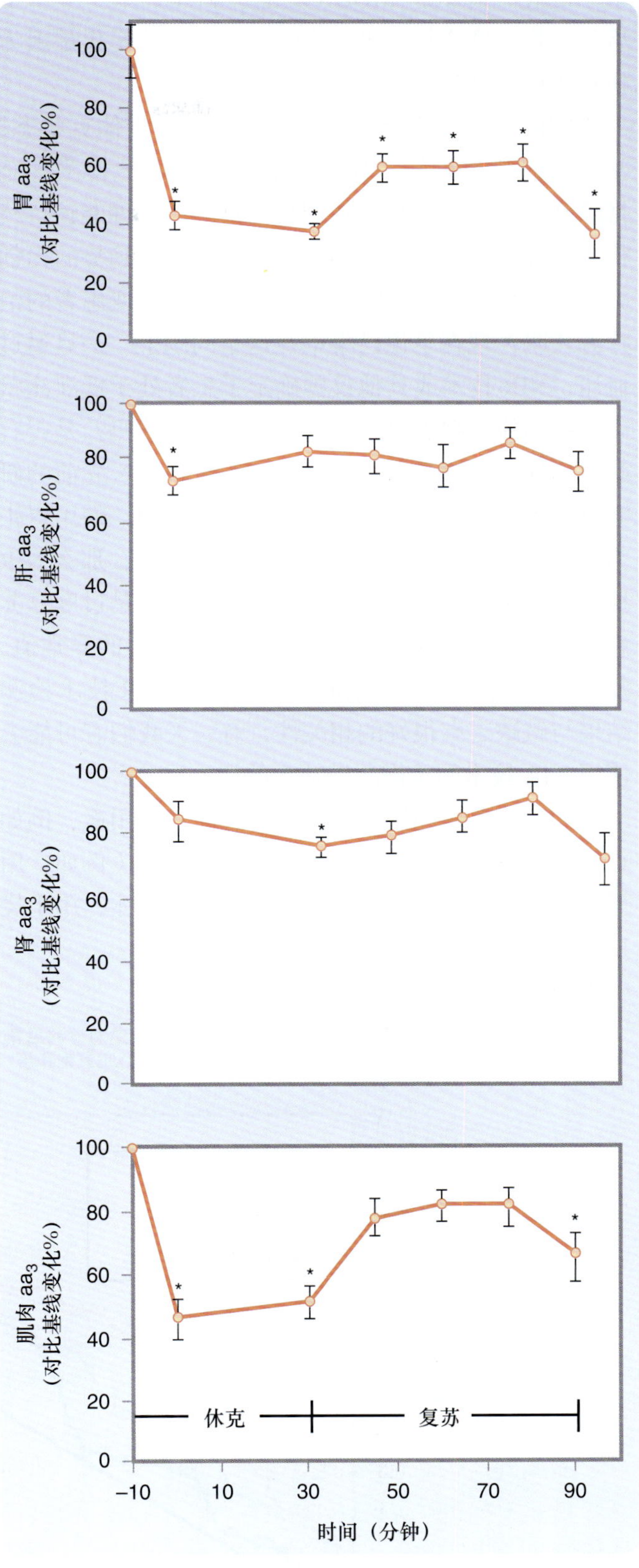

图 4.11 失血性休克时兔细胞色素 aa_3 的测定。图示为局部组织床和组织氧合。与肌肉和胃相比，肾脏和肝脏在线粒体水平保留了氧合（From Rhee P，Langdale L，Mock C，et al. Near-infrared spectroscopy：continuous measurement of cytochrome oxidation during hemorrhagic shock. Crit Care Med. 1997；25：166-170.）

生了变化，降低了 MODS 发生率和死亡率。本章稍后部分将讨论这些变化，简而言之，这些变化是因为执行了由损伤控制复苏策略。

NIR 技术可能可以显示患者何时处于休克状态，甚至何时病情好转。使用 NIR 可以可靠地检测甚至排除隐匿性灌注不足。在创伤治疗中，一种能够持续检测局部氧合状态、碱缺乏或血压等参数趋势的无创方法肯定会发挥作用。不过这种技术会改变患者的治疗方式吗？现在争论已集中在这个问题上。一旦通过血压、NIR 技术或其他仪器确定了患者处于低灌注状态，我们应该根据这些信息改变治疗方式吗？是否有必要增加氧气输送以改善局部组织床缺氧？先前的研究已显示，优化全身氧气输送并没有作用，使用胃张力计也已显示对于监测局部组织没有益处，那么 NIR 技术是有利还是有害呢？有害的一个例子是过度复苏患者以纠正一个可能与临床相关或不相关的异常值。复苏的终点一直是争论的焦点。由于 NIR 技术检测结果与碱缺乏有很好的相关性，有一天我们有可能会使用 NIR 技术间接推断碱缺乏的值。

NIR 技术在外科中还有其他有前景的用途，例如直接监测高危患者的血流和组织氧合情况（例如，用于接受器官移植的患者；用于游离皮瓣灌注；用于烧伤的分类；术中评估肠缺血；评估筋膜室综合征；甚至评估硬膜下和硬膜外血肿）。或许 NIR 技术最有用的应用是在 ICU 中预测感染性休克患者的多器官衰竭风险。

感染性休克

2001 年，Rivers 及其同事报告，在对一个城市急诊科的有严重脓毒症或感染性休克的患者进行的研究中，按照 6 小时早期目标导向的治疗方案进行治疗的患者的死亡率明显低于接受标准治疗的患者（30.5% 对 46.5%）。其前提是常规的治疗方法是不积极或不及时的。早期目标导向的治疗方法要求对患者进行中心静脉导管插入术以监测其中心静脉压和中心静脉血氧饱和度，这些指标可用于指导静脉输液以及血管加压药、PRBC 输注和多巴酚丁胺的使用，以达到预定的生理指标。基于此类研究，2004 年出版了《脓毒症治疗临床指南》（*the Surviving Sepsis Campaign clinical guidelines*）第 1 版，随后于 2008 年、2014 年和 2016 年分别出版了更新版[34]。其中各种治疗方法的推荐等级是由一个国际专家小组评定的[35]。一项随机前瞻性研究已显示，基于方案的早期感染性休克的治疗并不能改善预后[36]。这项新的研究与最早的

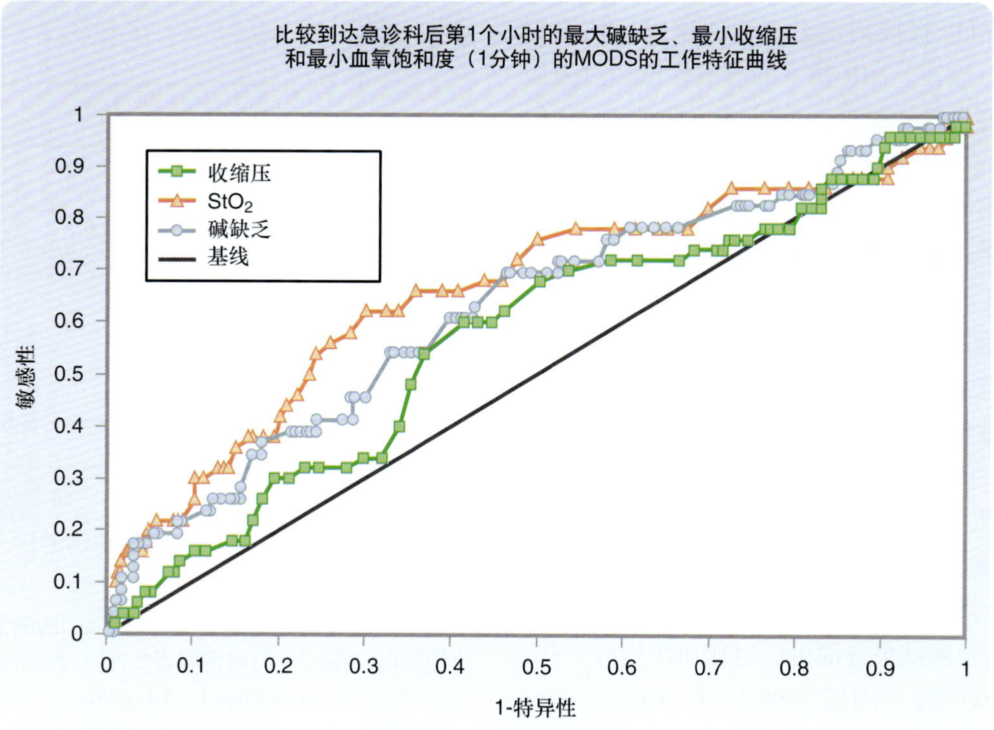

图 4.12 383 例需输血的创伤性失血性休克伴低血压患者的近红外（NIR）光谱分析。应用 NIR 技术非侵入性测量大鱼际肌的组织氧合水平，发现其与动脉碱缺乏有很好的相关性（From Cohn SM，Nathens AB，Moore FA，et al. Tissue oxygen saturation predicts the development of organ dysfunction during traumatic shock resuscitation. J Trauma. 2007；62：44-54.）

Rivers 研究并不完全相同，因为研究结果中其生存率要高得多。但这项研究也可能只是表明，通常的治疗方法可能已经采用了早期目标导向治疗的许多原则，因此两者之间的差异是可以忽略不计的。这项研究还发现，在所有患者中强制进行中心静脉导管插入术和中心静脉血流动力学监测并没有显著益处。

在 2016 年新版《脓毒症治疗临床指南》中，脓毒症的定义方式发生了重大转变。该指南之前的几个版本是使用 SIRS 标准（表 4.5）来定义脓毒症的——患者需要满足四个标准中的两个且有一个感染源才被视为脓毒症。但这个定义充满了问题，因为任何激活炎症级联反应的非感染性疾病也可能会导致类似的生理指标。因此，在 2016 版指南中，脓毒症不再采用 SIRS 标准，而是将脓毒症定义为患者的序贯性器官功能衰竭评估（sequential organ failure assessment，SOFA）评分比基线增加 2 分（表 4.6）。由于在床旁计算 SOFA 评分可能比较烦琐且需要实验室检测结果，后来开发了一个更简单的版本 qSOFA（表 4.7）。qSOFA 可以在患者床旁进行计算——通过发现患者呼吸急促、精神状态改变和低血压来计算。如果患者满足这些标准中的两个并有脓毒症的风险，则应对传染源进行进一步的检查[37]。

表 4.5 SIRS 标准

体温	＞ 38℃或＜ 36℃
心率	＞ 90 次 / 分
呼吸急促	呼吸频率＞ 20 次 / 分或 $PaCO_2$ ＜ 32 mmHg
白细胞计数	＞ 12 000/mm³、＜ 4000/mm³ 或不成熟中性粒细胞＞ 10%

SIRS：全身炎症反应综合征。

复苏相关问题

从朝鲜战争中吸取的经验教训表明，用血液和血液制品进行复苏是有用的。在朝鲜战争中，人们普遍认为，患者受伤后应该给其补充适量的盐和水。到越南战争时，容量复苏超过对失血的补充的做法成为了一种普遍接受的做法。这种做法可能是受到了 Tom Shires 进行的失血性休克研究的影响。在 Shires 的经典研究中，Shires 使用了 Wiggers 模型，他对 30 只狗进行了持续放血使其平均血压达到 50 mmHg，持续时间为 90 分钟。然后，他给 10 只狗输注了 LR 溶液（5% 的体重），之后又给它们输注了血液；他给另外 10 只狗输注了血浆（10 ml/kg）；他没有给剩余 10 只狗输注任何液体。结果显示，接受 LR 溶液的狗的存活率最高。Shires 的结论是，尽管失血后全血输注仍是休克的主要治疗方法，但用平衡盐溶液输注辅助治疗共存的功能性容量不足似乎是有益的。Shires 的结论是，应在采用全血输注的同时，开始使用 LR 溶液进行复苏。

表 4.7 qSOFA

呼吸频率≥ 22 次 / 分
精神状态改变
收缩压≤ 100 mmHg

SOFA：序贯性器官功能衰竭评估。

表 4.6 序贯性器官功能衰竭评估（SOFA）评分

		评分				
系统		0	1	2	3	4
呼吸	PaO_2/FiO_2，mmHg	≥ 400	＜ 400	＜ 300	＜ 200 且有呼吸支持	＜ 100 且有呼吸支持
凝血	血小板，×10³ μl	≥ 150	＜ 150	＜ 100	＜ 50	＜ 20
肝	胆红素，mg/dL	＜ 1.2	1.2 ～ 1.9	2.0 ～ 5.9	6.0 ～ 11.9	＞ 12.0
心血管		MAP ≥ 70 mmHg	MAP ＜ 70 mmHg	多巴胺＜ 5 或多巴酚丁胺（任何剂量）	多巴胺 5.1 ～ 15 或肾上腺素≤ 0.1 或去甲肾上腺素≤ 0.1	多巴胺＞ 15 或肾上腺素＞ 0.1 或去甲肾上腺素＞ 0.1
中枢神经系统	格拉斯哥昏迷量表评分	15	13 ～ 14	10 ～ 12	6 ～ 9	＜ 6
肾	肌酸酐，mg/dL 尿量，ml/d	＜ 1.2	1.2 ～ 1.9	2.0 ～ 3.4	3.5 ～ 4.9 ＜ 500	＞ 5.0 ＜ 200

FiO_2：吸入氧百分比；MAP：平均动脉压；PaO_2：动脉血氧分压。

很快，一些外科专家对使用晶体溶液的态度就从有偏见转变为积极使用。从越南战场归来的外科医生们主张使用晶体溶液——一种似乎是既便宜又简单的复苏液体——并吹捧这种液体可以挽救生命。然而，用这种方法复苏的结果是患者发生了所谓的岘港肺——也称为休克肺和最终的 ARDS。（美国海军在越南岘港设有野战医院。）对于这种新疾病的演变的解释是，现在这些战场患者的生存时间已长到足以发展为 ARDS，因为他们的生命被积极的复苏和更好的重症监护挽救了，包括治疗肾衰竭的能力更强。

然而，这种解释并没有证据支持。战时死亡率（伤员在未被送达有外科医生的医院的死亡率）在一个多世纪以来并没有变化（表 4.8）。由于抗生素的使用，伤亡率（将伤员送到有医生的医院后的死亡率）在第二次世界大战期间下降了，但在越南战争期间轻微上升了。其原因被认为是：在越南战场，可以用直升机将伤员更快地运送到医院。运送时间确实从平均 4 小时减少到 40 分钟，不过当将通常会在战场上死亡的病情严重的患者更快地运送到医院后，虽然好像阵亡人数应该下降，但事实并非如此。

而且，肾衰竭的发生率和肾衰竭的原因在朝鲜战争和越南战争之间也没有显著变化。另一个错误的观点是，在越南战争中看到的伤口更严重是因为敌人使用的是高速 AK-47 步枪。事实上，AK-47 步枪使用的子弹与日俄战争、第一次世界大战和第二次世界大战中敌人使用的子弹相似。AK-47 步枪使用的 7.62 mm 口径的子弹是日本人在 19 世纪 90 年代发明的。

在 20 世纪 70 年代初，美国的院前急救系统开始发展。之前，救护车通常是用殡仪人员驾驶的灵车充当。这就是为什么早期救护车采用旅行车的配置。随着急救医疗专业和护理专业的发展，急救人员开始在现场进行复苏直到将患者转运到医院。1978 年，开设了第一门高级创伤生命支持（ATLS）课程。为了预防休克，ATLS 课程建议给所有创伤患者开放两条大口径静脉通路并输注 2 L LR 溶液。ATLS 教材中的实际建议特别指出，对于Ⅲ级休克患者，首次应输注 LR 溶液 2 L，然后输注血液制品。然而，临床医生认为晶体溶液似乎是无害的，可以提高低血压患者的血压。

表 4.8 死亡率

	阵亡率（%）	伤亡率（%）
内战	16.0	13.0
日俄战争	20.0	9.0
第一次世界大战	19.6	8.1
第二次世界大战	19.8	3.0
朝鲜战争	19.5	2.4
越南战争	20.2	3.5

在 20 世纪 80 年代和 90 年代初，积极的复苏得到传播和认可。从现场开始就从原来的开放两条大口径静脉通路转变为通过一个导线引导的交换系统来开放两条更大口径的静脉通路。早期放置中心静脉导管是为了进行积极的液体复苏。事实上，一些创伤中心会常规进行脚踝处的大隐静脉切开术，将静脉输液管直接置入大隐静脉，以在复苏期间最大限度地增加血流量。

技术很快就赶上来了，人们制造出了可以快速输注晶体溶液的机器。许多文献中充满了显示组织缺血导致各种类型的紊乱的数据。虽然优化氧气输送是研究的目标，但其结果是造成了大量的晶体溶液被输注到患者体内。这样的结果是鼓励医生们给患者进行连续输液。

如果创伤患者未出现 ARDS，则提示患者未得到充分复苏，不过许多临床试验最终显示院前液体输注不能改善预后（表 4.9）。

出血

对失血性休克最有影响的研究之一是由 Ken Mattox 完成的，1994 年，Bickell 及其同事报道了这项研究的结果[38]。Mattox 的研究是一项前瞻性临床试验，其目的是确定院前急救中不输液是否会影响躯干穿透性创伤后低血压患者的预后。在患者血压低于 90 mmHg 时建立静脉输液通路。将院前患者分为两组，一组隔天给予标准液体输注，另一组不输注液体直到出血得到控制。结果显示，院前不输液患者具有一个有统计学意义的生存优势——这是一个令外科医生震惊的发现。

这篇 1994 年发表的文章普及了允许性低血压的概念，即在有不受控制的出血期间允许低血压存在。允许性低血压的基本原理是，使用液体恢复血压会增加不受控制的出血。事实上，Cannon 在 1918 年就曾指出，“在通过手术控制无法接近或无法控制的失血源之前不应进行静脉输液治疗。”

动物研究已证实了允许性低血压这一概念。Burris 及其同事证实，与不复苏或积极的复苏相比，适度复苏的结果更好。在一个出血失控的猪模型中，Sondeen 进行的研究显示，用补液或升压药升高血压

表 4.9 创伤患者的院前液体输注研究

文章	结果摘要
Aprahamian C，Thompson BM，Towne JB，et al. The effect of a paramedic system on mortality of major open intraabdominal vascular trauma. *J Trauma*. 1983；23：687-690.	护理系统 开放性腹部血管损伤
Kaweski SM，Sise MJ，Virgilio RW. The effect of prehospital fluids on survival in trauma patients. *J Trauma*. 1990；30：1215-1218.	院前液体输注 创伤患者
Bickell WH，Wall MJ Jr，Pepe PE，et al. Immediate versus delayed fluid resuscitation for hypotensive patients with penetrating torso injuries. *N Engl J Med*. 1994；331：1105-1109.	术前液体输注 低血压躯干穿透伤
Turner J，Nicholl J，Webber L，et al. A randomised controlled trial of prehospital intravenous fluid replacement therapy in serious trauma. *Health Technol Assess*. 2000；4：1-57.	院前 1309 名严重创伤患者
Kwan I，Bunn F，Roberts I. Timing and volume of fluid administration for patients with bleeding following trauma. *Cochrane Database Syst Rev*. 2001；1：CD002245.	院前 失血性创伤患者
Dula DJ，Wood GC，Rejmer AR，et al. Use of prehospital fluids in hypotensive blunt trauma patients. *Prehosp Emerg Care*. 2002；6：417-420，2002.	院前 低血压闭合性创伤患者
Greaves I，Porter KM，Revell MP. Fluid resuscitation in pre-hospital trauma care：a consensus view. *J R Coll Surg Edinb*. 2002；47：451-457.	院前 专家共识
Dutton RP，Mackenzie CF，Scalea TM. Hypotensive resuscitation during active hemorrhage：impact on in-hospital mortality. *J Trauma*. 2002；52：1141-1146.	术前液体输注 低血压活动性出血
Dula DJ，Wood GC，Rejmer AR，et al. Use of prehospital fluids in hypotensive blunt trauma patients. *Prehosp Emerg Care*. 2002；6：417-420.	院前液体输注 低血压患者

可能会导致出血增加。理论上，升高血压被认为会使已经形成的血凝块脱落。该研究还发现，会导致再出血的平均动脉压为（64±2）mmHg，收缩压为（94±3）mmHg，舒张压为（45±2）mmHg。其他动物研究也得到了类似的结果。

下一个问题是，在术中采取持续的允许性低血压策略是否会提高存活率。Dutton 及其同事进行的研究将患者随机分为两组，一组目标收缩压为＞ 100 mmHg，另一组目标收缩压为 70 mmHg。采取滴定液体方法，达到完全控制出血。然而，尽管该研究尝试了将低压组的血压维持在 70 mmHg，但实际上其平均血压为 100 mmHg，而高压组的平均血压为 114 mmHg。患者的血压会自发升高。将患者的血压滴定至低目标血压值非常困难，即使减少液体使用。结果显示，两组的生存率无差异。

允许性低血压的概念很难被广泛接受。大家并不接受对积极的液体复苏的质疑。反对者持续强调，Mattox 的试验仅限于穿透性创伤，不应外推至钝性创伤。临床医生们担心，如果没有正常的血压，有创伤性钝性颅脑损伤的患者会受到伤害。然而，Shafi 和 Gentilello 回顾了国家创伤数据库，发现低血压是一个独立的死亡危险因素，但与无创伤性脑损伤（TBI）患者相比，低血压不会增加 TBI 患者的死亡率。在两组患者中，有低血压的患者的死亡风险都增加了 4 倍。TBI 组（比值比为 4.1；95% 置信区间为 3.5 ～ 4.9）；无 TBI 组（比值比为 4.6；95% 置信区间为 3.4 ～ 6.0）。此外，2006 年，Plurad 及其同事发现，在急诊科，低血压不是急性肾功能不全或肾衰竭的独立危险因素。

创伤后的免疫反应与炎症反应

20 世纪 90 年代，有关休克期体内平衡和细胞生理化学改变的相关信息呈爆发式增长。Shires、Carrico、Baue 以及其他无数人的研究揭示了休克患者复苏的基本机制。休克的病理生理过程被认为是一种异常的炎症状态，可导致机体的免疫系统损害内皮组织，并最终损害终末器官。这种炎症状态会导致一系列病变，包括液体潴留，可导致水肿并进展为急性肺损伤、全身炎性反应综合征、ARDS 和 MODS。在每一个外科 ICU 都可见到这些情况。因此，人们将重点放在了生化改变以及可能作为干预位点的介质的改变上。在动物模型中显示的局部缺血和再灌注对毛细血管内皮细胞造成的损害和终末器官的后续变化是休克的根本原因。人们普遍认为，再灌注损伤是由活化的中性粒细胞介导的，后者会释放有害的细胞因子和氧自由基。用于研究这些概念的动物模型实际上是缺血-再灌注模型——通常是钳夹为肠道供血的肠系膜上动脉很长一段时间，然后松开钳夹。后来人们又认为这种模型并不是一个适合研究失血性休克的模型。人们发现，缺血-再灌注损伤和复苏损伤之间在病理生理机制上是存在差异的。

创伤性损伤后死亡曾被描述为是以三态分布的。一些患者在受伤后短时间内死亡，一些患者在入院数小时内死亡，还有许多患者在住院治疗的后期晚期死亡。然而，最近一项在创伤患者中进行的试验显示，死亡是以对数衰减的方式发生的，遵循生物学规律；除非数据被表示为立即的、早期的或晚期的，否则并没有什么死亡分组。最初的三态分布的唯一原因是：24小时后死亡的患者被标记为晚期死亡[39]。

根据传统的（尽管现在已不再被认可）三态分布模式，通常最先死亡的患者可以通过更好的院前急救系统去救助，更重要的是，可以通过损伤预防来辅助治疗。对于第二组（入院数小时死亡）患者，更好的复苏和出血控制被认为或许是可以挽救生命的干预措施。对于第三组（晚期死亡）患者，免疫调节被认为是关键，其原因是成功复苏后患者体内存在炎症适应性异常。所谓的再灌注损伤是指终末小动脉血流停止造成组织缺血一段时间后组织再灌注造成的损伤。例如，股动脉损伤需要4～6小时才能恢复循环，其供血的肌肉细胞会经历缺血和再灌注，这些肌肉细胞再灌注后会开始肿胀，可导致小腿间室综合征。这种缺血和再灌注被认为是在一段时间的低血压之后发生的，但目前已知的其病理生理改变是由复苏损伤所致而非再灌注损伤所致。

随着相关技术的进步，人们对创伤后的免疫反应进行了大量研究。过去，我们的研究仅限于生理学研究。现在有一种理论开始发展，认为休克会引起异常的炎症反应且这种反应需要调节和抑制。其中的许多研究表明，休克后炎症系统是被上调或激活了，血液中的白细胞是被活化了。中性粒细胞被认为是休克急性期的关键中介细胞，而淋巴细胞通常被认为是慢性疾病（如癌症和病毒感染）的关键参与者。休克是由多种机制引起的，被认为会诱发组织缺血，并且再灌注后会引发炎症反应，主要影响微循环并造成渗漏（图4.13）。

中性粒细胞通常是通过毛细血管快速转运的。然而，当接收到趋化因子发出的信号时，中性粒细胞就会开始滚动，牢牢黏附到内皮细胞上，继而迁移出毛细血管，以找到机体入侵物而开始愈合过程。早期的研究人员认为，中性粒细胞会通过其吞噬活性和释放氧自由基来对抗入侵者（如细菌）；这被认为是毛细管系统渗漏的原因（图4.14）。由于中性粒细胞可以被预激活以产生增强的反应，已进行了大量的研究以确定中性粒细胞预激活和下调的原因。已发现了许多靶向细胞因子，包括白介素1～18、肿瘤坏死因子（TNF）、细胞间黏附分子、血管细胞黏附分子、E-选择素、L-选择素、P-选择素、血小板活化因子等黏附分子。

这些研究与再植、血管缺血和再灌注领域正在进行的研究有很多重叠的地方。已经知道，临床上断肢再植的病理生理结果与缺血、再灌注和毛细血管渗漏引起的肿胀的病理生理结果相似。这种免疫反应被描述为双峰分布模式。第一次反应是由创伤或休克引发的，随后是受到第二次伤害（如感染）时发生的更强的反应。

20世纪90年代末，另外一些研究人员将重点放在了消化道的作用上。他们知道，在失血性休克时，内脏循环会通过血管收缩而使血液分流，因此休克时肠道受缺血影响最大且最容易受到再灌注损伤。最常用于研究肠道在炎症中作用的动物模型是大鼠肠系膜上动脉闭塞再灌注模型。因为SIRS是一种无菌现象，所以肠道被认为在SIRS发展到MODS的过程中可能起到了重要作用。在动物实验中已观察到，细菌可以从肠道移位到门脉系统，这种炎症级联的启动被认为是MODS的起源。研究人员还知道，血液中的大肠埃希菌的释放会导致内毒素的释放，这会进一步启动细胞因子（如TNF、恶病质素）的释放。然而，人体研究未能在复苏期间门静脉样本中发现细菌移位。问题在于，尽管肠系膜上动脉完全闭塞数小时后再灌注确实会导致肠管肿胀、坏死和损伤，但这些发现也可

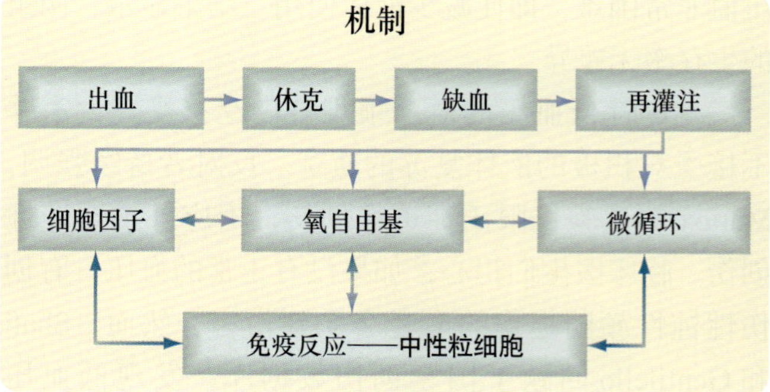

图4.13 出血导致中性粒细胞激活

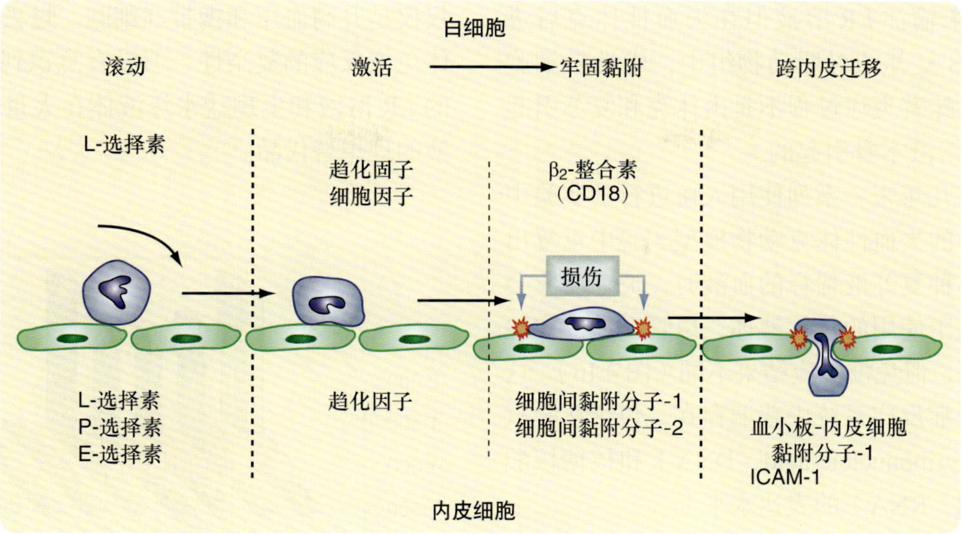

图 4.14 血管内中性粒细胞激活后会黏附和滚动，直至另一组机制导致中性粒细胞牢固黏附和经内皮细胞迁移出微血管系统。这种穿过内皮细胞的过程被认为会通过释放氧自由基损伤内皮细胞，由此可能会导致液体渗漏出微血管系统

以被推断为是由失血性休克导致的。同样，当患者发生失血性休克时，其肠系膜上动脉不是闭塞的，因为即使是严重状况也有血液流到内脏器官。

休克患者出血并接受输血时，输注 PRBC 也被认为是导致 MODS 的原因。需要输注大量 PRBC 的患者最可能进展为 MODS。研究人员发现，使用较陈旧的 PRBC 是发生 MODS 的独立危险因素。PRBC 在冷藏状态下的保质期为 42 天。随着血液储存时间的延长，其中发生的变化已被证明会对免疫反应产生负面影响。然而，在心脏病和 ICU 患者中进行的随机试验未能确定接受较陈旧血液治疗的患者的预后更差。在这些研究中，输血的单位数平均为 3 ～ 4 个单位。在接受大量输血的患者中尚未对血液的储存时间进行随机研究。

过去，当相关技术有限时，对 PRBC 进行的检测主要是红细胞的携氧能力及其在显微镜下和体内的活力。现在，大多数主要的创伤中心已学会使用脱白细胞的 PRBC，即在储存 PRBC 之前，会例行过滤掉能释放氧自由基和细胞因子的少量白细胞。在加拿大进行的一项大型研究显示，去除 99.9% 的供体白细胞可将死亡率从 7.03% 降至 6.19%。其他创伤研究则显示死亡率没有降低，但显示感染发生率、感染并发症和晚期 ARDS 的发生率降低了。迄今为止，一项最大规模的对创伤患者使用脱白细胞 PRBC 的研究并未显示感染、器官衰竭或死亡率有任何下降[40]。

已有大量试验研究了通过阻断细胞因子来治疗脓毒症。两项前瞻性、随机性、多中心双盲试验，即北美脓毒症试验（NORASEPT）和国际脓毒症试验（INTERSEPT），研究了使用抗 TNF 抗体治疗危重患者的 28 天的死亡率。两项试验的结果都没有显示出有任何益处。其他研究对可能有用的细胞因子进行的试验也都令人失望。已研究的细胞因子包括 CD11/CD18[41]、抗白介素 1 受体抗体、抗内毒素抗体、缓激肽拮抗剂和血小板活化因子受体拮抗剂。目前有关研究仍在进行，希望能找到一种可以用来解决休克“毒血症”的关键介质[42]。然而，这种试图简化事件并找到一种解决办法的做法可能是主要问题所在，因为并没有简单的答案，也没有简单的解决办法。答案可能是复杂的和多方面的。体液和内分泌系统是由血液调节的，这些都非常复杂。休克有多种原因和机制。在我们寻找解决方案时，理解这些至关重要。

现代复苏的演变

液体的有害影响

早在 1996 年，美国海军就使用猪模型研究了失血性休克和复苏后液体对中性粒细胞激活的影响。该研究显示，在失血量达到 40% 血容量后，用 LR 溶液复苏时，中性粒细胞被激活。这个发现并不奇怪。值得注意的是，在未发生失血性休克只输注 LR 溶液的对照动物组中，中性粒细胞激活水平是相似的（图

4.15）。在其他未输注 LR 溶液但在失血性休克后进行输血或用 HTS 复苏的对照动物组中，中性粒细胞未被激活。这意味着炎症过程不是由休克和复苏引起的，而是由 LR 溶液本身引起的。

这些发现在几年来一系列使用人血进行的实验中以及在大大小小的失血性休克动物模型实验中重复出现。当使用用各种复苏液稀释的血液时，炎症反应会有所变化，取决于使用的复苏液体，尽管在体内实验中生理结果相似，但免疫反应结果不同（图 4.16）。这种反应在整个炎症反应系统中普遍存在，包括在脱氧核糖核酸（deoxyribonucleic acid，DNA）和核糖核酸（ribonucleic acid，RNA）的表达水平上。

人们最终认识到，炎症反应是由各种复苏液体引起的。复苏液体的类型和数量直接与导致炎症相关。所有用于升高血压的人工液体都可引起休克的炎症后遗症。复苏液体的类型和数量都是导致炎症反应的主要因素（表 4.10）。今天可能显而易见的事情在当时并不明显，而且在其间几十年里都没有被认识到。人们没有认识到血液是极其复杂的，以及用血液以外的简单液体替代或复苏会产生什么后果。血液的作用不仅仅是升高血压和携带红细胞。过去，我们研究了人体免疫反应的复杂性，但没有意识到 100 多年前开发的 LR 溶液和生理盐水等液体在大量使用时并不是血液的理想替代品。

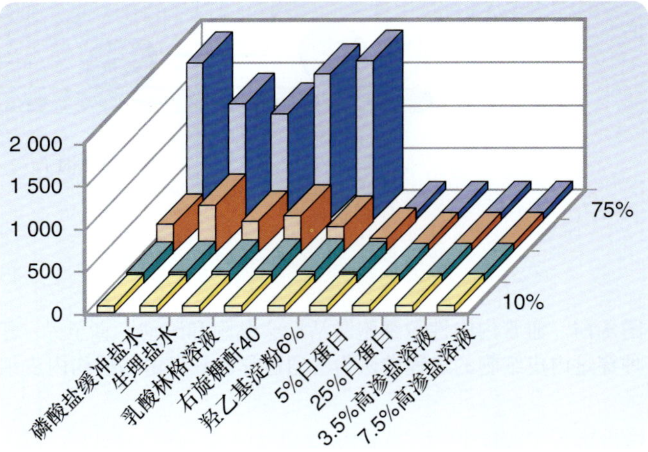

图 4.16 流式细胞仪测定的使用各种复苏液稀释全血后人中性粒细胞激活情况。使用磷酸盐缓冲盐水（PBS）是因为其 pH 为 7.4（From Rhee P，Wang D，Ruff P，et al. Human neutrophil activation and increased adhesion by various resuscitation fluids. Crit Care Med. 2000；28：74-78.）

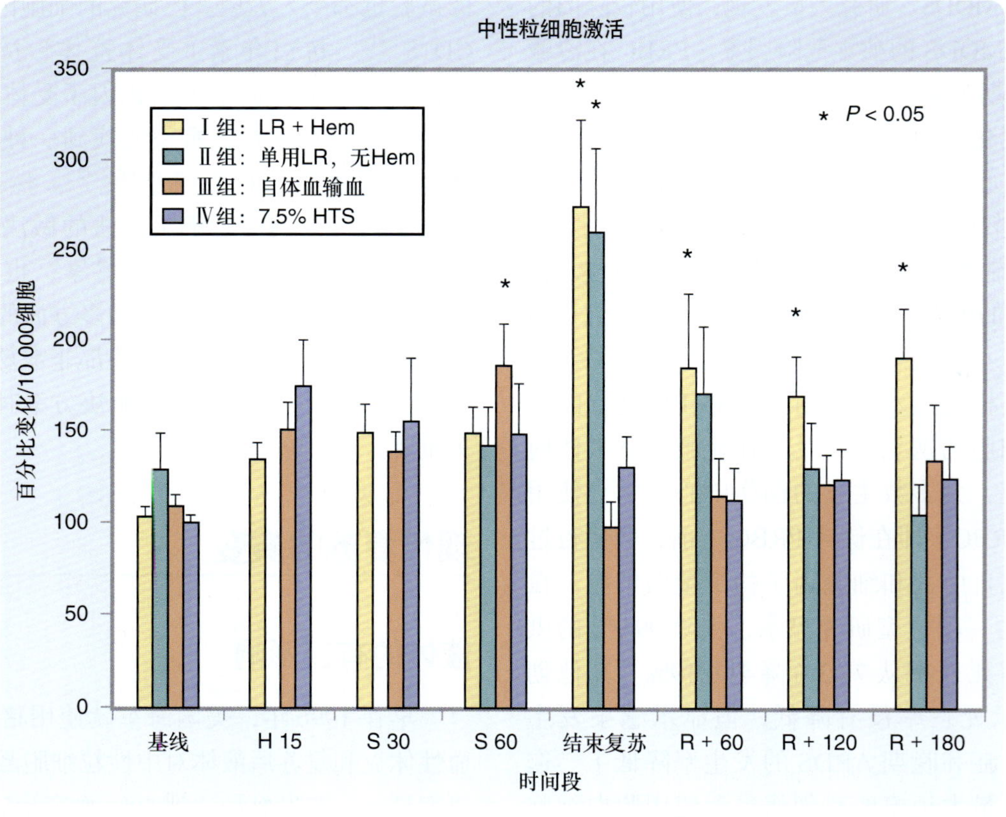

图 4.15 流式细胞仪测定的猪全血中的中性粒细胞激活。在失血性休克（Hem）和使用乳酸林格（LR）溶液复苏（res）后，中性粒细胞的激活水平最高。类似的中性粒细胞激活也发生在未复苏但输注 LR 溶液的动物中。当用全血或 7.5% 高渗盐水（HTS）复苏休克动物时，未发生中性粒细胞激活（From Rhee P，Burris D，Kaufmann C，et al. Lactated Ringer's resuscitation causes neutrophil activation after hemorrhagic shock. J Trauma. 1998；44：313-319.）

表 4.10 美国海军进行的液体复苏会引起炎症的研究摘要

文章	模型	结果摘要
Rhee P，Burris D，Kaufmann C，et al. Lactated Ringer's solution resuscitation causes neutrophil activation after hemorrhagic shock. *J Trauma.* 1998；44：313-319.	猪	LR 可引起中性粒细胞激活；血液 HTS 不会
Deb S，Martin B，Sun L，et al. Resuscitation with lactated Ringer's solution in rats with hemorrhagic shock induces immediate apoptosis. *J Trauma.* 1999；46：582-588.	鼠	LR 比 HTS 更多引起肝脏和肠道细胞凋亡
Sun LL，Ruff P，Austin B，et al. Early up-regulation of intercellular adhesion molecule-1 and vascular cell adhesion molecule-1 expression in rats with hemorrhagic shock and resuscitation. Shock. 1999；11：416-422.	鼠	LR 比 HTS 更多引起细胞因子释放
Alam HB，Sun L，Ruff P，et al. E-and P-selectin expression depends on the resuscitation fluid used in hemorrhaged rats. *J Surg Res.* 2000；94：145-152.	鼠	LR 比 HTS 更多引起 E- 和 P- 选择素表达增加
Rhee P，Wang D，Ruff P，et al. Human neutrophil activation and increased adhesion by various resuscitation fluids. *Crit Care Med.* 2000；28：74-78.	人体细胞	人工液体比 HTS 和白蛋白更多引起中性粒细胞激活
Deb S，Sun L，Martin B，et al. Lactated Ringer's solution and hetastarch but not plasma resuscitation after rat hemorrhagic shock is associated with immediate lung apoptosis by the up-regulation of the Bax protein. *J Trauma.* 2000；49：47-53.	鼠	与血浆全血、血浆和白蛋白相比，LR 和羟乙基淀粉可增加肺细胞凋亡
Alam HB，Austin B，Koustova E，et al. Resuscitation-induced pulmonary apoptosis and intracellular adhesion molecule-1 expression in rats are attenuated by the use of ketone Ringer's solution. *J Am Coll Surg.* 2001；193：255-263.	鼠	用酮类代替乳酸可减少肺细胞凋亡和细胞间黏附分子的释放
Koustova E，Stanton K，Gushchin V，et al. Effects of lactated Ringer's solutions on human leukocytes. *J Trauma.* 2002；52：872-878.	人体细胞	D-LR 比 L-LR 引起更多炎症
Alam HB，Stegalkina S，Rhee P，et al. cDNA array analysis of gene expression following hemorrhagic shock and resuscitation in rats. *Resuscitation.* 2002；54：195-206.	鼠	不同的液体可导致不同水平的基因表达
Koustova E，Rhee P，Hancock T，et al. Ketone and pyruvate Ringer's solutions decrease pulmonary apoptosis in a rat model of severe hemorrhagic shock and resuscitation. *Surgery.* 2003；134：267-274.	鼠	与 LR 相比，酮类和丙酮酸林格溶液可防止细胞凋亡
Stanton K，Alam HB，Rhee P，et al. Human polymorphonuclear cell death after exposure to resuscitation fluids in vitro：apoptosis versus necrosis. *J Trauma.* 2003；54：1065-1074.	人体细胞	人工液体可导致细胞凋亡和坏死
Human cells Artificial fluids cause apoptosis and necrosis.Gushchin V，Alam HB，Rhee P，et al. cDNA profiling in leukocytes exposed to hypertonic esuscitation fluids. *J Am Coll Surg.* 2003；197：426-432.	人体细胞	与 HTS 相比，LR 能通过基因表达引起更多的细胞因子释放
Alam HB，Stanton K，Koustova E，et al. Effect of different resuscitation strategies on neutrophil activation in a swine model of hemorrhagic shock. *Resuscitation.* 2004；60：91-99.	猪	尽管复苏率高，人工液体可引起中性粒细胞激活
Jaskille A，Alam HB，Rhee P，et al. d-Lactate increases pulmonary apoptosis by restricting phosphorylation of bad and eNOS in a rat model of hemorrhagic shock. *J Trauma.* 2004；57：262-269.	鼠	液体中的 D- 乳酸比 L- 乳酸更容易引起细胞凋亡

HTS：高渗盐水；LR：乳酸林格溶液。

进一步的研究表明，当 LR 溶液中的乳酸被可以更好地被线粒体利用的其他能量物质替代时，炎症反应就会减弱。酮林格溶液就是一种这样的新型液体（表 4.11）。乳酸是以两种立体异构体形式以及这两种异构体的真正外消旋混合物形式存在的。在生物系统中，很少出现真正的外消旋混合物或异构体之间等摩尔浓度的混合物，通常是一种异构体或另一种异构体占主导地位。乳酸立体异构体命名为 L(+) 和 D(−)-乳酸。L（+）- 乳酸是哺乳动物代谢的一种正常介质。当组织乙二醛酶将甲基乙二醛转化为 D 型乳酸时，就会产生异构体 D（−）- 乳酸，如在乳糖发酵细菌中。L(+) - 乳酸由于代谢迅速而具有低毒性。然而，D(−)- 乳酸具有较高的潜在毒性。已有使用纯 D(−)-乳酸导致精神神经障碍的描述。越来越多的证据表明，外消旋乳酸的高血浆浓度与焦虑和惊恐障碍存在联系。据报道，外消旋透析液与 D- 乳酸中毒的临床病例有关。使用异构体的实验表明，D（−）- 乳酸会引起大鼠和猪的显著炎症变化以及人的中性粒细胞激活。

1999 年，随着新的信息显示 LR 溶液是导致 ARDS 和 MODS 的原因，美国海军委托医学研究院（the

表 4.11 一些溶液的成分

成分	生理盐水（mmol/L）	D-LR（mmol/L）	L-LR（mmol/L）	酮林格溶液（mmol/L）
D- 乳酸	—	14	—	—
L- 乳酸	—	14	28	—
3-D-β- 羟基丁酸	—	—	—	28
钠	154	130	130	130
钾	—	4	4	4
钙	—	1.5	1.5	1.5
氯	154	109	109	109

使用诸如酮类的替代能量溶液替代乳酸会影响复苏后的免疫反应。
LR：乳酸林格溶液。

Institute of Medicine）对有关最佳复苏液体的研究进行了回顾研究[43]。该回顾研究报告提出了许多建议，主要是：LR 溶液只能用乳酸 L（+）异构体制造，以及研究人员应继续寻找不含乳酸但含其他营养素（如酮类）的替代复苏液体。该报告还指出，最佳的复苏液体是 7.5% HTS，因为后者与炎症减少相关，并且在重量和体积方面具有后勤供给优势。尽管该回顾研究报告中的这些建议是给美国海军提供的，但该报告的作者认为，这些证据也适用于平民。美国军方还要求百特公司（LR 溶液制造商）去除 LR 溶液中的 D（-）- 乳酸——已经这样做了。目前百特公司的 LR 溶液只含有 L（+）- 乳酸异构体。

HTS 的研发历史悠久，已在人体中使用了数十年，并且与 LR 溶液相比一直显示其引起的炎症反应较弱。这代表人们已经认识到 LR 溶液和生理盐水可能是有害的。同样，血液是复杂的，过去使用的液体并不是很好的替代品。

人们也认识到，PRBC 不同于全血，是出血时全血丢失的一种较差的替代品。PRBC 是通过离心机分离、洗涤和过滤制成的，在这个过程中，大部分血浆及其内容物已被过滤掉。对信号传导至关重要的凝血因子、葡萄糖、激素和细胞因子在 PRBC 或以前用于复苏的大多数液体中并不存在。现在有关影响炎症反应的液体类型的证据越来越多并已在一些研究中得到证实[44]。

美军战伤救治委员会（the Committee on Tactical Combat Casualty Care）由美国海军于 2000 年成立，目前已制定了战伤救治的院前管理政策。与对平民的建议相比，他们的复苏建议和流程是革命性的（图 4.17）。他们的流程考虑了以下几点：

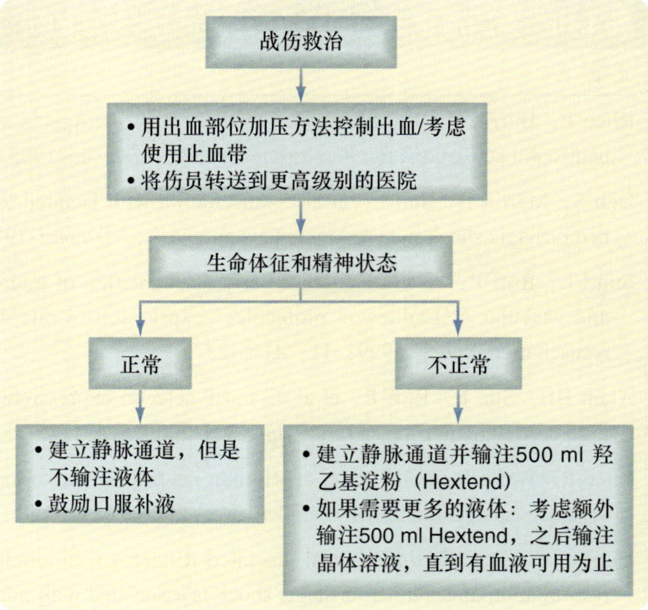

图 4.17 美国海军战伤救治委员会有关液体复苏的新建议（From Rhee P，Koustova E，Alam H. Searching for the optimal resuscitation method：recommendations for the initial fluid resuscitation in combat casualties. J Trauma. 2003；54：S52-S62.）

1. 大多数战伤救治不需要液体复苏。
2. 口服补液是一种未获得充分利用的选择，因为大多数伤员都需要复苏。
3. 在平民穿透性创伤患者中，尚无证据显示积极的复苏是有益的。
4. 在失控出血动物模型中，中等程度的复苏的结果最好。
5. 大量使用 LR 溶液是不安全。
6. 在野战医院，胶体溶液或 HTS 在减轻运输重量和体积方面具有明显优势。

失血性休克伤员的复苏溶液选择从最优选到最不优选依次为：全血；血浆、红细胞和血小板，比例为 1∶1∶1；血浆和红细胞，比例为 1∶1；单独使用血浆或红细胞；羟乙基淀粉（Hextend）和晶体溶液（LR 溶液或 Plasma-Lyte A）。

由于晶体溶液被认为对出血患者有潜在的危害，一个军队专家小组一致建议，6% 羟乙基淀粉（Hextend）——一种血浆扩容液——应该是军队首选的非血液液体[45]。理由是，尽管医学研究院建议使用 7.5% HTS，但后者在市场上没有销售，也没有被 FDA 批准用于治疗出血患者。该专家小组认为，胶体溶液的好处是重量更轻、体积更小，这意味着普通医护人员可以用 1/3 的体积（与 HTS 相比）来复苏患者，而且不必在野外携带大袋的 LR 溶液或生理盐水。人们认识到，大多数伤员没有发生失血性休克，也没有失血过多而死亡的危险；只有少数患者需要在现场进行液体复苏。外科医生和麻醉医生可能喜欢给所有患者放置鼻胃管以避免其在麻醉诱导和手术过程中发生误吸，但对创伤患者一般不放置鼻胃管。在全身麻醉快速诱导过程中发生误吸的风险极小。战伤救治委员会的建议是，对精神状态正常和桡动脉搏动正常的伤员建立静脉通路但不进行静脉输液，而进行口服补液；对出现失血性休克（表现为精神状态改变和脉搏减弱）的伤员输注 500 ml 羟乙基淀粉；鉴于羟乙基淀粉有可能会加重凝血障碍，其使用量限制为 1 L。

损伤控制性复苏

当认识到晶体溶液可能是创伤性失血性休克后炎症过程的主要原因时，人们就开始努力减少其在伤员身上的使用。积极复苏后发生的腹腔间隔室综合征也被发现与输注晶体溶液的体积直接相关（图 4.18）。因此，损伤控制性复苏或止血复苏这个概念应运而生[46]。损伤控制性复苏包括：将迅速控制出血作为最高优先事项；使用允许性低血压策略，因为这样可以最大限度地减少脱细胞液体的使用对自然形成的血凝块的破坏；尽量减少晶体溶液的使用；利用 HTS 来降低所需晶体溶液的总体积；早期使用血液制品；并考虑使用诸如凝血酶原复合物（PCC）和氨甲环酸（TXA）等药物来止血和减少凝血障碍（框 4.2）。早期使用血液制品的理由是：大量使用晶体溶液是有害的；如果可以获得全血，则首先应使用全血，然后再使用接近全血的 1∶1∶1 比例的 PRBC、解冻血浆和血小板进行成分疗法治疗，并尽量减少无细胞液体的使用。与新鲜全血治疗相比，成分疗法治疗效果并不理想，但由于后勤保障问题，全血并不总是容易获得，因此，成分疗法治疗已经被经验性地用于治疗有不可控制的大量出血的患者。精神状态被认为对于确定谁需要治疗有指导意义；使用桡动脉脉搏优于使用血压袖带测量，因为在战场上使用血压袖带测量伤员的血压不太实用。

随着损伤控制性复苏的推广，有关的临床研究表明，早期积极使用血液制品（如 PRBC 和 FFP）实际上减少了 PRBC 的使用总量的 25%[47]。这些研究同样采取了允许性低血压策略并将重点放在了外科控制出血上而不是首先进行复苏上。其他研究显示，通过损伤控制性复苏，ICU 患者的 ARDS 的发生率从 25% 下降到 9%[48]。ARDS 现在主要发生于肺挫伤、长骨骨折、肺炎或脓毒症患者中，在进行损伤控制性复苏的创伤患者中，它已不再是一种常规并发症。

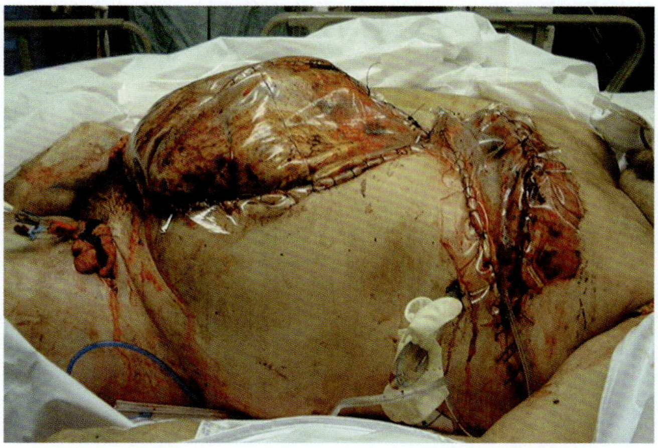

图 4.18　患者损伤控制性手术后因大量液体复苏发生了腹部和胸部间隔室综合征（Courtesy Dr. Demetri Demetriades，Trauma Recovery Surgical Critical Care Program，USC University Hospital，Los Angeles.）

框 4.2　损伤控制性复苏或止血复苏要点

- 采取允许性低血压策略，直到手术完全控制出血
- 最大限度减少晶体溶液的使用
- 首次使用 5% 的高渗盐水
- 早期使用血液制品（PRBC、FFP、血小板、冷沉淀剂）
- 考虑治疗凝血障碍的药物（rFⅦa、凝血酶原复合物、TXA）

From Dellinger RP，Levy MM，Carlet JM，et al. Surviving Sepsis Campaign：International guidelines for management of severe sepsis and septic shock：2008. Crit Care Med. 2008；36：296-327.

FFP：新鲜冷冻血浆；TXA：氨甲环酸。

全血复苏

损伤控制性复苏的进展是在伊拉克战争中取得的——外科医生们认识到，新鲜全血对于有大量出血的士兵是有用的。尽管在这场战争的早期，外科医生们仍犹豫不决，不愿尝试从非战斗士兵身上获取新鲜全血——将他们当做移动血库（见下文），但他们最终还是尝试了这个做法并非常成功。归国的军队外科医生们反复指出，用全血复苏的患者似乎没有出现以前看到的凝血障碍或肺部问题。即使患者接受了多次血容量置换手术，术后其身体也是温暖的，没有发生酸中毒和凝血障碍。创伤外科医生们开始认识到，晶体溶液复苏应该可以通过损伤控制性复苏来避免。由于直到最近人们才认识到使用过量液体对预后会产生影响，还没有机会开发出最佳复苏液体来替代血液。因此，军队外科医生们支持积极使用 FFP，不是因为它

是理想的，而是因为它可能比晶体溶液或胶体溶液更好。

军队在后勤保障方面拥有民用机构不具备的优势。当伤员到达时，军队外科医生可以立即启用移动血库，组织战士们献血。从传染病学角度来看，这些献血者是相对安全的，因为他们都已经过预先筛选，而且之前都进行过血型鉴定，因此，新鲜全血很容易获得。捐献的血液要进行人类免疫缺陷病毒（HIV）和丙型肝炎病毒的快速检测。这些检测的敏感性约为85%。对于出血患者，通常是先按 1∶1 的比例输注 PRBC 和血浆，直至获得新鲜全血——通常在启用移动血库 60 分钟内。

Nessen 和 Spinella 进行的回顾性研究表明，在伤员中，控制损伤严重程度的不同场景显示，输注新鲜全血与提高存活率相关。由于在阿富汗战场上行动速度下降了以及医疗设施关闭了，在伤员受伤地点提供救治的简易外科团队已经发展起来。这些团队使用的是液体冷藏全血。这种全血可在 4℃枸橼酸盐-磷酸盐-葡萄糖冷藏液中储存 21 天之久，如果在储存溶液中加入腺苷，则储存时间可以长达 35 天。美国的一些中心现在正在使用冷藏液中储存的全血进行复苏。他们采用的是抗 A 和 B 抗原抗体效价低的 O 型全血。尽管大多数使用冷藏液中储存全血的场所将输血量限制在最多 4 个单位，但文献中已报道了 1 例大量输血 38 个单位的病例[49]。

1∶1∶1 复苏

随着这些成功的战场实践的新闻传播，文献中开始出现呼应复苏前手术控制出血的好处以及积极使用 PRBC 和 FFP 复苏的好处的文章，见表 4.12。因为民用机构现在才开始使用全血，所以目前的尝试将重点放在了按 1∶1∶1 的比例输注血液成分来替代全血上。历史上，是否进行血液成分输血要根据实验室凝血试验结果来决定。这种做法是有问题的，因为等待检测结果会显著延迟输血时间，并且检测结果可能不能代表当前的临床情况，尤其是在正在进行积极复苏的出血患者中。

在一项对战伤伤员进行的回顾性研究中，Borgman 及他同事发现，血浆∶血小板∶红细胞的高输注比率与生存率提高有关。在一家民用机构中，Maegele 及其同事提出，积极使用 FFP 同样可以提高生存率。Duchesne 及其同事也报道了类似的发现，表明使用 FFP 的积极复苏与死亡率和凝血障碍降低有关。

Tiexaira 及其同事的研究显示，尽管基于比例的输血方法与更好的效果相关，但 1 单位的 FFP 与 2 单位的 RBC 的比值可能是相当的。先前的研究倾向于将使用 1∶2 比例的患者归入积极组，而使用 1∶1 与 1∶2 或 1∶3 比例的患者不能明确区分组划。其他研究也未能发现 FFP 可以提高生存率，但显示 FFP 可以减少凝血功能障碍。积极使用血小板[50]和纤维蛋白原[51]也与预后改善有关。在一项在 6 个中心进行的回顾性研究中，Zink 及其同事[52]发现，在接受大量输血的患者中，早期给予高比例 FFP 和血小板可以提高生存率并减少对红细胞的总体需求。死亡率的最大差异出现在输注血液成分后的前 6 小时中，表明早期给予 FFP 和血小板至关重要。大多数医院使用单采血小板，这些血小板是汇集在一起的血小板，1 个单位相当于以前的 6 包血小板。因此，为了达到 1∶1∶1 的比例，每 6 个单位的 PRBC 和 FFP 应提供 1 个单位的单采血小板。

已有多项研究利用大型数据库和前瞻性研究尝试确定是否积极使用 FFP 和血小板能改善预后。有人认为，那些显示能改善预后的研究是有缺陷的，因为它们存在选择偏差，即早期幸存者活得足够长而达到了较高的比率。一项前瞻性、观察性、多中心的重大创伤输注血液成分（PROMMTT）的研究表明，临床医生是以 1∶1∶1 或 1∶1∶2 的比例给患者输注血液成分，早期输注血浆与提高 6 小时生存率相关[53]。

为了解决这一争论，设计了 PROPPR 试验。该试验是一项前瞻性、随机性、多中心临床试验，是一项在严重出血创伤患者中比较血浆、血小板和红细胞按 1∶1∶1 或 1∶1∶2 比例输注的有效性和安全性的试验[54]。其主要结果为 24 小时和 30 天全因死亡率。结果显示，24 小时（$P = 0.12$）全因死亡率和 30 天（$P = 0.26$）全国死亡率之间的差异无统计学意义。然而，在 1∶1∶1 组中，更多的患者实现了止血，更少的患者在 24 小时内因失血过多而死亡。两组之间的安全性无显著差异。1∶1∶1 组接受的血液较多，但 ARDS 或 MODS、感染、静脉血栓栓塞或脓毒症的发生率并不高。Holcomb 及其同事[54]建议，临床医生应考虑采用 1∶1∶1 的输注血液成分的方案，在患者出血时以初始单位输注，一旦出血得到控制即转入实验室检测结果指导的输注比例。作者还注意到，在初始比例的输注方案结束后，1∶1∶2 组由于使用了实验室指导的输注比例，累积比例接近了 1∶1∶1，这导致其效果赶上了 1∶1∶1 组[54]。

表 4.12 近期有关使用 FFP 的回顾性研究汇总

文章	结果摘要
Borgman MA，Spinella PC，Perkins JG，et al. The ratio of blood products transfused affects mortality in patients receiving massive transfusions at a combat support hospital. *J Trauma*. 2007；63：805-813.	有 246 例患者的回顾性研究显示，PRBC 与 FFP 的比例为 1：1.4 与更高的存活率相关
Gonzalez EA，Moore FA，Holcomb JB，et al. Fresh frozen plasma should be given earlier to patients requiring massive transfusion. *J Trauma*. 2007；62：112-119.	有 97 例患者的回顾性研究建议，在入住 ICU 前早期使用 FFP
Kashuk JL，Moore EE，Johnson JL，et al. Postinjury life threatening coagulopathy：Is 1：1 fresh frozen plasma：packed red blood cells the answer ？ *J Trauma*. 2008；65：261-270.	有 133 例患者的回顾性研究；Logistic 回归显示，凝血障碍得到了改善，但生存率没有改善
Gunter OL，Jr，Au BK，Isbell JM，et al. Optimizing outcomes in damage control resuscitation：Identifying blood product ratios associated with improved survival. *J Trauma*. 2008；65：527-534.	有 259 例患者的回顾性研究显示，增加 FFP 和血小板的使用可提高严重创伤后患者的存活率
Holcomb JB，Wade CE，Michalek JE，et al. Increased plasma and platelet to red blood cell ratios improves outcome in 466 massively transfused civilian trauma patients. *Ann Surg*. 2008；248：447-458.	有 467 例患者输注了 10 单位或以上 PRBC 的回顾性研究显示，增加 FFP 和血小板的使用可改善存活率
Spinella PC，Perkins JG，Grathwohl KW，et al. Effect of plasma and red blood cell transfusions on survival in patients with combat related traumatic injuries. *J Trauma*. 2008；64：S69-S77.	有 708 例患者的回顾性研究显示，使用 FFP 与存活率改善有关
Maegele M，Lefering R，Paffrath T，et al. Red-blood-cell to plasma ratios transfused during massive transfusion are associated with mortality in severe multiple injury：A retrospective analysis from the Trauma Registry of the Deutsche Gesellschaft für Unfallchirurgie. *Vox Sang*. 2008；95：112-119.	有 713 名患者的回顾性研究显示，在接受大量输注血液成分的患者中，随着 FFP 的积极使用，存活率改善
Duchesne JC，Hunt JP，Wahl G，et al. Review of current blood transfusions strategies in a mature level I trauma center：Were we wrong for the last 60 years ？ *J Trauma*. 2008；65：272-276.	有 135 例接受大量血液成分输注的患者的回顾性研究显示，以 1：1 的比例输注效果较好
Sperry JL，Ochoa JB，Gunn SR，et al. An FFP：PRBC transfusion ratio ≥ 1：1.5 is associated with a lower risk of mortality after massive transfusion. *J Trauma*. 2008；65：986-993.	有 415 例患者的多中心前瞻性队列研究显示，较高的 FFP 使用量与死亡率较低有关
Moore FA，Nelson T，McKinley BA，et al. Is there a role for aggressive use of fresh frozen plasma in massive transfusion of civilian trauma patients ？ *Am J Surg*. 2008；196：948-958.	有 93 例患者的回顾性研究得出的结论是：使用 FFP 进行损伤控制性复苏在平民创伤救治中可能可以发挥作用
Teixeira PG，Inaba K，Shulman I，et al. Impact of plasma transfusion in massively transfused trauma patients. *J Trauma*. 2009；66：693-697.	有 383 例患者的回顾性研究显示，高 FFP 使用量与更高的存活率有关
Duchesne JC，Islam TM，Stuke L，et al. Hemostatic resuscitation during surgery improves survival in patients with traumatic-induced coagulopathy. *J Trauma*. 2009；67：33-37.	有 435 例患者、进行了 7 年的回顾性研究显示，与接受 1：4 比例的 FFP 和 RBC 的患者相比，接受 1：1 比例的患者的生存率更高
Snyder CW，Weinberg JA，McGwin G Jr，et al. The relationship of blood product ratio to mortality：Survival benefit or survival bias ？ *J Trauma*. 2009；66：358-362.	有 134 例患者的回顾性研究显示，较高的 FFP 使用量可以改善患者的存活率，但在调整生存偏差后，这种优势并不那么明显
Watson GA，Sperry JL，Rosengart MR，et al. Fresh frozen plasma is independently associated with a higher risk of multiple organ failure and acute respiratory distress syndrome. *J Trauma*. 2009；67：221-227	对钝性创伤患者进行的前瞻性多中心队列研究显示，FFP 与多器官功能衰竭和 ARDS 的风险增加相关
Zink KA，Sambasivan CN，Holcomb JB，et al. A high ratio of plasma and platelets to packed red blood cells in the first 6 hours of massive transfusion improves outcomes in a large multicenter study. *Am J Surg*. 2009；197：565-570.	有 466 例患者的回顾性多中心（16）研究显示，如果早期使用 FFP 和 PLT 且以 1：1 的比例使用，则死亡率较低
Riskin DJ，Tsai TC，Riskin L，et al. Massive transfusion protocols：The role of aggressive resuscitation versus product ratio in mortality reduction. *J Am Coll Surg*. 2009；209：198-205.	有 77 例患者的回顾性研究得出的结论是：大量输注血液成分的方案与存活率改善有关

ARDS：急性呼吸窘迫综合征；FFP：新鲜冷冻血浆；ICU：重症监护室；PRBC：浓缩红细胞；RBC：红细胞。

使用高比例的方法给失血患者进行血液成分大量输注的优点可以部分由增加了其体内的凝血因子来解释。血浆由一千多种蛋白质组成，其中一些可能具有有益作用。创伤和休克可导致血管糖萼降解和内皮通透性增加，这一过程被称为创伤的血管内皮病变。使用LR溶液复苏会加速这一过程，而使用血浆复苏会重建血管糖萼并降低血管通透性[55]。这一现象可能解释了ARDS和腹部间隔室综合征的发生机制，后者是伴随着晶体溶液大量减少而发生的，而创伤后晶体溶液复苏中多器官功能障碍的减少则被忽视了。

大量输注血液成分的方案

现有的研究支持大量输注血液成分的方案（massive transfusion protocol，MTP）的发展，支持积极使用血液成分疗法或液体冷藏、低滴度O型全血。MTP被用于改进医院血库的后勤系统，以进行经验性的血液成分的使用。许多研究已显示，执行MTP可提高创伤患者的存活率[56]。为了获得创伤中心的资格，美国外科医师协会验证审查委员会（American College of Surgeons Verification Review Committee）要求所有创伤中心都要有MTP。

例如，对于严重损伤患者，当一个MTP指令下达后，血库应提供一个含有4个单位O型红细胞和4个单位AB型或A型血浆的冷藏箱。如果可能的话，在输注前应抽取患者的血液样本，因为有时即使是1个单位的红细胞也会干扰交叉配型。当育龄女性的血型为未知或已知为Rh^-时，会使用O型阴性血给她们输血。如果使用初始的血液冷藏箱，则血库会以1：1：1的比例发送含有血浆、血小板和红细胞的额外冷藏箱或全血冷藏箱。

不同类型的液体

晶体溶液

大量生理盐水复苏会由于稀释血清中的HCO_3^-而发生酸中毒。正常情况下，氯离子和碳酸氢盐离子是相互作用的，以保持电中性。输注大量生理盐水的结果常常是高氯型非阴离子间隙代谢性酸中毒。在极端情况下，酸中毒会损害心脏功能，降低心脏对正性肌力药物的反应性，影响细胞代谢，改变酶活性和凝血级联反应。许多人也许会说，为了保护细胞，人体在酸中毒状态下更容易从Hgb中释放氧气，而且酸中毒实际上至少在一定程度上比碱中毒好。

不管理论上诱导性代谢性酸中毒是有利还是有弊，现在都没有临床证据来证实。有HTS使用经验的外科医生们有时会遇到诱导性代谢性酸中毒，但他们发现这是最轻的临床后果。诱导性代谢性高氯型酸中毒不同于自发性代谢性酸中毒和低血容量性乳酸酸中毒。没有证据表明高氯型酸中毒除了使对代谢状态的解释变得混乱外还有别的作用。鉴于目前缺乏一种晶体溶液相对于另一种晶体溶液有显著的已证实的益处，许多创伤生命支持系统在院前使用的是生理盐水。一个原因是只储备一种液体更便利；另一个原因是当需要输血时，LR溶液必须被换为生理盐水，因为LR溶液含有钙，而钙会与枸橼酸盐结合，理论上会引起凝血。这是一个监管政策，尽管研究显示，从同一个静脉通路输注LR溶液和血液没有相关的副作用。

Plasma-Lyte（Baxter，Deerfield，IL）是一种平衡晶体溶液，是20多年前开发的，含有额外的电解质，如乙酸盐和葡萄糖酸盐。其总的氯化物水平也较低。Plasma-Lyte中也含有镁，因此，在肾衰竭患者中使用时应考虑这一点。Plasma-Lyte还可能会影响外周血管阻力和心率，加重器官缺血。与其他晶体溶液相似的是，Plasma-Lyte也可以导致肺水肿、颅内压增高和全身性水肿。关于Plasma-Lyte在体外循环泵启动过程中的安全性及其在冷缺血、循环骤停、器官移植和器官保存中的使用已有大量报道。

在一项检测HTS和右旋糖酐联合使用的研究中，患者被随机分为两组，分别接受7.5% HTS和右旋糖酐以及7.5% HTS和Plasma-Lyte A。2小时后，两组的钠、碳酸氢盐、CO_2和pH是相当的。HTS和右旋糖酐组需要较少的晶体溶液。然而，两组输注的液体量也不同。在McFarlane进行的一项研究中，30例接受肝胆或胰腺手术的患者被随机分配到接受0.9%生理盐水组或Plasma-Lyte组［15 ml/（kg · h）］。结果显示，在手术期间，Plasma-Lyte更有效，较少出现高氯血症和酸中毒。然而，两组之间钠、钾或血乳酸水平没有显著差异。在一项肾移植研究中，Plasma-Lyte A没有增加乳酸水平（与LR溶液一样），也没有引起酸中毒（与生理盐水一样）；接受Plasma-Lyte的患者保持了最佳的代谢状态。Plasma-Lyte也适用于各种细胞制剂的制备和作为血小板的储存介质。与LR溶液和生理盐水相比，Plasma-Lyte可能是一种更好的平衡溶液，但目前还没有研究表明它在大量使用时更安全或更有效。Plasma-Lyte对于日常的液体维持可能是一种理想溶液，但与其他晶体溶液相比，它在复苏方面并没有显著优势。Young 及其同事[57]进行的一项随机对照试验显示，与生理盐水相比，使用 Plasma-Lyte A 复苏的患者在受伤后 24 小时的酸碱状态有所改善，高氯血症减少。各种晶体溶液的成分见表 4.13。总之，各种晶体溶液各有利弊。Plasma-Lyte 的优势在于它含有镁，研究表明，它可以减少补充镁的需求，尽管有人担心输注大量的 Plasma-Lyte 可能会导致镁过多。从氯化物的角度来看，LR 溶液可能优于 Plasma-Lyte，后者可能优于生理盐水。在大量使用的情况下，LR 溶液复苏可能具有优势，因为其氯化物含量最低。没有研究显示任何晶体溶液在改善生存率方面有优势。对短期失血性休克的猪进行的使用大量晶体溶液的研究显示，LR 溶液要优于生理盐水和 Plasma-Lyte 溶液。在大多数机构，生理盐水、LR 溶液和 Plasma-Lyte 的费用相似，约为 3.00 美元 / 升。在一项有 15 802 例 ICU 患者进行的务实随机试验中，对 LR 溶液、Plasma-Lyte 与生理盐水作为主要复苏液进行了比较。结果发现，与接受生理盐水的患者相比，接受 Plasma-Lyte 的患者发生死亡、肾透析和持续性肾功能障碍的发生率较低[58]。

高渗盐水

HTS 已经得到了广泛的研究。总的来说，研究表明，钠是控制血管内容量的主要电解质。在失血动物中进行的使用 HTS 的研究发现，只要钠负荷相同，就可以用更少的溶液实现复苏目标。例如，在失血性休克动物模型中，如果需要 1 L 生理盐水才能使血压达到 120 mmHg，那么输注 120 ml 7.5% 生理盐水也可以达到相同结果。如果是 5% 的 HTS，则只需要输注 182 ml。在动物研究中，HTS 能将细胞内和间质间隙中的水吸收入血管内。

一直以来的研究表明，HTS 可以减少炎症反应，因此，HTS 被认为具有免疫调节作用（图 4.19）。使用 HTS 复苏后的免疫抑制可能有益也可能有害，取决于其使用的时间和方式。一项单独使用 HTS 或使用胶体溶液（如羟乙基淀粉或右旋糖酐）的随机前瞻性研究结果显示，在死亡率上，使用 HTS 与使用晶体溶液相当。目前研究最多的是 7.5% 的 HTS。从 1995 年到 2005 年，当炎症被广泛研究时，HTS 的理论上的优势是可以减少炎症反应并可能可以减少 ARDS 和 MODS 的发生。因此，7.5% 的 HTS 被认为可能是失血性休克复苏的理想液体。7.5% 的 HTS 的一个主要问题是没有人生产和销售它。其原因是获得 FDA 的生产许可证是极其困难和昂贵的，而销售的利润很低。在欧洲，7.5% 的 HTS 和右旋糖酐是可以买到的。

由美国和加拿大的 10 个创伤中心组成的复苏结果联盟（Resuscitation Outcomes Consortium，ROC）已获得了用于进行创伤和急救医学试验的资金。ROC 是一家由联邦政府资助的组织，旨在对可能的院前干预措施进行评估。

表 4.13 市场上有售的晶体溶液及其成分

	生理盐水	乳酸林格溶液	Plasma-Lyte A	Normosol	血浆
正离子					
钠	154	130	140	140	134 ～ 145
钾		4	5	5	3.4 ～ 5
钙		3			2.25 ～ 2.65
镁			3	3	0.7 ～ 1.1
阴离子					
氯离子	154	109	98	98	98 ～ 108
乳酸		28	27	27	
碳酸氢盐					22 ～ 32
葡萄糖酸盐			23	23	
pH	5.4 ～ 7.0	6.5	7.4	7.4	7.4
渗透压	308	273	294	295	280 ～ 295

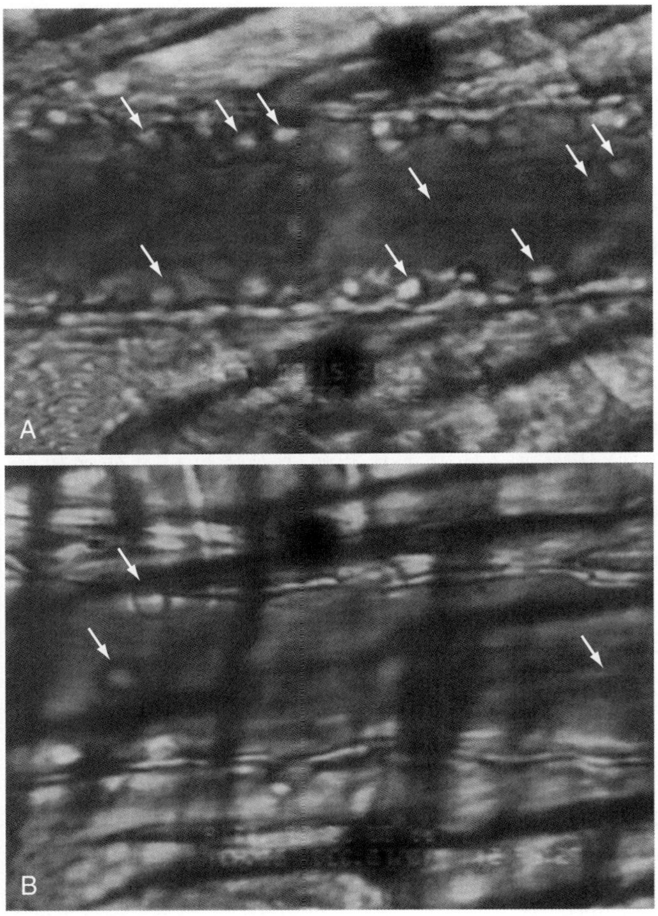

图 4.19 接受高渗盐水复苏后的免疫应答比接受 LR 溶液复苏后的免疫应答要弱（From Pascual JL，Khwaja KA，Ferri LE，et al. Hypertonic saline resuscitation attenuates neutrophil lung sequestration and transmigration by diminishing leukocyte-endothelial interactions in a two-hit model of hemorrhagic shock and infection. J Trauma. 2003；54：121-132.）

ROC 的第一个创伤试验对 HTS 进行了评估。这是一项前瞻性随机试验，纳入了有钝性或穿透性创伤的低血压患者，伴有或不伴有创伤性颅脑损伤（TBI）。受试患者按液体种类和输注量随机分为三组：① 250 ml 生理盐水；② 250 ml 7.5% HTS；③ 250 ml 7.5% HTS 和 6% 右旋糖酐 70。该试验纳入了 2221 名患者，纳入方法采取了知情同意例外。该试验中有两项研究。失血性休克研究纳入了 894 名患者，TBI 研究纳入了 1327 名患者，并且 TBI 研究纳入了伴有或不伴有低血压的患者；主要的纳入标准是格拉斯哥昏迷量表（GCS）评分为 8 分或更低。

HTS 休克研究显示，接受 HTS 的患者的钠水平仅轻度升高（147 mmol/L 对生理盐水组 140 mmol/L），原因是输注量少且仅在入院前输注。患者入院时 Hgb 水平也明显较低。接受 HTS 联合或不联合右旋糖酐组的患者的 Hgb 水平为 10.2 g/dL，而生理盐水组为 11.1 g/dL。这可能反映了接受 HTS 复苏患者和接受生理盐水复苏患者之间的血容量的不同。总的 28 天生存率几乎相同：HTS 组患者为 73%；HTS 联合右旋糖酐组患者为 74.5%；生理盐水组患者为 74.4%（$P = 0.91$）。

然而，HTS 试验在结束前被数据安全和监控委员会叫停了，原因主要有二。首先，中期分析显示无效，因为结果非常相似。其次，一项详细的亚组分析发现，在最初的 24 小时内未接受红细胞输注的患者亚组存在潜在危险。由于无法解释的原因，接受 HTS 或 HTS 联合右旋糖酐患者的死亡率明显增高。在最初的 24 小时内接受 10 个单位以上红细胞输注的 HTS 组或 HTS 联合右旋糖酐组患者的死亡率较低，但差异无统计学意义。

对 HTS 试验的主要批评是，它只允许在院前阶段进行少量的 HTS 输注，在住院期间不继续输注 HTS。该试验未对额外的复苏进行规定，所有患者都接受了大约相同量的入院前液体输注。此外，钠水平仅升高到 147 mmol/L 意味着没有使用足够的 HTS 来影响 HTS 的免疫调节能力——因为一些人认为更高的钠水平才能实现这个目标。在低血压患者中，250 ml 的生理盐水输注在临床上是无关紧要的，但由于 250 ml 的 HTS 加或不加右旋糖酐大约相当于 2 L 的生理盐水，即接受 HTS 的患者组相对于接受生理盐水的患者组接受的复苏液体量更高。因此，该试验似乎是将 250 ml 生理盐水与相当于 2 L 生理盐水进行了比较。接受 HTS 的患者的 Hgb 水平较低也支持这种意见。HTS 在 TBI 患者中的试验也被叫停了，原因是中期分析也显示无效，这意味着生理盐水组和 HTS 组之间的主要结果几乎相同。这种结果也可以解释为 HTS 是安全的，但从技术上讲，该试验没有能力显示非劣效性。

之所以在 TBI 患者中研究 HTS 是因为初步研究显示其有良好的前景。HTS 输注在降低颅内压方面非常有效，而且是在增加血容量、血压和脑血流量的同时降低颅内压。与通常用于降低颅内压的甘露醇相比，HTS 可能可以使患者颅内压降低而无脱水，或不会面临甘露醇引起的低血压或肾衰竭而发生继发性脑损伤的进一步风险。接受大剂量甘露醇滴注的患者也容易发生肺功能不全，可导致其 ICU 停留时间延长。甘露醇的输注每日需要很高的剂量。在单纯性 TBI 患者中，谨慎使用甘露醇是安全的；但在低血压多发性创伤患者中，使用甘露醇可能是有害的，有可能加重低血压。

美国市场上有售的 HTS 的浓度分别为 23%、5%

和 3%。奇怪的是，所有的人体研究使用的都是 7.5% 的 HTS——这种浓度的 HTS 在美国市场上是买不到的——这可能是有关 HTS 研究的主要策略错误。大多数动物和人体研究使用了 7.5% 的 HTS，因为 10% 的 HTS 被发现可以对周围静脉产生强烈的刺激。将 HTS 快速注射到志愿者体内会导致其注射部位疼痛。因此，首选通路是中央静脉。在动物研究中，7.5% 的 HTS 如果通过骨间通路给予，则会导致骨骼肌坏死和骨筋膜间室综合征。一些非创伤研究使用了 3% 和 23% 的 HTS，临床使用 5% 的 HTS 的经验很少。有两项研究报告了在创伤患者中使用 5% 的 HTS 的经验，结果显示，无论患者有没有 TBI，使用 5% 的 HTS 都是安全的[59]。这一发现是合理的，因为使用 7.5% 的 HTS 进行的研究也已显示了其是安全的。与使用其他晶体溶液复苏相比，使用 5% 的 HTS 可能是恢复血容量的最佳策略。在创伤患者中使用 5% 的 HTS 的方法是输入 250 ml，如果需要量超过 500 ml，则需要检测钠水平。250 ml 5% 的 HTS 中的钠含量相当于 1645 ml LR 溶液中的钠含量。因此，首剂可以快速输注而无需使用低张溶液（如 LR 溶液）。

胶体溶液

人白蛋白（4% ～ 5%）盐溶液被视为参考胶体溶液。它是从血液中分离出来的，并经过了热处理以防止病毒传播。它具有许多理论上的优势，尤其是在动物研究中，但临床研究尚未显示结果有差异。与晶体溶液相比，它的主要理论优势是它的促炎作用更小，这可能是因为它是一种天然分子。除了稀释作用外，人白蛋白盐溶液还与发生轻度凝血障碍相关。没有临床证据显示人白蛋白盐溶液优于其他胶体溶液，但澳大利亚的一项（SAFE）研究显示，与生理盐水相比，在 ICU 患者中使用 4% 的人白蛋白盐溶液是安全的[60]。这项研究的主要目的是证明等效性，但结果显示其主要结果（28 天死亡率）和所有次要结果都没有统计学差异。战伤救治委员会建议对伤员进行低容量液体复苏，即使用 500 ml 羟乙基淀粉。做出这个选择的原因是：7.5% HTS 市场上买不到。采用损伤控制性复苏或止血复苏方法被认为可以改善预后，减少用血量，降低 ARDS 的发生率[61]。ARDS 和 MODS 仍会发生，但发生率比以前低多了。

与人工胶体溶液相比，25% 的白蛋白还有其他优势。白蛋白已被证明具有免疫抗炎作用，且输液量需求比目前的人工胶体溶液少 5/6。与人工胶体溶液不同，25% 的白蛋白没有导致凝血障碍的副作用。从感染和临床角度来看，它已被证明是安全的，且必须输注的液体量显然要少得多（图 4.20）。白蛋白盐溶液的费用约是晶体溶液的 31 倍，是右旋糖酐或羟乙基淀粉的 4 倍，但这些数据是与 5% 的人白蛋白盐溶液进行的比较。从生理角度来看，与 500 ml 羟乙基淀粉相比，100 ml 25% 的白蛋白的费用大约是前者的 3 倍。在越南战争期间，25% 的白蛋白第一次使用且效果似乎很好。它被装在一个绿色的罐子里，运输方便，保质期长，而且使用方便。

常用的合成胶体有血浆、白蛋白、右旋糖酐、明胶和淀粉基胶体。羟乙基淀粉溶液是由从高粱、玉米或马铃薯中提取的支链淀粉制成。大量的随机对照试验已证实了 5% 的白蛋白、6% 的羟乙基淀粉和 6% 的右旋糖酐的安全性和疗效。然而，尚无证据表明一种胶体溶液优于另一种胶体溶液，或胶体溶液优于或劣于晶体溶液[62]。羟乙基淀粉等胶体溶液具有类似于晶体溶液的促炎作用。在需要大量输液时，胶体溶液造成的危害比晶体溶液大，但并非所有胶体溶液都相同。众所周知，人工胶体溶液会引起长时间的凝血障碍；右旋糖酐是专门用于防止血管手术后的凝血的。

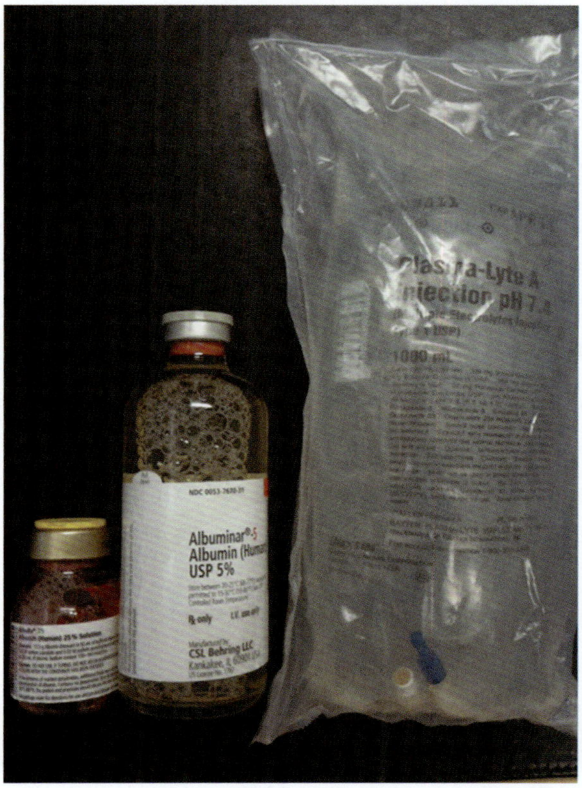

图 4.20　容器大小比较：50 ml 25% 白蛋白，500 ml 5% 白蛋白，1 L LR 溶液。50 ml 25% 白蛋白生理上相当于 2000 ～ 2500 ml 的晶体溶液

炎症反应系统与凝血过程紧密相连。羟乙基淀粉，特别是高分子量制剂，与凝血功能改变有关，尤其是可导致黏弹性测量和纤溶功能改变。有研究对在严重脓毒血症患者中使用分子量超过 200、摩尔替代比超过 0.5 的浓缩（10%）羟乙基淀粉溶液的安全性提出了质疑，理由是其导致死亡率升高以及急性肾损伤和使用肾脏替代疗法的患者数量增加。为了延长血管内扩张，葡萄糖分子的高度取代可以防止血液中非特异性淀粉酶的水解。然而，这会导致其在皮肤、肝脏和肾脏等网状内皮组织中的蓄积。由于羟乙基淀粉在组织中可能蓄积，推荐的每日羟乙基淀粉的最大剂量为 33 ～ 55 ml/（kg · d）。在因出血增加而出现凝血障碍的创伤患者，谨慎的做法是将羟乙基淀粉的使用量限制在 1 L。对创伤患者的研究表明，急性肾损伤与钝性创伤后的死亡有关。与接受乙酸林格液的患者相比，接受羟乙基淀粉 130/0.4 溶液复苏的严重脓毒症患者在第 90 天的死亡风险增加且更可能需要肾脏替代疗法治疗。在动物模型中，白蛋白似乎更有助于预防炎症，而高剂量的羟乙基淀粉和右旋糖酐似乎会引起炎症和凝血障碍。

未来的复苏研究

血液替代品

与血容量扩容剂不同，血液替代品是一种能够携氧的液体。在美国，每年输注的红细胞是 1500 万单位。减少输血的方法包括术前自体献血、术中自体血回输和等容血液稀释。这种方法需要在手术开始时抽取患者的血液，用血容量扩容剂替换，然后在手术结束时回输患者的自体血液。由于血液供应的限制、感染、输血并发症以及储存的限制，仍然需要血液替代品。理想的血液替代品应该满足以下几点要求：

- 可以输送氧气
- 兼容所有血型
- 副作用小
- 能储存更长时间
- 可以在血液循环中稳定存在
- 成本效果好

目前，血液替代品要么是以 Hgb 为基础的制品，要么是以非 Hgb 为基础的制品。对以 Hgb 为基础的液体的研究可以追溯到 20 世纪 20 年代，当时获得 Hgb 的方法是通过溶解细胞基质来获得。提纯和灭菌是制作血液替代品需要克服的障碍，研究人员花了几十年的时间才克服了这两个障碍，但人们很快又意识到游离 Hgb 有毒性作用（因为其分解产物）。游离 Hgb 的问题包括渗透性利尿作用、肾毒性、凝血功能异常、半衰期短和血管收缩作用（已知由 Hgb 溶液清除氧化亚氮引起）。

在接下来的三十年里（20 世纪 30 年代、40 年代和 50 年代），人们致力于解决 Hgb 分子在循环中的稳定性问题及其毒性作用的预防问题。相关方法包括：Hgb 四聚体亚基之间的交联，Hgb 的聚合，将 Hgb 封装在人造红细胞或脂质体中，以及使用微球技术形成一百万个稳定的小分子。目前一些 Hgb 替代品的开发已推进到临床试验阶段。

血液替代品也被称为血红蛋白氧载体（hemoglobin oxygen carrier，HBOC）。目前的第二代 HBOC 是经过巴氏灭菌的，因此它们没有传染性病原体；它们也没有 ABO/Rh 或其他血液抗原。它们是普遍兼容的，不需要血库保存。它们易于管理，无须特殊培训或专门知识。第二代 HBOC 还克服了半衰期短和肾毒性问题，但它们仍存在一些棘手的副作用：自由基生成和再灌注损伤加重、高铁 Hgb 的产生和免疫效应（包括免疫抑制以及内毒素相关的致病性增强）。

血液替代品所需的 Hgb 有多种来源，例如，过期的捐献人血，牛血或猪血，以及转基因大肠埃希菌。每种来源的 Hgb 都有其优点（可获得性及其成本）和副作用（感染和其他并发症）。人 Hgb 的优势在于它是一种已进行过大量研究的天然产物，而它明显的劣势是它的可获得性低。制造 1 单位的 HBOC 大约需要 2 单位的丢弃全血。即使我们可以收集到所有被丢弃的人血，可制造的 HBOC 单位量也只是被丢弃的人血单位量的一半。

动物血液作为 Hgb 的来源的潜在优势是巨大的；它们是一种相对便宜的来源，而且供应充足。然而，尽管我们已尽力控制畜群，诸如牛海绵状脑炎等问题也会不可避免地出现。重组 Hgb 也有问题。进行大量的细菌培养和严格的处理的成本是昂贵的。据估计，制造 0.1 g Hgb 需要培养 1 L 大肠埃希菌培养物。相当于 750 L 大肠埃希菌培养物能制造出 1 单位 Hgb。生产 300 万单位 Hgb 则需要 11.25 亿升以上的培养物。

首批接受测试的 HBOC 产品之一是 Baxter 公司 1999 年生产的，即琥珀酰水杨酸交联血红蛋白（diaspirin cross-linked hemoglobin，DCLHb），即所谓的 HemAssist。

一项广为人知的创伤性失血性休克患者的试验使用了这种经过化学修饰的人Hgb溶液，该试验是采取了知情同意例外（非患者个人同意）的首批试验之一。结果是Baxter公司提前终止了试验，因为接受试验产品的患者的28天死亡率（47%）高于使用生理盐水的患者（25%）（$P < 0.015$）。这一结果使对第一代红细胞替代品抱有希望的研究人员很沮丧。

最近的一项研究对Baxter公司的试验数据和目前使用DCLHb的17个美国急诊科和27个欧盟的类似院前急救系统的数据进行了比较，结果未显示有任何差异。该研究报告作者指出，平均血压或血压升高与创伤性失血性休克患者使用DCLHb无关。因此，在Baxter试验中观察到的不良死亡率结果与临床上可证明的DCLHb的升压作用无关。

另外两种目前有临床应用潜力的产品都是多聚体Hgb而不是四聚体Hgb。多聚体Hgb被认为更好，因为其分子量（130 kDa）比四聚体Hgb（65 kDa）更高，因而其在血管内可以存在更长时间。一些研究人员指出，多聚体Hgb可以避免与氧化亚氮接触，因而可减轻在以前产品中观察到的血管收缩问题。

HBOC-201（Hemopure；Biopure公司）是由牛血制成的一种产品。它是普遍兼容的，并且它在室温下稳定储存的时间可长达3年。动物研究已显示HBOC-201具有很好的前景。一项对骨科患者进行的人体试验也显示它有成功的希望，但目前它的安全性是令人担忧的；接受Hemopure的患者发生的严重不良事件增加。Hemopure的血管收缩特性可能会导致易感患者发生心肌梗死。Biopure公司破产后被OPK生物技术公司收购，后者生产一种兽医用的产品——Oxyglobin（HBOC-301）。FDA对Hemopure的审批仍在进行中。OPK生物技术公司仍在开发人使用的Hemopure；美国海军资助了这项可能用于战场环境的产品的研究。已有研究建议同时使用氧化亚氮供体（如硝酸甘油），以固定比例、单袋复合物的方式或分开输注的方式同时使用。然而，让外科医生接受一种需要同时输注一种血管扩张剂的休克治疗产品的可能性很小。

在基于Hgb的产品中更有前景的是PolyHeme（多聚Hgb）。它是以几乎可以去除所有四聚体Hgb交联（< 1%的残留）的生产方式生产的。PolyHeme是由过期的人捐献血液制成的，在室温下可以保存1年左右。在已进行的几项人体试验中，最近的一项是在创伤患者中进行的一项多中心研究，该研究免除了知情同意。一组患者接受PolyHeme，另一组患者接受晶体溶液和红细胞。共有29个创伤中心纳入了714名患者。研究报告作者指出，在受伤后12小时内，最多可使用6单位的PolyHeme对患者进行复苏，无须使用储存的血液；两组的结果相似（30天死亡率：PolyHeme组为13.4%；对照组为9.36%）。然而，PolyHeme组有更严重的不良事件发生，特别是发生心肌梗死的患者增加。尽管如此，当需要但无法获得血液时，PolyHeme的益处可能大于它的危害。由于严重不良事件的发生率增加，PolyHeme目前还未被使用。

一个对16项HBOC试验（包含4项使用HemAssist或PolyHeme的创伤试验）进行的meta分析显示，与对照组相比，HBOC组患者发生心肌梗死和死亡的风险显著增加。其血管收缩问题也依然存在。虽然可以通过添加血管扩张剂来减轻血管收缩，但人们对HBOC的热情是否会持续仍有待观察。然而，毫无疑问，这些Hgb替代品对那些无法获得红细胞的患者有真正的好处，例如，对农村地区或严酷的战争环境中的患者。

第三代Hgb替代品已经开始解决先前产品配方的不足了。用脂质体包裹Hgb是一种创新，但这种方法还在不断尝试优化中。在游离Hgb存在的情况下，磷脂和胆固醇被混合制成一个将游离Hgb包裹起来的球体外包膜。这些脂质体具有类似于红细胞的氧解离曲线，输注后可瞬时实现高循环水平的Hgb和氧气递送。目前研究仍处于临床前实验阶段；在临床试验开始之前，延长其半衰期并阐明其对免疫系统的影响（特别是对网状内皮组织的隔离）至关重要。

全氟化碳

全氟化碳（perfluorocarbon，PFC）在生物学上是完全惰性的，类似于聚四氟乙烯（Teflon）或Gore-Tex。通过氟化环结构改变分子可以降低其熔点，使其在室温下成为液体。1966年，当一张一只小鼠被完全浸没在液体中却能呼吸和存活的照片（图4.21）发表时，PFC激发了许多研究者的想象力。PFC中溶解的氧气和二氧化碳量比血浆中更多。虽然目前人们还没有找到PFC的液体形式的用途，但人们对将它们用于液体通气用途的热情有所增加。虽然在成人ARDS患者中进行的PFC试验显示没有效果，但在患有透明膜病的患儿中进行的试验仍在进行中。

PFC要作为血液替代品需要克服两个挑战。第一，PFC 的液体形态与水不相溶；因此，PFC 必须使用乳化剂以微滴的形式悬浮。第二，与 Hgb 不同，溶解在 PFC 中的氧气含量与氧分压 PO_2 呈线性关系，而 Hgb 的解离曲线呈 S 型，有利于 Hgb 在正常大气氧气水平下达到满载。因此，PFC 需要的氧气浓度（FiO_2）很高。

第二代 PFC 拥有更大的携氧能力，因为对其使用的乳液的性质进行了改良。新一代 PFC 产品可以在 4℃条件下储存，而之前的第一代产品必须冷冻储存。Oxygent（Alliance Pharmaceutical Corp./Baxter Healthcare Corp.）是一种 60% 的全氟溴烷乳液，平均粒径＜ 0.2 μm。它使用卵磷脂作为乳化剂——消除了在 PFC 的早期研究中观察到的激活补体的不良作用。目前可能使用它的场景包括等容血液稀释的体外循环和球囊血管成形术（在导管充气时提供充氧血液通过导管）。在一项 3 期研究中，Oxygent 显示可以减少接受非心脏手术患者对红细胞输注的需求（Oxygent 组为 16%；对照组为 26%；$P < 0.05$）。然而，Oxygent 组患者发生严重不良事件的发生率更高（Oxygent 组为 32%，对照组为 21%；$P < 0.05$）。在另一项 3 期

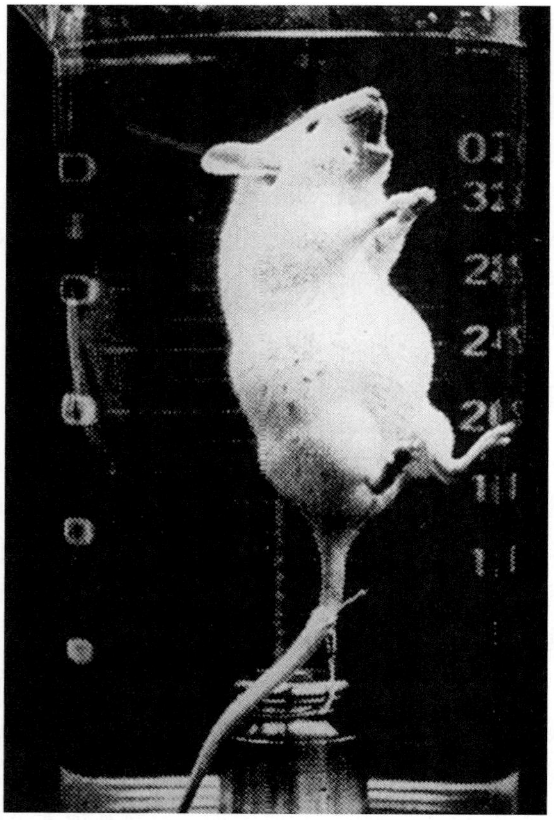

图 4.21 浸没在全氟化碳（PFC）中的小鼠仍然存活（From Shaffer TH，Wolfson MR. Liquid ventilation. In：Polin RA，Fox WW，Abman SH，eds. Fetal and Neonatal Physiology，3rd ed. Philadelphia，PA：WB Saunders；2003.）

研究中，在接受心脏搭桥手术的患者中，Oxygent 可能会增加患者发生卒中的风险。所有进一步研究都已停止。

还推出了另外两种 PFC 产品。在早期临床试验中，OxyFluor（HemaGen）在健康志愿者中产生了轻度血小板减少和流感样症状。Baxter International 已经停止了对这种产品的进一步开发的支持。Oxycyte（Synthetic Blood International）的 2 期试验也已暂停；它已被 Oxygen Biotherapeutics 公司接手并已被改名为 Dermacyte 作为化妆品销售。Dermacyte 是一种用于伤口愈合的氧气浓缩凝胶。由于研究认为氧自由基能杀死癌细胞，目前也在对 Dermacyte 在化疗或放疗期间的使用进行研究。目前 PFC 并非没有副作用，并且在氧气输送和利用方面是无效的。

新型液体

人们已认识到，目前可用的这些液体都不能完全替代血液，而且如果大量使用这些液体来扩充血容量事实上可能是有害的，由此引发了研究人员对新型液体的研究。血液是非常复杂的，我们的最终目标是开发人工全血，但这需要很长的时间。也许最理想的方法是以干细胞为原料通过生物反应器来制造全血，但这种技术的开发恐怕需要数十年的时间。

未来有关液体替代品的研究永远都不会停止。有关新型晶体溶液的研究正在进行中，正如有关伴有或不伴有氧载体的高渗溶液、高渗胶体溶液、冻干血浆（freeze-dried plasma，FDP）和药物疗法的研究正在进行中一样。

1999 年，美国医学研究院建议开展去除 LR 溶液中乳酸的研究以及在复苏液中使用可改变的能量底物的研究。他们认识到，尽管休克复苏中可能发生再灌注损伤，但复苏损伤其实是所用复苏方法和液体导致的。

此后，人们发现了两种可能可以改变复苏后炎症反应的物质。在大动物和小动物模型进行的研究发现，只需将 LR 溶液中的乳酸替换为酮类或丙酮酸即可减少失血性休克复苏后的炎症反应。为减少复苏损伤，研究人员已经研究了多种形式的丙酮酸；丙酮酸乙酯似乎更有应用前景。动物研究显示，丙酮酸林格溶液可以纠正乳酸酸中毒并延长失血性休克大鼠的存活时间。从细胞水平来看，含有多种抗炎成分的液体似乎更有效。

对这些结果改善背后的机制进行的研究发现，补充单羧酸盐的复苏液可以提供能量底物，对诸如 LR 溶液的传统使用的液体的改变最小。用丙酮酸或酮类

替代 LR 溶液中的乳酸可以保护休克后大脑和其他组织。这一发现引发了对这种保护作用的原因以及单独使用药物治疗失血性休克的可能性的研究。

干血浆

第二次世界大战期间使用了干血浆，最初是因为美国陆军军方认为，这种血浆足以复苏失血性休克（图 4.22）。二战中使用的干血浆来自多种供体且未进行病毒致病原筛查，因此，肝炎在伤员中的传播很常见。二战以后，美国不再生产干血浆。然而，随着干血浆生产工艺的改进——去除潜在感染病原体的能力提高了——这一领域的研究复活了。干血浆可以通过两种方式制备。它可以是 FDP，或通过低温、低压和低湿度循环空气相结合的冻干获得；它也可以通过在高温室中进行喷雾干燥的方法——在那里雾化获得。干血浆可以以这些形式中的一种储存，在储存期间蛋白质降解程度极低，直至它被重新配制、调节 pH 及其后被使用。干血浆的优点是保质期长、不需要冷藏和严格的温度控制。干血浆避免了储存新鲜冷冻血浆（fresh frozen plasma，FFP）中的物流困难和解冻 FFP 所需的时间。当今干血浆生产过程中去除病原体的能力已大大提高了，人们已不太担心病毒传播的问题了。

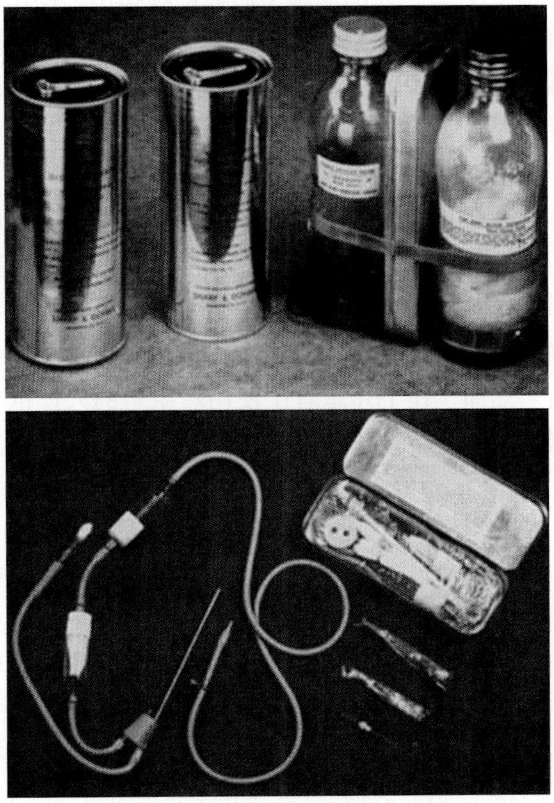

图 4.22 第二次世界大战期间使用的冻干血浆（Courtesy Office of Medical History，U.S. Army Medical Department，Center of History and Heritage，Washington，DC.）

在美国海军的资助下，一项研究将从新鲜猪血中分离出的血浆冻干制成 FDP，并与 FFP 进行了比较。该研究对出血失去 60% 血容量的实验猪分别使用 FFP 和 FDP 进行复苏，结果显示，使用 FDP 的效果与使用解冻 FFP 的相同，且它们之间的凝血功能相同。一项多机构的多创伤动物试验发现，FDP 优于羟乙基淀粉（会导致贫血和凝血障碍）[63]。目前，这个领域的研究和开发是令人兴奋和前景广阔的。FDP 目前已在欧洲和非洲上市，但还没有在美国上市。

自 1994 年以来，法国陆军一直在使用冻干血浆（FLyP）。它是由多达 10 名志愿者的新鲜去白细胞血制成。在血型上使用天然抗 A 和抗 B 血凝素进行稀释和中和。因此，这种 FLyP 与任何血型都是相容的。它可以在常温下保存 2 年并可以使用 200 ml 的水在不到 3 分钟的时间内轻松水化。FLyP 含有所有凝血因子和蛋白质。其纤维蛋白原和凝血因子水平与 FFP 相当。在 87 例伤员中使用 FLyP 的早期报告显示，在阿富汗的法国 ICU 中，FLyP 对于预防或治疗凝血障碍是有效的。对 FLyP 也已在民用机构进行了研究，结果显示，与 FFP 相比，FLyP 是有效的，可使创伤后早期纤维蛋白原水平升高。（Garrigue D，Coagulation）这款法国产品在美国特种部队中已使用，根据机构审查委员会（IRB）协议可在严格规定的条件下使用。

德国也有 FDP（LyoPlas N-w），是由单一供血者的血制成，已对血液传播的病原体进行了筛查。与 FFP 不同，LyoPlas N-w 经过过滤进一步去除了细胞残留物，以降低感染或输血免疫反应的风险。当在 4 ～ 25℃温度范围内保存时，LyoPlas N-w 的有效期为 12 个月。与 FFP 相比，德国已经投放了超过 500 000 单位的 LyoPlas N-w，没有出现异常或显著的不良反应。除了能够预防或治疗凝血障碍外，由于 LyoPlas N-w 是一种胶体溶液，使用它是恢复血容量的极好方法。鉴于血浆是严重受伤患者的可选液体，以色列国防军的医疗保障政策是，血浆包括 LyoPlas N-w，作为医疗保障的一部分，仅供全军挽救生命的救治中使用。在美国，现在有几家公司正在开发干血浆，但迄今为止，尚无 FDA 批准的产品。

已经有研究在开发冻干红细胞，其挑战在于克服冷冻、干燥和再水合的过程对红细胞造成的应激损伤。尽管冻干红细胞已显示具有可接受的黏弹性变形性，通过添加海藻糖（一种糖分子）可使其储存时间约为1周，但其仍处于非常早期的开发阶段。冻干血小板和血小板衍生物也正在开发中。冷冻血小板是在6%二甲基亚砜中冷冻储存，在－80℃条件下储存时间可长达10年。冻干血小板的开发已有50多年的历史，但其功能的保持一直是一个挑战。现代制品——用1.8%多聚甲醛处理，在5%白蛋白中冷冻，然后冻干，是令人鼓舞的。一旦再水合，它们的结构似乎完好，含有大部分糖蛋白，并且能够支持凝血酶产生和纤维蛋白沉积。然而，体内试验显示，其止血活性的持续时间很短，为4～6小时，有时仅为15分钟。最近在猪肝脏损伤模型中进行的人冻干血小板研究结果显示，实验动物的存活率提高了，失血量减少了，但存活的动物中有13%被发现有血栓并发症。FDP、红细胞和血小板的概念意味着可重建全血。

药物制剂

复苏液体的作用只是补充损失的血容量，本质上没有促生存特性。因此，大量正在进行的研究是想弄清楚旨在改变生存表型的疗法是否是合理的。目前已在失血性休克复苏患者中观察到很多种情况。有些患者恢复后没有任何并发症，有些患者出现了多器官功能衰竭。这种不可预测的反应不是由人类基因组的广泛变异引起的。自人类基因组解码以来，很明显，只有20 000～35 000个蛋白质编码基因负责数百万种不同的表型。迅速发展的表观遗传学领域将侧重点放在了在不影响基因型的情况下影响细胞或有机体表型的机制和现象上。多年来，已经测试了许多可能可以成为常规液体复苏的辅助物（或替代物）的药物。这些药物的范围很广，包括神经内分泌药物、钙通道阻滞剂、ATP通路调节剂、前列腺素、性类固醇、抗氧化剂、抗炎剂和免疫调节剂。虽然有强有力的实验室证据表明它们对组织灌注、心肌收缩性、网状内皮功能、细胞存活、氧化损伤和免疫激活有好处，但这些药物中的大多数还没有作为复苏辅助物用于临床。

这个领域的研究是转化医学研究的一个例子，转化医学是医学领域的一个新概念，可能是革命性的。DNA转录部分是受两组酶控制的核组蛋白乙酰化调节的：组蛋白脱乙酰化酶（histone deacetylase，HDAC）和组蛋白乙酰转移酶。动物实验表明，失血性休克和复苏与HDAC/组蛋白乙酰转移酶活性失衡有关，心肌组蛋白的乙酰化状态受复苏策略选择的影响。即使是在损伤后的一段有限时间输注HDAC抑制剂，也可以逆转休克诱导的变化。动物实验在阐明休克后使用HDAC抑制剂来延长生命的成功背后的机制方面显示出了巨大希望[64]。

Alam及其同事一直在研究HDAC抑制剂的作用，如丙戊酸［（valproic acid，VPA）一种抗惊厥药］和琥珀酰苯胺异羟肟酸。他们假设，这些抑制剂可能可以通过恢复正常的细胞乙酰化而用于休克治疗。他们的实验将遭受创伤（股骨和肝脏损伤）和严重出血（60%失血）的大型猪随机分成三组：不治疗组（对照组）、新鲜全血治疗组和不复苏的VPA治疗组（400 mg/kg）。结果显示，早期存活率在新鲜全血治疗组为100%，在VPA组为86%，在对照组为25%[65]。令人印象深刻的是，这种存活率的提高是在没有常规液体复苏或输血的情况下实现的，这使VPA这种治疗方法对后勤受限的院前和战场环境很有吸引力。在出血性休克和感染性休克治疗中，HDAC抑制剂似乎可以快速激活核组蛋白和大量细胞蛋白质而产生一种促生存表型。这项研究还报告，VPA具有神经保护作用且有望用于治疗TBI。VPA也已显示对脓毒症是有益的。其中一些HDAC抑制剂正在进行1期和2期临床试验（非创伤性情况）。

鉴于创伤后炎症可能是一种病理过程，另一种独特的方法是使用雌激素和黄体酮治疗创伤性失血性休克患者。一些独立的实验室研究已经指出，使用雌激素和黄体酮的治疗是一种很有希望的治疗方式，可以减轻失血性休克和其他类似过程中的继发性损伤。这些研究显示，早期给予雌激素（一种强抗氧化剂、抗炎剂、线粒体稳定剂和抗凋亡剂）可以显著降低早期由毁灭性的细胞死亡导致的损伤的严重程度。现已有60项临床试验对雌激素的使用进行了研究，主要用于前列腺癌、尿毒症出血、肝脏移植、脊柱手术、心脏病学、心脏手术和TBI领域。使用雌激素的安全性良好。然而，在TBI患者中使用雌激素的人体试验未能显示出任何疗效。

假死

美国军方一直在资助防止患者因失血过多而死亡的研究。因为可治疗的躯干出血仍然是可预防的战场上伤员死亡的主要原因，所以他们进行的研究是想找到一种可以维持伤员生命的方法，以便有足够的时间可以修复其损伤。有个概念被称为假死，与复苏不同，它的目标是通过诱导性低温或化学制剂阻止细胞死亡。

最初，动物研究的重点是找出能向细胞发出降低新陈代谢信号的冬眠诱导剂。实验是将冬眠松鼠的血清注射到非冬眠松鼠体内诱导其冬眠，实验结果显示，非冬眠松鼠的新陈代谢和心率降低了，其生命似乎暂停了。许多哺乳动物对缺血有高度耐受性，例如，海豹一次可以在水下停留 45 分钟，熊在寒冷季节冬眠，海龟可以把自己埋在泥浆里而不死去。目前研究人员还在寻找这个问题的答案：如果我们没有习以为常的氧气，人类的生命怎么能持续下去？这个引人入胜的研究领域有助于我们在细胞水平上理解生命的意义，但距离冬眠诱导剂能在临床上应用还有很多年。

低温或冷藏可以降低细胞的代谢需求。因此，人们对诱导性降温进行了研究以确定这种方法是否能维持生命。一旦代谢需求降低，生命就会变得缓慢或“暂停”。这种代谢暂停可以通过低温和各种化学制剂来实现。有趣的是，生命或代谢似乎不会随着灌注的停止而结束，而会在再灌注期间结束——当再灌注造成不可逆的细胞损伤时。当细胞的营养供应已耗尽时，再灌注会损害这些细胞而终结它们的生命。其机制是复杂的，钙交换可能是其中的一个关键部分。

由于失血过多是战场伤员和平民创伤患者死亡的主要原因，通过低温或化学制剂使细胞停滞而使生命暂停也许可以为转运他们到医院救治赢得时间——在医院他们的损伤血管可以得到修复而使他们保住性命。诱导假死这个想法已在实验动物身上进行了研究：首先要优化诱导假死的方法，然后要在没有神经损伤的情况下成功恢复生命。临床上，诱导性低温性心搏骤停实际上已被用于心胸外科手术和神经外科手术，但目前大脑的血流可以停止的时间只有 45 分钟左右。在心脏手术中，心脏会被停止和冷却，而机体的其余部分会使用泵进行灌注。我们的想法是采用保护心脏的方法来保护包括大脑在内的整个机体。然而，这些方法很复杂，需要大量的准备工作和团队合作；而且这些方法在紧急情况下（如意外失血）能否简化还是个未知数。

有关诱导假死的动物研究已经进行了 60 年。已故的 Peter Safar 是现代心肺复苏之父，他用实验狗和鼠进行了诱导深低温性心脏停搏研究。美国海军资助的研究包含一系列实验，这些实验显示，通过输注含有大量钾的冷却液体可以将实验动物的体温降低至 10℃。从本质上讲，这个过程类似于诱导心脏停搏，只不过输注这种液体后实验动物不仅心脏停搏了，整个机体也暂停了。用来诱导如此深度的低温和心脏停搏的溶液是一种器官保存液（HypoThermosol），其钾含量为 70 mmol/L。

实际上死于失血过多的创伤性出血患者通常会在急诊科接受心肺复苏开胸手术——目的是止血和复苏。然而，这是一种铤而走险的策略，其结果是令人沮丧的，因为只有 7.4% 的患者活了下来。美国海军又开发了一种新方法：一旦胸腔被打开，他们不再尝试给患者进行心肺复苏，而是给患者注入冷的 HypoThermosol。

大型动物（猪）模型已被用于开发在紧急情况下诱导假死的方法；研究已反复表明，实验猪可以被诱导至心搏骤停，然后使其体温迅速（在 20 ～ 30 分钟内）降低至 10℃。在此过程中，将实验猪身上的所有血液抽出；在这种状态下将它们放置 1 ～ 3 小时。根据临床定义，这样猪会被“杀死”；在这种状态下实验猪没有新陈代谢，检测不到它们有脑或心脏活动，并且它们身体中没有血液。这些动物实验已显示了这种方法在开发各种损伤（包括失血性休克伴软组织损伤、膈下血管损伤和实体器官损伤）的临床模型中的可行性。这些动物的长期存活率高于 75%，并且它们的神经功能恢复了正常，认知功能也正常。

从理论上讲，这正是人类患者可以被带到手术室进行血管修复的时间；这类患者几乎都有大血管损伤，导致失血过多。因为此时的血管修复是在无血状态下进行的，所以修复过程不会有失血。这种修复是通过使用一个比一罐汽水还小的便携式泵完成的[65]。这也正是外科医生可以给患者用上标准心肺旁路分流机的时间；后者可以用来驱除钾和回输血液使患者复苏和体温升高。在猪模型中，即使在长时间休克后，甚至在伴有相关的血管、实体器官和中空内脏器官损伤后，整个过程也已被证明是可行的。

由美国军方资助的假死相关研究现在已经发展到进行多中心临床试验阶段。目前，暂停生命然后重启生命的机制和方法已经明确。传统的教学一直认为创伤救治过程中的低温是不好的，但自发性低温和诱导性低温是有区别的。自发性体温过低提示存在出血性休克，且常与使用冷的或室温的大量液体进行复苏有关。如果此类患者存在失血和稀释性凝血障碍，严重受伤的患者的状态会很差（当患者的出血不受控制时，这种情况显然是有害的）。然而，适当诱导的低温可能是有益的。

围术期的液体管理

体液

水是人体最主要的组成成分（占体重的 50% ～

70%）。不同个体的水的精确比例受性别、体脂和年龄的影响，男性的水的比例高于女性的，体脂低的人的水的比例高于体脂高的人的，年轻人的水的比例高于年长者的。人可以长时间不吃任何东西，但不能不喝水。在人体内，水主要分布在三个空间或间隙中：①细胞内；②血管内；③细胞间质中。细胞内的水含量占体重的比例最大，占 30% ～ 40%（占人体总水量的 2/3）。血管内的水含量通常占体重的 5% ～ 7%（占人体总水量的 1/6）。人体内水分可以在这三个空间或间隙之间快速流动。大量的水分可以从细胞内转移到血管内，也可以储存在细胞间质中。细胞间质中的水分可以通过淋巴管再循环并最终返回血管内。

骨骼和致密结缔组织中的水含量是固定的，并且这部分水分是相对稳定的，不参与循环。皮肤内的各种细胞、脑脊液、眼内、滑膜、肾和胃肠系统分泌的水也不参与循环。

临床上有很多方法可以用于精确测量体内的水含量。其中一种是生物阻抗光谱法，可以通过测量人感觉不到的电流阻抗来估计人体的水含量。但这种方法最适于测量体脂量。

市场上也可以买到用于测量血管内液体量的仪器。它们通常使用的方法包括向体内注射一种已知浓度的已标记的分子（如钾 -40 或白蛋白），这种分子会在血管内留存一段已知的时间。钾主要是一种细胞内溶质，白蛋白主要存在于细胞外。对血液进行采样并根据注射的示踪剂浓度的降低来计算血管内容量是相当准确的方法。但由于基线血管内容量未知，该方法未能应用于临床；而且即使已知基线血管内容量，因为血管内容量是可缩小或扩大的，所需的目标血管内液体量还是不能确定。在受伤和患病期间，当体液平衡未得到维持时，很多正常值可能并不适用于复苏期间。测量这些空间内的液体量的实用性也尚未确定，但有研究显示，即使一个人发生细胞内脱水时其细胞外水分的量也可以增加。

细胞内的主要电解质是钾和镁。它们是在细胞内的主要阳离子；磷酸盐和蛋白质是细胞内的主要阴离子。相反，在细胞外，钠是主要的阳离子；氯化物和碳酸氢盐是主要的阴离子。在血浆中（由于有机阴离子存在，其蛋白质含量较高），阳离子的总浓度高于细胞间质液中的，而无机阴离子的浓度低于细胞间质液中的。Gibbs-Donnan 平衡方程指出，半透膜一侧的任意一对可扩散的阳离子和阴离子的浓度的乘积等于另一侧同一对阳离子和阴离子的浓度乘积。细胞膜是半透膜；水分子的流动方向由渗透活性粒子（290 ～ 310 mOsm）决定。有效的渗透压取决于那些不能通过半透膜的物质。

每升毫摩尔（mmol/L）是表示电荷数量的单位；每升毫渗摩尔（mOsm/L）是表示渗透活性粒子或离子数量的单位。溶液中的电荷毫当量必须由相同毫当量的阳离子和阴离子抵消才能达到精确平衡。这种平衡会影响水分子流动的方向。溶液的渗透压是指溶液中渗透活性粒子的实际数量，但它并不取决于物质的化学结合能力。例如，氯化钠解离生成 2 mOsm 的钠，而硫酸钠（Na_2SO_4）解离生成 3 mQsm 粒子：2 mOsm 的钠和 1 mOsm 的硫酸盐。然而，非电离物质如葡萄糖的 1 mOsm 等于该物质的 1 mOsm。

血浆中溶解的蛋白质负责血浆和细胞间质之间的有效渗透压，通常称为胶体渗透压。钠被泵出细胞，钾被泵入细胞。因此，钠是影响渗透压的主要电解质，但葡萄糖和尿素（不易穿透细胞膜）也可以增加有效渗透压。水分子可以自由穿过细胞膜，所以钠对水分子的移动方向有非常重要的影响。然而，钠的浓度不一定与细胞外液的容量状态有关。随着时间的推移，低钠或高钠浓度都会导致严重的细胞外液容量不足。

渗透梯度在控制水分子的流动方面也很重要。其中渗透粒子的数量是关键，而渗透粒子的大小并不重要。例如，输注 PRBC 实际上会导致水分子从血管内流向细胞间质。输注 PRBC 后，血管内的静水压立即升高，水分即被排出。尽管 PRBC 的血细胞比容水平为 60% ～ 70%，但这种红细胞仍可作为渗透粒子起作用。由于血液中红细胞和蛋白质的大小不同，与全血相比，在一种给定 PRBC 的体积中渗透粒子较少。由于血液中红细胞和蛋白质的大小不同，与全血相比，一定体积的 PRBC 中的渗透颗粒较少。因此，输注 PRBC 后，血管内的渗透压实际上是降低的。

红细胞和白蛋白之间的大小差异很大（如同一个足球和一粒沙子），但它们每一个都会起到渗透粒子的作用。一个体育场能够容纳的足球数量是有数的，但能容纳的沙粒数量要高出很多个数量级。同样，输注 PRBC 时，由于单位体积内渗透粒子的数量减少，水被排出血管而进入细胞间质。

体液平衡的维持

在外科患者中，评估其血管内状态是一个关键任务，也是最困难的任务之一。他们可有因创伤、手术和疾病导致的失血。他们也可有由于呕吐、腹泻、鼻胃抽吸、瘘管和排泄导致的胃肠液丢失导致的体液不足。此外，烧伤、炎症（如胰腺炎）、肠梗阻、感染和脓毒症也会造成血管内液体流出血管。

因而围术期患者的日常监护的主要任务就是评估血管内状态。血容量正常吗？对于外科医生来说，假定患者的血容量不足或过多比假定患者的血容量正常更安全；因为患者血容量正常的窗口很窄，需要根据每个患者的当前状态不断调整维持液。外科医生必须关注每个患者的液体状态和需求，而不是以固定的速度输注维持液。

对于即将接受择期手术的患者，术前常规是先滴注一些晶体溶液。但是，请注意，当天接受手术的患者几乎都不需要术前输液。所有手术患者都被要求从术前一晚开始不要口服任何液体，这一指令通常不会导致任何问题。请记住，我们所有人（无论我们是否是外科患者）在睡觉时都是处于禁食禁水状态的；我们通常不会因为低血压或肾衰竭在夜间醒来。因此，对于即将接受大手术且术后需要住院的患者，手术前一天晚上无需进行静脉输液；通常麻醉医生在手术期间会给患者输注大量的液体。

一项小型前瞻性随机研究表明，在接受结肠切除术的患者中，手术过程中尽量减少晶体溶液的输注会有更好的结果；这样的患者出现恶心和呕吐的情况较少，住院时间缩短，并且胃肠功能恢复较快。然而，给此类患者开始使用维持液是安全的——主要是给患者输注水分（框 4.3）。对于体重超过 40 kg 的成年患者，计算液体输注速度（单位为 ml/h）的最简单方法是：40 加上他们的体重（以 kg 计）；例如，一位体重为 73 kg 的患者的维持液输注速度是 113 ml/h（73 ＋ 40）。

框 4.3 维持液的输注速度计算

维持液的输注速度计算
- 第一个 10 kg：4 ml/（kg · h）
- 下一个 10 kg：2 ml/（kg · h）
- 超出 20 kg 的部分：1 ml/（kg · h）

以 45 kg 重患者为例计算
- 10 kg×4 ml/（kg · h）＝ 40 ml/h
- 10 kg×2 ml/（kg · h）＝ 20 ml/h
- 25 kg×1 ml/（kg · h）＝ 25 ml/h
- 维持液输注速度＝ 85 ml/h

以 73 kg 重患者为例计算
- 10 kg×4 ml/（kg · h）＝ 40 ml/h
- 10 kg×2 ml/（kg · h）＝ 20 ml/h
- 53 kg×1 ml/（kg · h）＝ 53 ml/h
- 维持液输注速度＝ 113 ml/h

目前还没有对什么是理想的维持液进行过严谨的研究，因而我们也不知道理想的维持液是什么样的。目前的标准是：在半生理盐水中加入 5% 葡萄糖和每升加入 20 mmol 的钾。这一标准的来源暂不清楚。对于一位 70 kg 的禁食禁水男性而言，这种维持液可以提供钠和钾，但其并不是一般人的日平均需求量（表 4.14）。表 4.15 列出了一位 70 kg 重男性的日平均需要量。

美国男性的日均盐摄入量很难评估；中位值估计为 7.8 ～ 11.8 g/d。由于这个中位值的计算没有包括餐桌上添加的食盐量，它可能被低估了。美国农业部建议的每日食盐摄入量是低于 2.3 g。1 L 生理盐水中含有 9 g 氯化钠。使用前述标准给患者输注的液体和电解质的量是非常不准确的。在维持液中加入 5% 葡萄糖的做法源自 20 世纪 20 年代哈佛医学院的禁食研究。这些研究发现，摄入约 100 g 的葡萄糖可减少尿液中蛋白质的排出。对于使用半生理盐水和每升溶液中加入 20 mmol 钾的原理也不清楚。一项对重症监护医生进行的调查显示，大多数人不知道每日推荐的钠或钾摄入量。

外科医生担心体液不足会导致肾衰竭。以一位 70 kg 重男性为例，少尿的定义是 24 小时内产生和排出的尿液量少于 400 ml。这是维持正常的血清尿素氮和肌酐水平以使肾脏能够最大限度地发挥功能所需的最低尿量。这个尿量相当于 0.24 ml/（kg · h）。

表 4.14 维持液的组成 *

	24 小时总计
水	2760 ml
葡萄糖	132 g
钠	11.8 g（203 mmol）
钾	1.9 g（53 mmol）

* 在一位 70 kg 重患者，将 5% 葡萄糖加入半生理盐水，每升加钾 40 mmol，维持 24 小时。

表 4.15 一位 70 kg 重男子的每日正常需要量

	24 小时总计
水	2000 ml
尿	1500 ml
钠	2 ～ 4 g
钾	100 mmol

历史上，外科住院医生通常被要求给患者输注足够的维持液以使其尿量维持在 0.5 ml/（kg · h）——这可能是为了建立一个安全阈值以确保患者有足够的体液。现在是，住院医生给尿量少于 50 ml/（kg · h）的患者输注 1 L 的晶体溶液的做法并不少见，而这样做通常会导致水分过多。肾脏在保护身体方面是非常神奇的。一般而言，水分过多不会被视为一个问题，全身水肿也不被认为有多大害处；然而，这些看法是不严谨的，因为它们可导致通气和腹内高压问题。

术后患者最初往往会出现血容量过多，这是由输液过多导致的。由于手术出血和担心患者低血压，在手术过程中常给患者输注过多的血液和其他液体。输注几升血液和其他液体可能是无关紧要的。然而，对于失血量达数升的患者，由于血管内液体量不可能精确测量出来，必须对其做出推断。对于择期手术中失血极少的患者，如果已给其输注了数升晶体溶液且其有足够尿量，则不一定需要给予维持液。对于外科病房的一般患者来说，只要其肾功能正常，则其通常能够平衡输血和其他液体上的差错。然而，对于使用呼吸机的 ICU 患者，因为他们伴有严重的创伤性损伤、脓毒症、其他并发症或失血，则补液量的容错率很小。

一般来说，对于 ICU 患者，血容量过多总比血容量过少好。血容量过多可以延长呼吸机的使用时间，血容量过少则会导致肾功能不全或肾衰竭。肺功能不全相关的死亡率为 20% ～ 25%，而肾衰竭相关的死亡率为 48%。正确管理血容量可以使患者依靠呼吸机安全渡过更长时间且不需要进行透析。

患者术后即刻对血容量的要求与术后第二天相比有很大不同。同样，对于 ICU 患者来说，更好的做法通常是在术后一段既定时间内增加静脉输液量。对于大多数外科医生来说，间隔给患者输注几瓶 1 L 的液体没有问题，但他们非常害怕在 4 小时内给患者输注 500 ml 的液体，即使液体的输注总量可能是相同的。输注补充液体时，患者往往会感到不适；激素的释放是剧烈波动的，因为它试图降低血管系统中压力和容量的大幅度波动。

尽管外科患者在手术过程中会出现水分过多的情况，但他们的血管内血容量通常过低。即使快速输注了超负荷的液体（至少根据已输注液体量计算的是这样），患者仍会处于血管内血容量过低状态。这是由于炎症反应导致血管通透性增加而使细胞间质中液体增加导致的。在此类患者，每日液体输入量可能会增加，但确定当前的血管内容量对于预测随着时间的推移的血管内容量至关重要，因为水分会从细胞间质中转移 到血管内。

特别是对于 ICU 患者，连续几天保持相同静脉输注液体维持率可能存在问题。再强调一次，评估患者的体液状态是非常困难的。外科医生需要尽可能多地收集信息来估计静脉输注液体维持率应该是多少。血尿素氮和肌酐之间的比值是一个有用的指标。通常认为该比值高于 20 是肾前性的，低于 10 表示处于容量充盈状态。这样的经验概括仅适用于肾功能正常的患者。尿量是确定容量状态的一个很好的指标。高尿量通常意味着机体正在努力排出多余的水分；外科医生应该通过降低维持率来降低机体负荷。全身水肿是另一个有用的线索，其他常见的生命体征也是有用的线索。

在有心力衰竭或脓毒症的老年患者中，由于他们的血管内容量较低，他们的全身水肿可能会很严重。但即使他们有全身水肿，他们中的许多人仍需要输注更多的液体。为了估计他们的血管内容量，监测他们的中心静脉压和肺动脉楔压（如果有）可能是有用的。但是，在解读患者的心率时应小心谨慎。中心静脉压、肺动脉楔压、每搏输出量、心输出量和血管内容量状态均大致相关，但心率和血管内容量的相关性不好。心率受许多已知的和未知的变量影响，包括疼痛、焦虑、激素水平和体温。

对于有动脉血气数据的患者，PaO_2 与 FiO_2（P/F）比值非常有用。P/F 是动脉血氧浓度除以吸入氧气百分比。在没有心脏病的年轻患者中，动脉血氧含量约为 100；由于室内空气的氧气含量约为 0.21%，所以 P/F 比值约为 500（100/0.21）。如果对此患者给予 100% 的氧气吸氧，要使 P/F 比值为 500，则该患者的动脉血氧含量应为 500。在一位没有肺炎、脓毒症或肺挫伤的患者中，P/F 比值可以反映细胞间质或肺水分状态，有助于指导维持率的计算。

如果患者有一个计算好的静脉输液维持率，那么外科医生就会认为其血容量是理想的，并且水分转移到细胞间质中不会发生问题（因为总的水容量被认为是理想的）。

对于尿量低的手术患者，最常见的错误是静脉推注呋塞米。在大多数（即使不是全部）此类患者中，术后尿量低意味着他们的血容量不足并导致了肾血流量减少。当流向肾脏的血流量减少时，肾脏能感知肾血管血容量不足；此时，肾素-血管紧张素系统、抗利尿激素（ADH）、心房钠尿肽、颈动脉压力感受器和其他机制就会被激活，以保留体内的水分。如果此时静脉推注呋塞米——可防止远端Henle袢再吸收水而增加尿量，则患者的尿量增加会加剧血管内容量不足这一问题。为了减少水分丢失，上述一整套补偿机制将再次发挥作用以保存体内的水分。

通常尿量少是维持率应升高的信号；相反，尿量多则是维持率应降低的信号。如果患者有危及生命的缺氧，则外科医生需尽快降低患者全身的水负荷，可以考虑静脉滴注呋塞米之类的利尿剂，这样不会产生静脉注射呋塞米的毒副作用。然而，降低血容量会对许多器官产生多重影响。

根据生物化学和生理学知识，对于患者的复苏，一种特定的液体可能会比另一种液体更好。例如，与LR溶液或生理盐水等溶液相比，Plasma-Lite或Normosol-R等液体中的电解质含量与血液中的电解质含量更类似。类似血清的溶液可能是最佳的，因为它们可以减少生理盐水中较高浓度的氯化物引起的高氯型酸中毒的发生。在体内，氯化物和碳酸氢盐处于平衡状态；如果存在高水平的氯化物，则会导致非阴离子间隙酸中毒。然而，支持使用生理盐水的人认为，尽管通常不希望出现无氧代谢引起的酸中毒，但高氯型酸中毒不一定有害，它可能有助于Hgb中氧气的释放。综上所述，与生理盐水相比，平衡晶体溶液显示可改善ICU患者的预后。

监测和更换电解质的费用可能会很高。由于氯化物负荷，生理盐水存在一些问题，而像Plasma-Lite这样的平衡液可以减少频繁更换电解质（如钙、钾和镁）的需要。没有一种晶体溶液是真正平衡的，它们都有一些优点和缺点。当患者处于肾衰竭状态时，这些解决方法也可能存在问题。在某些情况下，高剂量镁也是一个潜在问题。因为外科手术患者经常需要输血，保守者会极力主张使用不含钙的晶体溶液，因为他们担心钙会导致患者出现血液凝结。与使用生理盐水重建相比，在体外试验中，全血或PRBC与等量的LR溶液混合并不会增加凝块的形成。这些都是有用的方法，都有用到的时候。在无肾衰竭患者中，对于每天几升的日常维持液需求，Plasma-Lite或Normosol-R可能比LR溶液或生理盐水更好。

肾上腺

休克时，肾上腺髓质可通过分泌儿茶酚胺来影响血管内容量。儿茶酚胺之所以被称为儿茶酚胺是因为它们含有从酪氨酸中衍生出来的儿茶酚基团。人体内含儿茶酚胺基团最多的是肾上腺素、去甲肾上腺素和多巴胺——它们都是由苯丙氨酸和酪氨酸产生的。皮质醇是肾上腺皮质释放的，在控制体液平衡方面起着重要作用。在血管紧张素Ⅱ和高钾血症的刺激下，肾上腺皮质和肾小球带可产生醛固酮。醛固酮是一种盐皮质激素，可通过增加钠的回收和钾的排泄来调节肾功能。

其他许多器官也参与激素的产生和释放，包括下丘脑-垂体系统，可控制垂体前叶释放促肾上腺皮质激素。这个激素系统受多种因素的影响，包括血管内压、血管内容量和电解质（如钠）。肾脏的肾小球旁器可产生肾素，肾素可催化血管紧张素原水解产生血管紧张素Ⅰ。血管紧张素Ⅰ可通过位于肺动脉内皮细胞上的血管紧张素转换酶转化为血管紧张素Ⅱ。这种血管内液体状态的调节还进一步受到颈动脉压力感受器和心房钠尿肽的影响。在这个复杂的系统中，注入或阻断任何一种激素都会导致系统的波动以及代偿机制的启动。

最近我们还发现，这个系统还受到许多其他因素的影响，并且很可能还受到我们尚未阐明的其他因素的影响。例如，已显示TBI可通过机械性创伤或颅内压升高直接影响下丘脑-垂体系统。由于TBI患者经历了复杂的生理反应，他们的治疗会非常困难。患者出现脑疝则会从心动过缓的高血压状态转变为严重的心动过速的低血压状态。在这种剧烈变化发生期间，尿量也会受到影响，可能会发生尿崩症（diabetes insipidus，DI）或ADH分泌异常综合征（syndrome of inappropriate ADH，SIADH）。最有可能的是，人类已进化到可以尽一切可能避免出现脑水肿的状态；其结果是，通常会导致尿量增加，需要输注抗利尿激素来进行调节。有调节系统出现故障或有肾上腺衰竭的患者也需要高剂量的升压药。然而，研究表明，静脉滴注皮质醇和甲状腺激素可降低这个系统的不稳定性并最大限度地减少机体对输液和升压药的需要。患者出现脑疝说明了这个调节系统是多么复杂；外科医生必须警觉地意识到患者每时每刻可能发生的变化。

下丘脑-垂体-肾上腺轴功能受损的患者会发生肾上腺糖皮质激素分泌不足——不是完全不分泌。这些患者可产生的类固醇量有限，当他们因出血、感染、恐惧或体温过低而发生应激反应时，就会出现临床问题。在外科紧急情况下评估患者时，如果发现顽固性低血压，可初步诊断为慢性肾上腺功能不全。慢性肾上腺功能不全的原因包括肾上腺自身免疫性损伤，细胞毒性淋巴细胞会逐渐破坏肾上腺皮质中的皮质醇合成细胞。患者还可发展为肾上腺炎，会逐渐出现疲劳、乏力、体重减轻和直立性低血压。患者的主诉可能是腹部隐痛、恶心和排便习惯改变。提示肾上腺功能不全的实验室检查结果是高钾血症、酸血症、低钠血症以及由于醛固酮缺乏而导致的血肌酐水平升高。继发于终末器官衰竭的肾上腺功能不全的诊断是通过肾上腺皮质激素水平不成比例的升高（与皮质醇水平相比）来确定的。

突发急性肾上腺功能不全的患者的临床表现可以是非特异性的。如果血浆皮质醇水平急剧下降至零，则患者会出现腹痛综合征、呕吐和腹部压痛，然后会进展为虚脱、昏迷以及对儿茶酚胺输注无反应的低血压。皮质醇功能逐渐下降的体征和症状包括身体不适、乏力、低钠血症伴高钾血症。循环中糖皮质激素完全丧失的患者会在出现不可逆转的低血压后数小时内死亡。

在危重患者中，很难快速建立肾上腺功能不全的诊断。实验室检查可以确认血浆中的激素水平降低，但检测结果需要几个小时才能得到。在实验室检测结果出来之前，外科医生会根据经验对这些患者进行激素替代治疗。成人糖皮质激素缺乏的治疗包括静脉输注地塞米松、甲泼尼龙或氢化可的松。如果同时进行实验室检查以确认急性皮质醇增多症的诊断，则首选地塞米松，因为后者不会干扰促肾上腺皮质激素检测。一旦得到检测结果，随着患者病情稳定，可在随后几天内迅速减少外源性类固醇的量。

每毫克甲泼尼龙的抗炎效力为 5，而每毫克地塞米松的抗炎效力为 25（相对于氢化可的松的 1.0）。有肾上腺功能不全的患者也可能需要进行盐皮质激素替代治疗。原发性肾上腺功能不全患者应接受 50 ～ 200 μg/d 氟氢可的松的盐皮质激素替代治疗。

抗利尿激素和水

抗利尿激素（ADH）可导致水被重吸收，因此可减少尿量。ADH 在下丘脑合成，在垂体中储存并从垂体释放到血液循环中。ADH 生成或释放过多会导致机体水分过多；水被重吸收会导致血钠水平下降。由于血清渗透压主要与钠有关，当 ADH 过量时，血清渗透压将低于正常值（285 mmol/kg）。

SIADH 是机体水分过多的一个例子。尽管 ADH 生成过多时会导致机体水分过多，但肾脏仍会接收到保留水分的信号。因此，即使血清渗透压是降低的，尿液渗透压也会是升高的（＞ 300 mmol/kg）。

然而，如果 ADH 未被生成或释放，如在 TBI 患者中，则肾脏就会开始排出大量的水分，尿液渗透压将低至 100 mmol/kg，由此产生的脱水将导致血清钠水平升高。在 TBI 患者中，尿崩症（DI）的发生与严重的颅脑损伤和预后不良有关。在有 DI 或 SIADH 的患者中，因其体内水调节功能失调，需要更加严密地监测其液体出入量以维持其体液量。DI 患者的治疗应包括去氨加压素（1- 去氨基 -8- 右旋－精氨酸加压素，或 DDAVP）；SIADH 患者的治疗应包括限水。

电解质

钠

钠对体液平衡的维持和动作电位的产生至关重要。钠是控制水分进出血管的主要分子。血清钠浓度的正常范围为 135 ～ 145 mmol/L。低钠血症或高钠血症主要受 ADH 的支配，是外科患者的常见问题。一般来说，轻度低钠血症和高钠血症都不是问题，但低钠血症比高钠血症更令人担忧。低钠血症和高钠血症各自的体征和症状都不是特异性的；临床医生无法通过体征和症状做出钠异常的诊断。

低钠血症

低钠血症可分为轻度（130 ～ 138 mmol/L）、中度（120 ～ 130 mmol/L）和重度（＜ 120 mmol/L）。轻度和中度低钠血症都很常见，但很少出现症状。重度低钠血症可导致患者出现头痛和嗜睡；患者甚至会出现昏迷、癫痫发作。一般来说，急性低钠血症是有症状的，而慢性重度低钠血症常常无症状。当机体维持体液平衡的渗透压能力下降进而导致细胞肿胀时，低钠血症就是一个问题了。低钠血症最常见的病因是医源性静脉输液量过多，但低钠血症也可能是由大脑或肺部病理过程引起的。

评估低钠血症的原因很重要，因为患者通常是根据容量状况进行分类的。低钠血症患者的血浆渗透压通常是低的；有时也可能是高的并伴有高水平的血清葡萄糖或甘露醇。在严重高血糖时，细胞外液（ECF）的渗透压升高并超过细胞内液的渗透压。其原因是胰岛素缺乏时，葡萄糖渗透细胞膜的速度缓慢，高血糖会使水分从细胞中转移到 ECF 中。血清钠的浓度则随着高血糖引起的稀释成比例地下降，血葡萄糖浓度每增加 100 mg/dL，血钠浓度会降低 1.6 mmol/L。这种现象被称为过渡性低钠血症，因为机体内水分没有发生变化，治疗上除高血糖外，无需其他特殊治疗；一旦血糖水平恢复正常，降低的血钠浓度就会恢复正常。框 4.4 所示为最常见的钠的计算公式。

患者的体液状况是评估低钠血症的关键。一般而言，低钠血症被认为是肾性或肾外性的。肾衰竭、ADH 或利尿剂出现问题可导致肾脏的钠排泄功能受损。肾外性低钠血症的原因包括创伤、烧伤、出汗、充血性心力衰竭、肝硬化、甲状腺功能减退症、胃肠功能丧失和脑性耗盐综合征。如果给脱水患者输注不含钠的液体，也会发生急性低钠血症。对于有失血或血管内缺水的患者（例如由于呕吐、腹泻、胰腺炎或烧伤），静脉输注 5% 葡萄糖可迅速引起低钠血症。由于机体对低钠血症的正常反应是抑制垂体中 ADH 的释放，使水的排出增加进而增加血清中钠的浓度，低血容量患者的问题会更严重，因为其下丘脑会分泌 ADH 来防止水的流失。因此，在低钠血症患者中通常检测不到 ADH 水平。然而，ADH 的释放可通过 ECF 渗透压的升高和 ECF 量的减少来刺激。ADH 的分泌通常是一过性发生在创伤或烧伤后，甚至在术后早期出现，引起正常血容量性低钠血症。在低血容量患者中，压力感受器还可以通过刺激下丘脑引起 ADH 释放来保留水分，因为维持血管内容量的稳态机制比维持正常的钠浓度的平衡机制更强。

使用呋塞米或甘露醇利尿除了会引起血管内液体流失外，还会引起低钠血症。使用呋塞米或甘露醇也会增加肾脏的钠流失和 ADH 的释放，因为机体会试图通过保留水分来抵消液体的快速流失。高血糖时，如果血糖高到足以使葡萄糖溢出到尿中，也会诱发渗透性利尿，消耗细胞外的水分，也会导致低钠血症。除了利尿外，高血糖还可导致各种电解质紊乱（涉及许多调节机制）以及激素剧烈波动和紊乱。

肾性钠丢失可导致低钠血症，并可导致与脑损伤或脑疾病相关的利钠肽的过度释放。脑性耗盐综合征是一种特别难以治疗的疾病，即使对患者进行补盐治疗，机体的调节机制也会导致患者产生大量尿液（高达 4 ～ 6 L/d），从而导致钠丢失。这些从尿中丢失的钠与血浆中脑钠肽水平升高相关，必须通过静脉输注或肠道摄入进行补充。

对于脑损伤患者，正常情况下耐受性良好的低钠血症可能是毁灭性的；因为渗透压降低会引起脑细胞肿胀。因此，在有脑损伤的患者中，可能需要输注 HTS 进行治疗。基于电解质紊乱情况各不相同，补盐可以以多种形式进行；可以以氯化钠、乙酸钠或碳酸氢钠的形式提供钠，也可以以它们的混合物的形式提供钠。

如果泌尿外科手术或妇科手术采用低渗液进行灌洗，则可能会发生急性低钠血症。已有子宫内膜切除术和经尿道前列腺切除术中发生急性水中毒并发症的报道。

在外科 ICU 患者中，低钠血症的一个常见原因是 SIADH。后者可以是急性的，也可以是慢性的。在低血容量患者中，机体的自然反应是释放 ADH；然而，如果患者的血容量正常，但不适当地释放 ADH，则可以做出 SIADH 的诊断。因此，SIADH 的诊断仅应在血容量正常的患者做出。此外，SIADH 患者的尿渗透压通常高于 150 mmol/kg，尿钠通常高于 20 mmol/L。由于 SIADH 患者有 ADH 的异常释放，其血清渗透压通常低于 270 mmol，但其肾脏仍在排出浓缩的尿液。对于这样的患者，通常会采取限制液体的管理。此外，将 SIADH 与肾上腺功能不全（也会发生低钾血症）区分开也很重要。

如果一位尿渗透压为 350 mmol 的低钠血症患者仍在产生 ADH，其肾脏仍在按照其应有的方式对尿液进行浓缩；则其低钠血症通常是肾外来源的。分泌 ADH 的肿瘤（如肺类癌或肺小细胞癌）可引起慢性 SIADH。这些肺肿瘤通常会导致正常血容量性低钠血症。高达 35% 的活动性获得性免疫缺陷综合征

框 4.4 临床使用的钠的计算公式

钠缺乏

钠缺乏（mmol）=（[Na] 目标值－血浆 [Na]）×TBW

TBW =机体总含水量=（体重 ×60%）

自由水缺乏

自由水缺乏=（[Na]/140）－1）×TBW

校正后的钠含量

校正钠= [Na] + 0.016×（葡萄糖含量－ 100）

血清渗透压（计算）

2× [Na] +血尿素氮 /2.8 +血葡萄糖 /18

尿钠排泄分数

FeNa =尿 [Na] +血肌酐 / 血浆 [Na] +尿肌酐

＜ 1% =肾前性（血容量低）？

＞ 2% =内源性肾功能障碍

（AIDS）住院患者有 SIADH。在有保钠能力受损疾病的患者中，低钠血症也可由肾功能不全引起，如肾髓样囊性病、多囊肾病、镇痛剂肾病、慢性肾盂肾炎和减压综合征后梗阻性尿路病变。

高钠血症

高钠血症通常定义为血清钠浓度高于 145 mmol/L。患者对中度高钠血症（146 ～ 159 mmol/L）耐受性良好，重度高钠血症（＞ 160 mmol/L）是有害的，会导致患者出现一系列症状。高钠血症可导致肌无力、躁动、嗜睡、失眠，严重时还会导致脑桥中央髓鞘溶解或昏迷。高钠血症的常见原因包括：内分泌综合征（ADH 生成或释放失败），肾小管细胞对 ADH 无反应，盐摄取或输注增加，以及水分丢失。高钠血症可能是一个严重问题，因为渗透作用可把水分从细胞中抽走，主要的担忧是造成脑细胞萎缩。然而，近期输注 HTS 的经验显示，钠水平急剧升高是相对安全的。在 TBI 患者，当其有颅内肿胀或肿块效应时，可用 HTS 去收缩其脑内细胞体积，以减少其总脑容量。肾脏对高钠血症的正常反应是生成高渗性尿液和保留水分。高钠血症能否被纠正取决于患者的水摄入情况。

高钠血症与高渗状态有关，应分类为低血容量性、正常血容量性和高血容量性。低血容量性高钠血症通常发生于脱水患者中，其水摄入量低、液体丢失高（如在呕吐、鼻胃管吸引或腹泻患者中）。正常血容量性高钠血症可见于由于尿中游离水丢失而出现尿过多的 DI（肾源性或神经源性）患者。高容量性高钠血症通常是医源性的，由使用高渗溶液复苏导致，或者由原发性醛固酮增多症或库欣综合征中盐皮质激素过量导致。

高钠血症（同低钠血症一样）被认为要么是肾性的，要么是肾外性的。肾脏液体丢失是由于利尿剂、急性肾小管坏死的多尿期或肾脏梗阻后利尿导致。慢性梗阻的输尿管减压后，肾小管细胞对 ADH 的反应似乎会减弱。肾源性 DI 的定义是肾小管对 ADH 的反应和浓缩尿液的能力受损。在有肾源性 DI 的患者，尽管他们的血浆 ADH 水平升高，但当他们因为尿液稀释而大量失水时仍会出现中度高钠血症。如果输注 ADH 不能增加尿渗透压，则可以做出肾源性 DI 的诊断。锂、格列本脲、地美环素和两性霉素 B 等药物均可引起 DI。对于锂导致的肾源性 DI 患者，治疗是使用阿米洛利（5 ～ 10 mg/d）。

高钙血症或重度低钾血症也会损害肾小管细胞吸收钠的能力。终末期肾功能不全和肾小球滤过率低的患者每天可能会产生 2 ～ 4 L 的等渗尿。在炎热和干旱的环境中，这类患者特别容易出现脱水和高钠血症。

高钠血症的肾外原因包括因呕吐、腹泻、鼻胃管吸引、烧伤、出汗、发热或 ADH 水平不足导致的水分丢失。钠的输注（如 HTS）也可导致高钠血症；持续时间取决于 24 小时内输注的用于复苏的晶体溶液量。一项在创伤患者中使用 5% HTS 的研究显示，患者的血钠水平会升高至 150 mmol/L 以上并可持续数天。相比之下，先前使用 7.5% HTS 输注的研究发现，高钠血症是短暂的。短暂性高钠血症的出现可能是由于输注 HTS 后积极使用其他晶体溶液进行复苏而迅速稀释了高钠血症所致。

在高钠血症的治疗中，同样重要的是评估血容量。如何纠正高钠血症取决于血容量状态。在低血容量性高钠血症患者中，用等渗液体来弥补血容量不足就足够了。然而，在非低血容量性高钠血症患者中，需要用低渗溶液进行自由水替代。在高血容量性高钠血症患者中，也许可以谨慎地使用利尿剂。一般而言，对于无症状患者，不应过快纠正血钠水平；否则会导致脑水肿。对于有急性高钠血症的患者，输注液体的速度通常不超过 1 ～ 2 mmol/h；对于有慢性低钠血症的患者，输注液体的速度不超过 0.5 mmol/h。血钠水平的校正速度不应超过 8 mmol/d。需要经常对血钠进行仔细和频繁的监测。

有 DI 的患者会以每小时数百毫升的速度产生稀释尿液。应给予他们去氨加压素（desmopressin，DDAVP）治疗，DDAVP 是一种合成的 ADH 类似物，其半衰期长达数小时。DDAVP 可增加肾集合管对水的重吸收，但不具有 ADH 的血管收缩特性。对于有轻度 DI 的患者，可采取 DDAVP 鼻内给药和输液治疗。DDAVP 可以口服、鼻饲、皮下给药或静脉给药。鼻内给药剂量为每次 10 μg，每日 1 ～ 2 次。在 ICU 患者中，为了用药量的准确性，首选静脉给药。

钾

钾是细胞内的主要离子；钠是细胞外的主要离子。血清中钾的正常浓度为 4.5 mmol/L。血钾的微小变化反映了细胞内发生了很大变化，可能会导致显著的发病率和死亡率。钾的日平均摄入量为 50 ～ 100 mmol。肾脏控制钾的排泄量，每日的排泄量为 20 ～ 400 mmol，范围很宽。肾素-血管紧张素-醛固酮激素轴是钾排泄的关键调节机制。随着血浆中醛固酮的增加，钾的排泄也增加。

低钾血症

低钾血症患者的［K^+］低于 3.5 mmol/L。低钾血症通常是细胞静息电位超极化的结果。超极化会干扰神经肌肉功能。低钾血症与全身疲乏和无力、肠梗阻、房性心律失常和急性肾功能不全有关。有时，［K^+］降至 2.5 mmol/L 以下的患者会发生横纹肌溶解综合征。当［K^+］降至 2 mmol/L 以下时，患者可能会出现伴呼吸损害的弛缓性麻痹。

低钾血症可由肾性钾丢失、肾外性钾丢失、药物导致的细胞内钾转移或甲状腺功能亢进症引起。肾外性钾丢失可由持续呕吐、胃管吸引、腹泻、碱中毒、儿茶酚胺分泌、胰岛素注射或高输出的肠瘘或胰瘘引起。低钾血症是接受多种药物治疗充血性心力衰竭患者的常见问题。低钾血症也可以发生在接受利尿剂治疗的患者，利尿剂会使肾脏排泄高钾尿液。长期利尿治疗可以产生一种持续的负钾平衡。有慢性缺钾的患者可出现心律失常。低钾血症患者的心电图会出现 T 波压低和 U 波。低钾血症可以导致心律失常，尤其是房性心动过速（伴有或不伴有传导阻滞）、房室分离、室性心动过速和心室颤动。即使血钾浓度在低限正常值范围内，接受地高辛治疗的患者发生低钾血症相关性心律失常的风险也较高。非利尿剂引起的低钾血症可能是由一种罕见的内分泌紊乱所致，包括原发性醛固酮增多症和分泌肾素的肿瘤。低钾血症也经常与低镁血症和酸血症有关。

急性低钾血症的治疗　低钾血症患者需要口服或静脉补钾。口服钾补充剂的剂量通常为 40 ～ 100 mmol/d，分 2 ～ 4 次服用。静脉钾补充剂的输注速度为 10 ～ 20 mmol/h；如果钾补充剂的输注速度高于 10 mmol/h，则需要进行心脏监测。在紧急情况下，静脉钾补充剂的输注速度可高达 40 mmol/h，但应通过中心静脉通路输注；静脉输注高浓度的钾会刺激外周静脉。在有肾功能不全的患者中，钾的排泄减少，静脉钾补充剂的输注速度和总剂量均应降低。

治疗后，有必要经常监测血钾水平。由于低钾血症代表细胞内大量缺钾，补钾至全身细胞钾水平正常可能需要数天时间。因为低钾血症通常与细胞外液中钾的减少有关，其中氯离子是主要的阴离子，补钾治疗通常以氯化物的形式给予。食物中的钾与磷酸盐有关，磷酸钾盐可能需要通过静脉通路给药，特别是在预期细胞内水分过多的情况下。对于血清钾低于 3.5 mmol/L 的心脏病患者或心脏手术后患者，为降低发生严重心律失常的风险，应迅速将其血清［K^+］校正到高于 4.0 mmol/L 的水平。对于有大量、持续胃肠道钾丢失的患者，需要大量补钾，以纠正低血钾症。

补钾的同时应监测血镁水平；低镁血症可引起顽固性的低钾血症。镁是钾吸收和维持细胞内钾水平的重要辅助因子，在补充钾之前必须补镁。此外，补充镁可以降低心律失常发生的风险。

对于合并酸血症的低钾血症患者，在给予碳酸氢盐纠正 pH 之前，应先进行补钾治疗。糖尿病酮症酸中毒患者最初可能有正常的［K^+］，但随着胰岛素的使用和葡萄糖向细胞内转移，低钾血症会迅速发展；对于这些患者，一旦医生确信他们的肾功能足够正常，就应该在复苏液中加入钾补充剂。如果患者在接受利尿剂治疗时出现了低钾血症，则需要使用一些其他药物来减少其肾脏对钾的排泄。例如，氨苯蝶啶或螺内酯可以阻断醛固酮的作用，减少尿钾丢失。

高钾血症

高钾血症的定义是［K^+］超过 5.0 mmol/L。如果血钾浓度超过 6 mmol/L，则静息膜电位会受到影响，会损害正常的去极化和复极化。在住院患者中，高钾血症最常见的原因是肾衰竭。钾的转运是被动的，而钠的转运需要能量。这种从细胞的一边到另一边的转运是由 Na^+、K^+- 腺苷三磷酸酶（ATP 酶）活性维持的，是需要能量的。后者是以细胞 ATP 的形式提供。在休克的不同阶段，当营养物质（无论是碳水化合物还是氧气）不可用时，ATP 水平有很大不同。当细胞 ATP 水平下降时，钠泵受损。如果钠或钾水平严重偏高或偏低，则膜电位会受到影响。最终没有能量时，细胞死亡，细胞内外的钠钾浓度梯度无法维持；钠离子梯度是维持膜电位所必需的。

高钾血症导致的临床问题主要是心律失常，后者可以是致命性的。高钾血症可以导致心电图 T 波高尖；危险的高钾血症（6 ～ 7 mmol/L）表现为 T 波高于 R 波（图 4.23）。

高钾血症的最常见原因是急性肾功能不全或肾衰竭。细胞损伤（如在脓毒症或缺血再灌注）也会使细胞内的钾释放到细胞外，这超过了肾脏排泄钾的能力。至少需要 20% 的正常肾功能才能对醛固酮产生反应并维持正常的血钾水平。缺血组织的再灌注引发的横纹肌溶解可导致血钾水平升高；为了防止心脏骤

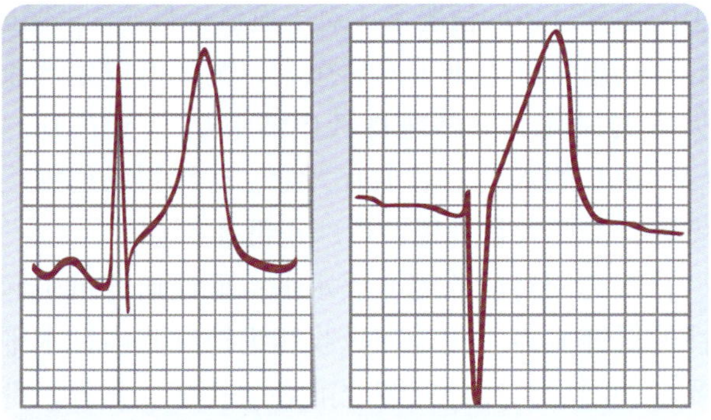

A B

图 4.23 心电图改变。(**A**)提示高钾血症。T 波高窄且对称。(**B**)提示急性心肌梗死。T 波高，但基底很宽且不对称(From Somers MP, Brady WJ, Perron AD, et al. The prominent T wave: electrocardiographic differential diagnosis. Am J Emerg Med. 2002; 20: 243-251.)

停，静脉推注碳酸氢钠可能会有一些好处。碳酸氢盐会使钾转移到细胞内。

药物可直接影响肾小管和钾的排泄；例如氨苯蝶啶、螺内酯、β 受体阻滞剂、环孢素和他克莫司。它们通常是促成因素，而不是主要原因。琥珀酰胆碱是一种去极化麻痹剂，可用于因废用、长时间卧床、神经性去神经支配综合征、严重烧伤、直接的肌肉创伤或横纹肌溶解导致肌肉萎缩的患者；它可以引起严重的高钾血症，导致心脏骤停。对于患者的血液样本，临床医生必须意识到，样本溶血会释放钾，实验室的检测结果可能是虚假的。如果怀疑血液样本或检测结果，则应在治疗高钾血症之前再抽取一份血液样本。

此外，缺血再灌注损伤与高钾血症有关。根据缺血发作的持续时间(4 ~ 6 小时)，缺血损伤后的血运重建可能会导致严重的高钾血症。因此，通常建议在再灌注前给予碳酸氢盐。

高钾血症的治疗 对于有发生心律失常风险的高钾血症患者，有几种干预措施是有用的。通过静脉注射钙可以立即降低心律失常的发生风险，这应该是实施的第一个治疗；该治疗可以拮抗升高的 $[K^+]$ 的去极化效应。碳酸氢钠输注可以缓冲细胞外氢离子，并可以使细胞内氢离子转移至细胞外。氢离子向细胞外的转移常常对应着钾从细胞外转移至细胞内。碳酸氢盐对于高钾血症伴代谢性酸血症患者是最有效的治疗药物。胰岛素和葡萄糖输注可提高 Na^+、K^+-ATP 酶的活性，驱动细胞外的钾进入细胞内，从而使细胞外的钾浓度下降。

在有醛固酮缺乏和高钾血症的患者中，盐皮质激素类药物会增加肾脏的钾排泄，如 9α-氟氢化可的松。在有急性肾衰竭的患者中，血液透析是控制高钾血症的最可靠的方法。连续过滤法清除钾的速度比血液透析清除钾的速度慢。与肾功能不全相关的慢性高钾血症可以通过聚苯乙烯磺酸钠(一种阳离子交换树脂，可以结合肠腔中的钾)口服或直肠给药来治疗。直肠给药的结合树脂特别有效，因为结肠黏膜可以排出含有大量钾的黏液。外科医生应制定一个处理高钾血症的明确流程，因为血钾的快速升高会对患者造成直接威胁，需要及时治疗(框 4.5)。在有盐皮质激素缺乏或抵抗患者中，其肾脏对钾的排泄功能障碍会导致高钾血症。肾衰竭通常与肾小管缺陷、钾的控制问题以及醛固酮增多症有关。然而，在肾功能正常的患者中，评估醛固酮、肾素和皮质醇水平有助于区分患者是盐皮质激素缺乏还是抵抗。在有醛固酮缺乏的患者中，氟氢可的松治疗很有用。

钙

钙是二价阳离子，是许多细胞外和细胞内反应的关键成分。钙是整个人体中最丰富的电解质，其中约 99% 存在于骨骼中；剩余的 1% 存在于循环血液中。对于外科医生来说，钙尤为重要；钙是凝血级联反应中必不可少的辅助因子，细胞内的钙离子(iCa^{2+})参与调节神经元、激素、肌肉和肾细胞的功能。正常血清总钙浓度为 8.5 ~ 10.5 mg/dL。在体内钙以三种分子

框 4.5 成人高钾血症患者的治疗指南

首先，停止所有含钾的输注液

心电图提示将发生心脏骤停的表现

P 波消失和 QRS 波增宽，是立即进行有效治疗的指征

1. 静脉输注钙盐
   10 分钟内输注 10 ml 10% 氯化钙或 3 ~ 5 分钟内输注 10 ml 10% 葡萄糖酸钙
2. 静脉输注碳酸氢钠
   10 ~ 20 分钟内输注 50 ~ 100 mmol；疗效与治疗前酸血症的程度成正比

心电图提示高钾血症的表现

高尖 T 波，需及时治疗

1. 葡萄糖和胰岛素输注
   静脉输注 50 ml 50% 葡萄糖和 10 单位的胰岛素；监测血糖
2. 即刻血液透析

有生化指标证据但无心电图改变的高钾血症

需要在几小时内进行有效治疗

1. 胃肠道使用含 20% 山梨醇的钾结合树脂
2. 袢利尿药可促进肾脏排钾

形式存在：与蛋白质结合的钙，与阴离子（碳酸氢盐、磷酸盐和乙酸盐）结合的可扩散的钙，以及作为 iCa^{2+}的可自由扩散的钙。

具有生化活性形式的是游离钙，即 iCa^{2+}，约占血清总钙的 45%。80% 以上的蛋白质结合钙是白蛋白结合钙，因此，在低蛋白血症患者中，血清总钙浓度是降低的。生理上，血浆总钙水平必须以白蛋白水平进行校正。假设白蛋白水平为 4.5 g/dL，正常钙水平可能为 8.5 ～ 10.5 mg/d。血浆白蛋白浓度每变化 1.0 g/dL，钙浓度［Ca］通常变化 0.8 mg/dL。以下公式可用于估计实际的血浆总钙水平：

校正［iCa^{2+}］＝血浆总钙［Ca］＋［0.8×（4.5—白蛋白水平）］

酸中毒会减少钙与白蛋白结合的量，而碱中毒会增加钙与白蛋白结合的量。少量的钙（约 6%）与枸橼酸和硫酸等阴离子结合。其余的是具有生物活性的［iCa^{2+}］。

［iCa^{2+}］的增加受细胞膜上酶的控制，这些酶可以将钙转运出细胞。在肌细胞中，［iCa^{2+}］储存于肌浆网中，它们可以迅速释放到细胞内液中，在引起肌肉收缩的过程中起关键作用。必须严格控制细胞外液（ECF）中的［iCa^{2+}］。血清钙浓度是由甲状旁腺激素（parathyroid hormone，PTH）、降钙素和维生素 D 的相互作用控制的。PTH 和降钙素是由内分泌细胞调节释放的激素，而维生素 D 要么来源于饮食，要么来源于皮肤中在紫外线照射下生成的维生素 D_3（胆钙化醇）。骨骼中含有大量钙，以钙基质和其他分子的形式存在。骨骼中钙盐的转换是恒定的，是维持 ECF 中［iCa^{2+}］稳定的重要机制。当 ECF 中［iCa^{2+}］下降时，甲状旁腺细胞膜上的受体释放 PTH。PTH 可激活骨骼中的破骨细胞，使钙从骨的结构基质中释放。PTH 可刺激近端肾单位的肾小管细胞从滤液中吸收钙和排出磷酸盐。PTH 和维生素 D 可增加肠道的钙吸收。

降钙素对钙代谢的作用与 PTH 相反。当甲状腺 C 型细胞分泌降钙素时，ECF 中的降钙素水平会升高，更多的钙会与骨基质结合，使［iCa^{2+}］下降。循环血液中的维生素 D 在肝脏中转化为 25-羟胆钙化醇（25-(OH)-D_3）。然后，后者在循环血液中遇到肾细胞，进一步被羟基化为 1,25- 二羟胆钙化醇（1,25-$(OH)_2$-D_3），这是最有效的钙调节激素。1,25-$(OH)_2$-D_3 会促进钙和磷酸盐从肠腔向 ECF 转运。此外，与 PTH 联合用药时，1,25-$(OH)_2$-D_3 会增加骨吸收进而增加 ECF 中的钙浓度。总之，多种激素机制共同作用使 ECF 中的钙浓度达到平衡。

低血钙症

低钙血症的定义是血清总钙浓度低于 8.4 mg/dL 或离子钙浓度低于 4.5 mg/dL。根据其持续时间、严重程度和发展速度，低钙血症的表现可以为只有生化异常到危及生命。低钙血症是由循环血液中的钙丢失或进入循环血液中的钙不足引起的。

急性低钙血症可危及生命，可影响跨膜的去极化；［iCa^{2+}］低于 0.4 mmol/L 可导致中枢神经系统功能障碍。低钙血症患者可出现感觉异常、肌肉痉挛（包括手足抽搐）和癫痫发作。如果患者出现过度换气，则呼吸性碱中毒可能会加重其病情并导致［iCa^{2+}］进一步降低。患者出现心功能不全也很常见。有低［iCa^{2+}］的患者可能需要静脉输注钙来恢复心脏功能。低钙血症患者的心电图表现为 QT 间期延长，有可能进展为完全性心脏传导阻滞或心室颤动。

甲状旁腺功能减退症是低钙血症的最常见原因，通常发生于颈中部手术后，如头颈部癌症的根治性切除术后，偶尔发生于甲状腺切除术后。甲状腺全切除术后 1% ～ 2% 的患者出现低钙血症。这种低钙血症可以是暂时性的、永久性的或间歇性的，就像冬季发生维生素 D 缺乏一样。自身免疫性甲状旁腺功能减退症可以是一种孤立的缺陷，也可以是与肾上腺功能不全和皮肤黏膜念珠菌病有关的多腺体自身免疫综合征 Ⅰ型的一部分；这些患者大多数有抗钙敏感受体的自身抗体。低钙血症的先天性原因包括钙敏感受体基因突变的激活，这会使钙 -PTH 的关系重置到一个较低的血清钙水平。影响 PTH 前体分子细胞内加工的基因突变可导致甲状旁腺功能减退症、低钙血症或两者兼而有之。一些甲状旁腺功能减退症病例还与甲状旁腺发育不良或发育不全有关；最著名的是 DiGeorge 综合征。

假性甲状旁腺功能减退症是一组以 PTH 受体抵抗为特征的疾病。一种典型的变异型是 Albright 遗传性骨营养不良，患者常出现身材矮小、圆脸、短指（趾）和精神发育迟缓。低镁血症可诱导 PTH 抵抗，并影响 PTH 的产生。严重的高镁血症（＞ 6 mg/dL）可通过抑制 PTH 分泌导致低钙血症。当其与膳食中的钙摄入量减少有关时，维生素 D 缺乏会导致低钙血症。低钙水平会刺激 PTH 分泌（继发性甲状旁腺功能亢进症），导致低磷血症。

当大量的细胞内磷酸盐释放时，横纹肌溶解和肿瘤溶解综合征会导致循环血液中的钙流失，从而增加骨和骨外组织中的钙水平。磷酸盐给药导致低钙血症的机制与此类似。

急性胰腺炎会导致钙在腹腔积聚而引起低钙血症。甲状旁腺功能亢进症手术治疗后，有严重迁延性疾病的患者（如那些有肾衰竭的继发性或三发性甲状旁腺功能亢进症患者）可发展为一种被称为骨饥饿综合征的低钙血症，患者的血清钙会迅速沉积到骨中。在纠正长期代谢性酸中毒或在治疗甲状腺功能亢进症的甲状腺切除术后，这种综合征也偶尔可以见到。

几种药物（如乙二胺四乙酸、输液中的枸橼酸、乳酸和磷钾酸）可与循环血液中的钙螯合，有时会导致低钙血症，在这种情况下，即使总钙水平可能正常，[iCa^{2+}] 水平也会降低。手术后快速输注液体可导致急性低钙血症。过去，储存的血液中含有较高浓度的枸橼酸，可与血清钙结合和螯合。现在储存的血液中已经不含枸橼酸了，所以这种情况很少见了。广泛的成骨细胞骨转移（如前列腺癌和乳腺癌转移）也可能会导致低钙血症。化疗（包括顺铂、5- 氟尿嘧啶和亚叶酸）可引起低镁血症，进而导致低钙血症。在有脓毒症的患者中，低钙血症通常与低白蛋白血症有关。

肿瘤溶解综合征是一组电解质异常综合征，包括低钙血症、高磷血症、高尿酸血症和高钾血症。当抗肿瘤治疗导致肿瘤细胞的死亡突然激增和胞质内容物释放时，这些电解质异常就会出现。实体瘤和淋巴瘤也会出现这些异常。肿瘤溶解综合征患者可发生急性肾衰竭并使电解质异常的自我纠正无法进行；此时急诊透析可能是全面纠正这些异常的唯一方法。

休克复苏后经常出现急性低钙血症。在一项对烧伤休克患者进行的研究中，Wray 及其同事认为，导致低钙血症发生的一个主要因素是 1,25-$(OH)_2$-D_3 的水平降低，可能是由于饮食中突然缺乏维生素 D 所致。在重症胰腺炎患者中，钙的下降被认为是细胞外的钙离子与胰腺周围炎性组织中的脂肪结合的结果。在输注血液制品（特别是浓缩血小板和 FFP）期间快速输注枸橼酸盐也可能会导致急性重度低钙血症（[iCa^{2+}] < 0.62 mmol/L）和低血压。在不当服用或过量服用含磷泻药后，血清磷酸盐水平会迅速升高，随之而来是严重的低钙血症。

低钙血症的治疗　在出现急性症状性低钙血症（血清总钙< 7.0 mg/dL，[iCa^{2+}] < 0.8 mmol/L）的患者，应立即给予静脉补钙治疗。补钙可以通过口服或静脉注射葡萄糖酸钙或氯化钙来进行。葡萄糖酸钙优于氯化钙，因为如果有外渗，它引起的组织坏死较少。初次给予 100 ～ 200 mg 的钙（1 ～ 2 g 葡萄糖酸钙）应该在 10 ～ 20 分钟内输注。如果输注速度过快，可能会导致心功能障碍甚至心搏骤停。在这之后，应以 0.5 ～ 1.5 mg/（kg · h）的速度缓慢输注钙。然后持续进行静脉钙输注，直到患者可以口服有效剂量的钙和维生素 D。输注的钙应该在生理盐水或葡萄糖溶液中稀释，以避免对静脉的刺激。输注的液体中不应含有碳酸氢盐或磷酸盐，因为这两者均可与钙形成不溶于水的钙盐。如果必须使用碳酸氢盐或磷酸盐，应使用单独的静脉输液通路。

在每位患者都应纠正同时存在的低镁血症。在有肾功能不全的患者中，应注意，他们不能排出过多的镁。补镁是以输液的方式给予，先在 10 ～ 15 分钟内输注 2 g 硫酸镁，然后再以 1 g/h 的速度输注。在有重度高磷血症的患者（如有肿瘤溶解综合征、横纹肌溶解或慢性肾衰竭的患者）中，治疗的重点是纠正高磷血症。

在肾功能正常的患者中，急性高磷血症通常会消退。输注生理盐水（可能会导致低血钙症的恶化）有助于磷酸盐的排出；此外，乙酰唑胺，一种碳酸酐酶抑制剂，可以每 3 ～ 4 小时以 10 ～ 15 mg/kg 的速度输注。对于有症状的低钙血症和高磷血症患者，尤其是如果患者有肾功能受损，可能需要进行血液透析。慢性高磷血症可以通过低磷酸盐饮食和随餐使用磷酸盐结合剂来控制。

慢性低钙血症（甲状旁腺功能减退症）可以通过口服钙剂来治疗，如果口服钙剂还不足以治疗，应补充维生素 D。应将患者的血清钙水平控制在 8.0 mg/dL 左右，因为大多数患者在该血清钙水平上完全无症状。由于 PTH 对肾小管没有作用，进一步升高钙会导致高钙尿症。慢性高钙尿症有发生肾钙质沉着症、肾结石和肾损害的风险。

有多种口服钙制剂可供选择。碳酸钙最便宜，但它的吸收效果可能很差，特别是在老年患者和胃酸缺乏患者中。同样，维生素 D 也有各种制剂。如果口服钙制剂不能充分补钙，应添加维生素 D。通常维生素 D 补充的初始剂量为每日 50 000 IU 的 25- 羟维生素 D（或 0.25 ～ 0.5 mg 的 1,25- 羟维生素 D）。钙和维生素 D 的剂量是逐步滴定确定的。当达到足够的钙水平时，测量尿钙排泄量。如果检测到高钙尿，可添加噻嗪类利尿剂以减少尿钙并进一步提高血清钙水平。在钙水平令人满意的情况下，如果磷水平高于 6.0 mg/dL，则应添加不可吸收的磷酸盐结合剂。一旦钙和磷水平得到控制，应每 3 ～ 6 个月检测一次患者的钙和磷水平以及尿钙排泄情况。

对于处于妊娠或哺乳中的甲状旁腺功能减退症女性患者，治疗时要特别注意，因为患者在妊娠期间对维生素 D 的需求量是逐渐增加的，可高达妊娠前的 3 倍。补充维生素 D 的剂量应通过频繁的血清钙水平检测来确定。患者分娩后，如果婴儿是非母乳喂养，则维生素 D 补充剂量应减少至妊娠前剂量。如果婴儿是母乳喂养，则骨化三醇的剂量应减少至妊娠前剂量的 50%[4]，因为内源性骨化三醇的产生是由催乳素和 PTH 相关肽（PTH-related peptide，PTHrP）的增加刺激的，后者也是由催乳素刺激的。

一些病例报告描述了通过每日 2 次皮下给予合成的 PTH（1,34-PTH，特立帕肽）成功控制了低钙血症，且发生高钙尿的风险较低。

高钙血症

当患者的血清总钙水平在 10.5 ～ 12 mg/dL 范围时，可以怀疑为轻度高钙血症；当在 12 ～ 14.5 mg/dL 时为中度高钙血症。一过性高钙血症患者通常无症状。有肾钙排泄量持续升高的患者容易发生肾结石、腹痛和骨痛。当患者的血清总钙水平超过 15 mg/dL 时，患者为重度高钙血症；这样的患者会出现乏力、昏迷和中枢神经系统功能障碍等症状。高钙血症患者也会出现肾浓缩功能障碍，可导致多尿以及钠和水丢失。事实上，许多高钙血症患者都会出现脱水症状。高钙血症危象是一种血清总钙水平超过 17 mg/dL 的综合征；这样的患者会出现危及生命的心脏快速性心律失常、昏迷、急性肾衰竭和肠梗阻伴腹胀。

高钙血症的最常见原因是原发性甲状旁腺功能亢进症（事实上约占所有患者的 90%）；其他原因包括 PTH 分泌失调和恶性疾病。高钙血症最常见于有甲状旁腺功能亢进症的普通人群和有恶性疾病的住院患者。在后者中，乳腺癌是最常见的原因。高钙血症的其他罕见原因包括甲状腺毒症、维生素 A 和 D 过量、肉芽肿性疾病以及使用噻嗪类利尿剂和锂等常用药物。家族性低钙尿性高钙血症是高钙血症的另一个罕见原因，其原因是导致肾脏钙和镁潴留的钙敏感受体的常染色体的显性突变。高钙血症的体征和症状是非特异性的，包括恶心、呕吐、精神状态改变、便秘、抑郁、嗜睡、肌痛、关节痛、多尿、头痛、腹部和腰部疼痛（肾结石）以及昏迷。有时，患者的主诉为腹部不适、精神抑郁和肾结石。然而，这些症状大多出现在慢性高钙血症之后而非急性高钙血症之后。通常情况下，只有血液检查结果出来之后，患者的这些临床表现才会被认为与高钙血症相关。仅凭患者的病史诊断高钙血症是极为困难的。

在有重度和长期甲状旁腺功能亢进症的患者中可见骨质脱钙。大多数（85%）此类患者的一侧甲状旁腺中有一个孤立的功能亢进的腺瘤；其余 15% 的患者是由于所有四个腺体均有增生导致了 PTH 释放过多。PTH 可引起磷酸盐尿和血清磷酸盐浓度降低；有这样的实验室发现即可证实原发性甲状旁腺功能亢进症的诊断。继发性甲状旁腺功能亢进症是一种以甲状旁腺增生为特征的内分泌疾病，发生于慢性肾衰竭患者。降低的肾功能会导致 1,25- 二羟胆钙化醇的合成受损。尽管患者的血清钙水平较低，但患者的骨软化症表明他们有 PTH 分泌过多。为了控制继发性甲状旁腺功能亢进症患者的 PTH 水平升高，可能需要手术切除大部分甲状旁腺组织。

恶性体液性高钙血症（humoral hypercalcemia of malignancy，HHM）是一种临床综合征，其钙水平升高是由肿瘤引起的有关体液因子的合成所致。通常，HHM 这个诊断适用于有肿瘤性 PTHrP 生成过多的患者。然而，以 PTH 和骨化三醇生成过多为特征的罕见病例也有报道。HHM 患者约占所有恶性疾病相关性高钙血症患者的 80%。PTHrP 和 PTH 共用相同的受体，但两者所致 HHM 的临床表现不同。HHM 患者肾钙排泄量明显增大；PTH 能有效刺激肾小管对钙的吸收，因而尿高钙不那么明显。HHM 通常与血清骨化三醇水平低有关；PTH 能刺激骨化三醇的生成，且其水平通常是升高的。PTHrP 仅刺激骨吸收，由于成骨细胞活性非常低，通常碱性磷酸酶水平正常；PTH 则可刺激骨吸收和骨形成。

HHM 患者临床上通常有明显的恶性疾病和不良预后。唯一的例外是有小且分化良好的内分泌肿瘤（如嗜铬细胞瘤或胰岛细胞瘤）患者。然而，这样的病例仅占少数。HHM 最常见于有鳞状细胞癌（如肺、食管、子宫颈或头颈部的癌症）以及肾癌、膀胱癌和卵巢癌的患者。HHM 患者的治疗目标是：减少肿瘤负荷，减少破骨细胞性骨吸收，以及增加尿液中钙的排泄。

大多数高钙血症伴有霍奇金病。另外1/3伴有非霍奇金淋巴瘤——是由恶性细胞生成的骨化三醇增加引起的。高钙血症通常对皮质类固醇治疗反应良好。多发性骨髓瘤、淋巴瘤和实体瘤（尤其是乳腺癌、肺癌和前列腺癌）转移到骨会因破骨细胞活性过高而导致高钙血症。药物使用也可以导致高钙血症，包括茶碱、锂、噻嗪类利尿剂以及超高剂量的维生素A和D。此外，高钙血症可以发生在骨代谢活跃的年轻、活跃、被迫突然制动后的患者中，例如在受伤或重大疾病后被迫卧床的患者。这种高钙血症会随着正常活动的恢复而消退。

高钙血症的另一个原因是乳碱综合征，后者是一种由同时摄入大量的钙和碳酸氢钠引起的罕见疾病。目前，乳碱综合征主要与摄入非处方抗酸制剂以及用于预防和治疗骨质疏松症的药物中的碳酸钙有关。乳碱综合征的特征包括高钙血症、肾衰竭和代谢性碱中毒。其确切的病理生理机制尚不清楚。在极少数患者中，钙的摄入量可能低至2000～3000 mg/d；但在大多数患者中，钙的摄入量为6000～15 000 mg/d。治疗包括补液、利尿、停止钙和抗酸剂的摄入。如果因肾衰竭而无法利尿，则使用低钙浓度的透析液进行透析治疗是有效的。短期高钙血症患者的肾衰竭通常会好转，但慢性高钙血症患者的肾衰竭可能会持续存在。

高钙血症的治疗　高钙血症的最终治疗效果取决于对原发病因的治疗。因此，在有继发于甲状旁腺腺瘤或增生的甲状旁腺功能亢进症的患者中，可通过切除病变的甲状旁腺组织进行治疗。在服用噻嗪类药物的患者中，应改用替代疗法进行治疗。在有恶性肿瘤的患者，进行手术切除术、放疗或化疗可能有效。在有症状的恶性疾病相关的重度患者中，可通过生理盐水输注扩大血管内容量、随后给予袢利尿剂（即呋塞米）诱导盐水利尿以增加尿钙量进行快速有效的治疗。重度高钙血症患者的细胞外液经常减少，因此，输注等渗盐水至关重要。在有肾衰竭的患者中，不能通过利尿药物进行利尿治疗，但可以通过血液透析进行治疗。

重度高钙血症也被称为高钙血症危象，发生在血清总钙浓度在14 mg/dL以上时，与肿瘤释放骨钙有关，可以通过给予双膦酸盐类药物来控制，后者具有很强的减少破骨细胞介导的骨钙释放的能力。有几种双膦酸盐制剂可供选择（按优先顺序依次为唑来膦酸、帕米膦酸二钠和依替膦酸二钠），它们都可以在数天内使［iCa^{2+}］缓慢下降。在有转移性乳腺癌的患者中，给予常规剂量的双膦酸盐作为长期预防性药物已显示能有效预防高钙血症。

给予高钙血症患者外源性降钙素最初常是有效的。降钙素（每12小时皮下注射4 U/kg）可抑制破骨细胞的骨重吸收并减少肾小管对钙的重吸收，其起效时间短于双膦酸盐；因此，它是短期控制钙的较好选择。然而，长期使用降钙素常会导致机体产生快速抗药反应，可能与抗外源性降钙素抗体的产生有关。结合和中和［iCa^{2+}］的螯合剂（EDTA或磷酸盐）很少适用，因为这些药物会导致转移性钙化、急性肾衰竭等并发症，并且有将［iCa^{2+}］降至低钙血症水平的风险。

镁

镁作为细胞中的一种基本阳离子，是与阴离子结合第二多的阳离子。在所有由ATP提供能量的反应中，镁都是一种关键的辅助因子，因此，镁缺乏会影响新陈代谢。作为钙通道拮抗剂，镁也在调节所有涉及钙的活动中起关键作用，如肌肉收缩和体内胰岛素的释放。血浆中镁［Mg^{2+}］的正常浓度为0.75～1.0 mmol/L。与钙一样，镁以三种分子形式存在：与蛋白质结合的镁（30%，主要与白蛋白结合）、与阴离子结合的镁（10%）和离子镁（60%）。

镁主要存在于细胞内，ECF中的镁不到1%。检测得到的血浆镁浓度常常不能反映全身的镁含量。镁含量改变导致的临床症状更多取决于组织中的镁含量而不是血镁浓度，即临床症状很难与特定的血浆镁浓度关联起来。一种推断组织中镁含量的方法是测量肾脏对镁负荷的反应的生理试验。该试验方法为：经静脉给患者注射800 mg的镁，然后检测患者的镁存留量，如果患者的镁存留量超过30%则认为患者缺镁，如果低于20%则认为镁充足。

肾脏负责通过排泄吸收了的镁来维持机体的镁平衡。离子镁和结合形式的镁在肾小球是自由滤过的。远端肾小管可再吸收10%的滤过镁，在钙非依赖性镁平衡中发挥重要作用。镁平衡的激素调节机制尚未完全确定。PTH、胰高血糖素和ADH可增加髓袢（Henle袢）中镁的再吸收。在远端肾曲小管中，醛固酮、ADH和胰高血糖素被认为可增加镁的再吸收。为了维持镁平衡，肾脏对镁的再吸收范围很大。在高镁血症或肾小球滤过率降低的情况下，对滤过的镁的再吸收几乎为零。相反，在应对镁损耗或摄入减少情况下，镁的重吸收可以上升到99.5%，以最大限度地减少镁在尿液中的丢失。

低镁血症

在 ICU 患者中，低镁血症的发病率为 11% ～ 65%，但患者通常无症状。一些研究显示低镁血症的临床意义不大；另一些研究则显示低镁血症与死亡率有关。当然，低镁血症与死亡率有关并不一定是因果关系，可能只是反映了患者的健康状况。已有镁轻度损耗即出现低镁血症症状的报道，但一般而言，当血清镁浓度降低到 1.2 mg/dL 以下时低镁血症的症状才变得更为常见。但很难将特定症状与低镁血症联系起来。然而，术后患者的重度低镁血症可导致危及生命的室性心律失常，如尖端扭转型室性心动过速。

低镁血症常与低钾血症有关，据报道，40% 的低镁血症患者会出现低钾血症。反之亦然，60% 的低钾血症患者会并发低镁血症。低镁血症的原因是多方面的，包括肾脏、胃肠道和皮肤的损害以及骨饥饿综合征。其中，皮肤损害可由烧伤或中毒性表皮坏死松解症导致。肾脏损害可由一系列药物导致，但最常见的是由利尿剂导致。

低镁血症还会引起一种特殊的肾脏内钾损耗的紊乱，这种紊乱在镁充分补充之前补充钾是无效的。最近，有关镁损耗会导致肾脏内钾丢失的机制已阐明，即细胞内镁的减少会减慢 ATP 的产生。在整个机体内，这种 ATP 产生的减慢会对 Na^+、K^+-ATP 酶的活性产生负面影响，其结果是：细胞内的钾丢失，钾顺浓度梯度流入肾小管并在尿液中丢失。

低镁血症患者也常出现低钙血症、低钠血症和低磷血症。慢性腹泻综合征患者或接受长期积极利尿治疗的患者可出现细胞内低镁血症。镁缺乏也常见于大量饮酒的患者。糖尿病患者因为尿糖的持续性渗透性利尿，通常伴有低镁血症。

低镁血症的治疗 对于轻度低镁血症患者，可给予口服镁制剂治疗；对于有症状的低镁血症患者，应给予静脉输注镁制剂治疗。最常用的镁制剂是硫酸镁制剂；1 g 的硫酸镁制剂含有 0.1 g 的镁。目前尚未进行可以确定镁替代治疗的最佳方案的试验，但已有的共识建议是：在第一个 24 小时内补充 8 ～ 12 g 的硫酸镁，接下来每天补充 4 ～ 6 g 的硫酸镁，持续 3 ～ 4 天，以补足体内储备。对于一些没有既往镁损耗的急性低镁血症患者，建议采用静脉注射镁制剂疗法。美国心脏病学会和美国心脏协会的建议是：对于尖端扭转型室性心动过速患者，在 5 分钟中静脉推注 1 ～ 2 g 硫酸镁。最新的数据表明，在急性心肌梗死患者中，镁可能还可以在减少再灌注损伤和梗死面积方面发挥作用。目前，美国心脏协会的建议是：对于疑似心肌梗死伴低镁血症的患者，在 15 分钟中输注 2 g 硫酸镁，然后在 24 小时中输注 18 g 硫酸镁。

对于有肾功能不全的患者，进行镁替代治疗应谨慎，建议将剂量减少为基线剂量的 50% ～ 75%。在输液过程中，应密切监测患者是否有深部肌腱反射减弱。还应定期检测镁水平。口服补充剂已被证明能成功纠正镁潴留。保钾利尿剂对有慢性肾性镁消耗的患者可能有帮助。阻断远曲小管钠通道的利尿剂，如阿米洛利和氨苯蝶啶，在一些患者中可减少镁消耗。重度低镁血症（< 0.5 mmol/L）需要持续治疗，因为细胞外的镁与细胞内储存的镁的平衡很慢。纠正低镁血症也可降低发生心律失常的风险。镁缺乏的程度通常与低钙血症的程度相当。有镁缺乏的低钙血症患者对单独补钙是抵抗的，因此，对这类患者应同时给予补镁治疗。

高镁血症

高镁血症在肾衰竭患者中常见，但在其他患者中并不常见。茶碱中毒现在很罕见，过去可见其引起的高镁血症。摄入含镁药物，尤其是抗酸剂，可加重高镁血症；很多泻盐含有镁，枸橼酸镁（常用于外科治疗）也含有镁。患者对高水平的镁似乎耐受良好，总体上没有症状。有报道，1 例糖尿病酮症酸中毒伴低镁血症的患者在 6 小时内接受了 50 g 硫酸镁而不是推荐的 2 g 硫酸镁。尽管该患者的病例记录显示其血镁浓度高达 24 mg/dL 且短期内存在显著发病，但最终患者完全康复了。

静脉注射过量的镁的耐受性可能比口服过量的镁的耐受性更好。在无肾功能不全的情况下，由口服镁引起的高镁血症并不常见。曾有 1 例病例报道，一名有发育障碍的患儿在接受缓解便秘的镁治疗后发生了致死的高镁血症。尽管对该患儿进行了钙输注和透析治疗，但其最终还是死亡了。长期摄入镁可能是使该患儿的病情难以控制的原因，即可能是因为长期超负荷造成其全身的镁负荷增加。也有使用含镁灌肠剂灌肠后出现高镁血症的报道。在术后的少尿患者中，镁潴留也可能会引起高镁血症，特别是当患者有酸中毒时。

镁可以阻断神经冲动的突触传递，这是导致高镁血症患者最开始的深部肌腱反射丧失的原因，并有可能导致患者发生弛缓性麻痹和呼吸暂停。高镁血症的神经肌肉毒性也会影响平滑肌，导致肠梗阻和尿潴留。在口服含镁药物中毒的情况下，肠梗阻的发展可减慢肠道转运时间，可进一步增加镁的吸收。据报道，高镁血症还可以引起副交感神经阻滞，导致瞳孔固定和扩大——类似于脑疝时的表现。其他神经系统体征包括嗜睡、神志不清和昏迷。

镁可以阻断钙向心肌细胞的转移，因而可作为钙通道阻滞剂。在心脏组织中，镁还可以阻断复极所需的钾离子通道。因此，重度高镁血症患者可出现心力衰竭的迹象。高镁血症的其他心脏表现（至少在初期）包括心动过缓和低血压。高镁血症患者的心电图会出现 PR 间期延长、QRS 持续时间延长和 QT 间期延长。极端情况下，高镁血症可以导致完全性心脏传导阻滞或心脏骤停。

与对低镁血症引起的代谢紊乱的认识相比，对高镁血症引起的代谢紊乱的认识较少。尽管高镁血症患者会发生低钙血症，但患者的症状通常是轻度的和无症状的。据报道，输注镁时会出现有症状的高镁血症（即使肾功能正常），通常发生在治疗早产、先兆子痫或子痫期间。尽管推荐的输注方案（4 ~ 6 g 负荷，随后 1 ~ 2 g/h）可导致血清镁水平达到 4 ~ 8 mg/dL，但通常不进行常规的镁检测。意外摄入过量镁的产科患者的预后通常良好，即使镁水平达到 19 mg/dL。

高镁血症的治疗　高镁血症的治疗原则与高钙血症的相似。给予钙以稳定心脏，给予生理盐水以扩容，给予利尿剂以加速肾脏排泄。对于肾功能完好的患者，停止输注或供应镁即可使其恢复。对于重度高镁血症，给予静脉注射 10% 葡萄糖酸钙（10 ~ 20 ml，10 分钟）治疗。通常在 5 ~ 10 分钟内给予患者 100 ~ 200 mg 的钙静脉注射制剂。为了加快肾脏对镁的清除，袢利尿剂和盐水利尿剂是最直观的选择，但没有文献明确支持这种使用。

在危重患者中，镁平衡紊乱会产生巨大的影响。然而，这种紊乱往往不能被发现。在 ICU 患者中，低镁血症很常见且与不良预后相关，因此，应常规测定血清镁。与镁耗竭不同，高镁血症罕见但常是医源性和致死性问题。

在有肾功能不全的患者中，透析可以迅速纠正高镁血症，这是唯一可以迅速降低镁水平的方法。积极使用透析可能可以提高生存率。在有严重肾功能不全的患者中，透析是一种快速清除镁的方法。腹膜透析和血液透析均可有效降低镁水平。间歇性血液透析比腹膜透析或连续性肾脏替代治疗能更快地纠正高镁血症。

主要参考文献

Dellinger RP，Levy MM，Carlet JM，et al. Surviving sepsis campaign：international guidelines for management of severe sepsis and septic shock：2008. Crit Care Med. 2008；36：296–327.

有关脓毒症和感染性休克的定义、诊断和治疗的最新版指南。

Bickell WH，Wall Jr MJ，Pepe PE，et al. Immediate versus delayed fluid resuscitation for hypotensive patients with penetrating torso injuries. N Engl J Med. 1994；331：1105–1109.

一篇经典的研究报道，可能是创伤相关文献中引用最多的一篇文章。研究显示，对于战场上发生躯干穿刺伤后处于低血压的患者，使用晶体溶液治疗会导致更糟糕的结果，而不输液反而预后更好。

Committee on Fluid Resuscitation for Combat Casualties. Fluid Resuscitation：State of the Science for T reating Combat Casualties and Civilian Injuries. Report of the Institute of Medicine. Washington，DC：National Academy Press；1999.

这是一本美国医学研究所的白皮书，它被认为是激进的，因为它没有推荐乳酸林格溶液作为平民和军队的首选复苏液体。它推荐使用高渗盐水；建议进行进一步消除乳酸林格溶液中的 d- 乳酸异构体以及其他代谢物（如酮类）作为替代的研究。

Finfer S，Bellomo R，Boyce N，et al. A comparison of albumin and saline for fluid resuscitation in the intensive care unit. N Engl J Med. 2004；350：2247–2256.

一项前瞻性多中心研究，旨在证明白蛋白在重症监护病房中使用是安全的。然而，该研究使用的是 4% 白蛋白，而且结果显示两组没有显著性差异。

Fluid resuscitation of combat casualties: conference proceedings. June 2001 and October 2001. J T rauma. 2003; 54 (suppl): S1–S234.

整本副刊总结了对治疗战伤的建议进行更新的原因。

Holcomb JB, Jenkins D, Rhee P, et al. Damage control resuscitation: directly addressing the early coagulopathy of trauma. J T rauma. 2007; 62: 307–310.

这篇文章描述了损伤控制性复苏这个概念的发展过程，以及采取允许性低血压策略、减少晶体溶液使用、使用高渗盐水以及早期积极使用血液制品常可获得最佳效果的建议背后的原理。

Moore EE, Moore FA, Fabian TC, et al. PolyHeme study group: human polymerized hemoglobin for the treatment of hemorrhagic shock when blood is unavailable: the USA Multicenter trial. J Am Coll Surg. 2009; 208: 1–13.

该项研究表明，用过期的人血制成的人造血红蛋白可以安全使用，可以在现场和医院作为血液的替代品。

Plurad D, Martin M, Green D, et al. The decreasing incidence of late post–traumatic acute respiratory distress syndrome: the potential role of lung protective ventilation and conservative transfusion practice. J T rauma. 2007; 63: 1–7.

这篇文章显示了晶体溶液使用的减少与创伤中急性呼吸窘迫综合征（ARDS）发生率下降的关系。

Spinella PC, Perkins JG, Grathwohl KW, et al. Warm fresh whole blood is independently associated with improved survival for patients with combat–related traumatic injuries. J T rauma. 2009; 66: S69–S76.

描述了军方发现全血输血的有效性。

参考文献

1. Hughes JT. Miraculous deliverance of Anne Green: an Oxford case of resuscitation in the seventeenth century. *Br Med J (Clin Res Ed).* 1982;285:1792–1793.
2. O'Shaughnassy WB. Experiments on the blood in cholera. *Lancet.* 1831;32:490–495.
3. Crile GW. *An Experimental Research into Surgical Shock.* Philadelphia, PA: JB Lippincott; 1899.
4. Cannon WB. The emergency function of the adrenal medulla in pain and the major emotions. *Am J Physiol.* 1914;33:356–372.
5. Blalock A. Experimental shock: the cause of low blood pressure caused by muscle injury. *Arch Surg.* 1930;20:959–996.
6. Wiggers CJ. The present status of shock problem. *Physiol Rev.* 1942;22:74–123.
7. Smith S, McCully B, Bommiasamy A, et al. A combat relevant model for the creation of acute lung injury in swine. *J Trauma Acute Care Surg.* 2018;85:S39–S43.
8. O'Shaughnessy WB. Proposal of a new method of treating the blue epidemic cholera by the injection of highly-oxygenated salts into the venous system. *Lancet.* 1831;17:366–371.
9. Ringer S. Concerning the influence exerted by each of the constituents of the blood on the contraction of the ventricle. *J Physiol.* 1882;3:380–393.
10. Connelly CR, Schreiber MA. Endpoints in resuscitation. *Curr Opin Crit Care.* 2015;21:512–519.
11. Brasel KJ, Guse C, Gentilello LM, et al. Heart rate: is it truly a vital sign? *J Trauma.* 2007;62:812–817.
12. Ley EJ, Salim A, Kohanzadeh S, et al. Relative bradycardia in hypotensive trauma patients: a reappraisal. *J Trauma.* 2009;67:1051–1054.
13. Bruns B, Lindsey M, Rowe K, et al. Hemoglobin drops within minutes of injuries and predicts need for an intervention to stop hemorrhage. *J Trauma.* 2007;63:312–315.
14. Riordan Jr WP, Norris PR, Jenkins JM, et al. Early loss of heart rate complexity predicts mortality regardless of mechanism, anatomic location, or severity of injury in 2178 trauma patients. *J Surg Res.* 2009;156:283–289.
15. Eastridge BJ, Salinas J, McManus JG, et al. Hypotension begins at 110 mm Hg: redefining "hypotension" with data. *J Trauma.* 2007;63:291–297.
16. Bruns B, Gentilello L, Elliott A, et al: Prehospital hypotension redefined. *J Trauma.* 65:1217-1221.
17. Krishna U, Joshi SP, Modh M. An evaluation of serial blood lactate measurement as an early predictor of shock and its outcome in patients of trauma or sepsis. *Indian J Crit Care Med.* 2009;13:66–73.
18. Grocott MP, Martin DS, Levett DZ, et al. Arterial blood gases and oxygen content in climbers on Mount Everest. *N Engl J Med.* 2009;360:140–149.
19. Cureton EL, Kwan RO, Dozier KC, et al. A different view of lactate in trauma patients: protecting the injured brain. *J Surg Res.* 2010;159:468–473.
20. Reynolds PS, Barbee RW, Ward KR. Lactate profiles as a resuscitation assessment tool in a rat model of battlefield hemorrhage resuscitation. *Shock.* 2008;30:48–54.
21. Rutherford EJ, Morris Jr JA, Reed GW, et al. Base deficit stratifies mortality and determines therapy. *J Trauma.* 1992;33:417–423.
22. Bilello JF, Davis JW, Lemaster D, et al. Prehospital hypotension in blunt trauma: identifying the "crump factor. *J Trauma.* 2011;70:1038–1042.

23. Sperry JL, Frankel HL, Nathens AB, et al. Characterization of persistent hyperglycemia: what does it mean postinjury? *J Trauma*. 2009;66:1076–1082.
24. Inaba K, Teixeira PG, Rhee P, et al. Mortality impact of hypothermia after cavitary explorations in trauma. *World J Surg*. 2009;33:864–869.
25. Beilman GJ, Blondet JJ, Nelson TR, et al. Early hypothermia in severely injured trauma patients is a significant risk factor for multiple organ dysfunction syndrome but not mortality. *Ann Surg*. 2009;249:845–850.
26. Kosinski S, Darocha T, Czerw A, et al. Cost-utility of extracorporeal membrane oxygenation rewarming in accidentally hypothermic patients: a single-centre retrospective study. *Acta Anaesthesiol Scand*. 2018;62:1105–1111.
27. Morley D, Yamane K, O'Malley R, et al. Rewarming for accidental hypothermia in an urban medical center using extracorporeal membrane oxygenation. *Am J Case Rep*. 2013;14:6–9.
28. Joseph B, Aziz H, Pandit V, et al: Prothrombin complex concentrate versus fresh-frozen plasma for reversal of coagulopathy of trauma: is there a difference? *World J Surg*. 38:1875-1881.
29. Shakur H, Roberts I, Bautista R, et al. Effects of tranexamic acid on death, vascular occlusive events, and blood transfusion in trauma patients with significant haemorrhage (CRASH-2): a randomised, placebo-controlled trial. *Lancet*. 2010;376:23–32.
30. Morrison JJ, Dubose JJ, Rasmussen TE, et al. Military Application of Tranexamic Acid in Trauma Emergency Resuscitation (MATTERs) Study. *Arch Surg*. 2012;147:113–119.
31. Madigan MC, Kemp CD, Johnson JC, et al. Secondary abdominal compartment syndrome after severe extremity injury: Are early, aggressive fluid resuscitation strategies to blame? *J Trauma*. 2008;64:280–285.
32. Palizas F, Dubin A, Regueira T, et al. Gastric tonometry versus cardiac index as resuscitation goals in septic shock: a multicenter, randomized, controlled trial. *Crit Care*. 2009;13:R44.
33. Cohn SM, Nathens AB, Moore FA, et al. Tissue oxygen saturation predicts the development of organ dysfunction during traumatic shock resuscitation. *J Trauma*. 2007;62:44–54; discussion 54–45.
34. Dellinger RP, Levy MM, Rhodes A, et al. Surviving sepsis campaign: international guidelines for management of severe sepsis and septic shock: 2012. *Crit Care Med*. 2013;41:580–637.
35. Singer M, Deutschman CS, Seymour CW, et al. The third international consensus definitions for sepsis and septic shock (Sepsis-3). *JAMA*. 2016;315:801–810.
36. Dellinger RP, Levy MM, Carlet JM, et al. Surviving sepsis campaign: International guidelines for management of severe sepsis and septic shock: 2008. *Crit Care Med*. 2008;36:296–327.
37. Yealy DM, Kellum JA, Huang DT, et al. A randomized trial of protocol-based care for early septic shock. *N Engl J Med*. 2014;370:1683–1693.
38. Bickell WH, Wall Jr MJ, Pepe PE, et al. Immediate versus delayed fluid resuscitation for hypotensive patients with penetrating torso injuries. *N Engl J Med*. 1994;331:1105–1109.
39. Demetriades D, Kimbrell B, Salim A, et al. Trauma deaths in a mature urban trauma system: is "trimodal" distribution a valid concept? *J Am Coll Surg*. 2005;201:343–348.
40. Englehart MS, Cho SD, Morris MS, et al. Use of leukoreduced blood does not reduce infection, organ failure, or mortality following trauma. *World J Surg*. 2009;33:1626–1632.
41. Rhee P, Morris J, Durham R, et al. Recombinant humanized monoclonal antibody against CD18 (rhuMAb CD18) in traumatic hemorrhagic shock: results of a phase II clinical trial. Traumatic Shock Group. *J Trauma*. 2000;49:611–619.
42. Todd SR, Kao LS, Catania A, et al. Alpha-melanocyte stimulating hormone in critically injured trauma patients. *J Trauma*. 2009;66:465–469.
43. *Committee on Fluid Resuscitation for Combat Casualties: Fluid Resuscitation: State of the Science for Treating Combat Casualties and Civilian Injuries. Report of the Institute of Medicine.* Washington, DC: National Academy Press; 1999.
44. Gao J, Zhao WX, Xue FS, et al. Effects of different resuscitation fluids on acute lung injury in a rat model of uncontrolled hemorrhagic shock and infection. *J Trauma*. 2009;67:1213–1219.
45. Fluid resuscitation of combat casualties. Conference proceedings. June 2001 and October 2001. *J Trauma*. 2003;54:S1–S234.
46. Holcomb JB, Jenkins D, Rhee P, et al. Damage control resuscitation: directly addressing the early coagulopathy of trauma. *J Trauma*. 2007;62:307–310.
47. Teixeira PG, Oncel D, Demetriades D, et al. Blood transfusions in trauma: six-year analysis of the transfusion practices at a Level I trauma center. *Am Surg*. 2008;74:953–957.
48. Plurad D, Martin M, Green D, et al. The decreasing incidence of late posttraumatic acute respiratory distress syndrome: the potential role of lung protective ventilation and conservative transfusion practice. *J Trauma*. 2007;63:1–7.
49. Condron M, Scanlan M, Schreiber M. Massive transfusion of low-titer cold-stored O-positive whole blood in a civilian trauma setting. *Transfusion*. 2019;59:927–930.
50. Perkins JG, Cap AP, Spinella PC, et al. An evaluation of the impact of apheresis platelets used in the setting of massively transfused trauma patients. *J Trauma*. 2009;66:S77–S84.
51. Stinger HK, Spinella PC, Perkins JG, et al. The ratio of fibrinogen to red cells transfused affects survival in casualties receiving massive transfusions at an army combat support hospital. *J Trauma*. 2008;64:S79–S85; discussion S85.
52. Zink KA, Sambasivan CN, Holcomb JB, et al. A high ratio of plasma and platelets to packed red blood cells in the first 6 hours of massive transfusion improves outcomes in a large multicenter study. *Am J Surg*. 2009;197:565–570.
53. Holcomb JB, del Junco DJ, Fox EE, et al. The prospective, observational, multicenter, major trauma transfusion (PROMMTT) study: comparative effectiveness of a time-varying treatment with competing risks. *JAMA Surg*. 2013;148:127–136.
54. Holcomb JB, Tilley BC, Baraniuk S, et al. Transfusion of plasma, platelets, and red blood cells in a 1:1:1 vs a 1:1:2 ratio and mortality in patients with severe trauma: the PROPPR randomized clinical trial. *JAMA*. 2015;313:471–482.
55. Pati S, Peng Z, Wataha K, et al. Lyophilized plasma attenuates vascular permeability, inflammation and lung injury in hemorrhagic shock. *PLoS One*. 2018;13:e0192363.
56. Dente CJ, Shaz BH, Nicholas JM, et al. Improvements in early mortality and coagulopathy are sustained better in patients with blunt trauma after institution of a massive transfusion protocol in a civilian level I trauma center. *J Trauma*. 2009;66:1616–1624.
57. Young JB, Utter GH, Schermer CR, et al. Saline versus Plasma-Lyte A in initial resuscitation of trauma patients: a randomized trial. *Ann Surg*. 2014;259:255–262.
58. Semler MW, Self WH, Rice TW. Balanced crystalloids versus saline in critically Ill adults. *N Engl J Med*. 2018;378:1951.
59. Joseph B, Aziz H, Snell M, et al. The physiological effects of hyperosmolar resuscitation: 5% vs 3% hypertonic saline. *Am J Surg*. 2014;208:697–702.
60. Finfer S, Bellomo R, Boyce N, et al. A comparison of albumin and saline for fluid resuscitation in the intensive care unit. *N Engl J Med*. 2004;350:2247–2256.

61. Martin M, Salim A, Murray J, et al. The decreasing incidence and mortality of acute respiratory distress syndrome after injury: a 5-year observational study. *J Trauma*. 2005;59:1107–1113.
62. Annane D, Siami S, Jaber S, et al. Effects of fluid resuscitation with colloids vs crystalloids on mortality in critically ill patients presenting with hypovolemic shock: the CRISTAL randomized trial. *JAMA*. 2013;310:1809–1817.
63. Alam HB, Bice LM, Butt MU, et al. Effects of fluid resuscitation with colloids vs crystalloids on mortality in critically ill patients presenting with hypovolemic shock: the CRISTAL randomized trial. *JAMA*. 2013;210:1809–1817.
64. Lin T, Chen H, Koustova E, et al. Histone deacetylase as therapeutic target in a rodent model of hemorrhagic shock: effect of different resuscitation strategies on lung and liver. *Surgery*. 2007;141:784–794.
65. Alam HB, Casas F, Chen Z, et al. Development and testing of portable pump for the induction of profound hypothermia in a Swine model of lethal vascular injuries. *J Trauma*. 2006;61:1321–1329.
66. Baskett TF. Syndey Ringer and lactated Ringer's solution. *Resuscitation*. 2003;58:5–7.
67. Hill AV, Lupton H. Muscular exercise, lactic acid, and the supply and utilization of oxygen. *Q J Med*. 1923;16:135–171.
68. Rhee P, Langdale L, Mock C, et al. Near-infrared spectroscopy: continuous measurement of cytochrome oxidation during hemorrhagic shock. *Crit Care Med*. 1997;25:166–170.
70. Rhee P, Burris D, Kaufmann C, et al. Lactated Ringer's resuscitation causes neutrophil activation after hemorrhagic shock. *J Trauma*. 1998;44:313–319.
71. Rhee P, Koustova E, Alam H. Searching for the optimal resuscitation method: recommendations for the initial fluid resuscitation in combat casualties. *J Trauma*. 2003;54:S52–S62.
72. Pascual JL, Khwaja KA, Ferri LE, et al. Hypertonic saline resuscitation attenuates neutrophil lung sequestration and transmigration by diminishing leukocyte-endothelial interactions in a two-hit model of hemorrhagic shock and infection. *J Trauma*. 2003;54:121–132.
73. Shaffer TH, Wolfson MR. Liquid ventilation. In: Polin RA, Fox WW, Abman SH, eds. *Fetal and Neonatal Physiology*. 3rd ed. Philadelphia, PA: WB Saunders; 2003.
74. Somers MP, Brady WJ, Perron AD, et al. The prominent T wave: electrocadiographic differential diagnosis. *Am J Emerg Med*. 2002;20:243–251.

第5章

手术患者的代谢

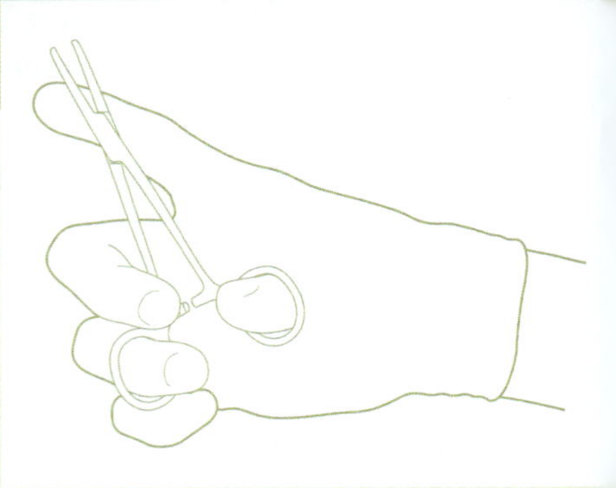

Elizabeth E. Blears、Joshua S. Carson、Celeste C. Finnerty、
Evan Ross、Christian Sommerhalder 和 David N. Herndon　原著
徐浩翔　李　頔　译　尹注增　审校

章目录

代谢科学

新陈代谢包括所有维持机体能量稳态的生物化学反应和生物物理反应，这些反应是细胞适应不断变化的环境条件和维持生命所必需的[1-2]。要完全理解生物系统中起作用的代谢过程，就需要探索其中化学、物理和生物过程之间的重叠[2]。从概念上讲，这些过程被机体整合成各种酶和底物逐步相互作用的过程，以实现对生命至关重要的某些产出[2]。这些过程是相互联系和相互影响的，一个过程的产物既可以作为另一个过程的底物，也可以作为另一个过程的调节物[2]。因此，各种代谢过程之间具有影响彼此的能力[2]。这些代谢过程要么是合成代谢（用于构建和发育有机体），要么是分解代谢（用于分解有机体的组成成分）[1-2]。这两类代谢过程是在严格的调节下协同工作的，目的是实现新陈代谢的主要目标，即通过正的能量和结构平衡以及负的损耗平衡来维持生命[1-3]。

代谢研究史

对新陈代谢进行的正式研究基本上均始于 18 世纪末法国化学家 Antone-Laurent de Lavoisier 的实验室[2-3]。与 Lavoisier 同时代的 Joseph Priestly 先前证明过，如果将一只老鼠放入一个之前在其内燃烧过一团火焰的密闭烧瓶中，则老鼠是无法在里面存活的；同样，将一只老鼠放入一个密闭的烧瓶中（呼吸并窒息），则过后在这只密闭烧瓶中不能燃烧起火焰[2-3]。由此 Lavoisier 很快确定了氧气是燃烧的火焰存在和会呼吸的老鼠生存的共同限制因素[2-3]。通过建立这种联系，Lavoisier 揭示了化学过程和生物过程之间的基本重叠，即生物能量转化的核心：氧化[2-3]。

在 19 世纪中期外科手术使用乙醚作为麻醉剂之前，外科手术是在患者清醒时进行的[4]。通过使患者失去知觉，乙醚麻醉后可以进行时间更长、更有节奏的手术[4]。大约在同一时期，Joseph Lister 开创了使用苯酚预防感染的方法，使手术死亡率可以预见地开始下降了[4]。随着手术存活率的提高，手术的效果变得更加明显，人们对组织创伤后的恢复和手术切除器官的理解也逐渐提高[4]。到 20 世纪 30 年代，David Cuthbertson 已经描述了组织创伤后的负氮平衡现象，并认为氮损耗主要是由肌肉损耗所致[5]。

从那时起，人们就明白了组织创伤——无论是手术干预所致还是损伤所致——都会诱发由应激反应信号驱动的分解代谢（图 5.1）[2-3, 5]。从细胞到整个机体作为一个整体，外科医生都会遇到严重的应激反应[4]。因此，训练有素的外科医生都明白损伤和疾病的代谢后果以及应改善这些并不完善的技术[4]。

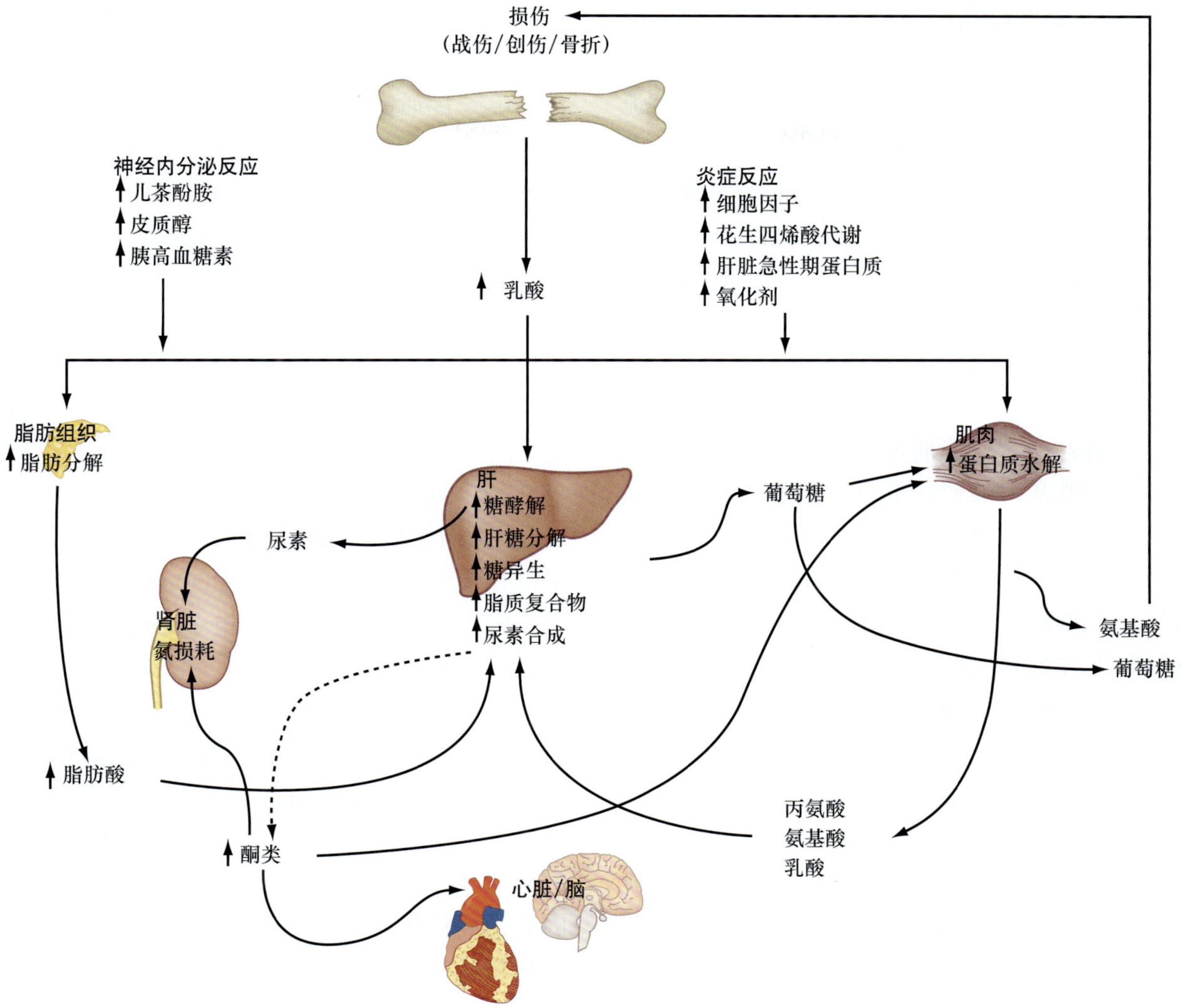

图 5.1 代谢过程的简化概述

细胞生物能量转化

腺苷三磷酸（adenosine triphosphate，ATP）是细胞生物能量的主要能量来源，可以通过储存在 ATP 末端磷酸键中的化学能提供能量[3]。ATP 的磷酸键水解不是自发发生的，细胞彼此间的反应需要大量的自由能量才能进行，这些都需要酶的激活和失活[2-3]。ATP 是由腺苷二磷酸（adenosine diphosphate，ADP）和磷酸盐通过被称为磷酸化的反应生成的[2-3]。多种酶具有使 ADT 磷酸化生成 ATP 的功能，与生物能最相关的是 ATP 合酶、磷酸甘油酸激酶和丙酮酸激酶[2-3]。

磷酸化在无氧条件下可作为糖酵解的一部分发生，在有氧气的情况下是通过氧化磷酸化发生[2-3]。许多代谢过程是连接在一起支持氧化磷酸化过程的，包括糖酵解、氨基酸分解代谢、脂肪分解和三羧酸（tricarboxylic acid，TCA）循环（图 5.2）[2-3]。

三羧酸循环

三羧酸（TCA）循环也称为枸橼酸循环或 Krebs 循环，是一系列进化上保守的酶促反应，几乎只发生在线粒体基质中[2-3, 6]。驱动 ATP 生成所需的质

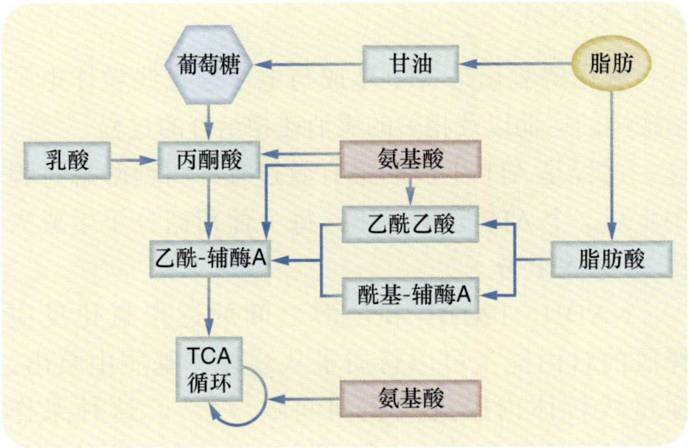

图 5.2 基本燃料底物代谢过程概述

子动力来源于黄素腺嘌呤二核苷酸（flavin adenine dinucleotide，$FADH_2$）和烟碱腺嘌呤二核苷酸（nicotine adenine dinucleotide，NADH）的还原能力。这些载流子提供高能电子，为电子传输链提供动力[2-3, 6]。重要的是，TCA 循环只有在氧气输送量高的时候才会进行。当细胞氧气利用率低时，细胞转而将丙酮酸发酵为乳酸，使丙酮酸不能转化为乙酰辅酶 A 并启动 TCA 循环[2-3, 6]。由于并非所有细胞都含有线粒体（例如红细胞不含线粒体），人体内始终都存在乳酸生成的基线浓度[2-3, 6]。

乙酰辅酶 A 来源于脂肪酸氧化、氨基酸降解或糖酵解，以乙酰基团的形式提供与辅酶 A 相连的起始碳[2-3, 6]。在 TCA 循环开始时，枸橼酸由草酰乙酸和乙酰辅酶 A 合成的枸橼酸合成酶合成[2-3, 6]。然后枸橼酸被乌头酸酶转化为异枸橼酸[2-3, 6]。在下一步，NADH 从氧化的烟酰胺腺嘌呤二核苷酸（nicotinamide adenine dinucleotide，NAD^+）中再生，在异枸橼酸脱氢酶的作用下将异枸橼酸转化为 α-酮戊二酸后释放出一个 CO_2 分子[2-3, 6]。接下来，通过添加辅酶 A 和 α-酮戊二酸脱氢酶除去 CO_2，α-酮戊二酸转化为琥珀酰辅酶 A，再生另一个 NADH 分子[2-3, 6]。琥珀酰辅酶 a 通过琥珀酰辅酶 a 合成酶的作用变成琥珀酸[2-3, 6]。

然后，琥珀酸通过琥珀酸脱氢酶的作用转化为延胡索酸，这一反应也使 FADH 再生为 $FADH_2$，进而还原辅酶 Q[2-3, 6]。重要的是，琥珀酸脱氢酶也是电子传递链中的复合物 Ⅱ，这是 TCA 和电子传递链之间的关键交叉点[2-3, 6]。延胡索酸通过延胡索酸酶加水转化为苹果酸，苹果酸通过苹果酸脱氢酶转化为草酰乙酸，再生出最后一个 NADH 分子，并重置循环以重新开始[2-3, 6]。

氧化磷酸化

氧化磷酸化是 ATP 生成与电子通过线粒体电子运输链的运动以及相关的氧消耗相结合的过程[2-3, 6]。这一过程是 ATP 生成的最有效过程，与糖酵解过程中生成 2 个 ATP 分子相比，每个葡萄糖分子生成大约 36 个 ATP 分子[2-3, 6]。

NADH、$FADH_2$ 和泛醇之间的逐步氧化反应释放的自由能量可以将质子从线粒体基质中泵出，穿过线粒体内膜进入膜间间隙[2-3, 6]。这种泵作用在膜间间隙和基质之间可以产生一个巨大的质子浓度梯度[2-3, 6]。储存在这个质子梯度中的势能之后可以被用来驱动 ATP 合酶使 ADP 磷酸化生成 ATP[2-3, 6]。

电子传递链包括电子从 NADH 和 $FADH_2$ 通过驻留在线粒体内膜中的由四个大的蛋白质复合物组成的运输链到泛醌（也称为辅酶 Q）的转移[2-3, 6]。因为电子是在高能状态下开始这个过程，在低能状态下结束这个过程，所以电子传递链需要逐步释放能量，由此蛋白质复合物可以利用这些能量将质子从线粒体基质中泵入膜间间隙；电子传递链中的每一个反应发生时——当电子从一个复合物传递到另一个复合物时，它们的能量都会轻微降低[2-3, 6]。氧气分子位于电子传输链的末端，作为最终的电子受体，在那里氧气与 2 个自由质子结合，在高放热反应中变成水[2-3, 6]。如果没有氧气，则电子传递链中的电子就不能继续沿着它们的势能梯度传递下去，电子通过传输链的进程就会停止[2-3, 6]。

除了电子传输链中电子从一个复合物到另一个复合物的受控制的转移之外，线粒体内起作用的热力学因素有时也有利于无意中生成活性氧，尤其是超氧阴离子（一种带有一个额外电子的氧分子）[2-3, 6]。超氧阴离子具有很强的活性，可对细胞造成损害。因此，线粒体内有一种内在的依赖于锰的超氧化物歧化酶，它能立即催化超氧化物转化为更易处理的过氧化氢[2-3, 6]。当底物输送量高而 ADP 浓度低时，复合物Ⅰ和复合物Ⅲ中的电子的积累对超氧化物的生成贡献最大[2-3, 6]。有趣的是，通过消除质子梯度，线粒体解偶联蛋白可减轻这种致病性电子的积累，从而减少活性氧的生成[7-8]。

发酵

在细胞氧气浓度较低时，氧化磷酸化不再有效，但细胞必须继续生成 ATP[2-3, 6]。因为 ATP 在没有氧气的情况下可以通过糖酵解来生成，此时细胞必须依靠糖酵解过程来支持其能量需求[2-3, 6]。在糖酵解过程中，当甘油醛-3-磷酸转化为 1,3-二磷酸甘油酯时，甘油醛-3-磷酸脱氢酶可将 NAD^+ 还原为 NADH[2-3, 6]。因为在低氧条件下，NADH 不能被电子传递链消耗，细胞中的 NADH 浓度开始增加[2-3, 6]。为了消耗累积的 NADH 和再生 NAD^+ 用于糖酵解过程，细胞依靠乳酸脱氢酶将丙酮酸发酵成乳酸，导致乳酸在细胞中累积[2-3, 6]。这一过程是危重症或隔室综合征期间低灌注时观察到的血乳酸升高的原因[2-3, 5-6]。

乳酸循环

在乳酸循环的第一步，在外周组织中生成的乳酸被转运到血液中并被运送到肝脏；在肝脏中，乳酸脱氢酶将乳酸转化为丙酮酸用于糖异生[2-3, 6]。由此生成的葡萄糖被输送回血液中，以便可以被输送到需要燃料底物的细胞中[2-3, 6]。如果氧气输送量已经恢复正常，则糖酵解生成的丙酮酸将进入 TCA 循环；如果氧气输送量仍然较低，则细胞将继续将丙酮酸酵解成乳酸，导致乳酸循环重复[2-3, 6]。

糖酵解

在糖酵解过程中（图 5.3），葡萄糖通过 10 种酶的顺序作用转化为丙酮酸，其代价是 2 个 ATP 分子，结果是生成 4 个 ATP 分子[2-3, 6]。糖酵解有三个限速步骤，这些是调节靶点：①进入己糖激酶和葡萄糖激酶催化过程；②磷酸果糖激酶不可逆地将果糖 -6- 磷酸转化为果糖 -1,6- 二磷酸；③过程的最后一步，丙酮酸激酶从磷酸烯醇式丙酮酸和 ADP 生成丙酮酸和 ATP[2-3, 6]。

己糖激酶和葡萄糖激酶 葡萄糖和其他单糖可以通过易化扩散进入细胞，这是一个由葡萄糖转运蛋白（glucose transporter，GLUT）家族介导的过程，

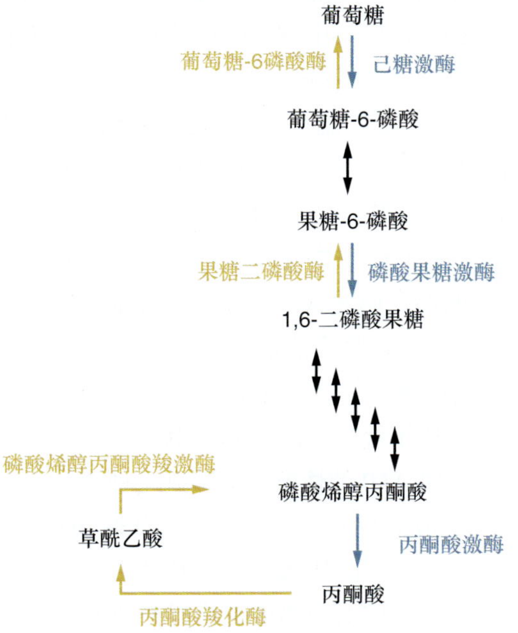

图 5.3 糖酵解和糖异生是处于葡萄糖代谢核心的两个相反的过程；在糖酵解为细胞提供能量的地方，糖异生可以用来将葡萄糖输出到循环中，为机体提供能量。金色突出显示的是糖异生的调节点，蓝色突出显示的是糖酵解的调节点（Adapted from Berg JM，Tymoczko JL，Stryer L. Biochemistry. 7th ed. New York：W. H. Freeman & Co；2012.）

使单糖可以通过细胞膜，这主要是由它们的浓度梯度驱动的[2-3, 6]。单糖进入细胞后，己糖激酶可使其磷酸化；因为磷酸化的单糖不能通过 GLUT，这种变化可以有效地将单糖截留在细胞内[2-3, 6]。

葡萄糖激酶是己糖激酶的一种异构体，具有两个特性：首先，与己糖激酶相反，其反应产物葡萄糖 -6- 磷酸不抑制葡萄糖激酶；其次，与其他己糖激酶相比，其对葡萄糖的结合亲和力低[2-3, 6]。葡萄糖激酶的这两种特性意味着其活性只随葡萄糖的可用性而变化，这使其可以作为燃料可用性的传感器[2-3, 6]。

磷酸果糖激酶 在构成糖酵解过程的 10 个反应中，第一个不可逆反应是磷酸果糖激酶将果糖 -6- 磷酸转化为果糖 -1,6- 二磷酸[2-3, 6]。因为这个过程中的这一步是不可逆的，它是一个关键调节点，因为磷酸果糖激酶的活性对能量可用性的变化很敏感，这是由糖酵解过程的产物的抑制作用和过量葡萄糖的易化作用导致的[2-3, 6]。

丙酮酸激酶 糖酵解的最后一步需要从磷酸烯醇丙酮酸中除去一个磷酸，然后使 ADP 磷酸化以再生 ATP[2-3, 6]。这个不可逆反应是由丙酮酸激酶催化的[2-3, 6]。丙酮酸激酶受其产物抑制并受来自应激激素如肾上腺素和胰高血糖素的信号抑制[4-5]。另一方面，胰岛素可驱动丙酮酸激酶的活性，从而推动糖酵解向前发展[2-3, 6]。

糖异生

与生物能量转化中的所有过程一样，糖酵解有一个相反的过程，基本上是以相反的方式运行所有糖酵解反应——糖异生（见图 5.3）[2-3, 6]。糖酵解是将葡萄糖和其他单糖分解为丙酮酸，糖异生则是将各种起始底物转化为丙酮酸或草酰乙酸，然后将后者转化为葡萄糖[2-3, 6]。虽然人体内的所有细胞都可以进行糖异生，但只有当这一过程发生在肝脏和肾脏时，生成的葡萄糖才能被输送回血液中——防止低血糖发生[2-3, 6]。这是由于葡萄糖 -6- 磷酸酶具有组织特异性表达，使葡萄糖 -6- 磷酸可以去磷酸化而通过葡萄糖转运蛋白转运[2-3, 6]。

糖异生最重要的起始底物是乳酸、脂肪酸和氨基酸[2-3, 6]。乳酸可通过乳酸脱氢酶的作用进入糖异生途径，乳酸脱氢酶是一种可将乳酸转化为丙酮酸的酶[2-3, 6]。含有奇数个碳的脂肪酸可以通过丙酰辅酶 A 羧化酶和 TCA 循环中的酶的共同作用从丙酰辅酶 A 转化为丙酮酸。一些（但不是全部）氨基酸可

以转化为葡萄糖和（或）草酰乙酸[2-3, 6]。

糖原

糖原是一种由长链葡萄糖分子组成的大多糖分子；它主要存在于肝脏和骨骼肌细胞中，作为葡萄糖的储存形式[2-3, 6]。糖原是由糖原合酶合成的，糖原合酶本质上是一种可以根据能量可用量增加的信号（如葡萄糖6-磷酸酯和胰岛素的细胞浓度）作出反应而将葡萄糖聚合起来的酶[2-3, 6]。糖原可以被糖原磷酸化酶分解，糖原磷酸化酶是一种可以将葡萄糖-1-磷酸从糖原分子中释放出来的酶，它可以被肾上腺素和胰高血糖素等应激信号激活[2-3, 6]。

糖原主要储存在肝脏和骨骼肌细胞中[2-3, 6]。当一个葡萄糖-1-磷酸分子从糖原分子中释放出来时，它可以通过磷酸葡萄糖变位酶转化为葡萄糖-6-磷酸[2-3, 6]。然后，葡萄糖-6-磷酸酶可以将葡萄糖-6-磷酸中的磷酸剥离出来并将其释放到血液中，由此可以抵御饥饿后大约第一个24小时的低血糖[2-3, 6]。肝细胞拥有高浓度的葡萄糖-6-磷酸酶并能将葡萄糖分子释放到血液中，其他富含糖原的组织（如骨骼肌）中的葡萄糖-6-磷酸酶的浓度非常低，不能将大量的葡萄糖释放到血液中[2-3, 6]。

脂肪酸氧化

除了单糖，细胞还可以通过脂肪酸氧化过程（也称为β氧化）将脂质用作燃料底物[2-3, 6]。虽然过氧化物酶体可以通过β氧化作用降解脂质，但当这个过程是为了促进ATP生成时，它是发生在线粒体中[2-3, 6]。脂肪酸的长碳链每次可分解2个碳形成乙酰基，然后乙酰基附着在辅酶A上，形成乙酰辅酶A以进入TCA循环[2-3, 6]。这个过程本身也可使$FADH_2$和NADH再生，使脂肪酸的氧化过程对细胞来说具有非常高能量转化价值[2-3, 6]。

生酮反应

酮体这个术语一般指三种物质：β-羟基丁酸酯、乙酰乙酸酯和丙酮[2-3, 6]。当碳水化合物可用性极低时，例如在禁食或饥饿期间当糖异生和糖原分解已经耗竭时，机体将转向依赖酮体作为燃料底物[2-3, 6]。例如，虽然大脑的能量通常来自使用葡萄糖，但是，到禁食第四天时，大脑大约70%的能量来自使用酮体[2-3, 6]。通过脂肪酸降解生成的乙酰辅酶A通常会进入TCA循环；然而，因为在饥饿过程中草酰乙酸会被正在进行的糖异生耗尽，乙酰辅酶A反而会被用来形成酮体[2-3, 6]。反过来，酮体可以被分解成丙酮酸，成为大脑、心脏和肌肉的能量来源[2-3, 6]。

线粒体

线粒体是双膜包裹的、能生成能量的细胞器，处于细胞能量稳态的中心[2]。线粒体可通过氧化磷酸化生成ATP——这是机体的主要能量来源；线粒体也是细胞和机体应对严重应激反应的关键组成成分；在出现可存活的细胞应激时，线粒体能够缓冲细胞钙浓度；而在出现致死性应激时，线粒体可将细胞色素c释放到细胞质中，激活半胱天冬酶级联反应，导致细胞程序性死亡[2]。在机体水平上，肾上腺皮质内的线粒体可合成糖皮质激素和盐皮质激素，协助适应应激[2]。

线粒体有着古老而耐人寻味的进化起源：尽管对这一过程的细节仍有争议，但很明显，在遥远的过去，一个单细胞生物是吞噬线粒体样细胞，而不是将原线粒体作为食物消化，从而建立了一内共生关系[2]。从那时起，宿主细胞和线粒体就和平共处了，彼此的生存越来越依赖对方[2]。线粒体的进化在其结构上很清楚：它是真核细胞中唯一含有自身脱氧核糖核酸（deoxyribonucleic acid，DNA）的细胞器，标记为线粒体DNA（mitochondrial DNA，mtDNA），以与核DNA区分开来[2]。此外，线粒体独立于细胞有丝分裂过程而进行自己的分裂和融合过程[2]。

线粒体偶联控制 当一个线粒体能够将质子梯度的势能完全转化到ATP磷酸化中时，就说它是完全“偶合的”，换言之，ATP的生成是与质子动力偶合的[2-3]。多种化学物质和蛋白质都能干扰线粒体电子传输链的偶合而导致质子动力以热能的形式而不是以ADP磷酸化的形式消散，这些线粒体通常被称为“泄漏的线粒体”[2-3, 7]。最近有几种蛋白质已被描述可以通过让质子绕过ATP合酶直接扩散到线粒体基质中而在不生成ATP的情况下消除质子梯度[7]。这些蛋白质中了解最清楚的一种被称为解偶联蛋白1，它的作用是将质子的扩散从ATP的生成中分离出来，因此可导致线粒体在应对应激或炎症时产热而效率低[7]。

棕色脂肪组织

棕色脂肪组织（brown adipose tissue，BAT）是一种间充质系的生热组织，因其线粒体含量丰富，脂滴有限，在组织切片上呈现特征性的暗色而得名[8]。

因为BAT含有高度不偶联的、因此效率低的线粒体，每个细胞都充当着能量接收器，因此人体内的BAT可能是有用的，有可能可以用于治疗肥胖症和糖尿病[8]。

成人体内的BAT含量非常少，通常位于锁骨上方、椎骨附近、纵隔和肾脏周围[8]。BAT的特征是有大量解偶联蛋白表达，导致线粒体由于解偶联蛋白-1的表达增加，是高度产热的[8]。虽然线粒体产热的确切机制尚不清楚，但显然与质子梯度的消除有关[8]。例如，失去质子梯度会导致ATP合酶分子的反向运行，取而代之的是充当质子泵，试图以ATP的高放热水解为代价来恢复质子梯度[2, 8]。此外，质子梯度的消除可使电子传输链以其最大速率运行，导致由于氧气与氢气燃烧生成H_2O而使氧气的消耗增加[2, 8]。

BAT这个名称会带来一些误导，由于BAT细胞被认为是来自肌源性因子5表面标志物阳性的细胞，使它们与肌肉细胞的关系比与白色脂肪组织细胞的关系更密切[8]。有趣的是，白色脂肪组织细胞能够在一个被称为“黄化”或“褐化”的过程中应对应激获得BAT的特征，该过程似乎是由过氧化物酶体增殖物激活受体γ共激活因子1α驱动的，后者是线粒体生物合成的“主调节因子”[8]。例如，在严重烧伤患者中可以发现白色脂肪组织褐变的证据，这表明这一过程可能会导致严重应激期间的营养需求增加[7]。

细胞结构和功能的维持

细胞的结构和功能是由蛋白质、脂类、碳水化合物和核酸的各种组合组成的[2]。这些细胞成分的合成和分解是受到严格调控的，否则会导致严重的细胞功能障碍[2]。

氨基酸代谢

氨基酸是由一个羧基、一个氨基和各种侧链组成的有机小分子，氨基酸的特性决定了氨基酸的行为[2-3]。虽然自然界中有500多种氨基酸，但人体蛋白质中只有21种氨基酸[2-3]。在人体内，它们除了合成蛋白质外还有许多其他用途，包括用作神经递质和核酸的前体或燃料底物（如同葡萄糖和酮类）[2-3]。

蛋白质源性氨基酸 人类蛋白质是由氨基酸长链组成的，这些氨基酸长链通过羧基和氨基之间的共价肽键顺序连接；因此，氨基酸链也被称为多肽[2-3]。在人体蛋白质中出现的氨基酸有21种（表5.1），其中只有20种被直接编码在遗传密码中，第21种——硒代半胱氨酸——由一个终止密码子编码，在特定的情况下可被差异翻译[2-3]。

表5.1 蛋白质源性氨基酸

	名称	缩写	
必需氨基酸	组氨酸	HIS	H
	异亮氨酸	ILE	I
	亮氨酸	LEU	L
	赖氨酸	LYS	K
	甲硫氨酸	MET	M
	苯丙氨酸	PHE	F
	苏氨酸	THR	T
	色氨酸	TRP	W
	缬氨酸	VAL	V
条件必需氨基酸	精氨酸	ARG	R
	半胱氨酸	CYS	C
	谷氨酰胺	GLN	Q
	甘氨酸	GLY	G
	脯氨酸	PRO	P
	酪氨酸	TYR	Y
非必需氨基酸	丙氨酸	ALA	A
	天冬酰胺	ASN	N
	天冬氨酸	ASP	D
	谷氨酸	GLU	E
	硒代半胱氨酸	SEC	U
	丝氨酸	SER	S

氨基酸的来源 在构建人体蛋白质的21种氨基酸中，12种可以由机体从各种其他底物合成，其余9种则必须从饮食中摄取——这些必须从外部摄取的氨基酸被称为“必需”氨基酸[2-3, 9]。除了按来源分类外，氨基酸还可以按其结构进行分类，例如含有脂肪族侧链的3种支链氨基酸（branched-chain amino acid，BCAA）：异亮氨酸、亮氨酸和缬氨酸[2-3, 9]。BCAA，特别是亮氨酸，是骨骼肌营养状态信号传导的重要组成部分；单独的BCAA对肌肉蛋白质合成的刺激程度与所有氨基酸完全混合物相同，这表明BCAA是蛋白质合成所需氨基酸的信号[2-3, 9]。

氨基酸作为燃料 13种氨基酸可以被氧化为葡萄糖，因此，它们被称为“生糖”氨基酸（丙氨酸、精氨酸、天冬酰胺、天冬氨酸、半胱氨酸、谷氨酸、甘氨酸、组氨酸、甲硫氨酸、脯氨酸、丝氨酸、缬氨酸和谷氨酰胺）；5种氨基酸（异亮氨酸、苯丙氨酸、苏氨酸、色氨酸和酪氨酸）可以被转化为酮或葡萄糖；2 种氨基酸（亮氨酸和赖氨酸）只能被转化为酮[2-3, 9]。

作为葡萄糖-丙氨酸循环的一部分，丙氨酸在肝脏中可转化为丙酮酸，然后转化为葡萄糖，这一过程与乳酸循环非常相似[3]。骨骼肌中 BCAA 的分解代谢可导致毒性铵离子的产生[3]。为了卸载累积的铵离子，骨骼肌细胞可合成丙氨酸，后者可被运送到肝脏以转化回葡萄糖[3]。

氨基酸作为神经递质的前体　色氨酸、酪氨酸和苯丙氨酸可以被人体用作神经递质的前体[3, 9]。色氨酸可以被转化为血清素，而酪氨酸（其本身是苯丙氨酸的产物）可以被转化为所有儿茶酚胺神经递质，包括多巴胺、肾上腺素和去甲肾上腺素。苯丙氨酸可以转化为酪氨酸和苯乙胺[3, 9]。

氨基酸代谢的毒性副产物　毒性氨是氨基酸和核苷酸分解的最终产物，必须转化为水溶性尿素从尿液中排泄[3]。虽然含氮的废物是在全身形成的，但肝脏是将这些废物转化为尿素的主要器官[3]。因为人体无法承受高活性铵离子自由循环，含氮废物被装载到谷氨酰胺和丙氨酸中以便它们能通过血液被运送到肝脏，在肝脏，胺基可以被去除并通过尿素循环中的酶转化为尿素[3]。有肝衰竭的患者有发展成肝性脑病的风险，这是因为血液中尿素和其他毒素的积聚会干扰正常的神经功能[10]。因此，在处理肝衰竭患者的蛋白质营养时必须谨慎[10]。

尿素循环

在肝脏中，肝细胞线粒体和胞质酶协同作用，可在一个称为尿素循环的过程中将氨合成为尿素[3]。尿素循环始于线粒体，在线粒体中，氨通过氨甲酰磷酸合成酶 1 从谷氨酸或谷氨酰胺转移到磷酸化碳酸氢盐分子，产生氨甲酰磷酸[3]。然后，氨甲酰磷酸通过鸟氨酸转氨甲酰酶的作用与鸟氨酸反应生成瓜氨酸[3]。然后，瓜氨酸通过鸟氨酸-瓜氨酸转运蛋白被转运出线粒体进入细胞质，在那里与天冬氨酸反应，通过精氨酸琥珀酸合成酶形成精氨酸琥珀酸[3]。然后，精氨酸琥珀酸通过精氨酸琥珀酸酯裂解酶的作用分解为精氨酸和延胡索酸[3]。然后，延胡索酸自由加入枸橼酸循环，而精氨酸通过精氨酸酶降解为尿素和鸟氨酸[3]。然后，鸟氨酸通过鸟氨酸-瓜氨酸转运蛋白转运回线粒体，在那里尿素循环可以再次开始[3]。

脂类代谢

胆固醇　与磷脂相同，胆固醇也是细胞膜的一种重要组成成分[3]。胆固醇是一种类固醇（steroid alcohol），由三个环己烷和一个环戊烷组成[3]。胆固醇的生物合成过程的起始底物是乙酰辅酶 A 和其关键限速酶——β-羟基 β-甲基戊二酰辅酶 A[3]。他汀类降胆固醇药物是以 β-羟基 β-甲基戊二酰辅酶 A 还原酶为靶点的[3]。因为胆固醇可以由人体充分合成，所以对饮食中胆固醇含量没有要求[3]。

胆固醇分子是人体生理过程中所有类固醇激素的主要成分[3]。合成所有类固醇激素的第一个（和限速的）反应是通过胆固醇侧链裂解酶将胆固醇转化为孕烯醇酮[3]。此外，性类固醇在内质网中合成，而醛固酮、皮质酮和皮质醇的生物合成的最终反应也在线粒体中发生[3]。女性性类固醇激素完全来源于性腺组织，一些中间雄激素在肾上腺中合成并被送到性腺进行进一步加工[3]。所有盐皮质激素和糖皮质激素都来自肾上腺[3]。

脂肪酸　脂肪酸是疏水性有机分子，由连接在羧酸基团上的脂肪（烃）链组成[3]。脂肪酸的脂肪链的长度及其双键和（或）三键的位置（如果有的话）可以用来对脂肪酸进行分类[3]。不含多重键的脂肪酸被称为“饱和”脂肪酸，而至少含有一个多重键的脂肪酸被称为“不饱和”脂肪酸[3]。具有单个多重键的脂肪酸被称为“单不饱和”脂肪酸，而含有一个以上多重键的脂肪酸被称为“多不饱和”脂肪酸[3]。当第一个饱和键位于第三个碳-碳键上时，从脂肪链的尾部（或“欧米伽”端）开始计算，该脂肪酸被称为“欧米伽 -3”脂肪酸[3]。当第一个饱和键位于第六个碳-碳键上时，该脂肪酸被称为“欧米伽 -6”脂肪酸[3]。值得注意的是，欧米伽 -3 脂肪酸和欧米伽 -6 脂肪酸不能在人体内合成，因此它们成为必需的营养物质[3, 11]。

欧米伽 -3 脂肪酸和欧米伽 -6 脂肪酸可以被转化为类花生酸，它们是强大但寿命短暂的 20 碳分子，是为了应对组织损伤和应激而合成的[11-12]。环氧合酶（cyclooxygenase，COX）和脂氧合酶是参与这些反应的酶家族中了解最清楚的酶[3]。前列腺素是强大的多效性损伤信号传导分子，由花生四烯酸通过 COX-1 和 COX-2 合成[3]。非甾体类抗炎药物对 COX-1 和 COX-2 的抑制作用可以减少损伤部位前列腺素的合成，从而减轻疼痛和炎症[3]。脂氧合酶可催化合成促炎的白三烯，后者与哮喘有关[3, 11-12]。

磷脂 磷脂是极性分子，由一个亲水性磷酸化头基和一对疏水性脂肪酸尾组成，其中一个尾是完全饱和脂肪酸，另一个尾是不饱和脂肪酸[3]。由于磷脂存在极性，它们在水中可自发形成脂质双分子层；磷脂是细胞膜的主要成分[2]。所有磷脂的共同骨架——磷脂酸——是在细胞中由甘油二酯合成的，后者是由甘油-6-磷酸酯和酰基辅酶 A 通过甘油-3-磷酸酰基转移酶和酰基甘油-3-磷酸酰基转移酶的顺序作用合成的[3]。

甘油三酯 人体脂肪主要由甘油三酯构成，甘油三酯是脂质的储存和运输形式，由一个甘油分子和三个脂肪酸尾结合而成[2]。甘油三酯储存在脂肪组织的脂滴中——当机体需要释放储存在甘油三酯中的能量时，肾上腺素或胰高血糖素等激素信号就会激活脂肪组织中的激素敏感脂肪酶，水解酯键，将游离脂肪酸释放到血液中[3]。因为激素敏感脂肪酶对许多应激激素有反应，所以围术期血液中游离脂肪酸浓度的短暂升高是正常的，尽管对这种升高的临床意义尚不清楚[3-4]。

核酸代谢

核苷酸的合成和降解 核苷酸是由一个五碳糖、一个含氮碱基和一个磷酸基团组成的有机小分子[2]。核苷酸根据其结构分为两类：嘧啶和嘌呤[2]。在嘧啶核苷酸中，含氮碱基是一个嘧啶环，而嘌呤核苷酸包含一个嘌呤环（嘧啶环与咪唑环相连）[2-3]。腺嘌呤和鸟嘌呤是嘌呤核苷酸，而胞嘧啶、尿嘧啶和胸腺嘧啶是嘧啶核苷酸[2-3]。核酸是核苷酸的长聚合体，构成脱氧核糖核酸（DNA）分子和核糖核酸（ribonucleic acid，RNA）分子——构成所有细胞生命的信息存储系统——当核苷酸糖是核糖时，该分子被称为 RNA；当核苷酸糖是脱氧核糖时，该分子被称为 DNA[2-3]。

核苷酸的合成主要在肝脏进行，氨基酸充当结构底物[3]。合成嘌呤核苷酸需要天冬氨酸、甘氨酸和谷氨酰胺，而合成嘧啶核苷酸需要天冬氨酸和谷氨酰胺[3]。由于核苷酸含有氮，其降解时产生氨，人体必须将氨转化为尿素排出机体[3, 10]。

激素的合成代谢和分解代谢

胰岛素 胰岛素是一种强大的合成肽激素，可促进细胞摄取结构和燃料底物[3]。在生物能源方面，胰岛素可驱动细胞从血液中摄取燃料底物，促进葡萄糖作为燃料使用，并可在抑制糖原分解的同时增强糖原合成[3]。

胰岛素是在胰腺中合成的并可随着血糖的升高分泌到血液中[3]。内源性胰岛素主要由肝脏和肾脏降解，其半衰期为 5～15 分钟[3]。胰岛素受体是一种酪氨酸激酶，可通过磷脂酰肌醇-3,4,5-三磷酸次级信使系统发出信号激活蛋白激酶 B[3]。胰岛素是通过刺激预先合成的 GLUL-4 被转运到骨骼肌和脂肪组织的细胞膜上来驱动血液中的葡萄糖的摄取[3]。这个机制可以解释外源性胰岛素给药后引起的血糖浓度的快速降低[3]。虽然对确切的机制尚不清楚，但胰岛素还可以增强细胞膜上 Na^+、K^+-ATP 酶泵的活性，导致血钾减少[3]。

胰高血糖素 胰高血糖素是一种肽激素，可通过刺激糖异生和肝脏中糖原的分解来保护机体免受低血糖的影响[3]。同时，胰高血糖素可通过刺激脂肪组织中激素敏感脂肪酶抑制脂肪酸的合成并可促进脂肪酸释放到血液中[3]。虽然胰高血糖素对葡萄糖和脂肪酸代谢的影响是众所周知的，但最近的证据表明，胰高血糖素也影响氨基酸的周转，尽管对这种影响背后的确切机制尚不清楚[3]。

与胰岛素相同，胰高血糖素也是在胰腺中合成的并可随着血糖浓度的变化而释放[3]。然而，当血糖浓度升高时，β 细胞分泌胰岛素；而当血糖浓度下降时，α 细胞分泌胰高血糖素[3]。重要的是，胰高血糖素的分泌也可由肾上腺素驱动。胰高血糖素可与 G 蛋白偶联受体结合并通过环磷酸腺苷第二信使系统发出信号[2-3]。

甲状腺激素 甲状腺在能量稳态中起重要作用，它们是通过分泌两种肽激素起作用的，即三碘甲状腺原氨酸（triiodothyronine，T3）和甲状腺素（thyroxine，T4）[3]。甲状腺激素是由甲状腺中的酪氨酸和碘合成的，并通过目标组织中含硒的酶进行代谢——因此，碘和硒是甲状腺功能所必需的矿物质[3]。下丘脑可通过对垂体的调节来驱动甲状腺激素的分泌，因此，甲状腺是下丘脑-垂体轴的一个组成部分[3]。

甲状腺激素是通过与甲状腺激素受体结合起作用的，甲状腺激素受体是一种核受体，靶向代谢和结构基因的上调[3]。甲状腺激素受体可上调许多与葡萄糖和脂质消耗相关的基因，导致脂质和碳水化合物作为燃料底物的可用性和利用增加[3]。此外，甲状腺激素还可增加心率和心输出量[3]。

糖皮质激素 糖皮质激素是一类类固醇激素，由肾上腺皮质束状带细胞的线粒体中的胆固醇合成[2-3]。糖皮质激素的合成和释放受垂体中为应对应激而分泌的促肾上腺皮质激素的控制[2-3]。糖皮质激素非常强大，具有多效性作用，可提高燃料底物的可用性和利用[2-3]。糖皮质激素可促进糖异生和任何释放糖异生底物的分解代谢过程；因此，糖皮质激素可促进氨基酸降解和脂肪分解[2-3]。皮质醇被认为是人体生理过程中最重要的糖皮质激素[2-5]。人们认为，应激时高浓度的糖皮质激素和儿茶酚胺是应激性高血糖的原因[2-5]。

根据对糖皮质激素功能的经典理解，糖皮质激素与糖皮质激素受体结合，后者是一种细胞质受体，两者结合后转移到细胞核中[2]。在细胞核中，糖皮质激素受体上调和抑制各种基因[2]。尽管人们对糖皮质激素受体的了解还很少，但在细胞膜上发现的一种糖皮质激素受体可介导细胞对糖皮质激素的快速、非基因组性反应[2]。

性激素　性激素是类固醇激素，可通过改变基因转录决定第二性征[3]。性激素包括雄激素（负责男性第二性征）和雌激素（负责女性第二性征）[3]。雄激素可驱动细胞的结构和生物能量变化，特别是在骨骼肌中，可促进蛋白质的增加以及葡萄糖的吸收和氧化[3]。雄激素，尤其是它们的合成类似物，相对于它们的合成代谢作用，具有不同程度的雄激素活性。例如，合成的睾酮类似物氧雄龙具有约 25% 的睾酮的雄激素潜能，但其合成代谢活性超过 300%[3]。尽管对雌激素在能量代谢中的作用尚不清楚，但已知雌激素可以减少脂肪生成并促进整体葡萄糖稳态[3]。

外科代谢

营养状况评估

营养物质的可获得性在决定手术成功恢复的可能性中起着重要作用，这使营养状况的评估成为外科手术患者治疗的一个重要方面[9]。有手术需求的患者的营养状况各不相同，从营养不足到营养过剩；两者都会对患者造成严重损害，由此导致的手术并发症发生率和死亡率的增加就是证明[9, 13]。对营养不良的适当评估和诊断对于结果正常化很重要，应按以下顺序在病历中予以记录。

病史和体格检查

在营养状况评估过程中，首先，临床医生必须确定患者是否有任何可能影响其当前营养状况的病史因素，包括对导致食物摄入不良、吸收不良或营养利用不良的潜在原因的探查，这些必须记录在病史中。常见的病史因素包括：贫困或所处地理位置，以前的胃肠（gastrointestinal，GI）手术，药物或酒精滥用，以及吸收不良的先天性或病理性原因[9]。其次，临床医生必须确定患者所患营养不良的特定亚型（即蛋白质缺乏、微量营养素缺乏、总热量缺乏等）[13-14]。分类应根据患者的具体病理表现进一步进行：是饥饿相关的、疾病相关的或损伤相关的[9, 13-15]。再其次，无论是何种病理原因导致的，都应将其分为急性症状或慢性症状[9, 13-15]。在儿科患者中，急性营养不良的明显症状包括凹陷性水肿、眼窝凹陷和皮肤肿胀；而慢性营养不良可能导致诸如恶性营养不良（kwashiorkor）体征的症状和生长受阻（表 5.2）[9, 13-15]。对于成年人来说，从患者或其家人那里确定时间线更有用，因为严重的癌症或吸收不良综合征可以导致快速或缓慢发作的体重减轻，导致患者在几周内或几年内出现恶病质——两者之间没有其他主要表型差异[9, 13-15]。最后，应该指出的是，表型变化可能具有欺骗性，因为肥胖患者可能会由于激素抵抗和低瘦体重而产生过剩的热量，但其仍可能营养不良[16]。

营养评估评分方法

已经开发了多种营养评估评分方法以补充病史和体格检查。营养风险筛查（NRS 2002）和危重症患者的营养评估Ⅲ（NUTRIC）评分方法（表 5.3）是目前仅有的两个考虑了疾病严重程度和营养因素的评分方法[9, 13, 15]。其他评分方法，如营养不良通用筛查工具、迷你营养评估以及新的围术期营养筛查（图 5.4），只考虑了当前的营养状况[9, 13, 15]。由于急性应激反应的潜在干扰，已发现，对于术后发生营养不良的风险的分层，血清标志物是无效的，因此，对于进入重症监护室（ICU）的患者以及疑似有营养不良发生风险的患者，都应至少进行一般的评估筛查[9, 13, 15]。如果考虑有营养不良，则还应使用营养不良风险评分方法进行评估[9, 13, 15]。

血清标志物

虽然以前提倡将血清标志物（如白蛋白、前白蛋白、视黄醇结合蛋白和转铁蛋白）作为营养状况的可靠指标，但它们的实用性已经受到质疑[17-18]。最近对其他方面健康的营养不良患者进行的一个

表 5.2 ICD-9 和 ICD-10 的营养不良代码

ICD-9 代码	ICD-9 标题	ICD-10 编码	ICD-10 标题	标准 / 说明
260	恶性营养不良*	E40	恶性营养不良*	营养不良性水肿伴皮肤和毛发色素异常
260	恶性营养不良*	E42	消瘦性恶性营养不良*	严重的蛋白质热量营养不良的中间形式，伴有恶性营养不良和消瘦体征
261	营养不良性消瘦*	E41	营养不良性消瘦*	营养不良性萎缩 / 恶病质；另有说明的严重营养不良；严重的能量缺乏
262	其他严重的蛋白质热量营养不良	E43	未指明的严重的蛋白质热量营养不良	营养不良性水肿，没有提及皮肤和毛发色素异常
263	中度营养不良	E44.0	中度蛋白质热量营养不良	†
263.1	轻度营养不良	E44.1	轻度蛋白质热量营养不良	†
263.2	蛋白质热量营养不良后发育迟缓	E45	蛋白质热量营养不良后发育迟缓	†
263.8	其他蛋白质热量营养不良	E46	不明蛋白质热量营养不良	由于缺乏适当的营养或无法从食物中吸收营养导致的疾病；由于摄入不足、吸收不良或营养分布异常导致的不良营养状况；缺乏足够的能量 / 蛋白质以满足功能需求，这是由于膳食蛋白质不足、质量差或疾病引起的需求增加的结果
263.9	不明蛋白质热量营养不良	E46	不明蛋白质热量营养不良	参见 263.8
263.9	不明蛋白质热量营养不良	E64	蛋白质热量营养不良后遗症	参见 263.8

Adapted from Centers for Medicare and Medicaid Services. ICD-10 Medicare & Medicaid services. 2018. https://www.cms.gov/Medicare/Coding/ICD10/index.html?redirect=/icd10. Accessed February 22，2019.

ICD-9：国际疾病分类，第 9 版；ICD-10：国际疾病分类，第 10 版。

ICD-9 和 ICD-10 都有许多更具体的诊断，如烟酸缺乏症（E52）、发育停滞——成人（R62.7）、发育停滞——儿童（R62.51）、肥胖（E66）等。

* 在美国应该很少使用。

† ICD-10 说明中未列出，但为完整起见添加了说明。

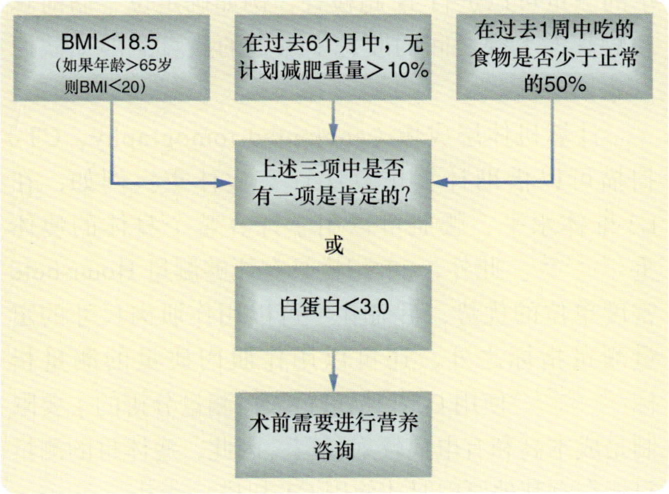

图 5.4 围术期营养筛查（PONS）是一种评估营养师 / 营养咨询需求以优化术前营养状况的简单工具（Adapted from Nygren J，Thacker J，Carli F，et al. Guidelines for perioperative care in elective rectal/pelvic surgery：Enhanced Recovery After Surgery（ERAS®）Society recommendations. World J Surg. 2013；37：285-305.）

BMI：体重指数

meta 分析发现，直到发生严重营养不良［体重指数（body mass index，BMI）< 12 或饥饿 6 周］时，白蛋白和前白蛋白都始终保持正常［17］。此外，在炎症应激期间，机体可能会将氨基酸转移到炎症蛋白质的生成中——以至营养标志物的浓度降低，即使是患者得到了充分的营养［17，19］。更具体地说，腹部手术后（可能还有其他炎症过程）白蛋白的部分合成没有变化，而白蛋白毛细血管渗漏与炎症呈正相关，导致血管内白蛋白 / 前白蛋白的净减少［17，20］。白蛋白和预后之间的关系不太可能是因果关系；在一些临床研究中，给予低血清浓度的白蛋白没有改善临床结果［21］。

尽管术后使用营养血清标志物存在这些局限性，但研究表明，术前白蛋白和（或）前白蛋白浓度与患者的预后之间存在良好的或极好的相关性（表 5.4）［15，20］。因此，营养血清标志物被认为是术前预后因素，但不一定可以作为营养状况指标［15，20］。

虽然以上评估方法都不完善，但结合筛查确定高危患者和识别表型以及潜在的病因因素，还是可以可靠地确定患者的营养状况。

表 5.3　危重症患者的营养评估Ⅲ（NUTRIC）

变量	标准	分数
年龄	＜ 50 岁	0
	50 ～＜ 70 岁	1
	≥ 75 岁	2
APACHE Ⅱ	＜ 15 分	0
	15 ～＜ 20 分	1
	20 ～＜ 28 分	2
	≥ 28 分	3
SOFA	＜ 6 分	0
	6 ～＜ 10 分	1
	≥ 10 分	2
并发症数量	0 ～ 1	0
	≥ 2	1
从住院到进入 ICU 的天数	0 ～ 1	0
	≥ 1	1
总计	0 ～ 4	营养不良风险低
	5 ～ 9	营养不良风险高，需要制订营养计划

Adapted from Heyland DK，Dhaliwal R，Jiang X，et al. Identifying critically ill patients who benefit the most from nutrition therapy：the development and initial validation of a novel risk assessment tool. Crit Care. 2011；15：R268.

APACHE Ⅱ（Acute Physiology and Chronic Health Evaluation）：急性生理学和慢性健康评估；SOFA（sequential organs failure assessment）：序贯器官衰竭评估。

分数达到或超过 5 分意味着营养不良的风险高。NUTRIC 评分方法还可以包括白介素 -6 的浓度，≥ 400 加 1 分。如果白介素 -6 的浓度可获得，则 6 分或更高被视为高风险。

表 5.4　术前血清白蛋白与手术结果的关系

血清白蛋白（g/dL）	30 天死亡率（%）	30 天发病率（%）
＞ 4.5	≤ 1	≤ 10
3.5	5	25
3	9	35
2.5	15	45
＜ 2.1	≈ 30	65

Adapted from Gibbs J，Cull W，Henderson W，et al. Preoperative serum albumin level as a predictor of operative mortality and morbidity：results from the National VA Surgical Risk Study. Arch Surg. 1999；134：36-42.

成像检查

成像检查可以用作病史询问和体格检查的辅助检查。多种成像技术可用于监测患者的瘦体重、骨矿物质 / 骨密度和肥胖的趋势，可进一步辅助营养评估，尤其是长期营养评估[9，15]。

双发射 X 线吸收法（dual emission x-ray absorptiometry，DXA，以前的 DEXA）扫描被认为是金标准，能够对骨骼和软组织进行高度精确的测量[9，22-23]。DXA 是使用两种不同能量的低剂量电离辐射来区分软组织和骨骼的[9，22-23]。每一种组织可以根据计算出的密度进行区分，因而可以将体脂、瘦体重和骨矿物质密度 / 含量计算出来[9，22-23]。不幸的是，如果不能在整个测量过程中保持一个标准规程，则扫描的精度和再现性会迅速下降[9，22-23]。例如，服装、鼻胃管或假体等变量可能会改变结果[9，22-23]。

超声检查已经成为评估肌肉质量的快速和可靠的床边方法，尤其是当患者的年龄和性别被纳入评估时[9，22-23]。与 DXA 扫描相比，超声检查是有优势的，因为它不涉及辐射，可以在床边进行，并且可以测量单个肌肉[9，22-23]。此外，超声检查可以将肌肉尺寸和肌肉密度的测量结合起来，因而可以对肌肉质量进行定量和定性测量[9，22-23]。在最近的一项研究中，超声测量值与 DXA 扫描有很好的相关性；然而，由于超声检查对操作者的依赖性，超声检查需要有标准化的测量规程[9，22-23]。简单的测量可以进行 B 超检查，例如确定位于髂前棘和股骨外上髁之间的股骨中点处的股直肌的横截面尺寸[9，22-23]。

计算机体层成像（computed tomography，CT）扫描可以借助计算机算法计算瘦体重。例如，在 L3 椎体水平，腰肌可以用于计算整个身体的瘦体重[9，22-23]。此外，CT 扫描具有能够测量 Hounsfield 密度单位的优势，后者除了可以用作肌肉尺寸的定量测量指标之外，还可以用作肌肉质量的测量指标[9，22-23]。使用 CT 扫描进行人体测量分析的主要限制是成本高和有电离辐射暴露；因此，瘦体重的测量只能在有其他原因时才使用 CT 扫描[9，22-23]。

人体测量评估

人体测量包括对人体的任何物理量进行的测量。医学上，无论使用哪种人体测量方法，无论是临床还是研究目的，最重要的因素是这些方法从一个测量到另一个测量都是标准化的。为此，疾病控制和预防中心出版了《国家健康和营养检查调查人体测量规程手册》，以协助实现国家标准化人体测量[22]。

体重

对住院患者进行精确的体重测量可以改善对其进行的液体复苏和营养监测[9，15]。每日对重症监护患者进行体重测量既可以监测其长期趋势，也可以监测其随着营养素或其他液体的补充而出现的较小波动[9，15]。患者在入住ICU早期的体重增加可能是由于液体超载所致，与死亡风险增加有关，因此密切监测患者体重是ICU监护的重要组成部分[9，15]。当前体重减去历史净重（如果有）连同摄入量和排出量记录以及体格检查结果应该可以用来评估患者是否存在液体超载[9，15]。因为没有经过验证的计算或估计净体重的方法，所以净体重被认为是一个临床确定的变量——要么使用患者初始入院时的体重，要么根据入院前医疗记录中的身高和体重进行推断[9，15]。就像营养评估一样，患者的液体状况应该通过综合因素来确定——有一个更全面临床背景。

理想体重　对于体型极端的患者，计算出的理想体重比测量出的体重更具临床实用价值。一种常用的方法是：

男性：50 kg ＋ 2.3 kg/2.54 cm（超过152.4 cm部分）
女性：45 kg ＋ 2.3 kg/2.54 cm（超过152.4 cm部分）

由于这种方法仅限于身高超过5英尺（152.4 cm）的患者，而且被认为会低估女性的理想体重，也可以通过BMI方法测量患者的身高计算出BMI在19～21 kg/m^2（女性为21～23 kg/m^2）范围内的理想体重范围[9，15]。在肥胖患者中，另一种有用选择是计算患者的调整后的体重[25-26]：

调整后的体重＝理想体重＋0.4（当前体重－理想体重）

在减肥手术中，营养学家经常使用调整后的体重来计算能量[25-26]。

身高　由于患者的身高在住院期间通常不会发生变化，初始的身高测量通常足以满足医疗目的的需要，但住院时间长的儿科患者除外[4，9，15]。应该注意的是，重症监护中的患者的身高和婴儿的身高通常是在其仰卧时测量的，而门诊患者的身高是站立时测量的；如果对此不加以考虑，可能会导致对儿童患者做出生长发育迟缓的错误诊断[4，9，15]。

体重指数　BMI的计算方法是：用以千克为单位的重量除以以米为单位的高度的平方。虽然大体上BMI是一个对人体营养状况的很好的估计，但其也是有局限性的，因为BMI无法确定构成人体体重的脂肪、肌肉和骨骼的比例[15]。因此，使用BMI作为健康和（或）营养状况的唯一指标可能会产生误导[27-28]。

瘦体重　总瘦体重的测定可以作为BMI的一个重要辅助指标。应对危重疾病和手术后的分解代谢发生的瘦体重的下降被认为会导致更差的预后，包括更高的死亡率、增加的对呼吸机的依赖和更长的ICU停留时间[19，29-30]。

预测的营养需求

完成患者的营养不良临床风险评估之后，下一步是考虑患者的营养补充量。不仅热量的摄入量很重要，这些热量中各种营养物的含量也很重要[31]。例如，烧伤患者被认为可以受益于高蛋白质和高碳水化合物的低脂肪饮食，而糖尿病患者的饮食中碳水化合物的量应该限制[23，32]。一般来说，危重症成年患者被认为可以受益于高蛋白质饮食，而这种饮食对于需要高浓度低蛋白质饮食以避免尿素毒性和液体超载的肾衰竭患者来说是禁止的[9，33]。

能量消耗

正确估计患者的能量消耗仍然是临床实践中的一个挑战。虽然间接热量测定法仍然是估计营养需求的金标准，但临床上获得静息能量消耗（resting energy expenditure，REE）的过程中会出现很大的变化[22，28]。即使在同一天，两次测量之间的误差也可以高达13%，而同一周内两次测量之间的误差可以高达23%[22，28]。此外，使用REE来辅助补充热量目标已被证明对结果没有显著益处[22，28]。因此，如果要使用间接热量测定法，必须制定严格的规程来进行标准化测量[22，28]。如果没有间接测热仪，则可以使用Harris-Benedict公式来估算REE：

男性：REE＝66.5＋［13.75×体重（kg）］＋［5.003×身高（cm）］－［6.755×年龄（岁）］

女性：REE＝655.1＋［9.563×体重（kg）］＋［1.85×身高（cm）］－［4.676×年龄（岁）］

还存在其他公式，包括 Korth 公式和世界卫生组织的公式，这两个公式在正常体重患者中使用有更高的准确性，而 Harris-Benedict 公式在肥胖患者中使用更好[15-16]。值得注意的是，REE 是在患者静息状态下估计的，而危重症患者和手术后患者的代谢率是升高的[22,28]。因此，应使用应激和活动因子乘数（从轻度活动的 1.2 到热损伤的 2）对不同的临床情景进行调整，以估算出总能量消耗（表 5.5）[22, 28, 32]。

使用不同参数组合对于确保患者既没有吃不饱也没有吃过量很重要，因为任何一种单一的评估方法都可能低估或高估热量需求[22, 28]。摄食量低于真实 REE 的 70% 时会增加死亡率，而摄食量过高则会导致死亡率、呼吸机使用天数和住院时间增加[15, 34-36]。

在估计营养需求时应考虑的其他因素是继发于临床情况的液体和蛋白质损耗。例如，为弥补增加的损耗，烧伤患者的蛋白质每日需求量是 1.5 ～ 2.5 g/kg[15, 32]。与此类似，腹部开放性危重手术患者的蛋白质需求量大约相当于有 40% 的全身体表烧伤患者的蛋白质需求量，并且为弥补蛋白质损耗，每损耗一升腹腔液体需要 15 ～ 30 g 的额外蛋白质[9, 15, 32]。

外科患者的营养支持

外科患者术前和术后的营养支持对于提高取得积极正向的结果的可能性至关重要[9]。在制订营养支持计划时，重要的是，要考虑到按处方喂养和实际喂养之间的差异[9, 37-38]。外科患者的喂养时间可能有 12% ～ 20% 被中断，其中大部分是由于可以避免的原因，而不是由于喂养不耐受[39]。只要有可能，医院都应该制订严格的规程，以最大限度地减少错过喂养的时间（例如，最近的一项研究表明，通过适当的计划可以避免 65% 的错过喂养时间）[39]。为了满足预期的营养需求，一个可能的解决方案是由护士安排喂养时间，目标是以 24 小时计而不是以小时计[38, 40]。

表 5.5 Harris-benedict 能量消耗乘数

临床情景	能量消耗乘数
静息（AF）	1.1
卧床（AF）	1.2
不卧床（AF）	1.3
小手术（IF）	1.2
骨骼创伤（IF）	1.35
癌症恶病质（IF）	1.3 ～ 1.5
严重脓毒症（IF）	1.6
严重热损伤（IF）	2.1
发热（IF）	1 ＋ 0.09/0.5℃（＞ 38.5℃）

Adapted from Long CL，Schaffel N，Geiger JW，et al. Metabolic response to injury and illness：estimation of energy and protein needs from indirect calorimetry and nitrogen balance. JPEN J Parenter Enteral Nutr. 1979；3：452-456；and Reeves MM，Capra S. Predicting energy requirements in the clinical setting：are current methods evidence based? Nutr Rev. 2003；61：143-151.

AF：活动因素；IF：损伤因素。

优化术前营养 对于慢性病患者，术前营养对于改善术后预后至关重要。对于体重过轻的外科患者，术前营养的重要方面似乎是欧米伽 -3 脂肪酸和精氨酸，它们独立显示了与术后住院时间和感染率的减少相关[11-12]。欧米伽 -3 脂肪酸具有有益的抗炎作用，因为它们可以与促炎的欧米伽 -6 脂肪酸竞争，有助于通过将花生四烯酸从炎症性前列腺素（prostaglandin，PG）/ 白三烯（leukotriene，LT）PGE_2 和 LTB_2 转移到 PGE_3 和 LTB_5 而使继发于手术的炎症反应最小化；它们可能还可以通过防止中性粒细胞迁移来减少局部炎症[11-12]。在应激反应中，一氧化氮通过精氨酸合成和精氨酸摄取减少可导致体内总精氨酸缺乏，这表明补充精氨酸可以使其浓度恢复正常，可改善 T 细胞功能和促进胶原蛋白合成[11-12]。在外科患者中，给予大约 1∶1 或“免疫中性”比例的欧米伽 -3 脂肪酸和欧米伽 -6 脂肪酸显示有最大益处，但是，meta 分析并不能证明一种配方或比例优于另一种配方或比例[11-12]。如果口服不能耐受，则可以使用肠内补充剂[40]。

另一方面，只有不到 50% 的成人 ICU 患者和大约 19% 的儿科患者是肥胖患者[16]。将肥胖患者单独分类很重要，因为他们的营养需求不同于正常体型的个体[16]。肥胖患者发生营养不良的风险很高，即使其表现不像体重过轻的患者的表现那样明显；BMI 大于 30 的患者发生营养不良的可能性是 BMI 正常患者的 1.5 倍[16]。肥胖的人在基线时对营养动员的抵抗更强，这使他们的机体很难对手术应激做出反应[16]。外科的肥胖患者应该接受高蛋白质、低脂肪、低碳水化合物饮食，以便他们能最大限度地保持瘦体重和调动不必要的甘油三酯[16]。在这些患者中，热量摄入量应减少到理想体重的水平，每天摄入他们静息能量消耗（REE）的 65% ～ 70% 或 11 ～ 14 kcal/kg 实际体重，同时保持每天理想体重的蛋白质 2.0 ～ 2.5 g，以防止瘦体重的分解代谢（表 5.6）[16]。除了更具体的热量需求外，肥胖患者发生并发症的风险更高，如高脂血症、继发于糖异生增加的高糖血症等；因此，在住院期间应密切监测他们是否有与喂养过量和喂养不足相关的并发症[16]。

促进术后恢复（enhanced recovery after surgery，ERAS）方案，包括术前和术后营养，取得成功的结果，已被证明是有用的[41]。对于术前，这些方案通常包括术前一天的适当营养和术前 2 小时摄入流质碳水化合物（表 5.7）[41]。对于术后，ERAS 方案试图尽量减少阿片类药物的使用——需要在它们减缓胃 / 肠蠕动和提供适当的疼痛控制之间达到平衡；ERAS 方案还试图让患者在术后几小时内即开始规律进食而不是等到出现肠功能恢复的明确迹象时才开始[41]。这些建议既可以缩短住院时间，又可以改善手术结果[41]。

表 5.6 基于 BMI 分类的不同能量需求

BMI	类别	每日基准能量摄入量
＜ 18.5	体重过轻	30 ～ 40 kcal/kg 实际体重
18.5 ～ 24.9	正常体重	25 ～ 30 kcal/kg 实际体重
25.0 ～ 29.9	超重	11 ～ 14 kcal/kg 实际体重
30.0 ～ 34.9	肥胖等级 I	11 ～ 14 kcal/kg 实际体重
35.0 ～ 39.9	肥胖等级 II	11 ～ 14 kcal/kg 实际体重
≥ 40.0	肥胖等级 III	11 ～ 14 kcal/kg 实际体重
＞ 50	肥胖等级 III *	22 ～ 25 kcal/kg 实际体重

Adapted from Dickerson RN，Boschert KJ，Kudsk KA，et al. Hypocaloric enteral tube feeding in critically ill obese patients. Nutrition. 2002；18：241-246；Dickerson RN. Hypocaloric，high-protein nutrition therapy for critically ill patients with obesity. Nutr Clin Pract. 2014；29：786-791；and Choban PS，Burge JC，Scales D，et al. Hypoenergetic nutrition support in hospitalized obese patients：a simplified method for clinical application. Am J Clin Nutr. 1997；66：546-550.

* 专门为热量摄入量创建的细分类别；III 级肥胖包括所有 BMI ＞ 40.0 的人。

表 5.7 美国麻醉医师协会特别工作组术前禁食指南

食物类型	时间	注解
固体	全身或区域麻醉术前最多 6 小时	大餐或脂肪餐 / 碳水化合物餐可能需要进一步推迟
流质	全身或区域麻醉术前 2 小时	包括碳水化合物 / 蛋白质奶昔。婴儿母乳应该推迟到 4 小时。不包括饮酒

Adapted from Practice guidelines for preoperative fasting and the use of pharmacologic agents to reduce the risk of pulmonary aspiration：application to healthy patients undergoing elective procedures：an updated report by the American Society of Anesthesiologists Committee on Standards and Practice Parameters. Anesthesiology. 2011；114：495-511.

术后膳食的安全启动 术后的适当营养取决于患者的临床状况，包括吞咽能力和肠道连续性等[42]。在没有肠内营养（enteral nutrition，EN）的绝对禁忌证（例如肠中断）情况下，EN 可以在术后 24 小时内安全开始[40, 42]。与单独静脉输液相比，患者术后早期 EN 可以降低死亡率，可能还可以减少恶心和呕吐[36, 40]。尽管术后早期 EN 历史上一直是标准做法，但没有证据支持术后开始进食透明的流质食物而不是进食常规的固体食物[37, 42]。已经发现，在没有进食固体食物禁忌证的情况下，流质食物与固体食物相比没有生理上的优势[37, 42]。适当稠度食物的即时营养已被证明在很多情况下都是有益的，包括结直肠吻合术后和食管切除术后，可以减少住院天数和术后并发症[36, 40]。美国肠外和肠内营养学会（the American Society for Parenteral and Enteral Nutrition，ASPEN）指南建议进行早期 EN，尽管此时患者可能缺乏肠功能[9]。由于肠功能缺乏可能是因黏膜萎缩和免疫屏障功能障碍所致，启动 EN 实际上可能可以改善术后胃肠功能障碍和减少肠梗阻[15]。外科患者应继续进行 EN 或肠外营养，直到他们至少 60% 的热量需求可以通过口服摄入食物得到满足[15]。最后，重要的是要记住，患者出院后不应停止营养补充，因为有营养不良的患者再次入院的可能性是没有营养不良患者的 2 倍[15]。因此，应根据患者的营养状况给予营养补充指导甚至开出营养补充处方[15]。

胃肠吻合术 以前认为，肠吻合术后几天内必须保持肠道清空状态，因为担心发生肠穿孔[15, 42]。然而，最近的文献表明，EN 有利于吻合口愈合[9, 15]。在口服食物确实不可行且插入鼻饲管可能导致肠穿孔的情况下，对于低风险患者，应在术后 5 ～ 7 天内进行肠外营养；对于高风险患者，如果预计进行肠外营养的时间≥ 7 天，则应更早进行肠外营养[15, 42]。因为大部分改善是在术前 7 天开始肠外营养的患者中发现的，如果预计术后进行 EN 是不可能的，则制订术前计划至关重要[15, 40, 42]。

血流动力学不稳定 / 升压药输注 在血流动力学不稳定以及开始和增加使用升压药物期间，由于肠道血管灌注不足，可能出现肠坏死，应保持 EN[15]。然而，如果患者的血流动力学稳定性开始恢复，并且不再使用升压药，则可以考虑进行 EN，这种做法已被发现与医院死亡率降低有关[9, 15]。如果在升压药停药期间考虑进行早期 EN，应密切监测潜在的肠缺血[15]。

肠内营养与肠外营养

根据现有的最佳证据，ASPEN指南目前认为，EN优于肠外营养（框5.1）[9]。尽管最近的一个meta分析显示早期EN和早期肠外营养之间的死亡率没有差异，但EN组发生的感染并发症是减少的，包括导管相关性血液感染和住院时间缩短[36]。全肠外营养（total parenteral nutrition，TPN）可能对有基线营养不良的危重症患者有益：当前的重症监护医学会（the Society for Critical Care Medicine）指南建议，对于任何NRS 2002或NORTIC评分≥5的患者或有严重营养不良且对EN不耐受的患者，都应早期进行TPN[9]。从生物化学上看，如果预期在这段时间内患者的临床症状会改善且会恢复营养支持，低风险营养评分（NRS评分≤3分或NUTRIC评分≤5分）和营养状况良好的患者可以忍受饥饿长达7天而没有重大的不利影响。

EN已被证明能促进肠道改善血流，引起胆盐和胃泌素释放，有助于维护肠道内的紧密连接[33, 40, 43]。缺乏肠内喂养可导致肠道内的微生物失调，可使细菌穿过肠壁并导致脓毒症和多系统器官衰竭[40, 44]。肠内喂养对肠道和免疫反应的净效应仍然是一个活跃的争论领域，现有文献既证明了其益处（肠道绒毛和结构完整性），也证明了其害处（通过提供白三烯前体和前列腺素前体可能会使炎症反应恶化）[29, 45]。

就肠内喂养的位置而言，一些研究表明，它们在肺炎、住院时间和死亡率方面没有差异；而一些研究显示，与胃内喂养相比，小肠内喂养促进了营养输送[36-37, 40]。目前的证据表明，胃内喂养是安全的，除非有误吸的高风险，在这种情况下进行幽门后置管可以减少误吸和肺炎[42]。

框5.1 ASPEN推荐的ICU患者的营养支持治疗

- 评估患者的营养风险，计算患者的热量和蛋白质需求量，以确定营养支持治疗的目标
- 在出现重症而进入ICU的24～48小时内开始进行肠内营养，并在入住ICU的第1周内增加到目标量
- 根据需要采取措施，以减少误吸风险和提高胃内喂养的耐受性（使用促动力药物、持续输液和氯己定漱口水；抬高床头；以及改变胃肠道的喂养位置）
- 按照肠内喂养方案和机构策略进行肠内喂养
- 不使用胃残余量作为监测ICU患者接受肠内营养的常规治疗的一部分
- 当肠内营养在高危或营养不良患者中不可行或不足时，尽早开始肠外营养（建议低风险患者保留7天）

From McClave SA，Taylor BE，Martindale RG，et al. Guidelines for the provision and assessment of nutrition support therapy in the adult critically Ill patient：Society of Critical Care Medicine（SCCM）and American Society for Parenteral and Enteral Nutrition（A.S.P.E.N.）. JPEN J Parenter Enteral Nutr. 2016；40：159-211.

肠内营养配方类型

为满足不同的临床需求，EN有许多不同的配方。大多数患者使用标准配方效果就很好（其优点是价格较低），但在某些情况下患者可能需要使用专门的配方。重要的是，大多数特殊配方还没有进行证明其比标准配方有任何益处的大型临床试验[31]。有专门适用于过敏患者的改良配方，包括面筋蛋白、鸡蛋、乳清、酪蛋白和无大豆配方[31]。

纤维素

根据所用纤维素的类型，纤维素可以以不同方式添加到EN配方中。可溶性纤维素可以被肠道细菌发酵而使肠蠕动速度降低，尤其是在腹泻的情况下[31]。尽管有这种理论上的优势，但很少有研究表明可溶性纤维素能降低腹泻的发生率。可溶性纤维素也可以作为一种结肠细胞的能量来源，通过双糖和低聚糖细菌发酵成短链脂肪酸，特别是丁酸盐、丙酸盐和乙酸盐[9, 15, 31]。另一方面，不溶性纤维素可通过肠蠕动和粪便量增加来增加营养物质通过肠道的输送[9, 31]。在正常患者中，推荐的可溶性纤维素通常为10～20 g/d，尤其是在没有可识别的其他原因的腹泻患者中[9, 31]。益生元或仅在结肠中经过细菌发酵消化的纤维素已被证明可以改善肠道微生物群的组成[15, 31, 45]。

营养性喂养

在患者可能不能耐受完全喂养的情况下，通常提倡进行营养性喂养。在这种情况下，营养性喂养的吸引力在于它可能仍然有助于保持肠道的完整性，同时避免喂养不耐受的并发症[36, 40, 44]。然而，在几项多中心试验中，包括死亡率、感染和使用呼吸机天数在内的主要结果显示，完全喂养和营养性喂养之间没有显著差异[9, 15, 42]。

连续饲喂和团注饲喂

在美国，医院仍然经常使用连续饲喂方法[36, 40]。应为患者估计每小时摄入量或每日总摄入量，目标是保持全天稳定[36, 40]。为了评估患者的耐受性，医

院仍常使用胃残余量，尽管后者已被证明不能很好地预测并发症：几项随机对照试验显示，当胃残余量从 50 ～ 150 ml 增加到 250 ～ 500 ml 时，误吸率没有增加[36，40]。作为一个替代，医院规程应包括对误吸的筛查和防护（抬高床头等），以及对患者进行腹胀或腹痛的体格检查[36，40]。可以使用促动力药物，例如红霉素［3 ～ 7 mg/（kg · d）］或甲氧氯普胺（10 mg，每日 4 次）；然而，这些疗法并没有带来临床结果的改变[36，40]。

虽然目前还没有证据可以决定是进行连续饲喂还是进行团注饲喂，但后者理论上具有复制正常进食生理的优势。在进行团注饲喂时，应使用热量密度更高的配方，以降低液体过量的风险[36，40]。根据患者的钠浓度，必要时可通过肠内导管给予水、半生理盐水或生理盐水丸剂[36，40]。

热量浓度

营养配方的浓度可以根据患者的年龄和住院原因进行调整[31]。某些疾病可能需要更高浓度的配方，如肾衰竭、充血性心力衰竭、肝衰竭和利尿激素释放不当综合征[31]。重要的是要注意，热量浓度增加并不一定与体积变化有关，如下面的例子所示，对于一位需要 1200 kcal/d 的患者[15，31]：

1.0 kcal/ml 配方→ 1200 ml/d	} 400 ml 变化
1.5 kcal/ml 配方→ 800 ml/d	
2.0 kcal/ml 配方→ 600 ml/d	} 800 ml 变化

危重症中的代谢

传统上对危重症中的代谢的理解可追溯到 Cuthberson 描述的“潮落潮起”，即损伤后几天内立即出现的低能量消耗或“潮落”阶段被高能量消耗的或“潮起”阶段所取代[5]。最初的“潮落”阶段发生在创伤或手术应激后约 12 小时[5]。在这个阶段，氧气消耗的减少和温度的降低降低了机体的总能量需求，能量转移到了免疫反应中[4-5，19]。此后，“潮起”阶段的标志是基线能量消耗增加，可发展为慢性“高代谢”，如果原发性损伤足够严重，则这种分解代谢状态对充足的营养供应没有反应[4-5，19]。这两个阶段结合在一起产生损伤后的第一个炎症反应，称为“全身炎症反应综合征”或“急性期反应”[19]。

这种高代谢的主要机制之一是：通过损害相关分子模式分子（免疫细胞将其识别为抗原的细胞内污染微生物的成分，如内毒素）激活先天免疫细胞上的 toll 样受体[19]。这些被激活的白细胞产生促炎细胞因子，使机体将瘦体重中和外周脂肪中的氨基酸分流到肝脏，以产生 C- 反应蛋白等急性期蛋白质，而不是白蛋白和转铁蛋白等转运蛋白[17-19]。然后，这些急性期蛋白质可以作为抗蛋白酶、调理素、凝血因子和促进伤口愈合的结构成分发挥额外的作用[17-19]。在许多不同类型的氨基酸被用作急性期蛋白质的同时，谷氨酰胺成为免疫细胞的首选能量来源，因为它可用于合成抗氧化的谷胱甘肽[17-19]。

虽然免疫系统有大量的自我调节抗炎反应，但如果原发性损伤足够严重，这些反调节反应可将过度补偿转化而导致免疫抑制，这被称为代偿性抗炎反应综合征（compensatory antiinflammatory response syndrome，CARS）[46]。

虽然高免疫和免疫抑制效应对于维持抗感染和限制间接宿主损伤之间的平衡是必要的，但这些效应可能会导致慢性免疫抑制[19，46]。随着越来越多的患者从最初的损伤中幸存下来，一种被称为持续炎症、免疫抑制和分解代谢综合征的术语给出了很好的描述，这种综合征发生在 30% ～ 50% 的因器官功能障碍而长期滞留在 ICU 的患者中[46]。这种分解代谢状况特别难以控制，因为营养替代治疗难以逆转[46]。这种营养缺乏可导致宿主发生全面的免疫抑制，因为可用于保护性免疫和交感神经反应的燃料减少了[19，46]。

在一些前瞻性临床试验中，旨在通过阻断炎症细胞因子［如肿瘤坏死因子 - α（tumor necrosis factor- α，TNF- α）、白介素 -1（interleukin-1，IL-1）和 IL-6］来减少“潮起”期的治疗并没有给 ICU 患者带来益处[29，47]。虽然旨在通过 β - 肾上腺素能受体阻断来减少过度刺激应激反应的其他药物已显示出积极的效果，但它们的效果仅限于特定人群，如严重烧伤人群[32]。此外，旨在增强免疫功能的试验已尝试使用抗氧化剂和氨基酸补充剂，如谷氨酰胺和精氨酸；但许多尝试并没有改善结果，有些实际上还对 ICU 患者造成了伤害[11-12，29，47-48]。这些挑战凸显了代谢的变化驱动了免疫系统的复杂变化。

急性分解代谢生物学：蛋白质消耗与氮平衡

危重症中最明显的变化是患者瘦体重中蛋白质的分解[29-30]。与脂肪和碳水化合物不同，人体没有长期储存游离氨基酸的机制，而是将它们从整个骨骼肌的结构蛋白质中释放出来[3]。蛋白质周转的程度可以以最原始的形式来理解，即每日氮平衡：

$$\text{氮平衡} = [\text{氮}]^{(\text{摄入})} - [\text{氮}]^{(\text{排出})}$$

$$[\text{氮}]^{(\text{摄入})} = \frac{\text{g 蛋白质}}{(6.25\ \text{g 蛋白质})/\text{g 氮}} [\text{氮}]^{(\text{排出})}$$

$$= \left[\text{尿尿素氮量} \times \frac{1000\ \text{ml}}{\text{L}} \times 24\ \text{小时尿量(L)} \times \frac{\text{g 蛋白质}}{(6.25\ \text{g 蛋白质})/\text{g 氮}}\text{氮} + 3\right]$$

在饥饿期间，储存的肝糖原耗尽后，机体转向使用脂肪酸作为燃料底物，脂肪酸在分解过程中产生酮体[3]。随着机体从进食状态过渡到饥饿状态，蛋白酶解支持糖异生，直到关键组织可以主要使用酮体作为燃料[3]。即使在饥饿早期，一个普通成年人的机体每天也会降解大约 75 g 的肌肉蛋白质[3, 9, 14]。这种分解代谢主要是由胰高血糖素、儿茶酚胺和糖皮质激素引起的，可导致在危重症患者中观察到的肌肉量的减少[3, 9, 14]。

急性分解代谢生物学：矿物质和抗氧化改变

随着大量营养素的变化，炎症反应会导致微量营养素（维生素和矿物质）的生理状态发生变化（表 5.8）[9, 19]。其中最突出的结果是贫血，因为 IL-1 和 INF 会导致血液中铁和锌的含量降低[9, 15, 30]。由于铁和锌是许多微生物的生长因子，可以推测，铁和锌的血清浓度的急剧下降是对入侵微生物的保护性免疫反应的一部分[9, 15, 30]。此外，虽然血清中的铁和锌减少，但它们不会从体内排出；它们储存在肝脏中，在感染解决后可以再次用于宿主的细胞代谢[9, 15, 30]。当血清锌和血清铁的浓度都降低时，血浆铜的浓度升高，因为铜蓝蛋白（一种额外的急性期蛋白质）显著增加[9, 15, 30]。缺乏水溶性维生素也可能可以被识别，因为利尿是在应激的急性期缓解期间开始的[9, 15, 30]。

合成代谢抗性

持续存在的超出适应时间的应激反应与喂食也难以逆转的恶病质是重合的，不再有助于体内平衡[19]。在这种代谢状态下，不仅肌肉分解增加，而且构建瘦体重的抗性也增加[19, 46]。“合成代谢抗性”这个术语被用来描述正常的合成代谢刺激不能诱导细胞蛋白质的转译，这种情况经常发生在危重症患者中：根据年龄和疾病严重程度，估计在严重疾病中克服合成代谢抗性所需的蛋白质量至少为 1.2 ～ 2.0 g/（kg · d）[19, 46]。在严重应激下，合成代谢激素会减少，患者经常卧床不起，这两种情况都会增强合成代谢抗性[19, 46]。然而，制动引起的合成代谢抵抗可能是一种可逆现象，因为早期活动和物理治疗与更早出 ICU 和出院相关[19, 46]。

再喂养综合征的营养支持

再喂养综合征是一种潜在的致命疾病，可发生在经历过长时间饥饿的患者身上[9, 13, 15]。在开始进行营养支持时，无论是肠内营养还是肠外营养，患者可能都会经历液体和电解质的急剧变化（早期）或低血糖发作（晚期）[9, 13, 15]。再喂养综合征的标志性特征是低磷血症，但通常也包括恶病质、硫胺素缺乏、低镁血症和低钾血症[9, 13, 15]。当磷酸被转移到细胞内线粒体以生成供能的 ATP 时，细胞外磷酸的浓度会显著降低[9, 13, 15]。这种低磷血症会导致心律失常、心肌梗死甚至心搏骤停[13, 15]。因此，在开始为严重饥饿患者提供营养支持之前，必须确定并纠正其电解质异常或缺乏[9]。如果预计患者会出现再喂养综合征，建议在开始进行肠内营养前补充高效维生素 B 族和每日维生素补充剂[9]。喂食量应以 10 kcal/(kg · d）开始，在 4 ～ 7 天内缓慢增加[15]。补液应同时补充钾、磷、钙和镁并予以监测，直到患者身体恢复到健康状态[15]。

不伴有高代谢的炎症性疾病

器官移植患者

随着供体系统和医院越来越有能力应对慢性难治性疾病，移植手术的数量也在增加。外科技术和免疫抑制药物的发展已使器官移植患者的存活率显著提高[49]。总的来说，已经注意到，器官移植患者在术后有长达 1 年的静息能量消耗（REE）升高，会加剧手术应激和炎症造成的营养不足[49]。此外，免疫抑制药物的副作用（包括恶心、呕吐、消化不良、胰腺炎和腹泻）均可导致食物摄入不足[49]。因此，移植手术后给予营养支持有助于防止蛋白质-热量营养不良引起的免疫抑制，后者是因与手术应激相关的炎症反应或同种异体免疫反应而使用免疫调节药物的副作用引起的[49]。目前推荐的热量

表 5.8　微量营养素

微量营养素	功能	缺乏	关联
维生素 A	胶原蛋白合成和交联的辅因子；抗氧化剂；免疫刺激；巨噬细胞外渗；黏膜的完整性；糖蛋白合成的调节	皮炎、夜盲症、干眼症、呼吸系统疾病（肺炎、支气管肺发育不良）、肠道上皮完整性受损	伤口愈合和上皮再生；缺乏会导致辅助 T 细胞活性降低，黏液分泌受损；视黄醇结合蛋白对个体营养状况敏感
维生素 D	促进钙和磷的吸收（通过肠和肾）、骨生长和骨重塑（通过成骨细胞和破骨细胞）；调节几种结构蛋白质的合成，包括 I 型胶原蛋白	骨脱矿	导致骨脱矿和骨量减少的缺陷和损害
维生素 E	抗氧化特性促进细胞膜完整性	血小板聚集增加、红细胞存活率降低、溶血性贫血、神经系统异常、血清肌酐水平降低、尿肌酐过多	长期脂肪泻和神经元变性
维生素 K	凝血所必需的；伤口愈合的先决条件	瘀伤，出血	据报道，在长期抗生素治疗后，全肠外营养（TPN）缺乏脂肪乳剂、吸收不良时缺乏
维生素 B_1（硫胺素）	胶原蛋白交联的辅因子；促进葡萄糖进入 TCA 循环	脚气病、乳酸酸中毒、厌食、疲劳、周围神经病变、韦尼克-科尔萨科夫综合征、心脏肥大	据报道，在突然摄入碳水化合物的衰竭患者中缺乏；伤口愈合；硫胺素治疗 25 ～ 100 mg/d
维生素 B_5 泛酸	辅酶类成分，参与大量营养素能量释放以及血红素和脂肪的合成	疲劳、睡眠障碍、恶心、腹部绞痛、呕吐、腹泻、肌肉痉挛、精神抑郁、低血糖	缺乏会导致伤口愈合不良和植皮困难
维生素 H	羧化反应（糖异生、脂肪酸、丙酸合成）的辅酶	舌炎、皮炎、面色苍白、脱发	长期全肠外营养、酒精中毒、胃切除术后
维生素 C	抗氧化剂，防止自由基损害；胶原蛋白形成过程中赖氨酸和脯氨酸的胶原蛋白交联和羟基化；白细胞的免疫介导和抗菌功能；DNA 和 RNA 复制；淋巴细胞功能	疲劳、厌食、肌肉疼痛、坏血病（贫血，出血性疾病，骨、软骨、牙齿、结缔组织中的胶原蛋白缺陷，肌肉退化，牙龈炎，毛细血管无力、伤口愈合受损）	对伤口愈合至关重要；促进骨、牙齿、结缔组织中的组织再生和胶原蛋白形成
钙	胶原蛋白的重塑和分解依赖于钙依赖性胶原酶	骨质疏松症	在减少骨量减少和发挥胶原酶的功能方面很重要；缺乏会导致低血压、心血管衰竭、对液体和升压药物无反应、甲状旁腺激素终末器官抵抗、心律失常
铜	促进胶原蛋白的交联和弹性蛋白的合成；清除自由基	骨骼脱矿、糖耐量受损、贫血、中性粒细胞减少、白细胞减少、皮肤和毛发色素沉着变化；与致命的心律失常和较差的结果有关	明显的伤口渗出物；儿童烧伤患者中已知有铜和锌丢失
铁	在含血红素的分子中对氧运输（血红蛋白）和储存（肌红蛋白）、电子运输和氧化还原反应（细胞色素）是必需的	贫血、唇干裂、舌炎、脱发、指甲变脆、凹甲、面色苍白、组织缺氧、劳力性呼吸困难、心脏扩大	可能会由于贫血和失血出现缺乏；不足会导致对抵抗感染和耐受冷的能力下降
镁	蛋白质和胶原蛋白合成的辅因子	恶心、肌肉无力、易怒、精神错乱	缺乏会导致心律失常、神经系统应激性增加、手足搐搦症
硒	减少细胞内氢过氧化物；保护膜脂免受氧化损害；可能可以降低危重症患者的死亡率	生长迟缓、肌肉疼痛和无力、肌病、心肌病	在细胞介导的免疫功能中很重要；缺乏会导致甲状腺激素代谢改变、血浆谷胱甘肽浓度增加
锌	在广泛酶系统中参与蛋白质合成、金属酶、DNA 复制、免疫功能、胶原蛋白形成、交联的必需辅因子	脱发、皮炎、生长迟缓、性成熟迟缓、睾丸萎缩、食欲下降、嗅觉和味觉减退、抑郁、腹泻	缺乏会导致伤口愈合障碍；可能影响骨形成；伤口渗出物损失

Adapted from Norbury WB，Situ E，Herndon DN. Nutritional support in the critically ill. In：Cameron JL，ed. Current Surgical Therapy. 9th ed. Philadelphia：Mosby；2007：1234-1245.

DNA：脱氧核糖核酸；RNA：核糖核酸；TCA：三羧酸。

和蛋白质摄入量分别为30～35 kcal/（kg·d）和1.3～1.5 g/（kg·d）[49]。

机会性感染是所有主要器官移植患者死亡的一个重要原因，营养优化有助于降低这些感染背后的免疫抑制[29, 49]。因为每个器官移植的生理后果都是不同的，所以具体的营养指南应依据移植的器官而有所不同。对于正在接受肾移植评估的患者来说，终末期肾病与蛋白质周转的改变有关，一些患者会有毒性含氮化合物累积，需要限制蛋白质[49]。肝移植患者会经历类似于严重烧伤或癌症患者的高代谢反应，因为肝脏是大多数血液蛋白质的来源，肝衰竭预示着起重要生理作用（如凝血或葡萄糖的使用）的蛋白质的加工缺乏，可导致更高的蛋白质需求[49]。

总的来说，器官移植患者存在广泛的术前代谢挑战和术后免疫抑制表现。关于特定的器官移植患者的特定方案和使用免疫抑制药物疗法的特定营养不良问题超出了本章的范围，相关信息可见美国移植学会（www.myast.org）和移植学会（www.tts.org）提供的进一步研究的资源。

炎症性肠病和短肠综合征的营养支持

炎症性肠病（包括克罗恩病和溃疡性结肠炎）患者经常会出现腹痛、腹泻和便秘。无论是由于热量摄入减少，还是由于自身免疫性疾病本身对吸收性黏膜的破坏，这些患者都容易出现蛋白质-热量营养不良和微量营养素缺乏[45]。常见的例子包括硒和谷胱甘肽缺乏以及由于维生素D缺乏引起的骨质疏松症，尤其是在儿童和老年人中[45]。这种形式的营养不良加上疾病本身对组织的破坏，可导致蛋白质的相互消耗和组织损伤并发生诸如胃肠道出血、瘘管和脂肪的并发症[45]。

由这些病变引起的微生物菌群失调表现为细菌的多样性减少和毒性更强的大肠埃希菌菌株、拟杆菌属和鸟分枝杆菌亚种的数量的增加，可能导致营养物质的进一步吸收不良[45]。目前的策略主要是通过饮食改变来恢复健康的肠道微生物菌群，正在研究的其他策略包括益生元（通常是富含纤维素的食物，可用于改善肠道微生物菌群的平衡）、益生菌（含有活微生物的食物或补充剂）、抗生素和粪便移植[45]。

改善炎症性肠病患者经口进食的最成功的配方食物是含高蛋白质、低脂肪、低碳水化合物的食物[45]。高蔗糖、精制碳水化合物和欧米伽-6脂肪酸饮食以及低水果和低蔬菜饮食会增加炎症性肠病的发生风险，尤其是克罗恩病[45]。目前还不清楚这些是由单糖食入增加引起的，还是由摄入单糖缓解症状的尝试失败所致，因为限制这些食物几乎并没有带来什么改善[45]。确定关键的触发食物可以通过禁食1周、然后逐渐重新加入单种食物、同时评估每种食物带来的症状的改善或恶化来完成[45]。这些饮食调整可以长期显著改善相关症状[45]。重要的是，高肉的饮食和饮酒增加会增加溃疡性结肠炎复发的可能性[45]。由于许多治疗方案倾向于高度个体化，单核苷酸多态性基因分型的检测工作可能可以为通过使用个体化方法改善症状提供一条途径[45]。

肠外瘘患者的营养支持

对于发生原发性或医源性肠外瘘的患者，首选TPN，因为它已被证明可提高瘘管的自发闭合率而不增加死亡率[15]。此外，手术治疗和肠外营养安全性的改善显著降低了这一人群的死亡率[15]。对于肠道受到过辐射的患者和有其他类型的闭合可能性较低瘘管的患者，只有在术前脓毒症得到控制、诊断性检查已确定瘘管路径并给予积极的TPN支持后，才能进行积极的手术治疗[15, 29]。这个原则的一个例外，即瘘管位于肠远端或输出量非常低（＜200 ml/d），可以尝试进行肠内营养并谨慎监测瘘管输出量的增加[29-30]。肠外营养应在尽可能有限的时间内给予，也可以补充抗生素，如环丙沙星、甲硝唑或利福昔明，这些抗生素可以覆盖需氧和厌氧肠道菌群[15, 29]。

短肠综合征

小肠切除术后，剩余小肠的上皮细胞会在48小时内增生，即使进行了大量的切除，它们仍能提供足够的营养吸收[15, 29]。然而，如果小肠切除术后残余小肠的上皮细胞没有增生，或者切除的小肠足够长（大约少于100 cm的肠道没有回盲瓣，或者50～75 cm的肠道有回盲瓣），则可能会出现慢性营养缺乏[15, 29]。在成人中，短肠综合征的最常见原因依次是克罗恩病、肠系膜血栓形成和肠扭转[15, 29, 45]。在儿童中，短肠综合征的最常见原因是坏死性小肠结肠炎[45]。短肠综合征的治疗建议主要是给予积极的肠内支持以刺激小肠绒毛增生[45]。

作为短肠综合征的最后的治疗方法——家庭TPN——已被证明可以延长10～20年的预期寿命和提高存活率[15]。此外，对短肠综合征患者进行的临床试验显示，生长激素、谷氨酰胺和饮食优化的结合可减少TPN的需求量，或者可完全消除对TPN的需求[45]。生长激素已经显示出对体重增加和能量吸收具有积极作用，但这些临床试验大多是短期的，患者在停止试验治疗后会恢复到基线营养不良状态[45]。目前，关于短肠综合征患者使用人生长激素和谷氨酰胺的疗效尚无定论[45]。补充纤维素和微量营养素可能有助于优化营养吸收，尽管有关这些做法的证据很少[31, 45]。

急慢性胰腺炎的营养支持

过去，有胰腺炎并发症的患者都是要禁食的，直到炎症发作“冷却下来”[50]。然而，有关临床试验的一个 meta 分析显示，与超过 48 小时延迟开始肠内营养相比，入院 48 小时内开始低脂饮食对于有重症急性胰腺炎或预测有重症急性胰腺炎的患者是安全的，降低了多器官功能衰竭的发生率，但不降低死亡率[50]。最佳肠内喂养配方包括基于肽的配方、低长链脂肪酸、富含中链脂肪酸和空肠高渗溶液[50]。如果患者肠内喂养不耐受，则可以选择肠外喂养，包括使用结晶体氨基酸溶液和高渗葡萄糖溶液，其中含有的脂质刚好满足必需脂肪酸的需求[50]。

慢性胰腺炎患者的手术治疗极具挑战性。胰腺外分泌衰竭的症状（如脂肪泻）只有当 80% ～ 90% 的外分泌组织丢失时才明显[50]。由于不能消化脂肪，这些患者对低脂肪、低碳水化合物和高蛋白质 [（0.8 ～ 1.0 g/（kg · d）] 的饮食反应最好[50]。减少脂肪摄入和补充胰酶的优化饮食足以治疗 80% 的伴有营养不良的慢性胰腺炎患者[50]。

然而，如果饮食改变不能使患者的营养状况恢复，应考虑肠内喂养的替代途径（图 5.5）。可以进行鼻空肠管喂养低脂配方的尝试，如果患者可以耐受，可以考虑为进行家庭肠内营养而行空肠造口术[50]。空肠肠内营养可能可以改善这些患者的营养状况而不加重其腹痛，并使最终手术可以推迟到营养状况得到改善后；在某些情况下，手术可以完全避免[50]。此外，建议补充钙、维生素 B 和脂溶性维生素，因为患者的这些微量营养素普遍缺乏[50]。

已经提出了许多胰酶补充剂，它们被认为可以作为一种恢复肠道外分泌功能的手段；然而，没有研究提供了足够可靠的证据来推荐它们在急性或慢性胰腺炎患者中的常规使用[50]。延长术前营养补充以将白蛋白提高至＞ 1.5 g/dL 与慢性胰腺炎手术治疗后死亡率和感染并发症发生率的降低有关[50]。

伴有高代谢的炎症性疾病

烧伤与代谢应激反应

大面积烧伤不仅是一种身体创伤，也是一种代谢损伤。在所有形式的严重创伤之后，炎症和激素反应都会被激活；并且常量营养素的使用会受到影响[32]。烧伤组织对于全身免疫反应是一种独特有效的刺激物[32]。烧伤的代谢反应是对应激和创伤的一个有启发性的代谢反应例子[32]。对热损伤后身体恢复的研究为更广泛的外科营养领域带来了深刻的见解[5]。

烧伤是应激引起的代谢变化的终极例子 热损伤引起的应激反应会导致一系列生理过程的激活，这些生理过程是对改变的营养需求做出的反应，目的是恢复体内平衡[23]。营养素的摄入和吸收以及底物的使用都会因系统性反应而变化。虽然这些在进化背景下做出的即时急性应激反应可能可以提供短暂的生理益处，但在长期危重症的背景下，这些变化常被扩大[32]。与大面积热损伤相关的代谢紊乱可直接导致临床并发症、恢复延迟和死亡率增加[4]。

引起这种反应的炎症和激素机制很复杂，但已知包括血循环儿茶酚胺、糖皮质激素和胰高血糖素浓度的长期升高，这些会导致糖异生、糖原分解和蛋白质分解代谢的速度升高[23, 32]。常量营养素的使用改变的其他特征包括胰岛素抵抗和外周脂肪分解增加[4]。虽然营养需求将变得更加难以预测，但常常需要给予额外的肠内或肠外喂养来弥补营养缺口的增加[32]。即使在以目前的标准积极提供营养的情况下，急性烧伤治疗过程中显著的瘦体重减少也是不可避免的[32]。除了在烧伤急性期，大面积热损伤儿科幸存者也存在分解代谢的病理因素[4]。负氮平衡、胰岛素抵抗、脂肪分解和蛋白质消耗在严重烧伤后可能会持续 2 年，可导致康复显著延迟[4]。确定一种疗法或（更有可能的）一系列能够阻止甚至逆转这种蛋白质分解代谢的干预措施仍然是烧伤研究的一个积极诉求[4]。

一篇对烧伤中心营养文献进行的回顾可谓外科营养学发展历程的一个缩影。在先前进行早期切除的时代，有关烧伤患者的研究的最早数据显示，作为对创伤的反应，儿茶酚胺和静息能量消耗（REE）增加[4]。在报道了机体对创伤性损伤具有相应的代谢反应的概念之后，这些烧伤相关营养文献对于认识患者之间这种反应的可变性至关重要[4]。烧伤外科引领了远离经验性热量配方的运动，它显示，即使是在

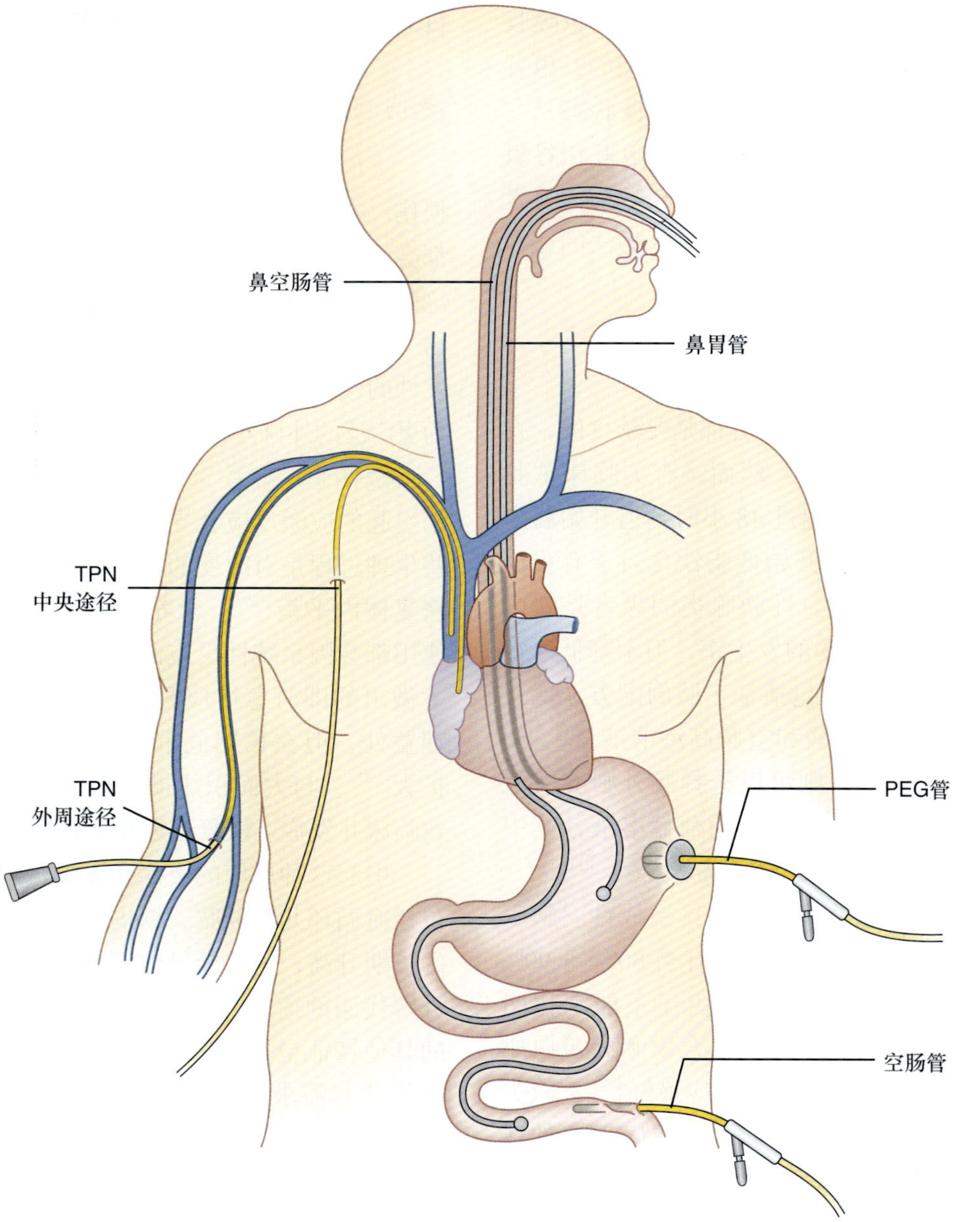

图 5.5 鼻胃管和鼻空肠管的位置（From Norbury WB，Herndon DN. Modulation of the hypermetabolic response after burn injury. In：Herndon DN，ed. Total Burn Care. 3rd ed. Edinburgh：Saunders；2007：423.）
PEG：经皮内镜胃造瘘术；TPN：全肠外营养

有同质损伤（当控制烧伤面积时）的人群中，通常用于预测热量需求的公式也都不能预测患者的 REE[4]。这些烧伤文献明确确立了危重烧伤患者早期开始进行肠内营养的价值和安全性[32]。其他基于烧伤研究的现代外科营养学研究包括：肠道细菌易位的概念和营养喂养的价值，围术期幽门后不间断喂养的安全性，以及高脂营养疗法的炎症副作用[4]。

也许最重要的是，烧伤营养研究对于外科营养学中一个基本范式的转变至关重要：在动物模型和人体热损伤研究中，这种损伤导致的难治性蛋白质-热量缺乏被证明与全身炎症和分解代谢过程之间的基本联系直接相关[4, 46]。此外，通过对各种营养方案对烧伤患者体重和组成的影响进行的严格分析，Hart 及其同事确定，在达到一定的阈值后，增加严重烧伤患者的热量供应最终会导致其脂肪堆积而不是肌肉质量的恢复[23]。总之，这些见解为当代外科营养学的根本性转变奠定了基础——营养不良不仅是一种饥饿状态，而且是一种全身代谢功能障碍状态[4]。

烧伤手术治疗被当做一个努力整合多种疗法的基础——将改善能量浪费的治疗方法与治疗急性应激外科患者的治疗方法整合起来。热损伤患者一直是进行各种旨在减轻创伤分解代谢反应的干预措施的试验场[4]。在药物干预方面，在儿童中，重组人生长激素、氧雄龙、胰岛素、胰岛素样生长因子（IGF-1）和β-肾上腺素能受体（β-AR）阻滞剂（如普萘洛尔）都已被用于减轻热损伤引起的压倒性分解代谢反应，其中，普萘洛尔和氧雄龙的作用最为显著[4]。普萘洛尔是一种非选择性β-肾上腺素能受体拮抗剂，已被证明可减少烧伤患者的产热、心动过速和REE[4]。普萘洛尔似乎还能减少血儿茶酚胺过量的促脂解作用和显著减少肝脏的脂肪浸润[4]。这些发现已促使其他领域的研究人员开始研究使用β阻断剂对抗各种损伤（包括脑损伤、机械性创伤和脓毒症）的代谢后果的策略。

与心脏手术治疗研究一样，烧伤手术治疗相关研究是首先证明有组织的锻炼计划在创伤后恢复的患者中可产生明显的合成代谢作用的研究[4]。应激反应的调节也包括通过服用止痛药和抗焦虑药以及心理治疗来控制疼痛和焦虑[4]。

在所有用于减轻与热损伤相关的应激反应的干预措施中，早期切除烧伤焦痂在减少总能量需求方面是最有效的[4]。虽然切除烧伤焦痂显然与热损伤患者特别相关，但这里有一个几乎适用于所有手术患者的更明显的经验，早期切除烧伤焦痂对烧伤患者恢复的有益影响表明了“源头控制”在管理创伤炎症反应中的重要性[4]。我们早就意识到了早期手术干预作为预防癌症和感染的恶性后遗症的手段的价值[4]。在过去的25年里，一代烧伤外科医生告诉我们，这种原则——早期积极控制急性创伤患者的炎症病灶——最终是我们解决创伤性疾病相关生理紊乱的最有效工具[4]。

严重烧伤的营养支持　烧伤研究是显示饮食改变可改善免疫反应的分子机制的第一批研究之一[4]。在一个严重烧伤的动物模型中，改变营养可以减少细胞因子的释放[4]。此外，与延迟肠内喂养相比，早期肠内喂养降低了REE[32]。然而，添加免疫营养素（如谷氨酰胺和欧米伽-3脂肪酸）并没有显示对这一人群有好处[32]。对严重烧伤患者的既定治疗建议包括：尽快开始进食；给予高蛋白质、高碳水化合物、低脂肪的饮食来抵消高代谢；尽可能进行肠内喂养；以及补充微量营养素，即使它们没有被确定为缺乏[32]。虽然早期营养显然很重要，但目前的数据还不足以推荐具体的喂养配方或营养补充剂[32]。

脓毒症患者的营养支持

脓毒症患者的治疗从预防措施开始。重症监护医生的医疗资源中有许多工具都与感染增加有关，如输血以及侵入性静脉、动脉导管或导尿管[29]。因此，预防感染包括尽量减少这些干预以及优化感染预防。这些措施可以辅以早期动员和深静脉血栓预防，以防止血栓形成和其他可能导致免疫抑制和继发性脓毒症的危重症加重因素[29-30]。

与预防措施具有明显益处相比，对脓毒症患者的营养支持仍然存在争议。虽然有些人主张立即给予积极的营养支持，但更常推荐给予肠内营养[36-37, 40]。肠内营养被认为对脓毒症患者有好处，可以通过维护肠道内上皮细胞防止细菌入侵而不增加微生物负担[45]。推荐的脓毒症患者急性复苏期间的蛋白质摄入量约为1.0 g/（kg·d），非蛋白质热量摄入量约为15 kcal/（kg·d）[36-37, 40]。此外，不推荐含有谷氨酰胺或精氨酸的免疫营养素，因为已经证明它们对重症监护患者都有不良影响，尤其是对于已经存在感染的患者[29, 47]。脓毒症患者的营养支持的总体原则仍然是：在危重症急性期，密切监测患者对食物的耐受性或不耐受程度；在恢复期，延长蛋白质热量支持［＞1.5 g/（kg·d）］[36-37, 40]。

在严重脓毒症期间，患者的耗氧量可能比基线增加50%～60%[29]。如果脓毒症患者因水肿、肺炎或呼吸肌无力而有肺功能受损，则患者的氧需求可能无法满足，且这种情况可能会因某些饮食而进一步恶化[29-30]。燃料底物代谢过程中产生的二氧化碳与消耗的氧气之比（VCO_2/VO_2）被称为呼吸商（respiratory quotient，RQ）[29-30]。因为脂肪和碳水化合物的代谢是通过不同的过程，所以它们的RQ不同：纯碳水化合物的RQ为1.0，而脂质的RQ为0.7[29-30]。在正常情况下，无论饮食结构如何，肺储备都足以清除二氧化碳；然而，在危重症患者，过量喂食碳水化合物会加重二氧化碳清除问题，使患者更难摆脱呼吸机支持[31]。因此，对于危重症患者，必须考虑降低碳水化合物的摄入量。有研究表明，高脂肪饮食也可能会导致肺损伤，特别是欧米伽-6脂肪酸[11-12]。确定常量营养素的正确比例以及在缺乏时补充微量营养素，可能有助于优化生存并促进急性ICU入住和慢性伤口愈合后恢复日常生活活动，但对这一人群仍需进行进一步研究[9]。

艾滋病和癌症的营养支持：严重恶病质状况

在研究蛋白质消耗后营养补充无效的机制过程中发现了TNF-α或“cachexin”[15, 46]。后来，这种细胞因子被发现在脓毒症的急性炎症和其他各种病理过程中起恶病质作用[15,46]。癌症的恶病质与艾滋病（获得性免疫缺陷综合征，AIDS）的恶病质几乎相同，因为它们发生慢性炎症的机制和细胞因子谱（促炎细胞因子 TNF-α、IL-1 和 IL-6 含量高）相似[15, 46]。这些细胞医子可以由宿主免疫系统释放，也可以直接由肿瘤释放[46]。不管是由于病毒还是由于化疗，这些患者都会在严重的恶病质情况下发现严重的免疫抑制[46]。

艾滋病患者和癌症患者可能发生影响呼吸消化道的机会性感染、念珠菌过度生长或病毒性溃疡[46]。此外，高效抗反转录病毒疗法或化疗的最常见的副作用是消化道反应，这会降低患者保持营养的能力[46]。无论是由于原发性癌症还是由于溃疡性病变，许多患者都有继发于口腔、食管或吞咽机制的神经肌肉机制缺陷的营养缺乏[46]。对于这些具有挑战性的疾病，优化营养支持的一般策略包括：当疾病症状或药物副作用妨碍足够的营养摄入时，通过肠内或肠外途径提供营养[31, 46]。如果限制热量的原因是口咽或食管的部分梗阻，如果只是部分梗阻，可以制备高热量营养素液体或浓汤饮料作为肠内喂养的替代[31]。

TPN 在治疗腹部或骨盆放疗后的营养不良和阻止营养吸收的继发性上皮炎症中可起重要作用，可以用到肠炎消退、肠内喂养可以恢复时[9, 37]。通常，味觉障碍是由矿物质缺乏引起的，如铁、锌和 B 族维生素；因此，纠正这些矿物质缺乏有助于恢复正常的营养摄入[9]。有助于减少恶心或改善肠道蠕动的药物有助于解决会加剧食欲缺乏相关的恶心、便秘或腹泻[9]。也已经进行了其他一些用来降低引起恶病质的潜在免疫反应的试验，例如给予非甾体抗炎药、抗细胞因子药物、氨基酸和欧米伽 -3 脂肪酸补充剂[19, 49, 26]。最后，同时出现的抑郁或疼痛也会导致食欲抑制以及应激反应引起的炎症[15]。

对于如何最好地利用营养支持来改善癌症和免疫功能低下患者的预后存在重大争议[15, 19, 29]。低蛋白质饮食可以通过参与雷帕霉素途径的分子靶点和 IGF-1 以及成纤维细胞生长因子 -21 抑制肿瘤生长而降低癌症发病率。在患者中，已经发现欧米伽 -3 鱼油补充剂、高剂量维生素 D、增加膳食纤维和咖啡都可以降低结直肠癌的复发风险、延长生存期和降低死亡率。欧米伽 -3 脂肪酸补充剂可以改善胆管癌和胰腺癌的癌症恶病质[11-12]。

肝功能不全的营养支持

肝硬化的临床特征，如腹水、脐周静脉曲张或黄疸，在肝细胞破坏高达 90% 时才出现。肝功能不全患者的实验室检查会显示：丙氨酸转氨酶和天冬氨酸转氨酶升高，白蛋白降低，凝血酶原时间延长——因为除内皮产生的 vWF/ 因子Ⅷ外，所有凝血因子都是由肝脏产生[49]。因此，内源性肝功能下降的最一致的标志是凝血酶原时间延长和低蛋白血症[49]。虽然部分凝血活酶在肝功能不全时几乎都是正常的，但出血时间可以延长或正常[49]。

随着血糖控制的丧失——通常是由肝脏通过糖原生成、糖原分解和糖异生进行的，储存在肌肉中的糖原会迅速耗竭，胰岛素抵抗随之产生[49]，蛋白质和脂质随之成为能量来源而导致外周储备减少[49]。肝功能不全时会出现类似烧伤高代谢或脓毒症的分解代谢状况；TNF-α、IL-1 和 IL-6 浓度升高已被证实，这些被认为是相关蛋白质-热量营养不良的一种可能的因果机制[49]。高含量支链氨基酸（BCAA）饮食被认为是减少蛋白质浪费的方法，但这种方法还不完善[49]。肝功能不全患者通常有相关的营养缺乏，如血清钾、镁和锌浓度过低，可能需要补充[49]。

肝功能不全患者的治疗重点是：满足维持瘦体重所需的热量摄入，同时保持较低的液体摄入量[49]。然而，在这一人群中，对于具体方案以及补充时机和途径的优化并没有进行很好的研究[49]。改善口服摄入的方法包括：改进进餐感知方面的技术，鼓励不间断进餐，增加进餐频率，减少进餐量，用高蛋白质或高热量食品强化进餐，以及增强医护人员的支持[49]。因为肝性脑病很可能是氨蓄积的结果，所以在尝试更多的侵入性措施（如肝肾分流）之前，建议将蛋白质限制在每天＜ 40 g[49]。如果患者有腹水，则治疗应包括钠限制和利尿或穿刺抽液术（如有必要）[49]。

减肥手术患者的营养缺乏

人们已经做了很多工作来了解驱动食欲的途径以及如何治疗食欲过度的人。每当节食或饥饿导致摄入的热量减少时，主要的促食欲激素——胃饥饿素就会释放出来。理论上，减肥手术在降低食欲方面的成功部分是由于切除了胃中分泌大部分胃饥饿素的部分，从而降低了食欲信号[16, 25-26]。

旨在减轻体重的手术分为两大类：限制性手术和吸收不良手术。限制性手术会减少胃容量，从而可在较少的食物量下触发饱腹感的神经体液反应。限制性手术包括胃束带手术（banding procedure）、胃垂直束带成形术（vertical banded gastroplasty）和袖状带切除术（sleeve gastrectomy）。与限制性手术不同，吸收不良手术会改变正常吸收肠道，通常会切除一长段肠道，即通过减少营养物质的吸收来减轻体重。吸收不良手术包括空肠代胃术（jejunoileal bypass，JIB）、胆胰分流术（biliary-pancreatic diversion，BPD）、十二指肠开关胆胰分流术（BPD with duodenal switch，BPD-DS）和Roux-en-Y胃旁路术（Roux-en-Y gastric bypass，RYGB）。其中，JIB仅通过吸收不良机制发挥作用，而BPD/BPD-DS和RYGB涉及切除部分胃以提供限制性和吸收不良机制，以最大限度地减轻体重。这些手术中的每一种都与可预测的术后并发症有关，包括特定的营养缺乏。

尽管对每次手术相关的营养缺乏风险有明确的认识，但减肥手术患者术后发生营养缺乏的发生率仍然很高[26]。在三大营养素中，患者术后发生蛋白质缺乏的风险最大，他们的日常需求无法满足，因为总体食物摄入量减少[26]。术后患者的饮食不足被推测是由于不遵守饮食补充处方要求或有未诊断的术前缺乏[26]。例如，在减肥手术前，44%的成年患者被发现缺铁，这是减肥手术患者最常见的营养缺乏问题之一[25]。此外，大多数有关减肥手术的研究对患者进行的随访仅到术后1～2年，因此对患者的长期代谢后果仍不清楚。

可调节胃束带术　可调节胃束带术后最常见的营养缺乏是铁缺乏，临床医生应按低阈值来进行缺铁性贫血的诊断[26]。在所有减肥手术中，环带的营养缺乏发生率最低，但再次手术和减肥失败的比率最高[26]。

袖状胃切除术　胃底是内因子的主要来源，这是维生素 B_{12} 在回肠吸收所必需的辅助因子[25]。在袖状胃切除术中，当进行大曲度套筒胃切除时，内因子的数量减少，回肠对维生素 B_{12} 的吸收减少[25]。因此，维生素 B_{12} 缺乏是袖状胃切除术的最常见的营养缺乏[25]。维生素 B_{12} 缺乏在临床上表现为脸色苍白、乏力和血涂片上巨幼细胞性贫血[25]。

Roux-en-Y胃旁路术（RYGB）　开腹RYGB、腹腔镜RYGB和腹腔镜袖状胃切除术均显示可显著减轻体重，且均优于可调节胃束带术[26]。RYGB能够提供限制性手术后看不到的持续体重减轻，同时可避免与其他吸收不良手术相关的严重并发症[16]。在RYGB治疗后，患者的胰高血糖素样肽-1(也称为“肠促胰岛素”）增加，这已被证明是使食欲下降的原因之一[16]。术后患者的阻塞性睡眠呼吸暂停、糖尿病、高血压和代谢综合征等其他特征也有持续的改善[16]。

与RYGB相关的最常见的营养缺乏是缺铁性贫血。如果胃的一部分被绕过或切除，则患者就会有蛋白质消化不完全和营养物质（如铁、内在因子和维生素 B_{12}）与蛋白质结合的风险[25]。如果近端小肠被绕过，如在JIB、BPD和BPD-DS以及RYGB，则患者发生主要是早期吸收的营养物质（主要是铁、维生素D、铜和钙）缺乏的风险增加[25]。营养缺乏的发生风险与绕过的小肠的量成正比，这在JIB和BPD中最常见[25]。

胆胰分流术（BPD）和十二指肠开关胆胰分流术（BPD-DS）　BPD和BPD-DS只有在对患者进行非常仔细的选择后才能进行，因为它们与最高的营养缺乏发生率相关[25]。BPD和BPD-DS最常见的营养缺乏是蛋白质营养不良，表现为低白蛋白血症，发生率为3%～11%[25]。缺铁性贫血也很常见，发生率约为5%，尽管也可能高达12%～47%[25]。对这些患者进行的长期随访发现，BPD后和BPD-DS后也可发生其他维生素和矿物质缺乏，特别是钙和锌[25]。此外，术后脂肪吸收减少了70%，与脂溶性维生素缺乏的高发生率有关[25]。

对减肥手术患者的营养优化的一般建议　减肥手术患者可能会出现营养浓度和营养使用的变化，其范围从轻微到危及生命[25]。此外，在帮助这些患者从严重的手术挑战或营养失调中恢复方面，术后并发症会带来相当大的挑战。一般来说，营养咨询应在减肥手术或其他重建手术之前几个月就开始[25]。大多数营养咨询师都会让患者在术前尝试一段时间的术前减肥，看看患者能否遵守模拟的术后饮食限制[26]。对于严重肥胖患者，即使体重只减轻10%，也能通过减少肝脏、网膜和腹膜脂肪的大小，在手术过程中显著改善视觉效果[25]。此外，减重还能降低涉及心肺和血管系统的术后并发症的发生率[16]。这些患者还需要在门诊进行密切随访。所有减肥手术患者术后应每天服用多种维生素，同时还要额外补充铁和维生素 B_{12}，以预防限制性-吸收不良手术后的贫血[25]。美国代谢和减肥外科学会详细介绍了推荐的筛查规程以及基于减肥手术的营养缺乏风险应提供的补充剂的具体建议[25]。

小结

外科医生面对的代谢紊乱的原因和后果对于其他专科医生而言是只有在最极端情况下才会见到的。因此，外科医生要非常了解各种代谢过程的相互联系及其调节方法。随着细胞生物能量转化研究的不断进展，我们很可能会发现更好的疗法来优化机体对疾病和损伤的代谢反应，无论是在手术室内还是手术室外。营养病理学从未像现在这样具有挑战性，有思想且勤奋的外科医生-科学家将继续为解决这些问题做出贡献。

主要参考文献

Alberts B，Johnson A，Lewis J，et al. *Molecular Biology of the Cell*. 6th ed. New York：W. W. Norton & Company；2015.

支配细胞生物学的分子生物学过程的一本核心参考教科书。

Berg JM，T ymoczko JL，Gatto Jr GJ，et al. *Biochemistry*. 7th ed. New York：WH Freeman；2015.

一本生物化学部分的核心参考教科书——有关于代谢过程的相互关系的大量描述。

Cuthbertson DP. Post-shock metabolic response. *Lancet*. 1942；239：433-437.

一项强调了创伤在刺激代谢变化中的作用的经典研究。

Herndon DN. *Total Burn Care*. 5th ed. Philadelphia：Elsevier；2018.

一本综合性教科书，由一个多样化的多学科团队编写，涵盖了与严重烧伤的现代外科治疗相关的所有问题。

McClave SA，T aylor BE，Martindale RG，et al. Guidelines for the provision and assessment of nutrition support therapy in the adult critically ill patient：Society of Critical Care Medicine（SCCM）and American Society for Parerteral and Enteral Nutrition（A.S.P.E.N.）. *JPEN J Parenter Enteral Nutr*. 2016；40：159-211.

由最著名的医学营养专业学会认可的危重症患者的营养支持的最新综合指南。

参考文献

1. Kleiber M, Rogers TA. Energy metabolism. *Annu Rev Physiol.* 1961;23:5–36.
2. Alberts B, Johnson A, Lewis J, et al. *Molecular Biology of the Cell.* 6th ed. New York: W. W. Norton & Company; 2015.
3. Berg JM, Tymoczko JL, Gatto Jr GJ, et al. *Biochemistry.* 7th ed. New York: WH Freeman; 2015.
4. Herndon DN. *Total Burn Care.* 5th ed. Philadelphia: Elsevier; 2018.
5. Cuthbertson DP. The disturbance of metabolism produced by bony and non-bony injury, with notes on certain abnormal conditions of bone. *Biochem J.* 1930;24:1244–1263.
6. Sazanov LA. A giant molecular proton pump: structure and mechanism of respiratory complex I. *Nat Rev Mol Cell Biol.* 2015;16:375–388.
7. Porter C, Herndon DN, Borsheim E, et al. Uncoupled skeletal muscle mitochondria contribute to hypermetabolism in severely burned adults. *Am J Physiol Endocrinol Metab.* 2014;307:E462–E467.
8. Lidell ME, Enerback S. Brown adipose tissue—a new role in humans? *Nat Rev Endocrinol.* 2010;6:319–325.
9. McClave SA, Taylor BE, Martindale RG, et al. Guidelines for the provision and assessment of nutrition support therapy in the adult critically Ill patient: Society of Critical Care Medicine (SCCM) and American Society for Parenteral and Enteral Nutrition (A.S.P.E.N.). *JPEN J Parenter Enteral Nutr.* 2016;40:159–211.
10. Blair NF, Cremer PD, Tchan MC. Urea cycle disorders: a life-threatening yet treatable cause of metabolic encephalopathy in adults. *Pract Neurol.* 2015;15:45–48.
11. Kristine Koekkoek W, Panteleon V, van Zanten AR. Current evidence on omega-3 fatty acids in enteral nutrition in the critically ill: a systematic review and meta-analysis. *Nutrition.* 2019;59:56–68.
12. Kreymann KG, Heyland DK, de Heer G, et al. Intravenous fish oil in critically ill and surgical patients—historical remarks and critical appraisal. *Clin Nutr.* 2018;37:1075–1081.
13. Cederholm T, Jensen GL, Correia M, et al. GLIM criteria for the diagnosis of malnutrition—a consensus report from the global clinical nutrition community. *Clin Nutr.* 2019;38:1–9.
14. Long CL, Schaffel N, Geiger JW, et al. Metabolic response to injury and illness: estimation of energy and protein needs from indirect calorimetry and nitrogen balance. *JPEN J Parenter Enteral Nutr.* 1979;3:452–456.
15. Norbury WB, Situ E, Herndon DN. Nutritional support in the critically ill. In: Cameron JL, ed. *Current Surgical Therapy.* 9th ed. Philadelphia: Mosby; 2007:1234–1245.
16. Mauldin K, O'Leary-Kelley C. New guidelines for assessment of malnutrition in adults: obese critically ill patients. *Crit Care Nurse.* 2015;35:24–30.
17. Lee JL, Oh ES, Lee RW, et al. Serum albumin and prealbumin in calorically restricted, nondiseased individuals: a systematic review. *Am J Med.* 2015;128:1023. e1021–e1022.
18. Davis CJ, Sowa D, Keim KS, et al. The use of prealbumin and C-reactive protein for monitoring nutrition support in adult patients receiving enteral nutrition in an urban medical center. *JPEN J Parenter Enteral Nutr.* 2012;36:197–204.

19. Gentile LF, Cuenca AG, Efron PA, et al. Persistent inflammation and immunosuppression: a common syndrome and new horizon for surgical intensive care. *J Trauma Acute Care Surg.* 2012;72:1491–1501.
20. Gibbs J, Cull W, Henderson W, et al. Preoperative serum albumin level as a predictor of operative mortality and morbidity: results from the National VA Surgical Risk Study. *Arch Surg.* 1999;134:36–42.
21. Caraceni P, Tufoni M, Bonavita ME. Clinical use of albumin. *Blood Transfus.* 2012;11(suppl 4):s18–s25.
22. Reeves MM, Capra S. Predicting energy requirements in the clinical setting: are current methods evidence based? *Nutr Rev.* 2003;61:143–151.
23. Hart DW, Wolf SE, Herndon DN, et al. Energy expenditure and caloric balance after burn: increased feeding leads to fat rather than lean mass accretion. *Ann Surg.* 2002;235:152–161.
24. Center for Health Statistics. National Health and Nutrition Examination Survey: analytic guidelines, 2011–2014 and 2015–2016. https://wwwn.cdc.gov/nchs/data/nhanes/2011-2012/analyticguidelines/analytic_guidelines_11_16.pdf. Accessed April 22, 2019.
25. Parrott J, Frank L, Rabena R, et al. American Society for Metabolic and Bariatric Surgery integrated health nutritional guidelines for the surgical weight loss patient 2016 update: micronutrients. *Surg Obes Relat Dis.* 2017;13:727–741.
26. Xanthakos SA. Nutritional deficiencies in obesity and after bariatric surgery. *Pediatr Clin North Am.* 2009;56:1105–1121.
27. Norbury W, Herndon DN, Tanksley J, et al. Infection in burns. *Surg Infect (Larchmt).* 2016;17:250–255.
28. Gasic S, Schneider B, Waldhausl W. Indirect calorimetry: variability of consecutive baseline determinations of carbohydrate and fat utilization from gas exchange measurements. *Horm Metab Res.* 1997;29:12–15.
29. Wischmeyer PE. Nutrition therapy in sepsis. *Crit Care Clin.* 2018;34:107–125.
30. Ingels C, Vanhorebeek I, Van den Berghe G. Glucose homeostasis, nutrition and infections during critical illness. *Clin Microbiol Infect.* 2018;24:10–15.
31. Brown B, Roehl K, Betz M. Enteral nutrition formula selection: current evidence and implications for practice. *Nutr Clin Pract.* 2015;30:72–85.
32. Rousseau AF, Losser MR, Ichai C, et al. ESPEN endorsed recommendations: nutritional therapy in major burns. *Clin Nutr.* 2013;32:497–502.
33. Simpson F, Doig GS. Parenteral vs. enteral nutrition in the critically ill patient: a meta-analysis of trials using the intention to treat principle. *Intensive Care Med.* 2005;31:12–23.
34. Peter JV, Moran JL, Phillips-Hughes J. A metaanalysis of treatment outcomes of early enteral versus early parenteral nutrition in hospitalized patients. *Crit Care Med.* 2005;33:213–220; discussion 260–211.
35. Reignier J, Boisrame-Helms J, Brisard L, et al. Enteral versus parenteral early nutrition in ventilated adults with shock: a randomised, controlled, multicentre, open-label, parallel-group study (NUTRIREA-2). *Lancet.* 2018;391:133–143.
36. Lewis SR, Schofield-Robinson OJ, Alderson P, et al. Enteral versus parenteral nutrition and enteral versus a combination of enteral and parenteral nutrition for adults in the intensive care unit. *Cochrane Database Syst Rev.* 2018;6:CD012276.
37. Elke G, van Zanten AR, Lemieux M, et al. Enteral versus parenteral nutrition in critically ill patients: an updated systematic review and meta-analysis of randomized controlled trials. *Crit Care.* 2016;20:117.
38. Harvey SE, Parrott F, Harrison DA, et al. Trial of the route of early nutritional support in critically ill adults. *N Engl J Med.* 2014;371:1673–1684.
39. Montejo JC, Minambres E, Bordeje L, et al. Gastric residual volume during enteral nutrition in ICU patients: the regane study. *Intensive Care Med.* 2010;36:1386–1393.
40. Casaer MP, Mesotten D, Hermans G, et al. Early versus late parenteral nutrition in critically ill adults. *N Engl J Med.* 2011;365:506–517.
41. Nygren J, Thacker J, Carli F, et al. Guidelines for perioperative care in elective rectal/pelvic surgery: Enhanced Recovery After Surgery (ERAS((R))) society recommendations. *World J Surg.* 2013;37:285–305.
42. Practice guidelines for preoperative fasting and the use of pharmacologic agents to reduce the risk of pulmonary aspiration: application to healthy patients undergoing elective procedures: an updated report by the American Society of Anesthesiologists Committee on Standards and Practice Parameters. *Anesthesiology.* 2011;114:495511.
43. D'Amico DF, Parimbelli P, Ruffolo C. Antibiotic prophylaxis in clean surgery: breast surgery and hernia repair. *J Chemother.* 2001;13(spec no 1):108–111.
44. Heyland D, Muscedere J, Wischmeyer PE, et al. A randomized trial of glutamine and antioxidants in critically ill patients. *N Engl J Med.* 2013;368:1489–1497.
45. Neuman MG, Nanau RM. Inflammatory bowel disease: role of diet, microbiota, life style. *Transl Res.* 2012;160:29–44.
46. Ward NS, Casserly B, Ayala A. The compensatory anti-inflammatory response syndrome (CARS) in critically ill patients. *Clin Chest Med.* 2008;29:617–625, viii.
47. van Zanten AR, Dhaliwal R, Garrel D, et al. Enteral glutamine supplementation in critically ill patients: a systematic review and meta-analysis. *Crit Care.* 2015;19:294.
48. Drover JW, Dhaliwal R, Weitzel L, et al. Perioperative use of arginine-supplemented diets: a systematic review of the evidence. *J Am Coll Surg.* 2011;212:385–399, 399 e381.
49. Hammad A, Kaido T, Aliyev V, et al. Nutritional therapy in liver transplantation. *Nutrients.* 2017;9:e1126.
50. Song J, Zhong Y, Lu X, et al. Enteral nutrition provided within 48 hours after admission in severe acute pancreatitis: a systematic review and meta-analysis. *Medicine (Baltimore).* 2018;97:e11871.

6 章

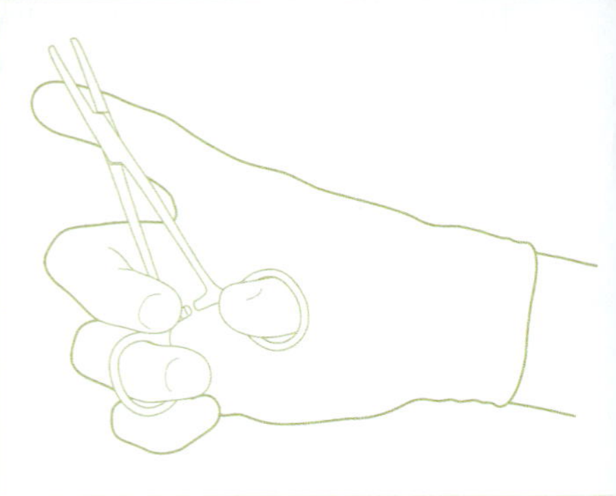

伤口愈合

Stefanos Boukovalas、Kristen A. Aliano、Linda G. Phillips 和
William B. Norbury 原著

文王强 刘韦金 译 边 佺 审校

章目录

尽管伤口的治疗和愈合是医学文献中讨论的最古老的主题之一，理解伤口的愈合所涉及的步骤方面也已经取得了许多进展，但对伤口愈合的确切机制仍不清楚。

组织损伤与愈合反应

恢复结构完整性、减少体液流失、修复感染的屏障以及重建正常的血液和淋巴液流动模式被称为伤口修复。在伤口修复过程中，为了加快功能恢复，需要牺牲完美的重建。相比之下，再生是伤口愈合的目标，是在没有瘢痕形成的情况下完美恢复原有的组织结构；因此，再生只有在胚胎发育阶段、低等生物或某些组织（如骨和肝）中才能实现。

所有伤口都要经过相同的基本修复步骤。急性伤口的修复是以有序和及时的修复过程进行，以实现结构和功能的持续恢复。慢性伤口的修复在持续炎症期停滞，因而无法愈合。

伤口愈合分期

伤口愈合过程分为炎症期、增生期和成熟期。在诸如压疮等大伤口愈合过程中，焦痂或纤维蛋白渗出液反映了炎症期，肉芽组织是增生期的一部分，边缘收缩或扩展是成熟期的一部分。伤口愈合过程中这三期可以同时发生，它们各自的过程也可以重叠（图 6.1）。

炎症期

在组织对损伤产生的即时反应过程中，止血迅速发生，随后炎症迅速发生。炎症期是试图通过止血来限制损伤、密封创面以及去除坏死组织、异物和细菌的过程。炎症期的特征为：血管通透性增加；细胞通过趋化作用迁移到伤口，并将细胞因子和生长因子分泌到伤口中；以及激活迁移细胞。

止血与炎症

血管损伤会导致局部小动脉和毛细血管强烈

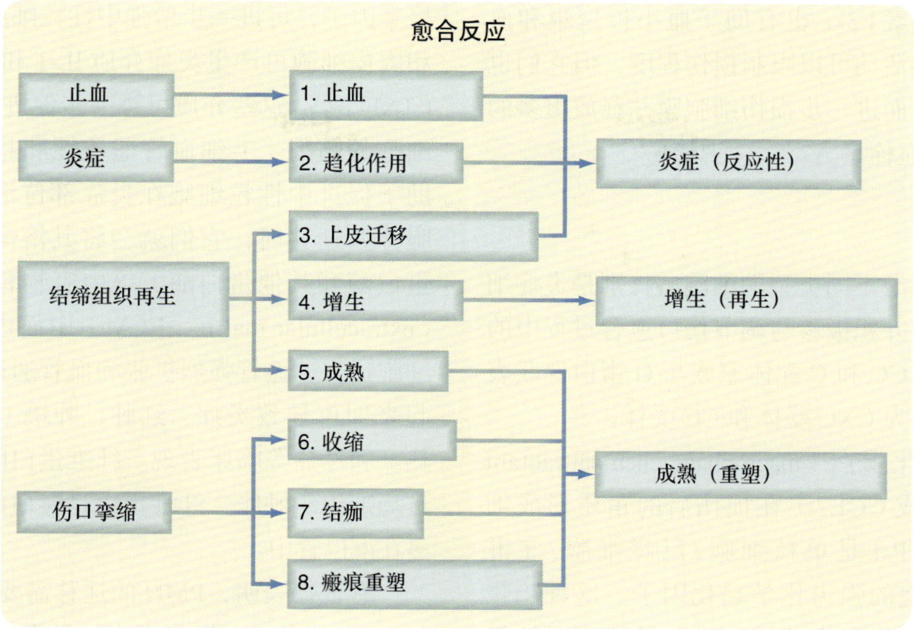

图 6.1 伤口愈合过程示意图

收缩，继而发生血管扩张和血管通透性增加（图6.2）。红细胞和血小板黏附在受损的毛细血管内皮上，可导致毛细血管堵塞和出血停止。血小板黏附于毛细血管内皮主要是由高亲和力糖蛋白受体与整合素受体 GPⅡb-Ⅲa（$\alpha_{IIb}\beta_3$）之间的相互作用介导的。血小板还表达其他整合素受体——介导与胶原蛋白（$\alpha_2\beta_1$）和层粘连蛋白（$\alpha_6\beta_1$）的直接结合或与内皮下基质结合的纤连蛋白（$\alpha_5\beta_1$）、玻连蛋白（$\alpha_v\beta_3$）和其他配体的间接结合。血小板活化是通过与受损内皮细胞暴露的Ⅳ型和Ⅴ型胶原蛋白结合

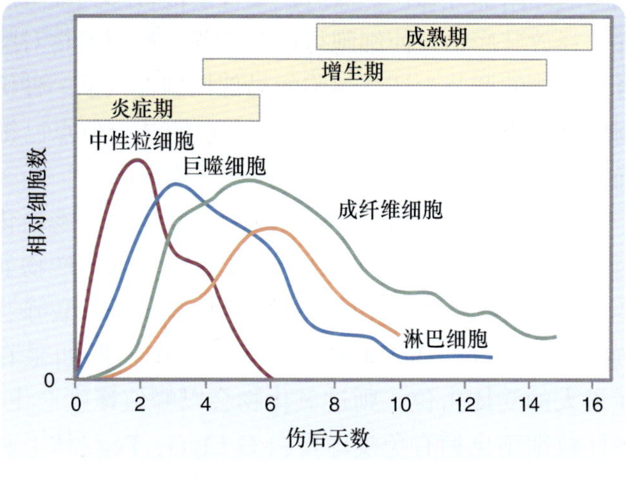

图 6.2 伤口愈合过程中不同细胞出现的时程。巨噬细胞和中性粒细胞在炎症期占优势（分别在第 3 天和第 2 天达到峰值）。淋巴细胞出现较晚，在第 7 天达到峰值。成纤维细胞是增生期的主要细胞（Adapted from Witte MB，Barbul A. General principles of wound healing. Surg Clin North Am. 1997；77：509-528.）

而发生的，可导致血小板聚集。血小板和胶原蛋白之间的初始接触需要血管性血友病因子（von Willebrand factor，vWF）Ⅷ，这是一种由巨核细胞和内皮细胞合成的异二聚体蛋白质。

血管通透性增加

血小板结合可导致血小板构象变化而触发细胞内信号传导通路，导致血小板活化和生物活性蛋白质的释放。血小板释放因子有两种不同的来源：α 颗粒和致密体。血小板 α 颗粒是含有血小板衍生生长因子（platelet-derived growth factor，PDGF）、转化生长因子-β（transforming growth factor-β，TGF-β）、胰岛素样生长因子 1（insulin-like growth factor 1，IGF-1）、纤连蛋白、纤维蛋白原、血小板反应蛋白和 vWF 的存储细胞器。致密体含有血管活性胺，如血清张力素，可导致血管扩张和血管通透性增加。黏附在内皮表面的肥大细胞可释放组胺和 5-羟色胺，导致内皮细胞通透性增加和血浆从血管内渗漏到细胞外间隙。

血小板被激活，细胞膜磷脂与因子Ⅴ结合，进而可以与因子Ⅹ相互作用。膜结合的凝血酶原酶活性产生并以成倍方式加强凝血酶的产生。凝血酶本身可激活血小板并催化纤维蛋白原向纤维蛋白转化。纤维蛋白链可捕获红细胞而形成血凝块并封闭伤口。由此产生由内皮细胞、炎症细胞和成纤维细胞构成的修复受损血管的网格支架。

在花生四烯酸级联反应中，细胞膜降解形成的血

栓素 A2 和前列腺素 F2α 也有助于血小板聚集和血管收缩。尽管这些活动可以限制损伤程度，但它们也可以导致局部缺血而进一步损伤细胞膜并释放更多的前列腺素 F2α 和血栓素 A2。

趋化因子

趋化因子可刺激不同类型的细胞（特别是炎症细胞）迁移到伤口中并积极参与调节伤口愈合过程中的不同阶段。CXC、CC 和 C 配体家族与 G 蛋白偶联表面受体结合，被称为 CXC 受体和 CC 受体。

巨噬细胞趋化蛋白（macrophage chemoattractant protein，MCP-1 或 CCL2）在损伤后的角质形成细胞中被诱导。MCP-1 是单核细胞 / 巨噬细胞、T 淋巴细胞和肥大细胞的强力化学趋化因子。这种趋化因子的表达在慢性伤口中持续存在，导致多形核细胞（polymorphonuclear cell，PMN）和巨噬细胞长期存在，从而导致炎症反应延长。趋化因子（C-X-C motif，CXC）配体 1（CXC ligand 1，CXCLl；以前称为 GRO-α）是一种强力 PMN 趋化调节因子，在急性伤口中增加。CXCL1 也参与再上皮化。白介素 -8（IL-8；也称为 CXCL8）在急性伤口中和慢性伤口中表达增加。IL-8 参与再上皮化并可诱导白细胞表达基质金属蛋白酶（matrix metalloproteinase，MMP）而刺激重塑。IL-8 也是 PMN 的强力趋化因子并参与炎症反应。在胎儿伤口中发现了相对低水平的 IL-8，这可能是胎儿伤口炎症减少且愈合无瘢痕的原因。在急性伤口和慢性炎症情况下，干扰素 -γ（interferon-γ，IFN-γ）可引起角质形成细胞产生的 CXCL10 表达升高。CXCL10 可通过增加炎症反应和向伤口募集淋巴细胞而阻碍伤口愈合。CXCL10 还可通过减少再上皮化和血管生成以及阻止成纤维细胞迁移而抑制增生。基质细胞衍生因子 -1（stromal cell-derived factor-1，SDF-1，也称为 CXCL12）可由内皮细胞、肌成纤维细胞和角质形成细胞表达，通过向伤口募集淋巴细胞和促进血管生成参与炎症反应。SDF-1 是内皮细胞和骨髓祖细胞从血循环到外周组织的一种强力趋化因子。SDF-1 还能促进角质形成细胞增生而再上皮化。

多形核细胞（PMN）

组胺和 5- 羟色胺的释放可导致毛细血管床的血管通透性增加。补体因子（如 C5a）和白三烯 B4 可促进中性粒细胞黏附和趋化。在凝血酶存在的情况下，暴露于白三烯 C4 和 D4 的内皮细胞可释放血小板聚集因子，可进一步增强中性粒细胞黏附。单核细胞和内皮细胞可产生炎症介质 IL-1 和肿瘤坏死因子 -α（TNF-α），这些介质可进一步促进内皮细胞–中性粒细胞的黏附。毛细血管通透性和趋化因子的增加有助于促进中性粒细胞在炎症部位渗出。当中性粒细胞开始迁移时，它们就会将其溶酶体和酶（如弹性蛋白酶和其他蛋白酶）等内容物释放到细胞外基质（extracellular matrix，ECM）中而进一步促进中性粒细胞迁移。血管强烈扩张和血管通透性增加两者结合起来即可导致炎症、红肿、肿块（肿胀）、灼热（发热）和疼痛等临床表现。纤维蛋白的沉积可进一步促进局部组织肿胀，纤维蛋白是凝血的最终产物，被包裹在淋巴管中。

有证据表明，PMN 的迁移需要 β_1 和 β_2 整合素与 ECM 成分之间顺序发生的黏附和解黏附相互作用。整合素分子是一类与细胞骨架紧密偶联的细胞表面受体。这些分子可与 ECM 成分（如纤连蛋白）相互作用而提供附着并将信号传导到细胞内部。

整合素对细胞移动至关重要，是炎症和正常伤口愈合以及胚胎发育和肿瘤转移所必需的。外渗后，PMN 在趋化因子的作用下，通过整合素受体及其配体之间的瞬时相互作用，可迁移通过 ECM。已描述了整合素介导的细胞移动的四个阶段：黏附，延伸，收缩或牵引，以及回缩。通过配体结合激活特定整合素已被证明可增加细胞黏附并激活细胞肌动蛋白细胞骨架的重组。细胞延伸的特点是片状伪足和丝状伪足出现。细胞前缘的牵引是通过与整合素结合形成的，随后细胞通过细胞膜的黏附部分移位。然后，整合素被转移到细胞后部并释放其底物，使细胞得以向前移。黏附底物对整合素功能的调节为迁移细胞的局部控制提供了一种机制。在 ECM 的组装框架内，整合素的结合位点已被确定是在胶原蛋白、层粘连蛋白和纤连蛋白上。

当趋化因子与细胞表面的受体结合时，该趋化因子即可通过信号传导介导 PMN 反应。细菌产物如 *N*- 甲酰基–甲硫酰–苯丙氨酸结合并诱导环磷酸腺苷（adenosine monophosphate，AMP）产生，但如果存在最大的受体占位，则过氧化物会以峰值速度产生。中性粒细胞也拥有免疫球蛋白 G（IgG；Fc 受体）和补体蛋白 C3b 和 C3bi 受体。随着补体级联效应的释放和细菌的调理作用，这些蛋白质与中性粒细胞上的受体结合可使中性粒细胞识别和吞噬细菌。当中性粒细胞受到刺激时，它们会表达更多的 CR1 和 CR3 受体，会更有效地识别和吞噬这些细菌。

PMN 功能激活发生在其迁移到伤口部位内之后，由此可能会诱导新的细胞表面抗原表达、增加细胞毒性或增加多种细胞因子的产生和释放。这些活化的中性粒细胞可清除坏死碎片、异物和细菌，并通过还原形式的烟酰胺腺嘌呤二核苷酸磷酸提供的电子产生氧自由基。这些电子被运输穿过细胞膜进入溶酶体，在那里形成超氧阴离子（O_2^-）。在超氧化物歧化酶的催化下，过氧化氢（H_2O_2）形成，然后 H_2O_2 在中性粒细胞的嗜天青颗粒中被髓过氧化物酶降解。这种相互作用可使卤化物氧化，形成次氯酸等副产物。H_2O_2 和 O_2^- 之间在铁催化反应下形成羟基自由基（OH·）。这种强力自由基具有杀菌作用，对中性粒细胞和周围存活组织也有毒性。

数天后或当伤口污染得到控制时，PMN 的迁移停止。单个 PMN 的存活时间不超过 24 小时，且主要是被单核细胞替代。持续的伤口污染或继发性感染会导致补体系统激活而提供趋化因子的稳定供应和 PMN 的持续大量流入伤口。炎症期延长会延迟伤口愈合，破坏正常组织，以及导致脓肿形成和可能的全身感染。PMN 对于伤口愈合不是必需的，因为它们的吞噬和抗菌作用可以被巨噬细胞接管。无菌切口在不存在 PMN 的情况下可以正常愈合。

巨噬细胞

巨噬细胞是一种可通过协调细胞因子的释放和刺激伤口愈合的许多后续过程而对伤口愈合真正至关重要的细胞（图 6.3）。组织巨噬细胞来源于迁移单核细胞的趋化作用，在损伤后 24 ～ 48 小时内出现。当中性粒细胞开始消失时，巨噬细胞出现并诱导 PMN 凋亡。单核细胞趋化因子包括细菌产物、补体降解产物

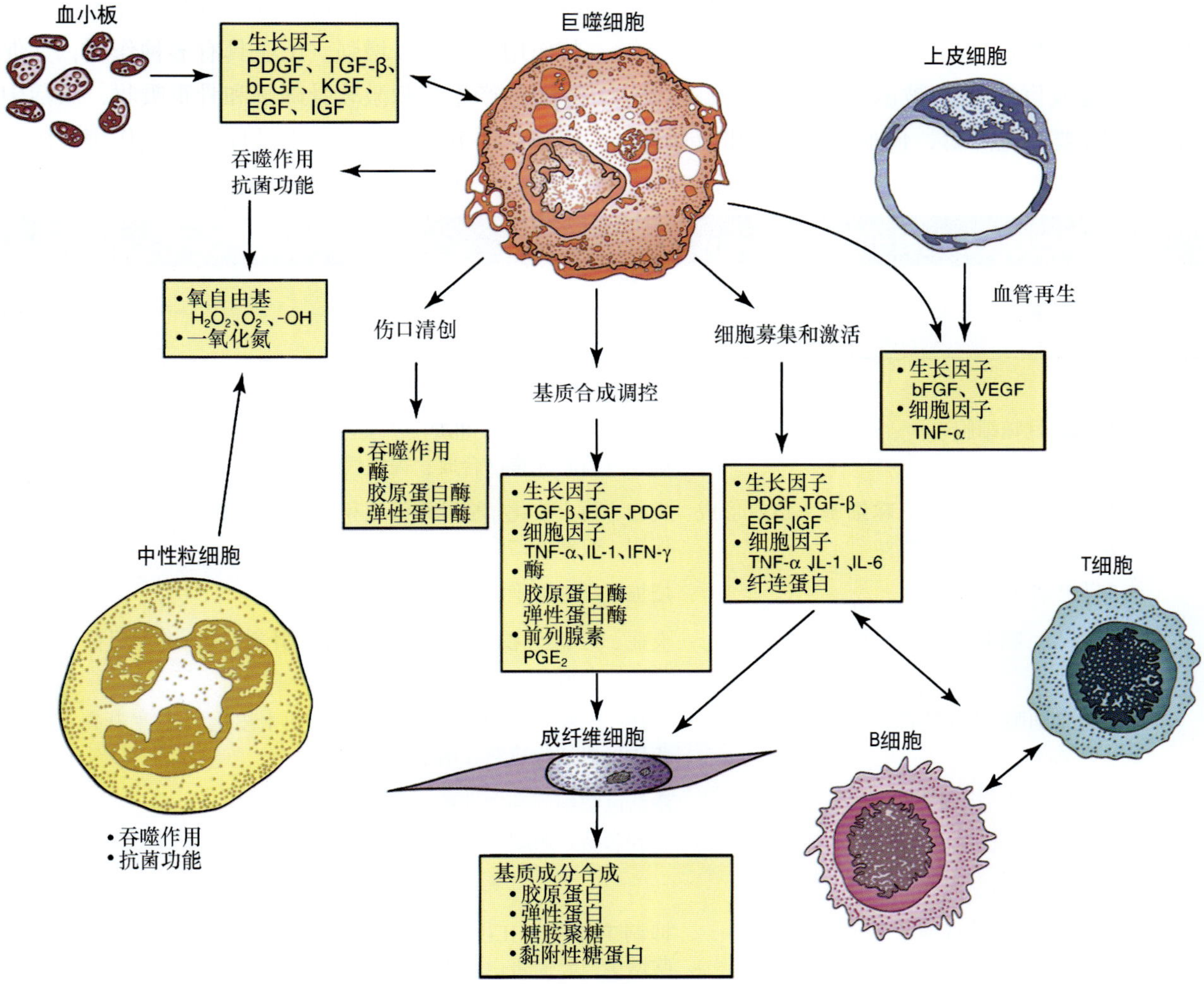

图 6.3　细胞因子和体液因子在伤口愈合中的相互作用。注意巨噬细胞的关键作用。bFGF：碱性成纤维细胞生长因子；EGF：表皮生长因子；H_2O_2：过氧化氢；IFN-γ：干扰素 -γ；IGF：胰岛素样生长因子；IL-1：白介素 -1；IL-6：白介素 -6；KGF：角质细胞生长因子；O_2^-：超氧化物；-OH：羟基；PDGF：血小板衍生生长因子；PGE_2：前列腺素 E2；TGF-β：转化生长因子 -β；TNF-α：肿瘤坏死因子 -α；VEGF：血管内皮生长因子（Adapted from Witte MB，Barbul A. General principles of wound healing. Surg Clin North Am. 1997；77：509-528.）

（C5a）、凝血酶、纤连蛋白、胶原蛋白、TGF-β 和 PDGF-BB。单核细胞趋化作用是单核细胞表面的整合素受体与 ECM 纤维蛋白和纤连蛋白相互作用的结果。β 整合素受体也能传导信号以启动巨噬细胞的吞噬活性。活化的整合素表达介导单核细胞转化为伤口巨噬细胞。转化的结果是巨噬细胞活性增高并通过信使 RNA（mRNA）[包括早期生长反应（early growth response，EGR）基因——*EGR2* 和 *c-fos*] 选择性表达细胞因子和信号传导元件。巨噬细胞具有 IgG、C3b（CR1 和 CR3）和纤连蛋白（整合素受体）的特异性受体，可对调理病原体进行表面识别和吞噬。

细菌碎片，如脂多糖，可激活单核细胞释放介导血管生成和纤维增生的自由基和细胞因子。IL-2 的存在可增加自由基的释放进而增强杀菌活性。IL-2 可增强自由基的活性。自由基可产生细菌碎片而进一步增强单核细胞的活化。活化的伤口巨噬细胞还会产生一氧化氮（nitric oxide，NO），这种物质已被证明还具有许多抗菌以外的功能。

当单核细胞或巨噬细胞被激活时，磷脂酶被诱导，细胞膜磷脂被催化降解，使血栓素 A2 和前列腺素 F2α 被释放。巨噬细胞还释放白三烯 B4 和 C4 以及 15- 羟基二十碳四烯酸和 5- 羟基二十碳四烯酸。白三烯 B4 是中性粒细胞的强力趋化因子，可增强其对内皮细胞的黏附。

伤口巨噬细胞可释放蛋白酶，包括 MMP（MMP-1、MMP-2、MMP-3 和 MMP-9），这些蛋白酶可降解 ECM，对于清除异物、促进细胞通过组织间隙移动和调节 ECM 周转至关重要。这种活性依赖于环 AMC 通路，并可被非甾体类抗炎药物或糖皮质激素类药物阻断。秋水仙碱和视黄酸似乎也可降低胶原酶的产生。

巨噬细胞可分泌多种细胞因子和生长因子（表 6.1 和 6.2）。IL-1 是一种促炎细胞因子，是一种急性期应答细胞因子。这种内源性热原可引起淋巴细胞活化和下丘脑刺激而诱导发热反应。IL-1 也可以通过诱导血管扩张剂的释放和刺激凝血而直接影响止血。当内皮细胞在 TNF-α 和内毒素的作用下产生 IL-1 时，其作用会进一步增强。IL-1 具有多种作用，如促进胶原酶的产生，刺激软骨降解和骨重吸收，激活中性粒细胞，调节黏附分子，以及促进趋化作用。IL-1 可刺

表 6.1 伤口愈合过程中细胞因子的活性

细胞因子	细胞来源	功能	伤口类型	
			急性	慢性
促炎细胞因子				
TNF-α	PMN、巨噬细胞	炎症、再上皮化、PMN 边缘化和细胞毒性、有或没有胶原蛋白合成；提供代谢底物	水平升高	水平升高
IL-1	PMN、单核细胞、巨噬细胞、角质形成细胞	炎症、再上皮化、成纤维细胞和角质细胞趋化作用，胶原蛋白合成	水平升高	水平升高
IL-2	T 淋巴细胞	增加成纤维细胞浸润和代谢		
IL-6	PMN、巨噬细胞、成纤维细胞	炎症、再上皮化、成纤维细胞增生，肝急性期蛋白质合成	水平升高	水平升高
IL-8	成纤维细胞、巨噬细胞	炎症、巨噬细胞和 PMN 趋化作用；再上皮化，角质形成细胞成熟和增生	水平升高	水平升高
IFN-γ	T 淋巴细胞、巨噬细胞	激活巨噬细胞和中性粒细胞，延缓胶原蛋白合成和交联，刺激胶原酶活性		
抗炎细胞因子				
IL-4	T 淋巴细胞、嗜碱性粒细胞、肥大细胞	抑制 TNF-α、IL-1、IL-6 的产生；成纤维细胞增生，胶原蛋白合成		
IL-10	T 淋巴细胞、巨噬细胞、角质形成细胞	抑制 TNF-α、IL-1、IL-6 的产生，抑制巨噬细胞和 PMN 的活化		

Adapted from Rumalla VK，Borah GL. Cytokines，growth factors，and plastic surgery. Plast Reconstr Surg. 2001；108：719-733；and Barrientos S，Stojadinovic O，Golinko MS，et al. Growth factors and cytokines in wound healing. Wound Repair Regen. 2008；16：585-601.

IFN-γ：γ 干扰素；IL-1、-2、-4、-6、-8、-10：白介素 -1、-2、-4、-6、-8、-10；PMN：多形核细胞；TNF-α：肿瘤坏死因子 -α。

表 6.2 影响伤口愈合的生长因子

生长因子	细胞来源	功能	伤口类型	
			急性	慢性
PDGF	血小板、巨噬细胞、内皮细胞、角质形成细胞、成纤维细胞	炎症；肉芽组织形成；再上皮化；基质形成与重塑；中性粒细胞、巨噬细胞、成纤维细胞和平滑肌细胞的趋化作用；激活中性粒细胞、巨噬细胞和成纤维细胞；成纤维细胞和内皮细胞的有丝分裂；刺激基质金属蛋白酶、纤连蛋白和透明质酸的产生；刺激血管生成和伤口收缩	水平升高	水平降低
TGF-β（包括亚型 $β_1$、$β_2$ 和 $β_3$）	血小板、T 淋巴细胞、巨噬细胞、内皮细胞、角质形成细胞、成纤维细胞	炎症；肉芽组织形成；再上皮化；基质形成与重塑；多形核细胞、巨噬细胞、淋巴细胞和成纤维细胞的趋化作用；刺激 TIMP 合成、角质形成细胞迁移、血管生成和纤维增生；抑制基质金属蛋白酶的产生和角质形成细胞的增生；诱导 TGF-β 产生	水平升高	水平降低
EGF	血小板、巨噬细胞、成纤维细胞	角质形成细胞和成纤维细胞的有丝分裂；刺激角质形成细胞迁移	水平升高	水平降低
FGF-1 和 FGF-2 家族	巨噬细胞、肥大细胞、T 淋巴细胞、内皮细胞、成纤维细胞、角质形成细胞、平滑肌细胞、软骨细胞	肉芽组织形成；再上皮化；基质形成与重塑；成纤维细胞趋化作用；成纤维细胞和角质形成细胞的有丝分裂；刺激角质形成细胞迁移；血管生成；伤口收缩与基质沉积	水平升高	水平降低
KGF（也称为 FGF-7）	成纤维细胞、角质形成细胞、平滑肌细胞、软骨细胞、内皮细胞、肥大细胞	刺激角质形成细胞的增生和迁移，增加参与 ROS 解毒的因子的转录；血管内皮细胞有丝分裂原；上调 VEGF；刺激内皮细胞产生 UPA	水平升高	水平降低
VRGF	角质形成细胞、血小板、多形核细胞、巨噬细胞、内皮细胞、平滑肌细胞、成纤维细胞	肉芽组织形成；增加血管通透性；内皮细胞的有丝分裂	水平升高	水平降低
TGF-α	巨噬细胞、T 淋巴细胞、角质形成细胞、血小板、成纤维细胞、淋巴细胞	再上皮化；增加角质形成细胞的迁移和增生		
IGF-1	巨噬细胞、成纤维细胞	刺激弹性蛋白生成和胶原蛋白合成，促进成纤维细胞增生		

Adapted from Schwartz SI，ed. Principles of Surgery. 7th ed. New York：McGraw-Hill；1999：269；and Barrientos S，Stojadinovic O，Golinko MS，et al. Growth factors and cytokines in wound healing. Wound Repair Regen. 2008；16：585-601.

EGF：表皮生长因子；FGF-1、-2、-7：成纤维细胞生长因子 -1、-2、-7；HA：透明质酸；IGF-1：胰岛素样生长因子 -1；KGF：角质形成细胞生长因子；PDGF：血小板衍生生长因子；ROS：活性氧；TGF-α、-β：转化生长因子 -α、-β；TIMP：金属蛋白酶组织抑制剂；UPA：尿激酶型纤溶酶原激活剂；VEGF：血管内皮生长因子。

激其他细胞分泌促炎细胞因子。其作用可以延伸至增生期，在增生期，IL-1 能促进成纤维细胞和角质形成细胞生长和胶原蛋白合成。研究显示，在慢性不愈合伤口中，IL-1 水平升高，提示其在伤口愈合不良的发病机制中可发挥作用。如果伤口愈合中 IL-1 水平升高持续超过损伤后第 1 周，则 IL-1 的早期有益反应效果似乎是不适应的。

微生物副产物可诱导巨噬细胞释放 TNF。TNF-α 在启动对损伤或细菌的反应中至关重要。它可上调细胞表面黏附分子，从而可促进免疫细胞和内皮细胞的相互作用。TNF-α 在 12 小时内可在伤口中检测到，72 小时后达到峰值。其作用包括止血、增加血管通透性和促进内皮细胞增生。与 IL-1 相似，TNF-α 可引起发热、胶原酶生成增加、软骨和骨吸收、PDGF 释放以及更多的 IL-1 生成。然而，TNF-α 的过度产生与多系统器官衰竭以及炎症性疾病状态下发病率和死亡率增加有关，部分是通过其对激活巨噬细胞和中性粒细胞的作用。研究已注意到，在非愈合性与愈合性慢性静脉溃疡中，TNF-α 水平升高。与 IL-1 的情况一样，TNF-α 在伤口愈合所需的早期炎症反应中似乎是必不可少的，但这种细胞因子的局部和全身持久性可能会导致伤口愈合成熟期受损。

IL-6 是由单核细胞和巨噬细胞产生的，参与干细胞的生长、B 细胞和 T 细胞的活化以及肝急性期蛋白质合成的调节。在急性伤口中，IL-6 也可由 PMN 和成纤维细胞分泌；IL-6 的增加与局部 PMN 计数的增加平行。IL-6 在实验性创伤后 12 小时内可在伤口检测到，且其高浓度可能可以持续 1 周以上。IL-6 还可与 IL-1、TNF-α 和内毒素协同作用。IL-6 是一种成纤维细胞增生有效刺激剂，且在老化的成纤维细胞和胎儿伤口中会减少。

IL-8 主要由急性伤口中的巨噬细胞和成纤维细胞分泌，在第 1 个 24 小时内达到峰值。其主要影响已讨论过，包括增强 PMN 和单核细胞趋化作用、PMN 脱颗粒和内皮细胞黏附分子表达。

IFN-γ 是另一种促炎细胞因子，由 T 淋巴细胞和巨噬细胞分泌。其主要作用是活化巨噬细胞和 PMN 以及增加细胞毒性。它还被证明可以减少局部伤口收缩和帮助组织重塑。IFN-γ 已被用于治疗肥厚性瘢痕和瘢痕疙瘩，可能是由于其具有减缓胶原蛋白生成和交联的作用，而促进胶原酶（MMP-1）的生成。实验表明，当局部或全身应用时，IFN-α 会以剂量依赖的方式损害再上皮化和伤口抗拉强度。这些发现表明，使用 IFN-γ 可能可以通过降低伤口抗拉强度来改善瘢痕增生。

巨噬细胞还释放可刺激成纤维细胞、内皮细胞和角质形成细胞增生的生长因子，并在增生期发挥非常重要的作用（见表 6.2）。巨噬细胞分泌的 PDGF 可刺激胶原蛋白和蛋白聚糖的合成。PDGF 存在三种异构体——PDGF-AA、PDGF-AB 和 PDGF-BB。PDGF-BB 异构体是美国食品和药品监督管理局（FDA）批准的唯一生长因子制剂，也是临床研究最多的生长因子制剂。

TGF-α 和 TGF-β 由活化的单核细胞释放。TGF-α 可刺激表皮生长和血管生成。TGF-β 本身可刺激单核细胞表达其他肽，如 TGF-α、IL-1 和 PDGF。TGF-β 也可由血小板和伤口内的成纤维细胞释放，其至少存在三种异构体——$TGF\text{-}\beta_1$、$TGF\text{-}\beta_2$ 和 $TGF\text{-}\beta_3$，其作用包括成纤维细胞的迁移和成熟以及 ECM 的合成。$TGF\text{-}\beta_1$ 已显示可在胶原蛋白代谢以及胃肠损伤和吻合口的愈合中发挥重要作用。在实验模型中，$TGF\text{-}\beta_1$ 显示在正常、类固醇损伤和受照射动物中可加速其伤口愈合。

TGF-β 是最有效的纤维增生刺激剂，其强力的促有丝分裂作用与疾病状态中的纤维化有关。如在硬皮病和间质性肺纤维化中，在瘢痕疙瘩和肥厚性瘢痕中已发现 $TGF\text{-}\beta_1$ mRNA 表达增强。相反，已证明胎儿伤口缺乏 TGF-β，这表明子宫内可见的无瘢痕修复是由于 TGF-β 含量低或缺乏所致。对 TGF-β 的这三种异构体的研究表明，尽管 $TGF\text{-}\beta_1$ 和 $TGF\text{-}\beta_2$ 在组织纤维化和感染后瘢痕形成中起重要作用，但 $TGF\text{-}\beta_3$ 可能会限制瘢痕形成。随着炎症部位 TGF-β 浓度的增加，成纤维细胞可直接被刺激产生胶原蛋白和纤连蛋白，从而进入增生期。

伤口中的巨噬细胞表现出不同的功能表型——M1（经典激活）和 M2（交替激活）——它们处于巨噬细胞功能谱系的极端。脂多糖和 IFN-γ 可刺激 M1 巨噬细胞分化，释放 TNF-α、NO 和 IL-6。这些介质负责宿主防御，但代价是附带组织的显著损伤。M2 巨噬细胞由 IL-4 和 IL-13 激活；可抑制炎症反应和适应性免疫反应；并且在伤口愈合、血管生成和抵抗寄生虫感染的防御中起重要作用。然而，尽管巨噬细胞具有有益的功能，但 M2 巨噬细胞也牵涉不同的疾病，如过敏、哮喘和纤维化，这些是由 IL-4 或 IL-10 主导的 T 辅助细胞（Th2）反应的结果。巨噬细胞的两种表型在伤口愈合的不同阶段的正确平衡都很重要。在炎症期，清除巨噬细胞碎片和破坏入侵病原体需要更强的 M1 巨噬细胞活性。在增生期，M2 巨噬细胞占主导地位。在异常的伤口愈合反应中，M1 巨噬细胞和 M2 巨噬细胞之间的平衡可能被扰乱了。

一些研究已经证明了巨噬细胞耗竭在伤口愈合中的重要性。巨噬细胞耗竭可延缓成纤维细胞的伤口浸润而减少伤口纤维化。新生动物由于骨髓缺陷而缺乏巨噬细胞、肥大细胞和功能性中性粒细胞，如果其伤口被抗生素覆盖保护，则其伤口愈合没有瘢痕且其愈合速度与野生动物相同，表明炎症细胞不是伤口闭合的必要条件。然而，一些基于转基因小鼠的特异性诱导性巨噬细胞的耗竭模型导致了损伤前巨噬细胞耗竭的有害影响。损伤前巨噬细胞耗竭的小鼠在再上皮化、肉芽组织形成、血管生成、伤口细胞因子产生和肌成纤维细胞相关的伤口收缩方面通常显示存在缺陷。损伤后 9 天巨噬细胞耗竭在对照小鼠和治疗小鼠之间并无任何形态学或生物学差异，这表明伤口愈合的后期可能不需要巨噬细胞。

淋巴细胞

损伤后第 5 天会出现大量 T 淋巴细胞，第 7 天达到峰值。随着伤口闭合，B淋巴细胞似乎主要参与伤口愈合的下调。淋巴细胞是通过细胞因子（IL-2和成纤维细胞活化因子）刺激成纤维细胞。淋巴细胞也分泌抑制性细胞因子（TGF-β、TNF-α 和 IFN-γ）。抗原呈递巨噬细胞可向淋巴细胞呈递细菌“碎片”或酶降解的宿主蛋白质，刺激淋巴细胞增生和细胞因子释放。T细胞可产生IFN-γ，后者可刺激巨噬细胞释放TNF-α 和 IL-1。IFN-γ 可降低前列腺素合成，增强炎症介质的作用，并可抑制胶原蛋白的合成和巨噬细胞外流。IFN-γ 似乎是一种慢性不愈合伤口的重要介质，其存在表明，T淋巴细胞主要参与慢性伤口愈合。

在实验伤口模型中，抑制T淋巴细胞功能和增生的药物（类固醇、环孢素和他克莫司）可导致伤口愈合受损——可能是通过减少NO合成。体内实验淋巴细胞耗竭表明，存在一个特征不完全的T淋巴细胞群，它们既不是$CD4^+$，也不是$CD8^+$，它们似乎能对促进伤口愈合负责。

增生期

随着止血和炎症的急性反应开始消退，血管生成、纤维增生和再上皮化为修复伤口奠定了基础。这一阶段的特征是肉芽组织形成。肉芽组织是由毛细血管床、成纤维细胞、巨噬细胞、胶原蛋白、纤连蛋白和透明质酸松散排列组成的。许多研究已使用生长因子来修饰肉芽组织，尤其是纤维增生。腺病毒转移、局部应用以及皮下注射PDGF、TGF-β、角质形成细胞生长因子（keratinocyte growth factor，KGF）、血管内皮生长因子（vascular endothelial growth factor，VEGF）和表皮生长因子（epidermal growth factor，EGF）都已被显示可增加肉芽组织的生长。

血管生成

血管生成是新血管形成的过程，是支持伤口愈合生态环境所必需的。损伤后，活化的内皮细胞可降解毛细血管后小静脉的基底膜，使细胞可以通过此间隙迁移。这些迁移的内皮细胞的增生可使小血管或管腔形成。最终，发生基底膜沉积而使毛细血管成熟。

损伤后，内皮细胞会暴露于多种可溶性因子并与黏附的血细胞接触。这些相互作用会导致细胞表面黏附分子表达上调，如血管细胞表面黏附分子1（vascular cell surface adhesion molecule-1）。纤溶酶和金属蛋白酶等基质降解酶会被释放而激活和降解内皮细胞基底膜。在成纤维细胞生长因子（fibroblast growth factor，FGF）、PDGF和TGF-β 的促进下，基底膜断裂而使内皮细胞迁移到伤口中。损伤的内皮细胞表达黏附分子，如整合素 $\alpha_v\beta_3$，可促进其与纤维蛋白、纤连蛋白和纤维蛋白原的附着，并促进内皮细胞沿临时基质支架迁移。血小板内皮细胞黏附分子-1（platelet endothelial cell adhesion molecule-1，PECAM-1）也被发现存在于内皮细胞上，在后者迁移到伤口中时可调节它们之间的相互作用。

毛细血管的形成是一个复杂的过程，涉及细胞-细胞和细胞-基质的相互作用，由内皮细胞表面的黏附分子调节。已观察到，PECAM-1可介导细胞-细胞接触，而 β_1 整合素受体可能有助于稳定这些接触并在内皮细胞之间形成紧密连接。一些新的毛细血管分化为小动脉和小静脉，而其他则发生退化和凋亡，随后被巨噬细胞摄取。目前还不清楚内皮细胞凋亡是如何调控的。

血管生成似乎主要是由巨噬细胞和血小板产生的各种细胞因子刺激和调控的。当巨噬细胞产生TNF-α 时，它协调炎症期的血管生成。肝素能刺激毛细血管的内皮细胞迁移，并可与一组血管生成因子高亲和力结合。

VEGF是生长因子PDGF家族的一员，具有强力的血管生成活性。在伤口愈合过程中，VEGF可由角质形成细胞、巨噬细胞、内皮细胞、血小板和成纤维细胞大量产生。细胞破碎和缺氧是组织损伤的标志，似乎是伤口部位的强力血管生成因子（如VEGF及其受体）的强力初始诱导剂。VEGF家族成员包括VEGF-A、VEGF-B、VEGF-C、VEGF-D、VEGF-E和胎盘生长因子。VEGF-A可促进血管生成的早期事件，且随后对伤口愈合至关重要。它与酪氨酸激酶表面受体Flt-1（VEGF受体-1）和激酶插入结构域受体（VEGF受体-2）结合。Flt-1是血管或组织所必需的，而激酶插入结构域受体对内皮细胞的趋化、增生和分化很重要。动物研究表明，给予VEGF-A可以恢复糖尿病缺血肢体中受损的血管生成；然而，其他研究显示，外源性VEGF会导致血管渗漏和血管形成紊乱。VEGF-C在伤口愈合过程中也升高。VEGF-C主要由巨噬细胞释放，对炎症期伤口愈合很重要。虽然VEGF-C主要通过在巨噬细胞和淋巴管内皮中表达的VEGF受体-3起作用，但它也可激活VEGF受体-2而增加血管通透性。在使用腺病毒载体的遗传性糖尿病动物模型中，小鼠体内给予VEGF-C可加速愈合。

胎盘生长因子是另一种损伤后升高的促血管生成因子。它参与炎症反应，由角质形成细胞和内皮细胞表达。它被认为与 VEGF 协同工作，可增强 VEGF 的促血管生成功能。

酸性和碱性 FGF（FGF-1 和 FGF-2）都是由破碎的实质细胞释放的，是血管生成的早期刺激剂。在伤口修复中，前 3 天内由 FGF-2 提供初始的血管生成刺激，第 4 天到第 7 天由 VEGF 介导随后的持续刺激。VEGF 和 FGF-2 对血管生成有剂量依赖性作用。TGF-α 和 EGF 均可刺激内皮细胞增生。TNF-α 对内皮细胞有趋化作用；它可促进毛细血管形成，并可能可以通过对缺氧诱导因子 1（hypoxia-inducible factor 1，HIF-1）的诱导而介导血管生成。TNF-α 可调节其他低氧应答基因的表达，包括诱导型一氧化氮合酶和 VEGF。在最初的 24 小时内，HIF-1α mRNA 在伤口炎症细胞中显著存在；并且在损伤后 1 天和 5 天，HIF-1α 蛋白存在于从伤口中分离的体外细胞中。数据还表明，内源性 NO 和 VEGF 之间存在积极的相互作用，内源性 NO 可促进 VEGF 合成。同样，研究显示，VEGF 可促进血管生成中的 NO 合成，这表明 NO 可介导内皮细胞增生和组织所需的 VEGF 信号传导。

TGF-β 是成纤维细胞的趋化因子，可能可以通过向成纤维细胞发出生成 FGF 的信号而有助于血管生成。其他已被证明可诱导血管生成的因子包括血管生成素、IL-8 和乳酸。一些基质物质是血管生成的，如伤口处的纤连蛋白和透明质酸。纤连蛋白和纤维蛋白是由巨噬细胞和损伤的内皮细胞产生。在体外，胶原蛋白似乎可通过引起内皮细胞形成小管而相互作用。血管生成是 ECM 物质和细胞因子的复杂的相互作用的结果。

增生

成纤维细胞是从结缔组织中静止的间充质细胞分化而来的特化细胞，它们不是通过血循环细胞的渗出而到达伤口的。损伤发生后，正常静止和稀疏的成纤维细胞被趋化到炎症部位；它们可分割并产生 ECM 的各种组分。在巨噬细胞源性和血小板源性细胞因子和生长因子的刺激下，成纤维细胞（通常被阻滞在 G_0 期）会经历复制和增生。血小板源性 TGF-β 可通过释放 PDGF 间接刺激成纤维细胞增生。成纤维细胞还可通过释放 FGF-2 以自分泌方式刺激复制。为了继续增生，成纤维细胞需要 EGF 或 IGF-1 等因子的进一步刺激。尽管成纤维细胞需要生长因子才能增生，但它们的存活并不需要生长因子。成纤维细胞可以在无生长因子的单层或三维培养基中安静地存活。

纤维细胞的主要功能是合成胶原蛋白，后者在细胞炎症期开始产生。未分化的间充质细胞分化为高度分化的成纤维细胞所需的时间可以解释为什么损伤和愈合伤口中胶原蛋白出现时间之间有延迟。延迟时间通常为 3 ～ 5 天，取决于损伤组织的类型，这被称为伤口愈合的滞后期。许多趋化物质可以促进成纤维细胞迁移，如生长因子（PDGF、TGF-β）、C5 片段、凝血酶、TNF-α、类二十烷类、弹性蛋白片段、白三烯 B4 以及胶原蛋白和纤连蛋白碎片。

4 周后，胶原蛋白合成速度下降，最终与胶原酶（MMP-1）破坏胶原蛋白的速度平衡。此时，伤口进入胶原蛋白成熟期。此成熟期可持续数月或数年。在成熟期，糖蛋白和黏多糖水平降低，新的毛细血管退化和消失。这些变化可改变伤口外观和增加其抗拉强度。

上皮化

上皮作为物理屏障，可以阻止体液流失和细菌入侵。上皮内紧密连接的细胞有助于维持上皮的不渗透性，且上皮基底膜带可提供表皮和真皮之间的结构支持和附着。上皮基底膜带由若干层组成，它们起着固定表皮-真皮界面并将致密层连接到真皮的作用：①透明层（电子透明），由层粘连蛋白和硫酸乙酰肝素组成；②致密层（电子致密），含Ⅳ型胶原蛋白；③锚定原纤维，由Ⅳ胶原蛋白组成。

表皮的基底层是通过半桥粒附着于基底膜带。伤口的再上皮化在损伤后数小时内即开始。最初，伤口可通过血凝块形成而迅速封闭，然后上皮（表皮）细胞会迁移分布到缺损处。残留在基底层或真皮附着处的角质形成细胞会迁移至伤口表面。上皮化涉及伤口角质形成细胞的一系列变化——脱落、迁移、增生、分化和分层。如果上皮基底膜带完好无损，则上皮化进行得更快。细胞受到刺激时可以迁移。由于细胞内张力丝收缩、连接表皮与基底膜的细胞间桥粒和半桥粒溶解以及细胞质肌动蛋白丝的形成，迁移细胞与周边和相邻细胞以及真皮的附着是松动的。

上皮细胞表达整合素受体，这使其可与细胞外基质蛋白质（如纤连蛋白）相互作用。迁移的细胞可将干燥的焦痂与伤口活组织分离开。这种分离方式是由上皮细胞膜上表达的整合素决定的。如果上皮细胞要在胶原蛋白真皮和纤维蛋白焦痂之间迁移，则需要细胞外基质被降解——这是由上皮细胞产生的胶原酶（MMP-1）和纤溶酶原激活剂（激活胶原酶和纤溶酶）驱动的。迁移细胞也具有吞噬功能，能清除迁移途中的碎片。迁移细胞最前缘后面的细胞可开始增生。上皮细胞以跳跃和翻滚的方式移动，直到它们的边缘开始连接。如果基底膜带不完整，则它们首先被修复。伤口边缘缺乏邻接细胞可能是上皮细胞迁移和增生的信号。EGF、TGF-α 和 KGF 的局部释放及它们的受体表达的增加可能也可以刺激这些过程。无论是在年轻的还是年老的动物中，角质形成细胞生长因子-2（keratinocyte growth factor-2，KGF-2）的局部应用都可加速再上皮化。基底膜蛋白（如层粘连蛋白）从伤口边缘向内以高度有序的顺序重新出现。在伤口完全再上皮化后，细胞变为柱状并再次分层，同时牢固附着于重建的基底膜及底层真皮上。

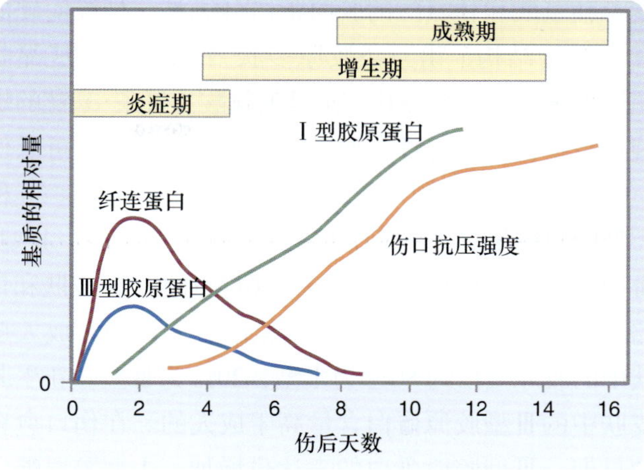

图 6.4 伤口基质成分沉积的时间分布。纤连蛋白和Ⅲ型胶原蛋白构成早期基质。Ⅰ型胶原蛋白沉积较晚，与伤口抗压强度的增加相对应（Adapted from Witte MB，Barbul A. General principles of wound healing. Surg Clin North Am. 1997；77：509-528.）

细胞外基质（ECM）

ECM 作为稳定组织物理结构的支架存在，同时 ECM 也可以通过调节与其接触的细胞的行为而发挥积极而复杂的作用。ECM 内的细胞可以产生多种大分子成分，包括：①糖胺聚糖（glycosaminoglycan，GAG），或多糖链，通常以蛋白聚糖的形式与蛋白质共价连接；②纤维蛋白，如胶原蛋白、弹性蛋白、纤连蛋白和层粘连蛋白。

在结缔组织中，蛋白聚糖分子形成凝胶状基质。这种高度水合的凝胶使基质可以承受一定的压力，同时可以使营养物质、代谢产物和激素在血液和组织细胞之间迅速扩散。基质中的胶原纤维可以使其内成分更有组织和强化，而基质中的弹性纤维使其具有弹性（基质蛋白质具有黏附功能）。

随着愈合过程的进行，伤口中的基质成分会累积和改变，并在新的沉积和降解之间取得平衡（图 6.4）。临时基质是细胞迁移的支架，由纤维蛋白、纤维蛋白原、纤连蛋白和玻连蛋白组成。然后，GAG 和蛋白聚糖合成，支持进一步的基质沉积和重塑。主要的瘢痕蛋白是胶原蛋白，是最后合成的。纤维蛋白和纤连蛋白等连接蛋白是通过与细胞表面整合素受体结合而与 ECM 连接。

生长因子刺激成纤维细胞可诱导整合素受体表达上调，促进细胞-基质的相互作用。配体结合可诱导整合素聚集到局部黏附位点。细胞外二价阳离子 Mg^{2+}、Mn^{2+}和 Ca^{2+}对整合素介导的细胞信号传导的调节可能是由整合素构象变化的诱导引起的。

成纤维细胞和 ECM 之间存在着动态的相互关系。细胞因子对成纤维细胞反应的调节可因 ECM 成分的变化而改变。例如，细胞因子刺激成纤维细胞后，基质降解酶（如 MMP）的表达上调。胶原蛋白溶解型 MMP-1 由 IL-1 诱导，由 TGF-β 下调。纤溶酶原激活剂可将纤溶酶原激活为纤溶酶，纤溶酶可将前胶原酶激活为胶原酶，导致基质降解并促进细胞迁移。对这些过程的调节也为伤口愈合期间细胞-基质的相互作用提供了调节机制。基质调节也见于肿瘤转移过程。肿瘤细胞失去了主要由整合素介导的对锚定位点的依赖；这可能是由纤连蛋白的产生减少和随后的黏附减少引起的，结果是这些肿瘤细胞可以从原发性肿瘤脱离并转移。

伤口愈合期间临时基质中发生的必要的动态相互作用的一个例子是 TGF-β 对纤维蛋白密封剂封闭切口的影响。纤维蛋白密封剂是一种血浆成分的衍生物，可模拟凝血级联反应的最后一步。市售的纤维蛋白密封剂中纤维蛋白的浓度约为血浆中的 10 倍，因此可提供密封和防水效果更好的封闭。纤维蛋白密封剂可作为伤口愈合过程中发生的早期细胞介导事件的机械屏障。与缝合伤口相比，使用含有 TGF-β 的纤维蛋白密封剂可逆转纤维蛋白密封剂对伤口愈合的抑制作用并增加抗拉强度。抗拉强度增加的可能是细胞迁移到伤口部位的改善、纤维蛋白密封剂的更快清除、明胶酶（MMP-9）的抑制以及 ECM 合成的增加的结果。

胶原蛋白的结构 胶原蛋白存在于所有多细胞动物中，是由多种类型的细胞分泌的。它们是皮肤和骨的主要成分，在哺乳动物中占蛋白质总量的 25%。

富含脯氨酸和甘氨酸的胶原蛋白分子是一种长而硬的三链螺旋结构，由三条胶原多肽 α 链缠绕形成绳状超级螺旋。由于是环状结构，脯氨酸为每条 α 链的螺旋构象提供了稳定性，而甘氨酸由于尺寸小，可以使三个 α 链紧密堆积形成最终的超螺旋。至少有 20 种类型的胶原蛋白，结缔组织的主要成分为Ⅰ型、Ⅱ型、Ⅲ型、Ⅴ型和Ⅺ型胶原蛋白。Ⅰ型胶原蛋白是皮肤和骨骼的主要胶原蛋白，也是最常见的胶原蛋白。成人皮肤中的胶原蛋白约 80% 为Ⅰ型，20% 为Ⅲ型。新生儿皮肤中的Ⅲ型胶原蛋白含量高于成人的。在伤口愈合的早期，Ⅲ型胶原蛋白的表达也增加。Ⅰ型胶原蛋白呈纤维丝状或纤维状。它们可被分泌到细胞外间隙并在那里被组装成胶原纤维（直径为 10 ～ 300 nm），然后再被聚集成更粗的绳索样的束，称为胶原纤维（直径为几微米）。

其他类型的胶原蛋白包括Ⅸ型和Ⅻ型（纤维相关胶原蛋白）和Ⅳ型和Ⅶ型（网络形成胶原蛋白）胶原蛋白。Ⅸ型和Ⅻ型胶原蛋白位于胶原原纤维表面，作用是将原纤维彼此连接起来以及与 ECM 中的其他成分连接起来。Ⅳ型胶原蛋白分子聚集成网状结构，是成熟基底层的主要成分。Ⅶ型胶原蛋白二聚体形成锚定原纤维，有助于将基底层附着于其下面的结缔组织，在皮肤中特别丰富。

ⅩⅦ型和ⅩⅧ型胶原蛋白是许多胶原样蛋白质中的两种。ⅩⅦ型胶原蛋白有一个跨膜结构域，存在于半桥粒中。ⅩⅧ型胶原蛋白位于血管的基底层。肽血管内皮抑素是通过切割ⅩⅧ型胶原蛋白的 C 端结构域形成的，可抑制血管生成并显示出作为抗癌药物的前景。

胶原蛋白合成 胶原蛋白多肽链在膜结合核糖体上合成，并以 α 链前体的形式进入内质网（图 6.5）。这些前体具有将它们导向内质网的氨基末端信号肽以及 N 末端和 C 末端的前肽。在内质网内，一些脯氨酸和赖氨酸发生羟基化，形成羟脯氨酸和羟赖氨酸。羟基化通过形成链间氢键形成稳定的三链螺旋。然后，一条 α 链与另外两条 α 链结合形成一种氢键结合的三链螺旋分子——胶原蛋白前体。在维生素 C（抗坏血酸）缺乏（坏血病）等情况下，脯氨酸的羟基化会被阻止，导致不稳定的三螺旋分子形成，继而导致有缺陷的 α 链前体合成。维生素 C 缺乏症的特征是：原有的正常胶原蛋白逐渐丧失，导致血管脆弱和牙齿松动。

胶原蛋白前体被分泌到 ECM 中之后，特异性蛋白酶会将其裂解形成胶原蛋白单体。在胶原蛋白自组装趋势的驱动下，这些单体在 ECM 中组装形成胶原原纤维。赖氨酸残基的共价交联提供了抗拉强度。交联的程度和类型因组织而异。在抗拉强度至关重要的组织（如肌腱）中，胶原蛋白交联程度非常高。在哺

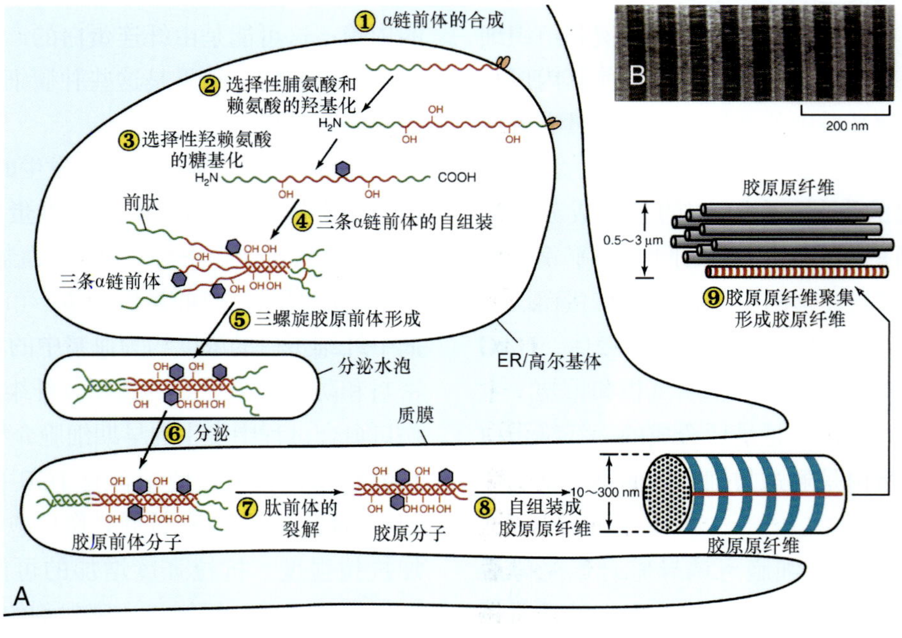

图 6.5 胶原原纤维形成过程中的细胞内和细胞外事件。（**A**）胶原纤维在质膜的一个大内褶内的细胞外空隙中聚集。作为胶原原纤维如何在细胞外空隙形成有序排列的一个例子，图中显示了它们进一步组装成大的胶原纤维的过程，在光学显微镜下可以看到。图中未显示可使细胞外组装更稳定的共价交联；（**B**）一个负染色胶原原纤维的电子显微照片，显示了其典型的横纹外观。ER：内质网（A，From Alberts B，Johnson A，Lewis J，et al，eds. Molecular Biology of the Cell. 4th ed. New York：Garland；2002：1100；B，Courtesy Robert Horne.）

乳类动物皮肤中，胶原原纤维是以编织方式组织成网状以抵抗多向牵拉应力。在肌腱中，胶原原纤维是以平行束状沿张力长轴排列。

影响胶原蛋白合成的因素有很多。维生素C（抗坏血酸）、TGF-β、IGF-1和IGF-2可增加胶原蛋白的合成。IFN-γ可降低Ⅰ型胶原蛋白前体mRNA的合成，而糖皮质激素可抑制胶原蛋白前体的基因转录而导致胶原蛋白合成减少。

一些遗传性疾病是由胶原原纤维形成异常引起的。在成骨不全症中，一个胶原蛋白前体 α_1 等位基因的缺失会导致骨骼脆弱且容易骨折。Ehlers-Danlos综合征是Ⅲ型胶原蛋白的基因突变的结果，其特征是皮肤和血管脆弱以及关节活动过度。

弹性纤维　皮肤、血管和肺等组织需要力量和弹性来发挥功能。这些组织的ECM中的弹性纤维提供了使它们在短暂拉伸后可以回缩的弹性。

弹性纤维主要由弹性蛋白组成（一种高度疏水的蛋白质，长度约为750个氨基酸长）。可溶性弹性蛋白被分泌到细胞外空隙，在那里它们与其他弹性蛋白分子通过赖氨酸交联，形成一个大的弹性蛋白纤维和薄片状网络。弹性蛋白由疏水性片段以及富含丙氨酸和富含赖氨酸的α-螺旋片段组成，它们沿多肽链交替排列。其疏水性片段决定了弹性蛋白分子的弹性。富含丙氨酸和富含赖氨酸的α-螺旋片段在两个相邻的分子之间可以形成交联。尽管对弹性蛋白分子的构象存在争议，但目前普遍接受的理论是，弹性蛋白多肽链采取的是随机线圈构象，使其网络结构可以像橡皮筋一样牵拉和回缩。弹性纤维由一个被覆微纤维鞘的弹性蛋白核组成，微纤维鞘由几种不同的糖蛋白（如原纤维蛋白）组成。弹性蛋白结合的原纤维蛋白对弹性纤维的完整性至关重要。

在发育中的组织中，微原纤维先于弹性蛋白出现，似乎会形成一个支架，使分泌的弹性蛋白分子沉积在其上。弹性蛋白是在生命的早期产生的，处于稳定状态，之后不经历更进一步的合成或降解，终生不会有太多变化。年龄相关的变性是逐步降解的结果，弹性纤维可以逐渐变得弯曲、磨损和多孔。扫描电子显微镜检查显示，在人出生后的生长过程中，弹性纤维网状结构基本上没有变形，弹性纤维似乎与组织生长同步增大。在无外力损伤的情况下，几乎没有弹性蛋白降解，这可能是因为弹性蛋白的疏水性使这种高度折叠的蛋白质内部难以接近。由于这种高度的三维性和广泛的交联，在弹性大量丧失之前，要使其断裂必须施予相当大的力量。IGF-1和TGF-β能刺激弹性蛋白的产生。糖皮质激素和碱性成纤维细胞生长因子（FGF）能减少成人皮肤细胞中弹性蛋白的产生。

基因变异导致的弹性蛋白缺乏可导致动脉血管壁平滑肌细胞过度增生（内膜增生），会使动脉狭窄。这些发现表明，动脉的正常弹性是防止这些细胞增生的必要条件。原纤维蛋白基因突变可导致马方综合征；严重受累者容易发生主动脉破裂。

糖胺聚糖（GAG）和蛋白聚糖　GAG是由重复的双糖单元［硫酸化氨基糖（N-乙酰氨基葡萄糖或N-乙酰半乳糖）］和糖醛酸（葡萄糖醛酸或异糖醛酸）组成的无支链多糖链。由于它们的大多数糖上含有硫酸基或羧基，GAG带有大量的负电荷。GAG存在四种类型：①透明质酸；②硫酸软骨素和硫酸皮肤素；③硫酸乙酰肝素；④硫酸角质素。

结缔组织中的GAG在纤维蛋白重量中的占比通常少于10%。它们带有的大量负电荷可以吸引具有渗透活性的阳离子，如 Na^+，可使大量的水进入基质，由此可导致多孔的水合凝胶形成，后者可导致基质膨胀而使基质能够承受压缩力。

透明质酸是最简单的GAG。它由重复的非硫酸化二糖单位组成，存在于成人组织中，在胎儿组织中尤为丰富。透明质酸在胎儿伤口中的大量存在被认为是胎儿的伤口无瘢痕愈合的一个因素。与其他GAG不同，透明质酸不与任何蛋白质共价连接，它们是由突入细胞膜的酶复合物直接从细胞表面合成的。

透明质酸因具有大的水合外壳，可以发挥多种不同的功能。在伤口愈合期间，它们可大量产生，可以通过物理方式扩展ECM并为细胞迁移提供额外的空间；它们还可以降低迁移细胞对基质纤维的黏附强度。由上皮基底侧合成的透明质酸可为细胞迁移（如胚胎发生以及心脏和其他器官的形成）创造一个无细胞空间。当细胞迁移完成后，多余的透明质酸会被透明质酸酶降解。使用透明质酸衍生物进行的研究表明，这些衍生物可以加速烧伤、外科手术伤口和慢性伤口的愈合。

蛋白聚糖是一组功能多样的糖蛋白，它们的功能是由它们的核心蛋白和GAG链介导的。附着于它们的核心蛋白上的GAG的数量和类型变化很大，并且GAG本身也可以通过磺化进行修饰。由于它们的GAG，蛋白聚糖在细胞周围和细胞之间可以提供水合空间。它们还可以形成不同孔径和电荷密度的凝胶而调节细胞和分子的运动。基底膜蛋白聚糖是一种硫酸乙酰肝素蛋白聚糖，在肾小球基底膜中起作用。基底膜蛋白聚糖水平的降低被认为在糖尿病蛋白尿中起作用。

蛋白聚糖可以通过与各种分泌的信号分子（如生长因子）结合在化学信号的传递和活性调节中起作用。蛋白聚糖还可以与其他分泌蛋白结合，如蛋白酶和蛋白酶抑制剂，使蛋白聚糖可以通过以下方式调节蛋白质：①使其稳定并限制其作用范围；②为其延迟释放提供储存空间；③使其改变以使其能更有效地呈现给细胞表面受体；④通过阻止其降解来延长其作用时间；⑤阻断其活性。

蛋白聚糖可以是质膜的组成部分，具有跨膜核心蛋白，也可以通过糖基磷脂酰肌醇锚定连接到脂质双分子层。这些蛋白聚糖可以作为共同受体，与其他细胞表面受体蛋白共同作用，使细胞与 ECM 结合并启动细胞对细胞外信号蛋白的反应。例如，配体蛋白聚糖是许多细胞（包括成纤维细胞和上皮细胞）表面的跨膜蛋白聚糖。在成纤维细胞中，配体蛋白聚糖存在于局灶性粘连中，在那里它们与细胞表面的纤连蛋白以及细胞内的细胞骨架和信号蛋白相互作用。导致这些核心受体蛋白聚糖失活的基因突变会导致严重的发育缺陷。

ECM 中还有其他非胶原蛋白，如纤连蛋白，它们具有多个结构域，可以与其他基质大分子和细胞表面受体结合。这些相互作用有助于组织基质促进细胞附着。

纤连蛋白以可溶性异构体和纤维异构体两种形式存在。可溶性血浆纤连蛋白存在于各种体液中循环，可增强凝血、伤口愈合和吞噬功能。高度不溶性纤维形式的纤连蛋白则聚集在细胞表面和沉积在 ECM 中。在成纤维细胞表面形成的纤连蛋白原纤维通常与相邻的细胞内肌动蛋白应力纤维偶联。肌动蛋白丝可以促进纤连蛋白原纤维的组装并影响其取向。整合素跨膜黏附蛋白介导这些相互作用。收缩性肌动蛋白和肌球蛋白细胞骨架可以拉动纤连蛋白基质产生张力。

基底层　基底层是由特化的 ECM 组成的柔韧薄层（40 ～ 120 nm），将细胞和上皮与下面或周围的结缔组织分隔开。在皮肤中，基底膜是通过特殊的锚定原纤维与下面的结缔组织相连。这种由基底膜和胶原蛋白组成的复合物就构成了基底层。

基底层可以以多种方式起作用：①作为分子过滤器阻止大分子通过（即在肾小球中）；②作为对某些细胞的选择性屏障（即上皮细胞底部的基底层阻止成纤维细胞接触上皮细胞，但不阻止巨噬细胞或淋巴细胞）；③作为再生细胞迁移的支架；④在基底层存活处作为组织再生中的一个重要因素。

虽然基底层的组成可能会因组织而异，但大多数成熟的基底层含有Ⅳ型胶原蛋白、基底膜蛋白聚糖以及糖蛋白层粘连蛋白和巢蛋白。Ⅳ型胶原蛋白的结构比原纤维胶原蛋白更柔韧；它的三条螺旋链被打断，可以多次弯曲。

层粘连蛋白通常由三条长的多肽链（α、β 和 γ）组成。缺乏层粘连蛋白 γ_1 链的小鼠因为不能形成基底层在胚胎发生期间就会死亡。基底膜中的层粘连蛋白包含几个结构域，可与细胞表面上发现的基底膜蛋白聚糖、巢蛋白和层粘连蛋白受体蛋白结合。Ⅳ型胶原蛋白和层粘连蛋白网络通过巢蛋白和基底膜聚糖蛋白连接，它们起着稳定桥接作用。许多Ⅳ型胶原蛋白和层粘连蛋白的细胞表面受体是整合素家族成员。另一个重要类型的层粘连蛋白受体是肌营养不良蛋白聚糖，它是一种跨膜蛋白，可以与整合素一起组织基底层的组装。

细胞外基质（ECM）的降解　ECM 的调节性周转对于许多生物过程都是至关重要的。ECM 的降解可以发生在肿瘤转移过程中，即当肿瘤细胞通过血液或淋巴从原发部位迁移到远处器官时。在损伤或感染发生时也会发生 ECM 的局部降解，以便细胞能够穿过基底层迁移到损伤或感染部位。局部分泌的细胞蛋白酶，如 MMP 或丝氨酸蛋白酶，可以降解 ECM 成分。基质蛋白水解可以通过以下方式帮助细胞迁移：①清理穿过基质的线路；②暴露结合位点，促进细胞的结合或迁移；③促进细胞分离以使其可以移动；④释放促进细胞迁移的信号蛋白。

蛋白水解是受到严格调控的。许多蛋白酶是作为非活性前体分泌的——需要时才被激活。此外，这些蛋白酶可与细胞表面受体结合，以确保它们只在需要的部位发挥作用。最后，蛋白酶抑制剂，如金属蛋白酶组织抑制剂（tissue inhibitors of metalloproteinase，TIMP），可以与这些酶结合以阻断它们的活性。

成熟期

伤口收缩是通过周围皮肤的向心运动来实现的，可以减少杂乱无章的瘢痕数量。相反，伤口挛缩是一种物理上的收缩或功能限制，是伤口收缩过程的结果。当瘢痕超过正常的伤口收缩时就会发生挛缩，可导致功能障碍。例如，有横跨关节阻止其伸展的瘢痕，有累及眼睑或嘴唇而导致它们外翻的瘢痕。

伤口收缩似乎是细胞外物质和成纤维细胞之间复杂相互作用的结果，对这一点尚未完全了解。通过使用成纤维细胞填充胶原蛋白晶格，Ehrlich 证明了终止细胞移动似乎可以导致胶原纤维聚积成束和收缩。在 Ehrlich 所使用的体外培养模型中，胰蛋白酶处理过的胶原蛋白在培养过程中被成纤维细胞填充和附着。如果培养正常的皮肤成纤维细胞，则它们会试图移动，但会被胶原纤维困住。牵引力会使晶格聚集和收缩。

大量研究表明，在收缩伤口中，成纤维细胞会转变为受刺激的细胞，称为肌成纤维细胞。这些细胞具有与成纤维细胞和平滑肌细胞相同的功能和结构，并以被称为应力纤维的成束形式表达 α- 平滑肌肌动蛋白。后者在损伤发生后第 6 天出现，高水平持续时间达 15 天，在细胞凋亡 4 周后消失。受刺激的成纤维细胞似乎会产生收缩能力，与细胞质肌动蛋白-肌球蛋白复合物形成有关。当将这种受刺激的细胞放置在成纤维细胞填充的胶原蛋白晶格中时，收缩会发生得更快。成纤维细胞试图收缩产生的张力似乎能刺激其细胞质中的肌动蛋白-肌球蛋白复合物形成。如果将抑制微管的秋水仙碱或抑制微丝的细胞松弛素 D 加入到组织培养物中，则结果是胶原蛋白凝胶的收缩最小。成纤维细胞会沿张力线形成线性排列，移动时会导致细胞聚集。

有研究发现，受刺激的成纤维细胞或肌成纤维细胞有一种稳定的特征，在涉及过度纤维化的疾病中大量存在，包括肝硬化、肾和肺纤维化、掌筋膜挛缩和肿瘤诱导的促纤维化。肌动蛋白微丝沿成纤维细胞的长轴呈线性排列。它们与致密体相关，可附着在周围的 ECM。纤维连接体可连接细胞骨架和 ECM，并且在连接过程中可跨越细胞膜。

MMP 似乎对伤口收缩也很重要。研究表明，基质分解素 -1（MMP-3）可强力影响伤口收缩。对于使成纤维细胞和胶原蛋白之间的连接断裂而使晶格收缩来说，MMP 可能是必需的。来自不同器官的不同成纤维细胞群对收缩刺激的反应是不同的。成纤维细胞和胶原原纤维之间的附着位点的修饰很可能是在 β_1 整合素的参与下由基质分解素 -1 促成的。同样，TGF-β_1 等细胞因子可通过增加 β_1 整合素的表达来影响收缩。

重塑

在重塑过程中，成纤维细胞群数量减少，密集的毛细血管网退化。伤口抗拉强度在 1 ～ 6 周内迅速增加，然后在 1 年内趋于稳定（见图 6.5）。与未受伤的皮肤相比，瘢痕处的抗拉强度仅为 30%。断裂强度在大约 21 天后开始增加，这主要是胶原蛋白交联的结果。虽然胶原蛋白交联会导致伤口进一步收缩和强度增加，但也会导致瘢痕与正常皮肤相比更脆和更无弹性。与正常皮肤相比，愈合伤口的表皮-真皮界面无网架，即表皮的起伏凸起可穿透真皮乳头层。失去这种锚定会导致新表皮脆性增加并可在轻微损伤后发生撕脱。

伤口愈合异常

在伤口愈合这种有一系列复杂交织事件的过程中，许多因素都能影响最后的结果（框 6.1）。组织缺损或损失的量、异物或细菌接种量以及暴露于毒性物质的时间都能影响恢复时间。年龄、化疗药物、动脉粥样硬化、心力衰竭或肾衰竭以及受伤的部位等内在因素也都能影响伤口愈合。最终，瘢痕类型——充分、不充分或增生性——取决于胶原蛋白沉积量及其与胶原蛋白降解量的平衡。无论天平向哪个方向倾斜，结果都会很差。

肥厚性瘢痕和瘢痕疙瘩

肥厚性瘢痕和瘢痕疙瘩都是以胶原蛋白沉积过多为特征的瘢痕增生（图 6.6）。肥厚性瘢痕是局限于原

框 6.1　抑制伤口愈合的因素

- 感染
- 缺血
  - 循环
  - 呼吸
  - 局部张力
- 糖尿病
- 电离辐射
- 高龄
- 营养不良
- 维生素缺乏
  - 维生素 C
  - 维生素 A
- 矿物质缺乏
  - 锌
  - 铁
- 外源性药物
  - 阿霉素
  - 糖皮质激素

始伤口范围内的隆起性瘢痕，通常会自发消退。瘢痕疙瘩，顾名思义，其生长超出了原始伤口边界，它们很少会随着时间的推移消退；它们在深肤色人群中的发生率更高，发生在 15% ～ 20% 的非裔美国人、亚洲人和西班牙人中。已有强有力的证据表明，瘢痕疙瘩存在遗传易感性，包括家族遗传，常发生在双胞胎中，某些种族有高发生率。最近的研究表明，瘢痕疙瘩的形成和分化具有很强的多基因倾向和遗传多样性表达。已提出的通路包括细胞凋亡、内吞作用、细胞因子-细胞因子受体相互作用、丝裂原活化蛋白激酶信号通路、细胞黏合素 C、jun 原癌基因以及生长因子（如 TGF-β 和 VEGF）[1-2]。

瘢痕疙瘩常发生在锁骨上方、躯干、上肢和面部。它们的发生是无法预测的，内科和手术干预常常对其无效。迄今为止，尚无已知的可以有效预防瘢痕疙瘩形成的方法。Zhang 及其同事[2]已确定了可能可以用于预防瘢痕疙瘩和瘢痕形成的潜在分子和遗传靶点，如 Fos 原癌基因（FOS）和 EGR1 转录因子。

组织学上，瘢痕疙瘩和肥厚性瘢痕不同于正常瘢痕。肥厚性瘢痕主要含有组织良好的Ⅲ型胶原蛋白，而瘢痕疙瘩含有组织紊乱的Ⅰ型和Ⅲ型胶原蛋白束。瘢痕疙瘩和肥厚性瘢痕的胶原蛋白束与表皮排列在同一平面上，而正常瘢痕的胶原蛋白束是随机排列和松弛的。瘢痕疙瘩的胶原蛋白束更多更厚，在真皮深层形成无细胞结节样结构，中央细胞稀少。相比之下，肥厚性瘢痕包含由成纤维细胞、小血管和遍布真皮的胶原纤维聚合物组成的岛状结构。

肥厚性瘢痕通常是可以预防的。长期炎症和表面修复不足（如烧伤伤口）会促进肥厚性瘢痕形成。与平行于下层的肌纤维的瘢痕相比，垂直于下层的肌纤维的瘢痕趋于更平坦、更狭窄，胶原蛋白形成较少。

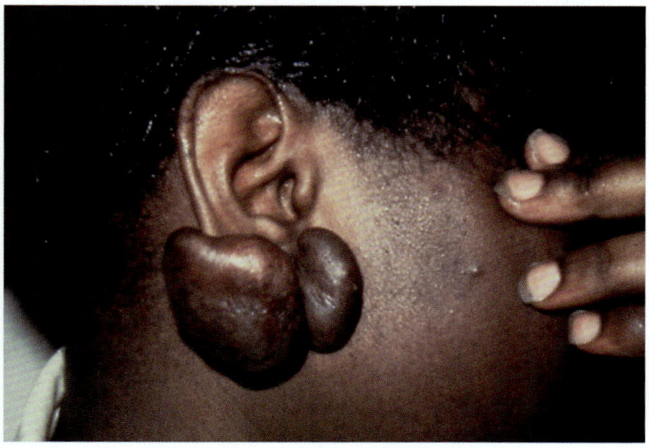

图 6.6 穿耳洞引起的瘢痕疙瘩

张力似乎是形成活化的成纤维细胞的信号，可导致胶原蛋白过度沉积。瘢痕出现在适当位置，可以形成一个较窄的和不太明显的愈合瘢痕。随着肌纤维的收缩，如果伤口边缘垂直于下层的肌肉，则伤口边缘会重新靠近；而如果伤口边缘与下层的肌肉平行，则伤口边缘会张开，导致伤口张力更大和瘢痕再度形成。

肥厚性瘢痕是一种可逆性过度增生性瘢痕，当原始刺激（皮肤张力，刺激性生长因子）去除时，它们趋于被消退。瘢痕疙瘩似乎有遗传易感性并由不可逆的因素（如 TGF-β）启动。此外，在这些瘢痕中，胶原蛋白合成升高，而胶原蛋白降解下降。这些瘢痕中的 MMP 也受到影响：MMP-1（胶原酶）和 MMP-9（明胶酶，早期组织修复）降低，而 MMP-2（明胶酶，晚期组织重塑）显著升高。用抗体阻断 TGF-β 的活性可减少瘢痕纤维化。Barnes 及其同事[3]已证明，伤口床上增加的机械压力可通过激活机械传导通路促进肥厚性瘢痕形成。靶向这些途径的疗法可能可以减少过度的瘢痕形成和纤维化，新的分子和基因水平的预防疗法可能很快就会出现[3]。

肥厚性瘢痕或瘢痕疙瘩的预防

在伤口闭合后可立即进行的减少不良瘢痕形成的三种策略是：减轻张力，水合 / 封闭，以及使用绷带 / 压力服。闭合时张力过大和某些解剖位置（三角肌和胸骨）张力较大（垂直于 Langer 线）的伤口出现不良瘢痕的风险较高。术后 3 个月内用绷带包扎伤口可以减少瘢痕。保湿乳液和保湿敷料（硅胶片和凝胶）可以减少瘢痕的厚度、不适和瘙痒而改善瘢痕的外观。伤口愈合后，水分仍可通过瘢痕组织更快地蒸发，可能需要一年多时间才能恢复到损伤前水平。硅胶产品可能可以减轻蒸发损失而有助于角质层的水合作用。这些策略需要在初始伤口愈合后立即采用。对于较宽的伤口（如烧伤），应预防性使用压力服；这些伤口可能需要 2 周或 3 周以上的时间才能愈合。伤口一闭合且患者能够承受压力后应立即穿上压力服[4]。Tejiram 及其同事[4]注意到，在开始加压治疗后 1 周，Ⅰ型和Ⅲ型胶原蛋白水平就显著下降了。术后 1 年避免日晒并使用 SPF50 防晒霜可减少瘢痕色素沉着而改善瘢痕外观。

线状肥厚性瘢痕

对于早期线状瘢痕肥厚（如创伤或手术后），可在 6 周至 3 个月内采用加压疗法治疗。6 个月后，如果瘢痕有进一步成熟，应根据需要继续进行硅胶治疗。对于持续的肥厚，可每 2 ～ 4 周向真皮乳头层病灶内注射皮质类固醇（曲安奈德，10 ～ 40 mg/ml）治疗直到其变平。这是唯一一个有足够证据支持、循证指南中推荐的无创治疗方法。50% ～ 100% 的患者对此治疗有反应，但高达 50% 的患者出现复发。类固醇的副作用包括皮肤萎缩、色素减退、毛细血管扩张和注射过程中过度疼痛。注射应局限于瘢痕本身，以尽量减少邻近的脂肪萎缩。

对于一年后出现的永久性线状肥厚性瘢痕，可以考虑进行手术矫正。单纯切除和一期缝合可联合邻近组织破坏、皮下缝合、辅助 Z- 成形术、术后绷带包扎和硅胶治疗。

肥厚性瘢痕也可与瘢痕挛缩一起出现。瘢痕挛缩是指未成熟的瘢痕的异常缩短，可导致功能损害，特别是当瘢痕跨关节时。瘢痕挛缩的矫正通常需要手术，如 Z- 成形术、植皮或皮瓣以释放瘢痕中的张力，以恢复功能并减少瘢痕肥厚。

广泛肥厚性瘢痕

对于严重烧伤、机械性创伤、坏死性感染、需要 2 ～ 3 周才能愈合的伤口或植皮愈合的伤口，需要早期应用硅胶和加压疗法[4]。当伤口闭合且患者能够耐受压力时，应立即开始这种疗法治疗。

目前对加压疗法的作用机制知之甚少，但有可能涉及通过闭塞小血管降低伤口氧分压，从而减少肌成纤维细胞增生和胶原蛋白合成。加压疗法被认为可作用于参与细胞凋亡并与 ECM 相关的细胞机械感受器。压力增加可调节真皮成纤维细胞的凋亡和减少肥厚性瘢痕形成。此外，感觉神经细胞可将机械压力转换为细胞内生化和基因表达，合成并释放不同细胞因子参与肥厚性瘢痕形成的生理病理过程[2, 4]。

加压和硅胶疗法应继续或加强，并在耐药区域联合选择性局部皮质类固醇注射治疗。博来霉素、5- 氟尿嘧啶（5-FU）和维拉帕米已被用作皮质类固醇治疗的辅助药物。一项小型试点研究发现，氯沙坦软膏（5%）治疗 3 个月后可显著减少血管和柔韧性而改善瘢痕质量，且在 6 个月随访中无复发[5]。更多治疗方法正在单独或与常规方法结合进行研究。

激光治疗方法虽然是侵入性的，但也是一种降低瘢痕厚度、表面瘢痕纹理的有效辅助方法；还可用于治疗残留红肿、毛细血管扩张或色素沉着过度。Hultman 及其同事[6]进行的第一项大规模前瞻性研究显示，在使用脉冲染料激光和 CO_2 激光治疗后，肥厚性烧伤瘢痕的体征和症状有显著改善。

早期手术适用于造成功能障碍的瘢痕。颈部和腋窝的烧伤瘢痕的挛缩松解手术最好使用皮瓣来进一步改善功能和美容效果，这可能是皮肤移植无法实现的。广泛的大型肥厚性瘢痕可能需要进行连续切除或组织扩张来治疗。

瘢痕疙瘩

瘢痕疙瘩的一线治疗包括病灶内注射皮质类固醇联合硅胶敷料和加压治疗。病灶内使用 5-FU、博来霉素和维拉帕米应按照既定的治疗方案来进行。一项研究表明，与单独治疗相比，病灶内联合使用曲安奈德和 5-FU 的疗效更好[7]。对于治疗 12 个月后显示出的难治性病例，应考虑进行手术切除联合辅助治疗。单独切除瘢痕疙瘩会导致 50% ～ 100% 的高复发率和潜在的扩大。术后立即进行电子束照射或近距离放疗可将复发率降低 50% ～ 95%。虽然这样治疗可能诱发邻近组织的辐射损伤或恶性肿瘤；然而，这只是假设，文献并没有证明两者之间有显著关联。Shin 及其同事[8]比较了手术切除加病灶内使用曲安奈德与术后放疗的病例，结果显示，它们的复发率分别为 15.4% 和 14%。另一项研究表明，手术切除联合术中自体富血小板血浆和术后放疗可有效治疗耳部瘢痕疙瘩，复发率为 6%[9]。其他潜在疗法包括冷冻疗法、咪喹莫特、他克莫司、西罗莫司、博莱霉素、阿霉素、TGF-β、表皮生长因子（EGF）、氯沙坦、5- 维拉帕米、视黄酸、他莫昔芬、肉毒杆菌毒素 A、洋葱提取物和皮肤张力减载装置，然而，迄今证据有限。

尽管治疗肥厚性瘢痕和瘢痕疙瘩的现有策略大致相似，但这两种瘢痕之间的组织学差异表明，在未来可以开发专门针对这些不同类型瘢痕的治疗方法。然而，目前对于这些过度愈后的瘢痕，尚无一种已证实是最佳疗法，目前存在大量的治疗方法正是反映了这一点（表 6.3）。

慢性不愈合伤口

根据定义，慢性伤口是指在 3 个月时间内未能通过有序和及时的修复过程形成解剖和功能完整性的伤口。在美国，估计每年有 300 万～ 400 万患者有发生糖尿病性溃疡的风险，每年有高达 200 万患者因静脉

表 6.3 瘢痕疙瘩和肥厚性瘢痕的预防和治疗选择

方式或治疗方法	反应率（%）	复发率（%）	评论	研究设计
预防				
预防性硅胶薄膜（术后）	0～75	25～36	多种制剂可供选择；儿童可以耐受；昂贵；避免用于开放性伤口；粗劣的研究设计	多项病例研究综述
术后注射皮质类固醇（曲安奈德，10～40 mg/ml，每隔6周）	NA	0～100（平均值50）	患者接受且安全；可能会导致色素减退、皮肤萎缩、毛细血管扩张	多项病例研究综述
术后局部使用5%咪喹莫特乳膏	NA	28	可能会导致色素沉着、刺激性	病例研究
术后氟尿嘧啶、曲安奈德和脉冲染料激光（最佳结果）	12周时为70	NA	有效，可能会导致色素沉着、伤口溃疡	临床试验
一线治疗				
冷冻疗法	50～76	NA	对小病灶有用；易于进行；可能会导致色素减退、疼痛	多项病例研究综述
病灶内皮质类固醇注射（曲安奈德，10～40 mg/ml，每隔6周）	50～100	9～50	便宜，需要多次注射；可能会引起不适、皮肤萎缩、毛细血管扩张	多项病例研究综述
硅胶薄膜	50～100	NA	多种制剂可供选择；儿童可以耐受；昂贵；粗劣的研究设计	多项病例研究综述
加压敷料（24～30 mmHg）佩戴6～12个月	90～100	NA	便宜；安排困难；依从性差	多项病例研究综述
手术切除	NA	50～100	烧伤选择Z-成形术；术后需要立即进行治疗以防止再生	多项病例研究综述
冷冻治疗联合病灶内注射皮质类固醇	84	NA	个案有效；可能导致色素减退	病例研究
瘢痕疙瘩三重疗法（手术、皮质类固醇、硅胶薄膜）	13个月时为88	13个月时为12.5	周期长、耗时；昂贵	病例研究
脉冲染料激光	NA	NA	需要转诊专家；昂贵；试验结果不同（有争议）	病例研究
二线治疗和替代治疗				
维拉帕米，2.5 mg/ml，病灶内注射，联合病灶周围切除和硅胶薄膜	18个月时为54	NA	重复注射；经验有限；可能会引起不适	临床试验
氟尿嘧啶，50 mg/ml，病灶内注射，每周2～3次	88	0	有效，可能会导致色素沉着、伤口溃疡	多项病例研究综述
博莱霉素光疗法，1.5 IU/ml	92.88	NA	有效，可能会引起肺纤维化、皮肤反应	多项病例研究综述；对照试验
术后干扰素-α2b，150万IU，病灶内注射4天	30～50	8～19	昂贵，可能会引起瘙痒、色素沉着改变、疼痛	多项病例研究综述
单纯放射治疗	56（平均）	NA	局部生长抑制；可能会导致癌症、色素沉着、感觉异常	多项病例研究综述
术后放射治疗	76	NA	局部生长抑制；可能会导致癌症	多项病例研究综述
洋葱提取物外用凝胶（Mederma）	NA	NA	单独使用效果有限，与硅胶薄膜结合使用效果更佳	前瞻性病例研究

Adapted from Juckett G，Hartman-Adams H. Management of keloids and hypertrophic scars. Am Fam Physician. 2009；80：253-260.

NA：没有数据。

功能不全而继发慢性腿部溃疡，每年有200万～300万患者因行动不便而继发压疮。由于人口老龄化和动脉粥样硬化性疾病的危险因素（如糖尿病和吸烟）发生率上升，这些数字一直在增长。这些伤口是卫生保健人员面对的重大挑战，也是卫生保健系统和经济的巨大负担。这些甚至还会影响患者的生活质量和社交。

许多常见因素会加剧伤口不良愈合状况（见图6.1）。全身性因素（如营养不良、衰老、组织缺氧和糖尿病等）对慢性伤口的发病机制有重要作用。全身性和局部的不良伤口因素可以共同影响伤口的正常愈合过程，导致不利于伤口愈合的环境（图6.7）。

慢性伤口在愈合的不同阶段都会出现紊乱，通常有细胞因子、生长因子或蛋白酶水平的异常升高或降低。与急性伤口渗液相比，慢性伤口渗液中的IL-1、IL-6和TNF-α水平更高；这些促炎细胞因子的水平随着伤口愈合而降低。TNF-α与必需生长因子（如EGF和PDGF）之间存在反比关系。

慢性伤口通常表现出强力促炎症刺激，包括细菌定植、组织坏死、异物和局部组织缺氧。组织水肿明显以及毛细血管之间的距离增加会减少氧向单个细胞的扩散。慢性伤口通常有高细菌计数，可刺激炎症宿主反应，伴有表达活性氧和蛋白酶的PMN，可形成一个很强的促氧化环境。氧化平衡失调可能是慢性伤

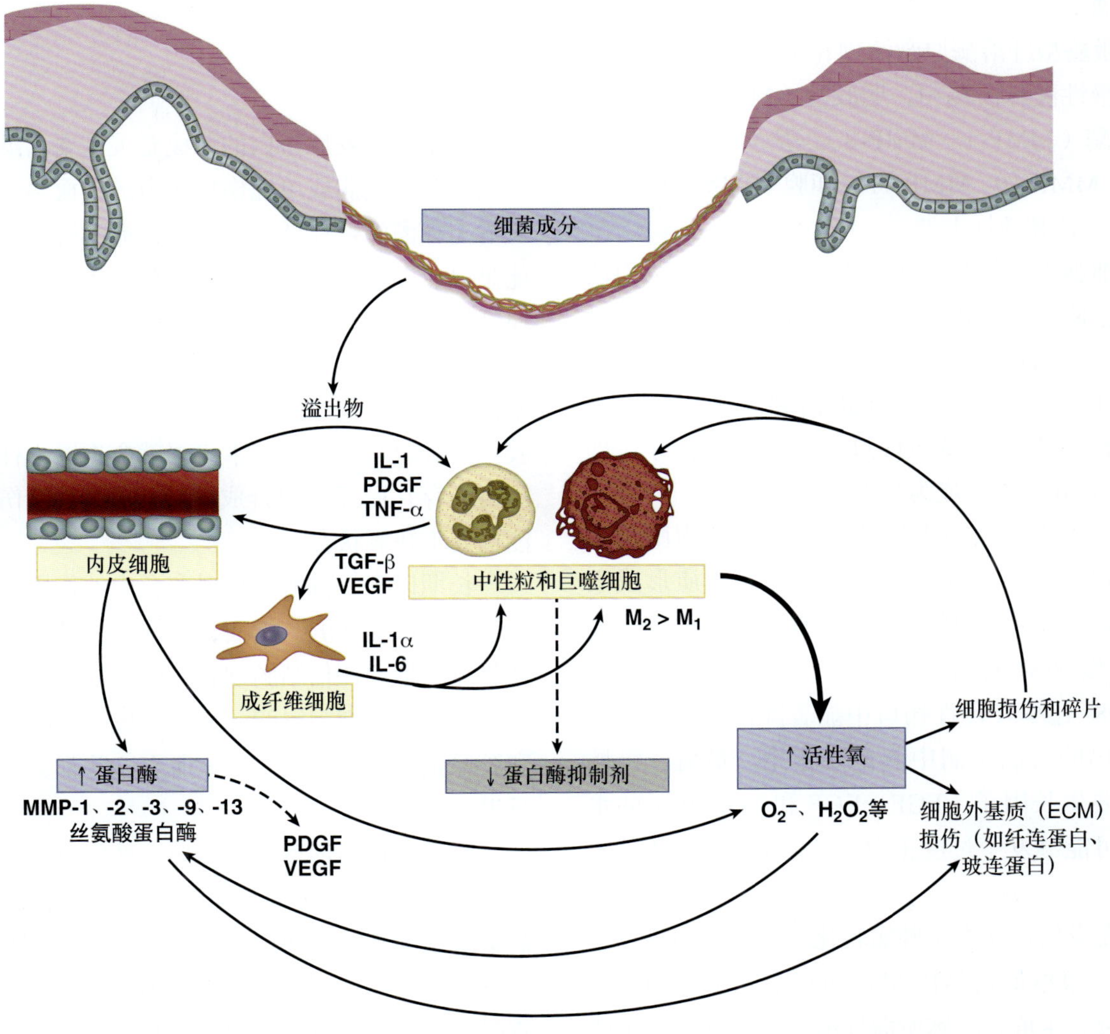

图6.7 参与慢性伤口发展和持续的机制。慢性伤口不能完全完成伤口愈合的“正常”阶段。在愈合的增生阶段，许多被招募到伤口的细胞采取促炎性分泌模式而形成慢性炎症状态。炎症细胞，特别是中性粒细胞和巨噬细胞（M_1表型＞M_2表型），在伤口中持续存在，形成一个很强的促氧化、富含蛋白酶的环境，伴有大量促炎症因子，如白介素-1（IL-1）、IL-6和肿瘤坏死因子-α（TNF-α）。其结果是形成一个不利于伤口愈合的环境，伴有蛋白酶抑制剂下调，以及细胞外基质（ECM）、细胞成分和保护性生长因子［如血小板衍生生长因子（PDGF）和血管内皮生长因子（VEGF）］直接受损。活性氧和蛋白酶，如基质金属蛋白酶（MMP-1、-2、-3、-9、-13）是最显著的有害影响因素。实线表示上调，虚线表示下调。线条的宽度与影响的效果成比例。H_2O_2：过氧化氢；O_2^-：超氧化物；TGF-β：转化生长因子-β（From Greaves NS，Iqbal SA，Baguneid M，et al. The role of skin substitutes in the management of chronic cutaneous wounds. Wound Repair Regen. 2013；21：194-210.）

口炎症状况放大和持续的关键因素。除了直接的细胞膜和 ECM 蛋白质损害外，PMN 衍生的活性氧（如超氧化物、羟基自由基和过氧化氢）可选择性地激活导致转录因子激活的信号通路，它们控制促炎趋化因子和细胞因子（如 IL-1、IL-6 和 TNF-α）的表达以及蛋白水解酶（如 MMP 和丝氨酸蛋白酶）的表达。细菌成分，包括甲酰基甲硫酰多肽和细胞外黏附蛋白，也可能有助于炎症反应的上调。

正常伤口中 ECM 的量由总基质合成、沉积和降解之间的动态平衡决定。慢性伤口的一个决定性特征是这些活动不平衡，使组织保护机制不堪重负。尽管已证明活化的角质形成细胞、成纤维细胞和内皮细胞会有蛋白酶表达增加，但进入伤口的中性粒细胞和巨噬细胞被认为是蛋白酶的来源，特别是组织蛋白酶 G、尿激酶型纤溶酶原激活物和中性粒细胞弹性蛋白酶。在慢性静脉溃疡中，明胶酶（MMP-2、MMP-9）、胶原酶（MMP-1、MMP-8）、基质金属蛋白酶（MMP-3、MMP-10、MMP-11）和膜型 MMP（MT1-MMP）的表达和活性上调。

促炎细胞因子是慢性伤口中 MMP 表达的强力诱导剂，还会降低 TIMP 表达，导致 MMP 活性相对过剩。例如，在慢性伤口中，α_1- 蛋白酶抑制剂、α_2- 巨球蛋白和 ECM 成分（如纤连蛋白和玻连蛋白）被下调或灭活。当蛋白酶活性过剩时，生长因子（如 PDGF 和 VEGF）也会成为靶点。

其他已提出的伤口慢性化的原因包括周围角质形成细胞过度增生，导致成纤维细胞和角质形成细胞迁移和凋亡受到抑制。成纤维细胞形态改变、增生速度减慢和对适用的生长因子的反应性降低。$CD4^+/CD8^+$比率在慢性伤口中显著降低，这可能在糖尿病溃疡的发病机制中起重要作用。最后，慢性伤口的重要生长因子（FGF、EGF 和 TGF-β）的水平降低，可能继发于过度蛋白酶的降解或 ECM 分子被捕获。

慢性发炎伤口易发生肿瘤转化。鳞状细胞癌发生在慢性烧伤瘢痕最初是由 Marjolin 报告的（图 6.8）。慢性骨髓炎、压疮、静脉淤滞性溃疡和汗腺炎也可能发生肿瘤性改变。对于临床表现不典型的慢性伤口，应进行活检。皮肤伤口可能首先表现为假上皮瘤样增生——一种癌变前状态。该活检诊断可以提示进行额外的活检以排除可能已经存在于伤口其他区域的鳞状细胞癌。

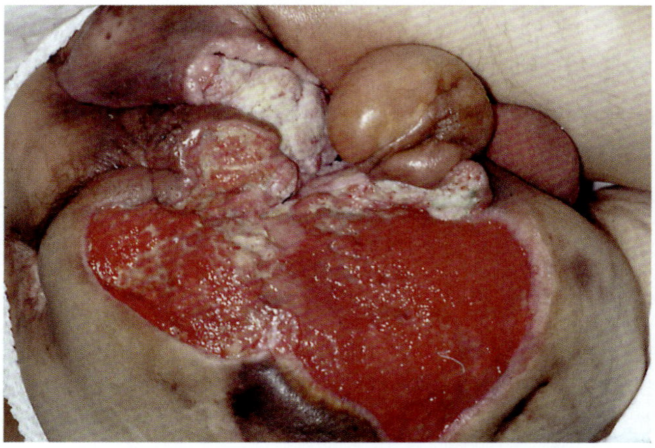

图 6.8 慢性压疮中的鳞状细胞癌

伤口愈合异常的其他原因

低氧

分子氧对胶原蛋白的形成至关重要。继发于心力衰竭、动脉疾病或单纯伤口张力的缺血会妨碍局部组织的充分灌注。在低氧条件下，糖酵解产生的能量可能足以启动胶原蛋白合成，但分子氧的存在对于胶原原纤维的三螺旋形成和交联所需的脯氨酰和赖氨酰残基的翻译后羟基化是至关重要的。虽然轻度缺氧会刺激血管生成，但当氧分压（PO_2）低于 40 mm Hg 时，胶原纤维组装的这一基本步骤就会进展不佳。伤口周围可能存在胶原蛋白合成的最佳 PO_2，但伤口中心可能仍处于缺氧状态。

长期以来，贫血在伤口愈合中的作用被认为主要是继发于低灌注的。然而，在使用晶体溶液复苏失血性休克模型中评估结肠吻合的研究显示，改变的组织学参数——白细胞浸润、血管生成、成纤维细胞生成和胶原蛋白合成的减少——所有这些都会使伤口愈合延迟。

吸烟和食用烟草制品会导致外周血管收缩而导致伤口血流量减少 30% ～ 40%。血清一氧化碳水平升高会抑制细胞氧化代谢所需的酶系统。尼古丁还可以抑制血小板前列环素，促进血小板黏附、血栓性微血管阻塞和组织缺血。食用烟草制品可以抑制内皮细胞和成纤维细胞功能、NO 合酶活性、VEGF 产生、成纤维细胞增生和胶原蛋白合成以及降低维生素 C 水平。尽管大多数临床医生建议患者在择期手术前完全戒烟 4 ～ 6 周，但动物研究表明，皮瓣手术前 14 天尼古丁戒烟组的结果与对照组的结果相似。

糖尿病

糖尿病可以以多种方式损害伤口愈合[10]。糖尿病相关的大血管闭塞和终末器官微血管病变均会导致组织缺血和感染。糖尿病感觉神经病变会导致创伤反复发生和伤口张力得不到缓解。组织缺氧可以通过足背经皮氧张力降低减少证明。毛细血管基底膜增厚会减少微环境中的灌注，血管周围白蛋白局部升高表明毛细血管渗漏增加[11]。糖尿病患者的 VEGF 上调也会受损。缺氧通常是 VEGF 上调的一种强力因子，但糖尿病患者的细胞在缺氧时不会上调 VEGF 表达。

糖尿病患者的感觉神经病变使他们容易反复发生创伤。他们因炎症反应减弱、趋化性受损和细菌杀灭效率低下而易于感染，而感染可进一步增加局部组织代谢，给脆弱的血液供应增加额外的负担，增加组织坏死的风险；淋巴细胞和白细胞功能受损。胶原蛋白降解增加，而胶原蛋白沉积受损。在 ECM 中，胶原蛋白因糖基化而变脆。此外，胶原蛋白糖基化可减少成纤维细胞和基质之间的局部黏附，导致成纤维细胞迁移减少。

高血糖可导致晚期糖基化终末产物增加而诱导炎症因子（TNF-α、IL-1）生成并干扰胶原蛋白合成。高糖暴露还会导致细胞形态改变、增生减少和角质形成细胞分化异常。在糖尿病患者中，趋化作用、吞噬作用、杀灭细菌作用和热休克蛋白表达的降低会损害伤口愈合的早期阶段。白细胞浸润改变和伤口液 IL-6 改变是这些患者伤口愈合的晚期炎症阶段的特征。由于胰岛素降解酶活性增高，生长因子在伤口液中表达异常并迅速降解。伤口液中胰岛素降解酶活性与血红蛋白 A_{1c} 水平呈正相关。在糖尿病患者的伤口中观察到的 MMP 水平升高和 TIMP 水平降低的模式类似于慢性伤口中的情况 。越来越多的证据表明，慢性伤口中驻留的细胞会发生表型变化而使其衰老并损害其增生和移动的能力。

最近的文献表明，在糖尿病溃疡和慢性不愈合伤口的病理生理机制中，遗传通路可能发挥作用[11]。表观遗传改变（包括微 RNA 表达模式）可以损害正常炎症介质的释放，调节巨噬细胞、单核细胞和成纤维细胞功能，以及使糖尿病伤口中炎症反应紊乱[11]。

电离辐射

电离辐射对细胞周期中 G_2 至 M 期的快速分裂的细胞影响最大。在伤口愈合过程中，角质形成细胞和成纤维细胞的辐射损伤会损害上皮化和肉芽组织形成。内皮细胞的辐射损伤会导致动脉内膜炎、萎缩、纤维化和组织修复延迟。重复的辐射损伤会导致重复性炎症反应和持续的细胞再生。辐射的早期副作用包括红斑、干性脱屑、皮肤色素沉着和局部脱发。辐射的晚期副作用包括皮肤萎缩、干燥、毛细血管扩张、皮肤变色、色素沉着异常、纤维化和溃疡[12-14]。伤口愈合炎症期和增生期可能会被辐射的早期副作用破坏。影响因素包括 TGF-β、VEGF、TNF-α、IFN-γ 以及 IL-1 和 IL-8 等细胞因子。这些细胞因子在辐射损伤后过度表达，可导致基质聚积失控和纤维化。诱导胶原蛋白沉积的 NO 在辐射后的伤口中减少；这可以解释辐射后伤口抗拉强度为什么受损。MMP-1 水平降低可能是软组织重建不足的原因之一（表 6.4）。

对伤口上皮化至关重要的角质形成细胞在辐射损伤后表现出从高分子角蛋白 1 和 10 转变为低分子角蛋白 5 和 14 的表达变化。在未愈合性溃疡中，这些细胞显示出 TGF-α、TGF-β_1、FGF-1、FGF-2、KGF、VEGF 和肝细胞生长因子（hepatocyte growth factor，HGF）表达减少。已发现，MMP-2、MMP-12 和 MMP-13 的表达在照射过的人角质形成细胞和成纤维细胞中升高。成纤维细胞是通过胶原纤维的沉积和重塑在伤口愈合中发挥核心作用。然而，在照射过的组织中，成纤维细胞因 MMP 和 TIMP 的调节异常可产生紊乱的胶原蛋白束。由于 TGF-β 可调节 MMP 和 TIMP，TGF-β 可能与放射性溃疡特别相关（见表 6.4）。

治疗放射性溃疡的策略包括：标准伤口治疗，负压伤口治疗，营养优化，以及血液和氧气输送优化。高压氧（hyperbaric oxygen，HBO）治疗可通过增加

表 6.4 放疗影响伤口愈合的关键因素与伤口愈合阶段有关

伤口愈合阶段	放疗的影响因素
炎症期	TGF-β，VEGF，IL-1，IL-8，TNF-α，IFN-γ
增生期	TGF-β，VEGF，EGF，FGF，PDGF，NO
重塑	MMP-1，MMP-2，MMP-12，MMP-13，TIMP

From Haubner F，Ohmann E，Pohl F，et al：Wound healing after radiation therapy：Review of the literature. Radiat Oncol. 2012；7：162.

EGF：表皮生长因子；FGF：成纤维细胞生长因子；IFN-γ：干扰素-γ；IL-1、-8：白介素-1、-8；MMP-1、-2、-12、-13：基质金属蛋白酶-1、-2、-12、-13；NO：一氧化氮；PDGF：血小板衍生生长因子；TGF-β：转化生长因子-β；TIMP：金属蛋白酶组织抑制剂；TNF-α：肿瘤坏死因子-α；VEGF：血管内皮生长因子。

毛细血管密度和更完整的新血管形成来改善放射性骨坏死治疗中的组织氧分压[12, 15-16]。HBO治疗在临床上应用于慢性糖尿病溃疡和放疗后有伤口愈合并发症的患者；随机临床试验表明，对于顽固性、糖尿病和潜在的放射性伤口，HBO治疗与标准伤口治疗联合使用的疗效显著[16-17]。近年来，我们已看到在这方面进行的进一步研究。例如，Wu及其同事[14]在辐射小鼠模型中进行的研究显示，通过注射脂肪源性干细胞、离心脂肪细胞和从脂肪基质中提取的其他产物可以改善伤口愈合。

老龄化

老年人更可能出现伤口愈合延迟和手术伤口裂开。老年人的表皮具有较少的朗格汉斯细胞和黑素细胞以及变平的真皮表皮交界。其角质形成细胞增生减少，周转时间增加50%；其真皮中成纤维细胞、巨噬细胞和肥大细胞较少，血管较少，胶原蛋白和GAG较少。在老年人中，胶原蛋白的产生和降解之间存在数量的失衡，剩余的胶原蛋白还存在质量的改变，呈绳状束的量更少，组织更紊乱。在老年人中，由于弹性蛋白形态改变，皮肤弹性降低了；轻触和压力导致的痛觉感受器以及真皮萎缩使皮肤的机械力损伤的易感性增加了。免疫衰老（朗格汉斯细胞和成纤维细胞活性降低）则会损害伤口愈合并增加慢性伤口的可能性。微血管紊乱易导致缺血性溃疡。最后，皮脂分泌减少，维生素 D_3 生成减少。

在老年动物研究中，发现了包括MMP在内的ECM成分调节异常、再上皮化减少、胶原蛋白合成减少、血管生成受损和生长因子（尤其是促血管生成的FGF-2和VEGF）减少。巨噬细胞活性受损（吞噬作用降低和浸润延迟）和B淋巴细胞活性受损也已在动物研究中得到证实。Zhao及其同事[18]最近在一项老年动物研究中发现，通过激活AMP活化蛋白激酶通路，长期使用抗衰老药物（包括二甲双胍和白藜芦醇）具有潜在益处。

营养不良

蛋白质分解代谢会延迟伤口愈合并促进伤口裂开，尤其是当人血白蛋白水平低于2.0 g/dL时。补充蛋白质可以逆转这种缺陷。

维生素缺乏影响伤口愈合的主要原因是它们作为辅助因子的作用。维生素C缺乏3个月后可出现伤口愈合延迟——可通过补充维生素C逆转（10 mg/d且不超过2000 mg/d）。维生素A缺乏可阻碍单核细胞活化和纤连蛋白沉积而影响细胞黏附，并可损害TGF-β受体。维生素A有助于溶酶体膜不稳定，可直接抵消糖皮质激素的作用。维生素K缺乏可限制凝血酶原和凝血因子Ⅶ、Ⅸ和Ⅹ的合成。抗生素可阻碍维生素K的代谢；有慢性或复发性感染的患者在进行外科手术前需要检查凝血参数。

锌是一种RNA聚合酶和脱氧核糖核酸（DNA）聚合酶的必需辅因子。锌缺乏可阻碍早期伤口愈合，但除了在大面积烧伤、严重的多发伤和肝硬化，缺锌很罕见。缺铁性贫血是伤口愈合延迟的一个有争议的原因。尽管亚铁离子是将脯氨酸转化为羟脯氨酸所需的辅因子，有关急性和慢性贫血对伤口愈合的影响的报告是相互矛盾的。一般来说，患者应该有一个全面的饮食，包括足够的蛋白质和热量摄入，并补充维生素和矿物质。

药物

一些体内给药药物会直接损害伤口愈合。化疗药物，如阿霉素、氮芥、环磷酰胺、甲氨蝶呤和双氯乙基亚硝脲，在动物模型中是强效伤口抑制剂，会干扰临床上无并发症的伤口愈合。它们可以减少间充质细胞增生、血小板和炎症细胞计数以及生长因子的利用率，尤其是在术前给药时。阿莫昔芬是一种抗雌激素药物，可减少细胞增生和降低伤口破裂强度，这是剂量相关的，并且可能继发于TGF-β生成减少。糖皮质激素可损害成纤维细胞增生和胶原蛋白合成，导致肉芽组织形成减少。此外，类固醇可稳定溶酶体膜。最近，Jozic及其同事[19]进行的研究显示，类固醇能通过激活Wnt样磷脂酶/蛋白激酶C信号级联来抑制角质形成细胞迁移和正常伤口愈合，该级联存在于多种类型的细胞中，包括皮肤。对于应激诱导的细胞功能障碍和受损的伤口愈合，这一机制可能可以提供更多的线索，为未来的靶向治疗提供了可能性。

服用维生素A可以逆转这种特殊效应。由外源性类固醇导致的伤口断裂强度降低与时间和剂量有关。据报道，大剂量的非甾体类抗炎药物会延迟伤口愈合，但在治疗范围内的剂量不太可能产生这种影响。

慢性伤口的治疗

慢性伤口的治疗取决于其病因[20-21]。如果不解决所有的局部和全身因素，目前可用的治疗方法都是缓慢的、高人力成本的和昂贵的，不能保证伤口愈合。一项伤口愈合研究确定了一些正常和紊乱伤口愈合中的关键结构蛋白质和分子，它们可能可以作为未来干预的目标。根据这项研究，已有人将局部生长因子应用于慢性伤口的治疗，尽管最初前景看好，但几乎普遍未能在临床上显著改善伤口愈合。失败的原因被认为是伤口液中的蛋白酶降解了生长因子。这一失败凸显了伤口愈合的复杂性，简单地更换一种因素是不够的。

皮肤替代物的出现（稍后讨论）提供了可能会改变伤口微环境性质的多种因素，可能有利于伤口愈合。分层皮片移植是一种通过手术替代天然表皮和部分真皮来辅助伤口闭合的方法，在急性烧伤和慢性不愈合伤口的治疗方面有着很强的证据依据。该手术是从患者身上采集皮肤并将其移植到一个准备充分的伤口床上。移植皮片可通过排除致病菌和提供 ECM、细胞（角质形成细胞和成纤维细胞）和生物活性分子（细胞因子、趋化因子和生长因子）来提供一个良好的愈合环境，通过“动态相互作用”过程促进伤口修复，从而达到伤口覆盖（图 6.9）。然而，自体皮肤移植有时是有限的或不可用的。生物皮肤替代品已经使用多年，包括尸体皮肤同种异体移植物以及猪和牛异种移植物。这些移植物不能持久，因为它们不能整合到宿主中，并且它们与排斥和疾病转移有关。然而，它们可提供足够的临时伤口覆盖，在自体移植物或其他确定的治疗策略可用之前可用于限制并发症。

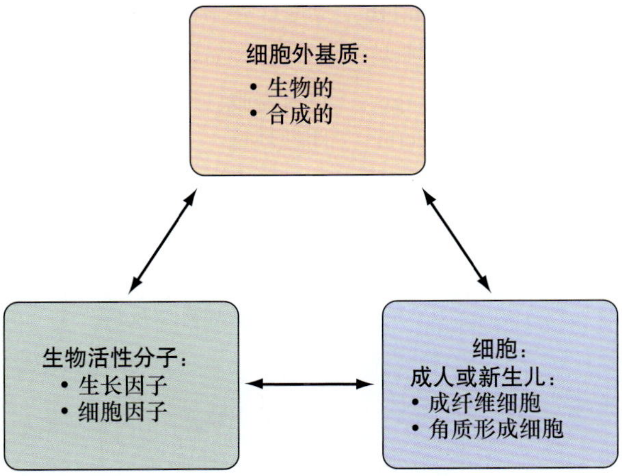

图 6.9 伤口愈合的“动态相互作用”模型。相互作用是动态的，因为它们随时间和伤口部位的位置而变化。任何一种因素的产物都会影响其他因素的行为。任何一种因素的不当下调都可能会导致急性伤口向慢性伤口转化（From Greaves NS，Iqbal SA，Baguneid M，et al. The role of skin substitutes in the management of chronic cutaneous wounds. Wound Repair Regen. 2013；21：194-210.）

伤口敷料

伤口敷料自古以来就存在，在许多年里几乎没有什么发展，直到 1867 年，李斯特发明了用苯酚浸泡棉绒和纱布的抗菌敷料。从那时起，许多更复杂的产品逐渐面世；但是，在伤口的非手术治疗中，应考虑伤口敷料的某些特性（框 6.2）。在潮湿、清洁和温暖的环境中，伤口愈合最为成功。不是所有的敷料都能提供所有这些特性，也不是所有的伤口都需要所有这些特性；因此，敷料的选择应与主要的伤口条件相匹配[20-21]。

在为伤口选择合适的敷料时，需要遵循两个原则，即封闭性和吸收性。有研究表明，伤口在湿润的封闭性敷料覆盖下，上皮化的形成率是未覆盖而任其干燥的伤口的 2 倍。将封闭性敷料覆盖在伤口表面可使伤口具有弱酸性 pH 和低氧张力，有利于成纤维细胞增生和肉芽组织形成。然而，产生大量渗出物或细菌计数高的伤口需要吸收性敷料，以防止周围皮肤被浸泡。这些敷料还需要在吸收渗出物的同时减少细菌负荷。放置没有杀菌作用的纯封闭性敷料会导致细菌过度生长和感染恶化。

敷料可分为四类：①非黏性织物；②封闭性敷料；③吸收性敷料；④乳膏、软膏和溶液（表 6.5）。简而言之，非黏性织物是可添加某种物质以增强其封闭性或抗菌能力的细网纱布，如朱丹红敷料（一种浸渍了 O- 甲苯偶氮 -O- 甲苯偶氮 - β - 萘酚的相对非封闭性敷料），可用于烧伤治疗中的植皮采集部位。塞洛仿是一种相对封闭、防水的敷料，含 3% 三溴酚铋（凡士林为基质），有助于掩盖伤口中的气味，并具有抗金黄色葡萄球菌和大肠埃希菌的活性。

框 6.2 理想敷料的特点

创造一个湿润的环境
去除多余的渗出物
防止干燥
允许气体交换
微生物不渗透
隔热
防止微粒污染
对宿主细胞无毒性
提供机械保护
非创伤性
易于使用
经济实惠

Adapted from Morin RJ，Tomaselli NL. Interactive dressings and topical agents. Clin Plast Surg. 2007；34：643–658.

表 6.5 敷料的种类

种类	组成和特点	功能	举例	评论
非黏性织物	添加某种物质以增强封闭性和非黏附性以及愈合能力和抗菌特性的细网纱布	保护作用，湿润环境	朱丹红敷料、凡士林纱布、塞洛仿、Xeroflo、Mepitel、Adaptic、Telfa	朱丹红敷料、塞洛仿、Telfa、凡士林纱布：防水，更封闭；Xeroflo、Mepitel、Adaptic：封闭性较低，可使液体排入上覆敷料层
吸收性敷料				
纱布	宽网纱布	清除渗出物，防止浸渍	宽网纱布	饱和时无效；如果与伤口接触，可用于伤口清创
泡沫	防水性聚氨酯板片	保护作用，吸收渗出液	Lyofoam、Allevyn、Curafoam、Flexzan、Vigifoam	优点：舒适，可扩张和贴合伤口，清洁时易于取出
				缺点：需要随着伤口的愈合更换，需要定制制作，耗费人力，对抗细菌的保护作用有限，不能在洗澡时使用
封闭性敷料				
非生物性		隔离，保湿，抗菌保护屏障		
薄膜	一面涂有丙烯酸黏合剂的透明聚氨酯膜	见上文	Tegaderm、Mefilm、Carrafilm、Bioclusive、Transeal、Opsite	防水；可渗透氧、二氧化碳和水蒸气；不影响患者的功能；使伤口可视；非吸收性，可渗漏；伤口周围需要完整的皮肤；伤口收缩可能会减慢；移除敷料时可能会破坏新的上皮细胞
凝胶	水胶体基质（明胶、果胶、羧甲基纤维素）	同上；从伤口渗出物、肿胀、液化中吸收水分，形成湿润凝胶	Duoderm、NuDerm、Comfeel、Hydrocol、Cutinova、Tegasorb	已有黏合剂片、膏、粉；与薄膜特点相似，但体积较大；更多保护性，但可能对功能造成更多影响
海藻酸盐	从海藻酸钙盐（海藻）中提取的类似纤维素的多糖纤维	同上；与伤口渗出液接触后，海藻酸钙转化为可溶性钠盐，形成亲水凝胶	Algiderm、Algosteril、Kaltostat、Curasorb、Carasorb、Melgisorb、SeaSorb、Kalginate、Sorbsan	封闭的环境；各种形式的绳子、带子、垫子
水凝胶	聚氧化乙烯或羧甲基纤维素聚合物和水（80%）	同上；干燥伤口的补液剂；吸水率低（含水量高）	Vigilon、Nu-gel、Tegagel、FlexiGel、Curagel、Flexderm	已有凝胶、片材、浸渍纱布；封闭性环境
生物性		类似于非生物性制剂		
同种异体移植物	源自基因一致的人		尸体皮肤	临时敷料；如果长时间留在伤口上则会引起排斥反应
异种移植物	种间移植（如猪）		猪皮	同上
羊膜	人胎盘			良好的生物敷料
皮肤替代品	不同成分		Integra、Alloderm、Apligraf、Biobrane、Transcyte	完整：双层膜皮肤替代物；人造真皮：尸体脱细胞真皮；人工皮肤：活体、双层、生物性敷料，由新生成纤维细胞在胶原蛋白基质上组成

表 6.5 敷料的种类（续）

种类	组成和特点	功能	举例	评论
乳膏、软膏和溶液				
抗菌剂	不同成分	用于治疗感染的伤口	乙酸（革兰氏阴性菌属，假单胞菌属）；Dakin 溶液（广谱抗菌谱）；含碘抗菌药物（卡地姆碘、碘伏、聚维酮碘；广泛的抗菌和抗真菌谱）；硝酸银（广谱抗菌）；乙酸磺胺米隆（广谱抗菌）；磺胺嘧啶银（广泛的抗菌、抗真菌和抗病毒谱）；爱银康（Acticoat；广谱抗菌）	乙酸损害伤口愈合；Dakin 溶液对成纤维细胞有毒性；含碘溶液对成纤维细胞有毒性，损害伤口愈合；硝酸银治疗烧伤，减缓上皮化，低钠血症，衣服染色；乙酸磺胺米隆穿透焦痂，应用痛苦，抑制再上皮化，碳酸酐酶抑制剂；磺胺嘧啶银可引起暂时性中性粒细胞减少，加速非全层烧伤的上皮化，新生血管形成，常用于烧伤；爱银康是银浸渍封闭性敷料，抗菌活性持续 3 天
抗生素软膏	不同成分	用于治疗感染的伤口；舒缓作用；润滑伤口表面；封闭性；抗菌活性持续 12 小时	杆菌肽（革兰氏阳性球菌和杆菌）；新霉素（革兰氏阴性）硫酸多黏菌素 B（革兰氏阴性）；多孢菌素（多黏菌素 B，杆菌肽）；多链丝霉素（多黏菌素 B、杆菌肽）；新孢霉素（多黏菌素 B、杆菌肽、新霉素）；三联抗生素软膏（多黏菌素 B、杆菌肽、新霉素）	新孢霉素：与未使用敷料的伤口相比，实验性伤口的再上皮化增加了 25%
酶	不同成分；使用自然产生的酶	去除坏死组织	舒替兰酶（来源于枯草芽孢杆菌）；胶原酶（水杨酸檀香酯；来源于溶组织梭菌）；木瓜蛋白酶（来源于植物胃蛋白酶）	舒替兰酶：消化变性胶原蛋白；胶原酶：消化变性和天然胶原蛋白；木瓜蛋白酶：在含有巯基辅因子的情况下对胶原蛋白有效；添加尿素可使木瓜蛋白酶的酶促作用加倍
其他	生理盐水浸湿干纱布敷料	去除坏死组织		无辨别：坏死和新形成的肉芽组织和上皮都可被去除；可能会很痛苦

Adapted from Lionelli GT，Lawrence WT. Wound dressings. Surg Clin North Am. 2003；83：617-638.

封闭性敷料具有保湿、机械保护和细菌屏障的作用。这种敷料可分为生物敷料和非生物敷料。生物敷料的例子有同种异体移植物、异种移植物、羊膜和皮肤替代物。同种异体移植物是指在遗传上独特的人与人之间进行移植的移植物，而异种移植物是指在不同物种之间进行移植的移植物，例如猪皮。同种异体移植物和异种移植物都是临时敷料，如果将它们长时间留在伤口上，则它们都会引起排斥反应。羊膜来源于人胎盘，是另一种有效的生物伤口敷料。最初，这种敷料最常用于治疗烧伤伤口；然而，现在它们也被用作其他伤口的临时敷料。

吸收性敷料可用于有大量渗出物的伤口，例如腿部溃疡每 24 小时可产生 12 g/10 cm^2 的渗出物。宽网纱布（这类敷料中最古老的一种，当其饱和时会失去作用）和较新的敷料（例如泡沫敷料）都是吸收性敷料，它们具有吸收性，可以用于去除伤口中的大量渗出物，同时它们是非黏附性的敷料，去除时不会破坏新形成的肉芽组织。这类敷料的示例有 Lyofoam（Con-vaTec，Skillman，NJ）、Allevyn（Smith & Nephew，Largo，FL）和 Curafoam（Kendall Company，Mansfield，MA）。使用吸收性敷料的伤口愈合速度似乎比使用封闭性敷料的慢，这可能是由于细胞因子从伤口床被吸出或角质形成细胞迁移减少所致。

最后一类伤口敷料包括乳膏、软膏和溶液。这是一个广泛的类别，从传统材料（如氧化锌糊剂）到含有生长因子的制剂。它们包括添加了各种抗菌物质的敷料，如乙酸、Dakin 溶液、硝酸银、磺胺米隆、磺胺嘧啶银、含碘软膏（卡地姆碘）和杆菌肽。当存在感染的临床体征或定量培养显示每克组织中有多于 10^5 个微生物时，应使用这类产品。

目前可使用的伤口敷料产品的数量仍在不断增长，对此外科医生必须掌握可用敷料的信息，以便进行有效的伤口处理（框 6.3）。

其他疗法

高压氧疗法

伤口局部缺血是导致伤口愈合失败的最常见原因。高压氧（HBO）治疗使用氧气作为药物，高压舱作为输送系统，以增加靶区的氧分压（partial pressure of oxygen，PO_2）。HBO 治疗可用于多种疾病过程，包括细菌感染、减压病、分层皮片移植片的改良、皮瓣存活和挽救、急性热烧伤、坏死性筋膜炎、慢性伤口、缺氧性伤口、放射性骨坏死和放射性损伤。有证据表明，HBO 可用于治疗慢性糖尿病溃疡和辐射诱导的伤口[20-21]。缺血或组织缺氧（$PO_2 < 30$ mmHg）可通过损害成纤维细胞增生、胶原蛋白合成和上皮化显著损害正常代谢活性而使伤口愈合受损。HBO 治疗包括在 1.9 ～ 2.5 标准大气压下吸入 100% 的氧气，这会使组织 PO_2 增加 10 倍。较高的动脉血氧分压（PaO_2）足以为组织提供其所有代谢需求，即使是在没有血红蛋白的情况下；这种升高的水平在 HBO 治疗终止后可持续 2 ～ 4 小时，并可诱导内皮细胞 NO 合酶的合成以及血管生成。据报道，氧可刺激血管生成，增强成纤维细胞和白细胞的功能，并使皮肤微血管反射正常化。

框 6.3 非感染的清洁伤口的敷料选择

开放性伤口
- 三层敷料
- 软膏
- 封闭性敷料

非皮肤全层伤口（如擦伤、供区）
- 无敷料（结痂）
- 浸渍的纱布
- 乳膏，软膏
- 封闭性敷料

皮肤全层伤口（如压疮）
- 海藻酸盐或水凝胶——很少适用
- 乳膏、凝胶（如磺胺嘧啶银）
- 湿-干敷料更换
- 负压辅助闭合装置

最近的一项动物研究分析了 HBO 治疗对啮齿动物细胞代谢、血管生成和糖尿病伤口愈合的影响[22]。实验显示，HBO 治疗使干细胞增生增加，血管生成上调，以及伤口愈合能力提高。此外，这项研究还表明，HBO 治疗和干细胞治疗具有协同作用，可能可以为非愈合伤口的治疗开辟新的方向[22]。

评估靶区的血管供应至关重要，HBO 治疗前血管重建是 HBO 治疗的必要前提。如果在 HBO 条件下呼吸氧气时能证明缺氧伤口中组织氧合改善，则患者可能可以受益于辅助 HBO 治疗。经皮氧压（transcutaneous oxygen pressure，$TcPO_2$）可用于评估伤口灌注和氧合。伤口 $TcPO_2$ 在室内空气下低于 35 mmHg 表明伤口缺氧。氧舱内 $TcPO_2$ 达到 200 mmHg 或更高提示 HBO 治疗有潜在益处。

HBO 治疗缺氧性伤口通常是将患者置于 1.9 ～ 2.5 标准大气压下，每次 90 ～ 120 分钟，患者在治疗期间呼吸 100% 氧气；每日 1 次，每周 5 ～ 6 次。HBO 治疗应作为手术或药物治疗的辅助治疗。在 15 ～ 20 次 HBO 治疗后，应注意伤口改善的临床证据。

HBO 治疗的并发症是由气压变化和 PO_2 升高引起的。中耳气压伤——范围从鼓膜充血到鼓膜穿孔——是最常见的并发症。气胸（特别是张力性气胸）不太常见，但可能危及生命。与 PO_2 增加相关的其他并发症包括：脑氧毒性，表现为类似癫痫大发作的抽搐；肺氧毒性，由氧自由基对肺实质和气道的损伤引起，范围从气管支气管炎到全面的呼吸窘迫综合征；以及短暂性近视。HBO 治疗的绝对禁忌证是：①无法控制的气胸；②目前或最近使用过博来霉素或阿霉素进行治疗（可能产生心脏和肺毒性）；③使用过双硫仑进行治疗（增加发生氧毒性的风险）。

早期的小规模随机临床试验表明，HBO 治疗对糖尿病缺血性足溃疡是一种有效的辅助疗法，可降低截肢率。Thistlethwaite 及其同事[23]对慢性静脉性溃疡患者进行了一项双盲随机研究，研究表明，HBO 治疗可改善难治性溃疡愈合，但患者选择很重要。有伤口周围边缘缺氧的患者应接受 4 周的高质量伤口治疗，以使其伤口床健康而可以循着正常的愈合过程愈合[23]。最近在欧洲进行的一项多中心随机临床试验（DAMO2CLES 研究）显示，在开始 HBO 治疗 12 个月后，保肢率和伤口愈合率以及无截肢生存率都有所提高，但结果无统计学意义[24]。2016 年对循证医学数据库进行的系统性综述回顾了 HBO 治疗慢性辐射伤口的情况，得出的结论是：HBO 治疗改善了接受过头部、颈部、肛门和直肠区域放疗的患者的预后，降低了拔牙后放射性骨坏死的发生率[16]。然而，这些结论是基于小规模、动力不足的研究，还需要进行进一步的随机研究来阐明这种昂贵疗法的益处。这些结果表明，HBO 治疗对慢性辐射诱导的伤口可能有很好的疗效，这与 Borab 及其同事进行的另一个系统性综述的结论是一致的[17]；但是，还需要进一步的证据。

2016 年，欧洲高压氧医学共识会议回顾了 HBO 治疗效果的现有证据，得出的结论是：HBO 治疗适用于伴有挤压伤的开放性骨折、下颌骨放射性骨坏死的预防或治疗、软组织放射性坏死（膀胱炎、直肠炎）、糖尿病足溃疡、股骨头坏死[25]。此外，该共识会议一致认为，只有微弱的证据支持在受损的植皮和皮瓣、缺血性溃疡、难治性骨髓炎、广泛的二度烧伤和下颌骨以外的骨放射性坏死中进行 HBO 治疗的有益效果[25]。

尽管有证据表明 HBO 治疗对慢性伤口愈合有潜在益处，但其费用很高。HBO 日常治疗经常需要患者长途跋涉去进行，这对其本人及其家人而言费用高昂。尽管已报道的缺血性肢体溃疡 HBO 治疗费用差异很大，但大多数涉及的总费用为 15 000 ～ 40 000 美元。对于无并发症的糖尿病或缺血性溃疡患者，不建议将 HBO 治疗作为主要治疗方法；然而，在选定的更复杂的病例中，HBO 治疗可能有用。

负压辅助伤口疗法

近几十年来，伤口处理方面最重要的发现之一是负压辅助伤口疗法（negative pressure-assisted wound therapy，NPWT）对伤口的改善（图 6.10）。有了这项技术，外科医生除了可以立即进行手术闭合伤口外，还有其他选择（即在手术前后进行辅助治疗或在重病患者进行手术以外的替代治疗）。

Argenta 及其同事[26]最初是在 1997 年描述了负压辅助伤口闭合的使用。他们证明了对伤口施加低于大气压的压力可以消除慢性水肿，使局部血流量增加和刺激肉芽组织。该技术可用于急性、亚急性和慢性伤口。其他研究也显示，与用生理盐水湿敷料治疗的

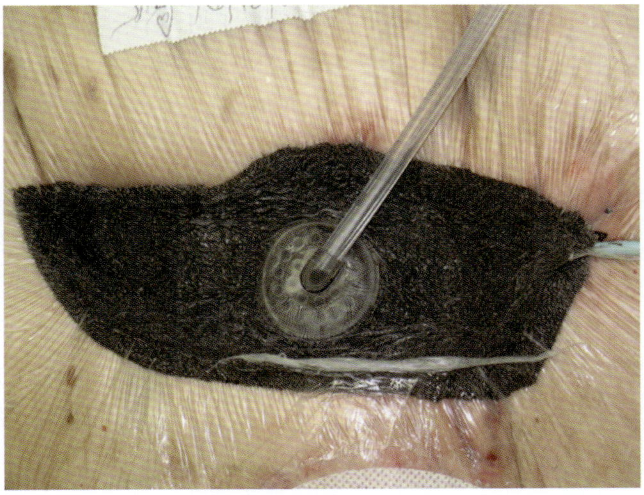

图 6.10 在患者腹部放置负压辅助伤口闭合海绵

慢性伤口的深度相比，用 NPWT 治疗的慢性伤口有显著改善。此外，负压治疗可加快愈合，减少相关并发症[20-21，27]。

NPWT 治疗改善愈合的确切机制仍有待确定。许多研究者最初认为 NPWT 治疗使伤口愈合改善的原因是：可在保持伤口湿润的同时去除伤口渗出物。正如 Argenta 及其同事[26]最初提出的假设那样，在 NPWT 治疗中，流向皮肤组织的血流量增加了 5 倍。进一步的研究显示，NPWT 治疗可增加毛细血管口径并刺激内皮细胞增生和血管生成。众所周知，细菌负荷的增加会导致伤口愈合减慢；然而，尽管 NPWT 治疗可加速伤口愈合，但已被证明也可导致伤口细菌计数增加。其他研究也提示，NPWT 治疗会在细胞内（微应变）和整个伤口区域（宏观应变）产生三维应力，引起细胞增生增加和微血管密度增加等变化。也有证据显示，NPWT 治疗可通过清除可能有害的蛋白酶和炎症细胞因子（如 MMP-1、MMP-2、MMP-9 和 TNF-α）改变伤口液的组成[27]。

NPWT 治疗的临床益处已在随机对照试验中得到证实，包括缩小伤口、加速伤口床准备和肉芽组织形成、加速伤口愈合、提高移植物成功率、减少急性伤口的引流时间、减少并发症、增强对一线治疗的反应、提高患者生存率和降低费用。最近的数据显示，对于糖尿病伤口、缺血性溃疡以及伴有或不伴有污染的复杂血管、腹部、妇科和其他肿瘤手术伤口，NPWT 治疗有改善的结果。Karam 及其同事[27]进行了一项随机对照试验，共纳入 40 例糖尿病溃疡不愈合患者。在 NPWT 治疗前和持续治疗 10 天后分别取活检并进行分子分析。结果表明，与更换敷料的高级

伤口护理相比，NPWT 治疗引起了 IL-1β、TNF-α、MMP-1 和 MMP-9 的显著下调以及 VEGF、TGF-β_1 和 TIMP-1 的显著上调。作者得出的结论是，NPWT 可显著增加生长因子，减少炎症细胞因子，使 MMP 活性恢复正常而促进伤口愈合。

除了有改善的结果外，这种治疗方法的成本效果显著提高了，并且急性和慢性伤口的住院时间都缩短了。有报告称，应用 NPWT 治疗的住院天数减少了 78%，费用减少了 76%。这种成本降低和伤口治疗的有效性已使 NPWT 治疗成为美国老年人医疗保险覆盖的家庭卫生保健治疗方法。

NPWT 治疗加灌注是另一个最新发展。这种新型治疗方法允许制作和使用开孔泡沫海绵——这种海绵可用于定期向伤口床滴注无菌液体，便于清除浓稠渗出物和感染性产物。每次滴注的持续时间和间隔时间可根据伤口的需求进行调整。滴注时可使用不同溶液，包括生理盐水和稀释的 Dakin 溶液。Kim 及其同事[28]进行了一项前瞻性随机研究，得出的结论是：在感染伤口的治疗中，生理盐水和消毒溶液（0.1% 聚己缩胍＋0.1% 甜菜碱）的效果没有差异。另一项技术改进是实施了适用于门诊治疗的便携式伤口真空辅助闭合装置。此外，最近一次性装置的使用也越来越流行。这些装置不需要更换敷料，通常可持续使用几天时间，特别适用于切口 NPWT 治疗或处理渗出液较少的相对浅表伤口。

胎儿伤口愈合

胎儿皮肤伤口愈合迅速，没有成人皮肤伤口的瘢痕和炎症特征。在成人皮肤愈合过程中，皮肤附属器（毛囊、汗腺和皮脂腺）无法再生。此外，成人伤口愈合后，胶原蛋白束密集垂直于伤口表面，而在未受伤的皮肤和胎儿皮肤中，胶原蛋白保留网状模式。胎儿伤口的再上皮化更快，新生血管更少，抗拉强度增加更快。胎儿伤口的炎症反应、ECM 成分、生长因子表达以及对生长因子表达的生物反应各不相同。有研究表明，胎儿伤口愈合代表了理想的组织修复，理解胎儿伤口愈合可以为外科医生调节和控制成人伤口愈合的不同步骤提供不同方法[29-30]。

胎儿的伤口修复取决于胎儿的胎龄和伤口大小。对于妊娠 60 天和妊娠 70 天的动物，切除皮肤伤口的阈值（在给定胎龄，50% 的伤口愈合而无瘢痕的切除皮肤的直径）可能为 6～10 mm；对于妊娠 80 天和妊娠 90 天的动物为 4～6 mm。较大的伤口可能会延长愈合时间，并使伤口组织暴露于不同的 ECM 和生长因子谱中。较大的切除伤口可能也会刺激肌成纤维细胞形成而导致瘢痕形成。从无瘢痕修复到有瘢痕修复的转变发生在妊娠晚期一开始时。胎儿的伤口愈合快于新生儿，而新生儿的伤口愈合快于成人。

皮肤附属器是在真皮成纤维细胞诱导上皮形成毛囊或腺体时形成的。妊娠早期的伤口愈合无瘢痕而有皮肤附属器，表明组织再生优于修复。相比之下，妊娠晚期的伤口愈合会留下瘢痕且没有皮肤附属器。从无瘢痕愈合到无皮肤附属器愈合的转变表明，随着胎龄的增加，胎儿成纤维细胞失去了诱导上皮形成皮肤附属器的能力。

胎儿伤口愈合和成人伤口愈合之间的外在（羊水环境）和内在（即胎儿的氧张力、细胞受体和生长激素表达的差异）特性可以解释他们之间伤口愈合和瘢痕形成的差异[30]。

胎儿环境是胎儿伤口和成人伤口之间的外在差异，其特征是：无菌的富含透明质酸的羊水，以及伴随而来的炎症反应降低。此外，其透明质酸受体的数量增加可能会创造一个有利于成纤维细胞移动的宽松环境而提高胎儿伤口愈合的速度和效率。

近来，许多胎儿伤口愈合研究将注意力放在了胎儿成纤维细胞和其他被认为起更关键作用的内在因素上。胎儿成纤维细胞可能具有与成人成纤维细胞完全不同的特征。脯氨酸羟化是上皮细胞合成胶原蛋白的限速步骤。在妊娠早期，胎儿的成纤维细胞的脯氨酰羟化酶活性增高，在妊娠 20 周后逐渐降至成人水平。Ⅰ型、Ⅲ型、Ⅴ型和Ⅵ型胶原蛋白在胎儿伤口中出现较早，且Ⅲ型与Ⅰ型胶原蛋白之比较大，这与正常胎儿组织中Ⅲ型胶原蛋白含量较高一致。体外培养的胎儿成纤维细胞产生的胶原蛋白比成人成纤维细胞产生的更多。这种较高的胶原蛋白合成可能是继发于脯氨酰羟化酶的独特的调节机制，可能可以解释为什么小于 20 周妊娠的胎儿有更高的成纤维细胞活性。

妊娠 20 周后，胎儿的胶原蛋白合成下降至成人水平，而胶原蛋白降解随着胎龄增长而增加。在未损伤的胎儿皮肤中，MMP-1、MMP-3 和 MMP-9 的基因表达增加与瘢痕形成的启始相关。这些发现表明，在妊娠晚期，胎鼠皮肤在损伤后经历了一种成人类型的组织重塑，导致了可见于成年皮肤的瘢痕形成。

胎儿伤口和成人伤口之间的ECM成分也存在差异。损伤后，成人和胎儿之间的纤连蛋白水平相似，但腱生蛋白——一种纤连蛋白抑制剂——在胎儿增加较早且恢复正常更快。胎儿伤口中较大量的纤连蛋白可刺激细胞立即附着，而胎儿中快速沉积的腱生蛋白可使细胞能够更快地迁移并在伤口上完全上皮化而减少伤口愈合时间。

透明质酸水平在胎儿伤口中持续升高。在妊娠期间，透明质酸水平的降低与瘢痕形成的可能性增加相关。胎儿组织的独特的ECM成分可能会通过促进细胞移动和迁移来影响胶原纤维沉积，导致在愈合的胎儿伤口中出现松散的胶原蛋白模式，而成人瘢痕中出现致密的胶原蛋白模式。然而，只有少数研究对ECM成分的改变带来的影响进行了研究。

此外，胎儿显示炎症反应减弱，伴中性粒细胞浸润减少和内源性免疫球蛋白浸润减少。胎儿伤口中巨噬细胞的缺乏和巨噬细胞在时间形态上的差异可能可以解释其生长因子谱的差异和炎症反应的减少。这些研究引证了胎龄较大胎儿的巨噬细胞募集增加和发生瘢痕形成增多之间的直接相关性。

胎儿伤口中的TGF-β 和FGF-2水平降低。TGF-β是胎儿伤口修复研究中用的最多的生长因子。在低氧条件下，它的产生可能会减少，由此产生了一种理论，即胎儿环境中氧分压的降低会抑制TGF-β 的产生而减少瘢痕形成。有人认为，可能不是TGF-β 的存在而是不同的TGF-β 亚型的差异表达导致了修复差异，这点对解释修复差异可能很重要。

Wnt信号通路在胚胎发生以及伤口愈合的多个阶段发挥重要作用[29]。该通路参与组织重塑和修复，在发生功能障碍时可导致瘢痕形成。一些研究也发现了Wnt信号通路与TGF-β 的表达和功能之间的联系。进一步深入了解该通路的作用机制及其与伤口愈合中涉及的其他通路的相互作用，可能有助于减少瘢痕形成和纤维化的治疗干预[29]。

血小板源性生长因子（PDGF）在胎儿伤口中也会消失得更快。生长因子的缺乏可能是由于炎症细胞募集的减少所致。正常的炎性（成人型）伤口愈合可能已进化到以牺牲愈合质量为代价来降低感染风险的地步。使用生长因子可使伤口愈合更像胎儿的伤口愈合，但不能实现完全无瘢痕愈合，也不能使皮肤附属器再生。其他生长因子和细胞因子也被认为在胎儿伤口愈合中起作用，包括IGF、EGF、迁移刺激因子、TNF-α 和IL-1β。

肌成纤维细胞的存在和同时的瘢痕形成表明，成纤维细胞表型的转变可能有助于瘢痕形成。妊娠75天的胎羊的切除伤口显示无瘢痕形成和α 平滑肌肌动蛋白表达。α 平滑肌肌动蛋白在妊娠100天后出现并伴随瘢痕形成。

最近的其他发现强调了多能干细胞在胎儿伤口愈合中的作用，如上皮干细胞、间充质干细胞（mesenchymal stem cell，MSC）和“小点”细胞。缓慢增生的上皮干细胞散布在整个基底层，被更快速增生的基底层细胞及其上子代细胞包围，形成上皮增生单位。上皮干细胞也存在于毛囊的隆突区域，被认为在损伤后会迁移至表皮并分化为皮肤、血管和神经成分。

MSC在再生愈合（包括免疫调节、抗纤维化、抗凋亡和血管生成）以及预防过度炎症方面可发挥作用。它们通过多种独立通路进行免疫调节，包括诱导巨噬细胞分泌IL-10。“小点”细胞也已被确定在胎儿伤口愈合中发挥作用。这些细胞在胎儿血液中的增加比在出生后血液中的增加高20倍。移植到出生后小鼠切口伤口模型中的荧光标记的“小点”细胞可迁移至伤口床并减少瘢痕形成。进一步的研究应有助于阐明这些干细胞群在胎儿伤口愈合和治疗异常伤口愈合中的重要性。

最后，有研究显示，细胞在某些刺激之后可能会失去自我复制能力，例如，在多个复制周期后，在暴露于亚细胞毒性剂量的外源性应激（电离辐射、氧化剂、化疗药物、炎性细胞因子等）后，即使它们仍然保持着代谢活性。这种现象被称为细胞衰老。尽管最初确定细胞衰老的作用是延迟静脉或糖尿病溃疡的伤口愈合，但现在认为细胞衰老可能影响伤口愈合和组织重塑，这可能可以解释胎儿和成人伤口愈合之间的差异[30]。

进一步的研究应有助于阐明这些机制和通路在胎儿伤口愈合中的重要性，以便可以进行旨在改善伤口愈合、减少瘢痕形成的临床应用（表6.6）[29-30]。

组织工程学

1987年，美国国家科学基金会生物工程小组将组织工程学定义为：“将工程学和生命科学的原理和方法应用于生物替代品的开发，以恢复、维持或改善功能。”这些原理和方法已被应用于制造由细胞、ECM成分或两者的组合构成的皮肤替代品。在过去的25年里，这种组织工程皮肤发展迅速，主要是受

表 6.6 胎儿再生性伤口愈合模式与出生后伤口愈合模式比较

	胎儿	出生后
表型	再生性	瘢痕形成
生长因子		
bFGF	下降	升高
PDGF	下降	升高
VEGF	升高	下降
TGF-β		
$TGF\text{-}\beta_1$	低水平	高水平
$TGF\text{-}\beta_2$	低水平	高水平
$TGF\text{-}\beta_3$	高水平	低水平
炎症反应		
炎症细胞	最低	高水平白细胞、巨噬细胞、肥大细胞浸润
细胞因子		
促炎：IL-6、IL-8	低水平	高水平
抗炎：IL-10	高水平	低水平
细胞外基质		
胶原蛋白		
组织学	细的、网状结构	粗的，绳束状
Ⅲ型胶原蛋白	高水平	低水平
沉积	快速	延迟
交联	低水平	高水平
$TGF\text{-}\beta_1$- 刺激的沉积物	缺失	出现
透明质酸		
表达	高水平、持续表达	低水平、瞬时表达
分子量	高	低
HA 受体（成纤维细胞）	高水平	低水平
机械力		
肌成纤维细胞（14 天）	缺失	出现
干细胞		
MSC	高水平	低水平
“小点”细胞	缺失	出现

From Leung A，Crombleholme TM，Keswani SG. Fetal wound healing：Implications for minimal scar formation. Curr Opin Pediatr. 2012；24：371-378.

bFGF：碱性成纤维细胞生长因子；HA：透明质酸；IL-6、-8、-10：白介素 -6、-8、-10；MSC：间充质干细胞；PDGF：血小板衍生生长因子；TGF-β：转化生长因子 -β；VEGF：血管内皮生长因子。

自体移植相关局限性的驱动，它们可能是通过提供伤口愈合所需的细胞或基质成分来发挥功能作用。这些新的皮肤替代品能够更准确地模拟天然组织促进持续愈合而无排斥反应。生物性敷料、支架、干细胞疗法和基因疗法的使用都是组织工程学应用的例子：是新组织产生而不是迁移。

使用生物工程皮肤替代品可以减少伤口敷料和并发症治疗方面的支出，特别是在治疗占所有慢性伤口的 90% 的静脉性溃疡、糖尿病溃疡和压疮上的支出，每年可能可以节省数百万美元的卫生保健费用。生物工程皮肤替代品通过限制细菌定植和液体流失可以起到保护性敷料的作用，它们也刺激愈合（图 6.11）。它们的设计是可变的，取决于它们要替换的皮肤层。

目前已有表皮层、真皮层和双层皮肤替代品。表皮替代品是通过在实验室中扩增患者来源的上皮细胞制成的[31]。它们是附着在载体材料上的脆弱结构，便于敷在伤口上。真皮替代品是基于结构的三维基质材料，其行为类似于 ECM，可能包含细胞或生物活性分子。为伤口床提供这些关键因素可能可以提供必要的刺激，以重新平衡伤口微环境而促进愈合。双层皮肤替代品是表皮和真皮替代品中所见特征的组合。

皮肤替代品可用于治疗急性和慢性伤口。这一系列产品各有其优缺点。一些产品，如 Apligraf，可提供暂时性伤口覆盖，而另一些则可提供永久性伤口覆盖。然而，像任何医疗器材一样，其成本通常都是高的。目前还没有一种皮肤替代品是理想的，因而这是一个活跃的研究领域[31-32]。

尽管皮肤移植物可以提供足够的永久性伤口覆盖，但供区并发症发生率、疼痛、瘢痕形成和部位的限制都会促使研究人员开发皮肤替代品。用于伤口覆盖的组织工程皮肤替代品的首批重大突破之一是 Integra™。Integra™ 是一种双层皮肤替代品，外层是硅胶，内层由牛软骨和 GAG 组成。Integra™ 在使用 2 ～ 3 周后可去除外层，并可在其真皮成分上应用一层分层皮片移植物。Integra™ 可用于烧伤创面覆盖，并可直接用于肌腱和骨骼[32]。

再生医学在伤口治疗的新进展中发挥着关键作用，并为许多其他皮肤替代品的开发提供了基础。已经发现这些产品可以促进重建结果。这些替代品可能仅为表皮或真皮，也可能可以替代全层皮肤。它们在如何加工以及是动物制品还是合成制品上也有不

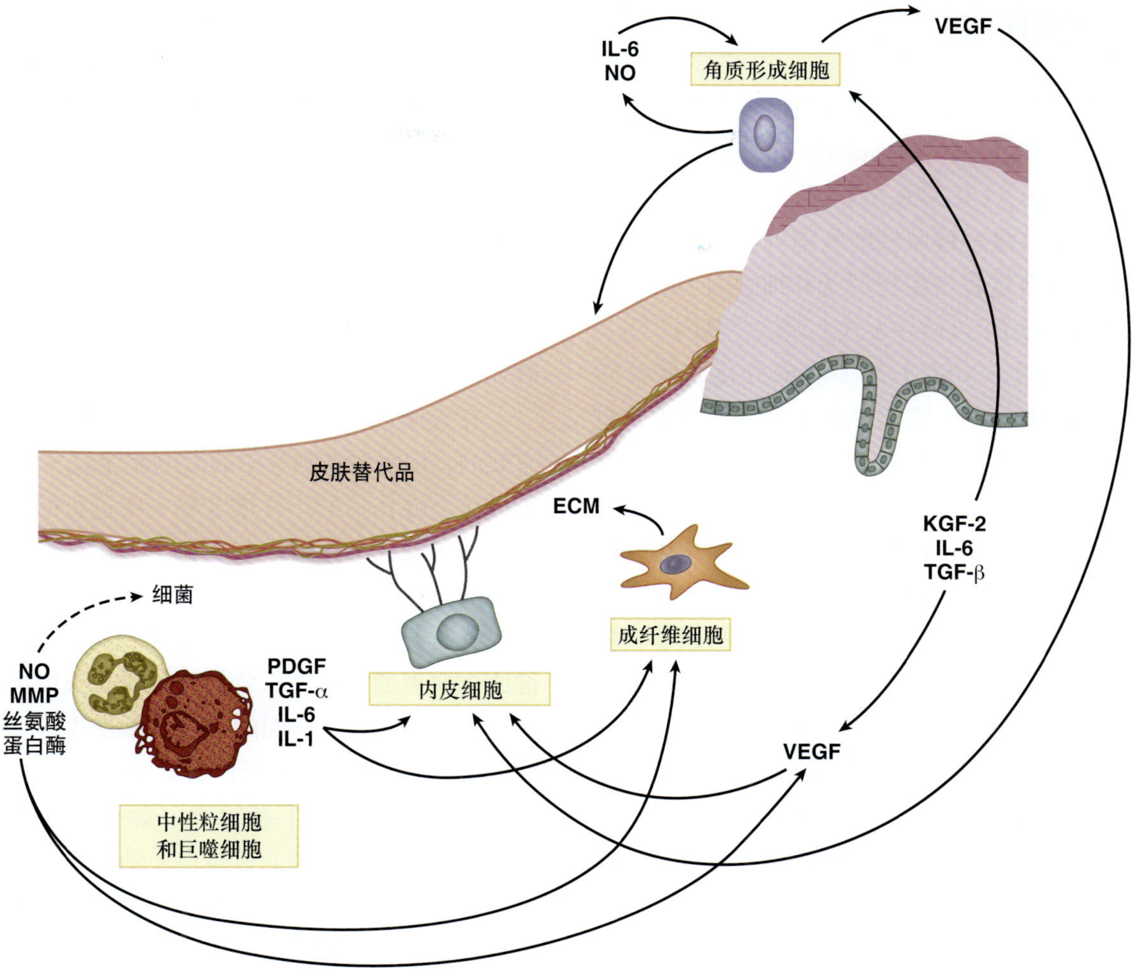

图 6.11　皮肤替代品在伤口床中的作用。皮肤替代品具有不同的结构和细胞含量。它们可以是细胞性的或非细胞性的，这两种形式都可以诱导内源性细胞，包括成纤维细胞、角质形成细胞、内皮细胞、巨噬细胞和中性粒细胞进入伤口床。这些细胞可分泌各种细胞因子和生长因子，它们可通过动态相互作用过程刺激血管生成、细胞外基质（ECM）沉积和再上皮化。皮肤替代品可被天然组织替代，最终使伤口愈合。实线表示上调，虚线表示下调。IL-1、IL-6：白介素 -1、白介素 -6；KGF-2：角质形成细胞生长因子 -2；MMP：基质金属蛋白酶；NO：一氧化氮；PDGF：血小板衍生生长因子；TGF-α：转化生长因子 -α；TGF-β：转化生长因子 -β；VEGF：血管内皮生长因子（From Greaves NS，Iqbal SA，Baguneid M，et al. The role of skin substitutes in the management of chronic cutaneous wounds. Wound Repair Regen. 2013；21：194-210.）

同[33]。为了对现有的一系列产品进行分类，已经设计了许多分类系统。Davison Kotler 及其同事[34]在 2018 年提出了一个更新的分类系统。他们的系统是基于五个特征：细胞性、分层性、替代性区域、材质性和永久性。每种产品都是使用这些术语进行描述的，以便临床医生可以很容易地理解它们的确切性质。例如，Alloderm 是一种来源于尸体的无细胞、单层、临时性真皮替代品；它已被大量用于乳房重建；Biobrane 是一种无细胞、双层、可替代全层皮肤的双层替代品，由硅胶、尼龙网和猪胶原蛋白组成，可将其放置在伤口上直至伤口完全愈合，然后再将其取出；EpiCel 是一种纯表皮替代品，是一种来源于自体角质形成细胞的细胞产物[34]。培养的自体移植物的一个主要缺点是它们非常薄，易受剪切力影响，并且会经历大量的收缩。

近年来，表皮-真皮替代品和干细胞在烧伤治疗领域取得了进展。研究人员发现，烧伤患者清创的皮肤中含有可培养的活细胞，可用于建立具有 MSC 特征的细胞系。Amini-Nik 及其同事[35]进行了将这些细胞包埋在一个皮肤支架中、然后用它们治疗免疫功能低下的小鼠和约克郡猪的实验。该实验未显示任何负面后遗症，这些细胞促进了血管生成和再上皮化[35]。将干细胞疗法与皮肤替代品相结合可能可以为未来更具个性化的伤口治疗铺平道路。

基因和干细胞疗法

基因疗法在伤口愈合方面也有应用。聚类规则穿插短回文重复序列（clustered regularly interspersed short palindromic repeats，CRISPR）系统可用于进行基因编辑。该系统最初是一种原核细胞防御机制，有可能靶向编码伤口愈合过程中生长因子和细胞因子的人类基因。CRISPR 可用于以诱导方式上调这些基因[36]。

间充质干细胞（MSC）是多能未分化细胞，在伤口愈合中起主要作用。它们存在于多种组织中，包括胎盘、骨髓和脂肪。它们可介导伤口愈合过程中的每个阶段（图 6.12）[37]。这些细胞可协调炎症细胞活性、抑制促炎细胞因子的作用，刺激吞噬作用，促进有组织的 ECM 沉积。含有 MSC 的皮肤替代品已被用于鉴定进行正常伤口愈合所需的系列细胞因子、生长因子和趋化因子（表 6.7）[37]。上皮细胞刺激蛋白（EGF、KGF）、血管生成蛋白（VEGF）和抗瘢痕蛋白（HGF）是这些细胞产生的信号分子。由于 MSC 能够与伤口周围的细胞相互作用，在创面治疗中具有潜在的应用前景。它们能调控表达皮肤伤口愈合所需的营养因子，从而减少伤口的纤维化负荷而改善瘢痕形成（图 6.13）[38]。

新视野

随着组织工程学的进步，已经开发了大量创新的伤口治疗方法——旨在刺激伤口愈合所需的细胞和化学介质。这些治疗方法包括电刺激、治疗性超声和振动疗法[39]。

可以使伤口带有直流电梯度来加速愈合过程。生化研究发现，电刺激可以改变基因表达；这会影响趋化因子、细胞因子和胶原蛋白的生成，促进一个有利于愈合的环境[39]。电能可激活的通路包括细胞内多胺通路、PI3K/PTEN 通路和 KCNJ15/Kir4.2 膜通道[40]。Nguyen 及其同事[41]发现，当人体皮肤成纤维细胞在生物反应器中受到电流刺激时，细胞内的胶原蛋白和 MMP-1 水平升高。

在人体进行的研究发现，单相和双相脉冲电流是有效的，但浸渍在敷料中的微电流无效[39]。一项在有下肢压力性伤口的小样本老年人中进行的试点研究发现，与单纯标准伤口治疗相比，经皮神经电刺激治疗加标准伤口治疗组在疼痛和伤口大小等结果指标上都有显著改善[42]。电刺激很可能可以影响基因表达。当健康志愿者通过小型医疗设备接受 2 天以上的电刺激时，发现有 105 个基因的表达水平发生了变化；与治疗前相比，多数患者的蛋白质生成有所下降[43]。

超声，尤其是千赫超声，会引起微流和空化作用，产生机械能，并通过蛋白质的构象变化和细胞中信号通路的激活来改变细胞膜。超声治疗被认为可影响伤口愈合的增生期；此外，超声治疗还能提高巨噬细胞活性和胶原蛋白生成。低频超声已显示可在 4 周内减少腿部静脉性溃疡的大小[39]。

非接触式低频超声已用于治疗静脉性、糖尿病和压力性伤口。与标准伤口治疗方法相比，使用这种治疗方法时，伤口中的细菌负荷和促炎介质减少，表明这种治疗方法可在细胞水平上影响机体[44]。

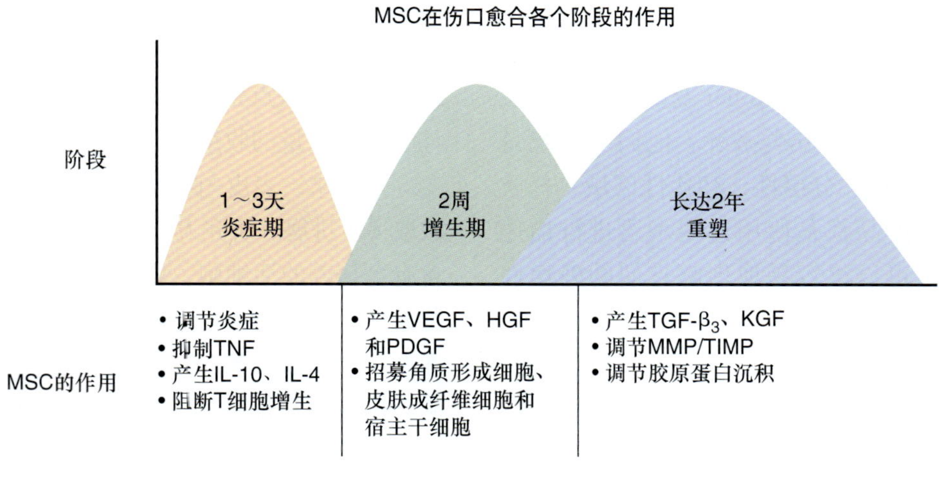

图 6.12 间充质干细胞（MSC）在伤口愈合过程的各个阶段的作用。HGF：肝细胞生长因子；IL-4：白介素 -4；IL-10：白介素 -10；KGF：角质形成细胞生长因子；MMP：基质金属蛋白酶；PDGF：血小板衍生生长因子；TGF-β_3：转化生长因子 -β_3；TIMP：金属蛋白酶组织抑制剂；TNF：肿瘤坏死因子；TNF：血管内皮生长因子（From Maxson S，Lopez EA，Yoo D，et al. Concise review：role of mesenchymal stem cells in wound repair. Stem Cells Transl Med. 2012；1：142-149.）

表 6.7 含人间充质干细胞的皮肤替代品中伤口愈合蛋白质的功能分类

特异性蛋白质	主要功能
MMP-1、MMP-2、MMP-3、MMP-7、MMP-8、MMP-9、MMP-10、MMP-13	基质和生长因子降解，促进细胞迁移
TIMP-1、TIMP-2	抑制 MMP 的活性，血管生成性
Ang-2、HB-EGF、EGF、FGF-7（也称为 KGF）、PlGF、PEDF、TPO、TGF-α、IGF	刺激增长和迁移
bFGF、PDGF-AA、PDGF-AB、PDGF-BB、VEGF、VEGF-C、VEGF-D	促进血管生成，也有增生和迁移促进作用
TGF-β_3、HGF	抑制瘢痕和挛缩形成
IFN-α_2	通过降低 TGF-β_1 和 TGF-β_2 防止纤维化
α_2-巨球蛋白	抑制蛋白酶活性，协调生长因子的生物利用度
Acrp-30	调节角质形成细胞的生长和活性
IL-1Ra	抗炎
N-GAL	抗菌
LIF	血管生成生长因子的支持
SDF-1β	将细胞募集到组织损伤部位
IGFBP-1、IGFBP-2、IGFBP-3	调节胰岛素样生长因子及其增生作用

From Maxson S，Lopez EA，Yoo D，et al. Concise review：role of mesenchymal stem cells in wound repair. Stem Cells Transl Med. 2012；1：142-149.

Acrp-30：脂联素；Ang-2：血管紧张素 -2；bFGF：碱性成纤维细胞生长因子；EGF：表皮生长因子；FGF-7：成纤维细胞生长因子 -7；HB-EGF：肝素结合表皮生长因子；HGF：肝细胞生长因子；IFN-α_2：干扰素 -α_2；IGFBP-1、-2、-3：胰岛素样生长因子结合蛋白 -1、-2、-3；IL-1Ra：白介素 -1 受体拮抗剂；KGF：角质形成细胞生长因子；LIF：白血病抑制因子；MMP-1、-2、-3、-7、-8、-9、10、-13：基质金属蛋白酶 -1、-2、-3、-7、-8、-9、10、-13；N-GAL：中性粒细胞明胶酶相关脂质沉积蛋白；PDGF：血小板衍生生长因子；PEDF：色素上皮衍生因子；PlGF：胎盘生长因子；SDF-1β：基质细胞衍生因子 -1β；TGF-α：转化生长因子 -α；TIMP-1、-2：基质金属蛋白酶组织抑制剂 -1、-2；TPO：血小板生成素；VEGF：血管内皮生长因子。

在临床层面，在一项对有胸骨伤口患者进行的小型研究中，与单独接受负压辅助伤口闭合的患者相比，接受低频超声清创术和负压辅助伤口闭合的患者的预后有所改善。后者的住院时间更短，到达培养结果呈阴性的时间更短，抗生素治疗时间更短，从根除到伤口闭合的时间更短[45]。不幸的是，文献中能证明超声治疗临床改善的高水平的证据很少。例如，一项比较糖尿病足溃疡的非手术锐性清创术和低频超声清创术的随机临床试验由于招募问题而提前结束，其 10 例患者的研究结果不适于更大的人群[46]。

振动疗法是另一种可能可以促进伤口愈合的方法。此前已发现其在促进骨内血管生成中可发挥作用[47]。低幅、高频振动疗法也被发现可将间充质细胞募集到骨质疏松症大鼠的骨折部位[48]。在大鼠模型中已发现，高频加速的机械刺激在拔牙后可保护牙槽骨[49]。在一个小鼠模型中发现，低强度振动可在伤口形成后 1 周增加血管生成和肉芽组织。接受振动治疗的小鼠也有较高的 IGF-1 和 VEGF 水平[47]。在人体中，全身振动可能可以在减轻肢体烧伤患者的疼痛方面发挥作用。Ray 及其同事[50]进行了一项随机试点研究，研究对象是至少有一个肢体有 1% 或以上烧伤的康复期患者，该研究将这些患者随机分组为接受振动治疗组或接受标准治疗组。研究人员发现，接受振动治疗的患者的疼痛在治疗期间和治疗后较轻[50]。尽管该研究未证明振动治疗对伤口愈合有直接影响，但确实证明了振动治疗对烧伤患者的总体健康的潜在益处。一项小规模随机研究还发现，振动治疗可以减轻小儿烧伤患者的骨丢失[51]。

2016 年，Ennis 及其同事[39]发表了一篇对有关这些治疗方法的现有文献进行的综述，他们发现，大多数研究都缺乏说服力且无定论。电刺激和超声引导治疗的 I 级数据很少。然而，最有力的证据是使用电刺激疗法的研究。一旦其他疗法失败，电刺激疗法通常被用作一个替代疗法，越来越多的证据表明这种方法更容易使用。关于这些治疗方法的有效性以及如何在临床实践中应用它们还有很多工作要做，这是一个积极研究的领域。

随着 21 世纪的展开，伤口愈合将是一个继续创新和发现的主要领域。这个领域是一个遗传学、分子生物学、干细胞治疗、生物工程学和补充 / 替代医学交汇的领域。这些领域的进步最终都将转化为改善的

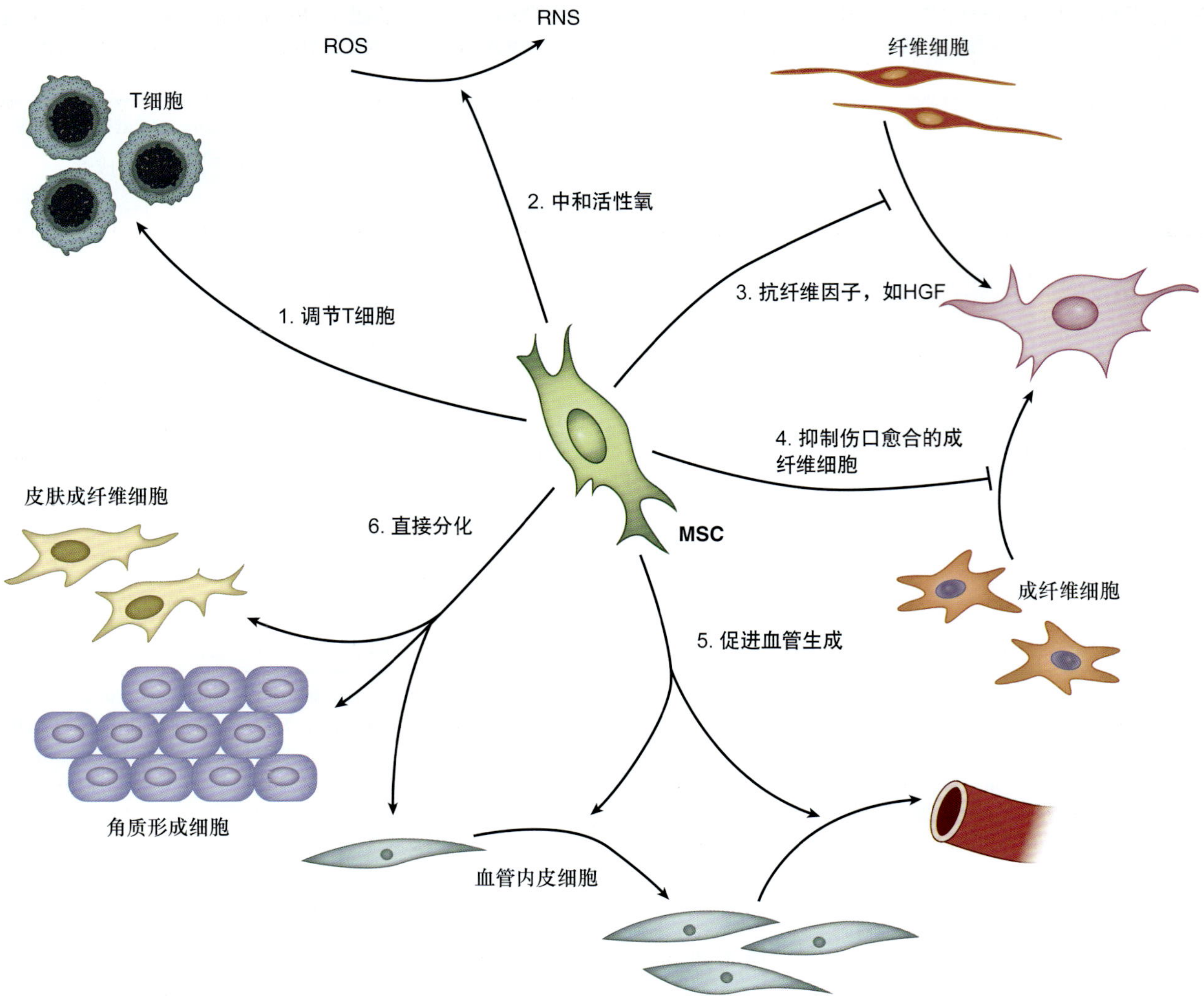

图 6.13 间充质干细胞（MSC）可以通过多种不同的机制作用于多种细胞类型，从而影响皮肤再生。HGF：细胞生长因子；RNS：活性氮；ROS：活性氧（From Jackson WM，Nesti LJ，Tuan RS. Mesenchymal stem cell therapy for attenuation of scar formation during wound healing. Stem Cell Res Ther. 2012；3：20.）

患者预后、一系列更广泛的有效治疗方法以及缓解慢性顽固性伤口的方法。

主要参考文献

Davison-Kotler E，Sharma V，Kang NV，et al. A universal classification system of skin substitutes inspired by factorial design. *Tissue Eng Part B Rev*. 2018；24:279-288.

本文讨论了对多种表皮和真皮替代品进行分类的一种新方法。

Ennis WJ，Lee C，Gellada K，et al. Advanced technologies to improve wound healing：electrical stimulation，vibration therapy，and ultrasound—what is the evidence ？ *Plast Reconstr Surg*. 2016；138：94S-104S.

本文是一篇对有关伤口愈合治疗中一些替代疗法的现有文献进行的综述。

Hultman CS，Friedstat JS，Edkins RE，et al. Laser resurfacing and remodeling of hypertrophic burn scars：the results of a large，prospective，before-after cohort study，with long-term followup. *Ann Surg*. 2014；260：519-529；discussion 529-532.

本文描述了一项大型前瞻性试验，显示将激光疗法用于治疗增生性烧伤瘢痕极有前景。

Jones CM, Rothermel AT, Mackay DR. Evidence-based medicine：wound management. *Plast Reconstr Surg*. 2017；140：201e–216e.

本文为整形外科文献，讨论了慢性伤口的基础科学、伤口准备方法、敷料以及伤口治疗的其他方法，如高压氧疗法和超声疗法。

Lucich EA, Rendon JL, Valerio IL. Advances in addressing fullthickness skin defects：a review of dermal and epidermal substitutes. *Regen Med*. 2018；13：443–456.

本文对伤口治疗中使用的各种皮肤替代品进行了更新。

参考文献

1. Zhang L, Qin H, Wu Z, et al. Gene expression profiling analysis: the effect of hydrocortisone on keloid fibroblasts by bioinformatics. *J Dermatolog Treat*. 2019 Mar;30(2)200–205.
2. Zhang L, Qin H, Wu Z, et al. Identification of the potential targets for keloid and hypertrophic scar prevention. *J Dermatolog Treat*. 2018;29:600–605.
3. Barnes LA, Marshall CD, Leavitt T, et al. Mechanical forces in cutaneous wound healing: emerging therapies to minimize scar formation. *Adv Wound Care (New Rochelle)*. 2018;7:47–56.
4. Tejiram S, Zhang J, Travis TE, et al. Compression therapy affects collagen type balance in hypertrophic scar. *J Surg Res*. 2016;201:299–305.
5. Hedayatyanfard K, Ziai SA, Niazi F, et al. Losartan ointment relieves hypertrophic scars and keloid: a pilot study. *Wound Repair Regen*. 2018;26:340–343.
6. Hultman CS, Friedstat JS, Edkins RE, et al. Laser resurfacing and remodeling of hypertrophic burn scars: the results of a large, prospective, before-after cohort study, with long-term follow-up. *Ann Surg*. 2014;260:519–529; discussion 529–532.
7. Srivastava S, Patil A, Prakash C, et al. Comparison of intralesional triamcinolone acetonide, 5-fluorouracil, and their combination in treatment of keloids. *World J Plast Surg*. 2018;7:212–219.
8. Shin JY, Lee JW, Roh SG, et al. A comparison of the effectiveness of triamcinolone and radiation therapy for ear keloids after surgical excision: a systematic review and meta-analysis. *Plast Reconstr Surg*. 2016;137:1718–1725.
9. Jones ME, McLane J, Adenegan R, et al. Advancing keloid treatment: a novel multimodal approach to ear keloids. *Dermatol Surg*. 2017;43:1164–1169.
10. Armstrong DG, Boulton AJM, Bus SA. Diabetic foot ulcers and their recurrence. *N Engl J Med*. 2017;376:2367–2375.
11. Davis FM, Kimball A, Boniakowski A, et al. Dysfunctional wound healing in diabetic foot ulcers: new crossroads. *Curr Diab Rep*. 2018;18:2.
12. Oscarsson N, Ny L, Molne J, et al. Hyperbaric oxygen treatment reverses radiation induced pro-fibrotic and oxidative stress responses in a rat model. *Free Radic Biol Med*. 2017;103:248–255.
13. Fujita K, Nishimoto S, Fujiwara T, et al. A new rabbit model of impaired wound healing in an X-ray-irradiated field. *PLoS One*. 2017;12:e0184534.
14. Wu SH, Shirado T, Mashiko T, et al. Therapeutic effects of human adipose-derived products on impaired wound healing in irradiated tissue. *Plast Reconstr Surg*. 2018;142:383–391.
15. Ceponis P, Keilman C, Guerry C, et al. Hyperbaric oxygen therapy and osteonecrosis. *Oral Dis*. 2017;23:141–151.
16. Bennett MH, Feldmeier J, Hampson NB, et al. Hyperbaric oxygen therapy for late radiation tissue injury. *Cochrane Database Syst Rev*. 2016;4:CD005005.
17. Borab Z, Mirmanesh MD, Gantz M, et al. Systematic review of hyperbaric oxygen therapy for the treatment of radiation-induced skin necrosis. *J Plast Reconstr Aesthet Surg*. 2017;70:529–538.
18. Zhao P, Sui BD, Liu N, et al. Anti-aging pharmacology in cutaneous wound healing: effects of metformin, resveratrol, and rapamycin by local application. *Aging Cell*. 2017;16:1083–1093.
19. Jozic I, Vukelic S, Stojadinovic O, et al. Stress signals, mediated by membranous glucocorticoid receptor, activate PLC/PKC/GSK-3beta/beta-catenin pathway to inhibit wound closure. *J Invest Dermatol*. 2017;137:1144–1154.
20. Frykberg RG, Banks J. Challenges in the treatment of chronic wounds. *Adv Wound Care (New Rochelle)*. 2015;4:560–582.
21. Jones CM, Rothermel AT, Mackay DR. Evidence-based medicine: wound management. *Plast Reconstr Surg*. 2017;140:201e–216e.
22. Pena-Villalobos I, Casanova-Maldonado I, Lois P, et al. Hyperbaric Oxygen increases stem cell proliferation, angiogenesis and wound-healing ability of WJ-MSCs in diabetic mice. *Front Physiol*. 2018;9:995.
23. Thistlethwaite KR, Finlayson KJ, Cooper PD, et al. The effectiveness of hyperbaric oxygen therapy for healing chronic venous leg ulcers: a randomized, double-blind, placebo-controlled trial. *Wound Repair Regen*. 2018;26:324–331.
24. Santema KTB, Stoekenbroek RM, Koelemay MJW, et al. Hyperbaric oxygen therapy in the treatment of ischemic lower-extremity ulcers in patients with diabetes: results of the DAMO2CLES multicenter randomized clinical trial. *Diabetes Care*. 2018;41:112–119.
25. Mathieu D, Marroni A, Kot J. Tenth European Consensus Conference on Hyperbaric Medicine: recommendations for accepted and non-accepted clinical indications and practice of hyperbaric oxygen treatment. *Diving Hyperb Med*. 2017;47:24–32.
26. Argenta LC, Morykwas MJ. Vacuum-assisted closure: a new method for wound control and treatment: clinical experience. *Ann Plast Surg*. 1997;38:563–576; discussion 577.
27. Karam RA, Rezk NA, Abdel Rahman TM, et al. Effect of negative pressure wound therapy on molecular markers in diabetic foot ulcers. *Gene*. 2018;667:56–61.
28. Kim PJ, Attinger CE, Oliver N, et al. Comparison of outcomes for normal saline and an antiseptic solution for negative-pressure wound therapy with instillation. *Plast Reconstr Surg*. 2015;136:657e–664e.
29. Leavitt T, Hu MS, Marshall CD, et al. Scarless wound healing: finding the right cells and signals. *Cell Tissue Res*. 2016;365:483–493.

30. Pratsinis H, Mavrogonatou E, Kletsas D. Scarless wound healing: from development to senescence. *Adv Drug Deliv Rev.* 2019 Jun;146:325–343.
31. Dai C, Shih S, Khachemoune A. Skin substitutes for acute and chronic wound healing: an updated review. *J Dermatolog Treat.* 2020 Jan;30:1–10.
32. Haddad AG, Giatsidis G, Orgill DP, et al. Skin substitutes and bioscaffolds: temporary and permanent coverage. *Clin Plast Surg.* 2017;44:627–634.
33. Lucich EA, Rendon JL, Valerio IL. Advances in addressing full-thickness skin defects: a review of dermal and epidermal substitutes. *Regen Med.* 2018;13:443–456.
34. Davison-Kotler E, Sharma V, Kang NV, et al. A universal classification system of skin substitutes inspired by factorial design. *Tissue Eng Part B Rev.* 2018;24:279–288.
35. Amini-Nik S, Dolp R, Eylert G, et al. Stem cells derived from burned skin—the future of burn care. *EBioMedicine.* 2018;37:509–520.
36. Roh DS, Li EBH, Liao EC. CRISPR craft: DNA editing the reconstructive ladder. *Plast Reconstr Surg.* 2018;142:1355–1364.
37. Maxson S, Lopez EA, Yoo D, et al. Concise review: role of mesenchymal stem cells in wound repair. *Stem Cells Transl Med.* 2012;1:142–149.
38. Jackson WM, Nesti LJ, Tuan RS. Mesenchymal stem cell therapy for attenuation of scar formation during wound healing. *Stem Cell Res Ther.* 2012;3:20.
39. Ennis WJ, Lee C, Gellada K, et al. Advanced technologies to improve wound healing: electrical stimulation, vibration therapy, and ultrasound—what is the evidence? *Plast Reconstr Surg.* 2016;138:94S–104S.
40. Tai G, Tai M, Zhao M. Electrically stimulated cell migration and its contribution to wound healing. *Burns Trauma.* 2018;6:20.
41. Nguyen EB, Wishner J, Slowinska K. The effect of pulsed electric field on expression of ECM proteins: collagen, elastin, and MMP1 in human dermal fibroblasts. *J Electroanal Chem (Lausanne).* 2018;812:265–272.
42. Garcia-Perez S, Garcia-Rios MC, Perez-Marmol JM, et al. Effectiveness of transcutaneous electrical nerve stimulation energy in older adults: a pilot clinical trial. *Adv Skin Wound Care.* 2018;31:462–469.
43. Lallyett C, Yeung CC, Nielson RH, et al. Changes in S100 proteins identified in healthy skin following electrical stimulation: relevance for wound healing. *Adv Skin Wound Care.* 2018;31:322–327.
44. Wiegand C, Bittenger K, Galiano RD, et al. Does noncontact low-frequency ultrasound therapy contribute to wound healing at the molecular level? *Wound Repair Regen.* 2017;25:871–882.
45. Tewarie L, Chernigov N, Goetzenich A, et al. The effect of ultrasound-assisted debridement combined with vacuum pump therapy in deep sternal wound infections. *Ann Thorac Cardiovasc Surg.* 2018;24:139–146.
46. Michailidis L, Bergin SM, Haines TP, et al. Healing rates in diabetes-related foot ulcers using low frequency ultrasonic debridement versus non-surgical sharps debridement: a randomised controlled trial. *BMC Res Notes.* 2018; 11:732.
47. Weinheimer-Haus EM, Judex S, Ennis WJ, et al. Low-intensity vibration improves angiogenesis and wound healing in diabetic mice. *PLoS One.* 2014;9:e91355.
48. Wei FY, Chow SK, Leung KS, et al. Low-magnitude high-frequency vibration enhanced mesenchymal stem cell recruitment in osteoporotic fracture healing through the SDF-1/CXCR4 pathway. *Eur Cell Mater.* 2016;31:341–354.
49. Alikhani M, Lopez JA, Alabdullah H, et al. High-frequency acceleration: therapeutic tool to preserve bone following tooth extractions. *J Dent Res.* 2016;95:311–318.
50. Ray JJ, Alvarez AD, Ulbrich SL, et al. Shake It Off: a randomized pilot study of the effect of whole body vibration on pain in healing burn wounds. *J Burn Care Res.* 2017;38:e756–e764.
51. Edionwe J, Hess C, Fernandez-Rio J, et al. Effects of whole-body vibration exercise on bone mineral content and density in thermally injured children. *Burns.* 2016;42:605–613.

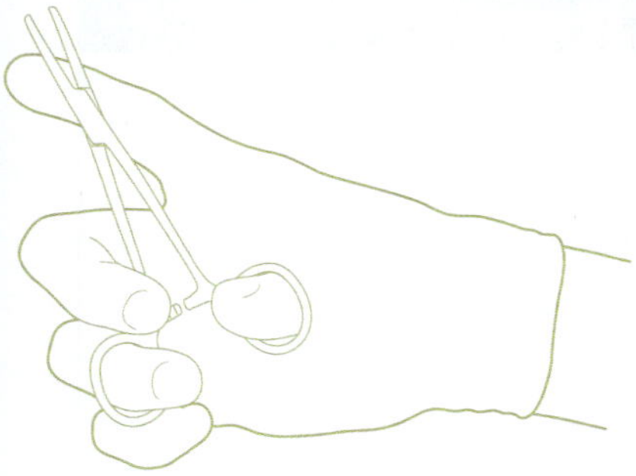

章 7

再生医学

Mimi R. Borrelli、Michael S. Hu、Michael T. Longaker 和 H. Peter Lorenz　原著
徐松林　译　边　佺　审校

章目录

再生医学是一个不断发展的领域，它结合了多种学科，包括细胞生物学、分子生物学、组织工程学和生物材料科学，它的目的是设计出修复或维持细胞、组织和器官的治疗方法。虽然许多高等动物在成年后仍保留着肢体再生和修复器官的能力，但人类已经用这种再生潜能换取了修复的速度和强度，因此，人类的损伤部位修复后易于形成瘢痕且由此可导致功能和外观上的缺陷。在过去十年中，对干细胞生物学的研究和基于细胞的、以恢复正常组织以及器官的结构和功能为目标的再生医学的临床应用取得了巨大进展。随着相关临床试验的不断成功，组织工程学已具有降低器官短缺、供区发病率和免疫排斥的影响而突破移植手术限制的潜能。开发能够诱导真正的组织再生的技术可以促进伤口的正常愈合而将瘢痕化修复问题最小化。本章概述了干细胞生物学、组织工程学及其临床应用的现状，并描述了将再生医学纳入常规临床实践所需的行动。

干细胞的来源

干细胞是未分化的细胞，其特征是具有独特的长期自我更新的能力以及在适当条件下分化为多种特化细胞类型的能力（表 7.1）。这种可以进入任何想要的分化过程的潜能使干细胞成为再生医学研究的一个重点。传统上，干细胞被分为多能干细胞［可以分化为所有三个胚胎谱系（外胚层、中胚层和内胚层）］和多功能干细胞（“出生后”或“组织特异性”，它们的分化能力较为有限，只能产生特定组织类型的特化细胞）（图 7.1）。再生医学已将多种干细胞纳入研究范畴。

表 7.1 不同类型的干细胞的定义

名称	定义	举例
全能干细胞	具有在胚胎和胚外组织（如胎盘）中形成所有分化细胞的能力	受精卵，桑椹胚
多能干细胞	除了胚外组织（如胎盘），具有形成机体所有谱系的能力	胚胎干细胞（ESC）——源于囊胚内细胞团
多功能干细胞	能在一个特定的细胞谱系中形成多种细胞的成体干细胞	骨骼干细胞（SSC）
单能干细胞	来源于一种细胞类型的细胞	骨细胞、软骨细胞

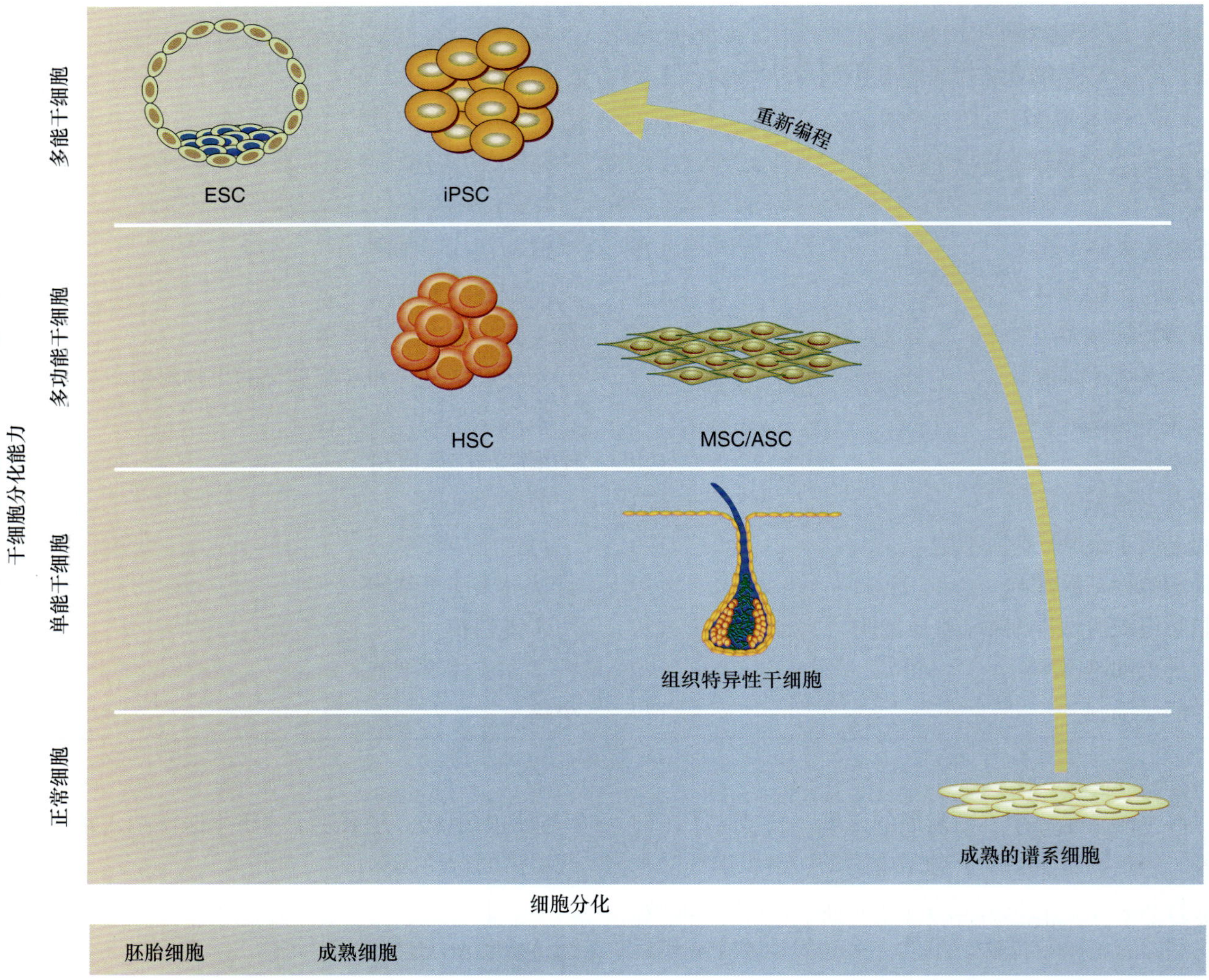

图 7.1 干细胞组织的示意图。胚胎干细胞（ESC）来源于囊胚的内细胞团，具有最高的干细胞能力（多能性）和最少的限定组织谱系。成体干细胞，如造血干细胞（HSC）和间充质干细胞（MSC），分化方向局限于特定的组织谱系（多功能性），静止时处于相对未分化状态，但在损伤时被激活。组织特异性干细胞，如皮肤毛囊隆突细胞，只能产生单一的细胞和组织类型（单能），并保留相当大的增生能力以再生其特定的组织。成熟的谱系细胞，如上皮细胞，没有再生潜能。诱导多能干细胞（iPSC）是成熟的谱系细胞或成体干细胞，已经过重编程，可达到相对多能的状态，具有与 ESC 相当的再生分化潜能。ASC：脂肪干细胞

胚胎干细胞

胚胎干细胞（embryonic stem cell，ESC）来源于胚胎着床前的囊胚内细胞团。它们是多能干细胞，具有无限的自我更新能力和分化为所有体细胞类型的能力。在过去，ESC 是用动物材料（如小鼠成纤维细胞“饲料”层）培养的，这些动物材料可以提供维持 ESC 处于未分化状态的必要的生长因子。最近，根据国际干细胞库项目（International Stem Cell Banking Initiative）的建议，开发用于临床的人体 ESC 应在无血清和无营养条件下培养和维持，并应进行广泛的微生物学检测。美国食品和药物监督管理局还要求提供所有用于治疗的 ESC 来源细胞的来源、潜在的转基因成分和任何致病因子的文件。

许多人体ESC细胞系是从携带单基因遗传性疾病或染色体异常的胚胎中获得的，包括亨廷顿病和囊性纤维化。这些细胞系被用来进行疾病建模，以便更好地理解它们的病因和病理生理学[1]。健康的人体ESC系也已建立，以建立可分化为特定的细胞和组织的细胞库，用于先天性、创伤性、感染性或恶性病变后的重建。目前正在研究将人体ESC用于治疗黄斑变性、心脏病和癌症[1]。

将人体ESC用于再生医学的研究会遇到重大的技术、政策和伦理障碍[2]。尽管已建立了大量的人体ESC系，但迄今为止只有少数同行评审的出版物和数量有限的临床试验[1]。胚叶细胞的采集引起了人们的担忧，因为这一过程有可能会损害存活的胚胎。

尽管现有技术可以从分裂期胚胎中分离出单个细胞——此时胚胎发育仍有足够的剩余细胞，可以在不受干扰的情况下继续发育——但是，这些过程不能使反对者满意[1]。此外，ESC的广泛的多能性和无限的自我更新能力使它们面临生长失调和肿瘤发生的风险，而且转化为ESC所需的胚叶细胞的体外扩增可以明显地改变它们的细胞生物学和遗传生物学特征，并进一步形成肿瘤[3]。虽然未分化的ESC在移植时不会引发免疫反应，但对于来自ESC的分化程度更高的细胞则不是这样，这些细胞开始表达主要组织相容性复合体（major histocompatibility complex，MHC）1型 和2型。当ESC在临床上应用时，需要MHC匹配[4]。

体细胞核移植

体细胞核移植（somatic cell nuclear transfer，SCNT）是将含有所需基因图谱的分化体细胞的细胞核移植到无核卵子中。移植后的合成细胞在培育过程中发生有丝分裂，可以产生一个能够形成完整生物体的囊胚。多利羊是1997年第一个用体细胞克隆的哺乳动物[5]。从那以后，SCNT已被成功用于克隆了20多种哺乳动物，包括猴子。在对SCNT协议进行显著优化后，人类胚胎也已被克隆了[6]。SCNT能够产生基因匹配的干细胞系，这为人类治疗学提供了巨大的潜力，可以筛选潜在有用的治疗并作为受损器官的替代细胞来源。

然而，众多存在的技术障碍也限制了SCNT在再生治疗中的应用。首先，由此产生的杂交细胞是供体细胞核的不完全复制，如果胚胎是存活的，这可以解释在克隆动物出生之后存在于胚胎外组织中经常注意到的异常。其次，所有物种的动物的克隆效率都非常低[6]。再其次，无核卵子含有线粒体脱氧核糖核酸（DNA），在遗传上有别于细胞核供体的线粒体DNA，这种不匹配的移植可能会导致移植后免疫排斥[7]。最后，也缺乏可用于研究的高质量的成熟人类的中期Ⅱ卵母细胞供体[8]。在SCNT广泛应用于临床实践之前，需要解决这些技术的局限性。

诱导多能干细胞

2006年，Takahashi和Yamanaka取得了重大的科学突破，他们发现了一组四种转录因子（Oct4、Sox2、KLF4和cMyc——即“Yamanaka因子”），它们能够将小鼠体细胞（如成纤维细胞）重新编程为ESC样诱导多能干细胞（induced pluripotent stem cell，iPSC）[9]。在这一发现之后不久，2007年，第一批人类的iPSC即从人类成纤维细胞中生成[10-11]。由于iPSC的生成技术简单且有很好的重现性，以及相对没有伦理或政策方面的担忧，iPSC激发了人们对再生医学领域的巨大兴趣。自体iPSC理论上可以减少移植后免疫抑制治疗的需要。据报道，iPSC比其他移植细胞（如ESC）更能诱导耐受性。由此可能可以建立广泛的细胞库和使用异体细胞而不需要进行长期的免疫抑制治疗[12]。自2007年以来，人类iPSC技术迅速发展，人类iPSC正在被用于模拟各种人类疾病，开发细胞疗法，以及发现候选药物[12]。CRISPR-Cas9技术已通过将致病突变引入野生型iPSC并消除患者iPSC中相同的突变帮助推进了基于iPSC的疾病建模[12]。

尽管第一次使用人类iPSC产品的临床试验已于2014年启动[13]，但将人类iPSC转化为临床试验并不是一帆风顺的。致瘤性风险是一个主要问题，在第一次人类iPSC试验被强制中止中，iPSC的基因突变是一个主要问题[14]。iPSC和ESC一样，需要在培养基中长时间培养，这增加了异常核型积累和失去杂合性的风险[15]。严格测试和纯化iPSC衍生产品的方法以及监测移植后肿瘤形成的方法是目前研究的主题[12]。在保持iPSC的自我更新和多能性的同时，消除肿瘤发生并在体内实验中指导这些细胞的分化方向是一个持续的挑战。

胎儿干细胞

胎儿干细胞（fetal stem cell，FSC）是一种原始细胞，可以从胎儿血液、肝脏、骨髓、羊水和胎盘组织中提取。它们在免疫原性上与ESC相似，但在分化方向上更受限制。在适当的生长条件下，FSC可以向成脂、成骨和成软骨细胞方向分化[16]。围绕胎儿组织的收集和使用存在重大的伦理争议，因为在子宫内收集胎儿血液可能有损害或终止妊娠的风险。目前，FSC 是从终止妊娠的胎儿中获得的，这些组织不使用也会被丢弃。在再生医学中，FSC 不太可能成为常规的细胞来源，但可能可以提供一种手段，使未来的自体子宫细胞和遗传疗法可以被设计出来。

成体干细胞

在成人和其他复杂的生物体中，组织和器官的再生能力是由成体（或“组织特异性”）干细胞维持的。成体干细胞是多功能干细胞，可以分化为部分组织谱系。它们的分化方向通常仅限于在其起源组织中发现的细胞，并受到微环境或“干细胞巢”的影响（图 7.2）[17]。尽管它们的分化更有限，但潜在的成体干细胞可以在不考虑伦理问题的情况下被分离出来，这有助于建立它们在临床应用中的相关性。造血干细胞（hematopoietic stem cell，HSC）是最早被描述的成体干细胞。最近，间充质干细胞 / 基质细胞（mesenchymal stem/stromal cell，MSC）、脂肪源性干细胞 / 基质细胞（adipose-derived stem/stromal cell，ASC）和骨骼干细胞（skeletal stem cell，SSC）也成为再生医学领域的研究热点。很有可能很快还会发现更多的组织来源干细胞。

造血干细胞

造血干细胞（HSC）自几十年前在小鼠中分离出来以来，一直是研究最多、特征最好的成体多功能干细胞。HSC 随后成为所有成体干细胞生物学基础研究

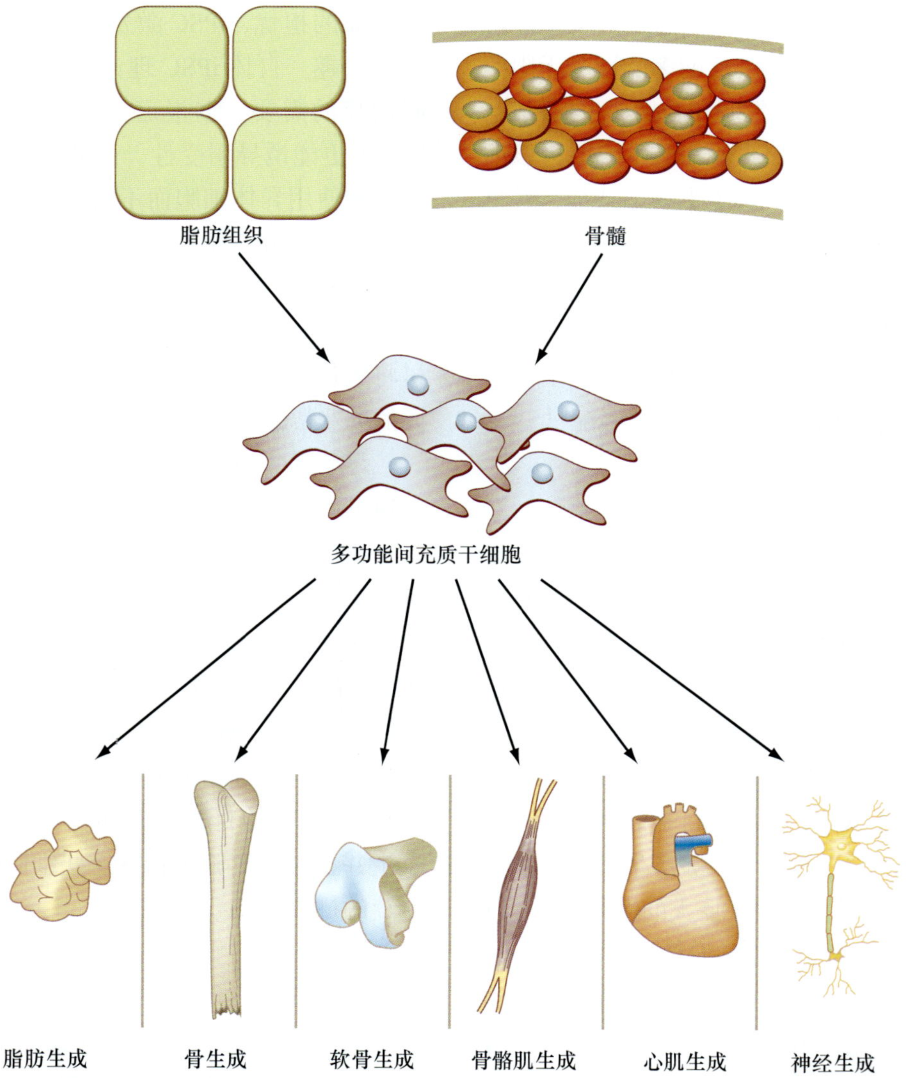

图 7.2 成体多功能间充质干细胞（MSC）可以从脂肪组织［脂肪干细胞（ASC）］或从骨髓（MSC）中分离。这些细胞已经在体外实验中被证明可以分化为多种组织类型，包括脂肪（脂肪生成）、骨（骨生成）、软骨（软骨生成）、骨骼肌和心肌（骨骼肌和心肌生成）以及神经（神经生成）组织。在体内实验中将这些细胞分化为这些组织类型的实验已经取得了不同的成功，这些是成体多功能干细胞能够用于临床的再生医学应用的必要步骤

的实验范式。HSC 是一种造血细胞，存在于成人骨髓中的特殊的位置，在整个成人生活中维持所有造血细胞谱系的动态平衡。HSC 移植治疗血液病和恶性肿瘤仍然是目前应用最广泛的干细胞治疗方法。HSC 移植到骨髓生态位清除的患者体内后可以再造造血系统所有谱系的功能[18]。

间充质干细胞 / 基质细胞

间充质干细胞（MSC）是中胚层起源的非造血祖细胞的集合，这些细胞具有纺锤形特征，可以从单个细胞（“集落形成单位-成纤维细胞”）获得集落。MSC 被认为具有免疫特权[19]，能够生成各种类型的结缔组织细胞，包括成骨细胞、脂肪细胞、成软骨细胞、成纤维细胞和周细胞[20]，这使 MSC 成为细胞治疗的诱人的候选细胞。MSC 被认为主要是通过旁分泌信号传导来介导它们的再生作用的，特别是免疫调节剂、抗氧化剂、抗凋亡剂、血管生成剂和趋化剂的释放[21]。

然而，MSC 的定义和分离方法存在很多不一致的地方。由于没有明确定义的通用表面标志物来前瞻性分离 MSC，它们通常是通过它们固有的黏附聚苯乙烯组织培养塑形的能力分离出来，这是一种非特异性的技术。MSC 的标准化定义和分离技术的发展对于它们继续用于再生医学至关重要。由于这种异质性，越来越多的研究人员倾向于使用“MSC”一词来概括许多具有独特分化能力的组织特异性多能干细胞[22]。

骨髓源性基质细胞

骨髓源性基质细胞（bone marrow-derived stromal cell，BMSC）于 20 世纪 70 年代首次从骨髓中分离出来，是成人骨髓中罕见的异质基质组分（万分之一）。自此，BMSC 一直是研究的重点，但它们的相对侵袭性的分离方法和低增生潜力使它们未能成为一个有吸引力的进行广泛临床应用的细胞来源。因此，研究人员已对不同组织类型的 MSC 的替代来源进行了研究。

脂肪组织源性干细胞 / 基质细胞

脂肪组织源性干细胞 / 基质细胞（ASC）位于脂肪组织的间质血管部分，由于它们丰富和易于获取，作为干细胞候选者很有吸引力。此外，ASC 在体外实验中可分化为骨、脂肪组织、软骨和肌肉[23]，在体内实验中具有较强的血管生成、脂肪生成、抗纤维化和抗凋亡潜能[24]。最近的研究表明，ASC 是多种干细胞和多能干细胞的异质混合物，其特征有待进一步研究。

内皮祖细胞

内皮祖细胞（endothelial progenitor cell，EPC）是外周血中表达造血细胞和内皮细胞表面标志物的细胞。有证据表明，EPC 在血管损伤和缺血时进入血循环，参与血管生成。EPC 被认为起源于间充质细胞，但目前还没有广泛认同的分离方法，也没有确定的表面抗原来实现前瞻性的分离[25]。最近的研究将 EPC 分为：①髓系血管生成细胞，它们是造血源性的，不能分化为内皮细胞；②内皮集落形成细胞，它们可以自组装进入血管并表达血管内皮生长因子受体 2、集落分化（cluster differentiation，CD）146、CD31、上皮钙黏素和血管性血友病因子（von Willebrand factor，vWF）[26]。

骨骼干细胞

在骨骼中，已在小鼠（mSSC）[27] 和人类（hSSC）[28] 中发现了一个出生后的骨骼干细胞（SSC）种群。这些细胞是自我更新的细胞，在骨折后上调，可分化为骨、软骨和骨髓基质，但不能分化为脂肪（图 7.3）。特定的生态位因子的组合可以激活原位 SSC 程序，形成软骨或骨和骨髓基质。这些最新的发现对未来的细胞治疗及其在骨肉瘤、骨折和软骨损伤等骨骼疾病中的应用具有巨大的影响。

其他成体干细胞

近年来，在许多其他器官系统中，特别是那些细胞周转率高、再生能力强的器官系统中，已经发现了组织特异性干细胞的驻留地。据报道，在皮肤中，表皮干细胞一般分布在沿着毛囊的两个普通的位置上，即皮脂腺深处的凸起区和毛囊间表皮深处[29]。这些多能性表皮干细胞被认为能维持表皮的正常内稳态，并在创伤或损伤后使表皮再生。已在小肠的隐窝底部发现了一组增生细胞。这些干细胞可产生分化程度更高的细胞，它们可向上迁移以重新填充成熟的肠上皮[30]。其他成体干细胞也已从器官系统中分离出来，这些器官系统以前被认为几乎没有再生能力，包括心脏[31]、肌肉[32]和神经组织[33]。这些成体干细胞群在局部组织稳态和器官再生中的作用仍有待研究。

干细胞与癌症

内源性干细胞的突变和失调被认为是癌症生物学的基础[34]。事实上，就像基于干细胞的治疗一样，要适应临床应用，就必须优先考虑将潜在的干细胞失

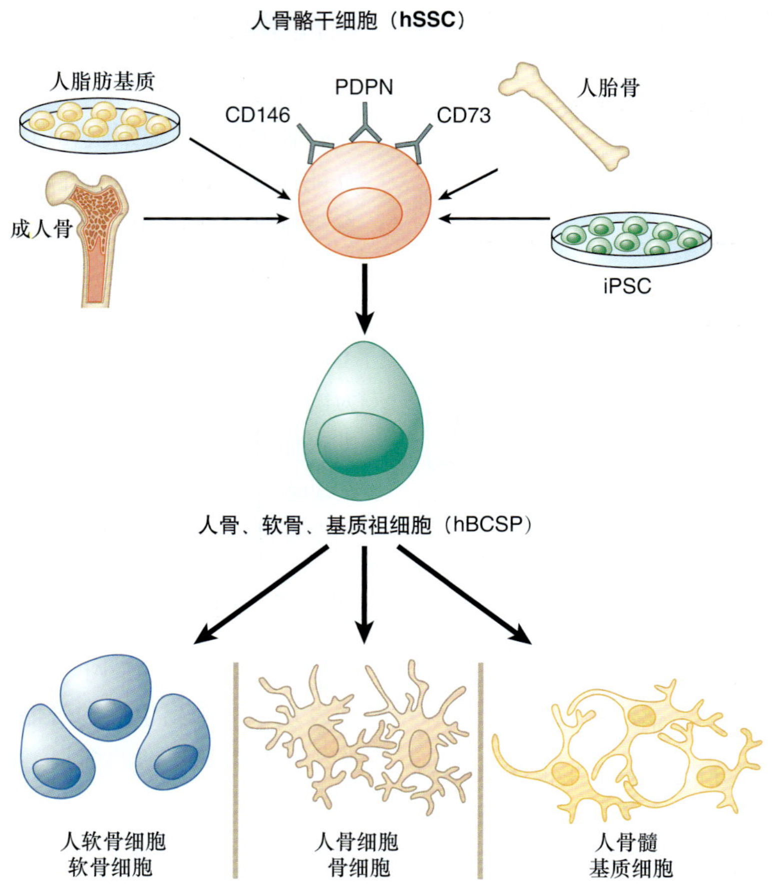

图 7.3 人骨骼干细胞（hSSC）及其下游骨骼祖细胞以及人类骨骼软骨基质祖细胞（hBCSP）的谱系图。hSSC 可分化为软骨细胞、骨细胞和骨髓基质细胞。迄今为止，hSSC 已经从人胎骨、成人骨、诱导多能干细胞（iPSC）和成人脂肪基质中分离出来。hSSC 通过三种表面抗原识别：聚簇分化（CD）73、CD164 和 PDPN（podoplanin）（From Chan CKF，Gulati GS，Sinha R，et al. Identification of the human skeletal stem cell. Cell. 2018；175：43-56 e21.）

调和治疗性干细胞的恶性转化的风险最小化。

再生医学的生物工程学

了解有助于再生医学成功的生物化学和生物物理因素对于其广泛的临床应用至关重要。干细胞对它们的周围生态位非常敏感，这些生态位由周围的细胞（生物化学和生物物理过程，如机械转导、电场和温度梯度）组成[17]。特定的生物化学和生物物理因素可能会影响特定的干细胞并影响它们的分化方向。目前在创建能够支持移植、存活和治疗功能的仿生微环境以及帮助指导干细胞分化方向的工程学上已经取得了重大进展（图 7.4）。“再生康复”是一个新兴领域，结合了再生医学与康复原理（如物理疗法），目的是提高基于细胞的治疗方法的成功率。

构建细胞递送和细胞分化的生物材料

生物材料已经被制成可以促进干细胞存活、移

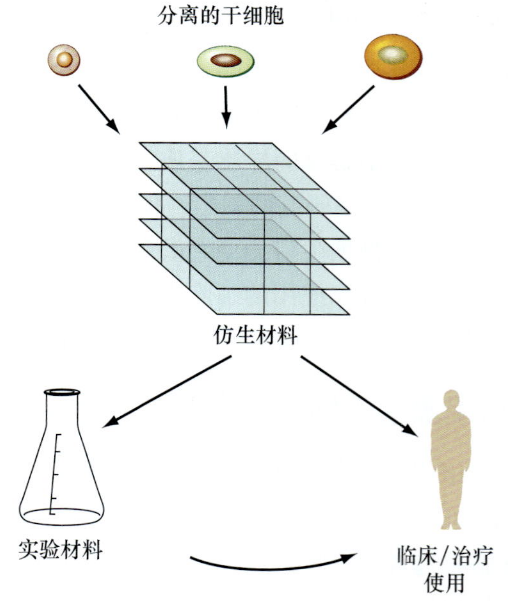

图 7.4 为了进行干细胞生物学体外实验研究并将再生医学应用于临床，生物工程学应用仿生材料创建了满足条件的干细胞生态位。所有干细胞对环境都是敏感的，因此，再生医学的生物工程成分在调节和控制干细胞行为方面是至关重要的

植、增生和驻留的高分子合成支架[35]。常用的生物材料包括胶原聚合物、聚乙醇酸、聚（乳酸-羟基乙酸共聚物）和聚乙二醇水凝胶。这些材料是多孔的，允许细胞进入，可以很容易地塑造成所需的配置。三维生物打印技术已经帮助创建了具有精确定义的仿生特性的多功能支架，用于细胞支持和生长因子传递，这有助于弥合人工工程结构和天然组织之间的差异[36]。虽然理论上更有效的输送系统中可以植入相对少量的干细胞，干细胞特异性给药系统的发展能够模拟组织生理性细胞外基质并在给药后促进定向增生和分化，但我们仍需深入了解复杂的和特殊的细胞-细胞和细胞-基质相互作用，以及它们是如何在体内通过物理刺激进行修饰的。虽然这种研究尚处于早期阶段，但未来的发展为增强干细胞基础疗法的再生医学的应用提供了巨大希望。

器官水平的组织工程学

在器官水平的工程学中，生物材料科学和组织工程学被用来制造用于移植的合成或部分工程学器官。这是一个解决供体器官供应有限问题的很有希望的方案。

中空结构在设计上更简单，如血管和尿道结构，已迅速进入临床试验。在一项Ⅱ期临床研究（NCT01744418和NCT01840956）中[37]，生物工程学人类非细胞血管提供了安全和功能良好的血液透析通路。相比之下，用于脊柱裂患者膀胱置换的自体细胞种子生物可降解支架尽管早期临床试验取得了成功，但在最近的Ⅱ期临床试验中并没有改善膀胱顺应性或功能，大多数患者由于膀胱破裂和肠道阻塞需要进行额外的手术[38]。患病的宿主组织对于移植细胞可能是恶劣的环境，在工程学膀胱应用于临床之前需要进行大量的优化。

考虑到额外的细胞和材料需求、组织成熟和功能问题，具有复杂内部生理的实体三维器官工程是极具挑战性的，如肝脏和肾脏。尽管这类器官的进展落后于中空结构器官的进展，但有关它们的生物工程技术在临床前研究方面的最新进展令人瞩目[39]。

类器官是一种源于干细胞的3D体外培养系统的结构形式，能够再现一些实体器官的结构、功能和遗传特征。由包括脑、肝脏、肾脏、胃、胰腺、卵巢、肠道、皮肤和肺在内的许多器官中建立的类器官，已被用于疾病建模、药物筛选和模拟再生医学治疗方法。近年来，患者源性的类器官也被开发出来，具有极大的个性化治疗潜力[40]。

干细胞的临床应用

干细胞介导疗法已经改变了再生医学领域，一些疗法目前正在临床试验中接受仔细审查，以评估它们在治疗一系列疾病方面的安全性和有效性。

胚胎干细胞

一项工程学单层人ESC来源的视网膜色素上皮（retinal pigment epithelium，RPE）细胞Ⅰ期临床试验发现，它们可改善严重年龄相关性黄斑变性（age-related macular degeneration，ARMD）患者视网膜下间隙的视力[41]。目前也在测试ESC诱导胰腺细胞产生胰岛素的能力，以帮助纠正1型糖尿病[41]。

体细胞核移植

一项里程碑式的研究将1型糖尿病患者捐献的细胞核与去核的卵母细胞结合起来制造了干细胞，这些干细胞能够分化为能够产生胰岛素的胰岛 β 细胞[42]。尽管SCNT研究前景光明，但监管和资金方面的考虑阻碍了转化的进展。

诱导多能干细胞

2013年启动了首个iPSC临床研究，涉及将来自皮肤细胞的重新编程的自体iPSC来源的RPE细胞移植到被ARMD损伤的眼睛中。第一个患者接受自体细胞治疗，在没有使用免疫抑制剂的情况下没有出现免疫排斥反应或畸胎瘤形成的迹象，但在1年的随访中患者的视力既没有改善也没有下降[43]。不幸的是，在准备给第二名患者移植的iPSC中发现了未知的基因突变，因此试验停止了[14]。

骨髓移植

骨髓移植已经成功应用了50多年，是细胞基础潜在疗法的一个引人注目的例子。星状细胞移植为治疗一系列恶性和非恶性疾病提供了最好的机会，并有可能在器官移植的环境中诱导耐受[44]。然而，目前确保造血干细胞（HSC）移植和存活所需的清髓方案具有很高的毒性，将HSC用于非恶性患者目前还不合理。

多能成体干细胞

在令人鼓舞的初步结果之后，一项Ⅲ期临床试验（NCT01768702）将自体骨髓间充质干细胞

（BMSC）用于治疗慢性晚期缺血性心力衰竭。然而，结果显示失败了，到移植后 39 周结果测量显示，治疗组相对于安慰剂组无任何益处。52 周后心室重构的分析表明，中剂量组患者的反应曲线呈 U 型，获得的益处最大[45]。这需要更多的研究来确定基于多能成体干细胞（MSC）的治疗在缺血性心肌病理中的作用。

最近的一项Ⅲ期临床研究（NCT00475410）将采集的自体脂肪干细胞（ASC）——通过多次局部注射（多达 6000 万个 ASC），使用或不使用纤维蛋白胶——注入无炎症性肠病患者复杂的肛周瘘管中。结果显示，6 个月时在瘘口闭合方面，使用移植细胞与单独使用纤维蛋白胶相比并没有更大的益处[46]。相比之下，一项Ⅲ期临床试验（NCT01541579）发现，在治疗克罗恩病相关的慢性肛周瘘管方面，注射 1.2 亿个同种异体 ASC 且不使用纤维蛋白胶的结果优于安慰剂。疗效在 24 周时出现[47]且在治疗后至少 1 年仍然明显[48]。

鉴于 MSC 的免疫调节特性，应用 MSC 治疗移植物抗宿主病（graft-versus-host disease，GVHD）的临床研究也已达到Ⅲ期。在一项试验中，MSC 被用于治疗对类固醇治疗无效的 GVHD（NCT00366145），但结果显示在输注后 28 天与安慰剂相比没有益处[49]。第二项试验（NCT02336230）选择了一组有严重类固醇抵抗性 GVHD 和预后标准严格的儿童患者，结果显示，MSC 治疗的患者与安慰剂治疗的患者相比在 28 天时有显著改善。最近的一项Ⅰ期临床试验（NCT02923375）报告了令人鼓舞的早期结果，该试验将 iPSC 来源的细胞转化为 MSC 来治疗成人 GVHD[50]。

EPC 已在许多随机和非随机临床研究中被用于治疗血管损伤。然而，由于这些研究在研究方法上有显著的异质性，很难从这些研究中得出确切的结论[25]。

目前还有一些使用 MSC 进行的Ⅲ期临床试验正在进行中，包括使用 MSC 治疗克罗恩病（NCT004829092）、慢性心力衰竭（NCT02032004）、背部疼痛（NCT02412735）和儿童 GVHD（NCT02336230），这些试验主要是由企业赞助的，专注于证实储存和解冻的同种异体 MSC 的疗效。

小结

再生医学和以干细胞为基础的疗法很有前途，但它们的全部临床潜力仍有待充分实现。在更广泛的应用之前，仍需进行大量的基础工作来确认目前工程学组织和细胞的安全性、效率和有效性。然而，生物医学科学和工程学方法的令人兴奋的进展正在帮助显著加快这一进程，而且很可能在未来几年将实现许多重要的里程碑。

主要参考文献

Campbell KH，McWhir J，Ritchie WA，et al. Sheep cloned by nuclear transfer from a cultured cell line. *Nature*. 1996；380：64–66.

这是一篇具有里程碑意义的论文，描述了体细胞核移植技术是如何首次成功克隆了一种可行的哺乳动物——多莉羊。

Cossu G，Birchall M，Brown T，et al. Lancet commission：stem cells and regenerative medicine. *Lancet*. 2018；391：883–910.

这篇委托撰写的文章描述了再生医学从临床前研究到临床应用的转化中所面临的威胁。讨论了缺乏监管的诊所进入市场的非传统途径、研究的高成本和公众的高期望，这些都带来了伦理和管理问题。作者推荐了更好的科学、资助模式、监管和公众参与，以帮助确保再生医学执业许可的成功。

Gonzales KAU，Fuchs E. Skin and its regenerative powers：an alliance between stem cells and their niche. *Dev Cell*. 2017；43：387–401.

这是一篇很好的综述，概述了目前对皮肤中表皮干细胞的理解，以及它们在受伤后是如何维持体内平衡和修复的。作者讨论了如何利用这种可塑性进行创伤治疗，并强调了有必要进一步了解生态位对干细胞行为的影响。

Ilic D，Ogilvie C. Concise review：human embryonic stem cells-what have we done？ What are we doing？ Where are we going？ *Stem Cells*. 2017；35：17–25.

本文简要综述了使用人类胚胎干细胞进行再生医学研究的进展。作者讨论了迄今为止令人鼓舞的成功以及遇到的主要挑战和障碍。

Kaushik G，Leijten J，Khademhosseini A. concise review：organ engineering：design，technology，and integration. *Stem Cells*. 2017；35：51–60.

这篇文章概述了目前在器官工程方面取得的进展，并讨论了关键的设计原则、技术进步和工程学方法，这些都有助于传递一系列复杂的必要线索，从而实现理想的干细胞再生。

Shi Y，Inoue H，Wu JC，et al. Induced pluripotent stem cell technology：a decade of progress. *Nat Rev Drug Discov*. 2017；16：115–130.

本文综述了 iPSC 技术在疾病建模、药物发现和再生医学方面的应用进展。作者描述了该领域目前面临的挑战和正在出现的机遇。

Takahashi K，Yamanaka S. Induction of pluripotent stem cells from mouse embryonic and adult fibroblast cultures by defined factors. *Cell*. 2006；126：663–676.

这篇文章是对通过四种基因的病毒转染产生诱导多能干细胞的最初描述。随后的研究已从人皮肤细胞和 ASC 中生成了 iPSC 细胞。由于最初的转染方法涉及病毒颗粒的基因组整合，许多工作正在进行中，以便能够使用临床应用允许的技术安全地诱导细胞的多能性。

Zuk PA，Zhu M，Ashjian P，et al. Human adipose tissue is a source of multipotent stem cells. *Mol Biol Cell*. 2002；13：4279–4295.

在这篇关于脂肪基质细胞的开创性描述中，作者证明了多功能间质干细胞可以从人脂肪组织的基质血管部分分离出来。这是第一次从骨髓以外的组织中分离出成体干细胞群。

参考文献

1. Ilic D, Ogilvie C. Concise review: human embryonic stem cells—what have we done? What are we doing? Where are we going? *Stem Cells*. 2017;35:17–25.
2. Trounson A, DeWitt ND. Pluripotent stem cells progressing to the clinic. *Nat Rev Mol Cell Biol*. 2016;17:194–200.
3. Merkle FT, Ghosh S, Kamitaki N, et al. Human pluripotent stem cells recurrently acquire and expand dominant negative P53 mutations. *Nature*. 2017;545:229–233.
4. Rameshwar P, Moore CA, Shah NN, et al. An update on the therapeutic potential of stem cells. In: Singh SR, Rameshwar P, eds. *Somatic Stem Cells: Methods and Protocols (Methods in Molecular Biology)*. 2nd ed. New York: Humana Press; 2018:3–27.
5. Campbell KH, McWhir J, Ritchie WA, et al. Sheep cloned by nuclear transfer from a cultured cell line. *Nature*. 1996;380:64–66.
6. Matoba S, Zhang Y. Somatic cell nuclear transfer reprogramming: mechanisms and applications. *Cell Stem Cell*. 2018;23:471–485.
7. Deuse T, Wang D, Stubbendorff M, et al. SCNT-derived ESCs with mismatched mitochondria trigger an immune response in allogeneic hosts. *Cell Stem Cell*. 2015;16:33–38.
8. Armstrong L, Lako M. The future of human nuclear transfer? *Stem Cell Rev*. 2006;2:351–358.
9. Takahashi K, Yamanaka S. Induction of pluripotent stem cells from mouse embryonic and adult fibroblast cultures by defined factors. *Cell*. 2006;126:663–676.
10. Yu J, Vodyanik MA, Smuga-Otto K, et al. Induced pluripotent stem cell lines derived from human somatic cells. *Science*. 2007;318:1917–1920.
11. Takahashi K, Tanabe K, Ohnuki M, et al. Induction of pluripotent stem cells from adult human fibroblasts by defined factors. *Cell*. 2007;131:861–872.
12. Shi Y, Inoue H, Wu JC, et al. Induced pluripotent stem cell technology: a decade of progress. *Nat Rev Drug Discov*. 2017;16:115–130.
13. Kimbrel EA, Lanza R. Current status of pluripotent stem cells: moving the first therapies to the clinic. *Nat Rev Drug Discov*. 2015;14:681–692.
14. Garber K. RIKEN suspends first clinical trial involving induced pluripotent stem cells. *Nat Biotechnol*. 2015;33:890–891.
15. Yoshihara M, Hayashizaki Y, Murakawa Y. Genomic instability of iPSCs: challenges towards their clinical applications. *Stem Cell Rev*. 2017;13:7–16.
16. Gotherstrom C, Ringden O, Tammik C, et al. Immunologic properties of human fetal mesenchymal stem cells. *Am J Obstet Gynecol*. 2004;190:239–245.
17. So W-K, Cheung TH. Molecular regulation of cellular quiescence: a perspective from adult stem cells and its niches. In: Locorazza HD, ed. *Cellular Quiescence*. New York: Humana Press; 2018:1–25.
18. Crane GM, Jeffery E, Morrison SJ. Adult haematopoietic stem cell niches. *Nat Rev Immunol*. 2017;17:573–590.
19. Gao F, Chiu SM, Motan DA, et al. Mesenchymal stem cells and immunomodulation: current status and future prospects. *Cell Death & Disease*. 2016;7:e2062.
20. Budd E, Waddell S, de Andres MC, et al. The potential of microRNAs for stem cell-based therapy for degenerative skeletal diseases. *Curr Mol Biol Rep*. 2017;3:263–275.
21. Merino-Gonzalez C, Zuniga FA, Escudero C, et al. Mesenchymal stem cell–derived extracellular vesicles promote angiogenesis: potential clinical application. *Front Physiol*. 2016;7:24.

22. Bianco P, Robey PG. Skeletal stem cells. *Development*. 2015;142:1023–1027.
23. Zuk PA, Zhu M, Ashjian P, et al. Human adipose tissue is a source of multipotent stem cells. *Mol Biol Cell*. 2002;13:4279–4295.
24. Spiekman M, van Dongen JA, Willemsen JC, et al. The power of fat and its adipose-derived stromal cells: emerging concepts for fibrotic scar treatment. *J Tissue Eng Regen Med*. 2017;11:3220–3235.
25. Pysna A, Bem R, Nemcova A, et al. Endothelial progenitor cells biology in diabetes mellitus and peripheral arterial disease and their therapeutic potential. *Stem Cell Rev*. 2019;15(2):157–165.
26. Medina RJ, Barber CL, Sabatier F, et al. Endothelial progenitors: a consensus statement on nomenclature. *Stem Cells Transl Med*. 2017;6:1316–1320.
27. Chan CK, Seo EY, Chen JY, et al. Identification and specification of the mouse skeletal stem cell. *Cell*. 2015;160:285–298.
28. Chan CKF, Gulati GS, Sinha R, et al. Identification of the human skeletal stem cell. *Cell*. 2018;175:43–56.e21.
29. Gonzales KAU, Fuchs E. Skin and its regenerative powers: an alliance between stem cells and their niche. *Dev Cell*. 2017;43:387–401.
30. Stzepourginski I, Nigro G, Jacob JM, et al. CD34+ mesenchymal cells are a major component of the intestinal stem cells niche at homeostasis and after injury. *Proc Natl Acad Sci U S A*. 2017;114:E506–E513.
31. Vicinanza C, Aquila I, Scalise M, et al. Adult cardiac stem cells are multipotent and robustly myogenic: c-kit expression is necessary but not sufficient for their identification. *Cell Death Differ*. 2017;24:2101–2116.
32. Yue F, Bi P, Wang C, et al. Pten is necessary for the quiescence and maintenance of adult muscle stem cells. *Nat Commun*. 2017;8:14328.
33. Paul A, Chaker Z, Doetsch F. Hypothalamic regulation of regionally distinct adult neural stem cells and neurogenesis. *Science*. 2017;356:1383–1386.
34. Batlle E, Clevers H. Cancer stem cells revisited. *Nat Med*. 2017;23:1124–1134.
35. Rando TA, Ambrosio F. Regenerative rehabilitation: applied biophysics meets stem cell therapeutics. *Cell Stem Cell*. 2018;22:306–309.
36. Zhang YS, Yue K, Aleman J, et al. 3D bioprinting for tissue and organ fabrication. *Ann Biomed Eng*. 2017;45:148–163.
37. Lawson JH, Glickman MH, Ilzecki M, et al. Bioengineered human acellular vessels for dialysis access in patients with end-stage renal disease: two phase 2 single-arm trials. *Lancet*. 2016;387:2026–2034.
38. Joseph DB, Borer JG, De Filippo RE, et al. Autologous cell seeded biodegradable scaffold for augmentation cystoplasty: phase II study in children and adolescents with spina bifida. *J Urol*. 2014;191:1389–1395.
39. Kaushik G, Leijten J, Khademhosseini A. Concise review: organ engineering: design, technology, and integration. *Stem Cells*. 2017;35:51–60.
40. Dutta D, Heo I, Clevers H. Disease modeling in stem cell–derived 3D organoid systems. *Trends Mol Med*. 2017;23:393–410.
41. da Cruz L, Fynes K, Georgiadis O, et al. Phase 1 clinical study of an embryonic stem cell–derived retinal pigment epithelium patch in age-related macular degeneration. *Nat Biotechnol*. 2018;36:328–337.
42. Duffy C, Prugue C, Glew R, et al. Feasibility of induced pluripotent stem cell therapies for treatment of type 1 diabetes. *Tissue Eng Part B Rev*. 2018;24:482–492.
43. Mandai M, Watanabe A, Kurimoto Y, et al. Autologous induced stem-cell-derived retinal cells for macular degeneration. *N Engl J Med*. 2017;376:1038–1046.
44. Weissman IL, Shizuru JA. The origins of the identification and isolation of hematopoietic stem cells, and their capability to induce donor-specific transplantation tolerance and treat autoimmune diseases. *Blood*. 2008;112:3543–3553.
45. Bartunek J, Davison B, Sherman W, et al. Congestive Heart Failure Cardiopoietic Regenerative Therapy (CHART-1) trial design. *Eur J Heart Fail*. 2016;18:160–168.
46. Herreros MD, Garcia-Arranz M, Guadalajara H, et al. Autologous expanded adipose-derived stem cells for the treatment of complex cryptoglandular perianal fistulas: a phase III randomized clinical trial (FATT 1: Fistula Advanced Therapy Trial 1) and long-term evaluation. *Dis Colon Rectum*. 2012;55:762–772.
47. Panes J, Garcia-Olmo D, Van Assche G, et al. Expanded allogeneic adipose-derived mesenchymal stem cells (Cx601) for complex perianal fistulas in Crohn's disease: a phase 3 randomised, double-blind controlled trial. *Lancet*. 2016;388:1281–1290.
48. Panes J, Garcia-Olmo D, Van Assche G, et al. Long-term efficacy and safety of stem cell therapy (Cx601) for complex perianal fistulas in patients with Crohn's disease. *Gastroenterology*. 2018;154:1334–1342.e1334.
49. Martin PJ, Uberti JP, Soiffer RJ, et al. Prochymal improves response rates in patients with steroid-refractory acute graft versus host disease (SR-GVHD) involving the liver and gut: results of a randomized, placebo-controlled, multicenter phase III trial in GVHD. *Biol Blood Marrow Transplant*. 2010;16:S169–S170.
50. Bloor A, Patel A, Griffin JE, et al. A phase I trial of iPSC-derived MSCs (CYP-001) in steroid-resistant acute GvHD. *Blood*. 2018;132; 4562–4562.

章 8

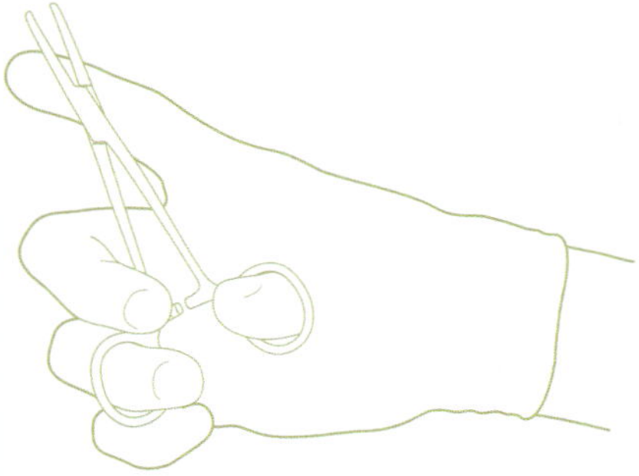

外科治疗结果和卫生服务研究的批判性评估

Benjamin S. Brooke 和 Samuel R. G. Finlayson 原著
徐松林 译 崔书中 审校

章目录

随着新的科学证据支持使用不同的手术技术和治疗方法，外科实践在 20 世纪经历了戏剧性的发展。外科实践的核心是利用每一个机会对相关证据进行批判性评估，以决定哪些是可以和应该应用于常规临床实践的。

批判性评估被定义为仔细和系统地评价研究证据以判断其有效性、价值及其与特定背景的相关性的一个过程[1]。应在仔细评估患者的个人偏好、医生的临床经验并对医学文献中的证据进行批判性评估后再做出与外科治疗相关的决定。然而，鉴于信息的广度和复杂性，对于外科医生来说，要批判性地评估相关文献并根据卫生服务和结果研究推断出自己的结论常常是不小的挑战。

本章提供了一个对手术结果和卫生服务研究进行批判性评估的框架。这个框架包括：评价手术结果证据的强度，建立外科科学研究的有效性，以及应用循证医学实践来提高外科卫生服务质量的诸多方法。其目的是为读者提供现代循证外科医生需要的概念和分析工具，以浏览相关的手术结果文献并实施基于科学的实践。

外科循证方法

外科医生必须能够理解循证医学过程，以便识别、获取、应用新知识并将其整合到他们的临床实践中，目的是为患者提供高质量的卫生服务。在实践中，循证医学涉及以下三个基本原则[2]。首先，做出最佳临床决策的能力需要了解现有的最佳研究证据。其次，要有判断证据是否可信的标准。再其次，必须将获益的证据质量与替代卫生服务策略相关的风险、负担和费用进行权衡，同时要考虑患者的个人困境、价值观和偏好。这种基于证据的临床实践方法也可以归纳为五个 A 来记住，即 Ask（询问）、Acquire（获得）、Appraise（评价）、Apply（应用）和 Access（评估）（图 8.1）[3]。这五个步骤提供了一个循证医学实践模型，鼓励所有临床医生在患者常规卫生服务中出现问题时使用。

在日常外科实践中，循证医学过程通常始于外科医生了解到有一种可用于由其外科专业治疗的疾病的新方法或技术。下一步是确定是否有提供支持该新方法有效性证据的任何研究。一项提供高水平证据的研究意味着它解决了一个重要的临床问题并提供了相关的新的结果，即意味着其扩展了先前已知的内容或代表了对现有技术进行了创新。这项研究应包括那些很可能在日常外科实践中接受新方法的患者。此外，它应该专注于可以在现实的临床环境中复制的手术治疗方法或策略。

评估研究问题

外科医生可以使用多种策略来回顾文献、评估研究问题以及确定是否应将科学证据应用于他们的临床实践。评估研究问题的含义的策略之一可以归纳为 FINER，即 Feasible（可行）、Interesting（有趣）、Novel（新颖）、Ethical（合乎伦理）和 Relevant（相关）[4]。FINER 提供了一个读者在评价一项研究时提示其提出几个重要问题的框架。该研究是否可行？是否有足够的效力来回答特定的研究问题？该研究是否涉及外科学界感兴趣的话题？该研究是否是新颖的或创新的？是否符合开展研究应遵循的所有伦理标准？最后，该研究结果是否会改变外科实践或政策？它们是否值得进行进一步的科学研究或获得进一步的证据？

另一个被广泛接受的用于开发和评估研究问题的框架是 PICOT 框架，即 Population（人群）、Intervention（干预）、Comparison（比较）、Outcome（结果）和 Time（时间）（表 8.1）[5]。PICOT 框架是一个总结一个研究问题的主要组成部分的结构化方法，它也可用于评价一个研究或解释其结果[4]。例如，一名正在评估一项手术结果研究的外科医生会被提示去询问：（P）这个研究人群或临床问题是否与我在常规临床实践中治疗的外科患者或问题相当？（I）这种干预是否是真正新颖的？它是否代表了对当前服务标准的一个改进？（C）该研究用于比较的方法是否有效并代表常规方法？（O）该研究结果指标是否有效和可靠？以及（T）治疗和随访的持续时间是否与患者的重要持续时间相符？使用 PICOT 框架提出这些问题是一个确定研究是否有效并与临床实践相关的系统性方法。

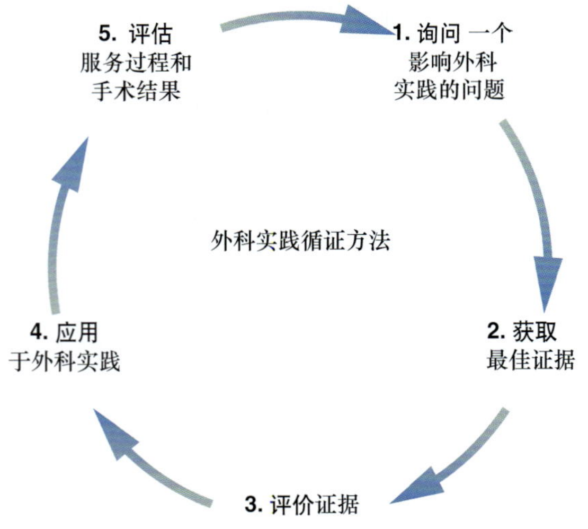

图 8.1 临床实践的循证方法

研究方法

外科研究可采取多种不同的研究方法，包括实验研究和观察研究（图 8.2）。用于产生证据的具体研究方法经常要考虑实际情况，如资源可用性和可行性。然而，用于评估手术干预的研究方法将在很大程度上决定我们对因果关系的信心水平。

学术界已经提出了几个标准来建立因果关系的流行病学证据，包括最初由 Sir Bradford Hill 于 1965 年发表的九个标准[6]。用简单的术语来概括，因果关系存在于以下情况：①原因先于结果；②原因与结果有关；③除了提出的原因之外，我们找不到其他合理的解释[7]。前瞻性和随机性的实验研究通常可以为满足这些标准提供最大的保障，并且与最高水平的证据相关。但即使是前瞻性随机研究，如果没有正确执行或分析，也可能导致错误的结论。评估临床证据的质量需要仔细研究每种研究方法的优势和局限性（表 8.2）。

随机对照试验

如果设计和实施得当，随机对照试验（randomized controlled trial，RCT）被认为是评估大多数类型的卫生保健干预措施的金标准。在这种研究方法中，患者在接受干预之前是被随机分配到治疗组或对照组中，即其分配是随机性的，类似于抛硬币看正反面来决定其分组。随机分组后，患者再被以完全相同的方式进行随访，唯一的区别是他们被分配到的治疗组不同。

鉴于随机分组平衡了治疗组和对照组之间治疗期间的已知和未知预后因素（即可测量的和不可测量的混杂因素），RCT 这种研究方法最有可能确定暴露和结果之间的因果关系。因此，可以对照对照组的结果确定治疗组的影响，即在其他变量保持不变且选择偏倚最小的情况下决定所研究干预措施对结果的影响。

表 8.1 用于评估研究问题的 PICOT 框架

首字母	元素定义	描述
P	人群或问题	研究对象的样本或研究的问题
I	干预方法	应用于治疗、预防、诊断或暴露人群的方法或技术是什么
C	用于比较的干预方法	进行比较的主要干预方法或技术
O	结果	进行审批和评估的主要结果
T	时间框架	数据收集和随访评估的时间

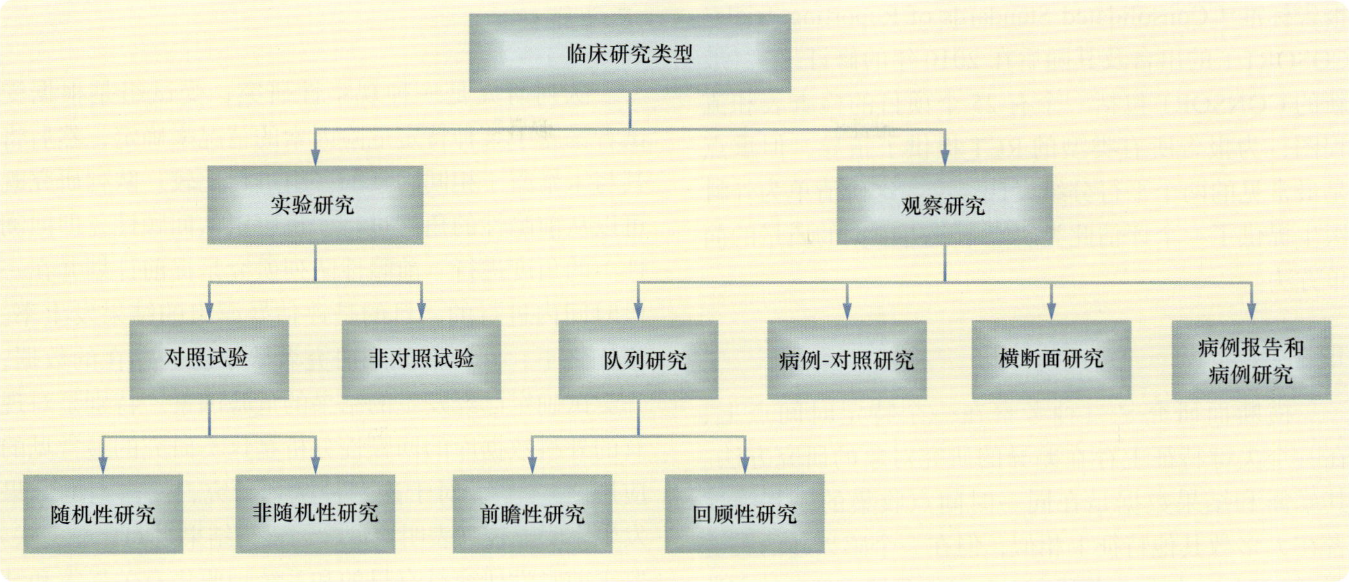

图 8.2 临床研究类型

表 8.2 临床研究中常用研究方法的优势和劣势

研究方法	特征	优势	劣势
随机对照试验	随机分配受试者到实验组或对照组	- 具有在暴露和结果之间建立因果关系的能力 - 可以研究不止一种干预措施	- 昂贵的 - 可能需要很长时间 - 不适合罕见事件 - 由于选择标准，普遍适用性常常较低
队列研究	根据不同的暴露情况对受试者队列进行比较	- 普遍适用性高 - 可以研究罕见的暴露和多重结果	- 有一些建立因果关系的可能性 - 有可能需要很长时间（前瞻性） - 选择偏倚 - 可能是昂贵的
病例对照研究	将病例组与对照组在暴露方面进行比较	- 可以研究罕见的结果和多重暴露 - 相对便宜的 - 假设生成	- 选择偏倚 - 回忆偏倚 - 建立因果关系的可能性有限 - 只能研究一个结果
横断面研究	暴露和结果测量在同一时间点	- 用于描述疾病的流行 - 快速且便宜 - 假设生成	- 样本偏倚 - 生存偏倚 - 建立因果关系的可能性非常有限
病例系列和病例报告	对 1 例或多例没有对照的受试者（即病例）进行的详细描述	- 非常详细 - 便宜 - 假设生成	- 选择偏倚 - 没有普遍适用性 - 没有确定因果关系的能力

此外，随机分组有助于对调查者、参与者和评估者实施盲法（也称为掩蔽）。

RCT 可用于比较外科患者中使用的几乎所有类型的干预措施，包括手术、手术前后使用的药物、筛查检测或诊断方法等。但是，RCT 在有助于我们确定不同外科干预措施和给定结果之间的因果关系的存在和强度的同时，也有一些弱点。首先，进行 RCT 的费用非常高，并且在需要大样本量时可能需要进行很多年才能得到结果。其次，由于纳入标准狭窄，结果可能无法推广到日常实践中的患者。再其次，许多外科干预措施根本不适合随机化。最后，如果研究设计不佳或实施不当且缺乏方法学的严谨性，RCT 仍然会产生有偏倚的结果。

为了评估 RCT 的结果是否有效，外科医生需要获得有关方法和结果的完整和透明的信息。这种对充分的 RCT 报告的需求推动了 1996 年临床试验统一报告标准（Consolidated Standards of Reporting Trials，COSORT）的出台及其随后在 2010 年的修订[8-9]。最新的 CONSORT 包括一个有 25 个项目的检查表和流程图，为报告所有类型的 RCT 提供了指导，但重点是最常见的两个平行分组设计类型。这份清单为外科医生提供了一个评估此类研究中获得证据的质量的简单方法。

横断面研究

横断面研究是一种考察在一个特定时间点上、在一个关键特征上存在差异的研究对象的研究方法。其暴露和结果数据是在同一时间点收集的，其受试者在大多数其他特征上相似，但在一个感兴趣的关键因素上不同。例如，其研究对象可能是接受某种特定类型的手术的患者，他们的年龄段、收入水平或地理位置不同。

横断面研究通常用于描述社区或医院存在的疾病的流行情况或特征。这种研究的实施费用相对较低，常被用于推断可能的关系或收集初步数据以支持进一步的研究和实验（即生成假设）。然而，这类研究会受到生存偏倚的限制，不能分析纵向一段时间内的关联，也不能用于确定暴露和结果变量之间的因果关系。此外，如果横断面研究的时间安排导致样本不能代表一般人群中的患者，则可能存在抽样偏倚。

病例对照研究

病例对照研究可以使用一种不同的抽样策略，即由调查者确定一组表现出特定结果的个体（即病例组），然后将这组个体与一组没有表现出相关结果的个体（即对照组）进行比较。然后就病例和对照有关过去一次或多次暴露的频率进行比较。如果与对照组相比，这些病例暴露于某特定因素的概率明显更高，则表明两者之间存在关联，但不一定是因果推断的证据。

病例对照研究有许多优势。这种研究使研究人员可以评估与不常见的结果相关的危险因素，同时评估多个危险因素与结果的关联，以及评估暴露发生后很长一段时间内发生的结果。实施这种研究的费用也相对较低，并且有助于生成假设。然而，总的来说，病例对照研究会受其回顾性方法的限制，可能会有回忆和选择偏倚。此外，确定与病例进行比较的有效的对照组可能很困难，估计的整个人群中的暴露频率通常不准确，并且这种方法一次只能评估一个结果。

队列研究

队列研究是一种观察性研究，受试组是根据受试者暴露于某种特定危险因素的情况来确定，然后将其与未暴露于相同因素的一组进行比较。队列研究既可以从前瞻性的角度进行，也可以从回顾性（即回溯性）的角度进行。前瞻性队列研究是提前计划并在一段时间内进行的，目的是评估暴露组的结果发生率。相比之下，回顾性队列研究着眼于已经存在的数据，并尝试确定已经发生的结果的危险因素。特别是对现有的外科数据库的回顾性分析是这类研究的最常见的应用之一[10]。对于这两种队列研究，暴露组的结果发生率明显较高表明该危险因素与结果之间存在关联。鉴于前瞻性研究是有目的和系统地收集有关暴露和结果的信息，它们可为因果关系提供了更有力的证据。

队列研究有几个优势和劣势。队列研究的优势在于：与 RCT 相比，它们更容易实施和费用相对较低，可以估计暴露和结果的发生率（或比率），并且可以对队列中的受试者进行匹配以控制混杂变量的影响。此外，其纳入标准和结果测量可以标准化，而且与病例对照研究不同，其可同时评估多个研究结果。然而，队列研究也有劣势。因为不进行随机分组，所以不能解释患者特征中不可测量的偏倚。盲法或掩蔽很困难（在回顾性队列研究中不可能），并且感兴趣的结果可能需要很长时间才能发生，需要多年有关暴露的信息。特别是在回顾性队列研究中，治疗选择偏倚和混杂变量可能会导致暴露组随着时间的推移发生不可测量的误差，这是统计学分析无法控制的。此外，由于缺少研究人员，无法及时收集数据，其解释可能会受到限制。

为了评估来自不同类型的队列研究的证据质量，已开发了几种简化的检查表方法。流行病学观察研究报告要点（Strengthening the Reporting of Observational Studies in Epidemiology，STROBE）是这类检查表之一，它为评估观察研究方法和结果提供了一个有组织的系统，类似于 RCT 使用的 COSORT 系统[11]。STROBE 为如何报告所有类型的观察研究（包括队列、病例对照和横断面研究）的关键部分提供了指导。

2018 年，《美国医学会外科学》（*JAMA Surgery*）特刊上发表的一篇有关研究方法的论文提出了另一个检查表，可用于评估手术结果研究常用数据库的证据质量[10]。该检查表由 10 个项目组成，可用于评估回顾性队列研究的结果，或考虑使用这些数据库可能可以合理解决的问题。同一期《美国医学会外科学》特刊上还提供了13项最受欢迎的外科数据库的深入信息，包括国家住院样本；监测、流行病学和最终结果（SEER）计划[12]；医疗保险条款[13]；国家手术质量促进项目（NSQIP）[14]；血管外科学会血管质量倡议（SVS-VQI）[15]；以及胸外科医师协会（STS）国家数据库[16]。

病例系列和病例报告

从历史上看，外科文献依赖于病例系列和病例报告来描述外科干预和患者结果。在过去的几十年里，这些一直是外科文献中引用最多的研究类型[17]。它们是对一系列个体进行的观察研究，这些个体通常都接受了相同的外科干预，但没有对照组。一个病例系列的抽样是基于暴露或结果，但不是两者兼而有之。例如，一个系列可以包括在一家机构接受手术治疗超过十年的所有患者，或者一个病例报告可能描述了那些经过手术治疗后经历了某种罕见的不良事件的患者。

病例系列和病例报告的优势在于，当其他研究方法无法施行时，它们能够就给定的主题提供深入的描述性信息。这反过来可能有助于生成新的假设。这种研究方法的主要局限性是：缺乏归纳研究结果的能力，或在暴露和结果之间缺乏建立因果关系的能力。病例系列和病例报告不具有可比性，也不能计算一个结果的绝对风险或相对效果。因此，使用它们的研究几乎总是被认为只能得到低质量的证据。

综合性和系统性结果研究

Meta分析

Meta分析是最高质量水平证据的来源之一。Meta分析是将关于同一主题的多项研究数据综合在一起进行分析的方法，包括从实验研究或观察研究得到的数据（图8.2）。Meta分析背后的基本原则是，在类似的研究中进行评估的暴露和结果变量之间存在潜在的真实关联，但这个关联在每个单独的研究中都有一定程度的误差。通过将类似的结果研究结合起来并使用统计学方法得出一个汇总的估计值，meta分析可以提高这一估计值的精确度和准确性，并使其具有检测真实关联的统计学意义。此外，meta分析可以使研究结果推广到更大的人群，可以量化和分析研究之间结果的不一致性并确定相似研究之间是否存在发表偏倚[18]。

然而，有几个因素可能会限制meta分析得出的证据的质量[19]。通常情况下，对某一特定主题进行的诸多研究没有可比的患者人群、终点或暴露组。个别研究之间的暴露或结果变量的过度变异或异质性超出了仅凭这些研究可以预测这些研究结果是否是不可比和不应该合并的范围。当综合观察研究结果时，这是一个特别值得关注的问题，因为在观察研究中，选择偏倚和混杂可能会影响最初的分析。此外，来自meta分析的证据仅能与所包括的研究的证据一样好。即使是一个设计良好的meta分析也不能纠正纳入的研究存在的设计不良问题或内在偏倚。

成本效果分析

成本效果分析是一种经济评估，它同时衡量替代干预措施的结果和实施费用。随着卫生政策越来越注重控制外科服务费用和界定高价值服务，这类研究证据在外科文献中越来越普遍。成本效果分析是直接比较实施一种干预措施与实施其他一些替代干预措施的成本与它们相应的临床收益上的差异的分析。这种差异成本与差异收益的比率被称为增量成本效果比（incremental cost-effectiveness ratio，ICER）[20]。ICER是通过增量成本（两个策略之间的成本差异）和增量收益（两个策略之间的结果差异）的比率来计算的。例如，如果干预A比干预B更昂贵和更有效，则ICER可以传达通过选择干预A而不是干预B来实现效果增量要增加多少成本。

成本效果研究中的效果结果常使用质量调整生命年（quality-adjusted life-years，QALY）这个指标进行评估，QALY既测量生存年数，也测量生活质量[21]。QALY是通过在健康状态中花费的时间与在该健康状态中的生活质量进行加权来构建的。QALY已被广泛用于外科结果研究以评估不同的疾病状态，按照目前公认的标准，成本低于每QALY 100 000美元的卫生保健策略通常被认为是具有成本效果的[22]。例如，在一项研究中，冠状动脉搭桥手术与经皮冠状动脉介入术治疗冠状动脉疾病的ICER计算为每QALY约为30 000美元[23]。因此，冠状动脉搭桥手术被认为比经皮冠状动脉介入术的成本效果更高。使用定性健康指标（例如QALY）的效益研究通常被称为成本效用分析。

成本效果研究和成本效用研究可以通过权衡相互竞争的干预措施之间的成本和结果来帮助外科医生做出临床决策。这些权衡可以使用马尔可夫（Mar-kov）模型在不同的条件下来模拟，马尔可夫模型包含不良事件的风险和预期结果（如治愈、功能改善或寿命延长）的概率的估计。马尔可夫模型假设患者总是处于有限数量的离散健康状态中的一个，每个状态具有指定的值和（或）成本，并且可以基于已知的或估计的事件概率随着时间从一个健康状态转换到另一个健康状态。通过对进入几种不同健康状态和结果的概率的时间相关性建模，马尔可夫模型可以对任何给定的临床决策进行许多不同的情景估计，因此可用于对竞争性策略之间的权衡进行建模，是一种有价值且通用的方法。

系统性综述

除了 meta 分析中的数据结合外，结果研究的系统性综述是另一种用于合成和组织证据的重要方法[18]。系统性综述是从一个问题或一个假设开始，是使用明确的标准选择研究以回答研究问题而对文献进行系统性搜索。它通常始于制定一个全面而详细的搜索策略（先验的），该策略可用于识别、排除、评估和综合来自给定主题的所有相关研究的结果。一旦制定了搜索策略，就可以使用几种在线数据库实施，包括 MEDLINE（美国医学图书馆数据库）、EMBASE（爱思唯尔出版集团的医学和药学数据库）、CINAHL（护理学和健康相关学科文献的累积索引）和循证医学数据库（the Cochrane Collaborative）。与非正式或描述性评论文献相比，系统性综述用于评估研究和从其中提取信息的方法是严格的，目的是减少研究结果中的主观性或偏倚的可能性。此外，系统性综述的报告方式有利于研究方法和结果的复制。

考虑到每年会发表有关某个给定外科主题的大量研究，对于外科医生来说，良好的系统性综述是一个宝贵的资源。它们可以识别文献中的高质量证据，并有助于界定某个给定主题的准确知识库。特别是循证医学图书馆（https://www.cochranelibrary.com/cdsr/reviews），提供了一个可影响手术患者的主题广泛的系统性综述大型数据库。通过批判性审视诸多研究，系统性综述有助于识别不同证据来源之间的不一致。最后，这类研究也有助于了解研究结果是否可以应用于外科患者中的特定人群。例如，系统性综述有助于确定围术期能从 β 受体阻滞剂中获益最多的高危外科患者的类型，以及在术后期间使用这些药物的副作用的风险增加的患者[24]。

定性数据分析

外科研究证据的另一种重要来源是定性数据分析。定性数据（也称为描述性数据）是研究人员收集的非数值经验信息，用于描述特定主题的概念、观点或解释。这些数据通常是从访谈、焦点小组、文档分析或观察期间记录的笔记中获取的。分析这些形式的定性数据可以揭示患者、提供者或其他研究对象之间一致的模式或主题。这些分析可能会生成假设，可以进一步用定量方法进行检验，或者有助于研究人员更好地理解定量结果研究的发现。

有几种常用于进行定性数据分析的方法，包括现象学、内容分析、扎根理论和人种学[25]。现象学的目标是研究个体是如何通过理解自己对特定现象的感知而从自己的生活经历中获得意义的。例如，可以通过这种方法研究因创伤而接受截肢手术的患者的长期生活质量。内容分析是另一种方法，是通过分析诸如访谈或焦点小组记录的文档之类来确定文本数据中单词的频率和模式。根据材料的分类方式，研究人员能够对文本中常见的信息或主题做出推断。相比之下，当研究人员想要发展关于过程是如何发生的新理论时，会用扎根理论的方法来收集描述性数据。最后，人种学被用来理解某个群体的道德规范、价值观和社会结构，主要是通过观察和对参与者的集中访谈来实现的。

人们认识到外科需要这些类型的定性研究方法，因为，它们可以使人们对手术结果背后的社会和环境有更深入和更详细的了解[26]。定性数据分析的优势在于它们能够揭示仅用定量方法几乎不可能研究的现象。例如，扎根理论和人种学方法已被用于理解手术室工作流程或大医院和小医院外科团队之间的沟通，以及在外科治疗转变过程中，外科团队和初级卫生保健团队之间是如何交换信息的[27]。使用这些方法以及沟通过程中使用的技术和直接观察服务过程，可以征求外科医生、护士或学员的意见和经验。另外，内容分析已被用于在患者焦点小组中征求与手术相关的心理社会问题，包括对服务满意的背后原因或患者认为接受外科治疗期间阻碍高质量服务的问题[28]。

在所谓的混合方法研究中，这些不同类型的定性方法也可以与定量方法相结合[29]。混合方法研究包括收集和分析同一研究中的定性和定量数据。混合方法不是只关注一种方法，而是使研究人员可以定义一个具体的研究问题，使用多种方法的组合以更广泛和更详细的方式阐明相关问题。例如，最近的一项混合方法研究对服务提供者是否遵守手术安全清单问题进行了研究。该研究首先分析了提供者在机构内对手术安全清单的使用情况（即定性分析），然后采访了提供者，询问他们使用手术安全清单的具体原因，并与不遵守的原因联系起来（即定量分析）[30]。

手术证据评级

支持手术决策的证据有许多不同的形式。在证据谱系的一端，相关证据仅仅是以经验印象为依据的，即一种特定的做法在生理上是有意义的且似乎效果很好。外科医生在实践中做的很多工作都属于这一类，并且没有经过正式的检测。但在证据谱系的另一端，相关证据是从多个精心设计和实施的随机临床试验中积累起来的，它们的结果是一致的和可重复的。循证外科医生的任务是判断科学证据的可靠性，并选择符合最佳可用证据的做法。

已经创建了几种不同的标准来评价和确定研究层次或证据水平。这些系统提供了一种判断科学证据的强度的方法，范围从最可靠的来源到最不确定的来源。虽然并不是对所有外科手术都进行了最高级别的科学评价，但建议外科医生尽可能多地根据从证据等级高的研究中收集的证据进行实践。这一过程可以在几个已建立的证据分级系统的帮助下进行。

一个已建立的证据评级系统是美国预防医学工作组（U.S. Preventive Medicine Task Force，USPMTF）推广的“证据水平”系统[31]。USPMTF 基于六个批判性评价将证据分为高、中和低三个水平，这已成为所有医学专业临床医生对话的一部分。设计和施行良好的 RCT 经常被称为“1 级证据”。USPMTF 系统最初发布时是存在争议的，有人认为该系统只识别了证据来源的研究方法，没有描述影响证据质量的重要因素[32]。例如，在 USPMTF 系统中，一项包含 20 000 名受试者的随机双盲安慰剂对照试验获得的等级与包含 50 名受试者的非盲随机试验获得的等级相同。而后一项试验的评级高于设计良好的多机构前瞻性队列研究（包含 10 000 名受试者）。作为对这些批评的回应，USPMTF 随后在 2012 年对其评级系统进行了修改，以考虑研究设计以外的因素，如质量、一致性和完整性[33]。

另一个考虑了研究质量和一致性的证据评级系统是由评级、建议、评估、发展和评价（Grading，Recommendations，Assessment，Development，and Evaluation，GRADE）工作组开发的（表 8.3）[34-35]。GRADE 工作组开发了一个结构化的评分程序，用于根据不同的研究特征确定证据是否应该降级或升级。例如，如果一个多中心随机对照试验的分配隐蔽性差、受试者流失率高，则 GRADE 评级系统会将其证据质量从高水平降级到中等水平甚至低水平。相比之下，具有较大效应规模或剂量反应梯度的单中心 RCT 的证据质量可以从中等水平升级到高水平。最新的 USPMTF 评级系统使用与 GRADE 评级系统类似的标准来确定何时应该提高或降低证据质量水平（表 8.4）。然而，人们认识到没有一个单一的评级系统是完美的，外科医生需要自己判断科学证据的质量和适用性。

评估研究质量

来自外科治疗结果和卫生服务研究的科学证据依赖于两个重要推论。第一个推论是，观察到的结果是某种特定干预的结果，不能归因于其他干预。当结论可信且这一推论被认为是真实时，则认为该研究具有内部有效性。第二个推论是，研究结果与研究之外的场景相关，即与外科医生寻求实施这种干预的场景相关。换句话说，即研究结果是否适用于现实的临床实践？这一点成立的程度被称为外部有效性或概括性。内部有效性取决于研究的实施和结果分析的好坏，而外部有效性取决于研究反映其临床问题的程度，以及研究结论在研究之外的场景中应用的程度。外部有效性差也可以指某种干预的功效（即当它完美施行时的

表 8.3 GRADE 评级系统——证据质量和推荐强度

证据质量	定义	推荐强度	解释
高水平	我们非常有信心，真实效应接近于效应的估计值。进一步的研究不太可能改变对效应估计的信心	强	有许多高质量的试验证实了这种效应
中等水平	我们对效应的估计值有一定的信心。真实效应很可能接近于效应的估计值，但也有可能是本质上不同的。进一步的研究可能会对我们对效应的估计值的信心产生重要影响	有条件的	在可取与不可取副作用之间存在不确定性
低水平	我们对效应估计值的信心有限：真实效应可能与效应的估计值有很大不同。进一步的研究很可能会对我们对效应估计值的信心产生重要影响	有条件的	估计值和偏好存在不确定性或可变性
极低水平	我们对效应估计值的信心很小。真实效应很可能与效应估计值大相径庭	有条件的	干预是否是明智的存在不确定性

GRADE：评级、建议、评估、发展和评价。

表 8.4 使用 USPMTF 和 GRADE 评级系统降低或提高证据质量水平的常见因素

降低证据质量水平的因素	提高证据质量水平的因素
研究设计存在局限性或施行方法存在偏倚风险	效应巨大
缺乏关于重要健康结果的信息	所有可能的混杂因素都会降低已证明的效应，或如果没有观察到效应，则效应会增加
证据的间接性	剂量反应梯度
个别研究结果不精确或不一致	多项研究结果的一致性
发表偏倚	使用随机化或其他有效方法来调整可测量的和不可测量的混杂因素
结果不能推广到常规实践	研究的是有代表性的患者群体

GRADE：评级、推荐、评估、发展和评价；USPMTF：美国预防医学工作组。

效果）和其效果（即当它在一个不受控制的环境中应用时是否具有相同的效果）之间的差异。

内部有效性

评估一项研究的内部有效性需要清楚地知道偏倚、混杂和偶然性对研究结果的潜在影响。偶然性是指可能会误导研究人员的不可预测事件的随机性，而偏倚是指如何选择或评估研究对象的系统性错误。相比之下，混杂是指试验组和对照组之间的差异（而不是预期的暴露），这会导致结果之间的差异。

偏倚的来源 有多种来源的偏倚可能会影响外科治疗结果或卫生服务研究[36]。偏倚是指临床研究中的系统性问题，可导致对比较组之间结果差异的估计不准确。虽然结果研究中有多种类型的偏倚，但最常见的有两种：选择偏倚和测量偏倚。前者是由于研究对象选择错误造成的，而后者是由于有关暴露或结果（或其他相关数据）的信息获取方式错误造成的。

选择偏倚是指选择过程中发生的选择错误，例如，选择了错误类型的受试者（即目标人群中为不典型的样本），由于某种原因选择了与干预无关的受试者样本，更有可能产生感兴趣的结果。例如，有偿志愿受试者可能更有动力遵守治疗方案并报告有利的结果，从而导致高估干预效果。这将影响内部有效性（对效应大小的推断）和外部有效性（对其他人群的适用性）。在评估科学证据的有效性时，外科医生必须仔细考虑研究所选受试者的特征。

测量偏倚是指获取有关结果或其他相关数据的信息的方式引起的问题。例如，在一项关于开放性腹主动脉瘤手术后性功能的研究中，受试者在面对面访谈期间报告的症状可能与邮寄匿名调查时的症状不同。另一个例子是，与医院流行病学家报告的手术部位感染率相比，外科医生自己评估的他们自己患者的手术部位感染率可能是错误的。回顾性研究尤其容易产生各种类型的测量偏倚。例如，“回忆偏倚”可能是因为受试者对过去事件的选择性记忆造成的，如果结果可能影响观察者寻找暴露信息的难易程度，那么“确定偏倚”就可能发生。测量偏倚的来源可能比选择偏倚更微妙，需要仔细注意已报道的研究方法。控制测量偏倚的方法包括盲法（不告诉受试者或评估者实施了什么干预）和前瞻性研究方法。

混杂 混杂是指由于比较组之间的基线风险不同而导致的结果差异。这些差异可能是由于选择偏倚造成的，即选择偏倚导致被称为混杂变量的危险因素在比较组之间的不均匀分配。混杂变量既可以影响结果变量，也可以影响暴露变量，因而可导致虚假关联。例如，开腹和腹腔镜结肠切除术后死亡率的比较可能被曲解，因为在有穿孔的危重患者中行开腹结肠切除术作为急诊手术的可能性更大。在这个例子中，在观察到的死亡率和手术方式之间的关联中，疾病的严重程度是一个混杂因素。

在评估一项已发表研究的证据强度时，读者必须评估研究人员对混杂效应的潜在影响的解释程度。在研究方法的设计和研究结果的分析中，可以通过几种方式使混杂最小化。在研究方法的设计中，随机化是最有效的解决混杂问题的方法。当受试者被随机分配到比较组中时，潜在的混杂变量（包括已识别的和未识别的）就可能可以均匀地分布在比较组之间。因此，虽然整个队列的结果基线特征可能受这些因素的影响，但不同比较组之间的差异受影响的可能性较小。

当随机化不能施行时，可以使用限制或匹配来防止混杂。限制是指对研究纳入标准进行严格的控制，例如，只纳入接受择期手术的患者，排除急诊手术患者。然而，限制性的纳入标准有时会限制适用性。相比之下，匹配是指将未暴露（对照）组受试者与暴露（病例）组受试者的一组特征（例如，年龄、性别、居住地）相匹配，因为这些特征有可能导致混杂。

除了通过设计良好的研究方法最大限度地减少混杂之外，还可以应用统计学风险调整方法在研究分析阶段控制混杂问题。最常用的统计学方法是多元回归分析方法，包括线性和逻辑回归模型。当结果变量是二元时使用逻辑回归模型，而当结果为连续变量时使用线性回归模型。这两种方法都需要考虑到比较组中公认的混杂因素的流行率的差异。但是，统计学风险调整方法有几个重要的限制。首先，在回归模型中只能控制公认的混杂因素。其次，添加到统计学模型中的每个潜在的混杂变量都会降低模型的统计学功效，从而增加假阴性结果（即Ⅱ型错误）的机会。再其次，当结果事件很少时，回归模型的估计不是很可靠。根据经验，逻辑回归对于模型中调整的每个变量必须至少有10个结局事件，而线性回归要求模型中包含的每个变量有10～15个结局以防止过度拟合[37-38]。

用于解决混杂的其他分析方法包括分层分析（对具有相似风险特征的受试者进行比较的子分析）和倾向评分风险调整[39]。后一种方法可以解决因健康特征差异导致的接受治疗的概率不一而产生的问题。在对一个给定治疗结果进行的观察研究中，倾向评分是一个对所有观察到的混杂因素的标量汇总，可以预测接受治疗的可能性。倾向评分通常使用多元回归模型计算，被用作分层分析的基础或观察研究中匹配病例和对照的基础。

最后，用于限制混杂影响的另一种更复杂的方法是工具变量（instrumental variable，IV）分析。IV分析是通过比较与暴露高度相关但不独立影响结果的第三因素（即IV）的不同水平的比较组来研究一个给定暴露对结果的影响。例如，一项评估导管术和血运重建对急性心肌梗死发生后死亡率的影响的研究容易出现与接受或不接受这些治疗的人群的基线健康特征的差异相关的混杂。为了限制这种潜在的混杂来源，研究人员会通过比较居住在离提供这些服务的医院不同距离（IV）的患者比较组，来研究接受导尿和不接受导尿（暴露组）对心肌梗死发生后死亡率（结果）的影响[40]。研究人员假设，潜在的混杂的健康特征在地理上是随机分布的，地理距离只会通过与获得治疗的相关性间接影响死亡率。通过这种方式，研究人员使用距离将他们的研究人群“伪随机分配”到不同水平的急性心肌梗死治疗中。

假设检验

在比较两组或多组治疗之间结果的临床研究中，组间不存在差异的基本假设称为零假设。对于零假设，错误结论有时可能是偶然的。与机会相关的错误有两种类型：Ⅰ类和Ⅱ类。当研究人员错误地拒绝零假设时，即在结果没有差异的情况下推断结果存在差异时，就会发生Ⅰ类错误（也称为“阿尔法错误”）。当研究人员错误接受零假设时，就会出现Ⅱ类错误（也称为“贝塔错误”）。换句话说，当治疗组之间的结果确实存在差异时，这项研究得出的结论是治疗组之间的结果没有差异。

Ⅰ类错误　统计学检验可用于量化Ⅰ类错误的可能性。“P值”表示观察到的不同组之间的差异可能仅由偶然造成的概率。换句话说，这种差异可能不是基于正在试验的干预措施的结果。“统计学意义”的阈值通常设置为P值为0.05，表示观察到的差异仅由偶然造成的可能性为100次试验中出现5次。尽管5%的可能性并不是绝对确定性，但这一置信水平被普遍认为是科学验证并在整个科学文献中使用。

当研究问题和分析没有事先指定时，或者当在包含多个分组的研究中进行多项统计学检验时，Ⅰ类错误可能就会发生[41]。例如，如果P值设置为0.05，则每20次比较中可能就会有1次被认为具有统计学意义，即出现一个假阳性结果。当在一项给定的研究中需要进行20次以上的比较时，可以使用Bonferroni校正方法或Hochberg序贯方法来控制Ⅰ类错误[42-43]。

统计学似然（statistical likelihood）的另一种表达是置信区间。置信区间是一个可以确定包含真实总体均值的值的范围。置信区间也被定义为：同一研究重复无限次可观察到的差异的范围。例如，95%的置信区间包括95%的重复研究中可观察到的差异。影响置信区间宽度的因素包括样本量的大小、置信水平和样本的可变性。当所有其他因素相同时，较大的样本量往往可生成对总体参数的更好的估计。

许多统计学检验可以用来计算P值和置信区间。合适的统计学检验必须根据几个因素来选择，包括：①确定比较组中的观测次数；②比较组的数量；③是两个组或多个组之间彼此比较还是一个组在某个时间间隔之后与自身进行比较；④正在分析什么类型的数据（例如，连续的或分类的）；⑤样本是正态分布（即钟形）还是偏态分布；⑥是否需要进行风险调整。虽然大多数外科医生不太可能完全理解更复杂的统计学分析的所有细微差别，但大多数手术结果研究所采用的是简单的方法和统计学检验，这些方法和统计学检验是非统计学专业人员可以解释的。

Ⅱ类错误 Ⅱ类错误发生在零假设被错误接受的研究中。Ⅱ类错误通常发生在样本量太小不足以检测出微小但临床上重要的结果差异时。如果一项研究的样本量太小，无法检测出比较组之间的结果差异时，则这种样本量没有足够的统计功效。一旦一项研究完成，再多的分析也弥补不了统计学效力的不足。在开始进行前瞻性研究之前，研究人员应该进行统计学效力计算，包括确定结果差异有意义的最小样本量大小，然后计算统计学上能显示这种差异需要的观察样本量[44]。外科医生在评估研究结果假设为零假设的研究时应特别谨慎，特别是在没有明确报告统计学效力计算结果的情况下。此外，当没有发现有统计学意义的影响时，事后的效力分析也有助于解释回顾性研究的研究结果[43]。循证外科医生应明智地记住这句格言："没有有效的证据并不一定就是没有效果的证据。"

解释证据并将其应用于外科实践

一旦能确定临床研究的观察结果是暴露或干预的结果而不能归因于其他解释（即它具有内部有效性），那么外科医生面临的下一个挑战是判断研究的外部有效性。换句话说，外科医生必须确定研究结果是否适用于其所面临的特定临床场景。解释并将证据应用于外科实践需要仔细评估每一项研究的外部有效性。

外部有效性的评估需要关注临床研究的核心组成部分，包括患者群体、干预措施和测量的结果。如果被研究的人群与外科医生为其做出临床决策的患者群体不同，则即使是来自设计良好的前瞻性随机对照试验的证据也可能是无效的。例如，退伍军人管理局（the Veterans Administration，VA）进行的一项广为人知的多中心随机临床试验比较了腹腔镜和开腹腹股沟疝修补术的疗效[45]。这项研究的研究对象是接受腹股疝修补术的退伍军人，他们的平均年龄比接受腹股疝修补术的非退伍军人的普通人群的平均年龄大，这项研究的结论是开腹修补术的效果优于腹腔镜修补术。但年龄较大的受试者更容易出现腹腔镜疝修补术需要进行全身麻醉的风险，而简单的开腹疝修补术通常可以使用局部或最小的肺泡收缩（minimal alveolar contraction，MAC）麻醉进行。在这方面，外科医生可能认为 RCT 提供的证据适用于老年患者，而对更年轻、更健康的患者使用腹腔镜修复术持保留意见。

如上所述，受试者选择偏倚可能会对研究结果的外部有效性或适用性产生不利影响。选择偏倚对适用性有潜在影响的另一个例子来自无症状颈动脉狭窄（the Asymptomatic Carotid Artery Stenosis，ACAS）试验[46]。在这项大型的前瞻性随机试验中，入选的受试者比接受颈动脉内膜切除术（carotid endarterectomy，CEA）的普通患者要年轻和健康得多。结果是，试验中观察到的围术期死亡率明显低于在普通人群中观察到的，甚至低于在进行试验的医院中观察到的。尽管 ACAS 试验的结果显著改变了临床实践，但有人会说，ACAS 试验提供的证据只适用于 ACAS 的年轻患者。

临床研究的外部有效性可能也取决于打算应用证据的外科医生以及他们的经验和预期结果。在 VA 进行的疝修补术比较试验中，外科医生在腹腔镜手术入路方面有不同的经验，该试验报告了做过 250 例以上手术的、经验较多的外科医生和经验较少的外科医生在疝复发方面有两倍的差异[45]。外科医生在确定试验证据是否支持使用腹腔镜疝修补术之前，需要审视一下自己的经验，然后再确定这项研究的结论是否具有普适性。此外，ACAS 试验对外科医生遴选受试者有硬性规定，对于无症状患者，预期 CEA 结果是卒中加死亡率≤3.0%[46]。因此，根据试验证据决定对 ACAS 患者进行 CEA 的外科医生也必须至少能按这个标准进行这种手术。

测量结果的类型也会影响临床研究的普适性。选择用于临床研究的结果可能是最方便或最容易量化的结果，但可能不是患者最感兴趣的结果。在 VA 进行的疝修补术比较试验中，研究结果有多种，包括手术并发症、疝复发、疼痛和康复期时间。一些结果差异有利于开腹修复术，而一些有利于腹腔镜修复术。对比较一种修复方法与另一种修复方法的试验的证据的解释涉及关于哪些结果对患者最重要和最相关的隐性价值判断。颈动脉血运重建动脉内膜切除术与支架植入术试验（CREST）的结果也说明了这一问题，在该研究中，颈动脉狭窄患者被随机分为 CEA 组或颈动脉支架植入术组[47]。虽然研究的复合终点（卒中，死亡或心肌梗死）在颈动脉支架植入术组与 CEA 组之间无差异，但个体结果测量上仍存在显著差异。接受颈动脉支架植入术的患者的卒中发生率高于接受 CEA 的患者，而接受 CEA 的患者发生心肌梗死的风险更高。因此，外科医生应用该试验获得的证据进行有关颈动脉血运重建方法的术前决策时，必须权衡个体患者术后卒中与心肌梗死结果的相对风险。

小结

循证外科实践依赖于在日常手术决策中明智和系统地应用研究证据。随着越来越多的手术结果和卫生服务研究的发表，知道如何解释这些文献变得越来越重要。外科医生必须能够评估科学证据的强度以及研究的质量，然后才能决定是否应将这些证据应用于自己的临床实践。坚持循证医学实践将有助于保持高水平的外科服务。

主要参考文献

Cook DJ，Mulrow CD，Haynes RB. Systematic reviews：synthesis of best evidence for clinical decisions. Ann Intern Med. 1997；126：376–380.

> 系统性综述有助于外科医生通过对有关大量证据进行的总结来了解文献的最新进展，并有助于解释有关同一外科问题的研究之间的差异。本文概述了如何进行系统性审视，可供临床提供者使用。

Finlayson SR，Birkmeyer JD. Cost-effectiveness analysis in surgery. Surgery. 1998；123：151–156.

Hanley JA. Appropriate uses of multivariate analysis. Annu Rev Public Health. 1983；4：155–180.

> 多元回归分析是用于调整外科结果研究中已知的混杂的最常用的统计学方法之一。本文全面概述了不同类型的多元回归分析模型以及如何将它们应用于风险调整和预测。

Hlatky MA，Winkelmayer WC，Setoguchi S. Epidemiologic and statistical methods for comparative effectiveness research. Heart Fail Clin. 2013；9：29–36.

> 比较外科治疗方法的观察性研究存在方法学上的挑战，威胁其结果的内部有效性。本文回顾了几种分析观察数据的方法，结果和卫生服务研究人员可以应用这些方法来提高内部有效性。

Kaji AH，Rademaker AW，Hyslop T. Tips for analyzing large data sets from the JAMA Surgery statistical editors. JAMA Surg. 2018；153：508–509.

> 行政机构数据和患者登记信息通常可以用于手术结果研究，但存在偏倚风险和测量误差。本文讨论了在分析大型数据时要考虑的方法学问题。

Little RJ，Rubin DB. Causal effects in clinical and epidemiological studies via potential outcomes：concepts and analytical approaches. Annu Rev Public Health. 2000；21：121–145.

> 实验研究和非实验研究的一个焦点是如何对患者治疗结果的影响做出因果推断。本文讨论了有助于做出因果推断的研究分析方法。

Straus SE，Sackett DL. Using research findings in clinical practice. BMJ. 1998；317：339–342.

> 本文概述了循证医学方法以及提供者如何在常规日常临床实践中使用它们。

Tanner-Smith EE，Grant S. Meta-analysis of complex interventions. Annu Rev Public Health. 201；39：135–151.

> Meta 分析是一种将多项研究的结果结合起来评估不同干预措施的结果的重要方法。本文讨论了 meta 分析技术，这些技术可用于研究复杂干预措施（例如外科中使用的干预措施）的综合影响。

参考文献

1. Castle JC, Chalmers I, Atkinson P, et al. Establishing a library of resources to help people understand key concepts in assessing treatment claims—the "Critical thinking and Appraisal Resource Library" (CARL). *PLoS One*. 2017;12:e0178666.
2. Guyatt G, Rennie D, Meade MO, et al. *Users' Guides to the Medical Literature: A Manual for Evidence-Based Clinical Practice*. 3rd ed. New York: McGraw-Hill Education; 2015.
3. Wilton NK, Slim AM. Application of the principles of evidence-based medicine to patient care. *South Med J*. 2012;105:136–143.
4. Farrugia P, Petrisor BA, Farrokhyar F, et al. Practical tips for surgical research: research questions, hypotheses and objectives. *Can J Surg*. 2010;53:278–281.
5. Schardt C, Adams MB, Owens T, et al. Utilization of the PICO framework to improve searching PubMed for clinical questions. *BMC Med Inform Decis Mak*. 2007;7:16.

6. Hill AB. The environment and disease: association or causation? *Proc R Soc Med*. 1965;58:295–300.
7. Shadish WR, Cook TD, Campbell DT. *Experimental and Quasi-experimental Designs for Generalized Causal Inference*. 2nd ed. New York: Houghton Mifflin Company; 2002.
8. Schulz KF, Altman DG, Moher D. CONSORT 2010 statement: updated guidelines for reporting parallel group randomised trials. *BMJ*. 2010;340:c332.
9. Schulz KF, Altman DG, Moher D, et al. CONSORT 2010 changes and testing blindness in RCTs. *Lancet*. 2010;375:1144–1146.
10. Haider AH, Bilimoria KY, Kibbe MR. A checklist to elevate the science of surgical database research. *JAMA Surg*. 2018;153:505–507.
11. von Elm E, Altman DG, Egger M, et al. The Strengthening the Reporting of Observational Studies in Epidemiology (STROBE) statement: guidelines for reporting observational studies. *J Clin Epidemiol*. 2008;61:344–349.
12. Doll KM, Rademaker A, Sosa JA. Practical guide to surgical data sets: Surveillance, Epidemiology, and End Results (SEER) database. *JAMA Surg*. 2018;153:588–589.
13. Ghaferi AA, Dimick JB. Practical guide to surgical data sets: medicare claims data. *JAMA Surg*. 2018;153:677–678.
14. Raval MV, Pawlik TM. Practical guide to surgical data sets: National Surgical Quality Improvement Program (NSQIP) and Pediatric NSQIP. *JAMA Surg*. 2018;153:764–765.
15. Desai SS, Kaji AH, Upchurch Jr G. Practical guide to surgical data sets: Society for Vascular Surgery Vascular Quality Initiative (SVS VQI). *JAMA Surg*. 2018;153:957–958.
16. Farjah F, Kaji AH, Chu D. Practical guide to surgical data sets: Society of Thoracic Surgeons (STS) National Database. *JAMA Surg*. 2018;153:955–956.
17. Brooke BS, Nathan H, Pawlik TM. Trends in the quality of highly cited surgical research over the past 20 years. *Ann Surg*. 2009;249:162–167.
18. Bartolucci AA, Hillegass WB. Overview, strengths, and limitations of systematic reviews and meta-analyses. In: Chiappelli F, Caldeira Brant XM, Neagos N, et al., eds. *Evidence-Based Practice: Toward Optimizing Clinical Outcomes*. Berlin: Springer-Verlag; 2010:17–33.
19. Ioannidis JP, Lau J. Pooling research results: benefits and limitations of meta-analysis. *Jt Comm J Qual Improv*. 1999;25:462–469.
20. Sanders GD, Neumann PJ, Basu A, et al. Recommendations for conduct, methodological practices, and reporting of cost-effectiveness analyses: second panel on cost-effectiveness in health and medicine. *JAMA*. 2016;316:1093–1103.
21. Weinstein MC, Torrance G, McGuire A. QALYs: the basics. *Value Health*. 2009;12(suppl 1):S5–S9.
22. Laupacis A, Feeny D, Detsky AS, et al. How attractive does a new technology have to be to warrant adoption and utilization? Tentative guidelines for using clinical and economic evaluations. *CMAJ*. 1992;146:473–481.
23. Zhang Z, Kolm P, Grau-Sepulveda MV, et al. Cost-effectiveness of revascularization strategies: the ASCERT study. *J Am Coll Cardiol*. 2015;65:1–11.
24. Blessberger H, Kammler J, Domanovits H, et al. Perioperative beta-blockers for preventing surgery-related mortality and morbidity. *Cochrane Database Syst Rev*. 2018;3:CD004476.
25. Denzin NK, Lincoln YS. *The SAGE Handbook of Qualitative Research*. 5th ed. Thousand Oaks, CA: SAGE Publications; 2018.
26. Maragh-Bass AC, Appelson JR, Changoor NR, et al. Prioritizing qualitative research in surgery: a synthesis and analysis of publication trends. *Surgery*. 2016;160:1447–1455.
27. Slager S, Beckstrom J, Weir C, et al. Information exchange between providers during transitions of surgical care: communication, documentation and sometimes both. *Stud Health Technol Inform*. 2017;234:303–308.
28. Brooke BS, Slager SL, Swords DS, et al. Patient and caregiver perspectives on care coordination during transitions of surgical care. *Transl Behav Med*. 2018;8:429–438.
29. Creswell JW, Creswell JD. *Research Design: Qualitative, Quantitative, and Mixed Methods Approaches*. 5th ed. London: SAGE Publications; 2018.
30. Mahmood T, Mylopoulos M, Bagli D, et al. A mixed methods study of challenges in the implementation and use of the surgical safety checklist. *Surgery*. 2019;165:832–837.
31. Harris RP, Helfand M, Woolf SH, et al. Current methods of the US Preventive Services Task Force: a review of the process. *Am J Prev Med*. 2001;20:21–35.
32. Woloshin S. Arguing about grades. *Eff Clin Pract*. 2000;3:94–95.
33. Barton MB, Miller T, Wolff T, et al. How to read the new recommendation statement: methods update from the U.S. Preventive Services Task Force. *Ann Intern Med*. 2007;147:123–127.
34. Atkins D, Eccles M, Flottorp S, et al. Systems for grading the quality of evidence and the strength of recommendations I: critical appraisal of existing approaches. The GRADE Working Group. *BMC Health Serv Res*. 2004;4:38.
35. Guyatt GH, Oxman AD, Vist GE, et al. GRADE: an emerging consensus on rating quality of evidence and strength of recommendations. *BMJ*. 2008;336:924–926.
36. Paradis C. Bias in surgical research. *Ann Surg*. 2008;248:180–188.
37. Peduzzi P, Concato J, Kemper E, et al. A simulation study of the number of events per variable in logistic regression analysis. *J Clin Epidemiol*. 1996;49:1373–1379.
38. Babyak MA. What you see may not be what you get: a brief, nontechnical introduction to overfitting in regression-type models. *Psychosom Med*. 2004;66:411–421.
39. Braitman LE, Rosenbaum PR. Rare outcomes, common treatments: analytic strategies using propensity scores. *Ann Intern Med*. 2002;137:693–695.
40. Stukel TA, Fisher ES, Wennberg DE, et al. Analysis of observational studies in the presence of treatment selection bias: effects of invasive cardiac management on AMI survival using propensity score and instrumental variable methods. *JAMA*. 2007;297:278–285.
41. Assmann SF, Pocock SJ, Enos LE, et al. Subgroup analysis and other (mis)uses of baseline data in clinical trials. *Lancet*. 2000;355:1064–1069.
42. Armstrong RA. When to use the Bonferroni correction. *Ophthalmic Physiol Opt*. 2014;34:502–508.
43. Kaji AH, Rademaker AW, Hyslop T. Tips for Analyzing large data sets from the JAMA Surgery statistical editors. *JAMA Surg*. 2018;153:508–509.
44. Stokes L. Sample size calculation for a hypothesis test. *JAMA*. 2014;312:180–181.
45. Neumayer L, Giobbie-Hurder A, Jonasson O, et al. Open mesh versus laparoscopic mesh repair of inguinal hernia. *N Engl J Med*. 2004;350:1819–1827.
46. Endarterectomy for asymptomatic carotid artery stenosis. Executive Committee for the Asymptomatic Carotid Atherosclerosis Study. *JAMA*. 1995;273:1421–1428.
47. Brott TG, Hobson 2nd RW, Howard G, et al. Stenting versus endarterectomy for treatment of carotid-artery stenosis. *N Engl J Med*. 2010;363:11–23.

章 9

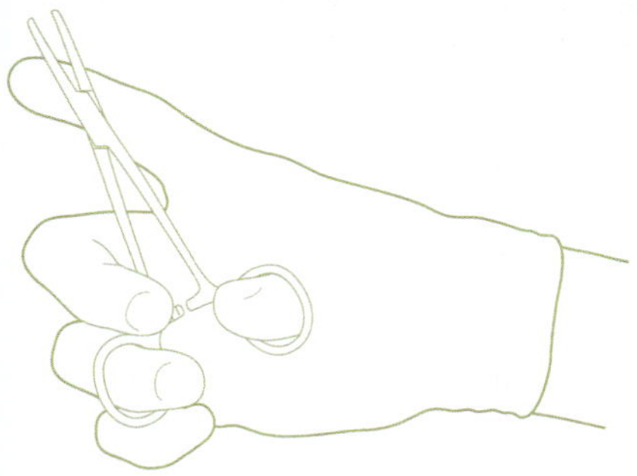

围术期患者安全

Warren Sandberg、Roger R. Dmochowski 和 R. Daniel Beauchamp 原著

黄 炎 译 崔书中 审校

章目录

外科治疗的目的是改善健康，然而，令人震惊的是，20 世纪 90 年代发表的一系列令人大开眼界的报告清楚地显示了其中严重不良事件的发生率很高，对住院患者造成了严重的危害。在 1999 年发表的具有里程碑意义的报告《人非圣贤孰能无过》(*To Err is Human*）中，美国医学研究所（the Institute of Medicine）给出的一个估计数据是[1]，每年有 100 万人因医疗事故而受到伤害，其中 9.8 万人死亡。当目光转向外科患者时，外科治疗不良事件占非精神病出院患者不良事件的 48% ～ 66%[2]。手术和分娩发生不良事件的发生率为 3%，外科不良事件与 5.6% 的死亡率相关，占医院死亡人数的 12.2%。此外，54% 的外科不良事件被认为是可以预防的。

外科患者中发生的不良事件包括所有住院患者中常见的不良事件，如药物不良事件、跌倒、漏诊、深静脉血栓形成、肺栓塞、误吸、呼吸衰竭、院内获得性肺炎、心肌梗死和心律失常。此外，外科特有的不良事件包括手术相关并发症、伤口感染和术后出血。2000 年，美国医学研究所呼吁通过全国努力在 5 年内将医疗事故减少 50%；然而，尽管美国的私人和公立机构采取了许多旨在寻找解决办法的举措，但结果远远没有达到这一目标[3]。Leape 及其同事[3]提出，这些努力是不够的，因为卫生保健组织没有进行必要的重大文化变革以实现绩效的真正的和持久的改善。Leapeey 及其同事[3]提出，“卫生保健机构必须成为‘高可靠性组织’，承担起持续提供安全、有效、以患者为中心的卫生保健责任。”这些作者提出了寻求文化变革的卫生保健组织需要转变的五个观念：①透明度必须是我们做任何工作的基本准则；②卫生保健服务必须在综合平台由多学科团队共同提供；③患者必须成为卫生保健所有方面的全面合作伙伴；④卫生保健人员需要在工作中找到快乐和意义；⑤医学教育必须重新设计，使新的医生能够适应新的环境。

自 Leape 及其同事[3]发表这篇转变观念的文章以来，有关方面已有显著进步，但仍有大量工作要做。虽然在大多数前瞻性研究报道中，外科住院患者的死亡率低于 1%，但仍然高于能够通过更加关注围术期患者安全所能达到的水平。最可靠的前瞻性收集的数据可能来自大型多机构注册数据库，如美国手术质量促进项目（the National Surgical Quality Improvement Program，NSQIP）数据库。应该注意的是，NSQIP 数据库不包括创伤外科干预数据，而大约 10% 的创伤病例是急诊病例。在 2012—2013 年的 NSQIP 数据库数据中，Freundlich 及其同事[4]发现，在 120 万名患者中有 9255 名在首次外科手术后 30 天内死亡（0.77%）。在这项研究中，导致死亡的最常见原因是出血、呼吸衰竭、感染性休克和肾衰竭。此外，在同一项研究中，作者使用美国疾病控制和预防中心的生命统计表计算了这些患者的寿命损失年，他们发现，非计划插管、出血和感染性休克与最大的寿命损失年相关（表 9.1）。这些数据为我们尝试预防北美的围术期死亡提供了重要的关注领域。Biccard 及其同事[5]在 2018 年发表的《非洲外科结果研究》（*the African Surgical Outcomes Study*）中报道了围术期患者的结果：25 个非洲国家 247 家医院的 7 天死亡率为 2.1%，其中 94% 的死亡发生在手术当天之后。重要的是，这项研究包括了创伤和产科患者；在全部 11 422 名患者中，有 57% 进行的是急诊手术；有 11% 的患者有人类免疫缺陷病毒（HIV）感染并发症；术后并发症发生率为 18.2%，感染是最常见的并发症，发生率为 10.2%；术后感染患者的死亡率为 9.7%。在资源有限的情况下，定期进行前瞻性围术期死亡率测评是可能的。例如，一队肯尼亚的麻醉医生在肯尼亚一家农村三级医院使用一种开源电子工具（an open source electronic）对围术期死亡率进行了前瞻性测评[6]。其结果是，7 天围术期死亡率为 1.5%，从剖宫产的 0.5% 到急诊手术的 3.6% 不等。他们还使用该电子工具采集了人口、健康状况和卫生保健数据，这些数据显示了卫生保健服务提供系统之间的地区差异，这些差异使全球性比较研究变得很复杂。例如，肯尼亚患者往往比北美的患者更年轻、更健康。

另一种测评围术期死亡率的方法是对作为广泛参与的医院的一个结构化样本进行测评。在欧洲进行的一项对 7 天死亡率进行的抽样观察研究显示，在高（平均 3.6%）死亡率处存在着巨大的异质性，即使是在英国这样的地方也是如此[7]。这一结果引起了研究者对围术期死亡率进行了多次重新测评，且估计值大大降低[8-13]。在同一研究小组对类似患者群体进行的一项前瞻性研究中[14]，死亡率要低得多。评估这些研究之间的差异可以说明问题所在：在该前瞻性研究中，研究评估之一是术后氧饱和度测定。在该前瞻性研究中，死亡率要低得多，只有大约 1%；其中 40% 的死亡是发生在重症监护室（ICU）。关于这种差异的原因有一种猜测是，在前瞻性研究中，调查员与患者进行了交流。调查员识别出了病情恶化的患者并将他们送到了 ICU，

表 9.1 每 100 万名患者与每种并发症相关的寿命损失年数

并发症	在研究人群中			每百万例手术		
	女性	男性	总数	女性	男性	总数
出血	3474	2378	5852	2895	1981	4876
计划外插管	3110	3367	6477	2592	2806	5397
感染性休克	1357	1284	2641	1131	1070	2202
浅表感染	1171	816	1987	976	680	1656
尿路感染	1094	613	1707	911	511	1422
肾衰竭	679	961	1640	566	801	1367
心肌梗死	465	532	997	387	443	830
卒中	510	441	951	425	368	792
肺炎	265	272	537	221	226	447
肾功能不全	266	357	623	222	297	519
撤机失败	192	224	416	160	187	347
脓毒症	255	250	505	212	208	420
伤口感染	314	203	517	261	169	430
静脉血栓栓塞	183	124	307	153	103	256
肺栓塞	146	116	262	122	97	219
伤口开裂	45	29	74	38	24	62
器官间隙感染	0	0	0	0	0	0
昏迷	0	0	0	0	0	0

From Freundlich RE，Maile MD，Sferra JJ，et al. Complications associated with mortality in the National Surgical Quality Improvement Program Database. Anesth Analg. 2018；127：55-62.

在那里他们要么死亡，要么被抢救并康复。

鉴于围术期死亡率统计的明显简单性［（在规定时间内）死亡人数除以手术次数］，很难想象它很难准确测评。前瞻性记录的死亡率数据具有定义参数的优势，在 NSQIP 数据库的病例中，有一个确保各中心的数据提取是一致的强大的交叉验证程序。然而，这些研究天生就容易出现偏差，因为测评的终点是参与机构已知的，他们有强大的激励机制将这些与死亡率统计联系在一起。当尝试估计围术期死亡率时，观察性研究和回顾性研究似乎都是最值得信赖的，可以得到估计的上限。这些研究更具有“环境有效性”，代表了常规做法，不需要不寻常的监督或额外的观察，但需要仔细注意定义、发现病例和整理数据。另一方面，相关的登记制度，包括那些相关的质量改进工作，提供了围术期死亡率的前瞻性定义、定期的数据收集和专门的数据库管理基础设施的优势，但可能代表了乐观的估计。前景仍然具有挑战性，但“多加注意”这一简单的解决方法——通过领导层促进服务质量的承诺，通过教育和建立有适当技术支持的强大的多学科服务系统——可以给整个围术期医学领域带来真正的外科服务质量改进。

患者人群和资源可及性的区域差异预示了为什么围术期死亡率长期保持在 1% 左右。随着技术的进步和医疗服务管理水平的提高，可手术的患者人群不断变得年龄更大和病情更重，死亡率持续保持在 1% 左右，反映了手术可及性的扩大。另一个可能导致围术期住院患者死亡率居高不下的趋势是，越来越多的患者转向非住院手术，形成了住院患者是病情最严重、发病和死亡风险更高的人群。在这种情况下，面对病情更严重的患者，死亡率的保持不变可能反映了服务的改善。

在考虑改善外科医疗环境的安全性的系统性努力中，重要的是要记住，外科医生的个人技术水平仍然影响着结果。例如，一项对 20 名执业减肥手术外科医生进行的研究显示，他们的技术水平的同行综合评分（由专家对手术的盲法记录进行审核得出）与腹腔镜胃旁路术后风险调整后的并发症发生率存在强相关性[15]。图 9.1 中的每一个菱形代表 20 位执业减肥手术外科医生中的一位。由至少 10 名不知道他们身份的其他外科医生进行盲法审核，技术水平评分为 1 ～ 5 级（5 级为好）。并发症发生率是从一项前瞻性、外部审计的临床结果登记中获得的，该研究还对患者的共病进行了调整[15]。研究显示，外科医生的技术水平对

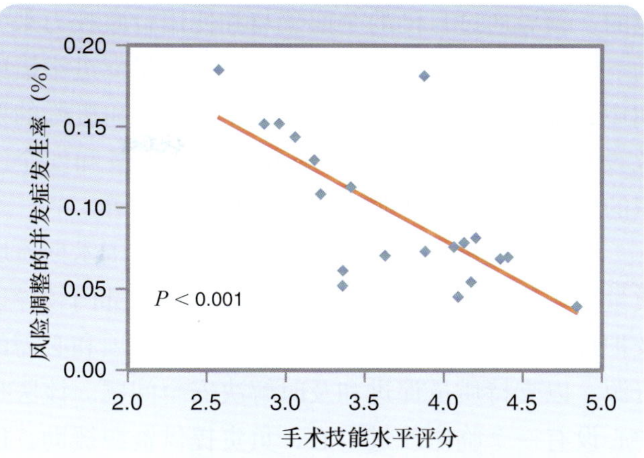

图 9.1 腹腔镜胃旁路手术后，同行对技术水平的综合评分和风险调整的并发症发生率之间的关系（From Birkmeyer JD，Finks JF，O'Reilly A，et al. Surgical skill and complication rates after bariatric surgery. N Engl J Med. 2013；369：1434-1442.）

手术并发症、非手术（医疗）并发症、再手术、再入院和急诊就诊率的发生率有预测作用，表明外科医生的技术水平在目前质量改进方面备受关注的许多系统性绩效领域是潜在的驱动因素。

承认绩效差异是全面提升绩效的第一步。那么我们如何创造一个让人们能够接受这一点的环境呢？此外，我们如何收集和反馈所需的数据，以评定当前的绩效和监督向理想状态发展的进度？

通过领导力培育安全文化

在围术期培育安全文化需要外科医生的领导才能。在围术期，就像在手术室和手术中，外科医生是主角，但他或她不能独自取得成功。因此，建立一个围术期团队，让护理人员、高级执业护士、麻醉医生和其他会诊医生充分参与，对于获得他们在患者安全工作中的全面参与和专业知识至关重要。卫生系统已认识到这一事实，已尝试通过设计服务路线来巩固这种多学科方法，即所有参与治疗特定疾病或患者群体的临床医生和非临床医生都被归入一个团队。例如，在范德比尔特（Vanderbilt）大学医疗中心，围绕着外科患者的治疗设计了一些服务路径，由外科和麻醉科主任以及住院部、门诊部和围术期护理部领导共同领导。这种围术期安全是由三方领导的，由外科和麻醉科主任以及负责围术期服务的护理部副主任担任联席执行官。

这些领导团队要对诸如手术室时间和病床使用等稀缺资源的冲突做出透明和公平的裁决，以建立信任和减少冲突。三方领导是通过实际案例来促进行为规

范的。领导通过自己的全面参与和使用行政权力来鼓励下属的良好表现，清晰地表达了对质量促进举措的期望，如手卫生[16]。他们还通过将部门和机构的资源投入到各自部门和整个服务路径的质量和安全组织的建立和运作中证明了对患者安全的承诺。

在范德比尔特大学医疗中心，有一个围术期首席质量官职位，负责与患者治疗相关的临床部门领导以及护理和行政部门的协调，以确定优先事项和必需的资源，以支持质量促进和及时解决安全问题。该医疗中心设有一个临床改进中心，负责提供资源援助，以支持对患者死亡、不良结果和险情的根本原因分析。该医疗中心鼓励在一个“无懈可击”的环境中报告不良结果和险情，既可以当面报告，也可以通过一个保密的网络报告工具报告。在围术期案例规划中，设立了一个手术部位感染协作小组以及一个围术期质量和安全委员会，他们相互协作，并接收来自外科各部门、围术期护理部门和感染控制部门的意见。每个外科部门每周或每两周举行一次发病率、死亡率与改进（morbidity，mortality，and improvement，MMI）会议。通过这些服务层面的MMI会议将发现的体现“系统”关注或问题的案例提交给一个多学科MMI委员会，后者会选择案例并在每季度举行的全院MMI会议上展示。在这些不同场合确定的系统层面的质量项目是质量改进小组的“工作”，直到质量问题得到解决，通常表现为一段时间或一些病例中的问题减少或消除。

促进围术期安全的当地组织结构

在考虑任何卫生保健组织的当地工作环境、程序和政策时，重要的是要记住，围术期中几乎每一个步骤、检查和复查，无论看起来多么冗余或无意义，几乎可以肯定都是作为对一次险情或一件对患者有害的事件的反应而设置的。不仅如此，重要的是记住，要以积极主动的方式不断审视和优化患者的治疗流程，精心安排服务以确保患者和医疗人员的安全。

有效的卫生保健组织会建立和维护一个可以为患者提供案例服务的多学科团队，这个团队可以在一个无懈可击的环境中运作，即尊重专业知识是行为准则之一。对患者多学科服务团队的投入包括对改善流程的机会进行主动分析，但重要的是，该团队有许多报告非常规事件、险情和关键事件的途径，以便在需要时对它们进行分析并对流程进行改进。在范德比尔特大学医疗中心，每个主要角色组都有一个指定的患者安全官（patient safety officer，PSO），他们与围术期首席质量官协同工作。这类职务要委托给适当的人，他们在获取和适当处理有关安全问题的信息方面应极具判断力和教育性，并且他们应具有引导和完成这种调查和改进流程的能力。范德比尔特大学医疗中心麻醉科设立了一个质量管理办公室，这可以作为一个有效和公平系统的例子（图9.2）。PSO收到的报告可以来自保密的网络报告系统，也可以来自作为常规医疗文件一部分的自我披露，还可以来自当面报告。机构风险管理也包括在报告审查中，以便将风险降低与改进活动结合起来。外科几乎都有一个相同的质量和安全组织结构。外科和麻醉科的组织结构是密切相关的，持续的沟通则将监控和干预活动联系起来。

PSO是有关安全问题的主要输入点和信息交流中心，可以将有关问题提交给质量、发病率、死亡率与改进（Quality，Morbidity，Mortality，and Improvement，QMMI）委员会，以处理结构、流程和技术方面的系统性问题，也可以将有关问题提交给同行评审委员会，以处理更多与个人表现、知识和决策相关的事件，或者将问题提交给两者。科室的PSO与其他专业部门和围术期服务部门的PSO合作，所有这些都在一个由外科和麻醉科PSO共同主持的多学科QMMI委员会的监督下进行。

提交给QMMI委员会的项目包括心脏植入式电子设备管理的更新协议，为接受双重抗血小板治疗以维持药物洗脱式冠状动脉内支架的手术患者制定的多学科管理政策和流程，为睡眠呼吸暂停患者制订的围术期评估和管理的优化方案，以及手术后结构化报告，这些都是公共项目。另外，同行评审委员会的大部分工作都是保密的，受法律法规的保护。同行评审委员会由临床医生组成，他们的选择标准是极具临床敏锐性、诚实性和判断力。

部门PSO要维护一个保密数据库，其中包括报告、分析、项目和QMMI项目的布置以及同行评审委员会的转送。由于工作的敏感性和需要保持一个安全的报告环境，整个安全报告和同行评审过程对业务领导（即决定手术室使用权、团队分配、工资的人）是保密的，除非有QMMI委员会或同行评审委员会采取行政措施的建议。这个过程如图9.2所示——部门行政领导对质量和安全结构进行的设置和支持，但他们不在他们所设置的结构的关键功能路径上。

现在人们越来越重视患者和患者家属的体验以及他们对卫生服务的满意度，目前优化这种体验的重要

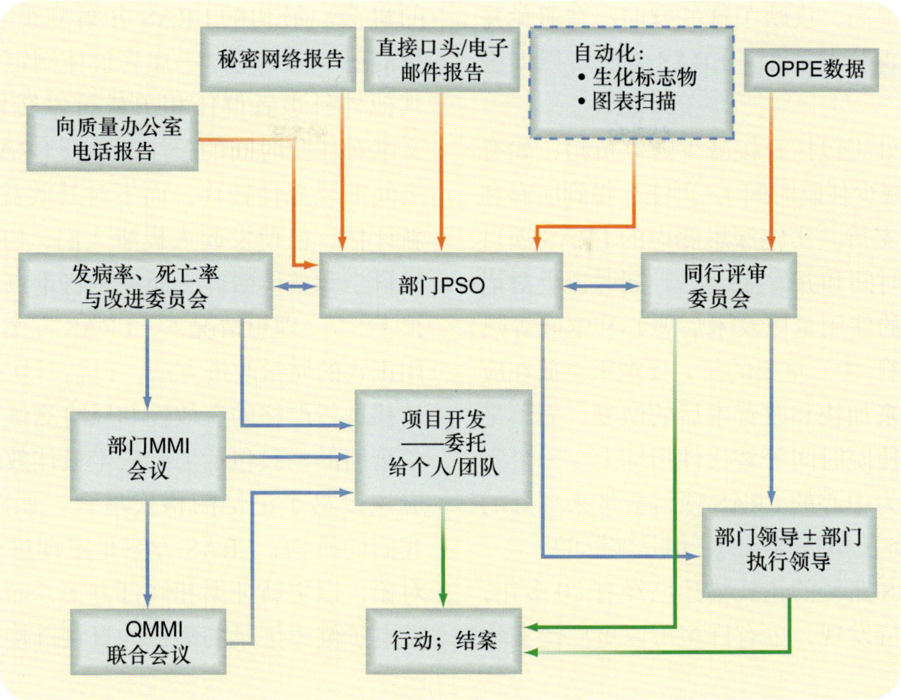

图 9.2 患者安全官（PSO）的输入和关系。红色箭头表示将有关患者安全事件和系统质量功能以及改进机会的信息输入 PSO 的途径。蓝色箭头表示 PSO 与相关职能部门的各种有关质量、安全和绩效改进责任人之间的沟通途径和潜在问题处理路线。绿色箭头表示由质量和安全职能部门制定的行动项目的信息流和执行指令以及领导职能。虚线框表示一个新的信息输入功能，在本书写作时正在实施。OPPE：持续专业实践评估；QMMI：质量、发病率、死亡率与改进

性已经成为卫生服务系统的首要任务。医生和医疗服务提供者偶尔可能会与患者和患者家属发生不理想的互动。这些情况大多是反常的；然而，相对较少的专业人员表现出的行为或行为模式可能会影响团队的表现或患者及其家属的体验[17-18]。在我们的机构，为了体现专业精神，当观察到或报告了一个单一事件或模式时，会有训练有素的医生向报告对象提供及时的反馈。为了便于记录事件或患者的疑虑，会用电子记录方式来报告。这种数据库提供了一个监控工具，可以识别与提供者或机构内的微环境有关的事件或模式。使用这些数据，可以根据事件或问题的类型、频率和模式应用干预流程。使用这种问责模式，“有关专业人员”和同事之间会进行一种非评判性、非指向性的对话，而不考虑层级。当重复的非专业行为变得明显时，机构性结构就会提供获得各种资源的机会，以支持医生和提供者的健康，包括咨询支持、药物滥用干预和心理 / 认知评估。

对以同事关系、有效沟通和相互尊重为中心的团队互动的重要性的认同，已使上述总结的面向患者的系统演变和扩展到服务团队成员的平行报告系统，称为同事报告系统。使用一个类似的架构（包括匿名报告数据库、员工和领导参与和互动，以及对机构健康支持结构的访问），已确定的非职业行为受到了明显的影响，3/4 的被确定的提供者在最初的结构性干预后不会再犯（如上文所述）[19]。这些观察结果特别重要，因为有数据显示，在患者手术前 36 个月内被同事报告有不专业行为的外科医生所做的手术在围术期出现手术和医疗并发症的风险更高[20]。

这个系统已使患者满意度大幅提高，使不良执业行为相关费用大幅减少。最近，患者报告系统也已被认为可以提供医疗服务机构出现不专业行为的预警信号[21]。

基于团队的满意度也提高了，并且微环境团队的满意度也提高了，这对患者及其家属对服务的认可产生了交互效应。这个系统最近得到了扩展，涵盖了团队中其他成员对服务提供者的关注，即对可能对卫生保健团队的互动和结果产生不利影响的关注。这种基于团队的关注已经确定了许多服务提供者行为可以改进和团队内部功能可以增强的方面。

围术期环境的安全也应从优化外科和卫生服务结果方面来获得，无论是在个体患者层面还是在整个人群层面。对实施和检测有科学依据的（或至少是有充分理由的）优化手术准备和恢复的方法［统称为促进术后恢复（enhanced recovery after surgery，ERAS）

技术］的兴趣日益提高，反映了这一方向。在避免并发症以及加速和确保恢复方面，ERAS 方法可以促进围术期的安全。

安全促进的益处（包括直接减少财务负担，如有效的 ERAS 项目可减少住院时间），可能会得到所有利益相关方的关注和支持。实施深思熟虑的 ERAS 项目可以同时减少住院时间和并发症[22-23]，同时也会对诸如术后阿片类药物的使用量以及术后恶心和呕吐等热点问题产生有利影响[24]。重要的是，要把重点放在应用科学合理的策略来加快和改善术后的恢复，而不是把重点放在成本或住院时间等替代性指标上。一个实施良好的、以患者为中心的 ERAS 项目会带来更好的患者结果，其中财务负担是附带的，但是实际的。

尽管有关 ERAS 路径的正式描述已经有 20 多年，但仍有许多东西有待发现，也有许多可以更广泛实施的机会。最初的 ERAS 方案侧重于结直肠手术[25]，目前还不清楚为这一患者群体制定的许多策略是否与其他外科患者群体相关或可以转移[26]。ERAS 相关文献对住院时间的关注，以及 ERAS 策略在外科领域之间的反思性转移，而不对其效益 / 风险状况进行重新评估，已使发起人提醒人们，ERAS 干预措施应基于科学和整体研究，而不是将重点放在运营或财务结果上[27]。理想情况下，ERAS 方案的制订和实施应采用正式的质量改进方法，包括对新技术在患者群体间转移进行严格的有效性和风险测试。实施的方案应该是精简的，只包括那些产生最佳效益比的策略，它们应该以易于记忆的格式呈现，如图 9.3 所示[22]。在我们的机构，ERAS 方案是定期进行正式文献综述的对象，以更新证据和修订方案，而且方案本身可以通过电子健康记录的侧栏的直接链接访问。围术期质量

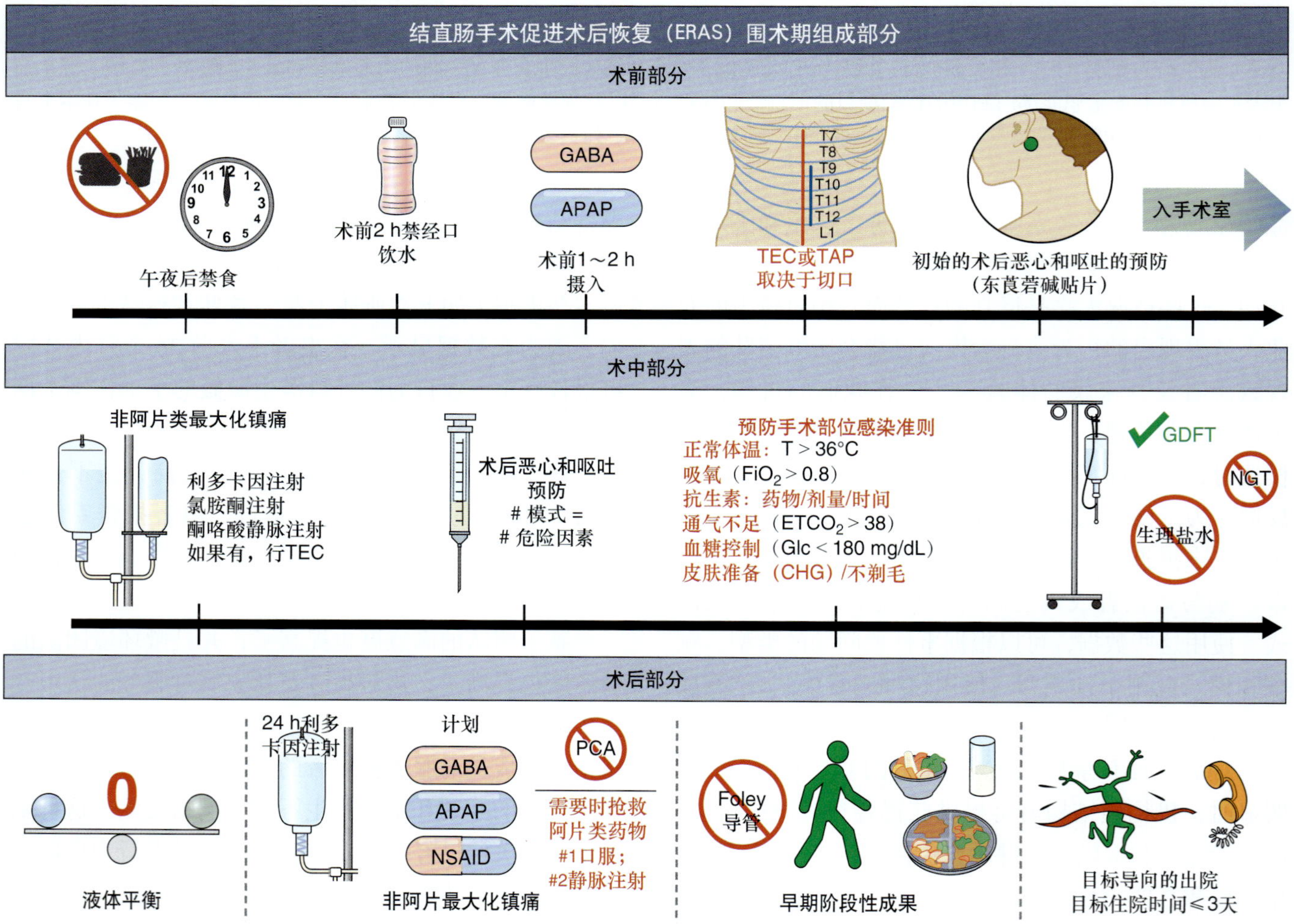

图 9.3 结直肠手术促进术后恢复（ERAS）围术期组成部分。该图说明了在我们的机构中结直肠手术患者从手术前夜开始的各阶段的 ERAS 路径的原则和目标。值得注意的是，手术前一晚和手术当天早上的术前口服液体目前正处于初始实施阶段（From McEvoy MD，Wanderer JP，King AB，et al. A perioperative consult service results in reduction in cost and length of stay for colorectal surgical patients：evidence from a healthcare redesign project. Perioper Med（Lond）. 2016；5：3.）APAP：对乙酰氨基酚；CHG：葡萄糖酸洗必泰；$ETCO_2$：呼气末二氧化碳；FiO_2：吸氧量；GABA：加巴喷丁类药物；GDFT：目标导向液体疗法；NGT：XXX；NSAID：非甾体类抗炎药；PCA：患者控制的镇痛；T：体温；TAP：腹横肌平面阻滞；TEC：胸段硬膜外导管阻滞

行动（https://.org/，2019年5月19日获取）是一个聚焦于早期手术恢复的国际联盟制作的可随时访问的指南和证据集合，同样，随着证据质量的提高，所有这些都会进行修订。

国家和卫生保健系统层面促进安全的举措

高绩效组织还设立了一种高效的行政机构，以监督临床医生的质量以及公平和一致地应用预期的绩效标准。其中许多结构，如有组织的医务人员，是由诸如联合委员会（the Joint Commission，TJC）之类的认证机构授权的，这些机构在确保医务人员的质量水平一致方面发挥着重要作用。例如，对持续的专业实践评估的要求是为了确保所有医务人员在其专业实践中经常受到客观方法的评估，而且评估的频率超过每年一次。这些评估有多种形式，从文件审核到直接观察。一个设计良好的持续的专业实践评估过程的主要特征包括：直接与临床医生的独特医疗实践相联系，经常回顾，以及用客观的标准来识别那些不符合规范要求的实践。

通过调查进行频繁的同行评估，是在图表回顾的非特异性和直接观察所需的大量努力之间的一个中间地带。框9.1展示了范德比尔特大学医学中心麻醉科（但实际上可以转移到任何专业）用于评估特定表现的一系列9个同行问题，它们与医学研究生教育认证委员会的6项一般能力是对应的。也有一些总结性的一般性问题。在范德比尔特大学医学中心麻醉科，这些问题是［通过一个运行在电子医疗记录（electronic medical record，EMR）中的程序］自动分配给最近一起工作的临床医生的。同一个软件会收集保密的回答，并将数据提交给指定的人（在我们的案例中是同行评审委员会主席）。范德比尔特大学医学中心的系统是以电子方式自动处理所有上报的信息，但其他医院也使用电子邮件等方式运行此类系统。

作为新进医务人员要求获得新的或扩大权限的临床医生，以及被确定为与规范性期望不同的临床医生，都要接受重点专业实践评估。TJC允许医务人员组织在构建重点专业实践评估方面有很大的自由度；然而，在大多数情况下，一个重点专业实践评估在所确定的医疗实践领域包含某种形式的直接监督。除了一个强大而高效的行政机构专注于规范性实践期望外，高绩效组织还建立了质量和安全改进团队（见前文），这些团队在部门或实践层次的支持下自主运作。

框9.1 基于调查的持续的专业实践评估内容

请在患者治疗的背景下进行评估。评估该同行在以下能力上的表现。答案是：差，一般，好，优秀，或弃权（没有评估这些能力的知识基础）。

1. 参与循证实践。整合新的证据以改善他/她自己的患者治疗实践（基于实践的学习和改善的能力）。
2. 展示与________（专业）实践相关的已有的和不断发展的科学的医学知识。
3. 在行为上表现出专业精神（诚实和正直、职业道德、守时、利他主义、为专业带来荣誉）。
4. 以尊重同事的方式进行沟通，促进跨学科团队合作，实现有效的信息交流和最佳的患者治疗（具备人际交往和沟通技巧）。
5. 能很好地适应影响工作量和资源分配的不断变化的临床需求（以系统为基础的实践能力）。
6. 为他/她的临床任务做好组织和准备工作。提供优秀的和富有同情心的患者治疗，并表现出优秀的临床技能（患者治疗能力）。
7. 适当地寻求和接受同事的意见（以实践为基础的学习和改进的能力，专业精神，以及人际交往和沟通技巧）。
8. 使你能自如地将患者的治疗工作移交给他/她，接受他/她移交的治疗工作，或与他/她共同承担治疗患者的责任（所有能力）
9. 使你愿意推荐朋友或亲人接受他/她的临床治疗（所有能力）。

主要的政府和第三方支付方对卫生保健的质量和安全越来越关注，目前很多注意力集中在高危环境，如围术期和围术期系统。支付方现在定期收集过程结果（例如，及时的术前抗生素给药）和健康结果（例如，手术部位感染）并将这些结果公开报告（http://www.medicare.gov/hospitalcompare）。认证机构、专业委员会和政府支付方都在向临床医生施加压力，要求他们在实践中注重质量和安全（表9.2）。

围术期团队的建设与航空业有相似之处，即团队在相对较短的时间内间歇性地聚集在一起，在潜在的压力条件下完成一项需要每个团队成员专业技能的复杂任务，其中存在着固有的危险。Haynes及其同事[28]论证了实施标准化手术安全检查表对患者结果的影响。在一项对全球8个城市的8家大医院的3700多名外科患者进行的研究中，他们发现，使用检查表后术后并发症的发生率从11%降至7%，术后死亡率从1.5%降至0.8%。

在Haynes及其同事进行的具有里程碑意义的研究之后不久[28]，de Vries及其同事[29]报道了在荷兰的6家医院实施的一个包括药物、手术部位的标记和

表 9.2 主要的围术期以及手术数据登记和质量改进项目

项目名称	首字母缩写	主办机构	主要举措	关键结果	参考文献
外科治疗改进项目	SCIP	CMS，CDC，AHRQ，ACS，AHA，ASA，AORN，VA，IHI，TJC	①通过及时使用和停止使用适当的抗生素，在选定的患者群体中进行适当的葡萄糖控制，通过剪发脱毛，保持正常体温，以及适当拔除尿管，减少 SSI 的发生率和影响 ②通过给以前使用过 β 受体阻滞剂的患者继续使用 β 受体阻滞剂，减少围术期重大心脏事件的发生 ③在有必要的情况下使用血栓预防剂，减少静脉血栓栓塞和肺栓塞的发生	SCIP 流程措施的合规性，是公开报告并按医院分类及时使用抗生素和选择适当的抗生素，与 SSI 率的大幅下降有关* 对整体流程的合规性，以全或无的分数来评估，与感染的调整后优势比为 0.85（95% 置信区间，0.76 ～ 0.95）有关，但没有一个单独的 SCIP 措施与感染概率的降低显著相关†	Fry DE. Surgical site infections and the Surgical Care Improvement Project（SCIP）: evolution of national quality measures. Surg Infect（Larchmt）. 2008；9：579-584. http://www.jointcommission.org/assets/1/6/Surgical%20Care%20Improvement%20Project.pdf
国家手术质量促进项目	VA-NSQIP，ACS-NSQIP	VA，ACS	风险调整后的结果数据库包括多达 135 个临床变量，包括围术期危险因素、术中和术后事件、发病率和 30 天死亡率，所有这些都是由专门的护理人员从医疗记录中前瞻性地提取	抽样方法：医院提取数据并送至 ACS 进行分析。将数据反馈报告给医院，并与所有其他医院进行风险调整后的比较。医院根据数据采取行动，并利用随后的 NSQIP 表现来监测情况的改进 ACS NSQIP 风险计算器（http://riskcalculator.facs.org/）可用于估计并发症、死亡和住院时间的风险	http://site.acsnsqip.org/ 对于反馈质量和医院之间的比较改善医院绩效和患者结果的历史、功能和证据的回顾：Maggard-Gibbons M. The use of report cards and outcome measurements to improve the safety of surgical care：The American College of Surgeons National Surgical Quality Improvement Program. BMJ Qual Saf. 2014；23：589-599.
胸外科医师协会国家数据库	STS 国家数据库	STS	前瞻性的、自我报告的临床变量报告到一个国家数据库。保持三个不同的重点领域：成人心脏手术、普通胸外科手术和先天性心脏手术。绩效结果报告以风险调整模式反馈给参与机构，以便与当地、区域和国家规范进行比较	STS 对 CABG、AVR 和 AVR + CABG 进行在线公开报告；首次公开报告医院和外科医生团队的表现。报告发布在网上和用户杂志《用户报告》上。目前的数据是不完整的——并非所有的医院和团体都以适合的形式报告了数据	http：//www.sts.org/national-database
代谢和减肥手术认证和质量改进项目	MBSAQIP	ACS，ASMBS	减肥手术项目的认证标准的制定和监督。所有通过认证的中心都要向 MBSAQIP 数据库报告结果，使用基于标准化定义的前瞻性、纵向数据收集系统，并由经过培训的数据审查人员收集，类似于 NSQIP。向参与中心提供半年一次的、经过风险调整的绩效比较报告	2011 年，公布的主要胃容积缩小手术的发病率和有效性的比较是基于从 109 个参与中心收集的数据‡ 定期出版《减肥手术患者的最佳保健服务资源》	https://www.facs.org/quality-programs/mbsaqip

表 9.2 主要的围术期以及手术数据登记和质量改进项目（续）

项目名称	首字母缩写	主办机构	主要举措	关键结果	参考文献
美国外科医师协会国家创伤数据库医院比较	ACS-NTDB	ACS CMS	从多个强制性报告来源收集的数据或由 CMS 独立收集的数据。包括最近出院患者报告的经验调查数据	公开报告网站允许个体患者查看和比较他们所在地区以及区域和全国范围内的医院业绩数据。表面上看，患者可以利用这种比较来决定在哪里寻求特定疾病的选择性治疗	http://www.medicare.gov/hospitalcompare

ACS：美国外科医师协会；AHA：美国心脏协会；AHRQ：美国卫生保健研究和质量局；AORN：围术期注册护士协会；ASA：美国麻醉医师协会；ASMBS：美国代谢和减肥手术协会；AVR：主动脉瓣置换术；CABG：冠状动脉旁路移植术；CDC：美国疾病控制和预防中心；CMS：美国老年人医疗保险和医疗补助服务中心；IHI：卫生保健改进研究所；MBSAQIP：代谢和减肥手术认证和质量改进项目；NSQIP：国家手术质量促进项目；NTDB：国家创伤数据库；SCIP：手术治疗改进项目；SSI：手术部位感染；STS：胸外科医师协会；TJC：联合委员会；VA：退伍军人事务部。

* Cataife G，Weinberg DA，Wong HH，et al. The effect of Surgical Care Improvement Project（SCIP）compliance on surgical site infections（SSI）. Med Care. 2014；52：S66-S73.

† Stulberg JJ，Delaney CP，Neuhauser DV，et al. Adherence to surgical care improvement project measures and the association with postoperative infections. JAMA. 2010；303：2479-2485.

‡ Hotter MM，Schirmer BD，Jones DB，et al. First report from the American College of Surgeons Bariatric Surgery Center Network：laparoscopic sleeve gastrectomy has morbidity and effectiveness positioned between the band and the bypass. Ann Surg. 2011；254：410-420，discussion 420-422.

术后管理计划在内的全面的、多学科的手术安全检查表的结果，显示并发症发生率和院内死亡率明显下降了。他们还将这些结果与 5 家医院的对照组数据进行了比较。与 3 个月的基线期相比，手术患者的总并发症发生率从 27.3% 降低到 16.7%。在研究组医院的外科患者中，有一种或多种并发症的患者的比例从 15.4% 下降到 10.6%，住院死亡率从 1.5% 下降到 0.8%。对照组医院的结果在相同的时间间隔内没有变化。

Neily 及其同事[30]证实，在 74 家退伍军人事务部医院实施包括术中简报和情况汇报的医疗团队培训计划后，年度风险调整后的手术死亡率下降了 18%；而在未接受此类培训的 34 家医院，死亡率只下降了 7%。死亡率下降直到这种培训完成后的第二季度才开始显示，第三季度改善幅度更大。在对参加团队培训的人员进行的结构化访谈中，报告的其他改进包括：改善了手术室工作人员之间的沟通，提高了工作人员的意识，提高了整体效率，以及改善了整体团队合作。

与上述积极的观察性研究相反，Urbach 及其同事[31]报道了加拿大安大略省 101 家外科医院的结果，他们使用官方健康数据比较了采用外科安全检查表前后的手术死亡率、手术并发症发生率和其他出院后 30 天的结果。在对采用手术安全检查表前后 3 个月的情况进行的评估中，每个时间间隔包括 10 万多例手术，他们观察到，手术后 30 天内的调整后死亡风险在使用检查表前为 0.71%，在使用检查表后为 0.65%，差异无统计学意义。此外，在使用检查表前后的时间段内，调整后的手术并发症发生风险也没有显著差异。从表面上看，这项研究并不支持手术安全检查表的功效，但该研究有几个重要局限，包括研究间隔时间短，只有 3 个月，导致检查表的采用程度不够，对检查表的依从性和使用质量的评估不够。此外，该研究还包括一个偏态的、可能是低敏感的患者群体，其中 60.8% 为门诊病例，其中 20% 为眼部病例，28.7% 为肌肉骨骼病例。这种低敏感度可能是导致本研究中两个时间段的并发症发生率和死亡率较低的原因。

手术安全检查表的有效应用的一个不同但重要的点是预防罕见的、破坏性的事件。在美国，将近一半的“不会出错”的手术事件是由“错误的手术”导致的，错误的手术这个概念包括错误的手术技术、错误的部位或对错误的人进行手术。错误的手术往往会导致患者死亡，对治疗团队来说是毁灭性的。据估计，错误的手术的发生率从 1：112 994[32]到 1：5000[33]不等，而且可能还在增加。检查表的应用[28, 34]减少了导致伤害和死亡的并发症发生率。TJC 已将实施“预防错误部位、错误患者和错误手术技术的通用协议（包括术前暂停）”作为一项认证要求[35]。这个通用协议包括以下内容：术前核查、部位标记和术前暂停的最终核查。术前核查包括核查医疗记录中适当的病史和体格检查，是否已签署知情同意书、护理评估和麻醉前评估（如适用）。在范德比尔特大学医疗中心，如果没有完成这些术前核查内容，非急诊患者不能被送往手术室。这种术前核查在手术室会继续进行，包括核查必要的诊断性实验室、影像学和其他检查结果是否存在并已被正确显示。血液制品、植入物、装置或特殊设备的需求和准备就绪也要在术前核查过程中进行确认。

在手术开始前的暂停确认时间，相关人员对正确的患者、正确的部位和正确的技术进行了最后的确认。只有术前暂停的确认程序是标准化的且在全医院始终如一地执行时才是最有效的；这个程序应该在开始进行侵入性操作或切开之前即刻进行。这个程序的制订是由程序组的指定成员发起、手术团队的核心成员参与的。在术前暂停期间，其他活动暂停，以便团队成员可以专注于对手术患者、部位和技术的积极确认。任何新的团队成员都应予以介绍。最低限度的要求是，团队成员必须就正确的患者身份、正确的手术部位（当需要考虑横向或水平标记时，应现场核实标记部位）和要做的正确手术技术达成一致。最后，应将完成的术前暂停程序时间记录在患者的医疗记录中。

对术前暂停的描述定义了满足 TJC 要求的最低标准；然而，如果这些只是这个程序中包含的要素，其积极影响是有限的。执行通用协议的人员资源管理培训和纪律可使各组织能够加强围术期管理团队中卫生保健人员之间的沟通，并将程序改进措施纳入检查表，如将外科服务改进项目所确定的举措纳入检查表，这些循证干预措施包括：及时使用围术期抗生素，预防静脉血栓栓塞，对有缺血性心脏病风险的患者使用 β 受体阻滞剂，以及保持术中患者体温。术前暂停的检查表也可以包括器械和植入器材的可用性和无菌性。最佳术前暂停确认的结论应包括公开邀请团队中的任何成员在手术过程中的任何时候说出他们认识到的对患者或团队构成风险的问题。框 9.2 总结了手术安全检查表的要素。

手术安全检查表必须可靠地执行才是有效的，这就要求服务团队始终如一地执行以达到最佳表现。这是一个潜在的薄弱点。为了给团队的工作提供技术支持，范德比尔特大学医疗中心使用了自动化过程监控和过程控制以及强制功能概念来实施术前暂停电子检查表，以减少错误的手术的发生率。我们通过手术室文档系统的术中服务文档模块，创建了一个电子术前简报和暂停检查表系统[36]。其中检查表上的问题会在一个大型显示器上按顺序播放给整个团队（图 9.4），作为“患者进入手术室”和“做切口”之间的一个必须记录的步骤。在使用现有的硬件基础上，这个电子系统的总的开发费用为 34 000 美元。对于系统的全新安装，每个手术室的额外硬件成本为 2500 美元。在更换电子医疗记录（EMR）时，我们重建了这个系统，它一直运行到今天。

在我们对这个电子系统进行有效性评估过程中，从 2010 年 7 月 30 日到 2015 年 4 月 5 日的所有 243 939 例主院区手术室病例都接受了电子术前暂停程序，没有

框 9.2 手术安全检查表的要素

开始

在麻醉诱导前，团队成员（至少是一名护士和一名麻醉专业人员）陈述已经完成了以下工作：

- 已经核实了患者（他或她）的身份、手术部位和手术技术，并且患者已签署知情同意书。
- 手术部位已被标记，或者部位标记不适用。
- 脉搏血氧仪在患者身上已安置到位且正在运行。
- 团队的所有成员都知道患者是否有已知的过敏反应。
- 已对患者的气道和吸入风险进行了评估，并且适当的设备和辅助器材已就位。
- 如果有失血至少 500 ml（或儿童为 7 ml/kg 体重）的风险，则已建立适当通道且补充液体已就位。

术前暂停

在皮肤切开之前，整个医疗团队（护士、外科医生、麻醉专业人员和其他参与患者治疗的任何人员）或特定成员大声陈述以下内容：

- 团队确认所有团队成员的姓名和角色都已介绍完毕。
- 团队确认患者的身份、手术部位和手术技术。
- 团队复核预期的关键事件。
  - 外科医生复核关键和意外步骤、手术时间和预期失血量。
  - 麻醉医生复核患者的具体问题。
  - 护士复核无菌性，设备的可用性，以及其他相关内容。
- 团队确认在做切口前的 60 分钟内已经预防性地使用了抗生素，或者不需要使用抗生素。
- 团队确认正确患者的所有重要影像学检查结果都已在手术室内得到了展示。

结束

在患者离开手术室之前，团队已做了以下工作：

- 护士与团队一起大声检查以下内容：
  - 手术名称，如所记录的
  - 针头、海绵和器械计数完整（或不适用）
  - 标本（如果有）标签正确，包括患者的姓名
  - 设备是否有需要解决的问题
- 外科医生、护士和麻醉医生大声复核患者恢复和护理的关键注意事项。

Adapted from Haynes AB，Weiser TG，Berry WR，et al. A surgical safety checklist to reduce morbidity and mortality in a global population. N Engl J Med. 2009；360：491-499.

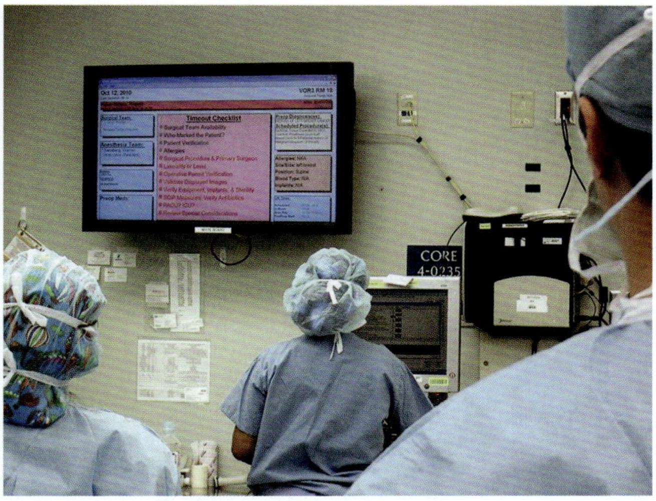

图 9.4 使用电子显示屏播放术前暂停程序。可见医护人员的注意力集中在显示屏上，其上正在按顺序播放术前暂停问题。电子显示屏是这个重要的安全步骤的一部分。从麻醉医生在床头的位置看过去，从左到右分别是器械护士、巡回护士和外科医生。用作监护器的计算机（在大显示屏的右下方可见）在大屏幕上播放问题并获取负责监护器的护士输入的答案

出现错误的手术。在这个程序执行之前的整整 6 年里，只发现了 2 例错误的手术（在 253 838 例病例中有 2 例）。我们使用文献中报道的比率对执行这个程序后的比率低于执行前的比率的概率进行了贝叶斯分析。鉴于在我们所测量的环境中，错误的手术罕见，存在很大的统计学不确定性。分析表明，执行这个程序后错误的手术的发生率降低的概率为 84%，而升高的概率为 16%。结合稀疏发表的错误的手术的发生率报告表明，预期的错误的手术的发生率约为每 23 600 例出现 1 例，或 1 例错误的手术的发生率为 4.24×10^{-5}[36]。如果我们的机构按这个发生率计算，贝叶斯分析表明，在执行这个程序后的 243 939 例病例中，预计会出现 10 ～ 73 例错误的手术。可靠的安全取决于持续的自我评估、过程强化和透明的报告。根据“秘密买家”的评估，术前暂停程序的执行非常有效，但并非总是完美的[37-38]。这个过程是有效的，因为术前暂停使我们可以在手术继续进行之前发现和补救安全问题。成功地完成一次术前暂停并不能完全消除错误的手术。自 2015 年以来，已经发现并处理了 2 例错误的手术，其特殊情况不太可能被检查表发现，这突显了彻底消除错误的手术的难度。

在 Geisinger 卫生系统医院内实行外科持续服务模式，为内科 / 外科患者群体提供持续的服务，降低了死亡率，缩短了住院时间，并节省了费用[39]。这些服务模式的实行是基于这样的假设：“在住院期间有生理状况恶化的外科患者在导致其发生心肺骤停的‘关键事件’发生之前，会有一段不确定的恶化期”。外科连续服务和连续服务模式涉及重新设计提供方式，以将成年外科患者的住院医生的共同管理纳入外科连续服务模式中，并将全院成年患者纳入连续服务模式中。重新设计的服务模式的核心内容包括：基于多学科的团队建设，根据生理状况紊乱程度和预期的恶化风险对患者进行病房分层安置，建立一个安全检验病房（safety-net unit），称为过渡病房（the Progressive Care Unit），并为其配备 ICU 医生 / 住院医生。此外，服务团队定期组织对高风险患者进行紧急查房，并配备一个实时信息交流系统。在一项对 10 万多例住院患者进行的研究中，上述干预措施已使风险调整后的死亡率从干预前的 1.16 下降到干预后 6 个月时的 0.77，病例组合指数不变。这些干预措施还明显减少了住院时间，并为高风险和高危患者群体节省了费用。更简单的干预措施也能改善结果。例如，在住院医生之间实施结构化的交接，可以减少医疗错误和可预防的不良事件[40]。

在评估来自授权或公开报告所带来的质量改进的结果和影响时，必须考虑报告数据的来源和所有报告人的动机。Farmer 及其同事[41]注意到，在老年人医疗保险和医疗补助服务中心（Centers for Medicare and Medicaid Services，CMS）终止对中心静脉导管相关血流感染（central line-associated bloodstream infections，CLABSI）治疗的报销后的一个季度内，CLABSI 的发生率急剧下降了[41]。这些 CLABSI 发生率来自全国范围内用于计费的行政数据样本，迄今为止，这些数据被认为能准确反映所提供的治疗。然而，Lee 及其同事[42]使用结果数据资源（结果数据由机构报告给国家质量数据库）发现，在 CMS 停止报销 CLABSI 治疗费用期间，CLABSI 发生率基本上没有立即变化[42]。同样，Lee 及其同事[42]在 CMS 停止报销这些并发症的治疗费用期间，没有发现导管相关尿路感染或呼吸机相关肺炎发生率的变化（图 9.5），而 Farmer 及其同事[41]则发现了另一种手术并发症——留置异物的发生率急剧下降了，正好与终止报销的时间相一致。

不断努力改善手术结果是符合外科医生的职业道德的，也是正确的做法。然而，在目前的补偿环境中，可能有不合理的激励机制，由此可能限制质量改进举措的影响。例如，在对减少并发症的举措进行全面的财务边际分析时，一项研究表明，成功的

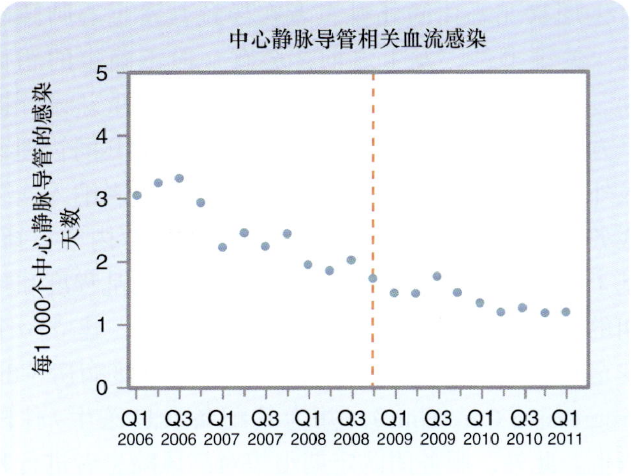

图 9.5 中心静脉导管相关血流感染。红色虚线标志着中心静脉相关血流感染患者治疗费用的报销终止（From Lee GM，Kleinman K，Soumerai SB，et al. Effect of nonpayment for preventable infections in U.S. hospitals. N Engl J Med. 2012；367：1428-1437.）

项目可能会导致医院出现负现金流，除非医院的手术量增长到足够弥补未发生并发症的患者所腾出的床位[43]。这一发现说明了在提供者和支付方之间分享成功的质量改进工作的经济利益的重要性。

系统层面促进安全的措施

所有在围术期环境中促进质量和安全的努力目标都是要创建高效率的服务系统；它们很少（如果有的话）失败；它们可以提醒临床医生他们的初期失败；以及没有进入安全模式。在围术期系统中工作以促进质量和安全的临床医生必须把他们本人、他们的计划、他们的行动以及他们的质量改进工作视为一个综合服务系统的一部分。一个有用的概念是围术期系统设计的概念。

围术期系统设计描述了一种理性模型，即从不同的地点和时间起点（通常是家里），经过手术室，然后到一个与患者有关的未来事件不会再影响手术室操作的地点和时间终点（例如，家里或医院病床）的患者管理方法[44]。对于单个患者来说，这个过程可以被设想为一系列相互依存的活动，从决定进行手术开始，到患者最终从手术中康复结束。图 9.6 简要说明了这个过程受到干扰的风险[44]，显示了使患者渡过手术所需的步骤和一些常见的障碍。在每一点上，基础设施和工作流程都会影响患者服务的进展、质量、安全和系统效率。围术期过程极易受到干扰，特别是在关键的术中部分。一个单个患者的服务问题，无论发生在哪个环节，都会在上游和下游传播，并波及整个手术室或卫生系统（例如，考虑在一个有三台手术的手术室，第一台手术的手术时间超出预期的影响）。虽然围术期过程通常被认为是一个一致的系统，但工作流程分析显示，即使是“确定的”工作流程也会有许多例外情况，以至于其本质上是混乱的[45]。通常情况下，围术期系统设计中一个方面的改进会突显其他方面的缺陷。例如，提高手术室的周转往往会暴露出麻醉苏醒观察室（postanesthesia care unit，PACU）能力的限制[46]。在实践中，围术期过程中的许多步骤完全依赖于前面步骤的成功完成。这种紧密的联系意味着，围术期系统在对某一环节进行改变时必须全面考虑整个系统。特别是，上游和下游的问题必须在一个有效的围术期系统设计中解决。任何提议的质量、安全或效率的改进措施都应该从其对整个围术期过程的可能和潜在的积极和消极影响方面进行评估。

人们对 EMR 在围术期过程中的作用寄予了很大希望。人们可以通过 EMR 在单个机构[47-48]和多个机构[49]中快速搜索罕见的患者安全事件。主要医疗机构的联盟（多中心围术期结果小组［https://www.mpogresearch.org/］）和国家专业学会（例如，美国麻醉医师协会麻醉质量研究所）现在专注于汇总围术期 EMR 数据，目的是估计发病率，更重要的是，识别围术期不良结果的可控危险因素。

EMR 和围术期系统的融合为创建一个可靠的和安全的系统提供了更积极的可能性。具体来说，EMR 可以作为电子系统监测患者在治疗过程中的进展并将这种进展与预期的计划进行比较的基础。目前的技术还不足以完全实现这一想法，但有一些可操作的子任务是适于进行电子系统监测和过程控制的[50-51]。例如，重要的围术期任务记录、流程步骤（如及时给予围术期抗生素）以及术中监测的改进，都是通过计算机持续监测围术期过程的系统来实现的，当发现过程异常时，系统有自动提醒器会直接将信号发送给床边提供者[52-54]。在范德比尔特大学医疗中心，电子系统整合了多个来源的数据并随着时间进行自我更新，以监测可能符合预防干预标准的患者的状态。例如，在符合某些阻塞性睡眠呼吸暂停风险标准的患者（通过必要的术前电子数据收集评估）中，会自动触发其在手术后在 PACU 进行的持续气道正压治疗的评估。同样，电子系统会不断扫描糖尿病患者（通过诊断或电子药物列表中的口服降糖药或胰岛素表示）。

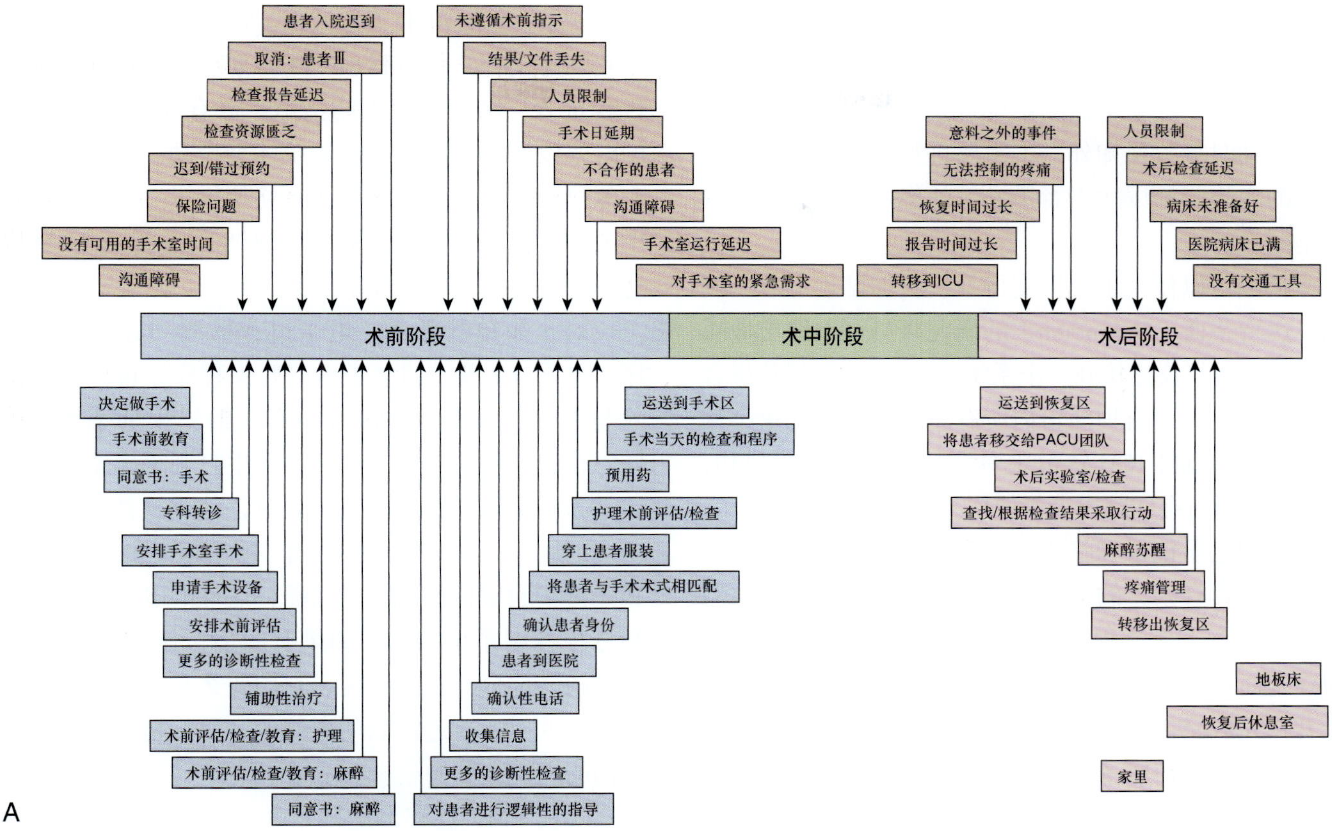

A

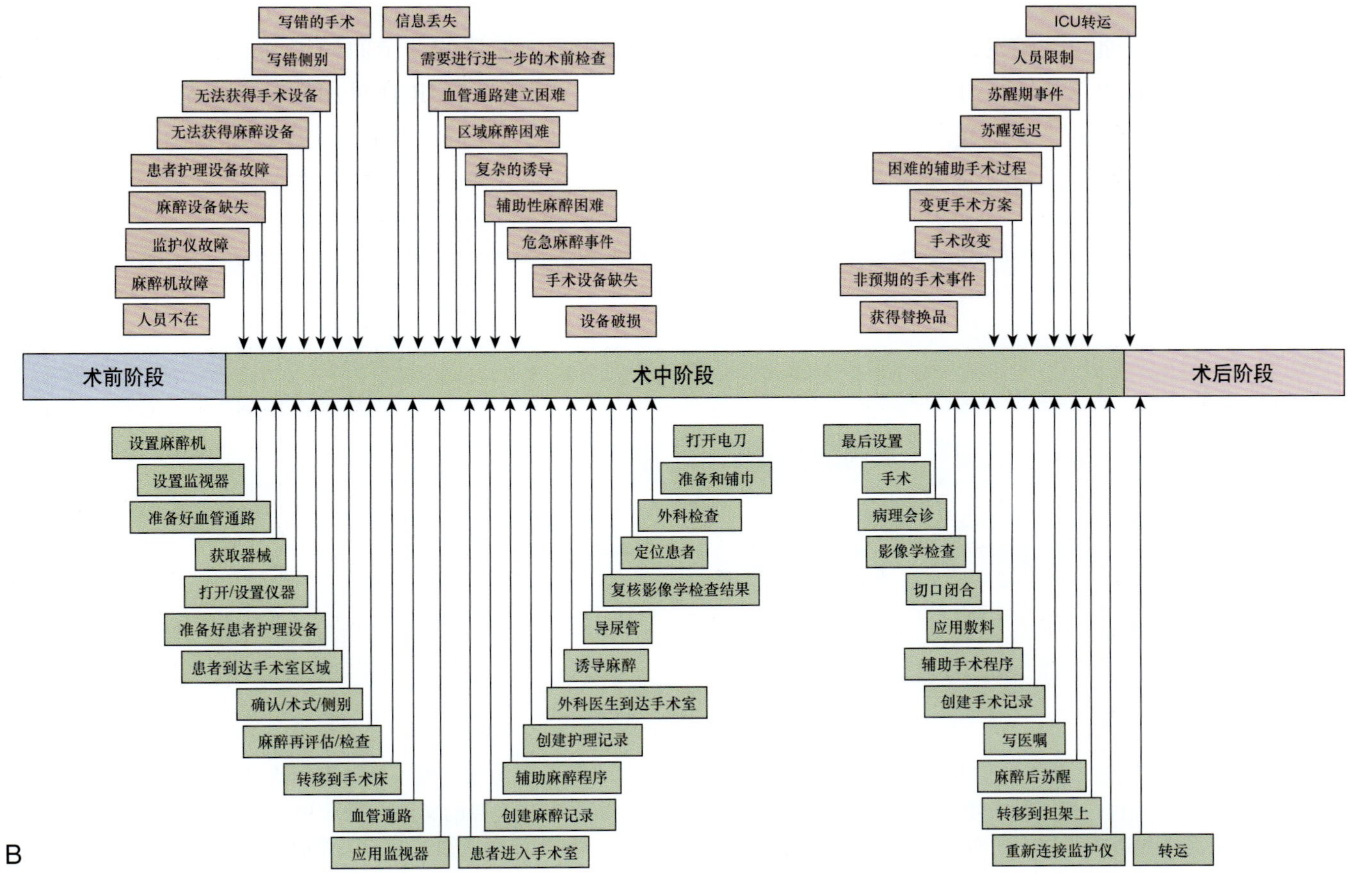

B

图 9.6　术中的时间轴。ICU：重症监护室；OR：手术室；PACU：麻醉苏醒观察室（From Sandberg WS，Ganous TJ，Steiner C. Setting a research agenda for perioperative systems design. Semin Laparosc Surg. 2003；10：57-70.）

在围术期，医院的实验室系统会对这些糖尿病患者进行定期的葡萄糖检测。如果一位糖尿病患者没有按照既定的要求进行检测，监测自动提醒器就会向床边提供者发送信号。整个监测系统自动运行，除了在需要采取行动时接收通知外，不需要进行人工干预。这一系统的实施与糖尿病患者手术后的伤口深部感染的减少是同步的[55]。

科技可以使电子决策支持系统更加贴近患者。例如，达特茅斯（Dartmouth）的研究人员可以简单地通过将脉搏血氧仪连接到一个系统，将 SpO_2 警报从患者病房传送到负责监护病房内所有患者的护士那里，从而降低非计划性 ICU 转运比率[56]。该系统非常成功，达特茅斯对所有住院患者都使用了连续脉搏血氧仪。

使用电子记录和临床信息系统的自动过程监测和过程控制具有很大的潜力，但即使是简单的任务也需要仔细注意工作流程的设计。图 9.7 提供了这种系统的一个简单例子，该系统旨在确保所有进入恢复室的患者在完成交接时都有一套术后医嘱。在上层的工作流程中，如果在患者进入 PACU 时，计算机医嘱输入（computerized physician order entry，CPOE）系统中没有发现 PACU 医嘱，系统就会通知医生写 PACU 医嘱。因此，如果该通知被触发，从技术上讲，它会在需要它之后发出通知，并通知可能已经转到另一个任务的提供者，从而形成中断。图 9.7 中的下层工作流程说明了一个更好的工作流程。该系统监测常规的手术室临床文档工作流程和 CPOE 系统，等待一个手术过程进入"结束"阶段的指示。只有在记录"结束"的时候没有 PACU 订单，系统才会启动。在达特茅斯血氧仪的例子中，设计团队最终执行了一个系统，其中 SpO_2 的触发条件是 SpO_2 小于 80%、持续 30 秒以达到可接受的低假阳性率[56]。

对于简单的任务，电子过程监测和过程控制程序，如图 9.4 描述的电子术前暂停程序，可以帮助消除与部位、侧别和患者身份有关的错误的手术。同样，在我们的系统中，当麻醉医生打开手术室的医疗记录为一个外科手术创建图表时，他或她首先会看到一个闪屏，上面按时间顺序排列着该患者的所有异常和关键实验室检测数据。然而，这样的电子过程监测和过程控制系统很少，如果有的话，也是商用 EMR 功能的一部分。也就是说，它们要么是创建这些系统的机构的质量改进团队的定制的，要么是为坚持使用它们的用户定制的。

要使 EMR 能够促进围术期质量和安全有哪些核心功能要求？对发生在患者身上的所有事件进行"可发现的"、易读的、全面的记录的好处怎么强调都不过分。目前的 EMR 在可用性方面可能还有改进的余

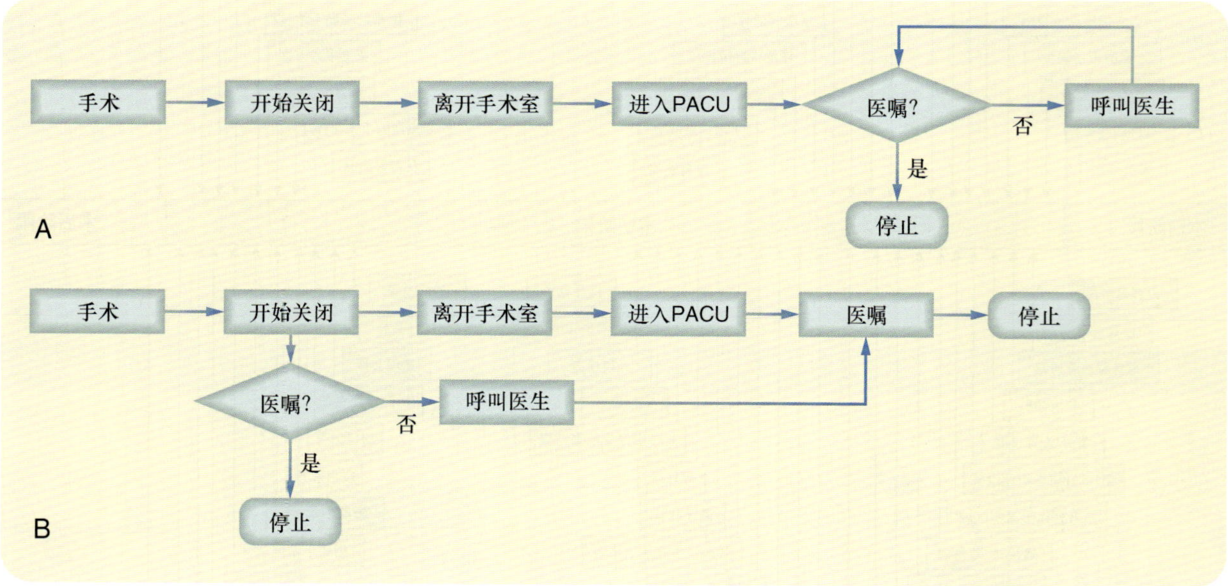

图 9.7 （A）工作流程图，旨在检测并通知临床医生某一流程步骤（本例中为恢复室医嘱）被遗漏的情况。这是在人工流程检查中经常使用的工作流程，用于检查电话、记录和文档。这种流程会导致许多与遗漏的文件、指示和信息有关的电话、记录和文档，它至少会对进程造成两种中断而使工作停顿：一种是检测错误，另一种是接收通知。电子医疗记录能够自动检查遗漏的流程步骤，但医生（MD）的工作流程仍会中断而使工作停顿，PACU 也要等待指示；（B）工作流程图，其对进行下一步所需的完整信息的检查是与一个前提指示器联系在一起的，在这种情况下，几乎每个病例都有一个可检测到的"结束的开始"——如团队开始关闭切口。在这个具体的例子中，可以合理地预期，当团队开始关闭切口时，大部分或所有计划中的 PACU 干预措施都已明确，麻醉医生可以在手术结束时和患者从麻醉中苏醒之前为其 PACU 观察写下医嘱。这就避免了传统工作流程中的两次中断

地，但在可用性、易读性和数据汇总方面，它们比它们所取代的纸质记录有很大的优势。然而，这些优势只有当EMR能够访问患者的所有信息时才会带来。大多数医院仍在使用他们自己的商用EMR并限制数据共享以遵守患者隐私法规。商用系统之间的互操作能力是一个重要目标，目的是实现目前零散的数据的更大共享。

CPOE系统是EMR的另一个主要组成部分。由一个有可识别的签名和联系信息的人创建可读的医嘱，尽管有一些明显的实施问题，但从表面上看是一个重大的安全进步[57]。就其本质而言，写医嘱对患者来说是一个有潜在风险的点。一个小数点错误就足以造成剂量不足或剂量过大的危害。药物过敏、相互作用和副作用是很常见的。重复的医嘱和会带来非期望的药物间相互作用的医嘱是很有可能的。然而，由于CPOE系统通常是独立的，有大量通过强大的决策支持来降低风险的机会。一个设计和实施良好的CPOE系统应该允许术前写医嘱，当报告患者手术时可以激活。对PACU的具体医嘱应该添加到术前医嘱中，但系统应该可以随时暂停（并与主要的、活跃的医嘱集中隔开）任何现有的一般护理医嘱。同样，PACU的医嘱应该在患者回到普通护理时自动失效或"结束"。最后，一个CPOE系统应该在每次输入新的医嘱时自动检查患者的特异性药物过敏和药物间相互作用的情况。当临床医生下达违反药物过敏和药物相互作用规则或标准剂量参数的医嘱时，系统必须要求他们证明其合理性。

小结

围术期安全正处于文化转型期。其中一个主要方面是卫生保健文化的演变，这反映在目前正在同时开发或使用的多个明确改进的流程上。卫生保健文化必须改变，把重点放在优质服务和患者安全上，以此作为一项社会任务。如前所述，Leape及其同事[3]为卫生保健系统提出了其传播这种文化进步的关键要素和基本属性。

组织的透明度是这种文化进步的一个关键方面。目前有内部和外部报告框架来实现结果透明和系统报告的目标（如NSQIP）。然而，这些框架需要调整和发展，以适应卫生保健工作的改进和认识以前未被重视或未被充分重视的因素，因为正是这些因素会影响卫生保健过程或以其他方式影响结果。围术期保健提供者参与这些报告框架的完善至关重要。标准化的不良事件再报告和调查，多学科团队的讨论和教育（如MMI会议），以及调查结果与围术期质量改进委员会等机构监督的"及时"改进程序，这些内部控制程序可以提供实时的制度性流程控制和改进。

在整个围术期，以团队为基础的卫生保健对过程的完整性至关重要。有效的团队提供的卫生保健的关键是团队内部和团队之间的协调沟通。检查表和信息技术为这个过程提供了组成部分和重要补充，但其他因素对卫生保健提供过程也至关重要。所有这些过程都必须以患者的健康和愿望为核心指导要素。这个过程还必须寻求并回应患者和患者家属反映的对卫生保健环境中体验的反馈。优化的患者读写能力、教育和有效的沟通策略可以极大地改善患者的整体体验。其他医生和外科医生的行为会对服务过程产生影响，这一认识使人们开发了一些方法和工具来识别非专业情况，并开始使用结构化的流程启动具体的干预措施。此外，使用以团队为基础的培训工具，整合了普遍的术前暂停和集合/汇报，提高了服务提供者的工作满意度，并被证明对安全文化措施有积极影响。

对围术期的目标及其与机构目标相协调的重要性怎么强调都不过分。领导对明确目标的承诺是成功的关键。持续教育可将证据和经验与团队的所有成员联系起来。团队中的每个成员都可以为高质量的服务和安全做出贡献，这也被纳入了医疗和护理课程中。

正如过去十年给围术期领域带来的巨大变化一样，我们有理由认为，在不久的将来，我们目前的系统会有进一步的发展。最近的一个概念是，任何不良事件都等同于"从未发生过的事件"，这个概念为我们继续努力确保围术期服务的最高质量和可重复性提供了一个警戒。

主要参考文献

Birkmeyer JD, Finks JF, O'Reilly A, et al. Surgical skill and complication rates after bariatric surgery. N Engl J Med. 2013；369：1434-1442.

在评估手术结果时，外科医生的技术一直是一个不常考虑的变量。作者回顾了在一组减肥手术医生的手术中观察到的技术，并分析了与手术有关的结果。

Cooper WO，Guillamondegui O，Hines OJ，et al. Use of unsolicited patient observations to identify surgeons with increased risk for postoperative complications.JAMA Surg. 2017；152：522–529.

如果医生收到过较多的患者投诉，那么这位患者发生手术和医疗并发症风险较高。

Cooper WO，Spain DA，Guillamondegui O，et al. Association of coworker reports about unprofessional behavior by surgeons with surgical complications in their patients. JAMA Surg. 2019；154：828–834.

在患者手术前 36 个月内，如果其手术医生有较多次不专业行为的同事报告，则其手术和医疗并发症的发生风险会增加。外科医生的不专业行为会对围术期团队的能力产生不利影响，并使患者面临更大的不良后果风险。

Fry DE. Surgical site infections and the Surgical Care Improvement Project（SCIP）：evolution of national quality measures. Surg Infect（Larchmt）. 2008；9：579–584.

本文是对国家手术质量促进项目减少手术部位感染工作的全面回顾。国家手术感染预防项目是由老年人医疗保险和医疗补助服务中心以及美国疾病控制和预防中心联合发起的一个举措，旨在减少术中手术部位感染的发生率。

Ghaferi AA，Birkmeyer JD，Dimick JB. Variation in hospital mortality associated with inpatient surgery. N Engl J Med. 2009；361：1368–1375.

这是一项具有里程碑意义的研究，研究对象是 2005 年至 2007 年期间接受普通和血管外科住院手术的 84 730 名患者，该研究使用了美国外科医师协会国家手术质量促进项目的数据。

Haynes AB，Weiser TG，Berry WR，et al. A surgical safety check-list to reduce morbidity and mortality in a global population. N Engl J Med. 2009；360：491–499.

手术已成为全球卫生保健的一个组成部分，每年约有 2.34 亿次手术。本文评估了手术安全检查表实施前后的手术结果。

Leape L，Berwick D，Clancy C，et al. Transforming healthcare：a safety imperative. Qual Saf Health Care. 2009；18：424–428.

改进外科服务和改善其结果需要实质性的文化转型。本文对文化转型原则的要素进行了定义和总结。

Maggard-Gibbons M. The use of report cards and outcome mea-surements to improve the safety of surgical care：the American College of Surgeons National Surgical Quality Improvement Program. BMJ Qual Saf. 2014；23：589–599.

标准化的、针对机构和提供者的报告系统的使用范围正在扩大。许多机构正在使用这些报告，包括政府和交付者组织。医生的参与对于确保这些报告系统的完整性、公平性和价值至关重要。

Webb LE，Dmochowski RR，Moore IN，et al. Using coworker observations to promote accountability for disrespectful and unsafe behaviors by physicians and advanced practice profes-sionals. Jt Comm J Qual Patient Saf. 2016；42：149–164.

使用同事观察和报告系统来提醒不尊重和不安全的行为，加上一个及时的和递进的反馈系统，可以提高自我调节能力并减少不专业行为的再犯。

参考文献

1. Institute of Medicine. *To Err Is Human: Building a Safer Healthcare System*. Washington, DC: National Academy Press; 1999.
2. Gawande AA, Thomas EJ, Zinner MJ, et al. The incidence and nature of surgical adverse events in Colorado and Utah in 1992. *Surgery*. 1999;126:66–75.
3. Leape L, Berwick D, Clancy C, et al. Transforming healthcare: a safety imperative. *Qual Saf Health Care*. 2009;18:424–428.

4. Freundlich RE, Maile MD, Sferra JJ, et al. Complications associated with mortality in the National Surgical Quality Improvement Program Database. *Anesth Analg.* 2018;127:55–62.
5. Biccard BM, Madiba TE, Kluyts HL, et al. Perioperative patient outcomes in the African Surgical Outcomes Study: a 7-day prospective observational cohort study. *Lancet.* 2018;391:1589–1598.
6. Sileshi B, Newton MW, Kiptanui J, et al. Monitoring anesthesia care delivery and perioperative mortality in Kenya utilizing a provider-driven novel data collection tool. *Anesthesiology.* 2017;127:250–271.
7. Pearse RM, Moreno RP, Bauer P, et al. Mortality after surgery in Europe: a 7 day cohort study. *Lancet.* 2012;380:1059–1065.
8. Brodner G, Van Aken H. Mortality after surgery in Europe. *Lancet.* 2013;381:370.
9. van Schalkwyk JM, Campbell D. Mortality after surgery in Europe. *Lancet.* 2013;381:370.
10. Pupelis G, Vanags I. Mortality after surgery in Europe. *Lancet.* 2013;381:369.
11. Mikstacki A. Mortality after surgery in Europe. *Lancet.* 2013;381:369.
12. Franek E, Osinska B, Czech M, et al. Mortality after surgery in Europe. *Lancet.* 2013;381:369–370.
13. Pearse R, Moreno RP, Bauer P, et al. Mortality after surgery in Europe—authors' reply. *Lancet.* 2013;381:370–371.
14. Mazo V, Sabate S, Canet J, et al. Prospective external validation of a predictive score for postoperative pulmonary complications. *Anesthesiology.* 2014;121:219–231.
15. Birkmeyer JD, Finks JF, O'Reilly A, et al. Surgical skill and complication rates after bariatric surgery. *N Engl J Med.* 2013;369:1434–1442.
16. Kenney C. *Transforming Healthcare: Virginia Mason Medical Center's Pursuit of the Perfect Patient Experience.* New York: CRC Press Taylor & Francis Group; 2011.
17. Pichert JW, Hickson G, Moore I. Using patient complaints to promote patient safety. In: Henriksen K, Battles JB, Keyes MA, eds. *Advances in Patient Safety: New Directions and Alternative Approaches (Vol 2: Culture and Redesign).* Rockville, MD: Agency for Healthcare Research and Quality; 2008:1–10.
18. Sanfey H, Darosa DA, Hickson GB, et al. Pursuing professional accountability: an evidence-based approach to addressing residents with behavioral problems. *Arch Surg.* 2012;147:642–647.
19. Webb LE, Dmochowski RR, Moore IN, et al. Using coworker observations to promote accountability for disrespectful and unsafe behaviors by physicians and advanced practice professionals. *Jt Comm J Qual Patient Saf.* 2016;42:149–164.
20. Cooper WO, Spain DA, Guillamondegui O, et al. Association of coworker reports about unprofessional behavior by surgeons with surgical complications in their patients. *JAMA Surg.* 2019;154:828–834.
21. Cooper WO, Guillamondegui O, Hines OJ, et al. Use of unsolicited patient observations to identify surgeons with increased risk for postoperative complications. *JAMA Surg.* 2017;152:522–529.
22. McEvoy MD, Wanderer JP, King AB, et al. A perioperative consult service results in reduction in cost and length of stay for colorectal surgical patients: evidence from a healthcare redesign project. *Perioper Med (Lond).* 2016;5:3.
23. Hawkins AT, Geiger TM, King AB, et al. An enhanced recovery program in colorectal surgery is associated with decreased organ level rates of complications: a difference-in-differences analysis. *Surg Endosc.* 2019;33:2222–2230.
24. King AB, Spann MD, Jablonski P, et al. An enhanced recovery program for bariatric surgical patients significantly reduces perioperative opioid consumption and postoperative nausea. *Surg Obes Relat Dis.* 2018;14:849–856.
25. Kehlet H. Multimodal approach to control postoperative pathophysiology and rehabilitation. *Br J Anaesth.* 1997;78:606–617.
26. Kehlet H, Joshi GP. Enhanced recovery after surgery: current controversies and concerns. *Anesth Analg.* 2017;125:2154–2155.
27. Memtsoudis SG, Poeran J, Kehlet H. Enhanced recovery after surgery in the United States: from evidence-based practice to uncertain science? *JAMA.* 2019;321:1049–1050.
28. Haynes AB, Weiser TG, Berry WR, et al. A surgical safety checklist to reduce morbidity and mortality in a global population. *N Engl J Med.* 2009;360:491–499.
29. de Vries EN, Prins HA, Crolla RM, et al. Effect of a comprehensive surgical safety system on patient outcomes. *N Engl J Med.* 2010;363:1928–1937.
30. Neily J, Mills PD, Young-Xu Y, et al. Association between implementation of a medical team training program and surgical mortality. *JAMA.* 2010;304:1693–1700.
31. Urbach DR, Govindarajan A, Saskin R, et al. Introduction of surgical safety checklists in Ontario, Canada. *N Engl J Med.* 2014;370:1029–1038.
32. Kwaan MR, Studdert DM, Zinner MJ, et al. Incidence, patterns, and prevention of wrong-site surgery. *Arch Surg.* 2006;141:353–357; discussion 357–358.
33. Rothman G. Wrong-site surgery. *Arch Surg.* 2006;141:1049–1050; author reply 1050.
34. Pronovost P, Needham D, Berenholtz S, et al. An intervention to decrease catheter-related bloodstream infections in the ICU. *N Engl J Med.* 2006;355:2725–2732.
35. The Joint Commission. *2019 National Patient Safety Goals*; 2019. http://www.jointcommission.org/standards_information/npsgs.aspx. Accessed June 10, 2019.
36. Rothman BS, Shotwell MS, Beebe R, et al. Electronically mediated time-out initiative to reduce the incidence of wrong surgery: an Interventional Observational Study. *Anesthesiology.* 2016;125:484–494.
37. Mainthia R, Lockney T, Zotov A, et al. Novel use of electronic whiteboard in the operating room increases surgical team compliance with pre-incision safety practices. *Surgery.* 2012;151:660–666.
38. Freundlich RE, Bulka CM, Wanderer JP, et al. Prospective investigation of the operating room time-out process. *Anesth Analg.* 2020;130:725–729.
39. Ravikumar TS, Sharma C, Marini C, et al. A validated value-based model to improve hospital-wide perioperative outcomes: adaptability to combined medical/surgical inpatient cohorts. *Ann Surg.* 2010;252:486–496; discussion 496–488.
40. Starmer AJ, Spector ND, Srivastava R, et al. Changes in medical errors after implementation of a handoff program. *N Engl J Med.* 2014;371:1803–1812.
41. Farmer SA, Black B, Bonow RO. Tension between quality measurement, public quality reporting, and pay for performance. *JAMA.* 2013;309:349–350.
42. Lee GM, Kleinman K, Soumerai SB, et al. Effect of nonpayment for preventable infections in U.S. hospitals. *N Engl J Med.* 2012;367:1428–1437.
43. Krupka DC, Sandberg WS, Weeks WB. The impact on hospitals of reducing surgical complications suggests many will need shared savings programs with payers. *Health Aff (Millwood).* 2012;31:2571–2578.

44. Sandberg WS, Ganous TJ, Steiner C. Setting a research agenda for perioperative systems design. *Semin Laparosc Surg.* 2003;10:57–70.
45. Meyer MA, Seim AR, Fairbrother P, et al. Automatic time-motion study of a multistep preoperative process. *Anesthesiology.* 2008;108:1109–1116.
46. Schoenmeyr T, Dunn PF, Gamarnik D, et al. A model for understanding the impacts of demand and capacity on waiting time to enter a congested recovery room. *Anesthesiology.* 2009;110:1293–1304.
47. Hobai IA, Gauran C, Chitilian HV, et al. The management and outcome of documented intraoperative heart rate-related electrocardiographic changes. *J Cardiothorac Vasc Anesth.* 2011;25:791–798.
48. Ehrenfeld JM, Agarwal AK, Henneman JP, et al. Estimating the incidence of suspected epidural hematoma and the hidden imaging cost of epidural catheterization: a retrospective review of 43,200 cases. *Reg Anesth Pain Med.* 2013;38:409–414.
49. Bateman BT, Mhyre JM, Ehrenfeld J, et al. The risk and outcomes of epidural hematomas after perioperative and obstetric epidural catheterization: a report from the Multicenter Perioperative Outcomes Group Research Consortium. *Anesth Analg.* 2013;116:1380–1385.
50. Rothman B, Sandberg WS, St Jacques P. Using information technology to improve quality in the OR. *Anesthesiol Clin.* 2011;29:29–55.
51. Wanderer JP, Sandberg WS, Ehrenfeld JM. Real-time alerts and reminders using information systems. *Anesthesiol Clin.* 2011;29:389–396.
52. St Jacques P, Sanders N, Patel N, et al. Improving timely surgical antibiotic prophylaxis redosing administration using computerized record prompts. *Surg Infect (Larchmt).* 2005;6:215–221.
53. Sandberg WS, Sandberg EH, Seim AR, et al. Real-time checking of electronic anesthesia records for documentation errors and automatically text messaging clinicians improves quality of documentation. *Anesth Analg.* 2008;106:192–201, table of contents.
54. Ehrenfeld JM, Epstein RH, Bader S, et al. Automatic notifications mediated by anesthesia information management systems reduce the frequency of prolonged gaps in blood pressure documentation. *Anesth Analg.* 2011;113:356–363.
55. Ehrenfeld JM, Wanderer JP, Terekhov M, et al. A perioperative systems design to improve intraoperative glucose monitoring is associated with a reduction in surgical site infections in a diabetic patient population. *Anesthesiology.* 2017;126:431–440.
56. Taenzer AH, Pyke JB, McGrath SP, et al. Impact of pulse oximetry surveillance on rescue events and intensive care unit transfers: a before-and-after concurrence study. *Anesthesiology.* 2010;112:282–287.
57. Han YY, Carcillo JA, Venkataraman ST, et al. Unexpected increased mortality after implementation of a commercially sold computerized physician order entry system. *Pediatrics.* 2005;116:1506–1512.

第 2 部分

围术期管理

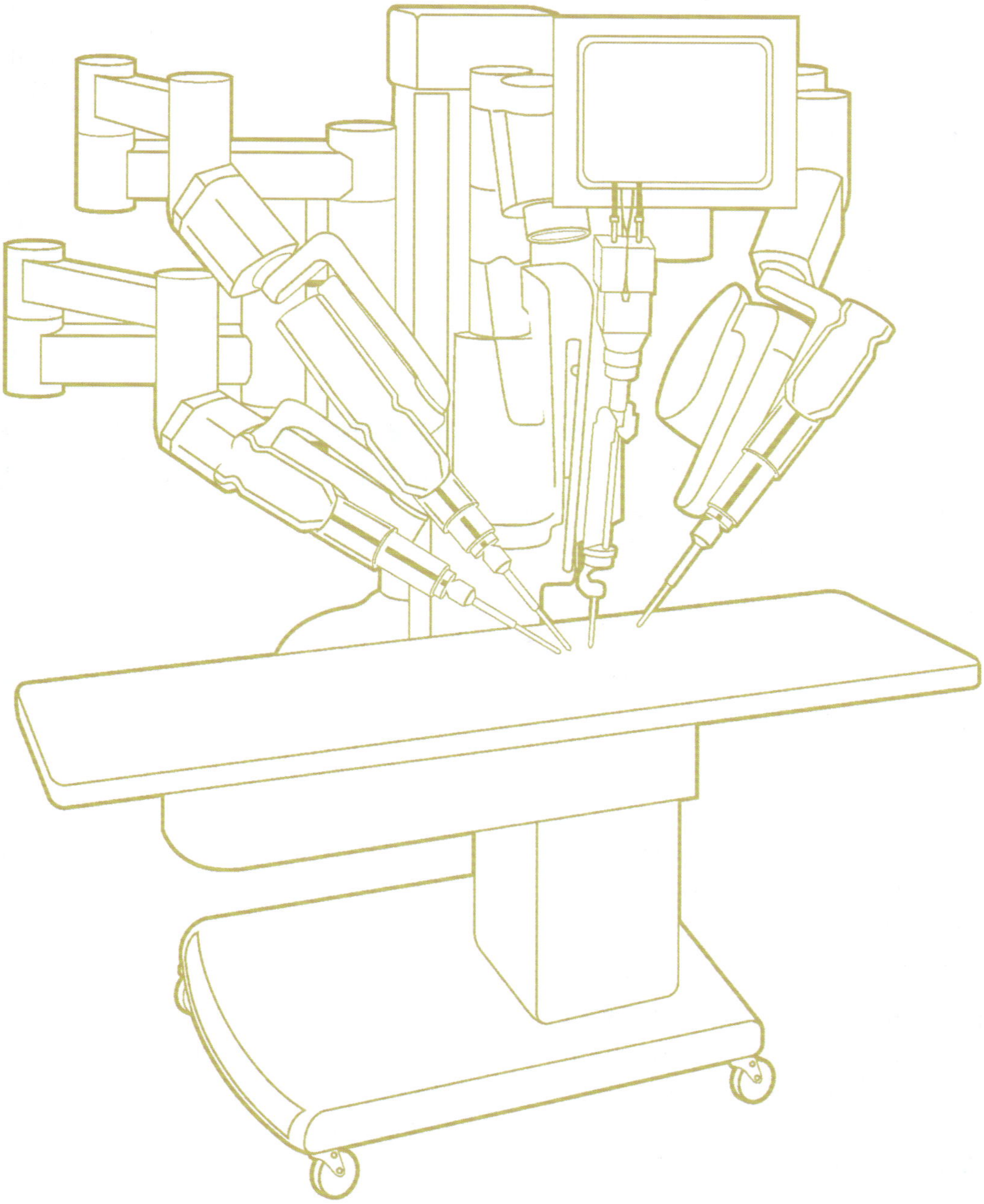

10 章

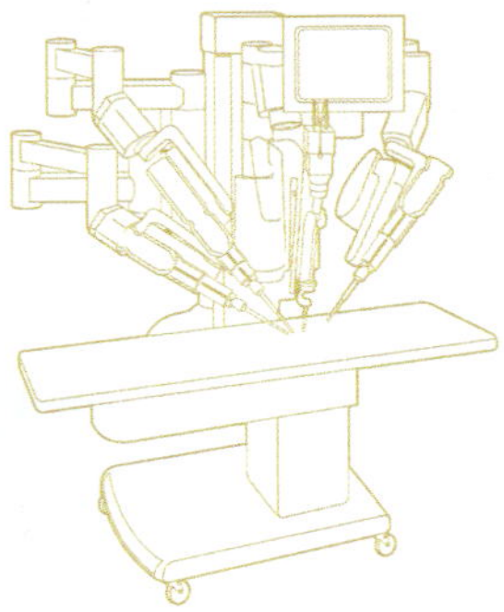

术前管理原则和手术管理原则

Victor M. Zaydfudim、Yinnin Hu 和 Reid B. Adams　原著

李玉婷　张蓝天　译　韩　辉　审校

章目录

外科评估原则

医患关系

医患关系的关键是通过清晰、准确和毫不含糊的沟通建立对相互期望和信任的理解。外科医生与患者的初次接触通常是在患者的疾病得到了一个新诊断的背景下，是由专业人员转诊或患者自行转诊发起的。病史询问和体格检查无论是在急诊科还是在其他选定部门进行，最初都应侧重于确认诊断或对可疑诊断的反驳。询问患者的个人兴趣及其与社区和社会的关系，有助于在患者和外科医生之间建立共同的话题。

除了与患者直接沟通外，还可以通过对相关诊断性实验室和影像学结果的全面回顾，进一步了解患者的情况。通过这一过程，经验丰富的外科医生可以有效地再现患者在疾病评估前一段时间内的临床情况。

进一步的患者管理是以初始评估过程中产生的鉴别诊断为指导的。如果鉴别诊断中有需要不同治疗方法的选项，则可能需要进行进一步的检查以区分这些选项。一般而言，奥卡姆剃刀原理或简约原则适用于外科诊断和治疗；重要的是，应该只做那些极有可能产生可行动结果的诊断性检查。应避免那些具有近乎完美的验前概率的检查和那些不太可能改变治疗的检查。一旦确诊，就要考虑可能的手术的治疗目的和紧迫性。

手术目的

实现患者和外科医生对手术目的和期望的共同理解对于提高患者满意度和改善患者预后至关重要。手术干预有三大潜在目的：预防疾病、控制疾病和缓解症状。以预防疾病为目的手术包括预防性乳房切除术、结肠切除术、胰腺切除术或甲状腺切除术（针对遗传性癌症综合征）、动脉内膜切除术（针对无症状颈动脉狭窄）或阑尾切除术（针对肠旋转不良的 Ladd 手术），这些手术旨在预防疾病的发生。以控制疾病为目的的手术涉及疾病的发展过程，例如，恶性肿瘤切除术，急性胆囊炎胆囊切除术，肠梗阻肠粘连松解术，血管闭塞性疾病血管旁路术，关节炎膝关节置换术。通过这些手术，患者的疾病有望能部分或全部解决。姑息手术的目的是改善生活质量，而不是治愈疾病。例如，恶性肠梗阻的近端减压，不可切除的胰腺癌伴胃出口梗阻的胃空肠吻合术。手术目的沟通不充分会妨碍知情同意的签署，并可能会对患者的围术期决策产生重大的负面影响。

择期、急症和急诊手术指征

手术治疗的适当分类对患者的预后和资源分配都很重要。手术紧急程度的准确分类也对质量报告有影响。美国外科医师协会（the American College of Surgeons，ACS）国家手术质量促进项目（National Surgical Quality Improvement Program，NSQIP）对急诊手术和择期手术进行了区分，并报告了患者风险评估的不同水平的准确性，其中急诊病例具有更高的死亡率预测准确性和显著升高的观察-预期比[1]。在 ACS NSQIP 中，急诊手术的特征是持续的急性过程，可导致患者病情快速恶化，不必要的治疗延误可能会威胁临床结果。择期手术通常是指在患者与外科医生的单独接触中已完成术前手术评估和已安排了时间的手术。住院患者、急诊科转诊患者和门诊直接转诊患者不包括在择期手术分类中。急症手术是一个定义相对不清的类别，其紧急程度介于择期手术和急诊手术之间。世界急诊外科学会（the World Society of Emergency Surgery）于 2013 年创建了“急诊外科手术时间（Timing of Acute Care Surgery）”分类，将急症病例细分为理想手术时间介于确诊后即刻至 48 小时内的病例[2]。识别紧迫性应是术前手术评估的首要步骤之一，因为这种紧迫性会影响后续的患者决策、咨询、检查和围术期管理。

风险评估

围术期风险评估对手术计划制订的各个方面都有影响，包括手术决定、手术方法选择、围术期管理和护理目标的讨论。与患者就拟定的手术的风险进行沟通时，必须对患者的合并症和功能状况进行全面回顾。由此具有极高手术风险的患者可以免于不当手术，而具有临界风险的患者可以在术前进行医学优化。从围术期管理的角度来看，适当的风险分层有利于资源分配，包括术中监护、术后重症监护病房（ICU）服务以及可能的会诊。最后，患者危险因素的透明分类改善了机构报告，使经过风险调整的患者的预后可以进行多机构比较。

风险评估首先要考虑疾病的性质和患者的合并症，同时要权衡可能的手术干预的风险。对于一些诊断，可采用多种手术方法，每种手术方法在发病率特征、质量结果和治疗持久性方面各有利弊。这些必须根据每个患者的病情和基线健康水平仔细权衡。美国麻醉医师协会（the American Society of Anesthesiologists，ASA）的身体状况分级通常被用作一个简单的初步总结基线患者合并症的工具，可将患者分类为 ASA 1 ～ 5 级，有助于将患者分层为低危（1 ～ 2 级）、中危（3 级）和高危（4 ～ 5 级）。添加一个字母“E”表示紧急手术，意味着风险更高。1941 年，ASA 首次引入了身体状况分级，许多具有里程碑意义的研究显示，ASA 分级高与术后早期死亡率相关。这种关系在现代仍适用于急诊手术和择期手术，同时 5E 级手术与近 20% 的术后早期死亡率相关[3]。

还可以将手术分为低、中和高风险手术。这种分类最常通过专家意见和共识指南进行，如应用欧洲心脏病学会和欧洲麻醉学会提出的指南，前者提出的指南根据预计 30 天发生心脏事件的风险对患者进行分层（表 10.1）。已采用以死亡率或主要并发症为因变量的逻辑回归建立了包括患者合并症和手术风险在内的联合手术风险模型[4]。在风险极低的门诊手术，患者的死亡风险小于 1/50 000；相反，对危重患者进行的危及生命的高风险手术，预期死亡率通常超过 20%（图 10.1）。

临床可选择各种各样的工具帮助量化术前的手术风险。这些工具可预测大部分结果的风险，如死亡、住院时间或再手术、术中失血、特定手术并发症等特定事件。从方法论的角度来看，这些工具可以分为分类量表、风险评分或预测模型。分类量表易于计算且往往具有主观性。分类量表最经典的例子是 ASA 的身体状况分级，常被用于术前风险评估。手术风险评分结合了多种预测因子，通常采用多变量预测模型来估计特定结果的风险。风险评分的一个例子是被用于预测终末期肝病患者短期预后的终末期肝病（MELD）评分模型。最近，采用先进的统计学方法来分析大型、多机构的数据集，已经创建了许多考虑了患者层面危险因素的风险预测模型，因而产生了多种手术结果的估计可能性。最常用和引用最多的手术风险评分例子是 ACS NSQIP 手术风险计算器（Surgical Risk Calculator，SRC）。

ACS NSQIP 通用 SRC 是根据 2013 年使用 500 多家 NSQIP 参与医院的标准化临床数据开发的[5]。此在线工具可基于 20 个术前患者水平特征（包括人口统计学和合并症）预测术后不良结果（表 10.2）。与手术类型相关的风险采用现行手术术语（Current Procedural Terminology，CPT）代码编入。该数据库于 2016 年更新，已进行校准，可更准确预测最低风险和最高风险患者的结果[6]。该数据库目前包含 740 家医院超过 380 多万例病例的数据，可在 http://riskcalculator.facs.org 上查阅。这个工具最初是设计用于预测 8 种术后不良结果的，现已发展到可报告手术后 30 天内 13 种特定或复合并发症的可能性（框 10.1）。

这些结果的区分水平通常很高，所有预测结果的 c 统计值均高于 0.75。特别是，对术后 30 天死亡率的判别非常好，c 统计值超过 0.9[6]。最近的研究评估了将 ACS NSQIP SRC 模型与术前生物标志物（如低白蛋白血症）或器官特异性指标（如慢性肝病）结合

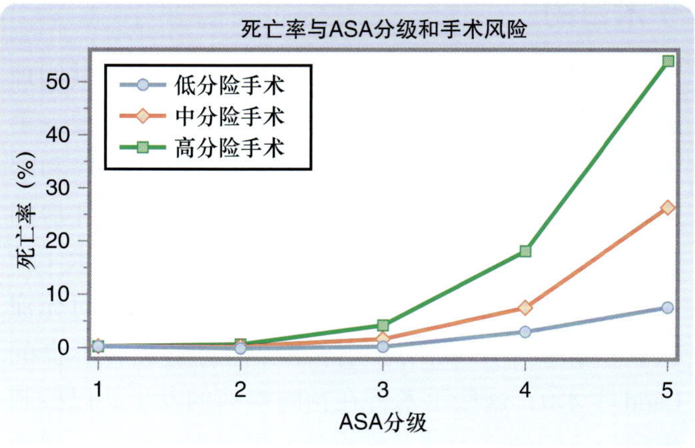

图 10.1 观察到的死亡率与美国麻醉医师协会（ASA）身体状况分级和手术特异性风险的关系（Adapted from Glance LG, Lustik SJ, Hannan EL, et al. The surgical mortality probability model: derivation and validation of a simple risk prediction rule for noncardiac surgery. Ann Surg. 2012; 255: 696-702.）

表 10.1 取决于手术类型的手术风险估计

低风险：＜ 1%	中风险：1% ～ 5%	高风险：＞ 5%
• 体表手术	• 腹腔内：脾切除术，食管裂孔疝修补术，胆囊切除术	• 主动脉和大血管手术
• 乳腺	• 颈动脉有症状（CEA 或 CAS）	• 开放性下肢血管重建术或截肢或血栓栓塞切除术
• 牙科	• 外周动脉血管成形术	• 胰十二指肠切除术
• 内分泌：甲状腺	• 血管内动脉瘤修复	• 肝切除术，胆管手术
• 眼部	• 头颈手术	• 食管切除术
• 重建	• 神经外科和骨外科：大手术（髋和脊柱）	• 肠穿孔修复术
• 颈动脉无症状（CEA 或 CAS）	• 泌尿科和妇科：大手术	• 肾上腺切除术
• 妇科：小手术	• 肾移植	• 膀胱全切除术
• 骨科：小手术（半月板切除术）	• 胸外科：非大手术	• 肺切除术
• 泌尿科：小手术（经尿道前列腺切除术）		• 肺或肝移植术

From Kristensen SD, Knuuti J, Saraste A, et al. 2014 ESC/ESA guidelines on non-cardiac surgery: cardiovascular assessment and management: The Joint Task Force on Non-Cardiac Surgery: cardiovascular assessment and management of the European Society of Cardiology (ESC) and the European Society of Anaesthesiology (ESA). Eur J Anaesthesiol. 2014; 31: 517-573.
CAS：颈动脉支架植入术；CEA：颈动脉内膜切除术。

表 10.2 结肠手术和通用手术风险计算器中使用的 ACS NSQIP 变量

变量	分类	结肠手术	通用
年龄组（岁）	＜65，65～74，75～84，≥85	√	√
性别	男，女	√	√
功能状况	独立、部分依赖、完全依赖	√	√
紧急病例	是，否	√	√
ASA 级	1 或 2、3、4 或 5	√	√
慢性疾病应用类固醇	是，否	√	√
术前 30 天内腹水	是，否	√	√
术前 48 小时内系统脓毒症	无、SIRS、脓毒症、感染性休克	√	√
呼吸机依赖	是，否	√	√
播散性癌症	是，否	√	√
糖尿病	否，口服药品，胰岛素	√	√
需要药物治疗的高血压	是，否	√	√
既往心脏事件	是，否	√	√
术前 30 天充血性心力衰竭	是，否	√	√
呼吸困难	是，否	√	√
1 年内吸烟	是，否	√	√
慢性阻塞性肺病病史	是，否	√	√
透析	是，否	√	√
急性肾衰竭	是，否	√	√
BMI	体重不足、正常、超重、肥胖 1、肥胖 2、肥胖 3	√	√
结肠手术组（结肠切除术）	部分重叠伴吻合术，部分重叠伴造口术，部分开放重叠伴吻合术，局部开口伴造瘘术，完全重叠伴造口术，完全开放伴造口术	√	
结肠手术适应证	憩室炎、肠炎 / 结肠炎、出血、肿瘤、梗阻 / 穿孔、血管功能不全、肠扭转、其他	√	
CPT- 特定线性风险	2805 个值		√

From Bilimoria KY，Liu Y，Paruch JL，et al. Development and evaluation of the universal ACS NSQIP Surgical Risk Calculator：a decision aid and informed consent tool for patients and surgeons. J Am Coll Surg. 2013；217：833-842，e831-833.

ACS：美国外科医师协会；ASA：美国麻醉医师协会；BMI：体重指数；COPD：慢性阻塞性肺病；CPT：现行手术术语；lap：剖腹探查；NSQIP：国家手术质量促进项目；SIRS：全身炎症反应综合征。

框 10.1 ACS NSQIP 通用手术风险计算器报告的结果

- 严重并发症（心脏骤停、心肌梗死、肺炎等）
- 任何并发症［手术部位感染（SSI）、肺栓塞、呼吸机通气＞48 小时等］
- 肺炎
- 心脏并发症
- 全身炎症反应综合征
- 尿路感染
- 静脉血栓栓塞
- 肾衰竭
- 再次入院
- 返回手术室
- 死亡
- 出院至护理或康复机构
- 脓毒症

ACS：美国外科医师协会；NSQIP：国家手术质量促进项目。

以判断肝脏切除术患者的情况。在过去 5 年中，SRC 模型也被用于儿科人群。儿科 SRC 纳入了 67 家医院的近 20 万例病例，涵盖 382 种 CPT 代码；它对儿童手术后的死亡率和发病率具有极好的预测准确性。ACS NSQIP SRC 模型是专为方便患者术前咨询和知情同意设计的；因此，它没有考虑术中发现。尽管它在广泛的 ACS NSQIP 数据集中进行了极好的校准，但最近的研究发现，在较小的同质患者人群中，它的预测准确性仍存在缺陷。因此，它不能取代机构和外科医生对特定表现的熟悉。

知情同意

外科医生在道德上有义务与任何考虑手术的患者进行讨论并寻求他们的知情同意。必须对围术期风险和潜在益处进行全面、透明和毫不含糊的沟通。为了成功地指导患者通过知情同意程序，外科医生必须对拟定的手术、最可能的围术期过程以及潜在的风险和并发症有透彻的技术理解。清晰、准确地传达风险和预期至关重要；应避免使用专业术语。知情同意程序必须考虑手术目的、紧迫性和患者风险评估的所有方面。系统性回顾表明，知情同意讨论的常见组成部分应包括：①疾病诊断；②拟定手术；③手术相关风险；④手术成功的可能性；⑤患者的心理能力；⑥替代治疗方案[7]。知情同意程序最具挑战性的障碍之一是外科医生和患者之间的知识差距。为了解决这一问题，对特定的疾病可以使用决策辅助工具、视听材料、专门的书面材料和先前讨论过的 SRC 来促进知情同意过程。总的来说，这些辅助工具已被证明可提高患者的知识水平和对决策的满意度[8]。

老年手术患者的评估

在美国，人口在持续老龄化；目前，13% 的人口是 65 岁及以上的人口；到 2030 年，这一人口占比将超过 20%。老年患者占所有住院手术患者的 1/3，占住院天数的 40% 以上。老年患者群体的手术面临着独特的挑战。根据这些患者的特殊需求调整术前准备工作有助于外科医生解决与年龄相关的功能挑战和合并症。为了确保医疗服务提供者和患者之间的决策得到适当的协调，患者及其家人必须清楚地了解手术风险、手术相关并发症对生活质量的潜在影响以及可能的结果。相反，外科医生必须理解、重视患者的治疗目标并将此纳入任何决策过程和最终评估中。

老年综合评估

“老年”患者的年龄划界很模糊。高龄、合并症以及功能和（或）认知能力下降这些因素共同构成了对老年患者的界定。由于老年患者群体的临床和社会复杂性，适当的术前评估是多方面的。ACS NSQIP 和美国老年医学会（the American Geriatrics Society，AGS）合作制定了一套老年患者多领域评估指南[9]。这种方法并不新颖；老年综合评估（comprehensive geriatric assessment，CGA）的理念最早是 20 世纪 80 年代和 90 年代在医院住院患者和慢性门诊患者中形成的。进行老年评估显示可改善老年患者独立生活、身体功能和长期死亡率。已报道的在手术人群中进行 CGA 的研究很少；最近的一项系统性综述发现，进行 CGA 对于手术取消率、手术并发症和住院时间有积极影响[10]。重要的是，历史数据表明，最有效的 CGA 计划是那些影响直接医疗保健建议的计划。CGA 是由医疗、心理健康、功能能力、社会和环境领域的因素组成。ACS NSQIP/AGS 合作框架（框 10.2）将 CGA 重新聚焦于与手术和围术期护理更相关的主题。虽然该框架的所有方面都至关重要，但有几个方面与考虑手术的老年患者群体更相关。

认知障碍和谵妄

近 1/5 的老年患者有痴呆或认知障碍。ACS NSQIP/AGS 合作框架建议术前对老年患者进行常规的神经认知评估。具体而言，该指南建议对任何既往无认知障碍诊断的老年患者进行认知评估。可用的方法包括 Mini-Cog（框 10.3）认知评估量表，和（或）对患者的支持结构（配偶或家庭）或附属卫生服务提供者的访谈[11]。Mini-Cog 评估量表的优势包括：有大量证据支持其有用性、易于实施（3 分钟完成）以及专注于注意力和执行功能。有任何提示认知障碍的

框 10.2 ACS NSQIP/AGS 老年患者术前评估检查表

除了对患者进行完整的病史和体格检查外，强烈建议进行以下评估：

- 评估患者的**认知能力**和理解预期手术的**能力**。
- 对患者进行**抑郁症**筛查。
- 确定患者发生术后**谵妄**的危险因素。
- 筛查患者是否存在酒精和其他物质滥用 / 依赖。
- 根据美国心脏病学会 / 美国心脏协会的流程对接受非心脏手术的患者进行术前**心脏**评估。
- 识别患者术后**肺部**并发症的危险因素并实施适当的预防策略。
- 确定**功能状况**和**跌倒史**。
- 确定基线**虚弱**评分。
- 评估患者的**营养状况**，如果患者有严重的营养风险，考虑术前干预。
- 记录准确详细的**用药史**，并考虑适当的围术期调整。监测**复方药物**。
- 根据可能的治疗结果确定患者的**治疗目的**和期望。
- 确定患者的家庭和社会支持系统。
- 对老年患者安排适当的术前**诊断性检查**。

From Chow WB，Rosenthal RA，Merkow RP，et al. Optimal preoperative assessment of the geriatric surgical patient：a best practices guideline from the American College of Surgeons National Surgical Quality Improvement Program and the American Geriatrics Society. J Am Coll Surg. 2012；215：453-466.

ACS：美国外科医师协会；AGS：美国老年医学会；NSQIP：国家手术质量促进项目。

框 10.3 使用 Mini-Cog 量表评估认知功能及其解释

使用 Mini-Cog 量表评估认知功能：回忆听到的 3 个词并绘制时钟[14]

1. 引起患者的注意，然后说：
   “我要说 3 个词，我希望你现在和以后记住它们。这 3 个词是：香蕉、日出、椅子。请现在重复一下这 3 个词。”
   给患者 3 次重复这些词的机会。如果患者 3 次尝试后仍无法完全重复，请转到下一项。
2. 按顺序说出以下短语：
   “请在下面的空白处画一个时钟。首先画一个大圆。将所有数字放在这个圆内，并将指针指向 11：10（11 点 10 分）。”
   如果受试者在 3 分钟内没有完成时钟绘制，请停止这个项目评估并要求进行回忆项目评估。
3. 问：“我让你记住的 3 个词是哪 3 个词？”

Mini-Cog 量表的解释[14]

得分：

重复 3 个词（0 ～ 3 分）：每正确 1 个记 1 分

时钟绘制（0 或 2 分）：不正确记 0 分，正确记 2 分

正确时钟应具有以下所有因素：

- 所有数字 1 ～ 12，每个数字仅出现一次，且在圆以内以正确的顺序和方向（顺时针）出现。
- 有两个指针，一个指向 11，一个指向 2。

任何缺少这些因素的时钟均为不正确。拒绝绘制时钟也为得分异常。

总分为 0、1 或 2 分表示可能存在认知功能损害。

总分为 3、4 或 5 分表示无认知功能损害。

Mini Cog 量表版权为 S.Borson（soon@uw.edu）所有。

Adapted from Borson S，Scanlan J，Brush M，et al. The Mini-Cog：a cognitive ‘vital signs’ measure for dementia screening in multi-lingual elderly. Int J Geriatr Psychiatry. 200；15：1021-1027.

发现均应立即将患者转诊至初级保健、心理健康或老年专科医生。在术前早期确定认知障碍对医患沟通、决策能力和知情同意有直接影响。

在术后情况下，认知障碍强烈预示着谵妄，老年患者的谵妄发生率接近 50%。先前存在的认知障碍记录可以提高对围术期精神状况的解释，并有利于避免服用可能诱发谵妄的药物。在老年患者群体中，术后谵妄对住院时间、长期术后认知功能、护理费用和死亡率有深远的影响。由于对谵妄的循证治疗很少，大多数研究集中于危险因素的识别和预防上。AGS 对谵妄的最佳实践指南建议，对所有老年手术患者均进行术前危险因素筛查（框 10.4）[12]。应提高对这些危险因素识别的意识，以避免二次伤害（如高风险药物管理、睡眠周期干扰）并采取可改善患者定向的简单措施。这种简单措施包括术前停用高风险药物，提供助听器，鼓励睡眠周围环境卫生并保持昼夜节律，以及在术后住院康复期间通过患者家庭的帮助使患者重新定向。

框 10.4 术后谵妄的危险因素

年龄大于 65 岁
认知障碍
严重疾病或合并症
听力或视力障碍
当前髋部骨折
存在感染
疼痛控制不充分
抑郁
饮酒
睡眠不足或干扰
肾功能不全
贫血
缺氧或高碳酸血症
营养不良
脱水
电解质异常（高钠血症或低钠血症）
功能状况不佳
不能活动或活动受限
复方药物和精神药物的使用（苯二氮䓬类、抗胆碱能药、抗组胺药、抗精神病药）
有尿潴留或便秘的风险
存在导尿管
主动脉手术

Adapted from Chow WB，Rosenthal RA，Merkow RP，et al. Optimal preoperative assessment of the geriatric surgical patient：a best practices guideline from the American College of Surgeons National Surgical Quality Improvement Program and the American Geriatrics Society. J Am Coll Surg. 2012；215：453-466.

抑郁

增加的合并症和医疗负担在老年患者群体中非常普遍，会加重患者的抑郁症状。其他危险因素包括睡眠障碍、功能低下、教育水平低以及酗酒或使用多种药物。术前有抑郁症状的老年患者术后发生谵妄的发生率明显较高且持续时间较长。抑郁也可能会降低疼痛阈值，是术后慢性疼痛的预测因素。在重症监护环境中，抑郁与出院后死亡率增高和生活质量下降有关。心脏手术后，抑郁和焦虑可能会增加冠心病的复发率和死亡率。ACS NSQIP/AGS 指南推荐将患者健康问卷 -2 作为一种实用的老年患者术前筛查工具；对结果呈阳性的患者应进行适当的转诊。抑郁症的最佳治疗需要多学科合作，通常包括精神病学和认知行为治疗。

药物管理

ACS NSQIP/AGS 框架强调了获得老年患者综合用药史的重要性，包括非处方药、滴眼液、维生素和

草药产品。充分考虑围术期药物代谢和清除率的潜在变化，可以避免药物不良反应、给药剂量不当和复方用药。

美国心脏病学会（ACC）和美国心脏协会（AHA）关于围术期 β 受体阻滞剂的用药指南支持已经使用这种药物的患者继续使用。有已知冠状动脉疾病或有缺血性心脏病危险因素的中危患者可能是围术期 β 受体阻滞剂使用者。如果术前有使用 β 受体阻滞剂的指征，那么理想情况下应在择期手术前数周开始使用，并应将患者心率滴定至 60 ～ 80 次 / 分的目标心率。在离手术时间太近时开始使用 β 受体阻滞剂可能产生的不良影响包括卒中、低血压和死亡的风险。对于有有限心脏危险因素的患者，不建议在急性手术前快速启用 β 受体阻滞剂。

《AGS 关于潜在不适当药物使用的 Beers 标准》尤其适用于有复方用药风险的老年患者。这个指南（2015 年更新）可作为检查具有高危不良反应、常见药物相互作用、肾和（或）肝清除受损、围术期镇静和谵妄倾向的药物的参考[13]。一些药物，如苯二氮䓬类，已被明确禁用，因为苯二氮䓬类药物已被证明会增加老年人认知功能障碍、谵妄、跌倒和其他不良结果的风险。

框 10.5 日常生活活动能力评估

日常生活活动*
- 洗澡
- 穿衣
- 如厕
- 移动
- 自制性
- 进食

工具性日常生活活动†
- 打电话
- 购物
- 准备食物
- 家务
- 洗衣
- 交通
- 药物管理
- 财务管理

其他
- 肌肉力量
- 平衡能力
- 步态
- 步速
- 移动能力

From Knittel JG，Wildes TS. Preoperative assessment of geriatric patients. Anesthesiol Clin. 2016；34：171-183.

* Katz S，Ford AB，Moskowitz RW，et al. Studies of illness in the aged. The index of ADL：a standardized measure of biological and psychosocial function. JAMA. 1963；185：914-919.

† Lawton MP，Brody EM. Assessment of older people：selfmaintaining and instrumental activities of daily living. Gerontologist. 1969；9：179-186.

功能状况和虚弱

老年患者在独立生活时可能会有功能障碍。这些功能障碍与围术期并发症、出院至非家庭设施以及术后死亡率有关[14]。在 60 岁以上的患者中，功能依赖和术后死亡率之间存在关联，在 80 岁以上的患者中这种关联更明显。评估广义功能依赖的一个简单方法是询问跌倒史。更详细的功能状况评分工具包括日常生活活动量表和工具性日常生活活动量表，它们分别描述了执行基本功能和更高级功能的能力（框 10.5）。

围绕患者的社会和家庭支持系统与老年患者的功能水平密切相关。患者的独立生活状况、与家人一起的生活状况、有辅助情况下的生活状况或有邻近的支持情况下的生活状况，不仅对患者的整体健康具有深远影响，而且可作为术后处置和恢复的指标。确定患者的生活状况和支持系统并将其纳入围术期决策，对于以患者为中心的成功康复和期望管理至关重要。

一项有关 80 ～ 90 岁及以上患者手术结果的病例报告表明，年龄常常是一个衡量手术风险的较差的独立指标。一个更准确的预测指标是虚弱。虽然对虚弱没有一个单一的定义，但 AGS 认为，虚弱是一种综合征，包括虚弱、疲劳、体重减轻、平衡能力下降、体力活动减少、运动减慢、社会退缩、认知变化和易受应激源影响等。虚弱对术后结果的影响至关重要。虚弱与心胸外科、骨科、耳鼻喉科和择期癌症手术的主要并发症和术后早期死亡率相关。在一项大型 ACS NSQIP 研究中，与 ASA 分级或心肌梗死（MI）史相比，术前虚弱指数与术后心脏骤停和死亡有更强的相关性[15]。

虚弱程度可使用详尽的多维量表（如 CGA）或更实用的测量功能活动能力的测试［起立-行走计时测试（Timed Up and Go，TUG）］来测量[16]。在预测心脏手术后结果的四种虚弱程度量表的比较中，步态速度在预测死亡率或主要发病率方面优于其他几种更广泛的量表。作为最普遍的步态速度测量方法，TUG 时间的计算是测量患者从坐在椅子上到站起来、步行 3 米、转身并回到同一张椅子上坐下所需要的时间（图 10.2）。在一项对接受实体恶性肿瘤择期小手术和大手术患者进行的多机构研究中，70 岁以上、TUG 时间＞ 20 秒的患者发生主要并发症的风险为 50%，而 TUG 时间≤ 20 秒的患者发生主要并发症的风险为 14%[17]。

虽然虚弱的身体功能领域可能是最容易和最客观的测量指标，但使用 CGA 等更全面的量表可能可以带来更可操作的结果，从而改善择期手术的术前设置优化。

患者咨询

在知情同意过程中，医生和患者之间应就患者的个体化治疗目标进行明确的沟通。对于患者来说，对可能的治疗过程和任何潜在并发症有明确且现实的认知是至关重要的。对于老年患者，在患者预期的术后支持系统（包括配偶、成年子女或家庭护士）在场的情况下进行此类讨论有助于确保患者及其支持系统都了解必要的术后护理。如果患者有任何认知障碍，这种方式就更为重要。无论基线认知或功能状况如何，强烈建议对拟行择期手术的老年患者安排一次围术期指导并指定一名卫生保健代理人或代理决策者。有关这些事务的文件应在医疗记录中归档。

术前系统评估

心血管系统

在美国，随着人口的持续老龄化，接受择期非心脏手术的心脏病患者将会增加。围术期心脏并发症与发病率、死亡率和费用有关。然而，它们很少需要术前心脏干预以降低非心脏手术的风险，除非此类干预是为了管理患者的基线状况。术前心脏病学评估（如有指征）的目的不是为了提供体检“合格”的信息，

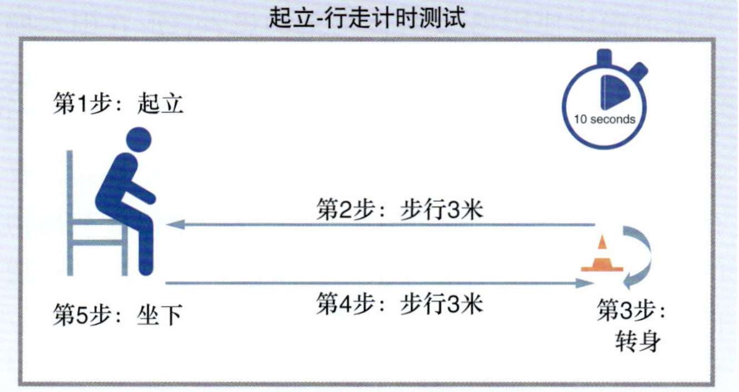

图 10.2　起立-行走计时测试（Adapted from www.frailtytoolkit.org.）

而是为了提供有关患者心脏风险状况的信息以及制订对这种风险进行管理的方案。术前心血管评估的首要原则是：补充检查只有在具有合理的改变治疗的可能性时才能进行。治疗的改变可能涉及延迟手术、术前行血管重建术、医疗优化、改变围术期监护方法或转诊至专科护理中心。

ACC 和 AHA 于 2007 年合作发表了关于围术期心脏风险的指南，其中包括三种手术特定风险类别的识别[18]。一般来说，接受低风险手术的患者不需要进行任何术前心脏检查。

1. 血管手术：最高风险类别。心脏发病率大于 5%。例如主动脉和外周血管手术。血管内手术也属于这一类。
2. 中等风险手术：心脏发病率在 1% 至 5% 之间。例如腹部和胸部手术、颈动脉内膜切除术、骨科手术以及头颈外科手术。
3. 低风险手术：心脏发病率通常低于 1%。例如内镜手术、浅表软组织手术、白内障手术、乳腺手术和门诊手术。

风险预测量表 / 指数

有许多已发表的工具可用来测量患者围术期心脏发病率的风险。2014 年 ACC/AHA 发表的《非心脏手术患者围术期心血管评估和管理指南》中引用的最普遍和最有效的工具是修订后的心脏风险指数（the Revised Cardiac Risk Index，RCRI）。这种 RCRI 最初是由 Lee 及其同事于 1999 年发表的[19]，包括六种术前危险因素，每一种的分数均为 1 分（框 10.6）。得分为 0、1、2 分或更高的患者被分类为Ⅰ、Ⅱ、Ⅲ或Ⅳ级。RCRI 对低风险和高风险心脏并发症患者具有中等鉴别能力；它的主要优势是易于实施和标准相对客观。该 ACC/AHA 指南还认可使用 ACS NSQIP 风险计算器作为 RCRI 的替代方案。

框 10.6　修订的心脏风险指数

1. 高风险手术
2. 缺血性心脏病
3. 充血性心力衰竭病史
4. 脑血管疾病病史
5. 胰岛素疗法治疗糖尿病
6. 术前血清肌酐＞ 2.0 mg/dL

Adapted from Lee TH，Marcantonio ER，Mangione CM，et al. Derivation and prospective validation of a simple index for prediction of cardiac risk of major noncardiac surgery. Circulation. 1999；100：1043-1049.

术前检查（心电图、超声心动图、负荷试验、血管造影）

对于基于手术和临床危险因素的围术期心脏并发症风险较低的患者，手术前无需进行进一步检查。对于具有已知冠状动脉疾病危险因素的患者，2014年ACC/AHA发表的指南为进一步的术前检查提供了一种有用的评估流程（图10.3）[20]。首先，外科医生要确定手术的紧迫性，并确定患者的心脏危险因素或已知的冠状动脉疾病。在任何急诊手术前都应进行评估，利用患者危险因素指导围术期监测和管理。其次，在急症或择期手术的情况下，应评估患者是否有急性冠状动脉综合征，如果怀疑有，应酌情进行心脏病学评估。后者的一个重要组成部分是进行患者功能能力的评估，通常采用任务代谢当量（metabolic equivalents of task，MET）进行测量。Ainsworth及其同事收集了大量常见活动的MET值[21]。表10.3列出了有代表性的例子。ACC/ACH指南建议MET≥4且无心脏病症状的患者进行择期手术或急症手术。再其次，在无急性冠状动脉综合征的情况下，根据上述综合临床和手术危险因素进行额外的检查，同时考虑基线功能能力。任何接受低风险手术的患者（即使功能能力＜4 MET，也不考虑临床危险因素）发生心脏并发症的风险较低，无需进行进一步检查。

对于接受非低风险手术的患者，12导联心电图（electrocardiogram，ECG）适用于已知有冠心病、心律失常、外周动脉疾病和脑血管疾病的患者。即使对于无症状的患者，也可考虑进行ECG检查，除非是接受低风险手术的患者。对于有不明原因的呼吸困难的患者或有进行性心力衰竭的患者，可通过超声心动图评估其左心室功能。对于有已知左心室功能不全的患者，如果其术前1年内未进行过评估或其有功能下降或有症状改变，则应考虑行术前超声心动图检查。如果患者有3个或3个以上的危险因素，则应对风险较高且功能能力差（＜4 MET）或未知的患者进行运动试验加心脏成像检查。符合这些标准的患者如果无法完成运动试验，则可能需要进行多巴酚丁胺负荷超声心动图或心肌灌注成像[20]。重要的是，只有当获得的数据可能会改变围术期管理时，才能进行上述这些试验。

冠状动脉重建术后的手术

一般而言，仅仅为了降低围术期心脏风险的冠状动脉血管重建术是没有必要的。只有符合基线临床实践指南中的指征，才可在非心脏手术前进行血管重建术。如果术前需要进行经皮冠状动脉介入治疗，则可根据术前负荷成像和冠状动脉造影检查结果考虑进行球囊血管成形术、裸金属支架植入术或药物洗脱支架（drug-eluting stent，DES）血管重建术。对于考虑近期进行冠状动脉重建术后再进行择期非心脏手术的患者，手术应推迟进行，在球囊血管成形术后至少14天，在裸金属支架植入术后至少30天[20]。理想情况下，由于需要进行双重抗血小板治疗，DES植入后的择期手术应推迟1年。如果进一步手术延迟的风险超过支架血栓形成和缺血的风险，则可考虑在DES植入180天后中断双重抗血小板治疗并进行手术。与任何高风险患者的治疗情况一样，外科医生和亚专科医生（在本例中为心脏专科医生）之间的直接沟通至关重要。

其他高危心脏病患者

有中度至重度左心衰竭、右心衰竭和（或）严重肺动脉高压（肺动脉压＞25 mmHg）和重度主动脉狭窄（主动脉瓣面积＜1 cm^2）的患者的死亡风险显著增加。对有这些心脏合并症的患者进行择期手术或急症手术需要多学科方法和风险/效益讨论。虽然在一些患者中优化药物管理（如利尿剂）或进行术前瓣膜置换（传统或经导管）可能是可行的，但对于心脏功能无法改善的患者，择期手术的风险会超过手术的潜在益处；因此，应考虑非手术治疗策略。

围术期心血管药物

已有强有力的证据支持围术期使用β受体阻滞剂以减少心脏事件；然而，仍然缺乏表明手术死亡率得到改善的证据。相反，β受体阻滞剂会导致心动过缓、低血压和卒中。因此，ACC/AHA指南建议，对于术前确定使用β受体阻滞剂的患者，应在围术期继续使用。对于有中等或高风险心肌缺血的患者以及有3种或3种以上RCRI危险因素的患者，可以在围术期开始使用β受体阻滞剂。然而，重要的是，要在术前7天以上开始使用[22]。基线服用他汀类药物的患者应在围术期继续服药。没有服用他汀类药物但即将接受包括血管手术在内的高风险手术的患者应开始服用他汀类药物。

在冠状动脉血管重建术后早期，抗血小板治疗的管理应由外科医生、麻醉医生和心脏专科医生协商

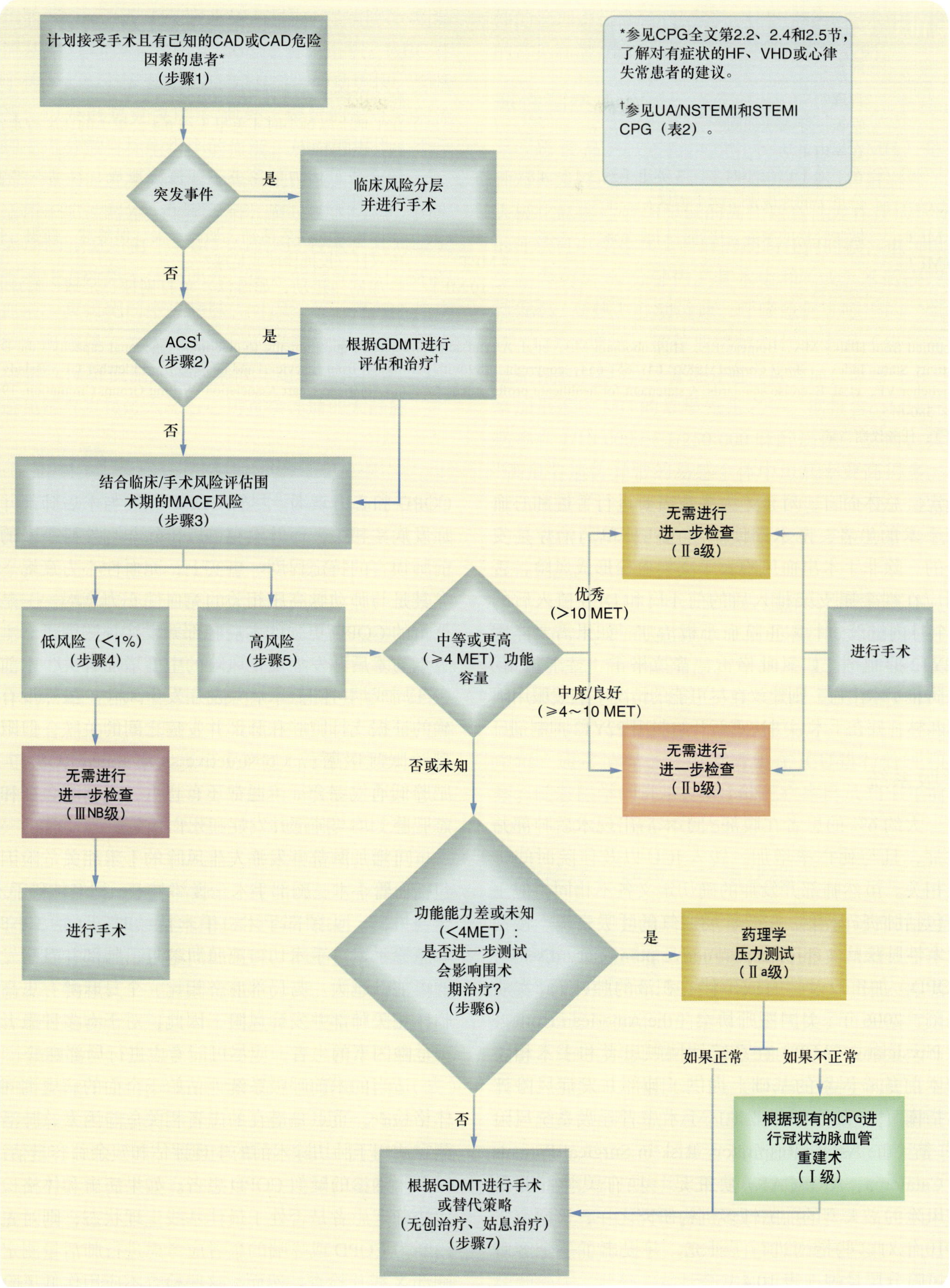

图 10.3　围术期进行冠状动脉疾病的心脏评估流程。ACS：美国外科医师协会；CAD：冠状动脉疾病；CPG：临床实践指南；GDMT：指南指导的药物治疗；HF：心力衰竭；MACE：主要心血管不良事件；MET：任务代谢当量；NSTEMI：非ST段抬高型心肌梗死；STEMI：ST段抬高型心肌梗死；UA：不稳定型心绞痛；VHD：心脏瓣膜病（Adapted from Fleisher LA，Fleischmann KE，Auerbach AD，et al：2014 ACC/AHA guideline on perioperative cardiovascular evaluation and management of patients undergoing noncardiac surgery：a report of the American College of Cardiology/American Heart Association Task Force on practice guidelines. J Am Coll Cardiol. 2014；64：e77-137.）

表 10.3 各种活动需要的 MET 估计值

	能否：		能否：
	自理？		爬一段楼梯或爬上一座小山？
	吃饭、穿衣或如厕？		在平地上以每小时 4 英里（约 6.4 公里）的速度行走？
	在屋内走动？		跑一小段距离？
	在平地上以每小时 2 ～ 3 英里（约 3.2 ～ 4.8 公里）的速度走一两个街区？		做一些重体力的家务，如擦洗地板、移动一些重的家具？
1 MET	做些轻松的家务，比如打扫或洗碗？	4 MET	参加适度的娱乐活动，如高尔夫、保龄球、跳舞、网球双打、投掷棒球或足球？
4 MET		＞ 10 MET	参加剧烈运动，如游泳、单打网球、足球、篮球或滑雪？

Modified from Hlatky MA，Boineau RE，Higginbotham MB，et al. A brief self-administered questionnaire to determine functional capacity（the Duke Activity Status Index）. *Am J Cardiol.* 1989；64：651-654，copyright 1989 with permission from Elsevier；and adapted from Fletcher GF，Balady G，Froelicher VF，et al. Exercise standards. A statement for healthcare professionals from the American Heart Association. Writing Group. Circulation. 1995；91：580-615.）

MET：任务代谢当量。

确定。总体而言，对于绝大多数需要进行普通和心血管手术的患者，围术期使用阿司匹林单药治疗是安全的。除非手术出血风险大于支架血栓形成风险，否则应在裸金属支架植入后的前 4 周和 DES 植入后的 6 个月内继续进行双重抗血小板治疗。如果需要停用 P2Y12 抑制剂（如氯吡格雷、普拉格雷、替卡格雷）以防止手术出血，则建议在尽可能的情况下继续服用阿司匹林，并在手术后尽快重新开始服用 P2Y12 抑制剂。

呼吸系统

大约 6% 的患者在腹部大手术后出现术后肺部并发症，且与死亡率增加、转入 ICU 以及住院时间延长相关。虽然肺部并发症的确切定义各不相同，但主要包括肺炎 / 感染、需要长期通气的呼吸衰竭、慢性阻塞性肺疾病（chronic obstructive pulmonary disease，COPD）加重以及伴有或不伴有积液的肺叶 / 肺实质塌陷。2006 年，美国医师协会（the American College of Physicians，ACP）在系统性回顾患者和手术相关的术前危险因素的基础上提供了肺部并发症风险评估指南[23]。加泰罗尼亚地区手术患者呼吸系统风险评估（the Assess Respiratory Risk in Surgical Patients in Catalonia，ARISCAT）研究是一项有关肺部并发症风险的最大型的前瞻性多机构研究之一，该研究于 2010 年对这些指南进行了补充，并提出了一个客观的风险分层量表（表 10.4）[24]。

概括地说，ACP 指南表明，患者术后肺部并发症的相关危险因素包括年龄＞ 50 岁、ASA 分级 2 级或以上、功能依赖、低白蛋白血症（＜ 3.5 g/dL）、COPD 和心力衰竭。尽管 COPD 始终与术后肺部并发症发病率相关，但并没有可以排除非胸外科手术的术前肺损害的特定程度。事实上，充血性心力衰竭——尤其是与肺动脉高压相关的充血性心力衰竭——是比严重的 COPD 更强的术后肺部并发症预测因子。主动吸烟与术后并发症发生风险的中度增加有关，术前至少 4 周戒烟可降低术后并发症发生风险。虽然没有明确的证据支持肥胖和肺部并发症之间的关联，但阻塞型睡眠呼吸暂停（obstructive sleep apnea，OSA）和肥胖低通气综合征（通常还有超重、代谢综合征和病态肥胖）均与肺部并发症和死亡相关。

可增加肺部并发症发生风险的手术相关危险因素包括血管手术、胸部手术、腹部手术、神经外科手术、全身麻醉、头颈部手术、手术持续时间（＞ 3 小时）和急诊手术。手术切口离膈肌越近，肺部并发症发生的可能性越大。与局部麻醉相比，全身麻醉有更高的临床相关肺部并发症风险，因此，对于有多种患者相关危险因素的患者，应尽可能考虑进行局部麻醉。

适当的术前呼吸系统评估始于全面的病史询问和体格检查，重点是潜在的患者相关危险因素。肺活量测定适用于肺切除术前的生理评估和残余肺容量估计，以及未确诊的疑似 COPD 患者。如果病史和体格检查无法确定患者是否处于最佳基线生理状态，则对先前诊断为 COPD 或哮喘的患者应考虑进行肺活量测定和胸部 X 线片检查。然而，这些检查不应用作低风险患者的常规筛查，或者如果检查结果不影响临床决策则不应使用。此外，并没有禁止非胸部手术的肺活量阈值下限。对于年龄＞ 50 岁拟行高风险手术的患者，常

表 10.4 ARISCAT 风险评分系统（上半部分）和按间隔期列出的相关术后肺部并发症发生率（下半部分）

	多变量分析 OR（95% CI）$N = 1624$*	β 系数	风险得分†
年龄（岁）			
≤ 50	1		
51 ~ 80	1.4（0.6 ~ 3.3）	0.331	3
> 80	5.1（1.9 ~ 13.3）	1.619	16
术前 SpO_2（%）			
≥ 96	1		
91 ~ 95	2.2（1.2 ~ 4.2）	0.802	8
≤ 90	10.7（4.1 ~ 28.1）	2.375	24
上个月呼吸道感染	5.5（2.6 ~ 11.5）	1.698	17
术前贫血（≤ 10 g/dL）	3.0（1.4 ~ 6.5）	1.105	11
手术切口			
外周	1		
上腹部	4.4（2.3 ~ 8.5）	1.480	15
胸腔内	11.4（4.9 ~ 26.0）	2.431	24
手术时间（小时）			
≤ 2	1		
2 ~ 3	4.9（2.4 ~ 10.1）	1.593	16
> 3	9.7（4.7 ~ 19.9）	2.268	23
	2.2（1.0 ~ 4.5）	0.768	8
		风险得分区间‡	
急诊手术	低风险（< 26 分）	中风险（26 ~ 44 分）	高风险（≥ 45 分）
开发子样本，患者数量（%）†	1238（76.2）	288（17.7）	98（6.0）
验证子样本，患者数量（%）	645（77.1）	135（16.1）	57（6.8）
PPC 率，开发子样本，%（95% CI）	0.7（0.2 ~ 1.2）	6.3（3.5 ~ 9.1）	44.9（35.1 ~ 54.7）
PPC 率，验证子样本，%（95% CI）	1.6（0.6 ~ 2.6）	13.3（7.6 ~ 19.0）	42.1（29.3 ~ 54.9）

From Canet J，Gallart L，Gomar C，et al. Prediction of postoperative pulmonary complications in a population-based surgical cohort. Anesthesiology. 2010；113：1338-1350.

ARISCAT：加泰罗尼亚地区手术患者呼吸系统风险评估；CI：置信区间；OR：优势比；PPC：术后肺部并发症；SpO_2：仰卧位呼吸空气时血氧饱和度。

* 由于某些变量的值缺失，排除了 3 例患者。利用开发子样本构建逻辑回归模型，c 指数＝ 0.90；Hosmer-Lemeshow 卡方检验＝ 7.862；$P = 0.447$。

† 简化的风险评分是将每一个 β 逻辑回归系数的值四舍五入后乘以 10 的总和。

‡ 风险区间是根据简化的风险评分和应用最小描述长度原则将开发子样本划分为最佳风险区间。

规胸部 X 线检查可能具有指导意义。尽管计算机断层扫描（computed tomography，CT）在许多情况下已经取代 X 线检查成为大多数恶性肿瘤分期的首选成像方式，但在一些患者中，胸部 X 线检查仍被用于拟行腹部和胃肠道肿瘤切除手术的术前分期。脉搏血氧饱和度是 ARISCAT 指数范围内的一个危险因素，其低资源利用率使其被用作常规筛查成为可能。

临床上还有许多预测肺部并发症的指标；最常应用的包括 Arozullah 指数、ARISCAT 指数和 Gupta 呼吸衰竭计算器。ARISCAT 指数是最容易使用的，是一个简单的评分系统，其中有 7 个现成可用的术前预测因子（见表 10.4）[24]。ARISCAT 的缺点是它可能会高估术后并发症的发生率，因为它的并发症定义包括轻微的疾病，如小的影像学积液和支气管痉挛 / 喘息。Arozullah 指数来自一个退伍军人群体，专门针对术后呼吸衰竭。它包括 12 个以上的危险因素，其中一些可能无法常规获得，因此，其常规化实施很困难。最近，Gupta 及其同事[25]利用 ACS NSQIP 数据集开发了风险计算器，主要结果为术后呼吸衰竭和肺炎；这些计算器可以在网络上找到，也可以下载手机应用程序。

OSA 和肥胖低通气综合征应该作为额外考虑的因素。年龄大、肥胖和男性与 OSA 的较高患病率相关。已开发了一个简单的 STOP-BANG 问卷，可用于筛查 OSA 患者，该问卷可根据症状将患者分为不同的风险类别。这个评分工具有 8 个问题，包括：①打鼾；②白天疲劳；③观察到睡眠期间呼吸停止或中断；④高血压；⑤体重指数（body mass index，BMI）＞ 35；⑥年龄＞ 50 岁；⑦颈部直径＞ 40 cm；⑧男性[26]。有 5 种或 5 种以上危险因素的患者被认为是有中度至重度 OSA 发生风险的患者。如果拟行择期手术，应考虑对这些患者进行睡眠问题检查。如果结果为阳性，则应进行术前持续气道正压通气（continuous positive airway pressure，CPAP）和优化。需行急诊或急症手术的患者应在术后接受 OSA 治疗。

肥胖低通气综合征被定义为 BMI ＞ 30 伴清醒时 $PaCO_2$ ＞ 45 mmHg（提示高二氧化碳血症）。尽管 BMI ＞ 50 的患者通气不足的风险最高，但对于肥胖患者的动脉气体测量还没有严格的指南。围术期使用全身麻醉和阿片类药物可能会加重这些患者的通气不足问题。此外，术后考虑行二氧化碳描记术、OSA 筛查和术后 CPAP 使用可降低呼吸衰竭和死亡的风险。

肾脏系统

慢性肾功能不全患者，尤其是那些接受血液透析的患者，其围术期发病率和死亡率明显高于一般人群。透析患者对血管活性药的需求更高，机械通气时间更长，ICU 和总住院时间更长。这种风险升高的原因是并发心脏病、围术期体液和电解质紊乱以及尿毒症介导的出血性倾向的高发生率。顺应慢性肾功能不全患者的术前措施主要集中于全面评估合并症，优化液体和电解质状态，并确保围术期护理有足够的资源。

慢性肾脏疾病是围术期患者死亡和心脏骤停的一贯的预测因素。相关的心脏风险评估始于全面的病史、体格检查，要注意到 RCRI（修订后的心脏风险指数，参见前面的讨论）等预测指标。由于肾功能不全是 RCRI 中的一个危险因素，肾功能不全患者的术前检查大体上应遵循 ACC/AHA 提出的指南。拟行低风险或中等风险手术的 1 ～ 2 期慢性肾功能不全且功能能力＞ 4 MET 的患者不需要进行额外的术前检查。3 ～ 5 期肾功能不全或拟行高风险手术的患者应接受额外的心脏评估，包括 ECG、全血细胞计数、血液生化和电解质检查以及尿液分析。尽管有最佳的慢性肾脏疾病管理方法，但仍应对容量超负荷患者进行超声心动图检查，以评估其是否伴有心功能不全。

对于透析患者，术前管理的重点是体液电解质的优化以及血流动力学稳定性的保持。术前透析的理想时间是术前 1 天或手术当天。其目的包括使患者的电解质水平达到接近正常且体液平衡，以使其接近干体重。高钾血症是肾脏疾病的一种危及生命的并发症，在所有有肾功能不全的患者中，术前都必须予以考虑并在围术期所有阶段加以解决。慢性肾病患者的血钾水平正常是对其考虑择期或急症手术的先决条件，因为术中抗高钾血症药物的作用有限，而高钾血症可导致患者术中死亡。虽然一些专家建议在手术前增加 1 周的腹膜透析量，但尚无这方面的客观数据。近期开始透析的患者可能有残余肾功能。在透析的第一年，残余肾功能对溶质清除率和体液平衡至关重要，并可为患者带来长期生存益处。因此，围术期的残余肾功能保存也至关重要。尽管循证医学结果仍无定论，但在围术期仍应考虑使用利尿剂、血管紧张素转换酶抑制剂和血管紧张素受体阻滞剂，因为这些药物在手术期间和手术后可导致各种血流动力学变化。术后一旦患者病情稳定，应在早期恢复使用这些药物，因为它们可能与残余肾小球滤过率长期保存有关。

慢性肾功能不全也会影响血液系统功能，慢性贫血在这一人群中很常见。在解决了慢性贫血的各种病因后，可开始使用促红细胞生成素或达贝泊汀（darbepoietin）进行术前优化。虽然慢性肾功能不全不影响血小板计数，但尿毒症血小板功能障碍却很常见。如果遇到血小板功能障碍引起的药物性出血，应立即给予去氨加压素（desmopressin，DDAVP），必要时可采用冷沉淀和血小板输注。术中和术后给药必须进行严格的剂量调整，在有残余肾功能的患者中，如有可能应避免使用肾毒性药物，包括非甾体类抗炎药（nonsteroidal antiinflammatory drug，NSAID）、氨基糖苷类、两性霉素 B 和造影剂。

在所有有慢性肾病的患者，避免继发性肾损害对于保留任何残余肾功能都至关重要。术中和术后早期维持足够的血管内容量和避免低血压尤为重要。对于无残余肾功能且正在透析的患者，可考虑使用肾毒性药物和制剂。

肝胆系统

有肝功能损害的患者发生手术和麻醉相关并发症的风险较高。术前进行全面的病史询问和体格检查可以为肝功能不全提供线索。任何病因的急性肝炎（如病毒性、药物诱导性、自身免疫性、肥胖相关性）都需要进行适当的诊断、评估和治疗。包括纤维化和肝硬化在内的慢性肝病会对患者的手术计划和术后结果产生重大影响。慢性肝病的危险因素包括社会行为因素（如静脉注射毒品、大量饮酒）、长期肥胖、家族性慢性肝病。许多症状（瘙痒和其他表现，如黄疸、腹水、男性乳房发育）和体格检查特征（蜘蛛痣、腹壁静脉曲张、黄疸、脾大和腹水）通常可见于长期肝硬化患者。对于病史和体格检查无肝功能异常证据的患者，常规术前肝功能检查在非肝胆外科手术情况下的预测价值较低，不建议进行。

肝病患者的手术风险可根据临床情况和客观指标进行分层。择期手术的禁忌证包括急性或急性重型肝炎和酒精性肝炎。急性/急性重型肝炎是肝移植的指征。无肝硬化的纤维化患者通常可耐受低并发症发生率的择期手术；但可能需要换麻醉剂。常用的麻醉剂需要经肝脏代谢，如异丙酚、氯胺酮、依托咪酯、苯二氮䓬类和阿片类。非去极化神经肌肉阻断剂在药效学上也面临着挑战，因为其在肝病患者体内的分布量通常更大，而药物清除率较低。在所有类型的重大择期手术中，肝硬化都与死亡率增加有关，其优势比为胆囊切除术 3.4，冠状动脉旁路移植术 8.0[27]。

肝硬化患者手术风险的三个最常用的客观指标是 Child-Turcotte-Pugh（CTP）评分、MELD 评分和残余肝脏体积。肝硬化的 CTP 分级（表 10.5）易于计算且与腹部手术后围术期死亡率相关，在 20 世纪 80 年代已被广泛推广。CTP 评分最初是由 Child 和 Turcotte 提出，用于评估静脉曲张出血门体分流术的手术风险。随后，Pugh 及其同事对其进行了修订，纳入了凝血酶原时间（prothrombin time，PT）并剔除了营养状况。CTP 评分 5～6 分被定为 A 级（代偿良好），7～9 分为 B 级（显著损害），10～15 分为 C 级（失代偿）。近年来，随着手术技术和围术期治疗水平的提高（尤其是随着腹腔镜手术的普及），CTP A 级、B 级和 C 级的死亡率都有所下降。虽然手术结果因手术类型而异，但对腹部手术死亡率的大致估计值是不同的，CTP A 级、B 级和 C 级分别为 10%、20% 和 60%[28]。

表 10.5 修订的 Child-Turcotte-Pugh 评分与相关的年生存率统计数据

	A 级	B 级	C 级
总分（分）	5～6	7～9	10～15
1 年生存率	100%	80%	45%
2 年生存率	85%	60%	35%
		得分	
变量	1	2	3
肝性脑病	无	1～2 级	3～4 级
腹水	无	轻度	中度
血清白蛋白（g/L）	＞3.5	2.8～3.5	＜2.8
国际标准化比率	＜1.7	1.7～2.3	＞2.3
总胆红素（mg/dL）	＜2	2～3	＞3
PBC/PSC 患者的总胆红素（mg/dL）	＜4	4～10	＞10

PBC：原发性胆汁性肝硬化；PSC：原发性硬化性胆管炎。

MELD 评分可以预测肝硬化患者的生存期，最初主要是为移植选择而开发的。近年来，在肝脏手术和非肝脏手术风险分层方面，MELD 评分已逐渐取代 CTP 分级。与 CTP 评分（包括脑病和腹水等主观成分）不同，MELD 评分仅包括客观指标：总胆红素（mg/dL）、肌酐（mg/dL）和国际标准化比率（international normalized ratio，INR，%）。30 天死亡率与 MELD 评分呈相对线性关系，MELD＜8 与 6% 的死亡率相关，MELD＞20 与 50% 以上的死亡率相关[29]。

有关 CTP 评分和 MELD 评分的相对预测强度已经争论了十多年了。尽管一些研究表明 MELD 评分 10～14 分比 CTP C 级更能预测腹部手术后死亡或移植需求，但其他研究表明 CTP 评分和 ASA 分级可以预测非肝脏腹部手术患者的死亡率，而 MELD 评分不能预测。总体而言，MELD 评分和 CTP 评分对急症手术的预测作用可能大于对择期手术的预测作用；然而，对于拟行择期手术的肝硬化患者，适当的术前患者选择和优化至关重要。肝硬化患者常见的外科问题包括腹壁疝和胆道疾病。严重且控制不良的腹水容易通过先天性腹壁缺陷发展成疝。而急诊疝修补术（用于修补腹水经腹缺陷渗漏）具有较高的发病率和死亡率。因此，术前治疗和控制 / 减少腹水对于疝修补术的成功、长期耐久性和围术期安全性至关重要。当进行疝修补术时，腹壁缝合（无补片）闭合术是可行且安全的。大量研究表明，在肝硬化患者中，腹腔镜胆囊切除术的结果优于开腹胆囊切除术的结果。对于所有肝硬化患者，随着 CPT 分级（B ～ C）和 MELD 评分（＞ 18 ～ 20）升高，手术风险增加。在这些患者中，多学科风险 / 效益分析至关重要。等待肝移植的失代偿期肝硬化患者（CPT C 级；高 MELD 评分）于移植后再进行疝修补术和（或）将胆囊切除术推迟至肝移植时再进行更能获益。

当考虑行肝切除术时，残余肝脏体积可预测术后发病率，尤其是肝切除术后肝衰竭。通常将术后第 5 天 PT ＞正常的 50%（INR ＞ 1.7）和血清胆红素＞ 2.9 mg/dL（50 μmol/L）定义为术后肝衰竭（又称为 50 ～ 50 标准），可导致高达 50% 的死亡率[30]。对于拟行肝切除术的无肝硬化患者，通常认为 20% 的残余肝脏体积就足够了。对于代偿性肝硬化患者，残余肝脏体积的最小值约为 40%。结合拟切除的肝脏体积和患者的体表面积，残余肝脏体积的最常用的估计方法是使用集成软件进行 CT 或磁共振成像体积测量法进行估算。

慢性肝病患者应在手术前进行医学优化。应通过评估 PT、白蛋白和纤维蛋白原水平来评估合成功能。肌酐和总胆红素是完成术前 MELD 风险评估所必需的。然而，值得注意的是，肝硬化患者的 PT 与出血风险并不直接相关。事实上，有肝硬化和 PT/INR 升高的患者可出现高凝状态。通过术前利尿或穿刺治疗腹水，外科医生可降低患者伤口裂开或疝出的风险。肝硬化患者的肾功能尤为重要。临床医生必须注意，肝硬化患者合成功能受损可能会导致尿素和肌酐合成的异常降低。最后，营养不良在肝硬化患者中非常常见，且与围术期不良结果相关。对于有近期体重减轻或低蛋白血症证据的患者，可能需要术前补充营养，包括补充脂溶性维生素。

血液系统

出血和血栓栓塞是最令人担忧但可预防的手术并发症。因此，对于每一位考虑手术的患者，都需要进行全面的血液学病史询问和体格检查。这包括对贫血症状（疲劳、苍白、便血、呼吸困难、心悸）、凝血障碍（瘀点、出血性倾向、药物）和高凝状况（血栓形成、水肿）的评估。体格检查应评估生命体征、肝大和脾大、淋巴结肿大、皮肤颜色、四肢水肿和直肠出血。对基线药物进行彻底调整至关重要，因为抗血栓药物需要在术前进行精心管理。有关肝肾功能的信息也影响出血风险评估和围术期静脉血栓栓塞的预防。

贫血

慢性贫血是术前常规评估中最常见的发现之一。病因可以是多种类型的，包括营养缺乏、癌症、肾脏疾病、炎症性疾病、感染和遗传性疾病。绝大多数血氧是通过红细胞中的血红蛋白输送的；因此，贫血可导致组织氧合的显著降低。然而，相对于组织利用，氧气输送有储备，健康人对显著低于正常范围的血红蛋白水平耐受良好。随着时间的推移，慢性和围术期贫血的治疗已从开放性输血方案转向限制性策略。这是由于缺乏支持开放性输血做法以及与输血相关的可测量的风险的证据。

对于贫血患者，输血与否应基于患者的自身因素和临床因素而定；然而，一般准则可能有助于促进机构一致性。基于 31 项试验中超过 12 000 名患者的数据，AABB［前身为美国血库协会（American Association of Blood Banks）］在 2016 年发表了更新的输血指南。对于大多数血流动力学稳定、无症状的住院患者，血红蛋白水平≤ 7 g/dL 是输血适应证，这个准则也适用于相应的危重患者人群。这些建议也得到了重症监护中的输血需求（Transfusion Requirements in Critical Care，TRICC）试验的支持。该试验表明，在重症监护室，限制性和开放性输血方案之间对危重症、正常血容量贫血患者的 30 天死亡率无差异。TRICC 试验结果最近得到了感染性休克患者输血需求（the Transfusion Requirements in Septic Shock，TRISS）试验的证实[31]。在胃肠道出血患者中，限制性输血系统与较低的 30 天死亡率相关。

对于心血管疾病患者和接受心脏手术的患者，一般不建议使用 7 g/dL 的血红蛋白值作为输血阈值，可考虑 8 g/dL 的血红蛋白值作为输血阈值。最近的心脏外科输血需求Ⅲ（Transfusion Requirements in Cardiac Surgery III，TRICS Ⅲ）试验发现，对于心脏手术患者，7.5 g/dL 和 8.5 ～ 9.5 g/dL 的血红蛋白输血阈值在死亡率、心肌梗死、卒中或肾衰竭方面无显著性差异[32]。对于无症状的基线心血管疾病患者，接受髋部骨折手术的患者的心血管功能结果（Functional Outcomes in Cardiovascular Patients Undergoing Surgical

Hip Fracture，FOCUS）试验表明，与 10 g/dL 作为血红蛋白输血阈值相比，8 g/dL 作为血红蛋白输血阈值与更差的术后结果无关。

急性出血患者的贫血代表了一种完全不同的临床情况。在这些患者中，贫血与低血容量性休克的关系更为密切，而快速的血流动力学不稳定常使基于实验室的输血方案不切实际。对于血流动力学稳定的患者，限制性输血系统可能是合理的。然而，对于有持续出血、血流动力学不稳定或有严重创伤的患者，经验性输血和机构大规模输血方案可能可以挽救生命。

遗传性凝血障碍

不鼓励对出血性疾病进行常规术前实验室筛查；检查应以评估出血风险的问题为指导。外科医生应该了解患者是否有频繁鼻出血、月经过多、关节内出血和遗传性疾病史。增加出血风险的常见合并症包括慢性肾功能不全或肝功能不全。应了解患者的既往侵入性手术史和目前的抗凝和抗血小板药物使用情况。体格检查时，鼻出血、牙龈出血和皮肤瘀点提示血小板或胶原沉积。血管瘤、深部血肿和可触及的大瘀斑可能表明凝血因子缺乏。由于普外科手术中大出血的发生率相对较低，有关术前常规止血检测价值的研究往往缺乏动力。如果患者病史和体格检查提示出血风险增加，则初步实验室检查应包括全血细胞计数、血小板计数、PT/INR、活化部分凝血活酶时间（activated partial thromboplastin time，APTT）、肌酐和肝功能检查。对有遗传性出血障碍表现的患者应进行术前血液系统专科会诊。

当考虑遗传性出血性疾病的诊断方法时，首先要区分凝血障碍与血小板和血管完整性疾病。如果检查结果包括正常的 PT/INR 和 APTT，则应怀疑为血小板减少症或血小板功能障碍。除非血小板计数低于 30 000/μL，一般不会发生自发性出血。血小板功能或储存方面的遗传性疾病包括血管性血友病（von Willebrand disease，vWD，最常见）、巨血小板综合征（Bernard Soulier syndrome）和格兰茨曼血小板功能不全（Glanzmann thrombasthenia）。血小板功能障碍的获得性原因包括肝硬化、骨髓增生异常综合征、尿毒症以及阿司匹林、P2Y12 抑制剂和 NSAID 的药物影响。PT/INR 和 APTT 正常并不排除这两项检查所测通路之外的凝血障碍（即因子 XIII 缺乏）或血管性疾病（遗传性和获得性结缔组织疾病、小血管血管炎）。

孤立性 APTT 延长的原因包括因子Ⅷ（血友病 A）、因子Ⅸ（血友病 B）和因子Ⅺ的缺乏。血友病 A 和 B 是迄今为止最常见的，都是 X 连锁隐性遗传病。在缺乏药物因素或肝硬化的情况下，孤立性 PT 延长表明相对罕见的因子Ⅶ缺乏。PT 和 aPTT 的异常结果通常表明共同凝血通路存在缺陷，包括因子Ⅱ（凝血酶原）、因子Ⅴ、因子Ⅹ和纤维蛋白原。遗传性疾病的共同通路罕见；获得性病因较常见，例如维生素 K 缺乏、超治疗性华法林、肝功能不全或弥散性血管内凝血。

遗传性出血疾病患者围术期管理的机构方案应由血液科医生、麻醉医生和外科医生合作制订。由于可用实验室资源和治疗方法不同，这些方案差异很大。然而，有一些指导原则在所有情况下都适用。出血性疾病患者的择期手术应在多学科投入的情况下进行规划，以确保术后所有实验室和治疗资源的可用性。术中应提供多条静脉通路，以便在远离输液点处进行准确的血液采样。此外，围术期镇痛不应包括阿司匹林和 NSAID 等具有抗血小板作用的药物。

血友病 A 患者的术前治疗取决于疾病的严重程度。手术当天，如果轻度表型（因子Ⅷ > 5%）患者对 DDAVP 的反应良好，则其将在 90 分钟内将因子Ⅷ水平提高 5 倍。给药后，应在术前和术后测量因子Ⅷ水平，DDAVP 可根据需要每日 1 次或每日 2 次重新给药。应适当注意液体潴留，因为低钠血症可能是 DDAVP 的一个严重并发症，尤其是在老年患者中。如果因子Ⅸ对 DDAVP 没有反应，即使是轻度的血友病 B 患者也需要在大手术前后进行因子治疗，以维持适当的水平。对于这两种疾病，严重表型患者应在做手术切口后 10 ～ 20 分钟内立即给予因子浓缩物。减少因子浓缩物重复给药的需要可以最大限度地减少抑制性抗体产生的可能性。高达 25% 的重度血友病 A 患者最终会产生抗因子Ⅷ的抑制性抗体。抑制性抗体会降低因子替代治疗的有效性。对于既往接受过多次因子替代治疗的患者，应在术前一周进行术前抑制性抗体筛查。抑制性抗体的存在表明患者需要能够绕过内在途径的促凝血剂，如活化的重组因子Ⅶ或活化的凝血酶原复合物浓缩物。

血管性血友病因子（von Willebrand factor，vWF）介导血小板与胶原和其他血小板的黏附。vWF 是因子Ⅷ的载体蛋白。vWD 是 vWF 的一种疾病，分为三大类型。1 型 vWD 是 vWF 有部分缺陷——是最常见的 vWD，在做手术切口前 1 小时给予 DDAVP 反应良好。因为 vWF 是一种急性期反应物，所以其术后水平通常保持不变。2 型 vWD 包括 vWF 的多种定性缺陷，可导致因子Ⅷ结合减少和血小板功能紊乱（2A、2B 和 2M）。虽然 DDAVP 可能在 2A 型和 2M 型 vWD 患者中引起部分反应，但在 2B 型患者中禁用，因为可能会引起血小板减少。3 型 vWD 是 vWF 有完全或接近完全的缺陷，对 DDAVP 普遍无反应。对于所有 3 型 vWD 患者和大多数 2 型疾病患者，首选 vWF 浓缩物治疗。择期手术前应测量因子水平，最低目标水平应根据手术类型而定（表 10.6）。

抗血小板治疗

2014 年 ACC/AHA 指南推荐了一种个体化方法来衡量接受长期抗血小板治疗的患者的手术出血风险和心脏风险[20]。如果正在接受长期低剂量阿司匹林治疗但之前未接受过冠状动脉支架植入术的患者的出血风险较低，其应在围术期继续服用阿司匹林。总体而言，对于绝大多数需要进行普通和心血管手术的患者，围术期使用阿司匹林抗血小板的单药疗法是安全的。应避免在裸金属支架植入术后 30 天内或药物洗脱支架（DES）植入后 12 个月内进行需要停用双重抗血小板治疗的择期手术。如果延迟手术的风险大于支架血栓形成的风险，则可以将 DES 植入术后的手术延迟时间减少到 6 个月。对于裸金属支架或 DES 植入术后 4 周内的急症手术，应继续双重抗血小板治疗，除非存在重大危及生命的手术出血风险。如果在此期间手术需要停止 P2Y12 抑制剂治疗，则应继续服用阿司匹林，并应在术后尽快恢复服用 P2Y12 抑制剂。图 10.4 总结了 ACC/AHA 在近期冠状动脉支架植入术中抗血小板治疗的建议（图 10.4）。重要的是，对于以前没有接受过阿司匹林治疗的患者，目前的证据并不支持术前服用阿司匹林以降低围术期心脏风险。具有里程碑意义的围术期缺血评估 2（Perioperative Ischemic Evaluation 2，POISE-2）试验得出的结论是，围术期服用阿司匹林对死亡或心肌梗死没有影响，而会增加大出血的风险[33]。

表 10.6 拟行择期手术的 vWD 患者的 vWF 推荐水平

大手术	术前 100% 的 vWF，每日最低水平为 50%，直到伤口愈合（5 ～ 10 天）
小手术	术前 60% 的 vWF 水平和每日最低水平为 30%，直到伤口愈合（2 ～ 4 天）
拔牙	术前 60% 的 vWF 水平（单次剂量）
分娩和产褥期	分娩前 80% ～ 100% 的 vWF，每日最低水平为 30%（3 ～ 4 天）

From Mensah PK，Gooding R. Surgery in patients with inherited bleeding disorders. Anaesthesia. 2015；70：112-120，e139-e140.

vWD：血管性血友病；vWF：血管性血友病因子。

抗凝

考虑抗凝剂的围术期管理可降低出血风险和血栓栓塞并发症风险。除了确定抗凝剂中断的持续时间外，临床医生还必须决定是否需要使用桥接剂。血栓栓塞并发症发生风险极高的患者（即近期缺血性卒中、在 CHA_2DS_2-VASc ＞ 1 的房颤情况下抗凝不足）在凝血风险达到最佳之前不应进行择期手术。出血风险低的手术（如许多皮肤手术）可在不中断长期抗凝治疗的情况下进行。在因心律失常而进行心脏介入治疗的患者中，即使在围术期也不宜中断抗凝治疗。美国胸科医师协会循证临床实践指南（2012）代表了最为广泛接受的围术期抗血栓治疗建议[34]。

临床医生应考虑抗凝剂的药代动力学以便缩短长期抗凝治疗的中断时间。华法林的半衰期为 36 ～ 42 小时，应在择期手术前 5 天停用，并在手术当天进行 PT/INR 检查。如果 INR 保持在 1.5 以上，可根据凝血障碍的程度和手术计划在术前给予维生素 K 或新鲜冷冻血浆。由于华法林通常需要 4 ～ 5 天才能达到治疗性抗凝水平，术后 24 小时内重新开始华法林治疗将导致围术期期间平均 8 ～ 9 天为次治疗性抗凝。因此，对于血栓栓塞风险非常高的患者，包括近期发生缺血性卒中、急性动脉栓塞、机械性心脏瓣膜或静脉血栓栓塞患者，应考虑桥接抗凝治疗[34]。以前的指南也建议对高危房颤患者进行桥接治疗。然而，双盲、安慰剂对照桥接试验结果表明，在这种情况下放弃使用低分子量肝素桥接不会增加动脉血栓栓塞的风险，反而可以降低大出血的风险[35]。在用于桥接治疗时，普通肝素应在手术前 4 ～ 6 小时停用，而低分子量肝素应在手术前 24 小时停用。对于出血风险高的手术，应在术后 48 ～ 72 小时恢复低剂量低分子量肝素治疗。

口服直接凝血酶和因子 Xa 抑制剂

现代口服抗凝剂包括直接凝血酶抑制剂达比加群酯（Pradaxa）和直接凝血因子 Xa 抑制剂利伐沙班（Xarelto）、阿哌沙班（Eliquis）、依多沙班（Savaysa）和贝替沙班（Bevyxxa）。与传统的维生素 K 依赖性凝血抑制剂华法林相比，这些药物具有一些优势，即起效更快（少于 4 小时）且半衰期更短，在

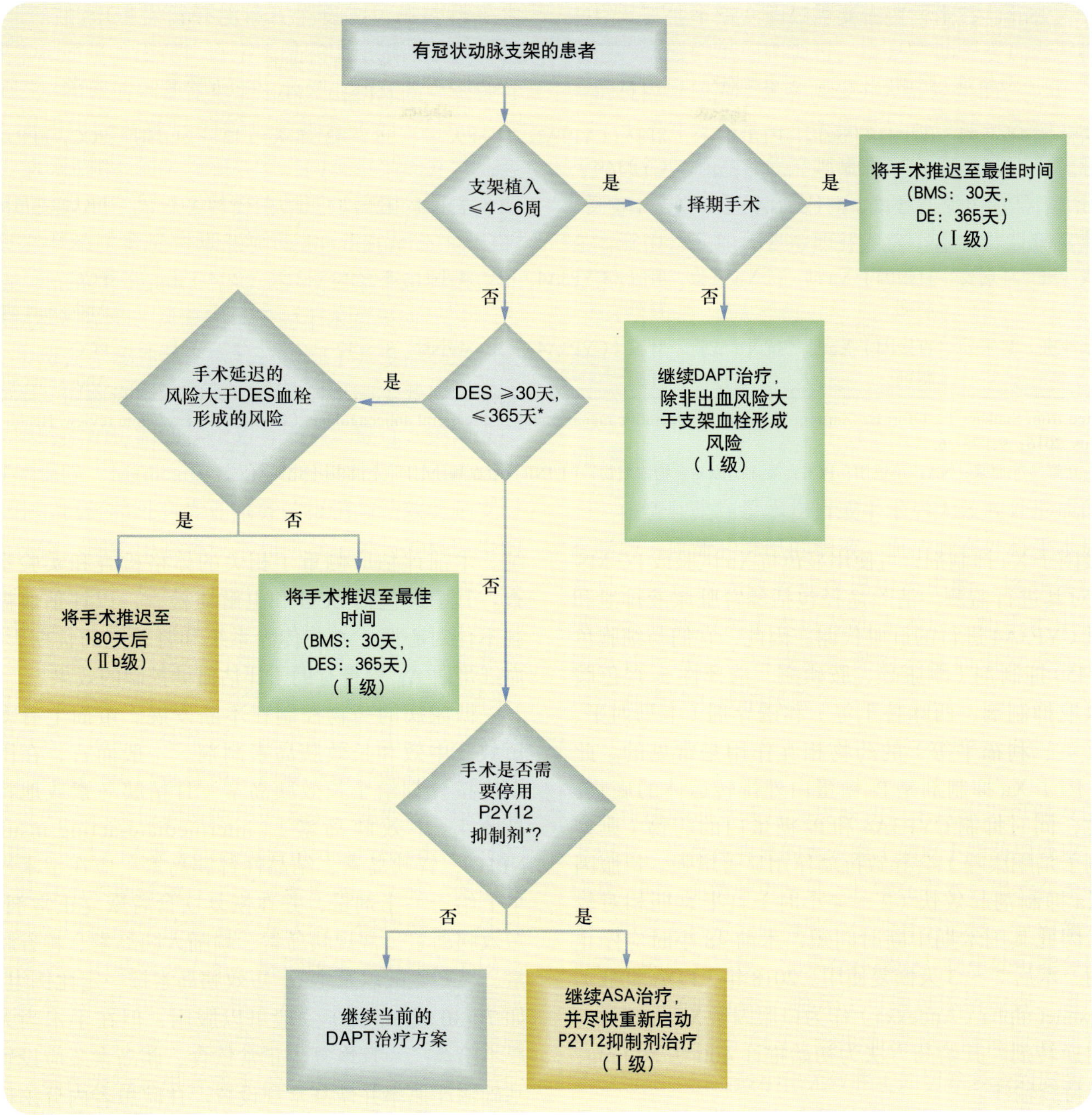

图 10.4　冠状动脉血管内支架植入术和非心脏手术患者中抗血小板药物的管理。* 假设患者目前正在接受双重抗血小板治疗（DAPT）。ASA：阿司匹林；BMS：裸金属支架；DES：药物洗脱支架；DAPT：双重抗血小板治疗（Adapted from Fleisher LA，Fleischmann KE，Auerbach AD，et al：2014 ACC/AHA guideline on perioperative cardiovascular evaluation and management of patients undergoing noncardiac surgery：a report of the American College of Cardiology/American Heart Association Task Force on practice guidelines. J Am Coll Cardiol. 2014；64：e77-e137.）

围术期的中断时间更短；无需进行药物水平的常规长期实验室检测。然而，对这些药物的围术期管理需要了解基本的药物动力学和逆转方案[36]。表 10.7 概述了常用口服抗凝剂。

达比加群酯于 2010 年获美国食品和药物监督管理局（Food and Drug Administration，FDA）批准用于房颤时预防卒中。其经肾脏清除，半衰期为 12 ～ 17 小时。对于肾功能正常且准备接受大手术的患者，达比加群酯应服用至手术前 48 小时，并在手术后 2 ～ 3 天继续服用。在老年人和有肾功能损害的患者，达比加群酯的给药剂量需要调整。达比加群酯可以使用稀释凝血酶时间或液相色谱-质谱（LC-MS/MS）药物水平进行监测。2015 年，FDA 批准伊达赛珠单抗（Praxbind）作为达比加群酯的特异性逆转剂，单次静脉注射 5 g 即可实现快速逆转。

利伐沙班、阿哌沙班、依多沙班和贝替沙班是

表 10.7 口服抗凝剂

药物	商品名	机制	监测指标	清除	启动时间	半衰期（小时）	术前持续	术后恢复	逆转
华法林	香豆素	维生素K依赖因子合成抑制剂	PT/INR	肝脏（CYP1A2，CYP3A4）	＞4 天	36 ～ 42	5 天	12 ～ 24 小时	PCC，FFP，维生素 K
达比加群酯	百达生	直接凝血酶抑制剂	NA	肾脏	1 ～ 2 小时	12 ～ 17	2 天	2 ～ 3 天	伊达赛珠单抗
利伐沙班	拜瑞妥	直接因子Xa抑制剂	抗Xa试验	肝脏（CYP3A4）肾脏	2 ～ 4 小时	5 ～ 9	2 天	2 ～ 3 天	PCC Andexanet alpha
阿哌沙班	艾乐妥	直接因子Xa抑制剂	抗Xa试验	肝脏（CYP3A4）肾脏	3 ～ 4 小时	8 ～ 12	2 天	2 ～ 3 天	PCC Andexanet alpha

Adapted from Sunkara T，Ofori E，Zarubin V，et al. Perioperative management of direct oral anticoagulants（DOACs）：a systemic review. Health Serv Insights. 2016；9：25-36.

FFP：新鲜冷冻血浆；NA：不适用；PCC：凝血酶原复合物浓缩物；PT/INR：凝血酶原时间 / 国际标准化比率。

直接因子 Xa 抑制剂；可使用显色抗 Xa 试验或 LC-MS/MS 对其进行监测。清除途径包括经肾脏尿液排泄和通过 CYP3A4 进行的肝脏代谢。因此，它们与细胞色素 P450 抑制剂（酮康唑、胺碘酮、选择性 5- 羟色胺再摄取抑制剂、西咪替丁等）和诱导剂（卡马西平、苯妥英、利福平等）的药物相互作用是常见的。此外，因子 Xa 抑制剂是 P- 糖蛋白外排转运体的底物。因此，同时抑制 CYP3A4 和 P- 糖蛋白的药物（典型的例子是酮康唑）会导致抗凝作用显著增强。口服因子 Xa 抑制剂起效快（2 ～ 4 小时）且半衰期相对较短，因此其围术期中断时间短，术前 48 小时应停止使用，术后 2 ～ 3 天恢复使用。2018 年，FDA 批准了 andexanet alpha（Andexxa）作为口服因子 Xa 抑制剂的靶向逆转剂。其给药方法为初始推注 400 ～ 800 mg，然后持续输注。

内分泌系统

内分泌系统的合并症会显著影响围术期生理功能，是术前评估需要考虑的重要因素。虽然糖尿病是最常见的内分泌系统疾病，但甲状腺和肾上腺皮质的生理失衡以及功能性肿瘤的内源性激素分泌过多对于围术期的诊断和治疗也至关重要。本节仅简要讨论功能性内分泌系统疾病的管理，相关疾病则在疾病特异性章节进一步讨论。

糖尿病

美国有近 10% 的人口患有糖尿病。糖尿病的慢性后遗症是多因素的，可影响心血管、肾脏和神经系统。术前评估应侧重于相关的体格检查和实验室检查。其中，包括 ECG 和电解质检查，以评估血糖控制不佳对心肌、心脏传导系统和肾功能的长期影响。血红蛋白 A_{1c} 检查有助于评估血糖控制的效果。

糖尿病的药物控制在不断发展。市面上有多种短效、中效和长效胰岛素制剂。一般而言，在围术期应按计划给予长效胰岛素（甘精胰岛素或地特胰岛素）。中效胰岛素［（intermediate-acting insulin，NPH），锌胰岛素、结晶性锌胰岛素］应在手术当天早上给予一半剂量，并在恢复饮食后恢复正常剂量。短效胰岛素（常规胰岛素、赖脯人胰岛素、赖谷胰岛素、天冬氨酸以及中效-短效胰岛素按一定比例组合，如 70/30 或 50/50）一般可以服用，但在手术当天早晨不给药。一旦恢复了正常饮食，胰岛素泵应设置为基础输注速率并恢复常规设置。住院患者内分泌科会诊通常有助于胰岛素方案复杂或血糖控制不佳的患者的管理。

围术期口服降糖药的管理也有所发展。一般而言，磺脲类药物（如格列本脲、格列吡嗪、格列美脲和其他单药或复方磺脲类药物）应在手术当天停用。DPP-4 抑制剂（格列汀）通常在手术当天早上给予。二甲双胍是否应在手术当天早上服用仍存在争议。历史数据表明，服用二甲双胍的患者发生乳酸酸中毒的风险增加；因此，是否服用要根据患者的情况进行个性化决定。最近的数据，包括一个循证系统性综述，并未证实服用二甲双胍发生乳酸酸中毒的风险增加；相反，手术当天继续使用二甲双胍有许多潜在益处，包括改善围术期的血糖控制[37]。

甲状腺功能亢进症和甲状腺功能减退症

甲状腺功能检查和促甲状腺激素测定可快速识别甲状腺相关内分泌系统疾病患者。对于甲状腺功能亢进症患者，在甲状腺手术前通常要对其进行甲状腺功能抑制。在患者甲状腺功能亢进得到解决之前，应推迟其非甲状腺择期手术。甲状腺功能减退症是一种罕见的慢性疾病，无症状的甲状腺功能减退症患者可在围术期护理期间随时开始服用甲状腺替代激素。症状性甲状腺功能减退表现为代谢降低（如疲劳、体重增加、热失调）。症状性甲状腺功能减退可影响电解质调节、凝血、心肌传导系统和其他代谢途径；症状性甲状腺功能减退症患者的择期手术应推迟至其甲状腺功能减退得到临床纠正后进行。

肾上腺皮质系统

有功能性肾上腺肿瘤（包括嗜铬细胞瘤和功能性肾上腺皮质癌）以及功能性副神经节瘤的患者会产生过多的儿茶酚胺，这在围术期可能会危及生命。在所有肾上腺肿瘤患者中都应检查激素产生的可能性，并在手术前完成对产生儿茶酚胺的患者的药物治疗，包括 α 和 β 肾上腺素能阻滞。鉴于发病率和死亡率较高，应避免在没有足够的肾上腺素能阻断的情况下进行急症手术。

对于肾上腺功能不全患者应进行糖皮质激素替代治疗。美国大约有 1% 的人口因多种疾病在使用糖皮质激素，包括肺部、关节、炎症性和其他疾病。传统上，围术期大剂量类固醇替代已用于基线使用类固醇的患者。然而，最近的数据表明，并非所有患者都需要额外的（大剂量）类固醇。使用低剂量类固醇（泼尼松 5 mg/d 或等效剂量）的患者可以继续使用基线类固醇剂量。每日使用较高剂量糖皮质激素的患者可通过低剂量促肾上腺皮质激素（促皮质素）刺激试验来检测其下丘脑-垂体对类固醇使用的抑制反应。肾上腺对外源性促肾上腺皮质激素缺乏反应是诊断肾上腺功能不全和给予生理替代剂量的糖皮质激素的指征。对于所有使用 5 mg 以上泼尼松（或等效剂量）的患者，共识指南建议根据计划手术的范围使用糖皮质激素替代治疗（框 10.7）。

框 10.7 围术期补充糖皮质激素方案

无 HPAA 抑制

给予任何持续时间的泼尼松＜ 5 mg/d 或等效药物

隔日早上单次给予任何剂量或持续时间的短效糖皮质激素

任何剂量的糖皮质激素持续＜ 3 周

治疗：围术期每日给予常规糖皮质激素剂量

HPAA 抑制记录或推测有 HPAA 抑制

泼尼松＞ 20 mg/d 或等效药物，持续≥ 3 周

库欣样外观

低剂量 ACTH 刺激试验的生化肾上腺功能不全

小手术或局部麻醉

治疗：术前给予常规剂量的糖皮质激素

除非出现肾上腺功能不全的体征或症状，否则不要补充，然后静脉注射 25 mg 氢化可的松

中度手术应激

治疗：麻醉诱导前静脉注射氢化可的松 50 mg，此后每 8 小时 25 mg，持续 24 ～ 48 小时，然后再恢复正常剂量

大手术应激

治疗：麻醉诱导前静脉注射氢化可的松 100 mg，此后每 8 小时 50 mg，持续 48 ～ 72 小时，然后恢复正常剂量

HPAA 抑制不确定

5 ～ 20 mg 泼尼松或等效药物，持续≥ 3 周

术前一年≥ 5 mg 泼尼松或等效药物，持续≥ 3 周

小手术或局部麻醉

治疗：术前给予常规剂量糖皮质激素，不进行补充

中度或大手术应激

进行低剂量 ACTH 刺激试验以确定 HPAA 抑制反应，或如果有 HPAA 抑制，补充糖皮质激素

Adapted from Schiff RL，Welsh GA. Perioperative evaluation and management of the patient with endocrine dysfunction. Med Clin North Am. 2003；87：175-192；and Kohl BA，Schwartz S. Surgery in the patient with endocrine dysfunction. Med Clin North Am. 2009；93：1031-1047.

ACTH：促肾上腺皮质激素；HPAA：下丘脑-垂体-肾上腺轴。

肿瘤性内分泌系统疾病

许多实体器官肿瘤会分泌内源性激素。功能性胰腺肿瘤可分泌过多的胃泌素、胰岛素、胰高血糖素、血管活性肠肽和其他罕见肽。对于有胰腺神经内分泌肿瘤和内分泌相关症状的患者，应完成术前评估，以确定他们是否有功能性肿瘤。原发性胰腺癌、肠癌或肺类癌患者可发生 5- 羟色胺分泌过多。一般而言，原发性肿瘤产生具有临床意义的 5- 羟色胺的情况较为罕见，症状通常发生在有肝转移的患者身上。

类癌肝转移可导致 5- 羟色胺、组胺、前列腺素和其他代谢产物的分泌显著过多。类癌综合征的常见症状是潮红和腹泻。尿中有 5- 羟基吲哚乙酸可作为诊断依据。对于有症状的临床和（或）病理诊断为类癌肝转移或非转移但有症状（潮红 / 腹泻）的神经内分泌肿瘤患者，在进行任何手术干预前，应使用生长抑素类似物（如奥曲肽、奥曲肽 LAR、兰瑞肽）进行阻断治疗。对于有长期类癌症状的患者，应评估其

是否患有心脏瓣膜病，因为他们可能出现三尖瓣反流、肺动脉狭窄和（或）反流。在适当的生长抑素受体阻断后，对于具有临床意义的类癌性心脏病患者，应在进行肿瘤手术前先进行心脏手术。围术期给予适当的奥曲肽至关重要，通常采取术前入院输注奥曲肽或麻醉诱导前给予大剂量奥曲肽的形式。术中可能会发生心血管不稳定，需要持续给予大剂量奥曲肽。术中奥曲肽输注通常在术后停止。

内源性抗利尿激素分泌过多可导致抗利尿激素分泌不当综合征，这是小细胞肺癌和其他肺肿瘤的罕见表现。神经外科手术（尤其是垂体手术）或创伤也可导致抗利尿激素分泌不当综合征。围术期管理需要维持血容量正常和适当纠正血清钠。

营养和肥胖

确定患者的营养状况是手术计划的一个重要组成部分。手术或创伤引起的生理应激可导致短暂的分解代谢状态，迅速消耗能量和蛋白质。围术期营养不良可导致严重后果，包括伤口愈合受损、感染可能性增加、电解质异常和器官功能障碍。优化围术期营养可平衡全身应激的影响，以将这些负面影响降至最低。

术前营养评估

术前评估时，营养不良的指标包括体重减轻和慢性疾病。应收集患者包括营养补充剂在内的饮食史。体格检查时，及时发现包括BMI、暂时性消瘦、外周水肿、肌肉肿块、皮肤肿胀以及瘀点、瘀斑或压疮的存在。在众多的营养不良筛查工具中，最常用的是营养风险筛查（NRS-2002；表10.8）工具。多项研究描述了NRS-2002测量的较高营养风险评分与术后并发症（包括住院时间延长）之间的相关性。

由于全身蛋白质储存对于术后伤口愈合至关重

表 10.8 营养风险筛查（NRS-2002）工具

	受损的营养状况		疾病严重程度（～营养需求增加）
无，得分 0分	正常营养状况	无，得分0分	正常营养需求
轻度，得分1分	3个月内体重减轻＞5%或前一周食物摄入量低于正常需求量的50%～75%	轻度，得分1分	髋部骨折*、慢性病患者，特别是合并急性并发症：肝硬化*，COPD*、*长期血液透析*、*糖尿病*、*肿瘤*
中度，得分2分	2个月内体重减轻＜5%或BMI为18.5～20.5合并前一周的一般状况受损或食物摄入量为正常需求量的25%～60%	重度，得分2分	腹部大手术* 卒中* *重症肺炎、血液系统恶性肿瘤*
重度，得分3分	1个月内体重减轻＞5%（3个月内＞15%）或BMI＜18.5合并前一周一般状况受损或食物摄入量为正常需求量的0%～25%	重度，得分3分	颅脑损伤* 骨髓移植* *重症监护患者（APACHE＞10）*
分数：	＋	分数：	＝总分
年龄	如果≥70岁：加1分	＝年龄调整总计得分	

得分≥3分：患者处于营养风险中，启动营养补充计划。

得分＜3分：每周重新筛查患者。例如，如果患者将接受大手术，应考虑制订预防性营养补充计划，以避免出现相关风险状况。

NRS-2002是基于对现有随机临床试验的解释。*表示试验直接支持对具有该诊断的患者进行分类。以斜体显示的诊断基于以下给出的原型。

营养风险是指当前的**营养状况**以及由于临床疾病的应激代谢导致的需求增加所造成的当前状况受损的风险。

营养补充计划适用于以下所有患者：

①严重营养不良（得分＝3分）；②严重疾病（得分＝3分）；③中度营养不良＋轻度疾病（得分＝2＋1）；④轻度营养不良＋中度疾病（得分＝1＋2）。

疾病严重程度的原型。得分＝1分：因并发症住院的慢性病患者。患者身体虚弱，但经常下床活动。蛋白质需求增加，在大多数情况下可以通过口服饮食或补充剂来满足。**得分＝2分：**患者因病（如腹部大手术后）卧床。蛋白质需求显著增加，尽管在许多情况下需要人工喂养，但仍可以满足。**得分＝3分：**接受辅助通气等重症监护的患者。蛋白质需求增加，即使人工喂养也无法满足。蛋白质分解和氮损失显著减弱。

From Kondrup J，Allison SP，Elia M．et al. ESPEN guidelines for nutrition screening 2002. Clin Nutr. 2003；22：415-421.

APACHE：急性生理和慢性健康评估；BMI：体重指数；COPD：慢性阻塞性肺疾病。

要，蛋白质状态已成为术前评估的重点。最常用的蛋白质状态血清指标是白蛋白、前白蛋白和转铁蛋白。在退伍军人事务部的一项大型非心脏手术研究中，白蛋白< 3.5 g/dL 是术后早期发病率和死亡率的强预测因子。鉴于白蛋白的半衰期较长（20 天），通常将其用作慢性营养状况的指标。前白蛋白的半衰期短得多，仅为 2 天，因此可能可以反映更近期的营养状态。重要的是，前白蛋白和白蛋白均为急性期阴性反应蛋白质。在急性应激和炎症期间，急性期蛋白质生成增加会导致白蛋白和前白蛋白水平降低，这会让白蛋白和前白蛋白在围术期中的可靠性降低。转铁蛋白的半衰期为 8 ～ 9 天，除了也是急性期阴性反应蛋白质以外，还必须考虑血清铁水平对它的影响。

营养补充

围术期可通过肠内或肠外途径补充营养。肠内途径有几个优点，在大多数情况下是首选。肠外营养需要特殊的静脉通路，容易感染，还会增加高血糖的风险。肠外营养经常缺乏支持胃肠道的重要免疫功能的免疫增强型谷氨酰胺和欧米伽 -3 脂肪酸。肠黏膜是抵抗感染的物理屏障并可产生靶向抗体，包括肠腔内免疫球蛋白 A。在饥饿期间，肠黏膜更容易受到细菌易位的影响；肠内喂养有助于维持健康的肠黏膜屏障，减少不良的免疫和易位效应。

几十年来，术前的营养预适应一直是研究的主题。1991 年，退伍军人事务部全肠外营养（total parenteral nutrition，TPN）合作组织进行的随机试验研究将患者随机分配为术前 TPN 组或非心脏手术前不治疗组。结果显示，TPN 组总体上有更多的感染性并发症。然而，接受 TPN 治疗的严重营养不良患者发生的非感染性并发症少于对照组，这表明 TPN 预适应可能在部分患者中发挥了作用。最近的数据表明，应采用 NRS-2002 作为筛查工具，并考虑对严重营养不良患者进行肠外或肠内预适应。对于轻度营养不良患者，不应因术前营养补充而延迟手术。

术后应尽早开始肠内营养。肠内营养的真正禁忌证很少，包括肠梗阻、肠缺血、肠不连续、高输出瘘和严重吸收不良[38]。重要的是，机械通气、血管升压药使用和腹部开放不是肠内营养的严格禁忌证。早期肠内营养（术后 24 小时内）是大多数促进术后恢复（enhanced recovery after surgery，ERAS）方案的关键组成部分，可能与减少术后并发症相关。无需在肠内营养前等待肠功能的客观体征。在接受上消化道切除术和重建术的患者中，早期肠内营养可减少感染并缩短住院时间。只有当预测胃肠道功能丧失超过 7 天时才应在术后考虑肠外营养。

肥胖

极端的 BMI（> 40 或< 18.5）与手术死亡率和术后发病率相关。然而，轻度升高的 BMI（25 ～ 30）实际上可能会降低发病率和死亡率，这一概念通常被描述为“肥胖悖论”。但是，严重的肥胖是肺部、心血管、血栓栓塞和感染性并发症的一贯危险因素。肥胖患者的手术时间和住院时间更长。其中许多可归因于与肥胖相关的合并症，包括心血管疾病、阻塞型睡眠呼吸暂停（OSA）、肥胖低通气综合征、原发性高血压和糖尿病。因此，AHA 建议对所有 BMI > 40 且有心力衰竭或运动耐量差危险因素的患者进行术前心电图（ECG）和 X 线胸片检查。STOP-BANG 问卷是一种敏感的 OSA 筛查测试[26]。在肥胖人群中常规进行这个由 8 个问题组成的问卷调查有助于指导正式的多导睡眠脑电图检查并预测困难气道问题。

术前注意事项和治疗方案

手术当天对患者进行术前评估是外科医生评估手术准备情况的最后机会。应询问自上次会诊以来临床状况的间隔变化。要重新评估正在使用的药物，包括最近一次给药的时间。确认基线抗凝和抗血小板药物的适当管理，包括最后一次给药的时间。再次与患者核实知情同意，以确保患者对手术的目的和风险有准确和适当的理解。由手术和麻醉团队负责审查与围术期直接相关的医嘱。对于每一次手术来说，重要的是审查预防性抗生素使用和静脉血栓栓塞预防的适应证。围术期治疗方案，如 ERAS 方案和类似的方式与方法，有助于患者治疗的标准化，包括术前预期、术中管理和术后恢复。

患者康复方式与方法

患者康复可通过多种方式与方法，以获得规范的围术期治疗。ERAS 方案是最近文献中研究和支持的最好的方案。这些方式与方法是于 20 世纪 90 年代末和 21 世纪初引入，最初是在结肠直肠手术中应用的。它们的优势包括：①治疗标准化；②术前患者教育、期望管理和康复需求评估；③目标为以避免阿片样药物和维持血管内血容量的术中麻醉策略；④具有标准化早期活动、多模式疼痛管理和阿片类药物最小化、避免容量超负荷和早期恢复饮食的术后治疗方式与方法[39]。

在腹部普外科手术、胸外科手术、妇科外科手术、骨科手术和其他分支外科手术中，已经出现了大量 ERAS 类型的方案。这些方案本身都非常精细，通常会列出术前、术中和术后药物使用的具体时间和患者期望。患者认同由外科医生、麻醉医生和护理人员组成的多学科团队人员并接受这些方案对于其成功治疗至关重要。虽然这些方案的实施经常可以显示术后指标（如感染、疼痛评分、住院时间等）的早期改善，但在一些研究中，仍然难以证明其长期持续效应。建议对此类术后治疗方案的依从性和结果进行标准化报告，以了解哪些因素和（或）方法最能得到数据支持。

预防性使用抗生素

手术部位感染（surgical site infection，SSI）是医院感染的最常见原因之一，与死亡率增加和术后住院时间延长有关。SSI 的分类有浅表（仅累及皮肤或皮下组织）、深切口（累及筋膜或肌肉）和器官间隙感染。SSI 的危险因素很多，包括年龄、肥胖、吸烟、营养不良、糖尿病、免疫抑制、辐射等。尽管许多危险因素在围术期是不可改变的，但有两个最简单可行的措施可以降低 SSI 风险：适当选择围术期抗生素和在做切口后 1 小时内给患者使用这些抗生素。

美国疾病控制和预防中心（the Centers for Disease Control and Prevention, CDC）将伤口分为四类：清洁、清洁-污染、污染和感染伤口（表 10.9）。虽然从学术研究的角度来看这种分类很有用，但最近的研究显示这种伤口分类方法的实用性有限，并且对手术切口的频繁错误分类也是术后并发症的一个危险因素[40]。对于由于基础疾病而使发生 SSI 风险特别高的患者，无论伤口分类如何，进行抗菌预防都是合理的。尽管如此，除非预期植入假体，对清洁伤口通常不需要预防性使用抗生素。

《外科手术中抗菌药物预防临床实践指南》是 2013 年制定的一个合作规范，提供了针对外科手术的抗生素预防性使用建议（表 10.10）[41]。选择适当的预防方法应遵循一些核心原则。首先，选择一种抗菌药物以对付常见的手术部位病原体。清洁伤口主要遇到的是皮肤菌群，主要是金黄色葡萄球菌和凝固酶阴性葡萄球菌。对于涉及腹部内脏、胆道和心脏手术的清洁-污染伤口，应使用革兰氏阴性杆菌和肠球菌抗菌药物。FDA 批准的常用药物包括头孢唑啉、头孢西丁、头孢替坦和万古霉素。对于大多数手术，头孢唑啉是一种合适的选择，因为其成本低、抗菌谱广、活性持续时间长。对于有耐甲氧西林金黄色葡萄球菌定植的患者，万古霉素可能是一种合适的替代药物。

抗菌药物预防性使用的第二个考虑因素是第一次给药的时间。20 世纪 90 年代早期的历史数据表明，与早期或术后给药相比，做切口前 2 小时内使用抗生素的手术伤口感染率最低。然而，最近的一项旨在减少抗菌药物预防性使用错误的前瞻性、多中心试验（比较了各种手术前抗菌药物使用的时间）报道，当在做切口 30 分钟内或在做切口前 31 ～ 60 分钟之间使用抗菌药物时感染风险最低[42]。因此，当前数据支持在做手术切口 60 分钟内第一次预防性使用抗菌药物。对于需要较长输注时间的抗菌药物（万古霉素、氟喹诺龙），可在做切口前 120 分钟内开始给药。通常在每两个半衰期后或失血量大于 1500 ml 时重新给药以维持治疗血清水平（表 10.11）。

抗菌药物的使用时间应限制在适用于每种手术的最小有效长度。大多数清洁和清洁-污染的手术不需要术后给药；如有使用指征，术后抗菌药物的使用应限制在 24 小时以内。在心脏外科手术中，短期或单剂量预防使用抗菌药物的证据不一致，这些手术的术后最佳抗菌药物使用时间仍有争议。尽管美国胸外科

表 10.9 伤口分类

伤口分类	定义
清洁	无感染的手术伤口，未发生炎症，未进入呼吸道、消化道或未感染的尿道。
清洁-污染	手术切口在呼吸道、消化道、生殖或泌尿道受到控制的情况下进行，没有不寻常的污染。具体来说，手术涉及胆道、阑尾、阴道和口咽，没有感染和大破口的证据。
污染	开放性、新的、意外的伤口。此外，手术有重大的无菌问题，或有胃肠道和切口的严重溢出，因而可见急性非化脓性炎症，包括坏死组织，没有化脓性引流迹象。
感染	有残留失活组织和包含现有临床感染或内脏穿孔的陈旧创伤性伤口。手术前术野存在引起术后感染的微生物。

表 10.10 外科抗菌药物预防性使用建议			
手术类型	推荐抗生素[a,b]	β 内酰胺类过敏患者的替代药物	证据强度[c]
冠状动脉搭桥术	头孢唑啉，头孢呋辛	克林霉素[d]，万古霉素[d]	A
心脏装置植入术（如心脏起搏器植入）	头孢唑啉，头孢呋辛	克林霉素，万古霉素	A
心脏辅助装置	头孢唑啉，头孢呋辛	克林霉素，万古霉素	C
胸腔非心脏手术（如肺叶切除术、全肺切除术、肺切除术、开胸术）	头孢唑啉，氨苄西林–舒巴坦	克林霉素[d]，万古霉素[d]	A
电视胸腔镜外科手术	头孢唑啉，氨苄西林–舒巴坦	克林霉素[d]，万古霉素[d]	C
包括进入胃肠道的胃十二指肠切除术（减肥手术、胰十二指肠切除术[f]）	头孢唑啉	克林霉素或万古霉素＋氨基糖苷类[g]或氨曲南或氟喹诺酮[h-j]	A
高危患者不进入胃肠道的手术（抗反流、高选择性迷走神经切断术）	头孢唑啉，	克林霉素或万古霉素＋氨基糖苷类[g]或氨曲南或氟喹诺酮[h-j]	A
胆道开放手术	头孢唑啉，头孢西丁，头孢替坦 头孢曲松[k]，氨苄西林–舒巴坦	克林霉素或万古霉素＋氨基糖苷类[g]或氨曲南或氟喹诺酮[h-j]、甲硝唑＋氨基糖苷类[g]或氟喹诺酮[h-j]	A
腹腔镜手术			
择期低危手术[l]	无	无	A
择期高危手术[l]	头孢唑啉，头孢西丁，头孢替坦 头孢曲松[k]，氨苄西林–舒巴坦	克林霉素或万古霉素＋氨基糖苷类[g]或氨曲南或氟喹诺酮[h-j]、甲硝唑＋氨基糖苷类[g]或氟喹诺酮[h-j]	A
无并发症阑尾炎的阑尾切除术	头孢西丁，头孢替坦 头孢唑啉＋甲硝唑	克林霉素＋氨基糖苷类[g]或氨曲南或氟喹诺酮[h-j]、甲硝唑＋氨基糖苷类[g]或氟喹诺酮[h-j]	A
小肠手术			
无梗阻	头孢唑啉	克林霉素＋氨基糖苷类[g]或氨曲南或氟喹诺酮[h-j]	C
有梗阻	头孢唑啉＋甲硝唑，头孢西丁，头孢替坦	甲硝唑＋氨基糖苷类[g]或氟喹诺酮[h-j]	A
疝修补术（疝根治术和疝缝手术）	头孢唑啉	克林霉素，万古霉素	A
结直肠手术[m]	头孢唑啉＋甲硝唑，头孢西丁 头孢替坦，氨苄西林–舒巴坦[h] 头孢曲松＋甲硝唑[n]，厄他培南	克林霉素＋氨基糖苷类[g]或氨曲南或氟喹诺酮[h-j]，甲硝唑＋氨基糖苷类[g]或氟喹诺酮[h-j]	A
头颈部手术清洁	无	无	B
假体放置清洁（不包括鼓膜造孔术引流管）	头孢西丁，头孢呋辛	克林霉素[d]	C
清洁–污染癌症手术	头孢唑啉＋甲硝唑，头孢唑辛＋甲硝唑，氨苄西林–舒巴坦	克林霉素[d]	A
除扁桃体切除术和功能性内镜鼻窦手术外的清洁–污染手术	头孢唑啉＋甲硝唑，头孢唑辛＋甲硝唑，氨苄西林–舒巴坦	克林霉素[d]	B

表 10.10 外科抗菌药物预防性使用建议（续）

手术类型	推荐抗生素[a, b]	β 内酰胺类过敏患者的替代药物	证据强度[c]
神经外科择期开颅术和脑脊液分流手术	头孢唑啉	克林霉素[d]，万古霉素[d]	A
鞘内泵植入术	头孢唑啉	克林霉素[d]，万古霉素[d]	C
剖宫产	头孢唑啉	克林霉素＋氨基糖苷类[g]	A
子宫切除术（腹式或阴式）	头孢唑啉，头孢替坦，头孢西丁，氨苄西林−舒巴坦[h]	克林霉素或万古霉素＋氨基糖苷类[g]或氨曲南或氟喹诺酮[h-j]，甲硝唑＋氨基糖苷类[g]或氟喹诺酮[h-j]	A
眼科手术	外用新霉素−多黏菌素 B- 短杆菌肽或第四代外用喹诺酮类（加替沙星或莫西沙星），每 5 ～ 15 分钟滴一次，共 5 次[o]。手术结束时可选择通过结膜下注射头孢唑啉 100 mg 或前房内注射头孢唑啉 1 ～ 2.5 mg 或可选择在手术结束时使用头孢呋辛 1 mg	无	B
涉及手、膝、脚且不涉及异物植入的整形外科手术清洁	无	无	C
脊柱手术有 / 无器械使用	头孢唑啉	克林霉素[d]，万古霉素[d]	A
髋部骨折修复	头孢唑啉	克林霉素[d]，万古霉素[d]	A
植入内固定装置（如钉子、螺钉、钢板、金属丝）	头孢唑啉	克林霉素[d]，万古霉素[d]	C
全关节置换术	头孢唑啉	克林霉素[d]，万古霉素[d]	A
有感染危险因素的尿路内器械操作（包括经直肠前列腺活检）	氟喹诺酮[h-j]，甲氧苄啶−磺胺甲恶唑、头孢唑啉	氨基糖苷类[g]，含或不含克林霉素	A
清洁不进入泌尿道	头孢唑啉［建议在放置材料（如阴茎假体）时添加单剂量氨基糖苷类］	克林霉素[d]，万古霉素[d]	A
涉及植入假体	头孢唑啉 ± 氨基糖苷类、头孢唑啉 ± 氨曲南，氨苄西林−舒巴坦	克林霉素或万古霉素 ± 氨基糖苷类或氨曲南	A
进入泌尿道的清洁手术	头孢唑啉［建议在放置材料（如阴茎假体）时添加单剂量氨基糖苷类］	氟喹诺酮[h-j]，氨基糖苷类[g]± 克林霉素	A
清洁−污染手术	头孢唑啉＋甲硝唑，头孢西丁	氟喹诺酮[h-j]，氨基糖苷类[g]＋甲硝唑或克林霉素	A
血管外科[p]	头孢唑啉	克林霉素[d]，万古霉素[d]	A
心、肺、心肺移植[q]；心脏移植[r]	头孢唑啉	克林霉素[d]，万古霉素[d]	A（基于心脏手术）
肺和心肺移植[r, s]	头孢唑啉	克林霉素[d]，万古霉素[d]	A（基于心脏手术）
肝移植[q, t]	哌拉西林−他唑巴坦，头孢噻肟＋氨苄西林	克林霉素或万古霉素＋氨基糖苷类[g]或氨曲南或氟喹诺酮[h-j]	B
胰腺和胰肾移植[r]	头孢唑啉，氟康唑［适用于真菌感染高危者（如胰肠引流患者）］	克林霉素或万古霉素＋氨基糖苷类[g]或氨曲南或氟喹诺酮[h-j]	A
	头孢唑啉	克林霉素或万古霉素＋氨基糖苷类[g]或氨曲南或氟喹诺酮[h-j]	A

表 10.10 外科抗菌药物预防性使用建议（续）

手术类型	推荐抗生素[a,b]	β 内酰胺类过敏患者的替代药物	证据强度[c]
整形外科清洁手术但有危险因素或清洁-污染手术	头孢唑啉、氨苄西林-舒巴坦	克林霉素[d]，万古霉素[d]	C

From Bratzler DW，Dellinger EP，Olsen KM，et al. Clinical practice guidelines for antimicrobial prophylaxis in surgery. Am J Health Syst Pharm. 2013；70：195-283.

[a] 应在做手术切口前 60 分钟内开始使用抗菌药物（万古霉素或氟喹诺酮类为 120 分钟内）。虽然单剂量预防性使用通常就足够了，但所有手术的使用时间应< 24 小时。如果使用半衰期较短的药物（如头孢唑啉、头孢西丁），并且如果手术持续时间超过了建议的再给药时间（从术前剂量开始算起），则应重新给药。如果出现长时间出血或出血过多或存在可能缩短药物半衰期的其他因素（如大面积烧伤），也可能需要重新给药。对于药物半衰期可能延长的患者（如肾功能不全或肾衰竭患者），可能不需要重新给药。

[b] 对于已知存在耐甲氧西林金黄色葡萄球菌定植的患者，术前可在推荐药物中添加单剂量万古霉素。

[c] 支持或不支持预防性使用抗菌药物的证据分为 A 类（Ⅰ～Ⅲ级）、B 类（Ⅳ～Ⅵ级）或 C 类（Ⅶ级）。Ⅰ级证据来自大型、实施良好、随机对照临床试验。Ⅱ级证据来自小型、实施良好、随机对照临床试验。Ⅲ级证据来自实施良好的队列研究。Ⅳ级证据来自实施良好的病例对照研究。Ⅴ级证据来自实施不良的无对照研究。Ⅵ级证据是倾向于推荐的相互矛盾的证据。Ⅶ级证据为专家意见。

[d] 对于可能存在除葡萄球菌和链球菌以外的病原体的手术，可考虑添加一种对这些病原体具有活性的其他抗菌药物。例如，如果有监测数据显示革兰氏阴性杆菌是导致手术部位感染的原因，医生可考虑将克林霉素或万古霉素与另一种药物联合使用（如果患者对 β - 内酰胺类抗生素不过敏，则为头孢唑啉；如果患者对 β - 内酰胺类抗生素过敏，则使用氨曲南、庆大霉素或单剂量氟喹诺酮类）。

[e] 对于术后胃十二指肠感染风险最高的患者，如胃 pH 升高（如接受组胺 2 型受体拮抗剂或质子泵抑制剂治疗的患者）、胃十二指肠穿孔、胃动力降低、胃出口梗阻、胃出血、病态肥胖或癌症患者，应预防性使用抗菌药物。当未进入肠腔时，可能不需要预防性使用抗菌药物。

[f] 考虑对感染的胆道进行额外的抗菌药物覆盖。

[g] 庆大霉素或妥布霉素。

[h] 由于大肠埃希菌对氟喹诺酮类和氨苄西林-舒巴坦的耐药性不断增加，在使用前应审查当地人群的药敏感情况。

[i] 环丙沙星或左氧氟沙星。

[j] 氟喹诺酮类药物与各年龄段患者发生肌腱炎和肌腱断裂的风险增加有关。然而，单剂量抗生素预防的这种风险预计是非常小的。虽然氟喹诺酮类药物在一些儿童手术抗生素预防中可能是必要药物，但在一些临床试验中，与对照受试者相比，氟喹诺酮类药物的不良事件发生率增加，因此不是儿科患者的首选药物。

[k] 头孢曲松的使用应仅限于因急性胆囊炎或急性胆道感染而需要抗菌治疗的患者，这些感染可能在做切口前无法确定；头孢曲松不应用于因非感染性胆道疾病（包括无感染的胆绞痛或运动障碍）而行胆囊切除术的患者。

[l] 提示腹腔镜胆囊切除术感染性并发症高风险的因素包括急诊手术、糖尿病、手术持续时间长、术中胆囊破裂、年龄> 70 岁、从腹腔镜胆囊切除术转为开腹胆囊切除术、ASA 分级≥ 3 级、手术前 30 天内绞痛发作、因非感染性并发症< 1 个月内再次干预、急性胆囊炎、胆汁溢出、黄疸、妊娠、胆囊无功能、免疫抑制和植入假体装置。由于许多这些危险因素在手术干预前是无法确定的，所有接受腹腔镜胆囊切除术的患者均应给予单剂量抗菌药物预防。

[m] 对于大多数患者，除静脉注射预防药物外，还应给予机械性肠道准备联合口服硫酸新霉素＋口服红霉素碱，或联合口服硫酸新霉素＋口服甲硝唑。

[n] 在手术部位感染的革兰氏阴性分离菌株对第一代和第二代头孢菌素耐药性增加的情况下，单剂量头孢曲松＋甲硝唑可能优于常规使用碳青霉烯类药物。

[o] 尚未确定术后继续使用局部抗生素的必要性。

[p] 头臂动脉手术不需要常规的预防用药。虽然没有数据支持，但接受涉及血管假体或补片植入的头臂动脉手术（如颈动脉内膜切除术）的患者可受益于预防性用药。

[q] 这些指南反映了围术期抗生素预防的建议，以预防手术部位感染，但未提供对于免疫抑制移植患者机会性感染的预防建议（如抗真菌或抗病毒药物）。

[r] 有左心室辅助装置作为桥梁的患者和经历慢性感染的患者也可从感染微生物的覆盖中获益。

[s] 可能需要修改预防方案，以覆盖移植前从供体肺或受体分离的任何潜在病原体，包括革兰氏阴性菌（如铜绿假单胞菌）或真菌。对于移植前培养阴性的肺移植患者，应在适用于其他类型心胸外科手术的情况下接受抗菌药物预防治疗。因囊性纤维化接受肺移植的患者应接受 7 ～ 14 天的抗菌药物治疗，抗菌药物根据移植前培养和敏感性结果选择，还可能包括额外的抗细菌或抗真菌药物。

[t] 可能需要修改预防方案，以覆盖移植前从受者体内分离出的任何潜在病原体，包括耐万古霉素肠球菌。

医师协会认识到抗菌药物给药时间延长会带来耐药性和艰难梭菌重叠感染的风险，但有证据表明，抗菌药物使用时间长达 48 小时可降低胸骨伤口感染的风险。因此，美国外科传染病学会和胸外科医师协会均建议，在心胸外科手术后 48 小时内预防性使用抗菌药物。

药物审查

手术当天的居家用药管理应根据患者和手术情况进行调整。目的是最大限度地减少对基线稳态的破坏，同时限制手术出血和与麻醉药物间的药物相互作用的风险。术前必须对药物进行审查，应注意心脏、精神、神经和糖尿病药物以及抗凝和抗血小板药物。一般而言，心脏药物和吸入剂应在手术当天早上继续使用。在术后，应按照医嘱使用肠外替代品，以最大限度地减少治疗失误和避免戒断症状，如反弹性高血压。对围术期出血风险有影响的药物应根据药物的半

表 10.11 外科抗菌药物预防性使用临床实践指南

抗菌药物	推荐剂量		肾功能正常成人体内半衰期（小时）[19]	推荐再给药时间（从术前剂量开始算起）（小时）[c]
	成人[a]	儿童[b]		
氨苄西林-舒巴坦	3 g（氨苄西林 2 g，舒巴坦钠 1 g）	氨苄西林组分 50 mg/kg	0.8 ～ 1.3	2
氨苄西林	2 g	50 mg/kg	1 ～ 1.9	2
氨曲南	2 g	30 mg/kg	1.3 ～ 2.4	4
头孢唑啉	2 g，体重≥ 120 kg 的患者 3 g	30 mg/kg	1.2 ～ 2.2	4
头孢呋辛	1.5 g	50 mg/kg	1 ～ 2	4
头孢噻肟	1 g[d]	50 mg/kg	0.9 ～ 1.7	3
头孢西丁	2 g	40 mg/kg	0.7 ～ 1.1	2
头孢替坦	2 g	40 mg/kg	2.8 ～ 4.6	6
头孢曲松	2 g[e]	50 ～ 75 mg/kg	5.4 ～ 10.9	不适用
环丙沙星[f]	400 mg	10 mg/kg	3 ～ 7	不适用
克林霉素	900 mg	10 mg/kg	2 ～ 4	6
厄他培南	1 g	15 mg/kg	3 ～ 5	不适用
氟康唑	400 mg	6 mg/kg	30	不适用
庆大霉素[g]	5 mg/kg 根据体重给药（单次给药）	2.5 mg/kg 根据体重给药	2 ～ 3	不适用
左氧氟沙星[f]	500 mg	10 mg/kg	6 ～ 8	不适用
甲硝唑	500 mg	15 mg/kg；体重＜ 1200 g 的新生儿应接受单次 7.5 mg/kg 剂量	6 ～ 8	不适用
莫西沙星[f]	400 mg	10 mg/kg	8 ～ 15	不适用
哌拉西林-他唑巴坦	3.375 g	2 ～ 9 个月婴儿：80 mg/kg 哌拉西林组分	0.7 ～ 1.2	2
万古霉素	15 mg/kg	15 mg/kg	4 ～ 8	不适用
结直肠手术口服抗生素预防用药（与机械肠道准备配合应用）				
红霉素	1 g	20 mg/kg	0.8 ～ 3	不适用
甲硝唑	1 g	15 mg/kg	6 ～ 10	不适用
新霉素	1 g	15 mg/kg	2 ～ 3（在正常胃肠道条件下吸收 3%）	不适用

From Bratzler DW，Dellinger EP，Olsen KM，et al. Clinical practice guidelines for antimicrobial prophylaxis in surgery. Am J Health Syst Pharm. 2013；70：195-283.

[a] 成人剂量来源于不同的研究。

[b] 儿童的最大剂量不应超过成人剂量。

[c] 对于半衰期较短的抗菌药物（如头孢唑啉、头孢西丁）在手术前长时间使用，对于肾功能正常的患者，建议在手术室以大约药物半衰期 2 倍的间隔重新给药。标记为不适用的重新给药的建议间隔是基于典型案例的长度；对于时间异常长的手术，可能需要重新给药。

[d] 尽管美国食品和药物监督管理局批准的包装说明书标示为 1 g，但专家建议肥胖患者服用 2 g。

[e] 当作为单剂量与甲硝唑联合用于结肠直肠手术。

[f] 尽管氟喹诺酮类药物与所有年龄段患者发生肌腱炎或肌腱断裂风险增加有关，但使用这些药物进行单剂量预防通常是安全的。

[g] 一般来说，用于外科抗生素预防的庆大霉素应限制为术前单次给药。剂量基于患者的实际体重。如果患者的实际体重比理想体重（IBW）高出 20% 以上，则给药剂量（DW）可按如下方法确定：DW ＝ IBW ＋ 0.4（实际重量－ IBW）。

衰期在术前停用。应与患者在术前门诊一起审查有关在进行局部镇痛手术（如硬膜外放置或脊髓/区域阻滞）之前停用抗血小板和抗凝剂的时间的相关指南。

草药补充剂、维生素、口服避孕药和激素疗法往往被低估。由于存在血栓栓塞风险，术前应服用4周雌激素和他莫昔芬。许多草药会影响围术期生理功能，应在手术前几天至几周停用（表10.12）。

术前禁食

在围术期，支气管肺误吸是一种可能危及生命的并发症。限制术前口服摄入的目的是减少诱导期间的胃容量，以最大限度地降低误吸风险。然而，越来越多的证据表明，降低误吸风险不需要执行传统的术前禁食方案。ASA在2017年提供了术前禁食的最新实践指南。一般来说，在需要进行全身麻醉或手术区域镇静的择期手术前2小时内，允许摄入透明液体（含或不含碳水化合物）。可在择期手术前4小时内进食母乳。到目前为止，固体食物禁食的具体时间是缺乏证据的。目前的指南表明，在择期手术前6小时进食清淡食物也许是可以的；但是，对于进食量较大和吸入风险较高的患者，这一时长也许应延长（表10.13）。ASA不建议为了降低误吸风险或缩短建议的术前空腹时间而常规服用胃肠刺激剂、抗酸剂、抗组胺药或抗胆碱能药。

手术室

手术室的充分准备——以确保基于系统的资源（如视频内镜、麻醉团队和血液制品）和手术设备[如凝血仪器、缝合器和（或）能量设备]的可用性和功能——与适当的患者选择和术前评估一样，对手术成功至关重要。

基于系统的资源包括手术室的各种需求，如温度控制、术前清洁以及麻醉、病理和会诊服务的可用性。术前与麻醉团队进行适当的沟通势在必行，尤其是在预期有特殊的围术期挑战的情况下。例如，高危心脏病患者，存在肝脏和（或）肾脏疾病的患者，计划进行高危手术的患者，对这些患者必须进行适当的术中血流动力学和容量管理。近期实施的患者康复方

表 10.12　围术期使用草药的注意事项和建议

草药名称	围术期注意事项	相关药物作用	术前建议
紫锥花属	过敏反应；免疫抑制剂的有效性下降；长期使用有免疫抑制的可能	激活细胞免疫	无相关数据
麻黄属植物	心动过速和高血压导致心肌缺血和卒中的风险；氟烷导致室性心律失常；长期使用会耗尽内源性儿茶酚胺，并可能会导致术中血流动力学不稳定；与单胺氧化酶抑制剂的相互作用可危及生命	通过直接和间接的拟交感神经作用增加心率和使血压升高	术前停药至少24小时
大蒜	可能增加出血风险，尤其是与其他抑制血小板聚集的药物联合使用时	抑制血小板聚集（可能是不可逆的）；增加纤维蛋白原溶解；可疑高血压活动	术前停药至少7天
银杏	可能增加出血风险，尤其是与其他抑制血小板聚集的药物联合使用时	抑制血小板活化因子	术前停药至少36小时
人参	低血糖；可能增加出血风险；可能降低华法林抗凝作用	降低血糖；抑制血小板聚集（可能是不可逆的）；增加动物PT/PTT比值	术前停药至少7天
卡瓦	可能增加麻醉剂的镇静作用；尚未研究成瘾性和耐受性以及成瘾后的戒断问题	镇静；抗焦虑	术前停药至少24小时
金丝桃	诱导细胞色素P450影响环孢素、华法林、类固醇和蛋白酶抑制剂，以及可能影响苯二氮䓬类和其他药物；降低血清地高辛水平	抑制神经递质摄取，但不太可能抑制单胺氧化酶	术前停药至少5天
缬草	可能增加麻醉剂的镇静作用；苯二氮䓬类急性戒断；长期使用可能会增加麻醉药需求	镇静	无相关数据

From Ang-Lee MK，Moss J，Yuan CS. Herbal medicines and perioperative care. JAMA. 2001；286：208-216.

PT/PTT：凝血酶原时间/部分凝血活酶时间。

表 10.13 择期手术经口进食与全身麻醉之间推荐的最短禁食时间	
摄入食物	最短禁食期
透明液体	2 小时
母乳	4 小时
婴儿配方奶	6 小时
牛奶	6 小时
清淡食物	6 小时
油炸食品和肉类	8 小时以上

Adapted from Practice guidelines for preoperative fasting and the use of pharmacologic agents to reduce the risk of pulmonary aspiration: application to healthy patients undergoing elective procedures: an updated report by the American Society of Anesthesiologists Task Force on Preoperative Fasting and the Use of Pharmacologic Agents to Reduce the Risk of Pulmonary Aspiration. Anesthesiology. 2017; 126: 376-393.

案规范了麻醉护理的许多方面；然而，手术和麻醉团队之间的积极沟通仍然是确保最适当的术中管理的重要因素。其他基于系统的资源包括围术期所需的药物和制品，如镇痛药、液体、血液制品、抗生素、抗凝剂和血管活性药物。此外，适当的手术辅助和支持也同样重要。即使进行了精心的术前规划，复杂的手术也经常会遇到不可预见的和可能危及生命的术中挑战。每次手术前均应核实是否立即可得到经验丰富的外科医生搭档和会诊服务。

虽然手术器械的具体组装始终取决于当下的手术，但任何手术都应配备通用设备。期望的设备包括适当的照明、功能正常的手术台、手术器械、显示术前影像的监视器、抽吸装置和凝血仪器。对于微创手术，应对充气设备、套管针、摄像机、视频监视器、腹腔镜和（或）机器人器械以及资源进行明确沟通和验证。应将患者摆放为合适体位，同时尽量减少压迫点，以防止神经肌肉损伤。对于肥胖患者和取截石位的患者，应认识到并尽量降低发生肢体筋膜室综合征的风险，尤其是在长时间手术时。应使用手术单和手术衣，在手术区域和周围环境之间形成无菌屏障。

手术团队、麻醉团队和手术室护理人员之间的沟通至关重要。清晰的对话对于提高注意力、消除或减少混乱以及实现预期是必要的。大多数机构都实施了术前暂停程序（图 10.5）；它规范了“手术团队”的即时术前准备工作。不断更新手术室各方关于手术关键步骤的信息，对于最大限度地降低患者的风险和减少因设备可用性导致的延误至关重要。最后，最佳实

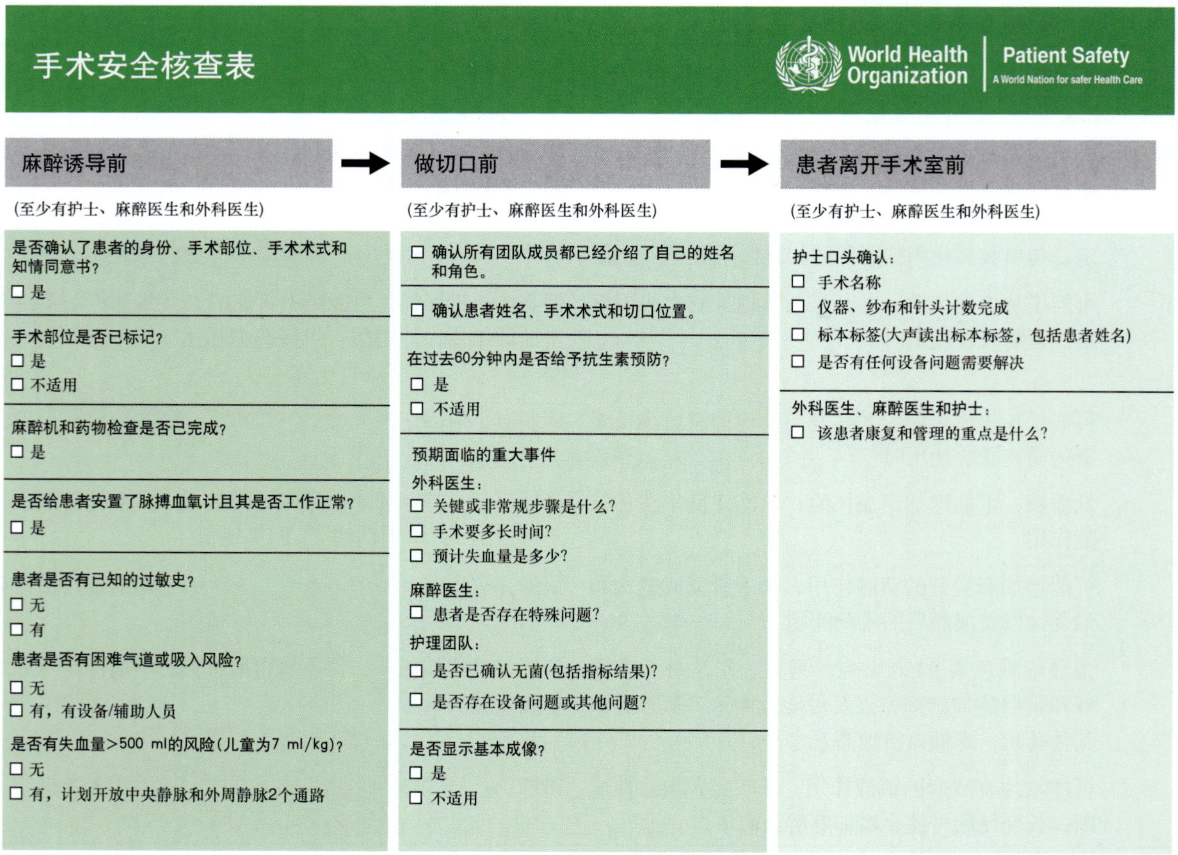
手术安全核查表

World Health Organization | Patient Safety
A World Alliance for Safer Health Care

麻醉诱导前 →
(至少有护士、麻醉医生和外科医生)

是否确认了患者的身份、手术部位、手术术式和知情同意书?
□ 是

手术部位是否已标记?
□ 是
□ 不适用

麻醉机和药物检查是否已完成?
□ 是

是否给患者安置了脉搏血氧计且其是否工作正常?
□ 是

患者是否有已知的过敏史?
□ 无
□ 有

患者是否有困难气道或吸入风险?
□ 无
□ 有，有设备/辅助人员

是否有失血量>500 ml的风险(儿童为7 ml/kg)?
□ 无
□ 有，计划开放中央静脉和外周静脉2个通路

做切口前 →
(至少有护士、麻醉医生和外科医生)

□ 确认所有团队成员都已经介绍了自己的姓名和角色。

□ 确认患者姓名、手术术式和切口位置。

在过去60分钟内是否给予抗生素预防?
□ 是
□ 不适用

预期面临的重大事件
外科医生:
□ 关键或非常规步骤是什么?
□ 手术要多长时间?
□ 预计失血量是多少?
麻醉医生:
□ 患者是否存在特殊问题?
护理团队:
□ 是否已确认无菌(包括指标结果)?
□ 是否存在设备问题或其他问题?

是否显示基本成像?
□ 是
□ 不适用

患者离开手术室前
(至少有护士、麻醉医生和外科医生)

护士口头确认:
□ 手术名称
□ 仪器、纱布和针头计数完成
□ 标本标签(大声读出标本标签，包括患者姓名)
□ 是否有任何设备问题需要解决

外科医生、麻醉医生和护士:
□ 该患者康复和管理的重点是什么?

图 10.5 世界卫生组织发布的手术安全核查表（From https://www.who.int/patientsafety/safesurgery/checklist/en/.）

践使用闭环通信技术来确保通信能被所有各方听到、理解和认可。

维持正常体温

体温调节是基于中枢神经系统（主要是下丘脑和脊髓）整合的全身输入。在正常情况下，自主控制会将核心体温持续调节在 36℃至 38℃之间。全身麻醉会降低身体的冷反应阈值。挥发性和静脉麻醉药物会损害体温调节，麻痹性麻醉药物会阻止身体对低温的颤抖反应，并且代偿性血管收缩会被下调。神经轴麻醉（硬膜外和脊髓）可通过减少热不适感和阻断血管收缩和寒战的传出神经控制，进一步减弱体温调节控制。全身麻醉和神经轴麻醉的效果可累加；由于神经轴麻醉作为现代促进术后恢复（ERAS）方式与方法的一个组成部分的使用的增加，这一因素尤其相关。另一个因素是大面积空腔暴露（腹部或胸部），这显然会导致热量损失。在老年人、女性和营养不良患者中，低体温发生的风险增加。

术中低体温的后果数不胜数。血小板聚集和凝血级联会受损，与低体温和手术失血量增加近 20% 相关。由于血管收缩和随后手术切口的氧合减少，低体温与伤口感染率的增加有关。最后，低体温会改变药物作用 / 代谢，可使许多麻醉剂的作用持续时间延长，并可使酸中毒和电解质紊乱的纠正更困难。因此，在整个手术过程中都必须密切监测核心体温。对于插管患者，最佳和最实用的监测部位是远端食管。舌下、腋窝和膀胱处的体温也与核心体温有很好的相关性。相反，皮肤、前额、外耳道和直肠处的体温与核心体温的相关性较差。

由于麻醉诱导的血管舒张作用迅速，诱导后第 1 小时内低体温最为严重。因此，复温技术在此期间最为关键。复温可以采取被动或主动两种方式。被动绝缘（毯子、床单）可以减少大约 30% 的皮肤热量损失。提高环境室温可以被动地减少热量损失，但无法提高核心体温。在诱导期间和整个手术过程中，使用强制通风进行主动升温能补偿快速的热失调。强制通风是最常用的方法，因为它易于使用、有效且成本低。与普遍观点相反的是，静脉输液加温相对无效，因为输液液体的温度不能显著超过身体核心体温。然而，患者可通过输注常温液体降温而加重麻醉诱导的低体温。因此，对任何＞ 1 L/h 的术中输液液体都应进行预热。

术前皮肤准备

SSI 占所有医院获得性感染的 20% 以上，并与住院时间、死亡率和费用增加相关。皮肤共生细菌（葡萄球菌、假单胞菌等）是大多数浅表性 SSI 的原因。术前皮肤消毒准备可减少皮肤瞬时和共生微生物的数量。CDC 指南推荐了以下应用技术：①大面积备皮，包括任何可能的切口位置；②以切口为圆心，同心圆扩展进行皮肤准备；③使用专门的应用仪器；④留有足够的时间使溶液干燥。在切开皮肤之前剃毛可以促进皮肤暴露，并方便在皮肤上进行手术标记。然而，只能用剃刀剃除毛发，因为用剃须器会增加 SSI 的风险。

皮肤准备的效果取决于所使用的消毒剂溶液。常用的有聚维酮碘液（必妥碘）、氯己定醇液（洗必泰）和含异丙醇的 iodine povacrylex 液（DuraPrep）。黏膜表面应避免使用含乙醇的溶液。对于完整皮肤，消毒剂的最佳选择仍存在争议。过去大多数比较杀菌溶液的随机试验的力度都不够。2015 年的一项循证综述表明，含乙醇的产品是最可能有效的，但证据的总体质量较低[43]。一项比较清洁-污染手术中氯己定醇液和聚维酮碘液的多中心随机研究发现，与聚维酮碘液组相比，氯己定醇液组的 SSI 发生率较低（16.1% 对 9.5%）[44]。最近，一项比较结直肠手术中洗必泰和杜拉普的单中心随机试验未发现杜拉普的效果弱于洗必泰，两者的 SSI 发生率为 18.7% 和 15.9%。因此，根据这些数据，用含有醇的皮肤消毒剂进行皮肤准备似乎是最佳选项。

止血

为了尽量减少术中出血，必须进行细致的解剖并对手术解剖有深刻的理解。手术出血会遮蔽手术视野，延长手术时间，增加血流动力学应激，引起凝血障碍，并使术后复苏更具挑战性。对于某些癌症，围术期输血与复发风险增加和生存率降低相关。

虽然毛细血管和小静脉可以单独使用单极电灼器控制出血和进行分割，但对直径＞ 1 mm 的血管（包括所有有名称的血管）最好使用扎带、夹子、吻合器、双极电灼器或超声设备进行出血控制。为防止扎带或夹子脱落，对较大的血管可以通过缝合结扎进行出血控制。传统上，血管结构通常是用永久性缝合材料进行结扎，尽管使用可吸收缝线与出血或再手术风险增加无关。随着微创手术的迅速发展以及相关的外科器械的激增，传统的缝线打结方法已有许多替代方法。除了微创（机器人或腹腔镜）手术结扎方法，圈套器结扎与缝线打结最相似，其血管破裂压力与缝线打结的相似。另一方面，带有血管钉负载的缝合装置可承受压力较低的——但仍然超过生理上可承受的爆裂压力（图 10.6）。

伤口闭合

一般来说，清洁和清洁-污染手术切口可以一期缝合闭合。一期筋膜闭合可采用连续或间断技术进行永久性或可溶性缝合。永久性缝合最适于营养不良、身体虚弱以及预期会进行早期门诊随访的患者。可溶解缝线，特别是用于皮下组织层时，不需要拆线就能得到美观的闭合效果。当预期切口张力很大时，垂直应力缝合会将张力分布在每个纵向点的两个深度上并有效接近真皮层。连续缝合技术（尤其是多层使用时）在控制腹水方面更有效，而间断缝合可以对易发生浅表性 SSI 的切口进行间歇性填塞。

延迟的一期缝合可能适于污染手术的一些经过精心挑选的患者。延迟的缝合通常是在手术后 2 ～ 5 天进行的尝试性缝合。虽然有一些证据表明，与一期缝合相比，延迟的一期缝合与 SSI 减少有关，但在现有的试验之间存在显著的异质性。有严重污染的脏的手术伤口应保持开放状态，以便通过连续填塞进行二期缝合。开放性伤口，特别是在门诊恢复期，通常可以通过应用负压真空设备来处理。

当预期短间隔内进行二次剖腹探查、存在筋膜

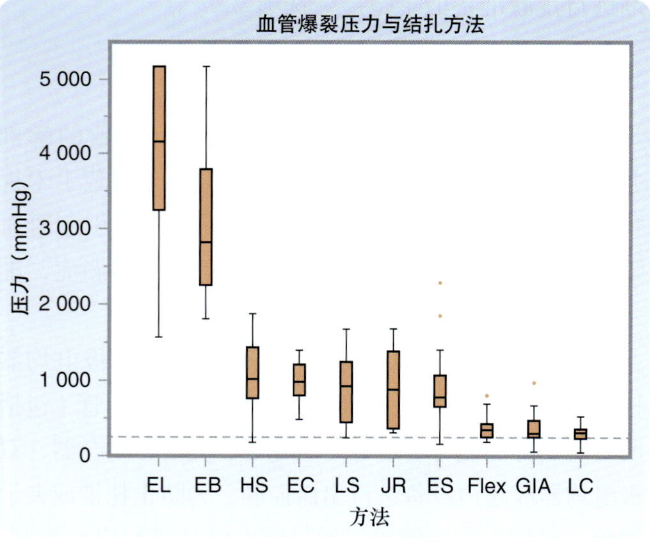

图 10.6 封闭法测量猪颈动脉破裂压力。EB：缝线打结；EC：内镜夹；EL：圈套器结扎；ES：加封；Flex：内切缝合器；GIA：GIA 内吻合器；HS：超声刀；JR：JustRight（医疗器械开发商开发的血管封闭器）；LC：近似线性切割器（Adapted from Tharakan SJ，Hiller D，Shapiro RM，et al. Vessel sealing comparison：OLD school is still hip. Surg Endosc. 2016；30：4653-4658.）

室综合征威胁以及需要监测腹腔内容物时，临时关闭腹部切口非常有用。在几乎所有病例中，临时缝合都涉及一种非黏性材料，用作跨越开放性筋膜切口的桥梁。传统上，这通常是通过使用带孔的塑料来实现的，如输液袋、手术巾或盒式覆盖物，并由泡沫或手术巾覆盖。通过在装置上放置一个真空排水管并用 Ioban 覆盖桥接器实现气密密封。真空可减少腹腔液体积聚。这种关闭还提供了一种监测出血、内脏损伤或感染的方法，并具有阻止腹壁自然收缩的滞留作用。然而，因为可能会发生大量的液体快速转移，所以应注意监测这些患者的液体和电解质平衡状况。最近，专用的真空辅助闭合装置，如 V.A.C. 腹部敷料系统和 ABThera 系统，因为易于应用而广受欢迎。如果可能，应在 7 ～ 10 天内进行延迟的一期筋膜缝合闭合[45]。如果不可能做到，应使用诸如 Wittman 贴片等材料启动连续闭合方法，可每 24 ～ 48 小时连续收紧一次。一旦筋膜间隔小于几厘米，就可以尝试进行彻底的筋膜缝合闭合。这种技术的缺点是需要将 Wittman 贴片缝合到固有筋膜上，这可能会损害筋膜的完整性。对于营养不良患者和无法耐受与连续闭合方法相关的腹部压力的患者，在疾病急性期可采用可吸收网桥覆盖内脏，但这样会导致形成一个较大的复杂的疝。最近，生物假体真皮基质作为筋膜桥接的替代材料颇受青睐。脱细胞真皮基质来源于尸体真皮（猪、人或牛），不含所有细胞成分，但保留了细胞外基质和基底膜。这种结构可促进成纤维细胞的加入以及胶原的沉积和重塑。早期血运重建比永久性网片具有更强的抗感染能力，而胶原沉积和保留的细胞外基质可使脱细胞真皮基质比可吸收网片具有更持久的拉伸强度和柔韧性。然而，目前已发表的有关脱细胞真皮基质的大型系列报道较少，随着随访时间的延长，可能会出现复发性疝和腹部松弛。

近年来，使用阻隔剂预防粘连越来越受欢迎，特别是对于预期要进行多次手术的患者。这类阻隔剂包括氧化再生纤维素、聚四氟乙烯和透明质酸-羧甲基纤维素。这些材料是被用于腹部内脏的表面，它们在手术后不久可退化为明胶。妇科文献中的一个 meta 分析显示，与未治疗组相比，这三种材料的疗效证据的质量均比较低；此外，这些材料之间的相对疗效仍不清楚[46]。

手术黏合剂

用于皮肤闭合的组织黏合剂最早是在 20 世纪 60 年

代引入的。在过去的25年里，塑料和稳定剂的复合材料提高了拉伸强度。最常见的黏合剂是Dermabond（氰基丙烯酸仲辛酯）和Histoacryl（氰基丙烯酸正丁酯）。组织黏合剂的固有优势包括不透水性、低感染率和改善美观效果。对于小切口，黏合剂可以在不进行皮肤缝合的情况下使用，急诊室使用较多。对于较大的切口，组织黏合剂更常用于在使用可吸收缝线缝合闭合皮下或真皮后提供防水屏障。最近的一个meta分析发现，在伤口裂开、感染和外科医生评定的美观方面，组织黏合剂和缝线之间并没有显著差异。

纤维蛋白封闭剂具有黏附和止血功能。血库来源的纤维蛋白封闭剂可通过结合凝血酶和纤维蛋白原来复制凝血级联反应的最后一步。由于这种封闭剂含有凝血级联反应所需的所有成分，无论患者的固有凝血级联反应状态如何，它都会形成血凝块。一些数据表明，在植入聚四氟乙烯血管移植物后，添加纤维蛋白封闭剂可以作为人工压迫止血的辅助手段来控制吻合口出血。虽然纤维蛋白封闭剂也已被批准作为胃肠吻合的辅助材料，但其此方面的应用还没有广泛普及。纤维蛋白封闭剂也已被多种其他临床应用采纳。对于肛周瘘，纤维蛋白胶可避免对肛门的不利影响，尽管与传统的手术治疗相比其持久性较差。纤维蛋白胶也已被用于治疗支气管胸膜瘘，或者直接注射纤维蛋白原后再局部注射凝血酶，或者作为稀释的胸膜固定剂。正如许多已生产和上市的产品一样，其临床应用需要对初步研究数据进行严格审查，以估计预期收益，并在收益与潜在危害以及替代品的非劣效性和相关成本之间进行权衡。

手术设备、能量设备和吻合器

能量设备和组织吻合器方面的技术进步已经彻底改变了外科医生进行解剖、分割、止血和重建的方式。能量设备作为一个整体，可直接将能量聚焦到目标组织，以达到解剖和分割、凝固或消融以及细胞毒性的目的。吻合器传统上用于消化道的分割和吻合，但也可用于血管和组织的横断。本节重点介绍手术室中常见的能量设备和吻合器。

电外科设备与电灼术

尽管自19世纪中期以来就有使用电诱发热烧灼和分割组织的报道，但我们所知的现代电外科设备是由威廉·T.波维在1914年至1927年间引入的。透热疗法最早是由卡尔·弗兰兹于1909年提出的，它是利用高频电流产生热量并穿透组织。波维在1914年至1927年间开发了一种商用交流电烧灼设备，哈维·库欣在1928年发表的一份有500例神经外科手术病例的报告中推广了这种设备。

单极电外科设备

严格来说，电灼术是指通过直流电加热的探针进行热传导。在现代外科手术中，这种技术最常见的是像电烙铁一样工作的便携式钢笔式烧灼设备。另一方面，电外科设备是指通过患者组织完成的一个电路传导交流射频电流。这两个术语经常可以互换使用。经典的单极电灼术是使用电流发生器、一个向患者输送电流的手持电极和返回电流以完成电路的一个大电极（“电极垫”）来进行的。应用电极的接触面积较小，可产生集中的热转换，而返回电极的表面积较大，可耗散能量。在连续波形（“切割”模式）下，单极设备切割组织时几乎没有热扩散，并且凝固最小。在间歇波形（“凝固”模式）下，电流激活时间小于设备激活时间的10%，并夹杂着短时间的不活跃。其结果是较低的热能和较大的热扩散，导致组织脱水和血管血栓形成。许多外科医生采用混合波形设置（“混合”模式），用短时间的电流不活动替代单纯的切割功能，以实现局部凝固效果。

双极电外科设备

双极设备是将输送电极和返回电极紧密地放置在一个器件中，这样两个电极中间的组织即可构成电路。这样可使两个电极之间组织以外的热扩散是最小的，并且不需要接地垫。通过使用双极钳挤压血管组织，血液可被排除在电路之外，从而可改善向挤压组织的热传递。当需要在重要结构附近进行精确凝固时，双极设备最为有用。由于电流仅通过两个手持电极之间的组织传输，当患者植入的电子设备可能会受到单极电流传输的影响时，双极设备是安全的。

LigaSure和Enseal

双极电外科设备是双极融合设备，如LigaSure和Enseal。与传统的双极电外科设备类似，这些组织分离和分割设备可在相邻的两个电极之间传输电流而导致组织凝固。通过对目标组织施加均匀挤压并监测器械钳口之间的组织阻抗，这些设备可在激活过程中调节能量输送，以便以最小化热扩散来封闭较大的血管

（直径高达 7 mm）。胶原蛋白和弹性蛋白变性后交联，形成天然的组织封闭剂，然后再用设备内部的刀片将封闭的组织切开。

盐水冷却射频解剖器

在高度血管化的实质组织内使用射频电外科设备时常遇到的一个问题是形成致密的焦痂，可限制凝血并可能会导致迟发性出血。当目标组织接触面的温度超过蛋白质变性和血管封闭所必需的温度时，就会形成焦痂。盐水冷却射频解剖器（如 TissueLink，Aquamantys）可通过将盐水稳定地灌入组织接触点，从而保持组织表面温度＜ 105℃而克服这一问题。这些设备最常用于肝、肾等实质器官的解剖中。在解剖过程中，有必要对器官包膜进行初始分割（通常用传统的 Bovie 外科装置），以防止包膜下蒸汽积聚。然后使用与盐水连接的装置保持恒定压力，以实现恒定的凝固深度，然后在处理区域内对变性组织进行锐利横切或夹闭较大血管。

超声解剖器

应将高频振荡仪器和真正的超声能量技术区分开。治疗性超声的经典例子是体外冲击波碎石术，是通过将高能声波冲击波引导到病理结石上使其粉碎而易于排出。虽然碎石术曾应用于治疗有症状的胆结石，但其目前主要应用于泌尿系统结石和胰管结石。冲击波碎石术主要适用于密度较低的较小结石（＜ 2 cm）。

超声刀

超声刀是通过金属钳口传导高频超声能量产生机械振动进行组织切割的。当与组织接触时，单个刀片相对于静态刀片的振动会导致组织汽化和凝固。通过挤压两个钳口之间的目标组织，可提高凝固效果。通过金属钳传导的能量是可以改变的：高能设置用于快速切割，而低能设置则促进凝固。由于超声刀的作用机制是机械振动，该器械无需单独的刀片即可完成分割组织。

腔体超声外科吸引器

腔体超声外科吸引器使用超声频率振动来选择性地解剖实质组织。这种设备引导超声波沿中空钛尖的尖端纵向振动以粉碎目标组织。肝细胞因其含水量高而特别容易发生振荡性破碎，而内皮和上皮（血管、胆管）因含水量低而得以选择性地保留。这种超声外科吸引器通过这种破碎过程可提供精确的解剖平面，但其本身并不具备任何血管封闭能力。可以将腔体超声外科吸引器尖端连接到单极电灼术电路，以用于组织消融，它们一般与辅助止血方法结合使用。

消融技术

射频消融

通过窄探头输送的射频能量称为射频消融（radiofrequency ablation，RFA），其应用包括食管发育不良、心房颤动和在实性器官实质内发现的肿瘤。RFA 探头可以通过经皮入路或在开放手术和腹腔镜手术中用于导向目标组织。RFA 探头尖端的电极可向周围组织传输高频交流电，后者可转化为动能和热能，导致组织变性和凝固。由于 RFA 的作用机制与电外科设备相似，必须接地垫；此外，植入式电子设备或存在金属手术夹可能是 RFA 的禁忌证。由于其电极周围形成的组织焦痂具有绝缘效应，限制了 RFA 的有效半径。当在血管附近进行 RFA 时，热能会从目标组织中迅速分散而形成一个“散热器”，会限制疗效。RFA 可有效消融 3 cm 以下的肿瘤；应额外消融病变组织边缘外 0.5 cm 的健康实质，以确保肿瘤的完全消融。

微波消融

微波能量在频率上介于红外线和无线电波之间。微波能量辐射和极性分子（如水）之间的碰撞会产生振荡和摩擦热，可通过凝固性坏死导致目标组织细胞死亡。与 RFA 相似，微波消融可经皮进行，也可在开放性或微创手术中进行，通常采用超声或 CT 进行引导。与 RFA 相比，微波消融的优势包括：消融的区域更大、更均匀，散热效应减弱以及完成消融所需的时间更短。由于微波消融的作用机制不涉及电流传输，不需要接地垫，并且在金属夹和植入物存在的情况下使用也是安全的。鉴于微波消融优于 RFA 且暂无已证实的缺点，微波消融作为实性器官（包括肝脏和肾脏）肿瘤消融的首选方法越来越受欢迎。

其他能量设备

氩束凝固器

氩束凝固（argon beam coagulation，ABC）技术是于 1989 年问世的。尽管也被称为 ABC，但它并不是一种激光技术，而是单极电外科技术。它是将一束聚焦的氩气（一种电的强导体）导向目标组织，射频电流从单极电极通过氩气通道传输到组织。ABC 相对于传统的电外科技术的优势包括：活动更快，穿透更浅，以及散热更快[47]。此外，聚焦的氩气喷射流物理上可分散目标组织中的血液，从而可提供一个干燥的环境来促进凝固和减少焦痂的形成。因此，ABC 最适用于实性器官（如脾、肝、肾、肺和腹膜）的实质表面的止血。由于 ABC 穿透深度较低，其对较大血管的止血效果不佳。此外，聚焦的氩气喷射流不溶于血液，直接靶向中央静脉，可因空气（氩气）栓塞导致心脏骤停。为了将这种风险降至最低，外科医生应使氩气保持低流速，并采取与组织成角度的方法，以避免氩气直接进入与右心房直接连通的大静脉。

外科吻合器

外科吻合器是在 1907 年至 1908 年在奥匈帝国布达佩斯发明的。在 20 世纪 20 年代，为减轻其重量和复杂性而进行了初步改进后，外科吻合器在 20 世纪 40 年代至 50 年代在苏联进行了进一步改进并被推广应用于消化道外科手术。1958 年，一种苏联型号的外科吻合器被带到了美国。这些外科吻合器最初是手工制作的，带有不可更换的部件，并且需要手工安装。外科吻合器的发展和商业化发生在 20 世纪 60 年代和 70 年代的美国。为大规模生产进行了优化设计，有各种高度的吻合钉，有可更换的和一次性吻合钉仓。

目前，已有多种不同的外科吻合器可以在开放性手术、腹腔镜手术和机器人手术中使用。它们可以促进组织闭合、分割和重建。线性切割吻合器（胃肠吻合术）的长度和吻合钉的高度各不相同，可进行闭合、横切和重建厚度不同的组织。同样，线性非切割吻合器（胸腹式）允许闭合而不分离。圆形切割吻合器（端对端吻合）可以对不同直径的中空脏器进行腔内吻合和横切。就吻合钉的高度而言，较小的吻合钉（开口 2 mm；闭合 1 mm）最适于血管闭合和（或）横切，较大的吻合钉（开口 4.5 mm；闭合 2 mm）非常适于闭合和（或）横切较厚的组织，例如胃或胰腺。此外，市面上还有许多用于中间组织类型的中等高度的吻合钉。

引起术中不稳定的潜在原因

通过适当的患者选择和围术期准备，手术室中的突发事件应该是极少发生的。然而，仍需要对罕见事件的管理进行准备和预测。本节讨论引起术中不稳定的常见和潜在致命原因以及病因和治疗策略。

恶性高热

恶性高热（malignant hyperthermia，MH）是一种对挥发性卤代麻醉气体（如七氟醚、异氟醚等）和去极化麻痹性琥珀胆碱的高代谢急性发作反应。MH 的症状可以发生在全身麻醉期间任何时候，也可以发生在停药后 60 分钟内。其术中和（或）术后表现包括发热 / 高热、心动过速、呼吸急促、呼出的二氧化碳（CO_2）增加、横纹肌溶解和代谢紊乱（包括高钾血症和酸中毒）。尽管每分通气量增加，但呼气末 CO_2 增加是术中 MH 的最早先兆之一。据报告，MH 的患病率在 1/10 000 ～ 1/250 000 麻醉病例。然而，具有“高危”遗传异常的易感个体中患病率要高得多。文献已报道了许多使患者易患 MH 的基因突变（最常见的是 *RYR1* 基因突变）；这些突变大多数为常染色体显性突变且具有不完全外显率。

当怀疑为 MH 时，立即停用挥发性麻醉气体，并按 2.5 mg/kg 的剂量静脉注射丹曲林，同时用一切可行方法进行身体降温。每 10 ～ 15 分钟可再次注射一次丹曲林，以治疗持续发热、酸中毒和肌肉僵硬。其他支持措施包括治疗心律失常、高钾血症和酸中毒。通常情况下，患者需要在 ICU 进行管理和观察。随着医学的进步，MH 的死亡率已从几十年前的 60% ～ 80% 下降至不到 5%。

气体栓子：空气和二氧化碳

空气栓子是血管手术的一种潜在的致命并发症，同样 CO_2 栓子可能是微创腹腔镜手术或机器人手术的一种致命并发症。两者都是空气或 CO_2 进入体循环（通常是静脉循环）的结果。空气栓子可在空气进入静脉系统时发生，如为了建立血管通路或修复大血管而切开静脉时。相比之下，CO_2 栓子发生的更常见原因是全身静脉循环的意外的 CO_2 充气。在这两种情况下，呼气末 CO_2 突然减少和心血管衰竭是首发表现，需要迅速识别症状并采取复苏措施。

在发生由于空气栓子或 CO_2 栓子导致的术中心血管衰竭的情况下，必须终止可能使气体进入血管系统的操作。此外，包括药物和机械心肺复苏在内的心肺复苏措施是实现自主循环恢复的最佳措施。术中经食管超声心动图有助于确诊并测量右心内滞留的气体量。如果有适当的血管通路可以进入右心，则可以尝试将气体吸出。虽然头低脚高体位可能有所帮助，但仅应在没有心血管衰竭的情况下使用左侧卧位，因为在非仰卧位的患者中无法进行有效的胸部按压。卵圆孔未闭的患者存在左心室功能衰竭和气体介导的脑栓塞的风险。气体栓子患者的死亡率约为20%。

心肌梗死、肺栓塞和气胸

经过适当的术前评估，术中心肌梗死和术中肺栓塞在择期普外科手术患者中均为罕见并发症。而两者的发生率在急症/急诊手术和外伤手术中都较高。术中监测可以发现血流动力学不稳定的体征（如心动过速和低血压）。心电图改变和心律失常通常是心肌缺血和（或）梗死的先兆。典型的心电图改变（如新的ST段极大抬高）具有诊断意义；血清肌钙蛋白水平在血流动力学稳定的患者中可用于证实诊断。在怀疑有心肌梗死和血流动力学不稳定的情况下，应中止非急诊手术。

当没有血流动力学不稳定时，肺栓塞发生的可能性很小。如果术中出现明显的心动过速、低血压以及高氧分压下仍存在缺氧和（或）心血管衰竭，则要考虑是否出现了肺栓塞。经食管超声心动图可用于快速评估是否存在右心室扩张/衰竭和“右心高压”。在没有“右心高压”的情况下，出现具有临床意义的肺栓塞的可能性较小；如果出现具有临床意义的“右心高压”，应考虑由心肌梗死、肺栓塞和气胸引起的右心衰竭。术中肺栓塞的治疗（全身性抗凝、直接药物治疗或机械溶栓）取决于临床症状；但是，在血流动力学不稳定的情况下，应立即中止择期手术。

术中发生气胸的病因有很多。导致气胸的干预措施包括：造成医源性肺损伤的中心静脉通路，高呼吸机容量/压力（特别是在主干支气管插管患者中），膈肌损伤，以及腹腔镜手术期间的高充气压力。对于胸腔内有大量空气的患者，当张力足够大时，纵隔压力会增加，当阻碍中心静脉回流时，可能会引起血流动力学不稳定。这种情况可通过胸部听诊和（或）腹部膈膜检查做出诊断。对于无呼吸音和（或）膈膜膨出的患者，建议进行胸腔气体引流以改善症状。如果症状得到缓解，并且气胸的临床体征已经逆转，则外科医生可以考虑完成正在进行的择期手术。

出血

当术中发生大血管损伤时，出血快速进入术野可能会危及生命和难以控制。此时术野暴露会迅速受到影响，接下来的手术步骤应集中在血管控制上。如果怀疑有动脉损伤，直接压迫和近端控制通常是最好的首要措施。通常可以通过压迫、近端血管分离和夹闭或将这些操作与随后的血管修复相结合来实现止血。

当无法进行压迫和（或）大动脉无法轻易分离时，可以通过胃尾侧回收、分离胃肝韧带和压迫主动脉（位于食管左侧）抵靠椎骨来快速实现腹腔上主动脉压迫的近端控制。然后，可以通过切开腹膜、分离右膈脚裂孔暴露胸主动脉并用主动脉钳进行止血。这些措施有助于在可控环境下暴露损伤血管，并使麻醉科同事赶上复苏。

在有大静脉损伤的患者，通常可采用压迫和切开静脉联合直接缝合进行修复。在出血严重、通过静脉切开术无法充分显露视野的情况下，压迫损伤部位近端和远端的静脉有助于暴露视野。充分的术中暴露和压迫止血在任何手术中都是至关重要的。血管损伤处理的最佳准备是充分解剖和暴露，以便在出血和放血前处理血管损伤。

在某些情况下，特别是在创伤手术中，多处出血、凝血功能障碍（由低体温、长时间出血、脓毒症、酸中毒引起）和血流动力学不稳定可能会造成一种无法对所有出血部位进行准确止血的情况。目标导向的血液和血液制品复苏在创伤复苏[48]中的作用已得到了充分证实，也应该用于有术中出血的非创伤患者。对于这些有术中出血、临床不稳定和凝血功能障碍的患者，最好进行目标导向的血液制品复苏和临时的腹部填塞，然后在重症监护室中进行持续复苏。然后，延迟的确定性止血可以在更可控的条件下（返回手术室或通过血管栓塞术）实现。

门诊手术

近几十年来，门诊手术量急剧增加。这种变化的驱动力包括：风险评估和围术期管理改善，门诊/急救和住院/基于医院的治疗之间存在费用差异，患者满意度，以及急救手术中心利用率提高。急救手术中心为符合手术标准的患者扩大了接受门诊手术的机会，而不会增加相关的术后死亡率或意外入院率。然而，外科医生不应根据手术环境来确定手术适应证，并且应抵制医生诱导的需求[49]。如果实施得当，门诊手术可缩短患者的入院时间并促进患者对术后恢复过程的认识。然而，外科医生和咨询服务人员在选择进行门诊手术的患者时必须小心谨慎。

门诊手术的术前评估流程应根据患者和手术类型而定。一般来说，只有低风险和一些中等风险的手术适合门诊手术。例如对术后不需要住院的患者进行择期整形手术、腹股沟疝修补术、择期胆囊切除术、浅表切除术以及一些头颈部和骨科手术。术前应评估患者的危险因素。对于 ASA 分级为 1 ～ 2 级且拟行低风险手术的患者，可在手术前一天甚至在手术当天早上进行评估。高危患者应在专门的术前麻醉诊所接受评估，在评估和手术之间应留出足够的时间，以便必要时进行额外检查。

门诊手术术前评估的目的是：①评估患者是否适合进行门诊手术；②利用术前的直接检查和风险分层；③减少手术当天的手术取消率。术前评估可由医生、相关服务提供者（执业护士 / 助理医生）、护士或通过标准化问卷进行。虽然医生评估是更可靠和全面的，但也是最昂贵的。相反，问卷评估的费用较低，但依赖于患者自身的健康感知。当使用基于护士或问卷的评估时，建议由外科医生或麻醉医生在手术当天进行重新评估。在进行门诊手术的患者中，与计划外入院或术后早期死亡相关的危险因素包括高龄、近期住院史和手术侵袭性[50]。

在评估门诊手术的适宜性时，对某些人群需要进行额外的考虑。在有显著心肺并发症的患者中，如果其系统特异性并发症或其他并发症（一种或多种）尚未进行优化，则其不适于进行门诊手术。肥胖和病态肥胖患者发生支气管痉挛、通气不足和气道阻塞的风险较高，但这些并不是门诊手术的绝对禁忌证；然而，BMI ＞ 60 的超病态肥胖者可以被认为是绝对禁忌的。器官系统特异性排除标准可能包括：①心脏——不稳定型心绞痛、高危心肌梗死、心肌病、中重度心力衰竭、重度肺动脉高压或瓣膜疾病；②呼吸系统——非顺应性阻塞型睡眠呼吸暂停（OSA）、STOP-BANG ≥ 5 伴预期术后阿片类药物应用、严重和控制不良的哮喘、囊性纤维化或家庭用氧；③血液系统——需要术后输注凝血因子和（或）促凝剂的凝血功能障碍；④肾脏系统——终末期肾病和其他器官系统功能障碍，透析和手术之间的间隔时间过长或过短，或血清钾不确定或血清钾＞ 5.5 mmol/L；⑤妊娠特异性排除——复杂性妊娠，胎儿＞ 21 周，妊娠期；⑥其他高危合并症——肌营养不良、高传染性空气传播感染（如肺结核）、高出血风险等。有慢性反流、困难气道或糖尿病控制不佳的患者发生麻醉相关并发症的风险较高，应考虑仅在有术后住院能力的中心进行门诊手术。

考虑进行门诊手术的患者术后应有足够的支持资源。术后患者不应自行回家，应由成年人送患者回家，并在需要时留在家中过夜以提供帮助。理想情况下，患者住所附近应有随时可提供急诊服务的机构，以防患者出现无法预见的并发症。如果没有这些资源，应考虑选择术后住院观察。

主要参考文献

Bilimoria KY，Liu Y，Paruch JL，et al. Development and evaluation of the universal ACS NSQIP surgical risk calculator：a decision aid and informed consent tool for patients and surgeons. *J Am Coll Surg*. 2013；217：833–842；e831–833.

该研究总结了美国外科医师协会国家外科质量促进外科风险计算器的开发和实施。这种风险计算器可在线估计患者特定的术后选定疾病的风险和死亡率。

Chow WB，Rosenthal RA，Merkow RP，et al. Optimal preoperative assessment of the geriatric surgical patient：a best practices guideline from the American College of Surgeons National Surgical Quality Improvement Program and the American Geriatrics Society. *J Am Coll Surg*. 2012；215：453–466.

本文为美国老年医学会和美国外科医师协会国家手术质量促进项目合作制定的老年外科患者最佳实践管理指南摘要。

Canet J，Gallart L，Gomar C，et al. Prediction of postoperative pulmonary complications in a population–based surgical cohort. *Anesthesiology*. 2010；113：1338–1350.

一项总结了与术后肺部并发症相关的危险因素的大型前瞻性研究。

Devereaux PJ，Mrkobrada M，Sessler DI，et al. Aspirin in patients undergoing noncardiac surgery. *N Engl J Med*. 2014；370：1494–1503.

一项随机对照试验表明，阿司匹林对围术期非心脏手术患者的 30 天死亡率或非致死性心肌梗死无明显保护作用。

Douketis JD，Spyropoulos AC，Kaatz S，et al. Perioperative bridging anticoagulation in patients with atrial fibrillation. *N Engl J Med.* 2015；373：823–833.

一项随机对照试验证实了在择期侵入性手术中需要暂时中断长期抗凝治疗的房颤患者进行预先桥接抗凝治疗的安全性。

Douketis JD，Spyropoulos AC，Spencer FA，et al. Perioperative management of antithrombotic therapy：antithrombotic therapy and prevention of thrombosis，9th ed：American College of Chest Physicians evidence-based clinical practice guidelines. *Chest.* 2012；141：e326S–e350S.

本文为抗血栓药物预防静脉血栓栓塞的最佳实践管理指南摘要。

Fleisher LA，Fleischmann KE，Auerbach AD，et al. 2014 ACC/AHA guideline on perioperative cardiovascular evaluation and management of patients undergoing noncardiac surgery：a report of the American College of Cardiology/American Heart Association Task Force on practice guidelines. *J Am Coll Cardiol.* 2014；64：e77–e137.

本文为美国心脏病学会和美国心脏协会工作组合作制定的术前心血管评估和管理的最佳实践管理指南摘要。

Holst LB，Haase N，Wetterslev J，et al. Lower versus higher hemoglobin threshold for transfusion in septic shock. *N Engl J Med.* 2014；371：1381–1391.

一项随机对照试验证明了在感染性休克危重患者中较低红细胞密度的输血阈值（血红蛋白＜7 g/dL）的安全性。

Lee TH，Marcantonio ER，Mangione CM，et al. Derivation and prospective validation of a simple index for prediction of cardiac risk of major noncardiac surgery. *Circulation.* 1999；100：1043–1049.

该研究总结了修订的心脏风险指数的发展和验证，该指数已成为研究和考虑择期手术患者风险分层的关键。

Steinberg JP，Braun BI，Hellinger WC，et al. Timing of antimicrobial prophylaxis and the risk of surgical site infections：results from the Trial to Reduce Antimicrobial Prophylaxis Errors. *Ann Surg.* 2009；250：10–16.

该研究总结了抗菌药物的预防性用药时间与术后手术部位感染之间的关系。

参考文献

1. Hyder JA, Reznor G, Wakeam E, et al. Risk prediction accuracy differs for emergency versus elective cases in the ACS-NSQIP. *Ann Surg.* 2016;264:959–965.
2. Kluger Y, Ben-Ishay O, Sartelli M, et al. World society of emergency surgery study group initiative on Timing of Acute Care Surgery classification (TACS). *World J Emerg Surg.* 2013;8:17.
3. Hopkins TJ, Raghunathan K, Barbeito A, et al. Associations between ASA physical status and postoperative mortality at 48 h: a contemporary dataset analysis compared to a historical cohort. *Perioper Med (Lond).* 2016;5:29.
4. Glance LG, Lustik SJ, Hannan EL, et al. The Surgical Mortality Probability Model: derivation and validation of a simple risk prediction rule for noncardiac surgery. *Ann Surg.* 2012;255:696–702.
5. Bilimoria KY, Liu Y, Paruch JL, et al. Development and evaluation of the universal ACS NSQIP surgical risk calculator: a decision aid and informed consent tool for patients and surgeons. *J Am Coll Surg.* 2013;217:833–842; e831–833.
6. Liu Y, Cohen ME, Hall BL, et al. Evaluation and enhancement of calibration in the American College of Surgeons NSQIP Surgical Risk Calculator. *J Am Coll Surg.* 2016;223:231–239.
7. Bagnall NM, Pucher PH, Johnston MJ, et al. Informing the process of consent for surgery: identification of key constructs and quality factors. *J Surg Res.* 2017;209:86–92.
8. Kinnersley P, Phillips K, Savage K, et al. Interventions to promote informed consent for patients undergoing surgical and other invasive healthcare procedures. *Cochrane Database Syst Rev.* 2013:CD009445.
9. Chow WB, Rosenthal RA, Merkow RP, et al. Optimal preoperative assessment of the geriatric surgical patient: a best practices guideline from the American College of Surgeons National

Surgical Quality Improvement Program and the American Geriatrics Society. *J Am Coll Surg*. 2012;215:453–466.
10. Partridge JS, Harari D, Martin FC, et al. The impact of pre-operative comprehensive geriatric assessment on postoperative outcomes in older patients undergoing scheduled surgery: a systematic review. *Anaesthesia*. 2014;69(suppl 1):8–16.
11. Borson S, Scanlan J, Brush M, et al. The mini-cog: a cognitive "vital signs" measure for dementia screening in multi-lingual elderly. *Int J Geriatr Psychiatry*. 2000;15:1021–1027.
12. Postoperative delirium in older adults: best practice statement from the American Geriatrics Society. *J Am Coll Surg*. 2015;220:136–148 e131.
13. American Geriatrics Society 2015 Updated beers criteria for potentially inappropriate medication use in older Adults. *J Am Geriatr Soc*. 2015;63:2227–2246.
14. Knittel JG, Wildes TS. Preoperative assessment of geriatric patients. *Anesthesiol Clin*. 2016;34:171–183.
15. Larsen KD, Rubinfeld IS. Changing risk of perioperative myocardial infarction. *Perm J*. 2012;16:4–9.
16. Podsiadlo D, Richardson S. The timed "up & go": a test of basic functional mobility for frail elderly persons. *J Am Geriatr Soc*. 1991;39:142–148.
17. Huisman MG, van Leeuwen BL, Ugolini G, et al. "Timed up & go": a screening tool for predicting 30-day morbidity in onco-geriatric surgical patients? A multicenter cohort study. *PLoS One*. 2014;9:e86863.
18. Fleisher LA, Beckman JA, Brown KA, et al. ACC/AHA 2007 guidelines on perioperative cardiovascular evaluation and care for noncardiac surgery: executive summary: a report of the American College of Cardiology/American Heart Association Task Force on Practice Guidelines (Writing Committee to Revise the 2002 Guidelines on Perioperative Cardiovascular Evaluation for Noncardiac Surgery): developed in collaboration with the American Society of Echocardiography, American Society of Nuclear Cardiology, Heart Rhythm Society, Society of Cardiovascular Anesthesiologists, Society for Cardiovascular Angiography and Interventions, Society for Vascular Medicine and Biology, and Society for Vascular Surgery. *Circulation*. 2007;116:1971–1996.
19. Lee TH, Marcantonio ER, Mangione CM, et al. Derivation and prospective validation of a simple index for prediction of cardiac risk of major noncardiac surgery. *Circulation*. 1999;100:1043–1049.
20. Fleisher LA, Fleischmann KE, Auerbach AD, et al. 2014 ACC/AHA guideline on perioperative cardiovascular evaluation and management of patients undergoing noncardiac surgery: a report of the American College of Cardiology/American Heart Association Task Force on practice guidelines. *J Am Coll Cardiol*. 2014;64:e77–137.
21. Ainsworth BE, Haskell WL, Herrmann SD, et al. 2011 Compendium of Physical Activities: a second update of codes and MET values. *Med Sci Sports Exerc*. 2011;43:1575–1581.
22. Wijeysundera DN, Duncan D, Nkonde-Price C, et al. Perioperative beta blockade in noncardiac surgery: a systematic review for the 2014 ACC/AHA guideline on perioperative cardiovascular evaluation and management of patients undergoing noncardiac surgery: a report of the American College of Cardiology/American Heart Association Task Force on Practice Guidelines. *Circulation*. 2014;130:2246–2264.
23. Smetana GW, Lawrence VA, Cornell JE. Preoperative pulmonary risk stratification for noncardiothoracic surgery: systematic review for the American College of Physicians. *Ann Intern Med*. 2006;144:581–595.
24. Canet J, Gallart L, Gomar C, et al. Prediction of postoperative pulmonary complications in a population-based surgical cohort. *Anesthesiology*. 2010;113:1338–1350.
25. Gupta H, Gupta PK, Schuller D, et al. Development and validation of a risk calculator for predicting postoperative pneumonia. *Mayo Clin Proc*. 2013;88:1241–1249.
26. Chung F, Abdullah HR, Liao P. STOP-Bang Questionnaire: a practical approach to screen for obstructive sleep apnea. *Chest*. 2016;149:631–638.
27. de Goede B, Klitsie PJ, Lange JF, et al. Morbidity and mortality related to non-hepatic surgery in patients with liver cirrhosis: a systematic review. *Best Pract Res Clin Gastroenterol*. 2012;26:47–59.
28. Neeff H, Mariaskin D, Spangenberg HC, et al. Perioperative mortality after non-hepatic general surgery in patients with liver cirrhosis: an analysis of 138 operations in the 2000s using Child and MELD scores. *J Gastrointest Surg*. 2011;15:1–11.
29. Teh SH, Nagorney DM, Stevens SR, et al. Risk factors for mortality after surgery in patients with cirrhosis. *Gastroenterology*. 2007;132:1261–1269.
30. Balzan S, Belghiti J, Farges O, et al. The "50-50 criteria" on postoperative day 5: an accurate predictor of liver failure and death after hepatectomy. *Ann Surg*. 2005;242:824–828; discussion 828–829.
31. Holst LB, Haase N, Wetterslev J, et al. Lower versus higher hemoglobin threshold for transfusion in septic shock. *N Engl J Med*. 2014;371:1381–1391.
32. Mazer CD, Whitlock RP, Fergusson DA, et al. Restrictive or liberal red-cell transfusion for cardiac surgery. *N Engl J Med*. 2017;377:2133–2144.
33. Devereaux PJ, Mrkobrada M, Sessler DI, et al. Aspirin in patients undergoing noncardiac surgery. *N Engl J Med*. 2014;370:1494–1503.
34. Douketis JD, Spyropoulos AC, Spencer FA, et al. Perioperative management of antithrombotic therapy: antithrombotic therapy and prevention of thrombosis, 9th ed: American College of Chest Physicians Evidence-Based Clinical Practice Guidelines. *Chest*. 2012;141:e326S–e350S.
35. Douketis JD, Spyropoulos AC, Kaatz S, et al. Perioperative bridging anticoagulation in patients with atrial fibrillation. *N Engl J Med*. 2015;373:823–833.
36. Sun Kara T, Ofori E, Zarubin V, et al. Perioperative management of direct oral anticoagulants (DOACs): a systemic review. *Health Serv Insights*. 2016;9:25–36.
37. Salpeter SR, Greyber E, Pasternak GA, et al. Risk of fatal and nonfatal lactic acidosis with metformin use in type 2 diabetes mellitus. *Cochrane Database Syst Rev*. 2010:CD002967.
38. McClave SA, Kozar R, Martindale RG, et al. Summary points and consensus recommendations from the North American Surgical Nutrition Summit. *JPEN J Parenter Enteral Nutr*. 2013;37:99S–105S.
39. Merchea A, Larson DW. Enhanced recovery after surgery and future directions. *Surg Clin North Am*. 2018;98:1287–1292.
40. Levy SM, Lally KP, Blakely ML, et al. Surgical wound misclassification: a multicenter evaluation. *J Am Coll Surg*. 2015;220:323–329.
41. Bratzler DW, Dellinger EP, Olsen KM, et al. Clinical practice guidelines for antimicrobial prophylaxis in surgery. *Surg Infect (Larchmt)*. 2013;14:73–156.
42. Steinberg JP, Braun BI, Hellinger WC, et al. Timing of antimicrobial prophylaxis and the risk of surgical site infections: results from the Trial to Reduce Antimicrobial Prophylaxis Errors. *Ann Surg*. 2009;250:10–16.
43. Dumville JC, McFarlane E, Edwards P, et al. Preoperative skin antiseptics for preventing surgical wound infections after clean surgery. *Cochrane Database Syst Rev*. 2015:CD003949.
44. Darouiche RO, Wall Jr MJ, Itani KM, et al. Chlorhexidine-alcohol versus povidone-iodine for surgical-site antisepsis. *N*

Engl J Med. 2010;362:18–26.
45. Diaz Jr JJ, Dutton WD, Ott MM, et al. Eastern Association for the Surgery of Trauma: a review of the management of the open abdomen, part 2: "Management of the open abdomen". *J Trauma*. 2011;71:502–512.
46. Ahmad G, O'Flynn H, Hindocha A, et al. Barrier agents for adhesion prevention after gynaecological surgery. *Cochrane Database Syst Rev*. 2015:CD000475.
47. Sankaranarayanan G, Resapu RR, Jones DB, et al. Common uses and cited complications of energy in surgery. *Surg Endosc*. 2013;27:3056–3072.
48. Nunez TC, Young PP, Holcomb JB, et al. Creation, implementation, and maturation of a massive transfusion protocol for the exsanguinating trauma patient. *J Trauma*. 2010;68:1498–1505.
49. Hollenbeck BK, Dunn RL, Suskind AM, et al. Ambulatory surgery centers and their intended effects on outpatient surgery. *Health Serv Res*. 2015;50:1491–1507.
50. Fleisher LA, Pasternak LR, Herbert R, et al. Inpatient hospital admission and death after outpatient surgery in elderly patients: importance of patient and system characteristics and location of care. *Arch Surg*. 2004;139:67–72.

章 11

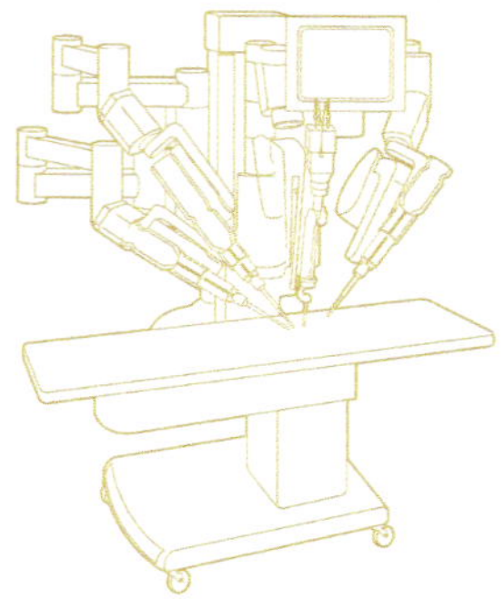

手术感染和抗生素使用

Ariel P. Santos、Edwin Onkendi 和 Sharmila Dissanaike　原著
赵贵杰　译　韩　辉　审校

章目录

外科感染包括一组范围广泛的疾病，在世界范围内的死亡率和发病率都很高。外科感染包括需要手术或相关干预才能治愈的新发感染性疾病；常见的例子包括：脓肿，腹腔内感染，如胆管炎和阑尾炎，以及坏死性软组织感染（necrotizing soft tissue infection，NSTI），所有这些在本章中都将详细讨论。另一种主要的外科感染类型是手术部位感染（surgical site infection，SSI）——手术后 30 天内发生在手术部位的感染。SSI 占卫生保健获得性感染的 20%，可导致显著的发病率和住院费用。

外科感染可导致脓毒症，是一种宿主对感染的失调反应导致的危及生命的器官功能障碍[1]。脓毒症是美国住院患者死亡的主要原因[2]。据估计，全世界每年有 3000 万脓毒症新发患者；由于低收入和中等收入国家的数据匮乏，这个数据很可能被低估了[3]。对于脓毒症的成功治疗，早期和有效的源头控制至关重要。这就要求医生知道何时可以进行手术治疗，并且应毫不拖延地联合进行其他治疗（如液体复苏和使用抗生素）。拯救脓毒症患者运动（Surviving Sepsis Campaign，SSC）为脓毒症治疗指南提供了专家共识，所有治疗感染患者的外科医生都应熟悉这些内容[4]。

手术部位感染

在所有医院获得性感染中，SSI 最常见且花费最高，占所有医院感染的 20%。SSI 与住院时间延长和死亡风险增加 2 ～ 11 倍相关[5]。在美国，在 4000 多万例手术中有 2% ～ 5% 的手术发生了 SSI；据估计，SSI 的年发生率为 16 万～ 30 万，SSI 的年费用估计为 35 亿～ 100 亿美元[6]。SSI 费用增加的原因是：

住院时间延长，急诊科就诊次数、再入院、抗生素使用以及额外的相关费用增加。大约 60% 的 SSI 可根据循证医学指南予以预防[6]；因此，SSI 是一种经常用于评估外科治疗质量的质量指标之一，这种评估也会与绩效排名、赔付和患者满意度挂钩。

分类

SSI 最常用的定义是美国疾病控制和预防中心（Disease Control and Prevention，CDC）的定义：如果没有植入物留在原处，SSI 是发生在手术后 30 天内；如果有植入物留在原处，则 SSI 是发生在 1 年内，而且感染的发生似乎与手术相关[7]。根据受累的深度和组织层次，SSI 被分类为浅表切口、深切口和器官 / 间隙 SSI（表 11.1）。报告的标准化对于确保研究数据的准确收集、促进质量和发布报告方面发挥着重要作用。

危险因素

CDC 将手术伤口分为四类：清洁、清洁-污染、污染和脓性（表 11.2），它们发生 SSI 的风险依次增加。此外，患者、环境和治疗因素也会增加后续发生 SSI 的风险（框 11.1）。特别值得关注的是，对有些危险因素可进行术前优化，如戒烟、蛋白质-热量营养不良和肥胖。一般来说，与开放性手术相比，腹腔镜手术发生 SSI 的风险较低。

预防

人们已提出了许多干预措施来降低 SSI 的风险。2002 年，美国 CDC 以及老年人医疗保险（Medicare）和医疗补助计划（Medicaid）中心发起了手术感染预防项目以减少 SSI 的发生。2006 年，该项目成为扩大的手术治疗促进项目。美国国会 2005 年起草了《赤字削减法案》，该法案要求医院向公众以及 Medicare 和 Medicaid 报告过程、结果和质量改进措施。该法案还允许下调卫生保健相关性感染的支付，而这些感染可能可以通过实施循证方法加以预防[8]。这些干预方法大致可分为：术前、术中和术后方法。

CDC 为 SSI 的预防提供了一个新的、更新的循证建议[8]。预防 SSI 的措施包括：术前一晚或术前清晨进行全身沐浴，或淋浴使用肥皂（抗菌或非抗菌）或消毒剂，做切口前进行适当的抗菌药物预防，以及

表 11.1 CDC/NHSN 手术部位感染分类

分类	定义
浅表切口 SSI（SIS）	感染发生在手术后 30 天内，仅累及切口的皮肤和皮下组织，并且患者至少有以下一种情况： a. 浅表切口有脓性引流物。 b. 无菌操作从浅表切口获得的液体或组织培养物中分离出了病原体。 c. 患者至少有下述一种感染体征或症状：疼痛或压痛，局部肿胀、发红或发热，浅表切口是外科医生小心打开的，培养结果呈阳性或未培养。切口液体或组织培养呈阴性不符合这类标准。 d. 外科医生或主治医生做出了浅表切口 SSI 的诊断。
深切口 SSI（DIS）	如果没有植入物留在原处，则感染发生在手术后 30 天内；或者如果有植入物留在原处，则感染发生在 1 年内，且感染似乎与手术有关，并且感染累及切口的深层软组织（如筋膜和肌肉），患者至少有以下一种情况： a. 有深切口的脓性引流，但手术部位的器官 / 组织间隙没有。 b. 患者至少有下述一种体征或症状：发热（> 38℃）或局部疼痛或压痛，深切口自发裂开或由外科医生小心打开，且培养结果呈阳性或未培养。切口培养结果呈阴性不符合这类标准。 c. 直接检查、再次手术或组织病理学或放射学检查发现深切口有脓肿或其他感染征象。 d. 外科医生或主治医生做出了深切口 SSI 的诊断。同时存在浅切口和深切口感染的伤口被归类为 DIS。
器官 / 间隙 SSI	如果没有植入物留在原处，感染发生在手术后 30 天内；如果有植入物留在原处，感染发生在 1 年内，且感染似乎与手术有关，并且感染可累及身体任何部分，不包括手术过程中打开或操作的皮肤切口、筋膜或肌肉层，并且患者至少有以下一种情况： a. 有脓性引流物通过引流切口从器官 / 组织间隙的引流管流出。 b. 从器官 / 组织间隙获得的液体或组织培养物中分离出了病原体。 c. 在直接检查、再次手术或组织病理学或放射学检查中发现了累及器官 / 组织间隙的脓肿或其他感染征象。 d. 外科医生或主治医生做出了器官 / 组织间隙 SSI 的诊断。

CDC：美国疾病控制和预防中心；NHSN：美国全国卫生保健安全网络。

表 11.2　CDC 手术伤口分类

分类	描述
Ⅰ——清洁	未感染的手术伤口，未进入呼吸道、消化道、生殖器或未感染的泌尿道，不发生炎症。此外，清洁伤口主要是封闭的，如有必要，可通过封闭引流进行引流。无穿透性（钝性）创伤后的手术伤口如果符合标准，则应包括在此类别中
Ⅱ——清洁-污染	在控制条件下和没有异常污染物进入呼吸道、消化道、生殖器或泌尿道情况下的手术伤口。具体而言，涉及胆道、阑尾、阴道和口咽的手术包括在这一类别中，前提是没有感染或大破口的证据
Ⅲ——污染	开放的、新鲜的、意外的手术伤口。此外，手术有重大无菌问题（如开放性心脏按压）或有胃肠道和切口的严重溢出，因而可见非化脓性炎症
Ⅳ——脓性	有残留失活组织的陈旧创伤伤口，包含现有临床感染或内脏穿孔。这个定义表明，导致术后感染的微生物在手术前就已存在于手术术野了

CDC：疾病控制和预防中心。

使用酒精类制剂进行皮肤准备，除非有禁忌证。在清洁和清洁-污染手术中，不应使用额外的预防性抗菌药物，即使在有引流存在的情况下，也不应在手术切口上使用局部抗菌剂。维持正常体温、控制血糖（目标值低于 200 mg/dL）和补充氧气供应是为减少围术期 SSI 而提出的其他辅助措施。

除了 2017 年 CDC 的 SSI 预防指南外，一项随机研究显示，对闭合性开腹手术伤口预防性使用负压敷料可显著降低术后 30 天 SSI 的发生率，同时可缩短住院时间（6.1 天对 14.7 天；$P = 0.01$）[9]。

治疗

治疗 SSI 分为五个步骤（框 11.2）。一旦诊断为 SSI，最重要的是获得高质量的标本进行革兰氏染色和培养鉴定致病性病原体。随着与伤口感染相关的多药耐药菌不断增加，确定致病性病原体及抗菌药物敏感性有助于指导合理的抗生素治疗，并促进快速降级，这对于防止不必要的抗生素使用（促进耐药菌的进一步发展）非常重要。

浅层和深层 SSI 的源头控制通常需要打开切口，并根据需要对失活或感染组织进行冲洗、引流和清创。器官间隙感染通常可以在计算机断层扫描（CT）或超声（US）图像引导下引流（如果可定位且病灶局限）进行控制。然而，在有多个部位感染或广泛感

框 11.1　发生手术部位感染的危险因素

患者因素
酗酒
腹水
年龄
慢性炎症
糖尿病
皮肤或软组织感染史
高胆红素血症＞1 mg/dL
高胆固醇血症
低白蛋白血症
低氧血症
免疫抑制
恶性肿瘤
营养不良
肥胖
周围性血管疾病
术后贫血
先前存在感染
最近的放射治疗
吸烟
类固醇治疗

环境因素
污染
抗菌不足
消毒不足
通风不足
手术室流量增加

治疗因素
输血
污染：擦洗技术不佳、无菌操作失误、戴手套不当等
引流管
急诊手术
高伤口分类
低体温
低氧血症
抗生素预防措施不充分或不适当
血糖控制不佳
手术时间过长

框 11.2　手术部位感染的治疗策略

1. 病原体鉴定。
2. 在浅表或深部手术部位感染（SSI）时，可通过打开切口或在图像引导下经皮引流、进行腹腔镜或开放性引流（如果有器官间隙 SSI 的证据）来控制感染源。
3. 即时经验性抗生素使用。
4. 及时的抗生素降级。
5. 局部伤口处理。

染的地方，例如小肠袢间脓肿，外科引流是必要的，可以通过腹腔镜或开放入路进行。

坏死性软组织感染

坏死性软组织感染（NSTI）是进展迅速的皮肤和软组织感染，与真皮、皮下组织、浅筋膜、深筋膜或肌肉坏死相关。这一定义包括多种疾病，如影响会阴和生殖器的富尼埃（Fournier）坏疽、梅勒尼（Meleney）链球菌性坏疽和梭菌性肌坏死。虽然可能是由多种病原体引起的并影响不同的身体区域和组织，但由于这些感染具有进展快速、组织坏死不可逆、高脓毒症发生率以及死亡率在 10% ～ 25% 的共同特征，这些感染被归为一类。由于需要重症监护、多次手术以及大型组织和皮肤缺损的资源密集型复杂重建，NSTI 患者常被转诊至地区烧伤中心。

尽管与蜂窝织炎或脓肿等其他皮肤感染相比并不常见，但在美国，NSTI 的发病率似乎在上升。这通常归因于肥胖、2 型糖尿病和慢性免疫抑制的患病率增加，所有这些都可能预示着个体会出现 NSTI[2, 5]。虽然这些情况确实会增加风险，但在先前健康的年轻人甚至儿童中也可能做出 NSTI 诊断，尽管这种情况很罕见。NSTI 很少为“特发性的”；在毁灭性感染发生之前几乎总是有轻微的伤口或损伤，往往是数周之前。由链球菌和梭状芽胞杆菌引起的 NSTI 通常有暴发性病程，症状出现迅速并在数天甚至数小时内恶化，如果不治疗，可能迅速进展至死亡。相比之下，由混合菌群、葡萄球菌和革兰氏阴性菌引起的感染通常会有数天至数周的缓慢病程，可能会误导临床医生忽略 NSTI 的诊断。

由于 NSTI 的进展通常是暴发性的，患者的预后取决于早期识别和尽早给予适当的治疗。

诊断

有效治疗 NSTI 的一个主要障碍以及这些疾病的高死亡率的原因之一是诊断延迟。由于这些感染会影响皮下组织、肌肉和筋膜，表面可见的皮肤变化通常不明显，因而可能会导致临床医生无法判断正在发生的坏死的真实程度。在 90% 的 NSTI 病例中，最常见的临床特征是红斑、发热和疼痛——不幸的是，这些常见症状和体征也可出现在轻度感染（如蜂窝织炎）和几乎所有由任何原因引起的炎症病例中。捻发音、皮肤坏死和大疱对于 NSTI 更为特异，但不幸的是只有不到 40% 的病例会出现，使它们在诊断中的作用明显降低[10]。皮肤和组织坏死的征象具有病理特征，应考虑急症复苏和手术；然而，缺乏明显坏死和类似于蜂窝织炎的表面表现不应使外科医生止步于进行进一步检查，还应根据患者的全身体征和症状必要时进行局部伤口探查。

系统性疾病（即脓毒症）的体征和症状比单纯的皮肤感染更有可能是 NSTI 的特征，应引起对诊断的认真考虑。虽然几乎每一种感染都可能会引起发热，但低血压一般不会出现，如果出现，应被视为警告信号。同样，肾衰竭或缺氧等器官衰竭不应出现在蜂窝织炎或无并发症的脓肿中；当有这些临床和实验室检查发现加上局灶性身体区域的疼痛，应高度怀疑 NSTI 并进行相应的治疗。坏死性筋膜炎的实验室指标的风险评分系统是根据 NSTI 中常见紊乱的实验室检测值制定的（表 11.3）；该系统可用于区分 NSTI 与其他感染，尽管坏死性筋膜炎的实验室指标风险评分与 NSTI 结果之间的相关性不强，而且最近的 meta 分析对其价值提出了质疑[11]。尽管如此，无论是否采用正式的评分系统，有任何系统紊乱的征象，如意外的高血糖、急性肾衰竭或低钠血症，都会把否定 NSTI 的重担牢牢地放在手术团队肩上，需要进行进一步的评估，如影像学检查或直接手术探查。

表 11.3 坏死性筋膜炎实验室指标风险评分系统

可变的	单位	得分
C 反应蛋白	≥ 150 mg/L	4 分
白细胞计数	15 ～ 25	1 分
（每毫米）	＞ 25	2 分
血红蛋白	11.0 ～ 13.5 g/dL	1 分
	＜ 11 g/dL	2 分
血清钠	≥ 135 mmol/L	1 分
	＜ 135 mmol/L	2 分
血清肌酐	＞ 1.6 mg/dL（或＞ 141 pmol/L）	2 分
血清葡萄糖	＞ 180 mg/dL（或＞ 10 mmol/L）	1 分
风险类别	**LRINEC 评分**	**NSTI 的可能性（%）**
低危	≤ 5	＜ 50
中危	6 ～ 7	50 ～ 75
高危	≥ 8	＞ 75

LRINEC：坏死性筋膜炎的实验室风险指标；NSTI：坏死性软组织感染。

成像检查

鉴于仅凭体格检查很难诊断 NSTI，人们对使用影像学方法来区分 NSTI 与其他感染很感兴趣。人们已经对超声检查、磁共振成像和 CT 扫描在 NSTI 诊断中的有效性进行了评估；基于易获得性和结果的可解释性，CT 扫描是最常用的成像方法。CT 影像上提示 NSTI 的特征包括：软组织内有气体（非放射科医生最容易诊断和最特异的发现），多处积液，静脉注射对比剂组织增强的缺乏或异质性，以及筋膜下有明显的炎性变化。采用这些标准，在一项有 184 例患者的一项病例研究中，CT 影像诊断 NSTI 的敏感性为 100%，特异性为 98%，阳性预测值为 76%，阴性预测值为 100%[12]。

手术探查

鉴于诊断困难以及与确定性治疗延迟导致的死亡率增加，当诊断仍有疑问时，下一步对可疑区域进行手术探查是非常合理的。这需要通过筋膜进行全层椭圆形切除所有组织，包括肌肉，以排除坏死性筋膜炎或肌炎以及皮下感染。

在四肢进行 2 cm 的椭圆形切除通常就足够了，可在床边局部麻醉下进行。在脂肪较多的区域，如腹侧或腹股沟，在手术室进行更容易。外科医生应目视检查是否有组织坏死、洗碗水样液体或脓液、组织灰色变色或肌肉对电灼没有反应。切口边缘的组织应牢固并能抵抗压力——“推”试验。如果外科医生仅用手指钝压就能在皮下剥离超过 1 cm，则认为这是阳性发现，是在手术室进行广泛清创术的指征。除了至少 1 cm^3 的皮肤和皮下组织以及筋膜和肌肉样本外，还应采集遇到的任何液体并立即送去进行革兰氏染色和培养。

坏死性软组织感染的治疗

外科手术

外科清创术是治疗 NSTI 的主要方法。所有感染组织都应立即予以切除，且至少要有 1 cm 的正常组织边缘（图 11.1）。前面描述的“推”试验可使外科医生快速确定必要的切除范围。出血不是组织存活的指征，因为活动性感染的存在通常会导致这些区域充血；经常会遇到显著的失血，因此，外科手术团队应该为这种可能发生的情况做好准备。在肢体解剖中使用止血带和注意出血是必要的，以防止突然大量失血使已经不稳定的患者失去稳定。所有可疑组织应在初次手术时切除；多次手术的需要和感染的传播都会增加死亡的风险[13]。

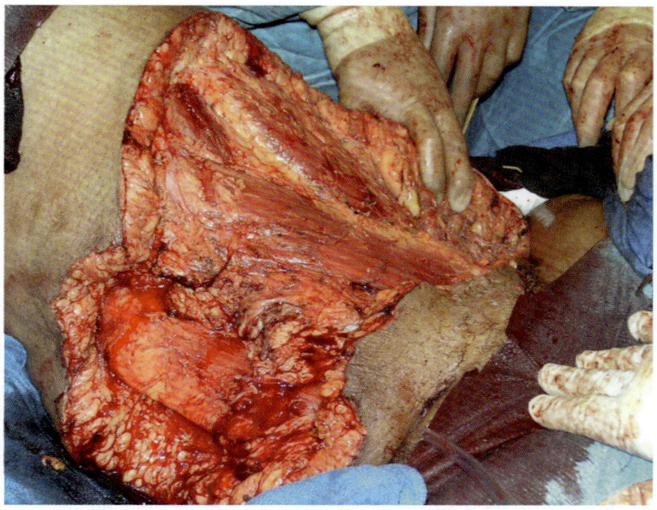

图 11.1 坏死性软组织感染的外科清创术

尽管有限的病例报告已展示了保留皮肤的手术，目的是选择对美观和功能都更有益的最终重建方案，但至关重要的是，这些病例不直接涉及皮肤，能够进行广泛的切除以清除所有的坏死组织，这仍然是治疗 NSTI 的主要方法。

抗生素

一旦怀疑确诊，应立即使用广谱抗生素；一旦患者临床情况好转且培养结果可用，可以将所使用的抗生素降级为一种或两种药物。一般而言，建议使用一种广谱药物——对大多数革兰氏阳性菌和阴性菌都有效并确保甲氧西林耐药金黄色葡萄球菌覆盖和良好的厌氧菌覆盖（根据当地抗菌谱决定）。由于厌氧菌的常规培养困难，对厌氧菌对 NSTI 结果的影响仍认识不足；然而，最近使用 16S 核糖核酸（RNA）测序进行的研究表明，厌氧菌可能是 NSTI 死亡率的重要因素[14]。最后，有证据表明，克林霉素具有毒素中和特性，特别是在链球菌和梭状芽胞杆菌感染中；出于这个原因，我们在初始治疗方案中常规加入克林霉素。

复苏

根据脓毒症的标准指南，出现脓毒症和感染性休克的患者应在重症监护室（ICU）中进行治疗。其中包括使用等渗液体进行早期目标导向复苏，根据需要使用去甲肾上腺素和血管升压素提供血管加压药支持，以及控制高血糖。诸如静脉注射免疫球蛋白和高压氧的辅助使用已有描述；然而，没有足够的证据推荐常规使用。虽然没有具体的证据表明可以在 NSTI 中使用抗氧化剂或类固醇，但最近的研究表明，静脉注射硫胺素、维生素 C 和氢化可的松联合用药可能可以改善脓毒症的预后[15]。这种方法在 NTSI 中的实用性还需要进一步研究。

伤口治疗和重建

一旦患者从急性发作中康复，治疗 NSTI 的适当清创术导致的大的软组织缺损就需要进行广泛的重建手术。术后 48 小时内，我们会常规将清创区域完全开放（有时在加热灯下），使用抗生素喷灌防止肌肉过度干燥，以及使用润滑剂覆盖肌腱和其他脆弱区域[16]。这样可以在 ICU 中对伤口进行连续评估，有助于尽早识别传播性感染和消除安排二次手术的需要。不需要换药也可减轻患者的疼痛，这种方法出乎意料也得到了患者和家属的认可。在躯体部位，如腹股沟或软骨间皱襞下，如果不能使组织暴露在空气中，我们使用传统的由湿到干的纱布敷料，每天更换一次或两次。

一旦感染消除，可将伤口置于负压真空敷料下，并在 2 ～ 4 周内进行重建手术，通常是皮肤移植术。这样患者就有时间进行物理治疗和最佳营养的康复，以获得优化良好长期结果的机会。在重建手术中加入组织替代物（如脱细胞真皮基质和再生模板）可改善美容和功能结果，尽管这会显著增加成本。

特殊感染

腹腔内脓肿

腹腔内感染包括以各种方式分类的范围广泛的各种感染，包括根据感染的性质（简单和复杂）、感染的环境（社区获得性与医院获得性）、感染的严重程度以及显著发病率、死亡率和治疗失败的风险（低、中和高风险）进行的分类。

本节重点讨论手术患者中的其中一种感染（即腹腔内脓肿）。

腹腔内脓肿的定义、病因和分类

腹腔内脓肿是指由于宿主腹腔内防御机制的保护性封闭作用，在腹部（腹膜腔、腹膜后腔和盆腔）范围内出现的感染积液局部封闭。如果宿主腹腔内防御机制未能封闭和局限感染，就会导致感染不受约束而发生急性弥漫性腹膜炎和全身性感染，相关的发病率和死亡率较高。

脓肿可在先前没有约束的腹腔内“自由漂浮的感染”的后期形成。随着腹腔内宿主防御机制对感染的有效作用，在炎性液体或感染液体周围会形成囊壁而形成封闭的脓肿。先前未感染的积液被封闭后可能会因全身性菌血症或通过引流管或器械的外部移位而继发感染，例如，胰腺炎后假性囊肿的继发感染（图 11.2）。

另一方面，腹腔内液体可能在发病时已经感染，然后被封闭住（例如，破裂的急性阑尾炎的脓性液体，结肠吻合口瘘中渗漏的空腔脏器的污染液体）（表 11.4）。

因此，腹腔内脓肿可根据部位、病因和严重程度分为以下几类（框 11.3）。

诊断性评估

腹腔内脓肿患者通常表现为急性腹痛，伴有感染 / 炎症的体征和症状（发热、僵硬、心动过速、呼吸急促和白细胞增多）以及胃肠道症状（恶心、食欲减退、呕吐、肠梗阻、梗阻和腹泻）。初步评估应包括详细的病史询问、体格检查以及实验室检查。在大多数患者中，初步评估可以提示患者是否有潜在的感染伴脓肿。如果患者的病史和体格检查不可用或不可靠（例如，由于患者精神状态改变、插管或免疫功能低下），且患者有不明原因的感染特征（包括持续发热），则应怀疑为腹腔内感染（包括脓肿）。

通常需要进行影像学检查，以定位腹腔内脓肿并确定其特征，包括大小、与附近结构的关系以及是否存在多处病灶。腹部和盆腔 CT 扫描（静脉注射对比剂）是首选成像方式，在高资源国家也是评估所有这些特征以及确定脓肿可能来源的金标准。只要有可能，应进行腹部和盆腔 CT 扫描，以更好地显示脓肿的特征及其与周围结构的区分。对于疑似有胃肠道渗漏的患者，肠内和直肠内水溶性对比剂可能是必要的。

在 CT 检查受限的区域，超声检查可能有助于诊断。由于超声检查费用实惠，机器体积较小、便于携带，超声检查已在世界范围内得到广泛应用。超声检查在诊断腹腔内脓肿时尤其有用，例如，实性器官脓肿和未被肠袢掩盖的脓肿。超声检查的局限性在于其

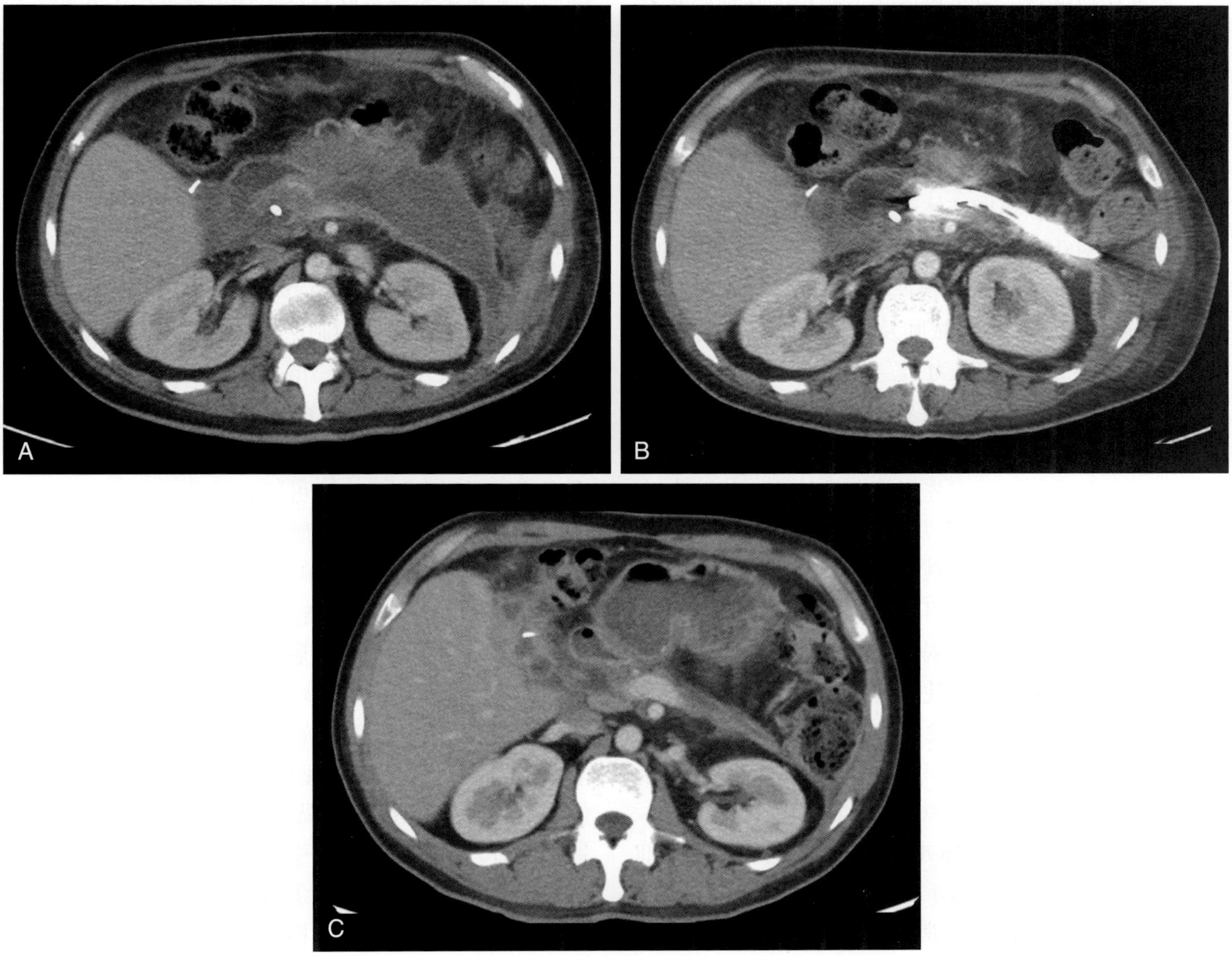

图 11.2 （**A**）腹膜后脓肿，在先前已通过机器人胰腺坏死切除术进行过手术清创的封闭的感染胰腺坏死腔中形成；（**B**）经皮腹膜后脓肿大口径引流术；（**C**）经皮引流术后 6 周腹膜后脓肿完全消退

表 11.4 腹腔内脓肿的类型

腹腔内脓肿的类型	病因 / 举例
原发性腹腔内脓肿（已形成的感染破裂进入腹膜腔和形成封闭的脓肿）	破裂的急性阑尾炎脓肿，急性憩室炎伴脓肿
延迟性原发性腹腔内脓肿（含微生物的空腔脏器内液体渗入腹腔并随着时间的推移转变为封闭的脓肿）	胃肠道穿孔或术后吻合口瘘晚期形成的脓肿，急性胆囊炎行胆囊切除术后周围感染液体后期形成的肝下脓肿
继发性腹腔内脓肿（以前无菌封闭的腹腔内积液会继发感染，转变为脓肿）	胰腺炎后无菌假性囊肿的继发性感染，因全身性菌血症或微生物通过外部引流进入；由于外部仪器或全身性感染导致的无菌腹水 / 腹腔内液体的继发感染

框 11.3 腹腔内脓肿的分类

病因学
原发性腹腔内脓肿
迟发性原发性腹腔内脓肿
继发性腹腔内脓肿

腹腔内位置
腹膜腔脓肿
腹膜后脓肿
盆腔脓肿
实性器官实质内脓肿

发病率、死亡率的风险以及有创干预的必要性
低风险
中等风险
高风险

对操作者依赖性高，可提供的相关的周围病理细节有限，以及对肠周围脓肿缺乏实用性。

腹腔内脓肿的治疗

初始复苏和治疗 腹腔内脓肿的治疗应包括：及时诊断，充分和早期液体复苏，早期开始静脉抗生素治疗，通过引流脓肿进行早期和完全的源头控制，以及通过重新评估临床改善 / 恶化情况并根据需要调整治疗方案[17]。腹腔内脓肿及相关脓毒症和感染性休克应根据 SSC 指南作为紧急医疗情况进行治疗。治疗应侧重于立即进行初始复苏，随后进行频繁的血流动力学重新评估，并根据需要给予额外的液体。初始液体复苏和重新评估应先于诊断性检查。腹腔内脓肿患者常因血管内液体丢失（来自呼吸急促、发热、呕吐和腹泻）和液体摄入减少（由于恶心、厌食、呕吐和肠梗阻）而出现容量不足。如果容量不足严重，可能存在相关的急性肾衰竭。因此，静脉补液是初始治疗的必要组成部分。即使患者没有明显的容量不足体征，如历史数据所示，输注液体也可能是有益的。

对于有与感染性休克和器官衰竭相关的严重容量不足的患者，应根据 SSC 指南采取更积极的液体复苏治疗。根据“拯救脓毒症患者运动：脓毒症和感染性休克治疗国际指南 2016”，关键治疗措施包括：早期临床终点指导的液体治疗（在最初 3 ～ 6 小时内给予 30 ml/kg 晶体溶液，以使平均动脉压恢复至＞ 65 mmHg，并进行血流动力学评估，以血清乳酸水平作为组织灌注标志物指导额外的液体治疗；如果无液体反应，在感染性休克时使用血管加压药，以将平均动脉压维持在 65 mmHg；如果尽管进行了液体和血管加压药治疗，患者的心输出量仍然过低，应给予强心剂；如果患者的血红蛋白＜ 7 g/dL，则输注浓缩红细胞），以及必要时早期给予抗生素和应激剂量的类固醇治疗[18]。2018 年更新的 SSC 指南强调了在第一个小时内应立即开始上述措施[4]。

根据 SSC 指南建议，抗生素治疗方法是：在没有感染性休克的患者中，在 8 小时内开始抗生素治疗；在有感染性休克的患者中，在 1 小时内开始抗生素治疗；在怀疑或确诊腹腔内脓肿时应立即进行。

源头控制 感染源控制是指为消除感染源、减少细菌接种量、纠正或控制解剖紊乱以恢复正常生理功能而采取的所有措施[19]。

一个封闭的脓肿会形成一个 pH 较低的环境，经常会损害宿主的吞噬功能。此外，脓肿壁可阻止免疫细胞和抗生素渗透到脓肿中，从而降低它们在脓肿治疗中的有效性。由于这些因素，除了抗生素治疗外，腹腔内脓肿需要某种形式的引流（经皮或手术），以确保脓肿完全消退。

源头控制可以是非手术控制，也可以是手术控制。非手术源头控制通常是通过经皮引流进行的，对于封闭脓肿这是首选方法。手术引流是经皮引流失败的预留选择。对于血流动力学稳定的患者，应尽快通过经皮引流进行源头控制。然而，只要给患者适当使用静脉抗生素并予以严密的监测，引流措施可最长延后 24 小时。经皮引流特别适用于经皮入路可触及的单发单腔脓肿，与手术引流相比，其发病率更低。经皮引流需要影像引导，这可以通过超声和 CT 实现。

经皮引流后，应密切监测患者的临床改善情况，同时给予抗生素。通常单次经皮介入治疗就足以引流大部分脓肿并解决感染。＜ 5 cm 的小脓肿可通过使用抗生素和经皮抽吸脓肿内容物完全消除，而不用在脓肿腔内留置引流管。较大的脓肿通常需要在脓肿腔内留置一个引流管继续引流，直至整个脓肿腔塌陷并消除。这样可以防止脓肿内容物的再积聚，并使脓肿腔塌陷的壁彼此黏附而消除腔隙。引流管放置到位时，可以通过每日引流管引流液排出量、频繁引流腔成像（对比剂造影）来评估时间间隔的变化直到腔隙消除，可进行间隔横断面成像来确定何时移除引流管。

经皮引流可用作腹腔内脓肿伴发胃肠道炎症或有包膜穿孔的初步即时治疗方法，可计划在后期进行间隔手术干预。采用这个方法可避免出现与急性脓肿相关的严重蜂窝织炎——需要进行更广泛、危险和复杂的切除，以利于后期的间隔再切开[20]。此时，通常是术后 4 ～ 6 周后，急性蜂窝织炎和脓肿周围炎症已经消退，可以进行更安全、范围更小的切除，甚至可以采取微创方式进行[21-22]。典型的例子包括急性阑尾炎穿孔伴蜂窝织炎和阑尾周围脓肿、急性穿孔性憩室炎伴局限性脓肿、急性穿孔性胆囊炎合并肝内脓肿。

手术源头控制包括脓肿的手术引流以及治疗脓肿病因的手术方法。后者包括：切除病变或穿孔的内脏（如阑尾切除或胆囊切除），缝合修复穿孔的内脏（如消化性溃疡穿孔），以及清除坏死组织（如感染坏死性胰腺炎）。手术引流的适应证包括：无经皮介入治疗条件，多房性复杂脓肿，经皮引流无法控制源头（如缺乏预期的临床改善或临床恶化），无法经皮引流的局限性脓肿（如脓肿被小肠或其他关键结构包围了），伴有腹腔内弥漫性或大量游离空气的脓肿（疑似不可控制的中空内脏穿孔），以及伴有弥漫性腹膜炎的脓肿。源头控制失败很可能会发生在老年患者以及有营养不良、免疫抑制和慢性合并症的患者。例如，已证明 80 多岁和 90 多岁的老年人的炎性反应减弱，可能不表现出明显的腹膜炎体征[23]。

手术引流可以通过微创手术或剖腹手术进行。腹腔镜是容易接近脓肿（包括腹膜腔、盆腔和实性脏器脓肿）的理想器械。对于腹膜后脓肿，腹腔镜下完全引流可能是困难的，因为其位置和周围结构通常与脓肿腔壁牢固黏附，这会限制脓肿的活动和转移，因此，为了完全引流，腹膜后脓肿需要暴露。在这种情况下，最好对脓肿腔进行开放引流和彻底清创。

胸内脓肿

胸内脓肿主要有两种形式：

1. 胸膜脓胸（脓肿）
   - 急性肺炎后脓胸
   - 慢性脓胸
   - 开胸手术后脓胸（肺叶切除术后、肺切除术后、楔形切除术后）
   - 创伤后脓胸
2. 肺实质内脓肿

这两种情况都显著与发病率和死亡率相关。

胸膜脓胸是指在壁层胸膜和脏层胸膜之间有脓液积聚，可能是小室状的。胸膜脓胸（脓肿）常发生于身体和营养状况不佳的患者，并常与预期的治疗疗程延长有关。

急性脓胸通常是肺炎合并胸腔积液的后遗症。感染性急性胸腔积液引流不充分或延迟可导致慢性脓胸的形成。

慢性脓胸是一种胸膜内脓肿，已转变为腔室性脓肿和隔离性脓肿。慢性脓胸可发生在肺感染后胸腔积液引流不良和胸腔手术后，常因支气管胸膜瘘、胸部创伤伴血胸所致，偶尔是因腹腔内感染引起的横膈移位所致。肺切除术后的脓胸尤其可怕，因为相关的死亡率高。

胸膜脓胸的治疗

胸膜间隙感染的成功治疗在很大程度上取决于感染的时间。数日的急性胸膜感染可由稀薄的感染性胸腔积液组成，因此适于进行抗生素治疗和单纯的胸膜腔造口导管引流。相反，数周的胸膜腔感染通常是由厚且常淤积的液体和硬化的胸膜斑块组成，单纯的胸膜腔造口导管引流不可行，需要引流联合清创 / 去皮以促进愈合[24]。

急性脓胸的治疗

胸膜腔造口导管引流和抗生素治疗 在大多数病例中，急性脓胸可以使用抗生素充分治疗，对感染性胸腔积液可行闭式胸膜腔造口导管引流来治疗。治疗应尽快开始，目标是完全引流感染的胸膜腔并使肺再扩张至整个胸廓空间。有时，可能需要滴注纤溶药物，通过溶解纤维性粘连（可能会导致小室形成）来促进完全引流。必须进行反复再评估，以确保完全引流，以防止因治疗延迟和引流不充分而发展成慢性脓胸。在病程早期使用较小口径的胸导管可能就足够了。可能需要一根引流积液后部或顶部的胸导管和一根引流基底部和后肋膈隐窝的成角的胸导管[25]。

慢性脓胸的治疗

胸膜腔闭式引流（胸膜腔造口胸导管引流、胸腔镜和开胸术） 在可行的情况下，胸膜腔闭式引流是治疗胸膜脓胸的首选方法。胸膜腔闭式引流可以通过胸腔镜引流联合胸膜剥脱术或开胸术引流联合胸膜剥脱术来实现。偶尔，简单的胸膜腔造口胸导管引流并滴注纤溶药物和抗菌溶液也可能可以成功实现完全引流和肺再扩张[24]。

视频辅助胸腔镜引流联合剥脱术和开胸引流联合剥脱术均在全身麻醉下进行。因此，患者必须是可接受这些手术的良好候选人。与开胸剥脱术相比，单纯的胸膜腔造口胸导管引流和视频辅助胸腔镜引流联合剥脱术的发病率较低，但可能与显著的失血、持续性漏气、心律失常和伤口并发症有关[24，26]。另一方面，胸膜腔造口胸导管引流和视频辅助胸腔镜入路可能无法达到充分的和完全的剥脱和引流而解决感染。因此，开放式引流可能是部分患者的唯一选择。

开放式胸膜腔引流 开放式胸膜腔引流通常适用于不能耐受全身麻醉或由于合并症不适合手术的重病患者。已采用过多种方法，包括 Eloesser 皮瓣、开窗式胸膜腔造口术伴部分切除 2 ～ 3 根肋骨、有限的胸廓开窗并通过该窗口更换敷料以及闭合负压伤口系统（真空治疗）。

Eloesser 皮瓣胸膜腔造口窗 1935 年，Leo Eloesser 将 Eloesser 皮瓣胸膜腔造口窗（Eloesser flap thoracostomy window，EFTW）描述为结核性胸膜腔感染伴支气管胸膜瘘的一种手术治疗方法，这种方法可以被动引流胸膜脓胸，并作为一种可引流胸膜腔液体而不会使空气进入胸膜腔的单向阀。因此，肺可以复张并充满引流后的胸腔，而不会因气胸而塌陷[27]。随着抗结核和抗菌治疗以及胸膜腔感染的早期治疗的进步，EFTW 在现代的用途有限。然而，对于因合并症和营养状况不适合进行手术引流和剥脱术的患者，EFTW 方法可能是有用的。EFTW 的其他适应证包括剥脱术后肺未完全复张。

有关 EFTW 的详细描述超出了本节的范围。这种皮瓣的原始描述包括腋窝后线和肩胛骨尾侧之间的一个宽 5 cm、两肋间隙长的皮肤和皮下组织 U 形皮瓣。这种皮瓣底部是脓胸腔最低处上方的两个肋间隙。切除深至皮瓣的肋骨和肋间肌，将此皮瓣置于胸膜间隙并缝合至胸膜，这样，当肺复张和空洞塌陷时，皮瓣就可起到单向阀的作用[27]。

1971 年，Symbas 及其同事对原始的 Eloesser 皮瓣进行了一次变形改良[28]，改良后的皮瓣是一个倒 U 形皮瓣，其底部直接在脓胸腔的最低范围，根据脓胸的大小和患者的体型切除一根肋骨的一段或多根肋骨的多段。

Eloesser 皮瓣窗口可延长患者的伤口治疗和换药时间。伤口治疗的进步使此类伤口更容易处理，包括伤口封闭负压引流技术（vacuum-assisted closure，VAC）。下文将对此进行详细描述。EFTW 和改良 Eloesser 皮瓣均可在局部麻醉下进行。

Clagett 窗（开窗式胸膜腔造口加部分肋骨切除） Clagett 开窗式胸膜腔造口术是一种为治疗慢性脓胸而进行的分期手术，包括开胸造口、抗生素灌洗和随后的伤口闭合。在相应的肋间隙上做一个 H 形切口，将由皮肤和皮下组织组成的皮瓣抬起。保留下面的肌肉，分离并切除一根或两根肋骨。钝性打开增厚的壁层胸膜，引流脓胸、清创和剥脱。进行胸膜灌洗。皮瓣用可吸收缝线缝合到胸膜上，缝线固定到肋骨残端，皮瓣彼此在切口处相互缝合。然后，每天更换敷料以对患者脓胸进行腔内消毒。一旦肺复张和胸膜间隙闭塞，皮瓣即被释放和闭合。或者，可以允许通过第二意向愈合[29-30]。

闭合式封闭负压引流技术与开窗式胸膜腔造口术 这种方法自 2004 年以来就有报道，包括如前所述的开窗式胸膜腔造口术和使用 VAC 系统的伤口处理。据报道，VAC 系统治疗的益处包括：与非抽吸更换敷料相比，通过增加负压抽吸可以更快地对胸膜腔进行消毒，刺激肉芽组织形成，通过负压抽吸可以更快地消除胸膜腔间隙，以及促进肺再扩张。所有这些好处都应该能加速愈合，此外，VAC 治疗可通过门诊伤口 VAC 处理减少住院时间[31-32]。

无肋骨切除的微创胸膜腔造口与闭合式封闭负压引流技术 这种微创方法已有描述，特别是对有多种合并症的重病患者，即进行无肋骨切除的小型胸膜腔造口，并进行脓胸引流和局部剥脱术。胸膜间隙被连续填充 VAC 海绵，这些海绵可延伸至外部并与真空治疗设备相连。一旦感染被清除且肺再次扩展，则停止 VAC 治疗并闭合伤口。伤口 VAC 治疗也可与抗菌液滴注联合使用[33]。

艰难梭菌感染

艰难梭菌感染（*Clostridium difficile* infection，CDI）是美国医院内腹泻最常见的原因，其发病率和严重程度不断升高。CDI 有显著的发病率和死亡率，给美国的卫生保健系统带来了巨大的财务负担，每年的花费为 63 亿美元[34]。CDI 的常见危险因素包括：抗生素使用史，免疫功能不全，炎症性肠病，化疗，先前住院，年龄超过 65 岁，入住 ICU，以及使用质子泵抑制剂。已有研究表明，先前接受抗菌治疗和质子泵抑制剂的广泛使用会引起胃肠道中病理性细菌的数量增加，导致菌群失调，从而导致肠道菌群中病原菌群增加。

CDI 的早期诊断至关重要。对 24 小时内出现 3 次或更多次新发的原因不明的不成形粪便的患者，均应进行 CDI 检测。作为多步骤流程的一部分，诊断可以通过粪便毒素试验和假膜性结肠炎的结肠镜检查或组织病理学进行。除非进行流行病学研究，否则 7 天内禁止重复检测。不应在 2 岁以下的儿童中进行常规检测，除非已排除存在其他感染性或非感染性原因。

2017 年，美国传染病学会（the Infectious Diseases Society of America，IDSA）和美国卫生保健流行病学会发布了一项基于疾病严重程度的 CDI 循证建议[35]。对 CDI 初始发作的治疗建议是：口服（PO）万古霉素（125 mg，每 6 小时 1 次），或口服非达霉素（200 mg，每日 2 次，持续 10 天）。对于暴发性 CDI（定义为出现低血压、休克、肠梗阻或中毒性巨结肠），建议的治疗是：口服万古霉素（500 mg，每日 3 次）。出现肠梗阻时，应考虑在每 100 ml 生理盐水中加入万古霉素 500 mg 作为保留灌肠剂（每 6 小时 1 次）。如果出现肠梗阻，建议除了在直肠给予万古霉素之外，静脉注射甲硝唑（500 mg，每 8 小时 1 次）。如果万古霉素或非达霉素作用有限或不可用，口服甲硝唑可作为替代药物。粪便菌群移植与症状缓解相关，对反复发作的 CDI 有效[36]。

建议对严重而复杂的 CDI 患者进行早期外科会诊。对于严重 CDI，传统的手术方法是腹部全结肠切除术，通常应用于腹膜炎、穿孔、缺血、坏死或中毒性巨结肠患者。腹腔镜或开放式分流袢式结肠造口术已被描述为一种创伤较小的选择[37]；术中使用 8 L 温热聚乙二醇 / 电解质溶液进行结肠灌洗，术后使用万古霉素进行顺行结肠灌肠（500 mg/500 ml 经回肠造口流出）。一项多中心研究显示，分流袢式回肠造口术的死亡率低于全结肠切除术，在 CDI 的手术治疗中应予以考虑[38]。

有效的抗生素管理是预防 CDI 的关键。鉴于质子泵抑制剂和 CDI 之间的流行病学联系，应停止不必要的质子泵抑制剂使用。预防可通过在与患者接触前后进行常规的充分洗手来实现；重要的是，使用含乙醇的洗手液不足以防止 CDI 的传播。与大多数其他医院感染不同，应将疑似的 CDI 患者在有单独卫生间的私人房间内隔离。对于有疑似疾病的医疗服务提供者和探访者，标准做法是穿防护衣和戴手套。建议在腹泻消失后继续此做法至少 48 小时。

最近一个采用 meta 回归分析的系统性综述显示，在住院患者首次使用抗生素时给予益生菌可降低 50% 的 CDI 风险[39]。有关最佳剂量、配方和菌种仍在研究中。2017 年，美国食品和药品监督管理局批准使用贝洛托舒单抗（一种抗艰难梭菌的人单克隆抗体，可以单次静脉剂量给药），可为复发风险高的患者提供最长 2 周的保护[40]。

败毒梭菌与结直肠恶性肿瘤

一般而言，气性坏疽或梭菌性肌坏死是一种由 NSTI 引起的罕见的危及生命的疾病。更常见的是，它与创伤或手术伤口有关，是由产气荚膜梭菌引起的。

然而，更罕见的气性坏疽是非创伤性自发性气性坏疽，发生在 16% 的病例中，病原体为毒性更强的败毒梭菌。非创伤性自发性气性坏疽通常与潜在的恶性肿瘤或免疫抑制有关。特别是文献中广泛报道了败毒梭菌感染与结直肠癌之间的关联。鉴于有这种强烈的关联，应对败毒梭菌血培养阳性的患者进行结肠镜检查，即使他们没有明显的结肠癌临床特征。这种独特关联的机制被认为是由于恶性肿瘤相关的结肠黏膜破坏，导致了一个局部缺氧环境，这反过来会促进败毒梭菌快速增殖和产生外毒素。由于外毒素诱导的毛细血管通透性增加以及随后发生的周围组织感染，外毒素可导致败毒梭菌从结肠向体循环的转运增加[41]。与其他梭菌菌种不同，败毒梭菌能侵入和感染健康组织。败毒梭菌感染相关的死亡率为 50% ～ 60%，是其他梭菌菌种感染的 2 ～ 3 倍[41]。立即早期使用静脉抗生素和进行手术清创术是治疗的关键。

卫生保健相关性感染

不幸的是，卫生保健相关性感染在美国很常见，是卫生保健支出增加的主要原因。监管机构和保险公司会考虑这些可预防的感染并监测其发生率，这对医院报销会产生直接影响。因此，出于多种原因，外科医生熟悉这些感染并积极参与减少这种可预防的伤害非常重要。本节简要讨论外科住院患者中常见的三种卫生保健相关性感染。

导管相关性血流感染

中心静脉导管是外科患者常用的静脉通道，用于 ICU 和手术室的高级监测以及胃肠外营养和血液透析。虽然导管相关性血流感染并不常见，但一旦发生，死亡率可达 25%。降低导管相关性血流感染风险的措施包括 CDC 推荐的感染控制指南和所有管路插入检查表，目的是确保注意无菌技术和尽快移除导管。由于这些措施，在过去十年中，ICU 中导管相关性血流感染的发生率降低了 58%，其中金黄色葡萄球菌感染降低了 73%[42]。

导管相关性尿路感染

留置导尿管在外科住院患者中很常见。它们被用来防止尿潴留和监测每小时尿量。尽管有用，但每天留置导尿管会使患者发生导管相关性尿路感染的风险增加 3% ～ 7%[43]。导管相关性尿路感染的定义是：患者留置导尿管 2 天或以上；出现泌尿系统感染的临床症状，如耻骨上压痛、尿急、尿频或发热；尿培养显示致病菌生长＞ 10^5 个。为了降低导管相关性尿路感染的发生率，建议仅在必要时留置导尿管而非常规情况下使用，留置导尿管应采用严格的无菌技术，并在可行的情况下尽早移除。许多机构已经实施了由护士主导的移除方案，以加快这一进程。

呼吸机相关性肺炎

如发生在许多创伤和复杂外科手术患者中的那样，长时间呼吸道插管增加了发生肺炎的风险。由于机构对呼吸机相关性事件的定义和标准不同以及监测方法不同，呼吸机相关性肺炎的真实发病率很难辨别。尽管如此，对于预防呼吸机相关性肺炎的通则是一致的，包括：在可行的情况下尝试无创通气，将床头抬高至30度以上，声门下吸痰，将呼吸机回路无菌性中断降至最低，以及尽早脱离呼吸机的总体目标。实现这一目标的策略包括：减少镇静剂的使用，进行自主呼吸试验，每日例行的镇静剂控制，以及早期活动[44]。

抗生素耐药性

抗生素耐药性（antimicrobial resistance，AMR）通常随着微生物的进化自然产生。然而，如前所述，不适当、不必要和（或）次优的抗生素的使用可加速耐药性的产生。AMR（包括多药和泛耐药微生物）的广泛和快速传播已使这些感染的治疗变得更复杂，并导致发病率、死亡率和卫生保健费用增加。

AMR的常见机制包括：微生物对抗生素的直接灭活或修饰；抗生素进入微生物细胞内的渗透性降低；抗生素从微生物细胞内的主动流出；抗生素靶位/受体的改变或保护，使抗生素-靶位结合减少；以及抗生素通常针对的微生物代谢途径改变。AMR的这些机制可能是通过微生物基因突变或通过质粒、噬菌体或转座子从其他菌株或菌种中获得新基因而发生的。

抗生素的适当使用

不加区分和不必要地使用抗生素与患者的重大风险相关，包括药物毒性、艰难梭菌结肠炎和多重耐药感染。CDC最近的一项研究显示，至少有50%的患者在住院期间至少使用了一种抗生素，这一总体趋势在过去十年中没有改变，但患者现在更多的是使用更强效的抗生素，其中碳青霉烯类抗生素使用量增加了37%，万古霉素使用量增加了32%。此外，抗生素的使用通常没有经过适当的微生物学检测，或者是在不需要时使用的时间过长。这种做法是导致多重耐药抗生素使用相关性并发症的重要原因。因此，非常需要实施有关抗生素的适当使用措施以及管理和监测，以消除不适当、次优和不必要的使用及其相关的风险和并发症。

直到最近，还没有有关适当使用抗生素的参考标准。现在已有许多出版物在关注抗生素的适当使用以及避免不必要、次优和不适当使用的措施。

对于什么是**适当的抗生素使用**仍缺乏标准定义。Spivak及其同事[45]最近就有关不必要、不适当和次优抗生素使用的定义发表了他们的建议，适用于特定抗生素的治疗天数。他们通过广泛浏览文献综述认为，很难给具有差别但可重复且客观的抗生素的适当使用下一个标准定义。因此，他们提出，对抗生素的适当使用给予理想定义的方法在于：在各种定义和定量抗生素使用数据与临床结果之间建立相关性。基于他们的文章，**不必要的抗生素使用**被定义为：对非感染性综合征使用抗生素，对非细菌性感染使用抗生素，在无临床指征的情况下抗生素使用时间超过指示期限，以及在培养及药敏性试验中显示感染病原体之后未能缩小经验性抗生素谱。**不适当使用抗生素**的定义是：在确定感染的情况下，使用具有病原体耐药性或治疗指南不建议使用的抗生素。**次优抗生素使用**被定义为：在确定感染的情况下，使用不适当的抗生素、给药途径或药物剂量。

另一方面，van den Bosch及其同事[46]开发并验证了六个质量改进变量来定义适当的抗生素使用。其中包括：根据已公布的指南开经验性抗生素治疗处方；在开始全身性抗生素治疗前至少进行两组血液培养；在开始全身性治疗前从疑似感染部位获得培养物样本；在全身性抗生素治疗开始时在患者病历中记录抗生素治疗计划；在48～72小时内根据临床状况，在口服抗生素足够的情况下，将静脉抗生素治疗转换为口服抗生素治疗；以及一旦获得培养和药敏结果，就将经验性抗生素治疗转变为病原体导向的治疗[46]。

由来自83个国家的234名专家组成的跨学科工作组组成的全球外科感染联盟工作组发表了一个关于在整个外科手术过程中适当使用抗生素的全球宣言。在这个宣言中，有外科手术中适当的抗生素预防的7项详细原则和适当的抗生素治疗的13项原则。这些在2017年全球联盟立场文章中都有详细的介绍。

抗生素管理计划已显示可优化抗感染治疗，同时可降低抗生素耐药性。需要对抗生素处方进行监控和审计。审计工具能让医疗团队的所有成员（包括护士、微生物学家、医生、药剂师和感染控制从业人员）收集大量数据，而不需要专家审查，同时可以用于进行医院间比较，因而是理想的选择。美国疾病控制和预防中心（CDC）也已开发了符合这些标准的客观审计工具，可用于评估抗生素的适当使用。这些工具与电子病历一起使用时有助于获得可重复的大规模数据，以评估抗生素使用的适当性。

临床上重要的病原体

碳青霉烯类耐药肠杆菌

由于碳青霉烯类抗生素对革兰氏阳性、革兰氏阴性需氧和厌氧病原体的广谱抗菌活性，时至今日其一直是被用作治疗多重耐药肠杆菌科（包括超广谱 β-内酰胺酶程序菌种）的最后一线抗生素[47]。

然而，目前碳青霉烯类耐药肠杆菌（carbapenem-resistant Enterobacteriaceae，CRE）的传播呈上升趋势，这些细菌产生的酶会使包括碳青霉烯类在内的 β-内酰胺类抗生素失活。在美国，在每年大约 14 万例卫生保健相关性肠杆菌感染中，CRE 感染占 6.6%，碳青霉烯类耐药克雷伯菌属感染占 5.6%，碳青霉烯类耐药大肠埃希菌感染占 1.3%。这两种病原体是最常见的 CRE，在美国每年可导致大约 1 万例感染。

在德国，多重耐药革兰氏阴性大肠埃希菌、肺炎克雷伯菌和铜绿假单胞菌占普通病房感染的 6.6%～9.8%，占 ICU 感染的 11.5%～13.4%。CRE 对几乎所有抗生素都有耐药性，包括最后使用的抗生素（即碳青霉烯类）。碳青霉烯酶是由 CRE 通过灭活碳青霉烯类、头孢菌素类、青霉素类、单巴坦氨曲南等 β 内酰胺类抗生素产生的赋予抗生素耐药性的酶。由于治疗选择有限，CRE 感染与高死亡率相关，高达 50% 的 CRE 血流感染会导致死亡。

CRE 感染传播方式

CRE 感染的常见传播方式是：通过患者之间的直接接触，通过医护人员的手或间接通过医疗设备和环境表面。

CRE 感染传染源

定植和感染患者是 CRE 的主要传染源，特别是因为肠杆菌是胃肠道正常菌群的一部分。受污染的定植表面也可作为传染源。

CRE 感染的危险因素

CRE 感染风险增加的因素包括危重症、免疫抑制、暴露于 ICU 环境、使用广谱抗生素、机械通气以及留置导尿管和中心静脉导管。

CRE 感染的治疗

尽管全球范围内 CRE 感染的发病率不断上升，但目前尚无关于 CRE 感染的理想治疗方案的高质量数据。目前还没有关于这种感染的随机对照试验，当前可用的数据仅限于回顾性数据、病例报道和体外研究。一些可考虑用于治疗 CRE 感染的抗生素包括碳青霉烯类、替加环素、多黏菌素 B、黏菌素、磷霉素和氨基糖苷类[35]。

几个病例报道、回顾性研究和体外研究表明，针对 CRE 的单药治疗方案极其有限，包括药代动力学和对新耐药性的敏感性。因此，最佳治疗策略包括使用两种或多种药物进行联合治疗，以利用潜在的协同作用并最大限度地减少耐药性的发生。联合治疗已被证明是一个独立的生存预测因素，尤其是碳青霉烯类与替加环素或黏菌素联合治疗。Tzouvelekis 及其同事[48]以及 Petrosillo 及其同事[49]的研究显示，与使用体外活性药物的单一疗法相比，使用两种或两种以上体外活性药物的联合疗法的死亡率较低（38.7%～49.1% 对 18.3%～27.4%）。

万古霉素耐药肠球菌

在每年发生的 6 万 6 千例肠球菌感染中，约 1/3 是由耐药菌引起的，导致显著的发病率和 6.5% 的死亡率。在万古霉素耐药肠球菌（vancomycin-resistant Enterococcus，VRE）感染中，屎肠球菌感染占大多数。在大多数情况下，VRE 定植是 VRE 阳性培养的主要原因。然而，与 VRE 菌血症和症状性体腔感染相关的 VRE 分离株需要治疗，但 VRE 的治疗方案少之又少。

VRE 感染传播方式

VRE 感染的传播方式是：通过患者之间的直接接触，通过医护人员的手（洗手不充分或没有洗手）或间接通过医疗设备或周围表面（包括床栏杆、水槽、门把手、检测设备等）。

VRE 感染传染源

虽然 VRE 可以通过直接接触传播或如前所述的间接接触传播，但大多数 VRE 感染是由患者的内源性菌群所致，因为肠球菌是构成正常胃肠菌群和女性生殖道菌群的一部分。重要的是，要考虑通过环境和设备表面的间接传播，因为 VRE 可以在这些表面持续存活数周。此外，长期在护理机构的患者如果有 VRE 菌群定植，则可能会成为医院等机构的 VRE 感染传染源，反之亦然。

VRE 感染的危险因素

VRE 感染的高危患者包括免疫抑制和危重症患者以及接受血液透析、广谱抗生素治疗、留置导尿管或中心静脉导管和接受腹部或胸部大手术的患者。

VRE 感染的治疗

目前对侵袭性 VRE 感染的治疗主要包括使用达托霉素或利奈唑胺。达托霉素对许多 VRE 菌株具有杀菌作用，毒性相对较小。然而，选择不敏感的 VRE 毒株是常见的。利奈唑胺为抑菌药物，具有潜在的显著毒性以及与其他药物的药物相互作用。它的口服生物利用度极佳。对利奈唑胺耐药的情况罕见，可能是随着使用时间的延长而产生。泰利唑胺的作用机制与利奈唑胺相似，但效力更强。

外科患者的真菌感染

侵袭性真菌感染（invasive fungal infection，IFI）越来越普遍，特别是在免疫抑制剂治疗在移植、自身免疫和结缔组织疾病、恶性肿瘤和炎症性疾病的治疗中使用的越来越多的当下。入住重症监护室（ICU）且使用侵入性干预措施和各种导管的危重症患者尤其易发生 IFI。念珠菌属是侵袭性医院真菌感染的主要原因，是 ICU 血流感染的第三大原因，也是播散性血流感染的第四大原因。白色念珠菌 IFI 占念珠菌 IFI 总数的一半以上。光滑念珠菌和近平滑念珠菌 IFI 分别是第二和第三常见。其他重要的念珠菌属包括耳球菌、葡萄牙念珠菌、热带念珠菌和克柔念珠菌。

非念珠菌 IFI 通常也源于霉菌属感染，尤其是曲霉菌属感染。侵袭性曲霉菌病现在是 ICU 危重症患者以及骨髓抑制和干细胞移植后患者发生 IFI 的重要原因。

较少引起真菌感染的真菌种类包括毛霉菌属、隐球菌属和镰刀菌属。

IFI 传播方式和传染源

由于念珠菌属是黏膜表面正常菌群的一部分，它们可以引起泌尿道和胃肠道的局部黏膜感染，在念珠菌是正常菌群一部分的黏膜表面破裂时它们也可以引起播散性感染。

曲霉属是通过吸入分生孢子以及污染的环境和医疗设备表面传染的。

IFI 的危险因素

最易发生 IFI 的患者包括：接受免疫抑制剂治疗的器官移植患者，恶性肿瘤患者，烧伤患者，自身免疫性疾病和风湿性疾病患者，ICU 危重症患者，以及长时间留置尿管和中心静脉导管的患者。其他危险因素包括造血干细胞移植、血液透析、中性粒细胞减少、长时间机械通气、全肠外营养、坏死性胰腺炎、大手术和化疗。

真菌感染的诊断

IFI 的诊断具有挑战性，传统的通过临床体征和症状、实验室评估、影像学检查以及培养进行诊断的方法有很大的局限性。为了应对这些局限性，现已开发了快速诊断试验，其中包括：念珠菌和曲霉菌的 β-D- 聚糖试验（敏感性为 57% ～ 97%，特异性为 56% ～ 93%），所有真菌的核酸聚合酶链反应（敏感性为 96%，特异性为 97%），曲霉菌的半乳甘露聚糖试验（血清敏感性为 71%，特异性为 89%；支气管肺泡灌洗敏感性为 76% ～ 88%，特异性为 87% ～ 100%），以及念珠菌的甘露聚糖抗原 / 抗甘露聚糖抗体试验（联合抗原和抗体的敏感性和特异性分别为 83% 和 86%）。

已建议将 β-D- 聚糖诊断试验作为培养的辅助方法。甘露聚糖是念珠菌属特有的真菌细胞壁的多糖组分。甘露聚糖抗原和抗甘露聚糖抗体可通过市售检测试剂进行评估。

IFI 的治疗

2016 年最新更新的 IDSA 指南为外科患者的 IFI 的治疗建议提供了依据。读者参考这些指南可以获得更详细的有关念珠菌感染[50]和曲霉病[51]治疗的信息。以下是一些对外科患者的一些真菌感染的治疗建议。

非中性粒细胞减少患者的念珠菌血症　根据

IDSA 指南，初始治疗应采用棘白菌素类药物（卡泊芬净、米卡芬净或阿尼拉芬净）。在特定的患者中，可使用氟康唑进行替代治疗。如果使用棘白菌素作为初始治疗，当临床上合适且有药物敏感性支持时，建议在 5 ～ 7 天内过渡到氟康唑。根据患者的临床状况和药物敏感性，两性霉素 B 可用于棘白菌素不耐受、不可用或耐药的情况，并在 5 ～ 7 天内过渡到氟康唑。两性霉素 B 是对唑类和棘白菌素耐药的侵袭性念珠菌感染患者的推荐治疗药物。治疗时间通常为血液培养阴性、清除念珠菌血症 2 周后。如果怀疑患者是念珠菌血症，应拔除中心静脉导管[50]。

中性粒细胞减少患者的念珠菌血症 棘白菌素仍被推荐作为中性粒细胞减少患者念珠菌血症的初始治疗。两性霉素 B 是一种有效的替代药物，但其使用受到毒性的限制。对于非危重症患者，在有记录在案的念珠菌血症清除后和有适当的药物敏感性支持时，氟康唑和伏立康唑均适用于降级治疗。当念珠菌血症清除后无转移性并发症且有适当药物敏感性支持时，建议治疗 2 周[50]。

腹腔内念珠菌病 有明显腹腔内念珠菌病风险的患者包括近期接受过腹部手术、吻合口瘘或坏死性胰腺炎的患者。治疗包括：通过手术引流、清创术和修复或经皮引流进行源头控制，以及抗真菌治疗。抗真菌治疗的选择和指南类似于那些用于治疗非中性粒细胞减少患者的念珠菌血症的选择和指南。

侵袭性曲霉病 IDSA 推荐的主要治疗方法是尽早开始伏立康唑治疗。不建议使用棘白菌素进行初始治疗。但是，棘白菌素也许可以与伏立康唑一起用于联合抗真菌治疗。强烈建议的治疗时间为 6 ～ 12 周，具体取决于感染部位、治疗反应和免疫抑制剂持续时间。对于难治性腹腔内曲霉菌病（包括肝周胆道梗阻、肝外曲霉菌病）、曲霉菌心内膜炎 / 心包炎 / 心肌炎、曲霉菌骨髓炎 / 脓毒性关节炎和鼻旁曲霉菌病，除抗真菌治疗外，还应考虑手术干预[51]。

主要参考文献

Fernando SM，Tran A，Cheng W，et al. Necrotizing soft tissue infection：diagnostic accuracy of physical examination，imaging，and LRINEC score：a systematic review and meta-analy-sis. *Ann Surg*. 2019；269：58-65.

> 本文显示了实验室风险指标对坏死性筋膜炎评分、体格检查、X 线平片诊断坏死性软组织感染的敏感性较差；并申明，对于高度临床怀疑，需要立即进行外科会诊。

Marik PE，Khangoora V，Rivera R，et al. Hydrocortisone，vitamin C，and thiamine for the treatment of severe sepsis and septic shock：a retrospective before-after study. *Chest*. 2017；151：1229-1238.

> 一项研究表明，早期使用维生素 C、类固醇和硫胺素可能有助于预防严重脓毒症患者的进行性器官功能障碍并有助于降低死亡率。

Neal MD，Alverdy JC，Hall DE，et al. Diverting loop ileostomy and colonic lavage：an alternative to total abdominal colectomy for the treatment of severe，complicated *Clostridium difficile* associated disease. *Ann Surg*. 2011；254：423-427；discussion 427-429.

> 一篇关于严重复杂艰难梭菌感染的替代手术治疗的标志性论文。

Singer M，Deutschman CS，Seymour CW，et al. The third international consensus definitions for Sepsis and Septic Shock（Sepsis-3）. *JAMA*. 2016；315：801-810.

> 关于脓毒症和感染性休克的定义的更新的国际共识，供临床、流行病学和研究使用。

参考文献

1. Singer M, Deutschman CS, Seymour CW, et al. The third international consensus definitions for Sepsis and Septic Shock (Sepsis-3). *JAMA*. 2016;315:801–810.
2. Liu V, Escobar GJ, Greene JD, et al. Hospital deaths in patients with sepsis from 2 independent cohorts. *JAMA*. 2014;312:90–92.
3. Fleischmann C, Scherag A, Adhikari NK, et al. Assessment of global incidence and mortality of hospital-treated sepsis. Current estimates and limitations. *Am J Respir Crit Care Med*. 2016;193:259–272.

4. Levy MM, Evans LE, Rhodes A. The surviving sepsis campaign bundle: 2018 update. *Crit Care Med.* 2018;46:997–1000.
5. Ban KA, Minei JP, Laronga C, et al. American College of Surgeons and Surgical Infection Society: surgical site infection guidelines, 2016 update. *J Am Coll Surg.* 2017;224:59–74.
6. Anderson DJ, Podgorny K, Berrios-Torres SI, et al. Strategies to prevent surgical site infections in acute care hospitals: 2014 update. *Infect Control Hosp Epidemiol.* 2014;35(suppl 2):S66–S88.
7. Horan TC, Andrus M, Dudeck MA. CDC/NHSN surveillance definition of health care–associated infection and criteria for specific types of infections in the acute care setting. *Am J Infect Control.* 20018;36:309–332.
8. Berrios-Torres SI, Umscheid CA, Bratzler DW, et al. Centers for disease control and prevention guideline for the prevention of surgical site infection, 2017. *JAMA Surg.* 2017;152:784–791.
9. O'Leary DP, Peirce C, Anglim B, et al. Prophylactic negative pressure dressing use in closed laparotomy wounds following abdominal operations: a randomized, controlled, open-label trial: the P.I.C.O. Trial. *Ann Surg.* 2017;265:1082–1086.
10. Wong CH, Chang HC, Pasupathy S, et al. Necrotizing fasciitis: clinical presentation, microbiology, and determinants of mortality. *J Bone Joint Surg Am.* 2003;85-A:1454–1460.
11. Fernando SM, Tran A, Cheng W, et al. Necrotizing soft tissue infection: diagnostic accuracy of physical examination, imaging, and LRINEC score: a systematic review and meta-analysis. *Ann Surg.* 2019;269:58–65.
12. Martinez M, Peponis T, Hage A, et al. The role of computed tomography in the diagnosis of necrotizing soft tissue infections. *World J Surg.* 2018;42:82–87.
13. Kobayashi L, Konstantinidis A, Shackelford S, et al. Necrotizing soft tissue infections: delayed surgical treatment is associated with increased number of surgical debridements and morbidity. *J Trauma.* 2011;71:1400–1405.
14. Zhao-Fleming H, Dissanaike S, Rumbaugh K. Are anaerobes a major, underappreciated cause of necrotizing infections? *Anaerobe.* 2017;45:65–70.
15. Marik PE, Khangoora V, Rivera R, et al. Hydrocortisone, vitamin C, and thiamine for the treatment of severe sepsis and septic shock: a retrospective before-after study. *Chest.* 2017;151:1229–1238.
16. Yang D, Davies A, Burge B, et al. Open-to-air is a viable option for initial wound care in necrotizing soft tissue infection that allows early detection of recurrence without need for painful dressing changes or return to operating room. *Surg Infect (Larchmt).* 2018;19:6570.
17. Sartelli M, Chichom-Mefire A, Labricciosa FM, et al. The management of intra-abdominal infections from a global perspective: 2017 WSES guidelines for management of intra-abdominal infections. *World J Emerg Surg.* 2017;12:29.
18. Rhodes A, Evans LE, Alhazzani W, et al. Surviving Sepsis Campaign: international guidelines for management of sepsis and septic shock: 2016. *Crit Care Med.* 2017;45:486–552.
19. Marshall JC. Principles of source control in the early management of sepsis. *Curr Infect Dis Rep.* 2010;12:345–353.
20. Brown CV, Abrishami M, Muller M, et al. Appendiceal abscess: immediate operation or percutaneous drainage? *Am Surg.* 2003;69:829–832.
21. Andersson RE, Petzold MG. Nonsurgical treatment of appendiceal abscess or phlegmon: a systematic review and meta-analysis. *Ann Surg.* 2007;246:741–748.
22. Lai HW, Loong CC, Chiu JH, et al. Interval appendectomy after conservative treatment of an appendiceal mass. *World J Surg.* 2006;30:352–357.
23. Soreide K, Thorsen K, Soreide JA. Clinical patterns of presentation and attenuated inflammatory response in octo- and nonagenarians with perforated gastroduodenal ulcers. *Surgery.* 2016;160:341–349.
24. Taylor MD, Kozower BD. Surgical spectrum in the management of empyemas. *Thorac Surg Clin.* 2012;22:431–440.
25. Ferreiro L, San Jose ME, Valdes L. Management of parapneumonic pleural effusion in adults. *Arch Bronconeumol.* 2015;51:637–646.
26. Tong BC, Hanna J, Toloza EM, et al. Outcomes of video-assisted thoracoscopic decortication. *Ann Thorac Surg.* 2010;89:220–225.
27. Denlinger CE. Eloesser flap thoracostomy window. *Oper Tech Thorac Cardiovasc Surg.* 2010;15:61–69.
28. Symbas PN, Nugent JT, Abbott OA, et al. Nontuberculous pleural empyema in adults. The role of a modified Eloesser procedure in its management. *Ann Thorac Surg.* 1971;12:69–78.
29. Zaheer S, Allen MS, Cassivi SD, et al. Postpneumonectomy empyema: results after the Clagett procedure. *Ann Thorac Surg.* 2006;82:279–286; discussion 286–277.
30. Massera F, Robustellini M, Della Pona C, et al. Open window thoracostomy for pleural empyema complicating partial lung resection. *Ann Thorac Surg.* 2009;87:869–873.
31. Sziklavari Z, Grosser C, Neu R, et al. Complex pleural empyema can be safely treated with vacuum-assisted closure. *J Cardiothorac Surg.* 2011;6:130.
32. Aru GM, Jew NB, Tribble CG, et al. Intrathoracic vacuum-assisted management of persistent and infected pleural spaces. *Ann Thorac Surg.* 2010;90:266–270.
33. Mariani AW, Lisboa JBRM, Rodrigues GD, et al. Mini-thoracostomy with vacuum-assisted closure: a minimally invasive alternative to open-window thoracostomy. *J Brasil Pneumol.* 2018;44:227–230.
34. Zhang S, Palazuelos-Munoz S, Balsells EM, et al. Cost of hospital management of *Clostridium difficile* infection in United States—a meta-analysis and modelling study. *BMC Infect Dis.* 2016;16:447.
35. McDonald LC, Gerding DN, Johnson S, et al. Clinical practice guidelines for *Clostridium difficile* infection in adults and children: 2017 update by the Infectious Diseases Society of America (IDSA) and Society for Healthcare Epidemiology of America (SHEA). *Clin Infect Dis.* 2018;66:987–994.
36. Chapman BC, Moore HB, Overbey DM, et al. Fecal microbiota transplant in patients with *Clostridium difficile* infection: a systematic review. *J Trauma Acute Care Surg.* 2016;81:756–764.
37. Neal MD, Alverdy JC, Hall DE, et al. Diverting loop ileostomy and colonic lavage: an alternative to total abdominal colectomy for the treatment of severe, complicated *Clostridium difficile* associated disease. *Ann Surg.* 2011;254:423–427; discussion 427–429.
38. Ferrada P, Callcut R, Zielinski MD, et al. Loop ileostomy versus total colectomy as surgical treatment for *Clostridium difficile*-associated disease: an Eastern Association for the Surgery of Trauma multicenter trial. *J Trauma Acute Care Surg.* 2017;83:36–40.
39. Shen NT, Leff JA, Schneider Y, et al. Cost-effectiveness analysis of probiotic use to prevent *Clostridium difficile* infection in hospitalized adults receiving antibiotics. *Open Forum Infect Dis.* 2017;4; ofx148.
40. Wilcox MH, Gerding DN, Poxton IR, et al. Bezlotoxumab for prevention of recurrent *Clostridium difficile* infection. *N Engl J Med.* 2017;376:305–317.
41. Cullinane C, Earley H, Tormey S. Deadly combination: *Clostridium septicum* and colorectal malignancy. *BMJ Case Rep.* 2017;2017.

42. Centers for Disease Control and Prevention (CDC). Making health care safer. *CDC Vital Signs Monthly Report*. Atlanta, GA: Centers for Disease Control and Prevention; 2011:1–4.
43. Centers for Disease Control and Prevention (CDC). *Urinary Tract Infection (Catheter-Associated Urinary Tract Infection [CAUTI] and Non-Catheter-Associated Urinary Tract Infection [UTI]) and Other Urinary System Infection [USI]) Events in National Healthcare Safety Network (NHSN) Patient Safety Component Manual, 2019*. Atlanta: 2019:7-1:7–17.
44. Klompas M, Branson R, Eichenwald EC, et al. Strategies to prevent ventilator-associated pneumonia in acute care hospitals: 2014 update. *Infect Control Hosp Epidemiol*. 2014;35:915–936.
45. Spivak ES, Cosgrove SE, Srinivasan A. Measuring appropriate antimicrobial use: attempts at opening the black box. *Clin Infect Dis*. 2016;63:1639–1644.
46. van den Bosch CM, Hulscher ME, Natsch S, et al. Applicability of generic quality indicators for appropriate antibiotic use in daily hospital practice: a cross-sectional point-prevalence multicenter study. *Clin Microbiol Infect*. 2016;22:888.e881–e888, e889.
47. Morrill HJ, Pogue JM, Kaye KS, et al. Treatment options for carbapenem-resistant Enterobacteriaceae infections. *Open Forum Infect Dis*. 2015;2; ofv050.
48. Tzouvelekis LS, Markogiannakis A, Piperaki E, et al. Treating infections caused by carbapenemase-producing Enterobacteriaceae. *Clin Microbiol Infect*. 2014;20:862–872.
49. Petrosillo N, Giannella M, Lewis R, et al. Treatment of carbapenem-resistant *Klebsiella pneumoniae*: the state of the art. *Expert Rev Anti Infect Ther*. 2013;11:159–177.
50. Pappas PG, Kauffman CA, Andes DR, et al. Clinical practice guideline for the management of candidiasis: 2016 update by the Infectious Diseases Society of America. *Clin Infect Dis*. 2016;62:e1–e50.
51. Patterson TF, Thompson 3rd GR, Denning DW, et al. Practice guidelines for the diagnosis and management of aspergillosis: 2016 update by the Infectious Diseases Society of America. *Clin Infect Dis*. 2016;63:e1–e60.

12 章

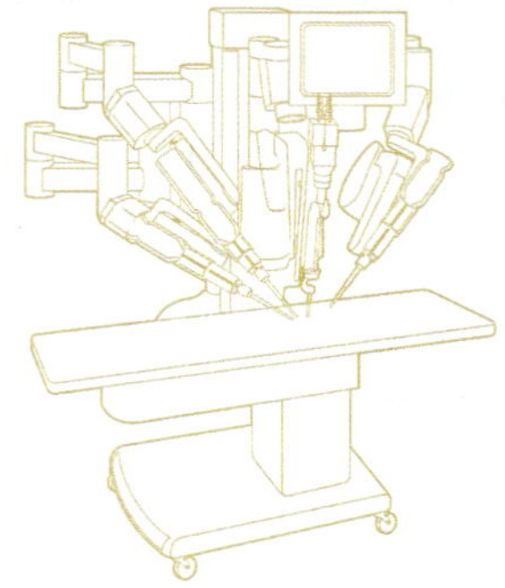

手术并发症

Natesh Yepuri、Napat Pruekprasert 和 Robert N. Cooney 原著
李香云 史 佳 译 韩 辉 审校

章目录

当前的卫生保健环境使我们更加关注外科手术的成本和质量。因此，许多医院和医生投入了大量精力来了解和评估患者发生手术并发症的风险。一种方法是使用风险调整后的管理数据集（如 Vizient）生成报告，比较不同医院和科室之间观察到的并发症与预期的并发症。另外一种方法是通过美国外科医师协会全国手术质量促进项目（National Surgical Quality Improvement Program，NSQIP）收集单个患者数据并报告机构特定的、风险调整后的手术结果。

虽然大多数外科医生都认识到了并发症会增加医疗成本，但在许多实践环境中，通过减少并发症来降低成本的激励机制的作用是有限的。最近，美国老年人健康保险（Medicare）和医疗补助计划（Medicaid）服务中心已经将外科专业服务的报销与绩效奖励支付系统挂钩，即该中心将成本和质量结果与外科医生的收入挂钩。随着这些项目的实施，成本、质量和外科医生的收入之间应该有一个更直接的关系。

尽管单个外科医生的判断和技术肯定会影响并发症的发生风险，但还有许多其他因素会影响手术结果，包括患者群体的具体情况、围术期医疗团队以及手术进行的环境。可以这样说，即使是最好的外科判断和技术也无法超越他们所使用的系统。此外，向电子病历/电子医疗记录（electronic medical records，EMR）的过渡对围术期环境产生了显著影响。实施“循证最佳实践”以提高质量需要多方认同，包括患者、外科住院医生、中层医务人员、麻醉医生、护理人员以及信息技术、传染病等其他相关人员，以使成本-质量成正比。临床医疗最佳实践方式于 20 世纪 80 年代发展起来，旨在为特定患者或手术技术提供多学科、循证服务。然而，随着向 EMR 的过渡，为了便于使用标准化的患者服务项目，限定的服务项目组合（oder sets）被开发出来。不幸的是，尽管理论上有可能从 EMR 中提取出符合限定服务和最佳实践的高质量数据，但在许多机构，这方面的实际能力一直是令人失望的。

除了开发和实施循证外科实践外，我们还必须对下一代外科医生进行有关最佳实践和质量改进方面的教育，以降低患者的并发症发生率。有鉴于此，毕业后医学教育认证委员会制定了持续学习环境审查计划，旨在为教学医院提供有关其毕业后医学教育环境的反馈，因为这涉及患者的安全、卫生保健质量、服务过渡、监管、工作时间以及疲劳管理和专业精神。此外，美国外科医师协会提出了培训质量计划要求，为外科住院医生提供了有关质量改进的详细课程。这些以及其他举措，例如需要住院医生参与和投入的改进医疗实践的里程碑项目，应是有助于受训者掌握所需的技能以提高质量和减少并发症发生的。

手术并发症是一个大课题，可以通过各种方法进行分类，包括患者危险因素、并发症类型、严重程度［例如，再入院和（或）手术死亡率］和器官系统。在本章中，我们主要按照并发症类型、严重程度和器官系统进行分类。

伤口并发症

血清肿

血清肿是在手术伤口或手术后无效腔处形成的含有脂肪、血清和淋巴的积液。血清肿在外科手术后很常见，会造成无效腔或淋巴引流中断。该并发症可见于乳腺或腋窝手术以及疝手术后。疝手术中使用假体补片可能会导致皮瓣黏附不良而引发炎症，并增加血清肿形成的风险。

临床表现和处理

血清肿通常表现为皮肤切口下或附近可触及的皮下积液。当存在明显的无效腔（如皮下脂肪层或皮下大疝囊）时，血清肿更常见，且常在手术后患者在家时发生。患者主诉常为血清肿部位处有不适感——由液体聚集产生的压力导致。如果存在感染，则患处可能会出现肿胀、疼痛或红斑。临床上可通过体格检查、超声或计算机断层扫描（CT）诊断血清肿。降低血清肿发生风险的技术包括最小化无效腔（如切除多余的皮肤）和手术引流无效腔。有几种技术可用于减少无效腔，包括使用纤维蛋白封闭剂、绗缝缝合和医用滑石粉，但效果不一致。许多无症状的血清肿会因积液被周围组织吸收而自然消退。对于有症状的血清肿，应在无菌条件下抽吸并使用压力敷料包扎。对于需要反复进行抽吸的血清肿，需要进一步加强治疗，因为抽吸操作可能会诱发感染。对于难治性血清肿，可以放置引流管或打开手术部位进行填塞，以便进行二次治疗或负压疗法治疗。对于感染的血清肿，通过手术引流并使用抗生素治疗。在严重感染的情况下，暴露在外的假体植入物应被移除。

血肿

血肿是由手术部位血凝块和血液聚集所致。血肿不仅存在于皮下组织，还可能存在于手术部位的较深组织间隙。血肿可能由手术止血不彻底或导致凝血障碍的情况引起，包括凝血障碍、血小板障碍或其他导致凝血障碍的疾病（如尿毒症、肝硬化或脓毒症）。使用改变血液凝固的药物是血肿形成的一个主要因素，在围术期必须对这些药物进行妥善管理，以降低出血或凝血障碍相关并发症的发生风险（表 12.1）。常用的抗血小板药物包括阿司匹林、P2Y12 抑制剂［氯吡格雷、普拉格雷（prazugrel）、替卡格雷］和阿昔单抗。虽然华法林是最常用的抗凝剂，但频繁抽血以监测其效果的需求降低了其受欢迎程度。新开发的直接作用的口服抗凝剂或新型口服抗凝剂（直接口服抗凝剂），如利伐沙班、阿哌沙班和达比加群酯，在大多数需要抗凝的情况下与香豆素一样有效，且需要的检测频率更低。

临床表现和处理

血肿可以发生在不同的间隙，不同部位的血肿的临床表现不同。浅表血肿可能出现由于压力导致的皮肤变色、皮下肿胀和受累区域疼痛。其他部位的血肿可能会引起压力效应和疼痛，这取决于它们的解剖部位。例如，腹腔内的血肿可表现为腹腔间隔综合征（abdominal compartment syndrome，ACS）或肠梗阻，前臂或腿部的血肿可能表现为间隔综合征，前颈部血肿可导致气道损伤。当存在凝血障碍时，出血可能会持续，有较大血肿的患者可能会出现贫血或血容量不足。感染的血肿可能会导致发热、白细胞增多或脓毒症。

表 12.1　择期手术停止抗凝治疗的推荐时间

药物	停止抗凝的时间		
华法林	5 天		
凝血酶直接抑制剂（达比加群酯）	CrCl ≥ 50 ml/min：1 ～ 2 天		
	CrCl < 50 ml/min：3 ～ 5 天		
	CrCl（mL/min）	出血风险：低	出血风险：高
	≥ 50	2 ～ 4 小时	2 ～ 3 天
	30 ～ 50	2 天	2 ～ 3 天
	< 30	2 ～ 4 天	> 5 天
Xa 因子抑制剂			
利伐沙班（拜瑞妥）	≥ 24 小时 ROCKET AF：≥ 3 天		
阿哌沙班（艾乐妥）	低出血风险：≥ 24 小时 高出血风险：≥ 48 小时		
抗血小板药物			
阿司匹林	高 CV 风险 / 次要：继续抗凝 低 CV/ 高出血风险：7 ～ 10 天		
氯吡格雷	5 天		

Adapted from McBeth PB，Weinberg JA，Sarani B，et al. A surgeon's guide to anticoagulant and antiplatelet medications part one：warfarin and new direct oral anticoagulant medications. Trauma Surg Acute Care Open. 2016；1：e000020.

CrCl：肌酐清除率；CV：心血管疾病；ROCKET AF：利伐沙班心房颤动、卒中预防。

由于凝血障碍是血肿的常见原因，手术患者的围术期管理必须包括对出血障碍和抗凝药物的适当评估。应选择性地进行凝血检测，因为全面筛查既不经济也不推荐。当患者有不正常的出血或瘀伤时，有与出血相关的疾病（如肾病或肝病）或有出血障碍家族史时，应提高对止血异常的关注，并应在术前对这些患者进行筛查。

阿司匹林和氯吡格雷是两种最常见的抗血小板药物，它们分别对环氧化酶 1 和 P2Y12 受体有不可逆的抑制。服用这些药物的患者通常有冠状动脉疾病和（或）支架植入史。当前的指南建议患者在手术前继续服用阿司匹林和抗 P2Y12 药物，这取决于支架植入术后的时间和手术的紧迫性。华法林是最常见的抗凝药物，在许多情况下可用于预防血栓栓塞事件的发生，如心房颤动、机械性心脏瓣膜植入和高凝状态。许多研究显示，使用华法林是出血和血肿的独立危险因素。因此，华法林和其他抗凝药物的围术期管理需要同时考虑出血风险和血栓栓塞预防的益处。血栓栓塞的发生风险因临床使用抗凝剂的适应证不同而不同。手术出血风险可采用 HAS-BLED 评分（表 12.2）进行评估，评分为 0 ～ 1 分为低出血风险，评分为 2 分为中出血风险，评分为 3 分为高出血风险。此外，手术可分为：高出血风险（2% ～ 4%）手术，如心血管手术、骨科手术、头颈癌手术、泌尿科手术或超过 45 分钟的手术；低出血风险（0% ～ 2%）手术，如预期手术时间< 45 分钟的手术、腹疝手术或胆囊切除术[1]。

急性伤口裂开（破裂）

原因

尽管手术技术、缝合材料以及术前术后护理方面都有所改进，但急性伤口裂开或破裂仍是一种可致死的手术并发症。急性伤口裂开的后遗症包括筋膜裂

表 12.2 评估出血风险的 HAS-BLED 评分

HAS-BLED 风险	得分（分）
高血压，收缩压＞ 160 mm Hg	1
肾功能或肝功能异常（各 1 分）	1 或 2
卒中史	1
出血史	1
不稳定 INR	1
老年人（＞ 65 岁）	1
药物或酒精（各 1 分）	1 或 2

INR：国际标准化比率；肾功能异常：慢性透析，肾移植，血清肌酐 ≥ 200 μmol/L；肝功能异常：肝硬化等慢性肝脏疾病，胆红素＞ 2 倍上限正常值，天冬氨酸转氨酶 / 丙氨酸转氨酶＞ 3 倍上限正常值；卒中史：持续出血引起的突发性局灶性神经功能缺损＞ 24 小时且由神经科专科医生确诊；出血史：需要住院治疗或导致血细胞比容下降＞ 2 g/L 或输血；不稳定 INR：治疗范围＜ 60%；药物和酒精：抗血小板、非甾体类抗炎药、酒精滥用。

开、内脏凸出、急性出血、切口疝、吻合口漏和瘘管形成（稍后讨论）。腹部伤口裂开是指手术伤口部分或完全裂开，可发生于浅表处（皮肤和皮下脂肪），也可发生于深处（筋膜），伴有或不伴有腹部内脏挤出（内脏凸出）。尽管所有组织的伤口愈合过程相似，但不同组织的愈合失败率和后果不同（例如，肠愈合失败＝吻合口漏）。腱膜切开后将永远无法完全恢复其原始强度，愈合需要相对较长的时间。

伤口愈合的生理过程包括四个不同但重叠的阶段（止血、炎症、增生和重塑），受许多相互作用的细胞（单核细胞、淋巴细胞、成纤维细胞等）以及局部和全身释放的因子调控，包括细胞因子、趋化因子、生长因子和抑制因子。伤口愈合不良通常是由多种因素引起的，其中包括患者相关因素，如糖尿病、尿毒症、免疫抑制、黄疸、脓毒症、低白蛋白血症、癌症、肥胖和类固醇使用。导致伤口愈合不良的其他因素包括闭合不足（技术失败）、腹内压（IAP）升高以及感染或放疗等局部因素。

伤口裂开在所有手术中的发生率为 1% ～ 3%，且在术后第一周（愈合的炎症期）更常见，此时伤口愈合能力取决于缝合材料和打结的牵拉力量。对于腹部切口，筋膜层提供了大部分牵拉力量和锚定。如果缝合材料断裂、打结变松或缝合材料切断了缝合的组织（技术故障），则可导致伤口裂开。随着时间的推移（在纤维化期），伤口的内在强度增加，伤口的完整性对缝合材料和缝合技术的依赖性降低。

许多因素可导致伤口愈合不良或裂开，包括高龄、肥胖、营养不良、癌症、类固醇使用、腹腔内脓毒症和局部手术部位感染或血肿。在半数以上的伤口裂开病例中，感染会导致腱膜破裂和裂开。感染可通过减少胶原合成和增加胶原分解（通过细菌和中性粒细胞的胶原酶活性）来减少胶原形成。由此产生的瘢痕含有致密但脆弱的胶原纤维，伴有细胞增生减少而易于破裂。技术因素也可能会导致伤口破裂，尤其是缝合位置（太靠近筋膜边缘、伤口两端组织分开太远或张力过大）。缝合线太紧可影响伤口充分愈合所需的血液灌注和氧气输送。

临床表现和处理

伤口裂开可能是腹腔内脓肿或吻合口漏等腹腔内病变的早期表现，表现为伤口有血性液体流出，或在某些情况下突然出现毫无征兆的内脏凸出。出现内脏凸出的患者通常会有伴随严重咳嗽或干呕而突然出现的撕裂感。由于相关因素（如营养不良、脓毒症和癌症），伤口裂开的死亡率高达 35%。

筋膜闭合的最佳缝合技术仍然是许多外科医生争论的话题。建议缝合长度与伤口长度的比例大于 4∶1，以达到适当的筋膜闭合。传统的中线开腹手术的闭合采用连续单丝缝线，缝线在正常筋膜 1 cm 深处进针，间距（针距）1 cm。据报道，使用该技术 5 年的切口疝发生率约为 6%。闭合腹部中线切口的小针距和大针距（STITCH）试验比较了用于中线筋膜闭合的大针距（1 cm）和小针距（0.5 cm）缝合技术[2]。结果显示，大针距组的切口疝发生率为 21%，小针距组为 13%，表明小针距技术在技术上具有优势。当缝线穿过患者的筋膜时也会发生伤口裂开；许多外科医生在肥胖患者中使用“小针距”技术时或担心组织质量和缝线“穿过”时会犹豫不决。筋膜闭合的一般概念包括：准确逼近解剖层，避免缝线张力过大，以及对“高危”患者考虑使用预防性网片或保留缝线。

伤口裂开的处理取决于伤口裂开的程度（部分或完全裂开）、裂开的时间、有无内脏凸出或腹腔内脓毒症以及在许多情况下患者的个体因素。如果术后早期出现伤口裂开而没有内脏凸出，则建议立即重新闭合筋膜。然而，如果筋膜破裂是部分性的或出现较晚，当内脏与腹膜粘连时，则不一定需要紧急再次手术和进行筋膜再次闭合。如果感觉再次手术和（或）肠道损伤的风险“高”，在一些患者中可以选择性地进行局部伤口护理和使用腹部黏合剂。如果伤口完全裂开并伴有内脏凸出，则需要立即再次手术，这通常很困难，因为许多患者是肥胖患者或是由于有相关的炎症或感染导致肠管膨胀和脆弱的患者。对于凸出的肠段应小心处理，以防损伤；再次探查时用湿毛巾保护可能会有帮助。当担心出现急性腹腔内病变（如吻合口漏、肠梗阻或脓毒症）时，应探查腹膜腔。当伤口裂开是由局部软组织感染导致时，应清创筋膜边缘至健康组织，并对伤口进行无张力重新闭合。

对于由此造成的较大的开放性腹部伤口，可以采用以下几种方法予以处理。对于有持续的腹腔内脓毒症或大面积肠段水肿的患者，采用负压敷料保持腹部开放方法可能有助于解决腹腔内脓毒症，或有利于利尿以减少肠段水肿并促进随后的腹部闭合。在许多情况下，有必要采用可吸收网（聚肌动蛋白或聚乙醇酸）或脱细胞真皮假体来闭合筋膜而不致产生过度张力的方法。在大多数情况下不建议采用永久性网片（聚丙烯或聚四氟乙烯），因为存在相关的感染或肠损伤。在一些患者中，采用组分分离和单侧或双侧肌筋膜前移皮瓣可以促进筋膜闭合。

在许多情况下，皮肤和皮下组织需要通过引流关闭或保持开放。一般而言，对于被污染的或活跃的感染伤口，应保持开放状态。对于开放性伤口，可采用湿-干敷料更换治疗，并且在某些情况下可以延迟初次闭合时间（通常在术后数天）。在有严重感染的情况下，或当皮下组织可以从局部伤口治疗中获益时，可以选择保持伤口开放，采用更换敷料治疗方法使伤口二次愈合。最近，可以采用负压伤口疗法（negative pressure wound therapy，NPWT）或真空辅助闭合（vacuum-assisted closure，VAC）敷料。对开放性伤口施加负压可以减少组织水肿，增加组织灌注，促进二次愈合[3]。NPWT 还可以通过招募成纤维细胞（通过机械微成形）调节炎症过程和诱导细胞迁移，通过破坏细菌酶催化过程直接减少细菌种群。但是，在某些情况下（例如，有未治疗的骨髓炎、坏死组织伴有焦痂以及与暴露的血管、吻合口或神经有接触时），不建议使用 NPWT。

手术部位感染

手术部位感染（surgical site infection，SSI）是手术或侵入性操作后常见的并发症。SSI 是最常见的医院相关性感染之一，会导致发病率、住院时间、再入院率和治疗成本增加。每例 SSI 的平均额外住院费用估计为 5000 ～ 13 000 美元[4]。如果遵循循证最佳实践，约有一半的 SSI 是可预防的。因此，SSI 被视为手术治疗整体质量的标志，大多数医院均对其进行常规监测。因此，许多机构为降低 SSI 发生率进行了全面规划。尽管 SSI 的总体发生率呈下降趋势，但据报道，美国的 SSI 发生率为 2% ～ 5%，中低收入国家的 SSI 发生率则高达 11.8%[5]。这些数据可能低估了 SSI 的真实发生率，因为许多 SSI 发生在出院后。

SSI 这个术语是指皮肤切口感染，但也包括手术部位更深层次的解剖组织和器官的感染。SSI 有几种标准化定义，但最常用的定义是美国疾病控制和预防中心（the Centers for Disease Control and Prevention，CDC）的定义，该定义将 SSI 分类为浅表切口、深切口和器官 / 间隙组织 SSI，如框 12.1 所示。

许多因素都会导致 SSI，包括患者因素和手术处置方面的各种因素（表 12.3）。SSI 通常是由肠道细菌污染手术部位或手术技术和（或）器械的无菌性破坏引起的。根据进入上呼吸消化道的细菌污染风险或手术部位是否已存在感染，可将手术切口分为清洁切口、清洁-污染切口、污染切口或脓性切口。正如人们所料，这些类别中的每一类都与 SSI 的特定风险相关（表 12.4）。典型的病原体取决于所进行的手术，因为手术会破坏皮肤或黏膜保护屏障，由此内源性微生物会被引入组织或器官。累及皮肤和软组织的术后感染病原体主要为革兰氏阳性球菌（金黄色葡萄球菌最常见）。革兰氏阳性厌氧球菌经常引起口腔或咽喉的手术后感染，而厌氧菌感染更可能发生在结肠手术后（表 12.5）。总体而言，金黄色葡萄球菌是最常见的 SSI 病原体。其他常见病原体包括凝固酶阴性葡萄球菌、肠球菌、大肠埃希菌、肠杆菌属和绿脓假单胞菌。

耐甲氧西林金黄色葡萄球菌（methicillin-resistant *S. aureus*，MRSA）是一种严重的 SSI 病原体，因为它的毒性更强、更难治疗，与更长的住院时间、更高的住院费用和死亡率相关。

有鼻腔定植 MRSA、既往 MRSA 感染史以及近期住院和使用抗生素的患者，MRSA 的感染机会增加。

大多数 SSI 发生在手术后 30 天内和假体植入手术后 1 年内。浅表切口 SSI 表现为局部发红、肿胀、压痛、发热、有脓性分泌物或伤口愈合失败。深切口 SSI 可能出现全身感染体征和症状，包括发热、伤口裂开和深部组织脓性分泌物。器官或深部间隙组织感染可表现为手术引流管脓性分泌物，或伴有脓毒症的全身体征，包括发热、心动过速、呼吸急促和白

框 12.1 手术部位感染的定义标准

浅表切口手术部位感染

感染发生在术后 30 天内，感染仅累及切口皮肤和皮下组织，患者最终有下列一种情况：

1. 有或无实验室确认，浅表切口有脓性引流物。
2. 通过无菌操作在从浅表切口获得的液体或组织培养物中分离出了病原体。
3. 至少有一项下述感染体征或症状：疼痛或压痛、局部肿胀、发红或发热。除非切口液体或组织培养结果为阴性，外科医生应小心切开浅表切口。
4. 外科医生或主治医生做出的浅表切口 SSI 的诊断。

深切口手术部位感染

如果没有植入物留在原位，则感染发生在术后 30 天内；或如果有植入物留在原位，则感染发生在 1 年内且感染似乎与手术有关，并且感染累及切口的深层软组织（如筋膜、肌肉），患者至少有下列一种情况：

1. 深切口有脓性引流物，但不是来自手术部位的器官 / 间隙组织。
2. 当患者至少有下述一种体征或症状时，深切口会自发裂开或由外科医生小心打开：发热（> 38℃）和局部疼痛或压痛，除非切口液体或组织培养结果为阴性。
3. 在直接检查、再次手术或组织病理学或放射影像学检查中发现深切口有脓肿或其他感染征象。
4. 外科医生或主治医生做出的深切口 SSI 的诊断。

器官 / 间隙组织手术部位感染

如果没有植入物留在原位，则感染发生在术后 30 天内；或如果有植入物留在原位，且感染似乎与手术有关，并且感染累及手术期间打开或操作的切口以外的部分解剖结构（如器官和间隙组织），以及至少有下列一种情况：

1. 通过引流切口进入器官 / 间隙组织的引流管有脓性引流物。
2. 通过无菌操作在从器官 / 间隙组织获得的液体或组织培养物中分离出了病原体。
3. 在直接检查、再次手术、组织病理学或放射学检查中发现有累及器官 / 间隙组织的脓肿或其他感染征象。
4. 外科医生或主治医生做出的器官 / 间隙组织 SSI 的诊断。

From Horan TC，Gaynes RP，Martone WJ，et al. CDC definitions of nosocomial surgical site infections，1992：a modification of CDC definitions of surgical wound infections. Am J Infect Control. 1992；20：271-274.

细胞增多，并伴有器官衰竭相关体征［动脉血氧分压（PaO_2）/ 吸入氧（FiO_2）比值降低、血小板减少、高胆红素血症、低血压、谵妄或急性肾损伤］。

预防和治疗

对于计划手术的患者，应进行妥善安排以将 SSI 的发生风险降低至最低。进行手术之前，任何同时存在的感染（如皮肤、尿道和肺感染）均应进行治疗和解决。如果可能，吸烟患者应在择期手术前 1 ～ 2 个月戒烟，对糖尿病患者应控制好他们的血糖。其他可

表 12.3 手术部位感染的危险和保护因素

患者因素	手术和治疗相关因素
老年	手术时间
BMI 增加	假体植入
ASA 分级高分	再次手术
NNIS 高分	术前住院时间较长
糖尿病	皮质类固醇药物使用
吸烟	灭菌不充分，皮肤消毒不充分
虚弱	急诊手术
营养不良	体温过低
严重创伤类别	术中输血
腹水	围术期剃毛
合并远处感染	未能消除无效腔
葡萄球菌定植	
手术部位皮肤疾病	**保护性因素**
贫血	腹腔镜手术
合并症数量增加	抗生素预防性使用

Adapted from Korol E，Johnston K，Waser N，et al. A systematic review of risk factors associated with surgical site infections among surgical patients. PLoS One. 2013；8：e83743；Global Guidelines for the Prevention of Surgical Site Infection. Geneva：World Health Organization；2018. https：//www.who.int/infectionprevention/publications/ssi-prevention-guidelines/en/；and Berrios-Torres SI，Umscheid CA，Bratzler DW，et al. Centers for Disease Control and Prevention guideline for the prevention of surgical site infection，2017. JAMA Surg. 2017；152：784-791.

ASA：美国麻醉医师协会；BMI：体重指数；NNIS：美国全国院内感染监测。

能需要“优化”的情况包括营养状况、贫血和肥胖。使用 2% 莫匹罗星鼻软膏对葡萄球菌携带者进行去菌落治疗可降低心脏和骨科手术后金黄色葡萄球菌感染的风险。然而，对于应该对什么样的患者进行复查或对哪些手术进行筛查，目前尚无共识。术前应在做皮肤切口后 60 分钟内使用抗生素，以使手术过程中血清和组织中的抗生素浓度达到治疗浓度。考虑到输注时间较长且半衰期延长的问题，万古霉素和氟喹诺酮类药物可能需要更早开始使用。如果手术持续时间超过药物的 2 个半衰期或伴有大量失血，则可能需要重新给药。对于药物清除率低（如肾功能不全或肝功能障碍）的患者应谨慎，药物的选择应与手术部位发现的常见病原体相关。一般而言，术后不应继续预防性使用抗生素，抗菌药物预防性使用的持续时间不应超过 24 小时。表 12.6 总结了预防性使用抗生素的选择、给药和再给药，表 12.7 列出了按手术类型推荐

表 12.4 手术切口分类

分类	标准	感染发生率（%）
清洁切口	未侵入中空脏器 一期伤口闭合 无炎症 无菌技术无破坏 择期手术	1 ～ 3
清洁-污染切口	侵入中空内脏但受到控制 无炎症 一期伤口闭合 无菌技术有微小破坏 使用机械引流管 术前肠道准备	5 ～ 8
污染切口	有不受控的内脏溢出物 炎症明显 开放性创伤伤口 无菌技术有重大破坏	20 ～ 25
脓性切口	有未处理的不受控的内脏溢出物 有手术切口脓液 开放性化脓性伤口 严重炎症	30 ～ 40

的预防性使用的抗生素。

对于皮肤准备，患者应在手术前夜淋浴时使用肥皂。如果手术部位需要剃除毛发，应使用剃刀进行。做切口前应使用含乙醇的消毒溶液（如氯己定）进行皮肤准备。研究显示，将围术期血糖控制在< 200 mg/dL 可降低 SSI 的发生率。研究还显示，避免围术期体温过低（核心体温< 36℃）可降低 SSI 的发生风险，通过升高术前室温、使用温静脉液输注等方式也许可以避免体温过低。在全身麻醉期间和术后 2 ～ 6 小时，特别是在结肠手术后，建议增加 FiO_2，以确保足够的组织供氧水平，这与降低 SSI 风险相关。其他考虑因素包括手术室环境（空气处理等）、手术器械的无菌处理、在污染情况下使用清洁器械闭合腹部等。在术中，使用黏性皮肤薄膜产品（如 Ioban）在某些情况下可能有助于减少 SSI，一些伤口保护产品可能可以通过减少皮下组织污染而减少开腹手术的 SSI。抗生素涂层缝线已被用于减少细菌定植和预防 SSI，但效果如何仍存在争议。局部 NPWT（Provena）已被一些外科医生用于减少 SSI，但目前还没有被普遍应用为最佳实践。然而，使用 NPWT 处理开放性伤口常被用于减轻水肿、增加血流量和降低细菌负荷。术后，应对伤口进行常规感染监测评估。

表 12.5 与外科手术相关的常见病原体

手术类型	可能的病原体
所有移植物、假体或植入物的植入	金黄色葡萄球菌，凝固酶阴性葡萄球菌
心脏手术	金黄色葡萄球菌，凝固酶阴性葡萄球菌
神经外科手术	金黄色葡萄球菌，凝固酶阴性葡萄球菌
乳腺手术	金黄色葡萄球菌，凝固酶阴性葡萄球菌
眼科手术（虽然资料有限，但常用于眼前段切除术、玻璃体切割术、巩膜扣压术等手术）	金黄色葡萄球菌，凝固酶阴性葡萄球菌，链球菌，革兰氏阴性杆菌
骨科手术（全关节置换术，闭合性骨折 / 使用吻合钉、骨板、其他内固定装置，无植入物 / 装置的创伤功能修复）	金黄色葡萄球菌，凝固酶阴性葡萄球菌，革兰氏阴性杆菌
非心胸手术（肺叶切除术、肺切除术、楔形切除术、其他非心纵隔手术），闭式管开胸术	金黄色葡萄球菌，凝固酶阴性葡萄球菌，链球菌，革兰氏阴性杆菌
血管手术	金黄色葡萄球菌，凝固酶阴性葡萄球菌
阑尾切除术	革兰氏阴性杆菌，厌氧菌
胆管手术	革兰氏阴性杆菌，厌氧菌
结肠直肠手术	革兰氏阴性杆菌，厌氧菌
胃和十二指肠手术	革兰氏阴性杆菌，链球菌，口咽部厌氧菌（如消化链球菌）
头颈部手术（主要是经口咽黏膜切口的手术）	金黄色葡萄球菌，链球菌，口咽部厌氧菌（如消化链球菌）
妇产科手术	革兰氏阴性杆菌、肠球菌，B 群链球菌，厌氧菌
泌尿系统手术	革兰氏阴性杆菌

From Sganga G，Tascini C，Sozio E，et al. Focus on the prophylaxis，epidemiology and therapy of methicillin-resistant Staphylococcus aureus surgical site infections and a position paper on associated risk factors：the perspective of an Italian group of surgeons. World J Emerg Surg. 2016；11：26.

对于感染的手术伤口，应予以打开以进行引流，如果存在失活或感染组织，应考虑进行清创。当有全身感染体征时，包括发热（体温> 38.5℃）、心动过速（心率> 110 次 / 分）、白细胞增多（> 12 000/μL）或蜂窝织炎（红斑从伤口边缘延伸> 5 cm），应给予静脉注射或口服抗生素。有 MRSA 感染危险因素的患者应使用适当的抗生素（如万古霉素、达托霉素、利奈唑胺或头孢洛林）治疗。对于涉及腋窝、腹股沟、

表 12.6 预防性使用抗生素的选择、剂量和再给药建议

抗生素	成人推荐剂量	再给药（术前给药后剂量）
氨苄西林-舒巴坦	3 g	2
氨苄西林	2 g	2
氨曲南	2 g	4
头孢唑啉	2 g，如果体重超过 120 kg 则为 3 g	4
头孢呋辛	1.5 g	4
头孢噻肟	1 g	3
头孢西丁	2 g	2
头孢替坦	2 g	6
头孢曲松	2 g	NA
环丙沙星	400 mg	NA
克林霉素	900 mg	6
厄他培南	1 g	NA
氟康唑	400 mg	NA
庆大霉素	5 mg/kg*	NA
左氧氟沙星	500 mg	NA
甲硝唑	500 mg	NA
莫西沙星	400 mg	NA
哌拉西林-他唑巴坦	3.375 g	2
万古霉素	15 mg/kg	NA
新霉素	1 g	NA
红霉素为主的口服抗生素（结直肠手术预防结合机械肠道准备）	1 g	NA

Adapted from Bratzler DW，Dellinger EP，Olsen KM，et al. Clinical practice guidelines for antimicrobial prophylaxis in surgery. Am J Health Syst Pharm. 2013；70：195-283.

NA：不适用。

典型病例持续时间不需要再给药。对于时间异常长的手术，应考虑再给药。

* 庆大霉素根据实际体重计算，如果实际体重比理想体重（IBW）高 20%，则给药体重（DW）= IBW + 0.4（实际体重－ IBW）。

会阴、生殖道和胃肠道的手术，经验性抗生素使用应覆盖革兰氏阴性菌和厌氧菌。此外，对于需要使用抗生素的患者，应将其伤口或感染部位的引流物或分泌物送去培养，以鉴定病原体及其抗生素耐药性。伤口应至少每天使用生理盐水浸湿的无菌纱布进行湿敷。抗生素的使用应根据培养结果进行优化。

体温调节并发症

低体温症

原因

维持正常体温在生理学上很重要，因为即使是核心体温的轻度偏离也会导致代谢改变，从而导致细胞和组织功能障碍。低体温症（体温过低）是外科患者的常见并发症，是指核心体温低于 35℃。体温过低根据严重程度可分为三类：轻度（32 ～ 35℃）、中度（28 ～＜ 32℃）和重度（＜ 28℃）。血管收缩和寒战是机体主要的体温调节保护机制，两者在围术期都可能受损。热量损失和围术期体温过低的危险因素包括：年老、烧伤、开放性手术、手术室低温、手术时间延长（＞ 4 小时）、室温液体输注、麻醉剂引起的皮肤血管舒张以及浆膜表面蒸发损失增加。体温过低可发生在手术的任何阶段：术前、术中或术后。术前使用肌肉松弛剂会削弱寒战症状。术中热损失的原因为手术区域的大范围暴露、麻醉对产热的影响、较低的室温、血管收缩和寒战。

术后体温过低可通过多种机制导致器官损伤：通气-灌注（V/Q）不匹配，氧合血红蛋白解离曲线向左移动引起组织缺氧，心肌收缩力下降，外周血管收缩，血液黏度增加，血小板功能降低，以及凝血级联活化减弱。体温过低在创伤后很常见，可由休克、酒精中毒、环境暴露、液体复苏和寒战减轻导致。体温过低也与 SSI 发生风险增加有关。

临床表现

术中体温过低会导致明显的术后不适和寒战。体温过低会显著损害心血管功能、凝血和伤口愈合，并会增加感染风险。当核心体温降低至 32℃以下时，血压和心输出量会显著降低。体温过低的心血管表现包括心脏抑制、心肌缺血、心律失常、周围血管收缩、组织供氧受损、对儿茶酚胺的反应迟钝和低血压。J 点抬高和 Osborn 波（QST-ST 交界处的切迹和偏斜）的特征性心电图表现被认为是体温过低的病理表现。有报道显示，与术后体温正常的患者相比，先前存在心血管疾病的体温过低患者有不良心肌结果。休克引起的外周血管收缩是伤口氧合的最重要障碍。轻度体温过低会通过阻碍粒细胞趋化和吞噬、巨噬细胞功能和抗体的产生导致免疫功能障碍。免疫功能的这些改变

表 12.7 按手术类型推荐的预防性使用的抗生素

手术类型	推荐药物	β-内酰胺过敏患者的替代品
胃和十二指肠	头孢唑啉	克林霉素或万古霉素＋氨基糖苷类或氨曲南或氟喹诺酮
胆道	头孢唑啉、头孢西丁、头孢替坦、头孢曲松、氨苄西林-舒巴坦	- 克林霉素或万古霉素＋氨基糖苷类或氨曲南或氟喹诺酮 - 甲硝唑＋氨基糖苷类或氟喹诺酮
无并发症阑尾炎的阑尾切除术	头孢西丁、头孢替坦、头孢唑啉＋甲硝唑	- 克林霉素＋氨基糖苷类或氨曲南或氟喹诺酮 - 甲硝唑＋氨基糖苷类或氟喹诺酮
非梗阻性小肠	头孢唑啉	克林霉素＋氨基糖苷类或氨曲南或氟喹诺酮
小肠梗阻	头孢唑啉＋甲硝唑、头孢西丁、头孢替坦	甲硝唑＋氨基糖苷类或氟喹诺酮
疝修补	头孢唑啉	克林霉素、万古霉素
结肠直肠	- 头孢唑啉＋甲硝唑、头孢西丁、头孢替坦、氨苄西林-舒巴坦、头孢曲松＋甲硝唑、厄他培南	- 克林霉素＋氨基糖苷类或氨曲南或氟喹诺酮 - 甲硝唑＋氨基糖苷类或氟喹诺酮
头和颈		
- 清洁伤口	- 头孢唑啉、头孢呋辛	- 克林霉素
- 有假体植入的清洁伤口	- 头孢唑啉＋甲硝唑、头孢呋辛＋	- 克林霉素
- 清洁-污染伤口	甲硝唑	
泌尿外科	- 氟喹诺酮类，甲氧苄啶-	- 含或不含克林霉素的氨基糖苷类
- 下尿路器械操作	磺胺甲噁唑、头孢唑啉	- 克林霉素、万古霉素
- 清洁伤口，未侵入尿道	- 头孢唑啉（添加氨基糖苷类用于假体材料的放置）	- 克林霉素 ± 氨基糖苷类或氨曲南、万古霉素 ± 氨基糖苷类或氨曲南
- 涉及假体植入 - 清洁伤口，未侵入尿道	- 头孢唑啉 ± 氨基糖苷类、头孢唑啉 ± 氨曲南，氨苄西林-舒巴坦	- 氟喹诺酮、氨基糖苷类，联合或不联合克林霉素 - 氟喹诺酮、氨基糖苷类＋甲硝唑或克林霉素
- 清洁-污染伤口	- 头孢唑啉（添加氨基糖苷类用于假体材料的放置） - 头孢唑啉＋甲硝唑、头孢西丁	
血管	头孢唑啉	克林霉素、万古霉素
移植手术 - 肝脏	- 哌拉西林-他唑巴坦、头孢噻肟＋氨苄西林	- 克林霉素或万古霉素＋氨基糖苷类或氨曲南或氟喹诺酮
- 胰腺和胰-肾	- 头孢唑啉、氟康唑（用于真菌感染高危人群）	- 克林霉素或万古霉素＋氨基糖苷类或氨曲南或氟喹诺酮
整形外科	头孢唑啉、氨苄西林-舒巴坦	克林霉素、万古霉素

From Bratzler DW，Dellinger EP，Olsen KM，et al. Clinical practice guidelines for antimicrobial prophylaxis in surgery. Am J Health Syst Pharm. 2013；70：195-283.

加上组织氧张力降低、胶原蛋白沉积异常和伤口愈合不良，可增加感染的易感性。

体温过低还可通过减弱凝血酶功能和血小板螯合作用而诱发凝血功能障碍，导致出血风险增加。在轻度和中度体温过低情况下，肾灌注和肾小球滤过减少可导致“冷诱导利尿”。肝和肾血流量的减少反过来又会降低药物的代谢和排泄，导致血浆清除率下降和药物效应延长，从而可能会导致麻醉苏醒延迟和术后麻醉监护病房停留时间延长。此外，对于已存在代谢性酸中毒的患者，使用乳酸林格液进行液体复苏会进一步恶化心脏功能。重度体温过低会损害咳嗽反射而增加昏迷患者发生术后肺炎的风险。

治疗

对于有体温过低风险的患者，应经常进行监测并应尽一切努力使其保持正常的中心核心体温。肺动脉、鼓膜、膀胱、食管、气管、鼻咽或直肠已被确定为估计核心体温的可靠位置。在手术过程中，持续的体温监测和维持正常体温是必不可少的，因为麻醉、较冷的手术室环境以及皮肤准备过程中发生的显著蒸发冷却都会使大多数手术患者容易发生体温过低。升高室温、输注温热的静脉输液液体、用毯子盖住患者以及使用强制空气加温装置是预防术中患者体温过低的常用技术。手术过程中也可使用侵入性核心复温技术，包括使用温热盐水和插管进行腹膜内灌洗，以及使用温热加湿空气或气体进行通气[6]。与热交换系统相比，使用循环水加温器可以更快地复温。不慎造成的核心体温过低常于术后即刻发生。维持正常体温可以减少失血、液体需求、重症监护病房（ICU）停留时间、器官衰竭和死亡率。维持血容量和电解质很重要，尤其是在颅脑损伤中，甘露醇可增强冷利尿作用。然而，在腹部大手术、心胸外科手术、涉及故意降低体温的外科手术（心脏搭桥手术）或时间长的外科手术（大于4小时）中，仅靠强制空气加温、温热的静脉输液液体和升高环境温度并不足以维持正常体温。当需要快速升温时，持续动静脉复温效果更佳。对于心脏骤停患者，除颤和药物的疗效不可预测，而体外循环对于复温和维持灌注至关重要。

恶性高热

恶性高热是一种危及生命的疾病，在1∶10 000～1∶250 000的麻醉病例中发生，在较年轻的患者中发生率较高[7]。它是一种常染色体显性药物遗传性疾病，表现为对吸入性麻醉剂（如氟烷、异氟醚、七氟醚、地氟醚或去极化肌松药琥珀酰胆碱或琥珀胆碱）的代谢亢进反应。

在肌肉收缩过程中，神经元信号动作电位被转递给肌肉细胞，导致肌浆网细胞内钙通过雷诺丁受体（ryanodine receptor，RyR）释放而触发肌肉收缩。在这个过程中使用的能量也会产生热量，同时氧气消耗、二氧化碳（CO_2）释放。然后钙又被输送回储存库，肌肉随之松弛。在遗传易感患者中，RyR突变是最常见的，某些触发因素可以刺激钙的持续释放，导致细胞内的钙保持高水平，导致肌肉持续的收缩或僵硬、产生热量、耗氧量增加和二氧化碳（CO_2）释放，从而导致呼吸性和代谢性酸中毒，如果不及时治疗，最终可导致横纹肌溶解综合征。

恶性高热的早期表现包括潮气末二氧化碳（CO_2）增加或呼吸急促（如果患者未插管和未通气）、缺氧、心动过速、咬肌痉挛或牙关紧闭。顾名思义，恶性高热的后期表现包括肌肉僵硬、心律失常、呼吸性和代谢性酸中毒、横纹肌溶解综合征以及高热。横纹肌溶解综合征的并发症包括弥散性血管内凝血、急性肾损伤、高钾血症和可能的心脏骤停。

由于恶性高热是一种常染色体显性遗传性疾病，术前应仔细评估有恶性高热家族史的患者并考虑进行检查。麻醉期间应仔细监测这类患者，并应使用不诱发恶性高热的麻醉药物。一旦出现恶性高热，最初的治疗是停用诱发性麻醉药物，并在可能的情况下停止手术。丹曲林是治疗恶性高热的首选药物，初始剂量为2.5 mg/kg，静脉注射，并应根据如下的相关反应重复给药：呼气末二氧化碳、心动过速、肌肉僵硬和酸中毒。应通过过度通气来补充氧气。应检测血液电解质和血气，以评估酸中毒和高钾血症、肌酸磷酸激酶和肾功能，然后进行相应治疗。应持续监测心电图是否存在心律失常。应测量和监测核心体温。当体温超过39℃时，应开始使用冰袋和4℃生理盐水进行主动降温，但当体温降至38.5℃时应停止，以避免过冷和体温过低。应评估肾功能并密切监测尿量。当出现横纹肌溶解综合征时，应进行静脉补液并利尿；在某些情况下可能需要进行血液透析。应进行凝血状况和血小板计数检查，以确定是否有弥散性血管内凝血。当病情稳定（即潮气末二氧化碳和体温降低，心动过速或其他心律失常得到改善，肌肉僵硬得到缓解）时，应在监护病房监测患者至少24小时并维持使用丹曲林。肌无力是丹曲林的一个副作用，因此，应监测患者的呼吸和氧合情况并防止误吸。丹曲林的其他副作用包括肝炎、静脉炎和嗜睡。应告知患者一级亲属潜在的风险，并为其提供遗传咨询。

术后发热

原因

发热是指机体的正常的核心体温升高。术后发热可根据病因大致分为感染性发热和非感染性发热［全身炎症反应综合征（systemic inflammatory response syndrome，SIRS）］（表 12.8）。发热通常是由全身炎症刺激引起的短暂的体温升高，是对损伤的一种正常反应。然而，发热也可能是潜在危及生命的感染的早期征象。热原性细胞因子可作为对感染和创伤（包括手术）的反应而产生，并且在调节宿主炎症和发热中起重要作用。手术过程中组织创伤的持续时间和程度会导致白介素 -1（interleukin-1，IL-1）的释放，IL-1 是发热反应的主要激活因子；IL-1 水平与核心体温升高相关。此外，发热的发生时间可为诊断提供重要线索。术后早期发热的特征是在手术过程中释放细胞因子。术后 48 小时内发生的术后即刻发热最有可能是由手术后的炎症反应所致。炎症反应中释放的促炎介质［肿瘤坏死因子 -α（TNF-α）、IL-6 和干扰素 γ］会引起一个诱发发热性炎性反应的全身级联效应，也被称为 SIRS[8]。当存在符合以下两种或两种以上标准的情况时即可以诊断为 SIRS：体温＞ 36℃，心率（HR）＞ 90 次 / 分，呼吸频率＞ 20 次 / 分或 $PaCO_2$ ＜32 mmHg，白细胞（WBC）计数＞ 12 000/mm^3 或＜ 4000/mm^3，或者不成熟 WBC ＞ 10%。术后持续 72 小时或以上的发热更可能是由感染所致。因此，由于发热可能是由感染和（或）非感染原因引起的，有时难以确定其确切原因。

表 12.8 术后发热的原因

感染性	非感染性
脓肿	急性肝坏死
非结石性胆囊炎	肾上腺功能不全
菌血症	变态反应
褥疮性溃疡	肺不张
器械相关性感染	脱水
脓胸	药物反应
心内膜炎	颅脑损伤
真菌性脓毒症	肝细胞瘤
肝炎	甲状腺功能亢进症
脑膜炎	淋巴瘤
骨髓炎	心肌梗死
假膜性结肠炎	胰腺炎
腮腺炎	嗜铬细胞瘤
会阴感染	肺栓子
腹膜炎	腹膜后血肿
咽炎	实性器官血肿
肺炎	蛛网膜下腔出血
异物残留	全身炎症反应综合征
鼻窦炎	血栓性静脉炎
软组织感染	输血反应
气管支气管炎	戒断综合征
尿路感染	伤口感染

术后最常见的感染原因是伤口感染、尿路感染（urinary tract infection，UTI）和肺炎。长时间的静脉输注、膀胱导尿或气管插管都会导致持续的感染风险，这是由宿主正常的防御机制被破坏所致。术后 UTI 更常见于已有前列腺肥大的患者。使用尿路器械和留置导尿管会因损伤尿路上皮细胞而引起炎症反应和促进细菌黏附，UTI 的发生风险随着导尿管放置时间的延长而增加。

导管相关性血流感染（catheter-related bloodstream infection，CRBSI）是引起院内菌血症和败血症的最常见原因。因此，早期诊断和治疗对于降低相关的发病率和死亡率至关重要。CRBSI 的发生率各不相同，很大程度上取决于导管的类型、导管操作的频率、潜在的患者相关因素和局部危险因素，如个人卫生不良、透明敷料堵塞和出口部位周围潮湿[9]；以及通过血管内导管进行肠外营养。CRBSI 的污染模式随着插管的持续时间（短与长）而变化。短期 CRBSI（＜ 10 天）的感染源是管腔外的，是可以预防的，因为它们是由插入部位皮肤的正常常驻菌群污染所致。相比之下，长期 CRBSI（＞ 10 天）的感染源是管腔内的，可诱发感染播散而导致脓毒症伴多器官衰竭。CRBSI 的最常见的病原体是葡萄球菌（金黄色葡萄球菌和凝固酶阴性葡萄球菌）、肠球菌、需氧革兰氏阴性杆菌和真菌（如白色念珠菌）。CRBSI 的诊断需要至少一次外周静脉血培养阳性、感染的临床表现［如发热、寒战和（或）低血压］和除导管外无明显的血流感染（blood stream infection，BSI）来源。抗生素治疗通常是根据经验判断开始的；建议将万古霉素用作耐甲氧西林金黄色葡萄球菌（MRSA）的经验性治疗。尽管接受了肠外治疗，导致菌血症复发的因素包括通过留置导管给予抗生素和生物膜形成。严重脓毒症和转移性感染性并发症（如感染性心内膜炎）会延长 CRBSI 的病程。对于伴有任何局部或全身炎症或免疫功能不全的 CRBSI 患者，应移除导管。

呼吸系统并发症

概述

手术干预（尤其是胸腹部手术）和麻醉可通过降低功能性残气量（functional residual capacity，FRC）影响肺的生理功能。大多数患者对此耐受良好，但有基础肺部疾病（如慢性阻塞性肺疾病、肺气肿、吸烟等）的患者可能容易发生肺部并发症。术前确定“高危”患者是有帮助的，术前肺功能检测、戒烟或睡眠评估可能可以通过优化患者的术前状况（如术前双水平气道正压通气、支气管扩张剂治疗等）帮助手术团队降低并发症发生风险。最近已制定的降低肺部并发症发生风险的患者护理标准方案（如 iCough）包括诱发性肺活量测量、咳嗽和深呼吸、口腔护理（刷牙和使用漱口水）、抬高床头以及每天下床 3 次。多模式疼痛控制和合理使用区域镇痛（如胸段硬膜外镇痛）也有助于预防手术患者的肺部并发症。

肺不张

肺泡部分或完全塌陷导致的肺不张是术后患者最常见的呼吸系统并发症。肺不张的易感因素包括全身麻醉和胃肠脏器刺激下的上腹部或胸部手术，这些手术可改变膈肌功能数天。其主要机制包括：肺顺应性降低（由于 FRC 降低），以及支气管内分泌物积聚，导致换气-灌注（V/Q）不匹配和分流，这与肺不张的程度直接相关。麻醉、吸烟、病态肥胖和已有肺部疾病也会影响黏液纤毛清除而降低患者咳嗽和清除分泌物的能力，增加肺不张的发生风险。

肺不张是术后早期发热的最常见原因。它也可表现为呼吸急促、血氧饱和度降低伴或不伴辅助呼吸肌使用。体格检查时，呼吸音可能缺失或减弱，或具有“支气管”性质。在严重病例中，X 线胸片可显示左半膈缺失、支气管充气征或肺容积减少伴气管偏向萎陷侧。通过早期活动、深呼吸（连续呼吸 5 次，每次保持 5 ～ 6 秒钟）、诱发性肺活量测量、咳嗽、胸部理疗、支气管扩张剂治疗、水化和气管抽吸，肺不张可在最初 24 ～ 48 小时内逆转。根据需要使用对乙酰氨基酚、非甾体类抗炎药和阿片类药物或采用区域阻滞的多模式疼痛控制是围术期疼痛控制的最常用的最佳方法。

肺炎

医院获得性肺炎是医院内感染的第二大原因，在外科患者中更为常见。术后肺炎的诊断要求入院前或术前无浸润，可分为医院获得性肺炎（入院后 48 小时发生）或呼吸机相关性肺炎（ventilator-associated pneumonia，VAP）（气管插管后 48 ～ 72 小时发生）。口咽分泌物吸入、体液防御机制减弱、器械（气管内或鼻饲管）对表面上皮的损伤、氮质血症、危重症、手术 / 通气持续时间、高龄、已有肺部疾病（如慢性阻塞性肺疾病）、术前一年内吸烟、感觉改变、营养不良和既往抗生素治疗都可能会促进细菌定植。应激性溃疡的预防（组胺 2 阻滞剂、抗酸剂）和肠内喂养可增加胃内容物 pH、细菌定植和误吸（胃-肺途径），在 VAP 的发病机制中起重要作用[10]。

术后肺炎通常由革兰氏阴性杆菌、需氧菌、神经外科患者中的金黄色葡萄球菌或免疫功能低下患者中的真菌引起。在近半数病例中，VAP 是多菌性的，最常见的病原体包括肠道革兰氏阴性杆菌（绿脓假单胞菌、放线杆菌、肠杆菌、克雷伯杆菌、黏质沙雷菌、大肠埃希菌、变形杆菌和军团菌）和革兰氏阳性菌（金黄色葡萄球菌）。在手术、创伤和危重症患者中，预防性使用抗生素会改变微生物菌群。在早发性 VAP（气管插管后 4 天内），病原体通常对抗生素（如甲氧西林）敏感。相比之下，迟发性 VAP（气管插管后 4 天以上）通常是由耐药菌所致。此外，机械通气的前 5 天发生 VAP 的风险最大（3%，平均 3.3 天）；此后，在 5 ～ 10 天之间，风险下降到每天为 2%；10 天后风险进一步下降到每天为 1%。难治性 VAP 是指术后 72 小时后仍无改善的 VAP。术后肺炎与高死亡率（50%）相关。

诊断

术后肺炎的诊断需要有高度怀疑的指标，尤其是在进行机械通气的患者中。术后肺炎患者通常表现为发热、白细胞增多和新的肺部浸润。在插管患者中，当存在两种或两种以上下述临床特征（存在化脓性呼吸道分泌物，体温 > 38 ℃或 < 36 ℃，白细胞增多或减少，或低氧血症）时，应怀疑 VAP。低氧血症应通过增加吸入的氧气水平或呼气末正压来将 PaO_2 升高至 65 mmHg 和（或）将 SpO_2 升高至 92% 进行支持性治疗。如果发现较新的或持续的 X 线胸片异常，应培养气管支气管分泌物（定性或定量）并开始经验性治疗。

治疗

术后肺炎的治疗取决于患者的临床状况、与接诊相关的肺炎发生时间、既往抗生素使用史和手术类型。虽然可能需要插管和机械通气，但插管前应考虑替代方法（例如，可应用无创正压通气来治疗一些患者的低氧血症或高碳酸血症衰竭），因为插管是 VAP 的主要危险因素。当考虑插管时，通常首选经口气管途径而非经鼻气管插管，因为后者会增加鼻窦炎和 VAP 的风险。对于插管时间为 48 ～ 72 小时的患者，应在拔管前连续或间歇进行气管和口咽分泌物抽吸。尽管对选择性口咽清污存在争议，但氯己定可能有利于减少心脏手术患者的术后呼吸道感染。此外，通过预防性护理干预（包括洗手、限制镇静、抬高床头、早期活动、早期拔管的自主呼吸试验和低潮气量通气）可以降低 VAP 的风险。置管时间延长会导致气管导管表面形成生物膜和微生物菌落。在气管导管上涂上抗菌药物（银、磺胺嘧啶银）可能有助于降低某些患者的 VAP 风险。与使用组胺 2 受体拮抗剂预防相比，使用硫糖铝预防应激性溃疡与肺炎发生率降低相关。对于诊断为术后肺炎和 VAP 的患者，应重新评估其临床反应（通常以发热、白细胞增多和浸润改善为标志）。在诊断后 12 小时内迅速使用适当的抗生素可提高生存率，应修改抗生素方案，以明确覆盖培养的病原体结果和抗生素耐药性特征。

吸入性肺部炎症和吸入性肺炎

原因

围术期胃内容物吸入与显著的肺部发病率和死亡率相关。吸入性肺部炎症（aspiration pneumonitis）（门德尔松综合征）是指吸入无菌的酸性胃内容物（临界 pH 为 2.5）引起的肺实质的急性炎症性损伤。它也可能因吸入口咽内容物而发生。吸入性肺炎（aspiration pneumonia）是指肠内营养的常见感染性并发症，通常是由初始吸入物污染引起或由吸入定植的口咽分泌物引起。尽管易患这两种疾病的患者的基本特征相似，但它们之间的区分很重要，因为吸入性肺炎需要抗生素治疗，而门德尔松综合征需要支持性治疗。手术患者发生吸入性肺炎的风险会增加，因为组织损伤、出血和麻醉可导致宿主防御功能受损。

容易增加误吸风险的因素包括急诊手术、慢性衰弱性疾病、口咽或气道器械使用（如肠内喂养、延长插管、上消化道内镜检查或气管造口术）、小肠梗阻、胃排空延缓的自主神经病变和意识受损（如全身麻醉、癫痫发作、创伤、酒精、药物过量或脑血管意外）。误吸风险与患者的格拉斯哥昏迷评分呈负相关。老年患者会由于咽部运动障碍、胃食管反流和口腔卫生不良而易于发生口咽误吸。吸入性肺炎常见的感染病原体有大肠埃希菌、克雷伯杆菌、葡萄球菌、假单胞菌和拟杆菌。

胃误吸的发病机制和结果取决于吸入物质的性质、胃内容物 pH 和吸入量以及患者的免疫状况。胃内酸性越强（例如，pH ＜ 2.5）且吸入量越大（＞ 20 ml），则肺损害越严重。然而，与酸性无关，吸入含有颗粒物的胃内容物会导致显著和持续的肺损害。门德尔松综合征初始发生的肺部实质的炎症病变（肺泡水肿、出血、透明膜）与急性呼吸窘迫综合征（ARDS）相似，是由于中性粒细胞的激活和募集以及炎症细胞因子（肿瘤坏死因子和 IL-8）的释放所致。吸入颗粒物可导致气道阻塞或随后对异物的肉芽肿反应，进而可导致死亡。

一些医生认为，通过监测管饲患者的胃残余量可将误吸风险降低至最低。然而，对于这些患者的胃残余量的安全或不安全阈值尚无共识。一次性喂养比连续喂养具有更高的误吸风险。建议使用小口径鼻饲管以减少吸入性肺炎和反流。一些医疗中心更喜欢使用双腔饲管，以便同时进行幽门后喂养和胃减压。

根据美国麻醉学会的观点，对于肺误吸风险没有增加的患者，通常不建议术前常规给予降低胃内容物 pH 的药物[11]。在高危患者，预防性使用组胺 2 受体拮抗剂或质子泵抑制剂（PPI）降低胃内容物 pH 的风险收益比是有利的。然而，这些药物在预测门德尔松综合征的发生风险方面都不是绝对可靠的。

临床表现和诊断

在择期手术患者中，胃内容物误吸很少导致严重的肺部表现。然而，在危重症患者中，胃内容物误吸可表现为一系列肺部后遗症。胃内容物误吸可导致轻度、亚临床肺部炎症或更严重的进行性呼吸衰竭，具有显著的发生率和死亡率。临床和影像学改变在误吸后 24 ～ 36 小时内开始出现。胃内容物误吸的常见体征和症状包括发热、咳嗽、啰音、呼吸音减弱、喘息和 X 线胸片有浸润影。缺氧是最早和最可靠的体征。应进行动脉血气分析以确定低氧血症的严重程度。在最初的 2 小时内无症状通常与良性病程相关。当胃内容物存在颗粒物时，高碳酸血症和酸中毒的风险增加，应对气管支气管抽吸物进行培养和敏感性试验。在仰卧位患者中，误吸可致肺上叶后段或下叶前段浸润。然而，门德尔松综合征与其他吸入性后遗症不同，它通常起病迅速，具有自限性，且大多数单纯毒性误吸的放射影像学改变通常在 48 小时内变清晰。相反，细菌感染症状和相关体征的持续存在应引起对吸入性肺炎可能性的关注。

治疗

通过减少胃内容物量、最大限度地减少反流和保护气道，可以降低误吸风险。择期手术在进行全身或区域麻醉或深度镇静前，患者应禁食禁水（nothing by mouth，NPO）2 小时或以上。对于预期或误吸风险增加的插管患者，可以延迟拔管，直至患者完全清醒并具有保护性气道反射。在高危患者中，胃减压和环状软骨按压下快速序贯麻醉诱导是预防插管期间误吸的最有效方法，但并非 100% 有效[12]。发生误吸时，通常采用补充氧气进行支持性治疗。应抽吸气道，对胃进行减压，并考虑进行支气管镜检查以抽回吸入的颗粒物。在更严重的情况下，患者需要进行机械通气和呼气末正压通气。

大多数情况下不需要使用抗生素，因为吸入的胃内容物通常是无菌的。但是，在某些情况下（例如，吸入不洁的小肠内容物伴肠梗阻）应使用抗生素。对于小肠梗阻或肠梗阻患者以及在 48 小时内有未消退的肺炎患者，建议经验性使用抗生素（氟喹诺酮、哌拉西林 / 他唑巴坦或头孢曲松）。使用皮质类固醇来减少肺部炎症存在争议，不建议常规使用。

肺水肿和急性呼吸窘迫综合征

呼吸气体交换发生在肺实质的肺泡中。肺泡壁由伴上皮细胞的薄肺泡液层、基底膜、间质和毛细血管组成。氧气通过肺泡壁扩散，主要由循环中的红细胞运输，而 CO_2 溶解在血液中，沿相反方向从循环中进入肺泡空间。肺血管、其正常的内皮屏障、组织静水压和渗透压以及淋巴引流系统负责维持肺泡和间质间隙中的液体平衡。当正常的液体平衡被破坏时，液体会在肺泡壁和肺泡腔中积聚，导致肺顺应性下降、气体交换和低氧血症。肺泡液体不平衡是由多种原因引起的，可由静水压增加或毛细血管渗漏引起。这些原因的实例包括：静脉输液过量、充血性心力衰竭、心肌梗死、瓣膜功能障碍、心律失常、液体超负荷、肾衰竭、导致毛细血管通透性增加的全身性感染或炎症、放射性肺炎、毒素、胃内容物误吸、感染、胰腺炎、创伤、烧伤、淋巴引流中断以及肺切除手术或肿瘤。肺血流量的突然增加也会引起静水压升高并引起肺水肿。这方面的例子包括再扩张性肺水肿、负压性肺水肿和伴上气道阻塞的吸气压的快速变化，如拔管后的喉痉挛或面部骨折。

急性呼吸窘迫综合征（acute respiratory distress syndrome，ARDS）是一种严重的急性肺损伤，由肺实质的直接或间接损伤引起。直接肺损伤通常是由肺炎、误吸、胸部创伤或烟雾吸入引起。间接肺损伤通常是由胰腺炎、休克或缺血 / 再灌注引起的严重脓毒症和全身性炎症引起。ARDS 的病理特征为炎症、毛细血管通透性增加、肺泡水肿和表面活性物质失活。由此导致的肺泡上皮和内皮损伤可导致肺泡水肿和塌陷以及气体交换和肺顺应性受损。由于 ARDS 的炎症发病机制会导致上皮细胞和内皮细胞的破坏，其消退时间比肺水肿长。

临床表现和诊断

有 ARDS 临床危险因素的患者可表现为气短、缺氧和咳嗽。体格检查可能显示呼吸音减弱，吸气时伴有爆破声，呼吸急促，辅助呼吸肌活动，焦虑，躁动，皮肤湿冷，出汗，以及发绀和心律失常。ARDS 的鉴别诊断包括心源性肺水肿，这在已有心脏疾病的患者中更常见，作为充血性心力衰竭的体征或症状（如下肢水肿、颈部静脉充盈和端坐呼吸）。X 线胸片显示肺门周围模糊、Kerley B 线、间隔线、裂隙增厚、肺泡腔模糊呈“蝙蝠翼状”分布、胸腔积液以及可能致心脏扩大的心源性肺水肿。动脉血气可能显示缺氧伴 $PaCO_2$ 升高或呼吸性酸中毒。

急性肺损伤和 ARDS 的特征是呼吸系统症状急性恶化，通常发生在临床损伤后 1 周内。ARDS 的 X 线胸片显示双侧浸润影。正常的 PaO_2/FiO_2 比值约为 500。ARDS 的严重程度分为：轻度，PaO_2/FiO_2 比值为 ≤ 300；中度，PaO_2/FiO_2 比值 < 200；重度，PaO_2/FiO_2 比值 < 100[13]。在肺水肿原因不明确的情况下，可测量中心静脉压和进行超声心动图检查以区分心源性和非心源性肺水肿。

治疗

肺水肿患者应采取直立体位，应根据临床需要给予氧气和通气支持。给予氧气吸入以维持正常血氧状态（SpO_2 < 92%，在有慢性阻塞性肺疾病的患者中 < 88%）。无创通气（如持续气道正压或双水平气道正压通气）有利于低氧血症患者的肺泡的重新扩张和

氧合改善，但不宜用于有低血压或可能有气胸的患者。在许多情况下，患者需要插管和机械通气。对于有客观证据表明容量超负荷的患者，应给予利尿剂并监测排尿量以及总液体摄入量和排出量。静脉注射呋塞米的剂量通常为 40 ～ 80 mg，但在经常服用利尿剂的患者或有肾功能不全的患者中，可给予较高的剂量。还应对引起肺水肿的相关原因进行治疗（例如，在充血性心力衰竭患者中使用正性肌力药物或减轻后负荷）。

对于 ARDS 患者，治疗的重点是消除潜在致病因素（如吸入烟雾、脓毒症等），对肺损伤的治疗是机械通气支持以优化氧合，为肺恢复留出时间。对于不需要机械通气的轻度 ARDS 患者，可采用无创通气（如持续气道正压或双水平气道正压通气）氧合支持。当 ARDS 患者需要机械通气时，应注意通过减少呼吸机诱导的肺损伤来防止额外的肺损伤。应计算患者的理想体重或预测体重，根据当前的 ARDS 净方案，最初应使用 6 ml/kg 预测体重和平台压≤ 30 mmH_2O 潮气量。新的证据表明，保护性通气策略，如延长吸气期和呼气末正压通气，像气道压释放通气一样，有助于预防呼吸机诱导的肺损伤。由于 ARDS 患者的肺损伤常常是异质性的，可以采取俯卧位来减少部分患者的换气–灌注（V/Q）不匹配。在严重情况下，可能需要深度镇静和肌肉松弛剂，以促进患者–呼吸机同步。重度 ARDS 中难治性低氧血症的挽救性治疗在某些情况下包括体外膜氧合。虽然高频振荡通气可应用于某些情况下，但最近的一项试验将其与标准 ARDS 净通气进行了比较，结果显示其并无生存获益[14]。重要的是，必须相应地治疗肺损伤的原因。动脉血气评估可用于监测和调整插管患者的通气设置。患者应尽快脱离呼吸机并尽早拔除气管插管。

静脉血栓栓塞

Virchow 三联症（静脉淤滞、内皮损伤和高凝状态）描述了导致静脉血栓形成和深静脉血栓形成（deep venous thrombosis，DVT）的因素。静脉血栓栓塞（venous thromboembolism，VTE）包括 DVT 和肺栓塞（pulmonary embolism，PE）。DVT 是指上肢或下肢深静脉系统的血凝块。DVT 通常始于血流湍急的静脉球囊或瓣膜。血凝块的形成会减慢静脉血流，从而进一步增强血栓的传播和向近端的延伸。新形成的血栓不会牢固地附着在血管壁上，可通过静脉系统脱落并引起栓塞，它们最终会进入肺血管系统。这些肺血栓栓子随后会被纤维蛋白和血小板包裹，导致肺血流机械性阻塞、肺动脉高压和急性右心室劳损。VTE 与手术患者术后发病率和死亡率增加相关，但如果早期发现并予以适当治疗，则可使患者在以上术后结局事件方面得到一定程度的获益。约 50% 的 VTE 发生在当前或最近住院的患者中，特别是如果他们是因手术住院的[15]。与 Virchow 三联症相关的情况会增加血凝块形成和 VTE 发生的风险，包括长途旅行（＞ 4 小时）、年龄增长、肥胖、虚弱、恶性肿瘤、肾病综合征、静脉曲张、炎症性肠病、制动时间长、VTE 病史、遗传性高凝状态、妊娠、使用避孕药物、创伤和留置静脉导管。

临床表现和诊断

VTE 的临床症状多种多样，如果血凝块较小或无梗阻，则患者可能无症状。然而，许多 DVT 患者有明显的症状，包括四肢单侧或双侧肿胀、发热和局部压痛。急性 PE 患者最常见的症状是呼吸困难或呼吸短促。然而，PE 的症状存在显著的可变性，取决于血凝块的大小、其在肺血管系统中的位置以及患者的基础心脏和肺功能。有大量 PE 可导致肺血流受阻和急性右心室劳损，进而出现血流动力学损害。因此，有大量 PE 的患者可出现严重低血压、昏迷和（或）心脏骤停等危及生命的症状。大多数 PE 并非是“大面积的”，不会引起血流动力学损害或右心室（RV）功能障碍。其他 PE 相关的症状包括呼吸困难、焦虑、咳嗽、胸膜炎或钝性胸痛、咯血和晕厥。体格检查可显示心动过速、低度发热、P2 亢进或灌注不良。动脉血气检测可显示低氧血症伴过度换气导致的呼吸性碱中毒。X 线胸片通常正常，但可能显示典型的楔状影（Hampton hump）、血管减少、肺不张或胸腔积液。心电图检查通常显示心动过速，但也可能有非特异性 T 波改变、电轴右偏、右束支传导阻滞、肺心病或 S1Q3T3。X 线胸片和心电图检查不能诊断 PE，结果正常也不能排除 PE。心脏生物标志物［肌钙蛋白 T（troponin T，TnT）、TnI、B 型利钠肽（B-type natriuretic peptide，BNP）、N- 末端（N-terminal，NT）BNP 前体］可因右心室劳损而升高，意味着更高的死亡率[16]。

由于临床表现是可变的，许多评分系统已经开发出来，可有效地在诊断性影像学检查之前确定 VTE 的可能性。例如，Wells 标准可将患者分为可能组或不可能组，修订后的 Geneva 评分系统可将患者分为发生 VTE 的高、中和低风险组。D- 二聚体是纤维蛋白的分解产物，在VTE情况下会增加，但在许多其他情况下也会增加，无法用于对最近接受过手术或遭受过创伤的患者进行VTE诊断。虽然这些评分系统和D-二聚体水平是敏感的筛查工具，但它们不具有特异性，不应仅根据这些因素进行VTE诊断。在疑似VTE患者中，应进行影像学检查来确认或排除诊断。对有发生VTE的中风险组和低风险组应检测D-二聚体，如果后者升高，应进行诊断性影像学检查。然而，D-二聚体不应被用于手术或创伤患者（D-二聚体升高的发生率较高）的VTE筛查，对于这些患者，首选诊断性影像学检查。对于怀疑有大量PE的血流动力学不稳定患者，应尽快进行诊断性影像学检查。

静脉多普勒超声是DVT的首选影像学检查，可以显示静脉横断面不可压缩性、直接血栓伴静脉扩大、频谱多普勒异常和彩色多普勒血流，可提供关于血栓位置和大小的有用信息。多年来，静脉造影一直被认为是诊断DVT的金标准。然而，由于静脉造影是侵入性的且相对于静脉多普勒超声作用有限，目前已很少使用了。DVT的其他诊断性方法包括CT静脉造影和磁共振（MR）静脉造影。由于CT扫描在大多数机构常规可用，CT肺血管造影已成为PE的首选诊断性影像学检查方法。传统的肺动脉血管造影在特定病例还是有用的，如考虑血管内或手术干预（如肺栓塞切除术）时更常用。换气-灌注（V/Q）扫描诊断V/Q不匹配具有较高的敏感性。不幸的是，V/Q扫描在其他肺部疾病（例如肺炎、肺不张和既往PE）中也可能异常。然而，在特定情况下，如妊娠、肾功能不全和静脉造影情况下，V/Q扫描有时优于CT肺血管造影。V/Q扫描阴性可以可靠地排除临床显著的急性PE。经胸超声心动图（transthoracic echocardiography，TTE）常用于诊断可疑心脏功能不全，可能可以显示右心室劳损的血栓状况。非诊断性TTE不排除PE，阳性结果是PE的间接证据，应谨慎解读。然而，TTE是一种用于床边评估和随访的有用技术，对于在紧急情况下进行紧急溶栓治疗尤其有用。与TTE相比，经食管超声心动图可以更好地直观显示肺血栓栓塞，如果可行，经食管超声心动图是优于TTE的首选检查方法。

治疗

许多手术患者发生VTE的风险会增加，应对他们进行风险分层以进行预防性治疗。已经开发出许多经过验证的评分系统来量化VTE风险，包括Caprini评分、卫生部VTE风险评估工具、Padua评分、IMPROVE评分和Rogers评分。对于出血并发症，虽然DVT的药物预防通常被认为是“低风险”的，但在某些人群中却被认为是“高风险”的。对于有活动性胃肠道出血、颅内出血、肝病、出血性疾病、血小板减少、近期头部创伤或脊柱损伤/手术或有抗凝剂相对禁忌证的患者，在开始进行VTE的药物预防之前，应仔细评估风险效益比。

VTE的预防方法包括使用低分子量肝素（low-molecular weight heparin，LMWH）、肝素（unfractionated heparin，UFH）、磺达肝素（fondaparinux）进行药物预防，以及使用间歇加压、足泵和分级加压长袜进行机械预防。具体采用哪种预防方法是基于对特定患者或人群的VTE和出血风险进行的评估来决定。在高危VTE患者（Caprini评分≥5分）中，如果无禁忌证，首选药物预防。机械预防常用于低风险组（Rogers评分为7～10分，Caprini评分为1～2分）或出血风险高或有抗凝治疗禁忌证的患者。在极低风险情况下（Rogers评分＜7分，Caprini评分0分），首选频繁活动和早期下床活动。在有抗凝治疗禁忌证的高危患者，可根据具体情况考虑使用腔静脉滤器。

诊断为急性DVT的患者从使用LMWH、UFH或磺达肝素抗凝治疗5～10天开始，通常过渡到使用LMWH、维生素K拮抗剂（vitamin K antagonist，VKA）或直接口服抗凝剂进行长期抗凝治疗，且至少3个月。VKA药物通常与肠外抗凝剂重叠给药，直至达到国际标准化比率（INR）2～3的目标。在特定病例（如存在遗传性高凝状态或有高血栓形成风险慢性疾病）中，应考虑延长抗凝剂治疗至3个月以上。对于有抗凝剂禁忌证、因抗凝剂出血或抗凝后VTE复发的患者，可考虑使用腔静脉滤器。然而，对抗凝治疗后出现VTE复发并放置了腔静脉滤器的患者，如有可能，仍应给予抗凝治疗。在严重的病例中，如即将发生静脉坏疽，应考虑进行血栓清除术。

对于疑似PE患者，治疗方法是基于对患者病情的严重程度和死亡风险进行的评估来决定：血流动力学不稳定、右心室衰竭、心脏生物标志物和PE严重程度指数。有低血压、超声心动图或CT检查发现右心室衰竭、心脏生物标志物升高以及PE严重程度指数评分为Ⅲ级或更高的患者被认为有高死亡风险，对于这些患者，首要任务是维持血流动力学稳定和通气。患者医疗团队应做好患者心脏骤停时给予心脏生命支持的准备。患者可能需要给予插管、机械通气和血管加压药来维持血压和心输出量。对于 PE 患者，静脉输液应谨慎，因为血容量增加可加重他们的右心衰竭。应在 ICU 环境下治疗患者，包括进行中心静脉导管插管、动脉导管插管、心电图监测和膀胱插管以严格控制液体出入量。除非强烈禁忌，应立即开始静脉抗凝治疗；当患者的血流动力学不稳定时，应考虑进行超声心动图检查。在这种情况下，左旋去甲肾上腺素通常被用作血管加压药，同时应考虑对导致严重肺动脉高压和右心室衰竭的梗阻性 PE 进行干预治疗。这些治疗包括：使用纤溶药物，如链激酶、尿激酶、重组组织纤溶酶原激活剂（rTPA）；导管引导治疗；以及血栓清除术。纤溶治疗通常优于手术或基于导管的干预，但出血并发症（如大出血或颅内出血）的发生率较高。对于有纤溶治疗禁忌证、纤溶治疗不能改善或血流动力学严重不稳定的患者，应考虑导管引导治疗或血栓清除术。导管引导治疗时可在血凝块处给予纤溶药物，这种治疗导致的系统性出血问题较少。导管引导治疗的并发症包括肺动脉损伤、心脏压塞、远端栓塞、咯血和腹股沟血肿。

体外膜氧合可以同时提供血流动力学支持和改善氧合，对于有潜在可逆性的患者，可以考虑在血栓清除术前进行体外膜氧合治疗以稳定病情。应评估血流动力学不稳定的其他可能原因，包括急性瓣膜功能障碍、心肌梗死、心脏压塞和主动脉夹层。然而，大多数 PE 病例的病情较轻且血流动力学稳定，治疗类似于 DVT，一般采用治疗性抗凝并过渡到长期抗凝治疗，通常持续 6 个月。对于大多数患者来说，常规使用纤溶药物治疗 PE 是无意义的；然而，对于进行了抗凝治疗和积极的支持性治疗但血流动力学仍不稳定且伴有临床恶化的患者，应保留纤溶药物的使用。

在抗凝治疗方面，皮下（subcutaneous，SQ）LMWH 和磺达肝素优于 UFH，因为大出血的风险较低，且肝素诱导的血小板减少（heparin-induced thrombocytopenia，HIT）的发生率较低。LMWH 有依诺肝素、亭扎肝素、达肝素和那屈肝素等。然而，由于可能出现蓄积和出血并发症，不应将它们用于有肾功能损害的患者。在考虑进行再灌注治疗的患者中，静脉注射 UFH 是首选方法，因为其半衰期更短、监测效果方便、可快速停药和使用鱼精蛋白可以逆转，并且在输注纤溶药物过程中仍应使用 UFH。UFH 的初始推注剂量为 80 U/kg，然后为 18 U/（kg·h）。UFH 的疗效可通过活化部分凝血活酶时间（aPTT）来监测，目标值为对照值的 1.5 ～ 2.5 倍或血浆肝素抗 Xa 因子水平为 0.3 ～ 0.7 IU/ml。并发症包括出血和 HIT。LMWH 的生物利用度较好，可以皮下给药，半衰期较长。其剂量根据实际体重计算：依诺肝素 1 mg/kg，每日 2 次，或 1.5 mg/kg，每日 1 次；亭扎肝素，175 U/kg；每日 1 次；达肝素 100 IU/kg，每日 2 次，或 200 IU/kg，每日 1 次；那屈肝素 86 IU/kg，每日 2 次，或 171 IU/kg，每日 1 次。LMWH 不需要进行实验室监测。然而，对于有肾功能不全的患者，必须谨慎选择 LMWH 的剂量，尤其是当使用鱼精蛋白不能逆转 LMWH 的作用时。对于诊断为 HIT 的患者，应同时避免使用 UFH 和 LMWH。直接凝血酶抑制因子、水蛭素、阿加曲班和比伐卢定可抑制纤维蛋白原转化为纤维蛋白，仅适用于可能发生 HIT 的患者。水蛭素（0.4 mg/kg，IV）给药后，再按 0.15 mg/（kg·h）的输注速度输注；其剂量必须根据患者的肾功能进行调整并通过 aPTT 进行常规监测，以使后者达到实验室正常值的 1.5 ～ 2.5 倍。阿加曲班 2 μg/（kg·min），IV，aPTT 的目标值为实验室正常值的 1.5 ～ 3 倍。磺达肝素，每日 1 次，如果体重低于 50 kg，剂量为 5 mg，SQ；如果体重在 50 ～ 75 kg 之间，剂量为 7.5 mg，SQ；如果体重超过 100 kg，剂量为 10 mg，SQ。肾功能不全患者禁用磺达肝素（肌酐清除率＜ 30 ml/min）。口服 VKA 在可能的情况下尽快开始，直至连续 2 天达到 INR 2 ～ 3 的目标。在 VKA 治疗期间，每 4 周对患者进行一次随访，以进行 INR 检测和剂量调整（如需要）；如果患者病情稳定，每 6 周进行一次随访。对于 INR ＞ 4.5 但＜ 10 的患者，建议在不给予维生素 K 的情况下停止服用 VKA，有生命危险的出血患者应收住院并应给予维生素 K 和 4- 因子凝血酶原复合物浓缩物，如果无法获得，可给予新鲜冷冻血浆。推荐使用直接口服抗凝剂达比加群酯、利伐沙班、阿哌沙班和依多沙班替代肝素 /VKA 治疗。医生应注意接受抗凝治疗患者的药物相互作用。

心脏并发症

围术期心肌缺血和梗死

围术期心肌缺血和梗死（perioperative myocardial ischemia and infarction，PMI）是非心脏手术的重要和潜在的严重并发症。它们是最常见的心脏并发症，会增加住院时间和医疗成本并使预后恶化。通常情况下，急性心肌梗死是通过心肌酶升高诊断，同时或伴有心肌缺血症状、心肌缺血和梗死的心电图变化，或伴有影像学发现。然而，根据围术期缺血评估（POISE）试验[17]，65% 的 PMI 患者未出现心肌缺血症状，而在有 15 065 名患者的非心脏手术患者的血管事件队列评估（VISION）中，仅有 41.8% 的非心脏手术后心肌损伤患者符合心肌梗死的标准[18]。单独的心肌肌钙蛋白（troponin，Tn）升高是心肌缺血的独立危险因素，与术后死亡率增加有关。简而言之，如果使用胸痛相关的体征和症状、血清标志物和心电图变化的诊断标准，则我们通常会低估非心脏手术后 PMI 和心肌损伤。

原因

PMI 的原因主要源于两个机制。第一是冠状动脉斑块破裂和血栓形成阻断心肌供血的经典理论。第二是围术期和术后治疗时供氧和需氧之间不平衡。因此，有心脏并发症风险的患者是那些有基础冠状动脉疾病、近期心肌梗死或支架植入术、近期卒中和其他冠心病危险因素（包括外周动脉疾病、糖尿病、高脂血症、吸烟、家族史或高血压）的患者。其他危险因素包括会导致氧需求和供应改变的手术类型和围术期事件。大手术给患者带来的压力更大，可以通过引起炎症、高凝状态、血小板活化、心动过速或高血压来影响正常体内平衡，从而对冠状动脉施加压力，导致已有的斑块破裂。手术引起的应激反应会激活交感神经系统，导致儿茶酚胺升高，从而导致冠状动脉收缩和心肌需氧量增加。PMI 发生风险增加的重大手术包括大血管手术、非心脏移植手术、腹腔内和胸腔内手术以及急诊手术。在围术期，与手术有关的血流动力学、氧合和通气改变也会影响冠状动脉血流，引起心肌氧需求和供应失衡。例如缺氧、体温过低、低血压、高血压、心动过速、出血和贫血。

临床表现和诊断

大多数患者是在术后 48 小时内出现 PMI。有症状的患者可能出现胸骨下胸痛或有放射至左肩或颈部的压力。他们还可能出现心律失常、心动过速、出汗、呼吸困难或心力衰竭、缺氧、酸中毒、心源性休克和心脏骤停的体征。当出现这些症状时，应测量心脏生物标志物并进行心电图检查。心电图改变是心脏缺血的另一种征象，包括 ST 段抬高、ST 段压低、T 波倒置或 Q 波。然而，大多数 PMI 患者无症状，对该类患者仍无标准化诊断标准。心脏生物标志物与 PMI 相关，可能是唯一能检测到的异常。TnT 和 TnI 的升高与死亡率升高有关，因为它们的正常浓度通常很低（TnT 为 0.02 ng/ml，TnI 为 0.2 ng/ml）。此外，术前利钠肽（BNP、NT BNP 前体）可用于预测心肌缺血或梗死，肌酸激酶 MB 分数也会升高，但其敏感性和特异性较低。根据最近的临床实践指南，通过常规检查手术患者的 Tn 水平来筛查 PMI 仍然是一个有争议的话题[19]。2014 版美国心脏病学会和美国心脏协会（ACC/AHA）[20]指南建议，只有对术前和术后 48 ～ 72 小时有提示心肌梗死体征和症状的患者才考虑进行 Tn 筛查。他们依据的原理是：Tn 水平也可能在不同的疾病情况下升高，如肾功能不全、心力衰竭、PE 和心房颤动。此外，大多数高危患者的术前 Tn 水平较高。目前还没有足够的证据表明通过生物标志物筛查可以减少心脏事件；因此，不建议进行常规筛查（2014 版 AHA 指南）。

相比之下，2014 版欧洲心脏病学会和欧洲麻醉学会指南[21]建议，在术前和术后 48 ～ 72 小时对所有高危患者进行筛查。因此，对于诊断和治疗不符合心肌梗死标准的围术期心肌缺血患者，应根据患者的特征、风险和生物标志物进行个体化治疗。

预防和治疗

对于 PMI 发生风险增加的患者，医生可在术前更仔细地评估他们的心脏风险。有几种方法可用于心脏风险分层，目前最常用的方法是修订后的心脏风险指数（revised cardiac risk index，RCRI）。RCRI 可用于评估主要心脏并发症的围术期风险，包括基于六个患者特征的心肌梗死、肺水肿、心室颤动或心脏骤停以及完全性心脏传导阻滞（框 12.2）。至少存在两种危险因素的患者发生心脏并发症的风险增加。其他常见的风险计算方法是 NSQIP- 心肌梗死或心脏骤停（www.surgicalriskcalculator.com/miorcardiacarrest）和美国外科医师协会开发的 NSQIP 风险计算器（www.riskcalculator.facs.org），这两种工具在美国都很常用。患者可被分为低风险（风险＜ 1%）或高风险（风险＞ 1%）两类。如果按手术分类，则可分为低、中和高风险手术（表 12.9）。

手术前，医生应获得和评估患者的功能等级，因为功能等级差与心脏并发症有关。心电图检查应在术前 3 个月内进行，有不明原因的呼吸困难或功能分级改变的患者应进行左心室功能检查。功能级别可以

框 12.2 修订后心脏风险指数的六个独立预测因素

有下述两种或更多危险因素的患者被认为是高风险患者：

- 高危手术类型（腹腔内、胸腔内、腹股沟上血管手术）
- 有缺血性心脏病病史
- 有充血性心力衰竭病史
- 有脑血管疾病病史
- 有用胰岛素治疗的糖尿病
- 术前血清肌酐＞ 2 mg/dL

From Lee TH，Marcantonio ER，Mangione CM，et al. Derivation and prospective validation of a simple index for prediction of cardiac risk of major noncardiac surgery. Circulation. 1999；100：1043-1049.

表 12.9 非心脏外科手术的心脏风险分层

风险等级	危险因素
高（心脏风险通常＞ 5%）	急诊大手术，尤其是在老年患者 主动脉和其他大血管手术 外周血管手术 与大量液体转移和失血相关的时程延长的手术
中（心脏风险一般＜ 5%）	颈动脉内膜切除术 腹腔内和胸腔内手术 骨科手术 前列腺手术
低（心脏风险一般＜ 1%）	内镜手术 浅表手术 白内障手术 乳腺手术

From Eagle KA，Berger PB，Calkins H，et al. ACC/AHA guideline update for perioperative cardiovascular evaluation for noncardiac surgery—executive summary. A report of the American College of Cardiology/American Heart Association Task Force on Practice Guidelines（Committee to Update the 1996 Guidelines on Perioperative Cardiovascular Evaluation for Noncardiac Surgery）. Anesth Analg. 2002；94：1052-1064.

通过使用任务代谢当量（metabolic equivalence of the task，MET）评估日常活动获得，其中 1 MET 等于一名 40 岁、70 kg 体重男性的静息耗氧量。患者的功能状况可以通过询问一些关于日常活动的简单问题来评估。功能等级差的患者（MET ＜ 4）通常可进行慢步走（约 4.8 km/h）、跳交际舞、操作电脑和演奏乐器，功能等级中等或较高（MET ≥ 4）的患者可做园艺、爬山、骑自行车和在住房周围做繁重的工作。图 12.1 所示为 ACC/AHA 发布的围术期检测建议，可指导术前治疗并降低风险。围术期 β 受体阻滞剂已被证明可降低心肌梗死的发生风险，因此建议在术前使用；然而，β 受体阻滞剂也可能会增加卒中、心动过缓的发生风险，在一些患者中还会增加死亡风险[22]。因此，已经使用 β 受体阻滞剂的患者应继续使用，对高危患者（RCRI ≥ 3）应考虑术前数天开始使用 β 受体阻滞剂。

阿司匹林和他汀类药物是两种冠心病患者常用的药物。由于存在出血的潜在风险，在手术前开始服用阿司匹林是有争议的。然而，正在服用阿司匹林且有冠心病或支架植入史的患者应继续服用阿司匹林。他汀类药物也已显示可减少术后心血管事件，应继续或开始使用，尤其是在进行血管手术的患者中。

对于接受经皮冠状动脉介入（percutaneous coronary intervention，PCI）± 支架植入治疗的冠心病患者，可采用阿司匹林和 P2Y12 受体抑制剂进行双重抗血小板治疗（dual antiplatelet therapy，DAPT），以预防血栓形成。在球囊血管造影术后 4 周、裸金属支架术后 6 个月和药物洗脱支架术后 1 年，血栓形成的风险被认为是低的。如果可能，在上述血栓形成风险高的时期，应推迟 PCI 患者的择期手术。非心脏手术患者的围术期 DAPT 治疗应考虑血栓形成的风险和出血的风险。虽有用于指导围术期抗血小板治疗的具体指南，但仍需要结合外科医生的判断以优化对单个患者的治疗。术中应注意纠正贫血以优化氧气输送。

在手术过程中，外科医生和麻醉医生应使患者保持良好的血压和氧合，尽量减少出血，避免体温过低，并充分控制疼痛。然而，对于术中生命体征和测量值或目标，目前尚无具体的循证证据。术后应继续监测这些变量，如果怀疑 PMI，应进行心电图检查。

一旦心肌组织受损，从 PMI 到死亡的中位时间约为 12 天[23]。治疗方面的挑战在于确定 PMI 在斑块破裂 / 血栓形成（Ⅰ型）或氧供需失衡（Ⅱ型）之间的病理生理特征，目前还没有诊断和治疗的标准或国际准则。然而，ST 段抬高型心肌梗死和不稳定型心绞痛 / 非 ST 段抬高型心肌梗死应按照临床实践指南进行治疗，但近期大手术是纤溶药物的相对禁忌证。对于未达到 ST 段抬高型心肌梗死和不稳定型心绞痛 / 非 ST 段抬高型心肌梗死诊断标准的患者，应考虑进行心内科会诊和个体化治疗。对于疑似Ⅰ型损伤患者，应给予积极的阿司匹林治疗，同时应注意出血风险，也应考虑进行血管造影和他汀类药物治疗。在可行的情况下，应使用 β 受体阻滞剂和血管紧张素转换酶（angiotensin-converting enzyme，ACE）抑制剂进行二级预防。对于疑似Ⅱ型损伤患者，应给予最佳的血流动力学和氧合治疗，并在术后随访期间进行可能的血管造影。严重的心肌梗死可能危及生

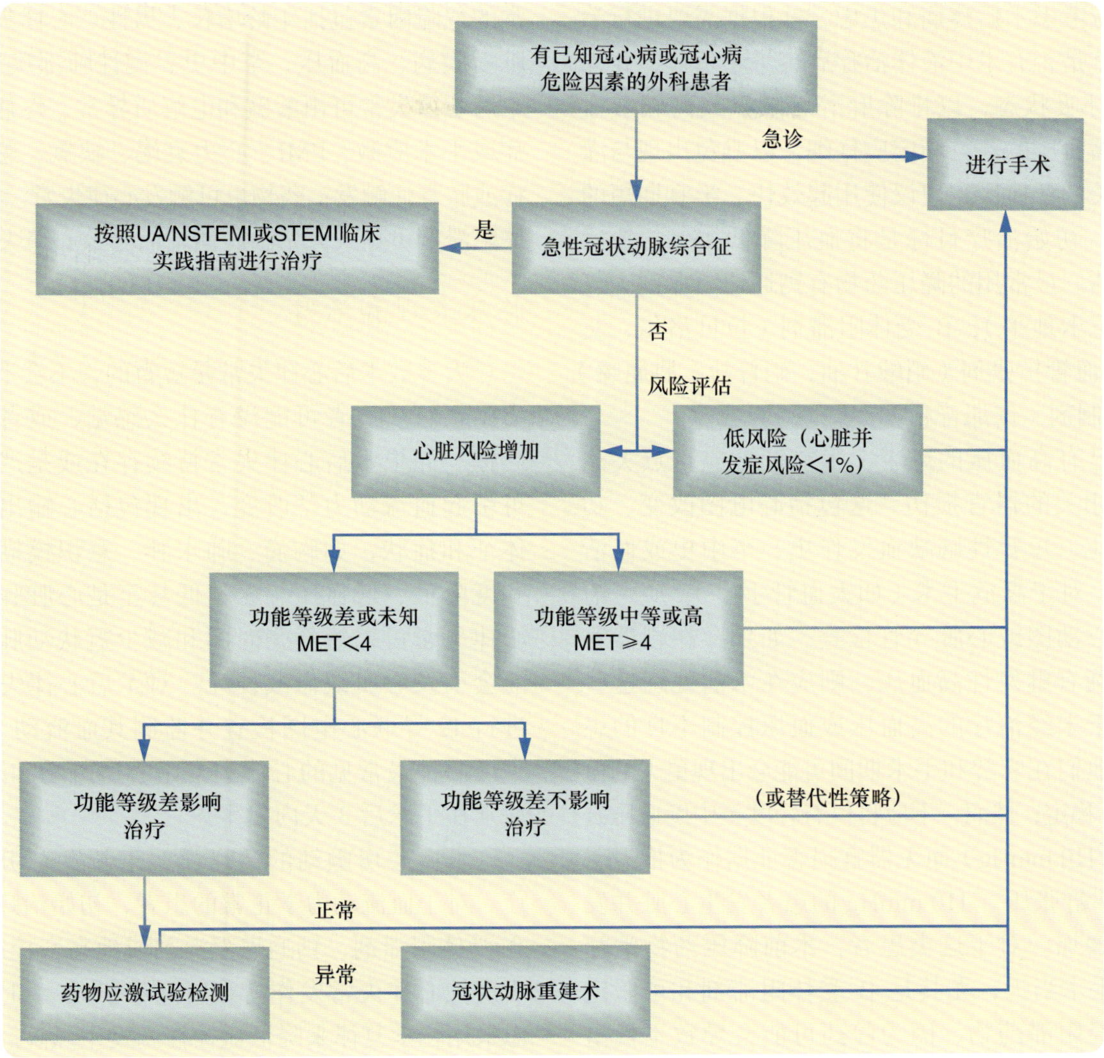

图 12.1 围术期心脏评估流程（Adapted from Fleisher LA，Fleischmann KE，Auerbach AD，et al. 2014 ACC/AHA guideline on perioperative cardiovascular evaluation and management of patients undergoing noncardiac surgery：a report of the American College of Cardiology/American Heart Association Task Force on Practice Guidelines. J Am Coll Cardiol. 2014；64：e77-e137.）
MET：任务代谢当量；NSTEMI：非 ST 段抬高型心肌梗死；STEMI：ST 段抬高型心肌梗死；UA：不稳定型心绞痛

命，包括心源性休克或心脏骤停。严重心肌梗死的危及生命的并发症包括心壁或室间隔的游离破裂、腱索破裂导致急性二尖瓣反流和完全性心脏传导阻滞。为防止死亡，需要进行积极的治疗，包括心源性休克时的动态和氧合支持以及心脏骤停时的心肺复苏。然而，本组患者的死亡率高达 70%。

术后高血压

原因

高血压是外科手术患者的一个常见问题，在大于 20 岁的患者中发病率约为 30%，在大于 65 岁的患者中发病率约为 50%[24]。高血压对冠心病、心功能损害和肾功能不全有长期影响，可增加外科手术患者的围术期发病率和死亡率。术后高血压的定义是：术后连续两次血压测量显示均超过 190/100 mmHg。许多术后高血压患者是在术前被诊断为高血压的。术前停止使用抗高血压药物是这些患者术后出现高血压的常见原因。然而，其他原因包括术后疼痛、焦虑、高碳酸血症、体温过低和容量超负荷。其他不太常见的原因包括膀胱扩张、饮酒或苯二氮䓬类药物戒断、嗜铬细胞瘤中儿茶酚胺激增、血管活性肿瘤和甲状腺危象，应考虑鉴别诊断。

临床表现和治疗

术后高血压通常在术后 30 分钟内开始出现，并可持续数小时。其并发症包括心血管事件、脑血管事件和手术部位出血的风险增加。术后患者出现严重高血压时，应考虑术后疼痛和焦虑，并根据需要进行治疗。应检查是否有术中液体治疗后容量超负荷，并评估患者的呼吸状态，以排除麻醉后缺氧或高碳酸血症。术后高血压的药物滴定应仔细，以避免出现与灌注不足相关的低血压。建议使用起效快、半衰期短的降压药物，初始治疗目标是将血压降低 25%，然后再进行评估。最常用的降压药物有钙通道阻滞剂（氯维地平、尼卡地平）、β 受体阻滞剂（拉贝洛尔、艾司洛尔）、血管扩张剂（硝酸甘油、硝普盐、肼屈嗪）和 ACE 抑制剂（依那普利）。

对于已有高血压的患者，术前评估应重点关注与高血压相关的器官损伤。这包括心电图改变、功能等级变化、短暂性脑缺血发作史、卒中史或血清肌酐升高。对于高危手术（如大血管手术），应考虑术前超声心动图或心脏导管检查。如果存在靶器官损害或怀疑有继发性高血压，则应在术前处理这些问题。对于未经治疗的高血压或血压控制不良的患者，虽然他们在麻醉和手术期间可能会出现更大的血流动力学不稳定；然而，不应将仅有轻度至中度血压升高（＜ 180/110 mmHg）而无器官损害证据作为推迟手术的理由。舒张压＞ 110 mmHg 的患者发生心脏并发症的风险增加。对于这类患者，术前降压药物治疗应持续至手术当天，尤其是 β 受体阻滞剂和可乐定等交感神经阻滞药物，因为停药可能会导致不良事件。在麻醉期间，交感神经活动引起的血管紧张度是降低的，血压是通过肾素-血管紧张素-醛固酮系统（RAAS）的调节维持的。因此，服用 ACE 抑制剂或血管紧张素Ⅱ受体阻滞剂（ARB）的患者通常应在术前一天停止服用。术前停用 ACE 抑制剂已显示可降低全因死亡率和血管事件，包括心肌损伤和卒中[25]。术后应尽快恢复降压药物治疗。

术后心律失常

心律失常是心脏电脉冲的改变，包括传导（折返、延迟或阻滞）和启搏（早搏、自律性改变）。心律失常引起的心率或节律变化可导致心脏异常搏动或心肌收缩，从而导致心率增加或减少，并可能导致心输出量增加。术后心律失常或节律障碍可发生在手术后（尤其是心脏手术后），原因是心脏的直接干扰或存在潜在的心脏结构异常（如心脏瓣膜病、缺血或瘢痕）。心律失常也可能发生在非心脏手术后，原因是手术压力、麻醉或手术并发症。有术后心律失常的患者其住院时间往往更长，死亡率也更高。术后心律失常的危险因素包括年龄增长、男性、心律失常史、心脏瓣膜病、高血压、卒中史、慢性肺部疾病和肥胖。术后心律失常可由酸碱和电解质异常、疼痛引起的炎症或手术应激、PMI、心力衰竭、缺氧、感染、菌血症或脓毒症触发；药物也可触发心律失常。停用 β 受体阻滞剂可导致儿茶酚胺激增而导致心律失常。

临床表现和治疗

大多数术后心律失常是短暂的，不会造成血流动力学损害。患者可能没有什么感觉，或者只感觉到心悸。如果术后心律失常持续存在或是严重的，则可引起血流动力学改变，出现包括心输出量降低的体征和症状，如胸痛、肺水肿、意识模糊、血氧饱和度降低、低血压、尿量低甚至是心脏骤停。快速心律失常可缩短舒张时间和减少冠状动脉血流，可能会引发心肌缺血或梗死。对术后心律失常患者应进行 12 导联心电图检查并监测其血流动力学状况。术后两种最常见的心律失常是心房颤动和心房扑动，通常在手术后 3 天内发生。

术后心房颤动的治疗类似于新发心房颤动的治疗。对于血流动力学正常的患者，初始治疗包括使用 β 受体阻滞剂、钙通道阻滞剂或地高辛控制心室率。当房性心律失常发作持续时间小于 48 小时时，可考虑采用化学复律来降低血栓栓塞发生风险。但是，如果发作持续时间超过 48 小时或时间未知，则建议进行抗凝治疗，因为心房血栓形成的风险会随着时间的推移而增加。对于术后心房颤动，开始进行抗凝治疗的决定必须权衡血栓栓塞发生风险和术后出血风险。最常用的血栓栓塞风险分层工具是 CHA_2DS_2-VASc 风险评分，如果该评分≥ 2 分，则建议进行常规抗凝治疗[26]。常用于转化心房颤动的抗心律失常药物有胺碘酮、氟卡尼、多非利特、普罗帕酮或伊布利特。在大多数情况下，在开始化学转化之前需要进行速率控制。对于有快速心房颤动和血流动力学损害的患者，应考虑电复律 ± 抗凝治疗。此外，医生应同时治疗和纠正潜在的诱发问题，包括感染、脓毒症、酸碱和电解质异常以及贫血。如果患者不能转化为窦性心律，应根据患者的危险因素考虑进行长期抗凝治疗。

窄 QRS 波室上性心动过速（例如，房室结传导的折返）可通过迷走神经手法进行治疗，例如，颈动脉窦按摩（在无颈动脉疾病导致卒中风险的患者），通过静脉注射腺苷或在血流动力学受损的情况下进行心脏复律。室性心律失常不太常见。室性早搏通常是无症状的，不会增加持续性室性心动过速或心室颤动的风险，除非是频繁发生的、多灶的或有症状的，否则可能不需要进行围术期评估或治疗。室性心律失常的治疗包括纠正电解质异常（尤其是钾和镁）和（或）药物治疗。治疗室性心律失常的常用药物包括β受体阻滞剂、胺碘酮和利多卡因。对于血流动力学不稳定的室性心律失常，应在心肺复苏的同时进行电复律或除颤。缓慢性心律失常包括最常见的窦性心动过缓和不同级别的房室传导阻滞。用于治疗症状性心动过缓的药物包括阿托品、氨茶碱或对持续性心动过缓患者进行心脏起搏。

术后心力衰竭

心力衰竭是一种心脏功能不良的临床综合征。心力衰竭根据病理生理学可分为两类：左心室射血分数（left ventricular ejection fraction，LVEF）降低引起的收缩功能障碍和LVEF正常或未变化的舒张功能障碍。许多疾病都会导致这种临床综合征，包括心肌缺血或梗死、心律失常、心脏瓣膜异常、PE、心包异常、心脏压塞、高血压和容量超负荷。所有这些因素最终都会导致每搏输出量和心输出量无法增加，导致容量充血。此外，许多心脏风险分级系统都将心力衰竭用作一个预测因素。与无术后心力衰竭患者相比，围术期心力衰竭患者的死亡率增加63%[27]。有舒张性心力衰竭（LVEF未变化）患者的死亡率低于有收缩性心力衰竭（LVEF降低）患者的死亡率，尤其是当LVEF＜30%时[27]。

临床表现和治疗

大多数术后心力衰竭患者有心力衰竭病史。医生应查找可能导致心功能不良的疾病，诸如既往心肌梗死、长期高血压、糖尿病或家族心力衰竭史。心力衰竭的常见症状包括劳累时呼吸困难、功能状态差、疲劳、体重增加、端坐呼吸和阵发性夜间呼吸困难。心力衰竭的体格检查发现包括：颈部静脉充血，下肢水肿，第三心音，以及肺部听诊有啰音或喘息。辅助检查可能发现如下表现：胸部X线片显示肺水肿或心脏扩大，心电图显示既往心肌梗死、心室肥大或心律失常。

对于有心力衰竭体征和症状的患者，术前应使用TTE评估其LVEF、舒张功能和瓣膜功能。对于有心脏病史的患者，如果怀疑有肺水肿，应进行心电图检查和胸部X线检查。利钠肽BNP和NT BNP前体是心肌和成纤维细胞对心脏壁应激反应释放的蛋白质，在预测非心脏手术的心血管事件方面具有良好的敏感性和特异性。术前BNP和NT BNP前体联合RCRI有助于评估围术期心脏风险。然而，血清BNP和NT BNP前体水平的最佳阈值尚未确定。在一项meta分析中，采用术前BNP（阈值为30 pg/ml）进行筛查，显示其在血管手术患者中在第30天预测主要不良心脏事件（MACE）的敏感性为95%，特异性为44%[28]。BNP水平可用于心力衰竭的检测、监测和治疗指导。对于临床提示有症状的患者，术前应合理使用β受体阻滞剂、ACE抑制剂/血管紧张素受体拮抗剂（ARB）、醛固酮拮抗剂、洋地黄和（或）利尿剂进行优化治疗。手术当天停用ACE抑制剂/ARB以预防低血压是合理的，但应尽快恢复使用。对于LVEF＜35%或QRS波＞120 ms的患者，应考虑进行心脏再同步治疗。手术期间和手术后，容量管理非常重要；在进行血流动力学检测的同时，应常规进行体格检查、生物标志物检测和心电图检查，以避免发生心力衰竭。对于发生术后心力衰竭的患者，应根据需要使用利尿剂缓解症状。在危重症患者中，可能需要使用强心药物并进行侵入性血流动力学监测以增强心脏收缩力，也许可以选择性地使用主动脉球囊泵来减少心脏负担。由于心力衰竭是多种疾病的结果，识别和治疗心力衰竭的潜在病因也很重要。

肾脏和泌尿系统并发症

急性肾损伤

急性肾损伤（acute kidney injury，AKI）以前被称为急性肾衰竭，是指肾脏清除废物的能力迅速下降。AKI是一种常见的术后并发症，会增加发病率和死亡率，尤其是在大手术后，包括复杂的心脏手术、血管手术和大的腹部手术。AKI的标准化诊断标准——即风险、损伤、衰竭、丧失和终末期肾病（RIFLE）标准——于2004年制定，并于2007年使用血清肌酐水平和尿量作为肾功能指标修改为急性肾损伤网络（AKIN）标准。关于AKI诊断的最新共识是2012年“肾脏疾病：改善全球预后（Kidney Disease：Improving Global Outcomes，KDIGO）”标准（表12.10），该标准根据严重程度对AKI进行了分期。分期越高，预后越差，死亡率越高，更需要肾替代疗法（renal replacement therapy，RRT）。由于血清肌酐可能会因年龄、肌肉量和饮食不同而不同，其提示 AKI 起因的能力在特定情况是有限的。因此，已有新的生物标志物被认定并用于促进 AKI 的诊断和定位，包括中性粒细胞明胶酶相关的脂质运载蛋白、胱抑素 C、金属蛋白酶 -2 组织抑制剂和胰岛素样生长因子（IGF）结合蛋白 -7。尽管这些生物标志物中有许多在研究中已被用于评估肾损伤，并且有些在一些国家已被用于临床，但目前还没有一个被常规使用。

发生术后 AKI 的危险因素可分为肾前性、肾性和肾后性。肾前性 AKI 或肾低灌注是外科手术患者肾损伤的一个重要原因，由出血或脱水导致的血容量减少、影响肾素-血管紧张素-醛固酮系统（RAAS）调节的药物或损害入球小动脉和出球小动脉正常调节机制的药物以及因炎症、脓毒症或麻醉药物所致血管扩张引起。AKI 的肾脏病因包括对肾脏有直接毒性的药物或化学物质，如非甾体类抗炎药（NSAID）、氨基糖苷类和两性霉素 B。有挤压伤或末梢血供受损的创伤患者可能会发生横纹肌溶解综合征。横纹肌溶解综合征患者的受损肌肉释放的肌红蛋白可能会通过多种机制导致肾损伤，包括肾血管收缩、肌红蛋白沉淀导致肾小管管型形成，最重要的是氧自由基对肾小管细胞的损伤。在放射成像中使用的对比剂是外科患者发生 AKI 的最常见原因之一。对比剂诱导 AKI 的机制很复杂，但涉及肾髓质血管收缩 / 缺血和对肾小管上皮细胞的直接损伤 / 细胞毒性的综合作用。发生术后 AKI 的危险因素包括年龄增长、肥胖、糖尿病、高血压、围术期低血压、贫血、术中输血、已有慢性肾病、ASA 分级较高、心功能差或心力衰竭、肾毒性药物和对比剂以及手术类型，尤其是心脏手术、体外循环的使用和急诊手术（表 12.11）。

表 12.10 2012 年 KDIGO 急性肾损伤临床实践指南

急性肾损伤的定义	
48 小时内血清肌酐升高≥ 0.3 mg/dL 或 血清肌酐升高至≥ 1.5 倍基线，已知或推测在过去的 7 天内发生 或 尿量＜ 0.5 ml/（kg·h）持续 6 小时	
急性肾损伤的分期	
血清肌酐	*尿量*
Ⅰ期	
1.5 ～ 1.9 倍基线	＜ 0.5 ml/（kg·h），持续 6 ～ 12 小时
或	
增加≥ 0.3 mg/dL	
Ⅱ期	
2.0 ～ 2.9 倍基线	＜ 0.5 ml/（kg·h）≥ 12 小时
Ⅲ期	
3 倍基线 或 血清肌酐升高至≥ 4.0 mg/dL 或 开始肾替代疗法 或 在＜ 18 岁的患者中，eGFR 减少至 <35 ml/(min · 1.73 m^2)	＜ 0.3 ml/（kg·h）≥ 24 小时 或 无尿≥ 12 小时

eGFR：肾小球滤过率估计值；KDIGO：“肾脏疾病：改善全球预后”。

表 12.11 发生术后急性肾损伤的危险因素

肾前性	肾性	肾后性	手术类型	患者因素
低血容量	肾毒性药物 - 氨基糖苷类 - 两性霉素 B	结石	心脏手术	年龄
出血	放射性对比剂	细胞碎片	大血管手术	肥胖
第三间隙丧失	横纹肌溶解综合征	良性前列腺增生	急诊手术	高 ASA 分级
低血压		神经性膀胱功能障碍	腹腔镜手术	基础肾功能不全
非甾体类抗炎药				心功能受损
RAAS 阻滞剂				糖尿病
腹腔内压				贫血
围术期低血压				慢性肝病
				高血压

ASA：美国麻醉医师协会；RAAS：肾素-血管紧张素-醛固酮系统。

临床表现和治疗

监测 AKI 高危患者的尿量和血清肌酐非常重要。尿量易于测量，可通过留置膀胱导管进行持续监测。尿量急性减少［< 0.5 ml/（kg·h）］是诊断和预防 AKI 的重要而有用的指示。尽管有用，但在某些情况下，包括高血糖、渗透性利尿、非少尿性 AKI 和肾后梗阻，尿量急性减少在预测 AKI 方面的作用是有限的。

肾功能不全的体征和症状出现在后期，表现为氮质代谢产物积聚和患者液体超负荷。晚期肾衰竭的症状和体征包括恶心、呕吐、疲劳、尿毒症引起的意识模糊、扑翼样震颤、尿毒症性心包炎引起的心包摩擦和异常出血。在容量超负荷情况下，胸部 X 线检查可发现外周水肿、气促和肺浸润增加，提示充血性心力衰竭。表 12.12 总结了有助于区分 AKI 的肾前性、肾性和肾后性原因的实验室检查。在肾前性 AKI 中，RAAS 和抗利尿激素（antidiuretic hormone，ADH）的激活可通过浓缩尿液（尿渗透压> 500 mOsm/L）和重吸收钠（尿钠< 20 mOsm/L，钠排泄分数< 1%）保持血容量，导致血尿素氮增加（血浆尿素氮与肌酐比值> 20）。相反，在肾性 AKI 中，功能失常的肾单位失去了浓缩尿液的能力（尿液渗透压接近血浆，尿钠> 50 mOsm/L，钠排泄分数> 3%，血浆尿素与肌酐比值< 20）。新的成像技术在识别 AKI 风险方面具有良好的应用前景，但目前尚无确定的临床应用指征。例如，可测量肾血流量、血管阻力和顺应性的多普勒超声，可用于计算肾阻力指数，AKI 风险较高的患者的肾阻力指数较高。

AKI 的最佳治疗策略是识别高危患者并对其进行预防性治疗，以最大限度地降低发生 AKI 的风险。

表 12.12　急性肾衰竭的诊断性评估

参数	肾前性	肾性	肾后性
尿渗透压	> 500 mOsm/L	=血浆渗透压	可变
尿钠	< 20 mOsm/L	> 50 mOsm/L	> 50 mOsm/L
钠排泄分数	< 1%	> 3%	可变
尿、血浆肌酐水平	> 40	< 20	< 20
尿、血浆尿素水平	> 8	< 3	可变
尿、血浆渗透压	< 1.5	> 1.5	可变

围术期发生 AKI 的危险因素包括年龄、肥胖、ASA 分级高、已有肾脏疾病、糖尿病和高血压。减少围术期 AKI 的预防策略包括术前注意容量状态和血红蛋白水平，这可以降低术中肾灌注不足和缺氧的风险。有呕吐、腹泻、厌食、术前肠道准备或出血的患者发生低血容量 / 肾前性 AKI 的风险增加，需要积极复苏。有慢性肾病史或既往有过 AKI 发作的患者有术后发生 AKI 的风险，术前应考虑调整肾毒性药物。围术期的目标是维持足够的肾灌注；平均动脉压低于 60 mmHg 与术后发生 AKI 的高风险相关。因此，在麻醉期间，应将高血压患者的平均动脉压维持在 65 mmHg 以上或 75 ～ 80 mmHg。在某些情况下应考虑进行有创血流动力学监测（如中心静脉导管或动脉导管）。如果可能，应将围术期尿量维持在≥ 0.5 ml/（kg·h）。

一旦 AKI 发生，就没有可以恢复肾功能的特异性治疗方法了。AKI 的治疗目标是维持充足的肾灌注，避免进一步的肾损伤，使肾功能恢复。AKI 反复发作可导致肾功能永久恶化和慢性肾功能不全，导致长期 RRT 的风险增加。容量评估至关重要且具有挑战性，尤其是对有心力衰竭或基础肾功能不全的患者。由于低血容量可导致肾前性 AKI，而过多的容量可通过腹腔压力增加和导致肾充血而减少肾血流量，评估容量状态及患者是否对容量有反应至关重要，可以确定治疗方向。在复杂情况下，可以考虑使用其他方法评估血容量，如胸部 X 线片、超声心动图、血流动力学参数变化（每搏量、脉压、收缩压）、腔静脉直径或抬腿试验。对于被认为是低血容量的 AKI 患者，什么是最佳的复苏液体仍存在争议。然而，许多研究建议避免使用含有羟乙基淀粉的胶体溶液，因为其使用与 AKI 有关。此外，应谨慎使用生理盐水，因为使用不当有可能导致高氯性代谢性酸中毒。目前正在研究使用平衡晶体溶液进行复苏，这种溶液在电解质、pH 和缓冲能力方面更类似于人血浆。利尿剂最初被认为是通过维持尿量、阻断离子通道、降低肾小管能量消耗、减少需氧量和预防缺氧来预防性治疗 AKI 的。然而，最近的研究表明，利尿剂在 AKI 的预防和治疗方面没有临床益处；因此，利尿剂应主要用于防止容量超负荷。如有指征，使用利尿剂控制容量时不应延迟 RRT。需要时应使用血管加压药维持 AKI 患者的血压。多巴胺可增加肾血流量，因此被认为是 AKI 的首选加压药。然而，多巴胺似乎并不比其他血管加压药对 AKI 患者更有效，血管加压药的使用应根据患者的实际状况进行选择。

对比剂引起的 AKI 是 AKI 发生的另一个重要原因，尤其是在有基础肾功能不全的患者。已有几种策略可用于预防对比剂引起的 AKI，如通过乙酰半胱氨酸、维生素 C 或碳酸氢盐减少活性氧，或使用利尿剂稀释对比剂而缩短其在肾小管中的暴露时间。不幸的是，这些预防策略仍然存在争议。然而，容量的增加似乎可以通过抑制抗利尿激素、抑制 RAAS 和稀释对比剂来进行最有益的干预。静脉输液可选择等渗生理盐水或碳酸氢钠溶液，对于有发生 AKI 风险的患者，术前应在 6 ～ 12 小时开始，术后应在 4 ～ 12 小时开始。

在严重的 AKI 病例中，RRT 可用于预防容量超负荷、电解质失衡和尿毒症引起的死亡。RRT 的适应证和时机仍不尽相同，目前还没有开始进行 RRT 的标准。如果在稳定的血液透析期间，血清肌酐降低或肌酐清除率增加，应持续进行血液透析直至肾功能恢复。未能恢复肾功能的患者应接受长期 RRT 治疗。

尿潴留[29]

术后尿潴留尚无标准化定义。然而，术后尿潴留是一种常见的术后并发症，指术后膀胱不能自发排空。膀胱的容量约为 500 ml；过度牵拉膀胱壁会导致其肌肉缺血并降低其感觉和收缩力；因此，干扰排尿反射、膀胱过度膨胀或有阻碍尿路流出的因素可导致尿潴留。术后尿潴留的危险因素包括年龄增长、男性、麻醉选择、手术类型、手术时间和术中补液、潜在的泌尿和神经系统疾病以及某些药物（表 12.13）。

临床表现和治疗

患者通常主诉下腹部充盈、耻骨上疼痛或不适。尽管不常见，但膀胱严重膨胀可以刺激血管迷走神经反射而引起心血管症状，包括心动过缓、心律失常、低血压或心脏停搏。体格检查可能会显示下腹部有可触及的膀胱。然而，也有一些患者未表现出膀胱膨胀的症状或体征而出现溢流性尿失禁。如果不及时治疗，尿潴留可导致尿路感染，这可能会延长住院时间并增加发病率。慢性尿潴留可能会对逼尿肌造成永久性损害，并可导致诸如膀胱结石、肾盂积水、尿失禁或肾功能不全的长期并发症。

预防尿潴留首先要仔细评估患者的危险因素，尽量减少手术过程中的损伤，控制疼痛，补液，并监测术后排尿。大多数患者应在术后 6 ～ 8 小时内排尿。当怀疑有术后尿潴留时，应使用超声评估膀胱容量。当膀胱容量≥ 500 ml 时需要进行介入治疗，最常用的方法是导尿，在尿道狭窄或创伤情况下导尿需在耻骨上置管。

表 12.13 尿潴留的危险因素

危险因素	
年龄	排尿反射神经元退行性变和尿路狭窄
性别	尿路狭窄
麻醉选择	脊髓、硬膜外麻醉可影响排尿反射
术中静脉输液和手术时间	液体总摄入量增加，膀胱迅速充盈
药物	抗胆碱能类药物、阿片类药物
合并症	良性前列腺增生、神经性膀胱功能障碍、糖尿病、神经系统疾病
手术类型	结直肠手术、脊柱手术、疝

内分泌功能障碍

肾上腺功能不全

原因

肾上腺功能不全（adrenal insufficiency，AI）是指肾上腺皮质无法分泌肾上腺激素，导致体内平衡异常。肾上腺皮质分为三个独立的区域，分别分泌盐皮质激素、糖皮质激素和雄激素。网状带分泌脱氢表雄酮。在低血容量或低钠血症时，球状带分泌的醛固酮增加，可导致肾素分泌的负反馈调节（RAAS）。束状带分泌糖皮质激素，由垂体前叶释放的促肾上腺皮质激素调节，垂体前叶由下丘脑分泌的促肾上腺皮质激素释放激素［下丘脑–垂体–肾上腺（hypothalamic-pituitary-adrenal, HPA）轴］控制。皮质醇是由肾上腺皮质分泌的一种主要皮质类固醇，是一种应激激素，向垂体前叶和下丘脑发出负反馈信号，抑制 HPA 轴。皮质醇是根据昼夜节律以脉冲方式分泌的，早上最高，晚上较低。

原发性 AI 是指肾上腺皮质不能产生和分泌激素。原发性 AI 或称 Addison 病的最常见原因是免疫系统对肾上腺皮质的逐渐破坏。AI 的较少见原因是感染性疾病（如结核、人类免疫缺陷病毒、组织胞浆菌、隐球菌）、脑膜炎球菌脓毒症导致的肾上腺出血、双侧肾上腺转移（如肺癌、乳腺癌、结肠癌）、药物诱导性疾病（如酮康唑、氟康唑、苯巴比妥、苯妥英钠、利福平、依托咪酯）或浸润性疾病（如结节病、淀粉样变性、血色素沉着病）。当垂体或下丘脑不能刺激肾上腺分泌肾上腺激素时，就会发生中枢性或继发性AI。最常见的原因是长期服用外源性糖皮质激素，这会抑制 HPA 轴并导致束状带萎缩。引起中枢性 AI 的其他原因包括垂体或下丘脑肿瘤、希恩（Sheehan）综合征、垂体或下丘脑神经外科手术、创伤和损伤。

临床表现

原发性 AI 患者缺乏所有肾上腺皮质激素（醛固酮、皮质醇和肾上腺性激素）。AI 的症状是非特异性的，包括虚弱、疲劳、厌食、体重减轻、头晕、抑郁、腹泻和腹痛。肾上腺性激素下降可能会导致性能力或性欲下降。盐皮质激素缺乏可导致低钠血症、高钾血症和血容量不足，而糖皮质激素缺乏可表现为低血糖。缺乏负反馈调节会导致高水平的肾素-血管紧张素、促肾上腺皮质激素和促肾上腺皮质激素释放激素，而高水平的促肾上腺皮质激素会导致皮肤色素沉着。在中枢性 AI，由于促肾上腺皮质激素水平较低，没有观察到色素沉着，并且盐皮质激素不受影响。中枢性 AI 患者可能有其他垂体激素缺乏症，如甲状腺功能减退症或糖尿病尿崩症。

当腺体功能降低时或使用外源性类固醇时，临床表现可能是可变的（亚临床 AI）。在应激情况下，皮质醇的需求会更高。在严重应激情况下，患者可能会出现肾上腺危象。尽管肾上腺危象没有标准化的定义或标准，但它常被描述为一般恶化状况，伴有绝对或相对低血压，在使用糖皮质激素后可缓解。肾上腺危象的症状为恶心、呕吐、腹痛、肌痛、关节痛、疲劳、谵妄、虚弱、意识丧失、昏迷、严重低血压以及对液体和抗利尿剂的冲击无效。肾上腺危象是一种危及生命的并发症，需要及时治疗。医生必须提高警惕，尤其是对有 AI 病史和长期使用类固醇的患者。原发性 AI 患者由于缺乏糖皮质激素和盐皮质激素，发生肾上腺危象的风险较高。围术期有肾上腺危象的患者可能仅有低血压和休克表现，因为麻醉会掩盖其他体征和症状。

治疗

已知的 AI 患者通常定期服用外源性类固醇，剂量取决于他们的个体生理反应。仔细的病史询问和药物使用情况回顾对于识别潜在的 AI 以及确定患者当前的类固醇剂量是否最近进行过调整非常重要。类固醇剂量越高且使用时间越长，HPA 抑制的风险和引发肾上腺危象的可能性越大。服用低剂量类固醇（例如，5 ～ 10 mg/d 泼尼松龙或等效药物）少于 3 周的患者发生 HPA 抑制和肾上腺危象的风险较低。这些患者在围术期不需要给予应激剂量的类固醇或术前进行 HPA 检测。每天服用泼尼松龙或等效药物超过 20 mg 且超过 3 周的患者或有库欣综合征临床表现的患者被视为发生 HPA 抑制的高风险患者。对于这些患者，在手术过程中应给予应激剂量的类固醇。对于类固醇用药史不确定的患者，可通过促肾上腺皮质激素刺激试验或早晨血清皮质醇水平检测进行评估。如果这些检查结果正常，则无需在手术中使用应激类固醇。清晨（上午 8 点）皮质醇水平＜ 5 mcg/dL 可能表明 HPA 轴受到抑制，而早晨皮质醇水平＞ 15 mcg/dL 则表明昼夜节律分泌正常。给予 250 mcg 促肾上腺皮质激素刺激后 30 分钟皮质醇水平＞ 18 mcg/dL，表明 HPA 轴反应正常，术前无需给予应激剂量的类固醇。对于不属于低风险组且需要进行急症或急诊手术的患者，HPA 轴评估试验不应延误治疗，应给予应激剂量的类固醇。尽管强有力的建议应激剂量的类固醇的循证证据仍然有限，且推荐剂量因手术类型和患者病情而异，但预防肾上腺危象的益处往往大于临时类固醇过度治疗的副作用发生风险。

对于肾上腺危象患者，初始治疗是逆转低血压或休克，纠正电解质、血糖和 pH。氢化可的松（100 mg）与 1 L 生理盐水一起静脉输注，持续时间超过 60 分钟，并进行血流动力学和心电图监测。如果没有氢化可的松，其他形式的糖皮质激素（如泼尼松龙）可按等效剂量给药。如果在氢化可的松给药后 1 小时内患者的血流动力学状况没有改善，则应评估低血压或休克的其他原因。在患者病情稳定后，可静脉给予维持性氢化可的松 100 ～ 200 mg/d，或分成 50 mg 的剂量肌内注射。应监测并纠正血清电解质、pH 和血糖。应评估和治疗诱发原因和相关合并症。氢化可的松的剂量可逐渐减少并继续维持治疗。原发性 AI 可能需要补充盐皮质激素，女性可能需要补充雄激素，因为肾上腺皮质是雄激素的主要来源。医生必须注意干扰肝酶的药物，尤其是细胞色素 P450 3A4，它们可与糖皮质激素代谢相互作用。必须告知和教育所有 AI 患者：有关该疾病的知识及其终身药物治疗和持续随访的重要性，识别生理应激、疾病期间调整药物剂量的必要性，以及告知医生其病情并携带医疗证明以提醒他人注意其病情等方面的必要性。

甲状腺功能亢进危象

原因

甲状腺功能亢进（简称甲亢）是由于过度活跃的甲状腺持续过度分泌甲状腺激素所致。甲状腺毒症是指由内源性或外源性循环甲状腺激素水平过高引起的代谢亢进和兴奋性增高的临床综合征。甲状腺激素水平由下丘脑释放的促甲状腺激素释放激素调节，后者可刺激垂体分泌促甲状腺激素（thyroid-stimulating hormone，TSH）。TSH 可刺激甲状腺合成并释放甲状腺激素，后者的释放受经典负反馈回路调节。甲状腺激素可促进大多数组织的代谢，但心血管的表现是最典型的。

甲亢危象是一种急症状况，见于有中毒性腺瘤、甲状腺肿或 Grave 病的患者。甲亢危象可能是由创伤、急诊手术、分娩、糖尿病酮症酸中毒或肺炎等并发疾病引起的。尽管对这种快速的临床失代偿的确切潜在机制尚不清楚，但急性疾病会导致甲状腺激素与血浆蛋白质结合的突然抑制，导致本已升高的游离甲状腺激素水平再升高，并可通过靶细胞肾上腺素能受体密度的增加或信号通路中的受体后修饰增加受体的敏感性。细胞因子的释放和急性免疫紊乱可能会加重甲状腺毒症状况。此外，原发性甲状旁腺功能亢进可通过其显著升高的血清钙水平加重甲状腺风暴，血清钙水平升高可通过第二信使的作用增强游离甲状腺素（thyroxine，T_4）的作用。如果不进行治疗，甲状腺风暴的死亡率（20% ～ 50%）很高，与器官功能障碍、充血性心力衰竭、呼吸衰竭、心律失常、弥散性血管内凝血、胃肠道穿孔、缺氧脑综合征和脓毒症相关。

临床表现和诊断

甲状腺风暴的诊断是基于甲亢的临床症状和体征做出，包括焦虑、心悸、体重减轻、发热（> 38℃）、心动过速和快速型心律失常（尤其是心房颤动）、充血性心力衰竭、胃肠系统功能障碍（腹泻、黄疸）和中枢神经系统（CNS）症状（躁动、谵妄、精神错乱、昏迷）。随着甲状腺风暴的进展，除非进行积极治疗，否则可能会出现昏迷、低血压、血管塌陷和死亡。

甲状腺功能检查不能区分严重的甲状腺毒症和甲状腺风暴，尽管甲状腺风暴患者的血清 T_4 水平明显更高，这可能可以部分解释其症状更严重。Burch 和 Wartofsky[30] 描述了一个基于体温调节、心血管、胃肠道和中枢神经系统功能障碍来预测甲状腺风暴的评分系统。评分为< 25 分表示不太可能发生甲状腺风暴，而评分为 25 ～ 44 分表示即将发生甲状腺风暴，评分≥ 45 分高度提示甲状腺风暴。然而，在老年甲状腺风暴患者中，其主要表现是不同程度的情感淡漠、严重的肌病、严重的体重减轻和充血性心力衰竭。对于伴有白细胞增多的发热患者，应寻找炎症或感染病灶并进行血培养。使用 ^{99}锝甲状腺扫描有助于区分甲状腺毒症的潜在病因。摄取增加见于 Grave 病或毒性结节性甲状腺肿，而甲状腺炎的摄取量低。

治疗

早期诊断和治疗是甲状腺风暴治疗成功的关键。应迅速开始治疗（如有必要，在生化检查确认之前进行治疗），因为治疗延迟可能会增加死亡风险。应在 ICU 对患者进行支持性治疗和持续监测，给予减少甲状腺激素的合成、释放和作用的药物。支持性治疗包括给予吸氧、水合、控制心率的 β 受体阻滞剂、退热的对乙酰氨基酚、静脉血栓栓塞（VTE）预防等。硫脲类（丙硫氧嘧啶、甲巯咪唑）可阻断甲状腺激素的合成，碘化钾（复方碘溶液）可阻断 T_4 和三碘甲状腺原氨酸（triiodothyronine，T_3）从腺体中释放，类固醇可降低 T_4 向 T_3 的甲状腺外转化，也可有效治疗各种潜在的自身免疫性疾病（如 Grave 病）和预防肾上腺危象（框 12.3）。

为防止 Graves 病患者再次出现甲状腺风暴，需要采用放射性碘或甲状腺切除术进行针对性治疗，以停止硫酰胺治疗及其潜在的副作用（粒细胞缺乏症、肝毒性）。甲状腺完全消融所需的放射性碘剂量（通常为 15 ～ 30 mCi）取决于腺体的大小和 24 小时放射性碘的摄取量。80% ～ 90% 的患者在接受单次放射性碘治疗后甲状腺功能恢复正常或出现甲状腺功能减退。然而，这种治疗有一个重大副作用，即永久性甲状腺功能减退，因此，放射性碘治疗在孕妇和儿童是禁忌的。甲状腺切除术仅当常规治疗在 12 ～ 24 小时内没有临床改善时才应考虑对甲状腺危象患者实施。对于需要急诊手术的患者，在手术干预之前，需要进行稳定治疗（使用水合、β 受体阻滞剂、类固醇、丙硫氧嘧啶和解热药物）。术前使用普萘洛尔和碘化钾治疗可以改善心血管症状，抗甲状腺药物治疗必须持续到手术当天上午。

框 12.3 甲状腺危象的治疗

识别和治疗相关因素

支持性治疗

- 氧气
- 需要在中心静脉导管监测下进行持续评估的静脉（IV）液体治疗
- 镇静（氯丙嗪）以减少快速诱导期间的颤抖
- 预防卒中或肺栓塞 / 静脉血栓栓塞
- 静脉注射氢化可的松，初始剂量为 300 mg，然后每 8 小时 100 mg，以预防由相对肾上腺功能不全引起的肾上腺危象
- 纠正低血糖、高钙血症
- 胰岛素治疗糖尿病酮症酸中毒

发热：用解热药和周围降温进行积极治疗。对乙酰氨基酚优于水杨酸盐，因为阿司匹林可通过降低与球蛋白结合的 T_4 来提高游离激素水平

心力衰竭：地高辛和利尿剂

心房颤动：静脉注射肝素

β 受体阻滞剂：口服普萘洛尔（或地尔硫卓），每 4 小时 60 ～ 80 mg，将心率降低到 100 次 / 分以下。在急症患者，静脉注射心脏选择性艾司洛尔

丙硫氧嘧啶或甲巯咪唑：抗甲状腺药物丙硫氧嘧啶可阻断新激素的合成，减少甲状腺外 T_4 向 T_3 的转化。甲巯咪唑作用持续时间较长，缺乏甲状腺外转化

复方碘溶液，每 6 小时滴 8 滴；或饱和碘化钾溶液，每 6 小时滴 5 滴

如果顽固性病例在 24 ～ 48 小时内无反应，则进行血浆置换和碳质血浆灌注或换血

当达到甲状腺功能亢进时，必须考虑针对性治疗 / 放射性消融以防止第二次危象

T_3：三碘甲状腺原氨酸；T_4：甲状腺素。

甲状腺功能减退

原因

甲状腺功能减退是由于甲状腺激素的合成不足或甲状腺激素对靶组织的作用障碍所致。它可以是原发性的（甲状腺激素合成或释放缺陷、放射、手术、药物）或继发性的（下丘脑–垂体–甲状腺轴缺陷，即促甲状腺激素释放激素或 TSH 的信号传递缺陷）。甲状腺全切术或近全切术后甲状腺功能减退较为常见，且与残余腺体的大小相关。放疗（头颈部癌）和放射性碘治疗（Graves 病）也会增加甲状腺功能减退的发生风险。甲状腺功能减退的严重程度取决于病因、持续时间和减退程度。甲状腺功能减退患者可能是无症状的，或在重度黏液性水肿昏迷情况下病情严重。黏液性水肿昏迷是严重甲状腺功能减退的一种极端表现，其原因是维持体内平衡的适应性机制失效和 T_3 生成减少。在许多全身性疾病中，T_4 向 T_3 的外周转化减少。寒冷暴露、感染、药物、创伤、卒中、心力衰竭和胃肠道出血等应激源可导致先前未确诊的甲状腺功能减退患者出现黏液性水肿。

临床表现和诊断

甲状腺功能减退的症状因甲状腺激素缺乏的程度和持续时间不同而有很大变化。许多患者的主诉是疲劳、畏寒、皮肤干燥、便秘、声音改变和肌肉疼痛。体格检查显示，踝关节反射延长似乎与甲状腺功能减退的程度相关。在原发性甲状腺功能减退，血清总 T_4、游离 T_4 和游离 T_3 水平降低，而 TSH 水平升高。在继发性甲状腺功能减退，TSH 水平、游离 T_4 指数和游离 T_3 水平均降低。典型的心电图表现包括心动过缓、不同程度的阻滞、低电压、T 波平坦或倒置以及 Q-T 间期延长，这些都可能导致尖端扭转型室性心动过速。黏液性水肿昏迷是甲状腺功能减退的最严重表现（死亡率为 40% ～ 50%），其特征为昏迷、体温过低［通常降至 80°F（约为 26.7℃）］、深部肌腱反射丧失和心肺衰竭。黏液性水肿患者的 T_4 降低，TSH 显著升高。患者还表现为低氧血症、高碳酸血症、低钠血症以及血清乳酸脱氢酶和肌酸激酶水平升高。

治疗

择期手术应推迟至甲状腺功能正常时。当重度甲状腺功能减退患者需要进行急诊手术时，术前应静脉注射 T_4（200 ～ 250 μg 左旋甲状腺素），以防止应激诱导的黏液性水肿昏迷。导致术后甲状腺功能减退的易感因素尚不清楚。在甲状腺次全切除术中，可将较小的甲状腺残体留在每个小叶的后边缘，以防止甲状腺功能减退。然而，在大多数情况下，复发性甲状腺功能亢进被认为是比甲状腺功能减退更严重的并发症。大多数患者在甲状腺切除术后需要补充 T_4 以防止出现明显的甲状腺功能减退。

黏液性水肿昏迷是一种急症，需要早期诊断、快速给予甲状腺激素和积极的支持性治疗（表 12.14）。由于垂体–肾上腺功能受损，皮质醇水平经常下降，通常也需要给予静脉注射氢化可的松治疗。

抗利尿激素分泌失调综合征

原因

抗利尿激素分泌失调综合征（syndrome of inappropriate

antidiuretic hormone secretion，SIADH）是由垂体或非垂体来源（如产生 ADH 的肿瘤）的血管加压素的不受抑制的释放所致。血管加压素或 ADH 是垂体后叶合成的，可与肾单位集合管中的受体结合而促进水分的吸收。血管加压素通常在高血清渗透压时释放，但在全身应激（如手术）和炎症反应时也释放。SIADH 通常在住院和术后出现低钠血症（钠＜ 135 mmol/L）的患者中诊断，这是由给予低渗液体、药物（ACE 抑制剂、NSAID）和机体对应激的反应所致。SIADH 中精氨酸分泌增加是继发于基础疾病（表 12.15）。一般来说，当血清钠＜ 125 mmol/L 时会出现明显的神经系统症状，当血清钠为 115 ～ 120 mmol/L 时会出现昏迷和呼吸骤停。

临床表现

SIADH 的临床综合征包括低钠血症、尿渗透压不适当升高、尿钠增多、无水肿的高血容量患者的血清渗透压下降；对心脏、肾脏、肾上腺、肝脏和甲状腺功能正常的患者不使用利尿剂。SIADH 的临床表现取决于低钠血症的发生速度和严重程度，症状从轻度非特异性（头痛和恶心）到更严重的功能障碍（例如定向障碍、意识模糊、昏迷、局灶性神经功能缺陷）。65 岁以上有轻至中度低钠血症的特发性 SIADH 的老年患者由于跌倒和步态问题，发生骨折的风险增加。

表 12.14　黏液性水肿昏迷的治疗

甲状腺功能减退	静脉注射 T_4 300 ～ 500 μg；在没有临床改善的情况下给予 T_3 或静脉注射 T_4 200 ～ 300 μg 加 T_3 10 ～ 25 μg
低皮质醇血症	静脉注射氢化可的松，每日 200 ～ 400 mg
肺换气不足	机械通气
体温过低	通常通过 T_3/T_4 治疗解决
低钠血症	高渗盐水（3% 氯化钠 50 ～ 100 ml）
识别和治疗潜在压力源（例如，使用抗生素治疗感染）	

T_3：三碘甲状腺原氨酸；T_4：甲状腺素。

表 12.15　抗利尿激素分泌失调综合征的原因

中枢神经系统疾病	卒中、出血、感染、创伤、心理障碍和精神障碍
肿瘤	小细胞肺癌（最常见）、头颈部癌
药物	卡马西平、奥卡西平、氯磺丙脲、环磷酰胺和选择性 5- 羟色胺再摄取抑制剂
手术	手术增加了精氨酸的分泌，以应对疼痛传入
内分泌失调	垂体功能减退和甲状腺功能减退表现为 SIADH 和低钠血症；可以通过激素替代来纠正

治疗

SIADH 的治疗包括治疗各种基础疾病和纠正患者的低钠血症。限制水的摄入是治疗有轻中度症状患者的主要治疗方法；对于有严重症状或难治性低钠血症的患者，可能需要给予静脉注射 3% 盐水的更积极的治疗。治疗期间应经常监测血清钠，因为纠正过快可能会导致渗透性脱髓鞘综合征（“闭锁”综合征），导致四肢麻痹。因此，纠正速度不应超过每 24 小时 8 mmol/L 或每小时 0.5 ～ 1 mmol/L。血管加压素受体拮抗剂考尼伐坦（IV）或托伐普坦（口服）对严重持续性 SIADH 有效。

胃肠道并发症

肠梗阻和术后早期肠梗阻

原因

术后肠梗阻可能是机械性的，也可能是功能性的。机械性肠梗阻可分为内源性或外源性肠梗阻、部分性或完全性肠梗阻以及位置上近端（幽门至近端空肠）、中部（空肠中部至回肠中部）或远端（回肠远端至回盲瓣）肠梗阻。当发生部分性肠梗阻时，尽管肠道内容物运输缓慢，但仍可通过远端；而发生完全性肠梗阻时，肠道完全闭塞。完全性肠梗阻本质上可以描述为单纯性、闭合性或绞窄性肠梗阻。术后早期（机械性）肠梗阻的定义是发生在术后 6 周内的肠梗阻。术后早期肠梗阻是一种独特的临床状况，具有独特的病理生理特征，需要与经典的机械性肠梗阻和术后肠梗阻区分开来。粘连是大多数术后早期肠梗阻的原因（＞ 90%），内疝、腹腔内脓肿、壁内血肿、肠套叠和吻合口水肿或漏是不太可能的原因。

术后粘连可能可以发生在各种腹腔内手术后，但盆腔手术后更可能发生肠梗阻，尤其是结直肠手术后和妇科手术后。正常的腹膜愈合是一个复杂而程序化的炎症过程。粘连是由内脏和（或）壁腹膜之间纤维蛋白沉积形成的胶原组织桥所致。在手术过程中，腹膜损伤可引发炎症反应，引起补体和凝血级联激活，富含纤维蛋白原的液体渗出，导致相邻表面附着，形成束带（即粘连）。

腹部手术后，肠动力恢复有一个正常的时间过程和模式。小肠通常在术后数小时内出现收缩活动，胃需要 24 ～ 48 小时，结肠在术后 3 ～ 5 天恢复。术后肠梗阻是一个术语，用于描述术后肠动力普遍降低和功能障碍。术后肠梗阻是最常见的功能性肠梗阻，根据病因、时间和胃肠道受累情况，可分为原发性或生理性、继发性、无力性或麻痹性。术后肠梗阻的持续时间通常与手术类型和手术创伤程度相关。麻痹性肠梗阻可能与下列情况有关：腹部、骨盆或腹膜后创伤；肠系膜缺血；电解质异常（如低钾血症、低镁血症）；近期腹部手术加广泛的肠道操作；腹腔内炎症（如胰腺炎）；药物（如阿片类药物）；或腹部外病变（肺炎）。

术后肠梗阻的病理生理特征是复杂的，受多因素影响。神经源性（肠神经系统和中枢神经系统）、炎症（组胺、IL-6 和 IL-8、单核细胞和巨噬细胞）、肠内激素和神经肽［胃动素、P 物质和血管活性肠肽（VIP）］、围术期电解质紊乱和阿片类药物都是促进因素[31]。这些因素的结合可导致局部神经肌肉功能受损和神经源性抑制通路的激活，导致收缩力下降、肠动力受损、相对低氧血症和肠道水肿。在肠切除吻合术后，由于与远端肠段的肌电解偶合，神经肌肉中断可导致下游肠动力受损。围术期电解质紊乱、使用阿片类药物控制术后疼痛和使用某些药物（如三环类抗抑郁药）可导致胃肠动力降低。

临床表现

肠梗阻的典型表现包括间歇性或绞痛性腹痛、腹胀、急性便秘、恶心和呕吐。恶心和呕吐之前通常会有疼痛和腹胀。存在持续剧烈疼痛或局部疼痛可能表明有肠绞窄（尤其是当主观疼痛与检查结果不符时）。然而，术后早期机械性肠梗阻的症状往往不明确且是非特异性的，因为恶心、呕吐、腹胀和便秘在术后早期较为常见。因此，这些症状的鉴别诊断包括术后早期机械性肠梗阻和“麻痹性肠梗阻”。

近端机械性肠梗阻通常表现为严重的痉挛性内脏痛，以渐强 / 渐弱的形式在短期内反复发作（30 秒至 2 分钟）。相反，远端机械性肠梗阻的发作间隔时间通常较长，持续时间往往更长（几分钟而非几秒钟）。完全性肠梗阻通常比部分性肠梗阻出现更早且表现更急。肠梗阻位置越近，恶心和呕吐（胆汁性）出现得越早和越突出，而远端肠梗阻的呕吐通常延迟出现，且呕吐物是粪便样的。绞窄性肠梗阻的表现包括发热、心动过速和白细胞增多。闭合性肠梗阻可能由疝囊内肠嵌顿或肠扭转引起，与发生血管损害和不可逆的肠缺血的风险增加相关。与部分性或“非闭合性”肠梗阻相比，闭合性肠梗阻更易出现急性症状。

在有部分性小肠梗阻的患者中，肠鸣音常常是亢进的，伴有金属“隆隆声”和“叹息声”。相反，功能性肠梗阻患者的肠鸣音更可能减弱或消失。术后肠梗阻通常表现为小肠和大肠膨胀，膨胀消退后无任何严重后遗症。然而，大量的液体可能会在膨胀的肠道内积聚，导致血容量减少。肠道膨胀常导致腹胀、疼痛、恶心、呕吐和便秘。

临床上根据典型体征和症状怀疑诊断，然后通过影像学检查（如腹部 X 线片或 CT 扫描）确定诊断。肠道内气体的形状有助于确定肠梗阻的类型和位置。近端肠梗阻由于梗阻肠段较短并向胃近端减压，表现为较弱的肠膨胀。相反，远端肠梗阻表现为多发膨胀袢，且近端减压的可能性较小。术后影像学检查可能难以解释，因为它们在腹部 X 线片上表现相似。CT 成像有助于确定是否存在局灶性肠梗阻。近端小肠膨胀伴远端肠减压是值得关注的，但机械性肠梗阻通常可见明显的转折点。CT 成像也有助于诊断肠梗阻的原因（疝、实性肿块、炎症病变或肠套叠），闭合性肠梗阻和肠系膜旋涡征常见于腹内疝。静脉对比剂的使用有助于确定血管通畅与否，肠壁增强减弱可能提示肠缺血。在怀疑有肠穿孔、绞窄性或完全性或闭合性肠梗阻的情况下，不应使用钡剂。肠内造影和 CT 扫描有助于确定不明确的部分性肠梗阻的诊断，并有助于区分部分性肠梗阻和完全性肠梗阻。全血细胞计数、电解质检测、尿液分析、动脉血 pH 和血清乳酸浓度有助于评估体液和电解质失衡、炎症和出血以及除外脓毒症。血清淀粉酶、血清 D- 乳酸和肠脂肪酸结合蛋白质升高与肠缺血有关。

治疗

理想情况下，术后早期肠梗阻可以通过细致的手术技术加以预防。微创手术通常粘连较少，并可以通过细致的手术技术尽量减少术中腹膜粘连。从概念上讲，轻柔地处理组织，不断用生理盐水浸泡组织，避免组织缺血和干燥，保持止血，以及避免污染和感染而最大限度地减少组织损伤，这些都与较少的粘连相关，但其影响难以量化。其他减少粘连的方法包括使用抗粘连剂，如聚四氟乙烯、透明质酸盐和羧甲基纤维素。

术后早期肠梗阻的早期识别和治疗可以预防不可逆性肠缺血和透壁坏死，从而降低发病率和死亡率。术后生理性肠梗阻通常是自限性的，可以进行保守治疗。对于麻痹性肠梗阻，应治疗潜在病因，如治疗电解质异常和相关的腹腔内疾病（如胰腺炎），以加速肠道功能的恢复。机械性肠梗阻的初始治疗需要进行适当的液体复苏，停用阿片类药物，以及对因肠道内扩张导致黏膜缺血的肠段进行鼻胃管减压。患者硬膜外自控镇痛或 NSAID 是术后镇痛的替代选择，可替代阿片类药物。

对于大多数术后早期无临床恶化或在最初 12 ～ 24 小时内有改善迹象的部分性机械性肠梗阻病例，初步可尝试非手术治疗。非手术治疗从积极的液体复苏和纠正电解质紊乱开始。非手术治疗的禁忌证包括疑似局部肠缺血、闭合性肠梗阻、肠绞窄性疝和肠穿孔。对于有完全性或重度部分性肠梗阻并伴有发热、心动过速、白细胞过度增多、腹膜炎、肠穿孔或绞窄的患者，需要立即进行手术治疗。一些中心推荐基于流程的小肠梗阻治疗。进行鼻胃管减压后，经鼻胃管给予水溶性对比剂（90 ml 肠胃显影剂），后续通过腹部平片评估第 8 小时和 24 小时的盲肠对比剂。如果对比剂在 8 小时内到达盲肠，可以取出鼻胃管并开始输液。如果对比剂在 24 小时内未到达盲肠，建议早期进行手术干预。单纯性或非闭合性肠梗阻的特征是无血管损害，可以通过呕吐或鼻胃管向近端减压。如果有一大段肠受到威胁，或如果不能明确判断肠的存活能力，则外科医生可以不关闭腹部，并在 24 ～ 48 小时内回到手术室进行再次评估。

腹腔间隔室综合征

原因

腹腔间隔室综合征（abdominal compartment syndrome，ACS）描述了伴有腹内高压（intraabdominal hypertension，IAH）的急性严重腹胀产生的生理后果，包括缺氧、低通气、血压降低、心输出量减少以及肾脏和内脏灌注降低。正常情况下，健康个体的腹内压（intraabdominal pressure，IAP）＜ 8 mmHg。IAH 经常出现在病态肥胖患者中，但不是 ACS 的同义词。ACS 是一种由 IAP 急性升高引起的临床综合征，伴有相关器官功能障碍，尤其是低血压、少尿或呼吸功能不全。ACS 的定义为：IAP 持续升高（≥ 12 mmHg），伴有新的器官功能障碍或器官衰竭，腹部减压后症状改善。

ACS 可分为原发性 ACS 或继发性 ACS。原发性 ACS 是由腹腔内病变（腹部钝性或穿透性创伤、出血、腹主动脉瘤破裂、肠梗阻、腹膜后血肿）引起的。相反，继发性 ACS 是在无腹部损伤的情况下发生的，可见于严重烧伤、多发性肢体骨折和（或）感染性休克。原发性 ACS 和继发性 ACS 的一个共同特征是出现休克和需要复苏。使用大量晶体溶液进行积极的复苏可导致进行性内脏和软组织水肿、腹腔第三间隙积液、腹部顺应性降低、肠梗阻和进行性膨胀，随后出现 IAH 和 ACS[32]。在有腹腔内病变的危重症患者中，闭合性严重膨胀伴腹壁顺应性下降可能会进一步加重 IAH。最近，建议对“高危”患者使用损伤控制手术和临时腹部闭合术。使用全血或血浆、浓缩红细胞和血小板联合复苏大出血也有助于减轻使用大量晶体溶液复苏引起的水肿。

ACS 引起的器官功能障碍可能是由直接压迫效应（如 IAP 升高引起的肺或肾衰竭）、终末器官灌注不足或两者引起的。膈肌向上移位可导致膈肌移动能力和肺顺应性降低而损害氧合和通气。IAP 和胸内压升高对心脏前负荷、后负荷和收缩力都会产生负面影响。尽管中心静脉压正常或升高，但静脉回流仍会减少。前负荷降低、右心室功能下降和后负荷增加的结合会导致心输出量减少，这在很大程度上是“容量依赖性的”。尿量减少可能是由于前负荷减少导致肾动脉灌注减少、肾脏直接受压、肾静脉及下腔静脉受压导致静脉流出减少等因素共同作用的结果。IAP 升高＞ 15 cmH_2O 可导致肠系膜和内脏灌注不足，IAP 持续升高达 20 ～ 25 cmH_2O 时通常需要立即治疗。ACS 还可影响脑灌注，加重创伤性脑损伤。脑静脉引流减少（由于胸内压力升高）和心输出量降低同时出现会降低有效脑灌注压，增高已升高的颅内压，可加重脑损伤。

临床表现

ACS 的临床表现是由严重腹胀和 IAP 升高对肺、心血管和肾脏系统的影响引起的。大多数患者表现为紧张性腹胀和 IAP 升高、气道压力升高导致的通气困难、低血压（由于静脉回流减少和心输出量降低）、尿量减少、内脏灌注不足伴进行性酸中毒，这些表现可通过腹部减压得到改善。在创伤患者中，IAP 的进行性升高可能是由于持续性腹腔内出血所致，初始损伤程度并不总是与随后出现的生理紊乱相关。对复苏的不当反应是ACS的另一个体征。

诊断

ACS是一种发生于伴有严重腹胀、IAP升高和器官功能障碍的高危患者的临床综合征，最常见的是通气困难、灌注不足和尿量减少。IAP可以采用直接法和间接法测量。最常见的是，在有发生ACS风险的患者中进行间歇性或连续性膀胱压力（将经尿道Foley管连接到压力传感器）监测。IAP升高程度可分为Ⅰ级（10～15 cmH_2O）、Ⅱ级（15～25 cmH_2O）、Ⅲ级（25～35 cmH_2O）和Ⅳ级（> 35 cmH_2O）。随着IAP的升高，经过Ⅱ、Ⅲ和Ⅳ级，器官功能障碍的程度逐渐加重。大多数IAP Ⅲ级患者和所有IAP Ⅳ级患者需要进行腹部减压。当IAP升高的生理后果开始导致器官功能障碍和灌注减少时，无论IAP的绝对值如何，都可以诊断为ACS。

治疗

ACS的早期识别和治疗很重要，因为延迟治疗会导致发病率和病死率增加。识别高危患者，适当监测IAP，早期实施预防措施（如神经肌肉放松），以及及时进行开腹减压术是治疗成功的关键。预防措施包括使用神经肌肉松弛药、腹水穿刺抽吸和压力限制通气策略，以避免通气引起的肺损伤。当腹胀阻碍患者充分氧合或通气时，进行紧急腹部减压可挽救生命。虽然腹部减压通常对恢复通气非常有效，但在一些患者可导致再灌注损伤。内脏再灌注时IAP的突然下降可能会导致部分患者出现酸中毒和低血压。在开腹减压手术进行前维持适当的前负荷和通气有助于避免这种综合征。已经有几种用于临时腹部闭合的技术，包括NPWT和使用假体（如Bogota袋、Whitman补丁）进行腹部伤口临时闭合。在"高危"患者仍应监测IAP，因为有高达50%的患者在损伤控制性剖腹探查术后出现ACS复发。腹部开放时进行肠内喂养是安全的，可以减少肠水肿和早期关闭腹部。一般而言，应在24～48小时内再次进行腹部探查，并且一旦患者的生理和内脏水肿允许，应尽快关闭腹部。初次开腹减压和再次探查之间的时间可以预测初次筋膜闭合的情况。

最近，相当多的努力是集中于加强患者的治疗，以降低ACS的发生率。20世纪90年代，损伤控制剖腹探查术（出血和污染控制、腹部填塞和临时闭合）广泛用于失血性腹部创伤患者中，目的是预防低体温、酸中毒和凝血功能障碍死亡三联征。在ICU复苏后，这些患者要再次接受手术，以去除敷料、恢复肠道连续性、建立肠内通路和进行腹部闭合。这种方式已扩展到包括因生理紊乱、肠缺血延迟吻合和计划再次探查、严重肠道水肿、腹膜后血肿等而发生严重腹膜炎和缩短开腹手术的患者。与使用大量晶体溶液相比，使用新鲜全血或血浆平衡输注、血小板和浓缩红细胞进行的损伤控制性复苏更常用于大出血的复苏。损伤控制性复苏已被证明可减少有严重腹内出血患者发生ACS的概率。

对于许多患者，确定的腹部闭合可能是困难的。最近，有人建议将高渗盐水复苏、伤口真空治疗与进行序贯筋膜闭合的早期手术相结合[33]。尽管这种方法可能有助于减轻内脏水肿，但在许多患者中，进行腹壁重建可能是促进腹部闭合的必要手段。外科技术，如双侧肌筋膜推进皮瓣分离，可能可以成功用于许多患者。然而，在一些患者中，可能需要将一期闭合与使用生物或脱细胞真皮假体结合起来。

术后胃肠道出血

原因

术后胃肠道出血（gastrointestinal bleeding，GIB）包含多种临床情况，包括原发性肠道疾病、应激相关性和（或）不同部位和严重程度的手术并发症。根据病因和表现，GIB通常被分为上消化道出血（upper GIB，UGIB）和下消化道出血（lower GIB，LGIB）。UGIB被定义为Treitz韧带近端出血，通常是由消化性溃疡、应激性溃疡、Mallory-Weiss撕裂和胃底静脉曲张引起。LGIB在解剖学上位于Treitz韧带远端，由动静脉畸形、憩室病或结肠息肉切除术后/结肠切除术后引起。小肠LGIB不太常见，其鉴别诊断包括动静脉畸形、溃疡性小肠肿瘤和Meckel憩室。术后GIB具有显著的发病率；由于持续出血，2%～5%的患者需要再次手术；因此，在手术前必须识别危险因素。应激性胃炎多见于有已知危险因素的危重症患者，包括机械通气、凝血功能障碍（INR > 1.5，血小板计数 < 50 000，aPTT > 2倍正常值）、灌注不足、严重烧伤、严重脑或脊髓损伤、多系统创伤和脓毒症。在这些患者应考虑使用质子泵抑制剂、组织胺2型受体阻滞剂或硫糖铝进行预防。

临床表现

在评估GIB患者时，患者的病史可以提供重要的诊断线索并有助于指导治疗决策。尽管质子泵抑制剂的使用和对幽门螺杆菌的认识有所增长，但消化性溃疡仍然是非静脉曲张UGIB的最常见病因。Mallory-Weiss撕裂是胃食管交界处的黏膜裂伤，由强烈的呕吐引起，多见于酒精中毒患者。肝病史、肝硬化史或检查发现门静脉高压征是UGIB的静脉曲张病因。LGIB最常见的病因是憩室病出血和息肉切除术后出血。前者见于憩室病患者，后者表现为术后1～3周的迟发性出血。对于近期接受过肠道手术的患者，应将吻合口部位视为潜在出血源；然而，也应排除其他潜在出血源，因为结肠直肠吻合口术后出血的风险一般小于1%。对于既往接受过腹主动脉手术的患者，应考虑腹主动脉肠瘘。此外，肝病、NSAID、抗血小板药物或抗凝治疗引起的凝血异常会增加出血的风险。

呕血、黑便或便血是GIB的常见表现。UGIB通常表现为呕血或黑便，但急性UGIB也可表现为便血；然而，特别是当转运过程缓慢时，黑便也可以作为LGIB的表现。血越红，出血越快。当高度怀疑UGIB时，在病情稳定的患者，柔性内镜检查是GIB定位和控制的标准方法。此外，在评估LGIB时，应考虑上消化道内镜检查或胃抽吸来排除UGIB来源。心动过速、低氧血症或低血压提示需要立即进行复苏。

诊断和治疗

治疗术后GIB的基本原则包括：液体复苏和恢复血容量，监测凝血参数和纠正凝血异常，识别和治疗加重因素，输注血液制品，鉴别和治疗出血源。

应激性溃疡是一种浅表性黏膜病变，通常局限于胃和十二指肠近端的黏膜。在危重症患者中，它们可引起临床上显著的GIB。然而，常规预防溃疡和危重症患者治疗的改进已降低了大出血的发生率和死亡率。生理性应激包括创伤、烧伤（Curling溃疡）、颅内压升高（库欣溃疡）和脓毒症，易导致溃疡形成。机械通气和凝血障碍与风险增加相关。引起黏膜损伤的潜在致病机制包括：灌注不足引起的黏膜缺血，血管收缩，细胞保护物质（前列腺素）的丧失，以及继发于迷走神经介导的颅内压的胃腔内酸度增加。这些病变愈合后通常无任何后遗症，但罕见的是，深度穿透或穿孔可导致腹膜炎。胃腔内pH应维持在3.5以上，并应预防性使用组织胺2型受体阻滞剂、质子泵抑制剂、硫糖铝和抗胆碱能药物以减少出血。然而，对于有未控制的出血患者，可能需要使用电刀或加热探头进行内镜止血治疗或进行血管造影注射加压素或明胶海绵。有时需要进行手术，可能包括胃造口术加活动性出血病灶的缝合，难治性病例的胃次全切除术或全胃切除术。

纠正血流动力学、血红蛋白和凝血障碍并积极复苏可以降低术后GIB患者的死亡率。应每6小时进行一次全血细胞计数和凝血功能检测（凝血酶原时间、部分凝血活酶时间和出血时间），并通过适当的输血治疗进行纠正。血栓弹力图通常用于识别凝血障碍或抗凝效果，可能有助于促进适当的输血治疗。持续输血的适应证是：生命体征不稳定，持续出血，组织缺氧症状（呼吸急促、头晕），或血细胞比容持续偏低（20%～25%）；在老年患者，血细胞比容应保持在30%或以上；在年轻健康患者，血细胞比容在20%～25%可能是令人满意的。

初步检查后，应根据患者的临床状况（稳定或不稳定）以及UGIB或LGIB出血源定位确定适当的诊断和治疗方案。治疗的主要目的是阻止活动性出血和防止再出血。内镜检查是定位和治疗UGIB的主要诊断性工具，可用于控制活动性出血。治疗措施包括热凝、止血夹和（或）内镜下皮圈套扎，加或不加肾上腺素注射。15%～20%的患者在内镜下治疗后出现复发性出血，常见的危险因素包括老年人（＞65岁）、恶性肿瘤和使用NSAID。重复内镜检查可控制长期出血，与手术治疗复发性出血相比，其并发症更少。对于二次内镜下治疗后再次出血的患者，应考虑进行动脉栓塞血管造影术。对于经血管造影术治疗失败的患者，可能需要进行手术控制出血。

LGIB的定位需要结合CT血管造影、标记红细胞闪烁显像、视频胶囊内镜检查和结肠镜检查。应考虑使用上消化道内镜检查来排除UGIB来源。对于病情稳定并能耐受肠道准备的患者，通常使用结肠镜检查进行评估。CT血管造影对有活动性出血的患者很有用，而视频胶囊内镜检查常用于有可疑小肠出血患者的初步评估。标记红细胞闪烁显像的优势在于，即使是在间歇性和迟发性出血（＞48小时）情况下，其定位也是非常准确的（75%）。选择性栓塞血管造影术可用于治疗活动性LGIB，在肠缺血风险相对较低（＜8%）的病例中，成功率＞90%。肛门镜或硬式直肠镜检查可用于定位结直肠、结肠、肛门或回肠吻合口的出血。憩室病出血和息肉切除术后出血可通过结肠镜检查成功定位，并可通过注射肾上腺素和放置止血夹进行治疗。

急性静脉曲张出血与高死亡率相关，尤其是对于肝硬化失代偿期（伴有腹水或肝性脑病）的患者。纠正低血容量、快速止血、预防早期再出血和出血相关的并发症以及恢复肝功能是治疗中最重要的部分。此外，与非静脉曲张出血患者相比，积极补液可能会导致门静脉压力升高并伴发肺水肿或腹水。应开始使用血管加压药（奥曲肽和血管加压素）治疗以降低门静脉压力。血红蛋白＞ 8 g/dL、收缩压＞ 90 ～ 100 mmHg、心率＜ 100 次 / 分和中心静脉压为 1 ～ 5 mmHg 是实现血流动力学稳定所必需的。对于病情稳定的患者，可以通过进行内镜下静脉曲张结扎或注射硬化剂来实现内镜下止血；当结扎失败时，经颈静脉肝内门体静脉分流术（TIPS）可挽救生命。使用非选择性 β 受体阻滞剂可防止长期再出血。此外，建议每 10 ～ 14 天重复进行内镜下皮圈套扎以彻底根除静脉曲张。

Mallory-Weiss 撕裂出血通常是自限性的，通常不需要进行内镜下止血。同样，术后早期肠吻合口出血也可自行停止。然而，当出血并未自行停止时，应在手术室进行 4 ～ 6 个单位的血液输注并对吻合口瘘进行修复，可以进行缝合，或切除吻合口并重建吻合口或末端造口。低位结直肠吻合口出血可进行经肛门缝合结扎治疗。

造口并发症

原因

尽管恢复性直结肠切除术和吻合器低位前吻合术的出现减少了对永久性回肠造口和结肠末端造口的需求，但为引流肠内容物而进行肠造口仍然是胃肠疾病手术治疗的一个组成部分。尿道造口术（用于尿道重建或改道）可以用于失禁性或节制性，适用于恶性肿瘤和潜在的神经系统疾病（如脊髓损伤、脊柱裂）。

即使外科医生有丰富的手术经验，肠造口术的并发症发生率仍然相对较高。肠造口术后早期并发症的定义是：术后 1 个月内发生的并发症（表 12.16），包括位置选择不当、缺血、回缩、造口周围皮肤刺激、造口周围感染 / 脓肿 / 瘘、急性造口周围疝和皮肤并发症[34]。相比之下，延迟性造口并发症，如造口狭窄和束缚，通常是供血不足的结果。造口并发症的发生率可能因潜在的疾病不同而不同（如与溃疡性结肠炎患者的造口相比，克罗恩病患者的造口存在更多的问题，如造口狭窄、周围炎和皮炎）。

表 12.16 造口并发症

分类	并发症	
	早期	晚期
造口	位置不佳 回缩 * 缺血性坏死 分离 脓肿形成 * 切开错误末端	脱垂 狭窄 造口旁疝 瘘形成 气体溢出 不适气味
造口周围皮肤	表皮剥脱 皮炎 *	造口旁静脉曲张 皮肤病 癌症 炎症性肠病的皮肤表现
全身性	高输出 *	肠梗阻 未闭合

* 也可能发展为晚期并发症。

临床表现和诊断

皮肤黏膜愈合需要充足的血液供应。造口缺血和狭窄与造口愈合不良有关。造口张力、缺血、感染和营养不良会导致造口与皮肤黏膜分离。皮肤黏膜分离通常可在适当的造口护理下二次愈合。健康的造口始终是粉红色的，但在出现缺血的 24 小时内通常会变为深紫色或黑色。肠水肿、腹壁紧张或肠系膜张力过大可导致造口充血，导致术后造口呈暗紫色变色。结肠黑变病是一种由蒽醌类泻药引起的结肠黏膜棕黑色变色，也可能会导致术后造口呈深色甚至黑色，但无需治疗。

相比于袢状造口，末端造口由于血供稀薄更常见缺血。缺血可能局限于皮肤以上的造口部分，也可能延伸至筋膜层、腹膜层或近端腹腔内回肠。术后充血造口的血管完整性可通过手电筒透照来评估。即使在静脉充血的情况下，有活力的造口透照也会呈鲜红色，造口不能透照表示缺血。此外，针刺试验显示动脉出血表明无黏膜坏死。

术后立即发生的造口后退或回缩通常是由于活动不足引起的肠或肠系膜张力、腹部大缺损或固定不充分、造口与腹壁粘连或造口位置不良导致。导致造口回缩的患者因素包括营养不良、肥胖、皮质类固醇疗法治疗、腹腔内脓毒症、伤口愈合不良和克罗恩病。

造口回缩可以是间歇性的，也可以是固定的。造口间歇性回缩取决于体位。在直立位时，造口长度和突出度是足够的，高于皮肤。然而，在仰卧位，造口与皮肤齐平或退到皮肤平面以下，如果密封不充分，可导致肠内容物污染和渗漏。缺血或感染、相对较小的皮肤或筋膜开口、张力过高、牵拉或复发性炎症性肠病均可导致造口狭窄，报告的发生率通常低于 10%。

任何类型的腹部造口都可能发生造口脱垂。为治疗急性大肠梗阻而进行的横祥结肠造口术会使发生脱垂的风险增加，尤其是腹部筋膜的造口要做得很大才能容纳梗阻的肠道。尽管确切的潜在原因尚不清楚，但造口孔径大（特别是在紧急情况下进行造口术时）和固定不良、冗余的远端横结肠都是可能的原因。造口脱垂可以是固定的（持续存在）或滑动的（间歇性出现）。固定性脱垂是一种少见情况，是造口术中肠道过度外翻所致，很少需要治疗。滑动性脱垂是一段回肠或结肠（> 50 cm）间歇性地从造口中突出，通常是由于腹部压力增加和当患者躺下时造口回缩至与腹壁齐平所致，易于发生渗漏。

造口旁疝是结肠造口术最常见的并发症，可由多种因素引起，包括手术技术不佳、感染、造口位置不正确、造口过大（早期疝）、肥胖引起的 IAP 升高、便秘、前列腺增生或慢性咳嗽（晚期疝）。然而，术后早期的造口旁疝通常是由于形成的筋膜缺损大于肠段外部化所需的筋膜缺损。造口旁疝的症状包括与造口旁疼痛性肿块相关的恶心和呕吐。患者也可能出现难以保持器具密封、疼痛、小肠梗阻、造口出口梗阻、皮肤擦伤和造口冲洗困难等问题。发热、白细胞增多和直立位腹部 X 线片上的气液平面提示存在肠梗阻。不到 10% 的病例会发生绞窄。对于大多数患者来说，对造口周围皮肤和腹壁进行仔细检查和触诊可确定是否存在疝。

造口周围皮肤刺激可能是由造口流出物引起的化学性皮炎或因频繁更换器具导致的创伤性皮肤剥脱引起的。对于器具泄漏和局部皮肤刺激，可能需要更频繁地更换器具，可能会导致皮炎恶化的循环。由于胆汁性小肠内容物有更多的液体和更强的腐蚀性，造口周围皮肤刺激在回肠造口术中比在结肠造口术中更为常见。回肠造口流出物渗漏的表现可以从接触性皮炎到全层皮肤坏死和溃疡。最常见的原因是造口疏忽、造口放置不当或器具安装不当。创伤性皮炎还表现为疼痛性造口周围溃疡。复发的克罗恩病也可以看成是造口周围溃疡，而造口本身的溃疡可能是由于器具孔径过小引起，可导致造口损伤，引起出血和溃疡。

造口皮炎可由皮肤刺激或皮肤接触外用药物的过敏反应引起[35]。刺激性接触性皮炎是最常见的类型，是由移除造口袋对皮肤造成的机械损伤、皮肤接触造口流出物或使用溶剂单独或共同引起的刺激所致。过敏反应是由对皮肤屏障、黏合剂或胶带的敏感性引起的，相当常见。造口流出物渗漏会使胶带下微生物增殖而导致感染性皮炎。可进行适当的皮肤清洁和使用抗菌吸收性银敷料来避免这种情况，以减少细菌和促进愈合。然而，念珠菌皮肤感染在虚弱的患者中更为常见。念珠菌引起的造口皮肤感染的特征为瘙痒和灼热感以及鲜红色的原发性和卫星丘疹性病变。治疗包括：在常规换袋时局部应用制霉菌素粉，直至感染消退。

术后立即发生的造口周围脓肿是由于术前造口周围皮肤处有细菌定植和围术期手术部位播散、感染性血肿或感染的缝合肉芽肿所致。造口灌注过程中，医源性结肠造口穿孔是结肠造口旁脓肿的一个不太常见的原因。出现在肠管和造口周围皮肤之间的瘘并不常见。然而，在有克罗恩病的患者中，回肠造口术出现造口周围瘘表明疾病复发。

在大多数患者中，结肠切除术后有大量水样物从回肠造口流出是正常生理反应。导流性结肠炎是一种继粪便改道后的医源性炎症性营养并发症，一旦肠道连续性恢复，症状就会迅速消退。

与造口渗漏相关的皮肤疾病包括假上皮增生、银屑病和坏疽性脓皮病。假上皮增生的表现是反复接触高浓度液体流出物引起的疼痛性疣状上皮增厚。银屑病可发生于造口周围皮肤，呈界限清晰的、红斑性、丘疹性病变或有鳞屑的斑块。坏疽性脓皮病与炎症性肠病或恶性肿瘤相关，表现为疼痛性、大面积坏死性溃疡，可联合使用皮质类固醇（局部、全身或病灶内）和抗生素（如氨苯砜）治疗。

造口旁静脉曲张是发生在肠系膜静脉和造口周围皮肤的全身性静脉之间的异常的门静脉血管侧支。它们最常见于由硬化性胆管炎引起门静脉高压的患者。造口旁静脉曲张可导致间歇性出血或危及生命的出血。缝线结扎或烧灼等局部手术可能对出血的初始控制有效。然而，复发性出血很常见，使用经颈静脉肝内门体静脉分流术（TIPS）降低门静脉压力是最有效的止血方法。由于患者有潜在的肝脏疾病，造口静脉曲张出血通常与高死亡率相关。

治疗

手术部位选择不当是造口术最常见且可预防的并发症之一（框 12.4）。手术部位选择不当会导致自我护理困难并妨碍造口器具的安全维护。腹直肌腹部造口可减少潜在的晚期并发症，如造口脱垂和造口旁疝。理想的造口位置应以远离瘢痕、皮肤皱褶和骨突起约 5 cm 平面为中心，周围皮肤健康，以提供足够的袋密封[36]。理想情况下，在术前选择造口位置时应在多个体位检查患者的腹部，包括俯卧位、坐位、站位和前倾位。如果患者已在手术台上麻醉，则手术部位的选择不考虑腹部皮肤皱褶及其对器具放置的影响。理想情况下，造口应位于腰带线以下。应使用造口护肤粉（Stomahesive）或可吸收粉保持造口和皮肤之间的皮下组织的清洁，直至形成新的界面。造口缺血主要是由于肠外露段动脉供应中断所致。在大多数情况下，最好在肠管穿过腹壁之前将其与肠系膜分离并做好肠道准备，以便在血管供应有问题的情况下留出时间进行评估。在为末端回肠造口术做肠道准备时，肠系膜通常可以与肠管分离 5 cm 的距离，而不会因黏膜下侧支而影响动脉供应[37]。

在造口缺血的情况下，首要任务是评估缺血的近端范围。局限于黏膜的缺血可自行解决，并可进行二期愈合。相反，对于筋膜和腹膜层面以下的血管损伤，需要立即进行剖腹探查和结肠造口修复，以防止穿孔和腹膜炎。通过在手术早期为造口做好肠道准备，可以将缺血并发症降低至最低，这也可以为造口时评估灌注不足提供机会。轻度无症状狭窄不需要任何治疗。对于引起亚急性肠梗阻的狭窄，可以通过简单而温和的扩张和低纤维饮食来治疗。如果出现反复的梗阻发作或疼痛，则需要修复造口。对于皮肤层狭窄，可以通过分离皮肤与黏膜、切除狭窄的少量皮肤黏膜来增加造口的大小、移动远端肠管并将新鲜的肠管重新缝合至加宽的皮肤边缘来治疗。

框 12.4　造口的技术方面

腹壁开口
圆形皮片（≈ 2 cm 大小）切除
保留皮下脂肪，为造口提供支撑
在造口处安置与腹直肌垂直的肌肉
筋膜孔可容纳两指

造口
选择正常肠管做造口
充分调动肠管长度以避免造口紧张
保留肠末端的血液供应（必须保留结肠边缘动脉和小肠系膜的末端动脉）
小肠浆膜剥离不得超过肠系膜 5 cm

愈合
回肠袢造口的末端造口或传入支的一期愈合
避免用缝线缝合皮肤

其他方法 *
肠管通过腹壁腹膜外间隙穿出
肠系膜和腹膜缝合
肠系膜或肠管固定于造口处的腹壁筋膜环
环形造口支撑棒的应用

* 以上方法可进行，但尚未证明它们对预防术后并发症有效。

在造口不完全回缩的情况下，在有存活肠管存在且无过度紧张的情况下，可通过切除失活组织并使用 Brooke 型缝线将存活黏膜重新缝合至皮肤上进行局部修复。然而，在造口完全回缩且伴有皮肤黏膜分离的情况下，需要立即进行剖腹探查和造口修复，因为这种情况会导致筋膜下污染、腹膜炎和脓毒症。

术后急性造口旁疝和肠梗阻的立即处理需要紧急进行再次手术、疝复位、切除无法存活的肠管（如果存在）和修复筋膜开口。晚期造口脱垂的处理取决于症状出现的频率和严重程度，因为症状轻微、不频发的造口脱垂不需要修复，可以在造口治疗师的帮助下，通过器具改造 ± 支撑带进行处理。然而，当造口脱垂引起缺血、梗阻或难以维持器具功能时，则需要进行手术干预。造口旁疝内肠绞窄是手术的绝对适应证[38]。造口旁疝修复常用的手术技术有几种，包括局部修复、假体材料修复和造口移位。网片可以与所有这三种技术一起使用。

造口周围脓肿需要手术引流。对于持续性的造口周瘘，需要切除造口周围病变并在不同的位置做一个新的造口，以避免原造口位置存在的感染。造口撕裂伤可能是由囊袋与造口贴得太紧或囊袋安装不当造成的。如果这个问题是早期发现的，则可以通过使用适当大小的造口器具和停止使用支撑带来治疗。对于造口溃疡，可以对造口局部进行对症治疗。手术治疗仅适用于深入回肠造口的溃疡或广泛的、无法控制的造口周围溃疡。位置适当的造口长度至少应有 1 cm，通常每 3 ～ 7 天要更换一次囊袋。

局部皮肤刺激是有皮肤层造口或造口回缩患者的常见问题。对于这些患者，需要更频繁地更换囊袋，通常是每天一次或一天几次。局部皮肤管理包括充分的器具密封、控制伤口疼痛和感染以促进皮肤愈合。针对性的治疗则需要一个适当的囊袋系统以保护造口旁皮肤不接触有害的流出物，改装囊袋，以及经常进行患者教育。创伤性皮炎可以通过手术时仔细选择造口位置以及术后注意器具的安装和适当间隔的更换来预防。过敏性接触性皮炎可能是由特定的造口流出物引起，可以进行斑贴试验来确认病原体和确定诊断。对于造口或造口周围皮肤出血，可采用硝酸银或电刀治疗来控制出血。如有需要，可采用其他措施，包括器具改装、直接按压出血部位、给予肾上腺素敷布和（或）输血。

艰难梭菌结肠炎

艰难梭菌（*Clostridioides difficile*，以前为 *Clostridium difficile*）是一种革兰氏阳性、厌氧、产毒素、产芽胞的芽胞杆菌。艰难梭菌芽胞耐热、耐酸和耐抗生素，可通过粪-口途径传播。正常情况下，肠道内的正常菌群会抑制艰难梭菌的生长并阻止其增殖。当肠道内正常菌群被抗生素破坏或当艰难梭菌芽胞萌发导致其在结肠中过度生长时，可发生艰难梭菌感染（*C. difficile* infection，CDI）。艰难梭菌结肠炎是由艰难梭菌产生的肠毒素 A 和细胞毒素 B 引起的，这两种毒素可以破坏肠上皮，损害细胞功能，并促进局部炎症。一些艰难梭菌菌株产生毒素的基因可发生突变，导致毒素分泌增加和毒力增高。CDI 是院内腹泻最常见的原因，但并非所有有艰难梭菌定植的患者都会出现症状。艰难梭菌芽胞在环境中可存活数月，无症状携带者可以成为这种细菌的宿主。艰难梭菌在住院患者中或在医疗机构工作人员中的定植更为常见。此外，艰难梭菌可通过医护人员在住院患者中传播。CDI 的危险因素包括抗生素使用、高龄（> 65 岁）、住院、炎症性肠病、胃肠手术、免疫抑制药物或宿主免疫功能受损。几乎所有抗生素都与 CDI 相关，包括用于治疗该病的抗生素（万古霉素、甲硝唑）。广谱青霉素和头孢菌素、克林霉素和氟喹诺酮是引起 CDI 的常见抗生素。延长抗生素治疗疗程或使用多种抗生素会增加 CDI 的风险。手术患者有 CDI 的风险，因为他们多为老年患者和住院患者、有相关的合并症且有相对的免疫抑制。社区获得性 CDI 的报道也越来越多。

临床表现

艰难梭菌定植后的潜伏期各不相同。CDI 的症状包括无症状、轻度至中度腹泻或危及生命的暴发性结肠炎。远端结肠受累最常见，但 CDI 既可表现为结肠任何部位的局限性结肠炎，也可表现为弥漫性结肠炎。在大多数患者中，水样腹泻在抗生素治疗期间或治疗后不久出现，但也可能在数周后出现。CDI 的其他症状包括腹痛、发热、虚弱、食欲缺乏、恶心和呕吐。严重的 CDI 患者可能表现为严重的脱水、腹胀、肠梗阻、中毒性巨结肠、肠缺血、结肠穿孔、腹膜炎、肾衰竭、脓毒症、休克和死亡。暴发性 CDI 患者表现为低血压、休克、肠梗阻和中毒性巨结肠，有较高的死亡率。CDI 的罕见的结肠外表现为反应性关节炎和小肠浸润。在 CDI 反复发作的患者中，感染可能是由同一菌株的重新激活引起的，也可能是由一种新的艰难梭菌菌株的再感染引起的。

诊断

对于 24 小时内出现 3 次或 3 次以上不明原因的稀便或水样便的患者，通常需要进行艰难梭菌粪便检测。实验室检测艰难梭菌的存在可以通过酶免疫分析法检测游离毒素（毒素 A、毒素 B）进行，也可以通过检测常见抗原、毒素基因、细胞或芽胞进行。检测艰难梭菌的金标准是毒素培养，但由于培养时间长且需要专门的设备，会导致诊断延迟。最近采用了对毒素编码基因（tcdA、tcdB）进行实时聚合酶链反应的检测，这种方法在大多数情况下可以提供快速、准确的诊断。毒素检测的金标准试验是细胞毒性试验，需要 1 ～ 2 天时间，而毒素的酶免疫分析法是最常用的试验。应尽快采集患者的新鲜粪便并送至实验室。对于疑似 CDI 并伴有相关肠梗阻的患者，可使用直肠拭子进行检查。当危重症患者需要紧急手术干预时，可在床边进行柔性或刚性直肠镜检查。在 CDI 患者中，直肠镜检查可见大小约 2 cm 的白色至黄色假膜，与正常黏膜分离。对于严重患者，腹部 X 线片可显示结肠扩张、水肿或中毒性巨结肠。腹部 CT 扫描加口服对比剂可用于评估中毒性巨结肠（盲肠直径> 12 cm，结肠> 6 cm）或肠穿孔。在严重患者中，血液检查经常显示白细胞显著增多、代谢性酸中毒、高乳酸、AKI 和低白蛋白血症。白细胞计数≤ 15 000 和血清肌酐< 1.5 mg/dL 提示为非严重 CDI；而白细胞计数> 15 000 和血清肌酐> 1.5 mg/dL 则提示严重 CDI。暴发性 CDI 可出现低血压、休克、肠梗阻和中毒性巨结肠。

预防和治疗

艰难梭菌的传播可以通过相关预防措施加以预防。CDI 患者通常被安置在一个有独立卫生间的单间病房，即采取“隔离预防措施”或“接触隔离预防措施”。应鼓励患者勤洗手并在可能的情况下定期淋浴，以降低芽胞传播的风险。所有医护人员都应穿隔离衣、戴手套并在与 CDI 患者接触之前和之后用肥皂和清水洗手，因为艰难梭菌芽胞对酒精有抵抗性。还应建议访视者遵守这些预防措施。患者出院后，为消除污染，应使用杀芽胞溶液进行房间清洁。

CDI 的治疗始于尽快让患者停用刺激性抗生素，并给予静脉输液以预防或纠正脱水。仅应治疗有症状的 CDI 患者。治疗 CDI 的首选药物是万古霉素或非达霉素。当临床上高度怀疑 CDI 时，治疗不应因实验室检查而延误。对于 CDI 初始发作患者，给予口服万古霉素 125 mg，每日 4 次，或口服非达霉素 200 mg，每日 2 次，持续 10 天[39]。对于不太严重的 CDI 患者，如果万古霉素和非达霉素不可用，则甲硝唑（500 mg 口服，每日 3 次，持续 10 天）是一种替代方案。对于暴发性 CDI 患者，建议使用万古霉素（500 mg 口服，每日 4 次），同时给予甲硝唑（500 mg 静脉注射，每日 3 次），还建议使用万古霉素灌肠剂（500 mg/100 ml 生理盐水灌肠）。对于复发性 CDI 患者，如果第一次发作使用的是甲硝唑，则采用常规的万古霉素方案治疗；如果第一次发作使用的是万古霉素，则需以逐渐减少和脉冲方式延长万古霉素的治疗时间（125 mg 口服，每日 4 次，持续 10 ～ 14 天；随后每日 2 次，持续 7 天；然后每 2 ～ 3 日 1 次，持续 2 ～ 8 周）。如果 CDI 首次发作时使用的是万古霉素，则可使用非达霉素（200 mg，每日 2 次，持续 10 天）。随后的 CDI 复发可采用上文所述的万古霉素或非达霉素治疗，或先用万古霉素（125 mg，每日 4 次，持续 10 天），然后用利福昔明（400 mg，每日 3 次，持续 20 天）。对于多次复发的 CDI 患者，可考虑进行粪便菌群移植。对于腹膜炎、结肠穿孔、肠缺血、ACS、酸中毒加重、脓毒症和休克（尽管进行了适当的复苏）以及 CDI 临床表现加重（尽管给予了充分的临床治疗）的患者，应考虑手术干预。多年来，经腹全结肠切除术联合回肠造口术被视为治疗危及生命的 CDI 的首选方法。最近，许多中心也采用了腹腔镜下回肠袢造口术和结肠灌洗［使用 8 L 聚乙二醇（PEG 350）和顺行万古霉素（每 8 小时 500 mg 溶于 500 ml 乳酸林格液中）］以及静脉注射甲硝唑 10 天的治疗方法。对于难治性 CDI 患者，可能仍需行结肠切除术，但后者更常用于抢救对粪便分流和结肠灌洗方法无反应的患者。当患者完全康复后再考虑造口反转，尽管反转率很低。对于对治疗有临床反应的患者，一般不建议重复检测艰难梭菌及其毒素，因为结果可能仍为阳性但并不需要继续治疗。

吻合口漏

在急诊和择期普外手术中常进行肠吻合术。成功的肠吻合需要细致的手术技术（正确的缝合位置和缝合步骤）、良好的血液供应（粉红色、肠蠕动伴搏动性肠系膜）和吻合处无张力（肠的适当活动）。吻合技术多种多样，包括吻合器（线性或环状）、缝合（间断、连续、一层或两层）端对端或端对侧吻合。手术技术的选择可能受肠道位置、肠道直径、是否存在肠水肿、患者因素、相关腹膜感染、癌症、污染或外科医生的偏好的影响。已有大量有关手术技术对吻合口漏发生率影响的文献。一般而言，吻合技术似乎与吻合口漏发生率的主要差异无关，特殊情况除外。例如，在大多数技术中，炎症、水肿或肠壁增厚（憩室炎、放射性肠炎或炎症性肠病）与吻合口漏发生率增加相关；一些研究表明，在这些和其他特殊情况下，手工和（或）两层吻合具有优越性。如果手术团队担心吻合口情况，可在术中通过缓慢滴入盐水、聚维酮碘或加压空气以扩张吻合口处的肠来检测吻合口的完整性。如果发现有小的渗漏，通常可以再缝几针来修复。然而，钉合失败导致的重大渗漏可能需要进行彻底的吻合口修复。如果对缺血或存活能力有担心，可以使用荧光血管造影来评估肠道灌注，或进行二次探查和延迟吻合的损伤控制手术。

原因

许多因素与吻合口愈合失败有关（表 12.17）。这些因素可以大致分为手术相关因素、患者相关因素和疾病相关因素。虽然吻合口的完整性取决于患者因素和基础疾病的复杂相互作用，但外科医生必须确保考虑这些因素和吻合技术的临床适应性。导致早期吻合口渗漏的技术因素包括缝合线间隙过大、缝合线错位、钉合器误射、肠切开术或缝合线附近撕裂。远端梗阻、缺血和基础疾病也可能会导致延迟性吻合口漏。最近的数据表明，肠道菌群在吻合口漏发生中起着重要作用。肠道细菌的改变（例如粪肠球菌的增加）可通过激活基质金属蛋白酶（MMP9）和增强吻合口部位的胶原蛋白降解活性增加吻合口漏的风险[40]。肠道吻合口的牵拉强度取决于黏膜下层中的钉合或缝合的胶原纤维，因此，吻合口处胶原酶活性的增加可能会导致吻合口破裂是有道理的。同样，胶原蛋白合成

表 12.17 吻合口漏的相关危险因素

确定因素	影响因素
技术方面	机械性肠道准备
血液供应	引流
缝合线张力	晚期恶性肿瘤
密闭和防水吻合	休克和凝血障碍
与胃肠道之间的位置关系	急诊手术
胰腺肠管	输血
结肠直肠	营养不良
腹膜反折以上	肥胖
腹膜反折以下	性别
局部因素	吸烟
脓毒症	类固醇治疗
液体积聚	新辅助化疗
肠道相关因素	维生素 C、铁、锌和半胱氨酸缺乏
放射疗法	钉合器相关因素
远端肠腔受损	钉合器强力拔出
克罗恩病	铁砧或注射器插入导致的撕裂
	钉合器闭合失败

也是吻合口的良好愈合所必需的。化疗、放疗和辅因子缺乏（如维生素 A、C 和 E）都会影响细胞的功能、增生和组织修复，会对愈合过程产生不利影响。在没有控制的糖尿病中，巨噬细胞的数量和活性降低可导致血管生成、淋巴管形成和胶原蛋白合成受损而导致愈合延迟。锌缺乏还可以通过增强基质金属蛋白酶（MMPQ）活性、改变胶原蛋白类型的比例和减少细胞增生来影响愈合。

吻合口处的微循环血流对愈合也至关重要，因为微量营养素、氧气、合成代谢细胞和生长因子都是由此提供[41]。心力衰竭、肠系膜血管疾病、出血性或感染性休克等情况可能会导致吻合口灌注不足而增加发生吻合口漏或裂开的风险。虽然低氧会刺激血管生成，但当动脉血氧分压低于 35 mmHg 时，愈合会受到损害，因为这会影响成熟胶原纤维的形成。当氧分压降至 10 mmHg 以下时，血管生成、生长因子和上皮形成会受到进一步损害。因此，为了维持吻合口处组织的氧合，必须维持血容量、正常氧供并防止术中失血过多。

吻合口的位置也可能增加吻合口漏的风险。小肠吻合术（肠切开术、回结肠吻合术和回直肠吻合术）被认为是“低风险”的，而食管、胰肠和结直肠吻合术的吻合口漏发生风险较高。在直肠手术中，与肛门边缘的距离是一个独立的危险因素，与回结肠和结肠直肠吻合术相比，结直肠吻合术有更高的吻合口漏发生率。吻合口低于腹膜反折的吻合口漏发生风险（8% ～ 20%）和直肠吻合口漏发生风险（1% ～ 9%）较高。

患者相关因素，如蛋白质营养不良（白蛋白＜ 3.0 ～ 3.5 g/dL）、体重减轻（＞体重的 10%）、糖尿病、休克、严重失血、免疫缺陷、吸烟、饮酒、年长和肥胖与结直肠手术患者发生吻合口失败的风险增加有关。此外，基础疾病也会影响新形成的结肠直肠吻合口的愈合。转移性结直肠癌是吻合口漏的一个独立危险因素，据报道，术前和术后使用化疗药物贝伐单抗会增加吻合口裂开的风险。因此，建议贝伐单抗在择期结肠直肠吻合术前 6 周和术后 28 天使用[42]。使用免疫抑制治疗（如英夫利昔单抗）或类固醇治疗的炎症性肠病（克罗恩病和溃疡性结肠炎）患者发生吻合口漏的风险增加。一般而言，使用类固醇会降低转化生长因子 -β、胰岛素样生长因子 -1（IGF-I）和胶原蛋白的生成而影响愈合。

吻合口漏的风险还受到手术是择期手术还是急诊手术的影响。急诊手术导致吻合口漏发生率增加的原因有多种，包括潜在的恶性肿瘤、免疫功能低下、腹腔内污染或脓毒症、血流动力学不稳定等。损伤控制手术可能可以用于腹膜严重污染的患者，已被证明可以改善肠缺血、未完全复苏或感染性休克患者的预后。然而，与一期闭合的腹部相比，应用 NPWT 的开放的腹部有较高的吻合口漏发生率。目前尚不清楚这是由于患者相关因素（例如，对病情更重的患者往往更倾向于保持开放状态）所致，还是由于负压治疗固有的因素所致。盆腔引流、网膜包裹或组织加固等辅助措施在减少吻合口漏的发生率方面的作用尚不清楚。在骨盆中，使用引流管是为了防止血液和液体在缝合线附近积聚，这可能会导致感染和缝合线裂开。然而，关于使用盆腔引流管的研究结果喜忧参半，一些研究得出的结论是，使用闭式盆腔引流管可以减少吻合口并发症；而另一些研究得出的结论是，使用盆腔引流管是吻合口漏的独立危险因素。

进行择期肠道手术时有机会优化患者相关的危险因素而降低吻合口漏的风险，包括戒烟、营养优化以纠正蛋白质营养不良以及补充缺乏的必需营养素（如蛋白质、锌和铜）和维生素（如维生素 A、C 和 E）。

对于有严重心脏病或肺病的患者，应进行风险分层，如有可能，应进行优化。这类情况可能包括：通过持续气道正压通气识别和治疗睡眠呼吸暂停，术前应用β-受体阻滞剂或降低后负荷，和（或）改善2型糖尿病患者的血糖控制。择期肠道手术中另一个需要考虑的因素是机械性和抗生素肠道准备的作用。传统观点认为，机械性肠道准备对减少吻合口的粪便负担、防止吻合口裂开具有重要意义。然而，在过去的十年中，随着有效的抗生素预防性使用、现代手术技术和患者治疗的改进，许多外科医生都在质疑机械性肠道准备这个教条。此外，一些研究表明，机械性肠道准备对于成功的吻合口愈合并不是“必要的”[43]。口服抗生素、机械性肠道准备和肠外抗生素的联合应用已被证明可以降低择期结直肠手术中手术部位感染的风险；一些研究表明，口服抗生素可以降低吻合口漏的发生率。但是，在有疑似吻合口漏的情况下，应立即开始使用抗需氧菌和抗厌氧菌的抗生素。

临床表现和诊断

吻合口漏的症状和体征因肠道位置、漏的大小、污染和扩散程度以及出现时间（早期与晚期）不同而不同。腹腔内渗漏的常见症状包括发热、心动过速、腹痛加重、白细胞计数升高、尿量减少和呼吸急促。如果肠内容物扩散至整个腹腔，则吻合口漏可能会在早期出现严重症状、脓毒症和多器官衰竭。如果患者的症状出现较晚或脓肿已被大网膜或其他脏器“隔离”，则患者也可能会出现较延迟的和更隐匿的腹痛、长时间的肠梗阻或肠功能恢复延迟。吻合口漏也可能表现为腹腔内引流管引流出肠内容物或手术部位感染伴肠皮瘘（enterocutaneous fistula，ECF）（皮肤切口处有引流物流出）。吻合口漏的许多症状是非特异性的，可能会与其他并发症重叠或延迟术后恢复。对于近期进行肠吻合术的患者，手术团队应高度警惕并积极调查意外症状，因为延误吻合口漏的诊断和治疗会导致更糟糕的结果。

症状出现的时间可能会因吻合口的位置不同而不同。胃旁路手术后胃空肠漏通常发生在术后早期（＜24小时），小肠或结肠漏通常发生在术后5～7天。当吻合口漏的诊断在临床上很明显且患者有腹膜炎或严重脓毒症时，许多外科医生会立即进行剖腹探查或诊断性腹腔镜检查。全血检查、C反应蛋白和降钙素原等实验室检查结果可能因吻合口漏而升高，但这些都被认为是相对非特异性的。评估吻合口瘘最常用的成像技术是水溶性对比剂检查和CT扫描。荧光对比剂造影最适于近端胃肠道或远端结直肠吻合术。腹部-盆腔CT扫描时使用口服或直肠对比剂可用于评估吻合口漏，但不能常规显示吻合口处对比剂渗漏。有局部炎症体征时，如肠绞窄和肠增厚，吻合口周围有大量液体（＞300 ml）± 游离空气，应考虑渗漏。介入放射学采样或液体引流可用于确认和在某些情况下治疗小的或封闭的漏。

根据患者的临床情况，吻合口漏的治疗包括引流、肠道休息和抗生素治疗、剖腹探查和修复、切除、近端分流或造口术。无症状、放射影像检查发现的漏可能不需要治疗。对于有无毒性的局限性脓肿患者，成功的治疗可能包括脓肿引流、广谱抗生素和（或）肠道休息。如果有局限性吻合口漏并伴有腹部或盆腔脓肿和脓毒症的临床体征，则需要使用广谱抗生素并进行脓肿引流。在没有临床改善或恶化、脓毒症或弥漫性腹膜炎的情况下，需要手术干预。吻合口漏的手术治疗取决于患者的病情和术中发现；如果患者有健康的组织且炎症较轻，小的漏（＜1 cm）可以通过简单的修复和引流来处理。当出现严重的腹膜炎、肠水肿、炎症以及全身性脓毒症时，应考虑造口分流。对于低位结肠直肠吻合术引起的小渗漏伴局部炎症，可以通过盆腔引流和分流回肠造口术进行治疗。保护性造口的使用不仅适用于直肠手术，也适用于所有吻合术。尽管近端分流造口不能防止吻合口漏，但可以通过将粪便从新建的吻合口分流而减轻吻合口失败的临床影响。骨盆中的吻合口破裂通常是由缺血引起的，经常导致腹膜污染。在这种情况下，需要拆除吻合口，并使用结肠造口术或回肠造口术进行完全性粪便分流。

肠瘘

原因

瘘的定义是两个上皮化表面之间的异常连通。胃肠道瘘起源于肠壁、胆管或胰管，与邻近器官或肠相通（内瘘）或与腹壁相通（外瘘）。瘘可分为先天性瘘（如气管食管瘘）或后天性瘘。后天性瘘可以是创伤性的、自发性的或术后的。大多数胃肠道瘘（75%～85%）是医源性或创伤性瘘，是由错误的手术技术、操作过程中对肠道的损伤、粘连松解、腹部筋膜闭合或经皮引流引起。剩下的是自发性瘘（15%～25%），可能是由既往肠道放疗、腹腔内脓毒症或炎症性肠病（尤其是克罗恩病）引起。在后天性胃肠道瘘中，食管瘘是由器械、头颈部手术或创伤（穿透性和钝性）引起。胃瘘大多是医源性的（85%），由消化性溃疡疾病、抗反流手术和减肥手术后的吻合口瘘引起，其余则由放疗、炎症、缺血和恶性肿瘤引起。十二指肠瘘是胃切除术、十二指肠切除术、胆道手术、胰腺切除术、创伤、消化性溃疡穿孔和癌症的并发症。

肠瘘分为内瘘、外瘘或混合瘘。混合瘘累及两个或两个以上中空脏器并与皮肤连接，且几乎总是与脓肿有关。肠外瘘（external intestinal fistula，ECF）是最常见的类型，通常是由既往腹部手术并发症（如吻合口瘘、肠损伤、医源性损伤或肠道暴露于腹部大面积缺损或人工补片）引起。回肠是发生 ECF 最常见的部位。近端（如小肠）ECF 通常是高输出瘘，而远端（如结肠）ECF 往往是低输出瘘。克罗恩病与外瘘和内瘘（肠胃、肠膀胱或肠结肠瘘）都有关。结肠皮肤瘘也可能见于憩室炎、癌症、炎症性肠病、阑尾炎或放疗。主动脉肠瘘是由于人工主动脉移植物侵蚀周围脏器（通常为十二指肠）所致。

24 小时内的瘘输出量是患者的生理状态（液体和电解质状态）的最重要影响因素并可指导治疗。ECF 可分为低（＜ 200 ml/d）、中（200 ～ 500 ml/d）或高（＞ 500 ml/d）输出瘘。瘘的治疗通常包括伤口处理、药物（如组织胺 2 型受体阻滞剂）、营养、液体和电解质管理。在没有放疗或手术干预情况下发生的瘘闭合被认为是自发的。与非愈合性瘘相关的解剖学特征包括：大的邻近脓肿，瘘管长度＜ 2 cm，肠缺损＞ 1 cm，以及某些肠段（如胃、十二指肠外侧、Treitz 韧带和回肠；表 12.18）的瘘管。脓毒症是一个公认的危险因素，会对瘘的自发性闭合产生不利影响。与并发胰瘘、营养不良或邻近感染相关的瘘的自发性闭合率较低。低输出瘘自发性闭合的可能性约为高输出瘘的 3 倍，术后瘘闭合的可能性约为炎症性肠病或创伤相关瘘的 5 倍。

表 12.18 影响肠外瘘愈合的因素

因素	有利	不利
瘘的解剖状况	长条状，＞ 2 cm	短条状，＜ 2 cm
	单纯管状	复杂管状
	不存在其他瘘	与内瘘有关盲管瘘
	侧瘘	末端瘘
	非上皮性	上皮性
	起源（空肠、结肠、十二指肠残端和胰胆管）	起源（十二指肠侧壁、胃和回肠）
	邻近无脓肿	邻近有大脓肿
肠道状况	无肠道疾病	有肠道疾病（克罗恩病、放射性肠炎、复发性或未完全切除的癌症）
	无远端肠梗阻	有远端肠梗阻
	有小的肠缺损，＜ 1 cm	有大的肠缺损，＞ 1 cm
腹壁状况	完整	破裂（瘘开口于破裂切口的底部）
	无疾病	有恶性肿瘤或肠道疾病浸润
	无异物	异物（网片）
患者生理状况	无营养不良	有营养不良
	无脓毒症	有脓毒症
瘘输出量	无影响	有影响

临床表现和诊断

ECF 患者可表现出多种症状。他们可能表现为肠道功能延迟恢复和腹腔引流管肠内容物有控制的引流伴轻微感染体征。然而，脓毒症是 ECF 患者最常见的并发症。有脓毒症的患者可能表现为发热、心动过速、白细胞计数升高、脓性物质渗漏，最后肠内容物从手术切口流出。脱水、体液和电解质异常以及营养不良在这种情况下很常见，尤其是在“高输出”瘘中。ECF 的诊断通常是直接的，因为肠内容物经皮肤（肠皮）或阴道（肠阴道）引流在临床上是明显的。ECF 也可能表现为由细菌入侵和化学侵蚀引起的严重腹壁感染，可加重感染过程通过筋膜层面、皮下组织和肌肉扩展。相比之下，内瘘（如结肠膀胱瘘）可能表现得更为隐匿，需要通过影像学或内镜检查进行诊断。

对于术后有脓毒症的患者，通常进行腹部和盆腔的 CT 扫描，并在影像学引导下对腹腔内积液进行引流以治疗感染性积液。当口服对比剂从胃肠道渗漏或有肠内容物排出时，即可做出诊断。诊断小肠瘘的其他常用方法包括外瘘造影检查或上消化道和下消化道（内瘘）系列造影检查。瘘造影检查可提供有关瘘的长度和起源的信息，有助于确定瘘是否可以自发闭合。然而，大多数 ECF 需要延长住院时间，且有显著的发病率和死亡率。

治疗

使用健康肠进行吻合、术前机械性肠道准备、术前管腔内或全身使用抗生素、良好的吻合技术（如吻合失败中所述）和术前改善营养状况，所有这些都有助于预防瘘形成。在过去的三十年里，与瘘相关的死亡率下降了（从 40% ～ 60% 到 15% ～ 20%），这归因于液体、电解质和营养管理的进步。管理 ECF 的总体治疗目标包括：控制脓毒症，防止液体 / 电解质耗竭，管理瘘管引流，防止皮肤损伤，以及通过改善患者的营养状况［通过完全肠外营养（TPN）和肠内喂养（如果可以耐受）］来促进愈合[44]。恢复正常血容量、补充电解质和纠正酸碱平衡需要准确测量瘘输出的量和成分。一旦脓毒症得到控制，初始治疗包括禁食（NPO）、鼻胃管减压和（或）药物治疗（如质子泵抑制剂或组织胺 2 型受体阻滞剂）以减少胃液分泌。使用生长抑素类似物存在一定争议，但支持使用生长抑素类似物奥曲肽的证据表明，它能减少瘘输出量、缩短瘘愈合时间和 TPN 所需时间。英夫利昔单抗（TNF-α 单克隆抗体）可能有助于克罗恩病患者的瘘闭合。

在测量基础瘘输出量之后，可以开始肠内喂养并观察其对瘘输出量的影响。如果肠内喂养导致瘘输出量显著增加，则应使患者禁食并开始完全肠外营养，用适当量的液体和电解质成分治疗瘘损失[45]。对于低输出瘘和结肠瘘，使用肠内营养有助于瘘的早期闭合、肺炎发生率降低、肠道屏障功能改善和瘘复发率降低。然而，肠内营养通常需要至少 122 cm 的肠道。瘘灌肠（远端肠内喂养）是一种为有高输出量、近端瘘的患者提供营养支持的技术。瘘引流液的收集和再喂养结合远端肠道的肠内营养，可以减少对完全肠外营养的需求，有助于预防液体和电解质问题并维持部分患者的营养。然而，由于在伤口处理、导管脱出和导管周围的进料泄漏到患者皮肤上等方面的固有困难，许多患者的瘘灌肠是不成功的。在许多有高输出瘘和复杂腹内病变的患者，长期的完全肠外营养是提供营养支持、维持正常血容量和预防电解质紊乱的必要条件。

伤口处理是所有 ECF 患者的主要考虑因素，对此有伤口或造口护理经验的护士至关重要。肠内容物溢出会导致 ECF 部位出现严重的局部皮肤剥脱。瘘输出量＞ 500 ml/d 通常需要一个囊袋系统，而＜ 50 ml/d 可以通过敷料和皮肤屏障处理。有多种技术可用于处理这些常见的复杂伤口，包括保护性用品（造口防漏胶、纤维蛋白密封剂）、伤口管理系统和负压伤口治疗。在许多情况下，看看哪种解决方案最适合某一位患者变成了一个需要反复试验的过程。

一旦脓毒症得到控制，患者的液体和营养状况得到改善，伤口得到处理，就需要考虑自发性闭合的可能性和手术干预的时机。只要是患者的病情持续好转，就应继续进行药物治疗。大多数瘘在前 4 周内自然闭合。因此，在大多数情况下，在考虑手术前，应至少给患者 8 周的时间，让瘘自发愈合。在许多情况下，手术治疗是不可避免的，特别是当存在不利因素时（见表 12.18）。ECF 手术治疗的适应证包括持续引流、脓毒症或脓肿。然而，手术干预的时机需要评估个体患者的风险－收益比。这需要考虑患者之前的腹部手术、腹腔炎症状态以及患者对大手术的耐受性。ECF 的手术干预应推迟至腹腔内和全身条件均得到优化后再进行。在许多情况下，腹部脓毒症和 ECF 会引起密集的腹膜反应，会在 10 ～ 21 天达到峰值，且至少持续 6 ～ 8 周才会消退。在某些情况下，甚至将手术推迟更长时间（如 3 ～ 6 个月）可使腹膜炎显著减轻，并可使患者在接受大手术及发生相关并发症之前在营养和生理状况上得到改善。

ECF 的手术治疗在技术上是具有挑战性和耗时的。许多 ECF 患者存在较大的腹壁缺损，需要与瘘修复手术一起进行。在上一个切口的上方或下方进入腹腔有助于进入腹膜腔而不损伤下方脏器。在大多数情况下，瘘和周围皮肤将被完全切除，因此通常需要进行广泛的粘连松解，检查整个肠道以排除远端病变或梗阻。通常先切除瘘，然后进行端对端肠吻合。在某些情况下（如低位直肠瘘），可采用分流造口术来降低盆腔脓毒症的风险。许多患者需要进行腹壁重建手术，包括成分分离、使用生物可吸收网片和无细胞真皮假体。需要仔细注意手术技术，以防止 ECF 复发，此种情况在高达 10% ～ 20% 的患者发生。与 ECF 复发相关的因素包括炎症性肠病、小肠瘘的位置和吻合技术[45]。

胰瘘

胰瘘可以是内瘘（如胰胸膜瘘、胰肠瘘、假性囊肿）或外瘘（如胰皮瘘），也可以是医源性瘘［如胰腺手术、内镜逆行胰胆管造影（endoscopic retrograde cholangiopancreatography，ERCP）或创伤］或非医源性瘘（如急性或慢性胰腺炎）。胰胸膜瘘可继发于假性囊肿积液进入胸腔，可导致胸膜腹水；断管综合征可继发于伴有细胞坏死的急性坏死性胰腺炎，可导致胰液漏入腹腔和胰液腹水。胰肠瘘是一种罕见的瘘，发生于假性囊肿或脓肿破裂后其内液体进入邻近的空腔脏器（最常进入脾曲或横结肠）中时。胰管吻合术/术后胰瘘（postoperative pancreatic fistula，POPF）（常见于胰尾）继发于胰腺吻合失败，见于近33%的高危患者，主要发生在胰腺清创/切除术、胰十二指肠切除术（10%～15%）、胰中远端切除术（20%～30%）、经皮穿刺引流（特别是断管综合征）、左肾或肾上腺手术、脾手术和脾曲松动术后。

最近，国际胰瘘研究小组重新定义了具有临床意义 的POPF（clinically significant POPF，CR-POPF），即淀粉酶水平超过正常上限3倍的任何可测量输出量的引流，并基于以下因素制定了一个10分制的“瘘评分”：①软腺体实质；②小胰管大小；③病变不包括胰腺癌或胰腺炎；④失血量增加。这个评分系统可以用于识别高危吻合口并为比较各项研究结果制定了通用缓解策略[46]。尽管POPF发生风险是多因素的，但软腺体实质和小胰管大小（≤3 mm）是常见的危险因素。

在有诱发因素（胰腺炎、手术或创伤）时，需要高度怀疑胰瘘形成。大多数有胰液腹水、胸膜腹水和胰外瘘的患者对保守治疗有反应，尤其是POPF患者，前提是修复重建导管连续性，瘘不是由孤立的胰腺残体引起，并且没有近端胰管阻塞。治疗包括禁食（NPO）、抗分泌药物（奥曲肽）、鼻空肠喂养、使用抗生素进行液体引流以控制炎症和潜在的感染源、纠正液体和电解质失衡以及皮肤护理。CT扫描有助于定位和引流腹腔积液。磁共振胰胆管造影（MRCP）是一种无创性检查，可以勾勒出内镜下逆行胰胆管造影（ERCP）上不可见的胰管剥离，尤其是在上游部位。ERCP还有助于治疗干预，包括括约肌切开术、支架植入术和鼻胆管引流术。但不建议在早期阶段进行ERCP，因为它可能会加剧诱发因素，还会增加感染风险。对术前预防性使用奥曲肽促进自发性瘘闭合仍存在争议；目前已有的数据表明，生长抑素类似物可有效降低胰外瘘的输出量，但不影响瘘闭合的发生率或时间。

使用改进的吻合技术可以将POPF的发生率降至最低，包括胰胃吻合术、胰空肠吻合术（应用最广泛）、胰管-黏膜技术、内陷吻合术、Roux（双）肢的建立或使用经吻合口支架[47]。在软腺体病例中，使用胰胃吻合术不能有效降低CR-POPF的发生率，但当存在小胰管（＜3 mm）时是有效的。胰管-黏膜技术并不总是可行的，尤其是当胰管太小（或脆弱）时。内陷吻合术通常是端侧吻合、胰管-黏膜吻合或胰腺残本内陷吻合；一项随机对照试验的结果显示，内陷组的瘘形成率显著较低。使用吻合口支架可促进胰管与黏膜的吻合并通过分流消化胰酶和降低临床相关的瘘的发生来防止裂开。胰头瘘或小胰管破裂对胰腺支架植入有反应。

在保守手术或内镜手术治疗失败患者，手术干预可通过消除胰管高压促进自发性闭合，这适用于因术后解剖无法接受内镜治疗或因胰管狭窄或存在非常大的缺损而无法插管的患者。此外，手术干预取决于胰管破裂的位置。胰腺尾部附近的损伤常规采用远端胰腺切除术治疗，而胰腺颈部的损伤最好采用瘘引流术治疗，使纤维通道形成，然后进行瘘空肠吻合术。持续性瘘采用Roux-en-Y瘘-空肠吻合术、胰空肠吻合术或胰腺切除术治疗。

肝胆系统并发症

胆管损伤

原因

胆管损伤（bile duct injury，BDI）是胆囊手术最常见的严重并发症。胆囊切除术中出现严重的BDI的可能性相对较低（例如，3/1000次手术）。然而，这些可能可以预防的损伤可能是毁灭性的，并且有显著的发病率和死亡率。一般而言，由于BDI位于近端且常伴有血管损伤，腹腔镜手术中的BDI往往比开腹手术中的BDI更复杂。Strasberg及其同事提出了一个涵盖了腹腔镜胆囊切除术中常见损伤的分类系统[48]。BDI的发生与许多因素有关，了解这些因素是如何发生的可能有助于降低BDI的发生率。与BDI相关的危险因素包括患者因素、局部因素和学习曲线效应。Calot三角区域的炎症可导致胆囊管和胆总管（common bile duct，CBD）紧密接近。一些其他影响因素也已确认，如胆囊底头侧过度回缩、电刀的过度使用、漏斗部过度侧向回缩使CBD狭窄导致的撕裂以及胆道解剖结构异常。对胆管的错误识别也可能是原因之一（例如，将CBD或右肝管误认为是胆囊管）。

当CBD被误认为是胆囊管时，CBD最容易被损伤。这可能是由炎症、胆囊管短而宽或当胆囊管与肝总管平行时导致解剖异常或扭曲所致。广泛用于识别胆囊管的漏斗技术是不可靠的，尤其是在急性炎症的情况下。因此，大多数外科医生更喜欢“关键安全视野”技术，并经常选择性地使用胆管造影作为导管识别的辅助手段。这些危险因素的存在提醒外科医生在腹腔镜胆囊切除术中遇到潜在危险情况的可能性增加。此外，未能牢固闭合胆囊管（例如，当胆管较厚、较硬或较宽时）会导致胆汁泄漏。

临床表现和诊断

腹腔镜胆囊切除术时发生的医源性胆道损伤不到 1/3。大多数胆道损伤的诊断都是延迟的。识别和正确诊断 BDI 有利于预防严重并发症。BDI 患者常表现为非特异性症状，如腹部隐痛、恶心和呕吐以及低热，通常是由于胆汁不受控制地渗漏到腹膜腔所致。一些患者可能会因严重的胆汁性腹膜炎、黄疸或腹腔脓肿而出现脓毒症。胆管结扎或早期狭窄形成的患者也可能会出现胆管炎和黄疸。此外，在 CBD 区域过度使用电刀或激光会导致胆管狭窄，表现为复发性胆管炎、梗阻性黄疸或继发性胆汁性肝硬化。胆管造影检查被认为是评估 BDI 的金标准，但肝胆亚氨基二乙酸扫描常被用于筛查胆汁渗漏。超声和 CT 能够检测腹腔内积液和胆管扩张。

治疗

通过了解可能发生 BDI 的情况以及在这些情况下如何避免损伤可以更好地避免 BDI。虽然可能无法完全消除 BDI，但注意避免 BDI 应是所有进行腹腔镜胆囊切除术的外科医生最关心的问题。外科医生应该记住，胆囊疾病通常是良性疾病，很少危及生命。当在腹腔镜胆囊切除术中遇到困难时，如果外科医生认为继续腹腔镜手术存在不可接受的风险，可以安全地转换为开腹胆囊切除术、放置胆囊造口管或终止手术。解剖分离失败、胆囊无法抓住和收回、解剖视野模糊、出血导致视野不佳以及其他因素等都应促使外科医生考虑改变手术技术或手术计划（例如，留下一部分漏斗）。

BDI 的治疗可分为早期修复和晚期修复。最佳的修复时机和方法取决于损伤程度、手术医生和团队的专业知识、区域的急性炎症程度以及患者的血流动力学稳定性。立即发现和修复与预后改善相关。胆管修复的目的包括：恢复胆管的耐用性，预防短期和长期并发症，如胆瘘、腹腔内脓肿、胆管狭窄、复发性胆管炎和继发性胆汁性肝硬化。一些外科医生主张在修复前等待 6 周，以便炎症消退和感染消失。胆道损伤的初始治疗包括适当量的液体复苏和开始使用抗生素。

超声和 CT 等影像技术对于疑似 BDI 患者的初步评估极具价值。有肝内胆汁阻塞或肝下胆汁积聚提示有胆汁泄漏，需要及时引流。对于单纯性损伤，如胆囊管泄漏、胆囊床泄漏、部分胆管撕裂伤，可立即进行修复。只要损伤部位没有明显的缺血或烧灼性损伤，未导致完全贯穿的侧管损伤，就可采用通过 CBD 的 T 形管进行修复。对于与 CBD 不连通的变异右肝管出现的胆汁泄漏，可采用 Roux-n-Y 肝管空肠吻合术对分离段进行重建。经皮经肝胆管造影（percutaneous traushepatic cholangiography，PTC）适用于完全横断的患者，可用于确定近端解剖结构和损伤的位置。磁共振胰胆管造影（MRCP）正在成为诊断晚期胆管狭窄和确定胆管解剖结构的首选检查方法。如果存在近端胆管完全破裂或闭塞的情况，则有必要立即进行 PTC 评估，以确定胆道解剖结构并对胆道系统进行减压。BDI 治疗的最后阶段包括确定胆道解剖结构和重建胆肠连通。

血管胆道损伤

血管胆道损伤的定义是胆管以及肝动脉和（或）门静脉损伤。这种 BDI 可能是由手术创伤引起，也可能源于缺血或两者兼有，可能伴有或不伴有不同程度的肝脏缺血。它们被分为两种类型；一种是肝右动脉损伤，在上述经典损伤中占血管胆道损伤的 90%，因为肝右动脉位于肝总管的后面；另一种是累及肝大动脉和门静脉的严重血管性损伤，这种情况很罕见，但会产生严重后果，包括肝脏梗死。在胆囊内和胆囊周围存在严重炎症的情况下尝试在胆囊底下进行胆囊切除术，可能会发生严重的血管胆道损伤，并可能会由于在胆囊板后方解剖进入右侧门静脉蒂而导致严重出血。包含血管损伤的 BDI 可导致急性肝坏死、脓肿形成或继发性胆汁性肝硬化，在极少数情况下，可能需要进行肝移植。CT 扫描提示肝动脉损伤的最常见表现是动脉期右叶无增强。初始症状可能是非特异性的，通常与胆汁泄漏或胆道梗阻的影响有关，而不是由于血管相关的并发症。与动脉损伤相关的特异性早期症状已有零星报道，可能包括出血、胆道出血、急性肝功能不全以及与右叶萎缩、坏死和脓肿形成相关的脓毒症。肝动脉损伤患者更容易发生胆道黏膜缺血且狭窄形成的风险更高。对于肝右动脉闭塞的患者，应考虑延迟修复胆道损伤。

完成胆囊切除术应该是安全完成手术的次要目

标。胆囊挛缩、肝脏皱缩、胆囊周围结构粘连和难以找到胆囊，这些都可作为警告外科医生不要试图从上方切除胆囊的征象，而应进行相对安全的手术，如胆囊造口术或胆囊次全切除术，而完全不从肝床上切除胆囊。

治疗取决于是否有肝脏损伤的证据以及识别肝动脉损伤的时间，这可能会影响在进行胆道修复时切除坏死肝实质的必要性或肝脏萎缩时进行修复手术的必要性。合并动脉破裂的严重BDI患者的预后比胆管血供完整的患者的预后差。这种损伤的后果要严重得多。应将门静脉或普通肝脏损伤的患者紧急转诊至三级医疗中心。肝脏梗死很常见，通常发病迅速，经常需要紧急进行右肝切除或紧急肝移植。报道的患者约有50%死亡。

神经系统并发症

术后谵妄

谵妄是一种精神障碍状态，表现为广泛的神经精神症状。根据《精神障碍的诊断与统计手册》第5版，谵妄是指一种意识（对环境的知觉和意识下降）和认知功能改变（记忆缺陷以及定向、语言和知觉障碍），在短时间内发生，病情在一日之内有波动，且不能用先前存在的或进展的痴呆或神经退行性疾病来解释。谵妄在老年患者中尤为常见，是多种因素共同作用的结果。术后谵妄（postoperative delirium，POD）在老年手术患者中的发生率为15%～53%，是发病的一个重要原因。虽然POD是否会导致死亡率增加尚不清楚，但其与住院时间延长、护理依赖以及短期和长期认知功能障碍［术后认知功能障碍（postoperative cognitive dysfunction，POCD）］有关。POCD的诊断需要术前和术后对认知功能进行评估，由于常规认知功能评估的罕见性和所用认知测试工具的多样性，目前POCD还没有明确的诊断标准和已报道的确切发生率。

原因和危险因素

POD的原因是多因素的，关于POD的发生机制有多种假说，包括感染或手术应激引起的神经炎症、血脑屏障通透性改变、脑灌注不良、神经内分泌和神经递质活动失衡（尤其是胆碱能）、大脑萎缩以及老年人认知储备降低。POD的危险因素包括患者相关危险因素、疾病相关因素以及诱发POD的干预措施。POD的患者相关危险因素包括高龄（>65岁）、存在多种合并症、营养不良、应用多种药物、脑梗死病史、慢性肾脏或肝脏疾病、抑郁和焦虑。POD在某些外科手术后常见，如髋关节置换术、心脏手术、血管手术和急诊手术。术后镇痛不充分或氧合障碍可增加POD的发生风险。医院环境（噪声、因亮/暗周期引起的睡眠障碍、因监测生命体征和使用药物而唤醒患者、ICU住留等）和医疗/手术干预措施（如鼻胃管、引流管、Foley导管、气管内插管等）也与POD发生风险增高相关。文化程度较低且先前存在认知功能障碍的患者发生POCD的风险也增高。POD的其他促发因素包括疼痛、感染、缺氧、脱水、贫血、精神紧张和身体应激状态、睡眠剥夺、抗胆碱能药物和苯二氮䓬类药物使用以及身体束缚。

临床表现

POD通常在术后早期出现于麻醉恢复室（PACU），在大多数情况下在术后5天内发生。POD的症状是急性的，在24小时内波动，通常是可逆的。POD的临床表现包括睡眠改变：白天嗜睡，夜间失眠，以及间歇性清醒的精神运动改变。POD的症状可以是高活动型、低活动型或混合型的。高活动型表现包括烦躁、愤怒、不安、言语和身体攻击或情绪不稳定。低活动型表现更为常见，表现为嗜睡、注意力不集中、情绪低落、嗜睡和对刺激的反应减弱；因此，低活动型POD患者不太容易被诊断。POCD的发生晚于POD，可能会持续数周到数月。POCD最常累及的认知功能是记忆力和执行功能。

预防和治疗

尽管导致POD发生的某些危险因素（如患者年龄、手术类型、麻醉方式选择等）无法改变，但许多诱发POD的因素可以且应该在围术期加以控制。应在手术前纠正营养状况、贫血、血容量状况以及脱水。此外，应避免使用抗胆碱能药物和苯二氮䓬类药物，除非患者存在酒精戒断或严重焦虑的“高风险”。术中采用脑电图（EEG）监测麻醉深度可预防深度镇静，或者在ICU监护期间使用右美托咪定进行轻度镇静可降低POD的发生率。意识错乱评估方法和Richmond躁动-镇静评分量表常用于监测有POD风险的ICU患者的反应性和镇静程度。对于手术和创伤患者，应充分控制疼痛，如果可能，采取使用非阿片类药物的多模式镇痛方法。术后患者应尽早拔除 Foley 导管、气管内插管和引流管等，并尽快转出 ICU。查房时，医护负责人员应唤醒患者并常规检查患者的反应，尤其是对老年患者，以筛查低活动型 POD。应尽可能避免干扰患者的睡眠，可以通过调整房间环境条件来提高患者舒适度，也可以通过使患者接近窗户来维持其昼夜节律。患者家庭成员可以参与照顾患者，包括对日常护理和早期活动的支持。许多医院会利用老年咨询服务来评估和调整护理方式，以尽量降低“高危”老年患者发生谵妄的风险。

一旦诊断谵妄，护理团队应考虑患者和护理人员的安全并进行一个全面评估（包括体格检查、实验室检查等），以确定可能的危险因素，包括心肌梗死、卒中、癫痫发作、电解质失衡、缺氧、体温过低、低血糖和酸中毒。POD 的非药物治疗包括去除危险因素和支持治疗，包括：认知调整，减轻睡眠障碍，优化营养液和氧合、佩戴眼镜和助听器等。药物治疗仅适用于对非药物治疗无反应或有伤害自己、其他患者或照顾者风险的高活动型患者。抗精神病药物（如氟哌啶醇、奥氮平和喹硫平）常用于治疗高活动型 POD。加巴喷丁用于预防酒精戒断，苯二氮䓬类药物用于治疗因酒精戒断或苯二氮䓬类药物戒断而发生谵妄的患者。在大多数情况下，对 POD 采用小剂量药物治疗并根据需要调整剂量以尽可能缩短用药时间。POD 患者治疗期间应予密切监测，出院后应进行随访以评估其认知功能。

围术期癫痫发作

癫痫发作是大脑神经元异常电活动的临床表现。围术期癫痫发作通常是由于先前存在癫痫或颅内病变，如脑肿瘤、脑梗死、脑出血、脑血管疾病或创伤性脑损伤。其他可能原因包括代谢紊乱，如电解质失衡、感染或脓毒症、低血糖、中毒、药物副作用或酒精戒断。癫痫发作可表现为异常运动（如惊厥、通常为自限性的、持续时间短的、有节律的、强直阵挛性身体运动）。大多数患者癫痫发作后会出现意识障碍，且经常出现失忆。围术期癫痫发作时间也可延长，如果癫痫发作时间持续 30 分钟以上，则会进展为难以治疗的癫痫持续状态。癫痫发作会影响气道维持能力和正常通气，导致低氧血症及相关并发症。癫痫发作也可能会导致自主神经功能丧失，导致大小便失禁，并可能导致颅内压升高或脑水肿。

谨慎应用抗癫痫药物（antiepileptic drug，AED）可降低围术期癫痫发作的风险。有近期调整 AED 治疗方案或长期禁食的患者发生围术期癫痫发作的风险增高。仔细监测 AED 血药浓度并给予等效的肠外用药物有助于预防这些患者的癫痫发作。在没有癫痫发作史且从未服用过 AED 的患者，术前开始预防性 AED 治疗尚未证明是有益的。

围术期癫痫发作的治疗包括监测生命体征、心电图、维持气道通畅和通气、防止误吸和建立静脉通道。应间断采血进行血糖（低血糖时应及时处理）、电解质失衡、药物毒性和 AED 血药浓度的检测。应给予 AED 以抑制癫痫发作以防止其进展为癫痫持续状态；如果临床需要，可进行影像学检查（如头部 CT 扫描）。苯二氮䓬类药物是阻止癫痫发作的一线药物，尤其是劳拉西泮或地西泮的静脉注射。如果劳拉西泮不可用或禁用，可采用咪达唑仑肌内注射或苯巴比妥静脉注射。在癫痫发作得到控制并有适当的气道 / 静脉通道后，应完成对潜在诱发原因的检查并进行相应的处理。应进行神经系统检查以寻找神经系统缺陷并评估血液检查结果。对于有新发生的癫痫发作或有新出现的神经系统症状的患者，应进行 CT 或磁共振成像（MRI）等脑影像学检查，以寻找脑肿瘤、卒中或颅内出血。对于酒精戒断患者，应给予葡萄糖和硫胺素。对于长时间的癫痫发作或癫痫持续状态，可给予额外剂量的劳拉西泮或地西泮。如果额外剂量的劳拉西泮也无法控制癫痫发作，应给予额外的 AED（如静脉注射苯妥英、丙戊酸、左乙拉西坦或苯巴比妥）。对于用标准剂量的 AED 难以控制其癫痫持续状态的气管插管患者，在脑电图监测下给予静脉注射麻醉药物，如丙泊酚或硫喷妥钠。此外，还必须考虑 AED 与其他药物之间的相互作用。对于接受持续药物治疗的患者，应逐渐减少 AED 的量。

围术期卒中

原因和临床表现

围术期卒中是指在围术期或术后 30 天内发生的持续 24 小时以上的局灶性脑功能丧失或全脑性脑功能丧失。卒中可导致永久性脑损伤和神经功能缺陷而影响生活质量和死亡率。非心脏、非神经外科手术后卒中的发生率为 0.1% ～ 1.9%。一些外科手术，包括头颈部、颈动脉、心脏瓣膜手术和一些主动脉手术，因发生栓塞的风险较高，故卒中的发生率较高。大多数围术期卒中是在医院发现的，占所有住院卒中的很大一部分。

围术期卒中可以是出血性的，也可以是缺血性的。缺血性卒中更为常见，而出血性卒中占围术期卒中的 1% ～ 4%。出血性卒中是由颅内脑室、脑实质或蛛网膜下腔出血引起的，通常是由控制不佳的高血压、血管畸形、抗凝剂和抗血小板药物引起。因此，合并有控制不佳的高血压、凝血障碍或有已知颅内血管畸形的患者发生出血性卒中的风险增加。缺血性卒中是由于术中或术后发生的脑灌注不良导致脑缺血或脑梗死引起的。栓塞是围术期缺血性卒中导致脑血管阻塞的最常见原因。缺血性卒中也可由颅内血管狭窄或闭塞、脑缺氧、血压降低或低血压、血栓形成、贫血或血液稀释引起。与围术期卒中风险增加的相关因素有很多，包括动脉粥样硬化、心脏栓塞、高凝状态、脑灌注不足、高龄、卒中家族史、肥胖、糖尿病、高血压、吸烟、既往卒中或短暂性脑缺血发作史、红细胞增多症、妊娠、口服避孕药、围术期使用 β 受体阻滞剂、心房颤动、左心房增大、细菌性心内膜炎、缺血性心脏病、心力衰竭和颈动脉狭窄等。

围术期卒中通常发生在术后 7 天内，临床表现为急性神经功能障碍，如运动功能下降或丧失、面部下垂、感觉减退、言语改变或精神状态改变（如谵妄、嗜睡或反应性下降），这些症状可能与镇静和疼痛混淆。这些急性神经功能缺损可能与血压变化、心源性休克、心房颤动或超治疗性抗凝等危险因素暂时相关。

治疗

预防缺血性卒中需要优化脑灌注，降低栓塞风险。降低出血性卒中发生风险的措施包括控制高血压和纠正凝血障碍。正常情况下，稳定的脑灌注通常是通过脑血管的自我调节（即脑血管的收缩和扩张）来维持的。在近期发生过卒中的患者，由于其脑血管的自我调节功能受损，其发生围术期卒中的风险增加。对于这些患者，择期手术应推迟至少 6 ～ 12 个月。如果需要进行急诊手术，则应严密监测、控制血压、术中应用脑电图（EEG）和体感诱发电位监测脑功能。对于有颈动脉杂音的患者，应进行多普勒超声检查以评估患者是否存在颈动脉狭窄，如果有，则应在手术前进行治疗。围术期使用 β 受体阻滞剂会增加卒中风险，但对预防围术期心肌缺血和梗死（PMI）是有益的，因此，应根据具体情况考虑其风险-效益比。应继续使用他汀类药物和阿司匹林治疗。术前应使用抗凝药物，对于血栓栓塞并发症高危患者，应考虑给予过渡性治疗。术后应尽量减少镇静，以减少掩盖并发症的风险。

一旦怀疑发生了围术期卒中，应立即打电话呼叫卒中治疗团队和进行神经系统检查。应检测血糖水平，因为低血糖可引起神经系统症状，低血糖和高血糖均可加重卒中不良结局。应尽快获取基线心电图和心肌肌钙蛋白（Tn）检查结果并进行脑 CT 非造影成像检查，以区分出血性卒中和缺血性卒中。一般管理是确保气道、通气、氧合，预防意识减退患者发生误吸，以及控制血压。在出血性卒中情况下，所有影响凝血功能的药物均应保留，逆转凝血异常，控制血压，咨询神经外科团队。缺血性卒中的治疗具有挑战性，因为大手术后 3 ～ 4.5 小时内的溶栓治疗是一个相对禁忌证，有出血风险。优化血压对恢复脑灌注至关重要，并且对于特定患者应考虑机械取栓。如果开始溶栓治疗，应在 ICU 或卒中病房给予重组组织凝血酶原激活剂（recombinant tissue plasminogen activator，rTPA）。应对患者常规监测 rTPA 相关并发症，包括出血、血管性水肿（用类固醇和抗组胺药治疗）以及转移性颅内出血（即严重头痛、恶心、呕吐、突发性高血压、神经系统检查结果恶化）。如果怀疑有出血性转变，应立即停用 rTPA，纠正凝血功能并进行 CT 扫描。随后对患者进行神经系统检查。卒中患者的常规护理应包括康复干预以减少压疮、预防深静脉血栓（DVT）和筛查抑郁；此外，语言治疗应在开始口服饮食前评估是否有吞咽困难。在这样做是安全的情况下，应尽快给予阿司匹林进行二级预防。对有心律失常的患者应考虑抗凝治疗，以防止发生继发性栓塞事件。应建议患者控制基础疾病（如糖尿病、高血压）和戒烟；如果患者存在冠状动脉疾病，则应服用他汀类药物。

耳鼻喉并发症

鼻出血

鼻出血是由鼻黏膜血管破裂引起。鼻出血可以是自发性的、外伤性的或继发于其他合并症或恶性肿瘤。鼻出血通常很轻微，具有自限性。然而，高血压和（或）凝血障碍可导致持续和严重的鼻出血。鼻出血通常根据发生部位分为前鼻出血和后鼻出血。前鼻出血的主要原因包括手指触碰造成的直接鼻外伤或使用鼻导管造成的医源性损伤（如使用鼻胃管或经鼻气管内插管）。由于鼻中隔前部很容易进入，此处的出血可以通过在软骨性鼻中隔处捏住鼻子进行直接压迫来止血。如果直接压迫不能控制前鼻出血，则应考虑进行填塞和耳鼻喉科会诊。对于严重鼻出血，适当的处理是仔细评估和治疗。保持气道通畅以防误吸很重要；有面部创伤和（或）严重大量出血的患者可能需要气管插管。

当进行前鼻填塞后出血仍持续时，应怀疑是后鼻出血。在有动脉粥样硬化的老年患者中，蝶腭血管出血导致的后鼻出血的发生率较高。目前治疗后鼻出血的方法包括：前后鼻联合填塞，血管造影栓塞术，动脉结扎，以及内镜下电灼术。经典的后鼻填塞方法包括：通过口腔将卷好的纱布或扁桃体填塞物插入鼻后鼻孔，然后通过缝合或使用带有 30 ml 气囊的 Foley 导管将其固定在鼻后鼻孔。然而，使用 Foley 导管导致相关并发症的发生率较高，如压力性坏死、感染、鼻外伤、迷走神经反应、误吸、感染、气道阻塞和缺氧。如果不能通过微创措施控制出血，则需要进行手术探查或动脉栓塞术。如果动脉结扎后出血仍持续，则需要进行内镜下烧灼和（或）药物纠正凝血障碍。在无凝血障碍和动脉结扎失败的情况下，动脉栓塞术可能是控制持续性局部出血的有效方法。

在充分控制出血后，应将注意力转向患者的一般状况。如果出血严重，应注意检查患者的血容量状况和血细胞计数。如果有临床指征，应考虑静脉输液和输血。同样，对于凝血障碍、高血压和其他加重 / 诱发因素也应加以处理。

医源性鼻窦炎

医源性鼻窦炎（nosocomial sinusitis，NS）是危重症患者隐匿性发热的一个潜在原因。门诊鼻窦炎通常有临床明显的症状。相比之下，NS 的症状通常被更严重的疾病所掩盖，更常见的是多种微生物感染。假单胞菌和金黄色葡萄球菌是从 NS 患者分离出的常见病原体。NS 更常见于使用鼻内固定装置（如经鼻气管内导管或鼻胃管）的 ICU 患者，这些装置会阻塞鼻窦口鼻道复合体，导致炎症和鼻窦腔内积液积聚。鼻黏膜的炎症和水肿会降低鼻窦口的通畅性并损害黏膜纤毛的清除力而有利于病原体生长。NS 的其他危险因素包括：格拉斯哥昏迷评分≤ 7 分，使用皮质类固醇，长时间吸氧导致的黏膜层干燥，解剖变异，以及脓毒症导致的上颌窦一氧化氮合成抑制，这些因素可损害黏膜纤毛清除力和上皮灌注。由于缺乏临床体征（如面部疼痛、乏力、发热、脓性流涕），且 ICU“高危”患者往往无法沟通，NS 的诊断通常很困难。对于有不明原因的发热和经鼻气管内插管的患者，应怀疑 NS。

CT 和 MRI 成像是评估鼻窦软组织损伤的敏感影像学检查。提示鼻窦炎的 CT 表现为鼻窦不透明、气液平面、鼻窦壁移位以及黏膜增厚 4 mm 或更多。NS 的治疗包括：使用抗革兰氏阴性杆菌和对金黄色葡萄球菌有效的抗生素，局部减充血剂，移除鼻导管，以及抬高头部等。大多数患者对这些措施有反应，并在 2 ～ 5 天内退热。对于内科治疗无效的患者，可考虑进行功能性内镜鼻窦手术，以解除梗阻、恢复引流和黏液纤毛清除力。NS 的早期发现和治疗很重要，因为延误诊断可能导致呼吸机相关肺炎、脓毒症和危及生命的并发症，如脑膜炎、乳突炎、颅内脓肿和海绵窦血栓形成。

急性听力损失

术后听力损害常常是亚临床表现，很少被报道。它可以是传导性的或感觉神经性的，可以是单侧的或双侧的，也可以是暂时性的或永久性的。特别是对于 ICU 长时间插管的患者，术后更容易因中耳积液、感染和（或）炎症发生传导性听力损失。听骨链损伤的耳科手术可导致听力立即丧失。如果听力在 2 周内没有自行恢复，那么就不太可能恢复了。体外循环手术也可能会导致不可逆的单侧感觉神经性听力损失，这是由内耳微栓塞引起缺血性损害所致。大多数耳毒性药物（利尿剂、抗炎药、氨基糖苷类抗生素和抗肿瘤药物）也有肾毒性，而肾功能受损会进一步加重内耳组织的功能损害和（或）细胞变性，导致双侧听力损失。综合检查的重点在于识别潜在原因，随后的定向治疗可能可以提高听力恢复的可能性。耳镜检查可能可以发现异物、炎症和（或）水肿或鼓膜穿孔。停用刺激性药物后，耳毒性通常会改善；然而，应在接下来的 2 ～ 3 天内监测听力。

腮腺炎

急性化脓性腮腺炎最常见于术后身体虚弱、脱水且口腔卫生不良的患者。缺乏口腔刺激会导致腮腺分泌物减少而促进口腔内细菌逆行感染和腮腺导管阻塞。腮腺炎的临床表现为腮腺突然胀痛。腮腺炎最常见于单侧，可伴有咀嚼疼痛、上覆皮肤红斑以及按摩腮腺时腮腺导管流出脓性分泌物。腮腺炎的治疗包括局部热敷、充分的水合和注射抗生素。腮腺炎的抗菌治疗应覆盖金黄色葡萄球菌和溶血性链球菌。腮腺的感染可通过脓肿破裂进入周围组织而发生局部蔓延，可导致颈深间隙感染。颈深间隙感染是一种严重的并发症，可导致纵隔脓胸、气道损伤、会厌 / 喉水肿和严重的脓毒症，具有较高的死亡率（20% ～ 40%）。如果经过 4 ～ 5 天药物治疗后腮腺炎临床症状仍无改善，应考虑进行引流。由于腮腺有多隔膜分隔，在无局部波动和化脓的情况下超声或 CT 扫描对于发现脓肿是有用的。当使用耳前切口引流时应注意避免面神经损伤。

老年患者与衰弱

卫生保健的改进使老年群体（年龄＞ 65 岁）的人口数量增长了——老年群体是社会中人口数量增长最快的群体。尽管年龄本身并不会增加手术风险或围术期并发症，但老年群体容易因多种原因增加围术期并发症，包括与年龄相关的生理变化、相关的合并症、多重用药和对镇痛药的敏感性增加、营养不良、平衡力和活动能力改变、肌肉减少以及衰弱。有关这一主题的全面概述，读者可参阅美国外科医师协会和美国老年病学会编写的《老年患者最佳管理全美手术质量促进项目（NSQIP）指南》。由于衰弱的老年患者接受手术的风险增加，在此对这一话题进行更详细的讨论。

衰弱是一种生理储备下降的状态，影响多个器官系统，导致肌肉的分解代谢和力量下降（称为肌肉减少症）[49]。衰弱的发生率在女性中高于男性，并随着年龄的增长而增加，在 65 岁以下患者中为 4%，在 85 岁以上患者中为 26%。衰弱通常使用衰弱表型模型进行定义，即存在缓慢、虚弱、疲惫、体重减轻和体力活动低下这五个特征中的三个或三个以上特征即为衰弱。缓慢是通过步态速度来衡量，虚弱是通过测量手握力来衡量，而其他特征则是通过标准问题来衡量。不存在上述五个特征中的任何一个特征的患者为无衰弱患者，存在一个或两个特征的患者被认为是“衰弱前期”患者，存在三个或更多特征的患者被认为是“衰弱”患者。衰弱周期的关键特征是食欲下降、慢性营养不良以及骨骼肌的质量、力量和控制力进行性丧失。Fried 标准有助于识别肌肉减少症，后者与大手术增加的发病率和死亡率相关。不幸的是，衰弱表型模型不能用于识别有认知障碍的患者，认知障碍是衰弱的一个亚型，被定义为身体衰弱和认知障碍并存。虽然衰弱的病理生理特征很复杂，但似乎涉及环境因素、系统性炎症和 DNA 甲基化增加引起的表观遗传学变化的综合作用，这些因素会共同导致肌肉损失和广泛的细胞损伤。由于衰弱患者的手术风险增加，在手术前正确识别、咨询或治疗这些患者非常重要。

衰弱状态（frailty state，FS）患者的特征是身体能力、营养和能量状态、认知能力和整体健康状态的综合下降，这些可能是由缺乏活动、营养不良、疾病、应激或社会心理疾病引起。有慢性疾病和残疾的患者也会出现 FS；合并髋部骨折的老年人是最易发生衰弱的外科患者群体。虽然 FS 的诊断不涉及实验室检查，但三个或三个以上系统出现异常结果是衰弱的一个重要预测指标；为评估合并症情况而进行的实验室检查是有帮助的。FS 对不同器官系统的病理生理影响见表 12.19。

术前 FS 的发生率较高，从 10% 至 46% 不等，这取决于选择的筛查工具、手术和患者特征。与非衰弱患者相比，ICU 中 FS 患者的住院死亡率较高。此外，在血液透析患者中 FS 患者的发病率是非血液透析患者中 FS 患者的 5 ～ 7 倍，并且在心脏大手术后，衰弱患者心力衰竭的发生率高达 75%。FS 已被证明是评估导致术后不良结局的术前危险因素的有力工具，也是术前预测术后 30 天并发症的有力工具。核心肌肉量可预测老年患者大血管手术后的长期死亡率。FS 患者的生理上的异常恶化是胰腺手术后预后的一个重要的独立

表 12.19 衰弱状态对不同器官系统的病理生理影响

内分泌系统	低水平的睾酮、胰岛素样生长因子和维生素 D
免疫系统	免疫功能受损导致淋巴细胞和 CD8 T 细胞水平降低
凝血功能	纤溶酶原激活物抑制剂 -1 降低的促凝状态
肾脏	肾小球滤过率降低，细胞色素 P450 系统活性降低
认知功能	这是围术期联合使用抗胆碱能药物和脑缺氧损伤的结果。手术引起的系统性炎症、释放促炎细胞因子白介素 -1β 和肿瘤坏死因子 -α、激活中枢神经系统小胶质细胞，这些综合起来会进一步释放促炎细胞因子，进而损害乙酰胆碱的合成
心血管系统	心脏自主神经功能障碍导致麻醉后血压不稳定和持续低血压
药物相互作用	苯二氮䓬类、抗组胺类和三环类抗抑郁药等药物可能会增加过度镇静、跌倒和直立性低血压的风险。继续服用这些药物的潜在好处可能大于风险

预测因子。在非常衰弱的患者，轻微的损伤可能就足以导致其术后出现永久性功能衰退；这些患者可受益于手术并发症和术后感染的早期识别和治疗、监测保障充足的水分和营养以及防止病情恶化的早期活动和康复。因此，FS已成为患者术前评估和风险分层的重要组成部分，更早发现并发症可能会降低抢救失败的概率而改善预后。

尽管有强有力的证据表明手术患者的衰弱会导致较差的术后结局，但目前仍然缺乏一种既省时又实用的统一的工具来衡量衰弱。解释术后并发症的高风险可预测潜在的不良结局，给予患者及其家属比较现实的期望。那些极度衰弱的患者在接受旨在改善生活质量的姑息性手术的同时，可能会接受较高的发病率和死亡率风险；然而，尽管这一点已得到大家的广泛认可，但对应该如何衡量FS并未达成共识。

治疗

正常衰老引起的相关变化是无法预防的，但FS是可以预防的。术前检测基线水平衰弱有助于识别有潜在不良结局的高危患者。对这些患者的治疗目标应该是双重的：适当治疗导致FS的疾病，并通过肌肉强化锻炼和改善营养来预防肌肉减少症。运动可以减少炎症标志物，增加肌肉力量。一个针对癌症患者的术前运动干预的综述显示，运动干预使小便失禁发生率、功能性步行能力和心肺功能显著改善[50]。此外，适当的营养、适当治疗慢性疾病、适当的疫苗接种（如肺炎、流感、带状疱疹和破伤风）、提高家庭安全性以预防跌倒以及监测影响日常活动和（或）加剧衰弱的药物（如镇静剂、利尿剂等）均可预防FS。持续的医学监测很重要，有助于快速识别任何可逆转的生理变化。针对潜在的可逆性疾病（包括充血性心力衰竭和慢性肾衰竭）的干预可能有助于减轻甚至逆转衰弱。例如，肾移植可以逆转与终末期肾衰竭相关的衰弱。

建议

预防衰弱相关并发症的建议包括：诚实披露预后信息，给予情感支持、针对患者和家庭的个性化建议，以及核查患者和家属是否理解提供给他们的材料（框12.5）。尤为重要的是，应认识到有关预后的沟通是一个反复进行的过程。关于衰老、衰弱和生命即将结束的艰难讨论需要时间来反思和适应，同时要在期望和现实的希望之间取得平衡。

框 12.5 预防衰弱相关并发症的建议

- 评估肌肉力量、跌倒风险、安全行走能力和日常活动能力
- 根据机构协议启动跌倒预防措施，维护患者安全（例如监测呼吸系统、循环系统和预防损伤）
- 促进最佳生理状态，降低并发症风险
- 评估生命体征、所有系统的情况和疼痛程度
- 给予处方药物（如镇痛药、合并症用药）和免疫接种（如流感、肺炎球菌）
- 评估过去一年的体重减轻情况，如果体重减轻显着，咨询营养师
- 应激事件后的康复（良好的营养和物理治疗）对于预防衰弱状态非常重要
- 评估患者近期的活动能力、情绪、食欲和独立进行日常活动的能力的变化
- 评估患者的焦虑、压力和抑郁程度

主要参考文献

Afshari A，Ageno W，Ahmed A，et al. European Guidelines on perioperative venous thromboembolism prophylaxis：executive summary. *Eur J Anaesthesiol.* 2018；35：77–83.

这是一篇关于围术期静脉血栓预防的欧洲指南的全面总结。

Badrasawi M，Shahar S，Sagap I. Nutritional management in enterocutaneous fistula. What is the evidence？ *Malays J Med Sci.* 2015；22：6–16.

肠外营养、肠内营养或瘘灌肠的早期营养支持在肠外瘘的治疗中起着重要的作用。本文是一篇关于肠外瘘患者的营养评估、蛋白质和热量需求以及喂养途径的现有证据的回顾性综述。

Fleisher LA，Fleischmann KE，Auerbach AD，et al. 2014 ACC/AHA guideline on perioperative cardiovascular evaluation and management of patients undergoing noncardiac surgery：a reportof the American College of Cardiology/American Heart Association Task Force on practice guidelines. *J Am Coll Cardiol.* 2014；64：e77–e13

本文总结了美国心脏病学会和美国心脏协会关于接受非心脏手术的有基础心脏病患者的管理指南。

Gentilello LM. Advances in the management of hypothermia. Surg Clin North Am. 1995；75：243–256.

术后恢复正常体温可降低手术死亡率、出血量、液体需求量、器官衰竭发生率和重症监护病房的停留时间。这篇重要的文章描述了低温对凝血的影响，并讨论了各种被动和主动复温技术。

Gribovskaja–Rupp I，Melton GB. Enterocutaneous fistula：proven strategies and updates. *Clin Colon Rectal Surg*. 2016；29：130–137.

本文概述了当前肠瘘的分类系统，并对肠外瘘的治疗进行了深入回顾，包括液体和营养管理、伤口护理、非手术治疗、手术时机等。

Harrell BR，Miller S. Abdominal compartment syndrome as a complication of fluid resuscitation. *Nurs Clin North Am*. 2017；52：331–338.

这篇重要文章详细介绍了腹腔内高压和腹腔间隔室综合征的病理生理特征，并提供了内科和外科治疗这些并发症的指南。

Harvin JA，Mims MM，Duchesne JC，et al. Chasing 100%：the use of hypertonic saline to improve early，primary fascial closure after damage control laparotomy. *J Trauma Acute Care Surg*. 2013；74：426–430；discussion 431–422

损伤控制性剖腹术后早期筋膜闭合与减少感染以及伤口和肺部并发症有关。本文是一篇对单一中心采用高渗盐水复苏促进早期筋膜闭合的回顾性综述。

Kann BR. Early stomal complications. *Clin Colon Rectal Surg*. 2008；21：23–30

术后早期造口相关并发症对患者的预后有显著的经济和心理影响。这篇综述性文章具有高度相关性，因为它概述了早期并发症及其致病因素、治疗方案和预防策略。

Kristensen SD，Knuuti J，Saraste A，et al. 2014 ESC/ESA guidelines on non–cardiac surgery：cardiovascular assessment and management：the Joint Task Force on Non–Cardiac、Surgery：cardiovascular assessment and management of the、European Society of Cardiology（ESC）and the European Society of Anaesthesiology（ESA）. *Eur Heart J*. 2014；35：2383–2431.

本文描述了心脏状况的评估和围术期管理，这些是非心脏手术并发症的潜在来源。

Practice guidelines for preoperative fasting and the use ofpharmacologic agents to reduce the risk of pulmonary aspiration：application to healthy patients undergoing elective procedures：an updated report by the American Society of Anesthesiologists Committee on Standards and Practice Parameters. *Anesthesiology*. 2011；114：495–511

美国麻醉医师协会标准和实践参数委员会为术前预防吸入性肺炎提供了建议。

Singh F，Newton RU，Galvao DA，et al. A systematic review of pre–surgical exercise intervention studies with cancer patients. *Surg Oncol*. 2013；22：92–104.

这篇系统性综述强调了术前运动调节能减少癌症患者手术后的衰弱并发症。

（2018）. Global Guidelines for the Prevention of Surgical Site Infection. Geneva. World Health Organization. Retrieved May 5，2019，from https：//www.who.int/infection–prevention/publications/ssi–prevention–guidelines/en/

这篇文章总结了目前的多国证据，重点介绍了手术部位感染的预防和术前、术中和术后干预的建议。

参考文献

1. Douketis JD, Johnson JA, Turpie AG. Low-molecular-weight heparin as bridging anticoagulation during interruption of warfarin: assessment of a standardized periprocedural anticoagulation regimen. *Arch Intern Med.* 2004;164:1319–1326.
2. Deerenberg EB, Harlaar JJ, Steyerberg EW, et al. Small bites versus large bites for closure of abdominal midline incisions (STITCH): a double-blind, multicentre, randomised controlled trial. *Lancet.* 2015;386:1254–1260.
3. Heller L, Levin SL, Butler CE. Management of abdominal wound dehiscence using vacuum assisted closure in patients with compromised healing. *Am J Surg.* 2006;191:165–172.
4. Umscheid CA, Mitchell MD, Doshi JA, et al. Estimating the proportion of healthcare-associated infections that are reasonably preventable and the related mortality and costs. *Infect Control Hosp Epidemiol.* 2011;32:101–114.
5. *Global Guidelines for the Prevention of Surgical Site Infection.* Geneva: World Health Organization; 2018. https://www.who.int/infection-prevention/publications/ssi-prevention-guidelines/en/. Accessed May 5, 2019.
6. Gentilello LM. Advances in the management of hypothermia. *Surg Clin North Am.* 1995;75:243–256.
7. Rosenberg H, Pollock N, Schiemann A, et al. Malignant hyperthermia: a review. *Orphanet J Rare Dis.* 2015;10:93.
8. Jaffer U, Wade RG, Gourlay T. Cytokines in the systemic inflammatory response syndrome: a review. *HSR Proc Intensive Care Cardiovasc Anesth.* 2010;2:161–175.
9. Gahlot R, Nigam C, Kumar V, et al. Catheter-related bloodstream infections. *Int J Crit Illn Inj Sci.* 2014;4:162–167.
10. Prescott HC, O'Brien JM. Prevention of ventilator-associated pneumonia in adults. *F1000 Med Rep.* 2010;2.
11. Practice guidelines for preoperative fasting and the use of pharmacologic agents to reduce the risk of pulmonary aspiration: application to healthy patients undergoing elective procedures: an updated report by the American Society of Anesthesiologists Committee on Standards and Practice Parameters. *Anesthesiology.* 2011;114:495–511.
12. Algie CM, Mahar RK, Tan HB, et al. Effectiveness and risks of cricoid pressure during rapid sequence induction for endotracheal intubation. *Cochrane Database Syst Rev.* 2015:CD011656.
13. Ranieri VM, Rubenfeld GD, Thompson BT, et al. Acute respiratory distress syndrome: the Berlin definition. *JAMA.* 2012;307:2526–2533.
14. Young D, Lamb SE, Shah S, et al. High-frequency oscillation for acute respiratory distress syndrome. *N Engl J Med.* 2013;368:806–813.
15. Heit JA, O'Fallon WM, Petterson TM, et al. Relative impact of risk factors for deep vein thrombosis and pulmonary embolism: a population-based study. *Arch Intern Med.* 2002;162:1245–1248.
16. Giannitsis E, Katus HA. Biomarkers for clinical decision-making in the management of pulmonary embolism. *Clin Chem.* 2017;63:91–100.
17. Devereaux PJ, Xavier D, Pogue J, et al. Characteristics and short-term prognosis of perioperative myocardial infarction in patients undergoing noncardiac surgery: a cohort study. *Ann Intern Med.* 2011;154:523–528.
18. Botto F, Alonso-Coello P, Chan MT, et al. Myocardial injury after noncardiac surgery: a large, international, prospective cohort study establishing diagnostic criteria, characteristics, predictors, and 30-day outcomes. *Anesthesiology.* 2014;120:564–578.
19. Royo MB, Fleisher LA. Chasing myocardial outcomes: perioperative myocardial infarction and cardiac troponin. *Can J Anaesth.* 2016;63:227–232.
20. Fleisher LA, Fleischmann KE, Auerbach AD, et al. 2014 ACC/AHA guideline on perioperative cardiovascular evaluation and management of patients undergoing noncardiac surgery: a report of the American College of Cardiology/American Heart Association Task Force on practice guidelines. *J Am Coll Cardiol.* 2014;64:e77–e137.
21. Kristensen SD, Knuuti J, Saraste A, et al. 2014 ESC/ESA guidelines on non-cardiac surgery: cardiovascular assessment and management: the Joint Task Force on Non-Cardiac Surgery: cardiovascular assessment and management of the European Society of Cardiology (ESC) and the European Society of Anaesthesiology (ESA). *Eur Heart J.* 2014;35:2383–2431.
22. Wijeysundera DN, Duncan D, Nkonde-Price C, et al. Perioperative beta blockade in noncardiac surgery: a systematic review for the 2014 ACC/AHA guideline on perioperative cardiovascular evaluation and management of patients undergoing noncardiac surgery: a report of the American College of Cardiology/American Heart Association Task Force on Practice Guidelines. *Circulation.* 2014;130:2246–2264.
23. van Waes JA, Nathoe HM, de Graaff JC, et al. Myocardial injury after noncardiac surgery and its association with short-term mortality. *Circulation.* 2013;127:2264–2271.
24. Fleisher LA. Preoperative evaluation of the patient with hypertension. *JAMA.* 2002;287:2043–2046.
25. Roshanov PS, Rochwerg B, Patel A, et al. Withholding versus continuing angiotensin-converting enzyme inhibitors or angiotensin II receptor blockers before noncardiac surgery: an analysis of the vascular events in noncardiac surgery patients cohort evaluation prospective cohort. *Anesthesiology.* 2017;126:16–27.
26. January CT, Wann LS, Alpert JS, et al. 2014 AHA/ACC/HRS guideline for the management of patients with atrial fibrillation: executive summary: a report of the American College of Cardiology/American Heart Association Task Force on practice guidelines and the Heart Rhythm Society. *Circulation.* 2014;130:2071–2104.
27. Hammill BG, Curtis LH, Bennett-Guerrero E, et al. Impact of heart failure on patients undergoing major noncardiac surgery. *Anesthesiology.* 2008;108:559–567.
28. Rodseth RN, Lurati Buse GA, Bolliger D, et al. The predictive ability of pre-operative B-type natriuretic peptide in vascular patients for major adverse cardiac events: an individual patient data meta-analysis. *J Am Coll Cardiol.* 2011;58:522–529.
29. Afazel MR, Jalali E, Sadat Z, et al. Comparing the effects of hot pack and lukewarm-water-soaked gauze on postoperative urinary retention; a randomized controlled clinical trial. *Nurs Midwifery Stud.* 2014;3:e24606.
30. Burch HB, Wartofsky L. Life-threatening thyrotoxicosis. Thyroid storm. *Endocrinol Metab Clin North Am.* 1993;22:263–277.
31. Vather R, O'Grady G, Bissett IP, et al. Postoperative ileus: mechanisms and future directions for research. *Clin Exp Pharmacol Physiol.* 2014;41:358–370.
32. Harrell BR, Miller S. Abdominal compartment syndrome as

a complication of fluid resuscitation. *Nurs Clin North Am.* 2017;52:331–338.
33. Harvin JA, Mims MM, Duchesne JC, et al. Chasing 100%: the use of hypertonic saline to improve early, primary fascial closure after damage control laparotomy. *J Trauma Acute Care Surg.* 2013;74:426–430; discussion 431–422.
34. Kann BR. Early stomal complications. *Clin Colon Rectal Surg.* 2008;21:23–30.
35. Alvey B, Beck DE. Peristomal dermatology. *Clin Colon Rectal Surg.* 2008;21:41–44.
36. Strong SA. The difficult stoma: challenges and strategies. *Clin Colon Rectal Surg.* 2016;29:152–159.
37. Kwiatt M, Kawata M. Avoidance and management of stomal complications. *Clin Colon Rectal Surg.* 2013;26:112–121.
38. Stylinski R, Alzubedi A, Rudzki S. Parastomal hernia—current knowledge and treatment. *Wideochir Inne Tech Maloinwazyjne.* 2018;13:1–8.
39. McDonald LC, Gerding DN, Johnson S, et al. Clinical practice guidelines for *Clostridium difficile* infection in adults and children: 2017 update by the Infectious Diseases Society of America (IDSA) and Society for Healthcare Epidemiology of America (SHEA). *Clin Infect Dis.* 2018;66:987–994.
40. Shogan BD, Belogortseva N, Luong PM, et al. Collagen degradation and MMP9 activation by *Enterococcus faecalis* contribute to intestinal anastomotic leak. *Sci Transl Med.* 2015;7: 286ra268.
41. Thompson SK, Chang EY, Jobe BA. Clinical review: healing in gastrointestinal anastomoses, part I. *Microsurgery.* 2006;26:131–136.
42. Akkouche A, Sideris L, Leblanc G, et al. Complications after colorectal anastomosis in a patient with metastatic rectal cancer treated with systemic chemotherapy and bevacizumab. *Can J Surg.* 2008;51:E52–E53.
43. Gravante G, Caruso R, Andreani SM, et al. Mechanical bowel preparation for colorectal surgery: a meta-analysis on abdominal and systemic complications on almost 5,000 patients. *Int J Colorectal Dis.* 2008;23:1145–1150.
44. Gribovskaja-Rupp I, Melton GB. Enterocutaneous fistula: proven strategies and updates. *Clin Colon Rectal Surg.* 2016;29:130–137.
45. Badrasawi M, Shahar S, Sagap I. Nutritional management in enterocutaneous fistula. What is the evidence? *Malays J Med Sci.* 2015;22:6–16.
46. Bassi C, Marchegiani G, Dervenis C, et al. The 2016 update of the International Study Group (ISGPS) definition and grading of postoperative pancreatic fistula: 11 years after. *Surgery.* 2017;161:584–591.
47. Barreto SG, Shukla PJ. Different types of pancreatico-enteric anastomosis. *Transl Gastroenterol Hepatol.* 2017;2:89.
48. Strasberg SM, Hertl M, Soper NJ. An analysis of the problem of biliary injury during laparoscopic cholecystectomy. *J Am Coll Surg.* 1995;180:101–125.
49. Xue QL. The frailty syndrome: definition and natural history. *Clin Geriatr Med.* 2011;27:1–15.
50. Singh F, Newton RU, Galvao DA, et al. A systematic review of pre-surgical exercise intervention studies with cancer patients. *Surg Oncol.* 2013;22:92–104.

第 13 章

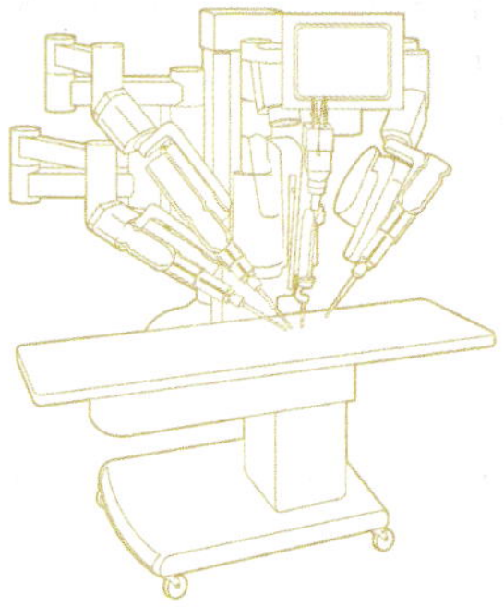

老年患者的手术

Vanita Ahuja 和 Ronnie A. Rosenthal 原著
万文涛 译 韩 辉 审校

章目录

在过去的几十年里，预期寿命显著增加。如今，65 岁女性的平均预期寿命有望增加 20.6 岁，几乎是 1900 年女性平均寿命的 2 倍；80 岁女性的平均预期寿命的增加有望接近 9.8 岁（表 13.1）[1]。随着预期寿命的增加，患有在过去几十年中可能会导致死亡的疾病和慢性疾病的老年患者人口也在增加。目前，超过 75% 的 65 岁以上的老年人至少患有一种慢性疾病，20% 的美国老年人医疗保险（Medicare）参保人患有 5 种或 5 种以上的慢性疾病。许多此类疾病和慢性疾病，如癌症、退行性关节疾病、冠状动脉疾病和视力障碍，都可选择手术作为治疗流程的一部分。目前，占美国人口 15% 的 65 岁及以上人群的外科手术占全美外科手术的 40%。

从 2012 年开始，每天都有近 1 万名美国人迈入 65 岁。在未来几十年里，随着婴儿潮一代（1946—1964 年出生）的 7800 万人逐步步入 65 岁，美国人口将快速老龄化（图 13.1）[2]。预计到 2030 年，1/5 的人口将超过 65 岁；到 2050 年，将有近 2000 万人超过 85 岁。与前几代老年人不同，婴儿潮时期出生

表 13.1 不同年龄老年人的预期寿命（岁）

年龄（岁）	所有种族	
	男性	女性
65	17.9	20.6
70	14.4	16.6
75	11.2	12.9
80	8.3	9.8
85	5.9	7.0
90	4.1	4.8
95	2.8	3.3
100	2.0	2.3

From Ortman JM，Velkoff VA，Hogan H. An aging nation：the older population in the United States. Current Populations Reports. Washington，DC：U.S. Census Bureau；2014；P25-1140.

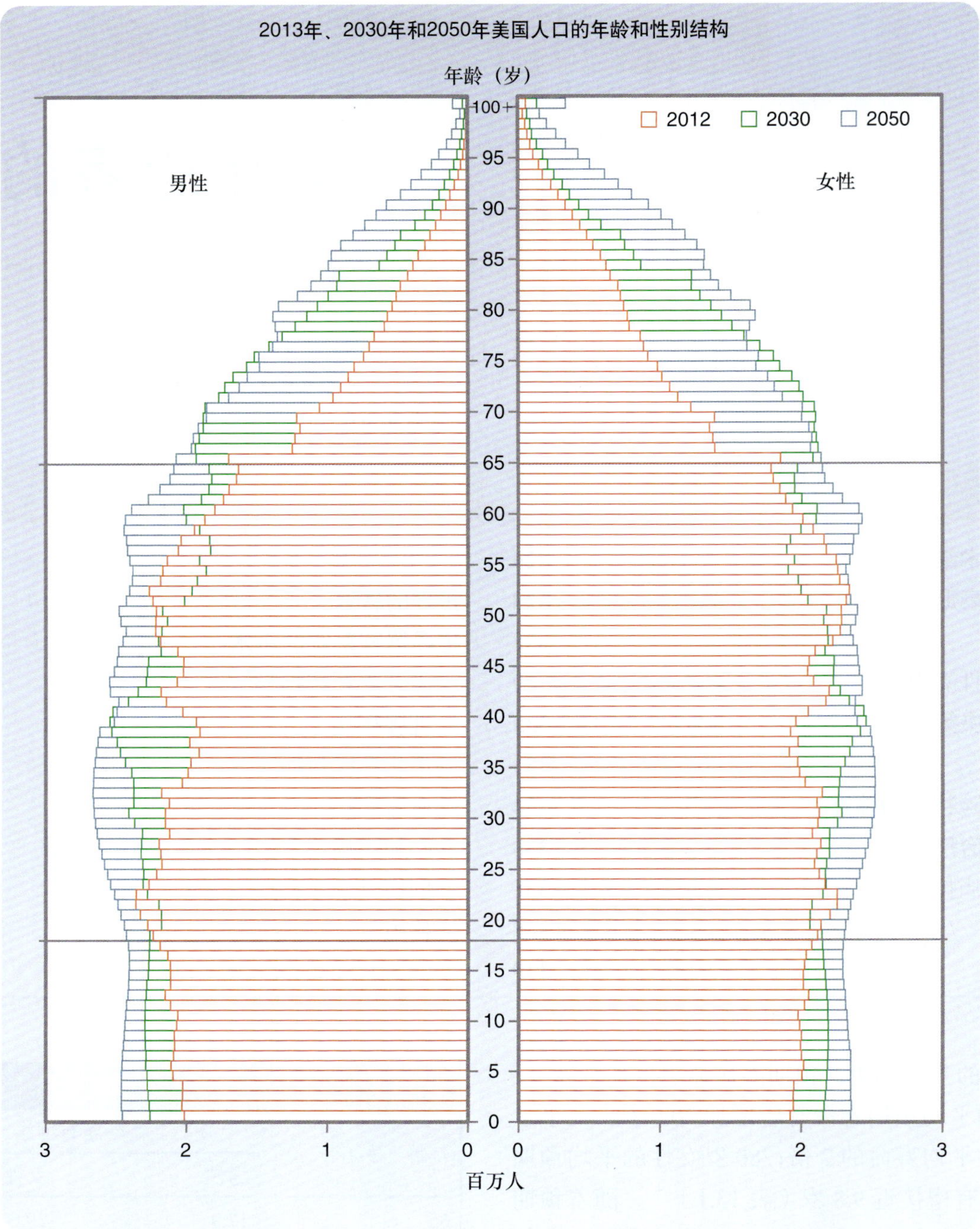

图 13.1 2013 年、2030 年和 2050 年美国婴儿潮一代及其后代的老龄化（From Ortman JM，Velkoff VA，Hogan H. An aging nation：the older population in the United States. Current Populations Reports. Washington，DC：U.S. Census Bureau；2014：P25-1140.）

的老年人期望在退休后的很长时间能够保持活跃和独立。如果不开发出增加供应和改善交付的新方法，对外科治疗的需求很可能会压倒整个系统。

老年人的手术结果

毫无疑问，年龄的增长似乎对手术结果有负面影响。以前的小型或单一机构研究表明，即使是最复杂的手术，如胰腺癌的 Whipple 切除术，在老年和年轻患者中也有类似的结果。这些研究可能存在选择偏差，因为只有最适合的老年患者才能接受手术。最近的大型数据库研究表明，即使在调整了共病条件后，重大胃肠道疾病的手术死亡率也随着年龄的增长而明显增加。在老年人中，食管切除术或胰腺切除术等高风险手术的死亡率可能是年轻人类似手术死亡率的 2 ～ 3 倍。然而，现在已有多项研究证实，患者的年龄本身并不是不良结果的主要预测因素。现在人们普遍认为衰弱而不是实际年龄是传统手术结果的最重要预测因素。

大多数关于老年人和年轻人手术结果的研究关注的是 30 天死亡率和 30 天并发症，如肺炎和手术部位感染。

美国外科医师协会国家手术质量促进项目（ACS NSQIP）手术风险计算器是一个预测这些结果的可能性的非常有用的工具[3]。术前，可以将个体患者和手术危险因素输入 NSQIP 模型并计算该个体出现各种传统结果的比率。这些信息可以用来帮助制定共同决策。然而，与老年人更相关的其他结果，如认知能力下降、功能减退和独立性丧失，却很少被测量。在一项探索重症成年人的治疗偏好的研究中，与有认知或功能下降的患者相比，有死亡可能性的患者更愿意接受治疗（图 13.2）。

不幸的是，由于很少收集关于手术对认知或功能影响的数据，很难就这些影响的可能性向老年人提出建议。为了满足提供此类数据的需求，2014 年，NSQIP 开展了一项新的与 23 家志愿医院合作的老年人研究，收集了与老年人更相关的新的风险和结果变量[4]。这些变量涵盖了治疗、认知、活动和功能目标（图 13.3）。使用这些数据，NSQIP 能够为参与者提供术后谵妄和功能下降的基准率[5]。这些数据还被用于创建老年人风险计算器，首次能够为老年人提供与他们更相关的结果可能性的一些信息[6]。

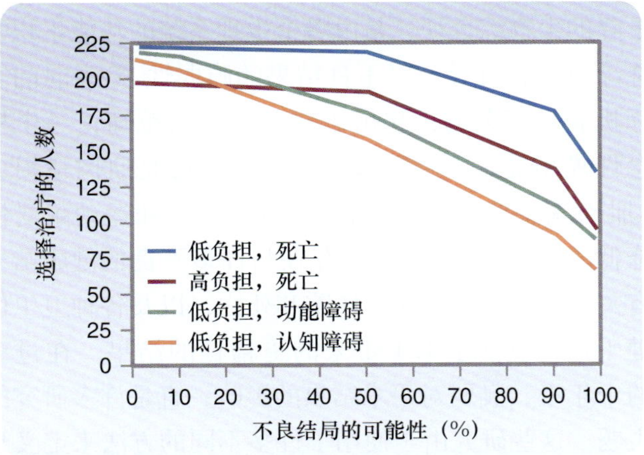

图 13.2 即使死亡风险很高（高达 50%），许多患者也愿意接受高或低负担的治疗。然而，即使认知或功能下降的风险很小，愿意接受低负担治疗的患者数量也会急剧下降（From Fried TR，Bradley EH，Towle VR，et al. Understanding the treatment preferences of seriously ill patients. N Engl J Med. 2002；346：1061-1066.）

除了老年人手术结果之间的差异，美国老年人医疗保险（Medicare）患者的手术死亡率也有很大的差异，这取决于他们接受治疗的医院。在表现最好的医院和表现最差的医院之间，死亡率可能相差 3 倍之多。在老年人中接受外科治疗的比率也有很大差异。在一项关于临终患者手术率的研究中，31.9% 的死亡患者在上一年做过手术，18.3% 的死亡患者在上个月做过手术。这项研究中最引人注目的是这种手术率在美国各州的差异，在印第安纳州加里市，这种手术率为 34.4%，而在夏威夷，患者在生命的最后一年接受了手术的手术率只有 11.2%。其他研究表明，来自高支出和低支出地区的美国老年人医疗保险患者在临终前的偏好上没有差异。因此，患者的偏好不太可能解释手术率的差异。然而，很明显，这种差异表明，对老年人和接近生命终点的人缺乏标准的手术治疗方法。

为了满足为老年人提供更规范的手术治疗的需要，ACS 与 John A. Hartford 基金会合作成立了老年

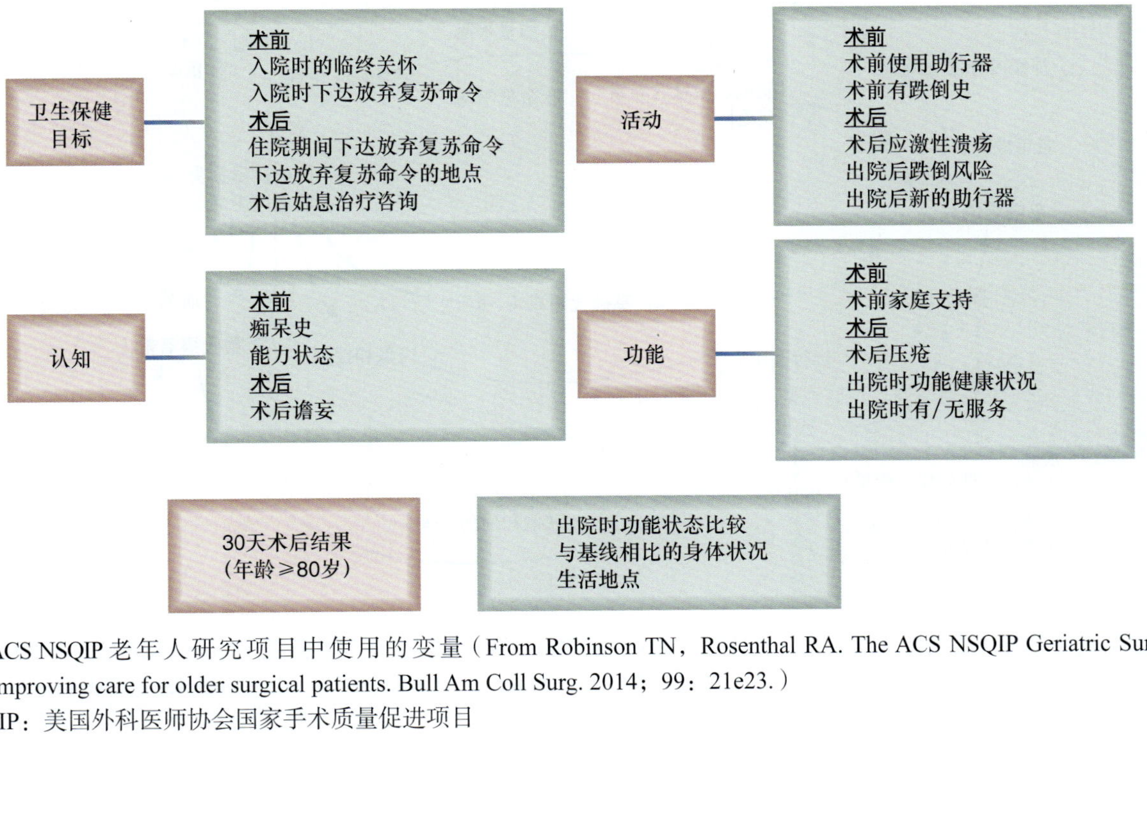

图 13.3 ACS NSQIP 老年人研究项目中使用的变量（From Robinson TN，Rosenthal RA. The ACS NSQIP Geriatric Surgery Pilot Project：improving care for older surgical patients. Bull Am Coll Surg. 2014；99：21e23.）
ACS NSQIP：美国外科医师协会国家手术质量促进项目

外科手术质量联盟。该联盟由近 60 个主要国家和区域组织组成，他们代表患者和家庭宣传团体、监管机构和保险公司、许多专业的外科医生、老年病医生和其他专科医生、护士、社会工作者和其他卫生专业人员。在 4 年的时间里，该联盟共同制定了一套 30 个基于证据和共识的标准，形成了 ACS 老年外科验证计划的基础。就像在创伤、肥胖病学、癌症和儿科领域一样，这个 ACS 质量计划希望通过提供一个以患者为中心、跨学科和嵌入医院职能的一致治疗框架来改善老年人手术治疗的结果，参见 https://www.facs.org/quality-programs/geriatric-surgery。

要改善老年人的手术结果，需要所有参与治疗的人都了解老年人治疗的内在差异。以下部分描述了衰老的生理变化，这些变化会使老年人在经受手术和疾病的压力时更容易出现不良结果；回顾了当前评估和解决这些衰弱问题的建议，以确保接受的外科治疗与个体卫生保健目标一致；并回顾了目前一些最常见的与衰老相关的外科疾病的治疗方法。

衰弱和生理衰退

随着年龄的增长，所有器官系统的生理功能都在下降，但这种下降的幅度因器官和个体不同而不同。在过去的几十年里，人们进行了大量研究，以确定直接归因于衰老的器官功能的具体变化。这项任务从本质上来说是困难的，因为衰老还伴随着对疾病脆弱性的增加。通常很难确定观察到的功能下降是继发于衰老本身还是继发于与衰老相关的疾病。然而，总体效果还是一样的——在老年患者的卫生服务中，误差幅度要小得多。

衰弱

衰弱被定义为“一种储备减少和对压力的抵抗力下降的生物综合征，是由多个生理系统的功能累积下降导致的，可导致对不良结果的脆弱性。”衰弱的实际机制是复杂的，超出了本章讨论的范畴；一个概念性模型显示，这种虚弱状态的特征是肌肉量损失（肌肉减少症）、慢性营养不良、虚弱和运动耐受性降低（图 13.4）。衰弱的存在与许多不良的健康结果有关，如跌倒、残疾、住院和死亡，以及各种卫生保健干预（包括手术）带来的更糟糕的结果。在过去的十年里，衰弱对手术结果的影响一直是许多研究的主题。这些研究由于使用了许多不同的方法来定义衰弱个体的特征而变得复杂；然而，它们对衰弱与更糟

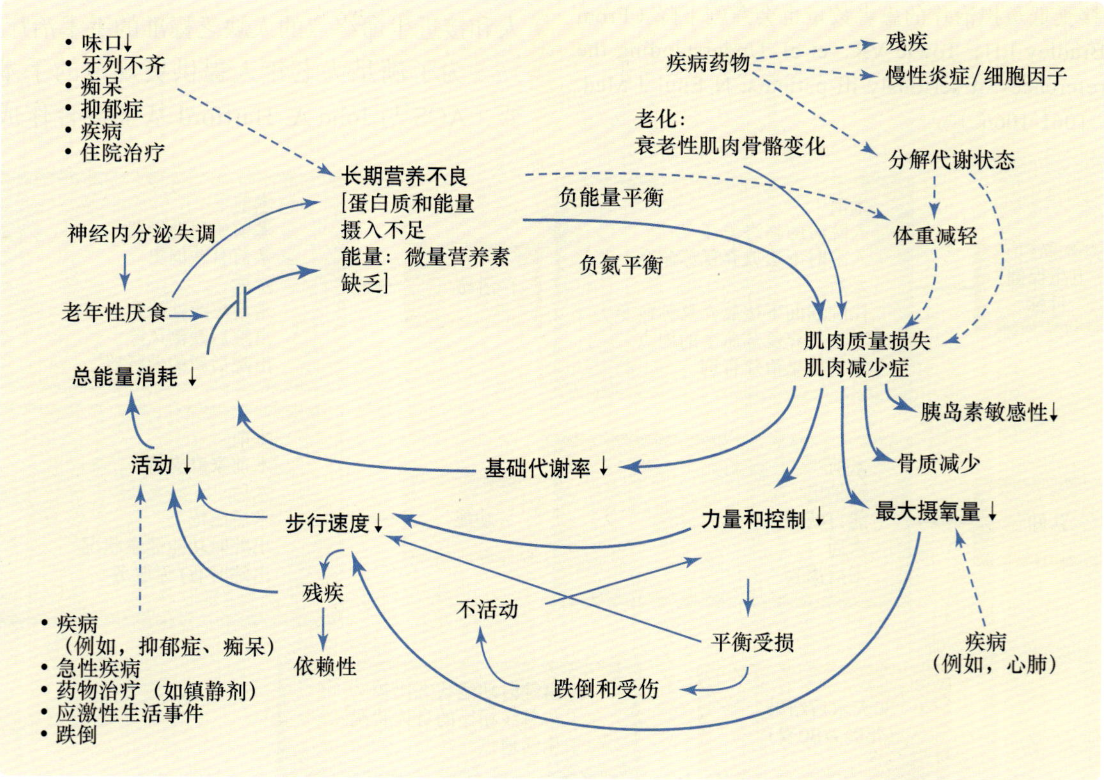

图 13.4 衰弱周期的特征是慢性营养不良、瘦肌肉量减少（肌肉减少症）和运动耐受性降低（From Fried LP，Walston J. Frailty and failure to thrive. In：Hazzard WR，Blass JP，Ettinger WH Jr，Halter JB，Ouslander J，eds. Principles of Geriatric Medicine and Gerontology. 4th ed. New York：McGraw Hill；1998：1387-1402.）

糕的结果有关的结论是相同的[7]。

Fried 衰弱表型[8]是最广泛使用的描述衰弱的方法。它通过五个特征来定义衰弱的表型：体重减轻、握力弱、自我报告的疲惫、行走速度慢和能量消耗低。根据这一定义，已发现接受择期手术的衰弱患者有更多的术后并发症、更长的住院时间以及出院后更频繁地去到家庭以外的生活地点。

描述衰弱的另一种方法是多因素模型，后者包括认知和情绪、功能、营养不良、慢性疾病和老年综合征的测量[9]。使用该模型的因素（认知、日常生活活动、低血清白蛋白、贫血、共病和跌倒）发现，手术后需要在重症监护室（ICU）停留的衰弱患者术后 6 个月的死亡率较高。

已有许多种工具可以衡量衰弱。Edmonton 衰弱量表是一个涵盖许多衰弱问题的问卷，可由诊室中的支持人员进行问卷调查。这个问卷可以在术前确定不同领域的特定缺陷，从而可以规划旨在解决特定缺陷的干预措施。还有其他简单的衡量衰弱的方法，也容易在诊室进行测试，如起立行走测试、步态速度测量和简化的衰弱指数评估，后者包括体重减轻、低能量水平、不使用手臂就无法连续五次从椅子上站起来。根据大型数据集的数据衡量衰弱程度的其他方法包括风险分析指数和几个其他基于行政索赔的工具[10]。

不管用什么方法来识别衰弱，这种老年综合征的存在现在已被广泛认为是不良手术结果的重要危险因素。虽然衰弱在手术准备过程中不能逆转，但识别导致衰弱风险增加的各种因素（如慢性营养不良和行动不便）有助于指导术前准备计划和术后管理计划，这些可能有助于降低风险。

器官特异性衰退

心血管系统

在美国男性和女性中，心血管疾病都是死亡的主要原因。在心血管疾病死亡患者中，83% 是 65 岁以上的老年人。在老年人术后并发症中，心脏事件占很大一部分，可归因于随着年龄的增长而发生的疾病以及心脏结构和功能的变化（框 13.1）。了解这些变化对于指导老年人的术后管理非常重要。

随着年龄的增长，心肌、心脏传导通路、瓣膜、心脏血管系统和大血管的形态会发生改变。随着胶原蛋白和弹性蛋白含量的增加，心肌细胞的数量减少，心肌各部的纤维化和心室的顺应性整体下降。窦房结中几乎 90% 的自主组织被脂肪和结缔组织取代，纤维化干扰窦内束和 His 束的传导。这些变化可导致病态窦房结综合征、房性心律失常和束支传导阻滞的高发病率。主动脉瓣硬化和钙化很常见，但通常没有功能意义。所有四个瓣膜环的进行性扩张可能是健康老年人多瓣膜反流的原因。最后，冠状动脉和大血管的硬度逐渐增加，扩张性逐渐降低。外周血管的变化可导致收缩压升高，心室排空阻力增加，以及心室肥厚时心肌细胞失代偿。

框 13.1　心血管随着年龄增长的主要变化

- 肌细胞数量减少
- 传导通路纤维化伴心律失常加重
- 心室和动脉顺应性降低（后负荷增加）
- 对 β 肾上腺素能的反应降低
- 对前负荷的依赖性增加（包括心房搏动）
- 舒张功能不全加重
- 心肌缺血加重

这些变化的直接功能影响很难准确评估，因为与年龄相关的身体组成、代谢率、一般健康状况和基础疾病的变化都会影响心脏功能。现在人们普遍认为，随着年龄的增长，心脏收缩功能保存较好。尽管流出道硬化增加了后负荷，但心输出量和射血分数维持不变。然而，在运动中保持心输出量的机制有些不同。在年轻人中，输出量是通过响应 β 肾上腺素能刺激增加心率来维持。随着年龄的增长，心脏对儿茶酚胺的反应变弱，这可能是由于受体功能下降所致。因此，老化的心脏维持心输出量不是通过增加心率而是通过增加心室充盈（前负荷）。由于对前负荷的依赖，即使轻微的低血容量也会导致心脏功能的严重损害。

然而，舒张功能更依赖于舒张而不是收缩，会受衰老的影响。在 80 岁以上的患者中，多达 50% 的心力衰竭是由舒张功能障碍引起的。心肌舒张更依赖能量，因此比收缩需要更多的氧气。随着年龄的增长，氧分压逐渐降低。因此，即使是轻微的低氧血症也会导致舒张期延长、舒张压升高和肺充血。由于早期舒张期充盈受损，前负荷的维持更加依赖心房搏动。失去心房对前负荷的贡献会导致心脏功能的进一步损害。

同样重要的是要记住，老年人心脏病的表现可能是非特异性的和非典型的。虽然胸痛仍然是心肌梗死最常见的症状，但多达 40% 的老年患者会出现非典型症状，如气短、晕厥、急性意识障碍或卒中。

衰老也会损害血管功能，导致心血管疾病。血管功能障碍可由以下原因导致：①氧化应激增强；②一氧化氮生物利用度降低，由一氧化氮合成减少和（或）一氧化氮清除增加引起；③血管收缩 / 血管舒张因子的生成失衡；④低级别促炎环境；⑤血管生成受损；⑥内皮细胞衰老。血管平滑肌衰老过程的特征是：①复制潜能改变；②细胞表型改变；③对收缩和舒张介质的反应改变；④细胞内信号传导功能改变。系统性动脉高血压是一种年龄依赖性疾病，几乎一半的老年人患有高血压。在老年人中建议治疗高血压。改变生活方式、自然疗法和激素替代疗法在初期阶段是有用的，可以作为药物治疗的辅助手段，但尚需来自这一群体临床试验的证据。由于所有降压药都能降低老年人的血压，治疗应基于这些药物的潜在副作用和药物相互作用。

呼吸系统

慢性下呼吸道疾病是仅次于心脏病、癌症和卒中的第四大死亡原因。呼吸系统问题是老年患者最常见的术后并发症（框 13.2）。与疾病和年龄相关的肺结构和功能的变化都是造成这种脆弱性的原因[9]。

随着年龄的增长，呼吸系统功能下降，这是由于胸壁和肺的变化所致。胸壁顺应性降低继发于脊柱后凸引起的结构改变并可因椎体塌陷而加剧。肋软骨钙化和肋间肌挛缩可导致肋骨活动度下降。由于呼吸肌的力量逐渐减弱，最大吸气量和呼气量减少了 50%。

在肺中，由于弹性损失，肺泡顺应性增加，小气道塌陷，随后肺泡通气不均匀，空气滞留。肺泡通气不均匀可导致通气–灌注不匹配，进而导致动脉氧压力每年下降 0.3 ～ 0.4 mmHg。二氧化碳（CO_2）分压没有变化，尽管无效腔增加了。这在一定程度上可能是由于基础代谢率下降导致的二氧化碳产量下降所致。空气滞留也会导致残气量或最大呼气后的残气量增加。

框 13.2 呼吸系统随着年龄增长的主要变化

- 胸壁顺应性下降
- 最大吸气和呼气量下降
- 肺弹性下降（小气道萎陷）
- 通气–灌注不匹配
- PaO_2 下降，$PaCO_2$ 无变化
- FVC 和 FEV_1 下降
- 呼吸肌对低氧血症和高碳酸血症的反应下降
- 正常气道保护机制下降（误吸风险增加）

FEV_1：1 秒内用力呼气量；FVC：用力肺活量；$PaCO_2$：动脉二氧化碳分压；PaO_2：动脉血氧分压。

小气道失去支持也会导致用力呼气时塌陷，由此会限制动态肺容量和流速。用力肺活量每年减少 14 ～ 30 ml，1 秒用力呼气量每年减少 23 ～ 32 ml（在男性）。肺弹性向内反冲力的丧失的整体影响在一定程度上与胸壁向外的力量的下降是平衡的。因此，总肺容量保持不变，只有静息肺容量或功能残气量轻度增加。因为总肺容量保持不变，残气量的增加可导致肺活量减少。

对通气的控制也受老龄化的影响。对缺氧和高碳酸血症的通气反应分别下降 50% 和 40%。这种下降的确切机制尚不清楚，但可能是由外周或中枢神经系统水平的化学受体功能下降导致的。

除了这些内在变化之外，肺功能还受呼吸系统保护，可使肺免受环境伤害和感染能力改变的影响。通过黏液纤毛从肺中清除颗粒的能力减弱，这与纤毛的功能障碍有关。随着年龄的增长，免疫系统会发生许多复杂的变化，会使感染的易感性增加，固有免疫系统和适应性免疫系统的免疫反应都会下降。

吞咽功能的几个组成部分的能力也会下降。继发于神经功能障碍的咳嗽反射丧失，加上吞咽功能障碍，可能会导致误吸。老年人肺炎的发病率和严重程度的增加归因于这些因素以及革兰氏阴性菌在口咽部定植的发生率的增加。这种定植与共病和老年患者的日常生活活动能力密切相关。这一事实支持功能能力是评估老年患者肺炎风险的一个关键因素的观点。

肾脏系统

大约 25% 的 70 岁及以上的美国人有中度或重度肾功能下降（框 13.3）。25 ～ 85 岁，肾皮质功能呈进行下降。随着时间的推移，大约 40% 的肾单位会硬化。其余的肾单位则以代偿方式肥大。肾小球硬化伴随着传入和传出小动脉的萎缩以及肾小管细胞数量的减少。肾血流量也会下降大约 50%。肾功能上，到

框 13.3 肾脏随着年龄增长的主要变化

- 功能性肾单位数量减少
- 肾小管细胞数量减少
- 肾血流量减少
- 肾小球滤过率降低
- 尽管血清肌酐水平正常，但肌酐清除率下降
- 肾小管功能下降（尿液浓缩能力丧失）
- 对脱水的敏感性增加
- 某些药物的清除率降低
- 下尿路功能障碍和感染增加

80 岁时，肾小球滤过率大约会再下降 45%。

肾小管功能也随着年龄的增长而下降。其保存钠离子和排出氢离子的能力下降，导致其调节液体和酸碱平衡的能力降低。脱水成为一个特别的问题，因为非肾脏原因造成的钠和水的损失无法通过通常的机制得到补偿。不能保留钠被认为是由肾素-血管紧张素系统活性下降引起的。尿液浓缩能力的下降与末端器官对抗利尿激素反应能力的下降有关。有关口渴的主观感觉明显下降在文献中已有很好的描述，但其原因却不甚明了。尽管血清渗透压显著升高，但下丘脑渗透受体功能的改变可能并不能识别口渴的原因。

与年轻人相比，健康老年人的循环红细胞生成素（erythropoietin，EPO）水平更高。老年人 EPO 生成的增加被解释为一种反调节机制，旨在维持正常红细胞的数量，以应对较高的周转率和 EPO 耐药性。然而，在贫血老年人，EPO 水平降低，表明其对低血红蛋白水平的反调节反应受损。由于衰老的肾脏将 25-羟基维生素 D 转化为 1,25- 二羟基维生素 D 的能力受损，老年人可能会出现维生素 D 缺乏症，但肾外因素（即 25- 羟基维生素 D 的可获得性）也同样是该年龄组维生素 D 不足的原因。

随着年龄的增长，肾功能逐渐下降，因此，将测量老年患者肾小球滤过率作为术前风险评估的一部分是非常重要的，这也有利于为住院的老年患者提供准确的药物剂量。在老年住院患者中，直接测量肌酐清除率（creatinine clearance，CrCl）很困难，因为尿失禁和认知障碍使 24 小时尿液收集结果不可靠。血清肌酐水平测量可能是肾功能状态的一个不可靠的指标，因为该值可能由于伴随的瘦体重下降（因此肌酐生成减少）而保持不变。血清肌酐水平为 1.0 mg/dL 可能代表 30 岁患者的 CrCl 超过 100 ml/min，而 85 岁患者低于 60 ml/min。

为了克服这些问题，已经开发了根据血浆肌酐和患者特征来估计 CrCl 的公式。最常用的公式是 Cockcroft-Gault 方程和肾病饮食调整的方程（图 13.5）。在一项针对老年住院患者的大型研究中，Cockcroft-Gault 方程已被证明与直接测量的 CrCl 密切相关。

急性肾损伤（acute kidney injury，AKI）的定义是：血清肌酐水平较基线变化 0.3 mg/dL 或 50% 或更高；或者在 48 小时内的 6 小时间隔内，在进行足够的容量复苏后，尿量减少小于 0.5 ml/（kg · h）。AKI 在大手术后常见。术前血清肌酐水平正常的患者中高达 7.5% 的患者会发生 AKI。AKI 与短期发病率和死亡率增加以及长期死亡率增加有关。除了急诊手术，年龄、缺血性心脏病和充血性心力衰竭也是术后 AKI 发生的危险因素。此外，肾功能已经受损的老年患者术后发生 AKI 的风险增加。避免术后 AKI 的关键是：清楚老年患者发生 AKI 的风险增加，采取措施避免不必要的低血容量，并确保由肾脏清除的药物和有肾毒性的药物的适当剂量。

随着年龄的增长，下尿路也会发生变化。在膀胱中，胶原蛋白含量的增加导致扩张性受限和排空障碍。继发于神经系统疾病或特发性原因外的逼尿肌过度活跃也已被证实。在女性中，循环雌激素水平的降低和组织对这种激素的反应性降低会引起尿道括约肌变化，容易发生尿失禁。在男性中，前列腺肥大会影响膀胱排空。这些因素加在一起可导致 10% ～ 15% 的生活在社区的老年人和 50% 的生活在养老院的老年人发生尿失禁。随着年龄的增长，无症状菌尿的发病率也会增加，根据性别、活动水平、基础疾病和居住地点的不同，发病率从 10% 到 50% 不等。在老年患者的所有菌血症病例中，仅尿路感染就占 30% ～ 50%。当地环境的改变和宿主防御能力的下降被认为是罪魁祸首。

肝胆系统

总的来说，随着年龄的增长，肝功能会受到很好的保护。然而，在 45 ～ 85 岁的人群中，肝脏疾病及其相关的死亡率有所增加。形态上的变化包括肝脏整体重量、大小和体积的减少。肝细胞的大小以及双核

Cockcroft-Gault方程

$$C_{cr} = [(140 - \text{年龄}) \times \text{体重}/(\text{kg})] / [72 \times \text{血清肌酐}/(\text{mg/dL})]$$

MDRD学习方程

$$GFR = 175 \times \text{基础血清肌酐}/(\text{mg/dL})^{-1.154} \times (\text{年龄})^{-0.203}$$

图 13.5　计算肌酐清除率的公式。MDRD：肾脏疾病的饮食调整

细胞的数量增加，而线粒体的数量减少。功能上，肝脏的血流量减少 35% ～ 50%。

通过肝功能标准检测测定的肝脏合成能力保持不变（框 13.4）。然而，人体对某些类型的药物的代谢和敏感性会变化。偶联（Ⅱ期反应）前需要微粒体氧化（Ⅰ期反应）的药物的代谢可能更慢，而那些只需要偶联的药物可能会以正常速度清除。直接作用于肝细胞的药物，如华法林（香豆素），由于肝细胞对这些药物的敏感性增加，在老年人中可能可以以较低的剂量获得所需的治疗效果。最近的一些证据也表明，衰老可能与肝脏抵御氧化应激影响的能力下降有关。

老年人肝胆功能改变的最显著的相关因素是胆结石及其相关并发症的发病率增加。胆结石的患病率随着年龄的增长而稳步上升，尽管绝对百分比因人群而异。在 90 岁以上的在养老院居住的老年人中，有多达 80% 的人被证实有胆结石。胆道疾病是老年人腹部手术最常见的适应证（见下文）。

免疫功能

与其他生理参数一样，免疫功能也随着年龄的增长而下降（框 13.5）。这种免疫衰老的特征是：对感染的易感性增强，自身抗体和单克隆免疫球蛋白增加，以及肿瘤发生增加。此外，像其他生理系统一样，这种下降在未受到挑战的情况下可能不明显。例如，随着年龄的增长，中性粒细胞计数不会下降，但骨髓增加中性粒细胞产生以应对感染的能力可能会受损。严重感染的老年患者的白细胞计数常常正常，但不同类型的白细胞计数会显示严重左移，其中不成熟形式占很大比例。

随着年龄的增长，骨髓中的造血干细胞库也减少，导致胸腺产生的幼稚 T 细胞和骨组织产生的 B 细胞减少。此外，胸腺的退化和胸腺激素水平的下降会进一步损害幼稚 T 细胞的产生和分化，导致记忆 T 细胞的比例增加。这种 T 细胞的数量的变化会使老年人对新抗原反应的能力下降。

框 13.4　肝胆系统随着年龄增长的主要变化

- 肝细胞数量减少
- 肝血流量减少
- 合成能力保持不变
- 对某些药物的敏感性增加和清除率降低
- 胆结石及其相关疾病的发病率增加

框 13.5　免疫功能随着年龄增长的主要变化

- 胸腺的退化
- 幼稚 T 细胞的产生和分化减少
- T 细胞有丝分裂活性降低
- 炎症细胞因子增加
- 自身抗体增加

最近发现了一些 B 细胞缺陷，尽管人们认为抗体产生的功能缺陷与 T 细胞调节改变有关，而不是 B 细胞本身的变化。在体外实验中，产生非特异性抗体的辅助 T 细胞的活性增加，且老年小鼠的抑制 T 细胞识别和抑制自身特异性抗原的能力下降。这反映在到 80 岁时产生自身抗体的发病率增加并达到 10% 以上。免疫球蛋白（immunoglobulin，Ig）的组成也会改变；IgM 水平降低，而 IgG 和 IgA 水平略有升高。

随着年龄的增长，免疫系统的变化与在慢性炎症和癌症中的变化类似。除了 T 细胞的有丝分裂反应减少外，急性期蛋白质的水平也有所增加。据推测，持续升高的炎症细胞因子水平可能是 T 细胞受到长期刺激而下调白介素 -2 产生的原因。炎症标志物如白介素 -6 最近被证明在老年患者中增加。慢性炎症与衰弱综合征有关，其特征是肌肉量减少（肌肉减少症）、营养不良和活动能力受损。炎症细胞因子也与体质虚弱的老年人中常见的正常细胞性贫血有关。

这些变化的临床意义很难确定。当与已知的手术引起的生理和心理压力产生的免疫抑制叠加在一起时，可以预期老年人的免疫反应是不足的。然而，术后对许多感染因子的易感性增加更可能是应激和共病共同作用的结果，而不仅仅是单纯的生理性衰退。

葡萄糖稳态

美国国家健康和营养检查调查的数据显示，随着年龄的增长，葡萄糖稳态失调的发病率明显增加；超过 20% 的 60 岁以上的人患有 2 型糖尿病。另外 20% 的 60 岁以上的人有葡萄糖不耐受，其特征是空腹血糖正常，餐后血糖高于 140 mg/dL 但低于 200 mg/dL。这种葡萄糖不耐受可能是胰岛素分泌减少或胰岛素抵抗增加或两者兼有的结果（图 13.6）[11]。

现在普遍认为，β 细胞的功能会随着年龄的增长而下降。这种变化表现为 β 细胞不能适应高血糖环境，胰岛素反应适当增加。胰岛素抵抗的问题更具争议性。虽然胰岛素的作用在老年人中有所下降，但这种变化被认为更多的是由于身体成分的变化所致，即由脂肪组织增加和瘦体重的减少所致，而不是由年龄本身所致。也有人认为，胰岛素抵抗的增加直接与

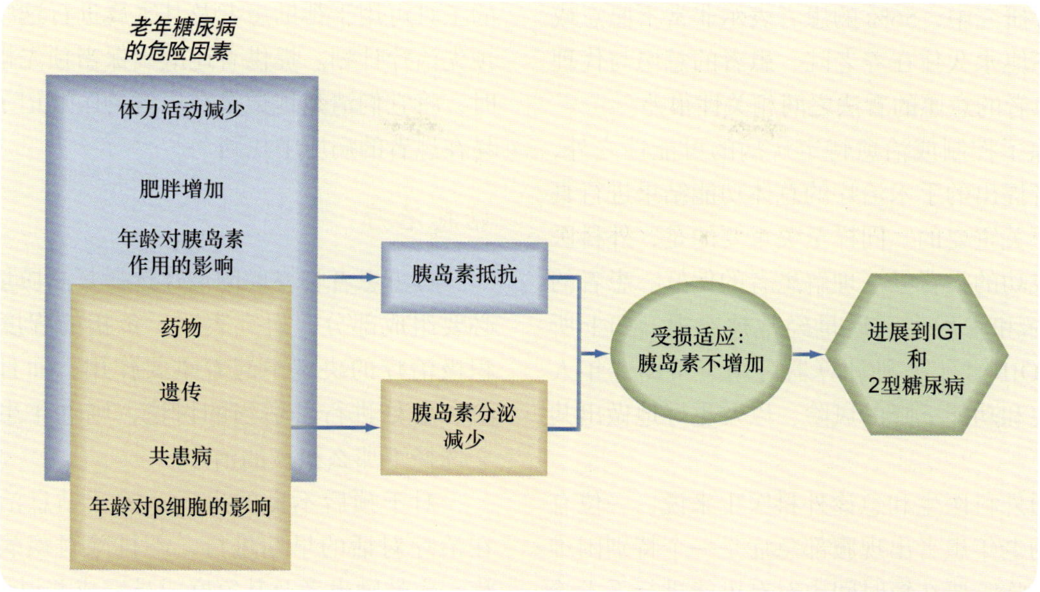

图 13.6　高血糖的正常反应是 β 细胞适应并分泌足够的胰岛素来恢复正常血糖。在衰老过程中，胰岛素分泌减少，胰岛素抵抗可能增加，当与合并症、遗传因素和药物治疗作用叠加在一起时可导致糖调节过程失败（From Chang AM，Halter JB. Aging and insulin secretion. Am J Physiol Endocrinol Metab. 2003；284：E7-E12.）
IGT：葡萄糖耐量受损

衰老有关，表现为肌肉中胰岛素介导的葡萄糖摄取减少，而这通常是由葡萄糖转运蛋白（GLUT）-4 调节的。细胞内脂质积累也会增加，这会干扰正常的胰岛素信号传导。这些变化可能与伴随衰老而出现的线粒体功能下降有关。

这些因素加上合并症、药物治疗和遗传易感性，使老年手术患者在承受手术生理应激带来的胰岛素抵抗时处于不受控制的高血糖的特别高风险中。在受伤的老年患者中，创伤性应激引起的内源性葡萄糖反应和外源性葡萄糖负荷引起的血糖反应都会加剧。

尽管大多数关于血糖控制和手术结果的数据都被涵盖在心脏外科文献中，但最近的证据已经证实，在几乎所有类型的手术中，围术期不受控制的高血糖都与感染的增加有关。然而，最佳的血糖控制水平仍有争议。早期的前瞻性研究表明，通过持续输注胰岛素来严格控制血糖（80 ～ 110 mg/dL）可以改善一些结果，包括外科 ICU 危重症患者的死亡率，但最近的数据对这种严格控制的好处提出了一些质疑。总的来说，在围术期将血糖水平维持在 180 mg/dL 以下是目前被广泛接受的一个合适的目标，即使是在老年患者。

术前评估和决策

能否为老年手术患者提供最佳服务取决于服务团队能否认识到老龄化对个体的影响以及仔细设计围术期计划以满足个体的特定需求。

患者咨询

在术前评估中，第一个也可能是最重要的考虑因素是确保患者及其家人理解所建议的治疗的后果，并且这种治疗与患者的治疗目标及其整体健康相符。

手术决策

传统上，外科医生以 30 天的死亡率和发病率来衡量手术成功与否。然而，对于老年患者来说，成功的定义更为复杂。尽管我们现在能够对我们的年龄最大的患者进行最复杂的手术并获得传统意义上的手术成功，但在患者看来，手术结果的质量更有可能取决于他或她是否具有像手术前一样的功能。对于一些老年患者来说，由于重大手术干预而失去功能独立性的结果可能远比接受手术带着疾病生活甚至死于这种疾病的结果更糟糕。在一项针对因严重慢性疾病导致预期寿命有限的老年患者的研究中，Fried 及其同事研究了治疗负担（低、轻微干预，如静脉注射抗生素；大的干预措施，如手术）和患者治疗偏好（理想与不理想）对预期结果的影响。结果表明，如果预期的结果是严重的功能障碍或认知障碍，则超过 70% 的老年患者甚至不想接受低负担治疗。对功能和认知障碍的担忧比对死亡的担忧更令人印象深刻（见图 13.2）。

在另一项关于重病住院患者是否愿意永久性住在

养老院的偏好研究中，56% 的患者表示非常不愿意或宁愿死亡也不愿永久住在养老院。患者的意愿与代理人和医生对患者的意愿的看法之间相关性很差。

因此，除了控制或治愈特定疾病的可能性之外，对为老年患者提出的手术治疗的总体功能结果进行真实的评估是至关重要的。同样至关重要的是，外科医生要在手术成功的大背景下理解患者的偏好。患者的总体治疗目标和术后生活质量经常被忽视。如上所述，新的 NSQIP 老年外科计算器可用于帮助老年人了解术后谵妄和功能下降的风险，以及更好地做出共同决策。

对于普通外科医生和急诊外科医生来说，一位有多种合并症的老年患者出现腹部急症是一个特别困难的问题。当面临需要在短时间内对有可能进行手术治疗的疾病做出手术决定时，考虑的重点往往是短期死亡和发病的风险。这种“修复它”的心态往往会导致患者和外科医生走上一条他们都不想走的路。已经开发了几种工具来帮助外科医生在紧急情况下更有效地与老年患者及其家人进行沟通。“最佳情况 / 最差情况”模型提供了一种结构化的方式来讨论患者术后的情况，并已被证明可以提高讨论这些困难问题的质量[12]。另一个模型提供了一个结构化的讨论框架，将决策置于患者整体健康和治疗目标的背景下（框 13.6）[13]。

预先指示

应鼓励所有患者做出正式的预先指示，并在患者无法自己做出决定时确定代理决策者[14]。提供者应确保直接与患者讨论患者的选择，因为讨论这些问题并不总是容易的，代理人可能不完全了解患者的选择。诸如“PREPARE”（https://prepareforyourcare.org）和“Five Wishes”（https://fivewishes.org）之类的工具可用于帮助患者及其家属进行这些讨论并创建预先治疗计划。提供者还应确保当预先指示确实存在时，将它们清楚地记录在患者的医疗记录中，并且容易在患者的病历中找到。

框 13.6 结构化沟通的目标

- 将患者的急性手术情况与患者的基础疾病联系起来
- 引出患者的目标、优先事项以及什么是患者可以接受的延长生命和以舒适为目标的治疗
- 描述治疗方案——包括姑息疗法——在患者的目标和优先级的背景下
- 直接治疗以达到这些结果，并鼓励在临床不确定的情况下使用限时试验
- 确认对患者治疗的持续承诺

From Cooper Z，Koritsanszky LA，Cauley CE，et al. Recommendations for best communication practices to facilitate goal-concordant care for seriously ill older patients with emergency surgical conditions. Ann Surg. 2016；263：1-6.

姑息治疗

尊重患者临终前的治疗选择是高质量卫生保健的必要组成部分。研究表明，负担的程度在患者选择积极治疗的决定中起着重要作用，而且，如果对风险和益处进行了适当的讨论，则老年患者通常可能会选择不那么积极的治疗。

对于预后不良的患者，关于姑息治疗的讨论应在治疗对话的早期进行，不排除对疾病或症状的治疗。应鼓励患者及其家庭成员完成并讨论他们的预先指示，这些指示已被证明可以使患者及其家庭更容易做出有关生命末期治疗的决定，而且更符合患者的意愿。早期姑息治疗已被证明可以显著改善患者的生活质量和情绪，在一些研究中甚至显示可以提高存活率[15]。随着对医疗质量的日益关注，内科医生和外科医生已逐渐明白，这种治疗不仅是为了治愈疾病，也是为了提高生活质量和减轻患者的痛苦。

识别高风险特征的筛选

为了确保为个体老年患者做出最佳的手术决策和获得最佳的手术结果，术前评估必须彻底，必须解决所有相关问题。考虑到这一点，美国外科医师协会和美国老年病学会合作制定了一套用于老年患者术前评估的最佳实践指南，参见 https://www.facs.org/-/media/files/quality-programs/nsqip/acsnsqipagsgeriatric2012guidelines。这些指南提供了一份包括认知、共病、功能和心理社会因素的 13 项清单，这些因素都已显示对老年手术患者的治疗结果有影响（图 13.7）。

认知评估

术前认知状态是老年患者术后不良结局的一个危险因素，这一点经常被忽视。认知评估很少是术前病史和体检的一部分。然而，术前认知障碍是常见的；65 岁时老年痴呆症的患病率约为 1.5%，之后每多活 5 年，患病率就会增加一倍。超过 1/3 的 70 岁以上的老年人会有一定程度的认知障碍或有痴呆症。既往存在的认知功能障碍会损害患者给予知情同意的能力，并且在术后可能会产生重大的短期和长期影响。术前痴呆症史与死亡率和严重发病率的增加有关。痴呆症

ACS NSQIP©/AGS最佳实践指南：老年手术患者的最佳术前评估

术前评估

除了对患者进行全面彻底的病史和身体检查外，强烈建议进行以下评估：

- ☐ 评估患者的认知能力和对预期手术的理解能力（见Ⅰ. A部分、Ⅰ. B部分和附录Ⅰ）。
- ☐ 对患者进行抑郁症筛查（见Ⅰ. C部分）。
- ☐ 确定患者发生术后谵妄的危险因素（见Ⅰ. D部分）。
- ☐ 筛查酒精和其他物质滥用/依赖（见Ⅰ. E部分）。
- ☐ 根据美国心脏病学会/美国心脏协会（ACC/AHA）流程对接受非心脏手术的患者进行术前心脏评估（见Ⅱ部分和附录Ⅱ）。
- ☐ 确定患者术后肺部并发症的危险因素，并实施适当的预防策略（见Ⅲ部分）。
- ☐ 记录功能状态和跌倒病史（见Ⅳ部分）。
- ☐ 确定基线衰弱评分（见Ⅴ部分和附录Ⅲ）。
- ☐ 评估患者的营养状况，如果患者有严重的营养风险，考虑术前干预（见Ⅵ部分和附录Ⅳ）。
- ☐ 记录准确详细的用药史，并考虑进行适当的围术期调整。监测复方用药（见Ⅶ部分、附录Ⅴ、附录Ⅵ和附录Ⅶ）。
- ☐ 在可能的治疗结果背景下确定患者的治疗目标和期望（见Ⅷ部分）。
- ☐ 确定患者的家庭和社会支持系统（见Ⅷ部分）。
- ☐ 对老年患者进行适当的术前诊断性检查（见Ⅸ部分）。

图 13.7 最佳实践指南清单（From Chow WB，Rosenthal RA，Merkow RP，et al. Optimal preoperative assessment of the geriatric surgical patient：a best practices guideline from the American College of Surgeons National Surgical Quality Improvement Program and the American Geriatrics Society. J Am Coll Surg. 2012；215：453-466.）

也是术后谵妄的最大危险因素。

虽然已有几种可以评估基线认知状态的方法，但Mini-Cog 检测方法[16]是一种准确的认知障碍测试方法，即使在繁忙的诊所环境中也易于测试。Mini-Cog 检测方法结合了一个有三个项目的单词学习和回忆任务（0～3 分；每正确回忆一个单词得 1 分），配合一个简单的时钟绘制任务（异常时钟，0 分；正常时钟，2 分，在回忆单词之前用于分散注意力）。Mini-Cog 检测方法评分为 0～5 分，0～2 分表示认知障碍的可能性高，3～5 分表示认知障碍的可能性低。

能力

为了给予知情同意，患者必须具有决策能力。关于决策能力的要素已有很好的描述。本质上，患者必须能够理解其疾病的性质、推荐治疗方法的风险和益处以及替代治疗的风险和益处。为了被认为有能力给予同意，患者必须能够：

1. 明确指出治疗选择
2. 理解给出的相关信息
3. 理解疾病状况和治疗的后果
4. 明确治疗选择的原因

谵妄风险

谵妄被定义为一种急性认知和注意力障碍，是老年手术患者中最常见且具有潜在破坏性的并发症之一。谵妄发生在 5% 至 50% 以上的老年手术患者中，与住院时间延长、死亡率和发病率增加、功能恢复不佳以及出院患者更多住到家庭以外的地点有关。认知功能障碍和抑郁症都是谵妄的危险因素；然而，还必须评估其他因素。谵妄的危险因素分为两类，一类是术前易感因素，另一类是术后发生的诱发因素（表 13.2）。除了高龄和认知功能障碍外，易感因素还包括功能障碍、营养不良、共病、感觉障碍、酒精 / 物质滥用、精神药物、严重疾病和手术类型。谵妄发生风险可以通过考虑患者的年龄、合并症和手术类型的预测规则来评估。谵妄风险也可以使用 ACS NSQIP 老年手术风险计算器进行评估[6]。

抑郁症

71 岁以上的人中约有 11% 患有抑郁症。术后未被识别的抑郁症可能是口服摄入不足、不参与术后治疗计划以及对镇痛药的要求更高的原因。在接受心脏手术的患者中，抑郁症还与较高的死亡率和较长的住院时间有关。使用患者健康问卷 2 可以轻松完成抑郁症筛查，该问卷要求患者回答两个问题：

1. 在过去的 12 个月里你是否有过这样的经历：在至少 2 周的时间里，你大部分时间都感到悲伤、忧郁或沮丧?
2. 在过去的 12 个月里你是否有过一段时间，至少持续 2 周，你不关心你通常关心的事情或你不喜欢你通常喜欢的事情?

功能评估

术前功能评估有几种方法。每一种都有预测手术结果的价值。

日常生活活动　对老年人来说，进行日常生活活动能力（如进食、自理、移动、如厕、穿衣、洗澡）和器械性日常生活能力（例如，使用电话、交通工具，准备膳食，购物，家务劳动，药物管理，财务管理）与术后死亡率和发病率相关。在一项对 80 岁以上患者进行的研究中，功能（在日常生活活动中定义为独立、部分依赖或完全依赖）是比年龄更好的预测死亡率的因子。更重要的是，术前评估日常生活活动能力和器械性日常活动能力对围术期和出院计划至关重要。

表 13.2　谵妄的危险因素和诱发因素

危险（易感）因素	诱发因素
高龄	感染
认知障碍	药物
功能障碍	低氧血症
营养不良	电解质异常
合并症	未治疗 / 过度治疗的疼痛
酒精滥用	神经事件
精神药物	脱水
感觉障碍	感觉剥夺
手术类型	睡眠中断
严重的疾病	使用膀胱导尿管
	陌生的环境
	使用人身限制

美国麻醉医师协会分类　几十年来，美国麻醉医师协会（ASA）的身体状况分类已经被成功用于手术风险的分层。这种简单的分类方法是根据并存疾病带来的功能限制对患者进行分级。既往研究根据患者年龄绘制死亡率与 ASA 分级的曲线，结果显示，年轻患者和老年患者之间几乎没有差异，这表明死亡率是与衰弱和并存疾病相关而不是与年龄相关。ASA 分类已显示可以准确预测术后死亡率，即使是在 80 岁以上的患者。

运动耐力　在所有评估总体功能能力的方法中，运动耐力是老年人术后心脏和肺部并发症的最敏感的预测指标。许多日常活动的代谢需求已经确定，并已量化为任务代谢当量（metabolic equivalent of the task，MET）。1 MET 被定义为 3.5 ml/（kg·min），代表一名 70 kg、40 岁男性在休息时的基础耗氧量。各种活动的估计能量需求如图 13.8 所示。4 MET 以上的功能丧失与围术期心脏事件和长期风险增加有关[17]。通过询问有关活动水平的适当问题，可以准确确定功能能力。

行动能力 / 跌倒风险评估

跌倒被认为是老年综合征之一，是老年人受伤的主要原因，与老年人整体健康状况下降有关。在医院里跌倒被认为是不可能发生的事。最近的证据也表明，术前跌倒可能预示着负面的术后结果[6]。每个老年患者都应该被询问跌倒史，并评估可能会导致跌倒的步态和活动因素。一种评估步态和行动障碍的简单方法是起立行走测试[18]，可以在诊所轻松完成。该测试方法为：要求患者在不使用扶手的情况下从椅子上站起来，行走 3 m，转身回到椅子处，然后坐下。如果不使用扶手无法从椅子上站起来或测试时间超过 15 秒则被认为有很高的跌倒风险。如果时间允许，对被认为跌倒风险高的患者应考虑进行术前步态和平衡训练，并应在术后进行物理治疗以帮助他们早期活动。

估计各种活动所需的能量*

1 MET 你能照顾好自己吗？
能吃饭、穿衣服或上厕所吗？
能在屋内走动吗？
能在平地上以3.2～4.8 km/h的速度走一两个街区吗？

4 MET 能在房子周围做一些如打扫或洗碗的轻的工作吗？

4 MET 能爬一段楼梯或爬上小山吗？
能在平地上以6.4 km/h的速度行走吗？
能短距离跑步吗？

能在家里做一些如擦地板或搬家具的繁重的工作吗？

能参加适度的娱乐活动吗？例如，打高尔夫球、保龄球，跳舞，双打网球，或投掷棒球或踢足球。

能参加剧烈的运动吗？如游泳、网球、足球、篮球或滑雪。

10 MET

*MET：任务代谢当量（见正文）

图 13.8 各种活动的能量需求估计。随着活动的增加，任务代谢当量（MET）的数量增加。4 MET 以上的功能丧失与围术期心脏事件和长期风险增加有关（From Eagle KA，Berger PB，Calkins H，et al. ACC/AHA guideline update for perioperative cardiovascular evaluation for noncardiac surgery—executive summary：a report of the American College of Cardiology/American Heart Association Task Force on Practice Guidelines［Committee to Update the 1996 Guidelines on Perioperative Cardiovascular Evaluation for Noncardiac Surgery］. Circulation. 2002；105：1257-1267.）

营养状况和吞咽功能

营养不良作为围术期死亡率和发病率（如肺炎和伤口愈合不良）的危险因素，其影响早已为人们所认识。在老年人中，各种心理社会问题和合并症常见，这使老年人群处于营养缺乏的高风险中。据估计，0%～15% 的在社区居住的老年人、35%～65% 的急诊中心的老年患者和 25%～60% 的在养老机构居住的老年人有营养不良。导致这一人群营养摄入不足的因素包括：获取食物的能力（如经济约束、食物的可获得性、行动不便）、摄食的欲望（如生活状况、精神状况、慢性疾病）、进食和吸收食物的能力［如牙列不齐、慢性胃肠疾病（如胃食管反流疾病）或腹泻］以及干扰食欲或营养代谢的药物（框 13.7）。

在衰弱的老年人中，许多因素可导致控制食欲和饱腹感的神经内分泌信号失调，导致所谓的衰老性厌食症。虽然衰老引起的厌食症是许多相互关联的事件和系统的复杂相互作用，但其结果是长期营养不良和肌肉量损失（肌肉减少症）。营养不良还会增加跌倒和入院风险。

然而，测量老年人的营养状况是困难的。标准的拟人化测量没有考虑伴随衰老的身体组成和结构的变化。一般来说，免疫系统中与年龄相关的变化会影响营养的免疫指标。此外，对老年人群的生化标志物的解释标准也尚未完全确定。营养不良存在复杂的标志

框 13.7 与营养不良风险增加相关的因素

- 近期体重减轻
- 获得食物的能力有限
  - 不能移动
  - 贫穷
- 对进食不感兴趣
  - 抑郁症
  - 孤独
  - 认知障碍
  - 食欲下降
  - 味觉下降
- 进食困难
  - 牙列不齐
  - 吞咽障碍
  - 胃食管反流疾病
- 胃肠道损失增加
  - 腹泻
  - 吸收不良
- 全身性疾病
  - 慢性肺疾病
  - 肝脏疾病
  - 心脏疾病
  - 肾脏疾病
  - 癌症
- 药物和治疗
  - 酒精
  - 食欲抑制
  - 阻止营养代谢

物和指标，但这些在外科手术中并不进行检测。通过病史和体格检查进行主观评估，即评估营养不良的危险因素和身体证据，已被证明与营养状况的客观指标测量一样有效。

可以使用几种筛选工具，包括主观整体评估（Subjective Global Assessment，SGA）和微型营养评估（Mini Nutritional Assessment，MNA）。SGA 是一种相对简单、可复现的工具，用于根据病史和体格检查评估营养状况。SGA 评分受皮下组织缺失、肌肉萎缩和体重减轻的影响最大。SGA 指数在老年和危重症患者中已得到验证，与术后并发症的发生有关[19]。MNA 测量 18 个因素，包括体重指数（BMI）、体重史、认知、活动能力、饮食史和自我评估，也是评估营养状况的可靠方法。通过 SGA 和 MNA 测定的营养状况已被证明可以预测门诊和住院老年患者的预后。

严重的营养缺乏可以通过 BMI（单位为 kg/m^2）和测量血清白蛋白并询问无意减肥的体重减轻来确定。BMI ＜ 18.5 kg/m^2，白蛋白＜ 3.0 g/dL，6 个月内无意减肥的体重减轻＞ 10% ～ 15%，这样的患者可以被确定为营养相关并发症的高风险患者。对于这些患者，可能需要进行一个疗程的术前营养补充，即使手术需要推迟几周。

营养评估中一个经常被忽视的部分是对吞咽功能的评估。老年人存在的吞咽功能障碍常不被重视，但这与术后误吸有关（见下文“误吸”）。与吞咽功能障碍相关的因素包括糖尿病、胃食管反流疾病、卒中史、其他神经肌肉疾病和许多药物使用，尤其是引起口干的药物。因此，有必要询问老年人是否有吞咽困难，如果有，应进行正式的吞咽功能评估，以便制订适当的术后营养计划。

药物管理

生理变化，如肌肉量减少和肾功能下降（参见肾脏生理学部分），会影响许多药物的分布和消除。因此，老年患者发生与药物不当或药物剂量不当相关的不良事件的风险增加。Beer 清单是一个老年人应避免或谨慎使用的药物的全面清单[20]。最常见的应避免使用的药物包括所有苯二氮䓬类药物、镇痛药哌替啶（杜冷丁）和抗组胺药苯海拉明（苯那君）。

在围术期，多种药物的使用也会给老年患者带来风险。在一项对居住在社区的老年人进行的随机抽样样本中，超过 80% 的人至少在服用一种处方药，68% 的人在服用非处方药或补充剂。超过 50% 的 60 岁以上的人在服用 5 种或 5 种以上的药物和补充剂，其中许多是不必要的或不适当的处方药。因此，手术前应彻底检查所有使用中的药物。全部非必需的药物都应停止使用，包括所有的补充剂，因为这些药物的内含物经常是不清楚的。

其他药物，如那些有可能停药的药物，包括 β 受体阻滞剂，应在围术期继续使用。对于目前未接受 β 受体阻滞剂或他汀类药物治疗的严重心脏或血管疾病患者，应考虑开始使用这些药物。

术中和术后治疗

为了消除目前老年人手术结果的巨大差异，围术期治疗流程应标准化，以解决老年人在接受手术、疾病和住院压力时遇到的常见问题。

多模式疼痛控制

与年轻人相比，老年人对许多药物的副作用更敏感，包括术中和术后常用的镇痛药、止吐药和抗焦虑药。避免使用阿片类药物尤其重要，因为它们与认知障碍、谵妄、跌倒和便秘有关。治疗中的疼痛在老年人中也很常见，也与谵妄有关。

结构化方案，如术后促进恢复（the Enhanced Recovery After Surgery，ERAS）方案，正式确定了多模式、降低阿片类镇痛药物用量的术后治疗方案的使用。虽然不是专门为老年人设计的，但 ERAS 方案已成功用于改善老年人的预后[21]。美国外科医师协会（ACS）的新的老年手术验证计划有一个专门用于多模式术后疼痛管理的标准。此标准的组成部分见框 13.8[22]。

谵妄

谵妄是一种短时间内出现的意识和认知障碍，病

框 13.8 美国外科医师协会老年手术多模式疼痛计划验证要求

- 使用降低阿片类药物用量的技术（非阿片类药物，局部镇痛）
- 滴定药物以增加敏感性（低剂量开始，慢速）
- 避免 Beer 清单药物（苯二氮䓬类、哌替啶、骨骼肌松弛剂等）
- 包括预防性肠道药物治疗方案
- 考虑使用非药物疼痛控制策略

From American College of Surgeons optimum resources for geriatric surgery. 2019. https://www.facs.org/quality-programs/geriatric-surgery. Accessed January 16，2020.

程波动，是老年患者最常见和最具潜在破坏性的术后并发症之一。术后谵妄与较高的发病率（30 天）和死亡率（6 个月）、更长的 ICU 住院时间、更长的住院时间、较高的出院后住院率和更高的总住院费用有关[23]。老年患者术后谵妄的发生率因手术类型而异：白内障手术后低于 5%，血管手术后为 35%，髋部骨折修复后为 40% ～ 60%。需要在 ICU 接受治疗的老年患者的谵妄发生率超过 50%。

术后谵妄通常是先前存在的状况（危险因素）和术后事件或并发症（诱发因素）相互作用的结果（见表 13.2）。谵妄的发作可能是严重的术后并发症的第一个指征。术前识别危险因素，术中和术后尽量减少诱发因素是目前预防谵妄的最佳策略。最近，美国老年病学会发布了一个正式的术后谵妄指南，可在 http://geriatricscareonline.org/ProductAbstract/postoperative_delirium/CL018/?param2 = search 上找到。

术后谵妄的诱发因素包括：常见的术后并发症（如缺氧、脓毒症、代谢紊乱），未治疗或治疗不足的疼痛，药物治疗（如某些抗生素、镇痛药、抗高血压药、β 受体阻滞剂、苯二氮䓬类药物），环境问题（如不熟悉的环境、不活动、失去眼镜和助听器等感觉辅助器件），使用膀胱导尿管和其他留置器件或约束器件，以及正常睡眠-觉醒周期中断（如在正常睡眠时间给予的药物和治疗）（见表 13.2）。没有发现谵忘与麻醉方式（硬膜外与全身）或术中血流动力学并发症的发生有关。然而，术中失血、需要输血和术后血细胞比容水平低于 30% 与术后谵妄风险显著增加相关。

尽管谵妄在老年患者术后很常见，但这种诊断经常得不到重视。躁动和意识模糊通常是可以识别的，但意识水平低下也可能存在。由 Wei 及其同事开发的意识模糊评估模型（the Confusion Assessment Model，CAM）是一个简单、有效的诊断谵妄的工具。CAM 阳性需要有以下特征：①急性发作，病程有起伏；②注意力不集中；③思维混乱；④意识水平改变。

谵妄的最佳治疗方法是预防。研究表明，保持定向（例如，家人在床边，有可用的感官器件）、鼓励活动、保持正常的睡眠-觉醒周期（睡眠时间内不用药）以及避免脱水和不适当的药物治疗可减少住院患者谵妄发作的次数和持续时间。药物预防试验尚未显示出一致的积极结果。

一旦确诊谵妄，对诱发因素应进行全面的检查，如感染、缺氧、代谢紊乱、药物使用不当和治疗不足的疼痛。侵入性装置和导管应尽快移除，并应避免身体束缚。还应对病史进行全面的回顾，并询问家属可能的诱发因素，如未被确认的饮酒。抗精神病药物的使用，如极低剂量的氟哌啶醇，应该只用于那些行为对自己或他人构成危险的患者。

误吸

误吸是老年患者术后发病和死亡的常见原因。术后吸入性肺炎的发病率随着年龄的增长几乎呈指数增长，80 岁以上的患者的风险比 18 ～ 29 岁的患者的风险高 9 ～ 10 倍。

吞咽是一种由许多神经肌肉相互协调完成的功能活动。多达 1/3 的具有自理能力的老年人报告有吞咽困难。随着年龄的增长，吞咽功能逐渐降低而容易发生误吸。老年人吞咽功能下降的原因包括牙齿缺失、咀嚼肌力量下降、吞咽时间延长、咽喉感觉迟钝以及咳嗽力度降低。不良的口腔卫生和无牙状态也与病原体的过度生长有关，可导致误吸后易患肺炎。

一般来说，老年患者误吸的其他危险因素可分为疾病相关（如卒中、痴呆、神经肌肉疾病、帕金森病、胃食管反流疾病）、药物相关（如导致口干或精神状态改变的药物）和医源性因素，其中医源性因素与手术患者特别相关。使用经口咽的器件（如鼻胃管、气管插管、食管温度计、经食管超声心动图探头）已被证明会进一步破坏吞咽功能。插管时间延长与吞咽功能障碍和误吸有关，使用肠内营养管也是如此。结肠切除术患者常规使用鼻胃管与吸入性肺炎风险增加相关，在心脏手术患者使用经食管超声心动图探头也是如此。术后发生肠梗阻也容易导致误吸。

对于所有具有误吸危险因素的老年患者和有吞咽异常报告的患者，术前都应评估误吸风险（见前文的“术前评估”）。对于任何被认为有误吸风险的患者，都应采取误吸预防措施，包括采取 30° ～ 45° 直立体位，在开始进食前仔细评估胃肠道功能，在进食后经常仔细监测带胃管患者的胃残余物，以及在口服进餐期间和进餐后 30 ～ 45 分钟内保持直立体位。在给有误吸风险的患者喂食前，可通过进行一个 3 盎司（90 ml）床边吞咽测试评估吞咽功能。通过这个测试就能很好地显示患者对稀薄液体的耐受能力[24]。

功能失调

在老年患者中，住院接受重大外科手术后长时间的不活动通常会导致功能下降和整体功能失调。在短短 2 天不活动之后就可以观察到功能下降。功能失调是一种独特的临床症状，其特征是许多器官系统的功能发生了特定变化（表 13.3）。即使最初的急性疾病有所改善，患者的功能失调仍会使其有持续的功能限制。功能恢复的时间可能比不活动时间长 3 倍。长期卧床还会导致其他术后并发症，如压疮和跌倒。住院期间出现功能下降的老年手术患者在出院后 300 天内再次入院、出现并发症和死亡的风险也更大[25]。

住院期间功能失调的一个主要危险因素是先前存在的功能限制。例如，在住院前需要拐杖或助行器等移动辅助设备的患者更有可能出现进一步的功能下降。其他不太明显的功能限制，如不能进行诸如提着一袋杂货走上一段楼梯（4 MET），也与较高的术后并发症和更大的功能下降可能性有关。其他危险因素包括：有 2 种或 2 种以上的合并症，在使用 5 种或 5 种以上的药物，以及上一年中住院或到急诊室就诊。住院期间出现谵妄的患者也有更大的出现严重的功能下降的风险，需要将其安置在短期康复或长期护理机构。

功能能力评估是术前评估的一个重要组成部分。对于有功能下降风险的患者，应在手术前制订促进活动的早期定向方法的计划，包括早期物理治疗咨询。对于老年患者来说，“下床”命令可能是所有常规术后命令中最重要的。

针对因病住院的患者已开发了老年患者住院治理的结构化模式。对手术患者采用这些模式治疗可以促进其功能和认知状况的改善。术前调节以改善术前功能称为预康复，具有理论价值，尽管仍然缺乏支持其有用性的证据。

表 13.3 卧床对器官系统的影响

系统	影响
心血管	↓每搏输出量，↓心输出量，直立性低血压
呼吸	↓呼吸深度，↓氧摄取，↑肺不张可能
肌肉	↓肌肉力量，↓肌肉血流量
骨骼	↑骨质流失、↓骨密度
胃肠道	营养不良，厌食，便秘
泌尿	失禁
皮肤	剪切力，可能导致皮肤损伤
心理	社交孤立，焦虑，抑郁，定向障碍

From Kleinpell RM，Fletcher K，Jennings BM. Reducing functional decline in hospitalized elderly. In Hughes RG，ed. Patient Safety and Quality：An Evidence-Based Handbook for Nurses. Rockville，MD：Agency for Healthcare Research and Quality；2008：251-265. AHRQ Publication No. 08-0043.

护理的转变

老年人的出院计划应该从决定其进行手术的那一天开始。即使手术本身并不复杂，入院时呈现的功能和认知缺陷也会因手术压力、住院和固定的限制而加剧。毫不奇怪，老年人对急性期后护理的需求更高，手术出院后的再入院率也更高。不幸的是，1/4 的再入院患者不是去最初接受治疗的医院。不了解手术和围术期情况的新医护人员在照顾情况复杂的老年人时处于非常不利的地位。因此，这些再入院的结果比再入院到最初的治疗机构的结果要差得多。

重要的是，从围术期早期开始就要为患者及其家属设定预期安排，例如，住院时间，急性期后护理或康复安置需求，或者家中特殊服务或设备需求。此外，应与患者讨论有关功能结果的期望。来自养老院的患者可能会有特定要求，如保留他们在养老院的位置。显然，在紧急情况下，这是不可能的，但一旦意识到有需要，病例管理部门就应参与到护理工作中。

出院计划中的重要因素包括：评估家庭参与情况，家庭准备情况（即患者住处是否有楼梯，从功能方面来说他们需要做什么才能回家），评估物理和职业治疗，并与患者就外科医生和内科医生对其功能恢复的期望进行开诚布公的讨论。研究表明，改进的出院计划，加上相关的病例管理，可以改善患者的预后，提高患者的满意度，降低再入院率，甚至降低护理成本[26]。而且尽管这可能需要大量的资源，但在这些高风险患者中，有一些证据表明，由护理人员进行旨在寻找早期预警信号（如脱水）的更密集的随访，可能会促进早期治疗和降低再入院率。

全面的出院讨论和文件记录的重要性再怎么强调也不为过。面对新的药物、新的功能限制和需要护理的新的伤口，处理手术的情况对于任何人来说都是困难的。再加上先前存在的功能和认知方面的挑战、行动不便和功能失调的影响以及在脆弱的老年人中很常见的一长串既往用药清单，严重的问题可能且确实会发生也就不足为奇了。一份仔细汇总的出院总结至关重要，它可指明患者的问题所在（如术前筛查所示），并给医护人员提供关于如何处理可预测问题的明确信息。这一点结合总结中对患者和医护人员描述的主要问题进行的全面口头回顾，可以帮助避免一些更常见的问题。

当患者需要护理机构护理或术后康复时，也应与急性期后护理机构进行出院交流。清晰、频繁和双向的沟通，从全面的出院总结和讨论开始，将有助于将术后护理的重点放在患者的问题上。

主要器官系统的手术

内分泌系统疾病

甲状腺疾病

甲状腺疾病，尤其是甲状腺功能减退症，在老年患者中很常见。在 60 岁以上的人中，发生甲状腺功能减退症的女性有 10%，男性有 2%；在 55 岁以上的人中，甲状腺功能减退症的发生率为 0.5% ～ 6%。甲状腺功能减退症是一种可能由其他因素引起的疾病，比如既往接受过的放射、消融或手术治疗，或者接受过干扰甲状腺激素合成的药物治疗（如胺碘酮）。另一种甲状腺疾病是甲状腺功能亢进症，通常是由毒性结节性甲状腺肿（又称 Graves 病）引起；然而，与老年患者相比，这种疾病在年轻人中更常见。老年人甲状腺功能减退症的药物治疗类似于年轻患者。此外，对于压迫气管的巨大甲状腺肿，手术治疗甲状腺功能亢进症可能是必要的。

由于颈部和腺体软组织的纤维化，体格检查的敏感性较低，但无论是体格检查、超声检查还是尸检，甲状腺结节的发病率在整个生命周期中都在增加。甲状腺结节常见于老年人，随着年龄的增长呈线性增加。超声检查显示，大约 50% 的 65 岁以上患者有甲状腺结节，一些研究则显示了更高的患病率。甲状腺结节患病率上升的一个可能的原因是影像学检查方法的使用增加，这种使用有助于无症状或偶发结节的发现。一旦发现了甲状腺结节，应根据美国甲状腺协会指南（图 13.9）进行检查评估。随着年龄的增长，临床上相关的甲状腺结节（＞ 1 cm）的癌症发病率也在下降。然而，恶性结节在老年患者中往往具有更具侵袭性的表型，甲状腺癌特异性死亡率约为 8%。

高分化甲状腺癌被分为乳头状和滤泡状两种亚型。散发性甲状腺乳头状癌的诊断年龄几乎呈钟形分布，在 60 岁以上患者中呈下降趋势。年龄是生存和其他结果的一个不利预后因素。此外，年龄大于 60 岁的患者局部复发的风险较高，20 岁以下和 60 岁以

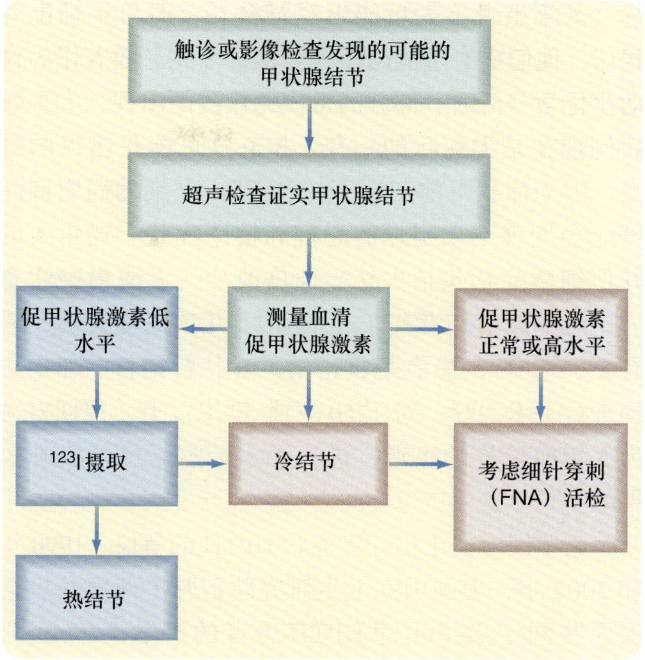

图 13.9　甲状腺结节的评估（From Lechner MG，Hershman JM. Thyroid nodules and cancer in the elderly. In Feingold KR，Anawalt B，Boyce A，et al. eds. Endotext. South Dartmouth，MA：MD Text com. Inc；2018.）

上的患者发生远处转移的风险更高。患者年龄的增长与死亡风险的增加相关，在 20 年的时间里大约增加 2 倍。甲状腺结节和高分化癌的治疗指南可以在美国甲状腺协会指南工作组 2009 年的报告中找到。

甲状腺切除术通常可以安全进行，即使是在 80 岁以上的患者中。然而，年龄越大，并发症的风险越高。例如，患者的住院时间更长、平均费用更高、出院更有可能到家庭以外的地方“进一步调理”以及有更高的围术期死亡率。对于有多种合并症的老年患者，当外科医生每年进行 30 次以上的甲状腺切除术时，手术结果会更好。对于有复杂合并症的人群，在对患者进行手术前，必须仔细权衡手术风险和收益[27]。

甲状旁腺疾病

在门诊老年患者中发现高钙血症的最常见原因主要是甲状旁腺功能亢进症（hyperparathyroidism，HPTH）。原发性 HPTH 的发病率随着年龄增长而增加；它影响大约 2% 的老年人，女性发病与男性发病的比例为 3∶1（每 1000 名绝经后女性中有 1 名）。HPTH 的特征是血清钙水平升高。正常患者的血清钙通常为 1 mg/dL。然而，HPTH 患者的血清钙是正常水平的 1.5 ～ 2.0 倍。在老年人中，大多数病例是孤立性腺瘤。

老年患者不太可能出现肾结石，但与年轻患者相比，他们更有可能出现神经精神症状。随着作为自动化化学分析的一部分的常规钙检测的出现，大多数病例现在是无症状的。有人担心这可能是错误的分类，因为症状可能归因于“老年”。仔细的病史询问可能会发现不太明显的心理和情绪症状。老年人的其他细微症状包括失忆、性格改变、无法集中注意力、运动疲劳和背痛（表13.4）。几项研究表明，只有5%～8%的患者是真正的无症状肾结石。如果必须进行手术治疗，对于50岁或50岁以上、预期寿命为5年或更长的患者，进行手术治疗是最具成本效果的。

为了回应关于治疗无症状HPTH的争议，1990年和2002年，美国国立卫生研究院召开了两次共识会议，共同定义了治疗HPTH患者的参数。2008年，一个关于HPTH的国际研讨会回顾了旧的指南，提出了如下所述一些更新的建议。对于无症状患者，如果血钙升高超过正常范围，＞1 mg/dL，24小时尿钙排泄增加（＞400 mg），CrCl降低（＜60 ml/min），骨密度降低超过峰值骨量2.5个标准差（T值＜2.5），则建议进行手术治疗。否则，由于其他合并症或患者年龄小于50岁，随访可能很困难。

老年患者的微创甲状旁腺手术应按照与年轻患者相同的流程进行，因为两者之间多腺体疾病的发生率没有差异。最常见的并发症是一过性高钙血症，可导致感染和一过性喉神经损伤引起的声音嘶哑。手术后骨密度会显著增加，骨折风险降低。老年患者的甲状旁腺激素手术已被证明可以提高生活质量和无骨折生存率。

乳腺疾病

流行病学

年龄增长是乳腺癌的一个主要危险因素，据估计，新诊断的病例中有21%是70岁以上的患者。即使在合并症调整后，总死亡率也受该诊断的影响。这

表13.4 接受甲状旁腺手术的老年患者的最常见的症状和临床障碍

研究	疲劳	精神障碍*	骨痛/骨病	肌肉无力	高血压	肾病[†]	无症状
Bachar 等[a]	11%		44%	11%	19%	14%	18%
Chen 等[b]	39%	42%	33%			19%	6%
Chigot 等[c]	35%	60%	15%				8%
Egan 等[d]	12%	6%	44%				20%
Irvin 和 Carneiro[e]	15%	9%	50%	9%		15%	18%
Kebebew 等[f]			26%		50%		0%
Politz 和 Norman[g]	62%	57%	44%		62%	15%	3%
Uden 等[h]	35%		31%	28%	47%		7%

From Morris LF，Zelada J，Wu B，et al. Parathyroid surgery in the elderly. Oncologist. 2010；15：1273–1284.

*包括意识模糊和记忆问题。

[†] 包括肾结石。

[a] Bachar G，Gilat H，Mizrachi A，et al. Comparison of perioperative management and outcome of parathyroidectomy between older and younger patients. Head Neck. 2008；30：1415-1421.

[b] Chen H，Parkerson S，Udelsman R. Parathyroidectomy in the elderly：do the benefits outweigh the risks？ World J Surg. 1998；22：531–535；discussion 535-536.

[c] Chigot JP，Menegaux F，Achrafi H. Should primary hyperparathyroidism be treated surgically in elderly patients older than 75 years？ Surgery. 1995；117：397-401.

[d] Egan KR，Adler JT，Olson JE，et al. Parathyroidectomy for primary hyperparathyroidism in octogenarians and nonagenarians：a risk-benefit analysis. J Surg Res. 2007；140：194-198.

[e] Irvin GL 3rd，Carneiro DM. “Limited” parathyroidectomy in geriatric patients. Ann Surg. 2001；233：612-616.

[f] Kebebew E，Duh QY，Clark OH. Parathyroidectomy for primary hyperparathyroidism in octogenarians and nonagenarians：a plea for early surgical referral. Arch Surg. 2003；138：867-871.

[g] Politz D，Norman J. Hyperparathyroidism in patients over 80：clinical characteristics and their ability to undergo outpatient parathyroidectomy. Thyroid. 2007；17：333-339.

[h] Uden P，Chan A，Duh QY，et al. Primary hyperparathyroidism in younger and older patients：symptoms and outcome of surgery. World J Surg. 1992；16：791-797；discussion 798.

可能是由于治疗不足或过度治疗、对治疗的耐受性下降以及患者的依从性降低所致。然而，对老年人的最佳治疗方法仍然未知，因为它们被排除在试验之外了。与年轻女性乳腺癌患者的治疗不同，对于老年女性乳腺癌患者，治疗流程要求进行全面的老年评估，治疗是基于患者是衰弱还是健康而进行[28]。

临床表现和筛查

对于老年患者和年轻患者，乳腺癌的表现是相似的。无痛性肿块是最常见的乳腺癌症状。在老年女性中，新的乳房肿块可能代表恶性肿瘤。在老年女性中，对于乳房疼痛、皮肤增厚、乳房肿胀、乳头溢液或回缩应积极进行活检。随着年龄的增长，乳房密度会降低，这会使老年女性的临床检查更容易进行。这种差异在 65 岁以上乳腺 X 线检查异常的女性中也会提高阳性预测值。对于有一般风险的女性的乳腺癌筛查年龄，目前仍存在一些争议。美国癌症协会推荐的女性乳腺癌乳腺 X 线片筛查从 45 岁开始，如果女性健康状况良好，则没有年龄上限。如果一名女性的预期寿命估计不到 3 ～ 5 年且有严重的功能限制或有可能影响生存的多种合并症，则应停止筛查。对不同人群的一个普遍共识是，至少在 70 岁之前进行筛查；美国预防服务工作组（USPSTF）的建议是，对 74 岁以下的人进行筛查[28]。

病理特征和治疗

总的来说，老年患者的乳腺癌往往与更有利的病理预后因素有关。随着患者年龄的增长，其乳腺肿瘤与更有利的肿瘤生物学相关。这表现为激素敏感性增加，表皮生长因子受体 2（ERB-b2）过度表达减弱，分级和增殖指数降低。然而，老年患者更有可能出现更大和更晚期的肿瘤，最近的报道表明，淋巴结受累随着年龄的增长而增加。一项基于数据的相关观察表明，老年女性不太可能按照以下推荐指南接受治疗：接受决定性手术、保乳手术、肿瘤切除术后放疗、辅助激素治疗或辅助化疗。最近的研究表明，使用一级内分泌治疗已经成为老年患者常见的无创治疗方法，它有利于短期内（＜2 ～ 3 年）局部疾病的控制。然而，这种治疗只是为预期寿命较短的患者推荐的。这些治疗方法的准确率各不相同，从高精度到低精度不等，它们的范围从中等（69%）到非常好（89%）。这些最近的研究表明，尽管随着筛查和治疗的改善，复发率和死亡率有了显著改善，但这种改善在老年女性中较小。

手术　在任何年龄治疗局限性乳腺癌的金标准都是手术。在健康状况良好的老年女性中，手术死亡率较低（＜ 1%）。建议对所有老年患者进行手术以切除原发肿瘤，除非她们无法接受手术。最近的研究表明，接受保乳治疗的老年女性的比例正在增加。保乳手术会使患者面临更高的局部复发风险，因此，被认为是一个次优选择，即使是对不适合手术的老年患者。以前曾建议单独使用他莫昔芬治疗不适合手术且预期寿命短的患者，因为他莫昔芬能拮抗雌激素受体。

在过去的 10 ～ 15 年中，腋窝淋巴结清扫术（axillary lymph node dissection，ALND）在乳腺癌女性治疗中的作用已经发生了变化。当临床怀疑腋窝淋巴结受累或有高危肿瘤时，应采用 ALND。此外，对于临床上淋巴结阴性的肿瘤患者，前哨淋巴结活检是一种对 ALND 的安全替代方法。对肿瘤大小小于 2 ～ 3 cm 且无腋窝淋巴结受累临床证据的老年患者，应进行前哨淋巴结活检。

放疗　对于 70 岁或以上、早期雌激素受体阳性的乳腺癌女性，在他莫西芬的基础上增加辅助放疗并不能显著降低乳腺切除术后的局部复发率，但生存率有所提高，无远处转移的比率也有所提高。因此，对于这类女性单独使用他莫昔芬是辅助治疗的合理选择。对于有小肿瘤的、淋巴结阴性的老年女性，肿瘤切除术后是否进行乳腺放疗应根据具体情况而定。应在仔细讨论局部复发的风险和放疗的副作用后进行。另外，在选定的老年患者中，可以选择部分乳腺照射配合多导管间质近距离放疗、球囊导管近距离放疗、三维适形外束放疗和术中放疗。对于接受乳腺切除术的老年女性，如果她们的肿瘤大于 5 cm 或腋窝淋巴结受累超过 4 个，则应进行胸壁放疗[28]。

化疗　辅助内分泌治疗通常被推荐给雌激素受体阳性的乳腺癌老年女性。他莫昔芬和芳香化酶抑制剂（如阿那曲唑）可提高总生存率，减少局部复发，并降低老年女性激素敏感肿瘤的对侧乳腺癌风险。他莫昔芬和阿那曲唑的副作用会降低它们的耐受性。他莫昔芬与深静脉血栓形成、肺栓塞、脑血管事件、子宫内膜癌、阴道分泌物和出血以及潮热有关。使用阿那曲唑引起的肌肉骨骼疾病要多得多，包括关节炎和骨折。重要的是，在使用芳香化酶抑制剂时应监测骨密度并治疗有骨密度下降的患者。

接受辅助化疗试验的老年女性的代表性通常不足。然而，最近的数据表明，标准的辅助化疗在适合的老年女性的治疗中发挥了作用。在接受内分泌治疗的老年女性中，化疗的附加值受合并症和预期寿命的影响很大。激素受体阳性的老年女性的化疗获益的评估模型已经建立。该模型表明，需要承担较高的复发风险才能获得辅助化疗的小的生存益处。例如，对于一名为平均健康状况的 75 岁女性来说，要想通过化疗将 10 年的死亡风险降低 1%，必须至少承担 25% 的复发风险。这些数据表明，对于激素受体阳性的老年女性乳腺癌患者，化疗应该只提供给健康状况良好、复发风险高且预期寿命超过 5 年的淋巴结阳性患者。年龄较大的淋巴结阴性患者不太可能从化疗中获益，除非他们有较大的激素受体阳性肿瘤且病理特征不良或激素受体阴性肿瘤大于 2 cm。一个基于互联网的工具，结合了年龄、健康状况和肿瘤特征，可以帮助确定乳腺癌患者辅助化疗的潜在益处（参见 http://www.adjuvantonline.com）。

消化系统疾病

食管疾病

动力障碍 随着年龄的增长，食管会发生特征性的变化。在正常衰老过程中，已注意到可出现近端吞咽功能障碍。另一个值得注意的问题是，与年轻对照人群相比，老年正常人群的食管上括约肌的静息压和残余压较低。口咽吞咽的持续时间和开始吞咽的感觉阈值随着年龄的增长而增加。这些因素增加了咽下迟缓的风险和误吸的可能性。随着年龄的增长，环咽肌（食管上括约肌）的动力障碍可导致 Zenker 憩室。在正常健康个体中，食管本身的生理功能似乎一直能保持到患者 80 岁左右。在这一群体中，食管收缩的幅度减小。

胃食管反流疾病（GERD） 研究表明，GERD 与随着年龄增长而发生的蠕动功能障碍有关。在 GERD，尽管食管下括约肌的静息压正常且在吞咽后可以适当放松，但其不能迅速回到基线，可导致张力下降持续时间延长。由于胃食管交界处松弛，随着年龄的增长，滑动性食管裂孔疝的发生率也增加。这些情况加上老年患者的胃排空延迟，使他们易发生胃食管反流。同样重要的是要记住，许多为老年患者开的处方药物会加重食管下括约肌的松弛。

GERD 的并发症包括糜烂性食管炎、Barrett 食管和食管腺癌，它们在老年患者中的发生率增加。然而，最近的研究表明，老年人的症状可能会减轻。特别是，有严重食管炎的老年患者发生严重灼热的可能性最小。相反，他们多表现为非特异性症状，如吞咽困难、厌食、贫血、体重减轻和呕吐。没有典型症状可能是由于年龄相关的食管疼痛敏感性降低所致。因此，对于老年 GERD 患者，无论他们的症状如何，都需要更积极的诊断和（或）治疗。

腹腔镜 Nissen 胃底折叠术可成功矫正老年患者的 GERD，为终身药物治疗提供了一种可行的替代方法，而终身药物治疗在老年患者中可能效果较差。这种手术在 90% 的老年患者中可获得成功，因为他们的症状在手术后得到缓解，特别是呕吐和误吸。此外，腹腔镜 Nissen 胃底折叠术已被证明是安全的，在老年人中具有类似的结果。

食管旁疝 食管旁疝也随着年龄的增长而增大，可以达到巨大的程度而没有症状。过去，对胃扭转以及随之而来的绞窄的恐惧通常会使我们立即进行食管旁疝的修复手术，即使没有症状。最近，对于无症状疝，一般建议观察等待而不是立即进行手术。已经证实，无症状疝每年需要急诊手术的可能性很低（1.1%）。急诊手术后的死亡率为 5.4% ～ 8%，衰弱程度越高，死亡率就越高。

食管癌 在监测流行病学和最终结果数据库中，60 ～ 80 岁是食管癌诊断高峰，其中 70 岁及以上患者在所有食管癌患者中的占比为 38.9%。食管切除术仍然是治疗食管癌和贲门癌的唯一确定的方法。老年患者可能有较高比例的局限性疾病，但这些老年患者没有接受手术和（或）放疗。然而，与年轻的食管癌患者相比，70 岁或以上的患者的总体生存率更低。如果进行手术切除，则老年患者和年轻患者之间的生存率的差异无统计学意义。如果手术对有局限性疾病的老年患者有益，则需要根据具体情况制定策略。

胃疾病

随着年龄的增长，胃窦-胃底交界处发生向近端进展性的迁移。研究表明，25% ～ 80% 的老年人有空腹胃酸缺乏症。这是由壁细胞的渐进性减少以及胃窦和血清胃泌素浓度降低引起的。胃酸缺乏症可导致叶酸、铁和维生素 B_{12} 吸收紊乱。

消化性溃疡 消化性溃疡的发病率随着年龄的增长而增加。高达 80% 的消化性溃疡相关死亡发生在 65 岁以上的患者中。增加老年人消化性溃疡风险的其他因素是使用 NSAID 和幽门螺杆菌感染。在过去几年中，NSAID 的使用显著增加，尤其是在老年人中。与年轻患者相比，使用NSAID会增加老年患者发生复杂消化性溃疡的风险。NSAID的实际使用也是一个有益的预后指标，有研究表明，服用NSAID的消化性溃疡老年患者的死亡率是不服用患者的2倍。同样，80%的溃疡相关死亡发生在服用NSAID的患者身上。尽管有这一发现，但NSAID仍经常被开给老年患者，甚至是那些以前有胃肠道问题的患者。据信，幽门螺杆菌每年的感染率为1%，这也使相当大比例的老年人感染了幽门螺杆菌。

老年患者接受消化性溃疡手术矫治的时间通常较晚，并且他们的病情通常较重。这意味着因复杂消化性溃疡接受手术的老年患者的手术死亡率在统计学上会显著性增加。然而，年龄本身并不是手术风险的独立预测因素。基于多变量分析的研究揭示了溃疡穿孔手术死亡率的三个危险因素：伴随疾病的存在、术前休克和穿孔时间超过48小时。总之，患者的年龄、腹膜污染量和溃疡病史时间似乎不是显著的危险因素。

胃癌　胃癌的发病率随着年龄的增长而逐渐升高，大多数患者的发病年龄在50～70岁。危险因素包括饮食（如腌菜、咸鱼、硝酸盐、亚硝酸盐）、职业（如金属、石棉、橡胶工人）和地理（亚洲与西半球）因素。某些病史可能与胃癌风险增加有关，例如，慢性萎缩性胃炎、胃手术史和慢性幽门螺杆菌感染。这些来自患者病史的结果在老年患者中更常见，并且与胃癌相关。慢性萎缩性胃炎和幽门螺杆菌感染也是胃淋巴瘤及其前体黏膜相关淋巴组织的危险因素。这些患者通常在51～60岁时出现这种问题。

老年人胃癌的表现正在发生变化。这导致需要更积极的手术。以肠胃型肿瘤为主的老年患者往往有更具侵袭性的弥漫性肿瘤。肿瘤的位置也有向胃部更近的区域发展的过程。因此，现在有13%～34%的病例需要进行全胃切除术才能治愈。对于能够切除胃癌的年轻患者和老年患者，术中发现阳性淋巴结的比率（60%～70%）没有差异[29]。早期报道表明，微创胃切除术可因缩短住院时间而降低发病率和住院费支出。因此，微创胃切除术的长期结果还不太清楚。

胆道疾病

在几乎所有人群中，无论男女，胆结石的患病率都随着年龄的增长而增加，尽管增加的幅度因人群而异。在美国，胆道疾病是65岁以上患者急腹症主诉的最常见原因。此外，这些患者的手术在该年龄组所有腹部手术中的占比约为1/3。2006年，65岁以上、初步诊断为胆石症的人数在出院人数中的占比为50%，占当年40多万住院胆囊切除术患者的1/3。

胆结石老年患者的治疗适应证与年轻患者相同。尽管这种疾病的并发症在老年患者中更为常见，但老年患者胆绞痛的发生率仅为年轻患者的一半。即使存在急性胆囊炎，老年患者中可能高达25%的患者没有腹部压痛，1/3的患者没有体温或白细胞计数升高，高达59%的患者没有右上腹腹膜体征。入院进行胆囊切除术的老年患者更可能有多种胆道诊断，同时伴有胆管炎，接受开放手术，并需要额外的检查或手术，如内镜逆行胰胆管造影术（endoscopic retrograde cholangiopancreatography，ERCP）或胆总管（common bile duct，CBD）探查术。当观察接受ERCP或胆囊切除术的患者时，这些患者在术后1年内发生胆道疾病复发的风险降低了70%。尽管ERCP已被证明对老年人是安全有效的，但当与腹腔镜胆囊切除术联合使用时，它会导致胆汁泄漏和粘连等并发症。括约肌切开术后CBD结石的复发率，即使在胆囊切除术之前或之后，在老年患者中高于年轻患者（20%对4%）。复发的危险因素包括CBD扩张、十二指肠憩室、CBD成角和既往胆囊切除术。

腹腔镜胆囊切除术在老年患者中更为普遍，但在过去几十年中，胆道手术的结果在虚弱的老年患者中并没有太大改善。老年患者在手术时仍有较复杂的疾病。一些并发症可能会导致住院时间更长、住院死亡率更高和出院到家庭以外地点“进一步调理”的比率更高（图13.10）。这些并发症已经被确认，改善老年人胆道疾病的预后是非常困难的。

肝脏疾病

在过去的20年里，65岁以上的患者接受肝脏切除术后的死亡率已经下降了。手术技术、麻醉管理和重症监护的进步大大降低了相关的发病率和死亡率。如今，年轻患者和老年患者的发病率已经相当了。他们的结果是如此相似，以至于年龄本身并不一定是同时切除结直肠恶性肿瘤和肝转移瘤的禁忌证。在先前有关老年患者手术安全性的研究中，相关死亡率和发病率分别为4%～5%和30%～40%。有意思的是，经过精心挑选的老年患者的术后肝功能与年轻患者的相当。

由转移性疾病引起的肝脏肿瘤可能是原发性肝癌的20倍。当提到切除时，胃肠道转移性肿瘤是最常见的类型。结肠癌患者发生肝脏复发的风险为35%，

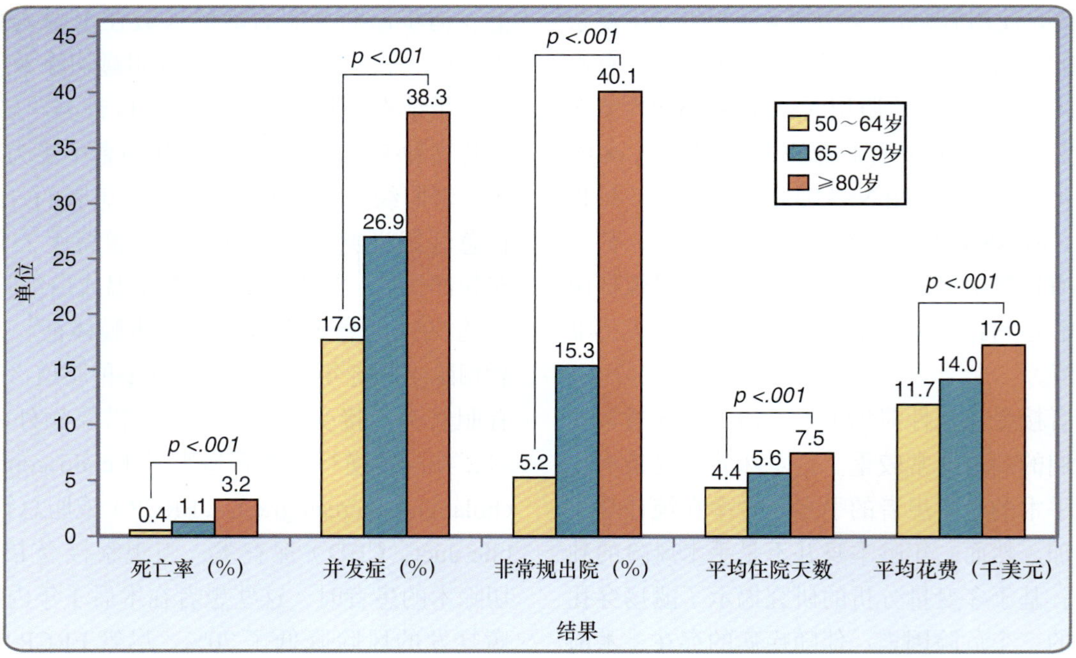

图 13.10 随着年龄增长住院胆囊切除术患者的结果（From Kuy S，Sosa JA，Roman SA，et al. Age matters：a study of clinical and economic outcomes following cholecystectomy in elderly Americans. Am J Surg. 2011；201：789-796.）

但其中只有 10% ～ 20% 的癌是可切除的。接受切除手术的患者的 5 年生存率超过 30%，而未接受切除手术患者的 5 年生存率为 0%。结肠和直肠肝转移癌的切除在特定的老年患者中是安全有效的。

当决定切除术是否合适时，重要的是要考虑胰岛素抵抗和非酒精性脂肪性肝病的患病率，因为二者的患病率在老年患者中更高。虽然年龄本身不是禁忌证，但必须仔细考虑合并症。对于不适合手术干预的患者，还有其他治疗肝癌的方法，包括放射栓塞、冷冻治疗和射频消融治疗。以上列出的不同类型的治疗方法可以在高度共病的患者中经手术或经皮进行。

小肠梗阻

小肠梗阻（small bowel obstruction，SBO）是老年人最常见且与手术相关的小肠功能障碍。虽然老年人 SBO 的确切发生率很难估计，但胃肠手术，即粘连松解术，是继胆囊切除术和大肠部分切除术之后第三最常见的手术。在与 SBO 相关的死亡中，50% 发生在 70 岁以上的患者中。

在西方国家中，绝大部分 SBO 是由粘连引起的，其次是嵌顿疝、肿瘤和炎症性肠病。我们注意到，嵌顿疝患者的年龄比粘连性梗阻患者的年龄稍大。此外，某些类型的疝，如那些通过闭孔发生的，几乎只在老年人中发现且特别难以诊断。除了故意摄入的异物造成的腔内梗阻外，腔内梗阻在 SBO 病例中的占比不到 5%。然而，这种类型的梗阻大多发生在老年人。在成年人中，最常见的两种阻塞管腔的物体是粪石和胆结石。植物粪石是由消化不良的水果和蔬菜物质组成的大型凝结物；这些结石在牙列不齐、胃酸减少、胃动力受损和有胃切除术史的老年患者胃内形成的频率增加。在胃里，这些结石块可以变得巨大而没有任何症状。然而，当其一部分脱离出来并移动到小肠时就会发生梗阻。胆结石通常通过胆囊和十二指肠之间的瘘管进入小肠。由位置异常的胆石阻塞小肠腔，曾被错误地称为胆囊胆石肠梗阻，占所有 SBO 的 1% ～ 3%，但在 65 岁以上、没有腹壁疝或手术史的患者中，高达 25% 的梗阻与此有关。

SBO 的病理特征、诊断和治疗在书中其他地方讨论。然而，重要的是要注意两个决定治疗策略的重要问题——区分功能性肠梗阻和机械性肠梗阻，以及区分单纯性肠梗阻和绞窄性肠梗阻——这两个问题在老年患者中甚至更为复杂。

与肠梗阻相关的因素有很多，如全身感染、腹腔内感染、代谢异常和影响动力的药物，这些因素在老年人中更常见。此外，基础感染的体征和症状，如肺炎、尿路感染或阑尾炎，在老年患者中可能很隐匿。肠扩张可能会被错误地认为是主要问题而不是继发性事件，各种非梗阻性原因引起的呕吐会迅速导致老年人脱水和随后的电解质异常。总之，即使有许多与肠梗阻相关的因素，重要的是不要只着眼于眼前的大问题而不是小问题。

在所有年龄段的患者中，粘连性 SBO 都是标准病症。建议的初步治疗是采取鼻胃减压和静脉输液等非手术治疗。尽管发生率各不相同，但只有大约 30% 的粘连性 SBO 患者需要手术，通常是因为进展缓慢或害怕绞窄。然而，很难准确区分绞窄性 SBO 和简单机械性 SBO。这是因为在手术治疗 SBO 时没有客观的标志物可以一致地确定哪个患者是因为缺血而需要切除小肠。众所周知，发热、心动过速、白细胞计数升高和局灶性压痛的临床表现具有误导性，尤其是在绞窄风险最高的老年人中。

对于曾经因恶性疾病做过腹部手术的老年患者来说，决定何时手术更为困难。转移性梗阻存在几个技术和伦理问题。梗阻性病变经常出现在肠道的多个部位，可能无法切除。这种梗阻在老年患者中 30 天的手术死亡率超过 35%，且大多数患者在 6 个月内死亡。这种令人沮丧的结果导致一些人提倡延长非手术减压时间。不幸的是，这种方法只能暂时缓解梗阻症状。此外，先前的恶性肿瘤病史并不能绝对表明梗阻是由转移性肿瘤引起的。在 10% ～ 38% 的疑似恶性梗阻患者中，手术时发现有些患者是良性病变。

在过去的十年里，人们对使用微创技术诊断和治疗 SBO 越来越感兴趣。乍一看，老年人腹腔镜手术有相当大的吸引力。此外，以最小的手术压力进行早期干预似乎是理想的。现在已有许多由经验丰富的腹腔镜外科医生进行的相对较小的病例系列研究，这些研究显示，诊断成功率超过 90%，总治疗成功率为 50% ～ 90%。然而，在这种情况下，腹腔镜手术在技术上是具有挑战性的，通常会有并发症。目前还不清楚，随着越来越多的外科医生熟练掌握这些先进的腹腔镜技术，这种选择是否会被广泛采用[30]。

阑尾炎

虽然阑尾炎通常发生在 11 ～ 30 岁，但 5% ～ 10% 的病例出现在老年人。近几十年来，老年人阑尾炎的发病率有所上升，而年轻人的发病率正在下降。这种增长部分被认为是由于预期寿命的延长和老年人口的比例增加[31]。现在在 60 ～ 70 岁以上的患者中，阑尾炎在急性腹部疾病中的占比为 2.5% ～ 5%。阑尾炎的总死亡率只有 0.8%，但绝大多数死亡发生在非常年轻和非常年长的人身上。在成人中，阑尾切除术后的死亡率与年龄密切相关，从 20 ～ 29 岁患者的最低 0.07/1000 到 90 多岁患者的最高 164/1000 不等。

阑尾炎的典型表现只出现在不到 20% 的老年患者中。尽管几乎所有急性阑尾炎老年患者都会出现腹痛，但只有 50% ～ 75% 的患者会出现局限于右下腹的疼痛。几乎 1/3 的患者会出现弥漫性的非定位性腹部疼痛。老年患者常有不明显的腹部隐痛，这种症状的重要性可能会被忽视而导致治疗延迟。在老年人中，急性阑尾炎的其他症状也不可靠。20% ～ 50% 的阑尾炎老年患者的白细胞计数和体温是正常的。其他症状如恶心、呕吐和厌食在老年患者中也不常见。

阑尾炎老年患者的初始症状的不明显和非特异性表现常会导致其就诊延迟 48 ～ 72 小时。一旦患者到达医院，这些延误又会因诊断延误而加剧。老年患者手术延迟超过 24 小时的可能性是年轻患者的 3 倍。由于这些延误，在超过 50% 的老年患者手术中会发现阑尾炎穿孔。与阑尾炎不伴有腹膜炎行单纯阑尾切除术的老年患者相比，阑尾炎穿孔行阑尾切除术的老年患者发生并发症和死亡的风险更高。

计算机断层成像（CT）扫描在急性阑尾炎诊断中的应用已显著增加。1998 年，在行紧急阑尾切除术之前，只有不到 20% 的患者进行了术前 CT 检查，而 2007 年这一比例超过了 90%。值得注意的是，在同一时期，老年人阑尾切除术的阴性率没有变化。由于阑尾炎的表现不典型，即发病时穿孔率很高，以及老年人的鉴别诊断范围扩大，一直提倡对他们进行 CT 检查。如果发现是脓肿，则进行经皮引流和静脉注射抗生素通常比进行探查术更可取。在老年人中，脓肿消退后阑尾炎复发并不常见，因此，并非所有情况下都需要进行间隔期阑尾切除术。然而，这个年龄组的复杂阑尾炎患者在急性过程得到控制时，需要对结肠进行彻底的评估。当老年患者出现急性阑尾炎的症状和体征，但症状持续时间较长且血细胞比容低于预期时，这些体征应引起对结肠癌或阑尾癌的关注。

在过去的十年里，腹腔镜手术在急性阑尾炎治疗中的应用显著增加。在腹腔镜手术中，在老年人中观察到的复杂急性阑尾炎和其他病理表现的发生率明显较高。这些因素导致老年患者开放性手术的转化率较高。在接受腹腔镜阑尾切除术的年轻患者和老年患者之间，感染相关的发病率没有差异。然而，老年患者确实有较高的心肺并发症发生率 。重要的是，与出院到熟练或非熟练的护理机构相比，腹腔镜阑尾切除术出院回家的可能性更高。尽管老年患者阑尾炎的诊断和治疗有所改善，但这一群体的发病率和死亡率仍然很高，分别为 28% ～ 60% 和 10%，其中很大一部分可能是由于诊断延迟造成的，因此，临床上应保持高度警惕。

结肠癌和直肠癌

结直肠癌是一种主要的老年疾病，是老年人口发病和死亡的主要原因。结直肠癌的发病率与年龄增长直接相关，大多数病例是老年人；71% 的新发病例发生在 65 岁及以上患者中，42% 发生在 75 岁及以上患者中。结肠癌在 85 岁以上人群中的年发病率几乎是在 40 ～ 44 岁人群中的 40 倍。

年龄增长是结直肠癌的一个预后不良因素。与年轻患者相比，75 岁以上患者的 5 年无病生存率显著降低。尽管结直肠癌的生存率存在差异，但这可能归因于癌症的生物学特征和生理功能，这是老年人特有的[32]。结直肠癌的症状和体征取决于肿瘤的位置，不会随着年龄的增长而有明显变化。然而，因为疲劳、跌倒、便秘和肠功能障碍被认为是衰老的常见后遗症，这些症状经常被患者和医生忽视。因此，结直肠癌通常是直到出现并发症时才做出诊断。

老年患者，无论他们有多少合并症，都不太可能接受结直肠癌筛查。因此，与年轻患者相比，老年人更有可能出现更多的晚期疾病。此外，随着高龄的增长，未分期癌症的比例增加。美国预防服务工作组（USPSTF）建议从 50 岁开始对成年人进行结直肠癌筛查并持续到 75 岁，以获得个体平均风险。推荐的筛查方法包括：每年进行一次粪便潜血检测，每 5 年进行一次乙状结肠镜检查，对有潜血阳性或腺瘤性息肉的患者进行一次完整的结肠镜检查，或者每 5 ～ 10 年进行一次结肠镜检查。由于老年患者右侧癌症的发病率增加，超过 50% 的右侧癌症患者在软式乙状结肠镜检查范围内没有病变。因此，在老年患者中使用结肠镜筛查工具会更有效。对于不太可能活过 5 年或有严重合并症而无法治疗的患者，不建议进行结直肠癌筛查。筛查试验表明，接受筛查和未接受筛查人群之间的结直肠癌死亡率差异至少在筛查后 5 年才变得明显。

对于可切除的结直肠癌，无论患者年龄大小，手术切除都是唯一的治疗方法。对于腹腔结肠肿瘤，由于有继发严重合并症的风险，应禁止使用麻醉剂。这一点在晚期转移性疾病中尤其应予强调。这些是唯一会对手术决定产生负面影响的因素。有人对老年患者接受低位直肠癌切除手术的耐受力有一些担心，手术方式包括腹会阴切除术、低位前切除术和保留括约肌的结肠肛管吻合术。虽然结肠肛管吻合术在技术上比传统的腹会阴切除术要求更高，但结肠肛管吻合术提供了一种保留括约肌的替代方法，老年人在手术死亡率和术后并发症方面都有良好的耐受性。一些研究表明，在精心挑选的患者中，结肠肛管吻合术和腹会阴切除术的长期结果是相似的。结肠肛管重建术几乎可以使 80% 的老年人获得自理能力。当选择低位直肠吻合术的患者时，评估肛门功能极其重要，因为许多选择低位直肠吻合术的患者在保留括约肌手术后功能结果很差。与控制良好的乙状结肠末端造口术相比，大便失禁可能导致更糟糕的生活质量，医生与患者谈论这些风险非常重要。

已经完成了几项比较腹腔镜结肠切除术和开放式结肠切除术的随机研究；然而，其中老年患者的比例偏低。现有的系列病例研究显示，在老年患者中，腹腔镜结肠切除术和开放式结肠切除术在围术期死亡率、无须输血或不再次手术方面没有显著差异。正如所见，与年轻患者相比，老年患者实际上可能可以从微创手术中获得更多收益。在接受微创结直肠癌切除术的老年患者中，心肺发病率似乎较低。腹腔镜结肠切除术后，胃肠道和呼吸道恢复得更快。此外，患者报告的疼痛更轻，所需麻醉镇痛更少，住院时间缩短，更有可能恢复自理状态。最后，当比较腹腔镜结肠切除术和开放式结肠切除术时，两个治疗组的肿瘤清除率是相同的。

对于有明显合并症的患者，低位直肠癌的局部切除可能是早期癌症患者的一种选择。虽然局部切除的局部复发率明显较高，但总的 5 年生存率是相似的。对于年老体弱或高危患者，较小的手术，包括经肛门切除和电灼，可以在不破坏自理的情况下对肿瘤进行局部控制。对于有转移性疾病和预期寿命短的高风险患者，采用放化疗局部控制直肠肿瘤也有可能控制疼痛和出血。在技术上可行的情况下，应考虑使用结肠支架来治疗即将发生梗阻的不良手术候选患者。

在几乎没有或完全没有合并症的患者中，不论年龄，手术死亡率是相似的。即使在 80 岁以上的患者中，择期手术的死亡率也只有大约 2%。不幸的是，由于上述问题，与年轻患者相比，老年患者更有可能需要急诊手术。此外，85 岁的结直肠癌患者需要急诊手术的可能性是 65 岁患者的 2 倍。随着年龄的增长，患者在手术时接受根治性切除术的比例越来越低。当手术作为急诊手术进行时，其死亡率比类似的择期手术增加了 3 ～ 4 倍，且住院时间延长和住院费支出增加。急诊手术幸存者恢复生活自理的可能性只有择期急诊手术幸存者的一半。

与年轻患者相比，老年人诊断为结直肠癌后的长期生存率是不成比例地降低（图 13.11）。考虑不同死亡原因的方法学已经确定，老年患者死于结直肠癌的概率更高，高于预期的年龄相关死亡率。在同时有结肠癌和直肠癌的老年患者中，手术切除后 5 年的死亡率是年轻患者的 1.5 ～ 2.5 倍。老年结直肠癌患者的存活率较低可能是该组患者辅助治疗减少的结果。尽管大多数结直肠癌患者的年龄都在 70 岁以上，但在随机试验中，只有 20% 的患者年龄在 70 岁以上。结肠癌辅助化疗和直肠癌新辅助放化疗在老年患者中的疗效和耐受性已得到证实；然而，75 岁以上的患者接受辅助治疗的比例不到 30%。此外，在接受辅助治疗的患者中，超过 50% 的患者在推荐的时间内没有接受适当的治疗。

结直肠癌肝转移的手术治疗应用越来越多。转移病灶的切除与生存改善和手术发病率降低有关，且死亡率也一直在下降。然而，在评估肝切除术治疗结直肠癌肝转移的研究中，老年患者的代表性较差，因为提供者对术后高死亡率的认识不准确且缺乏肿瘤学方面的考虑。尽管随着年龄的增长，肝功能会发生一些生理变化，但这些变化通常不足以影响肝切除术的结果。老年人肝切除术后的死亡率低于 5%。老年人确实可以从结直肠肝转移的手术方法中获得显著的益处并有合理的发病率和死亡率。据报道，肝切除术后的 5 年生存率为 32%，而未进行肝切除术者的 5 年生存率为 10.5% [33]。

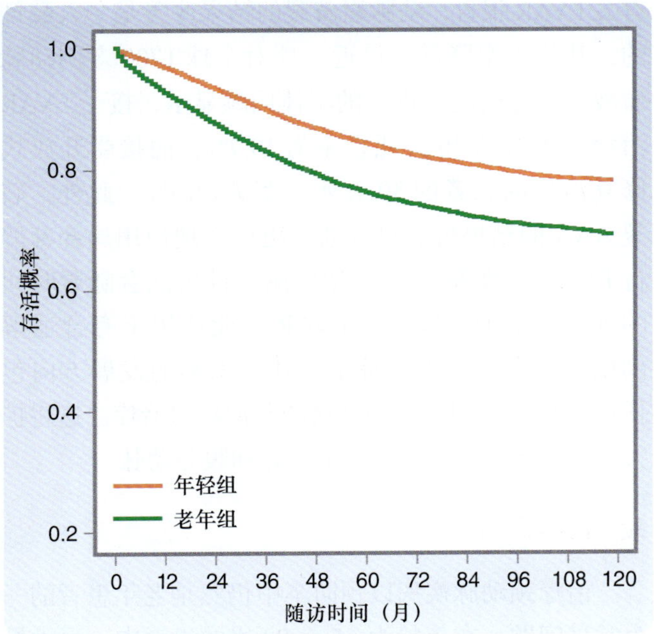

图 13.11　按年龄划分的结肠特异性生存概率的 Kaplan-Meier 生存曲线（Frin Fu J，Ruan H，Zheng H，et al. Impact of old age on resectable colorectal cancer outcomes. PeerJ. 2019；7：e6350.）

腹壁疝

腹壁疝的修补术是美国最常见的外科手术。男性腹股沟疝的终身风险为 27%，女性为 3%，其中约 27% 发生在 65 岁以下的成年人。据报道，美国每年有超过 750 000 例腹股沟疝得到修复，呈双峰分布。大多数首次发病的患者的年龄为小于 1 岁或 55 ～ 85 岁。65 岁以上老年人腹壁疝的发病率约为 13/1000，其中男性的发病率比女性高 4 ～ 8 倍。在 70 岁以上的患者中，65% 的疝是腹股沟疝，20% 是股疝，10% 发生在腹侧，3% 发生在脐侧，1% 发生在食管裂孔。绝大多数腹股沟疝发生在男性，而 80% 的股疝发生在女性。老年人也有发生更隐匿类型的疝的风险，如食管旁疝和闭孔疝，这些疝直到并发症发生后才变得明显。

对于老年人来说，疝带来了一些额外的挑战。例如，它们通常是长期存在的，许多已存在近 10 年。由于这些疝的慢性性质，它们的正常的解剖结构通常是扭曲的，并且存在组织平面的损失。此外，它们的组织强度的损失可能使其解剖修复更加困难。即使有这些挑战，很明显，老年人有症状的腹股沟疝和脐疝应该优先进行择期修复。开放式、无张力补片修补腹股沟疝、股疝和脐疝可作为门诊手术在硬膜外麻醉下或局部麻醉加静脉镇静下进行。这些手术的死亡率很低，甚至在患者伴有共病的情况下也是如此，许多报告显示死亡率为 0%。腹腔镜修复术在大多数情况下需要全身麻醉，需要更长的手术时间来完成，并且会产生更多的住院费用。在老年人中，较早恢复正常活动和工作带来的社会经济效益的下降似乎抵消了腹腔镜手术的总体成本效益。大多数医疗中心的趋势是腹腔镜修补术仅限于双侧和复发性腹股沟疝，因此它们在这方面效果非常好。

对于无症状和症状轻微的老年患者，是观察等待还是立即修复仍然存在争议。尽管一些随机性研究倾向于观察等待，但也有一些研究表明，修复可能可以改善总体健康和降低可能的严重发病率。大多数研究都认为无症状疝发生嵌顿的风险很小。在决定选择观察等待和进行修补术时，最重要的一个考虑是，疝的存在是否限制老年个体的活动。老年人长期生存和生活质量的一个重要预测指标是功能和行动能力的维持。最近的一项试验表明，观察等待是安全的。有人调查了疝患者的家庭成员有关患者进行四项活动的能力，即正常的家庭活动、正常的工作、社交活动和娱乐活动。基于调查，25% ～ 30% 的患者家庭成员对其进行这些活动的能力有一定程度的担忧。这些结果被认为有利于决定进行修复。

15% ～ 30% 的老年人的疝修补术是在紧急情况下进行的。如果真的发生了嵌顿，则是灾难性的，尤其是在衰弱的老年人。这是手术时高绞窄发生率的主要原因。高达 12% ～ 20% 的嵌顿腹股沟疝和 40% 的嵌顿股疝需要进行肠切除术。对无症状或症状轻微的疝进行手术的决定取决于个体的具体情况，要权衡观察等待的可能后果和手术的风险来做出决定。还应注意患者是否有通过寻求家人的帮助而限制了自己的活动以避免轻微不适。与腹股沟疝修补术相关的手术风险相比，活动减少对老年人的整体健康的风险更大。

在老年人中，切口疝是常见的，修补术可能具有挑战性。与腹腔镜腹股沟疝修补术不同，只要现有的合并症和技术困难不妨碍使用腹腔镜技术，使用这种技术就有明显的好处。最近的研究表明，腹腔镜手术组的伤口并发症发生率和住院时间均有所减少。

血管疾病

老年患者最常见的外周血管疾病是腹主动脉瘤（abdominal aortic aneurysm，AAA）、颈动脉疾病和外周动脉闭塞性疾病。在可选择的条件下，在对伴随疾病管理良好的患者，血管手术仍然是安全和有效的。此外，在许多情况下，血管内技术正在改变干预模式。

腹主动脉瘤

尽管在 65 岁及以上患者中合并症发生率较高，但在这些患者中择期腹主动脉瘤修补术的死亡率通常被认为低于 5%。然而，最近的证据对于年龄对腹主动脉瘤修补术结果的影响提出了质疑。现在已有研究表明，年龄对死亡率有很大的影响。这一点在最近的一项研究中得到了证明，该研究调查了年轻和年长男性和女性的围术期死亡率。结果显示，85 岁及以上男性的围术期死亡率几乎是年轻男性的 5 倍，85 岁及以上女性的围术期死亡率是年轻女性的 10 倍以上。同样，老年男性和老年女性患者 AAA 修复后的 5 年死亡率为 80% ～ 90%，而在年轻患者为 25% ～ 30%。由于解剖适应性较差和并发症发生率较高，80～89 岁患者比年轻患者更难接受血管内动脉瘤修补术（endovascular aneurysm repair，EVAR）。80 ～ 89 岁老年人的生活质量的恢复需要比预期更长的时间（＞ 12 个月）。随着 EVAR 的流行，开放式 AAA 修补术的经验正在减少，与开放式手术相关的死亡率和发病率增加了。在老年患者中，大约 1/3 的开放式 AAA 肾下夹闭术和超过 50% 的肾上夹闭术出现并发症。此外，肾上夹闭术仍与 30 天死亡率、肾功能不全、术中失血、住院时间和出院到疗养院的比率的增加相关。这些结果表明，开放式 AAA 修补术越来越不适合大多数老年患者，尤其是随着“老年”患者的平均年龄的增加。

退伍军人事务部合作研究小组最近的一项前瞻性随机试验数据支持这一观点，该试验在 881 例无症状 AAA 患者中比较了 EVAR 与开放式修补术的结果。之前报道的血管内修补术围术期死亡率下降持续了 2 年和 3 年，但此后没有持续。血管内修复组有 10 例动脉瘤相关死亡（2.3%），而开放式修复组有 16 例（3.7%，$P = 0.22$）。血管内修复组有 6 例动脉瘤破裂，而开放式修复组没有（$P = 0.03$）。在年龄和治疗类型之间已观察到存在显著的相互作用（$P = 0.006$）；血管内修复组中＜ 70 岁的患者的存活率增加，但开放式修复组中≥ 70 岁的患者的存活率更高（图 13.12）[34]。EVAR 的真正作用可能是在于修复破裂的 AAA。AAA 破裂的急诊开放式修补术的手术死亡率仍然高于 50%，且存活者的发病率极高。然而，根据有关 EVAR 报告，动脉瘤破裂的结果改善是令人鼓舞的，其死亡率降低。最近一项对全球 1700 多例动脉瘤破裂患者的经验进行的集体回顾显示，接受 EVAR 治疗的患者的 30 天死亡率为 19.7%，而接受开放式修复治疗的患者的 30 天死亡率为 36.3%。此外，破裂 AAA 的结果可能可以通过更广泛地使用局部麻醉行 EVAR 来改善[34]。支架的耐久性可能会随着时间的推移而增加。这表明 EVAR 可能适用于有合适解剖结构的老年患者。综上所述，未来的发展方向包括近肾动脉瘤和肾旁动脉瘤的开窗移植治疗。这将扩大密封区域，包括肠系膜上动脉和腹腔动脉。

颈动脉疾病

治疗颈动脉疾病以预防卒中仍然是老年患者的一个常见问题。在年龄为 65 ～ 80 岁的患者中，手术导致的卒中发生率约为 2.8%，死亡率为 2.4%。颈动脉内膜切除术后 80 岁以上患者的存活与普通人群的相似。颈动脉内膜切除术后神经系统症状的发生率低于

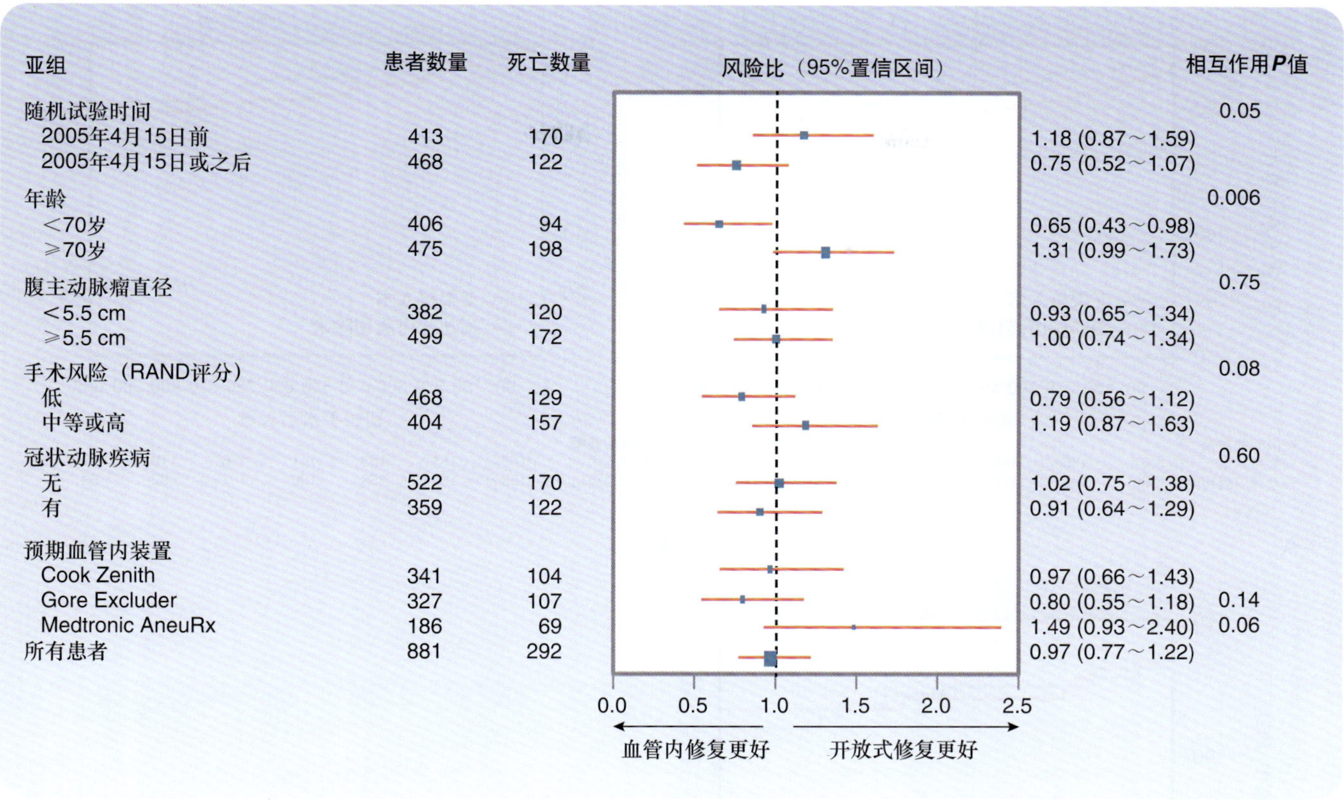

图 13.12 血管内和开放式修补术中死亡的预测因素（From Lederle FA，Freischlag JA，Kyriakides TC et al. Long-term comparison of endovascular and open repair of abdominal aortic aneurysm. N Engl J Med. 2012；367：1988-1997.）

未手术患者的发生率（13% 对 33%），晚期卒中的发生率也低得多（2% 对 17%）。基于这些数据，老年患者动脉内膜切除术的疗效得到了证实。80 ～ 89 岁患者的适应证与年轻患者相似，包括颈动脉高级别病变和大脑半球症状，且伴随疾病控制良好。颈动脉血管成形术和支架植入术的发展最初被认为是一种突破，因为这种手术是一种治疗颈动脉疾病的微创方法，具有广泛的适用性。有症状或无症状的颈动脉狭窄老年患者存在卒中、心肌梗死或死亡的复合主要结局风险，这些结果在接受颈动脉支架植入术组和接受颈动脉内膜切除术组之间无显著差异（图 13.13）。在围术期，支架植入术的卒中风险更高，而颈动脉内膜切除术组的心肌梗死风险更高。与年轻患者相比，75 岁以上患者的主动脉弓钙沉积增加，主动脉弓弯曲度增加。这表明，卒中风险的增加与常规的股骨入路颈动脉血管成形术和支架植入术有关，因此，在计划颈动脉介入治疗时应考虑患者的年龄。颈动脉支架置入术在老年患者中有增加不良脑血管事件的风险，但死亡率与年轻患者相当。以死亡率增加为代价，颈动脉内膜切除术在老年患者中和在年轻患者中有类似的神经系统结果[35]。

外周血管疾病

用于保肢的外周血管手术的适应证是静息时的缺血性疼痛、不愈性溃疡或明显的坏疽。尽管不断有报告显示年龄大于 80 岁是围术期死亡率增加的一个相对危险因素，但在老年患者中进行手术通常是安全的，尤其是择期手术。在 80 岁以上的患者中，与手术相关的死亡率低于 5%，3 ～ 5 年的保肢率为 50% 到近 90%。据报道，使用假体和自体移植材料的老年患者的 5 年移植物通畅率优于年轻患者。然而，这个单中心报告只对一小部分患者进行了研究，所以需要更大规模的研究来验证。然而，很明显，在膝下血管旁路手术后，老年患者的结果肯定不比年轻患者差。老年患者移植物感染的治疗是不合理的，但积极的伤口护理和肌肉皮瓣覆盖是一种具有良好效果的选择（> 50% 的移植物挽救和 90% 的肢体挽救）。血管内方法也可以用于老年患者的外周血管治疗，对于那些预期寿命有限的患者具有合理的耐用性。在老年患者中，股浅动脉血管成形术的 5 年累积一期通畅率高于 50%，二期通畅率高达 70%。目前还不清楚这些结果是否会导致老年跛行患者的治疗增加，就像年轻

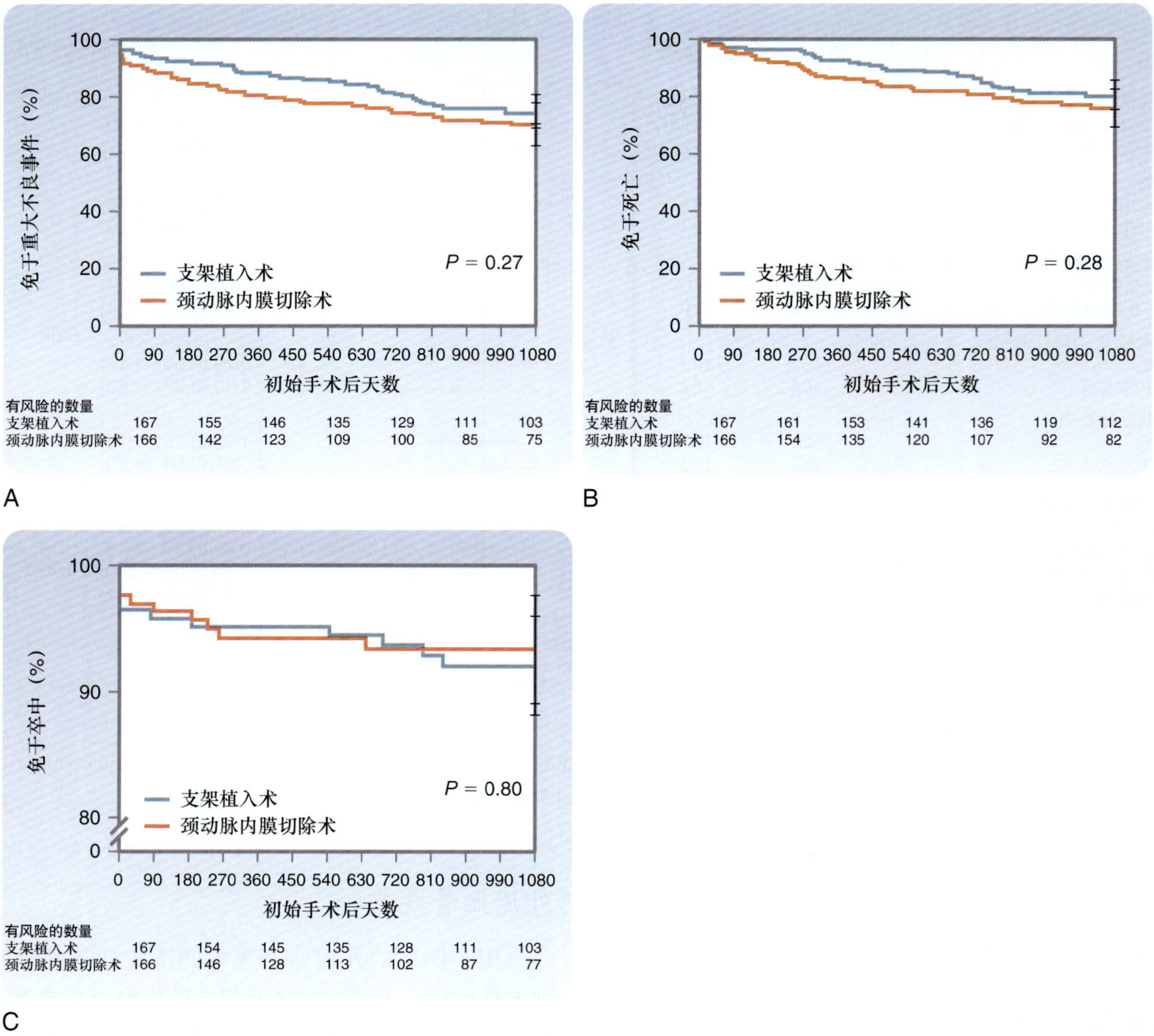

图 13.13 Kaplan-Mier 曲线描述了颈动脉内膜切除术和颈动脉支架植入术患者的主要不良事件、卒中和死亡结果（From Gurm HS，Yadav JS，Fayad P，et al. Long-term results of carotid stenting versus endarterectomy in high-risk patients. N Engl J Med. 2008；358：1572-1579.）

患者一样。在最近一项以老年患者为主的研究中，在第 5 年时，如果选择得当，在有严重肢体缺血的患者中，血管内手术优先和血管开放式手术优先的血管重建策略具有同等的保肢率和无截肢生存率[36]。

手术完成后，生活质量和功能自理的保持或恢复是老年患者最重要的考虑因素。老年患者可以进行安全截肢手术，围术期死亡率低于 10%。然而，截肢后的长期生存率很低，1 年生存率约为 50%。此外，还有一些独立的死亡危险因素，包括高位截肢、充血性心力衰竭和无法在社区中行走。这些功能不良的截肢结果导致许多外科医生继续为老年患者提供积极的保肢治疗。

心肺疾病

在美国，心血管疾病近 100 年来一直是死亡的主要原因。在新千年，美国仍有大约 6400 万心血管疾病患者，占总人口的 23%。心血管疾病导致的死亡大多发生在老年患者。

对患者来说，心脏手术通常是一个戏剧性的事件，因此也是最常被研究的外科手术之一。老年患者心脏手术后效果极佳；心脏动脉粥样硬化的微创治疗改变了向心脏外科医生转诊的模式，患者的年龄越来越大，合并症越来越多且病情越来越严重。90 岁以上患者的死亡率约为 14%，但 5 年生存率约为 59%。与老年患者结果良好相关的因素包括：技术上完美的手术，一丝不苟的止血，出色的心肌保护，以及完善的麻醉管理。衰弱已被证明是心脏手术后死亡率和发病率的一个预测因子，并被建议加入心脏手术风险评分中。

冠状动脉疾病

在美国，在 65 岁以上的患者中进行的冠状动脉旁路移植术（coronary artery bypass grafting，CABG）的手术数量从 1980 年的 2.6/1000 例上升到 1993 年的 13.0/1000 例。然而，随着经皮冠状动脉介入治疗的使用和成功率的增加，在 65 岁以上老年患者中进行 CABG 的比率已下降到了 8.9/1000 例。这种变化在普通人群中是，进行 CABG 的患者从 1988 年的 7.2/1000 例增加到 1997 年的 12.2/1000 例，2003 年下降到 9.1/1000 例；然而，CABG 术后的总死亡率从 1988 年的 5.4% 下降到 2003 年的 3.3%。

现在被转诊进行 CABG 的患者通常有更复杂的疾病或替代手术失败。目前超过 50% 的 CABG 是在 65 岁以上的患者中进行的。随着心脏外科手术相关的死亡率和发病率的降低，越来越多的人愿意为有可重建冠状动脉疾病的老年患者提供手术治疗。不幸的是，转诊做心脏手术的老年患者有更高的晚期疾病（例如，三支血管疾病、左主干或主干相当疾病、左心室功能低下）和症状更多疾病的发生率［90% 的 80 ～ 89 岁患者术前被归类为纽约心脏病学会（NYHA）功能Ⅲ或Ⅳ级］，并且更经常需要进行急诊或紧急手术。

在老年患者中还必须考虑并发症的发生，有些患者的并发症更严重。已经确定了影响 CABG 术后死亡率的术前危险因素，包括急诊手术、严重的左心室功能障碍、需要联合手术的二尖瓣关闭不全、NYHA 功能Ⅳ级、术前肌酐水平升高、慢性肺病、贫血（血细胞比容＜ 34%）和以前做过血管手术。此外，使患者术后并发症发生率增高的危险因素有肥胖、糖尿病、主动脉狭窄和脑血管疾病。这些危险因素必须被纳入所有患者的共病背景下予以考虑，作为为特定患者做出治疗决策的部分依据。70 ～ 79 岁患者和 60 岁以下患者的危险因素之间没有显著差异。然而，80 岁以上患者的年龄相关风险增加了，发生休克或急性心肌梗死（＜ 6 小时）的风险也增加了。

在 80 岁以上的患者中，CABG 的可接受的总死亡率为 7% ～ 12%，择期手术后的可接受死亡率为低于 3%。90 岁以上患者的围术期死亡率为 15% ～ 20%，但术后 5 年生存率约为 50%，这表明与手术相关的生存率显著提高。此外，早期择期手术明显优于急诊手术，后者的死亡率是前者的 2 ～ 10 倍。

在接受经皮冠状动脉介入治疗的老年患者中，主要不良冠状动脉事件的发生率相对较高，但在 5 年随访中，成功的血运重建与这些结果的减少相关。当对接受药物洗脱支架植入治疗的老年患者的结果进行分析时，80 ～ 89 岁患者的 1 年全因死亡率是非此年龄段患者的近 4 倍。

在许多系列研究中，老年人冠状动脉手术后的发病率都很高。肺衰竭可能是由需要长时间插管、诸如脑血管意外和谵妄的神经事件以及胸骨伤口感染所致，这些情况都会随着年龄的增长而增加，所有这些因素都与术后死亡率有关。其他并发症包括：因出血再次手术，需要植入起搏器，以及围术期发生心肌梗死和浅表伤口感染。这些并发症在年轻患者和老年患者中的发生率相同，尽管一些研究指出老年患者胸骨伤口感染的发生率略高。有终末期心力衰竭的老年患者传统上是被排除在心脏移植的选择之外的，因为缺乏供体心脏且他们不易耐受药物免疫抑制。最近关于部分左心室造口术的报道令人鼓舞，特别是在 65 岁以上患者中，其死亡率和功能结果与年轻患者的相似。

瓣膜病

自 1975 年以来，没有足够的数据支持老年人主动脉瓣置换术的安全性和有效性。手术死亡率为 3% ～ 10%，长期生存率为 75% ～ 80%。虽然老年患者的死亡率略高于年轻患者，但大多数差异没有统计学意义。绝大多数接受主动脉瓣置换术的老年患者的生活质量有很大改善。高达 90% 的术前被归类为 NYHA 功能Ⅲ级或Ⅳ级且存活的老年患者在术后被重新归类为Ⅰ级或Ⅱ级。由于健康的 70 岁老年人的平均预期寿命约为 13 年，80 岁老年人的平均预期寿命约为 8 年，安全的主动脉瓣置换术适用于那些 4 年死亡率大约为 80% 的未经治疗的有症状的主动脉瓣狭窄患者。

随着微创手术的经验越来越丰富，这类手术可能会变得更安全，在老年患者中的使用率也会逐渐增加。早期临床试验已经证实了经导管主动脉瓣置换术（transcatheter aortic valve replacement，TAVR）的安全性和有效性，尤其是在有中高风险的手术患者中。最近的研究表明，TAVR 对有高风险的 80 多岁的老年人可能是一种安全的方法，因为发生急性肾衰竭、出血、需要输血或转到专业护理机构的可能性较低。在 80 岁出头的老年患者中进行 TAVR 的例数在逐渐增加；在德国，95% 以上的这个年龄段的主动脉疾病老年患者会接受这种手术。

超过 10% 的 75 岁及以上的老年人有二尖瓣反流，高达 50% 的未治疗患者会出现心力衰竭并在 5 年内死亡。然而，在 80 ～ 89 岁的老年人中有大约 85% 因为手术治疗结果不理想而拒绝接受开胸心脏手术，且与主动脉瓣置换术后的手术死亡率相比，二尖瓣置换术后的手术死亡率略高。在有二尖瓣关闭不全的老年人中，由于常伴有缺血性疾病，其左心室储备功能经常受损。此外，低心输出量是二尖瓣置换术后的一个特殊问题。

经导管二尖瓣置换术和经导管二尖瓣修复术正在成为治疗高危手术患者的严重二尖瓣反流的一个替代疗法。修复被认为是金标准，尤其是对于有广泛双叶或前叶钙化和黏液瘤变性但无广泛钙化的可接受风险的患者。然而，有高风险的患者可能会受益于微创介入治疗（MiltraClip），可以通过后者在二尖瓣前叶和后叶之间建立桥梁。治疗 12 个月时，严重反流的复发率约为 55%。

对于老年患者，瓣膜材料的选择也是一个重要的考虑因素。机械瓣膜非常耐用，但需要终身抗凝。在 75 岁以上的患者中，仅长期抗凝治疗的死亡率几乎为 10%/ 年。生物人工瓣膜不需要抗凝，使用时间相对较短，但生物人工瓣膜对于预期寿命小于 10 年的患者来说已经足够了[37]。

肺癌

肺癌，通常是腺癌或鳞状细胞癌，仍然是工业化国家的主要死亡原因。在美国，每年仍有超过 15 万人死于肺癌。吸烟仍然是肺癌的最重要的危险因素，戒烟是所有患者的一个适当预防措施。适当的治疗关键取决于 CT 扫描的准确分期，^{18}F- 氟脱氧葡萄糖正电子发射断层扫描目前正在发挥越来越大的诊断作用。

非小细胞肺癌（NSCLC）的发病率随着年龄的增长而增加。可以看到，美国胸外科学会肺癌工作组对肺癌筛查和监测的建议与其他专业学会的建议在两个特定领域有所不同：将筛查的年龄提高到 79 岁，并且将每年一次的筛查延长到 3 年一次[38]。对于有早期（Ⅰ～Ⅲ期）非小细胞肺癌的老年患者，手术切除效果不佳，因此，这些患者通常被推荐进行有限的切除或放疗。对于积极的化疗，特别是基于铂类的辅助治疗，老年患者通常耐受不良。近期对包括老年患者和主要为ⅠB 期至ⅢA 期非小细胞肺癌患者进行的研究表明，术前化疗可显著提高可切除非小细胞肺癌患者的总生存率、推迟远处复发的时间和提高无复发生存率。这些结果表明，对于大多数患者来说，一个有效的治疗选择是术前化疗。然而，化疗的毒性作用在研究中不能评估[38]。因此，许多老年患者没有完整的分期检查结果，组织学诊断不完整，或者没有记录功能状况。大多数非小细胞肺癌患者最初被诊断为Ⅳ期疾病，也许可以采取化疗和放疗联合治疗。然而，老年患者通常不被认为是这种疗法的候选人。与多药静脉治疗相比，单药（口服依托泊苷）治疗的生存率较低，不推荐在这一人群中使用。同样，标准顺铂 / 依托泊苷方案的剂量减少与较差的预后相关。功能状况不佳与年龄之间存在显著的相互作用，较年轻患者（＜ 70 岁）倾向于顺铂为主的治疗，年老的患者倾向于卡铂为主的治疗。新辅助治疗通常用于老年患者，这些患者处于手术的边缘，可以从肿瘤缩小中获益，或者最好接受放疗。

有证据表明，老年患者肺癌手术治疗后的预后有所改善[38]。肺癌切除手术后死亡率约为 6%，尽管约 50% 的患者仍有一些术后并发症，如心房颤动、肺炎或有需要支气管镜检查的残留分泌物。老年肺癌患者肺切除术后的 5 年生存率约为 35%，单纯肺叶切除术的 5 年生存率高达 40%。视频辅助胸腔镜手术（video-assisted thoracic surgery，VATS）在肺癌切除术中的应用越来越广泛。这种手术有缩短手术时间和减少失血量以及缩短住院时间和康复时间的潜力，在所有患者中，尤其是在老年患者中，都有很好的前景。此外，采用 VATS 治疗的 80 岁以上的老年人的围术期死亡率低至 2%。与传统的开放式手术相比，VATS 的 5 年生存率相似，年龄的增长仍然与更多的并发症相关，但生存率仅略微降低了。诸如此类的结果表明，VATS 有可能可以增加手术治疗的老年患者的数量。在最近发表的一篇回顾性系列综述中，肺叶切除术已成为精心挑选的、可手术治疗的早期肺癌患者的首选治疗方法。据报道，Ⅰ期非小细胞肺癌的 5 年生存率为 56%，Ⅰa 期为 62%。

很可能未来的报告会定义辅助和新辅助治疗的组合以及肿瘤基因组特征分析。因此，将会有更多的老年患者成为手术候选人并实现无病生存。然而，对于既往有肺部疾病或其他严重合并症的老年患者，前景仍然不佳。

创伤

目前创伤是老年人死亡的第五大原因。65 岁以上的创伤病例占创伤病例的 1/3，占创伤死亡的 30% ～ 40%，其中最近的比例最高。与年轻患者相比，老年患者的死亡率增加，住院时间更长，发病率更高，功能预后更差。机动车事故是 80 岁以下患者最常见的致命伤害，跌倒是 80 岁以上患者最常见的致命伤害。有意思的是，在老年人中，无论他们是乘客还是行人，机动车事故造成的死亡发生率是相同的。

老年人发生钝挫伤及其并发症的风险增加。由于与年龄相关的中枢神经系统变化会降低老年人的协调性和灵活性，他们发生事故的风险增加。大脑萎缩和颅顶内黏弹性的降低都会使大脑更容易受到钝性损伤。骨脆性的增加使骨折倾向增加。心脏储备能力下降和无法增加心输出量不利于避免事故的发生。同时使用抗凝药物和抗血小板药物可增加老年患者创伤事件的发生率。

即使是从同一水平面跌落到地面也会给老年人造成严重伤害。在老年人中，这种跌落导致的骨折或严重伤害的发生率高达 40%。摔伤后发病率很高。在跌倒后住院的患者中，高达 50% 的患者需要从医院出院到护理机构，1 年后只有 50% 的患者存活。在老年患者中，电梯损伤最常见的是滑倒、绊倒或跌倒，但 15% 的患者需要住院治疗；其中 40% 是髋关节骨折。

老年患者发生头部创伤后的发病率和死亡率增加，特别是服用抗凝药物时。老年人头部创伤后发生创伤性脑损伤的发生率增加，且有更长的失能时间。与年轻人相比，他们需要更长的时间从头部创伤中恢复，并且需要更密集的康复治疗。老年人的头部钝伤的死亡率特别高；格拉斯哥昏迷评分为 5 分的老年患者的死亡率是 20 ～ 40 岁患者的 2 倍以上；与 38% 的年轻患者恢复良好相比，只有 2% 的老年患者恢复良好。

烧伤占老年人创伤的 8%。老年人由于视力受损、反应时间延长、警觉性降低和痛觉减弱而特别容易被烧伤。在大多数烧伤老年患者中，伤害是由于日常生活活动中的行为造成的——烫伤、烹饪事故和电烧伤。所有烧伤患者的存活率与其受累全身表面积（total body surface area，TBSA）直接相关，但这种相关性在老年人中更为明显。一般来说，烧伤 TBSA 超过 40% 的老年人的预后不良。死亡率增加的原因是伴随疾病、烧伤伤口脓毒症和多系统衰竭，包括肺炎。对于 59 岁或以上的严重烧伤的幸存者来说，不到 50% 的人出院后可以生活自理，1/3 的人出院后可以在家接受辅助生活，20% 的人出院后进入护理机构。

老年患者，无论他们是和亲戚住在一起还是住在养老院，他们都有因遭受虐待而发生创伤的风险。据估计，居住在社区的 5% 的老年人遭受了这种虐待。此外，13 个或 14 个虐待老人的案件中只有 1 个得到报告。虐待老年人可以采取六种基本形式中的一种或多种：身体虐待、性虐待、忽视、心理虐待、经济剥削和侵犯权利。随着老年人口的增加，治疗老年创伤患者的外科医生除了要为患者的损伤提供治疗外，还必须学会发现和报告他们遭受身体虐待和性虐待的征象，就像他们被要求如何对待儿童虐待一样[39]。

移植

1946 年，首例肾移植手术成功进行。在年龄大于 45 岁的患者中，遗体肾移植的早期效果不佳。20 世纪 80 年代环孢素的引入对此带来了显著的改善，尤其是在高风险患者中。随着移植中心的经验的增加和 60 岁以上人口的增加，能从移植中受益的老年患者人数也在增加。在过去的 20 年里，美国 65 岁以上需要肾移植治疗的患者人数翻了一番，75 岁以上的患者人数翻了 3 倍。

肾移植对老年人的益处已被证实；然而，由于难以获得移植物，肾移植可能会受到影响。在一项肾移植研究中，60 岁以上的患者的移植肾功能恢复和初始住院时间较长，但急性排斥反应的发生率较低。尽管与年轻患者相比老年患者的随访时间较短（4.1 年对 6.7 年），但老年患者和年轻患者的存活期、移植肾存活期和遗体移植肾存活期没有差异。老年患者移植肾损失的主要原因是其死亡时其肾功能正常。然而，60 岁以上老年患者的 10 年生存率和 60 岁以下患者的 10 年生存率分别为 44% 和 81%。鉴于器官捐献供体短缺，对死亡时同种异体移植物仍有功能可能性较高的老年人进行移植的伦理问题受到质疑，尽管许多人认为没有证据证明仅凭年龄大就拒绝移植是合理的。除了合并症之外，考虑到老年人的身体和认知功能以及衰弱等因素，对老年人进行移植的评估过程可能会加强。根据修订后的分配政策，肾脏供体特征指数评分高的肾脏和活体供体器官可能成为老年人最现实的移植选择。

需要肝移植的老年患者人数也在增加。65 岁以上肝移植受者的比例从 1991 年的 4.9% 增加到 2002 年的 6.8%。尽管年龄已被确定是一个肝移植后预后较差的危险因素，但当患者健康状况较好时（例如，移植时住在家里），则年龄不算危险因素。许多研究都支持在低风险、经过适当评估的老年人中进行肝移植[40]。随着老年移植患者人数的增加，一个重要因素出现了。老年患者的急性和慢性排斥反应发生率明显较低。这是因为随着年龄的增长免疫功能整体下降。然而，这种下降也使老年患者更容易出现感染和恶性肿瘤。一般来说，老年肝移植患者中淋巴组织增生性疾病的高发病率，尤其是老年肝移植患者丙型肝炎的高复发率，可能是由于在本身免疫功能下降的情况下又进行了免疫抑制药物治疗的结果。事实上，减少老年患者的免疫抑制药物剂量可能会提高其长期和短期生存率。

主要参考文献

Chow W，Rosenthal RA，Merkow RP，et al. Optimal preoperative assessment of the geriatric surgery patient：a best practice guideline from the american college of surgeons national surgery quality improvement program and the american geriatrics society. *J Am Coll Surg.* 2012；215：453–466.

在 John A. Hartford 基金会的支持下，美国外科医师协会国家手术质量促进计划和美国老年病学会组成了一个 21 人的专家小组，为老年患者的最佳术前评估制定了最佳实践指南。这些指南是基于可获得的证据，在没有证据的情况下则以协商一致的专家意见为基础。它提供了一个全面的检查表和辅助工具，以帮助临床医生执行一个全面的影响老年人手术结果的因素评估。

Finlayson E，Wang L，Landefeld CS，et al. Major abdominal surgery in nursing home residents：a national study. *Ann Surg.* 2011；254：921–926.

使用美国老年人医疗保险（Medicare）报销数据和养老院最低数据集（Minimum Data Set）对疗养院患者和非疗养院患者进行了比较。结果显示，与其他医疗保险受益人相比，住疗养院的患者的术后死亡率和侵入性干预率明显更高。这些结果应该被用于患者咨询并在医生的讨论中予以考虑。

Fried TR，Bradley EH，T owle VR，et al. Understanding the treatment preferences of seriously ill patients. *N Engl J Med.* 2002；346：1061–1066.

基于不良结果的可能性，询问老年患者对治疗的偏好。研究人员发现，治疗负担、结果和结果的可能性都会影响患者的治疗偏好。大多数患者选择低负担治疗。大多数患者如果觉得他们有严重认知障碍的风险，他们都不会愿意接受治疗。这项工作证实了与患者谈论治疗方案和结果的重要性。

Garg K，Kaszubski PA，Moridzadeh R，et al. Endovascular–first approach is not associated with worse amputation–free survival in appropriately selected patients with critical limb ischemia. *J Vasc Surg.* 2014；59：392–399.

这是一项对最初接受血管内或开放入路血管重建的危重肢体缺血患者进行的回顾性分析。其中有 187 例（62%）接受了血管内优先手术，105 例（35%）接受了开放入路优先手术，10 例（3%）接受了混合手术。结果表明，在 5 年时间里，如果选择适当，则血管内优先血管重建策略和开放入路优先血管重建策略在危重肢体缺血患者中的肢体挽救率和无截肢存活率相同。以患者为中心、密切监测的方法可改善开放入路和血管内治疗的长期疗效。

Rostagno C. Heart valve disease in elderly. *World J Cardiol.* 2019；11：71–83.

在有导致高发病率和死亡率的心脏瓣膜异常的老年人中，退行性疾病患病率增加。在≥75 岁的老年患者中，有二尖瓣和主动脉疾病的心脏瓣膜疾病患者约占 5%。作者回顾了老年人主动脉瓣和二尖瓣疾病的流行病学和病理生理学。本文评估了最近的手术选择，并回顾了目前对有中高风险患者的介入手术的发展。

参考文献

1. Arias E, Xu J. United States life tables, 2017. *Natl Vital Stat Rep*. 2017;68:1–66.
2. Ortman JM, Velkoff VA, Hogan H. *An Aging Nation: The Older Population in the United States. Current Population Reports.* Washington, DC: U.S. Census Bureau; 2014:P25–1140.
3. Liu Y, Cohen ME, Hall BL, et al. Evaluation and enhancement of calibration in the american college of surgeons NSQIP surgical risk calculator. *J Am Coll Surg*. 2016;223:231–239.
4. Robinson TN, Rosenthal RA. The ACS NSQIP geriatric surgery pilot project: improving care for older surgical patients. *Bull Am Coll Surg*. 2014;99:21–23.
5. Berian JR, Zhou L, Hornor MA, et al. Optimizing surgical quality datasets to care for older adults: lessons from the american college of surgeons NSQIP geriatric surgery pilot. *J Am Coll Surg*. 2017;225:702–712 e701.
6. Hornor MA, Ma M, Zhou L, et al. Enhancing the american college of surgeons NSQIP surgical risk calculator to predict geriatric outcomes. *J Am Coll Surg*. 2020;230:88–100 e101.
7. Fried LP, Walston J. Frailty and failure to thrive. In: Hazzard WR, Blass JP, Ettinger Jr WH, Halter JB, Ouslander J, eds. *Principles of Geriatric Medicine and Gerontology*. 4th ed. New York: McGraw Hill; 1998:1387–1402.
8. Fried LP, Tangen CM, Walston J, et al. Frailty in older adults: evidence for a phenotype. *J Gerontol A Biol Sci Med Sci*. 2001;56:M146–M156.
9. Rockwood K, Mitnitski A. Frailty defined by deficit accumulation and geriatric medicine defined by frailty. *Clin Geriatr Med*. 2011;27:17–26.
10. Kim DH, Patorno E, Pawar A, et al. Measuring frailty in administrative claims data: comparative performance of four claims-based frailty measures in the United States Medicare data [published online ahead of print September 30, 2019]. *J Gerontol Biol Sci Med Sci*.
11. Chang AM, Halter JB. Aging and insulin secretion. *Am J Physiol Endocrinol Metab*. 2003;284:E7–E12.
12. Kruser JM, Nabozny MJ, Steffens NM, et al. "Best case/worst case": qualitative evaluation of a novel communication tool for difficult in-the-moment surgical decisions. *J Am Geriatr Soc*. 2015;63:1805–1811.
13. Cooper Z, Koritsanszky LA, Cauley CE, et al. Recommendations for best communication practices to facilitate goal-concordant care for seriously ill older patients with emergency surgical conditions. *Ann Surg*. 2016;263:1–6.
14. Sharp T, Moran E, Kuhn I, et al. Do the elderly have a voice? Advance care planning discussions with frail and older individuals: a systematic literature review and narrative synthesis. *Br J Gen Pract*. 2013;63:e657–e668.
15. Ernst KF, Hall DE, Schmid KK, et al. Surgical palliative care consultations over time in relationship to systemwide frailty screening. *JAMA Surg*. 2014;149:1121–1126.
16. Marcantonio ER, Goldman L, Mangione CM, et al. A clinical prediction rule for delirium after elective noncardiac surgery. *JAMA*. 1994;271:134–139.
17. Eagle KA, Berger PB, Calkins H, et al. ACC/AHA guideline update for perioperative cardiovascular evaluation for noncardiac surgery—executive summary a report of the american college of cardiology/american heart association task force on practice guidelines (committee to update the 1996 guidelines on perioperative cardiovascular evaluation for noncardiac surgery). *Circulation*. 2002;105:1257–1267.
18. Podsiadlo D, Richardson S. The timed "up & go": a test of basic functional mobility for frail elderly persons. *J Am Geriatr Soc*. 1991;39:142–148.
19. D'Alegria B, Cohen C, Medeiros F, et al. Nutritional diagnosis obtained by subjective global assessment in surgical patients and occurrence of post operative complications. *Nutr Hosp*. 2008;23:621.
20. American geriatrics society updated beers criteria for potentially inappropriate medication use in older adults. *J Am Geriatr Soc*. 2012;60:616–631.
21. Slieker J, Frauche P, Jurt J, et al. Enhanced recovery ERAS for elderly: a safe and beneficial pathway in colorectal surgery. *Int J Colorectal Dis*. 2017;32:215–221.
22. American College of Surgeons Optimum Resources for Geriatric Surgery. 2019. https://www.facs.org/quality-programs/geriatric-surgery. Accessed January 16, 2020.
23. Berian JR, Zhou L, Russell MM, et al. Postoperative delirium as a target for surgical quality improvement. *Ann Surg*. 2018;268:93–99.
24. Suiter DM, Leder SB. Clinical utility of the 3-ounce water swallow test. *Dysphagia*. 2008;23:244–250.
25. Berian JR, Mohanty S, Ko CY, et al. Association of loss of independence with readmission and death after discharge in older patients after surgical procedures. *JAMA Surg*. 2016;151:e161689.
26. Naylor MD, Brooten D, Campbell R, et al. Comprehensive discharge planning and home follow-up of hospitalized elders: a randomized clinical trial. *JAMA*. 1999;281:613–620.
27. Lechner MG, Hershman JM. Thyroid nodules and cancer in the elderly. In: Feingold KR, Anawalt B, Boyce A, et al., eds. *Endotext*. South Dartmouth, MA: MD Text com. Inc; 2018:1–40.
28. Tesarova P. Specific aspects of breast cancer therapy of elderly women. *Biomed Res Int*. 2016;2016:1381695.
29. Liguigli W, Tomasello G, Toppo L, et al. Safety and efficacy of dose-dense chemotherapy with TCF regimen in elderly patients with locally advanced or metastatic gastric cancer. *Tumori*. 2017;103:93–100.
30. Bower KL, Lollar DI, Williams SL, et al. Small bowel obstruction. *Surg Clin North Am*. 2018;98:945–971.
31. Buckius MT, McGrath B, Monk J, et al. Changing epidemiology of acute appendicitis in the United States: study period 1993–2008. *J Surg Res*. 2012;175:185–190.
32. Li Z, Coleman J, D'Adamo CR, et al. Operative mortality prediction for primary rectal cancer: age matters. *J Am Coll Surg*. 2019;228:627–633.
33. Booth CM, Nanji S, Wei X, et al. Management and outcome of colorectal cancer liver metastases in elderly patients: a population-based study. *JAMA Oncol*. 2015;1:1111–1119.
34. Patel R, Sweeting MJ, Powell JT, et al. Endovascular versus open repair of abdominal aortic aneurysm in 15-years' follow-up of the UK endovascular aneurysm repair trial 1 (EVAR trial 1): a randomised controlled trial. *Lancet*. 2016;388:2366–2374.
35. Perkins WJ, Lanzino G, Brott TG. Carotid stenting vs endarterectomy: new results in perspective. *Mayo Clin Proc*. 2010;85:1101–1108.
36. Garg K, Kaszubski PA, Moridzadeh R, et al. Endovascular-first approach is not associated with worse amputation-free survival in appropriately selected patients with critical limb ischemia. *J Vasc Surg*. 2014;59:392–399.
37. Rostagno C. Heart valve disease in elderly. *World J Cardiol*. 2019;11:71–83.
38. Detillon D, Veen EJ. Postoperative outcome after pulmonary surgery for non-small cell lung cancer in elderly patients. *Ann Thorac Surg*. 2018;105:287–293.
39. Kwan E, Straus SE. Assessment and management of falls in older people. *CMAJ*. 2014;186:E610–E621.
40. Chen HP, Tsai YF, Lin JR, et al. Recipient age and mortality risk after liver transplantation: a population-based cohort study. *PLoS One*. 2016;11:e0152324.

14 章

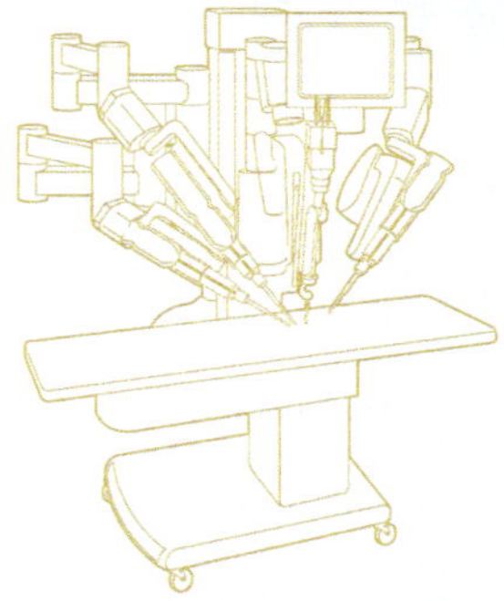

麻醉原则、疼痛管理和清醒镇静

Antonio Hernandez 和 Edward R. Sherwood 原著
李 娜 武 雅 译 余剑波 审校

章目录

麻醉学的发展始于150多年前首次使用乙醚进行麻醉。在随后的大部分历史中，由于设备简陋、药物易发生并发症以及缺乏足够的监测，与麻醉相关的发病率和死亡率高到令人无法接受的程度。然而，在过去的四十多年里，由于技术和药物的快速发展，麻醉的安全实施保障了复杂手术甚至合并严重基础疾病的患者的手术的顺利进行。

麻醉设备方面最显著的进步有：麻醉机的发展降低了低氧气体混合的可能性；蒸发器可以提供精确剂量的吸入麻醉药物；先进的气道设备可以为困难气道提供有效的机械通气；以及麻醉呼吸机可以在术中提供更精确和更复杂的呼吸支持。药物方面的发展通常包括作用时间更短、副作用更少的药物的发展。其中，麻醉监测设备的进步最大，包括：氧分析仪监测 FiO_2，脉搏血氧仪，测量呼气末二氧化碳的二氧化碳监测仪，以及特定的麻醉气体分析仪。尽管这些监测仪器不能保证成功的结果，但它们显著增加了手术成功的概率。超声技术的进步促进了周围神经阻滞、中心静脉通路的建立和血流动力学监测的安全有效的实施。本章首先通过回顾麻醉环境的各个独特方面，为麻醉管理的讨论奠定基础，其中药物、设备和监护仪器是安全操作的基础。后续章节介绍麻醉前评估和麻醉准备、麻醉技术和药物的选择、气道管理、清醒镇静、麻醉后监护和术后急性疼痛管理。

麻醉药物

麻醉学的初始实践是使用乙醚或氯仿等单一药物来消除意识，防止患者术中体动，确保遗忘，并提供镇痛。相比之下，目前安全有效的麻醉实施有赖于多种麻醉药物联合的区域神经阻滞的实现。尽管吸入麻醉药物仍然是现代麻醉组合的核心，但静脉麻醉药物的作用，尤其是丙泊酚的作用，正日益突出。大多数麻醉医生先使用静脉麻醉药物进行麻醉诱导，然后使用吸入麻醉药物或静脉麻醉药物辅以阿片类药物、氯胺酮、利多卡因和肌肉松弛剂进行麻醉维持。苯二氮䓬类药物常被添加用于抗焦虑和遗忘。在大多数情况下，全静脉麻醉是可取的，可以通过使用静脉麻醉药物（如丙泊酚）联合阿片类药物和其他辅助药物来实施。

吸入麻醉药物

最初的吸入麻醉药物——乙醚、氧化亚氮和氯仿——都有明显的局限性。乙醚的特点是诱导慢和苏醒延迟，但它可以在不联合其他药物的情况下产生无意识、遗忘、镇痛和不体动的作用。相比之下，氧化亚氮的诱导和苏醒都很快，但它单独使用时麻醉效果往往不够理想。尽管如此，在现代麻醉实践中，氧化亚氮仍然常与其他药物联合使用。氯仿与肝毒性有关，偶尔也可引起致命性心律失常。

随后的药物研发改进了吸入麻醉药——可以快速诱导和苏醒，并且无毒。这类药物包括异氟醚、七氟醚和地氟醚。虽然氟烷和安氟醚过去也常用，但这两种药物在过去 5 ～ 10 年的使用已大幅下降。每种挥发性麻醉药物的重要特征可根据其主要临床属性进行汇总（表 14.1）。吸入麻醉药物的最重要的两个特性是血 / 气溶解系数和最低肺泡有效浓度（minimum alveolar concentration，MAC）。血 / 气溶解系数是衡量血液对药物吸收程度的指标。一般而言，溶解性较低的药物（血 / 气溶解系数较小）麻醉诱导和苏醒更快，如氧化亚氮和地氟醚，而溶解性较高的药物麻醉诱导和苏醒较慢，如氟烷。异氟醚和七氟醚的麻醉诱导和苏醒速度中等。MAC 是指 50% 的患者对切皮刺激失去体动反应所需的挥发性药物的最低浓度，是描述挥发性麻醉剂效力的一种方法。MAC 越高，挥发性麻醉药物的效力越低。在现代挥发性麻醉药物中，氟烷的 MAC 为 0.75%，是最强效的；而地氟醚的 MAC 为 6%，是羟基挥发性麻醉药物中效力最低的。氧化亚氮在海平面的 MAC 为 104%，这意味着氧化亚氮不适用于单独维持全身麻醉。麻醉药物的刺激性也有实际意

表 14.1　吸入麻醉药物的重要特性

药物名称	效力	诱导和苏醒速度	作为吸入麻醉药物的适用性	对儿茶酚胺的敏感性	代谢率（%）
氧化亚氮	弱	快	单独使用时效果不足	无	最小
乙醚	强效	非常慢	有效	无	10
氟烷	强效	中等	有效	高	20 +
安氟醚	强效	中等	无效	中等	＜ 10
异氟醚	强效	中等	无效	最小	＜ 2
七氟醚	强效	快速	有效	最小	＜ 5
地氟醚	强效	快速	无效	最小	0.02

义。刺激性较低的药物，如氟烷和七氟醚，在常用浓度使用时不引起显著的气道刺激，可用于麻醉的吸入诱导。地氟醚对气道具有强刺激性，在大多数情况下不适用于吸入诱导。

氧化亚氮

氧化亚氮在大气压下只能提供部分麻醉，因为其MAC 值在海平面上时仅为吸入气体的 104%。氧化亚氮对呼吸和血流动力学的影响最小。此外，它在血液中的溶解度低。因此，它通常是与一种强效挥发性药物联合使用，以降低强效挥发性药物的剂量，从而限制副作用，降低成本，促进快速诱导和苏醒。氧化亚氮的最重要的临床问题是：它的可溶性是氮气的 30 倍，它扩散到封闭气体空间的速度快于氮气，因此可增加封闭空间内的气体体积和压力。由于这一特性，氧化亚氮被禁止用于封闭的气体空间的手术，如气胸、小肠梗阻、中耳手术以及会产生眼内气泡的视网膜手术。由于氧化亚氮在气腹中会逐渐积聚，一些临床医生倾向于避免在腹腔镜手术中使用它，然而定期放气可防止气体积聚[1]。

2007 年报告的一项氧化亚氮麻醉混合气体评估（the Evaluation of Nitrous Oxide in the Gas Mixture for Anaesthesia，ENIGMA）试验表明，对于接受持续 2 小时以上重大手术的患者，与随机不接受氧化亚氮的麻醉方案的患者相比，随机接受 70% 的氧化亚氮的麻醉方案的患者术后并发症以及严重术后恶心和呕吐的发生率均更高[2]。然而，2014 年报告的 ENIGMA Ⅱ试验显示，使用氧化亚氮与死亡率、心血管并发症或高风险手术患者伤口感染的发生率增加无关。尽管与对照组相比，接受氧化亚氮的麻醉方案的患者组患者发生严重术后恶心和呕吐的发生率较高（11% 对 15%），但这些可以通过止吐预防措施有效控制[3]。对 ENIGMA Ⅱ试验患者进行的一年随访显示，使用氧化亚氮并没有使长期发病率和死亡率增加[4]。

异氟醚

1979 年经美国食品和药品监督管理局（FDA）批准，异氟醚迅速取代氟烷成为最常用的强效吸入剂。尽管近年来七氟醚和地氟醚均有应用，但异氟醚仍然常用于现代手术室，部分原因是这种现已通用的化合物的成本远低于新型药物。异氟醚与氟烷相比有几个优势，包括心输出量减少作用更轻，对儿茶酚胺致心律失常作用的敏感性更低，代谢率最小（表 14.1 和 14.2）。但是，异氟醚诱导引起的心动过速是一种可变反应，可增加心肌耗氧量。在对冠状动脉疾病患者使用异氟醚时，有必要对其心率进行仔细的监测和管理。与氟烷或安氟醚相比，在 1.0 MAC 或更低浓度下，异氟醚几乎不增加脑血流量和颅内压（ICP），并更能抑制脑代谢活动。但在临床应用中异氟醚的刺激性气味限制了其用于吸入麻醉诱导。

七氟醚

七氟醚的血液溶解度相对较低，这有利于快速诱

表 14.2 吸入麻醉药物的心肺效应

药物名称	血压	心率	心输出量	对儿茶酚胺的敏感性	通气抑制	支气管扩张
氧化亚氮	影响小	影响小	影响小	无	最小	无
氟烷	影响显著 剂量依赖性降低	影响中等 减慢	影响显著 剂量依赖性减少	显著	中等 剂量依赖性	中等
安氟醚	影响显著 剂量依赖性降低	影响中等 减慢	影响中等 剂量依赖性减少	中等	显著 剂量依赖性	最小
异氟醚	影响中等 剂量依赖性降低	影响可变 升高	下降程度最低	最小	显著 剂量依赖性	中等
七氟醚	影响中等 剂量依赖性降低	影响小	影响中等 剂量依赖性减少	最小	中等 剂量依赖性	中等
地氟醚	影响最小	可变的； 浓度快速升高时心率会明显升高	下降程度最低	最小	显著 剂量依赖性	中等

导和苏醒。尤其对于手术时间较长的患者，七氟醚相对于异氟醚苏醒速度更快，但对于门诊手术患者，七氟醚并不会有助于患者提前出院。与异氟醚相比，七氟醚与麻醉苏醒观察室（PACU）和出院后 24 小时的术后嗜睡和恶心的发生率较低相关。与异氟醚不同，七氟醚的吸入是愉快的，因此适用于儿童吸入诱导。然而，氟烷和七氟醚之间的临床差异是微妙的。在接受双侧鼓膜切开术和置管的随机分配为接受七氟醚或氟烷麻醉的儿科患者中（麻醉医生对具体给予何种药物不知情），麻醉医生能正确识别出麻醉药物的比例仅为 56.6%。

临床上，七氟醚适用于门诊手术、可能有困难气道的患者的面罩诱导以及支气管痉挛患者的麻醉维持。当比较七氟醚、氟烷和异氟醚的麻醉效果时，所有这三种强效药物都能降低气管插管非哮喘患者的呼吸阻力；七氟醚比氟烷或异氟醚更能降低气道阻力。七氟醚的另一个优势是其心血管副作用是最小的。

七氟醚在生物体内可发生相当大的代谢转化并导致血清氟离子浓度增加，在存在碱石灰或二氧化碳吸收剂的情况下会产生化合物 A，这是一种在实验动物中已被证明具有肾毒性的代谢产物。然而，β- 裂解酶（负责形成化合物 A 的酶）在大鼠肾组织中的活性是在人肾组织中活性的 8 ～ 30 倍。因此，化合物 A 对人体的毒性似乎是理论性的，没有临床意义。

地氟醚

地氟醚可被迅速吸收和清除。在麻醉持续时间超过 3 小时后，地氟醚比异氟醚恢复更快。在所有挥发性麻醉剂中，地氟醚是挥发性最强、效力最低的，必须通过专门的电加热蒸发器给药。地氟醚的刺激性气味限制了其作为吸入诱导剂的应用。此外，如果吸入浓度增加过快，地氟醚会导致心动过速和高血压。

当暴露于干燥的二氧化碳吸收剂时，地氟醚、异氟醚和安氟醚会部分转化为一氧化碳。地氟醚、安氟醚和异氟醚产生的一氧化碳比氟烷或七氟醚更多。在较高的温度和较高的麻醉剂浓度下，使用干燥的二氧化碳吸收剂产生的一氧化碳比使用碱石灰更多。由于在未使用的机器中持续流动的气体会使二氧化碳吸收剂干燥，在不使用麻醉机时关闭麻醉机中的气流可以减少一氧化碳的产生。

静脉麻醉药物

自硫喷妥钠问世以来，静脉注射麻醉药物已成为现代麻醉实践中不可或缺的组成部分。其静脉制剂主要用于麻醉和诱导作为多药联合产生全静脉麻醉的一部分。

诱导药物

对于大多数成年患者和许多年龄较大的儿童，静脉诱导比吸入诱导更可取。对于绝大多数患者来说，静脉诱导是快速、愉快和安全的；但是，在某些情况下，静脉诱导会导致危险。虽然有多种药物可以用于静脉麻醉诱导，但丙泊酚在美国是使用最广泛的药物。其他药物包括硫喷妥钠、氯胺酮、美索比妥、依托咪酯和咪达唑仑（表 14.3）。

丙泊酚是一种短效诱导药物，可使患者苏醒平稳、无恶心出现。小剂量的异丙酚还可用于短时间手术（如球后或球周眼阻滞）期间的短时间镇静，在全静脉麻醉期间异丙酚通常持续输注，可用于微创手术（如胃肠内镜检查）期间的镇静。

异丙酚的主要不足是注射时疼痛和血压降低。因此，对于血容量不足或低血压耐受不良的患者，如严重冠状动脉疾病的患者，应谨慎使用丙泊酚。

丙泊酚可产生良好的支气管扩张作用。在哮喘患者中，接受丙泊酚麻醉方案的患者在插管后 2 分钟或 5 分钟出现喘息的比例为 0%，而接受硫代巴比妥酸盐麻醉方案的患者为 45%，接受氧代巴比妥酸盐麻醉方案的患者为 26%。在非哮喘患者中，3/4 的患者吸烟，丙泊酚诱导后的气道阻力比硫喷妥钠或依托咪酯诱导后的气道阻力低。有证据表明，丙泊酚和氯胺酮的支气管扩张效应是通过阻断迷走神经介导的胆碱能支气管收缩介导的。

氯胺酮能产生一种麻醉分离状态，是唯一一种能增加血压和心率并降低支气管运动张力的静脉诱导剂。氯胺酮通常与交感神经张力增加有关，可引起直接的心脏抑制，如果应用于麻醉前交感神经张力过高的患者，如失血性休克患者，这种抑制可能会变得更明显。在显著减少剂量（常规诱导剂量的 15% ～ 20%）的情况下，在有严重低血容量的患者中，氯胺酮是静脉诱导的合适选择，因其与其他诱导药物相比引起的血压下降程度最低。氯胺酮可减少气管插管相关的支气管运动张力增加，因此是哮喘患者静脉诱导的合适药物。在静脉诱导药物中，氯胺酮引起的通气抑制和气道反射丧失的程度也是最低的。然而，由于可诱导产生大量口咽分泌物，氯胺酮通常与诸如格隆溴铵的一种干燥剂一起使用。

表 14.3 静脉诱导药物的临床特点

药物名称	剂量（mg/kg）	评价	副作用	值得注意的情况	相对适应证
硫喷妥钠	2～5	便宜；大剂量使用后苏醒缓慢	低血压	低血容量，心功能受损	适用于多种情况下患者的诱导
氯胺酮	1～2	有精神副作用，可用苯二氮䓬类药物予以控制；良好的支气管扩张剂；亚诱导剂量的强效镇痛作用	高血压 心动过速	冠状动脉疾病； 严重的低血容量	哮喘患者的快速序列诱导；休克患者（减少剂量）
丙泊酚	1～2	静脉注射痛；良好的支气管扩张剂；术后恶心和呕吐发生率低	低血压	冠状动脉疾病； 低血容量	门诊患者诱导；哮喘患者的诱导
依托咪酯	0.1～0.3	心血管稳定；静脉注射痛；诱导期自发体动	肾上腺抑制（持续输注时）	低血容量	有心脏收缩功能障碍的患者的诱导；休克患者的诱导（减少剂量）
咪达唑仑	0.15～0.3	相对稳定的血流动力学； 强效遗忘	与阿片类药物协同通气抑制	低血容量	有心脏收缩功能障碍的患者的诱导（通常与阿片类药物联用）

氯胺酮可作为短暂的、浅表手术的唯一麻醉剂，因为它可以产生强大的遗忘和躯体镇痛作用。然而，对于腹部病例或精细手术，它就没有那么有用了，因为它不能产生肌肉松弛作用，不能解除内脏疼痛，并且可能不能完全控制患者的体动。氯胺酮的强效镇痛作用已被用于预防性镇痛。对于从做切口前开始持续输注氯胺酮并持续至伤口缝合的患者，其术后第 1 天和第 2 天的术后吗啡用量显著低于未接受氯胺酮的患者。

对于有冠状动脉疾病的患者，通常避免使用氯胺酮，因为心动过速和血压升高可能会导致心肌缺血。在有颅内压增高的患者（如创伤性颅脑损伤后），氯胺酮可能会进一步使颅内压增高，因为它是唯一会增加脑血流量的静脉麻醉药物。氯胺酮的另一个临床上重要的副作用是出现谵妄。在成人和年龄较大的儿童中，补充苯二氮䓬类或挥发性药物通常能有效预防谵妄的出现。

依托咪酯是一种对血流动力学影响最小的咪唑类化合物。由于依托咪酯在大多数患者中可保持血压，它常被选作心血管疾病或严重低血容量患者的诱导药物。其主要缺点包括静脉注射痛、肌肉运动异常（肌阵挛）和肾上腺抑制（用于危重患者长期镇静时）。

硫喷妥钠是最古老的静脉诱导剂，诱导迅速且平稳。尽管许多患者对硫喷妥钠的耐受性非常好，但它在现代麻醉实践中并不常用，在一些临床情况下需要谨慎使用（表 14.3）。在低血容量患者和充血性心力衰竭患者中，硫喷妥钠诱导的血管扩张和心脏抑制可导致严重的低血压，除非显著降低剂量。在这些患者中，依托咪酯或氯胺酮常被用作替代药物。尽管硫喷妥钠不会直接诱发支气管痉挛，但在有反应性气道疾病的患者中也可能会导致支气管痉挛，以应对气管插管产生的强烈气道刺激。因此，对于有反应性气道疾病的患者，经常选择丙泊酚或氯胺酮作为诱导的替代药物。在常规麻醉诱导剂量时使用硫喷妥钠患者可快速苏醒，因为其会从脑再分布到外周组织，特别是脂肪。在较高剂量使用时，硫喷妥钠的循环血液中水平升高，其作用必须通过肝代谢终止，每小时的消除仅约为 10%。

咪达唑仑有时也被用于诱导，因为它引起的心血管副作用通常最小，而且它的作用持续时间比地西泮短得多。咪达唑仑的起效速度是可以接受的，即使使用剂量较小，也会产生对疼痛或焦虑事件的深度遗忘。咪达唑仑常是心血管手术患者的首选诱导药物。由于咪达唑仑兼有强效抗焦虑和遗忘作用，较小剂量的咪达唑仑也常被预防性用于焦虑患者，并被用作多药麻醉方案的一种成分。

阿片类药物

阿片类药物可用于大多数接受全身麻醉的患者，也用于大部分接受区域或局部麻醉的患者。阿片类药物作为多模式麻醉剂的一种成分，可产生深度镇痛和轻微的心脏抑制。它们的缺点包括通气抑制和不一致的催眠和遗忘，这些通常必须由其他药物辅助改善。

有几个原因可以解释阿片类药物在麻醉管理中的流行。第一，它们可以降低强效吸入剂的最低肺泡有效浓度（MAC）。例如，芬太尼（血浆浓度为 3 ng/ml）可使七氟醚的 MAC 降低 59%，并使苏醒时的 MAC（苏醒患者对命令做出反应时的肺泡浓度）降低 24%。第二，它们可以减轻与气管插管和手术切口操作等相关的高血压和心动过速。第三，它们可以提供延长至苏醒后早期的镇痛作用，促进麻醉苏醒更平稳。第四，当阿片类药物的剂量是镇痛剂量的 10 ～ 20 倍时，它们在很大比例的患者中可以充当全效麻醉剂，不仅具有镇痛作用，还具有催眠和遗忘作用。这一特性促使其有时可以作为唯一的麻醉剂用于心脏手术患者，但更常见的是作为多模式麻醉剂的一种主要成分。第五，现在常将其添加到硬膜外和硬膜内阻滞时的局部麻醉溶液中，以提高镇痛质量。

吗啡、氢吗啡酮和哌替啶是便宜的中效药物，相对于维持麻醉来说更常用于术后镇痛。芬太尼是一种合成阿片类药物，效力是吗啡的 100 ～ 150 倍，因其作用持续时间较短且起效迅速，常用于维持麻醉。更新的合成短效阿片类药物，包括舒芬太尼和阿芬太尼，也可以用于麻醉维持，因为它们能快速代谢和排泄。瑞芬太尼是一种由血清酯酶代谢的阿片类药物，作用时间特别短。瑞芬太尼在长时间输注过程中不会蓄积，因此常被用作静脉麻醉药的一部分。美沙酮是一种长效阿片类药物，它不仅是一种强效 μ 阿片受体激动剂，还与 *N*- 甲基 -D- 天冬氨酸（NMDA）受体相互作用，改变大脑对 5- 羟色胺和去甲肾上腺素的再摄取。最近的一项研究对行后路脊柱融合术患者术中应用美沙酮和氢吗啡酮进行了比较，结果表明，美沙酮可以减少术后阿片类药物的需用量，降低了疼痛评分并提高了患者对疼痛管理的满意度[5]。

神经肌肉阻滞剂

五十年前，麻醉通常是使用单一强效吸入剂进行的，这类吸入剂可以满足全身麻醉的所有要求，包括手术进行所需的肌肉松弛程度。这种方法的缺点之一是，产生深度肌肉松弛所需的麻醉深度比产生催眠和遗忘所需的深度要深得多。肌松药的添加提供了仅使用足够的吸入剂和静脉制剂就能实现催眠、遗忘和镇痛的机会，同时仍然可以满足手术的麻醉要求。

临床使用的两类神经肌肉阻滞剂是去极化（非竞争性）和非去极化（竞争性）药物。去极化肌松剂对神经肌肉接头处的胆碱能受体发挥激动作用，最初引起明显为肌束震颤的收缩，随后是一段时间的深度松弛。非去极化肌松剂在神经肌肉接头处与乙酰胆碱竞争受体位点，阻滞的程度取决于乙酰胆碱的可用性、神经肌肉接头处神经肌肉阻滞剂的浓度及其对受体的亲和力。

琥珀胆碱是目前临床上唯一仍在使用的去极化剂，由于其起效快，作用时间短，仍广泛用于气管插管。然而，在一小部分患者中，它与严重的危害相关，包括高钾血症和恶性高热。除了在少数假胆碱酯酶不典型或无假胆碱酯酶的患者，在气管插管时琥珀胆碱可以以相对较高的剂量给药，因为它可被血浆假胆碱酯酶快速代谢。在高剂量时，其肌肉松弛起效迅速（60 ～ 90 秒），这有助于在有吸入风险的患者中快速插管。由于其作用时间仅为 5 分钟，对于无法成功插管的患者，可以通过面罩短期通气，直至其自主呼吸恢复。然而，在给予琥珀胆碱后不能通过面罩通气的患者，在其出现危及生命的低氧血症之前很可能无法恢复自主呼吸。

琥珀胆碱的副作用包括：心动过缓（尤其是在儿童中），以及在烧伤、截瘫、四肢瘫痪和大面积创伤的患者中发生的严重的、危及生命的高钾血症。琥珀胆碱单独使用或与挥发性药物联合使用时，也可能引发易感个体的恶性高热。因此，对于有恶性高热风险的患者，包括肌营养不良或有恶性高热家族史的患者，最好避免使用。一些麻醉医生避免在儿童中使用琥珀胆碱，因为使用后发生咬肌痉挛是一种常见现象，可能预示着恶性高热，但这通常是一个良性反应。由于琥珀胆碱是一种可引起可见肌束震颤的去极化剂，它与术后肌肉疼痛有关，这种反应可通过使用小剂量的非去极化剂进行预处理来减轻。由于使用琥珀胆碱有多种问题，一些麻醉医生现在仅将其用于必须快速控制气道的情况（即快速序贯诱导）。在其他情况下，主要根据排泄方式和作用持续时间选择，非去极化剂更可取。例如，顺式阿曲库铵主要在血清中通过 Hoffman 降解进行代谢，并且适用于肾功能降低的患者，因为泮库溴铵和维库溴铵是部分通过肾脏排除。

当预期患者气管插管容易且需要满足术中松弛以促进手术暴露时，可使用非去极化肌松剂替代琥珀胆碱。了解每种药物的副作用（通常与去迷走神经作用或组胺释放有关）和代谢途径在为个别病例选择特定药物时起着重要作用。表 14.4 汇总了提供满足手术要求所需的剂量。对于非去极化剂的给药剂量需要了解几个重要特征。第一，使用神经肌肉阻滞剂可以防止患者对有害刺激的体动反应。因此，药物导致的肌肉松弛可以遮盖麻醉（或镇静或术后患者镇痛）不足的体征。根据医疗诉讼，在全麻期间发生的术中知晓的发生率，接受肌松剂的患者是未接受肌松剂患者的2倍多。第二，与手术相比，插管需要更高的松弛剂量以满足需要。因此，如果非去极化剂仅在插管后使用，则需要较小的剂量。第三，其他麻醉药物会增强非去极化剂的作用。用于插管的琥珀胆碱可降低非去极化剂的用量。强效吸入剂可以剂量依赖性地增强竞争性神经肌肉阻滞剂的作用。更新的吸入剂地氟醚对维库溴铵的增强作用比异氟醚大约强20%。第四，个体对肌肉松弛剂的反应有很大差异，与预期水平相比，其对患者的神经肌肉阻滞作用可以显著增加或显著降低。

第五，也是最重要的，微小的阻滞可能很难检测并可能与术后并发症相关。微小残余肌肉松弛的重要性最近已能通过使用四个成串刺激（train-of-four，TOF）衰减比（一种半定量监测技术，用于评估神经肌肉阻滞的充分性和药物逆转的充分性）来量化了。麻醉结束时，TOF衰减比大于0.90被视为神经肌肉功能已充分恢复。TOF衰减比是指尺神经受到0.5秒间隔的超最大刺激后第4次肌肉抽搐的幅度至少是第1次抽搐幅度的90%。在2003年的一项研究中，在TOF衰减比小于0.90情况下，受试者出现复视，并且难以从各个方向跟踪物体。直到TOF衰减比高于0.90，受试者的门牙的抗切能力才恢复。作者的结论是，满意的神经肌肉功能恢复要求TOF衰减比恢复至大于0.90，理想情况下恢复至1.0[6]。在气管插管时仅使用中效神经肌肉阻滞剂阿曲库铵、维库溴铵或罗库溴铵的患者中，在接受肌肉松弛剂2小时后，37%的患者的TOF衰减比低于0.9。最近的研究表明，TOF衰减比低于0.9的患者术后发生呼吸系统并发症的发生率增加，且PACU患者移出延迟[7]。因此，在手术结束时通过合理使用肌肉松弛剂和逆转剂对于优化神经肌肉的功能恢复非常重要。

一般情况下，使用神经肌肉阻滞剂，特别是非去极化剂时，有必要采取一种策略，以确保麻醉结束时有足够的肌肉功能恢复。与神经肌肉阻滞剂相关的许多并发症与麻醉结束时肌肉松弛逆转不充分或逆转评估不充分有关。传统上，非去极化松弛药的作用通常是使用抗胆碱酯酶（新斯的明或依酚氯铵）联合阿托品或格隆溴铵抵消抗胆碱酯酶的毒蕈碱效应来消除。然而，恢复情况既取决于尝试逆转时的神经肌肉阻滞强度，也取决于逆转剂的作用。麻醉结束时，使用抗胆碱酯酶药可在5～10分钟内消除深度神经肌肉阻滞。使用肌肉松弛剂后，残余的阻滞可能会使术后恢复复杂化。在一项肌肉松弛逆转的临床试验中，691名在全身麻醉下接受腹部、妇科或骨科手术的患者被随机分配接受潘库溴铵、维库溴铵或阿曲库铵。使用新斯的明逆转后，接受潘库溴铵的患者中残余神经肌肉阻滞（TOF衰减比＜0.70）的比例（26%）高于接受维库溴铵或阿曲库铵的患者（总共5.3%）。接受潘库溴铵且TOF衰减比小于0.70的患者术后X线胸片显示有肺不张或肺炎的发生率较高（占该组59例患者的16.9%）。术后肺部并发症和其他两种肌松药的残余阻滞之间没有关联。然而，舒更葡糖的开发已经克服了使用抗胆碱酯酶来逆转神经肌肉阻滞相关的许多问题。舒更葡糖是一种环糊精，可直接与罗库溴铵和维库溴铵等非去极化甾体神经肌肉阻滞剂结合。舒更葡糖可迅速逆转神经肌肉阻滞，从而避免使用抗胆碱酯酶相关的毒蕈碱副作用。舒更葡糖的给药剂量取决于神经肌肉阻滞深度。因此，需要使用肌肉抽搐监

表 14.4 非去极化神经肌肉阻滞药物在人体内的剂量反应关系

药物名称	持续时间	ED_{50}（mg/kg）	ED_{95}（mg/kg）	插管剂量（mg/kg）
右旋筒箭毒碱	长	0.23（0.16～0.26）	0.48（0.34～0.56）	0.5～0.6
潘库溴铵	长	0.036（0.022～0.042）	0.067（0.059～0.080）	0.08～0.12
维库溴铵	中等	0.027（0.015～0.031）	0.043（0.037～0.059）	0.1～0.2
顺式阿曲库铵	中等	0.026（0.15～0.31）	0.04（0.32～0.55）	0.15～0.2
罗库溴铵	中等	0.147（0.069～0.220）	0.305（0.257～0.521）	0.6～1.0

ED_{50}：50%的患者达到手术松弛时的有效剂量；ED_{95}：95%的患者达到手术松弛时的有效剂量。
数据为平均值（95%置信区间）。气管插管时需要稍大的剂量。

Modified from Naguib M，Lien CA. Pharmacology of muscle relaxants and their antagonists. In：Miller RD，Fleisher LA，Johns RA，et al，eds. Miller's Anesthesia. 6th ed. Philadelphia，PA；Churchill Livingstone；2005：481-572.

视器监测阻滞深度，以获得舒更葡糖逆转神经肌肉阻滞的最佳效果。然而，对接受腹部手术的患者进行的使用舒更葡糖与新斯的明以逆转神经肌肉阻滞的比较显示，舒更葡糖消除了 PACU 患者中残余的神经肌肉阻滞，并缩短了离开手术室的准备时间[8]。

从神经肌肉阻滞中恢复的一个决定性关键因素是药物的代谢和排泄能力。在肾病患者中，右旋筒箭毒碱、罗库溴铵、维库溴铵和潘库溴铵的半衰期延长。在此类患者中，应考虑使用替代药物，如顺式阿曲库铵，因为后者可以通过 Hoffman 降解代谢，因此在肾功能不全患者的半衰期不会延长。舒更葡糖神经肌肉阻滞剂复合物是通过肾脏排泄。因此，这些复合物在肾功能不全患者的循环中会持续更长时间。然而，舒更葡糖可以不可逆地与神经肌肉结合剂结合，因此，神经肌肉阻滞的恢复不是问题。

麻醉设备

麻醉设备在过去的几十年里经历了快速发展。麻醉输送设备的中心部件是现代麻醉机。其主要功能是向患者输送氧气和挥发性麻醉剂。此外，现代麻醉机有复杂的通气装置，可以提供有效的呼吸支持；有集成的监视器，可以精确测量氧气输送、吸气和呼气末气体浓度、气道压力、每分通气量和新鲜气体流量。尽管多年来一直在改进设计，但仍需要考虑气体输送系统可能带来的危害。令人担心的主要问题是不小心输送了低氧混合气体。在美国麻醉医师协会（ASA）的结案诉讼数据库的 3791 例病例中，有 72 例的不良麻醉结果与气体输送设备相关。其中 75% 的事故是发生了设备误用，并且 78% 是本可以通过监测脉搏血氧饱和度或二氧化碳检测仪检测到的。麻醉机的基本要素是气体源（氧气、氧化亚氮和空气）、流量计和流量比例装置。在大多数情况下，气体是从位于医院中心区域的一组大型 H 气瓶输送到麻醉机的。一个 E 气瓶的备用系统直接连接到麻醉机，当中央气源无法使用时，它可以提供备用气源，特别是氧气。流量计可以独立管理各种气体。所谓的故障安全阀门是指在输送氧化亚氮之前需要对氧气管线加压；流量比例装置是指如果氧气流量降低到低于安全浓度，可以自动减少一氧化二氮流量，以最大限度地降低输送低氧混合气体的机会。测量吸入氧气的浓度则可为防止输送低氧混合气体提供进一步保障。

除了麻醉机，麻醉设备的其他主要部件是监视器。在麻醉和手术期间使用监视器来评估呼吸和心血管功能的变化有助于提高整体安全性（框 14.1）。

麻醉期间和麻醉后的患者监测

麻醉的一个重要方面是有效的监测。监测的基本组成部分包括观察和警戒、仪器、数据分析和正确的处理流程。患者监测的目标是提供最佳的麻醉管理并早期发现异常，以便在发生严重的或不可逆的损害之前采取正确的处理措施。虽然很难将改善的患者结果与特定的监测直接联系起来，但麻醉相关发病率和死亡率的降低与当前的监测实践是平行的。

应评估每位患者使用无创和有创电子监护器的适应证、风险和益处（框 14.1）。这些决定取决于患者的健康状况、手术类型以及与侵入性监测相关的潜在并发症。然而，电子监护设备的普及并不能规避对临床技能的需求，例如观察、检查、听诊和触诊。ASA 已经制定了基本麻醉监测标准，最近的一次更新是在 2015 年（https://www.asahq.org/standards-and-guidelines/standards-for-basic-anesthetic-monitoring）。这些标准旨在将临床技能和电子监护设备相结合以加强患者的安全性。

标准 Ⅰ 规定，一名合格的麻醉医生在实施麻醉期间不能离开手术室。麻醉医生必须持续监测患者的状态，并根据患者对与麻醉和手术相关的动态变化的反应来调整麻醉管理。

标准 Ⅱ 要求在所有麻醉期间持续评估通气、氧合、循环和温度。具体要求包括以下内容：

1. 在全身麻醉期间使用带有低氧浓度报警的氧气分析仪。
2. 对血氧饱和度进行定量评估，例如使用脉搏血氧监测仪来评估。
3. 必须通过临床评估以持续确保通气的适当性。强烈建议对呼出气体中的 CO_2 含量和呼气末 CO_2 含量进行定量监测。
4. 进行临床评估和监测，以确定呼出气体中是否存在 CO_2，以确保气管插管后气管插管的正确放置。在机械通气期间，必须持续使用能够检测呼吸系统部件断开的装置。当超过报警阈值时，该装置必须能发出报警信号。在中度或深度镇静期间，应通过评估临床体征和监测呼出 CO_2 的存在来评估通气的适当性，除非被临床情况排除或阻止。
5. 麻醉期间必须持续监测心电图（ECG），至少每 5 分

框 14.1 麻醉实践中使用的常规和特殊电子监视器及其适应证

常规监视器

脉搏血氧监测仪
- 血氧饱和度
- 心率
- 组织灌注（通过体积标记法）

自动血压计
- 血压

心电图
- 心律
- 心率
- 心肌缺血监护

呼气末二氧化碳监测仪
- 通气的适当性
- 气管内插管
- 肺灌注

氧分析仪
- 监测输送的氧气浓度

呼吸机压力监测器
- 全身麻醉期间呼吸机断开
- 气道压力监测

温度监测

特殊监视器

尿量监测（Foley 导尿管）
- 血管内容积状态和肾灌注的大体指标

动脉导管
- 动脉血压连续测量
- 动脉血采样

中心静脉导管
- 中心静脉压连续测量
- 中枢作用药物的输送
- 快速输液和输血

肺动脉导管
- 肺动脉压测量
- 左心室压力测量
- 心输出量测量
- 混合静脉氧合测量

心前区多普勒超声
- 检测空气栓塞

经食管超声心动图
- 心肌功能评估
- 心脏瓣膜功能评估
- 血管内容量评估
- 空气栓塞评估

经食管多普勒超声
- 降主动脉血流评估
- 心脏前负荷评估

经肺指示剂稀释
- 心输出量测量
- 前负荷测量

食管和心前区听诊
- 呼吸音和心音听诊

脑电图 / 双频指数
- 麻醉深度评估

钟评估一次血压和心率。在接受全身麻醉的患者中，必须通过合理的电子手段、触诊或听诊持续监测循环功能。

6. 手术室必须随时提供一种温度评估方法，并在预期或预计体温变化期间使用。

血压监测

所有麻醉期间均需进行血压监测。无创血压监测适用于大多数手术病例，大多数现代手术室都配备了自动示波器式血压分析仪。有创血压监测的指征包括：术中控制性降压，对有明显终末器官损伤的患者或在高风险手术过程中的持续血压评估，预期围术期血压波动较大，需要进行多次血气分析，以及无创血压测量不适当（如在病态肥胖患者）。有几个动脉插管部位可以选择，每一个都有其固有的优势和潜在的并发症。桡动脉因其位置浅、插管相对容易且大多数患者的尺动脉有足够的侧支血流最常被选择。经皮动脉插管的其他部位包括股动脉、肱动脉、腋动脉、尺动脉、足背动脉和胫骨后动脉。动脉内监测可能出现的并发症包括血肿、神经损伤、动脉栓塞、肢体缺血、感染和动脉内误注药物。动脉内导管不得放置在有潜在血管功能不全的肢体 。然而，通过合理地选择患者动脉插管部位，动脉内插管的并发症发生率较低。

心电图监测

心电图监测是麻醉期间的标准监测。关于心律失常和心肌缺血的信息可以很容易地从心电图数据中获得。心电图图形分析是心肺复苏方案的基础。

通气监测

镇静药和阿片类药物以及全身或区域麻醉诱导可抑制或消除自主通气，因此术中需要呼吸机支持。有几种方法可用于评估通气的充分性，其中包括胸部扩张的体格检查、呼吸音听诊以及上气道阻塞和喘鸣的证据评估。心前区和食管听诊器可提供有关空气流动和喘息进展的连续信息。在机械通气期间，对气道压力和每分通气量的监测可提醒麻醉医生注意可能损害通气的情况，如通气回路断开、气管插管脱出、气体输送系统阻塞以及气道阻力变化或顺应性变化或两者兼有。

呼气末 CO_2（end-tidal CO_2，$ETCO_2$）监测技术的出现大大提高了通气监测和食管插管检测的能力。在正常人，$ETCO_2$ 和 $PaCO_2$ 之间的差异为 2 ～ 5 mmHg。呼气末和动脉 CO_2 之间的梯度反映了无效腔通气，在肺血流量减少的情况下，如肺空气栓塞或血栓栓塞和心输出量减少时，无效腔通气增加。因此，$ETCO_2$ 监测也可提供有关全身灌注的重要信息。具体来说，$ETCO_2$ 在心输出量和肺灌注减少期间会减少。

氧合监测

监测吸入气体中的氧浓度（FiO_2）和血红蛋白氧饱和度是所有全身麻醉期间的标准监护。现代麻醉机配有氧气分析仪，可以检测输送的氧气浓度（FiO_2）。这种监护仪与故障安全装置、低氧输送报警器和氧比监护仪相结合，可以大大降低麻醉期间输送低氧混合气体的机会。

体温监测

对所有接受全身麻醉的患者都应进行体温监测。监测的部位取决于手术类型和患者的身体特征。食管测温最常在全身麻醉期间进行。体温监测的其他部位包括直肠、皮肤、鼓膜、膀胱、鼻咽部，以及对于使用肺动脉导管的患者的肺动脉。由于体温过低和体温过高有潜在的发病率，监测体温并采取措施将体温保持在尽可能接近正常的水平非常重要。

神经肌肉阻滞监测

由于患者对神经-肌肉阻滞剂的敏感性和代谢存在差异，有必要监测接受中效和长效肌肉松弛剂的患者的神经-肌肉功能。最常见的监测部位是尺骨肌或眼轮匝肌。神经肌肉监测的基础是评估近端神经刺激后的肌肉活动（框 14.2）。这一评估可给出神经肌肉接头处乙酰胆碱受体阻滞的证据。神经肌肉阻滞的程度由对刺激诱发的抽搐反应降低来显示。如本章前面所述，监测神经肌肉阻滞并确保麻醉结束时阻滞消退对于将与残余神经肌肉阻滞相关的术后并发症发生率降低至最低是至关重要的。

中枢神经系统监测

麻醉期间的术中知晓是一种不常见但令人不安的并发症。根据多年术中脑电图信号处理经验，现已开发了脑电双频指数（bispectral index，BIS）阵列，该阵列被认为可以监测麻醉期间的意识状态。这种监护仪本质上是一种改良的脑电图，可以用于评估脑电波活动并报告与意识水平相关的从 0 ～ 100 的数字。100 表示完全清醒，0 表示脑电波活动被完全抑制。数据表明，BIS 是麻醉深度的准确指标[9]。监测麻醉深度可以使挥发性和静脉麻醉剂的滴定更精确，并可缩短门诊患者的苏醒时间和出院时间。此外，有一些报告指出，全身麻醉期间 BIS 低于 40 持续 5 分钟以上可能与围术期并发症发生率增加有关，包括高危患者的心肌梗死和卒中[10]。最近的一个 meta 分析得出的结论是，BIS 监测在高危患者可降低术中意识，但目前尚不清楚与在大多数患者中监测的潮气末麻醉气体浓度相比，监测 BIS 是否具有优势[11]。除了术中使用外，BIS 监护仪作为在急诊科和重症监护病房（ICU）等场所评估意识的一种手段正在被越来越多的人接受。

框 14.2　监测神经肌肉阻滞的技术

四个成串刺激：在 2 秒的周期内连续 4 次 200 μsec 的刺激

随着阻滞程度的增加，抽搐的高度逐渐下降

- 第 4 次抽搐消失说明有 75% 的受体受到阻滞
- 第 3 次抽搐消失说明有 80% 的受体受到阻滞
- 第 2 次抽搐消失说明有 90% 的受体受到阻滞
- 第 1 次抽搐消失说明有 100% 的受体受到阻滞
- 临床肌肉松弛需要 75% ～ 95% 的受体被阻滞

出现 4 次抽搐而无消退说明神经肌肉阻滞已充分逆转

双短强直刺激：连续两组 50 Hz 的脉冲（3 次刺激 / 脉冲），间隔 750 msec（出现 2 次抽搐）

与四个成串刺激相比，这种技术更能直观观察到抽搐的消失

第 2 次抽搐消失说明有 80% 的受体受到阻滞

2 次抽搐均未消退说明神经肌肉阻滞已充分逆转

强直：持续 50 Hz 或 100 Hz 的脉冲

随着肌肉阻滞的增加，持续收缩的持续时间逐渐消失

持续收缩 5 sec 说明神经肌肉阻滞已充分逆转

加速度测量术

对四个成串刺激中第 1 次和第 4 次抽搐进行定量比较并生成一个四个成串刺激的衰减比（第 4 个刺激与第 1 个刺激的抽搐幅度比值）

四个成串刺激比< 0.9 说明临床上存在残余神经肌肉阻滞

血流动力学监测（经食管超声心动图 / 右心导管）

血流动力学监测技术的侵入性已变得越来越小，收益越来越大，包括通过中心静脉导管提供连续血氧测量信息的设备，动脉脉搏轮廓分析连续心输出量监测，甚至是经皮生物阻抗监测。肺动脉导管的使用已

经减少，因为没有足够的数据支持肺动脉导管的使用，并且有证据表明使用肺动脉导管可使发病率和死亡率增加。这也适用于心脏手术人群，因为这似乎与发病率和死亡率增加有关[12]。然而，随着接受心脏手术的患者心力衰竭和肺动脉高血压的增加，肺动脉导管的使用重新兴起。但即使在这些患者群体中，也没有足够的数据支持其使用。至于术中监测方面，超声的使用对手术监测产生了重大影响。经食管超声心动图（TEE）的使用在心脏和非心脏手术中都发挥了重要作用，可以用于识别隐匿的病变，并且可以作为抢救和指导休克患者的管理的一个辅助工具[13]。TEE 在麻醉医生手中的作用已经从抢救、定性评估、定量分析工具发展到最近的指导和监测关键程序的工具[14]。

床旁超声检查

随着创伤评估中超声聚焦评估的实施，急诊内科医生和创伤外科医生已成为床旁超声的早期使用者。麻醉医生还会进行配合经食管超声心动图（TEE）的超声检查。最近有对避免延误进一步的检查，超声在术前诊所和手术前的使用也产生了重大影响，在远程病例中发现隐匿病变可改变患者的治疗轨迹[15]。超声在手术室中的使用可为外科患者提供多方面的便利，包括确认气道、评估心肺系统以及在术前识别胃内容物[16]。此外，在术后使用超声也对患者的评估和体外膜氧合的管理产生了影响[17]。在某些情况下，超声的使用也对感染性休克患者的存活率产生了影响[18]。

术前评估

ASA 已建立了麻醉术前评估的基本标准，要求麻醉医生评估患者的医疗状况，制订麻醉护理计划，并与患者讨论该计划（https://www.asahq.org/standards-and-guidelines/standards-for-basic-anesthetic-monitoring）。卫生保健机构认证联合委员会（the Joint Commission for Accreditation of Healthcare Organizations）要求对所有将要接受麻醉的患者进行术前评估。由于门诊手术或日间手术的增加，术前一天入院的患者比例下降，因此建立了许多术前检查诊所以便于进行术前评估。术前诊所的出现促进了手术室资源的有效利用。Ferschl 及其同事[19]报告说，在教学医院建立麻醉术前评估诊所减少了当天手术的临时取消和推迟。最理想的情况是，术前诊所是高效、可预测和全面的。在现代实践中，对许多没有复杂合并症的择期、低风险手术患者在手术前都会安排电话访问和术前指导。

麻醉术前评估有多种目的。首先，患者有机会与麻醉医生交谈，讨论麻醉的预期影响，包括患者对麻醉和术后疼痛管理的恐惧和担忧。其次，麻醉前访视的重点是手术类型、需要手术的基础疾病、任何既往麻醉史以及既往共存疾病。术前访视可以评估患者的医疗状况，以确定术前是否需要进行额外的医疗评估或治疗。这个过程的重点是病史、体格检查和实验室评估（如有需要）。必须对当前使用的药物进行审查，以预测潜在的药物相互作用和围术期管理的医疗问题。在对患者进行术前访视时，应向患者详细解释术前禁食禁水、药物使用变化以及其他重要问题。

针对性良好的病史可使医生对患者进行有针对性的体格检查和实验室检查。通常不需要重复手术前 6 个月内进行的实验室检查，除非患者的身体状况发生了显著变化。接受择期手术的健康患者可能不需要进行任何术前实验室检查。在当前控制成本的环境下，术前检查必须在保证有效的前提下尽量减少。不必要的常规检查不仅会造成患者经济负担加重，还可能会有潜在的损害。假阳性结果会导致不必要的手术延误，可能还需要随访，这将导致费用增加，并可能导致进一步的检查和相关的损害。研究表明，常规检查会增加成本，但对患者影响不大。然而，基于病史和体格检查结果的有针对性的检查可显著改善患者的整体治疗情况。评估与围术期发病率增加相关的疾病对于降低麻醉和手术相关的风险很重要。必须仔细评估的共存疾病包括血管内容量状况、气道异常、心血管疾病、肺部疾病、神经系统疾病、肾脏和肝脏疾病以及营养、内分泌和代谢紊乱。术前妊娠检测存在争议。进行术前妊娠检测的依据是手术和麻醉可能导致自然流产和新生儿异常。目前还没有明确的证据证明麻醉药物与人类胎儿畸形的发生有关，但动物研究表明，一些麻醉剂，如氧化亚氮，可能会导致发育异常。对于育龄女性，应记录明确的性史和末次月经周期。在不明确的情况下，应进行术前妊娠检测。

气道检查

评估气道是制订麻醉计划的一个关键步骤。即使计划进行区域麻醉，在出现阻滞失败、手术需要或有并发症时，也可能需要进行全身麻醉和保持气道通畅。气道检查的目的是识别可能妨碍面罩辅助通气或气管插管的特征。与气道关闭或喉镜检查困难相关的病史或状况会提醒医生存在气道困难。回顾既往麻醉记录可以提供有关既往气道管理的宝贵经验。通过对口腔张开度、甲颏间距、颈部活动度和舌头相对于口腔的大小进行系统检查来完成气道检查（框 14.3）。由于许多气道异常从正面视图上看不明显，如下颌骨后移，此时可以通过正面视图和侧面视图观察患者。舌相对于口腔的大小可以用 Mallampati 分类法进行分级（图 14.1）。进行 Mallampati 检查时，患者应取坐位，头部保持正中，口腔最大限度张开，舌尽最大限度伸出。由此观察者可看到明显的口腔和咽部结构。一般而言，悬雍垂、咽腭弓和软腭可见的患者（Ⅰ级）易于进行面罩通气和插管。只有硬腭（Ⅳ级气道）可见的患者面罩通气和插管困难的可能性增加。但是，Mallampati 分类只是气道检查的一个组成部分，还必须结合气道检查的其他方面以及患者的病史进行一个完整的气道评估。与非复杂气道管理相关的其他身体特征因素包括适当的口腔张开度、颈部伸展度和甲颏间距。在一个包含 50 000 多名患者的 meta 分析中，Shiga 及其合著者[20]报告说，个体的身体特征本身对于识别气道困难的预测价值很低。然而，两个或以上身体特征结合在一起可提高预测困难气道的敏感性和特异性。

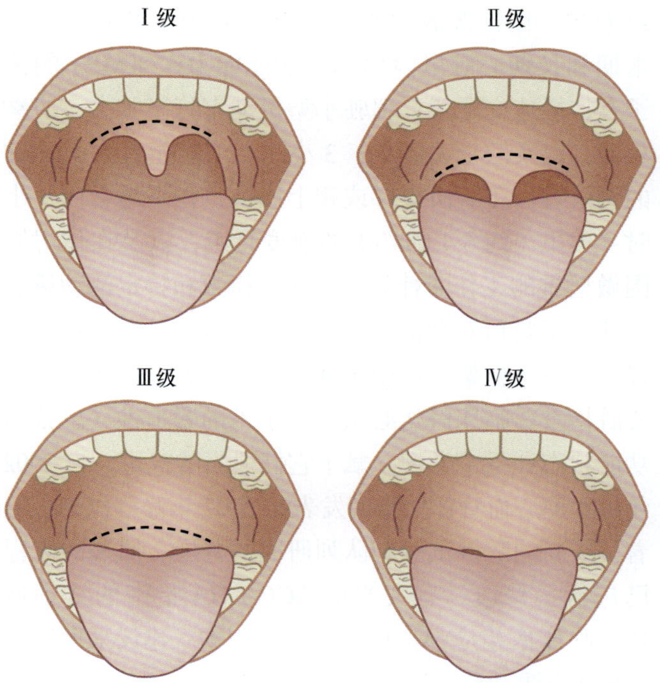

图 14.1 Mallampati 分类法是将舌的大小与咽的大小联系在一起对气道进行分级的。测量时，患者应取坐位，头部保持正中，口腔最大限度张开，舌伸出。然后根据可见的咽结构进行分类：Ⅰ级，可看到软腭、咽喉、悬雍垂、咽腭弓；Ⅱ级，可看到软腭、咽喉、悬雍垂；Ⅲ级，可看到软腭和悬雍垂底部；Ⅳ级，软腭完全不可见（From Mallampati SR，Gatt SP，Gugino LD，et al. A clinical sign to predict difficult tracheal intubation：a prospective study. Can Anaesth Soc J. 1985；32：429-434.）

心血管疾病

随着进行复杂手术且合并严重全身疾病的患者增多，围术期心肌缺血和梗死的风险以及心源性死亡的风险已成为重要问题。围术期心肌缺血的发生率取决于研究的角度（前瞻性或回顾性）、所用标志物的敏感性以及手术类型。根据对现有的文献的回顾，美国心脏病学会（ACC）和美国心脏协会（AHA）发布了关于非心脏手术患者的围术期心血管评估和管理指南[21]。该指南重点关注的是患者的心血管疾病史、运动耐量和拟进行的手术类型。需要详细的病史和体格检查来评估潜在心血管疾病的存在。评估的一个关键部分是评估功能状态和日常任务的执行能力。对于有活动性重大心血管疾病的患者，在接受择期非心脏手术前需要进行评估和治疗。

框 14.3 进行气道检查的重要因素

患者病史
既往麻醉史
病史（例如：口咽肿块史，咽部疾病史）
回顾既往的麻醉单以评估先前麻醉期间的气道管理

体格检查
张口度［应该是 6 ～ 8 cm（3 ～ 4 横指）］
颈椎活动度
Mallampati 分级
甲颏间距［应该是 6 ～ 8 cm（3 ～ 4 横指）］
正面和侧面观察
颈围
评估气道异常相关的疾病
存在面部毛发

在 2014 年修订的 ACC/AHA 指南中，该指南启用了一种基于流程的方法来评估心血管风险和确定围术期进行心血管检查的必要性。

心脏功能评估是围术期和长期心血管风险的一个可靠预测指标。心脏功能评估不佳的患者发生心血管事件的风险增加，而运动耐量好的患者发生心血管事件的风险较低。在近期没有进行运动试验的情况下，患者的心功能状态可以通过对常规活动的执行能力来评估。心功能储备通常以代谢当量（metabolic equivalent of the task，MET）来表示，1 MET 代表一名 40 岁、70 kg 男性的静息或基础耗氧量。在围术期相关文献中，功能状态分级为极好（＞10 MET）、好（7～10 MET）、中等（4～6 MET）、差（＜4 MET）

或未知。在日常活动中无法完成 4 MET 的患者，围术期和长期心脏风险增加。功能能力＜ 4 MET 的例子有：慢速交际舞，驾驶小型机动车打高尔夫，演奏乐器，以及散步大概 2 ～ 3 小时。功能能力＞ 4 MET 的例子有：爬一段楼梯或爬上小山，在平地上以每小时 4 英里（约 6.4 km/h）的速度行走，以及在住房周围做繁重的工作。杜克活动状态指数和特定活动量表等评估工具可对功能状态进行更详细的评估。图 14.2 提供了一个框架，可用于确定哪些患者应该接受术前心脏检查。临床医生必须考虑手术的紧迫性、患者的功能状态和手术类型并赋予它们适当的权重。自 2002 年围术期心血管评估指南发表和 2007 年修订以来，随着几项新的随机试验和队列研究的开展，原来的流程已进行了修改。有关当前 ACC/AHA 指南的详细概述，临床医生应参考最新的修订版本。建议采用以下阶梯式方法[21]。

第 1 步：对于有冠状动脉疾病、心力衰竭、心脏瓣膜病或心律失常危险因素或已知有这些疾病而计划进行手术的患者，应确定手术的紧迫性。如果是急诊手术，则应确定可能影响围术期管理的临床危险因素并根据临床评估采用适当的监测和管理策略进行手术。

第 2 步：如果手术是急症或择期手术，应确定患者是否有活动性冠状动脉综合征。如果有，则应将患者转诊进行心脏病学评估并根据指南进行治疗。

第 3 步：如果患者有稳定型冠状动脉疾病的危险因素，则基于临床 / 手术综合风险估计患者围术期发生重大心脏不良事件（major adverse cardiac event，MACE）的风险。该估计值可通过使用美国外科医师协会国家手术质量促进计划风险计算器（http://www.surgicalriskcalculator.com）或通过将修订后的心脏风险指数与手术风险估计值相结合来确定。例如，一名接受极低风险手术（如眼科手术）的患者即使有多种危险因素，发生 MACE 的风险也较低；而接受大血管手术的患者，即使危险因素较少，发生 MACE 的风险也较高。

第 4 步：如果患者发生 MACE 的风险较低（＜ 1%），则患者无须进行进一步检查就可进行手术。

第 5 步：如果患者发生 MACE 的风险较高，则使用客观测量方法或量表（如杜克活动状态指数）确定患者的功能状态。如果患者有中等、良好或极好的功能状态（≥ 4 MET），则无须进行进一步评估即可接受手术。

第 6 步：如果患者的功能状态差（＜ 4 MET）或未知，则临床医生应与患者和围术期团队协商，以确定进一步的检查是否会影响对患者的决策（例如，根据检查结果，决定是否进行原定类型的手术或是否接受冠状动脉旁路移植术或经皮冠状动脉介入治疗）或围术期管理。如果进一步的检查会影对患者的决策，则应对患者进行药物应激试验。对于那些功能状态未知的患者，进行运动应激试验可能是合理的。如果应激试验结果异常，则应根据异常的程度考虑进行冠状动脉造影和血管重建。然后，根据指南对患者进行手术治疗，或考虑替代策略，如对有手术指征的患者进行非侵入性治疗（如癌症放疗）或姑息治疗。如果检查结果正常，则根据指南进行手术。

第 7 步：如果检查结果不会影响决策或治疗，则根据指南进行手术或考虑替代策略，例如对有手术指征的患者进行非侵入性治疗（如癌症放疗）或姑息治疗。

是否进行特殊检查则取决于患者的运动耐量、合并症和拟进行的手术类型。框 14.4 概述了当前有关围术期特殊检查的建议，包括术前心电图、超声心动图、应激试验、放射性核素灌注扫描和冠状动脉造影。建议医生参考最新的 ACC/AHA 指南，了解支持该指南的详细建议和证据水平[21]。

围术期的医疗管理取决于患者的心血管状态、当前的药物治疗方案和拟进行的手术类型。术前冠状动脉血管重建仅限于在任何情况下都需要进行急诊或紧急血管重建的患者。这类患者包括有不稳定型心绞痛、活动性心肌梗死或由活动性局部缺血引起心律失常的患者。在大多数接受非心脏手术的患者中，目前的证据并不支持择期冠状动脉血运重建术可以减少围术期心血管并发症。对于已接受血管成形术的患者，建议手术至少延迟 14 天；对于接受裸金属支架（bare metal stents，BMS）手术的患者，建议手术至少延迟 30 天。在接受药物洗脱支架（drug-eluting stent，DES）手术的患者中，目前的证据表明，支架血栓形成的风险在 DES 植入 6 个月后稳定。尽管与 DES 相比，BMS 植入后再狭窄风险更高，但在接受 BMS 植入手术的患者中，血栓形成通常不会危及生命，可再一次通过血管成形术进行治疗。因此，在对进行非心脏手术的时间敏感的患者，应考虑植入 BMS。如果非心脏手术是急诊或急症手术，出血风险高，则应权衡冠状动脉血管重建术的风险和益处，并应将冠状动脉旁路移植术视为一种血管重建策略。图 14.3 给出了

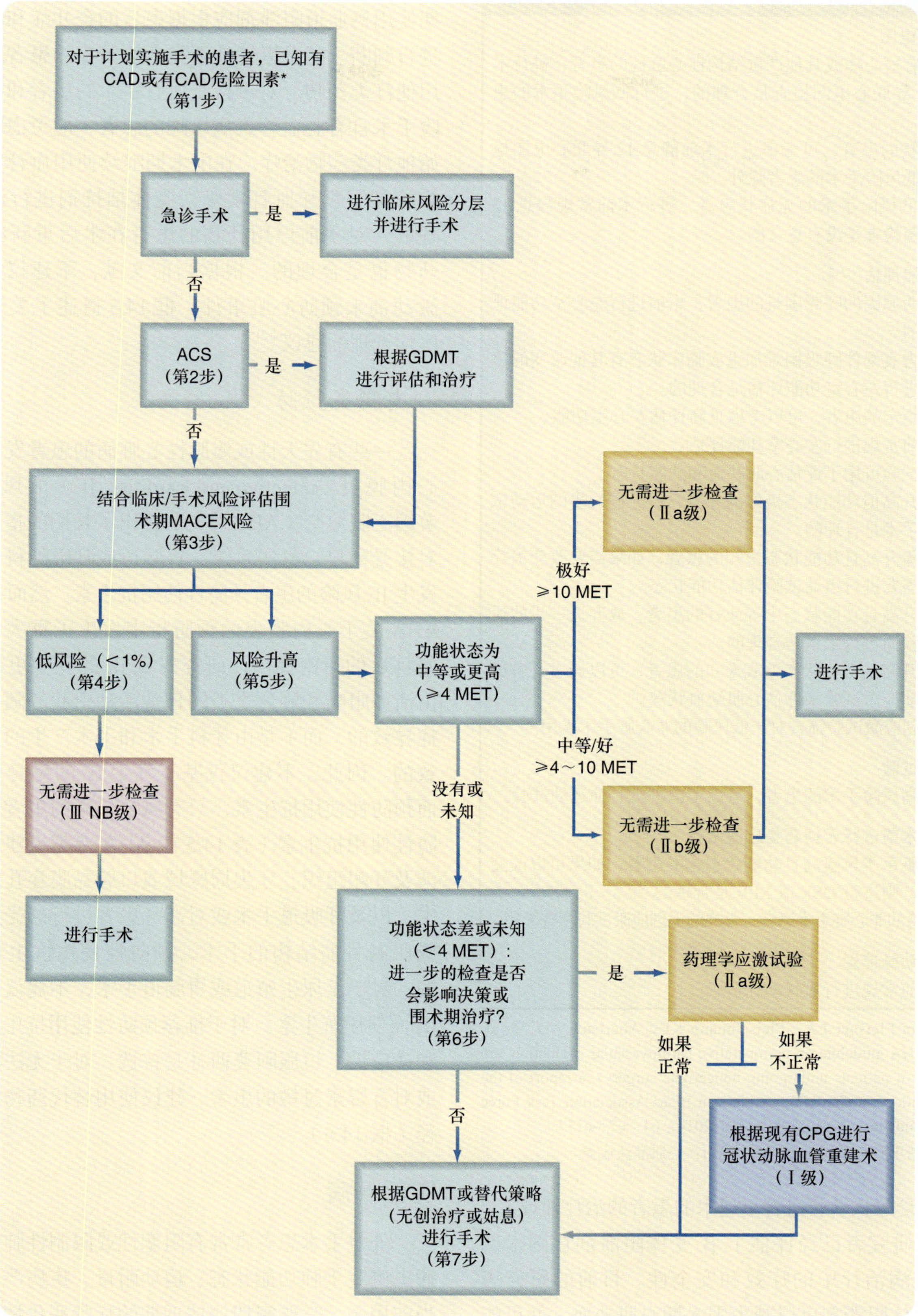

图 14.2 对接受非心脏手术的患者进行围术期心血管评估的阶梯式方法。术前检查的必要性取决于患者的功能状态、手术类型和手术紧迫性（From Fleisher LA，Fleischmann KE，Auerbach AD，et al. 2014 ACC/AHA guideline on perioperative cardiovascular evaluation and management of patients undergoing noncardiac surgery：a report of the American College of Cardiology/American Heart Association Task Force on practice guidelines. J Am Coll Cardiol. 2014；64：e77-137.）

ACS：急性冠状动脉综合征；CAD：冠心病；CPG：临床实践指南；GDMT：目标导向的治疗；MACE：重大心脏不良事件；MET：任务代谢当量

框 14.4　术前补充评估的建议汇总

12 导联心电图

对于已知有冠心病或其他严重结构性心脏病的患者，进行术前静息 12 导联心电图检查是合理的，进行低风险手术的患者除外。

对于无症状的患者，可考虑进行术前静息 12 导联心电图检查，进行低风险手术的患者除外。

对于进行低风险手术的无症状患者，进行术前常规静息 12 导联心电图检查是没有意义的。

左心室功能评估

对于有不明原因的呼吸困难的患者，术前进行左心室功能评估是合理的。

对于有心力衰竭伴呼吸困难加重或临床状态有其他改变的患者，术前进行左心室功能评估是合理的。

对于临床稳定的患者，可以考虑重新评估左心室功能。

不建议术前常规进行左心室功能评估。

运动负荷试验可用于评估心肌缺血和功能状态。

对于风险升高但功能状态极好的患者，放弃进一步的运动试验而进行手术是合理的。

对于有风险升高且功能状态未知的患者，如果需要改变治疗方法，则需要进行运动试验评估功能状态。

对于风险升高且功能状态中等或好的患者，放弃进一步的运动应激试验而进行手术是合理的。

对于风险升高且功能状态差或未知的患者，可以通过心脏成像进行运动应激试验来评估心肌缺血状况。

常规的无创应激试验筛查对于低风险的非心脏手术无用。

心肺运动试验

对于进行高风险手术的患者，可以考虑进行心肺运动试验。

非心脏手术前进行无创药物应激试验

对于非心脏手术风险高且功能状态差的患者，如果可以改变治疗方法，则进行 DSE 或 MPI 是合理的。

对于低风险的非心脏手术患者，常规的无创应激试验筛查无用。

术前冠状动脉造影

不推荐术前常规进行冠状动脉造影。

Adapted from Fleisher LA，Fleischmann KE，Auerbach AD，et al. 2014 ACC/AHA guideline on perioperative cardiovascular evaluation and management of patients undergoing noncardiac surgery：a report of the American College of Cardiology/American Heart Association Task Force on practice guidelines. J Am Coll Cardiol. 2014；64：e77–e137.

DSE：多巴酚丁胺负荷超声心动图；MPI：心肌灌注成像。

近期已接受冠状动脉血管重建术的患者的治疗建议。

许多研究者已经评估了 β 受体阻滞剂在围术期心血管疾病治疗中的疗效和安全性。目前的研究表明，β 受体阻滞剂可以减少围术期心肌缺血，并可能可以降低高危人群的心肌梗死和心血管死亡的风险。目前，ACC/AHA 建议长期接受 β 受体阻滞剂治疗的患者继续进行 β 受体阻滞剂治疗[21]。β 受体阻滞剂的使用应根据风险分层和临床状况进行。对于未接受过 β 受体阻滞剂治疗的患者，进行围术期 β 受体阻滞剂治疗应谨慎并根据临床判断进行。同样，围术期使用钙通道阻滞剂应根据患者的合并症和临床状况进行判断。接受慢性他汀类药物治疗的患者应继续服用他汀类药物。对于接受血管手术的患者和接受高风险手术且有心血管疾病风险的患者，应考虑围术期开始他汀类药物治疗。在围术期继续使用血管紧张素转换酶抑制剂和血管紧张素受体拮抗剂进行治疗是合理的，对术前停用药物的患者在术后重新给予这些药物也是合理的。根据当前文献，不建议使用 α_2-激动剂来预防心脏事件。框 14.5 概述了关于围术期医疗管理的建议[21]。

心内膜炎预防

一些有先天性或瓣膜性心脏病的患者发生感染性心内膜炎（infective endocarditis，IE）的风险增加。美国心脏协会（AHA）先前提出了长期的指南，建议对接受牙科、泌尿系统、胃肠道或呼吸外科手术的有发生 IE 风险的患者预防性使用抗生素。然而，2007 年 AHA 关于心内膜炎的预防指南发生了重大变化[22]。修订后的指南提出，研究发现 IE 的发生更有可能是由诸如咀嚼和刷牙之类的日常活动引起的随机的菌血症导致的，而不是由牙科手术和手术产生的菌血症导致的。因此，不建议仅基于发生 IE 的终身风险增加而预防性使用抗生素，只有风险最高的患者才需要预防性使用抗生素（表 14.5）。AHA 专家组建议，对于涉及牙龈组织、牙尖周区域或口腔黏膜穿孔的牙科手术，以及呼吸道手术或对高危患者进行的受感染皮肤或肌肉骨骼结构的手术，预防性使用抗生素是合理的。对于泌尿生殖道或胃肠道手术，不建议仅为预防 IE 而使用抗生素。对于推荐预防性使用抗生素的手术和适应证，口服阿莫西林是首选。对于无法口服药物或对青霉素过敏的患者，建议使用替代药物和给予途径（框 14.6）。

肺部疾病

外科手术患者常常有阻塞性或限制性肺病。术前病史侧重于肺功能状态、运动耐量、疾病严重程度和当前用药。需要密切评估近期的症状恶化情况，并进行彻底的胸部体格检查。可以根据病史和体格检查结果以及计划的手术类型，建议进行适当的术前检查，可能包括胸部 X 线片、动脉血气分析和肺功能检查。术前评估的目的是发现和治疗可逆性肺部病变，优化药物管理，并在需要时规划术后通气支持。

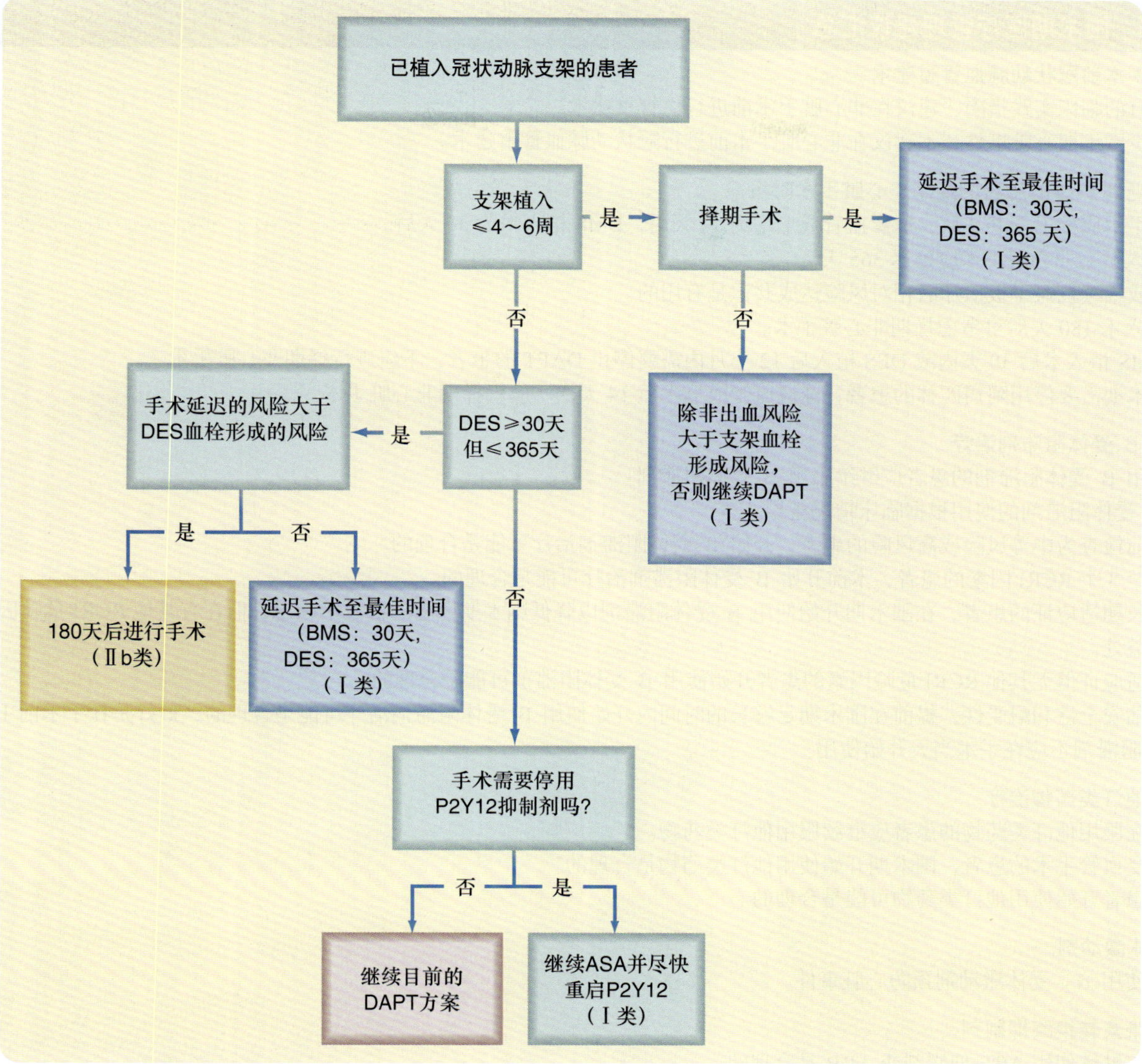

图 14.3 对近期接受冠状动脉支架植入术并准备接受手术的患者进行评估的阶梯式方法（From Fleisher LA，Fleischmann KE，Auerbach AD，et al：2014 ACC/AHA guideline on perioperative cardiovascular evaluation and management of patients undergoing noncardiac surgery：A report of the American College of Cardiology/American Heart Association Task Force on practice guidelines. J Am Coll Cardiol. 2014；64：e77-137.）

ASA：阿司匹林；ASAP：越快越好；BMS：裸金属支架；DAPT：双重抗血小板治疗；DES：药物洗脱支架

有关与既往肺部疾病相关的围术期并发症风险已进行过广泛研究。Qaseem 及其同事[23]回顾了术前肺部评估这一主题，确定了患者相关危险因素、手术部位相关危险因素和其他手术相关危险因素，如手术持续时间、全身麻醉的选择和术中潘库溴铵的使用（表 14.6）。患者相关的主要危险因素为 ASA 分级大于Ⅱ级、年龄大于 60 岁、功能依赖以及存在慢性阻塞性肺疾病或充血性心力衰竭。血清白蛋白浓度< 3.5 g/dL 也是肺部并发症的一个强有力的预测因素。当前吸烟是肺部并发症的一个次要预测因素。肥胖或轻中度哮喘的存在与围术期肺部并发症无显著相关性。

阻塞性睡眠呼吸暂停（obstructive sleep apnea，OSA）在外科手术患者中越来越常见，需要进行术前评估和优化。有 OSA 的患者在围术期决策方面面临重大挑战。OSA 的特征是睡眠期间周期性上呼吸道阻塞，导致反复从睡眠中唤醒以恢复气道通畅。这种情况会导致日间嗜睡、间歇性缺氧和高碳酸血症以及心血管功能障碍。患者的围术期并发症包括麻醉剂和镇痛剂引起的过度呼吸抑制、术后肺部并发症、心律失常和住院时间延长[24]。ASA 制定了 OSA 患者围术期管理的实践指南[25]。该指南强调了术前评估和制订方案的重要性，目的是优化 OSA 患者的围术期管理。

对有哮喘或慢性阻塞性肺疾病的患者应进行术前评估和优化。术前评估应包括体格检查和病史，以评估支气管扩张剂和类固醇使用情况、近期呼吸系统症状加重的次数和严重程度以及既往插管史及其诱发因

框 14.5 围术期医疗管理建议汇总

非心脏手术前冠状动脉血管重建术

根据现有的临床实践指南，建议在非心脏手术前进行血管重建术。

为了减少围术期心脏事件，不建议在非心脏手术前进行冠状动脉血管重建术。

既往接受过 PCI 的患者的择期非心脏手术时机

非心脏手术应推迟至 PCI 后，球囊血管成形术为 14 天后，BMS 植入术为 30 天后。

DES 植入后，非心脏手术应延迟 365 天。

就停用或继续抗血小板治疗的相对风险达成共识是有用的。

DES 植入术 180 天后可考虑择期非心脏手术。

对于 BMS 植入术后 30 天内或 DES 植入后 12 个月内需要停止 DAPT 的患者，不应进行择期非心脏手术。

对于围术期需要停用阿司匹林的患者，球囊血管成形术后 14 天内不应行择期非心脏手术。

围术期 β 受体阻滞剂治疗

长期服用 β 受体阻滞剂的患者应继续服用 β 受体阻滞剂。

术后 β 受体阻滞剂的使用根据临床情况指导。

对于术前检查为中等风险或高风险的患者，开始 β 受体阻滞剂治疗可能是合理的。

对于有≥ 3 个 RCRI 因素的患者，术前开始 β 受体阻滞剂治疗可能是合理的。

对于有长期适应证的患者，在围术期开始使用 β 受体阻滞剂以降低围术期风险的益处不确定，但在有其他 RCRI 危险因素的患者并无益处。

有长期适应证但无其他 RCRI 危险因素的患者开始使用 β 受体阻滞剂可能是合理的。

为了评估安全性和耐受性，提前在围术期足够长的时间内开始使用 β 受体阻滞剂治疗可能是合理的，最好是在手术前 1 天。

β 受体阻滞剂不应在手术当天开始使用。

围术期他汀类药物治疗

目前正在服用他汀类药物的患者应继续服用他汀类药物。

对于接受血管手术的患者，围术期开始使用他汀类药物是合理的。

围术期患者开始使用他汀类药物可能是合理的。

α_2- 受体激动剂

不建议使用 α_2- 受体激动剂预防心脏事件。

血管紧张素转换酶抑制剂

围术期应继续使用 ACE 抑制剂或 ARB 是合理的。

如果术前停用了 ACE 抑制剂或 ARB，在临床可行的情况下，术后重新尽快开始使用是合理的。

抗血小板药物

在 BMS 或 DES 植入术后的前 4 ～ 6 周内，接受急症非心脏手术的患者继续进行 DAPT，除非出血风险大于预防支架血栓形成的益处。

对于已行支架植入术需要停用 P2Y12 抑制剂的患者，术后应继续服用阿司匹林并尽快重启 P2Y12 血小板受体抑制剂治疗。

围术期抗血小板治疗的管理应由负责治疗的临床医生和患者协商确定。

对于未接受过冠状动脉支架植入术的非急诊 / 非急症非心脏手术患者，当心脏事件增加的风险大于出血增加的风险时，继续服用阿司匹林可能是合理的。

对于接受择期非心脏非颈动脉手术且既往未接受过冠状动脉支架植入术的患者，开始或继续服用阿司匹林并无益处。

有 CIED 患者的围术期管理

在心脏整个失活期间，应对有 ICD 的患者进行持续心脏监测，并应提供外部除颤设备。确保患者的 ICD 已重新编程为主动治疗。

Adapted from Fleisher LA，Fleischmann KE，Auerbach AD，et al. 2014 ACC/AHA guideline on perioperative cardiovascular evaluation and management of patients undergoing noncardiac surgery：a report of the American College of Cardiology/American Heart Association Task Force on practice guidelines. J Am Coll Cardiol. 2014；64：e77-e137.

ACE：血管紧张素转换酶；ARB：血管紧张素受体阻滞剂；BMS：裸金属支架；CIED：心脏植入式电子设备；DAPT：双重抗血小板治疗；DES：药物洗脱支架；ICD：植入式心律转复除颤器；PCI：经皮冠状动脉介入治疗；RCRI：修订的心脏风险指数。

素[26]。术前优化的方法取决于患者的病史和当前的疾病严重程度，包括吸入性 β_2- 受体激动剂、抗胆碱能药物和类固醇的使用情况以及其他合并症的治疗情况。麻醉剂和麻醉技术的选择取决于患者的病情和手术类型。对于有活动性疾病的患者，择期手术应推迟，直至患者得到充分治疗。

表 14.5 牙科手术方案

情况	药物	方案：手术前 30 ～ 60 分钟单次给药 成人	儿童
可以口服	阿莫西林	2 g	50 mg/kg
无法口服药物	氨苄西林或头孢唑啉或头孢曲松	2 g IM 或 IV 1 g IM 或 IV	50 mg/kg IM 或 IV 50 mg/kg IM 或 IV
对青霉素类或氨苄西林过敏，可以口服	头孢氨苄 *, † 或克林霉素或阿奇霉素或克拉霉素	2 g 600 mg 500 mg 1 g IM 或 IV	50 mg/kg 20 mg/kg 15 mg/kg 50 mg/kg IM 或 IV
对青霉素类或氨苄西林过敏以及无法口服药物	头孢唑啉或头孢曲松 † 或克林霉素	600 mg IM 或 IV	20 mg/kg IM 或 IV

IM：肌内注射；IV：静脉注射。

* 或其他第一代或第二代口服头孢菌素，以相应的成人剂量或儿童剂量给予。

† 对于有青霉素或氨苄西林过敏反应史、血管性水肿史或荨麻疹史的患者，不应使用头孢菌素类药物。

框 14.6 在与心内膜炎不良结果高风险相关的心脏疾病患者，牙科手术预防性使用抗生素是合理的

人工心脏瓣膜或用于心脏瓣膜修复的人工心脏瓣膜材料

之前的感染性心内膜炎

先天性心脏病 *

- 未修复的发绀型先天性心脏病，包括姑息性分流和导管干预
- 无论是通过手术植入还是通过导管干预，在手术后的前 6 个月内使用假体材料或装置完全修复先天性心脏缺损 †
- 修复先天性心脏病后在假体贴片或假体装置（抑制内皮化）部位或邻近部位有残留缺陷

心脏移植受者发生心脏瓣膜病

CHD，先天性心脏病。

* 除上述所列情况外，不再建议对任何其他形式的先天性心脏病预防使用抗生素。

† 预防是合理的，因为假体材料的内皮化可在手术后 6 个月内发生。

表 14.6 与术后肺部并发症相关的危险因素

患者相关危险因素	与危险因素相关的相对风险	手术相关危险因素	与危险因素相关的相对风险
年龄＞ 60 岁	2.1 ～ 3.0	手术＞ 3 小时	2.1
功能依赖	2.5	全身麻醉	1.8
ASA 分级＞Ⅱ级	4.9	急诊手术	2.2
充血性心力衰竭	2.9		
吸烟	1.3		
肥胖	1.3		
慢性阻塞性肺疾病	1.8		

Modified from Qaseem A，Snow V，Fitterman N，et al. Risk assessment for and strategies to reduce perioperative pulmonary complications for patients undergoing noncardiothoracic surgery：a guideline from the American College of Physicians. Ann Intern Med. 2006；144：575-580.

ASA：美国麻醉医师协会。

预测围术期肺部并发症的其他主要因素与手术和麻醉干预有关，包括手术持续时间超过 3 小时、急诊手术和使用全身麻醉。增加肺部并发症风险的手术包括腹部手术、胸部手术、神经外科手术、头颈部手术和血管手术。

对于是否进行肺功能检测仍存在争议，部分原因是人们认为合并慢性肺部疾病患者对广泛手术的耐受能力因人而异。肺功能检测对术后并发症的预测价值尚不确定，也无法确定无临床肺部疾病证据而有高风险的人群。动脉血气分析也不能确定不能进行手术的风险阈值。肺活量测定对于有不明原因的咳嗽、呼吸困难或运动不耐受或在气流阻塞的最佳的改善方面存在问题的患者可能有所帮助。Warner 及其同事[27]比较了 135 例接受过肺活量测定、正在接受腹部手术和符合阻塞性肺疾病客观标准（1 秒平均用力呼气量，0.9±0.2 L）的患者与 135 例在性别、手术部位、吸烟史和年龄方面匹配的患者。尽管前组的支气管痉挛的发生率明显增加，但两组在气管插管时间延长、ICU 入住时间延长或再次入院的发生率方面无差异。这些结果在 Qaseem 及其同事进行的 meta 分析中得到了重申[23]。

肝肾疾病

肝肾功能障碍会改变许多麻醉药物的代谢和分

布并损害许多系统性功能。有急性肾功能不全或肝功能不全的患者在病情适当稳定之前应推迟择期手术时间。慢性肾功能不全（chronic renal insufficiency，CRI）会给围术期管理带来许多挑战，包括酸碱异常、电解质紊乱和凝血功能障碍。全面的病史必须包括CRI的原因、与CRI相关的系统性并发症的存在以及其他系统性疾病。还必须评估当前的每日排尿量、透析的类型和频率以及透析相关的并发症。体格检查的重点是确定CRI的全身并发症，包括容量改变、凝血功能障碍、贫血、心包积液和脑病的证据。实验室评估包括对贫血、电解质异常、凝血功能障碍和心血管疾病的评估。在手术前18～24小时进行透析，以避免透析后立即发生的液体和电解质转移。

有慢性肝病的患者在围术期会面临许多挑战。肝病的存在会改变麻醉药物的代谢，低白蛋白血症会增加许多药物的游离部分，从而使这些患者对许多麻醉药物的急性和长期作用都很敏感。与麻醉和手术相关的围术期风险取决于肝功能障碍的严重程度。术前评估的重点是：肝脏合成和代谢功能，有无凝血功能障碍、脑病和腹水的存在，以及患者的营养状况。

营养、内分泌和代谢

糖尿病因其高患病率和潜在的合并症而值得讨论。麻醉前评估的重点是糖尿病的持续时间和类型以及当前的治疗方案。必须回顾终末器官功能，重点是自主神经功能障碍、心血管疾病、肾功能不全、视网膜病变和神经系统并发症。糖尿病患者被认为有胃排空延迟和胃食管反流的风险。围术期血糖水平需要得到很好的控制，但必须预防低血糖。糖尿病患者围术期血糖的适当控制很难界定。从长期来看，有令人信服的证据表明，高血糖与长期糖尿病和围术期并发症之间存在相关性[28]。在外科手术的急性应激期间是否必须严格控制血糖则不太清楚。然而，在危重症患者（包括手术患者）中，死亡率和严格的控制血糖之间有很强的相关性。此外，鉴于糖尿病人群的异质性，单一标准方法可能不太适用于所有患者。

在接受手术的糖尿病患者中，有几种管理原则是普遍接受的。

1. 胰岛素泵应维持在睡眠基础水平。
2. 在手术当日上午，提供剂量减少的中效或长效胰岛素，保留短效胰岛素。
3. 一旦糖尿病患者开始禁食且使用了胰岛素，就应通过静脉液体输注葡萄糖或密切监测血糖浓度。
4. 至少应在手术前和出院前检查血糖浓度。
5. 对于2型糖尿病患者，大多数作者建议在手术当天使用口服降糖药和非胰岛素注射剂。
6. 二甲双胍停用通常是因为有围术期药物诱发乳酸酸中毒轻微风险。围术期胰岛素需求因体重、肝脏疾病、类固醇治疗、感染和体外循环的使用而不同。

术前接受全身性糖皮质激素治疗的患者可能无法对手术应激做出适当反应。由于麻醉期间肾上腺功能不全的远期风险，长期接受糖皮质激素治疗的患者围术期通常也接受糖皮质激素治疗。关于识别有风险的患者和适当剂量的建议是基于传闻。更新的建议是基于糖皮质激素的术前剂量、治疗持续时间和手术类型。对于轻度手术应激，建议在手术当天使用相当于25 mg的氢化可的松；对于中度手术应激，50～75 mg，持续1～2天；对于重度手术应激，100～150 mg/d，持续2～3天。

术前禁食

麻醉期间胃内容物误吸是一种不常见但严重的并发症。为防止误吸，已制定了计划进行麻醉和手术的患者术前禁食（NPO；禁口服）指南。传统上，“午夜后禁食”的命令是禁止任何液体和固体的摄入。然而，对透明液体（胃排空时间为1～2小时）和固体（胃排空时间为6小时）采用相同的指南受到了质疑。1998年ASA采用的指南建议摄入透明液体后至少禁食2小时，摄入固体和非透明液体（如牛奶或橙汁）后至少禁食6小时（表14.7）。透明液体是指能透视且不含固体或微粒的液体。不建议常规使用胃肠刺激药、胃酸分泌阻滞药、抗酸药和止吐药。然而，许多患者有会导致胃排空减少的疾病。这类患者可能需要使用药物来促进胃排空和中和胃酸。此外，还制定了预防措施，以降低接受急诊手术的患者在麻醉期间发生误吸的风险。

各种研究报告的麻醉期间发生误吸的发生率从1.4/10 000到11/10 000例不等。已注意到，在急诊手术期间和在有潜在可导致胃排空减少疾病的患者中，误吸发生率较高。有意思的是，一些报告表明，误吸至少在麻醉苏醒期间与在诱导期一样常见。在疑似有误吸的患者中，不到一半的患者有肺损伤的表现。在一项研究中，大约1/3的麻醉期间疑似有误吸的患者需要在术后予以插管和通气。这些患者大多在术后6小时内拔管。约10%的患者需要进行气管插管和通气24小时或更长时间。在误吸胃内容物后需要通气

表 14.7 降低肺误吸风险的术前禁食建议汇总 *

摄入物质	最短禁食时间
透明液体	2 小时
母乳	4 小时
婴儿配方食品	6 小时
非母乳	6 小时
固体食物	6 小时

Adapted from Practice guidelines for preoperative fasting and the use of pharmacologic agents to reduce the risk of pulmonary aspiration: application to healthy patients undergoing elective procedures: a report by the American Society of Anesthesiologist Task Force on Preoperative Fasting. Anesthesiology. 1999；90：896-905.

* 适用于接受择期手术的健康患者。

† 透明液体举例：水、无果肉果汁、黑咖啡、清茶和碳酸饮料。

超过 24 小时的患者中，约有一半死于肺部并发症。

身体状况评估

ASA 制定了一个分级的描述性量表，作为对术前合并症进行分类的一个工具。这个分类工具独立于手术类型，是便于麻醉医生和其他服务提供者交流患者身体状况的一种标准化方法。该分类如下：

ASA Ⅰ级——患者无器质性、生理性、生化性或精神性障碍。

ASA Ⅱ级——患者有轻度全身性疾病，未导致功能受限。例如控制良好的高血压和无并发症的糖尿病。

ASA Ⅲ级——患者有严重的全身性疾病，导致了功能损害。例如，伴有血管并发症的糖尿病，既往发生过心肌梗死和未控制的高血压。

ASA Ⅳ级——患者有严重的全身性疾病，持续威胁生命。例如充血性心力衰竭和不稳定型心绞痛。

ASA Ⅴ——患者濒临死亡，无论是否接受手术，预计都无法存活。例如主动脉瘤破裂和颅内出血伴 ICP 升高。

ASA Ⅵ——患者已被宣布脑死亡，其器官正在被摘取用于移植。

E——患者需要进行急诊手术。例如，ASA ⅠE 代表患者其他方面健康，正在接受急诊阑尾切除术。

麻醉技术和药物的选择

麻醉技术和药物的选择是从术前麻醉评估开始的。识别重要的已有疾病和长期使用的药物可能提示哪种麻醉方法更可取。然后考虑手术类型和外科医生的要求。手术部位在何处？患者的体位如何摆放？手术的预期持续时间是多长？患者在门诊手术后是预计回家还是住院？最后，在这个费用约束的时代，新药和新方法的费用是否可被可能的临床收益证实是适当的？麻醉安全性不断提高的证据是，多种麻醉方案通常可以安全和有效地应用于同一类型的手术和患者。

在完成麻醉前评估后，麻醉医生会与患者讨论麻醉方法的选择。有时外科医生也会参加麻醉医生和患者的讨论，共同选择麻醉方法。随着麻醉药物药理学方面的持续进步、监测设备的准确性和适用性的提高以及慢性疾病过程管理的改进，麻醉医生已经能为患者量身定制满足其需求的个体化麻醉管理计划。

麻醉风险

患者通常希望获得麻醉相关的死亡风险或主要并发症的信息。然而，由于围术期死亡和主要并发症已经很不常见，与麻醉相关的风险很难量化。据估计，全世界每年有 2.34 亿例手术病例。在发达国家，手术死亡率估计为 0.4% ～ 0.8%，并发症发生率为 3% ～ 17%[29]。在每 10 000 例手术病例中，麻醉导致心脏骤停的风险似乎小于 1 例[30]。Schwilk 及其同事[31]在 26 907 名接受非心脏手术的患者中前瞻性研究了作为围术期不良事件预测因素的术前危险因素。14 个变量被证明是独立的危险因素，包括性别、年龄、ASA 状态、功能状态、营养状态、冠心病、气道和肺部病变、Mallampati 分类、体液和电解质平衡、代谢状态、紧急程度、手术部位、手术持续时间和麻醉技术（区域麻醉的风险低于全身麻醉）。通过使用评分系统，可以将患者可靠地分为低风险组和高风险组。

因为现在有太多的手术都是在住院后进行的，所以与门诊手术麻醉相关的风险尤为重要。为了评估这一风险，研究人员在手术后 72 小时和 30 天内联系了 38 598 名接受了 45 090 次连续门诊手术的患者（分别占 99.94% 和 95.9%）。结果显示，无患者在术后 1 周内死于并发症。总死亡率为 1/11 273（4 例死亡），总并发症发生率为 1/1366。Fleisher 及其同事[32]最近的一项研究报告了类似的结果，在医生诊室、门诊手术中心和医院门诊接受门诊手术的患者的死亡率为 0.025% ～ 0.05%。患者和手术方式选择是决定门诊麻醉和手术安全性的重要因素。相关风险是手术风险和麻醉风险的总和。手术和麻醉各自的风险很难确定。

特定技术的选择

为患者选择特定麻醉技术的第一步是考虑手术是否可以在麻醉监护（monitored anesthesia care，有时也缩写为MAC，应与最小肺泡浓度的相同缩写区分开）、区域麻醉（包括区域上下肢阻滞、蛛网膜下腔阻滞和硬膜外麻醉）或全身麻醉的情况下适当进行。麻醉监护是一种对由外科医生进行的局部麻醉的监护。麻醉医生参与麻醉通常是因为患者或手术需要更高剂量的强效镇静剂或阿片类药物，或急性或慢性疾病患者需要密切监测和血流动力学或呼吸支持。区域麻醉（细节将在下文相关部分讨论）对于在上肢和下肢、骨盆以及腹部下部的手术是有用的。一些其他手术，如颈动脉内膜切除术和清醒开颅术，也可以在区域麻醉或局部阻滞下成功实施。接受区域麻醉的患者一般可保持清醒，如有需要，可以接受静脉药物镇静或镇痛。尽管区域麻醉可避免全身麻醉，直观上似乎更安全，但必须考虑区域麻醉特有的危害。这种危害包括硬膜穿刺后头痛、局部麻醉药毒性、高神经轴阻滞和周围神经损伤。此外，局部麻醉不充分可能需要迅速过渡到重度镇静或全身麻醉。

不管特定技术是否适用于具体的外科手术，都必须考虑其他因素，包括患者的偏好。例如，如果患者极度焦虑或因有语言障碍而无法有效沟通，则可能不选择区域麻醉。如果患者在精细的或长时间的手术中不太可能安静地躺着，则可能无法进行麻醉监护。如果最初的选择证明不令人满意，则计划在区域麻醉或麻醉监护下进行的任何手术都可能需要转换为在全身麻醉下进行。

气道管理

气道管理可能是麻醉中最关键的技能。如前所述，术前评估的重点是识别可能难以进行面罩通气或插管的患者。建立通畅气道的各种技术的知识和技能构成了对麻醉安全实践至关重要的核心技能。幸运的是，插管困难的发生率很低。在全身麻醉中，直接喉镜检查困难的发生率为1.5%～8.5%，插管失败的发生率为0.13%～0.3%。喉罩气道、发光探条和一系列视频喉镜是最近的发展，已使许多使用传统喉镜插管失败的患者的通气和插管成为可能。纤维支气管镜是一种管理困难气道的额外工具。

由于对困难气管插管做出迅速和有效的反应非常重要，ASA制定了困难气道管理指南（图14.4）。一个关键因素是初始气道检查和识别有潜在气道困难的患者。如果医生怀疑面罩通气和气管插管有困难，建议保留自主通气。对这些患者的治疗方法包括清醒插管或使用保留自主呼吸的麻醉技术。在某些情况下，可能需要在局部麻醉下为清醒患者建立手术气道。然而，一些患者仅在麻醉和诱导肌肉松弛后才出现气道困难。这是一种必须迅速纠正的紧急情况，否则会发生低氧血症、脑损伤或死亡。在紧急情况下，可使用多种气道辅助设备来保持通气和促进气管插管。在这些情况下，医生必须始终寻求帮助，以优化患者护理并考虑重建自主呼吸。在出现意外的气道困难时，为所有患者提供备用气道保护装置至关重要。

全身麻醉

全身麻醉是一种可逆转的无意识状态。尽管全身麻醉药物的作用机制仍是推测的和有争议的，但在现代麻醉中，全身麻醉的四个组成部分（遗忘、镇痛、抑制有害反射和骨骼肌松弛）通常是通过静脉麻醉药和镇痛药、吸入麻醉药以及经常使用的肌肉松弛药的组合来实现的。因为产生这些成分的药物会引起理想的和不理想的生理变化，所以这些药物的药理作用必须与患者的合并症的病理生理特征相匹配。与麻醉药物相关的主要不良反应是呼吸抑制、心血管抑制以及气道维持和保护能力丧失。全身麻醉的重要并发症包括低氧血症（可能伴有中枢神经系统损害）、低血压、心脏骤停和吸入酸性胃内容物（可能导致严重的肺损害）。牙齿损害更为常见，但不会危及生命。全身麻醉可以通过吸入挥发性药物或输注静脉药物来维持。在某些情况下，这两种技术都有优势，应考虑患者的个体因素。腹腔和胸腔大手术、大多数神经外科手术以及任何需要气道保护和机械通气的手术都需要进行全身麻醉。

区域麻醉

对于许多类型的手术，区域麻醉都是一种有吸引力的麻醉选择，可为选定的患者提供出色的术后疼痛管理。然而，像任何其他麻醉技术一样，对于每位患者，进行区域麻醉时也必须对其进行区域麻醉相关的风险和益处评估。区域麻醉有几种常用的技术，包括脊髓阻滞、硬膜外阻滞和周围神经阻滞。每种技术都

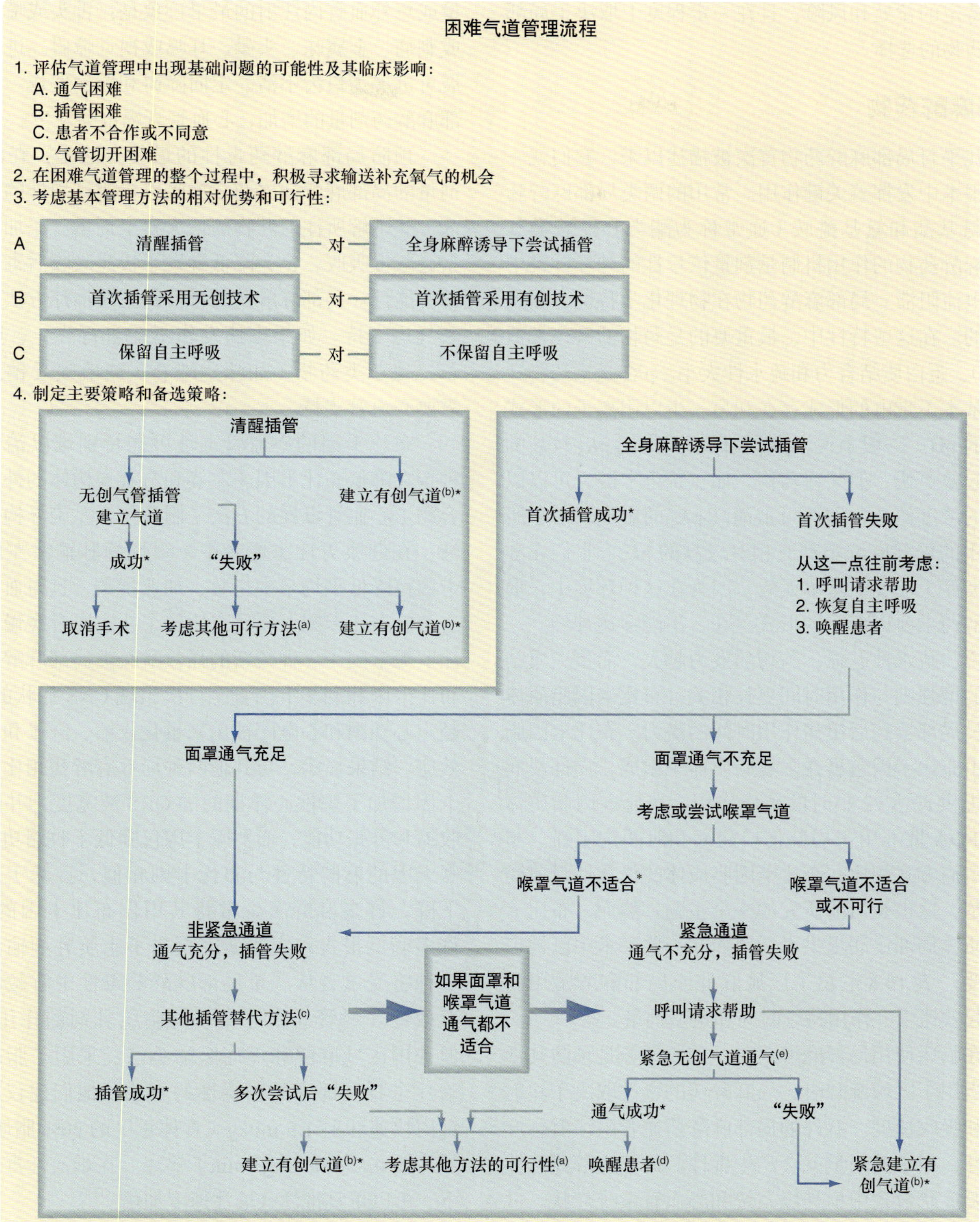

图 14.4 美国麻醉医师协会困难气道管理流程。对于考虑进行气道管理的所有患者，应评估插管困难、面罩通气困难以及患者不合作或不同意等基本管理问题的可能性和临床影响。临床医生应考虑基本管理方法的相对优势和可行性，包括使用清醒插管技术、保留自主呼吸和使用手术方法建立安全气道。应考虑主要和替代策略（From Practice guidelines for management of the difficult airway. A report by the American Society of Anesthesiologists Task Force on Management of the Difficult Airway. Anesthesiology. 1993；78：597-602.）

* 使用呼气末 CO_2 确认通气、气管插管或喉罩气道放置

（a）其他选项包括（但不限于）：面罩或喉罩气道麻醉、局部浸润麻醉或区域神经阻滞完成手术。追求这些选项通常意味着面罩通气不会有问题。因此，如果这一步在流程中是通过紧急通道达成的，则这些选项的价值可能有限。

（b）建立有创气道，包括开放性或经皮气管造口术或环甲软骨切开术。

（c）困难插管的替代无创方法包括（但不限于）：使用不同的喉镜叶片，将喉罩气道作为一个插管导管（有或没有光纤引导），纤维气管镜辅助插管，插管探条或换管器，光棒，逆行插管，以及盲经口或盲经鼻插管。

（d）考虑改变麻醉方法，以进行清醒插管或取消手术。

（e）紧急无创气道通气的选项包括（但不限于）：硬质支气管镜、食管气管复合管通气或经气管喷射通气。

有其特定的益处和风险，且在一定程度上取决于局部麻醉药物的选择。

局部麻醉药物

几乎自局部麻醉药物首次被描述以来，它们就一直在手术中发挥着关键作用。常用的两类局部麻醉药物是氨基酯和氨基酰胺（通常称为酯类和酰胺类）。局部麻醉药物的作用机制是剂量依赖性的神经纤维中的钠电流阻滞。局部麻醉药物在物理化学特性方面是不同的。在这些特性中，最重要的是药物的解离常数（pK_a）、蛋白质结合力和疏水性大小。pK_a 是指药物一半以基本不带电的形式存在和另一半以阳离子的形式存时的 pH。一般来说，pK_a 较低的药物比 pK_a 较高的药物起效更快，但某些药物，如氯普鲁卡因，可以以更高的浓度给药，因而可抵消高 pK_a 的影响。由于所有常用的局部麻醉药都有相对较高的 pK_a，它们在酸性（炎症）环境中基本无效，因为在这种环境中，局部麻醉药主要以离子的形式存在，不能穿透神经。一般来说，疏水性越强，药物的效力越大，而蛋白质结合力的增强则与作用时间更长相关。布比卡因脂质体有延长局部给药后镇痛作用时间的潜力。布比卡因脂质体由布比卡因包裹在多囊脂质体中组成，局部浸润后可提供长达 72 小时的镇痛作用。布比卡因脂质体已获 FDA 批准用于局部伤口浸润和肌间沟阻滞。与其他镇痛方式相比，布比卡因脂质体的优越性目前尚不清楚，这也是当前研究的一个主题。然而，布比卡因脂质体局部浸润提供术后镇痛在一些手术中已被广泛接受。表 14.8 汇总了区域麻醉或局部麻醉常用药物的起效速度、作用持续时间和典型剂量。

在临床使用局部麻醉药时，首要任务是预防其毒性。当用于区域麻醉时，局麻醉药的毒性取决于注射部位和吸收速度。意外的局部麻醉药血管内注射会产生毒性，很小的剂量就会产生毒性。局部麻醉药毒性的主要症状包含中枢神经系统和心血管系统症状。过量或意外血管内注射的最早迹象是：舌头或嘴唇麻木或刺痛、金属味、头晕、耳鸣或视觉障碍。进一步发展可进展为口齿不清、定向障碍和癫痫发作。随着局部麻醉药剂量的增加，心血管衰竭也会发生。

预防局部麻醉药毒性的最佳方法是：在注射大剂量的局部麻醉药之前，抽吸以检测计划外的血管注入，并了解所注射药物的最大安全剂量。添加肾上腺素会减慢吸收，也会降低继发于快速吸收后毒性反应的可能性。局部麻醉药物毒性的主要治疗方法是吸氧和气道支持。如果癫痫发作不能自行终止，则给予苯二氮䓬类药物（如咪达唑仑）或硫喷妥钠。可能需要心血管支持。

布比卡因的心血管毒性可能特别难以治疗。一种旨在降低布比卡因（左旋和右旋异构体的外消旋混合物）心血管毒性的方法是制备仅含左旋异构体的溶液。在健康男性志愿者中，缓慢静脉输注左旋布比卡因可降低平均卒中指数、加速指数，且射血分数低于消旋布比卡因。有研究比较了在志愿者缓慢静脉输注罗哌卡因（一种较新的强效酰胺类局部麻醉剂）与布比卡因和利多卡因直至首次出现 CNS 症状的结果。超声心动图和心电图被用来量化收缩、舒张和电生理效应。结果显示，与其他两种局部麻醉药相比，布比卡因增加了窦性心律期间的 QRS 波宽度，并降低了收缩和舒张功能，而罗哌卡因仅降低了收缩功能。罗哌卡因的麻醉特性与布比卡因相似，且基于其毒性下降，许多麻醉医生常将其用作布比卡因的替代。许多病例报告和实验研究报告了脂质乳剂输注作为一种将受试者从严重局部麻醉药毒性中解救出来的有效性。尽管尚未完全了解脂质乳剂的作用机制，但美国区域麻醉和疼痛医学会已经采用了脂质乳剂治疗全身局部麻醉物毒性的方法，他们建议在 1 分钟内快速注射 1.5 ml/kg（瘦体重）的 20% 脂质乳剂，然后按 0.25 ml/（kg·min）输注。在难治性毒性情况下，可以重复推注且输注速度加倍[33]。

表 14.8 用于主要神经阻滞的局部麻醉药物的重要特性

药物名称	氨基酰胺或氨基酯	起效速度（分）	作用持续时间（分）	最大剂量 *（腋部臂丛阻滞）
利多卡因	氨基酰胺	10 ～ 20	60 ～ 180	5 mg/kg
甲哌卡因	氨基酰胺	10 ～ 20	60 ～ 180	5 mg/kg
布比卡因	氨基酰胺	15 ～ 30	180 ～ 360	3 mg/kg
罗哌卡因	氨基酰胺	15 ～ 30	180 ～ 360	3 mg/kg

* 不含肾上腺素的最大剂量；如果加入肾上腺素，利多卡因和甲哌卡因的剂量可增加至 7 ～ 8 mg/kg。如果进行皮下浸润，则较低剂量可能有毒性，例如进行肋间神经阻滞时；如果通过硬膜外注射给药，则较大剂量的利多卡因和甲哌卡因可能可以耐受。

一个备受关注的研究领域是使用 α_2 肾上腺素能药物来增强或替代局部麻醉剂。19 世纪晚期，人们首次用可卡因（也是一种局部麻醉剂）进行区域麻醉——用于蛛网膜下腔阻滞，尽管相关的特异性受体直到很久以后才被确定。α_2- 肾上腺素能药物可乐定在广泛的动物试验后于 1984 年首次用于硬膜外麻醉。尽管存在低血压、心动过缓和镇静等副作用，但数千例患者的经验表明，在硬膜外麻醉和镇痛、蛛网膜下腔阻滞或外周神经阻滞中，当其单独使用或与局部麻醉剂或阿片类药物联合使用时，安全性相当高。一般而言，可乐定可延长或增强局部麻醉剂或阿片类药物的作用，单独使用时可缓解疼痛。

脊髓麻醉

脊髓麻醉或蛛网膜下腔阻滞在泌尿外科、下腹部、会阴和下肢手术中有许多应用。脊髓麻醉是通过向蛛网膜下腔注射局部麻醉剂（含或不含阿片类药物）来诱导的。良好的蛛网膜下腔阻滞可在阻滞水平以下提供极好的感觉和运动阻滞。这种阻滞通常起效相对快速且可预测。有几个因素决定了脊髓阻滞的水平、起效速度和持续时间。

1. 局部麻醉药种类。蛛网膜下腔给药后，局部麻醉剂的效力、作用持续时间和起效速度各不相同。典型的剂量和作用时间见表 14.9。布比卡因和丁卡因的作用持续时间明显长于利多卡因。这些性质是由每种药物的脂质溶解度、蛋白质结合力和 pK_a 效应决定。
2. 局部麻醉药的溶液体积和剂量。增加剂量通常会增加头向扩散的范围和蛛网膜下腔阻滞的持续时间。快速注射局部麻醉药溶液会导致湍流和不可预测的扩散。
3. 患者体位和局部麻醉药溶液比重。局部麻醉药可制备成轻比重、等比重和重比重溶液。脑脊液（cerebrospinal fluid，CSF）的比重较低（仅略大于水）。用水制备的局部麻醉药溶液的比重比 CSF 稍低，因此在 CSF 中会上升。普通局部麻醉药溶液为等比重溶液，而混合在 5% 葡萄糖中的局部麻醉药溶液相对于 CSF 为高比重溶液。局部麻醉药溶液的比重和注射时患者的体位以及直到局部麻醉药与神经组织牢固结合时的体位将决定阻滞的程度。例如，对于坐位患者，给予低腰段高比重的布比卡因会导致强烈的腰骶部阻滞。患者保持坐位的时间越长，阻滞的头向扩散越少。
4. 血管收缩药。增添肾上腺素或去甲肾上腺素，特别是添加在短效局部麻醉药中，可增加作用的持续时间。
5. 添加阿片类药物。添加小剂量的芬太尼（如 20 μg）或吗啡（如 0.25 mg）会延长镇痛持续时间并增加止血带的镇痛时间和耐受性。
6. 解剖和生理因素。脊髓麻醉水平高于预期可能是由于解剖因素导致的蛛网膜下腔的相对容积减小所致，如肥胖、妊娠、腹内压升高、既往脊柱手术和脊柱弯曲异常。老年患者往往对鞘内注射的局部麻醉药更敏感。

脊髓麻醉的优点是避免了气道操作和气管插管的潜在并发症，以及全身麻醉剂的潜在副作用，如恶心、呕吐和苏醒延迟或睡眠过多。脊髓麻醉的优点还包括适用于几种类型的手术，包括内镜泌尿外科手术，特别是经尿道前列腺切除术，可以在清醒患者中监测评估低钠血症或膀胱穿孔。老年患者在脊髓麻醉下修复髋部骨折后发生意识模糊和术后谵妄的报告较少。鞘内给予阿片类药物可为腹部、下肢、泌尿外科和妇科手术患者提供高质量的术后镇痛。

在大多数情况下，脊髓麻醉是单次注射给药。因此，脊髓麻醉阻滞时间有限，不适合长时间的手术。由于与局部麻醉毒性相关的神经系统并发症，使用小口径导管进行连续脊髓麻醉的做法已在很大程度上被

表 14.9　用于蛛网膜下腔阻滞的局部麻醉药物

药物名称	通常的浓度（%）	通常的体积（ml）	总剂量（mg）	比重	葡萄糖浓度（%）	通常的持续时间（分）
利多卡因	1.5，5.0	1～2	30～100	高比重	7.5	30～60
丁卡因	0.25～1.0	1～4	5～20	高比重	5.0	75～200
	0.25	2～6	5～20	低比重	0	75～200
	1.0	1～2	5～20	等比重	0	75～200
布比卡因	0.5	2～4	10～20	等比重	0	75～200
	0.75	1～3	7.5～22.5	高比重	8.25	75～200

From Berde CB，Strichartz GR. Local anesthetics. In：Miller RD，ed. Anesthesia. 5th ed. Philadelphia：Churchill Livingstone；2000：491-522.

放弃。然而，使用相对大口径的硬膜外导管的连续脊髓麻醉有提供增量滴定的优势，并且在选定的老年患者中可以给予额外的剂量。不幸的是，这种技术在年轻患者中很可能会诱发硬膜穿刺后头痛。

蛛网膜下腔阻滞的并发症包括低血压（有时为难治性）、心动过缓、硬膜穿刺后头痛、一过性神经根病变、背部疼痛、尿潴留、感染、硬膜外血肿和头部过度扩散导致心肺功能损害。虽然 Frank 神经损伤最近在使用小口径导管的连续技术中有所描述，但相当罕见。交感神经切除术后发生的低血压通常对液体和小剂量的升压药（如麻黄碱）有反应。液体预加载预防低血压的有效性存在争议。

硬膜穿刺后头痛发生在一小部分患者蛛网膜下腔阻滞后。其发生率增加的因素包括女性、年龄较小和针头较大。硬膜外镇痛似乎可以避免这种并发症，但是，如果不小心将硬膜刺穿，则会留下更大的硬膜裂口。与硬膜外麻醉相比，脊髓麻醉起效更快，可以预测更适于手术，与背部疼痛发生率更低相关。一过性神经根病变是一种疼痛性但通常自限的病变，最近随着使用利多卡因进行蛛网膜下腔阻滞的增加而变得明显。

当心脏骤停是由于蛛网膜下腔阻滞过度向头部扩散或持续性低血压导致时，心肺复苏是众所周知的困难。蛛网膜下腔阻滞期间发生心脏骤停的患者的存活率很低，可能是因为深度交感神经切除导致难以产生足够的冠状动脉灌注压所致。脊髓麻醉后心肺复苏期间，可能需要使用较大剂量的肾上腺素才能达到足够的灌注压。脊髓麻醉的绝对禁忌证包括脓毒症、菌血症、注射部位感染、严重低血容量、凝血功能障碍、治疗性抗凝、颅内压升高和患者不配合。

硬膜外麻醉

硬膜外阻滞是神经轴区域阻滞的另一种形式，已广泛应用于各种腹部、胸部和下肢手术。硬膜外麻醉或镇痛的诱导是通过向腰椎或胸椎硬膜外腔注射局部麻醉药物（含或不含阿片类药物）实施的；通常是在硬膜外腔用针定位后插入导管。使用导管有几个优势。第一，可以以有控制的方式添加局部麻醉剂，这样从一开始就可以很好地控制麻醉进度。第二，可以重复给药，以便可以给漫长的手术提供麻醉。第三，局部麻醉药或阿片类药物可以连续数天给药以提供术后镇痛。

硬膜外麻醉在胸部手术、周围血管手术和胃肠手术中具有独特的优势。已有研究显示，硬膜外麻醉在全关节置换术中可以减少失血和深静脉血栓形成。与静脉注射阿片类药物相比，开胸手术的术后硬膜外镇痛可以提供更好的疼痛控制、更少的镇静作用和更好的肺功能。

最近的一项循证医学数据库分析确定，在广泛的外科手术中，与使用全身麻醉相比，使用硬膜外麻醉可显著降低 0 ～ 30 天死亡率和肺炎发生率。围术期心肌梗死的发生率各组间无统计学差异。同样，研究显示，与单独使用全身麻醉相比，全身麻醉后使用硬膜外镇痛降低了术后肺炎的发生率，但未改变 0 ～ 30 天的死亡率或心肌梗死的发生率[34]。

联合使用低浓度的局部麻醉药和硬膜外阿片类药物与腹部手术后更早下床活动和术后肠梗阻更少有关。与腰段硬膜外麻醉相比，胸段硬膜外麻醉似乎与腹部大手术后胃肠功能更快恢复相关。然而，静脉注射利多卡因也可使肠功能（腹胀和排便）恢复更快。因此，硬膜外麻醉后循环中的利多卡因可能至少部分对术后肠功能产生了影响。Swenson 及其同事[35]的一项研究在接受结肠切除术患者中比较了硬膜外镇痛和持续输注利多卡因的影响，结果显示，两者在肠功能恢复、住院时间或术后疼痛控制方面没有显著差异。关于硬膜外或蛛网膜下腔镇痛是否会减少阻滞解除后的后续镇痛需求（所谓的先发制人镇痛）仍存在争议。

硬膜外麻醉的并发症和禁忌证与脊髓麻醉相似。然而，硬膜外麻醉和抗凝有一个需要特别注意的问题。由于存在脊髓血肿的风险，在接受口服或胃肠外抗凝治疗的患者中放置和取出硬膜外导管时，需与麻醉医生合作进行。最近使用低分子量肝素（low-molecular-weight heparin，LMWH）预防深静脉血栓形成导致了与硬膜外导管的移除或放置相关的硬膜外血肿发生率增加。尽管 LMWH 可有效预防静脉血栓栓塞，但在接受神经轴镇痛的患者中，脊髓血肿的发生与围术期使用 LMWH 有关。在使用 LMWH 的情况下，导管的放置和移除的时间对于避免这种罕见但灾难性的并发症至关重要。尽管许多指南是基于小型临床研究和病例报告提供的证据，但对于接受 LMWH 的患者的硬膜外导管的放置和移除存在普遍共识[36]。一般来说，硬膜外导管的放置不应早于给予 LMWH 后 24 小时，硬膜外导管放置后 6 小时内不应启动 LMWH。LMWH 最后一次给药后 12 小时内不得移除硬膜外导管，移除导管后 2 小时内不得重启 LMWH。对于已经接受或将接受 LMWH 的接受神经轴阻滞的患者，必须保持对硬膜外血肿的高度怀疑。对于接受硬膜外镇痛的患者，所有相关医护人员都要注意患者是否有硬膜外血肿体征，包括背部疼痛、下肢感觉和运动功能障碍以及膀胱和肠道异常。为降低风险，末次给药后 10 ～ 12 小时内不要置针，并且后续给药至少延迟 2 小时。最后一次 LMWH 给药后至少 10 ～ 12 小时后再移除硬膜外导管。

对于硬膜外注射后出现背部疼痛的患者，还要考虑最后一种罕见并发症——硬膜外脓肿；磁共振成像对这类并发症是有效诊断工具。

周围神经阻滞

对于许多涉及上肢和下肢的手术来说，阻滞臂丛、腰丛和特定的周围神经是提供手术麻醉和术后镇痛的有效方法。与脊髓或硬膜外麻醉相比，周围神经阻滞的优势是降低了生理应力，避免了气道操作和气管插管相关的潜在并发症，以及避免了全身麻醉相关的潜在副作用。然而，成功的神经阻滞麻醉需要患者的配合，需要熟练掌握周围神经阻滞的麻醉医生以及习惯在清醒患者身上进行手术的外科医生。所有接受周围神经阻滞的患者都要接受全面的术前评估，即在阻滞不充分的情况下可否采用全身麻醉。

神经阻滞设备和方法的改进，以及广泛的局部麻醉剂的可利用性，已经极大地改善了周围神经阻滞的有效性和安全性。除了提供手术麻醉外，外周神经阻滞和放置留置导管可为许多类型的上肢手术和创伤提供了良好的镇痛效果。留置导管的另一个应用是增加截肢再植术后和有周围血管疾病的患者的血流。每个特定区块的神经阻滞都有特定的相关风险和益处。然而，周围神经阻滞的一般并发症包括局部麻醉药物毒性、神经损伤、意外的神经轴阻滞和局部麻醉药的血管内注射。

腹壁阻滞

由于微创和腹腔镜手术的采用，前腹壁阻滞在过去十年中的使用增加了。腹横肌平面和腹直肌鞘阻滞在超声引导下相对容易，在适当的临床情况下应用通常安全和有效。其他腹壁阻滞包括髂腹股沟-髂腹下肌和腰方肌阻滞。前瞻性临床试验和 meta 分析普遍显示，腹壁阻滞可为接受微创或腹腔镜腹腔手术的成人和儿童患者提供镇痛益处[37]。对于有硬膜外镇痛禁忌证的患者，腹壁阻滞也有可能为接受开腹腹腔手术提供镇痛益处。

促进术后恢复途径

术后促进恢复途径已被越来越多应用于外科患者的围术期标准化管理，目的是优化患者预后和提高医疗效率。这种方法强调多学科、多模式服务方式，从术前优化和教育、术中使用微创手术方法、标准化的非阿片类药物的多模式麻醉和镇痛到术后早期下床和开始口服摄入食物[38]。

清醒镇静

当麻醉医生参与对正在接受手术的患者的镇静时，这个过程被称为麻醉监护。麻醉监护包括广泛的镇静深度，从最低程度的镇静到短暂的意识丧失（例如，在眼科医生进行球后阻滞期间）。当非麻醉医生为手术进行镇静时，这个过程通常被称为清醒镇静，尽管中度镇静这个术语更可取。中度镇静意味着患者能够有目的地对言语或触觉刺激做出反应，气道通畅，无须干预，显示有充分的自主呼吸，并能保持心血管功能。轻度镇静（可能不足以使手术继续）和深度镇静（可能会导致气道损害以及心血管和呼吸抑制）之间的界限很窄。尽管通气不足在这种情况下相对罕见，但一项封闭式索赔分析显示，低通气和低氧血症是最常见的主要并发症[39]。由于中度镇静有通气不足相关风险，卫生保健机构认证联合委员会要求，对患者应采取麻醉医生管理镇静类似的预防措施。重要因素包括：术前评估的必要性，在整个手术过程中训练有素的监测助理（无其他职责）一直在场，气道和复苏设备可以立即使用，手术后的监测直到镇静作用消除，以及具体的书面术后指导。在清醒镇静状态下进行手术的医生有权根据他的培训和经验选择适当的复苏程序。

用于中度镇静的药物通常包含芬太尼或吗啡等阿片类药物，通常与咪达唑仑等抗焦虑药物联合使用。这些药物的滴定需要仔细评估患者的疼痛或焦虑程度以及手术要求。异丙酚等诱导药物在手术室外诱导中度镇静中越来越受欢迎。虽然在适当的条件下使用通常是安全的，但这些药物引入了额外的危险因素，因为它们可能会导致患者快速进展至深度镇静甚至全身麻醉，需要格外关注。现在，大多数医院都有管理中度镇静的具体政策和程序。在医院外（例如，在基于办公室的手术实践中）实施中度镇静的人需要遵循与在医院环境中实施的相同的预防措施。

麻醉后监护

麻醉苏醒观察室（post anesthesia care unit，PACU）是指定用于监护从麻醉和手术相关的直接生理和药物后果中恢复的患者的病房。PACU 最好靠近手术室。PACU 必须为手术和麻醉后恢复中的患者配置用于评估其通气、氧合和循环的监护仪。PACU 监护还包括定期评估神经肌肉功能、精神状态、体温、疼痛、液体状态、尿量、恶心和呕吐以及出血和引流。监护的范围取决于患者的情况。ASA 已制定了麻醉后监护标准[40]。麻醉后的恢复通常是平静和常规的。大多数患者在 PACU 的停留时间为 30 ～ 60 分钟，他们通常停留至有完全的反应，可以移动到第二阶段恢复区（对当天回家的门诊手术患者）或外科病房。但是，患者需要满足几个标准才能安全地从 PACU 转出。所有患者必须是清醒和有定向力的，并且有稳定的生命体征。患者必须没有呼吸困难，有气道保护且氧合适当。疼痛、寒战、恶心和呕吐必须得到了充分控制。对于接受区域麻醉的患者必须观察到阻滞已经消退。无术后出血等手术并发症的证据。

在 PACU 中可能会遇到几种类型的麻醉相关并发症，必须及时识别和治疗以防止严重伤害。

术后躁动、谵妄和认知功能减退

疼痛和焦虑常表现为术后躁动。然而，躁动也可能是严重生理紊乱的信号，如低氧血症、高碳酸血症、酸中毒、低血压、低血糖、手术并发症和药物不良反应。在对患者使用疼痛药物、镇静剂或身体约束的经验性治疗之前，必须排除严重的基础疾病是躁动的原因。

术后谵妄是手术和麻醉的常见并发症，在 60 岁以上接受需要住院治疗的重大手术患者中，其发生率高达 70%。老年人术后谵妄的发生与死亡率增加、持续性认知功能下降和住院治疗时间延长有关。导致术后谵妄的因素是多方面的，包括术前认知功能、手术范围和术后重症监护的需要。减少术后谵妄的方法正在研究中，但目前还无法给出明确的建议。

呼吸系统并发症

呼吸系统问题是 PACU 中最常见的主要并发症。气道阻塞最常见的原因是由全身麻醉剂、止痛药或肌肉松弛剂的残留效应导致的舌或口咽软组织阻塞口咽所致。气道阻塞的其他原因包括：喉痉挛，气道中有血液、呕吐物或碎屑，声门水肿，声带麻痹，以及血肿、敷料或颈圈对气道的外部压迫。在采取措施解除气道阻塞的同时，必须供氧。气道阻塞的特征性体征是呼吸音高亢和胸部矛盾运动。

在放置或不放置口腔或鼻咽导管的情况下，许多气道梗阻可以通过头部倾斜和托下颌手法来缓解。气道抽吸可能也是有益的，也需要检查患者是否有气管外部受压的证据。如果出现喉痉挛，应给予持续气道正压通气，如果无效，接下来给予 10 ～ 20 mg 琥珀胆碱。如果喉痉挛不能迅速解除，患者可能需要给予面罩通气和气管插管。在儿童，声门水肿或拔管后喉头水肿可导致气道阻塞。轻症可用湿化氧气治疗。难治性梗阻可能需要雾化给予全身类固醇和消旋肾上腺素。也可能需要再次插管。

低氧血症是一个非常常见的问题，在将患者转至 PACU 期间和术后即刻给予增加的氧吸入可以降低低氧血症的发生率和严重程度。轻度低氧血症（SpO_2 = 86% ～ 90%）和重度低氧血症（SpO_2 ≤ 85%）的发生率在 PACU 中接受浅表择期整形手术的患者中分别为 7% 和 0.7%；在接受上腹部手术的患者中分别为 38% 和 3%；在接受胸腹部手术的患者中分别为 52% 和 20%。低氧血症可由低通气、通气–灌注不匹配或右向左肺内分流引起。腹部或胸部手术后患者不愿深度吸气也可能会导致低氧血症。临床上，当患者出现不安、心动过速或心脏应激性表现时，必须怀疑患者潜在的问题是低氧血症。心动过缓、低血压和心脏骤停是低氧血症的晚期体征。PACU 中的低氧血症可能继发于肺不张，后者可能对刺激性肺活量测定或强烈鼓励深吸气和咳嗽有反应。低氧血症的治疗需要给氧、保证充分的通气和治疗潜在的原因。

低通气（与高碳酸血症同义）可由气道阻塞、麻醉剂残留效应引起的中枢性呼吸抑制、体温过低、中枢神经系统损伤或继发于肌肉松弛剂的通气受限、腹胀和电解质异常引起。低通气的体征包括长时间的嗜睡、呼吸频率缓慢（或快速）、气道阻塞、浅呼吸、心动过速和心律失常。严重的低通气可导致低氧血症，尽管增加的氧吸入可限制低通气诱导的低氧血症的严重程度。治疗旨在识别和治疗潜在问题。在任何情况下，都必须支持通气，直到采取纠正措施。意识模糊、循环抑制和严重的呼吸性酸中毒是进行气管插管和通气支持的指征。

术后恶心和呕吐

对 PACU 患者和医护人员来说，术后恶心和呕吐

（postoperative nausea and vomiting，PONV）也许是最恼人的问题之一。已有非常多的药物被用于 PONV 的预防或治疗，它们的效果不尽相同（表 14.10）。迄今为止还没有一种技术被证明具有统一的治疗疗效和成本效果。使用丙泊酚诱导麻醉已被证明能有效降低 PONV 的发生率。与昂丹司琼和甲氧氯普胺（胃复安）静脉联合给药相关的一个重要并发症是导致缓慢性心律失常，包括缓慢交界性逸搏心律和心室二联律。最近，FDA 对氟哌利多的使用设置了一个所谓的黑框警告，因为服药后可出现由于 QT 间期延长导致的严重心律失常的增加，因此，在服用氟哌利多之前之后要进行额外的 ECG 监测。由于氟哌利多在过去的 30 年里具有良好安全性以及相对缺乏支持这个警告的科学证据，FDA 的这个警告一直存在争议[41]。一项比较氟哌利多和生理盐水的研究未显示麻醉期间或麻醉后干预对 QT 间期时间有显著影响[42]。然而，FDA 的这个警告已经导致治疗 PONV 的氟哌利多的使用显著减少。

PONV 的预防和治疗方法是通过了解引起恶心和呕吐的机制来指导的。脑干中控制恶心和呕吐反射的区域，如化学受体触发区，含有多巴胺、乙酰胆碱、组胺和 5- 羟色胺的受体。所有这些受体的结合都可能导致恶心、呕吐或两者兼而有之。治疗 PONV 的有效药物包括使用抗胆碱能药、5- 羟色胺受体拮抗剂、抗多巴胺能药、皮质类固醇和抗组胺药（表 14.10）。任何一种药物的使用都是基于疗效、潜在副作用和成本。在 PONV 高危患者或有 PONV 病史的患者中，采用多模式方法通常是有效的。

表 14.10　常用的止吐药物

药物种类	常见副作用
多巴胺受体拮抗剂（DA-2）	
吩噻嗪类	
氟奋乃静	
氯丙嗪	
丙氯拉嗪	镇静
丁酰苯类	完全性房室传导阻滞
氟哌利多	椎体外系反应
氟哌啶淳	
苯甲酰胺替代剂	
甲氧氯普胺	
抗组胺药（H_1）	
苯海拉明	镇静
异丙嗪	口干
抗胆碱能类	
莨菪碱	镇静
5- 羟色胺受体拮抗剂	
昂丹司琼	头痛
多拉司琼	
类固醇	
地塞米松	葡萄糖不耐受
甲泼尼龙	延迟伤口愈合
氢化可的松	免疫抑制
	肾脏作用

体温过低

体温过低作为一种围术期并发症已得到广泛研究。与围术期体温过低相关的最重要的问题包括：由术后寒战导致的术后耗氧量增加的风险，药物代谢的变化，对凝血功能的影响，以及体温过低可能增加手术感染的发生率。在冠状动脉疾病患者中，耗氧量增加是一个特殊问题，寒战可能引发心肌缺血。然而，在其他方面健康的患者，与轻度体温过低相关的风险尚未明确。尽管如此，美国老年人医疗保险（Medicare）和医疗补助（Medicaid）服务中心已经将围术期体温正常指定为按绩效赔付问题。这意味着，报告并实现围术期体温正常（手术持续时间为 1 小时以上的患者在到达 PACU 30 分钟内的体温为 36℃）的医院和医疗中心可获得补偿。

全身麻醉对体温调节机制有深刻的影响，在大多数情况下需要积极的术中加温来维持体温正常。强制空气和循环水加温器是提供术中主动加温的最有效技术，它们在不同条件下各有优势。静脉输液加温器和气道加温装置对热量损失也有用，但不能用于主动加温。由于麻醉会影响热量向皮肤和外周组织的再分布，在接受持续时间不到 1 小时的手术的患者需要进行术前加温，以使其核心体温过低最小化。研究表明，预防性加温可以降低术后体温过低的发生率，减少门诊手术机构的干预需求。然而，PACU 转出时间和患者满意度未受影响。预防性升温的使用会导致成本显著增加。因此，短时间门诊手术过程中的体温管理指南仍有待全面实施。

循环系统并发症

在 PACU 中，低血压最常见的原因是低血容量、左心室功能障碍或心律失常。其他原因包括过敏反应、输血反应、心脏压塞、肺栓塞、药物不良反应、肾上腺功能不全和低氧血症。治疗包括输液支持循环、给予正性肌力药物、使用头低足高体位和输氧，直至根本原因得到诊断和治疗。

高血压是 PACU 中的常见表现。常见原因包括疼痛、焦虑和原发性高血压管理不当。低氧血症和高碳酸血症始终需要排除。其他不太常见的原因包括：低血糖，药物反应，诸如甲状腺功能亢进、嗜铬细胞瘤或恶性高热等疾病，以及膀胱扩张。控制术后高血压的基本目标是识别和纠正潜在原因。

术后视力丧失

术后视力丧失是一种罕见但极具破坏性的并发症，最常见于俯卧位接受长时间手术（脊柱手术）或心脏手术患者。报道的总体发病率为 0.02%。原因包括视网膜动脉阻塞、皮质性盲和缺血性视神经病变。术后视力丧失发生的危险因素尚未完全了解，但最近的研究已确定肥胖、手术时间延长、术中失血量高以及未使用胶体进行复苏可能是危险因素。由于并发症的严重性，ASA 发布了关于术后视力丧失的实践建议[43]。

急性疼痛管理

疼痛是外科手术患者最常见的症状之一，但一直以来疼痛的评估效果很差，而且常常治疗不足。在疼痛管理方面，目前医疗保健已发生了重大变化，疼痛管理已被纳入了医学院课程，已经建立了疼痛管理的机构规程和程序以及疼痛医学专业，创建了专注于疼痛的组织，政府和第三方支付方对疼痛管理的兴趣也有所增加。这些变化在未来的医疗实践中将持续发酵，医护人员必须继续提高自己有关疼痛控制的相关知识，并将提供最佳镇痛作为患者医疗保健的一个关键组成部分。调查表明，有必要进一步降低术后中重度急性疼痛的高发生率。

急性疼痛常发生于手术和创伤情况下。疼痛可能是促使患者就诊的常见症状，也可能是手术或创伤导致的组织损害所致，急性疼痛这个术语是指预期持续时间相对较短的疼痛，并应随着组织愈合或有害刺激的消除而消退。急性疼痛通常会在几分钟、几小时或几天内消退。慢性疼痛可持续数年，其定义为在急性疾病的正常病程之外持续至少 1 个月的疼痛或超过损伤预期愈合的合理时间的疼痛。与急性疼痛相关的应激反应是有益的，但未得到有效控制的疼痛会增强病理生理反应，对患者有害。慢性疼痛对患者无益，现在认为其不仅是某些疾病（如癌症）的一部分，而且本身就是一类疾病。

急性疼痛机制

国际疼痛研究协会将疼痛定义为“一种与实际的或潜在的组织损害相关或以此损害来描述的不愉快的感觉和情绪体验。”这个定义不仅强调了疼痛的感觉体验，也强调了疼痛的情感成分。导致疼痛的组织损害可导致一个被称为疼痛感受的过程，这个过程有四个步骤：转导、传输、调节和感知。通过转导，疼痛刺激在游离神经末梢（又称为痛觉感受器）转化为电信号。痛觉感受器广泛分布于身体和内脏组织中。

通过传输，电信号通过神经通路发送到中枢神经系统。神经通路包括投射到脊髓的初级感觉传入（主要是 Aδ 和 C 纤维）、投射到脑干和丘脑的上行束（包括脊髓丘脑束）以及投射到皮质的丘脑皮质通路。调节是增强或抑制疼痛信号的过程，主要发生在脊髓的背角，特别是胶状质。感知是疼痛感受过程的最后一步，发生在疼痛信号到达大脑皮质时。疼痛感受的前三个步骤对疼痛的感觉和辨别很重要。第四步，感知，是主观和情感体验的组成部分。

镇痛方法

多种药物、给药途径和方式可有效治疗急性疼痛（图 14.5）。镇痛药包括阿片类药物、非甾体类抗炎药（NSAID）、对乙酰氨基酚和局部麻醉药。未来可能更频繁使用的非传统药物包括可乐定、右美托咪定、胍法辛、右美沙芬和加巴喷丁。给药途径包括口服、胃肠外、硬膜外和鞘内途径。口服途径是镇痛的首选途径。轻度至中度急性疼痛并能接受口服药物治疗的患者可获得有效的镇痛效果。对于中度至重度疼痛、需要快速控制疼痛以及无法通过胃肠道接受药物治疗的患者，首选肠胃外给药途径。当需要肠胃外给药时，静脉给药途径优于肌内和皮下注射。肌内注射会引起疼痛，导致吸收不稳定，而导致血药浓度不确定。

阿片类药物

阿片类药物是有效的镇痛药，但经常使用不足。阿片类药物通过与中枢神经系统（可能还有外周组织）中的阿片受体结合，可以调节疼痛感受过程。最具特征的阿片受体是 μ_1、μ_2、δ、κ、ε 和 σ 受体。μ_1 受体参与脊髓以上镇痛。δ 和 κ 受体参与脊髓镇痛。阿片类药物可以通过多种途径给药，包括口服、胃肠外、神经轴、直肠和经皮途径。

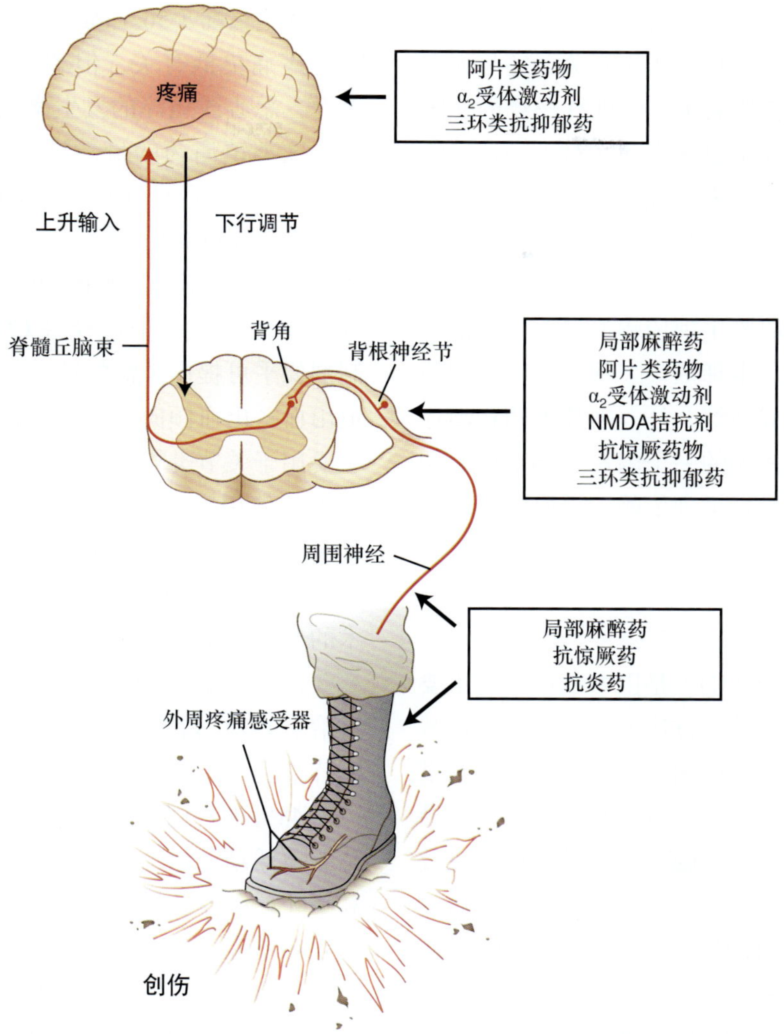

图 14.5 疼痛刺激传输的疼痛通路示意图。预防疼痛传输的干预措施在被认为是其通路作用位点上显示（From Buckenmaier CC III，Bleckner LL，eds. Military Advanced Regional Anesthesia and Analgesia. Washington，DC：Borden Institute，Walter Reed Army Medical Center；2008.）

NMDA：*N*- 甲基 -D- 天冬氨酸

阿片类药物的效力不同。强效阿片类药物是中度至重度疼痛和频率恒定的疼痛的理想选择。弱效阿片类药物适用于频率为间歇性的轻度至中度疼痛。吗啡是一种典型强效阿片类药物，可以通过多种途径和技术给药。其他强效阿片类药物包括氢吗啡酮、芬太尼和哌替啶。吗啡可以被代谢为 3- 葡萄糖醛酸吗啡和 6- 葡萄糖醛酸吗啡，它们在有肾功能损害的患者可以蓄积。对于有肾功能不全的患者的中度至重度疼痛，芬太尼和氢吗啡酮是更合适的药物。历史上，哌替啶经常是首选的强效阿片类药物。这种情况已经减少，因为哌替啶可被代谢为去甲哌替啶，这是一种独特的毒性代谢产物，可以在人体中蓄积并引起癫痫样活动。特别容易受这种副作用影响的患者包括老年人、脱水患者和有肾损害的患者。芬太尼可用于经皮给药，但不建议用于急性疼痛管理。

弱效阿片类药物，如氢可酮和可待因，通常与阿司匹林或对乙酰氨基酚联合使用。曲马朵是一种非阿片类镇痛药，但具有一些阿片样作用。它是一种可口服的中枢作用药物，可用于轻度至中度的疼痛。常见的阿片类药物相关的副作用包括恶心、瘙痒、镇静、心理阴影、胃动力下降、尿潴留和呼吸抑制。适当选择药物、监测和治疗可以预防或改善这些副作用。

患者、医生和其他卫生服务提供者有效使用阿片类药物的一个主要障碍是对成瘾的恐惧，可表现为剂量不足、给药间隔时间过长、使用弱效阿片类药物治疗中度至重度疼痛以及疼痛漏报。在术后急性疼痛的情况下，阿片类药物的使用并没有被证明是发生成瘾的危险因素。需要理解的关键术语包括耐受性、成瘾（心理依赖）和身体依赖。当先前有效的阿片类药物剂量不能提供足够的镇痛作用时，就会出现耐受性。

这是一种正常的生理效应，不应与成瘾混淆。耐受性的形成不仅与阿片类药物的镇痛作用有关，还与大多数阿片类药物相关的副作用有关。阿片样药物的暴露持续时间在耐受性的形成中也起作用。对于表现出耐受性的患者，需要增加剂量来实现有效镇痛。成瘾或心理依赖是一种强迫症，表现为对获取和不当使用某种物质的专注，不顾伤害继续使用，生活质量下降，以及否认。心理依赖不应与生理依赖混淆，生理依赖是一个正常的生理过程。生理依赖表现为突然停用药物或使用拮抗剂时出现戒断综合征。阿片类药物治疗的持续时间是产生生理依赖的一个因素。围术期短期使用阿片类药物很少会导致生理依赖。缓慢减少阿片类药物通常可以预防戒断症状。

非甾体类抗炎药

非甾体类抗炎药（NSAID）是围术期镇痛的重要组成部分，当作为多模式镇痛方法的一部分时，可减轻疼痛和减少阿片类药物的使用。它们的作用机制是抑制环氧合酶（cyclooxygenase，COX）的活性，导致前列腺素的产生减少。前列腺素是一种疼痛的有效介质，可以直接作用于痛觉感受器，也可以增加痛觉感受器的敏感性。抑制前列腺素的产生可导致镇痛作用，但也可导致胃溃疡、出血和肾损伤等副作用。这些副作用限制了 NSAID 在围术期的应用。与以前 NSAID 主要作用于外周组织的证据相反，现在有证据表明，NSAID 也可作用于中枢神经系统。

这类镇痛药有许多化学结构不同的化合物。其中大多数是口服给药，这限制了它们在围术期的使用。酮咯酸可以胃肠外给药，可被适当的患者选择，已被证明对镇痛有效且安全。酮咯酸在有胃病、血小板功能障碍或血小板减少症病史的患者中，在对其有过敏史的患者中，以及在有肾损害或低血容量的患者中应避免使用。老年患者慎用酮咯酸。酮咯酸的使用方法是：先给予负荷剂量 30 mg 静脉注射，随后每 6 小时静脉注射 15 mg。这种短疗程用药可为轻度至中度疼痛提供有效镇痛，或可与阿片类药物或其他镇痛技术联合使用，作为中度至重度疼痛的有效辅助用药。Moodie 及其同事[44]在接受腹部和骨科手术的患者中进行了一项双盲安慰剂对照试验。受试者在麻醉恢复后接受了 30 mg 或 10 mg 酮咯酸或安慰剂的鼻内喷雾。结果显示，患者自控镇痛（patient-controlled analgesia，PCA）40 小时以上吗啡泵剂量在 30 mg 酮咯酸组最低（37.8 mg），在 10 mg 酮咯酸组次之（54.3 mg），在安慰剂组最高（56.5 mg）。给予酮咯酸 30 mg 与 6 小时时疼痛更低有关，但超过这个时间点则差异无显著性，恶心或瘙痒的发生率也无显著差异[44]。

这类镇痛药的最新进展包括引入了选择性抑制 COX 亚型的药物。COX 至少有两种亚型：COX-1（固有型）和 COX-2（诱导型）。传统的 NSAID 是非选择性 COX 抑制剂。新的 NSAID（塞来昔布、罗非考昔、伐地考昔）是选择性 COX-2 抑制剂。COX-2 抑制剂似乎可提供类似的镇痛作用，且使用后发生胃肠道出血、出血倾向和肾脏损害的风险有所降低。它们主要用于关节炎相关疼痛的临床治疗，但现在在围术期中的使用频率越来越高。目前可用的 COX-2 抑制剂是口服给药的。在 Huang 及其同事[45]进行的一项研究中，他们对在蛛网膜下腔阻滞下接受全膝关节置换术的患者给予选择性 COX-2 抑制剂塞来昔布进行了研究。塞来昔布 200 mg 是术前 1 小时给予，术后每 12 小时给予 1 次，持续 5 天。结果显示，PCA 吗啡用量在塞来昔布组（15.1 mg）低于安慰剂组（19.7 mg）。术后第一个 48 小时使用塞来昔布与疼痛评分降低和术后前 3 天膝关节活动度增加有关。吗啡相关的不良反应（恶心和呕吐）在各组之间没有差异[45]。帕瑞昔布胃肠外给药正在研究。有迹象表明，COX-2 抑制剂与较低的胃病发生率有关。关于使用这些选择性 NSAID 的担忧包括心血管事件的风险及其对骨愈合的影响。其中一些药物（罗非考昔、伐地考昔）由于存在心血管并发症发生风险，已被撤出市场。伐地考昔由于存在严重的皮肤反应和心血管并发症发生风险，已停止销售。

***N*-甲基-D-天冬氨酸（NMDA）拮抗剂** 氯胺酮长期以来被认为是一种强效诱导剂，具有很强的镇痛特性，但其使用要付出精神药物副作用的代价，包括烦躁不安，高剂量会导致精神错乱。NMDA 拮抗剂的发现及其在中枢神经系统增敏中的作用促使这类药物再度出现在围术期药物中用于急性疼痛的治疗。Zakine 及其同事[46]进行了一项前瞻性、随机、双盲对照研究，比较了两种氯胺酮方案和安慰剂方案。他们对在全身麻醉下接受腹部大手术的患者使用了术中氯胺酮［500 μg/kg 负荷，然后 2 μg/（kg · min）］或术中和术后氯胺酮［2 μg/（kg · min）］以及安慰剂。结果显示，PCA 吗啡使用量在围术期（术中和术后）氯胺酮组（27 mg）低于术中氯胺酮组（48 mg）和安慰剂组（50 mg）。值得注意的是，与安慰剂组相比，两个氯胺酮组的疼痛评分均较低，而恶心和呕吐的发生率在安慰剂组中最高[46]。一项对全膝关节置

换术患者进行的研究也观察到了类似的结果。此外，Remerand 及其同事[47]的一项研究表明，围术期使用氯胺酮与 6 个月的慢性疼痛减轻有关，氯胺酮组为 8%，而安慰剂组为 21%。但是，如果氯胺酮不是通过持续输注（即 PCA 或术中单独给药）给药，则似乎无效，这点分别可见于妇科手术研究和小儿脊柱侧凸手术研究。最后，在 NMDA 组中，镁也被认为具有 NMDA 拮抗剂的特性。然而，除非以大剂量给药，否则它作为镇痛药似乎无效。

α_2- 肾上腺素能激动剂 人们已经认识到，人类脊髓背角胶状质中存在高密度的 α_2- 肾上腺素能受体，并且 α_2- 肾上腺素能激动剂可损害疼痛信号的传输。可乐定由于其强效抗高血压特性，在围术期用药中的使用受到限制。然而，右美托咪定已被证明在围术期药物治疗中是有效的，仅对血流动力学产生短暂影响，以换取改善镇痛效果、减少阿片类药物的使用和减少相关阿片类药物的副作用。在 Tufanogullari 及其同事[48]进行的一项研究中，受试者为在全身麻醉下接受腹腔镜减肥手术的患者，他们将患者随机分为四组，分别为在手术期间单独接受静脉注射右美托咪定 0.2、0.4 或 0.8 μg/（kg·h）组或安慰剂组。结果显示，右美托咪定组的 48 小时 PCA 吗啡使用量较少。右美托咪定组的恶心和呕吐的发生率较低，PACU 停留时间也较短。然而，疼痛评分在各组之间无差异，作者认为这可能是由于术后未继续输注所致[48]。除镇痛作用外，右美托咪定似乎还有其他术前优势。Ji 及其同事[49]在最近的一项研究中评估了在心脏手术患者脱离体外循环后开始输注右美托咪定至进入 ICU 继续输注不到 24 小时的情况。结果显示，住院时间减少了，30 天和 1 年的死亡率也降低了，并且包括谵妄在内的并发症发生率也降低了。作者并未对疼痛评分进行描述，因此，我们无法得出右美托咪定能否降低疼痛的结论[49]。胍法辛是另一种 α_2- 肾上腺素能激动剂，作为一种降低术后谵妄的药物和一种疼痛管理的辅助药物受到关注。胍法辛为口服给药，心血管副作用极小。胍法辛作为围术期辅助药物的疗效还需要进行进一步的研究。

用于治疗急性疼痛的局部麻醉药

局部麻醉药是通过阻滞神经纤维中的传输起作用的，这是痛觉感受过程的第二步。这些药物可用于为手术提供区域麻醉，但它们的作用可持续至术后并有助于超前镇痛。使用低于麻醉所需剂量的局部麻醉药也可通过多种应用技术提供镇痛，包括局部浸润、局部应用、硬膜外输注和外周神经输注。以前认为局部麻醉药浸润有助于术后镇痛，但新的证据表明，这种方法可能会导致不一致的结果。在 Hariharan 及其同事进行[50]的一项研究中，50 例接受腹式子宫切除术的患者被随机分为四组，使用局部麻醉剂（1% 利多卡因加 0.25% 布比卡因，加 2 μg/ml 肾上腺素）。患者分别在术前和术后、术前单独、术后单独接受了皮下局部麻醉浸润或接受了安慰剂。结果显示四组的 PCA 吗啡用量和疼痛评分之间均无差异，表明这些技术对于这个患者群的围术期镇痛无效[50]。局部麻醉药的局部应用包括使用局部麻醉药的低共熔混合物（EMLA 乳膏）等制剂，其中含有普鲁卡因和利多卡因。这种制剂可用于浅表性手术，并可于做手术切口前应用。放置周围神经导管进行局部麻醉药输注已成为一种术后疼痛管理的常用技术。一次性和轻型输液泵的发展已使周围神经输注在门诊的使用越来越多。与阿片类药物给药相比，外周神经输注镇痛可改善术后疼痛控制。

联合镇痛方法

将不同类别的镇痛药物组合在一起也许可以获得协同作用。协同作用的结果是药效增强，每种单独药物的剂量减少，随之而来的是每种药物的副作用更少和更轻。常见的组合包括镇痛方案中的阿片类药物和 NSAID，或硬膜外局部麻醉药与阿片类药物的给药。药物和技术的选择取决于多种因素，如患者的病史、患者的偏好、手术范围、预期的术后疼痛程度、医护人员的经验以及患者康复的术后环境。加巴喷丁是一种用于治疗慢性神经性疼痛的抗惊厥药，已显示对于术后急性期镇痛有效，包括改善疼痛控制和减少阿片类药物相关的副作用。然而，值得注意的是有研究证明，加巴喷丁使用 900mg 或 1200mg 的剂量对镇痛是有益的。Khan 及其同事在一项研究中对 51 例腰椎切除术患者进行了研究，患者在术前或术后服用了 900 mg 或 1200 mg 加巴喷丁。结果显示，无论（术前或术后）加巴喷丁的给药时间如何，术后 24 小时内吗啡用量均减少了，疼痛评分和副作用也降低了[51]。除了对急性疼痛的益处外，加巴喷丁在慢性疼痛中也可能可以发挥作用。普瑞巴林在急性疼痛中的作用虽非新发现，但仍有待确定。虽然有一些阴性试验，但新出现的证据也许可以证明一个可能包括住院期以外的治疗的最佳策略[52]。在 Buvanendran 及其同事[52]进行的研究中，患者在硬膜外-鞘内联合麻醉下接受了全膝关节置换术，以实现术后硬膜外镇痛。结果显示，硬膜外镇痛一直持续到了术后 32 ～ 42 小时。术前给予了普瑞巴林 300 mg 或安慰剂并在 14 天内逐渐减少剂量。在术后当天，普瑞巴林组的硬膜外使用量较低，但其代价是镇静增加和意识模糊。然而，普瑞巴林组在 3 个月和 6 个月时有相关的神经性疼痛减轻。还有一些其他研究正在进行中，我们期待着研究结果。

超前镇痛的概念在手术期仍在积极探索和应用。在多种药物和技术的诱导下，超前镇痛的目标是在不良刺激（如做手术切口）开始前影响镇痛过程。这样可以最大限度地降低神经系统的致敏作用并缓和前面描述的疼痛感受过程。有效的超前镇痛可以减轻术后疼痛，降低术后镇痛需求，减少镇痛药物的副作用，提高术后康复依从性，降低术后慢性疼痛综合征的发生率。

神经轴镇痛

神经轴给药途径包括硬膜外和硬膜内（蛛网膜下腔）给药途径。这些给药途径需要咨询急性疼痛专科医生，通常是接受过使用神经轴途径进行麻醉和镇痛专业培训的麻醉医生。神经轴药物可以通过向硬膜外或蛛网膜下腔单次注射，或通过留置硬膜外导管间歇注射，或通过留置硬膜外导管连续输注，或通过留置导管由患者控制硬膜外镇痛。留置蛛网膜下腔导管很少用于急性疼痛。在选择神经轴镇痛患者时，一个重要的考虑因素是患者是否存在凝血异常，包括同时使用抗血小板药物和抗凝药物。了解此类凝血问题对于最大限度地降低椎管内出血和脊髓血肿的发生风险至关重要，这两种情况都可以导致严重的神经系统损害。神经轴途径需要对医疗和护理人员进行教育并使用协议和指南。一般来说，可以在手术台上使用这些止痛技术对患者进行管理。然而，监测措施必须到位，以最大限度地减少副作用的发生和提高患者的安全性。

阿片类药物和局部麻醉药等药物可以通过神经轴途径给药以达到镇痛效果。其他已用于神经轴的药物包括可乐定、新斯的明和乙酰氨基酚。当阿片类药物通过神经轴途径给予时，它们是通过作用于位于脊髓背角的阿片受体提供镇痛作用。当通过神经轴途径给药时，阿片类药物发挥作用的一个重要决定因素是药物的脂溶性。吗啡是亲水性的，这可以解释其镇痛作用起效慢、持续时间长、能够在广泛的皮肤分布上提供镇痛以及存在晚期呼吸抑制的风险。芬太尼是亲脂性的，起效快、作用持续时间短、能够提供节段性镇痛且晚期呼吸抑制发生风险有限。亲水性阿片类药物（如吗啡）进入硬膜外或蛛网膜下腔后在脑脊液中的存留时间比亲脂性阿片类药物长。吗啡可在初次给药后数小时内到达大脑并影响呼吸中枢。

局部麻醉药用于神经轴镇痛是通过阻滞神经传导提供镇痛作用。在神经轴镇痛中，局部麻醉药的剂量和浓度都要小于手术麻醉所需的剂量和浓度。由此产生的感觉阻滞足以提供镇痛，但不足以干扰运动功能和掩盖并发症。局部麻醉药的镇痛浓度对交感神经张力的损害也较小。布比卡因和罗哌卡因是硬膜外镇痛和周围神经输注镇痛中最常用的局部麻醉药。它们对感觉纤维的影响大于对运动纤维的影响（差异阻滞），并且有较低的快速反应（对局部麻醉作用的耐受性）发生率。急性疼痛的神经轴镇痛通常联合使用阿片类药物和局部麻醉药。每种药物都有不同的作用机制；联合使用这些药物可以产生协同镇痛作用，可以减少每种药物的剂量而使它们的副作用的发生率和严重性降低。最近一项关于术后硬膜外镇痛效果的 meta 分析得出的结论是：无论药物、导管放置位置和疼痛评估的类型如何，硬膜外镇痛都可以提供优于胃肠外阿片类药物的镇痛效果[53]。

经静脉患者自控镇痛

一种越来越流行和有效的经皮给药途径是经静脉患者自控镇痛（PCA）。这种给药方式可以最大限度地减少镇痛的步骤，增加患者的自主性和控制力。阿片类药物是经静脉 PCA 的首选药物。与传统的由护士进行的间歇给予阿片类药物相比，经静脉 PCA 可使患者以更频繁的间隔接受较小剂量的阿片类药物的方式获得及时的镇痛，可将药物的血药浓度维持在镇痛范围内，并使药物相关的副作用发生率较低。经静脉 PCA 的使用者是能够理解镇痛设备使用的基本步骤、愿意自己承担镇痛控制责任且有能力激活镇痛设备的患者。此类患者包括 4 岁以上的儿童和大多数成人，包括老年患者。

经静脉 PCA 的首选药物是阿片类药物，最常用的是硫酸吗啡。用于经静脉 PCA 的其他阿片类药物包括氢吗啡酮、芬太尼和哌替啶。美沙酮的经静脉 PCA 已有描述。对于经静脉 PCA，医生的医嘱必须指定药物、药物浓度、负荷剂量、推注剂量、持续输注速率（基础率）、锁定间隔时间和剂量限制。这些参数的选择是根据患者的年龄、医疗状况和疼痛程度进行的。经静脉 PCA 的持续输注速率的常规使用仍然存在争议。在持续输注的情况下，无论需求如何，药物都会输注给患者，因此可能会导致药物相关副作用的发生率较高，包括呼吸抑制。最安全的做法是将基础输注的使用限制在特殊类别的患者，包括因大范围手术或创伤而产生重度疼痛的患者以及因长期使用阿片类药物而耐受的患者。

使用经静脉 PCA 时鼓励使用结构化协议和指南。医护人员需要接受相关的培训。如果医护人员没有接受过相关培训，包括有关经静脉 PCA 的概念，适当的患者选择、教育和评估，适当的药物和剂量选择，管理副作用的适当的监测要求和协议，则并发症的发生风险将会增加。

术后镇痛方法的选择

术后疼痛管理策略的选择取决于患者因素、外科医生的偏好、麻醉医生的技能以及术后护理和监测资源的可及性。

慢性疼痛

在一部分患者中，尽管缺乏足以解释疼痛的病变证据，但疼痛在预期的愈合时间后仍持续存在。疼痛持续 1 个月超过预期恢复时间或首次发病持续时间超过 1 个月，即被视为慢性疼痛综合征的证据。有这类持续性疼痛的患者经常使用灼烧感、抽痛和休克样等词语来描述他们的疼痛，通常与神经性疼痛综合征相关。神经性疼痛综合征发生于神经系统（中枢、外周或两者）损伤时。中枢敏化被认为是神经性疼痛发生的基础。例如，头颈部手术、开胸手术、乳房切除术、疝修补术和截肢术后有持续疼痛的患者。可能增加慢性疼痛风险的因素包括手术部位感染、术中神经创伤、糖尿病和癌症导致的神经卡压。有一些证据表明，超前镇痛可能有助于减少这些综合征的发生。

由于慢性疼痛综合征在术后早期很难诊断，医生在术后随访期间进行适当的疼痛评估非常重要。例如，截肢后，患者可能会觉得其截肢部位仍有感觉和痛觉是很奇怪的，并且可能不愿意主动提供他们认为可能是表明其心理不稳定的信息。在这种情况下，适当的询问可能会引发投诉，但也会使患者安心并接受适当的治疗。当做出慢性术后疼痛综合征诊断时，请疼痛医学专科医生对患者进行会诊是适当的。治疗方式包括使用抗抑郁和抗惊厥等辅助药物、神经阻滞、物理治疗和心理治疗。

特殊类型的急性疼痛患者

有慢性疼痛史的患者

有慢性疼痛病史的患者可能因手术或创伤而出现急性疼痛，这与无慢性疼痛病史的患者不同。他们的疼痛体验受到慢性疼痛体验的影响。其中一些患者可能正在接受长期阿片类药物治疗，作为其慢性疼痛管理的一部分。这些患者很可能会表现出对阿片类药物治疗的耐受性，有一个降低的疼痛阈值，这可能会导致患者报告更高的疼痛水平和医生增加阿片类药物的剂量。术前获取疼痛史，选择尽量减少组织创伤和创伤反应的麻醉和手术技术，适当规划术后镇痛，有助于实现有效的镇痛。

有药物滥用史的患者

有药物滥用史的患者经常有急性疼痛治疗不足主诉。与药物滥用相关的污名、对部分卫生服务提供者的误解和不适宜的疼痛行为是导致对这个患者群体治疗不足的原因。有效的镇痛可以通过严格的指南、患者教育、适当的会诊以及使用诸如区域镇痛等方式获得。

儿科患者

儿科患者经历的急性术后和创伤后疼痛的严重程度与成人相似。已被驳斥的一个主要历史观点是，新生儿、婴儿和儿童感知疼痛的能力不如成人。对于经历急性疼痛的儿科患者，有效的镇痛可以通过为该人群量身定制的疼痛评估工具以及使用与成人类似的方式和药物来实现。儿科患者的药物剂量选择必须根据患者的体重进行计算。对于新生儿，护士控制镇痛是标准做法。年龄较大的儿童可以有效地进行经静脉 PCA。区域麻醉已越来越多地用于儿科手术，其益处是镇痛效果可以持续到术后，减少了阿片类药物的需求。硬膜外镇痛通常是通过放置于尾部的导管或尾部单次注射进行，可提供有效的镇痛作用。也可放置外周导管输注局部麻醉药。使用局部麻醉药（如使用 EMLA 乳膏）进行的体表麻醉同样可以最大限度地减轻放置静脉导管和表面手术带来的疼痛。

老年患者

随着老年人口在总人口中占比的增加，越来越高比例的老年患者在接受手术或创伤治疗。对于这些患者，需要根据他们的精神状态和认知能力进行疼痛评估与评价。在老年患者群体中，用于处理急性疼痛的方式和药物必须考虑他们的基础疾病状态和器官功能下降情况。

小结

现代麻醉对于绝大多数患者来说是安全和有效的，这在很大程度上是因为麻醉设备、监护仪和药物的重大进步。可选择的具体技术多种多样，可根据手术要求、患者偏好以及麻醉医生的经验和专业知识为每位患者选择麻醉和术后疼痛治疗方案。随着时代的进步，有严重合并症的患者也可以接受手术治疗了。麻醉实践正在不断发展，可以提供充分的风险评估和风险调整，并为围术期患者提供最优的服务。

主要参考文献

Abbott TEF, Fowler AJ, Pelosi P, et al. A systematic review and consensus definitions for standardised end-points in perioperative medicine: pulmonary complications. *Br J Anaesth*. 2018; 120: 1066–1079.

一篇回顾术后肺部结果的专题共识会议报告。该小组回顾了目前对围术期肺部并发症的定义，制定了指导肺部治疗和改善术后肺部结果的实用定义。

Benumof JL, Dagg R, Benumof R. Critical hemoglobin desaturation will occur before return to an unparalyzed state following 1 mg/kg intravenous succinylcholine. *Anesthesiology*. 1997; 87: 979–982.

作者结合文献中的药理学和生理学信息，详细讨论了与琥珀胆碱预期作用持续时间相关的影响临床低氧血症发生率的因素。这有助于反驳通常的误解，即琥珀胆碱会在低氧血症引起的损害发生之前被代谢。

Fleisher LA, Fleischmann KE, Auerbach AD, et al. 2014 ACC/AHA guideline on perioperative cardiovascular evaluation and management of patients undergoing noncardiac surgery: a report of the American college cardiology/American heart association task force on practice guidelines. *J Am Coll Cardiol*. 2014; 64: e77–137.

在这篇广博的综述中，美国心脏病学会和美国心脏协会的一个联合工作组报告了对计划进行非心脏手术的心血管疾病患者进行评估的指南。他们全面评估了病史、体格检查结果、功能状态、手术类型的影响以及目前关于围术期使用 β 受体阻滞剂、他汀类药物和其他药物的建议的重要性。他们对术前检查的价值也进行了评估。本文是对这一主题的共识方法的宝贵更新。

Grosse-Sundrup M, Henneman JP, Sandberg WS, et al. Intermediate acting non-depolarizing neuromuscular blocking agents and risk of postoperative respiratory complications: prospective propensity score matched cohort study. *BMJ*. 2012; 345: e6329.

在一项对 18 579 名外科患者进行的研究中，作者确定，使用中效神经肌肉阻滞剂与术后较高的呼吸并发症的发生率有关。作者强调了在手术结束时确保充分逆转神经肌肉阻滞的重要性。

Myles PS, Leslie K, Chan MT, et al. The safety of addition of nitrous oxide to general anaesthesia in at-risk patients having major non-cardiac surgery (ENIGMA- Ⅱ): a randomised, single-blind trial. *Lancet*. 2014; 384: 1446–1454.

与之前的试验相比，麻醉气体混合物中氧化亚氮的评估（ENIGMA）Ⅱ试验报告称，在高危手术患者中，氧化亚氮的使用与死亡、心血管并发症或伤口感染的发生率增加无关。尽管与对照组相比，接受氧化亚氮的患者术后严重恶心和呕吐（PONV）的发生率更高（11% 对 15%），但通过止吐预防措施，氧化亚氮组的 PONV 的发生得到了有效控制。

Practice guidelines for the perioperative management of patients with obstructive sleep apnea: an updated report by the American society of anesthesiologists task force on perioperative management of patients with obstructive sleep apnea. *Anesthesiology*. 2014; 120: 268–286.

有阻塞性睡眠呼吸暂停的患者的术前评估、围术期管理和术后处置指南。

Punjasawadwong Y, Phongchiewboon A, Bunchungmongkol N. Bispectral index for improving anaesthetic delivery and postoperative recovery. *Cochrane Database Syst Rev*. 2014：CD003843.

Meta 分析的结论是，脑电双频指数（BIS）监测可降低高危患者的术中知晓，但目前尚不清楚在这方面 BIS 监测是否比监测大多数患者的潮气末麻醉气体浓度更有优势。

Sprung J, Warner ME, Contreras MG, et al. Predictors of survival following cardiac arrest in patients undergoing noncardiac surgery：a study of 518, 294 patients at a tertiary referral center. *Anesthesiology*. 2003；99：259–269.

1990 年 1 月 1 日至 2000 年 12 月 31 日期间，518 294 名接受非心脏手术的患者中有 223 名（4.3/10 000）发生了心脏骤停。接受全身麻醉的患者发生的心脏骤停的发生率随着时间的推移下降了（1990—1992 年为 7.8/10 000；1998—2000 年为 3.2/10 000）。心脏骤停后的即刻存活率为 46.6%，住院生存率为 34.5%。24 名患者（0.5/10 000）的心脏骤停主要与麻醉有关。

参考文献

1. Diemunsch PA, Van Dorsselaer T, Torp KD, et al. Calibrated pneumoperitoneal venting to prevent N_2O accumulation in the CO_2 pneumoperitoneum during laparoscopy with inhaled anesthesia: an experimental study in pigs. *Anesth Analg*. 2002;94:1014–1018.
2. Myles PS, Leslie K, Chan MT, et al. Avoidance of nitrous oxide for patients undergoing major surgery: a randomized controlled trial. *Anesthesiology*. 2007;107:221–231.
3. Myles PS, Leslie K, Chan MT, et al. The safety of addition of nitrous oxide to general anaesthesia in at-risk patients having major non-cardiac surgery (ENIGMA-II): a randomised, single-blind trial. *Lancet*. 2014;384:1446–1454.
4. Leslie K, Myles PS, Kasza J, et al. Nitrous oxide and serious long-term morbidity and mortality in the evaluation of nitrous oxide in the gas mixture for anaesthesia (ENIGMA)-II trial. *Anesthesiology*. 2015;123:1267–1280.
5. Murphy GS, Szokol JW, Avram MJ, et al. Clinical effectiveness and safety of intraoperative methadone in patients undergoing posterior spinal fusion surgery: a randomized, double-blinded, controlled trial. *Anesthesiology*. 2017;126:822–833.
6. Debaene B, Plaud B, Dilly MP, et al. Residual paralysis in the PACU after a single intubating dose of nondepolarizing muscle relaxant with an intermediate duration of action. *Anesthesiology*. 2003;98:1042–1048.
7. Grosse-Sundrup M, Henneman JP, Sandberg WS, et al. Intermediate acting non-depolarizing neuromuscular blocking agents and risk of postoperative respiratory complications: prospective propensity score matched cohort study. *BMJ*. 2012;345:e6329.
8. Brueckmann B, Sasaki N, Grobara P, et al. Effects of sugammadex on incidence of postoperative residual neuromuscular blockade: a randomized, controlled study. *Br J Anaesth*. 2015;115:743–751.
9. Kreuer S, Bruhn J, Larsen R, et al. A-line, bispectral index, and estimated effect-site concentrations: a prediction of clinical end-points of anesthesia. *Anesth Analg*. 2006;102:1141–1146.
10. Leslie K, Myles PS, Forbes A, et al. The effect of bispectral index monitoring on long-term survival in the B-aware trial. *Anesth Analg*. 2010;110:816–822.
11. Punjasawadwong Y, Phongchiewboon A, Bunchungmongkol N. Bispectral index for improving anaesthetic delivery and postoperative recovery. *Cochrane Database Syst Rev*. 2014:CD003843.
12. Chiang Y, Hosseinian L, Rhee A, et al. Questionable benefit of the pulmonary artery catheter after cardiac surgery in high-risk patients. *J Cardiothorac Vasc Anesth*. 2015;29:76–81.
13. Schulmeyer C, Farias J, Rajdl E, et al. Utility of transesophageal echocardiography during severe hypotension in non-cardiac surgery. *Rev Bras Anestesiol*. 2010;60:513–521.
14. Cronin B, Khoche S, Maus TM. The year in perioperative echocardiography: selected highlights from 2017. *J Cardiothorac Vasc Anesth*. 2018;32:1537–1545.
15. Canty DJ, Royse CF, Kilpatrick D, et al. The impact of pre-operative focused transthoracic echocardiography in emergency non-cardiac surgery patients with known or risk of cardiac disease. *Anaesthesia*. 2012;67:714–720.
16. Diaz-Gomez JL, Renew JR, Ratzlaff RA, et al. Can lung ultrasound be the first-line tool for evaluation of intraoperative hypoxemia? *Anesth Analg*. 2018;126:1769–1773.
17. Diaz-Gomez JL, Via G, Ramakrishna H. Focused cardiac and lung ultrasonography: implications and applicability in the perioperative period. *Rom J Anaesth Intensive Care*. 2016;23:41–54.
18. Kanji HD, McCallum J, Sirounis D, et al. Limited echocardiography-guided therapy in subacute shock is associated with change in management and improved outcomes. *J Crit Care*. 2014;29:700–705.
19. Ferschl MB, Tung A, Sweitzer B, et al. Preoperative clinic visits reduce operating room cancellations and delays. *Anesthesiology*. 2005;103:855–859.
20. Shiga T, Wajima Z, Inoue T, et al. Predicting difficult intubation in apparently normal patients: a meta-analysis of bedside screening test performance. *Anesthesiology*. 2005;103:429–437.
21. Fleisher LA, Fleischmann KE, Auerbach AD, et al. 2014 ACC/AHA guideline on perioperative cardiovascular evaluation and management of patients undergoing noncardiac surgery: a report of the American college of cardiology/American heart association task force on practice guidelines. *J Am Coll Cardiol*. 2014;64:e77–e137.
22. Wilson W, Taubert KA, Gewitz M, et al. Prevention of infective endocarditis: guidelines from the American heart association: a guideline from the American heart association rheumatic fever, endocarditis and kawasaki disease commit-

tee, council on cardiovascular disease in the young, and the council on clinical cardiology, council on cardiovascular surgery and anesthesia, and the quality of care and outcomes research interdisciplinary working group. *J Am Dent Assoc.* 2007;138(739–745):747–760.

23. Qaseem A, Snow V, Fitterman N, et al. Risk assessment for and strategies to reduce perioperative pulmonary complications for patients undergoing noncardiothoracic surgery: a guideline from the American college of physicians. *Ann Intern Med.* 2006;144:575–580.
24. Park JG, Ramar K, Olson EJ. Updates on definition, consequences, and management of obstructive sleep apnea. *Mayo Clin Proc.* 2011;86:549–554; quiz 554–545.
25. Practice guidelines for the perioperative management of patients with obstructive sleep apnea: an updated report by the American society of anesthesiologists task force on perioperative management of patients with obstructive sleep apnea. *Anesthesiology.* 2014;120:268–286.
26. Yamakage M, Iwasaki S, Namiki A. Guideline-oriented perioperative management of patients with bronchial asthma and chronic obstructive pulmonary disease. *J Anesth.* 2008;22:412–428.
27. Warner DO, Warner MA, Barnes RD, et al. Perioperative respiratory complications in patients with asthma. *Anesthesiology.* 1996;85:460–467.
28. Sebranek JJ, Lugli AK, Coursin DB. Glycaemic control in the perioperative period. *Br J Anaesth.* 2013;111(suppl 1):i18–i34.
29. Moonesinghe SR, Mythen MG, Grocott MP. High-risk surgery: epidemiology and outcomes. *Anesth Analg.* 2011;112:891–901.
30. Sprung J, Warner ME, Contreras MG, et al. Predictors of survival following cardiac arrest in patients undergoing noncardiac surgery: a study of 518,294 patients at a tertiary referral center. *Anesthesiology.* 2003;99:259–269.
31. Schwilk B, Muche R, Treiber H, et al. A cross-validated multifactorial index of perioperative risks in adults undergoing anaesthesia for non-cardiac surgery. analysis of perioperative events in 26907 anaesthetic procedures. *J Clin Monit Comput.* 1998;14:283–294.
32. Fleisher LA, Pasternak LR, Herbert R, et al. Inpatient hospital admission and death after outpatient surgery in elderly patients: importance of patient and system characteristics and location of care. *Arch Surg.* 2004;139:67–72.
33. Neal JM, Mulroy MF, Weinberg GL. American society of regional anesthesia and pain medicine checklist for managing local anesthetic systemic toxicity: 2012 version. *Reg Anesth Pain Med.* 2012;37:16–18.
34. Guay J, Choi P, Suresh S, et al. Neuraxial blockade for the prevention of postoperative mortality and major morbidity: an overview of cochrane systematic reviews. *Cochrane Database Syst Rev.* 2014:CD010108.
35. Swenson BR, Gottschalk A, Wells LT, et al. Intravenous lidocaine is as effective as epidural bupivacaine in reducing ileus duration, hospital stay, and pain after open colon resection: a randomized clinical trial. *Reg Anesth Pain Med.* 2010;35:370–376.
36. Horlocker TT, Wedel DJ, Benzon H, et al. Regional anesthesia in the anticoagulated patient: defining the risks (the second ASRA consensus conference on neuraxial anesthesia and anticoagulation). *Reg Anesth Pain Med.* 2003;28:172–197.
37. Chin KJ, McDonnell JG, Carvalho B, et al. Essentials of our current understanding: abdominal wall blocks. *Reg Anesth Pain Med.* 2017;42:133–183.
38. Cummings JJ, Ehrenfeld JM, McEvoy MD. A guide to implementing enhanced recovery after surgery protocols: creating, scaling, and managing a perioperative consult service. *Int Anesthesiol Clin.* 2017;55:101–115.
39. Metzner J, Domino KB. Risks of anesthesia or sedation outside the operating room: the role of the anesthesia care provider. *Curr Opin Anaesthesiol.* 2010;23:523–531.
40. Apfelbaum JL, Silverstein JH, Chung FF, et al. Practice guidelines for postanesthetic care: an updated report by the American society of anesthesiologists task force on postanesthetic care. *Anesthesiology.* 2013;118:291–307.
41. White PF. Droperidol. a cost-effective antiemetic for over thirty years. *Anesth Analg.* 2002;95:789–790.
42. White PF, Song D, Abrao J, et al. Effect of low-dose droperidol on the QT interval during and after general anesthesia: a placebo-controlled study. *Anesthesiology.* 2005;102:1101–1105.
43. Practice advisory for perioperative visual loss associated with spine surgery: an updated report by the American society of anesthesiologists task force on perioperative visual loss. *Anesthesiology.* 2012;116:274–285.
44. Moodie JE, Brown CR, Bisley EJ, et al. The safety and analgesic efficacy of intranasal ketorolac in patients with postoperative pain. *Anesth Analg.* 2008;107:2025–2031.
45. Huang YM, Wang CM, Wang CT, et al. Perioperative celecoxib administration for pain management after total knee arthroplasty—a randomized, controlled study. *BMC Musculoskelet Disord.* 2008;9:77.
46. Zakine J, Samarcq D, Lorne E, et al. Postoperative ketamine administration decreases morphine consumption in major abdominal surgery: a prospective, randomized, double-blind, controlled study. *Anesth Analg.* 2008;106:1856–1861.
47. Remerand F, Le Tendre C, Baud A, et al. The early and delayed analgesic effects of ketamine after total hip arthroplasty: a prospective, randomized, controlled, double-blind study. *Anesth Analg.* 2009;109:1963–1971.
48. Tufanogullari B, White PF, Peixoto MP, et al. Dexmedetomidine infusion during laparoscopic bariatric surgery: the effect on recovery outcome variables. *Anesth Analg.* 2008;106:1741–1748.
49. Ji F, Li Z, Nguyen H, et al. Perioperative dexmedetomidine improves outcomes of cardiac surgery. *Circulation.* 2013;127:1576–1584.
50. Hariharan S, Moseley H, Kumar A, et al. The effect of preemptive analgesia in postoperative pain relief—a prospective double-blind randomized study. *Pain Med.* 2009;10:49–53.
51. Khan ZH, Rahimi M, Makarem J, et al. Optimal dose of pre-incision/post-incision gabapentin for pain relief following lumbar laminectomy: a randomized study. *Acta Anaesthesiol Scand.* 2011;55:306–312.
52. Buvanendran A, Kroin JS, Della Valle CJ, et al. Perioperative oral pregabalin reduces chronic pain after total knee arthroplasty: a prospective, randomized, controlled trial. *Anesth Analg.* 2010;110:199–207.
53. Block BM, Liu SS, Rowlingson AJ, et al. Efficacy of postoperative epidural analgesia: a meta-analysis. *JAMA.* 2003;290:2455–2463.

章 15

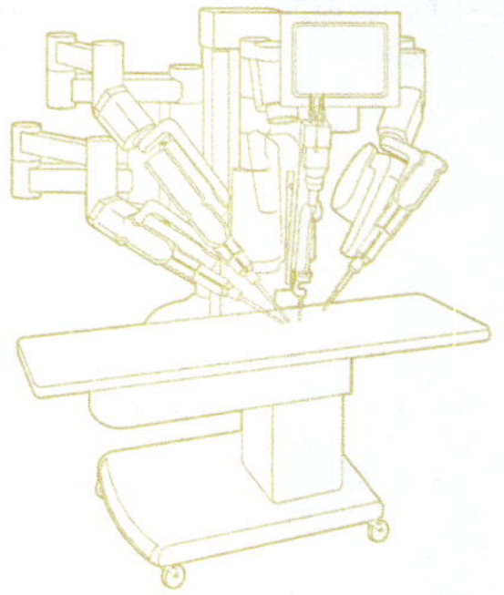

外科新兴技术：信息学、电子学

Amin Madani、Carmen L. Mueller 和 Gerald M. Fried 原著

李路明 译 李心翔 审校

章目录

在过去的 30 年里，随着数字化、微型化、改进的光学系统、先进的诊断和治疗工具以及手术室（OR）计算机化信息系统的引入，外科治疗发生了巨大变化。传统的外科手术需要足够大的切口，以使外科医生的手能伸入患者体内并有足够的光线看到手术结构，而创新技术刺激了外科手术方式的根本改变。对于许多外科手术，图像引导技术现在已经成为标准技术，并且还在不断发展，能够更安全、更无创地优化患者的手术结果。现在可以通过从患者体外操纵器械来完成手术，或通过观察目标组织的直接图像来进行（例如，内镜或腹腔镜手术），或通过观察感兴趣区域的间接图像（例如，血管内导管治疗、图像引导的特定目标的能量消融）来进行。图像引导的手术能够使用明显更小的切口将手术器械引入特定的腔室，并进行传统切口无法完成的手术（图 15.1）。在其他情况下，手术器械可以通过解剖分离血管（例如，动脉或静脉）或自然孔道（例如，口腔、肛门、阴道或尿道）进入目标组织而不需要做任何可见的切口。这些数字平台也打开了外科医生提供实时数据和指导的整个世界的大门，为他们有更好的手术表现和患者安全提供了更多机会，包括使用增强现实技术，手术室外专家进行远程监护，以及新兴的人工智能（artificial intelligence，AI），这些都可以为术中表现提供计算机增强。此外，更新的技术成就了有效诊断和治疗工具的爆炸式增长，这些工具有可能被用于改善术后患者的结果。

尽管患者可能可以从最大限度减少手术治疗的侵入性和提高手术的安全性的新技术中获益，但新技术的采用需要外科医生及其团队掌握一整套全新的技能。虽然手术团队可能对手术本身的概念很熟悉，但他们使用新方法和新工具进行手术所需的能力是不同的（例如，从不同的角度建立解剖标志的心理模型或开发有效操作新工具所需的精神运动技能）。学习和实践已成为在手术室中引入新技术的基本方面，目的是避免在过渡阶段出现并发症的风险。此外，“新”并不总是等同于“更好”，对新技术的效用、安全性和成本效果的批判性评估仍然是外科采用创新的手术方式的基石。

本章介绍了最近突破性的外科手术技术创新，重点介绍了即将在不久的将来显著改变手术室的新兴技术，讨论了在手术室中引入技术的重要因素和障碍，并讨论了随着新技术的出现，培训和能力培养的方法。

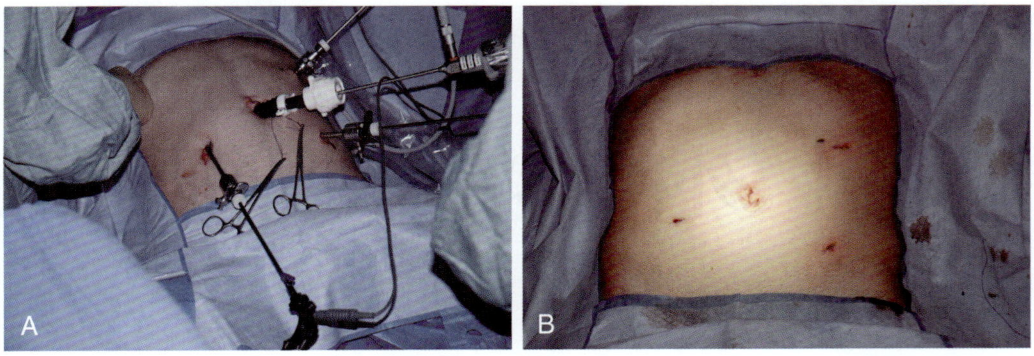

图 15.1 腹腔镜结肠切除术手术野。(**A**)器械通过腹壁上的套管;(**B**)手术完成时的小切口。脐处的最大切口是用于取出标本

外科技术的近期重大进展

微创手术的持续发展

进入人体内部腔室，如胸部、腹部和骨盆，需要做一个切口，切口的大小取决于外科医生的观察、感觉和对目标组织进行的操作以及取出的组织尺寸的需要。微创手术（如腹腔镜手术）提供了一种在不影响手术总体目标的情况下、使用图像引导系统进行手术以减少手术创伤的方法。入路切口“大小”是受多因素影响的。一般来说，切口越大，术后疼痛越重，恢复期越长，机体活动受限时间越长，伤口感染的发生率越高，发生切口疝的风险越大，将来有症状的粘连性肠梗阻的发生率越高，并且手术切口的美容效果更差。在过去的二十多年里，尽管微创手术已经广泛用作许多手术的标准术式，但随着更先进的光学系统、集成数字平台以及更复杂的治疗和诊断工具的引入，微创手术仍在继续发展。随着外科医生在腹腔镜技术方面越来越熟练，这些系统已被越来越多地应用于传统上过于复杂或非开放性手术难以完成的手术，并有很好的有效性和安全性证据。腹腔镜手术的相对禁忌证在持续减少，目前大多数择期手术和许多急诊腹部手术经常采用腹腔镜手术术式。尽管小切口有其优势，但对外科医生来说小切口是一种特殊的挑战，应始终考虑转换为开放性手术的可能性。

微创图像引导手术的优势之一是目标组织的照明，可通过附加的或并入的相机系统（即内镜）给外科医生传输明亮的、放大的、高清晰度图像。这种视图，尤其是当使用高清晰度（4K 或 8K）相机系统的较新平台时，其清晰度是令人吃惊的（图 15.2）。这种视图消除了阴影，可以为手术团队的所有成员提供相同的手术视图。内镜成像的一个重要限制是，它通常是单眼的（与开放性手术的双目视图相比），因为传统的内镜只有一个单透镜系统。使用单眼内镜时，外科医生在视频监视器上看到的是身体的二维（2D）视图，因此，外科医生还必须将其他感官线索用作心理模型的一部分，以帮助他们了解器械和组织在三维（3D）空间中的相对位置。这种深度感知是一种习得的技能，大多数外科医生都能够通过适当的培训来适应腹腔镜成像。最近又出现了可以为微创外科医生提供双目感知的新的平台，可以提供更好的立体视觉。有证据表明，3D 相机技术缩短了新手获得腹腔镜技能的学习曲线，甚至可以提高他们完成复杂任务的能力，例如，对于有经验的外科医生也是复杂任务的精细解剖和缝合[1-2]。限制使用的因素包括：成本增加；外科医生需要佩戴 3D 眼镜才能看清图像；以及使用能量装置时会产生像雪花一样的烟雾，会影响手术视野的可视化。

内镜手术的另一个缺点是视野有限，需要动态移动内镜来保持理想的图像。镜头离目标越近，照明、放大倍率和图像细节就越好，但视野就越有限。进行手术的外科医生和管理镜头的助手之间的持续沟通对于手术的安全性至关重要。用于内镜和机器人手术的新型自动导航系统已经开始开发，并有可能被整合到

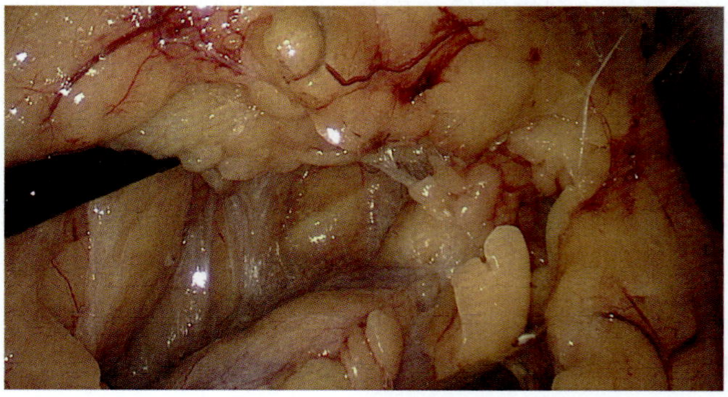

图 15.2 在左后腹膜腹腔镜肾上腺切除术中，此为一个手术视野的放大的、高清视图

未来的手术室中。

在开放性手术中，外科医生可以通过触诊和按压组织来评估组织和病变，包括表面下的组织，而腹腔镜图像虽然可以让外科医生看到组织表面的视图，却不可以直接触诊。在外科医生的手和目标组织之间插入腹腔镜器械会显著抑制触觉反馈。这会极大地限制从环境中获得触觉反馈，而这些反馈有助于外科医生调整他们对相关解剖和病变的理解（即心理模型）。为了在术中增强一个人的心理模型，已经采用了各种方法，包括使用能够将解剖重建叠加到显示监视器上的增强现实平台（见下文部分）、术中成像方法（例如腹腔镜超声）或诸如近红外荧光成像（例如实时吲哚青绿胆管造影）的其他创新。最近还开发出了结合触觉反馈的用于微创手术的新型器械，并已显示出可改善动觉感知[3]。

也许微创手术中的最大进步是在心血管外科手术中使用导管的治疗。传统上血管手术包括对闭塞血管或动脉瘤血管进行替换或搭桥。而近几十年来，血管内手术已彻底改变了血管手术，就像腹腔镜手术改变了腹部和胸部手术一样。通过荧光透视成像和注射对比剂可以勾勒出血管的解剖轮廓。通过穿刺或切开可以进入血管系统，可以将器械穿入血管内，狭窄的血管可以用球囊去扩张，并在实时荧光透视成像引导下将腔内支架穿入到位。对于有严重合并症的患者，完全可以避免做大切口进入。血管内手术的短期结果很好，恢复更快，并且长期住院和在重症监护室监护的需求减少[4-5]。更新和更复杂的工具，例如药物洗脱支架、药物涂层球囊以及用于胸腹主动脉瘤的带孔的和分支的血管内移植物，获得了越来越多的应用并在治疗复杂的病变中获得了持久的疗效。在心脏外科手术中，类似的经导管血管内方法已用于治疗冠状动脉疾病、封闭间隔缺损、扩张狭窄瓣膜甚至替换心脏瓣膜。避免大切口的压力和并发症发生率的想法对于有这些严重基础疾病的患者来说特别有吸引力。尽管如此，必须将这些微创疗法的有效性和持久性与传统手术方法进行比较，并且选择合适的患者进行这些手术至关重要。

图像引导手术的一个限制是运动范围的限制，使操作者在受限的空间中执行非常精细和复杂任务的（例如，手工缝合的吻合术）。在开放性手术中，外科医生可以通过肩、肘、腕和手部关节灵活地利用多个自由度；而腹腔镜器械有一个长轴，其在内腔内的平移运动很大程度上被限制为通过一个穿过腹壁的套管针的一个单一的轴以及围绕一个支点沿着器械的三个轴的旋转运动。这种不便刺激了新型腹腔镜器械的开发，为提供额外的自由度，新型腹腔镜器械内有铰接部件。然而，与其他技术类似，有效操作这些器械所需的心理运动技能并非腹腔镜手术医生所固有的，在手术室使用之前需要对他们进行培训。

内镜作为手术平台的进展

认识到腹腔镜的巨大益处后，人们一直希望能够通过减少进入体腔带来的创伤进一步降低手术的总体压力和促进术后恢复。这促进了一种趋势，即应用灵活的内镜和其他腔内方法来完成日益复杂的手术。经自然腔道内镜手术（natural orifice transluminal endoscopic surgery，NOTES）是一种无需在体壁上做任何切口即可进入体腔的手术。这是真正的无瘢痕手术，即通过自然孔道（如口、直肠或阴道）进入目标器官进行手术。这种手术是通过自然孔道放置柔性或刚性内镜，然后有目的地对一个器官（食管、胃、结肠或阴道）进行穿孔并将内镜直接推进目标组织。其中一种方法是将一个柔性内镜通过口腔放置到胃中，然后通过胃壁进入腹腔。然后将其他手术器械穿过或绕过胃镜，从这个开口穿出进入腹腔。手术完成后，通过口腔取出切除的组织，并用闭合夹或缝线闭合器官穿孔。

这种方法也已被应用于非胃肠道手术，例如，在经口内镜甲状腺切除术前庭入路，通过口腔入口在内镜下切除甲状腺。该技术是使用标准腹腔镜器械在颈部形成工作空间并进行解剖。初步的病例系列已经证明了这种方法的可行性和安全性，但是，尽管与传统的颈部切口相比，其美容优势似乎很有前景，但其作用目前尚不清楚[6]。在结直肠手术中，经肛门全直肠系膜切除术已广泛应用于治疗直肠下 1/3 处的肿瘤，但由于骨盆的解剖限制和在该水平处的薄直肠系膜，这些肿瘤往往构成了显著的技术挑战[7]。在这种方法中，全直肠系膜切除术（优化直肠癌长期肿瘤结果的核心外科原则之一）是经肛门（“自下而上”）进行，与传统的经腹全直肠系膜切除术相比，可以增强外科医生对全直肠系膜切除术平面的视野（图 15.3）。尽管如此，在最初的学习曲线中，如果在训练不足的情况下进行，这种手术方法在技术上具有挑战性并充满了潜在的并发症（例如尿道损伤）[8]。

可以想象，经自然孔道手术具有挑战性，包括需要非常长的器械，如果不从可视化平台（内镜）移

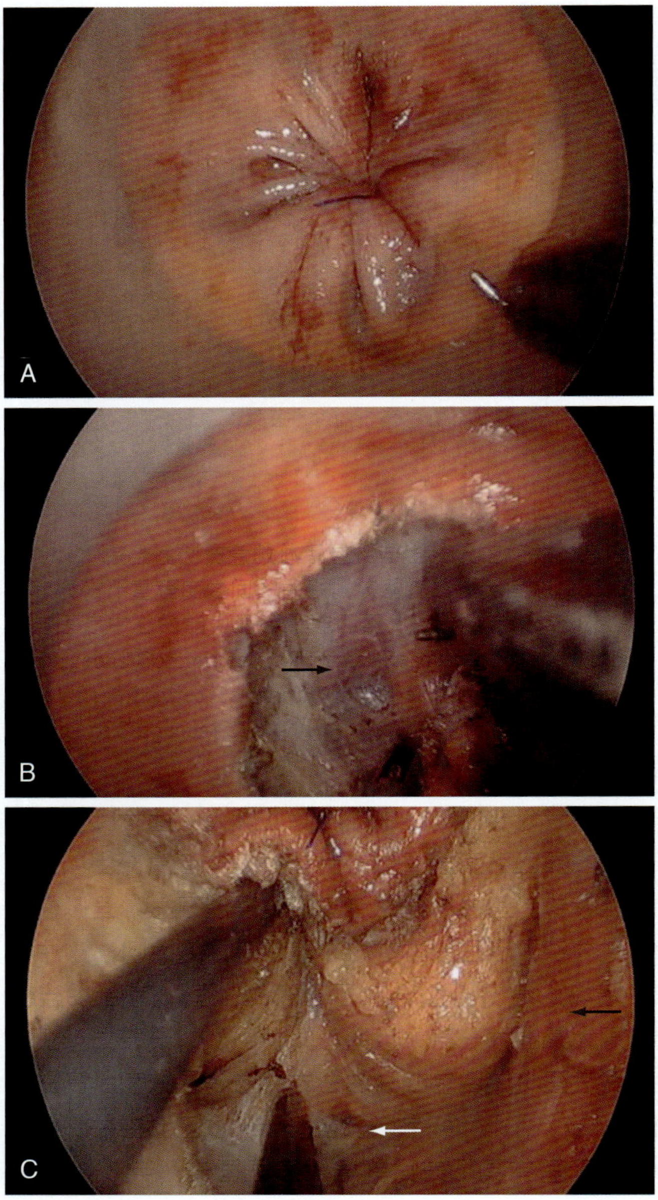

图 15.3 经肛门全直肠系膜切除术（TaTME）：采用先进的内镜手术平台从会阴入路进行全直肠系膜切除术图像。(**A**) 经肛门直肠荷包闭合图像。(**B**) 前平面的解剖图像。黑色箭头指向前列腺和直肠系膜之间的全直肠系膜切除术平面。(**C**) 后平面的解剖图像。白色箭头指向直肠系膜和骨盆之间的全直肠系膜切除术平面。黑色箭头指向肛提肌（Images courtesy of Dr. Lawrence Lee.）

动视野，则很难操作这些器械。此外，NOTES 需要医源性穿孔才能进入。任何愈合不良都有可能导致严重后果，如腹膜炎或性交困难。通过上消化道进行内镜治疗的界限正在被新型平台不断突破。这可能是一个有吸引力的选择，特别是如果这种手术只能在局部麻醉或静脉镇静下进行。内镜现在可以配备更先进的器件来执行更复杂的任务，例如内镜缝合、气囊扩张和放置更复杂的支架[9-10]。这些器件为外科医生在内镜下执行传统上采用开放性或腹腔镜方法执行的手术奠定了基础。例如，经口内镜下肌切开术（peroral endoscopic myotomy，POEM）（图 15.4）治疗贲门失弛缓症在过去十年已经普及。这是一种自然孔道技术，需要使用柔性胃肠道内镜进行一个长食管肌切开术。在切开食管黏膜后，在食管壁上建立一个隧道，将环形肌分离到食管下括约肌远端的一点并用闭合夹闭合食管黏膜开口。虽然仍然缺乏长期疗效数据，但来自熟练的外科医生的初步数据已经显示在控制吞咽困难方面，POEM 的短期效果与金标准的腹腔镜 Heller 肌切开术相当，患者发病率低，恢复快。然而，与 Heller 肌切开术联合抗反流手术相比，POEM 似乎与更高的胃食管反流率相关[11-12]。

随着先进的内镜手术的范围和广度不断扩大，这种手术也已被用于切除食管、胃、结肠和直肠的肿瘤，从而使一些早期癌症患者避免了解剖器官的切除以及不必要的或由于功能不佳不能耐受的淋巴结切除。目前采用的内镜手术包括内镜黏膜切除术（图 15.5）和内镜黏膜下剥离术（图 15.6）。虽然这些手术不一定是新的，但执行这些手术所需要的高度专业化设备不断发展，包括具有更大的尖端活动范围的内镜和额外的工作通道和水冲洗通道，以及专门的内镜下剥离工具和止血工具。

最近的进展是将柔性内镜的出色的成像能力与在远端的超声探头结合在一起。在胃肠道应用内镜超声和支气管树支气管内超声扩展了内镜的能力，能够显示器官壁的完整厚度（可用于肿瘤分期）以及可进行活检的邻近淋巴结及其邻近结构（例如，可应用内镜超声探头通过十二指肠或胃对胆总管或胰腺进行评估）。现在外科手术可以在内镜超声引导下进行，如胰腺假性囊肿引流、经胃胰腺坏死清除术以及减轻胰腺肿瘤梗阻的胃空肠支架植入术。尽管在技术上具有挑战性，但与开放入路相比，内镜入路在这些病例中有着明显更低的发病率和死亡率[13]。

微创机器人手术的发展

机器人手术系统的设计是为了克服内镜手术的一些局限性，与徒手操作内镜相比，机器人手术系统可利用机器人的优点提高外科医生的操作能力[14-15]。与工业上使用的机器人不同，手术机器人很少用于自主工作，而是充当手术外科医生和患者之间的接口。在这种主从关系中，主刀（外科医生）以符合人体工程学的合理姿势坐在控制台前，使用手和脚的运动来控制腹腔镜的运动并将患者体内的器械连接到机器人手臂

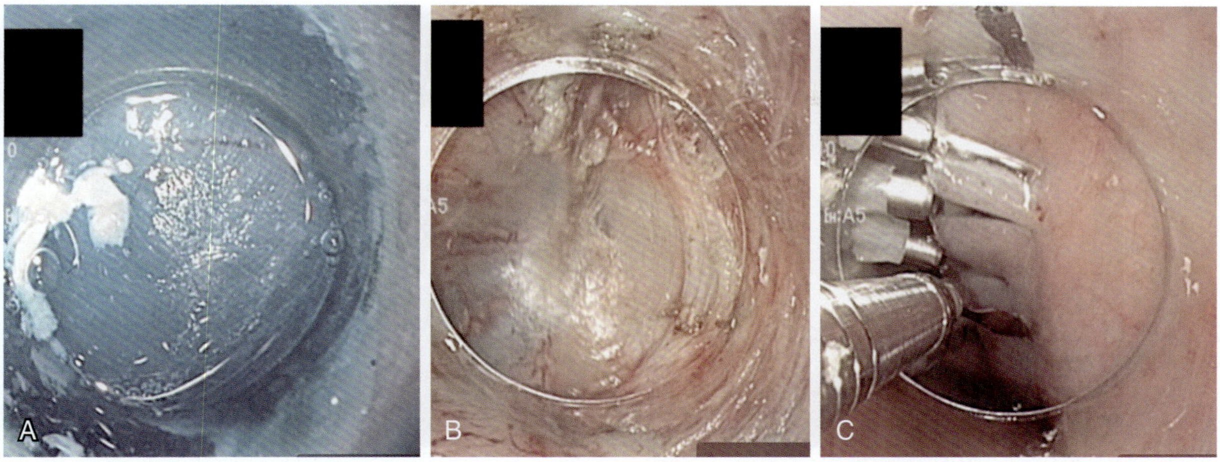

图 15.4　经口内镜下肌切开术。（**A**）黏膜切开后内镜黏膜下隧道视图；（**B**）几乎完全的肌切开术，仅剩下少量环状肌纤维有待分离；（**C**）黏膜切口用闭合夹闭合（Images courtesy of Dr. Melina Vassiliou and Dr. Daniel Von Renteln.）

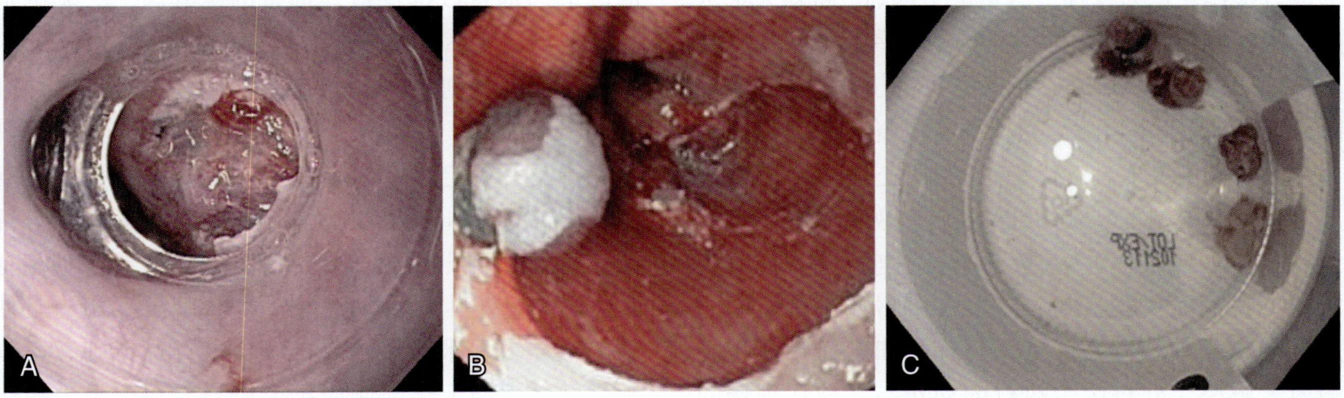

图 15.5　内镜下黏膜切除术。（**A**）通过内镜帽的目标病变视图；（**B**）通过黏膜下注射将目标病变从下方组织上抬起并绑扎成假息肉状，通过类似于圈套器息肉切除术的技术将其移除；（**C**）大的病变必须用这种技术予以逐块切除（Images courtesy of Dr. Lorenzo Ferri.）

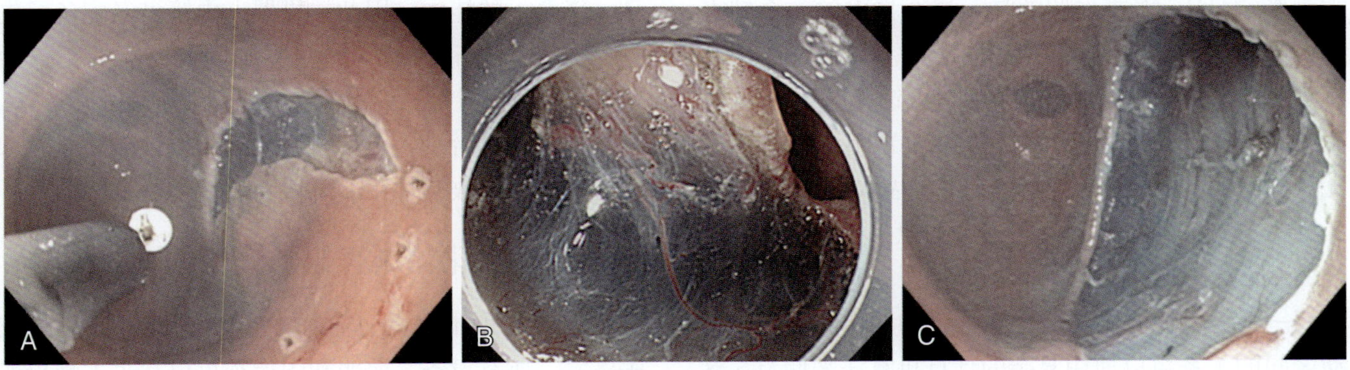

图 15.6　内镜下黏膜下剥离。（**A**）用射频能量定位目标病变，通过黏膜下注射使其从下方组织抬起。然后在目标病变周围切开黏膜；（**B**）将黏膜病变从黏膜下层剥离；（**C**）切除整块目标病变后形成的黏膜缺损（Images courtesy of Dr. Lorenzo Ferri.）

上（图 15.7）。这个北美使用最广泛的机器人系统使用了一个专有腹腔镜，配有两个光学系统，可提供双目（3D）视图和额外的深度感知。手术器械在其远侧尖端附近有附加的铰接部件（即“腕部”），使外科医生的手的运动可通过器械再现，而不像传统腹腔镜器械那样受到常见的支点效应的限制。这使外科医生能够在狭小、受限和深部空间内进行更精细的操作。

由于在控制台前的外科医生和器械之间没有直接的接触，外科医生也可以在远距离的地方甚至很远

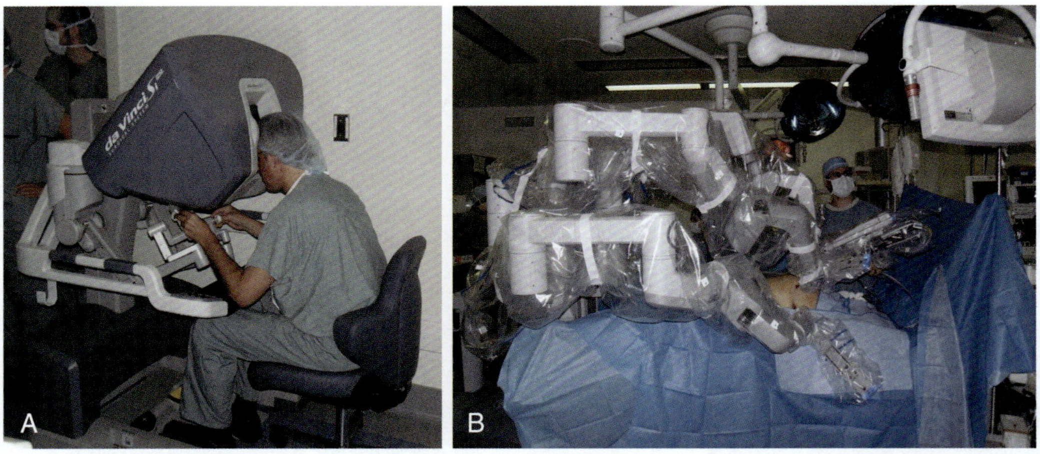

图 15.7 机器人手术。(**A**)控制台前的外科医生用手和脚控制机器人手臂;(**B**)患者上方放置的机器人设备

的地方工作，这为远程手术奠定了基础。机器人手术平台对于给在不利环境中的患者做手术尤其具有吸引力，如给在军队中、在外太空执行任务、在深海探险和在极地探险的人做手术。尽管理论上对于给在偏远地区的人做手术具有优势，但部署这个系统所需的成本和资源限制了其实用性和实施。例如，现场仍需训练有素的专业人员为患者做准备，连接端口，对接机器人，更换仪器，并参与治疗机器人无法控制的并发症或意外状况。此外，与许可和责任相关的问题尚未解决，外科医生执行的动作与器械在现场的运动之间的潜在延迟问题也必须予以解决。数据从控制台传输到患者的距离越长，潜在的延迟就越长，因为即使是 250 毫秒的延迟也可能对手术质量产生重大影响[16]。需要强调的是，这个界面的一个缺点是，外科医生对患者组织没有触觉，必须仅使用视觉数据来适应。不过，已将触觉反馈集成的新一代微创机器人系统已经证明其可以改善组织处理，这无疑将有助于解决未来手术平台的一些局限性[17]。

机器人手术平台还可以提供其他一些提高手术性能的令人兴奋的机会。因为在外科医生和效应器械之间有一个接口，所以外科医生执行的动作和器械的运动之间的关系可以使用复杂的计算机算法来调节。这个平台可以调整增益或运动幅度。这样，外科医生可以做更大的动作来操作器械尖端的非常精细的运动。这对于需要精细操作的手术是非常有帮助的，例如微血管吻合术。这个平台还可以通过算法使用嵌入式滤波器来过滤掉对手术有影响的颤动。在过去的几年里，机器人手术已经与机器人辅助麻醉结合起来了。这是一个自动化平台，使用计算机辅助设备控制麻醉药的剂量，这些设备在一个闭环系统中计算每时每刻的麻醉药剂量以提供最佳剂量的麻醉药——无论是一个全自动化系统还是一个半自动化系统。

目前，微创机器人系统已广泛应用于泌尿外科和妇科手术中，在心脏外科、普外科和内分泌外科手术中也有一定程度的应用[15, 18-19]。其主要的缺点是：设备的成本高，体积大，设置的时间长，并且目前缺乏令人信服的数据来证明机器人操作优于训练有素的腹腔镜外科医生的操作。尽管如此，最近有几种新的机器人手术平台进入市场，这无疑将刺激竞争和创新，克服上述限制而扩大机器人在手术中的作用[14]。事实上，机器人最大的影响之一可能是在软性内镜手术中。当代内镜的单操作者特性会严重限制组织暴露和执行高级运动（例如牵引 / 反牵引、解剖、缝合）的能力。因此，机器人内镜已经配备了先进的导航系统和仪器，这些系统和仪器能够更灵活地进行操纵和铰接，从而能够执行复杂的任务[20]。最近有多种平台进入市场，证明其有效性、安全性和可行性的初步数据将在不久的将来浮出水面。

手术的数字化和增强化

如今的手术室经过全面的重新设计已成为集成手术室，所有设备、照明和图像都可以在手术现场或控制站进行控制（图 15.8）。通过控制界面，任何数字图像或图像组合都可以根据手术团队的需要传输到所有监视器。任何图像都可以记录下来以记录手术结果。图像或视频编辑可以通过口头言语或文字描述来注释。这为医疗记录提供了非常有价值的手术发现记录。图像引导手术提供的另一个主要机会是，显示监视器可以同时提供多条信息，以实时增强外科医生的心理模型。手术团队所需的大部分数据（例如，血流动力学参数或术前或术中成像）都是数字化的并可传输到所有显示设备。在这些信息会影响术中决策的情况下，这是非常有用的，例如，当给生命体征不稳定的患者做手术时，根据患者的生理状况决定是否继续使用损害控制策略。另一个例子是，在有损伤风险的重要解剖结构附近进行复杂解剖时，确定安全平面和危险平面在哪里。显示术前获取的图像或术中通过超声、柔性内镜或荧光透视生成的图像，对于指导外科医生、提高手术的安全性和效率都有很大帮助（图 15.9）。此外，已采用触摸屏在监视器上做出注释来提高远程图解能力，以便传达手术现场的特定解剖和病理发现（图 15.10）。图像引导手术的数字化以及为手术室配备摄像机系统的能力使视频会议成为现实，可以将会诊外科专科医生和患者医疗团队的其他成员直接带入之前封闭的手术“现场”。在极限运动和其他活动中

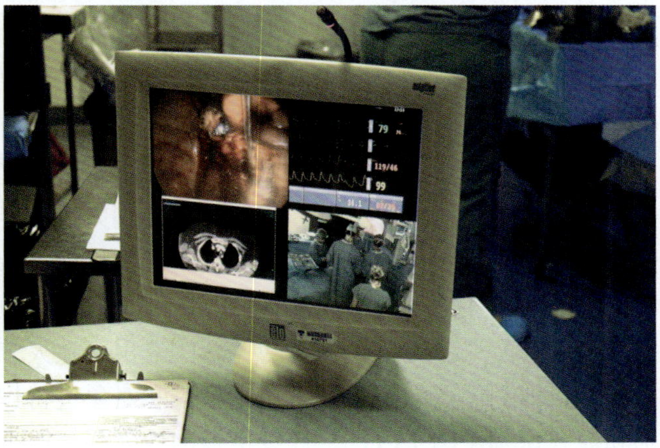

图 15.8 在这个四分屏监视器显示屏上，外科医生可以同时显示多达四个视图。此处为护理站的显示监视器，显示了内镜图像、术前图像、术前计算机断层扫描图像、生命体征和房间视图

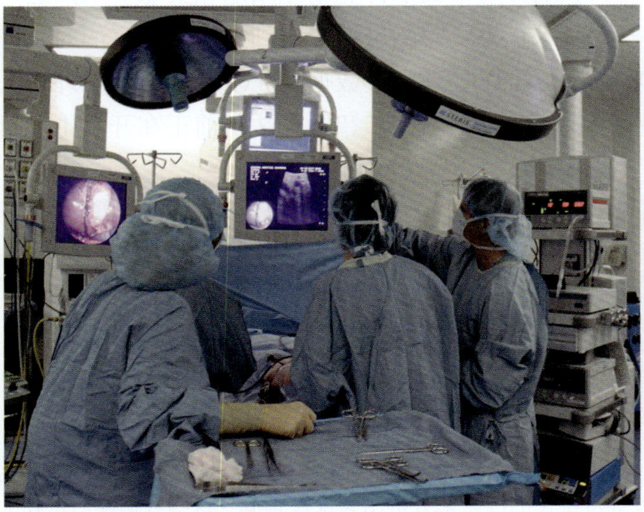

图 15.9 腹腔镜表面成像和腹腔镜超声横断面成像的结合是互补的

普遍使用的头盔摄像头现在在手术室中也已使用起来了，由此手术团队成员能够对开放操作进行高清晰性影像记录。在数字化增强手术中，外科医生可以访问整个仪表板上的信息，并在手术过程中选择相关数据进行平视显示。数字信息到显示器的路径可以在手术现场通过语音控制或触摸屏来实现。这意味着，只要有适当的网络安全和特权，就可以远程实时访问，这使视频会议技术成为一种有用的工具，可以通过远程指导和远程监督过程进行远程培训和辅导，无论是在手术室还是在手术模拟中[21]。实时外科手术的视频传输可以包括音频评论，并允许大批外科医生同时向一位专家学习，这一趋势在许多专业会议和课程中已经相当流行。

外科手术中最令人兴奋的领域之一是采用增强现实辅助手术提供术中指导和导航。计算机生成的 3D 图像重建可以被获取并叠加到视野上，因而可以使用图像引导手术或更近的使用增强现实平台提供数字覆盖。使用专有软件利用术前数字成像（如计算机断层扫描、磁共振成像、超声检查），可以创建复杂的解剖和病理模型来辅助手术。这在内镜和机器人手术中尤其有用，因为在这些手术中，人们失去了触觉反馈，无法建立对手术区域的心理模型（就像在开放性手术中所做的那样）。例如，显示肿瘤的位置和关键结构（例如，大血管结构、输尿管、大胆管）的附加数据可以帮助肿瘤外科医生评估肿瘤的相对位置并在困难的解剖过程中避免潜在的意外损伤。乳腺手术中的增强现实系统已开发出来，目的是指导肿瘤定位并将肿块切除术的阳性切缘比率降低至最低[22]。另一种提供这种信息的方法是使用荧光标志物（如吲哚青绿）。虽然这个技术已经被眼科医生使用了几十

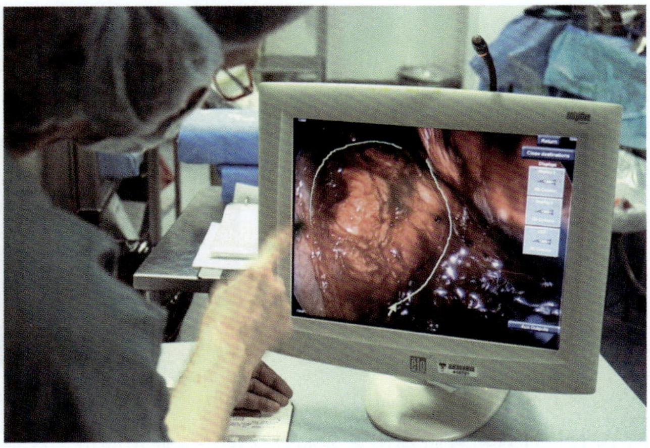

图 15.10 远程图解使外科医生可以使用触摸屏界面在图像上做出注释，以满足记录和教学需求

年，但直到最近才流行起来，被用于显现胆道解剖结构以避免严重的胆管损伤，以及评估胃肠吻合术中小肠的血管供应[23-24]。有关这些工具的有用性的初步数据已显示它们是很有前景的，外科中心已越来越多地使用这些技术来加强手术期间的决策。

外科领域中的新技术的发展

3D 打印技术和生物打印技术

3D 打印技术出现于 20 世纪 80 年代中期，最初被称为增材制造。这一过程是根据计算机算法创建 3D 对象，包括从类似打印机的喷嘴中将墨水以外的材料沉积到一个移动平台上。3D 打印技术最初被用于制造简单的物体，例如，含有玻璃、塑料和金属的物体，可以想象，它可以被应用于制造包括食物、电子产品甚至人体组织的物体。它在医学中的潜在用途是巨大的，而这种技术在医疗和外科应用方面的探索才刚刚开始。2019 年，在这个已有 7 亿美元产值的产业中，只有大约 2% 的产值直接指向医疗应用，但预计在未来几年内，仅医疗应用的产值就将扩大到 19 亿美元。

目前，在医学领域，3D 打印技术的应用正在研究中，包括远程“打印”处方药，定制假体建模，以及用于手术计划和模拟培训的术前骨折建模。事实上，这种技术的最大潜力之一是在移植和重建手术领域，组织工程和干细胞研究的进展开始被用于重新创建细胞、组织和器官。3D 生物打印技术还被用于预测重建原生组织，以便重现疾病状态中功能失调或缺乏的临床相关生理功能，这一壮举迄今为止只有通过移植才能实现[25]。虽然这一技术尚未被广泛采用，并且在将其转化为临床实践之前还需要进行证明其安全性、可行性和临床有效性的临床试验，但已有几个研究小组的结果已显示出生物打印技术重建各种组织的能力，包括骨、皮肤、软骨、神经以及用于乳房重建的血管和脂肪组织。生物打印 3D 模型也可以为外科医生提供一个使用患者特异性解剖数据来模拟手术的方法，而不是单纯依赖术前成像。

人工智能

也许最令人兴奋的外科创新新领域之一是外科手术与计算机科学、数据科学（“大数据”）和人工智能算法进步之间的交叉结合。事实上，人工智能的潜在好处已经吸引了大量风险资本投资，2016 年就有高达 50 亿美元的投资。人工智能可能会以多种方式影响未来的外科手术治疗。例如，使用机器学习，可以用一个程序来学习和预测一个特定的结果或识别一个非常大的数据集内的细微模式——这是人类无法感知的。当临床医生试图根据大量的患者相关、病理相关、系统相关、围术期和术中变量来预测临床结果（例如，并发症或长期肿瘤结果）时，这可能非常有用。到目前为止，这种非线性算法已经显示有可能优于人工执行的传统统计方法，特别是当使用人工神经网络时——一种由不同机器学习算法组成的框架，旨在以类似于生物神经系统的方式处理和计算大量数据[26]。同样，“计算机视觉”的概念已经出现在人工智能中，即利用图像和视频对特定场景和对象进行识别和模式识别（图 15.11）。计算机辅助诊断程序已被开发出来，并已显示出在促进患者医疗方面的巨大潜力[27]。也可以想象，随着使用大量术中视频和围术期结果数据集的复杂算法的发展，特定行为可以被编码、识别并与不良事件和临床结果相关联。虽然这一概念尚未在更实际的层面上得到证明，但它的时代即将到来。可以处理术中数据并在手术过程中向外科医生提供实时反馈的人工智能算法目前正在开发中，目

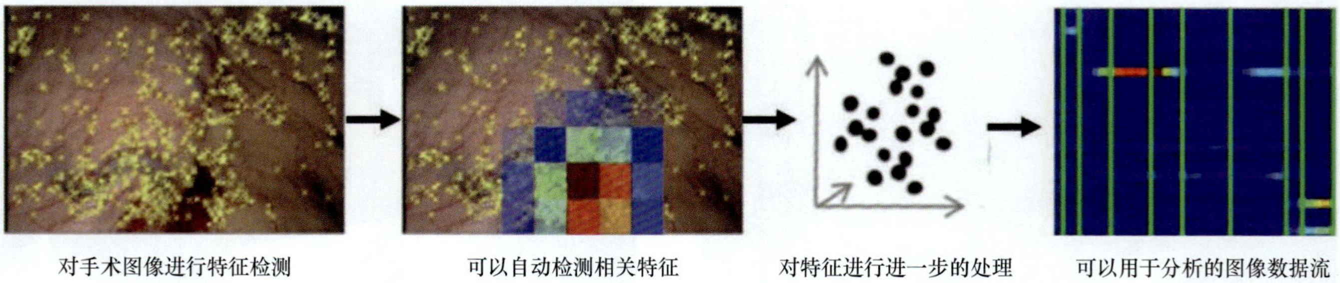

图 15.11 计算机视野利用复杂的数学算法，使用颜色、纹理和位置等可量化的因素来分析图像或视频流。这些数据随后可在大数据集中用于识别具有统计学意义的事件（Adapted from Hashimoto DA，Rosman G，Rus D，et al. Artificial intelligence in surgery：promises and perils. Ann Surg. 2018；268：70-76.）

的是提高判断水平和表现。最终，对患者医疗过程中所有阶段的数据进行的数据分析有朝一日可能可以被用来增强手术决策——这一概念被称为“集体手术感知”（图 15.12）[26]。

靶向手术的术中诊断工具

外科创新的另一个趋势是提高手术的精度（例如肿块切除或组织消融），将手术范围和随后的生理功能损失降低至最低，目的是改善结果。为了满足这种需求，已经开发了多种术中诊断工具，目的是为外科医生提供关于靶组织的生物学性质的实时现场数据。例如，质谱分析是一种用于电离化学物质并检测其电荷质量比的分析技术，最近已被嵌入外科手术设备中，目的是检测靶组织的特定分子特征并将其与特定表型（例如恶性肿瘤与良性肿瘤）联系起来[28-29]。在无法判断手术边缘是否存在显微镜下病变以及额外的切除是否会对手术过程产生显著影响的情况下，在活体实时检测肿瘤细胞的概念可能是有用的。当外科医生遇到无法与癌症区分开的厚的纤维良性变性组织（例如，先前的放射治疗、手术前的粘连或局部炎症组织效应）时，这也是有用的。几种成像技术也被用来提供关于靶组织表型的实时诊断数据，目的是检测原本可能无法检测到的疾病，例如在癌症和癌前状态治疗期间（例如，内镜下射频消融或发育不良的 Barrett 食管切除术）。其中包括激光共聚焦显微手术（组织的显微成像）、色素内镜检查（使用各种染料来突出发育不良的组织，如使用靛胭脂）、虚拟色素内镜检查（如窄带成像）和光学相干断层扫描（使用光的背散射的横截面进行组织成像）等[30-32]。最后，生物标志物的开发与手术室中光学技术的进步已一同用于各种提高切除标本质量的应用中，例如在神经外科手术中[33]。类似于在肝胆和胃肠道手术中注射吲哚青绿来标记靶组织的方式，这些诊断工具最终服务于相同的目的：增强手术团队的心理模型，以改善操作表现、患者安全性和结果。

外科创新过程

如前几节所述，外科领域中的创新为手术患者的管理提供了革命性的手段，并为曾经被认为不可能的可能性打开了大门。创新可以包括从对现有设备的增量改造（例如，具有铰接部件的新一代腹腔镜器械）到革新手术治疗的颠覆性设备和技术（例如，心肺流转术，图像引导手术）。尽管人们对将新技术引入手

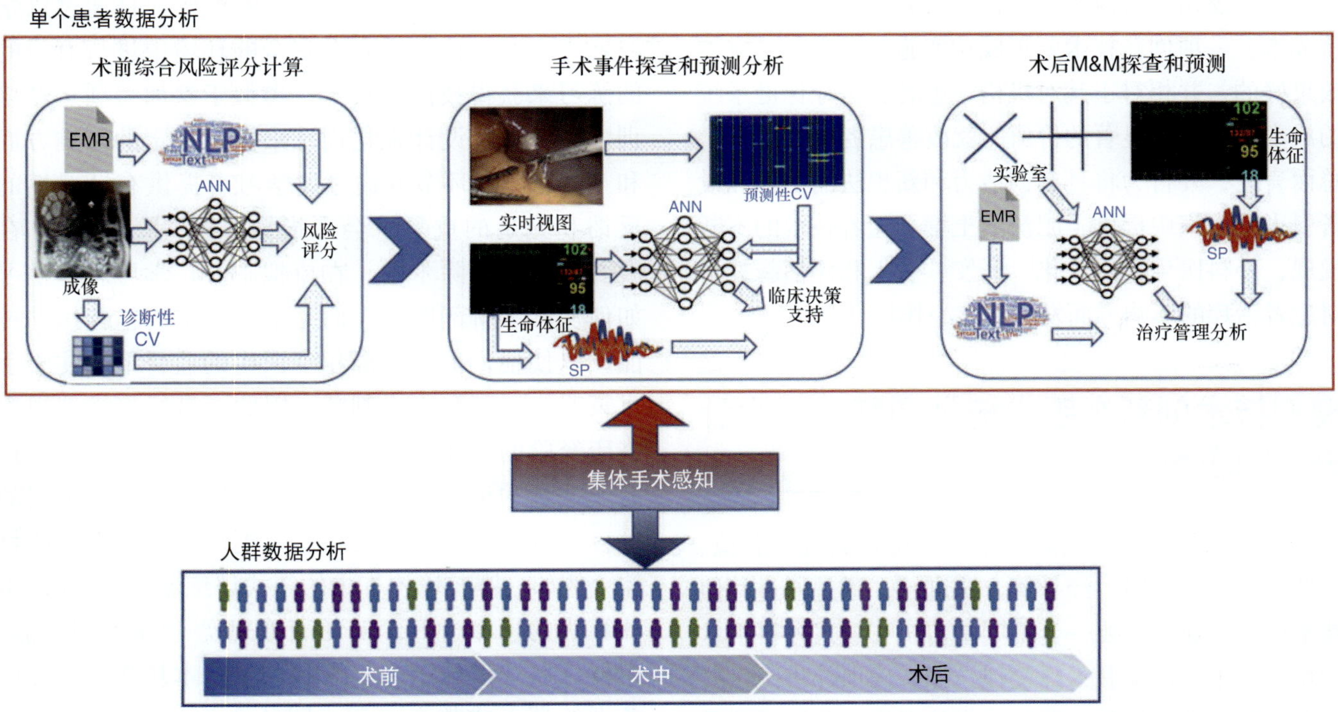

图 15.12 使用人工智能对多模式数据进行的整合有可能可以用于增强所有治疗阶段的手术决策，即所谓的“集体手术感知”。这些数据可能会对个人或人群层面的治疗产生潜在影响（Adapted from Hashimoto DA，Rosman G，Rus D，et al. Artificial intelligence in surgery：promises and perils. Ann Surg. 2018；268：70-76.）
ANN：人工神经网络；CV：计算机视图；NLP：自然语言处理；SP：信号处理；EMR：电子医疗记录；M&M：XXX

术室充满热情，但重要的是要强调，将想法转化为有形产品到应用到实践中并改进患者的治疗是一个长期、昂贵且高风险的过程，长期失败率很高，最终用户的采用率也很低[34-35]。这种创新途径需要进行全面的需求评估、构思过程、多轮原型制作和实验、充足的资金和资源投入，以及一个由不同背景的个体组成的团队来解决与知识产权、监管许可、商业化、企业和产品开发相关的问题[36]。这些因素中的任何一个都有可能使一个想法从创意到实现的过程脱离轨道。事实上，将一个想法引入市场通常需要10年以上的时间，且10年后的失败率估计超过90%[35]。对于创新者和临床医生来说，考虑将医疗技术引入临床环境可能产生的各种后果也很重要。具体而言，需要保护患者免受伤害，因为新技术往往会导致意想不到的不良事件，例如，腹腔镜胆囊切除术早期出现胆管损伤的比率与开放性手术相比高得惊人[37]。在对患者使用新技术之前，最终用户（包括外科医生和手术团队的其他成员）需要接受适当水平的培训，并有足够的监督和监护，以确保平稳过渡。说服外科医生进行再培训以将新技术纳入他们的实践通常也具有挑战性。然而，有了足够的支持和资源，包括专门的模拟培训和确保达到熟练程度的客观标准，这是可以实现的。此外，在当今的医疗保健环境中，医院管理者、保险公司和其他各种利益相关者已变得越来越注重成本。一项创新技术要想成功实施，它必须是成本效果好的，并相对于其对机构、患者和医疗保健系统的成本可以提供显著的价值（就改善患者结果而言）。总而言之，外科为将具有创造力和新想法的工具和设备引入手术室中提供了肥沃的土壤。随着技术的不断发展，外科医生在概念化、开发、引入和评估新技术对患者治疗的影响方面发挥着核心作用。

模拟技术创新在手术培训和制订手术计划中的应用

在外科手术中使用新技术，无论是通过腹腔镜、机器人、柔性内镜、经导管方法进行，还是通过其他技术进行，通常需要一套不同于传统开放式外科手术的特定技术、认知和人际交往技能。确保外科医生接受充分的培训仍然是一项新技术从诞生到被广泛接受的实践规范过渡的关键一步。每种技术对外科医生都有特定的要求，需要特定的培训计划。不能假定能熟练进行开放式胰十二指肠切除术的外科医生无需进一步培训就能顺利采用机器人或腹腔镜方法进行该手术。此外，这些新技术需要许多不同水平的互动和手术室中不同专业成员的团队合作，才能实现最佳操作表现。

一个手术技术有一个学习曲线，即手术团队在手术实践中应用该技术的过程中掌握该技术的学习速度和效果的变化规律的曲线图。因此，在学习曲线阶段，对一个技术或技能的评估可能会因为评估外科医生之前的手术结果而产生偏差，并且可能不清楚学习曲线何时完成。在这方面，测量引入新技术的结果可能更多反映了外科医生对该技术的经验或熟练程度，而不是手术本身的优点，这会在外科界和外行人中导致负面意见，结果导致对采用新技术的限制。

为了克服这个障碍，在模拟环境中学习新技术可以带来许多实际好处。可以对学习新技术的学习目标进行定义和建模，以便外科医生通过重复和有意识的练习过渡到使用新技术所需的特定技能。模拟环境中的练习的重点是学习者，而不是患者，没有对后者造成意外损伤的风险。学习者可以按照自己的节奏进步，最终达到熟练掌握不同的技术或方法。学习者可以犯错误，也可以改正错误。可以用标准化和客观的方式来衡量成绩，并与公认的标准（熟练程度）进行比较[38-40]。模拟技术是通过以学习者为中心，让学习者在安全的环境中进行有目的的练习来获得技能的技术，类似于参加一项运动培训。可以通过设计强化训练来强调特定的困难方面和（或）薄弱环节并通过向学习者提供有针对性的反馈和充足的重复机会来指导练习[41]。例如，在腹腔镜胆囊切除术中，在模拟中心，学习者不学习如何从肝床解剖胆囊，而是学习基本的精神运动技能，以使他们能够在高年资医生的监督下专注于手术策略、解剖和术中判断。因此，最好将模拟视为临床经验的潜在的重要辅助手段，尤其是在特定技能或技术的早期培训中。模拟可以使用许多不同的平台进行，包括活体动物、人类尸体、无生命的物体（例如，腹腔镜检查中的箱式训练器），或在基于计算机的模型进行，例如虚拟现实（VR）训练器。模拟可以被设计用来教授和评估基本技能（部分任务训练器）或整个过程、团队合作和专业内技能。诸如将训练器和被操作者整合在一起以建造人模拟器的创新，可能可以提高效率。不幸的是，就开发以及运行培训课程所需的物质和人力资源而言，这种模拟往往非常昂贵。因此，模拟形式的选择取决于要达到的教学目标。例如，先进的虚拟现实模拟器可以被设计成有非常高的保真度和触觉反馈，可以精确地模拟真实的组织。在一些情况下，这是模拟器设计的一个重要特征，对课程中针对的特定技能很有用。然而，在其他情况下，与更便宜的替代品相比，开发一个非常先进的模拟器可能并不总是能提高学习速度和成绩。对于培训者来说，选择最具成本效果和最实用的方法来设计一个模拟模型是至关重要的。同样重要的是，模拟中心可能并不总是设置在最佳地点，这些问题可能会成为繁忙的临床医生参加模拟模型培训的重大障碍。

客观的绩效评估是模拟训练的一个重要方面，需要设定实践目标、指导补救以及判断这些新措施的有效性。提高特定技能的最佳动力是能够对它们进行衡量。有了绩效衡量标准，就可以建立培训的标准、熟练程度目标以及与同行的比较和认证的客观标准。这只有在有高风险环境（即“这些指标在多大程度上反映了正在评估的基本技能？”）中使用这些衡量标准的有效性证据的情况下才是可能的。测量的参数必须能反映和预测临床操作表现，必须是实际的应用，必须对学习者有意义，并且必须可以推广到不同的学习环境中。在模拟环境中测量操作表现的吸引力在于，测试的环境可以标准化，不受患者体质、解剖和病变差异的影响。技术的难度级别可以系统地以可再现和标准化的方式改变。通过提供一致的测试环境，可以科学地给出评分，并且可以追踪学习者的提高和学习曲线。例如，腹腔镜手术基础课程为外科医生开发了一个低逼真度的部分任务培训计划，可用于练习进行图像引导的大腹腔镜手术所需的基本心理运动技能[42]；采用时间和失误相结合的方式对学习者的效率和准确性进行评分。然而，制定这些评分标准可能是困难的。过去三十年来，我们对手术失误、术中表现和患者安全的关注远远超过心理运动技能的技能组合，心理运动技能涉及诸如决策制定、判断以及沟通和团队合作等各种人际技能的高级心理过程[43-46]。制定客观且可重现的评分标准以准确测量这些认知行为是外科教育中最大的挑战之一[47]。传统上，使用 Likert 评分量表的检查表或表现评分已经取得了一些成功。然而，最近的学习环境又引入了新的技术增强方面的内容，因此，需要有新的方法以更有意义的方式来衡量高级认知技能，为学习者提供有针对性的反馈和机会来有目的地练习这些非常重要的技能。例如，视觉一致性测试是一种向学习者提供术中视频形式的场景，要求学习者就手术领域中与病例的关键和特定方面相关的部分进行注释（例如，“识别平面”或“你想解剖哪里”）的方法。根据专家的先前反馈，这些注释被赋予了准确性分数，并且这个数据以热图的形式提供给学习者，以便为学习者提供专家对给定场景的决策的现场反馈[48]。

外科教育中一个令人兴奋的创新领域是应用了增强和虚拟现实平台，即应用了在电子游戏行业中已经非常流行的耳机的增强和虚拟现实平台。这种技术提供了一种使学习者完全沉浸在诸如“手术室”这样的环境中执行各种不同任务的方法。现在已经开发出了更新和更先进的手持控制器，可用来模拟手术器械的操作，并允许参与者在虚拟世界中操作或与物体和组织互动。手持控制器的一个潜在的应用是基于患者的解剖和病理的术前手术的预演的概念。由于先进的成像技术是以数字格式提供解剖和功能信息，可以在手术前构建 3D 计算机模型来模拟手术环境。特定患者的成像数据甚至可以模拟到虚拟现实模拟器中，具有逼真的触觉特性和模拟实际人体组织黏弹性特性的组织变形。由此外科医生可以探索不同的方法来进行复杂或高风险的外科手术，然后在真正的患者身上进行手术，因为在这之前他们已经能够在虚拟现实环境中安全地与患者的独特解剖和病理情况进行互动。这种建模系统已经在神经外科中开发出来，以使外科医生能够确定解决诸如动静脉畸形之类具有挑战性的外科问题的最佳手术方法[49]。这种系统在神经外科中的应用特别有吸引力，因为颅骨作为构成大脑的刚性框架，其精确的立体定向表征便于得到。这方面正在进行的工作也使这种技术在腹部手术中得到应用，如肝脏切除[50]。术前成像方式，如计算机断层扫描和磁共振成像，可用于绘制 3D 合成图像，以便外科医生可以在术前和术中进行虚拟现实操作。来自这些模型的信息可以用于指导手术入路，预测每个手术步骤将遇到的解剖结构，甚至可以根据每个患者的独特解剖结构定制端口位置，以优化手术人体工效学。理论上，手术可以提前安排好，就像拍电影一样，练习和完善手术的各个部分，直到达到最优化，记录所有的动作，并在手术室里回放完美的操作作为指导。到目前为止，动画和平面设计的局限性限制了虚拟现实模拟组织效果细微差异的能力，而这些细微差异是真实再现复杂操作的复杂性所必需的。然而，在过去的 5 年里，这个行业是呈指数级速度增长的，并且只会继续与外科培训的相关性越来越大。

小结

随着技术的不断进步及其手术室应用，外科手术技术正在经历一个喷发式的快速增长。这是一个激动人心的时代。创新的速度为诸如图像引导手术、机器人、诊断和先进计算机系统等不同领域的快速发展带来了巨大希望，有望提高手术操作和患者治疗水平。随着未来手术、内镜检查和放射学等与先前截然不同的技术在手术室中的继续叠加，外科医生在其整个职业生涯中都将面临着接受和掌握新技术的挑战。在这种情况下，模拟预计会成为外科所有专科医生的重要培训工具。

主要参考文献

Hashimoto DA，Rosman G，Rus D，et al. Artificial intelligence in surgery：promises and perils. Ann Surg. 2018；268：70–76.

这篇综述文章对人工智能在外科手术中的潜在应用进行了一个很好的描述和概述，包括机器学习、自然语言处理、人工神经网络和计算机视觉。

Madani A，Gallix B，Pugh CM，et al. Evaluating the role of simulation in healthcare innovation：recommendations of the Simnovate Medical Technologies Domain Group. BMJ Simul Technol Enhanced Learn. 2017；3；S8–S14.

本文描述了在手术室中引入医疗技术需要面对的各种挑战，以及模拟技术在加速和促进这一过程中的作用。

Marcus HJ，Payne CJ，Hughes-Hallett A，et al. Making the leap：the translation of innovative surgical devices from the laboratory to the operating room. Ann Surg. 2016；263：1077–1078.

这篇原创文章描述了将一个伟大和创新的想法在转化为临床环境中可以使用的设备所需要的漫长过程。

Peters BS，Armijo PR，Krause C，et al. Review of emerging surgical robotic technology. Surg Endosc. 2018；32：1636–1655.

这篇综述文章描述了微创机器人手术的现状和未来前景，以及在未来 5 ～ 10 年内有望改变手术室的各种平台。

Seol YJ，Kang HW，Lee SJ，et al. Bioprinting technology and its applications. Eur J Cardiothorac Surg. 2014；46：342–348.

本文概述了三维打印技术的原理以及生物打印技术在医学领域的应用现状和未来发展趋势。

Valdes PA，Roberts DW，Lu FK，et al. Optical technologies for intraoperative neurosurgical guidance. Neurosurg Focus. 2016；40：E8.

本综述概述了生物医学光学技术的创新及其在神经外科中的诊断和治疗价值，为更有针对性的切除提供了新方法。

参考文献

1. Sakata S, Watson MO, Grove PM, et al. The conflicting evidence of three-dimensional displays in laparoscopy: a review of systems old and new. *Ann Surg*. 2016;263:234–239.
2. Smith R, Schwab K, Day A, et al. Effect of passive polarizing three-dimensional displays on surgical performance for experienced laparoscopic surgeons. *Br J Surg*. 2014;101:1453–1459.
3. Alleblas CCJ, Vleugels MPH, Coppus S, et al. The effects of laparoscopic graspers with enhanced haptic feedback on applied forces: a randomized comparison with conventional graspers. *Surg Endosc*. 2017;31:5411–5417.
4. van Beek SC, Conijn AP, Koelemay MJ, et al. Editor's choice—endovascular aneurysm repair versus open repair for patients with a ruptured abdominal aortic aneurysm: a systematic review and meta-analysis of short-term survival. *Eur J Vasc Endovasc Surg*. 2014;47:593–602.

5. Patel R, Sweeting MJ, Powell JT, et al. Endovascular versus open repair of abdominal aortic aneurysm in 15-years' follow-up of the UK endovascular aneurysm repair trial 1 (EVAR trial 1): a randomised controlled trial. *Lancet*. 2016;388:2366–2374.
6. Anuwong A, Ketwong K, Jitpratoom P, et al. Safety and outcomes of the transoral endoscopic thyroidectomy vestibular approach. *JAMA Surg*. 2018;153:21–27.
7. Ma B, Gao P, Song Y, et al. Transanal total mesorectal excision (taTME) for rectal cancer: a systematic review and meta-analysis of oncological and perioperative outcomes compared with laparoscopic total mesorectal excision. *BMC Cancer*. 2016;16:380.
8. Francis N, Penna M, Mackenzie H, et al. Consensus on structured training curriculum for transanal total mesorectal excision (TaTME). *Surg Endosc*. 2017;31:2711–2719.
9. Kumbhari V, Tieu AH, Khashab MA. Common indications for transoral flexible endoscopic suturing. *Gastrointest Endosc*. 2015;81:1000.
10. Stavropoulos SN, Modayil R, Friedel D. Current applications of endoscopic suturing. *World J Gastrointest Endosc*. 2015;7:777–789.
11. Bhayani NH, Kurian AA, Dunst CM, et al. A comparative study on comprehensive, objective outcomes of laparoscopic Heller myotomy with per-oral endoscopic myotomy (POEM) for achalasia. *Ann Surg*. 2014;259:1098–1103.
12. Pescarus R, Shlomovitz E, Swanstrom LL. Per-oral endoscopic myotomy (POEM) for esophageal achalasia. *Curr Gastroenterol Rep*. 2014;16:369.
13. van Brunschot S, Hollemans RA, Bakker OJ, et al. Minimally invasive and endoscopic versus open necrosectomy for necrotising pancreatitis: a pooled analysis of individual data for 1980 patients. *Gut*. 2018;67:697–706.
14. Peters BS, Armijo PR, Krause C, et al. Review of emerging surgical robotic technology. *Surg Endosc*. 2018;32:1636–1655.
15. Steffens D, Thanigasalam R, Leslie S, et al. Robotic surgery in uro-oncology: a systematic review and meta-analysis of randomized controlled trials. *Urology*. 2017;106:9–17.
16. Lum MJ, Rosen J, King H, et al. Teleoperation in surgical robotics—network latency effects on surgical performance. *Conf Proc IEEE Eng Med Biol Soc*. 2009;2009:6860–6863.
17. Wottawa CR, Genovese B, Nowroozi BN, et al. Evaluating tactile feedback in robotic surgery for potential clinical application using an animal model. *Surg Endosc*. 2016;30:3198–3209.
18. Prete FP, Pezzolla A, Prete F, et al. Robotic versus laparoscopic minimally invasive surgery for rectal cancer: a systematic review and meta-analysis of randomized controlled trials. *Ann Surg*. 2018;267:1034–1046.
19. Pettinari M, Navarra E, Noirhomme P, et al. The state of robotic cardiac surgery in Europe. *Ann Cardiothorac Surg*. 2017;6:1–8.
20. Yeung BP, Chiu PW. Application of robotics in gastrointestinal endoscopy: a review. *World J Gastroenterol*. 2016;22:1811–1825.
21. Bilgic E, Turkdogan S, Watanabe Y, et al. Effectiveness of telementoring in surgery compared with on-site mentoring: a systematic review. *Surg Innov*. 2017;24:379–385.
22. Lan L, Xia Y, Li R, et al. A fiber optoacoustic guide with augmented reality for precision breast-conserving surgery. *Light Sci Appl*. 2018;7:2.
23. Shen R, Zhang Y, Wang T. Indocyanine green fluorescence angiography and the incidence of anastomotic leak after colorectal resection for colorectal cancer: a meta-analysis. *Dis Colon Rectum*. 2018;61:1228–1234.
24. Vlek SL, van Dam DA, Rubinstein SM, et al. Biliary tract visualization using near-infrared imaging with indocyanine green during laparoscopic cholecystectomy: results of a systematic review. *Surg Endosc*. 2017;31:2731–2742.
25. Seol YJ, Kang HW, Lee SJ, et al. Bioprinting technology and its applications. *Eur J Cardiothorac Surg*. 2014;46:342–348.
26. Hashimoto DA, Rosman G, Rus D, et al. Artificial intelligence in surgery: promises and perils. *Ann Surg*. 2018;268:70–76.
27. Garcia-Martinez A, Vicente-Samper JM, Sabater-Navarro JM. Automatic detection of surgical haemorrhage using computer vision. *Artif Intell Med*. 2017;78:55–60.
28. Fatou B, Saudemont P, Leblanc E, et al. In vivo real-time mass spectrometry for guided surgery application. *Sci Rep*. 2016;6:25919.
29. Phelps DL, Balog J, Gildea LF, et al. The surgical intelligent knife distinguishes normal, borderline and malignant gynaecological tissues using rapid evaporative ionisation mass spectrometry (REIMS). *Br J Cancer*. 2018;118:1349–1358.
30. Canto MI, Anandasabapathy S, Brugge W, et al. In vivo endomicroscopy improves detection of Barrett's esophagus-related neoplasia: a multicenter international randomized controlled trial (with video). *Gastrointest Endosc*. 2014;79:211–221.
31. Carns J, Keahey P, Quang T, et al. Optical molecular imaging in the gastrointestinal tract. *Gastrointest Endosc Clin N Am*. 2013;23:707–723.
32. di Pietro M, Boerwinkel DF, Shariff MK, et al. The combination of autofluorescence endoscopy and molecular biomarkers is a novel diagnostic tool for dysplasia in Barrett's oesophagus. *Gut*. 2015;64:49–56.
33. Valdes PA, Roberts DW, Lu FK, et al. Optical technologies for intraoperative neurosurgical guidance. *Neurosurg Focus*. 2016;40:E8.
34. Gani F, Ford DE, Pawlik TM. Potential barriers to the diffusion of surgical innovation. *JAMA Surg*. 2016;151:403–404.
35. Marcus HJ, Payne CJ, Hughes-Hallett A, et al. Making the leap: the translation of innovative surgical devices from the laboratory to the operating room. *Ann Surg*. 2016;263:1077–1078.
36. Madani A, Gallix B, Pugh CM, et al. Evaluating the role of simulation in healthcare innovation: recommendations of the Simnovate Medical Technologies Domain Group. *BMJ Simul Technol Enhanc Learn*. 2017;3; S8–S14.
37. A prospective analysis of 1518 laparoscopic cholecystectomies. The Southern Surgeons Club. *N Engl J Med*. 1991;324:1073–1078.
38. Dawe SR, Windsor JA, Broeders JA, et al. A systematic review of surgical skills transfer after simulation-based training: laparoscopic cholecystectomy and endoscopy. *Ann Surg*. 2014;259:236–248.
39. Faulkner H, Regehr G, Martin J, et al. Validation of an objective structured assessment of technical skill for surgical residents. *Acad Med*. 1996;71:1363–1365.
40. Reedy GB, Lavelle M, Simpson T, et al. Development of the human factors skills for healthcare instrument: a valid and reliable tool for assessing interprofessional learning across healthcare practice settings. *BMJ Simul Technol Enhanc Learn*. 2017;3:135–141.
41. Ericsson KA, Krampe RT, Teschromer C. The role of deliberate practice in the acquisition of expert performance. *Psychol Rev*. 1993;100:363–406.
42. Fried GM, Feldman LS, Vassiliou MC, et al. Proving the value of simulation in laparoscopic surgery. *Ann Surg*. 2004;240:518–525; discussion 525–518.
43. Forster AJ, Asmis TR, Clark HD, et al. Ottawa Hospital Patient Safety Study: incidence and timing of adverse events in patients admitted to a Canadian teaching hospital. *CMAJ*. 2004;170:1235–1240.
44. Gawande AA, Zinner MJ, Studdert DM, et al. Analysis of errors reported by surgeons at three teaching hospitals. *Surgery*. 2003;133:614–621.

45. Rogers Jr SO, Gawande AA, Kwaan M, et al. Analysis of surgical errors in closed malpractice claims at 4 liability insurers. *Surgery*. 2006;140:25–33.
46. Way LW, Stewart L, Gantert W, et al. Causes and prevention of laparoscopic bile duct injuries: analysis of 252 cases from a human factors and cognitive psychology perspective. *Ann Surg*. 2003;237:460–469.
47. Madani A, Vassiliou MC, Watanabe Y, et al. What are the principles that guide behaviors in the operating room?: creating a framework to define and measure performance. *Ann Surg*. 2017;265:255–267.
48. Madani A, Watanabe Y, Bilgic E, et al. Measuring intra-operative decision-making during laparoscopic cholecystectomy: validity evidence for a novel interactive Web-based assessment tool. *Surg Endosc*. 2017;31:1203–1212.
49. Ferroli P, Tringali G, Acerbi F, et al. Brain surgery in a stereoscopic virtual reality environment: a single institution's experience with 100 cases. *Neurosurgery*. 2010;67:79–84.
50. Mutter D, Dallemagne B, Bailey C, et al. 3D virtual reality and selective vascular control for laparoscopic left hepatic lobectomy. *Surg Endosc*. 2009;23:432–435.

章 16

机器人手术

Yanghee Woo 和 Yuman Fong 原著
李路明 译 李心翔 审校

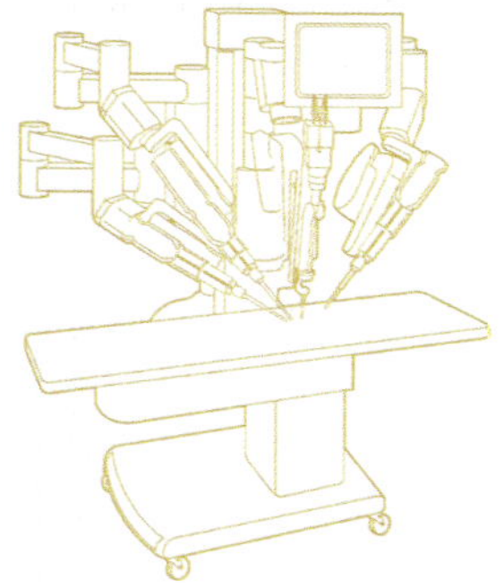

章目录

前言

机器人手术可以说是 21 世纪最具颠覆性的外科创新，或许也是最具赋能性的外科创新。机器人手术起源于军事技术，随着工业的发展和外科先驱们的支持，机器人正越来越多地替代腹腔镜手术应用于良性和恶性疾病的外科手术（框 16.1）。达·芬奇手术系统（Intuitive Surgical Inc.，Sunnyvale，CA）是商业化最成功的机器人系统，自 2000 年被美国食品和药品监督管理局（U.S. Food and Drug Administration，FDA）批准以来，外科医生已经在全世界范围内实施了超过 500 万例的机器人手术，并发表了超过 10 000 篇同行评审的文章，报道了其与开放手术、腹腔镜手术对比的安全性、可行性和有效性（图 16.1）。

机器人手术对腹腔镜手术的传统观念提出了挑战，在手术视野、显露方法、组织操控和器械用法领域有了新的变革。机器人手术系统采用“主从式”操作让外科医生对手术系统进行控制，该手术系统提供了增强的可视化、更好的灵活性和精确性以及复杂的关节器械，并且改善了人体工学。这一可供选择的微创手术（minimally invasive surgical，MIS）方式有望

框 16.1　常见机器人腹部手术列表

前肠 / 上腹部手术
- Hellerr 肌切开术
- 抗反流术
- 减重手术（胃分流术，袖套术）
- 食管胃切除术伴胃上拉术
- 胃癌根治性胃切除术（远端、全胃、D1 ＋和 D2 淋巴结切除术）
- 脾脏切除术

肝胰胆道手术
- 肝脏切除术（左外叶切除术，右叶切除术，右后区切除术）
- 胰腺切除术（胰十二指肠切除术、中央和远端胰腺切除术）
- 胆囊切除术（单纯的、根治性）

结直肠手术
- 右半结肠切除术
- 左半结肠切除术
- 低位前切除术加全肠系膜切除术
- 腹会阴联合直肠癌切除术

其他普外科手术
- 疝（腹股沟、腹侧切口、裂孔）
- 甲状腺切除术（经腋窝、耳后）

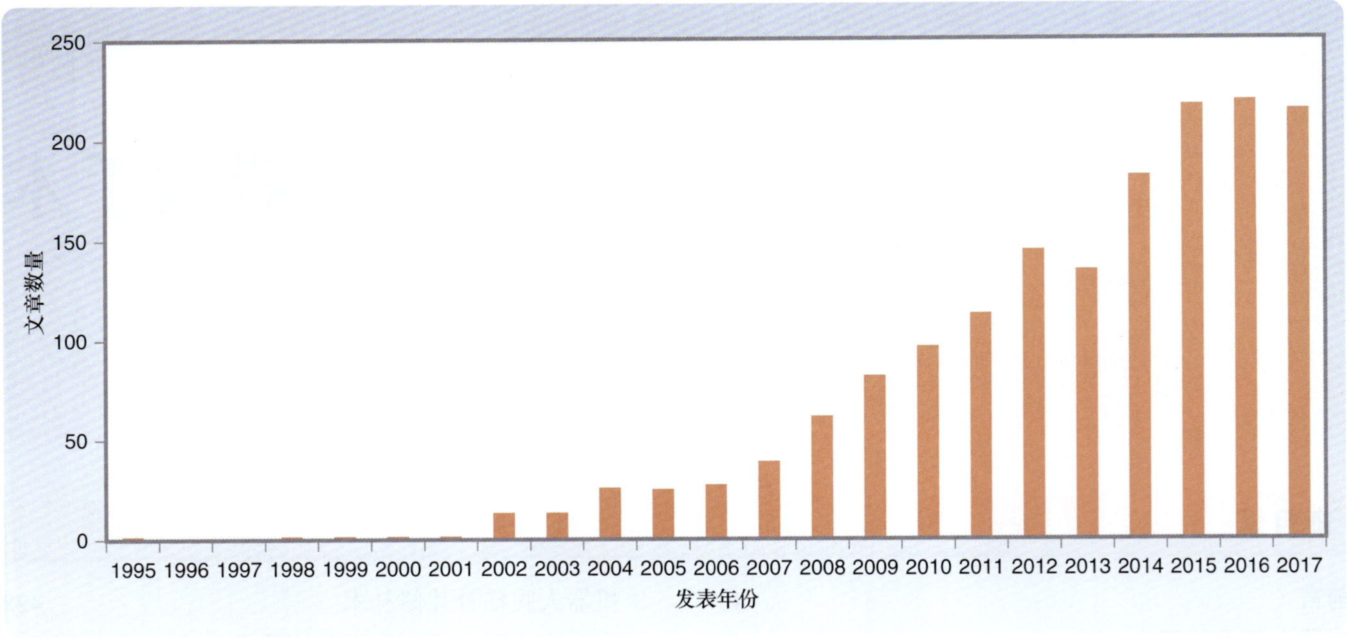

图 16.1 机器人手术方面同行评审的文章数量增加（PubMed 搜索“机器人手术，机器人辅助手术”）

克服腹腔镜手术的局限性并为不同的手术患者带来更多微创手术的益处。

作为传统腹腔镜手术的延伸，大量研究表明，与开腹手术相比，机器人辅助腹腔镜技术是安全可行的，并且在更小的切口、更轻的疼痛、更少的出血、更快的肠道功能恢复和整体恢复方面可提供微创手术优势，从而使患者获益。此外，评估术中肿瘤学参数的研究也支持机器人手术在恶性疾病（包括胃癌、结直肠癌、胰腺癌和肝癌）的治疗中可以安全使用。在癌症手术中，肿瘤学参数的评估包括切缘阴性状态、足够数量的淋巴结以及合理的淋巴结清扫范围。另一方面，其手术持续时间长和高昂的费用一直是机器人手术的问题。有关直肠切除术、胰十二指肠切除术、远端胰腺切除术和肝脏切除术的对比研究结果见表 16.1 至 16.4。

不足为奇的是，外科医生所体验到的机器人系统的技术优势尚没有充分的数据记载。很明显，在许多手术中，机器人手术的结果与经过数十年发展完善的腹腔镜手术的结果是相当的。不过，通过传统参数很难证明机器人手术优于腹腔镜手术。未来几年，易于适应、较短的学习曲线和人体工学方面的优势很可能会成为进入机器人手术的吸引力。随着高级微创手术技术的发展，导致腹腔镜手术的成本会增加，而机器人手术的应用和更多的机器人系统进入市场会使机器人手术的成本降低。因此，机器人手术的成本有望变得与腹腔镜手术的成本相似。随着外科医生将机器人技术融入临床实践，技术的发展使外科医生的手术操作能力提高和机器人手术的成本降低，机器人手术技术会更成熟，其优势可能会被重新定义。

下文我们将通过回顾机器人手术的历史介绍机器人手术的概况，让读者了解机器人手术的优缺点的研究结果以及机器人手术的安全性和有效性。在临床实践中，谁将使用机器人手术技术，机器人手术的应用将如何影响机器人手术领域和改变微创手术，这些都取决于外科医生如何应对这些挑战和抓住机器人技术提供的机遇，以改善外科患者（包括老年人和弱者）的预后[1-2]。

机器人手术的历史

机器人手术的概念是基于远程操作机器人，是在由美国国家航空航天局（National Aeronautics and Space Administration，NASA）和美国国防高级研究项目管理局在 20 世纪 70 年代资助的机器人研究基础上产生的[3]。手术机器人的最初目标是开发一种能够实现远程控制手术过程的系统，以及在危险或难以到达的地方代替床边外科医生，如在战场上和航空飞机上。在过去的半个世纪里，手术机器人的商业发展整合了机器人工程、计算机编程和微创手术的概念的进步。图 16.2 按时间顺序显示了手术机器人的最显著的发展。

值得注意的是，1992 年，Computer Motion Inc.（Goleta，CA）在 NASA-JPL 资助下，开发了自动最

表 16.1 近期腹腔镜与机器人全直肠系膜切除术重要结果的比较研究、随机对照试验和 meta 分析汇总 *

	研究特征	结果										
		患者人数		手术时间（分钟）			住院时间（天）			重要并发症发生率（%）CD Ⅲ～Ⅴ		
研究	研究设计	laTME	rTME	laTME	rTME	*P* 值	laTMEP	rTME	*P* 值	laTME	rTME	*P* 值
Baik SH, Ko YT, Kang CM, et al. Robotic tumor- specific mesorectal excision of rectal cancer: short-term outcome of a pilot randomized trial. Surg Endosc. 2008; 22: 1601-1608.	RT	18	18	204	217	NS	8.7±1.3	6.9±1.3	＜0.001	0.0%	0.0%	
Patriti A, Ceccarelli G, Bartoli A, et al. Short- and medium-term outcome of robot- assisted and traditional laparoscopic rectal resection. JSLS. 2009; 13: 176-183.	CCS	37	29	208	202	NS	9.6±6.9	11.9±7.5	NS	NR	NR	
Park JS, Choi GS, Lim KH, et al. Robotic-assisted versus laparoscopic surgery for low rectal cancer: case-matched analysis of short-term outcomes. Ann Surg Oncol. 2010; 17: 3195-3202.	MCC	82	41	169	232	＜0.001	9.4±2.9	9.9±4.2	NS	7.3%	9.8%	0.641
Bianchi PP, Ceriani C, Locatelli A, et al. Robotic versus laparoscopic total mesorectal excision for rectal cancer: a comparative analysis of oncological safety and short-term outcomes. Surg Endosc. 2010; 24: 2888-2894.	CCS	25	25	237	240	NS	6（4～20）	6.5（4～15）	NS	0.12	0.8%	
Baek JH, Pastor C, Pigazzi A. Robotic and laparoscopic total mesorectal excision for rectal cancer: a case-matched study. Surg Endosc. 2011; 25: 521-525.	MCC	41	41	315	296	NS	6.6（3～20）	6.5（2～33）	NS	NR	NR	
Kwak JM, Kim SH, Kim J, et al. Robotic vs laparoscopic resection of rectal cancer: short-term outcomes of a case-control study. Dis Colon Rectum. 2011; 54: 151-156.	MCC	59	59	228	270	＜0.001	NR	NR		NR	NR	
Park JS, Choi GS, Lim KH, et al. S052: a comparison of robot-assisted, laparoscopic, and open surgery in the treatment of rectal cancer. Surg Endosc. 2011; 25: 240-248.	CCS	123	52	—	—	—				4.9%	7.7%	0.331

表 16.1 近期腹腔镜与机器人全直肠系膜切除术重要结果的比较研究、随机对照试验和 meta 分析汇总 * （续）

	研究特征	结果										
		患者人数		手术时间（分钟）			住院时间（天）			重要并发症发生率（%） CD Ⅲ～Ⅴ		
研究	研究设计	laTME	rTME	laTME	rTME	P 值	laTMEP	rTME	P 值	laTME	rTME	P 值
Kim JY，Kim NK，Lee KY，et al. A comparative study of voiding and sexual function after total mesorectal excision with autonomic nerve preservation for rectal cancer：laparoscopic versus robotic surgery. Ann Surg Oncol. 2012；19：2485-2493.	CCS	39	30	—	—	—	NR	NR		NR	NR	
Kang J，Yoon KJ，Min BS，et al. The impact of robotic surgery for mid and low rectal cancer：a case-matched analysis of a 3-arm comparison—open，laparoscopic，and robotic surgery. Ann Surg. 2013；257：95-101.	MCC	165	165	277	309	＜ 0.001	13.5±9.2	10.8±5.5	＜ 0.001	NR	NR	
Park SY，Choi GS，Park JS，et al. Shortterm clinical outcome of robot-assisted intersphincteric resection for low rectal cancer：a retrospective comparison with conventional laparoscopy. Surg Endosc. 2013；27：48-55.	CCS	40	40	185	236	0.001	11.3±3.6	10.6±4.2	NS	2.5%	5.0%	1.0
D'Annibale A，Pernazza G，Monsellato I，et al. Total mesorectal excision：a comparison of oncological and functional outcomes between robotic and laparoscopic surgery for rectal cancer. Surg Endosc. 2013；27：1887-1895.	CCS	50	50	280	270	＜ 0.001	10（8～14）	（7.11）	0.034	NR	NR	
Barnajian M，Pettet D，3rd，Kazi E，et al. Quality of total mesorectal excision and depth of circumferential resection margin in rectal cancer：a matched comparison of the first 20 robotic cases. Colorectal Dis. 2014；16：603-609.	MCC	20	20	180	240	0.066	7（5～36）	（4～31）	NS	NR	NR	
Tam MS，Abbass M，Abbas MA. Roboticlaparoscopic rectal cancer excision versus traditional laparoscopy. JSLS. 2014；18：e2014.00020.	CCS	21	21	240	260	0.04	5（3～14）	（4～23）	0.05	NR	NR	
Cho MS，Baek SJ，Hur H，et al. Short and longterm outcomes of robotic versus laparoscopic total mesorectal excision for rectal cancer：a case-matched retrospective study. Medicine（Baltimore）. 2015；94：e522.	MCC	278	278	272	362	＜ 0.001	10.7±6.6	10.4±5.6	NS	12.2%	12.2%	1.0

Melich G, Hong YK, Kim J, et al. Simultaneous development of laparoscopy and robotics provides acceptable perioperative outcomes and shows robotics to have a faster learning curve and to be overall faster in rectal cancer surgery: analysis of novice MIS surgeon learning curves. Surg Endosc. 2015; 29: 558-568.	CCS	106	92	262	285		9.9（8.5 ～ 11.3）	9.6（8.3 ～ 11.0）		4.7%	6.5%	
Serin KR, Gultekin FA, Batman B, et al. Robotic versus laparoscopic surgery for mid or low rectal cancer in male patients after neoadjuvant chemoradiation therapy: comparison of short-term outcomes. J Robot Surg. 2015; 9: 187-194.	CCS	65	14	140	182		5（4 ～ 10）	（2 ～ 32）	NS	NR	NR	
Allemann P, Duvoisin C, Di Mare L, et al. Robotic-assisted surgery improves the quality of total mesorectal excision for rectal cancer compared to laparoscopy: results of a case-controlled analysis. World J Surg. 2016; 40: 1010-1016.	MCC	40	20	313	291	< 0.001	NR	NR		22.5%	20.0%	0.38
Kim YS, Kim MJ, Park SC, et al. Robotic versus laparoscopic surgery for rectal cancer after preoperative chemoradiotherapy: case-matched study of short-term outcomes. Cancer Res Treat. 2016; 48: 225-231.	MCC	66	33	277	441		13.1±12.8	10.9±6.2	NS	NR	NR	
Kim JC, Yu CS, Lim SB, et al. Comparative analysis focusing on surgical and early oncological outcomes of open, laparoscopy-assisted, and robot-assisted approaches in rectal cancer patients. Int J Colorectal Dis. 2016; 31: 1179-1187.	CCS	486	553	205	441	< 0.001	10.9±6.2	13.1±12.8		3.0%	3.0%	
Feroci F, Vannucchi A, Bianchi PP, et al. Total mesorectal excision for mid and low rectal cancer: laparoscopic vs robotic surgery. World J Gastroenterol. 2016; 22: 3602-3610.	CCS	58	53	192	342	< 0.001	8（5 ～ 53）	6（3 ～ 17）		17.2%	7.5%	0.297
Ramji KM, Cleghorn MC, Josse JM, et al. Comparison of clinical and economic outcomes between robotic, laparoscopic, and open rectal cancer surgery: early experience at a tertiary care center. Surg Endosc. 2016; 30: 1337-1343.	CCS	27	26	240	407	NS	11.3±13.7	7±3.4	NS	0.0%	12.0%	0.11

表 16.1 近期腹腔镜与机器人全直肠系膜切除术重要结果的比较研究、随机对照试验和 meta 分析汇总 *（续）

	研究特征	结果										
		患者人数		手术时间（分钟）			住院时间（天）			重要并发症发生率（%）CD Ⅲ～Ⅴ		
研究	研究设计	laTME	rTME	laTME	rTME	*P* 值	laTMEP	rTME	*P* 值	laTME	rTME	*P* 值
Shiomi A，Kinugasa Y，Yamaguchi T，et al. Robot-assisted versus laparoscopic surgery for lower rectal cancer：the impact of visceral obesity on surgical outcomes. Int J Colorectal Dis. 2016；31：1701-1710.	CCS	109	127	237	236		8.0（6～44）	7.0（6～29）	＜ 0.001	6.4%	3.1%	0.19
Yamaguchi T，Kinugasa Y，Shiomi A，et al. Robotic-assisted vs. conventional laparoscopic surgery for rectal cancer：short-term outcomes at a single center. Surg Today. 2016；46：957-962.	CCS	239	203	227	233	NS	9.3±6.7	7.3±2.3	＜ 0.001	NR	NR	
Colombo PE，Bertrand MM，Alline M，et al. Robotic versus laparoscopic total mesorectal excision（TME）for sphincter-saving surgery：is there any difference in the transanal TME rectal approach?：a single-center series of 120 consecutive patients. Ann Surg Oncol. 2016；23：1594-1600.	CCS	60	60	228	274	0.005	11（6～60）	12(6～27）	NS	20.0%	28.3%	0.246
Bedirli A，Salman B，Yuksel O. Robotic versus laparoscopic resection for mid and low rectal cancers. JSLS. 2016；20.	CCS	28	35	208	252	0.027	5.1±3.7	4.6±2.8	＞ 0.05	NR	NR	
Silva-Velazco J，Dietz DW，Stocchi L，et al. Considering value in rectal cancer surgery：an analysis of costs and outcomes based on the open，laparoscopic，and robotic approach for proctectomy. Ann Surg. 2017；265：960-968.	CCS	118	66	239	288	<0.001	6（3～33）	5（2～28）		NR	NR	
Lim DR，Bae SU，Hur H，et al. Long-term oncological outcomes of robotic versus laparoscopic total mesorectal excision of mid-low rectal cancer following neoadjuvant chemoradiation therapy. Surg Endosc. 2017；31：1728-1737.	CCS	64	74	312	364	0.033	NR	NR		NR	NR	
Kim J，Baek SJ，Kang DW，et al. Robotic resection is a good prognostic factor in rectal cancer compared with laparoscopic resection：long-term survival analysis using propensity score matching. Dis Colon Rectum. 2017；60：266-273.	CCS MCC	460 224	272 224	234 250	288 285	＜ 0.001 ＜ 0.002	14.4±19.2 13.8±10.9	13.2±13.5 13.5±14.1	NS NS	NR NR	NR NR	

Law WL, Foo DCC. Comparison of short-term and oncologic outcomes of robotic and laparoscopic resection for mid- and distal rectal cancer. Surg Endosc 2017; 31: 2798-2807.	CCS	171	220	225	260	＜ 0.003	6（2 ～ 83）	6（2 ～ 64）	NS	NR	NR	
Kim MJ, Park SC, Park JW, et al. Robotassisted versus laparoscopic surgery for rectal cancer: a phase II open label prospective randomized controlled trial. Ann Surg. 2018; 267: 243-251.	RCT	82	83	228	339	＜ 0.001	10.8（7.4）	10.3（3.4）	NS	5.4%	9.4%	0.227
Valverde A, Goasguen N, Oberlin O, et al. Robotic versus laparoscopic rectal resection for sphincter-saving surgery: pathological and short-term outcomes in a single-center analysis of 130 consecutive patients. Surg Endosc. 2017;31:4085–4091.	CCS	65	65	226	215	NS	12±10	11±8	NS	15.0%	23.0%	0.26
Harslof S, Stouge A, Thomassen N, et al. Outcome one year after robot-assisted rectal cancer surgery: a consecutive cohort study. Int J Colorectal Dis. 2017;32:1749–1758.	CCS	141	208	NR	NR			7(2 ～ 61)			NR	
Jayne D, Pigazzi A, Marshall H, et al. Effect of robotic-assisted vs conventional laparoscopic surgery on risk of conversion to open laparotomy among patients undergoing resection for rectal cancer: the ROLARR Randomized Clinical Trial. JAMA. 2017;318:1569–1580.	RCT	234	237	261	298		8.2±6.0	8.0±5.9			NR	NR

结果（续）

	中转开腹率（%）			全直肠系膜切除术的完成（%）			切缘周围阳性（%）			淋巴结取样		
研究	laTME	rTME	*P* 值	laTME	rTME	*P* 值	laTMEP	rTME	*P* 值	laTME	rTME	*P* 值
Baik SH, Ko YT, Kang CM, et al. Robotic tumorspecific mesorectal excision of rectal cancer: short-term outcome of a pilot randomized trial. Surg Endosc. 2008; 22: 1601–1608.	11.1%	0.0%	NS	72.2%	94.4%	NS	NR	NR		18(6 ～49)	22(9 ～42)	NS
Patriti A, Ceccarelli G, Bartoli A, et al. Shortand medium-term outcome of robotassisted and traditional laparoscopic rectal resection. JSLS. 2009; 13: 176–183.	18.9%	0.0%	NS	NR	NR		0.0%	0.0%		10.3±4	11.2±5	＞0.05

表 16.1 近期腹腔镜与机器人全直肠系膜切除术重要结果的比较研究、随机对照试验和 meta 分析汇总 *（续）

	结果（续）											
	中转开腹率（%）			全直肠系膜切除术的完成（%）			切缘周围阳性（%）			淋巴结取样		
	laTME	rTME	*P* 值	laTME	rTME	*P* 值	laTMEP	rTME	*P* 值	laTME	rTME	*P* 值
Park JS，Choi GS，Lim KH，et al. Roboticassisted versus laparoscopic surgery for low rectal cancer：case-matched analysis of short-term outcomes. Ann Surg Oncol. 2010；17：3195–3202.	0.0%	0.0%		NS	94.4%	76.5%	NS	NR	NR	20.0±9.1	17.4±10.6	NS
Bianchi PP，Ceriani C，Locatelli A，et al. Robotic versus laparoscopic total mesorectal excision for rectal cancer：a comparative analysis of oncological safety and short-term outcomes. Surg Endosc. 2010；24：2888–2894.	4.0%	0.0%		NR	NR		4.0%	0.0%	NS	18	17	NS
Baek JH，Pastor C，Pigazzi A. Robotic and laparoscopic total mesorectal excision for rectal cancer：a case-matched study. Surg Endosc. 2011；25：521–525.	22.0%	7.3%	NS	NR	NR		4.9%	2.4%	NS	13.1(3～33)	16.2(5～39)	NS
Kwak JM，Kim SH，Kim J，et al. Robotic vs laparoscopic resection of rectal cancer：short-term outcomes of a case-control study. Dis Colon Rectum. 2011；54：151–156.	3.4%	0.0%	NS	NR	NR		0.0%	1.7%	NS	20(12～27)	21(14～28)	NS
Park JS，Choi GS，Lim KH，et al. S052：a comparison of robot-assisted，laparoscopic，and open surgery in the treatment of rectal cancer. Surg Endosc. 2011；25：240–248.	0.0%	0.0%		NR	NR		2.4%	1.9%	NS	19.4±10.2	15.9±10.1	NS
Kim JY，Kim NK，Lee KY，et al. A comparative study of voiding and sexual function after total mesorectal excision with autonomic nerve preservation for rectal cancer：laparoscopic versus robotic surgery. Ann Surg Oncol. 2012；19：2485–2493.	NR	NR		94.9%	96.5%	NS	2.5%	6.0%	NS		–	
Kang J，Yoon KJ，Min BS，et al. The impact of robotic surgery for mid and low rectal cancer：a case-matched analysis of a 3-arm comparison—open，laparoscopic，and robotic surgery. Ann Surg. 2013；257：95–101.	1.8%	0.6%	NS	NR	NR		6.7%	4.2%	NS	15.0±9.4	15.6±9.1	NS

Park SY, Choi GS, Park JS, et al. Shortterm clinical outcome of robot-assisted intersphincteric resection for low rectal cancer: a retrospective comparison with conventional laparoscopy. Surg Endosc. 2013; 27: 48–55.	0.0%	0.0%	NS	NR	NR		5.0%	7.5%	NS	12.9±7.5	13.3±8.6	NS
D'Annibale A, Pernazza G, Monsellato I, et al. Total mesorectal excision: a comparison of oncological and functional outcomes between robotic and laparoscopic surgery for rectal cancer. Surg Endosc. 2013; 27: 1887–1895.	12.0%	0.0%	0.011	NR	NR		12.0%	0.0%	0.022	16.5±7.1	13.8±6.7	NS
Barnajian M, Pettet D, 3rd, Kazi E, et al. Quality of total mesorectal excision and depth of circumferential resection margin in rectal cancer: a matched comparison of the first 20 robotic cases. Colorectal Dis. 2014; 16: 603–609.	10.0%	0.0%	NS	95.0%	80.0%	NS	NR	NR		14(3～22)	11(4～18)	NS
Tam MS, Abbass M, Abbas MA. Roboticlaparoscopic rectal cancer excision versus traditional laparoscopy. JSLS. 2014; 18: e2014.00020.	0.0%	5.0%	NS	NR	NR		5.0%	0.0%	NS	17(8～40)	15(8～21)	0.03

	研究特征	结果										
										重要并发症发生率(%)		
	患者人数			手术时间(分钟)			住院时间(天)			CD Ⅲ～Ⅴ		
研究	研究设计	laTME	rTME	laTME	rTME	*P* 值	laTMEP	rTME	*P* 值	laTME	rTME	*P* 值
Cho MS, Baek SJ, Hur H, et al. Short and long-term outcomes of robotic versus laparoscopic total mesorectal excision for rectal cancer: a case-matched retrospective study. Medicine (Baltimore). 2015; 94: e522.	0.7%	0.4%	NS	NR	NR		4.7%	5.0%	NS	15±8	16±8	NS
Melich G, Hong YK, Kim J, et al. Simultaneous development of laparoscopy and robotics provides acceptable perioperative outcomes and shows robotics to have a faster learning curve and to be overall faster in rectal cancer surgery: analysis of novice MIS surgeon learning curves. Surg Endosc. 2015; 29: 558-568. 3.8%	3.8%	1.1%	NR	NR		2.8%	3.3%		17(15～20)	16(14～18)		

表 16.1 近期腹腔镜与机器人全直肠系膜切除术重要结果的比较研究、随机对照试验和 meta 分析汇总 *（续）

	研究特征	结果								重要并发症发生率（%）		
	患者人数			手术时间（分钟）			住院时间（天）			CD Ⅲ～Ⅴ		
研究	研究设计	laTME	rTME	laTME	rTME	*P* 值	laTMEP	rTME	*P* 值	laTME	rTME	*P* 值
Serin KR, Gultekin FA, Batman B, et al. Robotic versus laparoscopic surgery for mid or low rectal cancer in male patients after neoadjuvant chemoradiation therapy: comparison of short-term outcomes. J Robot Surg. 2015; 9: 187-194.3.0%	3.0%	0.0%		80.0%	100.0%	NS	NR	NR		32（17～56）	23（4～67）	0.008
Allemann P, Duvoisin C, Di Mare L, et al. Robotic-assisted surgery improves the quality of total mesorectal excision for rectal cancer compared to laparoscopy: results of a case-controlled analysis. World J Surg. 2016; 40: 1010-1016.20.0%	20%	5.0%	NS	55.0%	95.0%	0.0003	25.0%	10.0%	NS	24±14	20±7	NS
Kim YS, Kim MJ, Park SC, et al. Robotic versus laparoscopic surgery for rectal cancer after preoperative chemoradiotherapy: casematched study of short-term outcomes. Cancer Res Treat. 2016; 48: 225-231.	0.0%	6.1%	NS	91.0%	97.0%	NS	6.7%	16.1%	NS	22.3±11.7	21.6±11.0	NS
Kim JC, Yu CS, Lim SB, et al. Comparative analysis focusing on surgical and early oncological outcomes of open, laparoscopyassisted, and robot-assisted approaches in rectal cancer patients. Int J Colorectal Dis. 2016; 31: 1179-1187.	0.0%	6.1%		NR	NR		1.1%	1.5%	NS	23.2±10	20.9±8.5	<0.001
Feroci F, Vannucchi A, Bianchi PP, et al. Total mesorectal excision for mid and low rectal cancer: laparoscopic vs robotic surgery. World J Gastroenterol. 2016; 22: 3602-3610.	1.7%	3.8%	NS	NR	NR		1.7%	1.9%	NS	18（4～49）	11（3～27）	<0.001
Ramji KM, Cleghorn MC, Josse JM, et al. Comparison of clinical and economic outcomes between robotic, laparoscopic, and open rectal cancer surgery: early experience at a tertiary care center. Surg Endosc. 2016; 30: 1337-1343.	37.0%	12.0%	NS	44.0%	60.0%	NS	0.0%	0.0%		16.7±6.8	16.8±7.7	NS
Shiomi A, Kinugasa Y, Yamaguchi T, et al. Robot-assisted versus laparoscopic surgery for lower rectal cancer: the impact of visceral obesity on surgical outcomes. Int J Colorectal Dis. 2016; 31: 1701-1710.	0.9%	0.0%	NS	NR	NR		0.9%	0.0%	NS	26.0（11～60）	26.0（7～63）	NS

Yamaguchi T, Kinugasa Y, Shiomi A, et al. Robotic-assisted vs. conventional laparoscopic surgery for rectal cancer: short-term outcomes at a single center. Surg Today. 2016; 46: 957-962.	3.3%	0.0%	0.009	NR	NR		NR	NR		30.0±10.3	29.3±11.8	NS
Colombo PE, Bertrand MM, Alline M, et al. Robotic versus laparoscopic total mesorectal excision (TME) for sphincter-saving surgery: is there any difference in the transanal TME rectal approach?: a single-center series of 120 consecutive patients.Ann Surg Oncol. 2016; 23: 1594-1600.	4.8%	3.2%	NS	90.0%	93.3%	NS	90.0%	93.3%	NS	15（6～71）	19（6～68）	NS
Bedirli A, Salman B, Yuksel O. Robotic versus laparoscopic resection for mid and low rectal cancers. JSLS. 2016; 20.	NR	NR		NR	NR		3.6%	2.9%	>0.05	27±11	23±8	NS
Silva-Velazco J, Dietz DW, Stocchi L, et al. Considering value in rectal cancer surgery: an analysis of costs and outcomes based on the open, laparoscopic, and robotic approach for proctectomy. Ann Surg. 2017; 265: 960-968.	15.4%	9.1%	NS	90.4%	89.4%	NS	3.4%	7.6%	NS	22（7～106）	24（3～129）	NS
Lim DR, Bae SU, Hur H, et al. Long-term oncological outcomes of robotic versus laparoscopic total mesorectal excision of mid-low rectal cancer following neoadjuvant chemoradiation therapy. Surg Endosc. 2017; 31: 1728-1737.	6.4%	1.4%	NS	98.4%	95.9%	NS	1.6%	4.0%	NS	11.6±6.9	14.7±6.5	NS
Kim J, Baek SJ, Kang DW, et al. Robotic resection is a good prognostic factor in rectal cancer compared with laparoscopic resection: long-term survival analysis using propensity score matching. Dis Colon Rectum. 2017; 60: 266-273.	0.9% 0.9%	0.0% 0.0%	NS	NR NR	NR NR		3.5% 4.9%	5.5% 4.0%	NS NS	19.7±12.3 20.2±12.1	21.7±14.3 21.0±14.4	0.049 NS
Law WL, Foo DCC. Comparison of short-term and oncologic outcomes of robotic and laparoscopic resection for mid- and distal rectal cancer. Surg Endosc. 2017; 31: 2798-2807.	3.5%	0.8%	NS	NR	NR		8.2%	4.1%	NS	12	14	0.002
Kim MJ, Park SC, Park JW, et al. Robot- assisted versus laparoscopic surgery for rectal cancer: a phase II Open Label prospective randomized controlled trial. Ann Surg. 2018; 267: 243-251.	0.0%	1.5%	NS	78.1%	80.3%	NS	5.5%	6.1%	NS	18（7～59）	15（4～40）	

表 16.1 近期腹腔镜与机器人全直肠系膜切除术重要结果的比较研究、随机对照试验和 meta 分析汇总 *（续）

	研究特征	结果										
										重要并发症发生率（%）		
	患者人数			手术时间（分钟）			住院时间（天）			CD Ⅲ～V		
研究	研究设计	laTME	rTME	laTME	rTME	*P* 值	laTMEP	rTME	*P* 值	laTME	rTME	*P* 值
Valverde A，Goasguen N，Oberlin O，et al. Robotic versus laparoscopic rectal resection for sphincter-saving surgery：pathological and short-term outcomes in a single-center analysis of 130 consecutive patients. Surg Endosc. 2017；31：4085-4091.	7.0%	5.0%	0.044	82.0%	88.0%	NS	89.0%	6.0%	NS	17±9	19±10	
Harslof S，Stouge A，Thomassen N，et al. Outcome one year after robot-assisted rectal cancer surgery：a consecutive cohort study. Int J Colorectal Dis. 2017；32：1749-1758.	21.0%	31.0%	0.06	NR	NR			7.0%			20（6～47）	
Jayne D，Pigazzi A，Marshall H，et al. Effect of robotic-assisted vs conventional laparoscopic surgery on risk of conversion to open laparotomy among patients undergoing resection for rectal cancer：the ROLARR Randomized Clinical Trial. JAMA. 2017；318：1569-1580.	12.2%	8.1%	NS	77.6%	76.4%	NS	6.3%	5.1%	NS	24.1±12.9	23.2±12.0	

CCS：病例对照研究；CD Ⅲ～V：Clavien-Dindo Ⅲ～V类手术并发症；laTME：腹腔镜全直肠系膜切除术；MCC：匹配病例对照；NR：未报告；NS：无显著性；RCT：随机对照试验；RT：回顾性试验；rTME：机器人全直肠系膜切除术。

* 在性别和体重指数方面，未观察到 laTME 和 rTME 之间的显著差异。

表 16.2　比较机器人与开放性胰十二指肠切除术的研究的选定结果

研究	研究设计	方法	病例数	手术时间（分钟）	估计失血量（毫升）	住院时间（天）	并发症（主要）	死亡率
Baker EH，Ross SW，Seshadri R，et al. Robotic pancreaticoduodenectomy：comparison of complications and cost to the open approach. Int J Med Robot. 2016；12：554-560.	回顾性	RPD	22	454（294 ～ 529）	425（50 ～ 2200）	7（4 ～ 25）	40.7%（13.6%）	0
	队列	OPD	49	364（213 ～ 948）	650（150 ～ 6100）	9（5 ～ 48）	67.4%（20.4%）	4.1%
				$P = 0.035$	$P = 0.42$	NS	$P = 0.036$*	NS
Zureikat AH，Postlewait LM，Liu Y，et al. A multiinstitutional comparison of perioperative outcomes of robotic and open pancreaticoduodenectomy. Ann Surg. 2016；264：640-649.	回顾性	RPD	211	402（257 ～ 685）	200（30 ～ 4500）	8（4 ～ 58）	NA（23.7%）†	1.9%
	比较	OPD	817	300（107 ～ 840）	300（20 ～ 7350）	8（4 ～ 148）	NA（23.9%）	2.82%
				$P < 0.001$	$P < 0.001$	NS	NS	NS
Boggi U，Napoli N，Costa F，et al. Roboticassisted pancreatic resections. World J Surg. 2016；40：2497-2506.	回顾性	RPD	83	527±166	NA	17（14 ～ 26）	74%（18.1%）	1.2%
		OPD	36	425.3±93	NA	14（13 ～ 28）	78%（11.2%）	0
				$P < 0.0001$		$P = 0.06$	NS	NS
Chen S，Chen JZ，Zhan Q，et al. Robotassisted laparoscopic versus open pancreaticoduodenectomy：a prospective，matched，mid-term follow-up study. Surg Endosc. 2015；29：3698-3711.	NR	2010—2012				全 RPD	全 RPD	全 RPD
	前瞻性	RPD	40	445±88	500（310 ～ 738）	20±7.4	35%（11.7%）	1.7%
		OPD	80	322±73	500（400 ～ 800）	全 OPD	全 OPD	全 OPD
				$P < 0.001$	NS	25±11.2	40%（13.3%）	2.5%
		2013				$P = 0.002$	NS	NS
		RPD	20	340±98	200（100 ～ 450）			
		OPD	40	324±92	500（300 ～ 700）			
				NS	$P = 0.002$			
Bao PQ，Mazirka PO，Watkins KT. Retrospective comparison of robot-assisted minimally invasive versus open pancreaticoduodenectomy for periampullary neoplasms. J Gastrointest Surg. 2014；18：682-689.	回顾性	RPD	28	431（340 ～ 628）	100（50 ～ 300）	7.4（5.5 ～ 17.1）	NS	7%
		OPD	28	410（190 ～ 621）	300（100 ～ 800）	8.1（6.5 ～ 15.3）	B/C 级 PF	7%
				$P = 0.038$	$P = 0.0001$	NS	SSI	NS
Lai EC，Yang GP，Tang CN. Robot-assisted laparoscopic pancreaticoduodenectomy versus open pancreaticoduodenectomy—a comparative study. Int J Surg. 2012；10：475-479.	回顾性	RPD	20	719±186	247（50 ～ 889）	13.7±6.1	50%	0
		OPD	67	265±64	774（50 ～ 8000）	25.8±23	49%	3%
				$P = 0.01$	$P = 0.03$	$P = 0.02$	NS	NS

表 16.2 比较机器人与开放性胰十二指肠切除术的研究的选定结果（续）

研究	研究设计	方法	病例数	手术时间（分钟）	估计失血量（毫升）	住院时间（天）	并发症（主要）	死亡率
Chalikonda S, Aguilar-Saavedra JR, Walsh RM. Laparoscopic robotic-assisted pancreaticoduodenectomy: a case-matched comparison with open resection. Surg Endosc. 2012; 26: 2397-2402.	前瞻性	RPD	30	476	485	9.8	30%	4%
		OPD	30	366	775	13.3	43%	0
				$P = 0.0005$	NS	$P = 0.043$	NS	NS
Zhou NX, Chen JZ, Liu Q, et al. Outcomes of pancreatoduodenectomy with robotic surgery versus open surgery. Int J Med Robot. 2011; 7: 131-137.	回顾性	RPD	8	719±187	154±43	16.4±4.1	25%	0
	病例匹配	OPD	8	420±127	210±53	24±7	75%	12.5%
				$P = 0.011$	$P = 0.045$	$P = 0.04$	$P = 0.05$	$P = 0.05$
Buchs NC, Addeo P, Bianco FM, et al. Robotic versus open pancreaticoduodenectomy: a comparative study at a single institution. World J Surg. 2011; 35: 2739-2746.	回顾性	RPD	44	444±93.5	387±334	13±17.5	36.4%	4.5%
	比较	OPD	39	559±135	827±439	14±6 9.5	48.7%	2.6%
				$P = 0.0001$	$P = 0.0001$	NS	NS	NS

NA：不可用；NR：未报告；NS：无显著性；OPD：开放性胰十二指肠切除术；PF：胰瘘；RPD：机器人胰十二指肠切除术；SSI：手术部位感染。

* 在胃排空延迟、边缘性溃疡、胰瘘、吻合口瘘、尿路感染、深静脉血栓形成、肺栓塞、肺炎、脓毒症方面无差异；主要由手术部位感染引起的差异：26.5% 对 0（$P = 0.007$）。研究发现，在机器人胰十二指肠切除术中，B/C 级胰瘘发生率有统计学上的增加：13.7% 对 9.1%（$P = 0.04$）。

表 16.3 比较机器人与腹腔镜及开放性远端胰腺切除术的研究结果

研究	研究设计	病例数	体重指数	适应证 % PDAC/PNET/IPMN/MC	手术时间（分钟）	估计失血量（毫升）	保脾	中转开腹率	住院时间（天）	瘘（分级 B～C）	主要发病率和死亡率
Waters JA, Canal DF, Wiebke EA, et al. Robotic distal pancreatectomy: cost effective? Surgery. 2010; 148: 814-823.	回顾性	17	NA	0/29/35/18	298	279	65	12*	4	NA	18/0
	机器人	18		11/28/11/17	224	667	28	11	6		33/0
	腹腔镜	22		50/18/18/9	234	681	14	—	8		18/0
	开放性				$P = 0.01$	$P = 0.17$	$P = 0.04$	NS	$P = 0.04$		$P = 0.4$
Kang CM, Choi SH, Hwang HK, et al. Minimally invasive (laparoscopic and robot-assisted) approach for solid pseudopapillary tumor of the distal pancreas: a single-center experience. J Hepatobiliary Pancreat Sci. 2011; 18: 87-93.	回顾性	20	24.2	0/15/10/25	349	372	95	NA	7.1	NA	18/0
		25	23.4	0/12/40/8	258	420	64		7.3		16/0
					$P=0.024$	NS	$P = 0.27$		NS		NS
Daouadi M, Zureikat AH, Zenati MS, et al. Robot-assisted minimally invasive distal pancreatectomy is superior to the laparoscopic technique. Ann Surg. 2013; 257: 128-132.	回顾性	30	27.9	43/27/17/13	293	150		0	6	26	20
		94	29.0	15/22/12/31	372	150		16	7	17	14
					$P = 0.01$	NS		$P < 0.05$		NS	NS

Duran H，Ielpo B，Caruso R，et al. Does robotic distal pancreatectomy surgery offer similar results as laparoscopic and open approach? A comparative study from a single medical center.Int J Med Robot. 2014；10：280-285.	回顾性	16	NA	56/25/12/0	315	NA	13	13	8	0	0
	机器人	18		44/27/0/0	250		12	27	19.1	11	44
	腹腔镜	13		46/30/15/0	366			—	20.4	15	8
	开放性				NS		NS	NS	$P=0.035$	NS	$P=0.014$
Butturini G，Damoli I，Crepaz L，et al. A prospective non-randomised singlecenter study comparing laparoscopic and robotic distal pancreatectomy. Surg Endosc. 2015；29：3163-3170.	PNRCT	22	25.3	14/4/0/3	265	NA	27	4.5	7	3	
		21	24.2	10/4/0/3	195		19	4.9	7	4	
							$P=0.78$	$P=0.84$	$P=0.84$	$P=0.61$	
Lee SY，Allen PJ，Sadot E，et al. Distal pancreatectomy：a single institution' s experience in open，laparoscopic，and robotic approaches. J Am Coll Surg. 2015；220：18-27.	回顾性	37	28.7	11/21/11/16	213	193	8	38	5	8	43/0
		131	28.2	15/31/14/12	193	262	22	31	5	8	33/0
		637	28.4	39/23/6/4	185	596	14	—	7	12	35/0.6
				$P < 0.05$	$P < 0.05$	$P < 0.05$	$P = 0.02$		$P=0.16$	$P=0.45$	$P=0.26$
Chen S，Zhan Q，Chen JZ，et al. Robotic approach improves spleen-preserving rate and shortens postoperative hospital stay of laparoscopic distal pancreatectomy：a matched cohort study. Surg Endosc. 2015；29：3507-3518.	PNRCT	69	24.6	23（恶性）	200	100	45/47	0	14.7	32	10/0
		50	24.6	23（恶性）	150	290	13/33	6	12.9	24.6	9/0
					$P<0.001$	$P<0.001$	$P<0.001$	$P=0.072$	$P=0.023$	$P = 0.376$	$P=0.808$
Lai EC，Tang CN. Robotic distal pancreatectomy versus conventional laparoscopic distal pancreatectomy：a comparative study for short-term outcomes. Front Med. 2015；9：356-360.	回顾性	17	23.5	65	221.4	100.3	52.9	NA	14	35	39/0
		18	11.1	78	173.6	268.3	38.9		11	28	47/0
					$P=0.026$	$P=0.290$	$P=0.505$		$P=0.46$	$P=0.73$	$P=73$

IPMN：导管内乳头状黏液性肿瘤；MCN：黏液性囊性肿瘤；NA：不可用；NS：无显著性；PDAC：胰腺导管腺癌；PNET：胰腺神经内分泌肿瘤；PNRCT：前瞻性非随机临床试验。

表 16.4 评估机器人与腹腔镜肝脏切除术的比较研究结果

研究	研究类型	手术方式	切除类型	病例数	肿瘤大小（cm）	恶性 / 良性	手术时间（分钟）	估计失血量（ml）	住院时间（天）	并发症（主要）	中转开腹
Berber E，Akyildiz HY，Aucejo F，et al. Robotic versus laparoscopic resection of liver tumours. HPB（Oxford）. 2010；12：583-586.	回顾性比较	RLR	Minor	9	3.2±1.3	9/0	259±28	136±61	NA	1（NA）	1
		LLR		23	2.9±1.3	23/0	234±16	155±54	NA	4（NA）	0
Ji WB，Wang HG，Zhao ZM，et al. Robotic-assisted laparoscopic anatomic hepatectomy in China：initial experience. Ann Surg. 2011；253：342-348.	回顾性病例对照	RLR	Major 和 minor	13	6.4（1.8～12）	8/5	338±167	NA	NA	1（0）	0
		LLR		20	NA	NA	130±43	NA		2（0）	2
Wu YM，Hu RH，Lai HS，et al. Robotic-assisted minimally invasive liver resection. Asian J Surg. 2014；37：53-57.	回顾性比较	RLR	Major 和 minor	38	6.3±1.7	38/0	380±166	325±480	7.9±4.7	3（NA）	2
		LLR		41	2.5±1.6	41/0	227±80	173±165	7.2±4.4	4（NA）	5
Yu YD，Kim KH，Jung DH，et al. Robotic versus laparoscopic liver resection：a comparative study from a single center. Langenbecks Arch Surg.2014;399：1039-1045.	回顾性比较	RLR	Major 和 minor	13	3.1 1.6	10/3	241±69	389±65	7.8±2.3	0（NA）	0
		LLR		17	3.5 1.8	5/12	292±85	343±85	9.5±3.0	2（NA）	0
Tsung A，Geller DA，Sukato DC，et al. Robotic versus laparoscopic hepatectomy：a matched comparison. Ann Surg. 2014；259：549-555.	回顾性病例对照	RLR	Major 和 minor	57	3.2（2.1～5.0）	26/10	253±44	200±77	4.1±0.6	11（1）	4
		LLR		114	3.5（2.0～6.0）	54/18	199±21	100±50	4.0±0.3	29（1）	10
Tranchart H，Ceribelli C，Ferretti S，et al. Traditional versus robot-assisted full laparoscopic liver resection：a matched-pair comparative study. World J Surg. 2014；38：2904-2909.	回顾性比较	RLR	Minor	28	3.5（0.6～11.5）	13/15	236±109	562±589	7.0±3.5	5（3）	4
		LLR		28	4.0（0.6～13.0）	11/17	197±98	331±323	15.5±12.3	6（3）	2
Spampinato MG，Coratti A，Bianco L，et al. Perioperative outcomes of laparoscopic and robot-assisted major hepatectomies：an Italian multiinstitutional comparative study. Surg Endosc 28：2973-2979.	回顾性比较	RLR	Major	25	NA	NA	456±121	625±450	10.5±4.5	4（1）	1
		LLR		25	NA	NA	375±105	513±288	10.2±4.3	9（3）	1
Montalti R，Scuderi V，Patriti A，et al. Robotic versus laparoscopic resections of posterosuperior segments of the liver：a propensity scorematched comparison. Surg Endosc. 2016；30：1004-1013.	回顾性病例对照	RLR	Minor	36	4.4±3.1	NA	306±182	415±414	6.0±2.9	13（4）	6
		LLR		72	5.0±3.5	NA	295±107	437±523	4.9±3.0	16（5）	7

Lee KF, Cheung YS, Chong CC, et al. Laparoscopic and robotic hepatectomy: experience from a single centre. ANZ J Surg. 2016; 86: 122-126.	回顾性	RLR	Major 和 minor	70	2.5（0.6～9.0）	56/16	305±131	675±625	8.5±5.0	8（NA）	4
	比较	LLR		66	2.5（1.0～12.0）	57/9	260±78	453±401	6.8±3.3	3（NA）	8
Kim JK, Park JS, Han DH, et al. Robotic versus laparoscopic left lateral sectionectomy of liver. Surg Endosc. 2016; 30: 4756-4764.	回顾性	RLR	Minor	12	2.3（2.0～3.6）	7/5	404±139	225±43	7.3±1.1	3（2）	NA
	比较	LLR		31	2.4（1.7～3.0）	24/7	246±101	150±94	6.8±0.8	6（3）	NA
Lai EC, Tang CN. Long-term survival analysis of robotic versus conventional laparoscopic hepatectomy for hepatocellular carcinoma: a comparative study. Surg Laparosc Endosc Percutan Tech. 2016; 26: 162-166.	回顾性	RLR	Major 和	100	3.3±1.9	100/0	207±77	335±583	7.3±5.3	14（NA）	4
	比较	LLR	minor	35	2.7±1.3	35/0	134±42	335±583	7.1±2.6	7（NA）	2
Croner RS, Perrakis A, Hohenberger W, et al. Robotic liver surgery for minor hepatic resections: a comparison with laparoscopic and open standard procedures. Langenbecks Arch Surg. 2016; 401: 707-714.	回顾性	RLR	Minor	10	4.8（2.9～10.5）	10/0	321±93	NA	NA	5（0）	NA
	对照研究	LLR		19	4.1（1.8～8.5）	15/4	242±93	NA	NA	6（0）	NA
Magistri P, Tarantino G, Guidetti C, et al. Laparoscopic versus robotic surgery for hepatocellular carcinoma: the first 46 consecutive cases. J Surg Res. 2017; 217: 92-99.	回顾性	RLR	Major 和	22	3.4±1.4	22/0	318±114	588±432	5.1±2.4	15（2）	0
	比较	LLR	minor	24	2.7±1.1	24/0	211±8	464±293	6.2±2.6	24（3）	4
Fruscione M, Pickens R, Baker EH, et al. Robotic-assisted versus laparoscopic major liver resection: analysis of outcomes from a single center. HPB (Oxford). 2019; 21: 906-911.	回顾性	RLR	Major	57	NA	37/22	194（152～255）	250（125～255）	4（3～5）	16（4）	NA
	比较	LLR		116	NA	54/62	204（149～280） $P = 0.189$	400（150～750） $P = 0.129$	5（3～6） $P = 0.136$	41（11） $P = 0.339$	NA

LLR：腹腔镜肝脏切除术；NA：不可用；RLR：机器人肝脏切除术。
变量的平均值用标准差表示；变量的范围用中位数表示。

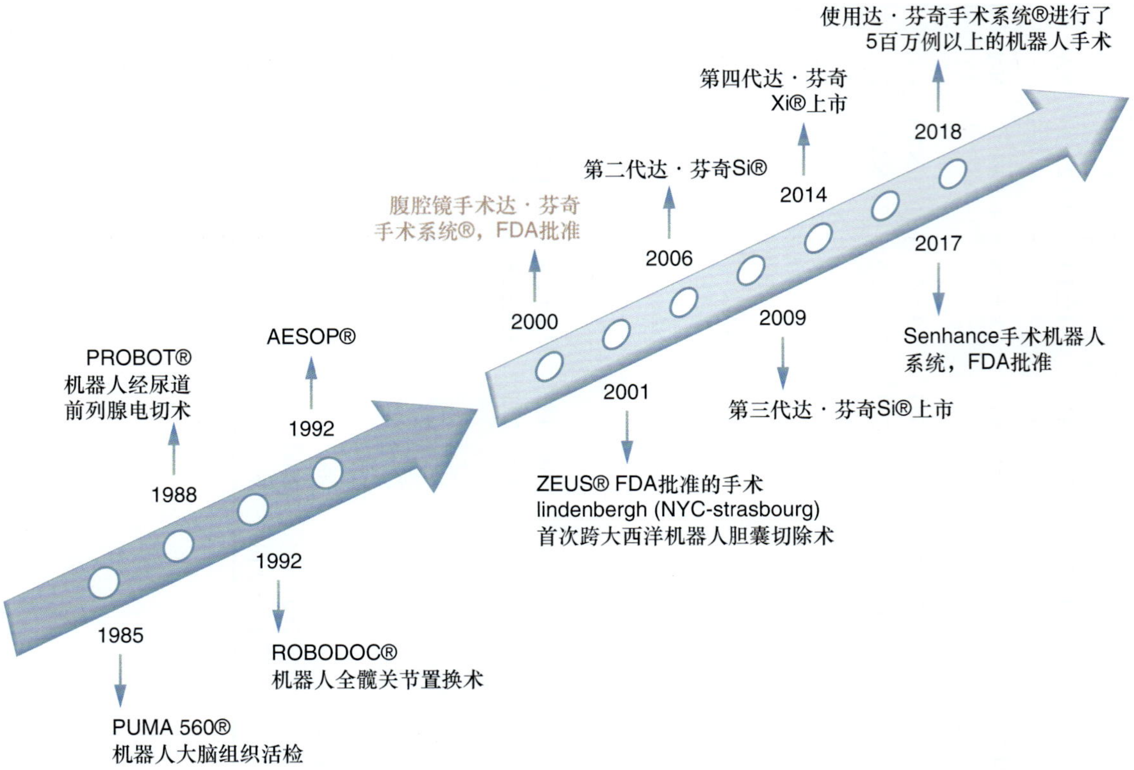

图 16.2 机器人手术发展的重要日期

优定位内镜系统（Automated Endoscopic System for Optimal Positioning，AESOP），这是第一个获得 FDA 批准的商用机器人，可使外科医生在手术过程中指挥和操作腹腔镜镜头。由于增加了能够由外科医生远程控制的三个臂，AESOP 系统很快就发展为宙斯机器人外科手术系统[4]。在 2002 年，Jacques Marescaux 及其团队使用这种新型机器人系统进行了 1 例具有里程碑意义的远程机器人手术[4]。他们成功完成了第 1 例跨大西洋的机器人辅助的胆囊切除术，手术中外科医生坐在位于纽约市的机器人操控台，而“患者侧”机器人系统则位于法国斯特拉斯堡[4]。

2003 年，Computer Motion Inc. 与直觉手术机器人公司（Intuitive Surgical Inc.）合并后，宙斯机器人手术系统停产，达·芬奇手术系统（the da Vinci Surgical Systems）（Intuitive Surgical，Sunnyvale，CA）开始在机器人辅助腹腔镜腹部手术领域占据主导地位。自 2000 年 FDA 批准直觉手术机器人公司的达·芬奇标准系统以来，达·芬奇手术系统已经更新了三代：S 系统（2003）、Si 系统（2009）和 Xi 系统（2014），每一代具备的功能都越来越复杂和先进。截至 2018 年 3 月，达·芬奇机器人手术系统已安装了 4500 多台，其中 50% 以上的机器人手术是在美国进行的[5]。

最初的机器人手术系统是为心脏搭桥手术设计的，但未能获得心脏外科医生的认可。后来是泌尿科医生将其应用推广到前列腺切除术，最终应用机器人手术系统进行的前列腺切除术占据了 90% 以上的前列腺切除术市场份额。在泌尿外科和妇科，使用机器人已经成为标准的实践以及日常实践和培训的一部分。最近，随着 Xi 系统的问世，机器人手术正加速应用于复杂的腹部手术中，超过了腹腔镜应用的速度。

本章的其余部分介绍了机器人手术平台（达·芬奇 Si 和 Xi 机器人系统）的相关内容。我们回顾了一些机器人手术的临床结果、适应证、患者选择以及手术步骤：机器人远端胃癌根治术加 D2 淋巴结切除术，机器人肝后段切除术，机器人低位前切除术加全直肠系膜切除术（TME），机器人远端胰腺切除术，以及机器人腹疝修补术。

机器人手术的准备

准备和培训是将机器人手术应用于临床实践并成为成功的机器人外科医生的关键。在开始任何机器人手术前，外科医生应：①了解机器人手术系统，其特征和功能，最佳的器械选择及其使用；②建立安全高效的机器人手术室；③研究机器人手术的必要的程序和详细步骤；④了解机器人手术相关的现有文献。

了解达 · 芬奇 Si 和 Xi 手术系统

达·芬奇 Si 和 Xi 手术系统是由外科医生控制台、带机械臂的患者侧手术车和视频车组成。Intuitive 网站（www.intuitive.com）提供了一个全面的基于网络的学习模块，以便用户熟悉达·芬奇手术系统。与开放手术和腹腔镜手术不同，主刀手术医生在手术过程中不需要刷手，因为外科医生是坐在离患者床边不远的控制台处。外科医生可以通过主控制台完全控制机器人的工作和仪器的移动。在整个手术过程中，外科医生的手–眼–足要协调一致，无缝控制机器人的四个臂和附属器械。

与腹腔镜手术相比，机器人手术平台可为外科医生提供多种技术优势：①手术可视化增强；②能控制四个臂；③器械运动的精度提高；④更精密的关节解剖、切割、结扎、缝合和钉合的带关节器械。**增强的手术可视化**是由一台高清三维摄像头提供的，可将手术解剖结构放大 10 倍，摄像机的运动可稳定控制，具备近红外荧光开–关功能以及多视图功能，它们分别由 Firefly 和 Tilepro 提供。Firefly 提供术中荧光引导的手术解剖结构识别，包括肝脏灌注、血管灌注、淋巴结和淋巴引流。Tilepro 程序提供多显示器成像功能，使外科医生在手术过程中可以在控制台上同时实时查看其他图像，如术中超声、内镜和放射影像。

器械运动的精度是由一个振动滤波器和有 7 个自由度的腕式功能来提供的。在机器人手术过程中，外科医生可以使用一些**复杂的手术器械**，包括具有或不具有剪线功能的腕式持针器，腕式能量器械（双极能量闭合和切割功能），具有单极和双极功能的切割器械，具有智能闭合技术和术中反馈的腕式吻合器（长度为 30 mm、45 mm 和 60 mm），以及无关节功能的超声刀。

最后，为了便于培训，Si 和 Xi 系统都装备有任务导向模块模拟器，可以进行机器人手术系统训练，并且现在的 Xi 系统中的特定手术模块已越来越多。

机器人手术的手术室设置

正确的手术室设置对于安全有效的机器人手术至关重要，需要协调并考虑五个要素：患者、麻醉医生、主刀外科医生、床边助手、机器人患者侧手术车和外科医生控制台。虽然手术室设置有许多种，但普通条件的手术室设置可以进行腹部和盆腔的机器人手术。一般来说，麻醉医生应位于患者头部的右侧或左侧，以便于随时进行患者的气道操作。

使用 Si 系统时，患者侧机器人手术车的位置几乎没有灵活性，因为需要将其推到患者上方并与戳卡对齐以便正确装机。对于上消化道手术，患者侧机器人手术车有两种位置：①从患者头侧直接进车和装机；②与患者头侧成小角度从左侧进车。在下消化道手术中，特别是左侧切除手术中，必须从患者左下侧进车。

外科医生的控制台通常位于手术室的某个角落，面向患者，可以看到整个手术室。如果需要床边助手进行缝合，则建议该助手在患者右侧，将其视频监视器放在其对面。但是，如果使用机器人吻合器，则应考虑机器人戳卡的布局以便使用吻合器，这时床边助手站在哪边并不重要。

使用 Xi 手术系统时，机器人患者侧手术车的对接更容易，因为它能够旋转 180 度到达其正确位置。因此，机器人患者侧手术车放在患者的右侧或左侧都可以，只要避免从头侧装机即可。

机器人手术器械的选择

手术器械的选择应在手术开始前完成。需要选择的器械包括用于牵拉、分离、结扎和止血的器械。血管封堵器延伸器只有 Xi 系统有，它可能是达·芬奇系统的能源装置中最多能的，可以提供更轻巧的外形，便于抓持、凝闭和切割。血管封堵器的替代物是超声刀（Ethicon，Somerville，NJ），与腹腔镜手术中使用的一样，超声刀是除镜头之外唯一可以由机械臂控制的非关节器械。马里兰钳因其尖端狭窄和具有双极能量功能，是解剖和分离血管的理想工具，可用于软组织周围止血。有时单极电钩装置很有用，可以像高频电刀（Bovie）一样使用。单极剪刀可进行尖锐的解剖并可减少间接热损伤；然而，它不能替代抓钳。胃肠道手术中最常用是 Cadiere 抓钳。它是创伤最小的抓钳，适合胃、小肠和胰腺的牵引，但它不具备能量。要注意不能长时间抓持小肠，因为压力性坏死会引起迟发性穿孔。窗式双极抓钳也可以替代抓钳，但是它的钳口抓力较大，因此应慎用于肠道。

一些机器人手术的现状

机器人腹疝补片修补术

美国每年有超过 350 000 例腹疝修补术[6]。专家们在对最高级别的证据进行系统回顾后达成了专家共识，建议对≥ 2 cm 的疝进行补片加固；对于体重指数≥ 50、吸烟或糖化血红蛋白≥ 8% 的患者，不建议进行择期修补术。然而，专家共识并没有对修补方式给出建议。很多开腹手术和现在应用补片的腹腔镜腹疝修补术（laparoscopic ventral hernia repair，LVHR）已有描述。随着最近机器人手术在腹疝修补术中的应用，经腹肌后腹膜前疝修复术受到了普外科医生的青睐，因为它可以充分利用铰接机器人的优点来提高筋膜缺损闭合、补片缝合以及用补片闭合腹膜缺损的能力[7]。

自 20 世纪 90 年代初 LVHR 首次报道以来，已报道了多项关于 LVHR 的对比研究。关于腹腔镜手术与开腹腹壁疝及切口疝修补术对比的系统性研究有 2 个。一个是由 Al Chalabi 及其同事进行的（2015 年）[8]，包含 5 项随机对照试验（randomized controlled trial，RCT）的结果（腹腔镜手术组 306 例，开放性手术组 305 例）；另一个是由 Sauerland 及其同事们进行的（2011 年）[9]，包含 10 项非 RCT，病例数总计为 880 例。Al Chalabi 及其同事（2015）[8] 的研究显示，在 2 ～ 35 个月的随访中，腹腔镜手术组和开腹手术组的疝复发率无差异（$P = 0.30$），腹腔镜手术组的切口感染发生率明显下降（$P < 0.001$），但腹腔镜手术组有手术时间延长的趋势（$P = 0.5$）。后一个研究是为循证评价进行的 meta 分析，结果显示，在所包含的 10 项研究中，随访时间小于 2 年的两组的疝复发率无差异，腹腔镜手术组的伤口感染发生率显著降低（相对风险为 0.26，95% 置信区间为 0.15 ～ 0.45）。虽然有许多 LVHR 技术的报道，但由于缺乏带关节的器械和腹壁缺损难以闭合导致技术要求高，LVHR 的广泛应用有一定的局限性。

机器人腹壁疝修补术可以克服腹腔镜手术的局限性，与开腹手术相比，能改善临床结果。机器人技术在腹疝修补术中的应用虽然还处于早期阶段，但已有相关报道，并且已发现其在体内关闭疝缺损以及将补片缝合到筋膜方面特别有优势。对比研究表明，与 LVHR 相比，机器人手术组的住院时间明显缩短[10-11]。一项美国疝学会质量合作组织开展的 2∶1 倾向配比的多机构研究（该研究包括 2013 年至 2016 年期间接受手术的患者的数据）显示，机器人腹肌后腹疝修补术（robotic retromuscular ventral hernia repair，RRVHR）组（$n = 111$）的住院时间和腹腔镜手术组（$n = 222$）的住院时间分别为 2 天和 3 天。两组的 30 天再入院率和手术部位感染发生率无差异。

一项对一个机构 2013 年 6 月到 2015 年 5 月进行的所有 LVHR 病例（$n = 103$）和 RRVHR 病例（$n = 53$）进行的回顾性比较研究显示，机器人手术组的患者的年龄较大（RRVHR 组 60.2 岁，LVHR 组 52.9 岁，$P = 0.001$），但两组的其他人口统计学特征和疝的宽度（RRVHR 组 6.9 cm，LVHR 组 6.5 cm，$P = 0.508$）相似[7]。RRVHR 组在筋膜闭合方面有明显优势（RRVHR 组 96.2%，LVHR 组 50.5%，$P < 0.001$）。RRVHR 组的手术时间更长（RRVHR 组 245 分钟，LVHR 组 122 分钟，$P < 0.001$）。RRVHR 组术后修补部位血肿更常见（RRVHR 组 47.2%，LVHR 组 16.5%，$P < 0.001$），但手术部位感染发生率相似（RRVHR 组 3.8%，LVHR 组 1%，$P = 0.592$）。RRVHR 组的中位住院时间更短（RRVHR 组 1 天，LVHR 组 2 天，$P = 0.004$）。

Walker 及其同事（2018）[11] 对两个大型学术中心的 215 例接受腹疝修补术的患者（142 例机器人手术和 73 例腹腔镜手术）进行了回顾性研究，评估了疝复发、一期筋膜闭合和手术部位感染情况。该研究表明，机器人修补术的疝复发率较低（机器人组 2.1%，腹腔镜组 4.2%，$P < 0.001$）、手术部位感染发生率较低（机器人组 4.2%，腹腔镜组 18.8%，$P < 0.001$），一期筋膜闭合率增加（机器人组 77.1%，腹腔镜组 66.7%，$P < 0.01$）[11]。但是，该研究存在局限性，即机器人手术组的体重指数较低（机器人组 28.1±3.6，腹腔镜组 34.2±6.4，$P < 0.01$），且机器人手术组的合并症更低，表明机器人手术组的选择偏倚更大。

虽然缺乏前瞻性随机临床试验，但机器人腹疝修补术的应用正在增加。但需要进一步研究机器人技术在腹疝修补术中的有效性、安全性和成本效果，以支持其继续应用，因为其技术成本较高，需要有合理证据证实将其融入临床实践的价值。

直肠癌机器人全直肠系膜切除术治疗

全直肠系膜切除术（total mesorectal excision，TME）是治疗局部进展期直肠癌的金标准和手术技术[12]。本章我们选择机器人低位前切术（robotic lower anterior resection，rLAR）和 TME 作为一种手术方式之一，以探讨机器人辅助促进直肠癌微创手术成功的潜力。

在过去的 25 年中，具有里程碑意义的临床试验的结果已证明了腹腔镜手术在肿瘤学结果方面的非劣效性和微创手术的优势，如在结直肠癌手术中失血量更少、肠功能恢复更快以及住院时间更短，因此，腹腔镜手术在结直肠手术中得到了广泛认可[13-16]。然而，高达 34% 的中转开腹率、环周切缘阳性率高（12%）、并发症和复发率的增加以及无病生存率的降低都证实了在腹腔镜实施 TME（laparoscopic TME，laTME）的难度，这限制了微创技术在这类患者中的广泛采用[17]。虽然外科医生报告 laTME 是可行的，但技术上有难度，学习曲线陡峭阶段的例数在 50 ～ 150 例[18-19]。

从机器人临床应用早期开始，机器人手术系统逐渐被应用于各种结直肠外科手术中[18-19]。2006 年报道了第一例机器 人 TME（robotic TME，rTME）[20]，2007 年报道了 rTME 在注重神经保护方面的结果[21]。机器人直肠手术的早期应用者强调了在难以触及的盆腔中进行 TME 手术时，可以从增强的机器人功能中获得精细解剖的优势。特别值得关注的是，利用机器人手术系统的优势来克服肥胖男性狭小骨盆的低位巨大肿瘤所带来的主要挑战，这些都是手术时间长和中转开腹的独立危险因素。尤其是考虑到 rTME 的学习曲线相对较短，报告的病例不到 20 例，机器人技术有望在直肠手术中有更大的微创手术方面的突破[22-23]。

与其他机器人手术一样，与开腹手术相比时，rLAR ＋ TME 的优势与腹腔镜手术相当。但是，rLAR ＋ TME 与腹腔镜 LAR ＋ TME 的比较结果仍存在争议。最初报道的中转开腹率较低、环周切缘阳性率较低和住院时间较短的优点确实经受住了两项 RCT 的严格考验。然而，在临床实践中，rLAR ＋ TME 的最初的积极效果不容忽视，就算在机器人应用的早期阶段，机器人技术的应用也能为患者提供与腹腔镜手术相同的结果，即使参与研究的大多数外科医生在腹腔镜直肠手术方面的经验比在机器人手术方面更多。表 16.1 汇总了最近发表的比较研究、RCT 和 meta 分析的结果重点关注了术中、术后、病理和长期肿瘤以及功能结果。

两项 RCT 显示，除了机器人手术组的两个缺点（手术时间更长和费用更高）外，机器人手术和腹腔镜手术治疗直肠癌的结果是相似的[24-25]。一项对 165 例直肠癌患者进行机器人低位前切除术（rLAR）＋ TME 或腹腔镜 LAR ＋ TME 的 Ⅱ 期 RCT 显示，两组有一些差异。rTME 组的手术时间更长（rTME 组为 339.2 分钟，laTME 组为 227.8 分钟，$P < 0.001$）。术后 12 个月报告的患者结直肠癌生活质量问卷（QLQ-CR，38 分）随访显示，rTME 组的性功能改善（平均 35.2 分、95% 置信区间 26.9 ～ 43.5 对 23.0 分、95% 置信区间 15.7 ～ 30.2，$P = 0.32$），住院时间（rTME 组 10.3 天，laTME 组 10.8 天），主要并发症发生率（rTME 组 9.4%，laTME 组 5.4%，$P = 0.227$）、轻微并发症发生率（rTME 组 25.8%，laTME 组 17.8%，$P = 0.227$）、中转开腹率（rTME 组 1.2%，laTME 组 0.0%，$P = 0.475$）以及环周切缘阳性率（5.5% 对 6.1%，$P = 0.999$）均无显著性差异[25]。

最新的国际多中心 RCT 比较了 rLAR ＋ TME 和腹腔镜 LAR ＋ TME，471 例直肠腺癌的 ROLARR RCT 研究显示，机器人手术和腹腔镜手术在中转开腹率（8.1% 对 12.2%，$P = 0.16$）、手术时间（298.5 分钟对 261.0 分钟，NS）、环周切缘阳性率（5.1% 对 8.1%，$P = 0.56$）、30 天死亡率（0.8% 对 0.9%，NA）、住院时间（8.0 天对 8.2 天，NS）以及术后 30 天并发症发生率（14.4% 对 16.5%，$P = 0.84$）方面无差异[26]。该研究还对来自美国和英国的亚组患者进行了医疗费用分析，确定了由于手术时间长和器械费用较高，机器人手术比腹腔镜手术更昂贵。此外，肥胖对 rLAR ＋ TME 的手术时间、中转开腹率、手术期间估计失血量和住院时间没有任何影响；但是，在腹腔镜手术组，肥胖和非肥胖患者之间的这些结果存在显著性差异。

全程 rLAR ＋ TME 并不经常被报道和实际应用。大多数经验丰富的腹腔镜结直肠外科医生在腹腔镜下可以轻松地游离左结肠并降低脾曲。建议逐步采用腹腔镜游离和 rTME 相结合的杂交技术。特别是由于＋ TME 的机器人直肠切除术是多象限手术，需要重新安装机械臂和重新定位机器人手术车，外科医生不太倾向于整个手术过程完全机器人化。然而，由于 Xi 系统具有吊杆旋转功能，所有机器人套管针的摄像机位置都具有互换的能力，以及机器人具有与手术室工作台同步进行术中重新定位的能力，全程 rLAR ＋ TME 已对外科医生更具吸引力，手术过程中，使用机器人的手术部分仍是外科医生的选择。

机器人胰腺手术

胰腺手术，包括胰十二指肠切除术（pancreaticoduodenectomy，PD）和远端胰腺切除术，被认为是普外科医生进行的最复杂的和技术上最具挑战性的腹部手术。当应用微创手术方法时，这没有什么不同。微创胰腺手术始于 1994 年 Michal Gagner 首次报告的腹腔镜 PD（LPD）[27]，他后来证实了腹腔镜技术在胰腺手术中应用的困难，他报告了 23 例患者接受有计划的 LPD（$n=10$）、腹腔镜下远端胰腺切除术（$n=9$）和腹腔镜下胰腺摘除术（$n=4$）；结果是，中转开腹率为 40%，手术时间为 8.5 小时，住院时间为 22.3 天。

虽然最初的结果不尽如人意，但微创胰腺切除术一直在持续进行，在外科专家的努力下，它们的应用在全球范围内继续增长，为接受胰腺切除的患者带来了微创手术的好处。目前正在进行的证实腹腔镜手术与开腹远端胰腺切除术的技术可行性和安全性的 RCT［荷兰 LEOPARD-1 多中心 RCT（微创与开腹远端胰腺切除术）和瑞典 LAPOP 单中心 RCT（腹腔镜与开腹远端胰腺切除术）］尚未出结果，但没有一个是待定的 PD[28-29]。

机器人胰腺手术的谨慎和系统发展与腹腔镜方法平行，开始于十年后的 2003 年，Giulianotti 及其同事[30]报道了一系列机器人手术，其中包括机器人胰腺切除术，Melvin 及其同事[31]描述了机器人远端胰腺切除术。到目前为止，关于机器人胰腺手术的证据都是基于非随机比较研究，其中大部分为单一机构的经验。表 16.2 和 16.3 汇总了这些结果。

机器人胰十二指肠切除术

机器人 PD（RPD）是可行的，并且可以由大型中心的外科专家在有经验的机器人手术团队支持下安全实施。在胰腺手术领域，RPD 与 LPD 的发展是并行的（表 16.2）。两篇关于 RPD 的重要综述文章分别发表于 2017 年（系统性综述）和 2018 年（ RPD 与 OPD 的 meta 分析），分别包含 了 13 项和 11 项非 RCT[32-33]。此外，最近的一项研究对 RPD 和 LPD 进行了比较，该研究使用了 2014—2015 年美国外科医师学会国家外科手术质量改进计划（NSQIP）数据库中的 428 例接受微创胰十二指肠切除术的患者数据[34]。系统性综述的结果显示，RPD 的中转开腹率较低（11.4% 对 26.0%，$P=0.004$），中转开腹比值比较低（比值比 0.46；95% 置信区间 0.26 ～ 0.81），总体并发症发生率为 25% ～ 73%，死亡率为 1% ～ 12.5%；RPD 和 LPD 在手术时间、住院时间、再入院率、30 天死亡率和主要并发症发生率方面无显著性差异。

Zhao 及其同事最近发表的系统性综述和 meta 分析纳入了 11 项比较 RPD 与 OPD 的非 RCT[35]。Meta 分析结果显示，RPD 的手术时间明显更长，平均加权差（mean weighted difference，MWD）为 88.7 分钟（95% 置信区间为 38.38 ～ 138.99 分钟，$P=0.0005$）；但失血量较少，MWD 为 −197.0 ml（95% 置信区间为 −313.42 ～ −80.60 ml，$P=0.0009$）；RPD 的切缘阳性率较低（MWD 为 0.29；95% 置信区间为 0.15 ～ 0.56；$P=0.0003$），总并发症发生率较低（比值比为 0.67；95% 置信区间为 0.47 ～ 0.95；$P=0.02$），术后下床时间更早（MWD 为 −2.24；95% 置信区间为 −3.51 ～ −0.96；$P=0.0006$）。两组患者在淋巴结数量以及胰瘘发生率、胃排空延迟、重返手术室、住院时间和死亡率等围术期其他参数方面无显著性差异。

一项 NSQIP 研究比较了腹腔镜（$n=235$）和机器人（$n=193$）胰十二指肠切除术后 30 天的总体并发症发生率。该研究表明，并发症发生率与微创手术类型（腹腔镜或机器人）无关。然而，总体并发症发生率以及 30 天的总体并发症发生率与较高的体重指数（BMI）（比值比为 1.05，95% 置信区间为 1.02 ～ 1.09）、血管切除（比值比为 2.10，95% 置信区间为 1.23 ～ 3.58）、手术时间较长（比值比为 1.002，95% 置信区间为 1.001 ～ 1.004）有关[34]。

审查机器人胰腺切除术的学习曲线具有指导意义。Boone 等人（2015）[36]进行的一项研究调查了 RPD 实现围术期最优结果所需的病例数。该研究回顾性审查了一个大型学术中心 6.5 年间 200 例连续接受 RPD 治疗的患者，分组（每组 20 例）评估了患者的重要围术期质量指标（并发症发生率、死亡率、估计失血量、中转开腹率、胰瘘发生率、手术时间、住院时间和再入院率）。结果显示，在评估期内，死亡率或主要并发症发生率的变化无显著性差异。然而，研究观察到每 20 例后的估计失血量（600 ml 对 250 ml，$P=0.002$）和中转开腹率（35.0% 对 3.3%，$P<0.001$）都有所改善。此外，该研究还观察到每 40 例后胰瘘的发生率都降低了（27.5% 对 14.4%，$P=0.04$），以及每 80 例后的手术时间都缩短了（581 分钟对 417 分钟，$P<0.001$）。

有趣的是，该研究得出的结论是，学习曲线以外的优化指标包括：平均手术时间为 417 分钟，中位估计失血量为 250 ml，中转开腹率为 3.3%，90 天死亡率为 3.3%，具有临床意义（B/C 级）的胰瘘率为 6.9%，中位住院时间为 9 天。该研究进一步证实了胰腺手术和 RPD 的难度，表明至少需要 80 例 RPD 才能达到学习曲线上的最优结果的位置。

机器人远端胰腺切除术

胰腺切除术是复杂的腹部手术，需要高超的技术和大量的经验才能获得最佳结果[37-38]。可以理解，胰腺切除术被认为是微创手术中最具挑战性的领域之一。1994 年，Cuschieri[39]首次报道了腹腔镜下远端胰腺切除术。24 年后，腹腔镜下远端胰腺切除术已成为一些外科专家的首选手术方式，已证实了其安全性、可行性以及可改善患者的预后（如失血量少、疼痛轻和住院时间短）。然而，在美国，经腹腔镜进行的胰腺手术不到 15%，主要是由于出血控制困难和中转开腹率高，这是其广泛应用于临床的持续和明显的障碍。此外，人们对经腹腔镜能否根治性切除肿瘤的担忧持续存在，人们对经实施微创胰腺癌手术的争议也仍然存在。

早期应用机器人技术的人们已经在他们的实践中成功实施了机器人胰腺切除术，2003 年，Melvin 及其同事首次报道了为一位 46 岁女性的胰尾神经内分泌肿瘤进行的机器人远端胰腺切除术[31]。已有研究对机器人手术促进远端胰腺切除的潜力进行了评估，并与腹腔镜手术进行了比较。虽然还没有可借鉴的 RCT，但已有一些回顾性和前瞻性比较研究深入探讨了机器人、腹腔镜和开腹手术在远端胰腺切除术中可能存在的优缺点，见表 16.3 汇总。

理论上，与腹腔镜远端胰腺切除术相比，机器人的三维视野、Tile Pro 和 Firefly 可带来增强的手术可视化、腕式关节器械，并且可以通过滤过震动增加机械臂的精确性和稳定性，可以让外科医生改善患者的手术结果。最近的 meta 分析包含 10 项比较机器人（$n = 267$ 例）和腹腔镜（$n = 546$ 例）远端胰腺切除术的研究，得出的结论是，两种术式在胰瘘的发生率（30.3% 对 33.5%，比值比为 0.93，$P = 0.75$）、手术时间（262.8 min 对 233.2 min，$P = 0.17$）和主要并发症发生率（16% 对 17%，比值比为 1.19，$P = 0.52$）方面没有显著性差异。机器人远端胰腺切除术组的中转开腹率较低（8.2% 对 21.6%，比值比为 0.33，95% 置信区间 0.12 ～ 0.92，$P = 0.03$）。机器人远端胰腺切除术的脾脏保留率也较高（48.9% 对 27%，比值比为 2.89，95% 置信区间 1.78 ～ 4.71，$P < 0.0001$），并且住院时间更短（7.18 天对 9.08 天，$P = 0.01$），但手术费用更高（$P = 0.000\ 01$）。外科医生在考虑应用机器人远端胰腺切除术时应考虑这些结果。

机器人远端胰腺切除术的适应证与腹腔镜手术相同，包括以下累及胰腺远端的疾病：胰腺腺癌、胰腺神经内分泌肿瘤、导管内乳头状瘤、黏液性囊腺瘤、浆液性囊腺瘤、假乳头状实体瘤和胰管狭窄。

应根据患者的健康状况、外科医生的经验以及病变的性质（良性、癌前病变或恶性）、大小和位置谨慎选择患者。年龄较小、BMI 较低、合并症有限且其他健康状况良好的患者是理想的初选对象。根据外科医生的舒适度和经验，可优先考虑距离大血管（肠系膜上静脉和门静脉）较远的病变。这些特性可能会影响机器人手术成功完成的能力和降低中转开腹的风险。此外，手术医生和手术室团队应准备好术中发生出血需要紧急中转开腹的计划，尤其是在保留脾脏手术中（由于暴露失败、血管解剖不充分、无法快速控制出血和外科医生的舒适度），这是中转开腹的一个主要原因。

简而言之，已证实机器人手术与腹腔镜手术具有旗鼓相当的微创手术优势，在需要时可以提高脾保留的成功率，一些报告提示其学习曲线更短，但其手术成本仍然较高。机器人手术的大多数优势仍然是主观的，比起腹腔镜手术或开腹手术，选择机器人手术取决于外科医生的看法和专业知识。

机器人肝脏切除术

自 1991 年 Reich 及其同事[40]首次报道腹腔镜肝脏切除术治疗良性肝脏疾病以来，肝脏手术中应用微创手术技术的许多方法已经报道。研究表明，从楔形切除术到三叶切除术，对于有适应证的肝脏良性和恶性疾病采用全腹腔镜、手辅助腹腔镜和机器人进行微创手术是安全可行的，并且可以改善围术期患者的预后[41]。2008 年，Louisville 声明指出，国际腹腔镜肝脏手术共识推荐微创肝切除术是治疗外周肝脏病变的标准手术方式[42]。

然而，腹腔镜肝脏切除术在技术上是具有挑战性的微创手术，具有较高的学习曲线和明显的中转开腹率[43]。缺乏深度感知、只有 4 个自由度和固定可操作的直线式器械的限制以及手术时间长造成医生疲劳是造成这些困难的原因。对于困难部位（如肝后段）的病变，腹腔镜下肝部分切除术尤其困难。

随着新的机器人技术的出现，应用微创手术的机会增加了，这也吸引了人们开始对微创手术进行研究。初步研究显示了机器人方式在围术期比开腹手术更有利，且其中转开腹率比腹腔镜手术要低。然而，进行机器人和腹腔镜肝脏切除术比较的系统性评估并没有提供满意结果，机器人手术的优势仍在探索中。

一个可能产生更好结果的主要理念是更好地定义机器人肝切除术（robotic hepatectomy，RH）的患者选择标准。例如，对手术切口占主导地位和肿瘤位置不佳（如后上区）的患者，由于肿瘤位置，进行腹腔镜手术是困难的，而进行机器人肝脏手术是最有利的。对于接受大范围肝切除（如右三肝切除）的患者，其恢复和预后主要是由肝脏的生理决定而不是由切口决定，此时进行机器人肝脏手术的获益最小。机器人手术与腹腔镜手术相关的研究汇总见表 16.4。

机器人与腹腔镜肝脏切除术（RH）的比较

目前还没有比较机器人与腹腔镜肝切除的 RCT。但是，已有一些对高质量的非 RCT 进行的 meta 分析，呈现了该领域的现有证据。Guan 及其同事[44]最近进行的 meta 分析系统回顾了 13 项非 RCT，包含有局灶性肝脏病变的患者（肝细胞癌、胆管癌、局灶性结节增生、血管瘤、肝腺瘤和转移性病变），并报告了至少一个值得关注的围术期结果（手术时间、术中失血量、输血率，并发症、中转开腹率、R1 切除率和住院天数）[44]。这些研究包含 938 名患者（机器人手术组 435 例；腹腔镜手术组 503 例），结果显示，机器人手术组的手术时间更长，平均 65.5 分钟（95% 置信区间 42.0 ～ 89.0，$P < 0.000\ 01$）；平均术中出血量减少，为 69.9 ml（95% 置信区间 27.1 ～ 112.7，$P < 0.001$）；费用更高（4.24；95% 置信区间 3.08 ～ 5.39，$P < 0.000\ 01$）。两组患者在输血率、并发症发生率、中转开腹率、R1 切除率和住院时间方面无显著性差异。

病变部位差异

机器人手术的适应证与腹腔镜手术相同，包括原发性肿瘤（如肝细胞癌和肝内胆管癌）、结直肠癌和乳腺癌的转移性病变、良性肿瘤（如增大性血管瘤、腺瘤、局灶性结节性增生）和症状性病变（如囊肿和脓肿）。然而，在选择可以从机器人手术中获益最大的患者时，应考虑肿瘤位置不佳的有后上区病变的患者（S1、S4A、S7 和 S8）；因为传统的腹腔镜方法难以到达这种肿瘤位置，而开腹手术则需要做一个大的手术切口[45-46]。

最近的一项回顾性研究评估了 97 名接受机器人 RH 的患者，包括大范围切除（$n = 13$）和小范围切除（S2、S4B、S5 和 S6，$n = 51$，或者 S1、S2、S4A、S7 和 S8，$n = 33$）；Melstrom 及其同事[45]认为，"切口占主导地位"的手术能从机器人手术中获益。该研究发现，2/3 的患者在机器人手术后 3 天内出院，其中包括 3 名接受半肝切除术的患者。住院时间＞ 3 天的风险包括切除范围（$P = 0.003$）、并发症发生率（$P = 0.009$）和手术时间大于 210 分钟（$P = 0.001$）。

一项多国回顾性研究评估了 2009—2016 年间由很多肝外科医生进行的 51 例机器人和 145 例开腹小范围肝切除术[46]。该研究对 31 例机器人手术和 31 例后上段开放性手术进行 1∶1 倾向匹配，证实了机器人组的安全性、可行性和更短的住院时间（中位天数 4 天对 8 天，$P < 0.001$）。两组在中位手术时间、估计失血量、主要并发症发生率、再入院率和死亡率（两组均为 0%）方面均无显著性差异。再次强调一下，该研究强调了病例选择在利用机器人技术优势方面的重要性。机器人系统的增强的 3D 可视化，控制台可同时显示多视图（术中超声引导肿瘤定位），近红外成像能力（定位肿瘤边缘），关节器械诸如分离钳、能量装置和吻合器等关节器械，这些优势有助于其到达肝脏最难接近的右后段部位并克服腹腔镜方式的局限性而为患者提供微创肝脏手术的益处。

对于任何新技术的采用，在临床实践中启用机器人肝脏手术时，患者的安全是需要考虑的首要因素。确保将机器人肝脏手术安全成功地融入外科医疗设备中的几种有效方式包括：与另一位经验丰富的肝脏外科医生合作，设定中转开腹的预定时限和阈值，以及为术中出现紧急情况（如出血或外科解剖结构不确定）做好准备。

小结

外科实践正在发生变化。微创手术改善了患者的预后，挑战了植根于百年传统的开腹手术的观念。机器人手术已成为腹腔镜手术的一种替代方法，可为外科医生提供更复杂的手术器械，以克服腹腔镜手术的局限性，这些局限性阻碍了微创手术的广泛应用。与医学的其他领域不同（在这些领域中，新药评估在达到使用标准之前有明确的试验途径），外科手术的创新从印证到广泛应用和实施正在开辟一条新的道路[47-49]。检验一项新技术需要进行额外的培训和经验，开发新技术和技能，这不仅是对外科领域的挑战，也是对外科医生个人的挑战[50-51]。对于许多常见的普外科手术来说，在缺乏随机对照试验证明机器人手术优于腹腔镜手术的情况下，对于决定是否应用机器人手术，外科医生的选择通常是基于其对机器人系统的使用情况以及他或她的知识、训练和经验。

主要参考文献

Carbonell AM, Warren JA, Prabhu AS, et al. Reducing length of stay using a robotic–assisted approach for retromuscular ventral hernia repair: a comparative analysis from the americas hernia society quality collaborative. Ann Surg. 2018; 267: 210–217.

美国疝学会质量合作组织对 2013—2016 年接受腹肌后腹疝修补术患者进行了一项倾向匹配研究（开放性手术 222 例，机器人手术 111 例）。该研究显示，接受机器人手术的患者的住院时间缩短了，但血肿增加了。

George EI, Brand TC, LaPorta A, et al. Origins of robotic surgery: from skepticism to standard of care. JSLS. 2018; 22.

本文是机器人手术历史的全面回顾。

Jayne D, Pigazzi A, Marshall H, et al. Effect of robotic–assisted vs conventional laparoscopic surgery on risk of conversion to open laparotomy among patients undergoing resection for rectal cancer: the ROLARR Randomized Clinical Trial. JAMA. 2017; 318: 1569–1580.

一项多国随机对照试验比较了机器人辅助（n = 237）和传统腹腔镜（n = 234）直肠切除术，有 40 名外科医生参与。对于直肠癌的治疗，在机器人手术和腹腔镜手术之间没有显著性差异。

Nota CL, Woo Y, Raoof M, et al. Robotic versus open minor liver resections of the posterosuperior segments: a multinational, propensity score–matched study. Ann Surg Oncol. 2019; 26: 583–590.

一项比较了 31 例机器人手术和 31 例后上段开放性手术（1,4A，7,8）的倾向匹配的多国回顾性研究。该研究证明了机器人手术的安全性、可行性和更短的住院时间。

Zhao W, Liu C, Li S, et al. Safety and efficacy for robot–assisted versus open pancreaticoduodenectomy and distal pancreatectomy: a systematic review and meta-analysis. Surg Oncol. 2018; 27: 468–478.

一个对包含 3690 名患者的多项非随机对照试验（11 项机器人辅助胰十二指肠切除术与开放性胰十二指肠切除术，4 项机器人辅助远端胰十二指肠切除术与开放性远端胰十二指肠切除术）进行的 meta 分析。结果显示，与开放性手术相比，机器人辅助胰十二指肠切除术改善了结果，但手术时间较长。

参考文献

1. Konstantinidis IT, Lewis A, Lee B, et al. Minimally invasive distal pancreatectomy: greatest benefit for the frail. *Surg Endosc*. 2017;31:5234–5240.
2. Ceccarelli G, Andolfi E, Biancafarina A, et al. Robot-assisted surgery in elderly and very elderly population: our experience in oncologic and general surgery with literature review. *Aging Clin Exp Res*. 2017;29:55–63.
3. George EI, Brand TC, LaPorta A, et al. Origins of robotic surgery: from skepticism to standard of care. *JSLS*. 2018;22.
4. Marescaux J, Leroy J, Gagner M, et al. Transatlantic robot-assisted telesurgery. *Nature*. 2001;413:379–380.
5. Gosrisirikul C, Don Chang K, Raheem AA, et al. New era of robotic surgical systems. *Asian J Endosc Surg*. 2018;11:291–299.
6. Kennedy M, Barrera K, Akelik A, et al. Robotic TAPP ventral hernia repair: early lessons learned at an inner city safety net hospital. *JSLS*. 2018;22.
7. Warren JA, Cobb WS, Ewing JA, et al. Standard laparoscopic versus robotic retromuscular ventral hernia repair. *Surg Endosc*. 2017;31:324–332.
8. Al Chalabi H, Larkin J, Mehigan B, et al. A systematic review of laparoscopic versus open abdominal incisional hernia repair, with meta-analysis of randomized controlled trials. *Int J Surg*. 2015;20:65–74.
9. Sauerland S, Walgenbach M, Habermalz B, et al. Laparoscopic versus open surgical techniques for ventral or incisional hernia repair. *Cochrane Database Syst Rev*. 2011; CD007781.
10. Carbonell AM, Warren JA, Prabhu AS, et al. Reducing length of stay using a robotic-assisted approach for retromuscular ventral hernia repair: a comparative analysis from the Americas Hernia Society Quality Collaborative. *Ann Surg*. 2018;267:210–217.
11. Walker PA, May AC, Mo J, et al. Multicenter review of robotic versus laparoscopic ventral hernia repair: is there a role for robotics? *Surg Endosc*. 2018;32:1901–1905.
12. Mortenson MM, Khatri VP, Bennett JJ, et al. Total mesorectal excision and pelvic node dissection for rectal cancer: an appraisal. *Surg Oncol Clin N Am*. 2007;16:177–197.
13. Nelson H, Sargent DJ, Wieand HS, et al. A comparison of

laparoscopically assisted and open colectomy for colon cancer. *N Engl J Med*. 2004;350:2050–2059.
14. Jayne DG, Thorpe HC, Copeland J, et al. Five-year follow-up of the Medical Research Council CLASICC trial of laparoscopically assisted versus open surgery for colorectal cancer. *Br J Surg*. 2010;97:1638–1645.
15. Jeong SY, Park JW, Nam BH, et al. Open versus laparoscopic surgery for mid-rectal or low-rectal cancer after neoadjuvant chemoradiotherapy (COREAN trial): survival outcomes of an open-label, non-inferiority, randomised controlled trial. *Lancet Oncol*. 2014;15:767–774.
16. Buunen M, Veldkamp R, Hop WC, et al. Survival after laparoscopic surgery versus open surgery for colon cancer: long-term outcome of a randomised clinical trial. *Lancet Oncol*. 2009;10:44–52.
17. Jayne DG, Guillou PJ, Thorpe H, et al. Randomized trial of laparoscopic-assisted resection of colorectal carcinoma: 3-year results of the UK MRC CLASICC Trial Group. *J Clin Oncol*. 2007;25:3061–3068.
18. Luglio G, De Palma GD, Tarquini R, et al. Laparoscopic colorectal surgery in learning curve: role of implementation of a standardized technique and recovery protocol. A cohort study. *Ann Med Surg (Lond)*. 2015;4:89–94.
19. Miskovic D, Ni M, Wyles SM, et al. Learning curve and case selection in laparoscopic colorectal surgery: systematic review and international multicenter analysis of 4852 cases. *Dis Colon Rectum*. 2012;55:1300–1310.
20. Pigazzi A, Ellenhorn JD, Ballantyne GH, et al. Robotic-assisted laparoscopic low anterior resection with total mesorectal excision for rectal cancer. *Surg Endosc*. 2006;20:1521–1525.
21. Baik SH, Kim NK, Lee YC, et al. Prognostic significance of circumferential resection margin following total mesorectal excision and adjuvant chemoradiotherapy in patients with rectal cancer. *Ann Surg Oncol*. 2007;14:462–469.
22. Akmal Y, Baek JH, McKenzie S, et al. Robot-assisted total mesorectal excision: is there a learning curve? *Surg Endosc*. 2012;26:2471–2476.
23. Ng SS, Lee JF, Yiu RY, et al. Laparoscopic-assisted versus open total mesorectal excision with anal sphincter preservation for mid and low rectal cancer: a prospective, randomized trial. *Surg Endosc*. 2014;28:297–306.
24. Colombo PE, Bertrand MM, Alline M, et al. Robotic versus laparoscopic total mesorectal excision (TME) for sphincter-saving surgery: is there any difference in the transanal TME rectal approach?: a single-center series of 120 consecutive patients. *Ann Surg Oncol*. 2016;23:1594–1600.
25. Kim MJ, Park SC, Park JW, et al. Robot-assisted versus laparoscopic surgery for rectal cancer: a phase II open label prospective randomized controlled trial. *Ann Surg*. 2018;267:243–251.
26. Jayne D, Pigazzi A, Marshall H, et al. Effect of robotic-assisted vs conventional laparoscopic surgery on risk of conversion to open laparotomy among patients undergoing resection for rectal cancer: the ROLARR randomized clinical trial. *JAMA*. 2017;318:1569–1580.
27. Gagner M, Pomp A. Laparoscopic pylorus-preserving pancreatoduodenectomy. *Surg Endosc*. 1994;8:408–410.
28. de Rooij T, van Hilst J, Vogel JA, et al. Minimally invasive versus open distal pancreatectomy (LEOPARD): study protocol for a randomized controlled trial. *Trials*. 2017;18:166.
29. Björnsson B. *Prospective, Randomized Comparison of Laparoscopic Vs. Open Distal Pancreatectomy, Multicentre, Ongoing Trial*. Springer Nature; 2014. http://www.isrctn.com/ISRCTN26912858. Accessed March 19, 2019.
30. Giulianotti PC, Coratti A, Angelini M, et al. Robotics in general surgery: personal experience in a large community hospital. *Arch Surg*. 2003;138:777–784.
31. Melvin WS, Needleman BJ, Krause KR, et al. Robotic resection of pancreatic neuroendocrine tumor. *J Laparoendosc Adv Surg Tech A*. 2003;13:33–36.
32. Kornaropoulos M, Moris D, Beal EW, et al. Total robotic pancreaticoduodenectomy: a systematic review of the literature. *Surg Endosc*. 2017;31:4382–4392.
33. Zhao W, Liu C, Li S, et al. Safety and efficacy for robot-assisted versus open pancreaticoduodenectomy and distal pancreatectomy: a systematic review and meta-analysis. *Surg Oncol*. 2018;27:468–478.
34. Nassour I, Wang SC, Porembka MR, et al. Robotic versus laparoscopic pancreaticoduodenectomy: a NSQIP analysis. *J Gastrointest Surg*. 2017;21:1784–1792.
35. Zhao Z, Yin Z, Hang Z, et al. A systemic review and an updated meta-analysis: minimally invasive vs open pancreaticoduodenectomy. *Sci Rep*. 2017;7:2220.
36. Boone BA, Zenati M, Hogg ME, et al. Assessment of quality outcomes for robotic pancreaticoduodenectomy: identification of the learning curve. *JAMA Surg*. 2015;150:416–422.
37. Fong Y, Gonen M, Rubin D, et al. Long-term survival is superior after resection for cancer in high-volume centers. *Ann Surg*. 2005;242:540–544; discussion 544–547.
38. Birkmeyer JD, Siewers AE, Finlayson EV, et al. Hospital volume and surgical mortality in the United States. *N Engl J Med*. 2002;346:1128–1137.
39. Cuschieri A. Laparoscopic surgery of the pancreas. *J R Coll Surg Edinb*. 1994;39:178–184.
40. Reich H, McGlynn F, DeCaprio J, et al. Laparoscopic excision of benign liver lesions. *Obstet Gynecol*. 1991;78:956–958.
41. White M, Fong Y, Melstrom L. Minimally invasive surgery of the liver. *Cancer Treat Res*. 2016;168:221–231.
42. Buell JF, Cherqui D, Geller DA, et al. The international position on laparoscopic liver surgery: the Louisville Statement, 2008. *Ann Surg*. 2009;250:825–830.
43. Lee SY, Goh BKP, Sepideh G, et al. Laparoscopic liver resection difficulty score—a validation study. *J Gastrointest Surg*. 2019;23:545–555.
44. Guan R, Chen Y, Yang K, et al. Clinical efficacy of robot-assisted versus laparoscopic liver resection: a meta analysis. *Asian J Surg*. 2019;42:19–31.
45. Melstrom LG, Warner SG, Woo Y, et al. Selecting incision-dominant cases for robotic liver resection: towards outpatient hepatectomy with rapid recovery. *Hepatobiliary Surg Nutr*. 2018;7:77–84.
46. Nota CL, Woo Y, Raoof M, et al. Robotic versus open minor liver resections of the posterosuperior segments: a multinational, propensity score-matched study. *Ann Surg Oncol*. 2019;26:583–590.
47. Lewis TL, Furness HN, Miller GW, et al. Adoption of a novel surgical innovation into clinical practice: protocol for a qualitative systematic review examining surgeon views. *BMJ Open*. 2018;8:e020486.
48. Vyas D, Cronin S. Peer review and surgical innovation: robotic surgery and its hurdles. *Am J Robot Surg*. 2015;2:39–44.
49. Garas G, Cingolani I, Panzarasa P, et al. Network analysis of surgical innovation: measuring value and the virality of diffusion in robotic surgery. *PLoS One*. 2017;12:e0183332.
50. Krummel TM, Gertner M, Makower J, et al. Inventing our future: training the next generation of surgeon innovators. *Semin Pediatr Surg*. 2006;15:309–318.
51. Tom CM, Maciel JD, Korn A, et al. A survey of robotic surgery training curricula in general surgery residency programs: how close are we to a standardized curriculum? *Am J Surg*. 2019;217:256–260.

第 3 部分

创伤与重症监护

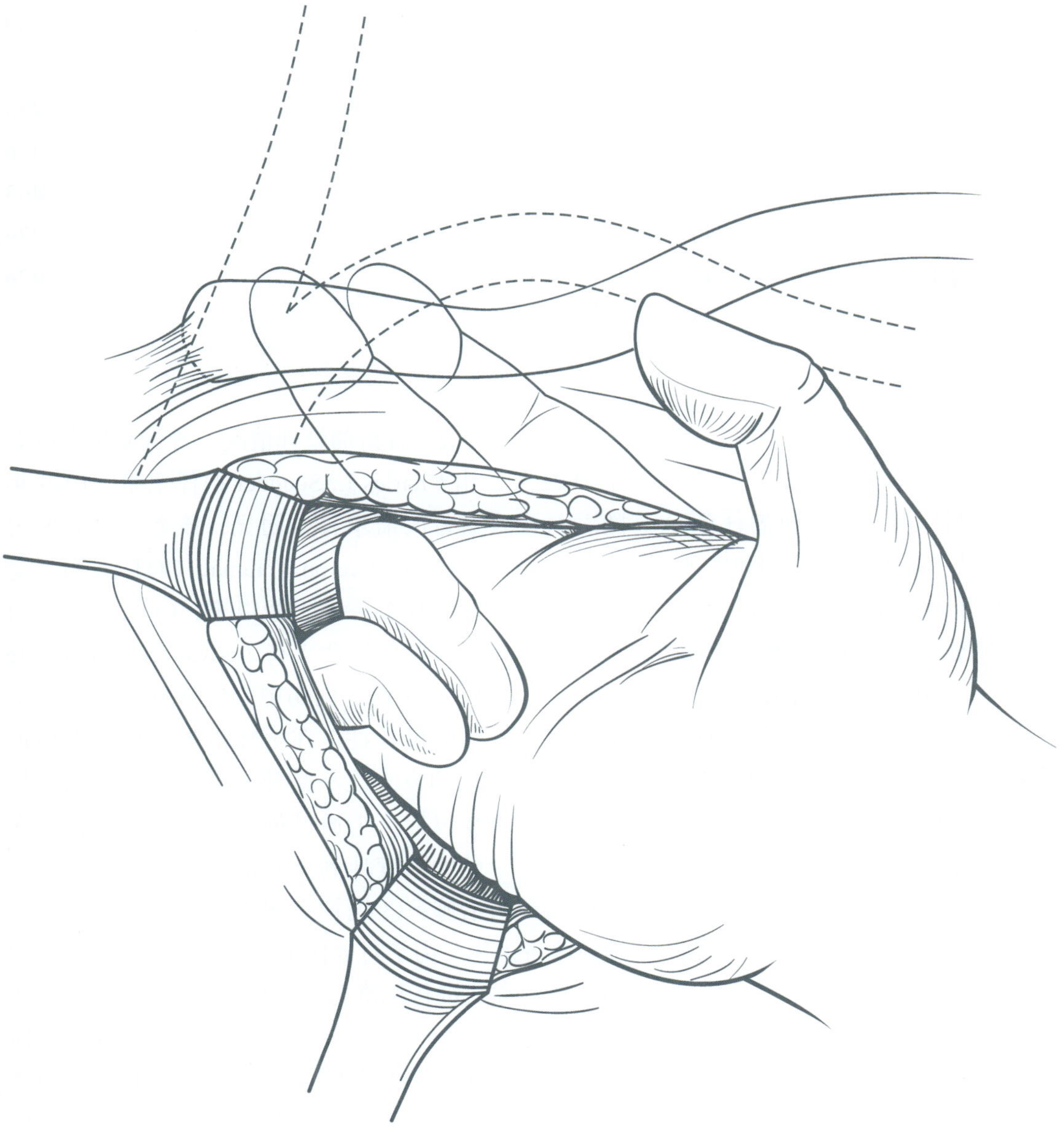

17 章

急性创伤的处理

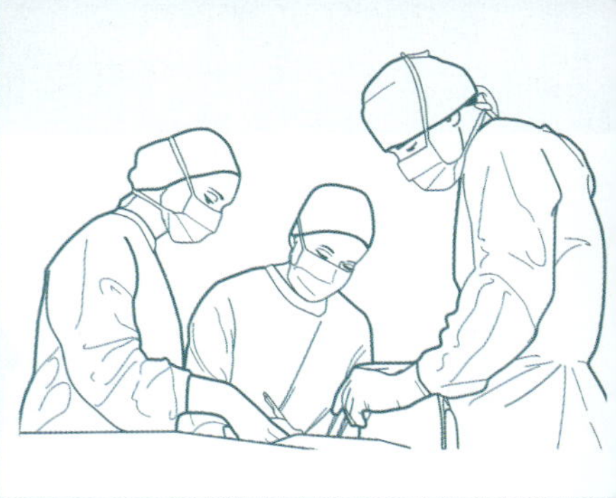

Samuel P. Carmichael II，Nathan T. Mowery，R. Shayn Martin，J. Wayne Meredith

李　莉　李秋菊　译　康　皓　审校

章目录

概述与历史

创伤管理一直是执业外科医师的一项重要任务。纵观医学发展史，创伤治疗需要掌握跨越解剖和生理学所有领域的多项技能。由于在战争冲突中受伤会造成巨大的疾病负担，战时对创伤患者的治疗和护理得到了最深入的发展。框 17.1 列出了在美国主要战争期间对创伤治疗的一些主要贡献。随着时间的推移，不断发展起来的共同主题包括伤口处理、复苏和治疗系统的改进。基于军事的方案和资助使得在艰苦的和民用的环境中的治疗发展研究正式化。同样，民用医疗的进步在军队内部也产生了相互影响。对军事供应商的民用培训以及止血和损伤控制技术的临床研究拯救了全球无数军人的生命。

在过去的一个世纪里，创伤学已经发展成为一个具有独特基础设施的独特外科领域。1913 年美国外科医师学会成立后，该组织的领导层任命了一个委员会来负责报告骨折的管理情况。骨折委员会成立于 1922 年，由 Charles L. Scudder 担任主席，1949 年随着对正式监督的需求日益明显，该委员会演变为创伤委员会（Committee on Trauma，COT）。自《受伤人员的早期治疗》一书出版以来，COT 一直致力于通过诸如高级创伤生命支持（advanced trauma life support，ATLS）课程、创伤中心验证和开发创伤系统以改善治疗的可及性，在全球范围内推进创伤治疗。COT 高效的方式之一是建立州级部门。州委员会的活动通常包括：①通过创建分诊文件进行创伤系统开发，最大限度地利用院前和院内资源；②建立损伤预防措施；③维护全州创伤登记处；④推进绩效改进工作。为了对创伤中心定义适当结构、过程和结果的方式进行标准化，COT 于 1976 年首次创建了《受伤患者最佳治疗资源》参考手册，现在该手册第 6 版可在美国外科医师学会网站上免费以电子方式访问，并于 2019 年进行了相关更新[1]。COT 还开发

框 17.1　战争时期创伤治疗的进展和发现

法印战争（1754—1763 年）
愈合期间的伤口收缩
一期愈合和二期愈合
对肉芽组织和上皮化的描述

美国独立战争（1775—1783 年）
消耗疗法（出血、腹泻、呕吐、流涎、发汗）
医疗集中化
第一所医疗院校的成立

美国内战（1861—1865 年）
一期截肢（对比二期截肢）
局部消毒剂的使用
全血输注技术
专科医院（眼 / 耳科、骨科、疝气）的发展
肢体牵引夹板固定

第一次世界大战（1914—1918 年）
穿透性腹部损伤的开腹探查术
伤口清创和延迟闭合
晶体液和胶体液的早期使用
第一个血库

第二次世界大战（1939—1945 年）
截肢手术和延期一期缝合
结肠损伤的外置造口术
移动外科小组
创伤后器官功能障碍的描述

朝鲜战争（1950—1953 年）
血管外科手术在肢体抢救中的作用
低血容量性休克的识别
陆军机动外科医院（MASH）病房

越南战争（1955—1964 年）
航空医疗调动（直升机）
磺胺米隆在烧伤治疗中的应用
急性呼吸窘迫综合征的识别（岘港肺）

持久自由军事行动（伊拉克，2003 年至今）
损伤控制复苏
高效的创伤治疗系统
止血带的使用再度出现

了国家创伤数据库（the National Trauma Data Bank，NTDB），这是有史以来最大的创伤数据库。目前包括来自 747 个创伤中心的 700 多万名患者[2]。NTDB 的数据贯穿本章，为读者提供有关特定损伤的最新信息。

除了 COT，其他几个专业组织的主要目标是促进创伤治疗的改进。美国创伤外科协会（The American Association for the Surgery of Trauma，AAST）成立于 1938 年，是所有创伤专业组织中历史最悠久、规模最大的组织。AAST 在 9 月会举行每年一次的科学会议，该会议最近已成为 AAST 和急症护理外科临床大会的年会。该会议的成功举办反映了急诊普通外科作为急症护理外科的一个组成部分被纳入科学的进程。AAST 也是开发急症护理临床培训模式的领导性组织，该模式现已包括创伤、急诊普通外科和外科重症监护方面的高级教育。

自 2008 年该计划启动以来，目前有 21 个中心根据标准课程提供急症护理外科培训。除 AAST 外，东方创伤外科协会（the Eastern Association for the Surgery of Trauma，EAST）和西方创伤协会（the Western Trauma Association，WTA）还包括促进创伤护理科学知识交流的合作学术组织。这两个小组都有活跃的多机构试验委员会，并专注于实践管理指南的制订，可在各自网站上以电子方式查阅。此外，美国创伤学会成立于 1968 年，通过为受伤患者提供支持和促进创伤相关立法，成为创伤预防和创伤急救体系发展的重要组成部分。最后，创伤骨科协会、美国神经外科医师协会和创伤护士协会代表了三个组织，其成员是致力于改善受伤患者护理的多学科团队的一部分。

创伤急救体系

在最基本的层面上，创伤急救体系的主要目标是在正确的时间将正确的患者转运到正确的医院。创伤的结果在很大程度上取决于创伤发生的地域，对创伤能提供更好救治的地区发展出一套能动用所有资源来最大化实现有效康复的体系，称为创伤急救体系。理想的创伤急救体系包括整套的治疗护理措施，从预防开始，包括院前治疗、医院急诊服务、伤后康复和研究[1]。

随着美国医疗体系的发展，创伤治疗最初以大型学术医院为中心。无论损伤程度如何，所有患者均被送往大型创伤中心。尽管这种“专属”创伤急救体系对严重受伤者有益，但它导致大量轻伤患者的转运，且未能利用当地的医疗资源。数据显示，在 1 级创伤中心以外管理的男性微创患者中，出现了类似的结果和改进效率的措施。

该问题的解决方法是建立综合性的创伤急救体系（该体系包括所有医院），来满足所有受伤患者的需求，而无需指定医院（图 17.1）。综合性创伤急救体系将各机构的角色确定为一个连续统一体，从重症监

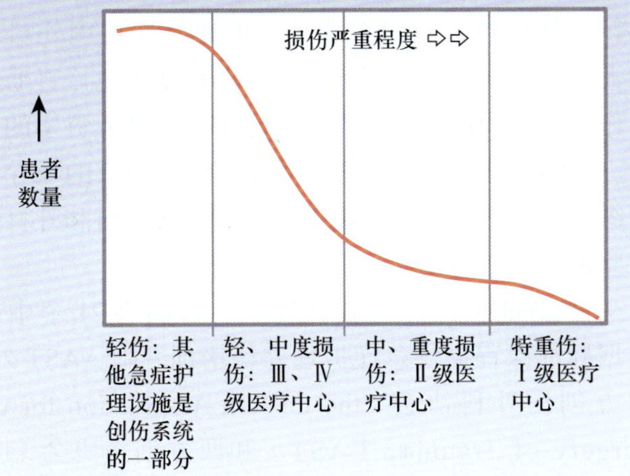

图 17.1 综合性创伤急救体系包括与创伤设施相关的患者数量和损伤严重程度之间的关系。该系统的设计旨在使受伤程度与医疗中心的能力进行最佳匹配（From American College of Surgeons Committee on Trauma. Resources for the Optimal Care of the Injured Patient 2014. 6th ed. Chicago：American College of Surgeons；2014.）

护医院到大型Ⅰ级和Ⅱ级创伤中心。在分诊计划的指导下，受伤患者被送往与受伤严重程度相匹配的医疗机构。虽然这可能需要将患者从较小的医院转移到创伤中心，但大多数患者都可以在本地医疗网络内接受适当的治疗。框 17.2 列出了综合性创伤急救体系的常见组成部分，必须协调这些组成部分才能最大限度地提高治疗效果。这种方法的好处包括减少医疗资源的浪费并在社区内给予适当的治疗。

1966 年，美国国家科学院发表了具有里程碑意义的报告《意外死亡和残疾：现代社会被忽视的疾病》，随后国会立法（1966 年《国家公路安全法》）获得通过，为机动车事故后的伤者提供护理拨款。马里兰州、伊利诺伊州和佛罗里达州利用了这一措施，约在 40 年前首次运行了州创伤基础设施，使死亡率明显下降。1985 年发表的一篇题为《美国的创伤：一个持续的公共健康问题》的报道揭示了创伤是国家层面的一个持续问题。国家创伤预防和控制中心随后并入疾病控制和预防中心（Center for Disease Control and Prevention，CDC），国会通过立法制定了 1990 年《创伤护理系统规划和发展法案》，正式解决了新的或修订的州创伤系统的需求和资金问题。1992 年，美国卫生资源和服务管理局发布了《创伤护理系统模型计划》，旨在为每个州提供系统开发的模板。2006 年修订并更名为《创伤系统规划和评估模型》，这项工作将基于公共卫生疾病的方法用于处理创伤，并确定了 3 项关键功能：①流行病学评估；②公共保护政策的实施；③高质量和管理良好的护理服务[3]。

框 17.2 综合创伤急救体系的组成部分

- 创伤预防工作
- 院前护理
- 验伤分类
- 沟通
- 运输
- 急症护理设施
- 创伤中心的指定和确认
- 急救后的治疗和康复
- 功能改进
- 教育和服务拓展
- 立法

两个开创性的出版物提供了创伤急救体系护理对死亡率有益的证据。2006 年，全国创伤成本和结果研究（the National Study on Costs and Outcomes of Trauma，NSCOT）评估了创伤中心和非创伤中心医院之间提供的护理的差异。在 CDC 的国家损伤预防和控制中心的支持下，NSCOT 成为有史以来最大的评估受伤患者护理的流行病学研究之一。NSCOT 纳入了来自 69 家医院的 5000 多名患者，确定在创伤中心提供护理比在非创伤中心提供护理更能改善患者预后。在校正损伤严重程度后，创伤中心的护理可使住院死亡率降低 20%，1 年死亡率降低 25%[4]。在系统水平上，Nathens 和他的同事们[5]在对 40 万名患者进行 17 年研究后证明了损伤协调反应的价值。本研究跨越了一段时间（1979—1995 年），在此期间建立并优化了创伤急救体系。在对改善预后的所有可能因素进行计数后，创伤急救体系的发展使死亡率在 15 年间降低了 8%[5]。

尽管在过去的几十年里，国家创伤护理取得了明显的进步，但系统实施必须针对从农村到城市的不同地区，不能使用“一刀切”的方法。在 2015 年，COT 开发了基于需求的创伤急救体系评估（the Needs-Based Assessment of Trauma Systems，NBATS）工具，以协助在一个地区指定或创建新的创伤中心。该工具的标准包括分配给创伤服务区域内六个类别的点值：①人口；②中位运送时间；③创伤中心的社区支持；④从非创伤急救中心出院的严重受伤患者人数［损伤严重程度评分（ISS，Injury Severely Score）> 15 分］；⑤Ⅰ级创伤中心的数量；⑥已经在创伤服务区域的创伤中心评估的严重创伤患者人数[3]。因为农村地区有被高估的创伤中心，城市有被低估的创伤中心，在 2018 年，创建了 NBATS-2，该版本纳入了预测地理空间的模型。这一更新有益于评估新增加的创伤中心将如何影响已建立的中心数量和付款人数。随着当前对创伤急救体系认识的不断发展，此类工具将为了解该国各地区特有的结构和组织提供有价值的见解。

损伤评分

随着创伤急救体系的发展，需要一种可靠的损伤比较方法（来评估损伤的严重程度）。评分系统通常是基于损伤的解剖结构或一次、多次损伤后的生理表现。简化损伤量表（Abbreviated Injury Scale，AIS）自 1971 年首次被提出以来，一直是最常被使用的解剖结构损伤分类系统。损伤以六位分类法为特征，包括身体区域、解剖结构类型和损伤的具体解剖细节。表 17.1 显示了 AIS 中的身体区域和相关的首位数字代码，使该系统的用户能够清楚地知道受伤的位置。使用更广泛的可能是 AIS 严重性代码（通常被描述为点后代码）。第七位数字描述了 AIS 系统中每种损伤的可能性和潜在死亡风险。点后代码的范围从 1（最低严重程度）到 6（可能致命）不等，常用于损伤分组和结果比较。美国汽车医学促进协会（Association for advanced Automotive Medicine）经常对 AIS 进行严格改进，以确保其能准确描述损伤的特征。

AIS 是其他评分系统的基础，能够更好地解释多发复合伤的严重程度。

1974 年，Baker 和他的同事提出了 ISS，计算方法是将 3 个最严重的受伤身体区域的 AIS 严重程度代码的平方相加。ISS 的评分范围为 1 ～ 75 分，严重程度分为轻度损伤（ISS ＜ 9 分）、中度损伤（ISS 9 ～ 16 分）、严重损伤（ISS ＞ 16 ～ 25 分）和重度损伤（ISS ＞ 25 分）。在所有文献中，ISS 通常用于量化患者所承受的总体损伤负荷。作为解剖损伤评分的进一步发展，AAST 发布的器官损伤量表（Organ Injury Scale，OIS）已被纳入 AIS 的最新版本中。通过引入损伤等级的概念，OIS 增加了特定器官的更多解剖细节，并使其能更好地划分器官损伤的严重程度。该 OIS 严重程度已通过 NTDB 验证，可以优化发病率和死亡率的相关风险。

除了解剖评分系统，还开发了包括生理损伤的其他评分系统。这些生理评分系统更能识别整体状况，也能更好地指导实时决策。这类量表中常用的一种是反映意识水平的格拉斯哥昏迷量表（Glasgow Coma Scale，GCS）。GCS 的评分从 3 分到 15 分不等，由睁眼反应、言语反应和运动反应的测量指标组成。GCS，特别是运动评分，已经被发现可以反映创伤性脑损伤（traumatic brain injury，TBI）后的预后[6]。修订的创伤评分是另一个经过充分研究的生理评分系统，通过纳入 GCS、收缩压和呼吸频率来表征受伤患者的状况。这些评分具有科学研究价值，并在患者分类处理方面取得了一些成功。为了更好地说明 GCS 和修订创伤评分的设计方法，表 17.2 和表 17.3 显示了这些评分的计算方法。

表 17.1 简化损伤量表（AIS）的身体区域

AIS 首位数字代码	身体区域
1	头部
2	面部
3	颈部
4	胸部
5	腹部
6	脊柱
7	上肢
8	下肢
9	非特定部位

表 17.2 格拉斯哥昏迷量表

睁眼反应	自主睁眼	4
	呼唤睁眼	3
	疼痛刺激睁眼	2
	不睁眼	1
言语反应	语言有条理	5
	可应答，但有答非所问的情形	4
	可说出单字	3
	应答难以理解	2
	不应答	1
运动反应	能按指令运动	6
	对刺激能定位	5
	对刺激能逃避	4
	对刺激屈曲	3
	对刺激伸直	2
	无反应	1
格拉斯哥昏迷量表总分		3 ～ 15

表 17.3 修订的创伤评分

格拉斯哥昏迷量表	13 ～ 15	4
	9 ～ 12	3
	6 ～ 8	2
	4 ～ 5	1
	3	0
收缩压（mmHg）	＞ 89	4
	76 ～ 89	3
	50 ～ 75	2
	1 ～ 49	1
	0	0
呼吸频率（次 / 分）	10 ～ 29	4
	＞ 29	3
	6 ～ 9	2
	1 ～ 5	1
	0	0
修订的创伤评分总分		0 ～ 12

院前创伤治疗

患者受伤后，创伤急救体系会立即进入院前治疗阶段。院前系统的目标是尽可能地将患者转移到能够尽快提供明确损伤管理的地点。由于许多创伤救治时间紧迫，院前急救部门在创伤患者的管理中发挥着不可或缺的作用。

创伤患者早期的院前救治包括以下四个主要方面：

1. 现场评估。
2. 初步评估伤情。
3. 确定分类转运方案。
4. 启动关键干预措施并运送患者。

确保了现场的安全后，以保护我们的院前急救人员。快速完成初步评估。初步评估包括全面识别危及生命、需要紧急救治的病情。大家熟知的 ABC 指导初始评估，在此期间依次评估和解决气道（A，airway）、呼吸（B，breathing）和循环（C，circulation）问题。在保护脊柱的同时，固定气道，并在必要时提供辅助通气。发现外部出血，要在开始复苏时立即控制。

现场的紧急干预可以立即生效，但最佳结果最终取决于快速做出有效的分类和转运决定。使用“先装后走”的方法，可以在运送患者时提供所有必要的院前干预。Chen 和他的同事们[7]最近的一篇 NTDB 综述表明，随着院前时间的延长，伴有院前低血压（＜ 90 mmHg）、GCS ≤ 8 和非致命性火器伤的创伤患者的死亡率更高。

所有院前急救团队都知道，立即离开现场至关重要，但确定去哪里以及如何去可能更具挑战性。定义明确的指南应能指导现场分诊流程，以便团队能够立即知道将患者运送到何处。图 17.2 展示了由 CDC 开发的现场分诊决策方案，该方案包含在最新版本的 COT 参考资料《受伤患者最佳治疗资源》和《高级创伤生命支持》（2018 年更新的第 10 版）中[8]。使用高风险患者的生理状态、损伤机制和其他指标，该工具有助于确定哪些患者可能会受益于创伤中心的治疗。大多数院前急救机构试图快速评估患者并启动运送过程，同时将现场时间降至 15 分钟以内。

院前急救团队必须考虑的首要临床问题是气道问题。严重创伤患者的气道保护的“金标准”仍为气管内插管，典型的技术是快速连续插管（rapid-sequence intubation，RSI）或药物辅助插管（drug-assisted intubation，DAI）。必须始终假定患者存在脊柱损伤，并采取适当保护脊柱的预防措施。高级气道管理在该领域的效用一直受到质疑，文献中也没有高质量的前瞻性证据。先前的研究报告表明，与无创技术相比，气管插管的气道管理与死亡率增加有关，而其他研究者认为，在选定的一组患者中，先进的院前气道支持有好处（即重度 TBI 的神经系统结局）[9]。实际上，做出建立院前高级气道的决定是一个复杂的过程，要权衡 RSI 的技术和生理结局（即失血性休克时的心血管衰竭）以及气道保护和供氧的可能益处。作为一种替代物，盲插式声门上气道装置已变得普遍，它提供了一种更明确的解决方案。无论院前急救机构采用何种方法，医护人员都需要在将患者送往最终治疗地点的同时，能够对所有级别的气道损伤进行管理。

外部出血的控制和复苏的启动是院前治疗阶段的关键。尽管止血带的使用在失血性肢体创伤的治疗中变得更加常见，但直接加压仍然是出血控制的主要方法。一段时间以来，由于止血带频繁使用，急救人员担心会造成不必要的肌肉和神经损伤。受军事经验和设备开发进步的推动，止血带已被证明在特定情况下具有优势。最近的研究则报道了在民用部门使用院前止血带的相关死亡率的变化。作为回应，美国外科医师学会发起了“止血运动”，指导大众正确使用肢体止血带。院前急救机构现在通常将止血带列入其标准设备列表，以便在遇到无法控制的肢体出血的患者时使用。有许多商用设备可供使用，图 17.3 显示了一个可用于院前环境的止血带示例。

由于出血是可预防的外伤性死亡的主要原因，休克患者需要先开始进行院前复苏，同时努力进行暂时

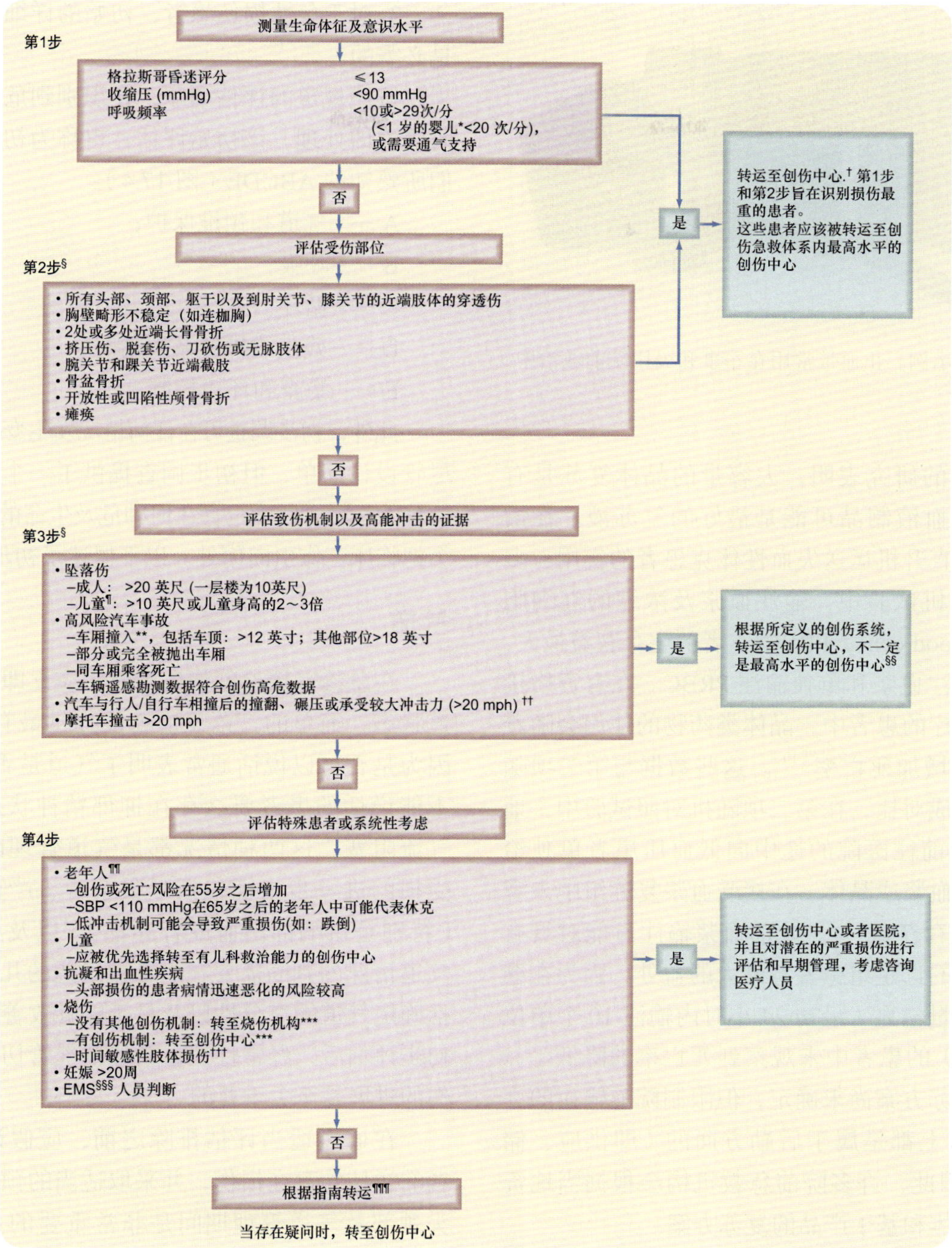

图 17.2 受伤患者现场分诊指南,创建该指南旨在指导州和当地 EMS 系统的分诊指南的开发。指南采用四个决策步骤(生理、解剖、致伤机制和特殊因素的考虑)来指导当地创伤急救体系内的分诊决策(From Sasser SM,Hunt RC,Faul M,et al. Centers for Disease Control and Prevention:Guidelines for field triage of injured patients:recommendations of the National Expert Panel on Field Triage,2011. MMWR Recomm Rep. 2012;61:1-20.)

EMS,急诊医疗服务;SBP,收缩压。

Source:Adapted from American College of Surgeons. Resources for the Optimal Care of the Injured Patient. Chicago,IL:American College of Surgeons;2006. 增加了脚注,以增强急性损伤治疗领域外的人员对现场分诊的理解。

* 婴儿呼吸频率的上限为 29 次 / 分,以维持较高的婴儿过度分诊水平。

† 创伤中心被指定为Ⅰ~Ⅳ级,Ⅰ级代表最高级别的创伤治疗水平。

§ 第二步和第三步中发现的任何损伤都会触发"是"回答。

¶ 年龄< 15 岁。

** 侵入指的是内部侵入,而不是变形,变形指的是外部损伤。

†† 包括被机动车撞翻或碾死的行人或骑自行车的人,或估计撞击速度> 20 mph 的机动车使用者。

§§ 应采用当地或区域方案来确定最合适的创伤中心级别;合适的中心不一定是Ⅰ级创伤中心。

¶¶ 年龄> 55 岁。

*** 对于同时有烧伤和伴发创伤的患者,烧伤造成的发病率和死亡率的风险最大,应将他们转移至烧伤中心。如果非烧伤创伤具有更高的直接风险,患者可在创伤中心稳定下来,然后转入烧伤中心。

††† 开放性骨折或伴有神经血管损伤的骨折等损伤。

§§§ 紧急医疗服务。

¶¶¶ 不符合步骤 1 ~ 4 中任一分诊标准的患者应被送往当地 EMS 方案中规定的最合适的医疗机构。

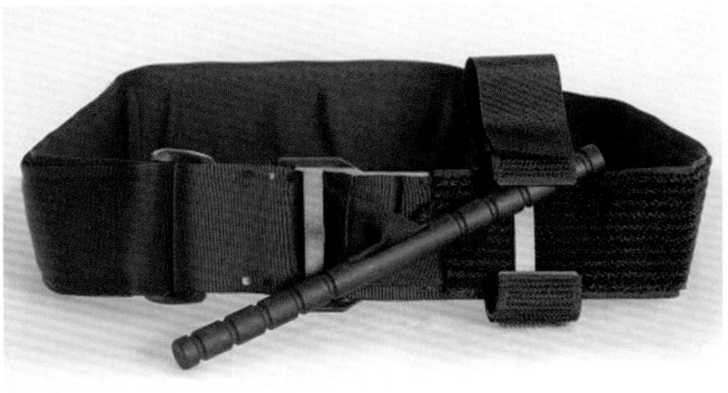

图 17.3 止血带示例。止血带常用在军事和民用院前救治中，防止肢体出血

性止血。先前的研究表明，大容量的晶体复苏是有害的，因此，血液制品可能是最好的复苏液。在最近的一项针对直升机运送失血性休克患者的实用、多中心、集群随机试验中，输注血浆及浓缩的红细胞（packed red blood cells，PRBCs）者的生存获益最大，其次是单独输注血浆和单独输注 PRBC。在有资格接受血液制品治疗的患者中，晶体类药物的使用会随着剂量的增加而增加死亡率[10]。这些数据与第二项随机对照试验形成对比，在第二项随机对照试验中，地面救护团队在前往医院的途中向低血压患者单独给予 2 个单位的血浆或晶体。在接受血浆复苏组中未观察到相关的生存获益[11]。院前血浆输注可能对具有中度输血需求的选定组患者有最大的益处，因为在继续接受持续大量输血（最初 24 小时内输注 10 个单位以上的 PRBC）的患者中未观察到死亡率的降低[12]。尽管理想的复苏方案尚未确定，但限制院前输血的许多挑战在本质上都是属于后勤方面的（即供应、储存、成本）。因此，许多院前急救机构会根据当地资源提供混合晶体和基于产品的复苏方案。

初始评估与治疗

最初治疗受伤患者的主要方法是 ATLS 疗程。自 1980 年成立以来，ATLS 已在 86 个国家指导了 100 多万名创伤学生。本课程为受伤患者提供了一种结构化的、标准化的方法，该方法能在患者初始评估期间快速识别和解决危及生命的问题[8]。更具体地说，ATLS 传达了三个重要概念，无论在哪里救治，这些概念都能极大地增强医师处理创伤患者的能力：

1. 首先处理对生命有最大威胁的问题；

2. 即便缺乏明确诊断也不应延误紧急治疗措施的应用；

3. 对于急性损伤患者，初始的详细病史评估并不是必需的。

按照规定的评估顺序，在识别到危及生命的情况时应立即处理。该初始评估，也称为初步调查，即我们所熟知的 ABCDE（图 17.4）：

A——气道和颈椎保护；

B——呼吸；

C——循环；

D——残疾或神经系统情况；

E——暴露和环境控制。

此外，初步调查可在任何情况发生变化时重复进行。尽管设计简单，但初步调查提供了一个外科医师可以信赖的工具，以确定存在何种危及生命的疾病以及它将会把临床工作引向何处。以下概述了初步调查的应用。

气道

在急诊室接诊创伤患者时，应立即评估患者的气道状态。简单的言语反应就能提供最有意义的信息，因为是否可以说话通常表明了气道是否被充分保护。不能说话的患者要么存在抑郁精神状态，要么存在气流阻塞，这两种情况都是气道管理的指征。气道受损的进一步指征包括呼吸杂音、严重的面部损伤（特别是口咽部出血或者异物），以及患者躁动。对气道情况的判断需要在患者被送达的几秒内完成，包括确定气道的充分性以及是否能够改善气道控制。在初步评估后，经常性地重新评估气管切开处和气道损伤的进展是至关重要的。

在通过适当评估排除之前，应假设所有受伤患者的脊柱均存在损伤，并采取适当的预防措施。这在头颈部及气道管理期间是非常重要的。颈椎保护措施包括使用硬质颈托、搬动患者时采用整体滚动法。在气道评估和管理期间，颈托前半部分可以去除以方便暴露，但当颈托未固定牢固时，应由助手进行手动固定。长脊柱硬板的应用在患者运送过程中可能是有价值的，但应尽快移除，以避免在短时间内发生压力相关性损伤。

当认为气道暴露不足时，必须建立明确的气道。大多数受伤患者的最终气道选择仍然是由 RSI 或 DAI（ATLS 第 10 版）技术提供的经口气管插管。当患者准备插管时，口咽和鼻咽气道可有助于在预充氧期间维持气道容量。可向患者提供镇静和速效神经肌肉阻断剂，如琥珀胆碱或罗库溴铵，以最大限度地增强声门显像。进行直接喉镜检查和气管插管时，应注意避

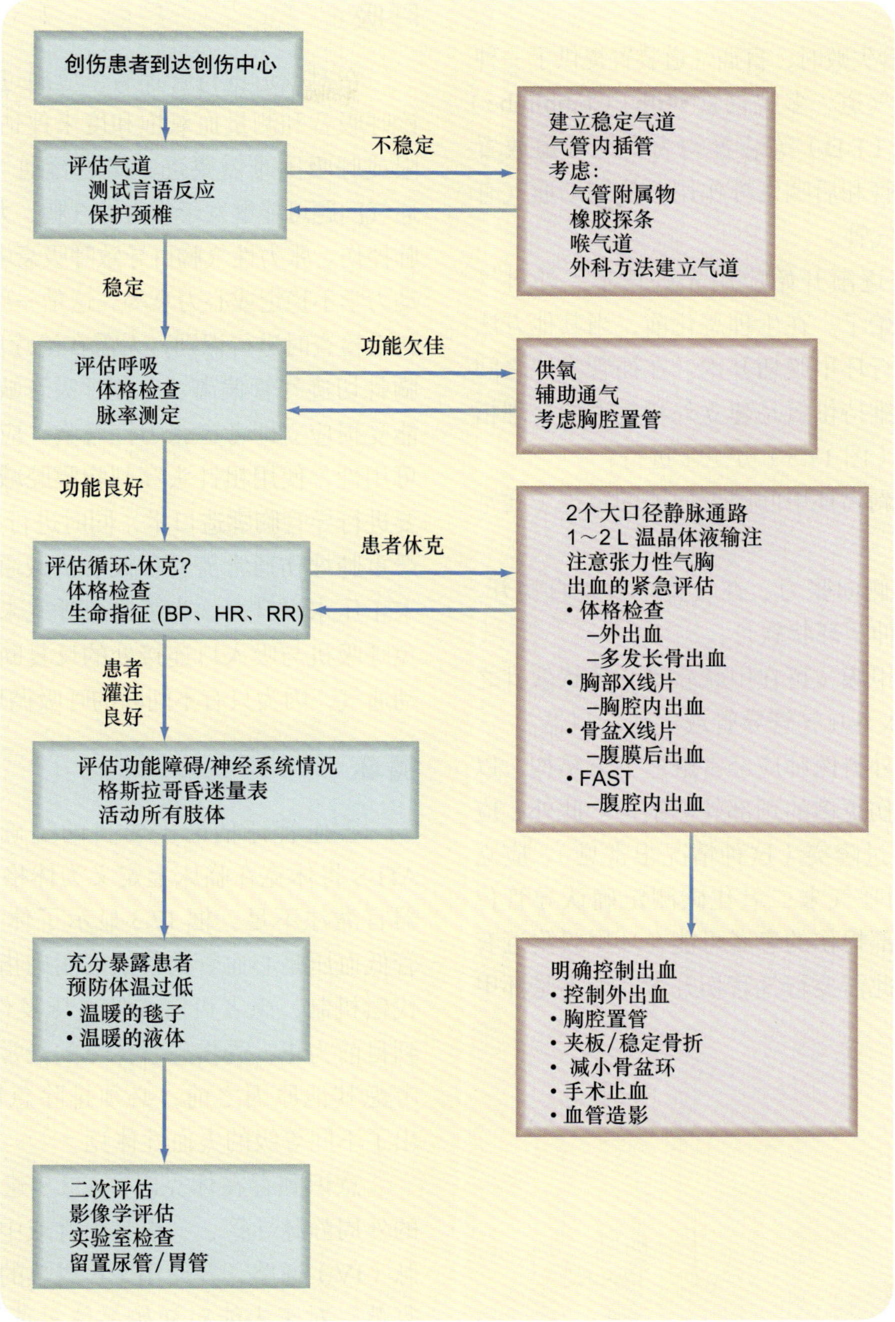

图 17.4　受伤患者初始评估方法。BP，血压；FAST，腹部创伤超声检查；HR，心率；RR，呼吸频率

免颈椎活动。通过胸部听诊、呼气末二氧化碳测量和胸片确认气管内导管是否处于适当位置。有经验的气道管理人员是至关重要的，尤其是在创伤中心，他们通常是创伤警报系统的重要组成部分。

常见的困难气道的辅助设备包括橡胶探条、视频辅助喉镜和盲插气道装置。当观察到声门的正常视图时，可将探条放在声带视野受限的位置，以将气管导管放置在适当位置。尽管先前的研究表明，使用探条插管的成功率有所提高，但最近的一项系统综述和荟萃分析得出结论，使用包含探条或探针的技术的首次尝试插管成功率、插管持续时间和食管插管率相同。作者进一步指出，参与分析的可用研究包括了小样本研究和执行不同类型程序的研究[13]。

有几种设备可以为临床医师提供上气道解剖结构视图，并显示在视频监视器上。尽管它们减少了与气道角度相关的挑战，但最近的数据对首次成功经口气管插管的改进情况产生了相互矛盾的结论[14]。与探条的效用相似，器械的功能仅取决于它的使用者。无论选择哪种辅助设备或者其附加装置，在面对困难气道时，对该种工具的好处、风险和局限性的熟悉程度仍取决于操作人员。

当经口气管插管失败时，盲插气道装置提供了一种额外的选择。喉罩气道、多腔食管气道（Combitube）和喉管气道（King LT-D）等装置均为盲插气道放置工具，通过阻塞食管和后咽发挥作用，使辅助通气有选择性地向下通过气管。

随着气道专家逐渐开始应用先进技术，外科气道的准备工作也开始了。在生理恶化前，当其他方法均失败时，应及时行环甲膜切开术。在插管尝试之间使用袋阀面罩无法维持供氧是建立外科气道的合理指征。环甲膜切开术（图17.5）分三步进行：

1. 用非优势手剥离环甲间隙上回缩的组织（通常从患者右侧进行）；

2. 保持组织的侧向张力，在气管中线垂直切开，从甲状软骨向下延伸至环状软骨；

3. 横向切开环甲膜（可在甲状软骨和环状软骨之间触及），然后插入6-0气管导管或气管造口器。

最重要的是，外科医师应经常触诊下方结构，以指导解剖，避免损伤更多的颈部外侧结构。此外，应避免气管内导管穿过隆突（这种情况很常见）。应立即通过肺部听诊和呼气末二氧化碳测定确认导管位置。最后，疑似喉部损伤的患者可能在环甲膜附近有异常解剖结构，因此需要行气管切开术，而不是环甲膜切开术。

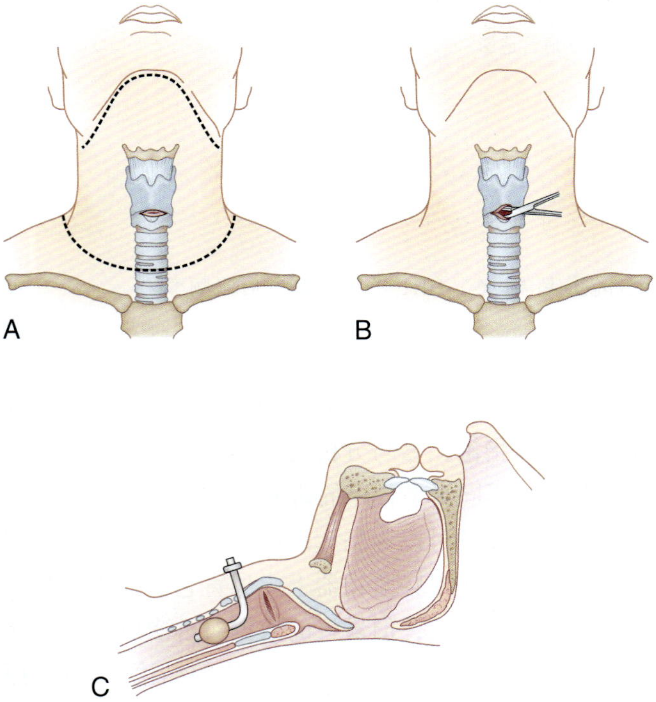

图17.5 环甲膜切开术。通过触诊识别环甲膜，首先沿气管（**A**）做一个纵向切口，横向切开和剥离环甲膜周围组织，通过环甲切开术使切口充分打开（**B**），允许气管导管通过（**C**）

呼吸

在对气道进行管理后，应通过观察胸部运动、听诊呼吸音和测量血氧饱和度来评估呼吸。呼吸功能受限或呼吸困难需要进一步进行通气支持和胸部评估。通气问题可能继发于张力性气胸、大量血胸或连枷胸伴肺挫伤。张力性气胸可导致呼吸衰竭，可能表现为血流动力学不稳定或心力衰竭。这是一项临床性诊断，应在初次检查时进行识别，无需在治疗前进行影像学确认。胸骨切迹气管偏离、单侧呼吸音缺失或减弱及心肺功能受损应立即考虑张力性气胸。应根据设备和物资的可用性，使用粗针头穿刺胸膜腔减压。大量血胸也需要进行导管胸廓造口术，同时进行血液排空和肺复张。严重肺挫伤通常需要积极的机械通气，通常伴有呼气末正压水平升高。为了避免呼气末正压的损失，应避免呼吸机与吸入口连接处的反复断开或对患者进行手动通气，因为只有不间断的呼吸循环才能改善氧合。

循环

心血管评估的主要目的是确定是否存在休克。ATLS将休克在临床上定义为体格检查中出现的终末器官灌注不足。框17.3显示了休克的临床体征。尽管低血压是心血管失代偿的明确指标，但考虑到生理代偿机制，患者可能在低血压发作前就已出现休克。到目前为止，受伤患者休克的最常见原因是出血，在考虑其他原因之前，必须排除急性失血。表17.4列出了不同等级的失血性休克。

意识到存在休克时，ATLS建议使用两根粗、短的外周静脉导管、一根骨内针或中心静脉导管建立静脉（IV）通路，并使用1 L温热的晶体溶液进行初始复苏。对于未能对初始晶体复苏做出适当反应的患者，应将复苏溶液的类型进行更换，因为晶体复苏超过1.5 L会增加患者的死亡风险[8]。

框17.3 受伤患者休克指征

- 躁动，意识不清
- 心动过速
- 呼吸急促
- 大量出汗
- 四肢厥冷，肢端花斑
- 脉搏细速
- 脉压降低
- 尿量减少
- 低血压

表 17.4 创伤患者的休克类型

	Ⅰ级	Ⅱ级	Ⅲ级	Ⅳ级
血容量减少（%）	＜15	15～30	30～40	＞40
心率	—	—/↑	↑	↑↑
血压	—	—	—/↓	↓
脉压	—	↓	↓	↓
呼吸频率	—	—	—/↑	↑
尿量	—	—	↓	↓↓
GCS	—	—	↓	↓
碱缺失（mEq/L）	−2～0	−6～−2	−10～−6	＜−10
需要输血	监测	可能	需要	MTP

Modified from American College of Surgeons：Committee on Trauma. Advanced Trauma Life Support. 10th ed. Chicago：American College of Surgeons；2018.

GCS，格拉斯哥昏迷量表；MTP，大量输血方案。

患者随后必须接受快速筛查，以确定危及生命的失血原因。有 5 个可能发生失血的主要部位：胸部、腹部、腹膜后、骨盆和（或）长骨（骨折）。初次体格检查可以确定外部失血和长骨骨折的来源，分别通过直接加压和骨折夹板固定来进行即刻治疗。主要的辅助成像检查包括 X 线检查（即胸部和骨盆 X 线片）和超声检查。胸部 X 线片可快速发现血胸，骨盆 X 线片可帮助识别骨盆骨折。腹部创伤超声检查（FAST）是一种可快速获得的超声检查，用于评估腹腔内积液。具体而言，FAST 可帮助评估肝肾间隙、脾肾间隙和盆腔是否存在液体（在创伤情况下，为血液）。FAST 的价值在于它可在创伤室内快速完成，如有需要，可快速重复进行。例如，图 17.6 显示了 FAST 中发现的肝肾间隙的血液。

在首次静脉输液给药后，需对患者进行持续休克体征评估。生理状态正常的患者需接受综合评估，以确定所有的损伤。在此期间，一个常见的问题是，继续高速率静脉输液可能会掩盖正在发生的失血。如前所述，对初始晶体推注无反应可能表明有持续出血存在，需要立即干预。对于放置胸管后仍持续存在的胸内出血，可能需要开胸探查。血流动力学不稳定的患者的腹内出血需要紧急开腹探查。骨盆骨折需要立即用黏合剂或薄片处理，然后行动脉栓塞手术或血管造影来应对动脉出血。

残疾与暴露

在初次检查时，快速确定神经功能是有价值的。尤为重要的是对创伤性脑和脊髓损伤（spinal cord

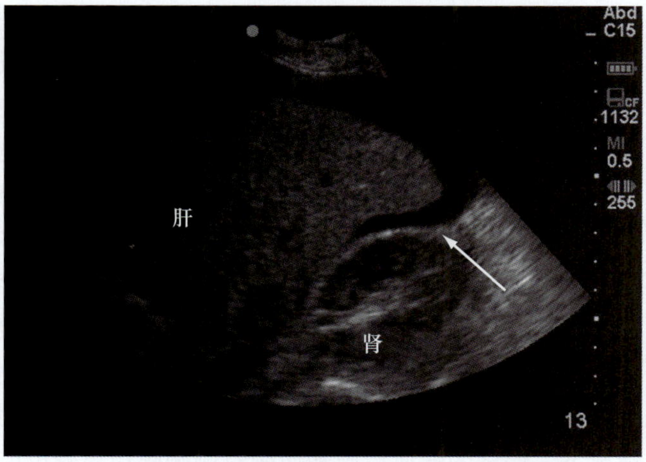

图 17.6 腹部创伤超声检查显示肝肾间隙（莫里森囊）中有液体。箭头表示肝脏和右肾之间的液体（血液）

injuries，SCIs）进行的全面神经功能评估。应确定 GCS 评分，以识别睁眼、言语和运动反应方面的缺陷，从而反映潜在神经损伤的严重程度。当需要使用镇静药物时，给药前记录神经功能的基线水平可能是有益的。通过观察四肢的运动情况对脊髓进行粗略评估。虽然在低血压伴肢体运动不足的情况下应始终考虑神经源性休克，但由于创伤患者出血频率高，医疗服务提供者在将休克归因于 SCI 时必须十分谨慎。重要的是要认识到，在经典的教学中，颈椎或高胸椎损伤对于神经源性休克的重要性。如果一个患者能移动上肢，神经源性休克的可能性将大大降低。

此时应脱掉其所有衣物，以便进行充分检查、核心体温测量和任何必要的干预。由于体温过低是创伤“可怕的死亡三联征”中（凝血障碍、酸中毒、低热）的组成部分之一，因此，使用毯子、加热器（如 Bair Hugger 加热仪）、提高病房 / 手术室（OR）温度和使用温热的复苏液恢复生理体温是至关重要的。

抢救性开胸探查术与血管内主动脉阻断术

在严重损伤后，心脏骤停患者可在急诊科接受抢救性开胸探查术（resuscitative thoracotomy，RT）治疗。50 多年前，Cooley 和 Debakey 首次对穿透性心血管创伤进行了正式描述，RT 为 4 种治疗策略提供了机会，即缓解心包压塞、暂时修复心脏损伤、胸主动脉末端横行夹闭和控制胸腔内出血。考虑到实施该手术对于医务人员存在风险且该手术的总体抢救率较低，已有多项研究尝试根据就诊时的损伤机制和生理状况来确定哪些患者群体应该接受手术。RT 治疗后效果最好的患者是那些在到达急诊科时存在胸部穿透性损伤并仍有生命体征（存在瞳孔反射、自主呼吸，颈动脉搏动可测量，可触及血压，肢体运动或心脏存在电活动）的患者。Seamon 和他的同事对 72 项涉及 10 238 名患者的研究进行了回顾，得出结论：穿透性胸廓损伤后有生命体征存在和无生命体征的患者的存活率分别为 21.3% 和 8.3%。同时，有生命体征和无生命体征的钝性创伤患者，在 RT 治疗后的存活率分别为 4.6% 和 0.7%[15]。此外，对 11 380 名接受 RT 治疗的患者进行的 NTDB 回顾显示，57 岁以上钝性和闭合性损伤患者的死亡率为 100%[16]。在这种情况下，保守的输血措施和使用双侧胸廓造口管可能更为合适。RT 治疗需要在有外科支持的条件下进行，以便在自主循环成功恢复后修复胸部损伤。

在过去的十年里，复苏性主动脉血管内球囊阻断术（resuscitative endovascular balloon occlusion of the aorta，REBOA）已经成为一种可以在失代偿性创伤患者中获得暂时性出血控制的有效方法。尽管传统上它主要用于腹主动脉瘤修复，但在朝鲜战争期间，它被首次描述用于存在非压迫性躯干出血的战斗伤员的治疗中。随着这种技术在军事和民用部门的快速发展，REBOA 目前正在约 51 个国内创伤中心（每个中心每年平均 6 例）用于晚期休克和随之而来的心脏骤停的治疗。根据不同的损伤区域，可通过股总动脉实施 REBOA，使其向损伤近端推进并充气，有效地将血液分流至心脏和大脑，同时减少出血。目前，还没有高级别的证据支持 REBOA 的适应证或优越性超越了标准治疗，对 RT 技术的比较引入了生存和适应证偏倚。该技术的应用应仅在能够处理明确的手术止血和多种可能并发症的创伤急救体系内进行（即血管损伤、肢体缺血、脊髓缺血）。目前，实用规程由多学科委员会制定，可能因机构不同而异[17]。

二次评估

ATLS 将二次评估定义为从头到脚的彻底检查和患者病史的采集。通常在对病情稳定且不需要紧急干预的患者的初步评估后立即开展。在二次评估中的评估结果通常会促使影像学或其他诊断方法的进一步使用，此时可完成更详细的神经系统评估，并确定面部和颈部异常。由于颈托的原因较难观察到的颈后侧表面也可以在二次评估中得到更好的检查。评估躯干以确定是否存在肺功能障碍，并且必须识别是否存在腹膜炎。颈部和腹部的安全带痕迹或其他浅表损伤可能需要行进一步评估。评估骨盆的压痛和不稳定性，注意避免过度挤压。直肠检查应使用无血手套，以评估前列腺的位置和胃肠道（gastrointestinal，GI）是否出血。检查四肢以识别开放性或闭合性畸形，同时必须仔细评估远端血流灌注。由远端血压测量值和与未受伤肢体的比较（即踝肱指数）组成的正式评估对于避免对重大血管损伤进行进一步影像学检查很有价值。轴形翻动患者以评估脊柱是否存在畸形或压痛，并应移除长脊柱板。在穿透性创伤的情况下，必须对所有可能的皮肤区域进行检查，包括身体褶皱、头皮、后颈部、口腔、腋窝、会阴和背部。如果行后续成像检查，使用不透光标志物标记穿透性损伤可能是非常有用的。

特定损伤的处理

创伤控制原则

创伤控制的概念与传统的确定损伤修复的方法形成了鲜明的对比。值得注意的是，传统方法中的部分患者会发生进行性术中生理紊乱，伴有体温过低、凝血障碍和代谢性酸中毒的加重。因此，创伤控制作为一种通过快速止血来阻止这种快速恶化的方法出现了，包括应用填塞物、修复或切除 GI 污染以及暂时关闭腹部。患者随后被送往重症监护室，最终的重建可能要等到复苏完成后才能进行。Rotondo 和他的同事们在对 46 例腹部穿透性损伤患者进行的一系列手术中，首次创造了“创伤控制”这一术语来描述这种治疗方法。虽然创伤控制组和确定性开腹手术组之间的实际生存率相似（分别为 55% 和 58%），但在严重血管损伤和存在 2 种及以上内脏损伤的患者中观察到的生存率则显著改善（77% *vs.* 11%，$P < 0.02$）[18]。虽然损伤控制最初是一种治疗男性严重腹部损伤的方法，但现在已被普遍用于对胸部、骨盆和四肢的治疗。

随着一连串创伤控制手术的进行，大量输血方案（massive transfusion protocols，MTPs）已从军事经验中显现出来，输注等比例的血液成分（血浆、血小板、PRBC 为 1∶1∶1）能够更接近全血，可改善生存率。这种治疗严重受伤患者的方法被称为损伤控制复苏，通过允许性低血压、早期平衡输血促进快速止血、治疗凝血障碍和尽量减少晶体蛋白来定义[19]。为了告知 MTP 的启动，血液消耗评分评估提供了 4 分评分法（穿透途径、FAST 阳性、到达时收缩压为 90 mmHg、到达时脉搏＞120 次 / 分），据此临床医师可以根据院前（如果可用）或初始生命体征要求使用冷却器。评分至少为2分可预测是否需要MTP（75%的敏感性，86%的特异性），延迟启动与每分钟死亡率增加5%有关[20]。许多创伤中心已采用这一策略，现在已有了明确的MTP。

在某些部位，凝血弹性描记法（thromboelastography，TEG）可对正在进行的MTP提供辅助指导，可作为一种即时测量指标快速获得。TEG最初于约70年前开发并用于评估遗传性出血疾病，历史上曾用于肝移植和心脏手术。在传统分析仪中，血凝块形成的评估依据的是在少量（360 μl）全血中从针管转导的阻力。当血液振荡时，会产生实时图像，提供凝块生成的动态变化。血凝块的组分缺乏可通过血凝柱的形态学改变来说明（图17.7）。使用基于TEG复苏的潜在优势包括个体化成分输血的快速结果、血液制品的整体保存以及存活益处（在受伤后的前6个小时内因失血性休克导致的死亡更少）[21]。

最后，在损害控制复苏中，MTP的附加治疗药物是氨甲环酸（tranexamic acid，TXA）。TXA是赖氨酸的合成替代物，对纤维蛋白溶酶原上的赖氨酸结合位点具有高亲和力，从而通过纤溶酶与纤维蛋白表面结合的拮抗作用抑制纤维蛋白溶解。此前的研究显示，它可将择期手术中的输血需求减少1/3。抗纤溶药物在显著出血中的临床随机分配（The Clinical Randomization of an Antifibrinolytic in Significant Hemorrhage，CRASH）-2试验将20 211名受伤患者随机分配为早期服用TXA（8小时内）组和安慰剂组。与安慰剂组相比，接受TXA治疗的患者全因死亡率降低（14.5% *vs*. 16%，$P = 0.0035$），出血导致的死亡风险降低（4.9% *vs*. 5.7%，$P = 0.0077$）。值得注意的是，在治疗组和安慰剂组之间的血管闭塞事件发生率存在差异（分别为1.7%和2.0%）。虽然由于纳入了大量不需要输血的患者而使本研究具有局限性，但它已使TXA成为许多院前系统和创伤中心初始复苏的标准组成部分[22]。

脑损伤

即使在给予最佳治疗的情况下，脑损伤（TBIs）的发病率也很高，约占所有创伤相关死亡率的1/3，每年为美国造成750亿美元的经济损失。存活下来的人往往会经历从轻度缺陷到需要永久全面治疗的多种终生残疾。多发伤患者面临的结局通常主要由TBI决定。随着损伤流行病学的发展，跌倒目前是脑损伤最常见的原因，极高龄的老年人最容易受到伤害。尽管需要高质量证据支持，但脑外伤基金会、美国外科医师学会、EAST和WTA已经给出了全面的管理指南[23]。

在组织水平上，脑损伤是能量直接传递至颅骨或脑组织，或血液积聚在脑内，或两者共同作用的结果。传递到颅骨和下方脑组织的能量可在接触部位和对侧（反弹）造成直接损伤。此外，受伤时血管被切断会导致颅骨内血液积聚。与大多数组织的情况一样，受伤的大脑在创伤后会出现炎症和水肿，持续的缺血会使其恶化。根据Monro-Kellie学说，颅内内容物（来自血管外的血液或水肿）容积的任何增加都会导致颅内压（intracranial pressure，ICP）升高，

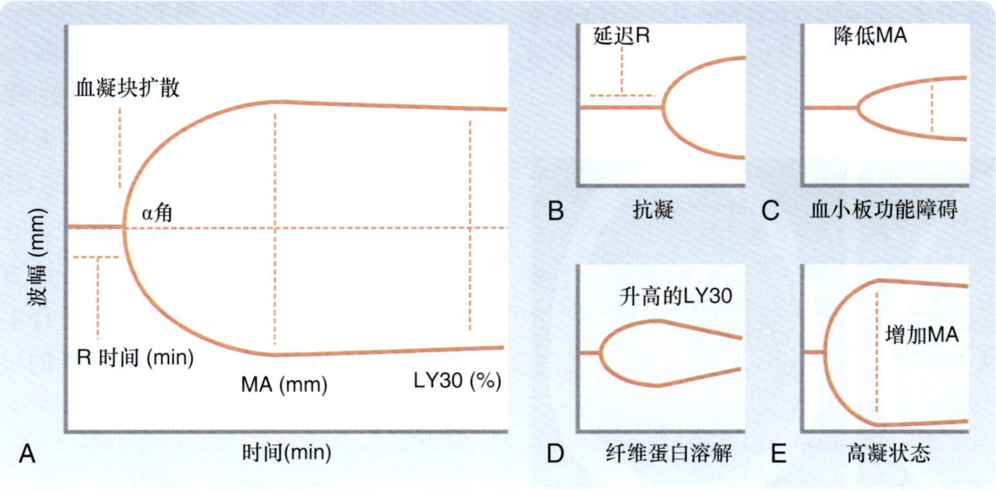

图17.7 标准参数和病理性凝血弹性描记法（TEG）。（**A**）正常TEG；（**B**）血浆输注治疗后，血凝块形成延迟，R时间延长；（**C**）最大波幅降低，伴血小板功能低下，采用血小板输注治疗；（**D**）升高的LY30表示纤维蛋白溶解，用氨甲环酸治疗；（**E**）R时间缩短，MA升高，代表高凝状态。α角：凝块形成/聚合；LY30：30分钟时波幅降低百分比，血凝块分解指数（溶解）；MA：最大振幅，血凝块强度；R时间：血凝块形成时间

同时伴有其他组织［即脑实质、血管内血液和脑脊液（cerebrospinal fluid，CSF）］体积的减小。

如图 17.8 所示，颅内容积的增加最终会导致 ICP 呈指数性增加，从而威胁脑灌注压（CPP）、氧合，增加脑疝的风险。

就特定 TBI 而言，硬膜外血肿（图 17.9）通常由颅侧骨折引起，导致脑膜中动脉或附近血管出血。临床病程包括最初的意识丧失、随后出现的清醒间期和在此期间出现的血肿扩大。当硬膜外血肿显著时，会导致神经系统严重恶化。早期识别该临床病程后可行减压治疗，从而产生有利的结果。幸运的是，在硬膜外血肿的情况下，颅底脑组织的损伤并不严重。这与硬膜下血肿不同，硬膜下血肿通常与严重的颅底脑组织损伤有关（图 17.9）。硬膜下血肿通常由硬脑膜深处和蛛网膜表面的桥接静脉撕裂引起。虽然血肿本身可能是压迫性的，但通常是通过不明原因的挫伤和轴突损伤来预测这些损伤后的结局的。蛛网膜下腔出血是脑组织弥漫性出血的表现，其本身并非有害。尽管如此，蛛网膜下腔出血并不是无关紧要的，必须进行监测以确定病情是否恶化。脑组织的实质挫伤是由于能量直接传输到颅骨和底层大脑，以及大脑在坚硬的颅顶内运动而导致的对冲损伤。弥漫性轴突损伤描述了继发于严重旋转力的神经元体轴突断裂的现象。影像学检查常常低估了弥漫性轴突损伤的严重程度，只显示点状出血及灰质与白质分化的丧失。通常，当患者在低灌注成像检查中表现出较差的神经状态时，弥漫性轴突损伤是明显的，尽管根据这一发现仍然难以预测最终的功能预后[24]。

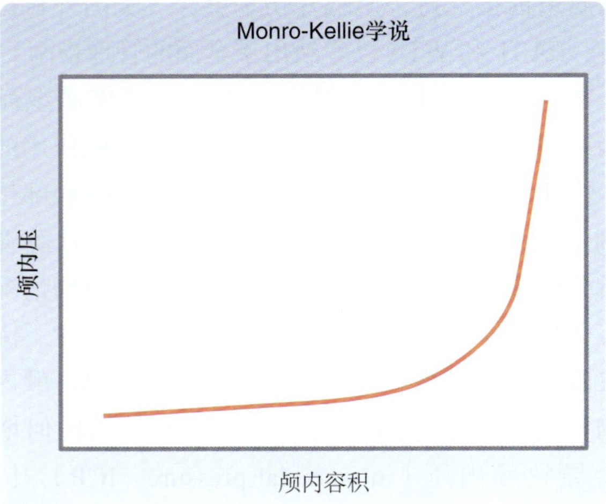

图 17.8 Monro-Kellie 学说，它描述了由出血或水肿导致的颅内容积增加使颅内压升高。这种压力和容积的关系来源于坚硬的颅顶带来的颅内固定体积的结果

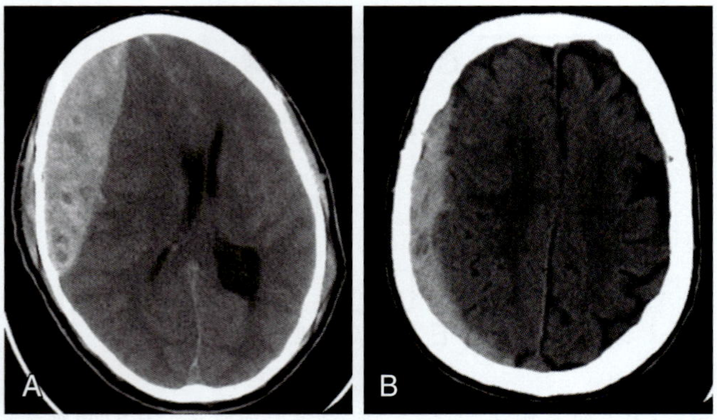

图 17.9 头颅 CT。（A）硬膜外血肿；（B）硬膜下血肿。血液在两幅图像的右侧显示为高密度液体（白色）。硬膜外血肿伴有显著的中线偏移。注意硬膜下血肿是如何沿脑轮廓分布的

紧急处理

预防继发性脑损伤，或治疗创伤病灶周围的可恢复细胞（半暗带）是 TBI 治疗的主要目标。由于原发性脑损伤过程不能被逆转或纠正，TBI 后的结果取决于对继发性损伤的预防程度。

因此，预防继发性脑损伤的主要措施是基于 ATLS 的标准化复苏，以尽快促进脑生理学的正常化。因此，TBI 后立即进行气道控制和通气支持至关重要，因为短暂性缺氧发作可将死亡率增加 4 倍。尽管允许性低血压伴随着损害控制复苏，但其在 TBI 中的作用尚不明确，它可能通过加重缺血损伤而使结局恶化。对于伴有严重 TBI 的低血压性多发伤患者，军事指南建议给予 3% 生理盐水 250 ml，随后再输注 50 ～ 100 ml 用于血流动力学复苏和降低 ICP，可能会增加生存期[23]。根据机构指南，抗凝药物会加重颅内出血，需要紧急逆转。目前，由于支持血小板输注或去氨加压素（DDAVP）治疗以缓解颅内出血进展的获益证据有限，因此无法将相同范式应用于抗血小板药物。最近，国际上的 CRASH-3 试验的结果表明，在轻-中度 TBI 患者中，在伤后 3 小时内接受 TXA 治疗者的死亡率较低，该方案可被纳入到未来的研究指南中[25]。被视为适合手术减压的患者应立即转入具备神经外科手术条件的机构中。

评估

在初步调查期间确定 GCS 评分时，应首先进行简短的神经系统评估。GCS 的运动功能部分是对未来神经系统结局的最具预测性的部分，其中最重要的是定位刺激或执行指令的能力。对瞳孔大小和反应性的

评估也包括在内，因为它们可以反映颅内高压和第三颅神经（动眼神经）的撞击。在可能的情况下，应在使用镇静剂或麻醉剂之前进行神经系统检查，以免掩盖相关发现。

对气道、呼吸和循环进行管理后，TBI 患者可立即进行头颅成像，以便在需要时加速降压。在 TBI 的初步评估中，未给予静脉造影剂的计算机断层扫描（CT）是最重要的诊断性检查，因为它对检测颅内出血具有高度敏感性。

急性出血在不同部位表现为高密度影，实质侧向移位的肿块效应是一个关键发现。与局部或全身水肿相关的脑挫伤也可以被观察到。一般而言，初次去骨瓣减压术的适应证包括占位性颅内出血伴血肿反应，与近期的、暂时的检查结果下降有关。磁共振成像（MRI）可能能够提供更好的解剖细节，但在脑损伤患者的初步评估中没有作用。

治疗

硬膜外和硬膜下血肿伴血肿反应可受益于在手术室中进行的即刻减压，尽管很少需要对严重的 TBI 进行颅骨切除术（1.6%）[23]。颅骨凹陷性骨折也可能需要通过早期手术干预来处理（包括处理出血并抬高移位的骨）。术后管理包括持续监测神经功能和避免颅内高压。在难治性重度颅内高压中，可考虑对患者进行去骨瓣减压术，尽管最近研究显示该手术治疗仅改善了死亡率，并未改善功能结局。

严重的 TBI 患者，无论是采用手术还是药物治疗，都需要在重症监护室内进行密切的神经系统监测。尽管南美试验–颅内压治疗（BEST-TRIP）试验数据的基准证据质疑了侵入性监测的必要性，但 ICP 通常被直接测量以指导治疗（目标＜ 22 mmHg），该试验表明，系列成像和临床检查具有非劣效性。一般而言，放置 ICP 监测器的适应证包括 GCS ＜ 8 分且 CT 显示颅内病变。尽管脑室外引流具有比实质监视器更强的引流 CSF 和治疗颅内高压的能力，但并没有一种设备显示出更明显的优势。CPP［平均动脉压（MAP）与 ICP 之间的差值］也常被用于指导重度 TBI 的治疗，目标值为 60 ～ 70 mmHg。尽管可以通过添加血管加压素来综合控制 MAP，进而控制 CPP，但 ICP 也需要维持在可接受的范围内。虽然 ICP 和 CPP 都常用来指导重度 TBI 患者的治疗，但尚未发现两者的优越性。图 17.10 给出了一种治疗严重 TBI 的建议方法。

持续性颅内高压通常需要进行分级治疗。床头抬高（或反向头低足高位）、中线面部定位和适当安装颈托是通过重力引流降低 ICP 的简单技术。1 级方法包括充分麻醉和镇痛，通常最初采用短效连续输注的形式，当进行临床检查评估时间歇暂停输注。可进行脑室造瘘术以引流脑脊液。2 级方法包括高渗盐水或甘露醇的高渗治疗，在有完整血脑屏障的大脑区域形成梯度以减少水肿。考虑到重复 CT 成像，此时可能会增加神经肌肉麻痹。3 级（复苏 / 抢救）方法包括用巴比妥类药物和亚低温治疗降低脑代谢，但两者均未显示出对结局有益。尽管已发现，显著过度通气是有害的，但通气增加导致 P_{CO_2} 在 30 ～ 35 mmHg 时会产生最佳的治疗性血管收缩，但这仅能作为开始进行额外治疗的桥梁。所有可用的证据继续表明，皮质类固醇在 TBI 的治疗中不起作用。由于 ICP 往往在 48 ～ 72 小时达到峰值，因此对治疗有反应的患者随后会出现 ICP 缓慢下降，组织水肿减少，以及神经功能的改善。

脊髓与脊柱损伤

脊髓损伤每年的发病例数约为 12 000 例，虽然它会造成长期严重的影响和多年的残疾，但脊髓损伤（SCIs）并不是早期死亡的常见原因[26]。除了高位颈椎损伤外，与 SCIs 直接相关的死亡率较低（尽管相关发病率较高且目前是不可逆的）。对于年轻的 SCI 患者而言，残疾和生产力丧失的时间可能很长。在钝性创伤患者中，单纯脊柱骨折的发生率是 SCI 的 10 倍以上。尽管发生频率更高，但与钝性脊柱损伤相关的死亡率仅为 8% 左右[2]。

钝性和锐性损伤机制导致产生 SCI 的原因不同。脊柱钝性损伤可通过骨方面的直接撞击或继发于血液积聚或水肿导致脊髓损伤。在活动能力最强的颈椎中，SCI 的发生率最高（55%）[8]。这一水平的损伤是由轴向负荷（Jefferson 骨折）、屈曲、伸展（Hangman 骨折）、旋转（C_1 旋转半脱位）、侧向力（齿状突）和牵张引起的。第 5 ～ 6 颈椎位于活动度最高的区域，因此最容易受伤。胸、腰椎的活动度更为有限，该区域的损伤机制包括轴向负荷（前楔形压缩、爆裂性损伤）和屈伸（Chance 骨折、骨折脱位）。偶发骨折最常见于机动车辆事故，与腹膜后或腹部内脏损伤高度相关（图 17.11）。锐性损伤要么直接撕裂脊髓，要么通过缺血或椎体骨折造成间接损伤。最后，患者可能会出现神经功能缺损，无法用任何脊柱异常来解释。考虑到缺乏骨不规则性，这种无放射学异常的

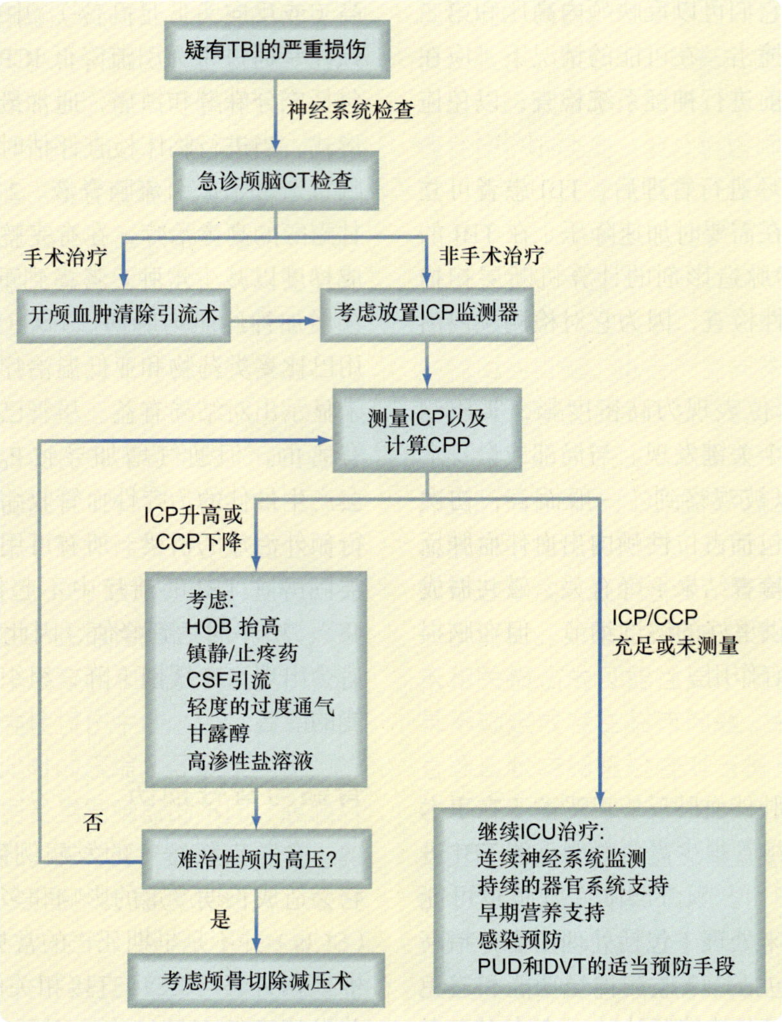

图 17.10 创伤性脑损伤（TBI）的处理方法。CPP：脑灌注压；CSF：脑脊液；CT：计算机断层扫描；DVT：深静脉血栓；HOB：床头；ICP：颅内压；ICU：重症监护室；PUD：消化性溃疡

SCI 可能难以诊断和治疗。

紧急处理

在这种情况下，使用硬质颈托和长脊柱板进行脊柱固定是院前急救的当务之急。应假设所有钝性创伤患者均存在脊柱损伤，直至适当评估可排除该诊断。高位颈髓损伤（C_3 ～ C_5）可能由于膈神经麻痹而立即出现呼吸抑制，需要气道管理和通气支持。交感神经下行通路（T_6 及以上，中间外侧柱）损伤可能影响血管舒缩张力，导致无对位的副交感迷走神经外流和神经源性休克。此类患者可能需要血管内扩容和血管加压素支持。神经源性休克的典型表现为瘫痪患者在四肢温暖、灌注良好的情况下出现低血压，也可能出现心动过缓，需要阿托品或正性肌力支持。这应与脊髓性休克（指 SCI 后发生反射和肌张力丧失）相鉴别。

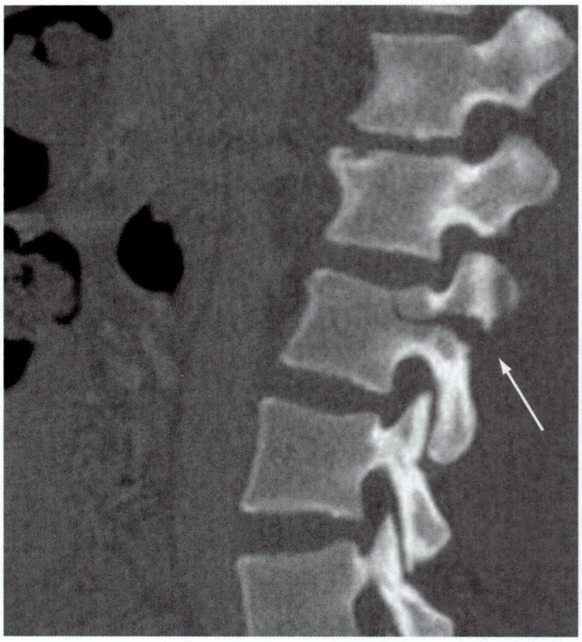

图 17.11 腰椎 CT 矢状位扫描显示 Chance 骨折。请注意箭头所示的所有后部元件的骨折累及情况

评估

脊髓功能的粗略评估是在初级检查中通过观察肢体运动进行的。对神经功能进行更全面的评估需要在二次检查时进行，因为此时可以更好地通过皮丘（感觉水平）或肌丘（运动水平）来描述功能障碍。ATLS 第 10 版发布了 MyATLS 的配套应用程序（myatls.com），为皮肤测量、肌测量和肌肉力量评估提供了补充指南。该信息有助于识别损伤位置和跟踪症状进展，这些信息可能会影响后续的治疗。SCIs 的特征为完全损伤或不完全损伤，取决于损伤水平以下的神经功能是否均缺失或部分保留。为了帮助实现 SCI 评估的标准化，美国脊髓损伤协会制定了《脊髓损伤神经系统分类国际标准工作表》并生成了如下损伤级别：A（完全损伤）、B（感觉不完全）、C/D（运动不完全）、E（正常）。最后，受伤椎骨上的压痛或与脊柱破坏一致的畸形的存在通常表明存在相关的急性骨折。最重要的是，无论何时，只要有新的症状出现，重新评估都是重要的。

脊柱外科医师在识别损伤后的介入治疗可以帮助指导进一步的评估并在需要时加速手术干预。院前筛查工具，如加拿大 C-spine 规则或国家紧急 X 线利用率检查（National Emergency X-Radiography Utilization Study，NEXUS）提供了一种方法，使检查未发现、意识水平无下降且无转移性损伤的患者仅通过临床手段即可明晰脊柱的情况。有趣的是，最近的一项 AAST 多机构试验显示，伴有或不伴有转移性损伤者，当其体格检查呈阴性时，其阴性预测值约为 99%。65 岁以上的患者也被纳入分析，且未显示漏诊率增加[27]。

通常还需要对颈椎、胸椎和腰椎进行影像学检查，以进一步评估脊柱损伤。尽管脊柱某些部位（前颅底、外侧、齿状突）的平片是可以接受的，但 CT 的高质量图像、卓越的灵敏度和快速可用性已使其成为大多数急诊科的首选[8]。由于借助平片判断颈胸段病变是十分具有挑战性的，现在通常在患者的初始成像期间进行专用的颈椎 CT 扫描，对于结果为阴性的醉酒患者，可以去除其颈托[28]。脊柱 CT 成像的矢状和冠状重建对解剖结构呈现得更加清楚。CT 成像为骨损伤情况提供了极好的评估结果，但由于软组织细节的限制，它对 SCI 的描述较差。然而，CT 上的椎管损伤和软组织水肿高度提示脊髓损伤。在创伤 72 小时内，通常还需要 MRI 检查以更好地表征软组织损伤，特别是在颈部疼痛和常规 X 线检查时，它可能为指导早期手术干预提供有价值的信息。图 17.12 显示了严重颈椎骨折伴椎体半脱位和前脱位。是否需要获得这些图像，尤其是在紧急情况下，临床医师必须要从整体稳定性角度进行仔细考虑。

治疗

一般来说，应通过保持严格的固定来保护脊柱免受进一步损伤，直到可以排除损伤。除非是在锐性创伤的情况下，包括直接颈部损伤的患者，否则该方法缺乏可证明的神经系统获益，并且与死亡率增加有关[29]。在这些患者中，在可以被安排进入合适的插管处置室（如手术室）之前，抬高床头有助于气道管理。尽早移除长脊柱板以避免形成压迫性伤口仍极为重要。在复苏室识别脊髓损伤后，应立即咨询脊柱外科医师。如果没有专科脊柱外科时，应立即安排患者转移。为避免延误，应避免行影像学检查，除非影像学检查结果会对所提供的治疗产生直接影响。

伴有神经源性休克的颈部 SCI 患者需要抢救复苏、扩容，通常需要行血管加压 / 收缩治疗。在这种情况下，没有一种药物或其组合显示出了优越性。短暂性低血压（< 90 mmHg）与 TBI 不同，已显示出对 SCI 的长期预后有害，因此，休克应被积极治疗。在合并休克（即出血性和神经源性休克）的情况下，此类复苏可能具有挑战性。在休克被解除后，关于 MAP

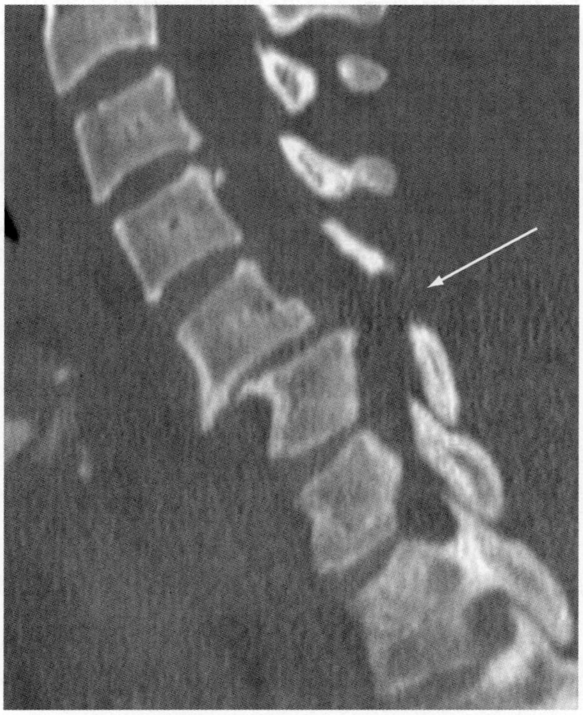

图 17.12 颈椎骨折伴严重前路半脱位及椎管破坏。箭头表示椎管严重狭窄

升高对 SCI 的益处问题仍然存在。尽管社会指南建议，在受伤后 7 天内 MAP 的目标应为 85 ～ 90 mmHg，但数据在本质上是相关的[26]，需要进一步的研究来阐明持续血压升高（超过正常值）对 SCI 结局的影响。

使用皮质类固醇治疗 SCI 的效果已得到了充分研究，但仍存在争议。一些大型随机试验（国家急性脊髓损伤研究系列）显示，如果在损伤后 8 小时内开始给予甲强龙，则在给药后 6 周和 6 个月时的运动功能会有所改善。无论是在受伤后 3 小时内还是在 3 ～ 8 小时内接受治疗，一次性给予甲强龙 24 小时或 48 小时，患者功能恢复的情况相似。接受 48 小时治疗的患者表现出较高的严重脓毒症和严重肺炎发生率，尽管死亡率没有差异。总之，短期类固醇治疗仍是 SCI 后的一种潜在治疗选择，在创伤科和神经外科的会诊中应考虑使用[26]。

脊柱损伤的手术治疗方案差异很大，其取决于损伤类型和相关的脊柱稳定性。在适当的研究对象中，试验数据显示，如果在受伤后 24 小时内进行脊髓减压，可改善研究对象的功能结局[26]。在急诊科应用牵引器恢复脊柱对齐可治疗颈椎骨折脱位损伤。脊柱损伤伴脊柱不稳定者，通常需要在紧急问题得到处理且患者可以安全接受脊柱手术后，立即进行手术固定。无不稳定性骨折者可能只需要用硬颈托或支具固定，并需追踪其直立位 X 线结果，直至骨愈合。表 17.5 列出了之前描述的和常见的脊柱骨折以及相关的治疗方法。在骨性脊柱稳定后，早期进行物理治疗是影响 SCI 功能结局的第二大因素。尽管目前还没有更新的治疗 SCI 的方法，但干细胞治疗在动物模型中已显现出了一定前景[26]。

颌面部损伤

面部损伤通常发生在钝性和锐性创伤的情况下，尽管这些损伤很少危及生命。最值得关注的是损伤气道和（或）阻碍经口气管插管的组织损伤。面部脉管系统出血可能会十分严重，因此需要紧急气道管理。面部骨折通常需在这种情况下进行识别。一种特殊的损伤模式是 Le Fort 型面部骨折，它由三种来自周围面部骨骼的面中部破坏组成。面部损伤的发病率很高，尤其是当眼、耳、鼻或口外伤导致相关感觉障碍时。尽管如此，面部损伤后功能不良的结局通常是由于其伴随的 TBI，而不是损伤本身。

紧急处理

面部损伤需要迅速评估以及对气道进行管理，特别是当存在下面部软组织和骨受累时。因为水肿会迅速蔓延，如果担心气道的稳定性，早期插管可以挽救生命。口咽部的血液或碎屑会使插管变得非常复杂，应考虑在必要时应用备用气道方案，包括手术方法。考虑到面部的血管分布，出血可能是一个直接的问题，应通过直接加压、缝合结扎和开始复苏进行处理。可能需要快速闭合伤口，尽管面部出血有时难以识别。深部血管出血或骨折可能需要血管栓塞术以获

表 17.5 脊柱骨折

骨折	描述	典型治疗
C_1 Jefferson 骨折	C_1 锥体环多位置骨折；锥体环断裂	稳定横韧带：硬质颈托 不稳定横韧带：牵引或手术
齿状突骨折	Ⅰ型：齿状突尖端骨折 Ⅱ型：经基底部骨折 Ⅲ型：累及 C_2 锥体	Ⅰ型：硬质颈托 Ⅱ型：Halo 架或手术 Ⅲ型：Halo 架
C_2 Hangman 骨折	C_2 双侧椎弓根伴脊椎滑脱	Halo 架或手术（如果移位严重）
颈椎椎体骨折	椎体压缩或爆裂，伴或不伴向后累及椎管	轻度压缩：硬质颈托 累及多个脊柱或向后累及椎管：手术固定
胸椎锥体骨折	椎体压缩或爆裂，伴或不伴向后累及椎管	仅前柱受累：TLSO 前柱和后柱受累：手术固定
腰椎锥体骨折	椎体压缩或爆裂，伴或不伴向后累及椎管	仅前柱受累：TLSO 前柱和后柱受累：手术固定
Chance 骨折	使用高位安全带时，可见腰椎后部结构撕脱	手术固定

TLSO：胸腰骶矫形器。

得最终控制。面部出血常因体温过低和凝血障碍而加重，应积极进行预防或治疗。

评估

面部损伤首先在体格检查中确定，在此期间确定软组织受累的程度。对眼睛进行复视和主观视力变化的粗略检查。眼球及周围的情况需要仔细评估，判断其是否存在破裂或眼外肌卡压，这些情况需要紧急治疗。检查外耳，如果有损伤，则耳道会出现引流物。评估面中部和下颌骨的稳定性、正确咬合和牙列质量。前额和中面部畸形分别表示潜在的额骨和上颌骨骨折。当发现骨折或软组织损伤时，应评估面部的运动功能，以评估面部神经功能。

面部损伤通常受益于薄层CT三维成像，以充分显示面部骨骼。矢状位、冠状位以及三维重建有助于对深部软组织进行全面的结构评估和评价。当二次检查发现严重外部损伤或头颅CT发现面部异常时，应进行CT检查进一步评估。面部CT应仅在危及生命的损伤得到处理后进行，因为在大多数情况下，面部损伤无需紧急处理。

治疗

面部骨折和严重软组织损伤通常受益于颌面外科会诊的参与，以协助治疗。如前所述，气道管理和出血是当务之急。直接加压和伤口闭合通常可有效控制面部出血。在严重病例中，可能需要进行血管造影和栓塞手术。伤口闭合前，应对锯齿状或不可成活的皮肤边缘进行清创，然后用消毒液冲洗伤口。撕裂伤通常可在局部麻醉下使用深度可吸收缝线闭合，然后使用5-0或6-0间断或连续缝线闭合皮肤。唇、鼻、耳和眼眶撕裂伤的性质更为复杂，需特别考虑，以促进最佳的伤口愈合。

面部骨折的治疗在急性情况下不常见，可推迟至其他问题解决后再进行。严重凹陷性面部骨折是例外，因为其可能累及脑组织，需要紧急复位。

大多数面部骨折倾向于选择延迟修复以便水肿充分消退。大面积的开放性伤口以及累及鼻窦或消化道的骨折可能需要在入院后短期使用抗生素，但应避免过度使用。切开复位内固定适用于大部分骨折，通常采用螺钉和钛板，修复恰当。重建的目的是恢复理想的功能和外观，包括通过处理伴有眼直肌受累的眼眶骨折来保持正常的眼外肌运动功能。下颌骨骨折可采用上-下颌骨固定术治疗，但明显的骨折移位可能需要钛板内固定。

颈部损伤

颈部包含多个紧邻的重要结构，使损伤情况下的诊断、暴露和治疗变得复杂。然而，与身体的其他部位一样，按照一定的方法步骤，颈部损伤也是能控制和处理的。虽然颈部损伤相对而言不常见，但与之相关的死亡率是所有身体部位中最高的（在NTDB中AIS ≥ 3的死亡率为17%）[2]。枪伤和刺伤造成的锐性损伤是最常见的原因。锐性损伤可直接撕裂血管和呼吸道、消化道，导致大量出血或感染。虽然不常见，但闭合性损伤可引起突然压迫，随后导致喉或气管骨折。闭合性咽部或食管损伤更不常见，但可导致组织失活、渗漏至周围软组织并导致脓肿或纵隔炎的发生。对颈部的钝性力也可能导致颈动脉或椎动脉损伤。这些钝性脑血管损伤（blunt cerebrovascular injuries，BCVIs）是由安全带挤压或严重的屈-伸运动引起的。BCVI的严重程度从内膜撕裂（Ⅰ级）伴或不伴血栓形成，到伴假性动脉瘤形成的全层损伤（Ⅲ级）和横切面损伤（Ⅴ级）不等。与BCVI相关的发病率主要与急性血栓栓塞现象引起的缺血性卒中有关。

紧急处理

由于颈部包含重要的易损伤生命的结构，因此颈部损伤通常需要快速处理。与ATLS一样，最优先考虑的问题是建立一个安全的气道。病情恶化可能会迅速发生，需要及时识别和最佳治疗。喉或气管的直接损伤是气道损害最常见的原因，也是气道管理面临的最大挑战之一。前颈部血肿会迅速压迫上气道，导致通气不足。在颈部血肿扩大的情况下或在担心气道即将受损的情况下，应立即进行插管。重要的是，仍使用自身气道的患者应有计划地进行气道管理，包括在手术室进行插管或清醒状态下行气管切开术。尝试插管可能会使暂时稳定的情况再次恶化，因此在没有完善的备用计划的前提情况下，不应进行插管。气道缺失需要紧急干预，包括进行环甲膜切开术或气管切开术。上气道损伤的气道手术选择是气管切开术，因为喉损伤可能会使环甲切开术无效。

在急诊室，出血是颈部损伤后的另一个主要问题。颈动脉鞘脉管系统的损伤通常需要手术控制，必要时应快速并同时启动基于MTP的复苏。在运送至手术室的过程中，用手指或Foley球囊直接施压可有效控制大部分的颈部出血。与有明显呼吸性损伤的患者相似，对于因颈部出血而需要手术干预的患者，最好在出血治疗前立即在手术室进行气道管理。

评估

血流动力学不稳定和（或）有血管或呼吸道、消化道损伤（如气道损害、大面积皮下气肿、气泡导致伤口贯通、血肿扩大或搏动、活动性出血、神经功能缺损、呕血）的患者应立即送至手术室进行手术探查[30]。病情稳定的患者可通过多层螺旋 CT 血管造影（multidetector CT angiography，MDCTA）对颈部损伤行进一步评估。

穿透伤的典型特征是其发生的解剖位置和手术的可及性（图 17.13）。Ⅰ区从胸腔入口延伸至环状软骨，包含大血管结构以及气管和食管。从环状软骨延伸至下颌骨角，Ⅱ区是最容易到达的手术区域，包含颈动脉、椎动脉、颈静脉和呼吸消化道结构。Ⅲ区包括下颌角和颅底之间的颈部区域。Ⅲ区内的结构包括手术中难以暴露的血管。尽管通过体格检查得出的Ⅱ区损伤是传统的手术探查命名的损伤深度（即穿过颈阔肌），但只有那些有血管或呼吸道损伤的患者需要立即进行手术，而其他患者可接受放射影像学评估（所谓的“无区”入路）。

在急诊科进行的颈部 CT 血管造影评估结果已变得很容易获得，因此颈部穿刺探查的阴性率降低。一项前瞻性多中心研究（$n = 453$）显示，40 或 64 层

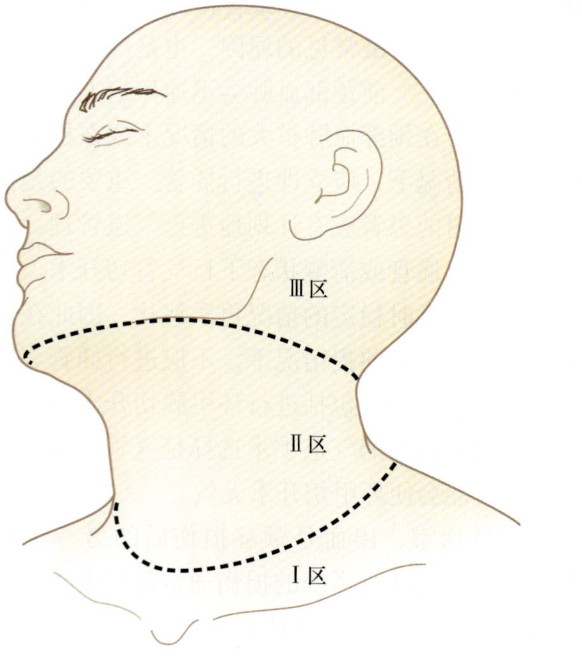

图 17.13 颈部区域。Ⅰ区从胸腔入口延伸至环状软骨。Ⅱ区位于环状软骨和下颌骨角之间。Ⅲ区从下颌角延伸至颅底

CT 扫描仪反映血管或呼吸消化道锐性损伤的敏感性和特异性分别为 100% 和 97.5%。2 例血管成像假阳性患者的特异性下降，导致探查和导管血管造影术结果为阴性，3 例与呼吸消化道损伤有关的气道追踪患者随后根据内镜检查结果被排除。与按解剖区域评估颈部相比，MDCTA 可在适当的患者中对颈部进行整体评估，在许多情况下无需进行额外的侵入性检查［如支气管镜检查、硬式 / 软式内镜检查、食管造影、数字减影血管造影（DSA）］。只有那些 MDCTA 不明确的患者（如可能出现的弹道损伤）才需要进行额外的选择性诊断。标准 DSA 不受散射限制，在紧急情况下可能可以提供更多信息[31]。

颈部钝性损伤通常表现为 BCVI。MDCTA 技术的改进使其变得清晰，BCVI 现在被认为是主要的发病来源。高风险筛查标准的出现和检测水平的提高导致 BCVI 的诊断率显著提高。DSA 随后证实，30% 的高危人群存在 BCVI。丹佛标准中的风险因素被用于筛选患者并提示进一步的评估（框 17.4）。MDCTA 的出现和发展使 DSA 再次成为 BCVI 诊断的首选方法，最近的研究报告显示，在所有钝性损伤患者中，BCVI 发病率约占 2% ～ 3%。目前的筛查标准一般提示评估者在出现以下情况时倾向于进行 MDCTA 检查：①锁骨上方的任何损伤，无论其损伤机制如何；②神经系统检查不能用脑成像解释；③霍纳（Horner）综合征[32]。由于钝性呼吸消化道损伤极为罕见，诊断可能倾向于采用合适的入路，如果存在问题，MDCTA、食管镜、食管造影和（或）支气管镜检查可予以辅助。

框 17.4 钝性脑血管损伤的高危指标

症状和体征

扩大的颈部血肿
颈部、鼻腔、口腔的动脉出血
局部神经功能缺陷
颈部血管杂音（患者＜ 50 岁）
CT 或 MRI 显示脑卒中
CT 无法解释的神经功能缺陷

风险因素

严重的面中部骨折，Le Fort Ⅱ 或 Ⅲ型
颅底骨折累及颈动脉
弥漫性轴突损伤和 GCS 评分≤ 6 分
严重颈椎骨折或韧带损伤
颈前区明显软组织损伤（例：安全带痕迹）
自缢性缺氧

CT：计算机断层扫描；GCS：格拉斯哥昏迷量表；MRI：磁共振成像。

治疗

如前所述，如 WTA 2013 指南所述，存在血管或呼吸道、消化道损伤的体征时要立即进行颈部探查（图 17.14）。最常见的是，颈部结构暴露在损伤侧胸锁乳突肌前缘切口处。“衣领式”切口可能更通用，尤其是在需要双侧颈部探查时。分离颈阔肌以暴露胸锁乳突肌前缘，解剖其深层组织以暴露颈动脉鞘（颈总动脉、迷走神经、颈内静脉）。如果无法闭合，受伤的颈内静脉可能需要用缝线缝合或进行结扎修复。面静脉进入颈内静脉的前表面。面静脉的结扎和分离可暴露血管室的深层结构。当颈内静脉牵向外侧时，可暴露颈动脉和迷走神经。如有必要，可在近端和远端控制颈动脉。应小心避免损伤迷走神经或舌下神经，迷走神经和舌下神经分别位于颈动脉附近和上方。颈动脉短段损伤应采用单纯缝合术或端-端吻合术修复。更广泛的损伤需要利用人工合成移植物或自体静脉重建。在损伤被控制的极端情况下，可对颈动脉进行分流或结扎，尽管脑血流量可能会受到影响。

气管和食管的探查是通过将颈动脉牵向外侧来实现的。在其内侧进行解剖，食管在颈椎体的正前方被识别，可通过放置鼻胃管辅助对其进行检测。应对食管损伤处进行清创，以暴露整个穿孔的黏膜。食管壁的闭合可以是一层，也可以是两层（黏膜 / 肌肉），广泛引流是很重要的。用血管化的肌带（通常为胸锁乳突肌带）覆盖食管以帮助修复可能是非常有益的，尤

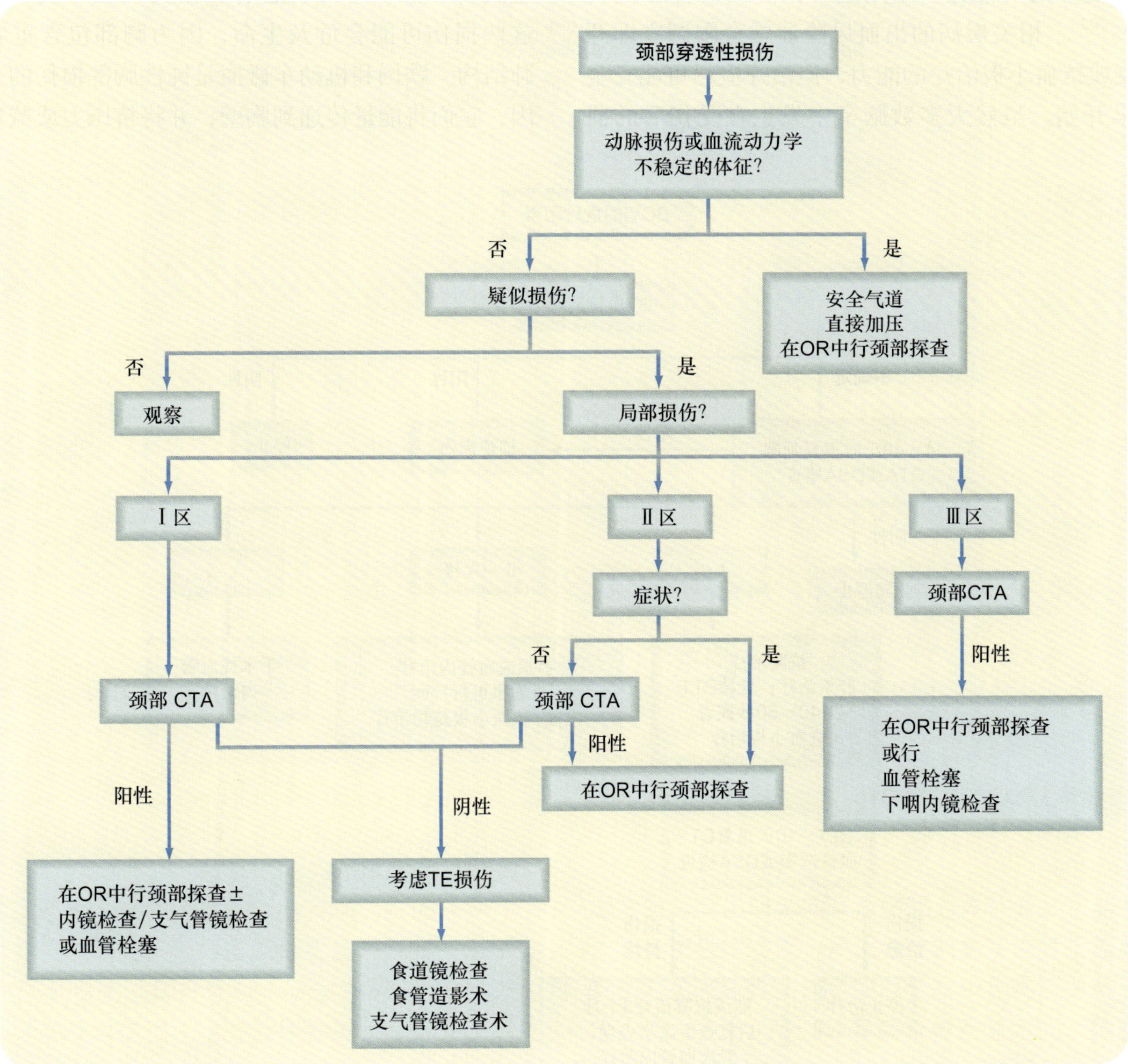

图 17.14 颈部穿透性损伤处理方法。血管或呼吸消化道损伤的严重症状包括气道损害、大量皮下气肿、气泡迫使伤口贯通、血肿扩大或搏动、活动性出血、神经功能缺损和呕血（Modified from Sperry JL，Moore EE，Coimbra R，et al. Western Trauma Association critical decisions in trauma：penetrating neck trauma. J Trauma Acute Care Surg. 2013；75：936-940.）。CTA：计算机体层扫描血管造影；OR：手术室；TE：气管食管

其是在邻近气管或血管的修复中。大面积组织丢失或延迟呈现是一个重大挑战，可能需要行食管分流术和食管造口术以进行延迟重建。如果损伤较小且接近无张力状态，气管撕裂伤可主要采用可吸收缝线闭合。大的气管缺损可能需要切除和吻合，尽管一些前部气管损伤可以通过在损伤处创建气管切开术来处理。气管造瘘管成熟后，可取出导管，通常损伤处会自动闭合。

随着对 BCVI 的评估不断进展，治疗方式也随之变得更先进。为了降低血栓栓塞性卒中的风险（4.8% ～ 37%），开始启用抗凝或抗血小板治疗，尽管两者都没有显示出优越性。在涉及假性动脉瘤和 70% 血流受限的夹层时，可考虑血管内支架置入术。考虑到缺血性并发症的可能性，采用这种治疗的总体比例约为 10%[32]。相关疾病的出血风险通常会限制立即开始抗凝或抗血小板治疗的能力，但治疗应尽可能安全地尽早开始。虽然大多数脑卒中发生在受伤后的前几天内，但也有很大一部分发生在随后的几天至几周，因此延迟开始治疗的时间仍然有益。图 17.15 显示了 BCVI 诊断和治疗的分级方法。应以实现部分凝血活酶时间达 40 ～ 50 秒为目标开始进行肝素抗凝治疗，尽管每日 325 mg 阿司匹林（ASA）也是一种等效的治疗选择。如果初次扫描结果不确定，MDCTA 可在 24 ～ 48 小时内重复进行。所有确认的损伤应在第 7 ～ 10 天进行重复成像，以评估进展或消退情况以及随后治疗是否需要终止。持续性损伤需要治疗 3 个月，然后进行门诊 MDCTA 随访。

胸部损伤

胸部损伤很常见，每年有 22% 的创伤患者会发生胸部损伤，NTDB 记录的相关死亡率为 9.5%[2]。这些损伤可能会危及生命，因为胸部包含重要的心肺结构。跌倒和机动车碰撞是钝性胸部损伤的主要原因，它们将能量传递到胸壁，并将挤压力或减速力传

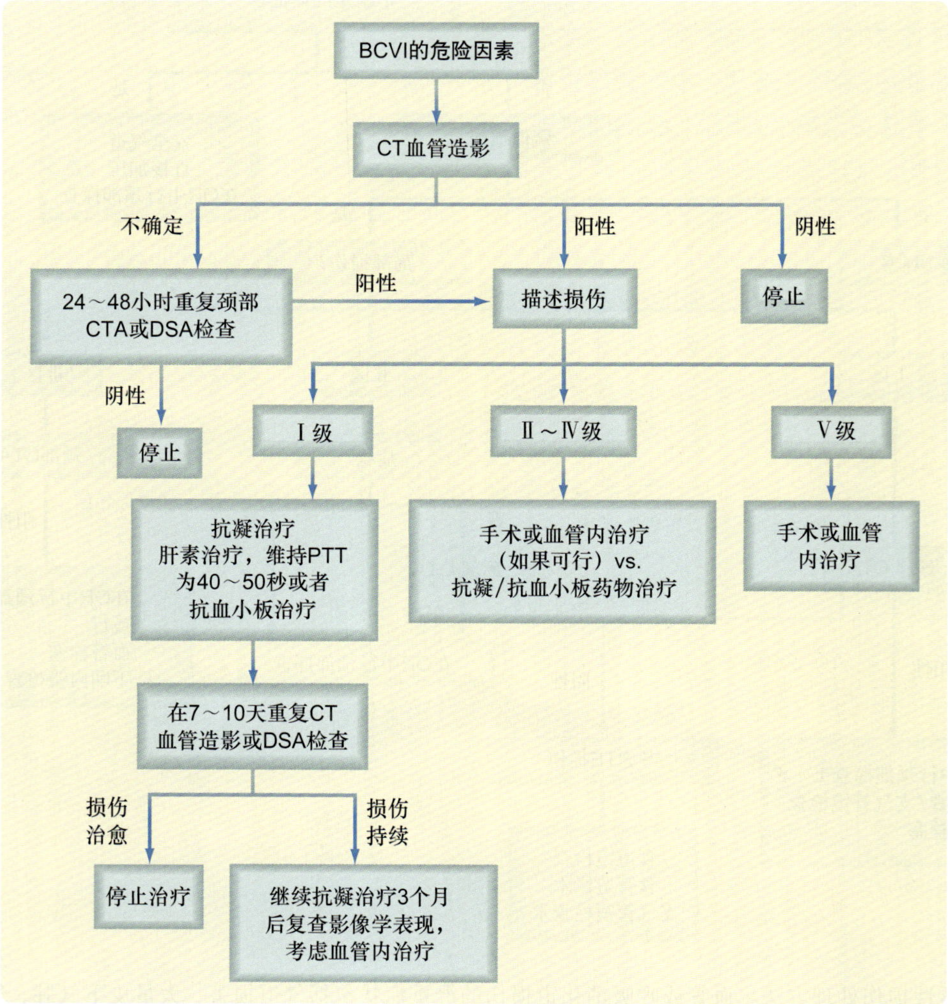

图 17.15 钝性脑血管损伤（BCVI）的处理方法（Modified from Biffl WL，Cothren CC，Moore EE，et al. Western Trauma Association critical decisions in trauma：screening for and treatment of blunt cerebrovascular injuries. J Trauma. 2009；67：1150-1153.）。CT：计算机断层扫描；CTA：计算机体层扫描血管造影；DSA：数字减影血管造影；PTT：部分凝血活酶时间

递到深层结构。胸部略微突起者容易受到锐性损伤，如枪伤和刺伤。锐性损伤导致肺和纵隔结构直接撕裂。高能量钝性和锐性损伤还可导致严重的肺损伤（发生在局灶性撞击部位），或在冲击伤情况下发生弥漫性肺损伤。尽管这些损伤的性质严重，但只有不到 10% 的钝性胸部损伤和 15% ～ 30% 的锐性胸部损伤需要手术治疗[8]。

紧急处理

由于对心肺功能的影响，胸部损伤常需要在初诊时进行干预。胸部损伤伴肺部损伤需要立即进行气道管理和辅助通气。在休克情况下，呼吸音降低和肺顺应性变差与可能发生的张力性气胸一样，可能需要紧急减压并进行胸腔置管术。开始复苏时，应直接加压控制外部出血。尽管血流动力学不稳定常提示出血，但继发于心包填塞、心脏挫伤或冠状动脉空气栓塞的心功能不全也可能导致血流动力学不稳定。在评估出血点后，可能需要使用超声或心包窗检查心包液，尤其是在锐性损伤后。尽管进行了复苏，但仍出现持续性休克且胸部持续失血的患者通常需要手术干预。心搏骤停，尤其是在锐性损伤的情况下，RT 治疗可能是有益的（见前一节）。图 17.16 显示了锐性胸部损伤的初步评估和处理方法。

评估

大多数胸部损伤可通过体格检查和胸部平片诊断。外部损伤，如胸壁缺损和穿透性伤口，将在体检时明确。可识别胸壁压痛和反常运动，以反映肋骨（连枷）和胸骨的节段性损伤。胸骨切迹处气管是否偏离可提示气管对侧的胸内张力情况。

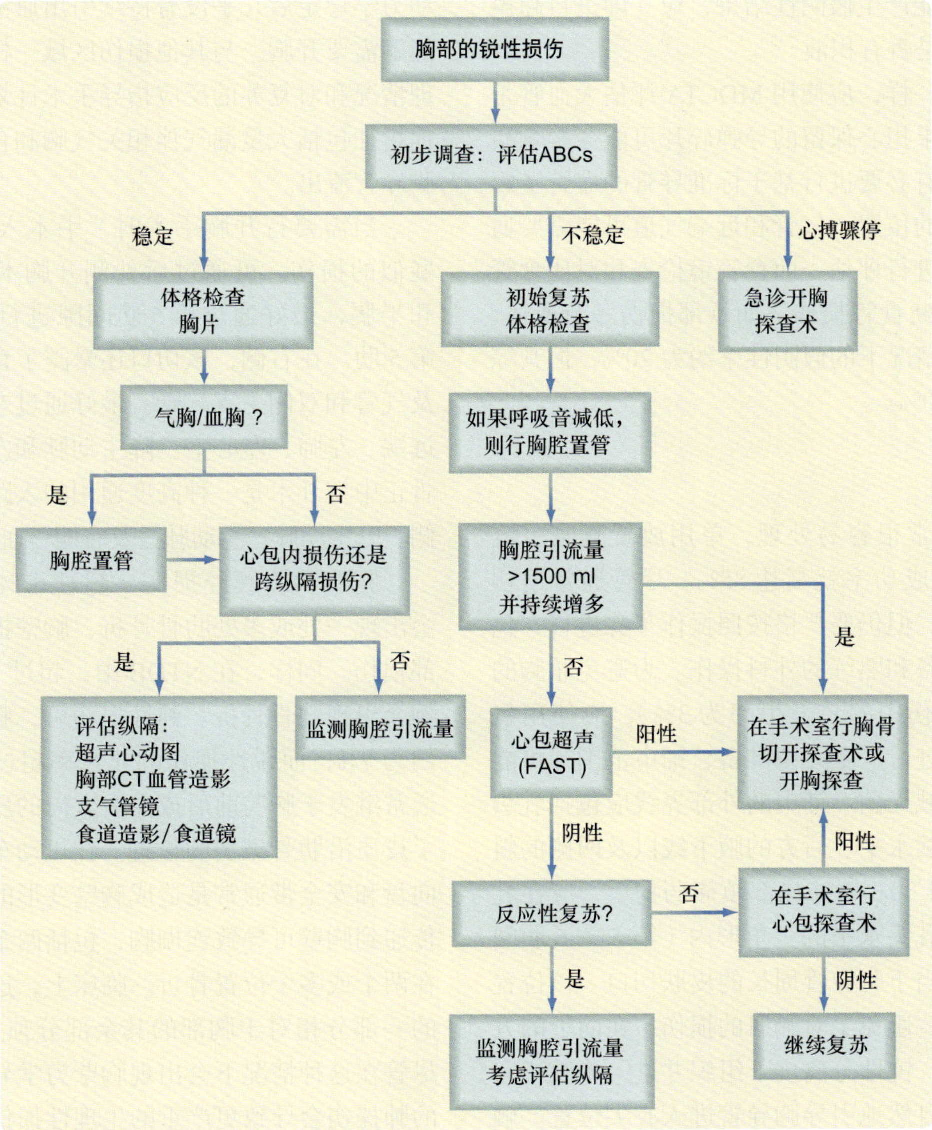

图 17.16　胸部锐性损伤的处理方法。ABCs：气道、呼吸和循环；CT：计算机断层扫描；FAST：腹部创伤超声检查

在对有胸部损伤风险的患者进行初步评估期间，普遍使用胸部X线检查。在钝性损伤中，评估胸部是否存在需要立即进行胸腔置管的大容量气胸或血胸是有必要的。虽然胸片可能可以提示闭合性主动脉损伤的存在（如纵隔增宽、主动脉-肺动脉窗闭塞、心尖压盖），但该方法缺乏足够的筛查细节。胸部MDCTA已成为评估胸部损伤的标准方法，可以很好地提供胸壁、脉管系统、胸膜腔和肺实质图像。然而，考虑到心脏运动的退化，其对于心包的评估是不可靠的。重要的是，CT血管造影已被认为足以指导手术干预，因此无需进行标准的胸部血管造影。

胸部锐性损伤应通过体格检查快速识别，并用不透射线的黏性标志物作为X线检查的标记。对于被认为涉及或跨越纵隔的损伤，需要进行进一步评估。胸骨上切迹、肋缘下切迹和外侧乳头（“心腔”）所界定区域内的伤口构成了这些高危损伤。通过心包切开术的血胸减压可能产生假阴性结果，应立即进行超声检查以评估心包是否有积液[33]。

与钝性损伤一样，应使用MDCTA评估大血管是否存在损伤，如果担心保留的导弹碎片可能会影响检查结果，那么就有必要进行基于标准导管的血管造影术。根据穿刺物的位置，气管和近端气道可能需要通过支气管镜检查进行评估，而食管镜检查和对比食管造影相结合可诊断食管损伤。如颈部损伤一节所述，这些检查在孤立情况下的假阴性率约为20%，但其综合敏感性接近100%。

治疗

胸部损伤通常很容易处理，单用放置胸腔引流管的方法的治疗成功率就高达85%。尽管通常迫切需要胸腔引流管，但仍要严格按照操作步骤进行，包括严格的无菌准备和熟练的外科操作。为避免脓胸的发生（在胸部损伤中的总发生率为3%），应使用氯己定（洗必泰）进行广泛无菌准备，铺巾范围尽可能广，保持操作区域无菌。铺巾的外部界线应包括乳头水平或乳房下皱襞水平、后方的腋下线以及两侧的斜边（“安全三角形”）。输注局部镇痛药物后，应在乳头水平或略高于乳头水平的三角形内（第5～6肋间隙）切开一个相当于胸导管周长的皮肤切口。该位置成功避开了腹腔，避免了对膈肌的损伤。在向上的方向建立皮下隧道，钝性分离皮下组织并进入胸腔，完成隧道的建立后自然地引导胸导管进入心尖位置。触诊肺部以确认并评估胸内粘连情况。尽管越来越多的证据表明，无论胸导管腔径大小如何，血胸引流的成功率都相差不大，但用于治疗创伤的胸导管大小通常为32～36 Fr。为了确认胸导管未扭结，有必要在完成手术前确保胸导管可自由旋转。然后将胸导管连接到提供20 mmH_2O压力的水下引流装置上。

应立即开胸的传统手术适应证包括：①胸导管插入时排出1500 ml以上的血液；②以150～200 ml/h的速度持续引流2～4 h；③在持续输血的情况下，血流动力学持续不稳定[34]。尽管如此，最重要的是要记住，这些适应证是基于在越南战争时期因胸部损伤而死亡的患者的数据得出的，而非基于当代研究生存率预测因素的试验得出的，因此无需强制执行。可以说，更重要的问题是，胸导管的输出是否代表持续出血或积血（即“正在出血”与“已经出血”）？出血本质上是因为外科手术造成的吗？它是否会影响生理机能？例如，最初引流1500 ml血液的胸导管在血流动力学稳定后几乎没有持续引出血液，因此预示着可能不需要开胸。与其他损伤区域一样，应根据患者生理情况和对复苏的反应指导手术计划。开胸手术的其他指征包括大量漏气伴相关气胸和食管或胃内容物从胸导管流出。

当需要行开胸手术时，手术入路的选择取决于疑似的损伤。可通过后外侧开胸术进入肺、肺血管和半膈，最好通过第5肋间隙进行，并可能需切除第5肋。在右侧，该切口还暴露了食管近段和中段以及气管和双侧主支气管。最好通过左侧开胸接近食管远端、左肺、左心室、降主动脉和左锁骨下动脉。胸骨正中切开术是一种高度通用的入路，可暴露心脏右侧、升主动脉、主动脉弓及右侧弓血管和肺血管系统。

胸壁和胸膜腔损伤 超过65%的钝性损伤患者会出现一处或多处肋骨骨折，胸壁损伤是最常见的胸部损伤。同样，在NTDB中，超过1/4的胸部损伤病例会出现肋骨骨折。钝性损伤后，胸壁损伤的死亡率约为7%，而锐性损伤的死亡率超过19%。肋骨骨折通常继发于胸腔前后或左右方向的压迫，这通常决定了皮质沿肋骨破裂的位置。在机动车碰撞过程中，方向盘和安全带通常是造成胸壁变形的原因。大量能量传递到胸壁可导致连枷胸，包括两个或多个相邻肋骨在两个或多个位置骨折。临床上，连枷胸会导致胸壁的一部分相对于胸部的其余部分独立且矛盾地移动。尽管在这种情况下会出现胸壁力学异常表现，但相关的肺挫伤会导致更严重的生理性损伤，最终可能需要最多的能量支持。由于肺上的压缩力或穿透机制，某些空气（气胸）或血液（血胸）通常与胸部损伤有关。

对胸壁的评估始于初始调查和二级调查，在此期间胸壁压痛、胸壁运动异常和肺力学的变化提示创伤的存在。涉及胸壁或胸膜间隙的损伤可在胸片上被识别，其中气胸表现为标准的肺纹理周围的透明区表现（图 17.17），血胸表现为依赖性混浊。胸部 CT 通常是评估和识别胸壁损伤、气胸和血胸的一个重要组成部分，具有很高的敏感性。隐匿性气胸的定义是在胸部 CT 上没有与 X 线片相同的证据。最后，CT 很容易识别显著的胸壁畸形，如连枷胸、移位肋骨和胸骨骨折，并可用于指导胸壁重建。

对于胸片上可见的所有气胸或血胸，都应考虑行胸腔置管引流，但常规应用仍是一个有争议的话题。虽然 X 线检查通常可检测到大体积的气胸，但有一半以上随后在 CT 胸部检查中也可以被发现。在没有血流动力学不稳定和呼吸损害的情况下，最近的数据表明，对于钝性和锐性损伤，CT 径向直径高达 35 mm 的气胸可能是安全的[35]。不伴有呼吸损害的隐匿性气胸可以通过观察和 12 ～ 24 小时后的重复胸片检查来处理，以证明其稳定性。直立位胸部 X 线片上可见的血胸容量约为 400 ～ 500 ml 者，应通过胸腔引流进行排空。插入胸导管后仍未消退的残留血胸应考虑行视频辅助胸腔镜（video-assisted thoracosopic，VATS）引流。与放置第二根胸导管相比，这种方法缩短了胸导管引流的持续时间，缩短了住院时间，降低了住院费用，并避免了住院后期的外科手术。此外，胸腔置管后的血胸残留与 33% 的脓胸风险有关。VATS 干预的最佳时间为住院第 3 ～ 7 天，以降低转为开胸手术的风险[34]。在经水下闭式胸膜腔引流后，24 h 内引流量＜ 300 ml 时，可以安全地取出胸导管。

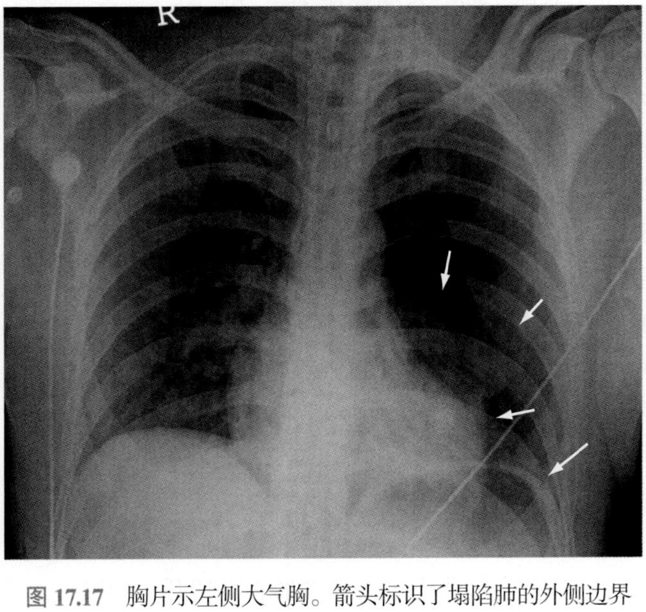

图 17.17　胸片示左侧大气胸。箭头标识了塌陷肺的外侧边界

肋骨骨折对患者生理的影响可能会有很大的差异。其很大程度上取决于损伤的形态和患者的特征。最值得关注的是，由于疼痛以及随后出现的呼吸损害，相关人员无法进行肺灌洗。为此，机构指南涉及多模式麻醉镇痛方案，通常在急性疼痛服务的协助下考虑行硬膜外插管。充分的镇痛可以使肺部得到最佳的修复并避免肺炎的发生。证明连枷胸修复有益的数据和技术进展促使人们对肋骨骨折的手术稳定性重新产生兴趣。在非节段性骨折中，最近的试验数据显示，肋骨骨折手术稳定后 2 周，疼痛评分下降，生活质量评分得到改善[36]。尽管某些类型的肋骨骨折可能受益于重建，但胸骨骨折的处理方法通常与非手术肋骨骨折的治疗方法相似。总之，由于手术稳定肋骨骨折在胸壁损伤管理中的作用仍存在问题，手术计划最好在个案基础上进行，并与患者和手术助手进行风险 / 收益对话。

肺损伤　在 NTDB 中约有 1/3 的患者在胸部创伤后出现肺挫伤。肺挫伤后的死亡发生与否主要取决于急性呼吸窘迫综合征（acute respiratory distress syndrome，ARDS）或肺炎导致的呼吸衰竭。能量通过胸壁传递到肺实质导致肺损伤，从而导致组织损伤以及肺泡和间质腔出血。这种组织损伤表现为生理性分流伴低氧血症。大多数发病患者继发于深度炎性反应，可进展为多器官功能障碍或衰竭。通常情况下，肺挫伤伴有连枷胸发生在临床上常比骨挫伤更为重要。肺部损伤也可由穿透机制引起，其中枪伤（gunshot wounds，GSWs）最为常见。通常，导弹直接撕裂软组织，然后对周围组织造成严重挫伤。

除临床怀疑外，患者入院后不久在创伤室获得的胸片可能是潜在肺损伤的第一个提示。最初的胸片上偶尔会出现肺挫伤，但通常需要一定的时间（24 ～ 48 小时）才能显现。早期在胸片上发现的肺挫伤通常很严重，通常会迅速进展为呼吸衰竭。胸部 CT 对肺挫伤的识别是有价值的，尽管有时很难区分挫伤和肺不张。一个有价值的经验法则是，肺不张不跨越肺裂隙，而挫伤不受通气段的限制。此外，胸壁创伤附近受伤的肺组织，尤其是非悬垂节段，可高度提示肺挫伤。损伤肺组织在 CT 上显示为高密度影，见图 17.18。

肺挫伤通常采用支持性治疗（积极的肺灌洗、适

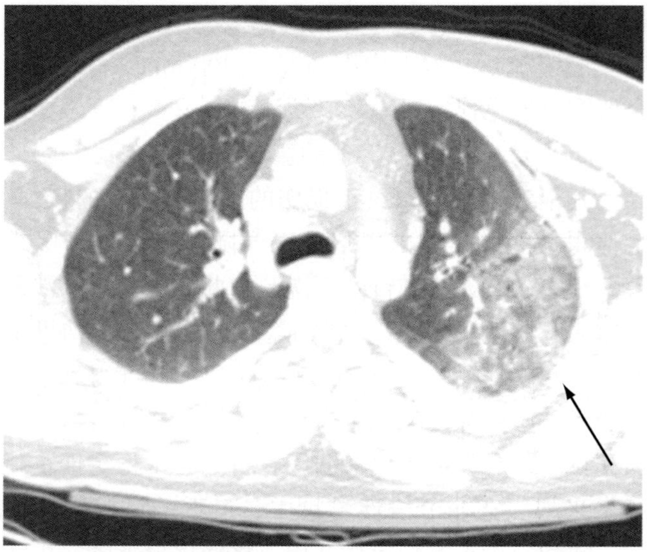

图 17.18 胸部 CT 示左肺挫伤。箭头表示挫伤的肺，由于肺泡内出血和相关水肿，其表现为高密度组织

当的疼痛控制）。应监测患者的低氧血症、增加的呼吸功以及躁动情况，这些的总和表明呼吸失代偿。虽然大多数肺挫伤会随时间的推移而消退，但有些可能进展到需要机械通气和体外膜肺氧合器（extracorporeal membrane oxygenation，ECMO）。最近一项对主要采用静脉 ECMO 治疗的创伤患者进行的大型回顾性研究显示，插管生存率为 70%，出院生存率为 60%。ARDS 是胸部损伤后最常见的表现，插管的中位时间为 8 ～ 9 天[37]。

非手术措施和胸腔闭式引流治疗了大部分的胸部损伤。尽管已有经典的开胸探查指南（根据胸导管排出量定义），但手术的决定应基于持续出血的可能性。因此，在生理功能受损的患者中，从胸导管持续引流血液比插入时的初始输出量更为重要。在大多数情况下，单独行胸腔置管引流术和肺扩张术足以控制低压肺出血和少量漏气。持续的出血表明存在一个中心高压源，应及时干预以控制出血。虽然腔内治疗胸部损伤最适合于主动脉和胸部出口损伤，但在有介入放射学支持的机构中，对肺循环内出血血管进行栓塞可能才是手术的替代方案。

钝性创伤导致的严重弥漫性肺损伤，与穿透性损伤相比，手术治疗很困难，预后更糟。在穿透机制中，弹道切开缝合（束切断术）和楔形切除术（20% ～ 40%）更为常见，如果需要切除伴有钝性损伤的组织，则更常使用解剖性肺叶切除和肺切除术（15% ～ 20%）。如果进入胸部时遇到严重出血，应首先采用钳夹或"肺门扭转"进行肺门控制。通过缝合（3-0 聚丙烯线）结扎出血血管来控制肺实质出血。束切断术可暴露受伤的血管和支气管，以进行单独结扎。创伤性肺切除术的病死率极高（＞ 50%），仅应用于处于极端情况下的患者，因为其他止血方法很快就被用尽了。损伤控制原则也可应用于胸腔，使用开腹手术海绵和暂时关闭胸导管。与腹部填塞相反，胸部填塞应占据最小空间，且其结构应允许最大限度的肺扩张。

心脏损伤　尽管不常见，但心脏损伤是锐性和钝性创伤后最严重的损伤之一。在 NTDB 中，1% ～ 2% 的锐性损伤患者发生了心脏锐性损伤，而在仅发生锐性胸部损伤的亚组中，这一比例不到 10%。这些统计数据可能低估了锐性心脏损伤的真实发生率，因为高达 94% 的锐性心脏损伤会立即致命，且患者未前往医院。在到达创伤中心时，伴有锐性心脏损伤患者的死亡率为 17% ～ 58%[38]。

初步检查锐性损伤的位置时通常会提示是否伴有心脏损伤（心包，如前所述）。患者在极端情况下可表现为心包填塞或胸膜间隙出血。那些需要在急诊科立即进行 RT 治疗的患者可能在彼时就已经确定存在心脏损伤。在其他病例中，心包填塞的迹象（Beck 三联征：低血压、颈静脉怒张和心音低沉）可能存在，但具体的表现可能是多种多样的。超声是快速评估心包积液的有价值的工具，应在所有血流动力学不稳定的患者中进行。当超声结果不确定或可能为假阴性时，如在左或右血胸的情况下，需要利用剑突下心包窗来评估心包中是否存在血液。在心包上开一个小孔后，可以直视心包间隙。然后可扩大心包窗，在可视血液的情况下行胸骨正中切开术。最近的证据表明，在剑突下窗阳性并置入心包引流管后，对于血性流出物可自行缓解且血流动力学稳定的患者来说，胸骨切开术是一种安全的替代方法[38]。

对于导致心血管功能衰竭的心脏损伤，应在急诊室进行左前外侧开胸，如果需要，可延伸至对侧切口（"clamshell 式"）。如果时间允许，大多数心脏损伤最好通过胸骨正中切开术治疗。心房损伤可用 Satinsky 钳从侧面钳夹，然后用长圆针（如 3-0 缝线）上的连续单丝缝线缝合。心室损伤可能更具挑战性，通常伴有大量出血。撕裂伤口可以用手固定在一起，同时用水平应力缝线闭合缺损，避免结扎相邻冠状动脉血管，并用纱布加固。为了获得暂时性控制并允许患者被运送至手术室，皮钉可用于短期闭合心脏裂伤。另一种选择是让 Foley 导管穿过伤口，然后对气囊充气并保持向外的张力。必须小心使用这种技术，因为它可能会因张力过大而增加心脏切开术的风险。

钝性心脏损伤较少见，仅在 2.2% 的钝性胸部损伤病例中可见。这些病例大多表现为心肌挫伤，导致心律失常，且常为自限性的。在极少数情况下，钝性心脏损伤会导致心力衰竭伴心源性休克。心脏挫伤的诊断已得到了充分的研究，但仍存在争议。疑似钝性心脏损伤的患者应在初次检查时进行心电图和肌钙蛋白 I 评估。如果两项检查结果均为阴性，则排除钝性心脏损伤[39]。心电图（electrocardiogram，ECG）出现新的异常（最常见的为快速性心律失常）时，应入院接受持续心电监护。入院时未发现的心脏挫伤的临床表现通常不会继续进展，在持续未发现的情况下，则不需要进一步评估。血流动力学不稳定伴心力衰竭者应使用超声心动图评估其心壁和间隔运动以及瓣膜功能。考虑到心脏右侧的频繁受累，心源性休克可能需要采用正性肌力支持和降低右心室后负荷的方式治疗。表现出瓣膜功能不全等结构异常的患者，可能需要紧急手术进行修复。

胸主动脉损伤　幸运的是，胸主动脉损伤并不常见，但其结局较差。大约 80% 的钝性外伤性主动脉损伤（blunt traumatic aortic injury，BTAI）患者在到达医院前死亡，在医院存活的患者 50% 于 24 小时内死亡[40]。与其他严重损伤一样，由于统计基数未知，这些损伤的描述发生率低估了其实际发生率（因为胸主动脉横断是闭合性损伤患者猝死的常见原因，这些患者都未能送达急诊室）。BTAI 被认为是患者急刹车导致动脉韧带附近的主动脉壁撕裂的结果。其他理论认为，侧方的作用力也能导致这样的情况发生，在此期间，主动脉弓充当杠杆，并导致扭矩在主动脉峡部产生。这些反应的结果可能表现为从主动脉内膜撕裂到动脉壁全层横断。对于全层损伤，只有破裂被周围外膜和纵隔组织遏制的患者才能勉强存活至医院就诊。穿透性主动脉损伤也不常见，约在 3% 的穿透性胸部损伤中出现，相关死亡率接近 90%。

在 BTAI 的情况下，胸片可显示出纵隔增宽、心尖压盖、主动脉结缺失或左主支气管偏移等表现。由于使用胸部 X 线筛查的漏诊率较高，大多数发生高能量损伤的患者都要接受胸部螺旋 CT 血管造影，以评估主动脉损伤。在这种模式下，主动脉损伤的范围从内膜破裂（Ⅰ级）、壁内血肿（Ⅱ级）、假性动脉瘤（Ⅲ级）到破裂（Ⅳ级）不等。随着技术的发展，仅依靠胸部 CT 通常就足以计划手术修复，很少需要标准的血管造影。图 17.19 显示的胸部 CT 图像表明了主动脉横断后存在的假性动脉瘤。同样，穿透性损伤导致的主动脉损伤可在 CT 成像或探查时识别，通常发生在患者处于极端情况下。

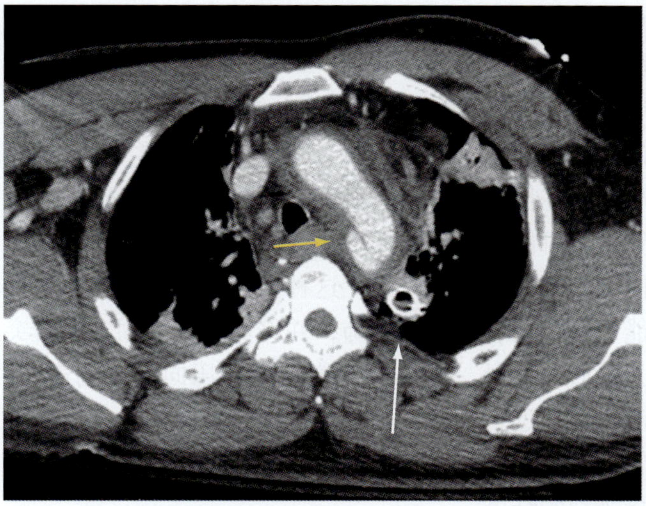

图 17.19　胸部 CT 示主动脉横断伴假性动脉瘤及相关血肿。这种损伤发生在主动脉峡处的左锁骨下动脉远端。黄色箭头表示假性动脉瘤；白色箭头表示左侧胸腔引流管

伴有假性动脉瘤的 BTAI 需要手术修复，因为这些损伤的自然病程是会缓慢扩张至游离主动脉破裂。尽管如此，由于病程进展通常是缓慢的，因此允许其他更紧急的情况（如急性出血和再出血）在入院的前 24 小时内处理。在进行修复之前，控制主动脉壁应力至关重要，通常使用 β - 受体拮抗剂（如拉贝洛尔或艾司洛尔注射液）。损伤大多通过胸椎血管内主动脉修复术治疗。这种治疗方法在过去 10 年中有所演变，现在表明，开放性修复的死亡率和住院发病率相当。因此，随着导管技术的快速发展，微创方法的吸引力使血管内修复成为大多数创伤中心的首选治疗方法[40]。经腹股沟进入胸主动脉，在荧光镜引导下置入支架。有时，移植物会覆盖左侧锁骨下动脉口，此时如果出现症状，可能需要进行颈动脉至锁骨下动脉的旁路移植术。当需要进行开放性手术修复时，可通过左侧开胸术暴露主动脉。大面积穿透性损伤和钝性横断需要用假体移植物替换一段主动脉。这通常在体外循环的辅助下进行，包括通过股−股动脉入路的全旁路手术，或使用离心泵和左心转流术。使用心肺分流术可降低截瘫的发生率，如果使用钳夹和缝合技术，截瘫可能是由主动脉血流停止造成的。

随着在 CT 上观察小内膜缺损的技术进步，有些主动脉损伤可能不需要手术修复。一些仅出现小内膜撕裂的患者可考虑接受非手术治疗，因为许多此类损伤无需干预即可愈合。患者应接受 β - 受体阻滞剂治

疗，并接受后续影像学检查，以确保无扩张并最终消除损伤。

气管支气管损伤 气管支气管树损伤并不常见，但发病率和死亡率较高。穿透机制是最常见的原因，尽管这些损伤在历史上很少发生（＜1%）。气管支气管树也可能会出现钝性损伤，但由于该类损伤需要向前胸施加大量能量，因此这种情况也比较罕见。这些能量会在之后侧向拉动肺，并将支气管从固定的隆突上撕脱。此外，当肺和气道被快速压向闭合的声门、沿膜部穿透气管时，可能会发生气管破裂。穿透性气管支气管损伤主要是由于GSWs导致气管支气管树直接撕裂的结果。

气道破裂的位置将决定其临床表现和损伤的鉴别方法。累及胸部气管和近端支气管的损伤可能导致胸部X线成像或CT成像出现大量纵隔气肿。更多的远端气道损伤通常会导致气胸，需要行胸腔置管。持续漏气伴持续性气胸则高度提示支气管或大支气管损伤。体格检查时也可能会出现大量皮下气肿。根据损伤位置和对颈部进行手术的能力，使用硬/软支气管镜进行诊断。通过支气管镜检查可以识别损伤和详细的特征，如破裂的位置和严重程度。

气管支气管损伤的处理要从仔细评估和控制气道开始。不论采取何种方式建立气道，避免进一步撕裂伤是至关重要的，在支气管镜引导下直视建立气道是十分有好处的。

如果气胸和相关漏气在放置胸腔引流管和充分扩张肺后可缓解，那么占管径周长1/3以下的支气管损伤可考虑非手术治疗。治疗方法包括湿化氧气、吸痰和密切观察，以监测可能出现的感染性后遗症。气管、右侧气道和近端左主支气管的手术处理最好通过右后外侧开胸术进行。远端左侧损伤通过左开胸修复。由于放置牵开器会影响潜在的组织覆盖，因此在开胸手术时应移动并保留有血管供应的肋间肌皮瓣。应清创失活组织，并用可吸收的单丝缝线闭合损伤。较大的损伤可能需要节段性切除并吻合。用组织蒂覆盖修复部位（如先前创建的肋间肌皮瓣）可促进愈合。如果可能，需要持续机械通气的患者应提前插管，使导管末端远离修复处，并避免正压通气。其他方案包括术后即刻进行双肺通气和体外生命支持。

食管损伤 与气管支气管树相似，胸段食管因钝性或穿透性原因受损是十分罕见的。穿透性损伤稍多见一些；然而，在历史上，在NTDB中只有不到1%的胸部损伤因钝性或穿透性损伤而累及食管。大多数穿透性损伤由GSWs引起，其次为刺伤。与食管穿透性损伤相关的死亡率较高（35%），这是纵隔脓毒症和邻近重要结构损伤的结果。虽然这些损伤很罕见，但由于难以及时诊断和治疗，死亡率很高。穿透性损伤会导致直接的组织撕裂，而钝性食管损伤则可能是由胸部或腹部受压时腔内压力迅速升高所致。对上腹部的冲击会压迫膨胀的胃，导致空气和液体沿食管向上传输，导致管壁穿孔（通常发生在远端段）。

穿透伤的位置和子弹弹道的推测轨迹常提示食管损伤的存在。纵隔附近的穿透伤需要考虑食管损伤的可能。食管造影（首先为水溶性，随后为稀钡剂）和食管镜检查相结合的方法是对食管最佳的评估方法。这两种方法相结合，对食管损伤的敏感性几乎为100%。诊断性检查可以发现食管腔内造影剂渗漏或内镜检查期间可见的黏膜破裂。螺旋CT食管造影可能是透视食管造影的一种合理替代方法，无需患者（即插管患者）和放射科医师的参与。在无造影剂的情况下，胸部CT显示食管附近有空气，但管腔外有周围软组织炎症。高分辨率CT成像甚至可以显示食管壁缺损。应确定损伤部位，以协助制定手术方案。

对伴有纵隔污染的食管损伤应立即识别并修复，因为如果识别修复较晚，会导致更糟糕的结局。食管损伤需要手术修复以闭合食管缺损，理想情况下为双层闭合（黏膜/肌肉），并充分引流。

颈段食管损伤的治疗在之前的“颈部损伤”中有所描述。通过右后外侧切口经第4或第5肋间隙进入上胸段和中胸段食管的方式最佳，而对于下食管从左侧经第6或第7肋间隙进入最佳。与气管支气管损伤一样，在进入胸部时创建一个有血管供应的肋间肌皮瓣可以很好地覆盖修复部位。肋间肌的替代物还包括胸膜、心包膜或横膈膜。

当损伤位置位于胃食管交界处时，最好行开腹探查。损伤完全暴露后，通常需要向上、向下打开肌层，以显露黏膜层的缺损，而黏膜层的缺损通常比肌肉断裂范围大。然后将食管损伤分层或全层缝合，通常采用可吸收线缝合黏膜，随后采用不可吸收材料间断缝合肌肉层。用肌瓣或邻近组织覆盖修复部位有助于降低高渗漏率。胃食管交界处的食管修复通过胃底折叠术以胃组织覆盖。纵隔和胸部的广泛引流对于控制所有可能发生的吻合口瘘极其重要。无论是通过放置经鼻肠导管还是通过外科胃造口术和喂养空肠造口术，胃减压和远端喂养通路都是必要的。修复后，可在第5天进行食管X线检查，以确认食管愈合和口咽通畅情况。

纵隔内的炎症发展迅速，如果发现较晚，一期修复是不可能的。在这种情况下，要考虑的补救技术包括：通过修复 T 管缺损以形成可控瘘、通过颈部切口行食管分流或食管支架置入术。尽管食管切除术在创伤情况下较为罕见，但它可能是允许恢复后进行有计划的择期消化道重建的唯一选择。

膈肌损伤　NTDB 在 2012 年对创伤性膈肌损伤进行了大量系列分析，涉及了超过 80 万名患者。结果显示其总发生率为 0.46%。穿透性损伤比钝性损伤更常见（分别为 67% 和 33%）。枪伤的数量超过刺伤，机动车碰撞则是最常见的病因。钝性损伤较锐性损伤的死亡率高（19.8 *vs.* 8.8%）[41]。几乎所有死亡都是由邻近重要器官损伤造成的，因为膈肌损伤本身对生命的威胁有限。与导弹直接撕裂组织相反，钝性膈肌损伤被认为是前部撞击时腹内压迅速升高的结果，导致膈肌组织爆裂。大约在 75% 的病例中，受伤部位是膈左侧，因为右侧覆盖了肝。当膈肌穿孔损伤在最初未修复时，有时会在数月至数年后发病。这些损伤的自然病程包括腹部内脏疝入胸部并进行性增大。

膈肌损伤可能属于一项诊断难题，需要很高的怀疑指数，即使是最细微的指标。胸片可显示胸腔内存在腹部脏器，最常见的是胃（图 17.20）。如果在左下半胸发现了鼻胃管，则可能对诊断有所帮助。胃造影剂的注射可以增强检测。CT 扫描可显示胸部存在腹部的内脏或膈肌本身存在异常，如增厚、抬高或缺损。穿透性膈肌损伤通常在对胸部或腹部进行手术探查时发现。在探查过程中，遵循损伤轨迹通常可以

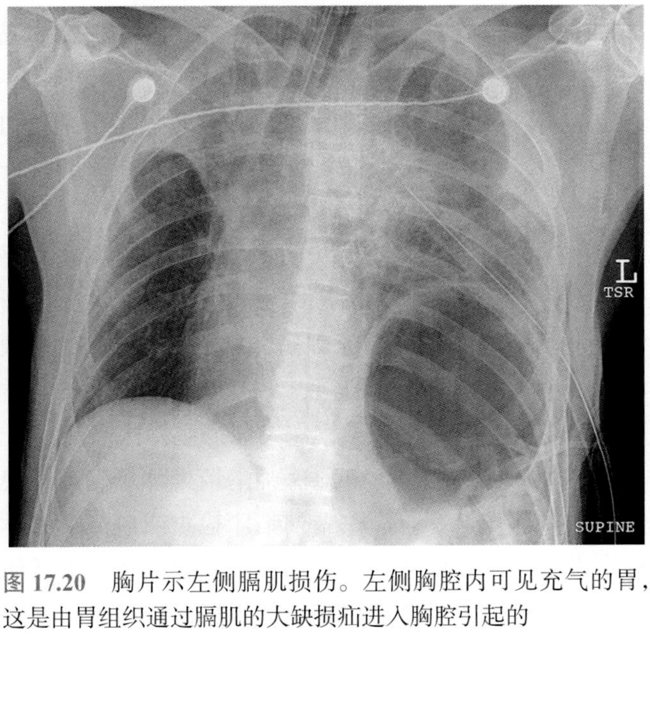

图 17.20　胸片示左侧膈肌损伤。左侧胸腔内可见充气的胃，这是由胃组织通过膈肌的大缺损疝进入胸腔引起的

帮助识别膈肌损伤。对于血流动力学稳定且无腹膜炎的患者，建议使用腹腔镜检查而非单独 CT 扫描，以降低漏诊的发生率。考虑到右侧迟发性膈疝的罕见发生率，可考虑对右半身的穿透性胸腹外伤进行非手术治疗[41]。在没有放射学标记的情况下，钝性损伤可能更难以发现，当建议进行影像学检查时，可能需要行腹腔镜评估。尽管与腹腔镜检查相比没有明显的优势，但已有报告称，VATS 可以作为一种膈肌的可视化替代方法。

膈肌损伤通常需要通过清除不能存活的组织，然后闭合缺损来修复。膈肌具有足够的组织供缝合，但最大的缺损需一期缝合。缝合采用单层不可吸收缝线，并结合健康膈组织进行大的全层缝合。止血是十分重要的，因为膈肌损伤可从膈动脉的分支处发生大量出血，这些分支可暴露在撕裂边缘。大面积组织丢失在创伤性破裂中很罕见，但如果存在，可能需要用假体进行重建。不可吸收的合成材料可用于在清洁的手术区域重建膈肌，但在污染区域应避免使用。当膈肌由于创伤与周围组织分离时，需要将其重新缝合至上方的 1 或 2 个肋间隙所在的胸壁上。

腹部损伤

腹部是一个常见的身体损伤区域，经常需要外科医师进行明确治疗。在 2016 年的 NTDB 中，11.7% 的患者遭受了腹部损伤，相关病死率为 12.9%[2]。腹部所含器官的重要性使得对其的评估和治疗成为优先事项。腹部损伤发病和死亡的主要原因为出血和与脓毒症相关的内脏穿孔。在钝性损伤的情况下，实体器官经常遭受挫伤或裂伤，导致出血，可能需要手术治疗。

此外，由于含有液体和空气的肠段被快速压缩，钝性力可导致空腔脏器破裂。穿透性损伤机制会直接撕裂实质和空腔脏器，导致出血和腹内污染，通常需要手术修复。

与其他空腔脏器一样，根据钝性与穿透性损伤机制不同，对腹部受伤患者的初步评估各不相同，但一个共同的优先需要解决的问题是快速确定是否存在持续出血。尽管该指标的定义不标准，但对复苏有反应并维持适当血流动力学的患者被称为反应者。该人群被认为可能会“出血”，而非持续出血。相反，对复苏无反应的持续生理不稳定的患者被视为无反应者，可能需要立即干预。短暂性反应者是指在复苏时最初指标有所改善，但在短时间内出现不稳定的患者。在

创伤室，ATLS用于在评估气道和呼吸后，快速识别空腔脏器是否出血。

腹部钝性损伤评估

超声已成为一项在国际急诊科内几乎无处不在的技术，并已在钝性损伤后腹腔内出血的评估中得到常规应用。它被认为是ATLS中主要检查的辅助工具，具有快速在床边执行的优势（ATLS第10版，MyATLS移动应用程序上的FAST视频）[8]。创伤超声检查可以评估心包、肝肾隐窝、脾肾隐窝和膀胱后间隙（直肠子宫陷凹）。无论是否存在血流动力学不稳定，复苏医师均可进行FAST，而如果之后出现了生理性下降，需重复进行此检查。腹部探查通常适用于在FAST中出现对腹水无反应的钝性损伤患者。如果FAST功能不可用，ATLS建议进行诊断性腹腔灌洗。腹腔穿刺吸引检查显示GI内容物、胆汁或全血超过10 ml时表明存在手术性腹内损伤。不可否认，这两种快速评估技术都不是完美的。FAST受操作员熟悉程度、身体习惯和皮下气肿/肠道积气的限制。诊断性腹腔灌洗很少进行，会造成医源性损伤，肥胖是其相对禁忌证，其特异性低。这两种技术都无法评估腹膜后间隙，它们可能会造成相当大的出血源。

技术进步和CT可用性的提高在过去的20年中已经使CT成为钝性损伤患者综合检查的主要方法。这一进展支持了许多实质性腹部器官损伤非手术治疗策略的发展。腹部创伤CT检查通常在静脉注射造影剂的同时进行，以捕获门静脉相，这最能显示实性腹部器官的灌注情况。该技术实现了必要实质器官的可视化，从而可以确定损伤的严重程度，包括是否存在活动性出血。影像学检查结果可为治疗决策提供指导意见，如需要手术、非手术或血管造影治疗。历史上，腹腔内出血需要行开腹探查术，尽管通常实质脏器的出血是自限性的。随后，外科医师认识到，生理状态可能比单独存在损伤更能指导是否需要开腹探查。

因此，对于生命体征稳定的腹腔积血，非手术治疗是一种可接受的途径。随着急诊科CT扫描的准确性和检测速度的不断发展，创伤团队管理下的损伤控制性复苏能够在不断缩短的诊断窗口中持续下去。来源不明的休克通常与钝性损伤患者密切相关，因此这导致一些当代实践提倡在出现低血压（收缩压＜90 mmHg）时进行全身CT扫描。快速获取的CT扫描结果可能会引导外科医师采用截然不同的治疗方法（如手术性的、血管内的、支持性的治疗方法）。

尽管CT对实质脏器损伤敏感，但其对空腔脏器损伤的检测能力较低。随着CT技术的发展，该能力有所提高，尽管仍然存在很大的局限性。胃肠道损伤表现为肠壁增厚、周围脂肪组织炎症（粘连）或存在腹膜内游离液体。口服造影剂很少被提供，因为它几乎没有增加研究的价值。必须仔细处理无法解释的游离液体，因为和其相关的肠损伤风险很高。在很大比例的一部分病例中，无法解释的游离液体来自不再出血的撕裂肠系膜。临床发现，如检查时出现腹部安全带痕迹或压痛，要关注对应方位的CT表现。对那些未直接接受探查的患者而言，进行一系列腹部检查以监测压痛恶化和腹膜刺激是非常重要且必要的。另外，在无休克或其他手术指征的患者中，腹腔镜检查可能是一种安全可行的替代开放腹腔探查术的方法。腹部钝性损伤评估的代表性流程图如图17.21所示。

腹部穿透性损伤评估

对腹部穿透性损伤（锐性伤）的评估需要一种与钝性损伤机制不同的方法。根据典型ATLS方法，应首先评估气道和呼吸，然后识别所有穿透性伤。在枪伤情况中，应使用不透射线的标志物并获得平片以确定损伤，从而确定可能的轨迹和气腹。FAST在腹部GSWs中的作用具有争议性。当结果为阳性时，可支持腹部探查，但不足以排除大出血或其他手术创伤。导弹和皮肤伤口的数量之和应该是偶数，否则需要更深入地寻找残留弹道。在极端情况下的患者，除了保护气道，还应在切开气道前立即插管并直接前往手术室。在生理状态正常的情况下，腹部受枪伤的患者可进行CT扫描，以进一步了解其损伤情况。累及胸腹部的枪伤也可能需要评估胸部是否存在纵隔、胸膜或肺损伤[42]。

与GSWs患者相似，腹部刺伤患者中存在血流动力学不稳定、腹膜炎或需行内脏切除者需要立即行开腹探查。对于无法检查的患者，可通过局部伤口探查、超声、CT或诊断性腹腔镜检查对是否侵及腹膜进行评估。可根据伤口位置通过几种方法中的一种进行诊断治疗。对于侧面或背部的刺伤，应进行CT对比成像（＋/－直肠对比）以确定手术损伤的体征。如果实质脏器损伤伴有活动性外渗，应考虑行血管栓塞。

前刺伤允许由主治外科医师酌情处理。确定筋膜侵犯的局部伤口探查、一系列临床检查或血流动力学稳定患者的诊断成像是等效的安全治疗途径。无任何筋膜穿透的患者可考虑出院。如果局部伤口探查发现

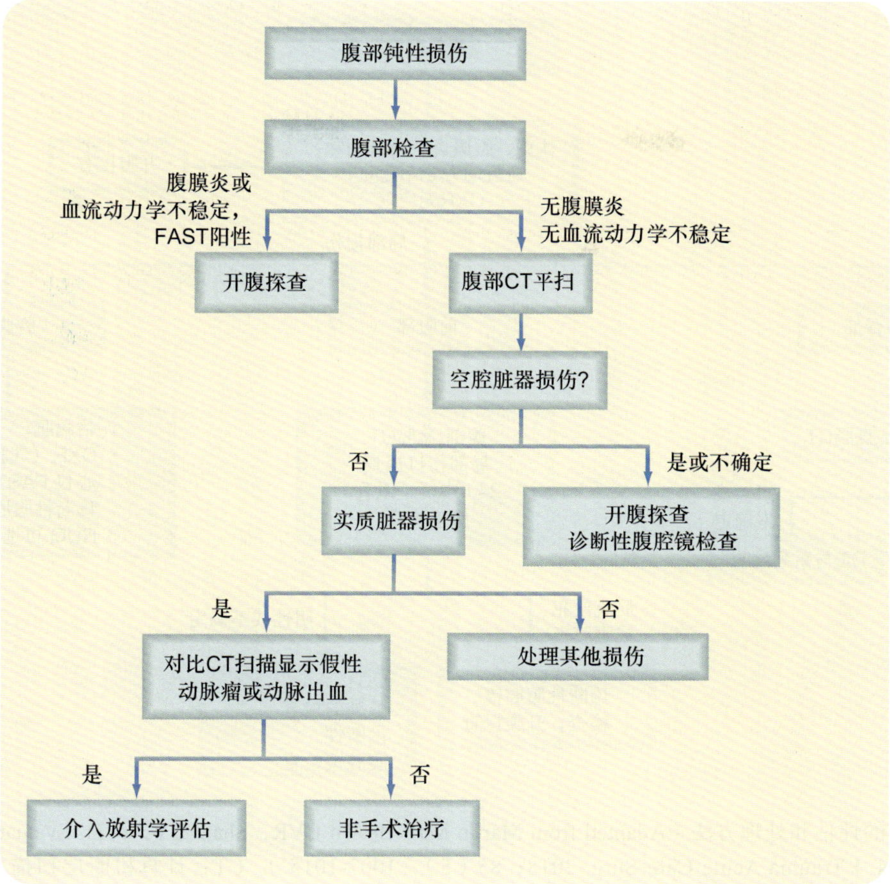

图 17.21　腹部钝性损伤评估和处理方法。CT：计算机断层扫描；FAST：腹部创伤超声检查

可能的筋膜穿透迹象，应监测患者并进行一系列腹部检查，如进行 CT 成像或考虑诊断性腹腔镜检查。诊断性腹腔镜检查在识别腹膜侵犯方面具有高度准确性，但在识别腹内损伤方面仍存在争议，且高度依赖操作者。

腹膜炎、血流动力学不稳定、血红蛋白水平显著降低或白细胞增多提示应行进一步评估，通常采用开腹手术的方式。24 小时后无临床变化的患者可开始进食并考虑出院。值得注意的是，这种方法确实需要一个能够对这些患者进行密切监测的基础设施，但这并不是在所有的医疗机构中都可以实现的。最后，胸腹刺伤应采用胸部 X 线评估气胸，采用心包超声评估积液。左上象限的刺伤可能需要腹腔镜辅助进行膈肌评估，由于肝的存在，右上象限可能不需要进行膈肌评估[43]。图 17.22 演示了一种建议的腹部刺伤评估方法。

治疗

开腹手术是为了探查腹部并修复可见的腹部损伤。重要的是要系统性地进行腹部探查，以避免遗漏微小的损伤。如前所述，对病情危重的患者该过程需要尽可能简洁。作为一项标准技术，从剑突下向耻骨联合切开腹部可以提供足够的暴露。镰状韧带可以分离，将肝与腹壁分开，以改善回缩，便于肝周填塞。使用手持牵开器，血液迅速从腹部所有四个象限抽离，开腹探查时填塞纱布以达到暂时止血的目的。可放置一个固定的牵开器，以利于最佳暴露。将放置在四个象限中的纱布取出以解决出血问题，或在损伤控制的情况下根据需要更换。从胃食管连接处到腹膜反折处的近端直肠，对整个胃肠道进行仔细评估。进入小网膜囊可观察胃后方和胰腺。当发现损伤，应进行修复，详见后续章节。生理损伤的发展提醒人们需要缩短手术时间，并采用损伤控制方法（包括暂时性关闭腹腔）。这种认识得益于手术和麻醉团队之间的有效双向沟通。如果手术能够在不转化为损伤控制的情况下完成，则可闭合腹部筋膜并根据腹腔内污染程度处理皮下伤口。

脾损伤　脾与肝交替成为第一或第二最常受伤的腹部器官，孤立性脾损伤约占腹部损伤的 42%[44]。这就要求外科医师对脾损伤的处理方法要有充分的了解。实际上，脾损伤代表了一系列疾病（在血流动力

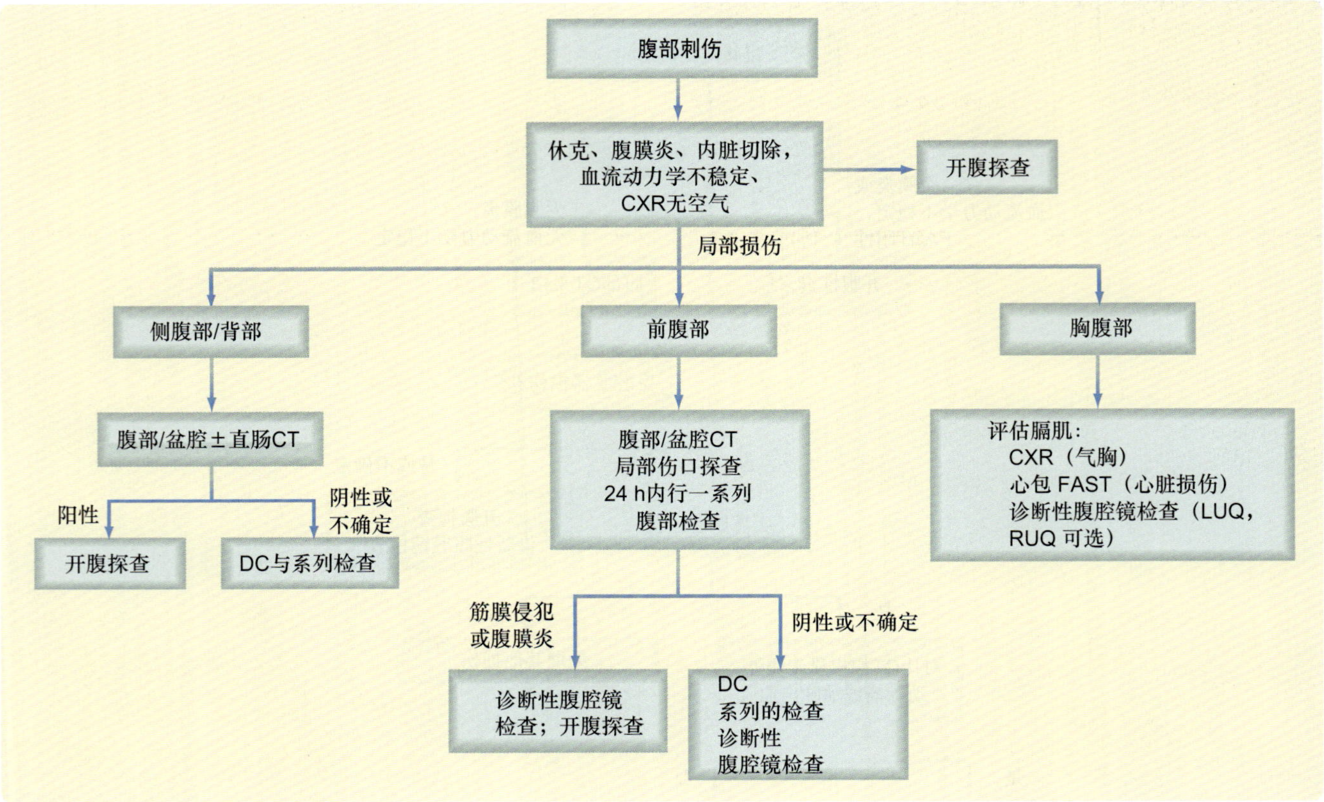

图 17.22 腹前部刺伤的评估和处理方法（Adapted from Martin MJ，Brown CVR，Shatz DV，et al. Evaluation and management of abdominal stab wounds. J Trauma Acute Care Surg. 2018；85（5）：1007-1015.）。CT：计算机断层扫描；CXR：胸部 X 线片；DC：出院；FAST：腹部创伤超声检查；LUQ：左上象限；RUQ：右上象限

学不稳定的情况下，从自限性表现到需立即行脾切除术不等）。

在钝性损伤中，脾直接受压伴器质性骨折是组织水平上常见的病理生理机制。此外，损伤可能继发于紧急刹车，紧急刹车会撕裂固定在腹膜后的脾包膜和（或）实质。这种机制可造成包膜下血肿，如图 17.23 所示。穿透性脾损伤不太常见，但在 2012 年 NTDB 的所有穿透性腹部损伤中，仍有 8.5% 的锐性脾损伤。脾损伤引起的出血在出现时可能是不稳定的，或（更常见的情况）是自发消退。与其他腹部损伤一样，对 FAST 腹腔内液体复苏无反应的患者需要行腹部探查。对复苏后生理功能恢复正常的患者，通常可以进行非手术治疗，尽管该组患者有延迟出血再发作的风险（多数在 72 小时内）。在过去的几十年里，脾损伤的非手术治疗率从约 40% 增加到 70%，在较高级别的损伤中死亡率也随之下降[44]。

脾损伤有可能在因病情不稳定而紧急被送至手术室的腹部损伤患者行开腹探查术时被发现（占钝性脾损伤的 10%）。在所有其他患者中，静脉注射造影剂的腹部 CT 检查是识别和描述脾损伤的最有价值的检查项目（敏感性或特异性为 96% ～ 100%）。脾

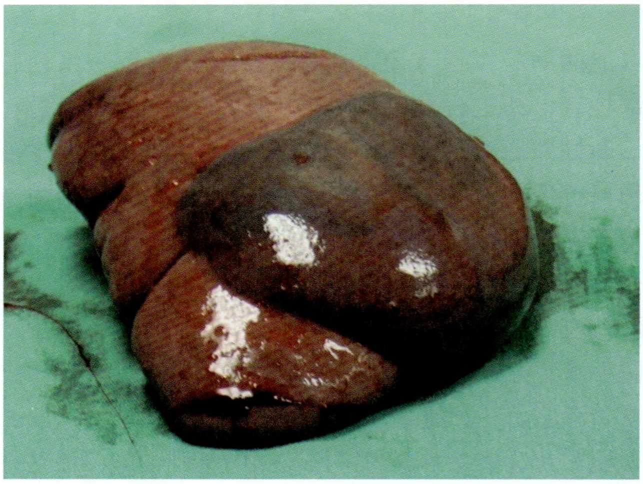

图 17.23 脾损伤伴包膜下血肿。尽管仅有 1 cm 的囊膜撕裂，但该损伤表现为持续出血

损伤表现为正常脾实质的破坏，常伴有周围血肿和腹内活动性出血。可通过造影剂外渗（即脾周围弥漫性密度增高或充满造影剂的血液积聚）来识别活动性出血。有时，这种外渗是自由进入腹膜间隙或包含在实质假性动脉瘤内的。

图 17.24 显示了脾损伤伴主动外渗至假性动脉瘤内的 CT 表现。其他类型的脾损伤包括局限于包膜下

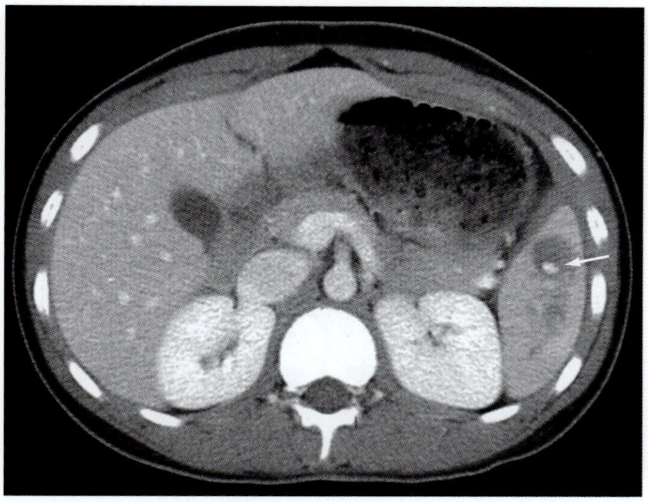

图 17.24 Ⅲ级脾撕裂伤在腹部 CT 上的表现。注意箭头所示的损伤脾的实质内的造影剂外渗病灶

间隙的血肿，甚至还有肝门血管损伤导致的器官完全断流。脾损伤采用 AAST 损伤量表进行描述，该量表根据实质或被膜下异常和是否存在血管受累对损伤进行分级（表 17.6）。

对于患者量较大的医疗机构，钝性脾损伤非手术治疗的总成功率接近 90%。该方法可以帮助降低住院费用、减少腹内并发症、减少输血、减少非手术开腹探查并降低死亡率。由于在过去十年中，脾血管造影术和栓塞术的使用越来越多，AAST Ⅲ～Ⅴ级的非手术治疗失败率仅有 5%[44]。为了使这种方法规范化，我院制定了一项实践指南，对因活动性外渗或假性动脉瘤而接受影像学治疗的稳定患者进行介入放射学、血管造影术和栓塞术评估。此外，还通过介入放射学对没有以上发现但存在严重损伤（Ⅲ～Ⅴ级）的患者进行评估，并在 24 小时内进行血管造影和栓塞。尽管之前进行了大量调查研究，但并未发现导致非手术治疗失败的危险因素（如年龄、AAST 分级、腹腔积血量等）。当存在这些危险因素时，就可确定在血流动力学稳定的情况下，哪些患者可从预防性手术治疗中获益。此外，先前的研究表明，延迟手术干预不会增加并发症和死亡率[44]。尽管如此，严重损伤患者在入院时均应接受重症监护监测，在病情恶化时维持较低的手术治疗门槛。

在入院时病情不稳定或非手术治疗失败后，可能需要对脾损伤进行手术治疗。无论如何，最好的方法是通过腹中线切开，然后将所有四个象限进行填塞。

固定牵开器可改善暴露情况，且可移除填塞物以暴露受伤的脾。为了移动脾，首先要分离外侧腹膜，该步骤通过向后内侧牵拉脾以方便暴露腹膜后附着物。通过分离白线处的 Toldt 筋膜解剖脾结肠韧带，然后继续向上，直到遇到胃短血管。将腹膜翻下后，在脾后方的内侧方向形成一个钝面，延伸至胰尾

表 17.6 AAST 脾损伤量表（2018 年修订版）

分级	AIS 严重程度	成像标准（CT 发现）	操作标准	病理标准
Ⅰ	2	被膜下血肿＜ 10% 表面积	被膜下血肿＜ 10% 表面积	被膜下血肿＜ 10% 表面积
		实质撕裂伤深度＜ 1 cm	实质撕裂伤深度＜ 1 cm	实质撕裂伤深度＜ 1 cm
		包膜撕裂	包膜撕裂	包膜撕裂
Ⅱ	2	被膜下血肿占 10% ～ 50% 表面积	被膜下血肿占 10% ～ 50% 表面积	被膜下血肿占 10% ～ 50% 表面积
		实质内血肿＜ 5 cm	实质内血肿＜ 5 cm	实质内血肿＜ 5 cm
		实质撕裂伤 1 ～ 3 cm	实质撕裂伤 1 ～ 3 cm	实质撕裂伤 1 ～ 3 cm
Ⅲ	3	被膜下血肿＞ 50% 表面积	被膜下血肿＞ 50% 表面积或扩大	被膜下血肿＞ 50% 表面积
		被膜下或实质内血肿破裂≥ 5 cm	被膜下或实质内血肿破裂≥ 5 cm	被膜下或实质内血肿破裂≥ 5 cm
		实质撕裂伤深度＞ 3 cm	实质撕裂伤深度＞ 3 cm	实质撕裂伤深度＞ 3 cm
Ⅳ	4	任何脾血管损伤或局限于脾包膜内活动性出血的损伤	累及节段或肝门血管的实质撕裂伤，导致＞ 25% 的断流术	累及节段或肝门血管的实质撕裂伤，导致＞ 25% 的断流术
		累及节段或肝门血管的实质撕裂伤，导致＞ 25% 的断流术		
Ⅴ	5	存在脾血管损伤并有活动性出血伴从脾延伸至腹膜的任何损伤	肝门血管损伤，使脾断流	脾门血管损伤，使脾断流
		脾碎裂	脾碎裂	脾碎裂

AAST：美国创伤外科协会；AIS：简化损伤量表；CT：计算机断层扫描。

后方。该操作可移动整个脾和远端的胰腺，使脾可以向上翻动以寻找伤口。辨别并结扎胃短血管，小心并避免损伤胃大弯的血供。最后，在夹闭和结扎肝门血管后切除脾，注意不要损伤胰尾或胃大弯。只有在担心胰腺尾部受损时，才应放置引流管。脾切除术后必须接种疫苗，以确保免受包膜细菌（肺炎链球菌、脑膜炎奈瑟菌和流感嗜血杆菌）的影响，并预防脾切除术后严重的脓毒症（发生率为 0.5% ～ 2%，死亡率为 30% ～ 70%）。尽管脾损伤的抢救技术已得到了很好的描述，但在脾损伤的高效非手术治疗和血管介入时代，其效用有限。

肝损伤 肝损伤在钝性损伤中极为常见，2012 年 NTDB 中肝损伤的发生率为 22.2%。同样，肝是穿透性损伤后最常见的腹部损伤器官（占 26.1%）。钝性肝损伤的机制包括直接压迫伴剪切力，它们会撕裂肝组织并破坏血管和韧带附件。虽然肋骨在高能量损伤机制下提供的支持很少，但肝是部分受胸腔保护的。穿透机制直接撕裂肝实质，同时也导致邻近组织挫伤。与其他腹部实质器官的治疗一样，肝损伤的死亡率会随着时间的推移而降低，因为其治疗方法已经从主要的手术治疗发展到非手术治疗（血管内和内镜治疗）。肝损伤的相关表现包括出血、胆道异常、瘘（即胆道出血、胆瘘）、感染和肝坏死。

与其他腹部器官相似，肝损伤通常是在对不稳定患者进行 FAST 以探查是否有游离液体时首次诊断。对于不需要立即手术的患者，应通过静脉注射造影剂进行腹部 CT 增强成像。CT 能够提供清楚的解剖细节，高度准确地描述损伤。肝损伤造影的时间可分为三个阶段（平扫期、动脉期、门静脉期），从而帮助了解出血的类型。CT 上显示的肝损伤的常见表现包括肝实质破裂伴肝周出血、血肿和腹腔积血。肝出血在 CT 上表现为造影剂在肝实质内外渗或进入腹腔，如图 17.25 所示。根据 CT 上肝损伤的特征，可通过 AAST OIS 分级对损伤进行描述。肝损伤分级可以解释实性内脏受累程度和有无血管损伤（表 17.7）。

在过去的几十年里，肝外伤的治疗从积极的手术治疗发展到了以非手术治疗为主的治疗，与此同时，住院死亡率也有所下降。正如 Peitzman 和 Richardson 所述，1960 年至 1975 年，多例患者因肝损伤接受了切除治疗、肝动脉结扎和 T 管胆总管切开术。当时，27% ～ 65% 的发病率和死亡率被怀疑是由胆道 / 脓毒性并发症而非出血造成的。1976 年，Lucas 和 Ledgerwood 将治疗重点转移到肝损伤出血管理的优

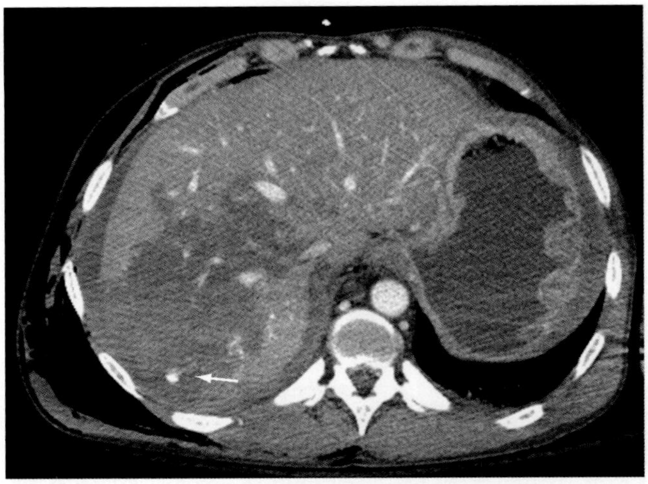

图 17.25 腹部 CT 示Ⅳ级肝脏裂伤累及肝右叶。请注意箭头所示的损伤是肝实质内造影剂外漏的病灶

先顺序上，随后死亡率下降至 22%。此外，研究伙伴描述了使用临时腹部填塞物控制肝出血的方法。这种方法后来由 Feliciano、Mattox 和 Jordan 推广用于出血手术方案失败的危重患者。在这些不断变化的报告之后，1989 年研究者首次对肝、脾和肾的 AAST OIS 分级进行描述，该分级标准到目前为止仍然是定义实质性腹部器官损伤的一致方案。随着钝性肝损伤非手术治疗方案的数据积累，Pachter 和 Hofstetter 的一篇综述得出结论，非手术治疗应是血流动力学稳定患者的选择方法，无论 AAST 分级如何。随着 CT 技术与血管介入 / 内镜支持相结合的不断发展，大多数Ⅰ～Ⅲ级患者均成功接受了非手术治疗，而 2/3 的Ⅳ级和Ⅴ级患者仍然需要手术治疗。Polanco 和他的同事在回顾复杂钝性和穿透性肝损伤的切除治疗时，报告了 9% 的肝损伤死亡率。他们将死亡率的改善归因于对重大手术的早期决策、术中复苏技术以及高级外科 / 亚专科的辅助[45]。

对于血流动力学稳定的钝性和穿透性肝损伤患者，应优先考虑非手术治疗。造影时出现实质出血或假性动脉瘤应及时咨询介入放射科进行评估。肝假性动脉瘤的自然病程尚未完全阐明，但人们认为其可能与迟发性出血风险增加有关，尤其是与肝动脉分支有关的假性动脉瘤。栓塞成功后，患者需要对所有非手术治疗的肝损伤进行重症监护（尽管没有标准化的实验室监测间隔）。在适当选择的患者中，血管栓塞的使用提高了非手术治疗的成功率，减少了向手术治疗转化的概率。

即使是成功的非手术治疗也可能需要治疗并发症（12% ～ 14%），如胆汁渗漏伴胆汁瘤形成、胆道

表 17.7　AAST 肝损伤量表（2018 年修订版）

等级	AIS 严重程度	成像标准（CT 发现）	手术标准	病理标准
Ⅰ	2	被膜下血肿＜ 10% 表面积	被膜下血肿＜ 10% 表面积	被膜下血肿＜ 10% 表面积
		实质撕裂伤深度＜ 1 cm	实质撕裂伤深度＜ 1 cm	实质撕裂伤深度＜ 1 cm
		包膜撕裂	包膜撕裂	包膜撕裂
Ⅱ	2	被膜下血肿占 10% ～ 50% 表面积	被膜下血肿占 10% ～ 50% 表面积	被膜下血肿占 10% ～ 50% 表面积
		实质内血肿直径＜ 10 cm	实质内血肿直径＜ 10 cm	实质内血肿直径＜ 10 cm
		撕裂伤深度 1 ～ 3 cm，长度≤ 10 cm	裂伤深度 1 ～ 3 cm，长度≤ 10 cm	裂伤深度 1 ～ 3 cm，长度≤ 10 cm
Ⅲ	3	被膜下血肿＞ 50% 表面积	被膜下血肿＞ 50% 表面积	被膜下血肿＞ 50% 表面积
		被膜下或实质血肿破裂	被膜下或实质血肿破裂	被膜下或实质血肿破裂
		实质内裂伤＞ 10 cm，深度＞ 3 cm	实质内裂伤＞ 10 cm，深度＞ 3 cm	实质内裂伤＞ 10 cm，深度＞ 3 cm
		存在肝血管损伤或肝实质内活动性出血的任何损伤		
Ⅳ	4	涉及 25% ～ 75% 肝叶的实质破裂	涉及 25% ～ 75% 肝叶的实质破裂	涉及 25% ～ 75% 肝叶的实质破裂
		活动性出血从肝实质延伸到腹膜		
Ⅴ	5	肝实质破裂＞ 75% 肝叶	肝实质破裂＞ 75% 肝叶	肝实质破裂＞ 75% 肝叶
		近肝静脉损伤包括肝后腔静脉和主肝静脉	近肝静脉损伤包括肝后腔静脉和主肝静脉	近肝静脉损伤包括肝后腔静脉和主肝静脉

AAST：美国创伤外科协会；AIS：简易损伤量表；CT：计算机断层扫描。

出血和肝脓肿形成[45]。通常，这些症状都是由腹部症状的发展而引起的，有时还会伴有全身感染或炎症。CT 或超声成像对评估脓肿和胆汁瘤有价值；通常可以在 CT 或超声引导下经皮穿刺引流。偶尔需要放置支架的内镜逆行胰胆管造影（Endoscopic retrograde cholangiopancreatography，ERCP）以对胆管树减压并促进胆汁渗漏愈合。不适于经皮引流的胆汁性腹水可能需要腹腔镜检查或开腹探查以获得足够的引流。胆道出血通过血管造影术进行治疗，包括对与胆管树相通的肝血管进行栓塞。

尽管肝损伤的非手术治疗已经取得了很大的进展，但不应该忽视的是，不稳定的患者需要通过手术处理出血。在钝性损伤中，最近的一项系统综述报告了 9.5% 的非手术治疗失败率，预测因素包括休克体征和腹膜体征、高 ISS 和相关的腹内损伤[45]。同样，来自洛杉矶的分析表明，约 5% 的肝 GSW 患者的选择性非手术治疗失败[46]。Polanco 和同事在一项关于复杂钝性和穿透性肝损伤的切除治疗的综述中报告了 9% 的肝损伤死亡率。

图 17.26 中显示了由 WTA 建立的肝损伤的手术处理方法。当需要手术治疗时，正中线开腹术是治疗任何可能遇到的肝损伤的最通用的方法。镰状韧带被分开，肝周放置纱布以暂时控制肝出血。可放置一个固定牵开器以改善右上象限结构的暴露。必要时，肝周填塞和手动压迫可延缓出血，为复苏提供机会。在患者病情稳定后，取出填塞物并评估肝损伤。轻度损伤伴少量持续出血可通过进一步压迫、局部止血剂或肝缝合术进行处理。通过分离三角韧带使右或左肝叶可被轻微翻动，从而使得损伤处理变得方便。这不仅能使损伤更好地暴露以进行修复，也可以通过将前方压迫变为后方压迫来实现更有效的填塞。如果肝周围的附属结构有可能对肝后出血提供有效的压迫止血作用，则必须仔细考虑肝的任何移动。大多数肝损伤仅需要使用表面止血技术。

当出现更严重的肝出血时，Pringle 手法是一种有价值的辅助手段，它可减慢血流，使损伤被发现。肝十二指肠韧带被血管套或血管钳环绕，以阻断肝动脉和门静脉的肝血流。该手法有助于区分肝动脉、门静脉出血与肝静脉出血，肝静脉出血在肝十二指肠被夹住的情况下仍会持续。在许多情况下，肝裂伤可在随后被探查，任何活动性出血血管可通过缝合、结扎被控制。当损伤处有胆漏的危险时，应对似乎失活的肝实质进行清创和引流。带有血管蒂的大网膜可减少实质出血并促进撕裂伤在损伤的肝内愈合。

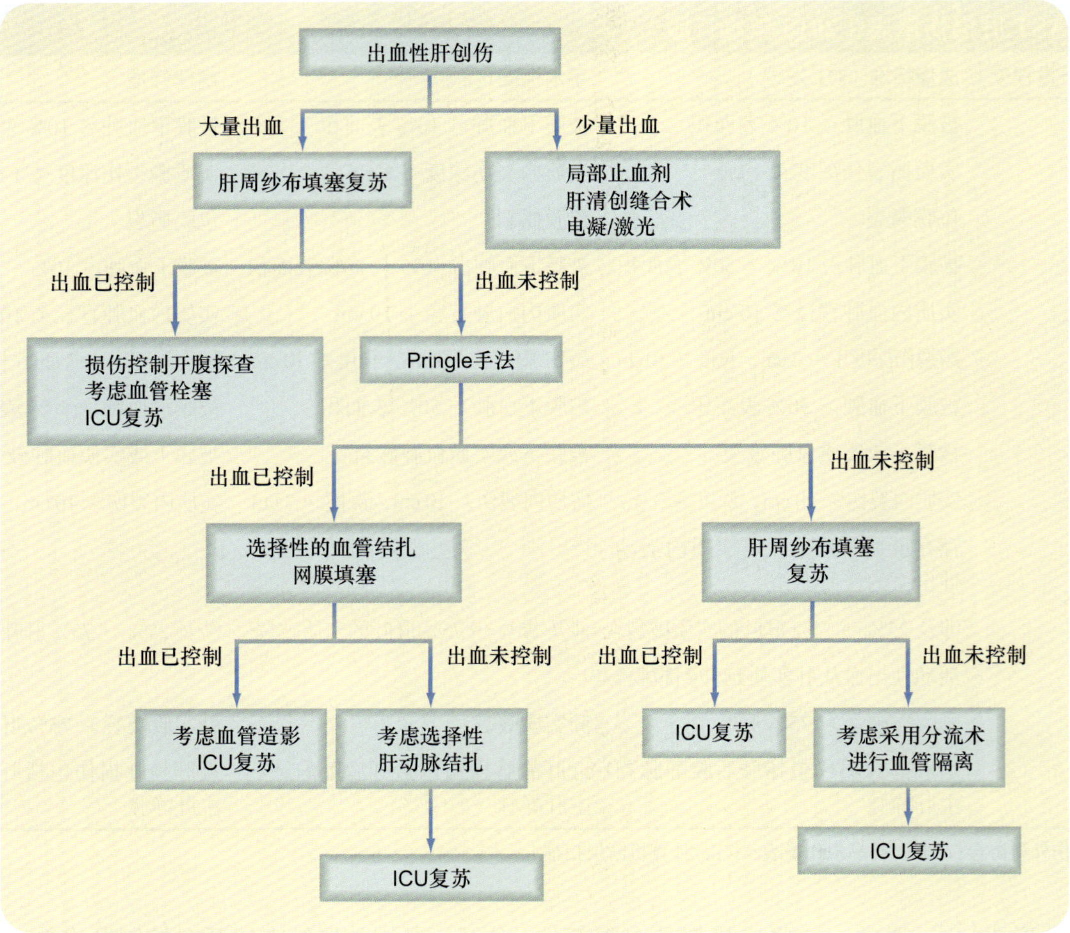

图 17.26 肝损伤的手术处理方法（Modified from Kozar RA，Feliciano DV，Moore EE，et al. Western Trauma Association/critical decisions in trauma：Operative management of adult blunt hepatic trauma. J Trauma. 2011；71：1-5.）。ICU，重症监护室

肝后腔静脉附近无活动性出血的肝损伤应进行填塞，而非探查。文献中描述了许多修复肝后腔静脉损伤的经典技术，但最有可能成功的方法是在可行的情况下维持人体对该低压区域的自然压迫。心房-下腔分流术（Shrock 分流）是一种通过在右心房和肝下腔静脉之间放置血管内分流器来隔离肝后腔静脉的方法。通过心房-下腔分流术和 Pringle 手法将肝分离，理论上可以修复腔静脉或肝静脉，减少持续的失血。

由于许多因肝损伤需要手术干预的患者已经出现了生理性恶化，因此通常需要使用损伤控制技术。手术使出血得到控制，肝被填塞，随后临时关腹。若没有外科止血，仅依靠填塞压迫期望达到止血目的是几乎不可能的。相反，由凝血功能障碍而引起的弥漫性肝出血对反复尝试缝合无反应。这应该通过修正生理紊乱来治疗。

在重症监护室对患者进行复苏，直至低体温、凝血功能障碍以及酸中毒等被解决后，可再次探查腹部，移除填塞纱布。在损伤控制后，血管造影和栓塞可为处理肝动脉分支进行性出血提供额外帮助。然而，该组患者的死亡率仍然很高。

胃损伤 胃部穿透性损伤的发生率（11%～18%）远远高于钝器损伤的发生率（＜1%）[47]。然而，与钝性胃损伤相关的死亡率很高，在 EAST 多机构试验中达到 28.2%。对这些患者进行更仔细的评估显示，与其他组相比，ISS 显著更高，表明其与胃钝性穿孔相关的死亡率和高能量损伤机制有关。破裂是由于外力引起的腔内压力急剧增加，导致胃壁破裂。由于这种机制的高能量性质，肝、脾、胰腺和小肠的相关损伤是常见的，死亡率通常归因于这些相关损伤。相比之下，胃穿透性损伤导致的死亡相对较低，只有 2.2%[47]。胃穿透性损伤通常会导致全层穿孔，胃内容物会溢出并进入腹部。

与其他空腔脏器损伤一样，胃损伤可在体格检查时通过腹膜炎来识别。鉴于胃内容物的 pH 值较低，这一发现可能比小肠穿孔更早[47]。此外，穿透性伤口的位置可提示胃损伤。尽管通常情况下空腔脏器损伤是在探查实体器官创伤时发现的，但现在CT是稳定的创伤患者术前常用的检查方法。CT对空腔脏器损伤的总体敏感性和特异性有限（敏感性为55%～95%，特异性为48%～92%），且取决于是否存在继发性体征（肠壁增厚、不规则壁强化、肠系膜缺损和无实质脏器官损伤时的腹腔游离液）。游离液体的发现是一种不可靠的手术衡量标准，在这种情况下，治疗性开腹探查的比例为27%～54%。类似地，钝性创伤中的孤立气腹也可能是空腔脏器损伤的不可靠指标[47]。如前所述，闭合性或穿透性腹部损伤的评估方法可能包括一系列观察，在此期间，空腔脏器的损伤在临床上变得明显。重要的是，如果根据多项指标对其怀疑率较高，应迅速作出探查决定，因为死亡率与手术延迟时间成正比。

对胃的全面评估包括查看胃的前壁和后壁，需要进入小网膜囊。未能做到这一点可能会导致漏诊，并导致后续的发病。修复方法取决于组织损失量和损伤部位。应清除胃壁内的血肿，以确保无穿孔。随后控制出血，并用不可吸收缝线封闭浆膜肌肉组织。全层损伤时应对所有失活的组织进行清创；然后将胃壁单层或双层缝合。常见的方法是先用可吸收缝线闭合穿孔，然后用不可吸收的缝线反向缝合浆肌层。由于胃组织的冗余性和胃腔容积过度减小的不可能性，缝合器也可用于闭合穿孔。累及胃食管连接处、小弯、胃底和后壁的损伤可能更难接近，需要更好地暴露上腹部。在极少数情况下，胃大面积缺失的高度破坏性损伤需要进行部分胃切除术甚至全胃切除术。重建可能需要毕Ⅰ或Ⅱ式胃肠吻合术或创建Roux-en-Y食管空肠吻合术，具体取决于切除的程度。

十二指肠损伤　十二指肠的钝性和穿透性损伤不常见，占腹部创伤的2%以下。由于十二指肠位于腹膜后，大多数损伤是由穿透性方式所致，约80%的病例为GSW所致。在最近的一项多机构系列研究中，近70%的患者伴有腹部损伤，相关死亡率为24%。单因素分析显示，死亡率与到达医院时的血流动力学、输血要求、ISS、肾衰竭和相关的胰腺损伤有关[48]。钝性损伤是由狭窄物体打击上腹部造成的，导致腹壁挫伤或继发于腔内压力急性升高的肠壁破裂。经典的原因包括方向盘或儿童自行车车把对腹部的撞击。十二指肠损伤的发病率与脓毒血症并发症有关，尤其是在修复失败的情况下。因此，十二指肠损伤的手术治疗产生了多种复杂的治疗方案。

十二指肠损伤通常对诊断和治疗提出了挑战。十二指肠穿透性损伤通常在开腹探查时被首次诊断，从穿透伤处开始探查。十二指肠钝性损伤的鉴别更具挑战性，因此需要较高的怀疑指数以避免漏诊。由于十二指肠位于腹膜后，因此体格检查可能不足。即使是全层十二指肠穿孔也可能不表现出腹膜体征，除非穿孔涉及腹腔内。最有价值的诊断工具是腹部CT，用其进行手术探查所需满足的条件较少。影像学检查可显示十二指肠壁增厚，伴有十二指肠周围气体和液体。CT也可识别低级别的损伤所致的病变，如十二指肠血肿。如果血流动力学稳定患者的初始急诊成像提示十二指肠损伤，则应以口服造影剂增强CT的形式重复成像，定时进行十二指肠传输，或行上消化道造影。影像学上的任何十二指肠穿孔的证据都需要立即进行手术干预，证据可能很不易察觉，但即使是很小的发现也需要进行探查，因为腹部CT结果可能出现假阴性。

十二指肠损伤的处理方法取决于损伤的位置和组织破坏的程度。十二指肠壁血肿通常在无需干预的情况下就会消退，且仅在引起胃出口梗阻时才成为一个问题。梗阻性血肿的治疗包括胃减压、开始全胃肠外营养，以及在5～7天后通过对比研究重新评估胃排空。如果十二指肠梗阻在约14天后仍然存在，则有必要进行手术探查以清除血肿，评估穿孔、狭窄或相关胰腺损伤。血肿在十二指肠活动时常会自发减压，然后应评估肠壁是否有损伤。除非担心全层损伤，否则不应特意切开在开腹术中发现的十二指肠血肿。

泛美创伤学会的回顾性研究发现，98%的手术性十二指肠损伤患者可接受一期修复，包括所有AAST分级[48]。十二指肠壁穿孔可在灭活组织清创后通过单层或双层方法缝合修复。需要用Kocher手法充分游离十二指肠，以提供充分的暴露范围并确保无张力修复。只要不累及壶腹且损伤节段短，切除和一期吻合可处理较大的组织丢失或十二指肠横断。较长节段或壶腹附近区域的十二指肠损伤可能需要采用肠旁路手术并进行Roux-en-Y重建。如果可能，应将一块健康的网膜放置在任何修复处上方进行加固。在以前的综述中，用于保护缝合线免受肠内容物影响的其他方法（如十二指肠憩室化、幽门隔外术伴胃空肠造口术、管状十二指肠造口术）曾受到质疑，应进行个体化考虑以选择病例。同样，修复后放置引流管也不是强制性的，尽管如果发生渗漏，控制瘘管形成可能有潜在益处。在损害控制中，使用广泛引流和临时中断的切除对于控制污染非常有效。

胰腺损伤　胰腺损伤通常与十二指肠损伤关联，

因为它们位置接近。然而，腹部创伤的总体发生率相对较低（0.2% ～ 12%）[49]。

穿透性损伤机制是更常见的原因，4.4% 的腹部穿透性损伤患者会出现胰腺损伤。很难确定真实的胰腺损伤相关死亡率，因为死亡原因往往归因于相关病理。尽管如此，仍发现发病率和死亡率随着 AAST 分级（在Ⅴ级损伤中高达 40%）的增加而增加，同时伴有诊断和治疗的延迟[49]。胰酶具有腐蚀性，因此，导管损伤伴渗漏（≥Ⅲ级）是器官特异性发病和死亡的最重要因素。胰腺组织损伤可由器官直接撕裂或通过钝性能量传递至腹膜后而导致。钝性胰腺损伤的常见机制包括在硬性结构（如方向盘或安全带）和脊柱之间挤压胰腺体。对胰腺的冲击会导致从轻度挫伤到完全横断伴导管破裂的损伤。

胰腺损伤的识别可能具有挑战性，特别是因为现有的成像方式不是非常有效。与十二指肠一样，胰腺位于腹膜后位使体格检查结果对诊断的帮助较小。采用三维成像与腹部静脉造影剂增强 CT 可以得到胰腺和相关损伤的最佳视图。尽管如此，实质性损伤检测的敏感性 / 特异性（敏感性 47% ～ 79%）和导管受累的存在（敏感性 52% ～ 54%，特异性 90% ～ 95%）在文献中仍不一致，这可能反映了各中心之间放射学解释的差异[49]。单独应用 CT 可能不足以排除具有临床意义的胰腺损伤，必须保持较高的怀疑指数。在腹部 CT 上，提示胰腺损伤的表现包括胰腺实质灌注不良、胰周积液或血肿以及在邻近软组织中的条索状影。图 17.27 显示了 CT 上累及胰腺颈部的损伤。

具有临床意义的胰腺损伤的识别可能需要使用

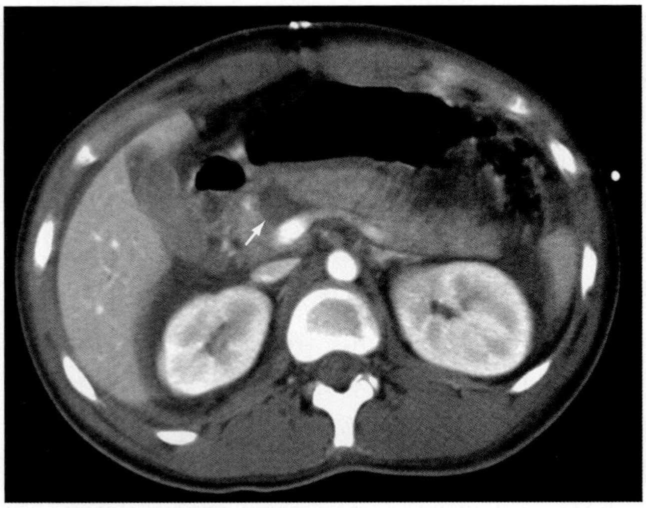

图 17.27　腹部 CT 示胰腺损伤。损伤累及胰腺颈部，表现为直径 2 cm 的无灌注的胰腺组织区域，伴有如箭头所示的周围水肿

其他检查协助诊断。胰腺损伤的 CT 漏诊发生率约为 15%[49]。重复的 CT 成像可能提示胰腺损伤，持续一段时间的不适才会发展为胰腺炎症。当损伤发生 3 小时以上时，血清淀粉酶水平升高可能反映胰腺损伤。此时血清淀粉酶水平是相当敏感的，但缺乏特异性，且价值有限。采用 ERCP 或磁共振胰胆管造影对胰管进行成像可提高诊断率，尤其是对于有胰腺损伤迹象的患者。这些方式将有待进一步研究，但有时它们可能对确定治疗方案和制定手术方式有价值。

任何严重的胰腺损伤都需要手术治疗。需要暴露整个胰腺，以评估损伤并制定有效的手术方案。这种暴露包括游离结肠肝区和胃结肠韧带分叶部，向下牵拉横结肠及肠系膜。广泛的 Kocher 手法可游离胰头，方便直视及评估。胰腺评估包括确定实质受累的程度、损伤的位置和是否存在导管损伤。肠系膜上血管左侧的胰腺导管损伤可采用远端胰腺切除术治疗。近端胰腺残端可通过单独结扎胰腺断端，缝合或使用吻合器钉合实质处理。用一块健康的网膜包埋残端可促进残留胰腺的愈合。应放置一个封闭的负压引流管，以处理任何胰酶渗漏。

治疗胰腺头部导管系统的损伤可能更具挑战性。当组织破坏局限时，仅通过引流来处理这些损伤通常会将胰液的渗漏转移到外部，从而形成一个可控的瘘管，该瘘管通常会自行闭合。通过 ERCP 放置支架以进行胆道减压可促进瘘管闭合。胰头大面积破坏伴实质失活（Ⅴ级）或胰腺联合十二指肠损伤可能需要行胰十二指肠切除术（Whipple 手术）。这给患者带来了巨大的手术负担，并与术后高并发症发生率有关。只有生理功能正常的患者才可考虑接受胰十二指肠切除术；其他患者则接受简短的手术，随后进行重建。胰腺损伤的损伤控制包括出血控制、外部引流和暂时性关腹并制定再探查术的计划。

有效的外引流是胰腺损伤治疗的重要组成部分，其价值不能被夸大。需要进行胰酶分流，以防止腹膜后暴露于高腐蚀性的消化液中，因为这将引发大量炎性反应和进行性器官功能障碍。不累及胰胆管的较轻的胰腺损伤（Ⅰ级和Ⅱ级），包括血肿、实质挫伤、被膜撕裂或浅表性麻痹，可通过单独的外引流治疗。与开放式引流相比，封闭式抽吸系统可降低脓肿形成的发生率[49]。根据总体临床表现，远端喂养可能对于提供早期肠内营养有价值。图 17.28 显示了胰腺损伤的手术处理方法。

小肠损伤　虽然小肠是穿透性腹部损伤最常见

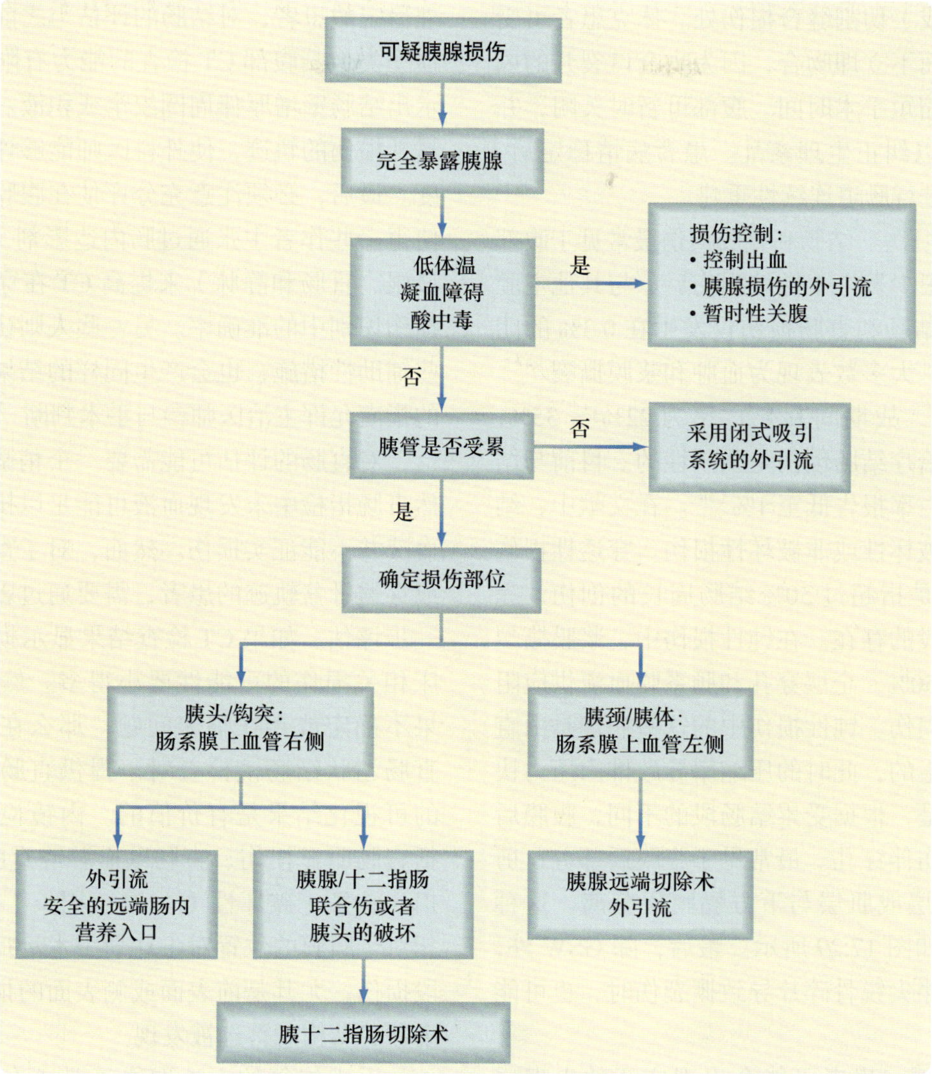

图 17.28　胰腺损伤的手术处理方法

的损伤器官之一，但它受到的钝性损伤较少（0.3%）。致死率在 15% ～ 20%，大多数是由相关血管损伤引起的[47]。在组织层面，损伤可能继发于挤压、破裂和剪切机制。

穿透性损伤范围可以小至微小的穿孔，大致破坏大段小肠的严重损伤。当小肠在方向盘、安全带或硬性结构（如脊柱）之间挤压时，可发生直接钝性肠损伤。当腔内压力迅速增加时，会发生小肠破裂，导致肠系膜缘爆裂。紧急刹车可导致整个小肠段的浆膜层或肌层的剪切伤。最后，小肠肠系膜损伤可导致一段小肠的血供破坏和随后的肠坏死，而不会对组织造成直接损伤。

在小肠穿透性损伤时，小肠损伤通常在腹部探查时确定。患者可能在就诊时患有腹膜炎，或者他们的腹部检查结果可能在到达医院后数小时内恶化。与其他腹腔空腔脏器一样，对其进行评估可能具有挑战性，且与之前描述的胃和十二指肠评估类似。腹部 CT 成像有明显的局限性，必须有很高的怀疑指数才能避免漏诊。

小肠损伤的修复取决于肠壁破坏程度与整体肠管周长的关系。肠浆膜层撕裂可用间断的不可吸收缝线加固。小穿孔可在周围组织清创后，用一层或两层缝合线修补。必须小心避免过度影响肠腔的大小。在多处穿孔的情况下，只要损伤距离不太近，闭合时就不会导致肠腔狭窄，一期修复仍可安全进行。尽管如此，当一段肠道内存在多个穿孔时，许多受试者选择行切除吻合术。当损伤累及肠壁周长的 50% 以上时，应行肠切除吻合术。切除后，吻合器吻合和手工缝合吻合之间的渗漏率没有差异。吻合技术的选择应基于外科医师的偏好和对所选技术的丰富经验。手工缝合通常采用两层，但单层缝合的方法同样有效。小肠损伤的损伤控制包括当存在较大损伤时，快速闭合穿孔以控制污染和（或）切割缝合损伤处。休克患者可受益于仅切除肠段而不立即吻合，因为吻合口裂开的风险很高，且需要缩短手术时间。腹部可暂时关闭，并对患者进行复苏以纠正生理紊乱。患者病情稳定后，可再返回手术室进行肠道连续性重建。

结肠和直肠损伤　结肠和直肠损伤最常见于腹部穿透性损伤后，很少发生于钝性损伤后。与其他空腔脏器损伤相似，结肠和直肠损伤仅发生在0.3%的闭合性损伤患者中，大多数表现为血肿和浆膜撕裂[47]。历史数据显示，二战期间其死亡率为22%～35%，当时结肠造口术治疗结肠创伤是强制性的。目前与结肠损伤相关的死亡率报告低至1%[50]。在文献中，结肠损伤通常分为破坏性或非破坏性损伤。穿透性损伤中的破坏性损伤是指超过50%结肠周长的创伤、完全横断和断流节段的存在。在钝性损伤中，浆膜撕裂超过结肠周长的50%，全层穿孔和肠系膜血流供应阻断被视为破坏性损伤。钝性损伤中的这些病理是由直接挤压或破裂产生的，此时的压缩率导致椎内压力快速升高。重要的是，根据受累结肠段的不同，腹膜后腔可发生结肠损伤伴穿孔。最常见于腹膜后部分，剪切力可导致浆膜层或肌层与下方黏膜层分离。这种损伤机制的结果如图17.29所示。最后，除GSW外，当严重骨盆骨折伴尖锐骨碎片导致撕裂伤时，也可能发生直肠损伤。

从检查角度看，患者可能会出现广泛的生理反应。在游离穿孔的情况下，检查时可能会出现腹膜炎，但腹膜后位置的右半结肠和左半结肠可能会掩盖这一发现。此外，结肠损伤可在血流动力学不稳定或提示穿透性损伤机制的开腹探查时首次发现。对于生理稳定的患者，对结肠的评估与之前描述的空腔脏器损伤类似。腹部CT检查的能力有限，尽管它可能显示出结肠壁增厚伴周围绞窄或积液。成像可以识别穿透性损伤的轨迹，使外科医师能够评估结肠的邻近程度。最后，必须注意充分评估在腹膜后的结肠段。这使得一些作者主张通过肠内造影剂（“三重造影剂”：口服、直肠和静脉）来提高CT在穿透性损伤后手术损伤识别中的准确率。另一些人则认为，即使没有这些辅助性措施，也会产生同样的结果，这导致了最近的指南允许主治医师参与手术判断[42]。

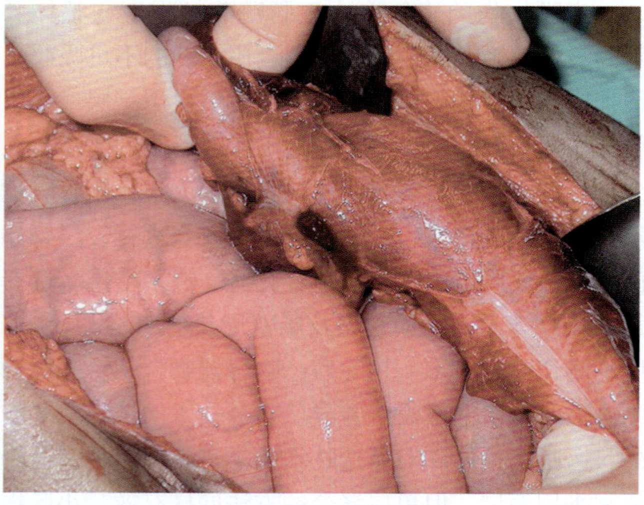

图17.29　开腹探查时发现的左半结肠钝性损伤。损伤机制导致了一种去浆膜化的损伤，累及一段数厘米长的结肠

对直肠的评估可能需要一个稍微不同的方法。虽然直肠指检中未发现血液可能足以排除损伤，但存在血液并不能证实损伤。然而，对于直肠指检存在血液或穿透骨盆轨迹的患者，需要通过影像学检查进行进一步评估。如果CT检查结果显示损伤为阴性，则临床相关损伤的可能性要小得多。然而，如果成像结果不确定或存在临床问题，那么在麻醉下进行硬性直肠乙状结肠镜检查对于提供直肠和远端乙状结肠的可视化结果是有价值的。内镜检查的结果可能包括直肠明显损伤、直肠壁血肿或直肠穹窿大量出血。损伤特征［破坏性（＞25%周长）*vs.* 非破坏性］和相对于腹膜的位置对于计划手术治疗有价值。直肠上段损伤，尤其是前表面或侧表面的损伤，可在开腹探查盆腔结构时首选被发现。

手术修复的方法取决于是否存在破坏性损伤和患者的整体生理状况。历史上，由于担心吻合口裂开和腹腔内脓毒症，治疗所有结肠损伤的方法均包括结肠切除及造口术。随后的经验对于需要通过强制性近端一期粪便改道来修复结肠穿孔的必要性提出质疑。Stone和Fabian在1979年首次前瞻性描述了结肠损伤的一期修复与结肠造口术的比较，结果发现一期修复的腹内感染发生率较低。从那时起，来自Memphis的广泛研究导致了基于破坏性损伤识别的结肠损伤在概念上的不同处理。存在接受重大复苏（＞6 U PRBC）的破坏性伤口和有伴随性疾病的患者在切除损伤结肠后吻合的比例为42%，而在其他健康、输血最少的患者中为3%。因此，研究者针对结肠损伤的手术最佳结果制定了手术分级，建议对所有非破坏性损伤进行一期修复（一层或两层），对健康患者的破坏性损伤进行切除和吻合，对需要复苏的共病患者的破坏性损伤进行末端切除和转移[50]。该模式适用于穿透性和钝性损伤，不受腹腔内污染程度的影响。远端损伤需要节段性切除并于断端吻合结肠。

病情不稳定患者在开腹探查损害控制期间遇到的破坏性结肠损伤应切除，但应避免立即吻合，因为渗漏率高得令人无法接受。根据缩短手术时间的需要，可进行结肠造口术，或切除损伤肠段后让胃肠道暂时维持不连续状态，直至患者一般情况改善后再行手术治疗。延迟一期吻合术或结肠造口术可在返回手术室时进行。在这些方法之间的辨别导致了一系列的结论（从结果的等效性到需要强制开放腹部行结肠造口术都是治疗的一部分）[50]。无论如何，最近的 WTA 指南表明在持续休克、伴随腹部损伤、慢性疾病、免疫抑制或无法闭合筋膜的患者中倾向于使用造口术。一个仍未解答的问题是，结肠吻合术后的回肠袢式造瘘在该人群中起到的作用是否与在其他炎性状态下的作用相同。

导致穿孔的直肠损伤可导致严重污染，进而导致盆腔脓毒血症。因此，通常需要手术治疗。破坏性直肠损伤（> 25% 周长）主要通过粪便改道（袢式回肠造口术或结肠造口术）和考虑骶前引流进行治疗，直至愈合。直肠造影剂灌肠将有助于确定伤口愈合和随后的造口术逆转情况。所有损伤，不管组织是否破坏，常规的近端分流和骶前引流都是基于小型试验的有限数据的操作。最近的证据表明，腹膜外直肠损伤可以在不单独引流和转移的情况下进行处理[50]。值得注意的是，如果在开腹探查时发现腹膜外直肠损伤，则应将治疗改为对腹膜内结肠损伤的治疗。

腹部大血管损伤　腹部的主要血管主要位于腹膜后腔，一些较大的血管也位于肠系膜内。由于大量失血会导致难以发现血管，使得这些损伤的处理具有挑战性。最常见的是，严重的腹部血管损伤继发于穿透性损伤。在钝性损伤的情况下，腹膜后血肿通常继发于骨盆骨折，伴有骨盆血管出血，这些血管向上剥离。腹部血管损伤在本书其他部分（第 64 章）有所论述。因此，这里只介绍与初步评估和管理有关的概念。

腹部血管损伤通常在为穿透性腹部损伤进行开腹探查时首先被发现。这些损伤常伴有持续的显著失血和血流动力学不稳定。腹膜后结构探查和确定后，可更好地描述特定血管损伤。背部穿透性损伤通常受益于三维成像，因为大多数损伤不会进入腹腔。CT 通常用于确定损伤轨迹，从而提示可能累及的邻近结构。同样，钝性损伤后的腹部脉管系统评估最好通过对比增强 CT 来实现。有时，在紧急进行开腹探查时发现腹膜后血管损伤，但具体损伤的进一步识别取决于血肿的位置。

腹膜后穿透性损伤在开腹手术期间需要探查和修复。虽然这些修复的细节将在其他地方讨论，但掌握探查这些结构的基本原则和方法十分重要。肾下血管或右肾门附近的血肿宜行右内侧脏器移位（也称为 Cattell-Braasch 手法）。可行广泛的 Kocher 手法，而后向下解剖腹膜，游离右半结肠。继续在盲肠周围解剖，向上直至肠系膜根部，从而使全部腹膜脏器被牵至左侧，这样便能暴露位于中线的血管结构（右半结肠应取出，放在胸腔）。尽可能实现血管修复的基本原则，包括损伤血管的近端和远端控制。通过进行左侧内侧脏器移位（Mattox 手法），暴露出肾上大血管或左肾门的损伤。这是通过沿着腹部的整个左侧（从脾到左半结肠远端）划分左外侧腹膜来实现的。结肠肠系膜和胰腺后面所在的平面被解剖出来，而后腹腔脏器可被牵至右侧以显露腹膜后上部血管。

非活动性出血的闭合性腹部血管损伤可能需要手术修复，或考虑血管腔内治疗，这取决于血管疾病的性质。在开腹探查期间，腹膜后血肿的位置可决定适宜的手术方法。如图 17.30 所示，腹膜后间隙在概念上可分为三个区域。1 区血肿需要探查，因为其常累及主动脉、近端内脏血管或下腔静脉，但肝后方的深色血肿除外，提示肝后腔静脉损伤。对待这些损伤最好不要暴露其内在的低压损伤，并轻柔地填塞其周围

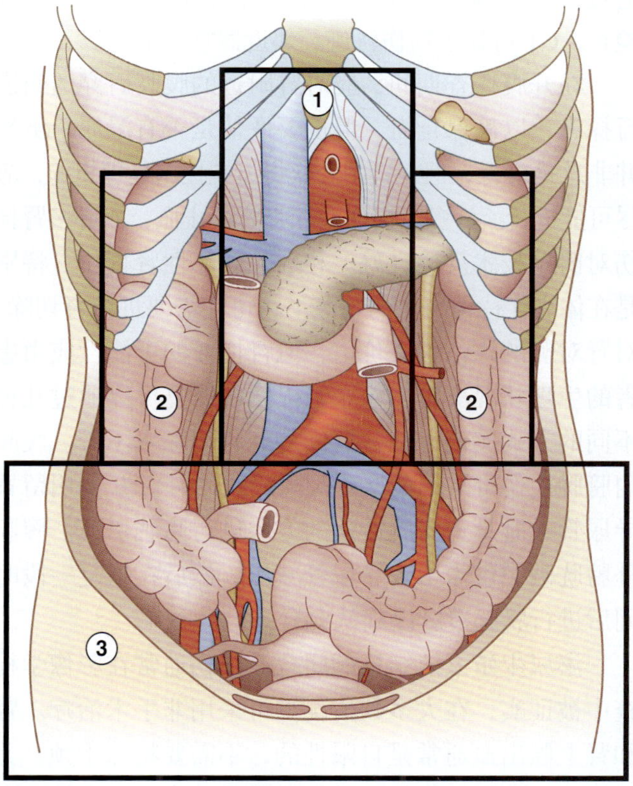

图 17.30　开腹探查时可见的腹膜后区域。1 区包括中央血管结构，如主动脉和腔静脉；2 区包括肾脏和邻近的肾上腺；3 区描述了与盆腔血管相关的腹膜后腔

区域。2区血肿主要累及肾，只有当血肿扩大并持续失血时，才应进行探查。最后，3区血肿通常继发于骨盆骨折出血，除非出血明显，否则不应探查。

泌尿生殖系统损伤　泌尿生殖器官包括肾、输尿管、膀胱和尿道，以上这些都位于腹膜后。出血和尿液外渗是这些结构损伤面临的主要问题。闭合性损伤可导致肾撕裂或膀胱破裂，可发生于腹膜间隙或骨盆软组织。膀胱损伤的典型机制是向充满尿液的膀胱传输大量能量，导致膀胱壁破裂。这几乎与一定程度的骨盆骨折有关。所有泌尿生殖系统结构易受穿透性损伤的影响，其中许多穿透损伤会导致尿液外渗。

本书其他部分（第74章）描述了评估和治疗泌尿生殖系统疾病的方法，此处仅作简要概述。肉眼血尿的存在是泌尿生殖器官损伤最有价值的表现，应立即进行进一步评估。与其他腹部结构一样，静脉造影增强CT成像常可识别泌尿生殖器官损伤。腹部CT显示肾和邻近肾上腺损伤，并可提示尿液外渗的结果。当怀疑存在膀胱损伤时，可通过获取CT膀胱造影以评估膀胱损伤。对于男性患者，直肠检查时尿道口滴血或前列腺移位提示尿道损伤，需要进行评估。最好的方法是进行逆行尿道造影，尤其是在放置导尿管之前。穿透性泌尿生殖系统损伤可在开腹探查时首次发现或通过影像学检查诊断。对背部受伤害的患者可行CT检查，CT可显示损伤轨迹及邻近器官的情况。

在开腹探查期间，应对肾附近的腹膜后穿透伤进行探查，以确保止血，但也要评估是否有漏尿。虽然并非总是可行，但在肾门处获得近端控制是理想的，应尽可能进行。许多肾损伤在探查时可止血，而许多肾损伤对简单技术反应良好。相反，破坏性肾损伤，特别是在休克伴持续出血的情况下，可能需要进行肾切除。对肾对侧的评估很有价值，但肾挽救的可能性应由患者的生理状况决定。输尿管损伤的修复可以通过几种不同的方式实现，从一期修复到肾切除术不等。腹膜内膀胱损伤可采用两层可吸收缝线修补，并采用留置导尿管或耻骨上膀胱造瘘的方法进行膀胱引流。腹膜外膀胱破裂仅需留置导尿管减压，然后在恢复一段时间后进行膀胱造影以确认愈合。

泌尿生殖系统结构的闭合性损伤通常在影像学检查中被证实，在大多数情况下可采用非手术治疗。肾和肾上腺出血通常是自限性的，不需要特殊干预。无持续出血证据的损伤可采用非手术治疗。生理情况恶化需要开腹探查，以控制出血。血流动力学稳定但成像时出现肾损伤假性动脉瘤的患者可行血管栓塞。如前所述，若其他损伤行开腹探查术中发现肾血肿，仅当血肿逐步扩大时方可行开腹探查，因为此时提示有进行性出血的可能。

骨盆与四肢损伤

外伤患者遭受的大多数损伤涉及肌肉骨骼系统。骨盆和四肢的骨科损伤极为常见，本书将在其他部分（第19章）进行深入描述。这里介绍了一种与普通外科医师或创伤外科医师相关的基本治疗方法。

在2016年NTDB中，骨科损伤病例最多，31.66%的患者有上肢损伤，40.09%的患者有下肢创伤。尽管各组的死亡率较低（约4%～5%），但长期发病率和功能影响可能具有重大意义[2]。多种物理机制导致了骨科损伤，其中跌倒和机动车碰撞是最常见的原因。

肌肉骨骼损伤的评估始于全面的体格检查，可轻松识别开放性骨折或显示严重畸形的骨折。尽管CT对一些骨折，如复杂骨盆骨折有好处，但X线片检查对诊断仍然非常有效。骨盆骨折通常在初次骨盆X线片上识别，然后在腹部CT上更好地定性。除评估骨结构外，CT还可识别相关血肿以及是否存在造影剂外渗，造影剂在血肿内表现为高密度。肢体检查必须包括全面的血管评估和判断有无骨筋膜室综合征。血管损伤的临床证据可能需要血管造影术来定位和明确诊断。肢体CT血管造影已经有所发展，目前是评估外周血管损伤的主要方法。

复杂骨盆骨折出血十分具有挑战性并且需要采用标准化的治疗方法。如图17.31所示，不稳定的患者应快速获得骨盆X线片，并对盆腔骨折进行解释。重要的一点是，尽管某些骨盆骨折类型的风险较高，但任何骨折都可能出血，应在病情不稳定患者中予以解决。对于显示骨盆容积增加的骨盆骨折应使用包裹在髋关节周围的骨盆固定器或钢板加压，以减少形成血肿的空间。骨盆压迫常可解决静脉出血问题，但持续的不稳定出血常提示存在动脉出血，应通过血管造影和栓塞来解决动脉出血。最近的一些研究表明，骨盆填塞可能是栓塞的一种替代方法，特别是在血管介入治疗不能立即获得的情况下。通过外部固定或最终修复来稳定骨盆环，以维持较小的骨盆容量并限制持续的静脉出血。

康复

尽管急性损伤处理在降低死亡率方面发挥了最大

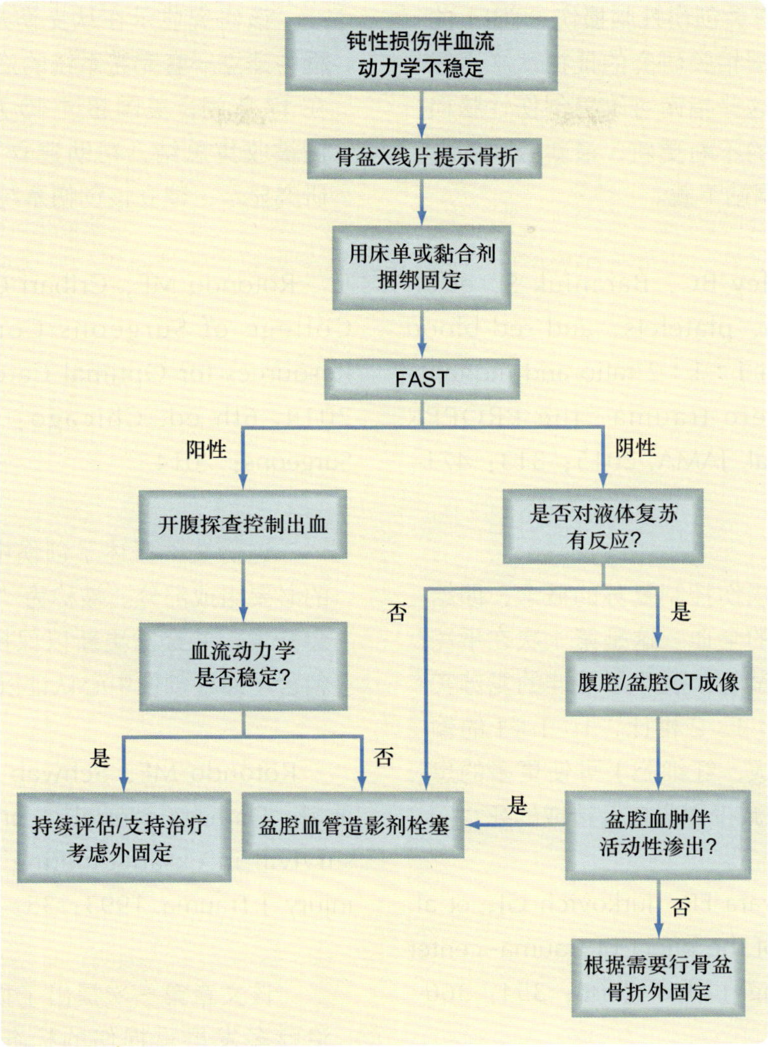

图 17.31　骨盆骨折伴出血的评估和处理方法。CT：计算机断层扫描；FAST：腹部创伤超声检查

作用，但康复过程却能限制损伤的长期发病率。康复过程可能比住院治疗时间长得多，它对于严重创伤患者恢复功能和生活质量是不可或缺的。尽管已经对创伤相关死亡非常重视，但 2013 年仍有约 3100 万例非致死性伤害，其中许多患者需要康复服务。

康复过程在受伤患者的紧急救治完成后便应开始。早期康复锻炼极其重要。理疗师和职业治疗师通常会在患者出院后开始治疗并确定可能需要的资源。有了这些建议，个案管理员和社工便可以开始确定满足患者独特康复需求所需的院内或门诊资源。康复团队的早期参与可以加快转诊和转移至有适当设施的机构的速度。

特定的患者群体可从专注于特定疾病（如 TBIs 和 SCIs）康复的康复中心中获益。这两种患者有特殊需求，最好在有专业专家的中心进行康复训练。致力于创伤患者治疗的医院必须把加强康复治疗置于最重要的地位，因为这是患者长期康复的最重要方面之一。

主要参考文献

American College of Surgeons. Committee on Trauma. Advanced Trauma Life Support. 10th ed. Chicago：American College of Surgeons；2018.

高级创伤生命支持（ATLS）课程于 35 年前首次发布，这使得创伤患者的初始救治发生了彻底改变。第 10 版包含了系统的治疗方法，并更加重视有文献支持的生命支持方法。该课程为成功对患者进行初步评估、稳定和转移受伤患者提供了理论框架。在线工具和配套移动应用程序（MyATLS）的添加进一步支持了学员对伤员的内化治疗过程。

Guidelines for the management of severe traumatic brain injury. J Neurotrauma. 2007；24：S1–S106.

这些指南代表了有关创伤性脑损伤（TBI）的所有文献的集合。根据相关研究的证据水平组织形成循证指南。应用这些指南可改善创伤性脑损伤的预后。因为文件的不断更新，最新版本的文献可以通过基金会的网站下载。

Holcomb JB, Tilley BC, Baraniuk S, et al. Transfusion of plasma, platelets, and red blood cells in a 1：1：1 *vs.* a 1：1：2 ratio and mortality in patients with severe trauma：the PROPPR randomized clinical trial. JAMA. 2015；313：471–482.

这项试验巩固了损伤控制复苏的概念，即给受伤的患者输入再造的全血。这是第 1 次在平民中进行的随机多中心试验，展示了最佳的复苏实践。数据显示，与 1：1：2 相比，1：1：1 的输血策略（血浆、血小板、红细胞）可使更多的患者在 24 小时内止血并减少因失血而造成的死亡。

MacKenzie EJ, Rivara FP, Jurkovich GJ, et al. A national evaluation of the effect of trauma-center care on mortality. N Engl J Med. 2006；354：366–378.

国家创伤成本及效果研究（NSCOT, The National Study on Costs and Outcomes of Trauma）是一项由疾病控制和预防中心支持的多中心研究项目。旨在比较创伤和非创伤中心在创伤救治上的成本和效果差异。该项目的研究对象包括来自 68 家医院、遍布 12 州的超过 5000 名患者。该研究认为创伤中心提供的救治优于非创伤中心。在纠正严重创伤后，创伤中心的住院死亡率降低（7.6% *vs.* 9.5%；相对危险度，0.80；95% 置信区间，0.66 ~ 0.98），1 年死亡率也降低（10.4% *vs.* 13.8%；相对危险度，0.75；95% 置信区间，0.60 ~ 0.95）。

Nathens AB, Jurkovich GJ, Cummings P, et al. The effect of organized systems of trauma care on motor vehicle crash mortality. JAMA. 2000；283：1990–1994.

该研究显示在从受伤开始直至康复的整个过程中建立一套完整系统的治疗方法是非常有益的。在 17 年间，美国超过 40 万机动车相关的死亡病例被收集总结，帮助建立了一套创伤急救系统。研究显示，建立该创伤系统使死亡率下降 8%。

Rotondo MF, Cribari C, Smith RS. American College of Surgeons Committee on Trauma：Resources for Optimal Care of the Injured Patient 2014. 6th ed. Chicago：American College of Surgeons；2014.

这份文件概述了创伤中心受伤患者最佳治疗的必要组成部分。被称为"橙皮书"，由创伤委员会开发，并经常更新以保持版本最新。这份文件包含了通过创伤中心认证以及维持认证的要求。

Rotondo MF, Schwab CW, McGonigal MD, et al. 'Damage control'：an approach for improved survival in exsanguinating penetrating abdominal injury. J Trauma. 1993；35：375–382.

该文章第一次提出了损伤控制理论，并成为治疗多发严重损伤的标准方法。该理论被提出后，外科医师才开始采取简化的腹部手术来预防死亡三联征（低体温、凝血功能障碍、酸中毒）。在该理论成功的基础上，创伤治疗的其他领域，例如骨科与急救复苏领域，也建立了类似的方法。

参考文献

1. Rotondo MF, Cribari C, Smith RS. *American College of Surgeons Committee on Trauma: Resources for Optimal Care of the Injured Patient 2014*. 6th ed. Chicago: American College of Surgeons; 2014.
2. Committee on Trauma American College of Surgeons. *National Trauma Data Bank Annual Report 2016*. Chicago: American College of Surgeons; 2016.
3. Pigneri DA, Beldowicz B, Jurkovich GJ. Trauma systems: origins, evolution, and current challenges. *Surg Clin North Am*. 2017;97:947–959.
4. MacKenzie EJ, Rivara FP, Jurkovich GJ, et al. A national evaluation of the effect of trauma-center care on mortality. *N Engl J Med*. 2006;354:366–378.
5. Nathens AB, Jurkovich GJ, Cummings P, et al. The effect of

organized systems of trauma care on motor vehicle crash mortality. *JAMA*. 2000;283:1990–1994.
6. Healey C, Osler TM, Rogers FB, et al. Improving the Glasgow Coma Scale score: motor score alone is a better predictor. *J Trauma*. 2003;54:671–678; discussion 678–680.
7. Chen X, Guyette FX, Peitzman AB, et al. Identifying patients with time-sensitive injuries: association of mortality with increasing prehospital time. *J Trauma Acute Care Surg*. 2019;86:1015–1022.
8. American College of Surgeons. *Committee on Trauma. Advanced Trauma Life Support*. 10th ed. Chicago: American College of Surgeons; 2018.
9. Hudson AJ, Strandenes G, Bjerkvig CK, et al. Airway and ventilation management strategies for hemorrhagic shock. To tube, or not to tube, that is the question!. *J Trauma Acute Care Surg*. 2018;84:S77–S82.
10. Guyette FX, Sperry JL, Peitzman AB, et al. Prehospital blood product and crystalloid resuscitation in the severely injured patient: a secondary analysis of the prehospital air medical plasma trial. *Ann Surg*. 2019.
11. Moore HB, Moore EE, Chapman MP, et al. Plasma-first resuscitation to treat haemorrhagic shock during emergency ground transportation in an urban area: a randomised trial. *Lancet*. 2018;392:283–291.
12. Anto VP, Guyette FX, Brown J, et al. Severity of hemorrhage and the survival benefit associated with plasma: results from a randomized prehospital plasma trial. *J Trauma Acute Care Surg*. 2020;88:141–147.
13. Sheu YJ, Yu SW, Huang TW, et al. Comparison of the efficacy of a bougie and stylet in patients with endotracheal intubation: a meta-analysis of randomized controlled trials. *J Trauma Acute Care Surg*. 2019;86:902–908.
14. Lascarrou JB, Boisrame-Helms J, Bailly A, et al. Video laryngoscopy vs direct laryngoscopy on successful first-pass orotracheal intubation among ICU patients: a randomized clinical trial. *JAMA*. 2017;317:483–493.
15. Seamon MJ, Haut ER, Van Arendonk K, et al. An evidence-based approach to patient selection for emergency department thoracotomy: a practice management guideline from the Eastern Association for the Surgery of Trauma. *J Trauma Acute Care Surg*. 2015;79:159–173.
16. Gil LA, Anstadt MJ, Kothari AN, et al. The National Trauma Data Bank story for emergency department thoracotomy: how old is too old? *Surgery*. 2018;163:515–521.
17. Bulger EM, Perina DG, Qasim Z, et al. Clinical use of resuscitative endovascular balloon occlusion of the aorta (REBOA) in civilian trauma systems in the USA, 2019: a joint statement from the American College of Surgeons Committee on Trauma, the American College of Emergency Physicians, the National Association of Emergency Medical Services Physicians and the National Association of Emergency Medical Technicians. *Trauma Surg Acute Care Open*. 2019;4:e000376.
18. Rotondo MF, Schwab CW, McGonigal MD, et al. 'Damage control': an approach for improved survival in exsanguinating penetrating abdominal injury. *J Trauma*. 1993;35:375–382; discussion 382–373.
19. Holcomb JB, Tilley BC, Baraniuk S, et al. Transfusion of plasma, platelets, and red blood cells in a 1:1:1 vs a 1:1:2 ratio and mortality in patients with severe trauma: the PROPPR randomized clinical trial. *JAMA*. 2015;313:471–482.
20. Meyer DE, Vincent LE, Fox EE, et al. Every minute counts: time to delivery of initial massive transfusion cooler and its impact on mortality. *J Trauma Acute Care Surg*. 2017;83:19–24.
21. Subramanian M, Kaplan LJ, Cannon JW. Thromboelastography-guided resuscitation of the trauma patient. *JAMA Surg*. 2019;154:1152–1153.
22. Shakur H, Roberts I, Bautista R, et al. Effects of tranexamic acid on death, vascular occlusive events, and blood transfusion in trauma patients with significant haemorrhage (CRASH-2): a randomised, placebo-controlled trial. *Lancet*. 2010;376:23–32.
23. Alam HB, Vercruysse G, Martin M, et al. Western Trauma Association critical decisions in trauma: management of intracranial hypertension in patients with severe traumatic brain injuries. *J Trauma Acute Care Surg*. 2020;88:345–351.
24. Humble SS, Wilson LD, Wang L, et al. Prognosis of diffuse axonal injury with traumatic brain injury. *J Trauma Acute Care Surg*. 2018;85:155–159.
25. Effects of tranexamic acid on death, disability, vascular occlusive events and other morbidities in patients with acute traumatic brain injury (CRASH-3): a randomised, placebo-controlled trial. *Lancet*. 2019;394:1713–1723.
26. Hachem LD, Ahuja CS, Fehlings MG. Assessment and management of acute spinal cord injury: from point of injury to rehabilitation. *J Spinal Cord Med*. 2017;40:665–675.
27. Khan AD, Liebscher SC, Reiser HC, et al. Clearing the cervical spine in patients with distracting injuries: an AAST multi-institutional trial. *J Trauma Acute Care Surg*. 2019;86:28–35.
28. Martin MJ, Bush LD, Inaba K, et al. Cervical spine evaluation and clearance in the intoxicated patient: a prospective Western Trauma Association Multi-Institutional Trial and Survey. *J Trauma Acute Care Surg*. 2017;83:1032–1040.
29. Velopulos CG, Shihab HM, Lottenberg L, et al. Prehospital spine immobilization/spinal motion restriction in penetrating trauma: a practice management guideline from the Eastern Association for the Surgery of Trauma (EAST). *J Trauma Acute Care Surg*. 2018;84:736–744.
30. Sperry JL, Moore EE, Coimbra R, et al. Western Trauma Association critical decisions in trauma: penetrating neck trauma. *J Trauma Acute Care Surg*. 2013;75:936–940.
31. Inaba K, Branco BC, Menaker J, et al. Evaluation of multidetector computed tomography for penetrating neck injury: a prospective multicenter study. *J Trauma Acute Care Surg*. 2012;72:576–583; discussion 583–574.
32. Shahan CP, Croce MA, Fabian TC, et al. Impact of continuous evaluation of technology and therapy: 30 years of research reduces stroke and mortality from blunt cerebrovascular injury. *J Am Coll Surg*. 2017;224:595–599.
33. Ball CG, Williams BH, Wyrzykowski AD, et al. A caveat to the performance of pericardial ultrasound in patients with penetrating cardiac wounds. *J Trauma*. 2009;67:1123–1124.
34. Mowery NT, Gunter OL, Collier BR, et al. Practice management guidelines for management of hemothorax and occult pneumothorax. *J Trauma*. 2011;70:510–518.
35. Bou Zein Eddine S, Boyle KA, Dodgion CM, et al. Observing pneumothoraces: the 35-millimeter rule is safe for both blunt and penetrating chest trauma. *J Trauma Acute Care Surg*. 2019;86:557–564.
36. Pieracci FM, Leasia K, Bauman Z, et al. A multicenter, prospective, controlled clinical trial of surgical stabilization of rib fractures in patients with severe, nonflail fracture patterns (Chest Wall Injury Society NONFLAIL). *J Trauma Acute Care Surg*. 2020;88:249–257.
37. Swol J, Brodie D, Napolitano L, et al. Indications and outcomes of extracorporeal life support in trauma patients. *J Trauma Acute Care Surg*. 2018;84:831–837.
38. Chestovich PJ, McNicoll CF, Fraser DR, et al. Selective use of pericardial window and drainage as sole treatment for hemopericardium from penetrating chest trauma. *Trauma Surg Acute Care Open*. 2018;3:e000187.
39. Clancy K, Velopulos C, Bilaniuk JW, et al. Screening for

blunt cardiac injury: an Eastern Association for the Surgery of Trauma practice management guideline. *J Trauma Acute Care Surg*. 2012;73:S301–306.
40. Shackford SR, Dunne CE, Karmy-Jones R, et al. The evolution of care improves outcome in blunt thoracic aortic injury: a Western Trauma Association multicenter study. *J Trauma Acute Care Surg*. 2017;83:1006–1013.
41. McDonald AA, Robinson BRH, Alarcon L, et al. Evaluation and management of traumatic diaphragmatic injuries: a practice management guideline from the Eastern Association for the Surgery of Trauma. *J Trauma Acute Care Surg*. 2018;85:198–207.
42. Martin MJ, Brown CVR, Shatz DV, et al. Evaluation and management of abdominal gunshot wounds: a Western Trauma Association critical decisions algorithm. *J Trauma Acute Care Surg*. 2019;87:1220–1227.
43. Martin MJ, Brown CVR, Shatz DV, et al. Evaluation and management of abdominal stab wounds: a Western Trauma Association critical decisions algorithm. *J Trauma Acute Care Surg*. 2018;85:1007–1015.
44. Coccolini F, Montori G, Catena F, et al. Splenic trauma: WSES classification and guidelines for adult and pediatric patients. *World J Emerg Surg*. 2017;12:40.
45. Coccolini F, Catena F, Moore EE, et al. WSES classification and guidelines for liver trauma. *World J Emerg Surg*. 2016;11:50.
46. Schellenberg M, Benjamin E, Piccinini A, et al. Gunshot wounds to the liver: no longer a mandatory operation. *J Trauma Acute Care Surg*. 2019;87:350–355.
47. Coleman JJ, Zarzaur BL. Surgical management of abdominal trauma: hollow viscus injury. *Surg Clin North Am*. 2017;97:1107–1117.
48. Ferrada P, Wolfe L, Duchesne J, et al. Management of duodenal trauma: a retrospective review from the Panamerican Trauma Society. *J Trauma Acute Care Surg*. 2019;86:392–396.
49. Ho VP, Patel NJ, Bokhari F, et al. Management of adult pancreatic injuries: a practice management guideline from the Eastern Association for the Surgery of Trauma. *J Trauma Acute Care Surg*. 2017;82:185–199.
50. Biffl WL, Moore EE, Feliciano DV, et al. Management of colorectal injuries: a Western Trauma Association critical decisions algorithm. *J Trauma Acute Care Surg*. 2018;85:1016–1020.

章 18

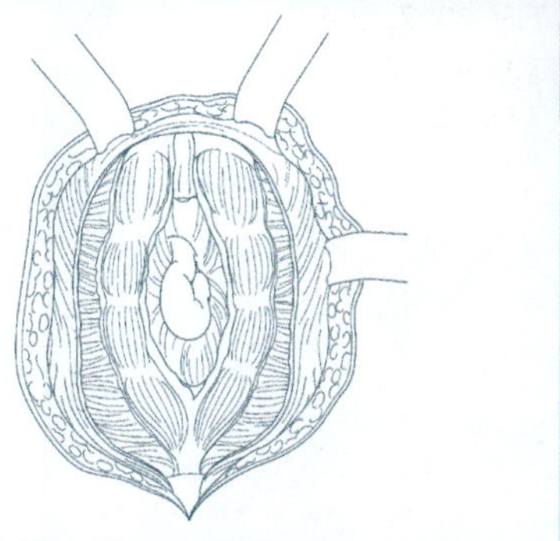

困难腹壁

Michael C. Smith，Oliver L. Gunter，Richard S. Miller

杜诗涵　李秋菊　译　王明刚　审校

章目录

尽管在腹中线行剖腹术是腹部手术中常用的入路，但鲜有证据可以指导外科医师选择最佳的腹壁闭合方式。本章的目的是阐明暂时性和永久性腹壁闭合技术。我们特别关注困难及高风险的腹部闭合。

缝合材料

随着时间的推移，腹壁缝合技术也发生了变化，这在很大程度上归功于缝合材料和其特性的改进。理想的腹壁缝合材料是能够抗感染、提供足够的抗拉强度以防止腹壁破裂、将组织损伤降至最低并且可吸收的材料。在目前的实践中，很大一部分腹壁切口采用吸收缓慢的单丝缝线缝合，例如聚对二氧环己酮（PDS，Ethicon，Johnson & Johnson）。与聚乳酸相比，聚对二氧环己酮具有更长的强度保留率和吸收时间，作为一种单丝，可能比编织缝线具有更强的抗感染能力。使用不可吸收缝线（例如聚丙烯）进行腹部缝合会造成患者疼痛增加和窦道形成，与可吸收缝线相比，它们的使用在切口疝形成、伤口裂开或手术部位感染（surgical site infection，SSI）的发生率方面没有显著差异[1-2]。

带刺缝线越来越多地用于筋膜缝合。这种缝合线有微小的螺旋状倒钩，可以使张力均匀地分布在切口上，而不仅仅是在打结处。在猪模型中，有倒钩和光滑的缝线具有相似的耐压强度。带刺缝线也已显示出在治疗腹直肌分离的筋膜折叠术中具有相似的疝复发率。由于它们没有被打结固定，因此允许更快地被放置，并避免了打结处的感染灶[3-4]。

闭合技术

用于腹壁闭合的伤口闭合原则在本质上与任何外科切口的闭合原则基本一致。将组织损伤最小化是必要的，这可以通过限制闭合过程中腹壁肌肉组织的收缩来实现。提倡缝线与伤口长度的比例为 4∶1。最近的研究表明，采用较小间隙（5 mm）的较小吻合口（5 mm）的策略与较低的切口疝发生率有关[5-6]。这种策略使缝线与伤口长度的比例甚至大于 4∶1。除了皮肤和筋膜外，腹壁的分层闭合（包括腹膜和皮下组织的分层闭合）是不被推崇的，整块封闭是首选。在择期腹部手术中，尽管在紧急情况下指导缝合的证据很少，但推荐使用可缓慢吸收的缝合材料进行连续缝合[1]。

尽管经常使用减张缝线，但很少有证据表明使用减张缝线有益[7]。减张缝线旨在防止腹壁裂开，但对于腹壁闭合标准技术的理想辅助物尚无共识。减张缝线与疼痛、伤口炎症、伤口并发症的增加和皮肤破损以及造口器放置问题有关。因此，常规使用减张缝线虽然在理论上有优势，但也并非没有潜在的并发症。急性筋膜断裂的高危患者可受益于预防性开腹，一些人已在高危患者腹壁闭合术中推广使用合成网片[8]。对腹壁筋膜断裂高危患者的识别可能会改变腹壁闭合术的手术方式，在任何腹部手术中均应予以考虑。

预防性补片

在一系列的高危组中，中线开腹术后切口疝的发生率为 30% 甚至更高，因此在高危患者的开腹术中放置预防性补片引起了很大的关注。肌筋膜前修补和筋膜后修补位置均已用于此目的。在多项研究中，使用补片时切口疝发生率降低，且手术部位发生率（surgical site occurrence，SSO）无增加。在接受补片置入的人群中，术后皮下积液发生率增加，尤其是在筋膜前修补位。此外，预防性网片放置已显示出成本效益[9-12]。

腹部筋膜裂开

文献中曾报告，腹部大手术后筋膜裂开的发生率为 3% ～ 3.5%，且与发病率和死亡率显著相关[13]。开腹手术伤口的浆液引流增加可能预示着急性筋膜断裂，且通常可在体格检查中被证实（图 18.1）。引发腹壁缝合并发症的风险因素和疾病 / 手术风险因素参见框 18.1 和框 18.2。文献中描述了几种不同的预测腹壁缝合并发症的多因素评分系统，包括退伍军人事务医疗中心（Veterans Affairs Medical Center，VAMC）评分和 Rotterdam 评分[14]。

急性筋膜裂开的手术处理通常基于潜在的病因，其中以 SSI 和腹腔脓肿最为常见。急性筋膜裂开的技术原因是结失效以及与张力、局部缺血或缝合材料失效相关的筋膜损伤。尽管筋膜裂开的风险在术后可能持续 3 周以上，但通常发生在初次闭合后的 7 天内。

目前筋膜创面裂开尚无一致的治疗策略。根据传染源（如果存在）和伤口外观决定是否立即或延迟进行初级筋膜闭合术。如果是浅表伤口感染，则通常

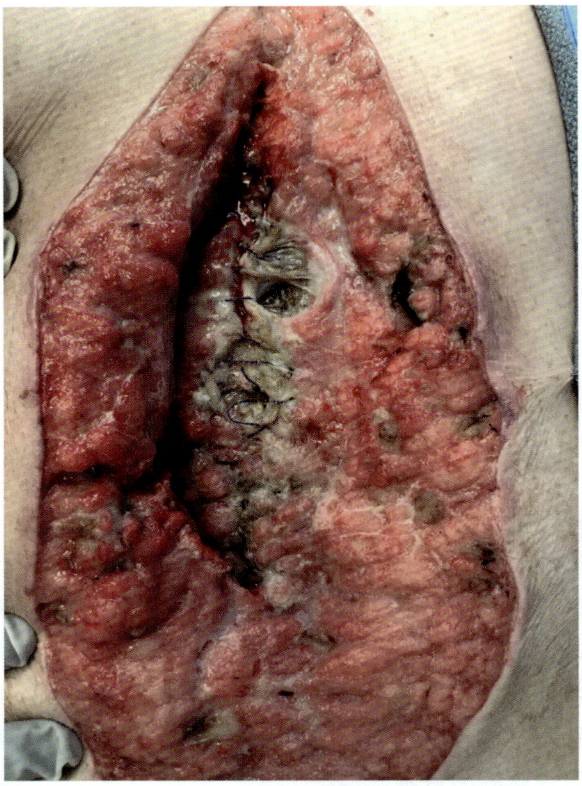

图 18.1 筋膜断裂

框 18.1 引发腹壁缝合并发症的危险因素

- 年龄＞ 70 岁
- 肥胖
- 吸烟 / 慢性阻塞性肺病
- 使用类固醇
- 糖尿病
- 营养不良
- 腹水
- 开腹手术史

框 18.2 疾病：引发腹壁缝合并发症的手术危险因素

- 腹部创伤
- 腹主动脉瘤破裂
- 腹膜后血肿
- 胰腺炎
- 腹膜炎 / 脓毒症
- 肠梗阻手术切除或缝合
- 伤口感染
- Ⅲ类伤口（污染）或Ⅳ类伤口（污染）
- 存在肠-皮肤瘘
- 合成补片感染
- 坏死性筋膜炎
- 腹壁缺损宽度＞ 10 cm

采用引流和局部伤口处理（更换敷料）的方法。一旦感染控制，负压伤口疗法（negative pressure wound therapy，NPWT）可以有效促进肉芽组织生长和愈合，

但会导致需要延迟修复的切口疝。另外，如果可行，手术清创和延迟筋膜一期修复术可加快愈合速度，降低腹疝发生率。

根据腹膜内炎症的程度，在裂开时腹部可能无法进行重复开腹手术。一旦急性生理过程消失，应将其作为计划中的腹侧切口疝进行处理，并延迟重建。在这种情况下使用生物补片来临时处理筋膜缺损将在本章后面进行讨论。

临时性腹腔闭合术

损伤控制性开腹术是目前一种行之有效的方法，可以控制出血和污染，补充生理储备，恢复腹部连续性。在普通外伤中，在接受创伤开腹手术的患者中，8.8% ～ 36.3% 的患者需要在初步手术中进行损伤控制，因此需要进行临时性腹腔闭合术（temporary abdominal closure，TAC）[15]。损伤控制技术已经成为创伤、普外科和亚专科外科手术的标准辅助手段。

框 18.3 临时腹腔闭合术的适应证

- 损伤控制
  - 严重出血
  - 体温过低、酸中毒、凝血功能障碍
  - 患者的生理状态导致延迟最终手术
- 腹内高压或筋膜室综合征
- 腹部和（或）腹膜后组织严重水肿
- 内脏存活力存疑
- 计划性紧急再手术
- 严重腹内脓毒症
- 验伤分类

TAC 的适应证见框 18.3，表 18.1 所示为 TAC 目前的可选方法。

所有 TAC 技术的目标是尽量减少腹部内容物的损伤，尽量减少腹部内容物与前腹壁的粘连，同时在后续手术中主要保留闭合筋膜的能力。目前 TAC 的可选方案包括使用 Barker 推广的真空包装技术进行的无张力，无创的腹部内脏覆盖、市售真空系统，或使用连续折叠闭合筋膜边缘的动态技术。这包括从切口的上下边缘开始连续缝合，使用可吸收或不可吸收的合成补片，人工尼龙 / 毛刺技术，带或不带动态减张缝合，或有机硅弹性体技术。

最近一项对 TAC 治疗发表的系统综述报道显示，Wittmann 贴片法、动态缝合减张法和 VAC 法均有相似的延迟原发性筋膜闭合率，分别为 78%（8 组）、71%（3 组）和 61%（38 组）[16]。然而，该系统综述涉及的是一组缺乏技术一致性和预后定义的异质性群体[17]。

NPWT 已被广泛接受用于各种复杂的腹壁情况（图 18.2）。在受污染的环境中，NPWT 能够清除富

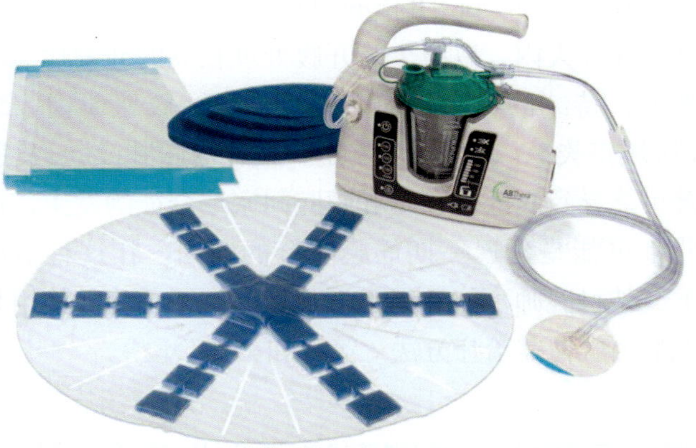

图 18.2 ABThera 伤口管理系统

表 18.1 目前的临时性腹腔闭合术

技术（示例）	描述	机制
真空包装技术（Barker 真空包装）	在筋膜下放置穿孔聚乙烯片，覆盖腹部脏器。无菌手术巾和两个外科引流管放置在伤口处，用黏性塑料盖布覆盖，引流管放置在需持续抽吸的位置	负压使筋膜保持恒定的张力，收集腹水
真空辅助闭合伤口（KCI VAC）	在筋膜下放置穿孔塑料片，覆盖腹部内脏，在筋膜边缘之间放置海绵。黏性塑料悬垂，经吸水孔穿入，连接吸水泵	由泵提供的负压可使筋膜边缘保持恒定的张力，收集腹水，有助于缓解水肿
伤口负压疗法（ABTHERA VAC）	独特的胶囊泡沫延伸系统纳入聚乙烯片，并将其放置在腹部内脏处	延伸至结肠旁沟深处，以更有效地抽吸腹水，从而潜在地减少肠水肿
人造毛刺（Wittmann 贴片）	两个相对的尼龙搭扣，用钩子和环缝在筋膜边缘。尼龙搭扣连接在中线上	随着时间的推移，通过贴片逐步收紧筋膜边缘。有助于减少腹直肌复合体的横向回缩
动态保留系统（A，TAWT——水平缝线；B，ABRA——硅酮弹性体）	弹性体缝线经腹放置，仅放在双侧腹直肌筋膜外侧	保持筋膜张力，随着时间的推移逐步收紧，以帮助重新接近筋膜边缘

含炎性介质的腹膜液，降低腹膜内细胞因子的浓度。多项研究表明，在炎症环境下，这种方法可以达到最高的延迟一期缝合率、最低的死亡率和最低的肠-皮肤瘘形成发生率[18]。人工毛刺和动态减张缝合技术可防止外侧筋膜回缩，并可依次收紧，最终实现筋膜闭合，且不会产生过度张力。这些技术的一个显著缺点是需要缝合到腹壁肌肉组织和筋膜上，这可能会使后续的腹部重建过程变得复杂。将动态连续的筋膜闭合与商业 NPWT 结合使用的结果显示，初级筋膜延迟闭合率为 90%。该技术的应用范围超过了 8 天基准线，在几个系列中都具有较低的并发症发生率[18-22]。

我们的 5 阶段管理方法有助于将腹腔开放患者的可变性降至最低，目标是在第 3 阶段成功闭合大多数患者的腹部筋膜（图 18.3）[23]。腹部重建术的分期发挥了几个重要功能：重症监护室复苏、减少污染、控制腹腔内脓毒症、清除坏死或污染组织，并允许考虑后续重建。

延迟一期筋膜闭合的目标是尽快关闭筋膜，最好是在 8 天内，以减少与开腹处理相关的并发症[23]。然而，持续的炎症反应、内脏水肿、腹壁肌肉收缩（区域丧失）、缺乏源头控制、腹腔内脓肿或肠-皮肤瘘可能导致腹腔内高压和腹腔间室综合征的发生，这些都可能是延迟一期筋膜闭合的原因。在这种情况下，外科医师可能不得不接受延迟腹壁重建并使用其他的内脏覆盖治疗方法（第 4 和第 5 阶段）。

腹腔开放的治疗和腹腔闭合准备情况评估

在出血和（或）污染控制之后，术中对开腹患者的初始复苏的首要目标是纠正体温过低、凝血功能障碍和酸中毒。对于创伤患者，这通常可以在 24 ～ 36 小时内完成。在此期间进行的大量输血和减少晶体输注已显示可加快和提高首次再手术闭合筋膜的成功率[24-26]。切除损伤或失活的组织，可安全地吻合胃肠道损伤，最大限度地减少肠造口术的需要。然而，对于高危患者（如脓毒症合并胃肠道穿孔、术后严重出血、多发伤、术中需要血管加压素的低血压患者），肠造口术仍是最谨慎的方法[27]。

初次再探查的时间通常可在 24 ～ 72 小时完成。如果有指征，应通过尝试利尿来限制液体，并严格控制感染。只有当潜在的问题被解决时，才应尝试最终关腹。

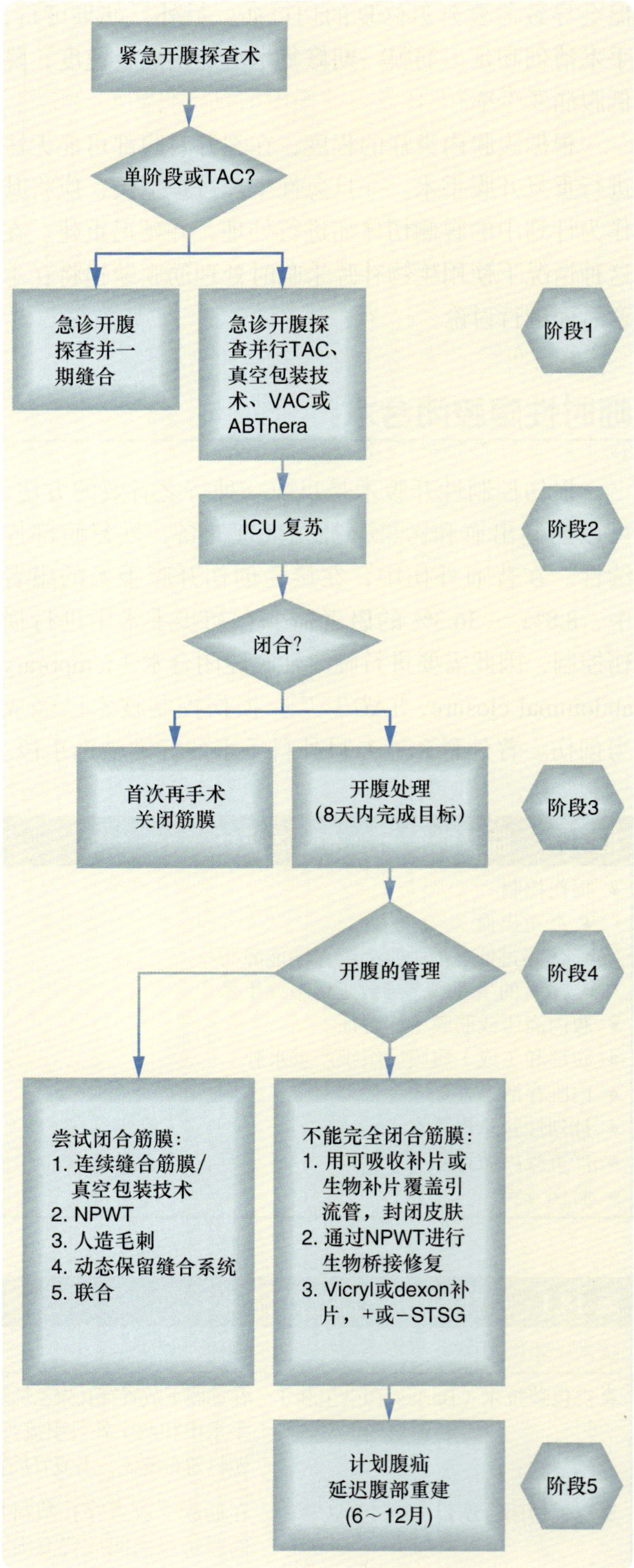

图 18.3 开放性腹部管理的五阶段方法。ICU：重症监护室；NPWT：负压伤口疗法；STSG：断层皮片自体皮肤移植；TAC：暂时性腹部闭合；VAC：真空辅助闭合伤口

在第 3 或第 4 期，重要的是评估闭合筋膜的能力，是否会因组织水肿或腹部区域丢失而产生过度张力。这可以通过测量闭合期间的腹内压和（或）吸气

峰压的变化来评估。在尝试关闭筋膜的过程中，持续的腹腔内高压（> 20 ～ 25 mmHg）和吸气峰压升高 10 cmH_2O 是筋膜高张力的提示信号，可能危及腹壁、内脏、肾功能和通气。对于这一群腹部开放的危重患者，应慎重延迟筋膜闭合或警惕腹疝[22, 28]。

此外，对于所有胃肠道可存活的患者，应强烈考虑对腹部开放者进行早期肠内营养支持。多项研究显示，使用肠内营养在缩短腹部筋膜闭合时间、减少并发症和降低死亡率方面具有优势[29-30]。

腹腔闭合的辅助药物

对于开腹患者，筋膜通常会向外侧回缩，难以实现无张力闭合。持续的神经肌肉阻滞被认为可以缓解这种情况，但在一项创伤患者的回顾性队列研究中发现，这并没有缩短腹部闭合的时间[31]。

然而，在大鼠模型中，在腹壁肌肉组织中注射 A 型肉毒杆菌毒素（BTA）已被证明可以减少腹壁肌肉的厚度并增加其长度。这种方法已被证明对开腹治疗后的间隔疝修补术的选择和住院治疗有益。在超声引导下的双侧内、外斜肌之间的 5 个点注射总共 250 单位的 BTA，导致肌肉厚度减少，长度增加，便于更好地接近中线。在开腹患者中，在超声引导下以类似方式注射了总计 300 单位的 BTA，初级筋膜闭合率为 83%[32-33]。

合成补片失效

合成补片的使用已被公认为是腹侧切口疝修复的外科治疗首选，在大多数情况下，它可以提供持久的修复，且复发率低。与生物补片相比，合成补片材料的发展是疝外科的一个重大进步，其优点包括降低复发率，易于使用，成本低[34]。这使得合成补片成为初始切口疝和复发性疝修补术中最常用的加固假体。

尽管应用合成补片已使失败率和复发率得到显著改善，但使用这些补片材料可能会导致（从轻微到潜在危及生命的）并发症。根据伤口的污染程度和所用假体材料的性质，合成补片可能会发生不同程度的感染。

在考虑大型修复之前，应消除感染，并应采取措施促进开放性伤口愈合，因为即使没有直接感染，细菌定植也可能十分显著。在补片感染的情况下，通常需要去除感染的补片材料或固定缝线，引流脓肿，并清理伤口。与微孔补片［如扩展聚四氟乙烯（ePTFE）］相比，重量更轻的大孔补片具有更低的感染风险[35]。从伤口边缘到健康组织，任何未结合成功的补片都应完全切除。如果伤口有大量污染，则需要进行大面积清创、肠切除或肠-皮肤瘘切除等；在进行最终的腹壁重建之前，可能需要多阶段方法来实现伤口清洁。在感染区域进行疝修补术面临着多种挑战。

当自体组织不足以进行分层闭合时（通常是在腹膜炎情况下的急诊手术后），外科医师面临几个挑战，必须优先解决这些挑战。在感染消除、肠切除和坏死组织清除后，必须包裹内脏囊。在这种情况下，通常不建议在这个急性治疗阶段制造大的皮瓣或进行肌筋膜分离。在感染的源头控制和治疗之后，为最终重建修复做好的伤口准备不应干扰未来可能的重建选择。这一时期的组织修复是一个合成代谢过程，营养不良或分解代谢积极的患者会影响愈合。此外，开放的腹部创造了一个有利于肠-皮肤瘘管发育的环境，会导致蛋白质营养不良。

虽然不太理想，但有必要依赖 TAC 和筋膜桥接技术减少生物补片负担，形成清洁伤口，供以后的明确修复。如何确定适当的方式来处理这种残余缺陷仍然是有争议的。在这种情况下，使用负压装置可根除所有感染，然后覆盖生物补片以桥接修复（图 18.4）。

污染区域面临的挑战

在污染区域进行疝修补术面临着许多挑战。在

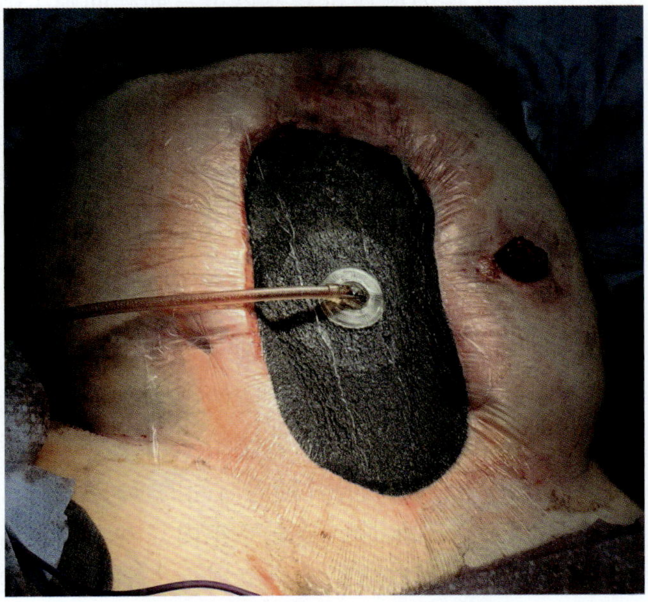

图 18.4　桥接负压创面修复术

感染清除、肠切除、坏死组织清创后，必须封闭内脏囊。在这种情况下，我们建议在治疗的急性期不要扩大皮瓣或进行肌筋膜分离。在感染源控制和治疗后，为最终修复伤口做好的准备不应干扰未来可能的重建方案。在此期间，组织修复是一个合成代谢过程，营养不良或分解代谢积极的患者可能会显著损害伤口愈合。此外，腹部开放可能有利于全身炎症反应和分解代谢状态。

虽然不是很理想，但可能有必要首先依赖 TAC 和筋膜桥接技术来减少细菌负荷，然后形成一个清洁伤口，以便日后进行最终修复。对受污染伤口创面腹疝最有效的处理策略仍存在争议，包括使用负压装置分期修复的方法、单独进行初步筋膜闭合、使用永久性或可吸收性合成补片或生物补片。

生物补片的开发和推广主要用于禁止使用合成补片的感染区域。目前使用的各种生物补片材料主要来源于人、猪和牛，包括具有可变量的弹性蛋白和胶原蛋白，并且可以交联也可以不交联。供体部位包括真皮、肠黏膜和心包膜。这些物质的加工会去除所有细胞成分、微生物和负责排斥反应的抗原表位，只留下完整的细胞外基质和血管通道。理论上，生物补片比合成补片更有优势，包括血管重建、与宿主组织融合，从而减少炎症反应，减少粘连形成，并改善污染创面的细菌清除率[36]。关于理想的原材料、加工方法和最合适的放置技术仍有许多未解之谜[37-38]。

在脓毒症和（或）炎性过程延长伴腹部大伤口缺损或大筋膜裂开的情况下，目前的做法包括使用非交联生物补片作为嵌体桥修复以覆盖筋膜间隙（图 18.5）。这种方法可以防止腹腔脏器干燥和瘘管形成。在这种情况下，使用 NPWT 覆盖生物补片和在引流管上覆盖皮肤是公认的紧急救治措施。使用局部抗菌药物和潮湿海绵材料的伤口处理系统可以最大限度地减少干燥，并在生物补片与天然组织融合时限制细菌负荷。然后，一旦患者康复且蛋白质营养不良得到补充，即可进行延迟腹疝修补术。

这种生物桥接技术对于有严重合并症的患者、重病患者以及无法进行最终重建的患者都是有帮助的。有明确的证据表明，如果使用生物补片作为桥梁进行修复，由于生物补片随着时间的推移而拉伸，会导致组织松弛和肿胀，或在一年内复发，导致高复发率。因此，不应将桥接修复视为决定性的替代重建，而应将其视为腹腔的生物补片覆盖物，以防

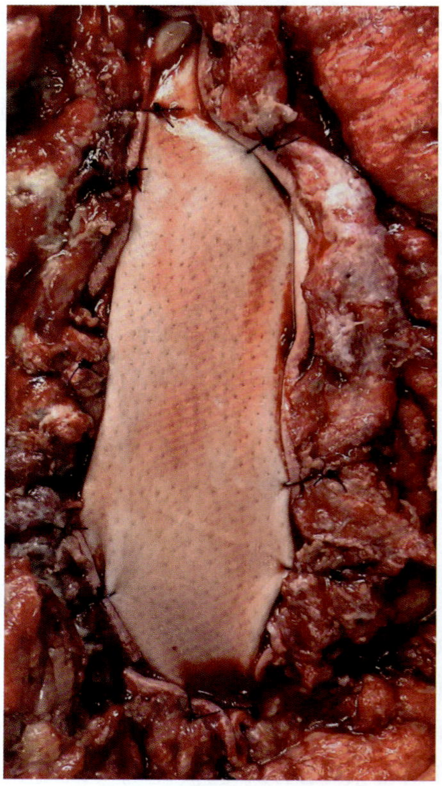

图 18.5 生物补片桥接修复

止干燥和肠外瘘的形成。与生物补片使用相关的并发症包括：皮下积液和血肿形成、手术部位复发率（SSO）、移植物降解和干燥。通过使用水合凝胶、酶清创剂和覆盖皮肤或 VAC 治疗确保生物补片的持续水化可以减少这些并发症的发生[39]。

自这些生物假体材料引入以来，在感染领域占据优势的新型生物材料、生物合成材料和轻质大孔合成材料的市场不断扩大，这些材料在感染区域具有优势，但这些材料在复杂腹壁重建的人群中的使用效果很少受到严格评估。

腹疝工作组以及最近的一项系统综述和荟萃分析建议，在污染或感染伤口（3 级和 4 级）中考虑使用生物补片[40]。生物补片用于污染病例的主要好处是，与合成补片相比，生物补片无需移除，其术后 30 天的手术部位感染（SSI）也不会因伤口污染程度的增加而增加。

一项利用猪生物补片修复感染或受污染腹疝的多中心前瞻性研究表明，SSO 为 66%，SSI 为 30%[41]。对这一患者群体的 5 年随访发现，当生物补片放置于腹膜内时，3 年复发率为 50%，复发率为置于后直肌的 2 倍，平均筋膜缺损大小为 236 cm^2，在生物补片上完全闭合筋膜的能力为 80%。

一项大型多中心纵向研究［复杂开放式生物可

吸收腹壁重建（COBRA）试验］使用生物合成补片（生物补片和可吸收合成补片）修复污染腹疝（污染腹疝），发现 24 个月时 SSO 为 28%，SSI 为 18%，复发率为 17%［42］。这低于受感染或污染腹内切口疝修补术（RICH）的研究结果，但对这两项研究进行比较的重要综述指出，它们纳入的是不同的患者群体，COBRA 研究中的平均疝大小显著减少（137 cm^2），筋膜闭合率为 100%。多项研究明确表明，桥接修复是疝复发的重要预测因素［43-44］。

最近的研究表明，在污染环境中，轻质永久性合成补片可能是生物补片的一种选择，其 SSO 风险和补片移除需求相当。Carbonell 和他的同事［45］通过回顾 100 例使用轻质聚丙烯补片进行清洁-污染或污染腹疝修补术的患者，对在污染区域禁用永久性补片这一事实提出了质疑。在清洁-污染伤口中的 SSO 为 26.2%，在污染伤口中为 34%。复发率为 7%，平均随访时间为 10.8 个月［45］。

皮下积液和皮肤坏死

皮下积液和皮肤坏死是腹壁重建的常见并发症（图 18.6）。皮下积液多发生在广泛的皮下剥离或引流物过早脱落或堵塞的病例中。释放筋膜平面或创建大的组织瓣会产生一个潜在的空间，它可以充满渗出物（超出被再吸收的能力）。为了减少皮下积液的形成，应在皮下和（或）腹直肌后间隙放置封闭的引流管。这些引流管应在术后早期定期剥离，通常在记录到

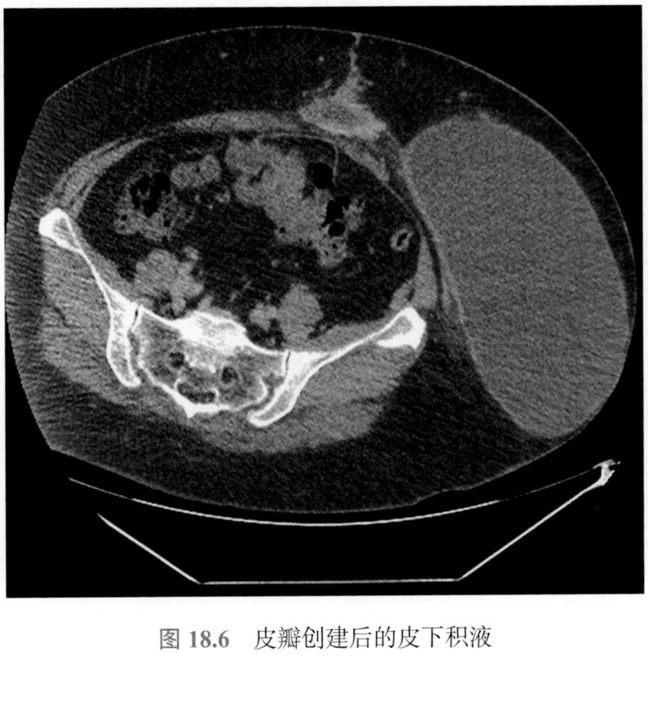

图 18.6 皮瓣创建后的皮下积液

24 小时内引流液低于 25 ～ 30 ml 时移除。此外，腹部黏合剂的外部压迫可能有助于腹壁和皮瓣的黏附，并可能阻碍液体聚集。

文献中所描述的减少皮下积液形成的方法包括：缝线、滑石粉的应用，或最近的应用于皮瓣下或腹直肌后间隙的补片的手术组织粘合剂。然而，目前还没有大型研究明确显示这些方法的益处，所以应根据具体情况进行考虑。如果皮下积液比较小且无症状，则通常可在没有任何侵入性干预的情况下被吸收。如果血肿扩大或显示感染迹象，则可能需要抽吸或再次手术引流［46］。

皮肤的血液供应主要是通过皮下脂肪和源自腹壁下深动脉的穿支进行分配的。术中优化和维持皮肤循环以及防止术后皮肤坏死的方法是至关重要的。在创建任何皮瓣时，剥离应在皮下层和筋膜之间的平面上。保存穿支的技术在文献中已有很好的描述。脐周区域周围的穿孔器密度最高，因此在解剖过程中，脐周围留出约 3 cm 的圆形距离是很重要的。

即将发生的皮肤坏死可表现为暗沉、起泡和泛红，最后可进展为坏死组织。治疗根据坏死的深度和总面积的大小而有所不同。浅表性皮肤坏死可通过水合凝胶或酶清创剂进行局部治疗。这些产品可减少细菌和坏死组织，维持愈合所需的潮湿环境。全层伤口需要皮肤和皮下彻底清创。负压伤口管理系统有助于无菌伤口覆盖。

腹壁重建的准备工作

最终重建的目标首先是优化患者的病情，然后恢复肌筋膜系统的结构和功能连续性，以提供稳定和持久的伤口覆盖，最大限度地减少额外并发症。一旦决定进行手术，术前必须仔细评估和优化风险因素，然后再进行择期复杂腹壁重建。了解患者和手术选择过程中的术前风险因素对于最大限度地减少术后不良事件的发生至关重要。

应尽一切努力控制糖尿病，使 HbA1c ＜ 8%，并优化蛋白质-卡路里摄入和心肺状态。在修复之前，必须强制戒烟至少 4 ～ 6 周。对于既往有甲氧西林耐药金黄色葡萄球菌感染的患者，应考虑术前对患者进行菌种去除或抑制对甲氧西林耐药的金黄色葡萄球菌，并在围术期使用万古霉素预防感染。

最终修复——创建动态腹壁

即使进行了大量的术前准备，但仍没有一种单一的方法能够解决复杂腹壁缺损重建的所有需求。至关重要的是，外科医师应审查先前所有的手术报告，并清楚了解伤口中残留的物质以及位置。在考虑重大重建之前，腹壁的术前计算机断层扫描至关重要。

在既往污染或感染的情况下，外科医师经常面临的困难任务是，必须决定何时使用补片进行加固，使用的补片类型，以及放置的位置。目前还没有多少支持性证据，需要进行一项前瞻性随机试验以确定在前面描述的分级系统的每个类别中所使用的补片类型。唯一一项针对污染区域腹内疝的大型多中心单臂研究使用了猪无细胞真皮基质进行修复。6个月时，伤口并发症的发生率为33.8%，没有1例患者需要移除补片。到目前为止，尚缺乏用来评估不同的生物修复材料的比较试验。目前正在对生物补片和轻质大孔合成补片在污染腹疝中的应用进行比较。

有一种普遍的观点认为，利用组织结构分离技术结合补片底层加固的无张力的筋膜-筋膜闭合是腹壁重建的理想方法。文献中指出，预防术后并发症最重要的因素是利用肌后间隙修补法将补片放置在肌后间隙。多数情况下，与肌前和肌间修补技术相比，腹直肌后段修复和植入补片的并发症发生率最低，较少引发感染、皮下积液形成以及疝复发。

通过组织结构分离移动内侧筋膜的多种技术来进行腹直肌筋膜无张力修补能保护皮下脂肪和皮肤免受感染。经典的Ramirez成分分离技术需要较大的皮下皮瓣才能进入侧腹壁并分离腹外斜肌筋膜。该技术具有较高的伤口发病率，一般不建议高危患者使用。现在已经描述了最近开发的内窥镜方法，该方法通过使用内镜相机进行组织结构分离来松解腹外斜肌腱膜，并且可避免穿孔器的分裂[47]。

目前通过对腹壁功能的评价来创建一个动态的腹壁单元，使两种理想的重建技术得到了普及：Rives-Stoppa-Wantz修补术和腹横肌松解术。这两者都利用了肌后补片修补，并已经成为美国疝气协会修补术的金标准。肌后间隙的血管化丰富，这两种技术都较好地保留了腹壁的神经血管束。这两种技术都利用了后入路组织结构分离以及在腹直肌后间隙和腹膜腔外放置轻质大孔合成补片。这些技术借助后腹直肌鞘、腹膜和网膜提供的补片为肠道提供最佳保护。

Rives-Stoppa-Wantz修补术和腹横肌松解术

在该技术中，从缺损筋膜边缘约0.5 cm处切开后直肌鞘。肌后平面随后移至解剖学外侧——半月线。如果该解剖不足以关闭后直肌筋膜，这种技术的延伸包括腹横肌松解术。在该技术中，腹横肌被分离，允许术者进入腹横筋膜和腹横肌侧边之间的空间。这将有助于创建一个较为宽阔的侧向解剖平面，并有实质上的后筋膜和前筋膜前移。两种手术均避免了大面积的皮下解剖，并保留了神经血管束（图18.7和图18.8）。

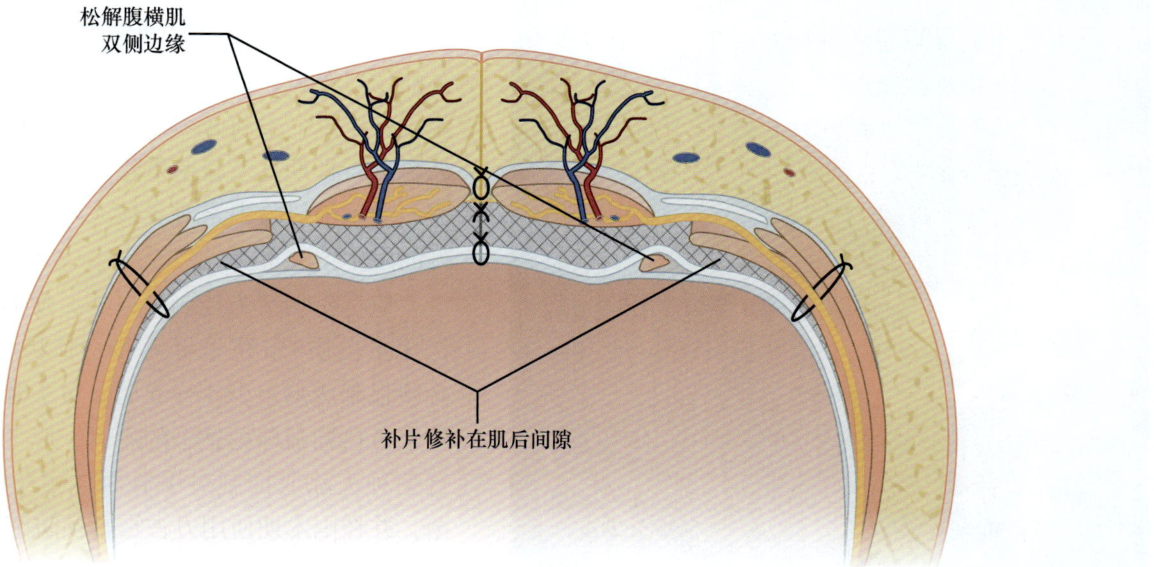

图18.7 Rives-Stoppa-Wantz修补术后补片的后直肌定位

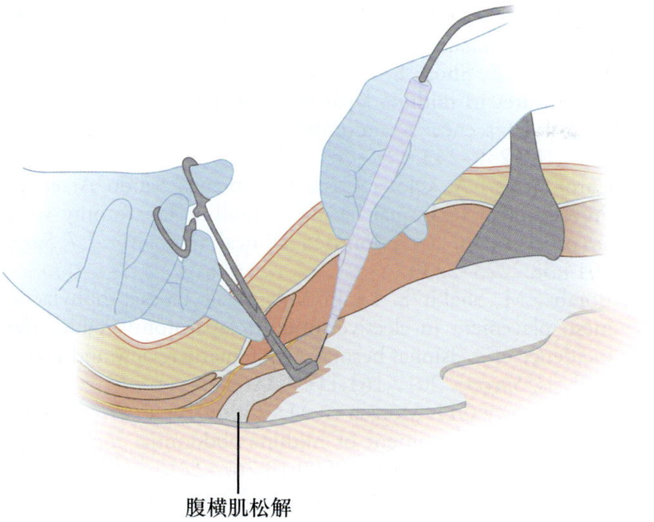

图 18.8 腹横肌松解术

围术期注意事项

腹部大面积缺损的重建可显著改变呼吸生理，改变膈肌和呼吸肌肉组织的功能。许多外科医师建议使用平台压来作为术中评估疝修补术对肺功能影响的指标。当平台压力升高至 6 mmHg 以上时，术后呼吸并发症显著增加，这些患者发生呼吸并发症的可能性是其他患者的 9 倍[48]。此外，当腹壁缺损超过 600 cm^2 时，术中和术后腹部压力监测常规建议间接采用膀胱压力测量[48]。

疼痛管理在该患者群体中至关重要，使用硬膜外导管和腹横肌平面阻滞可显著缓解疼痛。这些方法减少了术后麻醉药品的使用，降低了住院费用和术后发病率[49]。这两种技术都加速了患者的早期活动，从而减少此类大面积手术相关的额外并发症。长效注射剂丁哌卡因可以长期缓解患者疼痛并减少麻醉品的使用。腹带也可以改善患者行动、控制疼痛并提高舒适度。

最后，彻底了解预后的决定性因素可能是减少此类患者并发症甚至死亡的最重要因素。对于某些患者群体，非手术密切观察策略的使用对于无症状大切口疝的患者可能需要小心谨慎。目前，尚无研究评估切口疝非手术治疗的患者。

最近，美国疝协会开发了一项质量协作（管理方案）（AHSQC），以提高疝护理对患者的价值。它于 2013 年由私人执业机构和学术中心的疝外科专家创立。AHSQC 的目标是利用持续质量改进的概念，改善结果，并优化成本。持续的数据收集、绩效反馈和协作学习无疑将通过为这一具有挑战性的患者群体提供最佳的手术时机和手术选择来改善患者结局。

小结

在大多数针对创伤、血管手术和（或）急诊普外科的开腹手术中，60% ～ 90% 的病例可实现一期筋膜闭合。腹部不能闭合的患者属于困难腹壁患者。这可能会导致复杂的腹疝。造成困难腹壁的原因有以下几点：腹部区域缺失、有发生腹内高压和（或）腹腔间室综合征的风险，以上发展为腹内脓肿或瘘管、全身炎症反应综合征以及疝气形成的风险超过 50%。当需要临时覆盖腹部时，该技术应易于应用、无张力、无创伤且价格低廉，并最终允许延迟一期筋膜闭合。

在生理功能正常化后，可进行再探查和分期修复。如果筋膜张力过大，或者吸气压力峰值升高超过 10 cmH_2O，则不建议尝试延迟一期筋膜闭合。然而，开腹 8 天内不能闭合与并发症（包括肠道空气瘘）的显著增加有关。因此，一些外科医师使用生物补片桥接腹壁缺损，以保护腹腔脏器。然而，这种修复应被视为一种临时措施，因为大多数桥接修复将在闭合后 1 年内出现肿胀和（或）松弛。采用生物补片加强组织结构分离的延迟性腹疝修补术取得了良好的效果，被推荐用于复杂腹壁的闭合。

主要参考文献

Boele van Hensbroek P，Wind J，Dijkgraaf MG，et al. T emporary closure of the open abdomen：a systematic review on delayed primary fascial closure in patients with an open abdomen. World J Surg. 2009；33：199-207.

这是一篇系统综述，涉及了腹部开放的治疗，比较了各种技术的相对闭合率。

Carbonell AM，Criss CN，Cobb WS，et al. Outcomes of synthetic mesh in contaminated ventral hernia repairs. J Am Coll Surg. 2013；217：991-998.

手术视野污染长期以来被认为是使用假体补片疝修补术的绝对禁忌证。越来越多的证据表明，尽管存在污染，合成材料仍然可以安全使用，它可能会改善疝修补的远期预后。

Diener MK，Voss S，Jensen K，et al. Elective midline laparotomy closure：the INLINE systematic review and meta–analysis. Ann Surg. 2010；251：843–856.

本文系统地回顾了有关中线开腹探查术的文献。评估了各种技术和缝合材料。它提示，没有证据可以指导紧急开腹手术的腹腔闭合。

Miller RS，Morris Jr JA，Diaz Jr JJ，et al. Complications after 344 damage–control open celiotomies. J T rauma. 2005；59：1365–1371.

本研究评估了大量的腹部损伤治疗方法。并发症的发生与伤口闭合的时机、方法和输血量有关，但与损伤的严重程度无关。最好的预后是在 8 天内进行的延迟一期筋膜闭合。

Novitsky YW，Elliott HL，Orenstein SB，et al. T ransversus abdom–inis muscle release：a novel approach to posterior component separation during complex abdominal wall reconstruction. Am J Surg. 2012；204：709–716.

这是一个里程碑式的外科解剖学描述，通过描述一种封闭的内在结构分离方法，阐述了对腹后直肌的空间认识。本文描述了腹横间隙的解剖细节，为腹横间隙松解疝修补术奠定了基础。

参考文献

1. Diener MK, Voss S, Jensen K, et al. Elective midline laparotomy closure: the INLINE systematic review and meta-analysis. *Ann Surg*. 2010;251:843–856.
2. Fortelny RH. Abdominal wall closure in elective midline laparotomy: the current recommendations. *Front Surg*. 2018;5:34.
3. Oni G, Brown SA, Kenkel JM. A comparison between barbed and nonbarbed absorbable suture for fascial closure in a porcine model. *Plast Reconstr Surg*. 2012;130:535e–540e.
4. Rosen A, Hartman T. Repair of the midline fascial defect in abdominoplasty with long-acting barbed and smooth absorbable sutures. *Aesthet Surg J*. 2011;31:668–673.
5. Seiler CM, Bruckner T, Diener MK, et al. Interrupted or continuous slowly absorbable sutures for closure of primary elective midline abdominal incisions: a multicenter randomized trial (INSECT: ISRCTN24023541). *Ann Surg*. 2009;249:576–582.
6. Deerenberg EB, Harlaar JJ, Steyerberg EW, et al. Small bites versus large bites for closure of abdominal midline incisions (STITCH): a double-blind, multicentre, randomised controlled trial. *Lancet*. 2015;386:1254–1260.
7. Khorgami Z, Shoar S, Laghaie B, et al. Prophylactic retention sutures in midline laparotomy in high-risk patients for wound dehiscence: a randomized controlled trial. *J Surg Res*. 2013;180:238–243.
8. Caro-Tarrago A, Olona Casas C, Jimenez Salido A, et al. Prevention of incisional hernia in midline laparotomy with an onlay mesh: a randomized clinical trial. *World J Surg*. 2014;38:2223–2230.
9. Borab ZM, Shakir S, Lanni MA, et al. Does prophylactic mesh placement in elective, midline laparotomy reduce the incidence of incisional hernia? A systematic review and meta-analysis. *Surgery*. 2017;161:1149–1163.
10. El-Khadrawy OH, Moussa G, Mansour O, et al. Prophylactic prosthetic reinforcement of midline abdominal incisions in high-risk patients. *Hernia*. 2009;13:267–274.
11. Fischer JP, Basta MN, Wink JD, et al. Cost-utility analysis of the use of prophylactic mesh augmentation compared with primary fascial suture repair in patients at high risk for incisional hernia. *Surgery*. 2015;158:700–711.
12. Jairam AP, Timmermans L, Eker HH, et al. Prevention of incisional hernia with prophylactic onlay and sublay mesh reinforcement versus primary suture only in midline laparotomies (PRIMA): 2-year follow-up of a multicentre, double-blind, randomised controlled trial. *Lancet*. 2017;390:567–576.
13. Shanmugam VK, Fernandez SJ, Evans KK, et al. Postoperative wound dehiscence: predictors and associations. *Wound Repair Regen*. 2015;23:184–190.
14. van Ramshorst GH, Nieuwenhuizen J, Hop WC, et al. Abdominal wound dehiscence in adults: development and validation of a risk model. *World J Surg*. 2010;34:20–27.
15. Higa G, Friese R, O'Keeffe T, et al. Damage control laparotomy: a vital tool once overused. *J Trauma*. 2010;69:53–59.
16. Quyn AJ, Johnston C, Hall D, et al. The open abdomen and temporary abdominal closure systems—historical evolution and systematic review. *Colorectal Dis*. 2012;14:e429–e438.
17. Sharrock AE, Barker T, Yuen HM, et al. Management and closure of the open abdomen after damage control laparotomy for trauma. A systematic review and meta-analysis. *Injury*. 2016;47:296–306.
18. Mukhi AN, Minor S. Management of the open abdomen using combination therapy with ABRA and ABThera systems. *Can J Surg*. 2014;57:314–319.
19. Atema JJ, Gans SL, Boermeester MA. Systematic review and meta-analysis of the open abdomen and temporary abdominal closure techniques in non-trauma patients. *World J Surg*. 2015;39:912–925.
20. Haddock C, Konkin DE, Blair NP. Management of the open abdomen with the abdominal reapproximation anchor dynamic fascial closure system. *Am J Surg*. 2013;205:528–533; discussion 533.
21. Salamone G, Licari L, Guercio G, et al. Vacuum-assisted wound closure with mesh-mediated fascial traction achieves better outcomes than vacuum-assisted wound closure alone: a comparative study. *World J Surg*. 2018;42:1679–1686.
22. Boele van Hensbroek P, Wind J, Dijkgraaf MG, et al. Temporary closure of the open abdomen: a systematic review on delayed primary fascial closure in patients with an open abdomen. *World J Surg*. 2009;33:199–207.
23. Miller RS, Morris Jr JA, Diaz Jr JJ, et al. Complications after 344 damage-control open celiotomies. *J Trauma*. 2005;59:1365–1371; discussion 1371–1364.
24. Cotton BA, Au BK, Nunez TC, et al. Predefined massive

transfusion protocols are associated with a reduction in organ failure and postinjury complications. *J Trauma*. 2009;66:41–48; discussion 48–49.
25. Duchesne JC, Hunt JP, Wahl G, et al. Review of current blood transfusions strategies in a mature level I trauma center: were we wrong for the last 60 years? *J Trauma*. 2008;65:272–276; discussion 276–278.
26. Morris Jr JA, Eddy VA, Blinman TA, et al. The staged celiotomy for trauma. Issues in unpacking and reconstruction. *Ann Surg*. 1993;217:576–584; discussion 584–576.
27. Weinberg JA, Griffin RL, Vandromme MJ, et al. Management of colon wounds in the setting of damage control laparotomy: a cautionary tale. *J Trauma*. 2009;67:929–935.
28. Turza KC, Campbell CA, Rosenberger LH, et al. Options for closure of the infected abdomen. *Surg Infect (Larchmt)*. 2012;13:343–351.
29. Burlew CC, Moore EE, Cuschieri J, et al. Who should we feed? Western trauma association multi-institutional study of enteral nutrition in the open abdomen after injury. *J Trauma Acute Care Surg*. 2012;73:1380–1387; discussion 1387–1388.
30. Collier B, Guillamondegui O, Cotton B, et al. Feeding the open abdomen. *JPEN J Parenter Enteral Nutr*. 2007;31:410–415.
31. Smith SE, Hamblin SE, Guillamondegui OD, et al. Effectiveness and safety of continuous neuromuscular blockade in trauma patients with an open abdomen: a follow-up study. *Am J Surg*. 2018;216:414–419.
32. Ibarra-Hurtado TR, Nuno-Guzman CM, Miranda-Diaz AG, et al. Effect of botulinum toxin type a in lateral abdominal wall muscles thickness and length of patients with midline incisional hernia secondary to open abdomen management. *Hernia*. 2014;18:647–652.
33. Zielinski MD, Goussous N, Schiller HJ, et al. Chemical components separation with botulinum toxin a: a novel technique to improve primary fascial closure rates of the open abdomen. *Hernia*. 2013;17:101–107.
34. Fischer JP, Basta MN, Mirzabeigi MN, et al. A comparison of outcomes and cost in VHWG grade II hernias between Rives-Stoppa synthetic mesh hernia repair versus underlay biologic mesh repair. *Hernia*. 2014;18:781–789.
35. Diaz-Godoy A, Garcia-Urena MA, Lopez-Monclus J, et al. Searching for the best polypropylene mesh to be used in bowel contamination. *Hernia*. 2011;15:173–179.
36. Harth KC, Broome AM, Jacobs MR, et al. Bacterial clearance of biologic grafts used in hernia repair: an experimental study. *Surg Endosc*. 2011;25:2224–2229.
37. Harris HW. Clinical outcomes of biologic mesh: where do we stand? *Surg Clin North Am*. 2013;93:1217–1225.
38. Rosen MJ, Denoto G, Itani KM, et al. Evaluation of surgical outcomes of retro-rectus versus intraperitoneal reinforcement with bio-prosthetic mesh in the repair of contaminated ventral hernias. *Hernia*. 2013;17:31–35.
39. Piccoli M, Agresta F, Attina GM, et al. "Complex abdominal wall" management: evidence-based guidelines of the Italian Consensus Conference. *Updates Surg*. 2018.
40. Breuing K, Butler CE, Ferzoco S, et al. Incisional ventral hernias: review of the literature and recommendations regarding the grading and technique of repair. *Surgery*. 2010;148:544–558.
41. Itani KM, Rosen M, Vargo D, et al. Prospective study of single-stage repair of contaminated hernias using a biologic porcine tissue matrix: the RICH Study. *Surgery*. 2012;152:498–505.
42. Rosen MJ, Bauer JJ, Harmaty M, et al. Multicenter, prospective, longitudinal study of the recurrence, surgical site infection, and quality of life after contaminated ventral hernia repair using biosynthetic absorbable mesh: the COBRA Study. *Ann Surg*. 2017;265:205–211.
43. Booth JH, Garvey PB, Baumann DP, et al. Primary fascial closure with mesh reinforcement is superior to bridged mesh repair for abdominal wall reconstruction. *J Am Coll Surg*. 2013;217:999–1009.
44. Garvey PB, Giordano SA, Baumann DP, et al. Long-term outcomes after abdominal wall reconstruction with acellular dermal matrix. *J Am Coll Surg*. 2017;224:341–350.
45. Carbonell AM, Criss CN, Cobb WS, et al. Outcomes of synthetic mesh in contaminated ventral hernia repairs. *J Am Coll Surg*. 2013;217:991–998.
46. Kohler G, Koch OO, Antoniou SA, et al. Prevention of subcutaneous seroma formation in open ventral hernia repair using a new low-thrombin fibrin sealant. *World J Surg*. 2014;38:2797–2803.
47. Dauser B, Ghaffari S, Ng C, et al. Endoscopic anterior component separation: a novel technical approach. *Hernia*. 2017;21:951–955.
48. Blatnik JA, Krpata DM, Pesa NL, et al. Predicting severe postoperative respiratory complications following abdominal wall reconstruction. *Plast Reconstr Surg*. 2012;130:836–841.
49. Fischer JP, Nelson JA, Wes AM, et al. The use of epidurals in abdominal wall reconstruction: an analysis of outcomes and cost. *Plast Reconstr Surg*. 2014;133:687–699.

19 章

肌肉骨骼损伤的紧急处理

Jack Dawson，Omar Atassi，Daniel Sun，Mihir Sheth

万文涛　吕宗静　耿梓铭　译　康　皓　审校

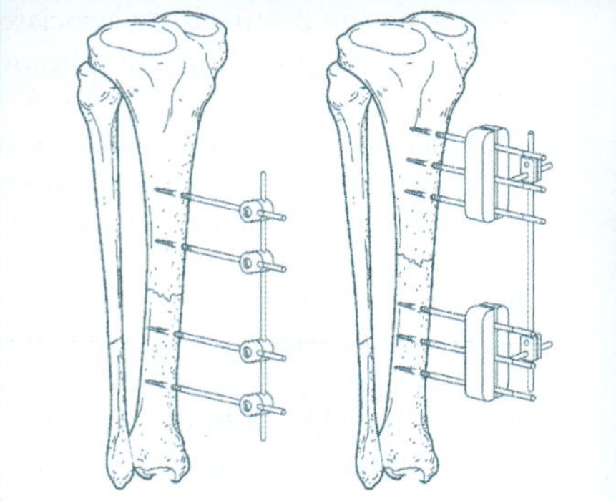

章目录

骨科损伤的流行病学

当对骨骼施加的载荷超过其承载能力时，就会发生骨折。骨折类型与骨的强度和导致损伤的力有关。患者的年龄和损伤机制都是骨折类型和伴随骨折发生的软组织损伤的重要决定因素，这两方面都将决定治疗策略。一般来说，基本的物理常识是：动能＝1/2（质量 × 速度^2）[1-2]。因此，速度越大，系统中储存的能量就越多。一旦受到冲击，能量就会被身体和肌肉骨骼系统所吸收。这种能量会导致骨骼粉碎（多节段骨折）和软组织局部损伤。在实践中，我们能非常清楚地看到这些差异：年轻、活跃的个体骨骼强壮，老年、骨质疏松的个体骨骼普遍脆弱。年轻个体的股骨骨折更可能是由高能量机制导致的，并且通常会有其他身体损伤，而老年患者的股骨骨折最常由跌倒造成且通常是单发的。

肿瘤、感染和发育不良可导致局灶性骨缺损，从而显著削弱骨骼，使其在骨骼正常应承受的载荷下失效，例如，一名年轻患者在跌倒后发生髋部骨折。如果患者的临床病史与骨折模式“不匹配”，医师应对该患者进行更深入的研究。

意外事故仍然是世界各地死亡和伤残的主要原因。一般来说，多发伤患者吸收的能量与肌肉骨骼损伤的程度相对应。由于经常涉及高能量，骨折和软组织损伤很常见。据估计，在美国，46% 的创伤性损伤患者存在骨科损伤，其中 13% ～ 25% 的患者需要骨科创伤医师参与[2]。创伤是导致年轻患者残疾的主要原因之一，其对患者本人以及整个社会的经济负担都是巨大的[1, 3]。在美国，创伤每年造成数十亿美元的生产力损失、医疗费用和财产损失，而创伤骨科仍然是最具成本效益的医学形式之一。

骨折既可能是低能量和高能量共同作用的结果，也可能发生在孤立或多重损伤中。损伤机制决定了具体的骨折类型，它对于决定是临时固定还是永久固定很重要。典型的骨折机制包括钝挫伤与穿透伤、低能量或高能量力量、扭转、弯曲或挤压力。肢体损伤会影响功能结局，并可能导致长期疼痛、步态异常、关节退行性疾病、慢性感染和截肢。

在国家和全球层面，交通安全和医疗服务水平的显著提高有助于遏制这一日益严重的疾病。安全带和头盔法、酒后驾驶法的实施、汽车安全性能要求的提高、医疗急救的快速部署以及创伤中心的建立，都使事故现场死亡人数减少。这些变化导致遭受严重下肢损伤以及在高能量碰撞中幸存的人数增加。巴尔的摩休克创伤中心研究发现，在 15 年间，双侧股骨骨折相关死亡率从 26% 降至 7%。损伤严重程度评分（ISS）也有相应的下降，这表明死亡率的下降与机动车辆设计的变化直接相关[4]。

随着越来越多的受害者在可能致死的事故中幸存下来，医疗护理人员将面临管理更复杂骨折和软组织创伤的挑战。这些情况要求创伤团队了解每个创伤患者肌肉骨骼损伤的频率和程度。尤其是，应立即评估和确定严重程度，因为它有助于对患者进行正确分类。有必要了解可能存在严重头部、胸部或腹腔内创伤患者的骨骼损伤的独特特征。这样，在多重损伤患者的管理中，就可采用一种连贯的综合方法来诊断和治疗肌肉骨骼损伤了。

术语

各科医师之间的沟通是患者治疗的核心。创伤科和急诊科（ED）的评估结果需要准确传达给会诊医师。鉴于骨科中遇到的解剖位置、骨折模式和相关软组织损伤的多样性，这项任务尤其具有挑战性。尽管在骨科界，许多损伤都是以人名命名的，但最实用、最通俗易懂的损伤特征是那些遵循基本解剖学和力学原理的损伤。表 19.1 中总结了常见的骨折描述，这也

表 19.1　重要的骨折描述

术语	意义
泛称	
骨骼成熟度	开放性与封闭性生长板（骨骺）
病理	通过原有病变部位的骨折
功能不全，脆弱	骨质疏松性骨
开放性	骨折端突破皮肤表面
闭合性	骨折端未突破皮肤表面
儿童	
- 青枝	不完全性皮质破裂
- 生长板	生长板部分或完全受累（骨骺）
- 扣带	皮质微小屈曲伴轴向挤压
位置	
- 骨干	轴
- 干骺端	轴和接合面之间的扩口
- 骨骺	关节面
- 髁上	上髁近端（肱骨和股骨）
- 髁内	关节髁之间（肱骨和股骨）
- 关节内	延伸到关节表面
类型	
- 横型	垂直于骨的长轴
- 斜型	与骨的长轴成角度
- 螺旋型	扭转破坏
- 蝶型	骨折处的分离碎片
- 粉碎性	多个骨折碎片
移位	
- 平移	远端碎片相对于近端碎片的百分比
- 成角	尖端掌侧或背侧，尖端外翻或内翻
- 长短	缩短或偏离
- 旋转	相对于近端片段旋转

将在下一节中进行总结。

骨折类型

骨折是指正常骨骼结构的破坏。骨折可以是急性、亚急性或慢性的。亚急性和慢性骨折虽然经常需要治疗，但通常可以在门诊进行处理，不需要紧急治疗。在X线片上，通过判断骨折断端是否锋利、骨折边缘是否界线分明，可以将急性骨折与较陈旧性骨折区分开来。

陈旧性骨折会有骨痂形成和骨折边缘变钝的迹象。慢性骨折可由于骨肥大和（或）邻近结构破坏在X线上表现明显。若患者的病史简单，通常不需要行急诊处理（图19.1）。

由于儿童的骨骼（与成人骨骼相比）有着更高的可塑性、更坚韧的骨膜以及骺板的存在，其面临着发生不同类型骨折的风险（图19.2）。小儿患者长骨的可塑畸形是指骨变形，而实际上骨皮质未被破坏。对侧肢体的X线检查有助于诊断，畸形诊断通常需要行对侧肢体的X线检查，以确认对称性。儿童长骨的轴向载荷可导致皮质屈曲，无可见的骨折线，称为扣带骨折。儿童骨皮质的不完全破坏称为青枝骨折。青枝骨折由骨一侧的皮质破坏和另一侧的屈曲骨折或塑性变形组成。如果骨膜保持完整，儿童致密的骨膜层可有助于许多此类骨折的稳定。在某些情况下，X线片是正常的，但儿童不能使用受伤的肢体。必须注意确保没有遗漏通过软骨生长板（骨骺）的部分或完全骨折。根据Salter-Harris分类描述生长板骨折（图19.3A）。在儿童一生中的不同时期，这些围绕每块骨末端的骨生长中心会发生骨化。其中一个“骨化中心”的分离会改变受累骨的未来生长，导致长度差异或成角畸形。确定这些损伤需要高水平临床推断。

当一块骨因先前存在的疾病而受损时，称为病理性骨折。病因可能包括由原发性骨肿瘤、转移性病变、感染、代谢性疾病引起的虚弱和陈旧性骨折部位损伤。尽管它们通常不以此方式被提及，但骨质疏松性骨折严格来说属于病理性骨折。最常使用不完全骨折或脆性骨折来描述这些损伤。与健康骨骼中的急性骨折相反，脆性骨折通常是由能量低得多的事故引起的，例如从站立的高度跌倒。老年人的髋部骨折、椎体压缩性骨折和桡骨远端骨折是常见的式例。

当骨折部位和外部环境之间相连通时，该骨折被视为开放性骨折。这是一个非常重要的判断，对临时治疗、永久治疗和长期预后都有影响。开放性骨折的范围从小孔洞到严重的软组织脱套不等。Gustilo分类通常用于对软组织损伤的程度进行分级；但在实践中，作者发现这可以简化为高能量和低能量损伤，以促使更一致的治疗决定。高能量骨折模式表明软组织

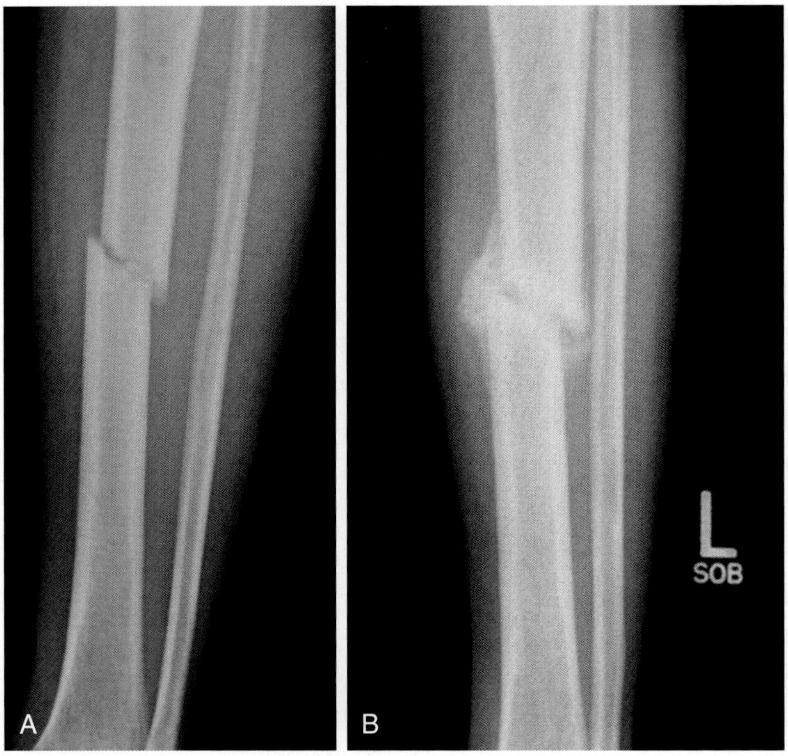

图19.1 （**A**）急性骨折。注意锐利、清晰的边缘；（**B**）骨不连。6个月后，骨折线仍然清晰可见，骨折边缘变钝，骨端硬化，形成骨痂。临床检查显示骨折处仍有活动。患者有明显的慢性疼痛

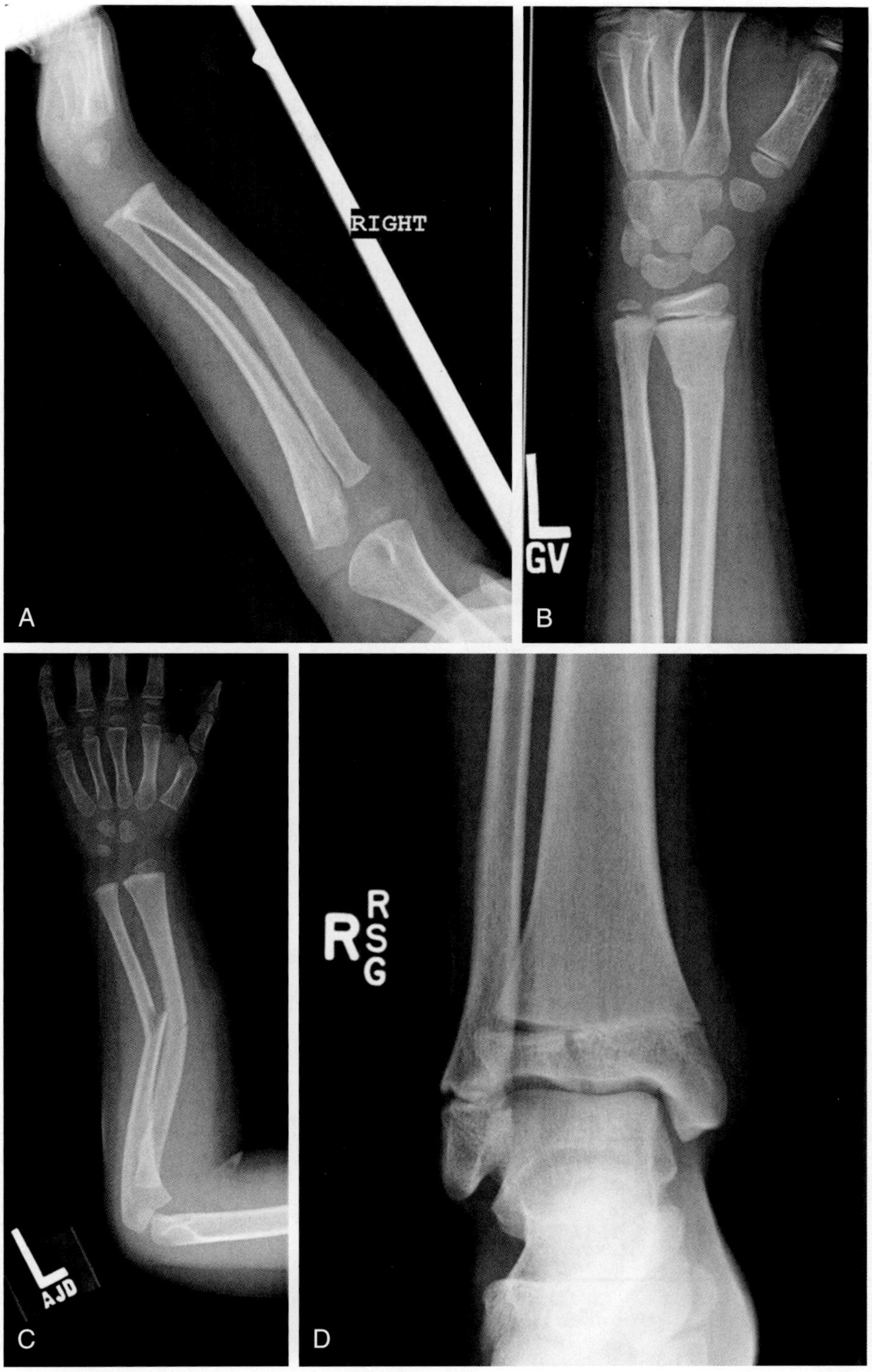

图 19.2 （**A**）可塑畸形。注意尺骨的弯曲；（**B**）扣带骨折。桡骨远端的皮质变形但完整；（**C**）青枝骨折。在双侧前臂骨折中，桡骨皮质破裂，尺骨皮质未破裂；（**D**）生长板骨折。注意胫骨外侧肌的间隙

和骨骼都吸收了很大的力量。

虽然皮肤裂伤是肉眼可见最明显的改变，但在对损伤的严重程度进行分级时，必须考虑骨折的能量、污染程度和软组织损伤。开放性骨折的最终分级是在彻底清创并对软组织包膜进行评估后，在手术室进行的。骨的污染可导致骨髓炎及其所有灾难性后果的发展，因此需要紧急治疗。

延伸至关节的骨折称为关节内骨折。这些损伤通常由关节上的轴向载荷引起。关节面必须非常光滑才能正常发挥功能，因此移位的关节内骨折需要进行解剖复位和刚性固定，以尽量减少创伤后关节炎的风险。这与长骨的骨干 / 骨骺骨折明显不同。轴断裂必须保持良好的对齐和适当的长度。如果骨骼在外观上愈合得不完美，但在功能上是正常的，那么最终目标已经达成了。关节骨折不仅必须处于良好的断端对齐状态，还必须完全复位，以实现最佳的长期预后。在

某些情况下，损伤本身会造成较大的软骨损伤，以至于创伤后关节炎不可避免。

长骨骨折是以骨折的解剖位置为特征的（图 19.3B）。骨骺包括关节突或关节瘢痕与关节面之间的区域。干骺端位于骨骺和骨干之间，包括骺板。骨干包括近端和远端干骺端之间的骨轴。骨干大多由致密的皮质骨组成，其血管数量比干骺端的软松质骨少。血管分布的这种差异会影响骨愈合的速度。骨折可根据这三个部分的位置进行描述或者根据其相对骨的位置（近端、中间和远端）进行描述。通常，这些骨折发生在骨骼的

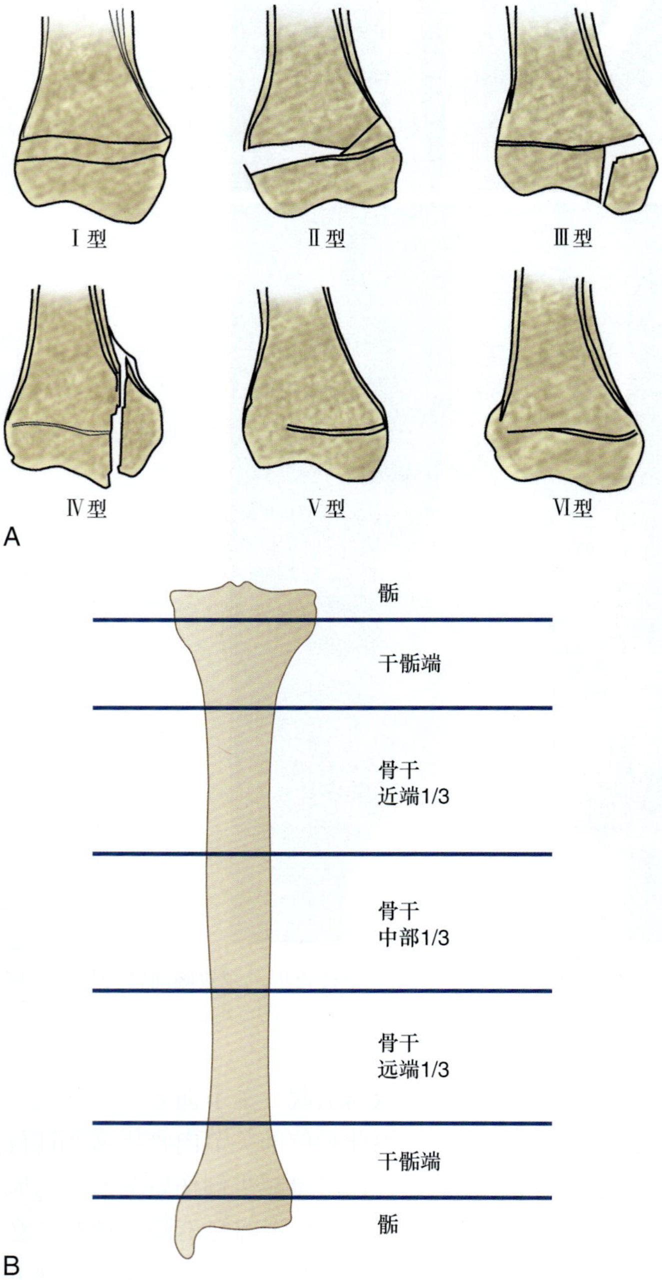

图 19.3 （**A**）生长板损伤的 Salter-Harris 分类；（**B**）胫骨解剖部位（图 A 引自 Janicki JA. Salter-Harris fractures. In：Miller M，Hart JF，MacNight JM，eds. Essential Orthopaedics. Philadelphia：Saunders Elsevier；2010；939-943.）

肌肉附着处周围，因此会影响骨折的移位方式以及骨折复位的方式。

肱骨远端和股骨的干骺端骨折被称为髁上或髁内骨折，指的是邻近的上髁，即肘和膝的稳定韧带和肌肉所附着的内侧和外侧骨突。上髁远端的关节面称为髁。髁内骨折属于关节内骨折，可以向近端延伸。这些区别很重要，因为它们可以决定最终治疗的类型以及术中的手术计划。

在描述了骨折的位置后，应描述实际的骨折类型（图 19.4）。主断裂线的方向可以是横向的、倾斜的或螺旋形的。骨骼的扭转力最弱，螺旋骨折是由扭转力引起的。横向和斜型骨折是由于骨在物体上“弯曲”或在离轴载荷下失效时直接施加的力造成的。通常，这些不同的力量会结合在一起。局部的粉碎可以以楔型或蝶型碎片的形式发生。当对骨骼施加弯矩的力时，在弯曲的凹入侧会对骨骼产生压缩力，在凸出侧会产生往复张力。骨最初在张力侧失效，随着骨折向凹侧扩展，骨折将在压缩骨的近端和远端绕其移动，形成楔型或蝶型碎片。粉碎性骨折是指在单个骨折部位内存在多个碎片，通常表明老年患者存在较高能量损伤或骨质疏松。节段性骨折发生在同一块骨的多个节段。

移位（如果存在的话）是根据一系列的原理描述的。这些畸形可能发生在任何平面。在平面 X 线上观察时，所有损伤将均为单纯的冠状或矢状面移位。然而，真正的位移通常发生在介于两者之间的某个平面上。平移、成角、旋转和压缩都是骨折移位的组成部分。平移是近端骨折碎片与远端骨折碎片之间的关系。它以重叠百分比来描述。在任何平面内平移 100% 的骨折都是完全移位的。成角是指移位的骨折碎片形成了一定角度。传统上有两种描述。第一个是根据远端碎片的位移方向，第二个是根据骨折顶点的方向。例如，图 19.5 所示的骨折可描述为背侧成角或掌侧成角。最后一个部分是旋转。为了准确描述旋转，必须检查相关肢体节段的全长 X 片，包括上面和下面的关节。或者，临床上可通过比较受伤肢体与对侧肢体来评估旋转畸形。

一旦确定了骨折，必须以一致的、系统的方式对其进行描述。所有描述都是从骨折是开放性还是闭合性开始的。需描述软组织受累的数量和程度。如果在仔细观察后，骨折断端未与外界相通，则认为是闭合性骨折，然后判断是否存在关节内骨折，接下来陈述身体哪一侧和哪一块骨受伤。标出骨折类型和骨折位置，断裂碎片的位移也与其相关。最后，重要的是，指出任何可能改变初始骨科治疗时间和类型的相关非

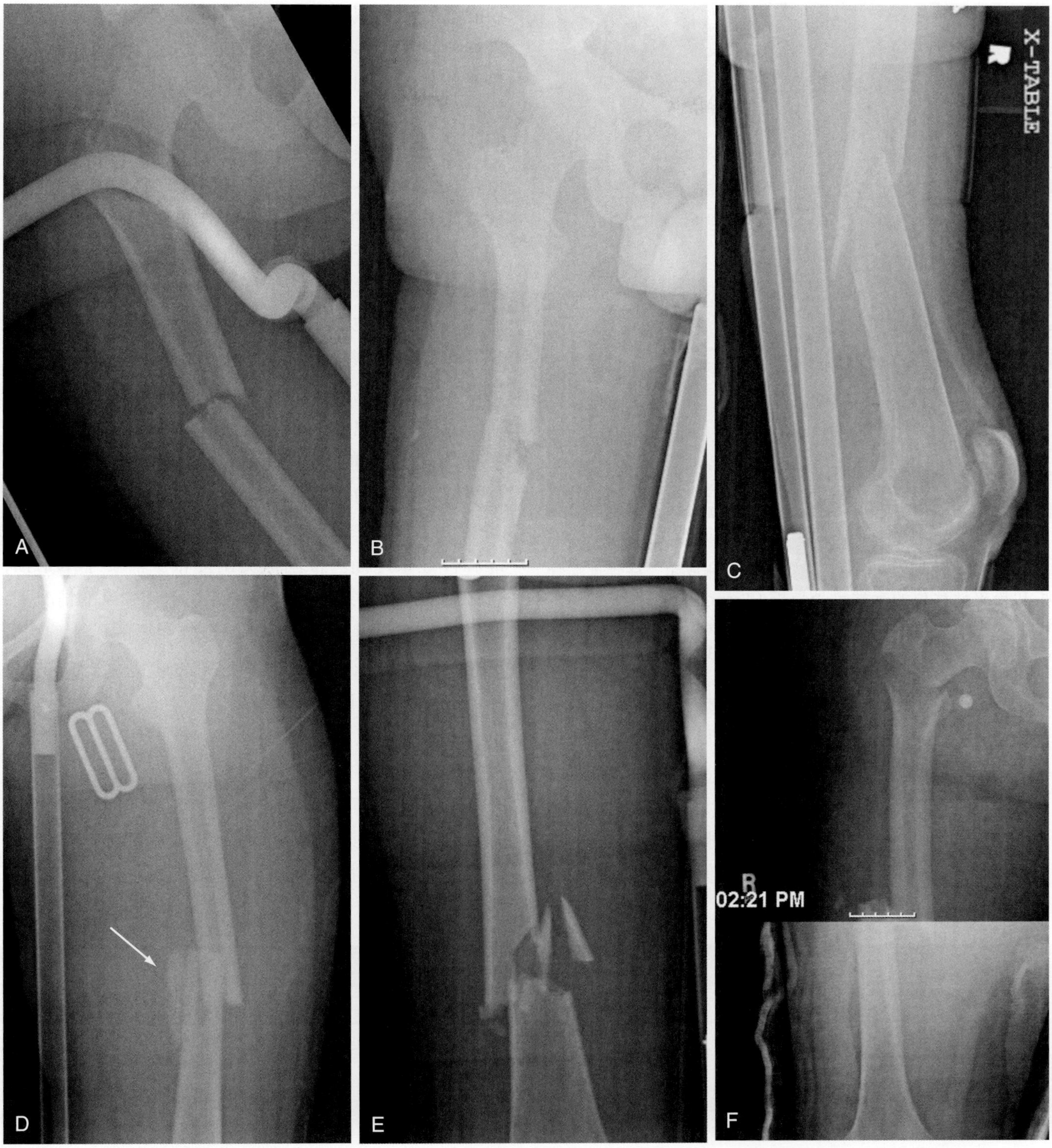

图 19.4　股骨骨折类型。（A）横向；（B）斜型；（C）螺旋；（D）蝶型（箭头）；（E）粉碎性；（F）节段性

骨科损伤。遵守这一流程可以完全了解骨折的情况。

其他损伤

韧带损伤通常与骨和关节的创伤性损伤有关。当韧带受损但仍保持连续性时，称为扭伤。扭伤的严重程度从轻伤到严重的关节不稳定不等。Ⅰ级韧带损伤由韧带或韧带复合体拉伸引起。它们通常不会导致不稳定。单纯的脚踝扭伤就是这类损伤的典型例子。韧带部分断裂可导致轻微不稳定，被视为Ⅱ级损伤。完全破裂或Ⅲ级损伤会导致相关关节严重不稳定。韧带结构插入处的撕脱性骨折也属于这一类。韧带损伤不容轻视，因为其可导致显著的关节不稳定，并危及周围软组织和神经血管结构。该细节对于评估肌肉骨骼损伤至关重要。当怀疑关节不稳定时，应进行全面的神经血管检查。虽然大多数韧带损伤不需要紧急的骨科治疗，但通常建议使用夹板或支具稳定或固定关节。

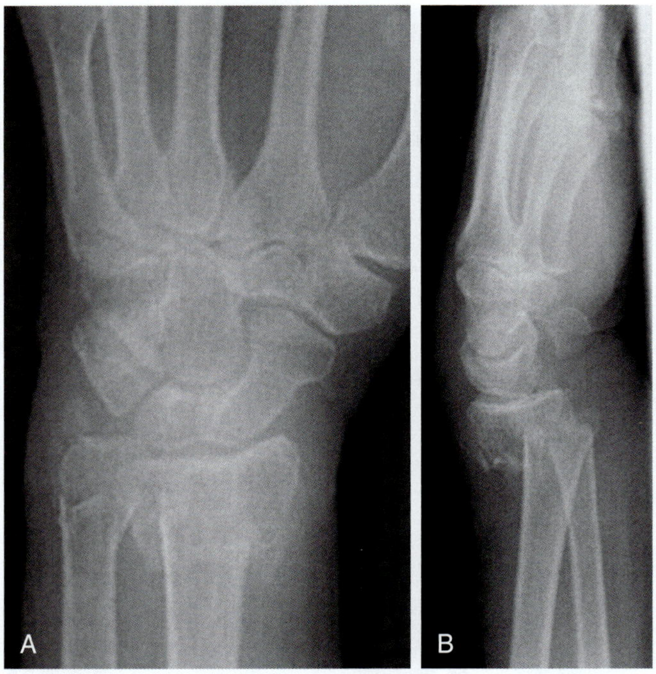

图 19.5 一名 75 岁女性的左手腕前后位（A）和侧位（B）X 线片。该患者跌倒并造成背侧移位、掌侧成角、桡骨远端骨折和粉碎性移位的远端尺骨骨折（From Foster B，Bindra R. Intrafocal pin plate fixation of distal ulna fractures associated with distal radius fractures. J Hand Surg. 2012；137：356-350.）

拉伤是肌肉或肌腱的损伤。这些损伤最常见的原因是过度使用。本已脆弱的结构的进一步负重会加重这些损伤，并导致肌肉或肌腱断裂。休息、冰敷、按摩和抬高是治疗拉伤的主要手段；然而，对于破裂，更紧急的骨科治疗处理是必要的。尽管许多肌腱断裂可以采用非手术治疗，但关节的正确定位对于确保肌腱瘢痕缩小至功能位至关重要。如果需进行手术治疗，应该更快速地进行关节的定位。肌腱束瘢痕化和肌肉挛缩使手术过程显著复杂化。

无骨折的关节损伤在轴向载荷损伤中较为常见。关节挫伤或骨挫伤通常在休息一段时间和限制负重后愈合，但可能导致关节晚期退行性改变。当一块关节软骨及其下方的软骨下骨与周围的关节表面分离时，就会出现更显著的骨软骨缺损。小的骨软骨缺损可以是无症状的；然而，这些病变中的许多可导致慢性疼痛和关节退行性变。在某些情况下，骨软骨碎片大到足以在普通 X 线片上看到。在这些情况下，固定关节以最大限度地减少自由移动骨碎片对关节的损伤显得尤为重要。其他常见的损伤包括脊柱中的椎间盘。这些椎间盘由黏弹性髓核组成，周围有致密的纤维环。在足够大的轴向载荷下，髓核可通过椎间环疝出，导致椎间盘突出。该椎间盘膨出可撞击神经根，引起背部和神经根疼痛。椎间盘突出症很少需要手术干预，通常需要通过物理治疗来解决。在十分少见的情况下，严重的腰椎间盘膨出会对马尾造成明显的压迫，从而导致马尾综合征。这是一种外科急症，将在本章稍后部分进行详细讨论。

固定原则

有多种方法来固定受伤的肢体，不同的是，它们如何保持骨的稳定状态。表 19.2 总结了固定的类型及其常

表 19.2 骨骼稳定方法

固定类型	具体步骤	常见适应证	优点	缺点
夹板疗法	石膏或玻璃纤维	急性肢体损伤的短期固定	容许软组织膨胀	间接控制骨，而非长度稳定性
骨牵引术	带负重的经骨牵引针	股骨和骨盆骨折的短期固定	有助于控制疼痛和出血，维持长度	间接控制骨，不允许患者活动
外部固定（针 / 条）	多个带有外部条的经骨针	急性肢体的短期固定	改善对骨的控制，从而改善对软组织的控制，长度稳定	为了大多数的骨折愈合允许过度活动
闭合复位和经皮针（CRPP）	穿过骨折部位的经骨针	小骨固定；儿科固定	有限的软组织破坏；骨折愈合后取出	针尖感染的风险；骨折间复位
外部固定（针 / 线、环）	多个带有外部环的经骨针 / 线	保留操纵骨能力的最终固定	可用于复杂畸形	针尖感染的风险；骨折间复位
髓内钉（IMN）	骨内钉	长骨骨折治疗	有限的软组织破坏；优异的机械稳定性	骨折间接复位：在关节损伤中的作用有限
切开复位内固定（ORIF）	螺板和螺钉	关节骨折；上肢长骨骨折	直接还原和绝对稳定	较大的软组织破坏；机械稳定性不如钉

见的适应证。每种类型的固定具有特定的临床情况，在这些情况下固定是必要的。固定类型按增加骨骼稳定性的顺序排列。固定类型之间的定义特征可分为几个类别。

首先，骨骼是直接固定还是间接固定？夹板固定是最简单也是最常见的肢体固定形式，是唯一一种不直接附着于骨骼的固定形式。直接附着在骨骼上可以改善对该部分肢体的控制，但同时也有感染的风险。除了放置骨骼牵引外，大多数其他形式的固定通常需要局部麻醉或全身麻醉。固定点离骨干越近，制动效果越好。因此，放置在骨表面的板或骨内侧的螺钉将比构建在皮肤水平之上几厘米的框架能更好地发挥控制作用。

第二，固定是否同时穿过皮肤和骨骼？骨骼牵引、经皮穿针和所有形式的外部固定都在外部环境和骨骼之间形成了一条通道。这存在感染的风险，并且创口感染率很高。但这样做有一个好处：在发生感染时，移除针 / 导线通常有助于根除感染。

最后，外科医师是否能直接看到骨折部位？任何非关节内骨折都不需要解剖固定。长骨骨折固定的主要目的是力轴的重建。虽然一些骨折类型适合解剖固定（桡骨干横断骨折），但其他骨折则不适合（股骨干粉碎性骨折）。相比之下，关节内骨折几乎总是需要切开复位骨折以进行固定。切开复位的缺点是，它需要分离骨周围的软组织。这不仅会破坏骨干的血运，还会因手术入路而造成更多软组织损伤。感染的风险也会增加。

每种固定策略都有利有弊。通常有不止一种方法来达到让骨折愈合的最终目标。选择正确的固定模式取决于临床情况、可用资源和外科医师的能力。

患者评估

病史

获得骨折患者的详细病史对于准确诊断和治疗至关重要。对于因外伤导致的多处受伤和年龄较大的患者，这可能较为困难；然而，收集尽可能多的关于损伤机制的信息是很重要的。通常情况下，外伤患者因意识不清、中毒、痴呆或谵妄而无法提供准确的病史。在这种情况下，应从家庭成员、紧急医疗救援小组成员或事故的其他目击者处获得对受伤机制和病史的描述。对损伤场景的描述可能有帮助，因为常见的损伤模式遵循特定的机制（表 19.3）。

一般病史包括人口统计学资料、既往病史、既往手术史和社会史。了解过敏反应史，目前所用药物和自上次口服以来的时间有助于指导治疗。患者应遵守正常的急诊流程，即在接受评估期间不允许进食或饮水。有关受伤前后肢体的位置以及变形力方向的信息有助于预测所造成的损伤。受伤前的活动状态有助于确定功能恢复的现实目标，也可推动治疗决策，尤其是了解患者主要是在社区内还是在其家庭内活动。任何短暂的神经系统症状，如意识丧失、麻木、感觉障碍和痉挛都必须记录在案。还必须注意背部或颈部疼痛患者的大小便控制能力是否丧失。损伤发生的时间成为血管损伤、开放性创伤或脱位患者的关键信息。

创伤室评估

对多重损伤患者的检查必须首先系统地遵循高级创伤生命支持（ATLS）方案并且进行适当的治疗。生命重于肢体的概念要求在评估任何骨科损伤之前先

表 19.3 常见损伤模式及相关损伤

损伤模式或机制	相关损伤
从高处坠落	• 跟骨骨折 • 胫骨平台骨折 • 髋关节周围骨折（股骨近端、髋臼） • 脊椎爆裂性骨折

摔倒时手撑地	• 桡骨远端骨折
	• 肘关节后脱位
	• 儿科
	  • 前臂双骨折
	  • 肱骨髁上骨折

从车辆上弹射出去	• 闭合性头部损伤 • 脊柱骨折
T- 骨机动车事故	• 外侧压迫型骨盆骨折 • 闭合性头部损伤 • 胸部损伤

迎面机动车事故	• 腹部脏器损伤
	• 开放性骨盆骨折
	• 腹膜后出血
	• 地板作用力造成的伤害
	  • 跟骨骨折
	  • 胫骨平台骨折
	  • 髋关节后脱位

后膝关节脱位	• 腘动脉损伤
肱骨髁上骨折	• 肱动脉损伤 • 神经损伤（正中或桡侧）
肩关节前脱位	• 腋神经损伤
髋关节后脱位	• 坐骨（腓侧）神经损伤

考虑 ABC（气道、呼吸和循环）。血流动力学不稳定的患者应先假定为失血性休克，直至被确诊。寻找出血的来源，可能包括胸膜腔、腹部、四肢、腹膜后和骨盆。胸部平片可快速显示胸腔积血。必要时可放置胸部引流管。为了解决骨盆不稳定和快速骨盆外固定问题，可由经验丰富的检查人员对骨盆进行一次不稳定性检查。骨盆正位（AP）片历来被认为是标准创伤放射学系列的一部分，但随着更新、更快的计算机断层扫描（CT）的出现，关于 AP 片是否合理存在争议。Paydar 和同事发现，在血流动力学稳定的钝性创伤（闭合性损伤）患者中，99.7% 的体格检查结果正常者的骨盆 X 线片结果为阴性[5]。如果怀疑骨盆骨折，首先可进行 X 平片检查，不仅可帮助了解损伤特征，还可将其作为后续随访检查的基线。腹膜内出血可通过 FAST、诊断性腹腔灌洗或 CT 扫描进行集中评估。骨盆骨折患者在进行这些检查时需要特别注意。FAST 已被证实在检测骨盆骨折患者的腹膜内出血时缺乏敏感性[6]。诊断性腹腔灌洗敏感性较高，然而，在骨盆骨折患者中可能出现假阳性。对于血流动力学稳定的骨盆骨折患者，目前的建议是接受腹部和骨盆 CT 检查，并静脉注射造影剂，以评估是否存在腹腔内出血，而不考虑 FAST 的结果[7]。入院时记录患者的神经系统状态，并且计算格拉斯哥昏迷评分。对于疑似颅脑损伤的患者，需要尽快进行 CT 评估。周围血管损伤和肌肉骨骼损伤次之，再次是颌面部损伤。

在肌肉骨骼损伤的早期治疗中，开放性骨折、血管损伤或损伤性疾病（如骨筋膜室综合征）应优先考虑。尽管先前关于在受伤后 6 小时内在手术室内处理开放性骨折的说法可能不再成立，但开放性骨折仍然需要相关的紧急手术处理。更重要的是，急诊抢救室管理，包括给予适当的抗生素、破伤风预防、全面清创术、大量冲洗、夹板固定和伤口覆盖，对于预防感染至关重要。放置在抢救室的无菌敷料需要留在原处，直到患者到达手术室。与创伤区域的常规伤口修复相比，这种做法降低了感染率。

由于存在出血的可能性，要在初次评估中对不稳定骨盆骨折进行相应处理。伴有相关神经系统损害的创伤性脊柱损伤也需及时治疗。除这些紧急情况外，在呼吸道通畅且血流动力学稳定后，四肢检查和处理可以推迟至第二次检查。在整体治疗的方法中，这些检查和治疗是同时进行的。该方案的一个注意事项是，神志清楚的患者能够听从指令，但仍需要插管以维持通气。在这种情况下，应在镇静或插管前对四肢进行粗略的神经系统检查。记录上肢、下肢的运动和感觉功能是有价值的，只需几秒钟即可完成。在整个复苏阶段和剩余的住院期间，以三级调查形式进行的复查将确保没有未被识别的损伤。

评估是否存在骨盆骨折应在复苏工作的早期进行。大面积侧腹或臀部挫伤和肿胀表明出血较严重。Morel-Lavalleée 病损是指大转子上方的瘀斑病变，表明皮下脱臼损伤存在。该病变常伴有髋臼骨折。尿道口的血液表明泌尿生殖道损伤，可能是潜在骨盆骨折的症状。耻骨联合和骶髂关节的触诊有助于确定这些关节是否存在骨折。髂前上棘的轻微晃动和侧向压迫（LC）可为骨盆环的稳定性判断提供有价值的线索。任何开口或松动均表示不稳定，并可能是出血源。进行直肠和阴道检查时，要注意有无肉眼可见的血液、撕裂、骨碎片、血肿或肿块。在任一检查中发现的伤口和游离的骨碎片均可诊断为开放性骨盆骨折，提示预后不良。直肠检查也可发现前列腺肥大，这是泌尿道损伤的另一个指征。

外伤治疗团队必须始终采取措施保护患者免受自身性或医源性脊柱损伤。因此，在通过体格检查、临床发现或放射学确认（如有必要）患者的脊柱完整性之前，必须遵守完整的脊柱预防措施。为患者安装一个坚硬的颈托可稳定颈椎。始终使患者处于仰卧位可保护脊柱的胸段、腰段和骶段。如果要移动患者，则使用严格的轴向滚动法。有时，可能需要对患者进行肢体约束，以防止头部或下肢的运动对脊柱产生旋转、平移或扭转力矩而造成的潜在伤害。对于好动的患者或精神状态改变的患者（他们可能已经失去保护自己免受进一步伤害的能力），必须给予特殊护理。检查背部时，检查者应注意是否存在畸形、水肿或瘀斑。记录触诊脊柱时患者主诉疼痛的节段。区分疼痛是中线疼痛还是椎旁疼痛。应评估肛周感觉和直肠括约肌张力以检测骶神经根功能。同时还应检测深层肌腱再屈曲和病理反射，如球海绵体肌反射和巴宾斯基征。

颈椎 X 线片，包括前后位、正侧位和张口齿状突视图，之前被认为是标准外伤系列 X 线片的一部分。然而，最近 Mathen 及其同事[8]表明，由多层 CT 所识别的临床相关骨折案例中，有 55.5% 未能被 X 平片所识别，且未添加任何临床相关数据。同样，CT 在胸、腰和骶椎识别外伤方面比 X 线片更快、更准确。对于大多数接受胸部、腹部和骨盆 CT 检查的创伤患者，将数据重新格式化为脊柱重建既不会增加耗时，也不会增加辐射暴露量。有了这些数据，便不再需要 X 线片信息。

单发性损伤患者或多发伤患者的四肢检查遵循简单、系统和可重复的模式。即使评估的是单发性肢体损伤，也必须检查整个骨骼。检查人员不得因明显或严重受伤而分散注意力。畸形、水肿、瘀斑、捻痛、压痛和运动疼痛是急性骨折的主要症状。需要检查每个肢体节段是否有先前所述的撕裂伤和创伤体征。至少，所有关节都应处于被动运动范围内。尽可能测试活动范围。关节积液是关节内疾病的证据（如韧带或软骨损伤或关节内骨折）。手动对关节施加应力，以评估韧带结构的完整性。进行神经血管检查并记录。记录脉搏，并在可能的情况下与相对的未受累肢体进行比较。当可触脉搏不存在或较弱时，可采用血流信号检测。当怀疑存在血管损伤时，测量踝肱指数（ABI）非常重要。必须记录胸椎疼痛患者的四肢皮肤和躯干的运动功能和感觉。为了避免漏诊筋膜室综合征的并发症，应对受累的筋膜室进行触诊。如果时间和患者情况允许，应检查所有坚硬或紧绷的骨筋膜室的压力是否增加。如果压力升高，需紧急进行筋膜切开术。在将患者从抢救室转移之前，应实现长骨骨折的大体对齐和临时固定。这有助于防止对底层软组织的进一步损伤，减轻患者的不适，便于转移，并有助于防止髓内（IM）内容物的进一步栓塞。根据需要使用牵引夹板或骨骼牵引。

影像学诊断

X 线片检查用于补充和丰富初次评估、病史和体格检查期间收集的信息。在多发伤的患者中，ATLS 方案要求进行颈椎侧位片以及骨盆和胸部的前后位检查。然而，如前所述，对于稳定、清醒且体格检查未发现骨盆创伤的患者，可推迟骨盆 CT 扫描。颈椎 X 线检查应推迟到颈椎 CT 扫描（如有）后。在二次调查中确定哪些肢体的 X 线片是必要的。

在拍摄长骨损伤时，由于并发关节损伤的发生率相对较高，检查相邻肢体关节的完整性较为重要。因此，损伤程度以上和以下的关节应始终包含在 X 线片中。如果照片不够大，无法容纳整个画面，应分别拍摄。同样，当怀疑关节出现病理变化时，也应对其上方和下方的长骨进行成像。这种做法有助于确定相邻肢体关节的常见相关损伤，否则这些损伤可能会被遗漏。

因为骨是三维物体，所以单个二维 X 线片难以详细呈现骨折。为了了解骨折碎片的位置和方向，正交视图也是必需的（彼此呈 90° 拍摄的图像）。骨在某个平面内可能看起来几乎没有移位，但在另一个视图中可能移位显著（图 19.6）。所有畸形的脊柱都需要在拍摄 X 线片前旋转到解剖位置，以减少描述骨折时的错误。

不论在何位置进行骨折或脱位关节的复位，都应在复位后进行成像，以验证关节复位的位置、对齐或一致性的改善。

有些患者会存在解剖学的变异。对未损伤侧的 X 线成像对于确定该患者是否存在损伤非常有用。当需要更精细的细节时，如在评估关节内损伤或不明确的 X 线片结果时，应安排 CT 扫描。

磁共振成像（MRI）已经成为一种特别高效的成像方式。它多用于评估软组织、急性骨折、应力性骨折、脊髓损伤和关节内疾病。其在创伤情形中的作用也有所扩大，尤其有助于检查脊髓损伤的情况。更常见的情况是，门诊采用 MRI 评估软组织损伤和病理病变。MRI 现在常用于平片结果为阴性的急性骨折的诊断。

肩

通常情况下，只需旋转肱骨，无需移动 X 射线管，即可获得肩部的前后位和侧视图。但要对患者肩膀进行充分评估，必须拍摄肩部的准确前后位和侧视图。

因为关节的方向关系到肩胛骨（图 19.7），所以最有用的侧视图是腋下 X 线片（图 19.8）。导管向头部倾斜，接收板位于外展肩的上侧。由于肱骨近端疼痛或不稳定，通常很难获得此视图。Velpeau 视图是经过修改的腋下视图，可提供正交等效图像。当佩戴吊带时，患者向后倾斜 30°，向桌子上的暗盒倾斜。X 射线管放置在肩部上方，光束通过肩部垂直向下投射到暗盒上（图 19.9）。这样就可以在肩部内收并在使用吊带的情况下拍摄 X 线片，从而在不产生肩部外展疼痛的情况下采集腋窝图像。第三种选择是肩胛骨“Y”视图，获得肩胛骨沿其长轴方向的图像（图 19.10）。

肘关节

肘关节的前后位图和侧视图能够看清大部分的骨骼解剖结构。完整的肘关节系列视图包括内部和外部斜视图，可更好地观察肘关节的内上髁和外上髁。在拍摄侧视图时，寻找脂肪垫征或帆征作为隐匿性骨折的证据。当关节内骨折导致的关节积血迫使前、后脂肪垫分别脱离冠状突和鹰嘴窝时，可观察到帆征。在

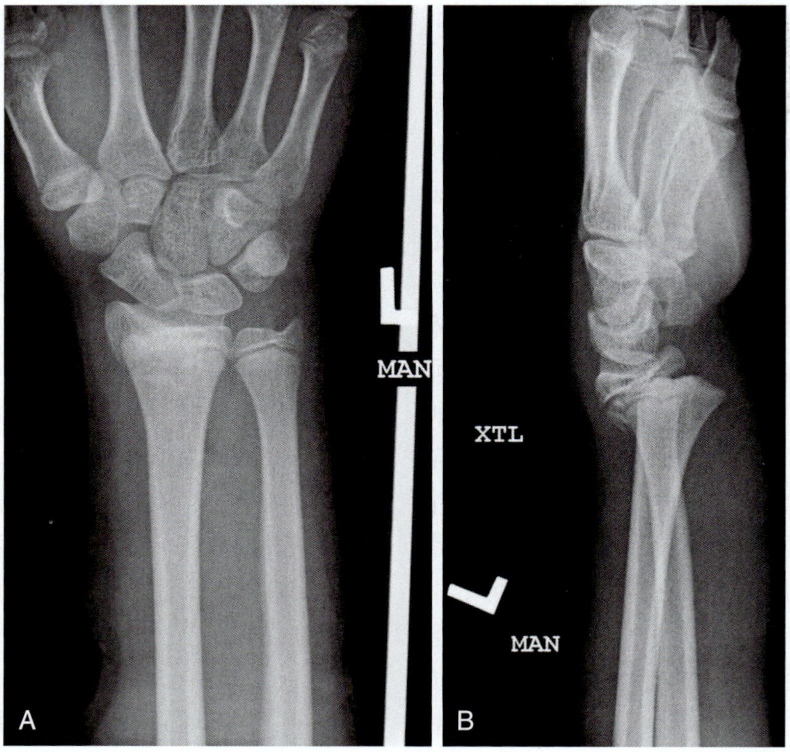

图 19.6 （**A**）腕部正位 X 线片，可见远端桡骨小头断裂，但对位良好；（**B**）侧位片，可见骨骺完全分离，背侧移位 50%，明显成角

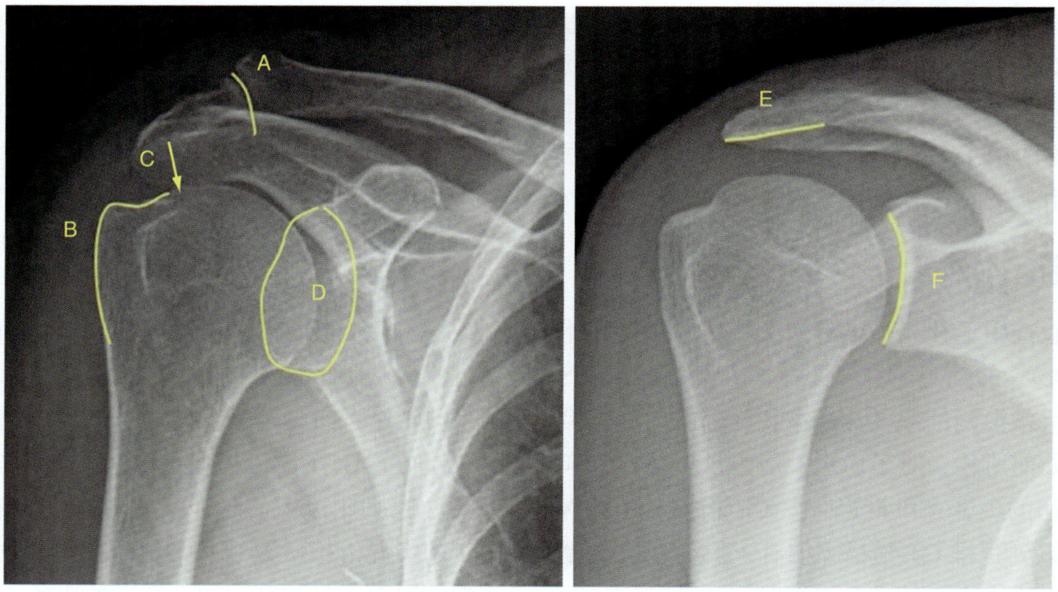

图 19.7 肩部前后位图。示肩锁关节（**A**）、大结节（**B**）、平均肩锁关节距离 7 mm（**C**）、与关节面成一定角度观察关节盂窝（**D**）。肩部的 Grashey 视图，显示肩峰沿纵轴方向向下（**E**），关节盂窝沿纵轴方向向下（**F**）

X 线片上，可视化的脂肪垫类似于帆（图 19.11）。虽然前脂肪垫在正常肘关节中可见，但图像上后脂肪垫的存在强烈提示隐匿性骨折的可能性，如临床条件符合，应进行 CT 扫描。如果存在关节内延伸的问题，有时需要进行 CT 扫描，因为这会改变手术计划。

另一种选择是肘关节牵引视图，甚至可以推迟到手术准备前拍摄。

前臂和腕

前臂应完全在前后位和侧位的单个 X 射线盒上成像。肘部和手腕应始终包括在内。桡骨和尺骨联系紧密，且协同运动。一个损伤必然会累及另一个，腕部损伤有时会影响肘关节。

腕关节应在前后位、斜位和侧位上成像。任何通

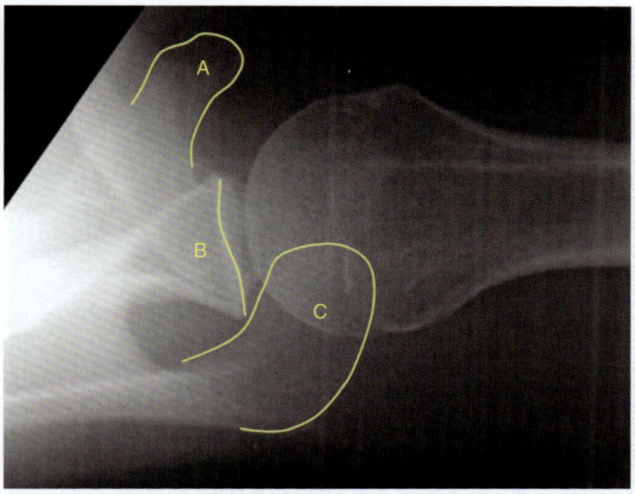

图 19.8　肩部腋窝侧视图。显示喙突（**A**）、关节盂窝（**B**）和肩峰突（**C**）。该视图允许评估肱骨头相对于关节盂窝（脱位）或肱骨干（骨折）的前后平移的情况

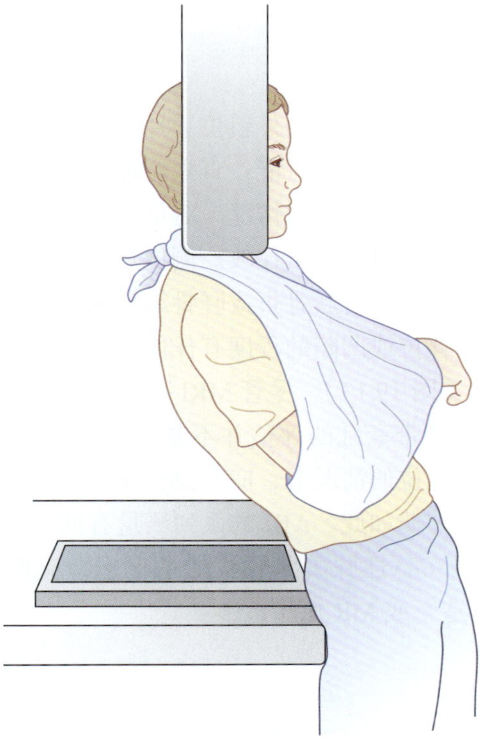

图 19.9　Velpeau 或 Bloom-Obata 改良的侧视图（From Green A，Norris TR. Proximal humeral fractures and glenohumeral dislocations. In Browner BD，Levine AM，Jupiter JB，et al，eds. Skeletal Trauma：Basic Science，Management，and Reconstruction. 4th ed. Philadelphia：WB Saunders；2008.）

过闭合复位的腕关节骨折也应进行复位后成像。

骨盆和髋臼

骨盆在所有平面上都很大，具有非常独特的解剖结构。因此，尽管 CT 扫描无处不在，但 X 线片仍

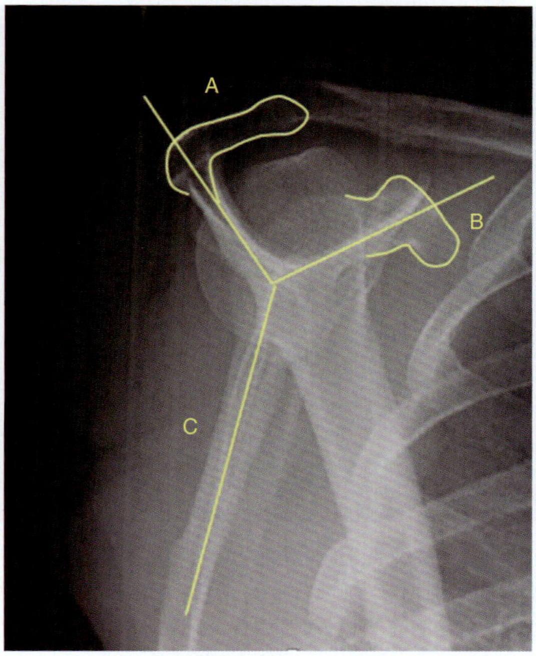

图 19.10　肩胛骨“Y”形视图。显示肩峰突（**A**）、喙突（**B**）、肩胛骨体（**C**）。该视图可以用于评估肱骨头相对于关节盂窝（脱位）或肱骨干（骨折）的前后平移的情况

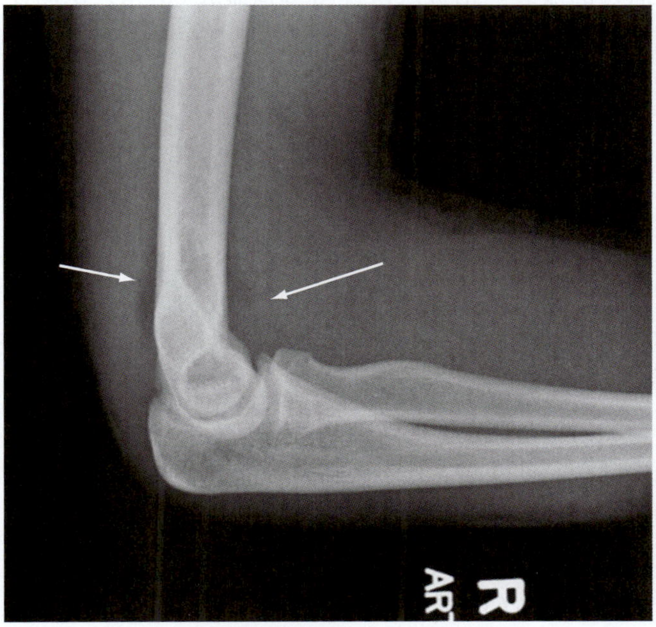

图 19.11　无移位桡骨颈骨折患者脂肪垫或帆征阳性。注意前部和后部可透射线区域（箭头）代表挤压的脂肪垫

是骨盆评估的重要工具。X 线片可以一次看到整个骨盆，这使得我们可以准确地评估骨与骨之间的关系。在骨盆的标准前后位 X 线片上可以判断髋关节和骨盆环结构的完整性。如果在平片上发现盆腔疾病或在体格检查中怀疑盆腔疾病，则需要进一步观察。采用 Judet 视图或骨盆 45°斜视图评估髋臼（图 19.12）。

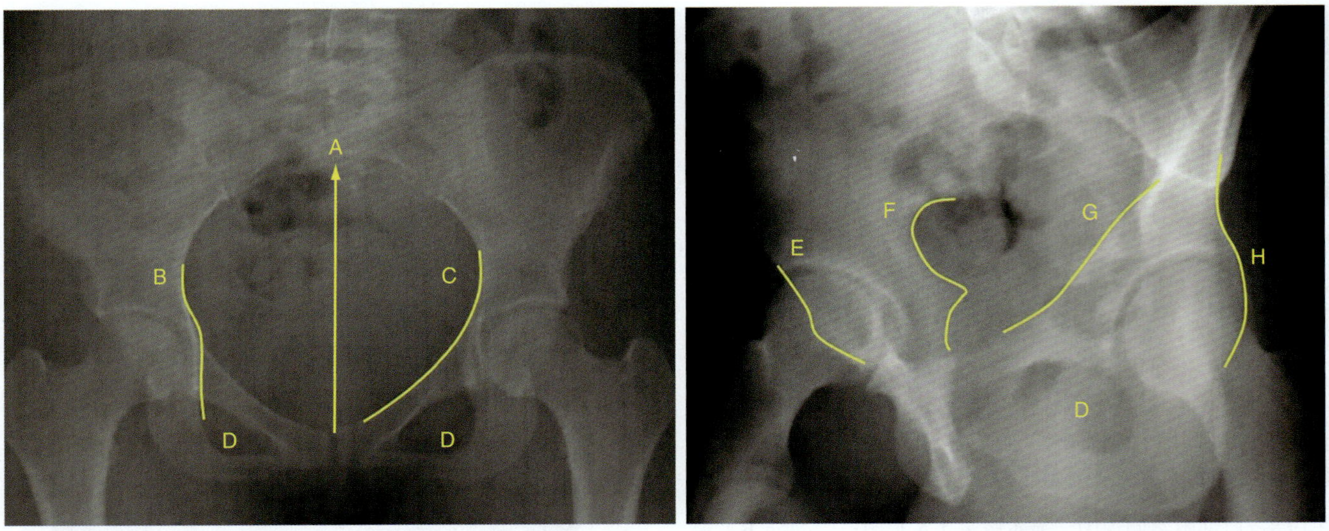

图 19.12 前后位及 Judet 骨盆 X 线片。**A.** 耻骨联合应与骶骨中心对齐，确保未产生旋转；**B.** 髂坐线；**C.** 髂耻线；**D.** 闭孔大小、形状均匀，确保不产生旋转。闭孔斜肌之所以如此命名，是因为闭孔在正面可见。一侧髋臼的闭孔斜位为对侧髋关节的髂斜位，在此处可见（**E**）前壁和（**F**）后柱。闭孔斜位可见（**G**）前柱和（**H**）后壁

同样，骨盆的入口和出口视图允许对骶髂关节和骶骨本身进行更仔细的检查，以及识别骨盆环在前后位的破裂。拍摄入口视图与骨盆成 60°角，从而使横梁垂直于骨盆边缘。骶骨翼及骶髂关节移位、耻骨联合在前后位平面内移位均较常见。出口视图是一个 30°的斜视图，且导管向头部倾斜。骶骨正面成像，神经孔易于评估。

骨盆 CT 作为创伤检查的一部分，必须及时获得，以评估髋臼和骶骨的骨折情况。这样我们就可以通过骨盆 CT 准确地评估关节受累或移位的程度以及关节内是否存在骨碎片。它还提供了有关骶骨移位或神经孔受累的信息。最后，它可以用于评估肾盂内血肿。MRI 在急性创伤性骨盆损伤中的作用不大；然而，它是疑似骨髓炎或盆腔脓肿的首选影像学检查。

髋

髋关节的系列检查由前后位和交叉侧位片组成。髋关节评估中还包括骨盆前后位 X 线片，用于与对侧进行比较。对于患有急性腹股沟疼痛且无法负重的成年患者，应通过 MRI 检查排除隐匿性髋部骨折。如果未能及早发现这一点可能导致其发展为完全性髋部骨折，这比在股骨骨折前进行股骨加固手术要严重得多。

在股骨干骨折患者中，同侧股骨颈骨折的发生率高达 9%。术中实时荧光透视旋转视图可防止漏诊该损伤，最近的数据显示术前 X 线片和 CT 扫描对这些隐匿性损伤的诊断敏感性较低[9]。

膝

前后位、侧位、内外斜位平片可看到大多数创伤性膝关节异常。如有可能，直立位片可用于评估膝关节对位和关节间隙变窄情况。对单个负重前后位的双膝成像便于与对侧进行比较。侧位片可显示积液、髌骨骨折、胫骨平台后骨折或胫骨结节损伤。如果对关节受累、移位或凹陷的程度有任何疑问，应立即进行 CT 扫描（图 19.13）。尽管 MRI 对该种急性情况有帮助，但对韧带紊乱的评估并不紧急，可延迟至门诊。在膝关节脱位的情况下，应假设存在血管损伤，直至证明情况并非如此。ABI 的系列测量有助于监测血管损害，但在急性膝关节脱位的情况下，应重点考虑 CT 血管造影或 MR 血管造影。

踝

大多数足踝损伤本质上是旋转性的，各种损伤都可能是由同种的旋转扭曲力引起的，这取决于身体的损伤部位。与前臂一样，胫骨和腓骨之间的关系可视为一个与腿等长的单一关节。足踝的旋转损伤会影响腿部近端：当身体移动到站立足上方时，进入内侧足踝或腿部的能量必须在某个点释放出来。该释放口可以在关节水平处的远端腓骨，也可以在腓骨的顶部。产生断裂的点可能位于胫骨远端，而不是足踝。必须持续高度注意成像结果，以免整条腿受到影响。

在足踝部，确认踝关节上下的一致性很重要。踝

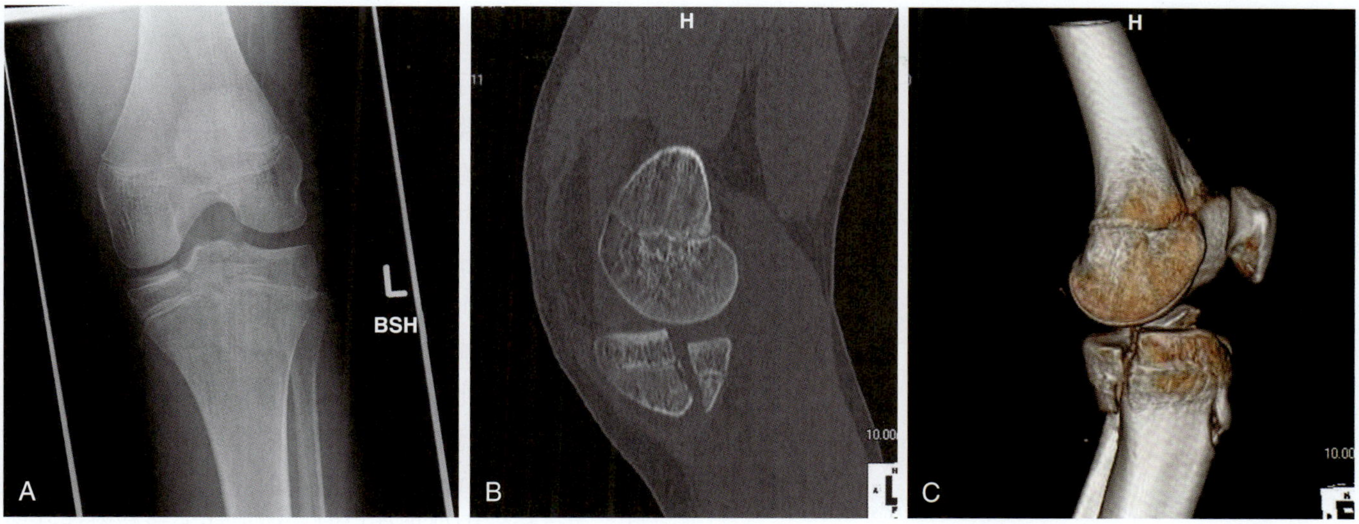

图 19.13 （A）胫骨隆起微小移位骨折；（B）膝关节 CT 扫描显示胫骨后内侧平台有明显偏离；（C）三维重建

关节的稳定性取决于骨骼和韧带的支撑。通过前后位、踝穴位和侧位 X 线片，可以直接观察到踝关节骨解剖结构的破坏。尽管韧带结构不能直接通过 X 线片观察到，但可以通过评估骨骼之间的间隙来推测其连续性。常用的 3 个主要参数为胫腓骨重叠量、胫腓骨间隙和内侧间隙（图 19.14）。当从前后位向踝穴位旋转脚踝时，内侧间隙和胫腓骨重叠将发生变化。胫腓骨间隙应保持相对一致。

虽然双踝和三踝踝关节骨折是建议手术的，但单一的远端腓骨骨折也是可以通过使用夹板或骨折靴来进行保守治疗的。在评估远端腓骨骨折情况时，应进行放射应力检查。足踝在踝穴位 X 线片上可以通过手动或者放置重物给予一定压力。后者是通过在患者该侧腿下放置一叠床单来完成的。这样，受影响的足踝可以自由地向外侧移动。在正应力检查中，内侧间隙

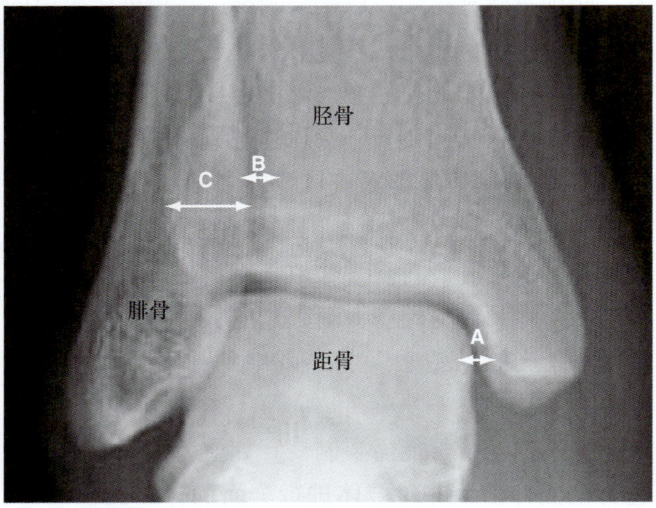

图 19.14 踝关节前后位片。显示内侧间隙（A）、胫-腓骨间隙（B）、胫-腓骨重叠（C）

和胫腓骨间隙中的一个或两个将增宽。如果正应力 X 线显示踝关节不稳定，那么则需要手术进行固定。

如其他章节所述，胫骨平台关节损伤（pilon 骨折）必须进行 CT 扫描。然而，一个不同之处在于，pilon 骨折必须在进行固定前放置 7 ～ 14 天，以便在确定治疗之前使其软组织恢复。CT 扫描应推迟到踝关节和骨折碎片在外侧固定中牵开后再开始进行。

足

当怀疑有足部损伤时，应从一系列标准的前后位、侧位和斜位 X 线片开始检查。然而，由于足部复杂的三维结构，这些标准系列 X 线片可能不足以完全看清这些骨骼。在跟骨骨折的情况下，应增加 Harris 轴位片，以评估结节的内翻-外翻对线以及骨中的任何矢状骨折情况。玻勒角——从跟骨结节的上侧面到后小关节的上侧面绘制的直线和从前突尖端到后小关节的上侧面绘制的直线的等分形成的角度——应在侧视图中进行评估（图 19.15）。正常的玻勒角为 20° ～ 40°。该角度的减小通常提示骨折，伴后小关节面的凹陷。如有怀疑，应取对侧健足的 X 线片进行比较。

对于距骨骨折，应在前后位和侧位片上评估胫关节、距下关节和距骨关节的关节一致性。有专门的骨视图（如距骨颈的 Canale 视图和距下关节评估的 Broden 视图），然而，这些视图的效果高度依赖放射技师。在许多情况下，如果在前后位或侧位可看到骨折，CT 平扫是评估移位类型的一种更快、更经济的方法。如果 X 线片结果为阴性或不明确，且患者有骨折迹象——瘀斑、疼痛与平片结果不成比例、软组织明

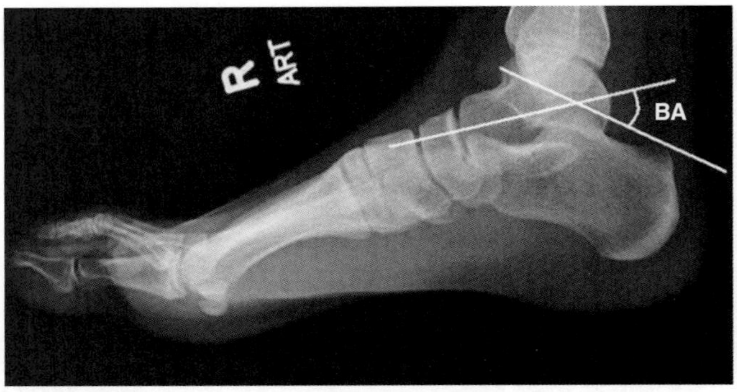

图 19.15 显示跛勒角（BA）的足侧位片

显肿胀——则应安排 CT 扫描。除了最微小移位的距骨和跟骨关节内骨折外，所有骨折都需要进行 CT 扫描，以更好地确定骨折类型和关节移位程度。除疑似骨髓炎的情况外，足部 MRI 在急诊情况下用处不大。

脊柱

对于急性背痛患者，前后位和脊柱侧位片可用于查找骨折、脊椎前移、对位不良或先天性异常。在大多数主诉背痛的创伤病例中，平片提示背痛与放射影像学表现不成比例或神经功能缺损者，必须进行进一步的影像学检查。CT 可用于定义骨骼解剖结构。如果韧带损伤或如果怀疑神经系统损害，应进行 MRI 检查。对于禁用 MRI 的患者，如果怀疑存在隐匿性骨折，可考虑进行骨扫描，并使用 CT 脊髓造影检查椎管或椎间孔是否有损伤。

血管损伤

血管造影术是评估四肢和骨盆损伤的另一种重要方法。每当在肢体中观察到远端缺血的体征时，就应采取血管造影术。此外，对于血流动力学不稳定的骨盆骨折患者，应考虑采取该检查。对膝关节脱位应予以重视，因为相关血管损伤的发生率较高。据报告，创伤性膝关节脱位后血管损伤的发生率为 18% ～ 30%[10]。目前对膝关节损伤后腿部评估的建议包括进行一系列血管检查，通过手动触诊脉搏和计算踝肱指数，然后对检查结果异常的患者进行选择性动脉造影[11]。

初始管理

对肌肉骨骼损伤的管理始于院前管理阶段。骨折和伤口处理的程度因急救人员（非专业人员、警察和急救医疗人员）的培训水平和经验而异。因此，初始治疗时医师对患者进行彻底评估并开始初始管理（包括夹板固定和伤口处理）至关重要。

伤口管理

彻底体检后，应立即开始治疗伤口。放置在手术区的所有伤口敷料和非牵引夹板应由同一位检查医师移除，以评估畸形和软组织损伤的程度。如果怀疑为开放性骨折，应立即进行破伤风预防和适当的抗生素预防[12-13]。可清除污垢、砾石或草造成的表面污染。进行无菌操作前，应使用无菌盐水冲洗伤口，并在急诊室中进行机械清创，然而，考虑到环境设施，这可能只是粗略地处理。更彻底的清创术必须在后期于手术室的受控环境中进行。对四肢外部出血可直接手动加压止血，然后使用无菌盐水或经聚维酮碘浸泡的敷料。在急症室中处理伤口时，应保持无菌敷料持续覆盖伤口，直至转移至手术室进行手术冲洗和清创。然后以与闭合性损伤相同的方式进行制动。

复位与固定

所有产生移位的骨折和脱位都需要缓慢轻柔复位，以暂时保持肢体对位正常。如果患者情况允许，可进行精确复位，并对四肢进行常规夹板固定，以维持骨折复位。随着受伤时间的延长，水肿和肌肉痉挛将会加剧，导致复位难度增加。因此，需要尽早进行复位，使患者尽可能放松。麻醉性镇痛药和镇静剂通常是必需的，特别是对于较大的关节脱位。肌肉痉挛会阻碍这些损伤的无创复位。如果在充分镇静和放松后关节仍然脱臼，则可能需要全身麻醉[14]。

对于不同类型的骨折和脱位，其复位操作都遵循相同的原则。首先，对肢体进行直立式牵引。如果骨折碎片周围的软组织包膜完整，单独行线内牵引可通过韧带整复产生正常的对位。在大多数情况下，必须重建和扩大，以松解断端。在仍处于牵引的状态下，损伤机制逆转，骨折得以复原。在任何复位手法或夹板应用的前后必须记录神经血管状态。一旦达到满意的复位或对齐，必须通过石膏固定、夹板固定或连续牵引来保持对齐状态。骨折上、下的关节必须包括在内，以防止移位。需要复位后 X 线片来确认对位准确和旋转。无移位骨折与移位骨折应进行相同治疗，无需复位。大多数非内脏骨折不需要手术治疗。首先放置夹板，然后在肿胀消退后更换为石膏固定。

韧带损伤也可能需要制动。如前所述，要对关节进行全面评估，并对肢体进行全面的神经血管检查。经常出现疼痛、积液或血管瘤提示关节内损伤。不建议对创伤性骨关节病进行治疗性抽吸，因为这可能会导致医源性感染。此外，抽吸积液会导致腔内压力降低从而导致更多的出血。在急性疼痛和肿胀减轻后，固定肢体并重新评估。

固定的基本原则有三点。第一，夹板固定，特别是使用牵引或压迫装置，通过减少肌肉间室的体积来减少出血。第二，避免额外的软组织损伤，并降低由尖锐的骨碎片将闭合性骨折转化为开放性骨折的可能性。第三，骨折固定需减少患者的不适，便于运输和患者的放射影像学评估。在急诊室中，所有骨折和脱位均用夹板固定或制动。夹板通常由填充石膏或玻璃纤维制成。不同的夹板固定技术可用于改善每种类型的骨折。掌侧或尺骨沟夹板用于手部骨折。腕部或前臂骨折采用糖钳夹板（图 19.16 A ～ D）。该夹板可限制手腕和肘部的屈曲和伸展，以及前臂的旋前和旋后。肘部周围的骨折置于长臂后夹板内。对于肱骨干骨折，使用接骨板或后夹板。当肱骨干骨折出现轻微肿胀时，可在急诊室中应用功能性骨折支具[15]。由

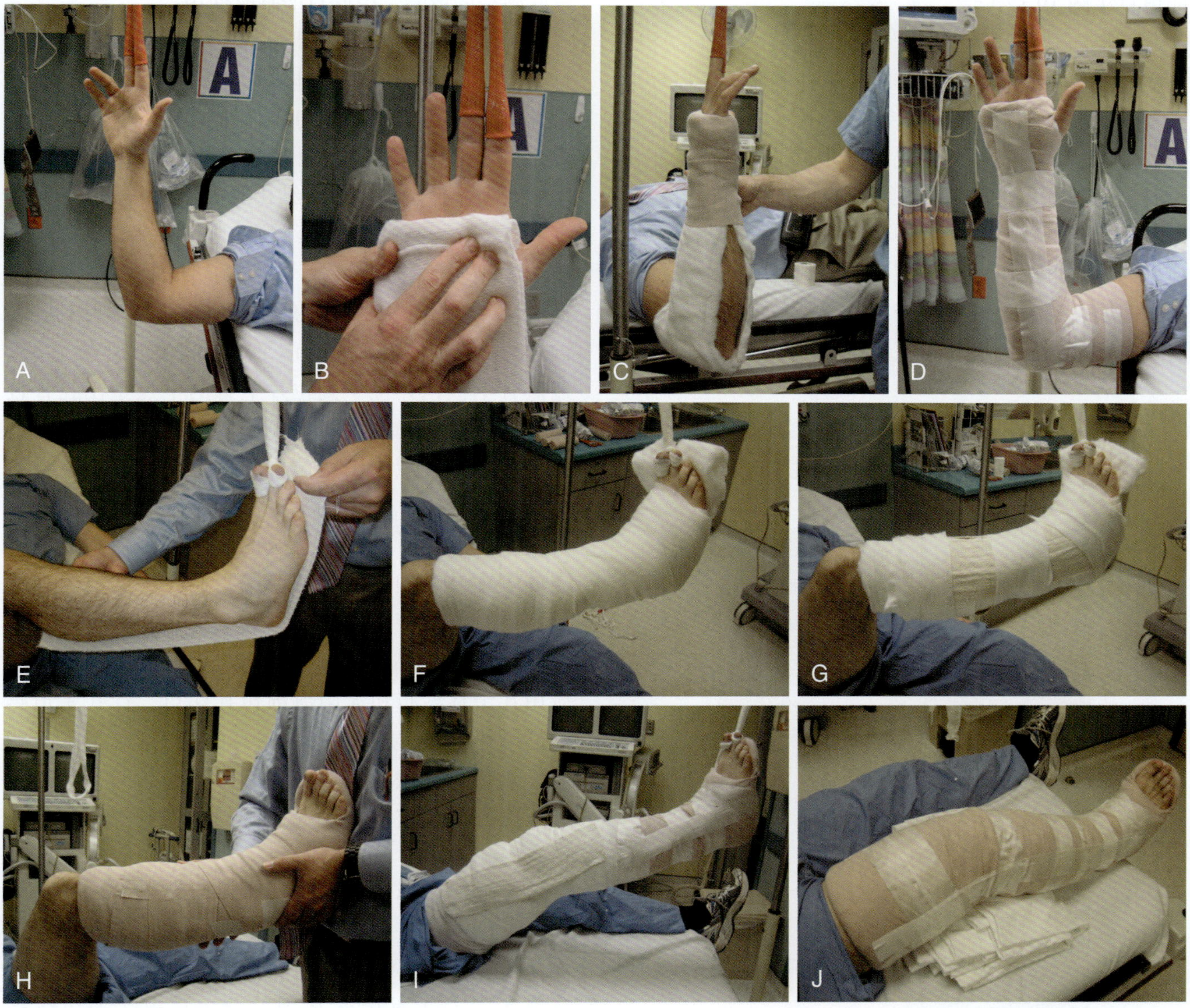

图 19.16 糖钳（A ～ D）、短型（E ～ H）、长型（I、J）夹板的应用。（A）指压器用于施加重力牵引；（B 和 C）测量填充良好的夹板（石膏或玻璃纤维）并将其应用于肢体。夹板应从远端掌侧折返（B）向后延伸至掌指关节。这允许掌指关节运动；（D）敷上压迫性包裹物（偏压绷带或弹性绷带），并用胶带固定；（E）重力牵引，通过脚趾以“4”字形的姿势横跨床悬挂肢体。这有两种功能。首先，膝关节屈曲放松了腓肠肌对脚踝的牵拉；第二，这个位置产生的内翻有助于保持腓骨的长度和内踝的复位。测量后板和 U 形或镫形构件（石膏或玻璃纤维）；（F）用质地较软的敷料（环向罗伯特 · 琼斯棉）保护肢体；（G）将后跟镫形夹板的后路应用于受伤肢体，并用石膏衬垫固定；（H）敷上压迫性包裹物（偏压绷带或弹性绷带），并用胶带固定。在可能的情况下，弯曲膝关节，脚踝置于中立位，以防止马蹄足式挛缩；（I）短腿夹板可延伸为长腿夹板，方法是用柔软的敷料保护肢体的其余部分，然后用内侧和外侧夹板覆盖短腿夹板，并延伸至大腿近端；（J）再次使用压缩绷带（偏压绷带或弹性绷带）并用胶带固定

接骨板和 U 形、镫形构件组成的短腿夹板（图 19.16 E ~ H）用于治疗足踝疾病。增设横过膝关节的侧板后，该夹板可改为治疗胫骨骨折或膝关节脱位的长腿夹板（图 19.16I、J）。夹板可以用采用非限制性包裹的斜切线网、弹性包裹物或纱布绷带进行固定。对于需要复位的骨折，重要的是对初始夹板或石膏模进行塑形以保持固定位置。许多骨折的自然趋势是移位回到受伤位置。夹板需要三点成型来确保肢体复位在正确的位置。模制的常见实例包括用于肱骨干骨折的轻微外翻模具和用于背侧移位的桡骨远端骨折的掌侧定向模具（图 19.17）。

环形石膏在紧急情况下的作用是值得怀疑的。因为受伤肢体会在 48 ~ 72 小时内迅速肿胀，所以环形石膏模可能会相对狭窄，并可能导致压迫性坏死或骨筋膜室综合征。在某些情况下（儿童骨折及成人非移位骨折），采用石膏作为最终的治疗方法时，可应用原始环形石膏模型，然后在两侧进行纵向切割，以适应肿胀的患肢，且不会撕裂石膏填料。这种技术被称为双瓣石膏；它比开放夹板更能有效地保持复位，同时仍然能应对软组织肿胀。

牵引

牵引用于固定因肌肉拉力而产生的骨折或脱位，

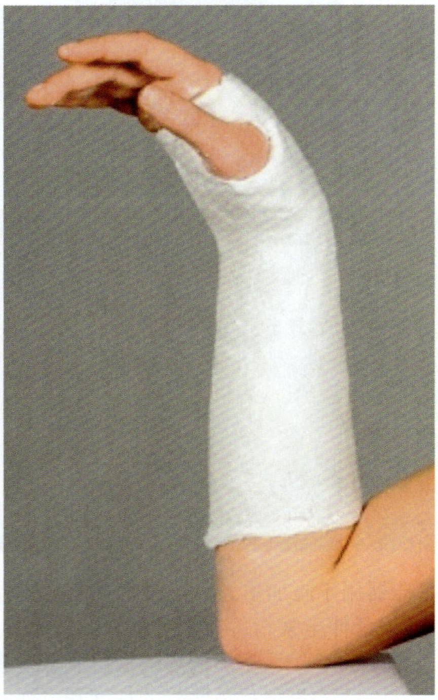

图 19.17 桡骨远端模具（© The Royal Children's Hospital，Melbourne，Australia. <http：//www.rch.org.au/fracture-education/management_principles/Management_Principles/>.）

这些骨折或脱位无法用简单的夹板充分控制。最常见的适应证为骨盆垂直剪切损伤、不稳定的髋关节脱位、髋臼骨折以及股骨近端或股骨干骨折[16-17]。牵引可通过使用经皮 Buck 牵引靴或使用骨放置的骨骼牵引针通过骨折远端的骨头进行牵引（图 19.18）。经皮牵引力长期超过 8 磅就会引发皮肤损伤。因此，经皮牵引仅适用于需要牵引力较小的老年髋部骨折和小儿骨折。Hare 牵引夹板通过脚踝镫骨施加牵引力，可为股骨干骨折提供有效的固定（图 19.19）。它可以应用于现场，有助于运输和移动，但由于存在镫骨导致皮肤破损的风险，因此只能临时使用。

与皮肤牵引相比，骨骼牵引可使用更长时间，重量更大。其一般采用施泰因曼针或克氏针。下肢骨骼牵引销可承受高达患者体重 10% 的重量。在放置之前，应获得预期插针位置的 X 线片。在放置克氏针时须避免对神经血管结构的损伤。根据经验，应将针放置在含有已知风险结构的肢体一侧。这给予克氏针（相对于这些结构）一定的进入位置。在股骨远端，应将针从内侧穿至外侧，以规避包含股动脉和神经的内收肌裂孔。销钉应平行于膝关节放置，略靠近髌骨上极，并位于侧位片上骨的中点。在胫骨近端，销钉应从外侧穿至内侧，以规避绕过腓骨头的腓总神经。理想的销钉位置与关节平行，距胫骨结节远端约 2 cm、后方约 2 cm。在跟骨内，应将针从内侧穿至外侧，以规避绕过内踝的神经血管。销钉应放置在结节内，与踝关节平行，尽可能靠后和靠下，同时仍要穿过健康骨。放置针后，检查皮肤是否紧绷，如有必要，可通过切口降低紧绷程度，然后用凡士林纱布和无菌海绵包扎伤口。针孔窦道感染是一种罕见的并发症，在最坏的情况下，它们可能会导致骨炎或脓毒性关节炎[18-19]。应每日使用 2 次半强度过氧化氢溶液和无菌敷料对进针部位进行处理。

在进行骨骼复位之前，应考虑手术室的使用性和手术的预期时间。Even 和同事的一项前瞻性研究评估了被随机分为皮肤（Buck's）组与骨骼牵引组的 65 例股骨骨干骨折患者[20]。所有患者均在住院 24 小时内进行固定。术前疼痛控制或术中复位时间在两组间无差异。对于预计将在 24 小时内接受手术固定的患者，应用皮肤牵引可避免不必要的在急科室置入牵引针的风险。多发伤患者或可能无法及时送往手术室的患者应进行骨牵引。

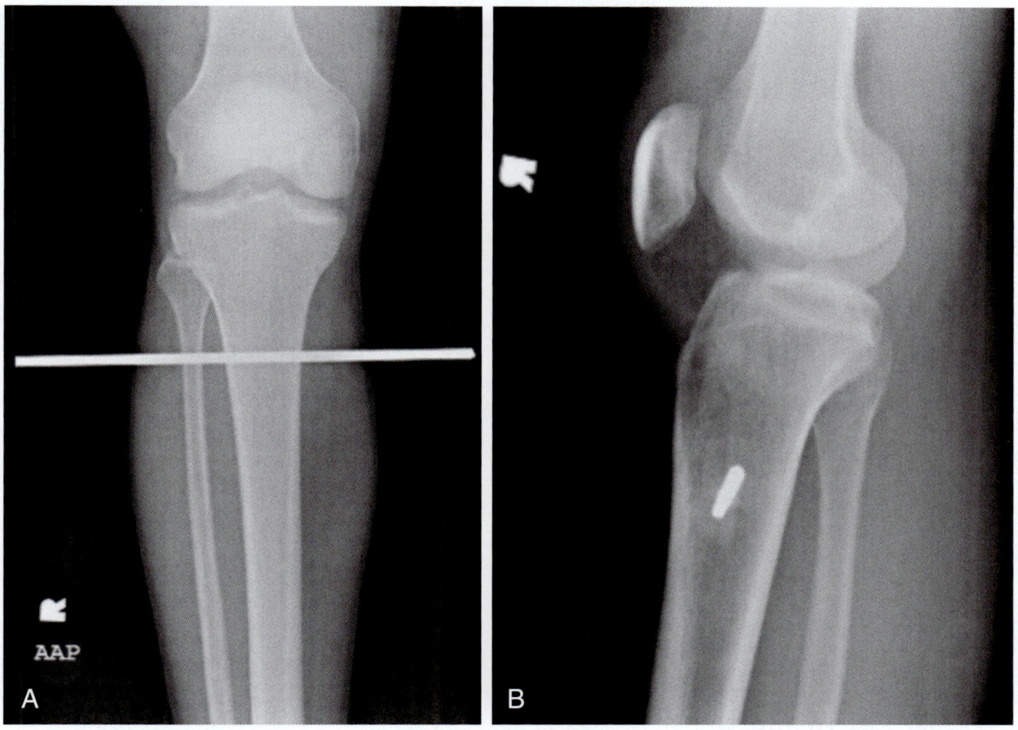

图 19.18 （A、B）胫骨近端牵引针

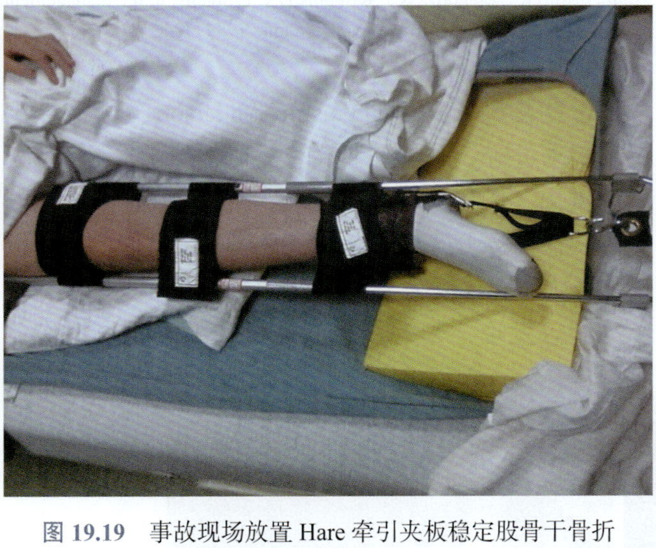

图 19.19 事故现场放置 Hare 牵引夹板稳定股骨干骨折

外科治疗的优先级

在完成二次检查并获得必要的诊断依据后，多发伤患者应被转移至手术室。由于手术决定是随着患者病情的发展而不断改变的，因此创伤外科医师作为治疗的协调者，在咨询麻醉师、神经外科医师和整形外科医师后，优先考虑外科治疗。首先进行关键的手术，并随着患者病情的演变，对每一项额外干预措施进行审查。腹腔内、盆腔、胸部、腹膜后和颅内出血是急诊手术的重点。这些损伤包括急性内脏出血、主动脉或腔静脉损伤、心脏和肺血管损伤、颅内肿块病变、颅骨凹陷性骨折和不稳定骨盆骨折。除出血外，应立即进行手术，以预防开放性或失活伤口的局部和全身感染，并进行肢体的挽救。

严重开放性骨折或长骨骨折的手术固定治疗可在手术患者血流动力学稳定后或者同时进行。对危及肢体的血管损伤应进行紧急处理，因为将缺血时间限制为 6 小时对于最佳恢复至关重要[21]。对于肢体存活能力、骨筋膜室综合征以及截肢的判断是与所有相关科室共同做出的。还必须考虑未复位的关节脱位和时间敏感型骨折，如脊柱、骨盆环、髋臼或股骨近端和骨干骨折[22-23]。如果患者情况允许，则对其他骨折进行最终治疗。研究表明，制定医院方案以标准化多重损伤患者的复苏和治疗可减少并发症和住院时间[23-25]。

时间依赖性骨科损伤

开放性骨折

开放性骨折是高能量创伤导致的复杂损伤。当皮肤出现断裂，使骨折部位与外界相通时，则认为骨折是开放性的。窦道会存在感染风险，并且在历史病案中，由于败血症和坏疽的高发率，这些损伤通常会通过早期截肢来治疗[26]。导致这些损伤的高能量机制常涉及多个外科学科，因此，非关节创伤提供者应熟悉治疗的基本知识。

分类

最广泛认同的开放性骨折分类方法是 Gustilo-Anderson 分类。根据皮肤破损的大小进行分类，较大的皮肤破损代表较严重的软组织损伤（表 19.4）。

该方案的作者和许多其他医疗中心都已证明了其预后价值，每个连续分级发生感染的风险都较高。各种研究已报告Ⅰ级骨折的感染率为 0 ～ 2%，Ⅱ级骨折的感染率为 2% ～ 10%，Ⅲ级骨折的感染率为 10% ～ 50%，ⅢC 级骨折的感染率最高[27-30]。

该方案的局限性在于观察者间可信度仅为 53% ～ 60%，大多数骨科医师认为这与仅根据皮肤变化评估深部软组织损伤程度的准确性有关[31-32]。例如，在图 19.20A 中可见外侧脚踝有两处小破口，每处均小于 1 cm，图 19.20B 显示了该脚踝的 X 线片，根据 Gustilo-Anderson 分类方法，其被标记为“Ⅰ级开放性胫骨远端骨折”。然而，仔细检查后发现，有大量证据表明这是一种高能量损伤。首先，骨折部位发生了粉碎。第二，X 线片上的软组织中出现了空气，提示有相当大的软组织损伤。第三，皮肤本身出现挫伤和斑驳，提示自身损伤程度较高。最后，患者在一次高速机动车事故中受伤，同时伴有腰椎和骨盆骨折。基于所有这些原因，该骨折更适合的术前描述应为“ⅢA 级开放性胫骨远端骨折”。

表 19.4　Gustilo-Anderson 开放性骨折分类

骨折类型	具体描述	抗生素
Ⅰ	皮肤开口＜ 1 cm，清洁；大多数可能是从内到外的病变；轻微肌肉挫伤；单纯横向或斜向骨折	第一代头孢菌素
Ⅱ	撕裂伤＞ 1 cm，伴有广泛的软组织损伤、皮瓣或撕脱伤；轻至中度压碎；简单横向或短斜骨折伴轻微粉碎	第一代头孢菌素 ± 氨基糖苷类
Ⅲ	广泛的软组织损伤，包括肌肉、皮肤和神经血管结构；通常是高速驾驶引发的损伤，伴有严重的挤压损伤（谷仓损伤）	第一代头孢菌素＋氨基糖苷类＋青霉素 G
ⅢA	广泛撕裂伤，充分的骨覆盖；节段性骨折；枪伤	
ⅢB	广泛的软组织损伤，骨膜剥离和骨暴露，需要整齐的软组织覆盖；通常与大量污染有关	
ⅢC	任何伴有血管损伤需要修复的开放性骨折	

From Gustilo R，Mendoza R，Williams DN. Problems in the management of type III（severe）open fractures. J Trauma. 1984；24：742-746.

也就是说，真正的 Gustilo-Anderson 分类应该于手术室中进行。如果在手术室中发现大量坏死组织和骨膜剥离，则确认为“ⅢA 级”。但是，如果发现外侧皮肤损伤过大而无法存活，必须进行清创，则骨折应划分为“ⅢB 级”。

作者发现，尤其是在创伤研究中心，将损伤分

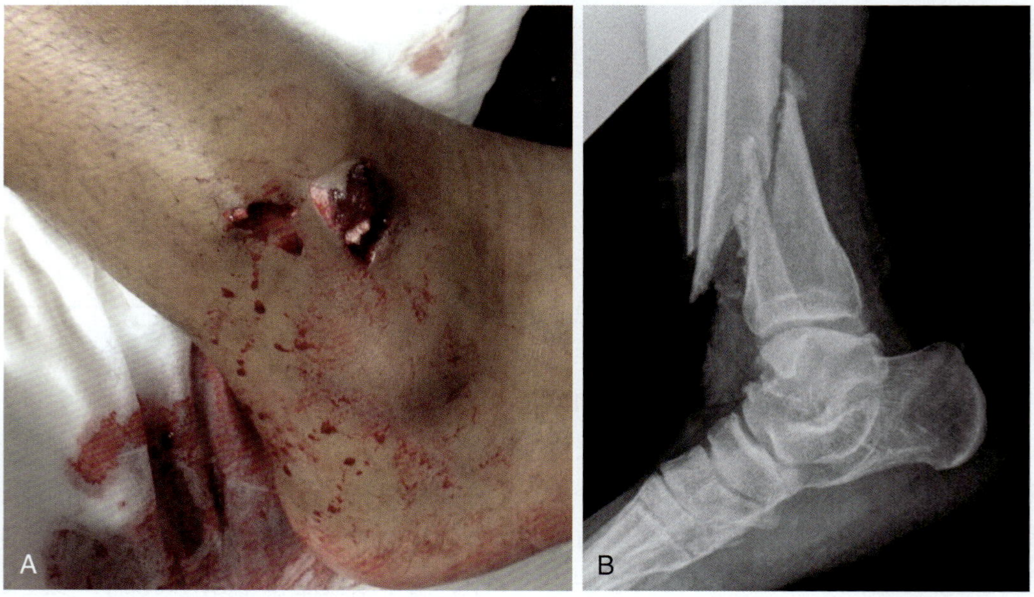

图 19.20　胫骨远端粉碎性骨折上方有两处外侧踝关节外侧小撕裂伤（A）伴关节伸展（B）

为高能量损伤或低能量损伤更为准确。在了解到 X 线检查结果、软组织损伤图片和损伤机制后，即使是一个对于创伤学科不甚了解的医师，也能判断出该损伤是由能量造成的。低能量损伤相当于 Gustilo 的Ⅰ级和Ⅱ级，高能量损伤相当于ⅢA、ⅢB 和ⅢC 级。

初始管理

开放性骨折的初始管理与所有其他高能量创伤性损伤相同，根据 ATLS 方案彻底了解损伤机制并对其他损伤进行适当治疗。表 19.5 是作者所在机构使用的开放性骨折方案的案例。每个机构都应该有一份类

表 19.5　开放性骨折指南

治疗目标

- 到达后 1 小时内开始抗生素治疗
- 6～24 小时内进行手术清创
- 必要时可在受伤后 7 天内进行软组织覆盖

预防性抗生素

低等级（Ⅰ/Ⅱ级）	头孢唑啉	发病后 48 小时内 随后干预 24 小时后
高等级（ⅢA/ⅢB/ⅢC）	万古霉素 / 头孢吡肟	发病后 48 小时内 随后干预 24 小时后
土壤污染	青霉素	单次量
海洋污染	左氧氟沙星	单次量
枪伤伴骨折	万古霉素 / 头孢吡肟	发病 48 小时后，后续干预 24 小时后
脊柱或骨盆跨结肠枪伤	万古霉素 / 头孢吡肟 / 甲硝唑	发病 7 天后，后续干预 24 小时后

急诊室管理

- 预防性抗生素（见上文）
- X 线片、冲洗和清除伤口的严重污染、减少骨折和松弛的皮肤、夹板
- NPO，获得急诊手术许可

手术管理

- 用氯己定洗液 / 酒精预洗；用氯己定制备
- 对不可存活的组织和异物进行准确的切除清创
- 用普通生理盐水和 GU 管冲洗
  - 低等级（Ⅰ～Ⅱ）：3～6 L；高等级（Ⅲ级）：9 L
- 万古霉素 / 妥布霉素——当计划分期治疗且软组织允许时，每 20 g 粉末（每种 1 小瓶，半袋粉末）中含 1 g/1.3 g
- ⅢB 级——要求在术前和术中进行整形手术，以评估伤口
- 根据损伤类型、位置和级别，选择外固定还是内固定

特定骨折

- 上肢——通常在初次清创时得到明确治疗
- 骨盆环——几乎总是在前方没有内固定的情况下进行治疗
- 股骨干和股骨髁上——通常在初次清创时得到明确治疗
- 腿部关节周围骨折——先进行固定治疗，随后进行明确治疗
- 低等级（Ⅰ～Ⅱ）胫骨干——使用扩髓髓内钉进行初次清创时得到明确治疗
- 高等级（Ⅲ）胫骨骨折——先进行外固定，然后使用非扩髓钉或 Ilizarov 固定
- ⅢB 骨折
  - 由骨科人员重复清创 / 抗生素珠放置
  - 在初始和最终清创前在手术室内行整形手术
- 踝关节骨折——在软组织允许的情况下，在初始清创时得到明确治疗
- 跟骨骨折——通常仅通过清创术治疗
- 脊柱骨折
  - 非结肠损伤的治疗方法与治疗 2/2 GSW Ⅲ级骨折相同
  - 穿结肠损伤需要应用 7 天万古霉素 / 头孢吡肟 / 甲硝唑

GSW，枪伤；GU，泌尿生殖的；NPO，经口。

似的文件来定义这种治疗方法。

开放性骨折治疗最重要的方面是早期给予抗生素[33-35]。普遍预期是，患者在到达急诊室后60分钟内给予抗生素治疗。有证据表明，该60分钟实际上是从受伤时开始计算的，因此，一些中心已经开始对严重开放性骨折进行院前抗生素治疗[13，36]。

普遍认为，早期给予抗生素是治疗开放性骨折的最为重要的方面，其余的标准处理方法因治疗中心的不同而异。抗生素的使用通常依赖于临床骨折分级。所有级别的开放性骨折都应预防革兰氏阳性菌群感染，通常使用头孢唑啉，其使用历来得到许多Ⅰ级和Ⅱ级研究的支持[37]。对于Ⅱ级和Ⅲ级开放性骨折患者，标准做法是添加氨基糖苷类药物以覆盖革兰氏阴性菌。根据前人的经验，革兰氏阴性菌的晚期感染会显著增加疾病的发病率、患者的手术次数、住院时间和抗生素使用时间[29]。由于氨基糖苷类药物的肾毒性，最近有研究尝试证明替代性抗生素的疗效。最近的一项前瞻性研究显示，哌拉西林-他唑巴坦在预防深部感染方面与氨基糖苷类药物一样有效[38]。尽管如此，骨科创伤协会外科医师的一项调查显示，25%～75%的人仍在使用氨基糖苷类药物[39]。

作者认为，医院规程应根据其所在地区特有的细菌来制定。例如，作者所在的医院位于美国南部，当地流行病学研究发现，社区耐甲氧西林金黄色葡萄球菌的发病率接近40%。因此，使用万古霉素来治疗Ⅲ级开放性骨折。如前一节所述，作者还将分级系统细化为高能量和低能量损伤（表19.5）。

伤口闭合后使用抗生素的持续时间存在争议。通常的做法是在初次缝合后持续24小时，或在两次手术清创之间持续48小时。两大主要的指南一致认为，Ⅰ级骨折应在闭合后24小时给予抗生素，Ⅲ级骨折应在闭合后48～72小时给予抗生素；然而，它们对Ⅱ级骨折的建议不同，一个建议24小时，另一个建议48小时[40-41]。尽管如此，许多骨科创伤医师对ⅢA级骨折的抗生素治疗时间超过72小时，鉴于我们对抗生素耐药性了解的增加，这种现象是值得重视的[39]。

虽然没有明确证据支持，但我们通常的做法是清除伤口表面碎屑（即树叶、石头），用生理盐水轻轻冲洗伤口，复位骨折，使用湿敷料（如用生理盐水由湿到干），并将肢体放在衬垫适当的夹板中。在安装夹板之前，对伤口拍照也很有用；如果可能的话，应该使用电子病历。

目前没有证据确认清创术的最佳时间。然而，大量研究表明，历史上清创术的时间限制为6小时，而且其深部感染率不比6小时后的低[42-44]。鉴于这些数据以及与等待经验更丰富的日间手术室团队的益处，开放性骨折通常被视为急迫而非紧急的情况。

手术清创应仔细、系统。应去除所有异物和血管离断组织，包括任何无软组织附着的骨骼。应每24～48小时对伤口进行一次彻底清创，直至获得一个新鲜的活组织。通过颜色、收缩性、连续性和出血能力的“4 C标准”来评估这些肌肉的存活能力；然而，最近的一项组织病理学研究表明，这些标准可能导致对存活肌肉的损伤[45]。

目前还没有研究认定冲洗的最佳容量，但专家认为，对于Ⅰ级骨折，应使用3 L生理盐水进行冲洗，对于Ⅱ级骨折，应使用6 L生理盐水进行冲洗，对于Ⅲ级骨折，应使用9 L生理盐水进行冲洗。冲洗通常借助重力和常规外科导管进行。动物研究表明，低压冲洗在48小时内产生的反弹细菌水平低于高压冲洗。部分学者认为，高压冲洗可能会将污染物推入伤口深处[46]。

抗生素递送装置，如妥布霉素或万古霉素基微珠，由于局部生物利用度较高和全身毒性降低，通常在清创之间使用[39]。评估抗生素或洗涤剂添加剂价值的众多研究表明，与生理盐水相比，它们并未显示出任何益处[47-49]。

如果伤口不能完全闭合，应使用负压伤口疗法。与清创术联合抗生素使用的常规换药技术相比，这种负压伤口疗法的感染率更低[50]。伤口覆盖的治疗计划应从初始清创术开始。早期的整形手术咨询可能会有所帮助。如果有必要进行皮肤移植或肌肉皮瓣覆盖，应在二次定植和伤口纤维化形成前的72小时内进行。为了避免院内感染，开放性骨折伤口即时覆盖逐渐成为常态。

各种开放性骨折的固定和软组织重建计划不在本文讨论范围内。外固定的好处是稳定骨折，同时允许软组织在最终固定前恢复。当软组织保存较好时，可考虑内固定，如髓内固定或钢板螺钉结构。外固定架的使用和最终固定的时间具有时间依赖性；然而，作者建议制定制度方针，以实现某种程度的标准化。

保肢手术与一期截肢手术

是选择一期截肢手术还是选择抢救严重受伤肢体进行保肢治疗，相对较难抉择。抢救的成功取决于许多因素，包括血管状态、软组织损伤程度、粉碎程度、骨的破碎程度和神经系统功能。除了这些局部因素之外，最终的成功还取决于系统和心理因素。营养不良、多系统损伤、伴有心理精神疾病的患者以及无法配合冗长重建过程的患者可能不适合进行保肢治疗。几种评分系统可以帮助医师客观地评估一期截肢的必要性。这些系统是参照累及小腿下部的损伤进行回顾性开发的。严重损伤的上肢对患者的整体功能状态有更大的影响，因此上肢截肢的适应证明显更为有限。

肢体损伤严重程度评分（MESS）是经过广泛实践检验的最可靠的分类系统。它是通过对 25 例下肢严重开放性骨折患者的病历进行回顾性研究得出的结果[21]。研究人员发现，保肢与血管状态、患者年龄、缺血持续时间和吸收的能量有关。评分为 7 分或更高时，需要截肢，而初始评分为 6 分或更低时，四肢可以长期保持存活。该系统已经过前瞻性验证，随后的研究几乎统一支持了 MESS 在评估严重小腿损伤时的特异性。后续研究证实了它的高特异性（即低评分可以可靠地预测肢体挽救）；然而，这些研究也显示出了 MESS 的敏感性较低（即高评分不一定能预测截肢的必要性）[51]。其他评分系统也显示出同样不能很好地预测截肢的必要性。

美国军方处理战斗相关的爆炸伤和下肢评估项目（LEAP）时形成了目前处理损伤肢体的趋势。LEAP 是一项前瞻性多中心试验，旨在研究严重下肢损伤患者[52]。该研究代表了关于下肢损伤管理的现有最充分证据，在该组 7 年随访中有几个关键性发现：患者在保肢或截肢后 2 年和 7 年的功能结局相似；疼痛、重返工作岗位和残疾的发生率也相似；截肢组患者的终生费用较高，主要是假体费用。该研究还提出了先前所持关于截肢绝对适应证的问题，即到达医院时缺乏足底感觉，表明胫神经中断。一项分组研究显示，许多有这一发现并成功实施了肢体挽救的患者，在损伤后 2 年内有感觉恢复，并且这些患者与就诊时感觉完整的患者并无不同[53]。本研究发现，在预测哪些肢体需要截肢方面，MESS、肢体保留指数和许多其他评分系统的实用性不高。

过去十年的军事冲突导致了与战斗相关的爆炸伤的案例增加。在军事肢体创伤截肢 / 肢体保留（METALS）研究中，对该人群中下肢截肢与肢体保留进行了研究[54]。这是一个回顾性研究，有 324 名患者在战时受伤后接受了肢体保留或截肢。该研究发现，抑郁症和重返社会活动（工作和学校）的比率与 LEAP 中的结果相似；然而，截肢组的功能结果明显更高。研究认为，较低的平均年龄以及在军队中立即开始结构性康复的能力可能是这一发现的原因。

这些研究影响了我们目前对肢体残缺的处理。截肢的绝对指征很少，包括严重的挤压伤、残肢撕裂或远端炎症（无法修复）和肢体缺失。热缺血时间超过 6 小时的肢体也应强烈考虑截肢。最后，如有可能，应与患者进行讨论，以确定患者的意愿，如果患者就诊时反应迟钝，可在初始肢体挽救手术后与患者进行讨论。在患者住院期间，假体团队的访问可以帮助患者做出决定。如果需要一期截肢，则必须进行全面记录。准确记录所有相关的局部和系统因素很重要。应为每名患者计算一次 MESS，但应谨慎使用 MESS，应将其与病因一起作为补充临床发现的指导。如果可能，应拍照并将其添加到永久病历中。当适应证并非绝对时，应由几名外科医师独立评估患者并在病历中记录他们的意见。

截肢后，多学科管理至关重要。应对患者进行抑郁和创伤后应激障碍症状筛查，并适当转诊。一旦病情允许，物理治疗和矫形器提供者应参与到患者的治疗中。应在治疗早期与患者讨论预后信息，包括可能的感染、神经瘤、异位手术和残端修复手术。

火器伤继发骨折

火器伤在美国很常见，经常会导致肌肉骨骼系统损伤。火器伤后的骨折通常根据涉及的是高能量（＞ 2000 英尺 / 秒的射弹速度）还是低能量（＜ 2000 英尺 / 秒）武器进行分类。大多数手枪的初速很低，而大多数猎枪和军用步枪的初速很高。武器的速度转化为能量，从而对身体软组织造成伤害。

低速武器导致的骨折通常被视为无菌闭合性骨折。急诊室中的冲洗和清创、破伤风预防和短期抗生素治疗是这些骨折的典型治疗方法。骨折的稳定性取决于骨折类型，就像闭合性损伤一样。伤口的入口和出口通常保持开放，以允许二次引流或者愈合。

高速武器导致的骨折按照开放性骨折方案治疗。积极行清创术、破伤风预防和静脉注射抗生素是这些损伤的处理标准。采用外部固定进行临时稳定，以便进行软组织管理，直到可以进行最终固定，大多数由近距离猎枪（尽管它们是能量较低的武器，但考虑到伴随的软组织损伤）引起的骨折，通常采用这种方式治疗。干骺端枪伤可能有无移位的关节内延伸，因此可能需要进一步 CT 成像[55]。

关节内枪伤值得重视。残留在关节中的子弹或碎片可导致肢体铅中毒或全身铅中毒。它们还可能导致关节软骨的破坏，并因关节磨损而发展为早期骨性关节炎。针对这些风险需要紧急探查并取出关节内子弹。可行常规的开放性关节切开术或在关节镜辅助下进行开放性关节切开术。子弹穿过关节而不滞留在关节内不会增加感染率，因此无需常规冲洗和清创术[56]。

子弹穿过腹部与髋部、骨盆和脊柱骨折有关。一项研究指出，即使在涉及空腔内脏穿孔的损伤中，骨盆或脊柱非手术骨折中的残留子弹碎片也可以通过简单的静脉注射抗生素进行管理，以预防骨髓炎[57]。需要对革兰氏阳性菌和革兰氏阴性菌进行广谱覆盖。对于关节周围枪伤，CT 扫描可作为一种有用的辅助手段，以确定是否有碎片残留在关节内。残留的碎片如伴有不完全或进展中的脊髓损伤、进展中的神经系统检查，应考虑去除。

骨骼稳定

研究显示，骨骼的稳定状态对于软组织愈合至关重要，尤其是在开放性骨折中。与石膏和夹板相比，内固定或外固定能应对更大的伤口管理，并且在活动期间能更有效地控制疼痛。在细胞水平，炎症反应缩短，细菌扩散减少。最终使用内固定还是外固定取决于骨折类型、污染程度和外科医师的经验。最广泛接受的固定方法之一是外固定。对于不稳定的患者或严重污染的伤口，标准或环形外固定架可用于紧急固定或永久固定。外固定可最大程度地减少分离，避免插入大型金属植入物。它易于拆卸、更换和调整，并可与其他固定方式结合使用。然而，外固定器也不是没有问题。尽管随着设计和克氏针技术的改变，窦道骨髓炎已变得罕见，但伴引流的浅表感染的发生频率相对较高。介于其大小和位置，进一步清创和覆盖可能比较麻烦。例如，在胫骨中，通过皮下前内侧缘进针可减少窦道感染，但往往会导致整形和重建手术的通路阻塞。在其他情况下，更广泛的断裂模式可能需要更复杂的框架结构，这进一步限制了手术通道。尽管在软组织重建过程中可有效提供骨骼稳定，但外固定架对于实现骨折愈合并不理想。往往还需要二次手术，如骨移植或转化为内固定。

由于上述原因，皮内钉似乎是一个更好的选择。明确的骨折管理通常可以在一次手术中完成。没有笨重暴露的外固定设施会便于患者早期运动及日常伤口护理。自从内固定面世以来，人们就开始担心感染发生，尤其是对于扩髓的髓内钉。最初，感染率增加被认为是由于扩孔破坏了皮质血流所致。损伤本身会导致骨膜剥离和显著的软组织损伤。骨髓血供的丧失可能会进一步削弱骨的愈合能力和抗感染能力。然而，动物研究表明，骨内膜血供会在相对较短的时间内重建。在插入髓内钉之前，铰孔髓内管可以放置更大直径的髓内钉，并迫使骨髓进入骨折的骨端之间，这有助于愈合。然而，研究表明，当使用扩髓髓内钉时，损伤的能量更高，并且当骨折间隙遗留在钉上时，再手术的风险更高[58]。然而，先前的 meta 分析显示，扩髓和未扩髓髓内钉之间的感染率没有显著差异。尽管关于扩髓与非扩髓髓内钉仍有争议，但普遍的共识是，对于稳定的患者，髓内钉是开放性胫骨骨折的首选。当进行从外固定到髓内钉的更换时，感染率较高；然而，当更换在 2 周内进行时，感染率显著降低。如果患者病情恶化，开放性关节周围骨折和上肢骨折应采用钢板固定治疗。在多发伤患者中，许多单独接受保守治疗的骨折（锁骨骨折、肱骨干骨折）在手术后基本稳定，可以早期进行负重理疗。

急性骨筋膜室综合征

骨筋膜室综合征的发生是由于肌筋膜间隙内压力增加，导致的不可逆损害。肌间隔压力增加可能是由于隔间内容积增加或隔间膨胀受限（继发于外部来源，如紧密敷料或石膏）所致。虽然出血可增加腔室内的容积，但容积增加的最常见原因是继发于肌肉损伤的水肿。肌肉损伤通常由直接创伤导致，但也可能在缺血后再灌注和烧伤过程中发生。

骨筋膜室综合征的及时诊断和治疗对于其预后至关重要。治疗这种非常危险的疾病最重要的关注点是保持警惕：目前已有来自各种各样原因的全身骨筋膜室综合征的病例报告。本节介绍急性骨筋膜室综合征的发病机制、诊断和治疗，尤其是前臂和小腿部分。

早期诊断和治疗骨筋膜室综合征对于创伤患者避免肢体功能障碍、肢体畸形甚至死亡至关重要。一个多世纪前，Volkman 第一次描述了缺血性肌挛缩的后遗症。他将永久性肌肉挛缩归因于创伤、肿胀和包扎过紧。随着上肢和下肢骨筋膜室综合征晚期并发症的阐明，早期识别和筋膜切开术的重要性变得明显。未能诊断和治疗这种骨折后并发症导致了许多可预防的骨筋膜室综合征的发生、罕见的死亡病例和诉讼。骨筋膜室综合征的漏诊或延误诊断是骨科医师被提起医疗事故诉讼的最常见原因之一。漏诊、误诊的时间越长，患者诉讼所要求的赔偿金额则越高[59]。

发病机制

骨筋膜室综合征继发于封闭筋膜间隙压力增加。骨科患者骨筋膜室综合征最常见的原因是肢体直接损伤或血管损伤后再灌注引起的肌肉水肿。这种水肿会导致筋膜室压力增加，从而阻止静脉从受累肢体流出。回流不畅进一步加剧了压力增加和肌肉缺血的循环。当肌肉缺氧时，会出现炎性释放，毛细血管通透性增加，这两种情况都会导致局部水肿，从而进一步增加骨筋膜室内的压力。因此，这个循环过程一旦开始就很难逆转。

诊断

急性骨筋膜室综合征的诊断需要高度的临床怀疑，充分了解损伤的发病机制并仔细进行全身体格检查。强烈建议医疗机构建立一个包含护士和医务人员在内的治疗方案，以描述各种治疗措施。作者所在机构的研究方案是由急诊科、骨科和血管外科之间合作开发的，如图 19.21 所示。骨筋膜室综合征的诊断依赖于对高危损伤模式的理解、患者的主诉以及对早期和晚期体征和临床发现的认识。容易出现骨筋膜室综合征的常见临床情况包括挤压伤、严重复杂或节段性骨折、关节或骨折块广泛移位以及高能量损伤伴感觉障碍。

具有一致性的文献和重复的临床检查再次成为可靠的诊断骨筋膜室综合征的关键。虽然脉搏可能仍然存在，但患者通常会出现与损伤不成比例的疼痛加重以及受累筋膜室的被动伸展。当神经近端丧失血供时，将在手指末端检查到感觉障碍。

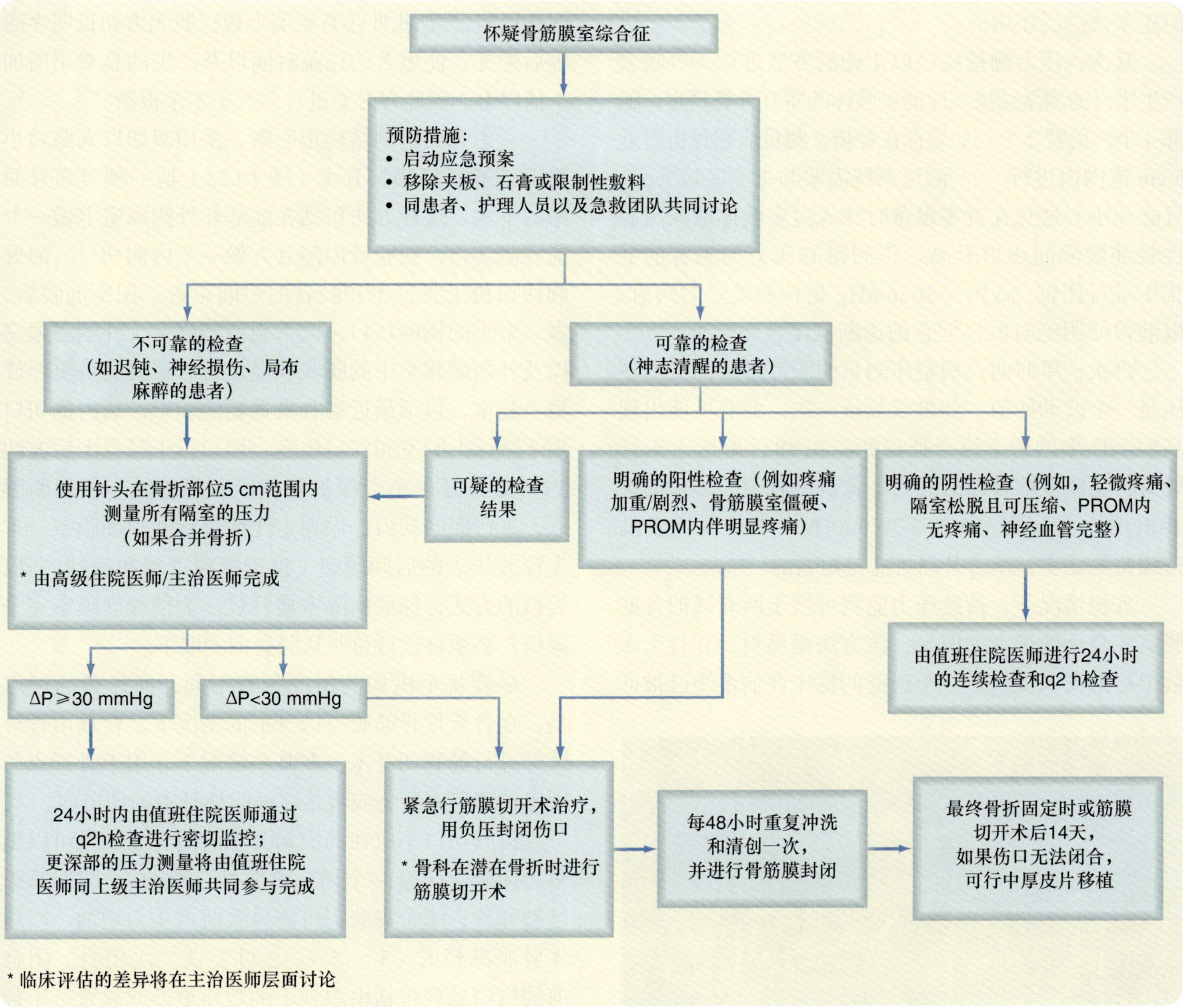

图 19.21　疑似骨筋膜室综合征患者的管理方法。PROM：被动活动范围

个别医务人员的临床检查并不总是可靠的：一家三级医院评估了 386 例胫骨干骨折患者，主管医师在病案中的筋膜切开率为 2% ～ 24%[60]。这说明需要一个合适的系统让多个医务人员在多个层面参与进来。

骨筋膜室压监测是一系列临床检查的重要辅助手段。对于精神状态改变或检查结果不可靠的患者，测量房室压力是一项重要的客观证据（有时也是唯一的客观证据），可用于制定诊疗计划。房室压力测量远非绝对准确，在使用中也存在许多缺陷。

首先，应使用侧孔针和压力测量系统进行压力测量。最常见的测量方法是 Stryker 室内压力监测系统（STIC；Stryker，Mahwah，NJ），它采用侧孔针技术（图 19.22）。替代测量系统包括吸液芯、狭缝导管或动脉管路设置。狭缝导管可用于连续监测系统。动脉管路设置广泛可用，但它们有人工升高测量压力的趋势。除此之外，尚有一些非侵入性的压力监测方法，但还未被广泛使用。

其次，压力测量应该以正确的方法进行，否则会产生错误的测量结果。应测量肢体的所有骨筋膜室：腿部 4 个，前臂 2 个。如果存在骨折，测量应在骨折附近 5 cm 范围内进行[61]。测量系统需要与被测区域齐平，且必须小心避免在置零设备时注入过多液体造成医源性骨筋膜隔间压力升高。将测得的压力与患者的舒张压进行比较，$\Delta P < 30$ mmHg 是普遍接受的阈值。以前曾使用绝对值，但它的诊断假阳性率较高[62]。

再次，单时间点房室压测量假阳性率较高。房室压是一个波动的值，如果仅测量一次，就有可能出现高假阳性率的房室综合征诊断。在 48 例临床上未怀疑有骨筋膜室综合征的胫骨干骨折患者中，35% 的患者出现压力升高（$\Delta P < 30$ mmHg）[60]。对患者的持续监测证实，压力升高可能是短暂的[63]。

理想情况下，持续压力监测可用于所有疑似骨筋膜室综合征的患者。但是，该方法很昂贵，并且大多数中心都尚未提供。一个稳健的临床评估系统已被证明在正确诊断骨筋膜室综合征方面与连续压力监测一样敏感[64]。这样的系统主要依赖于对清醒和可合作患者的可靠临床检查。明确的阴性检查结果在不增加压力监测的情况下，在一系列检查中持续为阴性。如果患者体格检查结果为阳性，下一步是紧急行筋膜切开术。如果患者昏迷或被插管，并怀疑为骨筋膜室综合征，则采用压力监测（一次性或连续监测），并对持续 $\Delta P < 30$ mmHg 的患者行筋膜切开术。

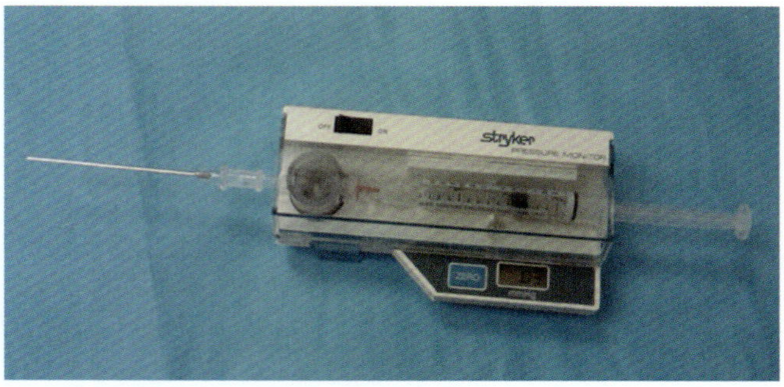

图 19.22 Stryker 骨筋膜室内压力监测系统（STIC）导管

外科治疗

骨筋膜室综合征的治疗方法是单切口或双切口筋膜切开术。这不是一个普通手术。虽然骨筋膜室综合征的并发症对肢体来说是灾难性的，但不应将筋膜切开术作为一种常规治疗而忽略骨筋膜室综合征的风险。在骨折情况下，筋膜切开术切口会有效地将骨折转变为开放性骨折，增加感染风险，这显著增加了骨不连的时间和风险[65]，此外还有瘢痕形成、肌无力和长期疼痛等后遗症，使患者的住院时间以及产生的总费用增加一倍以上，因此有必要进行多次手术来根治[66]。

考虑到其解剖结构很明晰，采用双切口入路对小腿下部进行筋膜切开术（图 19.23）是一种可靠且简单的手术。这种方法包括在前部和外侧隔室上做一个前外侧切口，在胫骨内侧后方做一个内侧切口。前外侧切口位于腓骨干和胫骨的中间位置。识别筋膜后，做一个小的横向切口，以识别前筋膜室、外侧筋膜室以及外侧筋膜室中的腓浅神经走行。重要的是要释放整个腔室，包括最近端和最远端的腔室。后内侧切口用于减压上腔室和深后腔室。切口位于胫骨干后方约 2 cm 处。必须小心保护隐神经和隐静脉。识别筋膜后，进行横向切口，以划定浅筋膜室和深筋膜室。首先释放浅表的后间隔室（位于内踝近端和远端）。以类似的方式，深后间隔室被释放。为使深筋膜室完全减压，必须将比目鱼肌从胫骨内侧取下。

尽管每个机构的情况各有不同，但作者的观点是，在骨折伴骨筋膜室综合征的情况下，首选由骨科医师进行筋膜切开术。在某些情况下，用于骨折永久固定的切口应避免或包括在筋膜切开术的切口内。

皮肤切口不应在筋膜切开术后闭合（如果可以无张力闭合，闭合一个切口可能是合适的）。即使筋膜已被释放，闭合皮肤仍可能导致肌内压力增加。当肢体肿胀减轻时（3 ～ 5 天），可尝试二次闭合。闭合前的伤口处理包括由湿到干的敷料更换或放置负压敷料。负压敷料有助于减少肿胀，有助于使皮肤边缘在

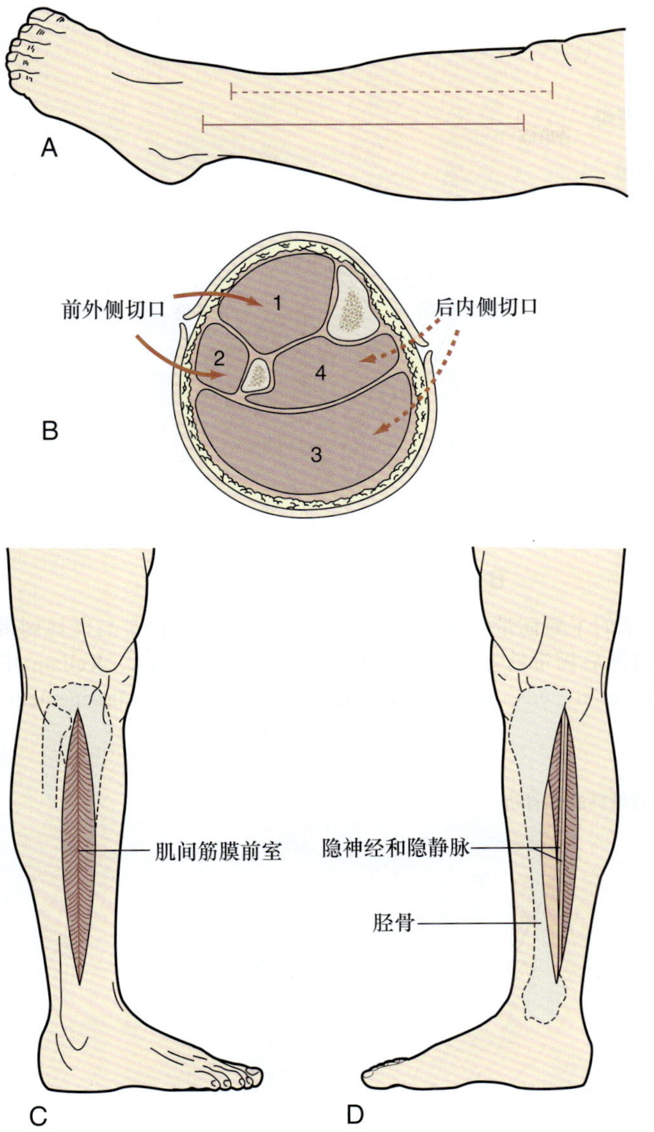

图 19.23 （A）行下肢所有四个筋膜室切开术的双切口技术；（B）显示前外侧和后内侧切口位置的下肢横截面，这些切口允许进入前部、外侧室（1 和 2）和浅层、深层后室（3 和 4）；（C）应在外侧切口中识别前肌内间隔，因为它标志着小腿前部和外侧间隔的划分；（D）隐神经和隐静脉可在内侧切口中被识别，在筋膜室松解术中应加以保护

不产生过度的张力的情况下结合在一起。筋膜切开术的皮肤闭合也可以通过沿皮肤边缘放置的钉扎血管环来进行。每天可在床边收紧血管袢，由于软组织肿胀减少，这样可以消除对皮肤移植的需要。如果无法实现无张力闭合，则可使用一个厚的皮肤移植物来覆盖暴露的肌肉。

骨盆骨折

骨盆骨折是多发伤患者发病和死亡的主要原因，相关并发症发生率较高。由于破坏年轻患者骨盆环所需的力很大，因此高达 80% 的患者还存在额外的肌肉骨骼损伤也就不足为奇了。死亡率为 15% ～ 25%，原因是存在未控制的出血或其他相关损伤。ISS 评分较高、到达医院时休克、输血要求较高和患者年龄较高为骨盆骨折患者死亡的危险因素[68]。当患者出现低血压时，死亡率增加了约 13 倍。如果合并需要手术的头部或腹部损伤，或骨盆骨折为开放性骨折，死亡率可增加至 50%。当两种手术都需要时，死亡率接近 90%[7]。

骨盆的非解剖性骨折导致长期残疾，如腰痛或骨盆疼痛、腿长差异、性交困难、分娩困难、阳痿和失禁。即使解剖结构成功修复，患者也可能因下肢的相关泌尿生殖系统和神经系统损伤而出现长期残疾[69]。

分类

骨盆骨折大致可分为两大类：稳定型和不稳定型。稳定的骨盆骨折是指能够承受正常生理性作用力而不发生移位的骨折。这种稳定性取决于骨和韧带样结构的完整性（图 19.24）。不稳定的骨盆骨折可分为旋转型和垂直型（图 19.25）。历史上，稳定损伤是指通过干骺端或髂嵴骨折造成的前方结构移位小于 2.5 cm。垂直面不稳定是指伴有骶骨骨折或骶髂关节平移距离超过 1 cm。这种损伤程度常常会损伤骶髂后韧带。L_5 椎骨的横突骨折应引起对继发于髂腰韧带断裂的骨盆不稳定的怀疑。因为骨盆是真正的环状结构，显著的前移位必定伴有后部的破坏。骨盆骨折通常是骨和韧带损伤的结合。

早期识别不稳定的骨盆环是至关重要的，因为骨盆不稳定与潜在的致命性出血有关。此外，这些损伤需要及时治疗以重建骨盆生理解剖结构，并将晚期残疾率降至最低。必须通过体格检查和影像学检查相结合的方式确定受伤侧骨盆的稳定性。前部缺损有时可通过耻骨联合触诊被发现。旋转不稳定可以通过髂前上棘向骨盆侧方挤压发现。由于重复操作会造成医源性损伤，因此该操作只需进行一次。推拉式 X 线片可了解垂直不稳定性。这些是通过拍摄两张单独的前后位骨盆 X 线片获得的，一张为下肢牵引视图，一张为轴向载荷施加于患侧腿部的视图。在绝大多数病例中，体格检查和前后位骨盆 X 线片足以评估稳定性和指导初始治疗。在该投影上很容易识别前部损伤，也可以识别大多数不稳定的后部损伤。

最近，我们逐渐认识到骨盆损伤是动态变化的。我们对稳定性的历史定义是在静态射线照相成像上定义的，虽然有帮助，但有时不能正确预测固定的需

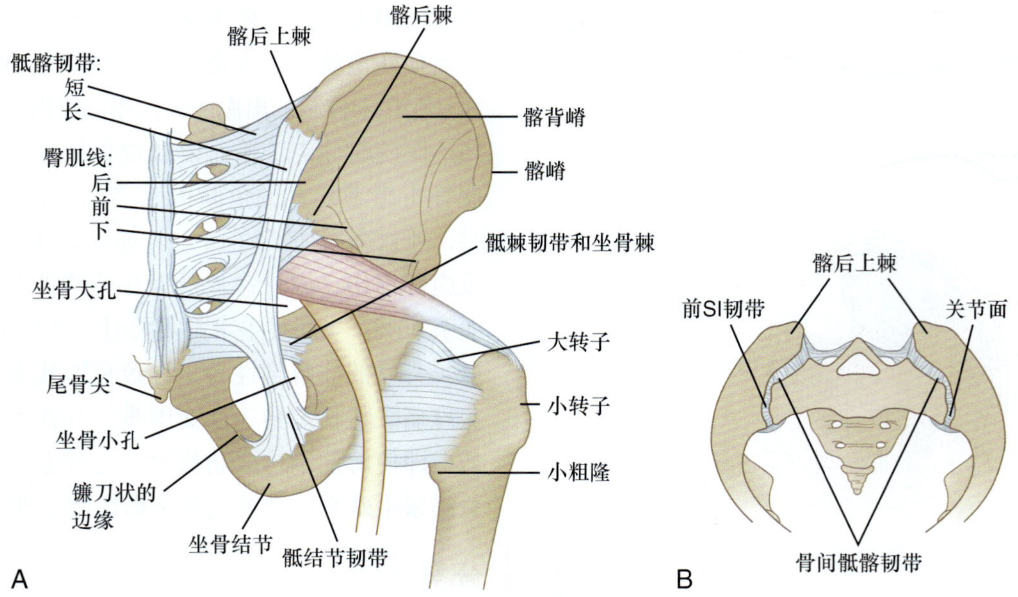

图 19.24 骨盆韧带复合体。(**A**)在后方，骶髂（SI）关节区域可见的主要韧带是骶髂后韧带，有长有短。长韧带与骶棘韧带和骶结节韧带相融合；(**B**)在横截面中，可观察到非常厚的骨间骶髂后韧带的方向（From Stover MD，Mayo KA，Kellam JF. Pelvic ring disruptions. In：Browner BD，Levine AM，Jupiter JB，et al，eds. Skeletal Trauma：Basic Science，Management，and Reconstruction. 4th ed. Philadelphia：WB Saunders；2008.）

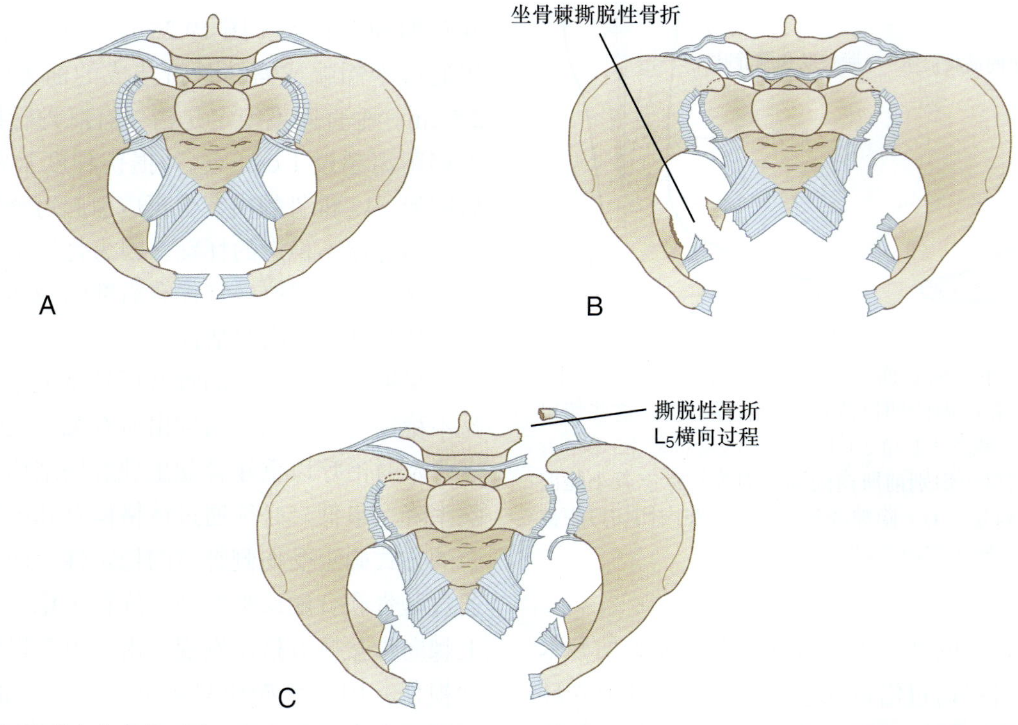

图 19.25 (**A**)耻骨联合分离使骨盆开口约 2.5 cm，而不损伤任何后韧带结构；(**B**)骶髂前韧带和骶棘韧带的分离，通过直接分离其纤维（右）或撕脱坐骨棘尖（左），使骨盆向外倾斜，直到髂后上棘与骶骨邻接。但请注意，后部韧带样结构（如骶髂后韧带和髂腰韧带）保持完整。因此，垂直平面上不可能有位移；(**C**)后束韧带分离，即骶髂后韧带和髂腰韧带分离，导致半骨盆完全不稳定。请注意，此时整体位移是可能发生的（From Stover MD，Mayo KA，Kellam JF. Pelvic ring disruptions. In：Browner BD，Levine AM，Jupiter JB，et al，eds. Skeletal Trauma：Basic Science，Management，and Reconstruction. 4th ed. Philadelphia：WB Saunders；2008.）

要。首先，通常情况下，最初的影像学检查不能完全了解损伤的实际严重程度。在最初的冲击力之后，骨盆会立即产生一些后坐力。事实上，在急诊室中获得的静态图像只是真实动态损伤过程的“快照”。患者进入 CT 扫描仪时，通常带着骨盆固定器，虽然这对复苏过程至关重要，但也可能掩盖骨盆骨折病情的严重性[70]。在放置固定器之前未能获得初始骨盆 X 线片限制了供骨科团队立即做出决定所需的关键信息。有时，即使进行了适当的紧急成像，在患者全麻下获得 X 线片之前，临床医师可能也无法完全确定最终的固定方式（图 19.26）[71]。

第二，一些稳定的骨折会给患者带来极大的痛苦，使其无法有效地活动。在老年人群中尤其如此，因此在老年人群中，康复运动是避免许多老年人卧床不起的关键。通常，为期 2 ～ 3 天的物理治疗和运动试验将证明患者是否可以成功接受非手术治疗。患者通常要么通过治疗，进展良好，要么会因过分疼痛而无法下床。通常，通过经皮螺钉固定可以相对容易地稳定骨盆，并且患者通常能够较快恢复。

根据力的方向、骨盆的稳定性、骨折的位置以及是开放性损伤还是闭合性损伤，目前已经设计出了详细的分类系统。根据损伤机制，Young 和 Burgess 分类表征了骨盆骨折（图 19.27）[72]。根据变形力的方向，骨折类型分为三种类型（A、B、C）。A 型由侧方挤压力引起，B 型由前后挤压（APC）力引起，C 型由纵向剪切力引起。根据韧带或骨破坏的程度，A 型和 B 型骨折进一步细分为Ⅰ型、Ⅱ型和Ⅲ型骨折。在这两种情况下，Ⅰ型骨折是稳定的，Ⅱ型骨折是旋转不稳定的，Ⅲ型骨折是旋转和垂直不稳定的。前后挤压力损伤导致腹膜后出血的风险最大。APC Ⅲ又称开放骨盆，可显著增加骨盆容积，使其在短时间内大量失血（图 19.28）。盆腔内脏损伤在前后挤压模式中也更常见。APC 损伤的死亡率与腹膜后出血和内脏损伤的组合有关。侧方挤压和垂直剪切骨折与腹内和头部损伤有关。虽然侧方挤压骨折会发生骨盆内出血，但在患有这种损伤类型的患者中，最常见的死亡原因还是相关的闭合性头部创伤[7]。

管理

骨盆稳定和控制出血是不稳定骨盆骨折初期治疗的目标。在大多数骨盆骨折中，出血是由于骨盆静脉丛向后断裂和松质骨出血造成的。骨盆骨折出血多来自骶前静脉丛（图 19.29）。因此，初始治疗必须通过骨盆的复位和稳定来控制静脉出血。骨盆复位后，会压迫内脏和盆腔血肿，从而导致盆腔容积减少和出血血管填塞。稳定性可以保持半骨盆复位，避免患侧骨盆运动，从而减轻疼痛并限制血栓的破坏。对于早期骨折和稳定后血流动力学仍不稳定的患者，必须考虑动脉出血的来源。一项对 143 例高能量骨盆骨折患者的前瞻性研究显示，10% 的患者存在动脉损伤[73]。预测动脉出血的因素包括碱缺失 6 mmol/L、收缩压＜104 mmHg 以及急诊室输血[73]。CT 血管造影术是一种有用的工具，可评估哪些患者可从骨盆出血的血管造影术或开放性骨盆出血控制中获益。然而，CT 上

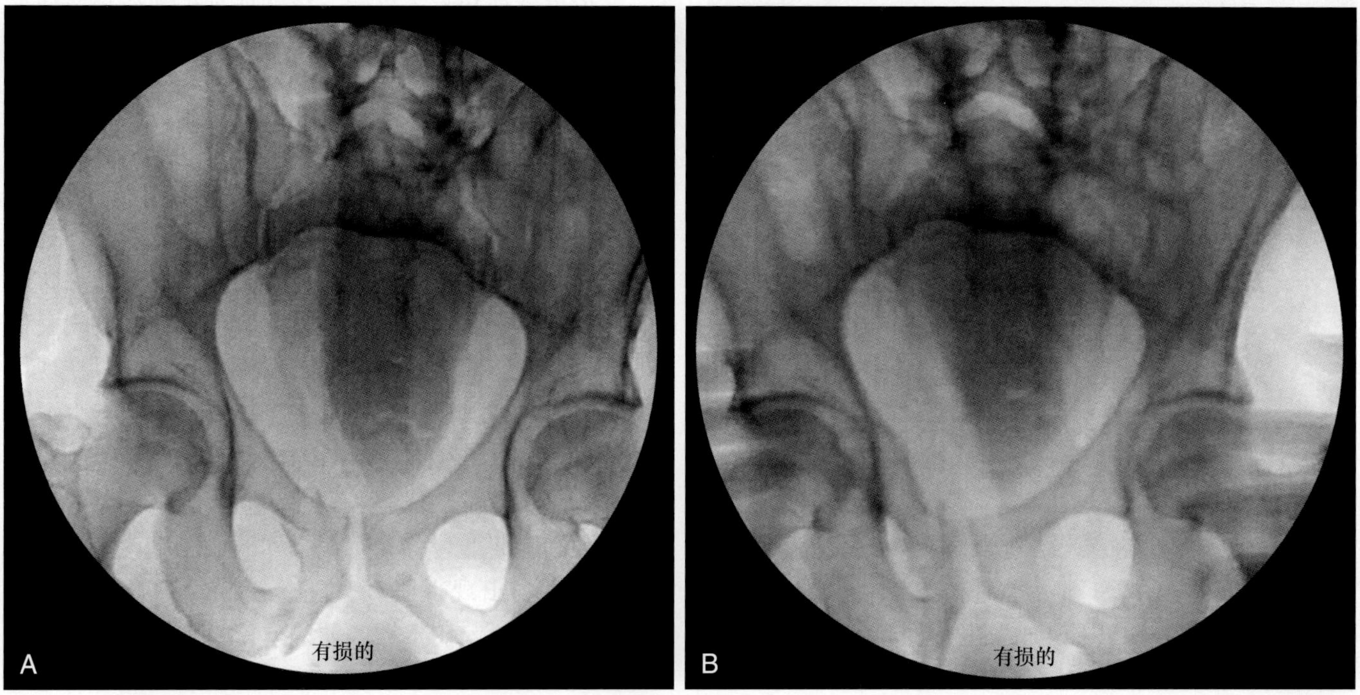

图 19.26 （**A**）患者躺在床上时复杂骨盆损伤的术中前后透视照片；（**B**）施加内部旋转手动应力的同一摄片。这种动态检查说明了损伤的复杂性

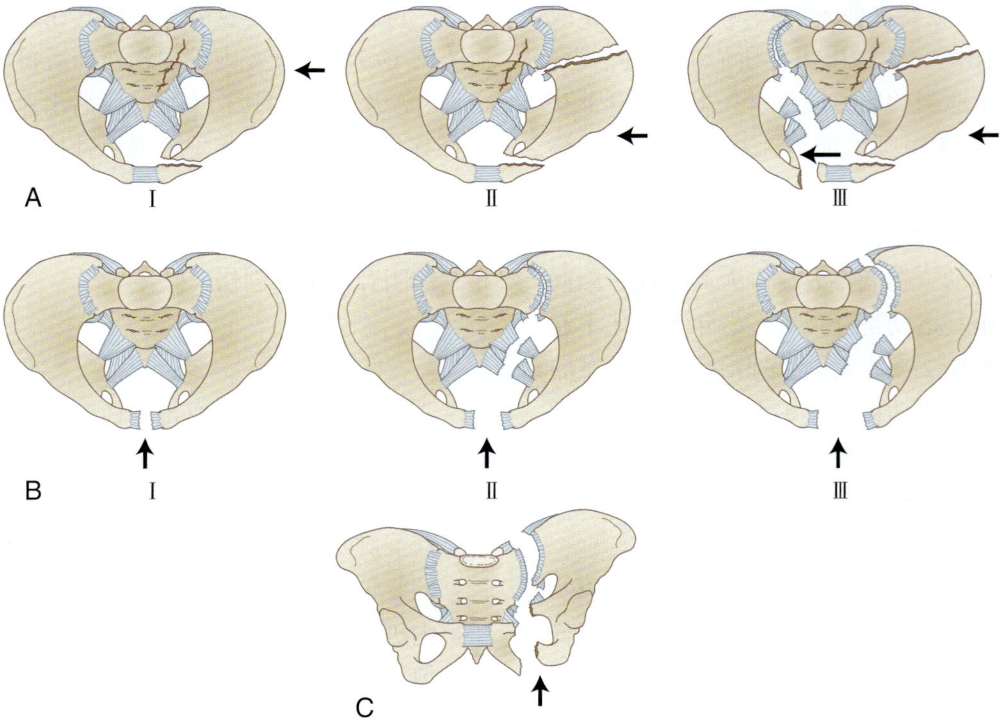

图 19.27 Young 和 Burgess 分类。(**A**)侧向压缩力。Ⅰ型，后向力导致骶骨挤压伤和同侧水平耻骨支骨折，伤势稳定。Ⅱ型，一种更向前的力，导致水平耻骨支骨折伴骶骨前部挤压伤、骶髂后关节分离或髂骨翼骨折。这是同侧损伤。Ⅲ型，一种持续向前的力，导致Ⅰ型或Ⅱ型同侧骨折，对侧有外部旋转分量；骶髂关节向后打开，骶结节韧带和骶棘韧带断裂；(**B**)前后压迫性骨折。Ⅰ型，前后向力打开骨盆，但后韧带结构完整，伤势稳定。Ⅱ型，Ⅰ型骨折延续，骶棘韧带和潜在骶结节韧带断裂，骶髂关节前开口。此骨折旋转不稳定。Ⅲ型，完全不稳定或垂直不稳定型，所有韧带支撑结构完全破坏；(**C**)垂直于骨盆支撑结构的定向力，导致分支垂直骨折和所有韧带结构破坏。这种损伤等同于前后Ⅲ型或完全不稳定和旋转不稳定的骨折（Adapted from Young JWR，Burgess AR. Radiologic Management of Pelvic Ring Fractures. Baltimore：Urban and Schwarzenberg；1987.）

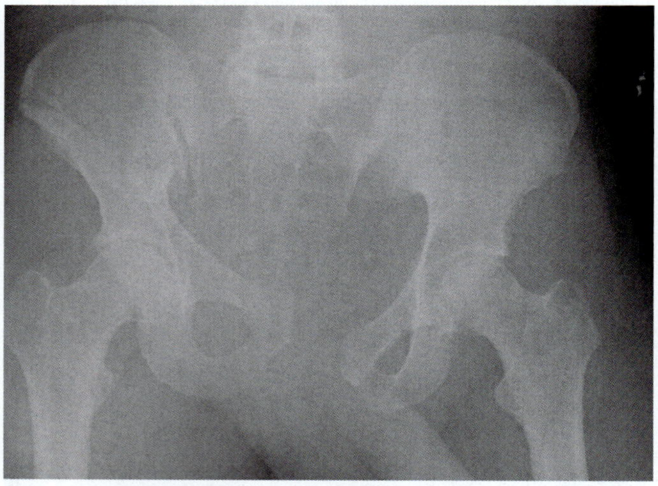

图 19.28 骨盆前后位 X 线片。显示所谓的开放骨盆。前韧带和后韧带结构的完全破坏使骨盆旋转和在垂直方向不稳定

“骨盆红晕”发现的意义仍有争议。Verbeek 和同事的一项研究表明，在 CT 显示“骨盆红晕”的 42% 的骨盆环损伤患者中，只有 47% 需要控制骨盆出血。CT 血管造影的阴性预测值要高得多，通常大于 90%[6]。

骨盆骨折的稳定不仅仅是控制出血。骨盆稳定的患者可以更容易地在床上移动、调整体位并抬高床头。这便于在重症监护室（ICU）中护理这些有多重伤的患者。

疼痛管理和与不稳定、移动性骨折部位相关的炎症级联反应减少也是有益的。

初始固定

骨盆环损伤的患者在入院前就能初步稳定。当现场人员在体检时检测到骨盆环不稳定破裂时，可通过用轧制钢板、骨盆捆绑器捆绑骨盆或使用气动防震服（PASGs）开始治疗。就像应用于四肢的空气夹板一样，该服装通过压缩骨盆来发挥作用。如果在现场应用 PASGs，则应该保持其处于充气压迫状态直至送入抢救室进行复苏。PASGs 具有易于使用、现场应用和可重复使用的优势。然而，它会阻碍与患者的接触并限制膈肌的位移，有报告称低血压患者长期使用 PASGs 后会出现臀肌和大腿骨筋膜室综合征。由于这些缺点，骨盆固定器的使用变得更加普遍。这些装置已经通过生物力学研究和临床经验表明能够有效地减少骨盆容积[74]。将黏合剂或支架置于大转子的中心并施加压力。如有必要，可切除该结构的较近端部

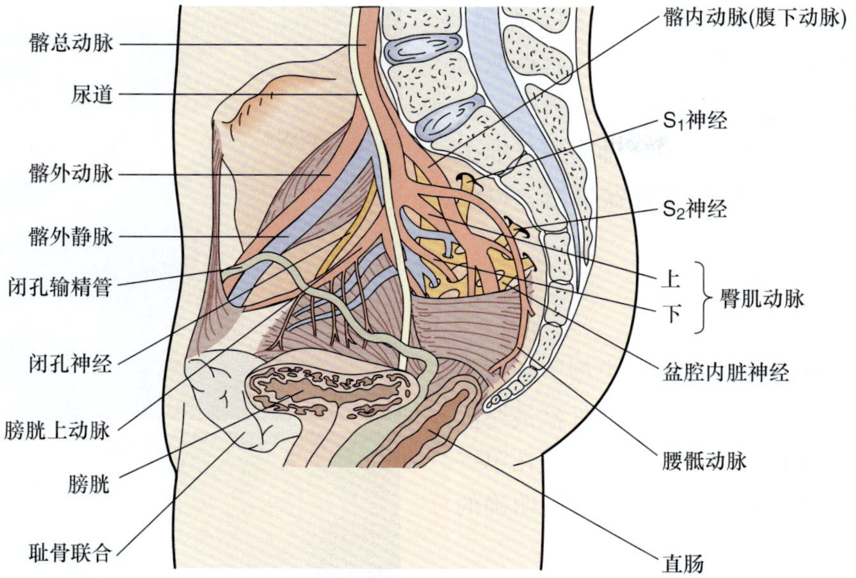

图 19.29　骨盆内部切面。显示大血管、腰骶丛、盆底、膀胱和直肠（From Stover MD，Mayo KA，Kellam JF. Pelvic ring disruptions. In：Browner BD，Levine AM，Jupiter JB，et al，eds. Skeletal Trauma：Basic Science，Management，and Reconstruction. 4th ed. Philadelphia：WB Saunders；2008.）

分，以便进入下腹部。内旋双腿并用胶带横过脚踝或膝盖保持这个姿势也有助于骨盆复位（图 19.30）。应尽快将这些装置从患者体内取出，因为皮肤会很快开始破损。在侧方挤压型骨盆损伤中，黏合剂理论上可能会过度减少骨折并损伤骨盆内结构。总体而言，黏合剂和支架的使用应仅限于伴有相关血流动力学不稳定的前后挤压型骨盆损伤。对黏合剂或支架放置无反应的患者可能需要进行其他干预，包括骨盆动脉填塞（PAE）或骨盆填塞。

PAE 可在髂内动脉（非选择性）或髂内动脉远端（选择性）进行。尽管已有充分案例表明，PAE 对骨盆骨折伴顽固性低血压患者是十分有效的，但并发症发生率为 11%，包括肌肉坏死、手术伤口破裂、感染和阳痿。当与双侧或非选择性 PAE 相关时，并发症发生率尤其高：Lindvall 及其同事最近的回顾性研究显示，与非选择性 PAE 相关的并发症的发生率为 20%[75]。

骨盆填塞是可用于控制静脉和（或）骨性出血的另一种选择。对于在急诊室或重症监护室中复苏治疗无效的患者，可考虑骨盆填塞。此外，如果患者有盆腔血肿，并且在腹部探查和干预后仍不稳定，可考虑骨盆填塞。为了保持骨盆稳定并防止填塞过程中骨盆容积意外扩张，建议在骨盆填塞前放置一个外固定

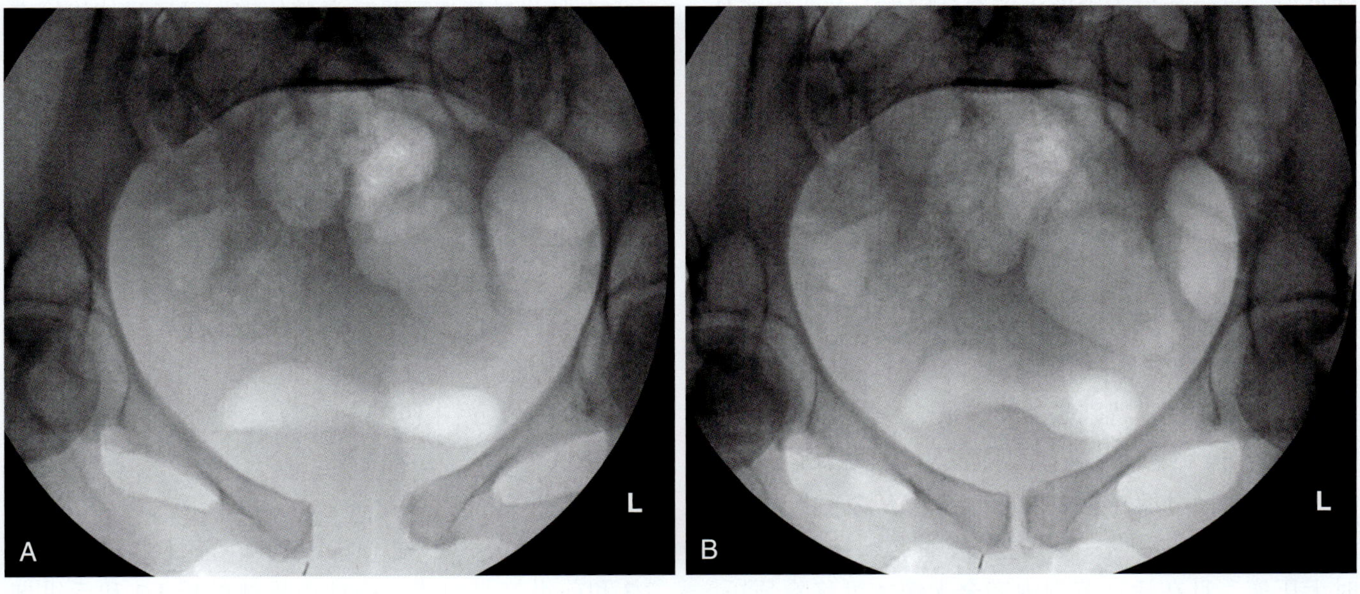

图 19.30　（**A**）骨盆环伴双侧前后压迫损伤，显示耻骨联合和双侧骶髂前关节变宽；（**B**）双腿内旋，双侧大转子受压，在解剖学上缩小了骨盆环

器。从骶骨的后部开始，向前放置 6 ～ 9 圈达耻骨。复苏后应在 24 ～ 48 小时内移除骨盆填塞。延迟取出填塞物或重复填塞会导致感染率增加[76]。最终，创伤外科医师、介入放射科医师和骨科医师需要采取多学科治疗方法决定何时进行 PAE 或骨盆填塞，以改善结局和减少并发症。

最终管理

骨盆环破裂的长期护理取决于损伤类型、其严重程度以及相关损伤。在不同的医疗机构，骨盆最终固定的确切时间有所差异并存在争议，但通常应在第一周内进行。总体目标是在患者充分复苏后进行明确的骨折管理[77]。

稳定性骨折通常只需要保护性承重。外固定器通常用作最终切开复位内固定之前的初步暂时的稳定。但是，在某些情况下，可以明确使用固定良好的外固定器。复杂的前部骨折或患者解剖结构可能会妨碍使用钢板和（或）螺钉固定前部骨盆。有大血管翳、合并会阴开放性伤口或复杂泌尿系统损伤的患者在安装内固定器械时可能会增加感染风险[78]。在育龄妇女中，可考虑使用临时外固定，以防止骨盆内固定术造成的阴道分娩困难[79]。在外固定架可能阻碍腹部的通路或已使用临时黏合剂的情况下，可采用切开复位内固定术或闭合复位经皮固定术。当存在旋转或垂直不稳定时，必须稳定前、后骨盆。在前方，通常用开放钢板或经皮螺钉固定耻骨联合。骶髂关节或骶骨骨折可用钢板、棒或经皮插入空心螺钉进行固定（图 19.31）。随着经皮方法的普及和对其了解的深入，固定策略不断发展，最终如何固定取决于多种因素，其中包括骨折类型、相关损伤和外科医师的偏好（图 19.32）。

脊柱损伤

评估

对脊柱损伤患者的初步评估遵循本章前面描述的 ATLS 方案。所有外伤患者在院前或急诊护理阶段通常都会佩戴颈托，特别是当存在颈部疼痛或患者有分离性损伤时。Ⅰ级证据表明，觉醒、意识清醒、神经系统完整且无分散注意力损伤的患者一旦符合某些标准，应尽快移除颈托[80]。这些患者必须在颈椎触诊时无压痛，且在活动范围内完全无痛才可移除颈托。如果存在颈部中线的疼痛或压痛，则需进行 CT 评估。同样，醉酒患者或有多处分离性损伤的患者也应进行 CT 评估，并佩戴颈托。MRI 可用于识别后侧韧带结构损伤。

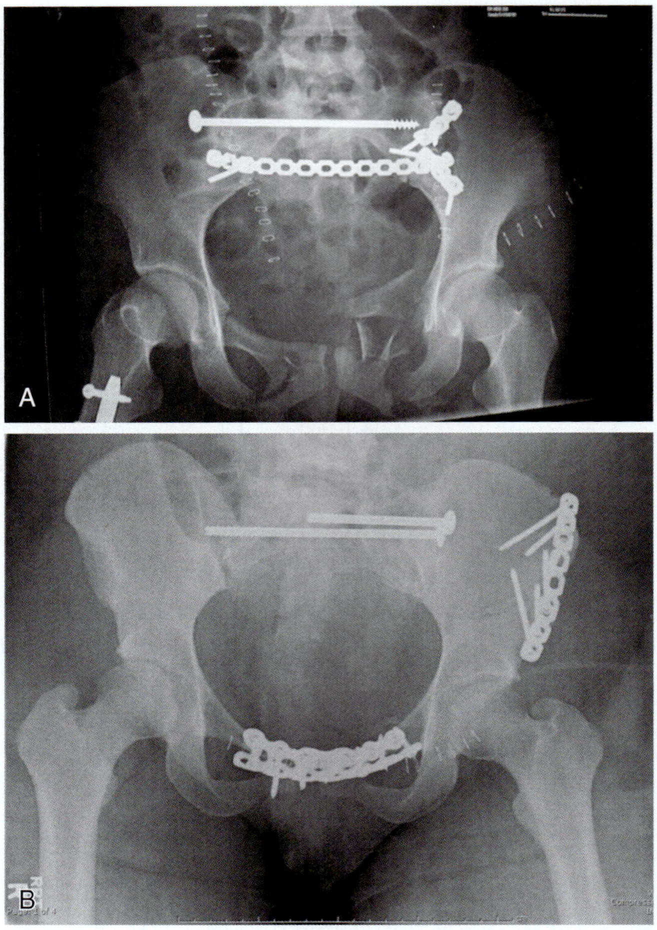

图 19.31 不稳定骨盆骨折的固定。（**A**）使用 1 枚经髂螺钉、1 枚经髂钢板和 2 枚左侧骶髂关节板固定该骨折的后方；（**B**）使用 1 枚经髂螺钉和 1 枚骶髂螺钉固定该骨折的后方。使用钢板固定耻骨联合。采用髂嵴钢板固定左侧髂骨翼骨折

急性脊髓压迫可导致脊髓休克，可通过体格检查检测到。为了诊断脊髓休克，通过拉动 Foley 导管或挤压龟头并寻找肛门外括约肌收缩来检测球海绵体反射。反射缺失提示脊髓休克。随着脊髓休克消退（通常在 48 小时内），这种反射会恢复。此时检查将提供更准确的神经功能缺损指征。骶骨的完整性（完整的肛周感觉、直肠张力或大脚趾弯曲）至少代表白质长束的部分连续性。在全面的神经运动检查后，可按照美国脊柱损伤协会（ASIA）的分类标准对脊柱损伤患者进行分类（图 19.33）。

管理

脊髓可分为三柱（图 19.34）。前柱由椎体的前 2/3 和前纵韧带组成。中柱由椎体的后 1/3 和后纵韧带组成。后柱包括后纵韧带后方的所有骨和韧带结

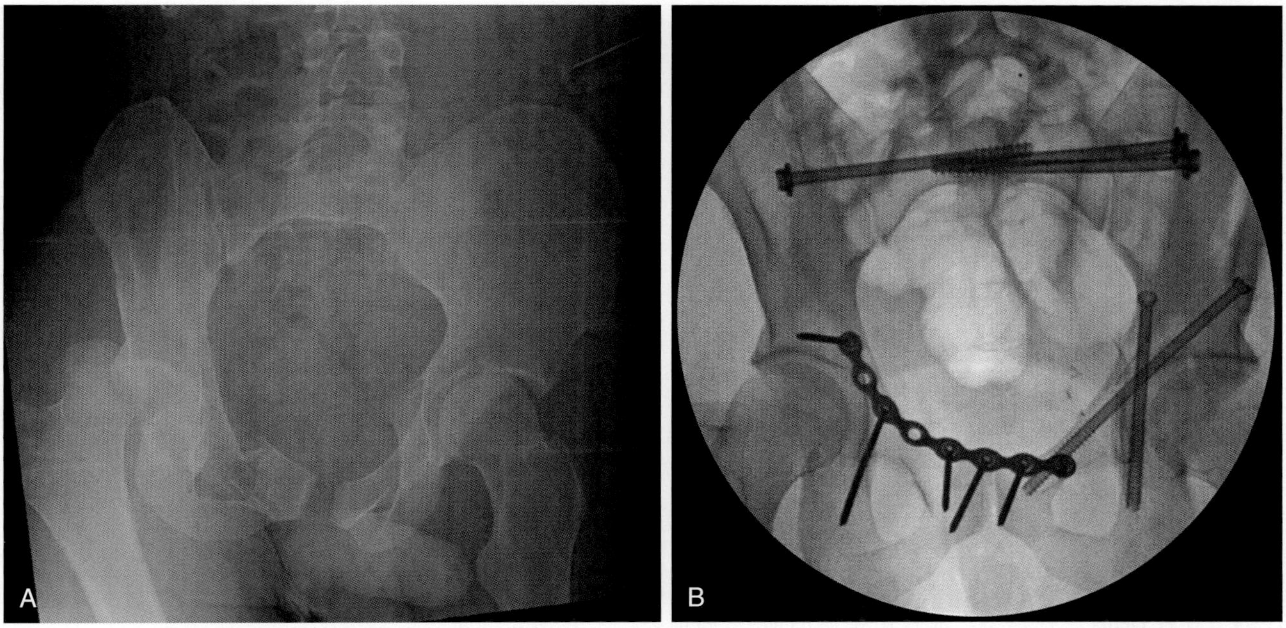

图 19.32　（A）骨盆前后位 X 线片。显示双侧骶髂关节损伤、左侧髋臼骨折、右侧耻骨支骨折和耻骨联合断裂的合并损伤；（B）术后行透视前后路联合经皮骨盆后固定术、左侧髋臼经皮固定术、耻骨联合及右侧耻骨上支切开复位内固定术

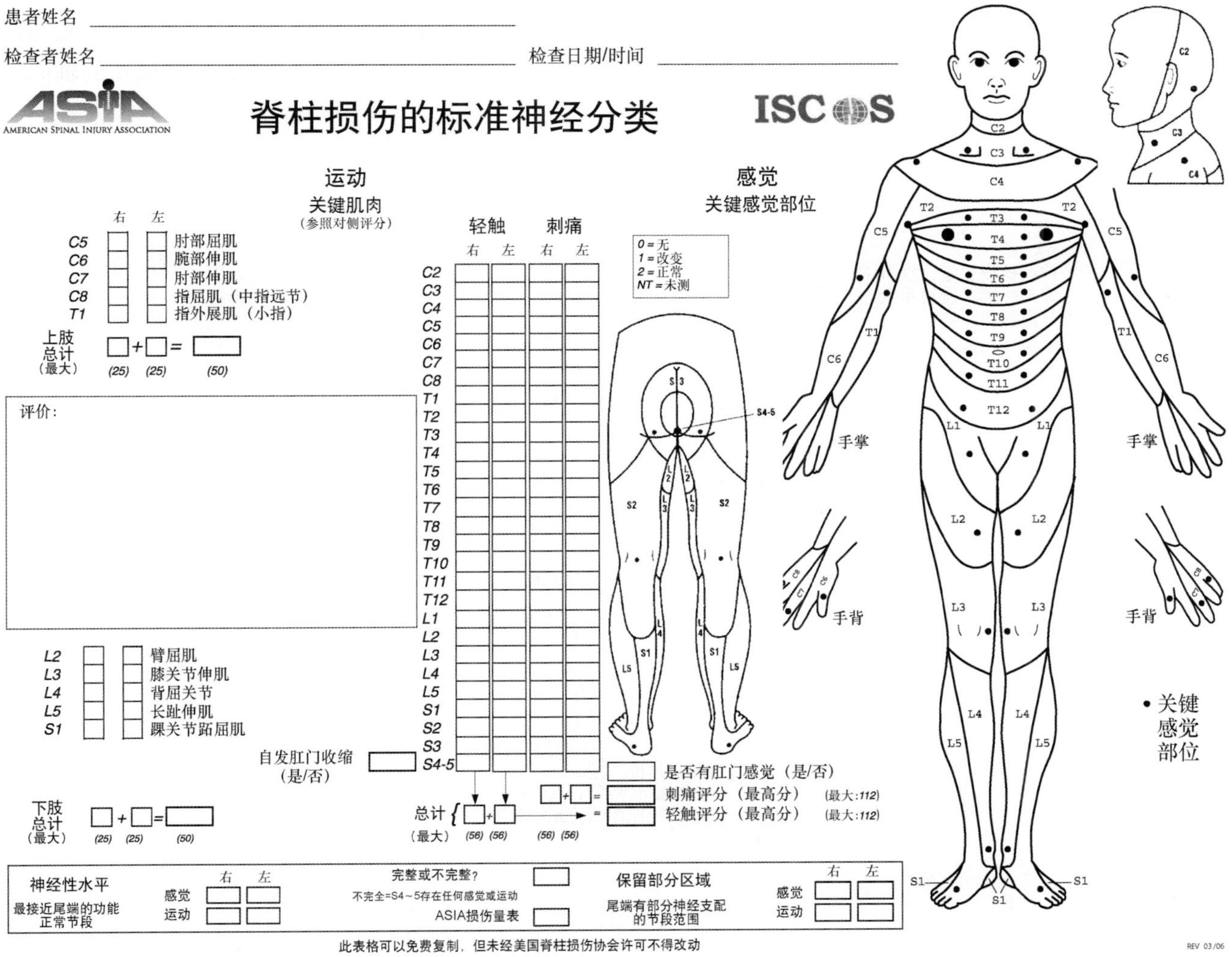

图 19.33　AISA 分类（©American Spinal Injury Association. <http：//www.asia-spinalinjury.org/elearning/ISNCSCI.php>.）

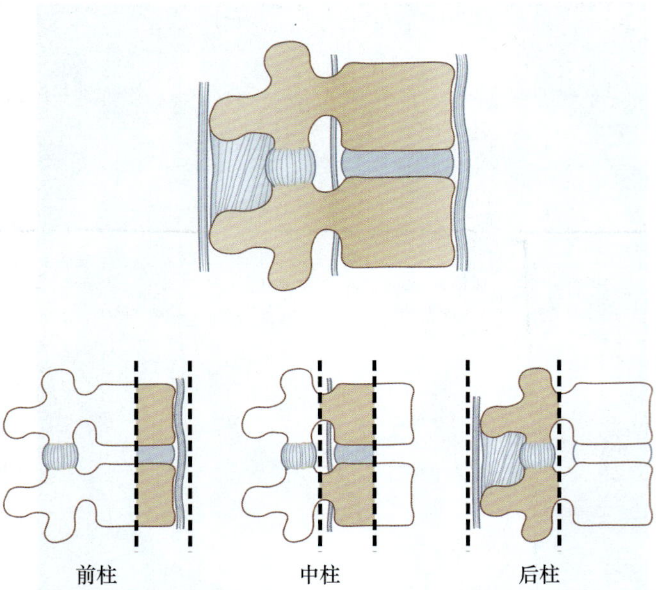

图 19.34　脊柱 Denis 三柱模型。前柱由椎体的前 2/3 和前纵韧带组成。中柱包括椎体后 1/3 和后纵韧带。后柱包括后纵韧带后方的所有骨和韧带结构（From Lee Y，Templin C，Eismont F，et al. Thoracic and upper lumbar spine injuries. In：Browner BD，Levine AM，Jupiter JB，et al，eds. Skeletal Trauma：Basic Science，Management，and Reconstruction. 4th ed. Philadelphia：WB Saunders；2008.）

构。通常情况下，单柱受损为稳定性损伤。两柱或三柱的损伤会导致脊柱节段不稳定。脊柱不稳定会增加脊髓受伤风险。爆裂性骨折的定义是涉及前柱和中柱的脊柱损伤。这些骨折应与压缩性骨折区分开来，后者仅累及前柱，很少与脊髓损伤相关。爆裂性骨折通常发生在从高处跌倒之后，在这种情况下脚先着地，轴向载荷被传递到上部的躯干骨[81]。这种机制导致一种常见的骨折模式：包括跟骨、胫骨平台和股骨近端骨折（表 19.3）。根据骨折类型，对脊柱损伤的治疗可以从使用支撑结构进行观察到手术固定或外部 halo 架固定不等。然而，所有损伤的治疗都要从严格的制动和预防脊柱损伤措施开始。

颈椎损伤有以下三种机制：第一，涉及颈部本身的直接创伤；第二，涉及头部相对于躯干骨的运动，这种损伤可由头部的直接创伤或头部相对于固定躯干的持续运动（挥鞭伤）引起，通常发生在躯干受到约束的钝性创伤中，如机动车事故。如果试图限制头部运动，颈椎将承受较大的弯曲或扭转力矩，这分别会导致屈伸损伤或旋转损伤。第三，涉及直接施加在颅骨上的轴向负荷，这会引起横跨颈椎椎体的轴向压缩

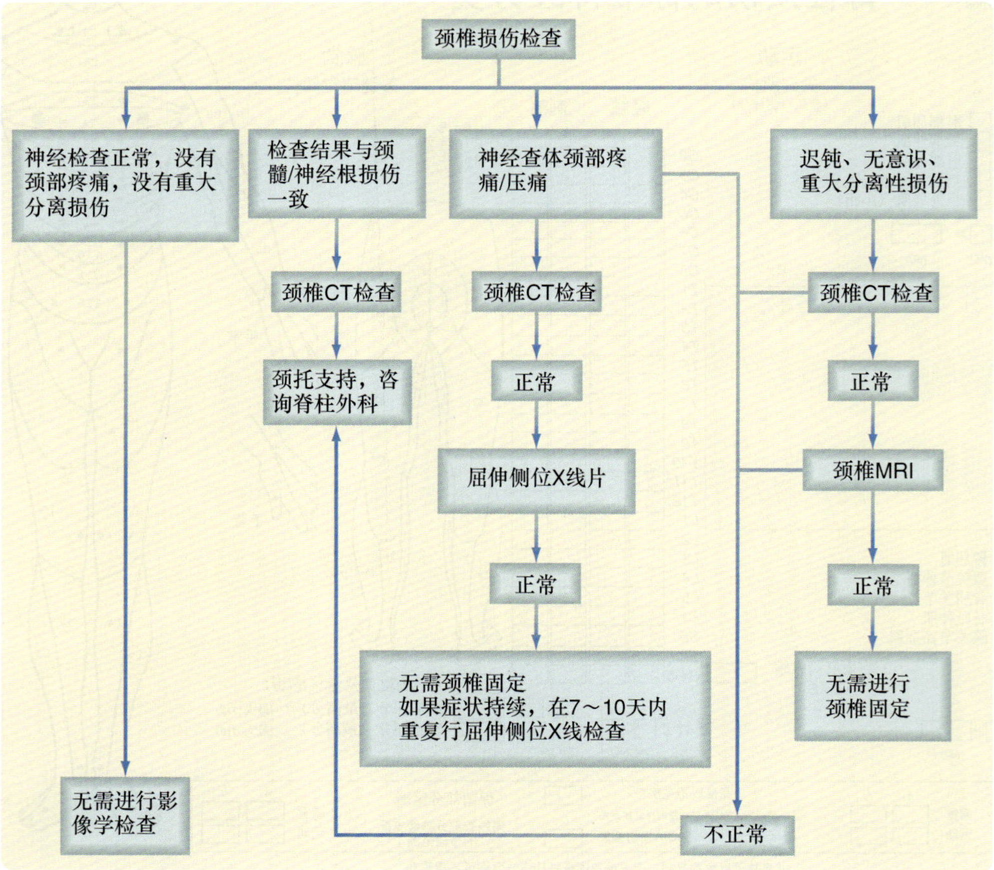

图 19.35　颈椎损伤影像学诊断流程（Adapted from Lee Y，Templin C，Eismont F，et al. Thoracic and upper lumbar spine injuries. In：Browner BD，Levine AM，Jupiter JB，et al，eds. Skeletal Trauma：Basic Science，Management，and Reconstruction. 4th ed. Philadelphia：WB Saunders；2008.）CT：计算机断层扫描；MRI：磁共振成像

力，可能会导致爆裂性骨折和潜在的脊髓损伤。这种损伤模式在腰椎中更常见。图 19.35 所示为颈椎损伤的诊断流程。

胸腰椎损伤通常分为压迫（单纯性或爆裂性）、旋转 / 平移或牵引机制。胸腰椎损伤分类和严重程度评分用于描述这些损伤并指导其治疗（表 19.6）[82]。该分类系统具有良好的信度和效度，有助于指导治疗。如果没有显著（＞25%）的短缩，通常采用非手术治疗处理压缩性骨折。如果疼痛限制了患者的康复，可进行支撑或椎体后凸成形术[83]。

爆裂性骨折表现为不同程度的骨畸形。用于确定损伤严重程度的三项放射学测量结果为：身高降低、局限性脊柱后凸和骨碎片向后方椎管的侵入（图 19.36）。以往腰椎爆裂性骨折手术减压和稳定的适应证包括 50% 以上的椎管后突、50% 的身高降低和 30° 局限性脊柱后凸。目前，爆裂性骨折不稳定性的判定是根据后韧带复合体存在神经功能缺陷或破坏来确定的[84]。MRI 可用于确定后韧带复合体的稳定性。

平移性或分离性损伤根据骨折类型和患者的神经系统状态进行治疗。在手术治疗时，可采用脊柱稳定术（无论是否进行融合术）和清除导致椎管受损的碎片。

表 19.6 胸腰椎损伤分类和严重程度评分系统

	分数
类型	
压缩性	1
爆裂性	2
平移性 / 旋转性	3
分离性	4
后韧带复合体的完整性	
完好	0
可疑 / 不确定	2
损伤	3
神经状态	
完好	0
神经根	2
脊髓，脊髓圆锥，完整	2
脊髓，脊髓圆锥，不完整	3
马尾神经	3

From Patel AA，Vaccaro AR. Thoracolumbar spine trauma classification. J Am Acad Orthop Surg. 2010；18：63-71.

临床限定词：极度脊柱后凸、显著塌陷、侧方成角、开放性骨折、软组织损伤、邻近肋骨骨折、无法支撑、多系统创伤、严重头部损伤、胸骨骨折。

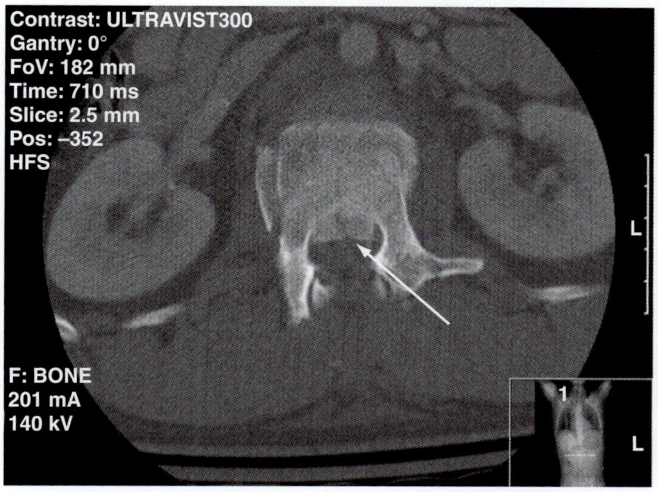

图 19.36 腰椎水平爆裂性骨折，显示 50% 的骨碎片向后进入椎管

马尾综合征可能由骨折、椎间盘突出、肿瘤和血肿等占位性病变引起。典型症状包括不同程度的背部疼痛、膀胱功能障碍（早期表现为尿潴留，随后表现为溢出性尿失禁）、鞍区麻木、下肢麻木以及虚弱和直肠音减弱（晚期发现）。如果怀疑有马尾神经综合征，应立即进行 MRI 检查，寻找椎管损伤。如果 MRI 不可用或患者不能接受 MRI 检查，则可进行 CT 脊髓造影。当确诊为马尾综合征时，应立即进行手术探查和减压。

脱位

关节脱位由于存在神经血管损伤和关节表面损伤的可能性，所以被视为骨科急症。长时间脱位可导致软骨细胞死亡、创伤后关节炎、关节僵硬和缺血性坏死。主要关节（如肩、肘、髋、膝或踝关节）的脱位尤其值得关注，因为神经血管损伤风险很高。这些损伤更可能发生在年轻的活动多的患者中，可能会产生灾难性后果。如果现场有经验丰富的医师并且止痛或镇静充分，所有脱位的关节应尽快复位。

患者评估

大多数脱位发生在遭受高能量暴力的年轻、活动多的个体。有一些诱发条件可以导致轻微或无创伤的脱臼：肩部有解剖学异常，较低能量的损伤导致频繁脱臼。还应特别考虑患者假体关节的脱位。

脱位的体格检查在所有关节中都有一些共同的特

征。关节的活动范围将非常有限，该区域的肌肉将具有较高的张力。进行神经血管检查时，应仔细注意已知存在某些脱位风险的结构（表19.7）。该检查还可为关节复位后的比较建立基线。

在大多数情况下，患者因受累关节的脱位情况而呈现出不同的畸形。例如，当考虑髋关节脱位时，在90%的病例中，股骨头相对于髋臼向后脱位。大腿屈曲并向内旋转，肢体缩短[85]。肩关节脱位通常与肩胛盂前方的肱骨一起脱位。手臂保持在外旋和内收的位置。在消瘦患者中，三角肌的正常圆形轮廓会明显被破坏[85]。

拍摄X线片确定诊断并识别相关骨折。70%的髋关节脱位伴有髋臼骨折，许多肩关节脱位会对肱骨头造成嵌入性损伤或肩胛盂边缘骨折[86]。标准正交视图通常足以确定脱位的方向；然而，正如在关于放射影像学的部分中所提到的，这些必须是肩部的真实正交图像，而不仅仅是肱骨近端的内外旋转视图。

创伤治疗的特殊注意事项

髋和膝关节脱位需要特别讨论，因为未能及时识别和治疗会产生极端的后果。

髋关节延迟脱位复位会导致坐骨神经损伤、软骨细胞死亡和缺血性坏死。股骨头缺血性坏死和随后的股骨头塌陷是毁灭性的后遗症，会导致严重的功能障碍，在许多情况下需要进行全髋关节置换术。最近的一项荟萃分析显示，12小时后复位，发生缺血性坏死的比值比为5.6[86]。

膝关节脱位后应评估是否存在腘动脉损伤。最近的一项系统综述发现，膝关节脱位后腘动脉损伤的发生率为18%，其中80%接受了血管修复术[10]。腘动脉在内收肌裂孔处拴系在膝关节近端，在关节远端拴系于比目鱼肌。高达50%的膝关节脱位会自然复位，但如果膝关节出现脱位，应及时复位[87]。有些膝关节脱位可被误诊为骨折（图19.37），在考虑所有股骨远端和胫骨近端骨折时应保持警惕。

动脉损伤的检查在历史上一直存在争议，一些作者主张进行通用动脉造影。目前的证据支持对检查异常的患者使用选择性动脉造影。常见方案是在就诊时、4～6小时后以及24～48小时后依次进行血管检查。检查包括远端脉搏的对称性、颜色、温度的大体评估以及ABI评估。2个前瞻性研究和8项回顾性研究共545名患者，没有1例血管检查正常的患者存在有临床意义的动脉损伤[88-91]。当血管检查异常时，CT血管造影已被证明是下一步诊断损伤的有效且高效的检查措施。

治疗

虽然每个关节脱位的复位手法描述都很容易被找到，但每个手法的方法和原理都是相同的。

静脉镇静可以有效降低抵抗复位的肌张力，但如

表19.7 关节脱位与相关损伤

关节	易受损伤的结构	相关损伤或长期并发症
髋关节	• 坐骨神经（脚踝和脚趾功能：如，足下垂） • 股动脉	• 股骨头缺血性坏死 • 退行性关节病
膝关节	• 腘动脉 • 腓总神经（踝关节外翻、足下垂）	• 腓神经麻痹 • 膝关节多条韧带损伤
肩关节	• 腋神经（肩外展、三角肌以上感觉） • 腋动脉	• 在40岁以下的患者中，肩胛盂唇破裂 • 在>40岁的患者中，肩袖撕裂
肘关节	• 肱动脉 • 桡神经、尺神经和正中神经（伸腕、交叉手指、食指远端指间关节和拇指指间关节屈曲）	• 旋转不稳定性 • 关节僵硬

DIP：远端指间；IP：指间。

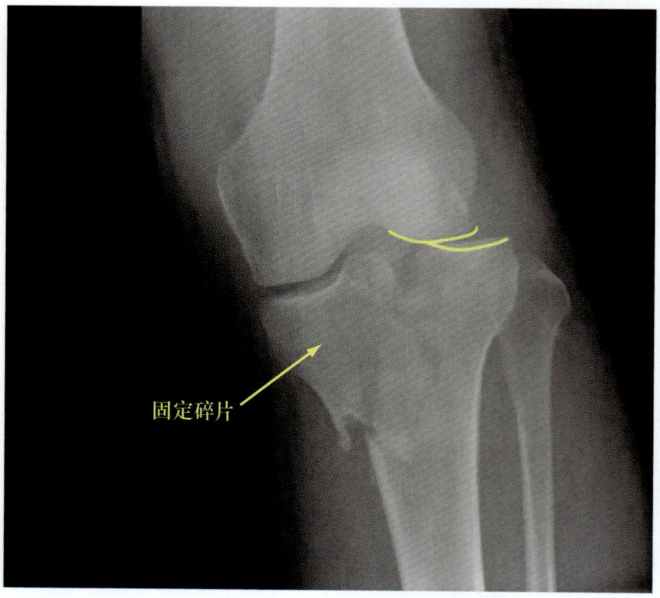

图19.37 胫骨平台内侧骨折伴膝关节脱位。虽然内侧的“固定碎片”似乎是胫骨干断裂而产生的，但该断裂碎片仍与股骨远端连接。胫骨干实际上是从“固定碎片”上断裂并向侧向脱位的。可见胫骨外侧平台不协调

果患者有足够的镇痛，则静脉镇静不是必需的。复位前应进行神经血管检查，为复位后的比较提供基线。这很有意义，因为复位时存在医源性神经血管结构卡压的风险。一般的复位技术是重建变形力，施加牵引力，然后反转变形力。例如，在髋关节后脱位中，脱位时的髋关节位置很可能发生弯曲内旋。髋关节脱位时，股骨头通常以髋臼后壁为铰链，这会抑制复位。为了复位关节，首先应弯曲并向内旋转，使股骨头与髋臼后壁分离。接下来，牵引清除位于后壁前部的头部。最后，外旋将确保关节保持复位。

膝关节脱位通常发生在股骨后方的胫骨处。通过向胫骨施加向后的平移力，然后进行轻柔的牵引将胫骨向前引导至复位位置。股骨前内侧的皮肤皱纹，也被称为“酒窝征”，提示股骨髁穿过软组织；这些是不可复位的，并且由于存在皮肤坏死的风险，不应进行多次复位操作。

肩关节脱位可通过多种方法进行复位。一种称为“FARES”（快速、可靠、安全）的技术可以在手腕处施加轻柔的牵引，在外展的同时摆动手臂并将其从前向后移动，然后手臂外旋外展达到90°[92]。

如果在急诊室中不能进行关节复位，应将患者带到手术室，尝试在全身麻醉下进行闭合复位。如果这种方法失败，应做好切开复位的准备。

大多数已复位的脱位是使用填充性良好的夹板（如肘关节、手腕、踝关节）或关节专用固定器（如肩带、膝关节固定器）固定的。所有脱位都需要骨科医师的住院或门诊评估。

血管损伤

发病率与识别

据估计，成人与钝性和穿透性肢体创伤相关的血管损伤率为1.6%，但与这些损伤相关的发病率很高[93]。

血管损伤有5种基本类型：（1）内膜损伤（瓣膜、破裂或内膜下和壁内血肿）；（2）完全性壁缺损伴假性动脉瘤或出血；（3）完全性横断伴出血或闭塞；（4）动静脉瘘；（5）痉挛[94]。钝性创伤通常引起内膜损伤，随后可能发展为真性动脉瘤。穿透伤可导致后4种类型的血管损伤[95]。

识别这些损伤可能很困难。5%～15%的血管损伤患者脉搏正常。在骨科创伤中，明显出血导致血压显著变化的情况很少见[96]。然而，与未受累肢体相比，临床查体某些体征的敏感性大于90%[97]。这些体征包括无脉、脸色苍白、感觉异常、瘫痪、血肿迅速扩大、多普勒信号相对丢失、明显大出血以及可触摸的震颤或可听到的杂音[95]。对于下肢创伤，ABI小于0.9需要进一步检查血管损伤[90]。CT血管造影已取代传统血管造影，成为确定血管损伤的最终检查方法。请注意，对于长期或严重缺血的患者，最好进行快速手术探查；因此，完整的诊断检查可能会被推迟。

某些骨科创伤常伴有具有临床意义的血管损伤。这些疾病包括膝关节脱位、肱骨髁上骨折、肘关节脱位和不稳定骨盆骨折。虽然这些损伤通常被认为是血管损伤，但最好将临床或影像学畸形与基本血管解剖结构相关联。

血管损伤的预后很复杂，但通常与损伤血管在肢体的水平（即近端与远端）和侧支循环是否充分有关。腘动脉和股浅动脉的血管损伤可以说明侧支循环对于血管预后的影响。通过腘动脉进入腿部的侧支循环不良；因此，影响腘动脉通畅的损伤（即膝关节脱位）可能继发于终末血管原位血栓形成导致的低血流量，随后需要截肢。相比之下，由于股深动脉侧支循环丰富，股浅动脉损伤很少导致截肢。

管理

血管损伤手术技术的全面描述不在本章范围内。通常，血管修复包括分流或移植物置入术，以在受伤区域提供旁路。切除近端和远端血管的受损部分。手术结束时常规进行动脉造影以评估动脉通畅性，这对保肢有一定意义。对所有大静脉损伤进行修复以提高动脉修复的通畅率，预防慢性静脉淤血的后遗症。

与本章更相关的是，针对需要进行骨骼固定的患者有一些特殊的考虑事项。

骨骼固定和血管修复的顺序存在争议。支持从骨骼固定开始的人认为，在骨折固定期间进行牵引可能会损坏已修复的血管。相反的论点是，延迟血管修复会导致缺血和组织损伤。此外，放置的外部固定装置有时会妨碍受损血管结构的充分暴露。

两个手术团队应根据每位患者的具体情况进行讨论并确定手术顺序。一般而言，如果（1）患者无冷缺血或长期热缺血，或（2）骨折形态不稳定（即粉碎、缩短），以至于影响血管修复，则建议首先进行骨科手术。如果（1）存在冷缺血或（2）患者已经或正在经历较长时间的热缺血，则应首先进行血管手术[95]。

血管修复时临时固定还是永久固定也存在争议。一般来说，大多数研究都表明在指端手术中临时外固定是有益的[95, 98]。外固定器器应放置在远离血管损伤的区域，以保持骨折部位的长度和稳定性，对血管修复起到保护作用。

对于血管手术后恢复血流的所有患者，均应考虑预防性筋膜切开术。这种做法将肢体血运重建后发生截肢和其他并发症的风险降低了 400%，并且不用担心伤口处理的问题[99]。

常见长骨骨折

股骨骨折

流行病学及意义

在计算 ISS 时，闭合性股骨干骨折被视为一种重大损伤。因此，外加任何其他器官系统的重大损伤均属于多发伤。除了老年患者的病理性或功能不全性骨折外，这些骨折都是高能量损伤的结果。通常，这些损伤会导致大量出血。由于大腿的几何形状，几个单位的血液可能会流失到组织中，但几乎没有出血的外部证据。输注浓缩红细胞是十分必要的。除了对出血的关注外，对于所有股骨干骨折患者，治疗团队还应高度怀疑伴发的股骨颈骨折。如上所述，这些相关损伤的发生率约为 10%。

初始管理

在将患者从事故现场转移之前，必须将所有股骨骨折固定。如果不固定，移位的股骨干骨折会导致水肿加重、出血增加以及周围软组织的进一步损伤。骨折部位的持续运动也导致脂肪栓塞的风险提高，并导致成人呼吸窘迫综合征（ARDS）的发生。正确的制动始于现场的牵引（图 19.19），这降低了大腿骨筋膜室的直径，减少其体积。软组织张力大时，可填塞骨折出血部位。对于极端情况下的患者，在实现正式牵引或固定之前仅使用后方的小夹板就足够了。如前所述，牵引针可穿过近端胫骨以提供骨髓牵引，并且可以进入远端股骨（图 19.18）。可用患者体重 10% 的重量适当放置来进行骨骼牵引。

永久固定

在过去的几十年里，推荐的股骨干骨折最终固定的时机应遵循抛物线规律。在 20 世纪 70 年代，股骨干骨折患者常被认为“病得太重，不能动手术”。在 20 世纪 80 年代，这种情况变成了他们“病的不得不做手术”的原因[100]。在此期间，入院后 24 小时内对股骨干骨折进行手术得以大力推进，这种治疗流程被称为早期全面护理（ETC）。20 世纪 90 年代，人们开始不再提倡前一种治疗倾向。肺部并发症在同时伴有胸部损伤和进行早期股骨骨折固定术的患者中更为普遍[101]。这些观察结果背后的原因是，全身炎症系统在初始损伤后启动，而肺部负荷和随后股骨钉置入股骨管的炎性反应导致肺部再次受到打击，从而肺部容易发生 ARDS。这使得损伤控制骨科（DCO）诞生。

DCO 主要包括在股骨上放置一个外固定器以将骨折碎片保持在良好的对齐状态和长度。DCO 的目标包括允许患者活动的临时骨折固定、出血控制、软组织管理和避免重大手术（二次打击）。

自 20 世纪 90 年代以来，DCO 与 ETC 的争论一直很激烈。对于危重患者来说，DCO 无疑是最好的选择。同样，该证据始终坚持稳定性股骨干骨折的患者的护理标准应保持为 24 小时内行 ETC。争议的要点涉及那些处于“边缘”的患者。这些患者为多发伤患者，同时伴有软组织损伤和肌肉骨骼损伤。自 20 世纪 90 年代以来，有多项研究对 DCO 是边缘患者的最佳一线治疗这一观点提出质疑。当考虑 ARDS 发病率、死亡率和住院时间时，这些研究发现，要么 DCO 和 ETC 之间没有差异，要么几乎总是支持 ETC[72, 102-105]。

另一个突出的问题是，在过去的几十年里，我们改进了患者的复苏方法。“边缘”患者处于一个动态的状态，该患者经常在入院 24 小时内变为“稳定”患者。假设迅速复苏，绝大多数患者应在 24 ～ 48 小时内完成股骨干骨折的最终固定。如果患者要前往手术室，并出现持续性低血压、代谢性酸中毒或严重头部损伤，则需使用 DCO。如果进行了 DCO，最好在进行永久固定之前等待 5 天以上，以避免任何二次打击。如果患者不前往手术室，可采用骨骼牵引，直至患者苏醒。

胫骨干骨折

流行病学及意义

胫骨干骨折可通过直接和间接暴力两种方式发生。

常见的损伤方式是保险杠创伤、枪伤、足固定时的弯曲或扭转损伤。由于胫骨内血液供应的解剖结构以及导致这些损伤的高能量暴力，胫骨干骨折的治疗存在许多困难。更为复杂的是，由于软组织覆盖率极低——尤其是胫骨内侧——胫骨干骨折常为开放性损伤。

血液供给

由于胫骨干骨折的血液供应薄弱且软组织覆盖有限，因此愈合缓慢。整个骨干的营养动脉只有一条：胫后动脉的一条分支。该分支进入髓管后向近端和远端走行，与干骺端骨内膜血管吻合。虽然骨膜动脉的穿支对皮质外侧 1/3 的供血有一定贡献，但骨干骨折很容易损害营养动脉的血液供应。伴随的软组织剥离可能导致整个胫骨失去血液供应。这种脆弱的环境易使胫骨干骨折的愈合变得困难，如果是开放性骨折，易导致骨髓炎。

相关软组织损伤

除了覆盖的皮肤和肌肉损伤外，胫骨干骨折通常还有其他相关的软组织损伤。韧带损伤导致膝关节不稳定很常见，而且常被确定为持续发病的原因。在胫骨干骨折中，骨筋膜室综合征的发生率高达 10%，因此密切监测患者的症状以及（如有必要）骨筋膜室压力非常重要[106]。应始终怀疑神经血管损伤，并必须进行仔细检查。应触诊足背动脉和胫后动脉搏动，并评估毛细血管充盈情况。如果怀疑有损伤，可使用多普勒探头进一步评估动脉血流。还应计算 ABI。

神经系统检查包括对腿部远端所有 5 条主要神经的评估。可通过测试第一背侧腓间隙感觉及足和趾背屈来评估在前骨筋膜室中走行的腓深神经。检测足背感觉和外翻力量可评估腓浅神经，该神经在外侧筋膜室中走行。胫神经在深筋膜室中走行，负责足底部的感觉，支配足和趾跖屈肌的运动。腓肠神经和隐神经浅层走行于肌间隔，均为感觉神经。腓肠神经负责足跟外侧的感觉，隐神经主管内踝感觉。

值得注意的是，在治疗胫骨近端骨折时应保持警惕，因为血管和神经损伤均可发生。腘动脉和腓神经在经过膝关节时均被相应软组织肌肉拴系，容易被拉伸。一些胫骨平台骨折实际上是膝关节脱位，应依此采取相应治疗方法。

管理和治疗

胫骨干骨折的管理和治疗多年来不断发展。移位最小的闭合性骨折可通过石膏固定和功能性支撑治疗。然而，现在大多数骨折都通过手术治疗，以便早期负重和康复。适当时可选择扩髓髓内钉固定术。

因为伤口愈合并发症有着很大的风险，钢板固定已经不再适用于全部的骨干骨折的治疗。然而，对于向近端或远端延伸至干骺端的骨干骨折（不适合髓内固定）而言，这仍然是一种有价值的治疗选择。微创经皮钢板技术通过限制损伤区域的手术解剖，改善了钢板固定的效果。对于不稳定或软组织损伤妨碍永久固定的患者，可选择外部固定。虽然该技术通常用于临时固定，但在复位良好的情况下，外固定器可用作永久固定。对于复杂骨折，环形外固定器是矫正显著变形或骨缺损的有力工具。

肱骨干骨折

流行病学、可接受的对齐方式和相关损伤

历史上，研究表明，使用功能性（Sarmiento）支具进行非手术治疗后，愈合率接近 95%，85% 的肩部和肘部功能完全恢复[107]。最近的数据表明，骨折不愈合率可能接近 20%，加压钢板进行手术治疗的畸形愈合和不愈合率明显较低[108]。尽管如此，非手术治疗仍是骨折治疗的主要方式，以保持可接受的对齐。相关参数为：小于 20° 的矢状面畸形、小于 30° 的冠状面畸形和小于 3 cm 的缩短畸形[109]。

在这些骨折中，桡神经损伤发生率高达 6% ～ 18%，尤其是伴有明显移位的中段骨折[110]。这是由于桡神经在桡神经沟中从内侧延伸至外侧时与肱骨干中段后方紧密相关。神经在距离肩峰平均 16 cm 的距离进入肱骨干，在肱骨干的平均长度为 11 cm；这大致对应于肱骨干的中部（图 19.38）[111]。在外伤情况下，右肱骨干右侧骨折可预示肝和其他腹腔内器官的合并损伤[112]。

治疗

有多种非手术治疗方法：接合夹板、悬臂石膏模、“吊带包扎”以及功能性支撑。虽然有研究显示，每种方法的获益都很小，但最常见的治疗方法是在临床随访时（通常在 3 ～ 7 天后）先使用接合夹板，然后过渡到功能性支具（Sarmiento 支具）。急性情况下不启动功能性支撑，因为它依赖于软组织的压缩对骨折施加液压稳定力；与接合夹板相比，患者面对急性损伤带来的挤压力时更痛苦。在功能性支撑阶段，允

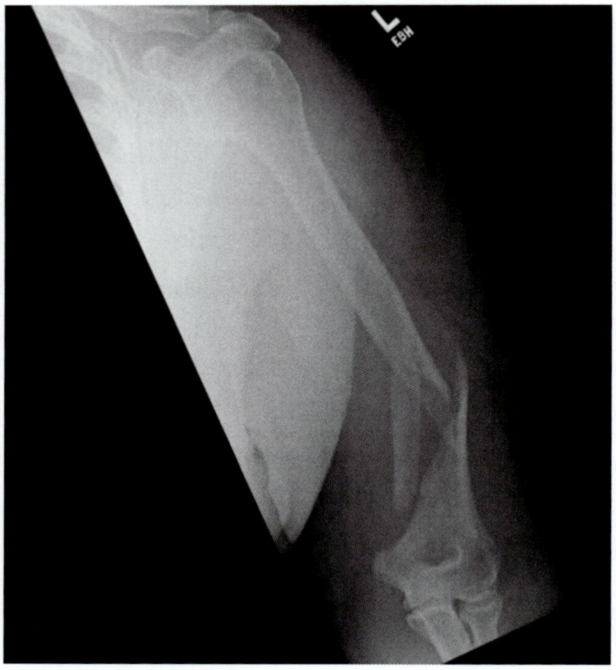

图 19.38 Holstein-Lewis 肱骨干骨折。该患者就诊时桡神经功能缺失。手术时，发现神经完整，但介于两个骨折碎片之间。桡神经功能 6 个月后完全恢复

许患者自由屈肘-伸展和手臂外展至 60°，因为肌肉随着运动改变形状，运动会产生液压压缩，有助于保持对齐以及将骨折端压缩在一起。

如果骨折不稳定型（即粉碎、节段性）患者闭合复位失败，具有同侧前臂或肘部骨折，或为多发伤，可受益于早期活动以从其他损伤中康复，应考虑手术治疗。病态肥胖也是一个相对的适应证，因为较厚的软组织限制了功能性支具的稳定性[113]。手术治疗的主要方式是在骨折两侧各用 4 枚双皮质螺钉进行加压钢板固定。其他不太常见的技术包括髓内钉和外固定。图 19.39 给出了处理该问题的流程。最近有一种微创手术的趋势，即钢板在肌肉下方滑动，但不完全暴露；可以产生相同的结果，但这种治疗方法目前并未被广泛采用。

当遇到桡神经损伤时，很可能出现神经性运动障碍，90% 的患者会在 3 ～ 4 个月内自行恢复[110]。在此期间，应将患者前臂置于可移除的夹板中，以支撑手腕和手指。如果此时神经功能未恢复，可进行肌电

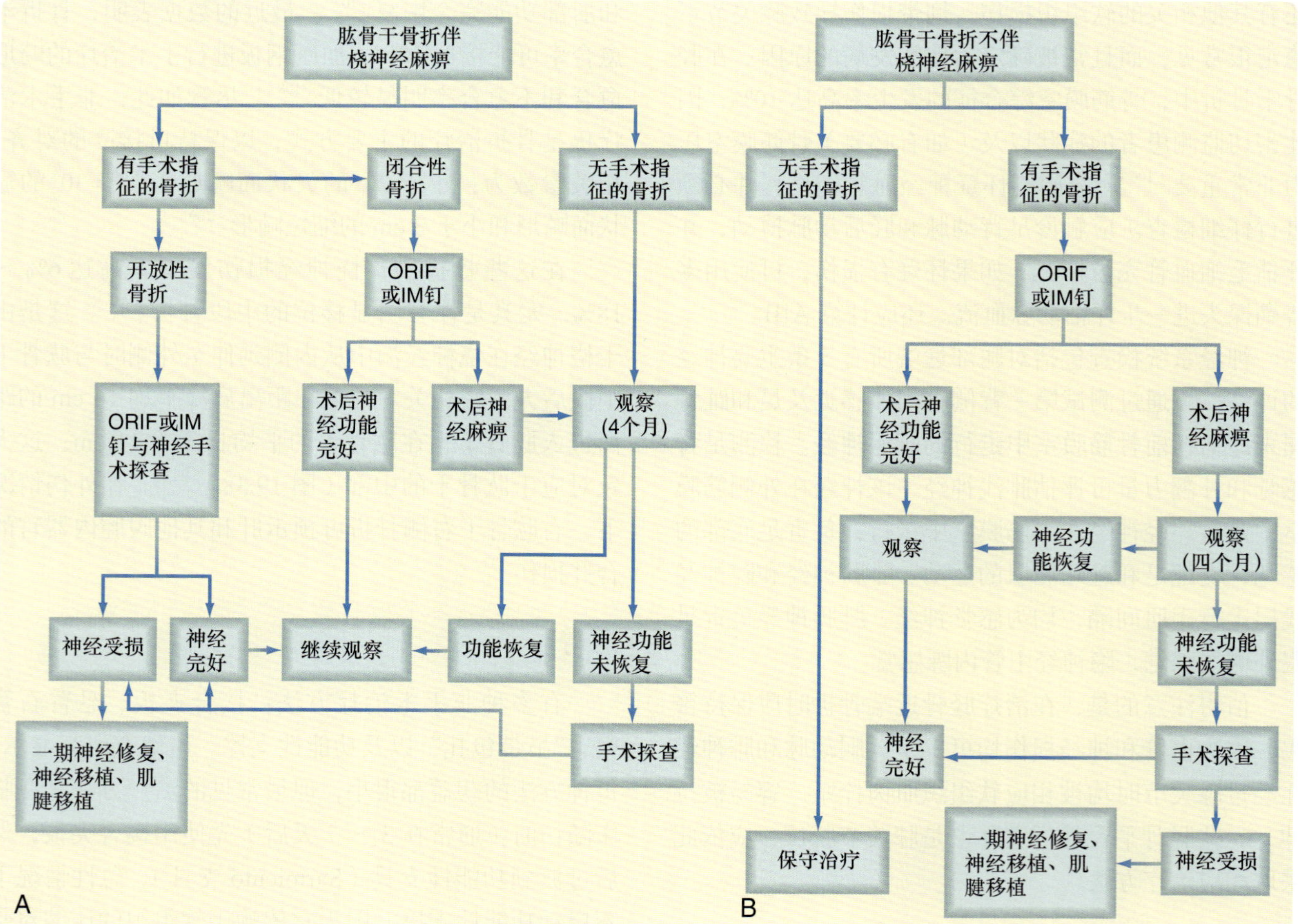

图 19.39 肱骨干骨折伴（A）和不伴（B）桡神经麻痹的患者的处理方法。IM：髓内；ORIF：切开复位内固定

图检查以确定是否需要探查。如果放置了接合夹板，随后患者出现桡神经麻痹，则应立即复位夹板。如果神经功能没有恢复，应探查神经，因为它很可能恰好位于骨折部位。

挑战和并发症

被忽视的损伤

在危重创伤患者接受护理的最初几天内，漏诊的肌肉骨骼损伤在诊断延误中占有很大比例。严重受伤的患者，尤其是 ISS 评分较高且格拉斯哥昏迷量表评分低于 8 分的患者，更有可能发生漏诊[115]。对外伤患者在 24 小时内进行临床重新评估后，漏诊住院的发生率降低了近 40%[115]。当患者恢复意识并恢复活动时，应重新进行查体。对所有患者，尤其是不稳定和神经功能缺损患者，应常规进行重复评估。三级创伤调查包括在初步评估后 24 小时内对实验室结果和 X 线片进行全面检查和审查。应密切审查具体的损伤类型，尤其是多发性损伤和重度残疾患者。外部软组织创伤可能表明潜在的损伤更严重。正规的放射检查有助于提高对隐匿性损伤的认识。

药物和酒精使用

据报道，肌肉骨骼损伤患者的药物和酒精使用率高达 50%。近年来，阿片类处方药物的使用和滥用也变得越来越普遍，这是一个有据可查的社会性问题。骨科创伤患者的阿片类药物使用率高于一般人群。此外，低收入和失业的患者更可能认为他们的外科医师没有给他们开足够的止痛药。失业患者除了处方量的阿片类药物外，更可能自行服药[116]。

ISS 与较高的住院阿片类药物使用量相关。这反过来又与较高的出院后阿片类药物使用相关[117]。许多机构已经制定了多模式疼痛管理指南，在减少阿片类药物过度使用方面取得了很好的效果并值得推广。正在进行的多中心试验着眼于特定的方案，其中一些方案中含有非甾体抗炎药，而骨科医师在术后通常避免使用这些药物，因为它会增加不愈合的风险[118]。

酒精和药物会导致更严重和更频繁的损伤，需要更长的住院时间。相关并发症包括使用可卡因引起的并发症，如发热、高血压、急性心肌缺血、心律失常和中风。当可卡因与氟烷、一氧化二氮或氯胺酮混合使用时，也可能导致心律失常。

此外，使用酒精或药物可能会对预先用药产生不利影响。术后患者应根据需要进行震颤性谵妄的预防。出院前应进行住院戒毒咨询。

血栓栓塞并发症

骨科和创伤患者深静脉血栓形成（DVT）和肺栓塞（PE）的发生率较高，二者均与较高的发病率甚至死亡率有关。骨科损伤和多发伤入院后，住院药物预防可显著降低 DVT 和 PE 的发生率；然而，门诊患者的抗凝持续时间仍然存在争议。DVT 的风险因素包括创伤、下肢骨折、制动、住院和近期手术[119]。在骨科患者中，研究表明，骨盆和股骨骨折的 DVT 风险最高；然而，任意下肢骨骨折后，DVT 和 PE 的风险仍然较高[120-122]。尽管有症状的 DVT 和 PE 都有一定的发病率，但骨科手术后的常规药物预防方案仍然没有达成一致，而且全国各地的外科医师使用的方案也有很大的差异[123]。参见表 19.8 了解作者的机构方案。该方案是为几乎完全没有资金支持的患者群体设计的。

多项研究显示，髋臼、髋部和股骨骨折手术后常规药物预防是有效的[123-125]。据估计，髋部大型骨科手术后 35 天内，患者发生 DVT 或 PE 的风险仍

表 19.8　住院和门诊深静脉血栓预防方案

住院患者（非脊柱）	
• 直接创伤入院伴下肢损伤	依诺肝素 30 bid
• 下肢门诊手术 / 延迟手术入院	
• 孤立性上肢创伤患者，非门诊	
• 孤立性上肢创伤患者，门诊	无
* 骨盆 / 髋臼骨折术前：从手术前一晚开始使用依诺肝素	
* 其他患者，在手术当天早上继续使用依诺肝素	
门诊患者	
• 股骨 / 髋关节 / 髋臼骨折：	阿司匹林每日 325 mg×35 天
• 有以下任何危险因素的下肢损伤	
○ 肥胖（BMI ＞ 29 kg/m^2）	
○ 收入 ICU	
○ 相关的腹部或胸部创伤	
○ 摩托车伤	
• 孤立性下肢创伤，胫骨或胫骨远端	无
• 有 / 无上述危险因素的孤立性上肢骨折	
• 非住院 / 门诊上肢和下肢手术	
• 脊柱	根据具体情况，等待术后活动

bid：每日两次；ICU：重症监护室。

会增加[124]。此外，关节置换术领域内有大量文献阐述关节置换术后常规门诊抗凝治疗的益处[125-126]。研究显示，胫骨及远端下肢骨折住院后常规药物预防无临床收益[125]。

虽然相对一致的意见是：在下肢骨折修复后，患者仍继续接受常规的机械治疗和药物治疗，但门诊患者出院后接受门诊抗凝治疗的类型和持续时间有很大差异[123]。美国胸科医师学会强烈建议在全髋关节置换术、全膝关节置换术或髋部骨折手术后的 35 天内进行药物预防[124，128]。门诊抗凝有多种选择，包括低分子肝素、依诺肝素和直接凝血级联抑制剂，所有这些都被证明可以降低 DVT 和 PE 的发生率，但存在相似的副作用[126，129]。

肺衰竭：脂肪栓塞综合征和 ARDS

脂肪栓塞综合征（FES）是一种以呼吸窘迫、精神状态改变和皮肤瘀点为特征的疾病。1862 年首次在人类中发现，多见于多处受伤的患者，尤其是那些有骨科损伤的患者。在涉及长骨或骨盆骨折的损伤后数小时至数天内，临床体征明显。最近的文献表明，与非创伤性肿瘤相比，创伤患者尸检中发现的脂肪栓塞率更高（82% *vs.* 63%）[130]。在孤立性长骨骨折患者中，发病率在 2% ～ 5%。在多发伤伴长骨或骨盆骨折患者中，FES 的发生率高达 19%。骨折部位的骨髓脂肪会进入肺循环，在此过程中会导致凝血级联反应的激活、血小板功能障碍、血管活性物质和炎性细胞因子的释放以及随后的嗜中性粒细胞浸润[131]。FES 的治疗主要是支持性的，但 Bederman 及其同事进行的一项荟萃分析显示，多发性长骨骨折患者中使用皮质类固醇可使 FES 发生率降低 78%，而不会显著增加骨折治疗相关并发症的风险[132]。在现代 ICU 护理出现之前，据报告，FES 患者的死亡率高达 20%。

FES 可能是 ARDS 的一个亚型。ARDS 是一种肺衰竭状态，定义为无论呼气末正压水平如何，肺动脉闭塞压力≤ 18 mmHg，PaO_2/FiO_2 比值低于 200 或在无充血性心力衰竭的情况下，胸片上的双侧肺出现弥漫性浸润。骨折的早期固定（＜ 24 小时）可降低创伤患者 FES 和 ARDS 的发生率；然而，关于固定方法是否影响 FES 发生率存在一些争议[77]。理论上，髓内钉会导致栓塞负荷增加，从而导致 FES 发生率增加。Hall 及其同事进行的一项多中心前瞻性研究采用了一种在扩孔期间抽吸髓内碎片的装置，该装置在抽吸和置入钉子期间栓塞负荷降低，但在术中经食管回声检查期间生理参数无变化[133]。尽管髓内插入对 ARDS 具有理论上的影响，但临床和实验研究表明，造成 ARDS 的原因是胸部损伤，而不是骨折固定方法[134]。因此，对于伴有长骨骨折的严重急性胸部损伤患者，建议延迟使用髓内器械对骨折进行永久固定，直至患者的肺部状态稳定。此时可能需要通过外部固定进行临时固定，这不仅有助于复苏和疼痛控制，还能减少骨折端移动时脂肪栓子的形成。

术后康复

多发伤患者早期固定和活动的益处已经得到讨论。然而，活动和承重之间的区别是至关重要的。活动是指在患者自身力量的作用下或在护士、治疗师的帮助下，将患者从仰卧位转移。这包括护士每班转动患者，让患者在床上坐起来，或将患者转移到椅子上。如果患者的一般情况允许，应在术后第 1 天或第 2 天对所有患者进行被动活动。活动有助于预防肺部和脓毒性并发症的发生。

相比之下，承重则是通过四肢来传递负荷的。要允许患者在受伤的肢体上负重，必须满足以下 3 个条件：

1. 如术中或复位后 X 线片所示，骨折处必须有骨与骨的接触。在骨折端不接触的情况下，固定装置将承受施加到肢体的所有应力。虽然植入物是坚固的，但如果骨不愈合，最终，金属植入物也将改变愈合情况从而导致失败。

2. 必须实现骨折的稳定固定。根据定义，当受到正常生理负荷时，稳定的固定不会被破坏。稳定的固定取决于许多因素。对于骨质疏松或严重粉碎性骨折的患者，固定可能不太理想。当预期会有过大的负荷时，例如对于体重过重或肥胖的患者，一般的固定可能是不够的。

3. 患者必须能够适应负重状态。通常，患者的依从性是确定负重状态的重要考虑因素。社会、心理或情感环境会影响患者遵守负重限制的能力。

除非满足所有 3 项标准，否则固定物将需要受到限制承重状态的保护。触地式负重（Touch-down weight）可让患者将患肢的脚平放在地板上，无需承受患者的任何体重。髋关节周围有损伤的患者通常被允许俯卧负重，这样可以使髋和膝关节伸展。踝关节背屈，这种自然的姿势可以放松臀部肌肉组织，并将关节反作用力降至最低。因为臀部周围的肌肉收缩，脚离开地面的拐杖行走（非负重）会导致髋关节周围肌肉的力显著增加。脚趾负重（Toe-touch weight）是一个使用不当的术语，常被用作触地式负重的同义词。大多数患者试图走路时，只能将受伤肢体的脚趾触到地面。在这个位置，臀部和膝盖屈曲，脚踝保持马蹄状。当这种状态保持很长一段时间时，髋部、膝盖和脚踝的挛缩将是很常见的。因此，不鼓励使用此术语。

部分承重是根据作用于受伤肢体所承受的体重百分比来定义的。随着骨折通过愈合变得稳定，这一比例逐渐增加。通过使用秤，患者可以了解不同重量的感觉。当骨折足够稳定并且患者认为能够承受正常载荷时，就可以进行可耐受的负重。人们认为，依从性好的患者会根据自己的疼痛程度来限制自己的负重。

即使不允许负重，通常也要在几天内对受累和邻近关节进行活动。手术治疗后，关节通常会短时间固定，如果负重不谨慎，则允许在床上进行被动或主动范围的运动。早期关节活动可能降低了纤维化程度，因此增加了早期活动度。此外，关节运动对于关节软骨的健康也是必要的。关节运动时，软骨从滑液中得到最有效的营养。早期关节活动已成为骨科护理的一项基本原则，并降低了与肌肉骨骼损伤相关的发病率。

小结

在急性创伤的情况下，保护患者的生命要优先于保护患者的肢体。然而，在罕见情况下，四肢和躯干骨骼损伤可能危及生命（例如，骨盆或长骨骨折引起血管损伤继发出血）。这些必须及早识别并适当管理。一旦错过关键时期，肌肉骨骼损伤则是创伤后发病的主要原因，表现为医疗费用增加、工作损失、身体残疾、情绪困扰以及生活质量下降。因此，对每位患者进行详细且完整的四肢和躯干肌肉骨骼检查、早期识别损伤、及时将这些损伤的具体情况告知并咨询骨科团队至关重要。对于任何经历过高能量暴力创伤的患者，创伤团队都必须对所讨论的骨科紧急情况保持高度警惕，这一点非常重要。此外，除非是抢救干预所必需，否则不应从创伤室中转移患者，应在创伤室内停留直至骨科团队评估并稳定了受累肢体，以防止其进一步受伤和发病。最后，肌肉骨骼损伤的适当治疗是一项多学科工作。在所有治疗团队（普外科、血管外科、神经外科、整形外科、内科和物理治疗科）的合作与协同下，我们将确保患者获得最佳的治疗效果。

主要参考文献

Bosse MJ，McCarthy ML，Jones AL，et al. The insensate foot following severe lower extremity trauma：An indication for amputation？ J Bone Joint Surg Am. 2005；87：2601–2608.

这篇文章是下肢评估项目中众多开创性的文章之一，其在对骨科创伤实践的影响方面具有代表性。

Egol KA，Koval KJ，Zuckerman JD. Handbook of Fractures. 2nd ed. Philadelphia：Wolters Kluwer；2014.

这本大小适宜、方便携带的手册是医师在紧急情况下管理肌肉骨骼损伤的理想参考。本指南全面而简明地讨论了流行病学、解剖学、损伤机制、临床评价、放射学评价、分类、治疗和大多数急性肌肉骨骼损伤并发症的管理。

Petrisor B，Sun X，Bhandari M，et al. Fluid lavage of open wounds（FLOW）：a multicenter，blinded，factorial pilot trial comparing alternative irrigating solutions and pressures in patients with open fractures. J Trauma. 2011；71：596–606.

这项多中心试验说明，最简单的有时也是最好的方法：低流量生理盐水冲洗是开放性骨折最便宜、最好的选择。

Vallier HA，Moore TA，Como JJ，et al. Teamwork in trauma：system adjustment to a protocol for the management of multiply injured patients. J Orthop Trauma. 2015；29：e446–e450.

这篇最近发表的文章代表了最近对早期全面治疗（ETC）的推动。Dr.Vallier 及其同事就这一主题发表了大量文章，他们还发表了几项出色的研究，支持了积极的复苏等。

参考文献

1. Court-Brown CM, Caesar B. Epidemiology of adult fractures: a review. *Injury*. 2006;37:691–697.
2. Clement RC, Carr BG, Kallan MJ, et al. Who needs an orthopedic trauma surgeon? An analysis of US national injury patterns. *J Trauma Acute Care Surg*. 2013;75:687–692.
3. MacKenzie EJ, Bosse MJ, Kellam JF, et al. Early predictors of long-term work disability after major limb trauma. *J Trauma*. 2006;61:688–694.
4. O'Toole RV, Lindbloom BJ, Hui E, et al. Are bilateral femoral fractures no longer a marker for death?. *J Orthop Trauma*. 2014;28:77–81; discussion 81–72.
5. Paydar S, Ghaffarpasand F, Foroughi M, et al. Role of routine pelvic radiography in initial evaluation of stable, high-energy, blunt trauma patients. *Emerg Med J*. 201330:724-727 .
6. Verbeek DO, Ponsen KJ, van Delden OM, et al. The need for pelvic angiographic embolisation in stable pelvic fracture patients with a "blush" on computed tomography. *Injury*. 2014;45:2111.
7. Deunk J, Brink M, Dekker HM, et al. Predictors for the selection of patients for abdominal CT after blunt trauma: a proposal for a diagnostic algorithm. *Ann Surg*. 2010;251:512–520.
8. Mathen R, Inaba K, Munera F, et al. Prospective evaluation of multislice computed tomography versus plain radiographic cervical spine clearance in trauma patients. *J Trauma*. 2007;62:1427–1431.
9. O'Toole RV, Dancy L, Dietz AR, et al. Diagnosis of femoral neck fracture associated with femoral shaft fracture: blinded comparison of computed tomography and plain radiography. *J Orthop Trauma*. 2013;27:325–330.
10. Medina O, Arom GA, Yeranosian MG, et al. Vascular and nerve injury after knee dislocation: a systematic review. *Clin Orthop Relat Res*. 2014;472:2621–2629.
11. Levy BA, Fanelli GC, Whelan DB, et al. Controversies in the treatment of knee dislocations and multiligament reconstruction. *J Am Acad Orthop Surg*. 2009;17:197–206.
12. Saveli CC, Morgan SJ, Belknap RW, et al. Prophylactic antibiotics in open fractures: a pilot randomized clinical safety study. *J Orthop Trauma*. 2013;27:552–557.
13. Lack WD, Karunakar MA, Angerame MR, et al. Type III open tibia fractures: immediate antibiotic prophylaxis minimizes infection. *J Orthop Trauma*. 2015;29:1–6.
14. Bommiasamy AK, Opel D, McCallum R, et al. Conscious sedation versus rapid sequence intubation for the reduction of native traumatic hip dislocation. *Am J Surg*. 2018;216:869–873.
15. Updegrove GF, Mourad W, Abboud JA. Humeral shaft fractures. *J Shoulder Elbow Surg*. 2018;27:e87–e97.
16. Gosling T, Giannoudis PV. Femoral shaft fractures. In: Browner BD, Jupiter JB, Krettek C, et al., eds. *Skeletal Trauma: Basic Science, Management, and Reconstruction*. 5th ed. Philadelphia: Elsevier Saunders; 2015:1787–1821.
17. Routt Jr MLC, Gary J. Surgical treatment of acetabular fractures. In: Browner BD, Jupiter JB, Krettek C, et al., eds. *Skeletal Trauma: Basic Science, Management, and Reconstruction*. 5th ed. Philadelphia: Elsevier Saunders; 2015:1107–1161.
18. Bumpass DB, Ricci WM, McAndrew CM, et al. A prospective study of pain reduction and knee dysfunction comparing femoral skeletal traction and splinting in adult trauma patients. *J Orthop Trauma*. 2015;29:112–118.
19. Austin DC, Donegan D, Mehta S. Low complication rates associated with the application of lower extremity traction pins. *J Orthop Trauma*. 2015;29:e259–e265.
20. Even JL, Richards JE, Crosby CG, et al. Preoperative skeletal versus cutaneous traction for femoral shaft fractures treated within 24 hours. *J Orthop Trauma*. 2012;26:e177–182.
21. Johansen K, Daines M, Howey T, et al. Objective criteria accurately predict amputation following lower extremity trauma. *J Trauma*. 1990;30:568–572; discussion 572–563.
22. Lewis PM, Waddell JP. When is the ideal time to operate on a patient with a fracture of the hip?: a review of the available literature. *Bone Joint J*. 2016;98-B:1573–1581.
23. Vallier HA, Dolenc AJ, Moore TA. Early appropriate care: a protocol to standardize resuscitation assessment and to expedite fracture care reduces hospital stay and enhances revenue. *J Orthop Trauma*. 2016;30:306–311.
24. Vallier HA, Moore TA, Como JJ, et al. Teamwork in trauma: system adjustment to a protocol for the management of multiply injured patients. *J Orthop Trauma*. 2015;29:e446–e450.
25. Vallier HA, Wang X, Moore TA, et al. Timing of orthopaedic surgery in multiple trauma patients: development of a protocol for early appropriate care. *J Orthop Trauma*. 2013;27:543–551.
26. Buckwalter JA. Advancing the science and art of orthopaedics. Lessons from history. *J Bone Joint Surg Am*. 2000;82-A:1782–1803.
27. Chang Y, Kennedy SA, Bhandari M, et al. Effects of antibiotic prophylaxis in patients with open fracture of the extremities: a systematic review of randomized controlled trials. *JBJS Rev*. 2015;3.
28. Gustilo RB, Gruninger RP, Davis T. Classification of type III (severe) open fractures relative to treatment and results. *Orthopedics*. 1987;10:1781–1788.
29. Gustilo RB, Merkow RL, Templeman D. The management of open fractures. *J Bone Joint Surg Am*. 1990;72:299–304.
30. Papakostidis C, Kanakaris NK, Pretel J, et al. Prevalence of complications of open tibial shaft fractures stratified as per the Gustilo-Anderson classification. *Injury*. 2011;42:1408–1415.
31. Brumback RJ, Jones AL. Interobserver agreement in the classification of open fractures of the tibia. The results of a survey of two hundred and forty-five orthopaedic surgeons. *J Bone Joint Surg Am*. 1994;76:1162–1166.
32. Horn BD, Rettig ME. Interobserver reliability in the Gustilo and Anderson classification of open fractures. *J Orthop Trauma*. 1993;7:357–360.
33. Merritt K. Factors increasing the risk of infection in patients with open fractures. *J Trauma*. 1988;28:823–827.
34. Patzakis MJ, Wilkins J. Factors influencing infection rate in open fracture wounds. *Clin Orthop Relat Res*. 1989:36–40.
35. Zalavras CG. Prevention of infection in open fractures. *Infect Dis Clin North Am*. 2017;31:339–352.
36. Lack W, Seymour R, Bickers A, et al. Prehospital antibiotic prophylaxis for open fractures: practicality and safety. *Prehosp Emerg Care*. 2019;23:385–388.
37. Gosselin RA, Roberts I, Gillespie WJ. Antibiotics for preventing infection in open limb fractures. *Cochrane Database Syst Rev*. 2004:CD003764.
38. Redfern J, Wasilko SM, Groth ME, et al. Surgical site infections in patients with type 3 open fractures: comparing antibiotic prophylaxis with cefazolin plus gentamicin versus piperacillin/tazobactam. *J Orthop Trauma*. 2016;30:415–419.
39. Obremskey W, Molina C, Collinge C, et al. Current practice in the management of open fractures among orthopaedic trauma surgeons. Part A: initial management. A

survey of orthopaedic trauma surgeons. *J Orthop Trauma.* 2014;28:e198–202.
40. Hauser CJ, Adams Jr CA, Eachempati SR, et al. Surgical Infection Society guideline: prophylactic antibiotic use in open fractures: an evidence-based guideline. *Surg Infect (Larchmt).* 2006;7:379–405.
41. Hoff WS, Bonadies JA, Cachecho R, et al. East Practice Management Guidelines Work Group: update to practice management guidelines for prophylactic antibiotic use in open fractures. *J Trauma.* 2011;70:751–754.
42. Spencer J, Smith A, Woods D. The effect of time delay on infection in open long-bone fractures: a 5-year prospective audit from a district general hospital. *Ann R Coll Surg Engl.* 2004;86:108–112.
43. Schenker ML, Yannascoli S, Baldwin KD, et al. Does timing to operative debridement affect infectious complications in open long-bone fractures? A systematic review. *J Bone Joint Surg Am.* 2012;94:1057–1064.
44. Skaggs DL, Friend L, Alman B, et al. The effect of surgical delay on acute infection following 554 open fractures in children. *J Bone Joint Surg Am.* 2005;87:8–12.
45. Sassoon A, Riehl J, Rich A, et al. Muscle viability revisited: are we removing normal muscle? A critical evaluation of dogmatic debridement. *J Orthop Trauma.* 2016;30:17–21.
46. Svoboda SJ, Bice TG, Gooden HA, et al. Comparison of bulb syringe and pulsed lavage irrigation with use of a bioluminescent musculoskeletal wound model. *J Bone Joint Surg Am.* 2006;88:2167–2174.
47. Anglen JO. Comparison of soap and antibiotic solutions for irrigation of lower-limb open fracture wounds. A prospective, randomized study. *J Bone Joint Surg Am.* 2005;87:1415–1422.
48. Crowley DJ, Kanakaris NK, Giannoudis PV. Irrigation of the wounds in open fractures. *J Bone Joint Surg Br.* 2007;89:580–585.
49. Petrisor B, Sun X, Bhandari M, et al. Fluid lavage of open wounds (FLOW): a multicenter, blinded, factorial pilot trial comparing alternative irrigating solutions and pressures in patients with open fractures. *J Trauma.* 2011;71:596–606.
50. Webb LX. New techniques in wound management: vacuum-assisted wound closure. *J Am Acad Orthop Surg.* 2002;10:303–311.
51. Ly TV, Travison TG, Castillo RC, et al. Ability of lower-extremity injury severity scores to predict functional outcome after limb salvage. *J Bone Joint Surg Am.* 2008;90:1738–1743.
52. Higgins TF, Klatt JB, Beals TC. Lower Extremity Assessment Project (LEAP)—the best available evidence on limb-threatening lower extremity trauma. *Orthop Clin North Am.* 2010;41:233–239.
53. Bosse MJ, McCarthy ML, Jones AL, et al. The insensate foot following severe lower extremity trauma: an indication for amputation? *J Bone Joint Surg Am.* 2005;87:2601–2608.
54. Doukas WC, Hayda RA, Frisch HM, et al. The Military Extremity Trauma Amputation/Limb Salvage (METALS) study: outcomes of amputation versus limb salvage following major lower-extremity trauma. *J Bone Joint Surg Am.* 2013;95:138–145.
55. Hwang JS, Koury KL, Gorgy G, et al. Evaluation of intra-articular fracture extension after gunshot wounds to the lower extremity: plain radiographs versus computer tomography. *J Orthop Trauma.* 2017;31:334–338.
56. Nguyen MP, Reich MS, O'Donnell JA, et al. Infection and complications after low-velocity intra-articular gunshot injuries. *J Orthop Trauma.* 2017;31:330–333.
57. Miller AN, Carroll EA, Pilson HT. Transabdominal gunshot wounds of the hip and pelvis. *J Am Acad Orthop Surg.* 2013;21:286–292.
58. Schemitsch EH, Bhandari M, Guyatt G, et al. Prognostic factors for predicting outcomes after intramedullary nailing of the tibia. *J Bone Joint Surg Am.* 2012;94:1786–1793.
59. Bhattacharyya T, Vrahas MS. The medical-legal aspects of compartment syndrome. *J Bone Joint Surg Am.* 2004;86-A:864–868.
60. Whitney A, O'Toole RV, Hui E, et al. Do one-time intracompartmental pressure measurements have a high false-positive rate in diagnosing compartment syndrome? *J Trauma Acute Care Surg.* 2014;76:479–483.
61. Heckman MM, Whitesides Jr TE, Grewe SR, et al. Compartment pressure in association with closed tibial fractures. The relationship between tissue pressure, compartment, and the distance from the site of the fracture. *J Bone Joint Surg Am.* 1994;76:1285–1292.
62. Prayson MJ, Chen JL, Hampers D, et al. Baseline compartment pressure measurements in isolated lower extremity fractures without clinical compartment syndrome. *J Trauma.* 2006;60:1037–1040.
63. McQueen MM, Court-Brown CM. Compartment monitoring in tibial fractures. The pressure threshold for decompression. *J Bone Joint Surg Br.* 1996;78:99–104.
64. Al-Dadah OQ, Darrah C, Cooper A, et al. Continuous compartment pressure monitoring vs. clinical monitoring in tibial diaphyseal fractures. *Injury.* 2008;39:1204–1209.
65. Reverte MM, Dimitriou R, Kanakaris NK, et al. What is the effect of compartment syndrome and fasciotomies on fracture healing in tibial fractures? *Injury.* 2011;42:1402–1407.
66. Crespo AM, Manoli 3rd A, Konda SR, et al. Development of compartment syndrome negatively impacts length of stay and cost after tibia fracture. *J Orthop Trauma.* 2015;29:312–315.
67. Smith W, Williams A, Agudelo J, et al. Early predictors of mortality in hemodynamically unstable pelvis fractures. *J Orthop Trauma.* 2007;21:31–37.
68. Starr AJ, Griffin DR, Reinert CM, et al. Pelvic ring disruptions: prediction of associated injuries, transfusion requirement, pelvic arteriography, complications, and mortality. *J Orthop Trauma.* 2002;16:553–561.
69. Lybrand K, Bell A, Rodericks D, et al. APC injuries with symphyseal fixation: what affects outcome? *J Orthop Trauma.* 2017;31:27–30.
70. Gibson PD, Adams MR, Koury KL, et al. Inadvertent reduction of symphyseal diastasis during computed tomography. *J Orthop Trauma.* 2016;30:474–478.
71. Avilucea FR, Archdeacon MT, Collinge CA, et al. Fixation strategy using sequential intraoperative examination under anesthesia for unstable lateral compression pelvic ring injuries reliably predicts union with minimal displacement. *J Bone Joint Surg Am.* 2018;100:1503–1508.
72. Morshed S, Miclau 3rd T, Bembom O, et al. Delayed internal fixation of femoral shaft fracture reduces mortality among patients with multisystem trauma. *J Bone Joint Surg Am.* 2009;91:3–13.
73. Toth L, King KL, McGrath B, et al. Factors associated with pelvic fracture-related arterial bleeding during trauma resuscitation: a prospective clinical study. *J Orthop Trauma.* 2014;28:489–495.
74. Knops SP, Schep NW, Spoor CW, et al. Comparison of three different pelvic circumferential compression devices: a biomechanical cadaver study. *J Bone Joint Surg Am.* 2011;93:230–240.
75. Lindvall E, Davis J, Martirosian A, et al. Bilateral internal iliac artery embolization results in an unacceptably high rate

of complications in patients requiring pelvic/acetabular surgery. *J Orthop Trauma*. 2018;32:445–451.
76. Burlew CC, Moore EE, Stahel PF, et al. Preperitoneal pelvic packing reduces mortality in patients with life-threatening hemorrhage due to unstable pelvic fractures. *J Trauma Acute Care Surg*. 2017;82:233–242.
77. Vallier HA, Super DM, Moore TA, et al. Do patients with multiple system injury benefit from early fixation of unstable axial fractures? The effects of timing of surgery on initial hospital course. *J Orthop Trauma*. 2013;27:405–412.
78. Lee C, Sciadini M. The use of external fixation for the management of the unstable anterior pelvic ring. *J Orthop Trauma*. 2018;32(suppl 6):S14–S17.
79. Vallier HA, Cureton BA, Schubeck D. Pregnancy outcomes after pelvic ring injury. *J Orthop Trauma*. 2012;26:302–307.
80. Anderson PA, Gugala Z, Lindsey RW, et al. Clearing the cervical spine in the blunt trauma patient. *J Am Acad Orthop Surg*. 2010;18:149–159.
81. Vaccaro AR, Lehman Jr RA, Hurlbert RJ, et al. A new classification of thoracolumbar injuries: the importance of injury morphology, the integrity of the posterior ligamentous complex, and neurologic status. *Spine (Phila Pa 1976)*. 2005;30:2325–2333.
82. Patel AA, Vaccaro AR. Thoracolumbar spine trauma classification. *J Am Acad Orthop Surg*. 2010;18:63–71.
83. Robinson Y, Heyde CE, Forsth P, et al. Kyphoplasty in osteoporotic vertebral compression fractures—guidelines and technical considerations. *J Orthop Surg Res*. 2011;6:43.
84. Gjolaj JP, Williams SK. Thoracic and lumber spinal injuries. In: Garfin S, Eismont F, Bell G, et al., eds. *Rothman-Simeone and Herkowitz's the Spine*. 7th ed. Philadelphia: Elsevier Saunders; 2018:1333–1363.
85. Adams MR, Reilly MC. Hip dislocations and associated fractures of the femoral head. In: Stannard JP, Schmidt AH, eds. *Surgical Treatment of Orthopaedic Trauma*. 2nd ed. New York: Thieme; 2016:2591–2643.
86. Kellam P, Ostrum RF. Systematic review and meta-analysis of avascular necrosis and posttraumatic arthritis after traumatic hip dislocation. *J Orthop Trauma*. 2016;30:10–16.
87. Stannard JP, Fanelli GC. Knee dislocations and ligamentous injuries. In: Stannard JP, Schmidt AH, eds. *Surgical Treatment of Orthopaedic Trauma*. 2nd ed. New York: Thieme; 2016:3378–3492.
88. Stannard JP, Sheils TM, Lopez-Ben RR, et al. Vascular injuries in knee dislocations: The role of physical examination in determining the need for arteriography. *J Bone Joint Surg Am*. 2004;86:910–915.
89. Miranda FE, Dennis JW, Veldenz HC, et al. Confirmation of the safety and accuracy of physical examination in the evaluation of knee dislocation for injury of the popliteal artery: a prospective study. *J Trauma*. 2002;52:247–251; discussion 251–242.
90. Long B, April MD. What is the utility of physical examination, ankle-brachial index, and ultrasonography for the diagnosis of arterial injury in patients with penetrating extremity trauma? *Ann Emerg Med*. 2018;71:525–528.
91. Martinez D, Sweatman K, Thompson EC. Popliteal artery injury associated with knee dislocations. *Am Surg*. 2001;67:165–167.
92. Maity A, Roy DS, Mondal BC. A prospective randomised clinical trial comparing FARES method with the Eachempati external rotation method for reduction of acute anterior dislocation of shoulder. *Injury*. 2012;43:1066–1070.
93. Barmparas G, Inaba K, Talving P, et al. Pediatric vs adult vascular trauma: a National Trauma Databank review. *J Pediatr Surg*. 2010;45:1404–1412.
94. Feliciano DV, Moore FA, Moore EE, et al. Evaluation and management of peripheral vascular injury. Part 1. Western Trauma Association/critical decisions in trauma. *J Trauma*. 2011;70:1551–1556.
95. Mavrogenis AF, Panagopoulos GN, Kokkalis ZT, et al. Vascular injury in orthopedic trauma. *Orthopedics*. 2016;39:249–259.
96. Barnes CJ, Pietrobon R, Higgins LD. Does the pulse examination in patients with traumatic knee dislocation predict a surgical arterial injury? A meta-analysis. *J Trauma*. 2002;53:1109–1114.
97. Inaba K, Branco BC, Reddy S, et al. Prospective evaluation of multidetector computed tomography for extremity vascular trauma. *J Trauma*. 2011;70:808–815.
98. Howard PW, Makin GS. Lower limb fractures with associated vascular injury. *J Bone Joint Surg Br*. 1990;72:116–120.
99. Farber A, Tan TW, Hamburg NM, et al. Early fasciotomy in patients with extremity vascular injury is associated with decreased risk of adverse limb outcomes: a review of the National Trauma Data Bank. *Injury*. 2012;43:1486–1491.
100. Bone LB, Johnson KD, Weigelt J, et al. Early versus delayed stabilization of femoral fractures. A prospective randomized study. *J Bone Joint Surg Am*. 1989;71:336–340.
101. Pape HC, Regel G, Dwenger A, et al. Influence of thoracic trauma and primary femoral intramedullary nailing on the incidence of ARDS in multiple trauma patients. *Injury*. 1993;24(suppl 3):S82–103.
102. Nahm NJ, Como JJ, Wilber JH, et al. Early appropriate care: definitive stabilization of femoral fractures within 24 hours of injury is safe in most patients with multiple injuries. *J Trauma*. 2011;71:175–185.
103. Tuttle MS, Smith WR, Williams AE, et al. Safety and efficacy of damage control external fixation versus early definitive stabilization for femoral shaft fractures in the multiple-injured patient. *J Trauma*. 2009;67:602–605.
104. Nicholas B, Toth L, van Wessem K, et al. Borderline femur fracture patients: early total care or damage control orthopaedics? *ANZ J Surg*. 2011;81:148–153.
105. Nahm NJ, Vallier HA. Timing of definitive treatment of femoral shaft fractures in patients with multiple injuries: a systematic review of randomized and nonrandomized trials. *J Trauma Acute Care Surg*. 2012;73:1046–1063.
106. Park S, Ahn J, Gee AO, et al. Compartment syndrome in tibial fractures. *J Orthop Trauma*. 2009;23:514–518.
107. Papasoulis E, Drosos GI, Ververidis AN, et al. Functional bracing of humeral shaft fractures. A review of clinical studies. *Injury*. 2010;41:e21–e27.
108. Denard Jr A, Richards JE, Obremskey WT, et al. Outcome of nonoperative vs operative treatment of humeral shaft fractures: a retrospective study of 213 patients. *Orthopedics*. 2010;33.
109. Klenerman L. Fractures of the shaft of the humerus. *J Bone Joint Surg Br*. 1966;48:105–111.
110. Shao YC, Harwood P, Grotz MR, et al. Radial nerve palsy associated with fractures of the shaft of the humerus: a systematic review. *J Bone Joint Surg Br*. 2005;87:1647–1652.
111. Guse TR, Ostrum RF. The surgical anatomy of the radial nerve around the humerus. *Clin Orthop Relat Res*. 1995:149–153.
112. Adili A, Bhandari M, Sprague S, et al. Humeral shaft fractures as predictors of intra-abdominal injury in motor vehicle collision victims. *Arch Orthop Trauma Surg*. 2002;122:5–9.
113. Jensen AT, Rasmussen S. Being overweight and multiple fractures are indications for operative treatment of humeral shaft fractures. *Injury*. 1995;26:263–264.

114. Kim JW, Oh CW, Byun YS, et al. A prospective randomized study of operative treatment for noncomminuted humeral shaft fractures: conventional open plating versus minimal invasive plate osteosynthesis. *J Orthop Trauma.* 2015;29:189–194.
115. Pfeifer R, Pape HC. Missed injuries in trauma patients: a literature review. *Patient Saf Surg.* 2008;2:20.
116. Gangavalli A, Malige A, Terres G, et al. Misuse of opioids in orthopaedic postoperative patients. *J Orthop Trauma.* 2017;31:e103–e109.
117. Flanagan CD, Wysong EF, Ramey JS, et al. Understanding the opioid epidemic: factors predictive of inpatient and post-discharge prescription opioid use after orthopaedic trauma. *J Orthop Trauma.* 2018;32:e408–e414.
118. Castillo RC, Raja SN, Frey KP, et al. Improving pain management and long-term outcomes following high-energy orthopaedic trauma (Pain Study). *J Orthop Trauma.* 2017;31(suppl 1):S71–S77.
119. Cushman M. Epidemiology and risk factors for venous thrombosis. *Semin Hematol.* 2007;44:62–69.
120. Patterson JT, Morshed S. Chemoprophylaxis for venous thromboembolism in operative treatment of fractures of the tibia and distal bones: a systematic review and meta-analysis. *J Orthop Trauma.* 2017;31:453–460.
121. Whiting PS, Jahangir AA. Thromboembolic disease after orthopedic trauma. *Orthop Clin North Am.* 2016;47:335–344.
122. Decker S, Weaver MJ. Deep venous thrombosis following different isolated lower extremity fractures: what is known about prevalences, locations, risk factors and prophylaxis? *Eur J Trauma Emerg Surg.* 2013;39:591–598.
123. Sagi HC, Ahn J, Ciesla D, et al. Venous thromboembolism prophylaxis in orthopaedic trauma patients: a survey of OTA Member Practice Patterns and OTA Expert Panel recommendations. *J Orthop Trauma.* 2015;29:e355–e362.
124. Francis CW. Prevention of VTE in patients having major orthopedic surgery. *J Thromb Thrombolysis.* 2013;35:359–367.
125. Forster R, Stewart M. Anticoagulants (extended duration) for prevention of venous thromboembolism following total hip or knee replacement or hip fracture repair. *Cochrane Database Syst Rev.* 2016;3:CD004179.
126. Bala A, Huddleston 3rd JI, Goodman SB, et al. Venous thromboembolism prophylaxis after TKA: aspirin, warfarin, enoxaparin, or factor Xa inhibitors? *Clin Orthop Relat Res.* 2017;475:2205–2213.
127. Selby R, Geerts WH, Kreder HJ, et al. A double-blind, randomized controlled trial of the prevention of clinically important venous thromboembolism after isolated lower leg fractures. *J Orthop Trauma.* 2015;29:224–230.
128. Falck-Ytter Y, Francis CW, Johanson NA, et al. Prevention of VTE in orthopedic surgery patients: antithrombotic therapy and prevention of thrombosis, 9th ed: American College of Chest Physicians evidence-based clinical practice guidelines. *Chest.* 2012;141:e278S–e325S.
129. Douketis JD, Eikelboom JW, Quinlan DJ, et al. Short-duration prophylaxis against venous thromboembolism after total hip or knee replacement: a meta-analysis of prospective studies investigating symptomatic outcomes. *Arch Intern Med.* 2002;162:1465–1471.
130. Eriksson EA, Rickey J, Leon SM, et al. Fat embolism in pediatric patients: an autopsy evaluation of incidence and etiology. *J Crit Care.* 2015;30:221; e221–e225.
131. Blankstein M, Byrick RJ, Nakane M, et al. Amplified inflammatory response to sequential hemorrhage, resuscitation, and pulmonary fat embolism: an animal study. *J Bone Joint Surg Am.* 2010;92:149–161.
132. Bederman SS, Bhandari M, McKee MD, et al. Do corticosteroids reduce the risk of fat embolism syndrome in patients with long-bone fractures? A meta-analysis. *Can J Surg.* 2009;52:386–393.
133. Hall JA, McKee MD, Vicente MR, et al. Prospective randomized clinical trial investigating the effect of the reamer-irrigator-aspirator on the volume of embolic load and respiratory function during intramedullary nailing of femoral shaft fractures. *J Orthop Trauma.* 2017;31:200–204.
134. Morley JR, Smith RM, Pape HC, et al. Stimulation of the local femoral inflammatory response to fracture and intramedullary reaming: a preliminary study of the source of the second hit phenomenon. *J Bone Joint Surg Br.* 2008;90:393–399.

20 章

烧 伤

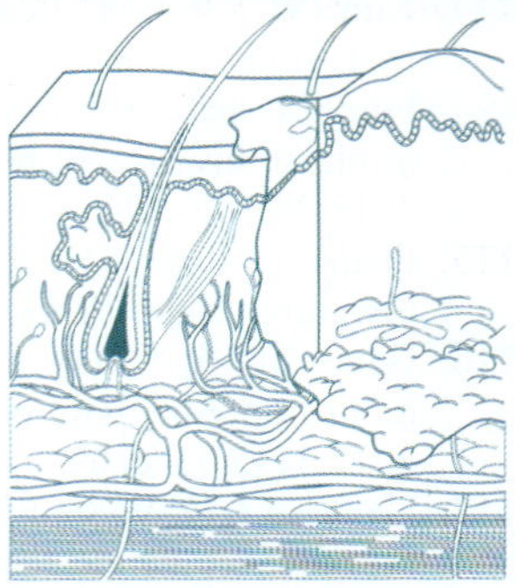

Steven E. Wolf

徐浩翔 周思颖 译 边 佺 审校

章目录

概述

2017 年，美国大约有 40 万烧伤患者，其中 3400 人死亡。2001—2017 年的流行病学研究显示，美国人口已经从 2.85 亿增加到了 3.26 亿（名义上增长了 14%）。相应地，烧伤事件的发生率（从 52 万人下降到 40.3 万人）下降了 23%。致命烧伤的死亡人数也从 2001 年的 3800 人下降到了 2017 年的 3400 人（下降了 10%）。根据这些数据我们发现，在这段时间内，人均烧伤次数以一个可观的速度在减少。但烧伤似乎仍然严重威胁着公共卫生安全，因为我们发现，它正在以每 10 万人中记录约 125 次烧伤的水平趋于平稳（图 20.1）。这意味着随着人口持续增长，烧伤会继续

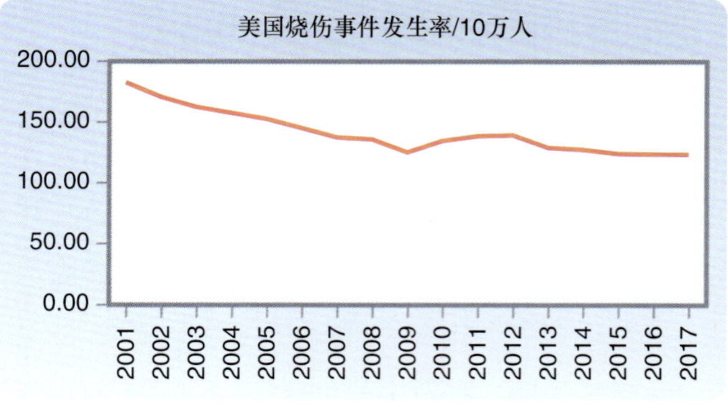

图 20.1 美国每 10 万人的烧伤事件发生率

普遍存在。当人群按年龄分为儿童（0 ～ 18 岁）、成年人（19 ～ 65 岁）和老年人（> 65 岁）时，这种趋势在某些方面依旧保持不变。其中儿童组发生率下降

最快，成年人则缓慢下降，但老年人烧伤的数量实际上是有所增加的，这可能与老年人口占比增加有关（图 20.2）。因此，老年人可能是制定针对性预防措施的重要目标群体。

幸运的是，大多数烧伤病例均属于轻度到中度，通常只在门诊进行治疗[2]。然而，美国每年约有 4 万例严重烧伤需接受住院治疗。据美国疾病预防控制中心统计数据显示，每年烧伤的直接医疗费用约为 15 亿美元[1]。2014 年，约 10% 的美国人口因遭受过某种形式的伤害而接受了有记录的治疗，但很少有人遭受致命伤害（6‰）；相比之下，烧伤患者的死亡率约为 1‰，与伤害相关的死亡率增加了 67%。在因伤致死统计数据中，烧伤死亡人数占所有死亡人数的 1.6%，但烧伤总数仅占总受伤人数的 1.3%。因此可以推测，烧伤的后果比其他形式的伤害更为严重。

烧伤死亡通常呈双峰分布，要么在受伤后立即死亡，要么在几周后因多器官衰竭而死。这种模式与所有创伤相关死亡类似，并符合 Basil Pruitt 所信奉的格言，"烧伤是通用的创伤模型"[3]。因此，烧伤在作为高收入国家代表的美国，仍然是一个主要的疾病问题。而在低收入和中等收入国家，情况可能更糟。

在美国，大约 41% 的烧伤是由火灾和火焰引起的，33% 是热的液体或油脂造成的烫伤，9% 是接触性烧伤，3% 是化学烧伤，3% 是电击伤[4]。在所有烧伤中，有 2/3 的烧伤发生于家中，通常发生于 10 岁以下的儿童、成年男性以及越来越多的老年人。从美国 2005—2014 年这 10 年的平均数据显示，15% 的烧伤发生在 0～4 岁年龄组，另有 15% 发生在 5～18 岁年龄组，儿童烧伤占总数的 30%。大约 45% 的烧伤发生在 19～45 岁的成年人群体中，19% 发生在 46～65 岁的人群中，因此，共有 64% 的烧伤发生在中青年人中。剩下的 6% 发生于 65 岁以上的老年人。就性别而言，在美国，67% 的烧伤发生在男性群体。如果按种族划分（烧伤人群），欧洲裔占 58%，非洲裔占 21%，西班牙裔占 13%，亚洲裔占 3%，其他族裔占 5%。

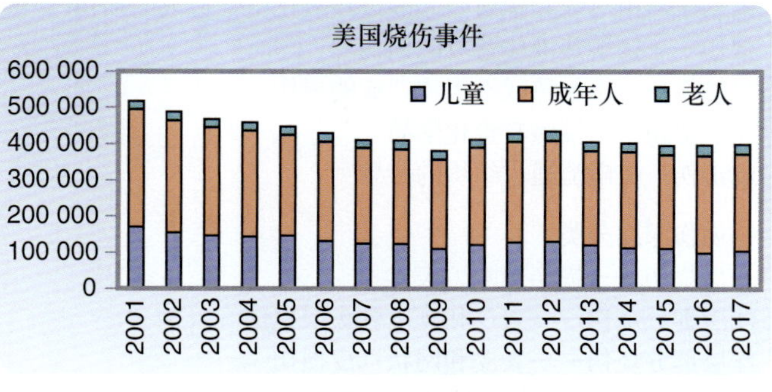

图 20.2 美国烧伤事件发生率

在所有烧伤相关死亡中，75% 的烧伤发生在与食品准备或加热设备有关的房屋火灾中。有趣的是，死亡率最高的火灾原因是吸烟，它导致了 22% 的房屋火灾相关死亡。年轻人经常被易燃液体烫伤，而 60% 的幼儿经常被高温液体烫伤。还有很大一部分儿童烧伤是由虐待造成的。其他危险因素包括社会经济地位低和不安全的环境[5]。这些伤害中的大多数都是可以预防的，因此可以采取预防策略。

最近关于美国不分年龄的烧伤总死亡率的数据分析显示，55% 的全身表面积（total body surface area，TBSA）烧伤患者群体统计数据达到了半数致死率（LD50）；即 55% 的 TBSA 烧伤有 50% 的死亡率。当用 Baux 评分（年龄＋ TBSA 烧伤）对较年轻组的生存概率进行类似分析时，LD50 的 Baux 指数为 105，LD90 为 130[5]。

预防策略使受伤的人数有所减少，烧伤严重程度有所降低。成功的经验包括立法避免烟草火灾，修改国家电气法规，将热水器从地面抬高以及增加烟雾报警器的使用，这些措施将火灾死亡率降低了 50%。此外，严重烧伤患者因各种原因造成的死亡率也有所改善。1949 年，英国伯明翰烧伤中心的 Bull 和 Fisher 首次报告了 14 岁及以下儿童 49% TBSA 烧伤的 LD50；15～44 岁人群 46% TBSA 烧伤的 LD50，45～64 岁是 27% TBSA 烧伤，65 岁及以上为 10% TBSA 烧伤。这些糟糕的统计数字已经得到改善，同一机构的最新研究表明，0～14 岁患者的 LD50 为 85% TBSA 烧伤，15～44 岁患者的 LD50 为 66% TBSA 烧伤，45～64 岁患者的 LD50 为 46% TBSA 烧伤，65 岁以上患者的 LD50 为 23% TBSA 烧伤[6]。因此，一个健康的年轻患者，即使是大面积烧伤，使用现代治疗技术也有望存活下来[7]。治疗的进步是基于对液体复苏、快速伤口覆盖和重症监护技术的理解和实施的改进。这些领域仍可以进一步改进，研究人员在积极寻找进一步改善生存结果的方法。

烧伤病房

烧伤护理的改进主要起源于专门负责烧伤患者护理的专业单位，它最早由 Gilles 和 MacIndoe 于二战期间在英国开发。这里有经验丰富的人员使用专门的资源来最大限度地提高那些毁灭性伤害最终的治疗效果（框 20.1）。美国烧伤协会和美国创伤外科医师学

框 20.1　烧伤病房的组织工作和人员

- 有经验的烧伤外科医师（烧伤病房主任和有资质的外科医师）
- 专门的护理人员
- 理疗师和职业治疗师
- 社会工作者
- 营养师
- 药剂师
- 呼吸治疗师
- 精神病学家和临床心理学家
- 修复师

会目前开发了一个程序，来验证烧伤病房的人员、空间、设备、用品和流程是否符合标准，以确保患者获得最佳的治疗结果。他们还建议符合以下标准的患者应转诊到指定的烧伤中心[8]。

1. 部分烧伤面积＞ 10% TBSA。

2. 烧伤涉及面部、手、脚、生殖器、会阴或主要关节。

3. 深度烧伤。

4. 电击伤，包括雷击伤。

5. 化学烧伤。

6. 吸入性损伤。

7. 烧伤患者患有内科疾病，可能使治疗复杂化，延长康复时间，或影响预后。

8. 伴有创伤（如骨折）的烧伤患者，其中烧伤造成的发病率和死亡率的风险更大。在这种情况下，如果创伤造成了更大的直接风险，患者在被转移到烧伤病房之前，可能会先在创伤中心稳定下来。在这种情况下，医师的判断非常必要，应与区域医疗控制计划和分诊方案协调一致。

9. 烧伤儿童所在的医院缺乏照顾患儿的合格的人员或设备。

10. 受益于特殊的社会、情感或长期康复干预的烧伤患者。

烧伤的病理生理学

局部改变

烧伤，尤其是热烧伤，会通过超出生物耐受性的突然温度变化对皮肤造成损害，有时还会对深部结构造成损害，导致细胞膜破裂、蛋白质变性坏死。根据燃烧物的温度和患者暴露时间的不同，损伤以一阶对数分布，从皮肤表面延伸到更深的结构[9]。280°F 以上会造成严重烧伤，皮肤会出现美拉德反应，其稠度和颜色的变化与火焰全层烧伤相同。在 280°F 以下会导致表面坏死的烧伤，如热水烫伤，具有不同的外观和质地，通常被误认为是深层烧伤。烫伤和接触烧伤的烧伤物热导率也会影响烧伤深度，它通常是通过传导（而不是火焰烧伤）特别是在爆炸期间持续的那些常见的对流或辐射来实现的。导热系数是传递热量的能力；水的导热系数为 0.61 W/m/℃，热食用油的导热系数为 4.2 J/（g · ℃），而油脂的导热系数为 1.8 J/（g · ℃）；因此，由于冷却是加热的对立面，更多的能量被更快地传递。

烧伤按烧伤原因和烧伤深度分别分为不同的类别（框 20.2）。造成伤害的原因包括火焰、烫伤（水、汤、油等热液）、接触伤（与热或冷的物体接触）、电击伤和化学暴露。前三种主要通过能量转移引起细胞损伤，导致凝固性坏死（除了不会产生蛋白质变性的冷损伤外）。电和某些化学物质除了热量传递外还会对细胞膜造成直接伤害。

为了阻止能量转移到更深的组织，皮肤提供了一个强大的屏障，大部分伤害仅限于皮肤这一层。此外，能量的传递通常遵循一阶分布，与热源的距离越远会导致损害呈对数减少。时间也是一个关键点，与烧伤的严重程度和深度直接相关。这一点很重要，因为人们通常会试图迅速脱离烧伤发生的环境，从而限制了伤害的严重程度。

然而，在摆脱烧伤物的刺激后，组织的局部反应会导致更深层的损伤。皮肤损伤区域分为三个区：凝血区、淤血区和充血区[10]。细胞直接破裂的坏死区称为凝血区，这个区域的组织在受伤时已经不可逆转地受损。紧邻坏死区周围的区域有中度损伤，组织灌注减少，这就是所谓的淤血区，根据伤口环境的不

框 20.2　烧伤分类

按烧伤原因分类

火焰——由对流和辐射引起的过热氧化空气造成的损伤

烫伤——接触热液体造成的损伤

接触伤——接触热或冷固体造成的损伤

化学暴露——接触有毒化学品

电击伤——电流通过组织的传导

按烧伤深度分类

表层烧伤——损伤局限于表皮

浅层部分烧伤——表皮和真皮乳头层损伤

深层部分烧伤——表皮和网状真皮损伤

全层烧伤——损伤通过表皮和真皮延伸至皮下脂肪

同，这部分组织既可能存活，也可能发生凝固性坏死。淤血区产生与血管损伤和血管渗漏有关。最后一个区域被称为充血区，其特征是烧伤创面周围炎症引起的血管扩张。这个区域包含明显可存活的组织，愈合过程就是从这里开始的，通常不会有进一步坏死的风险。这一概念被称为“Jackson levels”，是烧伤创面进展和结果的生理学描述的基础，但随着新的分子和成像技术的发展，这一概念受到了质疑。

烧伤深度

烧伤深度取决于最初的组织损伤，按从表面到表皮、真皮、皮下脂肪和潜在结构的穿透程度进行分类（图 20.3）。表层烧伤（以前称为“Ⅰ度烧伤”），根据定义，是仅限于表皮的损伤，伴有疼痛感，表面呈红斑状，触碰时发白，带有完整的表皮屏障。包括晒伤或烹饪造成的非常轻微的烫伤。此类烧伤未破坏任何深层组织结构，不留瘢痕。治疗手段是通过使用局部舒缓药膏和口服非甾体抗炎药来缓解疼痛。

部分烧伤（以前称为“Ⅱ度烧伤”）分为两种类型，浅Ⅱ度烧伤和深Ⅱ度烧伤。所有的部分烧伤都有不同程度的真皮损伤，其划分是基于这个结构的损伤深度。浅层部分烧伤局限于乳头状真皮，呈红斑状、伴疼痛感、接触时发白，常起水泡。毛囊仍然有活性，完好无损；因此，查体的一个重要体征是毛发在轻拉下仍保留，例如，在烹饪中遭受的烫伤和火焰烧伤。这些伤口会在 7 ～ 14 天内由网嵴中残留的表皮结构和毛囊真皮中的毛囊自发地再上皮化。愈合后，

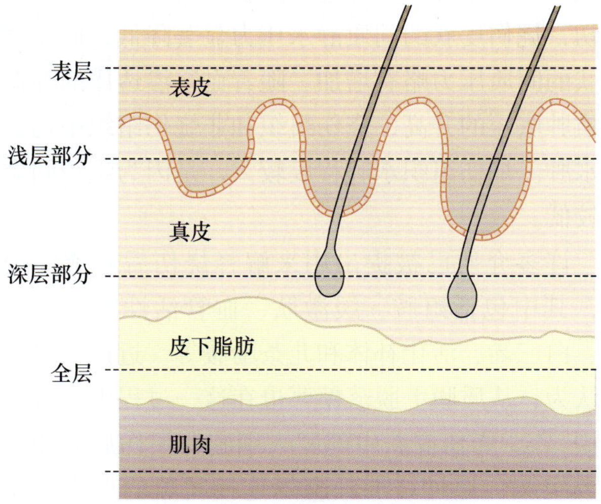

图 20.3　烧伤深度。表层烧伤仅限于表皮。浅层部分烧伤仅限于表皮和真皮乳头层。深度部分烧伤遍及表皮和网状真皮。全层烧伤穿过表皮和真皮进入皮下脂肪，可能涉及深层组织结构的损伤（如肌肉、肌腱和骨骼）

此类烧伤可能会有一些轻微的色素沉着和质地差异，但没有明显的瘢痕。网状真皮内的深Ⅱ度烧伤显得更苍白和斑驳，接触时不会发白，但仍然有针刺痛。这些烧伤通过深层毛囊和汗腺角质形成细胞的再上皮化，在 15 ～ 21 天内愈合，通常由于真皮完整性的丧失会留下严重的瘢痕。

全层烧伤（以前称为“Ⅲ度烧伤”）通过表皮和真皮延伸到下面的脂肪，其特征是硬质焦痂，无痛，颜色呈黑色、白色或樱桃红色，创面具体情况取决于热源温度。由于创面没有表皮或真皮角质形成的细胞残留，这些伤口必须通过伤口边缘的再上皮化来愈合。部分烧伤和全层烧伤均需要焦痂切除和自体皮肤移植，以便及时愈合并尽量减少伤口挛缩。全层烧伤可延伸至表层脂肪以下，累及其他深层结构，如肌肉和骨骼。

目前尽管一些伴或不伴人工智能技术的现代成像技术（如激光多普勒血流测量、激光散斑成像和光学相干技术等）为改善评估、增进治疗效果和结局提供了巨大的帮助，但最能精确评估烧伤深度的还是有经验的医师[12-14]。准确评估深度对于确定最佳治疗方案以及最大程度减少瘢痕和减轻治疗期间的痛苦是至关重要的。由最终负责管理的外科医师对整个伤口进行检查是指导治疗决策的“金标准”。成像技术和决策支持方法（其中一些可以按顺序使用）有望为此做出改进。

烧伤面积

烧伤面积的测定可用于估计烧伤程度。烧伤面积通常由“9 分法”手动评估。成人上肢和头颈部各占全身体表面积的 9%，下肢和躯干前后各占 18%，会阴和生殖器占 1%。另一种估计较小烧伤的方法是将患者的手掌（包括手掌和伸出的手指）的面积等同于大约 1% TBSA，然后将该测量结果在视觉上转到伤口上，以确定其大小。这种方法在评估溅射烧伤和其他不同分布的烧伤时很有帮助。

儿童头部和颈部的体表面积相对较大，而下肢的体表面积相对较小。婴儿头颈部的 TBSA 比例为 21%，每条腿的 TBSA 比例为 13%，随着年龄的增长，这一比例逐渐接近成年人的比例。Berkow 公式可准确计算儿童烧伤面积（表 20.1）。

系统改变

炎症与水肿

烧伤引起的严重炎症反应首先发生在伤口，然后

表 20.1 Berkow 公式根据孤立身体部位的烧伤面积估算烧伤面积（%）*

部位	0～1 岁	1～4 岁	5～9 岁	10～14 岁	15～18 岁	成年人
头	19	17	13	11	9	7
颈	2	2	2	2	2	2
前躯干	13	13	13	13	13	13
后躯干	13	13	13	13	13	13
右臀	2.5	2.5	2.5	2.5	2.5	2.5
左臀	2.5	2.5	2.5	2.5	2.5	2.5
生殖器	1	1	1	1	1	1
右上臂	4	4	4	4	4	4
左上臂	4	4	4	4	4	4
右前臂	3	3	3	3	3	3
左前臂	3	3	3	3	3	3
右手	2.5	2.5	2.5	2.5	2.5	2.5
左手	2.5	2.5	2.5	2.5	2.5	2.5
右大腿	5.5	6.5	8	8.5	9	9.5
左大腿	5.5	6.5	8	8.5	9	9.5
右小腿	5	5	5.5	6	6.5	7
左小腿	5	5	5.5	6	6.5	7
右足	3.5	3.5	3.5	3.5	3.5	3.5
左足	3.5	3.5	3.5	3.5	3.5	3.5

* 进行估计、记录，然后求和，以获得对身体的准确估计。

扩散到其他组织。Glue Grant 的研究人员证明，循环免疫细胞中超过 80% 的基因在严重损伤（包括烧伤）后会发生根本性的变化[15]。这些变化涉及大部分（如果不是全部）细胞功能和途径，被称为“基因组风暴”。研究人员没有预料到这种变化的广度和程度，他们发现循环白细胞在应对严重损伤的反应中被彻底激活，炎症、先天免疫和抗炎领域的基因表达显著增加。同时，还注意到与适应性免疫相关的基因显著下调。最有趣的是，他们发现晚期并发症，如感染和器官衰竭等，与康复过程中的基因组变化无关，只是最初变化幅度和持续时间不同。研究中包含了多种类型的受伤患者，他们中的许多人都有严重烧伤。进一步研究发现，不同损伤类型的反应没有差异，因此，这些研究结果显然适用于烧伤患者。特别是，要谨慎地认识到严重烧伤会导致大量的生理和免疫变化，这些变化会持续很长时间。此外，在治疗过程中追踪基因组和炎症介质的变化对预测并发症和感染不太可能有效，因为它们已经随着损伤而确定了[16]。

局部产生的介质诱导血管收缩和扩张、毛细血管通透性增加和水肿。然后根据损伤程度，全身反应随之发生，介质的渗透性和活性发生变化，通过烧伤和未烧伤皮肤中的“Starling Forces”引起全身水肿[17]。最初，烧伤皮肤的间质静水压力显著降低，而非烧伤皮肤的间质压力略有增加。随着血浆渗透压的降低和间质肿胀压的升高，烧伤组织和非烧伤组织中均会形成水肿。烧伤组织水肿程度较大，是因为组织间质压力较低。

许多介质已被提出用来解释烧伤后通透性的变化，其中包括组胺、缓激肽、血管活性胺、前列腺素、白三烯、活化补体和儿茶酚胺等。近期，研究人员认为，从质膜上脱落糖萼也在这一过程中起着重要作用[18]。烧伤皮肤中的肥大细胞在损伤后立即大量释放组胺，通过增加细胞间连接间隙的形成，在小静脉中引起特征性的反应，然而，使用抗组胺药物治疗烧伤水肿的效果有限。此外，聚集的血小板释放的血清素在水肿形成中起到主要作用。该介质直接增加肺血管阻力，并间接加重各种血管活性胺的血管收缩作用。5- 羟色胺也起着关键的局部作用，烫伤后给动物服用抗 5- 羟色胺药物（甲基丝氨酸），由于局部作用，会导致创面水肿的形成减少[19]。此外，烧伤后立即使用大剂量维生素 C 治疗可以减少复苏所需的液体量，这可能是因为它的抗炎作用[20]，尽管这一点最近受到了质疑。因为应用的剂量很可能具有独立的渗透利尿作用[21]。

微血管改变导致心肺改变，其特征是血浆容量减少，外周血管阻力增加，随后在损伤后立即减少心输出量。目前正在进行通过胶体溶液（如白蛋白）增加渗透压来维持血管内容量的研究。由于血容量减少、血液黏度增加以及心肌收缩力降低，心输出量仍然受到抑制。这一时期的心室功能障碍归因于淋巴液中存在的循环心肌抑制因子，尽管从未分离出特定因子[22]。复苏后心输出量几乎完全恢复[23]。

对肾系统的影响

血容量和心输出量的减少会导致肾血流量和肾小球滤过率的降低；通过静脉容量复苏可以减轻这种情况。其他应激诱导的激素和介质，如血管紧张素、醛固酮、加压素和血栓素 B_2，在损伤后立即进一步减少肾血流量。这些影响会导致少尿，如果不加以治疗，将导致急性肾小管坏死和肾衰竭。1984 年前，烧伤引起的急性肾衰竭几乎总是致命的；然而，1984 年后，间歇性透析技术被广泛用于支持康复期间的肾[24]。从那时起，连续肾替代疗法的发展就从根本上改变了与严重烧伤患者肾衰竭相关的结果。结果表明，与间歇性血液透析对照相比，使用连续静脉血液滤过的肾衰竭严重烧伤患者的 28 天死亡率和住院死亡率分别降低了 50% 和 25%[25]。这是一个巨大的进步，受到了极大的关注，并得到了其他几项研究的证实[26]。

对免疫系统的影响

烧伤会导致免疫功能的全面抑制，最突出的表现是烧伤创面上同种异体皮肤的存活时间延长。如前所述，严重损伤后，适应性免疫被下调，有利于先天免疫机制。烧伤患者会面临许多感染性并发症的极大风险，包括细菌性伤口感染、肺炎、真菌和病毒感染。这些易感性和病症是基于免疫系统各部分细胞功能的抑制，包括中性粒细胞、巨噬细胞、T 淋巴细胞和 B 淋巴细胞的激活和活性。超过 20% TBSA 时，这些免疫功能受损程度与烧伤面积成正比。

烧伤后巨噬细胞的产生相对减少，这与髓系生长的负性调节因子的自发分泌有关。内毒素的存在会增强这种作用，粒细胞集落刺激因子治疗或抑制前列腺素 E2 可以部分逆转这种作用[27]。烧伤后中性粒细胞总数最初通过脱髓鞘而增加，通过细胞凋亡而减少。然而，残存的中性粒细胞在吞噬、趋化和吞噬功能方面存在功能障碍，这与粒细胞生成和寿命、细胞运输和抗菌效应功能的异常有关[28]。48 ～ 72 小时后，中性粒细胞计数会像巨噬细胞一样减少，原因类似。

严重烧伤后，T 细胞功能下降。直到最近，T 辅助细胞还被归类为 Th1 和 Th2 表型，但这种表型已显著扩展到其他表型，例如 Th9、Th17、Th22 和 T-regs；关于这一分类和相关功能的工作仍在进行中。特别是，Th17 表型可能在烧伤创面中发挥着重要作用，因为它与黏膜表面和皮肤上的获得性免疫有关[29]。随着我们研究每种表型在抗原反应中的作用，这个领域还在继续发展。每种细胞因子都与典型的细胞因子有关，如 Th1 应答的白细胞介素 -2（IL-2），Th2 应答的 IL-4 和 IL-10，Th17 应答的 IL-17 和 IL-22。烧伤还会削弱细胞毒性 T 淋巴细胞的活性，这与烧伤的大小有关，因此增加了感染的风险，特别是来自真菌和病毒的感染。早期烧伤创面切除可提高细胞毒性 T 细胞活性[30]。

代谢亢进

在严重烧伤和液体复苏后，通常是在伤后 3 ～ 4 天，会出现代谢亢进，特征是心动过速、心输出量增加、能量消耗增加、氧耗增加以及大量蛋白分解和脂肪分解（图 20.4）。这种反应在所有重大创伤中都可以看到，但在严重烧伤中表现得最为显著。这可能与前面提到的大规模炎症反应有关，但提供营养以支持伤口恢复和卧床休息以及与治疗相关的制动等也可能在其中发挥重要作用。代谢亢进可能持续数月，导致体重大幅减轻和肌力下降，特别是在需要肌肉力量才能从损伤中恢复的情况下。代谢活动的这些变化一部分是由于分解代谢激素的释放，如儿茶酚胺、糖皮质激素和胰岛素 / 胰高血糖素等。儿茶酚胺通过肝糖异生和糖原分解直接或间接地增加葡萄糖的利用率，并通过外周脂肪分解增加脂肪酸的利用率。其作用是通过 α 和 β 肾上腺素能受体直接作用于心肌细胞、脂肪细胞和肝细胞。间接效应是通过刺激胰腺内分泌组织中的肾上腺素能受体介导的，与胰岛素相比，肾上腺素能受体导致胰高血糖素释放相对增加。正常情况

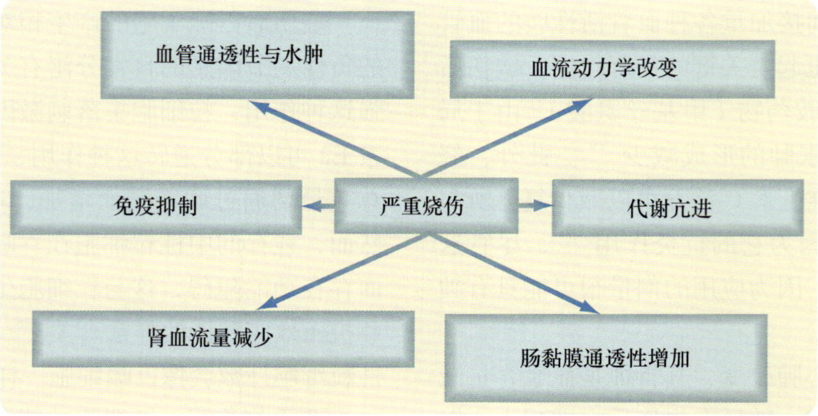

图 20.4 严重烧伤的全身影响

下，胰高血糖素会增加肝葡萄糖的生成和外周脂肪分解，而胰岛素则有相反的作用。儿茶酚胺通过刺激胰腺内的 β 肾上腺素能受体，可刺激胰高血糖素和胰岛素的释放，但同时，其借助 α 受体对胰岛素的抑制作用大于对胰高血糖素的抑制作用，导致胰高血糖素的净释放量比胰岛素高。儿茶酚胺对刺激胰高血糖素释放的影响超过了胰岛素对葡萄糖和脂肪酸产生和释放的影响。糖皮质激素通过下丘脑-垂体-肾上腺轴释放，通过神经刺激进行调节。皮质醇在能量底物上也有类似的作用，它是诱导胰岛素抵抗（胰岛素抵抗是由肝葡萄糖的释放而导致的高血糖）的一种添加剂。当儿茶酚胺与胰高血糖素和皮质醇结合时，会增加葡萄糖的释放，这最初可能是有益的，因为葡萄糖是炎症细胞和神经组织的主要燃料。

肝糖异生的底物供应是通过摄食、现有肌肉组织的蛋白水解以及某种程度上的外周脂肪分解产生的。被降解成氨基酸的结构蛋白和组成蛋白进入（1）三羧酸循环以产生能量；（2）在肝脏中作为糖异生的底物；（3）在急性期，进行蛋白质的合成。乳酸和丙氨酸是重要的中间产物，它们的释放与损伤程度成比例。谷氨酰胺也会大量释放，将肌肉组织储存消耗到正常浓度的 50%。在转化为丙酮酸或草酰乙酸酯后，这些氨基酸形成葡萄糖，净损失三磷酸腺苷（ATP）。这 20 种氨基酸中有 18 种是用于糖异生的。肝急性期合成增加的蛋白包括具有代表性的因子，如 C 反应蛋白、纤维蛋白原、α_2- 巨球蛋白和补体。这些通常被用来作为目前高代谢程度的指标，但正如前面所讨论的，炎症反应是如此严重，以至于大多数治疗方法几乎没有什么效果；也许最好的策略是通过伤口闭合来解决伤口的炎症状况，而不是不恰当地关注其影响。

外周脂肪分解是通过分解代谢激素介导的，是严重烧伤后代谢反应的另一个主要过程。儿茶酚胺、胰高血糖素和皮质醇水平的升高会刺激脂肪细胞中相同或相似的细胞内激素敏感型脂肪酶释放游离脂肪酸。它们被循环到肝，在那里被氧化为能量，再酯化成甘油三酯，然后沉积在肝中，或者进一步包装，通过极低密度脂蛋白运输到其他组织。脂肪分解后的甘油在磷酸化后以 3- 磷酸甘油醛的水平进入糖异生途径。在严重烧伤的患者中，脂肪分解的速度非常快，肝对脂肪的处理可能会因循环脂肪的增加而受到影响。脂肪肝的发展通常类似于非酒精性脂肪肝，被认为是正常加工酶过载的继发性表现，或者也可能是由于与损伤相关的激素或细胞因子变化导致脂肪酸处理机制的下调（图 20.5）。

对疾病和创伤反应的潮起潮落的经典描述值得一提。衰退期的特点是代谢率低、体温低、心输出量低。这通常与疾病的发作或受伤的时间有关。复苏后，这种状态让位于流动阶段，其特征是心输出量和耗氧量高，产热量增加，高血糖和代谢率升高。Moore 经典地将其定义为恢复流动阶段的分解代谢和合成代谢部分[32]。分解代谢流动阶段的持续时间也取决于损伤的类型和治疗干预的效果。并发症的频率和严重程度也与这一恢复期的时间长短有关，危重患者的恢复期可能持续数周或数月。合成代谢流动阶段的特点是蛋白质和脂肪缓慢再积累，甚至在受伤后持续数年[33]。

烧伤的初步治疗

院前

在受伤期间和受伤后，必须立即将烧伤患者从烧伤现场转移，并停止烧伤过程。在院前环境中应该首先做到这一点，但必须足够小心，以免使救援者成为

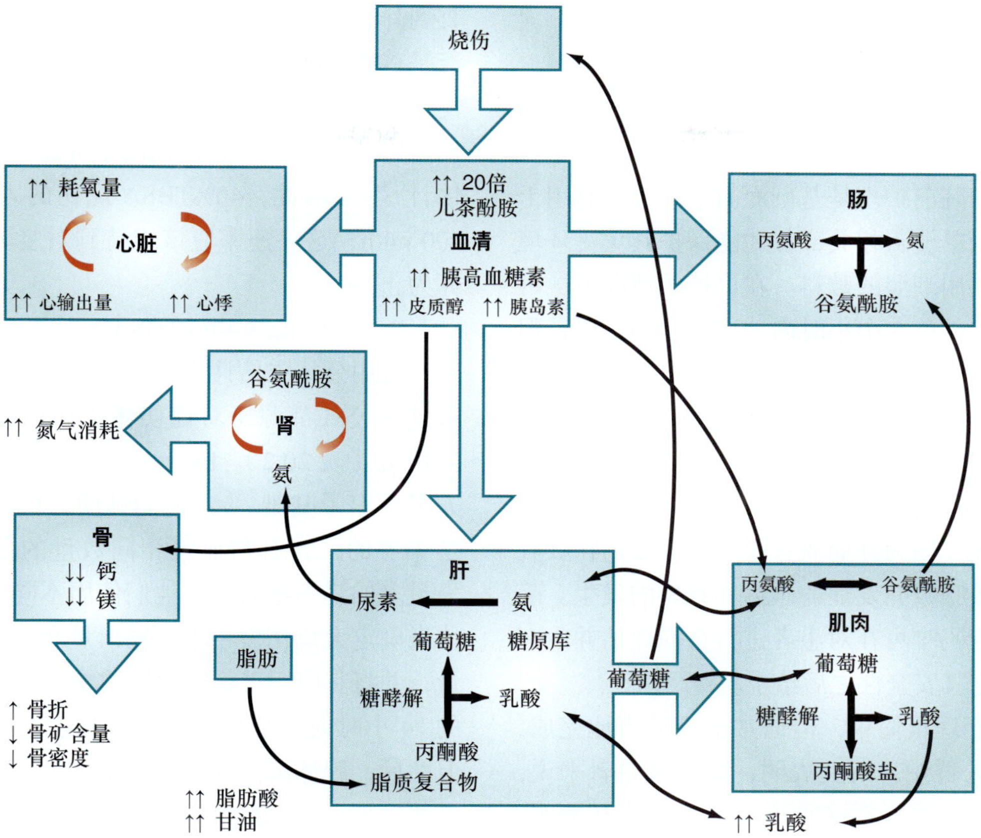

图 20.5 烧伤后代谢功能障碍的影响（From Williams FN，Jeschke MG，Chinkes DL，et al. Modulation of the hypermetabolic response to trauma：temperature，nutrition，and drugs. J Am Coll Surg. 2009；208：489-502.）

下一位受害者。一般的预防措施包括在救援过程中戴上手套和防护眼镜。燃烧的衣物应尽快熄灭并脱去，以防止进一步的伤害。下一步的重点应该放在初步复苏上，首先从气道管理开始。对于火焰灼伤患者，应该始终怀疑是否发生了吸入性损伤，并及时使用面罩给予 100% 的氧气。所有的戒指、手表、首饰和腰带都应该立即取下，因为这些物品有明显余热效果，并能产生类似止血带的效果。伤后 3 小时内应用大量室温水浇在伤口上，以减轻损伤深度从而促进愈合和瘢痕形成[34]，但之后应避免采取任何冷却伤口的措施，以防止复苏期间体温过低。应迅速将患者送往当地急诊科进行初步稳定；对于符合美国烧伤协会转运标准的患者，应及时安排运送。

初步评估

和其他任何类型受伤的患者一样，对烧伤患者的初步评估分为初级评估和二级检查。首先，迅速识别和治疗直接危及生命的情况；在二级检查中，对患者进行更彻底的从头到脚的评估。

暴露在高温气体和烟雾中往往会对上呼吸道造成损害。对上呼吸道的直接损伤会导致局限性水肿，再加上严重烧伤引起的全身水肿，可能会在数小时（而不是数分钟）内阻塞气道。面部烧伤、鼻毛烧焦、碳质痰和呼吸急促必须怀疑气道损伤，并且必须持续监测呼吸状态以评估气道干预和通气支持。进行性声音嘶哑是即将发生气道阻塞的征兆，在水肿不可逆转地扭曲上呼吸道解剖结构之前，应尽早进行气管插管。这一点在大面积烧伤患者中尤为重要，他们可能在复苏早期看起来不存在呼吸问题，直到给予几升容液以维持体内平衡时，会出现严重的气道水肿。一般情况下，烧伤面积超过 40% 的患者应为此预防性插管。

胸部应充分显露以评估呼吸；仅靠气道通畅并不能保证充分的通气。胸部扩张和均匀的呼吸声以及从气管导管返回的二氧化碳确保了充分的空气交换。

四肢水肿或烧焦的烧伤患者可能很难测得血压。脉率可以作为血液循环的间接测量指标；然而，大多数烧伤患者即使在经过充分复苏后仍会存在心动过速。对于烧伤患者的初步检查，在建立更好的监护仪（如动脉压测量和尿量）之前，在远端肢体出现脉搏或多普勒信号可能足以确定血液的充分循环。

在那些经历过爆炸或紧急刹车事件的人中，存在脊髓损伤和其他骨折的可能性。适当的颈椎稳定必须通过必要的手段来完成，包括使用颈托保持头部固定，直到病情得到评估和相应排除。

伤口护理

烧伤创面的院前护理是基础而简单的，只有用干净的干敷料或床单覆盖相关部位才能保护其免受环境的伤害；不应使用潮湿的敷料。在可控的情况下，可以考虑在受伤后的前3个小时内冲洗以冷却伤口，但这应该是主动的，而不是被动的使用敷料。此外，患者应该裹在毯子里，以最大限度地减少热量损失，并在运输过程中控制温度。减轻疼痛的第一步是覆盖伤口，防止接触暴露的神经末梢。永远不要肌内或皮下注射止痛麻醉剂，因为外周血管收缩会导致药物吸收减少，从而导致呼吸并发症的延迟和意外的发生。静脉注射小剂量的吗啡可在对患者进行全面评估并由有经验的医师确定其安全性之后给予。

虽然院前管理很简单，但通常很难适当地完成，特别是在高危人群中。研究表明，对许多患者来说，最初的烧伤急救治疗是不够的[35]。这些作者还表明，不充分的急救护理显然与较差的结果相关。他们建议，针对高危人群的明确教育计划可能会改善这些结果。

医疗转运

快速、不受控制地运送烧伤患者不是优先选项，除非有其他危及生命的情况并存。在大多数涉及严重烧伤的事件中，地面运送伤者至医院是合适的，但当事故与医院之间的距离为30～150英里时，空运是最有效的途径。对于超过150英里的距离，使用固定翼飞机运输是最合适的。无论采用何种运输方式，它都应具有适当的规模，并配备受过训练的人员和应急设备，例如熟悉多发伤患者的护士、医师、护工或呼吸治疗师。

液体复苏

烧伤患者的充分液体复苏包括建立和维持可靠的静脉通路。烧伤患者开始复苏的时间延迟会导致较差的结果，应尽量减少延误。最佳的静脉通路是未烧伤皮肤上的短外周导管；但是烧伤皮肤上的静脉也可以使用（远比没有静脉通路更可取）。浅静脉常在全层损伤时形成血栓，因此不适合插管。大隐静脉切断术在难于进入的情况下是有用的，并且由于并发症的发生率较低而首选用于中心静脉插管。对于6岁以下的儿童，有经验的医师可以使用胫骨近端的髓内通路，直到静脉通路完成为止。不含葡萄糖的乳酸林格氏溶液是首选的液体，但2岁以下的儿童除外，他们应该使用含5%葡萄糖的乳酸林格氏溶液。最初的输液速率可以通过将成年人烧伤时的TBSA乘以10来快速估计[36]。因此，40%TBSA烧伤的人的输液速率为400 ml/h；这一速率应该维持到对复苏量进行正式计算为止。

$$80\ \text{kg} \times 40\%\ \text{TBSA}/8 = 400\ \text{ml/h}$$

可用公式来估计烧伤患者复苏时的液体容量，所有这些公式都源于对烧伤休克病理生理学的经典实验研究（表20.2）。Baxter和Shires为现代液体复苏方案奠定了基础[37]。他们证明，烧伤创面的水肿液是等渗的，含有与血浆相同数量的蛋白质，液体流失最多的是细胞间质。他们使用不同体积的血管内液体来确定犬烧伤模型中心输出量和细胞外体积的最佳量，并将其应用于临床领域的Parkland公式。在最初的24小时内，血浆容量的变化与复苏液的类型无关，但此后，胶体溶液通过输液量增加了血浆容量。根据这些发现，他们得出结论，在毛细血管通透性恢复到接近正常之前的最初24小时内，不应该使用胶体溶液。其他人则认为烧伤后（6～8小时）毛细血管通透性恢复正常，因此胶体溶液可以更早使用[38]。

同时，Moncrief和Pruitt展示了烧伤时液体复苏的血流动力学效应，最终形成了Brooke公式。他们发现，液体复苏导致细胞外液和血浆体积都有20%的强制性下降，这一下降在24小时后结束。在第2个24小时内，随着胶体溶液的加入，血浆容量恢复到正常水平。尽管复苏第一天的心输出量仍然很低，但随着高代谢流动期的建立，心输出量随后增加到超常水平[39]。自这些研究以来，研究人员发现，大部分液体需求都是由于"渗漏"的毛细血管所致，这些毛细血管允许大分子进入间质空间，从而增加血管外胶体渗透压。血管内容量随梯度流向组织，包括烧伤创面和非烧伤组织。在50% TBSA烧伤中，在未烧伤的组织中大约有50%的液体复苏需求[40]。

高渗盐溶液在烧伤复苏中具有理论优势。这些溶

表20.2 液体复苏公式

公式	晶体体积
Parkland	4 cc/kg/% TBSA烧伤
Brooke	2 cc/kg/% TBSA烧伤
Galveston（儿科）	5000 cc/m² 烧伤面积＋1500 cc/m² 总面积

TBSA：全身表面积。

液据称可以减少液体净摄入量，减轻水肿，增加淋巴液流量，这可能是通过将液体从细胞内间隙转移到间质来实现的。使用这些溶液时，必须避免发生高钠血症，建议血清钠浓度不超过 160 mEq/dl。然而，必须注意的是，烧伤面积超过 20% 的患者随机接受高渗盐水或乳酸林格液复苏时，在容量需求或体重增加百分比方面没有显著差异[41]。其他研究人员发现，使用高渗溶液的肾衰竭病例增加，这影响了这一研究领域的进一步探索[42]。这些研究中许多都很过时，但高渗盐水的使用似乎并没有以任何形式进入市场。目前，除非出现对其有利的新数据，否则我们不能建议广泛使用它。

大多数烧伤病房使用类似 Parkland 或 Brooke 公式的方法，在最初的 24 小时内使用不同数量的晶体和胶体溶液。一般来说，这些溶液应该用作持续输液给药；不推荐推注给药。随着胶体溶液使用量的增加，液体通常在第二个 24 小时内被更换。这些是指导复苏所需的液体量，以维持足够的灌注。值得注意的是，使用 Parkland 公式进行液体输送的初始估计表明，实际所用的液体输送更多，为 5.2 cc/kg/%TBSA[43]。

决策支持技术在医学上的使用正在增加（包括在烧伤复苏中）。研究人员表明，使用一种这样的系统可以决定性地降低复苏过程中给予的输液量，使用初始重量和烧伤面积来初步估计输液量。然后，监测一段时间的尿量并给出每小时液体量的建议。与历史对照相比，该系统的使用显著减少了复苏所需液体的容量，并改善了目标尿量[44]。这样的系统不仅在烧伤复苏方面，而且在许多其他领域都有很大的改善烧伤患者预后的希望。这些系统可在复苏期间持续监测并提出治疗建议，并使用患者的数据来指导治疗。当然，也可以通过手动监测尿量来获得其他方法，但需要进行调整，以达到成人 0.5 ml/h 和儿童 1.0 ml/kg/h 的目标。静脉输液速率应根据患者对特定输液量的反应，每小时进行一次调整。

对于被烧伤的儿童，通常使用公式来说明表面积与质量比的变化和基线不敏感损失。Galveston 公式建议将 5000 ml/m^2 TBSA 烧伤＋ 1500 ml/m^2 TBSA 用于第一个 24 小时的维持，以考虑复苏容量和维持需求。表 20.2 中列出的所有公式都计算了受伤后 24 小时（未到达医院）内的容量推荐量，其中一半应在受伤后 8 小时内给药，以指示持续监测和调整方案。

为防止吸入性并发症，所有严重烧伤患者均应插入鼻胃管。这对所有在高海拔地区用飞机运送的患者来说尤其重要。此外，在转运完成之前，所有患者都应该被限制口服任何东西。通常需要对胃进行减压，因为焦虑的患者会吞咽大量的空气，使胃膨胀。

对破伤风预防的建议要根据伤口状况和患者的免疫史。所有烧伤面积大于 10% 的患者应使用 0.5 ml 破伤风类毒素。如果没有或不清楚之前的免疫接种，或者上一次加强免疫是在 10 年前，也可注射 250 U 的破伤风免疫球蛋白。

焦痂切开术

当部分深度或全层烧伤覆盖四肢周围时，肢体的外周循环可能会受到影响。顽固性焦痂下的泛发性水肿阻碍静脉流出，最终影响动脉流入远端床层。这是通过肢体麻木和刺痛以及脚趾疼痛增加来识别的。动脉血流可以通过测定患肢的指动脉、掌弓和足底弓的多普勒信号来评估，也可以通过毛细血管再充盈和腔室压力评估。通过临床检查或测量组织压力＞ 30 mmHg 来确定处于危险中的四肢。这些四肢应该进行焦痂切开术（切痂术），即只释放烧伤焦痂。该手术通常在床边通过用手术刀或电灼装置切开四肢的外侧和内侧的方式来进行。必须纵向切开整个收缩性焦痂以完全解除对静脉血流的阻碍。对于上肢，切口向下延伸到大鱼际和小鱼际嵴，如果涉及手指，则可能需完全切开手指（图 20.6）。如果根据伤口的深度很明显需要切除和移植，那么在正式切除之前，焦痂切开术是最安全的恢复对下层未烧伤组织灌注的方法。如果血管受损时间延长，切痂后再灌注可能导致肌肉反应性

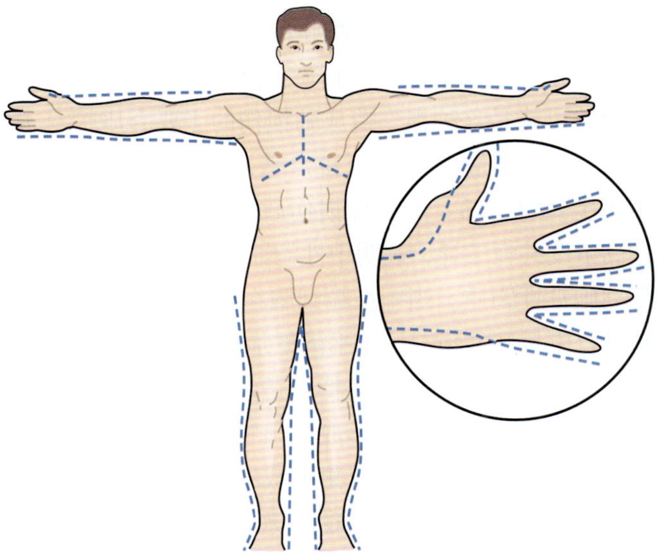

图 20.6 建议做焦痂切开手术。在需要切痂的四肢中，通过焦痂在四肢内侧和外侧切开。在手部时，切口在手指的内侧和外侧及手背上

充血和进一步水肿形成，因此有必要继续监测远端肢体。切痂术后导致肌室压力升高可能提示需行筋膜切开术。与这些手术相关的最常见并发症是失血和无氧代谢物的释放，导致暂时性低血压的发生。如果这些措施没有改善远端灌注，应怀疑和治疗低血容量引起的中枢性低血压。

收缩的躯干焦痂会导致类似的现象，但其作用是通过限制胸部运动来减少通气。烧伤患者通气量的任何急剧下降都应通过适当的焦痂切开术来检查胸部以减轻收缩并允许足够的潮气量。对于气道峰值压力增加的患者来说，这一点尤为明显。

吸入性损伤

导致严重烧伤死亡的一个主要因素是吸入性损伤的存在。烟雾损伤增加了另一个炎症病灶，并阻碍了重伤患者的正常气道功能。吸入性损伤会延长机械通气时间，这是死亡率的一个强有力的预测指标[45]。早期诊断和预防并发症有助于降低与此相关的发病率和死亡率。

对于吸入性损伤，损害主要来自于与吸入毒素相关的化学烧伤。热量散布在上气道，而冷却的烟雾和毒素颗粒主要被带到主气道，偶尔也被带到下气道和肺泡，这取决于烟雾的类型和暴露的时间。由于咽部散热，对肺的直接热损伤很少见。高压蒸汽吸入器是个例外，它的载热能力是干燥空气的4000倍。

气道对烟雾吸入的反应使支气管动脉的血流量急剧增加，并伴有水肿形成和肺淋巴流量增加。这种情况下的肺淋巴与血清相似，表明毛细血管的通透性明显增加。所导致的水肿与肺中性粒细胞的增加有关，推测这些细胞可能是这种损伤造成肺损伤的主要介质[46]。中性粒细胞释放蛋白酶和氧自由基，通过脂质过氧化作用产生共轭二烯。吸入性损伤后肺淋巴和肺组织中存在高浓度共轭二烯，表明中性粒细胞浓度增加有助于产生细胞毒性物质。当中性粒细胞在氮芥损伤前耗尽时，肺淋巴流量和共轭二烯水平的增加会显著降低[47]。

吸入性损伤的另一个特点是纤毛上皮细胞从基底膜分离，然后在气道内形成渗出物。渗出物由肺淋巴中的蛋白质组成，最终聚集形成纤维蛋白管型。临床上，这些纤维蛋白管型很难用标准的气道吸引技术清除。这些管型还通过形成一个球阀，在吸气/气道扩张时打开并在呼气时关闭，从而在肺的局部区域形成远端气压伤；额外的空气体积增加了与许多并发症相关的压力，包括气胸和肺顺应性下降。

吸入烟雾通常与密闭空间烟雾暴露、声音嘶哑、喘息和碳质痰的临床病史有关。它也可能与面部烧伤和烧焦的鼻毛有关。这些发现的敏感性和特异性都很差，因此，诊断应通过支气管镜检查进一步明确。支气管镜检查显示早期的炎性改变（如红斑、溃疡和突出的血管），此外还有在声门下存在的烟灰。单独的气道红斑和溃疡的发现也是非特异性的，这些发现必须与整个临床表现结合在一起，以证实显著的吸入性损伤。严重吸入性损伤的初始治疗是建立机械通气进行气道管理和肺支持以维持气体交换。反复支气管镜检查常发现气道持续溃疡，伴有肉芽组织形成、渗出液形成、分泌物变硬和局灶性水肿。最终，气道通过用鳞状细胞和瘢痕替代脱落的立方状纤毛上皮而愈合。

烟雾中发现的有机和无机物质的燃烧产物会对气道细胞造成直接损害，也会对全身产生重大影响。最值得注意的是，一氧化碳（CO）和氰化氢（HCN）会引起生理紊乱，如果不正确识别和治疗，可能会导致死亡。

在所有疑似吸入性损伤的情况下，都应假定一氧化碳暴露。由于CO无色、无臭、无味和无刺激性，因此没有特殊设备就无法检测到。一旦吸入，CO迅速穿过肺毛细血管膜并与血红蛋白结合，其亲和力约为氧的200倍，形成碳氧血红蛋白。CO还会导致血红蛋白的构象变化，从而降低外周组织的氧解离能力（血红蛋白解离曲线左移）。缺氧引起的心脏功能障碍进一步削弱了氧气输送。在细胞内，CO还被证明与细胞色素c氧化酶结合，破坏线粒体中的电子传递链，导致其功能从有氧代谢转变为无氧代谢，并加剧氧化应激。CO的影响在具有高代谢输出的器官系统中最为明显，例如大脑和心脏；因此，一氧化碳中毒最常表现为神经系统变化，如头晕或精神状态改变，以及心律失常甚至梗死等心血管表现。

合成材料在建筑和家居用品中的广泛使用导致房屋火灾期间产生的HCN气体水平增加。氰化物是一种强效且作用迅速的毒物，在正常情况下，它会转化为硫氰化物，并通过尿液排出体外。该系统在吸入性损伤的情况下很容易不堪重负，导致循环氰化物离子的积累。氰化物离子会干扰细胞能量的产生，导致ATP储存的快速消耗和随后乳酸中毒的发展。撇开这些事件不谈，关于HCN是否真的是导致吸入性损伤的重要因素还存在争议，这在很大程度上是因为HCN的燃点低，因此会被火迅速吞噬，从而限制了接触机会。不幸的是，在火灾期间，反复产生和消耗的气态化合物的不可预测性限制了我们研究它们后续系统性和直接的肺部刺激影响的能力。

一氧化碳中毒是通过碳氧血红蛋白水平来衡量的，高于 5% 的水平被认为具有毒性后果。头痛的发生率一般在 10% 以上，头晕和判断力减退的比例为 20%，呼吸困难的比例在 30% 以上，晕厥、抽搐和迟钝的比例超过 40%。最初的治疗是 100% 氧气，将碳氧血红蛋白在室内空气中的半衰期从 4 小时减少到 1 小时。在极端条件下，可以考虑使用高压氧。对于氰化物毒性，需要从源头清除，也可以静脉注射羟钴胺；这将导致尿液呈橙色。

吸入性损伤患者的临床病程分为三个阶段。第一阶段是急性肺功能不全。严重肺损伤的患者可能从受伤时就开始表现出肺衰竭的迹象，包括窒息、一氧化碳中毒、支气管痉挛和上呼吸道阻塞。在这一阶段，缺氧引起的实质损害的临床症状并不常见。第二阶段发生在伤后 72 ～ 96 小时，与血管外肺水增加、缺氧和弥漫性肺叶浸润有关。这种情况在临床上类似于成人呼吸窘迫综合征（ARDS），后者发生在非烧伤伤员和危重患者身上。在第三阶段，临床支气管肺炎占主导地位，出现在这些患者中的概率高达 60%。这些感染通常发生在烧伤后 3 ～ 10 天，并与气管支气管树中形成的大黏液管型的咳出有关。肺炎和气管支气管炎在这一阶段很难鉴别，支气管镜检查加灌洗可能会有所帮助。早期肺炎多由耐青霉素葡萄球菌引起，5 ～ 7 天后创面菌群的变化反映在肺部出现革兰氏阴性菌，尤其是假单胞菌和克雷伯菌。球瓣效应和呼吸机相关的气压创伤也是这一时期的特点。

吸入性损伤的治疗目标是在肺部愈合时保持开放的气道和最大限度的气体交换。气道通畅的患者的咳嗽可以比任何吸痰技术（包括支气管镜检查）更能有效地清除分泌物，如果可能的话，应该努力管理没有机械通气的患者。如果呼吸衰竭迫在眉睫，应进行插管，并经常进行胸部理疗和吸痰，以维持肺部清洁（表 20.3）。可能需要频繁的支气管镜检查以清除浓缩的分泌物。应使用机械通气，使用允许性高碳酸血症和 ARDS 净通气方案，以尽可能少的气压伤提供气体交换。大于 60 mmHg（或 92% 的氧饱和度）的动脉氧分压也是可以耐受的，以尽量减少氧对肺的毒性。当临床状况改善至撤机时，应逐步降低氧浓度、呼气末正压、呼吸机容量和速率，直至患者可以拔管。这可能需要数周时间。

表 20.3 烟雾吸入性损伤的吸入性治疗

治疗方法	时间和剂量
支气管扩张剂（如沙丁胺醇）	q2h
雾化肝素	5000 单位＋ 3 cc 生理盐水 q4h
雾化乙酰半胱氨酸	20%，3 cc q4h

q2h：每 2 小时 1 次；q4h：每 4 小时 1 次。

吸入疗法在改善气管、支气管分泌物的清除和减少支气管痉挛方面是有效的（表 20.3）。静脉注射肝素已被证明可减少气管支气管管型形成、分钟通气量和吸入烟雾后的峰值吸气压力[48]。当肝素以雾化形式直接注射到肺部时，它对管型有类似的作用，而不会引起全身凝血障碍。在烧伤合并吸入性损伤的儿童中，在肝素中加入 N- 乙酰半胱氨酸雾化治疗，可降低再插管率和死亡率[49]。除了已经讨论过的措施之外，还需要适当的湿化和 β - 受体激动剂治疗支气管痉挛。类固醇对吸入性损伤没有益处，除非患者在受伤前对类固醇有依赖性或患者有支气管痉挛对标准治疗有抵抗力，否则不应给予类固醇。其他潜在的治疗方法是使用高渗盐水诱导咳嗽和使用外消旋肾上腺素以减少拔管者的黏膜水肿。

除了传统的呼吸机方法外，还设计了新的呼吸机疗法，以最大限度地减少气压伤，包括高频冲击式通气。这种方法结合了标准潮气量和呼吸（呼吸机频率 6 ～ 20 次 / 分）和较小的高频呼吸（200 ～ 500 次 / 分），并允许常规通气失败的患者进行充分的通气和氧合。这种方法更有效的一个原因是它在较低的气道压力下使肺泡正常工作。这种呼吸机方法也可能有冲击作用，可以使浓稠的分泌物松动，促进肺部清洁，但这种冲击作用可能会导致额外的气道损伤[50]。

一些临床研究表明，限制液体供应并不能预防肺水肿。事实上，满足患者其他需求的恰当的液体复苏可减少肺水量，对肺组织学无不良影响，并可提高存活率。尽管过度水合会增加肺水肿，但水合不足会因中性粒细胞的螯合而增加肺损伤的严重程度，导致死亡风险增加。在动物和临床研究中，只要维持正常的心脏指数或尿量，复苏就足够了。

吸入性损伤的预防性抗生素使用没有指征，但适用于诊断明确的肺部感染。在培养结果返回之前，可依照治疗肺炎的经验选择应对耐甲氧西林金黄色葡萄球菌和革兰氏阴性菌（尤其是假单胞菌）的抗生素。

随着患者肺损伤的恢复，应尽快拔管。与通过气管内导管抽吸相比，患者能够通过咳嗽更有效地清理自己的气道。对于那些为了管理气道或为了进行烧伤切除术而插管的患者，最好在上气道水肿消退（受伤第 1 ～ 2 天）后立即进行拔管。根据我们的经验，相同病情的吸入性损伤拔管的患者比插管的患者表现更好。可以使用标准拔管准则，尽管许多不符合这些标准的患者在没有机械通气的情况下也可能表现良好。如果气道专家可以轻松进入气道，拔管试验可能对处于临界脱机参数的患者有益。

伤口护理

在评估气道并进行复苏后，必须将注意力转向烧伤伤口。治疗取决于伤口的特征和大小，所有治疗都旨在快速和减轻痛苦的愈合。目前专门针对烧伤伤口的治疗可分为三个阶段：评估、管理和康复。一旦评估出伤口的范围和深度，并且彻底清洁和清创，管理阶段就开始了。每个伤口都应该用适当的覆盖物包扎，这些覆盖物具有多种功能。首先，它应该能够保护受损的上皮，最大限度地减少细菌和真菌的定植，并提供夹板作用以维持所需的功能位置。其次，敷料应该是封闭的，以减少蒸发热损失并尽量减少冷应激。第三，敷料应该在疼痛的伤口上提供舒适感。

敷料的选择是根据所治疗伤口的特点而定的。浅层烧伤表皮伤口很小，屏障功能损失最小；因此，不需要通过局部药膏处理来保持皮肤湿润的敷料。口服全身性非甾体抗炎药有助于控制疼痛。浅层部分烧伤伤口的治疗方法是每天更换敷料，使用局部抗生素、棉纱布和弹性包裹物，或使用一种含有银作为抗菌剂的作用更持久的敷料。或者，可以用临时生物或合成覆盖物处理伤口以闭合伤口，这可能会或可能不会在手术室中使用（表 20.4）。深度部分或全层烧伤创面需要进行大面积烧伤的切除和移植，初始敷料的选择应以控制细菌增殖和闭合伤口为目标，直到手术完成。

抗生素

抗菌药物的及时有效使用通过减少侵入性伤口感染彻底改变了烧伤护理。由于先天皮肤屏障机制的

表 20.4 生物敷料

异种移植物	闭合伤口，具有一些免疫学益处
同种异体移植物	闭合伤口，提供正常皮肤功能，真皮成分可植入，加快瘢痕形成

丧失，未经治疗的烧伤伤口很快就会被细菌和真菌定植。随着微生物增殖到高伤口计数（每克组织＞ 10^5 个微生物），它们可能会渗透到有活力的组织中。然后微生物侵入血管，引起全身感染，通常会导致患者死亡。由于抗生素和伤口护理技术的有效使用，这种情况在大多数烧伤病房中并不常见。使用的抗微生物剂可分为局部给药和全身给药。

可用的外用抗生素可分为三类：药膏、浸泡剂和抗菌敷料。药膏通常直接涂在伤口上，上面放着棉布敷料（表 20.5），浸泡液是将溶液倒在棉布敷料内的伤口上，抗菌敷料含有抑制微生物生长的活性剂，通常是某种形式的银离子或其他抗生素。这些类别的抗菌药物中的每一种都有优点和缺点。药膏可以每天使用，但可能会在更换敷料之间失去效力。频繁更换敷料可能会导致切口裂开，移植物或潜在愈合细胞丢失以及手术疼痛。浸泡剂因为可以在不去除敷料的情况下添加抗生素溶液而仍然有效；然而，敷料下皮肤可能会被浸软。长期抗菌敷料的优点是更换次数较少，减少了疼痛和医护人员的工作量，但其中有些敷料必须保持湿润，因此必须对其进行监测。

外用抗生素药膏包括 11% 的醋酸马非尼特（Sulfamylon）、1% 的磺胺嘧啶银（Silvadene）、多粘菌素 B、新霉素、杆菌肽、莫匹罗星和抗真菌剂制霉菌素等。没有一种药物是完全有效的，每种药物都有优点和缺点。在开发抗菌敷料之前，磺胺嘧啶银非常常用。它具有广泛的活性，因为它的银和磺胺部分对革兰氏阳性菌、大多数革兰氏阴性菌和一些真菌有效。一些假单胞菌属物种具有质粒介导的抗性。磺胺嘧啶银使用时相对无痛，患者接受度高，使用方便。然而，它必须每天更换，这会导致显著的反复疼痛发作。偶尔，患者会抱怨使用后有烧灼感，少数患者在继续使用后 3 ～ 5 天会出现一过性白细胞减少症。这种白细胞减少症通常是无害的，在停止治疗或不停止治疗的情况下都会消失。令人担忧的是，最近发现该制剂对伤口愈合有抑制作用[51]。

醋酸马非尼特是另一种具有广谱活性的外用药物，因为它含有磺胺基团。它对耐药假单胞菌和肠球菌特别有用。它还能穿透焦痂，这是磺胺嘧啶银不能穿透的。缺点包括在皮肤上涂抹时会出现疼痛，例如在二度烧伤伤口上。它还可以引起过敏性皮疹，而且它具有碳酸酐酶抑制特性，当涂在较大的创面上时，可能会导致代谢性酸中毒。由于这些原因，醋酸马非尼特通常用于小的全层损伤。

表 20.5 烧伤敷料

敷料	优缺点
药膏	
磺胺嘧啶银	广谱、日常换药过程痛苦，不会穿透焦痂，抑制上皮化
11% 醋酸马非尼特	广谱、穿透焦痂、浅层部分烧伤应用有疼痛感、日常换药过程痛苦、代谢性酸中毒潜在风险、抑制上皮化
杆菌肽	对革兰氏阳性菌有效，日常换药过程痛苦
新霉素	对革兰氏阳性菌有效，日常换药过程痛苦
莫匹罗星	对革兰氏阳性菌有效，日常换药过程痛苦
多粘菌素 B	对革兰氏阴性菌有效，日常换药过程痛苦
制霉菌素	对真菌有效，不能与醋酸马非尼特联合使用
溶剂	
0.5% 硝酸银	对所有与高铁血红蛋白血症相关的微生物、污渍接触区域有效
5% 醋酸马非尼特	广谱、穿透焦痂、浅层部分烧伤应用有疼痛感、日常换药过程痛苦、代谢性酸中毒潜在风险、抑制上皮化
Dakin’s 溶液	含有缓冲液的 0.5% 次氯酸钠对所有微生物都有效，可抑制上皮化
Domboro’s 溶液	0.25% 的乙酸和缓冲液对大多数微生物特别是假单胞菌有效，可抑制生物膜的形成
抗菌敷料	
含银敷料	广谱、长期使用，最大限度地减少伤口护理的痛苦，不会穿透焦痂，评估伤口困难

应用含多粘菌素 B、新霉素和杆菌肽的石油基抗菌软膏清洁、无痛，且易于观察伤口。这些药物通常用于面部烧伤、移植物部位、愈合供体部位和小面积部分烧伤。莫匹罗星是一种以石油为基础的软膏，可以提高对革兰氏阳性菌特别是耐甲氧西林金黄色葡萄球菌和选定的革兰氏阴性菌的活性。制霉菌素，无论是药膏还是粉末，都可以用在伤口上以控制真菌的生长。含有制霉菌素的软膏可以与其他外用药物联合使用，以减少细菌和真菌的定植。注意，制霉菌素和醋酸马非尼特的组合，每一种药物都会使另一种药物失活。

可用于浸泡的试剂包括 0.5% 硝酸银溶液、0.05% 带缓冲液的次氯酸钠（Dakin）、0.25% 的带缓冲液的乙酸（Domboro）和 5% 的醋酸马非尼特溶液。硝酸银的优点是涂抹时无痛感，具有完全的抗菌效果。缺点包括当溶液干燥时，它会将表面染成暗灰色或黑色。在烧伤切除术中，这可能会对伤口深度的判断以及保持患者及其周围环境的清洁造成问题。该溶液也是低渗的，连续使用会导致电解质流失，罕见的高铁血红蛋白血症是其另一个并发症。Dakin’s 溶液是次氯酸钠的稀溶液，添加了缓冲剂，对大多数微生物都有疗效，但对患者伤口的愈合细胞也有细胞毒性作用。低浓度的次氯酸钠在保持大部分抗菌作用的同时，细胞毒性作用较小。次氯酸根离子通过与蛋白质接触而失活，因此必须不断更换溶液。醋酸溶液也是如此，它可能对假单胞菌更有效。醋酸马非尼特浸泡液具有与醋酸马非尼特软膏相同的特性，不同之处在于它是液态的。

市场上出现了许多含有银离子的新型抗菌敷料，它们具有上述优点。大多数伤口护理公司提供具有这些特性的敷料，因此，在它们之间的选择主要基于这些特性，而不是抗菌特性。其优点是，这些药物可以涂抹并放置几天，通常可以提供 3 ～ 7 天的长时间闭塞治疗，并具有抗菌活性。需要监测患者和伤口，因为这些敷料的存在通常不允许直接观察伤口。

围术期全身抗生素的使用在减少烧伤创面脓毒症方面也有作用，应持续使用直到烧伤创面闭合。选择围术期方案时必须考虑的常见微生物包括金黄色葡萄球菌、假单胞菌和克雷伯菌，它们在烧伤创面中很常见。

合成敷料和生物敷料

合成敷料和生物敷料是抗菌敷料的替代品。这些类型的敷料提供了稳定的覆盖，无需更换敷料，为减少蒸发损失提供屏障，并减少伤口的疼痛。它们不抑制上皮形成，这是所有局部抗菌剂的一个特征。这些覆盖物包括同种异体移植物（尸体皮肤）、异种移植物（猪皮）、生物膜、Suprathel和类似真皮的产品。这些通常应在伤口发生高细菌定植之前，在受伤后72小时内使用。大多数情况下，合成敷料和生物敷料被用来覆盖二度创面，而底层的上皮正在愈合，或者用于覆盖尚不能进行自体移植的全层创面。每种敷料都有其优缺点。

生物敷料包括来自猪的异种移植和来自身体捐赠者的同种移植。这些人体皮肤的等效物以皮肤移植的方式应用于伤口，在那里它们植入并执行正常皮肤的免疫和屏障功能。因此，在没有正常皮肤的情况下，这些生物敷料是最佳的伤口覆盖。其中一些是活组织，比如新鲜或冷冻的同种异体人体移植物，而另一些是用甘油处理的，以溶解活细胞，保持细胞外基质和蛋白质的完好无损。最终，这些生物敷料会被免疫机制排斥，导致移植物脱落。然后，它们可以被替换，或者在开放的伤口可以被患者的自体移植皮肤覆盖。一般来说，严重烧伤患者的免疫功能受到抑制，生物敷料粘连数周不会产生排斥反应。生物敷料可以用来覆盖任何伤口，作为临时敷料。它们特别适用于大面积部分厚度损伤（＞50%TBSA），以闭合伤口，并允许在敷料下进行愈合。缺点包括同种异体移植可能传播病毒疾病，以及如果使用网状同种异体移植，移植的尸体真皮可能会残留网状图案。

生物膜由胶原蛋白涂层硅胶制成薄片。Suprathel是另一种类似的配方。它们被放在伤口上，在24～48小时内与干燥的伤口漏出液粘连。这种薄片可以防止水分流失，而且不需要更换敷料就可以提供相对无痛的伤口床。当薄片下面的上皮完整时，它很容易从伤口上剥离。使用本产品时必须谨慎，以确保薄片下不会形成大量渗出物，为细菌增殖和最终侵袭性伤口感染提供最佳环境。生物膜没有抑菌活性，而Suprathel有一定的抑菌作用。这些药剂应主要用于浅Ⅱ度烧伤和中厚皮片移植供体区域。

真皮替代物，如Integra，将胶原基质（真皮替代物）与外层硅胶片（表皮替代物）结合在一起。胶原基质植入伤口，2周后，硅胶层被移除，并被可用的自体移植物取代。本产品的优点是可用于深度烧伤创面闭合。它还提供了一种皮肤等效物，具有抑制烧伤伤口未来瘢痕形成的理论优势，尽管迄今为止尚未得到临床证实。其缺点与所有合成产品相似，因为它没有抗菌特性，因此，它的使用可能会因侵入性伤口感染而变得复杂。此外，需要两次手术才能覆盖伤口，因为模拟表皮的硅胶层必须在使用自体移植后2～3周更换。

切除和移植

深度、部分和全层烧伤如果没有自体移植，不能及时愈合。事实上，留下的这些死亡组织只会成为可能导致患者死亡的炎症和感染的病灶。这就引出了一句格言："未切除的焦痂没有好处。"这些创面的早期切除和移植是Janzekovich于1970年代首次使用、随后被大多数烧伤外科医师使用的，因为报告显示，在生存、失血、败血症发生率和住院时间方面，连续清创和换药更有利[52]。早期切除和移植的技术使得保守治疗全层伤口成为一种只有在手术风险非常高的情况下才能使用的方法。我们尝试进行切口切除以优化美容效果。很少需要切除筋膜水平的组织来移除所有不能存活的组织，否则可能在随后的手术中出现感染性并发症。这些切除可以通过止血带控制或通过局部应用肾上腺素和凝血酶来减少失血。

烧伤伤口切除后，必须包扎。在理想情况下，这种覆盖物是患者自己的皮肤。覆盖20%～30%TBSA的伤口通常可以一次手术闭合，从患者可用的供区取自体中厚皮肤。在这些手术中，皮肤移植物没有网状，或者它们的网状比例很小（2∶1或更少），以最大限度地提高美容效果。在严重烧伤中，自体移植皮肤可能仅限于伤口不能完全闭合的情况。身体同种异体皮肤的可获得性改变了这些大面积创面的现代烧伤治疗进程。典型的治疗方法是使用大面积扩张的自体皮肤（4∶1或更高）覆盖身体同种异体皮肤，以完全闭合可使用自体皮肤的伤口。4∶1皮肤在身体皮肤下面大约21天后愈合，身体皮肤脱落（图20.7）。不能被广泛网状自体移植覆盖的伤口部分被同种异体皮肤覆盖，为供体部位愈合时的自体移植做准备。理想情况下，美容重要性较低的区域应覆盖广泛的网状皮肤，以封闭大部分伤口，然后在以后的手术中对美容重要的区域（如手和面部）使用非网状移植物。

大多数外科医师在第一周切除烧伤创面，有时在连续手术中，在接下来的几天里，每次手术都会切除20%的烧伤创面。另一些则在一次手术中切除了整个烧伤创面；然而，这可能会受到体温过低或持续大量失血的限制。我们的做法是在患者受伤稳定后立即切除，因为如果能及早手术，失血量就会减少。这可能是借助了血管收缩物质的相对优势，如血栓

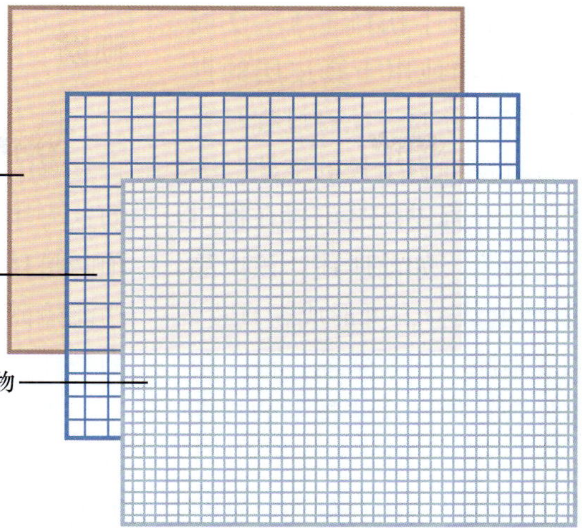

图 20.7 使用广泛网状自体移植物皮肤闭合示意图。将广泛网状的自体移植物放在新鲜切除的可存活伤口床上。自体移植物间隙之间剩余的开放伤口用一层同种异体移植物闭合，这层异体移植物也可以网状连接，以便使漏出液、渗出液和血肿排出

素和儿茶酚胺，以及损伤后立即形成的自然水肿面。当伤口在 2 天后充血时，失血会成为一个相当大的问题。使用肾上腺素、凝血酶等止血剂和止血带有时有助于解决这种问题。

有时，中厚皮片不能黏附，皮片丢失是由于以下一种或多种原因造成的：移植物下积液、剪切力破坏附着的移植物、存在导致移植物溶解的感染或未充分切除残留坏死组织的伤口床。其中，切除不充分是最常见的原因，其次是剪切力，然后是移植物下的液体堆积。随着局部抗菌剂的使用，感染是最不常见的。由此在技术上应注意切除的深度，通过避免点状出血、细致地止血，移植物的适当咬合，或在适当的区域上“滚动”移植物或垫子，最大限度地减少液体聚集。通过固定嫁接区域来减少剪切。感染是通过围术期适当使用抗生素和在手术时用局部抗菌药物覆盖移植物来控制的。

通常用于皮肤移植的中厚自体移植物的一种替代方法是从患者自己的皮肤培养角质形成细胞。角质形成细胞可以从全层皮肤活检组织中培养出来，用作自体移植。这项技术已经被用来极大地扩大供体部位的容量，这样就可以用单个小的全厚度活检样本的移植物覆盖大部分身体。由于供体部位有限，培养的自体上皮移植物可用于真正的大面积烧伤（＞ 80% TBSA）。培养的自体上皮移植物的缺点是自体移植物所需的生长时间长（2 ～ 3 周），初次应用后移植物的使用率为 50% ～ 75%，对机械创伤的长期抵抗力低，与真皮缺乏相关的瘢痕形成潜力及鳞状细胞癌的潜力增加。这些移植物的生产成本也很高。烧伤面积＞ 80% 的烧伤患者接受培养的自体上皮移植与常规治疗相比，急性住院天数和后续重建手术次数均低于常规治疗组，差异有统计学意义（$P < 0.05$）。这些结果表明，要进一步优化这项技术，还需要更多的研究和经验。像培养自体上皮移植这样的技术有望从根本上限制供体部位，它可能是未来与真皮等价物相结合的最佳闭合方式。在这一脉络下，通过在手术台上喷洒的方式分离和扩增细胞的最新技术进步已经得到了检验。潜在的好处是有可能达到 100∶1 的扩增比例，并在移植物中加入角质形成细胞干细胞，这在细胞培养的制备中是不存在的。这项技术现在已经上市，预计将在与其他标准技术结合使用时出现创新。

在所有烧伤患者中，应该尽一切努力最大限度地关注伤口长期的外观，因为几乎所有的患者都会忍受着受伤带来的伤痛艰难度日。烧伤创面瘢痕形成会导致与创面挛缩相关的功能和美容缺陷。经验表明，包括整个真皮和表皮层的全层皮肤移植可以提供最好的瘢痕效果，与中厚皮肤移植相比，挛缩减少，皮肤外观更好。中厚移植物和全厚移植物都有完整的表皮层，因此，全厚移植物的优越功能和外观在于完整不间断的真皮层。因此，烧伤外科医师在减少瘢痕方面面临的挑战是，在伤口覆盖期间提供完整的真皮。这可以通过使用较厚的中厚皮片来解决，但我们的经验表明，较厚的中厚皮片并不会导致更好的瘢痕形成。因此，可以合理地得出结论，标准厚度的皮片适用于烧伤创面的急性覆盖。

供应真皮层的全层皮肤移植物数量不多，不能多次使用。使用组织扩张器来增加可用的全层供体皮肤是可以想象的，但对于大多数损伤来说是不现实的。由于这些原因，这些移植物并不常用于急性烧伤

创面覆盖。移植的身体真皮在置于伤口上 1 ～ 2 周后通过磨皮去除表皮，已经成功地用于真皮层的提供。据推测，真皮的稀疏细胞成分通过免疫过程被移除，留下真皮基质作为正常真皮细胞生长的支架。一些市面上可以买到的脱细胞保存真皮产品可以在伤口覆盖方面提供与真皮相同的效果。如前所述，该产品（Integra）还含有与真皮等效的成分，可形成新真皮。所有这些都有可能最大限度地减少瘢痕挛缩，最大限度地改善烧伤瘢痕的美容外观。使用这些技术的长期结果尚不清楚。

最近，有报道使用真空辅助设备闭合创面。这些真空辅助设备已经成功地用于封闭复杂的压疮及其他用途，现在通常用于烧伤创面的治疗，并用于固定植皮和改善吸收率。

最大限度地减少并发症

早期积极复苏方案显著提高了生存率。随着有力的液体复苏的出现，败血症和随后的多器官衰竭已取代不可逆的烧伤休克，成为烧伤相关死亡的主要原因。炎性病灶即在严重烧伤中伴有炎症的大面积皮肤损伤，是需要被治愈的。

病因学和病理生理学

严重烧伤后多器官功能衰竭的进展尚未得到很好的解释，尽管一些相关机制已被认识。如 Glue Grant 数据所示，严重烧伤患者的炎症基因组已经发生了巨大变化；感染源的发展并不罕见，主要与烧伤伤口有关，但也来自其他来源，如肺部。当微生物繁殖失控时，炎性介质就会从微生物和线粒体等内源性来源中释放出来。它们的释放与一连串的炎症介质有关，如果不加以控制，可能会导致进一步的损害和器官衰竭。

坏死组织和开放性伤口引起的炎症可以引发类似的炎症介质反应[53]。众所周知，一系列全身性事件或是由侵入性微生物引起的，或是由开放性伤口引起的，这些伤口可能引发大规模炎症，进而导致多器官衰竭。来自动物研究和临床试验的证据表明，这些事件汇聚到了一个共同的途径。如果这些循环介质分泌过多，可能会损害其起始点以外的器官。这些介质包括内毒素、花生四烯酸代谢产物、线粒体碎片、细胞因子、中性粒细胞及其黏附分子、一氧化氮、补体成分和氧自由基。

预防

由于众多不同的级联系统参与了烧伤诱导的多器官衰竭的发病机制中，到目前为止还不能准确确定启动这一事件的单一介质。因此，由于机制尚不清楚，预防是目前最好的解决方案。目前的建议是预防器官功能障碍的发展，并提供最佳的支持以避免促进发病的条件。

大面积烧伤的死亡率可以通过早期切除和对深度创面采取积极的外科治疗而大大降低；因此，最好的解决办法可能是及早闭合创面。

切除失活的组织可防止伤口感染，并减少与伤口相关的炎症发生。此外，它消除了小的定植病灶，这些病灶是一过性菌血症的常见来源。手术操作期间的一过性菌血症可能使免疫细胞以夸张的方式对随后的损伤做出反应，导致全身炎症和远端器官损伤。我们建议在损伤后 48 小时内早期完全切除明显的全层伤口，并通过自体皮肤移植快速闭合伤口。

低流量状态后再灌注的氧化损伤使得早期积极的液体复苏势在必行。在伴随失血的治疗和手术切除的最初阶段，这一点尤其重要。此外，补液量可能不如补液的及时性重要。在烧伤面积＞ 80% 的儿童的研究中发现，无论最初的补液量是多少，开始液体复苏的时间才是生存下来最重要的因素之一[45]。

局部和全身抗菌治疗显著降低了侵袭性烧伤创面脓毒症的发生率。围术期抗生素的使用可明显对＞ 30%TBSA 烧伤患者产生好处。警惕和有计划地更换血管内装置可将导管相关脓毒症的发生率降至最低。如果情况允许，应尽量使用外周静脉进行插管，即使是要通过烧伤组织。但是，应避免使用大隐静脉，因为发生血栓性静脉炎的风险较高。

肺炎是导致烧伤患者死亡的重要因素，应谨慎预测并积极治疗。应尽一切努力使患者尽早脱离呼吸机，以降低呼吸机相关性医院获得性肺炎的发病风险。此外，早期离床活动是预防呼吸系统并发症的有效手段。使用足量镇痛药后，即使是需要持续通气支持的患者也可以离床并坐在椅子上。

脓毒症最常见的来源是伤口和呼吸道感染；病原体鉴定应集中在这两个位置。然而，胃肠道作为细菌的天然储存库，也是另一个重要潜在感染源。饥饿和低血容量使内脏床的血液分流，并促进黏膜萎缩和肠道屏障的破坏。早期胃肠道营养可降低脓毒症发病率，防止肠道屏障功能衰竭。在作者所在的机构中，鼓励患者立即通过鼻胃管进食。烧伤患者是可以耐受早期肠内营养的，能保持黏膜完整性，并可降低对损伤高代谢反应的程度。肠内营养支持时需要认真监测血流动力学变化。另一种需要考虑的感染通常是病程后期的心内膜炎，与心脏瓣膜相关的微生物感染通常在疗程后期发生。这可以通过心脏超声检测到，并且若没有识别出其他感染来源时应考虑心内膜炎。

器官衰竭

即使尽最大努力进行预防，烧伤患者中普遍存在的全身炎症综合征也可能发展为器官衰竭。研究发现，烧伤面积＞20%的患者中，约有28%会出现严重的多器官功能障碍，其中14%还会出现严重的脓毒症和感染性休克[54]。其他人发现，40%严重烧伤后的死亡与器官衰竭有关，器官衰竭至少涉及其他三个系统，普遍涉及肾系统[55]。一般器官衰竭发展始于肾或肺，可通过肝、肠道、血液系统和中枢神经系统发展。然而，多器官衰竭的发展并不能预测死亡率，需要尽全力维持器官功能直到它们痊愈。

肾衰竭

随着早期积极液体复苏的出现，严重烧伤患者恢复初始阶段的肾衰竭发生率已显著降低。然而，复苏后2～14天仍是发生肾衰竭的第二风险阶段。肾衰竭的标志是尿量减少、血容量过多、电解质代谢异常（包括代谢性酸中毒和高钾血症）、氮质血症和血清肌酐升高。治疗旨在避免与这些疾病相关的并发症。

在没有潜在肾疾病的情况下，儿童尿量超过1 ml/kg/h，成人尿量超过30 ml/h就足以维持肾灌注。减少输液量可以减轻烧伤患者的容量负荷。这些患者的创面增加了无感蒸发损失，粗略计算为1500 ml/m^2 TBSA＋3750 ml/m^2 TBSA烧伤。将静脉输液量和肠内营养的输注量减少到低于预期的无感蒸发量可缓解高血容量问题。几乎无一例外地，严重烧伤患者应接受外源性钾补充，但会因为醛固酮反应增强导致钾的丢失；因此，即使患者出现肾功能不全，也很少出现高钾血症。

如果产生的问题无法被保守治疗缓解，则可能需要进行某种形式的透析。透析的适应证是对利尿剂无反应的血容量过多或无法接受其他治疗的电解质异常。改善全球肾病预后（Kidney Disease：Improving Global Outcomes，KDIGO）组织提出的标准可用于确定透析的效用，适用于3级或严重急性肾衰竭。血液透析和血液滤过是最常见的方式，无论是间歇方式还是连续方式。随着相对简单的连续性肾替代技术的出现，在困难病例中，这些治疗通常可以由重症监护专家管理，并咨询有经验的肾专科医师。开始透析后，随着肾丰富的再生特性，肾功能有望恢复。因此，接受这种治疗的患者很少接受终生透析。

肺衰竭

许多烧伤患者在受伤的初始阶段接受机械通气以保护气道。我们建议这些患者在风险降低后尽快拔管。在受伤后的最初几天，通常需要尝试拔管，在这种情况下重新插管并不属于治疗失败。然而，安全地执行此技术需要专家参与来通畅气道。操作目标是尽快拔管，让患者清理自己的气道，因为与通过气管插管或气管切开术相比，患者自身可以更好地进行肺清洁。即将发生肺衰竭的第一个迹象是血氧饱和度下降，需要行连续血氧监测，当血氧饱和度下降到低于92%时，意味着出现功能衰竭。增加吸入氧的浓度非常有必要，当通气开始衰竭时，表现为呼吸频率增加和高碳酸血症，需要进行气管插管。

曾有人提出对于可能需要长期通气的严重烧伤患者，可能需要行早期气管切开术（在第1周内）。一项随机研究将接受早期气管切开术的严重烧伤患者与未发现血氧饱和度有所改善的患者进行比较，在呼吸机使用天数、住院时间、肺炎发生率或存活率等结果指标上并没有发现显著差异。事实上，26%未接受气管切开术的患者在入院2周内可以成功拔管，这意味着患者根本不会从气管切开术中受益[56]。这样看来，虽然气管切开术可能会使一些严重烧伤患者在通气支持状态下受益，但早期气管切开术并非利大于弊。

肝衰竭

烧伤患者肝衰竭的发生是一个非常有挑战性的事件，目前并没有很多解决方案。肝的功能主要有合成循环蛋白、解毒血浆、产生胆汁并提供免疫支持。当肝功能开始衰竭时，凝血级联蛋白浓度会下降到临界水平，患者会出现凝血障碍。毒素无法从血液中清除，胆红素浓度会增加。完全性肝衰竭是致命的，但肝衰竭导致不同程度的功能下降的情况很常见。努力预防是唯一有效的治疗方法。

在凝血障碍的进展中，治疗方案应主要采用凝血因子Ⅱ、Ⅶ、Ⅸ和Ⅹ的替代疗法，直至肝功能恢复。

可能还需要白蛋白的替代疗法。还应注意引起高胆红素血症的阻塞性原因，如非结石性胆囊炎。这种情况的初步治疗应该是胆囊引流，可以经皮进行。

血液系统衰竭

烧伤患者可能通过两种机制出现凝血障碍：（1）凝血因子的消耗和合成受损或（2）血小板减少症。与凝血因子耗竭相关的因素是与败血症相关的弥散性血管内凝血。这一过程在并发头部损伤中也很常见。随着血脑屏障的破坏，脑脂暴露在血浆中，从而激活凝血级联反应。这个问题的不同渗透性会导致不同程度的凝血障碍。弥散性血管内凝血的治疗应包括输注新鲜冰冻血浆和冷凝蛋白以维持血液中凝血因子水平。对于脑损伤所致弥散性血管内凝血，监测纤维蛋白原浓度和冷凝蛋白再灌注水平是最特异的指标。如前所述，肝衰竭导致的因子合成障碍得到了治疗。

血小板减少症在严重烧伤中很常见，主要由于创伤切除导致的出血所致，也是脓毒症发展的明显征象之一[57]。血小板计数低于 50 000/L 很常见，不需要治疗。只有当弥漫性出血发生在静脉部位时，才应该考虑使用外源性血小板。

矛盾的是，研究发现，严重烧伤患者也有患血栓和栓塞并发症的风险，这些并发症可能与制动有关。深静脉血栓形成的并发症与年龄、体重和烧伤面积有关。

营养

在严重烧伤后，损伤会戏剧性地导致高代谢反应。耗氧量、代谢率、尿氮排泄和脂肪分解的增加与烧伤的大小成正比。这种反应可高达正常代谢率的 200%，并在受伤后 9 ～ 12 个月内持续增加。高代谢率导致能量利用率很高。这些是通过内源性地动员可用的碳水化合物、脂肪和蛋白质来实现的。由于恢复时间长，这些能量储存会迅速耗尽，导致活跃的肌肉组织丧失和营养不良。制动会进一步使病情恶化，导致营养不良。这与许多器官的功能障碍、伤口愈合延迟和异常以及免疫能力下降有关。烧伤导致的营养不良可以通过提供足够的外源性营养支持在一定程度上被纠正，治疗的主要目标是预防营养不良导致的并发症。

有几个公式被用来计算烧伤患者的能量需要量。在超过 40% TBSA 的烧伤中，假设总能量消耗增加 100%，将根据 Harris-Benedict 公式确定的基础能量消耗乘以 2，即为能量需要量。当使用双标记水法测量总能量消耗时，发现大于 40% TBSA 烧伤的儿童患者的实际消耗是预测基础能量消耗的 1.3 倍[58]。当在最初住院后的恢复期进行测量时，它仍然高于预期值的 1.1 倍[59]。这些研究表明，将预测的基础能量消耗计算为 2 倍可能太高了。

另一个常用的计算方法是 Curreri 公式，该公式要求每天补充 25 kcal/kg ＋每 TBSA 烧伤比例 40 kcal 的能量。这个公式提供了维护每日需求和与烧伤伤口相关的额外热量需求的计算方法，是根据严重烧伤成人的氮平衡数据进行回归设计得来的。在儿童中，基于身体表面积的方法更合适，因为儿童每公斤体重的身体表面积更大。根据孩子的不同年龄，我们推荐以下公式（表 20.6）。这些公式可用来计算维持严重烧伤儿童的体重所需能量。由于儿童身体表面积随年龄增长而变化，公式也会随着年龄而调整。

营养补充剂的成分也很重要。最理想的膳食成分包括蛋白质 1 ～ 2 g/（kg · d），其热量与氮的比例约为 100：1，与之前建议摄入的热量比例相同。这一数量的蛋白质满足了患者的蛋白合成需求，从而在一定程度上避免了活跃肌肉组织中发生的蛋白水解。非蛋白质热量可以以碳水化合物或脂肪的形式摄入。碳水化合物具有刺激内源性胰岛素生成的优点，可能作为一种合成代谢激素对肌肉和烧伤创面有益[60]。此外，研究还表明严重烧伤后极低密度脂蛋白转运的脂肪几乎全部来源于外周脂肪分解，而不是由膳食碳水化合物在肝中从头合成的脂肪酸[61]。转运非碳水化合物能量的额外的脂肪几乎并未提供能量支持。

饮食可以以两种形式输送，通过肠道导管输送或通过静脉导管胃肠外输送。胃肠外营养可以通过外周导管以等渗溶液的形式给药，也可以通过中心导管以高渗溶液的形式给药；然而，烧伤患者的热量需求禁止使用外周肠外营养。与肠内营养相比，在烧伤患者中集中给予全胃肠外营养会增加并发症和死亡率[62]。全胃肠外营养仅适用于那些不能耐受肠内

表 20.6　预测严重烧伤儿童能量需求量公式

年龄组	生理需要量	烧伤创面需要补充量
婴儿（0 ～ 12 个月）	2100 kcal/1% TBSA 烧伤 /24 h	1000 kcal/1% TBSA 烧伤 /24 h
儿童（1 ～ 12 岁）	1800 kcal/1% TBSA 烧伤 /24 h	1300 kcal/1% TBSA 烧伤 /24 h
青少年（12 ～ 18 岁）	1500 kcal/1% TBSA 烧伤 /24 h	1500 kcal/1% TBSA 烧伤 /24 h

营养的患者。然而，肠内营养也与一些并发症有关，这些并发症可能会产生灾难性后果。症状包括机械并发症、肠道喂养不耐受和腹泻。

使用合成代谢剂的营养辅助治疗作为减少严重损伤后瘦体重损失的一种手段已经受到关注。使用的药物包括生长激素、胰岛素生长因子、胰岛素、氧雄龙、睾酮和普萘洛尔。市场测试表明，奥沙替洛龙和普萘洛尔是目前最常用的药物，支持使用这两种药物的研究已经超过 10 年了。这些药物中的每一种都有不同的作用，通过提高蛋白质合成效率来刺激蛋白质合成。简而言之，由于严重损伤或疾病导致蛋白质分解，细胞质中可用的游离氨基酸优先分流用于蛋白质合成，而不是输出到细胞外。

电击伤

初步治疗

在所有入院的烧伤患者中，3% ～ 5% 的人因电接触而受伤。电击伤不同于其他烧伤，因为组织坏死的可见区域仅代表受伤组织的一小部分。电流进入身体的某个部分（如手指或手），并抵达神经、血管和肌肉等对电流抵抗力最低的组织。皮肤对电流有相对较高的抵抗力，因此大部分情况下不会受到伤害。随后，电流在身体其他部分的“接地”区域离开身体。电流传递和电流本身通过产生的热量会对组织造成严重伤害。在这种交换过程中，肌肉是电流流经的主要组织，因此受到的伤害最大。大部分肌肉靠近骨骼；因此，这是损伤最明显的地方。但骨骼本身不会承受任何高温或损伤。传输大部分电能的血管最初保持通畅，但随着细胞死亡或自我修复，它们可能会发展为进行性血栓形成，从而导致进一步的组织缺血损失，这在烧伤几天后可能会很明显。

伤害分为高压伤害和低压伤害。低压伤害类似于热烧伤，不会传播到更深的组织；损伤区域从表面延伸到组织中。大多数家庭电流（110 ～ 220 V）都会产生这种伤害，但只会造成局部伤害。这些损伤中最严重的是当儿童啃咬传输交流电的家用电线时，口腔边缘（口腔接合处）受到的损伤。

高压损伤综合征包括出口、入口部位不同程度的皮肤灼伤，并伴有深部组织的隐匿性破坏。通常，这些患者也有皮肤灼伤，与放电电流引燃衣服有关。值得注意的是，皮肤上的烧伤大部分是热烧伤，而不是电击伤。如果诱发心室颤动，初步评估应包括心肺复苏。此后，如果初始心电图发现异常或存在与损伤相关的心脏停搏史，则需继续进行心脏监测，并对任何的节律障碍进行药物治疗。最严重的精神错乱发生在受伤后的 24 小时内。如果电击伤患者在初始心电图上没有心律失常或近期心脏骤停史，则无需进一步监测。

电击伤患者有其他的受伤风险，如被电击抛出或脱离电流后从高处坠落。此外，交流电源引起的剧烈强直性肌肉收缩可能导致各种骨折和脱位。这些患者应被评估为其他钝性创伤患者。

处理电击伤患者的关键在于伤口的处理。最严重的损伤发生在深部组织内，随后的水肿形成可导致损伤远端任何区域的血管受损。评估应包括远端血管床的循环，因为可能需要立即切痂和开展筋膜切开术。如果肌肉间隔广泛受伤和坏死，运动功能恢复不乐观，可能需要早期截肢。我们提倡早期探查受影响的肌层并对失活组织进行清创，注意更深的骨膜平面，因为这是肌肉最多的区域。筋膜切开术应该是完整的，可能包括神经减压，如腕管和根管松解术。对存活能力有疑问的组织应留在原处，并进行有计划的再探查。在伤口完全清创之前，可能需要多次这样的再次探查。对血管的电损伤可能会延迟，坏死的程度可能会在最初的清创后扩大。

去除失活组织后，伤口的闭合变得至关重要。虽然皮肤移植物足以作为大多数伤口的闭合物，但皮瓣可能提供更好的选择，尤其是对于暴露的骨骼和肌腱。即使是暴露的和表面感染的骨骼和肌腱也可以通过血管化组织的覆盖来挽救。精通各种伤口闭合方法的重建外科医师的尽早介入是最佳选择。

肌肉损伤导致血色素原（肌红蛋白）的释放，血色素原在肾小球中被过滤，可能导致梗阻性肾病。因此，如果血清中发现大量的血色素原，建议积极补水并静脉输注碳酸氢钠（5% 持续输注）和甘露醇（成人每 6 小时输注 25 g），以溶解血色素原并维持尿量。这些患者还受益于超过伤口面积预测量的额外静脉注射量，因为大多数伤口很深，无法通过体检进行评估。

延迟效应

神经功能缺损可能会出现，看起来有些随机。作为常规检查的一部分，应进行一系列神经病学评估，以检测任何早期或晚期神经病理学。中枢神经系统的影响，如皮质脑病、偏瘫、失语症和脑干功能障碍损伤，在损伤后 9 个月内都有所报道；其他人报告了以脱髓鞘伴空泡化和反应性胶质增生为特征的迟发性周围神经病变。另一个毁灭性的长期影响是白内障的发展，这可能会延迟若干年。这些并发症可能发生在高达 30% 的严重高压电击伤患者身上，即使采用最佳治疗，也应使患者意识到其可能性。

化学烧伤

大多数化学烧伤是由于家用清洁剂处理不当造成的，另一些更严重的化学烧伤涉及工业暴露。一般来说，热烧伤是短期暴露在高温下，但化学损伤可能持续更长时间，甚至在没有适当治疗的情况下持续数小时。组织损伤的程度以及毒性水平由药剂的化学性质、药剂的浓度和皮肤接触的持续时间决定。化学物质通过蛋白质的破坏、变性、氧化、蛋白酯的形成或组织脱水来造成伤害。在美国，大多数家用和工业用化学品的成分可以从该地区的毒物控制中心获得，它可以为治疗提供建议。

处置化学烧伤的治疗速度是至关重要的。对于所有类型化学品，应在脱掉所有衣物后立即用大量清洁水冲洗伤口。在冲洗之前，应该将干燥的化学粉剂从伤口区域刷掉。早期冲洗稀释已经与皮肤接触的化学物质，冲洗的及时性增加了操作的有效性；这一过程可以使用到高达几升的冲洗剂。例如，10 ml 的 98% 硫酸溶解在 12 L 的水中，将 pH 值降低到 5.0，这一范围仍然可能造成伤害。如果化学成分已知（酸或碱），监测用过的冲洗溶液的酸碱度可以很好地指示冲洗的有效性和完成情况。一个合理的经验是为治疗严重的化学损伤可以用 15 ～ 20 L 或更多的自来水进行冲洗。冲洗现场应持续排水，以去除较早的、浓度较高的冲洗物。应注意让冲洗液远离未受伤组织，避免进一步伤害（图 20.8）。

必须根据受伤的严重程度对所有患者进行监测。由于暴露在强酸或腐蚀性物质中，患者可能会发生代谢紊乱，通常是由于酸碱度异常引起的。如果呼吸困难明显，必须进行氧疗和机械通气。复苏应依据涉及的体表面积（烧伤公式）实施；然而，给出的总液体量可能与计算的体积有很大的不同。其中一些损伤可能比表面上看起来更浅，特别是在酸性化学烧伤的情况下，由于造成的是凝固性坏死，因此所需复苏容量较小。然而，来自基底的损伤可能超过检查时所看到的范围（液化性坏死），因此，可能需要更大的复苏容量。应密切观察化学烧伤患者的血流灌注迹象，如尿量。所有有严重化学损伤的患者都应通过留置导尿管进行监测，以准确测量输出量。

根据伤口深度的临床评估，手术清创应该在患者稳定和液体复苏后尽快进行。经过充分的冲洗和切除，烧伤创面用抗菌剂或皮肤替代物覆盖。一旦伤口通过上述治疗稳定下来，就需要像处理任何软组织切除一样治疗。根据需要进行皮肤移植或皮瓣覆盖。

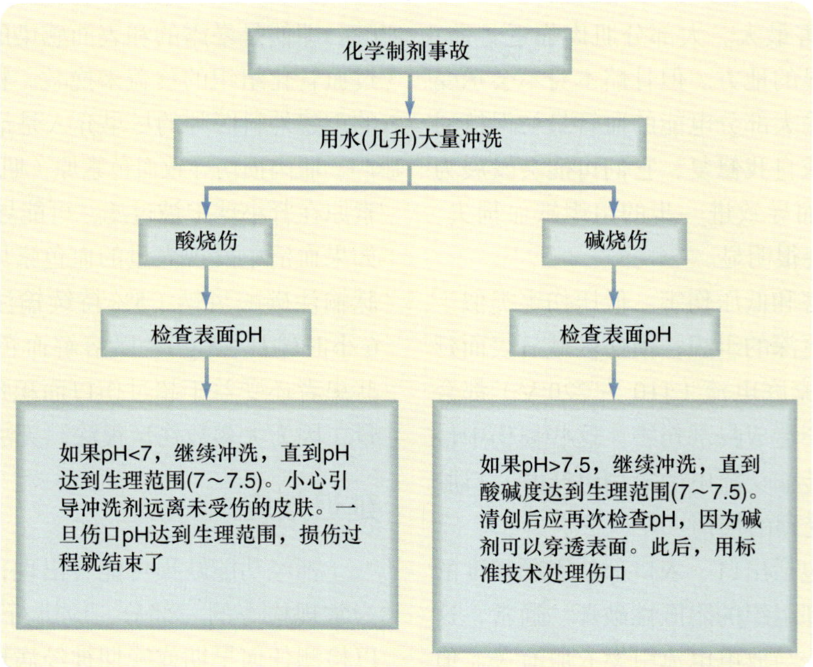

图 20.8　酸碱烧伤的治疗

碱

碱，如石灰、氢氧化钾、漂白剂和氢氧化钠等，是导致化学损伤的最常见的物质。这些碱类意外烧伤经常发生在探索清洁柜的婴幼儿身上。碱烧伤的机制涉及三个因素：（1）脂肪皂化会导致与组织发生化学反应时隔热层丧失；（2）由于碱的吸水性，会从细胞中大量吸取水分，造成组织脱水损伤；（3）碱溶解的氢氧离子与组织中的蛋白质结合形成可溶性的碱性蛋白酶，可以深入组织并引发进一步的化学反应。治疗手段包括立即用大量液体（通常是水）冲洗以清除病原体。不建议尝试用弱酸中和碱剂，因为中和反应释放的热量可通过热塑性反应导致进一步的组织伤害。特别是针对强碱应进行冲洗治疗，并考虑去手术室进行伤口清创。对受影响区域进行切向切除，直到切除的组织达到正常 pH 值。

水泥（氧化钙）烧伤本质上是碱性的，非常常见，通常是工伤。造成皮肤损伤的关键物质是羟基离子。通常情况下，这种制剂与皮肤接触的时间很长，比如在靴子内暴露几小时后才寻求治疗的水泥工人。水泥渗透到衣服上与汗液结合时，会引起放热反应。治疗包括脱掉所有衣服，用水和肥皂冲洗受影响的区域，直到所有的水泥都被去除，污水的 pH 值低于 8。由于暴露时间的原因，损伤往往很深，可能需要手术切除和移植由此产生的焦痂。

酸

对于酸性损伤起初应像其他化学损伤一样进行治疗，通过脱去受伤区域的外衣和使用大剂量液体冲洗来去除所有化学物质。酸类物质通过水解和凝固性坏死诱导蛋白质分解，这导致硬焦痂不能像碱烧伤一样深入。这些试剂还通过与皮肤接触产生的热量引起热损伤，进一步导致软组织损伤。

甲酸是一种用于工业除垢和作为干草防腐剂的有机酸，甲酸烧伤相对少见。电解质异常是遭受广泛甲酸损伤的患者非常关注的问题，代谢性酸中毒、肾衰竭、血管内溶血和肺部并发症很常见。动脉血气分析中检测到代谢性酸中毒的酸血症应通过静脉注射碳酸氢钠进行纠正。当甲酸大量吸收时，可能需要进行血液透析。甲酸伤口通常呈绿色，并且比表面看起来更深，最好通过手术切除治疗。

氢氟酸是一种有毒物质，广泛用于工业和家庭环境，是已知的最强无机酸。这些烧伤的处理不同于一般的酸烧伤。氢氟酸通过游离氢离子使组织脱水和腐蚀。此外，氟离子与钙、镁等二价阳离子配合形成不溶性盐。全身对氟离子的吸收会导致血管内钙离子螯合和低钙血症，从而导致危及生命的心律失常。除了最初大量用清水冲洗外，烧伤区域应该立即用丰富的 2.5% 葡萄糖酸钙凝胶进行治疗。这些伤口因为钙螯合和相关的钾释放通常非常疼痛；这一发现可用于确定治疗的有效性。应当每隔 15 分钟更换一次凝胶，直到疼痛消退，这表明活性氟离子已被清除。如果多次应用后疼痛缓解不完全或症状复发，则可在患肢行皮内或动脉注射 10% 葡萄糖酸钙（0.5 ml/cm^2 烧伤面积），也可两者同时注射以减轻症状。如果不以这种方式治疗烧伤，可能会发生损伤下方的骨脱钙和软组织损伤的扩展。

所有氢氟酸烧伤患者均应入院接受心脏监护，尤其要注意 QT 间期的延长。第 1 升复苏液中应加入 20 ml 10% 葡萄糖酸钙溶液，必须密切监测血清电解质。任何心电图的变化都应该引起治疗小组的快速反应，通过静脉注射氯化钙来维持心脏功能。在烧伤化学反应结束之前，最终可能需要几克钙。对血清镁和钾也应密切监测和替换。给药速度是有效治疗的关键。

烃类

烃类化合物的有机溶剂特性可促进细胞膜溶解和皮肤坏死。症状包括红斑和水泡，烧伤通常局限于表层，可以自然愈合。如果毒物被全身吸收，毒性可导致呼吸抑制，最终可能导致肝损伤，这些毒性作用被认为和苯有关。烃类物质在皮肤上的点燃会导致深度全层损伤。

小结

烧伤的治疗非常复杂。轻伤可以由经验丰富的社区医师治疗。中度和重度烧伤患者需要在配备专业设施和资源的机构接受治疗，才能最大限度地提高治疗效果。护理水平的显著改善极大提高了重症患者的生存率。未来的研究挑战将主要集中在瘢痕最小化、控制和加速愈合时间等领域，以保证烧伤患者获得更好的功能恢复和视觉效果。

主要参考文献

Baxter CR. Fluid volume and electrolyte changes

of the early postburn period. Clin Plast Surg. 1974; 1: 693–703.

本文阐述了用于烧伤患者复苏的 Parkland 公式的开发和使用。

Bull JP, Squire JR. A study of mortality in a burns unit: standards for the evaluation of alternative methods of treatment. Ann Surg. 1949; 130: 160–173.

这篇里程碑式的文章是最早描述烧伤死亡率的文章之一。

Herndon DN, Hart DW, Wolf SE, et al. Reversal of catabolism by beta–blockade after severe burns. N Engl J Med. 2001; 345: 1223–1229.

这项具有里程碑意义的临床试验表明，普萘洛尔是一种非选择性 β－受体拮抗剂，可以减轻严重烧伤后的深层高代谢反应和肌肉－蛋白质分解代谢。

Herndon DN, T ompkins RG. Support of the metabolic response to burn injury. Lancet. 2004; 363: 1895–1902.

这篇综述是重点介绍许多减轻高代谢反应的方法，并详细描述烧伤后生理和代谢紊乱的主要文章之一。

Jeschke MG, Chinkes DL, Finnerty CC, et al. Pathophysiologic response to severe burn injury. Ann Surg. 2008; 248: 387–401.

这项里程碑式的临床试验描绘了严重烧伤后高代谢、高分解代谢反应的复杂性。

Williams FN, Jeschke MG, Chinkes DL, et al. Modulation of the hypermetabolic response to trauma: temperature, nutrition, and drugs. J Am Coll Surg. 2009; 208: 489–502.

这篇综述介绍了烧伤后高代谢反应的重要药理学和非药理学调节剂，这些调节剂已被证明可以改善烧伤后高代谢反应的发病率和死亡率。

Wolf SE, Rose JK, Desai MH, et al. Mortality determinants in massive pediatric burns. An analysis of 103 children with ＞ or ＝ 80% TBSA burns (＞ or ＝ 70% full–thickness). Ann Surg. 1997; 225: 554–565.

本文描述了严重烧伤儿科患者的治疗和死亡率的主要决定因素。还设计了一个公式来预测那些将幸存或死于伤病的人。

参考文献

1. Centers for Disease Control and Prevention. *Injury Prevention & Control: Data & Statistics (WISQARS)*; 2016. https://www.cdc.gov/injury/wisqars/index.html. Accessed June 19, 2019.
2. American Burn Association. *Burn Incidence Fact Sheet*; 2016. Available at https://ameriburn.org/who-we-are/media/burn-incidence-fact-sheet/. Accessed June 19, 2019.
3. Pruitt Jr BA. The universal trauma model. *Bull Am Coll Surg*. 1985;70:2.
4. America Burn Association. *National Burn Repository 2019 Update: Report of Data from 2009–2018*; 2019. http://ameriburn.org/wp-content/uploads/2019/04/2019_aba_annual_report_website-content.pdf. Accessed June 19, 2019.
5. Wolf SE, Cancio LC, Pruitt Jr BA. Epidemiological, demographic, and outcome characteristics of burns. In: Herndon DN, ed. *Total Burn Care*. 5th ed. Edinburgh: Elsevier; 2018:14–27.
6. Jackson PC, Hardwicke J, Bamford A, et al. Revised estimates of mortality from the Birmingham Burn Centre, 2001–2010: a continuing analysis over 65 years. *Ann Surg*. 2014;259:979–984.
7. Spies M, Herndon DN, Rosenblatt JI, et al. Prediction of mortality from catastrophic burns in children. *Lancet*. 2003;361:989–994.
8. American Burn Association. *Burn Center Transfer Criteria*; 2017. ameriburn.org/wp-content/uploads/2017/05/burncentreferralcriteria.pdf. Accessed June 20, 2019.
9. Abraham JP, Stark J, Gorman J, et al. Tissue burns due to contact between a skin surface and highly conducting metallic media in the presence of inter-tissue boiling. *Burns*. 2019;45:369–378.
10. Jackson DM. The diagnosis of the depth of burning. *Br J Surg*. 1953;40:588–596.
11. Shupp JW, Nasabzadeh TJ, Rosenthal DS, et al. A review of the local pathophysiologic bases of burn wound progression. *J Burn Care Res*. 2010;31:849–873.
12. Cirillo MD, Mirdell R, Sjoberg F, et al. tensor decomposition for colour image segmentation of burn wounds. *Sci Rep*. 2019;9:3291.

13. Jaspers MEH, van Haasterecht L, van Zuijlen PPM, et al. A systematic review on the quality of measurement techniques for the assessment of burn wound depth or healing potential. *Burns*. 2019;45:261–281.
14. Heredia-Juesas J, Thatcher JE, Lu Y, et al. Burn-injured tissue detection for debridement surgery through the combination of non-invasive optical imaging techniques. *Biomed Opt Express*. 2018;9:1809–1826.
15. Xiao W, Mindrinos MN, Seok J, et al. A genomic storm in critically injured humans. *J Exp Med*. 2011;208:2581–2590.
16. Bergquist M, Hastbacka J, Glaumann C, et al. The time-course of the inflammatory response to major burn injury and its relation to organ failure and outcome. *Burns*. 2019;45:354–363.
17. McGee MP, Morykwas MJ, Argenta LC. The local pathology of interstitial edema: surface tension increases hydration potential in heat-damaged skin. *Wound Repair Regen*. 2011;19:358–367.
18. Osuka A, Kusuki H, Yoneda K, et al. Glycocalyx shedding is enhanced by age and correlates with increased fluid requirement in patients with major burns. *Shock*. 2018;50:60–65.
19. Zhang XJ, Irtun O, Zheng Y, et al. Methysergide reduces nonnutritive blood flow in normal and scalded skin. *Am J Physiol Endocrinol Metab*. 2000;278:E452–E461.
20. Matsuda T, Tanaka H, Reyes HM, et al. Antioxidant therapy using high dose vitamin C: reduction of postburn resuscitation fluid volume requirements. *World J Surg*. 1995;19:287–291.
21. Lin J, Falwell S, Greenhalgh D, et al. High-dose ascorbic acid for burn shock resuscitation may not improve outcomes. *J Burn Care Res*. 2018;39:708–712.
22. Ferrara JJ, Franklin EW, Kukuy EL, et al. Lymph isolated from a regional scald injury produces a negative inotropic effect in dogs. *J Burn Care Rehabil*. 1998;19:296–304.
23. Cioffi WG, DeMeules JE, Gamelli RL. The effects of burn injury and fluid resuscitation on cardiac function in vitro. *J Trauma*. 1986;26:638–642.
24. Chrysopoulo MT, Jeschke MG, Dziewulski P, et al. Acute renal dysfunction in severely burned adults. *J Trauma*. 1999;46:141–144.
25. Chung KK, Lundy JB, Matson JR, et al. Continuous venovenous hemofiltration in severely burned patients with acute kidney injury: a cohort study. *Crit Care*. 2009;13:R62.
26. Clark AT, Li X, Kulangara R, et al. Acute kidney injury after burn: a cohort study from the parkland burn intensive care unit. *J Burn Care Res*. 2019;40:72–78.
27. Gamelli RL, He LK, Liu H, et al. Burn wound infection-induced myeloid suppression: the role of prostaglandin E2, elevated adenylate cyclase, and cyclic adenosine monophosphate. *J Trauma*. 1998;44:469–474.
28. McDonald B. Neutrophils in critical illness. *Cell Tissue Res*. 2018;371:607–615.
29. Rendon JL, Choudhry MA. Th17 cells: critical mediators of host responses to burn injury and sepsis. *J Leukoc Biol*. 2012;92:529–538.
30. Hultman CS, Yamamoto H, deSerres S, et al. Early but not late burn wound excision partially restores viral-specific T lymphocyte cytotoxicity. *J Trauma*. 1997;43:441–447.
31. Martini WZ, Irtun O, Chinkes DL, et al. Alteration of hepatic fatty acid metabolism after burn injury in pigs. *JPEN J Parenter Enteral Nutr*. 2001;25:310–316.
32. Moore FD. Bodily changes in surgical convalescence. I. The normal sequence observations and interpretations. *Ann Surg*. 1953;137:289–315.
33. Hart DW, Wolf SE, Mlcak R, et al. Persistence of muscle catabolism after severe burn. *Surgery*. 2000;128:312–319.
34. Harish V, Tiwari N, Fisher OM, et al. First aid improves clinical outcomes in burn injuries: evidence from a cohort study of 4918 patients. *Burns*. 2019;45:433–439.
35. Frear CC, Griffin B, Watt K, et al. Barriers to adequate first aid for paediatric burns at the scene of the injury. *Health Promot J Austr*. 2018;29:160–166.
36. Chung KK, Salinas J, Renz EM, et al. Simple derivation of the initial fluid rate for the resuscitation of severely burned adult combat casualties: in silico validation of the rule of 10. *J Trauma*. 2010;69(suppl 1):S49–S54.
37. Baxter CR. Fluid volume and electrolyte changes of the early postburn period. *Clin Plast Surg*. 1974;1:693–703.
38. Navickis RJ, Greenhalgh DG, Wilkes MM. Albumin in burn shock resuscitation: a meta-analysis of controlled clinical studies. *J Burn Care Res*. 2016;37:e268–e278.
39. Pruitt Jr BA, Mason Jr AD, Moncrief JA. Hemodynamic changes in the early postburn patient: the influence of fluid administration and of a vasodilator (hydralazine). *J Trauma*. 1971;11:36–46.
40. Demling RH, Mazess RB, Witt RM, et al. The study of burn wound edema using dichromatic absorptiometry. *J Trauma*. 1978;18:124–128.
41. Gunn ML, Hansbrough JF, Davis JW, et al. Prospective, randomized trial of hypertonic sodium lactate versus lactated Ringer's solution for burn shock resuscitation. *J Trauma*. 1989;29:1261–1267.
42. Huang PP, Stucky FS, Dimick AR, et al. Hypertonic sodium resuscitation is associated with renal failure and death. *Ann Surg*. 1995;221:543–554; discussion 554–547.
43. Klein MB, Hayden D, Elson C, et al. The association between fluid administration and outcome following major burn: a multicenter study. *Ann Surg*. 2007;245:622–628.
44. Salinas J, Chung KK, Mann EA, et al. Computerized decision support system improves fluid resuscitation following severe burns: an original study. *Crit Care Med*. 2011;39:2031–2038.
45. Wolf SE, Rose JK, Desai MH, et al. Mortality determinants in massive pediatric burns. An analysis of 103 children with > or = 80% TBSA burns (> or = 70% full-thickness). *Ann Surg*. 1997;225:554–565; discussion 565–559.
46. Rehberg S, Yamamoto Y, Sousse LE, et al. Antithrombin attenuates vascular leakage via inhibiting neutrophil activation in acute lung injury. *Crit Care Med*. 2013;41:e439–e446.
47. Basadre JO, Sugi K, Traber DL, et al. The effect of leukocyte depletion on smoke inhalation injury in sheep. *Surgery*. 1988;104:208–215.
48. Deutsch CJ, Tan A, Smailes S, et al. The diagnosis and management of inhalation injury: an evidence based approach. *Burns*. 2018;44:1040–1051.
49. Desai MH, Mlcak R, Richardson J, et al. Reduction in mortality in pediatric patients with inhalation injury with aerosolized heparin/*N*-acetylcystine [correction of acetylcystine] therapy. *J Burn Care Rehabil*. 1998;19:210–212.
50. Chung KK, Wolf SE, Renz EM, et al. High-frequency percussive ventilation and low tidal volume ventilation in burns: a randomized controlled trial. *Crit Care Med*. 2010;38:1970–1977.
51. Nimia HH, Carvalho VF, Isaac C, et al. Comparative study of Silver Sulfadiazine with other materials for healing and infection prevention in burns: a systematic review and meta-analysis. *Burns*. 2019;45:282–292.
52. Ong YS, Samuel M, Song C. Meta-analysis of early excision of burns. *Burns*. 2006;32:145–150.
53. Zhang Q, Raoof M, Chen Y, et al. Circulating mitochondrial DAMPs cause inflammatory responses to injury. *Nature*. 2010;464:104–107.
54. Cumming J, Purdue GF, Hunt JL, et al. Objective estimates of the incidence and consequences of multiple organ dysfunction and sepsis after burn trauma. *J Trauma*. 2001;50:510–515.
55. Kallinen O, Maisniemi K, Bohling T, et al. Multiple organ

failure as a cause of death in patients with severe burns. *J Burn Care Res*. 2012;33:206–211.
56. Saffle JR, Morris SE, Edelman L. Early tracheostomy does not improve outcome in burn patients. *J Burn Care Rehabil.* 2002;23:431–438.
57. Wolf SE, Jeschke MG, Rose JK, et al. Enteral feeding intolerance: an indicator of sepsis-associated mortality in burned children. *Arch Surg*. 1997;132:1310–1313; discussion 1313–1314.
58. Goran MI, Peters EJ, Herndon DN, et al. Total energy expenditure in burned children using the doubly labeled water technique. *Am J Physiol*. 1990;259:E576–E585.
59. Prelack K, Yu YM, Dylewski M, et al. Measures of total energy expenditure and its components using the doubly labeled water method in rehabilitating burn children. *JPEN J Parenter Enteral Nutr*. 2017;41:470–480.
60. Hart DW, Wolf SE, Zhang XJ, et al. Efficacy of a high-carbohydrate diet in catabolic illness. *Crit Care Med.* 2001;29:1318–1324.
61. Aarsland A, Chinkes D, Wolfe RR, et al. Beta-blockade lowers peripheral lipolysis in burn patients receiving growth hormone. Rate of hepatic very low density lipoprotein triglyceride secretion remains unchanged. *Ann Surg*. 1996;223:777–787; discussion 787–779.
62. Herndon DN, Barrow RE, Stein M, et al. Increased mortality with intravenous supplemental feeding in severely burned patients. *J Burn Care Rehabil.* 1989;10:309–313.

章 21

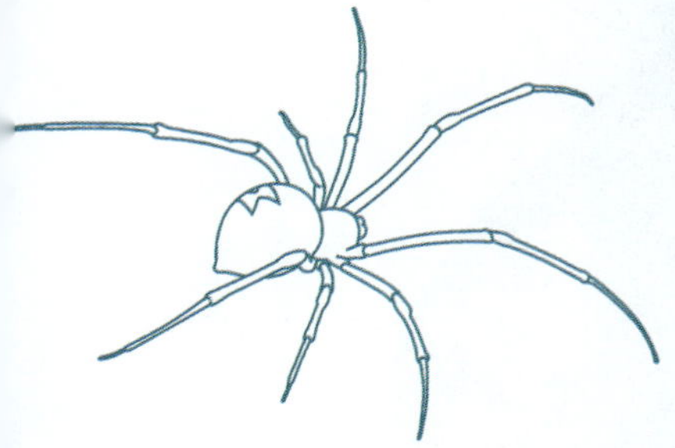

咬伤和蜇伤

Lillian Liao，Robert L. Norris，Elaine E. Nelson，Ronald M. Stewart
吴晓炀　周思颖　译　边　佺　审校

章目录

蛇咬伤

流行病学

毒蛇咬伤是一个主要发生在温暖地区的公共卫生问题。热带和亚热带地区的伤害负担最重，主要影响到东南亚、印度、澳大利亚、南美洲和非洲部分地区。世界卫生组织报告称，全球约有 540 万起毒蛇咬伤事件，每年有 270 万起毒蛇咬伤事件导致 8.1 万～13.8 万人死亡，截肢或永久性残疾的人数估计是前者的 3 倍[1]。实际被蛇咬伤的人数可能被低估了。在美国，每年约发生 5000 起毒蛇咬伤事件，每年报告的死亡人数约为 5 人[2]。据估计，如果受伤人员不寻求医疗帮助，死亡人数会更多。由于通常不对这些患者进行长期随访，对蛇咬伤的长期发病率尚不清楚。

美国本土的有毒物种

在美国的临床上重要的毒蛇可分为两大类：蝮亚科和眼镜蛇科。蝮亚科属于蝰蛇科的一个亚科，更常见的名称是蝮蛇，因其红外感应面部凹坑而得名。蝮亚科物种繁多，栖息地范围广泛，除了缅因州外，遍布整个美国。蝮亚科包括响尾蛇（图 21.1）、铜头蛇（图 21.2）和棉口蛇 / 水蝮蛇。蝮亚科与无毒蛇有几个不同的特征：蝮亚科往往有相对三角形的头部、椭圆形的瞳孔、热敏性的面部凹陷和大而可缩回的前牙（图 21.3 和 21.4）。除了一种响尾蛇外，所有种类的响尾蛇都以尾端发出响声作为典型的特征（图 21.1）。除珊瑚蛇之外，非蝮亚科都是无毒的，它们的头部和瞳孔更圆，没有毒牙。美国唯一的本土眼镜蛇科是

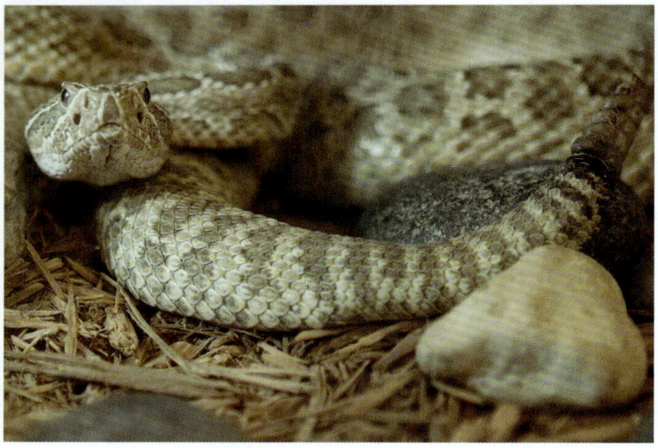

图 21.1 蝮亚科的典型响尾蛇。北美有 32 种不同的物种，除了一种以外，所有物种都有尾端响声（Courtesy Ronald M. Stewart.）

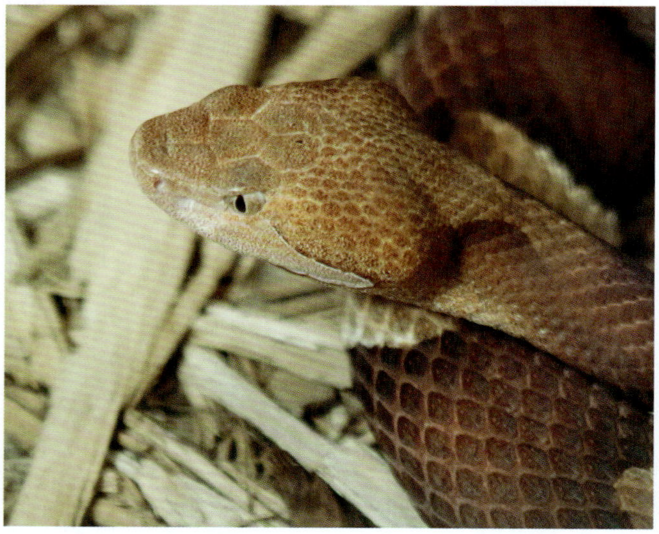

图 21.2 北美铜头蛇的典型特征。许多铜头蛇和水蝮蛇的毒液没有响尾蛇那么致命（Courtesy Ronald M. Stewart.）

珊瑚蛇（图 21.5），包括 3 个不同的物种：东部珊瑚蛇（Micrurus Fulvius）、得克萨斯珊瑚蛇（Micrurus Tener）和索诺兰珊瑚蛇（Micruroides Euryxanthus）。北美洲的珊瑚蛇的皮肤上有排列成典型图案的彩色条纹，或许最令人难忘的是民谣“红与黄杀人，黄与黑无毒。”

当受害者无意间接触到毒蛇时，下肢咬伤更为常见。而上肢咬伤主要发生在故意接触毒蛇的受害者身上。大多数蝮亚科毒蛇毒液中毒的患者表现为损伤部位的肿胀和疼痛[3-5]。珊瑚蛇毒液中毒可能只有很少或无局部表现。

病理生理学

这两个亚科蛇的毒液中毒临床表现不同。在美国，95% 的毒蛇咬伤由蝮亚科蛇造成。蝮亚科蛇的毒液通常通过毒蛇的毒牙浸润到皮下组织。毒液浸润到肌间或静脉内较少见，一旦发生，由于其血液毒性作用，可引起以组织坏死为特征的局部效应，有时可引起严重的全身反应和血液系统异常[4-5]。

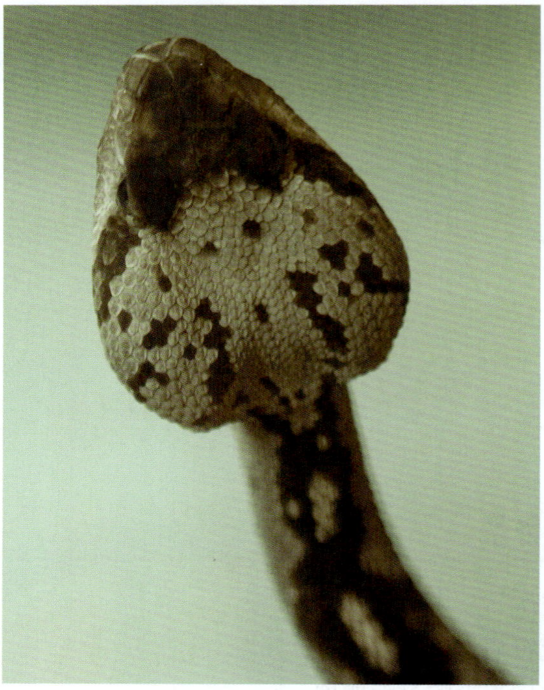

图 21.3 这种响尾蛇表现出蝮亚科典型的宽阔的三角形头部特征（Courtesy Ronald M. Stewart.）

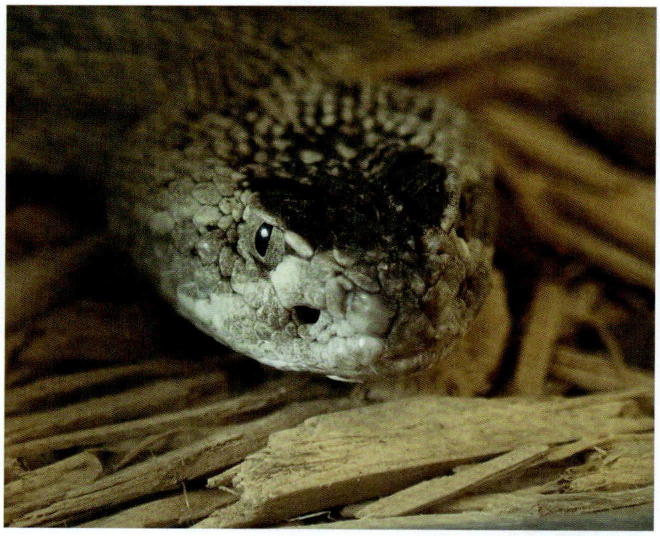

图 21.4 蝮亚科物种具有对红外辐射极度敏感的特征性面部凹陷，以及椭圆形瞳孔（Courtesy Ronald M. Stewart.）

毒液引起的弥漫性毛细血管渗漏，可导致肺水肿、低血压和休克。除了主要的血毒素外，严重的组织损伤后还可能出现消耗性的凝血功能障碍[6-7]。中毒后 1 小时内可出现弥漫性出血。虽然静脉中毒极为

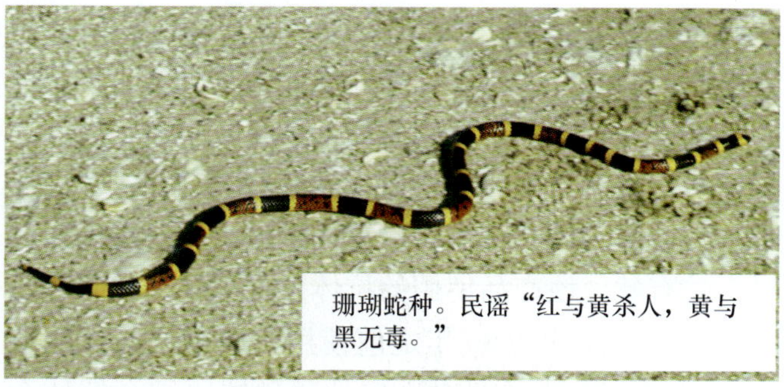

图 21.5　北美珊瑚蛇的典型斑纹。很少能在广阔的空地上看到这种鬼鬼祟祟的珊瑚蛇（Courtesy Luther C. Goldman，U.S. Fish and Wildlife Service，annotated by Ronald M. Stewart.）

罕见，但它会产生严重的休克和器官功能障碍，这些症状在几分钟内就会出现。

蝮亚科蛇的毒液含有多种复杂成分，包括肽和各种酶。毒液中通常含有锌依赖性金属蛋白酶。这些酶在基底膜水平引起损伤，破坏内皮细胞连接，引起出血和液体外渗[5]。每个病例的咬伤严重程度都与蝮亚科毒蛇毒素的体积和浓度有关。响尾蛇毒液的毒性通常更严重，通常需要抗蛇毒血清治疗。

眼镜蛇毒含有 α- 神经毒素，具有直接的神经毒性作用。毒素影响突触前和突触后受体。毒液可引起呼吸抑制，并进展为神经源性休克。出现这些症状的患者有很高的死亡风险，需立即就医[8]。

临床表现

蝮亚科蛇咬伤的局部体征和症状包括：肿胀、疼痛和瘀斑。肿胀可进展为大水泡的形成，通常沿着被咬区域的淋巴回流路径进展（图 21.6）。据报道，疼痛表现为被咬后数分钟内开始的灼烧感。若进一步进展，肿胀可发展为四肢骨筋膜室综合征。

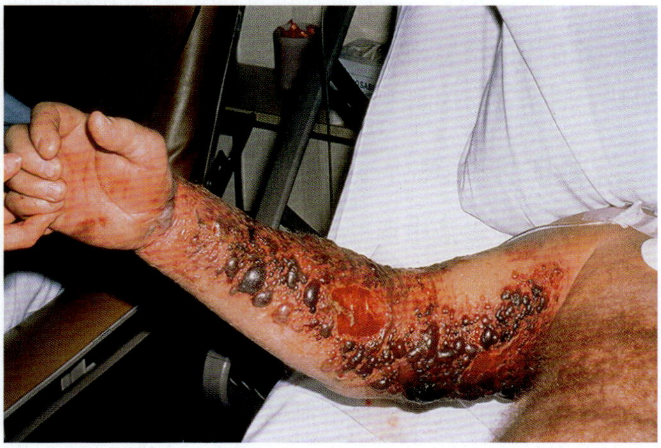

图 21.6　响尾蛇咬伤手后出现了严重的中毒病变（3 级）并有广泛的水泡形成。这种症状在早期使用抗蛇毒血清治疗的患者中并不常见

也可能发生组织坏死，延迟治疗会导致功能丧失。全身症状表现为毒液引起的弥漫性循环衰竭。患者初始表现为恶心、口周感觉异常、金属味觉和肌肉抽搐。实验室检查表现为部分促凝血酶原激酶时间异常、凝血酶原时间异常、纤维蛋白裂解产物增加、肌酐升高、肌酸磷酸激酶升高、蛋白尿、血尿和贫血[9]。

相比之下，珊瑚蛇毒主要引起神经毒性，患者可能出现呼吸衰竭或神经系统症状，但局部症状轻微。珊瑚蛇咬伤的全身症状表现为颅神经功能障碍和深部肌腱反射消失，可能在数小时内发展为呼吸抑制和瘫痪。治疗方法的不同使得区分珊瑚蛇咬伤和蝮蛇咬伤显得非常重要[7-9]。

治疗

毒蛇咬伤患者的初步处理是将其转移出危险区域。伤口应进行局部清洁，如可能，应将受伤区域抬高至心脏水平，并将患者送往附近医院，以确定是否需要注射抗蛇毒血清。过去推荐的 X- 切口抽吸、新鲜禽类敷料、冷冻疗法、抽吸、止血带和电击疗法毫无益处，不应用于急救或治疗（表 21.1）。

初始医院评估应遵循《高级创伤生命支持课程（ATLS）》中的协议和指南[10]。询问患者或现场救治者损伤的时间、毒蛇的类型和既往毒蛇咬伤病史的详细记录。患者或其家属经常携带蛇（活的或死的）就诊；但是不应直接处理它们，因为蛇死后，咬伤反射会在 1 小时内发生。应标记咬伤区域，每 15 分钟评估一次受咬伤区域的进展情况，直到进展稳定[7-9]。

需要对蝮亚科蛇咬伤患者进行全面的实验室评估。被眼镜蛇咬伤的患者还需要进行呼吸监测。老年患者或有全身症状的患者需进行胸片和心电图检查。所有有中毒迹象的患者应在医院至少观察 24 小时。没有毒液迹象或实验室异常的蝮亚科蛇咬伤患者可以在观察 6 ～ 8 小时后出院。应花费更长的时间（通常为 24 小时）来观察珊瑚蛇毒液中毒。

表 21.1　毒蛇咬伤的过时或被推翻的治疗方式

X- 切口抽吸	收缩带
新鲜禽类敷料	伤口部分或根治性切除
电刺激	类固醇类药物
冰冻结扎术	热力
筋膜切开术（预防性）	止血带

分级量表已被用于评估蝮蛇咬伤的严重程度[11]。分级工具有助于评估损伤的进展，并确定是否需要注射抗蛇毒血清。这是一个重要的工具，因为CroFab（BTG国际公司，West Conshohocken，PA）价格昂贵，虽然通常是安全的，但也可能有副作用。毒蛇咬伤严重程度分级量表（表21.2）应作为抗蛇毒血清使用初步评估的一部分。病情轻微且无进展的患者可能不会从抗蛇毒血清中获益。相反，中度至重度咬伤患者可能受益于抗蛇毒血清治疗（图21.7）[8-12]。

抗蛇毒血清治疗

抗蛇毒血清疗法是治疗蝰亚科和眼镜蛇科毒蛇毒液中毒的主要方法[13]。是否使用抗蛇毒血清疗法需要临床判断，并建议咨询有经验的临床医师。在这两类蛇毒中，抗蛇毒血清的使用都具有时间敏感性：越早使用抗蛇毒血清，治疗效果越好。在美国，CroFab是一种市面上可买到的多价抗蛇毒血清，对多种蝮亚科毒蛇有效。该产品使用的抗体来自绵羊，临床经验表明，该产品比2000年之前使用的多价抗蛇毒血清安全得多。抗蛇毒血清治疗是通过抗原结合抗体介导的。CroFab，顾名思义，是由抗体的抗原结合片段（Fab）组成的。因为必须有足够的抗体来中和一定数量的抗原，所以抗蛇毒血清的剂量取决于蛇所注射的毒液量，而不是患者的体重。儿童和成人患者的初始标准剂量为4～6瓶。重复给药，直至体征和症状稳定，之后每6小时给予两瓶CroFab，持续3次。怀孕不是CroFab的禁忌证[11-13]。

表21.2 蛇咬伤严重程度分级量表

0	牙印；局部肿胀、瘀斑＜2.5 cm；疼痛、压痛轻微；无全身症状
1	牙印；有咬伤后即刻疼痛病史；肿胀和红斑5～15 cm；无全身性症状
2	牙印；有即刻剧烈疼痛病史；肿胀和红斑15～40 cm；轻度全身症状或实验室检查异常，或两者兼有
3	牙印；有刻剧烈疼痛病史；肿胀和红斑＞40 cm；瘀斑和大水泡；中度全身症状；出血或弥散性血管内凝血病，或两者兼有；实验结果异常
4	牙印；多个被咬部位；有即刻剧烈疼痛的病史；严重的全身症状，包括昏迷、休克、出血、弥散性血管内凝血和瘫痪

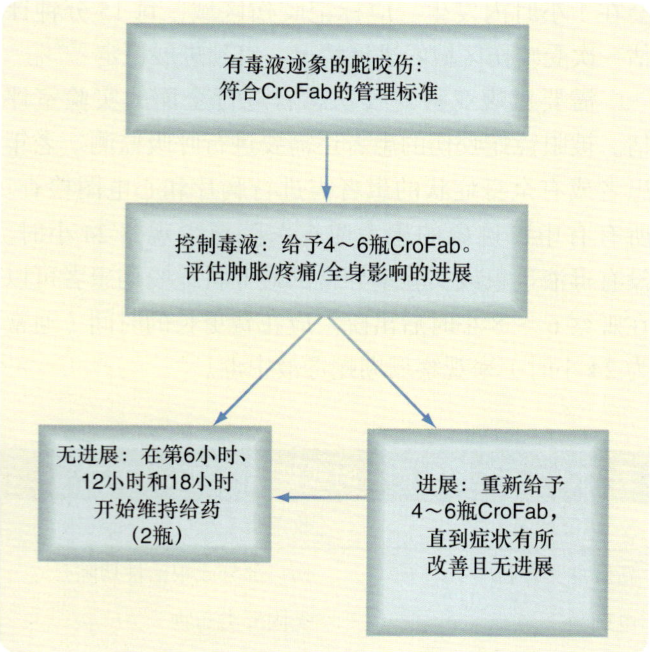

图21.7 用于处理严重中毒患者的简单方法。给药剂量是基于对中毒程度的估计，而非体重

珊瑚蛇（Micrurus Fulvius）抗蛇毒血清由辉瑞公司（纽约）生产，用于治疗珊瑚蛇咬伤的药物数量有限。抗蛇毒血清目前没有生产，自2011年以来，现有抗蛇毒血清供应的有效日期已经延长。美国食品药品监督管理局与辉瑞公司合作，一直在试图获得更多的珊瑚蛇抗蛇毒血清。然而，目前供应极不确定，必须联系医院药房和地区毒物控制中心来评估治疗方案。对于明确出现珊瑚蛇咬伤症状和体征的患者，由于最初的体征和症状可能轻微，应尽早开始抗蛇毒血清治疗。

由于抗蛇毒血清有导致过敏反应的风险，因此必须在可以治疗过敏反应（肾上腺素、类固醇、抗组胺药和气道控制）的机构中使用。对于美国非本土物种的毒蛇毒液，毒物控制中心和动物园可提供关于抗蛇毒血清采购和管理的重要信息。美国毒物控制中心协会（800-222-1222）为需要帮助处理毒蛇咬伤的医师提供了有用的信息来源。鉴于某些抗蛇毒血清产品的短缺，联系毒物控制中心尤为重要[12]。

毒液凝血性疾病

蝮亚科蛇毒液中毒可导致全身性凝血性疾病[14]。只有在抗蛇毒血清不能逆转凝血障碍或存在活动性大出血时，才需要血液制品输注。严重出血需要根据实验室检验结果给予适当的血液制品成分。然而，抗蛇毒血清应该在更换任何血液制品之前开始使用，因为治疗出血的主要原因至关重要。凝血功能障碍可在伤后持续2周，在此期间必须避免择期手术[5, 9, 12]。

筋膜切开术

从概率上看，大部分毒液被注射到皮下间隙，很少需要筋膜切开术；但偶尔会也会有毒液被注射到肌肉间隔中（图 21.8）。手或手指被咬伤的儿童和患者最有可能有持续性的毒液注射入肌肉，在此情况下，可能会出现筋膜室综合征，必须连续进行评估。预防性的筋膜切开术没有作用[15]，动物实验表明，筋膜切开术可能会增加局部肌肉坏死的严重程度，而抗蛇毒血清可有效减少筋膜室综合征[16]；然而，如果已给予足够的抗蛇毒血清，且筋膜室综合征很可能或表现为筋膜室压力增加，则可能需要进行筋膜切开术。必须避免对受伤的肌肉群清创，因为在肌肉内有毒液的情况下，通常对肌肉活力的评估（收缩、着色、一般外观）是不可靠的，因为这可能是毒液损伤的迹象，而不是肌肉坏死的征兆。

过早清创可能导致不必要的并发症[15]。抗蛇毒血清是这类患者的主要治疗方法。此外，负压伤口治疗适用于筋膜切开部位的覆盖。

哺乳动物咬伤

流行病学

哺乳动物咬伤的发生率尚不清楚，因为大多数轻伤患者从未就医。在美国，大多数非人类哺乳动物造成的人类死亡是由于马或牛的伤害，而不是咬伤[17]。哺乳动物咬伤致死在美国并不常见，但全世界每年都有数千人死亡，主要是被狮子和老虎等大型动物杀害。在美国，80% ～ 90% 的哺乳动物咬伤是由狗引起的，其次是猫和人；据估计，美国每年发生 470 万起狗咬伤事件，占急诊科就诊人数的 1%[18]。这些咬伤大多是由家庭或邻居家的宠物造成的。比特犬和罗特韦尔犬是美国最致命的犬咬伤犬[18]。动物咬伤最常见于成年人的四肢以及儿童的头面颈部，这增加了儿童死亡和严重发病的风险。据报道，超过 60% 的咬伤发生于儿童，尤其是 5 ～ 9 岁的男孩。从人口统计学角度看，美国犬咬伤死亡风险最大的是 0 ～ 4 岁的儿童（每年 75 人死亡）和大于 65 岁的人群（每年 74 人死亡）[17]。

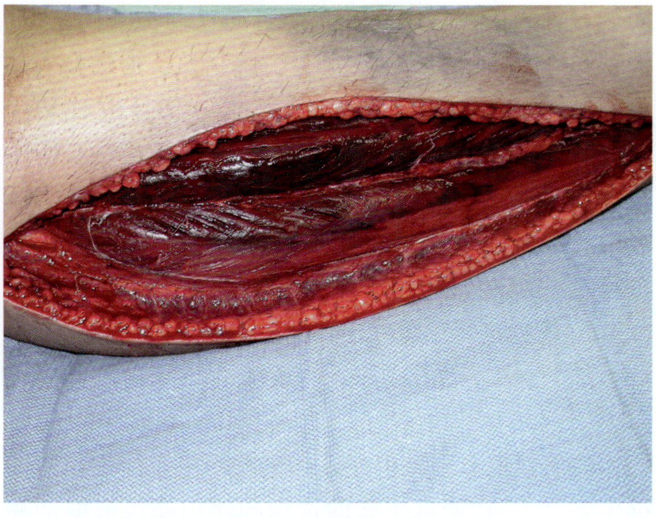

图 21.8　小腿被响尾蛇严重咬伤患者的下肢筋膜切开术。尽管该患者使用了大剂量的抗蛇毒血清并将肢体抬高，但肌肉间隔内的压力仍显著升高（Courtesy Ronald M. Stewart.）

治疗

评估

被动物袭击的人类面临钝性和穿透性损伤的风险。动物通过前肢击打、有力的颚咬和用体重挤压产生钝性伤害。牙齿和爪子可刺穿包括颅骨在内的体腔，甚至导致截肢。重伤患者的处理方式与其他潜在重伤患者相似，应特别注意伤口管理。实验室检查与其他外伤检查相同，也包括存在感染时的培养。X 线片用于诊断潜在的骨折、关节穿透、严重感染以及牙齿等异物残留。必要时需要更新患者的破伤风免疫状态。

伤口护理

局部伤口处理可降低感染风险，并最大限度地提高功能和美观效果。早期清理伤口是预防感染和狂犬病等人畜共患疾病最重要的治疗方法。污染伤口周围的完整皮肤用海绵和 1% 聚维酮碘或 2% 氯己定葡萄糖酸盐溶液擦洗。也可先使用稀释的聚维酮碘溶液冲洗，之后用生理盐水或水冲洗伤口即可。污染或含有失活组织的伤口用纱布或海绵轻轻清洗，并彻底清创。最佳的伤口处理可能需要在全麻或局部麻醉下在手术室内进行。

伤口修复的选择包括一期、延迟一期和二期闭合。咬伤的解剖位置、来源和损伤类型决定了修复的方法。一期缝合适用于被咬伤后 24 小时内的头部和颈部伤口，这些伤口的美观效果很重要，感染率较低[19-20]。在被咬伤后 6 ～ 12 小时内的手臂、腿部和躯干的低风险伤口，也可以使用一期缝合。需要皮瓣移植的面部严重咬伤和撕脱伤已可通过一期缝合成功修复，但这项技术仍存在争议。容易发生伤口的感染（框 21.1），如咬伤 24 小时以上的伤口（如果涉及

框 21.1 动物咬伤感染的危险因素

高风险因素

位置

手、手腕或脚
婴儿头皮或面部（颅骨穿孔的高风险因素）
在主要关节上方（可能穿孔）
脸颊的贯穿咬伤

伤口类型

刺伤（难以冲洗）
无法清创的组织碎片
食肉动物咬伤重要结构（动脉、神经、关节）

患者因素

＞50岁
脾脏缺失
慢性酒精中毒
免疫状态改变
糖尿病
外周血管功能不全
长期皮质类固醇治疗
人工心脏瓣膜或有病变的心脏瓣膜或关节

动物种类

家猫
大型猫科动物（深度穿孔）
人（手咬伤）
灵长类动物
猪

低风险因素

位置

面部、头皮或口腔

伤口类型

可以彻底冲洗的大而干净的撕裂伤

Adapted from Keogh S，Callaham ML. Bites and injuries inflicted by domestic animals. In Auerbach PS，ed. Wilderness Medicine：Management of Wilderness and Environmental Emergencies. 4th ed. St Louis：Mosby；2001：961-978.

耳朵或鼻软骨，则为6小时以上），用湿敷料覆盖，并在3～5天后延迟一期愈合。穿刺伤若不缝合，感染发生率会增加。小的穿刺伤深度冲洗和广泛切除并未证明有益。然而，较大的穿刺伤口通常受益于冲洗和清创。

继发性愈合通常会在美容敏感区产生不可接受的瘢痕。临床医师应警惕这样一个事实，即严重的犬咬伤可能有大犬齿造成的大范围的破坏区域。这些伤口需要在全身或区域麻醉下进行手术干预。

累及手或脚的开放性咬伤有更大的感染机会[20]。修复手咬伤的主要目标是最大限度地提高功能。即使进行了充分的治疗，也有约1/3的手部犬咬伤会被感染[20]。对于大多数的手撕裂伤，建议采用二次愈合。彻底松解、冲洗和清创后，将手固定，包裹在大块敷料中并抬高。尽管高质量的研究结论有限，但在这些情况下，预防性、经验性应用抗生素可能是有益处的[21]。

与高发病率相关的一种常见的人咬伤是因击打他人牙齿而造成的握拳伤害（打斗咬伤）。无论是否有病史，掌指关节背侧的损伤均视为握拳损伤。虽然这些伤口看起来很轻微，但它们通常会导致伸肌腱或关节囊严重损伤，并有明显的口腔细菌污染。手张开时伸肌腱会回缩，因此需要手处于张开和握紧位置进行评估。对于轻伤，进行冲洗、清创，并保持开放状态。潜在的深度损伤和感染的咬伤需要在手术室进行探查和清创，并给予静脉注射抗生素[22]。所有咬伤都要在1或2天内进行重新评估，以排除继发感染。

微生物学

考虑到口腔中细菌的种类很多和浓度很高，伤口感染是咬伤的主要并发症也就不足为奇了，3%～18%的犬咬伤伤口和约50%的猫咬伤伤口会感染。受感染的伤口含有需氧和厌氧菌，平均产生5个菌落/培养物（框21.2）。尽管许多伤口被葡萄球菌、链球菌和厌氧菌感染，但巴斯德菌是最常见的细菌病原体，在50%的犬咬伤和75%的猫咬伤中发现。人类咬伤和其他咬伤一样，感染的发生与咬入者的口腔菌群有关。除了犬和猫咬伤后发现的微生物之外，这些伤口通常还被侵蚀艾肯杆菌污染[22-23]。

狂犬病、猫抓病、牛痘、兔热病、钩端螺旋体病、布鲁氏菌病等全身性疾病可通过动物咬伤获得。人咬伤可传播乙型和丙型肝炎、肺结核、梅毒和人类免疫缺陷病毒（HIV）[24]。虽然人咬伤导致HIV传播的情况很罕见，但当有开放性伤口（无论是咬伤还是已有损伤）的患者暴露于含有HIV阳性血液的唾液中时，血清转化成为可能[24]。在这种情况下，需进行基线和暴露后6个月的HIV检测，并考虑使用抗HIV药物进行预防性治疗。

抗生素

虽然数据有限，但建议高危咬伤患者使用预防性抗生素[21]。初始抗生素的选择和使用途径根据动物类型以及咬伤的严重程度和部位而定。猫咬伤是通常会需要使用抗生素的咬伤。

框 21.2 动物口腔中的常见细菌

- 不动杆菌属
- 放线杆菌属
- 嗜水气单胞菌
- 芽孢杆菌属
- 拟杆菌属
- 鲍特菌属
- 布鲁氏菌
- 犬咬二氧化碳嗜纤维菌
- 产气荚膜梭菌
- 棒状杆菌属
- 啮蚀艾肯氏菌
- 肠杆菌属
- 大肠杆菌
- 真杆菌属
- 梭杆菌属
- 嗜沫嗜血杆菌
- 溶血性嗜血杆菌
- 克雷伯菌属
- 口腔纤毛菌
- 微球菌属
- 莫拉菌属
- 奈瑟菌属
- 产气巴斯德菌
- 犬巴斯德菌
- 达可马巴斯德菌
- 多杀巴斯德菌
- 消化球菌属
- 消化链球菌属
- 丙酸杆菌属
- 奇异变形杆菌
- 假单胞菌属
- 黏质沙雷氏菌
- 金黄色葡萄球菌
- 表皮葡萄球菌
- 链球菌属
- 小韦荣球菌

Adapted from Keogh S，Callaham ML. Bites and injuries inflicted by domestic animals. In：Auerbach PS，ed. Wilderness Medicine：Management of Wilderness and Environmental Emergencies. 4th ed. St Louis：Mosby；2001：961-978.

除非涉及手或脚，否则低风险犬和人咬伤患者不会从预防性抗生素中获益[23]。咬伤后 24 小时内未出现感染体征的患者通常不需要预防性的抗生素治疗。未感染伤口的常规培养未被证明是有用的，只能用于感染伤口。

初始抗生素选择需覆盖葡萄球菌、链球菌、厌氧菌、犬和猫咬伤的巴斯德菌以及人咬伤的腐蚀大肠杆菌。阿莫西林-克拉维酸是大多数咬伤的一线抗生素。替代药物包括第二代头孢菌素（如头孢西丁）或青霉素和第一代头孢菌素的组合。对青霉素过敏的患者可联合使用克林霉素和甲氧苄啶-磺胺甲恶唑治疗[18]。咬伤后 24 小时内出现的感染通常由巴斯德菌属引起，应使用适当覆盖范围的抗生素治疗。

严重感染的患者，需要住院和使用非肠道抗生素，如哌拉西林-他唑巴坦、氨苄西林-舒巴坦和替卡西林-克拉维酸。对于青霉素过敏的患者，可选择克林霉素联合氟喹诺酮或甲氧苄啶-磺胺甲恶唑和（或）多西环素治疗。

狂犬病

全世界每年有数千人死于狂犬病，其中犬咬伤或抓伤是主要原因[25]。在美国，狂犬病主要发生在野生动物中，浣熊是主要来源，其次是臭鼬、蝙蝠和狐狸[26]。自狂犬病控制计划建立以来，猫和狗在病例中所占比例不到 5%。尽管美国受感染的动物数量不断增加，总数接近每年 8000 只，但人类感染率仍保持在每年 1 ～ 3 例的水平。在过去的 20 年里，蝙蝠一直是美国报告的人类狂犬病的主要来源，尽管大多数患者都没有蝙蝠接触史。

狂犬病是由动物唾液中发现的一种杆状病毒引起的，通过咬伤或抓伤传播。如引发急性脑炎，患者几乎无一例外地死亡。该病的前驱阶段通常表现为非特异性主诉和感觉异常，咬伤部位的瘙痒或灼热逐渐蔓延到整个被咬的肢体。该病可进展至急性神经学阶段，通常表现为以下两种形式之一。一类是常见的脑炎或躁狂型，以发热和多动为特征，可由内部或外部因素（如口渴、恐惧、光线或噪音）刺激引发，其次是意识水平的波动、恐高或恐水、吸气痉挛和自主神经系统异常。另一类是麻痹型，表现为发热、进行性虚弱、深部肌腱反射丧失和尿失禁。两种形式均会进展为瘫痪、昏迷、循环衰竭和死亡。

充分的伤口护理和暴露后预防可预防狂犬病的发生[27]。伤口用肥皂水冲洗，并用聚维酮碘溶液等灭病毒剂冲洗。如果高度怀疑存在狂犬病暴露，考虑将伤口敞开。在被动物咬伤或抓伤后，是否实施狂犬病预防取决于致伤物种和事件性质。狂犬病预防管理指南可从当地公共卫生机构或免疫实践咨询委员会和美国疾病控制和预防中心获得[27]。研究表明，若未按照指南进行狂犬病预防用药，会导致昂贵的过度治疗或潜在的威胁生命的治疗不足。

在世界范围内，每年有近 100 万人接受狂犬病预防治疗，包括来自美国的 4 万人[25]。无端的攻击更可能发生在患狂犬病动物的身上。除了鸟类和爬行动物，所有野生食肉动物均应被视为患有狂犬病。当被家畜、啮齿动物或兔形目动物咬伤时，需要在开始狂犬病预防治疗前咨询当地卫生部门。如果被看上去健康的家养动物咬伤，可以观察10天，不需要采取预防措施（表21.1和表21.2）。

狂犬病预防包括被动（使用狂犬病免疫球蛋白）和主动（使用狂犬病疫苗）免疫。被动免疫即给予20 IU/kg狂犬病免疫球蛋白。将尽可能多的剂量注射到伤口内和伤口周围。其余在远离接种疫苗的部位进行肌肉注射。

如果不能即刻注射人类狂犬病免疫球蛋白，可以在7天内应用。对于健康患者，主动免疫即在第0、3、7和14天向成人三角肌和儿童大腿前外侧肌内注射1 ml人二倍体细胞疫苗或1 ml纯化鸡胚细胞疫苗。对于免疫功能低下的患者，建议在第0、3、7、14、28天接种5剂疫苗[27]。暴露前已免疫的患者不需要接受被动免疫，只需要在第0和3天进行主动免疫[27]。

节肢动物咬伤和蜇伤

尽管哺乳动物和爬行动物的咬伤会造成更严重的伤害，但在美国，更多的人死于昆虫咬伤和蜇伤，最常见的原因是发生过敏反应。此外，更多的人因昆虫叮咬而感染了与病媒相关的传染病。

黑寡妇蜘蛛

寡妇蜘蛛（属）在世界各地都有发现。五种种属中至少有一种生活在美国除阿拉斯加以外的所有地区。其中最著名的寡妇蜘蛛是黑寡妇蜘蛛。雌蛛的腿长约1～4 cm，身体呈闪亮的黑色，腹部有明显的红色标记（通常为沙漏形）（图21.9）。其他种属之间有颜色变化，有些呈棕色或红色，有些没有腹侧标记。不具攻击性的雌性寡妇蜘蛛会因自卫而咬人。雄蛛体型太小，不能咬破人类的皮肤。

毒理学

寡妇蜘蛛产生神经毒性毒液，对伤口局部影响小。主要成分为α-拉特罗毒素，它通过促进神经递质的释放，作用于突触前末梢而发挥作用。

随后出现神经肌肉接头以及交感和副交感神经系统的过度刺激的临床表现。

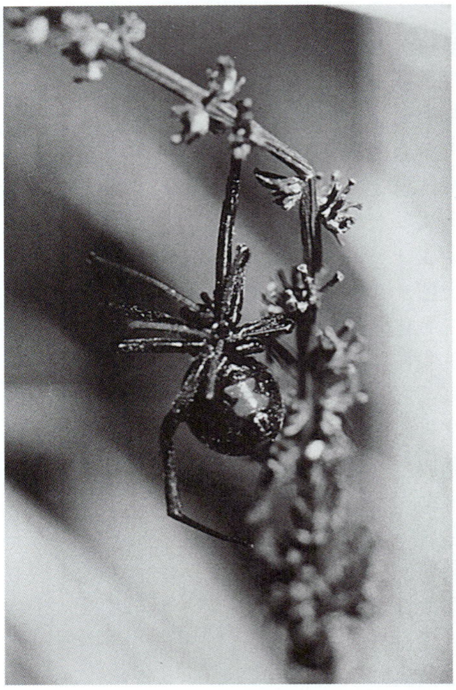

图21.9 具有特征性沙漏标记的雌性黑寡妇蛛（Courtesy Paul Auerbach.）

临床表现

咬伤本身可能是无痛的或仅仅感觉像针刺一样。局部伤口很小。患者可能有全身症状，而无蜘蛛咬伤史，因此较难诊断。咬伤后30分钟可能出现神经肌肉症状，包括大肌群的剧烈疼痛和痉挛。腹部绞痛和僵硬可能类似于急腹症，但无反跳痛表现。呼吸困难可能是由于胸壁肌肉紧缩引起的。自主神经刺激会产生高血压、出汗和心动过速。其他症状包括肌肉抽搐、恶心呕吐、头痛和感觉异常。

治疗

轻度咬伤可通过局部伤口处理（清洗伤口、间歇性敷冰、必要时进行破伤风预防性治疗）。需要几个小时的观察期以防出现延迟性的严重症状。治疗严重中毒的最佳方法存在争议。静脉注射用葡萄糖酸钙，以前被推荐为缓解寡妇蜘蛛咬伤后肌肉痉挛的一线药物，但疗效不显著。麻醉药和苯二氮䓬类药物能更有效地缓解肌肉疼痛。已证明抗毒血清可减轻或消除毒蛛中毒症状[28]。

在美国，可买到从马血清中提取的抗毒血清（黑寡妇蜘蛛抗毒血清；默克，宾夕法尼亚州）。由于这种抗毒血清可能引起类过敏反应或血清病，因此必须留待病情严重时使用。目前，抗毒血清推荐用于孕妇、16岁以下儿童、60岁以上成人以及严重中毒和无法控制的高血压或呼吸窘迫的患者。制造商建议进行皮肤试敏，以确定是否可能对抗毒血清过敏，并在说明书中进行了介绍，但此类测试的可靠性较低。即将接受抗毒血清治疗的患者可使用抗组胺药进行预处理，可降低血清引起的全身反应概率或严重程度。初始推荐剂量为静脉注射或肌肉注射一小瓶，必要时可重复给药，但在极少情况下需要2小瓶以上。研究表明，抗毒血清可减少患者的住院时间，给药后数小时即可出院[28]。澳大利亚还推出了一种高质量的抗毒血清，用于治疗寡妇蜘蛛属的叮咬，一种新的纯化Fab片段抗黑寡妇蜘蛛血清（Analatro）目前正在进行临床试验。

棕色隐士蜘蛛

由斜蛛属的棕色蜘蛛的毒液引起的中毒被称为蜘蛛毒性坏死。这些节肢动物主要栖息在北美洲、南美洲、非洲和欧洲。在美国各地都发现了几种斜蛛属，多集中于中西部。在美国，最严重的咬伤来源于棕色隐士蜘蛛。棕色蜘蛛呈深浅不一的棕灰色，头胸部有特征性的深棕色小提琴状标记——因此得名小提琴蜘蛛（图21.10）。虽然大多数蜘蛛有四对眼睛，但棕色蜘蛛只有三对。雄蛛和雌蛛均咬人，尤其在受到威胁时。

毒理学

虽然已从毒液中分离出几种酶，但主要的有害因子是导致皮肤坏死和溶血的鞘磷脂酶D。它是一种磷脂酶，与红细胞、血小板和内皮细胞的细胞膜相互作用，引起溶血、凝血和血小板聚集。宿主反应对确定毒液的严重程度方面有一定意义，因为功能正常的中性粒细胞和补体是毒液发挥最大作用时所必需的。

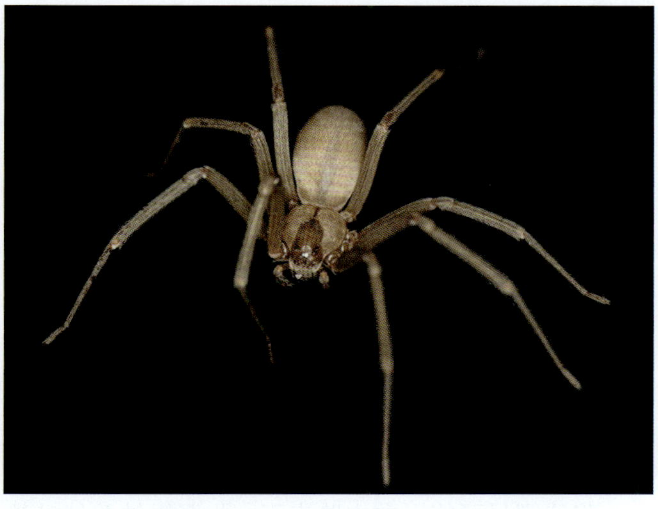

图21.10 头胸有典型小提琴状标记的棕色隐士蜘蛛（Courtesy Rose Pineda，www.rosapineda.com.）

临床表现

咬伤部位的局部可表现为轻度刺激，也可表现为伴有溃疡的严重坏死[29]。患者通常完全没有意识到被咬伤，或仅感觉到轻微的刺痛。患者一般无法看到或抓住蜘蛛，使诊断变得非常困难。类似的皮肤病变可能是由其他节肢动物的咬伤、皮肤感染（包括耐甲氧西林的金黄色葡萄球菌）、带状疱疹、系统性疾病的皮肤表现或皮炎和血管炎等导致[30]。在斜蛛属咬伤后的数小时内，一些患者出现局部组织缺血，从而导致疼痛、瘙痒、肿胀和红斑，并可能在该部位形成水泡。在更严重的案例中，由于微血管血栓形成，咬伤的中心区域可呈紫色。外周血管收缩也可在中央坏死区周围形成苍白的边界。在接下来的几天里，不断扩大的坏死区上会形成焦痂。焦痂分离并留下溃疡，通常需要数周至数月的时间才能痊愈，偶尔也需要植皮。坏死在腹部和大腿等脂肪区域最为严重。全身症状包括头痛、恶心呕吐、发热、不适、关节痛和斑丘疹。也可伴随有血小板减少、弥散性血管内凝血、溶血性贫血、昏迷甚至死亡。肾衰竭可由血管内溶血引起。

在出现与棕色蜘蛛咬伤表现一致的患者中，尤其在患者有任何全身症状时，首先应寻找全身受累（内脏皮肤或全身的蜘蛛毒性坏死）的证据。实验室检查包括全血细胞计数、血小板计数和床旁血尿检查。

如果上述检查中的任何一项结果异常，而电解质、肝功能和凝血检查结果均正常，则仍然缺乏诊断“金标准”。全身性蜘蛛毒性坏死在儿童中更为常见，发生时局部的表现极少。

治疗

所有推荐的治疗方法都有争议，因此应本着辩证的态度看待指南，尤其是在病因不确定的情况下。可采用对咬伤部位进行夹板固定、抬高患侧和冷敷治疗。据报道，冷敷疗法可抑制毒液活性，可减少炎症和坏死。相反，加热可加剧组织损伤并引发溃疡形成。虽然有争议，但红霉素或头孢氨苄这样的脂溶性预防性抗生素可以在标准剂量下使用几天。根据实际给予破伤风免疫。72小时内未出现坏死的棕色蜘蛛咬伤通常预后良好，无需额外治疗。在美国，没有商用的抗毒血清。

一些研究表明，如果在被咬伤后的最初几天内使用氨苯砜，可能会产生更严重的病变，因此该药物未被批准用于该疾病[31]。氨苯砜可通过抑制中性粒细胞功能减少局部炎症和坏死。成人推荐剂量为100 mg/d。氨苯砜可引起高铁血红蛋白血症，在葡萄糖-6-磷酸脱氢酶缺乏症患者中禁用。治疗开始前需检查该酶的水平，如果发现酶水平不足，则停用氨苯砜。氨苯砜未获批用于儿童。鉴于疗效方面的相互矛盾的结论，病变的病因以及氨苯砜的副作用往往不确定，其使用的风险可能超过任何潜在的益处。苯海拉明被认为有益，与更有利的风险特征相关[32]。

应当避免早期手术干预，也不要对明显坏死的组织进行简单的保守清创。由于很难预测最终坏死的程度，早期手术容易造成过度损伤甚至毁容。坏疽性脓皮病表现为无法愈合的溃疡和植皮失败，在接受早期切除和清创的患者中更为常见，可能是毒液迅速扩散的结果[28]。1～2周可确定焦痂边界，此时可根据需要进行清创。在严重的情况下，在继续使用氨苯砜治疗的同时，需要广泛切除和厚皮移植。

对于出现迅速扩大的坏死灶或全身性蜘蛛毒性坏死症的患者，需住院进行密切观察和治疗。原发性葡萄球菌软组织感染比棕色隐士蜘蛛咬伤流行得多，通常归因于“蜘蛛咬伤”；这种情况下，还应积极考虑可能导致迅速扩大的组织病灶的鉴别诊断，可能是严重的软组织感染。病变较轻的患者，可在门诊通过多次的伤口检查进行监测。在最初的72小时内，根据症状和体征重新评估任何全身受累的证据，并进行床旁血尿检查。

蝎子

在世界范围内，钳蝎科物种会引发严重的蝎子蜇伤事件。在这个群体中，树皮蝎（Centruroides Sculpturatus）是美国唯一具有潜在危险的物种。

它遍布墨西哥北部、亚利桑那州和加利福尼亚州南部。许多其他的刺尾蝎属物种存在于美国南部，向北延伸至内布拉斯加州。树皮蝎是一种体长达5 cm的黄棕色的蟹状节肢动物。2004年美国约有15 000起蝎子蜇伤事件，这大大低估了发生蜇伤的总数。蝎子倾向于夜间活动，受到威胁时会蜇人。

毒理学

具有神经毒性的蝎子毒液（如树皮蝎产生的毒液）含有多种低分子碱性蛋白，但酶活性很低。神经毒素以可兴奋的组织为目标，主要作用于钠和钾离子通道。可引起多种神经递质在自主神经系统和肾上腺髓质中的大量释放[33]。几乎所有器官系统都会受到影响，可表现为直接的毒素作用，也可表现为自主神经递质的过度释放。根据其全身的吸收速度，这些具有神经毒性的蝎子毒液可导致迅速的全身毒性反应甚至死亡。

临床表现

在美国，大多数的蝎蜇伤会引起短暂的烧灼痛和轻微的局部刺激，并伴有轻度肿胀。被树皮蝎蜇伤通常会引起局部感觉异常和烧灼痛。全身性表现包括脑神经和神经肌肉亢进以及呼吸窘迫[33]。也可能出现肾上腺素刺激症状，伴有恶心呕吐。幼童被树皮蝎严重蜇伤的风险最大。树皮蝎蜇伤可导致死亡，但在美国罕见。与蜘蛛咬伤一样，当病因不确定时，建议临床医师首先考虑其他常见疾病，如过量服用甲基苯丙胺易被误诊为蝎子蜇伤。

治疗

如果存在适应证，所有患者均需接受破伤风预防治疗。对蜇伤的部位进行冷敷，并使用止痛药。有全身中毒迹象的树皮蝎蜇伤患者需接受支持性护理，并在重症监护环境下密切监测心血管和呼吸状态。如果存在全身症状，可使用食品药品监督管理局批准的马源Fab抗毒血清。Centruroides Immune F（ab’）2由罕见病治疗公司（富兰克林，田纳西州）生产。这种抗毒血清在一个小样本的随机临床试验中进行了研究，发现其能有效减轻全身中毒症状[34]。

蜱类

蜱虫叮咬会导致几种潜在的严重疾病，如落基山斑疹热、埃里希氏体病、土拉杆菌病、巴贝斯虫病、科罗拉多蜱热、回归热和莱姆病。及时、充分地清除蜱虫对预防疾病很重要。常见的去除蜱虫的建议，如局部加热，应用汽油、甲基化酒精和指甲油，都是无效的。正确的去除方法是用器械尽可能靠近皮肤表面抓住蜱虫，并施加逐渐、轻柔的轴向牵拉，而不是扭曲。商用的蜱虫去除装置比标准镊子更能达到这一目的[35]。另一种清除方法是将一段缝合材料用简单的上手结缠绕在蜱虫的身体周围。

将线圈尽可能滑向皮肤表面。收紧绳结并越过其头顶，蜱虫在类似于翻筋斗的动作中被向后拉出。避免挤压蜱虫，因为可能会将具有潜在毒性的分泌物挤入伤口。拔除后，用酒精或聚维酮碘清洗伤口。用针尖去除蜱虫的残留口器。如果蜱虫嵌入的时间短于24小时，中毒的风险非常低。需要破伤风免疫。在极少数情况下，可能在被蜱虫咬伤后的几周后在其叮咬部位出现需类固醇注射或手术切除的肉芽肿性病变[36]。在蜱虫叮咬的部位，4 周内出现局部皮疹或全身症状的患者，即使患者不知已被叮咬，也需要进行并发症评估，如莱姆病（美国最常见的媒介传播疾病）。

莱姆病由伯氏疏螺旋体引起，最初症状可出现于 3 个阶段中的任一个阶段——早期局限期（第一阶段）、早期播散期（第二阶段）、晚期持续期（第三阶段）。局限性感染的第一阶段表现为至少 80% 的患者在 3 ～ 30 天的潜伏期后出现皮疹[37, 38]。皮疹为迁移性红斑，通常表现为圆形或椭圆形的红斑性病变，从咬伤部位开始，并以相对较快的速度（最高可达 1 cm/d）扩大到平均直径 15 cm[39]。随着皮疹的扩大，可能有中央透明的迹象，较不常见的是中央水泡或坏死。皮疹出现的同时可能伴有疲劳、肌痛、头痛、发热、恶心、呕吐、局部淋巴结肿大、咽痛、畏光、厌食和关节痛。若不接受治疗，皮疹会在大约 4 周内消退。如果未得到及时治疗，感染可能会扩散，30 ～ 120 天后可能出现多发性红斑迁移性病变（通常小于原发性病变）以及神经、心脏或关节异常。约 15% 未接受治疗的患者会发生神经莱姆病，以中枢或外周表现为特征，如淋巴细胞性脑膜炎、轻微脑炎、颅神经炎（特别是面神经麻痹，可能为单侧或双侧）、小脑共济失调和运动神经病[40]。约 5% 未接受治疗的患者会发生心脏病变，通常表现为房室结传导阻滞或心肌炎。小关节炎是早期播散性莱姆病的常见表现，在未经治疗的患者中约有 60% 的发生率。对像膝盖这样的大关节会产生一种特殊的影响，会反复、间歇性地发生肿胀和疼痛。无论治疗与否，早期播散性莱姆病的症状最终都会消失。随着时间的推移，最长在初次蜱虫叮咬后的 1 年，莱姆病可进展为慢性阶段，表现为慢性关节炎、慢性滑膜炎、神经认知障碍、慢性疲劳或上述复合病变。

莱姆病的诊断在很大程度上是基于患者是否存在典型的迁移性红斑、是否有可能在流行地区接触蜱虫的病史、是否存在一项或多项播散性感染（如神经系统、心血管系统或关节受累）以及血清学是否呈阳性。血清学检测分 2 个阶段进行。第一个是酶联免疫吸附试验，检测伯氏杆菌免疫球蛋白 M（IgM）和 IgG 抗体。如果该检测为反应性的或不确定的，则需要通过第二项检测（Western blot）进行确认。如果患者患病超过 1 个月，则仅检测 IgG，因为在此阶段，分离的阳性 IgM 抗体水平可能为假阳性。

来自高度流行地区、具有典型的一期临床表现（迁移性红斑）的患者，可以在没有血清学确认的情况下进行治疗，因为在早期阶段检测可能存在假阴性[41]。

早期或播散性莱姆病的一线治疗是在无神经系统受累的情况下，口服多西环素 14 ～ 21 天。8 岁或以下的儿童和孕妇使用二线药物阿莫西林。同样有效的第三种选择是头孢呋辛酯。这些口服药物都能治愈 90% 以上的患者[38]。遇到更复杂的症状，如出现神经莱姆病或存在心脏症状，治疗可采用每日静脉注射头孢曲松 14 ～ 28 天，并咨询传染病医师[39, 42]。抗生素治疗后，持续性关节炎的治疗可采用抗炎药物或关节镜下滑膜切除术。

预防性治疗蜱虫叮咬以预防莱姆病的治疗措施存在争议。一些作者不提倡这种方法，因为蜱虫叮咬后传播的风险很低（约 1.4%），即使在流行地区也是如此[39]。然而研究表明，在蜱虫叮咬后 72 小时内口服单剂量 200 mg 的多西环素可进一步降低本已很低的疾病传播风险[38, 43]。莱姆病疫苗已退出市场。对蜱虫传染性疾病（如莱姆病）的最佳预防措施是使用驱虫剂，并在蜱虫栖息地旅行时经常进行身体检查。

膜翅目类

大多数节肢动物的毒液由膜翅目物种产生，包括蜜蜂、黄蜂、胡蜂、黄蜂和螯蚁。在美国，膜翅目昆虫造成的死亡人数最多，超过了蛇和哺乳动物咬伤的总和。有翼膜翅目昆虫遍布美国各地，而所谓的红火蚁目前仅限于东南部和西南部地区。攻击性强的非洲蜜蜂已经迁移到美国西南部。

毒理学

膜翅目昆虫蜇人是出于防卫目的，尤其是当它们的巢穴受到惊扰时。大多数膜翅目昆虫的毒刺附着在腹部的毒液囊上，可重复使用。然而，有些蜜蜂有倒钩形的螯刺，无法从受害者身上分离，因此只有一次蜇刺的能力。膜翅目昆虫的毒液含有组胺和 5- 羟色胺等血管活性化合物，可引起局部反应和疼痛。毒液中还含有蜂毒素等肽和酶，主要是磷脂酶和透明质酸酶，这些酶具有高度过敏性，在某些患者中引起 IgE

介导的反应[44]。红火蚁的毒液主要由刺激组胺释放并引起轻度局部坏死的非过敏性生物碱组成。过敏原蛋白仅占红火蚁毒液的 0.1%。

临床反应

非过敏性个体被膜翅目昆虫蜇伤会立即产生疼痛，随后出现水泡和红斑反应。红火蚁蜇伤的特征是在同一部位重复蜇刺产生多个脓疱。膜翅目昆虫蜇伤可产生以呕吐、腹泻、全身水肿、心血管衰竭和溶血为特征的毒性反应，难以与急性过敏反应区分。

大约 17% 的中毒者会出现严重的局部反应[44]。这些反应表现为：直径大于 10 cm 的红斑、水肿区、疼痛和瘙痒区，并可持续 2 ～ 5 天。此类反应的确切病理生理学机制尚不清楚，尽管它们可能部分是由 IgE 介导的[45]。出现严重局部反应的患者，将来被蜇伤时可能会出现类似的发作风险，但全身过敏反应的风险似乎并未增加。

在美国，蜜蜂蜇伤引发的过敏反应发生率为总人口的 0.3% ～ 3%，每年导致约 40 人死亡[44]。死亡最常发生于成年人，通常发生在蜇伤后 1 小时内。症状一般在数分钟内出现，表现从轻度荨麻疹和血管性水肿到继发于气道水肿和支气管痉挛的呼吸骤停不等，最后是心血管衰竭。由 IgE 介导的膜翅目昆虫提取物皮肤试验呈阳性有助于预测过敏性蜇伤反应。膜翅目昆虫蜇伤的异常反应包括迟发性过敏反应（蜇伤后＞ 5 小时）、血清病、肾病、吉兰-巴雷综合征等神经系统疾病和血管炎。这些反应的原因被认为是由免疫所介导的。

治疗

如果蜜蜂蜇伤留下了毒刺，则应尽快将其移除，以防止继续注射毒液[46]。清洗刺伤部位并进行局部冷却。涂抹或注射利多卡因有助于减轻刺痛。口服或局部使用抗组胺药物可减少瘙痒。红火蚁蜇伤引起的水泡和脓疱（通常无菌）一般不会破裂。根据需要进行破伤风预防。

局部毒液的治疗除了肢体抬高和镇痛药外，还包括上述治疗。同时建议口服泼尼松 5 天（1 mg/kg/d）[44]。典型或一般的单发局部反应不需要肾上腺素或转诊进行免疫治疗。

轻度过敏反应可肌肉注射（大腿前外侧中部）0.01 mg/kg（最高 0.5 mg）1∶1000（1 mg/ml，或 0.1%）的肾上腺素和口服或胃肠外给予抗组胺药物治疗。病情较重的患者还需接受类固醇药物治疗，也可能需要吸氧、气管插管、静脉注射肾上腺素、应用支气管扩张剂、静脉输液或使用血管加压药。这类患者需监测约 24 小时，观察是否出现严重症状的复发。

毒液免疫疗法可有效预防皮肤试验阳性患者随后被蜇伤引起的复发性过敏反应[47]。既往对膜翅目昆虫蜇伤有严重全身性过敏反应或出现血清病的患者需转诊至过敏专科医师处进行可能的免疫治疗。对于单纯全身性皮肤反应（如弥漫性荨麻疹）的成人，也建议转诊。仅具有皮肤表现的儿童在随后被蜇伤后发生更严重过敏反应的风险相对较低，无需转诊。有膜翅目昆虫蜇伤所致全身反应史的患者需要随身携带注射用肾上腺素；他们还需要佩戴识别其健康状况的标志物。

海洋生物咬伤和蜇伤

地球上有 80% 的生物生活在水下。人类主要在温带或热带海域会遇到危险的海洋动物。由于娱乐、研究和工业，导致了人类与水生生物的频繁接触。

伤害通常表现为咬伤、蜇伤或穿刺伤，很少会通过电鳐等生物的电击造成损伤。

初步评估

海洋生物造成的伤害范围广泛，从轻度的局部刺激性皮肤反应到严重创伤或严重中毒而导致的全身性反应不等。在因海洋生物造成的创伤中有几个环境因素可能会使对这些患者的治疗变得困难重重，如浸泡在冷水中使患者体温过低和濒临溺水。在遇到海洋生物后，快速上浮可能会导致潜水者出现空气栓塞或减压病。对毒液的过敏反应可能使中毒反应进一步恶化。晚期并发症包括由各种水生微生物和免疫介导的独特感染。

海洋相关软组织感染的微生物学

许多与海洋相关的潜在微生物病原体可导致严重的软组织感染，即使是在轻微的皮肤破损或擦伤的情况下[48]。在墨西哥湾，弧菌是首要关注的问题，特别是在免疫功能低下的宿主和肝硬化患者中。在淡水中，相关的类似弧菌的生物体气单胞菌可能是特别具有攻击性的病原体。葡萄球菌和链球菌也经常从感染组织中被培养出来。应考虑的其他海洋特定病原体包括紫色色杆菌、迟缓爱德华氏菌、红斑丹毒丝菌、偶然分枝杆菌、海洋分枝杆菌、腐败谢瓦氏菌、伊奈链球菌和创伤弧菌。实验室需要获悉培养的是水生获得性感染，以此来提醒他们需要使用合适的培养基和培养条件。

综合管理

初始治疗重点集中在气道、呼吸和循环方面。过敏反应需要预先考虑，并对患者进行相应治疗。将大面积闭合性和穿透性损伤患者作为主要创伤患者处理。除了一般的支持性护理外，中毒的患者还应接受针对毒素的特定干预（根据各类海洋动物单独讨论）。建议与地区毒物控制中心取得联系。如可能，给予抗毒血清治疗，并应由有经验的临床医师或毒物控制中心指导救治。在咬伤、刺伤或蜇伤后，需要进行抗破伤风免疫治疗。拍摄 X 线以定位异物和骨折。MRI 比超声或 CT 更有助于识别小碎片。

抗生素的选择是根据海洋细菌学定制的。第三代和第四代头孢菌素对海水中发现的革兰氏阳性和革兰氏阴性微生物提供了足够的覆盖范围，包括弧菌属[48]。可选用环丙沙星、头孢哌酮、庆大霉素、碳青霉烯类和甲氧苄啶-磺胺甲恶唑。对于严重的软组织感染，应针对该区域最可能的病原体联合使用上述抗生素。常见病原体的分布区域包括墨西哥湾的创伤弧菌、西太平洋的紫色色杆菌以及地中海和西太平洋的希瓦氏菌。在感染细菌不明的情况下，初始抗生素治疗应以脓疱病、丹毒、蜂窝织炎、脓皮病或坏死软组织感染的最初临床表现为基础。大多数海洋感染以及所有革兰氏阴性和分枝杆菌海洋感染都需要联合使用抗生素的治疗方案[48]。

门诊治疗方案包括环丙沙星、甲氧苄啶-磺胺甲恶唑或多西环素。有大面积擦伤、撕裂伤、刺伤或手外伤以及免疫功能低下的患者应接受预防性抗生素治疗。伤口感染是拖延出来的。

伤口护理

必须进行细致的伤口护理，以降低感染风险，促进美观和功能效果[49]。伤口用生理盐水冲洗。灭活组织清创术可促进愈合，减少感染风险。较大或复杂的伤口需要在手术室进行探查和处理。其他咬伤也一样，做出闭合伤口的决定必须要平衡美容效果与感染风险[50]。考虑到严重感染的风险，与海洋有关的伤口一般应通过二期愈合，或在对任何不能存活的组织进行积极冲洗和清创后达到延迟一期愈合。对于较大的鲨鱼所致伤口，术后处理可能会延长，并可能出现休克、大量输血、肌红蛋白尿和呼吸衰竭等常见并发症和后遗症。

抗毒血清

抗毒血清可用于几种类型的毒液，如箱形水母、海蛇和石鱼[50]。对这类毒液有严重反应的患者可从抗毒血清中获益。在给予抗毒血清之前进行皮肤试验，以确定哪些患者可能受益于苯海拉明或肾上腺素预处理，但这不是严重反应的绝对预测因素。现场救援人员已通过肌肉注射用于治疗严重的 Chironex fleckeri（一种箱形水母）中毒的羊源抗蛇毒血清（联邦血清实验室，普鲁士国王，PA）多年，未见严重不良反应。血清病是抗毒血清治疗的并发症，可使用皮质类固醇治疗。在美国，如果要处理其中一种毒物，需联系地区毒物控制中心，或者大型海洋水族馆或动物园。

无毒水生动物造成的损伤

鲨鱼

每年报告的鲨鱼袭击事件约有 50 ～ 100 起。然而，这些袭击每年造成的死亡人数不到 10 人[49]。虎鲨、大白鲨、灰礁鲨和牛鲨是造成大多数袭击的罪魁祸首。大多数事件发生在离海岸不到 100 英尺的浅水区[40]。鲨鱼通过探测运动、电场和声音以及通过嗅觉和味觉感知来定位猎物。大多数鲨鱼会咬受害者一口然后离开。损伤大多发生在下肢。

有力的下颚和锋利的牙齿会造成挤压撕裂伤。攻击造成的危及生命的后果是低血容量性休克和濒临溺水[49]。其他并发症包括软组织和神经血管损伤、骨折和感染。大多数伤口需要在手术室探查和修复（见第 6 章）。X 线可显示出伤口中的一颗或多颗鲨鱼牙齿。在极少数情况下，与鲨鱼的撞击会造成擦伤，等同于二级烧伤治疗。

海鳗

海鳗是生活在洞穴或裂缝中的海底生物。鳗会进行防御性撕咬，并产生多个小刺伤，很少会出现撕裂伤。手是最常被咬的部位。

有时鳗会仍然附着在受害者身上，需要斩断头部才能松口。所有动物（包括鳗）的刺伤和手部咬伤都有很高的感染风险，如果有可能延迟一期缝合的一定不能立即进行一期缝合。

短吻鳄和鳄鱼

鳄鱼身长可达 20 多英尺，并可在水中和陆地上以 20 英里 / 小时的速度移动。与鲨鱼相似，鳄鱼主要在浅水中攻击人类。它们用强有力的下颚抓住受害者，并将其拖至水下，碾压的同时滚动，从而造成严重伤害。鳄鱼咬伤的治疗方法与鲨鱼咬伤相似。

其他

其他能够攻击人类的无毒海洋动物包括梭鱼、巨型石斑鱼、海狮、螳螂虾、鳞鲀、颌针鱼和淡水食人鱼。除了颌针鱼之外，这些动物还会咬人。颌针鱼用细长的鼻子刺向人类；梭鱼会被闪亮的物体吸引，会咬伤手指、手腕、头皮或悬挂着反光珠宝的腿部。

无脊椎动物的毒液

腔肠动物

刺胞动物门（原为腔肠动物门）由水螅纲动物组成，包括火珊瑚、水螅和僧帽水母；珊瑚纲，包括水母和刺蜇水母；珊烘类，包括海葵。腔肠动物携带特殊的活蛰刺细胞，称为刺囊细胞，它包裹着被称为刺丝囊的胞质内蜇刺细胞器，其中包括刺细胞[49-50]。

温和的毒液（通常由火珊瑚、水螅和海葵分泌）会产生皮肤刺激。受害者首先感到即刻的刺痛，随后出现瘙痒、感觉异常和搏动性疼痛，并向近端放射。受累区域出现水肿和红斑，随后出现水泡和瘀点。可能会发展为局部感染和溃疡。

海葵、刺蜇水母和水母会导致严重的中毒[49-50]。患者除了有局部表现外，还有全身症状。对毒液的过敏反应可能与毒液的病理生理学有关。可出现发烧、恶心、呕吐和身体不适。任何器官均可受累，死亡原因为休克和心肺骤停。地球上毒性最强的生物之一是在澳大利亚北部海岸发现的箱形水母 Chironex fleckeri。在美国，僧帽水母、波布水母和狮鬃水母是主要的有毒水母。

治疗包括刺细胞解毒和全身支持。稀释的（5%）乙酸（醋）可使大多数肠毒素失活，可使用 30 分钟或直至疼痛减轻[49-50]。这种治疗对箱形水母至关重要。如果没有解毒剂，可在海水中冲洗伤口并轻轻擦干[49-50]。淡水和剧烈摩擦可导致刺丝囊排出。对于来自箱形水母的蜇伤，澳大利亚当局先前推荐了压力固定技术，但现在不再推荐。取而代之的是，患肢尽可能保持不动，并迅速将伤者送往可使用抗毒血清和高级生命支持的环境。

为了消除其他水母蜇伤，只有在醋酸无效的情况下才使用异丙醇。小苏打可能比醋酸更能有效地灭活美国东部沿海切萨皮克湾刺蝥水母的毒素。

在使用两种物质的间隔，在没有快速应用盐水或水冲洗的情况下，不能在使用醋酸后使用小苏打，以避免发生放热反应。粉状或溶解的木瓜蛋白酶（肉质嫩化剂）可能比其他疗法更能有效地治疗由顶针水母或某些海葵的幼体引起的海浴者皮疹（通常被误称为海虱皮疹）。新鲜的酸橙或柠檬汁、家用氨水、橄榄油或糖可能有效，这取决于螫伤动物的种类。

皮肤表面处理后，必须清除所有残留的毒刺。一种方法是涂上剃须膏或面糊，然后用剃须刀刮除患处。再次对患处进行冲洗、包扎和抬高。医疗服务提供者需要佩戴手套进行自我保护。冷冻疗法、局麻药、组胺和类固醇可在毒素失活后缓解疼痛。通常不必预防性使用抗生素。安全水母防晒霜（Nidaria Technology，Jordan Valley，Israel）被证明可降低被蜇的风险，建议作为下水前的预防措施。

海绵动物

接触海绵动物后会出现两种综合征[50]。第一种是过敏性植物样接触性皮炎，其特征是接触后数小时内出现瘙痒和烧灼感。该皮炎可进展为软组织水肿、水泡和关节肿胀。大面积接触可引起全身毒性反应，伴发热、恶心和肌肉痉挛。第二种综合征是刺激性皮炎，是由细小的针刺穿透皮肤后引起的。海绵动物潜水者疾病是由定居在海绵动物上的海葵引起的，而不是由海绵动物本身引起。

治疗包括轻轻地清洗和烘干患处。用稀释的（5%）乙酸（醋酸）涂抹 30 分钟，每天 3 次[50]。任何残留的针刺都可以用胶带去除。去除后可以在皮肤上涂抹类固醇乳膏。极少情况下，需要全身性糖皮质激素和抗组胺药。

棘皮动物门

海星、海胆和海参属于棘皮动物门。海星和海参产生的毒液可导致接触性皮炎[49-50]。海参偶尔以腔肠动物为食并分泌刺丝囊，因此也需要考虑针对腔肠动物的局部治疗。海胆长满了毒刺，能够引起与腔肠动物类似的局部和全身反应。急救包括将伤口浸泡在温水中。残余毒刺可通过软组织 X 线或 MRI 进行定位。伤口处皮肤的紫色改变可能是染料从提取的海胆刺表面渗出。这种暂时的改变会在 48 小时内消失，通常可以确认是否还有残留的异物。只有当毒刺易于触及或与关节或关键神经血管结构紧密对齐时，才可将其移除。反应性梭形指肿胀归因于靠近掌骨或屈肌腱鞘的毒刺，可通过口服 14 天减量的大剂量糖皮质激素来缓解。毒刺残留可能导致肉芽肿形成，可以通过切除或注射曲安奈德（5 mg/ml）进行治疗。

软体动物类

章鱼和锥螺是软体动物门的主要有毒物种。大多数有害的锥螺发现于印度-太平洋水域。毒液由可脱落的类似鱼叉状飞镖通过可延伸的长管注射到受害者体内[49-50]。

蓝环章鱼可以咬人并注射河豚毒素（一种麻痹剂）。这两种动物的攻击都会产生局部症状，如灼热和嗅觉异常。全身表现主要为神经系统病变，包括延髓功能障碍和全身性肌肉麻痹。对咬伤部位的管理最好是通过施压和固定来控制毒液蔓延。必须立即运送至医疗机构，以评估和进行支持性护理。

环节动物蠕虫（钢毛虫）

环节动物蠕虫（钢毛虫）携带一排排柔软、容易脱落的玻璃纤维样的刺，蜇伤能够造成疼痛和刺激性皮炎。炎症可持续 1 周。用镊子和胶带或市面上的去毛器去除可见的硬毛。或用一薄层橡胶黏合剂来固定刺，然后将其去除。家用醋、酒精或稀释的家用氨水可缓解疼痛。局部炎症采用局部或全身糖皮质激素治疗。

脊椎动物的毒液

刺鳐类

鳐鱼生活在海底，体长从几英寸到 12 英尺不等（从头端到尾部）。毒液储存在鞭状的尾部附肢中。刺鳐类通过将它们的刺插入受害者体内做出防御反应，导致刺伤和撕裂伤。最常见的受伤部位是小腿下部和脚尖。局部损伤可能会很严重，偶尔会穿透体腔；这种情况会因毒液的血管收缩特性而恶化，产生青紫状的伤口。毒液常使肌肉坏死。全身症状包括虚弱、恶心、腹泻、头痛和肌肉痉挛。毒液可导致血管收缩、心律失常、呼吸骤停和癫痫发作。

如有经验丰富的医疗人员在场，应对伤口进行冲洗，并将其浸泡在非烫伤热水（最高 45℃）中 1 小时。注意要使用热水。在热水浸泡期间或之后，进行清创、探查和切除毒刺。浸泡冷冻疗法被认为是有害的。伤口最初并未闭合。撕裂伤通过二期愈合或延迟闭合修复。伤口包扎好并抬高。疼痛可通过局部或全身途径缓解。进行 X 线检查以定位任何残余的毒刺。如果预期会发生侵袭性病原体的急性感染，应根据最可能的病原体采用预防性治疗[48]。如果伤口无法愈合，则怀疑有异物滞留。

其他鱼类

其他长有类似刺鳐类的刺的鱼包括蓑鲉、鲉鱼、小口鲉、鲶鱼和 weeverfish（一种有毒的鱼类）。每一种都可以产生毒液、导致刺伤和撕裂，刺可以用来传播毒液。临床表现和治疗与刺鳐类相似。就蓑鲉而言，有时会观察到水泡。如果出现显著的小口鲉毒液中毒，可使用马源抗毒血清（联邦血清实验室）。

海蛇

水蛇科的海蛇看起来与陆蛇相似。他们生活在太平洋和印度洋。毒液会使人体产生神经系统体征和症状，可因麻痹和呼吸停止而死亡。

局部表现可以很少甚至缺如。治疗方法与珊瑚蛇（Elapidae）咬伤相似。救治现场推荐使用压力固定术。如果出现任何感染体征，则给予多价海蛇抗蛇毒血清。初始剂量为一个安瓿，可根据需要重复给药。必须咨询有经验的临床医师、毒理学家或毒物控制中心。

主要参考文献

Auerbach PS，Cushing TA，Harris NS. Wilderness Medicine. 7th ed. Boston：Elsevier；2017.

这本教科书是一本权威的、深入回顾野外医学的书。来自各个领域的专家详细讨论了许多生物的咬伤。对许多相关研究进行了综述。

Casale TB，Burks AW. Clinical practice. Hymenoptera-sting hypersensitivity. NEnglJ Med. 2014；370：1432-1439.

这本实用专著很好地总结了对膜翅目昆虫叮咬的反应。回顾了昆虫叮咬导致过敏的自然历史，讨论了急性处理、预防复发过敏反应的免疫治疗以及谁应该接受免疫治疗等治疗问题。

Gold BS, Dart RC, Barish RA. Bites ofvenomous snakes. NEngl J Med. 2002; 347: 347–356.

本文是对美国蛇毒中毒的一篇简明、实用的综述。对北美抗蛇毒血清的正确使用进行了很好的总结。

Isbister GK, Bawaskar HS. Scorpion envenomation. N Engl J Med. 2014; 371: 457–463.

这篇文章对抗蛇毒血清在世界各地蜘蛛咬伤中的应用进行了极好的综述。

Mebs D. Venomous andPoisonous Animals. Boca Raton, FL: CRC Press; 2002.

这本书是一本图文并茂的关于动物界(包括海洋和陆地动物)的毒液和毒药的引人入胜的详细信息的集合。

Shapiro ED. Clinical practice. Lyme disease. N Engl J Med. 2014; 370: 1724–1731.

本文对莱姆型疏螺旋体病的认识进行了全面回顾,并概述了其诊断和治疗。

Williamson JA, Fenner PJ, Burnett JW, eds. Venomous and Poisonous Marine Animals. Sydney, Australia: University of New South Wales Press; 1996.

这本书讨论了所有常见和不常见的有毒海洋动物。

参考文献

1. *Snakebite Envenoming. World Health Organization Fact Sheet.*; 2019. https://www.who.int/news-room/fact-sheets/detail/snakebite-envenoming. Accessed November 20, 2019.
2. Chippaux JP. Incidence and mortality due to snakebite in the Americas. *PLoS Negl Trop Dis.* 2017;11:e0005662.
3. Spano S, Macias F, Snowden B, et al. Snakebite survivors club: retrospective review of rattlesnake bites in central california. *Toxicon.* 2013;69:38–41.
4. Corneille MG, Larson S, Stewart RM, et al. A large single-center experience with treatment of patients with crotalid envenomations: outcomes with and evolution of antivenin therapy. *Am J Surg.* 2006;192:848–852.
5. Moss ST, Bogdan G, Dart RC, et al. Association of rattlesnake bite location with severity of clinical manifestations. *Ann Emerg Med.* 1997;30:58–61.
6. Hall EL. Role of surgical intervention in the management of crotaline snake envenomation. *Ann Emerg Med.* 2001;37:175–180.
7. Correa JA, Fallon SC, Cruz AT, et al. Management of pediatric snake bites: are we doing too much? *J Pediatr Surg.* 2014;49:1009–1015.
8. Balde MC, Chippaux JP, Boiro MY, et al. Use of antivenoms for the treatment of envenomation by elapidae snakes in guinea, sub-saharan africa. *J Venom Anim Toxins Incl Trop Dis.* 2013;19:6.
9. Walker JP, Morrison RL. Current management of copperhead snakebite. *J Am Coll Surg.* 2011;212:470–474; discussion 474–475.
10. *Advanced Trauma Life Support Course (ATLS).* 10th ed. Chicago: American College of Surgeons; 2018.
11. Dart RC, Hurlbut KM, Garcia R, et al. Validation of a severity score for the assessment of crotalid snakebite. *Ann Emerg Med.* 1996;27:321–326.
12. Cribari C. *Management of Poisonous Snakebites.* Chicago; 2004. https://www.facs.org/-/media/files/quality-programs/trauma/publications/snakebite.ashx. Accessed December 3, 2019.
13. Chippaux JP, Lang J, Eddine SA, et al. Clinical safety of a polyvalent f(ab')2 equine antivenom in 223 african snake envenomations: a field trial in cameroon. VAO (Venin Afrique de l'Ouest) investigators. *Trans R Soc Trop Med Hyg.* 1998;92:657–662.
14. Budzynski AZ, Pandya BV, Rubin RN, et al. Fibrinogenolytic afibrinogenemia after envenomation by western diamondback rattlesnake (*Crotalus atrox*). *Blood.* 1984;63:1–14.
15. Stewart RM, Page CP, Schwesinger WH, et al. Antivenin and fasciotomy/debridement in the treatment of the severe rattlesnake bite. *Am J Surg.* 1989;158:543–547.
16. Tanen DA, Danish DC, Clark RF. Crotalidae polyvalent immune fab antivenom limits the decrease in perfusion pressure of the anterior leg compartment in a porcine crotaline envenomation model. *Ann Emerg Med.* 2003;41:384–390.
17. Forrester JA, Weiser TG, Forrester JD. An update on fatalities due to venomous and nonvenomous animals in the United States (2008–2015). *Wilderness Environ Med.* 2018;29:36–44.
18. Nonfatal dog bite-related injuries treated in hospital emergency departments—United States, 2001. *MMWR Morb Mortal Wkly Rep.* 2003;52:605–610.
19. Paschos NK, Makris EA, Gantsos A, et al. Primary closure versus non-closure of dog bite wounds. A randomised controlled trial. *Injury.* 2014;45:237–240.
20. Maimaris C, Quinton DN. Dog-bite lacerations: a controlled trial of primary wound closure. *Arch Emerg Med.* 1988;5:156–161.
21. Callaham M. Prophylactic antibiotics in common dog bite wounds: a controlled study. *Ann Emerg Med.* 1980;9:410–414.
22. Perron AD, Miller MD, Brady WJ. Orthopedic pitfalls in the ED: fight bite. *Am J Emerg Med.* 2002;20:114–117.
23. Broder J, Jerrard D, Olshaker J, et al. Low risk of infection in selected human bites treated without antibiotics. *Am J Emerg Med.* 2004;22:10–13.
24. Vidmar L, Poljak M, Tomazic J, et al. Transmission of HIV-1 by human bite. *Lancet.* 1996;347:1762.
25. *Rabies Surveillance and Control: The World Survey Of Rabies.*

No. 35 for the year 1999. World Health Organization; 1999. http://www.who.int/rabies/resources/wsr1999/en. Accessed December 3, 2019.
26. Krebs JW, Wheeling JT, Childs JE. Rabies surveillance in the United States during 2002. *J Am Vet Med Assoc*. 2003;223:1736–1748.
27. Use of a reduced (4-dose) vaccine schedule for postexposure prophylaxis to prevent human rabies: recommendations of the Advisory Committee on Immunization Practices. *MMWR Morb Mortal Wkly Rep*. 2010;59:RR-2. http://www.cdc.gov/mmwr/pdf/rr/rr5902.pdf.
28. Offerman SR, Daubert GP, Clark RF. The treatment of black widow spider envenomation with antivenin latrodectus mactans: a case series. *Perm J*. 2011;15:76–81.
29. Sams HH, Dunnick CA, Smith ML, et al. Necrotic arachnidism. *J Am Acad Dermatol*. 2001;44:561–573.
30. Swanson DL, Vetter RS. Bites of brown recluse spiders and suspected necrotic arachnidism. *N Engl J Med*. 2005;352:700–707.
31. King Jr LE, Rees RS. Dapsone treatment of a brown recluse bite. *JAMA*. 1983;250:648.
32. Carlton PK. Brown recluse spider bite? Consider this uniquely conservative treatment. *J Fam Pract*. 2009;58:E1–E6.
33. LoVecchio F, McBride C. Scorpion envenomations in young children in central arizona. *J Toxicol Clin Toxicol*. 2003;41:937–940.
34. Boyer LV, Theodorou AA, Berg RA, et al. Antivenom for critically ill children with neurotoxicity from scorpion stings. *N Engl J Med*. 2009;360:2090–2098.
35. Stewart RL, Burgdorfer W, Needham GR. Evaluation of three commercial tick removal tools. *Wilderness Environ Med*. 1998;9:137–142.
36. Metry DW, Hebert AA. Insect and arachnid stings, bites, infestations, and repellents. *Pediatr Ann*. 2000;29:39–48.
37. Montiel NJ, Baumgarten JM, Sinha AA. Lyme disease—part II: clinical features and treatment. *Cutis*. 2002;69:443–448.
38. Shapiro ED. Clinical practice. Lyme disease. *N Engl J Med*. 2014;370:1724–1731.
39. Shapiro ED, Gerber MA. Lyme disease. *Clin Infect Dis*. 2000;31:533–542.
40. Steere AC. A 58-year-old man with a diagnosis of chronic lyme disease. *JAMA*. 2002;288:1002–1010.
41. DePietropaolo DL, Powers JH, Gill JM, et al. Diagnosis of lyme disease. *Am Fam Physician*. 2005;72:297–304.
42. Dinser R, Jendro MC, Schnarr S, et al. Antibiotic treatment of lyme borreliosis: what is the evidence? *Ann Rheum Dis*. 2005;64:519–523.
43. Nadelman RB, Nowakowski J, Fish D, et al. Prophylaxis with single-dose doxycycline for the prevention of Lyme disease after an *Ixodes scapularis* tick bite. *N Engl J Med*. 2001;345:79–84.
44. Wright DN, Lockey RF. Local reactions to stinging insects (Hymenoptera). *Allergy Proc*. 1990;11:23–28.
45. Reisman RE. Insect stings. *N Engl J Med*. 1994;331:523–527.
46. Visscher PK, Vetter RS, Camazine S. Removing bee stings. *Lancet*. 1996;348:301–302.
47. Casale TB, Burks AW. Clinical practice. Hymenoptera-sting hypersensitivity. *N Engl J Med*. 2014;370:1432–1439.
48. Diaz JH, Lopez FA. Skin, soft tissue and systemic bacterial infections following aquatic injuries and exposures. *Am J Med Sci*. 2015;349:269–275.
49. McGoldrick J, Marx JA. Marine envenomations. Part 2: invertebrates. *J Emerg Med*. 1992;10:71–77.
50. McGoldrick J, Marx JA. Marine envenomations; part 1: vertebrates. *J Emerg Med*. 1991;9:497–502.

22 章

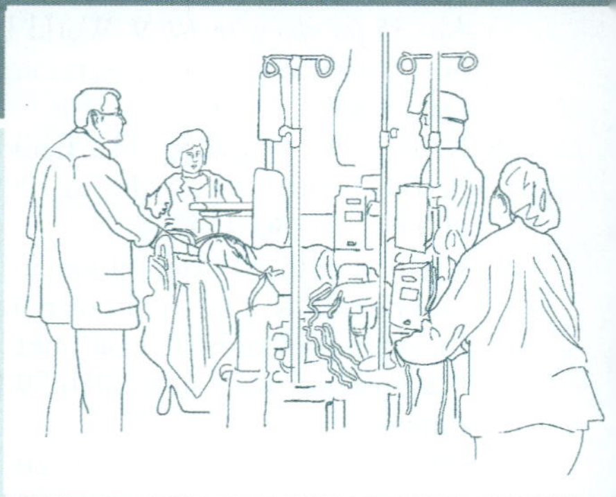

外科重症监护

John P. Saydi，Vamsi Aribindi，S. Rob Todd

马 祥 胡冬生 译 余剑波 审校

章目录

重症监护室（ICU）代表了一种医学的胜利：一种支持和替代大量身体功能的能力。然而，这并不是没有代价的。几乎每一种干预都伴随着副作用和风险，所有这些面临的问题都必须加以缓解。虽然在急救中心或病房对患者的管理中，快速决策通常是可能的，也是被期望的，但这种方法在ICU环境中容易出错，因此，必须在适当的临床情境下使用。在许多学术领域中，有两种治疗患者的总体方法，即“基于问题”的方法和“基于系统”的方法。在 ICU 中，“基于系统”的方法是首选，因为需要从各个角度全面考虑患者的需求和状态。这也和本章的布局相一致，本章涵盖了每个器官系统及其常见的功能障碍和治疗方法。

在美国，重症医学有许多教育路径，包括外科、麻醉、内科教育。同样，许多较大的医院都有针对患者亚群的 ICU：心胸 ICU、内科 ICU、神经科 ICU、外科 ICU、移植 ICU 等。其他较小的医院则没有这种区别。每个专业都有独特的视角，有利于重症监护医学领域的发展。外科重症医师对外科疾病的预期病程有较强的把握，并对许多常用的操作如支气管镜、食管胃十二指肠镜、经皮气管切开术等有一定的掌握。

最后，必须强调的是提供高质量的 ICU 治疗不仅依赖于重症监护医师，还依赖于整个多学科 ICU 团队。应尽最大可能与护理、药学、物理治疗、呼吸治疗和医疗团队的其他成员一起制定联合指南和标准。有充分的证据表明，这种标准化的治疗可以改善预后。尽管每个准则都可能存在例外，但能够进行调整的标准流程可以提高治疗质量。这些指导方针通常基于最佳证据和当地专业知识、能力等机构所独有的特点。

神经系统

疼痛和躁动

疼痛是危重患者普遍存在但往往未得到充分认识和充分治疗的症状。在 ICU 中，疼痛的来源包括：外伤、烧伤、手术创伤、潜在疾病和（或）有害刺激（如气管插管、机械通气、侵入性管线等）。疼痛是恐惧和焦虑的来源，如果处理不当，会导致生理改变，从而对患者的预后产生负面影响，并延迟康复。虽然疼痛的感觉是主观的，但有几个测量工具和尺度来量化疼痛，作为客观的数据，有助于治疗并且便于重新评估。对于能够沟通的患者，采用视觉模拟量表和数字评分量表，能够提供可靠的评估和治疗手段；然而，不能交流、神志不清或昏迷的患者必须依靠细心的医师或护士来识别与无法控制的疼痛相一致的视觉线索和生理变化（如心动过速、高血压、呼吸急促、出汗等）。如果没有客观的数据，最好假设疼痛的存在，并提供适当的治疗。

阿片类药物传统上一直是疼痛的一线治疗药物，因为它们的中枢作用对非神经性疼痛非常有效，起效迅速，可以通过多种途径（肠内、静脉、经皮等）给药。不幸的是，阿片类药物经常被过度使用，导致不良反应、患者滥用和成瘾的发生。副作用包括导致患者恶心、呕吐、瘙痒、镇静、呼吸抑制和肠道功能障碍，这些会引发不必要的并发症，延长住院时间，增加发病率。长期使用也可导致生理依赖、药物耐受和阿片类药物引起的痛觉过敏。加强手术后康复方案、使用多种方法协同减轻疼痛并提供镇静的多模式疗法，对于打击目前困扰美国的阿片类药物滥用至关重要。将局部麻醉阻滞能力与非阿片类辅助药物（如对乙酰氨基酚、非甾体抗炎药、加巴喷丁、曲马多和肌肉松弛剂）相结合，可获得更有效的镇痛和更低的阿片类药物总需求量[1]。多模式镇痛药物的使用已成为减少阿片类药物依赖的护理标准，应广泛实施。

与评估和治疗疼痛的方式相同，可使用各种评分系统（包括 Rich-mond 躁动-镇静量表）对躁动进行量化。当患者情绪激动时，在开始药物干预前，完成对任何潜在的可治疗病因的全面评估很重要。危重病医学学会最近更新并公布了关于躁动 ICU 患者管理的临床指南。ICU 中最常用的镇静剂包括丙泊酚、苯二氮䓬类和右美托咪定。在决定使用哪种药物时，考虑因素必须包括所需镇静药的预期持续时间和深度、可能影响药代动力学或代谢清除率的并发症，以及与患者可能已经服用的其他药物的潜在相互作用。

丙泊酚是一种能与蛋白质高度结合的亲脂性分子，经常在重症监护室使用。确切的作用机制尚未完全阐明，但有人认为它可增强 γ-氨基丁酸（GABA）受体作用，从而导致遗忘，但没有镇痛作用。由于丙泊酚具有高度亲脂性，因此它很容易穿过血脑屏障，并在不到 1 分钟的时间内迅速起效，作用持续时间也很短，因为它会迅速分布到外周组织中，并很容易被肝代谢。丙泊酚的快速清除率使其成为评估患者神经系统状态的理想的日常镇静药物。

使用丙泊酚后，低血压和心血管抑制很常见，特别是在低血容量患者中。丙泊酚输注最严重的副作用包括胰腺炎、高甘油三酯血症和丙泊酚输注综合征。丙泊酚输注综合征是一种与丙泊酚长期和（或）高剂量给药相关的罕见并发症，被认为是由线粒体呼吸链抑制或线粒体脂肪酸代谢受损引起的，其临床特征包括心动过缓、横纹肌溶解症、高脂血症、肝肿大和肾衰竭。早期识别至关重要，因为它的死亡率较高，治疗方法局限于支持性护理和停用丙泊酚。

苯二氮䓬类是 GABA 受体激动剂，低剂量时可缓解焦虑，高剂量时可产生镇静、健忘和心肺抑制的作用。ICU 中最常用的苯二氮䓬类药物为咪达唑仑、劳拉西泮和地西泮。咪达唑仑和劳拉西泮均可持续输注给药，而三者均可间歇给药，且起效迅速。这些药物的作用持续时间在首次给药时相对较短，因为它们亲脂性强，容易分布到外周组织。然而，重复给药或长时间输注会导致脂肪组织饱和，即使停药后镇静时间也会延长。年龄、肥胖、肝功能或肾功能改变均可改变苯二氮䓬类药物的清除率，在决定适当的药物治疗时必须予以考虑。苯二氮䓬类药物的副作用包括心血管和呼吸抑制、谵妄（尤其是在老年人中）以及丙二醇毒性。丙二醇用作注射氯羟安定和地西泮的溶剂，毒性较低。其特征为引起阴离子间隙代谢性酸中毒、肾衰竭，并最终导致多系统器官衰竭。治疗上仅限于透析和停用产生副作用的药物。

右美托咪定是一个作用于中枢的 α2- 肾上腺素受体激动剂，与蓝斑内的受体结合以提供镇静和抗焦虑作用，与脊髓内的受体结合以提供镇痛作用[2]。起效相对较快（5 ～ 15 min），持续时间为 60 ～ 120 min。右美托咪定是通过葡萄糖醛酸化和细胞色素 P450 系统进行肝代谢的，因此，当正在服用其他改变细胞色素 P450 的药物时，可能需要在给药过程中改变剂量。右美托咪定的主要优势之一是它对呼吸驱动没有影响，因此患者无需机械通气即可镇静。研究也表明，与使用咪达唑仑相比，使用右美托咪定能够使拔管时间提前 2 天[2]。使用右美托咪定的不良影响包括心动过缓、低血压、房颤和突然停止给药的反射性高血压。目前，美国食品药品监督管理局（FDA）规定，右美托咪定用于初始镇静的时间应限制在 24 小时，并认为长时间使用会加重停药时的反射性高血压。

ICU 患者接受持续输注镇静剂的情况并不少见，因为这可提高患者舒适度，并提供可靠且一致的镇静水平。尽管如此，随机试验已经证明，实施每日镇静中断的方案能够减少机械通气的持续时间和在 ICU 的住院时间，并提高评估每日神经系统的能力[3]。镇静中断间隙也减少了患者的费用，因为减少了给药量，并减少了为评估患者的神经系统状态而进行的不必要的诊断检查[3]。

精神状态改变和谵妄

评估和准确诊断患者精神状态的变化是重症监护中经常被忽视和低估的一个方面。重症患者的精神状态变化很难识别，包括谵妄、脑病和昏迷等一系列疾病。老年患者和既往已有精神疾病或认知障碍的患者在危重病时发生精神状态改变的风险增加。当患者精神状态发生急性变化时，必须要排除任何器质性或潜在可逆转的原因，因为危重症谵妄的诊断是排除性诊断。可导致精神状态急性改变的器质性原因包括缺氧、高碳酸血症、低血糖、药物副作用或停药、感染、代谢紊乱、脑血管意外、癫痫发作和颅内压变化。

当患者发生谵妄时，他们会失去方向感，不能识别自己是谁或他们在哪里，以及 / 或将缺乏对时间的总体感知。谵妄的定义是短时间内出现的注意力障碍、意识水平紊乱和认知功能改变。谵妄患者还会出现记忆丧失、语言或视空间能力困难等认知缺陷。识别并尝试逆转谵妄的影响很重要，因为那些发展为 ICU 谵妄的患者出院后的死亡率增加，残余功能障碍率增加，痴呆的发生率也更高[4]。一般来说，多动性谵妄更容易且能更快被发现，因为这些患者会焦虑不安。然而，对于低活动性谵妄患者而言，情况正好相反，因为他们安静、注意力不集中、嗜睡，很容易被忽视。老年人和既往有精神疾病或认知能力下降的患者发生低活动性谵妄的风险更高，应仔细评估。

谵妄评估已通过使用“ICU 意识模糊评估法”或“重症监护谵妄筛查表”进行标准化。两种评估工具均已在 ICU 环境中经过验证，也可用于机械通气患者。定期使用这些评估工具中的任何一种，均可对患者的精神状态进行客观评估，并增加谵妄的早期发现机会。

当确诊为谵妄时，及时干预很重要，以便开始对患者进行重新定位并识别任何诱发因素。治疗的基础包括识别和逆转任何潜在的器质性病因，并提供支持性措施使患者的行为改变并恢复至基线。支持措施用于限制不一定存在的患者周围环境的异常，并提供一个平静、安全和有保障的环境。可改变的行为和环境因素包括：通过在白天打开窗帘或遮光帘，晚上关灯，限制昼夜节律异常并维持正常的睡眠-觉醒周期；减少辅助性和非必要的噪音或有害刺激；安全时避免使用约束用具；使患者活动；在需要时为患者提供眼镜或助听器；让家人或朋友帮助患者重新适应环境。

已有记录表明，新发谵妄会导致 90 天死亡率出现具有统计学意义的增加，当这些患者暴露于有害刺激、置于易引起抑郁的条件中或出现医院获得性疾病（如跌倒或压疮）时，90 天死亡率会以分级方式增加。改变患者的环境和使他们的日常生活正常化可以很容易地达成，并且能极大地影响死亡率和结果。

如果患者的行为干扰了他们的治疗，或者他们的定向偏离达到了可能伤害自己或他人的程度，可以安全地使用低剂量抗精神病药物，如氟哌啶醇。苯二氮䓬类药物的使用应仅限于镇静剂或酒精戒断病例，因为它们可能导致谵妄，尤其是在老年人群中。当需要输注镇静剂时，与使用咪达唑仑相比，右美托咪定可将谵妄发生率降低 20% 以上，但没有一种药物是理想的，需根据具体情况选择合适的镇静剂。谵妄的医学检查应包括：彻底检查和停止任何不必要的药物治疗、身体和神经系统检查并进行大脑计算机断层扫描（CT）成像。当临床有需要时，通过腰椎穿刺抽取脑脊液并对潜在感染病因进行评估。如果未发现明显病因，则必须考虑脑部磁共振成像（MRI）、脑电图、测量药物或毒素水平，如果担心酒精中毒，则应预防性补充维生素 B_{12} 或叶酸。

脑病常与谵妄混淆，后者用于形容精神疾病的表现，而脑病是一个术语，根据潜在的病理生理过程，以描述精神状态的改变。脑病是一种全面脑功能障碍综合征，可由多种有机物和无机物直接导致脑损伤或由其他系统性原因远程影响大脑引起。根据发病时间和综合征的潜在可逆性，脑病可分为急性和慢性。慢性脑病进展缓慢，并可导致大脑的结构变化，通常是不可逆的。急性脑病的刺激如果得到及时清除或处理可能逆转，并恢复至基线功能状态。脑病病因包括慢性创伤性脑病、韦尼克-科尔萨科夫综合征、重金属中毒、电解质异常、肝功能衰竭、药物治疗和脓毒症。

精神状态改变的最严重的程度是昏迷。昏迷患者无法苏醒，并且不知道自己所处的环境。急诊出现的大多数昏迷病例是由外伤、脑血管意外、代谢紊乱、药物治疗、癫痫发作和感染引起的。格拉斯哥昏迷量表（the glasgow coma scale，GCS）是一种神经系统评估工具，可对患者的意识状态提供可靠、客观的测量。它由三个要素（眼睛、言语和运动反应）组成，分数范围为 3 ～ 15 分。当患者对刺激无反应时，最低可能得分为 3 分；当患者完全清醒且处于互动状态时，最高可能得分为 15 分。当昏迷患者的 GCS 评分为 8 分或更低时，其脑损伤或功能障碍被视为严重，不能正常呼吸，应进行插管。与大多数精神状态改变的原因一样，昏迷患者的治疗包括识别和治疗任何可逆的器质性原因，并提供支持性护理。

创伤性脑损伤

创伤性脑损伤（traumatic brain injury，TBI）是在美国造成残疾的主要原因之一，它是一种破坏性很强的事件，会改变人的一生，通常会导致沉重的家庭和社会经济负担。它是 15 ～ 30 岁人群中最常见的死亡和残疾原因，最严重的病例会导致长时间的昏迷和缺乏反应。TBI 的严重性可使用 GCS 评分进行分类，因为它简单、可重复，是预后的预测指标。神经影像学用于识别病理性损伤，如颅骨骨折、脑挫伤、出血或血肿以及弥漫性轴突损伤。原发性和继发性脑损伤是神经元损伤发生的两个阶段。原发性脑损伤发生在创伤初期，而 TBI 重症监护管理的重点是限制继发性脑损伤。继发性脑损伤是初始损伤后出现的病理和生理变化的结果，通常是由伴随的多器官损伤引起的。继发性脑损伤导致进一步神经元损伤和死亡的原因包括缺血、缺氧、低血压、脑水肿、酸中毒和颅内压升高。

管理和治疗的重点是优化颅内压和血压，以维持足够的脑灌注，避免缺氧，并维持正常血压和正常血糖。通常，抗癫痫药物是抗癫痫预防用药，尽管理想的药物、剂量和治疗持续时间尚未明确[5]。TBI 后的恢复可能是一个漫长的过程。大约 10% ～ 15% 的重度 TBI（GCS ＜ 8 分）患者以植物人状态出院，大约 50% 在 1 年后恢复意识。加速和维持长期恢复的药物辅助疗法很少。一项调查金刚烷胺使用情况的随机对照试验显示，在 4 周的治疗期内，患者的恢复速度加快；然而，长期来看，治疗组和安慰剂组之间没有差异。长期预后和恢复情况多变且难以预测，高度依赖于 TBI 的严重程度、患者合并症和感染后并发症。

心血管系统

ICU 中常见的心血管疾病大致可分为 3 类：心律失常、休克和心肌缺血。所有这些领域都在原发性心脏功能障碍［如心力衰竭或心肌梗死（myocardial infarction，MI）］的背景下受到影响，并可能受到心外疾病过程的影响［例如，肺栓塞（pulmonary embolism，PE）可导致右心衰竭，甲状腺功能亢进可导致心律失常，代谢需求增加可导致心脏缺血］。本节首先简要介绍了正常生理学，接着介绍了这3个领域中遇到的障碍及其治疗方法，最后介绍了监测心脏和体液状态的有创和无创方法。

心脏生理学

心脏是一个有序工作的双泵回路。所有从右心室流出进入肺循环的血液必须从左心室泵出进入体循环，但先天性心脏畸形情况下出现的重要例外情况以及支气管动脉和静脉出现的少数例外情况除外。右心面对的肺血管床和左心面对的全身血管床之间的阻力有很大差异，肺压和阻力明显较低。心脏的最终功能是向人体组织供应含氧血液。这种能力可通过氧气输送（Do_2）方程计算：

氧输送＝［心排血量（CO）］（血红蛋白×1.3×氧饱和度＋0.003×溶解氧分压）

CO定义为单位时间内心脏输出的血流量，通常以L/min表示。平均CO为4～6 L/min。总的来说，有一个观察结果是明确的：血红蛋白和氧饱和度在确定血液的携氧能力方面居首位，而溶解氧分压的贡献相对较小。

血管阻力是包括动脉、静脉在内的所有血管对血流的总阻力，有两种阻力：左心室面临的全身血管阻力（the systemic vascular resistance，SVR）和右心室面临的肺血管阻力（the pulmonary vascular resistance，PVR）。流量、压力和阻力之间的关系由欧姆定律定义：

平均动脉压－右心房压＝SVR×CO

平均肺动脉压－左心房压＝PVR×CO

这些关系指导着有关液体和血管加压药治疗的决定，稍后将对此进行阐述。因此，较低的PVR需要较小的右心肌容积（较低的肺动脉压力），以向肺供应与身体其他部分相同的CO。这意味着，在PVR中，面对较大的急性上升，右心无法维持CO，储备的缺乏在进行创伤肺切除术和肺血栓栓塞性疾病中都会产生重大影响。在这两种情况下，PVR突然升高，特别是在低前负荷的情况下，可导致心血管意外。

心肌主要由冠状动脉供应血流。在心脏收缩期，心内膜下血管经历逆行血流，因此心脏主要在心脏舒张期供血。这对心肺复苏有重要意义，因为在复苏过程中，如果不能使胸部完全弹回，可能会减少心内膜下的血液供应。

心脏的节律由起搏细胞控制。主要节点是窦房结，其受到主要来自T_1～T_4脊髓水平的交感神经干的综合刺激的影响，交感神经干刺激呈正变时性，副交感神经刺激导致负变时性，并通过迷走神经介导。心脏有一系列逸搏起搏点，依次为心房、房室结和心室本身。只要窦房结的搏动速率高于这些逸搏起搏点的固有速率，并且只要这些脉冲能通过房室结传输到心室，来自窦房结的脉冲就会控制心率。

心律失常

室上性心动过速

心房颤动　术后房颤很常见，发生在8%的重大手术和45%的心脏手术中。最近的研究发现，非心脏手术后发生房颤后血栓栓塞的风险与非瓣膜性房颤患者相似[6]。然而，尽管2016年欧洲心脏病学会指南建议对心脏手术后的房颤进行抗凝治疗，但并未提及对其他主要手术后的房颤的处理方式。

对于心室快速反应的心房颤动，急性处理取决于患者血流动力学的稳定性。如果患者循环不稳定，则要求立即进行电复律，就像治疗任何引起急性不稳定的快速性心律失常一样。在血流动力学稳定性方面，应采用药理学方法，包括胺碘酮、β-受体阻滞剂和钙通道阻滞剂。胺碘酮适用于心力衰竭，因为它不会像β-受体阻滞剂和钙通道阻滞剂那样抑制心脏功能。尽管如此，最近的一项回顾性研究证明了美托洛尔在治疗急性心房颤动中的效果，在不需要第二种药物的情况下，其控制心率方面最成功[7]。其他研究已注意到在急诊科和ICU使用地尔硫卓能更快地控制心房纤维性颤动，但也注意到与胺碘酮相比，使用地尔硫卓后低血压的发生率增加。来自急诊医学文献的最新数据表明，普鲁卡因胺可能是房颤复律的有效选择（渥太华积极方案）。急性情况下，不建议单独使用地高辛，因为其起效较慢，且缺乏对房颤的控制。

应该注意两点。首先，传统观点认为，心房心律转复为窦性心律可在心律开始后48小时内安全进行。此后，除急性血流动力学损害的病例外，建议在复律前进行经食管超声心动图检查以证实左心房内无血栓形成，或进行4周的抗凝治疗。然而，最近的研究表明，心脏复律的安全时间可能要短得多，低至12小时[7]。虽然所有用于治疗心房颤动的药物都可能诱导心脏复律为窦性心律，但胺碘酮尤其容易发生这种情况。因为它更容易复律，右房颤动持续时间较长的患者中也可谨慎使用。第二，对于有旁路的患者，如Wolf-Parkinson-White综合征，可能会发生伴有预激的心房颤动。在这种情况下，禁止使用钙通道阻滞剂、β-受体阻滞剂、胺碘酮和地高辛，因为抑制房室结后，旁路会导致心动过速加重。在这种情况下，最新指南推荐使用伊布利特或普鲁卡因胺。

多灶性房性心动过速　多灶性房性心动过速最常与低镁血症有关。肺功能不全、低钾血症和冠状动脉疾病是其他已知的诱发因素。如果纠正低镁血症和低钾血症（按此顺序）无效，则应尝试β-受体阻滞剂和钙通道阻滞剂。有趣的是，数据显示，无论血清镁水平如何，依照经验静脉推入6 mg硫酸镁终止多灶性房性心动过速的概率为88%，这可能是由于在正常血镁水平下全身性镁缺乏所致。

房扑　引起心房扑动的原因通常与引起房颤的原因相同。在用胺碘酮治疗心房颤动后，这种情况也不少见。这是一种不稳定的心律，有可能自发退化为心房颤动或恢复正常窦性心律，特别是如果潜在因素已得到解决。心房扑动的治疗与心房颤动相似，可选择性控制心率和节律，但电复律是首选治疗方法。抗心律失常药物治疗也是一种选择，可选择用于病情稳定的患者，这些患者在进行电复律前通常需要镇静，但镇静风险太高。此外，经FDA批准，伊布利特可用于将心房扑动转变为正常窦性心律，并且在这种情况下的作用优于胺碘酮和普鲁卡因胺。

所有抗心律失常药物都有致心律失常的倾向，伊布利特也不例外，具有明显的尖端扭转型室性心动过速风险。在尖端扭转型室性心动过速高危患者中使用时必须小心，使用后应在监测环境中对患者进行监测。静脉同时注射镁与伊布利特可增强其破坏心房扑动的能力，并预防尖端扭转型室性心动过速的发生。

阵发性室上性心动过速　室上性心动过速还有许多其他亚型，其中最常见的是房室结折返性心动过速。病理生理学基础是一个折返回路。虽然有时很难与窦性心动过速和室性心动过速区分，但通过迷走神经阻断房室结可揭示潜在节律。作用于房室结的药物（腺苷、β-受体阻滞剂和钙通道阻滞剂）均可终止这些节律。区分阵发性室上性心动过速伴传导阻滞与室性心动过速很重要，因为两者均可表现为QRS增宽。心脏病或手术史可以预测心室性心动过速。此外，腺苷将有助于区分节律，因为它将阻止室上性心动过速，但不会阻止室性心动过速。室性心动过速对β-受体阻滞剂或钙通道阻滞剂无反应。

室性心动过速

单形室性心动过速　室性心律失常在年轻患者和无心脏病史的患者中很少见。稳定期患者的治疗方案包括利多卡因、胺碘酮和普鲁卡因胺。对于稳定或不稳定的患者，如果初始除颤未能将室性心动过速转化为窦性心律，这些也是需要考虑的辅助因素。此外，最近的一项研究显示，普鲁卡因胺在转化稳定室性心动过速方面优于胺碘酮。由于普鲁卡因胺是治疗心房纤维颤动伴快速心室反应、室上性心动过速和室性心动过速的一种治疗选择，如果节律不确定，可用它尝试治疗。虽然一些室性心动过速患者可能表现稳定，但其病情突然恶化的风险很高，必须密切监测并迅速治疗。

多形性室性心动过速　从根本上说，单形室性心动过速表明异位搏动是由心室中的一个经常缺血的病灶引起的，通常继发于冠状动脉疾病。多形性室性心动过速表明存在多个异位搏动病灶或更常见的全身功能障碍。后者是一种经典节律，在生理学上称为尖端扭转型室性心动过速，这是一种危险的节律，其诱发因素是QT间期延长。这可能是由各种药物和遗传条件引发的。许多抗心律失常药（包括普鲁卡因胺、利多卡因和伊布利特）都会延长QT间期，常用的抗精神病药物如氟哌啶醇也是如此。如果镁的给药不稳定且剂量大，则治疗重点是非同步心脏复律。

心动过缓

虽然心动过速的治疗涉及广泛的药物选择，还可辅以电复律，但心动过缓的治疗更侧重于经皮或经颈静脉电起搏，以及逆转潜在原因。心动过缓的原因包括急性脊髓损伤、心肌梗死、缺氧和各种毒理学状态以及全身性严重脓毒症引起的功能障碍。心动过缓在普通ICU人群中最常见，因为它是心脏功能障碍的标志，有时也是停搏前后的节律。急性处理包括阿托品、肾上腺素和起搏；然而，这些都是暂时的支持（除了脊髓损伤），必须优先解决潜在原因。

窦性心动过缓　窦性心动过缓可能是许多健康、年轻个体的正常静息节律，无需治疗。在深度休克状态下也可视为停搏前后的节律。脊髓损伤继发的窦性心动过缓可发生在高位（颈段）脊髓损伤中，应根据需要使用阿托品和血管加压药治疗神经源性休克。同样，与心肌梗死相关的窦性心动过缓，常见于窦房结受累引起的下壁梗死，也可用阿托品治疗。继发于使用右美托咪定的窦性心动过缓则需要不同的治疗。如果出现这种情况，需要使用血管加压药治疗，直到药物被代谢。如果低血压很明显且对适度使用血管加压药无反应，则可能需要起搏。由于右美托咪定的 α_1 受体拮抗剂效应，阿托品和肾上腺素在这种病因下无效。

交界性或室性心动过缓　交界性或室性心动过缓是由严重的房室结功能障碍引起的，没有明显的心房活动。如果 CO 下降，可能需要临时起搏治疗。阿托品在这种情况下无效，因为它是作用于功能障碍的房室结的。

休克

最严重的血流动力学改变是休克，这是由于循环衰竭导致继发灌注减少，最终引起终末器官功能障碍。休克状态本身表现为末端器官功能障碍，如乳酸升高、精神状态改变、尿量下降和肝酶升高。每种形式的休克都需要不同的处理，当不同形式的休克组合在一起时，合适的治疗可能具有挑战性。休克的形式多种多样，大致分为四类：分布性休克、低血容量性休克、心源性休克和梗阻性休克。

分布性休克

神经源性休克　神经源性休克继发于脊髓损伤后交感神经张力丧失。总体病因是血管阻力降低。然而，根据脊髓损伤的位置，有两种变化。在较低脊髓损伤中，C_5 以下，低血压会引起适当的反射性心动过速。在较高的脊髓损伤（C_5 及以上）中，患者常表现为心动过缓，因为心脏缺乏交感神经支配，心脏对迷走神经兴奋增加不能做出适当反应。这会导致“温暖休克”。治疗包括使用血管加压药以维持血压。尽管去甲肾上腺素被认为是一线治疗药物，但没有一种药物被证明是优越的。

值得注意的是，神经源性休克并不等同于脊髓性休克。脊髓性休克不是血流动力学现象，会导致脊髓损伤后反射暂时丧失，最常见的是球海绵体反射和提睾肌反射。它在本质上是暂时性的。

感染性休克　感染性休克由机体对细菌或真菌病原体的反应中释放的炎性介质引起，被认为是一种免疫反应。传统上，脓毒症被定义为伴有可疑传染源的全身炎症反应综合征（SIRS），SIRS 被定义为白细胞计数、体温、心率和呼吸频率四项参数中的两项或多项紊乱。感染性休克对液体复苏无反应，需要血管加压药维持血压。这些定义虽然仍然常用，但已被新的指南所取代，新的指南将脓毒症和感染性休克的定义建立在连续器官功能衰竭评估（sequential organ failure assessment，SOFA）评分的基础上[8]。具体而言，以 SOFA 评分增加 2 分或以上为代表的器官功能障碍代表脓毒症，而液体复苏但伴有低血压的脓毒症和（或）无低血容量但血清乳酸值大于 2 的脓毒症代表感染性休克。

以前的脓毒症管理指南包括立即进行乳酸盐测量（和其他实验室值）、经验性 2 L 液体推注、提取病原培养后进行经验性抗生素给药、液体复苏至中心静脉压和中心静脉血氧饱和度正常，以及可以使用 Swan-Ganz 导管准确捕获血流动力学变量。这被称为早期目标导向疗法。随后的随机对照试验表明，这种捆绑疗法没有任何益处。然而，支持者认为这些研究存在缺陷，因为早期目标导向治疗的大部分已成为治疗标准[9]。由于早期目标导向治疗的许多方面已被灌输为质量指标，这意味着未能遵守的医院或临床医师将受到处罚。人们普遍认为，早期识别和使用抗生素可提高生存率，但这必须与抗生素耐药性增加的风险以及对不需要抗生素的患者使用抗生素的相关危害相平衡。感染的早期源头控制也与结果呈正相关。

鉴于血管紊乱导致全身性血管舒张，血管加压药是感染性休克的首选似乎是合理的，但以下事实否定了这一点：脓毒性休克的病理生理学的一个关键部分是，由于血管通透性增加导致液体渗漏到间质中。因此，仅增加血管收缩本身并不能逆转休克状态。传统上，液体复苏后，仅在液体不再引起血压升高（液体反应性）时进行血管加压治疗是标准方法。目前正在进行的一项主要的随机对照试验对此进行了研究。

2017 年，拯救脓毒症运动（the Surviving Sepsis Campaign）发布了脓毒症总体管理的最新指南[10]。有争议的是，该运动继续向所有患者推荐经验性晶体液推注。争议较小的是，建议继续密切监测，目标平均动脉压为 65 mmHg，并使用乳酸盐作为组织灌注不足的衡量指标和复苏指针。使用中心静脉压来指导液体复苏在很大程度上受到了质疑，因为它不能可靠地预测液体反应性。取而代之的是，指南建议使用所谓的动态参数，包括被动抬腿、液体挑战、机械通气时的脉压变化以及其他技术。许多设备和技术可以预测液体反应性，但最终仍必须使用临床指标判断和指导液体复苏和血管加压药应用，从而治疗感染性休克。

目前，当液体复苏不能有效升高血压时，可选择去甲肾上腺素作为升压药，该药已被证明优于其他升压药。如果去甲肾上腺素效果不足，可以用肾上腺素替代；然而，它可能导致乳酸盐浓度的假性升高，并且难以将其用作复苏的终点。去氧肾上腺素与感染性休克的较高住院死亡率相关。

当去甲肾上腺素需求显著增加（超过约 5 mg/min）时，应添加低剂量血管加压素。这是因为有研究表明，炎性血管舒张性休克中血管加压素的剂量相对缺乏。0.04 U/min 的剂量被认为是一个相对较低的剂量，可纠正这种相对不足，并可降低去甲肾上腺素需求以维持血压。不建议使用高剂量血管加压素。当高剂量的去甲肾上腺素和添加的血管加压素不足时，可添加肾上腺素，但无数据表明这种方法有明显益处。如果 CO 较低，多巴酚丁胺也可用于增加组织灌注。

20 多年来，皮质类固醇在感染性休克中的应用一直存在争议。“拯救脓毒症运动”目前的建议是在血管加压药依赖性、容量充足的脓毒性休克中使用低剂量类固醇。正在研究的其他疗法包括维生素 C、硫胺素和氢化可的松组合，即“Marik”方案，该方案在单中心试验前后的研究中显示出显著的效果[11]。同样，一些基本概念，如初始液体复苏与使用血管加压药，以及乳酸作为复苏终点的意义，仍存在争议，正在进行研究。建议重症监护医师在这个快速变化的领域中保持与文献的同步。

分布性休克的其他病因　分布性休克的其他病因包括过敏性休克和内分泌休克。前者是对过敏刺激的反应，一线治疗用药是肾上腺素。可选择使用苯海拉明和类固醇等辅助药物。虽然前者不能控制气道症状并可能导致低血压，但后者需数小时才有效，且从未证明有益处。

内分泌休克是由甲状腺缺乏引发的严重黏液水肿性昏迷和获得性或医源性下丘脑-垂体-肾上腺轴抑制引发的阿狄森危象（Addisonian crisis）所引起。在这两种情况下，诊断取决于准确的病史和体格检查。通常情况下，在实验室检查排除并存的阿狄森病之前，黏液性水肿昏迷的治疗包括经验性使用类固醇以及左甲状腺素和碘塞罗宁。

低血容量性休克

低血容量性休克的特征是 SVR 增加，CO 减少，后者继发于前负荷减少。这是一种所谓的“冷休克”，即皮肤因血管收缩而变得寒冷潮湿。对于脱水或体液丢失引起的低血容量性休克（如由于在温暖环境下长时间的体力活动或过度的胃肠（GI）损失和缺乏口服摄入引起的休克），治疗方法相对简单，包括晶体液复苏。

出血性休克

在出血性休克中，血液制品是首选的复苏液。在这些情况下，晶体给药会导致凝血功能障碍，并可能增加血压，导致更多出血，而上述凝血功能障碍会加重出血。有两种复苏策略：用浓缩红细胞（PRBCs）、新鲜冰冻血浆（FFP）和血小板按比例设计大致接近全血；或基于凝血弹性描记法（TEG）或旋转血栓弹性测定法的凝血分析进行复苏，这些测试旨在准确测量凝血紊乱并指导复苏策略。第一种策略是按经验比例给药，这种策略在许多中心普遍采用，作为大规模输血方案的一部分，在出血得到控制和（或）达到复苏终点之前持续给药。除此之外，还有一些辅助药物，如氨甲环酸，也是一个极具争议的药物。值得注意的是，在严重创伤患者中，严格的 1∶1∶1 比例并不比 1∶1∶2 的 FFP、血小板、PRBCs 比例更好[12]。

心源性休克

心源性休克是一种“冷”休克，其特征是由于心脏作为泵的内在功能衰竭，导致 CO 减少，伴有代偿性血管收缩。心力衰竭导致心源性休克的原因很多，但最常见的是冠状动脉疾病的急性或长期后遗症。这种休克状态有多种变化，包括舒张期与收缩期衰竭以及左心与右心衰竭。瓣膜阻塞也可能是功能障碍的原因之一。心力衰竭分为三个阶段。最初，心室充盈压升高，但以肺内压升高和充血为代价，心室的收缩性得以保留。接下来，每搏输出量开始下降，但心率的增加会保留 CO。最后，CO 开始下降。

右心衰竭　右心衰竭治疗主要是输注液体直至中心静脉压（或楔压，如有）高于 15 mmHg，然后使用多巴酚丁胺或米力农进行扩张治疗。也就是说，必须谨慎使用液体治疗，因为右心室扩张可能导致室间隔向左心室弯曲，从而导致左心室功能下降，这种现象被称为室间相互依赖。扩张剂既能扩张脉管系统、降低血压，又能通过增加收缩力提高 CO。当 CO 较低且 SVR 较高时，它们是理想的选择，但如果体循环血压较低时，它们通常不是理想的选择。因此，通常采用注射强心扩血管药联合血管加压药（如去甲肾上腺素）的策略，将注射扩张剂滴定至适当的CO，将血管加压药滴定至适当的体循环血压。

左心衰竭 左心衰竭的两个问题是：患者的血压是多少？患者的体液负荷是否过重？尽管历史上几乎所有左心衰竭患者都服用了利尿剂，其理论依据是这些患者已过了Starling曲线的拐点，但实际上，心源性休克患者可能存在液体负荷过重、负荷不足或血容量不足的情况。应使用其他措施确定容量状态，包括体重、足部水肿、下腔静脉超声和其他较新的无创工具。

另一个决定点是血压。如果患者患有高血压，则可使用硝酸甘油、硝普钠或尼卡地平。这三者都将降低后负荷，允许血液流向外周组织，降低心肌需氧量，并保护心脏免受缺血性损伤。硝普钠具有加重冠状动脉缺血和导致氰化物毒性的风险，因此与其他药物相比，其受欢迎程度较低。如果在心源性休克状态下血压正常，可使用扩张剂。只要保持血压，也可谨慎使用血管扩张剂。最后，如果血压和CO都很低，注射肾上腺素或者可以尝试多巴胺输注；然而，由于外周血管收缩，它们可进一步增加后负荷并使患者的病情恶化。这种状态的死亡率极高，通常情况下，机械循环支持是仅存的少数选择之一。这些方案包括主动脉内球囊泵、左心室辅助装置和体外膜肺氧合（ECMO）。如果医疗机构内部没有这些资源，应考虑将患者转移到具有这些能力的中心，可能的方法是让接收机构的移动设备到达床边，并在转移前对患者进行机械循环支持。

梗阻性休克

梗阻性休克的病因包括张力性气胸、心包压塞、缩窄性心包炎和大量肺动脉栓塞。在所有情况下，治疗都是介入性的，因为它们需要去除梗阻性休克的病因，包括气胸的针减压或胸腔造口管；心包穿刺术或开胸术治疗心包压塞；肝素化和全身或导管溶栓治疗肺动脉栓塞。进行这些诊断时，需十分谨慎。

心肌梗死

在围术期，心肌缺血和心肌梗死都是令人担忧的，两者都有较高的发病率和死亡率。不伴有与肌钙蛋白升高相关的缺血症状或心电图（EKG）变化并不是安全性的标志，其死亡率仍然很高。MI存在两种基本类型。1型MI基于动脉粥样硬化斑块破裂，以及由此引起的由该血管供血的心肌缺血和梗死。相比之下，2型MI是基于血液供应与心脏对血液的需求不匹配，也通常称为需求性缺血。各种类型MI的治疗自然源于其原因：1型MI的血运重建和2型MI的心脏需氧量降低。

1型MI可分为ST段抬高型MI（STEMI）和非STEMI型MI（NSTEMI）。顾名思义，STEMI通常包括症状和心肌酶的升高以及心电图ST段抬高的证据，而NSTEMI与其相似，但心电图上未显示相应证据。不稳定型心绞痛是一种缺血症状，但不伴心脏生物标志物升高。这些关键区别导致了即时治疗的差异，应当注意，不稳定型心绞痛和NSTEMI在最初6小时内无法区分，这是因为心肌损伤后肌钙蛋白呈阳性需要时间。这三者共同构成急性冠状动脉综合征的一部分。

术后1型心肌梗死的治疗重点是经皮冠状动脉介入治疗，如果不能及时行经皮冠状动脉介入治疗，可选择溶栓治疗[14]。在NSTEMI中，在某些情况下，介入治疗可延迟至72小时。然而，在考虑术后患者接受全剂量全身抗凝治疗的风险和益处时，由于存在额外负担，整体干预决策会变得复杂。在某些人群中，例如最近接受神经外科手术的人群，卒中或出血导致死亡的风险使得经皮冠状动脉介入治疗及其抗凝治疗不可接受，而在其他患者中，这些风险是可以接受的。

除了主要干预措施外，还必须处理急性MI的并发症。心源性休克的处理如前所述。舌下或静脉注射硝酸甘油，可用于治疗高血压和胸痛。区分右侧和左侧MI至关重要，因为在左侧MI中，给予硝酸甘油以降低后负荷和心肌需氧量可能会降低前负荷，如果患者实际上患有右侧MI，则会导致右侧心力衰竭。这可能会产生灾难性的后果。如果硝酸甘油不能缓解胸痛症状，则可静脉注射任何阿片类药物（如吗啡）进行疼痛控制。应按经验和所选治疗方案给予患者阿司匹林和其他抗凝药物。如果没有心源性休克的迹象，应开始使用β-受体阻滞剂，因为这些药物具有心脏保护作用。但是，如果患者血压低或射血分数降低或心动过缓，则应避免使用。最重要的是，除颤器应放置于患者周围，最好在患者身上放置垫子，随时准备好电击以治疗任何危及生命的心律失常，或在患者出现继发于心脏传导阻滞的心动过缓时为其起搏。

呼吸系统

ICU 在许多方面被定义为“使用机械呼吸机的地方”。1953 年，为了应对丹麦的小儿麻痹症爆发，Bjørn Aage Ibsen 博士建立了第一个 ICU。最初由轮班工作的医学生提供正压通气，结合插管，防止了分泌物引起吸入性肺炎和其他肺部感染，挽救了数百人的生命。这种插管和机械通气的基本结合代表着所有类型的重症监护室的共同功能，熟悉气道管理和机械通气是重症监护医学实践的基础。

呼吸生理学

呼吸生理学的特征是两个相互联系的过程，氧合和通气。氧合是指从空气中向血流中添加氧气（O_2），通常浓度为 21%，也称为吸入气中的氧浓度分数（FiO_2）。通气是将细胞呼吸产生的二氧化碳（CO_2）从血液中清除出去。将这两个过程视为完全独立的过程是有帮助的，尽管实际上，这种抽象化的理解在极低的每分通气量下可能不成立。

这两个过程都依赖于空气顺着口腔进入气管，通过支气管进入肺实质，从肺动脉流入的血液通过肺毛细血管进入肺实质。该肺泡-毛细血管界面是发生气体交换的地方。如果血流量相对于氧合能力过大，称为分流生理学。在没有足够血液供应的区域进行气体交换被称为“生理无效腔”。这两种情况的其中一部分是正常的：不到 10% 的总 CO 不参与气体交换，总通气量的 20% ～ 30% 不与血液平衡。分流率增加继发于哮喘、肺水肿或肺炎引起的肺泡扩张、肺不张或 PE（过量 CO 流经非栓塞区）。无效腔通气发生在肺气肿破坏肺泡-毛细血管界面（CO 低或正压通气时）后空气使肺泡过度膨胀时。氧气输送在之前的“心血管系统”部分已经讨论过，这里不再进一步讨论。

在呼吸生理学中，顺应性是指在施加一定压力时肺体积的增加能力。间质性肺病或急性呼吸窘迫综合征（ARDS）中病变的纤维化使肺顺应性降低。关键是，在机械通气时代，低顺应性可能是一个恶性循环。肺炎、肺挫伤、胰腺炎等严重全身性疾病或其他原因引起的初始损伤可导致顺应性下降。使用机械通气时，空气被迫进入肺部以提供设定的通气量。这会导致气压性损伤，或因压力增加而对肺部造成创伤。这种气压伤会进一步降低顺应性。因此，预防气压伤是 ARDSNet 方案的一个关键目标，这将在后面讨论。

氧疗

在 ICU 或病房中，很难找到没有鼻插管的患者，鼻插管每分钟能够输送几升氧气到患者肺部。尽管如此，必须强调的是，氧本身是一种药物，有风险也有益处。100% 的 FiO_2 对使用水中呼吸器的潜水者来说是致命的，对没有缺氧（氧饱和度＞ 94%）的心脏病发作患者给予补充氧，可在 6 个月时增加梗死面积且无降低死亡率的益处。因此，氧疗只能在需要的情况下使用。在插管和机械通气患者中，如果耐受，目标 FiO_2 应小于 50%，因为这种做法是安全的，且无肺毒性风险。理论上，如果耐受，FiO_2 应降至 21%，但通常不这样做。

无创通气

对一些即将发生呼吸衰竭的患者可使用持续或双水平气道正压通气（CPAP 或 BiPAP）。无创通气支持无需插管。许多睡眠呼吸暂停患者夜间在家时经常佩戴这两种面罩，如果需要，应在医院内提供给此类患者。特别是 BiPAP 已被证明对充血性心力衰竭加重引起的肺水肿有显著益处。它们提供的呼气末正压（PEEP）有助于在呼气末保持肺泡开放。在 BiPAP 中，有两种设置：呼气气道正压和吸气气道正压。吸气气道正压是为每次吸气提供的，而呼气气道正压是恒定的支持，类似于 CPAP。因此，这些机器非常适合在高二氧化碳通气不足的情况下提供 CPAP 支持。

重要的是，要记住这类器械的禁忌证：包括精神状态改变和随之而来的无法保护气道的状态。两种器械都需要佩戴在脸上的面罩，任何大量呕吐事件都会迅速转化为大容量误吸和心搏骤停事件。此外，在近期完成食管、胃或十二指肠吻合的患者中使用这些器械是相对禁忌的，因为正压可增加上消化道充气。尽管食管下括约肌的正常静息压力大于 10 mmHg，且正常的 BiPAP 设置为吸气气道正压为 10 mmHg，呼气气道正压为 5 mmHg，但许多疾病和患者特点可降低这种保护机制，使 BIPAP 的使用具有危险性。BiPAP 也可作为拔管后的桥梁。最近的一项小规模随机试验表明，直接用 BIPAP 拔管可降低再插管率。

插管和机械通气

插管和机械通气是很常见的操作，以保护气道避免因神经功能缺损或通畅性丧失而误吸，或辅助氧合和（或）治疗通气不足。第一个适应证是保护气道，众所周知的说法是“当 GCS ＜ 8 分，插管”。虽然这实际上被视为重症监护中的一条戒律，但应记住，插管过程中存在重大风险，每条规则都有例外。气道通畅性丧失可继发于遗传性血管性水肿、气道创伤、严重过敏反应和气道烧伤引起的气道水肿。后者通常是一种延迟现象，因此评估烧伤患者的气道损伤体征至关重要。第二个指征是肺部在没有辅助的情况下无法完成两项任务。呼吸性酸中毒和缺氧加重都是需要插管的原因，插管可由多种原因引起，包括肺炎、肺挫伤、严重疾病、突发性肺水肿、充血性心力衰竭加重以及继发于代谢性酸中毒的呼吸功增加导致的呼吸衰竭。C_5 以上的高位脊髓损伤患者可能会延迟出现通气功能衰竭，因为他们的膈肌会减弱，而最初是通过使用辅助肌来代偿的。

最近的一项多机构研究发现，在 ICU 中进行插管的患者，在手术过程中，3% 的患者心脏骤停，其中 29% 无法复苏[15]。以往的研究证实低血压和血流动力学不稳定是围插管期心脏骤停的最具预测性的因素，但这些骤停的原因是多因素的，包括诱导剂引起的血流动力学改变、手术过程中的暂时缺氧以及正压通气对静脉回流至心脏的影响。插管前充分复苏患者是必要的，如有必要，可同时在插管前和插管过程中使用血管加压素等辅助药物。尽管动脉血气测量和使用无创呼吸机测量潮气量等实验室检查有助于确定患者是否需要插管，但在确定患者是否需要插管方面，没有任何东西可以替代临床判断。

机械通气的标准模式

容积辅助-控制通气

辅助控制是机械通气最常用的模式之一，特别是容积辅助控制通气。该模式（以及大多数所有标准模式）的 4 个基本设置包括呼吸频率、潮气量、PEEP 和 FiO_2。潮气量是输送到肺部的空气量，而 PEEP 代表呼气末保持肺泡开放和扩张的压力。呼吸频率和 FiO_2 已在前面描述过。容量辅助控制以设定的最小呼吸频率提供设定的潮气量。如果患者不是自主呼吸，则该速率正是患者将获得的速率。如果患者清醒并能自主呼吸，他们将接受最少次数的呼吸频率，除非他们过度呼吸，在此期间，患者进行的每次呼吸（无论是自主呼吸还是呼吸机引导呼吸）将被驱动至最小设定潮气量。这两个参数（呼吸频率和潮气量）相乘等于分钟通气量。正是分钟通气量的调整影响了 CO_2 从血液中的清除。相反，FiO_2 和 PEEP 的调节会影响血氧饱和度。对此的替代方法是压力辅助控制，其以设定的呼吸频率提供设定的空气压力，但潮气量会根据肺的顺应性改变而变化。

在两种机械通气模式下，必须仔细监测自由变量（容量辅助控制中的气道压力和压力辅助控制中的潮气量）。高于 35 mmHg 的气道峰值压力可能有害。气道压力公式为：

气道压力＝空气流量 × 气道阻力＋肺泡压力

因此，测量的气道压力本身不一定有害，但肺泡压力是有害的，并且可能导致气压创伤。当面临气道峰值压力升高时，第一步是排除气道阻力增加的原因，如导管扭结、呼吸叠加导致的自主 PEEP 以及张力性气胸或哮喘等其他原因。诊断方法包括测量吸气暂停期间的压力，也称为平台压力。这是肺泡压力的直接反映。较高的平台压伴高气道峰值压表明问题在于肺顺应性差。但低平台压表明问题在于近端部位。

同步间歇强制通气

同步间歇强制通气（Synchronized intermittent mandatory ventilation，SIMV）是另一种常用模式。辅助控制和 SIMV 之间的主要区别在于自主呼吸。在辅助控制中，每个患者发起的呼吸都得到完全支持，直至达到设定的潮气量。在 SIMV 中，设置了第 5 个参数，压力支持。该值类似于 BIPAP 上的吸气气道正压，为所有自主呼吸提供了一个设定的压力支持水平。因此，在 SIMV 中，所有患者产生的自主呼吸都应用了压力支持。ICU 中机械通气的“默认”模式是辅助控制模式还是 SIMV 模式，这通常取决于医师和病房。

压力支持通气

机械通气的另一种基本模式是压力支持通气。它类似于 BIPAP 机器。患者的每次呼吸都由一个带有附加 PEEP 的设定压力支持，该压力在整个呼吸周期内保持不变。该模式是使患者脱离机械通气的良好工具，将在拔管时进一步讨论。

机械通气的高级模式

高频振荡通气

高频振荡通气是一种不常使用的模式，涉及极高速率下的极低潮气量。在严重的 ARDS 中，常将其用作抢救模式和（或）通往 ECMO 的桥梁。两项高质量随机对照试验显示，使用此模式无死亡率获益，且死亡率可能增加[16]。在本章范围之外的新生儿人群中，有数据证明了其益处。

气道压力释放通气和双相气道正压通气

气道压力释放通气和 BIPAP 通气均可提供两级 CPAP 水平，允许自发和呼吸机强制呼吸的混合。它们将肺泡所受的压力最小化，因此最常用于肺顺应性显著降低的患者，如 ARDS。具体而言，气道压力释放通气包括在较长时间（TH）内的高 CPAP（PH），然后在较短时间（TL）内降至较低压力（PL）。双水平相似，但 TL 延长。这些模式设置的细节超出了本文的范围，但简单地说，PH 值被设置在确保氧合的水平，而 PL 和 TL 被设置为确保足够的通气。虽然这些模式的数据支持改善氧合，但并未显示其死亡率降低。这些模式的反对者认为，通过调整辅助控制中的吸气和呼气时间以及最终的反比通气，可获得类似的结果。

压力调节容积控制和自适应支持通气

这些都是获得专利的机械通风模式，只有某些制造商才能提供。压力调节容积控制可调节每次呼吸的驱动压力，以达到设定的潮气量，并对最大吸气压力进行设定限制。这样，既能获得压力模式的优点（主要是降低气压创伤的风险），又能方便使用设定的容量控制模式。尽管这种模式确实降低了平台压力，但并未记录到这种模式的死亡率获益。适应性支持通气旨在最大限度地减少患者的呼吸工作，实现目标每分通气量，但对死亡率也没有改善；然而，会有一些其他好处，如呼吸机使用天数减少。

体外膜肺氧合

对于难治性低氧血症患者，体外膜肺氧合（extracorporeal membrane oxygenation，ECMO）是所有其他干预措施的一种选择。这并非没有风险，因为所需的抗凝治疗可能导致严重出血和脑血管意外，还可能发生肢体缺血。在考虑 ECMO 时，可能会出现伦理问题。在不可逆肺病理的情况下，ECMO 可能不能作为一个选项。除非患者符合肺移植候选者的条件，否则作为一种目标疗法，它的风险太高，资源消耗太大。ECMO 插管可在床边进行，可为静脉-静脉或静脉-动脉插管，后者提供循环支持以及氧合和通气。

拔管或气管切开术

除非有显著血流动力学不稳定或有其他脱离呼吸机的禁忌证，否则应尽量使患者脱离呼吸机支持。即使是开腹手术也不是脱离呼吸机依赖的禁忌证。拔管技术有很多，但没有一个真正被证明是更好的。为患者拔管的决定基于以下宽泛的概念：

1. 患者的气道是否通畅？

2. 患者能否通过充分的氧合和通气来维持生命？

每个决定都有不同的参数要求。在评估气道通畅性时，进行泄漏测试。气管导管套囊放气后，应观察到通气量损失 10% ～ 20%。如果情况并非如此，仍可继续拔管；然而，建议在探条上拔管，并在床边放置设备，以实现再插管可能。或者，静脉注射类固醇和 24 小时内重新评估是更保守的方法。患者还必须能够保护他们的气道，这是通过患者的 GCS 和（或）外科重症监护能力来评估的。不能听从命令不是拔管的绝对禁忌证，尤其是在神经外科患者中；但是，此类决定应由经验丰富的临床医师做出。

有许多方法可评估插管患者的氧合和通气能力。自主呼吸试验的耐受性成功是成功拔管的最佳预测因素。通过将患者置于压力支持通气 5/5、40% FiO_2 下进行自主呼吸试验。这些设置（5/5）基本上可以为气管内导管提供补偿。耐受 30 分钟等同于通过自主呼吸试验。快速浅呼吸指数是另一个常用的测量方法。当患者接受压力支持时，其计算方法是用呼吸频率除以潮气量。快速浅呼吸指数＜ 105 可预测（但不能保证）拔管成功，而＞ 105 则基本上是拔管失败的证明。其他呼吸机制包括呼吸频率＜ 25 次 / 分，负吸气力＞－ 20 mmHg，潮气量＞ 5 cc/kg，每分钟通气＜ 10 L/min 和肺活量＞ 10 cc/kg，均提示拔管成功。

如果患者需要长时间保持插管状态，则应考虑改用气管切开术。虽然何时进行气管切开术的数据有争议，但评估的常用时间点是机械通气的第 7 天。提倡早期行气管切开术的人认为，其好处是可以减少镇静需要，降低气道风险，以及更方便地从机械呼吸机中解脱出来。

肺病理学

肺栓塞

虽然标记为“肺部”，但这是一种凝血系统的紊乱，而非肺实质的原发性损伤，其主要病理生理学是增加 PVR，最终导致右心衰竭。尽管如此，重要的是要认识到，肺栓塞可引起显著的无效腔生理反应，并导致缺氧。预防是最好的武器，包括早期步行、间歇性气动压缩装置和预防性抗凝。治疗包括全身抗凝（肝素滴注或基于体重的低分子量肝素应用），以防止血栓扩散，以及在极少数情况下使用急性溶栓剂或导管定向治疗或手术。在极端情况下，ECMO 也可以作为一种桥接疗法。

肺炎

通过胸片上新的浸润以及发热、白细胞增多和（或）脓性分泌物诊断肺炎。尽管如此，重症监护室中的几乎每位患者都会出现由其他原因导致的部分或全部上述临床表现，因此诊断可能会很困难。

社区获得性肺炎　对于因社区获得性肺炎到急救中心就诊的患者，美国传染病协会和美国胸科协会提供了大量的指南[14]。对于有以下三个因素的患者，建议直接入住 ICU：呼吸急促、$PaO_2/FiO_2 < 250$、多叶浸润、意识模糊、尿毒症、白细胞减少、血小板减少、体温过低或需要输液的低血压。在最初入住病房，然后要求转入 ICU 的患者中，死亡率增加[14]。

当然，感染性休克和（或）需要插管和机械通气的患者需要入住 ICU。

治疗社区获得性肺炎的主要药物是呼吸性氟喹诺酮类药物、β-内酰胺类药物以及大环内酯类药物。最近有证据表明，使用氟喹诺酮类药物会增加主动脉瘤和夹层的风险，使用大环内酯类药物会增加死亡率，这表明两种方案都应谨慎使用。

医疗保健相关肺炎和呼吸机相关肺炎　医疗保健相关肺炎（HAPs）和呼吸机相关肺炎（VAPs）的诊断定义分别为入院 48 小时内和插管 48 小时内诊断的肺炎。但是，这两个诊断存在争议，尤其是因为它们是作为医院质量衡量标准进行跟踪的。这不可避免地导致医院为此做出巨大努力，采取措施降低（在某些情况下人为降低）这两者的死亡率。

在 HAP 和 VAP 开始治疗之前，送检培养物（支气管肺泡灌洗或气管内抽吸）至关重要。如果患者有多重耐药病原体的危险因素存在（定义为 90 天内既往使用抗生素），则应使用万古霉素、头孢吡肟和左旋喹啉对 HAP 进行治疗[15]。VAP 患者有更高的多重耐药风险，任何感染性休克、ARDS、5 天或以上住院天数和（或）肾替代治疗的患者应使用相同的抗生素，直至培养物允许靶向治疗，总计 8 天。无这些风险因素的患者应单独使用头孢吡肟治疗。然而，值得注意的是，在美国和世界各地，当地的做法、处方和抗生素耐药性模式存在很大差异。与 ICU 药剂师共同制定指南将提高护理质量和效果。

管理 HAPs 和 VAPs 的关键是预防。所有患者都应将其床头抬高至 30°，这是一项可预防 HAPs 的措施，同时还应鼓励肺活量测定和早期活动。此外，使用机械呼吸机的患者应每天使用氯己定清洗，并中断镇静。但对 VAP 来说，最终的预防措施是尽早安全地脱离机械通气。

急性呼吸窘迫综合征

急性呼吸窘迫综合征（ARDS）是肺对多种刺激因素的反应，包括输血、败血症（肺炎等）、重度胰腺炎、外伤造成的肺挫伤、出血和（或）低血压。其特征为氧合能力下降和肺顺应性降低。正式定义（被称为柏林定义）是由几个学会共同努力制定的。它需要在胸片或 CT 上显示双侧浸润，$PaO_2/FiO_2 < 300$（< 300 为轻度，< 200 为中度，< 100 为重度），诊断前 7 天内存在刺激因素，并且排除静水压性肺水肿作为双侧浸润原因的可能性。值得注意的是，心力衰竭和 ARDS 患者可同时出现静水压性肺水肿。

ARDS 的处理围绕着机械呼吸机设置进行，如本章前面所讨论的。在一项具有里程碑意义的试验（ARDSNet）中，主要治疗方法被命名为肺保护性通气[17]。它包括几个目标：

- 4～6 ml/kg 的潮气量
- PaO_2 为 55～80 mmHg 或 SpO_2 为 88%～95%
- 需要更高的 PEEP 设置
- 平台压力≤ 30 cmH_2O
- pH 为 7.30～7.45

通常通过综合的指导方针 / 推理来满足这些要求（图 22.1）。如图所示，有许多辅助药物可以帮助满足氧合要求等。液体利尿和优化液体状态以减少任何肺外水肿是明智的第一步。此外，随后可采用深度镇静和（或）麻痹性神经肌肉阻滞，以确保无任何呼吸机不同步性，尽管一些权威人士认为，如果镇静深度足够，则无需采取此步骤。最后，俯卧位是为数不多的几种选择之一，在随机对照试验中显示可降低死亡率。然而，这种干预应该谨慎使用，并且应该在有经验丰富人员的单位中开展。患者处

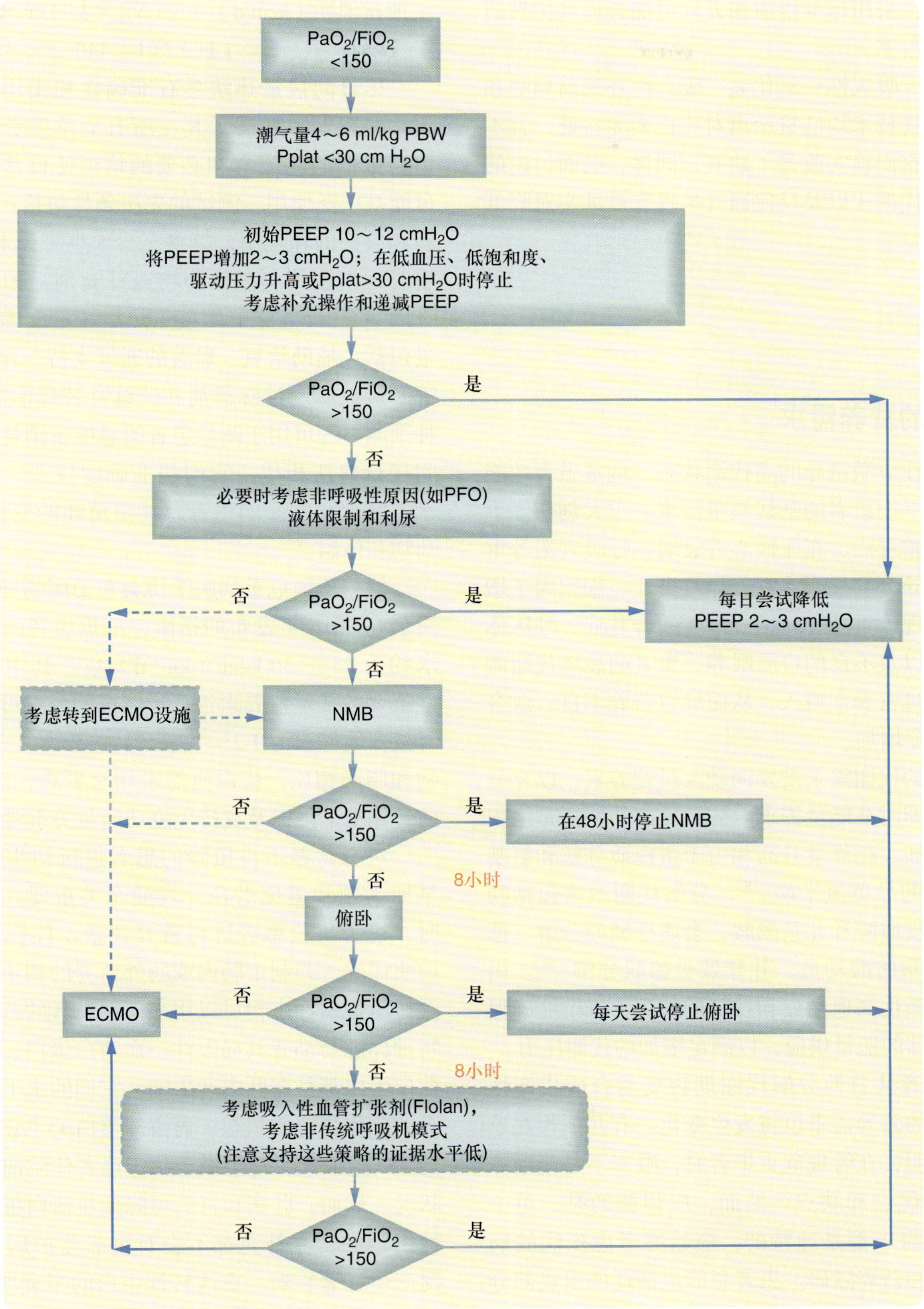

图 22.1 Ben Taub 医院难治性低氧血症指南（2017 年 9 月）。ECMO：体外膜肺氧合；FiO_2：吸入氧分数；NMB：神经肌肉阻滞；PBW：预期体重；PaO_2：动脉氧分压；PEEP：呼气末正压；PFO：卵圆孔未闭；Pplat：平台压

于俯卧位会显著减少接触机会，但为连接许多管线与辅助设备的患者翻身具有一定风险。需要与护理人员和所有辅助人员密切配合。如果选用，应在 ARDS 早期进行。

ECMO 是难治性 ARDS 的最终选择。CESAR 试验证明了转诊至 ECMO 中心的 ARDS 患者的死亡率降低。但是，在转入可能接受 ECMO 的患者组中，约 25% 的患者实际上并未接受 ECMO 治疗。最近的 EOLIA 试验得出的结论认为，ECMO 没有显著益处，并会因无效而提前终止[18]。然而，在终止时，ECMO 组的死亡率绝对获益为 10%。最终，ECMO 的可用性可能与一家擅长治疗 ARDS 并有大量此类患者的机构有关。因此，采用标准指南和方针可能会提高护理质量并降低死亡率。

类固醇、吸入性一氧化氮、吸入性环氧前列醇和高频振荡通气技术均已显示出对死亡率无益处，且不常用，尽管它们确实改善了缺氧。同样，前面讨论的机械通气替代模式以及反比通气也没有被证实对降低死亡率有益。

胃肠系统

危重患者的营养需求

由于急性应激诱导的高代谢状态，危重患者的能量需求高于平均患者的基线热量需求。重大创伤、手术、烧伤或脓毒症、充血性心力衰竭、呼吸衰竭等重大疾病会诱导分解代谢状态，导致炎症、细胞因子增加，随后出现体重减轻。结合潜在的合并症、卧床休息和不活动以及不良的口服喂养，患者的总体代谢需求很容易超过营养素摄入，从而导致营养不良、愈合不良和并发症增加。

危重病的代谢需求需要调动大量营养素，以充分满足急症的即时高能量需求。应激反应的特征是组织分解代谢增加、耗氧量升高和由于蛋白质分解和氨基酸氧化导致的净负氮平衡[19]。分解代谢激素包括胰高血糖素、皮质醇和儿茶酚胺，会诱导糖原分解、糖异生和游离脂肪酸动员，并导致骨骼肌分解[19]。由此产生的应激性高血糖症和伴随的胰岛素抵抗能确保立即获得足够的能量供应，以满足增加的代谢压力。

随着患者从急性分解代谢期转变为合成代谢恢复期，患者的营养需求也将发生变化。有几项相互矛盾的研究表明，在管理危重患者时，喂养不足或喂养过量都有其优点和缺点。然而，应强调的是，每个患者的营养需求都是独特的，应始终考虑疾病的病因、合并症和营养障碍。患者总能量消耗的组成部分包括静息能量消耗（60%～70%）、体力活动和锻炼（20%～30%）以及食物的热效应（10%～15%）。间接量热法仍然是计算患者总能量消耗的金标准。它基于这样一个事实，即营养素（碳水化合物、脂肪和蛋白质）在 O_2 的存在下转化为 CO_2、水和热，从而产生三磷酸腺苷[20]。因此，患者的总能量消耗可以通过测量身体消耗的 O_2（VO_2）和产生的 CO_2（VCO_2）的量来计算[2]。然后可以将这些值应用于改进的 Weir 计算，以便计算患者的总能量消耗：

$$\text{能量消耗（kcal/d）} = [(V_{O_2} \times 3.941) + (V_{CO_2} \times 1.11) \times 1]\ 440$$

尽管间接量热法具有准确性和实用性，但仍存在一些限制，妨碍了其在所有危重患者中的普遍应用。机器的高成本和必要的培训使得其在经济上不可能被广泛使用。测试的先决条件包括：患者处于安静和放松的环境中，禁食至少 5 小时，未运动至少 4 小时，未服用刺激性药物或补充剂，如尼古丁或咖啡因[20]。可能影响间接量热法测量准确性的其他变量包括：辅助给氧、显著的通气支持、存在漏气或胸管、最近使用过麻醉剂和持续肾替代治疗[21]。有几种预测方程可用于测量患者的总能量消耗；然而，与间接量热法相比，它们的准确度较差。其中许多因素不断变化并影响患者总能量消耗的变量，如体重、药物和体温[21]。

根据美国危重病医学协会和美国肠外和肠内营养协会在 2016 年发布的指南，危重患者的最佳营养需求约为 25～30 kcal/（kg · d）[21]。其中，蛋白质是最重要的常量营养素，基于体重的公式可用于估计每日蛋白质需求为 1.2～2 g/（kg · d）[21]。与碳水化合物和脂肪相比，蛋白质需求相对更高，对伤口愈合、防止体重下降以及支持免疫功能至关重要。

对有营养不良风险的患者进行初步鉴别并进行早期干预和避免潜在并发症至关重要。在进入 ICU 时，应为每位患者进行营养评估，计算其能量和蛋白质需求，并制定肠内或肠外营养的初步计划。传统的血清蛋白标志物可以用来了解患者的营养状况，但每种标志物都有其局限性。血清白蛋白、转铁蛋白和前白蛋白都是在肝中产生的，它们的水平可以反映患者的总体蛋白质状态。血清白蛋白的半衰期更长，约为 18～20 天，这有助于确定患者住院前的近期营养状况。然而，肝病和肾病可降低血清白蛋白水平，急性饥饿和营养补充都不会对重症监护病房的急性情况产生显著影响。血清转铁蛋白的半衰期约为 8～9 天，但可根据患者的血清铁水平和全身炎症情况改变其水平。仅当血清铁水平正常时，才应将转铁蛋白视为蛋白质状态的标志物。最后，前白蛋白的半衰期为 2～3 天，其水平随着分解代谢、炎症或过渡到合成代谢状态而迅速波动。这些血清标志物是阴性急性期反应物，在严重应激或创伤的情况下，它们的水平将由于血管通透性的增加和肝蛋白合成的再分配而降低。应结合患者的主要病程和临床状态来解释其值。C 反应蛋白可作为炎症和应激的总体标志物，应予以考虑。

组织成像技术现在被认为是分析患者身体成分和估计瘦体质量的准确和有效的方法。CT 成像可对骨骼肌进行横截面测量和量化，便于与之前或之后的研究进行比较。第三腰椎的横断面成像提供了全身脂肪组织组成、全身肌肉体积和瘦肌肉体积的精确估计。对腰肌质量和密度变化的研究与患者营养状况和住院时间的变化相关[22]。尽管有这些益处，但 CT 成像受成本和潜在不必要的电离辐射暴露的限制。床边超声已发展成为一种易于重复且无害的测量患者肌肉质量的方法，可重复使用以进行比较。尽管超声没有 CT 扫描的负面影响，但其在 ICU 患者中的应用尚未得到验证。如果没有一种方法能够可靠、准确地测量患者的总体营养状况，则必须继续对患者进行全面体检评估和临床判断，并从辅助研究中收集额外数据，以制定个性化和全面的营养支持计划。

肠内和肠外营养

除了营养的时间和比例外，营养给药途径也是一个重要决定因素，它是基于患者的临床状态和并发症的风险做出的。肠内营养是指通过肠道途径（无论是口服还是通过鼻胃管）给予食物和液体，应尽可能成为营养给药的首选。除了作为我们日常营养的生理方式，还有几个额外的好处。肠内营养通过维持上皮内细胞之间的紧密连接帮助维持肠道完整性，诱导血液流向肠道，促进肠道微生物多样性和肠道介导的免疫，并刺激内源性激素和消化酶的释放[21-23]。

插管、病情变化、镇静、有误吸风险或需要额外热量支持的患者可通过经鼻胃管或 Dobhoff 管开始肠内营养。放置时，这些导管应在使用前通过 X 线确认其位置。鼻胃管的优势在于能够用于喂食、给药和胃减压，并且不太可能堵塞。Dobhoff 管更柔软、更灵活，可放置在 Treitz 韧带后，当需要更长时间使用时耐受性更好，但不能用于减压，且由于直径较小而有堵塞倾向。与胃内营养相比，Treitz 韧带后喂养可降低感染发病率和缩短 ICU 住院时间。对于有高误吸风险、胃排空延迟或已被证明对胃喂养不耐受的患者，Treitz 韧带后喂养最有益。正确的导管定位可能很困难，如果无法及时放置，则最好避免延迟，并在等待小肠定位时开始早期鼻饲。

肠内营养的障碍经常导致无法满足患者每日的热量需求。在患者护理、床边操作、诊断成像和手术前等情况下，T 管喂食经常被中断。肠内营养给药的绝对禁忌证包括肠梗阻、肠中断、活动性肠出血和血流动力学不稳定。如果患者低血压、有新的发病和（或）对血管加压药的需求增加，应保持肠内喂养，直至患者稳定。在低血压情况下给予肠内营养有可能加重肠缺血，导致坏死和细菌过度生长。相反，血管加压药需求最小且稳定的患者在早期肠内营养给药方面表现得更好。虽然目前还没有关于血管加压支持的肠内营养的指南，但重要的是要认识到任何潜在的肠缺血迹象，包括喂养不耐受、腹胀、新发肠梗阻和日益恶化的代谢性酸中毒[21]。

肠外营养通过静脉注射提供营养和液体，通常用于有肠内营养禁忌证的患者。这是一种更可靠的提供热量的方式，因为中断给药的次数更少，患者的热量需求也更快得到满足。通过改变液体、葡萄糖、氨基酸、脂类、电解质、维生素和微量元素的总量，肠外营养也可定制，以满足每个患者的个人需求。当患者接受肠外营养时，应每日进行一组实验室检查，在开始脂肪乳剂前测定甘油三酯水平，每周进行一组肝酶测定。肠外营养有两种形式：通过中心静脉通路的全肠外营养或当患者能够耐受少量口服喂养但需要补充或等待中心静脉通路时，通过外周静脉通路进行部分肠外营养。

尽管静脉注射营养似乎是理想的，但研究表明，危重症 48 小时内的早期肠外营养无任何降低死亡率的好处，并且可能与增加的感染性发病率相关。在营养状况良好的患者中，通常需要等待 7 天才能开始肠外营养，期望患者能够通过肠内进食。与肠外营养相关的并发症包括中心静脉相关血流感染（CLABSI）、血管血栓形成、高甘油三酯血症、高血糖、肝脂肪变性和胆汁淤积。接受肠外营养的患者与有中心静脉通路但未接受营养的患者相比，CLABSI 的风险更高。葡萄球菌是最常见的微生物，肠外营养是院内念珠菌病最常见的危险因素。代谢并发症包括再喂养综合征和过量喂养。饥饿一段时间后，再喂养综合征继发于充分的热量摄入，导致低钾血症、低磷血症和低镁血症，可通过缓慢摄入热量并随时间增加至全热量需求来避免。过量喂养会导致电解质失衡、高血糖和高甘油三酯血症，并导致机械通气脱机。肠外营养会导致肠黏膜萎缩、微绒毛缺失、胆汁淤积、胆石症和肝脂肪变性。长期肠外营养使患者有发生急性胆囊炎、肝硬化和肝衰竭的风险，是短肠综合征患者死亡的主要原因。

肠内和肠外营养给药对危重患者的死亡率没有影响[23]。然而，接受肠内营养的患者感染性并发症风险降低、ICU住院时间缩短[23]。在一般人群中，接受肠内而非肠外营养的患者，其肺炎和CLABSI的发生率较低，而外伤患者腹腔脓肿形成率较低[21]。卡路里试验还列出了费用差异，表明肠外给药的患者总体护理费用较高[24]。总体而言，当面临在无绝对禁忌证的情况下选择开始肠内或肠外营养时，使用肠内营养对患者有明显的益处，并可节约总体费用。

应激性溃疡预防

胃肠道黏膜对危重患者频发的血流动力学改变高度敏感。内脏灌注不足、黏膜缺血、再灌注损伤和黏膜保护能力下降均可导致溃疡形成，并可能导致出血或内脏穿孔。机械通气会影响患者的血流动力学，尤其是在采用高PEEP和（或）高于正常潮气量的情况下。胸内压力升高会降低静脉回流和右心充盈，从而降低CO。在严重创伤或低血压后，可在高达90%的患者中发现胃溃疡，但其后果尚不清楚，因为只有一小部分患者继续出现临床相关的胃肠道出血[25]。

传统上，需要机械通气超过48小时和凝血功能障碍已被确定为与消化道溃疡和消化道出血相关的两个主要风险因素。这些患者经常服用胃酸抑制剂，如质子泵抑制剂（PPI）、组胺-2受体拮抗剂或胃黏膜保护剂作为预防或治疗[8]。一项对1034例在ICU中继发于胃溃疡的明显消化道出血患者进行的回顾性初始队列研究确定了以下风险因素：3种或3种以上合并症，肝疾病、肾替代治疗、急性凝血功能障碍，以及在ICU第1天的SOFA评分较高[25]。可给予预防的其他临床因素包括颅内压升高（库欣溃疡）、烧伤（克林溃疡）、感染性休克、心源性休克、高剂量皮质类固醇使用、慢性或高剂量非甾体抗炎药使用、肾衰竭或肝衰竭以及既往胃溃疡或消化道出血史[26]。由于存在如此广泛的风险因素，据报道超过80%的危重患者常规服用PPI或组胺-2受体拮抗剂作为应激性溃疡预防[25]。

在预防胃肠道出血方面，组胺-2受体拮抗剂抑制胃酸的作用已被证明优于硫糖酸盐对胃黏膜的保护，这使PPIs和组胺-2受体拮抗剂成为预防和治疗的主要选择[26]。当将PPI与组胺-2受体拮抗剂进行比较时，服用PPI与降低消化道出血率相关，但在死亡率方面无差异[8]。胃酸抑制已被证明会增加继发性院内肺炎、艰难梭状芽孢杆菌（以前是梭状芽孢杆菌）感染、血小板减少、心肌梗死和药物相互作用[26]。胃酸是抵抗病原体的天然屏障，抑制胃酸可导致胃和十二指肠细菌过度生长，并增加艰难梭菌的存活率。由于这些原因，组胺-2受体拮抗剂是应激性溃疡预防的首选药物。

尽管先前有证据表明了胃肠道预防在降低重大胃肠道出血发生率方面的有效性，但这些数据现在仍存在一些问题。鉴于ICU护理显著改善、更好的血流动力学监测、早期目标导向复苏以及早期肠内营养用于胃肠黏膜维持和保护的实践，胃肠预防的必要性存在争议。目前，在高质量随机安慰剂对照试验获得更好的数据之前，应激性溃疡预防仍是标准治疗方法。

肝系统

肝硬化患者的围术期管理

危重患者的肝硬化是一种难以管理的复杂医学疾病，因为它对几乎所有其他器官系统都有影响。随着美国肥胖症患者的增多，肝硬化的患病率将继续增加。许多亚临床肝硬化患者并未意识到其病情，任何有发展为肝硬化危险因素的患者都应该进行充分的筛查。肝病的风险因素包括长期饮酒或使用药物、性乱交、输血、文身、黄疸史和肝病家族史[27]。彻底检查患者的用药情况并询问有关使用草药的具体问题非常重要，因为一些草药可能对肝有毒性。临床表现包括：疲劳、瘙痒、黄疸、肥胖、颞部消瘦、手掌红斑、蜘蛛毛细血管扩张症、男性乳房发育症、腹水、脾大、海蛇头状脐周静脉曲张和睾丸萎缩[27]。

对疑似肝硬化患者进行的实验室评估包括全血细胞计数（检查有无贫血和血小板减少症）、基本代谢指标（评估肾功能）、凝血指标（评估肝产生凝血因子的内在能力）和肝功能指标（评估肝功能）。放射学检查应从右上腹双频超声开始，因为其安全性高，相对便宜，可在床边进行，易于重复，并且对血管异常（如血栓）高度敏感。弹性成像评估还可定量测量肝硬化时的肝硬度。然而，超声受到患者身体体型的限制，以及由于依赖技术人员，使获得的图像质量可能会有差异。另外，使用CT或MRI的对比增强横断面成像可以非常详细地显示整个肝、脾和门静脉系统；具有可靠的重复性，变异少；并且不受患者习惯的限制，患者能够适应扫描仪。与超声检查相比，横断面成像更为昂贵，通常需要搬运患者，这在不稳定的患者中可能是危险的，并且可能导致碘或钆造影剂给药的肾毒性；CT 成像需要暴露于电离辐射下，如果患者有金属装置或植入物，则无法进行 MRI。

肝硬化引起的全身性改变导致身体不再能够代偿患病时发生的许多并发症。失代偿性肝硬化的临床表现包括腹水、食管静脉曲张出血、痔疮和出血、细菌性腹膜炎、肝性脑病、肝肺综合征和肝肾综合征[27]。失代偿性肝硬化 1 年的死亡率为 20%，当发生食管出血时，死亡率上升至 57%，总体中位生存期小于 2 年[27]。失代偿期肝硬化患者的生理代偿储备有限，无法承受创伤或紧急普外科手术等严重伤害。严重的并发症包括急性肝衰竭、凝血功能障碍、门静脉血栓形成、急性肾衰竭、大量积液和电解质失衡以及败血症[27]。

术前风险分层是一项重要的数据，有助于在非紧急手术干预时指导肝硬化患者的治疗。考虑因素不仅包括肝病的严重程度，还包括除合并症外的干预紧迫性。肝硬化分期可以通过 Child-Pugh-Turcot 评分来估计，以将患者分为代偿性（A 类）、轻度失代偿性（B 类）以及重度失代偿性（C 类；表 22.1）[28]。Child-Pugh-Turcot 分级最初用于预测肝硬化和食管出血患者的手术死亡率，现在用于评估患者的总体预后。它是利用患者的凝血酶原时间（PT）（以国际标准化比率 INR 进行标准化和计算）、血清总胆红素、血清白蛋白以及腹水和肝性脑病分级进行计算的。

Child-Pugh-Turcot A 级情况下，腹部手术围术期死亡率为 10%，B 级为 30%，C 级为 80%。虽然 Child-Pugh-Turcot 评分是作为手术风险分层的一种手段而产生的，但它未考虑肾功能，且受到腹水和肝性脑病主观评估的限制。另一种风险分层方法工具是终末期肝病模型（MELD）评分系统（表 22.2）。MELD 评分系统是用于预测经颈静脉肝内门体分流术（用于治疗肝硬化诱导的门静脉高压）后 3 个月的死亡率的，此后发现，该评分可用于评估肝硬化的长期预后和确定肝移植的优先顺序[27]。使用客观数据（血清钠、血清肌酐、血清总胆红素和 INR 水平）重新计算患者的 MELD 评分[28]。

有许多可改变患者 MELD 评分的注意事项，如存在肝细胞癌或肝肺综合征，但这些事项更适用于供体肝分配，此处不再讨论。计算的 MELD 评分≤ 11 时，3 个月死亡率为 5% ～ 10%；评分为 12 ～ 25 分，死亡率为 25% ～ 54%；评分≥ 26 分，死亡率为 55% ～ 80%[28]。由于这些计算方法的开发目的都不是用作肝硬化患者一般手术死亡率的预测，因此梅奥诊所开发了一种风险分层工具，用于评估肝硬化患者腹部、骨科和心脏手术的术后死亡率[28]。无论使用哪种评估工具，都不应将其单独用于决定临床决策，而应将其作为附加数据，以帮助指导临床医师更好地管理这种复杂的疾病。

对于 Child-Pugh-Turcot A 级或 MELD 评分＜ 10 分的患者，手术通常被认为是安全的；然而，术前优化可能是困难的，尤其是在疾病的晚期[29]。凝血障碍在术前和术后阶段是一个主要的关注点，因为这些患者往往由于营养不良、死骨形成、骨髓抑制和肾衰竭会导致凝血因子的产生减少、血小板减少和血小板功能失调[29]。

表 22.1　肝硬化严重程度的 Child-Pugh-Turcot 分级

	评分		
临床和实验室标准	1	2	3
脑病	无	1 级或 2 级	3 级或 4 级
腹水	无	轻度至中度（利尿剂应答）	重度（利尿剂难治）
胆红素（mg/dl）	＜ 2	2 ～ 3	＞ 3
白蛋白（g/dl）	＞ 3.5	2.8 ～ 3.5	＜ 2.8
凝血酶原时间	＜ 4	4 ～ 6	＞ 6
国际标准化比率	＜ 1.7	1.7 ～ 2.3	＞ 2.3

级别	描述	评分
A	轻度：代偿良好的疾病	5 ～ 6
B	中度：显著的功能损害	7 ～ 9
C	严重：失代偿性疾病	10 ～ 15

表 22.2 终末期肝病模型（MELD）评分系统

MELD 评分	三个月死亡率
≤ 9	1.9%
10 ～ 19	6.0%
20 ～ 29	19.6%
30 ～ 39	52.6%
≥ 40	71.3%

MELD ＝ 3.78×$\log_e$ 血清胆红素（mg/dl）＋
11.2×$\log_e$ INR ＋
9.57×$\log_e$ 血清肌酐（mg/dl）＋
6.43（肝病病因常数）
如果患者在过去 7 天内做过 2 次透析，血清肌酐值应为 4.0
MELD-Na ＝ MELD ＋ 1.59×［135 － Na^+＋（mEq/L）］

INR，国际标准化比率；Na，钠。

术前血小板计数目标取决于机构和外科医师，但计数＜ 50 000/μl（中度风险手术）和＜ 100 000/μl（高危手术）应予以纠正[29]。与 FFP 相比，首选使用维生素 K 和冷沉淀纠正凝血障碍，以尽量减少液体超负荷，并应接受 TEG 指导，TEG 不仅可评估凝血功能，还可评估血小板功能、凝血强度和纤维蛋白溶解[29]。肝硬化患者通常营养不良，如前所述，这与围术期并发症增加有关。营养优化对于支持免疫系统、促进伤口愈合和恢复至关重要。腹水、液体超负荷和电解质异常这些并发症可导致呼吸衰竭和血流动力学衰竭。门静脉高压导致内脏血管扩张，降低前负荷，并引起水和钠的代偿性潴留，从而增加循环容量，导致低钠血症和液体超负荷[29]。

肝损伤的处理

肝是钝挫伤中最常受损的腹部器官，在穿透性损伤中第二常见。美国创伤外科协会（AAST）根据血肿、裂伤大小和血管受累对肝损伤进行从Ⅰ到Ⅵ的分级。肝损伤手术或非手术治疗的决定不应仅基于 AAST 指南，而应更多地基于患者的血流动力学状态和相关损伤。尽管较高级别的损伤常需要手术干预，但应根据解剖损伤及其生理影响进行处理。

钝性肝损伤和血流动力学不稳定或腹膜炎者应紧急送往手术室行开腹探查术。如果患者血流动力学稳定，无腹膜炎，且无需紧急手术干预，则应进行静脉造影 CT 扫描，以对损伤进行适当分级，并评估造影剂是否主动外渗（显影）。对于 CT 扫描上的任何动脉外渗或假性动脉瘤，应通过血管造影术进行进一步评估或处理，以进行选择性栓塞，但应避免近端肝、右肝或左肝动脉栓塞。在没有活动性外渗的情况下，单纯损伤程度不能作为栓塞的指征。对于钝性肝损伤患者，应将其送入监护病房，以进行持续生命体征监测、尿量评估和频繁的实验室检查。

随着越来越多的机构习惯非手术和保守治疗，穿透性腹部损伤的管理已经成为一种不断发展的临床实践。与钝性损伤一样，任何血流动力学不稳定或腹膜炎的患者都应接受紧急探查。接受 CT 检查且发现空腔器官损伤的患者应接受开腹探查，那些因膈肌受累而出现胸腹联合损伤的患者应接受开腹探查或腹腔镜检查，以进行进一步评估和修复[30]。非手术治疗的成功证明，在创伤中心用足够的医疗资源可以成功的治疗部分穿透伤。[30]。

肝损伤非手术治疗的并发症包括迟发性出血、胆汁渗漏、胆汁瘤、胆道出血、坏死和脓肿形成。迟发性出血伴血流动力学不稳定应通过手术干预进行处理，如果情况稳定，可通过三期 CT 成像进行评估，然后进行血管造影和栓塞（如果稳定）。胆道出血通常表现为上消化道出血，最初应通过血管造影和栓塞进行处理，但如果无法控制，可能需要手术干预。胆漏和胆汁瘤形成可通过经皮引流进行处理，强烈推荐进行内镜逆行胰胆管造影和支架植入术。延迟性胆汁腹膜炎或包膜下血肿破裂的首选治疗方法是腹腔镜联合早期内镜逆行胰胆管造影，以诊断可疑的胆汁渗漏。对于大多数肝脓肿，影像学引导下经皮穿刺引流是首选治疗方法，根据具体情况进行手术干预，作为初始治疗或在经皮穿刺引流失败后进行治疗。出现肝坏死的患者可通过观察进行治疗，在需要手术治疗的情况下，受累节段的正式切除优于连续清创术。

肾系统

肾生理学

肾功能障碍会导致重症患者的发病率和死亡率大大增加，在重症监护病房的患者中，有 15% 的患者会出现肾功能障碍。肾功能障碍不仅会影响肾脏的主要功能、电解质、酸碱和容量平衡，还会影响药物配置和其他严重应激器官系统。

在解剖学上，肾由右肾动脉和左肾动脉供血，由右肾静脉和左肾静脉引流。在肾小球水平，血液由传入小动脉供应，穿过肾小球，经传出小动脉流出。传入和传出小动脉的相关血管收缩决定了肾的滤过水平。对刺激［如抗利尿激素（ADH）、心钠素和醛固酮］产生反应时，会在收集系统中对尿液进行额外浓缩和稀释。总而言之，肾对不同状态做出反应，以维持容量、酸碱和电解质的稳态。

酸碱失衡

酸碱失衡在 ICU 中很常见，需要认真思考来确定其病因，以便采取适当的治疗措施来避免潜在的致命并发症。注意，一个区域的原发性紊乱通常会导致另一个区域的代偿性紊乱（即代谢性酸中毒会导致代偿性呼吸性碱中毒）。

代谢性酸中毒

代谢性酸中毒有多种原因，所有原因都被归为高阴离子间隙酸中毒或正常阴离子间隙酸中毒。高阴离子间隙酸中毒发生在过量摄入、产生或滞留强酸时。病因包括乳酸盐、酮类、硫酸盐、乙二醇、甲醇或水杨酸盐的代谢产物等。当重吸收氯化物而不是碳酸氢盐导致高氯化物代谢性酸中毒时，存在正常或非阴离子间歇性酸中毒。这最常见于腹泻和肾小管酸中毒。

可通过评估乳酸盐、酮、肌酐和渗透压来区分高阴离子间隙酸中毒，而尿阴离子间隙可帮助区分正常阴离子间隙酸中毒。代谢性酸中毒的治疗是逆转潜在的损害，对正常的阴离子间隙酸中毒保留碳酸氢盐治疗。很少需要透析。

代谢性碱中毒

代谢性碱中毒伴随酸损失或碳酸氢盐增加。最常见于上消化道损失（如呕吐）或过度利尿。在评估代谢性碱中毒时，尿氯有助于确定是盐（氯化物）反应性碱中毒还是无反应性碱中毒。治疗包括盐反应病例的生理盐水复苏，非盐反应性碱中毒需要纠正盐皮质激素过多和原发性醛固酮增多症。

呼吸性酸中毒

呼吸性酸中毒继发于通气不足，导致 CO_2 过量。原因是多方面的，包括睡眠呼吸暂停、过度用药以及代谢性酸中毒伴疲惫导致的呼吸工作负荷增加。治疗是支持性的（药物治疗、O_2 补充和无创机械通气），但如果尚未到位，可能需要机械通气。

呼吸性碱中毒

呼吸性碱中毒是继发于肺泡过度换气并导致低二氧化碳血症的酸碱紊乱。病因包括对缺氧、疼痛和焦虑的生理反应等。管理针对的是潜在的代谢失调。

电解质异常

虽然电解质异常的全面概述超出了本章的范围，但在此提供了简要概述。

低钠血症

低钠血症是住院人群（包括 ICU）中最常见的电解质紊乱，发生在 H_2O 的摄入增加或盐损失之后，住院和 ICU 中最常见的原因是使用了低渗维持溶液。手术和非手术人群中有明确的证据驳斥这种做法[31]。此外，ADH 会在压力反应下释放，使许多患者患上 ADH 分泌异常综合征。利尿剂也会导致低钠血症。其他病因包括腹泻、心力衰竭、肝病和肾病。血清和尿电解质、渗透压、容量状态评估一起可用于确定低钠血症的原因。

管理策略包括单独限制或使用利尿剂（在高容量状态下）、生理盐水（在低容量状态下）以及治疗潜在病因（正常血容量状态下）。纠正慢性重度低钠血症（血清钠＜ 121 mEq/L）过快可能会导致渗透性脱髓鞘综合征，以前称为脑桥中央髓鞘溶解症。因此，我们的目标是以不超过 0.5 mEq/h 的速度纠正低钠血症。急性低钠血症和导致癫痫发作的症状性低钠血症可以被更快纠正，直到癫痫发作停止，然后再减慢纠正速度。

高钠血症

高钠血症由水丢失或盐增加引起。有创机械通气、损伤控制手术后开腹、ADH 丧失引起的中枢性或肾源性尿崩症以及无意识的丢失均可导致失水。一个主要症状是口渴。治疗方法是补充丢失的自由水，通过以下公式计算：

自由水丢失量＝全身 H_2O 含量 ×（血清 Na/140 － 1）

急性高钠血症应在 24 小时内纠正，慢性或不明原因的高钠血症应在 48 小时内纠正，纠正率不超过 0.5 mOsm/（L · h），以避免脑水肿。

其他电解质异常

低钙血症、低钾血症、低镁血症和低磷血症 这些疾病通常发生在重症监护室，继发于危重患者的营养不足和合成代谢需求，以及其他病因。低钙血症通常不需要补充钙，除非有临床症状。所有其他的电解质异常都应该按照机构惯例进行补充。

高钙血症、高钾血症、高镁血症和高磷血症

高钾血症和高磷血症将在以后的急性肾损伤（AKI）中讨论。高镁血症在ICU环境中较为罕见，最常见的原因是肾功能损害时镁负荷过多。高钙血症在ICU中也很少见，最常见的原因是原发性甲状旁腺功能亢进症和全身恶性肿瘤。轻症不需要治疗；然而，精神状态改变的严重病例需要治疗。治疗包括使用平衡晶体溶液、降钙素和双磷酸盐进行容量复苏。对于肾衰竭的重症患者，透析仍然是一种选择。

急性肾损伤

急性肾损伤（AKI）是ICU中常见的并发症。最典型的是其病因是多因素的，包括低血压、药物和感染。AKI有许多共识定义。RIFLE标准最初由急性透析质量倡议提出，随后由急性肾损伤网络（the Acute Kidney Injury Network，AKIN）修订。最近，采用了"肾病：改善全球结果标准"作为AKIN的修订版[32]。这些标准包括：

- 48小时内血清肌酸酐升高≥0.3 mg/dl（≥26.5 μmol/L）；
- 血清肌酸酐升高至≥1.5倍基线，已知或推测发生在7天内；
- 6小时尿量＜0.5 ml/（kg·h）。

一旦确诊，必须确定AKI是肾前性、肾性还是肾后性。肾前原因占医院获得性AKI的大多数，包括低血容量、充血性心力衰竭和失代偿性肝病。幸运的是，肾前性AKI通常不会导致永久性肾损害。肾前性AKI可通过钠排泄量＜1%来确诊。肾性AKI最常由急性肾小管坏死引起。急性肾小管坏死的病因包括药物、造影剂[33]和败血症等。肾性AKI可通过钠排泄量＞1%来确认。肾后性AKI在ICU环境中并不常见。它是由于尿路阻塞所致。评估包括肾后系统评估和肾超声检查。

一旦确诊，AKI的初始治疗本质上是支持性的，包括处理AKI的诱因和并发症。这些并发症包括高钾血症、容量负荷过重、代谢性酸中毒，通常还伴有高磷血症和低钙血症。如果未成功，可能需要透析。同样，可能需要透析来处理危及生命的并发症。

高钾血症

高钾血症是钾排泄受损（AKI）或跨细胞钾转移的结果。其最关键的作用是在传导系统异常的情况下降低心肌静息膜电位。EKG检查结果包括T波尖峰（最常见的表现）、QRS复合波变宽、P波消失、正弦波、室性心律失常，最终出现心脏停搏。

在处理高钾血症时，最关键的是预防危及生命的心律失常。措施包括在细胞水平上抵消钾的作用，将钾转移到细胞内，并从体内清除钾。氯化钙（1 g）用于拮抗高钾血症诱导的心律失常，而胰岛素（10 U）可增加细胞对钾的摄取。它是将钾转移到细胞内最有效的药物。胰岛素使用后必须紧跟葡萄糖，以避免由此产生的低血糖。将钾转移至细胞内的其他药剂有雾化沙丁胺醇和碳酸氢钠。所有这些措施都是暂时性的，所以必须同时采取措施清除体内钾。

聚磺苯乙烯钠（kayexalate）在结肠中将钠交换为钾，并有效地将钾从体内清除。据证明，24小时内，1 g聚磺苯乙烯钠可去除1 mEq的钾，并且与肠坏死和肠穿孔的发生有关[34]。较新的药剂（帕替罗默和环硅酸锆钠）正在研发；它们还没有完全通过审查。透析仍然是清除体内钾的最佳策略。当需要时，应大量应用。

容量负荷过重

AKI与容量负荷过重密切相关。因此，必须密切关注AKI患者的肺状态，可能需要气管插管。如果患者仍可产生尿液，则此类超负荷管理包括利尿剂的使用或更常见的透析。

代谢性酸中毒

肾排泄酸和生成碳酸氢盐的功能可能受损，会导致严重的酸中毒，此外还会导致AKI的潜在损害。碳酸氢盐治疗是一种暂时性的治疗方法，透析应被视为最终的治疗方法。一般而言，除非pH值降至7.1以下，否则将推迟治疗，此时存在严重代谢影响的风险，例如左心室抑制和血流动力学不稳定。

低钙血症和高磷血症

AKI时，肾排泄磷的能力受损，导致高磷血症和随之而来的低钙血症。只有当患者有症状时，才应补充钙；然而，如果患者的低钙血症继发于高磷血症，钙剂可能会导致转移性钙化，这是一种严重的并发

症。通常，透析是一种治疗的选择，静脉补钙用于严重症状性低钙血症。

血液系统

凝血弹性描记法

凝血弹性描记法（TEG）是在 20 世纪 50 年代发明的用于评估全血的凝血能力的方法。尽管有潜在应用价值，但由于操作困难和检测的复杂性，其广泛应用受到限制，因此，首选更常见和传统的凝血测试，如 PT/INR、部分凝血活酶时间（PTT）、血小板计数和纤维蛋白原水平。直到 20 世纪 80 年代，当检测变得更加实用、快速和可重复时，TEG 才被用于指导移植和心脏手术期间的复苏，并被发现可以减少血液制品的总用量和死亡率[35]。

治疗各种血液学异常（从急性出血到血栓栓塞性疾病等）的患者，需要对其凝血级联反应和客观数据有深入的了解，以便能够评估哪里存在缺陷或异常，从而维持凝血和纤溶之间的微妙平衡。虽然凝血的基本检测提供了有关凝血因子数量的信息，但却不能评估这些因子的质量和功能。TEG 提供了凝血和血凝块溶解的功能性分析，可用于指导复苏和治疗工作。

用 TEG 测量凝血的三个阶段包括：凝血起始阶段、凝血加强阶段和凝血稳定性阶段（图 22.2）。检测开始时，将整份全血暴露于激活剂中，激活剂会诱导凝血级联反应。首次发现血栓形成证据所需的时间被称为“R- 时间”。纤维蛋白交联导致血凝块增大，形成 20 mm 血凝块所需的时间定义为“K- 时间”。血凝块扩大的速率为“α 角”，是到达 K- 时间时 TEG 示踪曲线的切线斜率。血小板继续聚集，TEG 示踪最宽的部分代表最大凝块强度点，称为“最大振幅”。检验再继续 30 min，以溶解的血凝块百分比测量纤维蛋白溶解程度（LY30）。R- 时间、K- 时间、α - 角、最大振幅和 LY30 的变化会导致 TEG 的描记图变化，这些变化与凝血异常相对应，可通过输注 FFP、血小板或冷沉淀进行治疗。

在评估患者整体凝血状态时，依赖 PT、INR 和 PTT 的基础血液学检测是不够的，因为这些检测不能提供凝血因子质量的信息，也不能提供凝血级联中哪些因子有缺陷或改变的信息。TEG 提供了可靠的凝血功能分析，可识别凝血的特定阶段的改变和改善。正如 Plotkin 和他的同事所证明的那样，它还能准确预测穿透伤后 24 小时内需要输血的情况[36]。除了指导复苏的能力之外，还必须额外考虑获得检测结果所需的时间。由于医院实验室的后勤限制，标准 PT、INR、PTT 和血小板计数结果大约需要等待 45 ～ 60 分钟，而 TEG 的初步结果只需要等待 10 ～ 15 分钟，通常可以进行实时检查[36]。由于 TEG 研究为凝血的各个阶段提供了实时数据，因此可以在等待完整检测结果的同时尽早获得初步结果。

肝素诱导的血小板减少症

肝素诱导的血小板减少症（HIT）是一种危及生命的并发症，发生于少数暴露于任何形式肝素的患者中。有两种类型的 HIT，可根据其发生的时间和程度

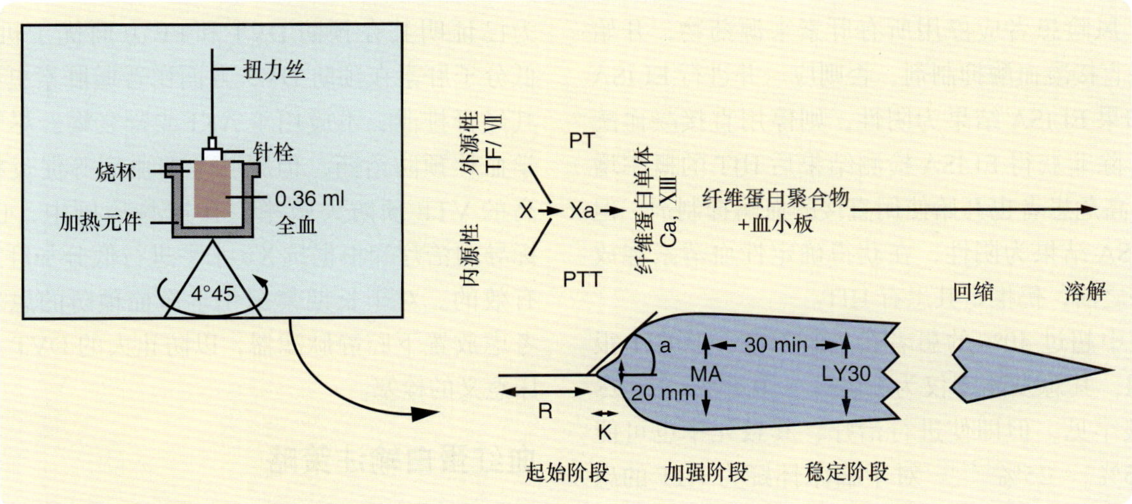

图 22.2 凝血弹性描记图、凝血弹性描记图示踪及其与凝血功能的关系（Adapted from Hackner SG，Rousseau A. Bleeding disorders. In：Silverstein DC，Hopper K，eds. Small Animal Critical Care Medicine. 2nd ed. St. Louis：Elsevier Saunders；2015：554-566.）。MA：最大振幅；PT：凝血酶原时间；PTT：部分凝血活酶时间；TF：组织因子

进行区分，并可通过实验室检测进行确认。1型HIT是一种轻度、短暂性血小板减少症，在肝素暴露2天内影响约10%的患者。血小板减少症的发生是由于肝素对血小板的非免疫介导的直接作用，导致聚集。血小板计数通常在约100 000/μl时降至最低点，并可在没有干预的情况下恢复至正常水平。1型HIT通常无临床意义，不会导致血栓形成，且可得到较好的治疗效果。

另外，2型HIT是一种严重的、危及生命的免疫介导的血小板减少症，影响1%～5%接触肝素的患者。肝素将与循环血小板因子4分子结合，形成免疫原性复合物，可与免疫球蛋白G抗体结合。这些免疫复合物释放额外的血栓前分子，从而增加血小板消耗。网状内皮系统清除这些循环免疫复合物，导致血小板减少症。研究表明，20%～68%的2型HIT患者还会发生动脉和静脉血栓栓塞事件[37]。2型HIT的血小板减少程度更为明显，血小板计数下降约50%，最低点接近50 000/μl。2型HIT通常发生在肝素给药后约5～7 d，如果之前曾暴露于肝素则更早。

ICU患者血小板减少症有多种潜在病因，但当临床怀疑为HIT时，需要进一步研究。“4 Ts评分”是一种可量化的临床评估工具，为HIT的存在提供测试前的概率。评估的因素包括血小板减少的程度和血小板最低点、肝素暴露后血小板减少的时间、血栓的存在以及血小板减少的其他病因的可能性。HIT的实验室评估通常从对HIT敏感但无特异性的酶联免疫吸附试验（ELISA）和血清素释放试验等确证试验开始。尽管血清素释放试验被认为是“金标准”，但它不容易获得，需要在标准实验室中测试。根据4 Ts评分，中度HIT风险患者应停用所有肝素来源药物，开始静脉注射直接凝血酶抑制剂，否则应一并进行ELISA检测。如果ELISA结果为阴性，则停用直接凝血酶抑制剂，除非获得ELISA检测结果后HIT的概率增加。HIT高危患者也开始使用直接凝血酶抑制剂，但即使ELISA结果为阴性，在获得确定性血清素释放试验结果之前，仍推定其患有HIT。

ICU中超过40%的患者会出现HIT，但HIT很少是病因，其总发病率仅为0.02%～0.45%[37]。尽管HIT很罕见，但即使进行治疗，其致死率也可能高达14.5%～25%[37]。对于临床怀疑为HIT的患者，谨慎的做法是避免所有肝素暴露，直至获得明确诊断。

静脉血栓栓塞

危重患者发生静脉血栓栓塞（venous thromboembolism，VTE）的风险较高，因为他们在一定程度上具备Virchow三连征的所有成分：内皮损伤、静脉淤滞和高凝状态。VTE病是一种可预防的常见死因，但通常得不到确诊且临床上无症状。所有入住ICU的患者都应按照美国胸科医师学会循证临床实践指南的建议，根据VTE的发展情况进行评估和治疗，然而约40%有VTE风险的患者仍未得到治疗[38]。大多数行血栓预防的病例是由于医师认为其出血风险大于VTE风险。然而，ICU入院后延迟超过24小时开始VTE预防与重大创伤后VTE形成率增加三倍之间具有相关性[38]。在重大创伤、脓毒症、心脏骤停或癌症负担沉重的患者中，24小时后未进行血栓预防可导致约3.9%～15.4%的死亡率。美国疾病控制和预防中心的数据和统计表明，VTE的发病率和死亡率很高：约10%～30%的静脉血栓栓塞患者在确诊后1个月内死亡；25%的肺动脉栓塞（PE）以猝死为首发症状，50%的深静脉血栓（DVT）患者会出现患肢肿胀、疼痛、变色等长期并发症。

化学血栓预防的绝对禁忌证包括活动性出血、颅内出血、凝血功能障碍和严重血小板减少症。然而，对于有相对禁忌证的患者，如近期胃肠道出血、近期手术和中度血小板减少症，必须根据具体情况决定是否开始化学血栓预防。至少应通过间歇性气动加压装置提供机械血栓预防。机械压迫用于促进静脉血流动，被认为可激活组织纤溶酶原和局部纤溶。当不存在绝对禁忌证时，应给予化学血栓预防，因为已证明其在预防DVT和PE方面优于机械压迫。低分子肝素在预防DVT方面比普通肝素更有效，但其经肾排泄，不应用于AKI或肾衰竭。尽管坚持化学血栓预防给药，但肥胖和败血症等促炎状态有较高的VTE预防失败率。在这些病例中，已证明目标导向治疗和根据抗Ⅹa水平进行低分子肝素滴定是有效的。对于长期禁用化学血栓预防的患者，必须考虑放置下腔静脉滤器，以防止大的DVT和具有临床意义的栓塞。

血红蛋白输注策略

按照抗生素管理的思路，在决定给患者输血时，临床经验是必要的。尽管存在指导方针，但其并非旨在取代临床判断，并且并不普遍适用于所有患者。除血红蛋白水平外，关于输血需要考虑的其他因素包括血红蛋白下降率、总容量状态、对输液无反应的心动过速或低血压以及气短、头晕和胸痛等主观症状[39]。目前，美国血库协会（AABB）强烈建议对所有血流动力学稳定的患者（包括危重患者），将其血红蛋白水平限制在 7 g/dl[39]。AABB 建议对骨科或心脏手术的患者输血时血红蛋白水平阈值设置为 8 g/dl[6]。最近发表的一项多中心试验调查了 5243 名接受心脏手术的成人，结果显示，血红蛋白水平为 7.5 g/dl 的限制性输血阈值不低于更宽松的阈值 9.5 g/dl[40]。当输注 PRBC 时，标准做法是在进一步输注前输注 1 U PRBC 并重新检查血红蛋白。同样重要的是要注意，输血相关并发症并不少见，包括过敏反应、液体超负荷、铁超负荷、血源性感染、输血相关急性肺损伤、免疫抑制、超敏反应以及 ABO 血型不合引起的危及生命的溶血。

内分泌系统

血糖控制

重症患者的高血糖最初被认为是对重大疾病的适应性反应，但后来被证明是与不良结局有关的。如前面消化系统所述，急性情况下的应激性高血糖继发于许多因素，包括分解代谢激素引起的葡萄糖产生和释放以及伴随的胰岛素抵抗。高血糖是创伤、脓毒症和 TBI 后不良结局的独立危险因素，因为它与感染率增加、免疫抑制状态和由此导致的器官功能障碍有关。相反，在 ICU 环境中很难维持严格的血糖控制，尤其是对于热量摄入不同的患者，并很容易导致严重的低血糖发作，从而导致昏睡、昏迷、癫痫发作和神经损伤。

尽管最佳葡萄糖目标范围仍有待商榷，有许多研究证明严格的血糖控制与更差的结果相关。正如 NICE-SUGAR 试验所证明的，与常规葡萄糖目标值 ＜ 180 mg/dl 相比，血糖控制在 81 ～ 109 mg/dl 的患者 90 天死亡率显著增加[41]。在严格血糖控制组中 6.5% 的患者发生了严重低血糖（葡萄糖水平 ＜ 40 mg/dl），而在常规葡萄糖管理组中为 0.5%[41]。此后的研究证实了在 ICU 中进行严格血糖控制的危险作用，现在的治疗标准是将血糖控制在 140 ～ 180 mg/dl。

肾上腺功能不全

当患者无法产生足够的皮质类固醇来补偿其正在经历的严重应激和休克状态时，就会发生重大疾病相关的皮质类固醇不足。严重创伤、脓毒症和重大疾病的重大代谢需求导致下丘脑-垂体-肾上腺轴上调并试图增加皮质类固醇的释放。然而，当这些要求未得到满足时，患者将保持低血压，对液体或血管加压药无反应。危重症相关皮质类固醇不足的严重病例可继发于创伤、烧伤、血栓栓塞性疾病、凝血功能障碍或脓毒症伴肾上腺出血，以及垂体肿瘤突然坏死导致的垂体卒中。

类固醇用于治疗顽固性休克始于一个轶事，几乎没有确凿的证据。然而，CORTICUS 试验表明，皮质类固醇给药对脓毒症情况下的存活或休克逆转没有影响，但确实加快了痊愈患者的休克逆转[42]。虽然证据的质量参差不齐，但当患者对血管加压药无反应且容量充足时，目前的建议是以氢化可的松的形式给予皮质类固醇。对于长期服用类固醇的患者，应使用等效的静脉注射剂量，直至患者能够恢复口服。由于这些患者没有内源性皮质类固醇生成，因此有必要进行外源性给药，以预防阿狄森危象。

甲状腺功能障碍

在重大疾病的情况下，甲状腺功能和甲状腺激素产生失调可能会产生全身性后果，如果不及时识别和治疗，可能会致命。在急性创伤、重大疾病、感染、碘造影剂使用和药物反应的情况下，Graves 病、中毒性结节性甲状腺肿或中毒性腺瘤引起的甲状腺中毒可进展为甲状腺危象。甲状腺危象是一种罕见和危及生命的疾病，当正常的自动调节和生物反馈机制发生改变且无效时，死亡率约为 10% ～ 30%[43]。临床表现包括精神状态改变、焦虑、通常高达 105°F 的高热、心动过速、震颤和胃肠功能障碍，包括恶心、呕吐和腹泻。严重者可导致癫痫发作、昏迷、房颤、心力衰竭和肝障碍。

甲状腺危象的诊断是基于临床证据和实验室评估的，这些证据和评估表明促甲状腺激素受到抑制，游离甲状腺素和（或）三碘甲状腺原氨酸升高。预测甲状腺危象存在的分级量表确实存在，但其临床表现可能非特异，有无数病因。因此，诊断甲状腺危象时需保持高怀疑度，特别是高烧患者。值得注意的是，确定甲状腺危象的根本病因不应以延误治疗为代价。当怀疑甲状腺危象时，应立即开始治疗，重点是尽量缓解少临床表现并降低甲状腺激素的产生。β-受体阻滞剂如普萘洛尔或艾司洛尔可控制心动过速和高血压，减轻焦虑。硫酰胺类药物（如甲巯咪唑或丙硫氧嘧啶）可抑制新甲状腺激素的合成，当没有禁忌证时，首选丙硫氧嘧啶，因为它还可降低甲状腺素向活性更强的三碘甲硫氨酸的外周转化。然后以碘化钾或鲁哥氏溶液形式给碘，以抑制甲状腺激素释放，但必须在硫酰胺给药后延迟 1 ～ 2 小时，以防止碘底物用于新的甲状腺激素合成。也可给予糖皮质激素，以降低甲状腺素向三碘甲状腺原氨酸的外周转化，并可能有助于治疗作为甲状腺危象潜在原因的 Graves 病。药物治疗失败或有硫酰胺禁忌证的患者应接受治疗性血浆置换或手术以进行最终治疗[43]。

感染性疾病

总则

ICU 中诊断和治疗感染的最大挑战之一是，在 ICU 环境中，通常与感染相关（或不相关）的发现是非特异性的。例如，白细胞计数升高或发热可能只是继发于术后或损伤后的炎性反应。相反，当患者处于正常体温时可能不能掉以轻心，因为接受持续肾替代治疗的患者、ECMO 患者或大面积烧伤患者可能不会表现为发热。此外，其他非特异性发现可能预示着未经治疗的感染，如代表腹腔内感染源的新发肠梗阻。最终，临床判断是关键。至于评估可能的感染源的最佳过程，关于培养的最佳适应证和时机，没有广泛一致的指南。这在很大程度上与地毯式（或泛毯式）培养缺乏意义有关，获得的大多数血液培养结果为阴性[44]。

关于脓毒症的评估和管理，大多数机构都制定了脓毒症方案。此类系统以及聪明的临床医师至关重要，因为脓毒症的早期怀疑和诊断以及抗生素的及时给药有着显著的降低死亡率的益处[45]。此外，充分的传染源控制也很重要。在所有情况下，应在等待传染源控制的同时使用广谱抗菌药物。一旦培养敏感性恢复，则降级。至于广谱抗生素，应根据可疑来源和当地或机构的抗菌谱确定其使用方法。

中心静脉相关血流感染

中心静脉相关血流感染（CLABSI）是医院显著发病率和死亡率的来源，也是所有医疗相关感染中花费最多的，每个病例需花费约 46 000 美元。根据定义，CLABSI 是指使用中心静脉置管的患者经实验室确诊的血流感染，其中培养的微生物与来自不同部位的感染无关。由于大多数危重患者还有许多其他可能的感染源，因此必须敏锐地察觉患者的中心静脉通道及其感染可能性。在令人担忧的情况下，可以简单地观察患者、获取适当的血液培养物或移除中心静脉，以及其他做法。如果要移除导管，则不能进行导管尖端培养，因为它们通常会产生误导。

一旦确诊，CLABSI 的主要治疗方法是移除中心静脉和抗生素治疗。话虽如此，具体细节仍未确定。不建议在危重人群中尝试仅使用抗生素进行导管挽救。应在怀疑时开始经验性抗生素治疗，持续到培养结果为阴性或抗生素敏感性降低。治疗持续时间因生物体而异，从 7 天～ 6 周不等。

也就是说，CLABSIs 的最佳治疗方法是预防。最有效的是严格的无菌技术，包括插入前和插入后的适当手部卫生、插入期间的全面防护以及用于皮肤准备的 2% 酒精洗必泰。避免穿刺股静脉部位和及时去除不必要的导管也很关键[46]。

导尿管相关性尿路感染

尿路感染（UTIs）是最常见的医疗保健相关感染。其中约有 75% 为导管相关性尿路感染（CAUTIs）。从技术上讲，CAUTI 是一种尿路培养阳性的尿路感染，这种尿路培养来自放置了超过两天的留置导尿管。与 CLABSIs 相似，ICU 中的 CAUTIs 通常表现为模糊症状，难以诊断。有许多提示 UTI 的症状或体征，如阴茎疼痛、脓尿和细菌生长，可在留置导尿管中被发现。无脓尿和细菌生长强烈提示不支持 CAUTI 的诊断。CAUTI 的诊断是每次尿分析和尿培养具有 10^5 菌落形成单位。

CAUTI 的管理包括初始经验性抗生素应用、更换导管和支持治疗。随后，根据培养和敏感性试验减少抗生素的使用。最佳治疗时间尚未确定，但根据生物体情况，7 ～ 14 天被广泛接受。

与 CLABSI 一样，CAUTI 的最佳治疗方法是预防。这包括在插入导尿管时使用无菌技术，以及尽早积极尝试取出导尿管。在某些患者群体中，间断导尿管是替代 Foley 导尿管的另一种选择。

腹泻和艰难梭状芽孢杆菌

ICU 环境中的腹泻并不罕见，通常继发于肠饲或继发于促动剂的医源性腹泻。其中最值得关注的是由艰难梭菌引起的感染。近年来，医院获得性艰难梭菌感染的发生率不断增加。抗生素暴露、年龄较大和最近住院治疗等许多因素增加了患者发展为艰难梭菌腹泻的风险。在艰难梭菌感染的筛查中，周密的方法是关键。取样指征包括 24 小时内出现 3 次或 3 次以上水样便，或造口数量和排出量显著增加；在之前的 48 小时内没有泻药或肠道治疗；并且在过去 7 天内没有进行艰难梭菌检测（或阳性检测）。

艰难梭菌的治疗包括在可能的情况下停用抗生素，避免使用抗蠕动药，并根据是初次发作还是复发以及疾病严重程度采用适当的抗生素治疗方案。与口服甲硝唑相比，口服万古霉素可控制最初的轻度疾病发作[47]。初期的重度疾病发作可能需要手术，而暴发性疾病发作除了口服万古霉素和静脉注射甲硝唑外，还需要手术。复发性发作需要口服万古霉素。

在严重病例中，艰难梭菌可进展为中毒性巨结肠，具有较高的发病率和死亡率。在中毒性巨结肠中，腹泻停止，取而代之的是麻痹性肠梗阻。中毒性巨结肠会发生严重的代谢紊乱和终末器官衰竭，通常需要全结肠切除术和回肠末端造口术。

虽然艰难梭菌是腹泻的重要原因，但它不是 ICU 环境中唯一的感染原因。应对患者进行旅行或食物消耗史评估，对于无艰难梭菌证据的持续性腹泻和（或）血性腹泻，应调查其病因，如沙门氏菌、大肠杆菌、志贺菌、空肠弯曲菌和贾第鞭毛虫。在免疫功能低下的患者中，隐孢子虫和巨细胞病毒是需要考虑的其他病因。

重症监护室中的其他常见感染问题

腹腔内感染

在外科 ICU 中，常见的感染病因是继发于多种来源的腹腔内感染。如果普通患者有持续性发热和白细胞增多，但无明显感染源，则应考虑腹部和骨盆 CT 检查，以评估腹腔内感染源。与上述相似，治疗的原则是控制源头和抗生素的应用，抗生素治疗取决于确切的感染源、患者的风险水平以及医院获得性感染的可能性。最近（推断）的数据表明，用于腹腔内感染的抗生素可在实现源头控制后 4 天停用，因为持续更长时间的应用并没有好处[48]。

血栓性静脉炎

浅静脉血栓和感染在 ICU 中并不少见，最常见的病因与静脉导管插入术有关。治疗包括移除静脉滴注、抬高肢体、热敷和使用非甾体抗炎药，不常规使用抗生素。在严重病例中，可能需要切除静脉以控制感染源。

特殊问题

开放腹腔

开放腹腔在 ICU 中并不常见。它主要由几种情况引起，损伤控制手术是一种对危重且需要紧急手术的患者进行的手术，以控制创伤性出血、腹部脓毒症等。外科医师执行拯救生命的操作（即控制出血、控制空腔内脏的损伤、分流严重的血管损伤等），并将患者带至 ICU，进行临时腹部闭合手术。在 ICU 中，其目标是使患者恢复正常生理状态，包括纠正凝血障碍、低体温和酸中毒。病情稳定后，患者返回手术室，进行最终修复。腹腔间室综合征是一种潜在致死性疾病，由引发腹内高压和由此导致的器官功能障碍（即肺顺应性降低、尿量减少、静脉回流至心脏减少等）的激发事件引起，确定的治疗方法是开腹减压、腹部切开、临时闭合。

腹腔开放的 ICU 患者需要特别注意。按常规进行容量管理；然而，必须认识到，开腹可能导致液体流失，应进行适当的补液。与普遍观点相反的是，腹腔开放的患者不需要插管和使用机械通气，只要他们其他方面的生理状态是稳定。最常见的是，对腹腔开放患者采用真空辅助闭合治疗。该方法提供了一个暂时封闭的环境，在此环境中，对伤口施加负压。每隔 48 小时更替一次，直至腹腔闭合。真空辅助闭合治疗系统的故障通常需要在床边或手术室进行替换。

对于严重的腹部创伤及其引起的炎症，一个治疗方法是直接腹膜复苏。这种方式包括连续用本质上是腹膜透析液的液体冲洗开放的腹部。在几项研究中，该技术已被证实可减少炎症和腹部并发症，但未显示出任何生存益处。

姑息治疗

随着人口老龄化和医疗技术的提高，特别是 ICU 对维持生命工作和临终问题的管理，姑息治疗成为外科重症监护医师的一项重要技能。姑息治疗是应用多学科知识治疗那些有危及生命的疾病的患者的方法，包括疼痛和症状管理、心理社会支持、即时住院后的计划等。因此，将其纳入 ICU 至关重要。也就是说，这种整合说起来容易做起来难。从治疗模式向姑息模式的转变具有挑战性，需要与患者、患者家人和护理团队进行良好的沟通。

多系统器官衰竭与障碍

多系统器官功能衰竭，也称为多器官功能障碍，涉及危重患者器官功能的改变，具有极高的发病率和死亡率。管理包括对衰竭系统的管理：正性肌力药、主动脉内球囊反搏、用于心力衰竭的左心室辅助装置；机械通气治疗急性呼吸衰竭；AKI 的持续肾替代治疗或透析等。虽然目前尚无广泛可用的肝替代疗法，但在某些儿童群体中，正在使用分子吸附再循环系统。当务之急是要认识到，随着器官系统衰竭数量的增加，死亡率也增加。SOFA 评分是评估多系统器官衰竭死亡率的几种方法之一[50]。

随着多系统器官衰竭的发展和进步，与患者家属进行坦诚的交谈至关重要。虽然这些讨论很难，但只要细致入微，患者的家人和治疗团队通常可以做出符合患者最大利益的决定。如果对患者的管理毫无益处，并可能造成疼痛和长期痛苦，那么参与此类对话就更为关键。这种“徒劳”的谈话是最具挑战性的。医治无效是指干预措施不可能对患者产生任何益处。这在伦理上具有挑战性，因此也存在争议。聘请当地专家，包括姑息治疗专家和医院的伦理委员会，可能非常有益，值得推荐。重症监护医师需要密切参与此类过程，并在此领域制定机构和政府政策。

主要参考文献

Ho KM, Chavan S, Pilcher D. Omission of early thromboprophylaxis and mortality in critically ill patients: a multicenter registry study. Chest. 2011; 140: 1436–1446.

这项涉及 175 665 名患者的大型研究显示，早期血栓预防措施的缺失（24 小时内）与重症监护和医院死亡率的增加存在显著相关性。

Holcomb JB, Tilley BC, Baraniuk S, et al. Transfusion of plasma, platelets, and red blood cells in a 1 : 1 : 1 *vs.* a 1 : 1 : 2 ratio and mortality in patients with severe trauma: the proppr randomized clinical trial. JAMA. 2015; 313: 471–482.

这项在严重创伤和大出血患者中进行的多中心随机对照试验显示，在 1 : 1 : 1 和 1 : 1 : 2 的比例下，血浆、血小板和红细胞输血方案在 24 小时或 30 天内的死亡率没有显著差异。

Kress JP, Pohlman AS, O'Connor MF, et al. Daily interruption of sedative infusions in critically ill patients undergoing mechanical ventilation. N Engl J Med. 2000; 342: 1471–1477.

这项随机对照试验是一项具有里程碑意义的成人机械通气研究，表明每天中断镇静输注可减少机械通气时间和在重症监护室的住院时间。

Marik PE, Khangoora V, Rivera R, et al. Hydrocortisone, vitamin c, and thiamine for the treatment of severe sepsis and septic shock: a retrospective before–after study. Chest.2017; 151: 1229–1238.

这项对脓毒症患者的回顾性临床研究表明，早期静脉注射维生素 C 联合氢化可的松和硫胺素治疗可有效预防严重脓毒症和脓毒症休克患者的进行性器官功能障碍，降低死亡率。

Sawyer RG, Claridge JA, Nathens AB, et al. Trial of short-course antimicrobial therapy for intraabdominal infection. N Engl J Med. 2015; 372: 1996–2005.

这项随机对照试验表明，在接受源头控制的腹部感染患者中，较短的、固定抗生素治疗时间（4 天）与较长的抗生素疗程相比产生了相似的结果，显著减少了抗生素暴露。

参考文献

1. Wick EC, Grant MC, Wu CL. Postoperative multimodal analgesia pain management with nonopioid analgesics and techniques: a review. *JAMA Surg*. 2017;152:691–697.
2. Riker RR, Shehabi Y, Bokesch PM, et al. Dexmedetomidine vs midazolam for sedation of critically ill patients: a randomized trial. *JAMA*. 2009;301:489–499.
3. Kress JP, Pohlman AS, O'Connor MF, et al. Daily interruption of sedative infusions in critically ill patients undergoing mechanical ventilation. *N Engl J Med*. 2000;342:1471–1477.
4. Salluh JI, Wang H, Schneider EB, et al. Outcome of delirium in critically ill patients: systematic review and meta-analysis. *BMJ*. 2015;350:h2538.
5. Hazama A, Ziechmann R, Arul M, et al. The effect of keppra prophylaxis on the incidence of early onset, post-traumatic brain injury seizures. *Cureus*. 2018;10:e2674.
6. Butt JH, Olesen JB, Havers-Borgersen E, et al. Risk of thromboembolism associated with atrial fibrillation following noncardiac surgery. *J Am Coll Cardiol*. 2018;72:2027–2036.
7. Moskowitz A, Chen KP, Cooper AZ, et al. Management of atrial fibrillation with rapid ventricular response in the intensive care unit: a secondary analysis of electronic health record data. *Shock*. 2017;48:436–440.
8. Singer M, Deutschman CS, Seymour CW, et al. The third international consensus definitions for sepsis and septic shock (sepsis-3). *JAMA*. 2016;315:801–810.
9. Yealy DM, Kellum JA, Huang DT, et al. A randomized trial of protocol-based care for early septic shock. *N Engl J Med*. 2014;370:1683–1693.
10. Rhodes A, Evans LE, Alhazzani W, et al. Surviving sepsis campaign: international guidelines for management of sepsis and septic shock: 2016. *Intensive Care Med*. 2017;43:304–377.
11. Marik PE, Khangoora V, Rivera R, et al. Hydrocortisone, vitamin C, and thiamine for the treatment of severe sepsis and septic shock: a retrospective before-after study. *Chest*. 2017;151:1229–1238.
12. Holcomb JB, Tilley BC, Baraniuk S, et al. Transfusion of plasma, platelets, and red blood cells in a 1:1:1 vs a 1:1:2 ratio and mortality in patients with severe trauma: the proppr randomized clinical trial. *JAMA*. 2015;313:471–482.
13. Thygesen K, Alpert JS, Jaffe AS, et al. Fourth universal definition of myocardial infarction (2018). *Eur Heart J*. 2019;40:237–269.
14. Patel MR, Calhoon JH, Dehmer GJ, et al. ACC/AATS/AHA/ASE/ASNC/SCAI/SCCT/STS 2016 appropriate use criteria for coronary revascularization in patients with acute coronary syndromes: a report of the American College of Cardiology Appropriate Use Criteria Task Force, American Association For Thoracic Surgery, American Heart Association, American Society of Echocardiography, American Society of Nuclear Cardiology, Society For Cardiovascular Angiography and Interventions, Society of Cardiovascular Computed Tomography, and the Society of Thoracic Surgeons. *J Am Coll Cardiol*. 2017;69:570–591.
15. Kalil AC, Metersky ML, Klompas M, et al. Management of adults with hospital-acquired and ventilator-associated pneumonia: 2016 clinical practice guidelines by the Infectious Diseases Society of America and the American Thoracic Society. *Clin Infect Dis*. 2016;63:e61–e111.
16. Ranieri VM, Rubenfeld GD, Thompson BT, et al. Acute respiratory distress syndrome: the berlin definition. *JAMA*. 2012;307:2526–2533.
17. Brower RG, Matthay MA, Morris A, et al. Ventilation with lower tidal volumes as compared with traditional tidal volumes for acute lung injury and the acute respiratory distress syndrome. *N Engl J Med*. 2000;342:1301–1308.
18. Combes A, Hajage D, Capellier G, et al. Extracorporeal membrane oxygenation for severe acute respiratory distress syndrome. *N Engl J Med*. 2018;378:1965–1975.
19. Ndahimana D, Kim EK. Energy requirements in critically ill patients. *Clin Nutr Res*. 2018;7:81–90.
20. Gupta RD, Ramachandran R, Venkatesan P, et al. Indirect calorimetry: from bench to bedside. *Indian J Endocrinol Metab*. 2017;21:594–599.
21. McClave SA, Taylor BE, Martindale RG, et al. Guidelines for the provision and assessment of nutrition support therapy in the adult critically ill patient: Society of Critical Care Medicine (SCCM) and American Society for Parenteral and Enteral Nutrition (A.S.P.E.N.). *JPEN J Parenter Enteral Nutr*. 2016;40:159–211.
22. Yeh DD, Ortiz-Reyes LA, Quraishi SA, et al. Early nutritional inadequacy is associated with psoas muscle deterioration and worse clinical outcomes in critically ill surgical patients. *J Crit Care*. 2018;45:7–13.
23. Elke G, van Zanten AR, Lemieux M, et al. Enteral versus parenteral nutrition in critically ill patients: an updated systematic review and meta-analysis of randomized controlled trials. *Crit Care*. 2016;20:117.
24. Harvey SE, Parrott F, Harrison DA, et al. A multicentre, randomised controlled trial comparing the clinical effectiveness and cost-effectiveness of early nutritional support via the parenteral versus the enteral route in critically ill patients (CALORIES). *Health Technol Assess*. 2016;20:1–144.
25. Krag M, Perner A, Wetterslev J, et al. Prevalence and outcome of gastrointestinal bleeding and use of acid suppressants in acutely ill adult intensive care patients. *Intensive Care Med*. 2015;41:833–845.
26. Buendgens L, Koch A, Tacke F. Prevention of stress-related ulcer bleeding at the intensive care unit: risks and benefits of stress ulcer prophylaxis. *World J Crit Care Med*. 2016;5:57–64.
27. Abbas N, Makker J, Abbas H, et al. Perioperative care of patients with liver cirrhosis: a review. *Health Serv Insights*. 2017;10; 1178632917691270.
28. Hackl C, Schlitt HJ, Renner P, et al. Liver surgery in cirrhosis and portal hypertension. *World J Gastroenterol*. 2016;22:2725–2735.
29. Lopez-Delgado JC, Ballus J, Esteve F, et al. Outcomes of abdominal surgery in patients with liver cirrhosis. *World J Gastroenterol*. 2016;22:2657–2667.
30. Demetriades D, Hadjizacharia P, Constantinou C, et al. Selective nonoperative management of penetrating abdominal solid organ injuries. *Ann Surg*. 2006;244:620–628.
31. Wang J, Xu E, Xiao Y. Isotonic versus hypotonic maintenance IV fluids in hospitalized children: a meta-analysis. *Pediatrics*. 2014;133:105–113.
32. Kellum JA, Lameire N. Diagnosis, evaluation, and management of acute kidney injury: a KDIGO summary (part 1). *Crit Care*. 2013;17:204.
33. Luk L, Steinman J, Newhouse JH. Intravenous contrast-induced nephropathy-the rise and fall of a threatening idea. *Adv Chronic Kidney Dis*. 2017;24:169–175.
34. Abuelo JG. Treatment of severe hyperkalemia: confronting 4 fallacies. *Kidney Int Rep*. 2018;3:47–55.
35. Park MS, Martini WZ, Dubick MA, et al. Thromboelastography as a better indicator of hypercoagulable state after injury than prothrombin time or activated partial thromboplastin time. *J Trauma*. 2009;67:266–275; discussion 275–266.
36. Plotkin AJ, Wade CE, Jenkins DH, et al. A reduction in clot formation rate and strength assessed by thrombelastography is indicative of transfusion requirements in patients with penetrating injuries. *J Trauma*. 2008;64:S64–S68.
37. East JM, Cserti-Gazdewich CM, Granton JT. Heparin-induced thrombocytopenia in the critically ill patient. *Chest*. 2018;154:678–690.

38. Ho KM, Chavan S, Pilcher D. Omission of early thromboprophylaxis and mortality in critically ill patients: a multicenter registry study. *Chest*. 2011;140:1436–1446.
39. Carson JL, Guyatt G, Heddle NM, et al. Clinical practice guidelines from the AABB: red blood cell transfusion thresholds and storage. *JAMA*. 2016;316:2025–2035.
40. Mazer CD, Whitlock RP, Fergusson DA, et al. Restrictive or liberal red-cell transfusion for cardiac surgery. *N Engl J Med*. 2017;377:2133–2144.
41. Finfer S, Chittock DR, Su SY, et al. Intensive versus conventional glucose control in critically ill patients. *N Engl J Med*. 2009;360:1283–1297.
42. Sprung CL, Annane D, Keh D, et al. Hydrocortisone therapy for patients with septic shock. *N Engl J Med*. 2008;358:111–124.
43. Wang HI, Yiang GT, Hsu CW, et al. thyroid Storm in a patient with trauma—a challenging diagnosis for the emergency physician: case report and literature review. *J Emerg Med*. 2017;52:292–298.
44. Linsenmeyer K, Gupta K, Strymish JM, et al. Culture if spikes? indications and yield of blood cultures in hospitalized medical patients. *J Hosp Med*. 2016;11:336–340.
45. Levy MM, Evans LE, Rhodes A. The surviving sepsis campaign bundle: 2018 update. *Crit Care Med*. 2018;46:997–1000.
46. Parienti JJ, Mongardon N, Megarbane B, et al. Intravascular complications of central venous catheterization by insertion site. *N Engl J Med*. 2015;373:1220–1229.
47. McDonald LC, Gerding DN, Johnson S, et al. Clinical practice guidelines for *Clostridium difficile* infection in adults and children: 2017 update by the Infectious Diseases Society of America (IDSA) and Society for Healthcare Epidemiology of America (SHEA). *Clin Infect Dis*. 2018;66:e1–e48.
48. Sawyer RG, Claridge JA, Nathens AB, et al. Trial of short-course antimicrobial therapy for intraabdominal infection. *N Engl J Med*. 2015;372:1996–2005.
49. Bogert JN, Harvin JA, Cotton BA. Damage control resuscitation. *J Intensive Care Med*. 2016;31:177–186.
50. Falcao ALE, Barros AGA, Bezerra AAM, et al. The prognostic accuracy evaluation of SAPS 3, SOFA and APACHE II scores for mortality prediction in the surgical ICU: an external validation study and decision-making analysis. *Ann Intensive Care*. 2019;9:18.

章 23

床旁手术流程

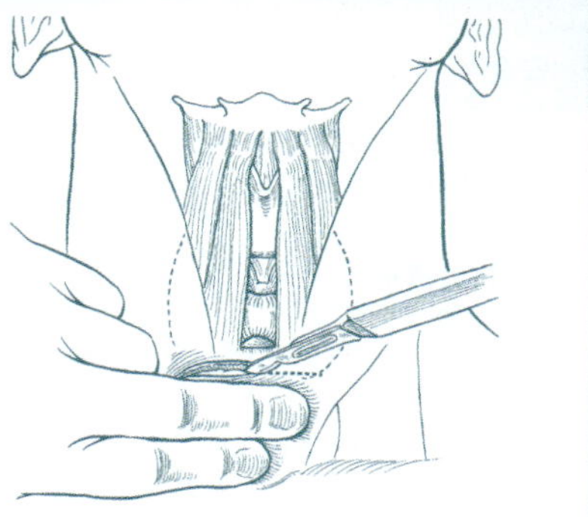

Bradley M. Dennis，Oliver L. Gunter，Jose J. Diaz

何思梦　胡冬生　译　韩　辉　审校

章目录

床旁手术已成为许多重症监护室（ICU）的一项标准，（取代了手术室）成为部分危重患者进行手术的首选位置[1]。在ICU内实施适当的手术降低了转运危重患者的风险，促进了时间和日程安排的灵活性，并降低了成本[2-9]。在床旁实施一些手术可能会挽救因病情不稳定而无法安全转运到手术室的危重患者的生命。监测和镇静、内窥镜和经皮技术以及床旁影像技术等进步，使得传统上在手术室、内窥镜和介入放射科中进行的一些手术逐渐过渡到了ICU。现在ICU中常规进行的术式包括床旁开腹探查、气管切开术、经皮内镜下造瘘、经皮引流术和下腔静脉滤器置入术。例如，在2006—2014年期间，在范德比尔特大学医学中心的ICU中进行了2800余次经皮气管切开术、900余次经皮内镜胃造口术（PEG）或经皮内镜胃空肠造口术（PEGJ）置管、450余次开腹探查和开放式腹部冲洗，以及50余次开腹探查术等床旁手术。对于病情不稳定的患者，可在床旁进行其他手术，包括伤口冲洗和清创、外固定矫形稳定术、筋膜切开术、截肢和诊断性腹腔镜检查。

尽管床旁手术操作可安全开展，并发症的发生率与在手术室内相同，但床旁手术要求恰当地选择病例，并实施与手术室一致的安全措施。ICU是一个复杂的环境，需要在其中执行复杂的流程和程序。认识到在这种情况下发生错误和不良事件的诸多可能性很重要。根据行业和其他可靠组织的经验，预防错误和不良事件需要将流程标准化和消除可变性[10]。应制定专门针对床旁手术流程的方案和安全措施，以确保能够在低感染率和确保舒适的情况下安全地进行此类手术。在本章中，我们将讨论以下主题：

1. 床旁外科手术的基础理论；
2. 将手术室转移至床旁；
3. 系统、安全的方法和实践，以确保床旁手术的安全实施；
4. 床旁手术患者的选择；
5. 常见床旁手术的具体实例：
   a. 床旁开腹探查；
   b. 经皮气管切开术；
   c. 经皮内镜胃造瘘管；
   d. 支气管镜检查。

床旁手术的基础理论

有充分理由认为，大多数手术都是在手术室进行的。资源的集中，包括麻醉人员和设备、手术设备、放射科、专业护理和手术支持人员，以及安全政策和原则，使现代外科手术室成为大多数手术的理想场所（图23.1）。然而，患者急救过程中对手术室的需求可能超出可用资源，使及时获得手术室以及计划外、紧

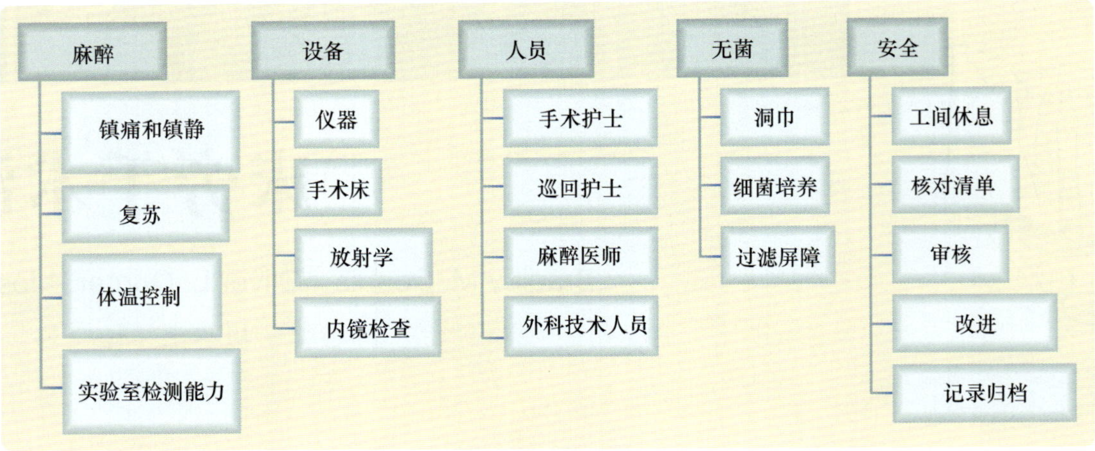

图 23.1 手术室可用资源

急或突发病例的安排变得复杂。手术室空间的竞争可能会延迟或阻碍危重患者的及时手术。此外，手术室流程的执行需要将危重患者从 ICU 转运进手术室，需要大量的资源利用和成本。随着重症监护患者疾病的复杂性和严重性的增加，其转运相关风险也增加。转运危重患者常需要多名人员，包括护理人员、运送人员、呼吸管理人员和麻醉人员。此外，地点变更和对患者日常护理进行的详细交接沟通，也是医疗错误的潜在来源。将患者从 ICU 运送至手术室是一项资源消耗，会增加成本，并增加风险。转运至手术室的考虑应与其他治疗方法相同，基于个体患者的风险和收益来评估[11]。每家医院都应制定将危重患者院内转运至不同科室进行影像检查、检验、手术和运往手术室的指南来降低内在风险。

将手术室转移至床旁

尽管绝大多数手术应在手术室进行，但对于某些手术而言，ICU 是一个合理的选择。这两个场所有许多相似之处。两个场所都有能够实时监测心血管、呼吸和神经系统的监测设备。ICU 和手术室均具备机械通气能力。事实上，许多 ICU 的呼吸机功能比相应的手术室更先进。虽然缺乏吸入麻醉的管理能力，但静脉镇静和镇痛可在 ICU 进行，以实现床旁操作。最后，也是最重要的一点，ICU 中有类似的工作人员。在 ICU 中，巡回护士和麻醉医师的角色可以由重症监护护士、呼吸治疗师和重症监护医师的团队合作来填补。一个不容易转化到 ICU 环境中的重要手术室角色是手术护士 / 技术员。而 ICU 环境中的操作支持护士能填补这一空白。在此角色中，操作支持护士负责许多与手术护士相同的职能。专门的流程支持人员不仅降低了单个手术执行的可变性，而且在遵守指南方面也发挥了重要作用，这两者都是减少错误的重要因素。

创建和维护一个成功的床旁操作系统需要多种因素（图 23.2）。管理指南可能包括标准操作程序以及包含暂停手术在内的术前检查表。为了及时有效获取手术相关的物资供应，可能需要将核心设备临时存储在具有标准化补给机制的重症监护室中，从而简化供应链。最后，工作人员间的积极心态对于这一制度的成功至关重要。

床旁手术的安全规程

为确保 ICU 床旁手术操作的安全性，应采取系统措施选择合适的患者；辅助人员应具有足够的专业知识；有限的程序应具有可变性；应进行充分的监护和麻醉；具备简洁、准确和具体的团队内部沟通。提高手术安全性的措施也适用于在 ICU 床旁进行的手术操作。世界卫生组织（WHO）制定的“安全手术拯救生命”计划的实施，与全球围术期的发病率和死

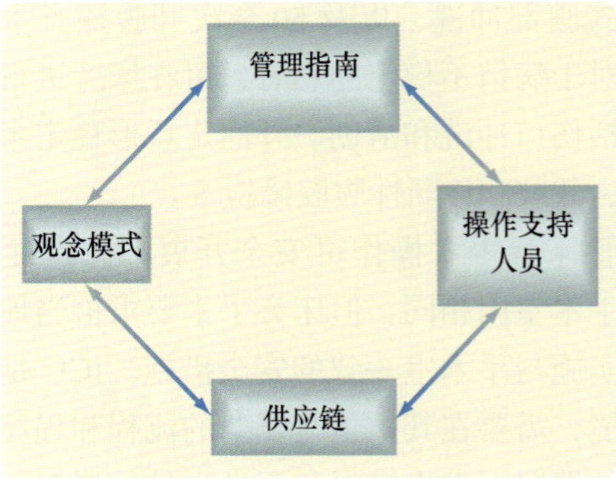

图 23.2 床旁手术成功的关键基础

亡率的显著降低有关[13]。WHO《2009 年安全手术指南》中列出的 10 个安全目标[14]：

1. 该团队将在正确的部位对正确的患者进行手术；

2. 该团队将使用已知的方法来防止麻醉造成的伤害，同时保护患者免受疼痛；

3. 该团队将识别危及生命的气道或呼吸功能丧失并对此做好有效准备；

4. 该团队将识别并有效应对高失血风险；

5. 若患者已知有过敏或药物不良反应高风险，该团队将避免诱导过敏或不良药物反应；

6. 该团队将持续使用已知方法，将手术部位感染的风险降至最低；

7. 该团队将防止器械和纱布意外滞留在手术伤口中；

8. 该团队将安全保管并准确识别所有手术标本；

9. 该团队将有效沟通和交流关键信息，以安全进行操作；

10. 医院和公共卫生系统将建立对手术能力、数量和结果的常规监测。

使用经过专门培训的支持人员来支持 ICU 内的床旁手术，极大程度上地减少可变性，符合标准手术程序，减少沟通错误，并保持适当的技能设置。根据所支持的手术量，这些人员可专门用于某个特定单元或服务，或用于支持多个 ICU 中多种服务的床旁手术。根据我们的经验，将该程序支持角色限制在少数人员中，可以开发更大程度的专业知识，在维护手术安全方面非常有价值；在经皮气管切开术期间管理气道和气管内导管尤其如此。此外，这些人员还负责制定和监督安全措施，并确保其在所有程序中的应用。

在例行实施床旁手术前，应制定管理指南、方案和标准操作程序。它们应与为手术室开发的程序相一致，易于访问，且应对其合规性进行监控。由于不同 ICU 的具体人员和实践模式存在差异，文件可根据不同地点进行定制，以确保在床旁手术中适当应用。这些文件应涉及适当病例的选择、必备人员、设备、药物和监测。框 23.1[5] 中提供了床旁手术方案的示例。在整个手术过程中，所有患者均应接受血压、心电图、脉搏、血氧饱和度和通气情况的常规监测。必须有足够的人员在场，以便进行手术、监测镇静和麻醉、给药、必要时的通气操作以及记录归档。所需人员的实际数量因特定的人员程序和专业知识而异。镇痛和镇静必须在有充分资质人员的指导下，通过适当的药物来保证。此外，方案和规程应包括充分准备、

框 23.1　床旁手术方案

适应证

- 腹腔减压术治疗腹腔间室综合征
- 在损伤控制和填塞后进行开腹探查术治疗腹腔内出血
- 重新探查前打开腹部以进行冲洗或闭合
- 探查性开腹术，以排除因呼吸机需要而不能安全送往手术室的患者的腹腔内脓毒症

方案

a）重症监护室（ICU）主治医师和外科医师将全程参与整个手术过程

b）将获得知情同意（如果可能）

c）手术前清单将由床旁护士审核

d）床旁护士和呼吸治疗师将监测患者并记录操作过程（清醒镇静表）

转运至手术室的指征（第 1 级）：

- 手术出血
- 肠坏死
- 需要打开另一个体腔
- 外科医师的偏好

开腹手术：

- 在病房内设置无菌隔离带。所有人必须佩戴外科帽子和口罩
- ICU 主治医师将监督患者的麻醉管理
- 全身麻醉包括麻醉药、苯二氮䓬类药物、异丙酚、肌松药和呼吸机管理
- 操作团队将进行无菌洗手
- 术前仅在需要制造新的手术切口时才使用抗生素（例如，静脉注射头孢唑啉 1～2 g）
- 将使用聚维酮碘（碘伏）-氯已定腹部制剂
- 将设置一个标准电刀（如有指示）
- 将设置壁式吸引器
- 使用 4 L 生理盐水温水冲洗
- 将标准的床旁开腹手术托盘放置在无菌区域并进行缝合

Adapted from Vanderbilt University Medical Center，Division of Trauma and Surgical Critical Care. Emergency general surgery protocols：bedside surgery protocol，2005. http：//www.vumc.org/trauma-andscc/sites/vumc.org.trauma-and-scc/files/public_files/Manual/BedsideSurgeryProtocolRev2005.pdf.

设备和仪器的核算标准。术前暂停和手术流程清单的应用有助于确保安全操作适当。使用这些工具有助于限制沟通错误，有助于遵守标准操作程序，并可用于帮助记录和合规性监控。这些工具应与手术室中采用的流程保持一致，以在适当情况下降低可变性。图 23.3 提供了一个流程清单的示例。理想情况下，这些工具可与文档所需的表单相结合，并且可以捕获用于质量和性能分析的信息。

确保床旁手术操作程序的高度安全性，并在需要时提供相关文件，要求制定程序性能评估、合规性监测以及不良事件审查和报告机制。这些机制必须适用

外科重症监护室手术“暂停”清单			
在手术开始前填写此表格(a),并在手术执行地点填写(b)。			
患者姓名: ________ 病历号: ________			
手术类型: ☐ 计划非急诊手术 ☐ 非计划非急诊手术 ☐ 急诊手术			
确认			
1. 要进行的侵入性手术:		选择	
2. 如果患者在过去24小时内入院，H&P完成		是	否
3. 是否获得知情同意? (由床旁护士和手术护士核实)		是	否
4. 正确的患者身份? ☐ 腕带 ☐ MRN ☐ 同意 如果手术是紧急的，床旁护士、手术护士和执行手术的医生需要验证患者身份并在此表单上签名。		是	否
5. 手术协议 (协议b/w执行手术的医生和手术护士)		是	否
6. 手术协议 ☐ NA ☐ 右侧 ☐ 左侧 ☐ 位置: (由执行手术的医生和手术护士验证和标记)		是	否
7. 有正确的设备吗? (由执行手术的医生和手术护士验证)		是	否
8. 所需资源可用吗? (由执行手术的医生和手术护士验证)		是	否
9. 准备好建立手术了吗? (由手术护士验证)		是	否
9. 准备好继续手术了吗? (由手术护士验证)		是	否
暂停:所有执行和协助该手术的人员都需查看核对表并在下面签名。			
手术医生:			
手术护士姓名:			
床旁护士姓名:			
其他:	其他:	其他:	
工作人员称“暂停”: (职称及签名)			

图 23.3 外科重症监护室手术暂停清单

于当地，以确保评价与结果一致，并与全球医院安全机制和举措相衔接。流程图和流程图的开发有助于整合特定单位、部门和医院范围的流程，并有助于划分沟通和权限。

床旁手术的患者选择

如前所述，如果患者选择适当，床边手术与手术室内手术的并发症风险相似，成本更低，且无转运风险[4-7, 9]。目前还没有随机研究和回顾性综述来评估床旁手术程序的安全性，或帮助确定合适的患者群体和手术程序。床旁手术的安全性和有效性取决于地区医院的经验和安全实践的应用。随着经验的积累，适应证可能扩大，手术频率可能增加。在床边进行手术的决定需要仔细的风险效益分析。本决定考虑了转运的难度和风险；操作的复杂性；及时实现手术空间的能力；以及在床旁执行该过程的安全性、便捷性和成本节约性。大多数主要手术应在手术室进行。一般而言，床旁手术的指征分为 2 类：（1）患者需要急救干预，但转运至手术室太不稳定；（2）低复杂性手术，评估运送风险、手术室调度困难性以及手术室的成本和资源利用后更适宜于床旁手术。通常有利于手术室操作的因素包括复杂的手术过程、复杂或大量的设备需要、遭遇严重出血的风险、需要植入假体材料、重要的照明要求和冗长的手术过程。通常在床旁进行的手术包括经皮和开放气管切开术、PEG 或 PEGJ 管置入术、支气管镜检查、软组织清创术、损伤控制腹腔手术后的减压冲洗和填料清除术、下腔静脉过滤器置入术和损伤控制矫形手术（例如，外固定架的放置）。偶尔，极度危重患者的病情可以通过床旁手术来暂时缓解，随后在手术室进行最终手术。

床旁开腹手术

床旁开腹手术最初是对因病情太重而无法进入手术室的患者的最后治疗手段——由于患者已接近死亡，这项大胆尝试可用于鉴别可逆性腹腔内病变[5]。然而，由于认识到腹腔间室综合征（ACS）是急症患者复苏的常见并发症，并且接受了对腹腔内病变的急症患者的管理采用损伤控制方法，导致在更多受控环境中，床旁开腹探查术的应用显著增加[4, 5, 15]。ACS 的损伤控制和管理采用开腹方法，其中筋膜保持开放，且必须使用各种临时腹部闭合技术。床旁开腹手术的适应证可分为急诊和半择期手术。常见的急诊手术指征包括：（1）ACS 开腹减压术；（2）既往损伤控制性开腹术后复发出血的控制和填塞；（3）危重患者怀疑腹腔内感染，无法转送至手术室。常见的半择期手术适应证包括：（1）损伤控制性剖腹手术后的填塞物移除；（2）开放腹部的冲洗和清创；（3）腹内病理所致脓毒症的来源控制；（4）创伤性腹部缺损的处理。

历史上，床旁开腹手术最常见的急诊指征是腹腔高压。自首次将腹内压测量作为腹部再探查的指征以来，对腹内压增加导致器官系统功能障碍——ACS 的病理生理学的认识和理解显著增加[16-18]。ACS 可分为原发性（由腹内病变引起）和继发性（由肠水肿和继发于肠外病变的治疗和复苏引起的腹腔液体所致）。腹内压升高会导致腹部灌注压改变、静脉回流受限和肺顺应性降低。这些改变可导致心力衰竭、肺失代偿和少尿。严重的腹压升高可导致器官低灌注和缺血，尽管发生这种情况的压力可能因平均动脉压而不同。在腹腔高压程度分级系统中，Ⅲ级（21 ～ 25 mmHg）和Ⅳ级（＞ 25 mmHg）被认为呈显著升高，定义为 ACS。ACS 的治疗可能只涉及在较低压力下确保足够的腹腔灌注压的措施，但当腹腔内压力增加时，需要开腹减压。适当的治疗需要认识到这种综合征的发展。对于腹部手术后需要进行重大复苏的患者以及在 6 小时内接受 6 L 或更多晶体、6 个单位或更多浓缩红细胞治疗的重大休克（碱剩余＞ 10）患者，需要对其膀胱压力进行常规监测。随着危重不稳定患者复苏策略的改变，ACS 的发生率可能会下降。

接受损伤控制（抢救失血性创伤患者的一种缩短开腹手术）后，越来越多的人采用床旁开腹手术，纠正患者的全身生理改变，移除腹部包扎、冲洗和清创前，以控制腹腔内反复出血[20]。床旁开腹手术在大多Ⅰ级创伤中心很常见，在这些中心，损伤控制和对极端情况下的患者进行临时腹部闭合手术经常使用。许多暂时性腹部闭合的方法已被描述并在不断发展。我们更喜欢使用负压系统，并且需要一个具有这些系统应用的设备来进行患者管理。

开腹手术也适用于普通外科人群，最常见的是用于治疗坏死性胰腺炎、腹壁坏死性软组织感染、感染源控制失败的高危患者的弥漫性腹膜炎和肠系膜缺血[5]。损伤控制技术，如分期胃肠重建，连续腹腔冲洗控制感染源，延迟腹壁封闭，可用于非常复杂的患者的管理。这些技术的对照试验有限，开放性腹部入路最合适的适应证和设置尚未完全确定。

危重患者的外科抢救已成为人们日益关注的领域。在选定的危重患者中，由于严重的心肺不稳定而无法转运至手术室，可能需要再次进行床旁开腹手术[21]。需要紧急床旁开腹手术的患者死亡率极高，其死亡率超过 50%。该信息可能有助于对患者家属进行干预前咨询[22]。

气管切开术

气管切口术是需要长期机械通气的危重患者最常见的外科手术[23]。表23.1中显示了气管切开术的一些常见适应证和禁忌证。几乎所有的禁忌证都是相对的，大多数是暂时的。危重患者气管切开术的适应证大致分为3类：

- 上呼吸道阻塞
- 长期机械通气
- 神经系统疾病妨碍安全拔管

危重患者床旁气管切开术的简便性使其成为许多机构的床旁标准操作。开放和经皮扩张气管切开术（PDT）可在ICU中的床旁安全进行[3, 6, 24, 25]。就减少并发症或死亡率而言，循证指南并未推荐某一种特定技术优于另一种技术[26]。PDT已广泛用于成人危重患者的择期气管切开术。Ciaglia及其同事[27]在1985年首次描述了选择性PDT，从那时起，对该技术就进行了一些修改。与手术室标准手术气管切开术相比，PDT可减少伤口感染和临床相关出血[24]。经皮气管切开术也已被证明在危重ICU患者中更具成本效益[2, 6, 25, 28]。在随机研究中，与PDT相关的围术期死亡率低于0.2%[2, 3, 6, 24]。对超过3000次连续手术的回顾性分析证实了床旁PDT的安全性[3]。该分析显示危重患者围术期主要并发症发生率为0.15%，围术期死亡率＜0.1%。此外，这篇综述证明了床旁PDT在肥胖和超重患者中的安全性。这些数据对于决定危重患者气管切开术的适应证很有帮助；对于拔管失败或气道缺损导致死亡的风险＞1/1000的患者，应考虑采用气管切开术。在预测机械通气时间延长的患者中，气管切开术的时机存在争议。大多数研究表明，死亡率、肺炎患病率和住院时间等相关临床结果无差异[29-32]。研究支持早期气管切开术（最长7天），与延迟气管切开术（7天后）相比，ICU住院时间更短，机械通气更少，但创伤和非创伤人群的死亡率无差异[29, 33]。然而，一项针对内科ICU患者的随机研究显示，对于预计需要14天机械通气的患者来说，早期气管切开术（48小时）与延迟气管切开术（14～16天）相比，死亡率（32% *vs.* 62%）、肺炎（5% *vs.* 25%）和意外拔管（0 *vs.* 6）显著下降[34]。早期组的ICU住院时间和呼吸机使用天数也显著减少。

表23.1 气管切开术的适应证和禁忌证

适应证	禁忌证
上气道阻塞	近期颈前路手术（＜7天）
困难气道	高呼吸参数设置
显著颌面部创伤	吸入氧浓度＞70%
血管性水肿	呼气末正压＞10 cmH_2O
上呼吸道肿瘤	高级呼吸机模式
神经系统疾病妨碍安全拔管	颅内压升高
脑损伤-急性或进行性脊髓损伤（包括Halo固定架）	血流动力学不稳定
	显著出血风险
严重躁动或谵妄	特定位置局部感染或恶性肿瘤
精神状态长期改变	预测的早期死亡率
长期机械通气	

长期并发症尚未在随机试验中进行充分的研究以得出结论。经皮气管切开术报告的围术期并发症包括：

- 颈前静脉损伤或甲状腺峡部损伤导致的口周出血
- 气管后壁损伤和（或）食管被撕裂穿过气管后壁
- 在放置气管导管期间创建假管道进行腔外放置
- 气管不畅

主要的围术期并发症可以通过采用前面提到的安全措施来减少。我们发现，经过专门培训的气道管理支持人员在限制气道事故方面特别有帮助。专门的多学科气管切开术团队已被证明可减少拔管时间、住院时间和不良事件[35]。此外，应使用以下两种技术中的一种来确保气管导管的正确定位（并将术中因意外拔管而导致气道损失的风险降至最低）：支气管镜引导或钝性切割气管前段的半开放技术[36]。然而，支气管镜引导不能消除严重的气管损伤，有经验的人员参与对于预防这些并发症是重要的。近年来，应用术前超声识别颈部解剖结构有助于降低静脉交叉出血的潜在风险，识别甲状腺叶的扩大，以及减少插管的次数[37, 38]。这对病态肥胖患者尤其有帮助。长期来看，经皮气管切开术后严重气管狭窄的发生率较低，据报道为6%[39]，且早期气管狭窄通常发生在声门下位置。40%的患者发现亚临床气管狭窄[40]。对因气管切开从ICU出院的患者进行随访对于最大限度地减少和识别并发症非常重要。

经皮内镜下胃造口术

Gauderer和同事[41]在1980年首次描述了经皮内镜下胃造口术（PEG），使用“牵引”技术进入胃进行肠内喂养。此后人们还描述了其他各种技术。胃与前腹壁近似无缝合的原理使牵拉技术成为最常用的方法。另外两种最常用的技术是“推”和“引入”技术，这两种技术都需要使用拉线缝合以使胃接近前腹壁。新的 PEGJ 管结合了胃和空肠端口，允许远端喂养和近端减压。

PEG 或 PEGJ 的公认的主要适应证包括吞咽障碍[42]、高吸入性风险、严重面部创伤和机械通气超过 4 周。其他适应证包括虚弱患者和严重营养不良的痴呆患者的营养获取。PEG 导管与降低总体医院成本相关。

大量的胃造口和胃空肠造口导管已上市。大多数允许在有或无瓣膜的情况下进行简单的胃造口术评估。有些与皮肤齐平，仅在喂食时需要连接导管。对于误吸风险增加的危重患者，可使用多腔经皮内镜下经胃空肠造瘘管。这些管道允许在向近端空肠喂食的同时引流胃液。第三个管腔与球囊相连以保持胃壁和腹壁并列。虽然喂食可以在放置 PEG 的当天开始，但大多数危重患者在 24 小时内都不会开始喂食[43]。这使得在开始肠内喂养之前有一段时间不会出现无法察觉的并发症。PEG 放置的禁忌证包括以下几点：

- 无内窥镜检查通道
- 大量腹水
- 严重凝血疾病
- 胃出口梗阻或既往胃切除病史
- 胃旁路手术
- 生存时间少于 4 周
- 无法使胃壁接近腹壁
- 严重免疫抑制（白细胞计数＜1）。

也有一些相对的禁忌证，如无法通过前腹壁、胃底静脉曲张和弥漫性胃癌。由于腹壁的厚度，超级病态肥胖患者几乎不可能放置 PEG。术前应对前壁炎症或感染进行治疗。如果没有其他选择，可以在手术前引流腹水，以便置入 PEG 管[44]。在有脑室-腹腔分流管或透析导管的情况下可以放置 PEG 管。但是，放置应间隔 1 ～ 2 周或更长时间，以将导管感染的风险降至最低[45]。既往或近期开腹探查史不是 PEG 的禁忌证。但是，可以考虑进行预处理 CT 扫描，以确认是否有放置 PEG 的清晰窗口。触诊前腹壁时，应确保胃部有离散的凹陷和足够的透照[46]。

PEG 被认为是一种安全的手术，无论是在胃肠检查室、手术室还是在 ICU 床旁进行。然而，因为 PEG 管放置经常在虚弱或危重患者中进行，并发症的死亡率高于大多数选择性手术的预期死亡率[47]。PEG 术后的腹腔内游离空气常见，可持续 4 周[48]。腹壁感染是 PEG 放置的早期并发症；充足的皮肤切口，手术前避免在喂食管周围形成封闭空间和使用抗生素，已被证明可以减少 PEG 部位感染[49]。PEG 管可能从胃中脱出，并可能危及生命。通过对胃造口管施加牵引力，将其部分或完全穿过腹壁，可发生急性脱位。或者，如果 PEG 边缘或气囊对胃壁施加的压力过大，导管可能会通过胃壁导致坏死。如果这种并发症发生在最初 10 ～ 14 天纤维道形成之前，则应视为外科急症，因为胃内容物会溢出到腹腔。需要对胃造口进行手术闭合。为了将这种并发症的风险降至最低，应使用防止胃造口管意外移动的方法并严格遵循。这些方法包括确保将胃造口管充分固定至外腹壁，在手术后立即记录胃造口管在皮肤表面的位置，并进行常规验证，以及使用黏合剂或其他装置限制无意中施加的胃造口管牵引。

支气管镜检查术

外科重症监护患者的纤维支气管镜检查具有诊断和治疗适应证。治疗适应证包括插入气管内导管、清除误吸的异物、清除黏液阻塞、逆转机械通气患者的肺不张、吸出黏稠的分泌物以及阻塞性肺炎[50]。

诊断性支气管镜检查最常用于获取肺部标本以进行肺炎的诊断和管理[51]。与非定量技术相比，通过纤维支气管镜定量培养可以消除近 50% 有肺炎临床症状的患者的肺炎的诊断，减少不恰当的抗生素使用，并改善死亡率。应实行培养技术的标准化。

与诊断性支气管镜检查相关的风险更多地与镇静药物和在非插管患者中进行检查所需的药物有关。药物使用可能会导致抑郁的精神状态，并进展为通气不足、气道脆弱和误吸风险。手术本身的风险包括气胸、缺氧、气道高反应性、肺出血、高通气条件下患者肺储备丧失以及全身性低血压或高血压。

主要参考文献

Delaney A，Bagshaw SM，Nalos M. Percutaneous dilatational tracheostomy versus surgical tracheostomy in critically ill patients：a systematic review and meta-analysis. Crit Care. 2006；10：R55.

经皮扩张气管切开术与标准开放手术气管切开术的荟萃分析支持了经皮扩张气管切开术的益处。

Dennis BM，Eckert MJ，Gunter OL，et al. Safety of bedside percutaneous tracheostomy in the critically ill：evaluation of more than 3，000 procedures. J Am Coll Surg. 2013；216：858–865.

这篇文章是对床旁经皮扩张气管切开术安全性的最大规模的综述，它记录了体重指数分布的安全性。

Diaz Jr JJ，Mejia V，Subhawong AP，et al. Protocol for bedside laparotomy in trauma and emergency general surgery：a low return to the operating room. Am Surg. 2005；71：986–991.

这篇文章主要探讨了床旁开腹手术的结局，包括适应证和支持方案。

Fagon JY. Diagnosis and treatment of ventilator–associated pneumonia：fiberoptic bronchoscopy with bronchoalveolar lavage is essential. Semin Respir Crit Care Med. 2006；27：34–44.

本文对支气管镜诊断肺炎的适应证、优势和表现进行了回顾。

Moore AF，Hargest R，Martin M，et al. Intraabdominal hypertension and the abdominal compartment syndrome. Br J Surg. 2004；91：1102–1110.

本文就腹腔间室综合征的病理生理学及治疗进行了综述。

Raimondi N，Vial MR，Calleja J，et al. Evidence–based guidelines for the use of tracheostomy in critically ill patients. J Crit Care. 2017；38：304–318.

本文对气管切开术在危重患者中的应用进行了系统综述和循证建议，包括技术、时机、费用和特殊人群。

Rumbak MJ，Newton M，T runcale T，et al. A prospective，randomized study comparing early percutaneous dilational tracheotomy to prolonged translaryngeal intubation（delayed tracheotomy）in critically ill medical patients. Crit Care Med. 2004；32：1689–1694.

这篇文章主要研究了48小时–气管切开术相对于14天–气管切开术的益处，表明早期气管切开术可显著降低并发症和死亡率。

Shapiro MB，Jenkins DH，Schwab CW，et al. Damage control：collective review. J T rauma. 2000；49：969–978.

这篇文章是对损害控制剖腹手术的历史、指征和表现的回顾。

Van Natta TL，Morris Jr JA，Eddy VA，et al. Elective bedside surgery in critically injured patients is safe and cost–effective. Ann Surg. 1998；227：618–624.

这篇文章是首篇关于床旁手术的安全性和有效性的报道。

参考文献

1. Barba CA. The intensive care unit as an operating room. *Surg Clin North Am.* 2000;80:957–973, xi.
2. Bowen CP, Whitney LR, Truwit JD, et al. Comparison of safety and cost of percutaneous versus surgical tracheostomy. *Am Surg.* 2001;67:54–60.
3. Dennis BM, Eckert MJ, Gunter OL, et al. Safety of bedside percutaneous tracheostomy in the critically ill: evaluation of more than 3,000 procedures. *J Am Coll Surg.* 2013;216:858–865; discussion 865–857.
4. Diaz Jr JJ, Mauer A, May AK, et al. Bedside laparotomy for trauma: are there risks? *Surg Infect (Larchmt).* 2004;5:15–20.
5. Diaz Jr JJ, Mejia V, Subhawong AP, et al. Protocol for bedside laparotomy in trauma and emergency general surgery: a low return to the operating room. *Am Surg.* 2005;71:986–991.
6. Freeman BD, Isabella K, Cobb JP, et al. A prospective, randomized study comparing percutaneous with surgical tracheostomy in critically ill patients. *Crit Care Med.* 2001;29:926–930.
7. Porter JM, Ivatury RR, Kavarana M, et al. The surgical intensive care unit as a cost-efficient substitute for an operating room at a level I trauma center. *Am Surg.* 1999;65:328–330.

8. Porter JM, Ivatury RR. Preferred route of tracheostomy—percutaneous versus open at the bedside: a randomized, prospective study in the surgical intensive care unit. *Am Surg.* 1999;65:142–146.
9. Van Natta TL, Morris Jr JA, Eddy VA, et al. Elective bedside surgery in critically injured patients is safe and cost-effective. *Ann Surg.* 1998;227:618–624; discussion 624–616.
10. Pronovost PJ, Thompson DA. Reducing defects in the use of interventions. *Intensive Care Med.* 2004;30:1505–1507.
11. Szem JW, Hydo LJ, Fischer E, et al. High-risk intrahospital transport of critically ill patients: safety and outcome of the necessary "road trip". *Crit Care Med.* 1995;23:1660–1666.
12. Warren J, Fromm Jr RE, Orr RA, et al. Guidelines for the inter- and intrahospital transport of critically ill patients. *Crit Care Med.* 2004;32:256–262.
13. Haynes AB, Weiser TG, Berry WR, et al. A surgical safety checklist to reduce morbidity and mortality in a global population. *N Engl J Med.* 2009;360:491–499.
14. Haugen AS, Softeland E, Almeland SK, et al. Effect of the World Health Organization checklist on patient outcomes: a stepped wedge cluster randomized controlled trial. *Ann Surg.* 2015;261:821–828.
15. Miller RS, Morris Jr JA, Diaz Jr JJ, et al. Complications after 344 damage-control open celiotomies. *J Trauma.* 2005;59:1365–1371; discussion 1371–1364.
16. Kirkpatrick AW, Balogh Z, Ball CG, et al. The secondary abdominal compartment syndrome: iatrogenic or unavoidable? *J Am Coll Surg.* 2006;202:668–679.
17. Leppaniemi A, Kemppainen E. Recent advances in the surgical management of necrotizing pancreatitis. *Curr Opin Crit Care.* 2005;11:349–352.
18. Moore AF, Hargest R, Martin M, et al. Intra-abdominal hypertension and the abdominal compartment syndrome. *Br J Surg.* 2004;91:1102–1110.
19. Sugrue M. Abdominal compartment syndrome. *Curr Opin Crit Care.* 2005;11:333–338.
20. Shapiro MB, Jenkins DH, Schwab CW, et al. Damage control: collective review. *J Trauma.* 2000;49:969–978.
21. Schreiber J, Nierhaus A, Vettorazzi E, et al. Rescue bedside laparotomy in the intensive care unit in patients too unstable for transport to the operating room. *Crit Care.* 2014;18:R123.
22. Martin ND, Patel SP, Chreiman K, et al. Emergency laparotomy in the critically ill: futility at the bedside. *Crit Care Res Pract.* 2018;2018:6398917.
23. Cools-Lartigue J, Aboalsaud A, Gill H, et al. Evolution of percutaneous dilatational tracheostomy—a review of current techniques and their pitfalls. *World J Surg.* 2013;37:1633–1646.
24. Delaney A, Bagshaw SM, Nalos M. Percutaneous dilatational tracheostomy versus surgical tracheostomy in critically ill patients: a systematic review and meta-analysis. *Crit Care.* 2006;10:R55.
25. Heikkinen M, Aarnio P, Hannukainen J. Percutaneous dilational tracheostomy or conventional surgical tracheostomy? *Crit Care Med.* 2000;28:1399–1402.
26. Raimondi N, Vial MR, Calleja J, et al. Evidence-based guidelines for the use of tracheostomy in critically ill patients. *J Crit Care.* 2017;38:304–318.
27. Ciaglia P, Firsching R, Syniec C. Elective percutaneous dilatational tracheostomy. A new simple bedside procedure; preliminary report. *Chest.* 1985;87:715–719.
28. Bacchetta MD, Girardi LN, Southard EJ, et al. Comparison of open versus bedside percutaneous dilatational tracheostomy in the cardiothoracic surgical patient: outcomes and financial analysis. *Ann Thorac Surg.* 2005;79:1879–1885.
29. Terragni PP, Antonelli M, Fumagalli R, et al. Early vs late tracheotomy for prevention of pneumonia in mechanically ventilated adult ICU patients: a randomized controlled trial. *JAMA.* 2010;303:1483–1489.
30. Young D, Harrison DA, Cuthbertson BH, et al. Effect of early vs late tracheostomy placement on survival in patients receiving mechanical ventilation: the TracMan randomized trial. *JAMA.* 2013;309:2121–2129.
31. Trouillet JL, Luyt CE, Guiguet M, et al. Early percutaneous tracheotomy versus prolonged intubation of mechanically ventilated patients after cardiac surgery: a randomized trial. *Ann Intern Med.* 2011;154:373–383.
32. Diaz-Prieto A, Mateu A, Gorriz M, et al. A randomized clinical trial for the timing of tracheotomy in critically ill patients: factors precluding inclusion in a single center study. *Crit Care.* 2014;18:585.
33. Arabi Y, Haddad S, Shirawi N, et al. Early tracheostomy in intensive care trauma patients improves resource utilization: a cohort study and literature review. *Crit Care.* 2004;8:R347–352.
34. Rumbak MJ, Newton M, Truncale T, et al. A prospective, randomized, study comparing early percutaneous dilational tracheotomy to prolonged translaryngeal intubation (delayed tracheotomy) in critically ill medical patients. *Crit Care Med.* 2004;32:1689–1694.
35. Garrubba M, Turner T, Grieveson C. Multidisciplinary care for tracheostomy patients: a systematic review. *Crit Care.* 2009;13:R177.
36. Paran H, Butnaru G, Hass I, et al. Evaluation of a modified percutaneous tracheostomy technique without bronchoscopic guidance. *Chest.* 2004;126:868–871.
37. Saritas A, Kurnaz MM. Comparison of bronchoscopy-guided and real-time ultrasound-guided percutaneous dilatational tracheostomy: safety, complications, and effectiveness in critically ill patients. *J Intensive Care Med.* 2017; 885066617705641.
38. Song JQ, Xuan LZ, Wu W, et al. Comparison of percutaneous dilatational tracheostomy guided by ultrasound and bronchoscopy in critically ill obese patients. *J Ultrasound Med.* 2018;37:1061–1069.
39. Norwood S, Vallina VL, Short K, et al. Incidence of tracheal stenosis and other late complications after percutaneous tracheostomy. *Ann Surg.* 2000;232:233–241.
40. Walz MK, Peitgen K, Thurauf N, et al. Percutaneous dilatational tracheostomy—early results and long-term outcome of 326 critically ill patients. *Intensive Care Med.* 1998;24:685–690.
41. Gauderer MW, Ponsky JL, Izant Jr RJ. Gastrostomy without laparotomy: a percutaneous endoscopic technique. *J Pediatr Surg.* 1980;15:872–875.
42. Adams GF, Guest DP, Ciraulo DL, et al. Maximizing tolerance of enteral nutrition in severely injured trauma patients: a comparison of enteral feedings by means of percutaneous endoscopic gastrostomy versus percutaneous endoscopic gastrojejunostomy. *J Trauma.* 2000;48:459–464; discussion 464–455.
43. Stein J, Schulte-Bockholt A, Sabin M, et al. A randomized prospective trial of immediate vs. next-day feeding after percutaneous endoscopic gastrostomy in intensive care patients. *Intensive Care Med.* 2002;28:1656–1660.
44. Wejda BU, Deppe H, Huchzermeyer H, et al. PEG placement in patients with ascites: a new approach. *Gastrointest Endosc.* 2005;61:178–180.
45. Schulman AS, Sawyer RG. The safety of percutaneous endoscopic gastrostomy tube placement in patients with existing ventriculoperitoneal shunts. *JPEN J Parenter Enteral Nutr.* 2005;29:442–444.
46. Eleftheriadis E, Kotzampassi K. Percutaneous endoscopic gastrostomy after abdominal surgery. *Surg Endosc.* 2001;15:213–216.
47. Lockett MA, Templeton ML, Byrne TK, et al. Percutaneous

endoscopic gastrostomy complications in a tertiary-care center. *Am Surg*. 2002;68:117–120.
48. Dulabon GR, Abrams JE, Rutherford EJ. The incidence and significance of free air after percutaneous endoscopic gastrostomy. *Am Surg*. 2002;68:590–593.
49. Sharma VK, Howden CW. Meta-analysis of randomized, controlled trials of antibiotic prophylaxis before percutaneous endoscopic gastrostomy. *Am J Gastroenterol*. 2000;95:3133–3136.
50. Labbe A, Meyer F, Albertini M. Bronchoscopy in intensive care units. *Paediatr Respir Rev*. 2004;(5 suppl A):S1–S19.
51. Fagon JY. Diagnosis and treatment of ventilator-associated pneumonia: fiberoptic bronchoscopy with bronchoalveolar lavage is essential. *Semin Respir Crit Care Med*. 2006;27:34–44.

章 24

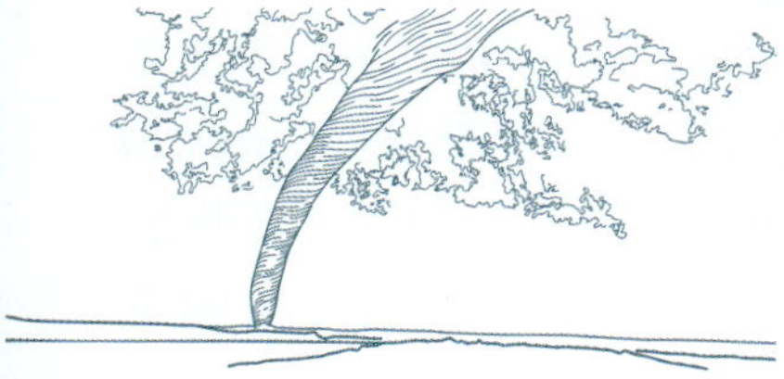

外科医师在群体伤亡事件中的角色

Jennifer M. Gurney，Matthew J. Martin

周旭阳　周思颖　译　韩　辉　审校

章目录

“应当首先关注那些重伤患者，而不应考虑阶级或荣誉。伤情较轻的士兵可能需要等到他们严重伤残的战友接受手术并妥善安置后才能接受治疗，否则后者活不了几个小时；很少有人能在重伤后撑到第2天。”

Baron Larrey 医师，《军事手术回忆录》，1812 年

大规模伤亡（MASCAL）事件或事件的特征是在一次特定事件或一系列相关事件中，有大量人员受伤或患病。这些事件可以包括故意或恐怖袭击（大规模枪击、爆炸）、非蓄意性事件（工业事故、建筑火灾）和自然灾害（飓风、地震）。在军事或战场环境之外，MASCAL 事件相对较少见，但却是每个医疗服务提供者和医疗系统都必须做好准备去应对的一种持续风险。在过去的十年里，人们特别关注应对此类事件的教育和准备工作，这可能与和恐怖组织相关的、平民爆炸事件（如 2013 年波士顿马拉松事件）以及在学校和其他公共场所持续发生的一系列大规模枪击事件数量增加有关[1-2]。

几乎所有 MASCAL 事件共有的特征之一是存在需要快速鉴别分类、评估、手术或其他程序性干预的重大创伤。在这一领域，外科医师在 MASCAL 管理中的各个方面，从准备和培训到执行和康复阶段，都有着至关重要的作用。很显然，外科医师在 MASCAL 事件期间提供临床处置和（或）紧急检查起到了重要作用，但是让外科医师积极参与 MASCAL 处置的所有关键非临床领域，尤其是参与当地和地区性 MASCAL 的计划和准备活动，也是至关重要的。在许多系统中，这些任务被分配给了非外科医师，甚至分配给了医师以外的人，这样做最常见的结果就是出现不切实际的 MASCAL 计划以及由此产生的对实际事件的非最优临床反应。

MASCAL 处置中另一个经常被忽视和误解的概念是鉴别分诊的关键角色和重要性。在 MASCAL 事

件期间，患者管理方式的最早变化之一是“筛选和分类”，并确定接受急诊 / 紧急治疗的类别和优先级[3]。尽管在不同的事件中，受伤者的伤情严重程度和抢救紧急性会有所不同，但接受治疗的大多数患者不会有重大的或危及生命的伤害（图 24.1）。此外，这些受伤较轻的患者往往会在受伤较重的患者之前到达，而不是受伤最重的最先到达。我们认为，适当的、高质量的鉴别分诊是 MASCAL 管理中由医师驱动的最关键的方面，所有外科医师都应熟悉这些紧急情况下的分诊原则和操作方法。适当有效的分诊将通过优化就诊患者的损伤和损伤严重程度与提供医疗处置的机构或系统的可用关键资源之间的匹配关系，从而为任何 MASCAL 响应的成功或失败奠定基础[4-5]。

历史

“分诊”一词是由拿破仑的外科医师 Baron Larrey 博士创造的。Larrey 医师深刻地描述了首先救治受伤最严重患者的重要性。军方最早记录的鉴别分诊系统可以追溯到 18 世纪，那时鉴别分诊是战场护理的主要组成部分。MASCAL 事件变得越来越普遍，从军事和民事事件的鉴别分诊和创伤治疗系统中，我们都可以学到很多经验教训，以便针对尽可能多的伤员来优化护理和结果。

鉴别分诊是一个起源于军事创伤的术语，它的实践源于战争期间大量战场伤亡的需求；最初的鉴别分诊概念主要着眼于在战场创伤中的 MASCAL 事件。Larrey 博士以其在外科手术中的领导能力和技能而闻名，并因其在资源稀缺的战场环境中“分类”患者以抢救最大数量伤员的理念而备受赞誉。Larrey 博士的分类原则还包括根据受伤的严重程度撤离患者，并根据受伤严重程度和存活的可能性确定治疗的优先顺序。

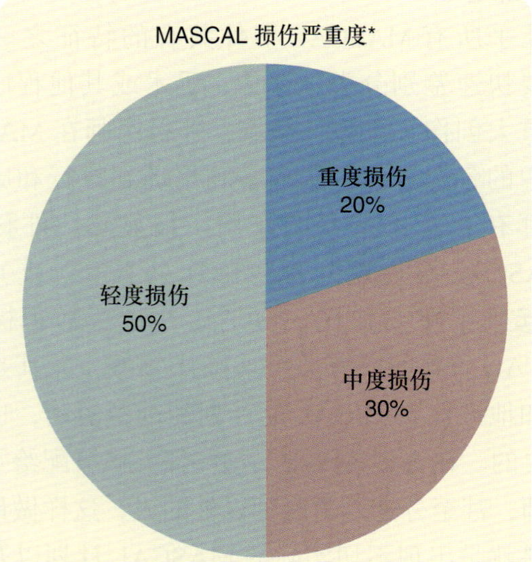

图 24.1 一般性群体伤亡事件的典型损伤严重程度分类。请注意，只有 20% 的患者会有严重的或即刻危及生命的损伤，50% 或以上的患者只有较小或轻微的损伤

自拿破仑时代以来，在随后的每一场战争中，美国军队和民间的医疗团体都在不断推进分诊和 MASCAL 管理的概念。与此同时，提供更接近伤时的救生治疗和程序逐渐发展。分诊模式在军事系统的连续分层护理中得以运用，更高级别的医疗处置具有越来越强的医疗能力。在战场上，适当的患者分诊可将患者引导至适当的医疗处置级别，有助于管理混乱的局面，从而使大量伤员获得恰当、有效的医疗处置。军方使用的分级分类系统已经发展起来，并且在美国当前的战争中依然沿用。在美国，这种分类分级系统将医疗处置分为伤时医疗处置、进一步医疗处置和康复医疗处置三个级别。当前军事分诊中的其他原则：伤点治疗、途中治疗以及尽可能接近伤处伤时治疗的能力，挽救了军队中患者的生命，并有可能也应用于民事 MASCAL 事件中[3, 6]。

随着 MASCAL 事件越来越多（枪击、自然灾害等），世界变得越来越混乱，外科医师参与到 MASCAL 事件中的可能性也越来越大。外科医师的领导、医院的规划和社区的准备是成功管理这些可怕事件的第一步。外科医师参与各级 MASCAL 管理是很理想化的。虽然现代模式下的外科医师很少提供院前急救，但他们对创伤护理系统的全面了解以及对损伤生理效应复杂知识的掌握，为他们提供了独特的见解，可用于监管、领导和参与 MASCAL 事件的训练[7]。

关键定义

在普通的、非群体性创伤系统功能中，分诊最常用于对创伤或危重患者进行分类，以便将他们送往具有适当能力水平的医疗机构。准确的鉴别分诊会将患者分配到能够专业管理其疾病（无论是外伤、心肌梗死、中风还是脓毒症）的适当医院。就创伤而言，创伤分类的民用标准是指将患者送往适当的医院 / 创伤中心以避免对创伤的诊断分类过高或过低。基本分诊（在 MASCAL 事件之外）优化了治疗的提供和资源的分配，但这并不是本章的重点。本章重点介绍外科医师在 MASCAL 事件、创伤系统和患者分诊中的作用。面对多发的伤亡和潜在、有限的医疗资源，优化分诊的实现需要强大的领导力、事先计划和一个建立完备的创伤系统[8-9]。外科医师在分诊过程和创伤系统中的领导力有助于建立起对 MASCAL 事件的组织良好的响应；参与分诊计划和流程的医师应该出现在医疗保健系统的每一层级：个人、地方、地区和国家。

分诊是对患者进行分类的过程，以便为最多的患者提供最大的利益。分诊是任何创伤系统的重要组成部分，对于优化多重伤亡事件（MCI）的存活率至关重要。在没有 MASCAL 的情况下也可以进行分诊，但 MASCAL 事件一定要进行分诊。成功或失败是以挽救人数或死亡人数以及浪费或适当利用的资源来衡量的；成功或失败取决于是否能进行准确和有效的患者分类[4]。

- **现场分诊**

  在事故现场或附近进行。急救医疗服务（EMS）提供者将决定把灾难或创伤事件中的伤者送往哪家医院。
- **分诊不足**

  当重伤患者被送往没有创伤中心的医疗机构，或被送往不具备管理严重损伤的专业知识或能力的医疗中心时。
- **过度分诊**

  当轻微损伤或非紧急伤害的患者被送往大型创伤中心或送往急救病床时。在 MASCAL 情况下，这将使分级分类系统停滞，导致救援的重大瓶颈，并可能导致治疗的不良结局率增加（图 24.2）。

> • 现场分诊的目的是有效率地将重症患者集中于创伤治疗中心，而不是在那里塞满轻伤患者。
> • 现场分诊的国家标准是由美国外科医师学会委员会制定的，并基于系统级别的分诊不足和分诊过度率。

- **医院分诊**

  将患者按预先定义的类别分类，以确定其治疗的相对优先级。根据当地所使用的鉴别分诊系统，将患者分为不同的组。患者分为以下几类：即使接受治疗也无法存活的患者；接受较低限度治疗就可恢复的患者；以及最优先的群体——不接受治疗就无法存活的患者。

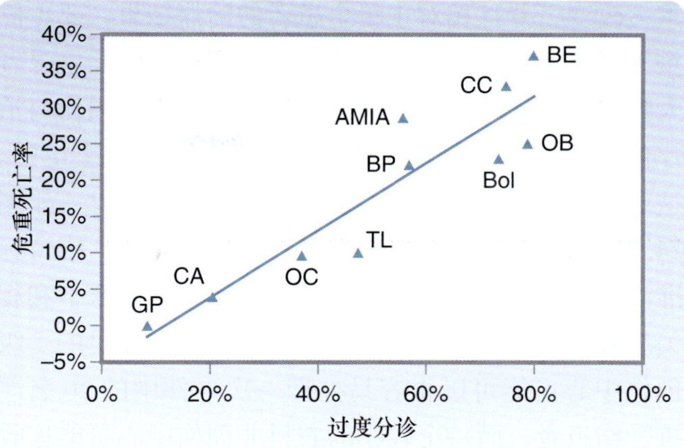

图 24.2 1969—1995 年的 10 起恐怖爆炸事件中，过度分诊与危重症死亡率的图形关系，这表明危重症死亡率随着伤者过度分诊占比的升高而呈线性增加。线性相关系数 r = 0.92（From Frykberg ER. Medical management of disasters and mass casualties from terrorist bombings: how can we cope? J Trauma. 2002; 53: 201-212.）。AMIA：布宜诺斯艾利斯；BE：贝鲁特；Bol：博洛尼亚；BP：伯明翰酒吧；CA：克雷加文；CC，古芝县，GP：吉尔福德酒吧；OB，奥德贝利；OC：俄克拉荷马城；TL：伦敦塔

- **标准外伤事件**

  通常涉及一名或数名患者，并且我们有大量可用的资源和专业知识来管理这些患者。这些是发生在乡村和城市创伤中心的最常见的创伤事件。
- **MCI 多伤员事件**

  同时出现多名受伤患者时，由于有足够的资源、分诊系统不会有明显的应对压力。对于大型创伤中心来说，MCI 可能是常规病例，但对小型医院来说，MCI 可能导致 MASCAL 的情况。
- **MASCAL 大规模伤亡事件**

  当受伤患者的人数超过可处理量，或处置患者所需的资源超过医院可用资源，并对创伤救治系统、医院和医疗服务的提供者造成重大压力时。
- **灾难事件**

  大范围自然或人为 MASCAL 事件，通常导致大量患者受伤或患病，以及当地基础设施（或许包括医疗设施）的频繁破坏或退化。

外科医师必须理解和认识到，MCI 和真正的 MASCAL 事件之间有一个关键的区别[10]。MCI 很少需要或无需对常规医疗操作和护理标准进行改变，而真正的 MASCAL 需要医院对患者常规处置方案进行

重大改变，并且相对于单个患者的治疗结果，要更侧重于群体治疗结果。区分这两种类型不仅仅是由患者人数的多少来决定的，而是由患者所呈现的损伤与治疗他们的可用资源和专业知识之间的关系来决定的。这通常被称为特定场所或系统的过负荷能力。如图 24.3 所示，医院可在应对有限数量的患者时，维持标准治疗水平，但一旦患者超过该数量，治疗水平和相关患者病情结果就会急剧下降。一个资源充足的 1 级创伤中心可能可以很容易处理一次事件中的 20 名严重受伤患者，而一个较小的农村非创伤中心可能连收 2 ～ 3 名严重受伤患者就会不堪重负。

我们发现，许多被称作 MASCAL 的事件实际上是 MCI，应该相应地进行标记。真正的 MASCAL 事件会迅速超过医疗机构的过负荷能力，并有可能很快压垮单个医疗机构或整个局部 / 区域创伤系统和转运系统。由当地的人为或自然灾害（地震、洪水等）引起的 MASCAL 事件可能会导致最大量的受伤和（或）患病人数，并很快使当地 / 地区的医疗机构不堪重负[11]。此外，当这些事件与当地关键基础设施、公共事业的破坏、甚至医疗机构本身的重大损坏相结合时，将可能是极具毁灭性的[12-13]。当创伤急救系统面临多重压力时，外科医师对于各个级别的培训、教育和系统改进的参与将有助于确保系统的成功

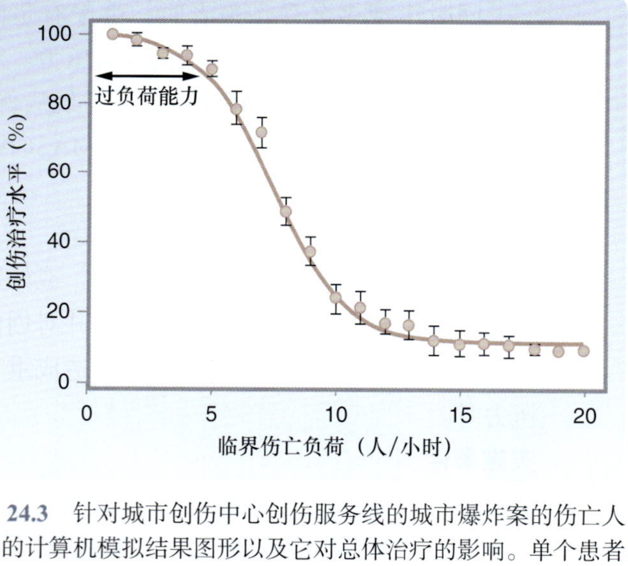

图 24.3　针对城市创伤中心创伤服务线的城市爆炸案的伤亡人员的计算机模拟结果图形以及它对总体治疗的影响。单个患者在正常工作日的治疗水平被定义为 100%。曲线的上部平坦部分对应于 MCI，陡峭部分代表大规模伤亡情况，下部平坦部分代表重大医疗灾难。医院创伤服务线的激增量是指：在治疗水平不急剧下降的情况下，医院可以管理的最大临界伤亡负荷（From Hirshberg A，Scott BG，Granchi T，et al. How does casualty load affect trauma care in urban bombing incidents? A quantitative analysis. J Trauma. 2005；58：686-693.）

运转。分诊流程对任何 MASCAL 计划的成功执行都是至关重要的，外科医师必须具备分诊的专业知识，并参与到医疗系统、地区和医院的分诊计划中去。

MASCAL 关键原则

多重伤亡和 MASCAL 事件可通过多种机制或原因发生，且在就诊患者的数量、严重程度、资源和对专业护理的需求以及对当地医疗机构和系统的最终影响方面都具有高度异质性。尽管不可能制定一个具有普遍适用性的单一包容性流程或一套详细的指南，但有一套从各种各样的此类事件之中总结的已被观察到的关键的原则和共同点。以下是在大范围的此类事件和经验中所报告的“十大”MASCAL 原则：

1. 分诊是一个动态过程，应在从受伤点 / 现场到最终接收医院或其他机构的每个层级的处置中进行。

2. MASCAL 的目标是：为大多数人做最好的治疗，而不是为每个人做所有的治疗。

3. MCI 或 MASCAL 期间，成功与否取决于是否准确而有效的分诊。区域性创伤系统能否成功取决于是否有良好的现场分诊。

4. 分诊从了解和评估可用的系统功能、资源和人员开始。

5. 对于住院或单一的医院分诊，患者应通过一个入口进入，且只能单向进入医疗机构。

6. 必须有剩余的分诊能力，而不是依靠重复的劳动，以避免在一个已经承受巨大压力的系统中出现低效的工作。

7. 应在机构分诊接收点准备好预先安排的电子或纸质 MASCAL 图表和患者入院信息包。

8. 目前有多个经过权威认证的分诊系统，根据情况选择最佳方案并按此进行培训，确保所有人员都了解该系统（DIME、START、SALT 等）。

9. 负责分诊的人员应该是最有经验、最有组织能力的人员之一，最好配有一名副手来帮助沟通和记录。

10. 现场安保和人员安全是实施安全有效处置的必要条件。在进入一个不安全的现场之前，先确认现场环境的安全性；不要成为受害者，再给医疗系统徒增压力。

如以上列表中所强调的，MASCAL 的准备和有效的分诊是关系到患者和系统结果优化的最重要方面。尽管通常认为分诊的第一步是将到达医疗机构的患者进行分类或按优先顺序进行评估和干预，但在开

始有效的分诊之前，需要明确了解医疗中心的救治能力、容量和可用资源。因此，任何有经验的分诊人员的第一步都是执行我们所说的“零点调查”[3]。执行这项调查需要快速评估该医疗设施关键资源当前的状态和可用性，同时激活本地 MASCAL 计划和所有住院医疗人员的通信系统。虽然在这些情况下，该关注的重点往往是急诊室（ER）的床位状况，但评估和优化手术室（OR）、重症监护室（ICU）和医院病房的床位、工作人员的可用性也是十分重要的。必须通知医院的关键辅助服务机构，包括血库、药房、放射科和实验室等，让他们停止任何非紧急的工作，并为预计大量涌入的需要其服务的患者做好准备。两个特别关键的非临床领域也必须在患者到达前（如果可能的话）激活并到位，即患者住院信息管理系统（PAD）和安全系统。将患者收入院，进行识别、登记并录入到医院的信息记录系统是一个经常被忽视的问题，如果错误录入了信息，出现用药或输血错误，可能会造成混乱和危险[2, 14]。

吸取 MASCAL 的关键经验教训

在过去的十多年里，美国军方持续的作战行动以及平民恐怖主义和其他蓄意多重伤亡事件导致与 MASCAL 手术、诊疗相关的知识经验水平有所提高。对于 MASCAL 事件的结果进行准备和优化的最重要原则之一是，优化从所有这些事件中学习到的经验，并应用这些“经验教训”来提高医疗机构和当地 / 地区整体医疗系统的救治能力和响应水平。被人们所广泛接受的、实现这一目标的“最佳实践”是在任何多重伤亡或 MASCAL 事件后尽快进行深入的行动后审查（AARs）[15-16]。从单个医院科室 / 病房到整个医院或医疗系统，AARs 应在医疗的各个级别展开，其目的是审查重大事件的发生顺序，并确认关键的医疗优势、劣势以及对于未来发生此类事件的改进机会。这些应被正式记录并汇编成一份全面的行动计划，并对该计划进行充分的追踪，以确保人们进行优化整改，并根据这一反馈不断调整 MASCAL 计划。有许多共同的关于 MASCAL 的关键性经验教训在各种不同事件中被报告。其中最重要和被最广泛应用的有：

1. 没有人是安全的！ MASCAL 事件随时随地都可能发生，并且发生频率可能会增加……请做好准备。

2. 了解您的医院在各个处置层级的资源配置和能力：院前急救、患者转送 / 转运、各个单体医院以及受影响地区有多个处置角色时的医疗系统。

3. 领导力和指挥程序链非常重要，尤其是在分配创伤救治系统和疏散资源时；请重读第 2 条。

4. 适当的现场分诊和致伤时处置可以将潜在的 MASCAL 转变为更为有序的 MCI。

5. 高级分诊人员的工作最为重要，其应是一名具有丰富经验、值得信任的医疗服务提供者，具备与他人良好合作的能力。

6. 事故现场的控制和现场安全至关重要。任何 MASCAL 计划中都必须包含有组织的安全计划，以避免额外的伤亡。应做到保护现场人员，并限制进入现场的人员数量。MASCAL 事件会造成易受伤害的情况，必须避免现场二次伤害。在 MCI 或 MASCAL 事件期间，医院很容易成为攻击目标，因此一个好的安全计划至关重要。

7. 执行良好的 MASCAL 计划应对足够大的患者人流量和患者进出量，且使资源最紧张的科室拥挤度最小（急诊（ED）、放射科）。建立通过 ED 的单向流动通道以便于迅速评估和安置患者，从而避免急诊诊室出现过度拥堵。

8. 在真正的 MASCAL 事件中，如果事件超出了急诊的处理能力，则应该在急诊科和分诊区之外，为受伤程度较低者和“尚可行走的伤者”建立一个单独的安置区域。在医院中，门诊区域是这一需求的理想选择，应当为门诊区配备医疗服务提供者，必要时可对患者进行检查和复诊。

9. 在大多数 MASCAL 情况下，控制出血、气道和呼吸问题是首要的措施。控制出血应贯穿在整个治疗过程中。

10. 在 MASCAL 事件的初始阶段，血液制品通常是一种稀缺资源。医院应当备有保证血液供应充足的计划。如果可能需要较长的患者运送时间或需要进行抢救，则应将血液运送到较远的分诊点。

初步分诊和患者管理 / 处置方案将为任何 MASCAL 事件的后续阶段（从院前 / 现场阶段开始，一直持续到住院阶段）设定先例、奠定基调。现场分诊通常是由现场指挥者或由其指定的分诊人员管理，并应侧重于将伤员初步分类成具体分诊类别、执行所需的即时救生干预措施、确定伤员的治疗优先次序并指导运送伤员至适当的医院机构。在事故现场应对该过程进行严格管控，然后将伤者从现场适当而均衡地分配到可用的当地医疗机构，这样可将损伤发生时的 MASCAL 事件转化为医院层面的多个 MCI 事件。

2013 年波士顿马拉松爆炸案提供了一个现成的例子，当时出色的现场处置和分诊将严重伤者平均分配到了多个当地医院，而不是“一股脑地”压垮距离最近的一个医疗中心[17-18]。

在任何真正的 MASCAL 事件的初始阶段，医院的分诊可以说扮演着最重要、最关键的临床领导角色。从历史角度看，高级别分诊人员主管的重要性还没有得到充分的认识，并且这一职位常常被分配给医疗团队中“对于临床救治最没有用处”的人[19]。这种做法现在已经被广泛地认为是不合适的，并且可能是灾难性的。应该根据医师在创伤管理、领导才能和进行有效沟通能力方面的先进专业知识，来对分诊部门主管的人选进行精心挑选。根据我们的经验，分诊主管最好由经验丰富的创伤外科医师或急诊医生担任。在需要为医疗机构建立外部（主要）和内部（次要）分诊区域的情况下，高级别分诊主管和其助手或辅助分诊人员必须以高度协同一致的方式工作。

MASCAL 管理和外科医师在分诊中的作用

尽管有许多的方法和已被报道的系统可用于 MASCAL 管理，但没有一种方法被明确证明是更优的或普遍适用的。已经明确证明的是，一线临床医师如果不能理解、演练过于复杂混乱的系统，是注定会失败的。可以说，作为全面的 MASCAL/ 灾难准备计划的一部分，简单、熟悉、有效和真实的演练原则，比选择哪一个管理系统更为重要[3, 10]。我们建议使用助记分诊（框 24.1）作为 MASCAL 管理的核心原则，并作为外科医师对于 MASCAL 事件的准备、执行过程中的记忆辅助工具和指南。

培训

“培训即是一切……”

Mark Twain

（美国幽默大师、小说家、作家、演说家）

框 24.1 简单分诊助记方法

T Training 培训（院内应对 / 当地）
R Readiness 准备（区域 / 现场分诊准备）
I Integration of Systems 系统整合
A Adaptable 适应性的
G Grow 成长（从现有系统中吸取经验）
E Exsanguination Control 失血控制（连续）

MASCAL 事件的培训需要当地和区域层面的外科医师参与。有效的领导和培训是成功应对 MCI 或 MASCAL 事件的基础；虽然外科医师不参与损伤发生时的即刻处置或很少参与现场分诊，但他们对于分诊计划的参与和培训是极其重要的。任何创伤救治系统，即使是最成熟的系统，都可能在接受大量患者时不堪重负。成功的伤员分诊需要大量的培训，并要求在考虑应对策略和可用医疗资源的同时，根据伤员的伤势对其进行分类和优先等级排序；除了培训，这一技能也离不开教育和领导。

对于现场和院内分诊，分诊主管的选择应被确定为 MASCAL 计划的一部分，并且分诊主管应是最有经验和组织能力的人员之一；院内分诊的负责人通常是一位经验丰富的外科医师；而现场分诊通常由急诊科医师或经验丰富的院前急救人员来实施。分诊人员必须能够快速识别危及生命的伤害。分诊主管的经验和专业知识至关重要；分诊人员必须能够快速识别危及生命的损伤和损伤模式，并将患者划归于正确的分诊类别中。不应该在 MASCAL 事件发生时，才决定由谁来作为分诊人员。每个医院和实地分诊系统都应该有冗余的人员来担任分诊主管。

分诊主管也必须被告知并知晓自己所处的战术立场，以便恰当管理资源，并实现整体利益最大化，而非针对具体个人进行最好的治疗。重要的信息例如对事故的认识、现场情况、伤亡人数估计、二次伤害事件风险、现场分诊的有效性……可为医院分诊人员提供视角，以促进资源优化。分诊人员应是最有经验和组织能力的人员之一，最好配有一名助手负责沟通和记录。虽然大多数分诊主管都是外科医师，但经验丰富的急诊医疗人员也可成为出色的分诊负责人。应该针对医院内的 MASCAL 计划进行培训和演练，选定并培训 1 名以上的潜在分诊人员担任分诊主管的角色，以提供专业人员的储备，并为主要分诊人员的受伤 / 生病、需要建立多个分诊点的情况做好准备。

应预先确定分诊点的位置并在书面的 MASCAL 计划和所有排练练习中明确说明。我们在医院 MASCAL 计划中观察到的最常见错误之一是，医院未能认识到 MASCAL 事件的高度可变性，仅设置了一个分诊计划和分诊点位[7, 20]。鉴于在较小规模的 MASCAL 事件与较大规模或灾难型的事件中会出现不同的分诊要求，我们建议发展至少 2 种灵活的分诊模式。一般而言，较小规模的 MASCAL 事件（相对于可用的急诊和病床空间）中，所有患者都可以立即被带进医疗机构，只需要一个主要的分诊点，该分诊点最好位于急诊入口附近。超出可用床位数或医疗服务人员可处理量的较大规模 MASCAL 事件则需要建立一个外部的初级分诊点，在那里对患者进行分类、优先排序和收纳，直到他们可以被转移到医疗机构中去（图 24.4）[21-22]。然后，当患者被分诊到医疗机构，并根据他们所需的护理等级而被引导到合适的位置时，将采用二级分诊。外部分诊的地点应具备气温控制、良好照明，并有预先储存的医疗用品，以满足患者的紧急需求，包括控制出血和气道 / 呼吸干预。所有到达该医疗机构的伤员必须接受分诊，并且最好通过一个严格管控的入口进入医院，其他的入口都应由指定的安全人员负责保护。

在医院分诊期间，陪同分诊人员的应该有住院信息管理系统（PAD）人员、充当“床位管理员”的护理协调员以及配备有基本出血控制用品的护士或医护人员。以这种方式组织的分诊团队可以对伤员进行分类、沟通、信息追踪和治疗。当分诊人员对患者进行分类 / 优先排序时，PAD 人员可以对患者进行标记，保持问责制，并将处置情况传达给中央管控的 PAD 中心。护士协调员对于帮助传达患者的处置计划、将该计划传达给医院的患者护理区域是至关重要的。如果患者需要直接前往手术室进行紧急手术或进入急诊室进行紧急气道治疗，护士协调员可以帮助传达并加快分诊主管对此的安排。最后，分诊组中配备一名有临床经验的护士、医护人员或救护技术员（EMT），可通过使用止血带、包扎伤口或使用止血辅料来立即治疗伤者的出血[23-25]。将控制出血的能力引入分诊组中，也有助于患者进入响应程度较低的分诊类别；例如，若可用止血带进行血液回流控制，那么具有创伤、需要立即截肢的患者可以被分到可延迟治疗类别中去。如果收到预先警告，应根据（经过充分演练的）MASCAL 计划，预先部署这些人员和资源。分诊应该从了解分诊系统的功能、资源和人员开始；资源利用和分配是有效分诊的关键。分诊计划、患者流量和辅助服务（血库、药房、PAD、事故指挥系统、患者移动）都必须包括在培训中。

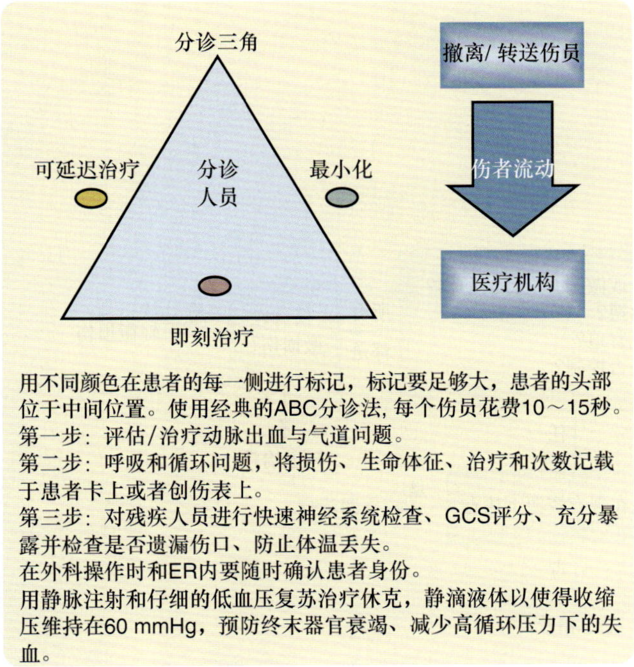

图 24.4　在大型群体性伤亡事件中布置外部分诊点的“分诊三角”安排。这使得分诊人员或团队能够集中定位，并将患者分为立即、延迟或最小创伤组（From Martin MJ，Beekley A，Eckert MJ. Front Line Surgery：A Practical Approach. 2nd ed. New York：Springer Science+Business Media；2017.）

虽然有许多分诊分类方案，但每个医院和创伤救治系统都应只选择一个方案，保持简洁并据此进行定期培训[8, 20, 26]。培训需要大量的时间、精力和资源的投入；不重视分诊过程中的或涉及整个系统的薄弱环节，而只是敷衍了事的培训，在面对 MASCAL 事件时，会导致分诊系统承受巨大压力，导致潜在的分诊故障。MASCAL 培训需要外科医师的领导；分诊和 MASCAL 培训目前有涉及院前医疗服务人员和初始医院响应的趋势，但培训并没有在急诊室以外的医院进行。在 MASCAL 培训中不涉及手术室和重症监护室的话，会使培训显得不太现实，并且当患者快速离开急诊前往手术室时，如果不对多次手术的时间进行规划和培训，可能会预示着一种虚假的成功感[7, 27]。虽然细节和细微的差别对分诊人员来说可能不是最重要的，但如果发生 MASCAL 事件，分诊系统中的薄弱点将会被放大。如果有各级外科医师能参与到实际且典型的资源密集型培训中，将改善 MASCAL 事件中的分诊能力和初始响应能力。

分诊系统

目前有许多有用且经过验证的分诊系统用于指导 MASCAL 事件期间的患者初始评估和分类。然而，其中许多系统主要用于受伤点或现场分诊点的初始评估和分诊分类，对于在医院层面进行分诊可能并没有很大用处。这些分诊系统通常结合了对临床因素（精神状态、走动、生命体征）和明显损伤的快速评估，然后据此进行分类，将优先安排需要立即干预和快速送往创伤中心的患者。常用的几种分诊系统包括：分类、评估、挽救生命的干预措施和治疗 / 转运

（SALT 检伤分类法），简单治疗和快速转运（START 检伤分类法）、jump START（START 的儿童版本）、Careflight 检伤分类、Sacco 分诊方法和受害者终点二级评估（SAVE）[9, 20, 26]。图 24.5 显示了 SALT 分诊系统的一个示例，该系统已获得美国外科医师学会（ACS）和其他专业组织的认可[26]。虽然每个系统都有优点和缺点，但如果训练有素的分诊人员能够正确使用，都是非常有效的。当患者进入医疗机构或到达既定的外部分诊点时，将再次执行类似的快速检伤分诊分类。上述院前分诊系统在这一环节通常用处不大，此时的重点是确定需要立即干预或手术的患者、需要额外详细检查的患者以及受伤可忽略不计且不需要紧急护理或评估的患者[28]。在实力雄厚的治疗中心的小型 MASCAL 事件中，接收的主要患者通常只分为两种类型：（1）重伤者或急症患者，为其提供最高监测等级的急诊病床；（2）损伤程度较低的患者，为其提供的较低灵敏度的病床。然而，在较大型 MASCAL 事件中或在实力一般的医疗机构中，当伤者容量明显超过可用的急诊工作人员和床位时，应进行更为传统的分类，将伤员分为多个类别或优先级。在这些情况下，我们建议使用基于助记符 DIME 的北大西洋公约组织（NATO）检伤分类系统（如图 24.5 所示的 SALT 检伤分类系统也采用该系统）[29]。该系统将患者分为延迟治疗组、立即治疗组、轻微损伤组和姑息治疗组，如图 24.6 所示[30]。除了这些类别之外，为到达医院时即死亡的或在到达医院后不久死亡的患者制定明确的处理计划和确定的安置地点也很重要。

下面列出了与医院级别分诊有关的一些要点：

- 二次分诊是分诊过程的重要组成部分。分诊在各个层面都是一个动态的过程；时态情况或资源可用性的变化可能随时导致患者分诊类别的变化。

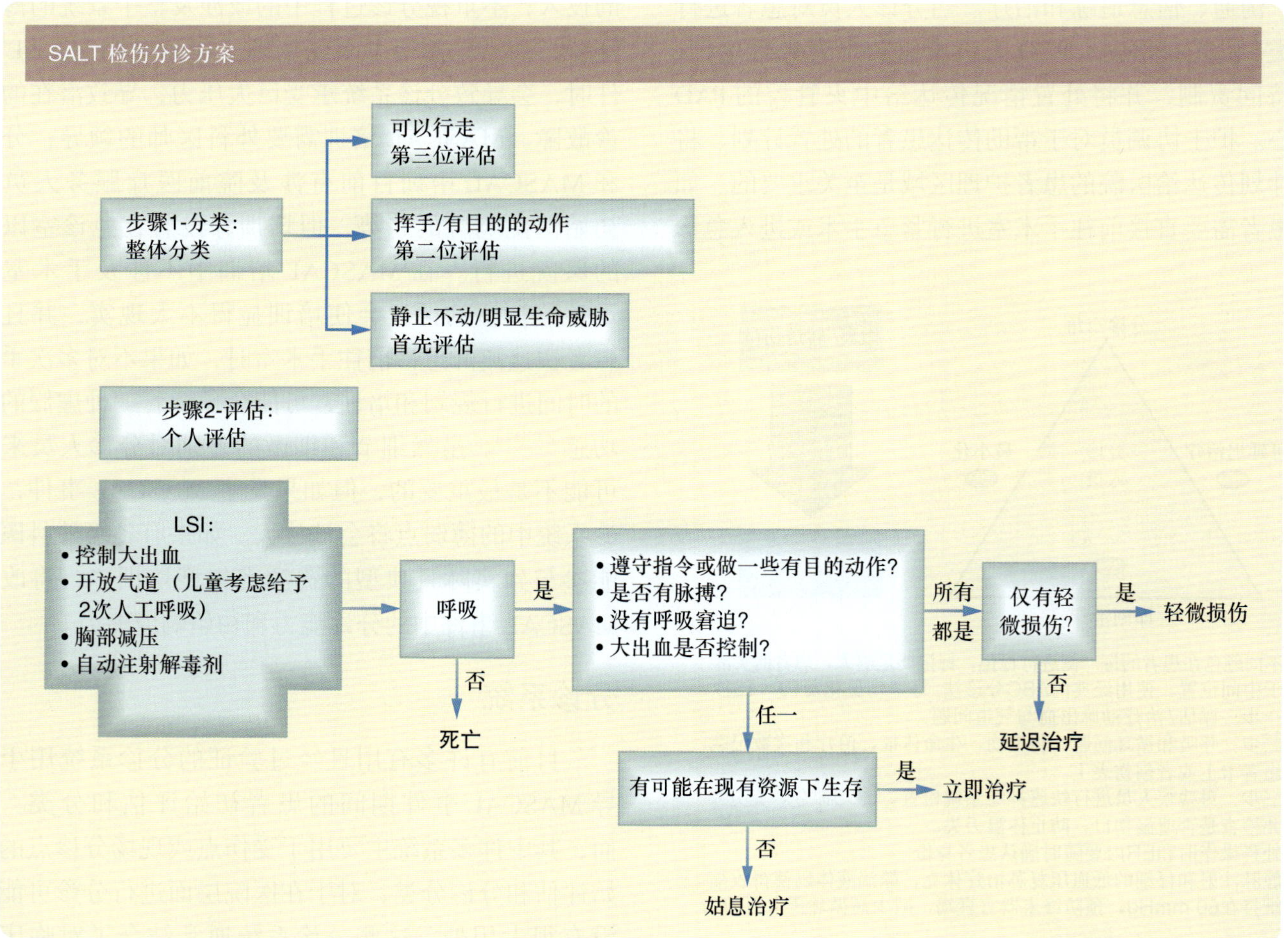

图 24.5 分类、评估、生命干预、治疗 / 转运（SALT）分诊方案的流程。该方案按照患者移动性和反应性进行第一步全局分类，然后将个体按优先级分为死亡组、延迟治疗组、立即治疗组、轻微损伤组或姑息治疗组（From SALT mass casualty triage：concept endorsed by the American College of Emergency Physicians，American College of Surgeons Committee on Trauma，American Trauma Society，National Association of EMS Physicians，National Disaster Life Support Education Consortium，and State and Territorial Injury Prevention Directors Association. Disaster Med Public Health Prep. 2008；2：245-246.）。LSI，救生干预

伤员验伤分诊与转运的分类

- 推荐使用北约标准命名法，通常被称为“DIME”

- 延迟治疗组（黄色标记）–或许会危及生命，但可在数小时的频繁再评估后再进行医疗介入–（骨折、止血带控制失血、头与颌面部损伤、烧伤）

- 立即治疗组（红色标记）–需要即刻治疗以防死亡–通常关注“AABC”问题–气道、动脉出血、通气状况、循环状况

- 轻微损伤组（绿色标记）–可步行的患者，受轻微损伤如撕裂伤、轻微烧伤或肌肉骨骼损伤等–可等待明确治疗

- 姑息治疗组（黑色标记）–生还可能性很小，如严重烧伤和严重颅脑损伤

图 24.6　被多种民用分类方案使用的北约 DIME 分诊分类系统和颜色代码。患者被分为延迟治疗组（需要治疗但不紧急）、立即治疗组（需要紧急/急迫的评估和干预）、轻微损伤组（轻伤，也称为“步行伤”）和姑息治疗组（致命伤害或无法治疗的伤害，且在现有大规模伤亡情况限制下存活概率低的伤害）

- 随着情况的变化，可用资源的变多或变少，复诊延迟和候选患者应再入院。
- 最小伤害类别的患者可以接受二级和三级检查，一般情况下可以出院。偶尔，他们会有一些在分诊过程中被遗漏的损伤，此时应立即重新分配其至延迟治疗组或立即治疗组类别。

患者的流动和在分诊区的进出对于防止分诊的拥堵和混乱至关重要。如果没有一个计划良好的患者移动路线图和患者分类分区，将导致明显的混乱，并可能对患者的护理产生负面影响。所有人员都应清楚了解对于患者流动和进出的关注，并应定期进行演练。此外，医院应该配有一张图解式的地图，可供轻松展示和使用。MASCAL 执行过程中的另一个经常被忽视的方面是需要一组专门协助患者移动、提供需求用品和设备以及传递信息的待命人员。这种“人力资源池”对于在不同地点（包括分诊区、急诊、ICU、手术室、放射科和病房）之间高效地运送患者至关重要。患者的流动必须符合逻辑，平时应进行相关的演练，以确保工作人员能够理解，并提高运送效率。

准备

“没有做好准备，你就是在为失败做准备。”

Benjamin Frankin

针对灾难、大规模枪击事件和公共交通事故的区域准备，需要协调、沟通和领导[7, 10, 21, 31]。医院和社区（地方性和区域性的准备）对 MASCAL 事件的准备是一项意义重大的投资。如果悲剧发生，提前的准备将获得回报。大规模枪击、自然灾害、公共交通事故和恐怖事件有所增加，做好应对措施将可以拯救人们的生命。若一个社区面对猝不及防的大规模伤害事件，而没有经过创伤急救计划的演练，那么该地区可能会付出人员生命损失的代价。区域性的准备包括与所有院前急救人员和一线响应人员的协调。在一些社区，有多个 1 级创伤中心，而其他社区可能没有。与 EMS 的协调至关重要，而考虑到区域性的 EMS 组织和通信线路，这种协调可能具有一定挑战性[32-33]。通过定期的创伤区域性咨询委员会，让外科医师参与到区域规划层面中，将有助于协调，并提供系统化的解决方法。

在军队的战场创伤系统中，有一个中央协调机制用于协调战区内的所有直升机撤离（医疗空运后送）。虽然可能有不止一个国家在使用运营医疗后送平台，但所有平台都是通过一个中央指挥系统进行协调的，从而能够在整个战区内协调患者的行动[6, 23]。拥有一个集中化的区域指挥系统，能够为整个行动区域配备一名主管，并对不同治疗点的可用能力和剩余能力进行状况监管。考虑到城市中有多个救护车公司（其中许多已私有化）以及许多不共享类似领导模式的医院，军队中这种统一的地区指挥在民用环境中更具挑战性；然而，在 MASCAL 事件中，患者将被送往多家医院，所以进行区域协调对于成功是至关重要的。

社区 MASCAL 准备工作包括经过充分演练的现场分诊计划，以及社区中所有医疗人员对该计划的情况具备认知。现场分诊是区域创伤应对中不可或缺的一部分，因为它可指导 EMS 人员识别高危患者并将他们运送到大型创伤中心[34]。现场分诊过程以国家分诊指南为指导，这些指南已在美国区域创伤系统中得到广泛应用，并得到 ACS 创伤委员会（COT）的支持[35]。最新的现场分诊指南于 2011 年更新，可在以下网站上找到：https：//www.cdc.gov/mmwr/preview/mmwrhtml/rr6101a1.htm。

国家现场检伤分类指南有 4 个步骤：

1. 评估生理指标。
2. 评估解剖学指标。
3. 评估损伤机制指标。
4. 特殊考虑事项（老人、儿童、烧伤、怀孕）。

步骤 1 和步骤 2 可用于尝试确定受伤最严重的患者。应优先将此类患者转运至规定创伤系统内的最

高治疗级别医院。在步骤 3 中，符合这些标准的患者应根据定义的创伤系统，被送往创伤中心，这里所指的创伤中心不一定是最高级别的。符合步骤 4 指标的患者应被送往能够对潜在的严重损伤进行及时、全面评估和初步处理的创伤中心或医院。国家现场检伤分类指南在社区中被广泛使用，它是功能性创伤系统的基础，该指南是 EMS 提供者培训课程的一部分，也是创伤系统改善表现的不可或缺部分。ACS COT 一直参与这些系统的仪器开发，外科医师在当地系统中的参与也应当保持下去。虽然它们仅代表了 EMS 的国家标准化协议中的几个，但它们的质量取决于它们的实施情况。EMS 提供者和急诊医师应高度参与到社区规划和响应中；然而，这并没有排除外科医师的参与，尤其是参与到社区创伤的区域行动委员会（RAC）层面。不应低估这一层次参与时的时间投入，而且缺乏外科医生参与社区现场分诊规划将导致与医院内反应的整合程度降低。

现场检伤分类方案对创伤救治系统是有利的，但为了获得最佳效果，必须根据当地需求对其进行具体定制，并在每个分类系统中进行敏感性和特异性测试。分诊系统应接受演练，使其具有内置的性能改善机制，并由经验丰富的内外科医师进行监测，必要时可调整治疗方案。ACS COT 设定了衡量现场分诊准确性的国家基准[36]。系统层面的过度分诊和分诊不足是根据客观标准确定的。过度分诊定义为无严重损伤的患者被送往主要创伤中心的比例；在 MASCAL 事件期间，过度分诊会严重影响分诊系统，并可能导致可预防性的死亡和系统故障。数学概念上，它定义为 1- 特异性（图 24.7）。另一方面，分诊不足是指受重伤患者被送往非创伤中心或在医院被分类为不适当的类别，数学定义为 1- 敏感性（图 24.7）。通常在创伤治疗实践中，重点是不惜一切代价避免分诊不足，同时接受由此产生的较高比例的过度分诊。在 MASCAL 事件中，这种关系转变为必须同等看待或更注重避免过度分诊，同时尽量减少分诊不足，以优化治疗结果并保护稀缺或关键的医疗资源（图 24.2）。

在任何 MASCAL 事件中，伤亡人员的识别和追踪都是一个严峻的挑战[14]。大量不同的分诊卡被广泛使用，如果在给定系统内，这些卡被按标准化方式使用，则可能会对分诊与治疗有所帮助。最常用的分诊卡是标准化的现场分诊卡[37-38]。如图 24.8 中的示例所示，这些卡可以快速显示关键信息，包括生命体征、重大损伤，然后我们可以轻易识别目前已经为该

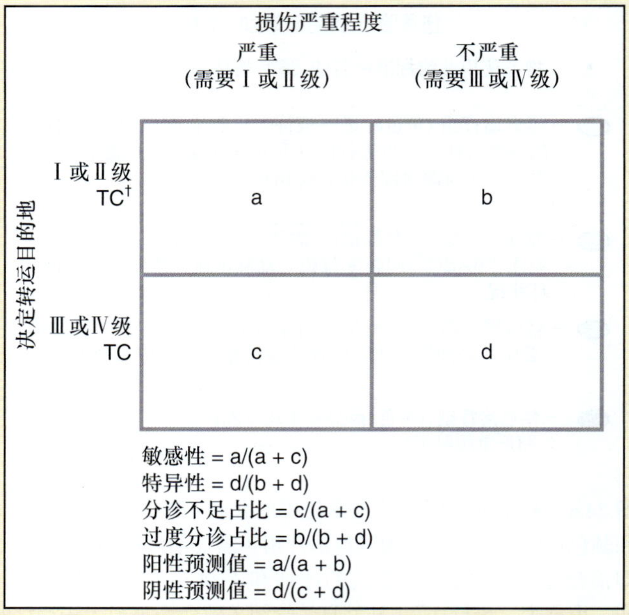

* 此图中，a,b,c,d代表了根据受伤严重程度和前往诊疗中心级别进行分类的伤员。
† TC，创伤中心。

图 24.7　损伤严重程度和目的地决策的 4×4 箱线图。如图所示，可以很容易地计算分诊系统的性能以及分诊不足和超分诊率（From Sasser SM，Hunt RC，Sullivent EE，et al. Guidelines for field triage of injured patients. Recommendations of the National Expert Panel on Field Triage. MMWR Recomm Rep. 2009；58：1-35.）

患者分配了什么治疗类别或治疗优先级。尽管这些卡具有简单易用的优势，但也具有缺点和后勤方面的挑战，例如在患者通过分诊系统时卡片会丢失或不在患者身边。卡片上的笔迹也可能被血液弄糊或难以辨认。就像在 MASCAL 情况下的其他所有事情一样，关于卡片书写必须被操作练习，并且必须演练他们的使用过程。

医院虽然应该有储备的能力，但不应该有多余的行动；必须避免分诊过程的效率低下。由于分诊系统中将患者分流到不同的医院，因此必须同时考虑医院的医疗能力和容量，这应该是分诊培训的一部分。医疗能力是指医院能立即提供的临床服务（神经外科、血管、介入放射学）。另一方面，容量指的是病床的状态、医院的状态、医院的可用血液量，以及手术室的可用性。在大型 MASCAL 事件中，这类信息对于进行恰当的现场分诊是必要的。在区域 MASCAL 培训中，医疗机构的能力和能力状态的变化都应被纳入演练中。与医院和区域事故指挥中心的协调是成功实现这一目标的必要条件。较新型的网上工具现已广泛使用，通过监测和不断更新特定卫生系统或地区内所有可用医院的状况和能力，现场分诊的过程可被大幅

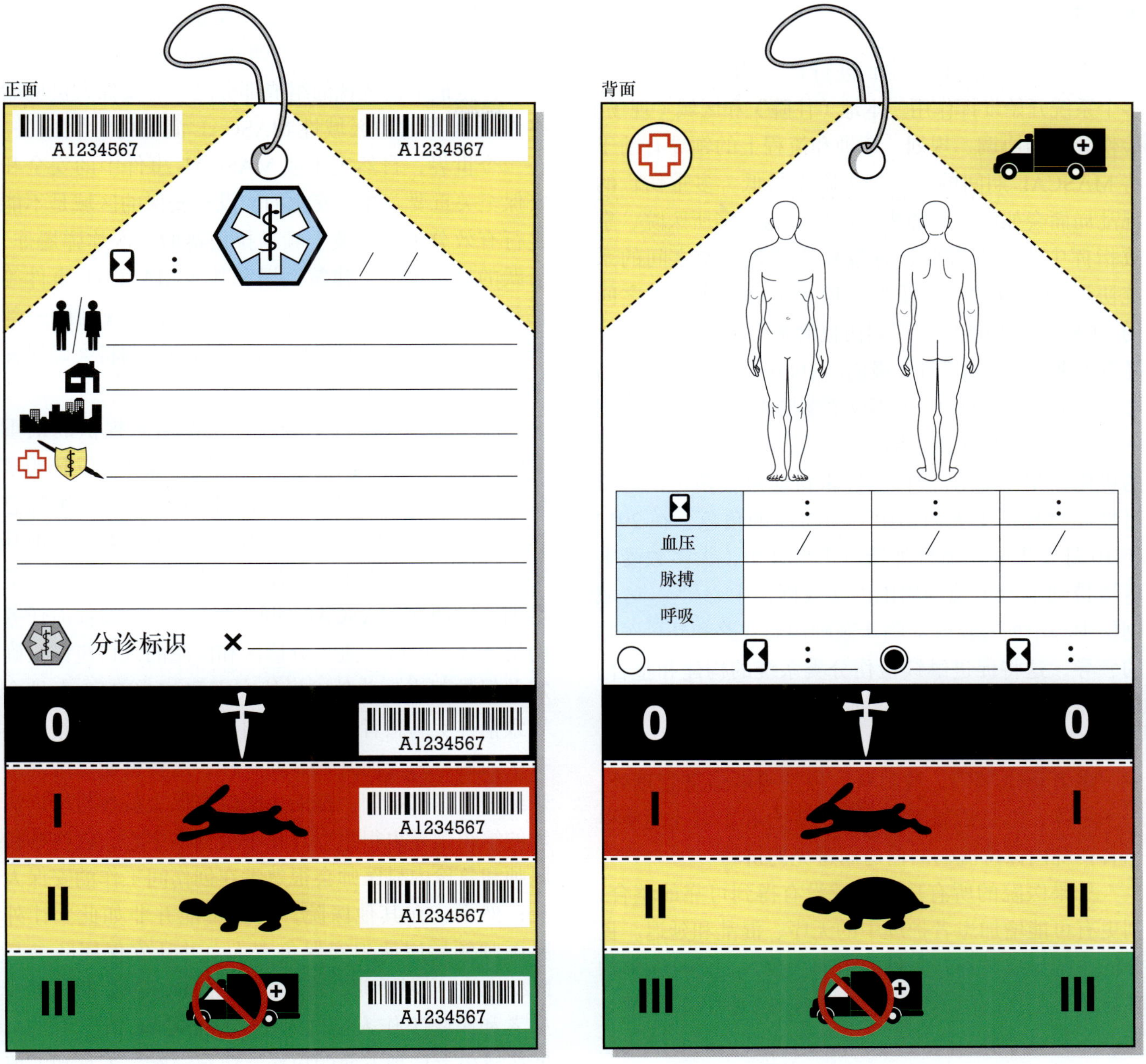

图 24.8　分诊卡和患者标签示例，允许记录初始评估和生命体征，并根据颜色编码来识别已分配给该患者的分诊类别

优化[21, 39]。

了解医院事故指挥系统

事故指挥系统是美国目前用于持续应对大规模紧急事件的组织计划和结构，在医院，被称为医院事故指挥系统（HICS）。该系统提供了可在所有类型的事件（包括 MASCAL 事件在内的"所有危害"方法）中实施的一般化和灵活化的危机领导基础架构[40-41]。HICS 系统通常由一名事务指挥官和下属的运营、财务、后勤和计划部门 4 个部门组成。会有额外的关键人员在这些部门任职，或为事务指挥官提供咨询或联络的职能服务。人们常常会误以为 HICS 是负责 MASCAL 管理和初始响应的主要实体，或是将其作为所有 MASCAL/ 灾难计划的核心要素。但其实重要的是要认识到，从启动 HICS 响应、识别危机事件到建立运行系统之间存在很大的延迟。在单事件 MASCAL 响应的主要情况下，只有当所有初始患者的运送和紧急护理完成后，HICS 才会就位发挥作用，因此不应指望 HICS 可以执行或协助早期的 MASCAL 响应。对于持续时间更长的大规模伤害事件（通常是如卡特里娜飓风事件这样的自然灾害），HICS 将在支持关键职能方面发挥更重要的作用，包括资源再补给、救援工作的协调、关键设备或设施的维护和修理，以及与地方和联邦机构的协调[11, 41]。

系统整合

当考虑针对 MASCAL 进行社区响应的准备时，多个系统开始发挥作用。本地（住院）和区域（现场）检伤分类的协调、规划、培训和流程上的领导有助于将 MASCAL 期间的生命损失降至最低。多重伤亡的混乱局面会如潮水般涌来，这也是为何多所医院、事故指挥中心以及院前、急救和住院各因素之间的系统协调和集成化至关重要。通过 1 级创伤中心之间的 ACS COT 功能可实现创伤救治系统的协调；然而，随着越来越多的地区性 2 级创伤中心进入社区之中，当务之急是外科医师领导者不仅要参与地区检伤分类流程的整合，还要参与事故指挥中心的整合。这些较低级别的机构在 MASCAL 事件中经常扮演重要角色，甚至可能超过地区 1 级创伤中心所扮演的角色。在 2017 年 10 月发生的拉斯维加斯枪击事件中，大多数受害者被带到了枪击现场周围的 2 级创伤中心[42]。区域创伤中心中拥有良好的临床医师沟通线路和外科医师的领导，这将促进继续检伤分类系统的构建和整合，以便在发生大规模伤亡事件时保持良好运转状态。

从医院内部角度来看，医院的职能部门，如血库、患者运送部门、放射科、住院患者信息管理处、手术室等，都是依靠医院内部的整合和协调才能使得患者在院内保持流畅的输送而避免拥挤的。

如果医院的所有功能区域没有得到可靠的整合，则更有可能增加患者护理中的无序、混乱和延迟。良好的系统集成离不开大量的培训、投入。外科医师的领导层、创伤部门负责人、急诊领导和护理领导都必须参与到对于事故指挥中心和医院各部门的系统化整合中去；这些计划不能只是纸上谈兵，它们必须获得资金支持，进行模拟演练活动，强调系统整合的作用，从而确定系统整合中的薄弱环节。带来大量患者的伤害事件自然是令人混乱和紧张的，系统整合计划（包括医院各部门之间的备用通信机制）有助于提升医院的救治能力，减少 MASCAL 情况固有的混乱并防止这种混乱渗透到临床护理领域。

安全

医院和现场的分诊区域必须保证安全。由于急救人员和医疗服务提供者更关心的是救治患者生命，因此现场安全性经常被忽视。医疗服务提供者冲进潜在危险环境之前，注意现场安全是至关重要的。不安全的场景有可能导致伤亡的增加，并给分诊系统带来更多压力。现场安保和安全是有效分诊的必要条件。在 MASCAL 计划中，外科医师必须记住，安全性是最重要但也最常被忽视的组成部分之一。安保人员应始终参与到当地和区域性 MASCAL 演习的计划中去。在当今世界，自然灾难或 MASCAL 事件中的安全和安保至关重要。在不安全的、没有安保的区域是不能进行有效分诊的。波士顿马拉松赛的二次炸弹爆炸、活跃的枪击事件、建筑倒塌和其他 MASCAL 事件等都是这方面的例子。作为创伤救治系统规划的一部分，与安全部队以及当地执法部门的协调将会确保关于现场分诊安全问题的良好沟通。

对于本地（院内）分诊，安保团队提供的最重要的保护不是针对敌人的，而是针对媒体、发狂的家属和旁观者的[3]。对人群的管控至关重要；医院急诊区或分诊区内聚集了大量出于好心的旁观者，但其实他们阻碍了患者护理工作的优化。安保人员应接受培训，以便在 MASCAL 期间只将承担关键救治任务的员工放入医院。进入分诊区和医院的入口应该被确定并保护起来。此外，自然灾害和 MASCAL 事件会导致精神疾病患者的伤亡、勾起患者好斗的情绪。再一次强调，和任何其他方面一样，这些可能的情况必须经过演练和培训。提倡让医院安保人员参与培训活动的组织领导也很重要。在 1 级创伤中心，创伤外科医师和急诊内科医师会很熟悉在创伤间工作的安保人员；然而，在其他医院，情况可能并非如此。让外科医师领导层认识安保负责人，并让安保团队参与 MASCAL 培训活动，将有助于在 MASCAL 期间确保患者和医院工作人员的安全。MASCAL 情况下也可能造成患者精神方面的损伤。应指定医务人员和安保人员，管理好精神病患者、有攻击性的患者以及对自己和其他患者具有破坏性和危险性的人。

通信

多重通信系统对于有效地管理 MASCAL 事件至关重要。在事故区域范围内必须进行通信交流，在医院内各部门也应进行沟通交流。像其他任何环节一样，通信渠道必须被提前演练，在这些伤害事件中，通信必须覆盖到方方面面。从区域整体角度来看，每天需进行例行的院前通信：从 EMS 通知、EMS 协调到一线响应者，以及确定将患者转运到哪个医疗机构。当大规模伤害事件发生时，这种通信交流会变得混乱。MASCAL 事件的培训应包括 EMS 与集中调度中心、地区医院的协调（很多时候，有多家不同的私立医院覆盖在同一个地区）。应该运用不同的场景来演练这种通信过程。

地区协调

- EMS 通知。
- 协调 EMS 与急救一线响应人员。
- 在事故现场设立已知的分诊区（有安保）。
- 协调往返于检伤分类区域的救护车。
- 与安保人员沟通。
- 场地指挥官（分诊点事故指挥官）应与地区内医院沟通，以获得医疗救治能力和救治容量的更新情况（见上文）。
- 分诊点指挥部应与地区医院建立通信，以帮助确保"亟待救治"的患者（使用 DIME 系统分类）被送往正确的医院。
- 必须有分诊点和医院之间通信的应急计划。例如，如果手机服务被禁用，应该有计划和演练过的无线电或地面线路通信作为备用。没有可靠的通信系统，EMS 将无法与医院通信，也就无法告知医院转入的伤员数，并且无法获知医院的床位更新状态。

区域整合

在医院层面，当事故指挥中心组织、建立其工作区域时，应通过预先确定的警示名单通知院内工作人员。考虑到社交媒体的普及和如今通信的便利性，医院员工很有可能会意识到这一事件，并且许多人会在收到正式通知前就赶到医院开展救治[43]。作为 MASCAL 计划的一部分，每名工作人员都应向预先确定的区域报告，并接受上级领导的指挥。MASCAL 通知系统必须包括医院所有临床和非临床部门。

在大型 MASCAL 事件中，标准形式的通信可能不起作用。出于安全原因，手机信号塔将不堪重负，甚至可能无法正常工作。警报系统甚至通过社交媒体进行的传呼等备用通信都应被视为应急计划[43]。医院公共事务办公室应做好与媒体打交道的准备，并使媒体充分了解事故的情况，但不对媒体提供干扰 MASCAL 的运作或处置服务的信息。对媒体的采访和陈述应全部由同一个办公室或审批机构处理，涉及官方声明或公告的问题，应由具有传达关键信息、有效回应媒体问题与关注的临床或行政领导处理，他应具备丰富的相关知识经验。

记录和患者追踪

在 MASCAL 或灾难响应期间，患者信息很容易被识别有误甚至丢失。信息记录的保存将是一个挑战，常规形式的电子文档在此情况下不太可能奏效[14, 44]。在 MASCAL 期间，信息（记录）的保存必须在便利性和标准化之间取得平衡。在院前和住院期间，高效、准确地跟踪患者及其诊疗过程至关重要。患者可能会被转移到多个区域，很容易被"错误安置"或错误识别。应充分理解并演练简单的、低技术性的解决方案，用于患者初始分类和 MASCAL 追踪。这包括在处置的初始阶段，特别是在涌入大量急症患者的情况下，在医院的本地电子病历系统无法充分发挥作用时，改用基于纸张的图表和医嘱系统。直接在患者和（或）其伤口敷料上书写来记录关键信息是传达重要医疗信息的一种非常有效的方法，尤其是当患者从一个位置被移动到另一个位置时（图 24.9）。医院应该有预先准备好的 MASCAL 信息包，带有简化的图表和医嘱机制，以防电子病历出现故障、在煽动性事件中损坏或电子病历无法在患者护理中充分发挥作用。

社区因素及其他考虑因素

对于影响整个社区 / 地区的灾害或 MASCAL 事件，应考虑某些规定条款，当然，这些应纳入地区和医院 MASCAL 计划中。社交媒体和新闻广播肯定会报道这一事件；重要的是准确的信息被传播出来。此外，社交媒体也可以利用，但重要的是需要确保有效和准确的信息传递。例如，如果需要献血者或血小板捐献者，可通过社会医疗网站发出请求。献血中心也可以通过官方社交媒体网站来交流关于某些血型的血液短缺问题。还可以利用社交媒体通知有关于医院和 MASCAL 现场周围的道路关闭、解决交通问题。

MASCAL 事件的一个潜在挑战是到达医院的患者不会说英语。在军队中，MCI 或 MASCAL 事件涉及不会说英语的东道国患者的情况并不少见。翻译员对于与伤者的沟通至关重要，对于提供有效和富有同情心的医疗来说也是必要的。在 2013 年 7 月旧金山机场的韩亚航空公司坠机事件中，187 名患者被送往旧金山湾区的医院——大多数患者来自韩国和中国，而且不会说英语。医院不太可能有足够的翻译人员来应对这类国际事件。虽然效果不理想，但医院可利用社交媒体来请求额外的翻译人员支持。当然，任何到达医院寻求语言支持的个人都必须由安全部门进行

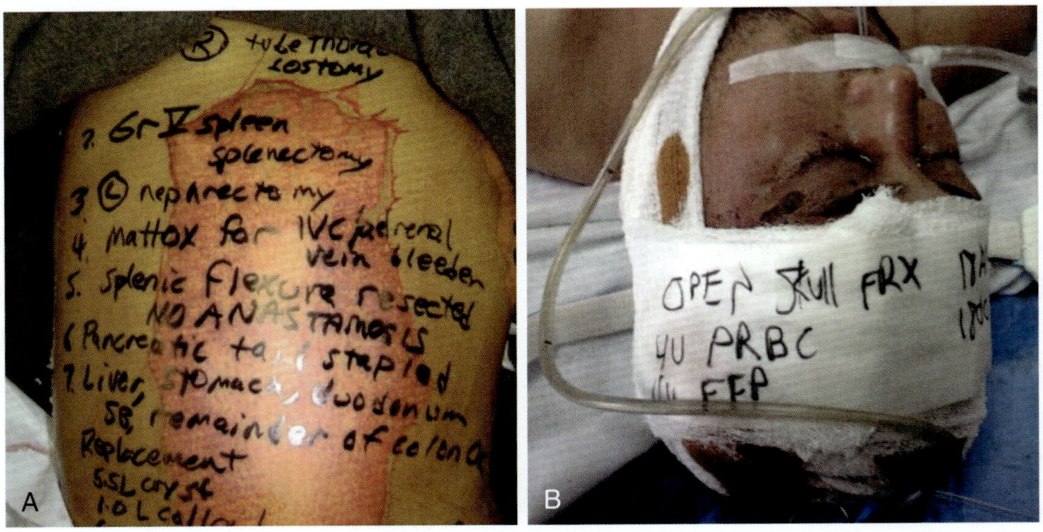

图 24.9 在大规模伤亡事件中，当患者在医疗团队之间或医疗机构之间转移时，便于关键信息交流的临时文件示例。（**A**）关于临时腹部闭合敷料上的记录，传达了关于初始妊娠的控制、手术程序和复苏的关键信息；（**B**）清楚标记的敷料，传达了潜在损伤和最近更换敷料的时间 / 日期

快速筛查，以确保他们没有明显的安全问题。理想情况下，应该与可提供帮助支持的医学翻译公司签订合同；然而，要为多种语言制订应急计划存在实际性的和后勤方面的挑战。

产生大量伤亡的事件会给患者的安置带来困难。无论是房屋因自然灾害而被毁，还是受伤的患者不住在事件发生区域（波士顿马拉松赛、拉斯维加斯音乐会），如果他们因轻伤接受治疗并从医院出院，可能会没有一个安全的去处。出租车公司和运输服务机构应与医院预先制定好计划，以帮助运送出院的患者。这需要预先被确定并纳入 MASCAL 计划中。此外，为了避免医院成为避难所，不仅应该有确定的交通计划，社区中预先确定的地方，如教堂、学校和地区医院，也应该帮助处理、容纳患者。在患者流离失所的情况下（基础设施倒塌、火灾），教堂和避难所应该帮助医院减压，防止医院被当做避难所。理想情况下，这些无家可归的患者也应获得心理支持。

适应性调整

“在你所在的地方，做你能做的，用你所拥有的。”

Theodore Roosevelt

MASCAL 响应的成功与否败取决于许多不同的因素。即使是最好的计划也可能因无法预见的事件而无法实施。MASCAL 计划无法预测所有可能的意外事件。虽然领导能力、有效的分诊和培训都是成功管理 MCI 或 MASCAL 事件的关键组成部分，但计划必须能够适应无法预见的情况。任何灾难、MCI 事件或 MASCAL 事件都不会一成不变；然而，分诊原则和患者管理概念是保持不变的，但它们必须能够适应这种变化的情况。

军事分诊和战争伤害医疗与普通的分诊医疗没有区别：原则保持不变，但进行有效分诊和早期 MASCAL 管理能够适应战场的情况、拯救最多的生命。地区和医院层面资源的可用性将影响各种分诊的决定，而对于战场形势的感知也是紧急而重要的。

当计划因战场形势需要快速调整时，领导力至关重要。如果领导者不能及时调整，分诊系统也就不能调整。区域和院内的分诊以及总体 MASCAL 的管理是一个动态过程，会随着伤亡事件的进展而展开。当患者在医疗系统中移动时，必须在考虑战场形势的情况下，在战场场景和战地环境的约束下执行对分诊患者的管理。

了解医院、院前、转运途中和区域内资源是很重要的。能够根据执法部门的信息适应环境形势也很重要，因为战略形势可能会发生变化。自然灾害、洪水和火灾有可能导致通信中断，并使一些设施无法正常运行，而区域医院内的专业人员对于充分的现场分诊来说是必要的。如果医院的患者负担过重或存在基础设施的问题，建立场外治疗区和可移动化治疗团队可以拯救生命。军方一直在将其救治能力范围尽可能前推至造成伤害的时间点，虽然这在城市的 MASCAL 中可能并不总是可行的，但如果有医学团队接受过这种应急训练，那么在战场上就可以利用这种能力了[1, 20]。

对于负责检伤分类的高级别人员来说，适应能力是最有必要和最关键的。在 MCI 和 MASCAL 事件中，患者的到达没有先后顺序之分，一些病情最严重的伤员往往是在许多轻伤伤员被送入急诊室后才到达的。分诊人员必须具备良好的形势预判能力、适当利用资源、保持应对额外伤亡人员涌入的能力，确保伤员得到及时和适当的治疗。协调和沟通是可以适应环境的关键因素；通信系统中必须有额外储备和故障保险方案，以便当系统为克服 MASCAL 事件中的困难而进行调整时，院内和区域内救治团队的所有成员都能意识到。

成长（学习型健康保障系统的要素）

在各级改善 MASCAL 护理的行动中，最重要和最常被忽视的方面之一是：需求捕获、处理并根据反馈和从过去事件中吸取的经验教训采取行动。虽然 MCI 或 MASCAL 期间的成功或失败取决于能否做到准确有效的分类伤者，但下一次事件的成功或失败取决于每个事件的结构化 AAR，以便改进个人、团队和系统。虽然有许多不同的形式和技术来进行有效的 AAR，但它们都有几个共同的特点，应该引起高度重视。AAR 应在 MASCAL 事件结束后尽快进行，以便在人们记忆尚新的时候捕捉重点事件，并确保人们最大程度的参与。AAR 应在各个层面进行，从单个的部门或区域（急诊、手术室、ICU）到医疗机构甚至系统层面。AAR 应专注于收集两类信息：进展顺利或有效的信息和不奏效或需要改进的信息。特别指出，任何导致不良临床结果、造成患者 / 医务人员伤害或伤害未遂的事件，都应该被确认出来。这一操作应该以完全非主观、非处罚性的方式进行，并应该鼓励在所有级别加大投入。应创建一份正式的 AAR 书面文件，并提交至事故指挥系统，以整合至医院或系统层面的 AAR。最后，也是最重要的一点，应根据 AAR 反馈和审查制订行动计划，确定要实施的改变并确定其优先级，以便更好地为未来的 MASCAL 事件做准备。像这样的以持续性提供改善的医疗为目标、以患者为中心的流程制度化，具备有“学习型医疗系统”的特征。最近美国国家科学院、工程院和医学院（NASEM）关于“零可预防性死亡”的报告强调了这一点并将其编入规定，呼吁对美国的国家创伤系统进行全面检查[31, 45]。

失血控制

“伤员的命运取决于第一个包扎伤口的人。”

Nicholas Senn 上校

Larrey 医师，检伤分诊之父，也是拿破仑军队的外科医师，他在前线战场上进行了快速有效的截肢手术，显著提高了大出血肢体手术的存活率。从最前沿的诊疗开始，基本失血控制和气道管理应成为分诊流程的一部分，而不应仅仅局限于住院阶段。分诊团队和任何一级或二级分诊点应配备接受过失血控制和气道干预培训的人员，并应充分配备止血带和止血敷料。多项军事和民用研究现已表明，大多数潜在的、可预防的创伤死亡发生在患者接受手术治疗之前，并且常继发于出血[16, 46-48]。在许多 MASCAL 事件中，尤其是爆炸冲击波或大规模枪击等事件中，失血性出血将是比通常创伤情况下更常见的问题。

检伤分诊是大型组织结构或医疗系统的一部分。管理灾难、枪击或恐怖事件导致的 MASCAL 或 MCI 的成功与否，取决于有效、高效、经过演练和良好培训的人员以及“准备就绪”的医疗系统。然而，由于所需的时间和资金，确保为这些活动进行充分的准备和培训可能是一项挑战，并可能遇到巨大的阻力。因此，当务之急是优化医疗系统内现有的资源和专业知识，并尽可能高效地选择和提供高产出和高质量的培训。基础的控制失血的通用培训和辅助药物的广泛使用（如止血带和止血敷料）应被视为最高优先事项之一，并且可以高效且经济地进行。作为 ACS“止血”行动的一部分，新开发和发布的基本出血控制（BCON）课程可使医疗提供者和外行人以最少的时间和物资投入来熟悉这些技术[25, 49]。我们建议，在连续诊疗过程的每一步，可能涉及 MASCAL 诊疗的所有人员都应经过 BCON 认证（或某些同等培训），并可使用现代出血控制设备和辅助设备[24]。

小结

MASCAL 和灾难事件是医院在提供医疗服务的过程中，可能遇到的可导致错误、医疗失误和不良结局的“完美风暴”。作为在提供紧急创伤医疗和救生干预方面接受过培训的医疗从业者，外科医师处于独特的地位，他们能够成为任何 MASCAL 应对措施中的关键一环。除了在紧急手术管理方面的专业知识外，经验丰富的外科医师还非常适合担任关键的 MASCAL 领导角色，例如高级检伤分类员或院内事故指挥官。为了优化大规模创伤事件的医疗护理和伤者结局，所有外科医师都应熟悉有效 MASCAL 管理和分诊的关键原则。在这种情况下，分诊是一门战略性的艺术，体现了领导力、沟通能力、灵活性和适应性等技能水平。在成功准备 MASCAL 响应和良好执行的过程中，有三个核心组成部分是必需的：领导力、专业知识和培训（框 24.2）。如果这三个组成部分中的任何一个没有得到优化，那么将会出现医疗供给短缺以及本不必要（和可预防）的发病率和死亡率。要为 MASCAL 救治创建一个真正就绪和整合好的系统，就需要在所有层面进行培训，做好区域范围内的准备，在持续性救治过程中整合多个医疗系统，并通过获取和传播应对此类事件的经验教训来对系统加以完善。在这些经验教训中，最重要、也是数量最多的，是军方在过去十多年的持续作战中总结出来的。如在 NASEM 的“零可预防死亡”报告中所述，军事和民用创伤系统的完全整合对于美国创伤护理的未来至关重要，尤其是对于将大量军事经验与 MASCAL 救治相整合而言[1, 31, 45]。这种全面的整合将利用各个组成部分的相对优势，在全国范围内，对 MASCAL 的准备程度和治疗系统进行标准化的优化（图 24.10）。

框 24.2 成功的 MASCAL 事件的计划和撤离中核心和关键的概念的简单助记

M 尽量减少混乱—保持冷静和自信
A 评估—完成精确、持续的检伤分类；评估天气、供给状态、人员等
S 安全—不要制造出额外的患者；注意对自我和伤者的保护
C 沟通—永远都不嫌多；确保简洁明了
A 警觉—准备好应对更多伤员；重组人员、重新补给
L 丢失—不要弄丢患者或者同事；使用患者追踪系统；保持对团队的负责

Courtesy of Colonel Jorge Klajnbart，Chief of Surgery Evans Army Community Hospital.

从军事医疗系统中可以学到什么？

- 军方在整个治疗过程中运用损伤控制原则。
  - 当患者无法快速获得确定性治疗时，他们会随治疗的连续性被分为三组，接受控制损伤的手术或复苏，以弥补从出现创伤到最终获得治疗的时间、空间差距。
- 集中领导和 C2（指挥和控制）。
  - 对区域（战场）创伤生态系统实施严格的秩序管控。
  - 战场上关于手术能力的刻意定位。
- 将重大创伤和复杂伤害患者送往正确医疗场所的能力。
- 虽然在民间的社区中并不总是能够做到这一点，但在运输时间较长的地区，可以在较小的

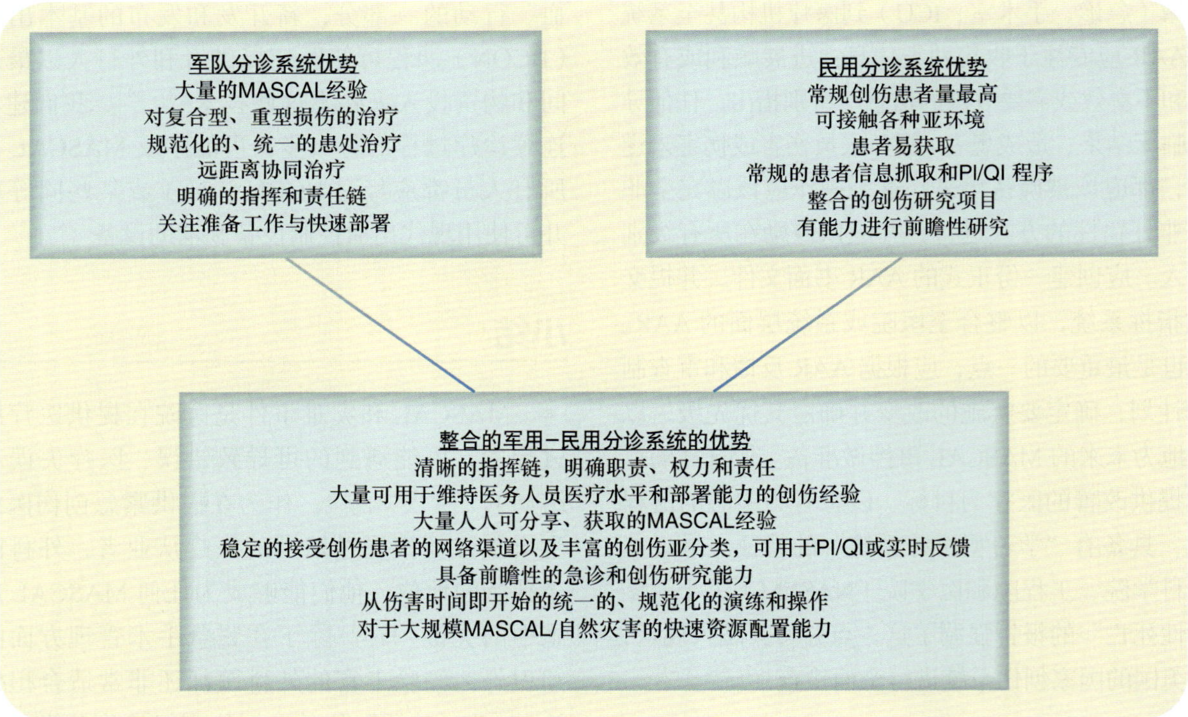

图 24.10 列出与 MASCAL 治疗相关的军队与民用创伤系统的各自优势和劣势，以及完全整合的国家军用–民用创伤系统的潜在益处。MASCAL，大规模伤亡；PI/QI、绩效改进 / 质量改进（From Martin MJ，Rasmussen TE，Knudson M，et al. Heeding the call：Military-civilian partnerships as a foundation for enhanced mass casualty care in the United States. J Trauma Acute Care Surg. 2018；85：1123-1126.）

医院实施应急措施，以促进对于出血的控制，直至患者获得最终救治为止。

- 军事检伤分类原则可以应用于许多民间场景。
  - 从止血带使用、疼痛控制、气道管理（TCCC）中吸取经验教训，可以将医务人员培训到急救级别，但这种级别的培训需要大量的投入，包括资金投入、社区投入和创伤中心领导的投入。
  - 分诊策略的设置、领导力和在混乱中实施系统秩序是区域 / 战场检伤分类的三重关键组成部分。
  - 灵活性和适应性至关重要，尤其是在威胁到基础设施和通信网络的灾难场景中。
  - 系统中的额外储备有助于减轻这些因素。
  - 尽可能提高能力（控制出血，输血）。
- 军队、地区（战场）或地方（医院）分诊的总体目标是优先处理、稳定伤情、分类受伤人员，并将伤者转移进行最终治疗。
- 追求可接受的结果，并不总是追求最佳的结果……但最佳结果始终应是我们的目标。

主要参考文献

Berwick DM，Downey AS，Cornett EA. National academies of sciences，engineering，and medicine；health and medicine division；board on health sciences policy；board on the health of select populations；committee on military trauma care's learning health system and its translation to the civilian sector. A National Trauma Care System：Integrating Military and Civilian Trauma Systems to Achieve Zero Preventable Deaths After Injury. Washington，DC：The National Academies Press；2016.

一份美国国家科学院的重大报告分析了现有的军事和民用创伤系统，确定了卓越的关键部分和有机会改进的领域，然后在大规模伤亡（Mascal）和常规创伤护理中，为国家层面的整合和改进提供了一套明确的建议。

Carli P，Pons F，Levraut J，et al. The french emergency medical services after the paris and nice terrorist attacks：what have we learnt？ Lancet. 2017；390：2735–2738.

该文章很好地概括了对 2015 年巴黎和 2016 年尼斯发生的多阶段恐怖袭击的医学响应措施，并阐述了法国人为应对未来的此类事件而把军事、民事两个领域最优秀的训练相结合的努力。该文也指出了在应对此类事件时关键领域中的“不足”，包括通信 / 协调的挑战和辨认遇害者身份的难度。

Frykberg ER. Medical management of disasters and mass casualties from terrorist bombings：how can we cope？ J Trauma. 2002；53：201–212.

这是第一篇在针对城市爆炸案的医学响应的分析中强调有效的检伤分类的重要性并从量化角度进行分析的综述。其中很重要的是强调了在 MASCAL 中过度分诊的负面效应。Frykberg 博士是将灾害准备的概念引入到外科医师之中的先驱。

Gates JD，Arabian S，Biddinger P，et al. The initial response to the Boston marathon bombing：lessons learned to prepare for the next disaster. Ann Surg. 2014；260：960–966.

本文基于 2013 年波士顿连环爆炸案，对 MASCAL 事件和医学响应进行细化分析。该分析强调了现场检伤分类的重要性（伤员的恰当分配，医院层面从常规护理到 MASCAL 护理的转变，以及爆炸后预期的损伤模式）。重要的是，急需改进的重点方面也被强调了出来，如缺少止血带和其他止血包扎设备，通信的挑战，电子医学病历记录的困难性等。

Hirshberg A，Scott BG，Granchi T，et al. How does casualty load affect trauma care in urban bombing incidents？ A quantitative analysis. J Trauma. 2005；58：686–693；discussion 694–685.

本文借助来自以色列一家医院的伤员数据图表，来模拟城市中的炸弹爆炸，并使用电脑模型来模拟大型创伤中心对此事件的反应。该模型预测了创伤护理等级和不断增加的伤员负载量之间的 C 形图关系，并定义了该医院创伤服务线的过负荷能力。

Kuckelman J，Derickson M，Long WB，et al. Management from Baghdad to Boston：top ten lessons learned from modern military and civilian MASCAL events. Curr Trauma Rep. 2018；4：138–148.

本文从过去10年的军事和民事MASCAL事件中概括总结了10条关键性经验。其中包括高质量检伤分类的重要性、初始管理评估优化和资源分配、场所安全和患者流动以及集中化命令以及通信训练。

参考文献

1. Martin MJ, Rasmussen TE, Margaret Knudson M, et al. Heeding the call: military-civilian partnerships as a foundation for enhanced mass casualty care in the United States. *J Trauma Acute Care Surg*. 2018;85:1123–1126.
2. Wild J, Maher J, Frazee RC, et al. The fort hood massacre: lessons learned from a high profile mass casualty. *J Trauma Acute Care Surg*. 2012;72:1709–1713.
3. Kuckelman J, Derickson M, Long WB, et al. Management from Baghdad to Boston: top ten lessons learned from modern military and civilian MASCAL events. *Curr Trauma Rep*. 2018;4:138–148.
4. Frykberg ER. Medical management of disasters and mass casualties from terrorist bombings: how can we cope? *J Trauma*. 2002;53:201–212.
5. Hirshberg A, Scott BG, Granchi T, et al. How does casualty load affect trauma care in urban bombing incidents? A quantitative analysis. *J Trauma*. 2005;58:686–693; discussion 694–685.
6. Elster EA, Butler FK, Rasmussen TE. Implications of combat casualty care for mass casualty events. *J Am Med Assoc*. 2013;310:475–476.
7. Callaway DW. A review of the landscape: challenges and gaps in trauma response to civilian high threat mass casualty incidents. *J Trauma Acute Care Surg*. 2018;84:S21–S27.
8. Khajehaminian MR, Ardalan A, Keshtkar A, et al. A systematic literature review of criteria and models for casualty distribution in trauma related mass casualty incidents. *Injury*. 2018;49:1959–1968.
9. Briggs S. Triage in mass casualty incidents: challenges and controversies. *Am J Disaster Med*. 2007;2:57.
10. Spruce L. Back to basics: mass casualty incidents. *AORN J*. 2019;109:95–103.
11. Yarmohammadian MH, Atighechian G, Shams L, et al. Are hospitals ready to response to disasters? Challenges, opportunities and strategies of Hospital Emergency Incident Command System (HEICS). *J Res Med Sci*. 2011;16:1070–1077.
12. Huber-Wagner S, Lefering R, Kay MV, et al. Duration and predictors of emergency surgical operations—basis for medical management of mass casualty incidents. *Eur J Med Res*. 2009;14:532–540.
13. Brevard SB, Weintraub SL, Aiken JB, et al. Analysis of disaster response plans and the aftermath of Hurricane Katrina: lessons learned from a level I trauma center. *J Trauma*. 2008;65:1126–1132.
14. Landman A, Teich JM, Pruitt P, et al. The Boston Marathon bombings mass casualty incident: one emergency department's information systems challenges and opportunities. *Ann Emerg Med*. 2015;66:51–59.
15. Tami G, Bruria A, Fabiana E, et al. An after-action review tool for EDs: learning from mass casualty incidents. *Am J Emerg Med*. 2013;31:798–802.
16. Brunner J, Rocha TC, Chudgar AA, et al. The Boston Marathon bombing: after-action review of the Brigham and Women's Hospital emergency radiology response. *Radiology*. 2014;273:78–87.
17. Gates JD, Arabian S, Biddinger P, et al. The initial response to the Boston marathon bombing: lessons learned to prepare for the next disaster. *Ann Surg*. 2014;260:960–966.
18. Hupp JR. Important take-aways from the Boston marathon bombing. *J Oral Maxillofac Surg*. 2013;71:1637–1638.
19. Janousek JT, Jackson DE, De Lorenzo RA, et al. Mass casualty triage knowledge of military medical personnel. *Mil Med*. 1999;164:332–335.
20. Romero Pareja R, Castro Delgado R, Turegano Fuentes F, et al. Prehospital triage for mass casualty incidents using the META method for early surgical assessment: retrospective validation of a hospital trauma registry. *Eur J Trauma Emerg Surg*. 2020;46:425–433.
21. Shartar SE, Moore BL, Wood LM. Developing a mass casualty surge capacity protocol for emergency medical services to use for patient distribution. *South Med J*. 2017;110:792–795.
22. Moran CG, Webb C, Brohi K, et al. Lessons in planning from mass casualty events in UK. *BMJ*. 2017;359:j4765.
23. Schauer SG, April MD, Simon E, et al. Prehospital interventions during mass-casualty events in Afghanistan: a case analysis. *Prehosp Disaster Med*. 2017;32:465–468.
24. Robaina JA, Crawford SB, Huerta D, et al. Mass casualty incidents and B-Con training. *J Emerg Manag*. 2018;16:397–404.
25. Butler FK. Stop the bleed. Strategies to enhance survival in active shooter and intentional mass casualty events. The Hartford consensus. A major step forward in translating battlefield trauma care advances to the civilian sector. *J Spec Oper Med*. 2015;15:133–135.
26. SALT mass casualty triage: concept endorsed by the American College of Emergency Physicians, American College of Surgeons Committee on Trauma, American Trauma Society, National Association of Ems Physicians, National Disaster Life Support Education Consortium, and State and Territorial Injury Prevention Directors Association. *Disaster Med Public Health Prep*. 2008;2:245–246.
27. Massalou D. The French surgical services after the paris and nice terrorist attacks: what have we learnt? *Lancet*. 2017;390:1581.
28. Khajehaminian MR, Ardalan A, Hosseini Boroujeni SM, et al. Criteria and models for the distribution of casualties in trauma-related mass casualty incidents: a systematic literature review protocol. *Syst Rev*. 2017;6:141.
29. Fink BN, Rega PP, Sexton ME, et al. START versus SALT triage: which is preferred by the 21st century health care student? *Prehosp Disaster Med*. 2018;33:381–386.
30. Martin MJ, Beekley A, Eckert MJ. *Front Line Surgery: A Practical Approach*. 2nd ed. New York: Springer Science+Business Media; 2017.
31. Berwick DM, Downey AS, Cornett EA. A national trauma care system to achieve zero preventable deaths after injury: recommendations from a National Academies of Sciences, Engineering, and Medicine Report. *J Am Med Assoc*. 2016;316:927–928.
32. Kearns RD, Marcozzi DE, Barry N, et al. Disaster preparedness and response for the burn mass casualty incident in the twenty-first century. *Clin Plast Surg*. 2017;44:441–449.

33. Jenkins DH, Cioffi WG, Cocanour CS, et al. Position statement of the coalition for national trauma research on the National Academies of Sciences, Engineering and Medicine report, A National Trauma Care System: integrating military and civilian trauma systems to achieve zero preventable deaths after injury. *J Trauma Acute Care Surg*. 2016;81:816–818.
34. Carli P, Pons F, Levraut J, et al. The French emergency medical services after the Paris and nice terrorist attacks: what have we learnt? *Lancet*. 2017;390:2735–2738.
35. Newgard CD, Fu R, Zive D, et al. Prospective validation of the National Field Triage guidelines for identifying seriously injured persons. *J Am Coll Surg*. 2016;222:146–158.e142.
36. Committee on Trauma. *Resources for Optimal Care of the Injured Patient, 6*. Chicago: American College of Surgeons; 2014.
37. Radestad M, Lennquist Montan K, Ruter A, et al. Attitudes towards and experience of the use of triage tags in major incidents: a mixed method study. *Prehosp Disaster Med*. 2016;31:376–385.
38. Field K, Norton I. Australian triage tags: a prospective, randomised cross-over trial and evaluation of user preference. *Emerg Med Australas*. 2012;24:321–328.
39. Hall TN, McDonald A, Peleg K. Identifying factors that may influence decision-making related to the distribution of patients during a mass casualty incident. *Disaster Med Public Health Prep*. 2018;12:101–108.
40. Sauer LM, Romig M, Andonian J, et al. Application of the incident command system to the hospital biocontainment unit setting. *Health Secur*. 2019;17:27–34.
41. Shooshtari S, Tofighi S, Abbasi S. Benefits, barriers, and limitations on the use of hospital incident command system. *J Res Med Sci*. 2017;22:36.
42. Lozada MJ, Cai S, Li M, et al. The las vegas mass shooting: an analysis of blood component administration and blood bank donations. *J Trauma Acute Care Surg*. 2019;86:128–133.
43. Callcut RA, Moore S, Wakam G, et al. Finding the signal in the noise: could social media be utilized for early hospital notification of multiple casualty events? *PloS One*. 2017;12:e0186118.
44. Bergeron K. Lessons in disaster: the Boston marathon bombing. *Radiol Manage*. 2014;36:46–48.
45. Berwick DM, Downey AS, Cornett EA. National academies of sciences, engineering, and medicine; health and medicine division; board on health sciences policy; board on the health of select populations; committee on military trauma care's learning health system and its translation to the civilian sector. *A National Trauma Care System: Integrating Military and Civilian Trauma Systems To Achieve Zero Preventable Deaths After Injury*. Washington, DC: The National Academies Press; 2016.
46. Beekley AC, Martin MJ, Spinella PC, et al. Predicting resource needs for multiple and mass casualty events in combat: lessons learned from combat support hospital experience in operation iraqi freedom. *J Trauma*. 2009;66:S129–S137.
47. Frykberg ER, Tepas 3rd JJ. Terrorist bombings. Lessons learned from Belfast to Beirut. *Ann Surg*. 1988;208:569–576.
48. Martin M, Oh J, Currier H, et al. An analysis of in-hospital deaths at a modern combat support hospital. *J Trauma*. 2009;66:S51–S60; discussion S60–S51.
49. Goolsby C, Jacobs L, Hunt RC, et al. Stop the bleed education consortium: education program content and delivery recommendations. *J Trauma Acute Care Surg*. 2018;84:205–210.

第 4 部分

移植与免疫

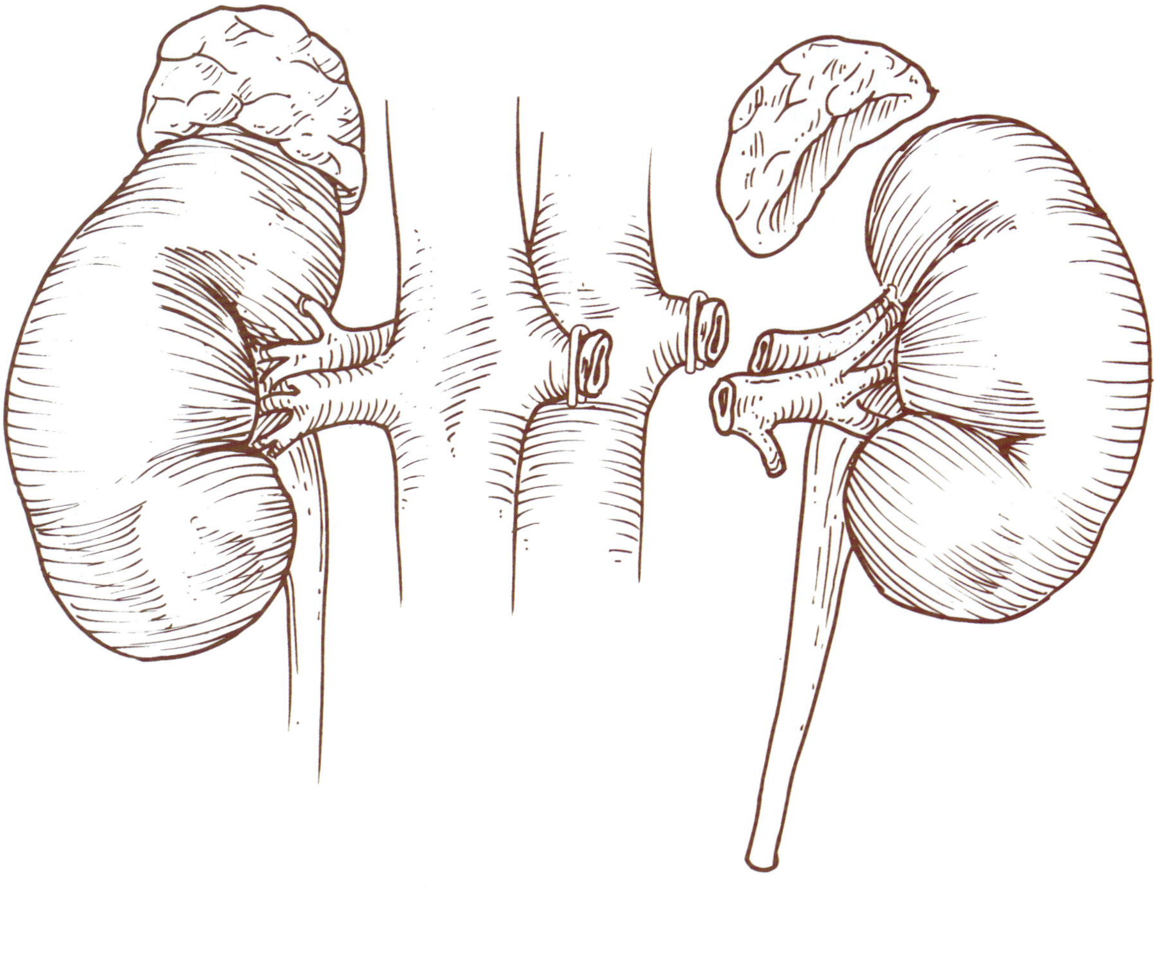

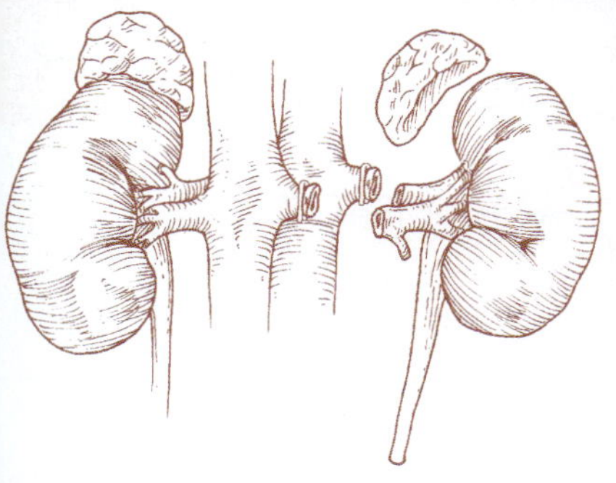

章 25

移植免疫生物学与免疫抑制

I. Raul Badell，Andrew B. Adams，Christian P. Larsen

王 建 译 张雅敏 审校

章目录

仅在短短的几十年前，终末期器官衰竭的患者除了死亡别无选择。将器官从一个个体移植到另一个个体被认为是不可能的。临床移植和移植免疫学的发展是现代医学最成功的事件之一。通过了解移植组织的免疫反应，免疫领域的先驱们才能够开发出治疗方法来调控免疫应答和预防移植器官的排斥反应。如今，每年进行的移植手术超过 25 000 例，超过 100 000 名患者被列入名单等待接受器官移植。

组织移植的概念已经是老生常谈。历史上也不鲜有肢体和器官移植的传奇故事。一个广为人知的早期移植的传说源于圣徒科斯马斯（Saints Cosmas）和达米安（Damian）(两兄弟分别为内科和外科医师，后来成为圣徒）的奇迹，他们成功地用刚去世的埃塞俄比亚人的一条腿替换了罗马执事查士丁尼（Justinian）的坏疽腿（图 25.1）。然而直到 19 世纪晚期，法国外科医师阿莱克西斯 · 卡雷尔（Alexis Carrel）发明了一种血管吻合术，器官移植在技术上才变得可行，并有了大规模发展的可能性（图 25.2）。他也因“在血管吻合及血管和器官移植方面的工作”获得了 1912 年的诺贝尔医学奖。技术建立后，Carrel 认识到有两个问题需要解决:“关于组织和器官的移植……以及外科学和生物学”。虽然他已解决了外科学方面的难题，但他也明白“只有通过更多关于活体组织之间生物学关系的基础研究”，更困难的生物学问题才能被解决。

40 年后，另一批诺贝尔奖获得者彼得 · 梅达沃

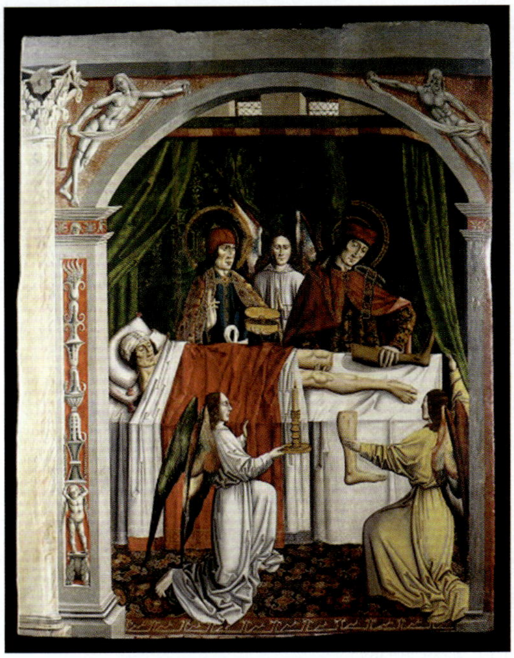

图 25.1 15 世纪内科医师和外科医师的守护神 Cosmas 和 Damian 的画像。“黑腿奇迹”的传说描绘了罗马 Justinian 的病腿被切除，换上一位刚去世的埃塞俄比亚男子的腿

(Peter Medawar）和弗兰克·麦克法兰·伯内特（Frank Macfarlane Burnet）开始解释受体如何排斥外来组织的过程（图 25.3）[1]。Medawar 和 Burnet 发展了关于自身免疫本质和免疫耐受概念的整体理论。Burnet 假设“自我”的定义不是先天形成的，而是在胚胎发育过程中通过宿主免疫细胞与其自身组织的相互作用而后天形成的。这一假设意味着，如果在这个发育时期内将供体

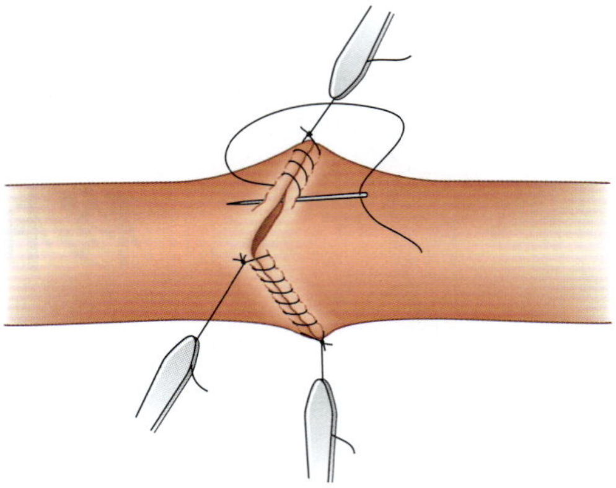

图 25.2 Alexis Carrel 发明的血管吻合三角定位技术（Reprinted from Edwards WS，Edwards PD. Alexis Carrel：Visionary Surgeon. Springfield，IL：Charles C Thomas；1974.）

细胞导入胚胎，则可诱导耐受性。当 Medawar 证实小鼠胚胎期可接受来自不同小鼠品系的移植物，而在其他时期接受来自该品系的移植物则产生排斥反应的现象时，Burnet 论被证明是正确的。这些开创性研究首次证明可以通过操纵免疫系统来接受同种异体移植物[1]。

此后不久的 1954 年，1990 年诺贝尔奖获得者约瑟夫·默里（Joseph Murray）在同卵双胞胎之间成功进行了第一例肾移植手术[2]。与此同时，在韦尔科姆（Wellcome）研究室担任乔治·希金斯（George Hitchings）助手的格特鲁德·埃利昂（Gertrude Elion）开发了几种新的免疫抑制剂，包括 6- 巯基嘌呤和硫唑嘌呤。罗伊·卡恩（Roy Calne）是一位刚刚崭露

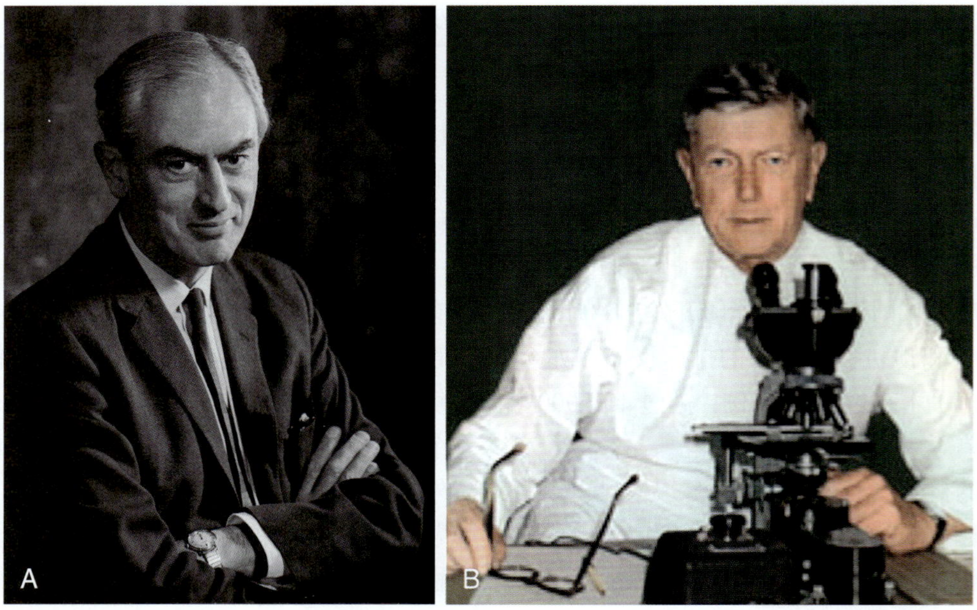

图 25.3 （**A**）彼得·梅达沃爵士（Courtesy Bern Schwartz Collection，National Portrait Gallery，London.）;（**B**）弗兰克·麦克法兰·伯内特爵士（Courtesy Walter and Eliza Hall Institute of Medical Research.）

头角的英国外科医师，他跟随默里进行移植研究，随后在动物体内测试了这些免疫抑制剂，并将其引入临床实践，从而使同科异体移植获得成功。埃利昂和希金斯因其在“药物开发的重要原则”方面的工作，共同获得了 1988 年诺贝尔奖。接下来，更有效抑制免疫排斥反应药物的发现使我们今天能够享受同种异体移植的成功。正是科学家和外科医师之间的这种合作推动了我们对与移植相关的免疫系统的理解。在本章中，我们概述了免疫反应，特别关注移植免疫和排斥反应过程，回顾了用于预防排斥反应的特异性免疫抑制剂，并对该领域的未来进行了展望。

免疫反应

当然，免疫系统的进化并不是为了阻止个体的组织或器官移植；相反，排斥反应是数千年来进化起来的一种全身性的结果，旨在防止病原体入侵并阻止随后的疾病。为了理解排斥反应的过程，特别是了解药物抑制排斥反应的后果，我们需要对生理背景下的免疫反应功能有一个全面的了解。

免疫系统进化为两个互补系统以对抗疾病，即固有性和获得性免疫系统。广义地说，固有性免疫系统识别通过选择应激产生的可以对人类造成损伤的病原体的共同特征（如缺血、坏死、创伤、某些非人类细胞表面抗原）。相反，获得性免疫识别特异的外来物质结构，特别是多肽和碳水化合物分子，可以被随机生成的特异受体识别，这些通过选择后的受体并不会识别自身抗原。尽管这两个系统各司其职，但是它们也同时相互协作以获得更好的整体效应。

固有性免疫

固有性免疫系统被认为是进化过程中对外来病原体远距离反应的延续。获得性免疫系统利用大量的特异性宿主来鉴定任何可能的抗原，与之相反，固有性免疫系统利用选定数量的蛋白质受体来识别外源性、变性的和与损伤组织一致的特异性序列。这些受体可以存在于巨噬细胞、中性粒细胞和自然杀伤（NK）细胞上，也可以在循环系统中游离（如补体）。尽管它们不能表现出 T 细胞受体（TCR）或抗体的特异性，但它们对病原微生物的常见成分（例如革兰氏阴性微生物上的脂多糖或其他糖结合物）具有广泛的应答效应。因此，固有性免疫的受体在同一物种内的个体之间是相同的，并且通常在移植器官的直接识别中不发挥作用。然而，它们却能通过识别“受伤组织”间接发挥作用（例如，当一个缺血、受损的器官从一个个体转移到另一个个体时）。

固有性免疫系统一旦被激活，会启动两个重要功能。固有性免疫系统主要通过补体级联效应启动破坏受攻击生物体的溶细胞途径（图 25.4）。此外，固有性免疫系统可以通过激活抗原提呈细胞（APC）激活补体的副产物，从而将反应传递给获得性免疫系统，以产生更具特异性的应答。巨噬细胞和树突状细胞不仅

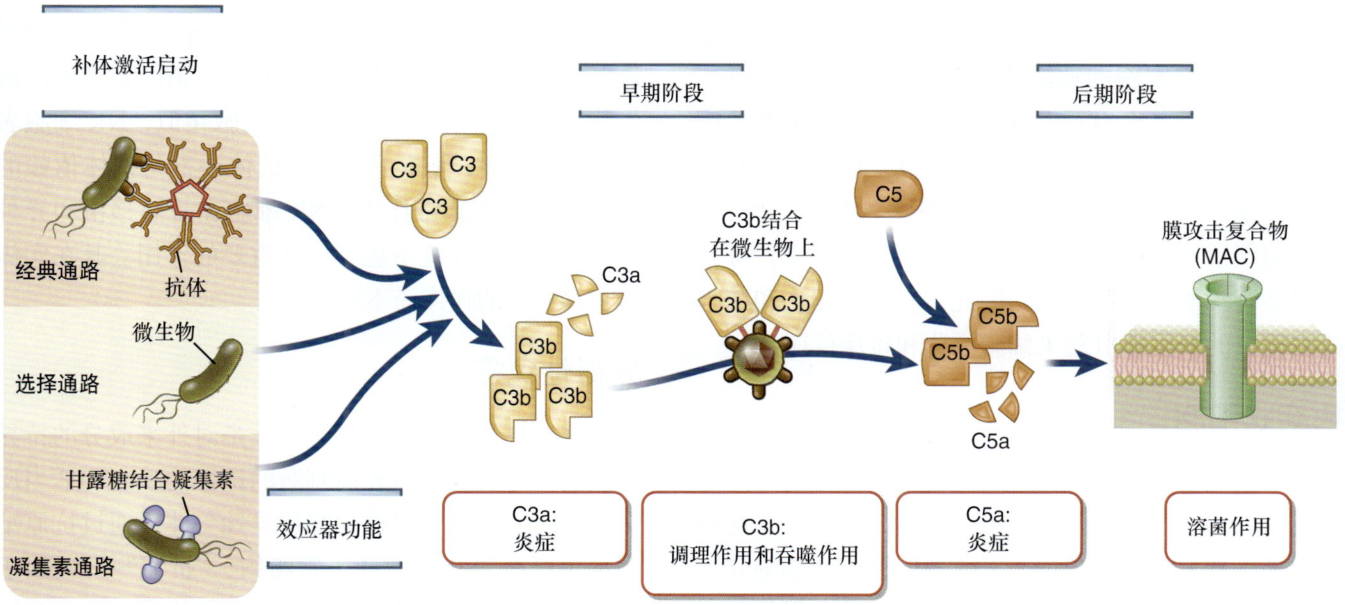

图 25.4　补体激活。有三种不同的补体激活途径。这三种途径都产生 C3b，C3b 启动补体激活的后期步骤。C3b 与微生物结合，并促进调理和吞噬作用。C5a 刺激局部炎症反应并催化形成膜攻击复合物，导致微生物细胞膜破坏和溶解坏死（Adapted from Abbas AK，Lichtman AH，Pillai S. Cellular and Molecular Immunology. 9th ed. Philadelphia：Saunders Elsevier；2018.）

能吞噬被补体结合的外来生物，还能区分病原体，因为它们可识别外来碳水化合物受体（如甘露糖受体）。近年来，一个高度进化的、保守的称为 Toll 样受体（TLR）的蛋白家族被认为是固有性 APC 的活化分子，因而发挥着重要作用。它们与不同类型的病原体相关模式分子识别，与病原生物共有基序结合。TLR 的配体包括脂多糖、鞭毛蛋白（来自细菌鞭毛）、双链病毒 RNA、细菌和病毒 DNA 的非甲基化 CpG 岛、酵母多糖（真菌中发现的 β-葡聚糖）和许多热休克蛋白等。

与启动对炎症刺激反应的病原体相关模式分子相反，危险相关分子模式分子（DAMPs），也称为警报素，触发对非感染性细胞死亡和损伤的固有性炎症反应。许多 DAMPs 是细胞损伤情况下释放的核蛋白或胞质蛋白，甚至是 DNA。这些信号提示固有性免疫系统损伤已经发生，需要做出反应。DAMP 受体包括一些 TLR（包括 TLR2 和 TLR4），还有多种其他蛋白，如晚期糖基化终产物受体（RAGE）和髓系细胞 1 上表达的触发受体（TREM-1）。

在移植手术中，器官离开供体后有一段时间强制性缺血，冷却至接近冷冻，然后再移植到受体。DAMPs 在刺激固有性炎性反应中发挥着积极作用，一旦识别出损伤或感染性损害，固有性免疫系统的细胞成分便开始启动。

单核细胞

单核巨噬细胞是骨髓来源的细胞，最初在外周血中以单核细胞的形式出现。在某些炎性信号环境中，它们进入损伤或炎症部位，在那里成熟并变成巨噬细胞。单核巨噬细胞的功能是获取、处理和呈递抗原，并在一定情况下充当效应细胞。单核吞噬细胞激活后可产生多种细胞因子，调节局部免疫反应。它们通过抗原呈递在促进获得性 T 细胞应答中发挥重要作用，其细胞因子可引发全身炎症反应综合征，严重者可导致多器官功能障碍综合征。因此，它们在损伤和细胞死亡部位的聚集会引发 T 细胞活化和排斥反应。

树突状细胞

树突状细胞是一类特殊的巨噬细胞，被认为是专门的 APCs。它们是最强的抗原提呈细胞，分布在身体的淋巴和非淋巴组织中。未成熟的树突状细胞分布在肠黏膜、皮肤和抗原进入的部位。一旦在损伤部位遇到抗原，它们会发展为成熟树突状细胞，同时高表达 MHC Ⅱ类分子和共刺激分子。它们也开始向外周淋巴样组织（即淋巴结）迁移，在那里它们可以与抗原特异性 T 细胞相互作用并促进其活化。树突状细胞参与授权 $CD8^+$ T 细胞的细胞毒性功能，刺激 T 细胞克隆扩增，并为辅助 T 细胞（Th）分化提供信号。还有一些树突状细胞亚群在诱导和调节细胞反应方面发挥着不同的作用。例如，髓样树突状细胞的免疫原性更强，而浆细胞样树突状细胞的耐受性更强，从而可能抑制免疫反应。

自然杀伤细胞

自然杀伤（NK）细胞是具有强大溶细胞功能的大颗粒淋巴细胞，是固有性免疫的重要组成部分。它们最初是在肿瘤免疫学的研究中被发现的。有一小部分淋巴细胞在没有预先致敏的情况下表现出裂解肿瘤细胞的能力，称为“自然”反应性。这些“自然杀伤”细胞表现出快速的细胞溶解活性，并以相对成熟的状态存在（即活化的细胞毒性淋巴细胞的形态特征——体积大、具有丰富内质网的高蛋白质合成活性和快速杀伤活性）。进一步的研究表明，NK 细胞会裂解缺乏自身Ⅰ类 MHC 表达的靶细胞，这称为“自我缺失假说”。这种情况可能是由于病毒感染抑制自身Ⅰ类分子表达的结果，也可能是由于肿瘤中杀伤 T 细胞的强选择压力所致。经过这些初步研究，已发现 NK 细胞表达细胞表面抑制性受体，包括抑制性杀伤细胞受体。当这些分子与Ⅰ类 MHC 分子结合时，起到传递抑制信号的作用，从而防止 NK 细胞介导的对其他健康宿主细胞造成的细胞溶解。NK 细胞产生多种细胞因子，包括干扰素-γ（IFN-γ），其可起到激活巨噬细胞的作用，而巨噬细胞又可清除被细胞内微生物感染的宿主细胞。与巨噬细胞相似，NK 细胞表达细胞表面 Fc 受体，其结合抗体并参与抗体依赖的细胞介导的细胞毒作用。NK 细胞在骨髓移植和异种移植后的免疫反应中也发挥着重要的作用。其在实体器官移植中的作用尚不明确。

获得性免疫

获得性免疫系统的显著特征是对外来成分的特异性识别、处置以及对先前刺激的记忆的唤起和适当反应的能力。接下来讨论的高特异性受体可通过抗原结合部位区分异物组织和正常组织，“抗原”一词用于描述能够发挥适应性免疫应答效应的物质。表位是抗原的一部分，通常是碳水化合物或肽链，实际上充当免疫系统受体的结合位点，是抗原识别的基本单位。

因此，任何给定的抗原上可能有一个或多个表位。获得性免疫反应分为两个不同的类型：细胞免疫和体液免疫。两种类型主要的效应细胞分别是 T 细胞和 B 细胞。因此，两种类型免疫系统中用于识别任何给定表位的受体是 TCR 或者 BCR。一般而言，单个 T 或 B 淋巴细胞表达相同的受体，每个受体仅结合一个表位。这种机制确定了获得性免疫应答的特异性。抗原初次刺激机体会引发免疫系统的应答，再次接触相同抗原刺激会引发免疫系统更迅速、高效、持久的应答，这种现象被称为免疫记忆。获得性免疫每一次识别单一抗原的途径是不同的。不管抗原来自入侵的病原体还是随机移动在细胞外液中的分子物质：B 细胞受体或抗体可以在接触抗原之前直接获得识别决定簇的能力。而 T 细胞只有在接触过一系列抗原呈递蛋白后才会识别特异的抗原决定簇。这一系列具有重要抗原呈递功能的蛋白被称为组织相容性蛋白质，顾名思义，是通过对组织移植的研究来定义的。组织移植中免疫应答的情况很独特，将在本节中讨论。

主要组织相容性位点：移植抗原

MHC 是人类第 6 号染色体上的一簇高度保守的多态性基因。我们如今知道的各种免疫反应的细节最初就源于免疫遗传学上对 MHC 的研究。在小鼠的研究中，Gorer 和 Snell 证实 MHC 基本复合体 H-2 基因位点与移植肿瘤能否存活密切相关。随后的血清学研究在人类中发现了一个类似的遗传位点，称为人类白细胞抗原（HLA）位点。这些基因的产物在多种类型细胞上表达，并在免疫反应中发挥关键作用。它们也是主要导致人类移植排斥反应的抗原，我们稍后将讨论它们的临床意义。

MHC 同时参与固有性和获得性免疫，然而它们的主要作用还是获得性免疫中的抗原呈递。如上所述，TCR 并不能直接识别其特异性抗原，必须通过与呈递细胞表面的抗原结合。MHC 是多肽抗原与 TCR 之间的桥梁，它与抗原结合，并把抗原“呈递”给可以识别同一 MHC 的 TCR，这个过程被称为抗原呈递。因此，所有的 T 细胞必须可识别某一种 MHC 以产生效应。MHC 分为 MHC Ⅰ和 MHC Ⅱ两类。总的来说，$CD8^+$ T 细胞可与 MHC Ⅰ呈递的抗原结合而 $CD4^+$ T 细胞可识别由 MHC Ⅱ呈递的抗原。

人类组织相容性复合体

人体排斥的抗原主要是由 6 号染色体上 HLA 基因区域进行编码的（图 25.5）。该位点编码的多态性蛋白包括Ⅰ类分子（HLA-A、B 和 C）和Ⅱ类分子（HLA-DP、DQ 和 DR）。还有其他具有有限多态性的Ⅰ类基因（E、F、G、H 和 J），这些基因目前未用于移植的组织分型，因此在此不予讨论。Ⅲ类分子，它们不是直接参与抗原呈递的细胞多态性蛋白，包括通过各种机制与免疫应答相关的分子：肿瘤坏死因子 -α（TNF-α）、淋巴毒素 β、补体级联的组分、核转录因子 -β 和热休克蛋白 70 等。HLA 中的

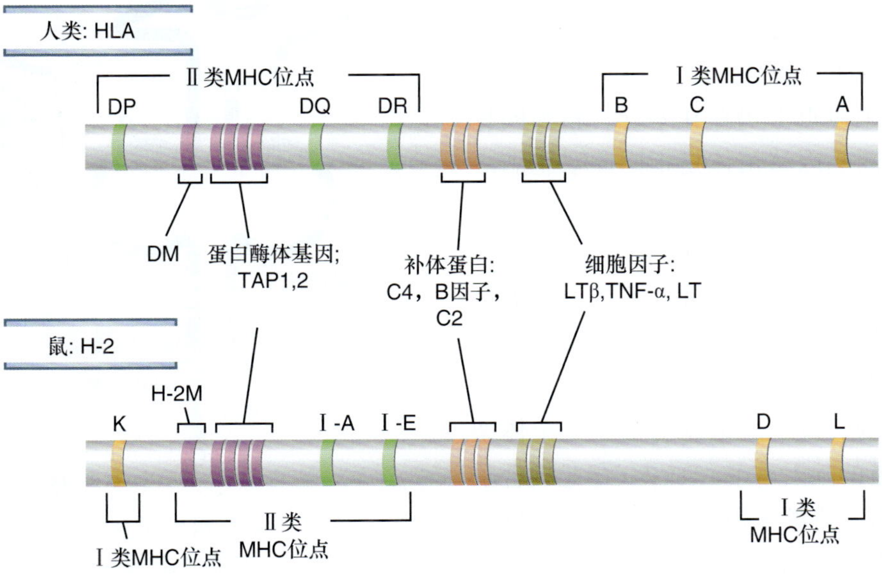

图 25.5　人类 6 号染色体 HLA 复合物和鼠 17 号染色体 H-2 复合物的位置和组织结构。该复合体常规分为Ⅰ区和Ⅱ区（Adapted from Abbas AK，Lichtman AH，Pillai S. Cellular and Molecular Immunology. 9th ed. Philadelphia：Saunders Elsevier；2018.）TAP：与抗原加工相关的转运蛋白；TNF-α：肿瘤坏死因子 -α

其他保守基因包括Ⅰ类和Ⅱ类肽呈递所必需的分子，如肽类转运蛋白 TAP1 和 TAP2 以及蛋白酶 LMP2 和 LMP7[3]。尽管有一小部分编码组织相容性抗原的多态性基因位于 HLA 位点之外，但是它们在移植排斥中发挥的作用是有限的，因而我们在此不做讨论。需要特别指出的是，虽然个体间的排斥反应是基于 HLA 的微小差别，但 ABO 血型中的血液抗原在移植中也必须被考虑进去，它们的生物学特性对体液免疫排斥是至关重要的。

尽管被认为是引起移植排斥的抗原，但 MHC Ⅰ类和Ⅱ类分子在免疫反应中起着重要作用，并且不仅仅是对移植组织产生反应。HLA Ⅰ类分子在所有有核细胞的表面表达，与之不同的是，HLA Ⅱ类分子几乎只在与免疫系统密切相关的细胞上（如巨噬细胞、树突状细胞、B 细胞，激活的 T 细胞）表达，但在免疫反应或损伤导致细胞因子释放的情况下，在一些实质细胞上其也会表达或上调。

MHC 基因产物对移植的重要性源于其多态性。与其他在同一种属中表达一致的基因不同，多态性基因产物有着相似的基本结构，但在细节上有差别。

因此，每一个个体的多态性 MHC 蛋白是另一个个体的外来抗原。HLA 位点内的重组并不常见，约有 1% 的分子发生重组。因此，后代的 HLA 类型是可预测的。遗传单位为单体型，意味着每个母体只遗传给后代一条 6 号染色体，所以子代从每个母体得到一个复制后的Ⅰ类和Ⅱ类基因座（HLA-A、B、C、DP、DQ 和 DR）。因此，供体-受体所有 HLA 位点均匹配时称 HLA 同种异体移植，若只有一半匹配则称作单体型供体。值得注意的是，HLA 相同的同种异体移植物在其他基因位点上仍存在差异，且与同种移植物远远不同。同基因移植体是指同卵双胞胎之间的移植物，因免疫学上的完全一致而不会产生排斥反应。HLA 遗传学对于理解临床活体相关供体移植尤为重要。每个子代从每个父母各遗传一套染色体；因此，兄弟姐妹间 HLA 型供体的概率为 25%。单体型供体的概率为 50%，而有另外 25% 可能完全不匹配。生物学上的父母一般来说与孩子是单体型相同的，除非有罕见的基因重组；如果父母是纯合子的话，他们所有的孩子将继承相同的等位基因，这将增加 HLA 匹配的可能性。同样，如果父亲和母亲有同源的等位基因，这个基因被遗传的可能性将提升到 50%。这在骨髓移植中尤为重要，这一领域中供体介导的细胞毒性及因此引起的移植物抗宿主疾病成为备受关注的问题。

每个Ⅰ类组织相容分子由 1 个多态基因编码，结合非多态蛋白微球蛋白（15 号染色体）得以表达。Ⅰ类分子通常是多态的，每个位点有 30 ～ 50 个等位基因。Ⅱ类分子由 α 和 β 组两条链组成，每个个体不仅在每个位点的等位基因不同，而且在 HLA 类区域中基因位点的数目也有所不同。因此，通过 α 和 β 链的组合以及从一个Ⅱ类位点到另一位点的杂交组合，增加了Ⅱ类分子的多态性。随着 HLA 序列的变化，各种肽与分子结合以及呈递给 T 细胞识别的能力都会发生变化。这种极端多样性的目的是，当某一个病原体在化学结构构象上可以被这种抗原呈递分子的结合位点识别并结合时，不至于激活所有的 T 细胞[4]。

Ⅰ类主要组织相容性复合体

Ⅰ类分子（HLA-A、B 和 C）的三维结构于 1987 年首先被阐明[5]。Ⅰ类分子是由一种 44-kDa 跨膜糖蛋白（α 链）与一种称为 β_2- 微球蛋白的非多态 12-kDa 多肽形成的非共价复合物。α 链有三个结构域：α_1、α_2 和 α_3。Ⅰ类分子的关键结构特征是在 α_1 和 α_2 结构域中存在一个抗原结合槽，这个结合槽由两个 α 螺旋的 β 折叠形成（图 25.6）。

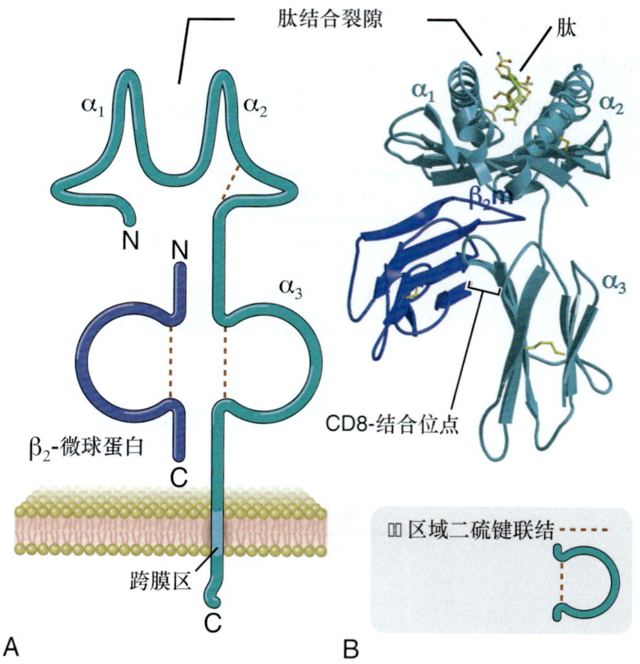

图 25.6 Ⅰ类主要组织相容性复合体分子的结构。Ⅰ类分子由多态 α 链与非多态 β2- 微球蛋白（β2m）以非共价链接。（**A**）原理图；（**B**）连续剖面图显示了带有结合肽的Ⅰ类分子的细胞外结构（Adapted from Abbas AK，Lichtman AH，Pillai S. Cellular and Molecular Immunology. 9th ed. Philadelphia：Saunders Elsevier；2018.）

在这个深槽中，一个由在细胞的内质网中合成的蛋白质片段形成的 9 个氨基酸肽被固定在 T 细胞上。几乎 Ⅰ类分子中所有形成其多态性的重要序列都位于抗原结合槽区域及 T 细胞结合区域（图 25.7）。Ⅰ类分子的组装取决于 α 链与 β_2- 微球蛋白和凹槽内天然肽的结合。不完整的分子不会被表达。总的来说，细胞产生的所有肽都是呈递的候选者，尽管这些功能区域序列的改变使得组织相容性分子更趋向于结合一些特异的物质。α_3 免疫球蛋白（Ig）样结构域是最靠近细胞膜的结构域，与 T 细胞上的 CD8 分子相互作用，为相对保守的序列，以保持与 $CD8^+$ T 细胞的相互作用。

人类Ⅰ类分子出现在所有有核细胞上，并且可以通过某些细胞因子增加表达，从而允许免疫系统“检查”和“批准”正在进行的蛋白质合成。IFN（IFN-α、IFN-β 和 IFN-γ）通过增加基因表达水平，诱导给定细胞上Ⅰ类分子的表达增加。当 T 细胞遇到携带非自身蛋白的 MHC Ⅰ类分子（例如受感染细胞中的病毒蛋白，由 MHC Ⅰ类分子呈递的可以被 T 细胞识别的多肽片段）时，可发生活化。所谓的交叉呈递发生在某些 APC 中，即树突状细胞的亚群，具有摄取和处理外源性抗原的能力，并将其以Ⅰ类分子形式呈递至 $CD8^+$ T 细胞[6]。在移植时，$CD8^+$ T 细胞的活化不仅发生在当供体的肽段被当做外来物质被宿主 APC 呈递时，更普遍发生的是，T 细胞可以直接识别供体的 MHC，这称为直接同种异体反应。

Ⅱ类主要组织相容性复合体

Ⅱ类分子是 HLA-DP、HLA-DQ 和 HLA-DR 基因的产物。Ⅱ类分子的结构特征与Ⅰ类分子非常相似。Ⅱ类分子的三维结构于 1988 年通过与Ⅰ类的序列同源性被推断出来，并于 1993 年通过 X 射线晶体学被最终证实（图 25.8）[7]。Ⅱ类分子含有两条多肽链，分别约为 32 kDa 和 30 kDa。肽结合区由 α1 和 β1 结构域组成。

与Ⅰ类分子一样，Ⅱ类分子的显著多态性残基位于肽结合裂和肽结合裂周围的 α 螺旋中（图 25.7）。Ig 样结构域由 α_2 和 β_2 片段组成。与Ⅰ类 Ig 样 α_3 结构域相似，这些区段的多态性有限，特别是 β_2 结构域参与 CD4 分子的结合，有助于限制Ⅱ类分子与 $CD4^+$ T 细胞的相互作用。Ⅱ类分子的组装需要 α 链和 β 链与一种称为恒定链的临时蛋白结合[8]。恒定链覆盖肽结合槽，直到Ⅱ类分子脱离内质网进入内含体中。被吞噬细胞吞噬的蛋白质在恒定链被去除的同时被降解，以便外源性肽链与Ⅱ类分子结合并呈递。获得性免疫系统以这种方式监控循环中存在的或通过吞胞方式由外源细胞或病原体中释放的蛋白质。因此，与Ⅰ类分子不同，Ⅱ类分子局限于与免疫应答相关的细胞，特别是 APC（巨噬细胞、树突状细胞、B 细胞和单核细胞）。在适当条件下，Ⅱ类表达也可在其他细胞（包括内皮细胞）上诱导。在与Ⅱ类分子结合后，$CD4^+$ T 细胞参与 APC 介导的 $CD8^+$ T 细胞以及产生抗体的 B 细胞的活化。在移植器官中，移植时的缺血性损伤通过在受体局部上调Ⅰ类和Ⅱ类分子而增强了 T 细胞活化的可能性。手术创伤和缺血还会上调同种异体移植物所有细胞的Ⅱ类分子，使非自体 MHC 大量产生。受体 $CD4^+$ T 细胞可直接识别供体 MHC（直接同种异体反应）或在受体 MHC 抗原呈递（间接同种异体反应）后继续参与排斥反应。

人类白细胞抗原分型：对移植的指导

由于已经讨论过的原因，紧密匹配或较少错配的移植物相对于 MHC 多个等位基因不同移植物，不易

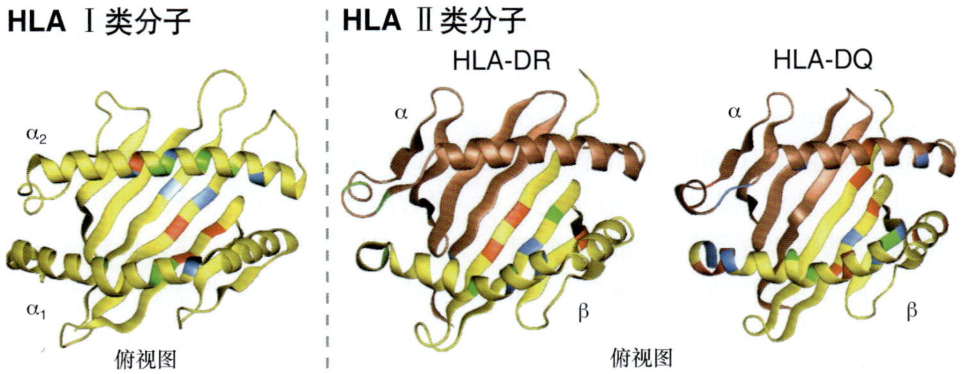

图 25.7 主要组织相容性复合体（MHC）分子多态性残基。Ⅰ类和Ⅱ类 MHC 分子的多态性残基位于肽结合凹槽和凹槽周围的 α 螺旋中。不同 HLA 等位基因之间可变性最大区域用红色表示，可变性居中区域用绿色表示，可变性最低区域用蓝色表示（Adapted from Abbas AK，Lichtman AH，Pillai S. Cellular and Molecular Immunology. 9th ed. Philadelphia：Saunders Elsevier；2018.）

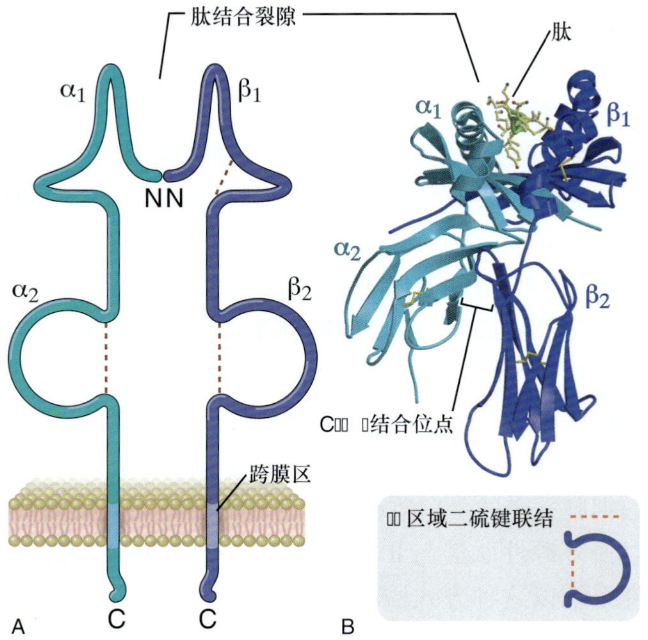

图 25.8 Ⅱ类主要组织相容性复合体分子结构。Ⅱ类分子由一条与多态 β 链非共价连接的多态 α 链组成。(**A**)原理图;(**B**)连续剖面图显示具有结合肽的Ⅱ类分子的细胞外结构(Adapted from Abbas AK, Lichtman AH, Pillai S. Cellular and Molecular Immunology. 9th ed. Philadelphia: Saunders Elsevier; 2018.)

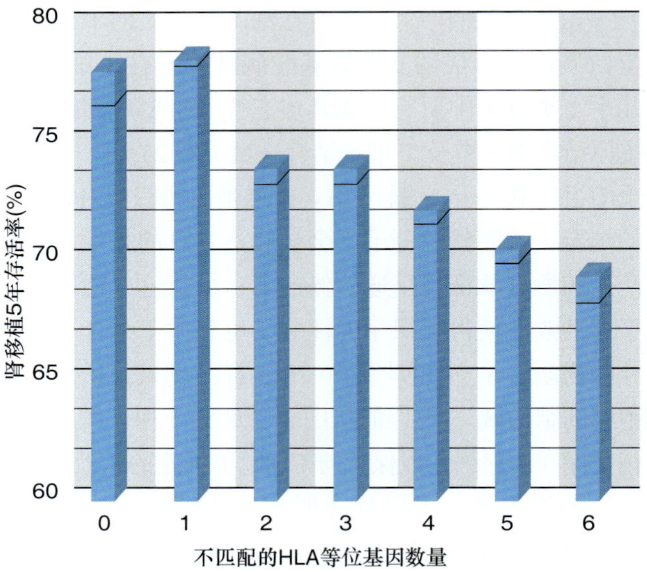

图 25.9 人类白细胞抗原(HLA)匹配对同种异体肾移植术后存活的影响。供体和受体之间 HLA 等位基因的匹配显著提高了肾移植的存活率,显示了按匹配 HLA 等位基因数分层的尸体供体肾移植数据(Adapted from Abbas AK, Lichtman AH, Pillai S. Cellular and Molecular Immunology. 9th ed. Philadelphia: Saunders Elsevier; 2018.)

被识别和引起排斥反应。HLA 匹配对延长移植物存活时间有明显影响。人类有两种不同的 HLA-A、B 和 DR 等位基因(各一个来自父母,共 6 个)。尽管具有显著生物学意义,但历史上 HLA-C、DP 和 DQ 位点在器官分配中被忽略。

然而,最近对供体遗传分型的报告要求已扩大到包括 HLA-C、DP 和 DQ,因此这些 HLA 分子也可考虑用于器官分配。尽管目前的免疫抑制方案抵消了匹配的大部分影响,但有几项研究表明,当供体和受体之间的六个主要等位基因(A、B 和 DR)匹配时,即所谓的六抗原匹配或零抗原错配时,肾移植存活率更高(图 25.9)。历史上,MHC 相容性通过两种细胞试验确定:淋巴细胞毒性试验和混合淋巴细胞反应。这两种方法均可识别 MHC 表位,但不能全面确定整个抗原或确切的 HLA 基因差异。现在有了更精确的分子技术来进行基因分型,以区分个体 MHC 的核苷酸序列。

混合淋巴细胞反应是指通过用供者细胞在标记了 3H- 胸腺嘧啶核苷的培养基中孵育受者 T 细胞(放射性标记确保只有新增殖的 T 细胞才能被检测到)。如果细胞在 MHC Ⅱ类基因位点不同,受体 $CD4^+$T 细胞会产生白细胞介素 -2(IL-2),刺激 $CD4^+$T 细胞增殖。增殖细胞将标记的核苷酸掺入到新生的 DNA 中,这样可以进行检测和定量。此分析可检测到Ⅱ类分子多态性,完成分析需要几天时间。因此,混合淋巴细胞反应作为一种特异性分型试验的使用仅限于活体相关供体。该试验不能鉴定出特定的 MHC 等位基因,而是从一系列反应中推断出来的。尽管这种检测方法在历史上非常有价值,但目前已经被更新的分子技术所取代。淋巴毒性试验指取受者的血清和已知其特异性的 MHC 抗体与待测供者的淋巴细胞混合,同时加入外源补体和不能通过完整细胞膜的染料。如果此 MHC 抗体可以识别供者的 MHC 并结合,就会激活补体途径导致细胞膜损伤,染料随之进入细胞。在显微镜下观察细胞便可知可被受者识别的 MHC 抗原是否在供者细胞上有表达。同样,淋巴毒性试验被更先进的 MHC 特异性抗体检测方法所取代。

HLA 类和Ⅱ类基因位点的测序可使用几种基于基因的技术实现组织相容性检测。这些方法包括限制片段长度多态性、寡核苷酸杂交实验、多态性特异性聚合酶链反应和序列特异性引物的多态性特异性扩增。在这些方法中,序列特异性引物的聚合酶链式反应技术最常用于Ⅱ类分型。由于Ⅰ类序列多态性的复杂性,血清学技术仍然是Ⅰ类分型的主要方法。序列多态性不改变 TCR-MHC 结合,不太可能影响同种异体移植物存活;因此,更精准的分子分型可以提供比实际临床相关的更多的信息。

获得性免疫系统的细胞成分

免疫系统的主要细胞——T 细胞、B 细胞和抗原提呈细胞，从发育上来自造血干细胞分化成的同一种前体干细胞。淋巴系统的发育始于胎儿时期肝和骨髓中的多能干细胞。随着胎儿的成熟，骨髓逐渐成为淋巴生成的主要场所。B 细胞以鸟类产生 B 细胞的初级淋巴器官——法氏囊命名。在人类和大多数其他哺乳动物中，前体 B 细胞在骨髓中完全发育成熟。虽然前体 T 细胞也起源于骨髓，但它们很快迁移到胸腺，即 T 细胞成熟的主要部位，因此胸腺成为“教育”T 细胞怎样区别自身和外来物质，从而获得特异细胞表面受体和发挥功能效应的场所。然后，成熟淋巴细胞从骨髓和胸腺这两个初级淋巴器官中释放出来，进入次级淋巴器官，包括淋巴结、脾和肠道以及外周组织。每种细胞在建立免疫应答中具有独特的作用。细胞因子可以部分调节这个高度协调的网络系统（表 25.1）。

B 细胞和 T 细胞都是高度特异免疫反应的必要成分，它们必须做好能够识别随时出现的新病原体的准备。

这是通过一种独特的方法来实现的，该方法允许

表 25.1 细胞因子汇总

细胞因子	来源	主要的细胞靶点和生物学效应
IL-1	巨噬细胞，内皮细胞以及一些上皮细胞	内皮细胞：激活（炎症，凝血） 下丘脑：发热 肝：急性期蛋白的合成
IL-2	T 细胞	T 细胞：增殖，细胞因子合成↑，存活，增强 fas 介导的细胞凋亡，促进调节性 T 细胞发育 NK 细胞：增殖、活化 B 细胞：增殖、抗体合成（体外）
IL-3	T 细胞	未成熟造血祖细胞：在刺激下向髓系分化，并且使髓系细胞增殖
IL-4	$CD4^+$T 细胞（Th2）、肥大细胞	B 细胞：转化为同型 IgE T 细胞：Th2 分化、增殖 巨噬细胞：抑制 IFN-γ 介导的活化 肥大细胞：刺激增殖
IL-5	$CD4^+$T 细胞（Th2）	嗜酸性粒细胞：活化，产生↑ B 细胞：增殖，IgA 产生
IL-6	巨噬细胞、内皮细胞、T 细胞	肝：急性期蛋白的合成↑ B 细胞：抗体生成细胞的增殖
IL-7	骨髓基质细胞、成纤维细胞	未成熟的造血祖细胞：刺激后分化为淋巴细胞系 T 细胞和 B 细胞：对发育期间的存活以及 T 细胞记忆起到重要作用
TNF	巨噬细胞、T 细胞	内皮细胞：活化（炎症、凝血） 中性粒细胞：活化 下丘脑：发热 肝：急性期蛋白的合成↑ 肌肉、脂肪：分解代谢（恶病质） 多种细胞：凋亡
IFN-γ	T 细胞（Th1、$CD8^+$T 细胞）、NK 细胞	巨噬细胞：活化（杀微生物功能增强） B 细胞：向 IgG 亚类的同种型转换，促进补体固定和调理作用 T 细胞：Th1 分化 各种细胞：MHC Ⅰ类和Ⅱ类分子的表达↑，抗原加工及对 T 细胞的呈递↑
Ⅰ型干扰素（IFN-α，IFN-β）	巨噬细胞：IFN-α 成纤维细胞：IFN-β	所有细胞：刺激抗病毒活性，Ⅰ类 MHC 表达↑ NK 细胞：活化
TGF-β	T 细胞、巨噬细胞、其他细胞类型	T 细胞：抑制增殖和效应作用 B 细胞：抑制增殖和 IgA 产生↑ 巨噬细胞：抑制活化，刺激血管生成因子 成纤维细胞：增加胶原合成

表 25.1 细胞因子汇总（续）

细胞因子	来源	主要的细胞靶点和生物学效应
淋巴毒素（LT）	T 细胞	淋巴结形成 中性粒细胞：招募和活化增加
BAFF（CD257）	滤泡树突状细胞、单核细胞、B 细胞	B 细胞：存活和增殖
APRIL（CD256）	T 细胞、滤泡树突状细胞、单核细胞	B 细胞：存活和增殖
IL-8	淋巴细胞、单核细胞	刺激粒细胞活性，趋化活性
IL-9	活化 Th2、淋巴细胞	增加 T 细胞和肥大细胞的增殖
IL-10	巨噬细胞，T 细胞（主要是调节 T 细胞）	巨噬细胞和树突状细胞：抑制 IL-12 生成，刺激协同刺激分子和 MHC Ⅱ类分子表达
IL-11	骨髓间质细胞	巨核细胞：血小板生成 肝：诱导急性期蛋白生成 B 细胞：刺激 T 细胞依赖的抗体产生
IL-12	巨噬细胞、树突状细胞	T 细胞：Th1 分化 NK 和 T 细胞：IFN-γ 合成，细胞毒性活性增加
IL-13	$CD4^+$T 细胞（Th2）、NKT 细胞、肥大细胞	B 细胞：同型转化为 IgE 上皮细胞：黏液生成增加 成纤维细胞和巨噬细胞：胶原合成增加
IL-14	T 细胞、一些 B 细胞肿瘤	B 细胞：增加活化 B 细胞的增殖，刺激免疫球蛋白的产生
IL-15	巨噬细胞、其他细胞	NK 细胞：增殖 T 细胞：增殖（记忆 $CD8^+$T 细胞）
IL-17	T 细胞	内皮细胞：趋化因子生成增加 巨噬细胞：趋化因子 / 细胞因子生成增加 上皮细胞：GM-CSF 和 G-CSF 生成
IL-18	巨噬细胞	NK 和 T 细胞：IFN-γ 合成
IL-21	Th2、Th17、Tfh	驱动 Th17 和 Tfh 的发育 B 细胞：活化、增殖、分化 NK 细胞：功能成熟
IL-22	Th17	上皮细胞：产生防御素，增加屏障功能 促进肝细胞存活
IL-23	巨噬细胞、树突状细胞	T 细胞：维持产生 IL-17 的 T 细胞
IL-27	巨噬细胞、树突状细胞	T 细胞：抑制 IL-17/Th17 细胞的产生，促进 Th1 分化 NK 细胞：IFN-γ 的合成
IL-33	内皮细胞、平滑肌细胞、角质形成细胞、成纤维细胞	Th2 发育和细胞因子产生

（Adapted from Abbas AK，Lichtman AH，Pillai S. Cellular and Molecular Immunology. 9th ed. Philadelphia：Saunders Elsevier；2018.）

APRIL：一种增殖诱导配体；BAFF：B 细胞激活因子；G-CSF：粒细胞集落刺激因子；GM-CSF：粒细胞-巨噬细胞集落刺激因子；IFN：干扰素；Ig：免疫球蛋白；MHC：主要组织相容性复合体；NK：自然杀伤；NKT：自然杀伤 T 细胞；Tfh：滤泡辅助 T 细胞。

随机产生几乎无限的特异性受体，同时通过消除或抑制那些可能与自身产生反应的受体来控制最终产物，以维持自身免疫反应。T 细胞和 B 细胞识别抗原的方式存在根本的不同。B 细胞可以对全身的抗原产生应答，并合成和分泌抗体，该抗体可在远处与抗原相互作用。T 细胞主要介导细胞免疫，必须与外周细胞相互作用以中和及消除外来抗原。T 细胞从外周血经毛细血管后微静脉的高度特异性区域进入淋巴结或脾。在次级淋巴器官内，T 细胞与特异的 APCs 相互作用，接收合适的信号，从而有效地发挥功能效应。然后，由输出淋巴管离开淋巴组织，最终通过胸导管返回血液循环。在循环系统中，它们可以携带已获得的特异抗原识别功能返回到免疫反应发生的位置。

T 细胞受体

我们在 T 细胞成熟的机制和功能性 TCR 发育过程的认识方面取得了长足进步。了解 TCR 的形成是理解其功能的基础[9]。当前体 T 细胞从胎儿时期的肝和骨髓迁移到胸腺时，它们尚未获得特异性 TCR 或辅助分子。在到达胸腺时，T 细胞中编码 TCR 各种蛋白链（α、β、γ 和 δ）的 DNA 经历了显著重组（图 25.10）。基因重组的顺序体现了 TCR 的演变。T 细胞首先试图重组 TCR 的 γ 和 δ 基因，如果重组未能产生适当形式的受体，T 细胞会再重组更多样

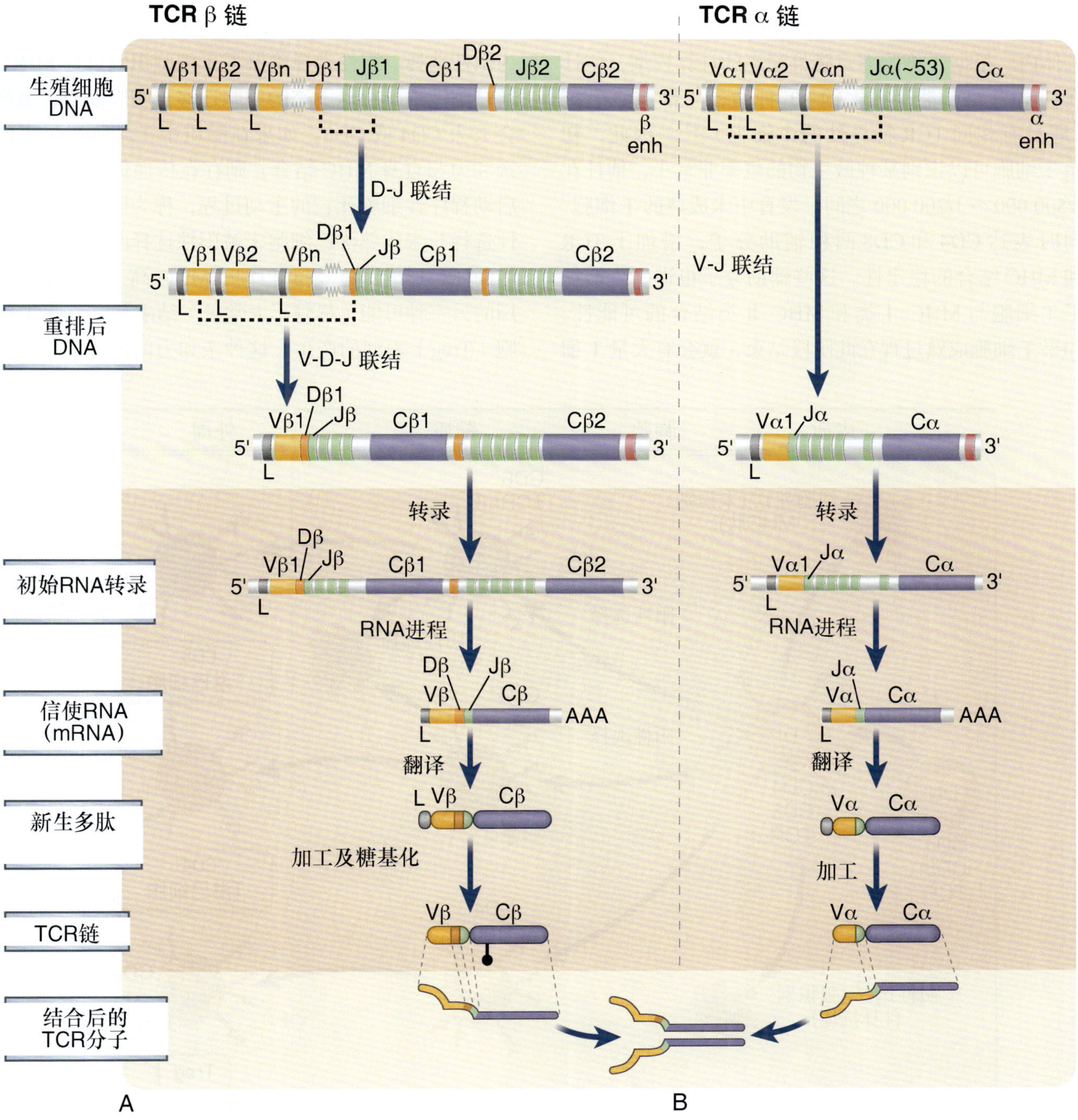

图 25.10 T 细胞受体（TCR）重组及表达（图中为 α、β 位点）。详细阐述 T 基因重组导致不同 TCRs 的形成。在胸腺 T 细胞发育过程中，特定酶活化后引起基因组 DNA 叠加。来自可变区（V）、连接区（J）、多样性区（D）和恒定区（C）的随机片段结合成一个独特的基因，构成一个独特的 TCR 链。γ 和 δ 基因座首先重组，成功后会形成 γδTCR。如果不成功，则 α 和 β 区域重组形成 αβTCR。大约 95% 的 T 细胞表达 αβTCR（Adapted from Abbas AK，Lichtman AH，Pillai S. Cellular and Molecular Immunology. 9th ed. Philadelphia：Saunders Elsevier；2018.）

的 α 和 β 基因。γ 和 δ 通常不会被成功配置，因此大多数 T 细胞是 αβ T 细胞。表达 γδ TCR 的 T 细胞具有更原始的功能，包括识别热休克蛋白，类似自然杀伤细胞的活性以及 MHC 的识别，而 αβ T 细胞更多地局限于识别 MHC 复合物和呈递的肽段。

无论使用哪种基因，单个细胞都可以重组，从而表达出仅有单一特异性的 TCR。这些重排是随机发生的，理论上可以产生 10^{15} 个不同的 TCRs，但是，10^{15} 个 T 细胞的重量为 500 kg，不能全部包含在人体内。根据 T 细胞多克隆群稳态的计算模型，估计在任何时间点都存在大约 10^9 种幼稚 T 细胞克隆型（即具有相同 TCR 特异性的 T 细胞）[10]。因此，初始 T 细胞可以识别某种微生物的概率非常小，估计在 1/500 000～1/200 000 之间。发育中未成熟的 T 细胞，同时表达 CD4 和 CD8 两种辅助分子，增加了 TCR 和 MHC 结合的稳定性。这些辅助分子也进一步增加了 T 细胞与 MHC Ⅰ类和 MHC Ⅱ类结合的可能性。如果 T 细胞成熟过程在此阶段结束，就会有大量 T 细胞能够识别自身 MHC- 肽复合物，从而导致不受控制的自身免疫反应。为了避免释放自身反应性 T 细胞，发育中的细胞经历了称为胸腺选择的重组过程（图 25.11）[11]。细胞最初与表达 MHC 的皮质胸腺上皮相互作用，后者产生激素（胸腺生成素和胸腺素）以及细胞因子（如 IL-7）对 T 细胞的发育至关重要。如果 T 细胞没有与自身 MHC 结合，那么这些细胞对个体来说就是无用的（例如不能结合自身细胞来评估感染），这些 T 细胞通过凋亡而自身毁灭，这一过程称为阳性选择。阳性选择确保了 T 细胞识别自身 MHC。通过阳性选择存活下来的细胞迁移至胸腺髓质，通常会失去 CD4 或 CD8。如果在髓质中 T 细胞以过高的亲和力与自身 MHC 结合，则存在传递促死亡信号并启动程序性细胞死亡的主动过程，称为阴性选择。阴性选择与未成熟淋巴细胞未被阳性选择时因忽视而发生的死亡形成对比。与自身肽 -MHC 高亲和力相互作用的另一种可能（尽管不太常见）结果是调节性 T 细胞（Treg）表型的产生。这种亲和力阈值的确切性质

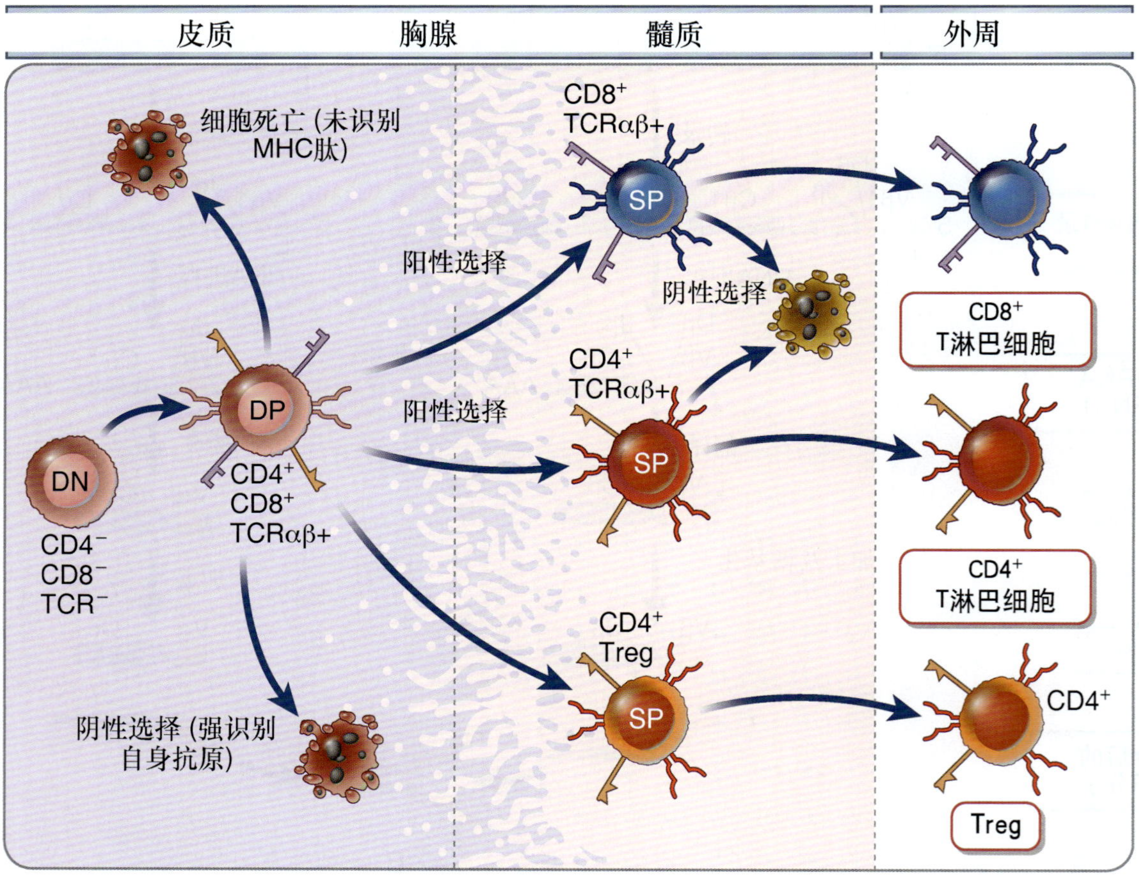

图 25.11 T 细胞成熟。最初，骨髓来源的 T 细胞前体到达胸腺皮质，缺乏 CD4、CD8 或 T 细胞受体（TCR），称为双阴性 T 细胞。表达 TCR 链的基因随后经历一系列重组，导致细胞表面表达 γδTCR 或更常见的（＞ 90%）αβTCR。γδT 细胞经历了独立于 MHC 限制的独特选择过程。αβT 细胞获得 CD4 和 CD8 的表达，称为双阳性 T 细胞。然后，这些 T 细胞经历阳性和阴性选择过程，最终仅表达 MHC 限制的 CD4 或 CD8（Adapted from Abbas AK，Lichtman AH，Pillai S. Cellular and Molecular Immunology. 9th ed. Philadelphia：Saunders Elsevier；2018.）

仍然是一个需要深入研究的问题，涉及与驻留在胸腺中的造血细胞以及髓质胸腺上皮细胞的相互作用。这些源自胸腺的“天然”Tregs 在胸腺中出现，参与抑制外周的自身反应性 T 细胞，这将在后面讨论。

唯一释放到外周的细胞是那些既与自身 MHC 结合又能避免激活的细胞。鉴于 T 细胞仅限于结合自身 MHC- 肽复合物而无活化，选择过程不考虑外源 MHC。因此，偶然地，一些对自身 MHC 具有适当亲和力的细胞存活下来，并对其他个体的 MHC 分子具有过高的亲和力。在移植后，受体 T 细胞能够识别供体 MHC- 肽复合物，因为供体和自身 MHC 分子之间有足够的共享保守基序。尽管供体 MHC 在胸腺选择过程中未出现，供体 MHC 可与“同种反应性”T 细胞结合导致活化，随后发生排斥反应。在实际情况中，“同种反应性”T 细胞识别任一抗原前体的频率或数量远远大于前面提到的 1/500 000 ～ 1/200 000。因为 T 细胞选择后识别自身 MHC，非自身 MHC（即同种异体反应性）与自身 MHC 相似的概率约占所有 T 细胞的 1% ～ 10%[12]。

除了胸腺选择之外，外周组织中同样存在对 T 细胞的选择。这些机制都是为了清除免疫反应后的 T 细胞及下调活化的细胞群。CD95 是一种称为 Fas 的分子，是肿瘤坏死因子（TNF）受体超家族的成员，在活化的 T 细胞上表达。在适当条件下，该分子与其配体 CD178 的结合促进活化 T 细胞群的程序性细胞死亡。这种方法依赖于 TCR 结合和 T 细胞的活化状态。与这种清除 T 细胞的调节机制互补的是非消除机制，即选择性地使一些 T 细胞群失活。除了通过 TCR 复合物发出信号外，T 细胞还需要额外的协同刺激信号（稍后详细描述）。只有当存在协同刺激信号（通常由 APC 呈递）时，TCR 结合才会导致 T 细胞活化。如果没有协同刺激，细胞不能继续活化，并且在某些情况下，即使有适当的信号也难以活化。因此，缺乏适当抗原呈递或活跃炎症的情况下的 TCR 自身结合会导致活化中止，自身反应性降低。

T 细胞活化

T 细胞活化是一系列复杂的事件，直到最近才得到全面阐述。与抗体不同，TCR 仅在 MHC 的背景下识别其配体。通过要求 T 细胞仅对自身细胞上物理嵌入的抗原作出反应，该系统避免了可溶性分子的持续激活。然后 T 细胞可以特异性地识别和破坏产生突变或病毒感染肽产物的细胞。由于潜在抗原的数量很多，而且自身抗原与外来抗原的差异极小，TCR 结合已经进化为单独 MHC 分子的相互作用，不足以引起激活。实际上，在达到激活阈值之前，细胞记录来自同一抗原约 8000 次 TCR- 配体接触的信号。每一次接触都会导致 TCR 的内吞。由于静息 T 细胞的 TCR 密度较低，因此需要在数小时内进行结合和内吞。短暂的接触是不够的。这个活化的阈值因有合适的协助信号而降低了（稍后详述）。

大多数 TCR 是由两条跨膜多肽链 α 和 β 组成的异二聚体。αβ-TCR 与其他几种跨膜信号蛋白非共价相关，包括 CD3（由三条独立链组成 γ、δ 和 ε）和 ζ 链分子，以及 T 细胞的相关辅助分子，如可以和 MHC 分子结合的 CD4 或 CD8。这些蛋白质统称为 TCR 复合体。TCR 与 MHC 分子结合后，合适构象的辅助分子可以稳定其结合，胞质内蛋白酪氨酸激酶信号启动（图 25.12）。这些蛋白酪氨酸激酶包括 p56lck（位于 CD4 或 CD8）、p59Fyn 和 ZAP-70，后两种与 CD3 结合。重复结合信号与适当的次级协同刺激相结合，最终激活磷脂酶 -γ1（PLC-γ1），后者水解膜脂磷脂酰肌醇二磷酸（PIP2），从而释放肌醇三磷酸（IP3）和二酰甘油（DAG）。IP3 与内质网结合，导致钙释放，从而诱导钙调素与钙调神经磷酸酶结合并激活钙调神经磷酸酶。钙调神经磷酸酶使活化 T 细胞核因子（NFAT）去磷酸化，促使其与转录因子核因子 κB（NF-κB）一起启动包括 IL-2 及其受体在内的细胞因子的转录。静息 T 细胞仅表达低水平的 IL-2 受体（CD25），但随着激活，IL-2R 表达增加。活化的 T 细胞在 TCR 活化后产生 IL-2，IL-2 以自分泌和旁分泌两种方式发挥作用，加强蛋白激酶 C（PKC）和 DAG 活化。PKC 活化对许多细胞分裂的基因有重要调控作用。然而这种效应只有当 T 细胞遇到特异的抗原导致活化并表达 IL-2R 后才会产生。因此，这个过程使只有识别某种入侵抗原的 T 细胞群才能增殖。随着抗原刺激的消失，IL-2R 密度降低，TCR 复合物在细胞表面重新表达。TCR 与 IL-2R 之间存在负反馈系统，使系统变得高效并得以精确调控：仅在抗原存在时具有反应性，一旦抗原消除则停止发挥作用。毫不奇怪，T 细胞活化中的许多步骤都已成为开发免疫抑制剂的靶点。这些将在本章的后续章节中详细讨论。

协同刺激

通过 TCR 结合识别抗原肽 -MHC 复合物通常不

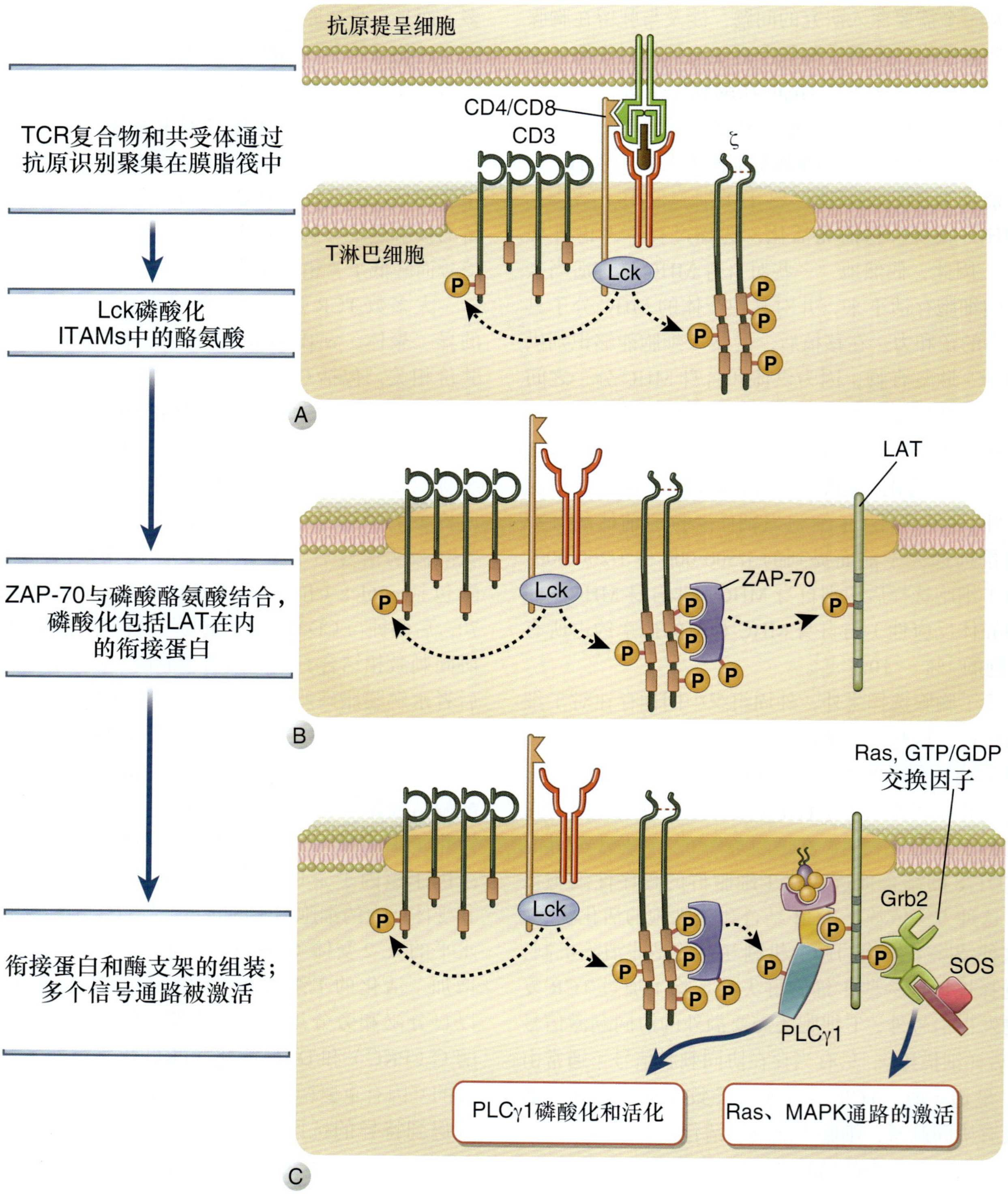

图 25.12 T 细胞活化。在抗原识别后，T 细胞受体（TCR）复合体和辅助受体聚集，启动 T 细胞内级联信号。与核心受体（如 Lck）相关的酪氨酸激酶磷酸化 CD3 和 ζ 链（**A**）。ζ 链结合蛋白激酶（ZAP-70）随后与这些区域结合并被激活。ZAP-70 磷酸化各种衔接分子，如 LAT（**B**）。这些衔接分子成为其他酶（如 PLC γ 1）的作用位点，最终导致上游细胞酶（如 Ras 和 MAPK 通路）激活（**C**）。这些酶激活转录因子促进 T 细胞反应和增殖过程中各种因子的表达（Adapted from Abbas AK，Lichtman AH，Pillai S. Cellular and Molecular Immunology. 9th ed. Philadelphia：Saunders Elsevier；2018.）

足以在初始 T 细胞中产生应答。最佳的 T 细胞活化需要通过所谓的协同刺激途径获得额外的信号[13-14]。事实上，在没有协同刺激或信号 2 的情况下，重新接收 TCR 复合信号（通常称为信号 1）不仅无法实现活化，还可能导致失活或失敏（图 25.13）。

即使给予两种适当的刺激，失活 T 细胞也不能再产生应答[15]。免疫系统的这一特征被认为是外周对自身抗原耐受的主要机制之一，对预防自身免疫

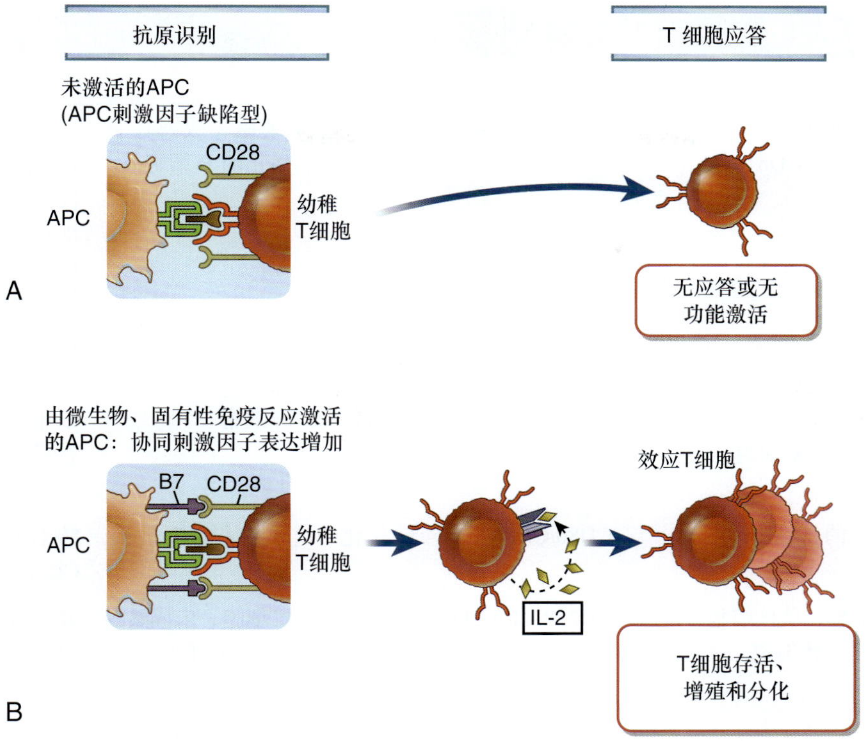

图 25.13　T 细胞协同刺激。幼稚 T 细胞需要多种信号才能有效激活。（**A**）当 T 细胞受体（TCR）识别普通的 MHC- 肽段复合体时，信号 1 激活。当没有额外信号参与的情况下，免疫应答被忽略或称为无效能状态，即免疫细胞对刺激缺乏反应；（**B**）TCR 信号与协同刺激分子（如 B7 分子）识别的信号结合，信号 2 促进 T 细胞活化并发挥功能（Adapted from Abbas AK，Lichtman AH，Pillai S. Cellular and Molecular Immunology. 9th ed. Philadelphia：Saunders Elsevier；2018.）APC，抗原提呈细胞

疾病至关重要。研究人员发现，利用抗体或设计受体融合蛋白可以在抗原暴露过程中用来阻断主要刺激信号之间的联系。迄今为止，大部分研究集中在两种协同刺激途径的相互作用上，即 CD28/B7 途径（Ig 样超家族成员）和 CD40/CD154 途径（TNF/TNF fr 超家族成员）。在这些相同的家族中还有许多其他配体，已发现其他配体在协同刺激功能中具有不同的作用（表 25.2）。

表 25.2　协同刺激分子

受体	分布	配位体	分布	主要影响和功能
CD28	T 细胞	CD80/CD86	活化抗原提呈细胞	降低 T 细胞激活的阈值，促进生存能力，抗凋亡因子，促进向 Th1 细胞分化
CD40	树突状细胞、B 细胞、巨噬细胞、内皮细胞	CD154	T 细胞、可溶性血小板	在抗原提呈细胞上诱导 CD80/CD86 表达
CD27	T 细胞、NK 细胞、B 细胞	CD70	胸腺上皮、活化的 T 细胞、活化的 B 细胞、树突状细胞	促进 T 细胞的增殖和存活，与 CD28 共同促进效应 T 细胞存活，更多作用于继发性免疫反应，促进 B 细胞分化和免疫记忆形成
CD30	活化的 T 细胞、活化的 B 细胞	CD153	B 细胞、活化的 T 细胞	维持激活性 T 细胞和记忆性 T 细胞活性，促进分化能力 Th2 ＞ Th1
CD95（Fas）	T 细胞、B 细胞、APC、间质细胞	CD178（FasL）	T 细胞、抗原提呈细胞、间质细胞	通过自我清除机制维持外周 T 细胞稳定，可以传递共同刺激信号

表 25.2 协同刺激分子（续）

受体	分布	配位体	分布	主要影响和功能
CD134（OX40）	活化的 T 细胞 CD4$^+$ > CD8$^+$	CD252（OX40L）	活化的 T 细胞、成熟树突状细胞、活化的 B 细胞	促进 CD4$^+$T 细胞的扩充和生存；抗凋亡因子↑，与 CD28 共同作用维持 CD4$^+$T 生存；促进细胞因子的合成；增加效应和记忆 CD4$^+$T 细胞的功能；对应答功能的促进能力 Th2 > Th1
CD137（4-1BB）	活化的 T 细胞 CD8$^+$ > CD4$^+$ 单核细胞、滤泡树突状细胞、NK 细胞	4-1BBL	成熟的树突状细胞 活化的 B 细胞 活化的巨噬细胞	维持而非启动 CD8$^+$T 细胞反应，与 CD28 共同作用维持 T 细胞生存；在抗病毒免疫中有着重要作用；促进 CD8$^+$效应器功能，维持细胞生存
CD152（CTLA-4）	活化的 T 细胞	CD80/CD86	活化的抗原提呈细胞	结合 CD80-CD86 功能强于 CD28，抑制 T 细胞反应
HVEM	T 细胞、单核细胞、未成熟树突状细胞	CD258（LIGHT）	活化的淋巴细胞、未成熟的树突状细胞、NK 细胞	放大 T 细胞效应，作用对 CD8$^+$ > CD4$^+$，促进树突状细胞成熟
		CD272（BTLA）	活化的 T 细胞、B 细胞、树突状细胞	负性共同刺激因子，抑制 IL-2 合成，在 Th1 持续表达，在 Th2 上则没有这一现象
		CD160	NK 细胞、CD8$^+$T 细胞、γδT 细胞	抑制 CD4$^+$T 细胞激活，抑制细胞增殖和细胞因子的合成
CD265（RANK）	树突状细胞	CD254（TRANCE）	活化的 T 细胞 CD4$^+$ > CD8$^+$	提升树突状细胞的生存能力，上调 Bcl-xl 表达，促 IFN-γ 合成
CD279（PD-1）	T 细胞	CD274（PD-L1）	T 细胞、B 细胞、抗原提呈细胞、一些实质细胞	抑制效应性细胞的活化、增殖、能力获取，其作用 Th1 > Th2
		CD273（PD-L2）	树突状细胞、巨噬细胞	抑制效应性细胞的活化、增殖、能力获取，其作用 Th2 > Th1
CD278（ICOS）	活化的 T 细胞、记忆性 T 细胞	CD275（ICOSL）	树突状细胞、B 细胞、巨噬细胞	促进效应性 T 细胞的存活和扩增，促进 Th2 细胞应答
GITR	Treg、CD8$^+$T 细胞、B 细胞、巨噬细胞	GITRL	B 细胞、树突状细胞、巨噬细胞、内皮细胞	Treg 的标志，促进 Treg 增殖；促进 T 细胞增殖和细胞因子的产生；负性调节 NK 细胞功能

APC：抗原提呈细胞；BTLA：B 和 T 淋巴细胞相关；CTLA：细胞毒性 T 淋巴细胞相关；GITR：糖皮质激素诱导的肿瘤坏死因子受体；GITRL：糖皮质激素诱导的肿瘤坏死因子受体配体；HVEM：疱疹病毒进入介质；ICOS：诱导型协同刺激因子；ICOSL：诱导型协同刺激配体；NK：自然杀伤；PD：程序性死亡；RANK：NF κ B 受体激活因子；Treg：调节性 T 细胞。

CD28 存在于 T 细胞上，而 APC 上 B7 分子 CD80 和 CD86 是最早被描述的共刺激分子。CD28 与配对分子连接对 IL-2 大剂量表达并引起 IL-4、IL-8 等多种细胞因子及 RANTES 等趋化因子的产生是必要的，并且通过上调抗凋亡因子，如 Bcl-XL 和 Bcl-2 来保护 T 细胞免受活化诱导的凋亡。CD28 在大多数 T 细胞上是持续表达的，而 CD80 和 CD86 的表达则主要局限于各种 APCs，如树突状细胞、单核细胞和巨噬细胞。CD80 和 CD86 的动态调节是个复杂的过程，通常随着免疫应答的诱导而增加。CD80 和 CD86 的另一个配体是 CTLA-4（CD152）。该分子在活化后在 T 细胞表面的表达上调，与 CD80 和 CD86 的结合亲和力是 CD28 的 10 ～ 20 倍。研究显示，CTLA-4 对 T 细胞活化和增殖具有负调节作用，CTLA-4 缺陷小鼠发生致死性淋巴细胞增殖性疾病的事实更证明了这一点。CTLA-4 的负调节效应是通过细胞内固有的磷酸酶激活和细胞外机制介导的。在细胞外机制中，CTLA-4结合实际上会从APC表面去除CD80/CD86，从而限制了CD28协同刺激配体的有效性。协同刺激阻断的治疗潜力最早是通过CTLA-4-Ig的发展实现的，CTLA-4-Ig是一种由CTLA-4分子的细胞外部分和人类Ig分子的部分组成的人工融合蛋白。该融合蛋白结合CD80和CD86，阻断与CD28的结合。针对自身免疫的多项临床试验已证明了CTLA-4-Ig（阿巴西普）的疗效。最近，一种高亲和性的第二代药物——贝拉西普，作为钙调磷酸酶抑制剂的替代品已被临床试验成功证实，并于2011年批准用于肾移植受者[16-17]。

与CD28/B7通路非常相近的是CD40/CD154（CD40L）通路。显示出CD40/CD154具有重要作用的实验证据为，在编码CD154的基因突变缺失后可发生高IgM综合征。除了T细胞依赖性抗体应答的产生缺陷外，高IgM综合征患者还存在T细胞介导的免疫应答缺陷。CD40是在细胞内皮、B细胞、树突状细胞等APCs上表达的细胞表面分子。其配体CD154主要存在于活化的T细胞上。TCR信号传导后CD154的上调使得信号通过CD40传导至APCs：是B细胞活化和增殖的关键信号。APCs需要CD40结合来刺激细胞毒性T细胞的反应。结合信号诱导活性细胞因子（特别是IL-12）的释放，以及B7分子的上调。结合信号还有启动APCs的固有功能，如一氧化氮合成和胞吞作用。有趣的是，CD154也可通过活化血小板以可溶性的形式释放。因此，创伤部位吸引活化血小板会同时募集所需的配体激活组织型APCs，这为连接固有性免疫和获得性免疫提供了桥梁。针对CD154的抗体制剂在实验模型中显示出巨大的前景，但因担心意外的血栓并发症，其未能进入临床试验。但人们仍然希望结合不同抗原表位的抗CD154抗体、避免交联的fc沉默域抗体或直接作用于CD40的抗体可以解决这个问题（见“免疫抑制”部分）。

从早期研究看来，多种成对分子展现出协同刺激或协同抑制活性。正是这些协同刺激和协同抑制信号的总和决定了T细胞应答的特征和强度[18]。CD278（诱导型协同刺激分子，或ICOS）是在活化T细胞上表达的CD28超家族，其配体CD275（ICOSL或B7-H2）在APC上表达。与CD28不同，ICOS不存在于初始T细胞上，而是在T细胞活化后表达上调，并在记忆T细胞上持续存在。ICOS通常可以促进效应T细胞的激活，但在滤泡辅助性T（Tfh）细胞的功能中发挥了重要作用，而滤泡辅助性T（Tfh）细胞是一种参与生发中心反应和类转换抗体产生的特异性$CD4^+$T细胞亚群。CD28超家族的另一成员、程序性死亡受体1（PD-1）（CD279）及其配体PD-L1（CD274）和PD-L2（CD273）均为B7家族成员，已被证实参与细胞免疫的负性调控。最近，协同抑制分子PD-1H（也称为VISTA，T细胞激活的V结构域Ig抑制剂）以及B和T淋巴细胞相关因子（BTLA）也加入了这一名单。研究显示，一些TNF/TNF fr超家族的成员在T细胞协同刺激中发挥重要作用，包括CD134/CD252（OX40/OX40L）、CD137/CD137L（4-1BB/4-1BBL）、CD27/CD70、CD95/CD178（Fas/FasL）、CD30/CD153、NFκB受体激活因子/TNF-相关激活诱导细胞因子受体激活因子（RANK/TRANCE）等。此外，CD2家族成员在同种免疫应答执行过程中同时发挥协同刺激（即CD2）和协同抑制（即2B4）作用。最后，T细胞-Ig黏蛋白样分子家族已被证明在同种异体免疫过程中，对效应细胞和Tregs细胞都发挥着重要的协同抑制作用。

除了大量的协同刺激分子外，细胞表面表达的许多其他黏附分子（细胞间黏附分子、选择素、整联蛋白）控制免疫细胞在体内的运动，调节它们向炎症特定区域的转运，并非特异性地加强TCR-MHC结合力。与辅助分子不同的是，它们加强T细胞和抗原的结合但对TCR介导的反应没有影响。免疫系统中有两个主要的细胞黏附分子家族：选择素和整合素。黏附分子的选择素家族负责“滚动”，即在组织损伤和炎症部位，白细胞在其牢固黏附之前（由整合素结合介导）与血管内皮细胞的初始附着。选择素家族由3个密切相关的分子组成，每个分子在免疫细胞上有不同的表达：L-选择素在白细胞上表达；P-选择素在血小板上表达；E-选择素在内皮上表达。在结构上，所有选择素共享一个与碳水化合物配体相互作用的氨基末端凝集素结构域、一个表皮生长因子样结构域，以及2～9个于某些补体结合蛋白中发现的序列具有同源性的短重复单元。与大多数其他黏附分子相反，这些黏附分子也具有一些信号或协同刺激功能，选择素的功能仅仅是促进白细胞与血管内皮的结合。这种选择素介导的松散结合在白细胞整合素活化后转化为紧密黏附。整合素是跨膜受体，是细胞与细胞间以及细胞与细胞外基质相互作用的桥梁。许多整合素和选择素未在免疫系统细胞（即白细胞功能抗原1）表达，尤其在感应到炎性细胞因子或趋化因子信号（如 IL-8）时，诱导结构改变，导致与整合素配体的高亲和力相互作用，促进白细胞外渗到炎性组织中。选择素和整合素都是潜在的治疗靶点，可抑制供体反应性 T 细胞进入同种异体移植物并减轻免疫原相互作用。

T 细胞效应功能

在胸腺选择过程中，大多数 T 细胞最初同时表达 CD4 和 CD8 分子，但随后根据能够识别的 MHC 类型，变为 $CD4^+$或 $CD8^+$T 细胞。因此这些辅助分子也需要决定和判断它们需要协助哪类 MHC 和其对应的 T 细胞。因为 MHC Ⅰ几乎无处不在，所有类型的细胞都有被辅助分子识别的可能性。这些Ⅰ类分子结合细胞内产生的肽段（肽段产生于正常细胞过程或来自内部病毒复制）。T 细胞负责检查所有细胞表达的辅助分子 CD8，CD8 可结合 MHC Ⅰ类分子并稳定 TCR 与呈递着抗原的 MHC Ⅰ结合。因此，$CD8^+$T 细胞可评估大多数细胞类型并摧毁病变细胞。它们也因此被称为细胞毒性 T 细胞。

除 MHC Ⅰ外，APC 是表达 MHC Ⅱ的主要细胞类型。MHC Ⅱ呈递的抗原肽来源于细胞外，但通过胞吞作用进入细胞，因此通常用来呈递新获得的抗原。细胞启动免疫反应需要接触这种新获得的抗原。CD4 与 MHC Ⅱ结合并稳定 TCR 与 MHC Ⅱ抗原肽复合物的相互作用。在生理条件下，$CD4^+$T 细胞首先通过造血来源的 APCs 感知体内入侵物，APCs 以 MHC Ⅱ - 抗原肽复合物的形式呈递新获得的抗原。由于其 MHC 限制，这些 T 细胞亚型具有不同的功能。$CD4^+$T 细胞主要起辅助或调节作用参与应答，而 $CD8^+$T 细胞则更多地通过细胞毒性功能参与细胞清除。

被活化后，$CD4^+$T 细胞最初在免疫反应的放大中发挥关键作用。在遇到表达特异性 MHC Ⅱ - 抗原肽复合物的 APC 后，$CD4^+$T 细胞可以把信号回传给 APC，从而产生可活化 $CD8^+$T 细胞的因子。这一过程是通过特异性协同刺激因子的表达和某些细胞因子的释放实现的。$CD8^+$T 细胞毒性功能的激活是免疫反应中的关键步骤。这部分说明了 $CD4^+$T 细胞为何被称为辅助性细胞。最近更多的实验发现这些细胞可分化为若干明确的 Th 亚群，包括 Th1、Th2、Th17 和 Tfh 细胞，这些细胞很大程度上是根据它们表达的转录因子和所释放的细胞因子的不同而定义的（图 25.14）。驱动 Th1 细胞分化的主要细胞因子是 IL-12，成熟的 Th1 细胞通过释放 IFN-γ 和 TNF 来介导效应功能。IFN-γ 的主要作用是增强巨噬细胞的功能和活性以促进细胞介导的免疫。活化的巨噬细胞摄取并杀死入侵的微生物，同时获得性免疫系统产生抗体促进调理作用，从而增强整体免疫过程。相比之下，Th2 细胞的分化由 IL-4 驱动，并促使 IL-4、IL-5、IL-10 和 IL-13 的释放，它们最终抑制巨噬细胞活化并促进 IgE 产生和嗜酸性粒细胞活化。Th17 细胞是一种炎性 $CD4^+$亚型，在针对真菌病原体和胞外细菌的保护性免疫应答中起主要作用。Th17 细胞由转化生长因子 -β（TGF-β）和 IL-6 刺激产生，是炎性细胞因子 IL-17 和 IL-23 的强效分泌体。有趣的是，除了在保护性免疫中的作用外，Th17 细胞还与多种自身免疫疾病相关，包括多发性硬化、类风湿性关节炎和银屑病等。一些免疫调节治疗正在研究中以降低患者 Th17 细胞活性。最后，Tfh 细胞是 ICOS ＋ PD-1 ＋细胞，表达趋化因子受体 CXCR5 归巢于淋巴生发中心，在那里它们有助于产生类转换的高亲和力 IgG 应答。Tfh 细胞以 CD154 表达和 IL-21 分泌的形式提供这种帮助。

这些 $CD4^+$Th 细胞的一个重要特征是能够通过一个亚群控制另一个亚群的活动。例如，Th2 细胞和 Tregs 产生的 IL-10 负性调控 IFN-γ mRNA 的转录。因此，分化的最初步骤很大程度上取决于周围的免疫环境，最终影响免疫应答的特性。此外，细胞发育制图技术揭示了 Th 亚群之间的高度可塑性，表明一个 Th 亚群的细胞在一定条件下可以转化为另一个 Th 亚群。

另外一个被阐明的在免疫应答中能够起到缓和作用的 $CD4^+$T 细胞亚群是调节 T 细胞（Treg）。Treg 细胞通过与效应细胞的直接细胞间接触或通过与 APCs 的相互作用来抑制免疫反应。这些细胞不仅可以抑制细胞因子、黏附分子和协同刺激信号的 IP 能，还能够通过表达整合素来集中这种反应，从而使 Treg 能够集中于免疫活跃的部位。研究最广泛的 Treg 群体是表达 CD25（IL-2 受体的高亲和力 α 链）的 $CD4^+$T 细胞[19]。$CD4^+CD25^+$细胞表达转录因子 Foxp3，这种蛋白质已被证明对 $CD4^+$T 细胞分化为 Treg 细胞是必要且充分的。事实上，缺乏功能性 Foxp3 分子的小鼠和人类都会发生严重的系统性自身免疫病。因此，$CD4^+CD25^+Foxp3^+$ T 细胞已经成为许多改变免疫功能的尝试靶点，并且正在细胞免疫治疗的临床试验中进行测试，以控制移植后的移植排斥反应并减轻自身免疫。在胸腺中识别自身抗原后，

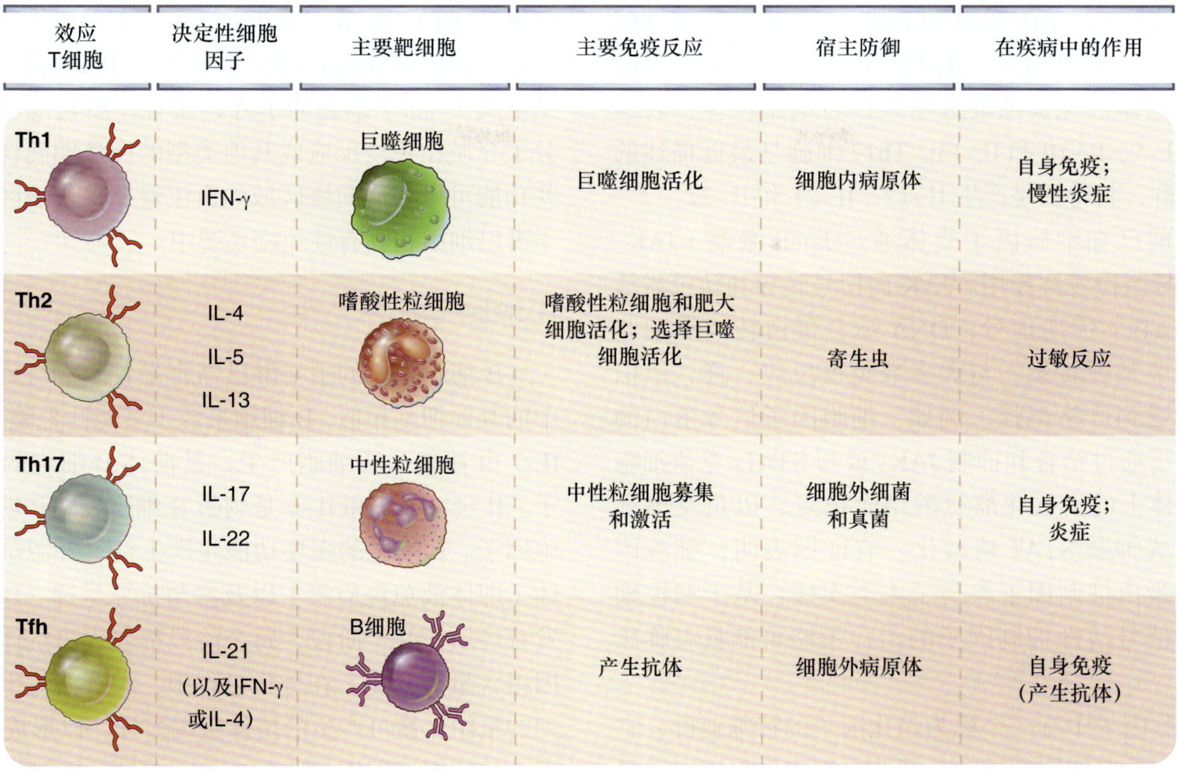

图 25.14　T 细胞亚群。幼稚的 $CD4^+$ T 细胞可能在对抗原、协同刺激或协同抑制信号和细胞因子的反应中分化为不同的效应细胞亚群。Th1 细胞产生干扰素 -γ（IFN-γ），激活巨噬细胞杀死细胞内微生物。Th2 细胞产生细胞因子（IL-4、IL-5 等），刺激免疫球蛋白 E 的产生，并激活嗜酸性粒细胞以应对寄生虫感染。Th17 细胞分泌 IL-17、IL-22；它们在对真菌的应答中起重要作用，并引起几种自身免疫性炎性疾病。Tfh 细胞产生 IL-21，帮助 B 细胞产生抗体（Adapted from Abbas AK，Lichtman AH，Pillai S. Cellular and Molecular Immunology. 9th ed. Philadelphia：Saunders Elsevier；2018.）

T 细胞在胸腺发育过程中形成 Foxp3 + Tregs（信号强度不足以诱导负性选择）。

这些所谓的天然 T 细胞（也称为胸腺 T 细胞）表达与传统 T 细胞不同的 TCR 库，对维持免疫稳态和预防自身免疫很重要。然而，Foxp3 + Treg 也可在免疫应答过程中在胸腺外发育，研究表明，这些细胞是通过低剂量抗原刺激或在有限的 CD154 协同刺激条件下诱导的。这些所谓的诱导 Treg（也称为外周 Treg）对诱导它们的抗原具有高度特异性，因此当用作细胞免疫疗法时，可能是更有效的自身免疫和移植排斥的抑制剂。

不同于 $CD4^+$ T 细胞，$CD8^+$ T 细胞的功能主要是消除受到感染或有缺陷的细胞。如前所述，它们通过 APC 被激活然后通过 Ca^{2+}依赖性分泌机制或 Ca^{2+}非依赖性分泌机制在发生直接的细胞接触后杀死细胞。在 Ca^{2+}依赖性分泌机制中，激活后细胞内 Ca^{2+}的升高会触发溶细胞颗粒的释放。这些颗粒含有一种叫做穿孔素的溶解蛋白和一种叫做颗粒酶的丝氨酸蛋白酶。穿孔素聚合在靶细胞膜上，破坏靶细胞膜的完整性，使颗粒酶可以进入并裂解细胞。在缺乏 Ca^{2+}的情况下，T 细胞可以通过 Fas 依赖机制诱导靶细胞凋亡，由表面 CD95（Fas）与其配体 CD178（FasL）结合时介导。细胞毒性 T 细胞在活化时上调表达 CD178，CD178 又结合靶细胞上的 CD95，导致程序性细胞死亡。

细胞因子

细胞表面受体提供了一个界面，相邻细胞可以通过该界面传递对免疫反应至关重要的信号。细胞间的这种接触是细胞通信的重要组成部分，而可溶性介质也参与于完成类似的任务。这些多肽被称为细胞因子，对固有性和获得性免疫的产生和功能至关重要。细胞因子也称为白细胞介素（见表 25.1），其发挥作用可能通过自分泌（对同一细胞）或旁分泌（对邻近细胞），但通常不是内分泌。它们由多种类型细胞释放，可能具有激活、抑制甚至放大邻近细胞反应的功能。T 细胞活化的原始因子是 IL-2。当给定的 T 细胞在适当的协同刺激环境中遇到其特异性抗原后，它将产生并释放 IL-2 以及其他细胞因子，这些细胞因子将影响临近的细胞。Th 细胞亚群分化取决于细胞因子表达模式。Th1 细胞介导迟发型超敏反应等细胞毒性反应，表达 IL-2、IL-12、IL-15 和 IFN-γ。Th2 细胞偏向体液免疫或促进嗜酸性粒细胞反应，表达 IL-4、IL-5、IL-10 和 IL-13。Th17 细胞是最近描述的一个亚群，其特征是产生 IL-17、IL-21 和 IL-22。

目前已知细胞因子受体通过 Janus 激酶（JAK）信号转导蛋白发挥作用。JAK 向信号转导和转录激活子（STATs）传递信号，DNA 结合蛋白转运至细胞核以调节基因转录。与大多数免疫反应一样，该信号通路受到严格调控。例如，细胞因子信号蛋白的抑制因子通过结合和抑制 JAKs 或与 STATs 竞争细胞因子受体上的磷酸化酪氨酸结合位点，以负反馈环路的方式抑制 STAT 磷酸化。有证据表明，细胞因子信号蛋白抑制因子参与了人类疾病，基于调控细胞因子信号活性抑制因子的治疗策略可能具有临床益处。

细胞因子中有一个称为趋化因子的特殊亚群，它们能够影响白细胞的运动，调节白细胞进出次级淋巴器官、血液和组织的迁移能力。趋化因子或趋化性细胞因子是一组特殊的结构同源的细胞因子，分子量为 8 ～ 10 kDa，在保守位置具有数目不同的半胱氨酸残基，而这些残基是形成其三维形状的关键。趋化因子的两个主要家族是 CC 趋化因子（也称为 β），其中有两个明确的半胱氨酸残基紧密相连；以及 CXC（或 α）趋化因子家族，这两个明确的半胱氨酸残基被一个氨基酸分隔。有许多 CC（1-28）和 CXC（1-16）趋化因子具有不同的靶点和功能。CC 和 CXC 趋化因子不仅由白细胞产生，还可由其他如内皮、上皮细胞以及成纤维细胞产生。这些细胞在固有性免疫系统的各种细胞受体感知到微生物入侵或其他组织损伤信号后受刺激产生和释放趋化因子。中性粒细胞的聚集主要由 CXC 趋化因子介导，单核细胞的聚集更依赖于 CC 趋化因子，淋巴细胞聚集受 CXC 和 CC 趋化因子调节。趋化因子受体是 G 蛋白偶联受体，含有七个跨膜转运体。这些受体启动细胞内反应，刺激细胞骨架变化以及肌动蛋白和肌球蛋白丝的聚合，增加细胞能动性。这些信号还可能改变细胞表面整合素的构象，增加其对配体的亲和力，从而影响细胞迁移、滚动和渗出能力。因此，趋化因子与整合素和选择素等黏附分子及其配体协同，共同调节白细胞向组织中的迁移。趋化因子或其受体已被人类免疫缺陷病毒（HIV）等病毒利用（CD4 T 细胞上表达的 CCR5 和 CXCR4 用作进入辅助受体）或用作治疗靶点，如 CCR7（FTY720 或芬戈莫德，一种 S1PR1 调节剂，通过 CCR7 依赖性机制促进淋巴结中 T 细胞的隔离；见下文）。除了细胞因子外，还有许多其他可溶性小分子介质在免疫反应或其他类型的炎症期间释放。这些功能可增加流向该区域的血流量并促进该区域暴露于淋巴细胞和固有性免疫系统中。

B 细胞与抗体产生

B 细胞分化的主要淋巴器官是骨髓。与免疫系统中的其他细胞相似，B 细胞来源于多能性骨髓干细胞。IL-7 由骨髓基质细胞产生，是前体 B 细胞的生长因子。IL-4、IL-5 和 IL-6 是刺激 B 细胞成熟和增殖的细胞因子。B 细胞的主要功能是产生针对外源抗原的抗体（即体液免疫应答）以及参与抗原呈递。B 细胞的发育经历了几个阶段，每个阶段都表现出抗体位点基因组含量的变化。在分化过程中，核苷酸发生了一系列的重组，使可产生的抗体极端多样，以形成 B 细胞庞大的抗原识别库。

与 T 细胞及其受体相似，每个 B 细胞都有一个独特的膜结合受体以识别特异性抗原。就 B 细胞而言，这种 Ig 分子也可通过远离细胞来源的细胞外环境相互作用以分泌形式产生。每个成熟的 B 细胞只能产生一种特异性的抗体。

每种抗体由两条重链和两条轻链组成。在 14 号染色体上发现了 5 个不同的重链位点（μ、γ、α、ε 和 δ），在 2 号染色体上发现了 2 个轻链位点（κ 和 λ）。每条链由 V、D、J 和 C 区组成，由 RAG1 和 RAG2 复合物随机组合形成功能性抗原受体。Ig 的基本结构为 4 条链，其中 2 条为相同的重链，2 条为相同的轻链（图 25.15）。重链和轻链都有一个恒定区和一个结合抗原的可变区。抗原结合位点由重链和轻链可变区共同组成。抗体中和微生物的能力完全取决于抗原结合区的功能。

人类一共有 9 种不同的免疫球蛋白类型和亚型：IgM、IgD、IgG1、IgG2、IgG3、IgG4、IgA1、IgA2 和 IgE。重链定义了抗体的类型。可变区参与抗原结合，而恒定区也有自己的功能。可结晶片段（Fc）位于抗体的尾部，由两条重链的恒定区组成。Fc 与固有性免疫系统中吞噬性细胞上的 Fc 受体结合，以促进调理作用并摧毁连接在抗体上的抗原，同时促进抗原肽装载和呈递。IgM 和一些 IgG 的 Fc 段还可以激活补体。每个抗体亚型都有自己独特的功能。IgM 和 IgG 抗体在内源性或血管内免疫应答中起关键作用。

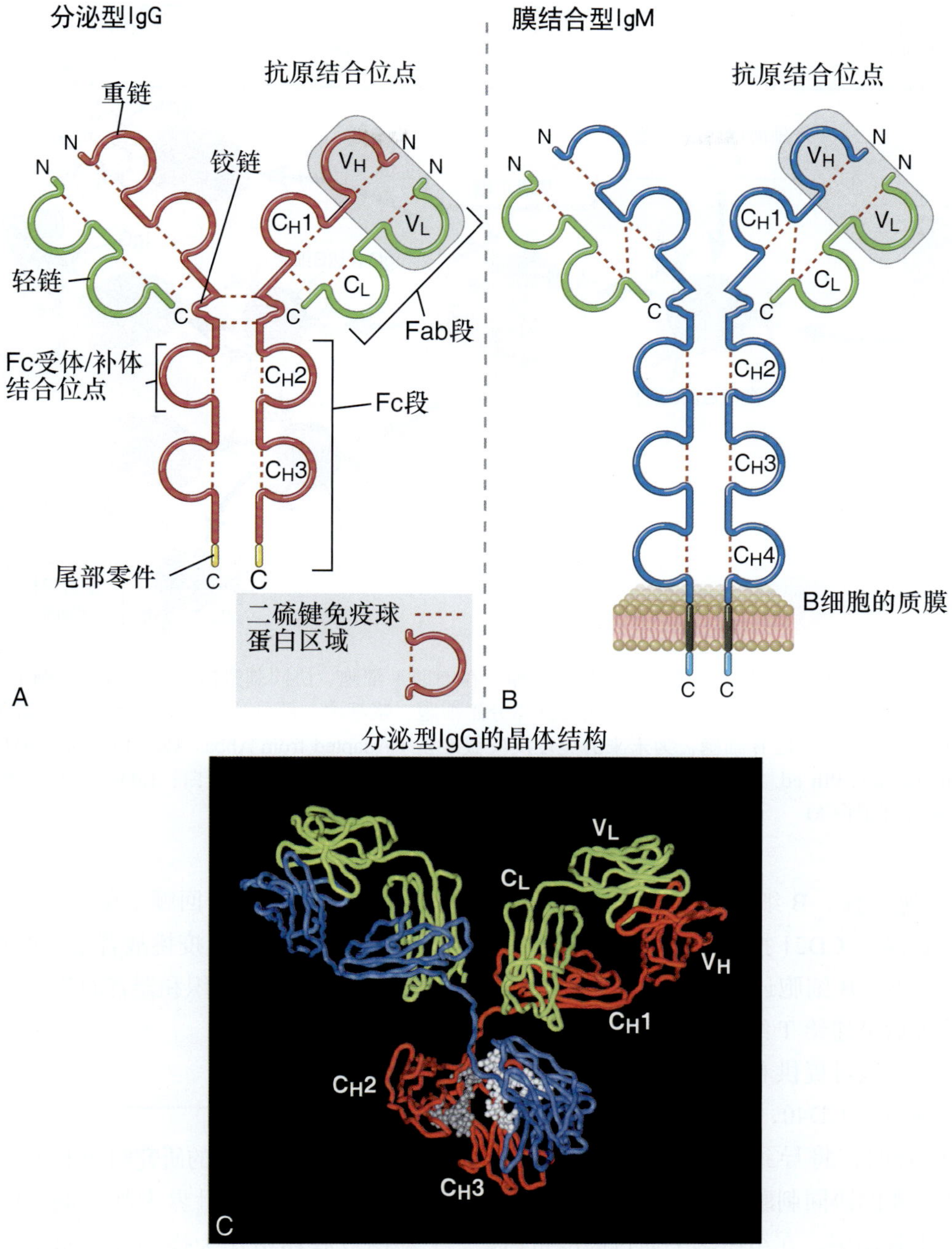

图 25.15　免疫球蛋白（IG）结构。（**A**）分泌型免疫球蛋白 G（IgG）分子的示意图。抗原结合区由轻链（VL）和重链（VH）的可变区组成。重链（CH）的恒定区是 Fc 受体和补体结合位点；（**B**）膜结合型免疫球蛋白 M（IgM）示意图。抗体的膜形式具有 C- 末端跨膜和细胞质部分，将分子锚定在质膜中；（**C**）IgG 分子的 X 线晶体学示意图。重链呈蓝色和红色，轻链呈绿色，糖类呈灰色（Adapted from Abbas AK，Lichtman AH，Pillai S. Cellular and Molecular Immunology. 9th ed. Philadelphia：Saunders Elsevier；2018.）

IgA 主要负责黏膜免疫，大部分局限于胃肠道和呼吸道。尚未暴露于抗原的静息 B 细胞表面表达 IgD 和 IgM。与抗原相互作用后，首先产生的亚型是 IgM，它能有效地结合补体，促进吞噬作用或细胞裂解。在与 $CD4^+$ Tfh 细胞相互作用后，B 细胞进一步活化和分化。B 细胞发生同型转换，导致 IgM 滴度降低，同时 IgG 滴度升高。与 TCR 不同，Ig 位点在 B 细胞受刺激后会持续发生改变，以提高分泌抗体的亲和力和功能性。初始 B 细胞可能会在可变区内发生进一步的突变以增加抗体亲和力，称为体细胞超突变。这样的 B 细胞被保留下来，以便在再次遇到抗原时能够产生更强烈的反应（图 25.16）。

当抗原被两种表面抗体（或一种多聚体形式的抗体）结合，并且抗体在被称为交联的过程中聚集在细胞表面时，就会发生 B 细胞激活。该事件刺激 B 细胞活化、增殖和分化为各种 B 细胞亚群和分泌抗体的

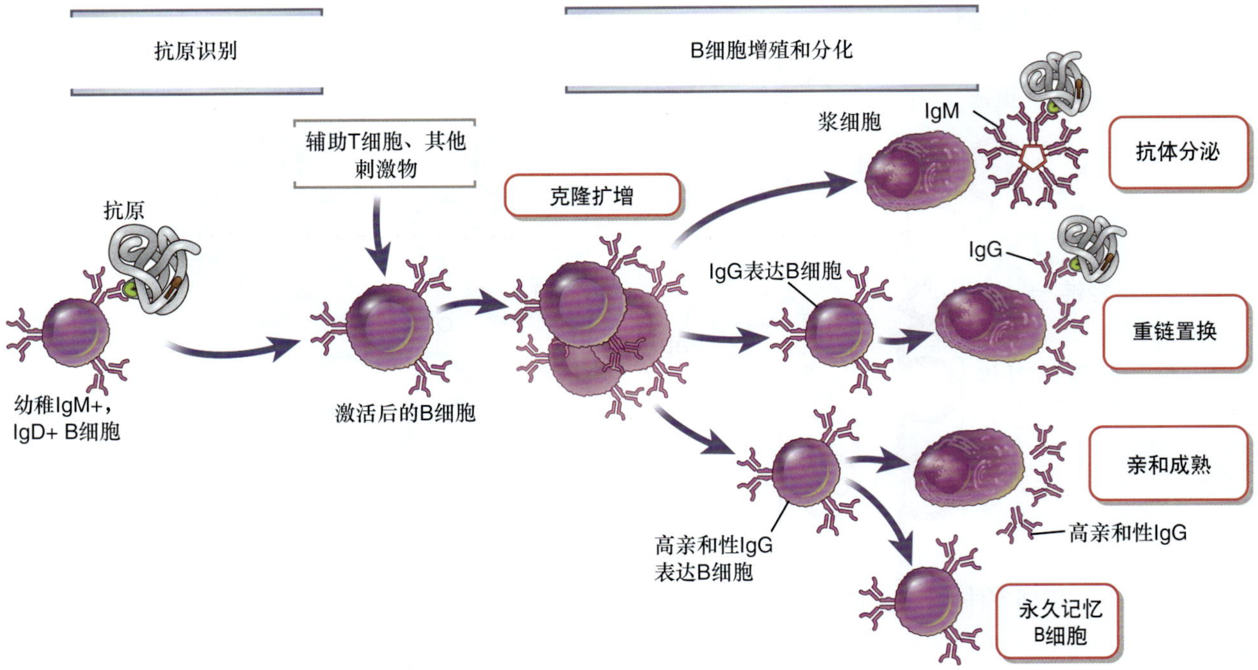

图 25.16 B 细胞分化。幼稚 B 细胞表面抗体识别特异性抗原，在辅助 T 细胞、协同刺激信号等刺激的影响下，B 细胞活化并克隆扩增，产生许多相同特异性的 B 细胞。它们也分化为抗体分泌细胞、浆细胞。部分活化的 B 细胞经历重链类别置换和亲和成熟。最终，一小部分成为永久记忆 B 细胞，为未来的免疫反应做准备（Adapted from Abbas AK，Lichtman AH，Pillai S. Cellular and Molecular Immunology. 9th ed. Philadelphia：Saunders Elsevier；2018.）Ig：免疫球蛋白；IgD：免疫球蛋白 D；IgG：免疫球蛋白 G；IgM：免疫球蛋白 M

浆细胞。像 T 细胞一样，B 细胞激活的阈值很高，而跨膜复合物 CD19 ~ CD21 接收的协同刺激信号可使阈值降低 10 000%。B 细胞还可以内化与表面抗体结合的抗原，处理后呈递给 T 细胞，从而参与抗原呈递。如前所述，B 细胞可提供和接收某些协同刺激信号。例如，B 细胞表达 CD40，当与激活的 T 细胞上表达的 CD154 结合时，将导致 B 细胞上 B7 分子的表达上调并传递重要的协同刺激信号给 T 细胞。

浆细胞存在于骨髓中，在组织学上通过高度蛋白质合成导致的极度增大的高尔基体来区分。它们分泌大量单克隆（单特异性）抗体，并表现出不同于其他 B 细胞的表型和功能特征。无论是肿瘤学目的还是为了在移植中控制同种异体抗体，这些 B 细胞是针对浆细胞的治疗策略的重点，除了在暴露于抗原后以适应性方式分泌之外，抗体还可以作为固有或天然免疫库的一部分存在于循环中，用于对常见病原体的初始应答。抗原暴露常引起 B 细胞亲和力成熟和同型转换，并产生高亲和力 IgG 抗体。然而，天然存在的抗体是具有低亲和力的一般性 IgM 抗体，通常被认为与在许多常见细菌病原体上发现的大量碳水化合物表位结合。天然抗体参与 ABO 血型抗原应答和异种移植排斥（参见“异种移植”）。

本章的这一部分回顾了免疫系统的各种组成部分及其在常规感染性免疫挑战背景下的功能。接下来的章节将阐述对移植组织和器官的免疫应答的独特性质。

移植免疫

现代移植免疫学的研究归功于 Peter Medawar 爵士的实验，在第二次世界大战期间，Peter Medawar 爵士利用皮肤移植作为烧伤飞行员的治疗方法。在监测自体（同系）和同源（同种异体）皮肤移植物的受害者时，他注意到不仅所有同种异体移植物都很快失效，而且来自同一供体的二次移植物被更强烈地排斥，这表明免疫参与其中。他在兔子上进行了广泛的实验来证实这一假设，他注意到排斥移植物中存在大量淋巴细胞浸润，这证明了免疫参与的猜想。N.A. Mitchison 在 20 世纪 50 年代的早期工作中，明确了淋巴细胞在排斥外来组织中的作用。随后的肿瘤免疫学研究以及 Snell 使用遗传上相同的小鼠株进行的工作将移植排斥的遗传基础确定为 MHC（在人类中称为 HLA；在小鼠中称为 H-2 位点）。在几年内进行的这些系列实验表明，移植物排斥是一个免疫过程，涉及的淋巴细胞作为主要效应细胞，并且 MHC 是排斥反应中抗原的主要来源。这些关键研究为移植从实验领域向临床领域的过渡奠定了基础。

虽然皮肤和其他器官移植的技术已存在了一段时间，但多年来大量同种异体移植物排斥阻止了其广泛使用。直到1954年，Medawar批判性研究发表后，第一例成功的器官移植手术才得以实施。尽管Medawar声称导致排斥反应的"生物力量"将"一直从一个个体传递到另一个个体"，但外科医师兼科学家Joseph Murray坚持不懈地努力使临床移植成为现实。当时，有证据表明，同卵双胞胎之间缺乏全面的免疫屏障，巧合的是，Murray当时正忙着完善一项犬肾移植手术技术。1954年，迎来了证明了这个假设的机会。理查德·赫里克（Richard Herrick）患有不可治愈的肾损伤，他的同卵双胞胎兄弟罗纳德（Ronald）愿意捐献一个肾给他的兄弟进行移植。Murray首先成功将双胞胎中一个人的皮肤移植到另一个人身上，从而证实了两兄弟之间缺乏免疫反应。在确认无反应后，他使用了他在犬模型中完善的技术，于1954年12月在同一对双胞胎之间成功进行了第一次肾移植。手术后无并发症，肾功能良好，无需免疫抑制。尽管在跨移植方面取得了这一里程碑式的进展，但大多数需要移植的个体没有同卵双胞胎兄弟姐妹可以捐献器官。因此，移植领域的焦点适时地转向控制排斥反应方法的开发上来。

在20世纪50年代—60年代，有几项发现对于器官移植后来的成功至关重要。参考Gorer和Snell对鼠MHC系统的描述，Jean Dausset描述了针对人体HLA开发的等效抗体。这导致了第一个基于血清的人类移植抗原分型系统的产生。Snell和Dausset因他们的发现而分别获得了1980年的诺贝尔奖。

20世纪60年代末，Paul Terasaki报道了针对供体MHC分子的预制抗体的重要性及其对肾移植存活的影响[20]。他开发了微淋巴细胞的细胞毒性试验，使得移植前检测受体产生的抗供体抗体成为可能。这初步构成了目前用于筛选潜在供体-受体配对的身体交叉匹配分析的基础。这些技术，以及包括6-巯基嘌呤和硫唑嘌呤在内的新型免疫抑制化合物的开发，使得首例非同卵双胞胎亲属之间肾移植取得成功，也使得首例使用尸体供肾的肾移植获得成功。

尽管早期尝试免疫抑制使得选定患者的异体移植物存活延长，但结果的可再现性和持久性远远不够。20世纪70年代，研究者寻求新的治疗方法来提高移植成功率；这些方式包括胸导管引流和使用抗淋巴细胞血清。尽管做出了这些努力，肾移植的预后仍然很差，最好的中心实现了活体相关肾移植的70%和尸体供体肾移植的50%的1年生存率。之后，从真菌分离物中偶然发现了一种有前景的药物，极大地改变了肾和其他移植类型的前景。Jean-François Borel发现了一种活性代谢产物，即环孢素（CsA），该物质选择性抑制体外培养的淋巴细胞，但无显著的骨髓毒性作用。在狗身上取得的有效结果推进了在人类身上进行的临床试验，现代移植外科时代由此开始。

环孢素的引入带来了移植的巨大进步。肝和心脏移植存活率提高了1倍，改善的免疫抑制剂支撑世界各地的移植团队开始更广泛地探究，如移植肺、小肠和胰腺。现在，使用环孢素和较新的药物（如他克莫司）后，除小肠外，几乎所有器官的1年移植物存活率均超过90%。尽管发现并在临床上引入了越来越有效的免疫抑制剂，但移植领域中还有许多领域需要改进。药物相关的副作用和慢性排斥的棘手问题仍然困扰着从业人员。当前研究的一个重点领域是开发一种临床适用的策略来促进"移植耐受"，从而消除当前免疫抑制治疗的缺陷和不足。

排斥反应

有三种经典的同种异体移植物排斥组织病理学定义，它们不仅基于主要介质，还基于过程的时间点（图25.17）。

1. 超急性排斥反应发生在移植后数分钟至数天内，主要由预存抗体介导。

2. 急性排斥反应是一个主要由T细胞介导的过程，通常还伴有获得性抗体应答，通常发生在移植后的前几周至几个月内，但也可能发生在任何时间。

3. 慢性排斥反应是导致移植一段时间后移植物丢失的常见原因，也是一种会持续数月至数年的无痛性纤维化过程。它被认为是继发于T和B细胞介导的过程（包括抗单克隆抗体）引起的慢性免疫损伤，但很难与器官慢性损伤的非免疫机制（如药物毒性和心血管合并症）完全分离。

超急性排斥反应

尽管基本上不可治疗，但通过在移植前正确使用淋巴细胞毒性交叉配型或其他检测抗供体抗体的方法，超急性排斥反应几乎可以完全避免。当移植前受体系统中存在针对供体的预存抗体（通常称为供体特异性抗体）时，就会发生超急性排斥反应。这些抗体可能是"自然过程"的结果，如形成针对血型抗原的

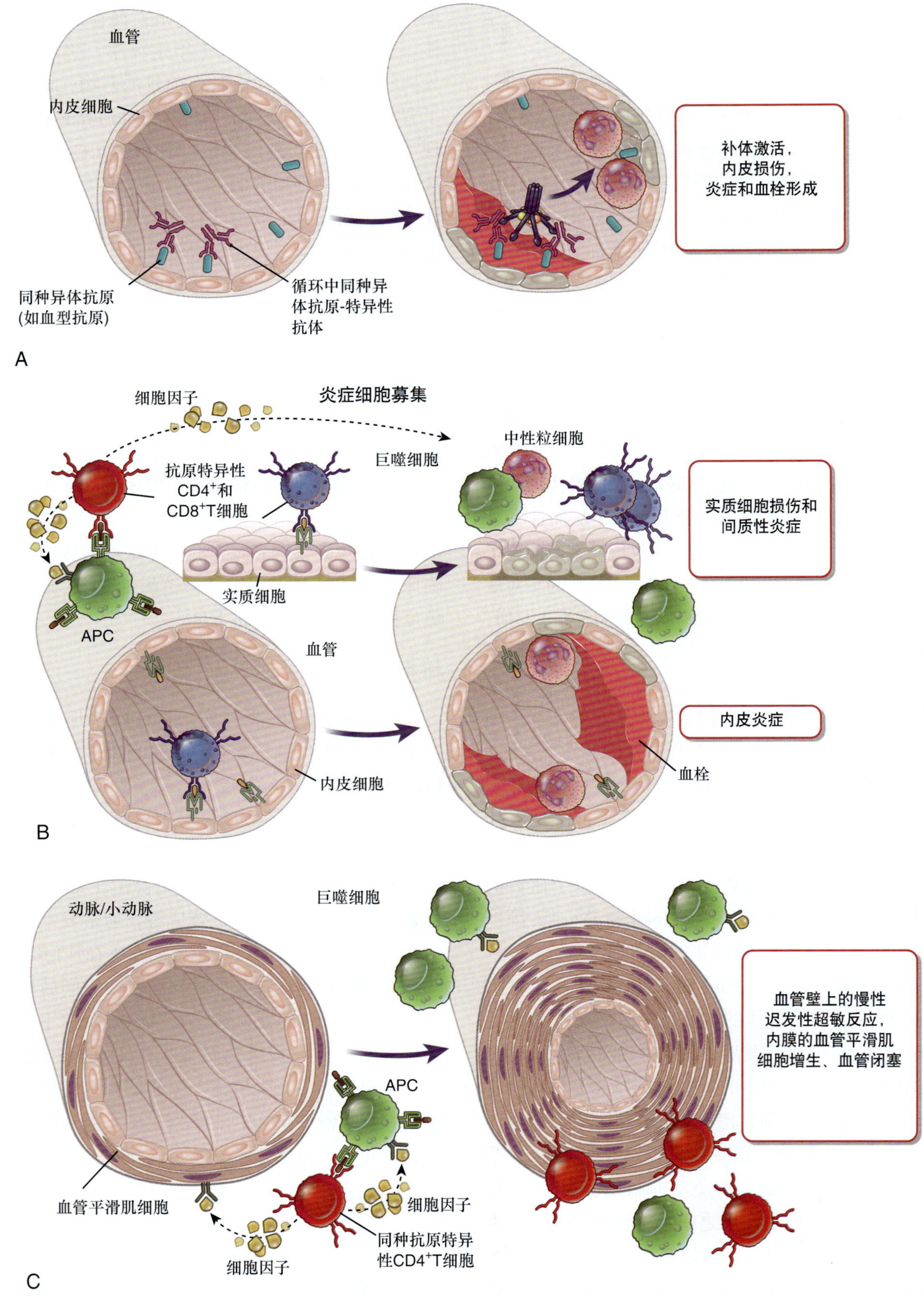

图 25.17 排斥反应机制。(**A**)当预存抗体与移植物血管内皮上的供体抗原反应时，出现超急性排斥反应。随后的补体激活引发快速血管内血栓形成和移植物坏死；(**B**)急性细胞排斥反应主要由同种异体反应性 T 细胞的细胞浸润介导，这些 T 细胞攻击内皮和实质中的供体细胞。同种异体反应性抗体也可能在植入后产生，并导致抗体介导的排斥反应，从而导致实质和血管损伤；(**C**)慢性排斥反应以移植物动脉硬化和纤维化为特征。免疫和非免疫介导机制导致移植物血管内膜和中膜内细胞异常增殖，最终导致管腔闭塞(Adapted from Abbas AK，Lichtman AH，Pillai S. Cellular and Molecular Immunology. 9th ed. Philadelphia：Saunders Elsevier；2018.)APC：抗原提呈细胞

抗体，或先前暴露于与供体表达的抗原具有足够相似特异性的抗原的产物，并可能发生交叉反应。在后一种情况下，致敏通常是通过先前移植、输血或怀孕，但也可能是先前暴露于环境抗原的结果。超急性排斥反应可在移植物再灌注后的前几分钟至几小时内发生。抗体与供体组织或内皮结合，启动补体介导的溶解和内皮细胞活化，导致促凝血状态和即刻的移植物血栓形成。组织学评价显示，小血管内膜可能有血小板和纤维蛋白血栓，早期中性粒细胞浸润，补体产物 C4d 沉积（图 25.18）。庆幸的是，通过目前的交叉匹配试验进行移植前检测，这种类型的排斥反应是可以避免的。

与之前描述的用于 MHC Ⅰ类分型的淋巴细胞毒性试验类似，物理交叉匹配是通过混合来自供体的细胞与来自受体的血清，并在需要时添加补体来完成的。供体细胞的裂解表明受体血清中存在针对供体的抗体；这被称为正交叉匹配。副交叉匹配试验结合适

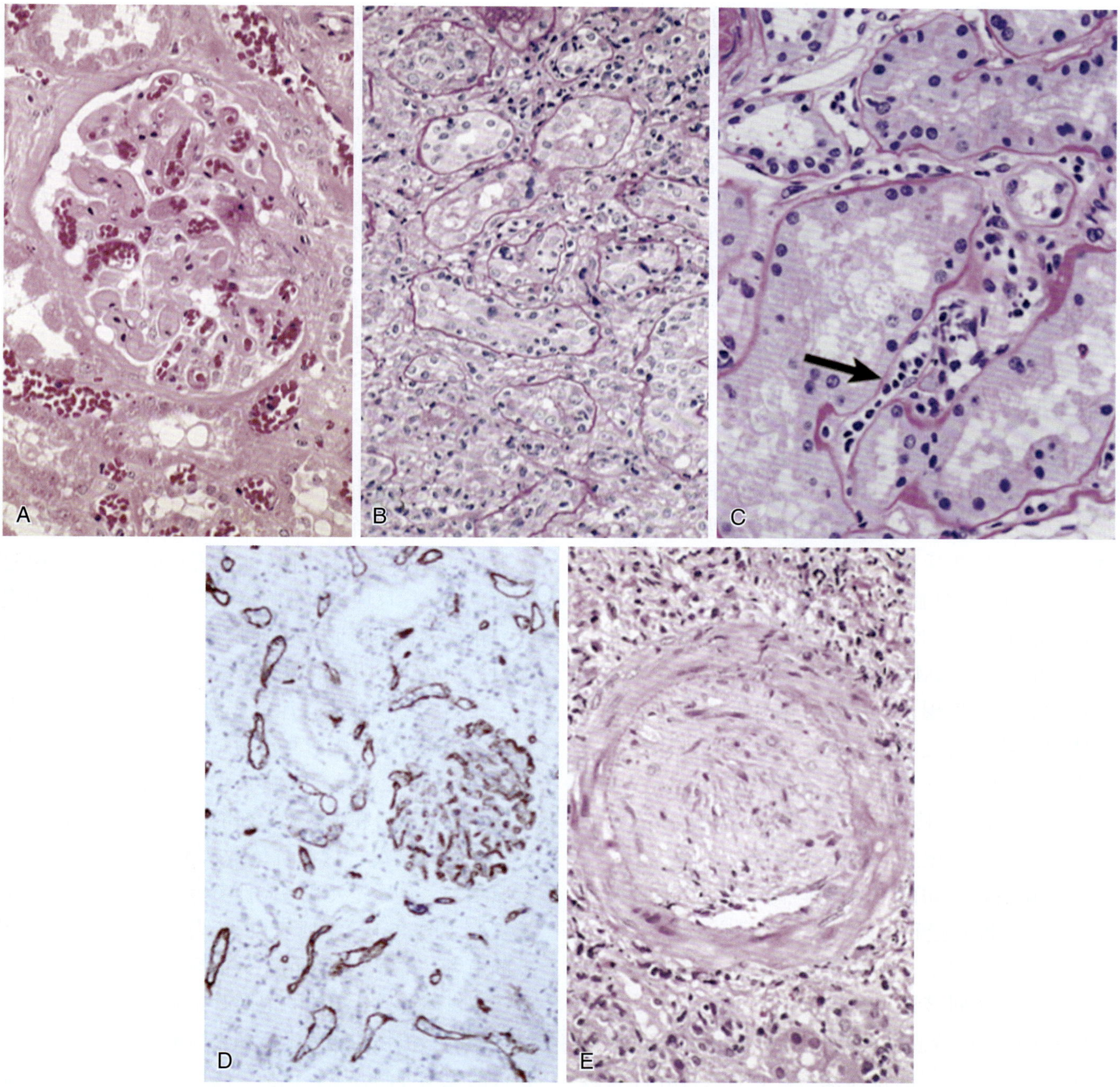

图 25.18 排斥反应的组织学。（**A**）同种异体肾移植超急性排斥反应，伴特征性内皮损伤、血栓和早期中性粒细胞浸润；（**B**）肾脏急性细胞排斥反应，小管周围结缔组织内和肾小管上皮细胞之间有炎性细胞；（**C**）急性抗体介导的同种异体肾移植排斥反应，伴移植血管内炎性反应，导致内皮破坏（箭头）；（**D**）移植肾小血管内 C4d 沉积；（**E**）移植肾慢性排斥反应伴移植动脉硬化。血管腔已被平滑肌细胞和纤维化反应所替代（Adapted from Abbas AK，Lichtman AH，Pillai S. Cellular and Molecular Immunology. 8th ed. Philadelphia：Saunders Elsevier；2015.）

当的ABO匹配将有效预防99.5%的移植中的超急性排斥反应。更新的交叉匹配技术已变得越来越复杂，包括针对Ⅰ类和Ⅱ类抗体的技术、流式细胞术技术和基于磁珠的筛选试验，以排除非HLA抗体。由于患者的致敏状态可能随时间变化，筛选患者致敏状态更常见的技术是针对代表预期区域供体池的一组随机供体细胞来筛选潜在受体的血清，称为组反应性抗体（PRA）分析，结果以在随机选择的供体细胞集中添加受体血清时裂解的百分比表示。因此，未致敏患者的评分为0%，而高度致敏患者的PRA评分可能高达100%。现在，通过使用包被HLA抗原的聚苯乙烯珠，可以在不需要细胞的情况下进行这些筛选。在这种情况下，实验室会检测所有抗HLA抗体，并根据供体池中HLA类型的预期频率计算PRA评分。当高度致敏的受者不能获得相容的供体时，则可以使用血浆置换或静脉注射免疫球蛋白（IVIG）尝试脱敏来减少循环抗体并防止超急性排斥反应[21]。然而，随着旨在避免交叉配型阳性供体-受体配对的死亡供体分配算法和活体配对供体交换计划的进步，对脱敏的需求正在减少。

急性排斥反应

在三种类型的排斥反应中，只有急性排斥反应发生后可以成功逆转。T细胞构成了急性排斥反应（通常称为T细胞介导的排斥反应）的核心要素。还有一种形式的急性排斥反应更剧烈，涉及T细胞对血管的侵袭，称为急性血管排斥反应。最后，有一种最近被认识的由体液免疫系统介导的急性排斥形式，即抗体介导的排斥（AMR），稍后详述。随着日益有效的免疫抑制剂的出现，急性细胞排斥反应导致的同种异体移植物损失变得越来越罕见。急性排斥反应可以发生在术后最初几天（启动获得性免疫应答所需时间），最常见于移植后的6个月内。如果没有足够的免疫抑制，细胞反应将在数天至数周内发生，最终破坏移植物。如前所述，排斥反应主要通过两种途径进行，即直接和间接同种异体反应（图25.19）。在任意一种情况下，同种异体反应性T细胞遇到其特异性抗原（间接识别由自身抗原提呈细胞处理的供体MHC多肽或直接识别供体MHC）后，会经历活化，并促进类似的排斥反应。T细胞特异性直接异体识别或间接异体识别T细胞前体的频率是不同的[12]。间接同种异体识别激活的T细胞在理论上与病原体激活的T细胞相似。供体MHC蛋白被加工成肽，并在自身MHC上呈现。对该抗原具有特异性的T细胞数量约为1/500 000～1/200 000。然而，直接同种异体识别具有高得多的前体数量。这些T细胞无需加工，直接识别供体MHC（图25.20）。考虑到选择T细胞是为了识别自身MHC分子，并且在供体和受体MHC之间存在相似性，大量T细胞具有同种异体反应性并不奇怪。据估计，所有T细胞中约有1%～10%具有直接同种异体反应性[12]。这种高前体数量可能会压倒许多调控过程，从而控制参与生理免疫反应的低得多的细胞数量。这些同种异体反应性T细胞一旦被激活，就会攻击移植物。随后，T细胞和单核细胞大量浸润到移植物中，通过直接细胞溶解导致器官损伤，并出现全身炎性反应，使器官实质功能障碍和内皮损伤，导致血栓形成（图25.18）。

目前的免疫抑制剂大多针对T细胞本身，或阻断其活化或效能的关键步骤。为了预防急性排斥反应，诱导治疗通常在移植后的初始阶段使用。这些药物将在下一节中讨论。其中最常见的是抗体治疗，在移植术后早期、缺血再灌注损伤最有可能促进免疫识别时，这些药物可使T细胞整体耗竭或失活。

免疫抑制方案通常设计为在术后即刻产生强的初始免疫抑制，然后随着时间的推移逐渐降低至毒性更低的水平。

约70%的移植可以通过T细胞特异性治疗预防急性排斥反应，当急性排斥反应发生时，在大多数情况下是可以逆转的。类似于由预形成的抗体应答引起的超急性排斥反应，T细胞预致敏将导致记忆T细胞介导排斥的加速形成。它通常发生在移植后的2～3天内，并可伴有明显的体液反应。

相当于急性细胞排斥反应的是AMR。当循环中存在无法通过交叉配对测量的对同种异体抗原具有特异性的抗体时，或者当能够产生供体特异性抗体的B细胞克隆被激活和刺激产生新的同种异体抗体时，就会发生这种情况。这些抗体被认为与移植物内HLA抗原结合，介导先天和适应性免疫机制，急性损伤移植器官（图25.18）。对于PRA评分较高且随时间降低的患者，常常会出现第一种情况。移植可能刺激负责产生供体特异性抗体的记忆B细胞的再激活。结果是最初的移植物功能在术后几天内迅速恶化。实施更积极的免疫抑制方案，包括更高剂量的类固醇联合血浆置换或IVIG（非特异性免疫球蛋白）产生非特异性抗体，有时可成功地快速逆转AMR。

迅速识别急性排斥反应对于确保最佳的移植物存活至关重要。未经治疗的排斥反应会导致涉及多种途

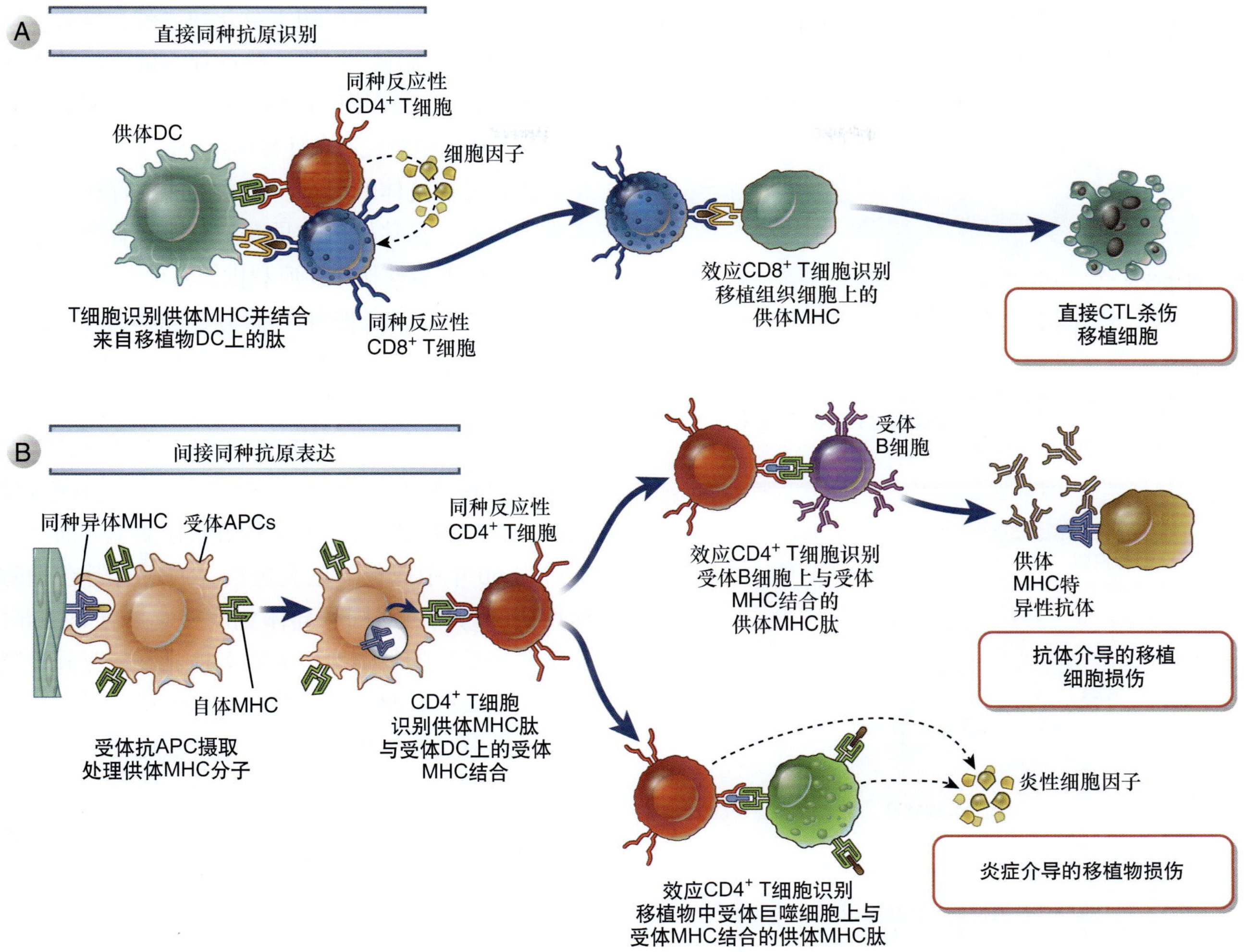

图 25.19　直接与间接同种异体识别比较。(**A**)当受体 T 细胞直接与移植细胞上的供体 MHC 分子结合时，发生直接同种异体识别；(**B**)当受体抗原提呈细胞（APC）摄取供体 MHC 并处理同种抗原时，产生间接同种识别。然后，将同种肽以标准方式呈现在受体（自身）MHC 分子上，供同种异体反应性 T 细胞使用（Adapted from Abbas AK，Lichtman AH，Pillai S. Cellular and Molecular Immunology. 9th ed. Philadelphia：Saunders Elsevier；2018.）CTL：细胞毒性 T 淋巴细胞；DC：树突状细胞；MHC：主要组织相容性复合体；APC，抗原提呈细胞

径免疫反应的扩大，其中一些途径对 T 细胞特异性治疗不太敏感。此外，同种异体移植物的损伤，特别是肾、胰腺和心脏的损伤，通常伴有与受累程度成比例的永久性功能丧失。大多数急性排斥反应的发生最初无症状，直至继发器官功能障碍。至此，排斥过程已经到了通常更难逆转的地步。因此，通常最初会对急性排斥反应进行密切监测，尤其是在移植后的第一年。一般而言，任何无法解释的移植物功能障碍应及时活检，并评估急性排斥反应的淋巴细胞浸润、抗体沉积和实质坏死特征。

慢性排斥反应

尽管对急性和超急性排斥反应的机制已有较好的描述，但对慢性排斥反应的了解仍较少。真正的慢性排斥反应是一种源于反复或惰性 T 细胞介导的排斥反应或 AMR 的免疫过程，但慢性移植物纤维化和恶化的临床表型往往继发于免疫和非免疫效应的组合。用更具描述性的术语替代慢性排斥术语，即肾的间质纤维化和肾小管萎缩（先前为慢性同种异体移植物肾病）、心脏的慢性冠状动脉病变、肝的消失性胆管综合征和肺的闭塞性细支气管炎，更为合适[22]。这种过程是潜伏性的，通常发生在几年内，但也可能加速并在移植后第一年内发生。无论累及哪个器官，其特征均为器官实质被纤维组织替代，淋巴细胞少量浸润，也会有巨噬细胞或树突状细胞出现（图 25.18）。有上皮的器官显示上皮细胞消失和内皮破坏。最终触发这种反应的事件肯定与移植相关的对同种异体抗原的反应以及供体的缺血-再灌注损伤有关。这些事件为各种可溶性因子（包括 TGF-β）的表达奠定了基础，导致实质重塑和随后的纤维替代。慢性炎性损伤

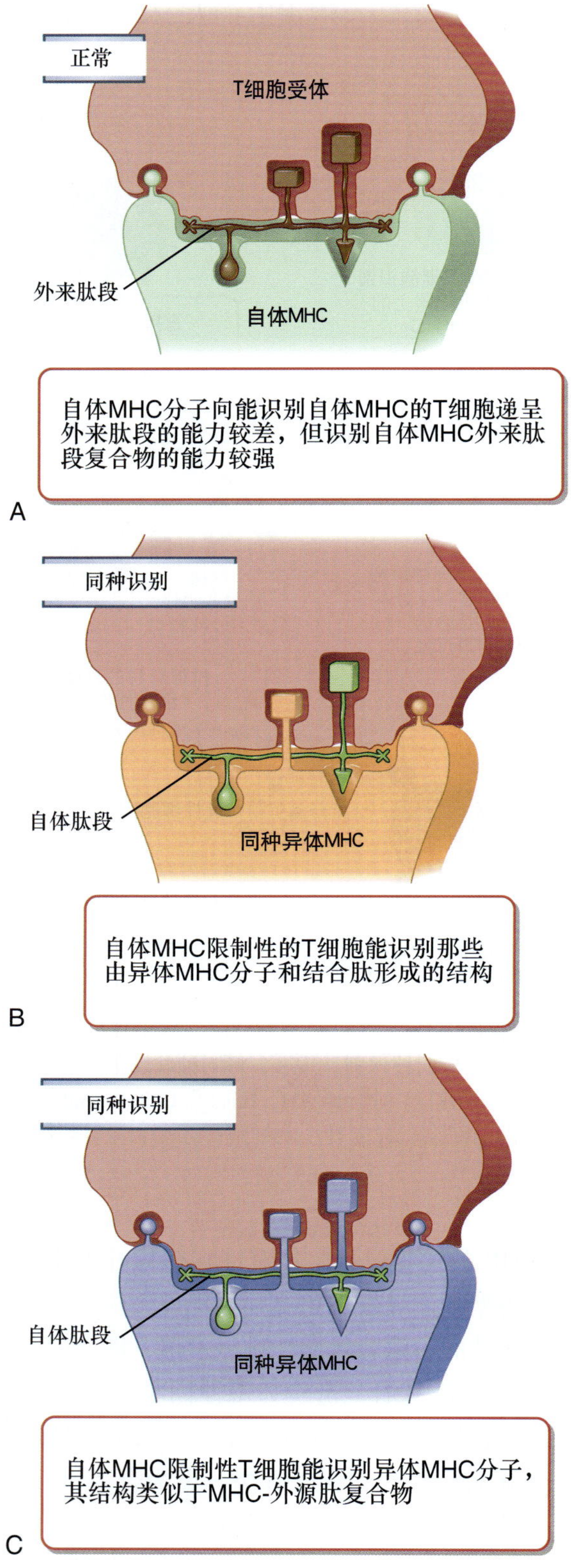

图 25.20 直接同种异体识别的分子基础。由于 MHC 等位基因之间的相似性，受体 T 细胞可能直接识别供体主要组织相容性复合体（MHC）分子，但由于通过阴性选择在胸腺中消除了仅对自身 MHC 有强烈反应的 T 细胞，因此受体 T 细胞被激活。（**A**）正常情况下，T 细胞会遇到与外源肽复合的自身 MHC，并在适当的情况下被激活；（**B**）T 细胞可能遇到与内源性肽复合的同种异体 MHC，这些内源性肽类似于与外源肽结合的自身 MHC；（**C**）单独使用同种异体 MHC 可能有助于同种异体识别和 T 细胞活化，而与自身肽无关（Adapted from Abbas AK，Lichtman AH，Pillai S. Cellular and Molecular Immunology. 9th ed. Philadelphia：Saunders Elsevier；2018.）

也可引起上皮向间皮组织去分化的过程，导致上皮细胞退化为纤维细胞。尽管这些过程在确定后基本无法治疗，但目前已识别出几个慢性排斥反应的易发因素。其中最重要的是既往有急性排斥反应。另一个重要因素是供体特异性抗体的存在，这通常预示着移植物过早丢失。因此，在移植后的早期阶段，越有效地进行免疫控制以限制急性排斥反应和供体特异性抗体的产生，发生与免疫损伤相关的慢性排斥反应的可能性就越小。

免疫抑制

目前移植中的免疫抑制疗法取得了极好的效果，尤其是在相对短期的患者和移植物存活率方面。尽管在过去 60 年中取得了巨大进展，但所有旨在预防排斥反应的药物仍对同种异体免疫反应具有非特异性。鉴于免疫系统的复杂性，需要多种成分来充分控制正常的免疫反应。此外，这些疗法均未特异性抑制对移植物的反应；取而代之的是，大多数免疫抑制剂都是以全局免疫反应为目标。换句话说，所有预防排斥反应的药物都是以抑制受体对细菌和病毒病原体的正常反应以及肿瘤监测为代价的。但是一些较新的疗法在机制上更精准，对免疫细胞更具选择性，这些疗法不仅针对免疫反应的介质，还针对免疫细胞成熟分化过程。因此，免疫抑制治疗会产生许多非免疫副作用，可直接或间接导致移植物功能障碍和损失。此外，考虑到移植受试者可能一天服用几十粒药丸，每年的费用在 1 万～ 1.5 万美元，社会成本也不可忽视。

免疫保护最关键的时间是移植后的几天至数月。移植物是新鲜的，由于缺血再灌注以及器官本身的物理转移，移植物不可避免地会受到损伤，继而导致炎症加剧。此外，这也是初始抗原暴露的时间，暴露的原始抗原在免疫反应性的长期状态方面起着重要作用。因此，免疫增强在术后早期非常强烈，之后通常会减弱。这种对受体免疫系统的初始调节称为诱导性免疫抑制。最常见的情况是，T 细胞耗竭或至少是锐减，因此耐受时间很短，不会产生致命后果。在这个初始阶段之后，在移植器官的剩余寿命中防止急性排斥反应的药物称为维持性免疫抑制剂。这些药物仍然带有许多免疫和非免疫性副作用，这些副作用也可能最终导致长期移植物衰竭。用于逆转急性排斥反应的免疫抑制剂称为抢救剂。它们通常与用于诱导治疗的药剂相同。此处描述了各种免疫抑制剂的作用机制，详见表 25.3。

表 25.3　免疫抑制药物汇总表

药物	描述	机制	非免疫毒性及评价
泼尼松	皮质类固醇	结合核受体并增强 IκB 的转录，从而抑制 NF-κB 和 T 细胞的活化	糖尿病、体重增加、心理障碍、骨质疏松症、溃疡、伤口愈合、肾上腺抑制
环孢素	取自于多孔木霉的 11 氨基酸环肽	与亲环素结合；复合物抑制钙调神经磷酸酶和 T 细胞活化	肾毒性、溶血性尿毒症综合征、高血压、神经毒性、牙龈增生、皮肤改变、多毛症、移植后糖尿病、高脂血症
他克莫司（普乐可复）	取自筑波链霉菌的大环内酯类抗生素	与 FK-BP12 结合；复合物抑制钙调神经磷酸酶和 T 细胞活化	作用与 CsA 相似，但高血压、高脂血症、皮肤改变、多毛症和牙龈增生的发生率低，但移植后糖尿病和神经毒性的发生率较高
西罗莫司（雷帕霉素）	来自复活节岛吸水链霉菌的三烯大环内酯类抗生素	与 FK-BP12 结合；复合物抑制雷帕霉素靶和 IL-2 依赖性 T 细胞增殖	高脂血症、钙调神经磷酸酶抑制剂毒性增加、血小板减少、伤口愈合延迟、移植物功能延迟、口腔溃疡、肺炎、间质性肺病
依维莫司（Zortress）	西罗莫司衍生物，机制和毒性与其相似		
吗替麦考酚酯（骁悉）	来自匍枝青霉的霉酚酸	抑制单磷酸鸟苷核苷酸的合成；阻断嘌呤合成，防止 T 和 B 细胞增殖	胃肠道症状（主要是腹泻）、中性粒细胞减少、轻度贫血
硫唑嘌呤（咪唑硫嘌呤）	经过肝代谢形成 6-巯基嘌呤前体	将 6- 巯基嘌呤转化为 6- 硫代肌苷 -5′ - 单磷酸，其被转化为干扰 DNA 和嘌呤合成的硫代鸟嘌呤核苷酸	白细胞减少、骨髓抑制、肝毒性（不常见）
	用人胸腺细胞免疫的兔或马的抗胸腺细胞球蛋白 IgG	阻断 T 细胞膜蛋白（CD2、CD3、CD45），导致功能改变、溶解和 T 细胞耗竭延长	细胞因子释放综合征、血小板减少症、白细胞减少症、血清病
OKT3（muromonab-CD3）	抗 CD3 小鼠单克隆抗体	结合与 TCR 相关的 CD3，导致初始活化和细胞因子释放，随后是功能阻断、裂解和 T 细胞耗竭	严重细胞因子释放综合征、肺水肿、急性肾衰竭、中枢神经系统改变
巴利昔单抗	抗 CD25 嵌合单克隆抗体	结合活化 T 细胞上 IL-2R（CD25）的高亲和链，导致耗竭并阻止 IL-2 介导的活化	超敏反应（不常见）
达克珠单抗	抗 CD25 人源化单克隆抗体	类似于巴利昔单抗	超敏反应（不常见）
利妥昔单抗	抗 CD20 嵌合单克隆抗体	与 B 细胞上的 CD20 结合并导致细胞耗竭	输液和过敏反应，不常见
阿仑单抗	抗 CD52 人源化单克隆抗体	与大多数 T 细胞、B 细胞、单核细胞、巨噬细胞和 NK 细胞上表达的 CD52 结合，导致溶解和长期耗竭	轻度细胞因子释放综合征、中性粒细胞减少症、贫血、自身免疫性血小板减少症、甲状腺疾病
FTY 720	从真菌辛克莱草中提取的杨梅苷的鞘氨醇样衍生物	作为淋巴细胞上鞘氨醇 -1- 磷酸受体的拮抗剂，增强对淋巴组织的归巢并防止排出，导致淋巴细胞减少症	可逆性首次给药心动过缓（全身麻醉药和 β- 受体阻滞剂可增强其作用）、恶心、呕吐、腹泻、肝酶水平升高
贝拉西普（LEA 29Y）	CTLA-4-Ig 的高亲和力同源物	结合 CD80/C86 并通过 CD28 阻止协同刺激	在临床试验中，显示肾小球滤过率改善，使用 CsA 的结局改善

Adapted from Halloran PF. Immunosuppressive drugs for kidney transplantation. N Engl J Med. 2004；351：2715–2729.
CsA：环孢素；CTLA：细胞毒性 T 淋巴细胞相关；IgG：免疫球蛋白 G；IL：白细胞介素；NF-κB：核因子 κB；NK：自然杀伤；TCR，T 细胞受体。

诱导疗法

目前大多数诱导方案涉及使用一些耗竭性抗淋巴细胞抗体制剂。它们的作用机制可能还没有被完全理解，但至少涉及选择性或非选择性衰竭和内活化的某种组合。它们会导致严重的免疫抑制，使接受者增加机会性感染或恶性肿瘤（如淋巴瘤）的风险，因此通常仅限于数天至数周的短期使用。

抗胸腺细胞球蛋白

抗胸腺细胞球蛋白制剂主要是通过由淋巴细胞组成的人胸腺细胞接种物免疫另一物种，然后收集血清并纯化 γ 球蛋白部分制备的，从而得到针对淋巴细胞多种抗原的多克隆抗体制剂。两种最常用的制剂是兔抗胸腺细胞球蛋白（RATG）和马抗胸腺细胞球蛋白（ATGAM）。兔抗胸腺细胞球蛋白似乎比马抗胸腺细胞球蛋白能更有效地降低急性再发作的发生率，因此是多数美国移植中心的首选制剂[23]。多克隆抗体通过上百种抗体来识别 T 细胞表面表位。通过补体介导的溶解和调理素作用清除 T 细胞。除了简单的耗竭机制外，免疫血清还会有效地干扰 TCR 信号传导，进而促进关键细胞表面分子（包括黏附和共刺激受体）的错误识别，从而导致移植物无应答或失功能。

这些制剂可用作免疫诱导剂以及急性排斥反应发作的抢救治疗。最常见的是，使用 RATG 作为多药诱导方案的一部分，该方案包括钙调磷酸酶抑制剂、抗恶性细胞增殖剂［如麦考酚酸吗乙酯（MMF）和泼尼松］。肾移植中的一种策略是在移植后早期相继使用 RATG 疗法和钙调磷酸酶抑制剂，以避免钙调磷酸酶抑制剂的肾毒性作用，然后应用兔抗胸腺细胞球蛋白最大限度地消耗 T 细胞或灭活大多数 T 细胞。最近，兔抗胸腺细胞球蛋白被用作新型的类固醇减量或无钙调磷酸酶抑制剂治疗方案的关键组成部分[24-25]。

与兔抗胸腺细胞球蛋白相关的许多副作用与其多克隆性有关。令人惊讶的是，只有一小部分已知的特异性是针对已定义的 T 细胞表位。一个主要的副作用是多克隆制剂中血小板特异性抗体继发的严重血小板减少症。除 T 细胞耗竭外，还可能导致白细胞减少和贫血。过度免疫抑制也是一个问题；鉴于这些制剂在 T 细胞耗竭方面极其有效，病毒再活化和包括巨细胞病毒（CMV）、单纯疱疹病毒和水痘-带状疱疹病毒在内的原发性病毒感染有所增加，对 EB 病毒特异性 T 细胞效应也使接受治疗的患者易患 EB 病毒相关的恶性淋巴瘤。然而，总体而言，大多数移植受者对该药物耐受良好。最常见的症状是抗体结合和细胞裂解后瞬时细胞因子释放。高达 20% 的患者会出现寒战和发热，但这种细胞因子释放综合征通常是自限性的，可通过退烧药和抗组胺药治疗。此外，作为诱导方案的一部分，在接受皮质类固醇治疗的患者中，这种反应通常会减弱。

抗白介素 -2 受体抗体

细胞因子 IL-2 在 T 细胞的活化和功能发挥中起着关键作用。通过 TCR 复合体进行抗原识别和信号转导后，IL-2 及其受体的表达显著上调。IL-2 受体由三条链组成：α（CD25）、β（CD122）和常见的细胞因子受体 γ 链（CD132）。这些链以非共价方式结合，形成 IL-2 受体复合物。α 链 CD25 是 I 型跨膜蛋白，通过与 IL-2 高亲和结合活化 T 细胞，是 T 细胞克隆扩增的关键（图 25.21）。鉴于其在细胞应答中的重要性，研究者开发了两种针对 CD25 的非消耗性单克隆抗体，并已批准用于移植：达（克）珠单抗和巴利昔单抗[26-27]。这两种抗体的组成不同，因为达（克）珠单抗是人源化的，而巴利昔单抗是小鼠抗人的嵌合抗体。两者均针对 CD25，并起到阻断 IL-2 结合的作用。因为 CD25 优先在最近激活的 T 细胞上表达，所以抗体的作用是半选择性的，推测只影响移植物植入时已被激活的移植物特异性 T 细胞。一旦发生 T 细胞反应，效应 T 细胞对 CD25 表达的依赖性就低得多，而这些抗体的效力也低得多。因此，这两种抗 CD25 抗体仅在诱导期使用。与抗胸腺细胞球蛋白非常相似，当它们与标准三药方案联合使用时，已证实可预防或降低急性排斥反应的频率[26-27]。然而，与淋巴细胞耗竭剂相比，达（克）珠单抗和巴利昔单抗虽然效力通常较低，但在移植后发生感染和恶性肿瘤的风险也较低。最近，它们已被用作减量或不适用钙调磷酸酶抑制剂的治疗方案的一部分，或用于类固醇减量治疗方案。这些抗 IL-2R 抗体在临床上耐受良好，因为它们不会引发与抗胸腺细胞球蛋白相同的副作用，如细胞因子释放综合征。与鼠单克隆抗体 CD3（见下文鼠单克隆抗体 CD3）不同，达（克）珠单抗和巴利昔单抗都是基因工程的产物，小鼠抗体的一些或所有结构组成部分已被人 IgG 取代，因此，它们自身产生中和抗体应答的可能性要小得多。由于需求减少，达（克）珠单抗已不再使用，因此巴利昔单抗成为唯一的抗 IL-2 受体药物。

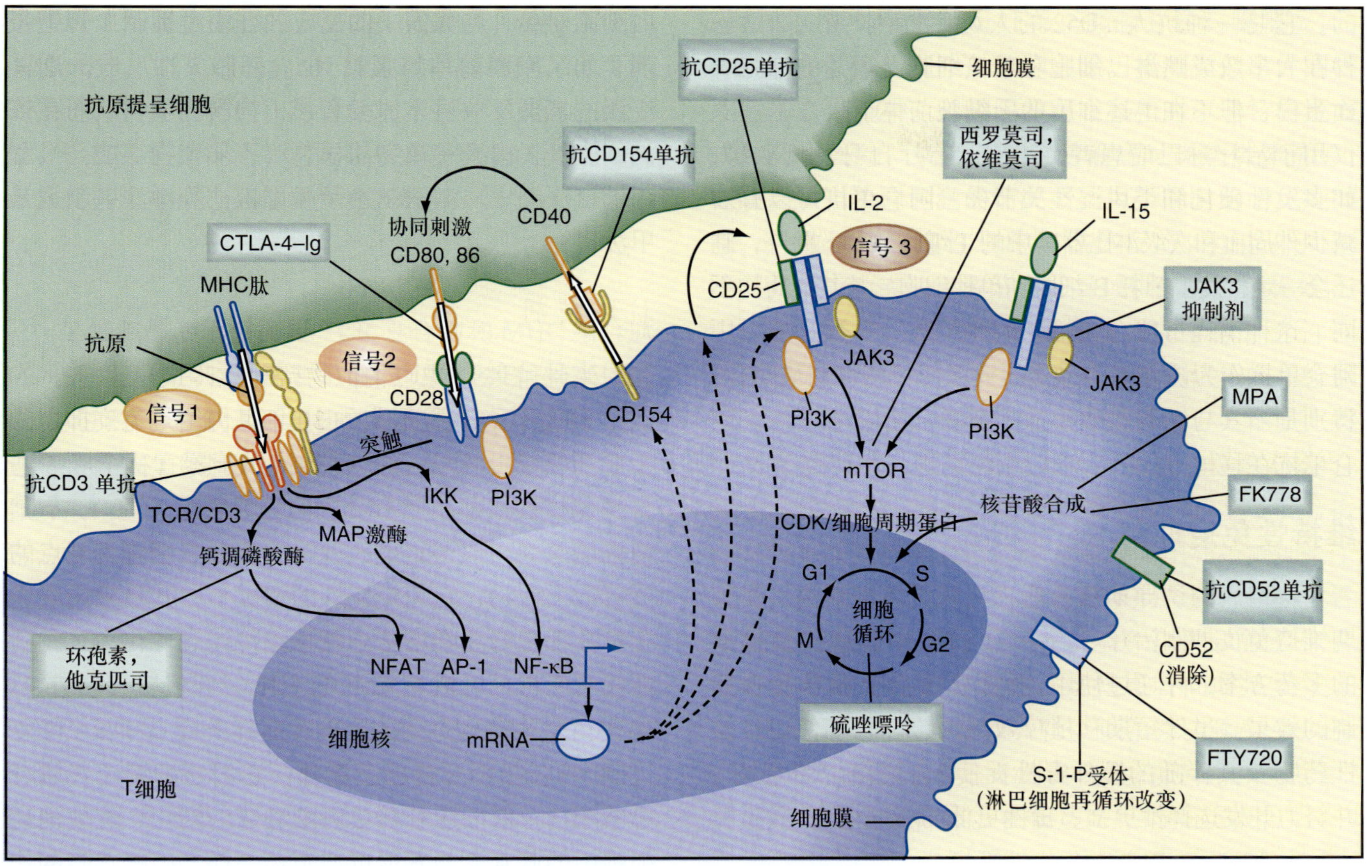

图 25.21　免疫抑制的分子机制。免疫抑制剂可以是小分子、抗体或融合蛋白，可阻断 T 细胞活化的各种关键途径。TCR 结合促进 CD3 和核心受体（CD4 或 CD8）的激酶活性。共刺激分子 CD28、CD154 和其他分子决定了这些信号的相对强度。TCR 信号转导通过钙调磷酸酶依赖途径进行，导致 NFAT 脱磷酸化，随后进入细胞核，与核因子 κB（NF-κB）协同，促进细胞因子基因表达。IL-2 以自分泌方式发挥作用，一旦高亲和力链（CD25）表达，就与 IL-2R 结合，促进细胞分裂。环孢素和他克莫司通过抑制钙调磷酸酶阻断 TCR 信号转导。西罗莫司和依维莫司靶向 mTOR 以有效阻断 IL-2R 信号通路。硫唑嘌呤和 MMF/MPA 通过干扰核酸代谢来中断细胞周期。单克隆抗体（OKT3、抗 IL-2 受体、阿仑单抗、抗 CD154 等）或融合蛋白（CTLA-4-Ig、贝拉西普）的功能是耗竭 T 细胞或中断 T 细胞功能所需的关键表面相互作用（From Halloran PF. Immunosuppressive drugs for kidney transplantation. N Engl J Med. 2004；351：2715-2729.）CTLA：细胞毒性 T 淋巴细胞相关；Ig：免疫球蛋白；IKK：IkB 激酶；IL：白细胞介素；mAb，单克隆抗体；MMF：吗替麦考酚酯；MPA：霉酚酸；mTOR：雷帕霉素的哺乳动物靶标；NFAT：活化 T 细胞的核因子；TCR，细胞受体

OKT3

Muromonab-CD3（OKT3）是一种针对人 CD3 ε 链（TCR 信号复合物的一种成分）的鼠单克隆抗体，于 1986 年获得美国食品药品监督管理局（FDA）批准用于患者治疗，目前具有巨大的历史意义。这是第一种用于器官移植的市售单克隆抗体制剂，具有 T 细胞特异性，没有在多克隆制剂中观察到的非预期旁观者效应。与多克隆制剂相似，OKT3 有多种作用机制。在与 CD3 结合时，OKT3 触发 TCR 复合物的内化，阻止抗原识别和随后的信号转导。此外，它还标记细胞，以便通过调节作用和吞噬作用清除。OKT3 被证明在逆转排斥反应方面优于常规类固醇，因此提高了移植物的存活率[28]。因为 OKT3 是一种小鼠抗体，它可以引发对自身的免疫反应，并且受体将产生针对抗体结构区域或实际结合位点的抗鼠抗体，从而限制了它的治疗效果。此外，与 OKT3 给药相关的细胞因子释放综合征可能很强烈，会导致低血压、肺水肿和心肌抑制。事实上，OKT3 给药之前通常会静脉注射高剂量的类固醇，以尽量减少不良反应。由于这种强烈的反应、其免疫原性和有替代治疗方案的存在，OKT3 已停产。新型单克隆抗体的作用机制和特异性与 OKT3 相似；这些药物包括奥替利单抗、替普瑞单抗和西普利单抗。它们已被测试用于治疗克罗恩病、溃疡性结肠炎和 1 型糖尿病等自身免疫性疾病。

阿伦单抗

阿仑单抗最初是在肿瘤学领域用于治疗淋巴瘤

的。它是一种抗人 CD52 的人源化抗体，CD52 是一种在大多数成熟淋巴细胞和单核细胞上表达的细胞表面蛋白，但不在上述细胞的干细胞前体上表达。它不仅用于治疗淋巴瘤患者，还用于治疗自身免疫疾病，如多发性硬化和类风湿性关节炎。阿仑单抗可以有效减少外周血和次级淋巴器官中的 T 细胞数量。此外，它还会一定程度上消耗 B 细胞和单核细胞。与其他药物不同，这种消耗可能会在给药后持续数周至数月。采用阿仑单抗作为诱导剂的移植研究已使免疫抑制最小化，特别是当其与钙调磷酸酶抑制剂联合使用时[29-30]。阿仑单抗在移植方面的合理应用还需进一步研究。

维持性免疫抑制

移植后的诱导期结束后，移植受体需继续接受长期维持免疫抑制治疗。治疗已发展为让患者维持标准的多药方案，并通过使用各种作用机制提高净免疫抑制的效果。虽然短期移植疗效显著，但长期使用维持性药物及其伴随的靶外毒性促使人们逐渐减少剂量，并努力开发选择性更强、毒性更低的新型疗法。

皮质类固醇类

类固醇，尤其是糖皮质激素，仍然是最常用的预防排斥反应的药物之一。它们通常需与其他药物联合使用，起到协同作用，以提高移植物存活率。它们也可以以较高剂量用作急性排斥反应的诱导或抢救治疗。尽管类固醇具有强效的免疫抑制特性，但也可以影响伤口愈合，导致糖尿病、高血压和骨质疏松，显著增加移植的死亡率。随着时间的推移，越来越多更有效的和替代性的免疫抑制方案出现，人们开始重视开发类固醇减量或类固醇替代方案，以避免这些众所周知的副作用。尽管如此，低剂量类固醇仍是当前标准免疫抑制治疗方案的常见组成部分。

尽管对于肾上腺皮质激素的研究在 50 年前已获得诺贝尔奖，但糖皮质激素免疫抑制作用的机制直到最近才得到更好的理解[31]。与其他类固醇激素类似，糖皮质激素通过非特异性机制进入细胞质后与细胞内受体结合。然后，受体–类固醇复合物进入细胞核，作为转录因子，上调 IκB 的编码基因。该蛋白结合并抑制 NF-κB 的功能，NF-κB 是促炎细胞因子的关键激活因子，是参与 T 细胞活化的重要转录因子。通过这一机制，类固醇还可减少 APC 对 IL-1 和 TNF-α 的转录，并阻止 MHC 表达的上调。磷脂酶 A2 以及整个花生四烯酸级联也被抑制。它们会降低白细胞对各种趋化因子的反应，并通过抑制血管扩张剂（如组胺和前列环素），全面抑制炎性反应。这种广泛的抗炎反应可迅速缓和移植物内环境，从而在致病细胞真正离开移植物前显著改善移植物功能。最常用的口服糖皮质激素制剂是泼尼松；静脉注射制剂是甲泼尼龙。

抗增殖剂

硫唑嘌呤 嘌呤类似物硫唑嘌呤最早出现于 20 世纪 60 年代，在接下来的 30 年里仍然是免疫抑制的主要药物[32]。今天，它仍然被用于器官移植和一些自身免疫性疾病的治疗（如自身免疫性肝炎）。与其他抗增殖剂相似，它是一种以快速分裂细胞为靶点的核苷酸类似物；在免疫应答的情况下，其目标是限制 T 和 B 细胞的克隆增殖。硫唑嘌呤经肝转化为几种活性代谢产物，包括 6- 巯基嘌呤和 6- 硫代肌苷单磷酸。这些衍生物通过烷基化 DNA 前体和干扰 DNA 修复机制来抑制 DNA 合成。此外，它们还抑制硫代肌苷单磷酸向单磷酸腺苷和单磷酸鸟苷的转化，有效消耗细胞中的腺苷。与其他抗增殖药一样，硫唑嘌呤的作用相对非特异性，它作用于所有需要核苷酸合成的快速分裂细胞，因此，其主要毒性可见于骨髓、肠黏膜和肝。硫唑嘌呤与皮质类固醇和钙调磷酸酶抑制剂等其他药物一起用作维持药物。尽管作为一线抗增殖药，硫唑嘌呤已在很大程度上被吗替麦考酚酯取代，但硫唑嘌呤仍是妊娠期的首选药物。

吗替麦考酚酯 吗替麦考酚酯是一种免疫抑制剂，其作用机制与硫唑嘌呤相似。它来源于真菌匍茎青霉菌。一旦摄入，它在肝中就会被中和为活性部分霉酚酸。该活性化合物可抑制硫代肌苷单磷酸脱氢酶，这是嘌呤从头合成单磷酸鸟苷的限速酶，嘌呤从头合成途径是 RNA 和 DNA 合成的关键步骤。然而，重要的是，除淋巴细胞外，大多数细胞中存在单磷酸鸟苷产生的“补救途径”。因此，吗替麦考酚酯利用淋巴细胞和其他身体组织之间的关键差异，进而产生相对淋巴细胞特异性免疫抑制效应。吗替麦考酚酯能阻断 T 细胞和 B 细胞的增殖反应，抑制抗体形成，并防止克隆细胞毒性 T 细胞的扩增。

有许多临床试验来评估吗替麦考酚酯。具体而言，与硫唑嘌呤相比，吗替麦考酚酯已显示出可降低活检证实的排斥反应的发生率以及对抢救治疗的需要[33]。因此，吗替麦考酚酯已在大多数标准的三药免疫抑制方案中取代硫唑嘌呤，尽管最近的证据表明，当其与更现代的免疫抑制疗法一起使用时，其治疗差异较小。在类固醇保留方案中，许多研究中心还将其与钙调磷酸酶抑制剂或西罗莫司联合使用。然而，在没有类固醇或钙调磷酸酶抑制剂的情况下，吗替麦考酚酯疗法单独使用的效果不足。主要临床副作用包括白细胞减少和腹泻。

钙调磷酸酶抑制剂

环孢素　Jean-Fran ois Borel 于 1972 年在 Sandoz 实验室（现为 Novartis 实验室）担任微生物学家时发现了环孢素。他表面上是在挪威度假，实际上是在采集土壤样本进行分析，以寻找新的抗生素。尽管样本未显示出任何显著的抗菌活性，但它们确实显示出强效免疫抑制特性。进一步的研究表明活性成分是从真菌（tolypocladium inflatum）提取的由 11 个氨基酸组成的环状非核糖体肽[34]。环孢素的作用机制主要是通过结合细胞质蛋白环孢素受体介导的。CsA- 受体复合物与细胞质内的钙调磷酸酶–钙调素复合体结合，阻断钙依赖性磷酰化和 NFAT（一种参与 T 细胞活化的因子，包括上调 IL-2 转录物的关键转录因子）的活化（图 25.21）。结果是阻断了 IL-2 的产生。因此，环孢素可用作免疫抑制维持剂，阻止免疫应答的启动，但一旦产生 IL-2，环孢素作为抢救剂就会无效。此外，环孢素还通过增加 TGF-β（一种参与正常过程的细胞因子）的转录，抑制 T 细胞活化、减少局部血流量以及刺激组织重塑和伤口修复，从而限制免疫反应。环孢素的毒性和副作用可能在很大程度上与 TGF-β 的作用有关。

环孢素水溶性差，因此必须以悬浮液或乳液形式给药。这在肝移植中尤其值得关注，因为环孢素的口服吸收取决于胆汁流量；幸运的是，通过开发一种较少依赖胆汁的微乳形式制剂，该问题已得到解决。环孢素由肝细胞色素 P450 酶代谢，因此血药浓度会受到 P450 系统的影响。P450 抑制剂（包括酮康唑、红霉素、钙通道阻滞剂和葡萄柚汁）导致环孢素水平升高；P450 诱导剂（包括利福平、苯巴比妥和苯妥英）可降低环孢素水平。

环孢素的发现及其随后作为一种免疫抑制剂极大地促进了器官移植的发展。它于 1983 年首次被批准用于临床，使尸体供肾移植的效果有了实质性改善，并促进了心脏和肝移植的广泛实践[35]。尽管其强效免疫抑制活性受到欢迎，但其伴随的毒性也较大。环孢素的大部分毒性可能与 TGF-β 活性增加有关，可诱导 TGF-β 的表达。环孢素最重要的副作用之一是肾毒性。环孢素对近端肾动脉有显著的血管收缩作用，导致肾血流量减少 30%。这种作用很可能是通过升高的 TGF-β 水平介导的，TGF-β 可增加内皮素（一种强效血管收缩剂）的转录，从而导致肾素–血管紧张素途径的激活和由此产生的高血压。TGF-β 的重塑效应还会诱导纤维蛋白沉积，这个过程被认为在慢性同种异体移植物肾病中常见的纤维化反应中发挥了作用。环孢素常引起神经系统副作用，包括震颤、感觉异常、头痛、抑郁、意识错乱、嗜睡，以及罕见的癫痫发作。多毛症（毛发生长增加）是另一种常见的副作用，50% 的患者主要发生在面部、手臂和背部，也可能出现牙龈增生。将环孢素与其他免疫增强剂联合使用可降低 CsA 的剂量以限制毒性，但目前主要的免疫抑制方法是使用钙调磷酸酶抑制剂——他克莫司。

他克莫司

他克莫司作为发现新型免疫抑制剂工作的一部分是于 1984 年从日本的土壤样品中提取出来的。大环内酯类抗生素他克莫司是从链霉菌属（streptomyces tsukubaensis）中分离出的产物，具有强效的免疫抑制特性[36]。与环孢素类似，它阻断 NFAT，阻止细胞因子转录，并阻止 T 细胞活化。其细胞内靶点是一种不同于环孢素受体的亲免疫蛋白，称为 FK 结合蛋白（FK-BP）。在体外研究中，他克莫司在阻断 IL-2 和 IFN- γ 产生方面的效力是环孢素的 100 倍，在临床上预防急性排斥反应的效力更高[37]。他克莫司与环孢素一样，也会增加 TGF-β 转录，给细胞因子带来有利和不利的影响。就肾毒性而言，他克莫司与环孢素相似，但是毛发异常生长和牙龈增生发生率显著降低。他克莫司的神经毒性（包括震颤和精神状态改变）更为明显，其致糖尿病作用也更为明显。他克莫司已被证明对实体器官移植极其有效，并已成为大多数移植中心的选择。

哺乳动物类西罗莫司靶蛋白抑制剂

西罗莫司和依维莫司　西罗莫司（雷帕霉素）是从复活节岛（Easter Island）采集的土壤样本中分离出来的，复活节岛是太平洋东南部的一个波利尼西亚岛屿，也被称为拉帕努伊（Rapa Nui），因此得名雷帕霉素。它是一种源自吸水链霉菌的大环内酯类抗生素，具有强效免疫抑制特性。依维莫司是西罗莫司的衍生物，具有类似的性质。两者在结构上与他克莫司相似，并与相同的细胞内靶点FK-BP结合，但两种药物均不影响钙调磷酸酶活性，因此不抑制NFAT表达或IL-2表达。相反，西罗莫司-FK-BP复合物抑制哺乳动物西罗莫司靶蛋白（mTOR），特别是mTOR复合物1（图25.21）。mTOR也称为FRAP（FK-BP-西罗莫司相关蛋白）或RAFT（西罗莫司和FK-BP靶点）。RAFT-1是参与IL-2受体信号通路的关键激酶。抑制p70 S6激酶（核糖体磷酸化的关键酶），也就抑制了细胞周期。其他受影响的受体包括IL-4、IL-6和血小板衍生生长因子受体。在实验模型中，西罗莫司和依维莫司都是有效的免疫抑制剂。西罗莫司和他克莫司可协同作用，削弱排斥反应，但联合用药可能导致不可耐受的临床毒性。更常见的情况是，在多药治疗方案中，西罗莫司被用作钙调磷酸酶抑制剂的替代品，或与其他药物联合使用，以减少剂量并将副作用（包括钙调神经磷酸酶抑制因子相关的肾毒性或类固醇特异性副作用）降至最低。除免疫抑制特性外，mTOR抑制剂也显示出潜在的抗肿瘤作用。例如，西罗莫司已被证明可促进B细胞淋巴瘤的程序性细胞死亡，依维莫司已被证明具有抗EBV活性。因此，这两种药物可能在预防移植后淋巴增生性疾病（PTLD）中发挥重要作用。西罗莫司和依维莫司也已用于药物洗脱冠状动脉支架的开发，以降低支架内再狭窄的发生率，因为它们具有抗增殖特性。使用这两种药物时，高胆固醇血症和高甘油三酯血症的发生率增加，通常需要使用降胆固醇药物治疗或停用药物。口腔溃疡、伤口愈合并发症（特别是淋巴囊肿发病率增加）、蛋白尿水平升高和血小板减少仍然是常见的问题，并限制了该药的广泛应用。

协同刺激阻断

贝拉西普　协同刺激是幼稚T细胞活化的关键组成部分，在器官移植中作为免疫调节的潜在靶点已被广泛研究。其中最重要的协同刺激途径是CD28和CD80/CD86之间的相互作用。CD28发出的信号可有效刺激IL-2产生，并通过上调抗凋亡分子促进细胞存活。CD152（CTLA-4）是另一种在活化T细胞上表达的细胞表面分子，与CD28相比，其在结合CD80和CD86方面更有效。一旦被激活，T细胞就开始表达CD152，CD152以更高的亲和力与CD80和CD86相互作用，并有效干扰与CD28的结合，还可能向T细胞传递抑制信号，作为免疫应答下调机制的一部分。CTLA-4-Ig是由CTLA-4的细胞外成分和人IgG1的重链组成的一种融合蛋白。开发该蛋白是为了阻断CD28-CD80/CD86的相互作用，从而抑制T细胞活化和协同刺激途径（图25.21）。CTLA-4-Ig（阿巴西普）在临床上用于多种自身免疫适应证，包括类风湿性关节炎和银屑病。然而，在动物移植研究中观察到的阿巴他塞的免疫抑制强度并不理想；为了提高CTLA-4-Ig的疗效，一种新的突变体形式——LEA29Y（贝拉西普）产生了。LEA29Y是第二代CTLA-4-Ig分子，在配体结合结构域内有两个不同的氨基酸残基，导致与CD80和CD86的亲和力增加。亲和力的提高导致了更强的体外和体内免疫抑制特性[17]。此后，针对贝拉西普已进行了灵长类动物研究和人类肾移植3期临床试验，并于2011年获得FDA批准用于肾移植。7年临床试验数据表明，与基于环孢素的免疫抑制相比，联合贝拉西普的无钙调磷酸酶抑制剂的方案的长期结果及肾功能更好，患者死亡和移植物丢失的风险显著降低（图25.22）[16]。高于预期的急性排斥率和需静脉输注给药减缓了贝拉西普的大规模使用。然而，随着长期移植结果的改善和低毒性，以及新一代阻断剂和其他的给药方式的临床试验，基于协同刺激的免疫抑制策略的前景是光明的。

B细胞和抗体导向疗法

静脉免疫球蛋白　静脉免疫球蛋白由数千个供体的混合血浆组分组成，基本上包含在该人群中发现的所有抗体。常用于治疗多种自身免疫性疾病，如特发性血小板减少性紫癜、格林-巴利综合征和重症肌无力，也用于治疗以抗体水平低下或缺乏为特征的严重免疫缺陷患者。静脉免疫球蛋白也被用于器官移植，特别是在体液排斥治疗中或在高度致敏受者移植前，它作为一种脱敏方法，可以降低PRA评分和超急性或早期排斥风险。最近，它也被用作ABO不兼容移植的一部分。虽然静脉免疫球蛋白的免疫抑制机制尚不清楚，但它可能是通过抗独特型抗体中和循环自身抗体和同种抗体，以及通过Fc介导的机制选择性下调抗体影响免疫应答的[38]。

利妥昔单抗　利妥昔单抗是一种鼠抗人CD20嵌合抗体，最初开发用于治疗B细胞淋巴瘤，此后一直用于治疗淋巴组织增生病。CD20是一种在所有成熟B细胞上表达但在浆细胞上不表达的细胞表面蛋白。利妥昔单抗与CD20结合，促进抗体依赖性细胞毒性和补体依赖性细胞毒性，促进B细胞的程序性死亡。最近，利妥昔单抗已被用于治疗多种自身免疫性

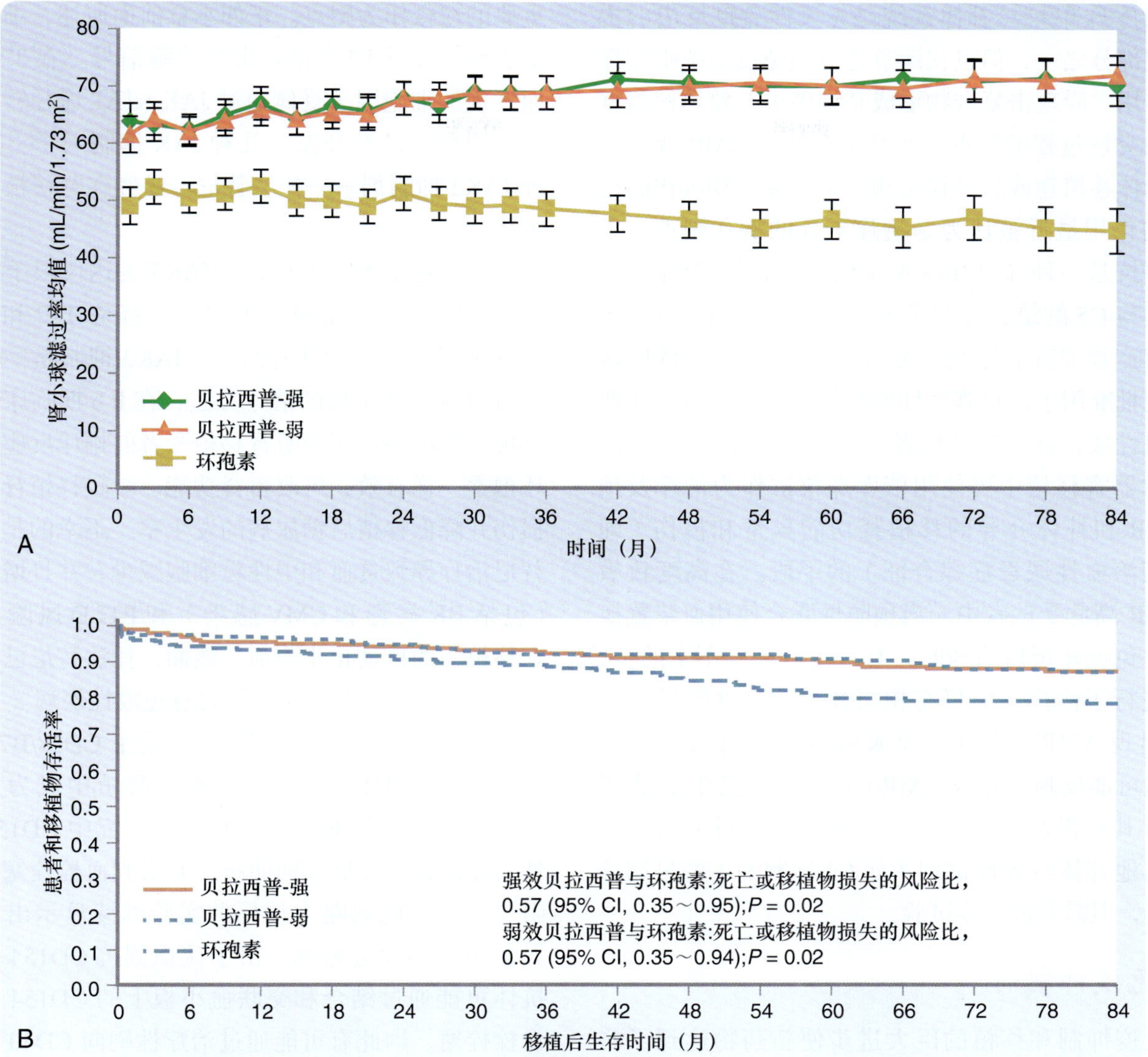

图 25.22　贝拉西普的长期疗效。3 期 BENEFIT 研究的 7 年移植后结果显示，针对患者和移植物的存活率以及通过平均估计肾小球滤过率（eGFR）测得的肾功能，使用贝拉西普（高强度方案 MI 和低强度方案 LI）时显着高于环孢霉素（From Vincenti F, Rostaing L，Grinyo J，et al. Belatacept and long-term outcomes in kidney transplantation. N Engl J Med. 2016；374：333-343.）

疾病，并在接受肾移植甚至 ABO 血型不匹配的高度致敏移植受者中进行诱导治疗。一些研究表明，利妥昔单抗使移植后 AMR 和抗体反弹的风险降低，而其他研究显示其无益处。因此，需要进行额外的临床研究，以更好地确定其在实体器官移植中的最佳作用。有趣的是，CD20 不在产生抗体的浆细胞上表达的这一事实可以解释利妥昔单抗的临床效果好坏参半的原因，其有益作用可能与 B 细胞在抗原呈递中的作用以及记忆 B 细胞在抗体回忆反应中的作用有关。

抗浆细胞疗法

为了特异性靶向分泌抗体的浆细胞，出现了抗 CD38 单克隆抗体 daratumumab 和两种蛋白酶体抑制剂。与 CD20 相反，CD38 在短效和长效浆细胞表面表达，可能是控制浆细胞衍生同种抗体导致的 AMR 的更好靶点。然而，daratumumab 不仅介导浆细胞的潜在耗竭，还介导潜在有益的免疫调节 T 细胞和 B 细胞亚群的耗竭。因此，这种抗 CD38 单克隆抗体的净效应仍需在人类移植中仔细研究。蛋白酶体抑制剂硼替佐米和卡非佐米也选择性地靶向产生抗体的浆细胞，因为它们具有高抗体合成率并依赖它们的蛋白酶体来破坏受损蛋白。在移植中使用这些药物治疗 AMR 也导致了混杂的结果，虽然蛋白酶体抑制可能在控制急性抗体产生方面有效，但可能需要与其他药物联合使用，以实现同种抗体的持续控制并改善移植的长期结果。

依库珠单抗 补体系统是先天性免疫反应的主要组成部分之一，但也在调节适应性免疫系统中发挥重要作用。膜攻击复合物形成是许多可导致移植器官损伤的炎性过程的终点。尤其是补体在 AMR 或其他导致异体移植物或异种移植物中免疫复合物沉积的过程中的作用最近被认为是治疗干预的潜在靶点。依库珠单抗是一种针对补体成分 C5 的人源化单克隆抗体。其与 C5 的结合抑制了下游补体成分的形成，包括裂解产物 C5a 和膜攻击复合物（图 25.4）。依库珠单抗被批准用于治疗阵发性睡眠性血红蛋白尿和非典型溶血性尿毒症综合征患者。最近，有几份报告称，在实体器官移植中可使用依库珠单抗作为治疗及预防 AMR 和补体介导的移植肾功能异常和损伤（即非典型溶血性尿毒症综合征）的手段。在高度致敏的 AMR 高危受试者中，当预防性联合使用血浆置换和静脉免疫球蛋白给药时，有一定效果。不幸的是，尽管进行了治疗，但仍有相当数量的高度致敏患者开始出现 AMR，因此，尚未取得普遍有效性的证据。这可能反映了导致 AMR 的过程的复杂性，表明可能有其他机制在起作用。其他正在进行的研究显示，其他补体特异性试剂（如 C1 抑制剂）的早期结果可喜，但需要进一步试验。

新型免疫抑制剂

免疫抑制和移植的巨大进步使新药物达到了非常高的水准。尽管临床开发中的药物具有合理的作用机制和强大的前期临床疗效，但许多药物未达到预期，未能显示出足够的疗效。最近的例子包括鞘氨醇 -1- 磷酸受体调节剂（芬戈莫德）和 JAK3 抑制剂（托法替尼）。

芬戈莫德 芬戈莫德具有独特的作用机制，可导致淋巴细胞在淋巴结内螯合，从而防止其参与移植物排斥反应。芬戈莫德需要通过鞘氨醇激酶 2 进行磷酸化才具有活性，之后与鞘氨醇 -1- 磷酸受体（特别是 S1PR1）结合（图 25.21），并导致受体的异常内化，从而阻断淋巴细胞从次级淋巴器官流出所需的信号，并困在淋巴结内。不幸的是，尽管有良好的实验数据，但在两项大型 3 期研究中，芬戈莫德未能显示出提高预防肾移植术后排斥方面的疗效。在这些研究中，由于疗效未得到提高，且出现了新的、意外的副作用，因此停止了肾移植的临床试验。

托法替尼 一直以来，人们都在努力开发其他治疗靶点，利用其他对 T 细胞活化和效应器功能至关重要的途径作为靶点。正如本章前面所述，细胞因子是影响 T 细胞增殖和分化的关键信号。在 T 细胞表面发现的细胞因子受体通过 JAK/STAT 途径转导其信号；因此，已经开发了几种 JAK 抑制因子。其中一种 JAK3 抑制剂——托法替尼，已经在肾移植中进行了试验。

与其他亚型不同的是，JAK3 表达仅限于主要的造血细胞，并与 γ 链相关联，γ 链是 IL-2 和许多其他细胞因子受体的共有组分。JAK3 抑制是一种有效的自身免疫性疾病的治疗方法，在Ⅱb 期临床试验中发现，托法替尼在预防肾移植受者的排斥反应方面与环孢素一样有效，可改善肾功能、减轻移植肾的慢性损伤并降低移植后糖尿病的发生率。不幸的是，托法替尼治疗导致贫血和中性粒细胞减少，并且增加感染（包括 BK 病毒和 CMV 感染）和 PTLD 风险，导致在移植中的推动止步不前。然而，托法替尼已被批准用于类风湿性关节炎和其他自身免疫性疾病。

CD40/CD154 通路阻断 除了 CD28/B7 通路，阻断 CD40/CD154 共刺激通路在移植中成为人们关注的焦点。尽管前期临床和临床研究中 CD154 特异性治疗的临床发展迂回曲折，并受到血栓栓塞事件的阻碍，但以此通路为目标的实验继续显示出对同种异体免疫的深远影响。由于认识到抗 CD154 单克隆抗体可能通过结合和交联血小板上的 CD154 而导致血栓栓塞，因此有可能通过治疗性靶向 CD40 或阻断 CD154 的替代方法在不破坏凝血机制的情况下，实现抑制该途径的免疫抑制效应。在前期临床非人类灵长类动物研究中已成功靶向 CD40 作为 CD154 的替代物，并使用缺乏交联能力的新型 Fc 沉默结构域抗体阻断 CD154。最近已在早期临床试验中对抗 CD40 单克隆抗体 ASKP1240 进行了检测，但在所检测的方案中，观察到了较高的急性排斥反应和感染性并发症的发生率，使得使用 CD40/CD154 通路阻断剂的临床前景不确定。CFZ533 是一种 Fc 沉默的抗 CD40 抗体，在前期临床灵长类动物研究中证明了其疗效和安全性后，正在针对 CFZ533 进行人体试验。由于通常观察到靶向 CD154 比其受体 CD40 更有效，因此，目前正在人体移植受者中试验新型 CD154 阻断剂，希望有一天能将这种有希望的免疫抑制策略引入临床。

免疫抑制的并发症

免疫抑制剂的发展是移植领域进步的关键步骤。然而，这些免疫抑制药物也与器官移植相关的死亡有关。所有当前的免疫抑制剂都以非特异性方式发挥作用（即整体免疫抑制，而不是供体特异性或同种异体特异性免疫抑制）。其后果是免疫系统偶尔受到过度抑制，导致感染（主要是病毒感染），以及恶性疾病风险增加。此外，许多此类药物会改变正常细胞功能所需的蛋白质和通路，因此，它们的抑制会导致不良的非免疫副作用，包括对器官的直接损伤。

感染的风险

免疫抑制药物在预防排斥反应和保护宿主非移植抗原与病原体之间存在一种平衡。

组织从一个个体转移到另一个个体往往会发挥新的潜能。目前，移植前对供体和受体都进行了一系列的广泛测试。这些检查极大地降低了受体的潜在暴露量，但没有一种检测是完美的，检测可能受技术以及移植时间间隔的限制。有些感染仍可能因各种原因在不知情的情况下转移，包括早期感染和血清反应缺乏阳性。感染可能是供体来源的，如巨细胞病毒阳性的器官植入巨细胞病毒阴性受体，或可能由不太常见的病毒感染，导致 HIV、丙型肝炎病毒、乙型肝炎病毒、结核病、锥虫、西尼罗病毒、淋巴细胞性脉络丛脑膜炎病毒或狂犬病的原发性感染[39]。

这种威胁不仅来自新的病原体，更重要的是，来自受体可能已经暴露并处于休眠或潜伏状态的病原体。同样，这些病原体在最初感染后得到控制并保持静止。在免疫系统因药物抑制而变得无能为力后，这些病原体可能会被激活并迅速变得无法控制。移植后受者源性感染比供者源性感染更常见。一个常见的例子是巨细胞病毒再激活。大部分人在其一生中的某个时刻都接触过巨细胞病毒。在移植的诱导和维持免疫抑制治疗环境中，可能发生巨细胞病毒再激活，从而导致肺炎、肝炎、胰腺炎或结肠炎。巨细胞病毒还与心脏移植受者慢性排斥有关，突出了免疫应答与慢性病毒感染或其可能诱发的炎症之间的相互作用。其他受者源性感染包括结核病、某些寄生虫（粪类圆线虫、克氏锥虫）、病毒（如巨细胞病毒、EB 病毒、单纯疱疹病毒、水痘-带状疱疹病毒、乙型肝炎病毒、丙型肝炎病毒和 HIV）和地方性真菌（如耶氏肺囊虫、荚膜组织胞浆菌、球孢子球虫病和巴西副球虫病）。

幸运的是，应用传统的抗菌药物能明显减少移植后的机会性感染。移植后约 6 ～ 12 周，以及在急性排斥反应发作的免疫抑制增强期后，再激活的风险最高，移植过程中有预防性的方案可以使用，具体的方案依据移植的器官来定。治疗肺孢子虫肺炎和尿路感染的方案包括复方新诺明、肺炎球菌疫苗、乙型肝炎疫苗等；更昔洛韦或缬更昔洛韦治疗巨细胞病毒感染；用于口腔和食管真菌感染的克霉唑锭剂或制霉菌素。随着免疫抑制策略的演变，移植物和患者存活率的提高，特定病原体以及感染模式也发生了演变。例如，已认识到多瘤病毒 BK 和 JC 在移植中的作用比以前所理解的更为重要。已发现多瘤病毒 BK 感染与进行性肾病和输尿管梗阻有关，JC 病毒与进行性多灶性脑白质病有关。血液和尿液中 BK 病毒 DNA 的检测已被用于监测治疗反应，包括调整免疫抑制剂用量和抗病毒治疗。

恶性疾病风险

免疫系统不仅在防御宿主免受病原体攻击方面发挥着关键作用，而且也在抗肿瘤方面发挥着重要作用，特别是与病毒感染相关的癌症。免疫功能异常的患者，其肿瘤发生率比正常人高 10 倍。皮肤癌，特别是鳞状细胞癌，是移植受者中最常见的恶性疾病，也是移植相关肿瘤发生和死亡的重要因素[40]。我们知道，病毒介导的肿瘤往往在移植受者中更频繁发生。例如，人乳头瘤病毒与宫颈癌有关，乙型和丙型肝炎病毒与肝细胞癌有关，人类疱疹病毒 8 与卡波西肉瘤有关。EB 病毒尤其可能与 PTLD 的发生有关，PTLD 是一个用于描述移植受者中发生的 EB 病毒相关淋巴瘤的广义术语。PTLD 从无症状到危及生命不等，因此，治疗从简单的降低或减少免疫抑制到积极的化疗方案不尽相同。最近，患者接受了靶向 EB 病毒的抗病毒药物治疗，甚至化疗，包括针对肿瘤细胞的抗体治疗，如利妥昔单抗。

非免疫副作用

尽管目前的免疫抑制剂越来越具有特异性，但总的来说，它们仍然对免疫以外的多系统产生影响。因此，如果免疫抑制剂也抑制其他通路，则可能导致意外后果。例如，钙调磷酸酶抑制剂是 T 细胞活化的强效抑制剂，但其活性不仅会降低 IL-2 的转录，还会增加 TGF-β 的表达。TGF-β 水平升高导致内皮素表达增加，最终导致高血压。此外，TGF-β 被认为在慢性移植肾病的发生中起关键作用，以前认为是免疫介导的，但现在认为（至少部分）是继发于钙调磷酸酶抑制剂的使用。

钙调磷酸酶抑制剂相关肾病的组织学证据可以从10 年的肾移植患者中获得。此外，这些有害影响并不仅限于肾移植受者，非肾移植受者的慢性肾衰竭发生率也是惊人的，为 16.5%[41]。移植后新发糖尿病也是一个重要问题，特别是在接受他克莫司或类固醇治疗的个体中。肾移植后的前 2 年，新发免疫抑制相关糖尿病的发生率接近 30%，死亡风险明显增高。除了肾衰竭、高血压和糖尿病之外，免疫抑制治疗还可能导致高脂血症、贫血和心血管疾病恶化，这是长期移植幸存者的主要死亡原因。因此，似乎正是这些试剂开创了器官移植短期成功的新时代，但也被证明是移植器官损失或受者死亡的主要因素。显然，临床上迫切需要开发有效且更特异但毒性更低的新型免疫抑制剂，或设计诱导免疫耐受策略，以便最终完全消除长期免疫抑制。

耐受

免疫耐受，或在没有免疫抑制的情况下维持移植物功能，被认为是移植生物学的“圣杯”，因为它一直是崇高的科学追求的主题，且至今仍是一个谜。

如前所述，自身耐受涉及免疫反应的调节，以防止对宿主组织或蛋白质产生不良影响。这是通过中枢（即胸腺选择和缺失）和外周机制建立和维持的。需要能够选择性地使宿主仅对移植供体抗原的应答失活，同时保持免疫活性。这将避免终身免疫抑制的需要及其相关毒性，并消除慢性排斥反应导致的晚期移植物衰竭。

从第一次报告获得性免疫耐受性到现在已经有50 多年了。新生儿移植耐受的发现归功于遗传学家 Ray Owen，他研究了牛红细胞抗原的遗传。他在1945 年报告说，异卵双胞胎拥有自己的细胞和双胞胎伙伴的细胞。早期的观察表明，牛异卵双胞胎在胚胎时期就已经形成了胎盘的融合。这导致了常见的子宫内循环和性激素的减少，解释了“自由马丁”牛现象。Owen 还认识到，这种共同循环允许胚胎期间造血细胞的交换和嵌合状态的建立。有趣的是，这些小牛没有发育出与它们的双胞胎相同的抗体，提示它们出现了免疫耐受。

Peter Medawar 承认 Owen 发现的重要性，并且他发现并预测，异卵双生小牛之间的皮肤移植物交换可以验证耐受性假设，并与他的博士后研究员 Rupert Billingham 一起进行了一系列移植实验，为新生儿获得性移植耐受性的概念提供了直接支持。Billingham、Leslie Brent 和 Medawar 的后续实验表明，通过胚胎接种或在新生小鼠体内注射同种异体细胞，可在小鼠中实现获得性移植耐受。Medawar 因发现后天免疫耐受而获 1960 年诺贝尔奖。

正如有多种方法诱导自我耐受一样，我们可以利用这些途径诱导移植耐受。其中一些包括清除供体反应性细胞，克隆无反应性或供体反应性细胞功能失活，以及调节或抑制供体活性细胞。有少部分患者因各种原因停用免疫抑制剂，且未出现排斥反应的报告。在这一小部分免疫耐受患者中进行的研究试图确定在无免疫增强的情况下，是什么机制导致了移植物的维持。一项此类研究表明，无论出于何种原因中止其免疫抑制治疗并继续享有稳定同种异体移植物功能的肾移植患者，与仍处于免疫抑制状态的患者相比，其外周血中幼稚和移行 B 细胞的数量增加，这表明该细胞群在耐受状态中发挥了作用[42]。

有许多关于实验模型中诱导耐受性的报告，但当用于高级动物模型（如非人灵长类）时，大多数报告均无效。虽然有一些实验结果令人振奋（甚至一些人类的临床试验），但是目前仍然没有一种被广泛接受的诱导移植耐受的方案，当然，还有一些方案仍在探讨中。

淋巴细胞耗竭

目前使用的大多数免疫抑制方案涉及诱导治疗的使用。主要依靠某种形式的抗淋巴细胞制剂（最常见的是 RATG）在移植时消除或灭活受体细胞。它们用于移植后的早期阶段，即移植物缺血和再灌注伴手术创伤显著增加免疫识别的时期。这些制剂成功地将 T 细胞从循环中清除数天，并且剩余的 T 细胞在一段时间内保持无功能。在几种不同的方案中，使用这些药物已显著降低了急性排斥反应的发生率，并允许将免疫抑制降至最低。许多研究组采用早期受体 T 细胞耗竭联合各种其他免疫抑制策略进行临床试验，试图诱导耐受性。普遍的观念是减少 T 细胞克隆，以使现有的耐受机制有效。有几项研究使用阿仑单抗诱导这种情况下的 T 细胞严重耗竭。尽管在次级淋巴组织内的动力学、量级和有效性方面实现了与有希望的临床前研究类似的耗竭，但是阿仑单抗单独或与脱氧精胍菌素联合治疗不足以在成年人中诱导耐受性[30]。较新的研究已经将阿列姆珠单抗与贝拉西普和雷帕霉素联合使用，并取得了良好效果，尽管没有取得耐受性[43]。

这些以 T 细胞为中心的方法的失败表明，免疫系统的其他成分，如 B 细胞、NK 细胞或单核细胞，也可能需要进行特异性靶向，尽管耗竭本身并不能建立耐受性，但在某些情况下，它可以使单一药物的免疫抑制最大化并可能促进其他耐受性方法。

协同刺激阻断

T 细胞激活不仅需要 TCR 复合物和 MHC 结合肽之间的相互作用，还需要足够的协同免疫信号来促进成功的应答。在缺乏适当协同刺激的情况下进行 TCR 连接会导致 T 细胞失活或失功能。这种机制可能被用作外周耐受，以控制任何可能逃脱胸腺选择过程的异常、自反应性 T 细胞。研究人员试图通过开发阻断这些协同刺激的抗体或融合蛋白来利用这一点。因此，移植时中断的协同刺激通路应仅选择性地使那些对供体抗原具有特异性的细胞失活或失能，而非特异性细胞不受影响。预先存在和先天的免疫反应不受此方法的影响。有多种移植动物模型已被证明是这种情况，特别是同时阻断 CD28 和 CD40 途径[44]。这种方法在啮齿动物和灵长类动物中均导致心脏和肾同种异体移植物存活时间延长，无需任何后续免疫抑制，且无明显感染或恶性副作用。然而，迄今为止，将这些扩展至临床实践的结果令人失望。在唯一一项共刺激阻断的人类耐受性试验中，人源化抗 CD154 单克隆抗体 hu5C8 表现出有限的疗效，并与潜在的血栓栓塞毒性相关。目前正在测试新开发的阻断 CD28 途径的药物作为维持药物，这可能为其在未来耐受性试验中的应用铺路。此外，还有已经开发或正在开发的许多其他治疗试剂［如针对 CD40、CD134（OX40L）、ICOS 和许多其他协同刺激途径的抗体］。这些疗法中的哪一种能够成功还有待观察，但是对于未来的耐受性治疗有令人兴奋的可能性。

嵌合体

造血嵌合体与一种特别稳健的供体特异性耐受有关。包括中心和外周诱导与维持耐受的机制。完全混合嵌合通常发生在骨髓移植中，其中受体中所有骨髓来源的细胞被消除并被供体细胞替代。然而，与实现完全嵌合体所需的清髓性条件反射相关的发病率排除了它作为实体器官移植耐受诱导的可行方法。因此，混合嵌合体是指接受者在骨髓移植后同时拥有自身和供体来源的造血细胞，并且需要较少病痛和较温和形式的预处理才能实现。在嵌合状态下，与正常生理过程相似，供体骨髓成分迁移至胸腺并参与胸腺选择，导致潜在供体反应性 T 细胞去除。推测类似事件同样发生在 B 细胞中。外周隔室可在移植时以非特异性方式被药物去除，或者，在骨髓输注时递送供体抗原，在缺乏适当协同刺激的情况下，由于同时给予免疫抑制，导致供体反应性细胞与供体反应，引起外周清除、无反应性或缺乏调节，并导致供体特异性无效。

在人类中，成功的骨髓移植和完全嵌合允许在不存在免疫增强的情况下接受来自相同供体的后续器官同种异体移植。然而，常规骨髓移植方案本质上通常是清髓性的，相关毒性太大，无法作为实体器官耐受性试验的一部分。此后，毒性较小的基于混合嵌合体的非清髓技术的新进展为临床应用和检测铺平了道路。在筛选的同时，在患有终末期肾衰竭和多发性骨髓瘤的患者中进行了一项试验，以测试混合嵌合策略诱导耐受性的有效性。这些患者同时接受了来自 HLA 相同同胞的骨髓和肾。该治疗方案导致所有 6 例患者出现嵌合体；4 例出现短暂嵌合体，其余 2 例进展为完全嵌合体。在长达 7 年的随访报告后，3 例患者仍保持手术耐受性，无任何免疫抑制。同一组研究人员报告了在单倍同一性供体–受体中应用的相似方案，该方案成功诱导了短暂嵌合体和耐受性。这些患者均不具备骨髓移植的适应证，如多发性骨髓瘤。一个移植物由于不可逆的体液排斥反应而导致损失，但值得注意的是，其他 4 个接受者在完全停用免疫抑制药物后，仍保持稳定的移植物功能长达 5 年[45]。但是这个方案会导致 T、B 和 NK 细胞严重耗竭和大量骨髓抑制，导致严重的白细胞减少和毛细血管渗漏综合征。有趣的是，激发该方案的生物现象——混合嵌合体——并没有在任何患者身上实现，这表明主要效应是强化诱导。

较新的方法涉及非清髓技术与基于细胞的治疗相结合，以促进嵌合体和耐受性诱导。基于细胞的治疗包括各种不同的细胞类型，包括改良的造血干细胞制剂、Tregs、致耐受性树突状细胞和调节性巨噬细胞等。在 HLA 不匹配的活体供体肾移植受者中，一项 2 期试验将低强度预处理与促进细胞富含的造血干细胞移植相结合。在随访超过 12 个月的 31 名受试者中，22 名患者达到了稳定的嵌合体状态，并停用了免疫抑制。然而，并非所有受试者都实现了嵌合体和免疫增强中止，几名受试者经历了复发性自身免疫和感染并发症，导致移植物损失[46]。2 名患者发生了移植物抗宿主病，导致 1 名患者死亡。因此，尽管这些方法显示出在部分移植受者中有望停用免疫抑制，但在这些方案于临床实践中发挥作用之前，耐受性的发生率和持久性、移植物抗宿主病的发生率和严重性以及强化调理的长期影响仍有待确定。

异种移植

临床移植中最紧迫的问题是可用器官的寿命短。目前有超过 10 万人被列入名单并等待器官移植。还有更多的人可以从移植中获益，但是考虑到器官短缺，目前没有考虑大规模应用。被列入移植名单的人在获得器官之前通常必须等待很长一段时间，在此期间，他们的临床状态可能会恶化，降低其存活和手术后恢复的能力。器官来源于另一个物种，称为异种移植。异种移植除了增加可用器官的供应，还可以提供一些与活体供体相同的益处，如减少缺血时间和损伤，以及移植前优化受者的健康状态。异种移植存在潜在的新的缺点，如伦理考虑和人畜共患病毒传播。异种移植物可能是同源的，也可能是不同源的，这取决于给定物种与人类进化的接近程度。这种接近性将显著影响免疫反应，这里将讨论其含义。

协同性异种移植物

异种移植指的是近缘物种之间的移植；对人类来说，包括猴和猿。将动物定义为近缘物种的关键要素是细胞表面碳水化合物抗原的相似性。与人类相似，近缘物种缺乏半乳糖基转移酶。所以，它们的碳水化合物是典型的血型抗原，并且它们缺乏 N- 连接的二糖半乳糖 -α（1-3）- 半乳糖（α-Gal）。因此，可以通过简单的血型分型预测潜在受体循环中存在的天然抗体，从而避免超急性排斥反应的问题。尽管超急性排斥反应并不构成威胁，但移植排斥反应的典型机制仍然存在，包括急性细胞性排斥反应、急性血管性排斥反应，以及可能的慢性排斥反应。令人意外的是，哺乳动物中负责抗原呈递和 T 细胞介导的排斥反应的大多数关键分子元件在进化上是保守的。也就是说，MHC 分子、黏附蛋白和共刺激分子在物种间相似，足以发挥免疫功能。随后，近缘移植物发生细胞和体液排斥反应，方式与无免疫抑制的完全 MHC 不匹配的同种异体移植物相似。

几种近缘异种移植的实验模型，以及偶尔进入临床领域的尝试，都清楚地表明近缘异种移植是可行的。最著名的病例发生在大约 25 年前，当时洛马琳达医院的临床医师将一颗狒狒心脏移植到一个患有发育不全性心脏综合征的婴儿体内。该儿童在移植后存活了 20 天，最终发生了主要由体液免疫介导的排斥反应[47]。这一研究突出了灵长类动物器官用于人类移植的伦理问题。近缘异种移植物的广泛应用会迅速耗尽非人灵长类动物的供应，特别是当考虑到从不能匹配的同种异体移植物中推断出的损失率时。此外，还有一个重大问题是，动物传播的疾病，特别是逆转录病毒传播，将使患者和公众面临极大的风险。鉴于这些因素，近缘异种移植不太可能获得广泛应用。

非协同性异种移植物

物种间的移植近缘性主要是根据酶半乳糖基转移酶的表达来确定的。该酶负责细胞表面碳水化合物部分的差异表达，主要是 α-Gal 表达。在考虑人类受体时，非近缘异种移植物供体将包括猴和其他哺乳动物，但出于生理考虑（如器官大小、可用性），猪将是首选的供体。当来自非近缘物种的器官被移植到人类时，它们会迅速经历超急性排斥反应。主要机制依赖于针对细胞表面碳水化合物部分（尤其是 α-Gal）的 IgM 抗体的存在。这些所谓的天然抗体类似于定义血型抗原的那些抗体。在移植中，它们与供体器官上的内皮细胞结合，并与补体结合，引发细胞损伤、血栓形成和即刻移植失败的不可逆反应。与同种异体移植物一样，获得性和先天性免疫应答的其余部分也可能在免疫应答过程中发挥重要作用。

尽管异种移植会诱发强烈的免疫反应，但研究者们对于供体器官异种来源的热情依然高涨。目前，已有几个研究小组研发了表达多种人补体调节蛋白［如 CD59、CD55（衰变加速因子）和膜辅助因子蛋白］的转基因猪。另一研究小组研发了 α（1-3）- 半乳糖基转移酶敲除动物，消除了 α-Gal 的表达，并去除了天然抗体和补体激活的主要靶点（图 25.23）。与对照猪供体相比，将促衰变因子转基因猪的心脏移植给狒狒能延长移植物的生存。最近，在前期临床非人灵长类动物心脏、胰岛和肾模型中，有关于异种移植物存活时间延长（在某些情况下 > 1 年）的激动人心的报告[48]。尽管在临床应用之前存在显著的障碍，但可以想象，基因工程可能可以实现无限供应的定制器官。

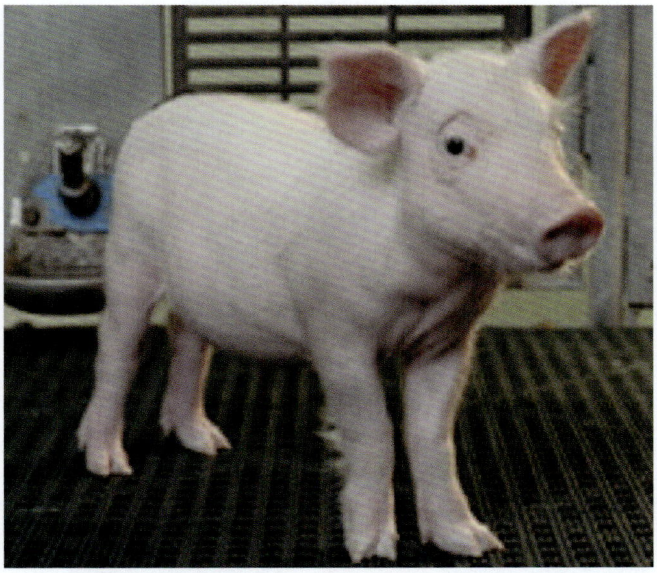

图 25.23　使用基因工程猪供体的异种移植。α-半乳糖基转移酶敲除、人衰变加速因子转基因供体猪的实例（Courtesy National Swine Resource and Research Center［NSRRC］；http://www.nsrrc.missouri.edu/NSRRC0009info.asp.）

移植的新领域

胰岛细胞移植

胰岛细胞移植治疗糖尿病的概念并不新颖，但胰岛移植后糖尿病的可靠逆转是相对较新的成就。胰岛分离技术在 20 世纪下半叶经历了改进。然而，由于缺乏有效的分离技术和有效的免疫抑制方案，该技术的临床应用受到很大限制，其中许多免疫抑制方案包括促糖尿病药物，如类固醇，导致了不良结局（10% 的受试者在移植后变得不依赖胰岛素）。2000 年，来自艾伯塔省埃德蒙顿市的一个研究小组报告了胰岛移植后成功不再应用胰岛素的案例。主要进展是制定了由低剂量他克莫司、西罗莫司和达珠单抗组成的无类固醇免疫抑制方案。最初的报告就点燃了糖尿病患者的热情，但这种乐观情绪后来被缺乏满意的长期结果冲淡了。在随后的多中心试验中，36 例患者中不到 50% 的患者在移植后 1 年实现了胰岛素脱离，而最初实现胰岛素脱离的患者随着时间的推移需继续使用胰岛素。除了长期疗效问题之外，胰岛移植还涉及高成本问题，并且其安全性和最终实用性也存在问题。鉴于这些问题，在过去几年里，全球范围内进行的临床胰岛移植数量大幅下降。尽管有这些挫折，胰岛移植领域仍有希望，包括专注于离体胰岛扩增和干细胞使用的研究，如更新更有效但毒性更小的免疫抑制方案、耐受疗法和异种移植。

血管化复合组织移植

血管化复合组织移植涉及多种类型组织的移植，包括皮肤、脂肪、肌肉、神经、血管、肌腱和骨，以及一个功能单元，例如手或脸。每年，有数百万肢体缺失或广泛软组织损伤的患者可通过复合组织移植重建获益。在过去的几年里，这些病例中有几例在媒体上被大量报道，关于非挽救生命移植的伦理辩论引发了广泛的讨论。1998 年在法国里昂进行了第一例成功的手移植手术，从那时起，70 多名患者接受了单手或双手移植。许多人已经显著恢复了功能，包括系鞋带、拨打手机、转动门把手和扔球，以及对冷热的敏感性。不幸的是，一些患者在出现无法控制的排斥反应后需要对移植手进行截肢，其中大部分是由于不遵医嘱引起的。在早期报告的手部移植后不久，已有许多关于其他复合组织移植成功的描述，包括喉、气管和面部[49]。

法国的一组外科医师于 2005 年报告了第一例成功的面部移植。不久之后，美国于 2008 年对一名枪伤后出现重度面部创伤的患者进行了首例近全面部的移植。患者恢复了正常生活的能力，例如通过鼻子呼吸、恢复嗅觉和味觉、说话变得流利以及用嘴吃固体食物和从杯中喝水（图 25.24）[49]。与传统的实体器官移植不同，许多复合组织移植病例引发了伦理、经济和临床难题。有些人可能会认为，让受者接受非维持生命的移植手术和终身免疫抑制的风险可能是不合适的。然而，这些移植可以完全改变严重残疾或毁容患者的生活，改善其形态和功能。随着毒性越来越小的免疫增强剂和可能的耐受策略的出现，复合组织移植可能成为标准临床治疗中的一部分。

子宫移植

与复合组织移植一样，非活体组织或器官移植的出现引入了利用移植来解决显著限制生活质量的医疗问题的概念。因此，子宫移植研究始于 1998 年第一次报告的人类手移植后不久，并以世界各地无数成功的人类子宫移植而告终。据估计，3% ～ 5% 的女性患有绝对因素子宫不孕，其原因是先天性发育不全或畸形，或与手术或子宫功能障碍（如子宫肌瘤）有关的获得性疾病。对于许多希望妊娠且由外部因素导致不孕的妇女来说，由于法律、伦理或宗教方面的考虑，妊娠代孕不是一种可行的选择，子宫移植为这些不孕妇女提供了一种新的妊娠选择。2011 年进行

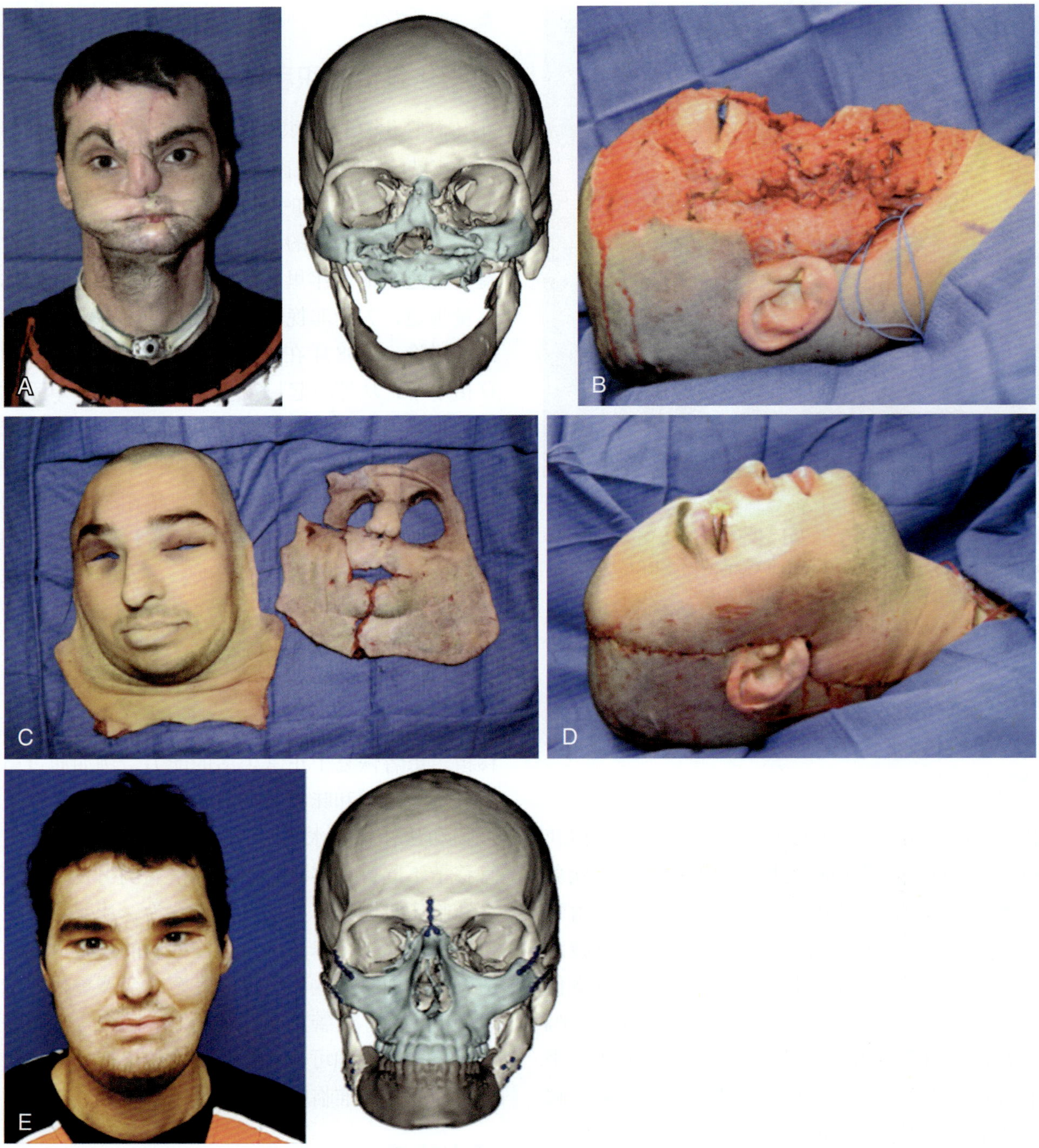

图 25.24 （A）移植前患者正视图及计算机断层扫描重建图；（B）切除毁损组织、硬件和骨骼后的术中照片；（C）左侧供体面部与其底层骨骼结构相连的一侧与右侧受体面部的并排比较；（D）最终面部重建的术中照片；（E）移植后 16 个月进行正面视图和计算机断层扫描重建（From Dorafshar A，Branko，B，Christy，M，et al. Total face，double jaw，and tongue transplantation：an evolutionary concept. Plast Reconstr Surg. 2013；131：241-251；Khalifian A，Brazio P，Mohan R，et al. Facial transplantation：the first 9 years. Lancet. 2014；384：2153-2163. Courtesy Eduardo D. Rodriguez，MD，DDS.）

了第一次技术上成功的子宫移植手术，2014 年在瑞典进行了第一次功能上成功的子宫移植，患者受孕产下一名健康婴儿（图 25.25）[50]。虽然这种形式的实体器官移植在很大程度上仍处于试验阶段，但已在世界多地启动了几个项目，并从已故和在世的捐赠者中进行了 30 多次子宫移植。考虑到全球临床研究的兴趣、绝对子宫因素不孕妇女的巨大需求以及移植技术的不断进步，在该领域，预计将继续扩大这种实验性的治疗。子宫移植引入了对周期性生理功能、免疫活性非活跃期和孕育胎儿可能性的独特考虑。一旦妊娠成功，移植的子宫在功能上不再被需要，就可以采用免疫抑制疗程有限的方案，从而最大限度地减少或避免标准免疫抑制所导致的长期副作用以及感染和恶变的风险。

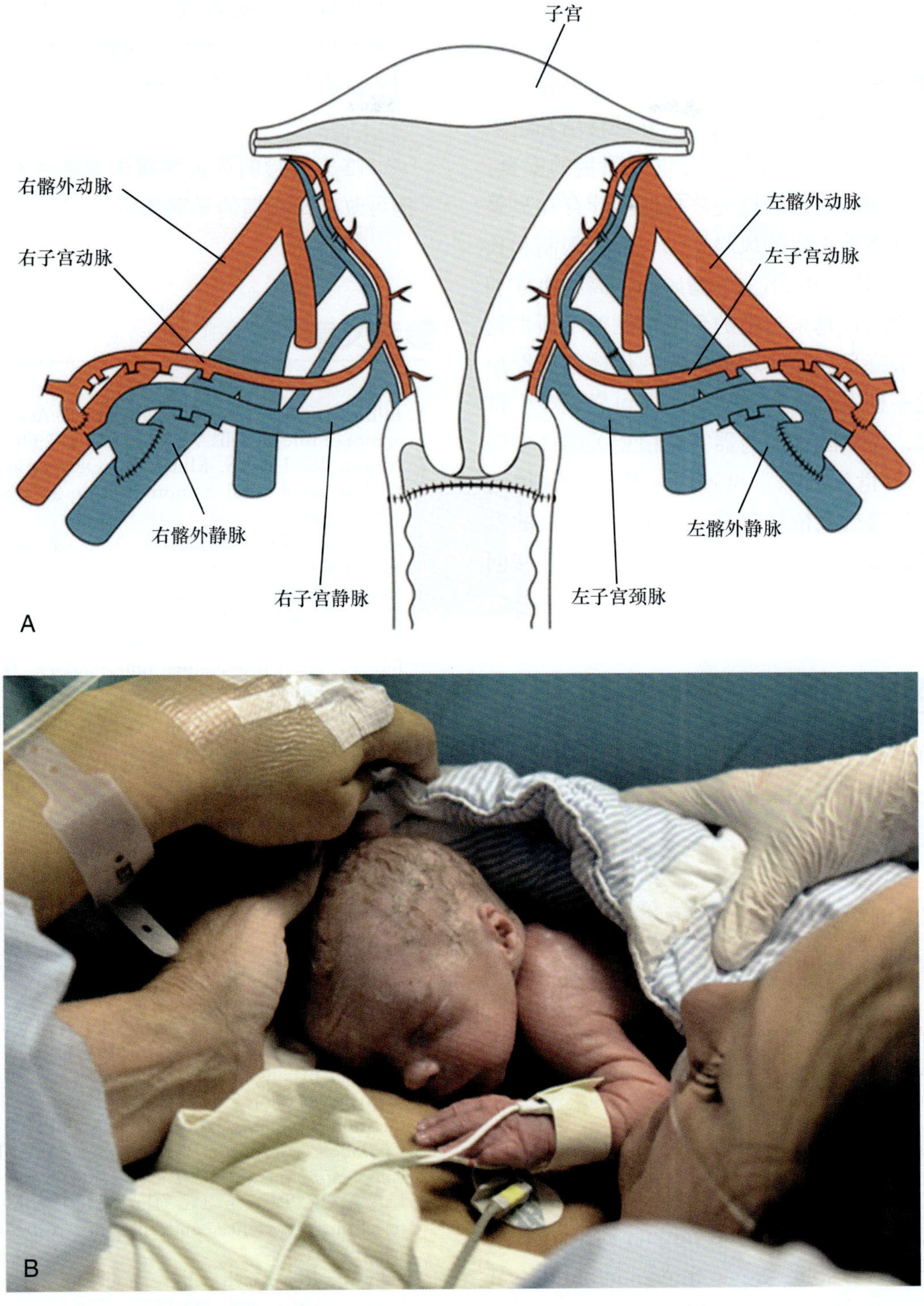

图 25.25　子宫移植。（**A**）子宫移植中进行的血管吻合示意图。子宫静脉和动脉分别与髂外静脉和动脉端侧连接；（**B**）出生后不久因子宫移植而生产的第一个新生儿（From Brannstrom M，Johannesson L，Bokstrom H，et al. Livebirth after uterus transplantation. Lancet. 2015；385：607-616.）

小结

第一次成功的实体器官移植已经过去了半个多世纪。每年有数以千计的终末期患者接受移植以挽救生命。曾经被认为不可能的事件现在每天都在发生，大多数移植受者正在过着健康、有质量的生活，体内有另一个个体的器官在发挥着作用。用健康器官替换患病器官的想法在概念上很简单，但管理排斥反应的细节却非常复杂。免疫系统通常在受到挑战时会产生强烈的有组织和有规律的反应。研究同种异体移植物排斥反应机制的研究人员描述了正常免疫反应的许多细节。事实上，外科医师因其对该领域的重大贡献获得了多个诺贝尔医学奖。尽管短期内同种异体移植物存活率稳步提高，但长期结局仍是一个需要改进的领域。获得足够的供体器官仍然是限制大多数潜在受体接受维持生命的移植的最紧迫问题。异种移植和组织工程不断取得进展，它们可能会提供无限量的安全、可移植器官。目前的非选择性免疫抑制治疗存在显著缺点，如感染和恶性疾病的风险增加、经济限制和长期代谢毒性，包括肾功能不全、糖尿病、高脂血症和心血管疾病。靶向性越来越强的免疫抑制剂不断得到开发和试验。最终目标是实现低风险、供体特异性免疫抑制。开发一种安全、广泛适用、能可靠地产生移植耐受的方案，将消除目前与器官移植相关的许多问题。事实上，20 世纪的医学奇迹之一是器官移植的成功和发展。尽管挑战依然存在，但随着该领域的发展，移植外科医师和科学家无疑将继续站在发现和创新的最前沿。

主要参考文献

Abbas AK，Lichtman AH，Pillai S. Cellular and Molecular Immunology. 9th ed. Philadelphia：Saunders Elsevier；2018.

> 简洁完善的免疫学教材，全面讲解了基础免疫学。

Brent L. A History of Transplantation Immunology. San Diego：Academic Press；1997.

> 关于移植免疫学的发展和演变的有趣历史视角。

Chong AS，Alegre ML. The impact of infection and tissue damage in solid-organ transplantation. Nat Rev Immunol. 2012；12：459–471.

> 关于先天免疫反应在排斥过程中的重要性的优秀综述。

Halloran PF. Immunosuppressive drugs for kidney transplantation. N Engl J Med. 2004；351：2715–2729.

> 临床移植中免疫抑制的优秀综述。

Vincenti F，Rostaing L，Grinyo J，et al. Belatacept and longterm outcomes in kidney transplantation. N Engl J Med. 2016；374：333–343.

> 临床试验的开创性报告证明生物共刺激阻滞剂可改善肾移植的长期预后。

参考文献

1. Billingham RE, Brent L, Medawar PB. Actively acquired tolerance of foreign cells. *Nature*. 1953;172:603–606.
2. Murray JE, Lang S, Miller BF. Observations on the natural history of renal homotransplants in dogs. *Surg Forum*. 1955;5:241–244.
3. Campbell RD, Trowsdale J. Map of the human MHC. *Immunol Today*. 1993;14:349–352.
4. Parham P, Ohta T. Population biology of antigen presentation by MHC class I molecules. *Science*. 1996;272:67–74.
5. Bjorkman PJ, Saper MA, Samraoui B, et al. Structure of the human class I histocompatibility antigen, HLA-A2. *Nature*. 1987;329:506–512.
6. Bevan MJ. Cross-priming. *Nat Immunol*. 2006;7:363–365.
7. Brown JH, Jardetzky TS, Gorga JC, et al. Three-dimensional structure of the human class II histocompatibility antigen HLA-DR1. *Nature*. 1993;364:33–39.
8. Teyton L, O'Sullivan D, Dickson PW, et al. Invariant chain distinguishes between the exogenous and endogenous antigen presentation pathways. *Nature*. 1990;348:39–44.
9. Davis MM, Bjorkman PJ. T-cell antigen receptor genes and T-cell recognition. *Nature*. 1988;334:395–402.
10. Lythe G, Callard RE, Hoare RL, et al. How many TCR clonotypes does a body maintain? *J Theor Biol*. 2016;389:214–224.
11. Kappler JW, Roehm N, Marrack P. T cell tolerance by clonal elimination in the thymus. *Cell*. 1987;49:273–280.
12. Suchin EJ, Langmuir PB, Palmer E, et al. Quantifying the frequency of alloreactive T cells in vivo: new answers to an old question. *J Immunol*. 2001;166:973–981.
13. Chambers CA, Allison JP. Co-stimulation in T cell responses. *Curr Opin Immunol*. 1997;9:396–404.
14. Larsen CP, Pearson TC. The CD40 pathway in allograft rejection, acceptance, and tolerance. *Curr Opin Immunol*. 1997;9:641–647.
15. Schwartz RH. A cell culture model for T lymphocyte clonal anergy. *Science*. 1990;248:1349–1356.
16. Vincenti F, Rostaing L, Grinyo J, et al. Belatacept and long-term outcomes in kidney transplantation. *N Engl J Med*. 2016;374:333–343.
17. Larsen CP, Pearson TC, Adams AB, et al. Rational development of LEA29Y (belatacept), a high-affinity variant of CTLA4-Ig with potent immunosuppressive properties. *Am J Transplant*. 2005;5:443–453.
18. Ford ML. T cell cosignaling molecules in transplantation. *Immunity*. 2016;44:1020–1033.
19. Wood KJ, Sakaguchi S. Regulatory T cells in transplantation tolerance. *Nat Rev Immunol*. 2003;3:199–210.
20. Patel R, Terasaki PI. Significance of the positive crossmatch test in kidney transplantation. *N Engl J Med*. 1969;280:735–739.

21. Gloor JM, DeGoey SR, Pineda AA, et al. Overcoming a positive crossmatch in living-donor kidney transplantation. *Am J Transplant.* 2003;3:1017–1023.
22. Gourishankar S, Halloran PF. Late deterioration of organ transplants: a problem in injury and homeostasis. *Curr Opin Immunol.* 2002;14:576–583.
23. Hardinger KL, Rhee S, Buchanan P, et al. A prospective, randomized, double-blinded comparison of thymoglobulin versus Atgam for induction immunosuppressive therapy: 10-year results. *Transplantation.* 2008;86:947–952.
24. Swanson SJ, Hale DA, Mannon RB, et al. Kidney transplantation with rabbit antithymocyte globulin induction and sirolimus monotherapy. *Lancet.* 2002;360:1662–1664.
25. Matas AJ, Kandaswamy R, Gillingham KJ, et al. Prednisone-free maintenance immunosuppression—a 5-year experience. *Am J Transplant.* 2005;5:2473–2478.
26. Vincenti F, Kirkman R, Light S, et al. Interleukin-2-receptor blockade with daclizumab to prevent acute rejection in renal transplantation. Daclizumab Triple Therapy Study Group. *N Engl J Med.* 1998;338:161–165.
27. Nashan B, Moore R, Amlot P, et al. Randomised trial of basiliximab versus placebo for control of acute cellular rejection in renal allograft recipients. CHIB 201 International Study Group. *Lancet.* 1997;350:1193–1198.
28. A randomized clinical trial of OKT3 monoclonal antibody for acute rejection of cadaveric renal transplants. *N Engl J Med.* 1985;313:337–342.
29. Calne R, Friend P, Moffatt S, et al. Prope tolerance, perioperative campath 1H, and low-dose cyclosporin monotherapy in renal allograft recipients. *Lancet.* 1998;351:1701–1702.
30. Kirk AD, Hale DA, Mannon RB, et al. Results from a human renal allograft tolerance trial evaluating the humanized CD52-specific monoclonal antibody alemtuzumab (CAMPATH-1H). *Transplantation.* 2003;76:120–129.
31. Rhen T, Cidlowski JA. Antiinflammatory action of glucocorticoids—new mechanisms for old drugs. *N Engl J Med.* 2005;353:1711–1723.
32. Calne RY, Murray JE. Inhibition of the rejection of renal homografts in dogs by Burroughs Wellcome 57-322. *Surg Forum.* 1961;12:118–120.
33. Sollinger HW. Mycophenolate mofetil for the prevention of acute rejection in primary cadaveric renal allograft recipients. U.S. Renal Transplant Mycophenolate Mofetil Study Group. *Transplantation.* 1995;60:225–232.
34. Borel JF, Feurer C, Gubler HU, et al. Biological effects of cyclosporin A: a new antilymphocytic agent. *Agents Actions.* 1976;6:468–475.
35. Merion RM, White DJ, Thiru S, et al. Cyclosporine: five years' experience in cadaveric renal transplantation. *N Engl J Med.* 1984;310:148–154.
36. Kino T, Hatanaka H, Miyata S, et al. FK-506, a novel immunosuppressant isolated from a Streptomyces. II. Immunosuppressive effect of FK-506 in vitro. *J Antibiot (Tokyo).* 1987;40:1256–1265.
37. Pirsch JD, Miller J, Deierhoi MH, et al. A comparison of tacrolimus (FK506) and cyclosporine for immunosuppression after cadaveric renal transplantation. FK506 Kidney Transplant Study Group. *Transplantation.* 1997;63:977–983.
38. Samuelsson A, Towers TL, Ravetch JV. Anti-inflammatory activity of IVIG mediated through the inhibitory Fc receptor. *Science.* 2001;291:484–486.
39. Fishman JA. Infection in solid-organ transplant recipients. *N Engl J Med.* 2007;357:2601–2614.
40. Euvrard S, Kanitakis J, Claudy A. Skin cancers after organ transplantation. *N Engl J Med.* 2003;348:1681–1691.
41. Ojo AO, Held PJ, Port FK, et al. Chronic renal failure after transplantation of a nonrenal organ. *N Engl J Med.* 2003;349:931–940.
42. Newell KA, Turka LA. Tolerance signatures in transplant recipients. *Curr Opin Organ Transplant.* 2015;20:400–405.
43. Kirk AD, Guasch A, Xu H, et al. Renal transplantation using belatacept without maintenance steroids or calcineurin inhibitors. *Am J Transplant.* 2014;14:1142–1151.
44. Larsen CP, Elwood ET, Alexander DZ, et al. Long-term acceptance of skin and cardiac allografts after blocking CD40 and CD28 pathways. *Nature.* 1996;381:434–438.
45. Kawai T, Sachs DH, Sprangers B, et al. Long-term results in recipients of combined HLA-mismatched kidney and bone marrow transplantation without maintenance immunosuppression. *Am J Transplant.* 2014;14:1599–1611.
46. Leventhal JR, Ildstad ST. Tolerance induction in HLA disparate living donor kidney transplantation by facilitating cell-enriched donor stem cell infusion: the importance of durable chimerism. *Hum Immunol.* 2018;79:272–276.
47. Bailey LL, Nehlsen-Cannarella SL, Concepcion W, et al. Baboon-to-human cardiac xenotransplantation in a neonate. *JAMA.* 1985;254:3321–3329.
48. Higginbotham L, Mathews D, Breeden CA, et al. Pre-transplant antibody screening and anti-CD154 costimulation blockade promote long-term xenograft survival in a pig-to-primate kidney transplant model. *Xenotransplantation.* 2015;22:221–230.
49. Siemionow M, Papay F, Alam D, et al. Near-total human face transplantation for a severely disfigured patient in the USA. *Lancet.* 2009;374:203–209.
50. Brannstrom M, Johannesson L, Bokstrom H, et al. Livebirth after uterus transplantation. *Lancet.* 2015;385:607–616.

26 章

肝移植

Seth J. Karp，Sophoclis Alexopoulos

白　易　译　张雅敏　审校

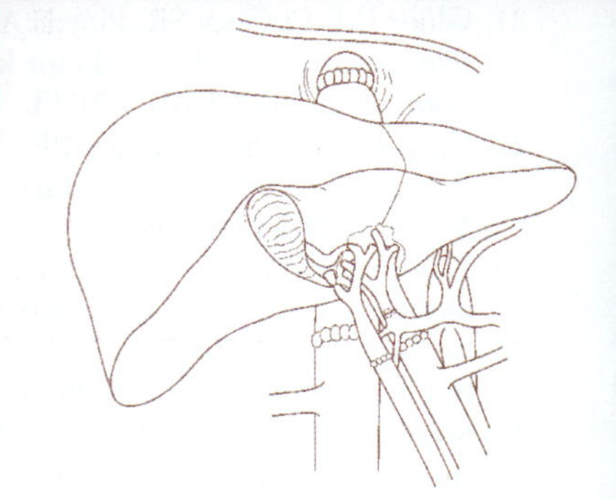

章目录

历史

在美国接受肝移植的患者中，超过 90% 的患者在术后 1 年可以存活，近 85% 的患者在 3 年后仍存活[1]。综合无数不同领域的发现造就了这一非凡的功绩。肝移植代表了科学成就、协作和团队合作的胜利。

有助于发展移植的开创性发现可以追溯到 100 多年前，其中包括 Alexis Carrel 在 20 世纪前 10 年创造的血管吻合术的技术成就。在 1940 年代初期，对二战士兵进行皮肤移植研究时，Peter Medawar 爵士发现，移植物损失是由免疫因素引起的，特别是细胞介导的免疫[2]。他在随后的研究中确定了类固醇对防止移植物损伤的功效[3]。1952 年，Burroughs-Wellcome 的化学家 Gertrude Eillion 和 George Hitchings 合成了硫唑嘌呤和 6- 巯基嘌呤，这成为早期免疫抑制治疗的基石。1954 年，Joseph Murray 以同卵双胞胎作为供体进行肾移植，证明移植手术是可以成功的[4]。1959 年，Murray 博士使用全身照射来抑制免疫系统继续证明跨越免疫屏障移植的可行性[5]。所有这些研究人员都获得了诺贝尔奖，以表彰他们的成就。

尽管这些进步使肾移植取得了有限的成功，但早期试图进行的人类肝移植却往往以失败告终（在 Thomas Starzl 的 *The Puzzle People* 一书中有专门记载）[6]。手术的技术复杂性、凝血障碍、代谢紊乱以及对移植物损失的免疫学基础的了解不足共同导致了差强人意的结果。Starzl 博士在 1963 年的首次人类肝移植尝试以及随后在柏林、波士顿和巴黎的尝试皆失败了。

如此严峻的事实，以致 Starzl 本人暂停肝移植手术 3 年，专门返回实验室以确定如何更好地（将移植技术）向前推进[6]。

随着技术和免疫抑制的进步，肝移植取得了有限的成功。20 世纪 70 年代，Starzl 报告的肝移植的 1 年生存率约为 30%[7]。在首次尝试肝移植近 20 年后，Jean Borel 发现最初作为抗真菌剂研究的环孢素具有免疫抑制特性[8]。这一发现开启了现代肝移植的时代，环孢素成为抗排斥治疗的中流砥柱。

随着移植效果的改善，研究者将注意力转向最大限度地增加可用捐献者的数量上。1989 年，Mies 和同事[9]在巴西描述了 2 例从活体成人捐献者到儿童的肝移植病例，但都没有实现长期存活。第一次被普遍接受的成功的活体肝移植（living donor liver transplantation，LDLT）是由 Strong 及其同事进行的[10]。由 Koichi Tanaka 领导的一个日本团队使用这些技术取得了出色的成果，并确立了这种方法的可靠性[11]。大约 10 年后，Hashikura 及其同事进行了首次使用肝左叶的成人到成人的 LDLT[12]。

扩大供体库的其他努力包括：使用经循环标准确定死亡后器官捐献的移植物，以及让特定的移植受者接受纤维化严重或脂肪含量高的移植物。人们越来越关注运用机器灌注法来移植那些可能被废弃的移植物。

适应证

成人肝移植的适应证主要分为两类：（1）有症状的肝衰竭；（2）肝细胞癌，如肿瘤的位置或伴随的肝疾病导致不可切除。可以通过移植成功治疗导致肝衰竭的疾病状态包括：非胆汁淤积型和胆汁淤积型肝硬化（框 26.1）、癌症、暴发性肝衰竭、代谢疾病、胆道闭锁，以及相对罕见的其他混杂的原因，如巴德-吉亚利综合征、高营养引起的肝病、大腺瘤和多囊肝病。随着丙型肝炎有效抗病毒疗法的出现，酒精性肝病成为被列入肝移植名单中最常见的病因，其次是非酒精性脂肪性肝炎（nonalcoholic steatohepatitis，NASH），其在 21 世纪 10 年代后期急剧上升，再次是丙型肝炎。

框 26.1 可以通过移植成功治疗的导致肝功能衰竭的疾病状态

非胆汁淤积型肝硬化
酒精性
非酒精性脂肪肝
丙型肝炎
隐源性肝硬化
自身免疫性肝硬化
乙型肝炎
药物或暴露诱发

胆汁淤积型肝硬化
原发性胆汁性肝硬化（PBC）
原发性硬化性胆管炎（PSC）
卡罗利病
胆总管囊肿

非胆汁淤积型肝硬化

这类疾病的共同主题是肝细胞损伤。尽管肝脏具有独特的再生潜力，但随着时间的推移，慢性肝细胞损伤会导致星状细胞活化，从而导致广泛的胶原蛋白沉积。这个过程破坏了允许低压门静脉血流、营养交换和胆汁分泌的独特的肝脏微观结构。这反过来导致了门静脉高压和相关的静脉曲张和腹水。由于肝细胞合成和排泄功能衰竭，可能出现凝血功能障碍、黄疸、低蛋白血症、疲劳、瘙痒和脑病。其他并发症，包括肝肾综合征、肝肺综合征和门脉性肺动脉高压，对其发展知之甚少。术语“非胆汁淤积”反映的主要损伤是肝细胞而不是胆管，尽管事实上患者可以并且经常出现黄疸。

酒精性肝病

酒精性肝病包括脂肪性肝炎、酒精性肝硬化和酒精性肝炎[13]。慢性酒精摄入是肝移植最常见的指征，约占 25%。具有该诊断的患者的绝对数量正在增加。每天摄入 30 g 酒精似乎是一个相关的阈值，并且会导致大约 6% 的人出现慢性肝损伤；风险随着酒精饮用量的增加而增加[14]。

酒精的毒性尚不完全清楚，但可能取决于通过乙醇脱氢酶、过氧化氢酶或细胞色素 P450 转化为乙醛。随着时间的推移，中心周围纤维化进展为全叶性纤维化，并伴有肝硬化的相关表现。天冬氨酸转氨酶（spartate aminotransferase，AST）与丙氨酸转氨酶（alanine aminotransferase，ALT）的比值通常大于 2，而转氨酶升高往往相对较轻（＜ 500）。

酒精性肝炎是酒精相关性肝病的一个子集，发生在有长期饮酒史的患者中，表现为急性炎症综合征且胆红素＞ 3.0。其发作可以是自限性的，也可以导致完全肝功能衰竭。这种诊断作为肝移植的指征越来越普遍。

从历史上看，关于是否将酒精性肝病患者列入移植名单取决于移植前的戒酒期，通常为 6 个月（因为担心再次发病和移植的肝脏损伤）。尽管政策因医疗中心而异，但总的来说，随着时间的推移，这些指导方针已经在逐渐放宽，因为很难证明戒酒少于 18 个月的患者在治疗效果上存在差异[15]。不幸的是，许多晚期肝病的患者不太可能在这段延长的时间内幸存下来。美国胃肠病学协会急性酒精性肝炎的专家审查实践指南建议，如果终末期肝病（model for end-stage liver disease，MELD）评分＞ 26，且短期死亡率较高，则建议转诊进行肝移植[16]。

非酒精性脂肪性肝病

非酒精性脂肪性肝病由非酒精性脂肪肝和 NASH 组成，是西方国家最常见的肝脏疾病。在美国，大约 19% 的成年人通过超声成像发现自己患有非酒精性脂肪肝[17]。其危险因素包括糖尿病、向心性肥胖、血脂异常和代谢综合征。

NASH 于 1999 年首次被 Caldwell 确认为终末期肝病的原因，现在是美国肝移植的第二大常见适应证。NASH 活检显示，肝细胞脂肪变性、气球样变性和小叶炎症最常见于 3 区。随着时间的推移，可能会发展为纤维化、肝硬化和肝功能衰竭，导致需要进行肝移植。

丙型肝炎

2016 年，Bartenschlager、Rice 和 Sofia 被授予 LaskerDeBakey 临床医学研究奖，以表彰他们在开发有效的丙型肝炎疗法方面所做的努力[18]。他们和许多其他人的工作在两个基本方面彻底改变了晚期肝病患者的护理和治疗。一是大大减轻了丙肝负担和确诊人数，二是允许使用丙肝捐献者的器官，显著增加了器官供应。因此，丙型肝炎已从美国最常见的肝移植适应证降为第三大常见的适应证。

晚期肝硬化的患者应考虑肝移植，其指征与通常的临床指征一致。轻症患者应接受治疗，以期延缓或阻止疾病进展。在某些情况下，甚至会改善纤维化。对于晚期疾病患者，治疗决定因患者而异。即使是对治疗获得持续病毒学应答的患者，每年仍有 3% 的发生肝细胞癌或疾病进展的风险，因此必须根据临床和放射学标准对肝移植进行仔细随访[19]。

隐源性肝硬化

作为排除性诊断，以前被归类为“隐源性肝硬化”的疾病现在通常被认为是晚期 NASH 肝硬化。事实上，关于隐源性肝硬化是否应该被视为一个独立的病理实体，在文献中存在争议[20-21]。其诊断、治疗和决策与 NASH 患者相似。

自身免疫性肝炎

自身免疫性肝炎是一种肝脏炎症性疾病，主要发生在女性身上（Ⅰ型为 4∶1）。该病程可以是自限性的或复发性的，导致需要肝移植的慢性肝病和肝硬化。对其病因了解甚少。诊断通常是排除性的。实验室评估的特征性发现包括：AST 和 ALT 升高，碱性磷酸酶轻度升高，以及丙种球蛋白升高。抗核和抗平滑肌抗体经常升高。组织学发现包括主要在汇管区的单核细胞浸润，并且在汇管区可能存在零星的坏死。大多数患者会有导管损伤，浆细胞浸润很常见。在疾病的初始阶段，可能不存在纤维化。随着疾病的进展，出现纤维化并可能发展为肝硬化。发生肝硬化的患者应考虑肝移植。

乙型肝炎

全世界约有 20 亿人感染过乙型肝炎病毒，近 2.5 亿人是慢性携带者[22]，因此，乙型肝炎是一个主要的公共卫生问题。在 70% 的患者中，乙型肝炎的急性感染是亚临床性的。大约 30% 会出现黄疸。不到 1% 会发展为暴发性肝衰竭。这些患者应考虑紧急肝移植。在发生慢性感染的患者中，肝硬化的进展受发病年龄的影响。对于围产期获得性感染，90% 会发展为慢性感染，随着传播年龄的增加，感染率会下降[23]。

一直到 20 世纪 90 年代后期，由于疾病复发，乙型肝炎患者的移植手术结果不佳。这种情况随着拉米夫定的发现而改变，它可与乙型肝炎免疫球蛋白结合，使这些患者成功进行肝移植[24]。在目前的实践中，乙肝患者通常接受肝移植，乙肝供体经适当的抗病毒治疗后可以使用。

胆汁淤积型肝病

这组疾病的共同点是慢性胆道损伤。当导管受损时，会发生胆汁淤滞，导致感染、损伤、炎症和反复感染的恶性循环。瘙痒会使人虚弱。复发性胆管炎可产生典型的黄疸、发热和右上腹痛的 Charcot 三联征。持续的胆道损伤使患者易发展为胆管癌，尤其是患有原发性硬化性胆管炎（primary sclerosing cholangitis，PSC）的患者。

原发性胆汁性胆管炎

原发性胆汁性胆管炎是一种自身免疫性疾病，其中胆管的炎症损伤导致胆汁淤积型肝病。叶内导管的肉芽肿破坏导致梗阻和黄疸。患者常患有黄疸和瘙痒症。实验室检查通常显示碱性磷酸酶升高，并且经常存在抗线粒体抗体阳性。病史常显示存在疲劳和瘙痒，伴有躯体检查显示黄疸和黄色瘤。骨质疏松症通常也会发生。抗线粒体抗体阳性是该疾病的标志。

原发性硬化性胆管炎

原发性硬化性胆管炎（primary sclerosing cholangitis，PSC）患者出现肝内和（或）肝外胆管系统纤维化，导致炎症。这种疾病在男性中更常见。弥漫性结构导致黄疸、瘙痒、纤维化、复发性胆汁性败血症和肝衰竭。许多 PSC 患者也有炎症性肠病史。这些患者患胆管癌的风险很高，需要仔细筛查。实验室检查最常显示碱性磷酸酶升高。此外，丙种球蛋白、血清免疫球蛋白 M、非典型核周抗中性粒细胞胞浆抗体、人白细胞抗原 DRw52a、抗核抗体、抗平滑肌抗体、抗心磷脂酶抗体、甲状腺过氧化物酶和类风湿因子可能升高，可为诊断提供线索。与原发性胆汁性胆管炎相比，抗线粒体抗体通常为阴性。

PSC 患者患胆管癌的风险高达 13%。随着胆管癌的发作，CA19-9 水平通常会升高，应连续随访。

卡罗利病

卡罗利（Caroli）病是一种不为人知的肝内大胆管的先天性疾病。最常见的是，该疾病以与多囊肾病相关的常染色体隐性方式传播。当与先天性肝纤维化相关时，使用术语“Caroli 综合征”。与 PSC 类似，胆汁淤滞、反复感染和持续的纤维化会导致一些患者的肝衰竭，尽管疾病的严重程度各不相同，但患者存在发生胆管癌的风险。

急性肝衰竭

急性肝衰竭是一种肝性脑病和凝血酶原时间（prothrombin time，PT）/ 国际标准化比值（international normalized ratio，INR）升高的临床综合征，由无肝病患者的肝脏损伤所致。不同术语可能会令人疑惑，一般来说，暴发性肝衰竭、急性肝坏死、暴发性肝坏死或暴发性肝炎可以指同一临床实体。重要的是，肝性脑病是诊断和列入最紧急的肝移植类别（1A 级）的必要条件。

急性肝功能衰竭可以根据症状出现和肝性脑病之间的持续时间进一步划分。症状出现后 7 天内发生的是超急性肝衰竭；急性肝衰竭发生于症状出现后的 7 ～ 21 天；亚急性肝衰竭发生在第 21 天～ 26 周。症状持续时间越短，患者发生脑水肿的可能性就越大。相反，病程较长的患者更常出现门静脉高压症。

急性肝衰竭的最常见原因见框 26.2，对乙酰氨基酚过量是最常见的原因。

急性肝衰竭患者面临着极具挑战性的管理决策，通过支持性管理使需要移植的患者得到改善。虽然成功移植后患者的存活率很高，但不如自发康复患者的存活率高。另一方面，如果需要移植的患者没有被列入移植名单并进行移植，就会导致死亡。对患者进行快速检查和移植是更复杂的问题。这对于服用过量对乙酰氨基酚的患者来说尤其具有挑战性。这些患者往往很年轻，但可能有多次企图自杀或社会支持不佳的历史。

肝性脑病进展到 Ⅱ 期可作为移植的指征，尽管这在移植中心之间有所不同。更精确的测定采用了国王学院的标准[25]。在对乙酰氨基酚使用过量的患者中，复苏后动脉 pH 值低于 7.3、高 PT、肌酐和Ⅲ级或Ⅳ级脑病表明需要行肝移植。使用连续计算机断层扫描（computed tomography，CT）或颅内压监测器可以帮助指导治疗，重要的是，可以帮助决定是否继续进行移植。

恶性肿瘤

肝细胞癌

根据移植受者科学登记处的数据，在美国进行的移植中，约有 16% 以恶性肿瘤为主要指征（图 26.1）[26]。

为肝细胞癌进行肝移植的最初努力产生了令人沮丧的结果，其复发率非常高。随着时间的推移，很明显，人们发现早期病变的治疗效果很好，在米兰报道的一系列患者就证明了这一点，随后确定了米兰标准[27]。这些早期病变的存活率与移植的非恶性适应证具有同等的生存期。为了优先考虑对这些患者进行肝移植以便在转移性疾病发生之前接受移植物，对于具有最多 3 个病灶（每个病灶直径在 1 ～ 3 cm）或 1 个病灶直径为 2 ～ 5 cm 的患者，给予“额外分数”。此外，许多中心采用局部治疗，包括经动脉化疗栓塞、射频

框 26.2 急性肝衰竭的常见原因

- 对乙酰氨基酚过量
- 药物摄入
- 不确定的原因
- 乙型肝炎
- 甲型肝炎
- 自身免疫
- 缺血
- 威尔逊病

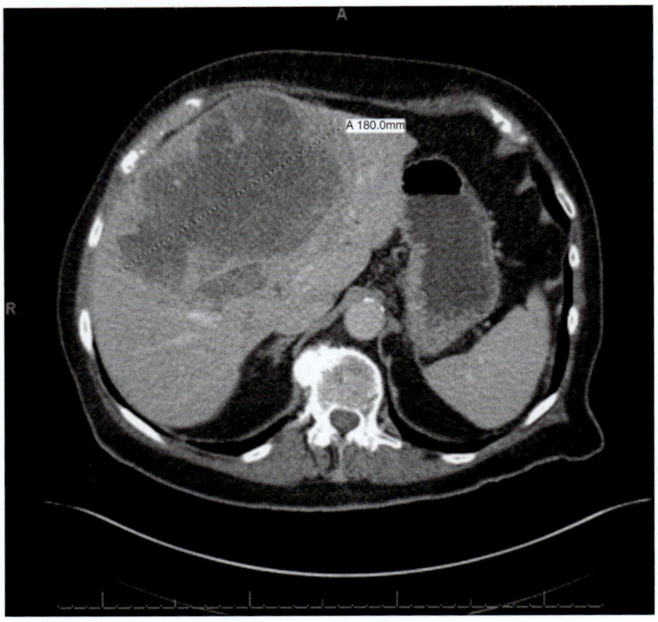

图 26.1 不可切除的肝细胞癌

消融和使用 Y90 的放射性栓塞将患者“降级”到米兰标准。之后，这些患者就有资格获得“额外分数”。最近的“降级”使人们认识到高甲胎蛋白水平带来的不良预后，需要对这些患者进行特殊的额外处理。

几乎所有肝细胞癌患者都有明显的纤维化或肝硬化。肝细胞癌的主要治疗方式是手术切除。必须确定潜在的肝脏疾病是否允许进行成功切除。一般来说，必须保留 30% 的肝脏以确保足够的合成功能；然而，在严重肝病的情况下，这个比例可能更高。伴有静脉曲张、明显腹水、虚弱、营养不良和肝性脑病的严重门静脉高压都是切除术的禁忌证。此外，病变的位置也可能导致无法切除。邻近主要血管或胆道结构汇合处的病变可能不允许手术切除。在这种情况下，移植是首选的治疗方法。

在移植等待时，可采用微创消融疗法来防止患者的疾病进展。这在预防疾病进展方面表现出极大的用处。

胆管癌

胆管癌是一种高度致命的病变，长期生存率很低。早期报告表明，放化疗后进行肝移植可为早期肝门病变患者提供良好的长期生存率[28]。胆管癌仍然是一个有争议的移植指征，一些报告表明，某些患者可以从肝移植中获益[29]。其他人则认为这些患者是经过精心挑选的，并且显示出与接受肝切除术的患者相同的生存率。一个关键的原则是需要通过移植或切除获得阴性切缘。

其他

巴德–基亚里综合征

巴德–基亚里综合征（Budd-Chiari syndrome）是一种罕见的情况，发生在肝静脉流出道阻塞时，通常是由肝静脉或肝静脉水平的腔静脉血栓形成所致，也可能由于外部压力而发生。临床表现是可变的，可分为急性、亚急性和慢性。大约 5% 的患者会出现急性肝衰竭。在这些患者中，腹水和疼痛更常见，而慢性阻塞的患者更常出现门静脉高压。超过 80% 的患者被发现有潜在的高凝状态或其他病因[30]，应积极寻求高凝状态检查和成像以寻找肿块（图 26.2）。

在早期阶段，侧侧门腔分流术可以为肝脏减压，并可以提供极好的长期生存率[31]。对于已确诊的纤维化或肝硬化患者，应考虑肝移植。手术计划必须考虑合适的流出选择，特别是侧–侧腔静脉造口术。

可通过肝移植解决的罕见的肝衰竭病因

全肠外营养 / 高营养导致的肝病

对于患有短肠综合征或肠道功能衰竭的患者中，由于尚不清楚的原因，可能会出现肝功能衰竭。在这些患者中，联合肝 / 肠移植可以挽救生命。

多囊肝病

在极少数情况下，多囊肝病患者可能会出现使人衰弱的疼痛、肠梗阻、营养不良、出血或肝衰竭。对于这些患者，可能需要进行肝移植。

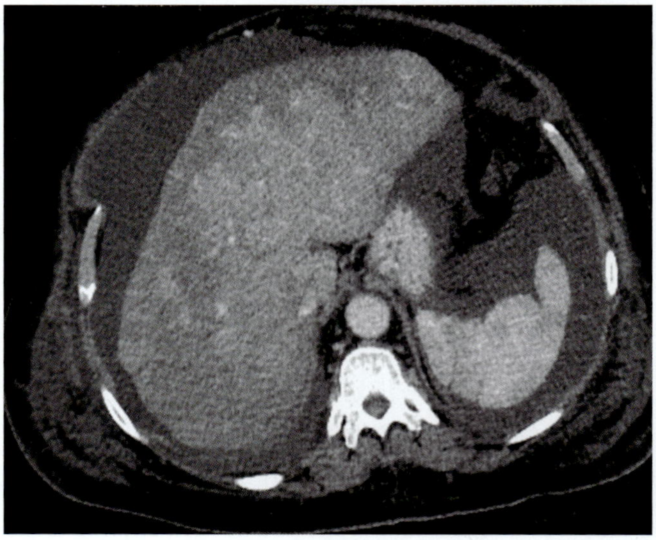

图 26.2 巴德–基亚里综合征

肝腺瘤

患有大的、不可切除的肝腺瘤的患者可能会出现疼痛或出血，并增加患恶性肿瘤的风险。

转移性癌症

某些类型的转移性疾病可以通过移植治疗（包括神经内分泌肿瘤）。一般来说，这是一个有争议的指征，应根据具体情况进行判断。

血管内皮瘤

这是一种生长缓慢且罕见的恶性肿瘤。在不可切除的情况下，移植可以提供极好的结果。

威尔逊病

威尔逊病（肝豆状核变性）的发生率为 1/30 000，是一种铜转运的常染色体隐性遗传病。随着时间的推移，铜的积累会导致肝硬化。一小部分患者会出现肝衰竭，这通常是未确诊肝硬化背景下的急性表现。这些患者受益于移植，并具有良好的长期存活率。

禁忌证

随着肝移植技术的改进，受益的患者数量的增长速度超过了器官可用性的增长速度。

为了更好地管理有限的资源，列出肝移植患者名单的决策比其他手术领域的决策更为复杂。禁忌证是根据患者能否在手术中幸存下来，能否达到长期生存，包括能否妥善照顾器官而定的。

晚期心脏病患者通常不考虑移植。严重的瓣膜疾病会使术中管理变得异常困难，低血压可能是由于血管内容量快速变化伴显著出血或主要脉管系统被夹住所致；这也可能导致危及生命的心律失常。出现肺动脉高压是一个特别具有挑战的问题，这可能导致新肝脏再灌注时出现无法恢复的右心衰竭。冠心病患者有术中心肌梗死的风险，并且可能由于移植后的免疫抑制而加速动脉粥样硬化的进展。

同样，患有严重呼吸系统疾病的患者通常不适合肝移植。术中缺氧可能无法纠正，远期效果不佳。无法纠正的低于 50 mmHg 的门脉性肺动脉高压通常被视为禁忌证，PaO_2 不能在 100% 氧气下纠正的肝肺综合征也同样是禁忌证。

其他禁忌证还包括不可逆转的神经损伤。在肝性脑病的情况下，这可能难以确定。需要仔细询问病史以排除慢性的、进行性的原因。必须仔细考虑感染，但在许多情况下其并不是绝对的禁忌证。例如，对于 PSC 和肝脓肿的患者而言，肝脏切除可能是根除感染的唯一方法。无法通过移植治愈的不受控制的败血症或其他感染是相对禁忌证。在大多数情况下，肝外癌是移植的禁忌证。新发癌症可能需要等待期。以色列宾夕法尼亚国际移植肿瘤登记中心运行着一个数据库，可以为不同类型癌症所需的等待时间提供指导。以前被认为是移植绝对禁忌证的人类免疫缺陷病毒（human immunodeficiency virus，HIV）患者可以成功接受肝移植[32]。

移植界普遍认为，是否有能力护理移植物取决于足够的社会和财政的支持和资源，因此，缺乏这种资源是移植的绝对禁忌证，尽管最近的工作表明，这可能对某些患者群体不利[33]。

持续饮酒虽然被认为是移植的禁忌证，但某些移植中心会对这些患者进行移植，而且事实上，这些移植的数量也正在迅速增加[26]。肝移植项目通常需要包括社会、精神和金融方面的专家，以帮助解决相关问题。

在经验丰富的中心，外科技术的进步使因解剖原因而不能移植的情况变得非常少见。处理解剖难点的方法将在手术注意事项章节讨论。

MELD 与分配

终末期肝病模型（MELD）最初开发用于预测经颈静脉门体分流术放置后患者的 3 个月死亡率，并发现 MELD 还可以预测等待移植的患者的死亡率[34]。目前，MELD 评分决定了肝移植的优先级。该系统的巨大成功在于创建了不只被个别中心解释的客观标准（实验室结果）。在其原始模型中，它使用的是血清肌酐、INR 和胆红素。随后血清钠又被添加以提高评分的预测值。当前计算方式见框 26.3，尽管计算方法会不时地发生变化。当供体肝脏可用时，将生成一个符合接受移植条件的患者名单，按 MELD 评分排序。肝脏按顺序提供给名单上的每个人，直到被接受为止。

框 26.3 目前的终末期肝病模型（MELD）评分计算方法

MELD = 3.8*loge［血清胆红素（mg/dL）］+ 11.2*loge（INR）+ 9.6*loge［血清肌酐（mg/dL）］+ 6.4 + 1.32*（137 − Na）−［0.033*MELD*（137 − Na）］

Ⅰ期患者患有暴发性肝衰竭，预计在数天内死亡。这些患者的优先级高于 MELD 评分的患者。

尽管 MELD 被认为是死亡率的良好预测指标，但有些疾病的死亡率要高于 MELD 评分所显示的死亡率。特别是当肝细胞癌患者可以通过肝移植治愈，但通常其 MELD 评分较低，并且可能不会在疾病进展之前进行移植时。对于这些患者，会给出额外的分数，称为“额外分数”，以反映社区优先考虑这些患者的愿望。优先级算法会不时地被审查和调整。框 26.4 和 26.5 列出了通常可获得额外加分的其他诊断。如果患者不属于这些类别，则需要一个审查委员会来考虑特定情况。

器官如何在全国范围内分配是一个突出的问题，这与一个群体中的患者在获得移植服务时的优先权是不同的。这个复杂的问题一直是移植界争论最激烈的问题之一。在该决定中，存在正义、效用和公平等伦理原则的交叉点，及公众偏好、资源利用以及由于社会经济因素导致的护理获取和结果方面的差异[35]。最后，是否以及如何纳入地方器官采购组织的绩效仍然存在争议。

人们普遍同意大多数 MELD 评分较低（＜ 15）的患者不能从移植中获益，这已反映在国家（移植器官的）分配政策中[36]。

供体的选择

理想的肝脏捐献者是年轻、健康、瘦的、肝功能检查正常且无肝病史或传染病危险因素的人群。患者被宣布脑死亡，在血流动力学正常的情况下，采取半选择性地捐献程序。然而，这种“完美”的场景十分罕见，每一次偏离这些特征的情境都会带来可量化的风险。必须考虑接受个体捐献者的所有风险与潜在受者在接受下一个供体之前肝脏衰竭和死亡的风险之间的平衡，这一点至关重要。从公共卫生的角度来看，考虑到等候名单上的死亡人数，使用高风险肝脏通常比不使用更可取。老年供体存在短期和长期移植物损失的额外风险，而且老年是导致死亡的独立危险因素。另一方面，总体而言，老年捐献者的捐献结果都很好。

有严重健康问题的捐献者需要根据具体情况考虑。一般来说，其他器官的疾病不应成为使用肝脏的禁忌证。一个值得注意的例外是癌症，但同样必须根据具体情况考虑。严重的动脉粥样硬化会影响肝动脉，这必须在捐赠时进行评估。

肥胖患者的肝脏可能存在非酒精性脂肪肝或脂肪性肝炎。一般来说，脂肪变性超过 60% 或因任何原因出现明显纤维化的肝脏应谨慎使用。

有趣的是，供体的持续感染并不是使用该器官的绝对禁忌证。然而，一般来说，对供体有死于病毒性病因的疑虑时，是使用任何器官的绝对禁忌证。病毒传播给免疫抑制的接受者会导致多人死亡。有感染危险因素（如静脉吸毒）的患者，即使常规进行核酸检测并且该检测对丙型肝炎和艾滋病毒非常敏感，但其也存在传播疾病的小风险。鉴于特定抗病毒治疗的成功，使用感染丙型肝炎的供体正成为常规操作。

一类器官是从根据循环标准宣布死亡的捐献者身上获得的，被称为经循环标准确定死亡后器官捐献（DCDD）。在这种情况下，在确定患者遭受了毁灭性的、无法生存的伤害，并且患者希望捐献之后，支持措施被撤除，并允许患者进展至死亡。一旦患者被宣布死亡，就会执行快速灌注技术并切除器官。DCDD 器官是移植器官的重要来源，使被选定者获得了良好的结局[38]。在这些病例中可能发生缺血性胆管病，这是一种弥漫性结构疾病，可能需要再次移植。

框 26.4 肝移植额外分数的常见适应证

- 肝细胞癌
- 肝肺综合征
- 门脉性肺动脉高压（前提是平均动脉压可以通过治疗维持在＜ 35 mmHg）
- 家族性淀粉样多发性神经病变
- 原发性高草酸尿症
- 囊性纤维化
- 肝门部胆管癌
- 肝动脉血栓形成（在肝移植后 14 天内发生，但不符合 1A 级标准）

框 26.5 可能适用于额外分数的诊断

- 正在接受抗生素抑制治疗或需要重复胆道干预的原发性硬化性胆管炎患者的复发性胆管炎
- 顽固性腹水
- 难治性肝性脑病
- 难治性静脉曲张出血
- 门脉高压性胃病导致慢性失血
- 原发性胆汁性肝硬化患者的顽固性瘙痒

术前评估

对肝移植患者的评估是复杂的，需要确定受者是否会受益于肝移植，是否有可用的替代疗法，以及预测结果是否足以证明在这个人身上使用这种稀缺资源是合理的。

因此，检查包括详细的病史和体格检查。考虑到手术的规模，全面的实验室评估是合适的。心脏和肺部检查同样必不可少，包括对具有相应危险因素的患者进行压力测试和肺功能测试。所有筛查测试都应该是最新的，包括乳房 X 光检查、结肠镜检查、前列腺癌筛查等。

肝移植需要长期随访和药物治疗，以防止发生排斥反应和其他并发症。因此，必须为受者提供足够的资金和社会支持。美国的患者会与财务协调员和社会工作者会面，以确保他们能够在术后充分照顾移植器官，同时也评估了有酗酒或其他药物滥用史患者的再犯的风险。

手术注意事项

肝移植手术的主要步骤如图 26.3 所示。它使用到了许多技术：在这里，我们将概述一个相对常见的通用方法。进入腹部一般是通过右肋下切口和中线延伸或左肋下延伸，有时两者都有。通常，门脉高压症是十分严重的，并伴有严重的凝血功能障碍。必须注意防止失血性出血。门静脉解剖包括结扎肝动脉的左右分支并在肝门处高位横断胆管。淋巴管结扎后只留下完整的门静脉，以便在切除肝脏之前进行横断。三角韧带和冠状韧带被离断。在原位放置时，下腔

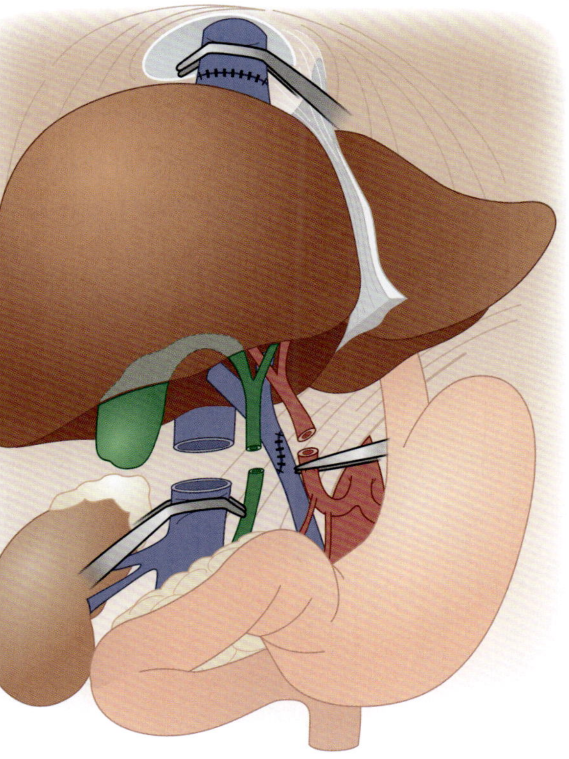

图 26.3　肝移植手术的步骤

静脉环绕在肾静脉上方，肝上腔静脉环绕在肝静脉上方，准备切除整个腔静脉。于肝后腔切除受体肝脏，然后将供体肝脏置于肾静脉上方和横膈膜下方，供体腔静脉与受体腔静脉吻合。在背负式技术中，尾状叶从肝后腔静脉剥离，使受体腔静脉保持完整。供体腔静脉与受体三个肝静脉成型后的流出道吻合。腔静脉吻合完成后，用生理盐水灌注肝脏以去除保存液中所含的钾。接着进行门静脉吻合，然后吻合肝动脉，最后是胆管吻合，通常采用导管对导管的方式（图 26.3）。

手术过程中会发生主要的血流动力学变化。肝硬化患者的全身血管阻力通常非常低，并且会因失血而迅速血压降低。使用原位技术的全腔静脉阻断或使用背驼技术的肝静脉阻断都会减少流向心脏的血流量，导致低血压和肾静脉压力增加，从而导致肾损伤。肝脏植入后，再灌注会在开放腔静脉时使得右心容量负荷大增，这可能导致右心损伤甚至衰竭，这进而危及生命。

对于有门静脉血栓形成的受者，如果需要，首先应尝试使用取栓导管，必要时使用血栓切除术。如果失败，可以从肠系膜上静脉、附近的曲张静脉，甚至是脾肾分流明显的患者的左肾静脉获得血流。对于动脉流入，可以使用大部分内脏循环，也可以从肾上或肾下腹主动脉移植。困难的胆道吻合可以使用 Roux-en-Y 技术，甚至通过直接胆总管-十二指肠吻合术进行处理。一个特别困难的问题是试图将一个大肝脏放入一个小受体中。如果肝右叶非常大，则可能难以进行门静脉吻合术。同样，如果肝脏在背腹方向过大，供体门静脉可能会位于受体门静脉的顶部，无法向后切断以进行吻合。在这种情况下，必须寻求替代性流入道。

术后管理

在血流动力学显著紊乱的复杂手术后，良好的术后管理对于确保最佳结果至关重要。肝移植带来了特殊的挑战。

鉴于血流动力学的变化，患者通常在接受大量液体和血液制品后离开手术室。充分了解患者的体液总量和血管内容量是至关重要的。绝大多数患者的总容量会超负荷，但血管内容量可能低、正常或高。考虑到术前腹水的情况，确定总体容量状态的最佳方法是确定准确的患者体重。如果患者容量严重超负荷但

血压低，血管加压药可能会减轻对大量持续液体复苏的需要。肺动脉导管或无创超声心动图评估可能有助于确定血管内容量，以指导有关液体的决策。一旦血压恢复正常，恢复全身血容量正常是预防肺和软组织水肿的重要目标。容量管理因潜在的持续出血和急性肾损伤而变得复杂，这是常见的。必须非常仔细地注意这些可能性。呼吸管理包括在可行的情况下尽快拔管，因为许多患者会十分虚弱，可能无法进行自主呼吸。在这种情况下，需要早期气管切开术。

进食应在安全的情况下尽早开始，如果患者在胃肠（gastrointestinal，GI）功能恢复正常后无法摄入足够的能量，则放置饲管的阈值应较低。早期下床活动和激励肺活量测定法至关重要，早期出院应成为预防院内感染的目标。

大多数步骤将需要使用引流管以获取额外的液体并诊断胆漏。每天应多次检查这些液体的输出量和颜色。

并发症及其治疗

早期并发症：在术后立即密切关注患者是确保最佳结果的关键。频繁评估移植物功能是必要的，必须在需要时迅速采取行动。术后低血压可由多种因素引起，但必须持续考虑出血的可能性。腹腔引流管通常（但不总是）有助于确定这种诊断。大量出血部位的引流管可能会凝结或淤塞。应进行频繁的血细胞比容检查。需要不断输血治疗的持续出血是返回手术室的指征，但严重凝血功能障碍和（或）体温过低的患者，他们可能会受益于更长的观察期，可通过替代因子和加温来确定出血是否需要手术干预。一个好的做法是设置一个输血阈值，然后再考虑腹部探查。此外，出现间隔室综合征的患者必须返回手术室。

原发性无功能是一种需要再次移植的严重并发症。最常见的原因是未识别的器官获取错误、使用某些类型的高风险移植物（脂肪肝型、纤维型、DCDD型）或移植后的动脉并发症。通常，患者持续昏迷，乳酸升高，胆红素持续上升，AST和ALT会上升到5000～10 000。这时，应该使用超声检查动脉。在这种情况下，应制定紧急再移植计划。

大约2%～4%的患者会出现不引起原发性无功能障碍的动脉并发症[39]，通常表现为AST和ALT升高、胆红素升高、合成功能差，INR升高。动脉狭窄或血栓形成可以通过超声或增强CT诊断，一旦发现必须尽快处理。早期动脉血栓形成，即使与原发性无功能障碍无关，也应重新被列入移植名单（图26.4）。

门静脉狭窄或血栓形成可能表现为肝功能和合成功能检查正常。然而，随着时间的推移，这些患者会出现门脉高压的体征和症状，需要进行干预。这时，门静脉支架通常会发挥作用。

胆道问题是术后最常见的并发症，约20%的患者会出现胆道问题。可以表现为胆汁渗漏，或胆汁瘤。胆道狭窄导致胆红素和碱性磷酸酶升高。胆道问题的现代管理需要采用内窥镜进行支架放置和扩张。早期的主要胆道问题应使用超声检查以确保血管通畅，再次手术时检查胆管缺血情况，并考虑重新吻合，可采用Roux-en-Y重建。

排斥反应通常表现为肝酶升高，活检诊断门静脉炎、胆管损伤和内皮炎。通常，轻度排斥反应可以通过增加免疫抑制剂剂量和激素冲击治疗。更严重的排斥反应可能需要抗体治疗。

随着高效病毒疗法的出现，复发性丙型肝炎变得越来越不常见。

晚期并发症包括动脉或门静脉结构、胆管狭窄和机会性感染。目前对慢性排斥反应知之甚少，常常需要再次移植。慢性免疫抑制通常会导致肾功能障碍和某些类型癌症的风险增加，尤其是与阳光照射相关的皮肤癌。

免疫抑制

基于主要组织相容性复合抗原，肝移植物被受体识别为外来物。肝细胞表达低水平的I类抗原，不表

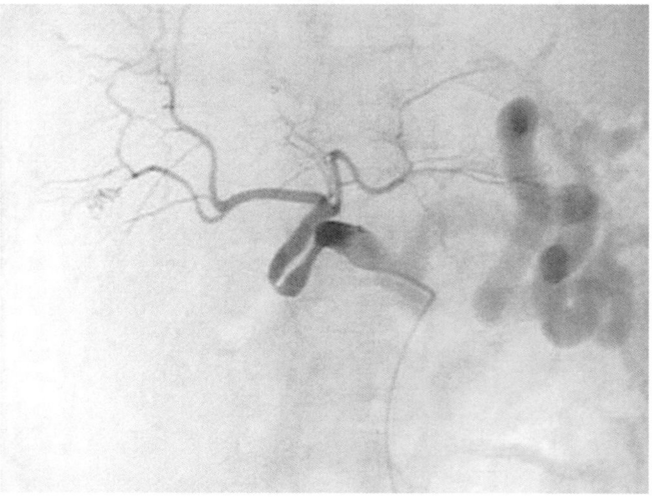

图26.4 动脉造影显示肝动脉狭窄

达Ⅱ类抗原。在持续的免疫监测过程中，T 细胞将移植物识别为外来物并启动免疫反应。与肾移植不同，肝移植不需要供体和受体之间的人类白细胞抗原匹配，尽管有人担心人类白细胞抗原不匹配的影响可能比以前认为的要大。

现代免疫抑制剂中有多种类型的药物可供选择，如在植入时给予诱导剂。其他选择包括抗胸腺细胞球蛋白（一种抗 T 细胞抗体），可结合并消耗 T 细胞，提供有效且相对非特异性的免疫抑制。这些都是潜在可以增加感染率的药物。巴利昔单抗是一种针对白细胞介素 2（interleukin-2，IL-2）受体的抗体，可阻断 IL-2 信号传导，并且不像抗胸腺细胞球蛋白那样具有免疫抑制作用。

维持性免疫抑制通常涉及三种不同类别的药剂。类固醇抑制转录细胞因子（其中最重要的是 IL-2），它会下调对抗原的免疫反应。它们还会抑制 T 细胞迁移。其有多种副作用，包括高血压、液体潴留、白内障、骨质疏松症、糖尿病和感染风险增加。霉酚酸酯可抑制嘌呤合成酶，从而降低 T 和 B 细胞的增殖。主要的副作用是胃肠道不适。钙调神经磷酸酶抑制剂阻断 T 细胞活化所需的信号 -2。钙调神经磷酸酶本身是 T 细胞中钙依赖性磷酸酶。其副作用包括高血压、肾毒性（可导致肾衰竭）和血脂异常。

肝移植免疫抑制的主要药物是他克莫司，超过 90% 的肝移植受者接受这种药物与霉酚酸酯和（或）类固醇的治疗。诱导剂的使用已被证明可以减少急性排斥反应，随着时间的推移使用率增加，目前约有 35% 的患者使用了诱导剂[1]。移植后 1 年的急性排斥反应发生率约为 10%。

活体肝移植和供体的选择

活体肝移植（LDLT）是源于对节段性肝脏解剖结构的进一步了解、肝实质横断技术的进步以及尸体供肝供应不足的共同作用。LDLT 利用肝脏的再生能力。当提供足够的动脉和静脉流入以及静脉引流时，具有足够质量和体积的一部分肝脏将重新产生足够的质量以满足供体和受体的代谢需求。第一个 LDLT 由成人Ⅱ / Ⅲ段移植物组成，包括肝左静脉、肝左动脉、门静脉左支和左肝管，移植到一个儿童体内。该领域迅速发展到允许成人到成人的肝移植，右叶移植物由Ⅴ、Ⅵ、Ⅶ、Ⅷ段以及肝右静脉、肝右动脉、门静脉右支、右肝管组成，左叶移植物由Ⅱ、Ⅲ、Ⅳ段以及肝左静脉、肝左动脉、门静脉左支和左肝管组成。LDLT 数量的快速增加使人们对受体选择和供体风险有了更好地了解，并显著提高了患者和移植物的存活率。

供者

供者的安全至关重要。在几个大容量中心增加的 LDLT 经验有助于确定一般标准，以最大限度地提高供者的安全性。具体而言，供体应留有足够数量的肝脏体积，以确保术后完全恢复。患有急性或慢性肝病或肝外疾病的供者可能会损害肝再生，不能成为活体肝脏供者。供者应接受充分的医学和社会心理评估，以确保他们能够安全捐献并从手术中康复。供体应留有不少于 30% 的残余肝脏[40]。如果供体年龄较大或有肝脂肪变性，则可能会增加这一比例。虽然腹腔镜活体肝脏捐献已有报道，但大多数中心都会进行开腹肝切除术[41]。捐献与 1/500 ～ 1/400 的死亡率有关[1]。40% 的供者在捐献后的第一年内至少会遇到一种并发症。最常见的并发症包括感染（13% ～ 15%）、胆漏 / 胆汁瘤（7% ～ 9%），再手术（2% ～ 3%）和疝气（11% ～ 16%）[1, 42]。尽管存在短期和长期并发症，但大多数供者会选择再次捐献[43]。

受者

成功的活体供体移植需要具有足够实质体积的同种异体肝来支持受者的代谢需求，这取决于供体移植物 - 受体重量比（graft-recipient weight ratio，GRWR）。虽然已有 GRWR 低至 0.5% 的活体供肝移植手术成功，但随着 GRWR 的降低，小肝综合征导致的发病率和死亡风险显著增加。当功能性移植肝实质的质量不足以支持接受者时，就会出现小肝综合征，并表现为黄疸、凝血障碍、腹水、脑病和肾功能损害，这些症状可能会导致死亡。使用更大的同种异体移植物进行再次移植可能是必要的。

0.8% ～ 1% 的 GRWR 通常被认为是安全的；然而，供体肝脏质量和受体疾病程度都会影响最低安全 GRWR。供体脂肪变性、供体年龄超过 50 岁以及受者 MELD 评分高，通常需要更高的 GRWR（≥ 1）[40]。确保有足够的肝动脉和门静脉流入活体同种异体移植物对于即刻的移植物功能和随后的移植物肥大至关重要。肝实质质量是根据门静脉流量进行调节的，门体分流导致的门静脉血流不足会损害同种异体肝移植的再生，并使移植失败永久化。或者，健康的同种异体肝移植暴露于突发和持续性门脉高压可导致小叶中心损伤和小肝综合征。

由于供体移植物和受体之间需要微血管和胆道重建，LDLT 在技术上具有挑战性。胆道重建特别容易出现并发症，近 30% 的受者会发生胆道结构化[44]。尽管存在挑战，但 LDLT 目前患者 1 年生存率 90%，是一种重要的挽救生命的选择[1]。

小儿肝移植

小儿肝移植的适应证通常分为导致肝硬化的疾病、先天性代谢障碍、原发性肝脏恶性肿瘤和急性肝衰竭。胆道闭锁是儿童终末期肝病的最常见原因，占所有儿童肝移植的 1/3。它是一种病因不明的先天性疾病，导致胆管系统进行性纤维炎性闭塞和肝硬化的快速发展。对于所有持续性新生儿黄疸的婴儿，都应疑诊胆道闭锁。生命最初几个月内的早期干预与良好的结果相关[45]。在发生终末期肝病之前，重建充分的胆肠引流至关重要。这通常是通过外科手术将肠道与肝门处的胆管吻合来实现的。该手术由 Kasai 在 1950 年代首创，被称为肝门肠吻合术，当疾病过程仅限于肝外胆管系统时，该手术取得了长期的成功[46]。不幸的是，大多数胆道闭锁患儿均累及肝内胆管系统，并伴有（无肝移植的）肝硬化进展和死亡[47]。肝门肠吻合术后 3 个月，胆红素未能恢复正常预示着需要挽救性肝移植，生长障碍和胆管炎复发也是如此[48]。近一半接受肝门肠吻合术治疗的胆道闭锁儿童在出生 2 年后需要进行肝移植。其他疾病，如自身免疫性肝炎和 PSC 也可导致儿童出现肝硬化而需要进行肝移植。

与成人肝移植不同，儿童肝移植的适应证通常超出了终末期肝病的治疗范围。肝脏是体内氮代谢的主要场所，涉及尿素循环或氨基酸分解代谢的任何方面的遗传性基因异常都会导致有毒代谢物的积累和神经系统损伤。N- 乙酰谷氨酸、氨基甲酰磷酸合酶 Ⅰ、鸟氨酸转氨甲酰酶或精氨琥珀酸裂解酶缺乏的尿素循环中的显著酶功能障碍会损害机体通过将氨转化为尿素来处理含氮废物的能力。特别是在出生后不久发生的具有神经毒性的高氨血症，会导致嗜睡、脑水肿、癫痫发作和死亡的迅速发展。尿素循环中的其他酶缺乏症，包括精氨琥珀酸合酶或柠檬酸合酶缺乏导致的瓜氨酸血症，精氨酸酶缺乏导致的高精氨酸血症，鸟氨酸转位酶缺乏导致的高鸟氨酸血症和高瓜氨酸尿症，会导致更隐匿的高氨血症和进行性神经损伤。类似地，在枫糖浆尿病、甲基丙二酸血症、丙酸血症和酪氨酸血症中所见的氨基酸分解代谢的酶促功能障碍会导致某些氨基酸及其代谢物的积累，从而导致细胞毒性和神经损伤。患有先天性氮代谢障碍的儿童特别容易受到与生长、损伤或感染相关的代谢应激导致的神经损伤。儿童时期的常规病毒感染，包括普通感冒或流感，可能会危及生命。先天性代谢障碍的患者的肝脏合成功能是正常的，进行肝移植是为了提供正常的酶功能，并最大限度地减少或阻止进一步的神经损伤[49]。

肝移植可以帮助治疗肝脏原发性恶性肿瘤，包括肝母细胞瘤和肝细胞癌。肝母细胞瘤起源于胎儿或胚胎肝细胞祖细胞，是最常见的原发性小儿肝脏恶性肿瘤。通常在 3 岁以下的儿童中出现腹胀、进食不耐受或腹痛时被诊断出来。肝母细胞瘤的治疗目标是手术完全切除。PRETEXT（疾病的预处理程度）分类用于对肝脏受累程度和部分肝切除术成功治疗的可能性进行分期[50]。虽然大多数肝母细胞瘤可以通过部分肝切除术成功治疗，但仍有大约 10% 的患者不能通过手术切除，此时可以受益于肝移植，肝移植能提供 75% 的 3 年生存率，大多数死亡继发于疾病复发[51]。肝细胞癌在儿科人群中罕见，其病理特征与成人不同。据报道，即使超过米兰标准，肝细胞癌肝移植的 5 年长期生存率也接近 80%[52]。

大多数接受原位肝移植的儿童受者年龄在 5 岁以下，许多受者接受的是尸体供体的全肝移植。然而，需要肝移植的儿童数量远远超过了儿童全肝尸体供体的数量。这种大小合适的儿童尸体供体的供应与儿童受体的需求之间的不平衡使得开发利用缩小的成人同种异体移植物进行肝移植的技术变得十分必要。1998 年引入尸体供体分离式同种异体肝移植技术。根据左叶的血管胆管解剖，可以利用成人肝脏的左侧切面进行婴儿和儿童的移植[53]。LDLT 进一步增加了所有终末期肝病的儿科患者的肝脏同种异体移植物的可用性[10]。左外侧段和活体供肝的肝移植需要使用腔静脉保存技术。婴幼儿血管吻合术的并发症发生率较高，微血管技术和抗凝治疗是减少血栓事件的常规手段。儿童肝移植的长期结果非常好，胆道闭锁的 5 年移植物存活率为 85%，肝母细胞瘤和急性肝衰竭的 5 年移植物存活率略高于 75%（图 26.5）[1]。

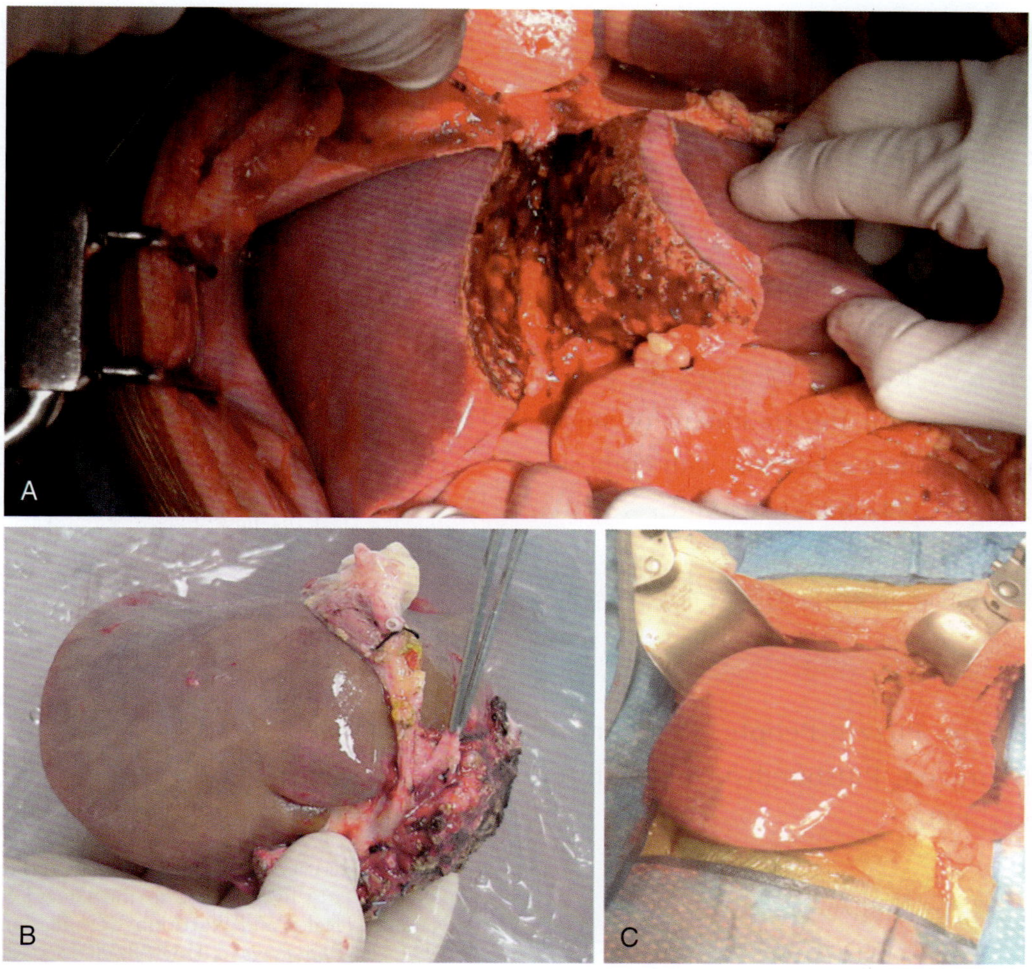

图 26.5　儿童劈裂式肝移植。（**A**）活体供体移植物的原位切除术；（**B**）准备移植的肝段；（**C**）移植物在受体中再灌注

包括机器灌注在内的新技术

肝移植的一个主要进展是 20 世纪 80 年代冷藏解决方案的开发。由威斯康星大学的 Belzer 及其同事开创，这项技术很快成为了标准治疗方式。

最近的工作表明，机器灌注可能是冷藏的更好的替代方案[54]。尽管有许多不同的方案和配置，但这些设备都能在从捐献者处获得器官后保持器官灌注。这在许多不同的方面都是有益的：（1）灌注可以评估移植物的质量。对于被认为是边缘的肝脏或当对其质量有顾虑时，检查灌流液可以区分出良好的肝脏，然后可以放心地将其与不太可能起作用的受损肝脏区分开来[55]；（2）灌注可用于从持续氧合中恢复移植物或给予药物以增强功能[56]；（3）灌注可以用来延长器官的存活时间，以改善预后，使运输更安全（图 26.6）[57]。

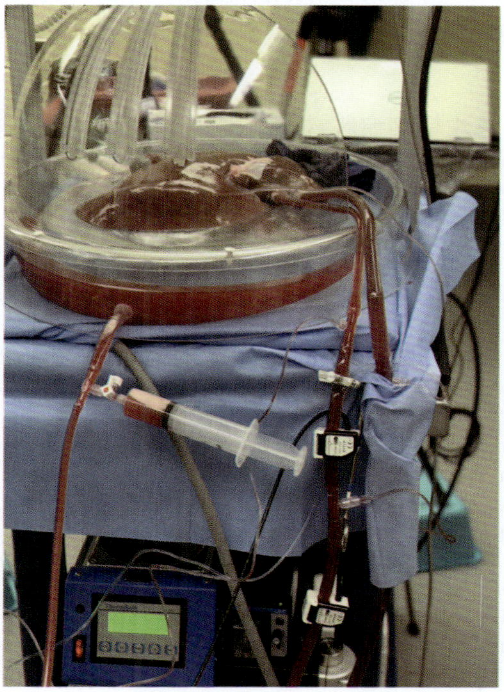

图 26.6　肝的机器灌注

主要参考文献

KimWR, LakeJR, SmithJM, etal.OPTN/SRTR2017annualdata report: liver. Am J Transplant.2019; 19（suppl 2）: 184–283.

目前的肝移植数量。

Mazzaferro V, Regalia E, Doci R, et al. Liver transplantation for the treatment of small hepatocellular carcinomas in patients with cirrhosis. N Engl J Med. 1996; 334: 693–699.

这项工作为不可切除的肝细胞癌的现代治疗奠定了基础。

Starzl TE. The Puzzle People. Memoirs of a Transplant Surgeon. Pittsburgh: University of Pittsburgh Press; 1992.

肝移植先驱的一段引人入胜的历史。

Wiesner R, Edwards E, Freeman R, et al. Model for endstage liver disease（MELD）and allocation of donor livers. Gastroenterology. 2003; 124: 91–96.

终末期肝病器官分配模型建立后的早期结果。

参考文献

1. Kim WR, Lake JR, Smith JM, et al. OPTN/SRTR 2017 annual data report: liver. *Am J Transplant.* 2019;19(suppl 2):184–283.
2. Medawar PB. Relationship between the antigens of blood and skin. *Nature.* 1946;157:161.
3. Medawar PB, Sparrow EM. The effects of adrenocortical hormones, adrenocorticotrophic hormone and pregnancy on skin transplantation immunity in mice. *J Endocrinol.* 1956;14:240–256.
4. Guild WR, Harrison JH, Merrill JP, et al. Successful homotransplantation of the kidney in an identical twin. *Trans Am Clin Climatol Assoc.* 1955;67:167–173.
5. Dealy Jr JB, Dammin GJ, Murray JE, et al. Total body irradiation in man: tissue patterns observed in attempts to increase the receptivity of renal homografts. *Ann N Y Acad Sci.* 1960;87:572–585.
6. Starzl TE. *The Puzzle People. Memoirs of a Transplant Surgeon.* Pittsburgh: University of Pittsburgh Press; 1992.
7. Starzl TE, Porter KA, Putnam CW, et al. Orthotopic liver transplantation in ninety-three patients. *Surg Gynecol Obstet.* 1976;142:487–505.
8. Borel JF. Immunosuppressive properties of cyclosporin A (CY-A). *Transplant Proc.* 1980;12:233.
9. Mies S, Baia CE, Almeida MD, et al. Twenty years of liver transplantation in Brazil. *Transplant Proc.* 2006;38:1909–1910.
10. Strong RW, Lynch SV, Ong TH, et al. Successful liver transplantation from a living donor to her son. *N Engl J Med.* 1990;322:1505–1507.
11. Yamaoka Y, Tanaka K, Ozawa K. Liver transplantation from living-related donors. *Clin Transpl.* 1993:179–183.
12. Hashikura Y, Makuuchi M, Kawasaki S, et al. Successful living-related partial liver transplantation to an adult patient. *Lancet.* 1994;343:1233–1234.
13. Godfrey EL, Stribling R, Rana A. Liver transplantation for alcoholic liver disease: an update. *Clin Liver Dis.* 2019;23:127–139.
14. Bellentani S, Saccoccio G, Costa G, et al. Drinking habits as cofactors of risk for alcohol induced liver damage. The Dionysos Study Group. *Gut.* 1997;41:845–850.
15. Egawa H, Nishimura K, Teramukai S, et al. Risk factors for alcohol relapse after liver transplantation for alcoholic cirrhosis in Japan. *Liver Transpl.* 2014;20:298–310.
16. Mitchell MC, Friedman LS, McClain CJ. Medical management of severe alcoholic hepatitis: expert review from the Clinical Practice Updates Committee of the AGA Institute. *Clin Gastroenterol Hepatol.* 2017;15:5–12.
17. Lazo M, Hernaez R, Eberhardt MS, et al. Prevalence of nonalcoholic fatty liver disease in the United States: the Third National Health and Nutrition Examination Survey, 1988–1994. *Am J Epidemiol.* 2013;178:38–45.
18. Bartenschlager RF, Rice CM, Sofia MJ. Hepatitis C virus-from discovery to cure: the 2016 Lasker-DeBakey Clinical Medical Research Award. *JAMA.* 2016;316:1254–1255.
19. van der Meer AJ, Feld JJ, Hofer H, et al. Risk of cirrhosis-related complications in patients with advanced fibrosis following hepatitis C virus eradication. *J Hepatol.* 2017;66:485–493.
20. Thuluvath PJ, Kantsevoy S, Thuluvath AJ, et al. Is cryptogenic cirrhosis different from NASH cirrhosis? *J Hepatol.* 2018;68:519–525.
21. Giannini EG, Bodini G, Furnari M, et al. NASH-related and cryptogenic cirrhosis similarities extend beyond cirrhosis. *J Hepatol.* 2018;69:972–973.
22. Schweitzer A, Horn J, Mikolajczyk RT, et al. Estimations of worldwide prevalence of chronic hepatitis B virus infection: a systematic review of data published between 1965 and 2013. *Lancet.* 2015;386:1546–1555.
23. Stevens CE, Beasley RP, Tsui J, et al. Vertical transmission of hepatitis B antigen in Taiwan. *N Engl J Med.* 1975;292:771–774.
24. Yao FY, Osorio RW, Roberts JP, et al. Intramuscular hepatitis B immune globulin combined with lamivudine for prophylaxis against hepatitis B recurrence after liver transplantation. *Liver Transpl Surg.* 1999;5:491–496.
25. O'Grady JG, Alexander GJ, Hayllar KM, et al. Early indicators of prognosis in fulminant hepatic failure. *Gastroenterology.* 1989;97:439–445.
26. *Scientific Registry of Transplant Recipients*; 2019. https://www.srtr.org/. Accessed July 23, 2019.
27. Mazzaferro V, Regalia E, Doci R, et al. Liver transplantation for the treatment of small hepatocellular carcinomas in patients with cirrhosis. *N Engl J Med.* 1996;334:693–699.
28. Rea DJ, Heimbach JK, Rosen CB, et al. Liver transplantation

with neoadjuvant chemoradiation is more effective than resection for hilar cholangiocarcinoma. *Ann Surg.* 2005;242:451–458; discussion 458–461.
29. Lunsford KE, Javle M, Heyne K, et al. Liver transplantation for locally advanced intrahepatic cholangiocarcinoma treated with neoadjuvant therapy: a prospective case-series. *Lancet Gastroenterol Hepatol.* 2018;3:337–348.
30. Darwish Murad S, Plessier A, Hernandez-Guerra M, et al. Etiology, management, and outcome of the Budd-Chiari syndrome. *Ann Intern Med.* 2009;151:167–175.
31. Orloff MJ, Daily PO, Orloff SL, et al. A 27-year experience with surgical treatment of Budd-Chiari syndrome. *Ann Surg.* 2000;232:340–352.
32. Roland ME, Barin B, Huprikar S, et al. Survival in HIV-positive transplant recipients compared with transplant candidates and with HIV-negative controls. *AIDS.* 2016;30:435–444.
33. Ladin K, Emerson J, Berry K, et al. Excluding patients from transplant due to social support: results from a national survey of transplant providers. *Am J Transplant.* 2019;19:193–203.
34. Wiesner R, Edwards E, Freeman R, et al. Model for end-stage liver disease (MELD) and allocation of donor livers. *Gastroenterology.* 2003;124:91–96.
35. Ladin K, Zhang G, Hanto DW. Geographic disparities in liver availability: accidents of geography, or consequences of poor social policy? *Am J Transplant.* 2017;17:2277–2284.
36. Merion RM, Schaubel DE, Dykstra DM, et al. The survival benefit of liver transplantation. *Am J Transplant.* 2005;5:307–313.
37. Gao Q, Mulvihill MS, Scheuermann U, et al. Improvement in liver transplant outcomes from older donors: a US National Analysis. *Ann Surg.* 2019;270:333–339.
38. Goldberg DS, Karp SJ, McCauley ME, et al. Interpreting outcomes in DCDD liver transplantation: first report of the Multicenter IDOL Consortium. *Transplantation.* 2017;101:1067–1073.
39. Maynard E. Liver transplantation: patient selection, perioperative surgical issues, and expected outcomes. *Surg Clin North Am.* 2019;99:65–72.
40. Lee SG. A complete treatment of adult living donor liver transplantation: a review of surgical technique and current challenges to expand indication of patients. *Am J Transplant.* 2015;15:17–38.
41. Samstein B, Griesemer A, Halazun K, et al. Pure laparoscopic donor hepatectomies: ready for widespread adoption? *Ann Surg.* 2018;268:602–609.
42. Abecassis MM, Fisher RA, Olthoff KM, et al. Complications of living donor hepatic lobectomy--a comprehensive report. *Am J Transplant.* 2012;12:1208–1217.
43. Sotiropoulos GC, Radtke A, Molmenti EP, et al. Long-term follow-up after right hepatectomy for adult living donation and attitudes toward the procedure. *Ann Surg.* 2011;254:694–700; discussion 700–691.
44. Baker TB, Zimmerman MA, Goodrich NP, et al. Biliary reconstructive techniques and associated anatomic variants in adult living donor liver transplantations: the Adult-to-Adult Living Donor Liver Transplantation Cohort Study experience. *Liver Transpl.* 2017;23:1519–1530.
45. Serinet MO, Wildhaber BE, Broue P, et al. Impact of age at Kasai operation on its results in late childhood and adolescence: a rational basis for biliary atresia screening. *Pediatrics.* 2009;123:1280–1286.
46. Hartley JL, Davenport M, Kelly DA. Biliary atresia. *Lancet.* 2009;374:1704–1713.
47. Superina R, Magee JC, Brandt ML, et al. The anatomic pattern of biliary atresia identified at time of Kasai hepatoportoenterostomy and early postoperative clearance of jaundice are significant predictors of transplant-free survival. *Ann Surg.* 2011;254:577–585.
48. Shneider BL, Brown MB, Haber B, et al. A multicenter study of the outcome of biliary atresia in the United States, 1997 to 2000. *J Pediatr.* 2006;148:467–474.
49. Kido J, Matsumoto S, Momosaki K, et al. Liver transplantation may prevent neurodevelopmental deterioration in high-risk patients with urea cycle disorders. *Pediatr Transplant.* 2017;21.
50. Hafberg E, Borinstein SC, Alexopoulos SP. Contemporary management of hepatoblastoma. *Curr Opin Organ Transplant.* 2019;24:113–117.
51. Cruz Jr RJ, Ranganathan S, Mazariegos G, et al. Analysis of national and single-center incidence and survival after liver transplantation for hepatoblastoma: new trends and future opportunities. *Surgery.* 2013;153:150–159.
52. Pham TA, Gallo AM, Concepcion W, et al. Effect of liver transplant on long-term disease-free survival in children with hepatoblastoma and hepatocellular cancer. *JAMA Surg.* 2015;150:1150–1158.
53. Pichlmayr R, Ringe B, Gubernatis G, et al. Transplantation of a donor liver to 2 recipients (splitting transplantation)—a new method in the further development of segmental liver transplantation. *Langenbecks Arch Chir.* 1988;373:127–130.
54. Ceresa CDL, Nasralla D, Coussios CC, et al. The case for normothermic machine perfusion in liver transplantation. *Liver Transpl.* 2018;24:269–275.
55. Mergental H, Perera MT, Laing RW, et al. Transplantation of declined liver allografts following normothermic ex-situ evaluation. *Am J Transplant.* 2016;16:3235–3245.
56. Goldaracena N, Echeverri J, Spetzler VN, et al. Anti-inflammatory signaling during ex vivo liver perfusion improves the preservation of pig liver grafts before transplantation. *Liver Transpl.* 2016;22:1573–1583.
57. Liu Q, Nassar A, Buccini L, et al. Ex situ 86-hour liver perfusion: pushing the boundary of organ preservation. *Liver Transpl.* 2018;24:557–561.

27 章

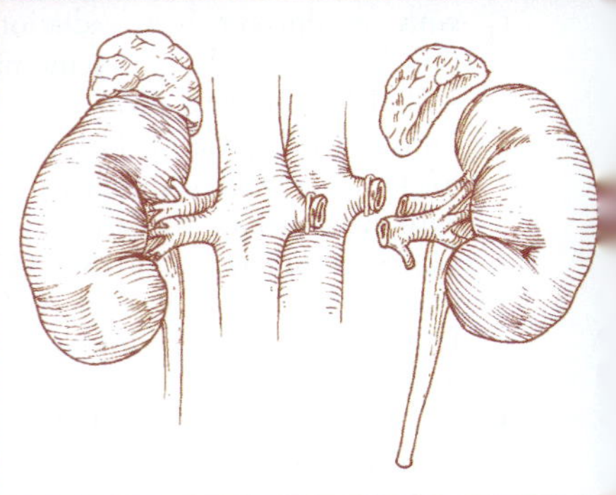

肾及胰腺移植

Yolanda Becker

程传梁 译 王树森 审校

章目录

历史背景

器官移植领域为外科技术的发展和免疫学的进步做出了贡献。通过移植来治疗器官衰竭的尝试可以追溯到几个世纪前。Alexis Carrel 通过在动物身上进行各种器官移植，发明了血管三点吻合法，并于 1912 年获得诺贝尔奖。但是移植器官的功能极低，器官移植的进一步尝试也被放弃。然而，在 20 世纪 50 年代初，Medawar 和他的同事描述了如何在小鼠中预防排斥反应，从而使人体器官移植再次发展起来。1954 年，Joseph Murray 在同卵双胞胎之间成功实施了首例肾移植。他也因此项开创性的工作获得了 1990 年的诺贝尔奖。移植领域中的其他重要里程碑式的成就还包括：环孢素和其他有效免疫抑制剂的发现、组织相容性抗原的描述以及器官保存方法的改进（框 27.1）。而目前的努力目标则在于提高移植物的存活率，使受者终生仅需一次移植。

框 27.1 移植历史上的里程碑式事件

1954	Joseph Murray 在同卵双生双胞胎中成功进行首例肾移植
1966	Kelly 和 Lillehei 进行了首例肾移植
1967	首例肾与胰腺联合移植
1970s	Borel、Stahelin、Calne 及 White 开始尝试在移植中使用环孢素
1980s	Belzer 和 Southard 研究出威斯康星大学方案（ViaSpan）
1990	Murray 获得诺贝尔医学奖
1990	Scharp 和 Lacy 报道首例成功人体胰岛移植
2015	HOPE 法案通过 HIV 阳性的捐献者可成为 HIV 阳性的受者

HIV：人类免疫缺陷病毒。

胰腺移植已发展成为治疗 I 型糖尿病的一种持续提供胰岛素的方法。1913 年，Hedon 首次在动物体内进行了胰腺移植。他尝试将一个同种异体胰腺移植物移植到被切除胰腺的狗的颈部。明尼苏达大学的 William Kelly 和 Richard Lillehei 成功实施了首例人类胰腺移植。他们从同一死亡供体体内取出被结扎导管的部分胰腺及一侧肾，并将其同时植入受体体内。但植入的胰腺因血栓形成而功能衰竭，并在术后第 7 天取出。尽管手术技术多年来持续发展进步，但对胰腺外分泌功能的处理仍然是一个难题。首先尝试了导管消融术，但是这一方法具有胰漏的风险。随后的尝试包括了十二指肠瓣外引流、膀胱外引流和肠道引流等方式。作为一种很有前途的细胞疗法，人们对胰岛移植的兴趣也被重新点燃。与较新的胰岛素注射系统相比，胰腺或胰岛移植的疗效引发了争议。尽管在加拿大、澳大利亚和欧洲大部分地区，胰岛移植已被视为全器官胰腺移植的认可替代方案，但在美国，这种治疗被视为试验性的，目前正在研究指南的指导下进行。

肾移植

适应证

肾移植为患者提供了一个摆脱透析的机会。患者表示他们的生活质量得到了改善，移植是肾脏替代的首选方式，而非继续透析。迄今为止最大的一项研究表明，肾移植显然能挽救生命，在 25 年余的时间里，挽救了 1 373 272 个生命年（每个受者 4.4 个生命年）[1]。肾脏等候名单不断增加，目前有超过 95 000 名患者在等待肾移植（https：//optn.transplant.hrsa.gov/data/view-data-reports，访问日期：2019 年 1 月 2 日）。由于健康状况恶化，患者从等待名单中除名的趋势仍在增加[2]。等待名单中的患者越来越多，年龄越来越大（有 222 681 名年龄超过 65 岁的患者在等待），种族也保持稳定。随着 2014 年实施以透析年数作为等待时间点指标的新分配系统，处于非活动状态的患者数量有所减少。

在等待移植名单上的患者中，最常见的肾病原因仍然是高血压和糖尿病。总体而言，糖尿病患者的百分比已经从 28% 上升到 36%。越来越多的等待治疗的患者患有终末期肾病（end-stage kidney disease，ESRD），需要透析 10 年以上[3]。透析时间较长的老年患者面临手术挑战。鉴于美国有超过 600 000 名患者患有肾病，468 000 名患者正在透析（https：//www.niddk.nih.gov/health-information/health-statistics/kidney-disease），移植仍然是肾脏替代治疗的热门疗法。

患者的选择

对于患者和移植中心的专业人员来说，评估患者是否适合接受器官移植是一个艰巨的过程。ESRD 患者常有多种合并症，这也是评估的一个重要方面。目前已经公布了上述患者的评估指南。评估重点在于肾病病因的评估，从而得出合理的无透析生存期望。高达 20% 的患者会发生原发性肾病复发，这可能是导致移植物衰竭的原因。根据复发的原因，可能需要改变免疫抑制情况[4]。移植后复发的常见疾病以及疾病复发时的移植物损失百分比，参见表 27.1。接受透析患者的年死亡率超过 20%。对肾移植受者的长期随访表明肾移植患者相对于透析患者具有更好的生存优势。在治疗寻求移植的患者时，最重要的考虑因素是生活质量的提高和治疗措施的改善[5]。

必须仔细评估受体的手术技术风险及其耐受长期免疫抑制的能力。框 27.2 显示了移植受者的绝对和相对禁忌证。患者无需透析即可被列入肾移植名单，肾小球滤过率（glomerular filtration rate，GFR）低于 20 ml/min/1.72 m^2 的患者，如果没有绝对禁忌证，应评估其是否可以接受器官移植。

人类免疫缺陷病毒（HIV）感染曾是移植的禁忌证；然而，选择具有适当细胞计数（CD4$^+$超过 400 个细胞 /mm^3）和无法检测病毒载量的患者接受肾移植来治疗 HIV 相关性肾病具有良好的效果。作为 HIV 相关肾病治疗方式的移植有所增加，目前等候名单上有 300 名患者患有 HIV 相关肾病（https：//

表 27.1 原发性肾脏疾病及复发率

疾病	复发率（%）	移植物损失（%）
FSGS	第一次移植 30～60；第二次移植 80	40～50
MPGN 1 型	25～65	30
MPGN 2 型	90	10～20
IgA 肾病	30～60	10～30
膜性肾病	40	最高 50
溶血性尿毒症综合征	25～50	40～60
系统性红斑狼疮	≤ 10	罕见的

From Morozumi K，Takeda A，Otsuka Y，et al. Recurrent glomerular disease after kidney transplantation：an update of selected areas and the impact of protocol biopsy. Nephrology（Carlton）. 2014；19（suppl 3）：6-10.

FSGS：局灶节段性肾小球肾炎；IgA：免疫球蛋白 A；MPGN：膜增殖性肾小球肾炎。

框 27.2 肾移植禁忌证

绝对禁忌证
活动性恶性疾病
活动性感染
无法重建的外周血管疾病
严重的心肺疾病
静脉注射药物滥用
严重的心理社会障碍，干扰患者遵守复杂医疗方案的能力
相对禁忌证
预期寿命有限
有不依从药物治疗方案的病史
有不依从透析治疗的病史
经济原因
精神问题
高复发率的肾疾病
病态肥胖（主要依赖 BMI 诊断）
虚弱

BMI：体重指数。

optn.transplant.hrsa.gov/data/view-data-reports，2019 年 2 月 1 日查阅）。美国国会于 2015 年通过的《艾滋病病毒器官政策公平（HOPE）法》允许将来自艾滋病病毒阳性捐献者的器官移植给艾滋病病毒阳性的接受者。

对潜在接受者的筛查应从详细的病史和仔细的体格检查开始。透析时间的长短被认为是预后较差的独立危险因素；然而，移植后第一年的死亡率最高，移植后 2 年可获得生存效益[3]。除了询问慢性疾病和肾衰竭的病因外，收集感染性疾病史［尤其是结核病、巨细胞病毒（CMV）、EB 病毒、肝炎］、近期旅行史和恶性肿瘤史的信息也很重要。应评估心脏危险因素，并记录肾病或其他系统性疾病的家族史。应按照临床实践指南的建议进行常规适龄筛查检查，如巴氏涂片检查、乳腺 X 线检查、结肠镜检查、前列腺特异性抗原检查、牙科预防检查和骨密度检查。此外，应询问患者有关血栓事件的情况，如流产、多次透析通路血栓切除术、深静脉血栓形成和肺部血栓形成，以便评估患者高凝状态。应评估患者耐受免疫抑制的能力。这不仅需要考虑医疗条件，还需考虑遵守复杂医疗方案的能力以及获得终身免疫抑制的经济能力。

与一般人群相比，慢性肾病（chronic kidney disease，CKD）患者患重大心血管疾病的可能性要高出 10 ～ 20 倍[6]。因此，必须仔细完成术前心脏筛查。合适的筛查评价方法在目前尚未达成一致，但是，多巴酚丁胺负荷超声心动图在围术期心脏事件的准确性和可预测性方面显示出了优越性。患者必须有基础心电图检查结果，有证据表明，其中近 75% 的患者有左心室肥厚。患者的风险预测可以帮助发现是否存在可被降低的风险因素（如饮食及体重调节等）。低危患者包括功能良好且先前未发现心脏病的患者，这些患者通常患有孤立性肾病，如免疫球蛋白 A 肾病或多囊肾病，且几乎没有合并症。中危患者则需要进行应激试验，同时必须确保应激具有诊断意义并且可以保证合理的心率。中危患者包括无心脏症状但有糖尿病、既往心脏病史或 2 个及 2 个以上其他冠心病高危因素（如吸烟、明确家族史、高脂血症及高胆固醇血症）的患者。高危患者指的是无创检测结果呈阳性的患者，长期糖尿病患者或有严重充血性心力衰竭病史的患者。这些患者在被纳入移植名单之前需要完善心脏导管检查。心脏血管重建应在移植前进行。图 27.1 显示了目前的心脏评估方法。等待已故供体移植的患者可能会被列入名单中，并将接受重新评估。在重新评估时，应定期检查和更新心脏所处的状态。

肾衰竭患者发生脑血管事件的风险增加，卒中风险是普通人群的 10 倍。如果发现颈动脉杂音，应对患者进行颈动脉狭窄筛查。体格检查同时可以发现房颤表现。必须同时触摸股动脉、足背动脉和胫后动脉搏动，并记录是否存在血管杂音。如果搏动异常或患者既往因血管疾病进行截肢，则应进行进一步血管检查，以评估外周血管疾病的程度。髂血管血流异常会严重影响患者预后。如果髂血管流入道被破坏，可以考虑在移植前或移植过程中用导管进行髂血管重建[8]。

肾脏器官可从活体或死亡供体的捐献者处获得。由于 ESRD 的负担逐年增加，肾移植和移植器官的需求随之增加。尽管活体供者移植的数量几年来一直保持稳定，但一个令人担忧的趋势是，65 岁以上供体或患有糖尿病的供体的弃置率上升。2014 年，采用了一种新的分配系统，在该系统中，供肾接受肾脏供体概况指数（kidney donor profile index，KDPI）评分。该评分由表 27.2 所示的 10 个临床参数得出。KDPI 评分大于 85% 与移植物存活率降低和移植物延迟功能增加有关[9]。这可能会导致外科医师犹豫是否使用高评分的供肾。

在患者被宣布脑死亡或循环（心脏）死亡后和家属同意捐献后，即为心源性死亡供体［donation after circulatory（cardiac）death，DCD］。DCD 是指在医疗小组判定患者无法康复的情况下，且患者正在接受

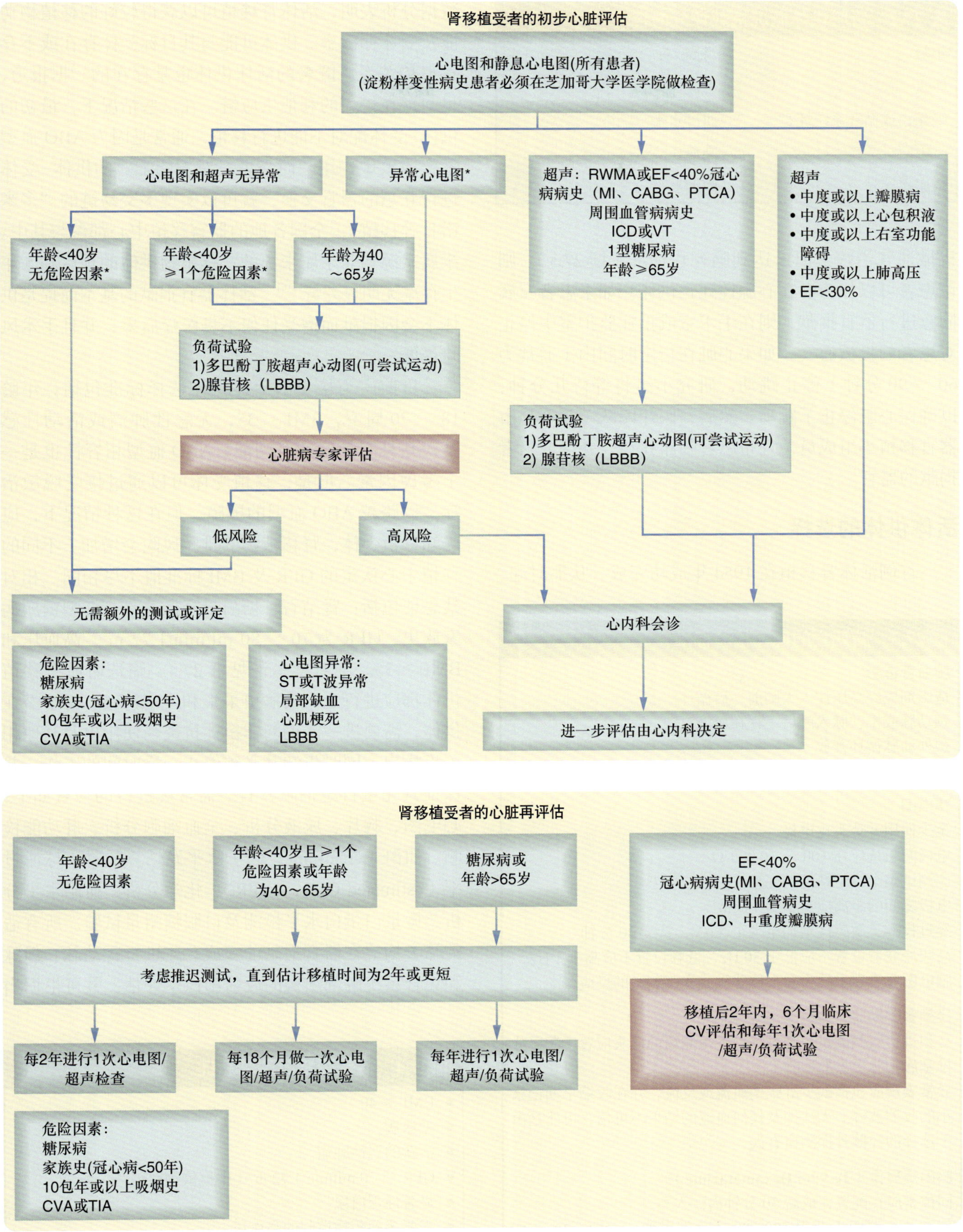

图 27.1　潜在移植受者心脏情况的评估方案。CABG：冠状动脉旁路移植术；CVA：心血管意外；EF：射血分数；HTN：高血压；ICD：植入式心律转复除颤器；LBBB：左束支传导阻滞；MI：心肌梗死；PTCA：经皮冠状动脉腔内成形术；RWMA：右室壁运动异常；TIA：短暂性脑缺血发作；VT，室性心动过速

表 27.2 肾脏供体概况指数评分内容

年龄	身高
体重	种族
脑死亡或循环系统死亡	肌酐水平
卒中	高血压
糖尿病	丙型肝炎

机械通气治疗，但未达到脑死亡标准（框 27.3），则该患者可以作为潜在心源性死亡供体。如果患者家属同意进行器官捐献，则在手术室或重症监护室中停止对患者的机械通气。如果心脏在指定时间内（通常为 60 ～ 90 分钟）停止跳动，研究小组将等待几分钟，以确保心脏停止了跳动。然后，医疗团队（并不是由器官移植小组成员）宣布患者临床死亡，并摘取患者捐献的器官。

活体供体的选择

首例活体肾移植在 1954 年成功完成。从那时起，数据分析表明，活体肾移植可以获得较好的移植物功能及受体存活率。供体可能与其目标受体存在或不存在遗传关系，匿名的活体供体也是存在的。据报道，目前存在扩大的利他供应链。在这些情况下，最初的供体–受体配对不能进行移植，通常是因为 ABO 血型不合或致敏作用。而与另一对不能配对的供体–受体进行互惠的器官交换，就可以实现多交易链的“多米诺骨牌移植”，全国各地的器官移植中心都参与其中。亲属来源和非亲属来源的肾移植物供体的预后和 5 年生存率无明显差异 [10]。活体器官捐献的基本前提是供体不会因捐献而遭受任何不良医疗后果，并且手术风险最低。

目前广为接受的活体供体选择标准包括：年龄 18 ～ 70 周岁，BMI ＜ 35，无恶性肿瘤或活动性感染，并具有良好的肾功能。ABO 血型相容性也是一个考虑因素。但是，移植受体可以通过接受脱敏治疗，以跨越 ABO 血型的屏障。但在这种情况下，应告知移植受体，肾移植物的排斥风险会增加。不同的移植中心认定的 GFR 及 BMI 标准值不尽相同。相对禁忌证包括：肾结石、糖耐量降低并具有 2 型糖尿病家族史、GFR 为 70 ～ 80 ml/min/1.72 m^2、高血压和 BMI ＞ 35。绝对禁忌证见框 27.4。筛选时所有移植供体都应进行全面的病史采集和体格检查。对于潜在供体，需要进一步询问非甾体抗炎药使用史及其他相关疾病史，同时告知其必须停止一段时间的工作，并保证其完全自愿捐献器官。需常规进行的检查如下：心电图、胸片、尿液分析、全血细胞分析、肝功能检测、肌酐（creatinine，Cr）水平及估算的肾小球滤过率（estimated GFR，eGFR）、化学分析、血脂水平分析、微量白蛋白水平检测及口服糖耐量试验。所有适龄筛查均应在器官捐献前完成。应进行肾动脉、静脉和集合系统解剖结构的放射影像学评估，并可根据当

框 27.3 脑死亡的确证检验标准

脑血管造影

造影剂应经高压注入大脑前、后循环
颈动脉或椎动脉入颅后不存在血液充盈
颈外动脉循环开放
上矢状窦血液充盈可能会延迟消失

脑电图

至少使用 8 个头皮电极
电极间阻抗应在 100 ～ 10 000 Ω
应测试整个描记系统的完整性
电极之间的距离应至少为 10 cm
经过校准灵敏感性增加至少至 2 μV，持续 30 分钟
高频滤波器设置不应低于 30 Hz，低频设置不应高于 1 Hz
脑电图应表现出缺少对自体感觉或视听刺激的反应

经颅多普勒超声检查

必须进行双侧测量，经过枕骨下探测窗的探头应置于颧弓或椎基底动脉上方的颞骨上
异常表现应包括缺少舒张期血流或反流，并在收缩早期记录小的收缩波峰。无法探及任何血流的结果不可信，可能是由于选择的经颞骨探测窗有误

脑闪烁显像（Tc-99m Hexametazime）

同位素应在配置完成后 30 分钟内注入
应在几个时间点获得 500 000 帧静态显像：立即、30 ～ 60 分钟后以及 2 小时
如同时出现肝显像则表明注射正确（可选）

From Wijdicks EF. The diagnosis of brain death. N Engl J Med. 2001；344：1215-1221.

框 27.4 活体肾捐献的禁忌证

- BMI ＞ 40
- 糖尿病
- 活跃的恶性肿瘤
- GFR ＜ 70 ml/min/1.72 m^2（中枢依赖性）
- 显著性蛋白尿
- 需要多种药物控制的高血压
- 盆腔肾或马蹄肾
- 严重的精神障碍
- 复发率较高的肾结石（胱氨酸、磷酸铵镁）

BMI，体重指数；GFR，肾小球滤过率。

地专业知识通过计算机断层扫描（CT）、血管造影、磁共振显像或动脉造影进行评估。此外，所有供体必须接受独立供体支持者（independent donor advocate，IDA）的评估，IDA 不受目标受体及移植中心的影响。在美国，供体和受体必须遵守 1984 年颁布的《国家器官移植法案》的要求：任何因经济目的故意进行的人体器官摘取、移植都是违法的。许多移植中心要求潜在供体接受心理学或精神病学方面的评估。

潜在供体必须被告知，不受手术操作影响的围术期死亡率约为 0.03%。Lentine 及其同事[11]合并了从器官获取与移植网络（Organ Procurement and Transplant Network，OPTN）和医院管理记录中获得的数据。据他们报道，总体上，16.8% 的患者出现了围术期并发症，最常见的是胃肠道并发症（4.4%）和出血（3%）。并发症的风险因素包括男性、非裔美国人或已有病症（泌尿生殖系统、血液系统或视交叉疾病）。

供体肾切除可采用开放手术或腹腔镜手术两种方式。开放手术是通过侧腹部切口进行的。腔镜供体肾切除术的技术在不同的移植中心各不相同。有些中心采用手助腔镜技术，另一些中心使用全腔镜手术，并通过“Pfannenstiel 切口”取出肾脏，还有一些中心则通过机器人进行手术。一些中心使用单切口供体肾切除术，并通过单一“GelPort 切口”使器械进入完成肾蒂的切断，同时也作为取出肾脏的通道。由于不同手术方式的预后没有差异，端口和回收切口的确切位置最好由手术的外科医师确定。如果遇到意外的解剖变异或出血，必须及时中转为开放肾切除术以减少手术并发症发生率并缩短手术时间。

腹腔镜手术技术

双侧肾均可通过腔镜手术摘取。由于左肾肾静脉相对较长，通常首选左肾。许多研究表明，右肾也可以安全取出[12]。本章主要阐述更为常用的左肾摘取术。在左下腹放置一个直径 5 mm 的套管针，并插入气腹针充气，使腹腔压力保持在 10 ～ 15 mmHg。在脐部放置一个 12 mm 的套管针，并另外放置两个 5 mm 的套管针，一个在左肋缘，另后一个在左侧腋中线，后者可以同时作为供体肾的取出通道。

用超声刀沿 Toldt 线分离左侧结肠脾曲。在骨盆边缘确认输尿管和性腺静脉复合体，并将其与周围组织分离。追踪性腺静脉至其末端，确认肾静脉。随后确认肾动脉，并使用超声刀分离动脉表面覆盖的淋巴组织及静脉。

在肾上极确认肾上腺，并将其分离。将肾上腺静脉同周围组织分离并横断。从中间牵引肾，并使用超声刀分离肾筋膜后侧及外侧的附着物。在耻骨上二指宽度的距离做一个“Pfannenstiel 切口”。从中间分开腹直肌，并在腹膜上用 0 号 Vicryl 缝线进行荷包缝合。使用电刀切开并进入腹膜，用取物袋取出肾。在骨盆边缘用线性 Endo GIA 横断输尿管和生殖静脉。使用 Endo GIA 分离动脉和静脉。通过“Pfannenstiel 切口”将取物袋取出，交给受体手术医师进行器官灌洗。

开放手术技术

患者处于侧卧位。从第 12 肋前缘开始做一长 10 ～ 12 cm 肋缘下切口，分离背阔肌和后锯肌，并从后侧缘分离腹外斜肌和腹内斜肌，暴露腹膜后间隙，并确认肾筋膜。为了更好地暴露手术视野，可能需要切除第 12 肋。确认输尿管，将其分离至髂血管交叉处并钳夹分离，以保证输尿管具有足够的长度用于后续的移植。分离肾动脉和肾静脉表面覆盖的组织。此时，肾仅与其血管蒂相连。当受体手术小组准备就绪后，使用直角钳钳夹并分离肾动脉。在行右侧及左侧肾切除时，分别使用无创钳钳夹下腔静脉或左肾静脉，分离后将肾交给受体手术小组。随后缝合结扎肾动脉残端，并用 5-0 Prolene 缝线连续缝合肾静脉残端。

活体供体的术后护理与随访

术后患者必须保证入量充足，并及时记录尿量。无论是开放手术还是腹腔镜手术，患者都可以很快地恢复自主饮食。术后最常见的并发症包括尿潴留和肠梗阻。其他少见的并发症包括出血、深静脉血栓形成或肺栓塞、横纹肌溶解症、肠或膀胱损伤以及脾损伤。与接受开放肾切除术（3 ～ 7 天）的患者相比，接受腹腔镜供体肾切除术的患者住院时间往往更短（2 ～ 4 天）。杜克大学的研究小组实施了一项增强术后恢复的方案，该方案可使患者在术后第 1 天安全出院（表 27.3）。且患者对疼痛控制和早期出院非常满意[13]。OPTN 要求提交所有活体肾移植供体术后 6 个月、1 年和 2 年的数据。活体捐献似乎并不影响 ESRD 的生存和发展。对某中心 1963—2007 年期间的 3698 名肾脏捐献者进行了统计，研究表明 ESRD 在捐献者中的发病率为每年每百万人 180 例，而在一般人群中为每年每百万人 268 例[14]。活体肾脏捐献者的身心健康评分明显优于美国一般人群。

多年来，肾移植界一直关注肾脏供体的长期预

表 27.3 杜克大学供体肾切除术后增强恢复方案

	术前准备	术中	术后
饮食	术前 2 小时，正常碳水化合物饮食	禁食	恢复早期饮食
多模式镇痛	a. 对乙酰氨基酚 975 mg PO b. 加巴喷丁 600 mg	a. 芬太尼锭 b. 布比卡因脂质体悬浮液，由外科医师行筋膜下注射 c. 手术结束时对乙酰氨基酚 1 g IV d. 酮咯酸 15 mg IV（接近手术结束时）	a. 对乙酰氨基酚 PO b. 酮咯酸 IV（前 24 小时） c. 加巴喷丁 PO d. PRN 曲马多 PO
止吐药	a. 东莨菪碱贴剂 针对高风险 PONV 患者（既往东莨菪碱贴剂未见效）	a. 手术开始时地塞米松 4 mg IV b. 手术结束时盐酸昂丹司琼 4 mg IV	a. 东莨菪碱贴剂 b. 盐酸昂丹司琼 c. 异丙嗪（如需要）
VTE 预防	肝素 5000 单位 SC	SCD	SCDs，尽早步行
抗生素预防	头孢唑啉 1 ～ 2 g IV 或克林霉素 600 mg IV（如果对头孢唑啉过敏）	如果手术时间＞ 4 小时，重复上述步骤	无

杜克大学 ERAS 路径。该表强调了杜克大学针对腹腔镜活体肾脏切除实施的 ERAS 方案的术前、术中和术后各方面的细节。

From Rege A，Leraas H，Vikraman D，et al. Could the use of an enhanced recovery protocol in laparoscopic donor nephrectomy be an incentive for live kidney donation? Cureus. 2016；8：e889.

IV：静脉注射；PONV：术后恶心呕吐；PO：口服；PRN：根据需要；SCD：持续加压设备；SC：皮下注射；VTE：静脉血栓栓塞。

后。然而，长期供体登记仍未实现。约翰斯·霍普金斯大学的研究组研究了活体供体中 GFR 降低的长期预后和随后的肾衰竭风险[15]。争论的焦点是，原始对照组在比较活体供体和未筛选人群时是否是恰当的。在当前研究中，作者将捐献者与美国第三次全国健康和营养检查调查（the third National Health and Nutrition Examination Survey，NHANES Ⅲ）进行了比较。他们发现，与健康人群（14/10 000）相比，肾脏捐赠者一生中患 ESRD 的风险较高（90/10 000），但其风险仍远低于普通人群（326/10 000）。非裔美国人、老年人和相关捐献者的风险增加。然而，最近对 53 项近期研究进行的荟萃分析显示，ESRD 的相对发展风险很小，每 1000 名患者每年发生 0.5 起事件[16]。以前发展为 ESRD 的活体捐献者在肾脏分配系统中获得 4 分，因此他们的等待时间更短。

死亡供体的手术技术

脑死亡的判定标准发表在 2001 年的《新英格兰医学杂志》上。当患者中心体温低于 32℃且无药物中毒或神经肌肉阻滞剂使用情况时，必须首先完成完整的神经系统检查。除了严重电解质紊乱、酸碱失衡、内分泌紊乱或低血压外，很少有其他可能干扰临床评估的疾病。完整的临床神经系统检查包括昏迷状态、脑干反射丧失和呼吸暂停的记录。同时必须完善确证试验，参见框 27.3。

从医疗记录及患者家属处进一步采集患者病史和既往史。如果患者存在活动性感染或恶性疾病，则其不能作为潜在供体。评估肾功能和尿量。如果根据美国疾病控制和预防中心（the Centers for Disease Control and Prevention，CDC）评估，供者存在感染 HIV 的高危行为，则必须告知预期接受者该供体为高风险供体，并且必须获得 CDC 供体的移植风险增加书面同意书（框 27.5）。在管理供体时，仔细监测尿量很重要。如果发生尿崩症，可能需要给予血管加压素。许多器官摘取专家使用内分泌治疗以纠正脑死亡供体常发生的儿茶酚胺释放[15]。儿茶酚胺的释放可导致甲状腺激素、皮质醇和胰岛素水平显著下降。

通常，肾脏摘取在胸部器官和肝脏摘取完成后进行。充分暴露腹膜后间隙，确认输尿管位置并将其分离至尽量靠近膀胱处。在摘取右肾时，保留腔静脉袖口很重要，以便在受体手术中按需要延长肾静脉。

随后切除肾筋膜，确认肾动脉和静脉。确认输尿管，保留输尿管周围组织以及肾下极周围组织，避免输尿管发生缺血。如果发现任何肾动脉破口，必须立即进行血管重建以确保输尿管有足够的血液供应。

器官保存

一旦摘取了肾脏，必须由器官获取组织将其运送到相应的移植中心。在此期间，供体肾脏会因冷缺血而发生一系列的变化。器官保存的目的是延长器官存活期。在 24 小时后，移植物功能延迟恢复显著增加。

框 27.5　CDC 供体风险增加标准

符合以下 11 项标准中的一项或多项的供体应被确定为近期人类免疫缺陷病毒（HIV）、乙型肝炎病毒（HBV）和丙型肝炎病毒（HCV）感染风险增加的供体：

1. 在过去 12 个月内与另一名男性发生性关系（MSM）的男性
2. 在过去 12 个月内与有 MSM 行为史的男性发生性关系的女性
3. 与在过去 12 个月内因非医疗因素通过静脉、肌肉或皮下途径注射毒品的人发生性关系
4. 在过去 12 个月内因非医疗原因通过静脉、肌肉或皮下途径注射毒品者
5. 在过去 12 个月内以金钱或毒品进行性交易者
6. 在过去 12 个月内与已知或怀疑感染 HIV、HBV 或 HCV 的人发生性关系者
7. 与在过去 12 个月内以金钱或毒品为交换发生性行为的人发生性行为者
8. 在过去 12 个月内在拘留所、监狱、牢房或少年教养机构停留超过 72 小时者
9. ≤ 18 个月的婴儿，母亲已知感染 HIV、HBV、HCV 或其感染风险增加
10. 在过去 12 个月内接受母乳喂养的儿童，其母亲已知感染 HIV 或感染 HIV 的风险增加
11. 在过去 12 个月内新诊断为梅毒、淋病、衣原体或生殖器溃疡或接受过梅毒、淋病、衣原体或生殖器溃疡治疗者

CDC：疾病预防控制中心。

近年来，多种器官保存液已被研发出来。目前，美国主要使用 ViaSpan（杜邦，威斯康星大学溶液）和 Custodial（组氨酸-色氨酸-酮戊二酸）。供体肾可储存在稳定的冷溶液中。然而，越来越多的证据支持使用机械脉冲灌注保存供体肾。使用该技术可以保证肾的灌注，并减少血管收缩。Ploeg 及其同事[17]进行的一项里程碑式研究显示，机械灌注显著降低了发生移植物功能延迟的风险，移植后前 2 周受体肌酐浓度显著降低。如果移植物功能出现延迟恢复，用机械灌注保存的供体肾相较于常规方法，其延迟恢复的持续时间缩短 3 天（10 天 *vs.* 13 天；$P = 0.04$）。这些发现已在多项后续研究中得到证实。

受体手术

供体肾通常放置在受体的腹膜后间隙。供体肾的肾静脉与受体的髂总静脉吻合，肾动脉吻合于髂总动脉或髂外动脉。应注意受体是否患有显著的上游髂动脉粥样硬化性疾病，因为这可能会影响移植结果。然后修剪输尿管，并将其与膀胱黏膜进行端侧吻合，并放置输尿管支架，该支架可于术后 4 ～ 6 周拔除。

由于神经源性原因（糖尿病、脊柱裂）或梗阻（后尿道瓣膜、原发性反流）导致膀胱异常的患者可能需要在移植前进行膀胱重建[18]。

供肾分配

在 2013 年之前已经实施了近三十年的肾分配系统已经过时，并产生了种族差异等意想不到的后果，这引起了人们的严重担忧。2013 年 6 月，器官获取与移植网络董事会批准了对当前肾脏分配系统的全面改革。在新系统中，受体将获得移植后存活估计评分，该评分根据 4 个变量计算：接受者年龄、糖尿病状态、透析时间和既往实体器官移植次数。

分配前，所有已死亡的供体肾均接受基于 10 个变量的 KDPI 评分（表 27.2）。KDPI 分数前 20% 的肾脏优先分配到前 20% 的移植后估计存活分数候选者中。KDPI 评分大于 85% 的肾脏将采用“选择加入”系统，要求接受者对这些肾脏签署知情同意书。KDPI 评分大于 85% 的肾脏将根据等待时间和当地或地区进行分配（https：//optn.transplant.hrsa.gov/media/1200/optn_policies.pdf#nameddest = Policy_08，访问日期：2019 年 1 月 1 日）。

最近的数据分析表明，新的肾脏分配系统实现了减少种族差异，并使高度敏感的患者更容易获得供体肾脏的目标[2]。

术后并发症

肾移植手术相关并发症的总体发生率较低（5% ～ 10%）。多数并发症常以突发少尿为主要表现。然而，一些受体经历了移植物功能延迟恢复，因此尿量不是手术并发症的有效标志。在肾移植术后早期，每日监测血清肌酐和血红蛋白水平至关重要。β_2- 微球蛋白等其他参数也有助于区分早期排斥反应和手术相关并发症。下面分别阐述最常见的手术相关并发症。

出血

如果将供体肾置于受体的腹膜后间隙，由于腹膜后间隙与腹腔不相通，移植物发生的出血会较为局限。患者通常表现为急性发作的腹痛，并可在切口处触及肿物，同时也可观察到血细胞比容或血红蛋白的急性降低。由于肾实质受压，患者有时会出现高血压而非低血压。由于许多患者正在接受 β- 受体阻滞剂治疗，因此心动过速也并非有效体征。必须对患者进行详细检查并评估。出血的高危因素包括：肥胖[19]，使用抗血小板药物及接受抗凝治疗[20]。如果时间允

许，超声检查可能有所帮助。通常情况下，清除巨大血肿后也无法确定出血部位。鉴于超急性排斥反应可导致肾脏肿胀和实质破裂而引发的出血，对移植肾进行活检以进一步明确诊断往往十分重要（图 27.2）。

静脉血栓形成

静脉血栓形成很罕见，其发生率小于 3%，且通常发生在术后第一周[21]。患者常表现为突发血尿或少尿。超声检查仍可显示动脉血流受抑制，但阻力较大且无静脉血流。移植肾静脉在最初移植时可能因腹膜后受压或淋巴囊肿或血肿的外部压迫而扭结。透析患者的高凝状态发生率也较高。如果患者报告多次透析通路血栓形成事件（尤其是原发性瘘管）、深静脉血栓形成或肺栓塞史或流产发生率高，则应完成术前高凝状态检查。静脉血栓形成后，移植物通常无法挽救。有病例报告称，如果患者能够在诊断后 1 小时内被送往手术室，可挽救移植物[22]。然而，这种情况很罕见，通常情况下需要切除移植肾。

动脉血栓形成

动脉血栓的发生率小于 1%，患者常表现为突发性无尿，也可表现为移植后 β_2- 微球蛋白水平未降低。超声影像可以协助诊断。如果肾移植物解剖结构正常且仅有一根肾动脉，那么挽救的可能性极小。移植肾无法耐受热缺血，因此必须切除移植肾。在极少数情况下，如果节段性动脉或上极支受到影响，剩余的肾脏组织可能能够维持一段时间。然而，如果下极动脉血栓形成，输尿管就会缺血，并可能因输尿管坏死而发生漏尿。

动脉狭窄

肾动脉狭窄是一种晚期并发症。发病率从 1% ～ 23% 不等。患者通常表现为无症状的肌酐浓度升高。狭窄的病因多种多样，可能是由于固有髂动脉钳夹损伤、供体或受体中已存在的动脉粥样硬化疾病或由于持续排斥反应而发展为晚期纤维化所致。患者表现为双侧下肢水肿和高血压病恶化。MRI 或 CT 血管造影可以协助诊断。如果肾动脉血液流速≥ 300 cm/s，可见频谱增宽（表明有湍流），且存在迟发性细小波形，则超声检查具有诊断意义[23]。患者可能患有上游髂血管病变，由于这种情况下肾移植物同样处于缺血状态，其症状和肾移植物动脉狭窄相似。目前有多种方式可用于治疗动脉狭窄。如果是受体髂动脉病变，使用球囊血管成形术的效果将十分理想。图 27.3 显示了受体髂动脉粥样硬化病变。在该病例中，由于原发髂动脉疾病，在移植手术时供体肾动脉与受体的髂内动脉吻合。球囊血管成形术治疗肾移植物动脉狭窄的成功率在 20% ～ 80%。

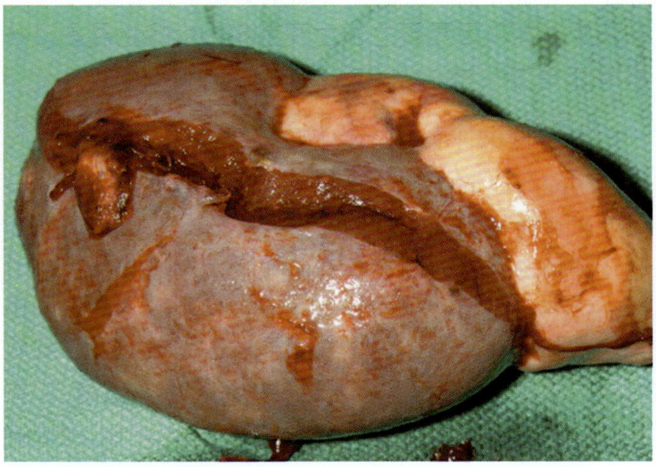

图 27.2 急性排斥反应导致肾实质破裂出血

泌尿系统

泌尿系统并发症罕见。输尿管的血液供应来源较广，包括生殖腺动脉、膀胱上动脉、膀胱下动脉、髂总动脉和髂内动脉。在供体肾的摘除过程中，保留输尿管周围组织，尤其是保留由肾动脉、肾下极及输尿管组成的黄金三角内的组织至关重要。在 15% ～ 20% 供体中，肾下极动脉是输尿管的主要供血动脉。输尿管相关并发症包括尿漏、尿道梗阻、尿道狭窄等。植入时使用支架与较少的机械性泌尿系统并发症有

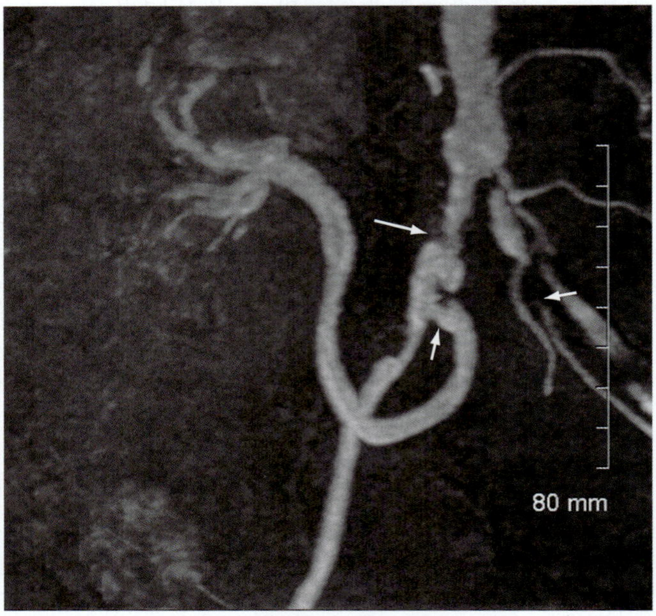

图 27.3 血管造影显示受体髂血管疾病限制了向肾移植物的动脉血流

关[24]。然而，使用支架时尿路感染的发生率增加。尿道狭窄可发生于移植术后早期或晚期，发生率约为5%[24]。在移植过程的早期，狭窄可能由淋巴囊肿的外源性压迫或急性缺血引起。多瘤病毒（BK）是晚期多发性狭窄的原因之一。在梗阻或狭窄情况下，超声检查将显示肾盂积水（图 27.4）或者淋巴囊肿阻塞输尿管。急性梗阻可以通过留置经皮肾盂引流管来缓解症状。然后寻找梗阻的确切位置。范围较短的输尿管远端狭窄或梗阻可以通过输尿管再植进行修复。较长或近端狭窄只有通过使用受体自身原有输尿管进行输尿管肾盂吻合术进行修复。在进行该种重建手术之前，确定患者的原有输尿管是否正常很重要。

尿漏也是常见并发症之一，总体上的发生率为 1%，但占所有术后尿路并发症的 25%[24]。患者通常在移植后第一周内出现盆腔疼痛以及移植部位肿胀，并伴有肌酐浓度升高。通过抽取肾周积液和检查肌酐水平可以明确诊断。也可使用核素扫描来协助诊断，延迟显像可以发现膀胱外出现造影剂。移植时放置双 J 型支架可降低这种并发症的风险。尿路并发症造成的移植物失功能很罕见。

淋巴囊肿

常规受体手术时需要分离髂血管周围的淋巴管组织。由于移植物位于腹膜后间隙，如果淋巴管渗漏，将形成淋巴囊肿。移植时放置引流管并不能预防该并发症[25]。在移植时使用结扎器等能量装置仔细结扎或封闭淋巴管有助于降低该并发症的发生率，但并不能完全避免。多数淋巴囊肿无任何临床症状。但是，某些患者由于淋巴囊肿压迫髂静脉或输尿管，可表现为下肢水肿和肌酐浓度升高。超声检查可以协助诊断（图 27.5）。可以通过开放或腹腔镜手术的方式切除有症状的淋巴囊肿。经皮穿刺抽吸效果不佳，且复发及感染风险高。腔镜手术效果很好，并且减少了术后疼痛和住院时间。建立戳孔时，必须小心不要损伤移植肾的输尿管。术中必须测定淋巴囊肿中液体的肌酐水平，以确保未发生隐匿性漏尿。

感染

移植后感染性并发症很常见，很大程度上是因为使用了免疫抑制剂。高达 80% 的受者发生尿路感染[18]。术后立即发生伤口感染的概率为 1% ～ 10%。正如预期的那样，糖尿病、肥胖和使用类固醇会增加感染的风险。病毒感染也常见于移植后的前 3 个月，因为这是患者接受最高水平维持性免疫抑制剂的时间，诱导治疗的效果最为显著。常见的病毒感染包括 CMV、EB 病毒和多瘤病毒（BK）感染。因此，许多移植中心将在移植后早期应用抗病毒药物治疗患者，包括更昔洛韦、阿昔洛韦和缬更昔洛韦。另一种常见的机会致病菌感染是耶氏肺孢子虫，甲氧苄啶-磺胺甲噁唑（Bactrim）或喷他脒被用作预防性药物。

预后

与透析相比，移植术后患者的生活质量较高。如果能在透析开始前进行移植治疗，患者的预后较好且花费较少。患者和移植物存活率仍然很高。在 2006 年移植的活体供肾中，超过 80% 在 2016 年仍能正常工作，经过死亡审查的 10 年移植失败率从 33.7% 降低到 26.2%。正如预期的那样，KDPI 评分与移植物存活率相关，宣布脑死亡与 DCD 移植物相比，存活

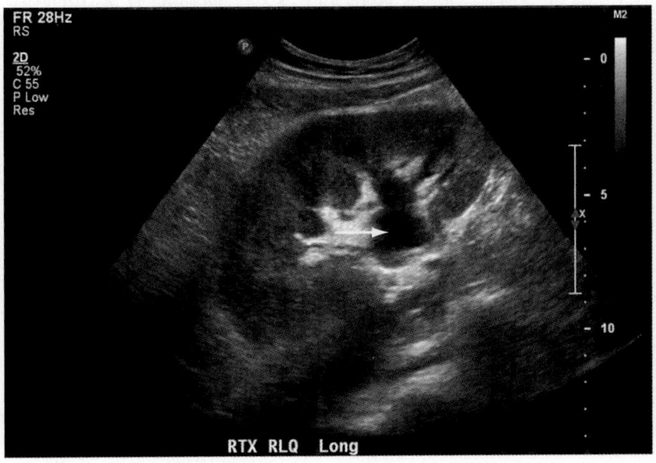

图 27.4　超声提示肾积水

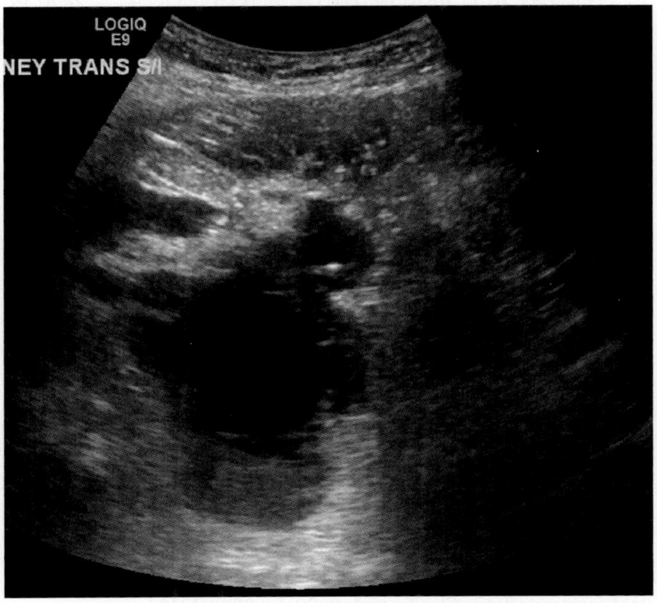

图 27.5　超声检查提示淋巴囊肿

率无差异。在一项大型单中心研究中，KDPI 评分被证明是移植物半衰期和供体因素对移植结局贡献的准确预测因子（表 27.4）[9]。

存活时间长的移植物仍然具有免疫力，慢性 T 细胞介导或抗体介导的排斥反应的诊断和治疗选择仍然具有挑战性。修订病理诊断和排斥类型鉴别诊断标准的 Banff 过程仍在继续。肾皮质的间质纤维化和肾小管萎缩已被证明先于 T 细胞介导的排斥反应，并可能影响治疗决策。虽然没有给出检测哪些转录物的具体建议，但 Banff 小组建议获取活检组织进行分析，并加强我们对抗体和 T 细胞介导的排斥反应的理解[26]。

胰腺移植

糖尿病是美国人民健康的主要威胁之一，也是导致 ESRD 的罪魁祸首。1999 年，美国糖尿病协会临床指南提出，全胰腺移植可以作为 1 型糖尿病的治疗方案之一。指南指出，对于伴有确定或未确定的 ESRD 已进行或拟进行肾移植的糖尿病患者，胰腺移植应被视为持续胰岛素治疗外的另一种有效方案，因为其不仅不会危及患者存活，还可以提高肾移植存活率并恢复正常血糖水平（www.guideline.gov）。迄今为止，全世界已进行了 42 000 多次胰腺移植，仅美国就进行了 27 000 多次[27]。成功的胰腺移植可通过减少对频繁血糖监测和对严格饮食监测的依赖，从而提高 1 型糖尿病患者的生活质量。此外，患者及其家属无需再担心危及生命的低血糖事件的发生。

糖尿病也是世界范围内致盲的主要原因。在严格控制的糖尿病患者中，糖尿病视网膜病变发生进展的风险要低得多。移植后早期，在突然恢复正常血糖的年轻患者中，视网膜病变也可能发生恶化。然而，在长期随访中，视网膜病变的进展减少，全视网膜光凝术的必要性降低[28]。

表 27.4 按 KDPI 和供体类型列出的成人肾移植半衰期（年）

	宣布脑死亡	循环（心脏）死亡后的捐献
KDPI 0 ～ 60	12.5	13.0
KDPI 61 ～ 84	8.5	8.25
KDPI ＞ 85	7.25	100

From Zens TJ，Danobeitia JS，Leverson G，et al. The impact of kidney donor profile index on delayed graft function and transplant outcomes：a single-center analysis. Clin Transplant. 2018；32：e13190.
KDPI：肾脏供体概况指数。

胰腺移植有多种选择。肾衰竭患者可能同时接受胰腺和肾脏移植（imultaneous pancreas and kidney transplant，SPK）或肾移植后的胰腺移植（活体或已故供体）。低血糖意识明显减退的患者适合单独进行胰腺移植（pancreas transplant alone，PTA）。胰腺移植的历史以手术并发症和排斥反应的局限性为标志。在早期的胰腺移植中，25% 的移植物由于技术问题而损失。考虑到 1 型糖尿病患者在开始透析后的前 5 年内死亡率为 33%，且血糖控制可最大限度地减少糖尿病微血管并发症，胰腺移植应被视为合理的治疗方式。

患者的选择

需要胰腺移植的患者通常是明显缺乏 C 肽的 1 型糖尿病患者。有一批选定的 2 型糖尿病患者也接受了胰腺移植[27]。Barbas 和同事[29]最近报告了因慢性胰腺炎行广泛自体切除术导致胰腺功能不全的患者接受胰腺移植的情况。接受移植的患者必须平衡终身免疫抑制和潜在手术风险的影响，以改善他们的生活质量，并尽可能减少微血管并发症的进展。对于寻求正常血糖水平的患者推荐使用人工胰腺还是胰腺移植存在争议[30]。对于选择 PTA 的患者，应有明确的重大低血糖事件、严重代谢并发症（如酮症酸中毒）或外源性胰岛素持续失效的记录。PTA 受者应具有稳定的肾功能。由于患者在 PTA 后将需要钙调神经磷酸酶抑制剂治疗，因此我们的方案要求 GFR 超过 70 ～ 80 ml/min/1.72 m^2 且蛋白尿小于 1 g。对于肾移植后的胰腺移植候选者，要求 GFR 超过 50 mL/min/1.72 m^2，以便在暂时增加免疫抑制的情况下维持肾功能。继发性并发症最少的患者是胰腺移植的最佳受者。胰腺移植后可以看到肾脏疾病的逆转和进展延缓。对 SPK 患者的分析显示，循环微 RNA 谱的正常化与肾病和微血管损伤有关[31]。

糖尿病是心脏病的主要危险因素，因此有必要进行仔细的移植前筛查。心血管疾病是 1 型糖尿病患者的主要死亡原因[32]。对于 1 型糖尿病患者的心脏储备，目前还没有公认的评估方法。尽管保证正常的肾功能很重要，但移植前改善受体的心脏功能也是移植成功的重要因素。心脏瓣膜病和肺循环异常的患者移植后心脏事件显著增加[32]。考虑到该人群的疾病负担，建议进行心导管检查以进行评估。仔细的体格检查有助于确定是否需要进一步的筛查研究，特别应注意足背动脉和胫后动脉搏动，以及是否存在颈动脉杂音。

最近，越来越多的 2 型糖尿病患者接受了 SPK 治疗。总体比率从 1995 年的 2% 上升到 2010 年的 7%。根据同一数据库，2010 年，约 8% 的 SPK 患者、5% 的肾移植后胰腺患者和 1% 的 PTA 移植是在 2 型糖尿病患者中进行的。然而，目前所有单中心和数据库研究的结果并未就 SPK 在 2 型糖尿病治疗 CKD 的利弊中提供明确的信息，许多医师仍对其确切作用持怀疑态度，因为其不仅带来了重大的外科手术挑战，而且不能立刻挽救生命[33]。

胰腺供体

为了评估影响移植物存活的因素，现已开发出一种胰腺供体风险指数（pancreas donor risk index，PDRI）。与 PDRI 系数为 1.0 的参考供体相比，PDRI 采用 10 个供体因子（表 27.5）和 1 个移植因子来计算 1 年移植物衰竭的风险。Alhamad 及其同事[34]的研究表明，从轻度肥胖的供体（BMI 为 30 ～ 35）中获取的胰腺与早期移植失败的风险增加无关。然而，必须在摘取时做出临床判断，以确定胰腺的质量[34]。理想的胰腺脂肪含量较少且无水肿（图 27.6）。心源性死亡和脑死亡供体来源的胰腺移植物术后效果无显著差异[35]。在 DCD 患者中，我们建议热缺血时间应小于 45 分钟。理想的年龄范围是 10 ～ 45 岁。儿童供体来源移植物可以安全使用。在一项对 2000—2015 年所有儿童胰腺捐献者的登记审查中，有 4015 名胰腺捐献者年龄小于 18 岁。儿童捐献者的平均体重为 65 kg（范围为 10.8 ～ 159.0）。本综述中的体重最低为 10.8 kg，对超小捐献者（体重小于 20 kg）的子分分析显示出与成年捐赠者相似的结果[36]。

表 27.5　胰腺供体风险指数内容

年龄	死因
性别	保存时间
种族	DCD
体重指数	终末肌酐
身高	冷缺血时间

DCD：心源性死亡供体。

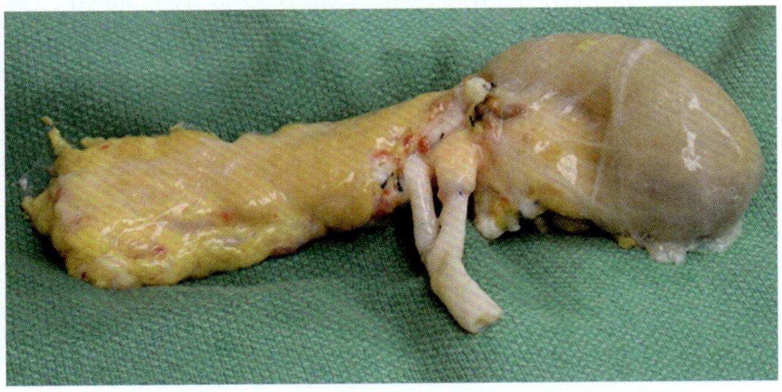

图 27.6　“理想胰腺”照片

胰腺获取、制备和移植

在胰腺摘取过程中，对胰腺的最小限度的处理是最佳的。取正中切口并行正中胸骨切开术。随后常将肝脏和胰腺整体取出并在冰块中分离上述器官，以尽量缩短热缺血时间。游离左右侧结肠，并用 Kocher 法游离十二指肠和胰头。仔细检查肝胃韧带中是否存在异位肝左动脉。沿着胃大弯侧切开肝胃韧带及小网膜。随后在直视下探查胰腺是否存在纤维化或肿块。松解脾附着以游离胰尾，游离时注意远离胰腺实质组织。分离结扎胃左动脉并将胰腺游离至腔静脉水平，分离结扎肠系膜。可在冲洗前用细线结扎肠系膜血管，或在冲洗后使用血管吻合器。如果使用吻合器，在胰腺准备移植时应仔细缝合肠系膜，以防止器官再灌注后肠系膜血管回缩并在胰头造成明显血肿。用 TA 吻合器在幽门水平横断胃，并用 GIA 55 或 GIA 75 型吻合器在远离十二指肠悬韧带处分离夹闭小肠。确定了肠系膜上动脉（superior mesenteric artery，SMA），横跨夹住主动脉，并用 2 L UW 溶液（ViaSpan）灌洗整个器官。UW 溶液仍然是首选溶液，因为组氨酸–色氨酸–酮戊二酸保存溶液与血栓形成风险增加有关。这可能是由于 ViaSpan 的黏度增加，通过胰腺的流速较低，以及移植后淀粉酶和脂肪酶的峰值降低[37]。胰腺和肝脏被整体取出并在背面分开。如果有两个不同的团队分离肝脏和胰腺，则在原位进行分离，并特别注意门静脉的分支。在准备台上对 SMA 进行识别并保护可能存在的异位肝右动脉。确认脾动脉，并用 6-0 Prolene 缝合线标记其进入胰体的部位并将其分离。必须仔细分离门静脉以确保肝脏和胰腺移植受体都有足够的长度进行移植。至少应保留 1 cm 长的门静脉以用于胰腺吻合。胰腺移植时门静脉过长会增加移植血栓形成的风险。

分离胰腺和肝脏后，将胰腺浸入 UW 溶液中保存并将脾从胰尾切除。将探针置于脾动脉和 SMA 中以探查其是否开放。然后处理十二指肠段，用 GIA 55 型吻合器在幽门远端夹闭该段，注意保留胰管系统的完整性。多余的远端小肠同样可通过 GIA 吻合器夹闭，随后两条缝合线都用 3-0 丝线以间断垂直褥式内翻缝合法缝合。然后切除门静脉。胰周常有一小静脉分支易于安全地结扎和分离，从而延长门静脉。确认脾动脉和 SMA，并在其间仔细分离结扎腹腔丛组织。此时必须格外小心，以防损伤胰腺组织。在该区域可进行多处 8 字缝合以避免再灌注后出血。

至此血管重建完成。髂动脉可用作 Y 移植支，并且用 6-0 Prolene 缝线以分别将髂外动脉和髂内动脉与胰脾动脉和 SMA 的端端连续吻合。随后，进行受体准备。行中线切口，暴露髂动脉，用作体循环引流。胰腺移植物通常放置在右侧，以防止静脉吻合口过度牵拉。将门静脉与远端腔静脉行端侧吻合，作为腔静脉引流。将移植物的髂动脉同受体的髂总动脉吻合。将供体门静脉与受体肠系膜上静脉（SMV）近端吻合作为门静脉引流。分离小肠系膜并创建可供动脉 Y 移植支与髂动脉（通常在右侧）吻合的空间。然后相继移除血管夹。缓慢、连续地移除钳夹以防止血肿形成。在静脉血管夹移除的同时需控制静脉血流。移除远端动脉夹同时需控制出血。随后移除近端动脉夹。对于外分泌液的肠道引流，有许多技术选择。我们更倾向于手缝的双层十二指肠空肠端-端吻合术。可建立 Roux-en-Y 吻合术，其具有让食糜不流经移植物以及可能降低移植物对受体的张力的作用。两种技术的结果相似[38]。直接十二指肠吻合术和胃引流是其他选择。

胰腺外分泌液也可能会排入膀胱。在膀胱前穹窿处作一直径 4 ～ 5 cm 的膀胱造口并同样完成双层吻合；其中外层用不可吸收的 3-0 或 4-0 缝合线缝合，内层用可吸收的 4-0 或 5-0 缝合线进行缝合。

胰腺外分泌引流吻合术完成后，应再次对移植物进行仔细检查，明确移植物复温后是否存在迟发性出血。

引流技术

外分泌引流

肠内引流或膀胱引流 处理胰腺移植物的外分泌仍然是一个挑战。近年来，已采用了多种技术，包括通过注射进行导管封闭、导管结扎，甚至开放引流至腹膜腔。过去，十二指肠残端被认为是移植物排斥反应的罪魁祸首，通过“十二指肠瓣技术”将其残端缩小，或将其残端完全切除并直接完成胆管吻合术。然而，所有这些技术都因吻合口瘘发生率的升高而变得复杂。如前一节所述，目前的操作是保留十二指肠残端完整性并与膀胱或肠吻合。

膀胱引流的优势在于，其避免了来自自身肠切开术的肠内容物污染并可以将监测尿淀粉酶水平作为功能障碍或移植物排斥的早期诊断工具。然而，该方法可能会引起代谢性酸中毒和尿路并发症。据报道，尿路感染、排尿困难、尿道炎甚至尿道断裂的发生率很高。吻合口瘘可能发生在术后早期，患者常表现为腹部不适，或者无症状的淀粉酶及脂肪酶水平升高。膀胱增强 CT 扫描伴延迟图像可诊断为膀胱吻合口瘘。膀胱吻合口渗漏可通过放置 Foley 导尿管进行非手术处理，很少会导致移植物丢失[39]。正常淀粉酶水平伴正常血糖水平标志着吻合口瘘的痊愈，通常无需进一步的影像学研究。然而，如果发现大量腹水，外科医师应注意十二指肠残端可能受损。

肠道引流显然更符合生理。由于并发症，许多膀胱引流患者需要转换为肠引流。考虑到膀胱转肠引流患者的良好结果，从 2000 年初开始，人们对肠引流重新产生了兴趣。目前，80% 以上的患者接受了肠道引流[39]。随访研究表明，肠道引流与感染的显著增加无关，使用这种技术可以避免膀胱引流的并发症。

内分泌引流

腔静脉引流与门静脉引流相比较 在腔静脉引流的胰腺移植受者中发现了超高胰岛素血症。这可能是由于缺少了肝脏的首关效应，一些研究团队主张通过肠系膜上静脉（superior mesenteric vein，SMV）进行引流。在比较全身引流和门静脉引流的长期研究中，门静脉引流没有明显优势。尽管理论上对动脉粥样硬化存在担忧，但尚未证明门静脉引流具有明显的代谢优势。此时，选择全身引流还是门静脉引流取决于外科医师[38]。

手术并发症

瘘

肠吻合口瘘是胰腺移植早期并发症的致命伤。发病率为 2% ～ 10%。肠瘘表现出与肠穿孔相似的体征和临床表现，包括腹痛、恶心、呕吐、发热和心动过速等。患者的白细胞计数可能升高，但这常常是非特异性的，因为患者正在接受激素治疗。淀粉酶水平常无明显改变。然而，血清肌酸酐水平通常较高，可能提示着感染的存在。由于免疫抑制，移植受体通常不会表现出明显的感染或肠瘘征象，临床高度怀疑该诊断对于及时确诊和治疗至关重要。临床诊断是再次手术的指征，但在不明确的病例中，放射影像学检查通常可提供更为确凿的证据。在这种情况下，最有用的影像学检查是需要口服造影剂的 CT 检查。CT 在识别十二指肠残端和受体小肠时特别有用，因为超声可能会受到上覆肠管的阻碍[40]。发现包括游离或包裹性腹膜内液体、腹腔积气和造影剂外渗。

肠瘘常需要再次手术。早期肠瘘最常见于吻合口瘘，治疗方案的选择取决于瘘口的大小和供体植入物十二指肠的状况。对于较小瘘口，简单的加固缝合可能就足够了。如果十二指肠的一部分受损，则选择切除该部分，剩余的十二指肠会缩短。如果原吻合采用侧-侧吻合，则可使用 Roux-en-Y 吻合法跨过移植物，将肠内容物分流出去。在严重渗漏伴败血症或晚期腹膜炎的情况下，或在移植组织失活的情况下，则需进行移植胰腺切除术。大多数瘘发生在移植后的前几周。然而，也有一部分患者在中晚期出现渗漏。当膀胱吻合口瘘发生在 10 年后，十二指肠残端可以是薄壁的，而转化后的肠吻合口瘘发生率较高。因此，我们建议在移植 10 年后转换成肠道引流，采用 Roux-en-Y 吻合术。且在转化时经鼻放置肠道引流管。

血管并发症

出血 移植后即刻出血来源于胰腺实质，尤其是 SMA 或脾动脉附近。患者常表现为低血压、心动过速和腹胀。笔者常在 SMA 和脾动脉之间的胰周组织进行几处 8 字形缝合，以防止该处区域出血。

肠吻合术也可能发生迟发性消化道出血。这通常发生于术后第 6 ～ 10 天，并且是自限性的。患者表现为血红蛋白突然降低，而血流动力学状态保持稳定。纠正可能存在的任何凝血功能障碍尤为重要。单次注射 0.3 μg/kg 剂量的血管加压素或持续的 25 μg/h 的奥曲肽注射也有助于止血。在这种情况下，通常不需要内窥镜检查或放射影像学检查进行验证。但是，如果患者血流动力学不稳定，则应考虑其他诊断，如十二指肠溃疡等。

CMV 感染、缺血导致的十二指肠残端缺血溃疡或排异反应或假性动脉瘤的形成可导致晚期胃肠道出血[41]。大多数晚期出血病例与移植失败有关。在鉴别诊断中，必须考虑将主动脉肠瘘作为出血源，因为这可能危及生命[41]。在这种情况下，上、下内窥镜检查不能确定出血源。腹腔干及肠系膜上动脉和肠系膜下动脉的血管造影结果可能正常，因为瘘管的来源是髂血管。正确的方法需要立即诊断髂动脉造影，如果识别出主动脉瘘或假性动脉瘤，并且向血管内逐渐发展，则需要放置覆膜支架进行治疗。主动脉肠瘘和假性动脉瘤都容易在慢性排异、感染或濒临衰竭的器官的情况下发展。

血栓形成 移植物血栓形成是胰腺移植失败最常见的非免疫学原因。这通常出现在术后早期，有急性血糖升高的风险，并开始出现严重的腹痛。移植物血栓形成的风险是多因素的，包括供体因素，如摘取过程中的损伤和再灌注损伤。受体因素，如糖尿病患者中发现的纤维蛋白溶解减少，或肥胖等复发因素可导致移植失去功能[42]。使用静脉间置移植物延长门静脉也可能增加血栓形成的风险。受体因素也可能在移植血栓形成中起作用。在接受 SPK 移植的患者中，与尿毒症相关的凝血病可能具有抗血栓形成的保护作用，而已知糖尿病状态与高凝状态相关。有必要平衡出血和血栓形成的风险。对 152 名患者的研究结果表明，术后 48 小时的低剂量肝素（200 ～ 400 U/h 或 5 U/kg/h）可在不增加出血风险的情况下为预防血栓形成导致的早期移植失去功能方面提供保护性益处[43]。

大多数移植物血栓形成发生在移植后早期，当患者出现移植物压痛、血清淀粉酶和脂肪酶升高，或膀胱外引流患者出现尿淀粉酶降低时，需要高度怀疑该诊断。形成动脉血栓患者的葡萄糖浓度可能会急剧升高，但不伴有疼痛，因为动脉血栓形成后移植物不会发生肿胀。移植物血栓形成导致患者病情急剧恶化，血糖升高后不常伴有低血压及心动过速。常需要紧急开腹探查术，必要时需进行移植胰腺切除术。对于发生部分动脉血栓形成的患者，偶尔可通过机械或药物溶栓或与切除治疗相结合的方法挽救移植物。再次探查时，移植物的外观表现至关重要。通常据此判断是否有足够的存活胰腺可供保存。

胰腺移植超声是首选的诊断措施。多普勒血流成像可提供胰腺实质血管的整体血流情况，可帮助辨别动脉和静脉系统。超声检查的局限性包括：依赖操作者经验、成像容易受到周围结构和肠道的干扰。

其他并发症 感染、肠梗阻和胰腺炎也可在移植后发生。通常这些不需要进行手术治疗，但在发生移植功能障碍时必须予以考虑并进行鉴别诊断。

感染 胰腺移植后，感染可能在浅表或深部伤口间隙发展。围术期抗菌药物的合理使用可限制该并发症的发生。胰腺移植受者应接受 48 小时的广谱抗生素治疗，抗菌谱必须包括革兰氏阳性菌、革兰氏阴性菌及真菌。

高达 50% 的患者可能发生手术部位感染，通常是革兰氏阳性菌或真菌造成的。通常浅表伤口感染仅需采用局部伤口护理并附加抗生素治疗。深部间隙或腹腔内感染较为少见，但致死率极高。腹腔内感染的症状体征与肠漏相似，主要依靠超声和 CT 诊断。

病情稳定且脓肿局限的患者通常可进行经皮脓肿引流。广泛感染或血流动力学不稳定的患者则需再次行手术探查，并留取脓肿培养标本，以便于制订针对性抗菌治疗计划。腹腔内感染，尤其是当感染部位靠近血管吻合口时，极易诱发假性动脉瘤。既往有腹腔脓肿的患者出现不明原因的腹腔内出血需考虑吻合口假性动脉瘤的可能性。

胰腺炎　移植性胰腺炎在移植后很常见，发生率高达 35%。早期胰腺炎可能与移植物的再灌注损伤有关。腹痛和高淀粉酶血症常提示该诊断。尽管排异反应伴腹痛的可能性较小，但诊断胰腺炎时也必须排除急性排异反应的可能性。CT 成像常表现为移植物充血肿胀，并伴有大量周围积液。笔者对移植性胰腺炎的治疗包括积极的液体复苏、按需停用肠内营养并换用全肠外营养、治疗并发感染以及支持性治疗等。大多数胰腺炎患者病程呈自限性。

肠梗阻　胰腺移植需要进行腹腔内的分离操作。与单纯腹膜外肾移植相比，胰腺移植时进行的腹膜内操作增加了肠梗阻发生的风险。小肠梗阻通常由术后粘连或腹内疝形成所致。患者通常表现为恶心、呕吐、梗阻和腹痛。平片显示气液平面，CT 证实诊断。对于病情稳定的患者，液体复苏和经鼻胃管减压可能就足够了。对于不稳定患者或腹膜炎患者应在手术室探查。

预后

胰腺移植是治疗 1 型糖尿病安全可靠的方法。存活获益显著，等待名单上的死亡率为 30%，而移植后为 9%[44]。血糖恢复正常，患者糖化血红蛋白水平正常。重要的是，患者不会因低血糖而失去意识。早期胰腺移植的努力受到手术并发症和排斥反应诊断以及治疗困难的限制。然而，随着手术技术、免疫抑制和组织分型方案的提高，患者预后在近十年中有了显著改善。即使相比于其他移植手术，胰腺移植物存活率都是极高的，其中，患者 1 年生存率为 97% ～ 98%，3 年生存率高于 90%[45]。在泼尼松、霉酚酸酯和他克莫司等免疫抑制剂广泛应用的时代，急性排斥反应发生率已降至 10% 以下。胰腺移植术后需要密切关注对糖尿病并发症的预防。然而，临床尚无随机对照试验比较胰腺移植与严格胰岛素治疗对血糖控制的疗效。越来越明显的是，胰腺移植的优势至少 5 ～ 10 年后才能显现。周围神经病变随着运动和感觉神经传导的改善而改善[46]。关于维持正常血糖对糖尿病性视网膜病变的影响一直存在争议。移植前的疾病评级可能会影响术后反应。那些在移植前就患有严重疾病的人仍可能进展为失明。然而，在长期随访中发现，其视网膜病变未进一步加重，成功移植的患者对光凝的需求减少[28]。

成功的胰腺移植可使葡萄糖控制正常化至少 1 年，不仅在同时植入胰腺时，而且在较小程度上，在已故或在世供体肾移植后进行胰腺移植，可显著提高肾移植存活率。

胰腺移植受体死亡的主要原因是心血管疾病。对这些患者有必要进行仔细的术前筛查，以便在移植前治疗无症状性心脏病。除了糖化血红蛋白水平正常化和空腹血糖水平接近正常之外，患者还可免受低血糖事件的影响，从而显著改善患者及其家人的生活质量。

胰岛移植

由于胰腺移植的主要目标是替代 β 细胞功能，因此，仅内分泌组织（胰岛）移植就有可能提供相同的治疗效果，无需进行大手术。胰岛移植是一种微创手术，可避免复杂的腹腔内手术、相关手术并发症以及与胰腺外分泌相关的并发症。Shapiro 及其同事[47]对胰岛移植 1 年后不使用胰岛素的患者使用了非类固醇免疫抑制方案，该研究重新激发了人们对这种细胞疗法的兴趣。这是该领域的一个关键变化。对严重周围血管疾病的患者，胰岛注射可能是改善血糖控制和无胰岛素生活的唯一机会，且无需担心因低血糖而造成的意识丧失。胰岛移植的独特适应证已经被发现。Nijhoff 及其同事[48]报道了 1 例胰岛分离和抢救性移植输液的病例，该胰腺移植物因出血而被切除。广泛胰腺切除术的患者可以选择自体移植或同种异体移植。此外，实体器官移植失败的患者可单独接受胰岛移植[49]。仅移植胰岛还可避免处理继发于胰腺外分泌的并发症。患者和医师必须考虑糖尿病并发症和免疫抑制副作用之间的平衡。

分离和灌注技术

对于胰岛移植，胰腺是以与全器官移植相同的方式从尸体供体获取和保存的，在整个手术过程中应特别注意将器官冷藏在适宜环境下，不要损伤器官的包膜。由于胰岛分离时不使用血管，因此在供体右肝动脉被替换的情况下，SMA 可能很容易被解剖并与肝脏和胰腺一起用于胰岛移植。在大多数国家，质量最好的供体胰腺首先用于全器官移植；如果被拒绝，则会用来分离胰岛。然而，BMI ＞ 32 的捐献者的脂肪过多的胰腺可能被分配至具有高分离效率的胰岛中心。

谨慎选择供体可最大程度地降低低分离效率或分离失败的风险，从而为医疗中心节省时间和资金。胰岛细胞处理在药品生产质量管理规范（Good Manufacture Practice，GMP）实验室进行。首先，在胶原酶消化过程中分离胰腺，然后在梯度纯化过程中从腺泡组织中分离胰岛。接下来，可培养胰岛达 72 小时，允许患者进行选择性操作和准备。由介入放射科医师将胰岛素输注至门静脉。整个手术过程可在局部麻醉和少量镇静剂下进行。3% ～ 15% 的病例可能会发生腹腔内出血，是与手术相关的主要风险。然而，只有不到 1% 的出血发作患者需要手术。最初的队列报告门静脉血栓形成的可能性很小。在当今时代，使用肝素和现代净化技术可以降低颗粒体积，从而将风险降至最低。

预后

在过去 14 年中，新的胰岛分离和移植技术得到了优化。新的免疫抑制方案已经过测试。协作胰岛移植登记处的第 10 份报告显示，1999—2015 年，全球有 1000 多名患者接受了胰岛移植手术（https://citregistry.org/system/files/10th_AR.pdf，访问日期：2018 年 12 月 20 日）。使用 T 细胞耗竭剂联合肿瘤坏死因子 -α 阻断剂、哺乳动物雷帕霉素靶点抑制剂和（或）钙调神经磷酸酶抑制剂可改善临床预后。脱离胰岛素预后与 PTA 结果相当[50]。值得注意的是，该研究组显示，胰岛移植后恢复胰岛素治疗的患者未发生低血糖事件。随后的连续胰岛素输注可以安全地延长无胰岛素期，且患者反映与低血糖相关的恐惧和焦虑会持续减少[51]。应当强调的是，90% 的患者在手术后 5 年以上，胰岛功能仍旧存在，血流中 C 肽表达水平正常。与继续使用胰岛素相比，免疫增强剂的肾毒性一直是胰岛移植关注的主要问题之一。一项交叉研究的结果表明，与接受胰岛移植并维持他克莫司治疗剂量的患者相比，仍在移植等候名单上且正在接受强化胰岛素治疗的“脆性”1 型糖尿病患者的肾脏疾病进展更快[51]。

对于特定的脆性 1 型糖尿病和低血糖不敏感的患者，胰岛移植提供了一个重要的微创治疗选择，具有长期持久的疗效。由于费用高且资金有限，在美国，该领域取得进一步进展需要保险公司批准并报销。

主要参考文献

Hart A，Smith JM，Skeans MA，et al. OPTN/SRTR 2016 annual data report：kidney. Am J T ransplant. 2018；18（suppl1）：18-113. Kandaswamy R，Stock PG，Gustafson SK，et al. OPTN/SRTR 2016 annual data report：pancreas. Am J T ransplant. 2018；18（suppl 1）：114-171.

> 这些治疗器官功能衰竭的结果和趋势的年度总结有助于对器官衰竭的最佳疗法的选择。

Muzaale AD，Massie AB，Wang MC，et al. Risk of end-stage renal disease following live kidney donation. JAMA. 2014；311：579-586.

> 这篇论文引发了对肾脏捐献后结果的仔细审查，促使向潜在捐献者提供的信息发生了变化，并推动了对活体肾脏捐献者进行更长时间随访的要求。

Shapiro AM，Lakey JR，Ryan EA，et al. Islet transplantation in seven patients with type 1 diabetes mellitus using a glucocorticoid-free immunosuppressive regimen. N Engl J Med. 2000；343：230-238

> 这篇文章重新激发了临床对胰岛移植的兴趣。

参考文献

1. Rana A, Gruessner A, Agopian VG, et al. Survival benefit of solid-organ transplant in the United States. *JAMA Surg.* 2015;150:252–259.
2. Hart A, Smith JM, Skeans MA, et al. OPTN/SRTR 2016 annual data report: kidney. *Am J Transplant.* 2018;18(suppl 1):18–113.
3. Rose C, Gill J, Gill JS. Association of kidney transplantation with survival in patients with long dialysis exposure. *Clin J Am Soc Nephrol.* 2017;12:2024–2031.
4. Morozumi K, Takeda A, Otsuka Y, et al. Recurrent glo-

merular disease after kidney transplantation: an update of selected areas and the impact of protocol biopsy. *Nephrology*. 2014;19(suppl):3:6–10.
5. Purnell TS, Auguste P, Crews DC, et al. Comparison of life participation activities among adults treated by hemodialysis, peritoneal dialysis, and kidney transplantation: a systematic review. *Am J Kidney Dis*. 2013;62:953–973.
6. Ortiz A, Covic A, Fliser D, et al. Epidemiology, contributors to, and clinical trials of mortality risk in chronic kidney failure. *Lancet*. 2014;383:1831–1843.
7. Wang LW, Fahim MA, Hayen A, et al. Cardiac testing for coronary artery disease in potential kidney transplant recipients: a systematic review of test accuracy studies. *Am J Kidney Dis*. 2011;57:476–487.
8. Coleman S, Kerr H, Goldfarb D, et al. Utilization of vascular conduits to facilitate renal transplantation in patients with significant aortoiliac calcification. *Urology*. 2014;84:967–970.
9. Zens TJ, Danobeitia JS, Leverson G, et al. The impact of kidney donor profile index on delayed graft function and transplant outcomes: a single-center analysis. *Clin Transplant*. 2018;32:e13190.
10. Treat EG, Miller ET, Kwan L, et al. Outcomes of shipped live donor kidney transplants compared with traditional living donor kidney transplants. *Transpl Int*. 2014;27:1175–1182.
11. Lentine KL, Lam NN, Axelrod D, et al. Perioperative complications after living kidney donation: a national study. *Am J Transplant*. 2016;16:1848–1857.
12. Kumar S, Witt RG, Tullius SG, et al. Hand-assisted laparoscopic retroperitoneal donor nephrectomy: a single-institution experience of over 500 cases—operative technique and clinical outcomes. *Clin Transplant*. 2018;32:e13261.
13. Rege A, Leraas H, Vikraman D, et al. Could the use of an enhanced recovery protocol in laparoscopic donor nephrectomy be an incentive for live kidney donation? *Cureus*. 2016;8:e889.
14. Ibrahim HN, Foley R, Tan L, et al. Long-term consequences of kidney donation. *N Engl J Med*. 2009;360:459–469.
15. Muzaale AD, Massie AB, Wang MC, et al. Risk of end-stage renal disease following live kidney donation. *J Am Med Assoc*. 2014;311:579–586.
16. O'Keeffe LM, Ramond A, Oliver-Williams C, et al. Mid- and long-term health risks in living kidney donors: a systematic review and meta-analysis. *Ann Intern Med*. 2018;168:276–284.
17. Moers C, Smits JM, Maathuis MH, et al. Machine perfusion or cold storage in deceased-donor kidney transplantation. *N Engl J Med*. 2009;360:7–19.
18. Salman BM, Hassan AI, Sultan SM, et al. Renal transplant in patients with abnormal bladder: impact of causes on graft function and survival. *Exp Clin Transplant*. 2017;15:609–614.
19. Taha M, Davis NF, Power R, et al. Increased mid-abdominal circumference is a predictor for surgical wound complications in kidney transplant recipients: a prospective cohort study. *Clin Transplant*. 2017;31:e12960.
20. Koch M, Kantas A, Ramcke K, et al. Surgical complications after kidney transplantation: different impacts of immunosuppression, graft function, patient variables, and surgical performance. *Clin Transplant*. 2015;29:252–260.
21. de Freitas RAP, de Lima ML, Mazzali M. Early vascular thrombosis after kidney transplantation: can we predict patients at risk? *Transplant Proc*. 2017;49:817–820.
22. Harraz AM, Shokeir AA, Soliman SA, et al. Salvage of grafts with vascular thrombosis during live donor renal allotransplantation: a critical analysis of successful outcome. *Int J Urol*. 2014;21:999–1004.
23. Fananapazir G, Troppmann C. Vascular complications in kidney transplant recipients. *Abdom Radiol (NY)*. 2018;43:2546–2554.
24. Abrol N, Dean PG, Prieto M, et al. Routine stenting of extravesical ureteroneocystostomy in kidney transplantation: a systematic review and meta-analysis. *Transplant Proc*. 2018;50:3397–3404.
25. Heer MK, Clark D, Trevillian PR, et al. Functional significance and risk factors for lymphocele formation after renal transplantation. *ANZ J Surg*. 2018;88:597–602.
26. Haas M, Loupy A, Lefaucheur C, et al. The Banff 2017 Kidney Meeting Report: revised diagnostic criteria for chronic active T cell–mediated rejection, antibody-mediated rejection, and prospects for integrative endpoints for next-generation clinical trials. *Am J Transplant*. 2018;18:293–307.
27. Kandaswamy R, Stock PG, Gustafson SK, et al. OPTN/SRTR 2016 annual data report: pancreas. *Am J Transplant*. 2018;18(suppl 1):114–171.
28. Kim YJ, Shin S, Han DJ, et al. Long-term effects of pancreas transplantation on diabetic retinopathy and incidence and predictive risk factors for early worsening. *Transplantation*. 2018;102:e30–e38.
29. Barbas AS, Al-Adra DP, Goldaracena N, et al. Pancreas transplantation with portal-enteric drainage for patients with endocrine and exocrine insufficiency from extensive pancreatic resection. *Transplant Direct*. 2017;3:e203.
30. Thabit H, Hovorka R. Coming of age: the artificial pancreas for type 1 diabetes. *Diabetologia*. 2016;59:1795–1805.
31. Dean PG, Kukla A, Stegall MD, et al. Pancreas transplantation. *BMJ*. 2017;357:j1321.
32. Kim J, Schulman-Marcus J, Watkins AC, et al. In-hospital cardiovascular complications after pancreas transplantation in the United States from 2003 to 2012. *Am J Cardiol*. 2017;120:682–687.
33. Fourtounas C. Transplant options for patients with type 2 diabetes and chronic kidney disease. *World J Transplant*. 2014;4:102–110.
34. Alhamad T, Malone AF, Lentine KL, et al. Selected mildly obese donors can be used safely in simultaneous pancreas and kidney transplantation. *Transplantation*. 2017;101:1159–1166.
35. Siskind E, Akerman M, Maloney C, et al. Pancreas transplantation from donors after cardiac death: an update of the UNOS database. *Pancreas*. 2014;43:544–547.
36. Spaggiari M, Bissing M, Campara M, et al. Pancreas transplantation from pediatric donors: a united network for organ sharing registry analysis. *Transplantation*. 2017;101:2484–2491.
37. Hameed AM, Wong G, Laurence JM, et al. A systematic review and meta-analysis of cold in situ perfusion and preservation for pancreas transplantation. *HPB*. 2017;19:933–943.
38. Laftavi MR, Gruessner A, Gruessner R. Surgery of pancreas transplantation. *Curr Opin Organ Transplant*. 2017;22:389–397.
39. Siskind EJ, Amodu LI, Pinto S, et al. Bladder versus enteric drainage of exocrine secretions in pancreas transplantation: a retrospective analysis of the united network for organ sharing database. *Pancreas*. 2018;47:625–630.
40. Tirkes T, Sandrasegaran K. Pancreas transplantation. In: Fananapazir G, Lamda R, eds. *Transplantation Imaging*. New York: Springer; 2018:105–122.
41. Yadav K, Young S, Finger EB, et al. Significant arterial complications after pancreas transplantation—a single-center experience and review of literature. *Clin Transplant*. 2017;31:e13070.
42. Aboalsamh G, Anderson P, Al-Abbassi A, et al. Heparin infusion in simultaneous pancreas and kidney transplantation reduces graft thrombosis and improves graft survival. *Clin Transplant*. 2016;30:1002–1009.
43. Scheffert JL, Taber DJ, Pilch NA, et al. Clinical outcomes associated with the early postoperative use of heparin in pancreas transplantation. *Transplantation*. 2014;97:681–685.
44. van Dellen D, Worthington J, Mitu-Pretorian OM, et al.

Mortality in diabetes: pancreas transplantation is associated with significant survival benefit. *Nephrol Dial Transplant.* 2013;28:1315–1322.

45. Gruessner AC, Gruessner RWG. The current state of pancreas transplantation in the United States: a registry report. *Curr Transplant Rep.* 2018;5:304–314.
46. Samoylova ML, Borle D, Ravindra KV. Pancreas transplantation: indications, techniques, and outcomes. *Surg Clin North Am.* 2019;99:87–101.
47. Shapiro AM, Lakey JR, Ryan EA, et al. Islet transplantation in seven patients with type 1 diabetes mellitus using a glucocorticoid-free immunosuppressive regimen. *N Engl J Med.* 2000;343:230–238.
48. Nijhoff MF, Dubbeld J, van Erkel AR, et al. Islet alloautotransplantation: allogeneic pancreas transplantation followed by transplant pancreatectomy and islet transplantation. *Am J Transplant.* 2018;18:1016–1019.
49. Gerber PA, Hochuli M, Benediktsdottir BD, et al. Islet transplantation as safe and efficacious method to restore glycemic control and to avoid severe hypoglycemia after donor organ failure in pancreas transplantation. *Clin Transplant.* 2018;32:e13153.
50. Moassesfar S, Masharani U, Frassetto LA, et al. A comparative analysis of the safety, efficacy, and cost of islet versus pancreas transplantation in nonuremic patients with type 1 diabetes. *Am J Transplant.* 2016;16:518–526.
51. Rickels MR, Robertson RP. Pancreatic islet transplantation in humans: recent progress and future directions. *Endocr Rev.* 2019;40:631–668.

28 章

小肠移植

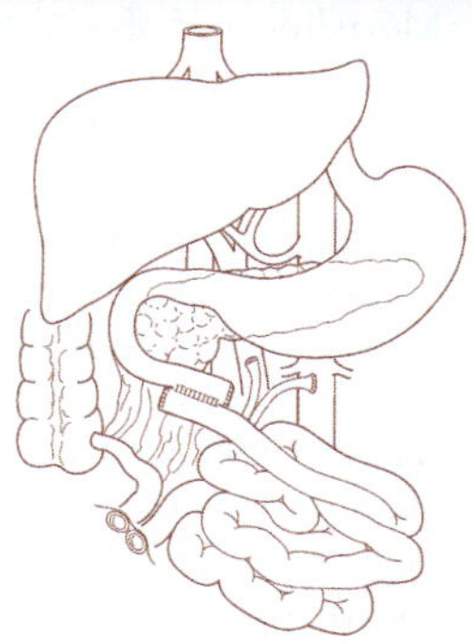

Samuel J. Kesseli，Debra L. Sudan

白　易　译　李国逊　审校

章目录

历史

肠移植已成为肠衰竭患者的一种挽救生命的治疗手段。术语“肠衰竭”包括多种由于肠道长度或功能不足导致的营养吸收障碍疾病。相反，肠内自主性是一个描述个体从胃肠道吸收所有营养的能力的术语。对于因肠道长度缩短导致肠功能衰竭的患者，术语“短肠综合征（short gut syndrome 和 short bowel syndrome）”可与其互换使用。短肠综合征的病因包括先天性畸形、外伤、感染和缺血。维持营养吸收所需的残肠绝对长度因个体和年龄而异。然而，从经验上来说，切除 75% 以上的原始肠道后，预计会出现短肠综合征和肠内自主性缺乏。

肠衰竭也可描述为一部分患者拥有正常或接近正常的肠道长度，但这些患者由于克罗恩病、运动障碍（如肠假性梗阻和长段先天性巨结肠）或肠细胞疾病（如肠上皮发育不良）而具有异常的肠道功能。肠功能障碍虽然不如短肠综合征常见，但具有相同的严重后果，使患者无法从肠道吸收营养。事实上，在 20 世纪 60 年代之前，任何致使肠道衰竭的原因几乎总是致命的。然而，如今已开发出多种治疗策略，各治疗中心对肠衰竭的处理仍存在很大差异。为了更好地了解这些患者的自然史和临床结局，英国肠外和肠内营养协会最近建立了第一个国家肠衰竭登记处，该登记处纳入患者的手术结果，并帮助确定肠移植在挽救患者生命治疗时的作用。

第一个把肠移植作为一种治疗方法来治疗肠衰竭的研究是 1905 年由 Alexis Carrel 提出的[1]。鉴于当时缺乏对移植免疫学的理解，这些早期的努力没有成功并不奇怪。大约 50 年后的 1959 年（在首次报道肾移植成功后），明尼苏达州大学的 Lillehei 和同事们发表了他们在犬模型中成功移植肠道的实验工作。在 1962 年，Starzl（也在犬模型中工作）描述了多种腹部器官的移植，包括肝脏和整个胃肠道（从胃到结肠）的移植，称为多种内脏器官的同种移植。随后，Lillehei 和他的同事在 1967 年尝试了人体肠移植[4]。与 Carrel 的工作一样，这一努力和接下来 20 年间的几次尝试都未能实现完全的肠自主性，尽管数个接受肠移植的患者存活了几个月[5]。失败的主要原因是早期技术性并发症和无法控制的排斥反应，导致重症感染或移植后淋巴瘤的发生。

当 Dudrick 及其同事[6]描述静脉输入营养液时，肠衰竭的临床病程发生了显著改变，这可以说是本世纪最重要的医学突破之一。他们的工作表明，幼犬完全由静脉输入营养液支持可以达到几乎正常的生长模式，目前更常被称为全胃肠外营养（TPN）。长期 TPN 的临床应用提高了肠衰竭患者的生存率，目前的研究报告了肠外营养依赖患者的总体生存率，儿童 1 年和 5 年总体生存期分别为 84% 和 73%[7]，成年人则为 88% 和 64%[8]。鉴于肠外营养支持在 20 世纪 70 年代初取得的成功以及在早期肠移植尝试后的糟糕结局，在这一时期对进一步肠移植临床试验的热情有所降低。

随着时间的推移，人们逐渐发现了 TPN 带来的潜在的致命并发症。其中包括严重的导管相关性血流感染；由于导管相关静脉血栓形成，保持静脉通路存在技术困难；以及导致肝衰竭的胆汁淤积，也称为肠外营养相关肝病（PNALD）或肠衰竭相关肝病（IFALD）。尽管对 IFALD 缺乏正式的共识定义，但在生物化学上通常将其定义为接受 TPN 治疗 2 周以上的患者的结合胆红素水平高于 2 mg/dl。约 50% 的儿童患者会发生 IFALD，且 IFALD 与 TPN 的持续时间（＞ 3 个月）密切相关[9]。接受家庭胃肠外营养的成人中，IFALD 诱导脂肪变性的风险较低，报告发生率为 15% ～ 40%。然而，一旦发生 IFALD，残空肠和回肠长度小于 50 cm 的患者 5 年死亡率约为 43%[7]。

在报告严重 TPN 相关并发症的同时，引入了环孢素免疫抑制，导致肾脏和肝脏同种异体移植物存活率显著改善。随着免疫抑制研究的进展，肠移植领域再次受到关注。据报道，Deltz 和他的同事于 1988 年成功实施了第一例人类单独小肠移植（实现了肠内自主），移植物来自 42 岁受者的姐姐，为活体供体。尽管排斥反应复发，但通过使用环孢素、β- 类固醇和抗淋巴细胞治疗控制了排斥反应，最终实现了肠内自主。几个月后，Grant 和同事进行了第一例尸体肝–肠联合移植，以实现完全肠内自主，并使用环孢素获得了 1 年以上的患者和移植物存活。尽管有这些人所取得的成功，使用环孢素免疫抑制进行肠移植后患者 1 年的预期存活率约为 25%，未能实现肠内自主和早期死亡风险减小的持久性存在[5]。在 20 世纪 90 年代早期，引入他克莫司免疫抑制改善了对肠同种异体移植排斥的控制，从而提高了肠移植后患者和移植物的存活率[12]。虽然这导致了肠移植量的轻度增加，但肠移植总体量及肠移植经验显著小于其他实体器官移植。在美国，美国器官共享网络（UNOS）报告称，截至 2018 年 12 月，全美仅实施了 3000 例肠移植，其中 100 例在 2018 年实施（图 28.1）。

肠移植适应证

鉴于大多数接受肠外营养的患者的存活率很高，因此，不认为仅依赖肠外营养是肠移植的适应证。肠移植的适应证由该领域的专家在 2001 年第六届国际小肠移植大会上提出，此后没有明显变化。这些指征包括不可逆的肠衰竭和以下一种或多种情况[13]：（1）由 PNALD 引起的明显或将要发生的肝衰竭；（2）中心静脉多发性血栓，堵塞中心静脉通路；（3）任何一年内发生 2 次以上需要住院治疗的导管相关性感染；（4）真菌感染单次发作；（5）尽管有静脉补液和 TPN，频繁和严重的脱水发作。随后增加了肠移植的其他适应证，包括肠衰竭（尽管进行了 TPN，但肠衰竭通常会导致早期死亡）（例如，不可重建的胃肠道）和无替代疗法可用的疾病（例如，完全性内脏静脉血栓形成和不可切除的良性肿瘤或生长缓慢的肠系膜肿瘤）[14-15]。其他潜在的适应证包括发病率高、生活质量差和严重的水或电解质紊乱需要经常住院治疗的患者，尽管这些并不是普遍接受的。

国际肠道移植登记处（ITR）收集了自 20 世纪 80 年代末首例成功病例以来的全世界几乎所有肠道移植的人口统计和结果数据。ITR 报告了促使进行肠移植的最常见的原发性潜在疾病状态，在儿童和成人

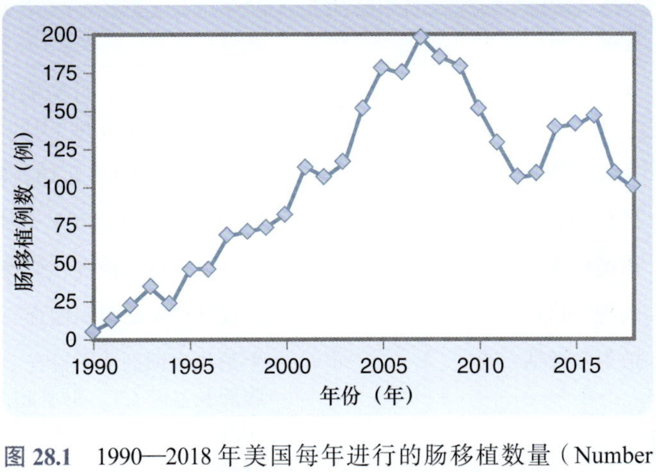

图 28.1　1990—2018 年美国每年进行的肠移植数量（Number of intestinal transplants performed annually in the United States 1990-2018. U.S. Department of Health & Human Services. https：//optn.transplant.hrsa.gov/data/view-data-reports/national-data/#. Accessed January 22，2019.）

患者中，短肠综合征约占肠移植患者的 2/3，尽管继发于不同的潜在病理改变；在儿童患者中，这些包括腹裂（22%）、肠扭转（16%）和坏死性小肠结肠炎（14%），而在成人中，缺血（24%）、克罗恩病（11%）、肠扭转（8%）和外伤（7%）更为常见[16]。

评估

受体评估

对于潜在的肠移植候选人而言，及时转诊至肠移植中心（在肠外营养支持并发症发生之前或之后不久）是第一步。肠移植评估包括残余肠道长度的测定、解剖和功能、肠衰竭并发症的程度以及合并症的存在和程度。尽管每个中心都制定了自己的方案，但表 28.1 列出了评估期间经常进行的诊断检查。评估后，多学科团队（包括移植外科、消化内科、麻醉科、社会工作、金融、营养、药学、财务和医学心理学）将根据中心特定的纳入和排除标准确定患者是否为合适的候选人。如果患者被视为候选人，中心会将其列入 UNOS 捐赠者服务区域内的等候名单。UNOS 已经为可公开获得的尸体供体器官制定了分配策略（http：//www.unos.org）。

供体评估

根据供体与受体的相容血型和大小选择合适的尸体供体。对于肠移植供体，大小是一个重要的考虑因素，因为腹腔容积的大量丢失在接受广泛切除的受体中是很常见的。为了解决腹腔容积丢失的问题，一些中心主张理想的供体的体重应为受体体重的 50% ～ 75%[17]。此外，供体的广泛腹部手术史可能会妨碍纳入。供体选择的另一个重要方面是冷缺血时间。与其他腹部器官相比，同种异体肠道移植物由于其高度血管化和活动性代谢的黏膜，对冷缺血特别敏感。移植物长期冷藏可能导致黏膜完整性丧失，从而导致植入后早期细菌易位或肠穿孔；因此，许多方案建议最大冷缺血时间为 6 ～ 8 小时。因此，最佳的小肠供体需要血流动力学稳定，需要最少的血管加压素支持，并且其所在的地理位置需靠近受体移植中心[18]。

最后，尸体供体的 EB 病毒（EBV）和巨细胞病毒（CMV）的病毒血清学检测很重要，因为这两种病毒存在原发性病毒传播的相关风险，会分别导致移植后淋巴增生性疾病（PTLD）和严重肠炎[19-20]。

供体和受体的手术和技术注意事项

单独小肠移植

单独肠（或小肠）移植物通常包括具有相关脉管系统的整个空肠和回肠，即肠系膜上动脉（SMA）和肠系膜上静脉（SMV）（图 28.2）。这类移植物中最常见的变量是血管横切部位（胰腺上方或下方），这主要取决于来自供者的胰腺是否独立于同种小肠。在新生儿供体或任何尚未单独分配分离胰腺用于移植的

表 28.1 评估小肠移植候选人的诊断检查

诊断检查	测试和程序
实验室评估	血清化学检查、肝功能检查、全血细胞计数、凝血酶原时间-国际标准化比率（PT-INR）、部分凝血活酶时间（PT）、血小板计数、白蛋白
免疫评估	HLA 分型，HLA 抗体，群体反应性抗体（PRA）
感染疾病相关血清学检查	CMV-IgG/IgM、EBV 抗体、HBV、HCV、HIV
内镜检查	上消化道内镜检查、结肠镜检查及活组织病理检查
病理学检查	经皮肝穿刺活组织检查
放射学评估	上消化道钡剂造影检查 腹腔及盆腔 CT、肝脏超声 颈静脉及锁骨下静脉多普勒超声或 MRI 胃排空试验、胃动力评估 心脏超声
其他检查	营养、心理、心肺和麻醉评估

CMV：巨细胞病毒；EBV：EB 病毒；HIV：人类免疫缺陷病毒；HLA：人类白细胞抗原。

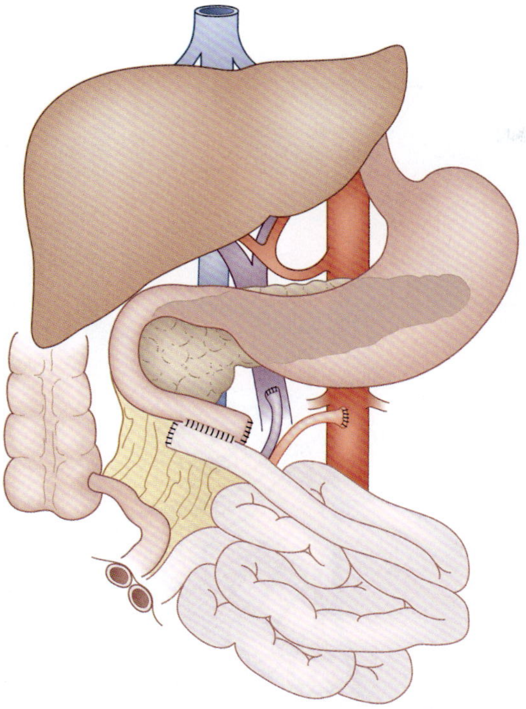

图 28.2 单独小肠移植。通过供体肠系膜上动脉与受体肾下主动脉吻合建立动脉流入。静脉引流是通过将供体肠系膜上静脉与受体门静脉或下腔静脉吻合实现的。通过将近端移植空肠与受体十二指肠吻合建立肠连续性，并将远端回肠作为回肠造口引出

供体中，SMA 在主动脉水平分离，门静脉在胰腺上边界分离，为肠移植提供最大长度的血管。用手术吻合器将供体空肠在 Treitz 韧带远端分开，回肠在回盲瓣近端横切。相比之下，在解剖结构无明显异常的成人、老年和儿童供体中，单独小肠可安全地获取，同时仍允许将同一供体的肝脏和胰腺用于其他受体。在这种情况下，供体手术需要额外小心地将肠系膜与腹膜后器官分离，SMA 和 SMV 在胰腺下缘的肠系膜根部分开。从尸体供体中获取颈动脉（或髂动脉）以及髂静脉（或颈静脉），以便在受体中进行血管重建。

在受体手术过程中，动脉流入是通过将供体 SMA 直接吻合到受体肾下主动脉或通过插入供体动脉导管建立的。通过将供体 SMV 与受体门静脉或下腔静脉吻合，使移植物的静脉外流（无论是否有供体静脉导管的插入）。通过标准的肠吻合技术在近端和远端建立肠的连续性。最后，行远端回肠造口术，以便对移植物进行常规监测（图 28.2）。

小肠移植联合其他腹部器官移植

额外腹部器官和肠的移植物的命名不如单独小肠移植物一致，并且随着时间的推移和不同移植中心而有所变化。Grant 及其同事[11]所述的肝-小肠移植物是指从同一尸体供体获取的、但分别植入的单个肝和肠移植物。在计划单独移植的供体获取的技术方面与单独小肠移植和标准肝脏获取的技术方面一致。这种复合移植物需要一个去功能化的（Roux-en-Y）小肠用于胆道引流。在这种情况下，胰腺移植物可被移植到不同的受体。肝脏和小肠移植的第二种是整体型，其中肝脏和小肠以及十二指肠和胰腺（或胰头）被连续获取和移植，从而保留了肝外胆道系统（图 28.3）[21]。但是，如果计划将肝脏 - 小肠移植体整体植入，在沿血管平面完全移除腹部器官后，尸体供体的采集与之前所述的不同之处在于：（1）不进行肝门解剖（肝门、供体十二指肠和胰腺未受干扰）；（2）供体胸主动脉与腹主动脉同时被切除（包括腹腔轴和 SMA）；（3）供体脾通常从背台上进行胰腺尾部切除。肠分离（仅在幽门远端和回盲瓣近端）和下腔静脉分离（在肝脏上方和下方）的部位与单独肝脏或单独肠移植相同。

在受体手术过程中，需要切除自体肝脏以及大部分（或全部）残余小肠，以便为肠移植物腾出空间。受体内脏切除的范围可能包括远端自体胃、自体十二指肠、胰腺和脾。可能影响原发性内脏切除术效果的情况，包括肝门或肠系膜根部肿瘤的范围或位置、任何这些结构中是否存在肠外瘘或解剖异常，以及由于大小差异而无法放置移植物的腹部区域的缺失。首先进行肝上下腔静脉吻合术，与单纯肝移植术一样。腔静脉重建可采用腔静脉置换或背驮式方式（主要取决于供体与受体之间是否存在大小差异、移植中心或外科医师的偏好）。由于供体门静脉系统保持完好，因此腔静脉吻合术允许复合器官的静脉引流。接下来，重建动脉流入。图 28.3A 显示了使用供体胸主动脉作为动脉流入供体腹腔干和 SMA 的导管，该供体主动脉导管可与受体的肾下主动脉或腹腔上主动脉吻合，如图 28.3B 所示。一旦移植物血运重建，肠连续性可在近端和远端恢复；然而，吻合的部位取决于受体的解剖结构和切除原生内脏的程度。图 28.3A 近端肠重建位于自体十二指肠和移植物近端空肠水平，远端肠重建位于移植物远端回肠和残余自体横结肠水平。

当受体前肠保留时，必须进行门腔静脉（或脾肾）分流术，以允许自体前肠（胃、胰腺、脾和十二指肠）的静脉引流，防止因静脉流出受阻而形成食管胃静脉曲张或难治性腹水。在这种情况下，在近端自体残余空肠和供体近端空肠之间进行近端肠道重建。

个体化移植的战略优势是，如果移植后发生不一致的损伤，则有可能在不破坏移植肝脏的情况下切除

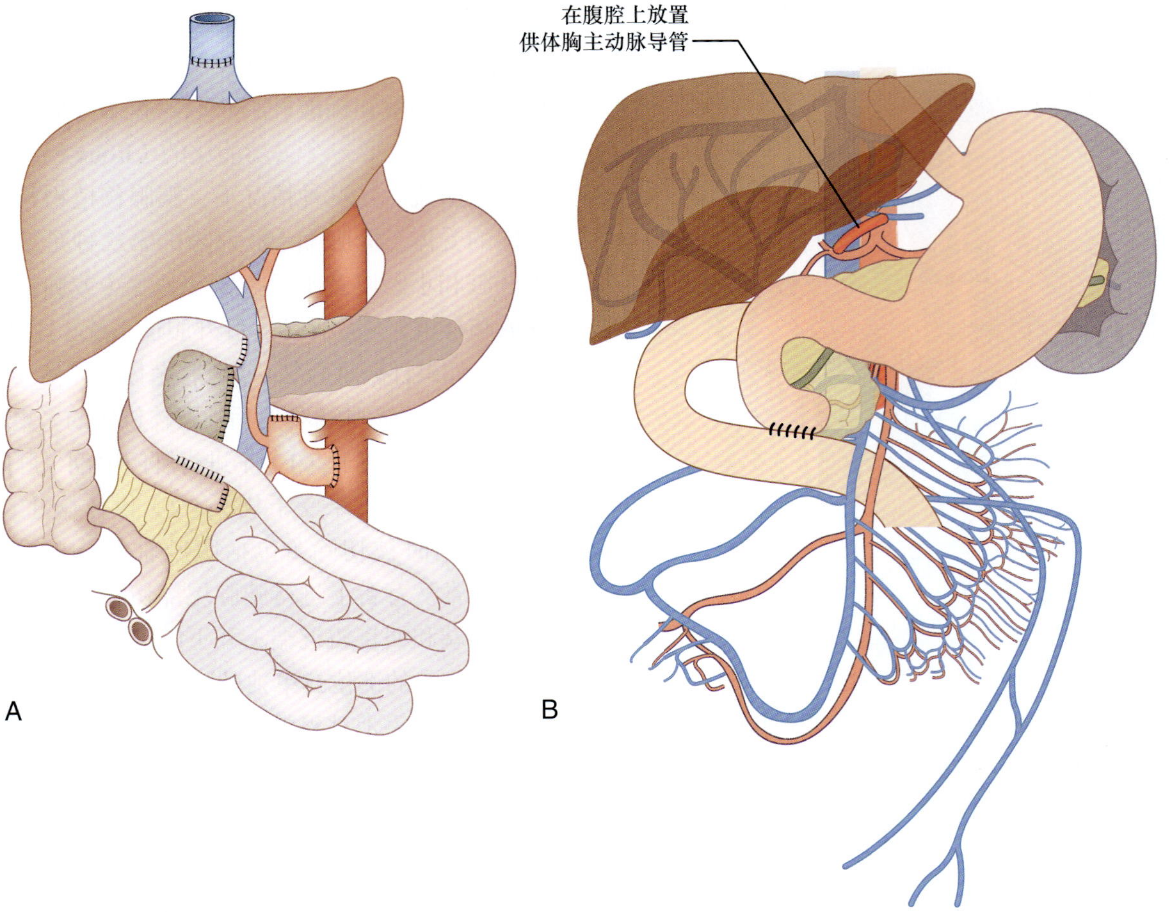

图 28.3 肝-肠-胰移植。（A）供体腹腔轴和肠系膜上动脉位于主动脉导管上，主动脉导管与受体主动脉在肾下吻合。静脉流经过供体肝静脉和受体肝上、下腔静脉之间的吻合口。供体十二指肠和胰头（如图所示）或整个供体胰腺保持完整，以保留供体胆总管。供体空肠与自体胃、十二指肠（如图所示）或近端空肠吻合，具体取决于自体残余解剖结构；（B）经腹腔放置供体胸主动脉导管

移植失败的小肠，鉴于小肠排斥反应的高发生率和复发性，这在早期经验中显然是一个值得关注的问题。考虑到胆道引流和门静脉重建并非必需，整体策略的优势在于简化受体手术，降低技术性并发症的可能性。此外，整体策略需要对供体主动脉的袖口或导管进行单次血管吻合，这与单独重建腹腔动脉和 SMA（其中分别植入移植物）的做法相反[21]。这两种技术对“肝-小肠”这一术语的主要争论是，它无法区分供体十二指肠和胰腺何时被纳入移植物，也无法区分保留或切除了哪些自体内脏。

其他技术变更

对于含肠的多器官移植，供体和受体手术中的技术差异很常见；然而，由于用于描述这些技术的命名法的非特异性和各种术语使用的不一致性，这些变化的细微差别在对患者结果的贡献方面难以评估。除了前面描述的肝-小肠移植之外，目前（或以前）在涉及含肠的多器官移植中还使用了另外三个术语：簇移植、多器官移植和改良的多器官移植。在最初的论文中，在描述犬的含肠多器官移植时使用了术语“多器官”，移植物包括从近端胃到横结肠的整个胃肠道以及肝脏[3]。今天更常用的“多器官”已经被保留用于含肠的多器官移植，该移植物特别包含供体胃作为移植物的一部分（无论结肠是否作为移植物的一部分）[22]。历史上，接受基于 SMA 的动脉供应的右结肠和横结肠被作为了肠移植物的一部分。将结肠垂直放置并与受体结肠吻合，或取出作为结肠造口术的末端结肠。来自 Pittsburgh 早期的一系列报道[23]描述了包含结肠在内的移植物丢失的风险会增加，在此后的许多年里，在多器官移植中包含结肠的情况基本上被放弃。最近的研究反驳了这种明显的负面影响，研究中心越来越多地将结肠（以及回盲瓣）与肠移植物一起使用，这已被证明可增加粪便形成，从而改善生活质量和排便能力[24-25]。2013 年提交的 ITR 报告显示，包含结肠的移植率已从 2000 年的 4% 增加到 2012 年的 30%[16]。除了这些变化之外，术语“多器

官”也被一些人用来指肝-小肠-十二指肠-胰腺的多器官整体移植（如前所述）或对受体自体上腹部脏器进行更广泛的移植（即完全上腹部器官切除）。术语“改良多器官移植”已用于描述在排除供体肝脏（包括或不包括供体结肠）的情况下，包含供体胃的多器官肠移植。术语“簇”与“多脏器”有点重叠，但强调具有来自共同的血管供应的各种器官（即供体主动脉）的解剖结构所包括或排除的特定器官，可根据特定受体的需要进行改变。如最初所述，簇移植主要用于为肿瘤移植，所包括的器官是根据自体器官受累的程度选择的[26]。

多年来，一直有观点认为肝脏对肠道具有免疫保护作用[27]；然而，来自2016年器官获取与移植网络/移植受体科学登记处（OPTN/SRTR）的数据表明，单独小肠移植和肠-肝联合移植之间的移植物存活率相当（图28.4）[28]。与UNOS数据集相比，最近ITR报告中更详细的解剖数据收集允许对可能影响结果的因素进行初步分析，包括各种器官组合。需要进行进一步研究以确定各种供体器官植入技术的优缺点，以及基于受体自体器官切除程度对结果的贡献。

免疫抑制

肠道免疫原性的增加需要制定比通常用于其他实体器官更有效的免疫抑制方案。据推测，这与黏膜相关淋巴组织和移植物中存在的细菌定植有关[29]。引入环孢素是成功引入肠移植的关键。然而，直到他克莫司（FK-506，Prograf）的引入（这是当今大多数维持性免疫治疗方案的基础）之后，肠移植的成功率才

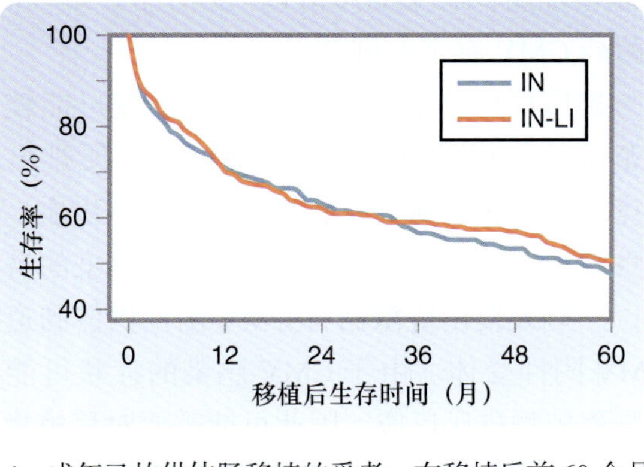

图 28.4 成年已故供体肠移植的受者，在移植后前60个月内的移植物存活率（From Smith JM，Weaver T，Skeans MA，et al. OPTN/SRTR 2016 annual data report：intestine. Am J Transplant. 2018；18（suppl 1）：254-290.）IN：单独小肠移植；IN-LI，肠-肝移植

达到可接受的水平。类固醇也被广泛使用，不过有报道称使用避免使用类固醇的方案取得了明显的成功[30]。在因肾毒性副作用而不能耐受他克莫司的肠移植接受者中，贝拉西普（Nulojix）也被成功用作维持治疗[31]。大多数中心在术中使用诱导性免疫抑制，使用单克隆抗体［如阿仑单抗（Campath）或巴利昔单抗（Simulink）］或多克隆抗体制剂［如抗胸腺细胞球蛋白（胸腺球蛋白）］。诱导治疗与早期排斥反应发生率的显著降低有关，ITR大学最近的一项综述表明了消耗性诱导治疗的生存优势[16]。各中心已报告了其他免疫抑制剂［包括霉酚酸酯（CellCept）和西罗莫司（Rapamune）］的使用情况，无论是常规使用还是标准的免疫抑制治疗方案[22]。与手术技术中的解剖学考虑和诱导剂的选择相似，没有特定的维持治疗方案被证明优于另一种，治疗中心继续根据医师的偏好、经验和个体患者的需要使用治疗方案。

并发症

手术及围术期并发症

尽管小肠移植有所进展，但它仍是一种并发症发生率较高的外科手术，报告的并发症发生率接近50%。技术性并发症最常见的类型为肠吻合口瘘、肠穿孔和伤口并发症。这些可能是灾难性的，由于广泛的免疫抑制，有时缺乏典型的体征和症状，需要高度怀疑。对小肠移植物接受者，这些外科并发症的处理需采用标准的外科原则，以覆盖肠袢，引流或清创感染性物质或炎症，并闭合肠缺损。血管并发症很罕见，包括出血和血栓形成。术后出血可能由受体凝血障碍（尤其是在自体或移植肝功能不全的情况下）引起，并可能因既往手术中多次粘连而需要进行广泛剥离而扩大。动脉流入或静脉流出导管血栓形成通常与破坏性的移植物突然坏死有关，并导致患者或移植物损伤。在肝-肠移植中，如果包含十二指肠和胰腺，可以在很大程度上避免胆道并发症，从而避免如前所述的任何肝门剥离。由于保存损伤、长时间冷缺血或晚期免疫损伤导致的肝内胆管狭窄的罕见病例已被观察到。

监测和排斥反应

历史上，小肠移植受体的排斥反应频繁且严重，发生率高达70%～80%[11]。最近，随着各种免疫抑

制策略的发展，已观察到排斥反应发生率有所降低，患者生存率提高[30]。急性细胞排斥反应通常发生在移植后第一年内，但也可能发生在任何时间。排斥反应最常见的临床体征和症状可能类似于病毒性胃肠炎，包括不明原因的发热、腹痛或绞痛以及造口或粪便排出量增加。由于发病隐匿，缺乏独特特征，且缺乏特异性生物标志物，诊断可能会延误。因此，排斥反应仍然与移植失效率和死亡率密切相关。

与肝移植或肾移植不同，尚缺乏便捷的血清化学标志物来监测肠功能。粪便钙网蛋白和血清瓜氨酸水平已被作为潜在标志物进行检测，但由于获取途径有限和检测时间长，目前这两项检测均未得到广泛应用[32-33]。尽管缺乏血清学生物标志物，但肠移植的一个独特优势是用于活检的组织可通过内窥镜轻松获取。通过造口术进行的回肠镜检查提供了一种使黏膜可视化并直接获取组织以进行病理检查的方法。常规回肠镜检查和活检通常在术后第 5 ～ 7 天开始，大多数中心将在前 1 ～ 3 个月内每周采集活检标本 1 次或 2 次，并根据此后症状的需要进行采集。

最近的研究也强调了供体特异性抗体（DSA）在加速急性和慢性排斥反应中的作用[29]。这些抗体与供体人白细胞抗原（HLA）结合，在移植前存在于 11% ～ 31% 的患者中，在移植后高达 18% ～ 25% 的患者中重视出现；它们的存在表明 2 年内移植失败的风险高达 30%[29, 34]。通过酶联免疫吸附试验或 HLA 结合微珠试验（Luminex）完成 DSA 监测；然而，目前在使用这些测定法或 DSA 治疗方面还没有一致的方案。但是，在临床研究中，有研究者在移植后的 1、3、6 和 12 个月（除临床怀疑有排斥反应的任何时间外）测量了 DSA，并对每个病例进行了治疗[34]。

急性细胞排斥反应在组织学上以轻度形式表现，表现为局限于固有层和隐窝的炎性反应，在隐窝中可见凋亡小体数量增加，但黏膜内层保持完整，绒毛高度正常或接近正常；中度急性细胞排斥反应的定义是固有层内炎症显著增加，隐窝内凋亡小体增加，绒毛结构变钝或扭曲；在严重急性细胞排斥反应中，隐窝的损伤非常明显，可能会失去肠道结构，并识别出严重的黏膜脱落[35]。尽管目前尚不清楚其机制，但一些研究中心报告称，与肠-肝联合移植相比，在单独小肠移植中，急性细胞排斥反应的发生率或严重程度更高，然而，在移植后持续循环 DSA 的患者中，这种保护作用丧失[29]。

一旦确定了排斥反应，治疗通常包括大剂量类固醇和维持免疫抑制的目标水平的增加。耐药病例可采用更有效的免疫抑制治疗，如兔抗胸腺细胞球蛋白联合或不联合其他免疫抑制药物（如西罗莫司、霉酚酸酯）或罕见的注射用英夫利西单抗（一种针对肿瘤坏死因子 - α 的鼠单克隆抗体）[36]。在排斥治疗期间，免疫抑制增加和肠黏膜屏障潜在损害相结合可导致继发性感染，需要密切随访和高度怀疑感染。

感染

在小肠移植后，感染是发病和死亡的主要原因，也是移植失败的最常见原因[16]。细菌感染很普遍，小肠移植后发病率高达 70% ～ 90%[37]。许多术前和术中因素导致细菌感染的高发生率，包括手术时间延长、多次输血、肠道泄露的潜在污染、既往肝病、已有感染和经常需要延长中心静脉通路。缺血再灌注损伤也可能导致术后即刻肠黏膜屏障丧失、细菌易位或肠吻合口瘘。排斥反应会导致类似的肠黏膜屏障损伤，但发生在术后晚期。细菌感染可表现为腹腔内感染、导管相关感染、肺炎或伤口感染，其中中心静脉感染最常见。微生物包括典型的肠道菌群，如大肠杆菌、克雷伯菌、肠杆菌和肠球菌。还需特别考虑真菌感染（大多数为侵袭性念珠菌病）[38]，大多数中心现在都将抗真菌预防作为围术期方案的一部分。

病毒感染（尤其是疱疹病毒家族成员）在接受小肠移植的患者中很常见，大约感染了 2/3 的患者。CMV 是一种常见的病原体，感染率在 18% ～ 25%，侵袭性疾病的发生率为 7%[39]。供体和受体 CMV 血清学状态是移植后 CMV 感染的重要预测因素。将肠道从 CMV 阳性供体移植到 CMV 阴性受体促进了传播，并可能增加组织侵袭性 CMV、复发性 CMV 和更昔洛韦耐药 CMV 感染的风险[40]。

与排斥反应相似，CMV 感染的表现可能较为隐蔽，范围从轻度症状（发热、造口或粪便排出量增加、痉挛和腹痛）到重度症状（肠溃疡、出血、穿孔或急性缺血）不等。由于原发性 CMV 感染的潜在严重性，一些人提出应限制将 CMV 阳性供体肠道移植到 CMV 阴性受体。由于 CMV 感染的症状可能类似于小肠移植物排斥反应，因此可能需要对移植物进行活检，以区分导致移植物损伤的两种原因。苏木精和曙红染色中出现 CMV 包涵体，或通过免疫组织化学或粪便电镜鉴定 CMV，证实了 CMV 肠炎的诊断。幸运的是，通过适当的抗菌治疗（通常是静脉注射更昔洛韦或与 CMV 免疫球蛋白联合，以及减少免疫抑制），在大多数情况下可避免移植失败[41]。

EBV，疱疹病毒家族的另一成员，由于与 PTLD 发展相关联，对小肠移植受体提出了另一个挑战。在小肠移植受者中，报告的 PTLD 病发病率为 10% ～ 20%，与肾脏受者（1% ～ 2%）、肝脏受者（2% ～ 5%）和肺-心脏受者（5% ～ 10%）相比要高得多[42]。此外，EBV 相关的 PTLD 在原发感染后更常见，因此在儿童中比在成人中更常见。根据 2003 年 ITR 报告，儿童受者的 PTLD 发病率为 11%（肠）、10%（肝-肠）和 19%（多脏器），而成人接受者分别为 3.4%、2.9% 和 6%[23]。2015 年 ITR 报告还详细说明了 PTLD 随着移植时代的到来发病率下降，1985—1995 年移植患者的总发病率为 19.2%，1995—2001 年移植患者的总发病率为 10%。而在 2001—2011 年接受移植的受试者中这一比例为 6.2%

PTLD 通常在小肠移植后第一年内表现出来，表现多样，从轻度到中度感染症状（发热、不适、淋巴结肿大）再到危及生命的恶性疾病（结外部位的实性肿块，如移植的肠、肺、肝或中枢神经系统）不等。通过血清定量 EBV 聚合酶链式反应试验进行血清转化的常规筛查，以尝试在出现严重症状之前识别原发性感染。PTLD 发生的其他风险因素包括将器官从 EBV 阳性供体移植到 EBV 阴性受体、使用更有效的免疫抑制方案、排斥反应史和再次移植史[43]。对于需要化疗的更严重的病例（发生伯基特淋巴瘤或 T 细胞淋巴瘤的患者），减少免疫治疗（使用或不使用抗病毒药物）是第一线治疗。当 EBV 感染似乎导致 B 细胞肿瘤或增殖时，抗 CD20 单克隆抗体（如利妥昔单抗）也可用于治疗 PTLD。如果可能，对局部疾病进行手术切除（如扁桃体切除术、脾切除术、肺叶切除术或肠切除术）也非常有效。尽管进行了这些治疗，EBV 相关的 PTLD 的死亡率仍超过 25%[43]。

当供体淋巴细胞开始以受体组织作为靶点时，尤其是皮肤和肠道的上皮细胞，就会发生移植物抗宿主病。由于肠道存在大量的淋巴组织，因此推测肠道受者患移植物抗宿主病的风险更高，但令人惊讶的是，这种情况相对罕见。报道的发生率约为 9%[44]。通过提高或添加类固醇或抗胸腺细胞球蛋白而增强免疫抑制作用一直是主要的治疗手段，但发生率根据严重程度而有所不同，在最严重的病例中死亡率较高。

预后

患者和移植物存活率

随着时间的推移，患者存活率和移植物存活率都有所提高。2015 年 ITR 报告分析了来自 82 个移植中心的 2699 名患者，发现 2000 年后的移植患者的 1、5 和 10 年总生存率分别为 77%、58% 和 47%[16]。最近的 OPTN/SRTR 年度报告数据也表明，患者生存率受患者年龄和移植类型（单独小肠移植 *vs.* 多器官移植）的影响；18 岁以下的单独肠移植受者生存率最高（1 年和 5 年生存率分别为 82.3% 和 67%），接受肝肠联合移植的成人患者生存率最低（1 年和 5 年生存率分别为 66.1% 和 40.3%；图 28.5）[28]。

移植失败率在过去 10 年相对稳定（图 28.6）[28]。ITR 报告显示，1、5 和 10 年的移植物总存活率分别为 71%、58% 和 47%[16]。败血症是移植失败的主要原因（50%），其次是排斥反应（13%）、心血管事件（8%）、PTLD（6.8% ～ 9.9%）和技术性并发症（6.1%）[16]。年龄似乎能影响移植失败率，与成人相比，18 岁以下的儿童由于排斥反应（62.4% *vs.* 47.8%）和淋巴瘤（2.2% *vs.* 0%）更可能导致移植失败[16]。一般而言，移植后存活患者的移植器官功能良好；在移植 6 个月后，67% 的患者能脱离 TPN。在接受结肠段移植的患者中，脱离肠外营养或静脉补液的概率提高 5%。

费用

鉴于管理肠功能衰竭的费用高昂，许多患者在移

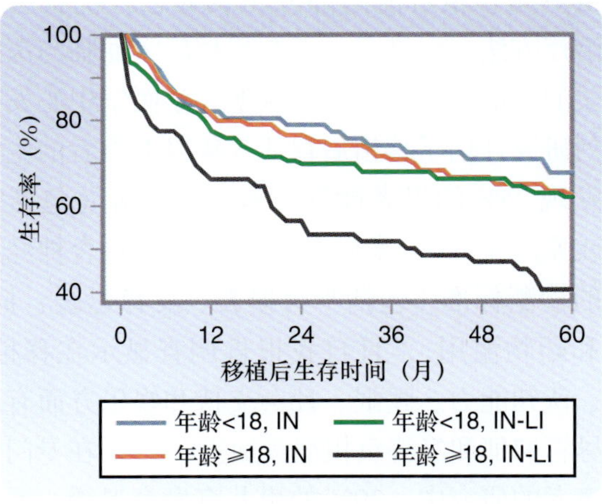

图 28.5 2009—2011 年小肠移植受体的患者存活率（From Smith JM，Weaver T，Skeans MA，et al：OPTN/SRTR 2016 annual data report：intestine. Am J Transplant. 2018；18（suppl 1）：254-290.）IN：单独小肠移植；IN-LI：肠-肝移植

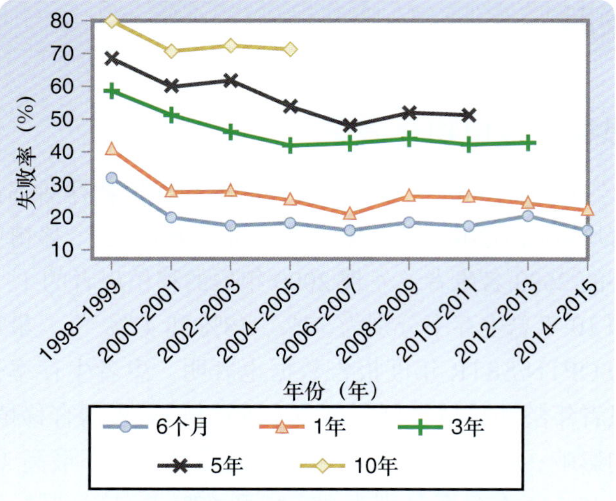

图 28.6 无肝移植的小肠移植受体的移植失败率（From Smith JM，Weaver T，Skeans MA，et al. OPTN/SRTR 2016 annual data report：intestine. Am J Transplant. 2018；18（suppl 1）：254-290.）

植前主要依靠政府支付机构（州医疗补助计划或联邦医疗保险）。由于这些财务限制，在一个有经验的移植中心进行移植可能不那么容易，因为美国只有 28 个移植中心可以进行肠移植，这导致获得多学科肠衰竭治疗方案的机会不同。家庭 TPN 的年度费用估计为 100 000 ～ 250 000 美元，包括医疗用品、输液费用（75 000 ～ 122 000 美元）和肠外营养相关并发症的住院费用（10 000～196 000 美元）[45]。相比之下，肠道移植的费用估计在 130 000 ～ 250 000 美元[46]。尽管最初的移植过程、免疫抑制药物和后续的住院费用高昂，但移植通常在 1 ～ 3 年内具有成本效益[46]。

生活质量

虽然肠移植可能是部分肠衰竭患者挽救生命的唯一治疗方法，但许多患者在移植后将面临与医疗保健相关的生活质量难题。匹兹堡大学医学中心发表的一系列研究评估了移植后存活 5 年以上患者的生活质量，发现 75% 的患者能够拥有一份职业（包括那些学生或家庭主妇）。术后有 24% 的患者符合神经精神损害的诊断标准（包括听力损失、发育迟缓、抑郁、焦虑和药物滥用），且自我报告调查显示在移植后，焦虑、认知能力、睡眠、社会支持和娱乐方面有所改善（尽管抑郁和经济负担继续加重）[47]。在专门评估儿童患者的研究中，29% 的患儿有发育迟缓（通常在移植前发现），60% 的患儿需要专门的教育计划[48]。肠道移植受者的父母往往认为患儿的生活质量稍差；然而，患儿对其生活质量的评价和与年龄匹配的正常儿童相似[49]。

小结

肠移植领域发展缓慢，部分原因是由于家庭 TPN 在肠衰竭治疗中的广泛应用。尽管随着改进的肠外营养管理策略的引入，PNALD 的发生率正在下降，但是 PNALD 和导管相关并发症（感染或静脉血栓形成）仍然是肠移植最常见的适应证。肠移植不再被认为是实验性的，而是适用于危及生命的肠外营养管理并发症或完全性门静脉血栓形成的患者的。由于患者复杂的手术史、解剖结构改变以及门静脉高压的存在，移植手术常常具有挑战性。此外，术后病程往往也较为复杂。因腹泻、脱水、感染或排斥反应而接受治疗时，通常需要再次住院；然而，在最初康复后，大多数患者实现了 TPN 脱离。与长期 TPN 的存活率相似，移植患者存活率一直在增加。发病率和死亡率的改善使得接受肠移植成为了有绝对适应证的肠衰竭患者的标准治疗方法。

肠移植领域未来的发展方向包括进行多机构研究，以帮助实现免疫抑制方案的标准化、制定通用的术后监测指南（包括使用回肠镜检查、生物标志物和 DSA 检测），并阐明 DSA 介导的排斥反应的潜在机制。

主要参考文献

Abu-Elmagd KM，Costa G，Bond GJ，et al. Five hundred intestinal and multivisceral transplantations at a single center：major advances with new challenges. Ann Surg. 2009；250：567-581.

一个具有里程碑意义的单中心系列研究，突出了不同移植时代的结果。

Cheng EY，Everly MJ，Kaneku H，et al. Prevalence and clinical impact of donor-specific alloantibody among intestinal transplant recipients. *Transplantation*. 2017；101：873-882.

最近的一项研究描述了供体特异性抗体的流行及其与小肠移植物加速排斥反应的关系。

Deltz E，Schroeder P，Gebhardt H，et al. Successful clinical small bowel transplantation—report of a case. *Clin Transplant*.1988；3：89–91.

首例成功的活体小肠移植病例报告。

Dudrick SJ，Vars HM，Rhoads JE. Growth of puppies receiving all nutritional requirements by vein。

这是一篇具有里程碑意义的论文，它证明了仅通过高营养（静脉营养，现在更常被称为肠外营养）延长幼犬存活率是可行的。

Fortschr Parenteral Ernahrung. 1967；2：16–18.

Fryer JP. Intestinal transplantation：current status. *Gastroenterol Clin North Am*. 2007；36：145–159；vii.

肠移植及其临床应用的综述。

Grant D，Abu-Elmagd K，Mazariegos G，et al. Intestinal Transplant Registry report：global activity and trends. *Am J Transplant*. 2015；15：210–219.

这是肠移植登记数据库的数据摘要，其中包括了来自 21 个国家移植中心的肠移植受者的统计数据。

Smith JM，Weaver T，Skeans MA，et al.OPTN/SRTR 2016 annual data report：intestine. *Am J Transplant*. 2018；18（suppl1）：254–290.

器官获取与移植网络的最新报告，总结了过去十年小肠移植的趋势。

参考文献

1. Carrel A. Landmark article, Nov 14, 1908: results of the transplantation of blood vessels, organs and limbs. By Alexis Carrel. *JAMA*. 1983;250:944–953.
2. Lillehei RC, Goott B, Miller FA. The physiological response of the small bowel of the dog to ischemia including prolonged in vitro preservation of the bowel with successful replacement and survival. *Ann Surg*. 1959;150:543–560.
3. Starzl TE, Kaupp Jr HA, Brock DR, et al. Homotransplantation of multiple visceral organs. *Am J Surg*. 1962;103:219–229.
4. Lillehei RC, Idezuki Y, Feemster JA, et al. Transplantation of stomach, intestine, and pancreas: experimental and clinical observations. *Surgery*. 1967;62:721–741.
5. Starzl TE, Rowe MI, Todo S, et al. Transplantation of multiple abdominal viscera. *JAMA*. 1989;261:1449–1457.
6. Dudrick SJ, Vars HM, Rhoads EJ. Growth of puppies receiving all nutritional requirements by vein. *Fortschr Parenteral Ernahrung*. 1967;2:16–18.
7. Messing B, Crenn P, Beau P, et al. Long-term survival and parenteral nutrition dependence in adult patients with the short bowel syndrome. *Gastroenterology*. 1999;117:1043–1050.
8. Joly F, Baxter J, Staun M, et al. Five-year survival and causes of death in patients on home parenteral nutrition for severe chronic and benign intestinal failure. *Clin Nutr*. 2018;37:1415–1422.
9. Lauriti G, Zani A, Aufieri R, et al. Incidence, prevention, and treatment of parenteral nutrition-associated cholestasis and intestinal failure-associated liver disease in infants and children: a systematic review. *JPEN J Parenter Enteral Nutr*. 2014;38:70–85.
10. Deltz E, Schroeder P, Gebhardt H, et al. Successful clinical small bowel transplantation— report of a case. *Clin Transplant*. 1988;3:89–91.
11. Grant D, Wall W, Mimeault R, et al. Successful small-bowel/liver transplantation. *Lancet*. 1990;335:181–184.
12. Abu-Elmagd KM, Reyes J, Fung JJ, et al. Evolution of clinical intestinal transplantation: improved outcome and cost effectiveness. *Transplant Proc*. 1999;31:582–584.
13. Kaufman SS, Atkinson JB, Bianchi A, et al. Indications for pediatric intestinal transplantation: a position paper of the American Society of Transplantation. *Pediatr Transplant*. 2001;5:80–87.
14. Sudan D. The current state of intestine transplantation: indications, techniques, outcomes and challenges. *Am J Transplant*. 2014;14:1976–1984.
15. Fishbein TM, Matsumoto CS. Intestinal replacement therapy: timing and indications for referral of patients to an intestinal rehabilitation and transplant program. *Gastroenterology*. 2006;130:S147–S151.
16. Grant D, Abu-Elmagd K, Mazariegos G, et al. Intestinal Transplant Registry report: global activity and trends. *Am J Transplant*. 2015;15:210–219.
17. Fryer JP. Intestinal transplantation: current status. *Gastroenterol Clin North Am*. 2007;36:145–159, vii.
18. Matsumoto CS, Kaufman SS, Girlanda R, et al. Utilization of donors who have suffered cardiopulmonary arrest and resuscitation in intestinal transplantation. *Transplantation*. 2008;86:941–946.
19. Ming YC. Post transplant lymphoproliferative disorders and intestinal transplant in children—single center experience. *Transplantation*. 2017;101: S36–S36.
20. Nagai S, Mangus RS, Anderson E, et al. Cytomegalovirus infection after intestinal/multivisceral transplantation: a single-center experience with 210 cases. *Transplantation*. 2016;100:451–460.
21. Sudan DL, Iyer KR, Deroover A, et al. A new technique for combined liver/small intestinal transplantation. *Transplantation*. 2001;72:1846–1848.
22. Reyes J, Mazariegos GV, Abu-Elmagd K, et al. Intestinal transplantation under tacrolimus monotherapy after perioperative lymphoid depletion with rabbit anti-thymocyte globulin (thymoglobulin). *Am J Transplant*. 2005;5:1430–1436.
23. Grant D, Abu-Elmagd K, Reyes J, et al. 2003 report of the intestine transplant registry: a new era has dawned. *Ann Surg*. 2005;241:607–613.
24. Matsumoto CS, Kaufman SS, Fishbein TM. Inclusion of

the colon in intestinal transplantation. *Curr Open Organ Transplant*. 2011;16:312–315.
25. Kato T, Selvaggi G, Gaynor JJ, et al. Inclusion of donor colon and ileocecal valve in intestinal transplantation. *Transplantation*. 2008;86:293–297.
26. Starzl TE, Todo S, Tzakis A, et al. Abdominal organ cluster transplantation for the treatment of upper abdominal malignancies. *Ann Surg*. 1989;210:374–385; discussion 385–376.
27. Abu-Elmagd KM, Costa G, Bond GJ, et al. Five hundred intestinal and multivisceral transplantations at a single center: major advances with new challenges. *Ann Surg*. 2009;250:567–581.
28. Smith JM, Weaver T, Skeans MA, et al. OPTN/SRTR 2016 annual data report: intestine. *Am J Transplant*. 2018;18(suppl 1):254–290.
29. Abu-Elmagd KM, Wu G, Costa G, et al. Preformed and de novo donor specific antibodies in visceral transplantation: long-term outcome with special reference to the liver. *Am J Transplant*. 2012;12:3047–3060.
30. Abu-Elmagd KM, Costa G, Bond GJ, et al. Evolution of the immunosuppressive strategies for the intestinal and multivisceral recipients with special reference to allograft immunity and achievement of partial tolerance. *Transpl Int*. 2009;22:96–109.
31. Vrakas G, Weissenbacher A, Chen M, et al. Belatacept and basiliximab in intestinal transplantation: a single centre experience. *Transplantation*. 2017;101: S7–S7.
32. Hibi T, Nishida S, Garcia J, et al. Citrulline level is a potent indicator of acute rejection in the long term following pediatric intestinal/multivisceral transplantation. *Am J Transplant*. 2012;12(suppl 4):S27–S32.
33. Sudan D, Vargas L, Sun Y, et al. Calprotectin: a novel noninvasive marker for intestinal allograft monitoring. *Ann Surg*. 2007;246:311–315.
34. Cheng EY, Everly MJ, Kaneku H, et al. Prevalence and clinical impact of donor-specific alloantibody among intestinal transplant recipients. *Transplantation*. 2017;101:873–882.
35. Remotti H, Subramanian S, Martinez M, et al. Small-bowel allograft biopsies in the management of small-intestinal and multivisceral transplant recipients: histopathologic review and clinical correlations. *Arch Pathol Lab Med*. 2012;136:761–771.
36. Berger M, Zeevi A, Farmer DG, et al. Immunologic challenges in small bowel transplantation. *Am J Transplant*. 2012;12(suppl 4):S2–S8.
37. Guaraldi G, Cocchi S, Codeluppi M, et al. Outcome, incidence, and timing of infectious complications in small bowel and multivisceral organ transplantation patients. *Transplantation*. 2005;80:1742–1748.
38. Florescu DF, Sandkovsky U. Fungal infections in intestinal and multivisceral transplant recipients. *Curr Opin Organ Transplant*. 2015;20:295–302.
39. Florescu DF, Langnas AN, Grant W, et al. Incidence, risk factors, and outcomes associated with cytomegalovirus disease in small bowel transplant recipients. *Pediatr Transplant*. 2012;16:294–301.
40. Kotton CN, Kumar D, Caliendo AM, et al. The third international consensus guidelines on the management of cytomegalovirus in solid-organ transplantation. *Transplantation*. 2018;102:900–931.
41. Florescu DF, Abu-Elmagd K, Mercer DF, et al. An international survey of cytomegalovirus prevention and treatment practices in intestinal transplantation. *Transplantation*. 2014;97:78–82.
42. Allen UD, Preiksaitis JK. Epstein-Barr virus and posttransplant lymphoproliferative disorder in solid organ transplantation. *Am J Transplant*. 2013;13(suppl 4):107–120.
43. Wozniak LJ, Mauer TL, Venick RS, et al. Clinical characteristics and outcomes of PTLD following intestinal transplantation. *Clin Transplant*. 2018;32:e13313.
44. Wu G, Selvaggi G, Nishida S, et al. Graft-versus-host disease after intestinal and multivisceral transplantation. *Transplantation*. 2011;91:219–224.
45. Hofstetter S, Stern L, Willet J. Key issues in addressing the clinical and humanistic burden of short bowel syndrome in the US. *Curr Med Res Opin*. 2013;29:495–504.
46. Sudan D. Cost and quality of life after intestinal transplantation. *Gastroenterology*. 2006;130:S158–S162.
47. Abu-Elmagd KM, Kosmach-Park B, Costa G, et al. Long-term survival, nutritional autonomy, and quality of life after intestinal and multivisceral transplantation. *Ann Surg*. 2012;256:494–508.
48. Karabala A, Yazigi NA, Khan KM, et al. Features of life quality in long-term survivors of intestinal transplantation in childhood. *Transplantation*. 2017;101: S145–S145.
49. Ngo KD, Farmer DG, McDiarmid SV, et al. Pediatric health-related quality of life after intestinal transplantation. *Pediatr Transplant*. 2011;15:849–854.

第 5 部分

肿瘤外科

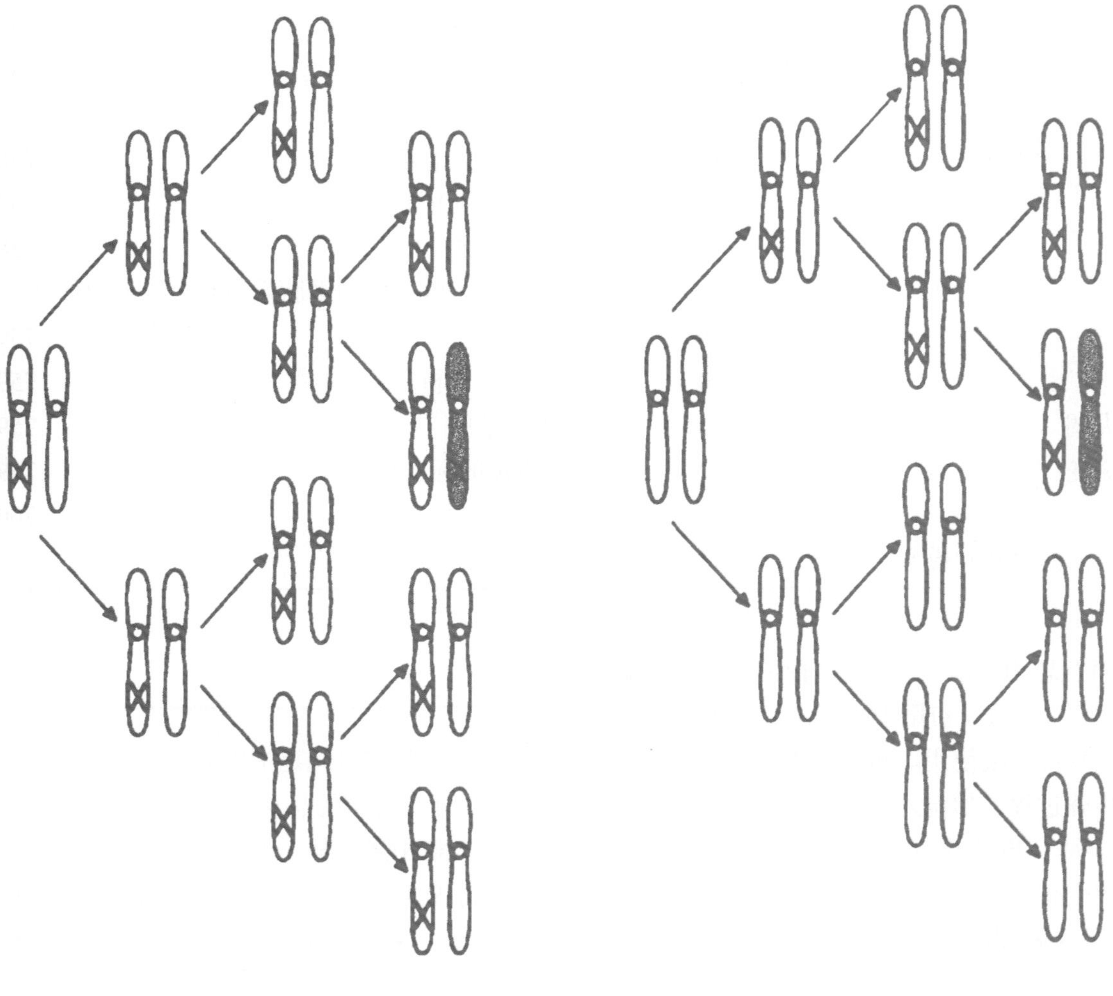

29 章

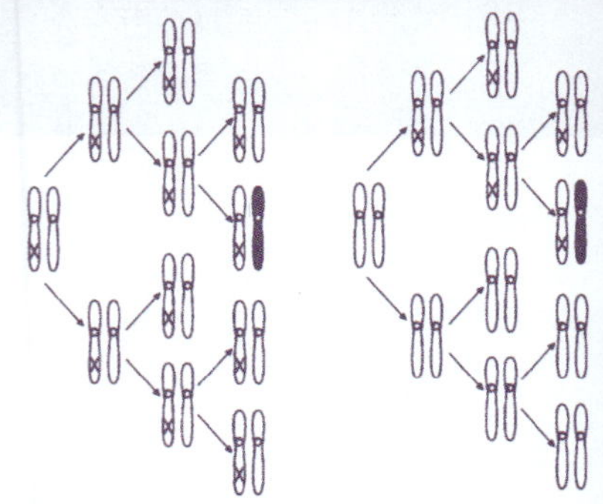

肿瘤生物学与肿瘤标志物

Bradley A. Krasnick，S. Peter Goedegebuure，Ryan Fields

胡文亮 译 戚 峰 审校

章目录

肿瘤形成（字面意思为“新生物”）是指细胞不受控制的增殖。“肿瘤”一词最初用于描述炎症引起的肿胀，现在与赘生物可互换使用。转化是正常细胞获得恶性特征的多步骤过程，如侵入组织并扩散至远处（转移）的能力。每一步转化都反映了一种或多种遗传改变，这些改变赋予了细胞相对于正常细胞的生长优势。癌症是恶性肿瘤，因此具有转移扩散的能力。肿瘤细胞表达了许多基本特征，使肿瘤细胞进展[1]。这些特征为大多数人类癌症所共有。

流行病学

发病率是指在特定时间范围内的新发病例数，通常表示为每 10 万人每年的病例数。患病率是指在给定的时间点，人群中患有某一疾病的患者人数。一个人患癌症或死于癌症的风险通常用终身风险（一生中的风险）来表示，或者在描述特定风险因素与特定癌症的关系时，用相对危险度（将具有某种暴露或特征的人与没有该暴露或特征的人进行比较）表示。

2018 年美国诊断出超过 170 万例新的癌症病例，

其中不包括超过 100 万例的基底细胞癌和鳞状细胞癌新病例（图 29.1）[2]。在男性中，最常见的癌症为前列腺癌、肺癌 / 支气管癌、结直肠癌和膀胱癌。在女性中，最常见的癌症是乳腺癌、肺癌 / 支气管癌、结直肠癌和子宫癌。在美国，癌症是男性和女性的第二大常见死因，仅次于心脏病，是 40 ～ 79 岁女性和 60 ～ 79 岁男性的最常见死因。2018 年，超过 60 万美国人死于癌症，相当于每天约 1700 人死亡。图 29.2 和图 29.3 显示了部分癌症的发病率和死亡率的全国趋势。

全球癌症负担

在全球范围内，1/6 的死亡是由癌症造成的，2018 年全球总死亡人数为 960 万人[3]。主要受人口增长和老龄化以及与癌症发展相关的多种危险因素的流行率变化的影响——其中许多因素与日益增长的社会经济发展相关，癌症的分布和类型在持续发生变化。尽管与发展中国家相比，发达国家的总癌症发病率要高 2 ～ 3 倍，但总癌症死亡率的差异很小，这是因为发展中国家大多数癌症的病死率较高。欧洲和美洲分别占全球癌症发病率的 23.4% 和 21%，但仅分别占全球癌症死亡率的 20.3% 和 14.4%。与此同时，亚洲和非洲的全球癌症发病率（分别为 48.4% 和 5.8%）远低于其对全球死亡率的贡献（分别为 57.3% 和 7.3%）。

总体而言，肺癌是全球最常被诊断的癌症，癌症死亡人数也居于首位。就男性而言，肺癌、前列腺癌和结直肠癌是全球发病率最高的癌症，而肺癌、肝癌和胃癌是死亡率最高的癌症。就女性的全球发病率而言，乳腺癌、结直肠癌和肺癌是主要癌症，而就死亡率而言，乳腺癌、肺癌和结直肠癌是主要癌症。然

估计的新病例数*

男性			女性		
前列腺	233 000	27%	乳腺	232 670	29%
肺和支气管	116 000	14%	肺和支气管	108 210	13%
结直肠	71 830	8%	结直肠	65 000	8%
膀胱	56 390	7%	子宫体	52 630	6%
皮肤黑色素瘤	43 890	5%	甲状腺	47 790	6%
肾和肾盂	39 140	5%	非霍奇金淋巴瘤	32 530	4%
非霍奇金淋巴瘤	38 270	4%	皮肤黑色素瘤	32 210	4%
口腔和咽	30 220	4%	肾和肾盂	24 780	3%
白血病	30 100	4%	胰腺	22 890	3%
肝及肝内胆管	24 600	3%	白血病	22 280	3%
所有部位	855 220	100%	所有部位	810 320	100%

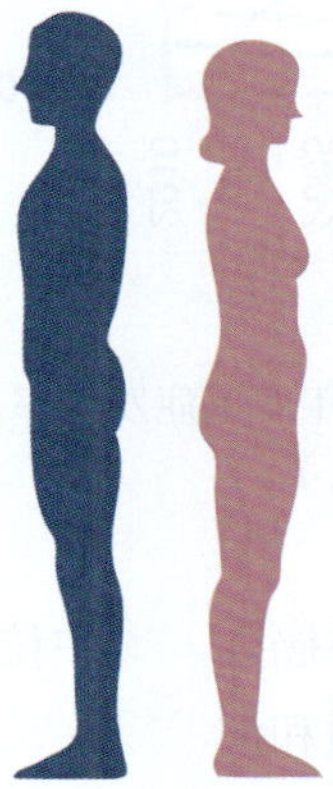

估计的死亡人数

男性			女性		
肺和支气管	86 930	28%	肺和支气管	72 330	26%
前列腺	29 480	10%	乳腺	40 000	15%
结直肠	26 270	8%	结直肠	24 040	9%
胰腺	20 170	7%	胰腺	19 420	7%
肝及肝内胆管	15 870	5%	卵巢	14 270	5%
白血病	14 040	5%	白血病	10 050	4%
食管	12 450	4%	子宫体	8 590	3%
膀胱	11 170	4%	非霍奇金淋巴瘤	8 520	3%
非霍奇金淋巴瘤	10 470	3%	肝及肝内胆管	7 130	3%
肾脏和肾盂	8 900	3%	大脑和其他神经系统	6 230	2%
所有部位	310 010	100%	所有部位	275 710	100%

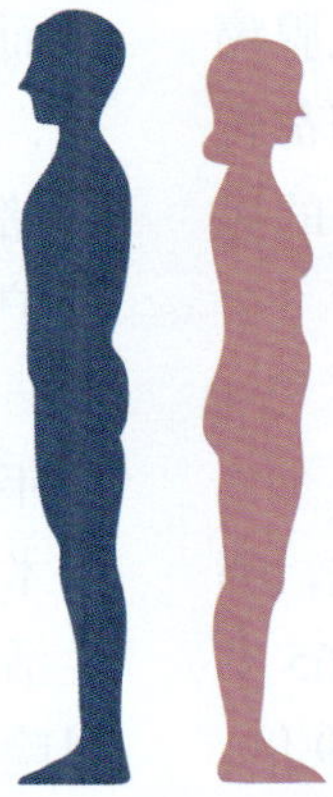

图 29.1 2018 年美国按性别分列的估计新癌症病例和死亡人数的前 10 种癌症类型。* 估计值精确到十位，不包括基底细胞癌和鳞状细胞皮肤癌以及除膀胱以外的原位癌（From Siegel RL，Miller KD，Jemal A. Cancer statistics，2018. CA Cancer J Clin. 2018；68：7-30.）

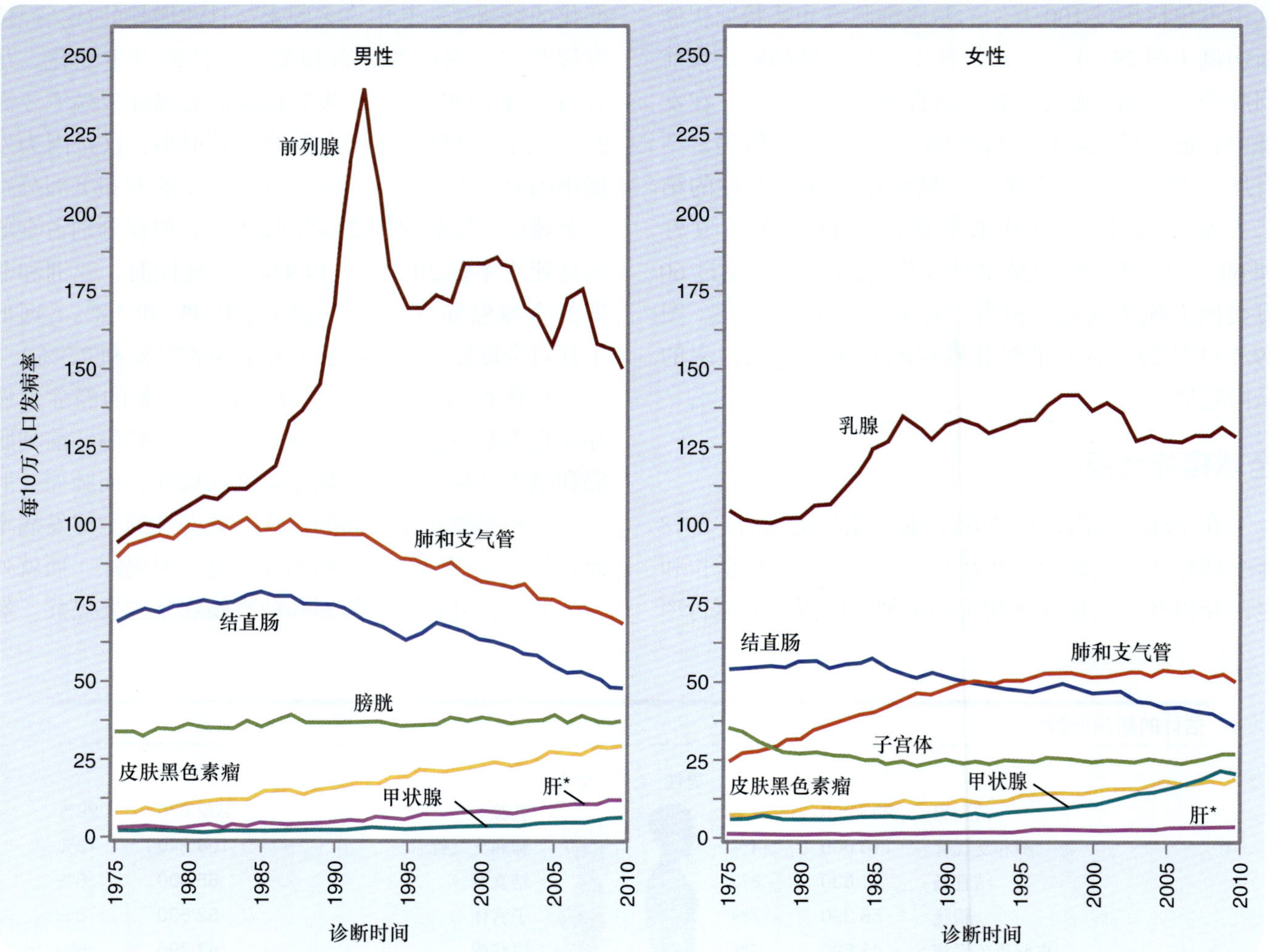

图 29.2 1975—2014 年美国部分癌症男女按年龄调整的年度癌症发病率。* 包括肝内胆管（From Siegel RL，Miller KD，Jemal A. Cancer statistics，2018. CA Cancer J Clin. 2018；68：7-30.）

而，按发病率和死亡率分类的男性和女性的主要癌症在不同国家有很大差异。在美国、加拿大、英国和澳大利亚，肺癌仍然是男性和女性癌症死亡的最常见原因。在泰国和蒙古等发展中国家，肝癌是导致癌症死亡的主要原因，与性别无关。最后，在非洲的大部分地区、墨西哥和南美洲部分地区，前列腺癌和乳腺癌分别是男性和女性癌症死亡的主要原因。这一切都转化为显著的全球经济负担，到 2020 年，仅美国的癌症护理总成本就已经达到了惊人的 1740 亿美元。

衰老与癌症

癌症的发病率随着年龄的增长而增加；因此，65 岁及以上的人患癌症的比例格外高。在美国，65 岁及以上人群的癌症发病率是 65 岁以下人群的近 9 倍。在 70 岁以上的人群中，侵袭性癌症的发病比例男性为 1/3，女性为 1/4[2]。在全球范围内，约 80% 的癌症诊断发生于 50 岁或以上的人群。美国癌症诊断的中位年龄为 66 岁。

65 岁及以上的人群在美国人口中的比例正在迅速增长。从 2010 年到 2050 年，美国这部分人口的规模预计将增加一倍以上，这是整个发达世界公认的趋势。随着老年人口的增加，癌症的发病率也会增加，从而增加了整个社会的癌症负担。此外，在这一人群中，癌症护理也将变得越来越复杂；其原因包括在生理储备下降的情况下有更多更严重的合并症，难以获得护理，以及缺乏社会支持。

对老年癌症治疗的研究较少，且已有研究表明，老年群体在临床试验中的代表性不足。显然，在外科手术并发症的背景下，外科医师为了更多地考虑患者生活质量和功能状态，必须更仔细地权衡个体的手术风险。尽管有证据表明，辅助治疗对这一群体患者有益，但已有不少报道显示，辅助治疗在老年人群中的应用不足[4]。因此，年龄不应成为放弃对这些患者进行系统治疗的唯一原因。

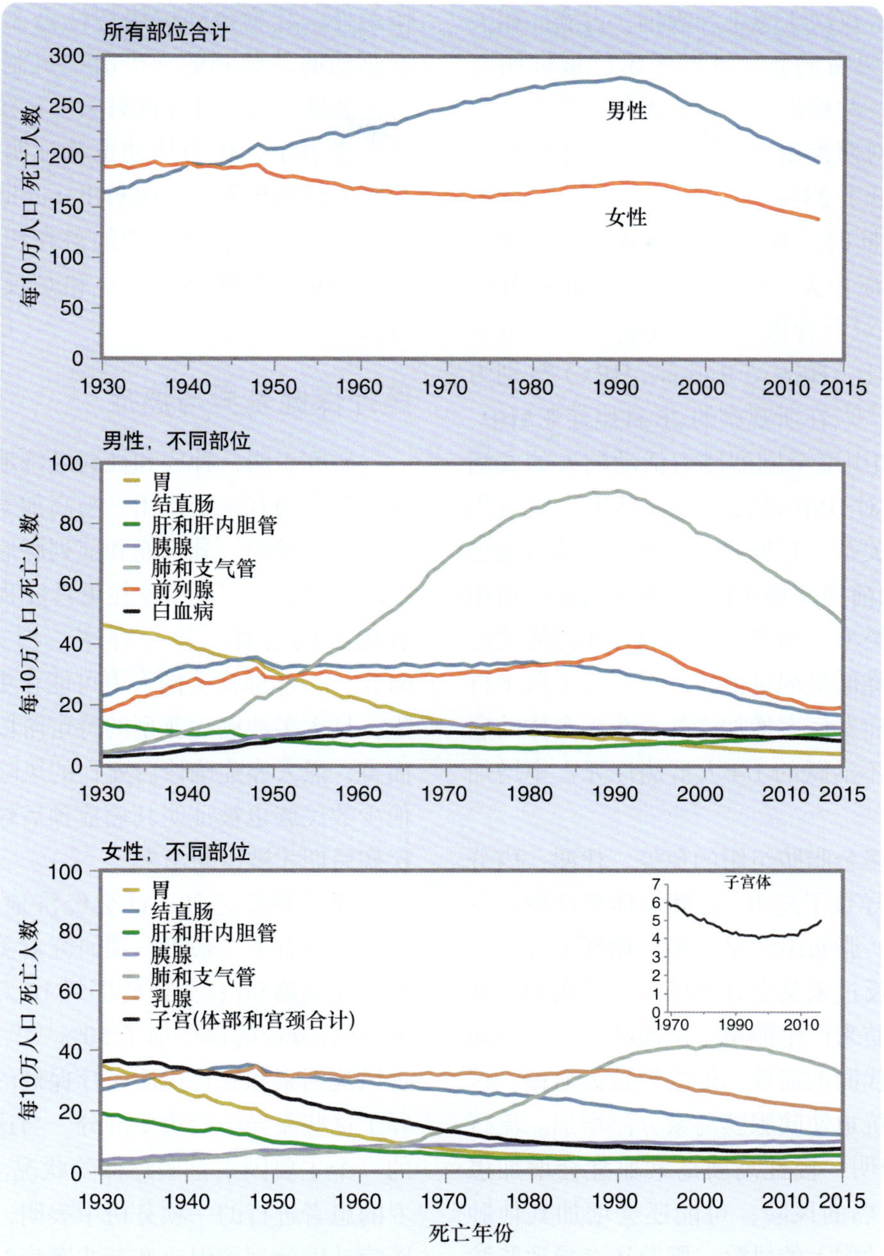

图 29.3　1930—2015 年美国总体和特定癌症按性别分列的死亡率趋势（From Siegel RL，Miller KD，Jemal A. Cancer statistics，2018. CA Cancer J Clin. 2018；68：7-30.）

随着年龄的增长，癌症增加的主要机制依赖于随着时间推移的突变积累，这些突变赋予了细胞生长优势。许多突变都是偶然发生的，因此，给定细胞经历的细胞分裂越多（随着年龄的增长），出错的可能性就越大。研究很好地证明了，在特定组织的整个生命周期中，干细胞分裂总数与相应组织发生浸润性癌症的风险之间存在显著的线性关系（Spearman rho = 0.81）[5]。

肥胖、体力活动与癌症

在大多数发达国家（以及许多欠发达国家的城市地区），超重［体重指数（body mass index，BMI）为 25 ～ 29.9 kg/m^2］和肥胖（BMI ≥ 30 kg/m^2）的患病率在过去 20 年中显著增加。在美国，超过 1/3 的人口被归类为肥胖，5% 的男性和 10% 的女性体重指数大于 40 kg/m^2。尽管肥胖长期以来被认为是导致糖尿病和心血管疾病的一个重要原因，但肥胖与癌症之间的关系历来较少受到关注。流行病学研究表明，肥胖是多种部位癌症的危险因素，包括食管癌、结直肠癌、胆囊癌、胰腺癌、肝癌、胃癌、绝经后乳腺癌、子宫癌、卵巢癌、肾细胞癌、脑膜瘤、多发性骨髓瘤和甲状腺癌[6]。在全球范围内，BMI 的增加是癌症的第三大风险因素，仅次于感染和吸烟，占癌症相关死亡的20%。令人兴奋的是，减肥手术已被证明有可能抵消该人群的一些癌症风险，最近的一项研究表明，与体重匹配的对照组相比，接受减肥手术的肥胖患者的癌症风险降低了33%[7]。

在肥胖流行的同时，身体活动的减少已经被证实与许多不同的癌症相关。在最近的一项meta分析中显示，增加锻炼对食管腺癌、胆囊癌和肝癌最具有保护作用，风险比（Hazard Ratios，HRs）分别为0.58、0.72和0.73[8]。在所观察的26种癌症亚型中，有13种亚型与参加中度至剧烈体力活动的人的发病率降低有关，即使对BMI进行调整，其中大多数仍然存在显著的相关关系。有趣的是，体力活动与黑色素瘤（HR 1.27）和前列腺癌（HR 1.05）风险增加相关。对于某些癌症类型，如结直肠腺癌，体力活动的增加与癌症风险的降低呈剂量依赖关系。除了久坐行为增加导致的总癌症发病率增加之外，久坐个体的癌症结局也较差，最不活跃的1/4人群癌症死亡率增加了20%。

从机理上讲，多余脂肪组织的免疫、代谢、内分泌和炎症特性似乎导致了超重/肥胖个体恶性肿瘤发病率的增加。比如，脂肪组织量越多，循环中游离脂肪酸水平越高。这反过来又会导致肝脏、肌肉和其他组织更多地利用脂肪来产生能量，从而减少它们对葡萄糖的摄取和新陈代谢的需要，最终导致高血糖。这种功能性胰岛素抵抗迫使胰腺胰岛素分泌增加。流行病学和实验证据表明，慢性高胰岛素血症会增加患结肠癌和子宫内膜癌的风险，可能还会增加其他肿瘤（如胰腺和肾脏肿瘤）的风险。肥胖还会导致脂肪细胞来源的干细胞和脂肪组织在肿瘤微环境中沉积增加，导致细胞外基质（extracellular matrix，ECM）沉积。与非肥胖患者相比，其免疫表型发生了改变，有利于促进肿瘤生长的生长因子、营养物质和细胞因子的供应。脂肪细胞来源的干细胞促进纤维化，并可转化为与癌症相关的成纤维细胞，这些成纤维细胞与更具侵袭性的癌症生物学有关。在肥胖患者中，网膜脂肪增多与一种促炎状态有关，这种状态可以通过免疫细胞激活和炎症信号通路在多个部位引发癌症。循环中的雌激素水平与肥胖有很大关系。对于乳腺癌（绝经后妇女）和子宫内膜癌，超重和肥胖对癌症风险的影响在很大程度上是由雌激素水平升高介导的。对于乳腺癌患者而言，肥胖与生存率下降、复发可能性增加有关。

增加体力活动除了有助于保持健康体重的明显作用外，其剩余的抗癌特性仍在积极确定中。雌激素驱动的乳腺癌的一个潜在机制是，体力活动增加与血液雌二醇浓度降低有关。在接受前列腺癌监测的男性患者中，体力活动也被证明可以上调细胞周期和脱氧核糖核酸（deoxyribonucleic acid，DNA）修复途径。除了身体活动的潜在积极影响外，久坐行为的增加还与胰岛素抵抗和C反应蛋白水平的增加有关。

医疗保健差异与癌症

研究表明，种族和社会经济地位在癌症发病率和死亡率中均有一定作用。与高加索人相比，非裔美国人患结直肠癌、乳腺癌和前列腺癌的风险更高，并且在确诊时，癌症表型往往更具侵袭性[9]。在美国，所有癌症的总体5年生存率，白人为68%，黑人为61%[2]。非洲裔美国人更可能在更晚的阶段被诊断出来，且大多数癌症亚型的特定阶段生存率较低。总体而言，黑人癌症确诊后死亡的风险比白人高33%，其他少数民族也被证明其癌症预后较差，拉美裔往往在疾病后期才被诊断出来。

除了种族之外，社会经济地位也与癌症的发病率和结局有关。最近一项研究对美国所有郡进行了调查，发现第90百分位的郡每10万人癌症死亡人数比第10百分位的郡增加了50%[10]。社会经济地位、地理风险因素和获得优质医疗保健的机会方面的差异解释了这些差异中的重要部分。与这些差异交织在一起的一个主要因素是医疗保险状况。在对美国18～64岁的患者进行的一项分析中表明，那些没有保险或由医疗补助计划承保（拥有非医疗补助的保险）的患者更有可能出现晚期疾病，且接受癌症导向治疗（如手术或放射治疗）的可能性较小。此外，这些患者的癌症相关死亡率有所上升（有医疗补助计划者HR 1.44，未保险者HR 1.47）。

肿瘤生物学

实体瘤由肿瘤细胞和基质组成。很明显，这两个部分是相互依赖的，并作为一个单位促进肿瘤生长、耐药性、侵袭和转移。关于肿瘤发生的多步骤过程已经有了很多的了解。例如，黑色素细胞向恶性黑色素瘤的转化可在组织病理学和临床上分为5个主要的可识别的步骤（表29.1）。连续的基因改变提供生理生长优势，导致正常细胞逐步转化为癌

表 29.1　从黑色素细胞到转移性黑色素瘤的阶梯步骤

步骤 *	特征
1	常见黑色素细胞痣
2	发育不良痣
3	黑色素瘤的放射状生长期
4	黑色素瘤的垂直生长期
5	转移性黑色素瘤

* 无细胞学异型性的常见获得性和先天性痣（步骤 1）可能进展为发育不良痣，具有明显的非典型组织学和细胞学特征（步骤 2）。这些病变大多稳定，但少数可能进展为恶性黑色素瘤，倾向于沿斑块半径向外生长（步骤 3）。在斑块内，形成沿垂直方向扩张的快速生长细胞结节，侵入真皮并抬高表皮（步骤 4）。最后，肿瘤转移（步骤 5）。

Adapted from Clark WH，Jr，Elder DE，Guerry D 4th，et al. A study of tumor progression：The precursor lesions of superficial spreading and nodular melanoma. Hum Pathol. 1984；15：1147-1165.

细胞。导致癌症的基因变化通常发生在原癌基因或肿瘤抑制基因中，其中原癌基因的激活突变（如 *KRAS*；当被激活时称为癌基因）会导致肿瘤的生存 / 生长（"按下加速器"），而肿瘤抑制基因的失活突变（如 *p53*）会导致对原癌生存 / 生长信号的抑制减少（"松开刹车器上的脚"）[11]。除了肿瘤细胞的改变之外，附近的基质细胞也发生了表型改变，进一步延长了肿瘤的进展。许多不同的生理变化对肿瘤发生至关重要（稍后讨论），其中许多是治疗靶点（图 29.4）。

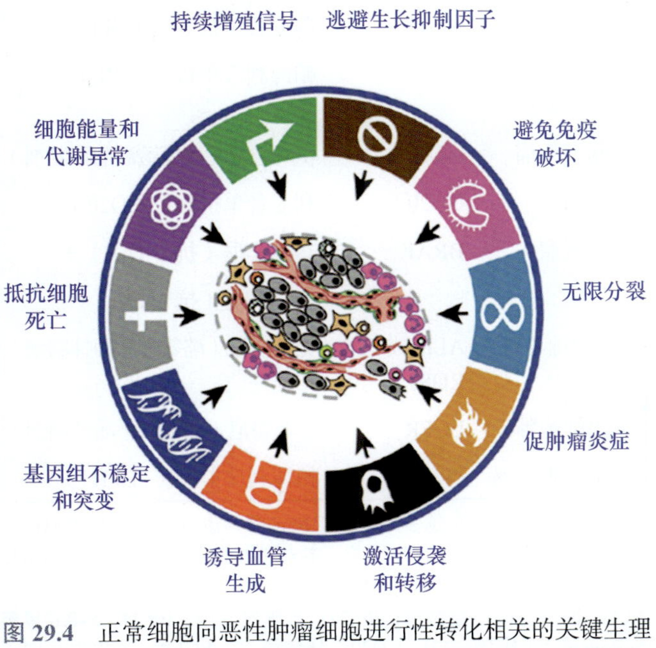

图 29.4　正常细胞向恶性肿瘤细胞进行性转化相关的关键生理变化。所指出的特征是大多数人类癌症的共同特征，共同决定了细胞存活或肿瘤扩张（Adapted from Hanahan D，Weinberg RA. Hallmarks of cancer：The next generation. Cell. 2011；144：646-674.）

持续增殖的信号

正常组织内的细胞很大程度上受邻近细胞（旁分泌信号）或系统（内分泌）信号的指导而生长。同样，细胞间生长信号也存在于大多数肿瘤中。直接的肿瘤细胞环境（基质）包含残留的非恶性细胞，如实质细胞、上皮细胞、成纤维细胞和内皮细胞。此外，大多数肿瘤的特征是免疫细胞浸润，如淋巴细胞、多形核细胞、肥大细胞和巨噬细胞。细胞亚群分化的改变和（或）非恶性细胞的选择性募集和整合导致其与肿瘤细胞共同进化以维持肿瘤细胞的生长。最后，基底膜形成 ECM，ECM 为成纤维细胞和内皮细胞的增殖提供支架。肿瘤细胞和间质共同产生因子（自分泌和旁分泌因子），这些因子以细胞结合、基质结合或可溶性形式直接或间接影响肿瘤的发展。肿瘤细胞分泌的自分泌因子在促进肿瘤细胞生长的同时，也可能刺激邻近的肿瘤细胞。此外，肿瘤细胞分泌旁分泌因子，作用于宿主细胞或 ECM，创造支持性的微环境。例如，转化生长因子 -β（transforming growth factor-β，TGF-β）可通过成纤维细胞和内皮细胞诱导血管的生成、ECM 分子及其他细胞因子的产生。简而言之，肿瘤的生长取决于肿瘤细胞对旁分泌和自分泌因子的反应（图 29.5）。这些因子包括血管生成因子、生长因子、趋化因子（最初以诱导趋化能力为特征的多肽信号分子）、细胞因子、激素、酶和可能促进或减少肿瘤生长的细胞溶解因子（表 29.2）。癌症中激素信号传导的典型例子是乳腺癌，在许多肿瘤中，核雌激素受体的过表达导致雌激素依赖性肿瘤细胞增殖。从肿瘤中去除雌激素供应（如：来曲唑）或阻断受体（如：曲妥珠单抗）会导致肿瘤细胞增殖减少和细胞死亡。

在肿瘤的演化过程中，它对生长信号的反应会发生变化。旁分泌生长机制在肿瘤早期发展过程中占主导地位。肿瘤对旁分泌生长抑制因子产生抗性，并对旁分泌生长促进剂产生应答。然而，随着肿瘤的进一步发展，自分泌生长机制变得更加突出。在晚期肿瘤中，转移的肿瘤细胞倾向于更随机地在体内扩散，这一观察结果表明，自分泌生长机制可能比旁分泌生长机制更具优势。肿瘤甚至可能完全自主生长，并且不受生长因子和抑制因子的影响。

为了实现生长自给自足，生长信号通路被改变。这涉及细胞外生长信号的改变、这些信号的跨膜转导体的改变，或将这些信号转化为发挥作用的细胞

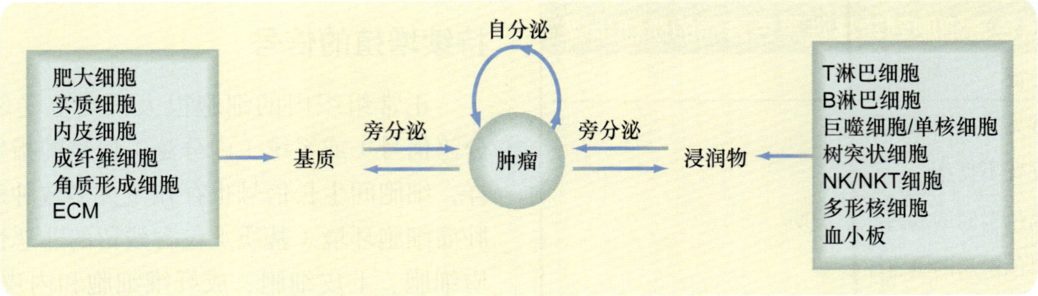

图 29.5 旁分泌和自分泌生长机制。基质细胞和浸润细胞都分泌影响肿瘤发展的旁分泌因子。此外，肿瘤细胞分泌自分泌和旁分泌因子，这些因子反过来又作用于基质细胞和浸润细胞。ECM，细胞外基质；NK 细胞，自然杀伤细胞；NKT，自然杀伤 T 细胞

内信号通路的改变。生长因子受体在许多癌症中过表达。受体的过表达可能使癌细胞对通常不会引发增殖的低水平生长因子产生反应。例如，表皮生长因子受体家族（epidermal growth factor receptor family，ErbB）是一个酪氨酸激酶受体家族，包括在多种癌症类型中过表达的表皮生长因子受体（epidermal growth factor receptor family，EGFR）和 HER2/neu 受体。导致非小细胞肺癌中 EGFR 途径过表达的 *EGFR* 突变可能对小分子酪氨酸激酶抑制剂敏感，如吉非替尼（表 29.3）。在一些乳腺癌和胃癌（以及其他癌症）中观察到的 *HER2* 突变和过表达会导致曲妥珠单抗对 HER2 抑制的敏感性（表 29.3）。另一个临床相关的例子是生长因子受体酪氨酸激酶 *c-kit*，由此激活突

表 29.2 影响肿瘤发展的细胞和可溶性因子 *

细胞	可溶性因子
基质	
实质细胞	生长因子、生长抑制因子
内皮细胞	营养性因子、激素
成纤维细胞	降解酶、细胞因子
肥大细胞	血管生成因子
细胞外基质	
角质形成细胞	
浸润物	
T 淋巴细胞	细胞因子、趋化因子、细胞溶解因子
B 淋巴细胞	血管生成因子
自然杀伤细胞	生长（抑制）因子
自然杀伤 T 细胞	降解酶、细胞抑制因子
巨噬细胞-单核细胞	抗体
树突状细胞	
多形核细胞	
血小板	
肿瘤	
肿瘤细胞	趋化因子、细胞因子、血管生成因子、降解酶、生长（抑制）因子

* 列表中的细胞和可溶性因子并不完整，只是为了说明影响肿瘤发生的因素的复杂性。

表 29.3 生物标志物和生物靶向治疗

癌	生物标志物	治疗（分类）*
乳腺	*BRCA*	奥拉帕利（PARP 抑制剂）
乳腺	雌激素/孕激素受体	他莫昔芬（选择性雌激素受体调节剂）/来曲唑（芳香化酶抑制剂）
乳腺	HER2/neu	曲妥珠单抗（抗 HER2）
慢性粒细胞白血病	bcr-abl	伊马替尼（酪氨酸激酶抑制剂）
结直肠癌	*KRAS*	西妥昔单抗（抗 EGFR）
结直肠癌（肿瘤不可知）	*MSI*	帕博利珠单抗（抗 PD1）
胃肠间质瘤	*c-kit*	伊马替尼（酪氨酸激酶抑制剂）
淋巴瘤	CD20	利妥昔单抗（抗 CD20）
黑色素瘤	BRAF	达拉非尼（抗 BRAF）+ 曲美替尼（抗 MEK）
非小细胞肺癌	ALK 或 ROS1	克唑替尼（酪氨酸激酶抑制剂）
非小细胞肺癌	EGFR	吉非替尼（酪氨酸激酶抑制剂）
非小细胞肺癌	PD-L1	帕博利珠单抗（抗 PD1）

生物标志物表达越来越多地被用于决定哪些患者能接受生物靶向治疗，通常与正式的分期标准无关。本表列出了针对生物标志物的治疗的关键示例，但这些示例并不详尽。

ALK：间变性淋巴瘤激酶；*BRCA*：乳腺癌基因；BRAF：v-Raf 鼠肉瘤病毒癌基因同源物 B；CD20：分化簇 20；EGFR：上皮生长因子受体；HER2：人上皮生长因子受体；MEK：丝裂原激活蛋白激酶；*MSI*：微卫星不稳定性基因；*PARP*：聚合酶 1 基因；*PD-1*：程序性细胞死亡蛋白 1；*PD-L1*：程序性死亡配体 1。

* 课堂治疗示例，通常有多种选择。

变（95% 的胃肠间质瘤）导致多个肿瘤前信号级联的激活。在大多数 *c-kit* 突变中，使用酪氨酸激酶抑制剂伊马替尼治疗会产生治疗反应（表 29.3）。在某些情况下，生长因子受体可以不依赖于与配体结合而产生信号。这可以通过受体的结构改变来实现，例如 EGFR 的截断版本，其缺乏大量胞质结构域并被结构性激活——见于胶质瘤和头颈部鳞状细胞癌中。

癌细胞还可以通过分泌碱性成纤维细胞生长因子（fibroblast growth factor，FGF）、血小板衍生生长因子（platelet-derived growth factor，PDGF）、TGF-β 等因子来调节其基质环境，包括 ECM。ECM 成分，如胶原蛋白、纤连蛋白、层粘连蛋白和玻连蛋白，可能与两种或多种受体结合，也可能与其他 ECM 分子结合。基质分子-受体相互作用诱导出影响细胞行为的信号，包括进入活跃的细胞周期的信号。癌细胞可以改变它们所表达的 ECM 受体（整合素和硫酸乙酰肝素蛋白聚糖）的类型，使受体转变为更倾向于传递促生长信号。类似地，成纤维细胞和免疫细胞亚群如巨噬细胞分别分化为癌相关成纤维细胞和肿瘤相关巨噬细胞，促进肿瘤生长和扩散。

获取生长信号自给自足的更复杂机制源于细胞内信号通路的变化，其中一些通路积极参与串扰。许多癌基因模仿正常的生长信号并诱导有丝分裂信号，而不需要上游调控因子的刺激。例如，*KRAS* 突变见于多种癌症，激活突变导致受体非依赖性信号传导。KRAS 信号级联的这种结构性激活导致多种促癌事件发生（例如，持续增殖、免疫逃避、抗凋亡、细胞迁移和转移）[11]。KRAS 靶向一直是广泛、正在进行的研究主题。另一个临床相关的突变癌基因是 *BRAF*，它的激活突变（如 V600E）导致结构性激活（可见于黑色素瘤、结直肠癌和甲状腺癌等癌症）、MEK 和 ERK 信号上调，并增加了促肿瘤生存和增殖因子的转录。BRAF 和 MEK 的抑制可作为 BRAF 信号通路激活的临床靶点（表 29.3）。最后，有助于调节正常信号通路的负反馈机制可能被破坏，从而增强增殖信号。

逃避生长抑制

细胞分裂是一个有序、严格调控的过程，涉及刺激信号和抑制信号。因此，除了获得刺激生长信号外，肿瘤细胞还需要克服或中和生长抑制信号。这些信号包括嵌入 ECM 和邻近细胞表面的可溶性生长抑制因子和固定化抑制因子。与许多刺激信号相似，生长抑制信号通过跨膜受体与调控细胞周期的基因的胞内信号通路耦合转导。细胞周期可分为间期和有丝分裂期（M）（图 29.6）。间期进一步细分为两个间隙期（G1 期和 G2 期），由 DNA 合成期（S 期）隔开。这两个间隙阶段涉及使细胞为 DNA 复制和有丝分裂做好准备的关键调控事件。细胞周期进程的中心是与细胞周期蛋白结合的细胞周期蛋白依赖性激酶。这些蛋白受许多其他蛋白和基因调节，包括肿瘤抑制因子和癌基因，这些蛋白诱导刺激或抑制信号。抗生长信号可以通过两种不同的机制阻断细胞分裂。细胞可能被迫退出细胞周期，进入静止状态（G0）（图 29.6）。

再者，细胞可被诱导进入有丝分裂后状态，通常与终末分化有关。许多能使正常细胞对抗生长信号作出反应的信号通路都与细胞周期阻滞有关，特别是与控制细胞周期 G1 期限制点的成分有关。限制点标志着 G1 期早期和晚期之间的时间点，代表着经历一次细胞分裂的不可逆过程。细胞在此期间监测其外部环境，并根据所感测的信号决定是增殖、静止还是进入有丝分裂后状态。在分子水平上，许多抗增殖信号涉及视网膜细胞瘤蛋白（retinoblastoma protein，pRb）及其两个家族成员 p107 和 p130。pRb 是限制点的关键负调节因子。在静息细胞中，pRb 是去磷酸化的，并通过结合 E2F 转录因子阻断细胞分裂，E2F

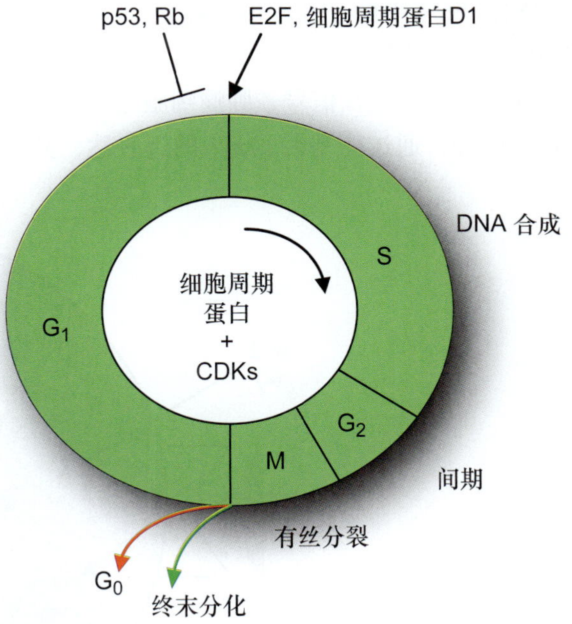

图 29.6　细胞周期示意图。细胞分裂由细胞周期蛋白和细胞周期蛋白依赖性激酶（cyclin-dependent kinases，CDKs）控制。有丝分裂后，细胞可以最终分化，进入静止状态，或重新进入细胞周期。细胞周期控制的一个关键点是从 G1 向 S 的转变。通过这个关卡后，细胞就开始分裂了。视网膜母细胞瘤（Rb）基因和 *p53* 等肿瘤抑制基因阻断 G1 向 S 转变，而细胞周期蛋白 D1 和 E2F 等致癌基因促进 G1 向 S 转变

转录因子控制许多从 G1 期进展到 S 期所必需的基因的表达（图 29.6）。相反，生长刺激信号会诱导 pRb 磷酸化，磷酸化后 pRb 不会结合 E2F 因子，且被认为在功能上是无效的。同样，pRb 途径的破坏释放 E2Fs，从而允许细胞增殖，使细胞对通常沿此途径工作来阻碍细胞在细胞周期的 G1 前进的抗生长因子不敏感。例如，TGF-β 可阻止 pRb 磷酸化，从而使 pRb 失活，从而阻碍通过 G1 的进展。在某些肿瘤中，如乳腺癌、结肠癌、肝癌和胰腺癌，TGF-β 反应性通过 TGF-β 受体的下调或通过突变的、功能失调的受体的表达而丧失。在其他癌症中，如结肠癌、肺癌和肝癌，将信号从配体激活的 TGF-β 受体传导至下游靶点的细胞质 SMAD4 蛋白可能通过其编码基因的突变而被消除。或者，在人乳头瘤病毒诱导的宫颈癌中，病毒癌蛋白 E7 结合 pRb，从而诱导 E2F 解离和随后的细胞周期进程所需的基因转录。此外，癌细胞还可以阻滞发送抗生长信号的整合素和其他细胞黏附分子（cell adhesion molecules，CAMs）的表达。总之，在大多数人类癌症中，汇聚到 Rb 和细胞周期的抗生长信号通路被破坏。细胞周期蛋白-细胞周期蛋白依赖性激酶复合物是细胞周期进程所必需的，在正常细胞中受两个细胞周期蛋白-细胞周期蛋白依赖性激酶抑制剂家族调控。然而，在肿瘤细胞中，这些调节蛋白（如 INK4 家族中的 p16 成员）经常缺失，从而使肿瘤细胞绕过细胞周期停滞。

除了逃避抗生长信号，肿瘤细胞还可以逃避终末分化，例如，通过癌基因 *c-myc* 的过表达，其编码调节细胞周期蛋白和细胞周期蛋白依赖性激酶表达的转录因子，或上调 Id（DNA 结合 / 分化抑制物的简称）家族成员。同样，在人类结肠癌发生过程中，结肠腺瘤样息肉基因（adenomatous polyposis coli，APC）（β- 连接蛋白的负性调节因子）的突变导致 Wnt/β- 连接蛋白信号通路的结构性激活，从而阻断结肠隐窝中肠细胞的终末分化。

抵抗细胞死亡

肿瘤的生长由肿瘤细胞增殖能力决定，被细胞死亡所抵消。大多数（如果不是全部）肿瘤的特征是细胞死亡信号通路存在缺陷，并且对细胞死亡具有抵抗力。肿瘤中的细胞死亡主要是由程序性细胞死亡或凋亡引起的，这是最常见且定义明确的细胞死亡形式。细胞凋亡是一种生理性细胞自杀程序，对胚胎发育、免疫系统功能和维持组织稳态至关重要。细胞凋亡的特征是膜破裂和染色体在数小时内降解。一般的细胞凋亡信号通路涉及线粒体释放细胞色素 c，依次激活各种 caspases（一个蛋白酶家族）（图 29.7）。

caspase 级联反应的激活导致 DNA 断裂和凋亡。细胞凋亡的诱导要么依赖于死亡受体（外在途径），要么不依赖（内在途径）。两种描述得最好的受体途径分别是 Fas 受体和死亡受体 5，它们分别结合细胞外 Fas 配体和 TRAIL。配体的结合触发 caspase 8 的激活，促进 procaspase 激活级联反应，导致细胞色素 c 从线粒体中释放出来，并最终凋亡。内源性途径由多种细胞外和细胞内应激触发，如生长因子撤退、缺

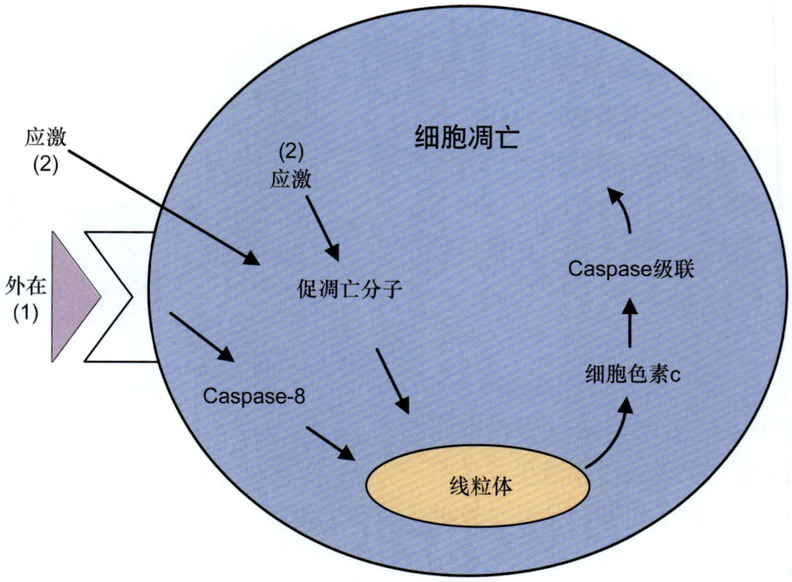

图 29.7 凋亡途径。细胞外和细胞内的应激可以诱导肿瘤细胞凋亡。细胞外触发可通过受体依赖性（1）或受体非依赖性（2）途径发生。这两种途径都能诱导线粒体释放细胞色素 c，进而依次激活各种 caspases，最终导致细胞凋亡

氧、DNA 损伤和癌基因诱导等。非受体依赖性途径涉及促凋亡分子从细胞质向线粒体的移位，导致线粒体死亡和细胞色素 c 的释放。细胞色素 c 直接参与 caspase 9 的激活，caspase 9 激活 caspase 3，从而导致细胞凋亡。

细胞凋亡对癌症形成一种约束的想法最早是于 1972 年提出的，当时在激素停药后，在快速生长的激素依赖性肿瘤的细胞中观察到了大量凋亡。*bcl-2* 癌基因被发现具有抗凋亡活性，由此便开启了对肿瘤细胞凋亡的分子水平研究。Bcl-2 通过将 *bcl-2* 基因连接到免疫球蛋白位点的染色体易位来促进 B 细胞淋巴瘤的形成，从而导致 bcl-2 的结构性激活，进而推动淋巴细胞存活。进一步的研究表明，改变凋亡机制的组成部分可以使细胞抵抗死亡信号，为其提供选择性生长优势。例如，在许多系列的人类癌症中，超过 50% 的肿瘤抑制基因 p53 被观察到功能失活。p53 是细胞凋亡的关键调节因子，它可以感知无法修复的 DNA 损伤以及随后的凋亡途径的激活。其他异常，如缺氧和癌基因过表达，也部分通过 p53 引导至凋亡机制，而当 p53 功能丧失时则无法诱导凋亡。此外，细胞存活途径的改变可以抑制或改变细胞凋亡。例如，传递抗凋亡存活信号的磷脂酰肌醇 3- 激酶 /AKT 通路可能参与抑制许多人类肿瘤的凋亡。该信号通路可由细胞外因子如胰岛素样生长因子Ⅰ、Ⅱ或白细胞介素 3（interleukin-3，IL-3）、Ras 的细胞内信号或 PTEN 肿瘤抑制因子的缺失来激活，PTEN 肿瘤抑制因子负调控磷脂酰肌醇 3 激酶 /AKT 通路。最后一个例子是在急性早幼粒细胞白血病和前列腺癌中发现了诸如膜结合诱捕受体 DcR1 和 DcR2 等无信号诱捕受体。另外，可溶性死亡受体骨保护素和 DcR3 可中和诱导死亡的配体，如乳腺癌中的 TRAIL 和 FAS 配体，以及肺癌和结肠癌中的大部分配体。这些诱捕受体的表达稀释了通过死亡受体介导的死亡信号。

可促进肿瘤生长的非凋亡类型的细胞死亡包括坏死、自噬、铁死亡和有丝分裂灾难。坏死通常是由感染、炎症和缺血等病理生理条件诱导的。坏死的特征是与促炎信号释放相关的不受调控的细胞破坏。炎性细胞，特别是那些被招募到肿瘤环境中的髓系细胞，通过诱导血管生成、免疫抑制、肿瘤侵袭和转移形成，积极促进肿瘤生长。自噬是由生长因子撤退、缺氧、DNA 损伤以及分化和发育触发的。降解的细胞内细胞器产生代谢产物，使肿瘤细胞在应激的、营养受限的环境中存活。自噬对于 Ras 突变癌症（如胰腺癌、肺癌和结肠癌）的生长尤为重要。铁死亡是最近发现的一种细胞死亡形式，由铁依赖性过氧化脂质蓄积引起。当线粒体中涉及铁的氧化磷酸化产生的活性氧（ROS）和 ATP 超过细胞的抗氧化能力时，氧化应激反应会破坏脂质和蛋白质，导致细胞死亡[12]。最后，当 DNA 受损时，G2 检查点未能阻止有丝分裂导致的异常有丝分裂可导致细胞死亡，称为有丝分裂灾难。非凋亡细胞死亡途径的缺陷与癌症有关。例如，自噬调节基因 *beclin-1* 的缺失在卵巢癌、乳腺癌和前列腺癌中的比例很高。除了细胞死亡之外，当受损 DNA 修复失败时，细胞还会经历称为衰老的永久性生长停滞。衰老细胞失去其克隆形成能力，但衰老程序中的缺陷有助于肿瘤的发展。

无限分裂

细胞间信号传导的获得性中断本身并不能保证肿瘤的扩张性生长。这是由于复制潜力的内在程序性下降限制了正常体细胞的增殖。这个程序必须被破坏，细胞的克隆才能发展成肉眼可见的肿瘤。正常细胞具有有限的复制潜能。一旦细胞群经过一定数量的倍增后，它们停止生长但仍然存活，这一过程被称为衰老。

除干细胞、活化淋巴细胞和种系细胞外，正常细胞的复制潜能有限。干细胞可以产生祖细胞，这些祖细胞可以随着分化程度的增加而进行一定数量的倍增。完全分化的细胞没有复制潜能。倍增的数量由端粒控制，端粒是染色体的末端，由一个短的 6 个碱基对序列元素的数千个重复组成。端粒阻止端对端染色体融合。然而，每一次 DNA 复制都会导致每条染色体末端缺失 50 ～ 100 个碱基对的端粒 DNA。通过连续的复制周期，端粒逐渐缩短，最终导致端粒失去保护染色体 DNA 末端的能力。当临界长度被桥接时，未受保护的染色体末端参与端对端染色体融合，产生核型混乱，几乎不可避免地导致受影响细胞的死亡。端粒酶延长端粒 DNA，从而消除端粒磨损。端粒酶活性在胚胎发育期间和某些细胞群体（如成人干细胞）中较高。然而，许多肿瘤的特征是端粒酶活性升高。另外，端粒通过基于重组的染色体间序列信息交换来维持。因此，通过将端粒长度维持在临界阈值以上，肿瘤细胞就具有无限的增殖潜力，被认为是永生的。

最近获得的证据表明，存在癌症干细胞（cancer stem cells，CSC）或癌症起始细胞，其能够产生具有有限复制潜力的组织特异性祖细胞和表型多样性癌细胞。CSC的定义仍然是一些争论的主题，但是CSC亚类现已在大多数类型的癌症中被描述。CSCs的特征是相对于非CSC群体，其在免疫缺陷小鼠中种植新肿瘤的能力呈指数级增强。这些细胞在肿瘤中十分罕见，通常不到肿瘤细胞的10%（甚至通常不到5%）。CSCs可能通过自我更新以及分化为多种细胞类型而产生肿瘤。已有各种细胞表面标志物被用来定义CSCs，如CD44、CD133和CXCR4。最近的一项研究将Lgr5确定为小鼠结直肠CSCs的关键标志物，并表明CSCs对转移形成至关重要。在本研究中，对CSC群体的靶向导致$Lgr5^-$和非CSC群体转变为$Lgr5^+$干细胞，因此即使在根除之后，CSC群体也可以重新注入[13]。有趣的是，CSCs具有与正常组织干细胞相似的转录特征，进一步支持将其命名为干细胞样细胞。此外，证据表明，CSCs对化疗和放疗等传统治疗方式更具抵抗力。

诱导血管生成

根据观察，许多死于非癌症相关原因的人在尸检时都有原位肿瘤的情况，医师和科学家得出结论，这些微小肿瘤处于休眠状态。肿瘤休眠的原因是机体阻止肿瘤自身的血液供应，无法为肿瘤细胞提供所需的氧和营养。新生血管的生长，即血管生成，是一个被高度调控的过程，以确保对器官内所有细胞的供应。令人惊讶的是，微小肿瘤缺乏诱导血管生成的能力，估计每600个肿瘤中只有1个存在血管生成活性。由儿科外科医师Judah Folkman首创的研究表明，天然存在的内源性血管生成抑制剂可阻止肿瘤扩张。血管生成抑制剂通过平衡血管生成信号来抑制肿瘤。这些信号由内皮细胞上的可溶性因子及其受体以及介导细胞-基质和细胞-细胞相互作用的整合素和黏附分子介导。血管生成活性由血管内皮生长因子（vascular endothelial growth factor，VEGF）、碱性和酸性FGF以及PDGF等生长因子诱导。每一种结合跨膜酪氨酸激酶受体主要由连接到细胞内信号通路的内皮细胞显示。血管生成抑制剂与特定组织相关或在血液中循环。1980年报告了第一种抑制剂IFN-α，此后发现了更多的内源性抑制剂。其中包括血小板应答蛋白、肿瘤抑素、血管能抑素、内皮抑素和血管抑素。诱导和维持肿瘤血管生成的重要性证据是压倒性的。例如，在免疫受损的小鼠中，休眠的人类肿瘤转变为快速生长的肿瘤与血管生成基因信号有关。最能说明问题的是抗VEGF抗体贝伐珠单抗（阿瓦斯汀）的临床研究结果，这是FDA批准的第一种用于治疗结肠癌的血管生成抑制剂。贝伐珠单抗可显著延长部分晚期癌症患者的生存期。但是，应该注意的是，少数肿瘤是非血管生成性的，而其他肿瘤可能同时含有血管生成和非血管生成区域[14]。原发性和转移性肿瘤都可能是非血管生成性的，最常见于肺、肝和脑病变。

诱导和维持血管生成的能力似乎是在肿瘤发展过程中通过切换到血管生成表型而在一个或多个离散步骤中获得的。肿瘤似乎通过改变总血管生成刺激和总血管生成抑制之间的平衡来激活血管生成开关。在大多数情况下，当血管生成刺激剂超过血管生成抑制剂时，就会发生这种情况。在某些肿瘤中，这些变化可能是相关的。这种血管生成平衡的破坏很可能受单个肿瘤细胞及其微环境的基因组成控制。血管生成诱导物和抑制物可能受*p53*等抑癌基因的控制，而癌基因（如Ras）可能下调内源性抑制剂的转录或激活诱导物。例如，*Bcl-2*激活导致VEGF表达和血管生成显著增加。调节的另一个方面是通过蛋白酶，它可以控制血管生成激活剂和抑制剂的生物利用度。因此，多种蛋白酶可释放储存在ECM中的碱性FGF，而纤溶酶（凝血系统的促血管生成成分）可将其自身裂解为称为血管抑素的血管生成抑制剂。另一种血管生成抑制剂内皮抑素是基底膜胶原XVIII的内部碎片。最后，缺氧和其他代谢应激源、增殖细胞的机械应激或炎性免疫反应都可触发血管生成。促血管生成和抗血管生成信号分子的协同表达及其通过蛋白水解的调节似乎反映了正常组织血管生成和血管完整性的复杂稳态调节。不同类型的肿瘤采用不同的分子策略来激活血管生成开关。

内皮细胞通过产生或表达血管生成促进因子在新血管的形成中起关键作用。这些因子包括促炎细胞因子（如IL-6、VEGF）和造血生长因子（如集落刺激因子，可招募和激活骨髓来源的祖细胞）。祖细胞中有髓系前体细胞，可进一步促进肿瘤的促炎反应，并通过产生基质金属蛋白酶-9积极促进血管生成，基质金属蛋白酶-9是通过诱导释放VEGF来调节肿瘤血管生成的关键调节因子的。骨髓来源的内皮前体促进肿瘤血管组装。

激活侵袭和转移

不断进展的肿瘤会导致远处转移，这是90%的人类癌症的死亡原因。要使肿瘤成功转移，原发肿瘤细胞必须与原发肿瘤分离；进入脉管系统（血管内），在远处部位外渗，并在目的器官部位定植。肿瘤细胞的侵袭和转移生长似乎不是一个随机过程。Paget 在 1889 年观察到乳腺癌常转移至肝、肺、骨、肾上腺或脑。他假设肿瘤细胞（“种子”）将仅在选择性环境（“土壤”）中生长，那里的条件支持肿瘤生长，因此提出了所谓的种子和土壤假说。从那时起，更多的研究证实了这一假设。例如，恶性黑色素瘤可转移至大脑，但眼部恶性黑色素瘤常转移至肝脏。前列腺癌转移至骨，结肠癌转移至肝。

虽然转移扩散在一定程度上是由循环模式决定的，但播散性肿瘤细胞在远处器官中的滞留和成功的侵袭表明存在特定的分子间相互作用[15]。分子分析提供了几种理论来解释肿瘤细胞的优先生长。一种理论（即生长因子理论）提出，血液或淋巴管中的肿瘤细胞以相似的频率侵入器官，但只有那些发现有利生长因子的细胞才能繁殖。例如，细胞生长所需的转铁蛋白，除了铁转运功能外，还具有促有丝分裂特性。在肺、骨和脑中发现转铁蛋白浓度增加，与转移肿瘤细胞上的转铁蛋白受体水平升高有关。另一种理论，即黏附理论，认为某些器官中衬在血管上的内皮细胞表达黏附分子，这些分子结合肿瘤细胞并允许外渗。第三种理论认为，由靶器官分泌的趋化因子可以进入循环并选择性地吸引表达趋化因子受体的肿瘤细胞，如：乳腺癌细胞上 CXCR4 水平升高与分泌 CXCL12 的骨髓、肝脏、淋巴结和肺之间的趋化因子受体-配体轴，这解释了为什么这些器官是乳腺癌转移的首选部位。与正常黑素细胞相比，发现黑素瘤细胞表达受体 CXCR4、CCR7 和 CCR10 水平升高也有类似的现象。淋巴结、肺、肝、骨髓和皮肤表达的这些受体的配体水平最高，是黑色素瘤转移扩散的首选部位。由于目前已知趋化因子除了诱导迁移外，还会影响血管生成以及细胞因子、黏附分子和蛋白酶的表达，因此趋化因子及其受体对于肿瘤在优势部位的成功生长中起着至关重要的作用。虽然所谓的器官向性的确切机制尚不清楚，但最近的发现表明，原发性肿瘤会在远处器官中诱导形成微环境，从而允许肿瘤细胞在到达之前归巢和生长。这些转移前生态位由肿瘤分泌因子和肿瘤来源的细胞外囊泡启动，它们共同触发一系列事件，包括器官微血管的血管通透性增加和各种骨髓来源细胞亚群的募集，这些细胞亚群有助于局部组织重塑和癌细胞的募集[15]。

对原发肿瘤的详细分析表明，介导转移活动的基因功能在疾病早期就存在。这些功能是遗传或表观遗传改变的结果。这些基因可分为几类，如控制侵袭、血管生成、循环和骨髓动员的转移起始基因。同样，转移进展基因控制外渗、存活和重新启动，而转移毒力基因调控器官特异性定植。肿瘤的这些固有特性及其细胞来源决定了器官特异性和转移形成的时间过程。

上皮向间充质转化（epithelial-to-mesenchymal transition，EMT）程序在原发性癌症向转移性癌症的进展中起着重要作用。EMT 程序是由某些转录因子协调的细胞生物学程序，其中上皮细胞转化为更多的间充质细胞状态。EMT 的程度取决于细胞外信号和细胞内基因通路。EMT 程序不仅在胚胎形态发生的多个阶段必不可少，而且在伤口愈合、组织纤维化和癌症进展中也是必不可少的。最近的研究表明，EMT 中的细胞获得了与 CSCs 相似的干细胞样特性，因此 EMT 可以产生 CSCs。癌细胞利用 EMT 侵袭并转移。EMT 过程中，癌细胞下调某些分子［如上皮细胞（E）- 钙黏蛋白等细胞黏附分子］的表达，并变成纺锤形，使其侵入周围组织，进入血管内，进入血流并转移。一旦 EMT 中的细胞到达远处转移部位，它们就会外渗并经历间充质-上皮细胞转化过程，由此这些细胞恢复到其原始上皮表型，以进行克隆性增殖并建立转移。

无论是内渗还是外渗，其特征都是细胞外基质的变化及其与肿瘤细胞的相互作用。细胞-细胞和细胞-基质相互作用是通过细胞黏附分子介导的，主要由免疫球蛋白和钙依赖性钙黏蛋白家族成员、透明质酸受体 CD44、选择素和整合素介导，它们将细胞与 ECM 底物联系起来。研究表明，介导黏附的分子也能够进行信号转导。因此，黏附分子表达的改变会改变信号通路，反之，信号分子可直接影响黏附分子在肿瘤细胞中的功能。

E- 钙黏蛋白是负责细胞极性和上皮组织的钙黏蛋白原型。在正常细胞中，相对细胞上 E- 钙黏蛋白的胞外结构域偶联并形成细胞-细胞连接。细胞质细胞黏附复合体通过连环蛋白（α、β 和 γ）与肌动蛋白细胞骨架相连。在大多数上皮性肿瘤中，E- 钙黏蛋白功能在大多数上皮性肿瘤向恶性肿瘤发展过程中丧失，实际上这可能是肿瘤细胞侵袭和转移形成的先决条件。其机制包括 E- 钙黏蛋白或 β- 连环素基因突变失活、转录抑制或细胞外钙黏蛋白结构域的蛋白酶导致 E- 钙黏附素功能丧失。这阻止了连环素结合，并导致其在细胞质中积累。非遗传性β-和γ-连环素的失活取决于肿瘤抑制基因*APC*和非活性Wnt信号通路的存在。然而，当*APC*功能丧失时，在许多结肠癌中或在Wnt激活的情况下，β-连环素不是被降解，而是转移到细胞核，从而激活参与细胞增殖和肿瘤进展的基因转录，如*c-myc*、细胞周期蛋白D1、CD44等。

免疫球蛋白超家族中CAMs表达的变化似乎也在肿瘤的侵袭和转移过程中起到了关键作用。例如，在肾母细胞瘤、神经母细胞瘤和小细胞肺癌中，神经元-CAM的表达经历了从高黏附亚型到低黏附（甚至排斥）亚型的转变。在浸润性胰腺癌和结直肠癌中，神经元-CAM的总体表达降低。

选择素是一个由内皮、白细胞和血小板选择素组成的跨膜分子家族，通常介导血细胞-内皮细胞相互作用。然而，选择素或其配体（如内皮和白细胞选择素配体CD44）表达水平的改变与一些恶性肿瘤（如乳腺癌和结直肠癌）的侵袭性增加和生存不良有关。

侵袭性和转移性细胞中整合素表达的变化也很明显。为了使侵入和转移细胞成功，它们需要适应不断变化的组织微环境。这是通过迁移细胞在细胞表面展示的整合素α和β亚基谱的改变来实现的。整合素的大胞外结构域可与ECM分子（如胶原、层粘连蛋白和纤连蛋白）、血管和凝血生理学相关的配体（如血小板反应蛋白和X因子）或其他CAMs结合。此外，当在不同细胞类型上表达时，整合素可能表现出不同的特异性。因此，癌细胞通过将整合素的表达从有利于正常上皮ECM的整合素转变为优先结合胞外蛋白酶降解的基质成分的其他整合素来促进侵袭。

侵袭和转移能力的第2个一般参数涉及调节ECM周转的细胞外蛋白酶。现已明确，肿瘤进展可能涉及蛋白酶表达增加，蛋白酶抑制剂表达减少，以及转化为活性酶的蛋白酶的非活性酶原形式。与正常乳腺组织相比，浸润性乳腺癌中蛋白酶肌腱蛋白的表达增加了10倍，肌腱蛋白可中和与纤连蛋白的黏附。基质金属蛋白酶在黑色素瘤、浸润性乳腺癌和浸润性鳞状细胞癌中过表达。基质降解蛋白酶的特征是通过跨膜区的合成、与特异性蛋白酶受体结合或与整合素结合而与细胞表面相关联。人们认为，活性蛋白酶在细胞表面的对接可以促进癌细胞侵入附近的基质，穿过血管壁，并穿过正常上皮细胞层。尽管有这个概念，但很难明确地将特定蛋白酶的功能完全归因于这种能力，因为它们在其他标志性功能中也有明显作用，包括血管生成和生长信号，这些信号反过来又直接或间接地促进了侵袭和转移能力。另一种复杂性来自蛋白酶表达和展示所涉及的多种细胞类型，包括基质细胞和炎性细胞，如中性粒细胞和巨噬细胞。

细胞外蛋白酶的激活以及钙黏蛋白、CAMs、选择素和整合素结合特性的改变显然是获得侵袭性和转移潜能的关键。肿瘤的克隆和遗传多样性允许黏附和脱离同一基质。原发肿瘤内的一些肿瘤细胞可能具有正确的基因型和表型，以允许其与周围组织分离并进入血管或淋巴管。同样，外渗可能由少数肿瘤细胞介导，这些肿瘤细胞表达某些ECM分子所需的受体。通常，那些能逃避宿主内环境稳定控制机制的突变，或者能够使肿瘤细胞比其他细胞更具有生长优势的突变，都会被很好地选择。因此，那些最能与特定ECM受体表达的环境互补的肿瘤克隆可能会茁壮成长，因为这提供了优于其他克隆的优势。然而，控制这些变化的调节途径和分子机制尚不完全清楚，并且在不同的组织环境中可能会有所不同。

避免免疫破坏

20世纪初，Paul Ehrlich提出，如果没有宿主的防御系统，癌变的频率将会非常高。这个概念后来在20世纪50年代和60年代被证实了。Burnet假设，T淋巴细胞免疫在进化过程中的发展是特异性地消除转化细胞，他进一步提出，此过程中存在对身体的转化细胞的连续监测，因此有了“免疫监测”一词。直到21世纪初，在动物模型中才最终证实了免疫介导的肿瘤细胞消除。对人类原发性癌症免疫浸润的广泛研究证实，记忆T细胞，特别是辅助性T细胞（CD4^{+}）1型亚型和细胞毒性（CD8^{+}）T细胞是临床疾病所有阶段无病生存和总生存期的预后因素。另外，肿瘤浸润大量髓样细胞（尤其是巨噬细胞）与许多类型癌症（如胰腺癌和乳腺癌）的预后较差有关。来自小鼠和人类研究的数据表明，确实存在通过免疫细胞和可溶性因子介导的对癌症的免疫监测。虽然免疫系统可能会消灭大多数转化的细胞，但有些细胞设法逃脱并可能发展为肿瘤。

在免疫功能正常的宿主体内，免疫系统的持续压力在很大程度上决定了肿瘤是否以及如何演变，这一过程称为免疫编辑（图29.8）[16]。在此过程中，免疫系统在肿瘤与宿主的相互作用中扮演着双重角色。一方面，免疫系统能有效地清除高免疫原性的肿瘤细胞。然而，与此同时，免疫系统无法消除免疫原

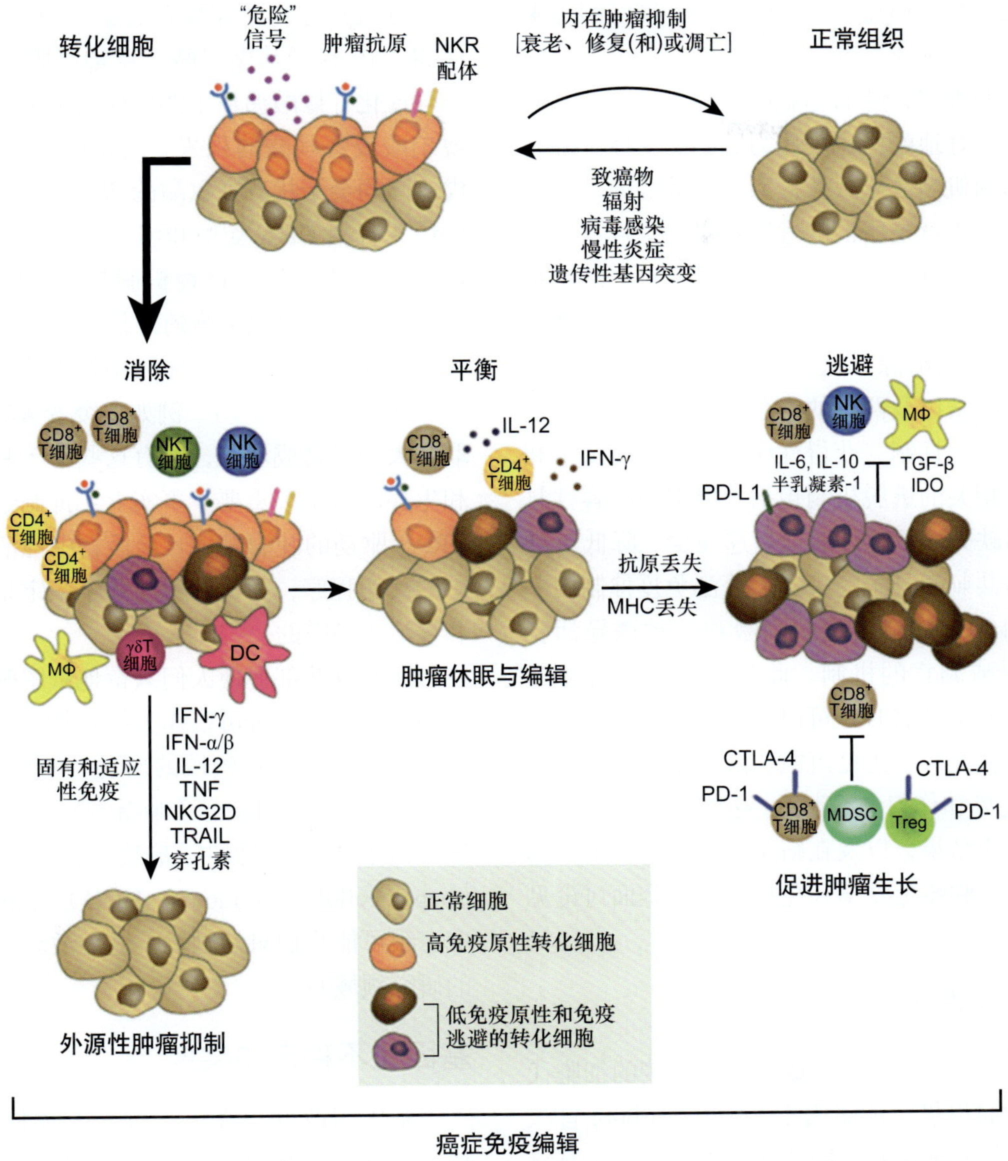

图 29.8　免疫编辑示意图。当肿瘤发展破坏局部组织结构时，促炎细胞因子被释放，并与分泌的趋化因子一起吸引固有免疫细胞，如巨噬细胞、自然杀伤（NK）细胞、NKT 细胞和 γ / δ 细胞。固有免疫细胞既能直接识别和裂解肿瘤细胞，又能诱导 CD8$^+$和 CD4$^+$淋巴细胞介导的适应性免疫应答。大多数肿瘤细胞被清除（消除阶段），而肿瘤细胞变体可存活并扩增。然而，活化的免疫系统通过消除那些具有足够免疫原性的肿瘤细胞（平衡阶段）来控制肿瘤。免疫压力可导致对免疫原性降低的肿瘤细胞变种的选择，从而逃避免疫识别（逃避阶段）。这些变体可在免疫完整的环境中扩增（From Schreiber RD，Old LJ，Smyth MJ. Cancer immunoediting：integrating immunity’s roles in cancer suppression and promotion. Science. 2011；331：1565-1570.）

性降低的肿瘤细胞，从而选择了具有获得性免疫逃避机制的肿瘤变体。随着时间的推移，这种选择导致无法诱导有效免疫应答的肿瘤细胞生长。因此，完整免疫系统和肿瘤细胞之间的相互作用经历了三个阶段，即消除阶段、平衡阶段和逃逸阶段。转化细胞的识别和消除是固有免疫和适应性免疫之间的协同作用，代表免疫系统的两只分支。转化细胞扩增导致的组织局部破坏与触发固有免疫的趋化因子和促炎细胞因子（如干扰素、IL-1、IL-6 和肿瘤坏死因子 - α）的释放有关。

固有免疫系统是抵御转化细胞（和微生物）的第一道防线。这些初始事件的最重要结果是活化的固有免疫应答细胞产生 IFN- γ。IFN- γ 具有直接的抗肿瘤作用，并通过固有免疫应答细胞进一步促进肿瘤细胞裂解。由此产生的肿瘤抗原会引发适应性免疫反应。这一过程的关键是抗原提呈细胞，主要是树突状细胞对肿瘤抗原的摄取。树突状细胞迁移至肿瘤相关淋巴结，刺激 T、B 淋巴细胞。适应性免疫的发展代表了抗肿瘤的第二道防线，它与固有免疫一起，可以彻底消灭肿瘤。然而，这并非总是发生的，并可能导致所谓的平衡阶段。顾名思义，这一阶段的特征是肿瘤生长和肿瘤消除之间的平衡。抗肿瘤免疫导致免疫原性肿瘤细胞破坏，而免疫原性低下的肿瘤细胞却未被注意到。

随着时间的推移，肿瘤细胞的遗传不稳定性和异质性可以产生更好地耐受免疫压力的肿瘤变体。肿瘤诱导的免疫抑制机制是导致免疫系统失效的原因。一旦达到这个点，也就是所谓的逃逸阶段，免疫系统就不能再控制肿瘤，肿瘤会进行性生长。在过去的十年里，人们已经发现了多种机制，通过这些机制，肿瘤逃脱了免疫系统的清除。这些机制包括宿主相关因素、肿瘤相关因素以及两者的组合。宿主相关因素包括治疗相关的免疫抑制、获得性或遗传性免疫缺陷和衰老。与肿瘤相关的逃脱机制包括主要组织相容性复合体等位基因缺失、抗原加工或呈递减少、降低 T 细胞识别所需的共刺激分子的表达、分泌免疫抑制因子（TGF-β、IL-10）、抑制细胞的刺激和主动诱导活化免疫细胞耐受或凋亡的机制。此外，在研究超过 33 种癌症类型的大量肿瘤时，可以发现出六种独特的免疫特征：TGF-β 优势、免疫沉默、淋巴细胞耗竭、炎症、IFN-γ 优势和伤口愈合[17]。这些不同的分类反映了不同的癌症结果，以及在宿主存在的情况下不同的肿瘤演变。对肿瘤免疫学和免疫疗法的全面讨论见本版第 30 章。

细胞能量和代谢失调

一般而言，重新编程和（或）重新连接的细胞代谢为生长的肿瘤提供了能量需求。Otto Warburg 首次描述了癌细胞的异常偏好，即使在有氧气存在（有氧糖酵解）的情况下，它们的能量代谢也被限制在糖酵解阶段，这一观察结果被称为 Warburg 效应。由于糖酵解与线粒体氧化磷酸化的有氧代谢相比，能量产量大约低 18 倍，所以癌细胞必须显著上调糖酵解的速率（比正常细胞高 200 倍）才能跟上快速分裂的肿瘤细胞的快速代谢。肿瘤细胞增加糖酵解速率的机制之一是上调葡萄糖转运体（如 GLUT1）的表达。临床上，Warburg 效应可用于癌症诊断或分期，如通过 F- 氟脱氧葡萄糖正电子发射断层扫描显像葡萄糖摄取[18]。

已确定了不同类别的代谢重新编程活动：（1）转化活动，（2）使能活动；（3）中性活动[18]。转化活动与细胞转化直接相关，研究最多的例子是异柠檬酸脱氢酶（isocitrate dehydrogenases，IDH）1 和 2、琥珀酸脱氢酶和富马酸水合酶的突变。*IDH1* 和 *IDH2* 突变导致一种现已突变的 IDH 酶无法在柠檬酸循环中正常发挥作用，相反，它会将 α 酮戊二酸转化为代谢产物 2- 羟基戊二酸。琥珀酸脱氢酶和富马酸水合酶催化柠檬酸循环中的反应，突变会导致代谢产物琥珀酸或富马酸的积累。琥珀酸、富马酸和 2- 羟基戊二酸均会干扰双加氧酶的功能，从而导致多种下游效应，包括 DNA 受损和组蛋白去甲基化（参见“癌症表观遗传学”）。这种机制与其他驱动因素共同作用，有助于促进癌细胞的生长。

使能活动是指在癌细胞中发生改变，但不参与如前所述的转化的活动。例如，突变 *KRAS* 导致养分获取和大分子合成增加，所有这些对于肿瘤的持续生长和生存能力至关重要。事实上，抑制这些途径会抑制 KRAS 驱动的肿瘤发生。最后，中性活动涉及癌细胞中的代谢程序，而这些程序并不一定是癌症持续生长和存活所必需的。

所有这些都促使人们兴奋地试图确定癌症代谢周期的某些方面是否可以作为抑制肿瘤生长的靶点，并促使代谢组学癌症领域的出现。例如包括靶向 IDH1 和 IDH2 的药物目前正在临床试验中。此外，靶向对癌症进展至关重要的氨基酸药物，如治疗肝细胞癌（hepatocellular carcinoma，HCC）的精氨酸正在研究中。很可能我们只是触及了这个激动人心且不断发展的研究领域的皮毛。

基因组不稳定和突变

基因组改变正在成为许多上述特征的关键使能特征。在正常生理条件下，基因组由重要的看守基因维持在极高的保真度下。这种重要细胞机制的改变会导致检测 DNA 损伤的能力丧失、直接修复受损 DNA 的能力丧失，以及在 DNA 损伤发生之前无法灭活或拦截诱变分子。可以预见，一些看守基因的突变拷贝会导致某些类型癌症的发病率增加。*TP53* 是一种重要的肿瘤抑制基因，在突变的检测和解决中起关键作用；因此，它经常被称为基因组的守护者。然而，*TP53* 是癌症中最常见的突变抑癌基因。一旦失去对基因组的适当维持，细胞就可以自由积累多种基因改变，其中任何一种都可以传达前面所讨论的肿瘤进展的关键特征。最近描述的两类肿瘤基因重排包括染色体碎裂和染色体重排。在染色质碎裂中，大量染色体重排事件发生在局部基因组区域，而在染色体重排中，多条染色体之间存在协调重排。这可能导致对肿瘤有益的基因突变和随后的肿瘤进展。

促肿瘤炎症

促肿瘤炎症也正在成为许多类型癌症的一个关键发病特征。如前所述，免疫细胞可能在抗肿瘤防御中发挥重要作用。然而，矛盾的是，同样的免疫细胞也可以促进肿瘤的进展。众所周知，许多肿瘤都被各种免疫细胞密集浸润。类似于慢性伤口，肿瘤中的白细胞产生各种生长因子，这些生长因子可以促进肿瘤生长、血管生成和产生耐药性。通常，炎症是肿瘤发生的早期事件，可促使癌前病变转化为完全性癌症。例如，白细胞可释放多种 ROS，这些 ROS 可对附近细胞的 DNA 造成损伤，从而促进恶性肿瘤的进展。

如本章后面讨论的（慢性炎症），炎性变化可导致转录因子 NF-κB、STAT3 和（或）缺氧诱导因子 -1α（hypoxia-inducible factor-1α，HIF1α）上调，这些因子可介导细胞因子和趋化因子（如 IL6），以及 COX-2 等炎性酶的表达，从而导致肿瘤微环境的炎性变化。白细胞、巨噬细胞、肥大细胞、T 细胞和树突状细胞被募集并进一步介导免疫应答[19]。肿瘤可以改变浸润的免疫细胞的功能，导致功能性白细胞变得无反应性甚至免疫抑制。例如，从肿瘤（如胰腺癌）中分离的巨噬细胞具有强大的免疫抑制作用，可阻止 T 细胞的抗肿瘤免疫反应；然而，来自这些相同癌症患者的血液的单核细胞能够促进免疫应答，提示肿瘤环境可以改变浸润的白细胞的功能，以逃避免疫介导的消除。

肿瘤生长和远处扩散的时间和模型

如前所述，根据癌症类型和部位，转移风险和可能的远处器官扩散的具体部位存在差异。不同的癌症在不同的时间跨度内经历了从正常细胞到临床明显肿块的发展过程。例如，在一项胰腺癌标本分析中，保守估计，从肿瘤的形成到亲代胰腺癌克隆的形成需要近 12 年的时间。据估计，在患者出现临床上可检测到的指数病变之前还会经过 7 年的时间，而直到出现远处转移扩散之前还会经过 2 ～ 3 年的时间（从最初的起始突变到远处转移扩散总共大于 20 年）[20]。据估计，结直肠癌从最初的指数突变发展为临床上可检测到的病变之间的时间约为 18 年。这个数字可能在肿瘤类型之间和肿瘤类型内部有很大差异，但总的来说，在某些情况下，临床上可检测到的肿瘤形成所需的时间约为数年，甚至数十年。

关于远处转移的模型，已经描述了 4 种不同的转移模型（图 29.9）[21]。第一，是简单的线性进化模型，即克隆从原发肿瘤顺序产生，转移发生在最近亚克隆晚期；第二，早期播散与平行进化模型，即肿瘤细胞早期播散，并与原发病灶平行演变；第三，来自单个原发肿瘤亚克隆的晚期播散，由此晚期出现的亚克隆能够引发多发性转移；最后，来自多个亚克隆的晚期播散，由此来自原发肿瘤的多个亚克隆能够经历转移播散，并且在肿瘤进化时间过程中相对较晚地进行。总之，晚期播散模式受到文献的青睐。最近一项关于结直肠癌演变的研究发现，远处病变彼此间最相似，但仍与原发肿瘤保持相似性，从而支持了晚期播散模型。对配对的原发性和转移性乳腺癌样本的分析表明，转移灶平均以原发病灶分子年龄的 87% 播散，这再次证明肿瘤倾向于晚期播散。尽管如此，一些研究确实支持早期（或早期和晚期）播散，很可能在所有癌症中，这两种理论并不相互排斥。

另一个备受争议的话题是关于单个或多个亚克隆的传播。在最近的一项结直肠癌研究的 2/3 的病例中，远处器官转移与原发性肿瘤克隆的相似性高于转移性淋巴结克隆，因此，支持了大多数病例中多亚克隆传播理论。这种扩散类型直接与医学学校开始教授的经典肿瘤淋巴结转移（TNM）模式相矛盾，并可能部分解释了为什么最近在乳腺癌和黑色素瘤的扩大淋巴结清扫试验中缺乏治疗成功的原因[22]。最后，淋巴结转移在理论上有可能在经典的淋巴管至胸导管至锁骨下静脉途径以外的远处器官转移。事实上，最近在小鼠模型中的研究已经证明了淋巴结转移能够通过局部血管离开淋巴结，然后导致远处转移扩散[23]。

致癌作用

癌症遗传学

恶性转化是细胞的克隆种群获得改变的过程，这些改变赋予了细胞比正常细胞更大的生长优势。其中许多改变发生在基因水平，涉及癌基因功能的获得或肿瘤抑制基因功能的丧失（这两种基因都可以称为癌症驱动基因）。结直肠肿瘤发生的经典多步骤模型已经被描述（图 29.10）。癌基因或抑癌基因的命名与效应的方向性有关，与分子细节无关。事实上，后来被称为抑癌基因的最初名称实际上是抗癌基因。最近一项针对 33 种癌症亚型的 9000 多种肿瘤的分析发现

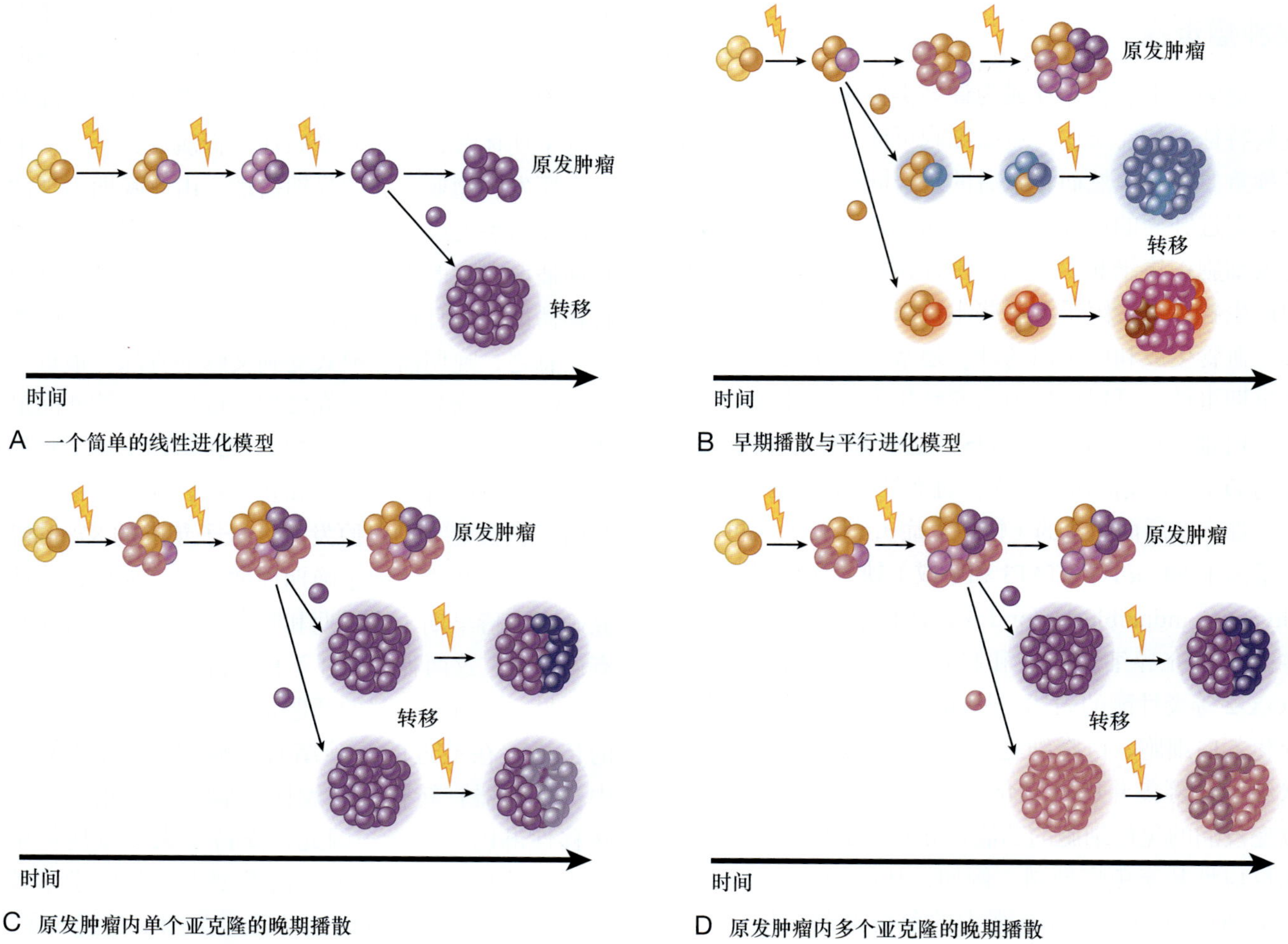

图 29.9 实体瘤转移模型。(**A**)具有晚期转移的线性进化模型;(**B**)早期播散伴早期远处转移和平行进化;(**C**)有多发性转移倾向的晚期发生亚克隆的晚期播散;(**D**)由原发肿瘤中多个晚期发生的亚克隆引起的晚期远处转移(From Hunter KW, Amin R, Deasy S, et al. Genetic insights into the morass of metastatic heterogeneity. Nat Rev Cancer. 2018;18:211-223.)

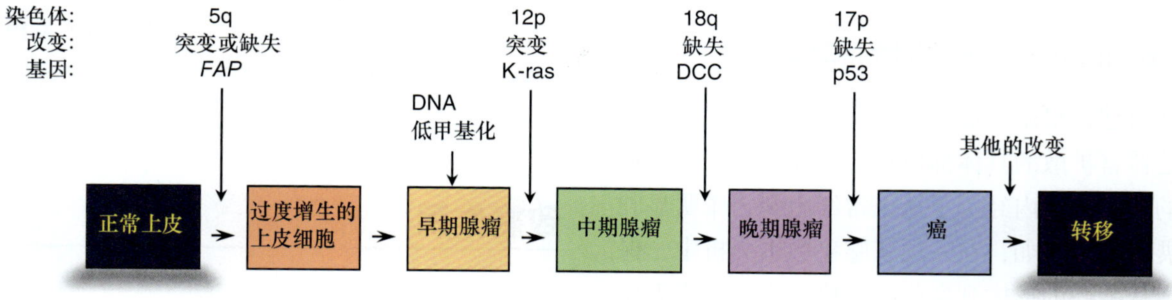

图 29.10 结直肠肿瘤发生的通用模型。肿瘤发生是通过一系列涉及癌基因(ras)和抑癌基因(特别是染色体 5q、12p、17p 和 18q 上的基因)的遗传改变进行的。腺瘤的三个阶段通常代表肿瘤大小增加、不典型增生和绒毛含量增加。家族性腺瘤性息肉病(FAP)患者的染色体 5q(APC 基因)突变为遗传性的。这种改变可能是这些患者上皮过度增生的原因。在有或无息肉病的患者中,极小腺瘤中都存在低甲基化,这种改变可能导致非整倍体,从而导致抑癌基因等位基因的丢失。*ras* 基因突变似乎发生在原有小腺瘤的一个细胞中,并通过克隆扩增产生一个更大和更发育不良的肿瘤。与 5q 染色体缺失或 ras 基因突变相比,17p 和 18q 染色体的等位基因缺失通常发生在肿瘤发生的较晚阶段。然而,这些变化的顺序并不是一成不变的,最重要的似乎是这些变化的累积,而不是它们相互之间的顺序。一旦形成癌,肿瘤就会继续进展,其他染色体上抑制基因的累积丢失与癌细胞转移和导致死亡的能力相关(From Fearon ER, Vogelstein B. A genetic model for colorectal tumorigenesis. Cell. 1990;61:759-767.)

了 299 种不同的突变癌症驱动基因[11]。在本章(“肿瘤生物学”“持续增殖的信号”和“抵抗细胞死亡”)中,许多癌基因的驱动突变(如 *KRAS* 和 *HER2*)以及抑癌基因的功能缺失突变(如 *TP53*)被讨论。

遗传自父母并存在于身体所有细胞中的基因突变被称为种系(体质)突变;相比之下,体细胞突变是在个体的一生中发生的，不能传给后代。体细胞突变是癌症中大多数突变的原因，可能是由于暴露于辐射、化学物质或慢性炎症形式的致癌物质所致（关于致癌物质的更详细讨论，见本章后文）。

个体发生的肿瘤可分为遗传性或散发性。在遗传性病例中，种系突变是肿瘤易感性的原因。指示病例或先证者是第一个被诊断为患有这种综合征的个体，即使是更早的几代人后来也被证实患有该综合征。如果肿瘤患者无遗传倾向，且肿瘤的遗传突变均为体细胞突变，则肿瘤归类为散发性。在一些遗传性癌症综合征中，种系突变会导致细胞积累体细胞突变的趋势。

尽管遗传性癌症综合征很罕见，但对它们的研究为更常见的癌症形式提供了强有力的见解（表 29.4）。遗传性癌症中的关键种系突变通常与散发性癌症中存在的体细胞突变相同。*TP53* 基因突变，如果遗传，会导致 Li-Fraumeni 综合征。家族性腺瘤性息肉（familial adenomatous polyposis，FAP）由 *APC* 基因的种系突变引起。80% 以上的散发性结直肠癌也有该基因的体细胞突变。同样，*RET* 原癌基因突变导致家族性甲状腺髓样癌（MTC）的发生。大约 50% 的散发性 MTC 中会发现 *RET* 的体细胞突变。

家族性癌症综合征的易感性通常以常染色体显性方式遗传（表 29.4）。值得注意的例外情况包括：共济失调-毛细血管扩张症和着色性干皮病，这两种疾病以常染色体隐性方式传播。并非所有遗传性基因突

表 29.4 家族性癌症综合征

综合症状	基因	定位	遗传模式	癌症部位和相关特征
共济失调-毛细血管扩张症	*ATM*	11q22	AR	白血病、淋巴瘤、卵巢癌、胃癌、脑肿瘤、甲状腺癌、腮腺癌、胰腺癌、结直肠癌
Birt-Hogg-Dubé 综合征	*FLGN*	17p11	AD	肾肿瘤、良性皮下肿瘤、肺囊肿
Beckwith-Wiedemann 综合征	*CDKN1C*，*NSD1*	11p15	AD	肾母细胞瘤、肝母细胞瘤、肾上腺癌、性腺母细胞瘤
乳腺 / 卵巢综合征	*BRCA1*	17q21	AD	乳腺癌、卵巢癌、结肠癌、前列腺癌
	BRCA2，*PALB2*	13q12.3	AD	乳腺癌、卵巢癌、结肠癌、前列腺癌、胆囊癌和胆管癌、胰腺癌、胃癌；黑色素瘤
Carney 综合征	*PRKAR1A*	17q22 ～ 24	AD	黏液瘤（皮下、心房），肾上腺皮质结节样增生、睾丸肿瘤、垂体腺瘤、乳腺纤维腺瘤、甲状腺癌、神经鞘瘤
Cowden 病	*PTEN*	10q23	AD	乳腺癌、子宫内膜癌和甲状腺癌
家族性腺瘤性息肉病	*APC*	5q21	AD	结直肠癌、十二指肠和胃肿瘤、硬纤维瘤、甲状腺癌、骨瘤
家族性胃肠间质瘤	*c-kit*；*PDGFRA*	4q12	AD	胃肠间质瘤
黑色素瘤癌综合征	*CDKN2A/p16*；*CDK4*	9p21；12q14	AD	黑色素瘤、胰腺癌、发育不良痣、非典型痣
Gorlin 综合征	*PTCH*	9q22.3	AD	基底细胞癌、髓母细胞瘤、卵巢癌
遗传性弥漫性胃癌	*CDH1*	16q22	AD	胃癌
遗传性非息肉病性结直肠癌（Lynch 综合征）	*MLH1*；*MSH2*（包括 *EPCAM*）；*MSH6*；*PMS1*；*PMS2*	3p21；2p22 ～ 21 2p16；2q31；7p22	AD	结直肠癌；子宫内膜癌；输尿管和肾盂的移行细胞癌；胃癌、小肠癌、胰腺癌、卵巢癌
遗传性乳头状肾细胞癌	*MET*	7q31	AD	肾细胞癌
遗传性副神经节瘤和嗜铬细胞瘤	*SDHB*；*SDHC*；*SDHD*	1p36.1 ～ p35；1q21；11q23	AD	副神经节瘤、嗜铬细胞瘤
幼年性大肠息肉病	*BMPRIA*；*SMAD4/DPC4*	10q21 ～ q22；18q21	AD	幼年性胃肠道息肉、胃肠道恶性肿瘤、胰腺癌
平滑肌肉瘤肾细胞癌症综合征	*FH*	1q43	AD	乳头状肾细胞癌、平滑肌肉瘤

表 29.4 家族性癌症综合征（续）

综合症状	基因	定位	遗传模式	癌症部位和相关特征
Li-Fraumeni 综合征	*p53*；*hCHK2*	17p13；22q12	AD	乳腺癌、软组织肉瘤、骨肉瘤、脑肿瘤、肾上腺皮质癌、肾母细胞瘤、叶状瘤（乳腺）、胰腺癌、白血病、神经母细胞瘤
多发性内分泌肿瘤 1 型	*MEN1*	11q13	AD	胰岛细胞瘤、甲状旁腺增生、垂体腺瘤
多发性内分泌肿瘤 2 型	*RET*	10q11.2	AD	甲状腺髓样癌、嗜铬细胞瘤、甲状旁腺增生
MYH 相关腺瘤息肉病	*MYH*	1p34.3 ～ p32.1	AR	结肠癌、直肠癌、乳腺癌、胃癌
神经纤维瘤病 1 型	*NF1*	17q11	AD	神经纤维瘤、神经纤维肉瘤、急性髓性白血病、脑肿瘤
神经纤维瘤病 2 型	*NF2*	22q12	AD	听神经瘤、脑膜瘤、胶质瘤、室管膜瘤
Peutz-Jeghers 综合征	*STK11*	19p13.3	AD	胃肠道癌、乳腺癌、睾丸癌、胰腺癌、皮肤和黏膜的良性色素沉着
视网膜母细胞瘤	*RB*	13q14	AD	视网膜母细胞瘤、肉瘤、黑色素瘤、脑和脑膜恶性肿瘤
结节性硬化症	*TSC1*；*TSC2*	9q34；16p13	AD	多发性错构瘤、肾细胞癌、星形细胞瘤
von Hippel-Lindau 综合征	*VHL*	3p25	AD	肾细胞癌、视网膜和中枢性血管母细胞瘤、嗜铬细胞瘤
WAGR	*WT*	11p13	AD	肾母细胞瘤、无虹膜症、泌尿生殖系统异常、智力低下
Werner 综合征	*WRN*	8p12	AR	肉瘤 / 骨肉瘤、脑膜瘤
着色性干皮病	*XPA*；*ERCC4*；*ERCC2*；*POLH*；*XPC*；*ERCC3*；*DDB2*；*ERCC5*	9q22；16p13；19q13；6p21；3p25；2q14；11p11；13q33	AR	黑色素瘤、白血病、皮肤癌

Adapted from Marsh D，Zori R. Genetic insights into familial cancers—update and recent discoveries. Cancer Lett. 2002；181：125-164.

AD：常染色体显性遗传；AR：常染色体隐性遗传；ATM：共济失调-毛细血管扩张症突变丝氨酸 / 苏氨酸激酶；BRCA：乳腺癌基因；CDH1：钙黏蛋白 1；CDK：细胞周期蛋白依赖性激酶；CDKN：细胞周期蛋白依赖性激酶抑制剂；DDB：损伤特异性 DNA 结合蛋白；EPCAM：上皮细胞黏附分子；ERCC：切除修复交叉互补；FH：延胡酸酯酶；FLCN：雌酮；hCHK：人检查点激酶；MET：MET 原癌基因受体酪氨酸激酶；MLH：mutL 同系物；MSH：阿黑皮素原；MYH：mutYDNA 糖基化酶；NF：神经纤维蛋白；PALB2：BRCA2 的伴侣和定位基因；PDGFRA：血小板衍生生长因子受体 A 型；PMS1：PMS1 同系物 1；POLH：DNA 聚合酶类；PRKAR1A：蛋白激酶 cAMP 依赖性 1 型调节亚单位 α；PTCH：修补；PTEN：磷酸酶和张力蛋白同源物；RET：ret 原癌基因；SDH：琥珀酸脱氢酶复合物；SMAD：smad 家庭成员；STK11：丝氨酸 / 苏氨酸激酶；TSC：溶质载体家族 12 成员 3；VHL：von Hippel-Lindau 肿瘤抑制因子；WRN：Werner 综合征 RecQ 样解旋酶；XPA：xpa DNA 损伤识别和修复因子；XPC：xpc 复合物亚单位，DNA 损伤识别和修复因子。

变都具有完全外显率。AP 和 MTC 在多发性内分泌肿瘤 2 型（multiple endocrine neoplasia type 2，MEN2）中几乎有完全外显率。相比之下，神经纤维瘤病中嗜铬细胞瘤的外显率低于 50%。对于同一综合征的不同特征，外显率也可能有很大差异。决定某一特定突变的外显率的确切因素在很大程度上仍不为人知，但人们普遍认为，相关因素包括基因与环境、性别、年龄之间的相互作用。

遗传性癌症有许多不同于散发性癌症的表型特征，前者往往会在早期导致多灶性双侧癌症发生，而在后者中，癌症发生较晚，通常为单侧。遗传性癌症在亲属中表现出相同癌症类型的聚集，并可能与其他疾病相关，如智力低下和病理性皮肤病变。

部分家族性癌症综合征

视网膜母细胞瘤

视网膜母细胞瘤是一种儿童视网膜肿瘤，由于其致病基因 *RB1* 是第一个被克隆的抑癌基因，因此在癌症遗传学史上占有重要地位。大多数病例在 5 岁前发现（95%，66% 在 2 岁前发现），但双侧疾病表现出现较早，通常发生在出生后第 1 年内。它与眼外恶性肿瘤有关，包括肉瘤、黑色素瘤和中枢神经系统肿瘤。视网膜母细胞瘤的独特散发性和遗传性形式已被确认，约 40% 的病例是由种系突变引起的。Knudson 推断，生殖细胞突变对肿瘤发生是必要的，但其本身并不充分，因为一些父母受影响的儿童不会发展成肿瘤，但随后又生出了一个受影响的儿童，这表明他们是种系突变的携带者。父母受影响的大多数受影响的儿童都会患上双侧肿瘤。Knudson 进一步假设遗传性视网膜母细胞瘤需要两个突变，其中一个是种系突变，另一个是体细胞突变。在患有单侧疾病且无家族史的儿童中，两种突变均为体细胞突变。遗传性和非遗传性肿瘤需要相同的事件数——“二次打击”假说（图 29.11）。RB1 蛋白产物是细胞周期的关键调节因子，其缺失会导致视网膜母细胞无法正常分化。

Li-Fraumeni 综合征

1969 年，Li 和 Fraumeni 报告了一种新的家族综合征，涉及肉瘤（软组织和骨）、乳腺癌（该综合征中最常见的恶性肿瘤）、脑肿瘤、白血病、肾上腺皮质癌和各种其他癌症。该综合征现在以他们的名字命名，已确定所谓的 Chompret 标准来描述 4 种应高度怀疑 Li-Fraumeni 综合征并应提供遗传咨询和检测的临床情况：（1）46 岁以前被诊断为 Li-Fraumeni 谱系肿瘤的先证者，且至少有 1 名一级或二级亲属患有 Li-Fraumeni 综合征谱系肿瘤；（2）46 岁之前先证者患有多种恶性肿瘤（两种乳腺癌除外），其中至少有 2 种被认为与 Li-Fraumeni 综合征相关；（3）肾上腺皮质癌、脉络丛癌或胚胎间变性亚型横纹肌肉瘤患者（无家族史）；（4）31 岁之前患乳腺癌[24]。大约 70% 的 Li-Fraumeni 综合征家系在产生蛋白 P53 的 *TP53* 基因中具有突变。遗传方式为常染色体显性遗传。女性在 31 岁时外显率为 50%，男性在 46 岁时为 50%，70 岁时接近 100%。患者对辐射的敏感性增加；受照射的区域容易发展成新的恶性肿瘤。对于那些缺乏种系 *TP53* 突变的家系，已经提出了许多候选基因，包括细胞周期检查点激酶 *CHK1* 和 *CHK2*，它们直接磷酸化 p53。其他致病突变可能涉及 *p53* 基因端粒长度、基因异常甲基化和改变 p53 细胞调节的变异微核糖核酸（RNA），以及拷贝数变异的累积。

家族性腺瘤性息肉病及相关息肉综合征

家族性腺瘤性息肉病（FAP）占结直肠癌总负担的 1%。这是一种由位于染色体 5q21 上的 *APC* 基因突变引起的常染色体显性疾病。外显率极高，随着年龄的增长，50 岁的结直肠癌的发病率接近 100%[25]。其临床特征为发展出数百至一千个以上的腺瘤性息肉，并铺满结肠。外科医师 Lockhart-Mummery

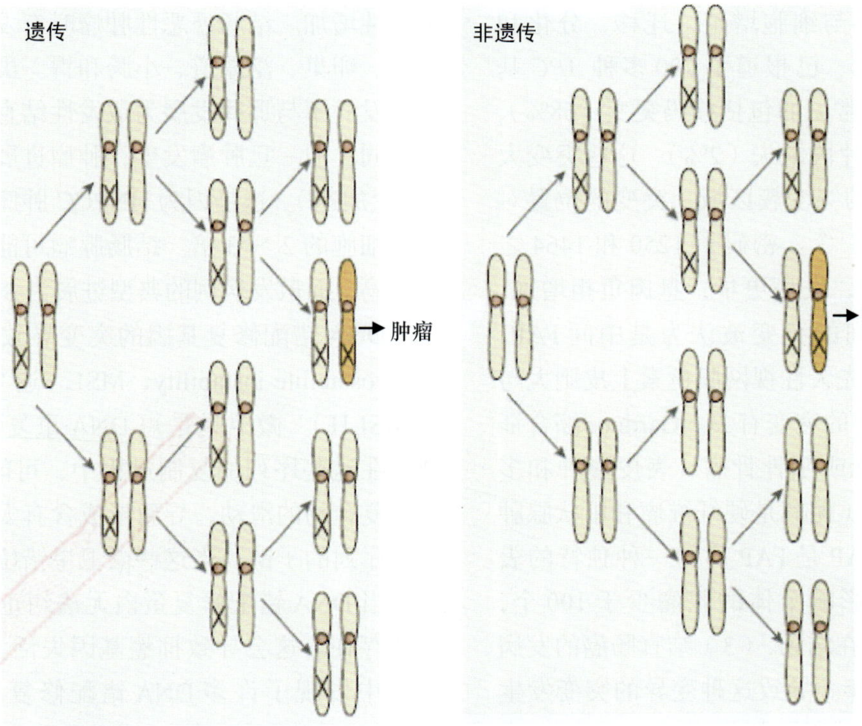

图 29.11 二次基因打击导致癌症。在遗传性视网膜细胞瘤中，所有视网膜母细胞均为突变等位基因的杂合子（用X表示）；它们都已经遭受了“一次打击”，相比之下，非遗传性视网膜母细胞瘤的肿瘤前克隆必须获得这种突变，才能维持“二次打击”，以完成恶变（Modified from Knudson AG. Two genetic hits（more or less）to cancer. Nat Rev Cancer. 2001；1：157-162.）

在1925年描述了第一个明确的FAP家族。这种表型通常出现在生命的第二个和第三个十年。息肉与散发性腺瘤性息肉（肉眼和显微镜下）难以区分，并且每个单独的息肉发生恶性变性的倾向并不比散发性息肉大。相反，正是息肉的数量使得恶性肿瘤的总体风险如此之高。未经治疗的个体通常在35～40岁时出现结直肠癌，比散发性结直肠癌的中位年龄早约30岁。FAP的结肠外表现包括上消化道息肉（十二指肠腺瘤近100%，胃腺瘤为10%，胃底腺息肉为20%～84%）、硬纤维瘤（15%）、甲状腺癌（2%～3%，通常为乳头状瘤）、先天性视网膜色素上皮肥大（70%～80%）、纤维瘤（25%～50%）、表皮样囊肿（50%）、骨瘤（50%～90%）和牙齿异常。十二指肠息肉最常见于壶腹周围区域。对上消化道的监视是必要的。十二指肠腺癌是FAP的第三大死因，仅次于转移性结直肠癌和硬纤维瘤。硬纤维瘤是发生在腹部或腹壁的局部侵袭性纤维瘤。

*APC*基因于1987年首次定位，在对FAP家系进行突变分析后，于1991年被克隆。它编码一种300-kDa蛋白，在多种细胞类型中表达，其主要功能是作为支架蛋白，影响细胞黏附和迁移。它是受Wnt信号通路调节的蛋白质复合体的一部分，调节β-连环蛋白的磷酸化和降解。当*APC*突变时，β-连环蛋白不磷酸化并在细胞质中积累，在细胞质中与转录因子TCF家族结合，改变参与细胞增殖、迁移、分化和凋亡的各种基因的表达。已报道了700多种*APC*基因的致病突变。其中最常见的包括移码突变（68%）、无义突变（30%）或大片段缺失（2%）。这些突变大多位于15外显子5′端的突变簇区域。突变的位置对决定表型有一定的作用[26]。密码子1250和1464之间的突变导致大量FAP，发病更早，息肉负担增加。密码子157和1595之间的突变被认为是中间FAP，并且与经典表型相关。先天性视网膜色素上皮肥大与密码子311和1465之间的突变有关。Gardner综合征是与FAP相关的下颌骨或颅骨骨瘤、表皮囊肿和多发性皮肤和软组织肿瘤（尤其是硬纤维瘤和甲状腺肿瘤）的变种。衰减型FAP是FAP病的一种独特的表型变异，其中（1）受影响个体的腺瘤少于100个，（2）息肉更接近地分布在结肠，（3）结直肠癌的发病比FAP病患者晚约15年。导致这种变异的突变发生在*APC*基因的极端上游或下游部分。

*MYH*相关性息肉病（MAP）是一种由人类MutY同系基因（*MYH*）突变引起的综合征。约20%的衰减型息肉患者*APC*突变检测结果为阴性。与FAP不同，MAP是常染色体隐性遗传的，尽管杂合子携带者患结直肠癌的风险增加了3倍（双等位基因携带者则增加了50倍）[25]。表型上，MAP相关结直肠癌通常表现为息肉表型减弱，息肉通常少于100个，平均诊断年龄为50岁。息肉分布在整个结肠。结肠外表现很常见，在某些情况下，与真正的FAP难以区分。到60岁时，外显率估计为50%。*MYH*基因编码一种参与碱基切除修复途径的DNA糖基化酶，对防止氧化损伤所致突变具有重要意义。外显子7上的Y179C突变和外显子13上的G396D突变占所有病例的80%。突变导致染色体不稳定，在细胞分裂过程中，染色体错聚的速度加快。这会导致非整倍性，这已被认为是FAP和MAP肿瘤逐步癌变的早期基因变化。与FAP患者相比，带有*MYH*突变的息肉非整倍体总发生率是后者的2倍。

遗传性非息肉病性结直肠癌

遗传性非息肉病性结直肠癌（hereditary nonpolyposis colorectal cancer，HNPCC）又称Lynch综合征，约占所有结直肠癌的2%～3%，这是一种由DNA错配修复基因突变引起的常染色体显性遗传疾病[25]。HNPCC的广泛表型是在较早年龄（诊断的中位年龄为45岁）出现的右侧结肠癌中占优势，同时性和异时性癌症的可能性增加。结肠外恶性肿瘤时有发生，尤其是子宫内膜、卵巢、泌尿道、小肠和胃。虽然腺瘤性息肉的实际发病率与那些发展为散发性结直肠癌的实际发病率相同，但一旦肿瘤发生，肿瘤进展的速率就会增加（癌变加速）。这是因为HNPCC肿瘤的基因突变率是正常细胞的2～3倍。结肠腺瘤可能在2～3年内进展为癌，而散发病例的典型进展为8～10年。

DNA错配修复基因的突变导致微卫星不稳定性（microsatellite instability，MSI，通常称为MSI-high或MSI-H）。微卫星是短DNA重复序列的基因组区域。在这些序列的复制过程中，可能会发生DNA聚合酶复合物的滑动，导致形成含有太多或太少拷贝的这些序列的子链。当这些微卫星错位时，可能发生突变。当DNA错配修复蛋白无法纠正错误时，突变会持续存在。这会导致抑癌基因失活。已经在HNPCC患者中发现了许多DNA错配修复基因突变，包括*MSH2*、*PMS2*、*PMS1*、*MLH1*、*MSH6*，以及继发于种系上皮细胞黏附分子（epithelial cell adhesion molecule，EPCAM）突变的*MSH2*启动子高甲基化。男性结直肠癌的终生风险接近 70%，女性略高于 50%。基因突变会影响表型，其中 *MLH1*、*PMS1* 和 *MSH2* 会导致更高的结直肠癌终生风险。值得注意的是，15% 的散发性结直肠癌有 MSI，但它是通过 *MLH1* 基因的甲基化沉默发生的，而不是像 HNPCC 那样通过突变发生。

目前，建议所有新诊断的结直肠癌和子宫内膜癌都接受 MSI 检测。MSI-H 肿瘤，无论原发肿瘤位于何处，均已显示出抗程序性死亡受体 -1 免疫治疗的显著良好反应，这可能是由于其特征性高突变负荷导致的[27]。在 2017 年，有史以来第一次批准了程序性死亡受体 -1 药物帕博利珠单抗（可对转移性 MSI-H 肿瘤的肿瘤类型不明的癌症进行治疗）。

BRCA1 和 BRCA2

大约 5% ～ 10% 的乳腺癌是遗传性的，可归因于高外显率易感基因的突变。这些突变主要与 *BRCA1* 和 *BRCA2* 相关，在德系犹太裔人群中更常见。在有遗传性乳腺癌和卵巢癌病史的家庭中，估计有 90% 可归因于 *BRCA1* 或 *BRCA2* 突变。女性 *BRCA1* 携带者在 80 岁时患乳腺癌的累积风险为 72%，*BRCA2* 携带者为 69%[28]。

携带者有患其他癌症的风险，尤其是卵巢癌。携带 *BRCA1* 或 *BRCA2* 的女性到 80 岁的卵巢癌累积风险分别为 44% 和 17%。*BRCA1* 和 *BRCA2* 的男性携带者患前列腺癌的风险更大，而男性乳腺癌最常见的原因是携带 *BRCA2*。*BRCA2* 突变也与黑色素瘤以及胰腺、胃、胆囊和胆道系统癌症的风险增加有关。在最近的一项分析中，*BRCA2* 突变使胰腺癌的风险增加了 6.2 倍，这与共济失调-毛细血管扩张症和 Li-Fraumeni 综合征中的风险相似[29]。

BRCA1 基因位于 17 号染色体长臂上，它是一个由大约 10 万个核酸组成的大基因，据报道，其有许多不同的突变。位于 13 号染色体上的 *BRCA2* 基因甚至比 *BRCA1* 还要大。至于 *BRCA1*，大多数改变是移码或无义突变，会产生截短蛋白。*BRCA1* 和 *BRCA2* 都是抑癌基因；它们在恶性细胞中是无功能的，这是种系联合突变后肿瘤中第 2 个等位基因失活的结果（Knudson 的二次打击假说）。这些基因在 DNA 损伤修复、基因表达调控和细胞周期控制中起关键作用。最近的分析将 *BRCA1* 和 *BRCA2* 上的特定突变位置与不同的表型联系起来。例如，对于 *BRCA1*，c.68_69delAG 突变是德系犹太人中最常见的突变，到 70 岁时患乳腺癌的风险为 84%，而对于 c.2282 ～ c.4071 突变的患者，70 岁时的乳腺癌累积风险仅为 56%[28]。

多发性内分泌肿瘤 1 型

多发性内分泌肿瘤 1 型（MEN1）是一种常染色体显性遗传疾病，表现为甲状旁腺肿瘤（导致甲状旁腺功能亢进症）、胰岛细胞肿瘤和垂体肿瘤。受影响的个体还可发展为脂肪瘤、肾上腺和甲状腺腺瘤、皮肤血管纤维瘤和类癌性肿瘤。

位于染色体 11q13 上的名为 *MEN1* 的抑癌基因突变是导致这种综合征的原因；有 80% 已发现的突变会导致称为 menin 的基因产物功能丧失。Menin 是一种 67 kDa 蛋白，主要存在于细胞核中。它与多种蛋白质结合，在转录调节、DNA 修复和细胞骨架组织中发挥作用。至今尚未发现这些 menin 通路在 MEN1 肿瘤发生中的关键作用。

多发性内分泌肿瘤 2 型

多发性内分泌肿瘤 2 型（MEN2）的所有受影响个体均发生 MTC。MEN2 分为 A 型和 B 型。MEN2A 型以嗜铬细胞瘤（50%）和甲状旁腺功能亢进症（25%）为特征。除 MTC 和嗜铬细胞瘤外，MEN2B 的特征还包括舌、唇和结膜下黏膜神经瘤，肠神经节细胞瘤病和 Marfan 综合征样体型。大多数 MEN2B 病例是自发性新 *RET* 突变的结果。

这两种类型都是由位于染色体 10q11 上的 *RET*（转染过程中重排）原癌基因种系突变引起的。它编码一种跨膜酪氨酸激酶受体，这种受体在多种神经内分泌和神经细胞上表达，包括甲状腺 C 细胞、肾上腺髓质细胞和自体神经节细胞。一旦发生突变，受体会结构性地激活多种信号通路，包括 p38/MAPK 和 JNK 通路。

von Hippel-Lindau 综合征

von Hippel-Lindau（VHL）综合征是一种罕见的常染色体显性遗传综合征，其特征为多器官出现高度血管化的肿瘤。VHL 影响约 35 000 名活产儿中的 1 名。与 VHL 相关的肿瘤包括视网膜和中枢神经系统的血管母细胞瘤、发展为肾透明细胞癌的肾囊肿、嗜铬细胞瘤、中耳内淋巴囊瘤以及附睾或圆韧带囊肿。它是由 *VHL* 基因突变引起的。65 岁时外显率为 90%，确诊时的平均年龄为 26 岁。自从发现 *VHL* 基因在该综合征中的作用以来，已在大多数散发性肾透明细胞癌中发现了该基因的突变。*VHL* 功能丧失是肾细胞癌变过程中的一个关键事件，实验支持了在 *VHL* 缺乏的肾癌细胞系中导入野生型 *VHL* 导致肿瘤生长受到抑制。

VHL 基因的蛋白产物是一种由 213 个氨基酸组成的蛋白质——pVHL。pVHL 作为肿瘤抑制因子发挥作用，是细胞缺氧反应机制的一部分。在低细胞氧分压条件下，HIF1α 和 HIF2α 调控代谢、血管生成、红细胞生成和细胞增殖相关基因。pVHL 针对 HIF 的 α 亚单位进行氧依赖的蛋白水解。因此，pVHL 的缺乏导致 HIF 复合物的持续存在，HIF 转录活性增加，HIF 靶基因（包括 *VEGF*、*GLUT1* 和红细胞生成素）上调，而与细胞氧水平无关。pVHL 还具有调节 ECM 周转和微管稳定性的作用。

癌症表观遗传学

表观遗传是指除核苷酸序列外，在细胞分裂过程中可遗传的细胞信息。主要有三种相互关联的形式：DNA 甲基化、基因组印迹和组蛋白修饰。这些表观遗传模板控制基因的表达，可独立于 DNA 序列传递给子细胞。

DNA 甲基化与癌症是近年来研究的热点。涉及甲基化增加的表观遗传变化类型中研究最透彻的一种是 CpG 二核苷酸处的胞嘧啶甲基化。CpG 岛是约 1 千碱基的 DNA 片段，含有 CpG 二核苷酸簇，CpG 二核苷酸簇在正常细胞中通常是未甲基化的，且常位于基因的 5′端附近。在正常细胞中，CpG 岛的胞嘧啶主要是未甲基化的，而在癌症中，这种模式经常被改变，并被称为 CpG 岛甲基化表型[30]。CpG 岛甲基化表型可导致抑癌 p16 和 DNA 错配修复基因（如 *MLH1*）沉默。另一个高甲基化的例子见于获得功能 *IDH* 突变的肿瘤，这在胶质瘤、白血病和其他肿瘤中很常见。突变型 IDH 生成一种抑制羟化酶的代谢产物，特别是 TET 酶，其功能正常，可催化去甲基化。因此，DNA 被高甲基化，从而阻止 DNA 与结合蛋白 CTCF 的结合，CTCF 通常起到保护基因不被过度激活的作用。这会导致基因激活增加和肿瘤生长。最后，启动子甲基化可以导致与癌症有关的特定基因沉默。例如，*MGMT* 编码一种 DNA 修复因子，在一些结直肠肿瘤中，已经涉及到 *MGMT* 的高甲基化。在这种情况下，*MGMT* 启动子高甲基化导致基因沉默，从而增加细胞在 DNA 编码中出现错误的能力。这种表观遗传变化通常是区域缺陷的一部分，即在给定的组织区域内出现多个结直肠肿瘤，因此，可能暗示环境因素是潜在的激发事件。

相反，在肿瘤中发现了低甲基化导致转录增加的基因。最近的一项分析发现，睾丸生殖细胞肿瘤的一个子集具有基因组广泛的 DNA 低甲基化[31]。着丝粒周围卫星序列甲基化缺失尤其严重，卵巢和乳腺癌常含有 1 号和 16 号染色体着丝粒周围区域断点的不平衡染色体易位。这些卫星序列的去甲基化可能使它们易于断裂和重组。

基因组印记是指在配子发生过程中对母系和父系基因组的调节，使得特定的亲本等位基因在后代中更大量地（或唯一地）表达。在肾母细胞瘤中，印迹的缺失已被证实会导致 *IGF2* 病理性的双等位基因表达。这可能是与相互印迹的 *H19* 基因区域高甲基化结合在一起发生的。这两种现象是这种癌症中最早可检测到的基因变化，强烈表明了表观遗传改变在癌症中起着门控作用。

组蛋白的修饰（如通过乙酰化、甲基化或磷酸化）在染色质结构的致密化中很重要，在癌症发病机制中也很关键。例如，组蛋白赖氨酸去甲基化酶（lysine demethylases，KDMs）已被证明在癌症进展中起作用。体外研究表明，H3K4 去甲基化酶（KDM5 家族）能够使肺癌和黑色素瘤细胞系转变为慢周期状态，从而逃避抗增殖治疗[30]。总的来说，癌症中的表观遗传变化是一个关键而激动人心的活跃研究领域，针对这些变化的治疗是几个正在进行的试验的主题。

癌症微生物群

一直到最近，微生物群在癌症发病机制和治疗反应中的作用在很大程度上都被忽视了。目前人们认为，微生物病原体驱动 15% ～ 20% 的癌症发生，而在更大比例的患者中，微生物群发生了变化。一些与微生物群相关的肿瘤驱动因素，如幽门螺杆菌，将在本章后面部分讨论（参见“致癌物”部分）。

胃肠道的生物失调涉及共生细菌丰度的变化。研究表明，大肠癌中拟杆菌属和厚壁菌属物种的丰度通常会下降，梭杆菌属的数量会过多[32]。此外，肠道微生物群在免疫（包括肿瘤免疫）中起着至关重要的作用。多种机制已经被涉及，例如，通过激活免疫系统组分的副产物（例如，微生物来源的丁酸盐可以诱导幼稚 T 细胞成为调节性 T 细胞），以及在某些情况下破坏肠道屏障功能并导致黏膜免疫力改变。最近，在胰腺癌标本中发现的肿瘤内 γ- 变形杆菌被证明可代谢吉西他滨并将其转化为非活性形式[33]。还有新的证据表明，在用免疫疗法治疗癌症患者时，改变的微生物群可能是有害的。

致癌物

任何可能导致肿瘤形成的物质都被称为致癌物，它可以是化学的、物理的或生物的。国际癌症研究机构（International Agency for Research on Cancer，IARC）建立了一个可在互联网上查阅的人类致癌物登记册（www.iarc.fr）。根据流行病学研究、动物模型和短期致突变试验，将这些化合物分为 5 组。1 组含有被认为是已证实的人类致癌物质（120 种物质）。2A 组物质是可能的人类致癌物，对此存在有限的人类致癌性证据，但有足够的证据证明对实验动物的致癌性（82 种物质）。2B 组包括可能对人类致癌的物质，对于这些物质，人类致癌性的证据有限，实验动物致癌的证据不足（311 种物质）。对于 3 组中所含的物质（499 种物质），没有充分的证据证明其对人类或实验动物具有致癌性。4 组物质可能对人类没有致癌性（1 种物质）。

化学致癌物

引发癌症发生的化学物质在结构和功能上极其多样，包括天然和合成产品（表 29.5 和表 29.6）。它们属于以下两类之一：直接作用化合物，其致癌性不需

表 29.5 选定的 IARC 第 1 组化学致癌物

化学致癌物	暴露途径	主要肿瘤类型
黄曲霉毒素	摄入在炎热潮湿气候下生长的受污染的玉米和花生	肝细胞癌
酒精	摄取	口咽和食管鳞状细胞癌、乳腺癌、结直肠癌、肝细胞癌和肝内胆管癌
砷	摄入；也可被冶炼工吸入	皮肤癌、肺癌、肝血管肉瘤
石棉	吸入、过去的造船和排气 / 通风系统安装	间皮瘤、肺癌
苯	吸入，尤其是在与汽油相关的行业或在由苯产生的其他化学品的生产中	白血病
联苯胺	染料行业工人吸入	膀胱癌
铍	金属精炼和含铍产品生产中的工人吸入；飞机、航空航天、电子和核工业中的工人	肺癌
镉	镉生产和精炼、镍镉电池制造、其他镉相关行业的工人吸入	肺癌
煤焦油	各种工业环境中的吸入、经皮吸收	皮肤癌、阴囊癌
铬化合物	镀铬、铬酸盐生产、焊接过程中的吸入	肺癌
己烯雌酚	子宫内暴露（1938—1971 年）	阴道和子宫颈透明细胞腺癌
环氧乙烷	各种工业化学品生产过程中的吸入（例如，乙二醇）	白血病、淋巴瘤
萘胺	染料工业	膀胱癌
镍	在镍或镍合金生产工厂、焊接或电镀作业中吸入、摄入或皮肤接触	肺癌、鼻癌
氡	在地下矿井、地下室吸入	肺癌
二氧化硅	采石场和花岗岩工人，陶瓷，耐火砖	肺癌
钍 -232/ 胶质二氧化钍	20 世纪 50 年代以前，作为造影剂用于医疗，工厂附近使用钍的井水（例如航空航天）	肝血管肉瘤、肺癌、胰腺癌、胆囊癌、胆管癌
烟草烟雾	吸入	肺癌、口咽癌、喉癌、食管癌、胰腺癌
氯乙烯	聚氯乙烯（如 PVC 导管）生产过程中的吸入	肝血管肉瘤、肝细胞癌、脑肿瘤、肺癌、造血系统恶性肿瘤

Based on information from IARC Monographs on the Evaluation of Carcinogenic Risks to Humans：International Agency for Research on Cancer（IARC），2018.（https：//monographs.iarc.fr/wp-content/uploads/2018/07/Table4.pdf）。IARC：国际癌症研究机构。

表 29.6 选定的 IARC 第 1 组药物致癌物

药物致癌物	主要肿瘤类型
硫唑嘌呤	非霍奇金淋巴瘤、皮肤鳞状细胞癌、肝细胞癌、胆管癌
环磷酰胺	膀胱癌、白血病
苯丁酸氮芥	白血病
环孢素	白血病、淋巴瘤、非黑色素瘤皮肤癌
他莫昔芬	子宫内膜癌
雌激素（OCP，HRT）	乳腺癌和子宫内膜癌

Based on information from IARC Monographs on the Evaluation of Carcinogenic Risks to Humans：International Agency for Research on Cancer（IARC），2018（https：//monographs.iarc.fr/wp content/uploads/2018/07/Table4.pdf）。HRT：激素替代治疗；IARC：国际癌症研究机构；OCP：口服避孕药。

要化学转化；间接作用的化合物或前致癌物，需要在体内进行代谢转化才能产生致癌作用。所有这些化合物，或它们在后一类中的活性代谢产物，都具有高活性的亲电子性（具有缺电子原子），这些亲电子物质可以与细胞中的亲核（富电子）位点反应。这些反应是非酶反应，导致化学致癌物和（几乎总是）DNA 之间形成共价加合物。

大多数化学致癌物需要代谢活化才能产生致癌作用。产生活性代谢物的代谢途径可能只是母体化合物降解所需的多种代谢途径之一。因此，致癌物的致癌能力不仅取决于亲电衍生物的反应性，还取决于代谢活化和失活反应之间的平衡。大多数已知致癌物质由细胞色素 P450 依赖性单加氧酶代谢。因为这些酶是激活前致癌物所必需的，所以个体对癌症发生的易感性部分受编码这些酶的基因多态性的调节。例如，P450 基因 *CYP1A1* 的产物代谢多环芳烃，如苯并芘。大约 10% 的白人具有这种酶的高度诱导型，这种酶与吸烟者患肺癌的风险增加有关。与没有允许基因型的吸烟者相比，*CYP1A1* 易感基因型的轻度吸烟者患肺癌的风险高 7 倍。年龄、性别和营养状况也会影响致癌物的代谢，从而影响致癌物致癌的可能性。

DNA 是化学致癌物的主要作用靶点。这些化合物诱导突变的能力被称为诱变潜能。Ames 试验是评估诱变潜能的最常用方法，可测量一种化学品在鼠伤寒沙门氏菌中诱导突变的能力。大多数已知化学致癌物在 Ames 试验中得分为阳性，因此可用于筛选。然而，并非所有在体外具有诱变潜能的化合物都具有体内效应。虽然没有一种突变是所有化学致癌物所特有的，但已发现个别化合物会引起 DNA 的特征性变化。例如，黄曲霉毒素 B1 诱导 *TP53* 基因密码子 249 的 G：C 到 T：A 的转译（249^{ser} *p53* 突变）。来自黄曲霉毒素 B1 高暴露地区的个体会患具有这种特征性突变的肝细胞癌（HCC）。这种变异在其他原因引起的肝细胞癌中是很少见的，例如乙型肝炎病毒（HBV）。

一些化学品的致癌性因随后施用其他试剂（称为促进剂）而增强，这些试剂本身是非致癌性的。这些化学物质包括佛波酯、激素和酚类。它们的基本特征是诱导细胞增殖的能力。促进作用可能涉及了多种化合物，正如促进剂作用在不同的调节途径一样。最终的结果是起始细胞的克隆扩增。

辐射致癌作用

导致人类发生恶变的两种最重要的辐射形式是紫外线（ultraviolet，UV）辐射和电离辐射（ionizing radiation，IR）。尽管红外线已被发现会导致多种癌症，但紫外线辐射主要与皮肤癌有关。辐射暴露与癌症临床发展之间通常有一个较长的潜伏期。

紫外线辐射是鳞状细胞癌、基底细胞癌和可能的恶性黑色素瘤的已知风险因素（后者与严重晒伤事件的关系更为密切，而前两种癌症与累积紫外线辐射的关系更为密切）。风险程度取决于紫外线的类型、暴露强度以及个体皮肤中黑色素的含量。电磁光谱的紫外线部分可分为三个波长范围：UVA（320 ～ 400 nm）、UVB（280 ～ 320 nm）和 UVC（200 ～ 280 nm）。其中，UVB 最为重要。UVC 也是一种强效诱变剂，其通过臭氧层滤出。UVB 的致癌性是由于其在 DNA 中形成嘧啶二聚体，这种损伤可以通过核苷酸切除修复途径进行修复。这是一个多步骤的过程，包括识别受损的 DNA 链，切割和去除，合成含有正确核苷酸序列的补丁，然后补充至 DNA 结构中。人们推测由于过度暴露在阳光下，这一途径的能力已不堪重负，一些 DNA 损伤仍未修复。着色性干皮病的特征是极端光敏性和皮肤癌风险增加 2000 倍，这是由参与核苷酸切除修复的基因突变引起的。

IR 包括电磁形式（X 射线、γ 射线）和粒子形式（α 粒子、β 粒子、质子、中子）。IR 既可作为致癌物，也可作为治疗剂。IR 由穿过组织并储存能量的带电粒子组成，其目标是导致快速分裂的癌细胞死亡。IR 通过直接导致单链和双链 DNA 断裂以及间接导致细胞内水的辐解从而产生 ROS 来发挥作用。

形成的主要 ROS 是羟基自由基，它们会进一步导致 DNA 损伤。IR 还通过诱导胞质 Rac1/NADPH 氧化酶系统间接发挥作用，该系统会进一步导致 ROS 形成并使 DNA 损伤。活性氧是细胞损伤的关键，与需氧细胞相比，在低氧条件下存活的癌细胞对辐射诱导损伤的耐受性是前者的 3 倍。除了对肿瘤细胞的影响外，研究还表明，现代靶向放疗经常导致抗肿瘤免疫标记物的上调，并且当放疗与免疫治疗相结合时，可能存在协同作用。

IR 的目标是杀死肿瘤细胞，同时尽可能多地保留正常细胞团。正常细胞通常能够上调 DNA 损伤修复酶，如 PARP1，它识别单细胞 DNA 断裂，并招募酶来修复损伤。双链断裂被 ATM 识别，与 MRE-RAD50 和 NBS1 结合并修复。因此，*ATM* 双等位基因突变（见于共济失调–毛细血管扩张症患者）被视为放射治疗的绝对禁忌证是有道理的。放射治疗通常用于乳腺癌和直肠癌等疾病，以改善局部控制。这在很大程度上已得到证实，但由于所描述的潜在的脱靶效应，存在较小但真实的继发性恶性肿瘤风险。在最近一项对近 400 000 名接受辅助放疗的以早期乳腺癌为主的女性患者的研究中，13% 的患者在中位随访时间为 9 年时出现继发性恶性肿瘤，其中 3.4% 与放疗治疗有关[34]。

经历了广岛和长崎的原子弹爆炸后的幸存者，暴露在巨大的 IR 负担中，许多人在平均 7 年的潜伏期内患上了白血病。幸存者的实体器官肿瘤（如乳房、结肠、甲状腺和肺）的发病率也有所增加。儿童期头颈部照射与成年期甲状腺癌的高发病率有关。

不同组织对辐射诱发的致癌作用有明确的易损性。最脆弱的是造血细胞系，可出现白血病（慢性淋巴细胞白血病除外），其次是甲状腺。中间类别是乳腺、肺和唾液腺。皮肤、骨骼和胃肠道对辐射的抵抗力相对较强。

传染性致癌物

Peyton Rous 在 1911 年首次观察到癌症可能是由可传播媒介引起的，当时他证明了鸡的肉瘤的无细胞提取物可以将肉瘤传播给注射了这些提取物的其他动物。随后发现，这代表了劳斯肉瘤病毒的癌症病毒传播。传染性病原体（表 29.7）可能通过多种机制导致或增加恶性肿瘤的风险，包括直接转化，干扰细胞周期检查点、DNA 修复的癌基因表达、细胞因子或其他生长因子的表达以及免疫系统的改变。

表 29.7　选定的 IARC 第 1 组传染性致癌物

传染性致癌物	主要肿瘤类型
DNA 病毒	
EB 病毒	伯基特淋巴瘤、霍奇金病、免疫抑制相关淋巴瘤、鼻咽癌
乙型肝炎病毒	肝细胞癌
人乳头瘤病毒 16 型、18 型	宫颈癌、肛门癌
卡波西肉瘤相关疱疹病毒（HHV-8）	卡波西肉瘤
RNA 病毒	
丙型肝炎病毒	肝细胞癌
人类免疫缺陷病毒 1 型 / AIDS	AIDS：卡波西肉瘤、宫颈癌、非霍奇金淋巴瘤 非 AIDS：肺癌、肛门癌、霍奇金淋巴瘤、口咽癌、肝细胞癌、外阴癌、阴茎癌
人 T 细胞嗜淋巴病毒 1 型	成人 T 细胞白血病 / 淋巴瘤
细菌	
幽门螺杆菌	胃腺癌、胃 MALT 淋巴瘤、胃弥漫大 B 细胞淋巴瘤
寄生虫	
华支睾吸虫、后睾吸虫	胆管癌、肝细胞癌
埃及血吸虫	膀胱癌

Based on information from IARC Monographs on the Evaluation of Carcinogenic Risks to Humans：International Agency for Research on Cancer（IARC），2018（https：//monographs.iarc.fr/wpcontent/uploads/2018/07/Table4.pdf）。AIDS：获得性免疫缺陷综合征；DNA：脱氧核糖核酸；HHV-8：人类疱疹病毒 8 型；IARC：国际癌症研究机构；MALT：黏膜相关淋巴组织；RNA：核糖核酸。

病毒致癌作用　全世界约有 12% 的人类肿瘤是由病毒引起的，其中 80% 以上的病例发生在发展中国家[35]。这一数字主要反映了两种恶性肿瘤：人乳头瘤病毒引起的宫颈癌以及 HBV 和丙型肝炎病毒（HCV）引起的肝细胞癌。

病毒致癌原理　致癌病毒和它们的人类宿主都是平行进化的，它们的目标都是生存。人类已经发展了免疫防御来消灭病毒，病毒也进化了逃避宿主防御的机制。致癌病毒的作用是建立长期感染，同时逃避免疫系统。这些致癌病毒采用多种策略来生存和增殖（框 29.1）。

DNA 致癌病毒　DNA 肿瘤病毒通常依赖于宿主细胞机制来复制病毒基因组，这一类中有几种病毒具有致癌的潜力。例如，EB 病毒（EBV）与几种类型的淋巴瘤和鼻咽癌有关。EBV 可在宿主 B 细胞中

框 29.1 病毒致癌的原理和策略

病毒致癌的共同特征

- 肿瘤病毒是病毒致癌的必要条件，但不是充分条件。
- 病毒相关癌症发生在持续感染的情况下，而且仅在初次感染多年后才会发生。
- 免疫系统可以扮演前病毒或抗病毒的角色。

人类致癌病毒复制与持续策略

- 寻找 / 创建复制条件。
- 诱导细胞周期；代谢重编程；诱导血管生成。
- 确保正确复制。
- 招募或抑制 DDR*。
- 最大限度地提高病毒产量。
- 防止细胞凋亡，直到病毒粒子成熟；免疫逃避。
- 使潜伏的上皮体或前病毒倍增。
- 细胞存活；细胞永生化；细胞增殖。

Adapted from Mesri EA，Feitelson MA，Munger K. Human viral oncogenesis：A cancer hallmarks analysis. Cell Host Microbe. 2014；15：266-282.

DDR：DNA 损伤反应。

* 如果病毒含有 DNA 基因组，病毒 DNA 会被宿主 DDR 感知，从而导致病毒生长抑制。但是，当病毒逃避 DDR 机制并存活下来时，上调的 DDR 途径会导致细胞获得突变的增加，其中一些突变可能导致肿瘤发生。

保持潜伏状态，在某些情况下可导致癌症形成。通过一系列明确的事件，EBV 能够驱动 B 细胞成为静息记忆 B 细胞，其中仅表达 EBV RNA，而不表达 EBV 蛋白产物。在分裂记忆 B 细胞时，EBV 能够转变为导致癌症形成的三种离散的细胞程序（所谓的潜伏期Ⅰ、Ⅱ和Ⅲ）之一（潜伏期Ⅰ：Burkitt 淋巴瘤，潜伏期Ⅱ：霍奇金病和鼻咽癌，潜伏期Ⅲ：免疫抑制相关淋巴瘤）。

人乳头瘤病毒，导致全球范围内癌症的 5%，是一种具有 150 种亚型的 DNA 病毒。在这些亚型中，16 型和 18 型被认为是致癌风险最高的亚型。这些高危亚型编码 E6 和 E7 蛋白。E6 与肿瘤抑制因子 p53 结合并将其作为泛素介导降解的靶点，而 E7 则以肿瘤抑制因子 Rb 为靶点，导致 Rb 蛋白体降解。这些致瘤事件会导致宫颈癌和肛门癌。现在有一种疫苗可以预防这些高危亚型的人乳头瘤病毒[36]。

另一种 DNA 致癌病毒是梅克尔细胞多瘤病毒，它与高达 80% 的梅克尔细胞癌病例有关。梅克尔细胞癌中的病毒阳性可使其表达出对淋巴细胞具有高度免疫原性的病毒抗原，其能对抗 PD1 免疫疗法产生显著的应答率［在晚期梅克尔细胞癌中的客观应答率（objective response rate，ORR）为 56%］[37]。其他 DNA 瘤病毒包括卡波西肉瘤相关疱疹病毒和 HBV 病毒，见表 29.7。

RNA 致癌病毒 RNA 病毒的遗传机制由核糖核酸组成，而不是脱氧核糖核酸。一些被称为逆转录病毒的 RNA 致癌病毒由单链 RNA 病毒基因组组成，该基因组被转录成双链 DNA 副本，然后整合到细胞的染色体 DNA 中。导致成人 T 细胞白血病 / 淋巴瘤的人 T 细胞白血病和淋巴瘤病毒Ⅰ型与人类免疫缺陷病毒Ⅰ型是该家族中的两种致癌病毒。人 T 细胞白血病和淋巴瘤病毒 1 感染成熟的 $CD4^+$ T 细胞，并通过两个不同且明确定义的阶段驱动肿瘤发生。首先，病毒癌蛋白 Tax 上调，导致细胞存活和增殖。随后，人 T 细胞白血病和淋巴瘤病毒 1 bZIP（human T-cell leukemia and lymphoma virus 1 bZIP，HBZ）蛋白上调。HBZ 用于促进细胞存活和复制（例如，通过增加 E2F 启动子的转录）以及避免免疫破坏。这两个阶段的致癌过程导致了成人 T 细胞白血病和淋巴瘤的发生。人类免疫缺陷病毒 1 型与几种不同的癌症有关。癌症形成的机制包括慢性炎症、Ag 刺激、细胞因子释放改变和致癌病毒感染率增加。此外，$CD4^+$ T 细胞计数低于 200（因此被称为 AIDS）会导致潜在的 AIDS 标志性恶性肿瘤（如卡波西肉瘤、非霍奇金淋巴瘤和宫颈癌）。

乙型和丙型肝炎病毒 HBV 是一个小型包膜 DNA 病毒，而 HCV 是一种小 RNA 病毒。两者都主要通过血液传播（HBV 和 HCV）或体液传播（HBV）。HBV 或 HCV 慢性感染可导致肝脏炎症、肝细胞破坏和纤维化，进而导致肝硬化和 HCC。HCC 是癌症相关死亡的主要原因，目前是全球癌症死亡的第三大原因。HBV 和 HCV 通过肝细胞进行内吞，从而将 HBV DNA（而非 HCV RNA）整合到肝细胞的基因组中。HBV 基因型有 8 种，其中 C 型在美国占主导地位。该基因型有导致晚期肝纤维化和更高 HCC 患病率的倾向。急性感染个体的慢性感染率为 5% ～ 10%（婴儿为 90%）。对于那些慢性感染者，在未经治疗的情况下，40% 将发展为肝硬化。HCV 有 6 种主要基因型，其中 1 型最常见，也最难治疗。与 HBV 不同的是，大多数 HCV 感染者（75%）将继续发展为慢性病。

HBV 编码的 X Ag（HBx）是慢性 HBV 介导的肝癌发生的一个主要因素。HBx 通过激活细胞周期蛋白和细胞周期蛋白依赖性激酶以及通过直接抑制 p53（通过直接结合）和 Rb（通过磷酸化）来刺激细胞分裂和生长[35]。HBx 还刺激 RAS 和 JAK/STAT 等通路，核 HBx 导致 SMAD4 和 ATF-3 等转录因子的激活增加。HBx 通过阻断 caspases-8 和 caspases-3 以及激活 NF-κB 进一步阻止细胞凋亡。HBx 还导致炎性细胞因子产生增加。此外，HBx 增加 ROS 的形成，同时通过上调 HIF1α 促进细胞存活，从而激活血管生成。所有这些因素以及其他未提及的因素都会导致肝脏损伤和 HCC。HBx 还可通过增加基质金属蛋白酶的表达促进 HCC 侵袭和远处转移。HCV 编码蛋白质 NS3 和 NS5A，两者都通过 β- 连环蛋白作用以增加肝细胞增殖。此外，HCV 编码的核心蛋白导致细胞周期蛋白 E 和 CDK2 表达，从而促进细胞周期进程和细胞生长。此外，HCV 核心蛋白和 NS3 蛋白阻断多种肿瘤抑制因子，核心蛋白抑制 caspase-8，从而抑制细胞凋亡。现已证明 miR181 在 HCC 中可以升高干细胞标志物，这种标志物在 HBV 和 HCV 中均上调。VEGF 促进血管生成，在 HBV 和 HCV 中也被证实上调。幸运的是，现在有活性药物可用于对抗慢性 HBV 和 HCV 感染，并且自 20 世纪 80 年代以来就有有效的疫苗可用于预防 HBV 感染[36]。

细菌致癌作用　幽门螺杆菌感染是唯一被 IARC 列为一级致癌物的细菌感染。这是第一种与人类癌症直接相关的细菌。携带细胞毒素相关抗原 A（cytotoxin-associated antigen A，*cagA*）基因的幽门螺杆菌感染与胃癌相关。*cagA* 基因产物 CagA 通过细菌Ⅳ型分泌系统（本质上是一个分子注射器）注入到胃上皮细胞中[38]。CagA 一旦进入细胞内，就会被 SRC 家族激酶酪氨酸磷酸化，然后能够特异性结合并激活致癌磷酸酶 SHP2。活化的 SHP2 与多种癌症有关。此外，在胃上皮细胞中，CagA 可导致 p53 降解。最后，所述的 4 型分泌机制与整合素 -β1 相互作用，然后整合素 -β1 招募 NF-κB 并导致促存活 NF-κB 基因的转录。幽门螺杆菌还会导致慢性炎性状态和 β- 连环蛋白途径激活。

除了幽门螺杆菌，其他几种细菌也被认为有助于癌症的形成，尽管没有其他细菌被列为 1 级致癌物。沙眼衣原体，其感染目标是下泌尿生殖道。感染会导致表观基因变化并诱导宿主 DNA 损伤。此外，还促进了 p53 的降解。人们认为这会增加宫颈癌的风险。

寄生虫致癌作用

寄生虫也被证明能促进肿瘤的形成。在东半球的几个国家流行的肝吸虫华支睾吸虫和后睾吸虫都是 1 级致癌物，在一些胆管癌病例中被认为是致病因素，并且也与 HCC 有关（尽管程度较轻）。华支睾吸虫和后睾吸虫都以胆管上皮细胞为食[39]。这些细胞的损伤以及吸虫释放的排泄产物会导致胆管树损伤和溃疡。长期慢性感染被认为发展为化生，然后是发育不良，最后是癌症。血吸虫也被认为是 1 级致癌物，与膀胱癌有关。埃及血吸虫主要存在于非洲和中东，感染泌尿生殖道。它会导致慢性炎症，进而导致发育不良和癌症。讨论的所有吸虫感染的一线治疗药物是吡喹酮。

慢性炎症

长期以来，人们一直认为无感染的慢性炎症与癌症的发展有关。实例包括慢性溃疡（Marjolin 溃疡）区域的皮肤鳞状细胞癌的发生，溃疡性结肠炎患者患结直肠癌的高风险，以及最近讨论的长期感染华支睾吸虫的人发生胆管癌的风险增加。癌症发生的机制之一涉及炎症导致 NF-κB、HIF1α 和（或）STAT3.19 等促炎转录因子的表达[19]。这些转录因子导致不同的酶（如 COX2）以及细胞因子和趋化因子（如 IL-6 和 TNFα）的上调。这导致多种不同免疫细胞的募集，从而驱动肿瘤发生。还有一些数据表明，抗炎药物可以预防和（或）帮助治疗某些患者亚群中的癌症，因此进一步表明了炎症在驱动部分肿瘤发生中的作用。

肿瘤标志物

肿瘤标志物是细胞、生化、分子或基因改变的指标，通过这些改变可以识别肿瘤形成。它们是癌症生物学的替代测量方法，提供了对肿瘤临床行为的深入了解。当临床上无法检测到癌症时，这一点尤其有用。所提供的信息可能有助于区分良性和恶性疾病；它可以与存在的肿瘤数量（“肿瘤负荷”）相关；它可以进行亚型分类以更准确地对患者进行分期；通过标志物的存在或不存在或通过其浓度，它可以是预后性的；它可以指导治疗选择和预测对治疗的反应。

理想的肿瘤标志物有三个定义特征。首先，标志物应该只由特定的肿瘤特异表达。第二，肿瘤标志物标本的采集要容易。第三，检测本身应该是可再现的、快速的和廉价的。目前，没有一种标志物能够满足任何癌症的所有这些标准，也没有任何特定的癌症具有完全描述其行为的生物标志物。

肿瘤标志物分为 4 大类：全细胞、蛋白、RNA 和 DNA（框 29.2）。在体液（特别是血液和尿液）中

框 29.2 肿瘤标志物

全细胞
全肿瘤细胞

蛋白
肿瘤相关蛋白

基于 RNA 的标志物
肿瘤 RNA
  mRNA，miRNA，lncRNA

基于 DNA 的标志物
肿瘤 DNA
  单核苷酸多态性
  基因融合
  DNA 拷贝数的变化
表观遗传变化
  甲基化差异

潜在肿瘤生物标志物概述。全细胞：位于肿瘤部位或在循环中的细胞；蛋白 /DNA/RNA：在肿瘤活检或肿瘤分泌 / 脱落的情况下。
lncRNA：长非编码 RNA；mRNA：信使 RNA；miRNA：微 RNA。

发现的肿瘤标志物具有最大的临床应用潜力，因为重复采样可以在体内监测恶性肿瘤的进展或复发、转移以及对治疗的反应。

本节不提供所有肿瘤标志物的详尽综述，而是概述了肿瘤标志物的主要类别，并重点介绍了目前临床使用的肿瘤标志物的证据。值得注意的是，蛋白质生物标志物和 DNA 突变分析是 FDA 和 CLIA 批准的实验室检测的一部分，常规用于各种实体肿瘤患者的临床评估。RNA、蛋白质组学、循环肿瘤 DNA（circulating tumor DNA，ctDNA）、循环肿瘤细胞（circulating tumor cells，CTCs）和表观遗传学分析目前尚未获得临床应用批准，但可能会根据大量新出现的临床前数据获得批准，从而支持它们用于预测和预后诊断。

蛋白质肿瘤标志物

蛋白质是被发现的第一类肿瘤标志物，因此被认为是“经典”肿瘤标志物。然而，尽管进行了几十年的研究，但用于临床的相对较少。就敏感性和特异性而言，常规使用的方法普遍不足。它们在血清或血浆中的浓度通常与肿瘤负荷有关，因为它们是从扩张的肿瘤中脱落的。

癌胚抗原

癌胚抗原（carcinoembryonic antigen，CEA）可能是研究最多的癌症肿瘤标志物，临床上主要用于结直肠癌患者。它是一种癌胚蛋白，通常存在于胎儿生命期，但在健康成人中可以低浓度存在[40]。在结构上，它是一种分子量为 200 kDa 的糖蛋白，是糖萼的组成成分，并且是位于正常肠上皮细胞细胞膜管腔侧的糖蛋白成分。CEA 是与免疫球蛋白基因超家族相关的一个蛋白质大家族的成员。该分子本身被分泌到循环中，也存在于胃、小肠和胆道树的黏液分泌物中。CEA 已被证明参与细胞黏附，并能抑制因失去对 ECM 的锚定而诱导的细胞凋亡。

检测 免疫测定试剂盒可以准确、可重复和相对便宜地测定血清 CEA 水平。血清水平低于 2.5 ng/ml 为正常；2.5 ～ 5.0 ng/ml，交界性；大于 5.0 ng/ml，升高。良性疾病（如炎性肠病、胰腺炎、肝硬化和慢性阻塞性肺疾病）可能出现临界水平。吸烟也可增加 CEA，吸烟者的正常上限应为 5 ng/ml。

筛查 由于 CEA 对早期疾病的敏感性较低，因此不适用于筛查试验。仅 5% ～ 40% 的局限性疾病患者会出现 CEA 水平升高。

预后 CEA 水平升高反映了存在的肿瘤负荷。CEA 升高的程度与疾病分期的增加相关，因此 CEA 水平具有预后价值。术前血清 CEA 是生存率的独立预测因子；术前血清水平越高，预后越差。即使在对患者的可切除性和局部肿瘤浸润程度进行分层后，这种影响仍然存在。

监测 CEA 最常见的应用是监测患者的复发性疾病。任何接受过结直肠腺癌治疗的患者，除非另有证明，否则 CEA 水平高于 5ng/ml 应视为肿瘤复发[40]。使用 5 ng/ml 临界值时，复发的敏感性为 71%，特异性为 88%，当使用 10 ng/ml 为临界值时，其灵敏度为 68%，特异性为 97%。因此，最近的一项 Cochrane 综述建议在监测期间使用 10 mg/ml 的临界值[41]。

CEA 在监测转移性结直肠癌患者对化疗的反应方面也很有用。CEA 水平升高是转移性结直肠癌患者生存不良和 5- 氟尿嘧啶化疗进展相关的独立因素。此外，在化疗期间 CEA 水平下降的晚期癌症患者比 CEA 水平没有变化或增加的患者存活的时间明显更长。

甲胎蛋白

甲胎蛋白（α-fetoprotein，AFP）用于 HCC 的检测和治疗。是一种由分子量为 700 kDa 的单链多肽组成的癌胚抗原。在胎儿中的水平升高，出生后降至低水平，妊娠期间升高。由肝细胞和内胚层来源的胃肠组织合成。

检测　AFP 是用免疫试剂盒测定的。健康、未怀孕成人的正常值上限低于 10 ng/ml。不幸的是，AFP 远非完美的肿瘤标志物，在一项以 20 ng/ml 作为临界值的研究中，HCC 患者的阳性敏感性仅为 54%。在非精原性睾丸癌中，AFP 水平也升高，这是一种有价值的肿瘤标志物（参见“睾丸生殖细胞肿瘤中的甲胎蛋白和人绒毛膜促性腺激素”一节）。肝内胆管细胞癌、一些结直肠癌转移或患有肝病而无潜在 HCC 的患者，其 AFP 也可能升高。

筛查　为了在高危人群中进行筛查，除超声成像外，还使用了 AFP。通常使用 100 ng/ml 的临界值，但差异较大。在一项针对肝硬化患者的 HCC 筛查的荟萃分析中，超声和 AFP 检测 HCC 的灵敏度为 97%（单独超声为 78%）[42]，尽管联合超声对 AFP 筛查早期疾病的敏感性较低（敏感性为 63%）。值得注意的是，这些研究的 AFP 升高临界值为 15 ～ 200 ng/ml。AFP 本身是一种较差的筛查工具，敏感性仅为 31%。

预后　AFP 浓度反映肿瘤大小，高于 400 ng/ml 的浓度与较大的肿瘤有关。因此，研究表明 AFP 与分期和预后有关。以 AFP 倍增时间表示的增加率也与预后较差有关。此外，AFP 对治疗的反应与无复发和总生存率有关。

监测　切除或消融后，AFP 下降，完全切除后的水平应低于 10 ng/ml。此外，有效化疗后，AFP 水平通常会下降。因此，AFP 监测可避免长期使用无效化疗。AFP 是对移植名单上的 HCC 患者的标准监测方案的一部分。

糖类抗原 19-9

糖类抗原 19-9（carbohydrate antigen 19-9，CA 19-9）被广泛用作胰腺导管腺癌的血清标志物，但其用途仅限于监测对治疗的反应，而非诊断性标志物。它是一种在胰腺癌细胞表面表达的黏蛋白型糖蛋白，最初是通过小鼠模型中针对结肠癌细胞系的单克隆抗体检测到的。CA 19-9 表位通常存在于胆管树中。胆道疾病，无论是急性还是慢性，均可导致血清 CA 19-9 水平升高。

检测　CA 19-9 采用免疫分析法检测，健康成人的正常上限为 37 U/ml。CA 19-9 作为诊断标志物的效用在许多方面受到限制。首先，Lewisa 血型抗原阴性的患者（10% 的人群）不能合成 CA 19-9，因此不应将其作为这些患者的血清学标志物。第二，良性胆道疾病患者的 CA 19-9 水平可能升高。第三，除胰腺癌外，其他癌症患者的 CA 19-9 水平也升高，包括胆管癌（95%）、胃癌（5%）、结肠癌（15%）、肝癌（HCC，7%）和肺癌（13%）。

筛查　在诊断胰腺导管腺癌时，对于有临床症状的患者，血清 CA 19-9 浓度大于 37 U/ml，敏感性为 79% ～ 80%，特异性为 82% ～ 90%。不幸的是，在普通人群中作为一种筛查方式时，胰腺癌的阳性预测值仅为 0.9%。因此，CA 19-9 被认为不是一种有用的筛选工具。在有症状的患者中，CA 19-9 水平的升高使胰腺癌的诊断更加准确。在该人群中，当使用 100 U/ml 的临界值时，特异性接近完美的 98%。

预后　在血清中可检测到 CA 19-9 的胰腺癌患者中，该水平已显示与肿瘤负荷相关。例如，较高的 CA 19-9 水平通常与较高的肿瘤分期有关。在未接受根治性切除术的患者中，CA 19-9 水平恢复正常的患者比 CA 19-9 水平未恢复正常的患者存活时间更长。

监测　CA 19-9 可用于对治疗反应的连续监测。此外，根治性切除术后的 CA 19-9 水平升高已被证明可先于临床或影像学证据表示癌症复发。对于不能切除或转移性疾病的患者，化疗后 CA 19-9 水平未能下降反映了肿瘤反应不佳。然而，在这两种情况下，缺乏替代的有效疗法限制了 CA 19-9 连续监测的效用。

前列腺特异性抗原

前列腺特异性抗原（prostate-specific antigen，PSA）是一种在前列腺上皮中形成并分泌到前列腺导管中的丝氨酸蛋白酶。其功能是分解射精后精液中形成的凝胶。在正常情况下，只有少量的 PSA 泄漏到循环系统中。随着腺体增大（如良性前列腺增生患者）或其结构扭曲，血清 PSA 水平升高。因此，PSA 被认为是一种组织特异性标志物，而非前列腺癌特异性标志物；接受根治性前列腺切除术的患者以及女性患者没有检测到 PSA。

检测

PSA 采用免疫分析法检测。除良性前列腺增生外，血清 PSA 水平可能升高的其他情况包括前列腺炎、前列腺按摩、前列腺活检和直肠指诊——尽管直肠指诊后升高很小（即使在同一诊所进行直肠指诊后也可以检测 PSA 水平）。最初的研究将 PSA 的正常上限设定为 4 ng/ml，大于 10 ng/ml 的水平提示恶性肿瘤，4 ～ 10 ng/ml 的水平尚不确定。此后，发现 PSA 的正常范围上限随年龄增加而增加。40 ～ 49 岁人群的标准限值为 2.5 ng/ml，50 ～ 59 岁人群为 3.5 ng/ml，60 ～ 69 岁人群为 4.5 ng/ml，70 岁及以上人群为 6.5 ng/ml。正常的 60 岁老年患者的 PSA 升高速率为每年 0.04 ng/ml，每年 0.75 ng/ml 或更高的变化通常被视为异常。此外，游离 PSA 与总 PSA 的比值也被发现可以提高前列腺癌诊断的特异性，游离 PSA 与总 PSA 的比值低于 10% 被视为异常。

筛查

PSA 被广泛应用于前列腺癌的筛查中，有助于该病的早期发现和诊断。然而，它的应用受到了质疑。欧洲前列腺癌筛查随机研究（European Randomized Study of Screening for Prostate Cancer，ERSPC）将 162 387 名男性随机分为 PSA 筛查组和非筛查组。在 13 年的随访中，在指定接受筛查的患者中，前列腺癌特异性死亡率具有统计学意义但幅度下降较小。接受 PSA 筛查的患者与未接受筛查的患者相比，每 10 000 人每年前列腺癌死亡数仅降低了 1.1（每 10 000 人每年前列腺癌特异性死亡数分别为 4.3 与 5.4）。在前列腺癌、肺癌、结直肠癌和卵巢癌（prostate，lung，colorectal and ovary cancer，PLCO）试验中，76 693 名美国男性被随机分组，随访中位数为 14.8 年，前列腺癌死亡率无显著差异（对照组和筛查组分别为每 10 000 人每年 4.8 例与 4.6 例）。这为美国预防服务工作队（United States Preventative Service T ask Force，USPSTF）提供了一个 C 级证据（在选定的基础上提供服务）以筛查 55 ～ 69 岁的男性，提供了一个 D 级证据（不鼓励使用）以筛查 70 岁或以上的男性。

预后和监测治疗反应

手术切除后，PSA 水平预计将在 2 ～ 3 周后恢复正常。前列腺癌根治术后 6 个月 PSA 水平仍升高的患者通常会复发。相比之下，放射治疗后 PSA 水平需要 3 ～ 5 个月才能恢复正常。然而，放射治疗后 PSA 水平未能正常化也预示着复发。血清 PSA 水平升高通常是局部复发或转移进展的第一个迹象。在晚期疾病患者中，PSA 水平也用于监测对全身治疗的反应。

糖类抗原 125

糖类抗原 125（CA 125，也称为 MUC16）是糖蛋白癌抗原上的糖类表位。存在于胎儿和体腔上皮的衍生物中，包括腹膜、胸膜、心包膜和羊膜。在健康成人中，已通过免疫组化在输卵管上皮、子宫内膜和子宫颈内检测到 CA 125。然而，卵巢上皮细胞通常不表达任何 CA 125。

检测

通过免疫测定法测定 CA 125 水平，正常上限设定为 35 U/ml。在 50% 的早期卵巢癌患者和 80% 的晚期卵巢癌患者中检测到水平升高。在卵巢肿块患者中，CA 125 水平升高对绝经前和绝经后女性卵巢癌预测的敏感性为 83% ～ 90% 和 87% ～ 97%[43]。在高比例的输卵管、子宫内膜和子宫颈癌症患者以及一些胰腺、结肠、肺和肝的非妇科恶性肿瘤中也可检测到 CA 125 水平升高。在良性疾病中，其中 CA 125 升高者包括子宫内膜异位症、子宫腺肌病、子宫肌瘤、盆腔炎、肝硬化和腹水。

筛查

CA 125 本身因其特异性较低而不能作为卵巢癌的有效筛查工具。在最近公布的英国卵巢癌筛查协同试验的结果中，超过 200 000 名年龄在 50 ～ 74 岁的绝经后妇女被随机分配到无筛查组，在风险计算器（MMS）或经阴道超声的背景下每年进行 CA 125 多模式筛查[44]。在 11.1 年的中位随访中，他们发现与常规护理组相比，MMS 筛查组和超声组的死亡率分别降低了 15% 和 11%，尽管这些差异并不显著。在美国进行的一项类似的超声联合 CA 125 大规模随机试验显示，筛查既不能显著降低卵巢癌死亡率，也没有提示潜在益处的趋势。USPSTF 继续建议不要进行卵巢癌 CA 125 的常规筛查（等级 D）。

预后

与 CA 125 水平正常的患者相比，诊断时 CA 125 水平升高的患者预后更差。CA 125 绝对水平与肿瘤分期无明显相关性，但随着分期的增加，CA 125 水平升高的患者比例增加：Ⅰ期患者 50%、Ⅱ期患者 70%、Ⅲ期患者 90% 和Ⅳ期患者 98%。

监测对治疗的反应

CA 125 在病程监测中具有重要价值。超过 95% 的患者因治疗发生部分或完全缓解与 CA 125 水平降低有关。CA 125 水平升高与疾病复发有关，且在临床或影像学证据显示复发前的中位时间为 3 个月。当 CA 125 水平升高被用作二次开腹探查的指征时，约 90% 的情况下会发现疾病复发。

睾丸生殖细胞肿瘤中的甲胎蛋白和人绒毛膜促性腺激素

非精细胞瘤性睾丸癌包括几种不同的组织学类型，包括胚胎癌、合胞体滋养层细胞（绒毛膜癌）、卵黄囊瘤和畸胎瘤。标志物的表达可以根据主要的组织学类型来预测。超过 90% 的绒毛膜癌中检测到人绒毛膜促性腺激素，而 90% ～ 95% 的卵黄囊瘤、20% 的畸胎瘤和 10% 的胚胎癌中均表达 AFP。

蛋白质组学分析

与前面讨论的单一循环蛋白肿瘤生物标志物不同，蛋白质组学是对基因组表达的所有蛋白质的研究。在癌症中，可达 150 多万种蛋白质[45]。最终，遗传突变表现在蛋白质水平，涉及蛋白质功能的紊乱以及患病细胞及其微环境之间的联系。疾病的发生是通过改变蛋白质功能来实现的。临床上，蛋白质组学提供了增强癌症诊断和治疗决策的潜力。该领域依赖于令人瞩目的技术进步，使得研究者能够在给定的一组细胞中阐明庞大的蛋白质阵列，然后应用系统生物学对数据进行意义化。

蛋白质肿瘤生物标志物被认为是从肿瘤细胞或从肿瘤-宿主界面脱落到循环中的低丰度蛋白质。检测和测量这些蛋白可提供有关癌症临床行为的信息。蛋白质组学分析使用质谱技术生成与蛋白质浓度相对应的复杂离子峰指纹图谱，可与疾病状态相关联。大量使用血液（血浆或血清）、尿液和胰液样本的研究已经证明了该技术在生物标志物的发现以及卵巢癌、乳腺癌、前列腺癌和胰腺癌的早期检测方面的可行性。与目前可用的生物标志物相比，识别特定疾病的可重复蛋白标志物具有实现更高诊断敏感性和特异性的潜力。

循环肿瘤细胞

顾名思义，循环肿瘤细胞（CTCs）是从原发性（或转移性）肿瘤沉积物中脱落并在血流中循环的肿瘤细胞。CTC 最初在 19 世纪被描述，但是直到最近研究人员才开始填补空白，使其成为临床上有用的生物标志物。在转移性癌症患者中，CTCs 估计在每 10 亿个细胞中就有 1 个[46]。分离依赖于 CTCs 的独特性质，例如大小、其他生物物理特征或表面标志物（例如上皮癌中的 EPCAM）。这些分离技术必须与其他技术相结合，以区分真正的癌细胞和非肿瘤细胞（如表达 EPCAM 的正常上皮细胞）。研究人员已从患者中分离出了 CTCs，并在某些情况下显示出了创建小鼠模型或细胞系的能力，并显示出与患者治疗类似的治疗反应。CTCs 研究是当前研究中一个极其活跃的领域。

基于 RNA 的标志物

循环 RNA

1996 年，在一名黑色素瘤患者的血液中发现了循环信使 RNA。此后，已鉴定出了许多在循环中的肿瘤来源 RNA，其中大部分是微 RNA。微 RNA 通常存在于外泌体、肿瘤诱导的血小板、凋亡小体或蛋白质中。NETest 是根据全血样本中分离的信使 RNA 开发的，分析了 51 个基因[47]。它报告的评分使神经内分泌肿瘤的诊断有或多或少的可能性（评分 0 ～ 8 分，其中 3 分或 3 分以上与神经内分泌肿瘤一致），并提供疾病进展风险的第二个评分（低、中或高）。评分≥ 3 分对胃胰神经内分泌肿瘤诊断的阳性预测值为 95%。初始数据表明，它可用于预测谁需要进一步治疗，以及应监测谁的治疗反应。

组织来源的 RNA

已使用高通量技术在全球信使 RNA 表达的背景下鉴定出了基于 RNA 的标志物。这些微阵列（“基因芯片”）提供了在单个实验中测量多种人类基因表达的手段。然后，统计建模允许选择最能区分疾病状态的基因组——“指纹”。

2004 年，Paik 和同事[48]描述了一种基于 21 个基因在肿瘤组织中的表达来预测淋巴结阴性、用他莫昔芬治疗的乳腺癌患者远处复发的可能性的算法，它能够从福尔马林固定、石蜡包埋的组织块中提取 RNA，并将该 RNA 用于后续分析。该检测方法称为 Oncotype DX，包括 16 个肿瘤相关基因和 5 个参考基因，结果以复发分数表示。“有利”基因的表达水平越高，复发分数越低，而“不利”基因的表达水平越高，复发分数越高。评分低于 11 分被认为是有利的（6.8% 的远处复发发生在第 10 年），评分 11 ～ 25 分被认为是中等的（14.3% 的远处复发发生在第 10

年），评分超过 25 分被认为是更具侵袭性的疾病（30.5% 的远处复发发生在第 10 年）。已验证其可用于辅助化疗（除标准内分泌治疗外）的决策，低风险患者可省略化疗，高风险患者可给予化疗。最近的一项研究表明，对于大多数有中度评分的患者，化疗也可以被安全地省略[49]。Oncotype DX 评分被纳入最新的 AJCC 第 8 版乳腺癌分期系统。其他乳腺癌多基因检测方法，如 MammaPrint 和 PAM 50，也可用于临床。一些多基因 panel 已经被开发出来，用于预测其他癌症的复发和生存，如结肠癌的 Oncotype DX、结直肠癌的 ColoPrint 和葡萄膜黑色素瘤的 Decision-Dx-UM。目前正在开发更多的 panel。

基于 DNA 的标志物

癌基因、抑癌基因和错配修复基因的特异性突变可作为癌症的生物标志物。此外，肿瘤细胞可以脱落 DNA，这有可能在癌症临床症状出现之前诊断癌症，并跟踪治疗反应。此外，表观遗传学变化通常在恶性肿瘤中失调和改变（参见“癌症表观遗传学”一节），也可作为肿瘤标志物。

基因突变

肿瘤相关突变包括 MEN2 的 *RET* 原癌基因和 FAP 的 *APC* 基因或多种肿瘤中 *p53* 突变。染色体异常，如产生 *bcr-abl* 癌基因的 9：22 易位，也是有用的生物标志物。已确定了与特定癌症风险增加相关的特定单核苷酸多态性，且已显示单体型评估可预测几种癌症（包括前列腺癌、乳腺癌、肺癌和结肠癌）的易感性。乳腺癌中的 *HER2* 突变（参见“持续增殖的信号”部分）会导致 *HER2* 基因拷贝数增加，从而导致蛋白产物表达增加。*HER2* 状态通常指导乳腺癌患者的治疗。这种突变可以通过荧光原位杂交来识别，探针可以识别增加的基因拷贝。还可以使用免疫组化方法探查 *HER2* 的蛋白产物。建议所有可能接受抗 EGFR 抗体治疗的转移性结直肠癌患者都应对其肿瘤进行 *KRAS* 突变检测。如果检测到密码子 12 或 13 的 *KRAS* 突变，则这些患者不应接受抗 EGFR 抗体治疗作为其治疗的一部分。这种检测是通过从肿瘤中分离 DNA 并观察是否存在突变来完成的。

循环肿瘤 DNA

1948 年，Mandel 和 Metais 首次从肿瘤中发现了无细胞 DNA（cell-free DNA，cfDNA）。1977 年，研究人员观察到癌症患者的 cfDNA 含量高于非癌症患者。在该 cfDNA 中，人们注意到许多与癌症相关的肿瘤变化，因此经常使用术语 ctDNA。我们认为 ctDNA 的脱落继发于以下几个因素：（1）坏死导致 DNA 释放；（2）巨噬细胞吞噬坏死癌细胞，随后肿瘤 DNA 重新释放；（3）细胞 DNA 的凋亡降解。由于 ctDNA 含量较低，因此通常使用液滴 PCR 或使用分子条形码进行下一代测序等敏感的检测方法。总体而言，使用 cfDNA，可以识别许多不同的肿瘤特异性改变：基因突变、拷贝数改变、基因融合和 DNA 甲基化事件[50]。

癌症的早期诊断一直是 ctDNA 极具吸引力的潜在应用领域。在最近的一项研究中，对患者血液样本使用了 61- 扩增子多位点、多基因检测，然后进行多重 PCR，目的是鉴定 cfDNA 中潜在的癌症驱动突变[51]。其与 39 种分泌的癌蛋白生物标志物相结合。这种称为 CancerSEEK 的检测方法，在 1005 名临床检测到的非转移性已知癌症患者中进行了验证，发现对所观察的 5 种癌症类型的敏感性为 69% ～ 98%，特异性超过 99%。总体上，共观察了 8 种肿瘤类型，卵巢癌的敏感性为 98%（最高），乳腺癌的敏感性为 33%（最低）。一旦确定了癌细胞的存在，83% 的病例都能确定正确的起源部位。其他研究人员使用了 cfDNA 进行癌症筛查的替代策略。在中国最近的一项研究中，从血浆中分离了 ctDNA，并分析了 EBV DNA，以在该高危人群中筛查鼻咽癌。本研究的敏感性和特异性均超过 97%。除了血液检测之外，还可以对尿液、粪便、腹水、胸膜液、唾液和脑脊液进行 ctDNA 检测[50]。例如，经 FDA 批准的 Cologuard 采用粪便 DNA 和粪便免疫化学检测相结合的方法来识别结直肠癌（敏感性为 92%）和晚期腺瘤（敏感性为 42%）。

除诊断外，ctDNA 还可用于指导治疗、治疗反应或复发。cobase EGFR 突变试验采用 cfDNA 来鉴定在接受 EGFR 抑制剂治疗后的进展性疾病患者中可见的 T790M 门控突变。具有这种突变的患者可以使用第三代 EGFR 抑制剂成功治疗。除了指导治疗外，ctDNA 的短半衰期使人们能够快速监测治疗反应，对全身治疗有治疗反应的患者在 1 ～ 2 周内，ctDNA 急剧下降。此外，研究显示，对于结直肠癌患者，在治愈性手术后数周，抽取 cfDNA 可识别患者是否残留疾病，并预测未来的复发情况。

表观遗传变化

检测表观遗传变化是另一种令人兴奋的新兴模式，可作为癌症生物标志物。优点包括：（1）DNA 异常甲基化检测比点突变检测更容易、更敏感；（2）可在血流中的 ctDNA 和脱落到管腔中的上皮肿瘤细胞中检测到癌症特异性 DNA 甲基化模式；（3）DNA 甲基化谱在化学和生物学上比 RNA 或大多数蛋白质更稳定。

已在多种癌症中进行了甲基化生物标志物研究，包括乳腺癌、食管癌、肺癌、胃癌、结直肠癌、卵巢癌和前列腺癌。低甲基化 CpG 岛与附近基因的激活有关。例如，癌症 / 睾丸抗原 CAGE 启动子的低甲基化与基因表达增加相关，并见于胃的癌前病变中。在许多其他癌症中也发现了去甲基化启动子激活其下游基因的类似情况，包括结肠癌、胰腺癌、肝癌、子宫癌、肺癌和宫颈癌。在一项关于卵巢癌变的研究中，发现晚期或高级别肿瘤中的着丝粒和近着丝粒卫星 DNA 的低甲基化增加，这种强烈的低甲基化是预后不良的独立标志。

生物标志物在癌症中的作用正在迅速扩大。显然，生物标志物在癌症患者临床管理中的应用前景广阔（表 29.3）。生物标志物可能在癌症预后和治疗选择以及早期检测中发挥越来越重要的作用。

主要参考文献

Corcoran RB，Chabner BA. Application of cell-free DNA analysis to cancer treatment. N Engl J Med. 2018；379：1754-1765.

一篇简要的综述，列出了无细胞 DNA 的基本原理，以及它在癌症诊断、治疗和监测中的作用。

Hanahan D，Weinberg RA. Hallmarks of cancer：The next generation. Cell. 2011；144：646-674.

在这篇具有里程碑意义的论文中，作者以巧妙的方式带领读者去理解目前的癌症的共同生理和分子特征。

Hunter KW，Amin R，Deasy S，et al. Genetic insights into the morass of metastatic heterogeneity. Nat Rev Cancer. 2018；18：211-223.

肿瘤从原发部位向远处扩散的机制综述。

Mesri EA，Feitelson MA，Munger K. Human viral oncogenesis：A cancer hallmarks analysis. Cell Host Microbe. 2014；15：266-282.

肿瘤病毒在人类宿主中导致癌症形成的机制的著名概述。

Peinado H，Zhang H，Matei IR，et al. Pre-metastatic niches：Organ-specific homes for metastases. Nat Rev Cancer. 2017；17：302-317.

详细描述转移前生态位和肿瘤与未来远处扩散部位之间的相互作用，最终导致临床转移进展。

Schreiber RD，Old LJ，Smyth MJ. Cancer immunoediting：integrating immunity's roles in cancer suppression and promotion. Science. 2011；331：1565-1570.

本文综述了癌症中的免疫编辑和免疫系统在恶性肿瘤中的双重作用背后的证据和理论。

Siegel RL，Miller KD，Jemal A. Cancer statistics，2018.CA Cancer J Clin。2018；68：7-30.

美国癌症协会于 2018 年的报告列出了美国的癌症发病率和死亡率，并进一步按性别、种族和癌症类型进行细分。

Sparano JA，Gray RJ，Makower DF，et al. Adjuvant chemotherapy guided by a 21-gene expression assay in breast cancer. N Engl J Med. 2018；379：111-121.

一份关于 Oncotype DX 检测在淋巴结阴性、HER2 阴性、激素受体阳性乳腺癌患者中的报告显示，Oncotype DX 评分较低（＜ 11 分）或中等（＜ 26 分），大多数患者可以放弃细胞毒性化疗。

Yachida S, Jones S, Bozic I, et al. Distant metastasis occurs late during the genetic evolution of pancreatic cancer. Nature. 2010；467：1114–1117.

在对胰腺腺癌的分析中，他们列出了这种疾病的克隆演变，并使用数学建模证明了一个约 15 年的时间框架中原始突变和具有转移能力的癌症发展之间关系。

参考文献

1. Hanahan D, Weinberg RA. Hallmarks of cancer: the next generation. *Cell*. 2011;144:646–674.
2. Siegel RL, Miller KD, Jemal A. Cancer statistics, 2018. *CA Cancer J Clin*. 2018;68:7–30.
3. Bray F, Ferlay J, Soerjomataram I, et al. Global cancer statistics 2018: GLOBOCAN estimates of incidence and mortality worldwide for 36 cancers in 185 countries. *CA Cancer J Clin*. 2018;68:394–424.
4. Ko JJ, Kennecke HF, Lim HJ, et al. Reasons for underuse of adjuvant chemotherapy in elderly patients with stage III colon cancer. *Clin Colorectal Cancer*. 2016;15:179–185.
5. Tomasetti C, Vogelstein B. Cancer etiology. Variation in cancer risk among tissues can be explained by the number of stem cell divisions. *Science*. 2015;347:78–81.
6. O'Sullivan J, Lysaght J, Donohoe CL, et al. Obesity and gastrointestinal cancer: The interrelationship of adipose and tumour microenvironments. *Nat Rev Gastroenterol Hepatol*. 2018;15:699–714.
7. Schauer DP, Feigelson HS, Koebnick C, et al. Bariatric surgery and the risk of cancer in a large multisite cohort. *Ann Surg*. 2019;269:95–101.
8. Moore SC, Lee IM, Weiderpass E, et al. Association of leisure-time physical activity with risk of 26 types of cancer in 1.44 million adults. *JAMA Intern Med*. 2016;176:816–825.
9. Akinyemiju T, Wiener H, Pisu M. Cancer-related risk factors and incidence of major cancers by race, gender and region; analysis of the NIH-AARP diet and health study. *BMC Cancer*. 2017;17:597.
10. Mokdad AH, Dwyer-Lindgren L, Fitzmaurice C, et al. Trends and patterns of disparities in cancer mortality among US counties, 1980–2014. *JAMA*. 2017;317:388–406.
11. Bailey MH, Tokheim C, Porta-Pardo E, et al. Comprehensive characterization of cancer driver genes and mutations. *Cell*. 2018;173:371–385 e318.
12. Stockwell BR, Friedmann Angeli JP, Bayir H, et al. Ferroptosis: A regulated cell death nexus linking metabolism, redox biology, and disease. *Cell*. 2017;171:273–285.
13. de Sousa e Melo F, Kurtova AV, Harnoss JM, et al. A distinct role for Lgr5(+) stem cells in primary and metastatic colon cancer. *Nature*. 2017;543:676–680.
14. Donnem T, Reynolds AR, Kuczynski EA, et al. Non-angiogenic tumours and their influence on cancer biology. *Nat Rev Cancer*. 2018;18:323–336.
15. Peinado H, Zhang H, Matei IR, et al. Pre-metastatic niches: Organ-specific homes for metastases. *Nat Rev Cancer*. 2017;17:302–317.
16. Schreiber RD, Old LJ, Smyth MJ. Cancer immunoediting: Integrating immunity's roles in cancer suppression and promotion. *Science*. 2011;331:1565–1570.
17. Thorsson V, Gibbs DL, Brown SD, et al. The immune landscape of cancer. *Immunity*. 2018;48:812–830 e814.
18. Vander Heiden MG, DeBerardinis RJ. Understanding the intersections between metabolism and cancer biology. *Cell*. 2017;168:657–669.
19. Crusz SM, Balkwill FR. Inflammation and cancer: advances and new agents. *Nat Rev Clin Oncol*. 2015;12:584–596.
20. Yachida S, Jones S, Bozic I, et al. Distant metastasis occurs late during the genetic evolution of pancreatic cancer. *Nature*. 2010;467:1114–1117.
21. Hunter KW, Amin R, Deasy S, et al. Genetic insights into the morass of metastatic heterogeneity. *Nat Rev Cancer*. 2018;18:211–223.
22. Faries MB, Thompson JF, Cochran AJ, et al. Completion dissection or observation for sentinel-node metastasis in melanoma. *N Engl J Med*. 2017;376:2211–2222.
23. Pereira ER, Kedrin D, Seano G, et al. Lymph node metastases can invade local blood vessels, exit the node, and colonize distant organs in mice. *Science*. 2018;359:1403–1407.
24. Kratz CP, Achatz MI, Brugieres L, et al. Cancer screening recommendations for individuals with Li-Fraumeni syndrome. *Clin Cancer Res*. 2017;23:e38–e45.
25. Wells K, Wise PE. Hereditary colorectal cancer syndromes. *Surg Clin North Am*. 2017;97:605–625.
26. Leoz ML, Carballal S, Moreira L, et al. The genetic basis of familial adenomatous polyposis and its implications for clinical practice and risk management. *Appl Clin Genet*. 2015;8:95–107.
27. Le DT, Uram JN, Wang H, et al. PD-1 Blockade in tumors with mismatch-repair deficiency. *N Engl J Med*. 2015;372:2509–2520.
28. Kuchenbaecker KB, Hopper JL, Barnes DR, et al. Risks of breast, ovarian, and contralateral breast cancer for BRCA1 and BRCA2 mutation carriers. *JAMA*. 2017;317:2402–2416.
29. Hu C, Hart SN, Polley EC, et al. Association between inherited germline mutations in cancer predisposition genes and risk of pancreatic cancer. *JAMA*. 2018;319:2401–2409.
30. Flavahan WA, Gaskell E, Bernstein BE. Epigenetic plasticity and the hallmarks of cancer. *Science*. 2017;357; eaal2380.
31. Corces MR, Granja JM, Shams S, et al. The chromatin accessibility landscape of primary human cancers. *Science*. 2018;362.
32. Bhatt AP, Redinbo MR, Bultman SJ. The role of the microbiome in cancer development and therapy. *CA Cancer J Clin*. 2017;67:326–344.
33. Geller LT, Barzily-Rokni M, Danino T, et al. Potential role of intratumor bacteria in mediating tumor resistance to the chemotherapeutic drug gemcitabine. *Science*. 2017;357:1156–1160.
34. Burt LM, Ying J, Poppe MM, et al. Risk of secondary malignancies after radiation therapy for breast cancer: Comprehensive results. *Breast*. 2017;35:122–129.
35. Mesri EA, Feitelson MA, Munger K. Human viral oncogenesis: A cancer hallmarks analysis. *Cell Host Microbe*. 2014;15:266–282.
36. Cuzick J. Preventive therapy for cancer. *Lancet Oncol*. 2017;18:e472–e482.
37. Nghiem PT, Bhatia S, Lipson EJ, et al. PD-1 Blockade with pembrolizumab in advanced Merkel-cell carcinoma. *N Engl J Med*. 2016;374:2542–2552.
38. Gagnaire A, Nadel B, Raoult D, et al. Collateral damage: Insights into bacterial mechanisms that predispose host cells to cancer. *Nat Rev Microbiol*. 2017;15:109–128.
39. Harrington D, Lamberton PHL, McGregor A. Human liver flukes. *Lancet Gastroenterol Hepatol*. 2017;2:680–689.
40. Kim SS, Donahue TR, Girgis MD. Carcinoembryonic anti-

gen for diagnosis of colorectal cancer recurrence. *JAMA*. 2018;320:298–299.
41. Nicholson BD, Shinkins B, Pathiraja I, et al. Blood CEA levels for detecting recurrent colorectal cancer. *Cochrane Database Syst Rev*. 2015:CD011134.
42. Tzartzeva K, Obi J, Rich NE, et al. Surveillance imaging and alpha fetoprotein for early detection of hepatocellular carcinoma in patients with Cirrhosis: A meta-analysis. *Gastroenterology*. 2018;154; 1706–1718 e1701.
43. Romagnolo C, Leon AE, Fabricio ASC, et al. HE4, CA125 and risk of ovarian malignancy algorithm (ROMA) as diagnostic tools for ovarian cancer in patients with a pelvic mass: An Italian multicenter study. *Gynecol Oncol*. 2016;141:303–311.
44. Jacobs IJ, Menon U, Ryan A, et al. Ovarian cancer screening and mortality in the UK Collaborative Trial of Ovarian Cancer Screening (UKCTOCS): A randomised controlled trial. *Lancet*. 2016;387:945–956.
45. Panis C, Pizzatti L, Souza GF, et al. Clinical proteomics in cancer: Where we are. *Cancer Lett*. 2016;382:231–239.
46. Siravegna G, Marsoni S, Siena S, et al. Integrating liquid biopsies into the management of cancer. *Nat Rev Clin Oncol*. 2017;14:531–548.
47. Modlin IM, Kidd M, Malczewska A, et al. The NETest: The clinical utility of multigene blood analysis in the diagnosis and management of neuroendocrine tumors. *Endocrinol Metab Clin North Am*. 2018;47:485–504.
48. Paik S, Shak S, Tang G, et al. A multigene assay to predict recurrence of tamoxifen-treated, node-negative breast cancer. *N Engl J Med*. 2004;351:2817–2826.
49. Sparano JA, Gray RJ, Makower DF, et al. Adjuvant chemotherapy guided by a 21-gene expression assay in breast cancer. *N Engl J Med*. 2018;379:111–121.
50. Corcoran RB, Chabner BA. Application of cell-free DNA analysis to cancer treatment. *N Engl J Med*. 2018;379:1754–1765.
51. Cohen JD, Li L, Wang Y, et al. Detection and localization of surgically resectable cancers with a multi-analyte blood test. *Science*. 2018;359:926–930.

30 章

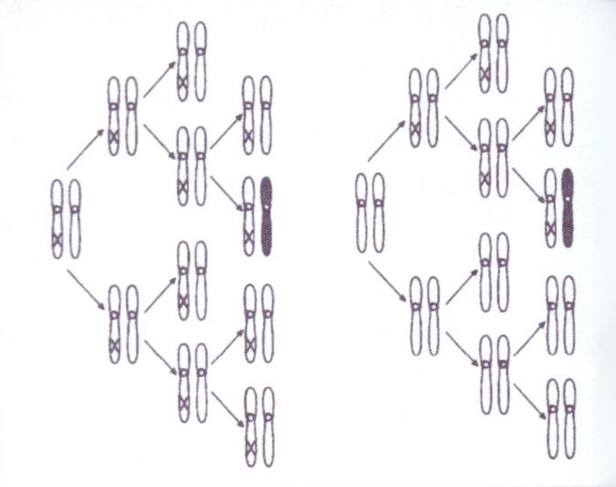

肿瘤免疫学与免疫疗法

James S. Economou，James C. Yang，James S. Tomlinson

华 润 译 戚 峰 审校

章目录

迄今为止，癌症的免疫治疗早已应用于临床，但效果不尽如人意。早期的里程碑式的临床试验是将高剂量白细胞介素 -2（IL-2，interleukin-2）应用于小部分转移性黑色素瘤和肾细胞癌患者，并获得了显著而持久的效果；这些变化是由浸润这些肿瘤的细胞毒性淋巴细胞介导的。另一个重大进展是，在某些实体癌的肿瘤微环境中发现的肿瘤浸润淋巴细胞 T 细胞（tumor-infiltrating lymphocytes，TIL）可以被分离出来，进行离体扩增，然后输回患者体内，从而产生更高的应答率。这些离体活化和扩增的 TILs 能够以限制性主要组织相容性复合体（major histocompatibility complex，MHC）的方式识别自体肿瘤细胞，这表明这些转移性肿瘤沉积物富含肿瘤特异性 T 细胞。特别是黑色素瘤 TIL 还有识别其他 MHC 匹配的黑色素瘤细胞系的能力，因此可以早期鉴定几种黑色素细胞谱系的蛋白，从而证明黑色素瘤中至少有部分抗肿瘤应答实际上是抗“自身”（自身免疫）的。

这些重要的发现开启了靶向谱系特异性靶点的免疫治疗的新纪元。其中包括掺入这些抗原（如全蛋白、多肽、DNA 或 RNA）的各种疫苗制剂，这些抗原被呈递至免疫系统（在佐剂中，通过专职抗原提呈细胞递送，或在病毒载体中编码），所有这些疫苗制剂的活性都非常低甚至于无，并且在很大程度上仅仅对黑素瘤有效。克隆识别这些谱系特异性抗原的 T 细胞受体（T-cell receptors，TCR），将其置于病毒载体中，并用于构建大量（数百亿个）谱系特异性和高度活化的 T 细胞，然后重新输入患者体内。这种过继性细胞治疗被视为 TIL 治疗的基因治疗版本，并没有再现 TIL 的治疗效果，尽管这些肿瘤反应性 T 细胞前体量增加了几个数量级，但事实上持久性的完全缓解依旧较少。对于某些谱系特异性抗原，这些治疗有针对正常细胞的肿瘤外毒性。这些令人惊讶的结果表明，整个 TIL 细胞产物的组成中一定具有尚未发现的特异性抗肿瘤效应物。

基于 T 细胞的免疫疗法的一个重要进展是嵌合抗原受体的发展（chimeric antigen receptors，CARs；由细胞外免疫球蛋白衍生的重链和轻链组成的特异性的单链-其与细胞内 T 细胞激活结构域相连），它可以非 MHC 限制性的方式识别细胞表面“抗原”。针对 CD19 的 CAR T 细胞过继疗法（仅限于 B 淋巴细胞和许多 B 细胞恶性肿瘤），在难治性和复发性疾病患者中能产生显著而持久的效果；这种疗法也会引起短暂的 B 细胞发育不良。其他 CAR 靶点正在临床研究中。

然而，可以说，人类肿瘤免疫治疗最重要的突破是紧跟免疫调节基础生物学研究的进展的。T 淋巴细胞既有刺激受体，也有抑制受体，并且存在维持免疫耐受的重要平衡。研究表明，使用配体 B7.1 和 B7.2 阻断细胞毒性 T 淋巴细胞相关抗原 4（cytotoxic T lymphocyte-associated antigen 4，CTLA-4）的抑制信号，随后使用配体 PD-L1 和 PD-L2 阻断程序性细胞死亡受体 1（programmed cell death receptor 1，PD-1）的抑制信号会增强内源性 T 细胞对肿瘤的应答。这些研究成果使得拮抗 T 细胞“检查点”的治疗性单克隆抗体常规应用于临床。对抑制性信号传导的单一阻断激发对多种常见恶性肿瘤（黑色素瘤、泌尿生殖系统癌症、肺癌和结肠直肠癌亚群）显著有益的适应性免疫应答。有效缓解的患者的生物样本获取、下一代高通量测序和单细胞 TCR 克隆的便捷使人们认识到，绝大多数抗肿瘤 T 细胞识别非同步肿瘤特异性突变（点突变、插入-缺失、移码突变），即“新抗原（neoAg，neoantigens）”，为各种肿瘤所独有。积累大量 neoAg 突变负荷的肿瘤更有可能产生几种 neoAg 突变肽并在 MHC 背景下表达在肿瘤细胞表面。这实质上是产生了一组异种抗原（异于患者的免疫系统，且为每个肿瘤患者所特有）并呈递给宿主免疫系统，宿主免疫系统的 TCR 可以将这些识别为外来物。这些革命性的发现引领了肿瘤免疫疗法的新时代，从未有人认为人类肿瘤是由免疫系统控制的。同时，对于一些患者来说，免疫疗法使广泛转移的实体肿瘤实现了完全和持久的消退，这是大多数其他全身疗法难以实现的。

人类癌症领域现在是第四种合法的癌症治疗方式。未来的进展可能包括多种策略（细胞、小分子、疫苗）的组合，这些策略将增强其在常见上皮性癌症中的有效性。

肿瘤免疫学概述

T 淋巴细胞与自然杀伤细胞

骨髓来源的祖细胞进入 T 细胞的产生部位——胸腺，在胸腺中，大量的 TCRs 是由 α 和 β 链的重组和突变而随机产生的。含有对自身抗原具有高亲和力 TCRs 的祖细胞被清除（阴性选择）。一些对自身抗原具有低亲和力的细胞存活下来，并被积极选择，因此胸腺产生了相当高比例的自身反应 T 细胞。进入胸腺并在胸腺内增殖的细胞中只有很小一部分存活下来。几种类型的 T 细胞出现在外周。$CD8^+$ T 细胞（通常被称为细胞毒性 T 细胞）在 MHC Ⅰ类分子环境中识别抗原，表达 αβ TCRs，并产生多种细胞因子。$CD4^+$ T 细胞在 MHC Ⅱ类分子环境中识别抗原。$CD4^+$ T 细胞有多个亚群（图 30.1）。较为熟知的包括分泌 IL-2、肿瘤坏死因子 -α（tumor necrosis factor-α，TNF-α）和干扰素 -γ（interferon-γ，IFN-γ）的 Th1 细胞（helper type 1 T cells）以及产生 IL-4、IL-5、IL-6、IL-10 和 IL-13 的 Th2 细胞。Th1 细胞促进细胞毒作用和炎症，对抗细胞内病原体，而 Th2 细胞刺激 B 细胞产生抗体、参与过敏反应和定位细胞外病原体。辅助性 T 细胞促进 Th1（细胞免疫）或 Th2（体液免疫）的免疫应答。调节性 $CD4^+$ 细胞亚群（调节性 T 细胞，Treg）在抑制自身免疫中起关键作用。Treg 细胞占 $CD4^+$ 细胞的 5% ～ 10%，表达转录因子 *Foxp3*，并且在抑制自身免疫反应中起主导作用；人和小鼠的 *Foxp3* 基因突变会导致多器官自身免疫性疾病。另一种 T 细胞亚型是 Th17 细胞，它优先产生 IL-17、IL-21 和 IL-22，在自身免疫性疾病的发病机制中起重要作用。

$CD4^+$ T 细胞也在启动和维持 $CD8^+$ T 细胞应答中发挥重要作用。其中涉及多种机制。活化的 $CD4^+$ T 细胞可以通过 CD40 受体及其配体 CD40L 之间的相互作用与专职抗原提呈细胞树突状细胞（dendritic cells，DC）相互作用。树突状细胞的这种激活或“许可”

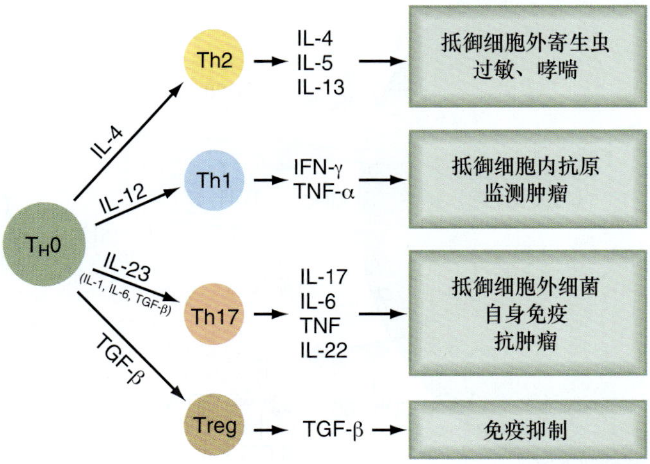

图 30.1 CD4 T 细胞亚群及其功能。TH_0 细胞是一种幼稚的 T 细胞，经过分化并在胸腺中经历了阳性和阴性选择。幼稚辅助 T 细胞（$CD4^+$）可分化为几个亚群，这些亚群的一般特性和主要细胞因子产物如上图示。IFN：干扰素；IL：白介素；TGF-β：转化生长因子 -β；TNF：肿瘤坏死因子

使这些抗原提呈细胞能够促进 CD8$^+$T 细胞的分化，并建立持久的记忆性 T 细胞免疫应答。CD4$^+$T 细胞还会产生 IL-2 和 IFN-γ，这可能有利于维持 CD8 的功能。因此，CD4$^+$T 细胞在形成高效的抗肿瘤反应中起重要作用。

另一个 T 细胞亚群（γδ）代表了一小部分 CD3$^+$T 细胞（1% ～ 10%），其在黏膜上皮富集，并表达识别细菌和病毒抗原的 TCRs。自然杀伤 T 细胞（natural killer T，NKT）表达 T 和 NK 细胞的表型标记，并表达特异性 TCRs 家族，该家族识别由 CD1d 分子呈递的糖脂抗原。这些 NKT 细胞通过产生大量细胞因子 IFN-γ 和 IL-4 激活 T 细胞免疫应答。

成熟 T 细胞富含抗原特异性各异的 αβTCRs 谱。这种多样性是 T 细胞分化过程中，通过 V 基因片段（variable gene segment，VH）、J 基因片段（joining gene segment，JH）、D 基因片段（diversity gene segment，DH）的基因重排过程产生的。TCRs 由 α 链和 β 链组成；基因重排会产生超过 10^{12} 种 TCR。TCRs 通过 MHC Ⅰ类细胞表面表达的 MHC 识别抗原，细胞质内的蛋白抗原在蛋白酶体中降解成短肽片段（8 ～ 12 个氨基酸残基），然后被转运至细胞表面与 MHC Ⅰ的抗原肽槽结合；并且 MHC（存于人类，也称为人类白细胞抗原（human leukocyte antigen，HLA）］的等位基因决定了所呈递的抗原肽的特异性。抗原肽 -MHC Ⅰ类分子复合物通常由 CD8$^+$T 细胞识别。MHC Ⅱ类细胞外抗原被抗原提呈细胞内化并与内体融合，在内体中被降解为短肽后与 MHC Ⅱ类分子结合；抗原肽 -MHC Ⅱ类分子复合物被呈递到细胞表面，供 CD4 细胞识别。这两种途径使得免疫系统能持续监测细胞内病原体（如病毒）和外源性细胞以及细胞外环境中的有害蛋白和病原体。未活化 T 细胞的激活依赖于 MHC- 抗原肽复合物与 TCR 相互作用（我们常说的第一信号）以及活化所需的共刺激信号（第二信号）。专职抗原提呈细胞（antigen-presenting cells，DC）提供 CD80 或 CD86（B7 家族基因），与 T 细胞上的 CD28 受体结合，这是 T 细胞活化的一个条件。然后 T 细胞上调另一种受体，CTLA-4，它也结合 B7，但比 CD28 具有更高的亲和力。CTLA-4 诱导抑制信号，从而下调 T 细胞的活化[2]。这是一种抑制免疫应答的天然免疫调节机制。与 CTLA-4 结合的单克隆抗体可以阻断这种相互作用，抑制负性调节信号（图 30.2）。人类试验结果表明，阻断 CTLA-4 可破坏外周的免疫耐受，并诱导抗肿瘤和自身免疫反应。

另一条重要通路是 PD-1/PD-L1，通常在许多肿瘤中表达的抑制性配体（PD-L1）可与 T 细胞表达的 PD-1 结合，从而阻断淋巴细胞活化（图 30.2）[3]。阻断这种负信号可使相当比例的实体肿瘤患者受益。

尽管抗肿瘤免疫的重点一直放在适应性免疫应答（T 淋巴细胞和抗体）上，但固有免疫系统的效应细胞，特别是 NK 细胞，可以单独或协同适应性免疫[4-5]。NK 细胞可以识别和杀伤靶细胞，而无需事先致敏。

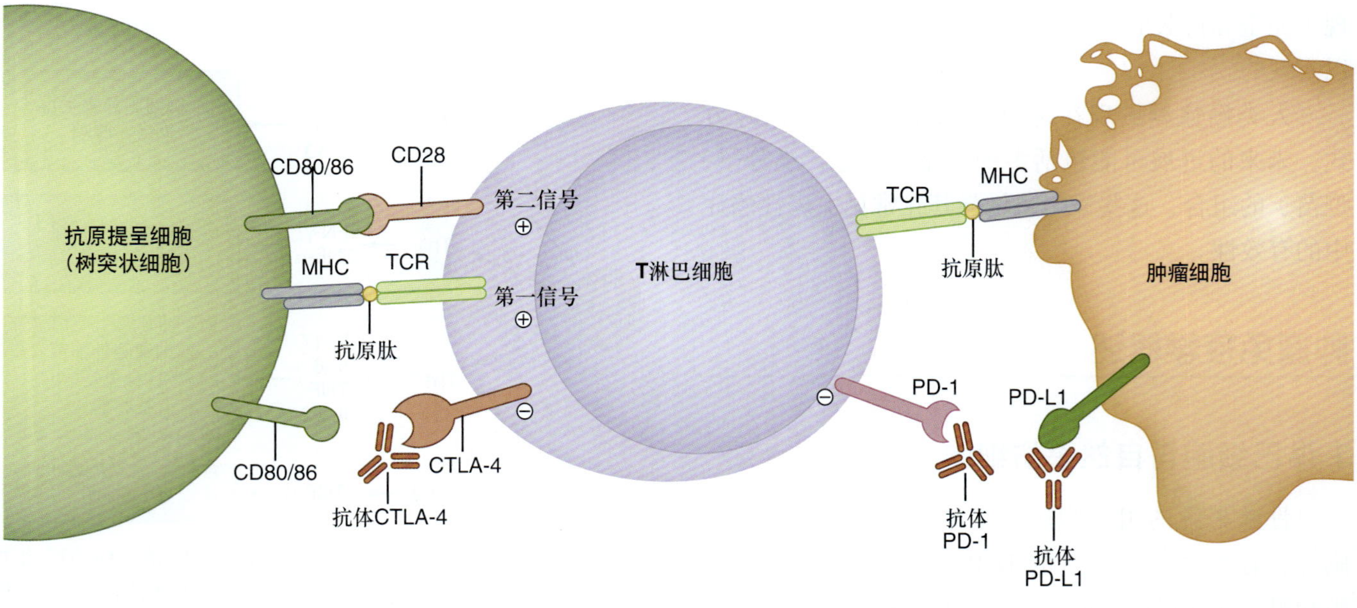

图 30.2 T 淋巴细胞重要的活化和抑制信号通路及现代治疗干预。T 细胞的活化需要 TCR 与抗原肽 -MHC 复合物结合和第二信号即共刺激信号 CD80/86 和 CD28。单克隆抗体可阻断 CTLA-4 或 PD-1/PD-L1 的抑制性信号传导。CTLA-4：细胞毒性 T 淋巴细胞相关抗原 4；MHC：主要组织相容性复合体；PD-1：程序性细胞死亡受体 1；PD-L1：程序性细胞死亡配体 1；TCR：T 细胞受体

这些细胞表达活化和抑制性细胞表面受体，通过激活活化性受体而不激活抑制性受体的方式直接杀死靶细胞。NK 细胞历来被视为对抗病毒感染细胞的第一道防线。NK 细胞还可与适应性免疫系统相互作用。它们可以调节专职抗原提呈细胞（如树突状细胞）的功能，促进 Th1 应答的产生，并可能抑制自身免疫病理变化。因为 NK 细胞的抑制性受体与 MHC 分子结合，所以它们能特异性识别在病毒感染或者恶性变中失去 MHC Ⅰ类分子的细胞。NK 细胞受 IL-2 等外源性细胞因子的强烈激活，被称为“淋巴因子激活的杀伤（lymphokine-activated killer，LAK）细胞”。LAK 细胞对更广泛的靶细胞具有显著增强的细胞毒性。

细胞毒性 T 细胞（cytotoxic T cell，CTL）免疫应答是通过其 TCR 与在 MHC Ⅰ背景下产生并呈递同源抗原的专职抗原提呈细胞（如树突状细胞）结合而启动的。这使得未活化的 $CD8^+$ T 细胞增殖并分化为迁移能力和功能显著增强的效应 CTL。这些 CTL 转移至肿瘤部位，其 TCR 与肿瘤细胞表面的抗原肽结合，从而传递死亡信号。CTL 能够杀死多种肿瘤细胞，称为“连环杀伤”：杀伤机制包括结合“死亡受体”（FasL/CDaSL，Apo2L/TRAIL）或溶胞颗粒（穿孔素，颗粒溶素）的胞吐作用[6-7]，或是产生多种促炎细胞因子，通过各种机制募集其他细胞毒性效应细胞（如 NK 细胞）促进抗肿瘤活性。

抗原提呈细胞

树突状细胞是专职抗原提呈细胞，其作用是摄取、加工抗原并将其呈递至免疫系统[8]；它们在未活化 T 细胞的始动过程中是必不可少的。树突状细胞有不同的亚型，其特定功能取决于其所在解剖位置。树突状细胞存在于淋巴组织、皮肤和许多器官的黏膜表面。胃肠道中的树突状细胞可以采集肠道中的细菌，并启动分泌性免疫球蛋白 A（secretory immunoglobulin A，IgA）的免疫应答。在肺中，树突状细胞帮助维持对吸入性过敏原的耐受性。在外周血中，DC 前体可迁移至炎症部位并启动免疫反应。DC 功能受 Toll 样受体（Toll-like receptors，TLRs）和表面 C 型凝集素受体等多种受体的有效调节。处于不同分化阶段的树突状细胞，其迁移能力、吞噬抗原的能力以及有效刺激 T 细胞的能力各不相同。未成熟树突状细胞监视周围环境，通过胞饮和受体介导的内吞进行摄取。细胞外抗原被摄入内体，内体与含有蛋白酶的溶酶体融合后，抗原被切割成可与 MHC Ⅱ类分子相结合并被呈递至细胞表面的多肽。抗原提呈细胞胞质中的蛋白质在蛋白酶体中降解并被主动转运至内质网，在内质网中与 MHC Ⅰ类分子结合并呈递到细胞表面。一些外源性或环境性抗原也可通过 MHC Ⅰ类抗原呈递途径；这被称为“交叉呈递”，是产生 $CD8^+$ Ⅰ类限制性 T 细胞应答的重要机制。树突状细胞可在外周获取抗原并将其转移至淋巴结中与 T 细胞相互作用并呈递。树突状细胞起源于骨髓的多能干细胞，进入血液后定位于几乎所有组织和淋巴器官。髓系树突状细胞（包括在深层上皮组织中发现的树突状细胞和存在于表皮的朗格汉斯细胞）和浆细胞样树突状细胞是Ⅰ型 IFN 的主要来源。

树突状细胞表面有一种受体被称为“模式识别受体”，它可以筛选环境中的病原体。其中 TLR 家族是最具特色的；它们可以识别细菌产物（如脂多糖、鞭毛蛋白）、病毒产物如双链 RNA 和特异性 CpG（富含 DNA 模体，在微生物基因组中更为常见）。这些信号与各种促炎细胞因子一起，可向树突状细胞传递危险信号，从而建立树突状细胞监视和呈递抗原的环境。TLR 信号将未成熟树突状细胞驱动成高表达 MHC、共刺激分子，以及 DC 源性细胞因子（如 IL-2）的成熟表型。未成熟树突状细胞有迁移性并且有更高效的抗原捕获能力，成熟的树突状细胞流动性较差，但在免疫刺激环境中处理和呈递抗原效率更高。

不同的分子控制着树突状细胞从外周向淋巴结迁移。这些信号中突出的是各种趋化因子及其受体（如 CCR7、CCL19、CCL21）。诱导未成熟树突状细胞成熟的信号包括 T 细胞传递的 CD40 配体、NK 细胞传递的信号、多种促炎细胞因子（如 IL-1、TNF、IL-6）、TLR 和 C 型凝集素。抗原呈递的背景和树突状细胞的成熟表型决定了 T 细胞应答的类型。未成熟树突状细胞具有诱导耐受的潜力，也许是因为它们呈递的抗原缺乏恰当的共刺激第二信号。活化的成熟树突状细胞在激活抗原反应性 T 细胞以及促进其扩增方面有更大潜能。这是对协调适应性和先天性抗肿瘤免疫应答的各种 DC 亚群的复杂中心作用进行了简化的概述。

抗体

细胞表面和循环抗原可被免疫球蛋白（抗体分子）识别。免疫球蛋白是 B 细胞表面的膜相关受体，当这些细胞分化为浆细胞时，可作为可溶性分子分泌。有 5 类不同的免疫球蛋白分子：IgG、IgA、IgM、

IgD 和 IgE。IgG 和 IgA 有多种同型。抗体的基本结构包括两条相同的轻链和两条相同的重链，它们由链间二硫键连接。重链和轻链内的可变区组成了与抗原结合的高变区。抗体与抗原的结合是可逆的，亲和力是可变的。某类抗体的 C- 末端可与一部分单核细胞表达的 Fc 受体结合。抗体与抗原结合以及效应细胞的参与可触发吞噬作用或抗体依赖的细胞介导的细胞毒作用（antibody-dependent cell-mediated cytotoxicity，ADCC）。

补体系统由一系列血浆蛋白组成，其中许多蛋白以酶原的形式存在，需要裂解才能激活。表面结合的 IgG 和 IgM 抗体可以通过经典途径激活补体，其副产物是补体蛋白的集合，可影响靶细胞跨膜孔的形成。补体副产物还可趋化释放细胞因子的单核细胞。因此，补体激活不仅可以杀死目标，还可以将它们标记为病原体加以消灭。替代途径不需要抗体就可激活补体。

肿瘤抗原

直到最近，人们才从分子水平上理解了肿瘤识别。首个肿瘤反应性 T 细胞识别的抗原是在 1991 年才被发现的[9]。这一进展首先要求我们阐明抗原加工和呈递的生物学机制及其与 MHC 分子的相互作用，而这发生在 20 世纪 80 年代末。这些发现表明，任何胞浆内蛋白都可能被蛋白酶体复合物降解，随后与 MHC Ⅰ类分子结合，并呈递给细胞表面供 T 细胞识别，这对我们早期理解肿瘤抗原至关重要。成熟 T 细胞表达 CD8 或 CD4 共受体，分别与所有Ⅰ类或Ⅱ类 MHC 分子的恒定区结合。这种额外的连接增加了 T 细胞与抗原提呈细胞相互作用的亲和力。因此，表达 CD4 的 T 细胞通常识别由 MHC Ⅱ类分子呈递的抗原，$CD8^+$ T 细胞通常识别由 MHC Ⅰ类分子呈递的抗原。

癌细胞可以过度表达或异常表达多种正常细胞蛋白。由于人类 T 细胞有时能够识别自身蛋白，因此，其中一些自身蛋白可能成为免疫治疗的潜在靶点。正如后面详细讨论的，肿瘤特异性突变产生的基因产物是更好的 T 细胞靶点，因为它们是胸腺选择过程中从未经历过的“非自身”异种抗原。理想肿瘤抗原的一个特征是其免疫原性，或其引发 T 细胞或抗体应答的能力。肿瘤形成过程中，恶性肿瘤细胞高度特异性表达的基因产物（例如，生长因子受体）可能会是极好的靶点，因为在免疫选择的压力下，肿瘤细胞无法删除或下调该基因产物（所谓的抗原缺失变体）。已知肿瘤相关抗原的一般分类包括：

- 与组织分化或功能相关的谱系特异性肿瘤抗原，如黑色素细胞-黑色素瘤系抗原 MART-1/Melan-A（MART-1）、gp100 蛋白、mda-7 蛋白、酪氨酸酶及酪氨酸酶相关蛋白（tyrosinase-related protein-1，TRP-1 和 TRP-2）、前列腺抗原（前列腺特异性膜抗原和前列腺特异性抗原）、癌胚抗原等；
- 在个体发育和成人生殖系统组织或肿瘤中表达的一类蛋白质（睾丸肿瘤或生殖系统肿瘤抗原）；
- 由肿瘤细胞中特定突变基因衍生的表位（即新抗原）；
- 来源于肿瘤病毒的表位，如人类乳头瘤病毒肿瘤蛋白 E6 和 E7 或 EB 病毒源性蛋白；
- 肿瘤选择性表达的非突变蛋白导致恶性表型，包括 HER2/neu 和 hTERT。

任何针对非突变自身蛋白的细胞毒作用都有导致自身免疫的风险。靶向肿瘤特异性突变抗原的免疫应答可避免这一风险，但患者特异性突变阻碍了用于各种患者的试剂的产生。

免疫抑制肿瘤微环境

大量证据表明癌细胞获得了一系列防御机制来阻止免疫系统对它们的破坏[10]，这些总结见框 30.1。大多数人类肿瘤在 MHC 分子背景下呈递抗原肽表位，其可被抗原反应性 T 细胞识别，但肿瘤细胞本身在免疫刺激背景下不呈递抗原。人 T 细胞需要通过共刺激分子［如 CD80/86（B7 家族）］等附加信号来实现最佳的 T 细胞活化和扩增。没有这些附加信号，T 细胞会失能。肿瘤细胞也可以通过多种机制下调抗原表达，如表观遗传沉默、MHC 表达缺失、加工抗原肽并将其转运至细胞表面的细胞内功能丧失等。

免疫系统也通过复杂的微下调信号来调节免疫应答[11]。急性免疫应答经过 1 ～ 2 周后减弱可能正好利于病毒感染，但会对排斥大体积恶性肿瘤产生反作用。自身免疫和同种异体移植免疫反应代表了有利于抗肿瘤免疫应答的慢性进行性过程，并强调了理解免疫调节基础生物学的重要性。

除了 CTLA-4 信号（见前文），负调节信号也可以通过 PD-1 传导。树突状细胞表达程序性死亡受体配体 PD-L1（或 B7-H1）；它的表达可以使 T 细胞向无反应性表型分化[2, 12]。在肿瘤微环境中发现的树

框 30.1　癌细胞防御机制

调节 T 细胞：$CD4^+$-$CD25^+$ T 细胞群，抑制 T 细胞功能和增殖
- 在小鼠中，这些细胞的缺失可引起自身免疫
- 对小鼠的抗肿瘤免疫产生不利影响
- 在人体中起作用的间接证据

细胞毒性 T 淋巴细胞相关抗原 4（CTLA-4）（CD152）：由结合 CD80 和 CD86 配体的 T 细胞活化而诱导的抑制性受体
- 阻断剂可使部分患者的肿瘤消退

程序性细胞死亡受体 1（PD-1）（CD279，程序性死亡 1）：另外一种 T 细胞上抑制性受体，普遍存在于肿瘤微环境中的淋巴细胞中
- 结合配体 PD-L1（CD274）；也存在于一些人类肿瘤中

细胞因子信号抑制因子（SOCS）：与各种细胞因子结合以抑制 JAK/STAT 通路中激酶的一类蛋白家族

髓系抑制细胞：抑制 T 细胞的髓系细胞
- 通过影响树突状细胞、调节精氨酸和一氧化氮代谢等多种机制抑制
- 在含瘤状态下积累

转化生长因子 -β（TGF-β）：一种多功能、复杂的细胞因子，对免疫应答有多种作用，其中一些是抑制性的

突状细胞高表达 PD-L1，其有助于降低局部 T 细胞功能。一些肿瘤细胞本身可以表达这种抑制性配体，PD-L1 的表达如在肾癌中与较差的临床结局有关。在动物模型中使用诱骗受体或抗体阻断这种 PDL1/PD-1 相互作用可以有效地改善免疫治疗，并在转化为人类肿瘤免疫治疗试验时，产生令人印象深刻的抗肿瘤反应（见下文）。

目前可用的现代免疫疗法对大约 80% 的人类肿瘤无效[13]。由于肿瘤突变负荷与免疫检查点制剂之间存在正相关关系，突变少的肿瘤可能无法向免疫系统提供足够的 neoAg。抗原处理或呈递过程的损伤（如 β_2 微球蛋白突变）也可能降低 neoAg 的呈递。免疫编辑和抗原丢失，即在进化的适应性免疫应答的选择压力下，具有更多免疫原性的肿瘤细胞克隆逐渐丢失，可能产生更多逃脱免疫控制的低免疫原性亚型。

在肿瘤微环境中，对于具有足够 neoAg 密度的肿瘤，其他免疫回避机制可能会发挥作用。肿瘤微环境中免疫抑制细胞群 Treg、髓源性抑制细胞和 M2 型肿瘤相关巨噬细胞的存在可能主要抑制其他功能性 neoAg 反应性 T 细胞。

Treg 由表达 IL-2 受体 CD25 α 链的 $CD4^+$ T 细胞小亚群（5% ～ 10%）组成；这些细胞中的大多数还表达转录因子 Foxp3（交叉螺旋家族成员）和 GITR（glucocorticoid-induced TNF receptor，糖皮质激素诱导的 TNF 受体），以及 CTLA-4。这些细胞（如 Treg 细胞）产生 IL-10 和转化生长因子 -β（transforming growth factor-β，TGF-β）等免疫抑制细胞因子，并通过细胞接触依赖性机制发挥抑制作用。小鼠或人类 Foxp3 基因突变、缺乏 Treg 细胞，会出现暴发性和致死性自身免疫性疾病。动物研究表明，Treg 细胞负责抑制自身反应性 T 细胞，而缺乏 Foxp3 基因的临床表现表明，在人类中也可能存在这种情况。人 Treg 细胞在肿瘤和许多实体肿瘤的引流淋巴结中富集，有新的证据支持其在抑制自我反应性抗肿瘤免疫反应中起主导作用。调节 Treg 细胞功能可能有利于抗肿瘤免疫反应。在过继性细胞治疗（稍后描述）前使用淋巴耗竭策略，明显增强了过继 T 细胞的抗肿瘤作用，可能是通过耗竭宿主 Treg 细胞发挥作用。

髓系来源的抑制细胞，包括粒细胞和未成熟的粒单核细胞前体，在炎症和肿瘤中扩增并分泌免疫抑制因子，如 TGF-β、精氨酸酶 1 和诱导型一氧化氮。目前试图从药理学入手削弱它们在肿瘤微环境中的浸润和功能。

肿瘤本身有时会充当间质，产生免疫抑制物质；其中比较突出的是 TGF-β。TGF-β 直接抑制 CTL 激活、细胞因子产生、辅助性 T 细胞应答以及树突状细胞（DC）激活，并能促进 Treg 细胞分化。抑制 TGF-β，可能有益于抗肿瘤免疫。体内功能增强的阴性受体使 T 细胞对 TGF-β 信号不敏感。目前正在临床试验中研究中和抗体、小分子抑制剂和工程化 T 细胞。血管内皮生长因子（vascular endothelial growth factor，VEGF）在血管生成中具有重要作用，但也可抑制 DC 的功能。因此，抗 VEGF 治疗也可以通过免疫机制发挥作用。环氧合酶 2 的一种异构体在许多肿瘤中过表达，并催化前列腺素 E2 的合成。前列腺素 E2 通常对免疫系统有不利影响，尤其是对 DC 和 T 细胞。

吲哚胺 2,3- 二氧酶和精氨酸酶分别参与必需氨基酸左旋色氨酸和精氨酸的代谢。它们的耗竭会损害 T 细胞和 DC 的功能。针对这些酶的特异性小分子抑制剂正在临床前和临床研究中。

免疫疗法

细胞因子疗法

细胞免疫系统通常在其组成细胞之间进行通信，并利用与特定受体结合的分泌型蛋白来发挥其效应。

这些分泌蛋白被称为细胞因子，它们通常以旁分泌的方式作用于细胞，在局部环境中发挥作用。白细胞介素家族（目前包括超过 35 名成员）的作用范围千变万化。在临床应用中，几种细胞因子已被证实具有价值，通常以超生理剂量进行全身用药。

虽然 IFN（Ⅰ型 IFN，由多种 IFN-α 和 IFN-β 组成；Ⅱ型 IFN，仅由 IFN-γ 组成）在免疫中具有重要而多样的作用，但它们的临床效用有限。全身性使用 IFN-α 对肾癌、毛细胞白血病、慢性髓细胞白血病和 HIV 相关的卡波西肉瘤具有一定治疗作用，但基于 IFN 的免疫治疗在很大程度上已被其他更有效的生物制剂所取代。

IL-2 是首个在多种广泛转移的肿瘤患者中证明有可重复性疗效的细胞因子。高剂量 IL-2 可产生多器官毒性，包括低血压、毛细血管渗漏、短暂性肝肾功能不全以及精神状态变化，这些在许多方面都与脓毒症相似。毒性作用可通过合理限制 IL-2 剂量、液体管理和支持治疗来控制，因为这些毒性作用几乎总是自限性和完全可逆的。在经验丰富的临床环境中，高剂量 IL-2 的治疗相关死亡率不超过 1%，一些中心报告了超过连续的 800 个疗程而没有治疗相关性死亡的结果[14]。IL-2 的初步研究包括多种组织学类型的肿瘤，但很快发现，应答最稳定的两种癌症是黑色素瘤和肾细胞癌。对于有转移的患者，黑色素瘤和肾细胞癌的客观缓解率（部分和完全）分别约为 15% 和 20%[15-16]。其中一些广泛转移的患者（4% ～ 7%）实现了完全缓解，并持续 30 年以上（图 30.3）[17-18]。通过全身性治疗来治愈广泛转移的实体肿瘤的能力是

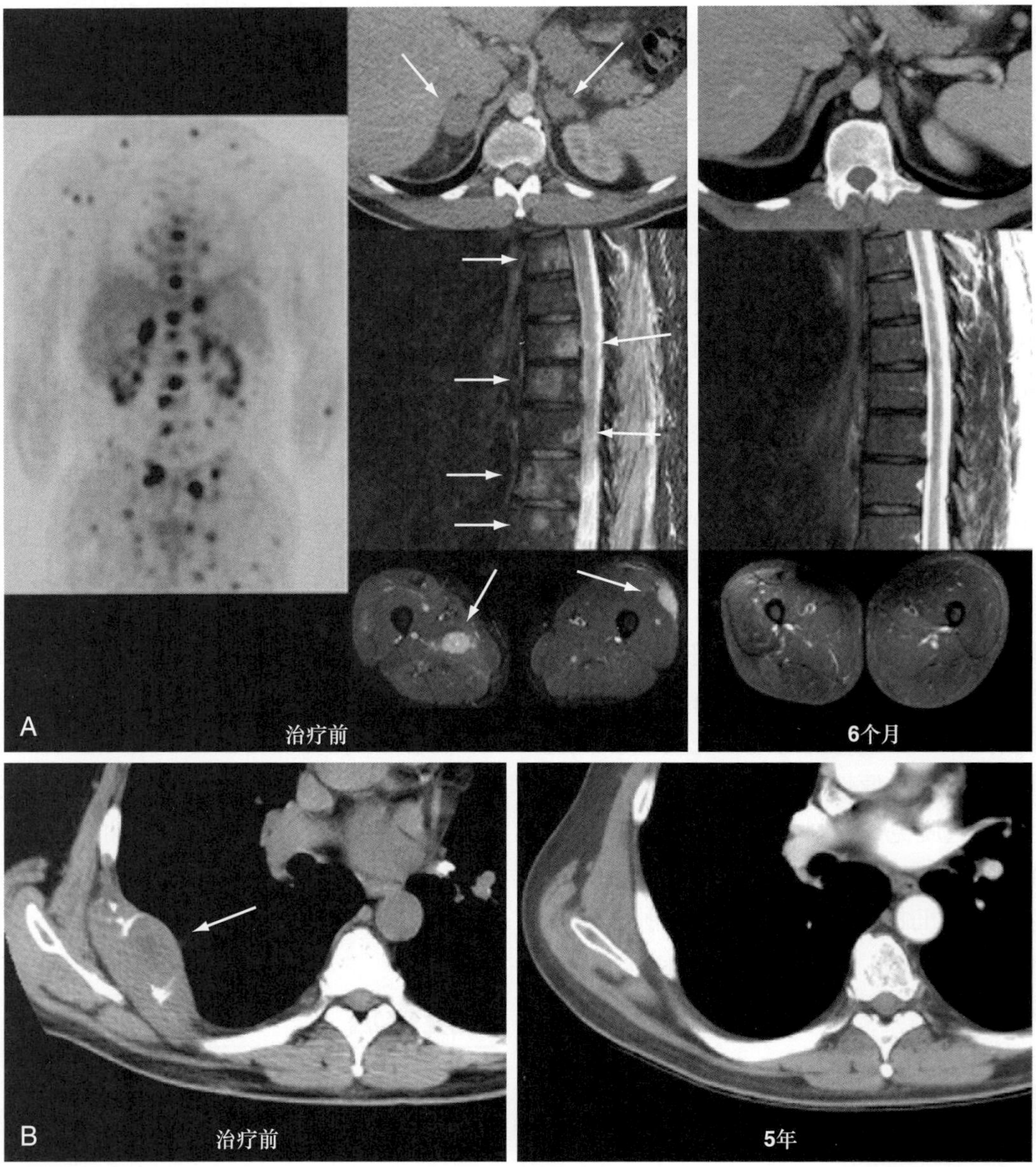

图 30.3　大剂量白介素 -2（IL-2）完全应答。（**A**）通过计算机断层扫描和正电子发射断层扫描诊断为弥漫性转移性黑色素瘤的患者，接受大剂量 IL-2 治疗后，所有可见病灶完全消退，2 年后仍保持此状态；（**B**）肾细胞癌多发性骨转移患者，5 年后完全缓解

十分罕见的。然而，对于肾细胞癌和黑色素瘤患者，达到完全缓解的患者很少复发。我们做了很多工作但仍不能预测哪些患者能对 IL-2 有反应。针对转移性透明细胞肾癌患者的两项随机对照研究表明，与低剂量方案相比，高剂量 IL-2 方案有更高的缓解率且更持久（高剂量治疗的部分和完全缓解率为 22%，低剂量方案为 12%），但这两项研究不足以评估总体生存率的差异[19]。

已有许多临床研究将细胞因子与其他药物（尤其是化疗药物）联合使用以提高疗效。一般而言，顺铂、长春碱和达卡巴嗪（DTIC）联合 IL-2 和 IFN-α 的生物化疗总体上没有显示任何生存获益，而且毒性增加。IL-2 和 IFN-α 组合有类似的临床结果：缓解率没有提高，毒性却增加。并且局部高危的黑素瘤完全切除后是否使用生物辅助治疗仍有争议。基于一项随机前瞻性研究，美国食品药品监督管理局（Food and Drug Administration，FDA）已批准淋巴结阳性的黑色素瘤切除术后使用高剂量 IFN-α（最大剂量静脉注射治疗 1 个月，随后进行低剂量皮下注射治疗 11 个月），这可以延缓肿瘤的进展并提高总生存率。由于出现了其他耐受性更好和更有效的药物，这种毒性方案的使用有所减少。

我们也研究了肿瘤患者体内的其他几种细胞因子。IL-15 是一种 T 细胞和 NK 细胞生长因子，与 IL-2 相比，它也能抑制抗原诱导的 T 细胞死亡。IL-7 是另一种 T 细胞生长因子，在淋巴细胞减少时促进稳定 T 细胞增殖；将 IL-7 注入体内后，它会引起 $CD4^+$ 和 $CD8^+$ T 细胞的急剧增加。IL-21 也是 T 细胞生长因子，在一项早期临床研究中被报道可使肿瘤消退。然而，在这些早期研究之后，这些药物作为单一疗法用于肿瘤的全身治疗还没有进展。据估计，它们可能需与其他更有效的免疫治疗药物进行联合使用。

疫苗

MHC 分子呈递一个抗原表位后并不会自动激活 T 细胞免疫应答（图 30.2）。T 细胞应答的激活，需要抗原与适当的协同刺激分子（信号 2，抗原肽 -MHC 复合物为信号 1）一起呈递至免疫系统，否则 T 细胞会失能或不应答。尽管存在其他机制，但通常是 CD28 受体发挥这一辅助受体功能。另一个重要的原则是，即使是正常的自身蛋白也是弱免疫原；最活跃的自身反应性 T 细胞已经在胸腺中被清除。

早期肿瘤疫苗使用的是自体或异体肿瘤细胞。其理论基础是基于半个世纪前对致癌物诱导的小鼠肿瘤模型的研究。全细胞疫苗含有多种抗原，这些抗原可以被宿主抗原提呈细胞（DC）交叉呈递，并且使用佐剂可以进一步增强其功能。最初的粗佐剂（如明矾和结核疫苗杆菌疫苗）已被咪喹莫特或未甲基化的 CpG 二核苷酸等取代，这些分子通过 TLRs 刺激抗原提呈细胞。疫苗疗法的结果不尽如人意。使用同种异体肿瘤疫苗或重组痘病毒的几个大规模随机试验均未显示出益处。我们现在明白为什么同种异体疫苗失败了——除了谱系特异性蛋白，由同种异体肿瘤细胞表达的 neoAg 是有特异性的，并且与接种疫苗的肿瘤患者所表达的新抗原无关联。

共有肿瘤排斥抗原及其特异性表位的识别为肿瘤疫苗提供了新的分子学方法。例如，使用合成肽代替全细胞或蛋白质（从而绕过低效的抗原处理途径），并将编码这些抗原的基因合并到重组病毒载体中，以便更有效地靶向特定抗原。细胞疫苗已用于体外产生的树突状细胞。这些基于树突状细胞的疫苗结合了多种策略——用免疫原刺激树突状细胞，使用重组病毒载体对已知的肿瘤抗原进行基因编辑——在非常小比例的黑色素瘤患者和一些其他肿瘤患者中产生了有临床意义的肿瘤免疫应答（图 30.4）。针对肿瘤相关抗原的多种疫苗接种疗法并没有使肿瘤持续缓解。数百个使用靶抗原特异性疫苗的临床实验大多数不能成功治疗转移性癌。

但也存在例外，病灶集中于皮肤和淋巴结部位的黑色素瘤患者，似乎更适合免疫疗法。一项涉及 1200

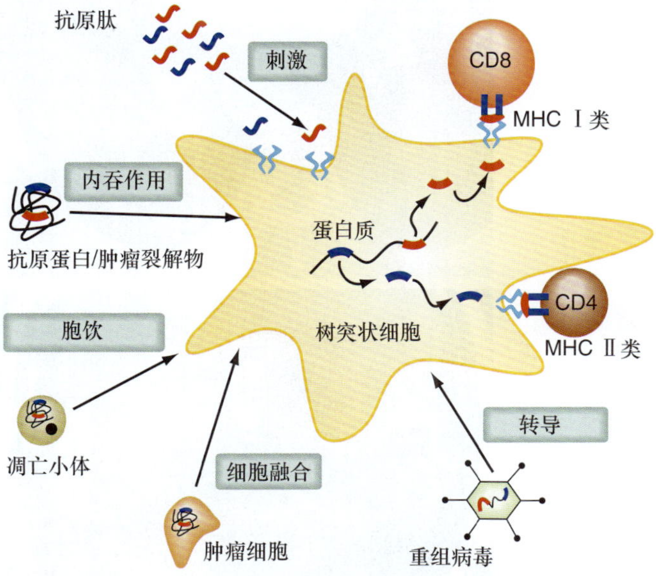

图 30.4　树突状细胞获取肿瘤抗原。这些专职抗原提呈细胞可通过胞吞或胞饮作用摄取和处理抗原，或者通过肽负载或基因工程生产细胞疫苗

多名接种肿瘤疫苗的患者的综述表明，接种后的总体客观缓解率为 3.6%[20]。分析这些实验我们得知，大多数疫苗不能促进肿瘤反应性 T 细胞的生成。尽管有明确证据表明，一些疫苗制剂能够激活和扩增肿瘤抗原反应性 T 细胞，但其仍不能单独用于临床治疗。

肿瘤突变的 neoAg 是免疫检查点抑制剂相关抗肿瘤免疫应答的良好靶点。联合免疫疗法（α-CTLA-4，α-PD-1/PD-L1）重新激发了人们对创造个体化 neoAg 疫苗的兴趣。针对肿瘤和正常外显子的高通量测序十分有效，并且预测算法的更新换代提高了对肿瘤患者特定肿瘤 neoAg 的选择。基于肽、RNA 或 DNA 的 neoAg 疫苗目前正在研究中，可单独使用或与免疫检查点阻断剂联合使用，目的是增加 neoAg 反应性 T 细胞的前体。然而，疫苗作为肿瘤全身性治疗的潜力尚未开发。

靶向免疫调节通路

尽管双信号模型（TCR 参与＋协同刺激信号）已被证实，但适应性免疫应答在产生适当的抗原反应性应答时，会受到额外的协同刺激和协同抑制信号的调节。关于抗肿瘤免疫，已转化为人类肿瘤试验的临床前动物研究表明，阻断协同抑制分子如 CTLA-4 和 PD-1/PD-L1[21-22]可在几种实体瘤中产生显著且持久的肿瘤消退作用（图 30.5）。CTLA-4 通过与其配体 CD80 和 CD86 的结合，减弱抗原反应性 T 细胞的活化和扩增；它被视为是免疫系统的“制动”机制之一。阻断人体内 CTLA-4 的单克隆抗体已经开发出来：FDA 批准的伊匹木单抗（人 IgG1k 单克隆抗体）以及曲美木单抗（人 IgG2 单克隆抗体）。CTLA-4 阻断剂对少数黑色素瘤患者（约 10%）有显著的生存优势和长期效益[23]。

在 T 细胞上表达的第二种协同抑制受体是 PD-1，其配体为 PD-L1 和 PD-L2。多种人类恶性肿瘤如黑色素瘤、非小细胞肺癌、结肠癌、乳腺癌、尿路上皮癌、卵巢癌、胰腺癌以及血液系统肿瘤等表达 PD-L1 及少量 PD-L2（图 30.6）。这些配体与 PD-1 的结合成为了一些肿瘤逃避抗肿瘤免疫应答的重要机制。阻断抑制信号的 PD-1 或 PD-L1 单克隆抗体，被证实在各种肿瘤中的效果优于 CTLA-4 阻断剂。FDA 批准 PD-1/PD-L1 抑制剂用于非小细胞肺癌、头颈部鳞癌、霍奇金淋巴瘤、梅克尔细胞癌、尿路上皮癌、胃食管癌、肾细胞癌、结肠直肠癌（高微卫星不稳定性或错配修复缺陷）和肝细胞癌[25]。PD-1/CTLA-4 联合治疗也被批准用于转移性黑色素瘤，效果明显优于任何一种单一疗法。这些免疫疗法的总体缓解率为 10% ～ 70%，具体取决于肿瘤类型，并且在降低复发和总生存率都有所改善。对于某些组织学类型甚至可达完全缓解。预测肿瘤对治疗的反应性具有挑战性。突变负荷高的肿瘤使用免疫检查点抑制剂治疗后有较高的缓解率。在单剂量 PD-1 治疗后，肿瘤周围及转移灶中的 $CD8^+$ T 细胞密度增高，这一现象似乎与肿瘤消退相关。PD-L1 的表达可能更有利于

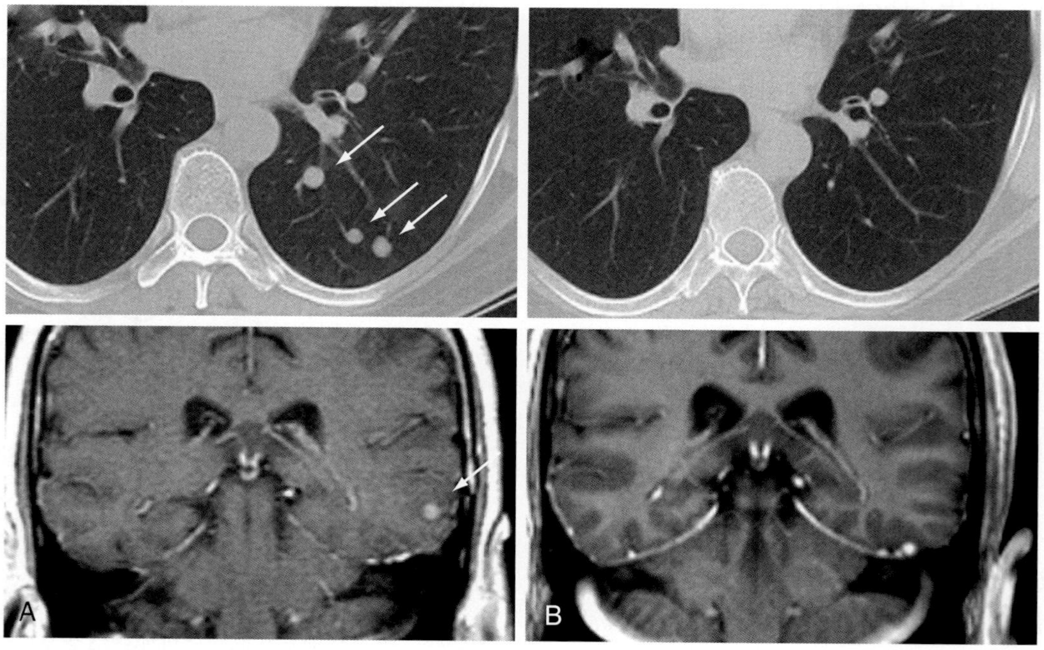

图 30.5 接受伊匹木单抗（抗 CTLA-4 抗体）治疗后，黑色素瘤患者的肺和脑转移灶消退。（**A**）肺、皮下和脑转移瘤患者接受了伊匹木单抗治疗；（**B**）患者随后出现免疫介导的垂体功能减退，但所有疾病完全消退，7 年后仍持续

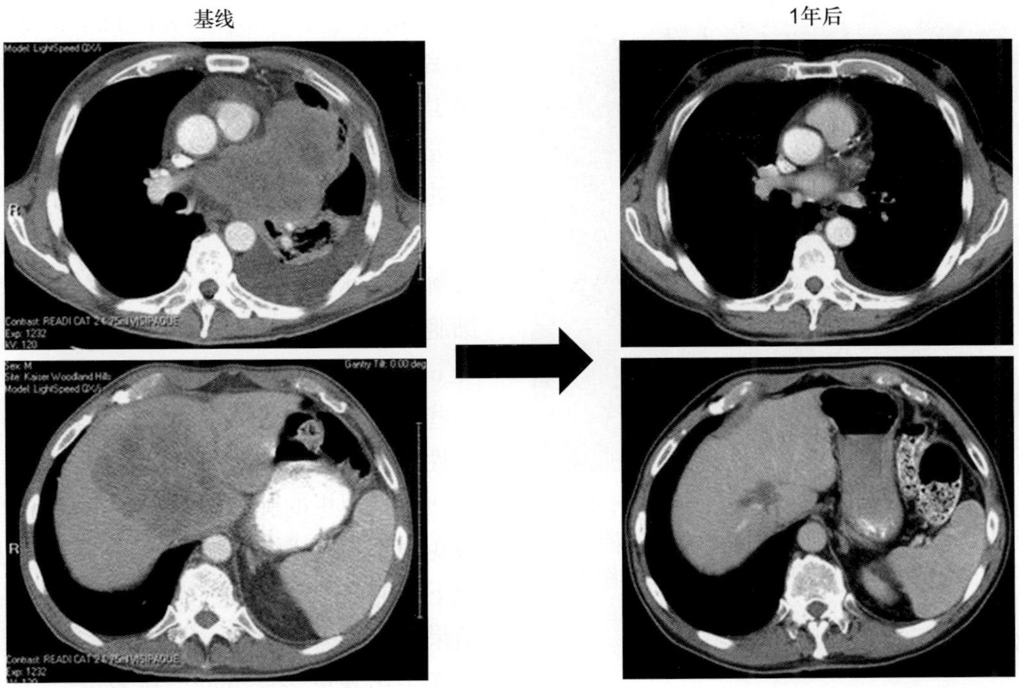

图 30.6　巨大转移性黑色素瘤对 PD-1 阻断性抗体的反应。对生物化疗、高剂量白细胞介素 -2 和细胞毒性 T 淋巴细胞相关抗原 -4 阻断性抗体无效的患者在使用 PD-1 阻断性抗体后 1 年内出现戏剧性变化

患者对 PD-1/PD-L1 阻断剂的反应，但是其缺失也不会导致完全无反应[26]。目前正在研究其他因素，如遗传多态性和肠道微生物群。耐药性和复发的机制同样正在进行深入研究[27]。检查点抑制剂也被批准用于高危黑色素瘤切除后的辅助治疗。

大多数接受 CTLA-4、PD-1 检查点抑制剂或两者联合治疗的患者发生了自身免疫相关的不良反应[28]。这些自身免疫毒性几乎累及所有器官系统：皮肤（皮疹、皮炎）、胃肠（腹泻、结肠炎）、肝脏（自身免疫性、肝炎）、内分泌（甲状腺炎、垂体炎、罕见的糖尿病）、肺部（肺炎）、肾脏（急性间质性肾炎）、肌肉骨骼（关节炎、肌痛）、血液学（罕见）、眼部（罕见）、心脏（罕见但可能危及生命）、胰腺（罕见）和神经系统（也很罕见）。正如预期，联合治疗导致的不良反应发生率和严重程度更高，并且 CTLA-4 单药治疗的不良反应发生率高于 PD-1。密切随访治疗、停药以及使用糖皮质激素已将治疗相关死亡率降低到 1% 以下。

得益于有临床效用的检查点抑制剂，我们对人类肿瘤免疫生物学的相关认识有所提高，这为检查点抑制剂与现代肿瘤疫苗和 T 细胞疗法（见下文）的联合使用提供了许多机会。

免疫治疗的客观反映标准不能与使用细胞毒性化疗药物数十年后的反应标准一致。这些免疫调节疗法的反应动力学可能十分缓慢，实现完全反应可能需要 1 ～ 2 年的时间，从而使总生存期成为最重要的客观反映标准。这些观察结果强调了需要更好的生物标志物来预测和确认反应。

免疫调节也受刺激性共受体驱动，从而增强免疫力。活化后 $CD4^+$ 和 $CD8^+$ T 细胞上表达受体样蛋白 4-1BB（CD 137）；4-1BB 与配体或抗体结合后向 T 细胞传递共刺激信号。临床前动物研究显示，在相关肿瘤模型中，肿瘤排斥反应增强。这种使用激动剂抗 CD137 人单克隆抗体进行免疫调节的疗法正在人体试验中。CD40 激动剂抗体（DC 上的激活受体）也在进行临床研究。将这种活化激活性受体与阻断抑制性受体、疫苗结合起来，可能会取得更令人印象深刻和一致的临床反应。

T 细胞过继疗法

在动物模型中，T 淋巴细胞是肿瘤排斥反应和免疫记忆的主要效应细胞，早期研究集中于从 IL-2 反应性肿瘤患者（主要是黑色素瘤患者）中分离的肿瘤反应性淋巴细胞[29]。通过分离、扩增和回输肿瘤反应性 T 细胞，以克服此类细胞在接种后的体内扩增不良。在黑色素瘤患者中，超过 80% 的转移病灶富含这种肿瘤反应性 T 细胞，在培养中简单地加入 IL-2 就可以使这些 T 细胞在体外激活扩增。这些 TIL 产

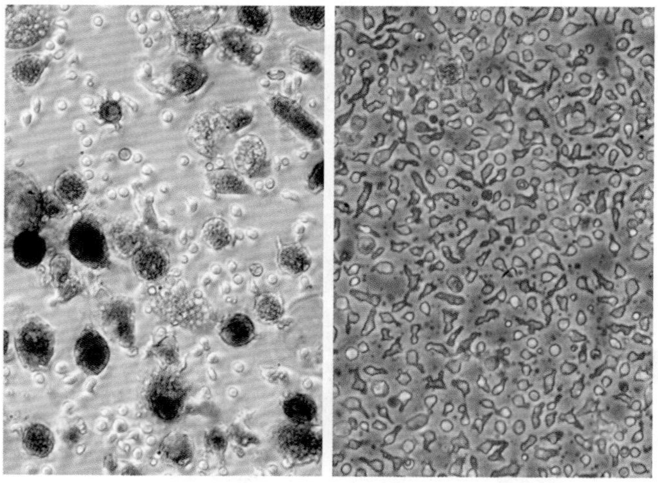

图 30.7 白细胞介素 -2（IL-2）使来源于切除后转移性黑色素瘤患者的肿瘤浸润性淋巴细胞扩增。酶解后新鲜黑色素瘤的显微照片，显示了肿瘤细胞和少量浸润的淋巴细胞（左图）。在 IL-2 中培养数周后，出现了 T 细胞的生长和肿瘤细胞的溶解，大多数培养物都能对肿瘤进行免疫识别（右图）

生大量有 MHC 限制性、黑色素瘤反应性效应细胞的寡克隆群体（图 30.7）。这种来源丰富的多克隆肿瘤反应性 T 细胞不仅是人黑色素瘤中众多共享抗原的发现工具，而且在证明体外扩增的自体肿瘤反应性 T 细胞可以导致转移性癌完全和持久的消退方面也至关重要。这种方法最初尝试使用了大量体外培养的细胞（每个患者输入细胞的中位数为 2×10^{11} 个），并辅以高剂量的 IL-2 来增强 TIL 生存和体内功能[30]。总体客观缓解率为 33%，且不受先前 IL-2 失效的影响。然而，这项研究的主要缺点是大多数反应持续时间很短（中位时间为 7 个月）。

第一个将转基因细胞注入人体的方案是通过标记基因跟踪注入体内的 TILs 实现的，结果显示几乎所有注入的 TILs 在几天内就从循环中消失了[31-32]。研究发现，过继治疗前利用化疗诱导淋巴细胞耗竭可以提高淋巴细胞存活率并且提高 T 细胞的持久性和疗效。小鼠模型表明，其机制是（1）去除抑制性 Treg 细胞；（2）淋巴细胞耗竭对宿主 T 细胞生长因子的刺激（稳态增殖）；（3）内源性 T 细胞或 NK 细胞对这些稳态细胞因子的竞争减少；（4）免疫刺激微生物因子增加，例如脂多糖。在临床中，一些免疫抑制方案已被用于耗竭宿主淋巴细胞。基本方案包括高剂量环磷酰胺和氟达拉滨，部分患者还接受全身照射。当外周白细胞计数基本为 0 时，输入大约 5×10^{10} 个培养的 TIL，然后再次给予全身性 IL-2 支持（图 30.8）[33]。总体上，在 93 例转移性黑色素瘤患者中（其中 86% 肿瘤累及内脏，84% 既往有 IL-2 治疗）客观缓解率为 56%，5 年生存率为 30%。在最近接受各种淋巴耗竭疗法治疗的另外 101 例患者中观察到了几乎相同的结果。最引人注目的是，在这 2 组患者中，有 44 人实现了肿瘤完全缓解并且只有 2 例复发；数年后，20 名完全缓解的患者中有 19 名在 5 ～ 10 年后仍可以无病生存。

有新的证据表明，TILs 之所以能实现肿瘤的完全缓解，实际上可能不是针对共有的谱系特异性黑色素细胞抗原，而是针对每个肿瘤患者特有的肿瘤相关突变 neoAg。人类肿瘤的基因产物中有多种突变，其中一些驱动了肿瘤进展，还有许多由致癌物和遗传不稳定性造成的其他“旁观者”蛋白。理论上，这类突变蛋白将是理想的肿瘤抑制靶点；它们为肿瘤特有，可被免疫系统视为“外来”而不是“自身”，在某些情况下可能是恶性肿瘤必需的“驱动”突变。这些观察结果引发了一个假设，即有大量突变累积的人类肿瘤可能会出现更多突变的“新表位”，这反过来又提供了更稳健的抗肿瘤 T 细胞，临床上可通过细胞转移或释放抑制性信号利用该特性[34]。这可能解释了皮肤黑色素瘤对免疫治疗的反应性，紫外线照射使得此肿瘤与其他常见人类肿瘤相比有最高的突变频率。有微卫星不稳定的肿瘤以及吸烟患者（相对于非吸烟者）的肺癌对检查点抑制剂更敏感，这一事实进一步支持了该观点。

在过继性 T 细胞治疗领域，人类 T 细胞高效基因工程的出现使得产生肿瘤反应性 T 细胞的新方法成为可能。重组 γ 逆转录病毒和慢病毒能高效地将新基因导入成熟的人外周血 T 细胞中。这些技术已被用于引入编码多种受体的基因，这些受体可识别肿瘤上的靶点并触发 T 细胞反应。临床试验中有多种类型的此类受体。传统的双链 TCR 由 α 和 β 链组成，它们与肿瘤抗原肽 -MHC 复合物结合，并通过与 T 细胞中的 CD3 复合物非共价结合来传导信号。另一种称为 CAR 的受体使用与跨膜结构域和 CD3 ζ 分子共价串联的抗原结合胞外结构域（通常是单克隆抗体 Fab 片段的单链形式）进行信号转导（图 30.9）。几代 CAR 受体还包括细胞内信号部分，如 CD28 或 CD 137（4-1BB）[35]。这些基于抗体的 CAR 与细胞膜外表面表达的靶分子结合，因此不受 MHC 限制且无明显的组织毒性。

迄今为止最成功的 CAR 研究是将 CD19 分子靶向应用于 B 细胞恶性肿瘤（图 30.10）。FDA 批准多种抗 CD19 CAR 药物，使接受化疗的难治性慢性淋巴细胞白血病、弥漫性大 B 细胞淋巴瘤和急性淋巴细

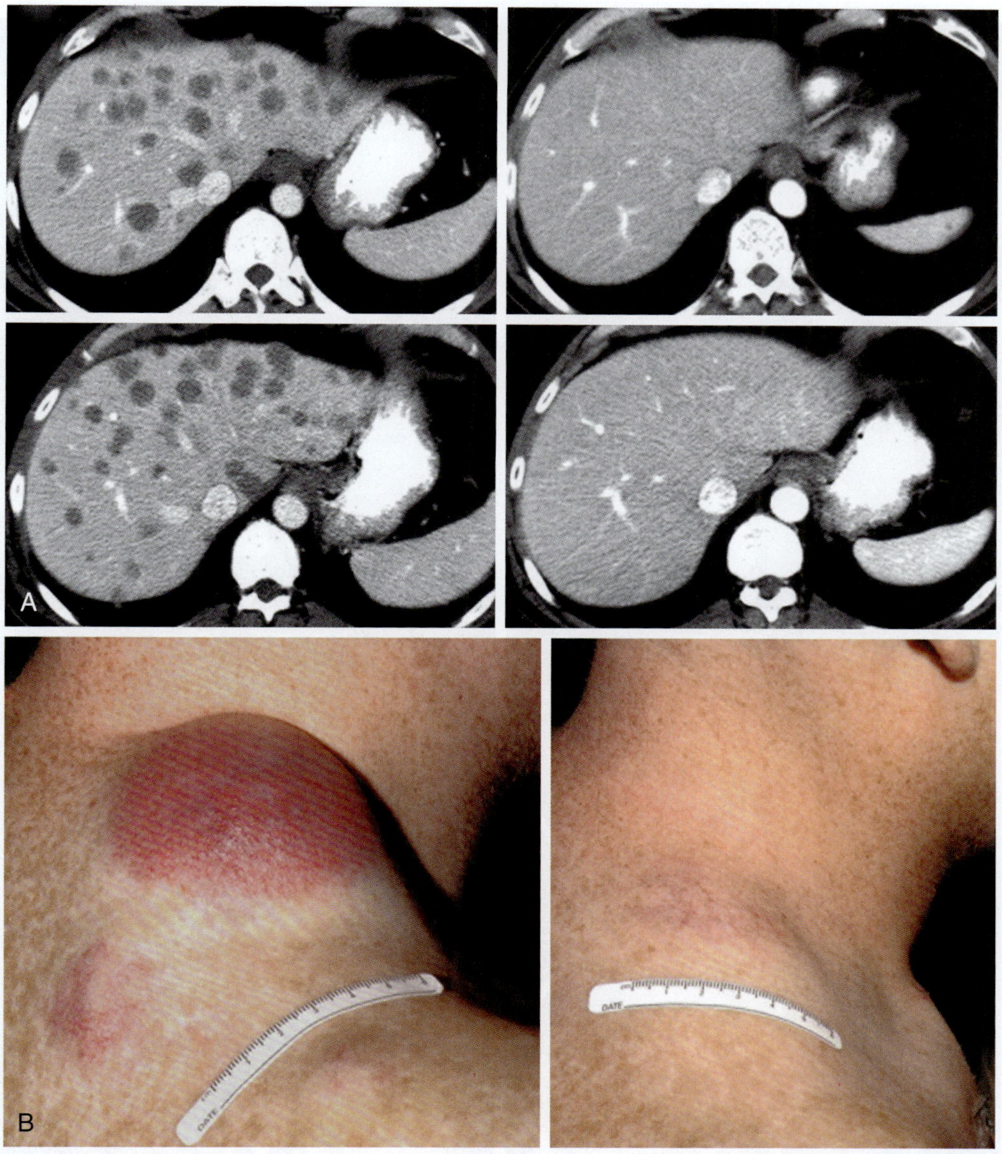

图 30.8　一例转移性黑色素瘤患者在准备性淋巴细胞清除后，输入体外扩增的肿瘤浸润性淋巴细胞加全身性白细胞介素 -2（IL-2）的临床反应。反应可以持久而迅速。(**A**) 广泛性肝转移患者在一次 T 细胞移植后无病生存达 5 年；(**B**) 另一名患者在细胞移植后仅 12 天内，体积大的皮下病变迅速消退，达到完全缓解，并持续 4 年

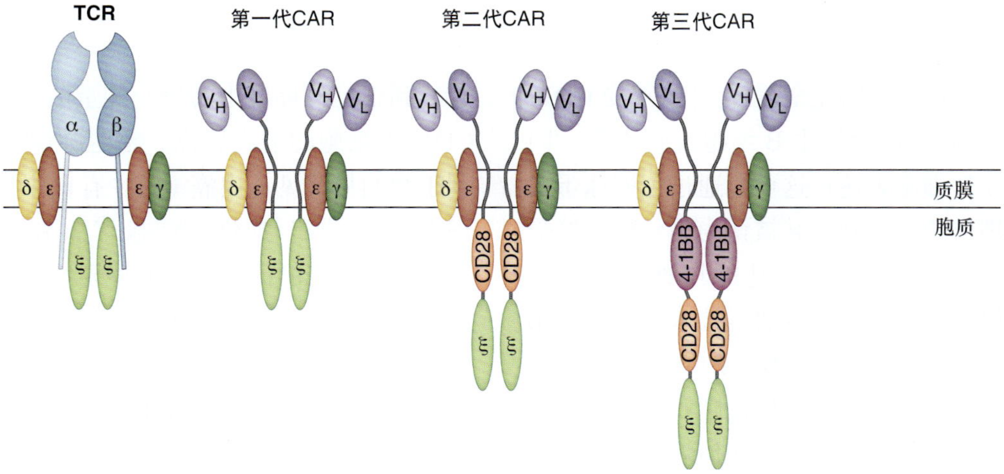

图 30.9　天然 T 细胞受体（TCR）和各种嵌合抗原受体（CARs）的图示。天然的 TCR α 和 β 链与由 2 条 ζ 链、2 条 ε 链、1 条 γ 链和 1 条 δ 链组成的 CD3 复合物非共价结合，以传导 T 细胞活化信号。第一代 CARs 将单克隆抗体单链可变片段的抗原结合结构域共价连接至 CD3 的 ζ 链，然后与 CD3 复合物的其余部分结合发出信号。第二代和第三代 CARs 分别从多种 T 细胞共刺激因子中获取 1 个或 2 个插入的共刺激结构域，以增强活化（此处用 CD28 和 4-1BB 举例说明）

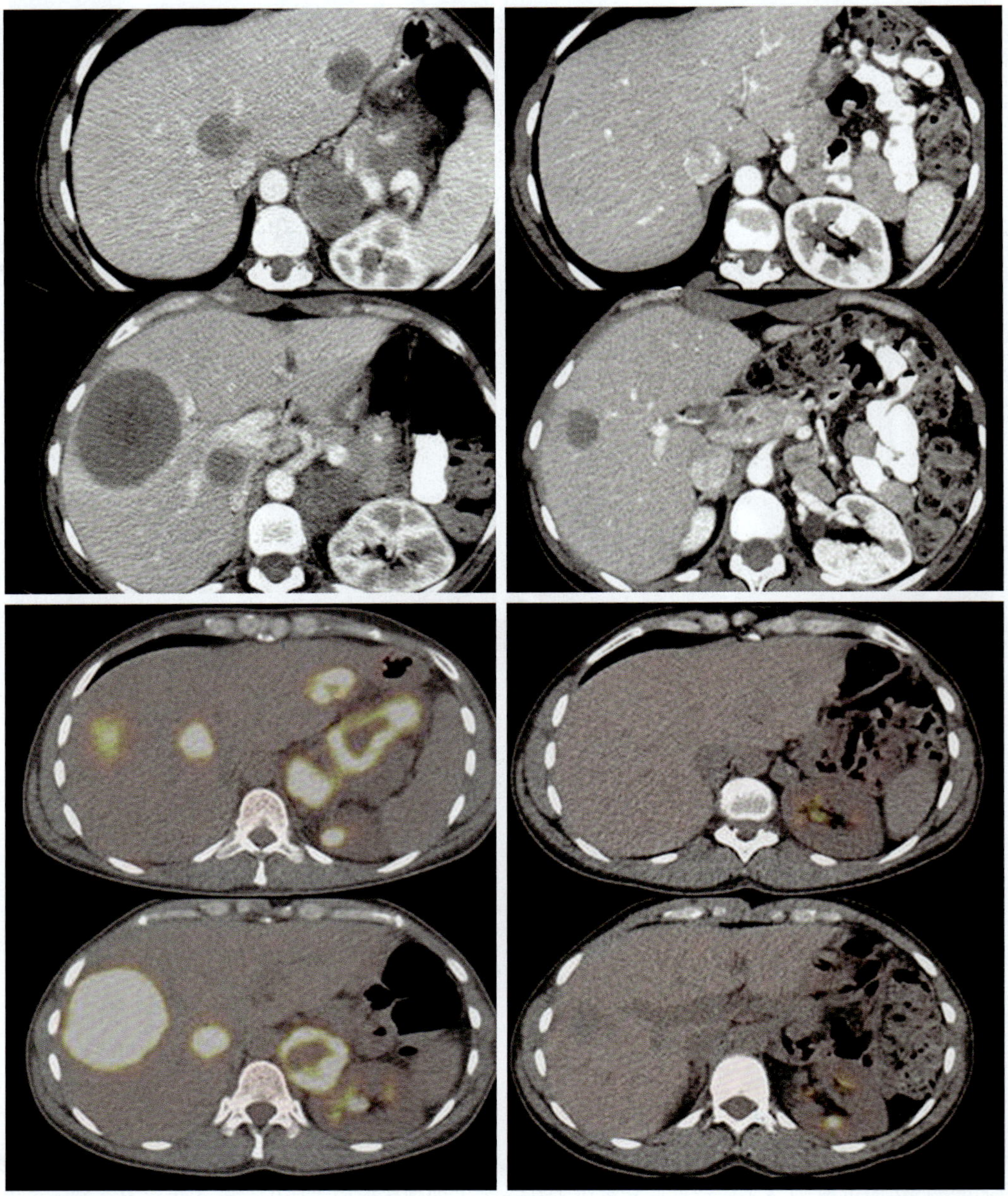

图 30.10 化疗耐药的弥漫性大 B 细胞淋巴瘤患者的正电子发射断层扫描 / 计算机断层扫描。左侧预处理扫描显示肝、胃和腹膜后淋巴结受累。患者接受了 CD19 嵌合抗原受体过继细胞治疗，达到完全缓解。右图为随访 13 个月时进行的扫描（肝脏残留代谢不活跃）

胞白血病的患者获得持久的完全缓解[36]。接受 CD19 CAR 治疗的患者通常也会发生 B 细胞发育不良，因为 CD19 由正常 B 细胞表达；这可以通过免疫球蛋白输注和感染管理成功地控制，并被认为是一种可接受的毒性。造血和实体恶性肿瘤表达的其他 CAR 靶点正在进行临床研究，靶向多发性骨髓瘤表面表达的 B 细胞成熟抗原，早期取得了令人鼓舞的结果[37]。

最终，可能是传统的 α-β T 细胞（天然的或经过受体编辑的）对常见的上皮源性实体癌最有效。如上所述，由肿瘤特异性突变编码的抗原似乎驱动了最安全有效的抗肿瘤免疫。T 细胞识别的抗原需要特异性 MHC 呈递，但与 CAR 靶点不同，细胞质中产生或释放到细胞外环境中的每一种蛋白都是经典 $CD8^+$ 或 $CD4^+$ T 细胞的潜在靶点。鉴定肿瘤突变的新方法有利于我们从常见上皮癌（很少有自体肿瘤细胞系）中识别肿瘤抗原反应性 T 细胞[38]。在预试验中，使用这些方法鉴定的细胞已经能够导致乳腺、结肠、子宫颈和胆管起源的广泛转移的肿瘤消退（图 30.11）[39]。总体来看，这些不同的 T 细胞过继治疗试验已经证明，输注肿瘤反应性 T 细胞可能是一种有效的新治疗方式，但需要安全输入特异性最高的靶抗原。

双特异性抗体

双特异性抗体（Bispecific antibodies，BsAb）经

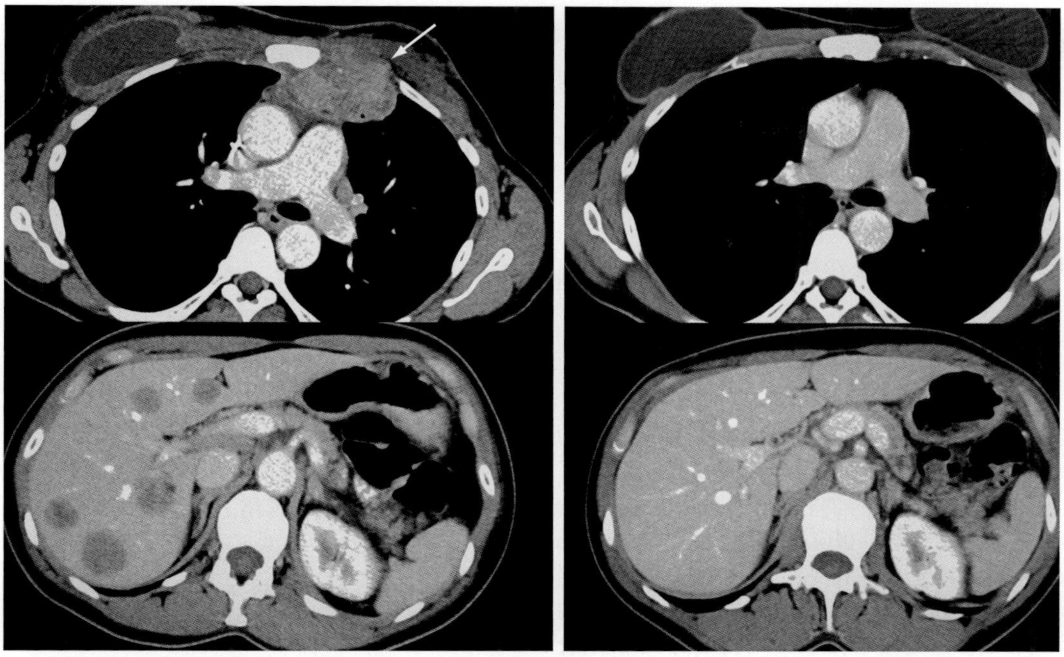

图 30.11　转移性乳腺癌患者在接受能识别 2 种肿瘤特异性突变新抗原的肿瘤浸润淋巴细胞过继治疗之前（左）和之后 28 个月（右）的计算机断层扫描。纵隔病灶（箭头）和较大的肝转移瘤完全消退（From Zacharakis N，Chinnasamy H，Black M，et al. Immune recognition of somatic mutations leading to complete durable regression in metastatic breast cancer. Nat Med. 2018；24：724-730.）

过工程改造，具有两个 Fab 可变位点，一个与肿瘤靶细胞表面分子结合，另一个与效应 T 细胞结合，目的是使两个细胞接近[40-41]。BsAb 还保留一个 Fc 结构域。这种嵌合抗体的目的是影响 T 细胞毒性和 Fc 介导的细胞毒性。一种对 CD3a 和 CD19 具有双特异性的 BsAb（blingatunomab），经 FDA 批准用于某些 B 细胞恶性肿瘤。

单克隆抗体疗法

患者的免疫系统在疾病治疗中提供靶向治疗的概念起源于 von Behring 和 Kitasato 在 1890 年所做的实验。他们确定，对传染病的免疫力可以通过血清从一只大鼠转移到另一只大鼠；他们创造了“被动血清疗法”这个术语。被动血清疗法在肿瘤治疗中的首次应用是在 1895 年由 Hericourt 和 Richet 完成的，当时他们用人肉瘤组织使狗产生免疫，并将免疫后的血清转输给患者，试图产生肿瘤免疫。在首次肿瘤免疫治疗试验近 100 年后，FDA 批准了首个用于肿瘤治疗的单克隆抗体。目前，治疗性单克隆抗体被视为发展最快的一类新型治疗药物[42-43]。尽管在过去的一个世纪里许多人已经预测了单克隆抗体的治疗潜力，但直到 Kohler 和 Milstein 在 1975 年开发了小鼠杂交瘤技术，生产针对特定靶抗原的单克隆抗体才成为现实[44-45]。

不幸的是，虽然小鼠杂交瘤技术产生的单克隆抗体具有特异性，但因其异种性而使治疗潜力有限。首先，它们被免疫系统识别为外源性，并刺激人抗小鼠抗体的产生，通常称为 HAMA 反应。这种免疫原性反应通常将鼠单克隆抗体限于单次使用。第二，鼠单克隆抗体不能激活人免疫系统的其他功能（如补体、NK 细胞、吞噬细胞）。最后，与人类抗体相比，小鼠单克隆抗体的血清半衰期大大缩短，这导致其与目标抗原接触的时间缩短。为了克服限制，研究人员运用分子工程技术生产小鼠序列部分或全部被人类蛋白质序列取代的抗体。“嵌合”单克隆抗体是小鼠抗体，其中抗原特异性的可变区仍然是小鼠的，而恒定区（Fc）被人类蛋白序列所取代。“人源化”单克隆抗体是由鼠源性互补决定区及人源性单克隆抗体可变区组合而成的单克隆抗体。最近，已经通过人杂交瘤和表达人源性免疫球蛋白基因的转基因小鼠生产出了完全性人源抗体[46]。此外，具有独特药代动力学和治疗特性的单克隆抗体片段已问世（图 30.12）[47-48]。

据估计，单克隆抗体约占正在开发的新生物技术药物的 30%。到目前为止，FDA 已经批准了超过 76 种单克隆抗体 / 基于抗体的疗法用于治疗各种疾病，如肿瘤、自身免疫性疾病和移植排斥反应，其中更多药物正在临床试验中。目前，仅在美国就有超过 2700 个临床试验在评估用于治疗肿瘤的抗体。鉴于单克隆抗体疗法的迅速引入和发展，美国命名委员会与

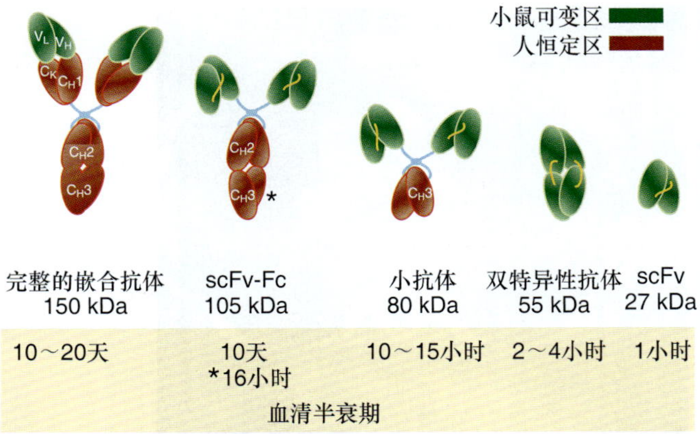

图 30.12 嵌合单克隆抗体（Ab）和工程化抗体片段。完整的嵌合单克隆抗体包括鼠结构域（绿色）和人结构域（红色）。工程抗体片段显示在完整的嵌合抗体的右侧。这些片段大小从右到左依次递减，其血清半衰期也相应递减。请注意，105 kDa 片段（scFv-Fc）的半衰期通常为 10 天。然而，当其基因发生点突变（星形）时，该片段的半衰期为 16 小时，与小得多的 80 kDa 微体片段相当。这是由于在 CH3 结构域的 FcRn 结合区引入了点突变，从而降低了片段对 FcRn 的亲和力，导致血清半衰期大幅下降

世界卫生组织国际非专利名称委员会合作，制定了新单克隆抗体命名指南。每个名字由 4 个音节组成，每个音节都提供信息。第一个音节是唯一的前缀。第二个音节描述指示；例如，所有用于治疗肿瘤的单克隆抗体都有第二个音节 -tu 表示肿瘤。第三个音节表示抗体的来源（鼠，-o；嵌合，-Xi；人类，-u）。最后一个音节总是 -mab，表明这种治疗剂是一种单克隆抗体。

为了强调单克隆抗体疗法的临床潜力和面临的挑战，本节其余部分描述了适用于治疗肿瘤的单克隆抗体疗法[49-50]。单克隆抗体抗肿瘤的作用机制可分为两种。第一种是单克隆抗体与肿瘤特异性抗原的物理结合。许多抗原靶点是与信号通路相关的细胞表面受体，其在肿瘤进展中非常重要。这方面的最佳例子是曲妥珠单抗（赫赛汀），它通过阻断某一型乳腺癌中过表达的生长因子受体（HER2/neu）来抑制信号传导。其次，更重要的机制是，肿瘤抗原的单克隆抗体可以激活患者自身的免疫系统来攻击肿瘤组织。这一机制是通过抗体 Fc 区与携带 Fcγ 受体的免疫效应细胞（如 NK 细胞、吞噬细胞和中性粒细胞）之间相互作用介导的。这种激活专职吞噬细胞导致肿瘤细胞的破坏，被称为 ADCC 作用[51]。此外，抗体的 Fc 结构域可以通过与补体激活蛋白（C1q）相互作用激活补体系统，从而形成膜攻击复合体，使靶细胞裂解。这被称为补体依赖性细胞毒作用。此外，越来越多的证据表明，单克隆抗体可能增强专职抗原提呈细胞（如树突状细胞）肿瘤抗原呈递能力，最终可能诱导肿瘤抗原特异性 CTL 应答并产生持久免疫。这也可能增强对其他肿瘤抗原的免疫应答，因为在 ADCC 或补体依赖性细胞毒作用之后，许多肿瘤抗原肽可能有机会被专职抗原提呈细胞呈递，并因此引发 CTL 应答[52-53]。

决定单克隆抗体治疗潜力的因素

内源性 IgG 的半衰期约为 3 周，这是其与内皮细胞上的 FcRn（新生儿或 Brambell 受体）相互作用的结果。大多数血清蛋白经胞饮作用被摄入内体，随后在内体进行性酸化并与溶酶体融合，最终导致血清蛋白分解。然而，IgG 在酸性条件下与内体膜的 FcRn 结合，从而免受溶酶体的降解。IgG 回输后在生理 pH（7.4）下从 FcRn 中释放。位点特异性突变确定了 Fc-FcRn 相互作用的特定氨基酸残基，这促成了 IgG 抗体的长血清半衰期。因此，改变抗体的 Fc 区域的氨基酸序列，可以调整抗体药代动力学特性，以适用于临床治疗[54]。例如，通过取代一个氨基酸（H310A），嵌合单克隆抗体片段的血清半衰期减少了 90%，从 10 天减少到 16 小时。较短的血清半衰期将有益于治疗，如有毒性作用或含放射性核素的单克隆抗体，其快速清除将减少对身体正常组织的毒性作用。

IgG 亚型的单克隆抗体为大（150 kDa）蛋白。它们相对较大的体积可能限制了它们穿透组织并靶向肿瘤抗原的能力。据估计，肿瘤的平均血管间距离约为 40～100 μM。显然，在肿瘤的缺氧区域，该距离可能会增加。因此，小分子能够扩散或渗透得更远、更快。此外，小分子有不同的清除机制。一般认为，小于 80 kDa 的分子低于肾阈值，只能通过肾清除。为此，蛋白质工程能制造出非常小的抗体片段，保留其抗原结合特性，但没有结合 FcRn 的能力。其中最小的是单链 Fv，分子量为 27 kDa。许多这些半衰期极短的碎片，正运用于小鼠模型中测试其靶向肿瘤的能力，以进行成像、诊断，其具有将更大的有毒分子和化疗药物转移到肿瘤的潜能。

与传统化疗相比，非偶联单克隆抗体免疫治疗的副作用相当轻微。大部分毒性作用与嵌合单克隆抗体以及人源化单克隆抗体中存在的小鼠源性蛋白序列引起的超敏反应有关。虽然致命的输入反应很罕见，但已有报道。这些反应通常发生在首次注射单克隆抗体期间或之后。其他的副作用可能由单克隆抗体与同源

抗原结合造成。例如，西妥昔单抗（一种结合表皮生长因子受体的嵌合单克隆抗体）与表皮生长因子受体信号阻断后继发的皮疹有关。此外，贝伐珠单抗（一种结合 VEGF 的人源化单克隆抗体）的副作用为出血和血栓形成，这与 VEGF 受体结合使得信号传导减少有关。

非偶联抗体

如上所述，在小鼠单克隆抗体继杂交瘤技术问世之后，非偶联单克隆抗体疗法在 20 世纪 80 年代开始流行。由于继发 HAMA 反应，早期治疗性单克隆抗体的临床疗效和免疫原性差，这使得大多数单克隆抗体的临床研究终止。直到嵌合性单克隆抗体、人源化单克隆抗体和纯人源化治疗性单克隆抗体的开发，单克隆抗体的临床效用才开始显现。尽管许多治疗性单克隆抗体最初是鼠单克隆抗体，但目前许多鼠抗体被人 IgG 蛋白序列取代。例如，一个嵌合性 IgG 分子大约有 75% 是人源性序列，25% 源于小鼠。人源化小鼠单克隆抗体约有 95% 为人源性序列，只有可变区域的互补决定区为鼠源性。

将亲本鼠单克隆抗体转变为嵌合性单克隆抗体后，其抗肿瘤效果增强，其中利妥昔单抗就是很好的例子。但已有实验证明利妥昔单抗（而不是其亲本鼠单克隆抗体）有细胞毒性。利妥昔单抗是一种针对非霍奇金淋巴瘤成熟 B 细胞表面抗原的嵌合单克隆抗体，为 FDA 于 1997 年批准的首个用于治疗人类恶性肿瘤的单克隆抗体。最初，利妥昔单抗单药用于治疗复发或难治性低级别 B 细胞淋巴瘤，总有效率为 48%，完全有效率为 10%[55]。利妥昔单抗的细胞毒性是补体依赖性细胞毒作用和 ADCC 综合作用的结果；这表明亲本鼠单克隆抗体无活性是因其缺乏人源性 Fc 段而不能与血清补体蛋白（C1q）和专职吞噬细胞的 Fcγ 受体相互作用来引发 ADCC 作用。支持 ADCC 作用是激活机制的证据是：Fcγ 受体多态性可预测利妥昔单抗治疗滤泡性淋巴瘤患者的有效率。利妥昔单抗治疗复发或难治性非霍奇金淋巴瘤时有效率高且毒性小，因此开展了利妥昔单抗作为一线治疗的研究。最初，利妥昔单抗被证实可以增加化疗耐药细胞株的敏感性，这引发了一项将利妥昔单抗加入环磷酰胺、多柔比星、长春新碱和泼尼松龙（CHOP）一线化疗方案的试验。CHOP 中加入利妥昔单抗，通常称为 R-CHOP，有 95% 的总有效率，及 55% 的完全有效率。长期随访显示生存率有改善且毒性无显著差异。

曲妥珠单抗是一种人源化抗体，源于抗 HER2/neu 的鼠单克隆抗体。这种酪氨酸激酶受体是 EGFR 家族的一员，在大约 25% 的乳腺癌中由于基因扩增而过度表达。因此，我们使用抗体阻断这种更具侵袭性的过表达细胞表面受体，试图以此破坏其促癌性有丝分裂信号。初始 2 期试验表明，曲妥珠单抗用于 HER2/neu 阳性的转移性乳腺癌的最低客观缓解率为 12% ～ 16%。鉴于其单药有效，我们进一步研究了与标准化疗药合用的效果，结果表明，与单独化疗相比，双药联用有效率加倍（25% ～ 57%）。此外，在 3 期临床试验中，曲妥珠单抗用于辅助治疗可使 1 年复发率降低 50%[56-57]。曲妥珠单抗治疗乳腺癌有效的作用机制尚未完全阐明。虽然有研究证实，通过 HER2/neu 阻断细胞内信号通路在其抗肿瘤活性中起重要作用，但也有研究认为 ADCC 作用是曲妥珠单抗抗肿瘤活性的主要机制。曲妥珠单抗治疗的主要副作用是心肌病，尤其是与紫杉烷类和蒽环类联合用药时。

西妥昔单抗也靶向酪氨酸激酶受体 EGFR。这种嵌合单克隆抗体以非活性形式与受体结合，比天然配体亲和力高得多。这导致受体被阻断并最终被内化，受体的阻断和内化使得受体信号传导整体下降。基于对比西妥昔单抗和与西妥昔单抗联合伊立替康治疗转移性结直肠癌患者的试验，西妥昔单抗于 2004 年被批准用于治疗结直肠癌。在伊立替康中加入西妥昔单抗后其活性增强。有趣的是，西妥昔单抗用于化疗耐药的患者有中等的缓解率，并且在与化疗联用时显示出协同作用[58]。最近，西妥昔单抗已被批准与放疗联合应用于头颈部鳞状细胞癌[59]。放疗联合化疗使局部复发率减少了 32%，总体生存率也显著提高。西妥昔单抗治疗的副作用为痤疮样皮疹。有证据表明，皮疹的严重程度与抗肿瘤活性的提高有关。此外，一些医学肿瘤学家建议，在皮疹形成之前，可逐步增加药量。

贝伐珠单抗是一种靶向 VEGF（内皮细胞上表达的 VEGFR 的可溶性配体）的人源化单克隆抗体。VEGFR 转导的信号在新生血管和血管再生中起主要作用。许多肿瘤 VEGF 生成增加，导致肿瘤血管生成增加，这在癌症进展和转移中起重要作用。贝伐珠单抗已被批准用于治疗转移性结直肠癌[60]。目前，它与氟尿嘧啶、奥沙利铂或伊立替康联合作为转移性结直肠癌的一线治疗药物。其作用机制可能是使肿瘤脉管系统正常化，从而有助于细胞毒性化疗药物的输送。此外，FDA 已批准贝伐珠单抗用于其他肿瘤患者，如肾细胞癌（与 IFN-α 联合）、非小细胞肺癌、乳腺癌和胶质母细胞瘤。报道的相关毒性为伤口延迟愈合和出血。通常将择期手术延迟至贝伐珠单抗末次给药后 6 周。

免疫复合物

放射性核素结合抗体属于第一批免疫复合物。外照射通过数周的集中高剂量辐射治疗局部肿瘤。如由免疫复合物提供的靶向放射免疫治疗可以通过静脉输入以系统性治疗全身肿瘤沉积。其与外照射的另一个重要区别在于放射源可以被输送至肿瘤部位。使得肿瘤持续暴露于辐射中。放射性核素可以依据核衰变发射能量的特性进行分类。某些放射性核素被视为高能 β 发射器（钇 -90 和铼 -188），细胞毒性辐射可穿透肿瘤达 1 cm。这种相对较长的细胞毒性辐射可以通过实现较大的旁观者效应来克服放射免疫复合物的一些限制，如穿透性差和异质性抗原表达。镥 -177 和碘 -131 等放射性核素被视为中能 β 射线发射器，其能量大约可达 1 mm。如果一个细胞的直径约为 20 μm，则旁观者效应涵盖所有方向上的约 50 个细胞。所以输入中能 β 发射体的放射免疫复合物可以用于治疗微小转移灶。使用这些放射性核素应将剂量限制于肿瘤周围正常组织的辐射剂量。

目前 FDA 已批准两种抗 CD20 的 IgG 型放射免疫复合物用于治疗非霍奇金淋巴瘤：替伊莫单抗与钇 -90 结合，托西莫单抗与碘 -131 结合。有趣的是，尽管两者都是鼠源性单克隆抗体，但令人担忧的 HAMA 反应很少发生。这种免疫反应的缺乏被认为与 CD20 阳性 B 细胞群的破坏有关，因为恰恰是这些细胞导致了 HAMA 反应。这两种放射免疫复合物均有高应答率。接受托西莫单抗治疗的患者总有效率为 67%，肿瘤体积较大的患者也显著有效。此外，结合 I^{131} 的托西莫单抗与未结合抗体相比，放射性核素的抗体总体有效率提高，重要的是，完全有效率增加了 2 倍[61]。此外，与未结合的抗 CD20 单克隆抗体利妥昔单抗相比，这些完全缓解被证明是持久的。与放射免疫治疗相关的主要毒性是高敏感的骨髓暴露于放射下，会导致剂量相关性骨髓抑制。

小结

人类肿瘤免疫治疗的未来研究重点应在于阐明限制机体产生高效抗肿瘤反应的潜在机制。其中包括优化向专职抗原提呈细胞（如树突状细胞）递送特定肿瘤抗原的策略，以及在免疫刺激背景下启动强效的 $CD8^+$ 和 $CD4^+$ T 细胞应答的策略。也可能需要通过 T 细胞或造血干细胞的基因工程提供充足的前体。体内 T 细胞的活化和扩增可以通过阻断负性调节信号和提供细胞因子等多种策略实现。当抗原反应性效应 T 细胞进入肿瘤时，会遇到不利的免疫抑制微环境。肿瘤细胞靶点也经常获得持续活跃的存活途径。目前正在开发相应策略来解决这些限制，因为基于我们对基础科学的进一步理解，临床肿瘤免疫治疗正逐步改善。

财务披露：JSE 是所有癌症免疫治疗公司的同种异体治疗药物、新基因治疗药物和 IconVir 治疗药物的科学顾问和投资者。

主要参考文献

Cheever MA. T welve immunotherapy drugs that could cure cancers. Immunol Rev. 2008；222：357–368.

一篇关于有效提高抗肿瘤免疫的综述。

Dudley ME，Wunderlich JR，Yang JC，et al. Adoptive cell transfer therapy following nonmyeloablative but lymphodepleting chemotherapy for the treatment of patients with refractory metastatic melanoma. J Clin Oncol.2005；23：2346–2357.

一项Ⅱ期研究显示了将培养的黑色素瘤反应性 T 细胞过继转移给经过准备性淋巴细胞清除后患者的有效性。51% 的缓解率以及一些患者实现了完全缓解说明了这种免疫治疗的潜力。

Jakobovits A，Amado RG，Yang X，et al. From XenoMouse technology to panitumumab，the first fully human antibody product from transgenic mice. Nat Biotechnol.2007；25：1134–1143.

影响治疗性单克隆抗体发展和起效的主要阻碍之一是小鼠蛋白源性序列的免疫原性。本文综述了用人免疫球蛋白重链和轻链基因取代小鼠抗体基因的转基因小鼠（XenoMouse）的研究进展。帕木单抗是通过免疫 XenoMouse 产生对抗表皮生长因子受体过表达的癌细胞系的完全性人源性抗体。

Rosenberg SA, Lotze MT, Yang JC, et al. Experience with the use of high-dose interleukin-2 in the treatment of 652 cancer patients. Ann Surg. 1989; 210: 474-484.

记录了使用 IL-2 治疗黑色素瘤和肾癌方面的丰富经验及其使转移癌明显缓解及消退的能力。

van der Bruggen P, T raversari C, Chomez P, et al. A gene encoding an antigen recognized by cytolytic T lymphocytes on a human melanoma. Science. 1991; 254: 1643-1647.

本文是对首例 T 细胞识别的肿瘤性抗原的开创性描述。这是一项令人印象深刻的成就，在第一次了解抗原是如何被处理、由主要组织相容性复合体呈递并被 T 细胞识别之后，这一成就如此迅速。事实证明，这是黑色素瘤上由人类白细胞抗原 A1 呈递的 MAGE-1 抗原。

参考文献

1. Zhang S, Zhang H, Zhao J. The role of CD4 T cell help for CD8 CTL activation. *Biochem Biophys Res Commun.* 2009;384:405–408.
2. Yao S, Zhu Y, Chen L. Advances in targeting cell surface signalling molecules for immune modulation. *Nat Rev Drug Discov.* 2013;12:130–146.
3. Ribas A. Tumor immunotherapy directed at PD-1. *N Engl J Med.* 2012;366:2517–2519.
4. Cheever MA. Twelve immunotherapy drugs that could cure cancers. *Immunol Rev.* 2008;222:357–368.
5. Topham NJ, Hewitt EW. Natural killer cell cytotoxicity: how do they pull the trigger? *Immunology.* 2009;128:7–15.
6. Halle S, Halle O, Forster R. Mechanisms and dynamics of t cell-mediated cytotoxicity in vivo. *Trends Immunol.* 2017;38:432–443.
7. Martinez-Lostao L, de Miguel D, Al-Wasaby S, et al. Death ligands and granulysin: mechanisms of tumor cell death induction and therapeutic opportunities. *Immunotherapy.* 2015;7:883–882.
8. Ferrantini M, Capone I, Belardelli F. Dendritic cells and cytokines in immune rejection of cancer. *Cytokine Growth Factor Rev.* 2008;19:93–107.
9. van der Bruggen P, Traversari C, Chomez P, et al. A gene encoding an antigen recognized by cytolytic T lymphocytes on a human melanoma. *Science.* 1991;254:1643–1647.
10. Pittet MJ. Behavior of immune players in the tumor microenvironment. *Curr Opin Oncol.* 2009;21:53–59.
11. Peggs KS, Quezada SA, Allison JP. Cancer immunotherapy: co-stimulatory agonists and co-inhibitory antagonists. *Clin Exp Immunol.* 2009;157:9–19.
12. Merelli B, Massi D, Cattaneo L, et al. Targeting the PD1/PD-L1 axis in melanoma: biological rationale, clinical challenges and opportunities. *Crit Rev Oncol Hematol.* 2014;89:140–165.
13. Ott PA, Hodi FS, Kaufman HL, et al. Combination immunotherapy: a road map. *J Immunother Cancer.* 2017;5:16.
14. Kammula US, White DE, Rosenberg SA. Trends in the safety of high dose bolus interleukin-2 administration in patients with metastatic cancer. *Cancer.* 1998;83:797–805.
15. Smith FO, Downey SG, Klapper JA, et al. Treatment of metastatic melanoma using interleukin-2 alone or in conjunction with vaccines. *Clin Cancer Res.* 2008;14:5610–5618.
16. Klapper JA, Downey SG, Smith FO, et al. High-dose interleukin-2 for the treatment of metastatic renal cell carcinoma: a retrospective analysis of response and survival in patients treated in the surgery branch at the National Cancer Institute between 1986 and 2006. *Cancer.* 2008;113:293–301.
17. Rosenberg SA, Yang JC, White DE, et al. Durability of complete responses in patients with metastatic cancer treated with high-dose interleukin-2: identification of the antigens mediating response. *Ann Surg.* 1998;228:307–319.
18. Rosenberg SA, Lotze MT, Yang JC, et al. Experience with the use of high-dose interleukin-2 in the treatment of 652 cancer patients. *Ann Surg.* 1989;210:474–484; discussion 484–475.
19. Yang JC, Sherry RM, Steinberg SM, et al. Randomized study of high-dose and low-dose interleukin-2 in patients with metastatic renal cancer. *J Clin Oncol.* 2003;21:3127–3132.
20. Rosenberg SA, Yang JC, Restifo NP. Cancer immunotherapy: moving beyond current vaccines. *Nat Med.* 2004;10:909–915.
21. Gong J, Chehrazi-Raffle A, Reddi S, et al. Development of PD-1 and PD-L1 inhibitors as a form of cancer immunotherapy: a comprehensive review of registration trials and future considerations. *J Immunother Cancer.* 2018;6:8.
22. Popovic A, Jaffee EM, Zaidi N. Emerging strategies for combination checkpoint modulators in cancer immunotherapy. *J Clin Invest.* 2018;128:3209–3218.
23. Pardoll DM. The blockade of immune checkpoints in cancer immunotherapy. *Nat Rev Cancer.* 2012;12:252–264.
24. Topalian SL, Hodi FS, Brahmer JR, et al. Safety, activity, and immune correlates of anti-PD-1 antibody in cancer. *N Engl J Med.* 2012;366:2443–2454.
25. Hargadon KM, Johnson CE, Williams CJ. Immune checkpoint blockade therapy for cancer: an overview of FDA-approved immune checkpoint inhibitors. *Int Immunopharmacol.* 2018;62:29–39.
26. Gibney GT, Weiner LM, Atkins MB. Predictive biomarkers for checkpoint inhibitor-based immunotherapy. *Lancet Oncol.* 2016;17:e542–e551.
27. Draghi A, Chamberlain CA, Furness A, et al. Acquired resistance to cancer immunotherapy. *Semin Immunopathol.* 2019; 41:31–40.
28. Hassel JC, Heinzerling L, Aberle J, et al. Combined immune checkpoint blockade (anti-PD-1/anti-CTLA-4): evaluation and management of adverse drug reactions. *Cancer Treat Rev.* 2017;57:36–49.
29. Yang JC, Rosenberg SA. Adoptive T-cell therapy for cancer. *Adv Immunol.* 2016;130:279–294.
30. Rosenberg SA, Yannelli JR, Yang JC, et al. Treatment of patients with metastatic melanoma with autologous tumor-infiltrating lymphocytes and interleukin 2. *J Natl Cancer Inst.* 1994;86:1159–1166.
31. Rosenberg SA, Aebersold P, Cornetta K, et al. Gene transfer into humans—immunotherapy of patients with advanced melanoma, using tumor-infiltrating lymphocytes modified by retroviral gene transduction. *N Engl J Med.* 1990;323:570–578.
32. Dubinett SM, Patrone L, Huang M, et al. Interleukin-2-responsive wound-infiltrating lymphocytes in surgical adjuvant cancer immunotherapy. *Immunol Invest.* 1993;22:13–23.

33. Dudley ME, Yang JC, Sherry R, et al. Adoptive cell therapy for patients with metastatic melanoma: evaluation of intensive myeloablative chemoradiation preparative regimens. *J Clin Oncol.* 2008;26:5233–5239.
34. Tran E, Turcotte S, Gros A, et al. Cancer immunotherapy based on mutation-specific CD4+ T cells in a patient with epithelial cancer. *Science.* 2014;344:641–645.
35. June CH, Sadelain M. Chimeric antigen receptor therapy. *N Engl J Med.* 2018;379:64–73.
36. Kochenderfer JN, Dudley ME, Kassim SH, et al. Chemotherapy-refractory diffuse large B-cell lymphoma and indolent B-cell malignancies can be effectively treated with autologous T cells expressing an anti-CD19 chimeric antigen receptor. *J Clin Oncol.* 2015;33:540–549.
37. Liegel J, Avigan D, Rosenblatt J. Cellular immunotherapy as a therapeutic approach in multiple myeloma. *Expert Rev Hematol.* 2018;11:525–536.
38. Tran E, Ahmadzadeh M, Lu YC, et al. Immunogenicity of somatic mutations in human gastrointestinal cancers. *Science.* 2015;350:1387–1390.
39. Zacharakis N, Chinnasamy H, Black M, et al. Immune recognition of somatic mutations leading to complete durable regression in metastatic breast cancer. *Nat Med.* 2018;24:724–730.
40. Kobold S, Pantelyushin S, Rataj F, et al. Rationale for combining bispecific T cell activating antibodies with checkpoint blockade for cancer therapy. *Front Oncol.* 2018;8:285.
41. Krishnamurthy A, Jimeno A. Bispecific antibodies for cancer therapy: a review. *Pharmacol Ther.* 2018;185:122–134.
42. Elgundi Z, Reslan M, Cruz E, et al. The state-of-play and future of antibody therapeutics. *Adv Drug Deliv Rev.* 2017;122:2–19.
43. Lee A, Sun S, Sandler A, et al. Recent progress in therapeutic antibodies for cancer immunotherapy. *Curr Opin Chem Biol.* 2018;44:56–65.
44. Kohler G, Milstein C. Continuous cultures of fused cells secreting antibody of predefined specificity. *Nature.* 1975;256:495–497.
45. Jakobovits A, Amado RG, Yang X, et al. From XenoMouse technology to panitumumab, the first fully human antibody product from transgenic mice. *Nat Biotechnol.* 2007;25:1134–1143.
46. Lonberg N. Human antibodies from transgenic animals. *Nat Biotechnol.* 2005;23:1117–1125.
47. Beckman RA, Weiner LM, Davis HM. Antibody constructs in cancer therapy: protein engineering strategies to improve exposure in solid tumors. *Cancer.* 2007;109:170–179.
48. Wu AM, Senter PD. Arming antibodies: prospects and challenges for immunoconjugates. *Nat Biotechnol.* 2005;23:1137–1146.
49. Griggs J, Zinkewich-Peotti K. The state of the art: immune-mediated mechanisms of monoclonal antibodies in cancer therapy. *Br J Cancer.* 2009;101:1807–1812.
50. Campoli M, Ferris R, Ferrone S, et al. Immunotherapy of malignant disease with tumor antigen-specific monoclonal antibodies. *Clin Cancer Res.* 2010;16:11–20.
51. Steplewski Z, Lubeck MD, Koprowski H. Human macrophages armed with murine immunoglobulin G2a antibodies to tumors destroy human cancer cells. *Science.* 1983;221:865–867.
52. Weiner LM, Dhodapkar MV, Ferrone S. Monoclonal antibodies for cancer immunotherapy. *Lancet.* 2009;373:1033–1040.
53. Selenko N, Majdic O, Jager U, et al. Cross-priming of cytotoxic T cells promoted by apoptosis-inducing tumor cell reactive antibodies? *J Clin Immunol.* 2002;22:124–130.
54. Olafsen T, Kenanova VA, Wu AM. Tunable pharmacokinetics: modifying the in vivo half-life of antibodies by directed mutagenesis of the Fc fragment. *Nat Protoc.* 2006;1:2048–2060.
55. McLaughlin P, Grillo-Lopez AJ, Link BK, et al. Rituximab chimeric anti-CD20 monoclonal antibody therapy for relapsed indolent lymphoma: half of patients respond to a four-dose treatment program. *J Clin Oncol.* 1998;16:2825–2833.
56. Piccart-Gebhart MJ, Procter M, Leyland-Jones B, et al. Trastuzumab after adjuvant chemotherapy in HER2-positive breast cancer. *N Engl J Med.* 2005;353:1659–1672.
57. Romond EH, Perez EA, Bryant J, et al. Trastuzumab plus adjuvant chemotherapy for operable HER2-positive breast cancer. *N Engl J Med.* 2005;353:1673–1684.
58. Jonker DJ, O'Callaghan CJ, Karapetis CS, et al. Cetuximab for the treatment of colorectal cancer. *N Engl J Med.* 2007;357:2040–2048.
59. Bonner JA, Harari PM, Giralt J, et al. Radiotherapy plus cetuximab for squamous-cell carcinoma of the head and neck. *N Engl J Med.* 2006;354:567–578.
60. Hurwitz H, Fehrenbacher L, Novotny W, et al. Bevacizumab plus irinotecan, fluorouracil, and leucovorin for metastatic colorectal cancer. *N Engl J Med.* 2004;350:2335–2342.
61. Davis TA, Kaminski MS, Leonard JP, et al. The radioisotope contributes significantly to the activity of radioimmunotherapy. *Clin Cancer Res.* 2004;10:7792–7798.

章 31

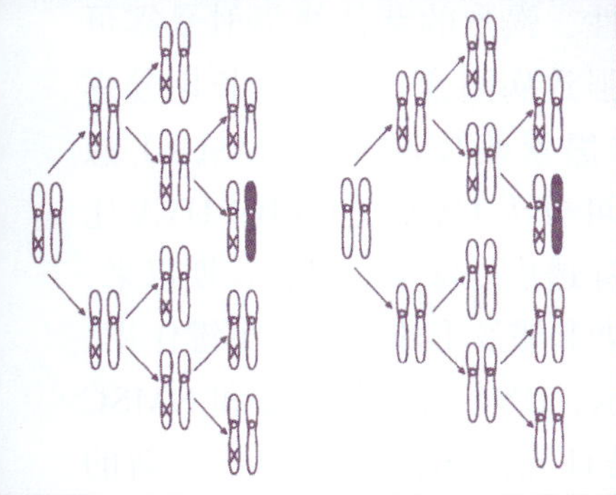

黑色素瘤及皮肤恶性肿瘤

Kelly M. McMasters，Douglas S. Tyler，Michael E. Egger

李春强 译 刘 刚 审校

章目录

皮肤癌是最常见的癌症之一，占所有恶性肿瘤的一半以上。约 1/5 的美国人在其一生中将被诊断出患有皮肤癌。皮肤癌的高发病率主要归因于环境暴露，尤其是阳光照射。皮肤癌大多数为鳞状细胞癌（SCC）和基底细胞癌（BCC），而黑色素瘤则是导致皮肤癌相关死亡的最常见原因。本章主要集中于这 3 种恶性肿瘤，同时介绍一些外科医师遇到的不太常见的皮肤肿瘤。

黑色素瘤

历史上，在希波克拉底的著作中就有对类似黑色素瘤疾病的描述。1787 年，John Hunter 公开报道了第一例黑色素瘤的外科治疗。René Laennec 发现远处脏器中有转移性黑色素瘤沉积，因此将其描述为黑色癌症（cancer noire），其后又命名为色素沉着病（melanosis）。我们对黑色素瘤及其临床行为、分子机制和靶向通路的理解在几十年的研究中稳步提高。

流行病学

尽管黑色素瘤仅占皮肤癌的不到 2%，但在美国，黑色素瘤在男性恶性肿瘤的发病率中位居第五，女性则位居第六，皮肤癌相关死亡绝大部分由本病所致。据美国癌症协会估计，2018 年美国约有 91 270 人新诊断为黑色素瘤，9320 人因黑色素瘤而去世。在过去的 40 年里，黑色素瘤的发病率在美国及全世界范围内持续增长（图 31.1）。在全球范围内，澳大利亚、新

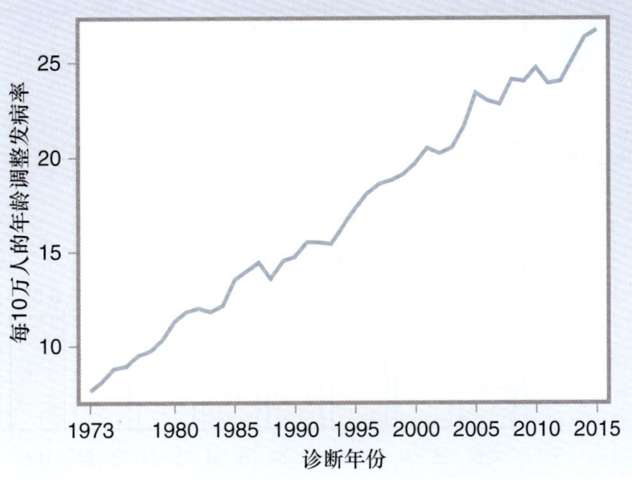

图 31.1 1973—2015 年美国皮肤黑色素瘤的年龄调整发病率，SEER（From SEER Fact Sheets：Melanoma of the skin. http：//seer.cancer.gov/statfacts/html/melan.html.）

西兰、北美洲和北欧的黑色素瘤发病率最高。发病率的持续增长归因于生活方式的改变导致的更多的阳光照射，以及对早期病变的监测和检测的改善。

皮肤色素的含量是皮肤黑色素瘤的一个相对保护性因素；肤色较浅的人患病风险更大。因此皮肤黑色素瘤主要发生在白人。特别是具备以下特征的人群，如：肤色白皙、金色或红头发和蓝眼睛，患病风险会增加；而具备容易晒伤、有雀斑或不易晒黑特征的人群同样如此。在美国，非西班牙裔白人男性和女性黑色素瘤平均年龄调整发病率分别为每 10 万人 32.2 例和 19.4 例，相比之下，西班牙裔男性为 4.8 例，西班牙裔女性为 4.6 例，美洲原住民男性（包括阿拉斯加原住民）为 4.2 例，美洲原住民女性为 4.6 例，亚洲 / 太平洋岛男性为 1.6 例，亚洲 / 太平洋岛女性为 1.1 例，黑人男性为 1.1 例，黑人女性为 1.0 例[1]。从这些数字中可以看出，在大多数种族 / 人种中，黑色素瘤在男性中更为常见。

黑色素瘤在各个年龄段均可发病，但多见于中年人（图 31.2）。重要的是，大约 1/6 的新发黑色素瘤病例为 45 岁以下的患者；因此，黑色素瘤相关死亡可导致大量潜在的寿命损失。黑色素瘤的遗传风险因素包括高危皮肤类型（Fitzpatrick 分型Ⅰ和Ⅱ）、黑色素瘤家族史和色素性干皮病。有黑色素瘤或其他皮肤癌病史的患者，及有多发黑色素痣以及发育不良色素痣或巨大的先天性色素痣的患者，其风险也增加。环境风险因素包括严重晒伤相关的强烈间歇性阳光照射、免疫抑制状态、社会经济地位高等。

紫外线（UV）辐射暴露与黑色素瘤的发生发展有明确的关联，间歇性、强烈的紫外线辐射暴露可能是黑色素瘤的一个强致病因素，而不是长期暴露在阳光下，后者和非黑素瘤皮肤癌（NMSCs）患病风险相关。紫外线可分为 UVA 或 UVB；UVA 比 UVB 波长更长，更易穿透皮肤深层。尽管长期以来，UVA 被认为在皮肤衰老和皱纹形成中起着关键作用，但越来越多的证据提示，UVA 与黑色素瘤和 NMSC 的发病有关。UVA 是日光浴床的主要波长。新的证据表明，使用日光浴床（即使没有晒伤）和黑色素瘤之间存在流行病学联系[2]。黑色素瘤的另一个主要风险因素是暴露于自然光的 UVB 中，尤其是那些皮肤白皙的人。UVB 会损伤皮肤更表浅的表皮层，这是晒伤的主要原因。已被证实 UVB 暴露与黑色素瘤特异性致癌基因之间有直接联系[3]。在癌症基因组图谱项目中发现的四种黑色素瘤亚型中，其中三种亚型 90% 以上具有与紫外线损伤引起的突变一致的特征[4]。

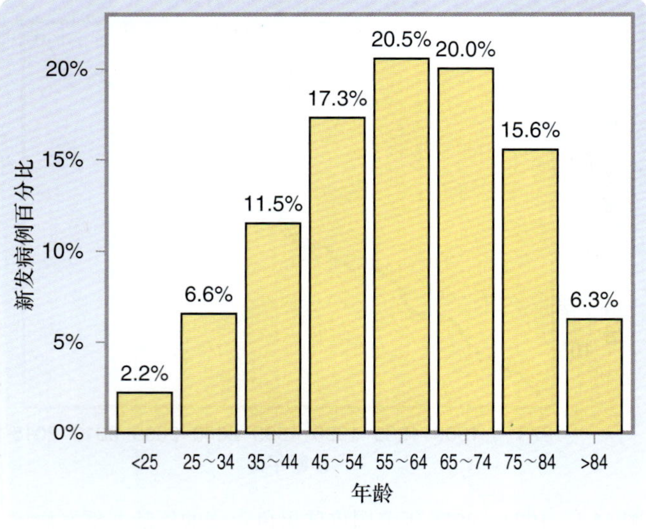

图 31.2 1973—2015 年美国按年龄组划分的皮肤黑色素瘤新病例，SEER（From SEER Fact Sheets：Melanoma of the skin. http：//seer.cancer.gov/statfacts/html/melan.html.）

从公共卫生的角度来看，黑色素瘤是一种有明确初级预防策略的癌症，可预防其发生并降低死亡率。降低患黑色素瘤风险的建议包括避免使用日光浴和日光浴床，穿防晒服及使用防晒霜。基于人群的病例对照研究和一些随机临床试验表明，经常使用防晒霜可以减少黑色素瘤的发病率。从政策的角度看，美国各州都在制定策略，禁止未成年人（小于 18 岁）使用室内日光浴床。包括巴西和澳大利亚在内的一些国家已经完全禁止商业化室内美黑沙龙。

癌前病变

黑色素瘤通常原发于正常皮肤；然而，高达 40% 的黑色素瘤由癌前病变发展而来，包括发育不良痣，先天性痣和 Spitz 痣。5% ～ 10% 的黑色素瘤患者有家族病史。不同名称的综合征，例如，发育不良痣综合征、家族非典型性多痣-黑色素瘤综合征和 B-K 痣综合征，这些综合征特征为患者皮肤有大量黑色素痣（通常＞ 100 个），并且有一个、多个一级或二级亲属有黑色素瘤病史。通过严密的临床和组织学检查，这些痣通常被定为非典型或发育不良病变。家族史中可能存在其他癌症，特别是胰腺癌。这些患者需要每年进行几次详细的皮肤评估，并定期对最可疑的病变进行活检。

通常，发育不良痣是一种 6 ～ 15 mm 的斑疹样色素性扁平病损，边界不清且色素不均。但在临床上明确区分一个痣是否发育不良还是有一定困难的。因此，这些病变需要长期仔细监测，以评估其进展情况。大多数痣是良性的，但一些痣可能出现与细胞内生长信号增加相关的早期非典型性表现，并可随着额外突变的积累进展为侵袭性疾病。虽然大多数发育不良痣不会进展为黑色素瘤，但可疑的病变需要活检。在组织学检查中，发育不良痣通常被描述为轻度、中度或重度的异型增生。轻度发育不良痣通常不需要切缘阴性的切除，但应长期仔细监测。尽管扩大局部切除（WLE）是非必要的，但对于中-重度发育不良痣的通常做法是切缘阴性的切除。然而，对于中度发育不良痣是否需要阴性切缘切除仍有争议[5]。先天性痣的危险程度与痣的大小和数目有关。小的或者中等大小的先天性痣危险程度低，因此只有在外形发生改变时才需要注意。巨大的先天性痣（直径＞20 cm）比较少见，据估计每 2 万～50 万新生儿中有 1 人出现，但其会使终生患黑色素瘤的风险增加（图 31.3）。这些患者患其他肿瘤的风险也会增加，尤其是肉瘤。如果可能，应考虑完全切除。至少，这些患者应该定期进行皮肤评估。

Spitzoid 黑色素细胞病变包括许多组织病理学类型，从典型的良性 Spitz 痣到 Spitzoid 黑色素瘤。Spitz 痣是一种生长迅速，呈粉红色或棕色的良性皮肤病变，其发展为黑色素瘤的风险很小或者没有。Spitz 痣最常见于儿童，而成人病变更可能表现为非典型特征或 spitzoid 黑色素瘤。非典型特征包括，大小＞10 mm，不对称，溃疡，边界不清；在组织学层面，这些病变很难与黑色素瘤相鉴别。建议咨询皮肤病理学专家；然而，即使是最有经验的皮肤病理学家也难以确定 spitzoid 肿瘤的潜在恶变可能。尽管对于确诊的 Spitz 痣应完整切除并保证切缘阴性，但往往无法明确诊断。一旦怀疑病变可能为黑色素瘤，则应按黑色素瘤标准进行切缘阴性的扩大局部切除。前哨淋巴结（SLN）活检适用于侵袭性 spitzoid 黑色素瘤，并可在诊断不确定的病例中作为一种预后指标。常规使用 SLN 活检治疗非典型 Spitz 肿瘤是有争议的，因为在 SLN 中经常看到非典型细胞，这可能没有任何预后意义。

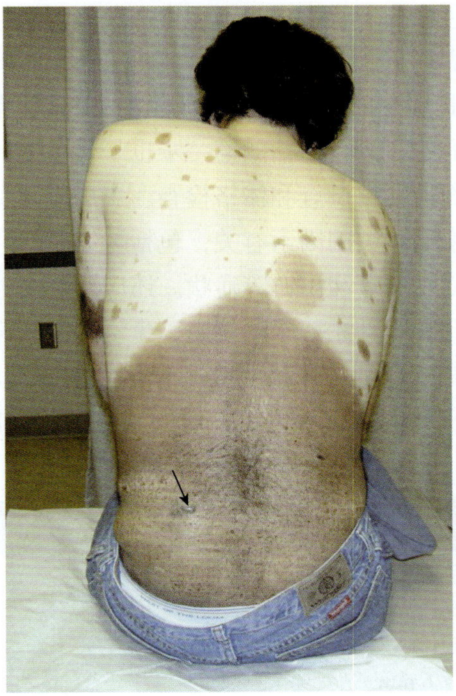

图 31.3　巨大的先天性躯干痣并伴有黑色素瘤（箭头）

发病机制

一般来说，在人类研究的所有恶性肿瘤中，黑色素瘤具有最高的突变负担[6]。通过癌症基因组图谱网络（the Cancer Genome Atlas Network）等合作项目，在过去的十年里，我们对黑色素瘤进展的分子机制的理解大大增加。2015 年的一项具有里程碑意义的研究对 331 例皮肤黑色素瘤进行了整合基因组分析[4]。通过基于 DNA、RNA 和蛋白质的分析，根据最常见的显著基因突变确定了四种不同的皮肤黑色素瘤亚型：*BRAF* 突变型、*RAS* 突变型、*NF1* 突变型和三倍野生型。

BRAF 突变型是皮肤黑色素瘤中最常见的基因亚型，约占所有皮肤黑色素瘤的一半。最常见的突变是 V600E，其次是 V600K。与其他亚型相比，*BRAF* 突变型患者相对年轻。第二常见的亚型是 *RAS* 突变型，约 30% 的患者为此亚型。第三种最常见的亚型是 *NF1* 突变型，约 15% 的患者为此亚型，这些患者通常比其他亚型年龄大。最后，三倍野生型是一种异质性亚型，缺乏前面提到的三种主要突变。该亚型具备紫外线相关特征的比率最低（30%）。这些基因组亚型的预后和治疗意义是正在进行的热点研究主题，因为我们试图在个体化医疗时代进一步对黑色素瘤进行精准治疗。

经典的有丝分裂原活化蛋白激酶（MAPK）信号通路几乎在所有基因亚型的黑色素生成中发挥作用（图 31.4）。正常情况下，细胞外受体产生的信号启动信号级联，通过 MAPK 途径来调节细胞核中的基因表达。影响这一级联中任何步骤的功能，获得性突变（*BRAF* 和 *RAS* 亚型）或抑制步骤的缺失（*NF1*）都可能导致不受控制的细胞生长。

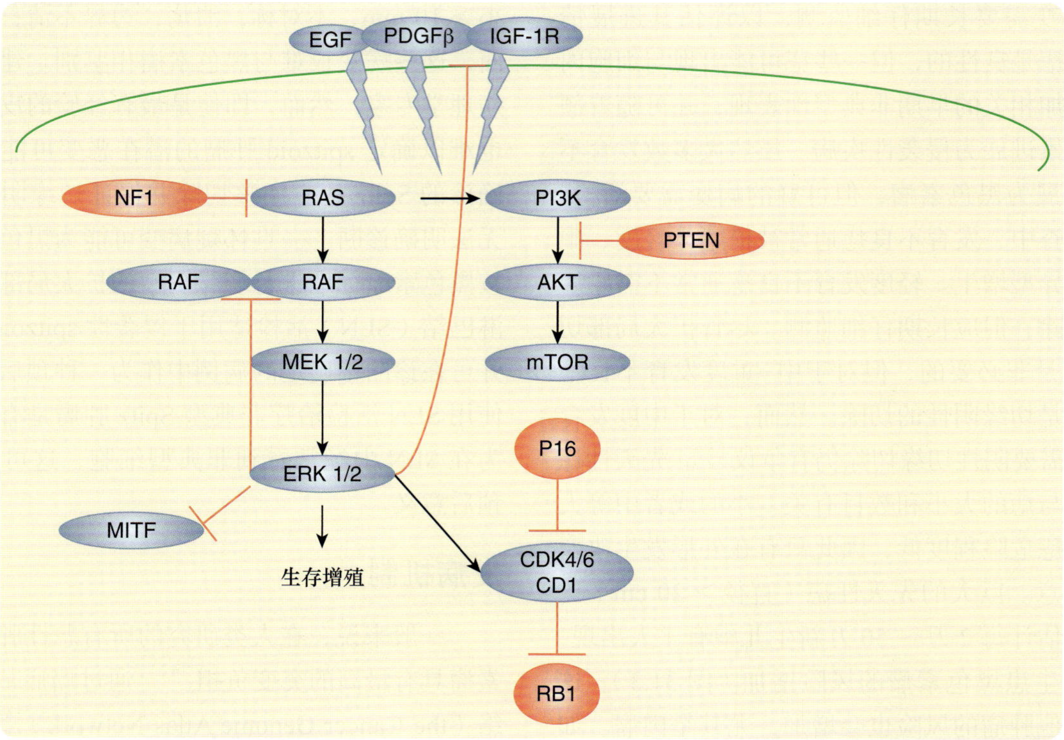

图 31.4 有丝分裂原活化蛋白激酶（RAS-RAF-MEK-ERK）和 PI3/AKT 通路；黑色素瘤发病机制中的两种典型途径（From Amaral T，Sinnberg T，Meier F，et al. The mitogen-activated protein kinase pathway in melanoma part I—activation and primary resistance mechanisms to BRAF inhibition. Eur J Cancer. 2017；73：85-92.）

仅凭功能获得性突变可能不足以导致黑色素瘤发病；在一些良性痣和恶性疾病中可以观察到相似的 *BRAF* 突变频率。另外的关键肿瘤抑制基因缺失对于肿瘤的进一步发展是必要的。例如，*CDKN2A* 基因的失活性突变发生在 25% ～ 40% 的家族性黑色素瘤中。*CDKN2A* 是一个在细胞周期控制中起关键作用的特征明确的基因，它编码两个独立的肿瘤抑制蛋白 INK4A（$p16^{INK4A}$） 和 ARF（$p14^{ARF}$）。 在 DNA 损伤或致癌基因激活的情况下，INK4A 阻止周期蛋白依赖性激酶 4 刺激细胞通过细胞周期进程。通过调节 p53 水平，ARF 在面对 DNA 损伤或放大的生长信号时也可以作为肿瘤抑制因子。ARF 可以阻止 p53 的降解，使这一关键的调控蛋白能够积累，从而阻止细胞周期或启动细胞凋亡。因此，ARF 或 INK4A 的缺失消除了细胞周期中的一个检查点，增加了复制失控的风险。

黑色素瘤发病机制的第二个主要典型途径是 PI3/AKT 通路（图 31.4）。PI3/AKT 通路在所有四种基因组亚型中都可能发生改变。磷脂酰肌醇 3,4,5- 三磷酸（PI3）激活 AKT，再通过哺乳动物雷帕霉素靶分子（mTOR）来促进细胞增殖。磷酸酶和张力蛋白同源物（PTEN）的基因位于 10 号染色体上，可抑制 PI3/AKT 信号通路。PTEN 缺失发生在约 25% ～ 50% 的非家族性黑色素瘤中，这是 BRAF/MEK 抑制疗法产生耐药的常见原因之一。

初步评估

黑色素瘤通常表现为不规则的色素沉着性皮肤病变，随着时间而生长或变化。ABCDE 标准用于指导可疑皮肤病变的诊断和活检（框 31.1）。对确诊为黑色素瘤的患者进行评估的第一步也是最重要的一步是进行全面的病史调查和体格检查。病史应与引起原发性黑色素瘤相关的因素有关，包括持续时间、随时间的变化以及瘙痒和出血等症状。还应调查其他危险因素，如日晒、日光浴床的使用、免疫抑制、癌症史和家族史等。详细的体格检查应包括完整的皮肤检查，以及对皮肤的视诊和触诊，以发现可疑的皮肤损害，

框 31.1 可疑皮肤病变的 ABCDE 标准

A. 不对称
B. 不规则边界
C. 颜色变化
D. 直径＞ 6 mm
E. 随时间推移而演变

包括在途转移病灶。颈部、腋窝和腹股沟淋巴结常规触诊，对于上肢或下肢远端黑色素瘤，应同时触诊滑车上淋巴结或腘窝淋巴结。人们普遍认为，皮肤检查应该是由初级保健医师或其他人进行的常规体检的一部分，但很少充分执行。完整的皮肤检查只需要患者脱去衣服，可能只需要 1 分钟就可以完成。花时间对皮肤进行评估的医师可及早发现黑色素瘤，这能够挽救许多人的生命。

黑色素瘤多为新生病变，也可源于先天或后天的痣。即使对有经验的临床医师来说，也很难区分良性痣和早期黑色素瘤。良性色素性病变非常普遍，因此在许多良性病变中发现早期黑色素瘤是具有挑战性的。最常见的良性色素性病变是脂溢性角化病（图 31.5）。其以在老年患者中随时间而积累的特征而闻名，通常为鳞状、蜡样凸起性病变，有一个黏着性的外观，看起来像是可以很容易被指甲刮掉。通常根据其特征性的外观可以明确诊断，且不需要切除。然而，有时即便是经验最丰富的皮肤病学家也可能会将黑色素瘤误诊为激惹型脂溢性角化。

其他非典型表现包括无色素性黑色素瘤，该病变没有色素沉着，表现为凸起的粉红色或肉色皮肤病变。在临床中，应对其持较高的怀疑态度，且应特别关注患者病变处的变化。如果患者的病变在大小、颜色和形状上发生变化和（或）出现发痒、出血，则进行活组织切片检查的标准应降低。若仅告诉患者“我们应该注意它”，则通常意味着它会被忽视。

因为人们对该疾病的认识不断提高，初次诊断黑色素瘤时，患者发生局部晚期或远处转移疾病的情况并不常见。尽管如此，大约 10% 的患者会出现区域性疾病，而高达 5% 的患者会出现转移。区域性疾病是指肿瘤经淋巴道扩散至区域淋巴结，其为首先接受原发肿瘤引流的淋巴结。在途转移黑色素瘤是一种局部淋巴转移形式，其中肿瘤在引流淋巴管内扩散，并在原发肿瘤部位和区域淋巴结之间表现为明显的皮肤或皮下结节。远处转移是指黑色素瘤向远处器官的血行扩散。尽管在初次诊断时并不常见，但转移性疾病引起的症状很重要，例如肿块、神经系统症状、头痛、厌食、体重减轻、骨痛或呼吸系统症状。

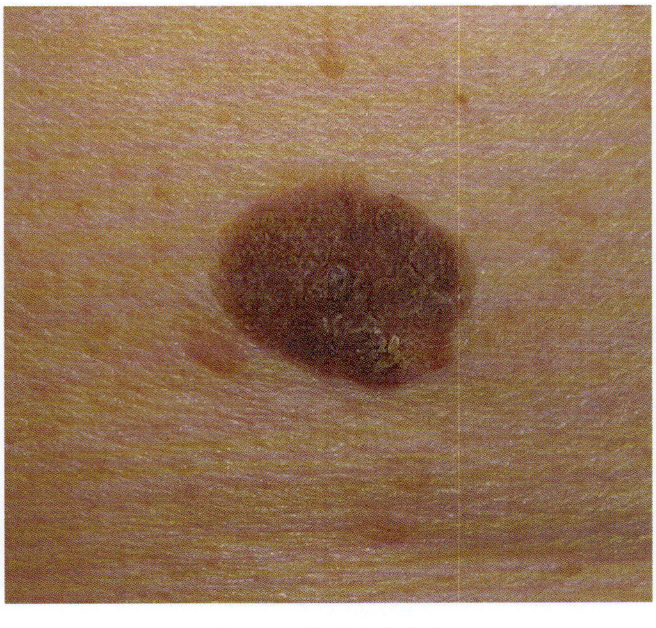

图 31.5 脂溢性角化病

活组织检查

除皮肤科医师和外科医师外，还应培训初级保健医师进行皮肤活检。皮肤活检有三种基本类型：切除、切开（包括钻孔活检）和刮除活检。切除活检可完全去除色素性皮肤病变，特别适合诊断并完全清除小病变。采用局部麻醉，切除时切缘距病变较近，随后缝合缺损。切除深度应延伸至皮下脂肪，以确保进行全层活检。需要注意的是手术切口的选择，梭形切口切除便于之后进行扩大切除（必要时）。需要特别注意的是，四肢手术的切口最好沿肢体长轴切开。在其他部位，在考虑扩大切除的情况下，以最小的张力和最佳的美容效果进行切除缝合。

对于较大的病变，在进行完全切除前，可采用全层组织活检进行诊断。进行全层活检最简单的方法是钻孔活检。钻孔活检就是将一个一次性工具钻进麻醉过的皮肤内，取出一块柱状皮肤或者皮下组织（直径为 2 ～ 8 mm），然后缝合 1 ～ 2 针。由于较小的组织样本通常不足以进行病理评估，因此应提供至少 4 mm 的穿刺活检组织。钻孔活检应在病变最厚或最可疑的区域进行，可以进行多次活检以获得更大的病变组织。

通常上不鼓励刮除活检，因为它可能会影响对 Breslow 厚度的准确评估，刮除活检由皮肤科医师进行，是黑色素瘤活检和诊断最常见的技术。用镊子提起皮肤病变或在病变下方插入小针，然后用刀片或手术刀刮除病变。通过在局部使用药物或电凝止血。之后，患者可以局部使用软膏治疗，让伤口逐渐愈合。由于刮取组织活检简单易操作且不需要缝合，因此是一种流行的活检方法。然而，通过刮除活检诊断黑色素瘤时存在一个潜在的缺点，即病变可能被横切，导致不能准确评估肿瘤的厚度。为了避免该问题的发生，皮肤科医师会采用深度刮除或蝶形手术活检法，这样可完全清除深入皮下脂肪内的病变。对于经验丰富的临床医师而言，这会是一种有效的活检技术。在审阅一个新诊断的黑色素瘤的病理报告时，外科医师应该注意深部切缘是否为阴性。

所有色素性病变均应进行病理评估。使用冷冻、烧灼或激光切除色素性病变的方法尤其不推荐使用，有很多病例都是使用这些方法导致病情被严重延误诊断。

病理学

活检报告是外科医师评估皮肤病变和制定治疗计划所需的最重要信息。考虑到黑色素瘤漏诊的后果，病理学家通常将不明确的病变归类为黑色素瘤的阈值较低。目前常见的是，病理报告包含一个较长的描述，病变可能是从重度发育不良痣到原位黑色素瘤再到早期侵袭性黑色素瘤的病变。在这种情况下，谨慎的决定是，将此类病变作为早期侵袭性黑色素瘤进行治疗，进行距病变边缘 1 cm 的扩大切除。虽然原位黑色素瘤不会侵犯基底膜以外的血管和淋巴管，但考虑到进展为侵袭性黑色素瘤的可能性仍然很大，因此可将其视为癌前病变。对此，建议这些病变的切缘至少距病变 5 mm（参见“扩大局部切除术”）。

组织学 从组织学角度，侵袭性皮肤黑色素瘤可根据其生长模式和位置分为 4 种主要类型，分别为恶性雀斑样痣性黑色素瘤、浅表扩散型黑色素瘤、肢端着色斑性黑色素瘤和结节性黑色素瘤。所有黑色素瘤最初都在皮肤的基底层增殖。当它们增殖时，这些细胞在表皮和表皮浅层中径向扩张，称为径向生长期。随着时间的推移，开始垂直生长，皮肤病变可能变得可触及，称为垂直生长期。在垂直生长阶段，其侵入皮肤的更深层，在那里，肿瘤可能最终侵入血管和淋巴通道，从而实现转移潜能。虽然组织学亚型不是预后的主要因素，但一些肿瘤在早期进展到垂直生长阶段，因此发现病变时更可能处于晚期。

最常见的组织学类型是浅表扩散性黑色素瘤（图 31.6）。其与日晒的关系尚未明确，最常见于躯干和四肢近端。顾名思义，浅表扩散型黑色素瘤最初表现为放射状生长的扁平的色素性病变。这些病变通常不对称，边界不规则，可显示为各种各样的色素。未经治疗，这些黑色素瘤随后将发展为垂直生长阶段，侵入更深的皮肤，并可能形成溃疡。

恶性雀斑样痣黑色素瘤最常发生在老年人暴露于阳光下的皮肤区域，表现为扁平、深色、颜色多样的病变，边界不规则，生长缓慢（图 31.7）。恶性雀斑样痣性黑色素瘤在诊断前可能会发展至较大体积，因为进展缓慢，可能未引起患者的注意。由于其更表浅，所以它的预后要好于其他组织学亚型。尽管如此，这些病变可能造成具有挑战性的管理问题，因为它们倾向于那些在美容上具有挑战性的区域进展，如面部。病变的组织学边界往往超出临床上肉眼所见的皮损边缘，阻碍了切缘阴性的实现。在进行复杂组织皮瓣缝合之前，应确保切缘阴性。这可能需要延迟闭合，直到最终病理报告显示切缘呈阴性。

肢端着色斑性黑色素瘤按其起源的解剖学部位进行分类。这些肿瘤发生在手指甲和足趾甲下区及手

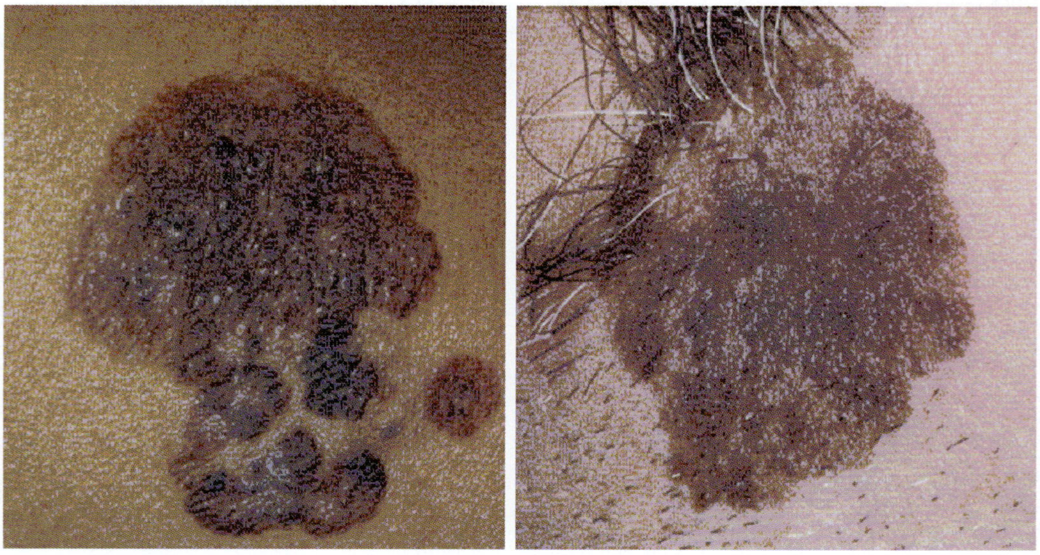

图 31.6 浅表扩散性黑素瘤

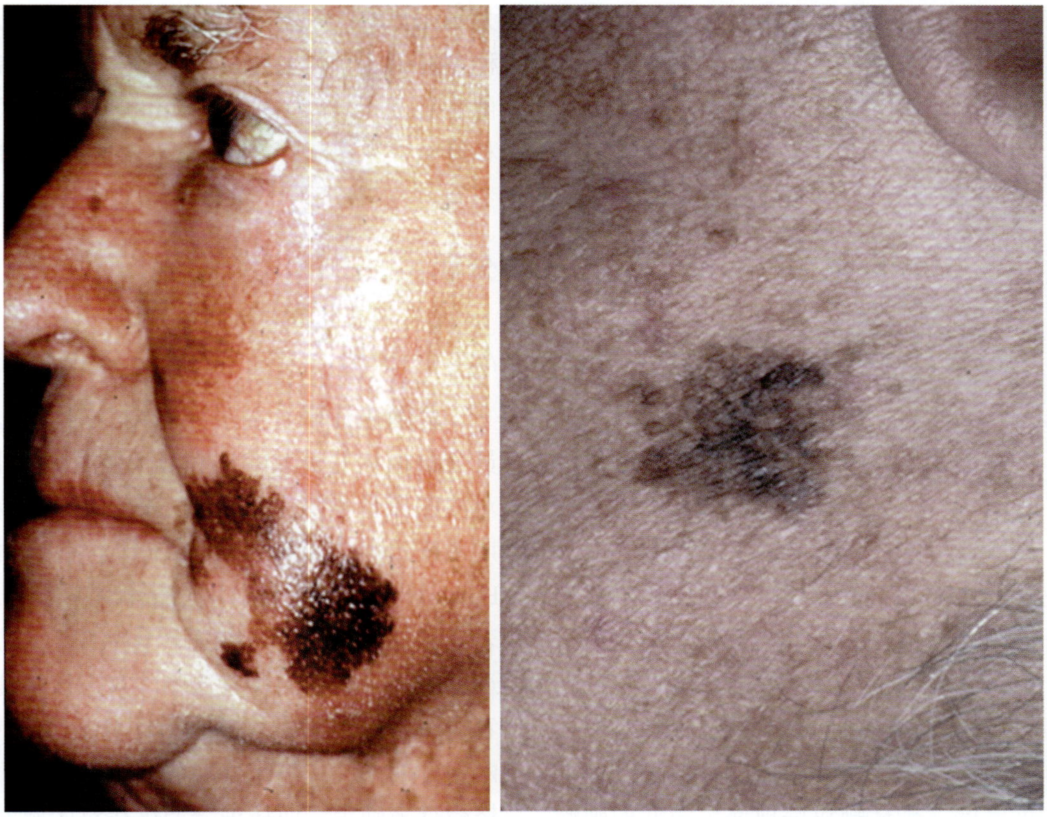

图 31.7　恶性雀斑样痣黑色素瘤

掌、脚底（图 31.8）。这是非白人患者中最常见的黑色素瘤类型。肢端着色斑性黑色素瘤的组织学表现与黏膜上出现的黑色素瘤相似。诊断时通常处于晚期，这是这些肿瘤预后普遍不良的原因。甲下区肢端着色斑性黑色素瘤常被误认为是甲下血肿，从而延误诊断。区分甲下黑色素瘤的特征是其在指甲下的位置不会改变，而血肿会随着指甲的生长向远端迁移。甲下黑色素瘤的病理活检可以通过局麻后移除指甲或直接穿过指甲钻取活检。

结节性黑色素瘤是一种隆起性丘疹样病变，可发生于身体的任何部位，病情早期即进入纵向生长模式（图 31.9）。其非典型的表现可能不总是符合 ABCDE 标准，包括与其他亚型相比，无色素性痣发生率较高。结节性黑色素瘤通常预后不良，因为在最初表现可见肿瘤平均厚度较厚且经常出现溃疡。

第五种具有独特组织学特征的黑色素瘤是促纤维增生性黑色素瘤。这些病变的特征是黑色素瘤细胞相互融合并伴有明显的间质纤维化。由于其通常为无色素性的，因此诊断可能具有挑战性，且诊断常常延迟。促纤维增生性黑色素瘤根据纤维组织增生程度分为单纯性或混合性。促纤维组织增生性黑色素瘤具有更大的局部复发倾向，且常表现为嗜神经性。单纯促

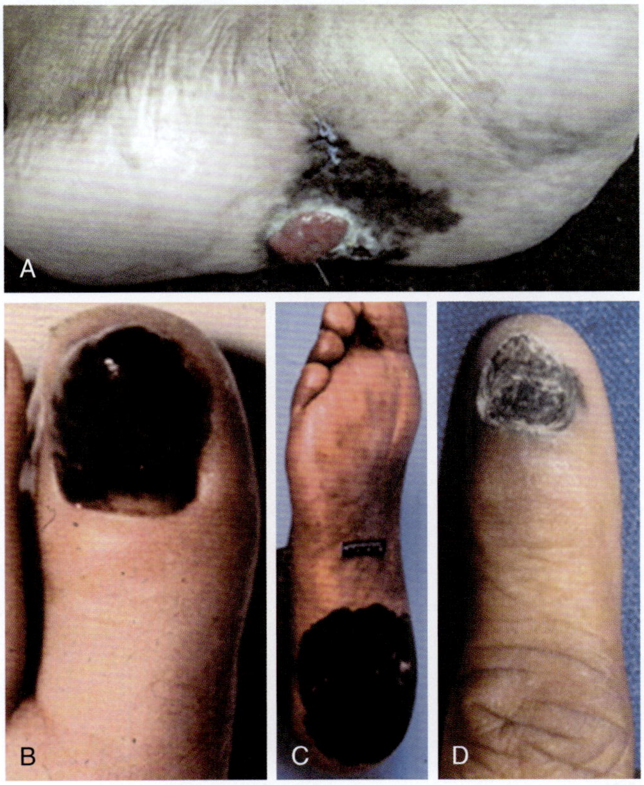

图 31.8　肢端着色斑性黑色素瘤（**A**）脚底弓；（**B**）甲下；（**C**）足跟；（**D**）甲下

纤维增生性黑色素瘤的淋巴结转移风险较低，一些人主张在这些病变中放弃前哨淋巴结活检。混合性促纤

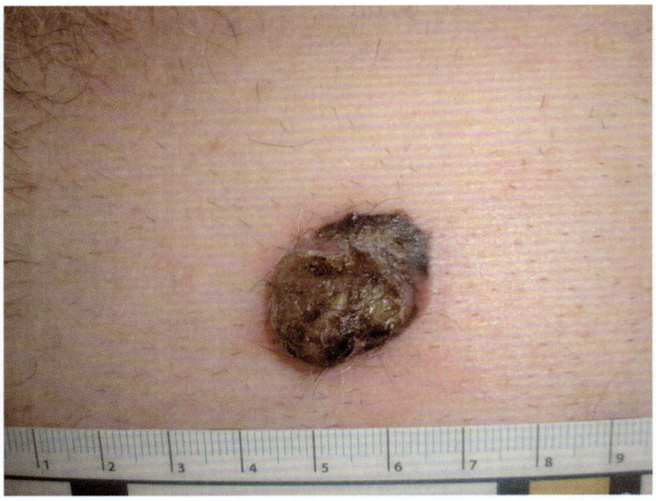

图 31.9 结节性黑素瘤

维增生性黑色素瘤的淋巴结转移率与其他组织学亚型相似；因此，前哨淋巴结活检应被视为这些病变的常规操作[7]。

侵袭深度评估　1969 年，Wallace Clark 博士首先描述了一个与存活率相关的黑色素瘤分级系统，现在称为 Breslow 厚度，是从颗粒层顶部至最低的肿瘤细胞的距离。随着时间的推移，Breslow 厚度已在很大程度上取代了 Clark 分级法，因为它已被证明是一种更准确的预测预后的方法。根据 Breslow 厚度，黑色素瘤通常分为薄（< 1 mm）、中厚（1 ~ 4 mm）和厚（> 4 mm）。随着黑色素瘤厚度的增加，预后变差。

分期

AJCC 分期

美国癌症联合委员会（AJCC）黑色素瘤分期委员会根据从北美、欧洲和澳大利亚中心收集的数据，对皮肤黑色素瘤采用肿瘤-淋巴结-转移（TNM）分期系统（表 31.1）。分期系统中的重要预后因素包括 Breslow 厚度、溃疡、淋巴结状态和淋巴扩散的其他表现（如卫星病变、在途转移疾病），以及是否存在远处转移。考虑到所有这些因素，该系统在不同的患者群体中提供了良好的预后区分能力。AJCC 提供了两种分期系统：临床分期可以通过原发病灶活检和体格检查来确定，而病理分期仅在对区域淋巴结进行全面评估后（常通过前哨淋巴结活检）才能完成。

表 31.1　黑色素瘤 TNM 分期（第 8 版 AJCC 分期系统）

T 分期	厚度	溃疡状况
TX：无法评估原发肿瘤厚度（如：通过刮除术诊断）	不适用	不适用
T0：无原发肿瘤证据（如：未知原发性或完全退化的黑素瘤）	不适用	不适用
Tis（原位黑色素瘤）	不适用	不适用
T1	≤ 1.0 mm	未知或未说明
T1a	< 0.8 mm	无溃疡
T1b	< 0.8 mm	有溃疡
	0.8 ~ 1.0 mm	有或没有溃疡
T2	> 1.0 ~ 2.0 mm	未知或未说明
T2a	> 1.0 ~ 2.0 mm	无溃疡
T2b	> 1.0 ~ 2.0 mm	有溃疡
T3	> 2.0 ~ 4.0 mm	未知或未说明
T3a	> 2.0 ~ 4.0 mm	无溃疡
T3b	> 2.0 ~ 4.0 mm	有溃疡
T4	> 4.0 mm	未知或未说明
T4a	> 4.0 mm	无溃疡
T4b	> 4.0 mm	有溃疡

表 31.1　黑色素瘤 TNM 分期（第 8 版 AJCC 分期系统）（续）

N 分期	肿瘤受累区域淋巴数目	存在在途转移、卫星和（或）微卫星转移
NX	未评估区域淋巴结（例如，未进行 SLN 活检，之前因其他原因切除了区域淋巴结） **例外：**T1 黑色素瘤不需要病理 N 分期，使用临床 N 分期	无
N0	未检测到区域淋巴结转移	无
N1	1 个阳性淋巴结；在途转移、卫星和（或）微卫星转移而无阳性淋巴结	
N1a	1 个隐匿性临床阳性淋巴结（即通过 SLN 活检发现）	无
N1b	1 个明确性临床阳性淋巴结	无
N1c	无淋巴结阳性	有
N2	2 ～ 3 个阳性淋巴结或合并 1 个阳性淋巴结在途转移、卫星和（或）微卫星转移	
N2a	2 ～ 3 个隐匿性临床阳性淋巴结（即通过 SLN 活检发现）	无
N2b	2 ～ 3 个阳性淋巴结，其中至少有 1 个明确性临床阳性淋巴结	无
N2c	1 个明确性临床阳性淋巴结	有
N3	≥ 4 个阳性淋巴结伴有≥ 2 个阳性淋巴结在途转移、卫星和（或）微卫星转移 或发现融合淋巴结无在途转移、卫星和（或）微卫星转移	
N3a	≥ 4 个隐匿性临床阳性淋巴结（即通过 SLN 活检发现）	无
N3b	≥ 4 个阳性淋巴结，其中至少 1 个明确性临床阳性淋巴结或存在任意数量的融合淋巴结	无
N3c	≥ 2 个临床隐匿性或明确性阳性淋巴结和（或）任意数量的融合淋巴结	有
M 分期	**解剖位置**	**LDH 水平**
M0	没有远处转移的迹象	不适用
M1	远处转移的证据	见下文
M1a	皮肤、软组织（包括肌肉）的远处转移，和（或）非区域淋巴结	未记录或未说明
M1a（0）		无升高
M1a（1）		有升高
M1b	伴或不伴 M1a 的肺远处转移	未记录或未说明
M1b（0）		无升高
M1b（1）		有升高
M1c	转移至非中枢神经系统（non-CNS）内脏部位，伴或不伴 M1a 或 M1b	未记录或未说明
M1c（0）		无升高
M1c（1）		有升高
M1d	转移到中枢神经系统（CNS），伴或不伴 M1a、M1b 或 M1c	未记录或未说明
M1d（0）		无升高
M1d（1）		有升高

Amin MB，Edge SB，Greene FL，et al. AJCC Cancer Staging Manual，8th ed. New York：Springer；2017.

AJCC：美国癌症联合委员会；LDH：乳酸脱氢酶；SLN：前哨淋巴结。M 分期后缀：（0）LDH 无升高，（1）LDH 有升高。如果 LDH 未记录或未说明，则不使用后缀。

T 分期　8 版 AJCC 分期指南根据 Breslow 厚度进行 T 分期，精确到十分之一毫米，同时根据溃疡对 T1 ～ 4 进一步分类。以 1.0 mm、2.0 mm 和 4.0 mm 为界分为 T1 ～ 4。溃疡是一个至关重要的预后因素。它在组织学上的定义是黑色素瘤上缺乏完整的上皮。在所有 T 分类中，溃疡预示着预后更差。8 版 AJCC 分期系统对 T1 黑色素瘤的亚分类做出了重要改变。T1b 黑色素瘤现在定义为存在（1）任何厚度的溃疡或（2）0.8 ～ 1.0 mm 的厚度而无溃疡。有丝分裂（7 版 AJCC 分期）不再用于描述黑色素瘤 T1b 分期。

N 分期　对于区域淋巴结阳性患者，除原发肿瘤的厚度和溃疡状态外，影响预后的因素包括分期时受累淋巴结的数量和淋巴结肿瘤负荷。肿瘤负荷的特征为 SLN 活检发现临床隐匿性阳性淋巴结或随后经病理证实的临床明确性阳性淋巴结。临床上明确性阳性淋巴结包括可触及的肿大淋巴结或影像学上发现异常并经针吸活检证实含有转移性黑色素瘤的淋巴结。与第 7 版不同的是，目前的第 8 版 AJCC 分期指南根据区域淋巴结数量对非淋巴结疾病［包括在途病变皮肤和（或）皮下转移、微卫星或卫星转移］进行分层（N1c、N2c 或 N3c）。

M 分期　新的第 8 版 AJCC 分期指南按照远处转移的部位和血清乳酸脱氢酶（LDH）水平进行分层。根据远端皮肤、软组织和非区域淋巴结（M1a）、肺（M1b）、非中枢神经系统内脏（M1c）和中枢神经系统（M1d）定义了 4 个亚组（而不是 3 个）。血清 LDH 水平升高进一步将 M1a ～ d 组分为（0）或（1）。血清乳酸脱氢酶（LDH）水平升高提示所有类型的转移预后较差。

其他因素　一些一直被证明影响生存的因素没有被纳入当前的 AJCC 分期系统。尽管事实上年轻患者更有可能发生淋巴结转移，但老年患者比年轻患者发生黑色素瘤死亡的风险更大。轴型（躯干、头部和颈部）黑色素瘤患者的预后比四肢肿瘤患者差。女性的预后比男性好，原因尚不清楚。

参与黑色素瘤患者治疗的外科医师还应熟悉病理学报告中常提及的其他几个特征。肿瘤浸润淋巴细胞（TILs）提示机体免疫应答的存在，并且与更好的预后有关。TILs 被分为活跃、不活跃或不存在。“活跃”表示 TILs 弥漫性浸润整个病变或沿基底浸润，而“不活跃”表示仅局灶性存在淋巴细胞。退化（定义为肿瘤细胞部分或完全丧失）尚未明确显示为影响转移或存活的重要因素。没有令人信服的证据表明存在退化应作为 SLN 活检的指征。尽管结节状黑色素瘤和肢端豆状黑色素瘤通常出现在更晚期，但一旦控制了肿瘤厚度和其他因素，就不会因组织学亚型而存在生存率差异。

即使有丝分裂不再被用于 T1 黑色素瘤的亚分类，但 AJCC 确实建议要将它继续在病理和前瞻性研究数据中集中报告，每平方毫米有丝分裂的数量是所有厚度类别中存活的重要预测因子，在薄（< 1.0 mm）黑色素瘤中存在有丝分裂仍可用于选择进行 SLN 活检的患者（特别是在第 8 版 AJCC 分级系统中的 0.76 ～ 0.99 mm 厚度类别或 0.8 ～ 1.0 mm 厚度类别中）。

TNM 分期之外

分期系统必须有相互矛盾的两种特性。一方面，分期系统应该试图尽可能多地识别有明显生存差异的组。另一方面，一个良好的分期系统不应该过于复杂。因此，AJCC 分期系统提供了一个简单的分类，将患者分为相对较大的类别，在预后方面仍存在相当多的异质性。由于这些原因，临床预测工具越来越流行，可以使用多种临床和病理危险因素提供精确的、针对患者的风险评估。这些预测工具的两个例子包括 AJCC 电子预测工具（www.melanomaprognosis.org）和黑色素瘤计算器（www.melanomacalculator.com），其是基于阳光地带黑色素瘤的数据。像这样的工具能更准确地进行风险评估，可用于制定针对患者的治疗和监测计划。随着我们对临床、病理和基因组因素之间相互作用理解的成熟，能够预测预后的分子特征（如癌症基因组图谱项目中概述的那些分子特征）很可能会被纳入到这些模型中。

其他的检验和影像学检查

大多数行手术咨询的患者都已被诊断为黑色素瘤。临床分期为局限性Ⅰ期或Ⅱ期疾病的患者不需要进行任何进一步检查，除非症状提示需要行进一步评估。过去通常需要进行肝功能检查或血清 LDH 水平测定；然而，没有证据表明血液检查有助于检测局限性黑色素瘤患者的转移情况。同样，对大多数局限性疾病患者而言，无需进行额外的影像学研究，尽管可考虑对原发性厚肿瘤（ⅡC 期）患者进行影像学检查，以检测转移病灶。在 SLN 活检检测出Ⅲ期病变的患者中，额外的影像学检查存在争议。使用正电子发射计算机断层扫描（PET）和计算机断层扫描（CT）等放射影像学检测微小淋巴结转移的概率较低[8]。临床上有明确性淋巴结转移的晚期Ⅲ期疾病患者或早期疾病患者出现提示转移的症状时，应接受进一步的影像学研究。Ⅲ期和Ⅳ期黑色素瘤的鉴别对于制定适当的治疗方案非常重要，影像学检查可以确定任何Ⅳ期疾病的转移病灶的范围和可切除性。对于晚期表现，通常建议进行胸部、腹部和骨盆的 PET/CT 或 CT 扫描以及脑部磁共振成像（MRI）。国家综合癌症网络（NCCN）定期更新指南，包括黑色素瘤患者适当的检查、手术治疗和辅助治疗。这些可在以下网址在线查阅：http：//www.nccn.org。

治疗

扩大局部切除术

从历史的角度上讲，建议对皮肤黑色素瘤进行积极的手术切除。在 20 世纪的大部分时间里，5 cm 的切缘是外科手术标准。从 20 世纪 70 年代开始，有研究开始报告切缘较窄的患者无不良结局。从那时起，评估切除范围的多项随机对照试验便指导建立了当前的指南，见表 31.2。切缘的主要决定因素是原发肿瘤的厚度。

主要基于临床经验和共识指南，5 mm 切缘通常被推荐用于原位黑色素瘤。原位黑色素瘤的 5 mm 切缘有两个潜在的问题。第一个问题是 5 mm 切缘无法常规达到切缘阴性；当切缘接近 10 mm 时，可以达到接近 100% 的切缘阴性率。第二个问题是，原位黑色素瘤可能存在一些诊断的不确定性。在这些情况下，一旦整个肿瘤被切除（而不是活检标本），5 mm 的切缘将是不够的，需要再次手术切除。考虑到这一点，对于一些解剖区域内的原位黑色素瘤，在初期缝合较容易情况下，可谨慎地尝试行 1 cm 切缘。

表 31.2 扩大局部切除术（WLE）推荐的切除范围

厚度	WLE 切缘 *
原位癌	0.5 cm
＜ 1 mm	1 cm
1 ～ 2 mm	1 ～ 2 cm†
＞ 2 ～ 4 mm	2 cm
＞ 4 mm	2 cm‡

* 在特定情况下，为了获得更好的功能或美容效果，可能需要较小的切缘。

† 在此 Breslow 厚度类别中，1 cm 的切缘可能与局部复发风险稍高相关。

‡ 没有证据表明＞ 2 cm 的切缘是有益的；然而，当局部复发风险较高时，晚期黑色素瘤可考虑较大的切缘。

一般来说，关于切缘的随机试验都集中在中等厚度的黑色素瘤。对于薄的（＜ 1.0 mm）黑色素瘤的普遍共识和实践是 1 cm 的切缘就足够了。一些随机对照试验已经评估了中度厚度黑色素瘤所需的切缘。与大多数实体器官恶性肿瘤一样，尽管局部复发可能受切除范围的影响，但随着黑色素瘤切除范围的扩大，总体生存率并未得到改善。

英国联合试验（British Collaborative Trial）将 900 例厚度至少为 2 mm 的黑色素瘤患者随机分为 1 cm 与 3 cm 切缘组。与 3 cm 切缘组相比，1 cm 切缘组的局部复发率（定义为切除后 2 cm 内复发或在途复发）更高［风险比（HR），1.26；$P = 0.05$］，总体生存率无差异[9]。根据本研究，1 cm 的切缘通常被认为不足以治疗中厚或厚的黑色素瘤。瑞典黑色素瘤试验机构在 9 个欧洲中心随机抽取了 936 名皮肤黑色素瘤患者，其病变厚度为 2 mm ～ 2 cm，切缘为 4 cm，未发现总体生存率有统计学的差异，局部复发率也无统计学差异[10]。根据这些试验和其他试验，普遍的共识是，对于厚度≥ 2 mm 的所有黑色素瘤，应选择 2 cm 切缘。对于 1 ～ 2 mm 厚的病变，建议 2 cm 切缘，当更宽切缘在解剖上不可行时，较窄的切缘（1 cm）是可以接受的。这些较窄切缘（1 cm）意味着局部复发可能更高。

技术　大多数情况下，WLE 可以在局部麻醉下进行，但若患者还需接受前哨淋巴结活检或淋巴结切除术，则最好还是选择全身麻醉。合适的切缘应从病变边缘或之前的活检瘢痕处测量。通常采用梭形切口对病变进行切除，然后进行一期缝合（图 31.10）。切口向下延伸到深筋膜，应切除所有的皮肤和皮下组织。在大多数情况下，筋膜切除术是非必要的，但对于厚的原发肿瘤和皮下组织有限的患者，需要关注深部切缘。标本应做石蜡病理，而不需要进行切缘的冰冻病理检查。在大多数情况下，切口是可以通过牵拉皮肤完成缝合的，而不需要复杂的组织重排和皮肤移植。在这些解剖领域，移植或组织重排是实现皮肤闭合的有用技术。在鼻、眼睛和耳等结构附近发生的肿瘤，可能需要小于肿瘤学上的传统切缘来避免畸形或残疾。甲下黑色素瘤的治疗需对远端手指或脚趾进行截肢。对于手指，无需进行指列切除术，因为黑色素瘤通常仅累及远端指骨，在远端指间关节进行截肢即可。在所有情况下，切缘应达到组织学阴性。值得注意的是，推荐的切缘是大体测量的距离；如果最终的病理学报告表明从黑色

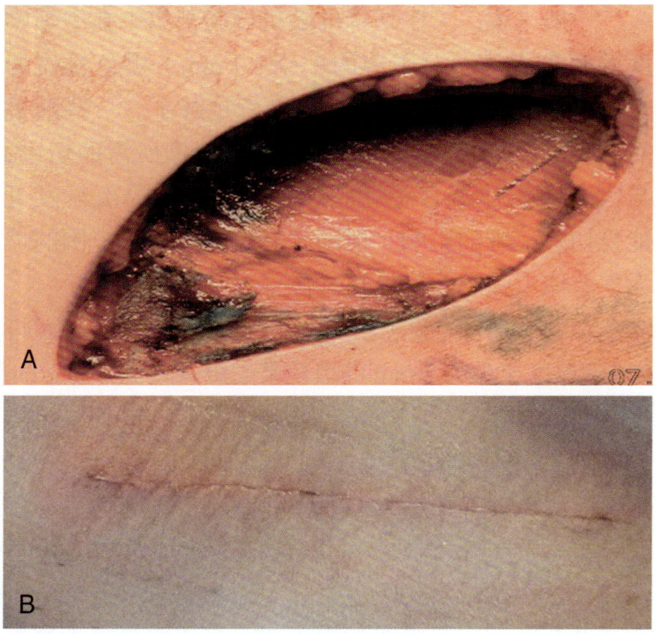

图 31.10 梭形切口（A）可以一期缝合；(B）用于进行黑色素瘤的扩大局部切除

素瘤到切缘的测量距离小于推荐的距离，则没有必要行二次手术，除非切缘被肿瘤累及或几乎被肿瘤累及。

Mohs 显微手术（MMS，莫式手术）可以在切除皮肤癌时进行即时的切缘评估。最常用于 SCC 和 BCC 等 NMSCs，效果良好。在黑色素瘤中，莫氏手术主要用于原位病变，尽管一些中心已开始使用 MMS 治疗侵袭性黑色素瘤。MMS 是美容的重点区域（如面部）的首选方式，它可将皮肤损伤降至最低，同时仍可实现阴性切缘。手术可能高度依赖于操作者，需要对切缘进行全面病理检查。已有多份单机构报告表明 MMS 可降低黑色素瘤的局部复发率，但仍存在争议。一般而言，MMS 不被视为黑色素瘤的肿瘤学可接受治疗，除非由经验丰富的中心对仔细选择的病例进行治疗。

区域淋巴结的评估和管理

在过去的 30 年里，对恶性肿瘤区域淋巴结的评估和管理发生了迅速的变化。对临床淋巴结阴性患者进行选择性淋巴结切除已是过去时。SLN 活检已被广泛采用，是评估中厚和厚黑色素瘤的基础。基于两项具有里程碑意义的研究，SLN 活检阳性后，完整的淋巴结清扫（CLND）的适应证已经改变。总之，基于临床研究和外科研究人员质疑现状的情况，对黑色素瘤区域淋巴结的评估和管理已经随着时间的推移而发展。

前哨淋巴结活检 自 1992 年 Donald Morton 博士提出以来，SLN 活检已成为皮肤黑色素瘤患者分期不可或缺的工具。该技术的准确性已得到很好的验证，根据 AJCC，它现在是厚度大于 1 mm 的黑色素瘤分期的必要部分。在无淋巴结转移临床证据的黑色素瘤患者中，SLN 的情况是唯一且最重要的预后因素。SLN 活检的结果直接影响治疗和监测决策。对于任何治疗黑色素瘤的外科医师来说，彻底了解 SLN 活检在黑色素瘤厚度范围内的适应证和手术的技术至关重要。

适应证 SLN 活检相对简单，易于实施；然而，它不是没有并发症和代价。与其他分期检查一样，对于淋巴结转移风险低的患者或有全身麻醉风险极高的合并症的患者，不应过度使用该方法。NCCN 指南建议考虑对所有 T2 或更大（＞1.0 mm）的黑色素瘤患者以及病变较薄但 SLN 阳性风险为 5% 或更高的患者进行 SLN 活检。关于在何种情况下应向薄（T1）黑色素瘤患者进行 SLN 活检以及厚（T4，＞4.0 mm）黑色素瘤患者是否可从 SLN 活检中获益，曾有一些争议。

在美国，约有 70% 的黑色素瘤为薄黑色素瘤（定义为厚度≤1.0 mm）。虽然这些患者淋巴结转移的总体风险估计为 5% 或更低，但该人群的某些亚群的淋巴结阳性率接近厚病变。虽然不建议对薄黑色素瘤进行常规 SLN 活检，但如果这些病变具有任何与淋巴结转移风险增加相关的特征，则可进行 SLN 活检。与淋巴结转移风险增加相关的原发性病变特征包括溃疡和有丝分裂率（每平方毫米≥1 个有丝分裂）。

T1 黑色素瘤 AJCC 分期分类的近期变化使薄黑色素瘤 SLN 活检的评估和风险分层变得复杂。以前，T1b 黑色素瘤的定义是存在溃疡和（或）每平方毫米至少有 1 个有丝分裂。由于这两个因素是薄黑色素瘤 SLN 转移的最强风险因素，因此人们提出了一个相当直接的建议，即考虑对 T1b 黑色素瘤进行 SLN 活检。然而，T1b 现在定义为溃疡或厚度为 0.8～1.0 mm，未考虑有丝分裂率。这样做是因为薄黑色素瘤中仅基于厚度的生存率略有差异[11]。T1b 现在是一个生存率比 T1a 稍差的分组，但不一定是 SLN 转移风险较高的组。有丝分裂率虽然在 AJCC 分期标准中未被正式考虑，但其仍可应用于识别 SLN 转移风险增加的薄黑色素瘤。其他可用于识别高于平均风险的薄型黑色素瘤的因素包括年龄和厚度（范围为 0.8～1.0 mm）[12]。较年轻的薄黑色素瘤患者发生 SLN 转移的风险增加。一般做法是，对任何可接受全身麻醉的 T1 黑色素瘤伴溃疡或厚度为 0.76 ～ 0.99 mm 且每平方毫米至少有 1 个有丝分裂的患者进行 SLN 活检。对于无这些不良特征的年轻患者选择性地进行 SLN 活检，尤其是厚度接近 1.0 mm 的患者。任何有丝分裂率 $\geqslant 1/mm^2$，厚度为 1.0 mm 且年龄大于 56 岁者或有丝分裂率 $\geqslant 1/mm^2$ 且年龄小于 56 岁者发生 SLN 转移的概率大于 5%，SLN 活检应予以考虑[13]。

因为厚（＞ 4 mm）原发性黑色素瘤发生远处转移的风险增加，先前的观点认为，SLN 的状态并没有增加太多额外的预后信息。然而，许多研究表明，SLN 肿瘤阴性的厚黑色素瘤患者的预后优于 SLN 阳性患者。由于风险具有连续性，不会突然终止于 4 mm 的厚度，厚黑色素瘤的 SLN 活检为这些患者提供了重要的风险分层，特别是对于考虑进行辅助治疗的患者。对于临床阴性淋巴结的非淋巴结区域疾病患者（即在途疾病），也可以考虑 SLN 活检，因为阳性淋巴结的数量对预后很重要。

技术细节 正确的 SLN 活检技术细节值得关注。所有患者都应进行术前淋巴显像，通常在同一天进行 SLN 和 WLE 手术（图 31.11）。应将锝[99]硫胶体（0.5 mCi）注射到真皮中，在黑色素瘤或活检部位周围的 4 个等距离点注射皮丘。重要的是将示踪剂注射到距黑色素瘤或活检瘢痕约 0.5 cm 处的正常皮肤中，而不是注射到黑色素瘤本身或活检瘢痕中。常见的错误是将放射性示踪剂注入皮下组织过深，这将导致无法检测到前哨淋巴结。如果初次注射后未发现前哨淋巴结，则应由经验丰富的临床医师重复注射。在几乎所有情况下，前哨淋巴结最终均可显影。使用 γ 相机进行成像，使用动态和静态图像识别淋巴通道和前哨淋巴结。尽管淋巴引流方式有时是可预测的，但淋巴显像常可发现预测之外的淋巴结。这对于淋巴管引流方向并不明确的区域尤为重要，比如躯干和头颈部，这些部位的淋巴管并不严格按照解剖学分布。

在这种情况下，淋巴显像可识别出一个以上淋巴结区域中的前哨淋巴结。此外，在传统的颈部、腋窝和腹股沟淋巴结区域外发现前哨淋巴结并不少见。在皮下位置或肌群之间可能发现所谓的间隔、夹层或在途淋巴结。对于上肢或下肢远端黑色素瘤，分别评估滑车上或腘窝淋巴结很重要。这些间隔淋巴结与传统淋巴结区域中的前哨淋巴结具有相同的黑色素瘤细胞藏匿风险；因此，建议在前哨淋巴结活检时将其取出。此外，即使是对于在传统淋巴结区域中发现的其他 SLN，在 85% 的情况下，间隔淋巴结也是唯一的阳性淋巴结。因此，应在切除术前行淋巴成像发现所有的 SLN（图 31.12）。

手术通常采用全身麻醉。手术时，要将一种蓝色染剂（如异硫蓝）以类似于注射放射性示踪剂的方式注射到黑色素瘤周围的真皮中（图 31.13）。这种联合淋巴定位技术可在 99% 的患者中识别前哨淋巴结（SLN）。因为蓝色染料不会在前哨淋巴结中长时间停留，在手术前注射，根据黑色素瘤的大小，使用剂量为 1 ～ 5 ml。因为蓝色染料在注射后会在皮肤上持续好几个月，所以最好是在 WLE 的切缘范围内注射。使用手持式 γ 探头识别前哨淋巴结的位置，并进行剥离以识别进入蓝色淋巴结的蓝色淋巴管（图 31.14）。前哨淋巴结定义为淋巴结区域中任何放射性最强的淋巴结、任何蓝色淋巴结、任何该区域中放射

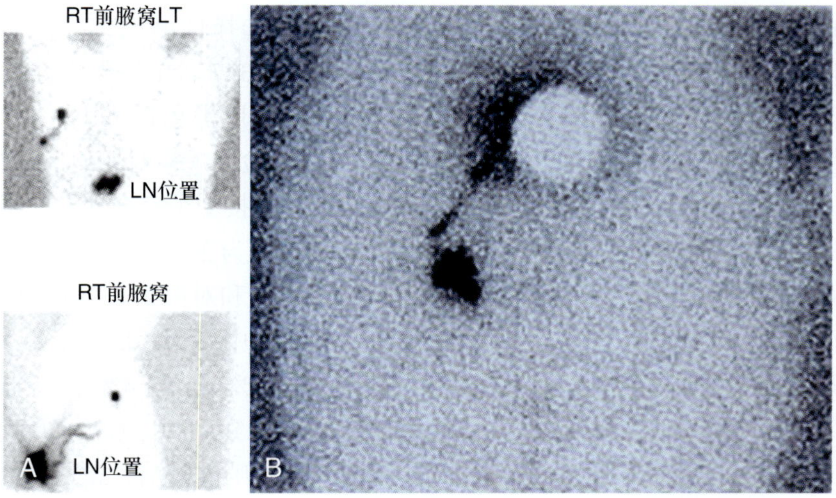

图 31.11 术前淋巴成像可以帮助识别前哨淋巴结。（**A**）背部黑色素瘤，引流至腋窝；（**B**）脐周黑色素瘤，引流至左侧腹股沟淋巴结。LN，淋巴结；LT，左；RT，右

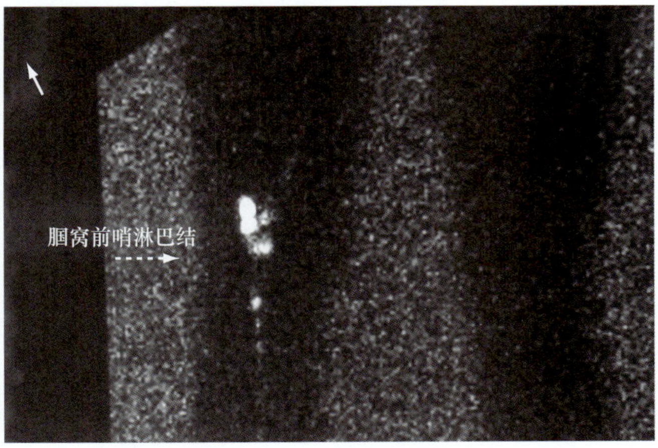

图 31.12 淋巴成像显示腘窝前哨淋巴结（SLN）

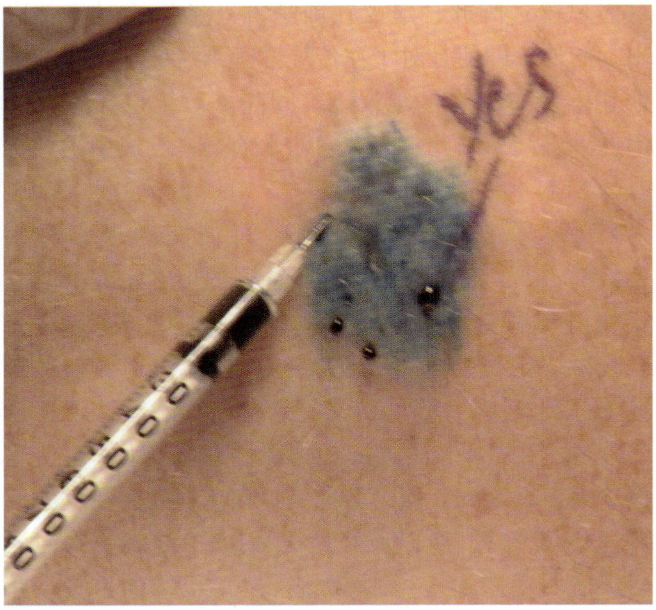

图 31.13 皮内注射异硫蓝染料用于术中淋巴标记和前哨淋巴结活检

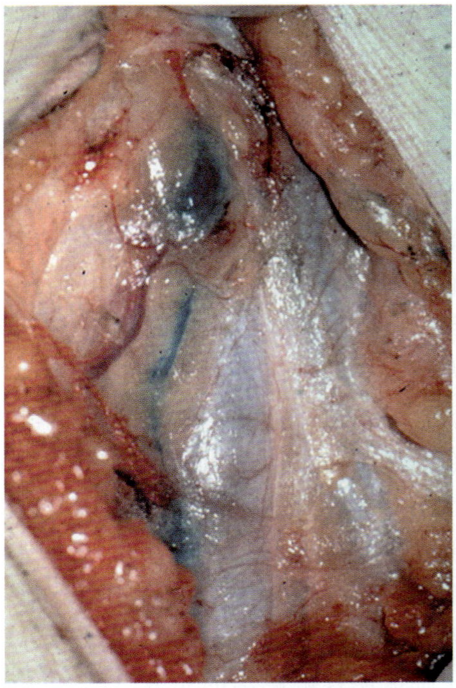

图 31.14 蓝色的淋巴管通向一个蓝色的前哨淋巴结

性计数为 10% 或更高的淋巴结，或任何明显异常和可疑的淋巴结。所有此类淋巴结都需要切除。通过遵循这些指南，将 SLN 活组织检查假阴性的风险降至最低。尽管淋巴显像显示淋巴结区域内可见多个放射性淋巴结，但其中许多为轻度放射性次级淋巴结，而非真正的前哨淋巴结。淋巴显像图上可见的淋巴结数量与所识别的 SLN 数量之间的相关性通常较差。一般来说，识别的前哨淋巴结的平均数量为每个淋巴结区域 2 个。应将前哨淋巴结送去进行石蜡切片组织病理学检查，并对黑色素瘤标志物（如 S-100、HMB-45 和 Melan-1）进行免疫组织化学染色。应避免立即进行冰冻切片组织学检查，因为即使是专业病理学家也难以在冰冻切片上诊断 SLN 的微转移黑色素瘤。

SLN 活检在头颈部比其他区域更具挑战性，因为在该位置有丰富的淋巴引流网络。相应地，在这些部位的黑色素瘤的 SLN 活检的假阴性率通常较高。横断面成像，如单光子发射计算机断层成像（SPECT），比平面淋巴显像图更能准确地帮助外科医师识别出 SLN 的确切解剖位置。精确地了解该区域的解剖学是必不可少的，以避免意外的神经损伤。腮腺 SLN 可以被识别和切除，通常不需要进行腮腺浅叶切除术。然而，如果担心面神经损伤，腮腺浅叶切除术可能是一种更安全的选择。颈 SLN 的一个共同部位直接毗邻脊髓副神经，此神经应进行分离并保留。

多中心选择性淋巴结切除术试验 唯一的一个旨在比较 SLN 活检和观察结果的随机对照试验是首个多中心选择性淋巴结切除术试验（MSLT-I）[14]。该试验将 1347 名中厚黑色素瘤（1.2 ～ 3.5 mm）患者和 314 名厚黑色素瘤（> 3.5 mm）患者随机分配至 SLN 活检或观察对照组。通过 SLN 活检确诊疾病的患者立即接受了完全性淋巴结切除术。所有组的淋巴结转移率为 20.8%，且在每个治疗组内相似。SLN 活组织检查和对照组未发现 10 年黑色素瘤特异性生存率差异［中厚组（81.4% *vs.* 78.3%；$P = 0.18$）；厚组（58.9% *vs.* 64.4%；$P = 0.56$）］。然而，通过 SLN 活检观察到中厚和厚黑色素瘤的 10 年生存率得到提高。前哨淋巴结状态是黑色素瘤复发或死亡的最强预测因素：在中厚黑色素瘤患者中，SLN 活检阴性的 10 年生存率为 85.1%，而阳性淋巴结的 10 年生存率为 62.1%（HR，3.09；$P < 0.001$）。有趣的是，在仅局限于淋巴结转移的患者（在 SLN 活检中确定的或在观察期间发生的）的亚组分析中，在中厚患者的 SLN 活检组中观察到了黑色素瘤特异性生存率、无病生存率和远处无病生存率的提高。

淋巴结清扫术

历史　在历史上，淋巴结清扫术是黑色素瘤手术治疗的重要组成部分，但随着 SLN 活检技术的发展和对黑色素瘤生物学认识的提高，其重要性逐渐降低。在使用 SLN 活检之前，对高危黑色素瘤经常进行引流区域淋巴结清扫，以识别早期临床隐匿性淋巴结转移并提供准确的分期。SLN 技术实现了相同的目标，降低了发病率，因此，选择性淋巴结清扫仅具有历史意义。淋巴结清扫在黑色素瘤的治疗中仍然发挥重要作用；因此，治疗黑色素瘤的外科医师应熟悉手术的技术细节及其适应证。

完全淋巴结切除术　完全淋巴结切除术或完全淋巴结清扫术（CLND）用于切除经 SLN 活检发现患有转移性黑色素瘤的淋巴结区中的剩余淋巴结。在Ⅲ期，SLN 阳性黑色素瘤存在广泛不同的预后。CLND 可以鉴别非前哨淋巴结转移。这是一个重要的预后因素，因为多项研究表明，与 SLN 相比，转移到非前哨淋巴结是一种额外的转移性疾病，具有更强的生物学侵袭性，预后更差。CLND 可能有潜在的治疗效益，通过消除额外的淋巴结微转移疾病，可改善无病生存率，如在 MSLT-I 中看到的一样。然而，CLND 确实大大增加了患者的短期和长期患病率。并发症包括伤口并发症、感觉异常和永久性淋巴水肿。在 SLN 阳性微转移淋巴患者中，仅 15% ～ 20% 在 CLND 之后有额外的非前哨淋巴结微转移；因此，因 SLN 阳性而接受 CLND 治疗的 6 名患者中有 5 名未从该手术中获得治疗益处，并经历了与 CLND 相关的患病率。

预测非前哨淋巴结转移的努力集中在临床和病理因素上，以识别高风险和低风险患者，在这些患者中，CLND 可能被选择性忽略（在非 SLN 的低风险患者中），或者 CLND 可能特别有益。已经开发了多种不同的评分系统来评估淋巴结内微转移扩散的负荷，其标准包括肿瘤的位置、肿瘤横截面积、肿瘤直径（所有病灶间相加或仅最大病灶）或侵入淋巴结的深度（图 31.15）。一般而言，最大肿瘤的最大直径是最具预测意义的肿瘤负荷，可预测生存率和非 SLN 转移[15-16]。正在进行的研究将这些临床和病理因素与风险增加相关的新遗传标记物相结合，无论是在原发肿瘤还是 SLN 活检中，开发综合的风险模型可以为非 SLN 转移风险的患者提供特异性评估。基于下文讨论的两项里程碑式研究，预测非 SLN 转移瘤的能力可在未来用于选择辅助治疗的患者，而非选择 CLND 的患者。

多中心选择性淋巴结切除术试验Ⅱ和德国皮肤病合作小组试验（DeCOG-SLT）　通过这两项研究来回答以下问题：与单独观察相比，肿瘤阳性 SLN 活检后的 CLND 是否提高了生存率。观察方法的基本原理是，如上所述，超过 85% 的患者在 SLN 活检阳性后没有任何额外的微转移；因此，常规 CLND 不能获得存活益处。DeCOG-SLT 研究是在德国进行的一项多中心、随机临床试验，其结果于 2016 年公布[17]。在该研究中，483 名 SLN 病患者呈活检阳性，被随机分配到阳性淋巴结区 CLND 组或观察组。由于人数累积困难和低的事件发生率，试验提前结束；计划注册人数为 550 人。中位随访时间为 35 个月，两组患者的主要终点或无远处转移生存期没有差异（77% *vs*. 75%），无复发，总生存率无差异。基于微转移肿瘤负荷（≤ 1 mm 或＞ 1 mm）的主要终点亚组分析也显示无远处转移生存期不存在差异。该研究一直被批评动力不足，未能达到应有的入组人数，但这是一项重要的研究，证实了 SLN 阳性黑色素瘤观察策略的安全性。

MSLT-Ⅱ是一项更大的多中心随机临床试验，证实了 DeCOG 研究的发现。在 MSLT-Ⅱ中，1939 例 SLN 活检结果为肿瘤阳性的患者被随机分配到 CLND 或观察组，包括对受累淋巴结区进行的超声监测[18]。两组患者的主要终点（黑色素瘤特异性生存率）无差异。两组的 3 年黑色素瘤特异性生存率均为 86%，而

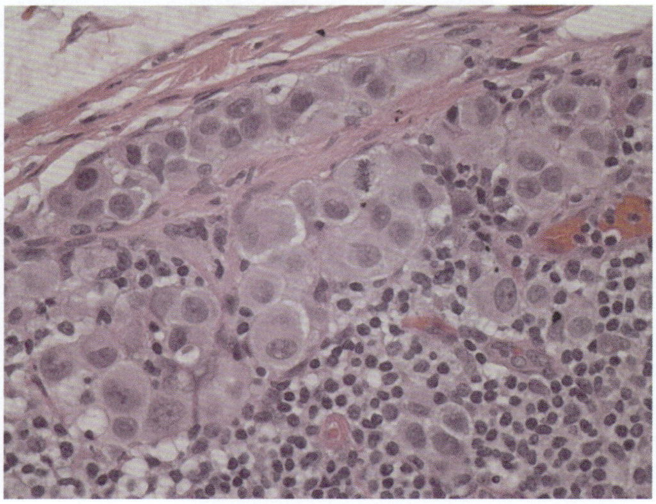

图 31.15　被膜下微转移黑色素瘤沉积在淋巴结内

CLND 组的 3 年无病生存率在数值上（非统计学上）高于观察组（68% *vs.* 63%；$P = 0.05$）。与 CLND 组相比，观察组中非 SLN 转移的累积发生率有所增加（5 年时为 26% *vs.* 20%；$P = 0.005$）。

总之，DeCOG-SLT 和 MSLT-Ⅱ的研究结果改变了临床实践。只有在非常有选择性的情况下，即高度关注非 SLN 转移和区域淋巴结管理的失败或无法遵循观察监视策略的情况下，在 SLN 阳性后才考虑 CLND。尽管并非所有中心都普遍接受，但 DeCOG 和 MSLT-Ⅱ研究坚定地认为，对于绝大多数 SLN 阳性患者而言，避免 CLND 是安全合理的。这种方法的问题和辅助治疗患者的选择将在下面讨论。

治疗性淋巴结清扫　治疗性淋巴结清扫术是对有临床明显淋巴结转移的区域淋巴结进行的淋巴结清扫术，仍然是外科医师治疗黑色素瘤的重要组成部分。这是一种实现局部疾病控制的良好手术，鉴于 MSLT-Ⅱ和 DeCOG-SLT 的发现，这可能是未来进行淋巴结切除术的最常见原因。基于可触及淋巴结或影像学异常的疑似淋巴结转移，应通过细针穿刺确诊。有时，可能会发现良性淋巴结，但对于皮肤黑色素瘤患者来说，在未证实之前，可触及的淋巴结应被视为转移性疾病。考虑到在缺乏有效辅助治疗的情况下，局部和转移性复发的风险较高，可考虑姑息性切除肿大、疼痛的局部淋巴结（图 31.16）。

治疗性淋巴结清扫应根据标准解剖边界切除受累区域淋巴结区内的所有纤维脂肪和淋巴组织。对于腋窝，进行全面的Ⅰ、Ⅱ和Ⅲ级腋窝清扫。这包括完全切除腋静脉、胸背和胸内侧神经血管束和胸长神经周围的所有纤维脂肪组织。胸小肌可能需要在其进入喙突附近处分开，以清除增大的Ⅱ级和Ⅲ级淋巴结。在极少数情况下，胸肌的主要肌群也可能需要分开。如果腋静脉受累，可进行结扎和分离，通常水肿比预期要轻。

腹股沟淋巴结清扫包括腹股沟浅表淋巴结清扫，也可能包括深部或盆腔（髂内、髂外和闭孔）淋巴结的清扫。对于局限于腹股沟浅表淋巴结区的肉眼可见疾病，何时应进行盆腔淋巴结清扫尚无共识。对于有可触及的淋巴结或影像学提示累及盆腔淋巴结的患者，大多数情况下应切除深部淋巴结。转移至 Cloquet 淋巴结（连接腹股沟韧带下方的股骨和髂骨的淋巴结链）是盆腔淋巴结清扫术传统上的常见适应证。同样，多发股淋巴结受累是盆腔淋巴结清扫术的另一个传统适应证。

对于颈部淋巴结清扫术，保留颈内静脉和脊髓副神经的功能性颈清扫术通常就足够了。淋巴显像和 SLN 结果可指导是否需要进行腮腺浅叶切除术。滑车上或腘窝淋巴结切除术通常是非必要的，但需要仔细关注这些区域的特殊解剖结构（图 31.17）。

辅助治疗

与大多数实体器官恶性肿瘤一样，由于缺乏有效的全身治疗，恶性黑色素瘤预后不佳。黑色素瘤生物学特点历来超出外科医师的局部性疾病控制策略。在过去的几十年里，除了我们对区域淋巴结的评估和管理的理解有所提高外（如 vis-á-vis SLN 活检和完全淋巴结切除术的适应证），黑素瘤的手术治疗并没有太大的改变。而对于全身治疗的选择就不是这样了。随着靶向治疗和免疫治疗的飞速发展，这是治疗黑色素

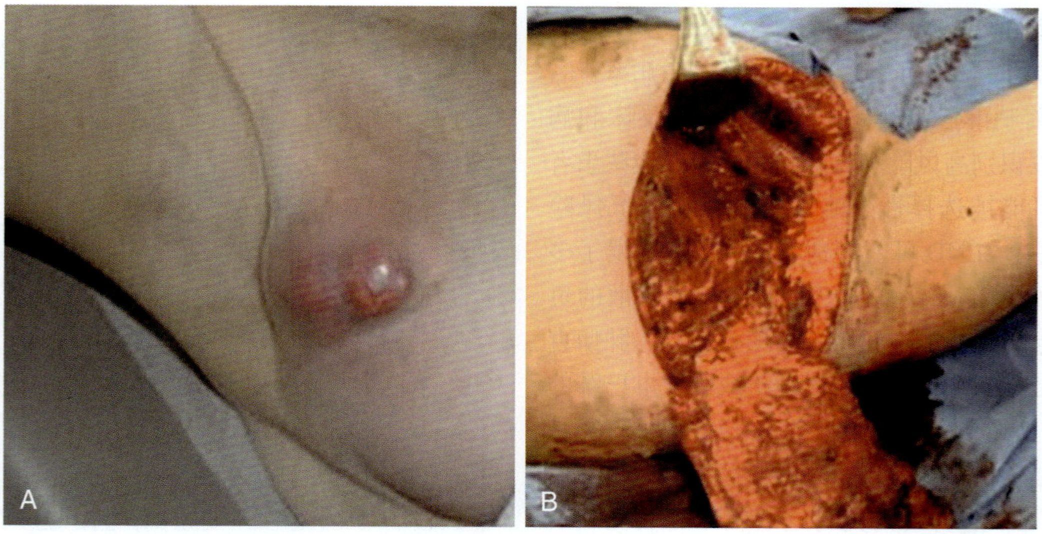

图 31.16 （A）晚期腋窝淋巴结转移；（B）Ⅰ、Ⅱ、Ⅲ级腋窝淋巴结清扫

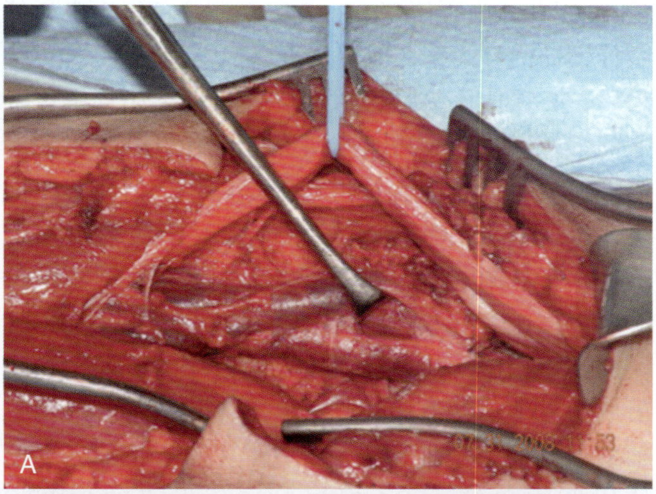

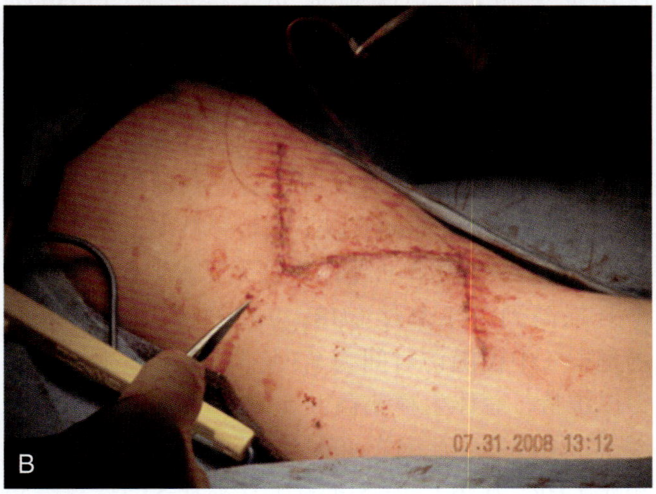

图 31.17 腘窝淋巴结清扫术。(**A**)腘动脉和静脉暴露;(**B**)缝合

瘤的一个激动人心的时刻。我们现在有多种安全有效的辅助治疗方案,为黑色素瘤患者提供了手术治疗后疾病持续缓解的希望(表 31.3)。

历史 在 2015 年之前,美国食品药物监督管理局(FDA)批准的唯一针对黑色素瘤的辅助全身治疗是高剂量干扰素 alfa-2b。这种药物有相当的毒性,具有长期的疗程和许多严重的不良事件。通常通过静脉注射治疗 1 个月,然后进行 11 个月、每周三次皮下注射。常见副作用包括流感样症状、疲劳、不适、厌食、神经精神副作用和肝毒性。

这种疗法充其量只是勉强有效,而毒性很大。FDA 的批准主要是基于美国东部肿瘤协作组 E1684 试验,在该试验中,有明显淋巴结转移的高危患者使用辅助干扰素后,短期无病和总体生存受益;更长的随访仅显示了无病生存率的轻微差异。我们尝试了其他的给药策略,包括间歇给药和使用聚乙二醇化干扰素 alfa-2b。阳光地带黑色素瘤试验表明,在单个 SLN 阳性的低风险患者中,辅助干扰素在无病生存期或总生存期方面没有益处。辅助干扰素治疗黑色素瘤的总结评估是,它可重复提高无病生存率,对总生存影响很小,但代价是严重的毒性。需要更好的辅助治疗方案;这些选择以靶向治疗和免疫疗法的形式出现。

靶向治疗 第一个成功的黑色素瘤靶向治疗药是维莫非尼,这是一种针对 *BRAF* V600E 突变的小分子酪氨酸激酶抑制剂。*BRAF* 是黑色素瘤中公认的驱

表 31.3 BRAF-MEK 抑制和免疫治疗对皮肤黑色素瘤的辅助治疗试验的总结

试验名称	研究人群	干预治疗	对照治疗	主要结果	备注
EORTC 18071(Eggermont et al)[21]	ⅢA(> 1 mm 微转移)、ⅢB、ⅢC(无在途转移)	伊匹木单抗 10 mg/kg 每 3 周一次 ×4 次,然后每 3 个月一次 ×3 年	安慰剂	改善了无复发生存期(HR,0.76;95% CI,0.64 ~ 0.89)	5 年总生存率提高(65.4% *vs.* 54.4%;HR,0.72;95% CI,0.58 ~ 0.88)
COMBI-AD(Long et al)[19]	ⅢA(> 1 mm 微转移),ⅢB,ⅢC *BRAFV*600 突变	每日达拉非尼/曲美替尼 ×12 个月	安慰剂	改善了无复发生存期(3 年 RFS 为 58% *vs*.39%;HR,0.47;95% CI,0.39 ~ 0.58)	3 年总生存率提高(86%*vs*.77%;HR,0.57;95% CI,0.42 ~ 0.79)
CheckMate 238(Weber et al)[22]	完全切除的ⅢB、ⅢC 或Ⅳ	纳武单抗每 2 周一次 ×12 个月	伊匹木单抗 10 mg/kg 每 3 周一次 ×4 次,然后每 12 周一次 ×12 个月	改善了 12 个月的复发生存期(70.5% *vs.* 60.8%;HR,0.65;97.5% CI,0.51 ~ 0.83)	纳武单抗的安全性更好(3 级或 4 级不良事件,14.4% *vs.* 45.9%)
EORTC 1325(Eggermont, et al)[23]	ⅢA(> 1 mm 微转移)、ⅢB、ⅢC(无在途转移)	帕博利珠单抗每 3 周一次 ×12 个月	安慰剂	改善了无复发生存期(HR,0.57;98.4% CI,0.43 ~ 0.74)	PD-L1 阳性和阴性肿瘤的 RFS 均有改善

CI:置信区间;HR:危险比;PD-L1:程序性死亡配体 1;RFS:无复发生存期。

动突变之一，存在于大约一半的皮肤黑色素瘤中。在转移性黑色素瘤初步成功试验的基础上，BRAF 抑制作为一种治疗概念发展为双 BRAF-MEK 抑制，以克服单药 BRAF 抑制所见的一些耐药性问题（图 31.18）。BRAF-MEK 抑制转移性黑色素瘤的良好经验引发了一项针对Ⅲ期 BRAF 突变型黑色素瘤患者的术后辅助试验的开展。

具有里程碑意义的 COMBI-AD 试验由 Long 和其同事于 2017 年发表[19]。在这项多中心国际研究中，870 名 *BRAF* V600E 或 V600K 突变的黑色素瘤患者在完全切除后 12 个月被随机给予了双重 BRAF（达拉非尼）和 MEK（曲美替尼）抑制治疗或安慰剂。最初的研究结果非常显著：治疗组的 3 年无复发生存率从 39% 提高到 58%（HR，0.47），3 年总生存率从 77% 提高到 86%（HR，0.57）。亚组分析显示，双重 BRAF-MEK 抑制剂的益处在多个队列中是一致的，包括年龄、疾病分期（ⅢA、ⅢB 和ⅢC）、微转移性和大转移性疾病、溃疡和淋巴结转移的数量。该治疗耐受性良好，不良事件分布合理。重要的是，该试验纳入了因 SLN 阳性疾病而接受完全淋巴结切除术的Ⅲ期疾病患者。高危微转移性疾病仅纳入了淋巴结转移超过 1 mm 的患者。

该试验已经确定了辅助靶向 BRAF-MEK 抑制 BRAF 突变型黑色素瘤患者Ⅲ期黑色素瘤的潜在作用；然而，鉴于其他一些辅助治疗方案，我们如何纳入这一策略存在一些问题。这种策略的长期持久性令人担忧，因为我们知道，最初对靶向治疗有反应的患者往往最终会产生耐药性。这项研究的长期随访将有助于阐明这个问题。辅助免疫治疗也很有前途（如下所述）。因此，尚不清楚 BRAF 突变型黑色素瘤患者的最佳辅助治疗策略，他们也可以接受辅助免疫治疗。最后，必须使该试验的结果与当前 SLN 阳性黑色素瘤的治疗范式相一致。本研究中所有患者均因 SLN 阳性疾病接受了完全性淋巴结切除术；然而，根据 MSLT-Ⅱ和 DeCOG 研究，目前 SLN 阳性的治疗策略是放弃完成淋巴结切除术，转而进行淋巴结监测。

免疫治疗 辅助免疫治疗的发展方式与 BRAF 靶向治疗相似，其中转移性疾病治疗的早期经验发展成为一个辅助治疗的概念。2015 年获得批准用于辅助治疗的第一种免疫治疗剂是 CTLA-4 单克隆抗体伊匹木单抗。FDA 根据 2015 年发表的 EORTC 18071 研究的初步发现，批准了伊匹木单抗[20]。在这项试验中，951 例切除黑色素瘤的Ⅲ期黑色素瘤患者被随机给予伊匹木单抗 10 mg/kg 治疗或安慰剂，试验长达 3 年。所有 SLN 阳性的患者均接受了完全淋巴结切除术，1 mm 或以下微转移性淋巴结疾病患者被排除。伊匹木单抗组的中位无复发生存期从 17.1 个月提高到 26.1 个月（HR，0.75）。随着随访时间的延长（中位随访时间为 5.3 年），无复发生存获益得以维持，总体生存获益得到证实[21]。伊匹木单抗组 5 年无复发生存率为 40.8%，与安慰剂组（30.3%）相比（HR，0.76），其 5 年总生存率从 54.4% 提高到 65.4%（HR，0.72）。无远处转移的生存率也有所提高。这些获益并非没有增加严重不良事件（甚至是伊匹木单抗佐剂导致死亡）的风险。54% 的接受伊匹木单抗治疗的患者发生了严重不良事件，而安慰剂组有 26% 的患者发生了严重不良事件。5 例患者（1.1%）死于伊匹木单抗的并发症。这项试验的良好结果导致了

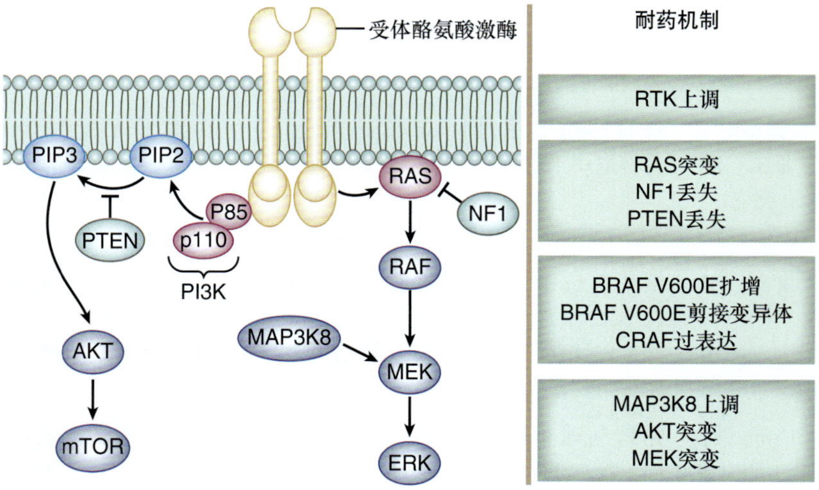

图 31.18 BRAF-MEK 信号通路及其潜在的耐药性机制（From Welsh SJ，Rizos H，Scolyer RA，et al. Resistance to combination BRAF and MEK inhibition in metastatic melanoma：where to next? Eur J Cancer. 2016；62：76-85.）

FDA 近 20 年来第一次批准了用于黑色素瘤辅助治疗的新药。然而，其副作用和死亡风险值得高度关注。

较新的程序性死亡 1（PD-1）抑制剂纳武单抗和帕博利珠单抗提供了更安全、耐受性更好的免疫治疗，其反应与伊匹木单抗一样有效和持久。Checkmate 238 试验表明，辅助纳武单抗在预防Ⅲ期和Ⅳ期黑色素瘤术后复发方面比伊匹木单抗更有效[22]。在这项试验中，906 例完全切除ⅢB、ⅢC 或Ⅳ期（由 AJCC 第 7 版定义）的黑色素瘤患者被随机给予 1 年的辅助纳武单抗或伊匹木单抗。在至少 18 个月的随访中，纳武单抗组的 12 个月无复发生存期为 70.5%，伊匹木单抗组为 60.8%（HR，0.65）。与伊匹木单抗组（46%）相比，纳武单抗组的严重（3 级或 4 级）不良事件发生率更低（14%）。与伊匹木单抗相比，纳武单抗的相对疗效在多个亚组中是一致的，包括年龄、性别、分期（ⅢB、ⅢC 和Ⅳ）、溃疡、微转移性淋巴结和大量转移性淋巴结疾病。

辅助帕博利珠单抗也被报道可以改善Ⅲ期黑色素瘤的术后无复发生存率。在 EORTC 1325（KEYNOTE-054）试验中，1019 例术后的Ⅲ期黑色素瘤患者（第 7 版 AJCC）被随机给予 1 年的帕博利珠单抗佐剂或安慰剂[23]。中位随访时间为 15 个月，与安慰剂组相比，帕博利珠单抗佐剂组与 1 年无复发生存率改善有关（75.4% *vs.*61.0%；HR，0.57）。帕博利珠单抗组报告的严重不良事件发生率较低（14.7%），与 Checkmate 238 试验中的纳武单抗相似。与纳武单抗一样，帕博利珠单抗在多个亚组中都有效，包括 PD-1 配体（PD-L1）表达、性别、分期（ⅢA、ⅢB、ⅢC）、阳性淋巴结数量、微转移淋巴结疾病、大转移淋巴结疾病、溃疡和 BRAF 突变状态。

基于这些里程碑式的试验，PD-1 抑制剂纳武单抗和帕博利珠单抗已成为Ⅲ期和Ⅳ期黑色素瘤患者的术后首选辅助免疫治疗药物。与 PD-1 抑制剂相比，伊匹木单抗因其毒性已经不受欢迎，但它仍可能在挽救性治疗或与 PD-1 抑制剂联合使用中发挥作用（详见下文）。对纳武单抗或帕博利珠单抗的选择通常因机构而异，因为没有数据表明其中一种比另一种更有效。如之前“靶向治疗”所述，外科医师和肿瘤学家面临的问题是，在所有佐剂试验中的 SLN 阳性患者均接受 CLND 治疗，而目前大多数 SLN 阳性患者都忽略了 CLND 治疗之间的协调。

Checkmate 238 试验排除ⅢA 期患者，EORTC 1325/KEYNOTE-054 纳入ⅢA 期患者，但前提是微转移淋巴结负荷大于 1 mm（第 7 版 AJCC 分期标准）。大多数经 SLN 活检发现的淋巴结转移的患者镜下均有单个阳性淋巴结。因此，我们面临的Ⅲ期患者主要是ⅢA 患者，我们知道辅助治疗策略对ⅢB 和ⅢC 患者有效。当我们试图调整辅助治疗策略以最大限度地提高疗效并将过度利用最小化时，将这些单个阳性 SLN 患者分为受益于和不受益于辅助免疫治疗的组将是未来大量研究的重点。

放射治疗　尽管历史上一直认为，黑色素瘤对放疗相对耐受，但一些较新的研究表明，放疗可能在辅助和姑息治疗中发挥作用，也可能是全身免疫治疗的潜在辅助手段。辅助放疗可能在某些淋巴结切除术后的淋巴结区复发的高危患者中发挥作用。在 ANZMTG 01.02/TROG 02.01 试验的长期随访中，区域淋巴结切除术后的辅助放疗将淋巴结肠复发的累积发生率从 36% 降低到 21%（调整后 HR，0.52）[24]。该试验将 250 名淋巴结复发高危的患者随机分配到辅助放疗组（20 次，48 Gy）或淋巴结切除术后观察组。高危指 1 个或多个腮腺淋巴结受累、2 个或多个颈部或腋窝淋巴结受累、3 个或多个腹股沟淋巴结受累、存在结外延伸或最大淋巴结的最大直径大于 4 cm（颈部淋巴结为 3 cm）。长期随访后，总生存率或无复发生存率无差异。在淋巴结切除术后的高危患者中，辅助放疗在控制局部淋巴结方面似乎确实有所改善；然而，这种区域控制对于明显具有全身转移高风险的患者的重要性并不清楚。高危区域淋巴结疾病患者可能会从更好的辅助系统治疗（免疫疗法）中获得更多益处，以降低转移性复发的风险，而不是从辅助放疗中获得更多益处，以改善淋巴结区的控制。

监测

虽然 NCCN 确实提供了一些建议的监测方法，但没有关于黑色素瘤患者术后随访的适当的明确指南。应考虑的一般原则是，监测策略的强度和影像学研究的纳入应根据患者的风险和可能的复发部位进行个体化。大多数复发是在治疗后的前 5 年内发现的，尽管黑色素瘤以延迟复发而闻名，有时在治疗后数十年内，在看似低风险的病变中复发。

早期局部性疾病（0～Ⅱ）的患者复发风险较低，前 3 年应至少每 6 个月进行 1 次病史和体格检查，此后至少每年进行 1 次。需要仔细的病史询问来探查症状，如新的皮肤病变、淋巴结肿块、疼痛、头痛、神经系统改变、体重减轻、胃肠道和肺部症状。应对患者进行关于复发的常见症状和体征的教育，以便他们能够报告在预定就诊期间出现的任何重要变化。体格检查应包括全面的皮肤检查，包括触诊以检测局部淋巴结或在途复发。这些患者的大多数复发将由患者自己报告[25]。

对于Ⅲ期黑色素瘤和高危Ⅱ期疾病［厚和（或）溃疡性原发病变］患者，合理的随访计划是前 3 年每 3 或 4 个月进行一次病史和体格检查，之后 2 年每 6 个月进行一次，此后每年进行一次。实验室检查和影像学检查（如 CT、MRI 或 PET/CT）的使用存在争议，但对这些患者来说并非不合理。尽管放射影像学或实验室研究从未证实对复发性黑色素瘤的早期检测有任何作用，但有理由相信，在这个对转移性黑色素瘤进行有效免疫治疗的时代，早期发现小体积病变可能有一定的效用。Ⅳ期黑色素瘤患者将定期进行临床、实验室和放射学评估，以监测对治疗的反应。

生存团队（可能包括外科医师、皮肤科医师，也可能包括医学肿瘤学家）应考虑原发性黑色素瘤的复发和第二原发性黑色素瘤的发展。黑色素瘤幸存者继续表现出高风险的紫外线暴露和次优的风险再现行为[26]。与一般人群相比，黑色素瘤幸存者发生后续黑色素瘤的风险增加了 10 倍，发生第二次原发性黑色素瘤的累积风险约为 5%[27]。黑色素瘤幸存者应在余生中定期进行皮肤检查。

局部复发性疾病的治疗

局部复发 WLE 瘢痕或移植皮肤 5 cm 内的复发被视为局部复发，代表了与总生存率较差相关的侵袭性生物学行为（图 31.19）。复发风险随肿瘤厚度增加而增加，据估计，小于 0.75 mm、0.75 ～ 1.5 mm、1.5 ～ 4 mm 和大于 4 mm 厚的黑色素瘤的复发风险分别为 0.2%、2%、6% 和 13%。局部复发的治疗是手术切除至组织学切缘阴性。尽管 WLE 原发性肿瘤指南不适用，但应尝试在完全切除先前 WLE 瘢痕的情况下选择至少 1 cm 的切缘。局部复发的 SLN 活检在技术上是可行的，结果可能具有一定的预后价值。当进行复发检查时，SLN 活检阳性率可能高达 40%，这可能为选择接受额外手术或辅助治疗的患者提供有价值的风险分层[28]。

在途疾病 在途肿瘤，无论是在就诊时还是在初始局部治疗后复发，都是原发肿瘤部位和淋巴管内肿瘤沉积形成的引流淋巴结区之间的皮下或皮肤肿瘤结节（图 31.20）。它们的外观通常不明显，缺乏色素沉着，并且只能被识别为可触及的结节。细针抽吸或空芯针活检可确诊。一旦确诊，应进行全身成像，因为有远处转移的高风险。有限的在途疾病可以通过简单的阴性切缘切除得到足够的治疗，但外科医师必须高度怀疑更具侵袭性的疾病生物学行为，这将需要额外的治疗。在大约 20% 的患者中，局部切除可能足以治疗疾病，但将来可能需要进行重复切除。在存在在途疾病的情况下，应考虑 SLN 活检，因为其结果具有预后意义[28]。

历史上，局限于肢体的广泛或复发性在途疾病采用区域性化疗。将大剂量化疗药输送到病变部位而与身体其他部位相分离的方法包括肢体隔离热灌注和肢体隔离灌注。美法仑是最常见的化疗药物。肢体隔离灌注是一种创伤较小、资源密集程度较低的技术，具有相似的肿瘤学结果和较小的肢体毒性。目前，这些治疗的使用频率较低，因为病灶内和全身免疫治疗目前是实现在途疾病的局部控制的首选的有效方法，且患者的发病率较低。许多评估 CTLA-4 或 PD-1 抑制作用的早期免疫治疗试验均包括不可切除的Ⅲ期疾病，包括在途疾病。单独使用或联合使用时，两种药物均显示出良好的反应和无进展生存期改善。

溶瘤病毒（T-VEC）是一种单纯疱疹病毒 1 型来源的溶瘤免疫治疗方法，可连续注射到可触及的靶病变中，以诱导直接的局部效应和潜在的全身反

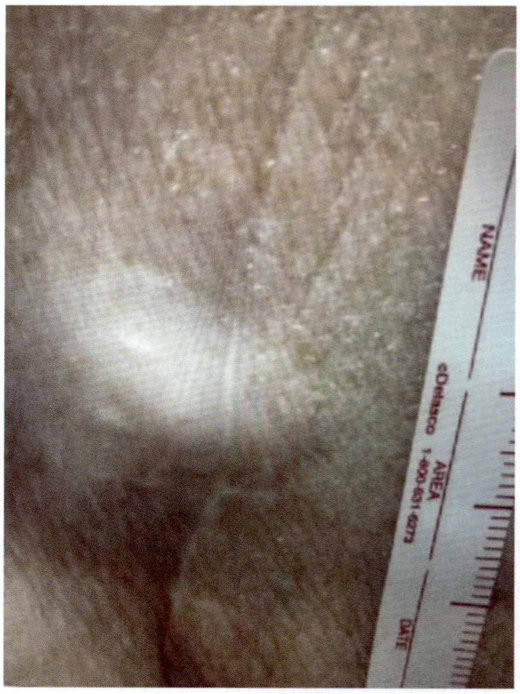

图 31.19 原发性黑色素瘤切除术瘢痕内的黑色素瘤局部复发

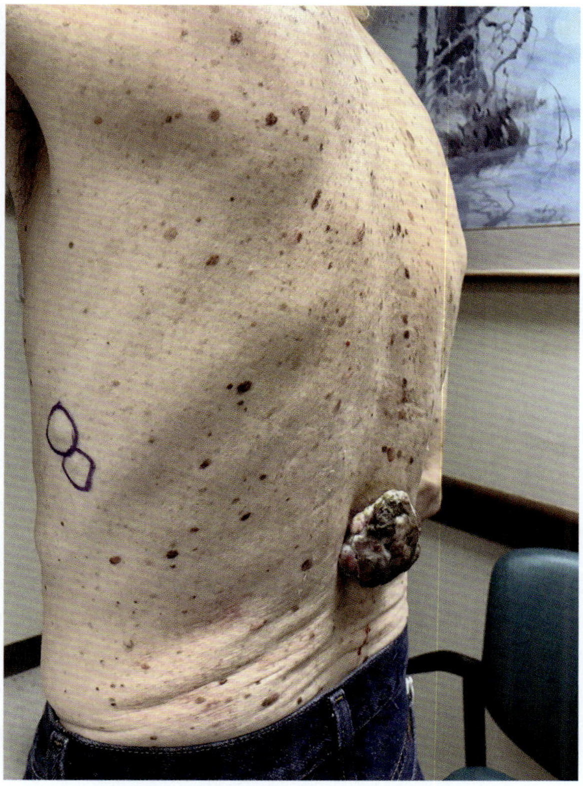

图 31.20　中下背部原发肿瘤与引流淋巴结区之间的在途疾病（左侧圈出）

应。在 OPTiM 试验中，436 名根据第 7 版 AJCC 分期诊断为Ⅲ B ～Ⅳ期黑色素瘤的未切除患者被随机分为连续瘤内 T-VEC 注射组或粒细胞巨噬细胞集落刺激因子对照组[29]。T-VEC 组的持久应答率为 16%，而对照组为 2%（OR，8.9）。T-VEC 组的总有效率也更高（26% *vs*.6%），中位总生存期略有改善（23 个月 *vs*. 19 个月）。ⅢB、ⅢC 和 M1a 疾病的反应最好。也有系统的、偏离目标的反应。研究者观察到未注射的非内脏病变有 34% 的应答率，未注射的内脏病变有 15% 的应答率，内脏病变的定义为大小减少至少 50%。基于该试验，T-VEC 获得了 FDA 批准，可用于Ⅲ期或Ⅳ期皮肤黑色素瘤的病灶内治疗。全身免疫疗法中增加 T-VEC 疗法似乎可提高不能切除的Ⅲ / Ⅳ期疾病的免疫治疗应答率；我们将继续研究这种组合策略[30-32]。

鉴于病灶内和全身免疫治疗的成功，它们已经成为不能简单切除的广泛在途疾病患者的一线治疗方法。局部输注化疗药物仍有作用，主要是在免疫治疗无效和疾病仍然局限在肢体的情况下进行挽救性治疗。随着我们在病灶内免疫治疗和全身免疫治疗中经验的不断增加，这种情况越来越少见。

区域淋巴结复发　治疗性淋巴结清扫治疗孤立的局部淋巴结复发历来是以前未行淋巴结清扫的患者的首选治疗方法。严格遵循上述辅助免疫治疗试验中使用的指南，仍然是可接受的。在确认没有转移性疾病后，可以对受累的淋巴结区进行治疗性淋巴结清扫，以实现合理的疾病控制，然后进行辅助免疫治疗。如果辅助免疫治疗后出现淋巴结复发，可在局部淋巴结切除术后考虑替代辅助治疗策略。

可以考虑另一种策略，即借鉴采用新辅助治疗策略的其他实体器官恶性肿瘤的治疗经验。该方法认识到局部淋巴结复发的患者实际上患有某种形式的全身转移性疾病。这些患者最终会发展为全身复发。由此认识到对这些患者首先应该关注的是系统疾病控制，可以使用一种新的辅助治疗策略，在该策略中，可在手术前评估疾病生物学和治疗反应。第一次显示该策略潜在有效性的组是来自 Anderson 癌症中心的治疗组，该小组在高危、可切除的Ⅲ期和寡转移的Ⅳ期黑色素瘤中使用靶向 BRAF-MEK 抑制剂。在本研究中，21 例 BRAF 突变型黑色素瘤Ⅲ期或寡转移的Ⅳ期黑色素瘤患者被随机分为手术切除后辅助达美非尼 / 曲美替尼组或新辅助达美非尼 / 曲美替尼组，然后进行手术切除和辅助 BRAF-MEK 抑制治疗[33]。由于新辅助化疗组获益显著，试验提前停止，其中位无事件生存期为 19.7 个月，而手术组为 2.9 个月（HR，0.016）。中位随访 18 个月，71% 的新辅助治疗组存活，无疾病进展（相比之下，手术组无人存活）。

这一经验的下一个逻辑扩展是应用一种新辅助免疫治疗策略，可用于区域淋巴结复发的患者，无论 BRAF 突变状态如何。一些临床试验正在进行中，用于评估新辅助免疫治疗在Ⅲ期或寡转移Ⅳ期黑色素瘤术后患者中的安全性和有效性。这些研究将使我们深入了解这种方法可以预期的病理反应率，以及可识别出预测这种治疗策略良好反应的潜在标志物。手术切除对于持续或复发的区域淋巴结仍然起作用；然而，我们预测，随着免疫治疗的改善，这些手术在未来将变得不那么常见。然而，外科医师仍然必须能够提供一个安全、有效的手术，这通常会提高大淋巴结疾病患者的生活质量，在姑息性的情况下，患者可以享受短期疼痛缓解，即使复发几乎是肯定的。

转移性疾病的治疗

在过去的十年里，转移性黑色素瘤的治疗方案有了很明显的进展（表 31.4）。转移性黑色素瘤一度预后不良，生存期以月计算，但现在可以用多种药物进

表 31.4 转移性黑色素瘤的重要靶向治疗和免疫治疗试验总结

试验名称	研究人群	干预治疗	对照治疗	主要结果	备注
Hodi et al[51]	不可切除的Ⅲ期或Ⅳ期	伊匹木单抗 3 mg/kg 联合或不联合 gp100	gp100	与单独使用 gp100 相比，伊匹木单抗加 gp100 可提高总生存期（中位 OS，10 个月 *vs*. 6.4 个月；HR, 0.68）	伊匹木单抗单独使用与伊匹木单抗＋gp100 一样有效
Robert et al[34]	以前未经治疗，不可切除的ⅢB 或Ⅳ期	伊匹木单抗 10 mg/kg＋达卡巴嗪	达卡巴嗪	使用伊匹木单抗＋达卡巴嗪可提高总生存期（中位 OS，11.2 个月 *vs*.9.1 个月；HR，0.72）	
COMBI-d（Long et al）[37]	具有 *BRAF* V600E 或 V600K 突变的不可切除的Ⅲ期或Ⅳ期黑色素瘤	达拉非尼＋曲美替尼	达卡巴嗪＋安慰剂	改善无进展生存期（HR，0.75；95% CI, 0.57～0.99）	改善应答率（67% *vs*. 51%）和 6 个月 OS（93% *vs*. 85%；HR，0.63）
COMBI-v（Robert et al）[38]	具有 *BRAF* V600E 或 V600K 突变的不可切除的Ⅲ期或Ⅳ期黑色素瘤	达拉非尼＋曲美替尼	维莫非尼	12 个月时总生存期提高（72% *vs*. 65%；HR，0.69；95% CI，0.53～0.89）	早期停止治疗以获得疗效，提高客观反应率（64% *vs*. 51%）
CheckMate 066（Robert et al）[52]	以前未治疗，不可切除的Ⅲ期或Ⅳ期黑色素瘤，无 *BRAF* 突变	纳武单抗	达卡巴嗪	提高了总生存期（HR，0.42；99.79% CI，0.25～0.73）	提高无进展生存期，提高客观反应率
CheckMate 069（Postow et al）[53]	以前未经治疗，不可切除的Ⅲ期或Ⅳ期黑色素瘤	纳武单抗＋伊匹木单抗	伊匹木单抗	BRAF 野生型的客观应答期提高（61% *vs*. 11%，*P* ＜ 0.001）	纳武单抗＋伊匹木单抗增加严重不良事件（54% *vs*. 24%）
CheckMate 067（Wolchok et al）[36]	以前未经治疗，不可切除的Ⅲ期或Ⅳ期黑色素瘤	纳武单抗＋伊匹木单抗 纳武单抗单药使用	伊匹木单抗	与单独使用伊匹木单抗相比，纳武单抗/伊匹木单抗（HR，0.55）和纳武单抗单药使用（HR，0.65）的总生存期提高	与纳武单抗/伊匹木单抗（58%）相比，单独使用纳武单抗的 3 年 OS 值（52%）相似，两者均优于单独使用伊匹木单抗（34%）
KEYNOTE-006（Schachter et al）[35]	不可切除的Ⅲ期或Ⅳ期黑色素瘤?	帕博利珠单抗每 2 周或 3 周用一次	伊匹木单抗	与伊匹木单抗相比，两个帕博利珠单抗组的总生存期都更好（两种治疗方案与伊匹木单抗相比的 HR 为 0.68）	每 2 周或每 3 周的帕博利珠单抗无差异

CI：置信区间；gp100：糖蛋白 100；HR：危险比；OS：总生存率。

行有效治疗，延长生存期，提高生活质量。随着治疗方法的发展以及治疗转移性疾病患者的能力的不断提高，现在确实是一个治疗黑色素瘤的激动人心的时刻。

历史 历史上，只有两种被批准用于转移性黑色素瘤的药物：达卡巴嗪和高剂量白细胞介素 -2。这些药物被发现可以诱导中等应答率，但对总生存率没有任何益处。生物化疗是细胞毒性化疗与白细胞介素 -2 和干扰素的剧毒组合，有时会取得一定的成功。这种方法无法证明总生存率的持续改善。有些人会反应良好，并获得持久的反应；然而，这些事件太罕见，无法证明其对大量患者有好处。这些疗法与显著的毒性和潜在的致命并发症有关。我们迫切需要更好的方案来治疗转移性黑色素瘤。

免疫治疗 黑色素瘤一直被认为是一种容易受免疫治疗影响的癌症。在免疫检查点阻断发展之前，我们尝试了白细胞介素 -2、干扰素、粒细胞-巨噬细胞集落刺激因子和多种疫苗，试图提高对黑色素瘤的固有免疫应答。通过更好地理解免疫反应调控，新的专注于阻断和抑制 T 细胞活性的负反馈系统的策略被开发出来，特别是 CTLA-4 和 PD-1 通路（图 31.21）。

伊匹木单抗是一种单克隆抗 CTLA-4 抗体，是第一个被证明能改善转移性黑色素瘤患者总生存率的药物。在活化的 T 细胞中，CTLA-4 受体被转移到细胞外膜，在那里，它抑制抗原提呈细胞上的共刺激配体，从而阻止抗原提呈细胞对 T 细胞的持续刺激。通过阻断 CTLA-4，伊匹木单抗可有效延长 T 细胞反应。在一项表明伊匹木单抗可以改善生存率的早期随机试验中，502 名转移性黑色素瘤患者被随机分配到标准达卡巴嗪组或达卡巴嗪＋伊匹木单抗组[34]。伊匹木单抗治疗组在 1 年和 3 年的总生存期有所改善（HR，0.72）。基于本研究和其他后续研究，伊匹木单抗已获 FDA 批准用于转移性黑色素瘤。显著的自身免疫毒性，包括潜在的致命性肠穿孔，促使人们进行了额外的研究，以寻找毒性较低但同样有效的免疫治疗方案。

PD-1 抑制剂代表了新的一群免疫检查点调节因子，致力于抑制 T 细胞免疫反应的自然抑制系统。PD-1 受体与其配体 PD-L1 和 PD-L2 的相互作用促进 T 细胞失能和凋亡。部分肿瘤表达 PD-L1 作为促进 T 细胞耐受和逃避免疫系统的机制。多项随机临床试验表明，PD-1 抑制剂可提高转移性黑色素瘤患者的生存率。与单独使用伊匹木单抗的患者相比，单独使用帕博利珠单抗或单独使用纳武单抗的患者的总生存期提高[35-36]。与伊匹木单抗相比，PD-1 抑制剂的安全性更高，也更有效；因此，它们已成为转移性黑色素瘤的首选一线药物。将 PD-1 抑制剂（纳武单抗）与 CTLA-4 抑制剂联合使用已被尝试提高缓解率。当纳武单抗与伊匹木单抗联合使用时，应答率和生存率似乎确实略有提高，但代价是增加发生严重不良事件的风险。当单独使用纳武单抗或伊匹木单抗时，治疗相关严重不良事件的发生率分别为 21% 和 28%，而当联合使用时，治疗相关严重不良事件的发生率增加了一倍，达到 59%。

下一代黑色素瘤的免疫治疗可能包括使用 TIL 或嵌合抗原受体 T 细胞治疗。TIL 技术涉及分离和扩增从肿瘤间质中收集的肿瘤特异性 T 细胞。通过这种技术，这些黑色素瘤特异性 TIL 细胞被克隆扩增，然后在淋巴细胞耗尽后重新注入患者体内。TIL 细胞增强了患者自身的过继免疫力，以唤起对肿瘤的增强免疫反应。目前的研究正在评估这项技术的安全性和有效性。嵌合抗原受体 T 细胞治疗涉及用 T 细胞受体的细胞内部分对靶向黑色素瘤或其他靶恶性细胞的细胞外抗原结合结构域进行基因工程改造。用嵌合抗原受体 T 细胞治疗血液系统恶性肿瘤的初步经验是很有希望的，但需要完成更多的工作来了解其在治疗转移性黑色素瘤中的潜在作用。

靶向治疗 第一个用于 *BRAF* V600E 突变的转移性黑色素瘤的靶向药物是维莫非尼。对于 BRAF 突变型患者，维莫非尼在总生存率和无进展生存率方面有显著的改善，并被 FDA 批准用于 BRAF 突变转移性黑色素瘤的治疗。单药 BRAF 抑制（包括维莫非尼和达拉非尼）的主要问题是产生治疗耐药性。这不是

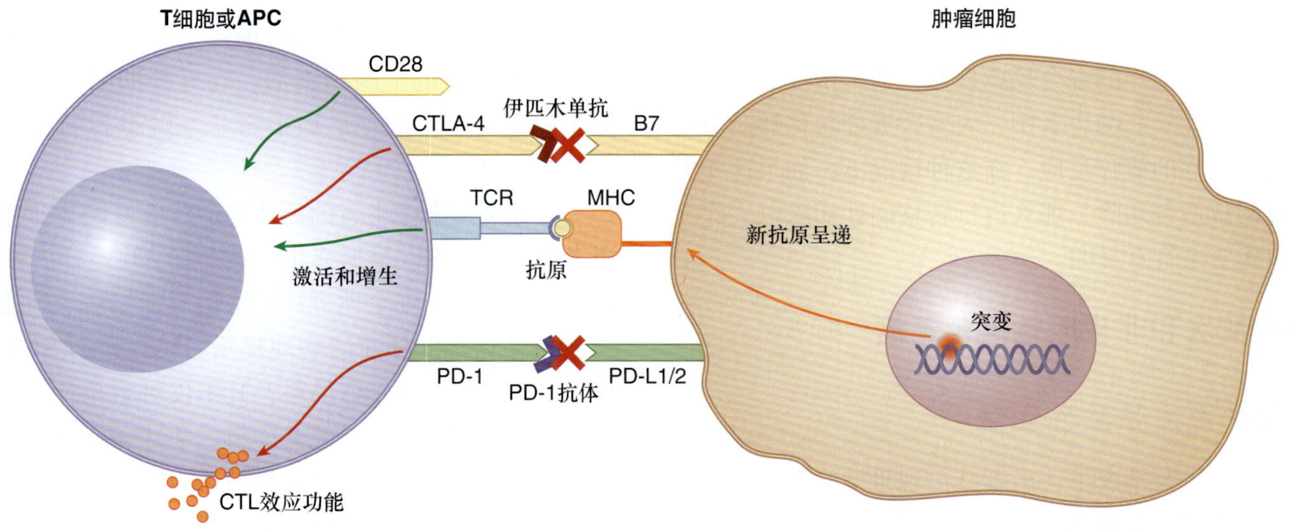

图 31.21 CTLA-4 和 PD-1 通路是黑色素瘤免疫治疗中不可或缺的重要途径。APC：抗原提呈细胞；CTL：细胞毒性 T 淋巴细胞；CTLA：细胞毒性 T 淋巴细胞抗原；MHC：主要组织相容性复合体；PD-1：程序性死亡 1；TCR：T 细胞受体（From Herzberg B, Fisher DE. Metastatic melanoma and immunotherapy. Clin Immunol. 2016；172：105-110.）

BRAF 基因改变的结果，而是包括 MAPK 途径在内的其他信号通路上调的结果。在 BRAF 突变型转移性黑色素瘤中，与曲美替尼或达拉非尼单药治疗相比，曲美替尼和达拉非尼对 BRAF-MEK 的双重抑制已被证明提高了总体应答率和生存率[37-38]。这些研究的长期随访仍在进行中，因为对靶向治疗抑制反应的持久性担忧仍然存在。

BRAF-MEK 双重抑制对于 BRAF 突变型转移性黑色素瘤患者是一个很好的治疗选择，这些患者无法耐受免疫治疗，通常是因为存在自身免疫性合并症。免疫治疗可能是 BRAF 突变型患者的首选治疗策略，也是适用于大多数中心的免疫疗法。不符合 BRAF 野生型黑色素瘤免疫治疗条件的患者，其有效治疗方案选择仍然有限。

转移瘤切除术　尽管大多数Ⅳ期黑色素瘤的患者会出现无法切除的播散性病变，但如果疾病稳定或对全身治疗有反应，则应考虑切除有限的转移性病灶。手术切除不仅可以缓解症状，而且在一些精心选择的患者中，可提供类似于晚期Ⅲ期患者淋巴结切除术后的生存优势。在精心选择的患者中切除寡转移病灶可导致 15%～40% 的 5 年生存率。

即使是有脑转移的患者也可能受益于完全切除，这进一步强调完全清除所有病灶可能是最好的治疗方法，即使是对晚期疾病。仔细选择患者是至关重要的。在评估患者是否需接受转移性病灶切除术时，需要考虑的重要事项包括：患者的潜在功能状态和合并症、转移性病变的位置和数量以及反映潜在肿瘤行为的特征（如从初次切除术开始的无疾病间隔时间）。全身免疫治疗无反应通常是预后不良的信号，表明疾病生物学侵袭性。然而，医学和外科肿瘤学家更经常遇到对免疫治疗的混合反应现象。通常情况下，在有多处转移性疾病的患者中，大多数远处转移灶对免疫疗法有良好的放疗反应。在这种情况下，如果这些无反应部位适合切除，那么进行转移病灶切除以去除无反应病变是有意义的。

特殊情况和非皮肤性黑色素瘤

未知的原发性黑色素瘤

在极少数情况下，患者会出现Ⅲ期或Ⅳ期黑色素瘤，且之前未诊断出原发性皮肤黑色素瘤。总体上不到 2% 的黑色素瘤病例以及不到 5% 的转移性病例会出现这种情况。未知的原发性黑色素瘤的诊断应进行彻底的皮肤检查，包括肛周区、外生殖器、甲床、头皮和外耳道。口腔和鼻咽以及肛门和直肠的内镜评估可识别黏膜黑色素瘤。女性应接受全面的骨盆检查，可能需要进行眼科检查以排除眼部黑色素瘤。需进行脑部 PET/CT 和 MRI 检查以评估疾病程度。

一些人假设，未知的原发性黑色素瘤起源于已经被困在淋巴结内的良性痣细胞。此外，已知皮肤黑色素瘤在罕见的情况下会发生自发性消退，这可能是由于对原发肿瘤的免疫反应所致。因此，既往的皮肤色素性病变的消失或白癜风的临床证据不应被忽视。患者可能有被切除、烧灼或接受激光治疗的色素性皮肤病变病史。应对任何先前切除的皮肤病变进行病理学审查。

在没有原发性病变的淋巴结转移的情况下，应将患者作为Ⅲ期黑色素瘤进行治疗，如上所述。有趣的是，与已知原发性病变的患者相比，存在淋巴结受累的未知原发性黑色素瘤患者具有同等或可能更好的总生存期。这可能表明，这些患者有更强的免疫反应，从而导致原发性黑色素瘤的消退。

黑色素瘤与妊娠

高达 1/3 被诊断患有黑色素瘤的妇女处于育龄期；治疗黑色素瘤的孕妇涉及一些困难的决策。妊娠与黑色素瘤发生的总体风险之间是否存在联系尚不明确。早期研究表明，妊娠期间激素受体的变化导致色素沉着增加，并形成有利于黑色素瘤发展的环境；然而，目前的证据并不支持这一理论。怀孕期间出现可疑变化的任何痣或色素性病变不应归因于激素或预期的怀孕生理，需要进行适当的检查。一些证据表明，妊娠期黑色素瘤的预后更差；然而，在控制了其他相关的危险因素后，在妊娠期间接受治疗的黑色素瘤患者的预后似乎与非妊娠患者的预后没有什么不同[39]。

妊娠黑色素瘤患者的评估和治疗应遵循与非怀孕患者相似的指南。早期终止妊娠没有治疗益处。WLE 可在局部麻醉下安全地进行。根据对乳腺癌孕妇的经验，如果有原发肿瘤的病理提示，可以进行 SLN 活检，但不应使用活性蓝染料，其不仅对胎儿有未知的风险，而且如果使用异硫蓝染料，估计会有一万分之一的过敏反应风险。淋巴成像被认为是安全的，因为所使用的剂量远低于致畸阈值。然而，一些医师和患者对在怀孕期间使用放射性物质感到焦虑。在这种情况下，可以在局麻下进行 1 cm 切缘的 WLE，更宽的切缘和 SLN 活检在婴儿出生后进行。

对胎盘应进行病理检查，以寻找黑色素瘤的证据，作为转移和可能转移给儿童的标志。对于预后因素较差的肿瘤患者，建议在下一次怀孕前等待 2 ～ 3 年，因为这代表了最有可能复发的时间。

非皮肤性黑色素瘤

发育黑色素细胞的神经嵴细胞在胎儿发育期间主要迁移至皮肤；然而，它们也将定位于若干其他器官和组织。因此，黑色素瘤可能发生在其他部位，包括黏膜表面、眼内或软脑膜。

眼部黑色素瘤　在眼睛内，黑色素细胞位于视网膜和葡萄膜束（虹膜、睫状体和脉络膜）。在美国，眼部黑色素瘤是成人中最常见的眼内恶性肿瘤。主要治疗方法为眼球摘除或碘 -125 近距离放射治疗，其他选择包括激光光凝和部分切除。与皮肤黑色素瘤不同的是，由于葡萄膜缺乏淋巴管，眼部黑色素瘤的转移性扩散发生于血液。转移瘤几乎只发生在肝脏。由于转移灶通常为弥漫性粟粒状，因此切除是不可能的。需要专门的肝脏成像来发现这些病变。与皮肤黑色素瘤相比，眼部黑色素瘤对免疫治疗低应答。一种假设是，与皮肤黑色素瘤相比，眼部黑色素瘤的突变负荷更小，因此免疫治疗的效果较差。

黏膜黑色素瘤　黏膜黑色素瘤最常见的部位为头颈部（口腔、口咽、鼻咽部和鼻旁窦）、肛管、直肠和女性生殖器。由于其中许多病变位置隐匿，患者往往表现为更晚期的疾病，预后较差。如有可能，应将这些肿瘤阴性切缘切除。考虑到转移性病变的高风险，扩大的局部切除，如腹会阴切除或盆腔廓清术，并不能提高总体生存率。这些方法对于控制局部疾病可能仍然是必要的。放射治疗可用于改善局部病灶的控制。一般来说，SLN 活检的作用尚未明确。可行时，我们对肛门和其他黏膜黑色素瘤进行常规 SLN 活检。如果腹股沟浅表区域的 SLN 活检呈阴性，则放疗中应忽略该区域。与眼部黑色素瘤不同，黏膜黑色素瘤对免疫疗法的应答率似乎与皮肤黑色素瘤相似，因此一些人建议考虑将这些药物用于辅助治疗或治疗转移性疾病。

非黑色素瘤皮肤癌

非黑色素瘤皮肤癌（NMSC）是世界上最常见的恶性肿瘤类型之一。在美国，据估计，近 1/5 的美国人在其一生中会被诊断有 NMSC。近 80% 为基底细胞癌（BCC），鳞状细胞癌（SCC）占近 20%。更罕见的 NMSC 类型构成了其余的病例。日光暴露是主要的危险因素。与皮肤黑色素瘤相似，NMSC 的总体发病率正在增加。很难准确估计 NMSC 发病率，因为许多患者没有明确组织学诊断就得到治疗，而且大多数病例没有在癌症登记处报告。美国癌症协会估计，美国每年有超过 500 万人被诊断患有 BCC，超过 300 万人患有 SCC。诊断为 BCC 或 SCC 的患者罹患其他癌症的风险增加，包括二次 NMSC、黑色素瘤和非皮肤癌。因此，既往诊断为皮肤癌的患者需要长期监测。

鳞状细胞癌

表现和危险因素

SCC 发生的风险因素包括日光暴露、易感皮肤类型、免疫力低下、环境暴露和潜在遗传疾病。大多数鳞状细胞癌发生在被日光照射的皮肤表面，特别是头部和颈部。在易感人群中（皮肤白皙、金发碧眼），长时间日晒与 SCC 风险增加直接相关。与黑色素瘤或 BCC 相比，慢性紫外线辐射的累积效应在 SCC 中的作用可能比间歇性强暴露更大。与黑色素瘤一样，肤色较深的个体发生 SCC 的风险较低（即使长时间暴露在阳光下）。SCC 的风险随着职业或娱乐化的日光暴露、年龄增长和向赤道靠近而增加。日晒量也与 SCC 已知癌前病变的发生率成正比，包括光化性角化病。

紫外线辐射，特别是 UVB，通过多种机制增加了 SCC 的风险。紫外线对表皮基底层内经常分裂的角质形成细胞有直接的致癌作用。由紫外线损伤引起的未修复的突变可以驱动肿瘤的增殖和生长。在超过 90% 的鳞状细胞癌中发生了 p53 肿瘤抑制基因的沉默。随着 p53 的丢失，角质形成细胞在面对紫外线辐射造成的细胞损伤时，不能阻止细胞周期或启动细胞凋亡。通过后续的突变，细胞可从发育不良进展为原位或侵袭性疾病。

职业性和环境致癌物，包括砷、有机碳氢化合物、电离辐射和香烟烟雾，与患鳞状细胞癌的风险增加有关。遗传性疾病，包括着色性干皮病和白化病，与许多类型的皮肤癌的风险增加有关，包括鳞状细胞癌。由烧伤瘢痕（Marjolin 溃疡）、引流窦道、感染（包括骨髓炎）和未愈合的溃疡引起的慢性炎症可发展为鳞状细胞癌。慢性未愈合的伤口，甚至是以前愈合的伤口随后破裂，应活检以谨慎排除鳞状细胞癌的可能。

免疫抑制是皮肤 SCC 的一个明确的危险因素，特别是实体器官移植后细胞介导的免疫抑制。皮肤癌是器官移植受者中最常见的恶性肿瘤，SCC 和 BCC 占这些癌症的 95%。尽管移植后 BCC 的风险增加了 10 倍，但移植后患者的 SCC 发生率是正常人群的 65 倍（图 31.22）。在免疫抑制患者中发生的皮肤 SCC 更具侵袭性，且发生全身转移的风险增加。免疫抑制的强度和治疗的持续时间均与恶性肿瘤的风险有关。在免疫抑制中，10% ～ 27% 的患者在 10 年后发生恶性肿瘤，而 20 年后，这一数字增加到 40% ～ 60%。细胞介导免疫损伤相关的其他疾病（淋巴瘤、白血病、自身免疫性疾病等）与 SCC 风险增加相关。人乳头瘤病毒是一种与免疫抑制相关的感染，是 SCC 发生的危险因素。用于治疗黑色素瘤的 BRAF 抑制剂也与鳞状细胞癌的发生有关。

大多数鳞状细胞癌始于表皮基底层角质细胞的增殖，表现为红色或粉红色区域，临床上称为光化性角化病（日光性角化病）。局部症状可能时好时坏并持续数月。病变呈鳞屑状，表面不均匀，基部有红斑（图 31.23）。单个病变的直径通常小于 1 cm，出现在慢性日晒损伤的皮肤上。诊断是临床上的和组织学上的，因为光化性角化病有许多显微镜特征。光化性角化病恶化为鳞状细胞癌的风险在 1 年内约为 0.01% ～ 0.6%，在 4 年内高达 2.5%。Bowen 病在组织学上表现为原位鳞状细胞癌，最初表现为一个红色的区域，然后发展为大小不同的增厚斑块。当它局限于阴茎或外阴时，Bowen 病有时被称为凯腊增生性红斑。

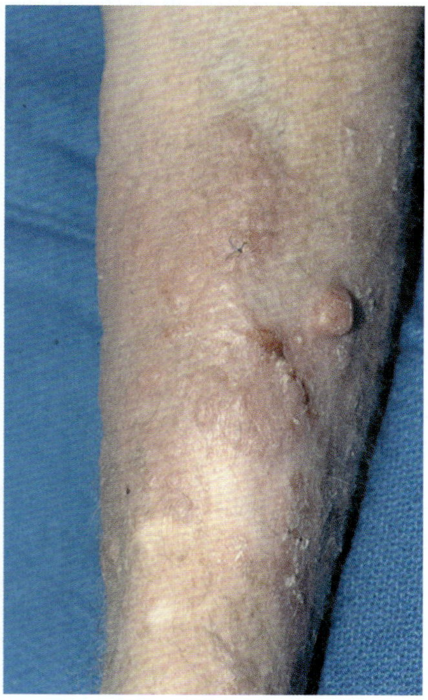

图 31.22 肾移植后接受免疫抑制的患者前臂多发性鳞状细胞癌

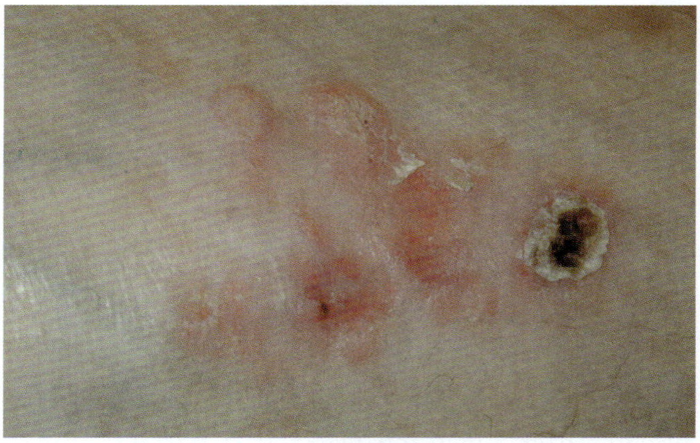

图 31.23 红色皮肤鳞状细胞癌

侵袭性鳞状细胞癌是可触及的鳞片病变，中央溃疡，边缘升高，牢固。除了水平扩散外，这些病变还可以垂直生长并固定在底层组织上。它们可能与角化棘皮瘤混淆，这是一种良性病变，也会变厚和溃疡。可能需要活检来区分这两种情况。

治疗

与黑色素瘤不同，SCC T 分类是基于病变的直径。NCCN 已明确了皮肤 SCC 的其他高危特征（表 31.5）。这些高危特征包括对大小、位置、组织学和个体患者因素的评估。大多数 SCC 可通过局部切除进行治疗，效果良好。典型的切缘为 5 mm，当美容敏感区域需要皮肤保护时，可使用 MMS。MMS 也可能是复发性或高危肿瘤的首选治疗方法。对于高危病变，建议切缘为 10 mm。

此外，也可以使用现场治疗，即只治疗一般区域，但不确定边缘的状态。现场治疗的例子包括放射治疗、冷冻手术、光动力疗法、电去除和刮除，以及咪喹莫特等局部药物。冷冻疗法最适合于小的浅表病变，并有望达到超过 90% 的局部控制率。经过治疗的区域可以通过缓慢的二期愈合而经常导致苍白的瘢痕。对于小于 2 cm 的浅表病变患者可采用刮除术。在鳞状细胞癌的癌前病变中，如光化性角化病，冷冻治疗是一种常见的治疗方法。替代治疗包括外用 5-氟尿嘧啶、电除和刮除、二氧化碳激光、磨皮和化学剥离。当光化性角化病在局部治疗后严重或复发时，需进行组织活检。

表 31.5 皮肤鳞状细胞癌局部复发或转移的危险因素

	低风险	高风险
位置 / 大小	L 区＜ 20 mm M 区＜ 10 mm	L 区≥ 20 mm M 区≥ 10 mm H 区
界限	界限明确	界限模糊
原发性 *vs.* 复发性	原发性	复发性
免疫抑制	无	有
既往放射治疗或慢性炎症的部位	无	有
肿瘤快速生长	无	有
神经系统症状	无	有
分化程度	分化好或中等	分化差
棘皮溶解（腺样体），腺鳞（显示黏蛋白的产生），粘连增生或化生（癌肉瘤）亚型	无	有
深度、厚度或 Clark 水平	＜ 2 mm 或Ⅰ、Ⅱ、Ⅲ	≥ 2 mm 或Ⅳ、Ⅴ
神经、淋巴或血管受累	无	有

H 区：面部的“面具区”［脸中央、眼睑、眉毛、眶周鼻、嘴唇（皮肤和朱红色部分）、下巴、下颌骨、耳前和耳后皮肤 / 沟、太阳穴、耳］、生殖器、手和脚。M 区：脸颊、前额、头皮、颈部和胫骨前。L 区：躯干和四肢（不包括胫骨前、手、脚、指甲和脚踝）。

SLN 活检可能在高危病变中发挥作用，因为 7% ～ 20% 的患者可能发现临床隐匿的淋巴结转移。SLN 活检的适应证和随后的淋巴结管理策略（完全淋巴结切除术合并或不合并放疗）不如皮肤黑色素瘤那样明确。NCCN 建议对任何广泛神经周或大神经受累的鳞状细胞癌均进行原发肿瘤辅助放疗[40]。

幸运的是，局部晚期或转移性皮肤 SCC 很罕见；晚期疾病很难治疗。全身细胞毒性化疗通常为铂类化疗，其应答率各不相同。靶向表皮生长因子受体药物作为转移性鳞状细胞癌的主要和挽救性全身治疗，已经获得了适度的成功[41-43]。一种新的 PD-1 抑制剂西米普利单抗最近获得了 FDA 批准，该抑制剂基于一项在难治性晚期皮肤 SCC 中使用 PD-1 抑制剂的 1 期研究，观察到应答率为 50%，半数以上的应答者应答持续时间超过 6 个月[44]。

基底细胞癌

表现和危险因素

基底细胞癌（basal cell carcinoma，BCC）是最常见的 NMSC，病变最常见于头部和颈部的日晒部位。发生 BCC 的风险因素与 SCC 的风险因素相似，尽管基底细胞病变更常与强烈的间歇性 UV 辐射暴露有关。hedgehog 信号通路是胚胎发育的关键信号通路，但在成人组织中基本无活性。在高达 90% 的 BCC 中，该通路存在突变。在 hedgehog 信号肽存在的情况下，Patched 受体释放跨膜平滑（SMO）蛋白，允许 SMO 启动一个信号级联，激活几个靶基因的表达。通常情况下，在没有 hedgehog 信号的情况下，Patched 会抑制 SMO。SMO 的激活突变和 Patched 的失活突变都与 BCC 有关，最终导致生长信号不受限制。

与鳞状细胞癌和光化性角化病相比，基底细胞癌没有前体皮肤损害。这些病变的外观可能不同于皮肤结节，并且可能出现巨烈的疼痛和不愈合的结痂。与鳞状细胞癌相比，它们的生长速度较慢，往往会导致诊断的延迟。基底细胞癌通常在局部浸润，但很少转移。转移与高龄、被忽视的病变有关。原发部位通常会在转移出现前进行多次切除。一旦转移性疾病发生，中位生存期则下降到 1 年以下。

基底细胞癌以多种独特的模式生长，虽然没有一个普遍接受的分类系统，但有几个常见的亚型。结节性生长模式的特征是界限清楚，呈蜡样外观的凸起病灶（图 31.24）。随着病变的生长，边缘会出现珍珠般的乳白色结节。中央脐状凹陷或溃疡和卷边是一个典型的特征。横跨表面或沿病变边缘可看到明显的血管（毛细血管扩张）。虽然大多数基底细胞癌是粉红色或肤色的，但它们也可能有棕色或黑色的色素沉着，从而模仿良性痣或黑色素瘤。囊性基底细胞癌不太常见，但具有独特的半透明外观。它们的蓝色或灰色外观可能导致误诊为蓝色痣。浅表基底细胞癌有更多样的黄斑生长模式，可能以多中心模式延伸到皮肤表面。中心可出现溃疡，边缘通常不规则，界限不明确。这些病变可能与牛皮癣、癣或湿疹相似。在微结节性病变中，可能会有几个轻微凸起的粉红色或红色病变布满皮肤。这些病变与更具侵袭性的生长模式有关，通常会延伸到皮肤表面可见的变化之外。这种生长模式的白色瘢痕类型被称为硬斑病型 BCC。这些病变属于最具局部侵袭性的亚型，可深入潜在的皮下组织（图 31.25）。

治疗

由于绝大多数 BCC 具有局部局限性，治疗针对的是阴性切缘切除。与鳞状细胞癌类似，5 mm 的切缘通常足以进行局部疾病控制。对于高风险病变，更宽的切缘可能有助于减少局部复发，但切缘的确切宽度尚未确定。MMS 可用于与 SCC 相同的适应证。NCCN 已经定义了 BCC 的高危特征（表 31.6）。

与局部 SCC 相似，可对 BCC 采用局部治疗，包括放射治疗、冷冻手术、光动力疗法、电去除和刮除，以及咪喹莫特等局部药物。对高危病变进行辅助放射治疗可减少局部复发的风险。对于 BCC，无需通过 SLN 活检评估淋巴结，因为淋巴结转移极为罕见。

在局部晚期或发生转移性 BCC 且无法切除的罕见情况下，基于 hedgehog 信号通路的全身治疗取得了重大进展。hedgehog 途径的小分子抑制剂维莫德吉（vismodegib）对局部晚期 BCC 的应答率为 30%，对转移性 BCC 的应答率为 43%；完全应答率为 21%[45]。长期随访证实了转移性和局部晚期患者应答的持久性，转移性患者中位应答持续时间近 15 个月，局部晚期患者中位应答持续时间为 26 个月[46]。第二种 hedgehog 通路抑制剂索尼德吉（sonidegib）已显示出类似的疗效，客观应答率在转移性或局部晚期 BCC 中约为 30% ～ 40%[47]。

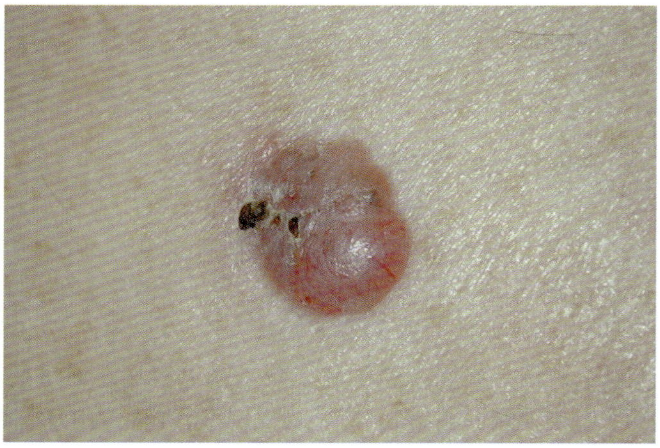

图 31.24 结节性基底细胞癌

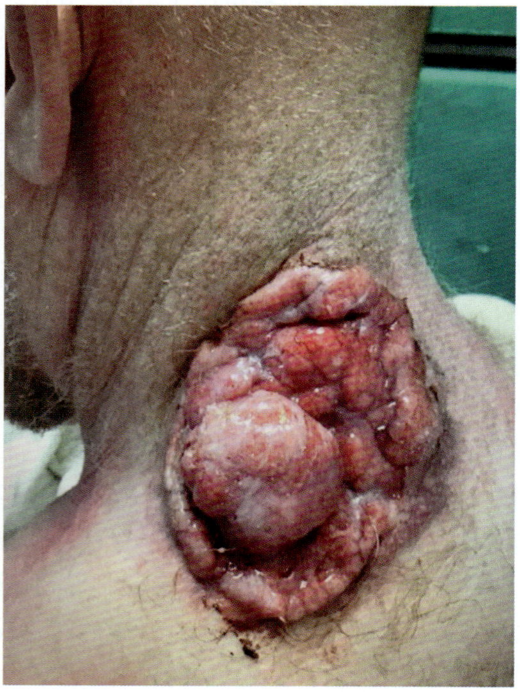

图 31.25 局部晚期基底细胞癌

梅克尔细胞癌

梅克尔细胞癌（Merkel cell cancer，MCC）是一种罕见但具有侵袭性的皮肤恶性肿瘤。它具有局部侵

表 31.6 皮肤基底细胞癌复发的危险因素

	低风险	高风险
位置 / 大小	L 区＜ 20 mm M 区＜ 10 mm	L 区≥ 20 mm M 区≥ 10 mm H 区
界限	界限明确	界限模糊
原发性 *vs.* 复发性	原发性	复发性
免疫抑制	无	有
部位有放疗史	无	有
病理亚型	结节，浅表	侵袭性生长模式
神经受累	无	有

H 区：面部的“面具区”[脸中央、眼睑、眉毛、眶周鼻、嘴唇（皮肤和朱红色部分）、下巴、下颌骨、耳前和耳后皮肤 / 沟、太阳穴、耳]、生殖器、手和脚。M 区：脸颊、前额、头皮、颈部和胫骨前。L 区：躯干和四肢（不包括胫骨前、手、脚、指甲和脚踝）。侵袭性生长模式：肿瘤任何部位含有（混合）浸润、小结节、硬斑病型、基底鳞状、硬化或癌肉瘤分化特征。

袭性，局部复发率高，并有可能发生局部和远处转移。关于梅克尔细胞是来源于表皮祖细胞还是神经嵴祖细胞存在争议，但根据组织学评估，MCC 可能无法与小细胞癌和其他蓝色小圆形细胞肿瘤区分开来。有新的证据表明，一种新的病毒，梅克尔细胞多瘤病毒，与 MCC 的发展有关[48]。MCC 的发病率上升速度似乎比皮肤黑色素瘤更快，原因尚不清楚。

MCC 通常表现为无痛的隆起性结节，常呈红色或紫色，但可与周围皮肤呈同一颜色（图 31.26）。它更常见于日晒部位。体检与黑色素瘤的相似之处在于，可通过切向切除活检或打孔活检进行诊断。可能需要一名经验丰富的皮肤病理学家来确认诊断。需要对引流淋巴结进行仔细的临床检查，因为 MCC 常伴有临床上明显的淋巴结。通过放射影像学成像（如横断面 CT 扫描）进行临床分期是合理的。

AJCC 有单独的 MCC 分期系统，基于最大肿瘤直径，而非浸润深度。首选的治疗方法是 WLE（1 ～ 2 cm 的切缘），但对于某些需要进行组织保护的病变，可采用 MMS 治疗。通常建议对 MCC 的所有 T 分期进行 SLN 活检，以识别隐匿性局部淋巴转移患者，这可能发生在多达 1/3 的病例中。淋巴结状态影响预后，淋巴结转移的患者的总生存率显著下降。MCC 是一种相对放射敏感的肿瘤，辅助放疗已被证明可以降低原发肿瘤部位的局部复发率。如果 SLN 结果为阳性，那么在 CLND 后对淋巴结区进行辅助放疗可能会降低局部复发率并提高总体生存率。尽管转移瘤可能对化疗有反应，但目前几乎没有证据支持辅助全身治疗。化疗通常以铂类为基础，联合或不联合依托泊苷。与黑色素瘤和大多数其他实体

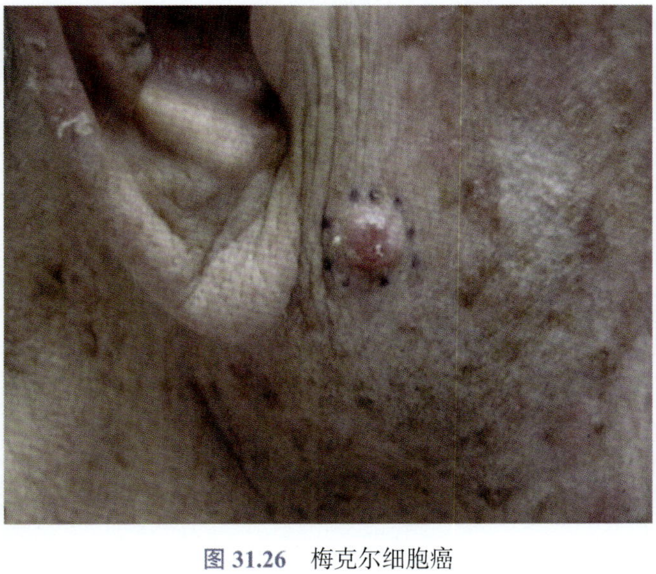

图 31.26　梅克尔细胞癌

器官恶性肿瘤一样，已尝试对晚期 MCC 进行免疫治疗。据报告，PD-1 抑制剂帕博利珠单抗的应答率约为 50%；与黑色素瘤的反应一样，这些应答似乎是持久的[49]。在晚期 MCC 中，PD-L1 抑制剂阿维鲁单抗（avelumab）也显示出良好的反应[50]。基于这些研究，这两种免疫治疗药物均已被批准用于 MCC。MCC 的未来系统治疗可能包括传统细胞毒性化疗之外的免疫治疗。

其他皮肤恶性肿瘤

皮肤血管肉瘤

皮肤血管肉瘤是一种罕见的侵袭性软组织肉瘤，起源于血管或淋巴管内皮。皮肤血管肉瘤主要发生于老年白人，最常见于头颈部。此外，在乳腺癌腋窝淋巴结清扫后的慢性淋巴水肿环境中观察到了血管肉瘤（Stewart-Treves 综合征），并且在较长时间间隔后，其可能出现在放疗照射组织中。典型的表现为皮下生长光滑、坚硬或呈海绵状，并出现类似瘀伤的紫色红斑（图 31.27）。

晚期肿瘤可能生长超过 10 cm，并出现溃疡。在组织学评估上，血管肉瘤为高级别且通常呈多灶性，具有正常外观皮肤的跳跃区域。异常、多形性、恶性表现的内皮细胞是病理性的。与大多数肉瘤一样，转移扩散的主要途径是血液，尽管血源性肉瘤属于淋巴结转移倾向增加的小类别肉瘤。治疗方法包括组织学切缘阴性的完全切除和受累区的放射治疗。与大多数肉瘤一样，手术时尝试约 2 cm 的切缘，以达到所需的阴性切缘。通常不进行 SLN 活组织检查。淋巴结清扫适用于无转移疾病的局部淋巴结转移。关于辅助化疗的作用尚无共识。

隆突性皮肤纤维肉瘤

隆突性皮肤纤维肉瘤（DFSP）是一种起源于真皮成纤维细胞的低度恶性肉瘤。病变表现为皮肤内或皮肤下的光滑肉色结节，一般发生于 20 ～ 50 岁的相对年轻的患者。大部分出现在躯干（50%），其余出现在四肢近端（20% ～ 35%）或头 / 颈区（10% ～ 15%）。DFSP 生长缓慢，因此，除非长期被忽视，否则在诊断时病变通常不是非常大。它们的外观掩盖了它们的真实特征，因为肿瘤细胞经常侵袭下层软组织，并导致不完全切除和局部复发。当管理 DFSP 时，切缘阳性切除是非常常见的情况。治疗包括切缘为 2 ～ 4 cm

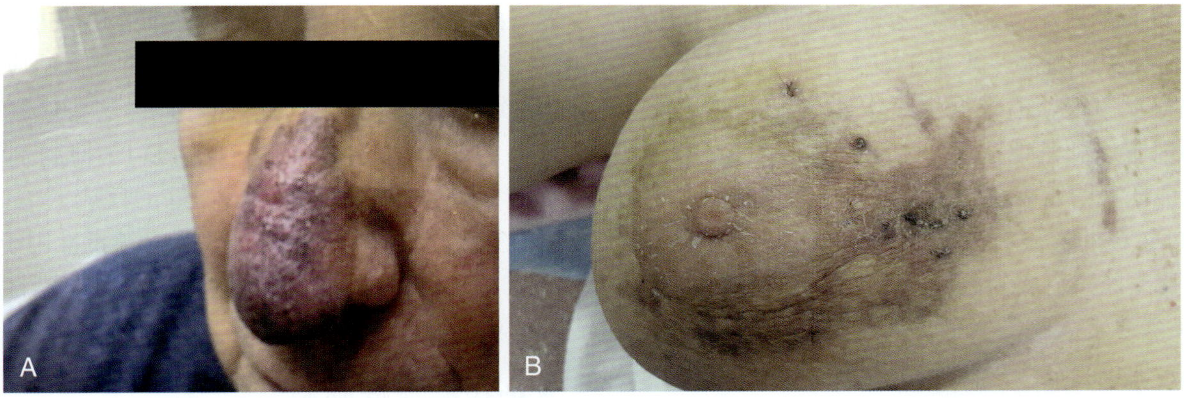

图 31.27 乳腺癌放射治疗环境中的原发性鼻部皮肤血管肉瘤。（**A**）和继发性乳腺皮肤血管肉瘤（**B**）

的 WLE。需要对切缘进行标本定位和病理检查。由于切缘在显微镜下常为阳性，宽切缘切除常需要皮瓣重建，因此可采用临时伤口覆盖策略，如使用负压敷料，在皮瓣重建前确认组织学上的切缘为阴性。另一个策略是在诊室用打孔活检“绘制”计划的切除范围，以在手术前确认计划的切除是充足的。远处转移不常见，且常伴有多次局部复发。DFSP 的一种变体与病理检查中的纤维肉瘤变化相关；这些病变具有更强的侵袭性，发生远处转移的风险更高。对于阳性切缘切除或复发，可考虑放射治疗。伊马替尼已被用于局部晚期或转移性疾病患者，并取得了合理的结果，有时被作为新辅助治疗，并尝试改善晚期肿瘤或解剖受限区域的阴性切缘概率。

Kaposi 肉瘤

Kaposi 肉瘤（卡波西肉瘤）是一种低级别的软组织恶性肿瘤，起源于皮肤中的淋巴血管内皮细胞。Kaposi 肉瘤的发病率在过去的几十年里一直在增加，因为它最常见于患有获得性免疫缺陷综合征（AIDS）和其他处于免疫抑制状态的患者。人类疱疹病毒 8 已被确认为感染人类免疫缺陷病毒的患者的 Kaposi 肉瘤的病原体。在东欧和地中海血统的老年男性中，还有一种与免疫抑制状态无关的典型变异。其临床表现是多变的，从无症状的紫色至棕色瘀伤到双下肢斑点、斑块或结节。对于艾滋病患者，最有效的治疗方法是积极的抗逆转录病毒治疗。有症状的皮肤病变可通过放射治疗、病灶内注射化疗药物、冷冻或切除来治疗。

乳腺外佩吉特病

乳腺外佩吉特病（EMPD）是一种罕见的腺癌，起源于皮肤的大汗腺，最常见的是发生在肛管周围区域、外阴和阴囊。临床表现为红斑斑块，但也可能存在有痂和鳞屑的白色或去色素区域。大小是可变的，从小于 1 cm 到覆盖肛门生殖器区的整个区域。由于 EMPD 与湿疹、细菌和真菌感染以及非特异性皮炎有许多共同的临床特征，因此，通常是通过对标准治疗无反应的病变的活检进行的诊断。在大多数情况下，EMPD 仅局限于表皮，通过切除可以很好地控制。当深部结构受侵时，疾病变得越来越难以控制，死亡率接近 50%。由于 EMPD 也与同时发生的泌尿生殖系统和胃肠道内部恶性肿瘤的风险增加有关，因此，一项完整的检查应包括通过内窥镜对这些位置进行检查。标准治疗是手术切除，切除范围应延伸至组织学阴性边缘，这可能需要多次手术才能实现，因为组织学变化最好在石蜡切片上观察。由于局部复发很常见，因此需要对患者进行密切的临床随访。放射治疗可降低切除术后局部的复发率。

主要参考文献

Amaria RN，Prieto PA，Tetzlaff MT，et al. Neoadjuvant plus adjuvant dabrafenib and trametinib versus standard of care in patients with high-risk，surgically resectable melanoma：a single-centre，open-label，randomised，phase 2 trial. Lancet Oncol. 2018；19：181-193.

这项随机 2 期研究确定了 *BRAF* 突变可切除的Ⅲ期黑色素瘤新辅助治疗的安全性和有效性。预计未来将在本研究设计的基础上建立更多的试验，其中治疗期活检和对治疗的病理反应是新辅助免疫治疗研究的终点。

Faries MB，Thompson JF，Cochran AJ，et al. Completion dissection or observation for sentinel-node metastasis in melanoma. N Engl J Med. 2017；376：2211-2222.

MSLT-Ⅱ公布的结果，确立了Ⅰ级证据，表明前哨淋巴结活检阳性后完成淋巴结切除术并不能提高生存率。这是一项改变临床实践的研究，它改变了微转移性Ⅲ期黑色素瘤的治疗方式。

Genomic Classification of cutaneous melanoma. Cell. 2015；161：1681-1696.

来自癌症基因组图谱网络的一个重要出版物，它定义了皮肤黑色素瘤的4种基因组亚型。针对免疫治疗反应的潜在标志物也被报道。

Long GV，Hauschild A，Santinami M，et al. Adjuvant dabrafenib plus trametinib in stage Ⅲ BRAF-mutated melanoma. N Engl J Med. 2017；377：1813-1823.

该随机试验表明，辅助双重BRAF-MEK抑制对切除的Ⅲ期BRAF突变型黑色素瘤的生存有益。

Weber J，Mandala M，Del Vecchio M，et al. Adjuvant nivolumab versus ipilimumab in resected stage Ⅲ or Ⅳ melanoma. N Engl J Med. 2017；377：1824-1835.

一项随机、多中心临床试验，确定了辅助纳武单抗对切除的Ⅲ期和Ⅳ期黑色素瘤的疗效。

参考文献

1. Number of new cases per 100,000 persons by race/ethnicity & sex: melanoma of the skin. *J Natl Cancer Inst*. 2016;108.
2. Vogel RI, Ahmed RL, Nelson HH, et al. Exposure to indoor tanning without burning and melanoma risk by sunburn history. *J Natl Cancer Inst*. 2014;106.
3. Hodis E, Watson IR, Kryukov GV, et al. A landscape of driver mutations in melanoma. *Cell*. 2012;150:251–263.
4. Genomic classification of cutaneous melanoma. *Cell*. 2015;161:1681–1696.
5. Kim CC, Berry EG, Marchetti MA, et al. Risk of subsequent cutaneous melanoma in moderately dysplastic nevi excisionally biopsied but with positive histologic margins. *JAMA Dermatol*. 2018;154:1401–1408.
6. Lawrence MS, Stojanov P, Polak P, et al. Mutational heterogeneity in cancer and the search for new cancer-associated genes. *Nature*. 2013;499:214–218.
7. Egger ME, Huber KM, Dunki-Jacobs EM, et al. Incidence of sentinel lymph node involvement in a modern, large series of desmoplastic melanoma. *J Am Coll Surg*. 2013;217:37–44; discussion 44–35.
8. Holtkamp LHJ, Read RL, Emmett L, et al. Futility of imaging to stage melanoma patients with a positive sentinel lymph node. *Melanoma Res*. 2017;27:457–462.
9. Thomas JM, Newton-Bishop J, A'Hern R, et al. Excision margins in high-risk malignant melanoma. *N Engl J Med*. 2004;350:757–766.
10. Gillgren P, Drzewiecki KT, Niin M, et al. 2-cm versus 4-cm surgical excision margins for primary cutaneous melanoma thicker than 2 mm: a randomised, multicentre trial. *Lancet*. 2011;378:1635–1642.
11. Gershenwald JE, Scolyer RA, Hess KR, et al. Melanoma staging: evidence-based changes in the American Joint Committee on Cancer eighth edition cancer staging manual. *CA Cancer J Clin*. 2017;67:472–492.
12. Sinnamon AJ, Neuwirth MG, Yalamanchi P, et al. Association between patient age and lymph node positivity in thin melanoma. *JAMA Dermatol*. 2017;153:866–873.
13. Egger ME, Stevenson M, Bhutiani N, et al. Should sentinel lymph node biopsy be performed for all T1b Melanomas in the new 8(th) edition American Joint Committee on Cancer Staging System? *J Am Coll Surg*. 2019;228:466–472.
14. Morton DL, Thompson JF, Cochran AJ, et al. Sentinel-node biopsy or nodal observation in melanoma. *N Engl J Med*. 2006;355:1307–1317.
15. Egger ME, Bower MR, Czyszczon IA, et al. Comparison of sentinel lymph node micrometastatic tumor burden measurements in melanoma. *J Am Coll Surg*. 2014;218:519–528.
16. van der Ploeg AP, van Akkooi AC, Haydu LE, et al. The prognostic significance of sentinel node tumour burden in melanoma patients: an international, multicenter study of 1539 sentinel node-positive melanoma patients. *Eur J Cancer*. 2014;50:111–120.
17. Leiter U, Stadler R, Mauch C, et al. Complete lymph node dissection versus no dissection in patients with sentinel lymph node biopsy positive melanoma (DeCOG-SLT): a multicentre, randomised, phase 3 trial. *Lancet Oncol*. 2016;17:757–767.
18. Faries MB, Thompson JF, Cochran AJ, et al. Completion dissection or observation for sentinel-node metastasis in melanoma. *N Engl J Med*. 2017;376:2211–2222.
19. Long GV, Hauschild A, Santinami M, et al. Adjuvant Dabrafenib plus trametinib in stage III BRAF-mutated melanoma. *N Engl J Med*. 2017;377:1813–1823.
20. Eggermont AM, Chiarion-Sileni V, Grob JJ, et al. Adjuvant ipilimumab versus placebo after complete resection of high-risk stage III melanoma (EORTC 18071): a randomised, double-blind, phase 3 trial. *Lancet Oncol*. 2015;16:522–530.
21. Eggermont AM, Chiarion-Sileni V, Grob JJ, et al. Prolonged survival in stage III melanoma with ipilimumab adjuvant therapy. *N Engl J Med*. 2016;375:1845–1855.
22. Weber J, Mandala M, Del Vecchio M, et al. Adjuvant nivolumab versus ipilimumab in resected stage III or IV melanoma. *N Engl J Med*. 2017;377:1824–1835.
23. Eggermont AMM, Blank CU, Mandala M, et al. Adjuvant pembrolizumab versus placebo in resected stage III melanoma. *N Engl J Med*. 2018;378:1789–1801.

24. Henderson MA, Burmeister BH, Ainslie J, et al. Adjuvant lymph-node field radiotherapy versus observation only in patients with melanoma at high risk of further lymph-node field relapse after lymphadenectomy (ANZMTG 01.02/TROG 02.01): 6-year follow-up of a phase 3, randomised controlled trial. *Lancet Oncol.* 2015;16:1049–1060.
25. Lee AY, Droppelmann N, Panageas KS, et al. Patterns and timing of initial relapse in pathologic stage II melanoma patients. *Ann Surg Oncol.* 2017;24:939–946.
26. Vogel RI, Strayer LG, Engelman L, et al. Sun exposure and protection behaviors among long-term melanoma survivors and population controls. *Cancer Epidemiol Biomarkers Prev.* 2017;26:607–613.
27. van der Leest RJ, Flohil SC, Arends LR, et al. Risk of subsequent cutaneous malignancy in patients with prior melanoma: a systematic review and meta-analysis. *J Eur Acad Dermatol Venereol.* 2015;29:1053–1062.
28. Beasley GM, Hu Y, Youngwirth L, et al. Sentinel lymph node biopsy for recurrent melanoma: a multicenter study. *Ann Surg Oncol.* 2017;24:2728–2733.
29. Andtbacka RH, Kaufman HL, Collichio F, et al. Talimogene laherparepvec improves durable response rate in patients with advanced melanoma. *J Clin Oncol.* 2015;33:2780–2788.
30. Chesney J, Puzanov I, Collichio F, et al. Randomized, open-label phase II Study evaluating the efficacy and safety of talimogene laherparepvec in combination with ipilimumab versus ipilimumab alone in patients with advanced, unresectable melanoma. *J Clin Oncol.* 2018;36:1658–1667.
31. Puzanov I, Milhem MM, Minor D, et al. Talimogene laherparepvec in combination with ipilimumab in previously untreated, unresectable stage IIIB–IV melanoma. *J Clin Oncol.* 2016;34:2619–2626.
32. Sun L, Funchain P, Song JM, et al. Talimogene laherparepvec combined with anti-PD-1 based immunotherapy for unresectable stage III-IV melanoma: a case series. *J Immunother Cancer.* 2018;6:36.
33. Amaria RN, Prieto PA, Tetzlaff MT, et al. Neoadjuvant plus adjuvant dabrafenib and trametinib versus standard of care in patients with high-risk, surgically resectable melanoma: a single-centre, open-label, randomised, phase 2 trial. *Lancet Oncol.* 2018;19:181–193.
34. Robert C, Thomas L, Bondarenko I, et al. Ipilimumab plus dacarbazine for previously untreated metastatic melanoma. *N Engl J Med.* 2011;364:2517–2526.
35. Schachter J, Ribas A, Long GV, et al. Pembrolizumab versus ipilimumab for advanced melanoma: final overall survival results of a multicentre, randomised, open-label phase 3 study (KEYNOTE-006). *Lancet.* 2017;390:1853–1862.
36. Wolchok JD, Chiarion-Sileni V, Gonzalez R, et al. Overall survival with combined nivolumab and ipilimumab in advanced melanoma. *N Engl J Med.* 2017;377:1345–1356.
37. Long GV, Stroyakovskiy D, Gogas H, et al. Combined BRAF and MEK inhibition versus BRAF inhibition alone in melanoma. *N Engl J Med.* 2014;371:1877–1888.
38. Robert C, Karaszewska B, Schachter J, et al. Improved overall survival in melanoma with combined dabrafenib and trametinib. *N Engl J Med.* 2015;372:30–39.
39. Jones MS, Lee J, Stern SL, et al. Is pregnancy-associated melanoma associated with adverse outcomes? *J Am Coll Surg.* 2017;225:149–158.
40. Bichakjian CK, Olencki T, Aasi SZ, et al. *NCCN Guidelines Version 2.2018: Squamous cell skin cancer.* The National Comprehensive Cancer Network; 2017. Accessed May 31, 2019. https://oncolife.com.ua/doc/nccn/Squamous_Cell_Skin_Cancer.pdf.
41. Maubec E, Petrow P, Scheer-Senyarich I, et al. Phase II study of cetuximab as first-line single-drug therapy in patients with unresectable squamous cell carcinoma of the skin. *J Clin Oncol.* 2011;29:3419–3426.
42. Foote MC, McGrath M, Guminski A, et al. Phase II study of single-agent panitumumab in patients with incurable cutaneous squamous cell carcinoma. *Ann Oncol.* 2014;25:2047–2052.
43. Gold KA, Kies MS, William Jr WN, et al. Erlotinib in the treatment of recurrent or metastatic cutaneous squamous cell carcinoma: a single-arm phase 2 clinical trial. *Cancer.* 2018;124:2169–2173.
44. Migden MR, Rischin D, Schmults CD, et al. PD-1 Blockade with cemiplimab in advanced cutaneous squamous-cell carcinoma. *N Engl J Med.* 2018;379:341–351.
45. Sekulic A, Migden MR, Oro AE, et al. Efficacy and safety of vismodegib in advanced basal-cell carcinoma. *N Engl J Med.* 2012;366:2171–2179.
46. Sekulic A, Migden MR, Basset-Seguin N, et al. Long-term safety and efficacy of vismodegib in patients with advanced basal cell carcinoma: final update of the pivotal ERIVANCE BCC study. *BMC Cancer.* 2017;17:332.
47. Migden MR, Guminski A, Gutzmer R, et al. Treatment with two different doses of sonidegib in patients with locally advanced or metastatic basal cell carcinoma (BOLT): a multicentre, randomised, double-blind phase 2 trial. *Lancet Oncol.* 2015;16:716–728.
48. MacDonald M, You J. Merkel cell polyomavirus: a new DNA virus associated with human cancer. *Adv Exp Med Biol.* 2017;1018:35–56.
49. Nghiem PT, Bhatia S, Lipson EJ, et al. PD-1 blockade with pembrolizumab in advanced Merkel-cell carcinoma. *N Engl J Med.* 2016;374:2542–2552.
50. Kaufman HL, Russell J, Hamid O, et al. Avelumab in patients with chemotherapy-refractory metastatic Merkel cell carcinoma: a multicentre, single-group, open-label, phase 2 trial. *Lancet Oncol.* 2016;17:1374–1385.
51. Hodi FS, O'Day SJ, McDermott DF, et al. Improved survival with ipilimumab in patients with metastatic melanoma. *N Engl J Med.* 2010;363:711–723.
52. Robert C, Long GV, Brady B, et al. Nivolumab in previously untreated melanoma without BRAF mutation. *N Engl J Med.* 2015;372:320–330.
53. Postow MA, Chesney J, Pavlick AC, et al. Nivolumab and ipilimumab versus ipilimumab in untreated melanoma. *N Engl J Med.* 2015;372:2006–2017.

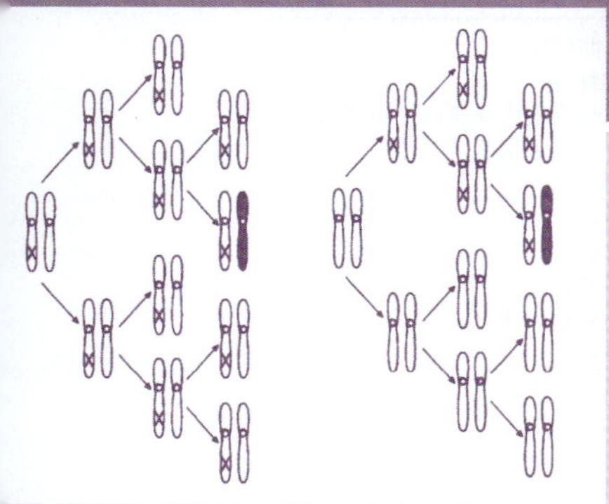

章 32

软组织肉瘤

Carlo M. Contreras，Marty J. Heslin
张师垚 译 刘 刚 审校

章目录

流行病学

软组织肉瘤（soft tissue sarcoma，STS）是一组包含 60 多种类型的肿瘤，几乎可以发生在任何解剖部位，并且可影响年轻人和老年人。STS 起源的组织类型包括骨骼肌、脂肪细胞、血管、淋巴管、结缔组织或具有共同中胚层起源的细胞（图 32.1 和表 32.1）。也包括来自神经外胚层的外周神经。中胚层肿瘤的临床表现范围很广，包含从良性脂肪瘤等低度惰性肿瘤到转移性血管肉瘤等肿瘤生物学侵袭性肿瘤。STS 相对罕见，2014 年估计有 12 020 例新发病例和 4740 例死亡病例。虽然这只占美国癌症发病率的 1%，但却占与癌症相关的死亡人数的 2%。对 STS 患者的诊断具有挑战性，因为尽管在普通人群中很少见，但一些常见的非肿瘤性疾病可与 STS 表现类似（框 32.1）。

尽管各种 STS 亚型之间有很大的重叠，但最传统的分类是将躯干和四肢 STS 与腹膜后肉瘤区分开。在详细讨论这些变体之前，本章首先回顾了与所有 STS 相关的核心概念。这些核心概念包括 STS 病因、STS 分期、脂肪瘤性肿瘤谱的考虑，以及以前称为恶性纤维组织细胞瘤（MFH）的 STS 类别。下面将对躯干和四肢 STS 和腹膜后肉瘤进行更详细的讨论。本章还将详细介绍其他特定和相关的 STS 子类型。

大量发表的系列研究表明，四肢和躯干 STS 比腹膜内和腹膜后 STS 更常见[1]。在四肢 STS 中，四肢近端比远端更常见，其中大腿部位最常见，占患者的 44%。确诊时的年龄和组织学 STS 亚型通常是密切相关的。横纹肌肉瘤、血管瘤、神经纤维瘤和肺泡肉瘤对儿童和年轻人的影响往往不成比例。大多数 STS 是偶发的，但也有一些有充分证据证明的因素，包括种系突变、辐射暴露和环境暴露。

核心概念

种系突变

1 型神经纤维瘤病

1 型神经纤维瘤病（neurofibromatosis 1，NF1）是一种常染色体显性遗传病，由位于染色体 17q11.2 的 *NF1* 基因突变引起。*NF1* 编码一种名为神经纤维素的蛋白质，它是 *ras* 癌基因信号通路的肿瘤抑制因

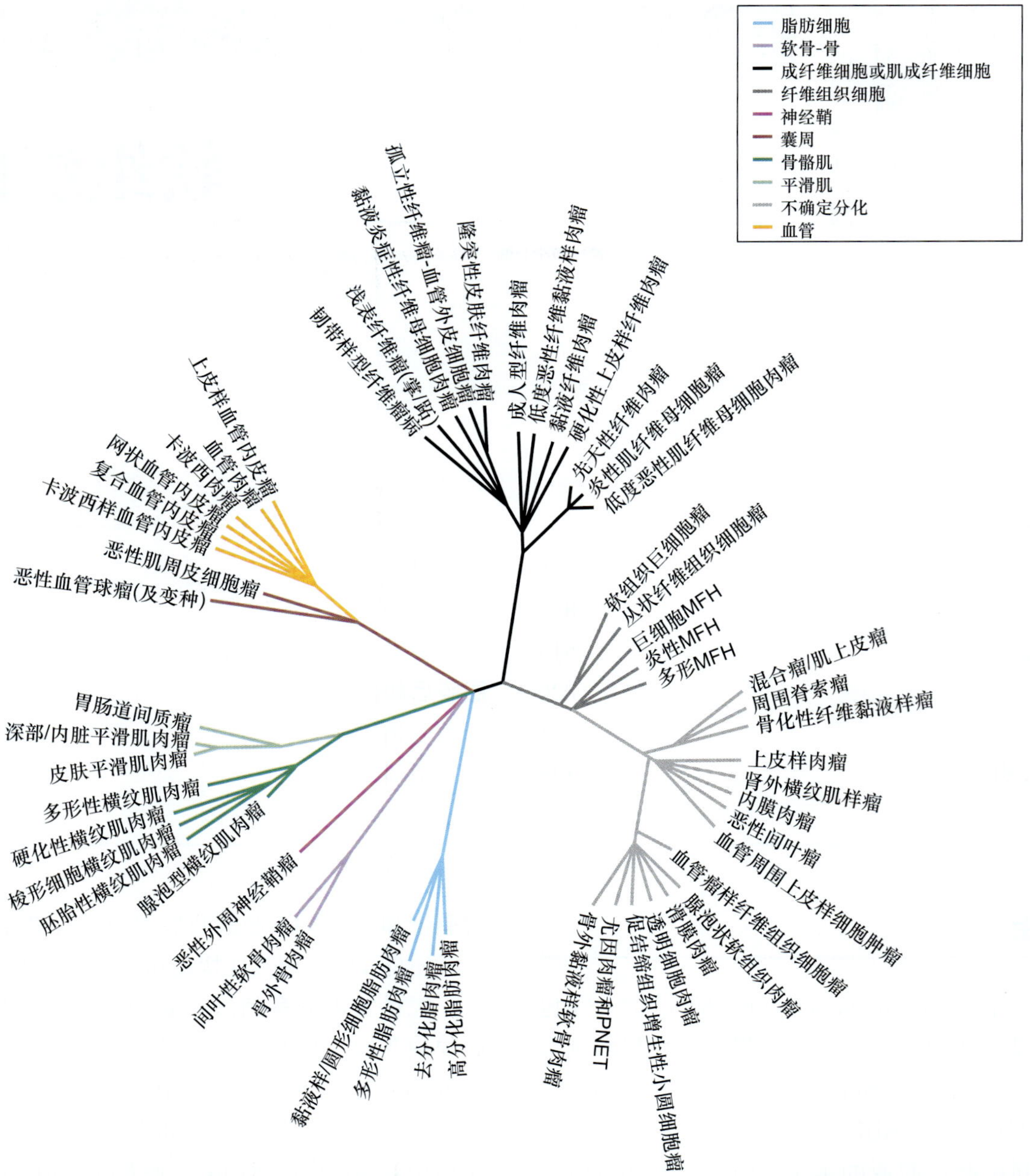

图 32.1 软组织肉瘤的分类。上示无根基的系统发育图显示了大约 60 种肉瘤亚型，这些亚型最初由世界卫生组织国际癌症研究机构定义，并在现有知识的基础上进行了修正和更新。该分类反映了谱系、预后（恶性、中度或局部侵袭性、中度或极少转移）、驱动因素改变和其他参数之间的关系。分支长度通过基于上述变量的离散化距离矩阵的最近邻连接来确定。最初的分支反映了谱系的差异，相关的谱系在距离上看起来更近（如骨骼肌和平滑肌）。随后的分支表明预后相似及是否与易位相关，如果是，则在不同的融合中共享基因（按照这个顺序）。尽管不完整，但由于许多亚型缺乏足够的全球分子图谱数据作为系统发育的基础，这个初始公式最低限度地反映了亚型中谱系和主要分子损伤之间的关系。该图排除了 52 种良性肿瘤（From Taylor BS，Barretina J，Maki RG，et al. Advances in sarcoma genomics and new therapeutic targets. Nat Rev Cancer. 2011；11：541-557.）。MFH：未分化多形性肉瘤；PNET：原始神经外胚层肿瘤

子。除了普遍发展的多发性皮肤神经纤维瘤，本病患者有 10% 的风险发展为恶性周围神经鞘瘤（MPNST；这将在本章后面更详细地介绍）。NF1 还与其他多种肿瘤有关，包括神经鞘瘤和胶质瘤。

Li-Fraumeni 综合征

Li-Fraumeni 综合征是一种罕见的常染色体显性遗传病，由位于染色体 17p13.1 的 *TP53* 基因突变引起。*TP53* 基因编码 p53，p53 是一种充当肿瘤抑制因子的蛋白质。野生型 p53 的功能是促进受损细胞 DNA 的清除，并阻止这些突变序列的克隆繁殖。因此，*TP53* 突变会增加患各种恶性肿瘤的风险。这些疾病的发病率由高至低依次为乳腺癌、STS（特别是横纹肌肉瘤、未分化的多形性肉瘤和多形性肉瘤）、肾上腺皮质癌、脑癌、骨肉瘤和血液系统恶性肿瘤。受 Li-Fraumeni 综合征影响的患者表现出一系列的表

表 32.1 软组织肉瘤（STS）临床病理特征多样性

STS 亚型	组织学	MRI 表现	解剖分布
血管			
血管肉瘤	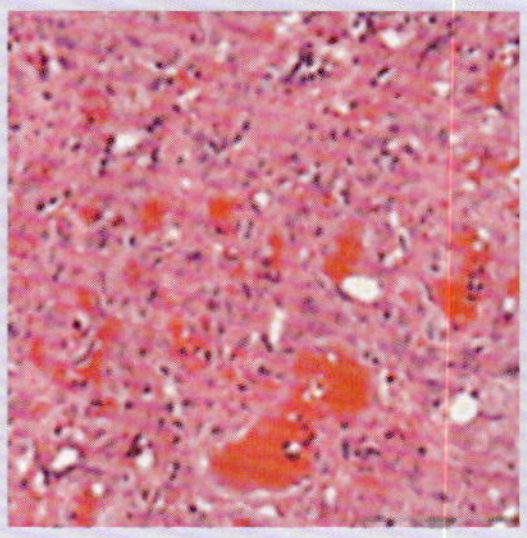	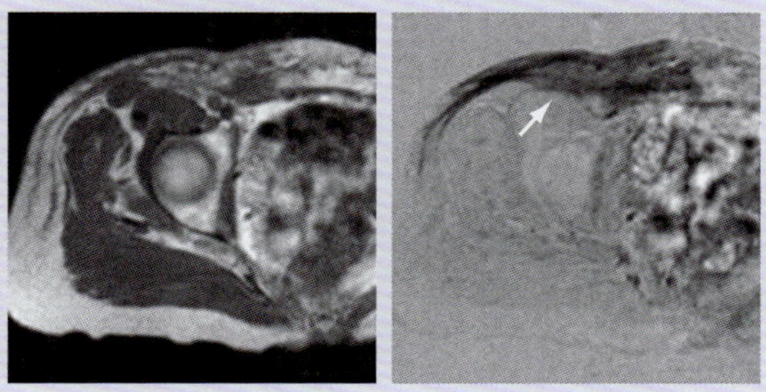	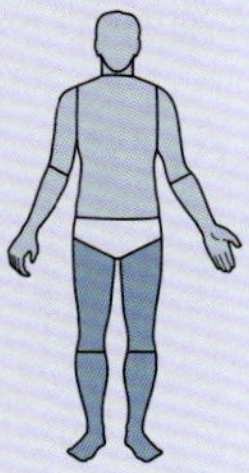
脂肪细胞			
去分化脂肪肉瘤	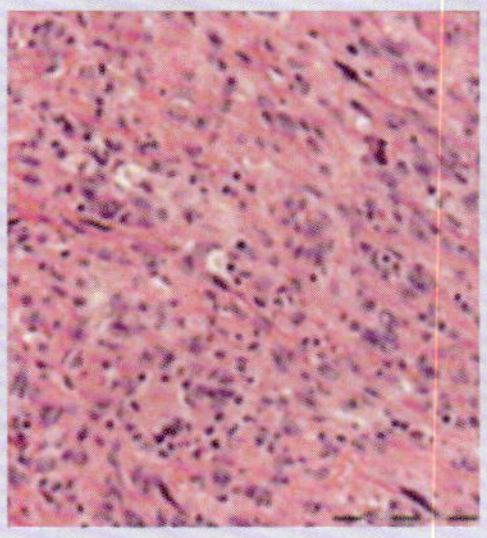	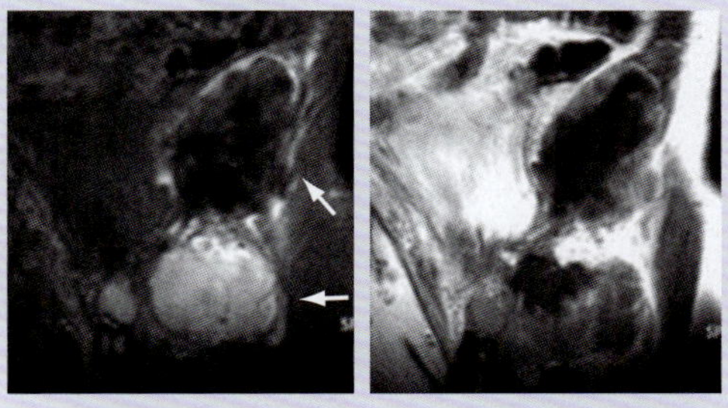	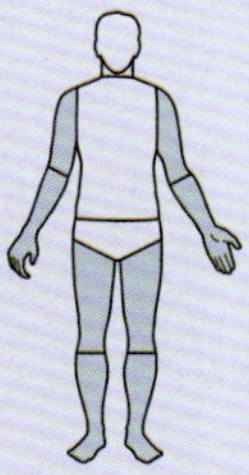 RP
黏液样脂肪肉瘤	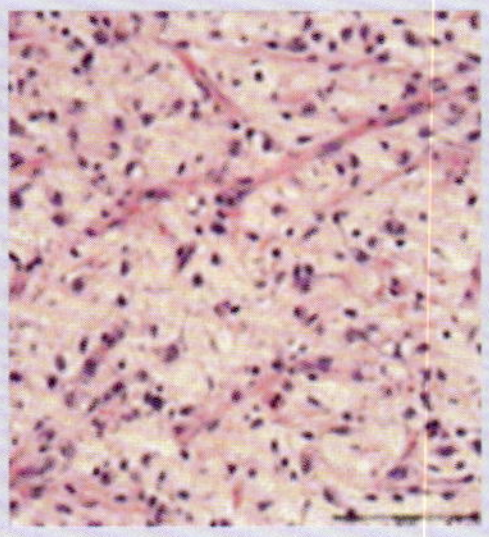	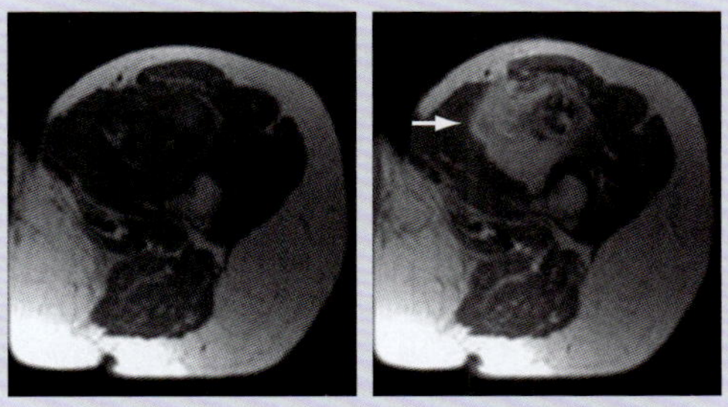	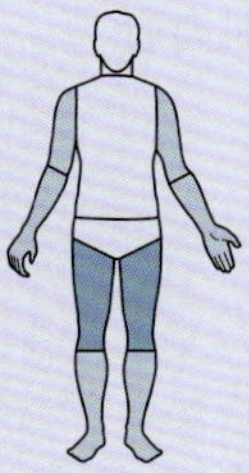
多形性脂肪肉瘤	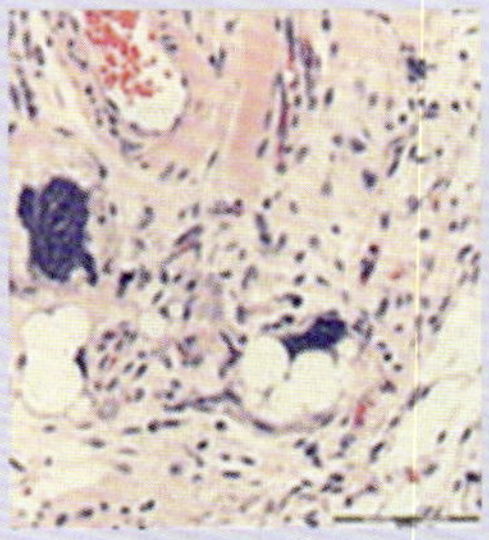	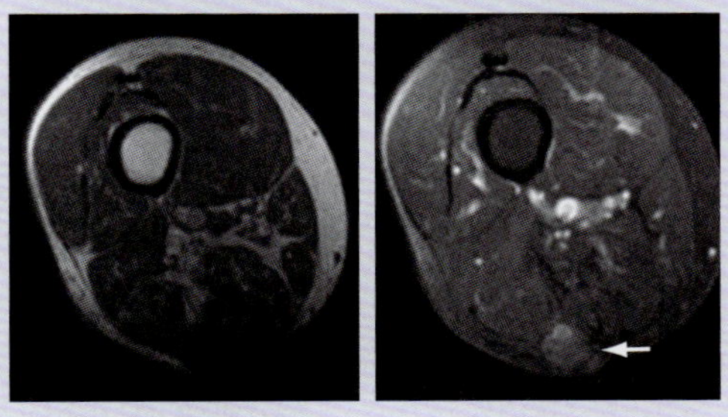	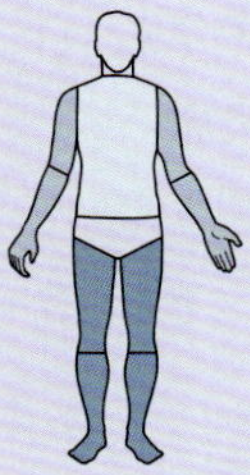
软骨-骨			
骨外骨肉瘤	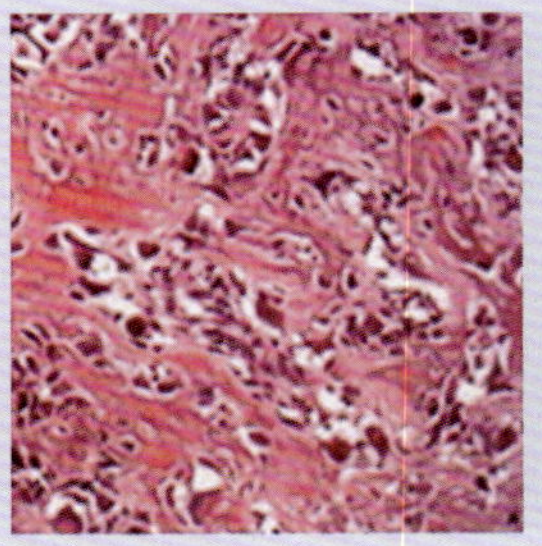	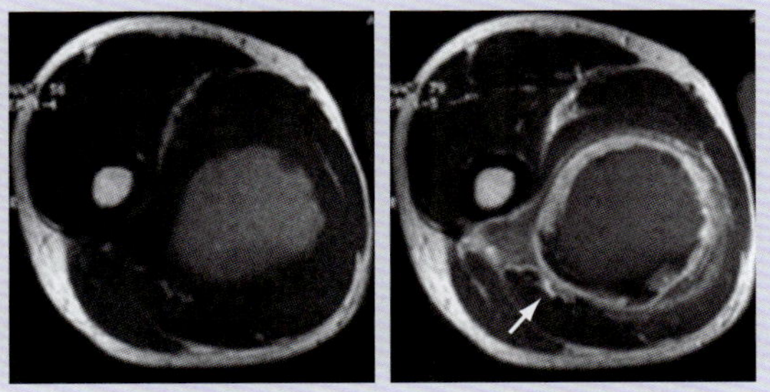	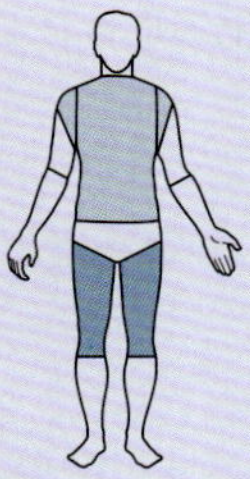

表 32.1 软组织肉瘤（STS）临床病理特征多样性（续）

STS 亚型	组织学	MRI 表现	解剖分布
肌成纤维母细胞			
黏液纤维肉瘤	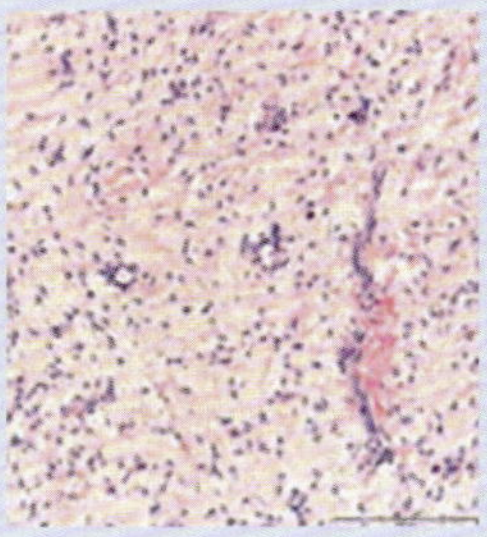	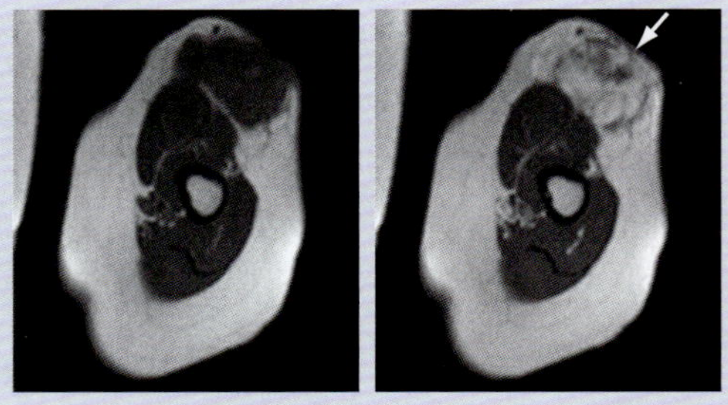	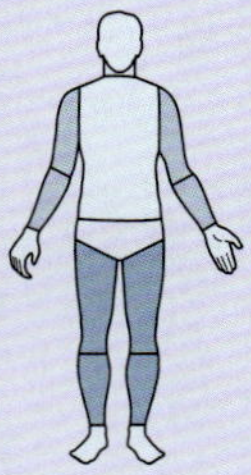
低度恶性纤维黏液样肉瘤	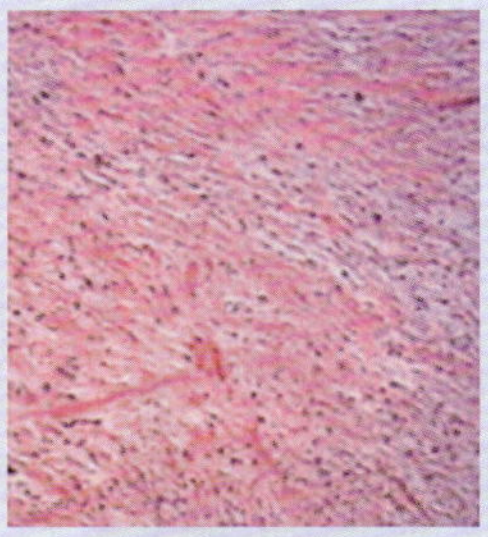	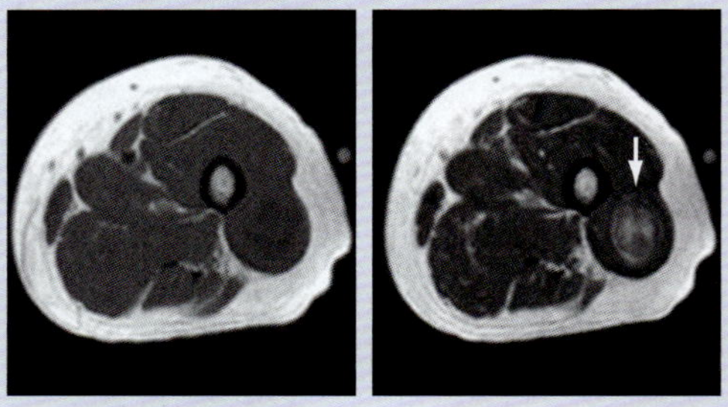	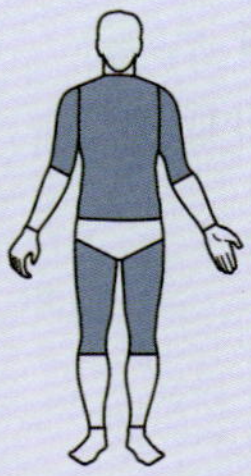 1, 2 RP
平滑肌			
平滑肌肉瘤	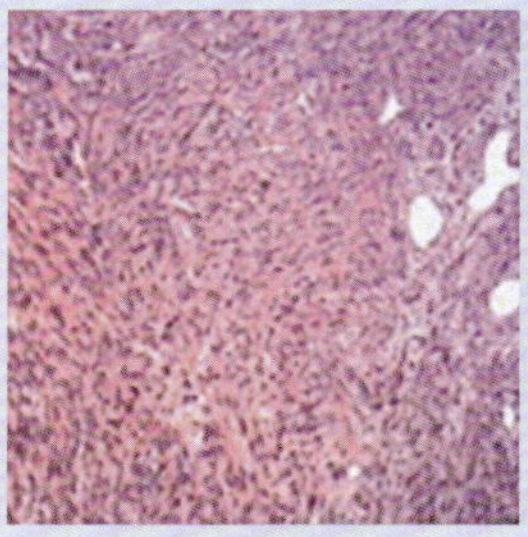	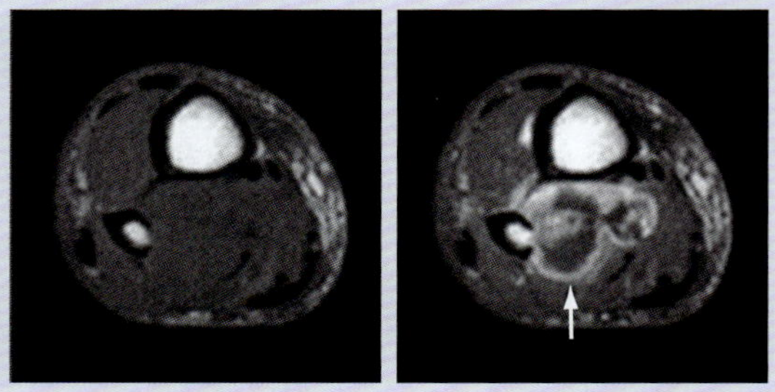	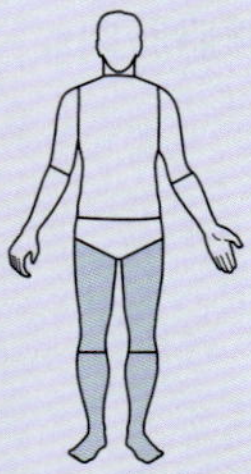 3, 4, 5 RP，骨盆，血管
不确定分化			
滑膜肉瘤	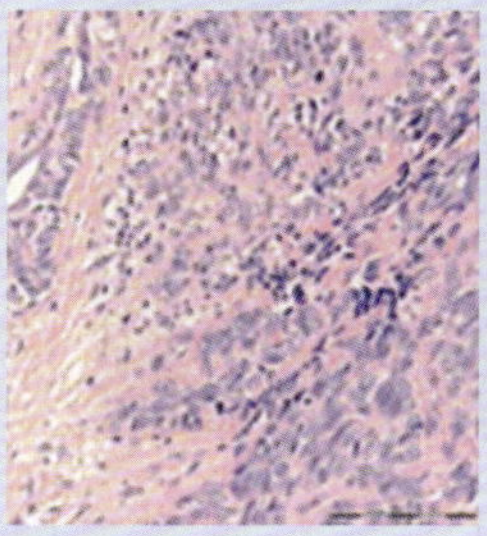	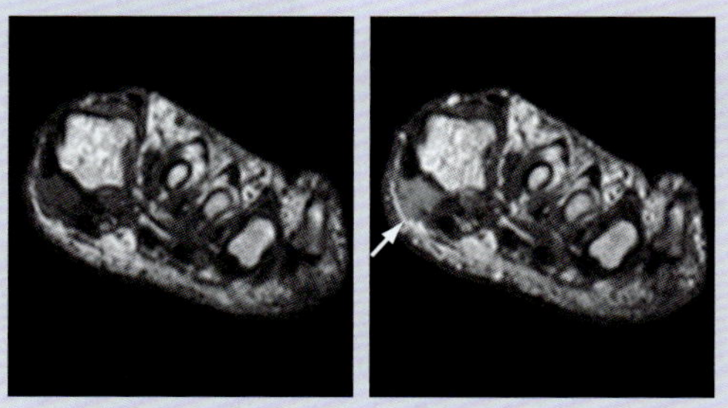	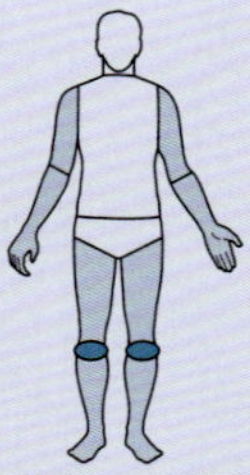 6, 7, 8 关节、肌腱
未分化多形性肉瘤	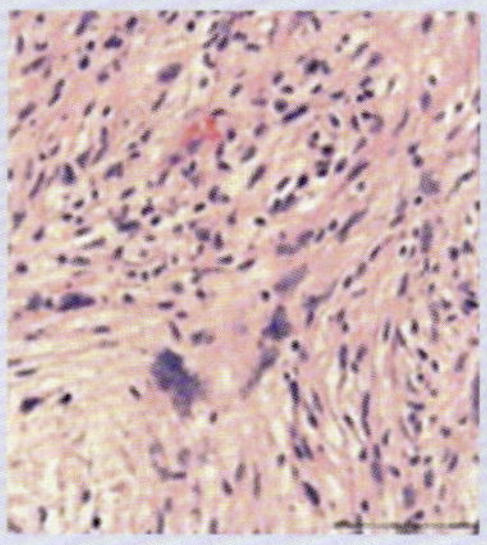	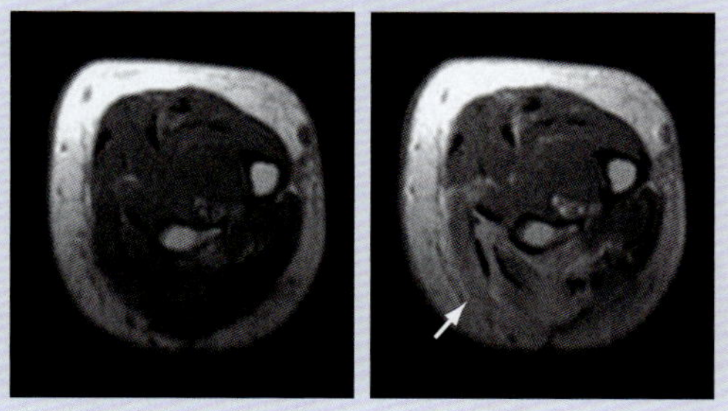	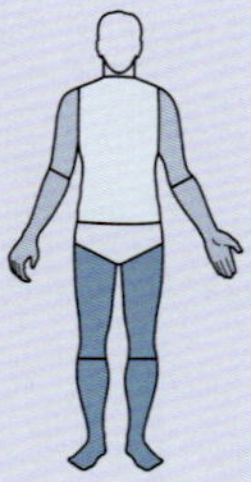 9

表 32.1 软组织肉瘤（STS）临床病理特征多样性（续）

STS 亚型	组织学	MRI 表现	解剖分布
透明细胞肉瘤	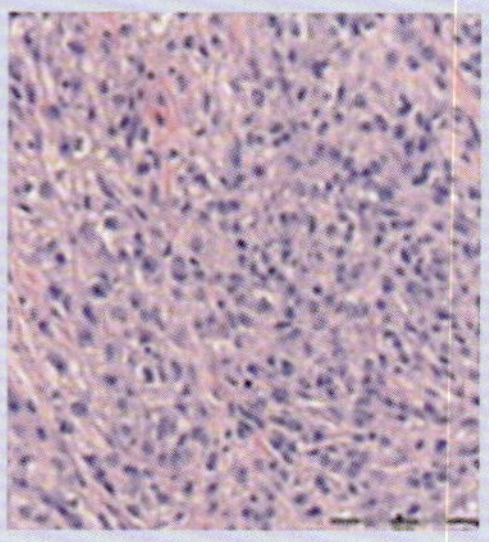	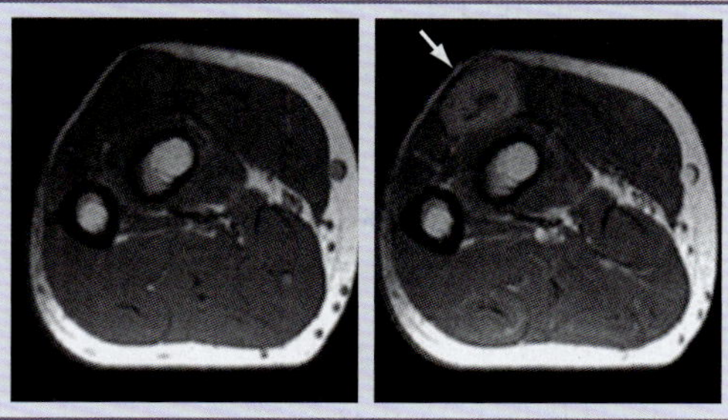	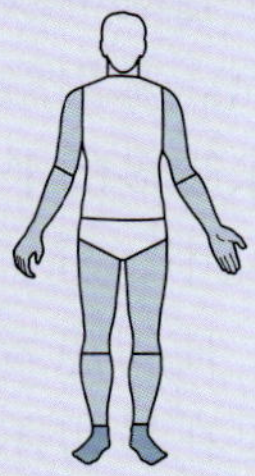

Adapted from van Vliet M，Kliffen M，Krestin G，et al. Soft tissue sarcomas at a glance：clinical，histological，and MR imaging features of malignant extremity soft tissue tumors. Eur Radiol. 2009；19：1499-1511.

MRI：磁共振成像；RP：腹膜后腔。

框 32.1 可模拟软组织肉瘤的疾病

- 增生性瘢痕
- 腹膜后淋巴结病：淋巴瘤、生殖细胞瘤或胃肠道原发转移
- 血肿
- 骨化性肌炎
- 良性脂肪瘤
- 囊肿
- 脓肿
- 皮肤恶性肿瘤，包括黑色素瘤

型，这取决于所涉及的突变类型，一些患者在 4 岁之前发展为横纹肌肉瘤。除了专门的乳房成像和结肠镜检查外，每年 1 次的全身磁共振成像（MRI）已经被提倡用于 Li-Fraumeni 综合征患者[2]。

家族性腺瘤性息肉病与 Gardner 综合征

家族性腺瘤性息肉病（FAP）是一种常染色体显性遗传病，由位于染色体 5q21 ～ q22 的 *APC* 基因突变引起。该基因还编码一种蛋白质，作为肿瘤抑制因子，抑制 β- 连环蛋白在细胞核中的定位。被截断的突变蛋白无法调节 β- 连环蛋白，导致细胞增殖失控。主要的临床特征是大量多发的结肠息肉，但也有一些患者出现结肠外表现，如表皮样囊肿、骨瘤和硬纤维瘤。硬纤维瘤通常发生在 FAP 相关的预防性结肠切除术后约 5 年，是发病率和死亡率的主要来源，本章后面将详细介绍。它们通常起源自以前的手术部位，但也可以在几乎任何部位发现。腹内肿瘤更可能与 FAP 有关，而四肢韧带样瘤通常是散发性的。

辐射

长期以来，人们一直怀疑辐射会对患者发展为 STS 的长期风险有重大影响。虽然辐射的影响被认为是剂量依赖性的，但与辐射相关的 STS 通常发生在辐射场的外围，被认为与既往辐射暴露相关的主要 STS 亚型包括未分类的多形性肉瘤、血管肉瘤、平滑肌肉瘤、纤维肉瘤和 MPNST[3]。与这些相同 STS 亚型的散发型相比，那些在辐射暴露后出现的 STS 亚型往往具有较短的疾病特异性生存期。在乳腺癌辅助放射治疗的背景下，一项由 122 991 名女性组成的大型队列研究表明，10 年期间，放疗对 STS 风险的绝对增加贡献为 0.13%。儿童时期因癌症接受放射治疗的患者，之后发展为 STS 的平均时间为 11.8 年，这也呈剂量依赖性。乳腺癌切除后，在淋巴水肿和放射治疗联合作用下发展的血管肉瘤被称为 Stewart-T Reves 综合征，它在最初治疗后还有大约 10 年的潜伏期。值得深思的是，与 Stewart-T Reves 综合征相关的血管肉瘤通常发生在先前放疗范围之外，但是在淋巴水肿区域内。STS 风险的增加不仅与治疗性放射剂量有关，还与接受常规 CT 扫描的儿童患者所接受的低剂量辐射有关。

致癌物

肝血管肉瘤与多种致癌物质有关，包括氧化钍胶体、聚氯乙烯和砷。氧化钍胶体是一种以钍为主要成分的静脉造影剂，在 1930—1955 年使用。在受影响的患者中，肝血管肉瘤在暴露 20 ～ 30 年后被诊断出来。聚氯乙烯是一种非常常见的塑料，但长期和无保护措施的接触聚氯乙烯与肝血管肉瘤的发展有关。

基因融合与分子检测

基因融合已被确定为许多组织类型（包括各种 STS 亚型）的重要驱动突变。虽然大约 1/3 的 STS 被

发现存在基因融合，但并不是所有的融合产物（即“驱动突变”）都与致病相关。因此，基因融合的用途在于它既可以作为诊断工具，也可以作为潜在的治疗靶点。基因融合只是 STS 中突变表现的一个例子。有越来越多的平台可用于这些患者的分子分析。在一项研究中，分子肉瘤分析改变了 13% 的患者的临床诊断，使得患者免受非治疗性化疗方案的毒性损害。特别是在最初怀疑去分化脂肪肉瘤的患者中，有 23% 的患者因此改变了诊断[4]。随着预测特定化疗药物反应的额外基因突变和融合事件的可能性提高，分子分析在该领域的常规应用可能会增加。例如，一个名为肉瘤复杂指数（CINSARC）的由 67 个基因组成的平台已经被证明可以预测无转移生存。这些与有丝分裂和染色体管理相关的基因有望比组织学分级更有效地预测预后水平，即便对 1 级肿瘤患者来说也是如此。虽然这些早期数据尚未得到前瞻性验证，但它们确实为未来如何评估 STS 患者提供了一些思路。

分期

肿瘤分级

STS 将肿瘤分级纳入 AJCC 分期系统中，将其与大多数其他类型的癌症区分开来。在国际上，应用最广泛的两个分级系统是法国 Fédération 国家癌症防治中心（FNCLCC）系统和美国国立卫生研究院（NIH）系统。FNCLCC 是根据肿瘤分化率、有丝分裂率和肿瘤坏死量三种因素之和得出的评分。NIH 的系统是类似的，但对于某些 STS 亚型，要求病理学家明确肿瘤的细胞性和多形性程度，这可能会限制其可重复性。通过比较 FNCLCC 和 NIH 系统，发现 FNCLCC 在估计远处转移和生存风险方面优于 NIH 系统。

除了肉瘤类型、肿瘤分级外，其他重要的分期参数包括肿瘤大小、淋巴结受累和远处受累。第 8 版 AJCC 分期系统的模式是对第 7 版的重大更新（见表 32.2 和表 32.3）。AJCC 分期系统表明 FNCLCC 优于 NIH 系统[5]。

第 8 版对以下解剖肉瘤部位有单独的分期定义：头颈部、躯干和四肢、腹部和内脏器官，以及腹膜后。胃肠道间质瘤（GIST）、骨肉瘤、子宫肉瘤、卡波西肉瘤和隆突性皮肤纤维肉瘤（DFSP）的单独模式保持不变。这些改变是对一些批评的回应，即与单独考虑不同亚型的方案相比，将异质肿瘤分组会降低预后能力。由于 AJCC 第 8 版没有根据组织学肉瘤亚型对肿瘤进行分期，Anaya 及其同事[6]论证了一种更具描述性和临床相关性更强的预后评估方法，将患者分为 3 个组织学组：高分化脂肪肉瘤、去分化或多形性脂肪肉瘤，以及所有其他腹膜后肉瘤组。

表 32.2 美国软组织肉瘤癌症分期联合委员会

原发肿瘤（T）	
无法评估的原发性肿瘤	TX
缺乏原发肿瘤的证据	T0
肿瘤最大径≤ 5 cm	T1
最大直径＞ 5 cm 且≤ 10 cm 的肿瘤	T2
最大直径＞ 10 cm 且≤ 15 cm 的肿瘤	T3
最大直径超过 15 cm 的肿瘤	T4
区域淋巴结（N）	
无法评估的区域淋巴结	NX
无区域淋巴结转移	N0
区域淋巴结转移	N1
远处转移（M）	
无远处转移	M0
远处转移	M1

表 32.3 软组织肉瘤的解剖分期及预后分组

组别	T	N	M	分级
ⅠA 期	T1	N0	M0	G1，GX
ⅠB 期	T2 ～ 4	N0	M0	G1，GX
Ⅱ期	T1	N0	M0	G2，G3
ⅢA 期	T2	N0	M0	G2，G3
ⅢB 期	T3，T4	N0	M0	G2，G3
Ⅳ期	任何 T	N1*	M0	任何级别
	任何 T	任何 N	M1	任何级别

* 对于腹膜后肉瘤，N1 疾病被指定为ⅢB 期，而不是Ⅳ期。

主要基于以上两个版本，其中第 8 版定义肿瘤类别的大小阈值已经改变。T1 肿瘤定义为 5 cm 以下，T2 肿瘤定义为 5 ～ 10 cm，T3 肿瘤定义为 10 ～ 15 cm，T4 肿瘤定义为＞ 15 cm[7]。肿瘤的浅表和深层解剖标记与外筋膜已经被消除。与四肢 STS 相比，内脏和腹膜后 STS 的疾病特异性存活率较低。在内脏 STS 的情况下，疾病特异性存活率的下降是由远处转移的可能性驱动的；但对于腹膜后 STS，疾病特异性存活率的降低是由局部复发的风险驱动的[1]。

原发性 STS 的大小对预后的重要性已得到很好

地描述（图 32.2），但目前 AJCC 第 8 版规定的大小阈值受到了质疑。通过将所有低级别肿瘤定为Ⅰ期，将< 7.5 cm 的高级别肿瘤定为Ⅱ期，将> 7.5 cm 的高级别肿瘤定为Ⅲ期，将转移的肿瘤指定为Ⅳ期，提出了更大的预后判别[8]。

总体而言，STS 的区域淋巴结受累并不常见（2% ～ 10%）。因淋巴结转移而行淋巴清扫的最常见的 STS 亚型是血管肉瘤、横纹肌肉瘤、MFH（最近重新分类为未分化的多形性肉瘤）、上皮样肉瘤、透明细胞肉瘤和脂肪肉瘤。虽然区域淋巴结转移是预后的重要指标，但单个淋巴结、多个阳性淋巴结和远处转移疾病的患者都有相似的生存率[1]。一些研究小组提出将前哨淋巴结清扫用于儿童人群中的上皮样肉瘤、透明细胞肉瘤和横纹肌肉瘤，但其准确性通常不理想，而且该技术从未在精心设计的临床试验中成功应用于 STS。

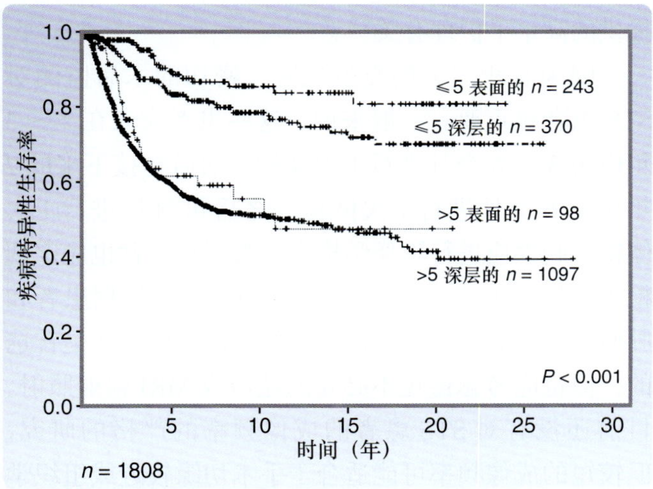

图 32.2　原发性高级别软组织肉瘤大小和深度的重要性（From Brennan MF，Antonescu CR，Moraco N，et al：Lessons learned from the study of 10 000 patients with soft tissue sarcoma. Ann Surg 260：416-422，2014.）

标准分期系统，如 AJCC，没有充分考虑相关参数，可能不能准确估计 STS 患者的预后，列线图是针对这一事实而制定的。仅针对 STS 就发表了不少于 13 种不同的列线图。列线图是为了便于处理一些肿瘤的预后而制定的，但最典型的用途是预测局部复发或总存活率（图 32.3）。一般来说，列线图比传统分期系统能更准确地预测预后，但除了用于生成列线图的数据集之外，很少有其他数据集得到验证。尽管如此，它们可以提供有意义的信息，如果使用得当，可以对 STS 患者的护理产生影响。这些列线图的扩散将如何影响传统分期系统的未来版本还有待观察。

临床评估

影响躯干和四肢的 STS 亚型有几十种。最常见的临床表现是患者在没有事先评估的情况下出现无痛

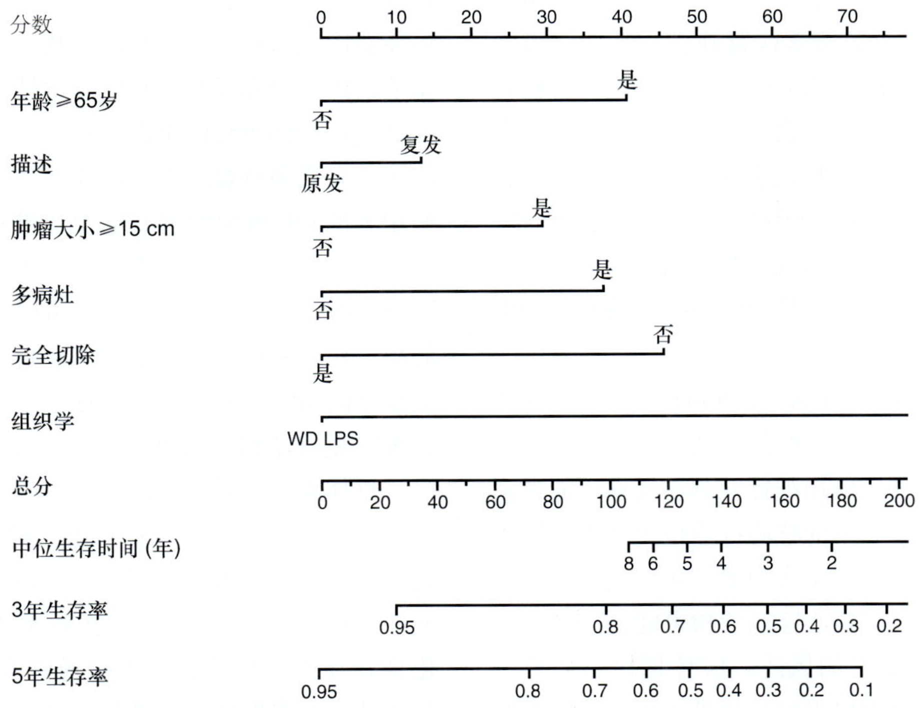

图 32.3　非转移性、可切除腹膜后肉瘤患者的中位、3 年和 5 年总生存率预测的列线图。WD LPS，高分化脂肪肉瘤（From Anaya DA，Lahat G，Wang X，et al. Postoperative nomogram for survival of patients with retroperitoneal sarcoma treated with curative intent. Ann Oncol. 2010；21：397-402. Oxford University Press，European Society of Medical Oncology.）

性肿块。如果将 STS 纳入鉴别诊断，则应采取适当的肿瘤学分期。这一分期首先需要进行详细的病史采集和体检。与其他更常见的类似诊断（如增生性瘢痕、骨化肌炎、血肿或囊肿）相比，这些信息在确定 STS 的可能性方面很重要（框 32.1）。小的、浅表的和活动度良好的 STS 高度提示与骨骼或神经血管结构较为分离，可于手术室行手术切除，而能否获得较广泛的切缘，需取决于其与重要解剖结构的关系等。接近重要结构的肿瘤可以转到具有 STS 专业知识的中心进行治疗。在这些患者中，术前活组织检查是不必要的。不必要的术前活检的不良后果包括：由于标本不足，病理报告提供了错误的非 STS 诊断；活检部位不理想，导致切口超出了必要范围；延误治疗。

更大或更复杂的病变需要额外的肿瘤学分期。分期的程度是高度个性化的，适用于每个患者。一般来说，术前影像和活检的适应证包括以下几个方面：

- 无法通过体检确定肿块的范围。
- 怀疑神经血管受累。
- 怀疑有区域性或远处转移。
- 手术可能会导致严重的功能缺陷。
- 怀疑肿块不能切除或无法切除，手术切缘有问题。

评估 MRI 和 CT 的效用的严谨研究已经过时。MRI 通常被认为是躯干和四肢 STS 的最具信息量的成像方式，而 CT 和超声造影也有重要的作用。除了对主要 STS 部位进行影像学检查外，通常应该进行胸部 CT 扫描，因为这是最常见的转移部位。当检查结果有效时，活检结果可能会促使考虑进行额外的影像学检查。例如，对于更具侵袭性的组织学类型，如黏液样脂肪肉瘤或圆形细胞脂肪肉瘤、上皮样肉瘤、血管肉瘤和平滑肌肉瘤，应考虑腹部和骨盆的 CT 扫描。脑成像可考虑排除泡状软组织肉瘤、透明细胞肉瘤和血管肉瘤的转移。

外科医师可以从多种活组织检查方法中进行选择。考虑到 STS 的罕见性和获取的组织数量很少，除了诊断局部复发外，使用细针穿刺法通常不能得到满意的效果。图像引导下的核心针活检更有可能提供可靠的诊断，但当它应用于大型囊性病变或含有相当多黏液成分的病变时，核心穿刺活检可能仍然不能诊断。为了降低局部复发的风险，应计划核心活检入路，使整个穿刺轨迹可以很容易地进入预计的手术切除范围。如果核心活检仍无法确诊，可能需要切开活检。再次强调，重要的是要计划好切口，使整个活检轨迹最终包含在切除范围内。

在一个大型 STS 中心，可由一个包含外科肿瘤学、内科肿瘤学、诊断放射学、病理学和放射肿瘤学的代表的拥有放射和病理信息的多学科团队在理想情况下讨论病例。本讨论的目的是评估哪种治疗方式最适合每位患者，以及每种方式应该按照何种顺序实施（图 32.4）。在接受计划外躯干或四肢肉瘤切除的患者中，高达 74% 的患者在再次切除时仍有残留病变。30 天的死亡率、肢体保存率和总生存率与 STS 中心提供的高水平护理有关[9]。

因为有相当大的复发风险，密切的术后监测对 STS 患者很重要。一般来说，这些患者应该在 2 ～ 3 年内每 3 ～ 6 个月进行 1 次体检，然后在接下来的 2 年里每 6 个月进行 1 次体检，之后再每年进行 1 次体检。胸部应进行影像学检查，腹部和骨盆也应定期检查。检查方式（CT 与 MRI）和频率应根据患者和肿瘤的特点而定。最具信息量的术前成像方式是首选的，但也应考虑避免不必要的超声或 MRI 辐射照射。目前还没有对 STS 患者的成像频率的严格的研究，但较短的成像频率可能适合于手术切缘较近或组织学类型不详的患者。

脂肪瘤性肿瘤

脂肪瘤是一种脂肪细胞肿瘤，可发生于身体的任何部位。根据定义，它们是良性肿瘤，但脂肪瘤移位可能会影响邻近结构而引起症状。脂肪瘤有包膜，无结节或内部分隔较厚。它们通常是均匀的，但可能含有钙化或创伤所致的出血。脂肪瘤和恶性脂肪肉瘤在临床上有很多重叠之处。已证实与脂肪瘤上的脂肪肉瘤相关的 CT 和 MRI 特征包括肿瘤＞ 10 cm，存在厚（大于 2 mm）的间隔，存在非脂肪区，以及病变中脂肪组织的比例＜ 75%。脂肪瘤可以通过对肿瘤包膜外的简单切除来进行有效治疗，而脂肪肉瘤的治疗涉及更复杂的切除，需要注意留够切缘，最好是由专门从事 STS 的多学科团队进行。

总体而言，脂肪肉瘤是最常见的 STS 亚型，占所有腹膜后肉瘤的 45%；它由三种组织学类型组成：高分化和去分化的脂肪肉瘤、多形性脂肪肉瘤和黏液样 / 圆形细胞脂肪肉瘤，按频率从高至低排列。分化良好和去分化的脂肪肉瘤通常发生在腹膜后而不是四肢，而多形性和黏液样 / 圆形细胞脂肪肉瘤则相反。与高分化脂肪肉瘤相比，去分化脂肪肉瘤的预后更差，这主要是因为与高分化脂肪肉瘤相比，去

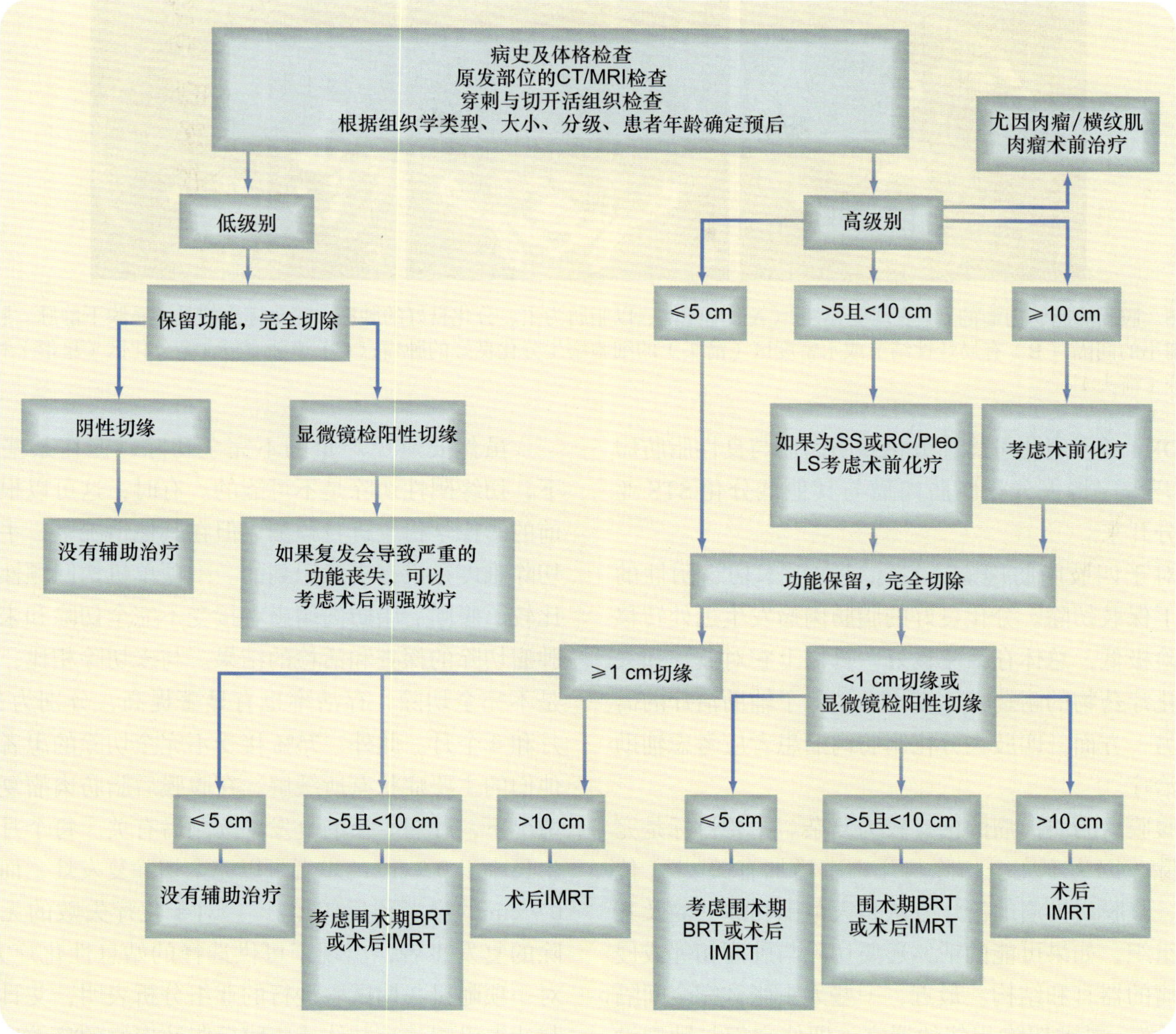

图 32.4　基于生物学原理（即肿瘤的大小和分级）治疗原发性（无转移）四肢或躯干软组织肉瘤的方法。BRT：近距离放射治疗；CT：计算机断层扫描；EBRT：外放射治疗；IMRT：调强放射治疗；MRI：磁共振成像；RC/Pleo LS：圆形细胞 / 多形性脂肪肉瘤；SS：滑膜肉瘤

分化脂肪肉瘤发生远处转移的风险要大得多。局部复发在这两种类型中都很常见。高分化和去分化脂肪肉瘤的恶性行为可归因于染色体 12q13 ～ 15 的扩增，这是 MDM2 和 CDK4 上调的原因。高分化和去分化腹膜后脂肪肉瘤通常是多灶性的。黏液样细胞和圆形细胞是基于其组织学表现的描述性术语。这些脂肪肉瘤具有不同的易位特点，如位于 t（12；16）（q13；p11）的 FUS-DDIT3 和更罕见的位于 t（12；22）（q13；q12）的 EWSR1-DDIT3。由于这些易位，包括 MET、RET 和 PI3K/Akt 在内的多个促肿瘤通路被激活。黏液样脂肪肉瘤对放射和化疗的相对敏感性不同寻常，导致疾病特异性 10 年存活率为 87%。圆形细胞瘤被认为是一种分化较差的黏液样脂肪肉瘤，预后比黏液样脂肪肉瘤差，在一个大的系列研究中有 21% 的患者发生转移。多形性脂肪肉瘤是另一种低分化脂肪肉瘤，预后不佳。它显示出各种各样的遗传异常，没有一种像上文描述的脂肪肉瘤类型那样可靠。

在常规手术中，术前区分高分化和去分化腹膜后脂肪肉瘤的关键之一是自然病史和治疗的差异。MRI 和 CT 扫描在区分这两种疾病方面有一定作用，但某些特定的肿瘤可能包含这两种检查的内容，这种情况下鉴别比较困难。在一组 78 例腹膜后脂肪肉瘤患者中，引起去分化组织学怀疑的影像学特征包括肿瘤多血管、坏死或囊变区域、邻近器官侵犯以及局灶性结节或水密度区域[10]。这些作者提出了一种临床方法，在有局灶性结节或水密度证据的患者中，对可疑区域进行活检，以明确区分高分化和去分化的组织学改变（图 32.5）。在他们的系列研究中，影像学上没有局灶性结节或水密度区域者被明确地证实为分化良好的肿瘤。当肿瘤形态在显微镜下不明确时，根据 MDM2

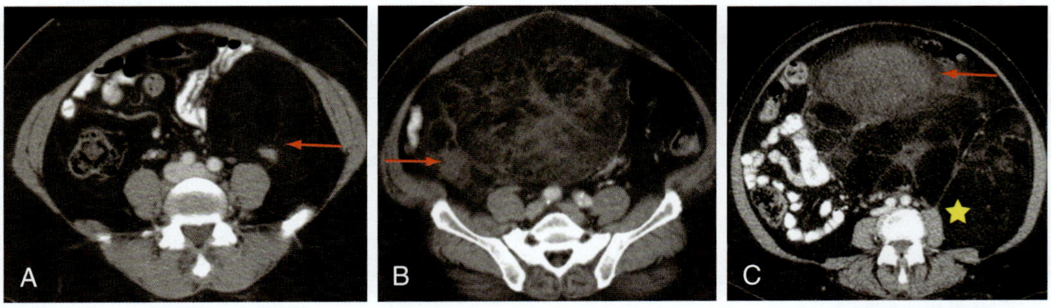

图 32.5 腹膜后脂肪肉瘤的 CT 表现变异性。(**A**)单纯性、以脂肪为主、分化良好的肿瘤；箭头标出的是肠系膜下静脉。肿瘤内可见细小的间隔；(**B**)有局灶性结节或水密度区(箭头)的细胞增生分化良好的肿瘤；(**C**)该肿瘤包含高分化区(星形)和去分化成分(箭头)

和 CDK4 免疫组化可将高分化脂肪肉瘤与良性脂肪瘤区分开来，将去分化脂肪肉瘤与其他低分化 STS 亚型区分开来。

对于四肢脂肪肉瘤，目标是在手术切缘阴性的情况下保肢切除。分化良好的脂肪肉瘤发生远处转移的风险极低，总体存活率良好。再加上它对放疗和大多数化疗药物的耐药性，基本上消除了辅助治疗的需要。另一方面，四肢去分化脂肪肉瘤患者应考虑辅助放射治疗。

腹膜后脂肪肉瘤的治疗较为复杂。主要目标是完全切除，因为不完全切除与死亡率增加有关[11]。传统上，腹膜后肉瘤的治疗方法是大范围切除肿瘤及其相邻组织，如果可能的话，还要切除与肿瘤相邻或侵犯肿瘤的器官和结构。最近，一些人主张“完全间隔性切除”，要求切除相邻的器官，即使它们与肿瘤没有直接关系[12]。虽然存在争议，但“只有在切缘最接近时切除的效果才最好”是一个重要的主张。这考虑到了肿瘤一侧的重要结构与不切除相邻但未受累的器官之间的关系。了解腹膜后脂肪肉瘤复发的模式对于计划最佳手术方式很重要。对于分化良好的腹膜后脂肪肉瘤，单灶性和多灶性似乎不会导致预后不佳，但去分化疾病多灶性患者的总体生存较差[13]。初次切除后复发的患者可能发展为多灶性疾病。这似乎反映了肿瘤生物学，因为初始切除切缘呈阳性并不影响患者是否发生单灶性或多灶性复发。完全间隔切除会导致频繁地多脏器切除，超过 50% 的病例会切除以下器官：脾、胰腺、膈肌、肾上腺和肾脏[12]。更传统的方法的支持者指出，在接受标准切除后复发的患者中，有 15% 的复发是在其初始肿瘤的间隔界限之外发生的[13]。这些复发不太可能通过积极的完全间隔性切除策略来预防。而最终可能受益于肾毒性全身化疗的患者会受到潜在的不必要的与完全间隔性切除相关的肾切除术的不利影响。

虽然要避免严重的不完全切除，但在某些情况下，切缘阴性切除是不可能的。有时，这可以根据术前的影像学检查进行预测，但在其他情况下，手术的切除难度是没有被意识到的。一项单机构回顾性研究比较了腹膜后脂肪肉瘤患者接受不完全切除和未进行肿瘤切除的探查和活检的结果。与未切除相比，即使是不完全切除，存活率也有显著提高，分别为 26 个月和 4 个月。此外，75% 接受不完全切除的患者反馈他们的主要症状有所缓解。在腹膜后脂肪肉瘤复发的情况下，肿瘤生长的复发率与预后有关。每个月复发生长小于 0.9 cm 的患者可以完全切除复发灶，而超过 0.9 cm 的患者预后较差[14]。对于化疗失败的无法切除的复发患者，出现了可供选择的姑息性化疗方案。对一项随机 3 期试验进行的亚组分析表明，艾日布林与达卡巴嗪治疗肢体或腹膜后脂肪肉瘤的疗效比较显示，艾日布林与总存活率(15.6 个月 *vs.* 8.4 个月)的提高有关。基于这些数据，单药艾日布林被批准用于脂肪肉瘤患者的姑息治疗。这些研究结果增加了制定腹膜后脂肪肉瘤个体化治疗计划的复杂性。

恶性纤维组织细胞瘤的重新分类

在过去的几十年里，恶性纤维组织细胞瘤(MFH)被认为是成年人最常见的 STS。STS 病理回顾的改进和创新极大地改变了 MFH 的定义。不同的作者回顾性地重新评估了最初被归类为 MFH 的肿瘤，发现大多数肿瘤值得重新分类。在一篇开创性的手稿中，63% 的肿瘤被重新分类，只有 13% 真正符合 MFH 的病理标准。这些数据将 MFH 的诊断转向为排除，这一趋势在 2013 年世界卫生组织(World Health Organization)对软组织肿瘤的分类中达到顶峰，因此，彻底取消了 MFH 这一术语。仍然符合 MFH 病理标准的肿瘤现在被称为未分类或未分化的多形性肉瘤。由具有 STS 专业知识的病理学家进行的仔细的组织学、免疫组化和分子分析对这些患者的准确诊断和治疗至关重要。通过精确的病理检查，根据实际的 STS 分化线，最初被分类为 MFH 的肿瘤患者有明显不同的预后[15]。

躯干和四肢肉瘤

肢体 STS 在平衡肢体功能程度和肿瘤控制方面提出了一个特殊的挑战。从历史上看，外科医师建议对 STS 进行截肢的门槛要低得多。来自临床试验的数据促使这些患者转向保肢治疗。之所以能够提供肢体保护，是因为对这些患者的多学科护理得到了改进。美国国立癌症研究所（NCI）进行的一项开创性试验提出，四肢 STS 切除可以通过保肢手术而不是截肢手术来解决[16]。43 名四肢 STS 高度分级的患者被随机分为保肢手术＋辅助放射治疗组和单纯截肢治疗组；两组都接受了辅助化疗。与截肢组相比，保肢组的局部复发率没有统计学意义上的差异。两组的无病存活率和总体存活率也大致相似。这些结果得到了一项类似的当代试验的支持，该试验比较了 126 名随机接受 STS 保肢术的患者，这些患者在接受或不接受辅助近距离放射治疗的情况下接受了手术。在这项试验中，近距离放射治疗与改善局部复发有关，但亚组分析表明，这一结果可能是由高级别肿瘤患者的良好反应导致的。在后来的一项 NCI 的研究中，无论肿瘤分级如何，患者都显示出了使用外照射治疗后局部复发率的降低。STS 的相关文献中缺乏一项随机试验来确定哪些患者可以安全地免用辅助放射治疗，因为需要大量样本来满足统计学计算[17]。回顾性数据表明，对于手术切缘为阴性的 T1 肢体 STS，即使考虑到 58% 的患者患有高级别肿瘤，也可以免用辅助放射治疗[18]。一项来自斯堪的纳维亚的对 1093 名患者的大型回顾性研究发现，尽管手术切缘狭窄或受累确实增加了局部复发的风险，但辅助放射治疗改善了局部控制效果，且与肿瘤分级、肿瘤深度（浅或深）或边缘状态无关。如果需要辅助放射治疗，外科医师应考虑两种技术操作。第一种是在需要辅助放射治疗的情况下，在切除床的边界放置几个金属夹；第二种是当需要手术引流时，皮肤出口部位应靠近切口，因为整个手术引流轨迹通常都包括在放射场中。切除床内的金属夹将有助于放射计划，仔细放置引流管可减少不必要的放射场扩展。

除了已经确立的辅助放射的局部控制益处之外，为 STS 提供新辅助放射提供了许多概念上的优势。在手术切除前，靶组织氧合较好，有利于肿瘤内自由基的产生，最终破坏肿瘤细胞。当接受新辅助放疗时，与手术切除后的放射场相比，放射场包含的邻近非肿瘤组织的体积更小[19]。当肿瘤原位放射时，术前所需的剂量比术后低。如果术前进行放射治疗，预计患者将更快地完成治疗的所有环节，因为延迟伤口愈合可能会推迟术后放射治疗的开始时间。与其他肿瘤相比，新辅助放射治疗很少导致可测量的肿瘤缩小，但可能导致不同程度的组织学肿瘤坏死[20]。新辅助治疗后的完全病理反应包括乳腺癌、食管癌和直肠癌在内的各种恶性肿瘤的重要预后因素。然而，这种关系似乎并不适用于 STS。当大部分切除的肿瘤在新辅助放射治疗或化疗后不能存活时，STS 患者在总体存活率或局部复发方面没有改善[21]。手术切缘在术前接受放射治疗后呈阳性的患者中，似乎没有因术后放疗增加而获得明显的局部复发减少。

只有一项临床试验随机安排四肢 STS 患者接受新辅助或术后放射治疗。在这项试验中，新辅助体外放射治疗与伤口并发症的风险增加有关[19]。尽管作者报告了支持新辅助治疗的总体存活率在统计学上的显著差异，但存活率是次要终点，该试验没有适当的动力来评估这一参数。选择新辅助方法的另一个概念上的好处是，通过在手术前将杀瘤剂量输送到风险最高的区域，可以降低手术切缘阳性的发生率和不良后果发生风险。事实上，现有的随机试验显示，接受放射治疗的患者术前和术后的手术切缘阴性率相同（分别为 83% 和 85%）[19]。使用现有的回顾性数据来探讨这个问题是不恰当的，因为在患者接受新辅助治疗的选择上存在明显的选择偏差和随后手术切缘阳性的风险。最后，不同研究对阳性或阴性手术切缘的定义不同，这就造成了解释报告数据的困难处境。切缘阳性的长期影响与放射治疗是术前进行还是术后进行无关；与局部复发风险增加有关，而总体存活率一般不变。

同时也对术前化疗和放疗方案进行了研究。一项回顾性研究对 112 例接受新辅助放化疗或新辅助放疗＋单纯手术的患者进行了对比，发现三种方法的肿瘤预后相当。当按肿瘤大小分层时，与单纯手术相比，新辅助放化疗或新辅助放疗使大于 5 cm 的肿瘤患者的总生存率均有提高。术前放化疗后的手术切除和额外的化疗被证明与总存活率的增加有关。这是在一项对 48 名患者的回顾性研究中提出的，这些患者的化疗包括多柔比星、异环磷酰胺和达卡巴嗪的联合用药。所有 48 例患者均有高级别的肢端 STS，长度至少为 8 cm，如果手术切缘阳性，则给予额外的术后放射治疗[22]。接受这种术前和术后强化化疗的患者与历史对照组相匹配，在本研究中，两组患者的切缘状况相似。术前和术后放化疗方案的结果在放射治疗肿瘤组（RTOG）9514 中得到了验证，这是一项单臂、多机构的 2 期试验[23]。

在 STS 的辅助环境中使用化疗是有争议的。欧洲研究和治疗中心（EORTC）62 931 是一项随机多机构试验，将 351 名患者随机分为两组，分别接受辅助化疗（多柔比星、异环磷酰胺和造血生长因子来格司亭）和不接受化疗。两组的总体生存率和无复发生存率相当。对参与了 18 项试验的 1953 名患者进行的 meta 分析显示，接受多柔比星辅助治疗的患者在局部、远处和总体复发方面有显著改善且数据具有统计学意义。一项对 150 名患者进行的随机 2 期研究显示，新辅助化疗（多柔比星和异环磷酰胺）与无病生存率或总生存率的改善无关。由于存在大量相互矛盾的数据，国家综合癌症网络和欧洲医学肿瘤学会等共识指南仍然对辅助化疗的建议持谨慎态度。

另一种用于局部晚期肢体 STS 患者的治疗策略是区域化疗，即肢体灌注。这种方法更常用于局部晚期黑色素瘤的治疗，包括在肿瘤近端患肢内放置静脉和动脉导管。肢体血管系统和血管内导管的结合完成了热化疗循环。导管末端近端的止血带将肢体循环与全身循环分开，从而最大限度地减少全身化疗的毒性。最常用的灌注剂是美法仑、肿瘤坏死因子 -α 和干扰素 -γ。隔离肢体灌注通常与其他方式相结合，即手术切除。技术要求和潜在的局部毒性限制了这种疗法的应用。目前，只有一项随机试验将区域化疗与其他标准 STS 疗法进行了比较。总体而言，已发表的数据不足以确定区域化疗在四肢 STS 治疗中的作用。

关于什么是足够的 STS 切除切缘的问题是复杂的，但可以明确的是：切除的组织的体积对肢体术后的功能有明显的影响，并且对于充分的手术切缘的定量定义从来没有以随机的、前瞻性的形式来定义。虽然康复医学和假体构造的进步显著提高了接受四肢 STS 切除术的患者的功能能力，但上述数据表明，以最小的功能缺陷有效地切除肿瘤是可能的。与黑色素瘤相关文献不同，四肢 STS 患者从未被随机分组来比较手术切缘宽度。回顾地说，显微切缘大于或等于 1 cm 的四肢 STS 切除后的局部复发率低于切缘小于 1 cm 的局部复发率[24]。然而，在另一项回顾性研究中，唯一与局部复发风险增加相关的因素是切缘附近未切尽的肿瘤[25]。

因为再次切除与局部复发的改善有关，切缘阳性的患者应该接受再次切除，使边缘达到 1 cm，追求清晰的手术切缘应该与四肢 STS 的自然病史和功能缺损增加的风险相权衡[26]。即使在综合治疗的背景下，在高级别肿瘤中，远处转移的风险始终大于局部复发的风险。

STS 的大体形态是这样的，在切除过程中，阻力最小的平面通常是沿着肿瘤假包膜。假包膜是增厚组织的特征性平面，在放射学上和术中触诊时，给人的印象是肿瘤和正常组织之间的界面。沿着假包膜平面进行切除的手术通常是边缘受累的眼球摘除术。传统上，建议在假性包膜外有 1 ～ 2 cm 的明显阴性边缘，但在某些解剖部位可能很难或无法实现，而且在处理低级别肿瘤时可能不是必要的。新辅助治疗可能与形成由较少肿瘤细胞填充的更坚韧的肿瘤假包膜有关[27]。最终，正如腹膜后肉瘤的一节所讨论的那样，切除边缘保持与肿瘤任何区域中最接近的边缘一样即可，因此，如果一个区域存在较近的边缘，则没有必要扩大切除以增加另一个区域的发病率。

STS 肿瘤倾向于血源性转移，主要转移到肺部，也会转移到肝脏和骨骼。肿瘤分级是最重要的转移预测指标，高级别肿瘤患者的无转移生存率为 43%[28]。其他重要的转移预测指标包括肿瘤大小、骨或神经血管受累以及肿瘤深度（浅与深）。在既往接受四肢 STS 治疗的患者中，肺转移的患病率约为 19%。孤立性肺转移应尽可能切除[29]。从最初的 STS 治疗到发生肺转移之间的较长的无瘤间隔通常是一个有利的预后因素。在缺乏有效的系统治疗的情况下，反复肺转移瘤切除术也是一个考虑因素。不适合接受转移性切除术的患者应接受消融或全身治疗。许多类型的 STS 相对耐药；值得注意的是，血管肉瘤和滑膜肉瘤除外。转移性 STS 的典型药物包括多柔比星、达卡巴嗪、异环磷酰胺、吉西他滨、多西他赛、艾立布林、帕唑帕尼、瑞戈非尼和奥拉妥单抗。

恶性周围神经鞘瘤

恶性周围神经鞘瘤（MPNSTs）作为 NF1 的一部分，与其发生频率大致相同。这些肿瘤是良性神经鞘瘤的恶性形式。虽然它们起源于周围神经或神经鞘，但通常无疼痛表现。最常见的发病年龄是 20 ～ 50 岁。历史上，MPNST 也有其他名称，如恶性神经鞘瘤、神经源性肉瘤和神经纤维肉瘤。通常避免使用恶性神经鞘瘤这个术语，因为并不是所有的 MPNSTs 都起源于施万细胞。这些肿瘤通常是侵袭性肿瘤；最近的大型系列研究显示其局部复发率约为 20%，10 年的疾病特异性生存率超过 40%。关键的预后因素包括发现时的肿瘤大小和肿瘤分级。关于 NF1 的 MPNST 是否比自发病例的预后差，文献中没有形成共识。这些肿瘤的治疗与其他 STS 亚型相似，重点是切缘阴性切除。虽然还没有在 MPNST 人群中进行前瞻性研究，但大多数回顾性报告都认为，辅助放射治疗可以降低肢体和浅表躯干病变的局部复发率。

硬纤维瘤

硬纤维瘤，也被称为侵袭性纤维瘤病，是一种少见的成纤维细胞肿瘤，有着奇怪的自然病史，远处转移罕见。大约 75% ～ 85% 的病例是偶发的；其他病例与家族性腺瘤性息肉（FAP）有关。在零星病例中，近期怀孕和既往创伤是公认的关联致病因素。这些肿瘤在女性中的发病率是男性的 2 ～ 3 倍，并且最常在 30 ～ 40 岁的患者中被诊断出来。大约 20% 的 FAP 患者发展成硬纤维瘤，常见表现是先前结肠切除瘢痕处的硬纤维瘤。在 FAP 患者中，硬纤维瘤出现前通常伴有结肠息肉，在 FAP 患者中是第二大致死原因。对出现硬纤维瘤的患者，应先了解其详细的家族史，以排除未被诊断的 FAP，同时也应考虑进行结肠镜检查。

硬纤维瘤的分子基础，无论是偶发性的还是症状相关性，都与 Wnt 和 Int-1（WNT）信号通路有关。在散发性病例中，*CTNNB1* 突变导致 β- 连环蛋白稳定形式的表达，最终积累并转运到细胞核，在那里通过激活转录因子发挥其增殖作用。在 FAP 的背景下，*APC* 突变也会导致 β- 连环蛋白的稳定，也会激活核转录和细胞增殖。特定的 *APC* 密码子突变似乎比其他密码子突变具有更高的硬纤维瘤风险。

临床上，最常见的起源部位包括四肢、腹膜内、腹壁和胸壁。受影响的患者可能会出现疼痛或无症状的坚固肿块、肠梗阻或肠缺血。硬纤维瘤通常生长缓慢，但有时也会有侵袭性生长。在放射学评估中，这些肿瘤的外观通常是均匀的和实体的。它们可能有明显的边界，也可能有渗透。CT 和 MRI 都是有用的成像手段。特别是在散发性病例中，硬纤维瘤仅凭影像无法与其他各种 STS 亚型区分开来。核心针活检适用于基于肿瘤组织学改变治疗建议的情况。

这些肿瘤的治疗可能是具有挑战性的。当肿瘤很大或浸润重要的解剖结构时，可能无法通过手术切除边缘广泛阴性的肿瘤。即使肿瘤被充分切除，特别是在 FAP 人群中，硬纤维瘤仍显示出很高的局部复发可能性。这些发现促使人们考虑对硬纤维瘤进行积极监测，而不是在确诊时就进行反射性切除。此外，放疗可能会起到适当的作用，特别是在四肢复发的肿瘤中。当考虑到许多硬纤维瘤是惰性的，发现后几乎没有生长，而且切除可能会导致严重的功能缺陷时，这类患者可能更适合选定积极的监测策略。德国的一项小型试验招募了 38 名进展性硬纤维瘤患者，结果显示，接受伊马替尼治疗的患者中，65% 的患者在 6 个月后进展停滞，45% 的患者在 24 个月后进展停止[30]。

血管肉瘤

血管肉瘤是一种起源于血管内皮细胞衬里的恶性肿瘤，因此几乎可以发生在任何部位。总体而言，它占所有 STS 的 2%，但大约 40% 的血管肉瘤与放射有关[3]。按频率从高到低的顺序，最重要的原发部位是躯干、头部和颈部（特别是头皮）及内脏。在头部和颈部，头皮通常是血管肉瘤起源的部位。血管肉瘤通常在 70 ～ 80 岁确诊。大多数血管肉瘤是散发性的，危险因素包括既往治疗性辐射暴露和淋巴水肿（见上一节）。与其他 STS 相比，血管肉瘤确实有较高的区域淋巴结受累率。约 20% 的患者出现转移，最常见的是肺转移[31]。在组织学评估中，这些肿瘤从分化极高、类似血管瘤的肿瘤到分化极低的肿瘤不等。与此相一致的是，其存在各种各样的细胞遗传学变化。在免疫组化检查中，CD31 和 FLI-1 是最一致的标志物。

这些病变的主要治疗方法是切缘阴性的手术切除。显微镜检查发现，这些肿瘤常常浸润到肉眼可见的范围之外。对于头颈部血管肉瘤的患者来说，这可能是一个重建的挑战。保乳治疗后乳房内出现的血管肉瘤可采用乳房切除术治疗。即使在手术切除后，预后也很差，5 年疾病特异性存活率为 53%[31]。在可切除疾病的队列中，肿瘤大于 5 cm 和组织学证据显示上皮样成分是预后不良的指标。切除后，远端失败多于局部失败，尽管两者都很常见。这些肿瘤通常是局部晚期且不能切除的；幸运的是，这些肿瘤对化疗和放射治疗有反应，新的辅助方法可能是可行的。

Ⅳ期血管肉瘤的中位生存期为 8 ～ 12 个月。与其他 STS 不同，转移性血管肉瘤可能表现为血气胸。乳腺血管肉瘤可转移到肝脏。在不能切除或转移的情况下使用的最典型的药物包括紫杉醇和多柔比星，其次是使用放射治疗，除非肿瘤是由以前的放射治疗引起的。包括血管肉瘤患者在内的大量正在进行的试验正在探索一系列药物的用途，包括酪氨酸激酶抑制剂和血管生成抑制剂与细胞毒药物的联合治疗（https：//clinicaltrials.gov/）。

隆突性皮肤纤维肉瘤

隆突性皮肤纤维肉瘤（DFSP）是一种罕见的STS，在美国，大约每420万个STS患者中就有1人患此病。这种肿瘤对男性和女性的影响是一样的，非裔美国人比白人更常见。典型的发病年龄为40～70岁。躯干、上肢和下肢是DFSP的常见部位，其次是头部和颈部。体格检查发现这些结节坚硬、硬化，外观呈红色或棕色。在组织学评价上，DFSP是一种未穿透表皮的真皮或皮下肿瘤。在细胞遗传学上，大多数DFSP表现为t（17；22）（q22；q13）易位，这种易位融合了*COL1A1*和血小板衍生生长因子B基因，解释了其血小板衍生生长因子B的过度表达。在疑难病例中，这种基因融合可以通过荧光原位杂交进行检测。由于其外观表现平常，没有伴随的疼痛，通常在被发现时往往很大，被误认为是增生性瘢痕或瘢痕疙瘩。

DFSP常在局部复发，因此治疗方法是手术切除，切缘较宽。与大多数STS一样，没有设计良好的临床试验来确定适当的范围。手术切除可成功治疗复发性病变。5年生存率为99.2%。DFSP很少转移，但一旦转移，往往意味着退变为纤维肉瘤。由于血小板衍生生长因子B的上调，无法切除的患者可以采用新辅助药物伊马替尼治疗。

腹膜后和内脏肉瘤

腹膜后肉瘤约占所有STS的15%。腹膜后的隔离位置可能解释了为何肿瘤出现时的平均大小为15 cm[32]。最常见的腹膜后肉瘤亚型是脂肪肉瘤、平滑肌肉瘤和MFH未分化多形性肉瘤。腹膜内STS的主要亚型是GIST和平滑肌肉瘤，我们将分别讨论这两种亚型。发病时的平均年龄为54岁，男女比例相等。在大多数病例中，表现为腹膜后肉瘤的患者的总存活率为33%～39%。即使在最佳手术切除后，仍有至少70%的患者会复发。在一个大型的回顾性研究中，大约12%的患者出现了转移，主要是肺或肝转移。

腹膜后肉瘤的表现多种多样，取决于肿瘤的大小和位置。有些是无症状的，偶然发现的。有症状的肿瘤可能表现为腹痛、体重减轻、早期饱腹感、恶心、呕吐、背部或腰部疼痛、感觉异常和虚弱。CT和MRI因其良好的空间分辨率和可重复性的轴位图像采集而被广泛应用于腹膜后肉瘤的诊断。CT扫描的优势包括快速的图像采集、几乎可以普遍使用，以及简明的图像集，可以让非放射科医师更直观地解读。MRI的优点包括软组织分化范围更广，但缺点是与CT相比，更容易出现幽闭恐惧症和运动伪影，可用性更有限，且与CT扫描相比，植入物相关禁忌证更多。两者可以是互补的，有时两者都提供了有用的信息。必须结合影像学检查对患者进行仔细评估，以确认腹膜后肿块非不明原因的淋巴瘤、生殖细胞肿瘤或其他原发肿瘤的转移，因为这些肿瘤的处理与腹膜后肉瘤有很大不同。

许多共识强烈建议进行术前活检，但正如之前四肢STS部分讨论的那样，腹膜后肉瘤的活检是非强制性的，在某些情况下存在缺陷。根据定义，外科活组织检查会使肿瘤破裂，扩大手术范围，潜在地降低切缘阴性切除的可能性。术前活检对肿瘤较大的患者尤其具有误导性，因为活检容易受到程度严重的抽样偏差的影响。这种抽样偏差可能会提供具有误导性的令人错估疾病严重性的信息。当排除了鉴别诊断中的其他基本考虑因素，术前CT扫描通常包含了足够的信息，可以在不进行术前活检的情况下进行治疗。这包括淋巴瘤，生殖细胞肿瘤和其他转移性疾病（框32.1）。在一项来自一家大型、单一的三级医疗机构的回顾性研究中，初始分期CT扫描足以评估术前活检的必要性，并为那些没有活检指征的肿瘤指定治疗方法；这种方法在脂肪瘤部分进行了更详细的讨论[10]。因此，如果术前活检来自一个不均匀的肿块，则应在图像引导下从最相关的区域获取标本。

在可能的情况下，应该进行彻底切除。在腹膜后肉瘤的相关研究中，边缘状态的概念与四肢STS的概念不同。因为四肢STS肿瘤通常比腹膜后肉瘤小，所以对整个手术标本边缘进行显微镜评估通常是可行的。考虑到大多数腹膜后肉瘤的肿瘤尺寸要大得多，用显微镜观察100%的手术标本边缘表面积是不现实的，且通常是不可能的。因此，大多数腹膜后肉瘤文献都提到完全大体切除。在一项大型的系列研究中，80%的初始肉瘤采取完全切除，57%在第一次复发后手术，33%在第二次复发后手术，14%在第三次复发后手术。在75%的患者中，实现完全切除可能意味着切除相邻或不可分割的相邻器官，如肾、肠、胰腺和血管结构。胰十二指肠切除术、大血管切除术或脾切除术的切除更有可能导致主要的术后并发症，但主要的术后并发症似乎不会对长期生存或复发产生不利影响[33]。

根据术中大体表现来预测组织浸润是不准确的。在现代CT技术出现之前，对于在腹膜后肉瘤切除术中疑似受累而行肾切除术的患者，应进一步评估肉瘤侵袭的组织学证据。在73%的病例中，肾切除标本不含STS。术前影像质量的改善可能会减少单纯因术中怀疑而对邻近器官的切除率。正如预期的那样，预后不良的预测因素包括切除术后的大块残留疾病、不能切除的疾病（转移的或局部晚期的）和高级别的肿瘤。完全大体切除的患者的中位生存期为103个月，而不完全切除的患者的中位生存期为18个月。即使采用最佳的化疗和放疗，不能切除的疾病患者的中位生存期仍为10个月[34]。接受完全切除的患者应积极监测，因为5年后局部复发和远处转移的风险分别为23%和21%。虽然姑息性切除通常是复发患者唯一有意义的选择，但复发性疾病的再次切除价值有限，仅有17%的3年无病存活率[35]。

与四肢肉瘤相比，腹膜后肉瘤综合治疗的作用更具争议性。鉴于辅助放疗在四肢STS中的成功，该方法已被应用于腹膜后肉瘤，但支持其疗效的随机数据较少。60～70 Gy的剂量被认为对肉瘤是致命的，通常用于四肢STS，但由于肠道毒性，这种剂量在腹膜后肉瘤的辅助治疗中是不可行的。即使剂量降低到50～55 Gy，也会导致严重的肠炎。这些耐受性问题促使人们考虑对腹膜后肉瘤进行新辅助放射治疗。新辅助放疗的一个优点是原位肿瘤使肠道前移，因此便于向后输送较高剂量的辐射，而后方是最可能出现阳性组织学边缘的部位（图32.6）。这种方法向计划的目标体积提供45 Gy，并将预计的风险边际提高到65 Gy。两项独立的研究已经证明，新辅助治疗方法耐受性良好，与仅接受切除治疗的历史队列相比，长期和短期肿瘤预后良好[36-37]。

对于转移性腹膜后肉瘤患者，有效的化疗方案很少。单用或联合使用蒽环类药物可作为一线治疗。二线疗法是吉西他滨和多西他赛。到目前为止，STS患者使用免疫治疗药物的效果并不乐观。一个令人鼓舞的发现是，未分化的多形性肉瘤或去分化脂肪肉瘤的患者在接受程序性死亡-1抑制剂帕博利珠单抗治疗时比其他STS亚型患者的客观应答率更高[38]。在一项开放标记的2期试验中，程序性死亡-1抑制剂和细胞毒性T淋巴细胞（CTLA-4）抑制的联合治疗在转移性肉瘤患者中的应答率非常低[39]。正在进一步研究的新药包括小梁蛋白、酪氨酸激酶抑制剂、MDM2拮抗剂、过氧化物酶体增殖物激活受体激动剂和CDK4拮抗剂。

胃肠道间质瘤

胃肠道间质瘤（gastrointestinal stromal tumor，GIST）是最常见的内脏STS。这些肿瘤被认为起源于胃肠道肌间神经丛中的Cajal间质细胞，几乎从食管到肛门的消化道任何部位都可发生肿瘤。最常见的GIST部位是胃、小肠和直肠。Cajal细胞被认为是内脏的起搏细胞，调节收缩。Cajal细胞和GIST有共同的CD117和钙激活的氯离子通道（称为DOG1）的共同标志物。CD117是*KIT*基因的另一个名称，它编码一种名为c-KIT的酪氨酸激酶跨膜受体。这些分子描述极大地改进了GIST患者的诊断和治疗手段。在形态学上，GIST是一种典型的平滑肌起源的梭形细

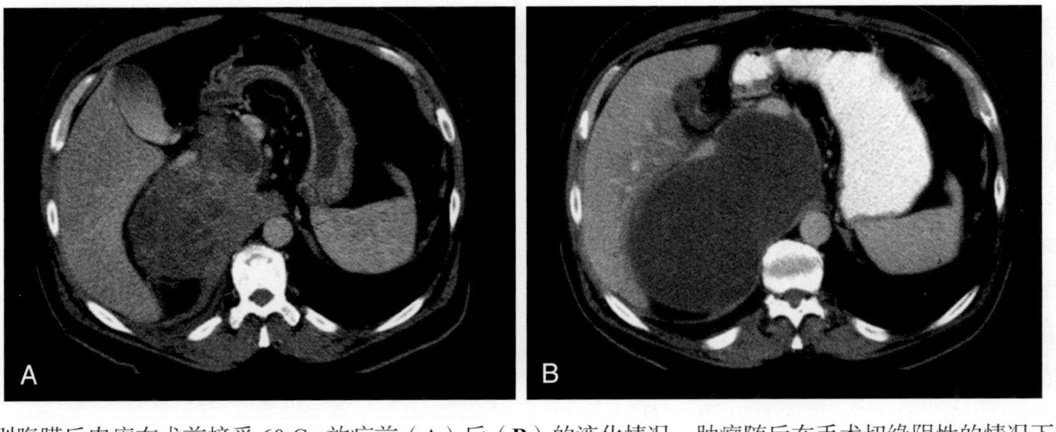

图32.6 高级别腹膜后肉瘤在术前接受60 Gy放疗前（**A**）后（**B**）的液化情况。肿瘤随后在手术切缘阴性的情况下被切除，组织学上未发现可识别的存活肿瘤

胞肿瘤。虽然这些肿瘤以前被描述为平滑肌瘤或平滑肌肉瘤，但 GIST 是基于 CD34、CD117 和 DOG1 的表达以及缺乏平滑肌染色来区分的。

C-kit 受体是一种原癌基因，属于血小板衍生生长因子受体（PDGFR）超家族。天然的 c-kit 配体是一种干细胞因子，其结合导致酪氨酸激酶受体同源二聚化、自身磷酸化和多条途径的激活，包括 RAS、RAF、MAPK、AKT 和 STAT3。c-kit 受体的某些突变导致受体的结构性激活，最终导致细胞增殖。在 4 号染色体上也发现了另一个与 c-kit 有惊人相似性的相关基因——PDGFR α。总体而言，大约 70% 的 GIST 存在 *KIT* 基因突变，大约 7% 的 GIST 存在 *PDGFRα* 突变，15% 的 GIST 有野生型 *KIT* 和 *PDGFRα* 基因型。这些 GIST 的特征是影响琥珀酸脱氢酶（*SDH*）、*BRAF*、*KRAS* 和 *NF1* 的许多其他突变。在受 Carney-Stratakis 综合征影响的患者中，*SDH* 突变与 GIST 相关，而 *NF1* 突变推动 NF1 患者 GIST 的形成。

这些肿瘤的临床表现多种多样，从偶发到有症状的疼痛、恶心、呕吐，或更少见的胃肠道出血不等。在内镜检查中，GIST 通常表现为一种光滑的黏膜下肿瘤，向外侵袭内脏腔，而不是溃疡性的黏膜肿块。壁内内脏肿块的内镜鉴别诊断包括胃肠道间质瘤、神经内分泌肿瘤、壁内脂肪瘤颌淋巴瘤。有些 GIST 是浆液性的、有蒂的，不会造成肠梗阻。CT 影像显示这些肿瘤包膜良好，由于肿瘤内有坏死区，一般有不均匀的增强。转移并不罕见，但受累部位包括肝脏和腹膜表面。大多数胃肠道间质瘤是散发性的，但也有明显的综合征病例。包括 NF1，生殖系 *SDH* 突变，Carney-Stratakis 综合征，von Hippel-Lindau 病，以及其他轻微的家族性 GIST 综合征。

因为这些是黏膜下肿瘤，内镜钳活检通常无法诊断。位于 Treitz 韧带和回盲瓣之间的肿瘤可通过双气囊小肠镜或胶囊内窥镜进行定位。与 GIST 相关的出血可能表明肿瘤已浸透黏膜形成溃疡。内窥镜超声引导下的穿刺活检通常显示梭形细胞肿瘤；如果有足够的组织可用，可以提交 CD117 评估。对于可疑的 GIST，术前活检不是强制性的，但术前对 GIST 进行组织学验证可以避免在切除时进行经验性淋巴结清扫，这对神经内分泌肿瘤或肠腺癌至关重要。GIST 的合适的术前分期诊断手段包括胸部、腹部和骨盆的增强 CT 扫描。在切缘明显阴性的情况下，在手术室进行局部病灶的切除。广泛的手术切缘并不能改善局部复发率或总体存活率。考虑到淋巴结受累的罕见情况，淋巴结清扫不是 GIST 的强制要求。应注意不要破坏肿瘤的包膜，因为破裂的肿瘤细胞可能会植入暴露的组织，并对患者的预后产生不利影响。只要不增加肿瘤破裂的风险，考虑微创手术切除技术是合适的，并且可以加速恢复。手术记录应该清楚地记录肿瘤包膜的完整性，因为它会对辅助治疗的建议产生深远的影响。

理想情况下，病理报告遵循概括性指导原则，以确保所有相关参数都传达给多学科团队。关键参数包括肿瘤部位、起源器官、肿瘤大小、肿瘤病灶、有丝分裂率、免疫组织化学 CD117 状态、边缘状态以及分子遗传学研究的结果。有丝分裂率定义为玻片上每 5 mm^2 有丝分裂的总数，取材于肿瘤增生最多的区域。在 GIST 中，有丝分裂率参数与大多数其他 STS 亚型（包括肿瘤分级）同义。在显微镜下与 GIST 相似的实体瘤包括：黑色素瘤、副神经节瘤、神经内分泌肿瘤和神经鞘肿瘤。

与其他 STS 亚型不同，AJCC 第 8 版分期系统有一个方案，根据起源的解剖位置区分 GIST、胃和网膜肿瘤与非胃肿瘤（表 32.4 ～表 32.6）。起源的解剖位置从手术计划和预后的角度来看都很重要。肿瘤

表 32.4 美国癌症联合委员会胃肠道间质瘤分期

原发肿瘤（T）	
TX	无法评估的原发性肿瘤
T0	没有原发性肿瘤的证据
T1	肿瘤 2 cm 或以下
T2	肿瘤＞ 2 cm 且≤ 5 cm
T3	肿瘤＞ 5 cm 且≤ 10 cm
T4	肿瘤＞ 10 cm
区域淋巴结（N）	
N0	无区域淋巴结转移
N1	区域淋巴结转移
远处转移（M）	
M0	无远处转移
M1	远处转移
组织学分级（G）	
GX	不能评估等级
G1	低级别；有丝分裂率每 5 mm^2 ≤ 5 个
G2	高级别；有丝分裂率每 5 mm^2 ＞ 5 个

From Amin MB，Edge SB，Greene FL，et al. AJCC Cancer Staging Manual. 8th ed. New York：Springer；2017.

表 32.5 胃和网膜间质肿瘤的解剖分期和预后分组

组别	T	N	M	阶段
ⅠA 期	T1 或 T2	N0	M0	低
ⅠB 期	T3	N0	M0	低
Ⅱ期	T1	N0	M0	高
	T2	N0	M0	高
	T4	N0	M0	低
ⅢA 期	T3	N0	M0	高
ⅢB 期	T4	N0	M0	高
Ⅳ期	任何 T	N1	M0	任何等级
	任何 T	任何 N	M1	任何等级

From Amin MB，Edge SB，Greene FL，et al. AJCC Cancer Staging Manual. 8th ed. New York：Springer；2017.

表 32.6 非胃 * 胃肠道间质瘤的解剖分期和预后分组

组别	T	N	M	阶段
ⅠA 期	T1 或 T2	N0	M0	低
Ⅱ期	T3	N0	M0	低
ⅢA 期	T1	N0	M0	高
	T4	N0	M0	低
ⅢB 期	T2	N0	M0	高
	T3	N0	M0	高
	T4	N0	M0	高
Ⅳ期	任何 T	N1	M0	任何等级
	任何 T	任何 N	M1	任何等级

From Amin MB，Edge SB，Greene FL，et al. AJCC Cancer Staging Manual. 8th ed. New York：Springer；2017.

* 非胃包括小肠、结直肠、食管、肠系膜和腹膜。

的起源部位依次为：胃、空肠或回肠、结直肠。在这些病理和临床参数的基础上，可以使用一些工具来预测切除后的预后。纪念 Sloan-Kettering 癌症中心（MSKCC）小组根据切除的 GIST 的大小、有丝分裂率和起源部位开发了一个诺模图，该图被验证可以预测 2 年和 5 年无复发生存的概率[37]。该诺模图是根据 MSKCC 治疗的 127 名患者的数据绘制的，然后在来自其他机构的两个独立的 GIST 人群中进行验证。该图的目标人群是接受完全胃肠道间质瘤切除术的患者，他们没有接受辅助治疗。另一个预测预后的工具是武装部队病理研究所标准，它基于 1900 多名接受手术但未接受辅助治疗的 GIST 患者的数据，旨在预测切除后疾病进展的风险。该模式的输入包括有丝分裂率、大小和起源部位。该工具没有得到 MSKCC 诺模图同样程度的验证，但使用了更稳健的样本量进行了开发。修改后的 NIH 标准建立在几个数据集的基础上，包括武装部队病理研究所的标准，并随后得到了验证（表 32.7）[40-41]。

作为手术切除后预后的预测指标，这些风险评估工具通常也被用来评估辅助治疗的必要性。虽然这些风险评估工具都没有将其作为输入参数，但辅助治疗的成功取决于 GIST 分子表型。特异性 *KIT* 突变会影响长期预后和对治疗的反应。GIST 突变所在的特定 *KIT* 外显子影响分子和临床表型。例如，外显子 13 的一个 *KIT* 突变位于酪氨酸激酶结构域内，使患者对伊马替尼治疗易感。外显子 9 突变对应于 c-kit 受体的胞外区，主要在小肠或结肠 GIST 中观察到，对伊马替尼的敏感性较低。共识强烈建议在 GIST 诊断中进行常规基因分析，以确定精确的突变外显子，因为这一信息可能会改变治疗建议和患者的预后[42]。

系统疗法适用于 GIST 切除后的辅助治疗、转移性 GIST 的治疗以及无法切除或局部晚期肿瘤的新辅助治疗。伊马替尼是这些全身性药物中研究效果最好的，它是 c-kit 的一种口服酪氨酸激酶抑制剂。一般来说，*KIT* 突变的存在与这种口服药物的反应高度相关。同样，由于与 c-KIT 和 *PDGFRα* 相似，一些野生型 *KIT* 患者对伊马替尼敏感。达沙替尼与耐伊马替尼 GIST 患者的无进展生存相关，包括 *PDGFRα* D842V 突变[43]。其他能够抑制 GIST 相关酪氨酸激酶的药物包括舒尼替尼和瑞戈非尼。GIST 的第三个主要分子

表 32.7 评估胃肠道间质瘤切除后的预后

肿瘤大小	有丝分裂率（有丝分裂 /mm²）	在没有辅助治疗的情况下，肿瘤进展的风险	
		胃起源	小肠起源
≤ 2 cm	≤ 5	0%	0%
	＞ 5	0%*	50%*
＞ 2 cm 且≤ 5 cm	≤ 5	1.9%	4.3%
	＞ 5	16%	73%
＞ 5 cm 且≤ 10 cm	≤ 5	3.6%	24%
	＞ 5	55%	85%
＞ 10 cm	≤ 5	12%	52%
	＞ 5	86%	90%

Adapted from Miettinen M，Lasota J. Gastrointestinal stromal tumors：review on morphology，molecular pathology，prognosis，and differential diagnosis. Arch Pathol Lab Med. 2006；130：1466-1478.

* 这些值基于较小的样本量，这限制了它们的临床适用性。

群以 *SDH* 突变为特征。具有这些突变的患者通常更年轻，有多发性 GIST，对伊马替尼的反应较差。虽然这并不是普遍接受的治疗标准，但应该考虑对所有患者进行先进的分子分析。这可能会影响 *KIT* 或 *PDGFRα* 突变患者以及野生型 *KIT* 和 *PDGFRα* GIST 患者酪氨酸激酶抑制剂的选择和剂量；进一步的分子评估可能会确定临床相关的 *SDH* 或 *BRAF* 突变。

伊马替尼最初被开发用于治疗费城染色体阳性的慢性髓性白血病。不久后，它的疗效在转移性 GIST、切除 GIST 的辅助治疗和无法切除的 GIST 新辅助治疗中得到证实。伊马替尼被证明与转移性胃肠间质瘤的中位总生存期从 20 个月延长到 57 个月的显著改善有关[44]。在完全手术切除后的辅助环境中，两项随机研究证实了无瘤复发的改善[45-46]。由于这些试验在临床病理纳入标准和研究设计上有所不同，对于哪些患者应该接受伊马替尼治疗以及治疗时间的长短，仍然存在争议。

ACOSOG Z9001 是一项双盲实验，随机选择 GIST 切除术明显阴性的患者接受伊马替尼和安慰剂治疗 1 年。肿瘤均大于 3 cm，免疫组化 c-kit 均为阳性。与安慰剂相比，服用伊马替尼一年的无复发存活率在统计学上有显著改善（分别为 98% 和 83%）[45]。随后的 Z9001 随访研究显示，无复发存活率持续改善，但总体存活率未有改善[47]。在另一项单独的试验中，c-kit 阳性的 GIST 切除术后患者随机接受 1 年和 3 年的辅助伊马替尼治疗。根据美国国立卫生研究院的共识标准，这项试验规定患者必须患有高危疾病。为期 3 年的治疗不仅与无复发生存率的改善有关，而且与总体生存率的改善有关。

Joensuu 和他的同事[48]发表了第一批数据，描述了已经接受伊马替尼辅助治疗的患者切除后肿瘤复发的相关参数。来自 3 个随机试验中的 2 个数据集被用来构建和验证风险分层评分。开发了 2 个这样的分数。5 个参数评分包括有丝分裂计数、起源器官、大小、肿瘤破裂和伊马替尼治疗时间；双参数评分包括有丝分裂计数和起源器官。这些数据支持 3 年的伊马替尼治疗，并表明非胃起源器官和高有丝分裂计数对无复发生存率有不利影响。由于先前的风险评估方案是使用从未接受辅助伊马替尼治疗的患者队列进行的，因此该分层评分可能被证明具有临床相关性。最近，一项单臂 2 期临床试验（对服用伊马替尼 5 年的 GIST 无复发生存率的正压评估）显示，在 46 名完成 5 年辅助伊马替尼治疗的患者中，没有一名具有敏感突变的患者出现肿瘤复发[49]。

平滑肌肉瘤

平滑肌肉瘤是一种恶性平滑肌肿瘤，几乎可以起源于身体的任何部位。最常见的受累部位是腹膜后和腹膜腔，如子宫；大约 25% 的受累部位为躯干和四肢。总体而言，平滑肌肉瘤是仅次于脂肪肉瘤的第二大 STS 亚型[1]。平滑肌肉瘤的发病率高峰出现在 60 ～ 70 岁。腹膜后和子宫平滑肌肉瘤在女性中更为常见，但其他平滑肌肉瘤以男性为主。平滑肌肉瘤的易感危险因素包括既往的辐射暴露和免疫抑制，以及与 EV 病毒相关的肿瘤促发因素。平滑肌肉瘤不是由退行性平滑肌瘤引起的，退行性平滑肌瘤是一种常见的良性软组织肿瘤。

平滑肌肉瘤通常是一种不均匀的边界清楚的异质性肿瘤，中心区域常有囊性或坏死。结缔组织蛋白和平滑肌肌动蛋白染色均为阳性。它有各种各样的细胞遗传学异常，但没有可靠的或致病性标志物。在 *KIT* 突变被发现之前，现在被认为代表 GIST 的肿瘤被描述为平滑肌肉瘤。

平滑肌肉瘤的一线治疗是切缘阴性的手术切除。对于子宫平滑肌肉瘤，建议行全腹子宫切除术和双侧卵巢切除术。切除侵犯下腔静脉或与下腔静脉（IVC）密切相关的肿瘤需要特殊的手术计划。根据肿瘤的大小和位置，包括新辅助放射治疗在内的方法可以作为备选。术中选择方法包括肿瘤切除、下腔静脉结扎、下腔静脉修补和下腔静脉间置移植。涉及下腔静脉的肿瘤通常手术风险尚可。对于需要节段性切除肝下下腔静脉的肿瘤，如果能够保留侧支，结扎而不重建可能是一种可以接受的方法，因为术后下肢水肿的耐受性很好。由于下腔静脉平滑肌肉瘤的罕见性，未来的随机试验不太可能进一步评估这些方法。

不管起源于哪个器官，目前不推荐辅助治疗，尽管这是正在进行的主题试验，特别是对子宫平滑肌肉瘤。转移通常是血源性的，影响 44% 的患者，主要转移到肺和肝脏。从历史上看，多柔比星、异环磷酰胺、多西紫杉醇和吉西他滨已被用于转移性治疗，但最近奥拉单抗联合多柔比星被批准用于晚期、无法切除的 STS。奥拉单抗是一种能与 PDGFRα 结合的重组人单克隆抗体。与多柔比星联合使用，可改善晚期不可切除 STS 患者的总体和无进展生存率。在亚组分析中，与其他组织学亚型相比，平滑肌肉瘤患者的生存率改善更大[50]。

小结

STS 是外科肿瘤学中一个引人入胜的方面，它需要对多种肿瘤类型的了解。为了有效地治疗 STS，外科医师必须对肿瘤生物学、各种切除策略的生理后果以及在多学科肿瘤学团队中有效工作的能力有深刻地了解。最近与分子和遗传基础相关的发现表明，尽管这些肿瘤很罕见，但它们可能为开发新的靶向治疗提供机会。

主要参考文献

Anya DA，Lahat G，Wang X，et al. Postoperative nomogram for survival of patients with retroperitoneal sarcoma treated with curative intent. Ann Oncol. 2010；21：397–402.

一种经过深思熟虑的、实用且易于应用的腹膜后肉瘤治疗方法。

Brennan MF，Antonescu CR，Moraco N，et al. Lessons learned from the study of 10 000 patients with soft tissue sarcoma. Ann Surg. 2014；260：416–421；discussion 421–422.

最大的软组织肉瘤手术系列展示了一些与这种疾病患者的自然病史和治疗有关的关键概念。

Fletcher CD，Gustafson P，Rydholm A，et al. Clinicopathologic re–evaluation of 100 malignant fibrous histiocytomas：prognostic relevance of subclassification. J Clin Oncol. 2001；19：3045–3050.

这篇文章说明了恶性纤维组织细胞瘤的历史术语在病理上是不精确的，不能准确预测预后。

Heslin MJ，Lewis JJ，Nadler E，et al. Prognostic factors associated with long–term survival for retroperitoneal sarcoma：implica–tions for management. J Clin Oncol. 1997；15：2832–2839.

一篇重要的文章，展示了腹膜后肉瘤切除患者的自然病史。

Joensuu H，Eriksson M，Hall KS，et al. Risk factors for gastro–intestinal stromal tumor recurrence in patients treated with adjuvant imatinib. Cancer. 2014；120：2325–2333.

大多数回顾性研究集中在胃肠道间质瘤（GIST）单纯切除后的预后，本文描述了一种对接受伊马替尼辅助治疗的患者 GIST 复发风险进行分层的方法。

Joensuu H，Eriksson M，Sundby Hall K，et al. One vs three years of adjuvant imatinib for operable gastrointestinal stromal tumor：a randomized trial. JAMA. 2012；307：1265–1272.

为了证明更好的无复发率和总存活率，这项试验确定了术后胃肠道间质瘤高危患者服用伊马替尼的时间。

O’Sullivan B，Davis AM，T urcotte R，et al. Preoperative versus postoperative radiotherapy in soft–tissue sarcoma of the limbs：a randomised trial. Lancet. 2002；359：2235–2241.

加拿大国家癌症研究所 / 加拿大肉瘤组 SR2 临床试验展示了对肢体肉瘤术前和术后放疗的唯一前瞻性随机比较。

Pisters PW，Pollock RE，Lewis VO，et al. Long–term results of prospective trial of surgery alone with selective use of radiation for patients with T1 extremity and trunk soft tissue sarcomas. Ann Surg. 2007；246：675–681.

令人信服的数据支持选择性使用辅助放射治疗早期软组织肉瘤。

Rosenberg SA，T epper J，Glatstein E，et al. The treatment of soft–tissue sarcomas of the extremities：prospective randomized evaluations of（1）limb–sparing surgery plus radiation therapy compared with amputation and（2）the role of adjuvant chemotherapy. Ann Surg. 1982；196：305–315.

美国国家癌症研究所（NCI）的这项 3 期研究为研究保肢手术在多模式治疗中的作用铺平了道路。

Taylor BS，Barretina J，Maki RG，et al. Advances in sarcoma genomics and new therapeutic targets. Nat Rev Cancer. 2011；11：541–557.

一个独特的软组织肉瘤分类和分类法的视角，由多样化的肿瘤家族的分子遗传学所驱动。

van Vliet M，Kliffen M，Krestin GP，et al. Soft tissue sarcomas at a glance：clinical，histological，and MR imaging fea–tures of malignant extremity soft tissue tumors. Eur Radiol. 2009；19：1499–1511.

这篇文章包含软组织肉瘤的简明图集，将疾病的自然史与影像学和组织学特征联系起来。

参考文献

1. Brennan MF, Antonescu CR, Moraco N, et al. Lessons learned from the study of 10,000 patients with soft tissue sarcoma. *Ann Surg*. 2014;260:416–421; discussion 421–412.
2. Ballinger ML, Goode DL, Ray-Coquard I, et al. Monogenic and polygenic determinants of sarcoma risk: an international genetic study. *Lancet Oncol*. 2016;17:1261–1271.
3. Gladdy RA, Qin LX, Moraco N, et al. Do radiation-associated soft tissue sarcomas have the same prognosis as sporadic soft tissue sarcomas? *J Clin Oncol*. 2010;28:2064–2069.
4. Italiano A, Di Mauro I, Rapp J, et al. Clinical effect of molecular methods in sarcoma diagnosis (GENSARC): a prospective, multicentre, observational study. *Lancet Oncol*. 2016;17:532–538.
5. Amin MB, Edge SB, Greene FL, et al. *AJCC Cancer Staging Manual*. 8th ed. New York: Springer; 2017.
6. Anaya DA, Lahat G, Wang X, et al. Establishing prognosis in retroperitoneal sarcoma: a new histology-based paradigm. *Ann Surg Oncol*. 2009;16:667–675.
7. Lahat G, Anaya DA, Wang X, et al. Resectable well-differentiated versus dedifferentiated liposarcomas: two different diseases possibly requiring different treatment approaches. *Ann Surg Oncol*. 2008;15:1585–1593.
8. Johnson AC, Ethun CG, Liu Y, et al. A novel, simplified, externally validated staging system for truncal/extremity soft tissue sarcomas: an analysis of the US Sarcoma Collaborative database. *J Surg Oncol*. 2018;118:1135–1141.
9. Gutierrez JC, Perez EA, Moffat FL, et al. Should soft tissue sarcomas be treated at high-volume centers? An analysis of 4205 patients. *Ann Surg*. 2007;245:952–958.
10. Lahat G, Madewell JE, Anaya DA, et al. Computed tomography scan–driven selection of treatment for retroperitoneal liposarcoma histologic subtypes. *Cancer*. 2009;115:1081–1090.
11. Heslin MJ, Lewis JJ, Nadler E, et al. Prognostic factors associated with long-term survival for retroperitoneal sarcoma: implications for management. *J Clin Oncol*. 1997;15:2832–2839.
12. Bonvalot S, Rivoire M, Castaing M, et al. Primary retroperitoneal sarcomas: a multivariate analysis of surgical factors associated with local control. *J Clin Oncol*. 2009;27:31–37.
13. Tseng WW, Madewell JE, Wei W, et al. Locoregional disease patterns in well-differentiated and dedifferentiated retroperitoneal liposarcoma: implications for the extent of resection? *Ann Surg Oncol*. 2014;21:2136–2143.
14. Park JO, Qin LX, Prete FP, et al. Predicting outcome by growth rate of locally recurrent retroperitoneal liposarcoma: the one centimeter per month rule. *Ann Surg*. 2009;250:977–982.
15. Fletcher CD, Gustafson P, Rydholm A, et al. Clinicopathologic re-evaluation of 100 malignant fibrous histiocytomas: prognostic relevance of subclassification. *J Clin Oncol*. 2001;19:3045–3050.
16. Rosenberg SA, Tepper J, Glatstein E, et al. The treatment of soft-tissue sarcomas of the extremities: prospective randomized evaluations of (1) limb-sparing surgery plus radiation therapy compared with amputation and (2) the role of adjuvant chemotherapy. *Ann Surg*. 1982;196:305–315.
17. Pisters PW, O'Sullivan B, Maki RG. Evidence-based recommendations for local therapy for soft tissue sarcomas. *J Clin Oncol*. 2007;25:1003–1008.
18. Pisters PW, Pollock RE, Lewis VO, et al. Long-term results of prospective trial of surgery alone with selective use of radiation for patients with T1 extremity and trunk soft tissue sarcomas. *Ann Surg*. 2007;246:675–681; discussion 681–672.
19. O'Sullivan B, Davis AM, Turcotte R, et al. Preoperative versus postoperative radiotherapy in soft-tissue sarcoma of the limbs: a randomised trial. *Lancet*. 2002;359:2235–2241.
20. Canter RJ, Martinez SR, Tamurian RM, et al. Radiographic and histologic response to neoadjuvant radiotherapy in patients with soft tissue sarcoma. *Ann Surg Oncol*. 2010;17:2578–2584.
21. Mullen JT, Hornicek FJ, Harmon DC, et al. Prognostic significance of treatment-induced pathologic necrosis in extremity and truncal soft tissue sarcoma after neoadjuvant chemoradiotherapy. *Cancer*. 2014;120:3676–3682.
22. Mullen JT, Kobayashi W, Wang JJ, et al. Long-term follow-up of patients treated with neoadjuvant chemotherapy and radiotherapy for large, extremity soft tissue sarcomas. *Cancer*. 2012;118:3758–3765.
23. Kraybill WG, Harris J, Spiro IJ, et al. Phase II study of neoadjuvant chemotherapy and radiation therapy in the management of high-risk, high-grade, soft tissue sarcomas of the extremities and body wall: Radiation Therapy Oncology Group Trial 9514. *J Clin Oncol*. 2006;24:619–625.
24. Baldini EH, Goldberg J, Jenner C, et al. Long-term outcomes after function-sparing surgery without radiotherapy for soft tissue sarcoma of the extremities and trunk. *J Clin Oncol*. 1999;17:3252–3259.
25. Heslin MJ, Woodruff J, Brennan MF. Prognostic significance of a positive microscopic margin in high-risk extremity soft tissue sarcoma: implications for management. *J Clin Oncol*. 1996;14:473–478.
26. Zagars GK, Ballo MT, Pisters PW, et al. Surgical margins and reresection in the management of patients with soft tissue sarcoma using conservative surgery and radiation therapy. *Cancer*. 2003;97:2544–2553.
27. Grabellus F, Podleska LE, Sheu SY, et al. Neoadjuvant treatment improves capsular integrity and the width of the fibrous capsule of high-grade soft-tissue sarcomas. *Eur J Surg Oncol*. 2013;39:61–67.

28. Coindre JM, Terrier P, Guillou L, et al. Predictive value of grade for metastasis development in the main histologic types of adult soft tissue sarcomas: a study of 1240 patients from the French Federation of Cancer Centers Sarcoma Group. *Cancer.* 2001;91:1914–1926.
29. Blackmon SH, Shah N, Roth JA, et al. Resection of pulmonary and extrapulmonary sarcomatous metastases is associated with long-term survival. *Ann Thorac Surg.* 2009;88:877–884; discussion 884–875.
30. Kasper B, Gruenwald V, Reichardt P, et al. Imatinib induces sustained progression arrest in RECIST progressive desmoid tumours: final results of a phase II study of the German Interdisciplinary Sarcoma Group (GISG). *Eur J Cancer.* 2017;76:60–67.
31. Lahat G, Dhuka AR, Hallevi H, et al. Angiosarcoma: clinical and molecular insights. *Ann Surg.* 2010;251:1098–1106.
32. Stoeckle E, Coindre JM, Bonvalot S, et al. Prognostic factors in retroperitoneal sarcoma: a multivariate analysis of a series of 165 patients of the French Cancer Center Federation Sarcoma Group. *Cancer.* 2001;92:359–368.
33. MacNeill AJ, Gronchi A, Miceli R, et al. Postoperative morbidity after radical resection of primary retroperitoneal sarcoma: a report from the Transatlantic RPS Working Group. *Ann Surg.* 2018;267:959–964.
34. Lewis JJ, Leung D, Woodruff JM, et al. Retroperitoneal soft-tissue sarcoma: analysis of 500 patients treated and followed at a single institution. *Ann Surg.* 1998;228:355–365.
35. Gronchi A, Miceli R, Allard MA, et al. Personalizing the approach to retroperitoneal soft tissue sarcoma: histology-specific patterns of failure and postrelapse outcome after primary extended resection. *Ann Surg Oncol.* 2015;22:1447–1454.
36. Pawlik TM, Pisters PW, Mikula L, et al. Long-term results of two prospective trials of preoperative external beam radiotherapy for localized intermediate- or high-grade retroperitoneal soft tissue sarcoma. *Ann Surg Oncol.* 2006;13:508–517.
37. Gold JS, Gonen M, Gutierrez A, et al. Development and validation of a prognostic nomogram for recurrence-free survival after complete surgical resection of localised primary gastrointestinal stromal tumour: a retrospective analysis. *Lancet Oncol.* 2009;10:1045–1052.
38. Tawbi HA, Burgess M, Bolejack V, et al. Pembrolizumab in advanced soft-tissue sarcoma and bone sarcoma (SARC028): a multicentre, two-cohort, single-arm, open-label, phase 2 trial. *Lancet Oncol.* 2017;18:1493–1501.
39. D'Angelo SP, Mahoney MR, Van Tine BA, et al. Nivolumab with or without ipilimumab treatment for metastatic sarcoma (Alliance A091401): two open-label, non-comparative, randomised, phase 2 trials. *Lancet Oncol.* 2018;19:416–426.
40. Rutkowski P, Bylina E, Wozniak A, et al. Validation of the Joensuu risk criteria for primary resectable gastrointestinal stromal tumour—the impact of tumour rupture on patient outcomes. *Eur J Surg Oncol.* 2011;37:890–896.
41. Joensuu H, Vehtari A, Riihimaki J, et al. Risk of recurrence of gastrointestinal stromal tumour after surgery: an analysis of pooled population-based cohorts. *Lancet Oncol.* 2012;13:265–274.
42. Soft tissue sarcoma. NCCN Evidence Blocks. National Comprehensive Cancer Network. 2018, Accessed December 28, 2018. https://www.nccn.org/professionals/physician_gls/pdf/sarcoma_blocks.pdf.
43. Schuetze SM, Bolejack V, Thomas DG, et al. Association of dasatinib with progression-free survival among patients with advanced gastrointestinal stromal tumors resistant to imatinib. *JAMA Oncol.* 2018;4:814–820.
44. Blanke CD, Demetri GD, von Mehren M, et al. Long-term results from a randomized phase II trial of standard- versus higher-dose imatinib mesylate for patients with unresectable or metastatic gastrointestinal stromal tumors expressing KIT. *J Clin Oncol.* 2008;26:620–625.
45. Dematteo RP, Ballman KV, Antonescu CR, et al. Adjuvant imatinib mesylate after resection of localised, primary gastrointestinal stromal tumour: a randomised, double-blind, placebo-controlled trial. *Lancet.* 2009;373:1097–1104.
46. Joensuu H, Eriksson M, Sundby Hall K, et al. One vs three years of adjuvant imatinib for operable gastrointestinal stromal tumor: a randomized trial. *JAMA.* 2012;307:1265–1272.
47. Corless CL, Ballman KV, Antonescu CR, et al. Pathologic and molecular features correlate with long-term outcome after adjuvant therapy of resected primary GI stromal tumor: the ACOSOG Z9001 trial. *J Clin Oncol.* 2014;32:1563–1570.
48. Joensuu H, Eriksson M, Hall KS, et al. Risk factors for gastrointestinal stromal tumor recurrence in patients treated with adjuvant imatinib. *Cancer.* 2014;120:2325–2333.
49. Raut CP, Espat NJ, Maki RG, et al. Efficacy and tolerability of 5-year adjuvant imatinib treatment for patients with resected intermediate- or high-risk primary gastrointestinal stromal tumor: the PERSIST-5 Clinical Trial. *JAMA Oncol.* 2018;4:e184060.
50. Tap WD, Jones RL, Van Tine BA, et al. Olaratumab and doxorubicin versus doxorubicin alone for treatment of soft-tissue sarcoma: an open-label phase 1b and randomised phase 2 trial. *Lancet.* 2016;388:488–497.

33 章

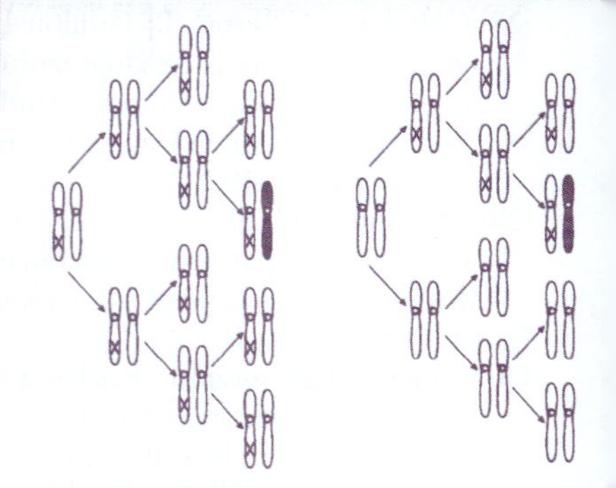

骨肿瘤

Herbert S. Schwartz，Ginger E. Holt，Jennifer L. Halpern
宋 弢 李明莉 译 康 皓 审校

章目录

概述

骨肿瘤学是一门复杂的外科学科，包括原发性间充质恶性肿瘤（肉瘤）、良性骨和软组织肿物以及继发性骨和软组织肿瘤的诊断、治疗和监测。在制定骨肿瘤治疗方案时，必须考虑骨骼结构特性及其复杂的微观环境。本章回顾性介绍了骨骼微观环境生物学，其与肿瘤进展、骨骼稳定性及相关治疗密切相关。同时介绍了原发性和继发性骨肿瘤（良性和恶性）的诊断、治疗和分类的常规方法。明确诊断是首要的，当骨性结构受损或不稳定时，恢复其功能对骨肿瘤治疗也至关重要。因此，基于肿瘤对骨骼的影响、骨骼对肿瘤的作用、病变区域以及疾病症状的不同理解，采取的骨肿瘤治疗方式亦不相同（表 33.1）。

骨骼微观环境

对骨骼微观环境的认知影响骨肿瘤的宏观治疗。在没有肿瘤的情况下，骨骼是一个动态循环器官，由对损伤、压力或代谢需要等刺激作出反应的细胞主动维持。成骨细胞最终分化为间充质干细胞。间充质干细胞产生胶原蛋白基质，然后钙化。当成骨细胞被其基质包围时，成为骨细胞，并起到维持骨骼局部环境的作用。破骨细胞是来自造血系统（巨噬细胞）的多核细胞，负责破坏骨质。这些细胞（成骨细胞、骨细胞、破骨细胞）的不断相互作用对维持骨骼健康是必要的。骨髓是其他重要细胞群的家园，如间充质干细胞。动态平衡的骨组织以及髓内细胞群产生了一个富含生长因子和信号分子的微环境，使其成为嗜骨性肿瘤的理想土壤。

在继发性骨肿瘤中，肿瘤细胞通过血运转移至骨骼，肿瘤细胞的转移是由于两个潜在原因：循环因

表 33.1　评估骨肿瘤的四个问题

	问题	回答	临床意义	举例
1	病变部位—何种部位骨骼以及具体区域?	何种部位骨骼?（例如，股骨）	某些病变最常发生在特定骨骼部位	软骨黏液样纤维瘤——胫骨
		骨骼具体区域?（例如，骨骺、干骺端、骨干）	骨骼特定区域有助于特殊病变鉴别	骨骺病变鉴别诊断：骨巨细胞瘤，软骨母细胞瘤、感染和囊肿
2	病变对骨有何影响?	具有破坏性	如果病变侵蚀骨，意味着病变具有侵袭性，因此很可能是恶性的	转移性肺癌侵蚀骨皮质，破坏骨骼稳定性
		整体形态无变化	如果病变没有使骨变形、扭曲或破坏，则病变为良性	内生软骨瘤是沉积在髓内的偏心软骨，如果被遮盖，骨骼看起来没有异常
3	骨对病变有何影响?	抑制失败	如果骨不能对肿瘤侵蚀作出反应，则肿瘤具有侵袭性	骨肉瘤会出现骨破坏和骨膜反应
		膨胀和变薄	如果病变增大，骨骼试图抑制其增长，骨折可能会膨胀和变薄，则病变可能为良性	动脉瘤样骨囊肿、骨巨细胞瘤
		病灶周围形成硬化	如果病变周围形成硬化骨，则病变通常是良性的	非骨化纤维瘤、骨囊肿
4	病变产生何种物质?	基质-软骨、骨、纤维组织	肿瘤产生的基质是其固有分类的一部分	成骨-骨样骨瘤、成骨细胞瘤、骨肉瘤

素；蛋白、分子信号及细胞内容物的内在吸引力（图 33.1）。1889 年，Stephen Paget 博士首次提出了“种子和土壤”理论[1]。例如，间充质干细胞通过 CXCL12 趋化因子和 CXCR4 受体的信号通路返回（部分）骨髓。髓内间充质干细胞分泌 CXCL12，表达相关 CXCR4 受体的循环干细胞被招募到骨髓腔。同样，以转移性乳腺癌为例，肿瘤细胞表达 CXCR4 受体，因此也可以通过趋化因子 CXCL12 被募集到骨髓腔[2]。通常，髓腔产生的细胞信号分子被肿瘤受体识别，这是骨骼微环境影响肿瘤沉积的一种方式[3]。肿瘤细胞转移至骨的其他参与者包括但不限于外泌体 / 肿瘤体、黏附分子、血小板和循环干细胞。

如果肿瘤细胞转移至骨骼，便劫持内源性骨细胞，创造一个环境来促进自身生长，这被认为是“恶性循环”。正常情况下，成骨和破骨由信号蛋白维持平衡。例如，核因子 - κ B 配体（receptor activator of nuclear factor- κ B ligand，RANKL）由成骨细胞产生，并被其破骨细胞受体（osteoclast receptor，RANK）识别。当结合时，RANKL 刺激破骨细胞生成[4]。

骨保护蛋白是一种由成骨细胞分泌的诱骗受体，它可以抑制 RANKL 结合，从而抑制破骨细胞的形成[5]。肿瘤细胞可以通过多种方式扰乱骨骼的稳态。肿瘤细胞可以直接刺激成骨细胞产生 RANKL，RANKL 是产生破骨细胞最主要的细胞因子诱导物[6-7]。另外，肿瘤分泌的基质金属蛋白酶 -7 可以结合非活性 RANKL 所在的细胞外基质，从而释放 RANKL 的活性形式[8]。一旦亢进破骨细胞启动，肿瘤生长就会被这种侵袭性骨降解所推动，释放大量生长因子，驱动肿瘤增殖。

本章内容有限，无法涵盖肿瘤与骨骼相互作用微环境的所有方面。然而，理解这些复杂的关系是很重要的。药物治疗不仅可以针对肿瘤细胞（种子），还可以针对土壤——通过使环境变得不那么有利来阻止肿瘤的生长。在骨转移患者中，甚至在良性但局部侵袭性溶解 / 破骨细胞充满肿瘤的情况下，可以使用限制破骨细胞功能的全身药物，这些药物的目标是减少骨骼相关事件（SREs）的数量，其中包括恶性肿瘤相关的高钙血症、骨痛、病理性骨折、脊髓压迫或姑息性放疗的需要。

药物治疗

双膦酸盐是一类抑制骨吸收的药物，可以减少 SREs 的数量。含氮双膦酸酯结合并抑制细胞内甲戊酸酯途径的关键酶，从而阻止了对骨吸收活性和破骨细胞存活至关重要的前酰化和小鸟苷三磷酸酶的激活。双膦酸盐只被活性破骨细胞吸收。唑来膦酸（Zometa）是肿瘤患者常用的预防 SREs 的一种手段。

地诺单抗（Xgeva）是一种抗 RANKL 的单克隆抗

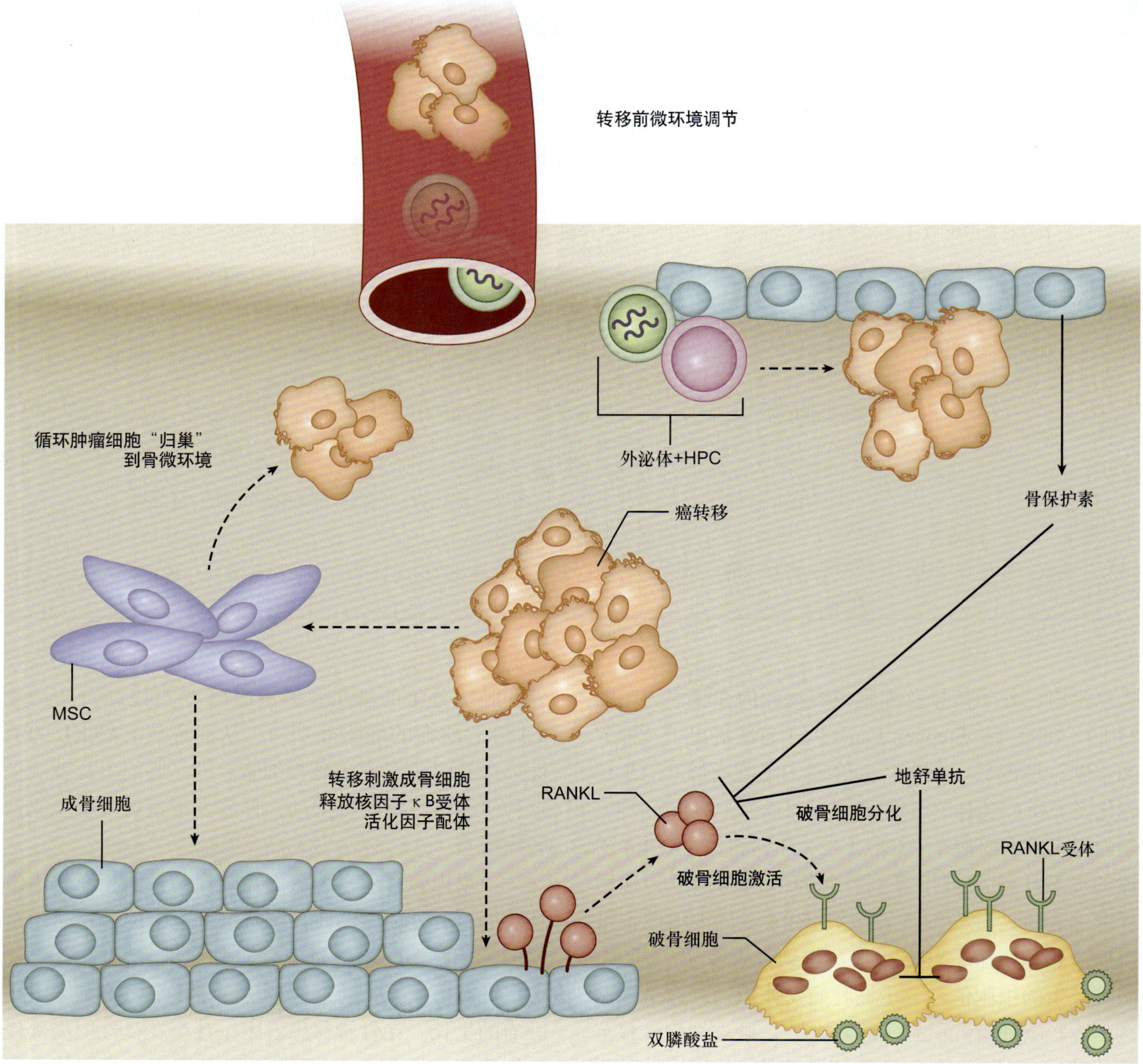

图 33.1 循环转移癌细胞通过一系列复杂的步骤找到骨骼微环境。在它们到达之前，循环因子会对骨骼进行优化（转移前微环境调节）。然后，细胞被一种称为趋化因子（归巢）的信号分子招募到骨骼中。一旦进入骨骼，肿瘤细胞就会强行控制正常的骨骼代谢（恶性循环）。用于治疗转移性骨癌的医学疗法利用了这种对恶性循环的理解。地舒单抗是一种人源性单克隆抗体，能与核因子 κ B 受体活化因子配体（RANKL）结合，直接抑制破骨细胞的生成。唑来膦酸是一种双膦酸盐，它被激活的破骨细胞吸收，然后抑制激活的破骨细胞（Adapted from Cook LM，Shay G，Araujo A，et al. Integrating new discoveries into the “vicious cycle” paradigm of prostate to bone metastases. Cancer Metastasis Rev. 2014；33：511-525.）。HPC：造血祖细胞；MSC：间充质干细胞

体。这种药物模仿骨保护蛋白的作用，防止 RANKL 与 RANK 结合，从而防止破骨细胞激活。然而，它也不能阻断肿瘤坏死因子相关的凋亡诱导配体，其是肿瘤细胞导致人类宿主细胞死亡的主要中介[11]。

地诺单抗抑制破骨细胞的募集、成熟和功能，最终诱导活化的破骨细胞凋亡，从而停止骨吸收[12]。地诺单抗治疗后，骨骼检查显示无破骨细胞[13]。

通过对转移性前列腺癌患者的随机双盲实验，对地诺单抗与唑来膦酸进行了比较，结果显示，其在预防 SREs 方面比唑来膦酸更有效[14]。在转移性乳腺癌患者延迟 SRE 的时间方面，地诺单抗也被发现优于唑来膦酸[15]。尽管上述研究表明地诺单抗在治疗乳腺癌和前列腺癌转移性骨病变方面优于唑来膦酸，但目前地诺单抗在骨转移性骨病变的治疗中并不是普遍使用的。可能与经济情况和可获得性问题有关，也与评估长期随访和理想剂量方案的研究需求有关[13]。

骨骼宏观环境

骨的原发肿瘤，无论良、恶性，都倾向于在骨的特定区域形成（图 33.2）。骨骺肿瘤的主要鉴别诊断包括巨细胞瘤、成软骨细胞瘤、感染或骨内囊肿。透明细胞软骨肉瘤是一种少见的骨骺病变。常见的骨干骺端病变包括釉质瘤、尤因肉瘤、感染、骨样骨瘤/成骨细胞瘤和纤维结构不良。骨肉瘤最常见于股骨远端、胫骨近端和肱骨近端干骺端。转移性骨病可以发生在所有的骨区域，尽管某些区域被认为是更典型肿瘤的特发部位。肢端转移和皮质内转移是典型的肺部转移。在制定组织活检和重建计划时，肿瘤的常见部位以及这些部位骨的结构完整性和需求是需要考虑的重要因素。例如，经皮质入路对骨内、股骨干病变进行活检，即使使用大口径针（髓芯活检），也会增加活检部位骨折的风险（图 33.2）。另一种选择是，根据病变与大转子的距离，通过大转子起始点进行髓内活检，使用垂体咬钳在预定位置抓取髓内骨（图 33.2）。活检的入口部位不会破坏骨头的稳定性，如果需要，它仍然可以作为广泛肿瘤切除术的一部分进行切除。另外，干骺端扁平部位的病变通常可以直接活检（即开骨窗取组织），因为该区域的生物力学应力会使其骨折的风险大大降低。

Mirels 评分反映了肿瘤位置的相关性，使得对骨肿瘤患者病理性骨折风险的评估更加客观（表 33.2）。在该评分系统中，对观察到的骨转移病灶进行数值评

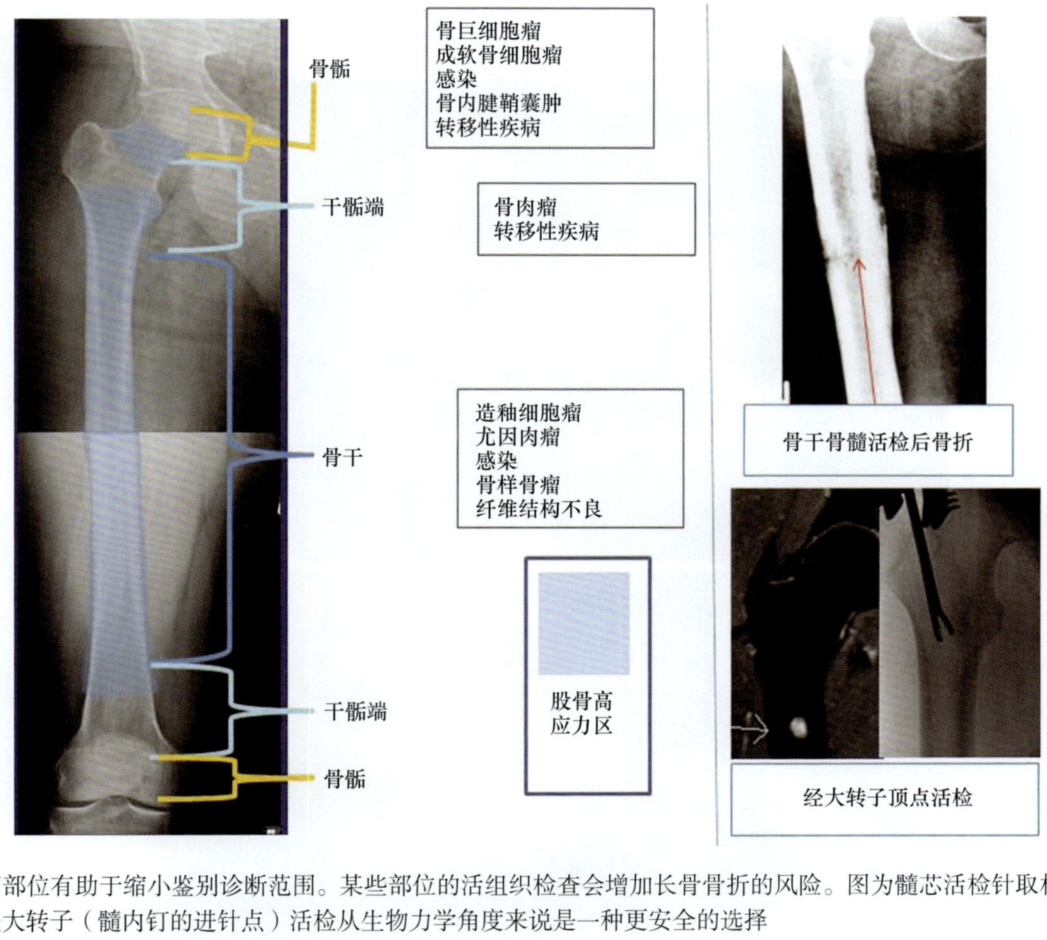

图 33.2 肿瘤部位有助于缩小鉴别诊断范围。某些部位的活组织检查会增加长骨骨折的风险。图为髓芯活检针取材后引起股骨干骨折例子。经大转子（髓内钉的进针点）活检从生物力学角度来说是一种更安全的选择

表 33.2 Mirels 评分系统

分值	肿瘤部位	病变大小	病变性质	疼痛
1	上肢	病骨直径＞1/3	成骨性	轻微
2	下肢	病骨直径 1/3～2/3	混合性	中等
3	转子周围	病骨直径＞2/3	溶骨性	影响功能

Mirels 评分系统可以评估骨折风险。有 4 种因素（部位、大小、病变类型、疼痛）被赋予 1～3 的数值。4 个分数相加，若总分＞9 分，提示需预防性固定，得分＜7 分，通常可以接受放射治疗和药物治疗。该评分系统具有指导意义，但临床决策还须考虑到患者具体病情[16]。

分[16]。病变根据位置、大小和性质（溶解性 *vs.* 母细胞性）进行分类。根据评分，可以对手术预防提出建议。这种分类 / 评分系统的设计是为了辅助决策，不能取代根据每个患者的情况作出的临床判断。此评分确实反映了一个事实，即骨骼高应力、负重区域，如股骨粗隆，发生骨折的风险最高。

组织活检

组织活检是一项复杂的技能，主要有两个原因：首先，正如前面提到的，人们必须意识到哪种穿刺通道会进一步破坏骨稳定性；其次，必须将活检通道置于适合未来广泛切除的位置。具体来说，如果诊断为原发性恶性肿瘤，广泛切除必须包括活检通道，因为其中含有恶性细胞。如果在骨活检后形成明显的血肿，则可能需要更大的切除以获得足够的切缘（图 33.3）。

骨组织活检有不同的方式。细针穿刺很少使用，除非触及明显的骨外软组织成分或明显的骨溶解。髓芯活检通常在计算机断层扫描（CT）引导下进行，可以穿过完整的皮质（使用一体活检 / 钻孔系统）或穿过软组织延伸区域进行。考虑到神经血管结构和骨生物力学方面，切开活检需要根据肿瘤设计小切口。

与其他技术相比，开放式活检可以获得大部分组织。如果皮质是完整的，高速磨钻通常被用来在骨头上创建一个不到 10 分硬币大小的窗口。必须进行细致止血，以防止周围组织受到污染。通常，止血纱布和明胶海绵被填充到软组织肿瘤骨外部分的缺损中，然后小心地闭合肿瘤包膜和浅表层。如果皮质受到侵犯，通常使用骨蜡或小块骨水泥堵塞来防止血液和肿瘤外渗到活检组织通道里。

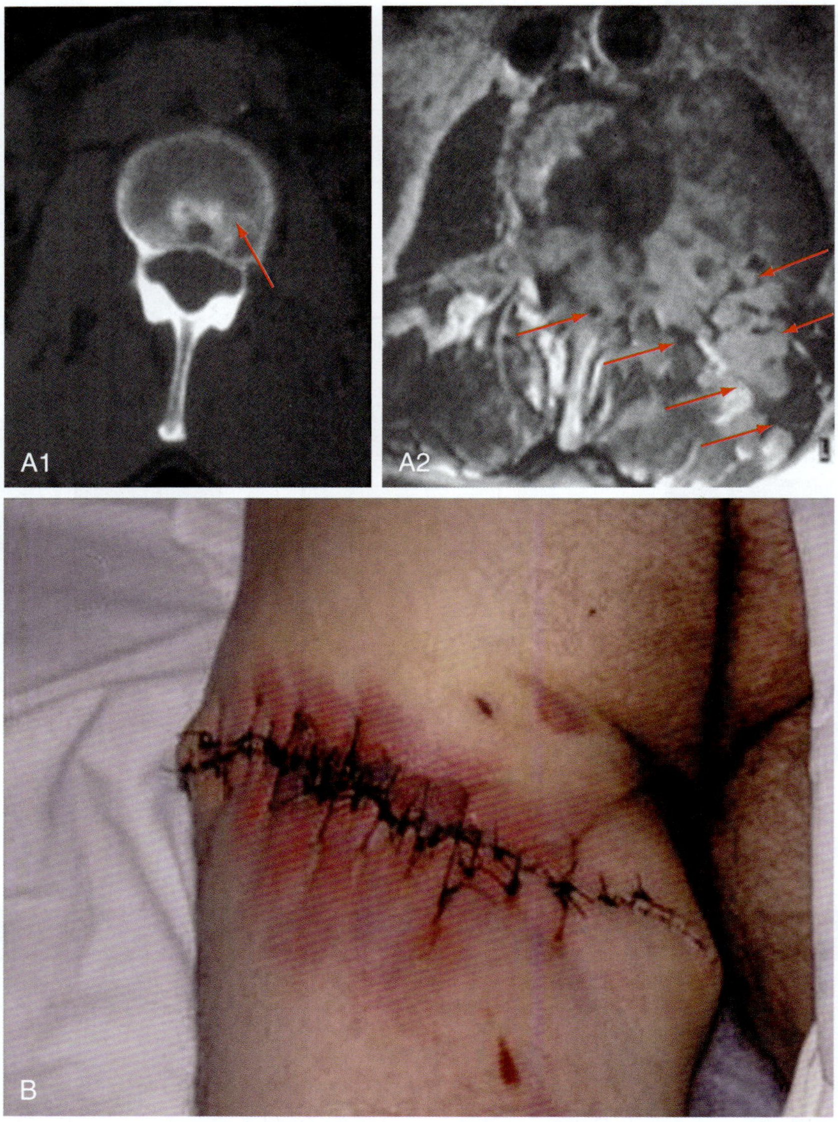

图 33.3 在规划活组织检查位置时，必须考虑活检通道会受到污染，如果是恶性肿瘤，则需要切除。在图 A1 中，箭头显示了计算机断层扫描引导下的活检通道进入椎体。在图 A2 中，箭头表示活检通道复发的范围。图 B 是错误活检的例子，它导致患者接受不必要的截肢。活检必须与最终切除肿瘤所需的切口一致。整个活检通道必须切除。因此，活组织检查切口需要很小，而且位置得当

位置不佳的活检检道可能会改变手术的性质，甚至会将一个潜在的肢体残缺患者变成需要截肢的患者。活检的设计和操作是关键。多项研究已经明确表明，缺乏肌肉骨骼解剖和肿瘤学相关经验的外科医师因活检位置不佳会导致并发症发生率增加 3 ～ 4 倍[17-19]。

活检结果是决定患者治疗的最重要因素。活检能够作出诊断并确定治疗方案。因此，在进行活检时，外科医师对如何做出正确诊断有一个基本的了解是至关重要的。手术病理组织检查包括组织学评估和免疫组化。从前，肉瘤治疗困难是因为诊断的可靠性不高。肿瘤的分子病理学——识别与骨肿瘤相关的遗传特征——使诊断具有一致性，并成为治疗骨肿瘤患者的有力工具。表 33.3 记载了与骨肿瘤相关的各种表型突变[22]。

肿瘤分期

活检计划的一个关键部分包括对肿瘤本质的全面了解——它是局部还是多系统的一部分。病史和体格检查是评估的重要部分。体格检查必须包括对侧乳房检查或可能有骨转移患者的前列腺检查。然后进行一系列的放射学检查，以确定疾病范围。当患者出现可能代表恶性肿瘤的骨病变时，特别是没有既往癌症病史时，通常需要进行以下研究或实验室检查：

1. 对整个受累骨组织进行磁共振成像（MRI）并进行对比，可识别肿瘤的软组织成分（如果存在），该成分可能更容易取样，也有助于识别跳跃性转移；

2. 有或无静脉和口服造影剂的胸部、腹部和骨盆 CT 扫描筛查常见于骨转移癌，包括乳腺、肺、肾、甲状腺和前列腺癌，有助于确定是否存在器官转移；

3. CT 结合受累骨组织二维重建，可更好地从三维角度了解肿瘤对骨骼的影响；

4. 全身骨扫描确定其他可能的骨转移部位；

5. 受累骨组织的平片显示肿瘤在骨中的位置（骨骺、干骺端、骨干），显示肿瘤对骨的作用（破骨、成骨），显示骨对肿瘤的作用（遏制与未能遏制），并显示病变基质（骨、软骨、纤维等），见表 33.1；

6. 实验室评估包括前列腺特异性抗原、血清电泳、血钙（以排除恶性肿瘤的高钙血症）、乳酸脱氢酶、碱性磷酸酶、差分全血细胞计数、综合代谢指标、沉降率和 C 反应蛋白。

目前，有两种主要分期系统用于评估骨肉瘤。在肌肉骨骼肿瘤学会分期系统或 Enneking 系统中[21]，

表 33.3　骨肿瘤 DNA 改变

骨肿瘤	抑癌基因	致癌基因	易位	染色体缺失	染色体增加	蛋白质变化
骨肉瘤	*RB*、*p53*	*CDK4*、*FOS*、*cMYC*		6q、13q、15q、17p、18q	1q、5p、6p、7q、8q、12q，	
	INK4A、*INK2A*	*MDM2*、*MET*			17p，19q	
尤因肉瘤	*KCMF1*	*CD99*	t（11；22）（q24；q12）EWS-FLI1			
			t（21；22）（q22；q12）EWS-ERG			
软骨肉瘤		*IDH1*、*IDH2*		1p、5q、6p、9p、14q、22q	7p、12q、21q	
骨软骨瘤	*EXT1*，*EXT2*					
内生软骨瘤					12q	IHH-PTHrP
动脉瘤样骨囊肿			t（16；17）（q22；p13）CDH11-USP6			
纤维结构不良		*GNAS1*		20q		G_s
骨巨细胞瘤		*TPX2*	端粒融合	1q	20q	RANKL
		H3F3				组蛋白

G_s，刺激蛋白 α 亚基突变导致激活和产生无用的环磷酸腺苷（cAMP）；IHH-PTHrP，印度豪猪 PTH 相关蛋白；RANKL，核因子 κB 受体活化因子配体。

Ⅰ期指低度恶性骨肉瘤，Ⅱ期指高度恶性骨肉瘤，Ⅲ期指局部或远处转移性疾病。字母A表示腔室内肿瘤，字母B表示侵犯至腔室外。例如，骨肉瘤伴骨外软组织肿块或骨肉瘤病理性骨折，导致血肿污染，属于肿瘤侵犯至腔室外。美国癌症分期联合委员会系统已更新[22]。肿瘤按级别（Ⅰ级，低；Ⅱ级，高；Ⅲ级，任何级别的肿瘤有跳跃性转移；Ⅳ级，任何级别的肿瘤伴远处转移）和大小（＜8 cm，A；＞8 cm，B）分期。分期系统通常反映预后，指导治疗。

Enneking还开发了一种良性骨肿瘤的分期系统[23]。在该系统中，肿瘤的特征为：（1）潜伏；（2）活跃；（3）侵袭。侵袭性良性肿瘤通常有较高的局部复发风险。虽然侵袭性良性肿瘤仍然可以在技术上以病灶内方式切除，但切除必须非常细致，经常使用高速磨钻和其他辅助手段。预防复发最重要的因素是恰当切除[24]。

肿瘤切除术

手术切除有四种类型：（1）病灶内；（2）边缘；（3）广泛；（4）根治性。边缘类型反映了相对于肿瘤或肿瘤包膜的手术解剖平面。病变内切除涉及在肿瘤上做一个切口。骨病变内切除的典型例子是刮除术或减瘤术。它们用于良性骨肿瘤和转移性骨肿瘤。边缘切除理论上涉及肿瘤包膜周围肿瘤的切除，顾名思义，会部分残留。大范围切除包括切除肿瘤及其周围的正常组织边缘，旨在切除整个肿瘤。放射切除不仅包括肿瘤和正常组织的边缘，还包括肿瘤所在的整个腔室。与根治性切除相比，广泛切除更常用于治疗骨肉瘤。

骨性结构重建

重建类型通常取决于切除情况。同时，很大程度上也取决于骨的修复潜力。例如，儿童的骨再生率高于成人，因此在动脉瘤样骨囊肿等良性肿瘤的情况下，儿童可采用骨移植，而成人采用骨水泥。另一个重要因素是肿瘤对骨的治疗后影响。例如，与肺癌引起的溶骨性病变相比，多发性骨髓瘤引起的溶骨性病变在药物治疗后愈合的机会更大。肿瘤部位骨再生的可能性与肿瘤的基质含量有关。骨淋巴瘤主要为细胞性，而骨肺癌有显著的基质成分。在间质较多的肿瘤中，肿瘤的痕迹是无法抹去的。

稳定骨性结构在肿瘤切除中的应用

骨骼稳定/重建有多种形式。刮除病变后，可使用跨越缺损的钢板和螺钉。通过将聚甲基丙烯酸甲酯（骨水泥）与板和螺钉（钢筋）一起插入骨缺损中，可以增加骨强度（图33.4）。髓内钉固定是预防骨干病变的常用策略，尤其是在股骨（图33.5）。若发生转移，以缓解症状为目标，所选择的重建方案应尽可能符合即刻稳定和即刻全负重可能。

重建骨性结构在大范围切除中的应用

在广泛切除的情况下（骨骼肉瘤），切除大块骨（图33.5B和图33.5C）。重建通常包括使用植入异体移植物或金属成分、异体骨关节移植物、同种异体移植物-假体复合物、采用大假体的关节成形术或关节固定术。也可选择自体血管化游离组织移植，如带血管蒂游离腓骨。在某些情况下，截肢也是一种选择。

同种异体移植物

若患者需要大块同种异体移植物时，需获得所需骨（或对侧骨，如果有太多畸形）的模板X线片。经批准的组织库在严格无菌的情况下采集材料，之后评估是否有库存尸体的同种异体移植物与所请求的骨匹配[25]。同种异体移植物可以在连接处保留软组织，在这种情况下，宿主肌腱可以缝合到同种异体移植物附着点。如果可能，同种异体移植物可以用骨水泥加固，然后用钢板和螺钉固定至自体骨组织上（图33.6）。同种异体骨支撑不稳定，因此，自体骨-同种异体骨界面以同种异体骨作为支架形成新的桥接骨是愈合的关键。同种异体骨间移植物本质上是骨性定位装置，通常可以通过使用髓内稳定器来固定。

重建方式通常由骨的承重需求决定。例如，同种异体骨关节移植是肱骨近端的一个不错的选择，肱骨近端在技术上是非承重肢体。带有软组织的同种异体移植物允许将肩袖肌腱缝合到植入部位，从而增强一些肱骨头活动能力。由于承重需求，股骨远端的同种异体骨关节移植物可能无法实现。因此，可首选关节成形术。

关节成形术

关节成形术是肿瘤切除（包括部分关节）后采用的一种常见重建方式（图33.7）。所谓的大假体之所以这样命名，是因为组合了大型模块化金属植入物，

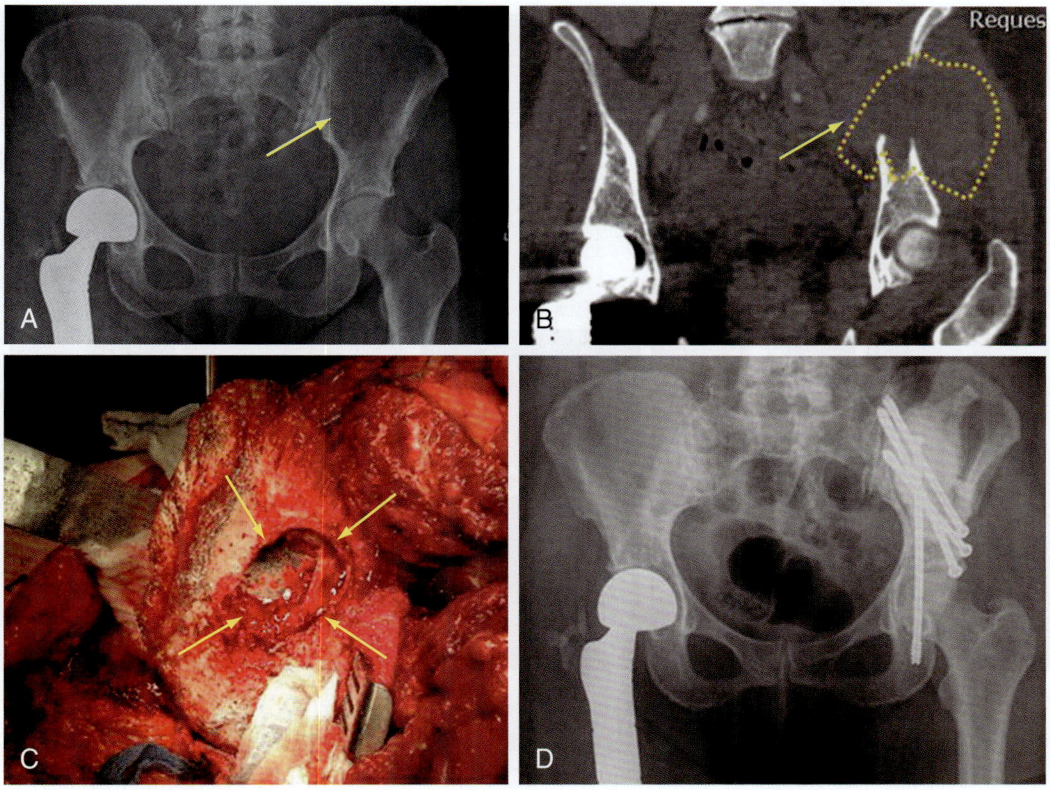

图 33.4　患者既往有右侧股骨近端转移灶，曾接受股骨近端切除和巨型假体置换治疗。随后，患者出现了一个大的、溶骨性的、疼痛的左髂骨翼损伤，需要采用骨水泥和 7.3 mm 空心螺钉进行病灶切除和重建。（**A**）骨盆正位 X 光显示溶骨性缺损（箭头）；（**B**）CT 扫描二维冠状面重建图不仅显示了骨缺损，还显示了相关的软组织肿块（箭头和虚线）；（**C**）骨缺损术中所见（箭头）；（**D**）术后骨盆前后位片

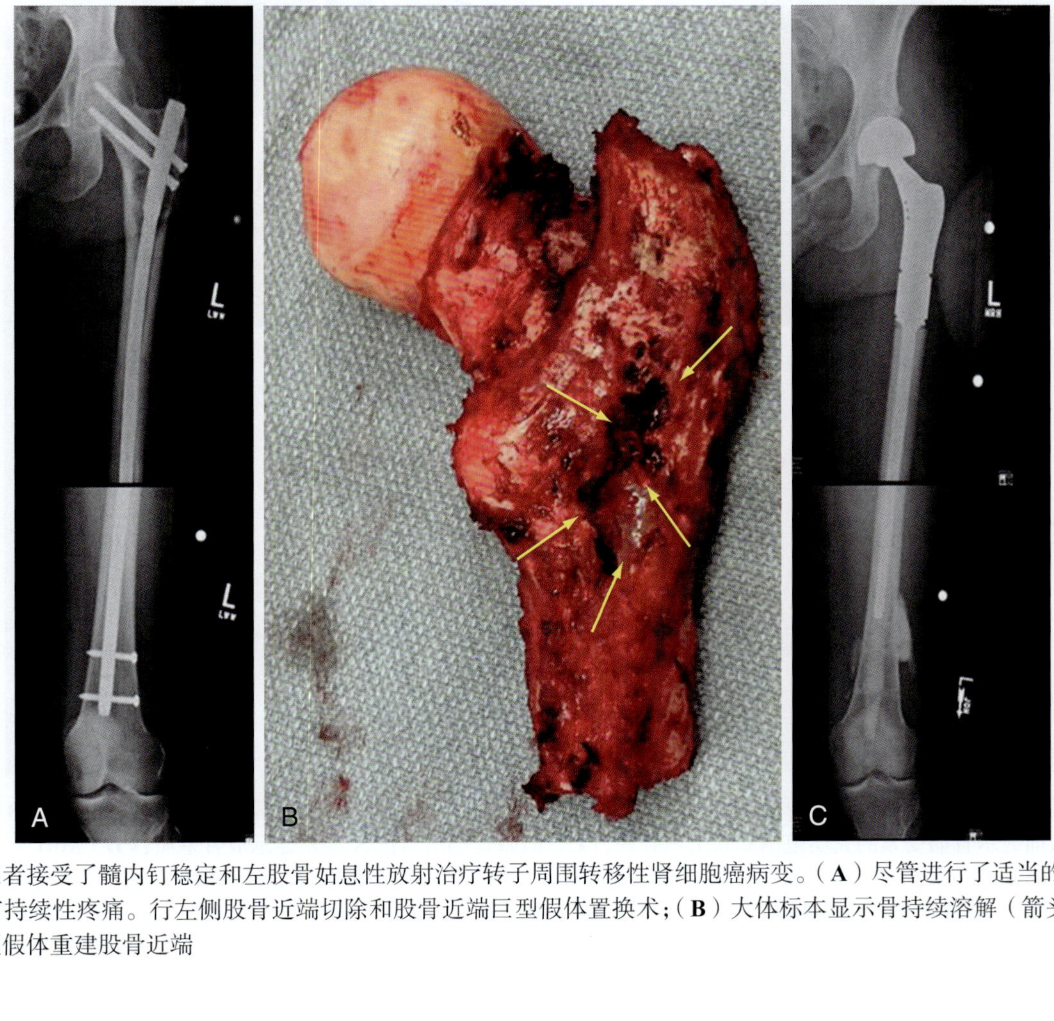

图 33.5　此患者接受了髓内钉稳定和左股骨姑息性放射治疗转子周围转移性肾细胞癌病变。（**A**）尽管进行了适当的稳定和辅助治疗，但她仍有持续性疼痛。行左侧股骨近端切除和股骨近端巨型假体置换术；（**B**）大体标本显示骨持续溶解（箭头）；（**C**）采用长骨骨水泥型假体重建股骨近端

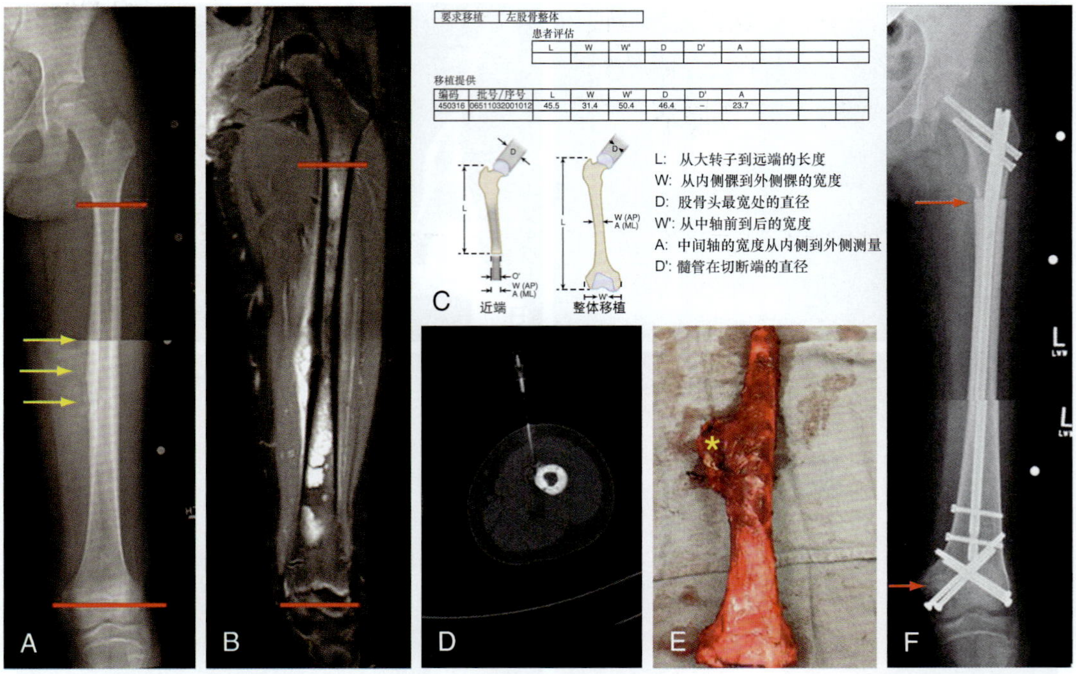

图 33.6 同种异体移植物骨重建可用于骨关节、间质或同种异体移植物假体复合重建。1 例 11 岁患者的左股骨干广泛骨肉瘤，伴有多个跳跃性病变。（**A**）股骨正位 X 线片显示骨膜反应（黄色箭头）。预期的切除位置用红线表示；（**B**）核磁共振成像（MRI）显示肿瘤的范围，未延伸到生长板的远端。肿瘤近端延伸至小粗隆下部。MRI 可以用于股骨间切除术术前计划；（**C**）同种异体移植物配型；（**D**）活组织检查通道；（**E**）切缘阴性的切除，包括内侧活检道（*）；（**F**）股骨切除后正位 X 线片。红色箭头表示同种异体骨-天然骨界面

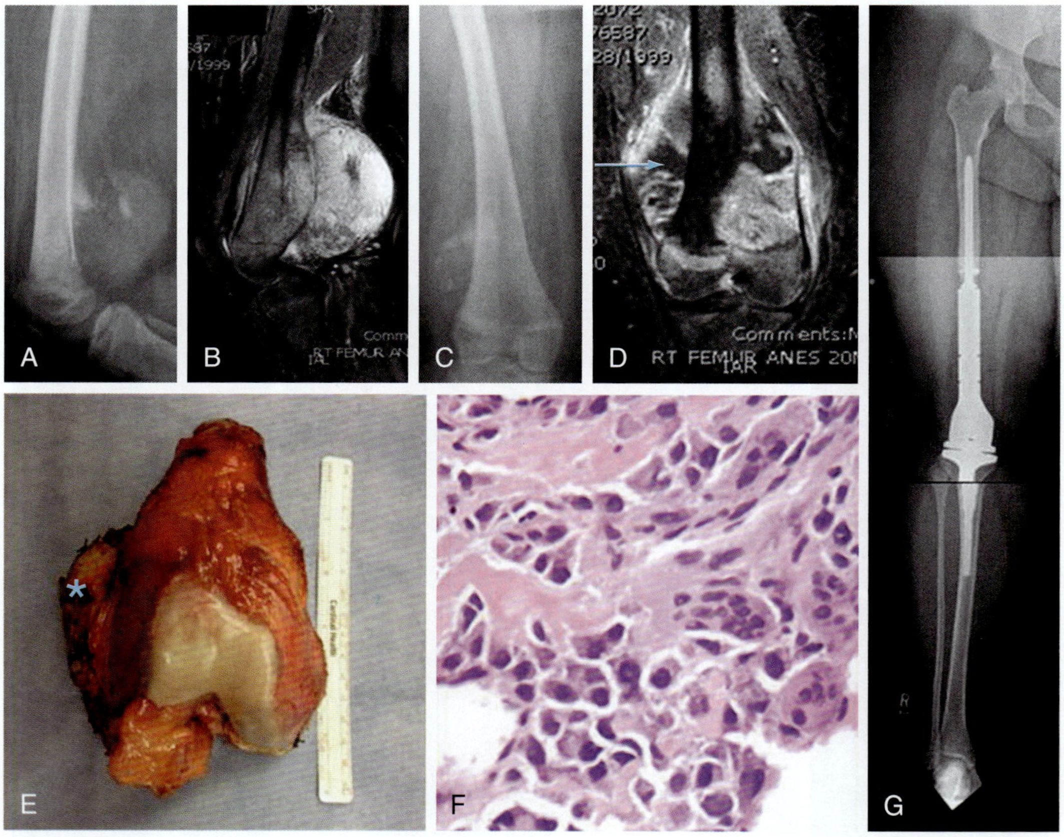

图 33.7 假体用于重建关节周围恶性肿瘤。（**A**）股骨远端侧位 X 线片显示侵袭性骨肿瘤，软组织伸展较大；（**B**）磁共振成像（MRI）T_2 矢状面显示骨骼受累的真实范围和软组织肿块；（**C**）股骨远端前后位 X 线片显示成骨基质；（**D**）MRI T_2 冠状面显示计划的活检轨迹-侧方进入软组织肿块（箭头）；（**E**）活检标本（*）；（**F**）组织学检查显示恶性细胞呈花边样骨样基质；（**G**）右股骨远端内假体，采用压配固定进入股骨髓腔

以恢复肢体长度并替代大型骨缺损。这些金属替代物或者使用骨水泥灌注到骨中，或者压配至管状骨髓腔中。骨水泥可立即提供稳定性，但随着时间的推移，无菌性松动的机会可能增加[26]。需要宿主骨骼随着时间在假体柄向内生长或向外生长。对于肱骨近端和股骨近端，通常不进行额外的髋臼或关节盂表面重建。对于远端股骨或近端胫骨肿瘤，未受肿瘤影响的一侧关节需要铺以适应铰链装置。

截肢

当原发性肿瘤无法通过保肢获得足够的切缘或保肢获得的功能效果不如截肢时，可截肢。出于缓解症状的目的，在转移性或晚期癌症的情况下，截肢可以用于姑息性治疗。

良性骨肿瘤

良性骨肿瘤的发生率远远超过骨肉瘤。依据临床经验，每一个原发性恶性骨肿瘤至少对应 5 个良性骨肿瘤。54% 的良性骨肿瘤是软骨源性的（内生软骨瘤或骨软骨瘤）[27]。这些肿瘤的真实患病率未知，因为许多肿瘤未被发现或未报告。侵袭性良性骨肿瘤，如巨细胞瘤和动脉瘤样骨囊肿，局部复发率高达 30%，需要利用高速磨钻切除和其他辅助手段进行细致的病变内切除[28]。

内生软骨瘤

内生软骨瘤是透明软骨的良性增生，多见于四肢骨骼，以干骺端为主，中轴骨发病较少。通常是在对其他症状进行放射学检查时偶然发现，趾骨除外，在趾骨可导致病理性骨折（图 33.8A）。内生软骨瘤表现为小叶软骨岛，保留软骨样特征并持续生长直至骨骼成熟，之后发生钙化，其长期生理活性是数十年后在骨扫描中仍保持活力的原因。孤立性病变不会导致进行性骨骼畸形，转恶性较为罕见。

对于多发性内生软骨瘤，如 Ollier 病或 Maffucci 综合征（Ollier 病伴皮下血管瘤）患者，进行性骨畸形的风险较高，转化为继发性软骨肉瘤风险也较高。有趣的是，Maffucci 综合征患者发生隐匿性癌风险也较高[29]。

内生软骨瘤治疗以保守治疗为主，定期影像学评估是监测的主要手段。当怀疑转为恶性时，需要手术干预。虽然很罕见，但如果出现这种情况，通常会对整个病变进行刮除并行术中病理检查。软骨病变有异质性区域，如果出现恶变，通常只有一小部分病变呈恶性。软骨病变的组织病理学结果取决于放射学和临床信息。例如，从手指活检的内生软骨瘤看起来是细胞较多的，但由于其位置，将被称为内生软骨瘤。然而，如果从骨盆进行活检，同样的材料将被称为高分化软骨肉瘤。临床背景对于正确评估软骨病变至关重要（图 33.8）。当明确诊断有困难而进行内生软骨瘤切除活检时，通常在活检入口部位与病变部位填充骨水泥，并且用钢板和螺钉稳定骨组织。切除病变后，骨移植也是一种治疗方式。如果病变属软骨肉瘤，则根据肿瘤的级别，可能需要进一步切除或广泛切除。

骨软骨瘤

骨软骨瘤被认为是良性骨肿瘤，其最佳的描述为骨错构瘤。它由畸形生长的软骨发展而来，根据世界卫生组织的解释，在 X 线片上为“骨外表面的软骨帽状骨突出物”（图 33.9）。常在 20 岁左右被发现，表现为无痛性肿块，或查体发现触痛性肿块。骨软骨瘤有 2 种不同的影像学分类——带蒂骨软骨瘤和无蒂骨软骨瘤。通过三维成像，骨软骨瘤的髓内与受累骨的髓腔相通。病变本身由软骨覆盖，因此，病变通过骨骼发育生长，并在骨骼成熟时停止生长。如果病变在骨骼成熟后继续生长，或者在骨骼成熟后从 X 线片上判断软骨帽厚度超过 2 cm，则存在潜在恶变风险。大多数骨软骨瘤是孤立的，其恶变率< 1%。

骨软骨瘤亦可呈多骨化方式发展，如遗传性多发性骨软骨外生症或骨软骨瘤病。遗传性多发性骨软骨外生是一种常染色体显性遗传疾病。该疾病与 3 个独立的位点相关：（1）*EXT1*（8q24.1）；（2）*EXT2*（11p11 ～ 12）；（3）*EXT3*（19p）[30-31]。患儿表现为肿块病变和骨骼生长异常，包括身材矮小、肢体不等长、膝关节和踝关节畸形、径向弯曲和腕关节偏斜，以及肱桡关节半脱位[32]。随着时间推移，骨软骨瘤恶变的风险为 10% ～ 30%。恶变的骨软骨瘤称为继发性软骨肉瘤。

骨样骨瘤

骨样骨瘤是一种良性的成骨细胞肿瘤（图 33.10）。虽然其具有自限性，但直径< 1 cm 的病变产生的症状可能会使人衰弱。骨样骨瘤通常发生在长骨骨干，也可能发生在任何区域，如脊柱的后柱。骨母细胞瘤

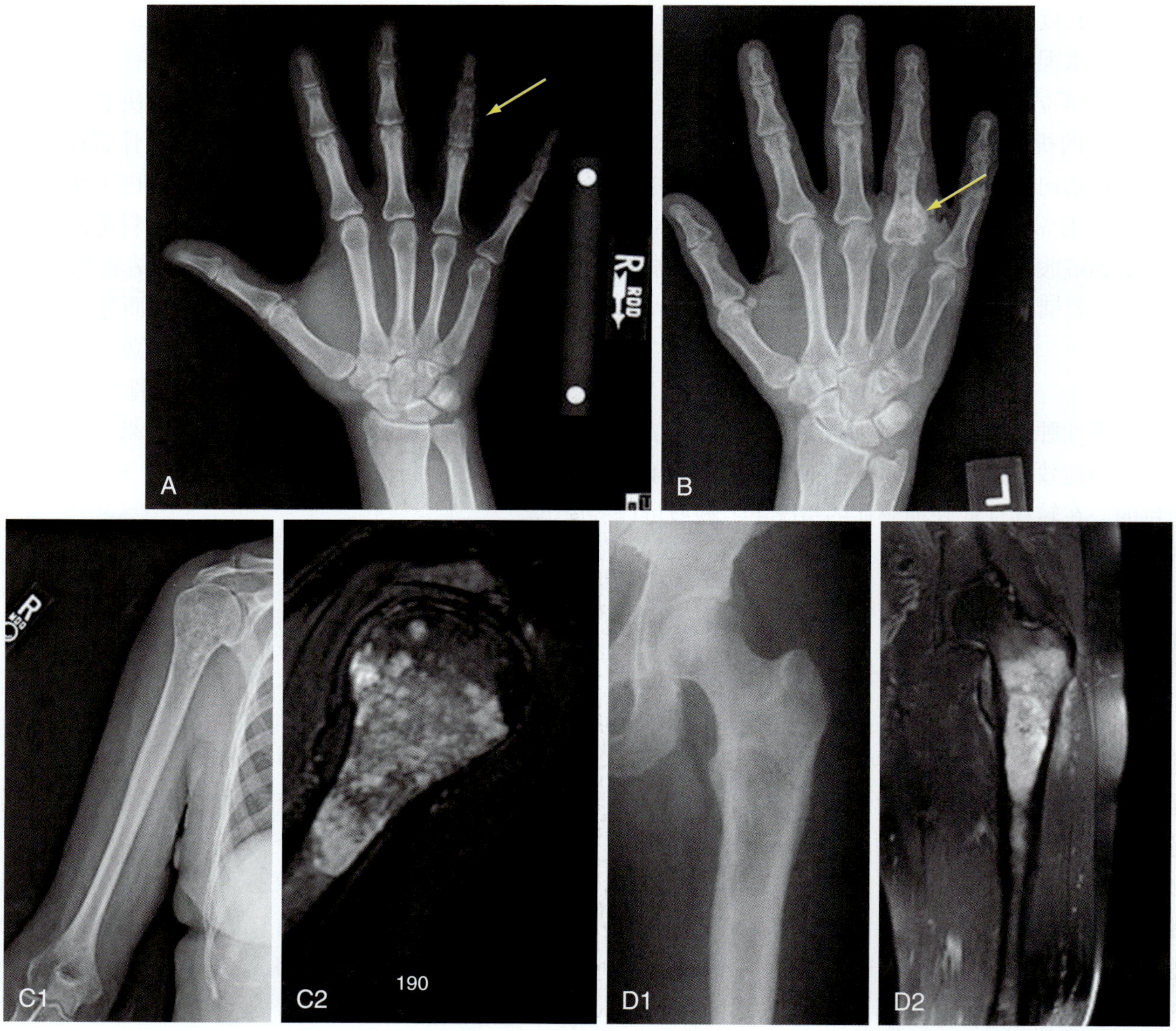

图 33.8 软骨病变的鉴别诊断依赖于临床和影像学资料。(**A**)中节指骨膨胀性病变，内部钙化，表现为病理性骨折，是内生软骨瘤的典型表现;(**B**)虽然软骨损伤越远，恶性的可能性越小，但另一名患者出现侵袭性近节指骨病变，以疼痛、骨膜反应和内部钙化为特征，该患者被诊断为软骨肉瘤;(**C**)患者有肱骨近端软骨病变，在肱骨近端正位 X 线片上可见钙化，但周围皮质无破坏(C1)。如 MRI 所示，病变呈小叶性改变(C2)。此患者正在接受放射治疗;(**D**)相比之下，另一例患者左侧股骨近端有侵袭性病变，导致骨骼变形(D1)，MRI 显示与周围骨水肿有关(D2)。患者被诊断为高级别软骨肉瘤，行股骨近端切除、巨假体置换

本质上是主要发生在脊柱的巨大骨样骨瘤。如果这两种病变发生在关节附近，均可能导致脊柱侧凸，这与脊柱的疼痛和肌肉痉挛或关节疼痛和交感神经渗出有关。从 X 线片上看，这些病灶可透过射线，周围有皮质骨增厚和硬化区域。在 MRI 上，病变周围通常有广泛水肿。患者有典型的静息痛病史，可通过非甾体抗炎药缓解。虽然这些自限性病变可以通过非甾体抗炎药控制症状数年，但考虑到严重的临床症状，不推荐观察性等待。骨样骨瘤可采用 CT 引导下经皮射频消融术治疗。通过三维定位病变，取材活检，后使用高频无线电波进行消融，该电波仅加热探头周围组织。在不适合射频消融的区域，如皮下深处或靠近脊髓等重要结构的区域，仍需对病变(包括病灶)进行手术切除。

骨巨细胞瘤

骨巨细胞瘤约占良性骨肿瘤的 20%，是侵袭性最强的良性骨肿瘤(图 33.11)。在 20～40 岁人群中，巨细胞瘤发生于长骨或扁平骨(如骨盆或骶骨)的骨骺部分。患者出现疼痛，通常由关节周围软骨下病理性骨折引起。除活检以排除恶性肿瘤外，术前评估还包括胸部和局部影像学检查。手术治疗时暴露病变部位，开大骨窗，以便进入整个肿瘤腔。骨巨细胞瘤治疗后的局部复发率可能高达 40%，因此，必须仔细切除，并使用辅助物品。通过刮除术进行完整切除后，

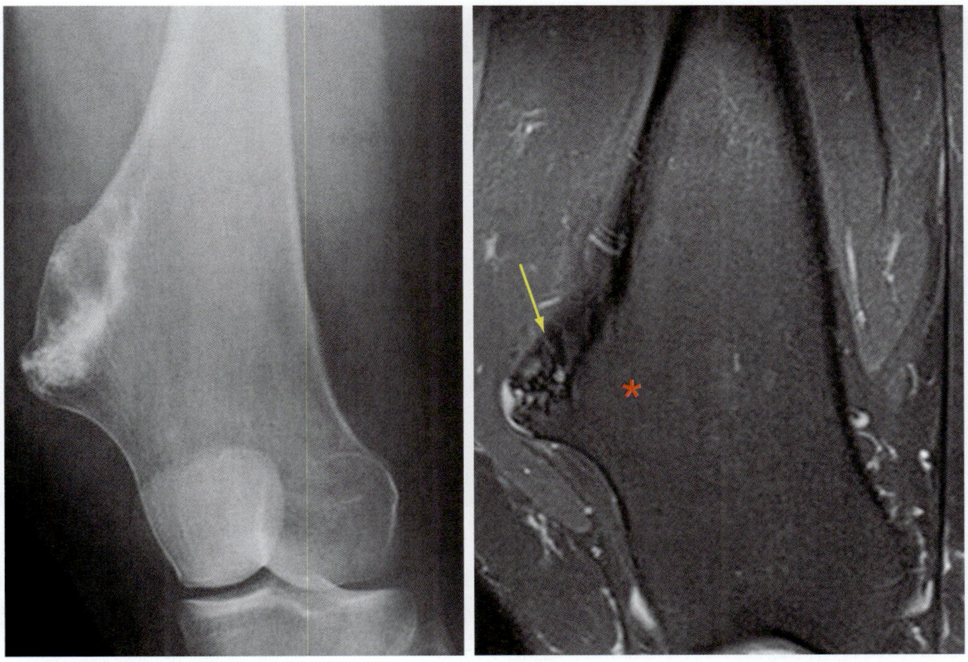

图 33.9 骨软骨瘤与其说是肿瘤，不如说是生长异常。骨骼成熟个体的典型特征是软骨帽小，< 2 cm（箭头），病变的髓腔与患骨的髓腔融合（*）

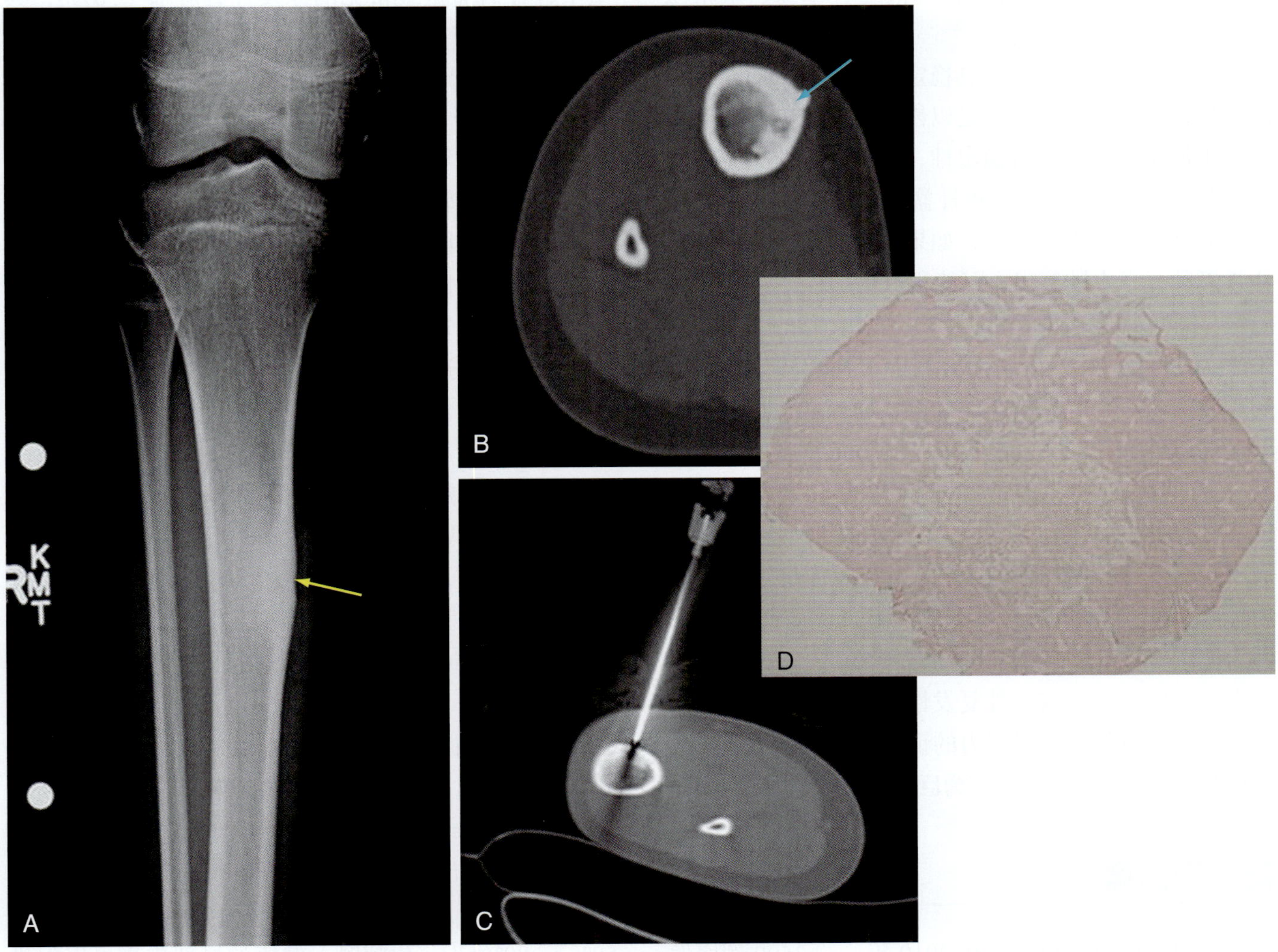

图 33.10 骨样骨瘤是良性的骨形成病变，尽管其体积很小，但可以引起显著的疼痛。（**A**）胫骨前后位 X 线片显示新骨形成和皮质增厚（箭头）；（**B**）轴位计算机断层扫描显示皮质增厚，中央有病灶（箭头）；（**C**）对于合适的病变，可以在计算机断层扫描引导下进行活检诊断，然后进行射频消融，以确定治疗方法；（**D**）切除的骨样骨瘤，病灶和周围骨呈樱桃红色

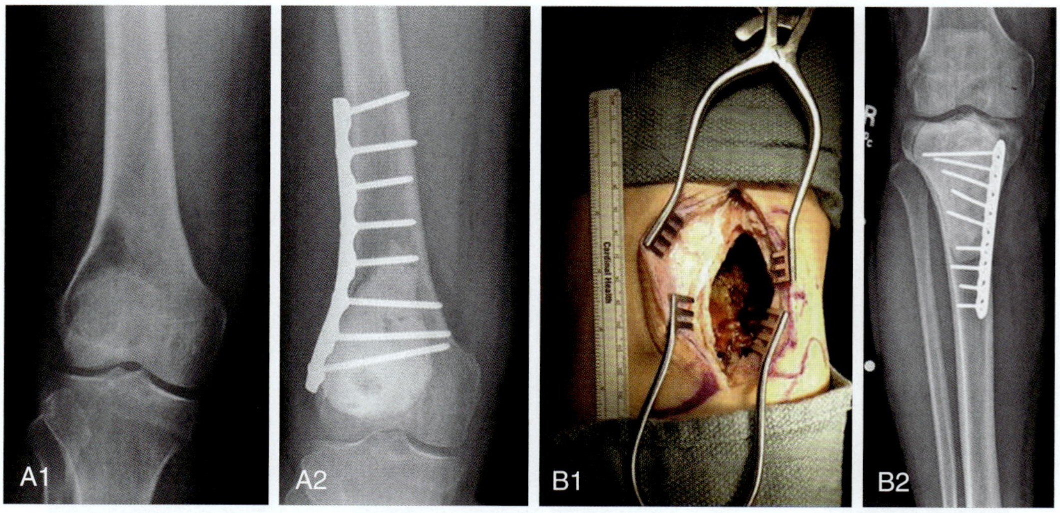

图 33.11 骨巨细胞瘤是破坏性的骨骺病变，可导致关节面受损。(**A1**) 在股骨远端前后位 X 线片上，它们表现为骨骺内的溶骨性病变；(**A2**) 行病灶内切除和辅助治疗，然后行骨水泥、钢板、螺钉重建术；(**B1**) 虽然使用了辅助治疗，但限制复发最重要的部分是仔细切除。为了实现这一目标，必须创建一个通常与病变本身一样大的骨窗，以便能够处理病变的各个方向；(**B2**) 骨水泥重建可实现即刻稳定，并可以作为一种放射学监测复发迹象的手段

使用高速磨钻从特异性骨坑中切除肿瘤。其他佐剂，如聚甲基丙烯酸甲酯骨水泥、液氮、苯酚、氩束激光，均可用于降低复发率[28]。

通常使用骨水泥和支具稳定关节周围，对于巨细胞瘤患者，骨移植往往不足以恢复其稳定性。关节周围骨水泥可以提供即时稳定性，但可能造成关节软骨热损伤[33]。脊柱、骶骨和骨盆巨细胞瘤手术难度更大。通常，术前需要栓塞，如果巨细胞瘤合并动脉瘤样骨囊肿，术中肿瘤出血可能很严重。

尽管巨细胞瘤为良性，但也有肺转移的例子，发生率为 1% ～ 2%。在这些病例中，肺转移灶在组织病理学上不符合恶性肿瘤的标准，而外观上与骨骼中的良性骨肿瘤相同。复发可能在术后数年发生，因此需要长期随访。双膦酸盐和人单克隆 RANKL 抗体（地诺单抗）等药物也可用于治疗难治性巨细胞瘤[35-36]。这些药物针对破骨细胞在肿瘤进展中的作用降低了破骨细胞功能。但这些药物的疗效并不完全，因为地诺单抗不影响肿瘤基质细胞增殖[37]。对于原发性中轴骨巨细胞瘤或长骨复发性难治性巨细胞瘤，放射治疗可能有效。有强有力的证据表明，巨细胞瘤的放疗会在几十年后增加恶变为巨细胞肉瘤的可能[38]。

骨组织肉瘤

美国癌症协会预估，在 2019 年，约 3500 例原发性骨癌新病例将被确诊[39]。在成人中，40% 的原发性骨癌为软骨肉瘤，28% 为骨肉瘤，10% 为脊索瘤，8% 为尤因肉瘤，4% 为未另作说明的骨骼肉瘤。在儿童中，骨肉瘤是最常见的原发性骨肿瘤（56%），其次是尤因肉瘤（28%）和软骨肉瘤（6%）。在儿童和成人中，骨肉瘤的发生率大致相等。现代骨肉瘤治疗方法（包括新辅助化疗、广泛手术切除和辅助化疗）是 20 世纪 70 年代的一个偶然发现[40]。在这个阶段，对许多患有非转移性四肢骨肉瘤的青少年活检后进行了强化化疗，同时为其定制假体。数月后，手术切除肿瘤并植入假体以保肢。然后对切除的骨组织进行病理学检查，探索化疗效果。在接受化疗的儿童中观察到存活获益。这一临床结果逐渐发展成为骨肉瘤的现代治疗方法，包括新辅助化疗、广泛手术切除和随后的辅助化疗。

骨肉瘤治疗推荐广泛的手术切除，手术目标是使局部复发率低于 7%。Simon 等[41]和 Link 等[42]的早期研究证实，股骨远端骨肉瘤患者保肢或截肢治疗后局部复发率和生存率相同。四肢肉瘤的治愈率约为 67%，而骨盆或脊柱这样的中轴性骨肿瘤的预后较差（33%）[43-44]。

事实证明，在十几岁的青少年患者中，保肢在几十年的时间里比立即截肢更有意义[45]。内置物生存率比较复杂，因为短期内会感染（同种异体移植物），长期会出现无菌松动（金属）[46]。金属假体在胫骨近端、股骨远端和股骨近端的 10 年生存率为 50% ～ 80%[47]。化疗时，健康的局部皮瓣可以促进伤口愈合。旋转皮瓣常用于膝关节周围改善假体覆盖。例如，在胫骨近端切除术中，需要腓肠肌内侧皮

瓣覆盖假体并重建伸肌机制。

骨肉瘤

骨肉瘤或骨源性肉瘤是一种产生肿瘤样骨的恶性肿瘤。可能存在肿瘤性软骨或纤维组织。骨肉瘤有很多种类型，它们因位置（骨内、骨表面或骨外）、级别或病因而异。自发骨源性肉瘤是最常见的，但有些骨源性肉瘤好发于 Li-Fraumeni 综合征、遗传性视网膜母细胞瘤和辐射后。罹患肿瘤人群的年龄呈双峰型。通常骨肉瘤好发于 20 岁之前，治疗后或继发（恶变）骨肉瘤发生的时间要晚得多。化疗引起的坏死程度能预测生存率，针对非转移性肢体骨肉瘤，如果化疗引起的坏死超过 90%，5 年生存率为 80%。化疗引起的坏死＜ 90% 的盆腔骨肉瘤的存活率约为 30%[43-44]。

尤因肉瘤

尤因肉瘤和原始神经外胚层肿瘤是蓝色小细胞（显微镜下可见）的骨恶性肿瘤，它们在细胞遗传学上代表相同的实体。在 85% 的病例中，他们共享一个易位 t（11；22）（q24；q12）。易位分子克隆揭示 22q12 染色体 *EWS* 基因 5′端与 11q24 *FLI1* 基因 3′端融合[49]。该肿瘤对化疗和放疗非常敏感，单独或联合治疗无法显著提高治愈率，手术切除联合化疗才是首选的治疗方法。骨性结构重建方案同骨骼肉瘤[43-44]。

软骨肉瘤

软骨肉瘤是一种产生透明软骨的恶性骨骼肿瘤（图 33.8D1 和 D2）。存在几种病理亚型，其肿瘤细胞产生特殊基质。仅通过组织病理学不能预测生物学行为。相反，组织病理学、年龄、位置和 X 线片表现是判断肿瘤侵袭性的最佳指标。趾骨的低度恶性软骨肿瘤可能具有与骨盆软骨肉瘤相同的显微镜下外观。因趾骨软骨肿瘤丧生的病例极为罕见。盆腔软骨肉瘤的局部治疗困难重重，广泛切除病变才能获得长期治愈率。继发性软骨肉瘤发生在良性软骨肿瘤（如软骨瘤或骨软骨瘤）恶变后。

骨转移瘤

骨转移瘤的发病率约是骨骼肉瘤的 500 倍；在美国，每年新确诊 120 万例癌症病例。最常见的嗜骨癌包括前列腺癌、甲状腺癌、乳腺癌、肺癌、膀胱癌和肾癌。

随着癌症治疗方法的改进，转移性癌症患病率也在增加。有移位的病理性骨折和即将发生的病理性骨折是骨科肿瘤学专家面临的常见问题。原因不明的转移性骨癌需要详细的体格检查，包括乳腺和前列腺。影像学检查包括胸部、腹部和骨盆 CT；全身骨骼扫描；血清蛋白电泳；前列腺特异性抗原测定[50]。如果诊断为骨癌转移，那么可以使用某些药物治疗来减少患者（或临床上显著的骨转移）的 SREs 数量。

明确诊断后，病灶内切除和加固病变区域骨性结构可以缓解症状和改善生活质量。加固手术通常使用金属内置物和骨水泥。术后放射治疗必须从一个关节到另一个关节，以整块骨为单位依次进行。首选局部复发率低于 15% 的手术目标。孤立性转移瘤，如肾细胞癌或黑色素瘤，如果是寡转移，并且在最初诊断后很长一段时间（若干年）后发生，可以积极治疗。在这种情况下，治愈并不罕见。

重建的目标包括选择一种足够耐用的植入物，使其比患者寿命长，同时需了解骨骼可能具有的愈合能力。采用多种外科技术重建骨骼（图 33.5、图 33.6）。手术的目标是缓解疼痛和最大限度地保留功能。

小结

骨肿瘤的治疗既需要了解骨骼微观环境，又要结合宏观骨生物力学知识。骨骼肿瘤切除要求同时制定稳定骨骼的重建计划。研究表明，原发性恶性骨肿瘤患者在骨科肿瘤专业三级医疗机构治疗效果更好。对于继发性骨恶性肿瘤的处理，多种因素可能会影响切除术和重建的决定，如肿瘤的性质，病变的位置，以及特定骨骼位置。良性骨肿瘤通常不需要手术干预，只需要监测。具有侵袭性的良性肿瘤可行病灶内切除，但这种切除必须是细致的，术后必须对患者进行随访，以便早期发现复发。骨肉瘤应广泛切除并适当重建。对骨骼微观环境的不断深入的了解，为骨肿瘤疾病的治疗提供了更好的药物选择，同时有助于更好地理解肿瘤重建中的骨骼特异性和肿瘤特异性需求。

主要参考文献

Baumhoer D，Amary F，Flanagan AM. An update of molecular pathology of bone tumors. Lessons learned from investigating samples by next generation sequencing. Genes Chromosomes Cancer. 2019；58：88–99.

大多数原发性骨肿瘤，包括骨肉瘤，均可以通过分子遗传学改变来定义。在骨肉瘤中识别不同分子标记的能力使人们能够更可靠地确定最终诊断。正确的诊断对治疗和研究意义非凡。

Enneking WF，Spanier SS，Goodman MA. A system for the surgical staging of musculoskeletal sarcoma. Clin Orthop Relat Res.1980；153：106–120.

这种肌肉骨骼肉瘤的手术分期系统根据肿瘤的生物侵袭程度、解剖结构和转移情况对骨和软组织肿瘤进行分层。它包括 3 个阶段：(1) 低级；(2) 高级；(3) 转移灶存在。根据病变在解剖学上是否局限在一个筋膜腔内或在界限不清的筋膜平面和间隙内，该系统已被证明是预测肉瘤预后的最佳分期系统。

Fizazi K，Carducci M，Smith M，et al. Denosumab versus zoledronic acid for treatment of bone metastases in men with castration–resistant prostate cancer：a randomised，double–blind study. Lancet. 2011；377：813–822.

在这个 3 期随机对照试验中，地诺单抗被证明在骨骼相关事件的预防方面优于唑来膦酸。这些结果反映了肿瘤增殖中骨微环境的重要性。地诺单抗是一种针对核因子 κB 配体受体激活剂的人单克隆抗体。唑来膦酸是一种抑制活化的破骨细胞的双磷酸盐。

Mankin HJ，Mankin CJ，Simon MA. The hazards of the biopsy，revisited. Members of the Musculoskeletal Tumor Society. J Bone Joint Surg Am. 1996；78：656–663.

本研究回顾了原发恶性肌肉骨肉瘤活检的危害，并证明如果在诊断和技术上存在错误，对患者的治疗将会产生不利影响。此外，值得注意的是，当在肿瘤治疗中心进行活检时，患者与活检相关的并发症或不良结局的发生率降低。因此，只要有可能，肌肉骨骼肿瘤活检应在三级医疗中心由骨科肿瘤学专家或合作的肌肉骨骼放射学专家进行操作。

Rougraff BT，Kneisl JS，Simon MA. Skeletal metastases of unknown origin. A prospective study of a diagnostic strategy. J Bone Joint Surg Am. 1993；75：1276–1281.

在 85% 的患者中，原发转移灶是通过胸部、腹部和骨盆的 CT 扫描确定的。对于来历不明的骨骼转移患者，这种诊断方法简单且有效，可以在活检前识别出隐匿性恶性肿瘤的部位。如果患者出现骨骼病变，怀疑是转移性病变，但原发灶不明，CT 扫描是鉴别原发灶的首选检查。在这样一个保险公司批准此类检查越来越困难的时代，提倡患者接受这种标准的检查是很重要的。

Simon MA，Aschliman MA，Thomas N，et al. Limb–salvage treatment versus amputation for osteosarcoma of the distal end of the femur. J Bone Joint Surg Am. 1986；68：1331–1337.

本研究对 3 组患者进行了比较，这 3 组患者分别接受了保留肢体手术、膝关节以上截肢手术和髋关节脱位术治疗股骨远端骨肉瘤。对股骨远端骨肉瘤的保肢手术并没有缩短无病间隔或影响长期生存率。

参考文献

1. Paget S. The distribution of secondary growths in cancer of the breast. *Lancet*. 1889;1:571–573.
2. Kang Y, Siegel PM, Shu W, et al. A multigenic program mediating breast cancer metastasis to bone. *Cancer Cell*. 2003;3:537–549.
3. Cook LM, Shay G, Araujo A, et al. Integrating new discoveries into the “vicious cycle” paradigm of prostate to bone metastases. *Cancer Metastasis Rev*. 2014;33:511–525.
4. Boyle WJ, Simonet WS, Lacey DL. Osteoclast differentiation and activation. *Nature*. 2003;423:337–342.
5. Morony S, Capparelli C, Sarosi I, et al. Osteoprotegerin inhibits osteolysis and decreases skeletal tumor burden in syngeneic and nude mouse models of experimental bone metastasis. *Cancer Res*. 2001;61:4432–4436.
6. Mundy GR. Metastasis to bone: causes, consequences and therapeutic opportunities. *Nat Rev Cancer*. 2002; 2:584–593.
7. Weilbaecher KN, Guise TA, McCauley LK. Cancer to bone: a fatal attraction. *Nat Rev Cancer*. 2011;11:411–425.
8. Lynch CC, Hikosaka A, Acuff HB, et al. MMP-7 promotes prostate cancer-induced osteolysis via the solubilization of RANKL. *Cancer Cell*. 2005;7:485–496.
9. Pavlakis N, Schmidt R, Stockler M. Bisphosphonates for

breast cancer. *Cochrane Database Syst Rev*. 2005:CD003474.
10. Aapro M, Abrahamsson PA, Body JJ, et al. Guidance on the use of bisphosphonates in solid tumours: recommendations of an international expert panel. *Ann Oncol*. 2008;19:420–432.
11. Sheridan JP, Marsters SA, Pitti RM, et al. Control of TRAIL-induced apoptosis by a family of signaling and decoy receptors. *Science*. 1997;277:818–821.
12. Body JJ, Facon T, Coleman RE, et al. A study of the biological receptor activator of nuclear factor-kappaB ligand inhibitor, denosumab, in patients with multiple myeloma or bone metastases from breast cancer. *Clin Cancer Res*. 2006;12:1221–1228.
13. Rordorf T, Hassan AA, Azim H, et al. Bone health in breast cancer patients: a comprehensive statement by CECOG/SAKK Intergroup. *Breast*. 2014;23:511–525.
14. Fizazi K, Carducci M, Smith M, et al. Denosumab versus zoledronic acid for treatment of bone metastases in men with castration-resistant prostate cancer: a randomised, double-blind study. *Lancet*. 2011;377:813–822.
15. Stopeck AT, Lipton A, Body JJ, et al. Denosumab compared with zoledronic acid for the treatment of bone metastases in patients with advanced breast cancer: a randomized, double-blind study. *J Clin Oncol*. 2010;28:5132–5139.
16. Mirels H. Metastatic disease in long bones. A proposed scoring system for diagnosing impending pathologic fractures. *Clin Orthop Relat Res*. 1989;249:256–264.
17. Mankin HJ, Mankin CJ, Simon MA. The hazards of the biopsy, revisited. Members of the Musculoskeletal Tumor Society. *J Bone Joint Surg Am*. 1996;78:656–663.
18. Randall RL, Bruckner JD, Papenhausen MD, et al. Errors in diagnosis and margin determination of soft-tissue sarcomas initially treated at non-tertiary centers. *Orthopedics*. 2004;27:209–212.
19. Trovik CK. Scandinavian Sarcoma Group Project. *Acta Orthop Scand Suppl*. 2001;300:1–31.
20. Baumhoer D, Amary F, Flanagan AM. An update of molecular pathology of bone tumors. Lessons learned from investigating samples by next generation sequencing. *Genes Chromosomes Cancer*. 2019;58:88–99.
21. Enneking WF, Spanier SS, Goodman MA. A system for the surgical staging of musculoskeletal sarcoma. *Clin Orthop Relat Res*. 1980;153:106–120.
22. American Joint Committee on Cancer. Bone. In: Edge SB, Greene FL, Byrd DR, et al., eds. *AJCC Cancer Staging Manual*. 7th ed. New York: Springer-Verlag; 2010:281–287.
23. Enneking WF. *Staging Musculoskeletal Tumors in Musculoskeletal Tumor Surgery*. New York: Churchill Livingstone; 1983.
24. Blackley HR, Wunder JS, Davis AM, et al. Treatment of giant-cell tumors of long bones with curettage and bone-grafting. *J Bone Joint Surg Am*. 1999;81:811–820.
25. Joyce MJ. Safety and FDA regulations for musculoskeletal allografts: perspective of an orthopaedic surgeon. *Clin Orthop Relat Res*. 2005;435:22–30.
26. Myers GJ, Abudu AT, Carter SR, et al. The long-term results of endoprosthetic replacement of the proximal tibia for bone tumours. *J Bone Joint Surg Br*. 2007;89:1632–1637.
27. Unni KK. *Dahlin's Bone Tumors: General Aspects and Data on 11,087 Cases*. ed 5. Philadelphia: Lippincott-Raven; 1996.
28. Turcotte RE, Wunder JS, Isler MH, et al. Giant cell tumor of long bone: a Canadian Sarcoma Group study. *Clin Orthop Relat Res*. 2002;397:248–258.
29. Altay M, Bayrakci K, Yildiz Y, et al. Secondary chondrosarcoma in cartilage bone tumors: report of 32 patients. *J Orthop Sci*. 2007;12:415–423.
30. Wuyts W, Van Hul W. Molecular basis of multiple exostoses: mutations in the EXT1 and EXT2 genes. *Hum Mutat*. 2000;15:220–227.
31. Le Merrer M, Legeai-Mallet L, Jeannin PM, et al. A gene for hereditary multiple exostoses maps to chromosome 19p. *Hum Mol Genet*. 1994;3:717–722.
32. Vanhoenacker FM, Van Hul W, Wuyts W, et al. Hereditary multiple exostoses: from genetics to clinical syndrome and complications. *Eur J Radiol*. 2001;40:208–217.
33. Radev BR, Kase JA, Askew MJ, et al. Potential for thermal damage to articular cartilage by PMMA reconstruction of a bone cavity following tumor excision: a finite element study. *J Biomech*. 2009;42:1120–1126.
34. Dominkus M, Ruggieri P, Bertoni F, et al. Histologically verified lung metastases in benign giant cell tumours—14 cases from a single institution. *Int Orthop*. 2006;30:499–504.
35. Chawla S, Henshaw R, Seeger L, et al. Safety and efficacy of denosumab for adults and skeletally mature adolescents with giant cell tumour of bone: interim analysis of an open-label, parallel-group, phase 2 study. *Lancet Oncol*. 2013;14:901–908.
36. Balke M, Campanacci L, Gebert C, et al. Bisphosphonate treatment of aggressive primary, recurrent and metastatic giant cell tumour of bone. *BMC Cancer*. 2010;10:462.
37. Mak IW, Evaniew N, Popovic S, et al. A translational study of the neoplastic cells of giant cell tumor of bone following neoadjuvant denosumab. *J Bone Joint Surg Am*. 2014;96:e127.
38. Rock MG, Sim FH, Unni KK, et al. Secondary malignant giant-cell tumor of bone. Clinicopathological assessment of nineteen patients. *J Bone Joint Surg Am*. 1986;68:1073–1079.
39. Cancer Facts and Figures 2019. American Cancer Society, Accessed July 30, 2019. https://www.cancer.org/cancer/bone-cancer/about/key-statistics.html.
40. Rosen G, Marcove RC, Caparros B, et al. Primary osteogenic sarcoma: the rationale for preoperative chemotherapy and delayed surgery. *Cancer*. 1979;43:2163–2177.
41. Simon MA, Aschliman MA, Thomas N, et al. Limb-salvage treatment versus amputation for osteosarcoma of the distal end of the femur. *J Bone Joint Surg Am*. 1986;68:1331–1337.
42. Link MP, Goorin AM, Miser AW, et al. The effect of adjuvant chemotherapy on relapse-free survival in patients with osteosarcoma of the extremity. *N Engl J Med*. 1986;314:1600–1606.
43. Pakos EE, Nearchou AD, Grimer RJ, et al. Prognostic factors and outcomes for osteosarcoma: an international collaboration. *Eur J Cancer*. 2009;45:2367–2375.
44. Goorin AM, Schwartzentruber DJ, Devidas M, et al. Presurgical chemotherapy compared with immediate surgery and adjuvant chemotherapy for nonmetastatic osteosarcoma: pediatric Oncology Group Study POG-8651. *J Clin Oncol*. 2003;21:1574–1580.
45. Grimer RJ, Carter SR, Pynsent PB. The cost-effectiveness of limb salvage for bone tumours. *J Bone Joint Surg Br*. 1997;79:558–561.
46. Mankin HJ, Hornicek FJ, Raskin KA. Infection in massive bone allografts. *Clin Orthop Relat Res*. 2005;432:210–216.
47. Jeys LM, Kulkarni A, Grimer RJ, et al. Endoprosthetic reconstruction for the treatment of musculoskeletal tumors of the appendicular skeleton and pelvis. *J Bone Joint Surg Am*. 2008;90:1265–1271.
48. Picci P, Bacci G, Campanacci M, et al. Histologic evaluation of necrosis in osteosarcoma induced by chemotherapy. Regional mapping of viable and nonviable tumor. *Cancer*. 1985;56:1515–1521.
49. Aurias A, Rimbaut C, Buffe D, et al. Chromosomal translocations in Ewing's sarcoma. *N Engl J Med*. 1983;309:496–498.
50. Rougraff BT, Kneisl JS, Simon MA. Skeletal metastases of unknown origin. A prospective study of a diagnostic strategy. *J Bone Joint Surg Am*. 1993;75:1276–1281.

第 6 部分

头　　颈

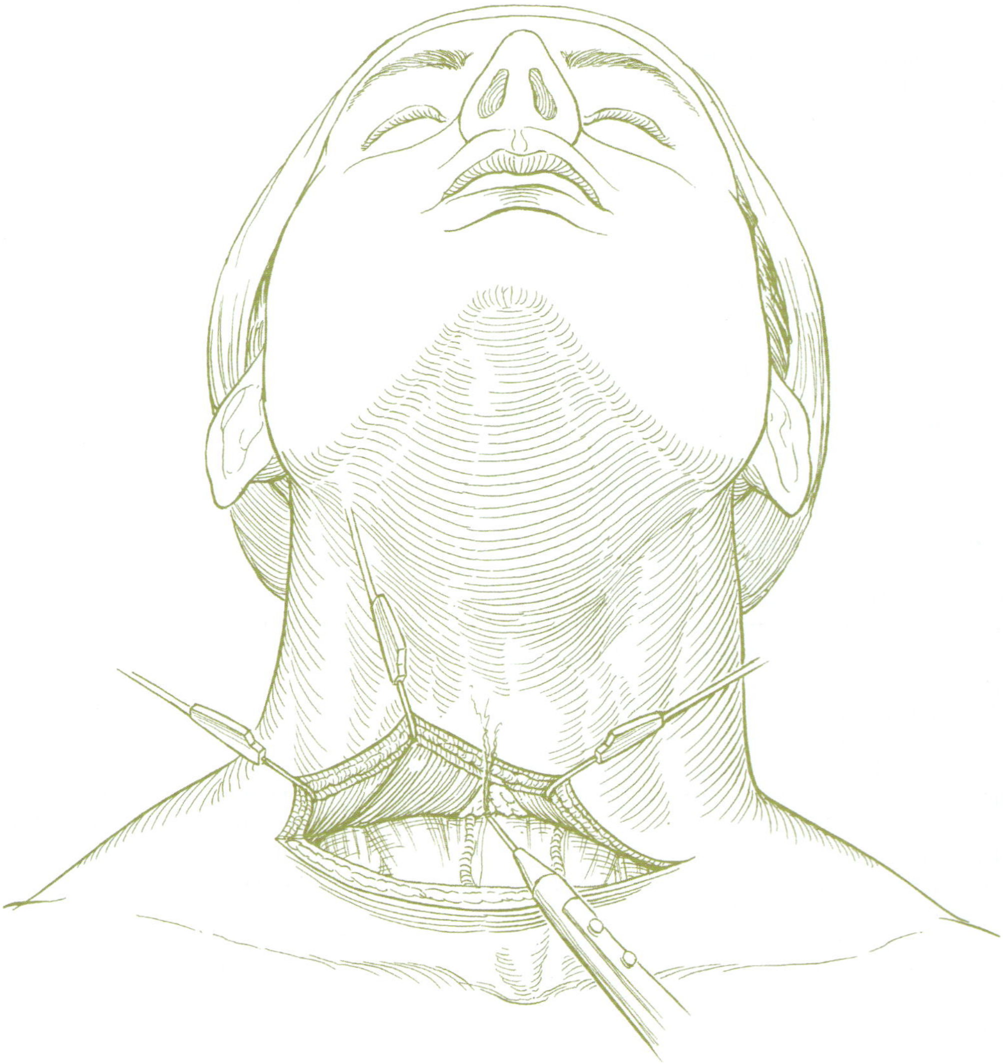

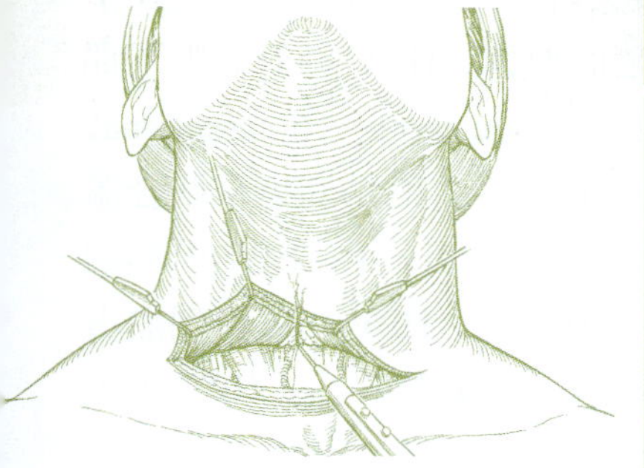

章 34

头颈

Wendell G. Yarbrough，Adam Zanation，Samip Patel，Saral Mehra

刘媛超 赵 科 译 何向辉 审校

章目录

正常组织学

上呼吸道的正常组织学根据每个部位所需的细胞、组织和功能而有所不同。甲状腺和甲状旁腺的完整概述不在本章范围内。上呼吸道、消化道的概念可以从鼻和口的开口开始。鼻前庭的形状由下方的鼻中隔、上外侧和下外侧软骨维持，是一种内覆角化鳞状上皮，具有皮脂腺和汗腺以及毛囊的皮肤结构。鼻黏膜或黏膜皮肤交界处是上皮细胞变为假复层纤毛柱状（呼吸）上皮细胞的地方，这些上皮细胞排列在鼻窦和鼻腔内，但鼻腔顶部的嗅觉上皮细胞除外。嗅觉上皮是由支持细胞和双极嗅觉神经细胞组成的特殊结构，在突向鼻腔的纤毛上有气味受体和轴突结合形成的嗅觉神经（olfactory nerve，CNI）并穿过深面的筛板。与鼻腔一样，鼻旁窦也覆有呼吸上皮，但其往往比鼻腔更薄，血管更少。鼻咽内膜以不同的方式从鳞状上皮到呼吸上皮变化。腺样体是一种淋巴组织，包含无包膜或窦状隙的生发中心，与腭扁桃体和舌扁桃体一样，含有一种特殊类型的淋巴上皮，其基底膜不连续，由基质细胞、免疫细胞和上皮细胞混合组成。口腔内覆非角质化的复层鳞状上皮，小唾液腺遍布黏膜下层和舌肌组织内。口腔在软硬腭之间的交界处和扁桃体前柱处过渡到口咽部。咽淋巴环（Waldeyer 环）由腭扁桃体、腺样体、舌扁桃体和邻近黏膜下淋巴管的淋巴组织形成。与腺样体相似，腭扁桃体含有无包膜或窦状隙的生发中心，但与腺样体相反，扁桃体有内覆复层鳞状上皮的隐窝，淋巴上皮细胞位于隐窝底部。口咽和下咽部的交界是穿过舌骨顶部的水平线。下咽部覆有非角化的复层鳞状上皮。浆黏液腺遍布下咽部黏膜下层、会厌下 2/3 处以及真假声带之间的潜在间隙（称为喉室）中。喉的上皮层从会厌和真声带的非角化复层鳞状上皮过渡到假声带、喉室和声门下的假复层纤毛柱状上皮。甲状软骨、环状软骨和杓状软骨由透明软骨组成，而会厌、楔状软骨和角状软骨由弹性软骨组成。

外耳是内覆角质化鳞状上皮和相关附件的皮肤结构。外耳道的外侧 1/3 是独特的，因为它包含产生耵聍的改良的顶泌汗腺。中耳内覆呼吸上皮。

在上呼吸消化道可看到鳞状上皮的大量非癌性改变。白斑（定义为任何白色黏膜病变）和红斑（定义为任何红色黏膜病变）均为临床描述，不应用作诊断术语（图 34.1）。红斑比白斑更令人担忧，因为它更常与潜在的恶性病变相关。增生是指上皮增厚，而角化不全是指角蛋白层中细胞核的异常存在，另外，角化不良是指上皮细胞的任何异常角质化，见于不典型增生的病变中。

流行病学

美国癌症联合委员会（The American Joint Committee on Cancer，AJCC）分期系统将起源于上呼吸道、消化道（即头颈部）的恶性肿瘤部位分为 8 个主要部位：唇和口腔、口咽、下咽、喉、鼻腔和筛窦、上颌窦、大唾液腺和甲状腺[1]。除唾液腺和甲状腺外，这些癌症在历史上与接触烟草致癌物密切相关。在 20 世纪后期，人乳头瘤病毒（the human papillomavirus，HPV）被确定为口咽和鼻咽癌的病因，并且还与部分鼻窦和鼻咽癌相关。EB 病毒（Epstein-Barr virus，EBV）是导致鼻咽癌亚型的原因。尽管与吸烟相关的呼吸道、消化道恶性肿瘤仍以男性为主，但由于烟草作为致病因素与女性吸烟者

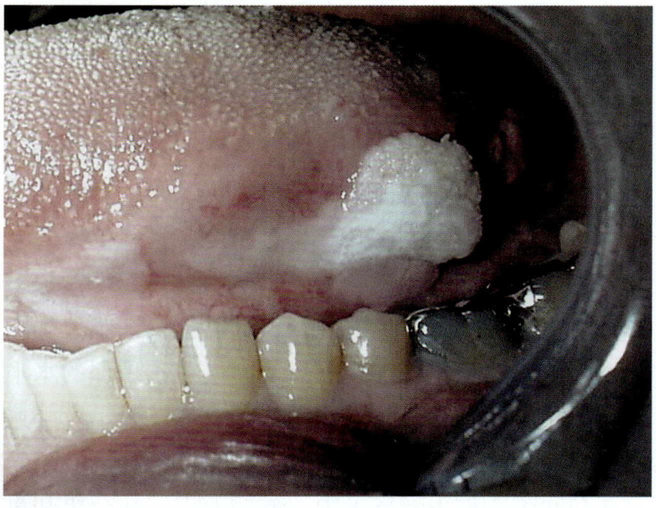

图 34.1 左侧舌白斑病变。经过活检，确诊该病变为角化过度，而非浸润性癌

发病率增加之间的直接关联，导致男女比例一直在下降。由于尚未完全清楚的原因，HPV 相关的头颈部鳞状细胞癌（head and neck squamous cell carcinoma，HNSCC）的男女比例为 4∶1[2]。酒精和烟草联合滥用相关的风险，是倍增的。到 2012 年，HPV 引起的口咽癌多于宫颈癌，到 2015 年，HPV 相关口咽癌占美国所有 HPV 相关癌症的 40% 以上[2]。HPV 相关口咽癌影响年轻人，并且与饮酒或吸烟无关。

根据国家癌症数据库，鳞状细胞癌（squamous cell carcinoma，SCC）是头颈部主要部位中最常见的头颈部肿瘤（88.9%），腺癌是大唾液腺中最常见的头颈部肿瘤（56.4%），SCC 是鼻腔鼻窦癌中最常见的头颈部肿瘤（43.6%），另外，淋巴瘤是归类为“其他”的部位中最常见的头颈部肿瘤（82.5%）[4]。

致癌作用

烟草暴露与许多人类癌症相关，并且是导致与 HPV 无关的头颈部癌（head and neck cancers，HNCs）的主要剂量依赖性致癌物。现在，在美国，HPV 感染是口咽癌的主要病因。越来越多的证据表明，应将 HPV 阳性和 HPV 阴性 HNSCCs 视为两种不同的癌症[5]。高危 HPV 型通过 HPV 致癌基因 E6 和 E7 的作用抑制细胞凋亡并激活细胞生长。恶性肿瘤转化需要表达 HPV 致癌蛋白 E6 和 E7，这两种蛋白分别使 p53 和视网膜母细胞瘤肿瘤抑制因子失活[6]。E6 结合 E6 相关细胞蛋白后靶向 p53 进行泛素化和降解，导致细胞生长不受调控。同样，E7 与视网膜母细胞瘤基因（RB）产物相关，促进 Rb 蛋白发生蛋白酶体降解[6]。

癌症基因组图谱（The Cancer Genome Atlas，TCGA）极大地增加了对癌症发生的理解。根据突变类型进行突变谱分配，对 HNCs 的分析显示有两种主要模式。HPV 阴性 HNSCCs 与烟草致癌物相关的突变谱以及载脂蛋白 B mRNA 编辑酶催化多肽（apolipoprotein B mRNA-editing enzyme catalytic polypeptide，APOBEC）的活性相关，而 HPV 阳性癌症具有与 APOBEC 相关的突变谱[7]。APOBECs 是 DNA 编辑酶，可使胞嘧啶脱氨基，在单链 DNA 中形成尿嘧啶，从而造成 DNA 错配。APOBECs，尤其是 APOBEC3B，在先天性免疫中起重要作用，A3B 在对 HPV 的应答中上调，可能导致 HPV 相关 HNSCCs 中 APOBEC 突变水平升高。在 HPV 阳性的 HNSCC 中，APOBEC 活性与这些肿瘤中 *PIK3CA* 突变百分比的增

加有关[8]。

在Slaughter提出区域性癌变多年后，HNSCC的分子基础开始被定义。对染色体增加和丢失的最初研究发现，9p21和3p21处的异源性丢失是导致不典型增生的最早可检测事件之一，11q、13q和14q的进一步遗传改变与原位癌有关[9]。高复发率部分是由于组织病理学上的良性鳞状细胞上皮携带具有遗传改变的克隆群体所致。HNSCC患者的上呼吸消化道、食管或肺继发性病变的年发病率为3%～7%。同时，第二原发病定义为确诊肿瘤后6个月内检测到的肿瘤。最初，病变发生6个月以上的第二原发病称为异时性病变。在14%的HNSCC患者的一生中，其呼吸消化道会发生第二原发病，其中半数以上的病变发生在确诊肿瘤的前2年内。

许多独立的研究确定了驱动HNSCC或维持肿瘤的重要遗传缺陷。这些研究在美国国家癌症研究所牵头的TCGA项目中完成，旨在通过RNA测序、全外显子测序、甲基化分析和反相蛋白分析对500多种HNSCCs进行分子表征[10]。HNSCC的TCGA表征清楚地表明，HPV相关和HPV阴性HNSCCs在分子水平上是不同的。尽管有这种区别，许多拷贝数改变在HPV阳性和HPV阴性的HNSCCs之间共享，包括3p和8p的丢失以及3q和8q的增加。一些拷贝数变异体是HPV阴性HNSCC所独有的，如CCND1（细胞周期蛋白D1）的扩增和CDKN2A（p16INK4a）的缺失，而FGFR 3的扩增主要在HPV相关的SCC中观察到。与许多其他肿瘤类型相比，HNSCC的结构改变数量较多，每个肿瘤基因组平均有141个扩增或缺失和62个染色体融合。基因突变分析证实了许多已知肿瘤抑制基因和癌基因的缺陷，包括p53、CDKN2A、PIK3CA、EGFR和HRAS。虽然HNSCC尚未成功靶向一些频繁突变的癌基因（MYC，HRAS）和肿瘤抑制基因（*TP53*，*CDKN2A*，*NOTCH*），但结合突变和拷贝数分析显示，几种存在抑制剂的受体酪氨酸激酶（EGFR，FGFR1，ERBB2，IGF1R，FGFR2，FGFR3，MET）在HPV阴性癌症中发生了改变。不幸的是，这些潜在的HNSCC治疗靶点尚未应用于临床。

TCGA的一个新成果是发现了肿瘤坏死因子（tumor necrosis factor，TNF）受体相关因子3（eceptor-associated factor 3，TRAF3）的缺失和截断突变，这种突变以前仅在血液系统恶性肿瘤中发现。这些缺陷仅在HPV阳性的HNSCC中发现，对TCGA数据的进一步分析表明，部分HPV阳性的HNSCC还存在CYLD（圆柱形赖氨酸63脱泛素酶）缺陷，其中近30%的肿瘤至少存在一个这些基因缺陷。TRAF3和CYLD具有抑制核因子-κB（nuclear factor-κB，NF-κB）和激活先天免疫的共同功能，并且含有TRAF3或CYLD缺陷的HPV阳性HNSCCs增加了NF-κB调节基因的表达和免疫基因的下调[11]。具有TRAF3或CYLD缺陷的HNSCC缺乏整合的HPV，并且具有不同的甲基化、HPV基因表达和体细胞基因表达谱。有趣的是，除了与EBV相关的鼻咽癌外，没有其他实体肿瘤具有如此高水平的TRAF3或CYLD失活缺陷[11]。令人惊讶的是，同样由HPV引起的宫颈癌在这些基因中没有缺陷，并且HPV相关的HNSCC和宫颈癌之间在很大程度上没有共享体细胞突变[12]。治疗反应和治愈率突出了子宫癌和宫颈癌与HPV阳性HNSCC之间的临床差异，HNCs的治疗反应和治愈率更高。总之，这些数据表明，宫颈癌和HPV相关HNC是不同的。游离HPV的高发生率和在HNSCC发现的HPV的先天免疫缺陷表明，HNSCC不需要如宫颈癌中所述的HPV整合，这表明HPV可能通过口咽部的不同机制导致癌症。疾病控制和预防中心报告称，到2012年，HNCs比宫颈癌更常见，是美国报告的最常见的HPV相关癌症[2]，并强调HNSCC是与宫颈癌同等重要的公共卫生问题。

免疫识别的改变在HPV阳性和HPV阴性HNSCCs中均很常见，在这两种肿瘤类型中都存在人类白细胞抗原（human leukocyte antigen，HLA）-A/B缺陷，并且越来越清楚的是，肿瘤会改变许多正常过程以逃避免疫识别。在过去的几年里，靶向程序性细胞死亡受体1（programmed cell death receptor 1，PD-1）/PD-1配体（PD-1 ligand，PD-L1）轴的药物已被批准用于复发性和转移性HNSCC。这些初步试验的反应率约为20%，令人鼓舞的是，一些应答持续了数年。肿瘤中表达PD-L1的肿瘤细胞或炎症细胞百分比较高的患者有较高的反应率。与PD轴抑制剂反应相关的其他标记包括：突变负荷、免疫细胞浸润和新抗原表达[13]。利用免疫系统控制HNSCC已经引起了研究者的极大热情，许多新的和联合免疫疗法出现并正在测试中。

了解HPV相关和HPV阴性HNSCC的突变驱动因素，以及免疫识别调节剂，为未来的治疗进展提供了广阔的前景。我们目前缺乏足够的工具将理想的治疗方法与每位患者的肿瘤相结合。这一缺点凸显出，随着我们向 HNSCC 个性化治疗的迈进，迫切需要识别可靠的预后生物标志物。

肿瘤分期

AJCC 根据原发肿瘤（T）和淋巴结转移（N）的特征以及远处转移（M）的存在建立肿瘤分期标准，统称 TNM。所有肿瘤都可以有临床 TNM（cTNM）分期，接受手术治疗的癌症可以有病理（pTNM）分期[1]。T 分期是指原发肿瘤的范围，对 6 个部位中的每一个部位都有特异性，每个部位内又都有子分期。N 分期确定了颈部淋巴结内的淋巴扩散模式。颈部的临床分期基于肿大淋巴结的触诊和颈部的影像学评估。使用计算机断层扫描（computed tomography，CT）识别淋巴结转移、中心坏死或大小＞ 1.0 cm 的肿瘤（Ⅱ期＞ 1.5 cm），7% 的病理阳性淋巴结根据 CT 成像被误分类为阴性，而这些较小的淋巴结最常见于疾病范围更广的颈部。目前，正在探索 ^{18}F- 氟脱氧葡萄糖正电子发射断层扫描（^{18}F-FDG PET）/CT 扫描和先进的信息学技术，以提高对 HNSCC 淋巴结转移的检测，尤其是对于临床 N0（cN0）分期的颈部淋巴结。转移性疾病描述为 MX（无法评估）、M0（不存在远处转移）或 M1（存在转移）。远处转移最常见的部位是肺，而肝、骨和脑转移的发生频率较低。远处转移的风险更多地取决于淋巴结分期，而不是原发肿瘤的大小。

由于不同肿瘤类型的生物学行为不同，甲状腺、鼻咽、黏膜黑色素瘤和皮肤的淋巴结转移分期一直与 HNSCC 不同。在《AJCC 癌症分期手册》第 8 版出版之前，HPV 阳性和 HPV 阴性 HNSCC 采用相同的 TNM 分期标准，并且具有相同的分期网格。基于 HPV 阳性和 HPV 阴性 HNSCC 是不同疾病的共识，现在在《AJCC 癌症分期手册》第 8 版中有不同的 T 和 N 分期（图 34.2 和图 34.3）。HNSCC 的病理和临床 T 和 N 分期首次基于不同的标准进行分类（数据未显示，表 34.1 和表 34.2）。最后，HPV 阳性和 HPV 阴性 HNSCC 有不同的分期标准，例如 HPV 阳性 HNSCC 中的Ⅳ期仅适用于远处转移的患者，而在 HPV 阴性 HNSCC 中，Ⅳ期还包括 T4、N2 或 N3 分期的所有患者（图 34.2 和图 34.3）。

在《AJCC 癌症分期手册》第 8 版[1]中，根据有无淋巴结包膜外扩散（extracapsular spread，ECS），添加了 ECS ＋或 ECS －。

	N0	N1	N2	N3
T1	Ⅰ	Ⅲ	Ⅳ-A	Ⅳ-B
T2	Ⅱ	Ⅲ	Ⅳ-A	Ⅳ-B
T3	Ⅲ	Ⅳ-A	Ⅳ-A	Ⅳ-B
T4a	Ⅳ-A	Ⅳ-A	Ⅳ-A	Ⅳ-B
T4b	Ⅳ-B	Ⅳ-B	Ⅳ-B	Ⅳ-B
M1	Ⅳ-C	Ⅳ-C	Ⅳ-C	Ⅳ-C

图 34.2　病理分期和临床标准分期（HPV 阴性的头颈部鳞状细胞癌）相同

<table>
<tr><th></th><th>pN0</th><th>pN1</th><th>pN2</th></tr>
<tr><td>pT0</td><td colspan="2" rowspan="3">Ⅰ</td><td rowspan="3">Ⅱ</td></tr>
<tr><td>pT1</td></tr>
<tr><td>pT2</td></tr>
<tr><td>pT3</td><td colspan="2" rowspan="2">Ⅱ</td><td rowspan="2">Ⅲ</td></tr>
<tr><td>pT4</td></tr>
<tr><td>M1</td><td colspan="3">Ⅳ</td></tr>
</table>

图 34.3　HPV 阳性病理分期

原发灶和转移淋巴结完全切除后，病理分期可报告为 pTNM。病理 T 和 N 分期考虑到了隐匿性转移或微观病灶，有助于确定预后。

随着我们更准确地确定预后的决定因素，HNCs 的分期也会发生变化。《AJCC 癌症分期手册》第 8 版强调，随着影响预后的新疗法和知识的进步，HNCs 的 TNM 分期系统也会不断发展。

临床概述

评估

HNC 的正确治疗需要仔细评估肿瘤和患者特征，以及准确的临床和影像分期。HNC 患者的初始评估方式相似，与肿瘤部位无关。患者病史侧重于肿瘤的临床表现，包括症状持续时间、肿块检测、疼痛部位和是否存在牵涉痛。特别注意麻木、颅神经衰弱、吞咽困难、疼痛、声音嘶哑、气道压迫、牙关紧闭、鼻塞和出血。询问饮酒史和吸烟史。诊室检查包

表 34.1 区域淋巴结转移的临床转移分类（cN）

类别	描述	
	HPV 阳性	HPV 阴性
cNX	未评估区域淋巴结	未评估区域淋巴结
cN0	无区域淋巴结转移	无区域淋巴结转移
cN1	1＋同侧淋巴结≤ 6 cm	单个同侧淋巴结≤ 3 cm
cN2	双侧淋巴结均≤ 6cm	
cN2a		单个同侧淋巴结＞ 3 ～ 6cm
cN2b		多个同侧淋巴结≤ 6 cm
cN2c		双侧 / 对侧淋巴结均≤ 6 cm
cN3	任何淋巴结＞ 6 cm	
cN3a		任何淋巴结＞ 6 cm
cN3b		任何淋巴结扩散和 ENE+

ENE：结外浸润；HPV：人乳头瘤病毒

表 34.2 区域淋巴结转移的病理转移分类（pN）

类别	描述	
	HPV 阳性	HPV 阴性
pNX	未评估区域淋巴结	未评估区域淋巴结
pN0	无区域淋巴结转移	无区域淋巴结转移
pN1	最多 4 个淋巴结转移	单个同侧淋巴结≤ 3 cm
pN2	≥ 5 个淋巴结转移	
pN2a		单个同侧淋巴结＞3 ～ 6cm 或单个同侧淋巴结≤ 3 cm，ENE＋
pN2b		多个同侧淋巴结≤ 6 cm
pN2c		双侧 / 对侧淋巴结均≤ 6 cm
pN3a		任何淋巴结＞ 6 cm
pN3b		任何非 pN1 淋巴结，ENE＋

ENE：结外浸润；HPV：人乳头瘤病毒

括对口腔和上口咽部的直接视诊，鼻咽、下口咽、喉和下咽部的纤维光学视诊，以及对可触及的肿瘤和颈部进行触诊以检测潜在的转移淋巴结。检查者应特别警惕第二原发肿瘤，不应只专注于明显的原发病灶。对头部和颈部进行对比增强 CT 和（或）磁共振成像（magnetic resonance imaging，MRI），以评估肿瘤和检测临床未检出的淋巴结转移。CT 扫描最适合评估骨破坏，而 MRI 可确定软组织受累和神经扩散情况，并且非常适合评估腮腺和咽旁间隙肿瘤。胸部 CT 扫描以排除共存的肺部病变，无论它们是转移性病灶还是第二原发肿瘤。或者，^{18}F-FDG PET 成像可用于分期和检测远处转移，但原发部位和淋巴结转移的解剖细节不足以确定肿瘤的扩散程度。对于 HNC（不包括甲状腺癌），目前尚无可用于诊断 HNC 或评估预后的血液标志物。循环 EBV DNA 用于追踪 EBV 阳性鼻咽癌的肿瘤反应，而 HPV DNA 正在被测试作为追踪 HPV 阳性 HNSCC 肿瘤反应的潜在标志物。

直接喉镜检查和麻醉下检查通常作为 HNC 评估的一部分。这些检查可使医师评估肿瘤而不会引起患者不适和肌肉麻痹，有助于在难以触诊或视诊的区域中检测肿瘤。

麻醉下的检查改善了对口咽、下咽和喉的评估，并提高了获取活检样本的可能。在开始治疗前，必须进行癌症病理确诊，但也可以通过在计划完全切除之前、同一麻醉期间进行冰冻切片活检确诊。在历史上，一直推荐同时进行支气管镜和食管镜检查，以检测呼吸道、消化道中同时存在的第二原发灶，这种情况发生在 4% ～ 8% 的一种头颈恶性肿瘤的患者中。在 CT 或 PET 扫描正常的情况下，支气管镜和食管镜检查发现第二原发灶的概率较低，但可用于确定肿瘤是否直接扩散到食管上部、声门下或气管。

HPV 阳性 HNSCC 患者的增加，提高了没有明显原发部位的患者比例。这些肿瘤的原发部位不明，通常表现为颈淋巴结癌，但临床或影像检查无法确定其原发部位。细针穿刺（fine-needle aspirations，FNAs）和细胞学检查可识别颈部淋巴结 SCC，因此切除活检应是诊断颈部淋巴结的最后手段。颈部淋巴结 FNA 的 HPV 检测非常有用，既可用于识别无细胞标本时的淋巴结转移，也可用于指导寻找原发灶部位，即口咽部。

淋巴扩散

颈淋巴结池每侧含 50 ～ 70 个淋巴结，分为 7 区。Ⅰ区细分为：

- ⅠA 区以二腹肌前腹、舌骨、中线和下颌骨为界。
- ⅠB 区以二腹肌的前腹、后腹及下颌骨下缘为界。ⅠB 区含下颌下腺。

Ⅱ区上以颅底为界，前以茎突舌骨肌为界，下以自舌骨向后延伸的水平面为界，后以胸锁乳突肌后缘为界。Ⅱ区进一步细分为：

- ⅡA 区位于副神经前方。

- ⅡB区，或所谓的肌下三角，位于神经的后方。

Ⅲ区始于Ⅱ区的下缘，前方以喉带肌为界，后外方以胸锁乳突肌后缘为界，后内方以环状软骨下缘向后延伸的水平面为界。

Ⅳ区始于Ⅲ区的下缘，前方以带状肌为界，后方以胸锁乳突肌后缘为界，下方以锁骨为界。

Ⅴ区位于胸锁乳突肌后缘后方，斜方肌前方，锁骨上方，颅底下方。

Ⅵ区以上方的舌骨、侧方的颈总动脉和下方的胸骨为界。尽管Ⅵ区淋巴结面积较大，但其包含的少数淋巴结大多位于甲状腺附近的气管旁区域。

Ⅶ区（上纵隔）位于颈总动脉之间，位于主动脉弓上方和胸骨上缘下方。

淋巴引流通常发生在从上到下的方向，并根据原发部位遵循可预测的模式。唇和口腔的原发性肿瘤通常先转移至Ⅰ、Ⅱ和Ⅲ区淋巴结。上唇主要向同侧转移，而下唇有同侧和对侧引流。口咽、下咽和喉部的肿瘤通常转移至同侧Ⅱ、Ⅲ和Ⅳ区，但可双侧扩散的声门上喉和舌根凹陷处除外。鼻咽部肿瘤扩散至咽后和咽旁淋巴结以及Ⅱ～Ⅴ区。转移至咽后淋巴结的其他部位有软腭、口咽后部和侧面以及下咽。头皮、耳和颜面部皮肤癌也可转移至Ⅴ区。声门下、甲状腺、下咽和颈段食管的肿瘤扩散至Ⅵ区和Ⅶ区。

治疗方案

新确诊的HNSCC患者的治疗方案包括手术、放疗、化疗和联合方案。一般来说，早期疾病（Ⅰ期或Ⅱ期）是通过手术或放射治疗进行治疗的。晚期疾病（Ⅲ期或Ⅳ期）根据原发部位、淋巴结转移、HPV状态和病理肿瘤特征，采用手术和术后放疗相结合的最佳治疗方法，同时进行前期同步化疗和放疗，或采用全部3种方式。由于治疗的获益和副作用因患者和肿瘤的特征而异，因此拥有一支在手术、放疗和化疗方面具有专业知识的综合专家团队对于获得最佳生存期和生活质量至关重要[14]。尽管本章概述了当前的实践，但不应将其视为作者认可这些作为治疗标准的声明。多专业团队对个体患者和肿瘤特征的考虑可能会产生不同于本文所概括的个性化建议。由于所需专业知识的广度和治疗的强度，很明显，当患者在治疗大量HNSCC患者的中心接受治疗时，预后会得到改善[14]。

由于HNSCC治疗失败的最高风险是原发部位或局部颈淋巴管的复发，因此在做出治疗方案时必须考虑原发肿瘤和淋巴结转移的特征。根据原发病灶的位置和分期，当有临床阳性淋巴结或N0颈部隐匿性转移的历史风险接近或超过20%时，通常对颈部进行治疗。有风险的淋巴结池可通过颈部淋巴结清扫术、放疗或同步放化疗进行治疗。如果推荐非手术治疗，在放疗的基础上加化疗受肿瘤的HPV状态和T、N分期的影响，较大的肿瘤或更晚期的颈部转移更常联合放化疗，低T分期和低N分期的早期疾病更常单独放疗。对于手术治疗的原发灶，如果存在淋巴结转移或者隐匿性淋巴结转移的历史风险接近或超过20%，则通常进行颈部淋巴结清扫术。对于口腔癌，可建议对所有患者进行淋巴结清扫，或考虑原发肿瘤的深度，因为深度会改变淋巴结转移的风险[15-16]。

光子照射可有效根除显微镜下可见的SCC，并且，是许多早期、低体积病变的手术替代方案。扁桃体、舌根和鼻咽原发肿瘤的亚型对光子照射特别敏感，尤其是由致癌病毒驱动的那些肿瘤。尽管在唾液腺恶性肿瘤（中子照射）和颅底癌（质子照射）中使用中子和质子照射的经验有所增加，但中子和质子照射在头颈部的使用频率要低得多。电子照射通常不用于头颈部的非皮肤肿瘤。强度调制放射治疗通过计算机三维（three-dimensional，3D）规划来减少光子对周围正常组织的剂量，已被广泛应用于头颈部，以尽量减少辐射的副作用。对于涉及骨或软骨或紧邻下颌骨的大体积、低级别肿瘤，放射治疗的疗效较差。

HNSCC具有里程碑意义的化疗试验是1991年发表的退伍军人事务部喉试验[17]。该研究证实，喉癌对诱导化疗的反应可用于预测对放疗的敏感性。2/3接受诱导化疗的患者能够保留喉部。由于在该试验中对放疗失败的患者进行了手术挽救，接受喉切除术和放疗的患者存活率相当。

非手术治疗成功保留了喉，这促使进一步研究评估化疗和放疗对HNC的主要治疗作用。在RTOG 91-11试验中，放射治疗肿瘤学组（Radiation Therapy Oncology Group，RTOG）和头颈部间组对使用化疗作为放射增敏剂的想法进行了测试。该试验发现，与单独放疗或退伍军人事务部喉试验中使用的诱导方案相比，同步化疗和放疗对晚期喉癌的器官保存和局部控制效果最佳[18]。同步化疗加放疗相比于诱导化疗后放疗的优越性降低了诱导治疗的热情，目前正在探索术前肿瘤缩小的诱导治疗，以保存重要器官。法国头颈部肿瘤和放射治疗小组发现，与单独放疗相比，联合化疗加放疗提高了晚期口咽癌的总体生存率和局部控制，从而加强了将化疗作为放疗增敏剂的论点[19]。综合起来，这些研究和其他研究确立了顺铂和放疗作为手术的替代疗法，随后放疗成为了头颈部 SCC 的主要治疗手段。

无进展生存期、局部控制率和总生存期的短期改善有助于建立同步铂类化疗加放射治疗，该治疗方式可作为未曾接受治疗的头颈癌的标准治疗方案。RTOG 91-11 试验的十年结果显示，尽管同步化疗加放疗在局部控制方面保持了优势，但对于先诱导化疗后放疗的患者而言，其长期无喉切除术生存率和总生存率更高[20]。同样，使用全国数据库进行的分析表明，相对于非手术治疗而言，喉全切除术提高了晚期喉癌的生存率[14]。这些发现表明，对于某些头颈部肿瘤而言，同步化疗和放疗可能会因治疗不足或与癌症复发无关的长期死亡率而导致预后更差。器官保存、生存率和治疗副作用之间的平衡是个性化治疗的另一个原因，并进一步支持在大容量中心采用的多学科团队模型。

化疗作为放射增敏剂在 HNSCC 主要治疗中的疗效导致试验将化疗加到术后放疗中。由于短期发病率增加，根据 T 和 N 分期或不良病理特征（如神经周围扩散、切缘阳性或淋巴转移的包膜外扩散），术后复发风险高的患者可保留同步化疗和放疗。欧洲癌症研究与治疗组织（the European Organization for Research and Treatment of Cancer，EORTC）试验 22931 和 RTOG 试验 9501 比较了晚期高危 HNSCC 患者的术后治疗，单独放疗或联合顺铂和放疗。在 RTOG，接受放化疗组的 2 年局部控制率为 82%，而单纯放疗组为 72%。接受放化疗的患者无病生存期显著延长，尽管组间总体生存期无显著差异。在 EORTC 试验中，与单独放疗相比，接受术后同步化疗和放疗的患者在局部控制、无病生存期和总生存期方面均具有优势。正如预期的那样，在联合治疗组中观察到更多的毒副作用，需要进一步的预后指标来确定哪些患者有高失败风险，以预测哪些组需要这种更强化的辅助治疗。

复发性或转移性 HNSCC 的标准治疗方法是细胞毒性化疗，而 EXTREME 试验确定顺铂、5- 氟尿嘧啶和抗 EGFR 抗体西妥昔单抗的联合治疗是最有效的细胞毒性方案[21]。尽管 EXTREME 方案的反应率接近 40%，但 EXTREME 患者的中位总生存期约为 10 个月，且该方案毒性很大，出现严重毒性反应的患者比例较高。尽管有合理的活性，但其毒性和相对较低的生存率增加限制了 EXTREME 方案的应用，并促使研究人员寻找替代方案。在一系列实体肿瘤中重新激活免疫系统的疗法的成功促使人们对 HNSCC 的免疫疗法进行了测试。PD-1/PD-L1 轴的抑制作用通常会抑制适应性免疫反应，最初在含铂方案失败后用于复发性 / 转移性 HNSCC 的二线治疗。在这些试验中，与单药 EGFR 抑制剂、甲氨蝶呤或紫杉烷治疗相比，靶向 PD-1 的抗体改善了总体生存率，反应率几乎翻倍[22]。与用于复发性或转移性 HNSCC 的其他治疗相比，一些接受免疫治疗的患者保持了长期无瘤状态。不幸的是，复发或转移患者对这种治疗的反应很低，为 13% ～ 20%，表明需要更好的预后标志物或额外的治疗。目前正在探索包括免疫浸润、肿瘤细胞中 PD-L1 表达、肿瘤浸润免疫细胞中 PD-L1 表达以及突变负荷在内的预后标志物。

目前正在测试 PD-1 轴抗体作为单一药物以及与标准细胞毒性化学疗法或其他疗法联合用于复发性 / 转移性头颈癌患者的一线治疗。早期结果是有希望的，患者对免疫疗法的反应率略低于使用 EXTREME 的反应率，但在肿瘤或免疫细胞中即便仅有适度 PD-L1 表达，应用免疫疗法的患者总体生存率也更高[23]。当对数据进行全面分析时，免疫疗法可能成为复发性和转移性 HNSCC 患者的首选一线治疗方法。

解剖部位

颈部

颈部不是上呼吸消化道原发肿瘤的解剖部位；然而，如果转移性 HNC 累及颈部淋巴结，则必须进行治疗，并且通常在预测淋巴结转移风险＞ 20% 时进行治疗。HNSCC 远处转移的倾向相对较低，但通常会扩散至颈前淋巴结，使得局部和区域疾病的治疗对于治愈至关重要。根据切除的非淋巴结构和切除淋巴结的水平对颈部解剖进行了分区。根治性颈清扫术（Radical neck dissection，RND）是最全面的手术，可切除Ⅰ～Ⅴ区淋巴结以及颈静脉、胸锁乳突肌和脊髓副神经（第Ⅺ颅神经）。侧颈区淋巴结清扫术可去除Ⅱ～Ⅳ区淋巴结，而舌骨上颈清扫术切除的淋巴组织仅限于Ⅰ～Ⅲ区。前颈部是一个紧凑的区域，充满体神经和颅神经、命名和未命名的血管、淋巴管（包括专门的胸导管）、唾液腺、内分泌器官以及呼吸、消化和呼吸消化道的结构。颈部淋巴结清扫术需要识别许多神经、血管和其他结构，这些结构可以并且应该保留，除非肿瘤的特征要求将其切除。

1906年Crile发明了RND，多年来，该术式是唯一一个被定义的淋巴结转移清扫术（图34.4）。所有对颈清扫术定义的修改都是基于标准RND，该标准去除了Ⅰ～Ⅴ区和胸锁乳突肌、颈内静脉、第Ⅺ颅神经、颈丛和下颌下腺。保留了胸锁乳突肌、颈内静脉或第Ⅺ颅神经的任何组合，被称为改良RND，保存的结构用于命名。改良颈清扫术也被称为Bocca颈清扫术，这是以一位外科医师的名字命名的，他证明了改良RND不仅在控制颈部疾病方面与RND一样有效，而且改良RND后患者的功能预后也优于RND[24]。尽管切除胸锁乳突肌或一根颈内静脉相对无影响，但第Ⅺ颅神经的缺失会造成斜方肌失去神经支配，从而导致伴有疼痛的慢性肩部僵硬；然而，物理治疗可以防止或限制疼痛并最大限度地提高活动能力。有文献表明，改良的RND具有同等的肿瘤控制效果，同时还能保留颈部未受累的结构，这使得改良RND和选择性颈清扫术在HNC的治疗中得到了更广泛的应用。

选择性颈清扫术是一种可保留任何区域（Ⅰ～Ⅴ）的颈清扫术，其基础是对局部转移扩散到颈部淋巴管模式的了解。口腔癌最有可能涉及Ⅰ～Ⅲ区，而咽癌和喉癌最有可能涉及Ⅱ～Ⅳ区。选择性颈部清扫常用于临床阴性的颈部淋巴结（cN0），以避免淋巴结转移率低于20%。根据选择性颈淋巴结清扫术切除淋巴结的病理分期，可增加术后颈部放疗或同步放疗化疗。

临床阴性的颈部淋巴结（cN0）手术范围越来越小，目前已发展到前哨淋巴结活检，试图根据第一站肿瘤引流淋巴结的切除和病理检查来预测颈部淋巴结转移的状态。尽管前哨淋巴结活检已广泛用于黑色素瘤，但其在HNSCC的使用受到技术问题的阻碍，包括原发部位注射困难以及原发癌与感兴趣的淋巴结接近与否。美国外科医师学会肿瘤学组的一项研究检查了Ⅰ期和Ⅱ期口腔SCC，发现前哨淋巴结活检和对N0期颈部前哨淋巴结的进一步病理检查正确预测了96%患者的病理阴性的颈部转移[25]。前哨淋巴结技术不断进步，目前正在HNSCC中探索更特异的检测方法。

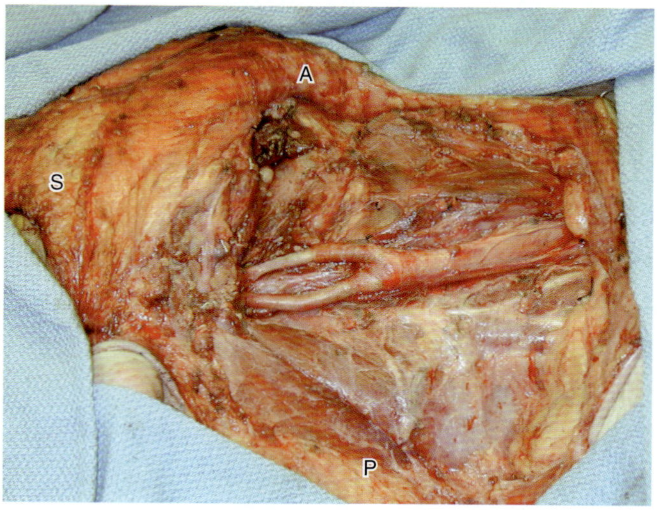

图34.4 根治性颈清扫术后右颈部外观。除所有淋巴组织外，还切除了颈内静脉、胸锁乳突肌和脊髓副神经这三大结构。A，前部；P，后部；S，上部

颈部是HNSCC的转移部位，解剖结构复杂，有许多关键结构。颈清扫术用于清除转移淋巴结或对颈部进行分期，以确定是否需要术后治疗。如果颈部无转移性疾病或仅累及单个颈部淋巴结，且无不良预后特征，则患者可免于术后治疗。

口腔

口腔疾病多种多样，许多全身性疾病都可以表现为口腔病变。应通过病史、可能的活检和（或）随访对持续性口腔病变进行适当评估，以评估是否存在癌前病变或恶性口腔病变。如果病变时好时坏，或移动到不同的位置，则不太容易引发癌症。确诊的活检应为相对较小的局部的挤压、打孔或切口活检，以便在识别出癌症时进行适当的检查。口腔白斑是口腔中的白色斑块，其癌变或进展为癌症的风险较低，但具有临床意义。与白斑相比，口腔中红色病变（红斑）的恶性风险更高[26]。

活检可确诊口腔黏膜病变为不典型增生，这是一种基于许多结构和细胞变化的组织病理学诊断。不典型增生分级包括轻度、中度、重度和原位癌。严重不典型增生和原位癌为癌前病变，二者治疗相似，为完全手术切除，轻度和中度不典型增生可随诊或切除。有许多口腔黏膜病变看起来可能像癌，但要么是自限性的，要么是可经药物治疗的，如扁平苔藓、中线舌炎、假上皮瘤样增生和坏死性涎上皮化生。

除了口腔内覆的复层鳞状上皮外，口腔还具有近1000个黏膜下小唾液腺、两个舌下唾液腺、骨、牙齿和神经血管结构，所有这些都可能导致先天性、感染性、炎性和肿瘤性病变。一些罕见但具有破坏性或变形性口腔病变必须与口腔癌进行区分，包括淋巴血管畸形（图34.5）、颗粒细胞瘤（以舌为最常见部位）、血管瘤、神经瘤、神经纤维瘤和平滑肌瘤。还有许多良性骨肿瘤或口腔肿瘤和囊肿，如成釉细胞瘤、牙源性角化囊肿和牙源性囊肿，可根据各种因素

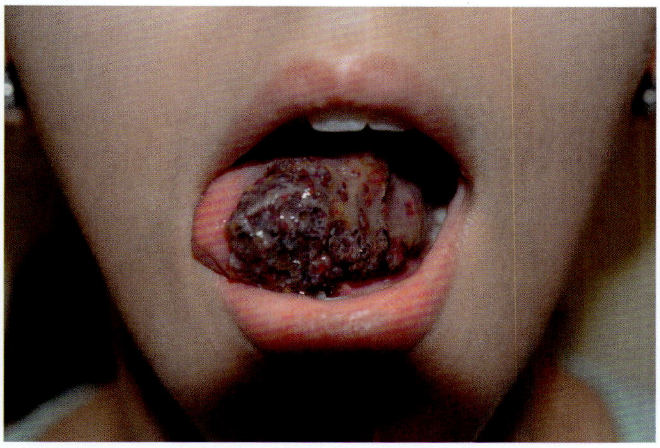

图 34.5 舌血管畸形

进行刮除术或下颌骨或上颌部分切除术治疗。

口腔恶性肿瘤

口腔是头颈部肿瘤最常见的部位，90% 以上的口腔癌为鳞状细胞癌。其他类型的恶性肿瘤包括小唾液腺肿瘤、黏膜黑色素瘤、肉瘤（包括卡波西肉瘤）和淋巴瘤。口腔鳞状细胞癌的特定风险因素包括烟草制品、酒精、槟榔和紫外线暴露（唇癌）。HNSCC 的家族性易感，包括口腔癌、发生 CDKN2A（$p16^{INK4a}$）突变患者，这些突变也使患者易患黑色素瘤和范科尼贫血症，但他们患 HNSCC 的可能性大约是前者的 700 倍，并且可以在更年轻时发生[27-28]。

根据肿瘤大小和基底膜外浸润深度（depth of invasion，DOI）对口腔癌进行分期：T1，＜2 cm，DOI＜5 mm；T2，2～4 cm，DOI＜10 mm 或＜2 cm，DOI 5～10 mm；T3，＞4 cm 或任何尺寸 DOI＞10 mm；T4a，侵犯邻近结构，如下颌骨 / 上颌骨（牙龈原发性浅表性单独侵蚀骨或牙槽不算骨侵犯）、舌深肌或面部皮肤；T4b，侵入咀嚼肌间隙，翼板，颅底，包裹颈内动脉。对于唇癌，T4a 定义为经皮质骨浸润，并累及下牙槽神经、口底或面部皮肤[1]。小唾液腺恶性肿瘤根据肿瘤起源部位分期。

口腔癌治疗

前期手术仍然是口腔癌的首选初始治疗方法[29]，对于口腔恶性肿瘤的手术应包括对切缘为阴性的原发肿瘤进行广泛的局部切除。在大多数情况下，如果可行，应重新切除最终病理学检查为切缘阳性的病灶。重建手术应是治疗决策的一个组成部分，因为大多数口腔肿瘤可切除，如果考虑到所有重建方案，就能获得合适的功能和美容效果。

口腔癌的颈部管理取决于区域转移的存在或风险；一般而言，对于早期口腔鳞状细胞癌，当 DOI＞3 mm 时，可选择颈清扫术。对于颈清扫的范围，临床颈部淋巴结 N0 可实施选择性舌骨上颈清扫术（Ⅰ～Ⅲ区），cN＋可实施改良 RND（如果可能，保留所有肌肉和神经血管结构）。如果原发肿瘤越过中线，应进行双侧颈清扫术。尽管在美国，早期口腔癌术式并不统一，但有数据支持对 T1～T2 单侧口腔 SCC[15] 的所有患者进行选择性颈淋巴结清扫，并在早期口腔癌中进行前哨淋巴结活检[25]。辅助放疗的建议取决于特定的病理因素，包括是否存在神经或淋巴血管浸润、T 分期和区域性淋巴结疾病。晚期肿瘤一般采用辅助放疗；化疗只适用于结外扩张、边缘较近或阳性（不能再次切除），以及在某些情况下，用于高淋巴结负荷或晚期 T 分期。

口腔的附属结构

口腔有 7 个附属结构（图 34.6），由于手术和重建考虑可能非常不同，因此应分别理解每个附属结构。重要的是，舌根、扁桃体、扁桃体柱、软腭和咽后壁都是口咽（而非口腔）的一部分，具有与口腔不同的功能和病理。尽管 HPV 相关的头颈部癌症的发病率显著增加，但目前认为 HPV 对口腔 SCC 没有显著影响。

唇 唇起于面部皮肤与朱红色缘的交界处，止于闭嘴时上下唇交汇处。口腔连合是唇的最外侧部分，是重要的解剖学考虑因素，因为其大小和位置对口腔能力和张口很重要。在美国，唇癌的发病率在过去 40 年中有所下降，稳定在大约 0.7 例 /100 000 人口，其中白人男性的人均发病率最高[30]。在皮肤癌发病率较高的国家（如澳大利亚）和吸烟较普遍的国家，唇癌的发病率要高得多。唇癌的危险因素与其他口腔癌相似，随着日光和日光浴床的紫外线照射而增加（类似于皮肤癌）。约 90% 的唇部肿瘤累及下唇（图 34.7），最常见的唇癌类型为 SCC，其他癌症可包括基底细胞癌（basal cell carcinoma，BCC）、黑色素瘤和小唾液腺肿瘤。在美国，2008—2014 年唇癌的 5 年总生存率为 88.4%[30]。唇部手术后的主要重建考虑是维持口腔功能和外观。唇再造的方法包括初次闭合、黏膜推进皮瓣、唇转换分期皮瓣、相邻组织移植、鼻唇瓣和全唇重建病例的游离皮瓣。

口舌 口舌从口底向后延伸至外周乳头。舌根（和舌扁桃体）在解剖学上不是口舌或口腔的一部

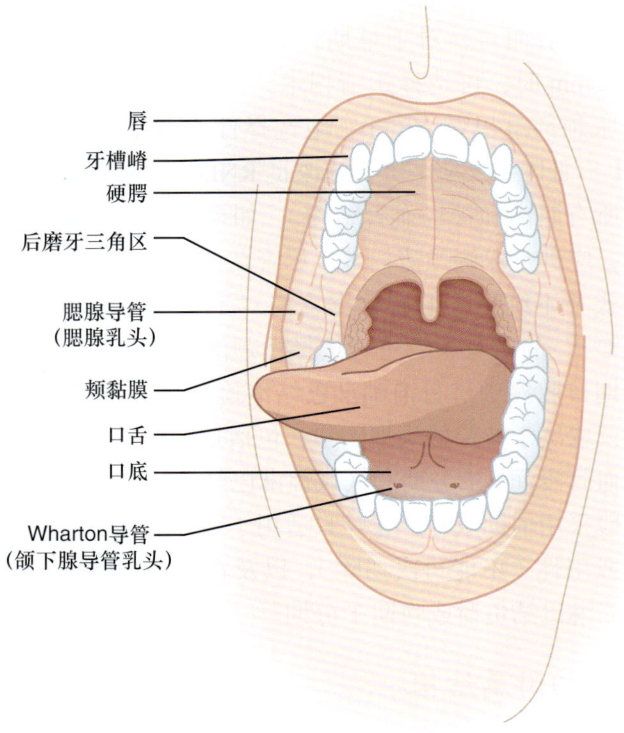

图 34.6 口腔及其附属结构解剖

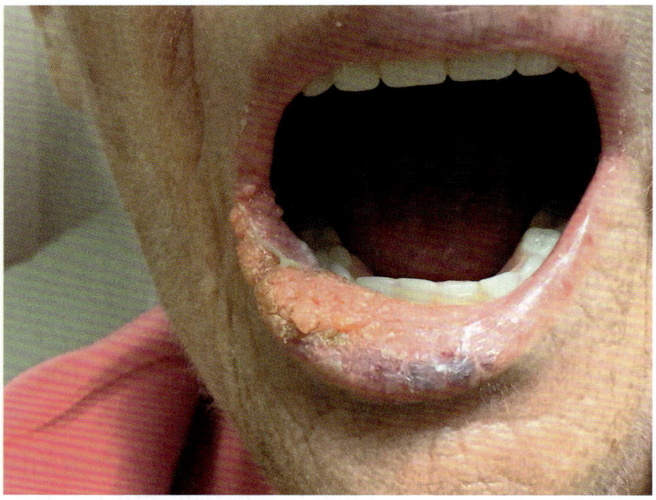

图 34.7 唇癌

分。舌是由锚定在骨和（或）腱膜上的四块内在肌肉和四块外在肌肉组成的肌肉器官。舌部病变可以通过位置来描述，包括舌侧缘、舌背或舌腹。口舌在言语表达和口腔的吞咽阶段起着重要作用。部分舌切除术是治疗舌恶性肿瘤的合适手术，较大的肿瘤可能需要切除邻近的部位，如口底、牙槽黏膜、下颌骨或上颌骨。如果作为肿瘤切除的一部分而牺牲双侧舌动脉和（或）舌下神经，则会损害血管和神经功能；因此，如果肿瘤范围允许，应努力保证舌一侧的神经血管完整。如果为了充分切除肿瘤而需要进行全舌切除术，则误吸的风险大大增加，患者可能需要进行喉全切除术以避免误吸性肺炎。舌切除术后的重建考虑优化舌头在说话和吞咽时的活动能力，维持足够的口腔容积以推进食物团块，并最大限度地减少误吸的风险。当外部舌肌与舌骨分离时，应考虑舌骨和（或）喉悬吊术，以降低误吸风险。

口底　口底从下颌骨舌面向前延伸至舌腹侧，向后延伸至舌扁桃体沟（或扁桃体前柱）。左右两侧由舌系带分开，每侧系带外侧是颌下腺导管（沃顿管）的乳头。在涉及口底的手术中应尽可能对颌下腺导管乳头进行插管和保护，并可通过唾液腺成形术进行重定向，以维持颌下腺唾液流动。口底的颌下腺导管也是唾液腺结石最常见的部位，通常可通过内窥镜成功地完全切除[31]。此外，舌神经（三叉神经 V3 颅神经的一个分支）在口底走行很浅，并被导管穿过。最后，舌下腺位于口腔底部，可能是舌下囊肿或恶性肿瘤的来源。口底在将舌与下颌骨分开方面起着重要作用，这是舌活动的必要条件，也是口腔重建的主要考虑因素。

颊黏膜　颊黏膜从上唇和下唇的内表面延伸至上颌骨和下颌骨的唇侧。咀嚼烟草，包括鼻烟浸渍，尤其与颊黏膜不典型增生和癌相关。此外，口腔黏膜下纤维化通常累及颊黏膜，并与食用槟榔有关，槟榔是槟榔树的果实。口腔黏膜下纤维化是一种炎症性癌前病变，会导致该区域出现明显瘢痕和纤维化，并导致牙关紧闭。颊黏膜的手术考虑因素包括腮腺导管（Stensen 导管）和腮腺乳头，其开口于上第二磨牙附近的颊黏膜。保持足够的张口度以避免牙关紧闭是颊黏膜消融手术后的一个主要重建考虑因素，使用张口练习和物理治疗作为手术辅助手段有助于改善功能。

颚　硬腭是上颌牙槽嵴内侧的区域，向后延伸到软腭（其是口咽的一部分）。硬腭形成了将嘴和鼻分开的上颚。在黏膜内层深处，硬腭由上颌骨和腭骨的腭突形成。对于硬腭的糜烂性和黏膜下层的侵袭性病变，应检查鼻腔和鼻窦，因为小的硬腭病变可能只是更实质性的鼻腔或鼻旁窦病理的冰山一角（图 34.8）。例如，在免疫功能低下的患者中，侵袭性真菌性鼻窦炎可表现为腭糜烂，虽然不是癌症，但其死亡率较高，必须迅速处理。上颚有几种良性疾病，其中一些类似肿块或癌症。腭圆突是中心硬腭常见的良性骨生长，仅当它干扰功能（例如上义齿的适当安装）时才需要手术切除。坏死性涎腺炎是一种小唾液腺的自限性溃疡性炎性病变，体格检查与癌相似，需要临床怀

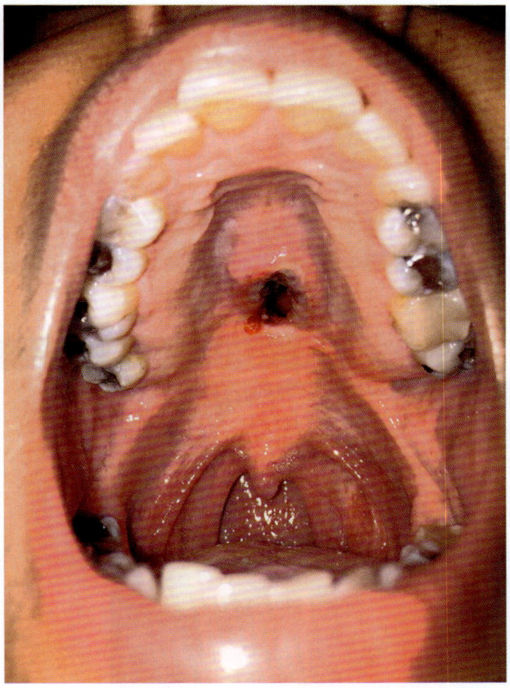

图 34.8 硬腭癌侵及鼻腔

疑以进行适当诊断并避免不适当的治疗。

硬腭的肿瘤可能发生于鳞状上皮，最常见的恶性肿瘤是 SCC 或小唾液腺肿瘤。由于固定在骨骼上的黏膜软骨膜较厚，硬腭恶性肿瘤通常需要去除骨骼以获得足够的阴性边缘，手术方法包括基础上颌骨切除术或全上颌切除术，具体取决于肿瘤的范围。主要的重建考虑是分离口腔和鼻腔以优化言语和吞咽，修复牙齿以改善咀嚼和外观，以及重建上牙槽弓以改善中面部。上颌骨切除术缺损的重建可包括牙齿充填、软组织区域 / 游离皮瓣修复后外侧缺损，或含骨游离皮瓣修复，并有可能随后进行牙齿种植。

牙槽　牙槽（或牙槽嵴）和伴随的牙龈从龈颊沟侧向延伸至口底和硬腭，构成上颌骨和下颌骨的牙面。SCC 是牙槽最常见的恶性肿瘤，以下牙龈更常见。上牙龈原发灶往往延伸到硬腭，两者的许多手术考虑因素相同。充分的肿瘤切除需要切除牙槽嵴黏膜和底层骨膜。下颌骨骨膜是一个强大的肿瘤屏障，毗邻骨的肿瘤可仅与相邻骨膜一起切除。附着于骨膜的肿瘤应通过边缘下颌骨切除术进行切除，包括切除下颌骨的上皮质或内皮质部分，并保留连续边缘。如果下颌骨的皮质侵蚀不止是浅表性的，则骨髓腔就有可能存在恶性肿瘤，因此，需要进行下颌骨节段性切除术以充分控制切缘。在许多牙槽骨原发性肿瘤病例中，暴露和截骨术均需要拔牙。牙槽的重建考虑包括：如果同时切除了相邻的口底，则保持舌的活动度；如果切除了相邻的颊黏膜 / 内唇，则保持前庭高度；如果可能，则采用假体或植入物进行牙齿修复。对于涉及相邻口底的下颌骨边缘切除术缺损，在许多情况下，降低下颌骨高度可允许在不系牢舌头的情况下，通过破坏和移动口底进行闭合。对于下颌骨节段性缺损（图 34.9），充填术不是合适的重建选择，血管化骨皮肤（或仅骨）游离皮瓣才是首选重建术。

磨牙后三角区　磨牙后三角区是由下颌升支界定的区域，从每侧最后一颗磨牙后开始，到上颌骨结节附近结束。口腔（颊黏膜、上下牙槽嵴）和口咽（扁桃体前柱和软腭）的许多相邻部位与磨牙后三角区间接相邻，使得原发部位难以准确识别。此外，该区附着的牙龈极薄，下牙槽神经经下颌骨该区附近的下颌孔进入下颌骨。由于这些原因，磨牙后三角区的肿瘤具有更高的骨侵袭倾向，在该区域进行边缘性下颌骨切除术时，下牙槽神经损伤的风险更大。重建考虑因素与下颌骨或下牙槽嵴重建的考虑因素相同，涉及多个部位和牙关紧闭症的固有问题。颊脂肪皮瓣可快速、简便地获得，以重建具有血管化组织的磨牙后三角区的缺损。

口咽

解剖

HPV 相关 HNC 在美国流行前，口腔是 HNSCC 的罕见部位，喉癌和口腔癌的数量远远超过口咽癌。自疫情暴发以来，HPV 阳性口咽鳞状细胞癌（oropharyngeal squamous cell carcinoma，OPSCC）增加了 225%，而 HPV 阴性 OPSCC 减少了 50%。同样，从 20 世纪 90 年代到现在，口腔和喉癌的发病率稳步降低[32]。自 2012 年以来，HPV 阳性 OPSCC 的发病率一直高于宫颈癌，使口咽癌成为美国最常见的 HPV 相关癌症[2]。2015 年，HPV 阳性 OPSCC 比 HPV 相关外阴癌、阴道癌、肛门癌和阴茎癌的总和更常见[33]。

口咽的解剖边界包括前方的轮廓乳头、上方的软腭上表面平面、下方舌骨平面、外侧和后方的咽缩肌以及外侧的下颌骨内侧。口咽内附属结构包括舌根、软腭和悬雍垂的下表面、前扁桃体柱和后扁桃体柱、舌扁桃体沟、咽扁桃体以及咽侧壁和咽后壁。与上呼吸消化道内的其他部位和口咽内的其他部位不同，扁桃体和舌根易患 HPV 相关癌症。HPV 对舌根和扁桃体的选择性可能与特化的网状上皮有关，该上皮与被

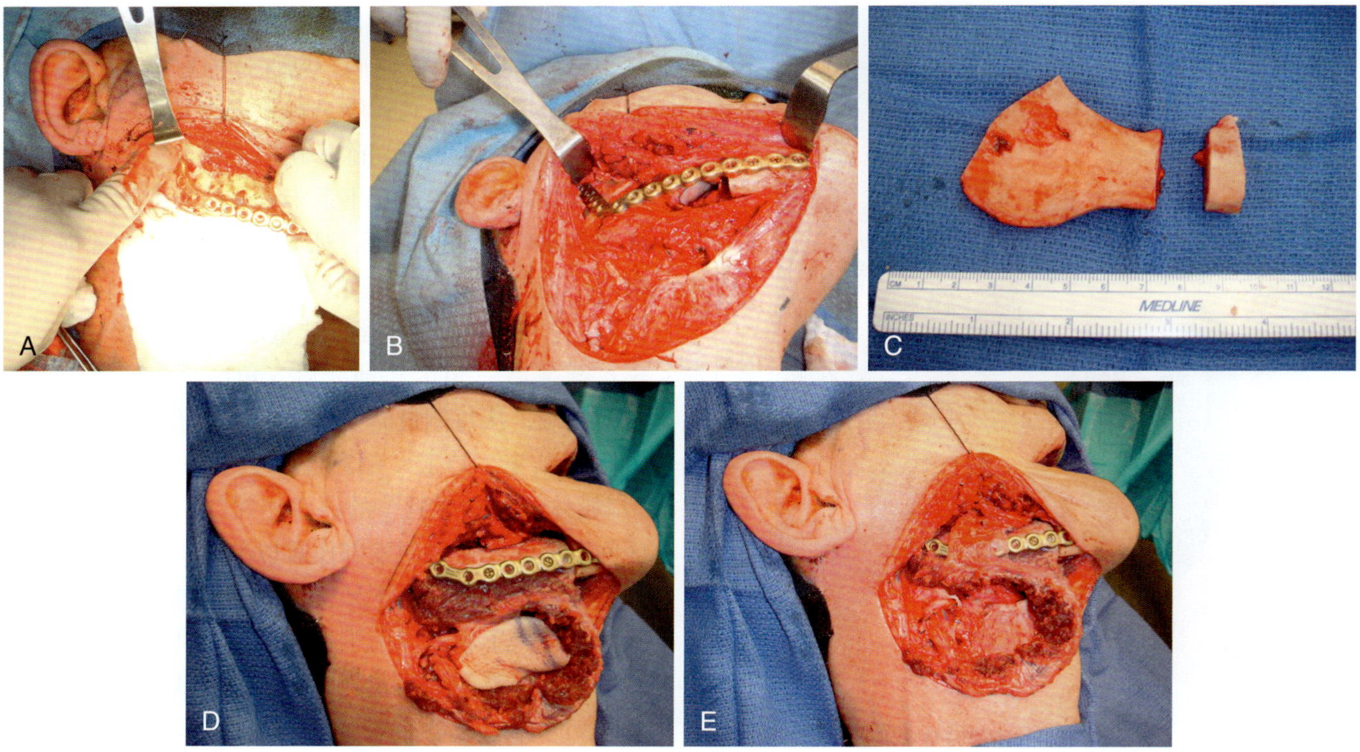

图 34.9 下颌骨节段性切除+游离腓骨皮瓣重建治疗牙槽原发癌。(**A**)暴露下颌骨，切除前钢板预弯曲；(**B**)显示下颌骨连同口底缺损进入口腔被一起切除；(**C**)切除右侧下颌骨，并增加一块以改善切缘；(**D**)在将皮肤转入口腔内之前，将腓骨游离瓣置于钛板下；(**E**)将皮浆翻转至板上方以闭合口内缺损

称为淋巴上皮的淋巴组织密切相关。淋巴上皮细胞是专职抗原呈递细胞，与此功能相关，驻留于扁桃体隐窝深处，在有不连续基底膜的区域与淋巴和专业抗原提呈细胞直接接触并混合（图 34.10）。尽管了解甚少，但有人认为淋巴上皮细胞的独特分子特征或与周围淋巴细胞的信号传导允许或加速了 HPV 的致癌作用。无论如何，口咽内的咽扁桃体和舌扁桃体是绝大多数 HPV 阳性 HNSCCs 的好发部位。

口咽癌及其治疗

在口咽部肿瘤中，90% 为 SCCs。其他肿瘤包括咽扁桃体淋巴瘤或舌根部舌扁桃体淋巴瘤，或由软腭、舌根或不太常见的咽壁上的小唾液腺引起的唾液腺肿瘤。口咽癌的初始症状包括咽喉痛、出血、吞咽困难和吞咽疼痛，耳痛、球状感觉和声音变化（包括低沉的声音或“烫手山芋”声）。HPV 阳性癌症更可能是无症状的，并以颈部肿块作为唯一体征。牙关紧闭提示肿瘤扩散至口咽外，累及翼肌组织。为了制定治疗决策，需进行影像学检查，以评估经咽缩肌的浸润、翼骨板或下颌骨的骨受累、咽旁间隙的浸润、肿瘤与颈动脉的关系、颈动脉与咽壁的关系、椎前筋膜的受累和喉部扩展。如果存在，淋巴结转移通常发生在颈静脉链淋巴结的Ⅱ～Ⅳ区。HPV 阳性 OPSCC 常出现囊性转移淋巴结，双侧转移更常见于舌根受累，尤其是当癌症接近中线时。

标准同步放化疗为 HPV 阳性 OPSCC 的非吸烟者提供了极好的局部控制和总生存期，即使对于区域淋巴转移的患者也是如此。对于吸烟超过 10 包年的类似 HPV 阳性 OPSCC 患者，放化疗后的生存期不如吸烟史少的患者，但仍与早期 HPV 阴性癌症患者相当[34]。HPV 相关 SCC 占美国口咽癌的 75% 以上，这些患者的高治愈率加上治疗毒性引发了对治疗去强化的兴趣。降阶梯方法的提出原因和支持证据是标准疗法的反应率和生存率较高，但目前用于 HNSCC 治疗的积极疗法被用于改善 HPV 阴性 HNSCC 患者的生存率，并具有显著的副作用发病率。与 HPV 阴性 HNSCC 患者相比，HPV 阳性 OPSCC 患者更健康、吸烟更少、更年轻且预期生存期更长，这促使研究人员寻求侵袭性更低的治疗方法，以降低长期副作用发病率。除了通过限制化疗或减少放射次数或剂量来去强化外，经口机器人手术（transoral robotic surgery，TORS）作为早期疾病的单一治疗方式，取得了良好

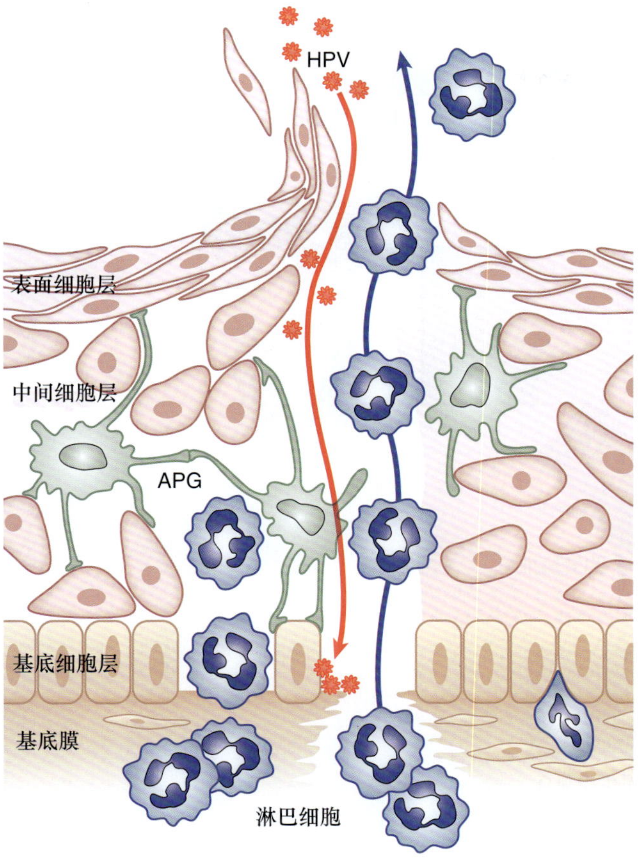

图 34.10 扁桃体隐窝内覆特化网状上皮。基底层、中层和表层被迁移的非上皮细胞（包括淋巴细胞和抗原提呈细胞）中断。基底膜的破坏导致与病毒颗粒接触（T. Phelps 绘制）。APG：抗原提呈组；HPV：人乳头瘤病毒

的效果。TORS 还可用于避免同步化疗，目前正在探索将其作为减少放射剂量的一种手段。一项合作组试验使用 TORS 和颈淋巴结清扫后的病理分期来确定 HPV 相关 OPSCC 的去强化放射方案，但结果尚不成熟。

其他针对未经治疗的晚期 HPV 阳性 HNSCC 的降阶梯试验使用诱导化疗的反应将患者分层以降低放射剂量，但结果尚不成熟，无法确定这种策略是否有利[35]。一项随机合作组试验（RTOG 1016）比较了同步放疗和西妥昔单抗与顺铂对 HPV 阳性 OPSCC 和淋巴结转移患者的影响[36]。该试验的目标是确定是否可以通过西妥昔单抗替代顺铂，安全地避免与顺铂相关的副作用的发病率。不幸的是，该试验发现，西妥昔单抗和放疗联用不如顺铂和放疗标准，而毒性却更大。针对晚期 HPV 阳性 HNSCC 的探索性试验已测试了较低放射剂量联合每周同时给予顺铂的疗效，并发现了较高的病理完全缓解率[37]。针对 HPV 阳性 OPSCC 的许多此类早期降阶梯研究一直很有前景，结果表明 HPV 阳性 HNSCC 的治疗可以去强化，但唯一随机试验（RTOG 1016）的结果具有警示性，表明一些旨在减少副作用的策略也会降低疗效并对生存率产生不利影响。阻碍降阶梯研究的一个核心问题是无法选择低风险的 HPV 阳性 HNSCC 患者。

临床上用于预测 HPV 相关 HNSCC 患者反应和生存率的唯一标志物是患者的吸烟史。那些有更广泛吸烟史的人比那些吸烟较少的人有更差的反应和生存率。尚不清楚为什么吸烟史与 HPV 阳性 HNSCC 患者的生存率相关，特别是因为吸烟不是 HNSCC 这一类型患者的危险因素。需要新的预测性生物标志物，尤其是分子标志物，以适当选择 HPV 相关 OPSCC 的低风险患者进行去强化治疗，同时识别需要积极治疗的患者。最近，在大约 30% 的 HPV 阳性 HNSCC 中发现了 *TRAF3* 和 *CYLD*（调节先天免疫和 NF-κB 的基因）缺陷，但在 HPV 阴性 HNSCC 中没有发现[11]。与肿瘤缺乏这些基因缺陷的患者相比，肿瘤具有这些缺陷的患者的生存率有所提高。这些结果表明，*TRAF3* 或 *CYLD* 缺陷可用作预测性生物标志物；然而，在将它们用于临床决策之前，需要额外的确认性研究和试验。

无论 HPV 状态如何，对于累及骨性结构（如下颌骨或翼骨板）的原发性疾病以及放疗失败后的复发性疾病，通常建议进行手术治疗。然而，一些中心正在对早期骨侵犯患者进行个体化治疗并推荐非手术治疗。放疗、放化疗和有或无辅助治疗的手术在 OPSCC 的治疗中各有作用，通常根据肿瘤特征、复发风险、患者年龄和合并症以及预期副作用进行个性化治疗。舌根广泛手术会显著影响吞咽功能，在需要切除一半以上舌根的病例中，通常建议将放化疗作为初始治疗方法。另一方面，舌根、咽壁或扁桃体的外侧癌通常在手术切除和二次愈合或重建后吞咽和言语功能恢复良好。外侧口咽癌手术或非手术治疗后的相似预后和功能恢复使手术和非手术治疗均变得合理。

TORS 的开发和应用使 OPSCC 的手术疗法重新焕发了活力。带有角度或柔性光学器件的内窥镜与铰接式或柔性器械相结合是一项创新，是让外科医生放心采用经口咽癌切除术的创新技术。需要广角和高质量的可视化，并配有牵开器和器械，以便在咽部受限区域进行暴露和牵开，以确保大多数咽肿瘤的切缘阴性切除。对于 TORS，助手在床头、外科医师从控制台控制机器人（图 34.11）。相对于传统的下颌劈裂方法，TORS 的主要优势在于其避免了软组织和骨的分裂和修复，因此在美容、功能恢复、愈合时间和并发症发生率方面具有优势。另一方面，如果没有传统唇

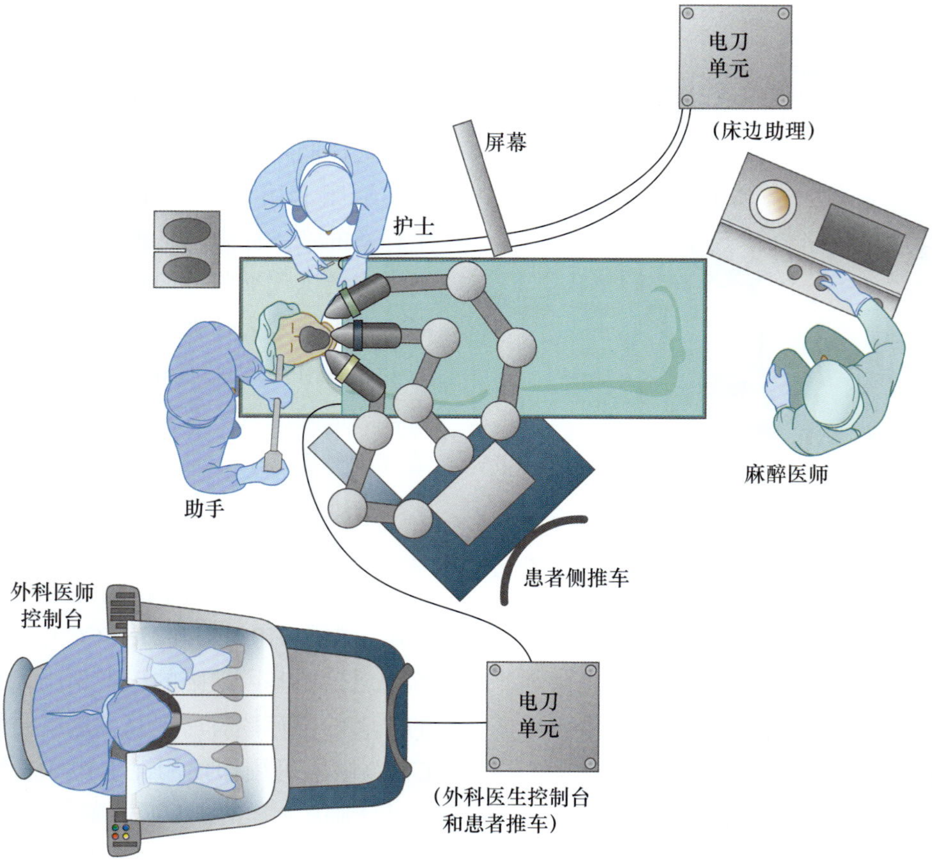

图 34.11 达·芬奇经口机器人手术的手术室设置

和下颌劈裂方法提供的更广泛的暴露，皮瓣重建将是困难的，并且在大多数 TORS 手术后，愈合仅是次要的目的。随着外科医师对 TORS 越来越熟悉，其实用性也有所扩大，目前正将其用于或测试切除较大肿瘤以及识别未知的原发灶部位。

下咽部

解剖

下咽部位于喉部的后方和侧面，从舌骨顶部的水平面向下延伸至环状软骨下缘的水平面。下咽由三个不同的亚区组成，包括双侧梨状窦、下咽后壁和环状软骨后间隙。环状软骨后区从两个杓状软骨向下延伸至环状软骨的下缘，连接梨状窦并形成下咽部前壁。梨状窦是甲状腺板内侧的倒金字塔形潜在空间；它们起始于咽会厌皱襞，并于环状软骨下缘处延伸至颈段食管。

下咽癌及其治疗

下咽癌是一种罕见的头颈部癌症，在美国每年约有 2500 ～ 3000 例新发病例。在有酗酒和吸烟史的老年男性中更为常见。唯一的例外是环状软骨后区，这一区域的癌症在全球范围内的女性中更为常见；这与普卢默-文森综合征有关，普卢默-文森综合征是一种通常发生于中年女性的表现为吞咽困难、下咽和食管蹼、体重减轻和缺铁性贫血的综合征。在未能接受扩张、补铁和维生素治疗的患者中，环状软骨后癌可能仅发生在下咽或食管蹼近端。下咽部发生的所有癌症中，超过 95% 为 SCC，下咽部癌症通常在晚期诊断，在所有头颈部 SCC 中预后最差。

HPV 在下咽癌发生中的作用仍不清楚，仅在不到 30% 的肿瘤患者中检测到 HPV；然而，最近一项基于人群的大型队列研究分析了美国国家癌症数据库的数据，结果显示，HPV 阳性的下咽癌患者的生存获益较大（52.2% vs. 28.8%），与 HPV 阳性口咽癌患者的获益相似，表明 HPV 是这些癌症的病因之一[38]。

下咽肿瘤最常见的表现为吞咽困难、声音嘶哑、颈部肿块、体重减轻、喉咙痛、反射性耳痛和咯血（按降序排列）。应保持较高的怀疑指数，因为类似症状可见于更常见的胃食管反流病中。在晚期疾病中，声音嘶哑可能由杓状软骨、喉返神经或声门旁间隙的直接受累引起。位于下咽区的丰富淋巴管可导致早期淋巴转移，70% 的患者就诊时有可触及的淋巴结病。下咽癌患者是头颈部同期恶性肿瘤发生率最高的患者，也是头颈部 HNSCC 原发灶中发生二次转移率最高的患者。下咽癌的分期根据受累亚部位的数量或肿瘤的大小而定。

下咽病变的体格检查包括室内光纤柔性内窥镜。让患者紧闭嘴唇吹气，关闭腭部或捏捏鼻子，会使梨状窦的潜在空间膨胀，有助于肿瘤的可视化。将喉部压靠在脊柱上时，来回移动喉部可能会显示出缺失的喉皱襞，而喉部活动受限表明肿瘤后伸入椎前筋膜，提示肿瘤可能无法切除。钡剂吞咽检查可显示与外生性肿瘤相关的黏膜异常，在无法进行食管镜检查时，可用于确定颈段食管的受累程度。它还有助于确定吞咽是否存在及误吸量。通常进行 CT 或 MRI 检查，以确定肿瘤的局部范围、是否存在甲状腺软骨浸润、喉外扩散、是否直接延伸至颈部以及病理性淋巴结病（图 34.12）。通常需要在全麻下进行直接喉镜检查和活检以获得诊断材料，食管镜检查可直接确定下段肿瘤的范围。

淋巴扩散最常见的区域是上颈静脉淋巴结，即使是下段肿瘤。其他有风险的淋巴区域为外侧淋巴结、气管旁淋巴结和咽后淋巴结。存在对侧颈部转移或Ⅴ区受累是预后不良的指标。除了 HPV 相关的下咽部肿瘤，下咽癌比头颈部其他部位肿瘤的预后差。目前尚不清楚肿瘤的分子变化、淋巴密度差异或下咽部的其他解剖特征如何导致下咽部 SCC 预后相对较差。对于局限于梨状窝内侧壁或咽后壁的早期病变，放疗

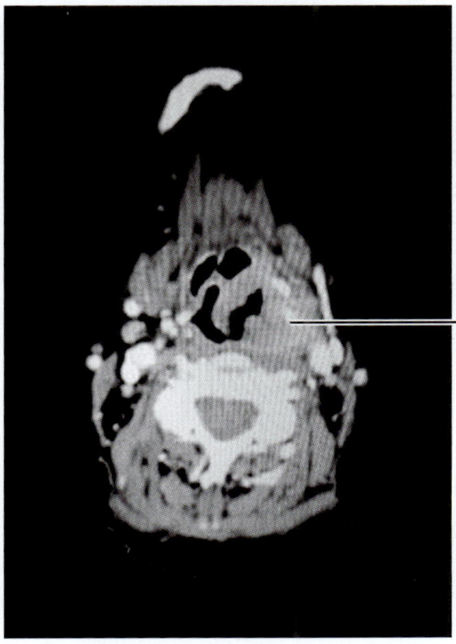

图 34.12 计算机断层扫描以检查肿瘤的局部范围、甲状腺软骨侵犯的存在、喉外扩散、直接浸润至颈部和病理性淋巴结转移

或放化疗作为主要治疗手段是有效的。由于术后误吸的发生率较高，保留喉的咽部分切除术对于下咽癌来说几乎不可能。梨状窝内侧壁或咽会厌皱襞的小肿瘤可接受保留手术，但不应累及梨状窝尖，患者必须具有活动的声带和足够的肺储备。

下咽癌同步放化疗是目前最常见的初始治疗方法，并已导致喉切除术率下降[39]。当喉功能已经受损或可预见术后发生误吸时，建议对晚期肿瘤进行手术切除。下咽癌手术通常需要喉切除术、双侧颈淋巴结清扫术和中央颈淋巴结切除术，然后进行辅助放疗伴或不伴化疗。初始治疗为放化疗、手术后放疗或放化疗的患者，5 年生存率低于 40%[39]。

在喉全切除术和部分喉切除术后，如果至少保留 4 cm 的存活咽黏膜，则可能进行一期闭合。通常使用 ＜ 4 cm 的黏膜进行初次闭合会导致狭窄和不能有效吞咽。在这些情况下，可使用带蒂区域皮瓣，如胸大肌肌皮瓣或锁骨上筋膜皮瓣或游离皮瓣来增加任何残留的黏膜。当进行了喉全切除术伴食管切除术时，可采用胃拉升法进行重建，但重建喉全切除术缺损的临时方法较多，包括采用肠（空肠）皮瓣或管状皮瓣进行游离皮瓣重建。

喉

解剖

喉具有呼吸、气道保护和发声的关键功能。为了了解喉的病理和手术方法，需要全面了解喉及其附属结构的三维解剖结构（图 34.13）。利用喉的软骨框架作为边界，使“语音盒子”的概念变得明显。喉前缘由会厌舌面、甲状舌骨膜、前连合和声门下前壁（包括甲状软骨、环甲膜和环状软骨前弓）组成。喉的后界和侧界是杓状软骨、杓间区、杓会厌襞和声门下后壁（覆盖环状软骨表面的黏膜）。前面的上界是会厌的尖部和侧缘，侧面是杓会厌皱襞，后面是杓状软骨和杓间区。下界定义为穿过环状软骨下边缘的平面。喉上神经为喉提供神经支配，其外支供应环甲肌和下收缩肌，其内支具有来自假声带和梨状窦黏膜的传入感觉纤维。喉返神经为喉的所有固有肌提供运动神经支配，并为真性声带、声门下区和邻近食管黏膜的黏膜提供感觉。

喉的正常功能是提供气道压力，保护气管支气管树，避免吸入，为 Valsalva 动作和咳嗽提供阻力，以及促进发声。因此，喉部病变通常表现为声音、呼吸

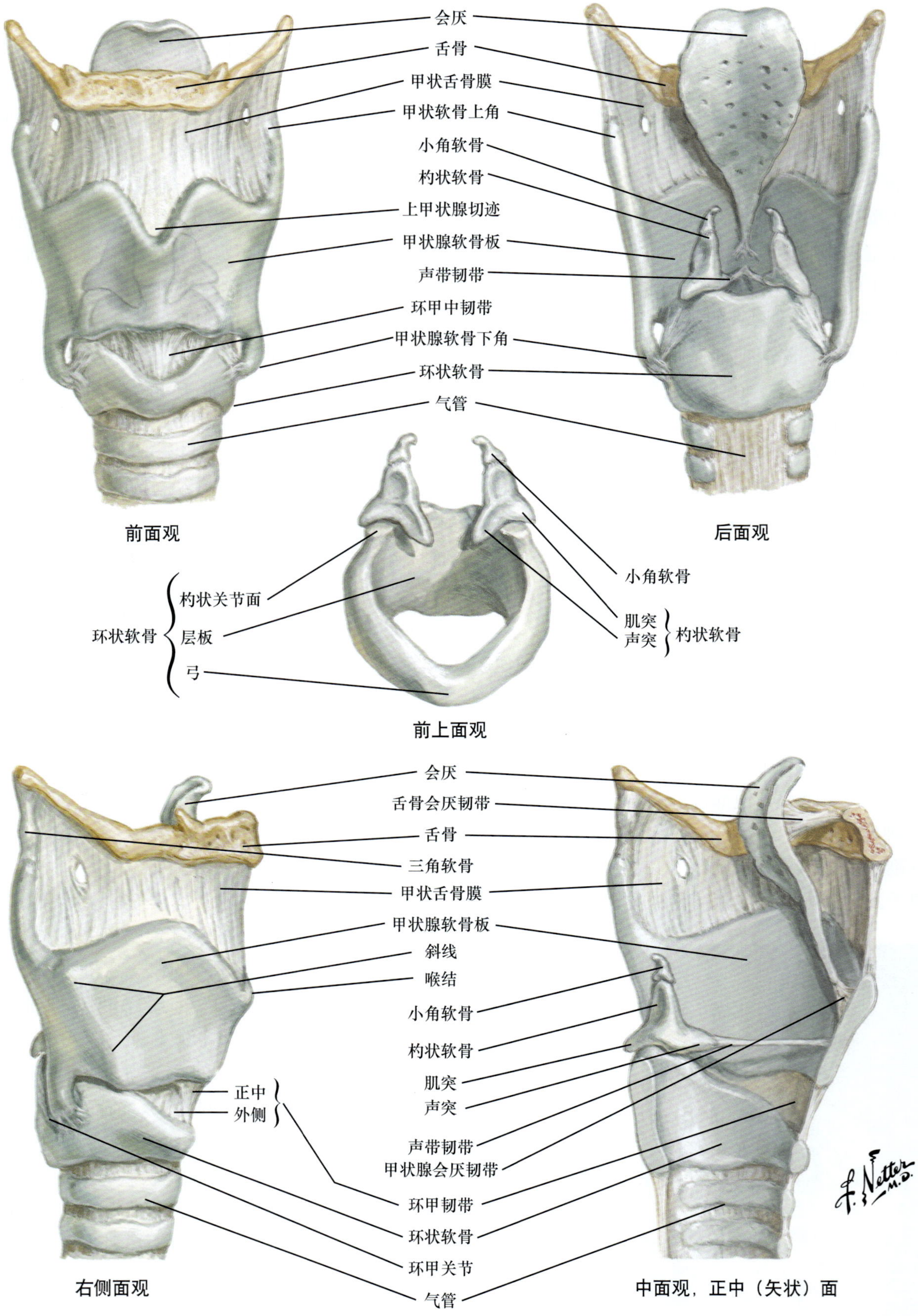

图 34.13 喉的框架解剖及边界

异常，有时伴有吞咽不适。累及喉的肿瘤对这些功能的损害程度不同，取决于位置、大小和侵入深度。对于持续4～6周以上的发音障碍，应通过直接或间接喉镜检查进行评估（图34.14）。

在纤维喉镜下可识别出声带固定，可能与从颅底延伸到胸部并回到喉部的喉返神经沿途的中枢病理或外周病理有关。在将声带麻痹归因于病毒或传染病原因之前，应进行声带麻痹评估。除原发性喉病变外，甲状腺、胸腺、肺和颅底的原发性恶性肿瘤可表现为声带麻痹。转移至肺、纵隔和中央或侧颈部的癌症也可表现为声带麻痹。喉的良性病变包括呼吸道乳头状瘤病、喉囊肿、声带结节和息肉、接触性溃疡、声门下狭窄以及系统性疾病如淀粉样变性和结节病。良性肿瘤，如颗粒细胞肿瘤、小唾液腺肿瘤和软骨瘤也会影响喉。暴露于致癌物质（如烟草）可导致喉上皮发生一系列黏膜变化，临床上称为白斑（黏膜的任何白色病变）或红斑（红色病变）性病变，由增生、化生或不同程度的发育异常组成，可通过活检进行诊断。

喉癌及其治疗

虽然喉最常见的恶性病变是源于上皮内层的SCC，但黏膜内的黏液腺也可引起与小唾液腺起源相关的恶性组织学，如腺癌、腺样囊性癌和黏液表皮样癌。喉中发现的其他肿瘤包括神经内分泌癌、腺鳞癌、软骨肉瘤、滑膜肉瘤，以及罕见的其他器官系统远处转移。侵袭性甲状腺癌也可能与喉直接侵犯有关。

对于癌症的分类和分期，喉分为声门上、声门和声门下，反映了转移潜能、治疗和预后的差异[39a]。声门上区包括高于喉室的所有结构，包括舌骨上和舌骨下会厌、杓会厌襞、杓状软骨和假声带。声门区由真正的声带组成，包括前连合和后连合。声门下区从声门延伸至环状软骨底部。临床上通常采用纤维喉镜来评估肿瘤累及范围和声带运动情况。活检通常在全麻下通过直接喉镜在手术室进行，在那里确定肿瘤范围以进行准确的临床分期，并计划手术切除。肿瘤的范围和位置决定了喉部切除术是否可行以及经口内镜入路是否可行。对于术前高度怀疑癌症的T1肿瘤，可以建议患者在相同的麻醉剂下进行活检并进行冷冻切片诊断，然后经口切除。

通过喉进行薄层切片的CT或MRI有助于确定局部和区域疾病的程度。进行胸部成像以识别第二原发癌和转移性疾病。如果考虑保喉手术，考虑到部分喉切除术后误吸的风险增加，患者应具有足够的肺储备。可以进行正式的肺功能检测（PFT），但指南尚未得到验证，因此需要单独考虑肺功能检测。

喉癌的治疗

喉癌的治疗决策很复杂，因为相互竞争的方案可能产生相似的肿瘤结果，并且很难预测不同治疗方案对语音和吞咽功能的风险。因此，最好通过多学科评估提出治疗建议，综合考虑功能结果、患者偏好、手术经验以及多种患者和肿瘤特征。例如，肺功能不良可能会降低对部分喉切除手术的热情，而无功能的喉（如依赖胃管和气管切开术）提示保留喉的治疗方案可能对患者无益。

对于不需要完全性喉切除术的肿瘤，有许多治疗

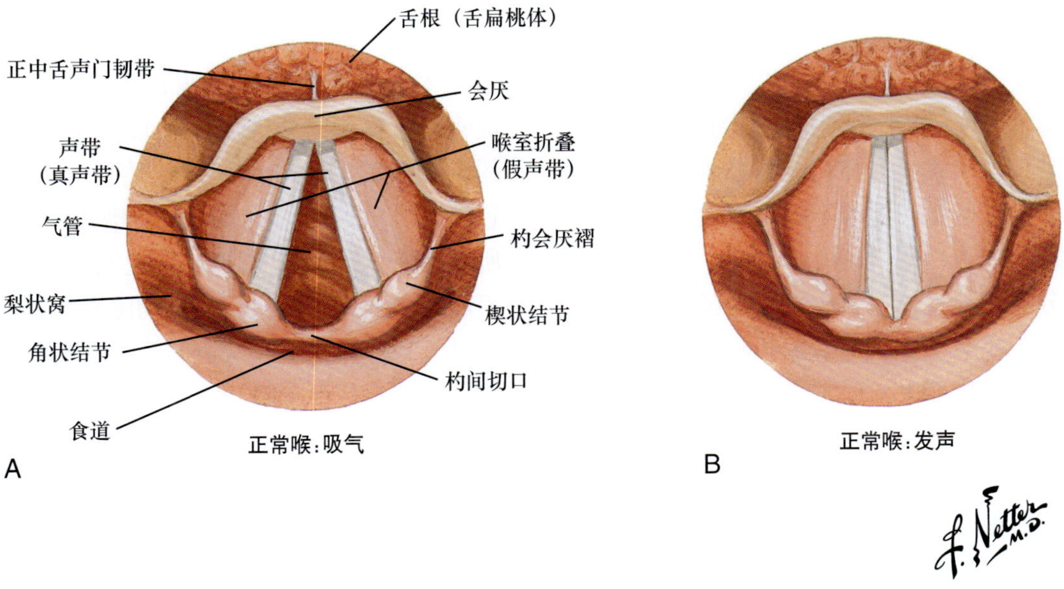

图34.14 吸气（A）、发声（B）时喉的内镜视图

选择。

对于早期喉癌（T1 ～ T2 N0，Ⅰ～Ⅱ期），关于手术与非手术治疗后声音和吞咽结果的差异存在争议。T1 ～ T2 N0（及部分 T3 肿瘤）可采用放射治疗或部分喉切除术（＋/－颈淋巴结清扫术）治疗，并根据病理特征或淋巴结疾病的存在进行辅助治疗。

T1 ～ T2 N＋（以及部分 T3N1）肿瘤可通过手术、放射治疗或同步放化疗进行治疗。对于因肿瘤切除而需要喉全切除术的 T3 肿瘤，经常建议采用化疗和放疗的器官保留方法，保留喉全切除术以防治疗失败。在特定情况下也可考虑诱导化疗方案，将评估治疗反应作为决定性治疗（手术与非手术）的先兆。

软骨侵犯或喉外受累（即 T4a 肿瘤）表明喉的功能无法保留，提示在病理指导下，喉全切除术可能是首选的初始治疗方法。

非手术治疗后的并发症和发病率

虽然保留器官治疗某些Ⅲ～Ⅳ期喉癌的优势显而易见，但也存在一些治疗后问题。标准同步放化疗方案以顺铂为基础，该方案与听力损失和肾损伤有关，而作为主要治疗方法的放化疗的失败通常排除了保留喉进行挽救性手术的可能性。此外，即使没有复发性肿瘤，高剂量放疗化疗也可能因软骨坏死、纤维化或广泛淋巴水肿而导致喉功能障碍。咽食管狭窄是喉癌非手术治疗的另一个并发症。部分狭窄可采用系列扩张术治疗，而罕见的完全狭窄患者则需要进行顺行/逆行汇合术、腔内扩张的开放手术或带管状皮瓣、空肠等内脏皮瓣或胃上拉的环状咽食管重建术。

手术治疗

部分喉切除术 如果癌症的特征允许进行喉部保留手术，则患者因素（如肺功能和心血管状况）需要被评估，因为这些患者通常不得不耐受一定量的吸入或气道损害。

现代部分喉切除术包括开放式和内镜入路。在当今时代，内镜（或经口）喉手术比开放式喉部分切除术更为常见。经口喉部手术通常采用微悬吊喉镜并使用 CO_2 激光，称为经口激光显微手术。经口机器人手术（TORS）也是一种很有前途的喉部分切除术手术，但由于目前的器械、暴露和入路问题，经口腔激光显微外科手术的优良结果限制了 TORS。目前，大多数喉部分切除术通过内窥镜进行，但外科医师应了解开放式喉部分切除术，因为在某些特定情况下，开放式喉部分切除术仍是患者的良好选择。

对于 T1 声门肿瘤，最常见的方法是支撑喉镜检查以及金属或 CO_2 激光切除肿瘤至阴性切缘。T1 声门肿瘤的开放喉部分切除术可包括开放声带切除术和开放前额外侧喉部分切除术，而较大的声门肿瘤可通过开放垂直半喉切除术切除。垂直半喉切除术后的重建需要带状肌肉或筋膜游离皮瓣，以提供与未受影响的声带接触的空间，防止吸入和发声。垂直半喉切除术的禁忌证包括声门下向前延伸＞10 mm 或后伸＞5 mm、大多数 T3 声门癌累及整个声带并超过对侧声带的 1/3。

对于声门上肿瘤，可行开放水平喉切除术，包括声门上水平喉部分切除术和环上水平喉部分切除术，用于延伸到声门上的声门上肿瘤。这些手术中的每一个都需要环状软骨固定术或舌骨固定术重建，以尽可能高的悬吊喉，降低术后误吸的风险。开放水平喉部分切除术对吞咽功能有较大影响，延长康复时间是最大限度提高术后恢复的必要条件。围术期气管切开术对于更广泛的开放手术是必要的，其目标是在手术后 2 ～ 4 周内拔管。

近喉全切除术是一种罕见的手术，该手术使患者依赖于气管切开术进行呼吸，但通过气管、食管的导管给予患者喉部发声能力。在世界上部分难以获得喉全切除术后言语康复的地区，这可能具有一定价值。

喉全切除术 喉全切除术需要切除整个喉部（图 34.15），并通过环状缝合将上气管与颈部皮肤形成永久性气管造口。保留咽黏膜可实现咽部一期闭合。

行喉全切除术时的辅助手术可包括颈清扫术、环咽肌切开术、咽丛神经切除术、肿瘤侧半甲状腺切除术（保留对侧甲状腺以保护甲状旁腺）、初次气管食管穿刺术（伴或不伴假体置入），胸锁乳突肌的胸骨头的游离有助于防止造口过深和术后辅助装置植入。术后即刻的风险包括咽皮肤瘘和低钙血症。所有医护人员都应意识到，已行喉全切除术的患者不能经口插管；在已行喉全切除术的患者中，仅可以通过气管造口固定或气道插管。喉全切除术后的长期问题可能包括甲状腺功能减退及味觉和嗅觉的感知丧失。如果术后需要放疗或放化疗，造口和咽食管狭窄概率会增加，但通常可以分别通过造口成形术和咽扩张术来控制。

对于放疗、放化疗后的持续性/复发性肿瘤或无功能的喉，也可以在挽救性环境下进行喉全切除术。

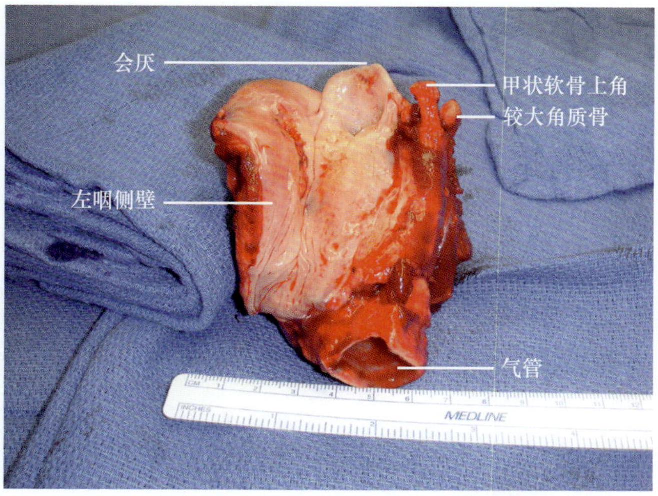

图 34.15 左梨状窦及咽壁同时被切除的喉全切除术标本

在既往接受放疗加或不加化疗的情况下，发生咽皮肤瘘和咽食管狭窄的风险更高，而这些风险可通过使用平卧或扩张的游离或带蒂皮瓣（如大腿前外侧、前臂桡侧或胸大肌皮瓣）来改善。

言语和吞咽康复

言语和吞咽康复是喉癌治疗不可或缺的一部分，需要术前规划。在进行喉全切除术前，应由外科医师和（或）语言病理学家对言语康复进行解释，如果可能，可以与患者讨论永久性颈部气管造口的生活方式影响以及沟通的改变。

目前，喉全切除术后有多种言语康复治疗方案。语音的产生需要空气发生器（例如肺或食管呼气）、声源（例如振动表面）以及空腔内的一组共鸣器和发音器（例如声道包括舌头、口腔、鼻腔）用于将声音转换成可理解的语音。喉全切除术后主要的语音康复治疗方案包括电子喉、食管语音和气管食管假体植入。

使用电子喉时，振动声波发生器直接放置在颌下区域、面颊或口腔上，以这种方式产生的声音在声道中被转换以产生语音。患者用嘴说出单词，产生单调的电子语音，这可能需要相当长的时间，需要指导和练习，以最大限度地提高语音清晰度。

食管言语是通过吞咽空气进入食管，并通过咽排出空气时引起的震动而产生的。掌握食管言语的能力要求患者有动力，能够控制空气通过食管上括约肌的释放。

最后，气管食管穿刺是指在喉切除术或二次手术时在气管造口和咽部之间通过外科手术植入导管。该导管配有单向阀，允许空气从气管向后进入咽部，但防止食物和液体进入气道。通过在呼气过程中用拇指阻塞气孔开口，患者可以将空气从气管输送到咽部，使其振动并产生清晰的语言。不需要手动闭合造口的免提机制是许多患者的首选。定期清洁和更换假体会需要一定的费用和维护。

唾液腺

解剖

主要的唾液腺有 3 对：腮腺、颌下腺和舌下腺。如图所示，在整个口腔、咽和喉的黏膜下还有多达 1000 个小唾液腺（图 34.16）。鉴于唾液腺的广泛分布，唾液腺肿瘤和病变几乎可在头颈部和上呼吸道的任何部位被发现。

腮腺是最大的唾液腺，唾液分泌经上颌第二磨牙旁颊黏膜上的腮腺（Stensen）导管开口导入口腔。虽然没有囊膜或筋膜分离，但腮腺实际上分为浅叶和深叶，根据面神经所在平面进行区分。腮腺作为主要唾液腺的一个独特特征是在表面筋膜内存在淋巴结。对于腮腺癌以及面部、颞部、眼睑、耳和头皮的皮肤癌，必须考虑腮腺内淋巴结的治疗。颌下腺是第二大唾液腺，通过靠近舌系带的口腔前底开口的颌下（Wharton）管分泌唾液。最后一对大唾液腺，即舌下腺，位于口腔底部，舌神经和舌骨肌的表面，经 Rivinus 导管排入口腔底部，其中一些也排入 Wharton 导管。小唾液腺单独通过黏膜引流至无名导管。

唾液腺非肿瘤性疾病

唾液腺非肿瘤性疾病最常见的是阻塞性、感染性或炎性疾病，通常表现为受累腺体增大和压痛。病毒和（或）需氧 / 厌氧菌是最常见的感染原因，表现为急性发作和适当治疗后迅速消退。典型或非典型结核病、弓形体病、放线菌病和巴斯德菌病（猫抓病）可导致更持久和惰性的肉芽肿性感染。细菌性唾液腺炎典型表现为单侧疼痛，脓液常可通过深触诊从导管开口处流出，有时皮肤变化明显（图 34.17）。细菌性唾液腺感染与脱水（或导管阻塞）有关，在可能服用脱水药物的老年或体弱患者中更为常见。单个大唾液腺突然急性肿胀通常表示为导管阻塞，可由唾液腺结石、狭窄、唾液黏稠或细菌感染引起。病毒性唾液腺炎通常为双侧，可由腮腺炎病毒以及其他一些更常见的影响上呼吸道的病毒

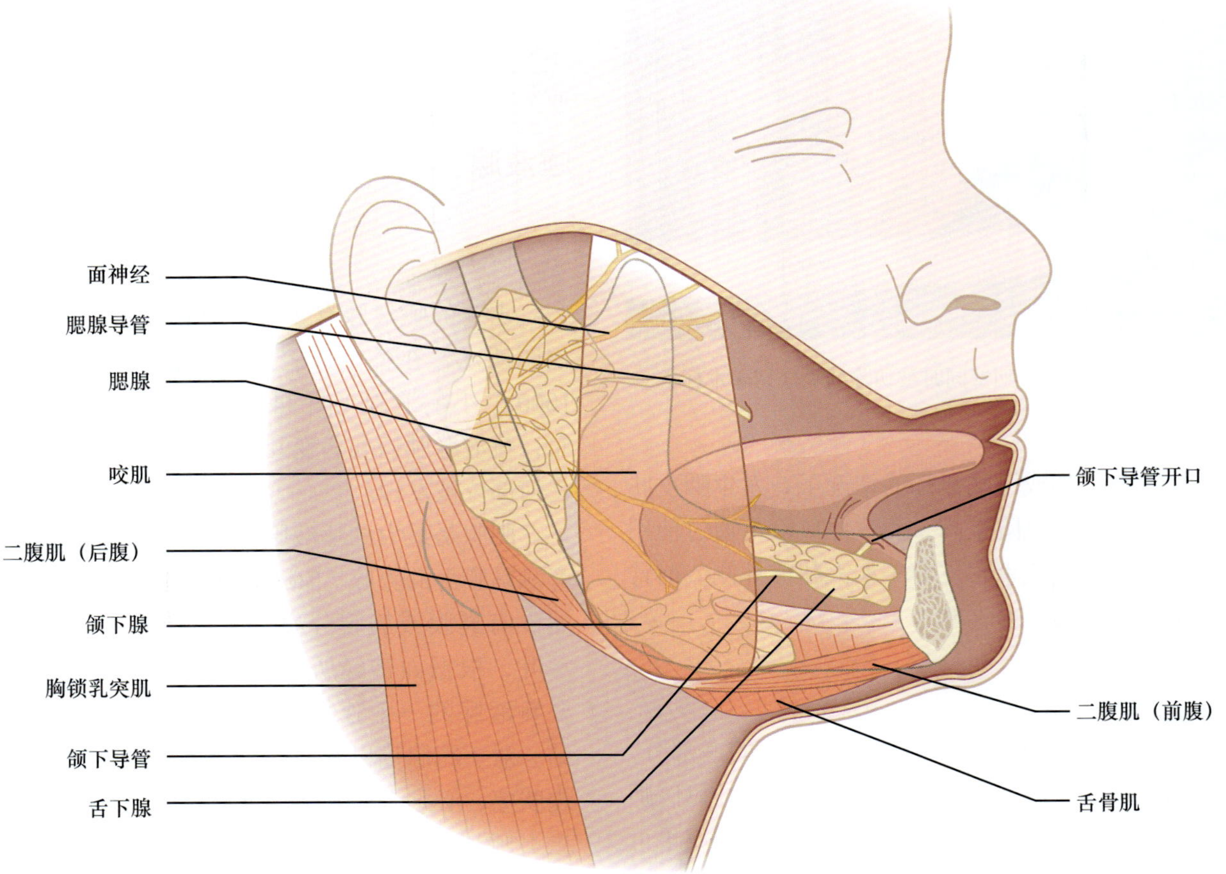

A

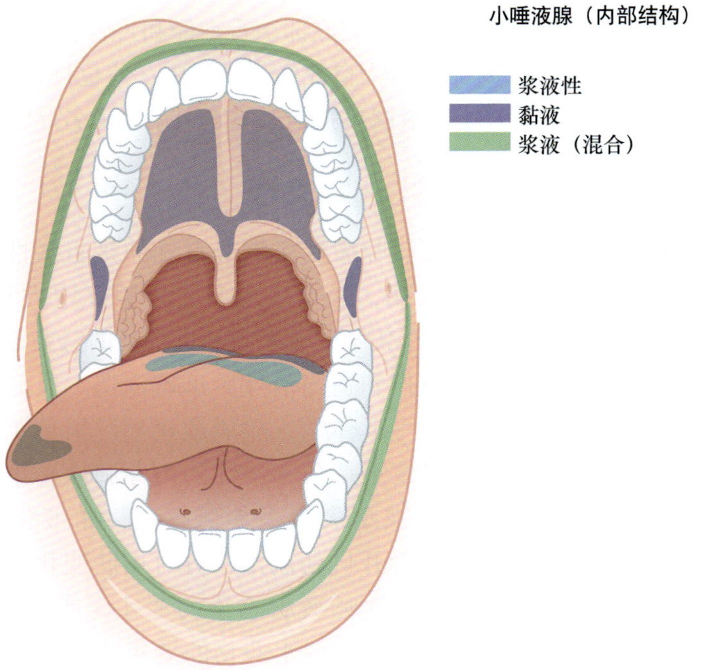

B

图 34.16 大唾腺（A）和小唾腺（B）的解剖分布

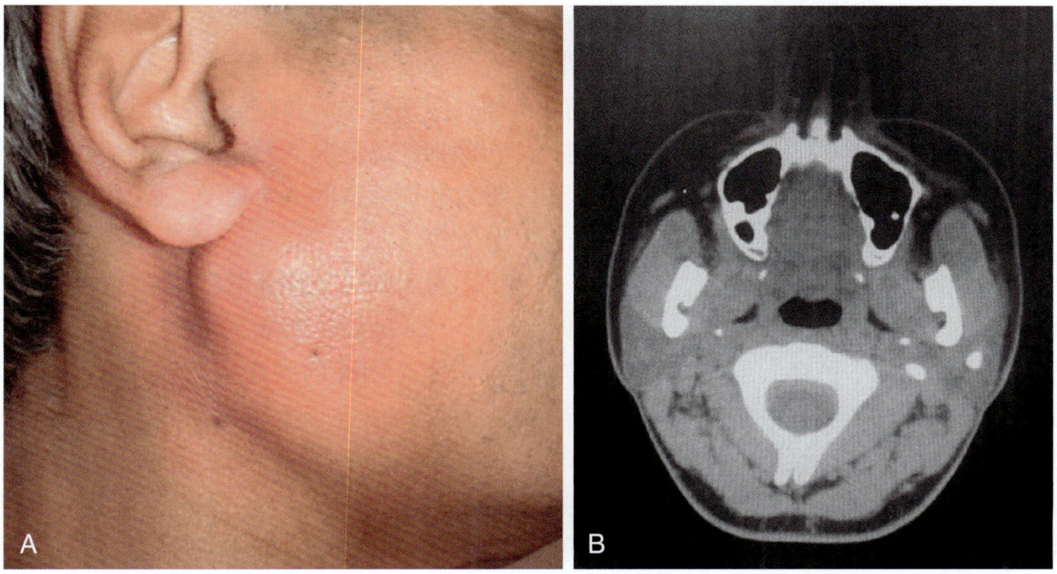

图 34.17 （**A**）由唾液结石阻塞腮腺导管引起的急性右侧腮腺炎；（**B**）计算机断层扫描显示左导管内有腮腺结石（非活动性感染期间）

感染引起。在控制不佳的艾滋病病毒感染中，可看到腮腺的多发、巨大的双侧囊肿（淋巴上皮囊肿）。唾液阻塞的一个主要原因是唾液结石（涎石病），会在进食时引起腺体肿胀。

小的腮腺或颌下导管内的结石可通过唾液内窥镜检查进行处理。阻塞性或炎症性唾液腺炎也可以是系统性疾病的表现，如干燥综合征、结节病或免疫球蛋白 G4（IgG4）相关疾病。此外，接受放射性碘治疗的甲状腺癌患者更容易发生阻塞性唾液腺炎，这种情况可在接受碘治疗时立即出现，或在治疗完成后长达 1 年的时间内出现。

唾液腺肿瘤

唾液腺肿瘤表现为主要唾液腺内的肿块，或由小唾液腺引起的黏膜下肿块。腮腺深叶肿瘤表现为单侧扁桃体肥大或软腭膨出，实际上是由咽旁间隙内的肿块效应将腭扁桃体推向口咽内侧所致。腮腺深叶肿瘤可能没有向外的体征或症状，在影像学上常被偶然发现。疣状肿瘤是第二常见的良性唾液腺肿瘤，由于肿瘤内嗜酸细胞的线粒体含量高，因此 PET 成像显示为 ^{18}F FDG 亲合性肿瘤。当通过对癌症患者进行分期或再次进行 PET 成像发现疣状肿瘤时，会引起对转移或第二原发恶性肿瘤的担忧。

良性唾液腺肿瘤 唾液腺肿块的预处理评估可包括横断面成像（CT 或 MRI）和（或）FNA。直接触诊或图像引导（超声或 CT）下的细针穿刺活检（FNA）有助于鉴别良性与恶性唾液腺肿瘤。细针穿刺活检在唾液腺肿瘤检查中的益处存在争议，因为细胞学的准确性根据细胞学家的经验而有所不同，并不是确定的，在区分良性肿瘤和恶性肿瘤方面的敏感性约为 80%[40]。此外，大多数腮腺肿瘤是良性的，因此无论病理结果如何，几乎所有腮腺肿瘤均建议手术切除。细针穿刺活检的拥护者鼓吹在手术前识别恶性肿瘤对于改善患者咨询、患者期望和手术计划（即面神经牺牲的可能性、腮腺切除术的范围和同时进行颈淋巴结清扫的必要性）的价值。此外，术中肿瘤冰冻切片病理分析有助于指导手术范围，避免病理诊断后再次手术。

大多数唾液腺肿瘤（75%）见于腮腺，且大多数腮腺唾液腺肿瘤为良性。一般来说，唾液腺越大，该腺体内的肿瘤越有可能是良性的；例如，在腮腺、颌下和舌下 / 小唾液腺中的肿瘤是恶性的概率分别为约 25%、50% 和 75%。最常见的良性肿瘤是多形性腺瘤，其次是 Warthin 瘤（也称为乳头状囊腺瘤淋巴瘤）。

良性唾液腺肿瘤的治疗方法是手术切除，即腮腺切除术、颌下腺切除术或小唾液腺广泛局部切除术伴切缘控制。检测时，切除良性唾液腺肿瘤可提高组织病理学诊断的准确性，避免更困难的解剖，并通过在肿瘤增大前切除肿瘤降低患者发病风险（如面神经损伤、美观问题）。良性肿瘤的切除还可防止某些组织学上可能发生的恶性转化，尤其是多形性腺瘤转化为侵袭性癌症，即癌前多形性腺瘤。

另一方面，一些良性肿瘤可以根据患者的偏好、患者的手术适应证、患者的预期寿命和组织病理学等继续观察。如果患者的 Warthin 肿瘤没有增大，或偶然发现，或发生在转移性癌症患者身上，或发生在有手术禁忌证的患者身上，可能更适合观察，因为该肿瘤无恶性潜能。

唾液腺肿瘤及其治疗

唾液腺恶性肿瘤较为罕见，但由于大唾液腺和小唾液腺的位置不同，它几乎可在头颈部的任何部位被发现。最常见的表现是唾液腺肿块。面神经麻痹等症状可提示腮腺肿块下的腮腺恶性肿瘤和（或）头颈部皮肤癌病史。人口研究发现，有甲状腺癌病史的患者，尤其是接受放射性碘治疗的患者，患唾液腺瘤的相对风险增加[41]。

最常见的原发性唾液腺恶性肿瘤有：黏液表皮样癌、腺样囊性癌、腺癌、癌前多形性腺瘤和腺泡细胞癌。分泌性癌（以前称为乳腺样分泌性癌）是一种最近描述的唾液腺恶性肿瘤，伴易位突变，导致融合基因 ETV6-NTRK3 的易位突变[42]。过去，分泌性癌被归类为其他癌，最常见的是腺泡细胞癌。腮腺内的淋巴结是耳、面和头皮 SCC 或黑色素瘤的常见转移部位。其他部位（肾、肺、乳腺、前列腺）的淋巴瘤和转移瘤也可见于腮腺。基于 2017 年世界卫生组织（WHO）唾液腺肿瘤分类的唾液腺肿瘤（恶性和良性）的完整列表如表 34.3 所示[43]。

原发性唾液腺恶性肿瘤可根据唾液腺的位置进行分期。主要唾液腺（腮腺、颌下腺和舌下腺）的 T 分期主要基于大小：T1，＜2 cm；T2，2～4 cm；T3，＞4 cm 和（或）实质外延伸；T4a，侵犯皮肤、下颌骨、耳道和（或）面神经；T4b，侵入颅底，翼板和（或）包裹颈动脉[1]。

小唾液腺恶性肿瘤的分期基于小唾液腺解剖位置的系统性分期；例如，使用口腔癌症分期系统对硬腭的唾液腺癌进行分期。

经过适当的分期后，几乎所有原发性唾液腺癌的治疗都是手术切除肿瘤。对于恶性肿瘤治疗中行腮腺切除术的范围有一些争议。至少，肿瘤的总体切除是目标。对于腮腺深叶恶性肿瘤，通常需要进行腮腺全切除术（包括浅叶和深叶），包括切除所有腮腺淋巴结和面神经分支。对于其他腮腺恶性肿瘤，分别建议行腮腺浅叶全切除术和腮腺全切除术。如有可能，应保留面神经及其分支，除非有明显肿瘤侵犯（图 34.18）。根治性腮腺切除术或扩大根治性腮腺切除术（包括皮肤、面神经或颞骨切除术）可能需要进行全肿瘤切除。对于下颌下腺、舌下腺和小唾液腺肿瘤，阴性边缘的肿瘤全切也是目标。同样，除非在不切除神经的情况下无法完全切除肿瘤，否则应保留会导致功能障碍的主要神经（舌、舌下、面神经下颌缘分支等）。

对于临床上颈部淋巴结阳性、高级别原发肿瘤和 T3～T4 肿瘤，通常建议进行颈部淋巴结清扫术。对于未完全切除的肿瘤或有明显残余病变的肿瘤，如果可能，应进行手术再切除。对于严重残留疾病和（或）不良特征，如中或高级别、接近或阳性边缘、神经 / 神经周围侵犯、淋巴结转移、淋巴 / 血管浸润和 T3～T4 肿瘤，通常建议进行辅助放射治疗。腺样囊性癌切除后，由于其神经浸润和扩散的高倾向性，通常建议采用放射治疗，并将辐射场扩大至覆盖邻近或受累神经。全身治疗在唾液腺恶性肿瘤中的作用研究较少，但可考虑用于严重残留疾病或不良病理特征的病例。

外科技术

颌下腺切除术通常是通过经颈切口、抬高舌下皮瓣和保护面神经下颌缘支来进行的。将面静脉在腺体下侧分开，随腺体筋膜抬高，这种 Hayes-Martin 手法可保护面神经分支，因为它是从该静脉的浅层走行的。然后解剖游离腺体的上侧（分离面部动脉），从二腹肌的前腹部解剖腺体的下侧，并从舌骨肌的后缘分离腺体，将舌骨肌向内上牵引，露出舌神经、颌下神经节和颌下腺导管。舌下神经可通过舌骨肌的内下回缩识别。最后，向后自由解剖腺体，并再次沿腺体后侧分离面部动脉。

最常见的切口是由 Blair 在 1912 年描述并由 Bailey 在 1941 年修改的颈骨状切口。皮瓣在颈部舌下平面内抬起，并覆盖面部腮腺筋膜。腮腺从胸锁乳突肌游离，常需分离耳大神经和颈外静脉，并识别出二腹肌的后腹。然后，从耳屏软骨开始解剖腮腺，深入到鼓室和乳突骨以及鼓室乳突缝合线的外侧。仔细分离二腹肌和乳突夹层之间的组织，腮腺向内侧回缩。面神经主干在鼓室乳突缝合线处识别，位于二腹肌水平，距耳屏指状突前、下、深约 1 cm 处。沿神经及其分支向远端延伸，将覆盖的腮腺组织分开，露出神经。通过对神经分支的可视化和解剖，整体切除肿瘤。对于较大或较深叶的肿瘤，需要调动神经分支，见图 34.19。根据外科医师的偏好，可使用

表 34.3　2017 年 WHO 原发性唾液腺肿瘤分类

恶性肿瘤	良性肿瘤
腺泡细胞癌	多形性腺瘤
分泌性癌	肌上皮瘤
黏液表皮样癌	基底细胞腺瘤
腺样囊性癌	疣状肿瘤
多形腺癌	嗜酸细胞瘤
上皮–肌上皮癌	淋巴腺瘤
透明细胞癌	囊腺瘤
基底细胞腺癌	乳头状涎腺瘤
皮脂腺癌	导管乳头状瘤
导管内癌	皮脂腺瘤
囊腺癌	泪小管腺瘤和其他导管腺瘤
腺癌，NOS	
唾液腺导管癌	**软组织肿瘤**
肌上皮癌	血管瘤
癌前多形性腺瘤	脂肪瘤 / 唾液腺脂肪癌
癌肉瘤	结节性筋膜炎
低分化癌	
神经内分泌和非神经内分泌未分化癌	**血液淋巴肿瘤**
大细胞神经内分泌癌	MALT 结外边缘区淋巴瘤
小细胞神经内分泌癌	
淋巴上皮癌	**其他上皮病变**
鳞状细胞癌	硬化性多囊腺病
嗜酸细胞癌	结节性嗜酸细胞增生
涎母细胞瘤（交界性肿瘤）	淋巴上皮病变
	闰管增生

From El-Naggar AK，Chan JKC，Takata T，et al. The fourth edition of the head and neck World Health Organization blue book：editors' perspectives. Hum Pathol. 2017；66：10-12.

MALT：黏膜相关淋巴组织；NOS：未另外说明；WHO：世界卫生组织

面神经肌电图监测。

腮腺切除术缺损可根据腮腺切除术的程度，需要对皮肤、颞骨或面神经等方面的切除进行调整，可考虑肿瘤特征和患者意愿进行重建。对于标准腮腺切除术缺损，重建的主要目标是覆盖面神经，避免腮腺实质与面部皮肤汗腺接触，填补轮廓缺损。由于大多数重建方法在残留的腮腺组织和皮肤之间形成屏障，因此可降低耳颞神经综合征（味觉出汗）的风险。重建方案包括使用脱细胞真皮基质、游离脂肪移植、胸锁乳突肌皮瓣、二腹肌皮瓣、其他区域性埋藏式皮瓣或埋藏式游离皮瓣。后两种方法通常用于腮腺全切除术缺损的情况，尤其是需同时进行颈部淋巴结清扫术的情况下。

鼻腔和鼻旁窦

解剖

鼻腔和鼻旁窦由一个复杂的三维结构组成，毗邻眼眶、颅骨和颅底等关键结构。解剖学边界：底壁是腭和口腔，前壁是面部或鼻部的软组织，侧壁、上壁

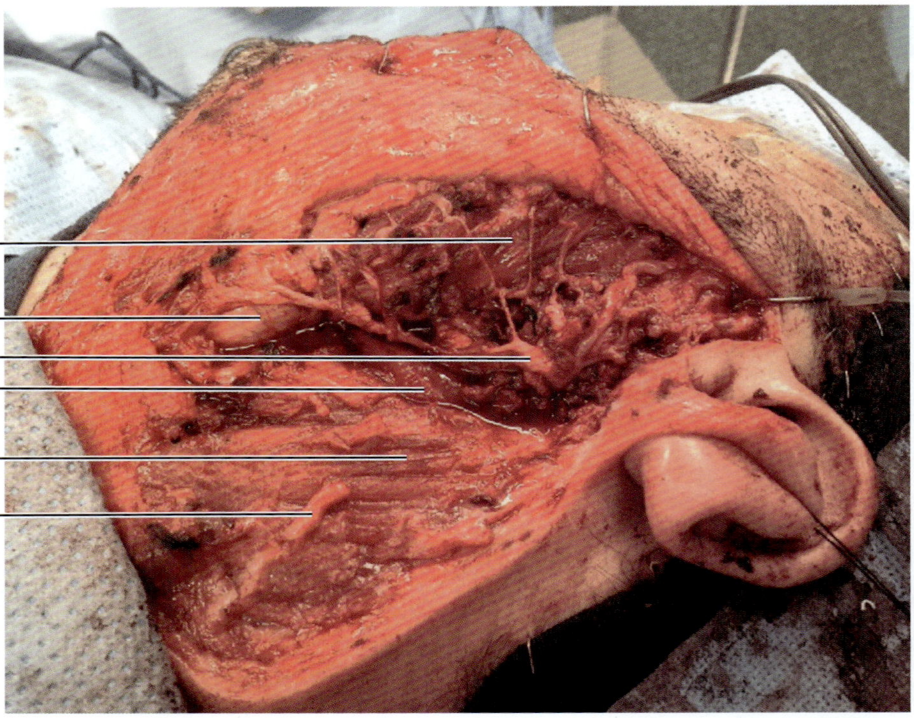

图 34.18 腮腺全切除术野伴面神经各支的识别、调动和保留

和后壁是颅底或眼眶。

鼻腔始于前鼻前庭，包括骨性和软骨性鼻中隔、鼻侧壁结构和嗅裂。鼻旁窦分为成对的上颌窦和筛窦以及中央蝶窦和额窦，中央蝶窦和额窦通常被隔膜完全分隔成左右两半。鼻侧壁的结构包括下鼻甲、中鼻甲和上鼻甲，以及以对应鼻甲命名的上鼻道、中鼻道和下鼻道。上颌窦、前筛窦和额窦经漏斗引流至中鼻道，鼻泪管引流至下鼻道。

四对鼻旁窦位于鼻腔的侧面和上方。额窦是位于额骨内的最前面和最上面的气腔，通过额窦凹入中鼻道排入鼻腔。筛窦为蜂窝状骨迷路，位于眼眶内侧，前颅窝下方。纸样板是筛窦的薄侧壁，构成眼眶的中侧壁。前、后筛窦由中鼻甲基底层分隔，前筛窦引流至中鼻道，后筛窦经蝶筛隐窝引流至后鼻腔。蝶窦位于蝶骨的中部，是鼻窦的最后部和中心。视神经、颈动脉和海绵窦的重要结构紧邻蝶窦侧壁，而蝶鞍和视交叉则紧邻中央和后上窦顶。此外，蝶窦的外侧边界邻近三叉神经的第二分支（V2）和翼管神经。上颌窦引流至中鼻道，后界于翼腭窝，侧界于上颌骨颧突，上界于眶底，下界于腭。

鼻腔和鼻窦的病理学

鼻腔和鼻窦最常见的疾病本质上是由于过敏或病毒、细菌感染引起的炎症。尽管这些炎性疾病可能导致严重症状甚至危及生命，但最常见的则是可使用抗炎药物和（或）抗生素治疗的间歇性、轻度或自限性疾病。大多数鼻窦感染可在没有治疗或使用短程抗生素的情况下消退；而有些感染需要数周的抗生素联合全身类固醇激素治疗；在极少数情况下，鼻窦感染可

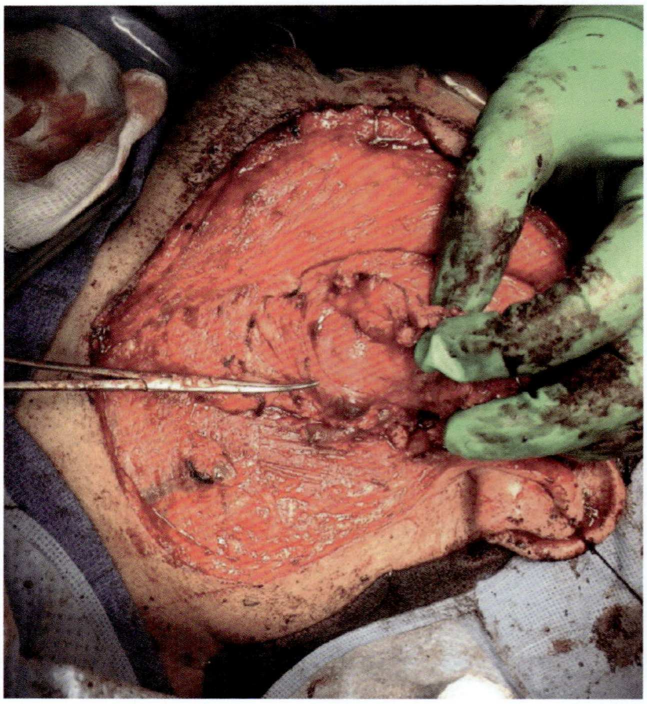

图 34.19 腮腺深叶肿瘤，向下移动面神经以暴露肿瘤并切除

扩散至眼眶或颅内，需要静脉注射抗生素和手术切开引流感染的鼻窦。

鼻腔和鼻旁窦肿瘤诊断时多处于晚期，因其引起的鼻塞、头痛和面部疼痛等症状多被归因于更常见的疾病，例如变态反应或鼻窦炎。肿瘤也可累及鼻窦周围结构，如眼眶、颞下窝和颅窝，引起眼球突出、眼眶疼痛、复视、溢泪和视力丧失的症状，而感觉神经受累则以眶下神经支配区的面部或上颚麻木为先兆。累及颞下窝的肿瘤常表现为翼肌受累所致的牙关紧闭和三叉神经第三分支（V3）分布区的麻木。最后，累及前颅窝的肿瘤可引起各种中枢神经系统症状，如癫痫、个性改变或脑膜炎。

鼻腔及鼻窦的良恶性肿瘤大部分来源于腔内上皮内衬。鼻窦腔乳头状瘤是鼻腔最常见的良性肿瘤，患者表现为单侧鼻塞和（或）鼻出血。这种良性肿瘤与局部破坏有关，有向恶性转化的潜能。所有单侧鼻窦腔肿块均应与鼻窦腔乳头状瘤作鉴别诊断（图34.20）。鼻窦腔乳头状瘤分为以下三组：

1. 间隔乳头状瘤。这种肿瘤好发于鼻中隔，为外生性，与恶性变性无关。

2. 内翻性乳头状瘤（最常见）。肿瘤通常沿鼻腔侧壁生长，呈内翻性生长模式，伴局部破坏。内翻性乳头状瘤的恶变率约为 10% ～ 15%。

3. 柱状细胞乳头状瘤（罕见）。一种嗜酸细胞变体，与内翻性乳头状瘤类似，最常见于鼻腔侧壁。与内翻性乳头状瘤具有相等或稍高的恶变率。

鼻腔及鼻窦乳头状瘤的首选治疗是切缘阴性的完全切除。对于内翻性乳头状瘤和柱状细胞乳头状瘤，切除肿瘤基底部的骨质对防止复发很重要，完全切除后复发率较低。开放和内镜入路切除肿瘤同样安全有效，条件允许时优选鼻内镜入路，它能避免鼻侧切开和相应的面部瘢痕。

其他良性的鼻腔及鼻窦病变包括血管瘤、良性纤维组织细胞瘤、纤维瘤病、平滑肌瘤、成釉细胞瘤、黏液瘤、纤维黏液瘤以及纤维骨病变和骨病变（如纤维发育不良、骨化性纤维瘤和骨瘤）。颅内肿瘤的生长、颅底骨质的薄弱，或两者结合会使颅内的肿瘤或正常组织进入鼻腔，如脑膨出、脑膜膨出、皮样瘤或垂体肿瘤。

CT 和 MRI 都是评估鼻腔和鼻窦、颅底肿瘤的重要影像学方法，这些影像学检查有助于临床医师缩小潜在的鉴别诊断范围，并能识别其与颅内组织结构的相邻关系、对关键结构（如眼眶、颅神经）的浸润程度及肿瘤的血供情况。T2 加权 MRI 图像对区分鼻腔、鼻窦腔肿瘤与阻塞分泌物更敏感（图 34.20），CT 图像则有助于识别骨破坏。清楚地识别肿瘤累及或邻近的结构有助于诊断、治疗和制定手术计划。确定肿瘤是否侵犯颅底尤为重要，因颅内受累会增加脑脊液（CSF）渗漏的风险，即使是诊断性活检也有此风险。

鼻腔及鼻窦恶性肿瘤极为罕见，在所有癌症中占比不到 1%，在头颈部肿瘤（HNCs）中不到 5%，男性发病稍高，峰值发生率因肿瘤组织学而异，患者年龄最常见于 40 ～ 60 岁。由于呼吸上皮在组织学上可分为鳞状上皮和腺上皮，鳞状细胞癌（SCC）和腺癌是两种最常见的鼻腔及鼻窦恶性肿瘤。鼻腔及鼻窦恶性肿瘤的最常见危险因素是暴露于木屑或金属 / 镍环境的木工和商业冶炼行业。其他鼻腔鼻窦恶性肿瘤包括嗅神经母细胞瘤、神经内分泌癌、鼻腔鼻窦未分化癌（SNUC）、恶性纤维组织细胞瘤、骨肉瘤、软骨肉瘤、黏膜黑色素瘤、淋巴瘤、纤维肉瘤、平滑肌肉瘤、血管肉瘤、恶性畸胎瘤、血管外皮细胞瘤和其他器官系统转移瘤（如肾细胞癌）。除鼻腔及鼻窦原发肿瘤，中枢神经系统肿瘤和原发性颅底肿瘤（如脊索瘤、侵袭性垂体腺瘤、软骨肉瘤和脑膜瘤）也可突破颅底骨质侵入鼻腔及鼻窦腔。

在第 8 版 AJCC 癌症分期手册中，鼻腔、筛窦和上颌窦被区分为独立的原发部位，额窦与蝶窦未被单独区分。分期系统仅适用于上皮癌，不包括神经内分泌和原发性颅底肿瘤。原发灶分期（T 分期）取决于肿瘤的范围，分期的关键是侵袭邻近的鼻腔鼻窦结构、眼眶、面部软组织、腭、筛板或脑。

淋巴结转移并不常见（5% ～ 15%），通常不建议对原发性鼻腔鼻窦癌进行选择性颈清扫术。但若鼻腔鼻窦癌进展至口腔，或怀疑口腔肿瘤浸润鼻腔或鼻窦，则应考虑行Ⅰ～Ⅳ区选择性颈清扫术。此外，如需血管重建或带血管蒂的游离皮瓣移植，则可进行颈部清扫解剖。术后辅助治疗常包括对上颈部淋巴结群的初次择期放射治疗，受累的淋巴结组可能包括咽后、咽旁、颏下和上颈内静脉二腹肌淋巴结。

鼻腔及鼻窦恶性肿瘤的评估与治疗

鼻腔及鼻窦肿瘤紧邻眼眶、颅底、颈动脉、海绵窦、多支颅神经，上腭、脑或其他关键结构，亦可进展侵犯上述组织。由于切除、重建和放疗的复杂性，

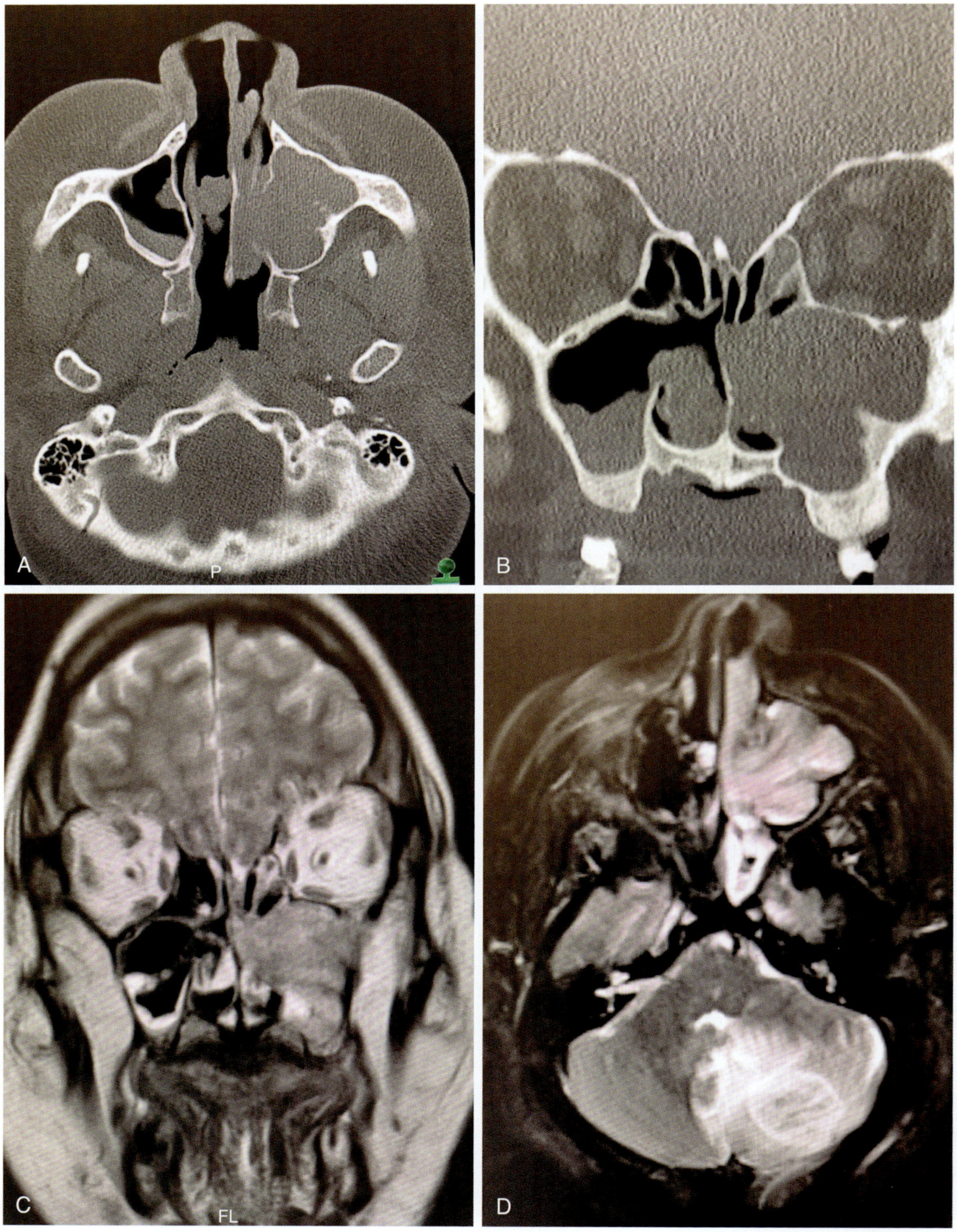

图 34.20 （A）内翻性乳头状瘤的轴位 CT，显示上颌侧壁肿瘤基底伴骨质增生；（B）内翻性乳头状瘤冠状位 CT，显示上颌侧壁肿瘤基底伴骨质增生；（C）冠状位 MRI T1，显示肿瘤软组织边界充满上颌窦，毗邻眶壁，但无眶软组织侵犯；（D）轴位 MRI T2，显示软组织肿瘤充满上颌窦，但蝶窦处 T2 高信号，提示为黏膜而非肿瘤

需要在治疗、重建及康复方面拥有丰富经验的多学科团队来制订诊疗计划。

术前准备包括主要原发灶影像学检查（CT 和 MRI 扫描），以及局部、区域和全身分期（CT 或 PET-CT）。需对原发部位进行活检以确定病理诊断。一旦确诊并完成分期，需建立多学科诊疗计划。

大多数鼻腔及鼻窦恶性肿瘤的治疗依赖于切缘阴性的手术切除，对于分期较高或病理等级较高的疾病，应考虑术后放射治疗。对于大多数鼻腔及鼻窦癌，化疗作为术后放疗增敏剂的效用尚不清楚；而对于具有高危病理特征（例如切缘阳性、淋巴结转移、转移淋巴结膜外侵犯）或病理等级较高（例如，SNUC 或小细胞癌）的肿瘤，可考虑同步放化疗。目前有正在进行的临床试验，以评估术前新辅助化疗在缩小肿瘤以保护关键结构方面的效用。

术前计划对鼻腔鼻窦手术尤为重要，以识别肿瘤周围结构、计划重建、集合手术团队，并告知患者可能改变外观或功能的手术风险。术前检查还可明确高血供肿瘤，可行术前栓塞以减少术中失血并有助于肿瘤的完全切除。识别侵犯硬脑膜的肿瘤可提醒治疗团队注意围术期腰椎引流和硬脑膜修复的潜在需求。为降低颅面手术术后气颅风险而进行气管切开术仍存在争议；但是，根据计划性重建，如果有口腔肿胀、较大颅底缺损的风险，或者对于合并肥胖或具有阻塞性睡眠呼吸暂停的患者，也可以考虑。

内镜技术不断发展，并能够控制许多原发性筛窦及前颅底恶性肿瘤的切除范围。累及中侧壁的原发性上颌窦恶性肿瘤也可采用内镜手术；若累及上颚或上颌骨侧部，则首选传统入路的上颌骨根治性切除术。内镜技术不止局限于鼻腔内的解剖，现已发展到可涉及眶板、眶周和眶内肿瘤的解剖。此外，切除骨性颅底、硬脑膜和硬膜内嗅束也可采取由鼻内镜下经鼻入路（图 34.21）。累及皮肤、上腭或眶内且具有远外侧浸润或颅内浸润的鼻腔及鼻窦恶性肿瘤不适合内镜切除。内镜重建技术的进步及带蒂鼻中隔皮瓣的使用，使更激进的内镜下切除成为可能[46]。该皮瓣以蝶腭动脉的可靠分支——鼻后动脉为基础，使用该皮瓣在内镜下切除颅咽管瘤、脑膜瘤和其他原发性神经肿瘤等颅内病变后，CSF 渗漏率显著降低至 5% 以下。然而鼻腔鼻窦癌常伴鼻中隔受累，不应为保护鼻中隔皮瓣的血液供应而减少切除范围。在不能使用带蒂鼻中隔皮瓣的情况下，可使用隧道式颅周皮瓣进行鼻内颅底重建，在穿入鼻内之前，通过冠状切口或内镜技术获取该皮瓣。对于更大的外侧缺损，也可使用隧道式颞顶筋膜皮瓣。内镜下切除和重建技术已经取得了显著进展，为鼻腔鼻窦癌患者提供了一种更安全的治疗选择，且其疗效与开放手术相当。

目前仍在继续研究鼻腔鼻窦恶性肿瘤的原发灶放射治疗和同步化疗，这些非手术治疗用于不能切除的肿瘤和切除后会导致不可接受的并发症的肿瘤。此外，新辅助化疗或放化疗对某些侵袭性疾病（如 SNUC、横纹肌肉瘤和中线恶性网状细胞增多症）有不可或缺的作用。最近的数据表明，化疗筛选可用于识别鼻腔鼻窦未分化癌患者是否需要手术或非手术治疗。

鉴于鼻腔鼻窦恶性肿瘤的发病率较低，针对这种少见疾病治疗的临床试验一直难以完成；然而，对这些肿瘤的分子机制研究提供了对肿瘤发生的深入了解，从而改变了肿瘤的分类，并具有治疗意义。

对鼻腔鼻窦癌的回顾性分析已经揭示，多达五分之一的人与高危人乳头瘤病毒 HPV 相关。大多数 HPV 相关肿瘤为 SCC，但在具有腺样囊性特征的肿瘤中也可检测到 HPV。HPV 检测与鼻腔鼻窦癌患者的总体生存率和无病生存率的提高有关，这可能与对 DNA 损伤物质敏感性增加有关。对 SNUCs 或非角质

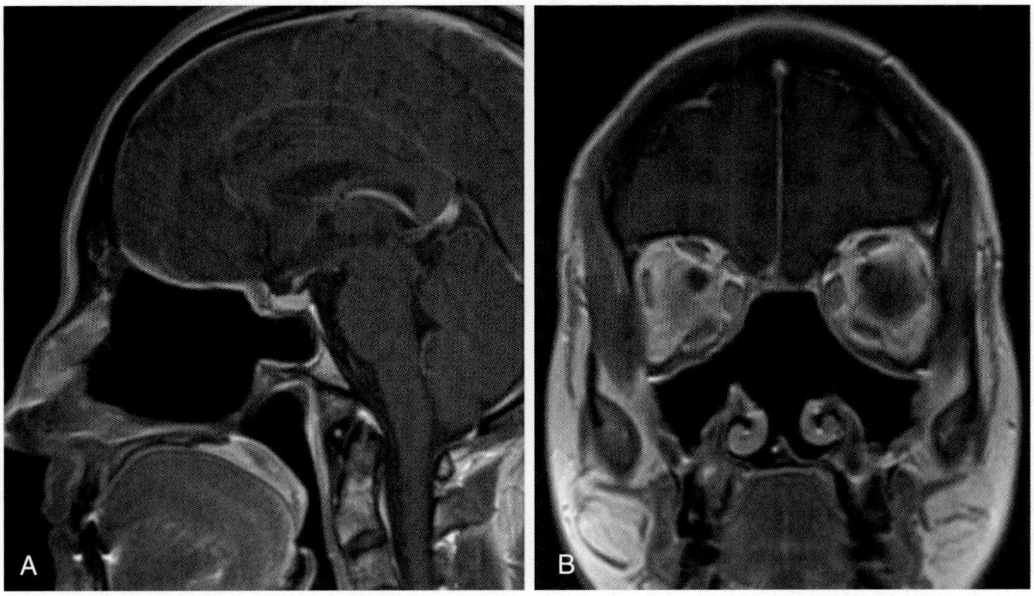

图 34.21 内镜术后 5 年 MRI T1，显示无疾病复发迹象，鼻中隔皮瓣颅底重建完好

化 SCC 的分析发现，它们存在 SMARCB1（SWI/SNF 相关-基质相关-染色质肌动蛋白依赖性调节因子-亚家族 B- 成员 1）表达缺失。这些肿瘤预后不良，目前尚无针对 SMARCB1 丢失的治疗。预后不良也是未分化或低分化鳞状细胞鼻腔鼻窦癌的特征，这些肿瘤含有 NUT（睾丸中的核蛋白基因）和 BRD4 或 BRD3（含 4 或 3 个溴结构域）的融合基因。尽管目前尚无针对含 NUT 融合基因恶性肿瘤的靶向治疗，但对于标准治疗失败的患者而言，溴结构域抑制剂是一种合乎逻辑的选择。最后，已在一定比例（＜ 50%）的 SNUCs 患者中鉴定出 IDH2（异柠檬酸脱氢酶 2）热点突变，现已有针对突变 IDH 的抑制因子药物可用，因此对这部分 SNUCs 患者进行该突变鉴定具有治疗意义。

鼻咽

解剖

鼻咽位于鼻腔的后部和咽的上部，在解剖学上与鼻腔和鼻窦不同，并且与鼻腔鼻窦复合体不同，它含有淋巴组织和淋巴上皮细胞。在最上方，鼻咽起自有黏膜覆盖的鼻后孔和蝶骨嵴，向下延伸至软腭，软腭主要由腺样体垫组成，腺样体垫后方由斜坡和上脊柱组成，咽侧壁包括 Rosenmuller 窝（后外侧咽隐窝），以及咽鼓管孔。

鼻咽病理学

鼻咽部炎性疾病主要集中于腺样体的淋巴组织和淋巴上皮细胞。引起扁桃体炎的细菌和病毒感染也会感染腺样体，从而导致鼻塞。持续增大的腺样体可导致儿童的阻塞性睡眠呼吸暂停，由于腺样体靠近咽鼓管开口，感染的腺样体会导致咽鼓管功能障碍，从而引起分泌性中耳炎、急性或慢性中耳炎。复发性急慢性中耳炎的治疗除置入压力平衡管外，还可切除腺样体组织。

鼻咽肿瘤起源于其上皮、腺样体（淋巴和上皮组织）和更深层组织，包括筋膜、软骨、骨和肌肉。鼻咽部肿瘤都很罕见，乳头状瘤、畸胎瘤和纤维瘤是该区域最常见的良性肿瘤。血管纤维瘤是一种常见于年轻男性患者的良性血管肿瘤，是儿童鼻咽部最常见的良性肿瘤（图 34.22）。虽然这些肿瘤常累及鼻咽部，但幼年型鼻咽血管纤维瘤（JNAs）起源于蝶腭动脉周围细胞，并延伸至翼上颌间隙，将上颌窦后壁向前推挤。JNA 的分子分析显示，β- 连环蛋白中存在频繁的激活突变及腺瘤性息肉大肠杆菌（APC）基因突变，这可能解释了为什么这些肿瘤在受家族性腺瘤性息肉影响的青少年中发生率高达 25 倍。Thornwaldt 囊肿是下鼻咽部的中线肿块，起源于尾侧脊索的残余部分，内含胶状物质，可发生慢性炎症。中枢神经系统和上脊柱的肿瘤也很少累及鼻咽部。

鼻咽肿瘤可引起鼻塞、浆液性分泌性中耳炎（通常为单侧）以及相关传导性听力丧失、鼻出血和流涕。颈部淋巴结病、疼痛、牙关紧闭和颅神经受累等表现提示为恶性。在表面麻醉下使用柔性或刚性鼻咽镜对鼻咽部进行临床检查，有助于诊断。如果肿块能很容易地被观察到为外生性，没有血管或血管搏动，那么可以考虑以鼻出血为主要风险进行临床活检，否则需在手术室进行活检。CT 扫描若发现颅神经孔变宽，尤其是在斜坡和脊柱周围，提示神经受累和骨质破坏，增强对比可显示肿瘤的血管分布。MRI 有助于评估软组织受累、颅内进展、神经周围扩散、海绵窦和颈动脉受累情况。

手术是鼻咽良性肿瘤的主要治疗方法，内镜技术已经发展到在不需要上腭或面部切口的情况下可以完成对大多数良性鼻咽病变的阴性切缘切除。JNA 的治疗是从开放入路转向内镜入路的典型例子（图 34.22），动脉栓塞治疗后 1 ～ 2 天即可进行 JNAs 切除（最常见于上颌内动脉）。

除良性肿瘤外，鼻咽部的恶性肿瘤包括：鼻咽癌、低级别鼻咽乳头状腺癌、淋巴瘤、浆细胞瘤、横纹肌肉瘤、恶性施旺细胞瘤、脂肪肉瘤、软骨肉瘤和脊索瘤。鼻咽恶性肿瘤的分期系统仅适用于上皮性肿瘤，并取决于局限在鼻咽内或扩散到周围结构的范围。虽然鼻咽癌在北美诊断的癌症中所占比例远低于 1%，但在中国和撒哈拉以南非洲地区占所有恶性肿瘤的 15% ～ 20%。在这些国家中，鼻咽癌与 EBV 有很强的相关性，但在美国，EBV 与鼻咽癌的相关性较低。WHO 组织病理学分级系统将鼻咽癌分为以下 3 种类型：

Ⅰ. 角质化 SCC；

Ⅱ. 非角质化 SCC；

Ⅲ. 未分化癌（最常见的亚型）。

在美国，WHO Ⅰ型约占 20%，与烟草和酒精暴露有关，而与 EBV 无关。Ⅱ型和Ⅲ型覆盖其余 80% 的病例，并且是东南亚的主要流行病学形式。除 EBV 外，在高达 20% 的鼻咽癌中还发现了另一种病毒——HPV。HPV 阳性的鼻咽肿瘤有总生存率提高的趋势，但由于无法控制这些肿瘤中 EBV 的状态，相关的分析一直比较困难。

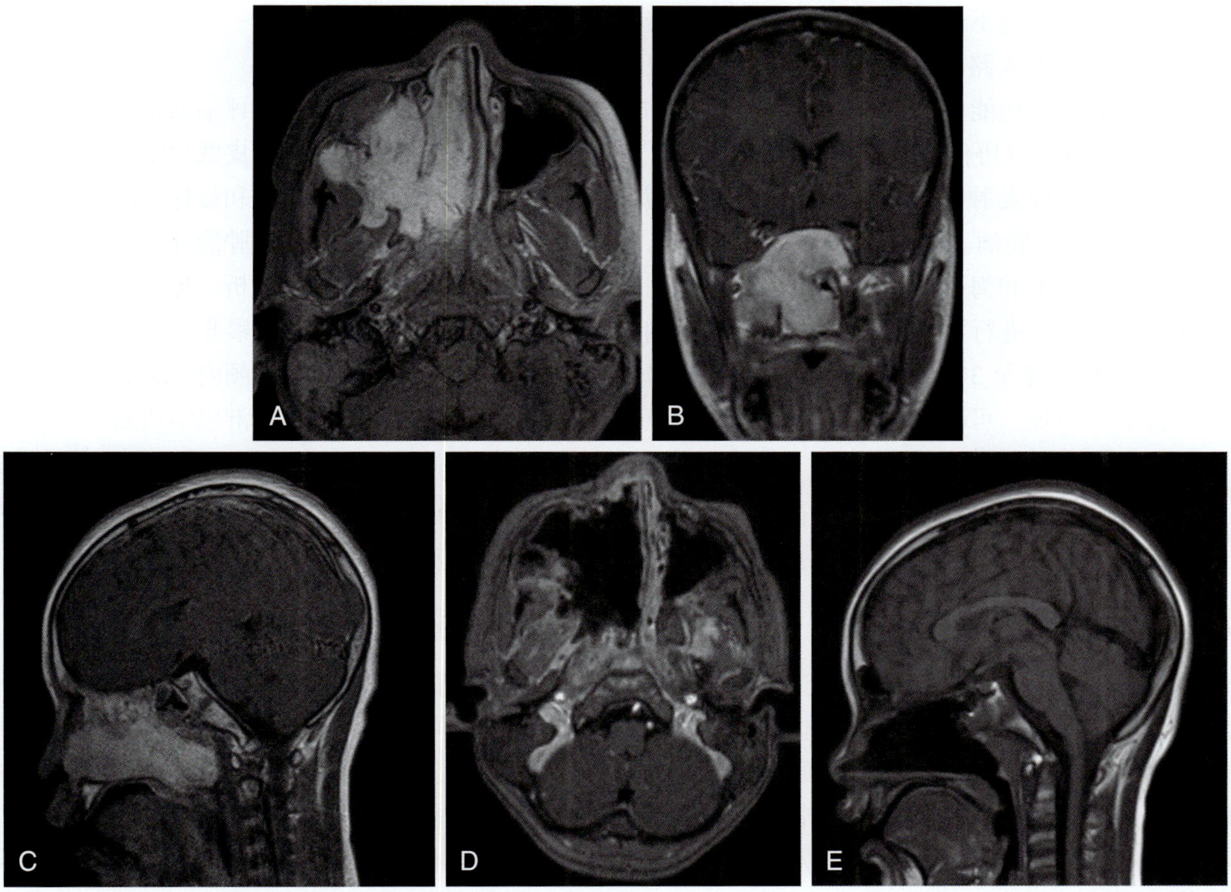

图 34.22 （**A**）MRI T1 轴位显示青少年鼻咽血管纤维瘤（JNAs）颞下窝受累；（**B**）MRI T1 冠状位显示 JNA 颞下窝受累；（**C**）MRI 矢状位显示 JNA 斜坡和鼻咽受累；（**D**）MRI T1 轴位显示 JNA 颞下窝切除术后；（**E**）斜坡和鼻咽切除术后 MRI T1 矢状位 JNA

原发性鼻咽癌最常见的症状是颈部淋巴结转移，尤其是Ⅴ区和颈后三角区转移。对原发灶和双侧颈部（包括咽后淋巴结群）进行高剂量放疗及同步化疗是主要治疗方法。调强放疗已成为鼻咽癌治疗的标准，与常规 3D 或 2D 放疗相比，调强放疗可降低口腔干燥症的发生率，并且患者拥有更好的生活质量。一项Ⅱ期 RTOG 研究（RTOG-0225）显示了在多机构环境下进行调强放疗的可行性，且Ⅲ级和Ⅳ级口干症发生率较低。

外科手术最常用于持续性颈部疾病和某些局部复发病例。小肿瘤和（或）中线复发性肿瘤的手术可通过内镜进行；然而，内镜技术可能受到无法控制供血血管、无法达到足够的切缘以及难以进入颞下窝的限制（见下文）。此外，放射和（或）再放射后的血管化重建手术仅限于鼻内。经面部上颌骨旋转式手术是较大或侧面肿瘤的首选术式，它为未放疗的肿瘤提供了更广泛的切除入路及自由的组织重建。

儿童患者的鼻咽肿块应积极诊疗，因为鼻咽是横纹肌肉瘤的第二好发部位。横纹肌肉瘤是儿童患者最常见的软组织肉瘤，也是头颈部最常见的肉瘤。放疗联合多药物化疗是治疗的基石，手术仅用于难治性或复发性病变。

尽管鼻咽手术主要针对良性病变，但针对鼻咽和颅底周围区域的恶性肿瘤也有多种开放入路切除方法。经口经腭或经面部伴鼻侧切开术是一种可通过旋转或移动上颌骨、上腭或眼眶来行开放手术的方法。作为经口入路的辅助手段，经下颌骨或 LeFort Ⅰ截骨术伴面中部脱套和腭垂可扩大入路并增强可见性。最后，包括经下颌骨和经腮腺以及通过颞骨和颈静脉窝的远外侧入路可用于累及斜坡、岩斜区同软骨症和岩尖的肿瘤。

鼻咽内镜颅底肿瘤手术在过去的十年中有了很大的发展，它的适应证逐渐扩大。内镜入路具有照明和放大可视化的优势，对良性鼻咽部肿瘤行治愈性切除，且对恶性病变的手术效果通常与开放入路相当。

使用内镜入路治疗良性和恶性鼻咽肿瘤的关键，是遵守切缘阴性的肿瘤学原则。

鞍旁和垂体颅底手术

在 20 世纪晚期和 21 世纪早期，切除垂体和垂体肿瘤的方法从显微镜下经中隔或经蝶窦入路发展到内镜下鼻内经蝶窦入路。内镜入路更快、创伤更小、死亡率更低。高功能颅底项目依赖耳鼻喉科和神经外科之间的多学科协作来管理鞍区和鞍旁疾病。累及鞍区和鞍旁的原发肿瘤为垂体腺瘤、Rathke裂囊肿、颅咽管瘤和脑膜瘤。内镜技术除了创伤小外，还能更好地显示鞍上和海绵窦区域。使用血管化组织（如鼻中隔皮瓣）进行重建，可将鞍区或鞍旁内镜术后CSF渗漏率降至3%以下。通过适当的耳鼻喉科随访和术后护理，可将鼻腔鼻窦功能维持在正常水平。

耳和颞骨

解剖

外耳由耳郭的皮肤和软骨以及通往鼓膜的软骨性和骨性外耳道组成。中耳是一个从鼓膜内侧开始，到达迷路结构和咽鼓管口的空间，包含听骨链和面神经。内耳位于颞骨岩部，由耳蜗、半规管和平衡器官组成。内耳跨越至内听道，第Ⅶ和第Ⅷ对颅神经通过内听道到达中脑。

耳和颞骨病理学

炎性和感染性耳疾病非常常见，尤其是在儿童中，因为咽鼓管功能障碍和复发性病毒感染的频率较高。病毒和细菌感染会导致中耳炎，且通常是自限性的或可通过抗生素治疗；然而更具耐药性的社区获得性细菌感染变得越来越普遍。通过置入鼓室造孔管治疗耐药性、复发性或慢性感染，对于难治性感染可同时行腺样体切除术。美国耳鼻咽喉-头颈外科学会发布了儿童鼓室造孔管放置指南（https：//www.entnet.org/sites/default/files/July2013_TubesFactSheet.pdf）

耳部肿瘤可累及外耳、耳道、中耳或内耳结构。随着肿瘤进展，浸润更深部结构，更高的分期意味着更差的生存率。原发性耳郭和外耳肿瘤最常见于皮肤癌，日光照射是主要风险因素。鳞状细胞癌（SCC）的总体预后比基底细胞癌（BCC）差，外耳道也可能发生罕见的耵聍腺癌和小唾液腺癌。

颞骨内的良性肿瘤包括腺瘤、骨肿瘤、施旺细胞瘤、副神经节瘤、听神经瘤和脑膜瘤。鳞状细胞癌是最常见的原发性颞骨癌，其他组织学表现为中耳腺癌或内淋巴囊起源，以及骨肉瘤。颞骨也可能受到邻近腮腺癌和远处转移疾病的侵袭。

耳颞部骨肿瘤的评估

原发性耳和颞骨肿瘤的评估通常包括病理分析和影像学解剖分期。评估外耳皮肤癌时，应评估外耳道是否受累。由于手术、化疗和放疗等治疗可能对听力产生不利影响，因此外耳道肿瘤评估通常包括受累和未受累耳的听力功能测听分析。包括耳和颞骨在内的薄层CT扫描对于确定骨受累非常有效，而钆磁共振成像可检测神经周围扩散和颅内受累。虽然只有10%的原发性耳和颞骨肿瘤出现淋巴结或远处转移，但腮腺、颈部和胸部CT扫描或PET-CT扫描需常规进行。根据耳或颞骨内癌症的位置和浸润程度，可将初次梯次淋巴结引流至腮腺淋巴结和（或）上颈部。

耳和颞部骨肿瘤的治疗

耳和颞骨肿瘤的初次手术需达到软组织和骨组织切缘阴性，同时保留面神经和听力结构。外耳肿瘤累及耳道通常会使耳郭切除术改为耳郭切除术伴一期颞骨外侧切除术，对于受累范围小或边界清晰者，可通过袖状切除术行安全切除。对于累及耳屏或外耳道前部的广泛性鳞状细胞癌，应考虑腮腺切除术和颈清扫术或术后放疗，以控制向腮腺或腮腺淋巴结的扩散，并评估辅助治疗的必要性。

放疗并不作为原发性耳和颞骨恶性肿瘤的主要治疗手段，但它对没有骨质受累的耳郭皮肤恶性肿瘤是有效的。对于Ⅲ期和Ⅳ期疾病，以及神经周围扩散或转移扩散至多个淋巴结的病理预后不良者，应考虑术后辅助放疗。对于切缘阳性或转移淋巴结膜外侵犯（ECS）的患者，可考虑放化疗。

耳和颞骨缺损的重建包括局部一期闭合、带蒂颞顶筋膜或颞肌皮瓣、广泛微血管游离皮瓣重建等。如果必须牺牲面神经，则应尽量进行一期重建和面部再造，且应首先保护患者的同侧眼免受角膜擦伤。重建规划必须包括暴露的骨和神经血管结构的覆盖范围、潜在的CSF渗漏闭合和美容。

头颈部重建

尽管在过去几年中已取得很大进展，但头颈部（上呼吸道、消化道和软组织）的重建手术依旧面临独特的技术挑战，科技、手术技巧和培训的进步使外科医师在头颈部肿瘤局部控制消融手术和放射治疗失败后的挽救手术中有更多的回旋余地。

对头颈部肿瘤手术造成的缺损进行重建手术的目标，按优先顺序为：（1）将上呼吸道、消化道污染与其他关键部位（如硬膜内、纵隔和颈深部内容物）隔离；（2）功能最大化，包括呼吸、言语、吞咽、视觉和听觉；（3）形状或美容最优化。

重建目标 1：将上呼吸消化道与无菌体腔分离

如果没有深思熟虑以及先进的重建手术技术，肿瘤切除后的上呼吸消化道感染可能会导致危及生命的并发症，如脑膜炎、脑炎、纵隔炎、持续性颈深部感染、出血、咽皮肤瘘和颈动脉破裂等。因此，上呼吸消化道重建应优先考虑黏膜伤口的水密闭性，以及在某些情况下，尤其是对渗漏高危区域应进行二层覆盖。

重建目标 2：优化功能

在这三个主要的重建目标中，能使功能最大化的手术规划也许最具有挑战。头颈部肿瘤切除后最常见的功能问题多是言语和吞咽。切除口腔、口咽、下咽、喉或颈段食管的组织常常会改变吞咽功能，口腔癌或咽癌手术会影响舌运动、张口和口腔正常功能。感觉或运动、局部或颅底神经支配的缺失也会严重影响吞咽功能。更复杂的是，吞咽和语言康复与气道（包括气道通畅和吸入）密切相关。其他如眼眶位置、外耳道通畅、眼泪流入鼻内以及咽鼓管通畅等，也是必须考虑的功能问题。

重建目标 3：外形 / 美容的优化

头颈部重建的第三个重要目标是恢复形状和外观。部分头颈部肿瘤切除后导致毁容，可对患者的生活质量产生重大影响。了解所有可用的重建方案，包括游离组织移植，使重建医师能够选择一个能够满足所有三个目标的供区。

重建目标的优先顺序有助于优化重建计划。当然，预期缺陷的大小、形状和位置在决策中也很重要；然而，患者的合并症、外科医师的经验以及术后治疗的需要也是重建决策的决定性因素。例如，因切除侵袭性恶性肿瘤导致的骨外露的头皮缺损重建，可通过相邻组织的扩张，用相邻的头皮进行最佳重建；然而，重建医师必须意识到这可能对延迟辅助治疗如放疗以及潜在的肿瘤复发产生的影响。因此，再造外科医师应该成为参与头颈部肿瘤患者治疗计划的多学科团队的组成部分。

头颈部手术中的重建选择

对于身体许多部位的重建，最简单的方法通常就是最好的方法，但头颈部的复杂生理功能使得最简单的重建方法难以保证功能，外科医师需要寻求其他的最佳重建方式，使用更先进的手术方式及技巧在达到根治性切除的同时保留其重要功能。

二期愈合

对于部分头颈部肿瘤，二期愈合也是一种极好的选择。黏膜缺损下伴有充足血管化肌肉、脂肪或骨组织的缺损不会收缩至阻碍功能的程度，因此，可延迟关闭二期愈合。许多经口手术（包括经口激光显微手术和 TORS）的一个主要优点是，喉和咽的显著缺损可二期愈合，且功能结果良好。如需计划性口咽部肿瘤切除术后二期愈合，则应覆盖包括颈内动脉、颈外动脉及其主要分支在内的重要血管结构。此外，如果同时进行颈淋巴清扫，咽和颈部之间应不相通。二期愈合常用于咽侧壁、硬腭、舌根、舌表面、外鼻、头皮和喉的小到中型的缺损。

一期闭合

一期闭合是皮肤缺损和一些口腔和咽部缺损的一种重建方式。对于一期闭合的面部重建，应尝试将切口保持在松弛的皮肤张力线内，平行于这些线的切口符合面部美容要求，并且可以用较小的张力闭合，以减少瘢痕。Z 形成形术可用于将不利的闭合线重新定向为松弛的皮肤张力线。对于口腔和口咽的重建，必须注意与活动相关的开裂风险。避免舌运动减少是口腔重建的主要关注点，因为这会导致吞咽或言语困难。除皮肤外，一期闭合可用于不伴口底受累的舌楔形切除术，且舌侧缺损较小，还可适用于牙槽切除术，特别是在下颌骨高度因边缘下颌骨切除术而降低时。

非血管化移植物

非血管化移植物（包括部分厚度和全层厚度皮肤移植物、软骨移植物和骨移植物）可用于底层或周围有健康血管组织的特定情况。受体区域的既往放疗限制了某些非血管化移植物的使用，尤其是骨性和软骨性移植物。

皮肤移植物完全依赖于来自皮下组织床的营养，并且可以在肌肉、软骨膜和骨膜表面生长，但不能很好地覆盖骨骼、软骨或接受过放疗、已感染、血供不足的组织。皮肤移植物通常用于口腔、耳或上颌骨切除术的浅表缺损。

部分厚度皮肤移植物包含表皮和部分真皮，使用取皮刀采集厚度约为 0.012 ～ 0.018 英寸的皮片。较薄的移植物需要较少的营养即可保持活力，但愈合时收缩明显。非黏附性抗生素浸渍垫通常用于在分层厚度的皮肤移植物和受体皮肤床之间维持 5 天的稳定性，以保证愈合过程中的营养物质传输和毛细血管向内生长。皮片通常采集自大腿和臀部的前外侧。

全层厚度皮片移植的特点是颜色匹配，纹理、轮廓更好，挛缩更少，但由于扩散所需厚度增加，成功率低于分层厚度皮片移植。常用的供区包括耳后、上眼睑、颈部和锁骨上窝皮肤。

鼻翼软骨和皮肤重建偶尔需要复合移植物，可从耳郭中取出但不会显著影响外观。类似地，来自髋或肋骨的非血管化骨移植物可用于高选择的喉重建或隆鼻隆下颌手术，但通常不用于既往或预期接受放疗的区域。通过去除免疫原性细胞同时保持胶原基质完整制备的无细胞尸体真皮可用作皮肤移植替代物，能够避免移植部位的局部并发症。

邻近组织移植和局部皮瓣

局部皮瓣由于靠近缺损处，组织匹配良好。常用的设计包括前移、旋转、转位、菱形和双叶皮瓣（图 34.23）。与初次闭合相似，局部皮瓣应顺应松弛状态下的皮肤张力线相。虽然大多数局部皮瓣依赖于毛细血管真皮下丛，但也有基于轴位的内插局部皮瓣，如前额旁皮瓣、鼻唇沟皮瓣、面部动脉黏膜皮瓣和鼻中隔皮瓣，可用于治疗面部、鼻部、口腔和颅底的各种缺损。

区域皮瓣

区域皮瓣以轴向血流为基础，位于离供区相当远的位置。皮瓣的收获需要维持轴向血供，而达到缺损处经常需要建立皮下隧道。供血血管的解剖程度取决于所需的活动度和范围，应小心避免血液供应扭结或压迫。

尽管过去 40 年在头颈部重建方面取得了许多进展，但由于胸大肌肌皮瓣易于收获，可触及远达头颈部的许多部位，且肌肉和皮肤成分健康，因此于 1979 年首次用于头颈部重建的胸大肌肌皮瓣仍然是一种重要的重建选择。胸大肌皮瓣可作为肌皮瓣或纯肌皮瓣收获，其基础是胸肩峰动脉的胸口支从深面进入肌肉，穿破肌肉为皮肤供血。皮瓣收获后，从供区、锁骨上方至缺损处建立皮下隧道。分离胸神经分支可确保肌肉萎缩，从而随着时间的推移减少锁骨上的隆起。

头颈部重建中常用的区域皮瓣如表 34.4 所示，其中一些也在图 34.24 中。目前，还有在头颈部重建中较少使用的区域皮瓣，如三角肌皮瓣、锁骨内动脉岛状皮瓣、斜方肌皮瓣和颈阔肌皮瓣等。

游离组织移植

游离组织移植需要从病变部位移除复合组织及其血液供应，并通过重建区域或附近的一条或多条动脉和静脉的微血管吻合进行血管重建。当代头颈部微血管游离皮瓣在大容量医疗中心的成功率超过 95%，反映了技术、监测、培训和经验的不断进步。游离组织移植基本上能应对任何头颈部缺损的重建，供体部位的选择取决于重建所需组织的特性（例如大小、骨、体积、上皮内衬）以及患者和外科医师的考虑。

当头颈部重建中使用的游离皮瓣需要软组织和上皮内衬时，常取自前臂桡侧、上臂外侧和大腿前外侧。

当需要软组织、上皮内衬和骨时，经常使用腓骨或肩胛骨游离皮瓣。直肌和阔肌可用于仅需要肌肉或肌肉与皮肤的大缺损。由于头颈部重建的复杂性，并且由于先前的治疗或患者的考虑，或许不能首选游离

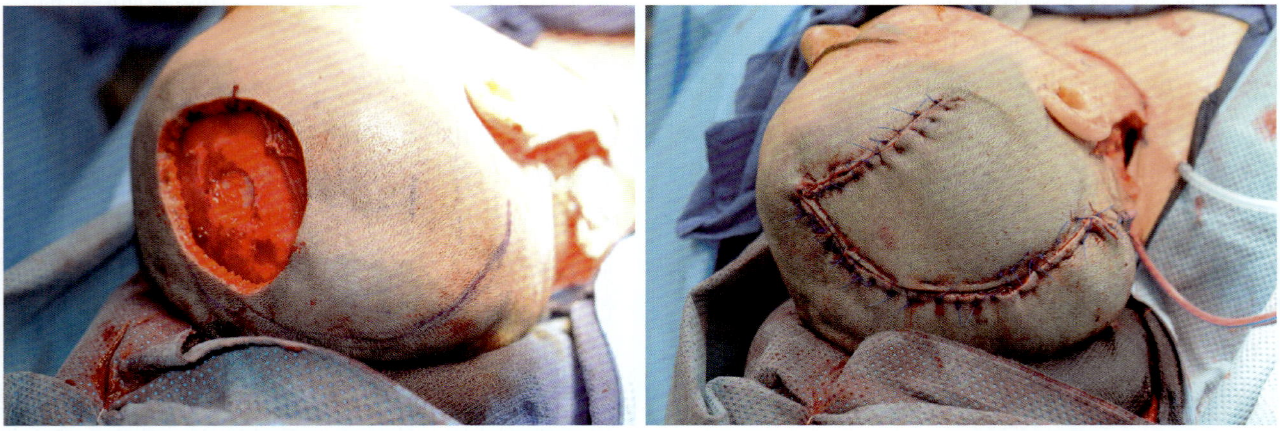

图 34.23 未接受过放疗的年轻患者使用邻近组织移植术治疗大头皮缺损

皮瓣重建缺损，重建外科医师应掌握表 34.5 所示的许多潜在供区。图 34.25 和图 34.26 描绘了一些常用的皮瓣。病例中还描述了其他皮瓣，如腓肠肌内侧动脉穿支游离皮瓣、股外侧骨肌皮瓣和许多穿支型皮瓣。

除了缺损的特征和成分将指导皮瓣的选择，患者和供区的考虑因素包括以前的手术史，术前检查（如对于前臂桡侧游离皮瓣的艾伦试验，以及对于腓骨游离皮瓣的动脉造影），血管蒂长度与直径，供区合并症，患者偏好以及对骨整合植入骨的期望。年龄本身不是游离皮瓣重建的禁忌证，但既往游离皮瓣失败、凝血障碍或血管疾病史应引起注意。

或许用于头颈部游离皮瓣重建的最通用供区是肩胛下血管的皮瓣系统。肩胛下动脉来自腋动脉，有许多分支，因此可考虑多个软组织和硬组织成分，这些成分具有良好的独立活动能力，只需单个动脉和单个静脉吻合（图 34.27）。重建医师可从带蒂肩胛下动、静脉中获得大量以分支为基础的皮瓣：胸背动脉和旋肩胛动脉（表 34.6）。这种皮瓣系统还具有另一个优点：很少受到动脉粥样硬化和供区合并症的影响，而且供体部位发病率极低，特别是在跛足、年老体弱的人群中，从腓骨收获皮瓣可能会严重影响早期行走，这对于术后健康的恢复是非常重要的考虑因素。

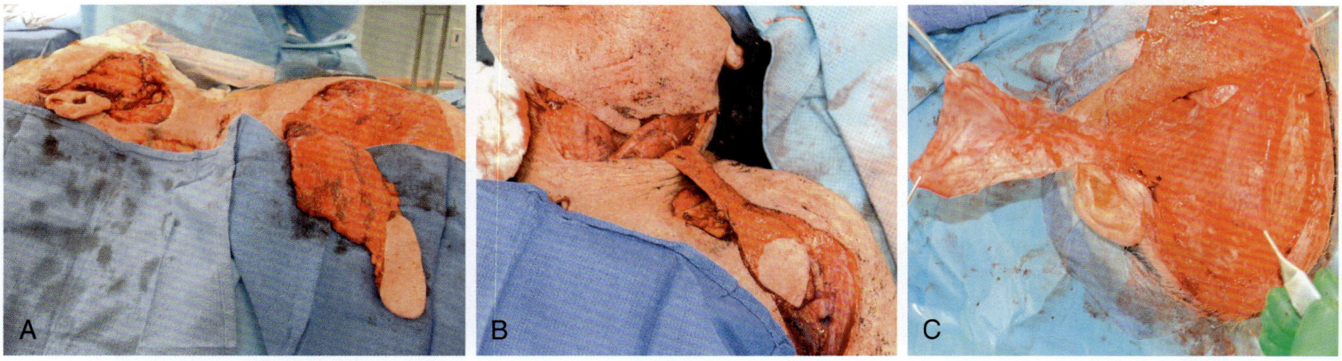

图 34.24 头颈部重建中使用的局部皮瓣示例。（**A**）胸大肌肌皮瓣；（**B**）锁骨上动脉岛状皮瓣；（**C**）颞顶筋膜瓣和颞肌瓣

表 34.4 头颈部重建中常用的区域皮瓣

皮瓣名称	血液供应	成分
胸大肌	胸肩峰动脉胸支	肌肉
		肌皮
锁骨上动脉岛	颈横动脉锁骨上支	筋膜皮肤
颏下动脉岛	面动脉颏下支	筋膜皮肤
颞肌	颞深动脉	肌肉
颞顶筋膜	颞浅动脉	筋膜
		筋膜皮肤
背阔肌	胸背动脉	肌肉
		肌皮
三角肌皮瓣	乳内动脉肋间穿支	筋膜皮肤

表 34.5 头颈部重建中常用的游离皮瓣

筋膜和（或）筋膜皮肤	肌肉和（或）肌皮	含骨游离皮瓣	内脏
前臂桡侧	腹直肌	腓骨	空肠
大腿前外侧	背阔肌	肩胛骨（侧缘或尖部）	网膜
上臂外侧	股薄肌	前臂桡侧	胃网膜
前臂尺侧	大腿前外侧伴股外侧肌	髂嵴 / 外斜	
颞顶筋膜			
大腿外侧			

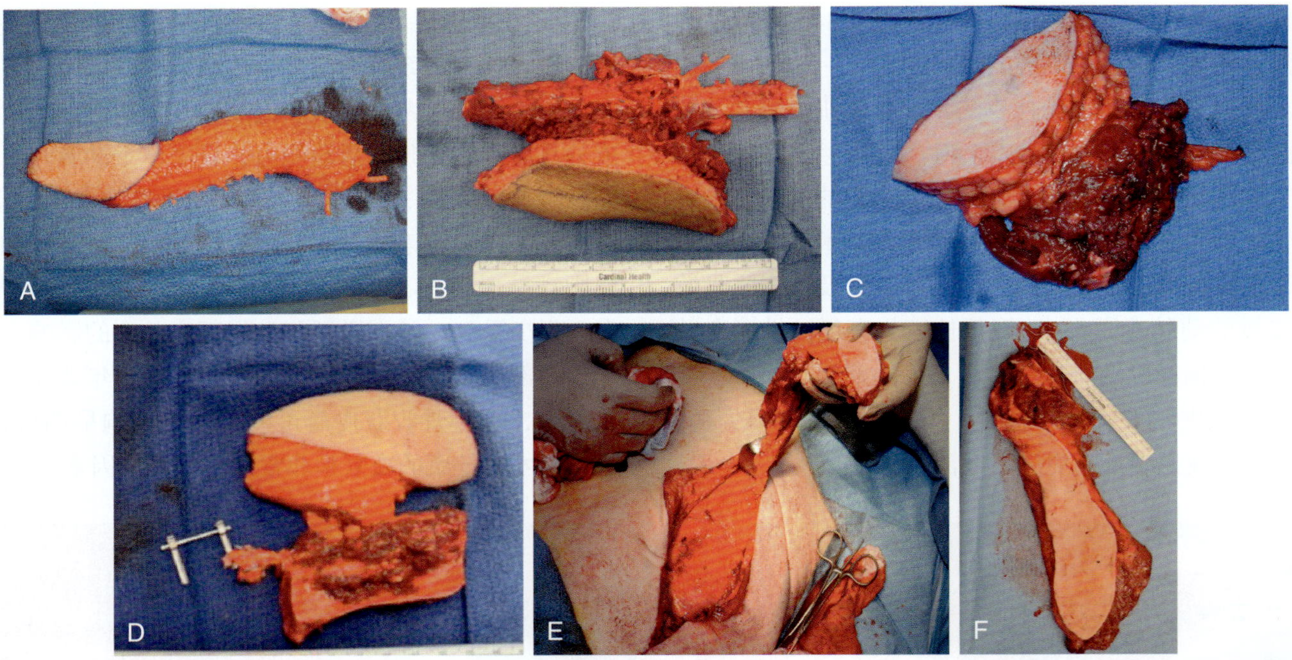

图 34.25 头颈部重建中常用的游离皮瓣。(A)前臂桡侧游离皮瓣;(B)腓骨游离皮瓣;(C)大腿前外侧游离皮瓣(本例中为股外侧肌大袖带);(D)肩胛骨游离皮瓣;(E)腹直肌游离皮瓣;(F)肩胛骨和背阔肌游离皮瓣

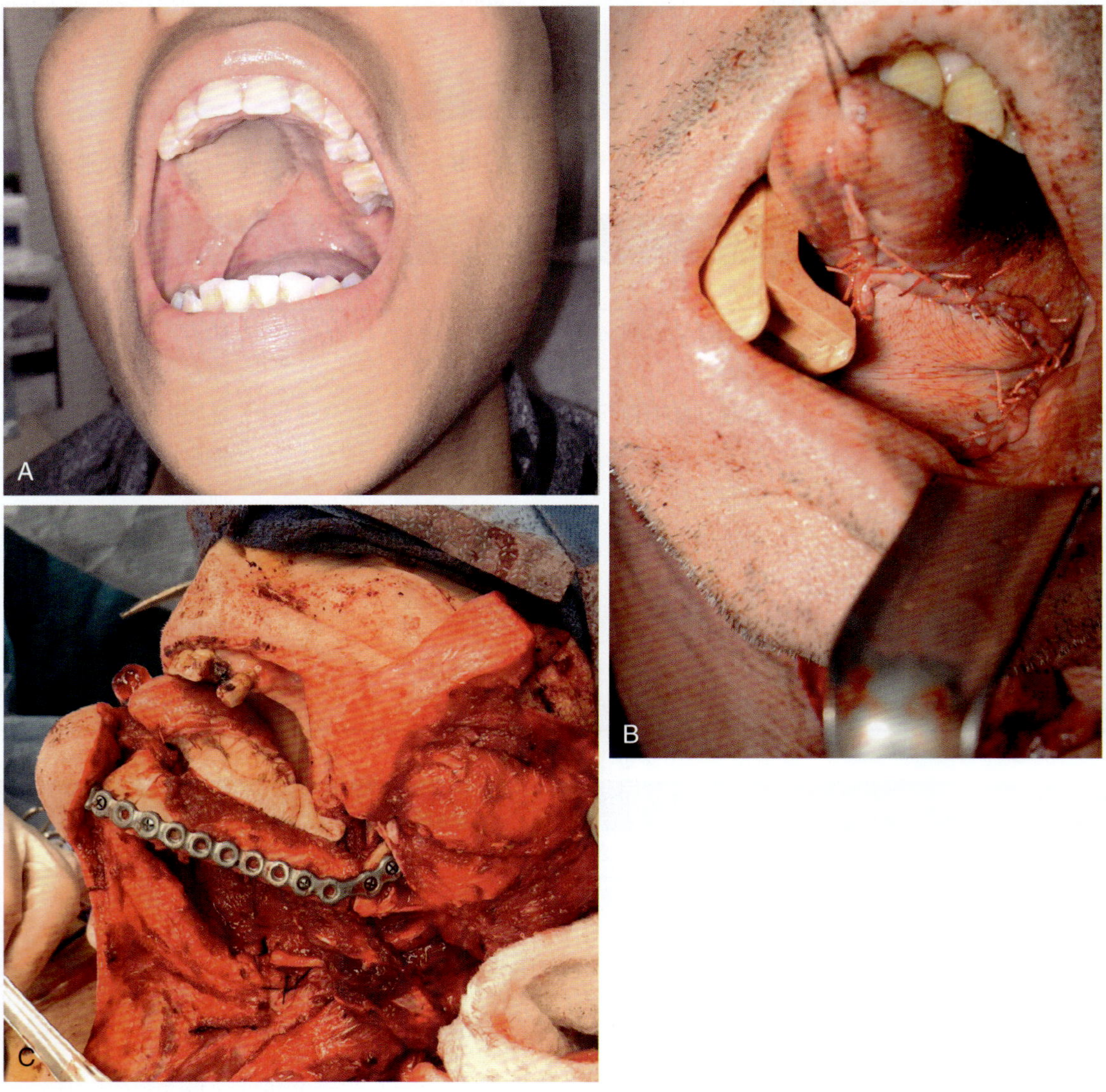

图 34.26 (A)前臂桡侧游离皮瓣修复后外侧硬腭缺损;(B)锁骨上动脉岛状皮瓣(局部)用于口底和舌重建;(C)腓骨游离瓣和口底 / 舌缺损

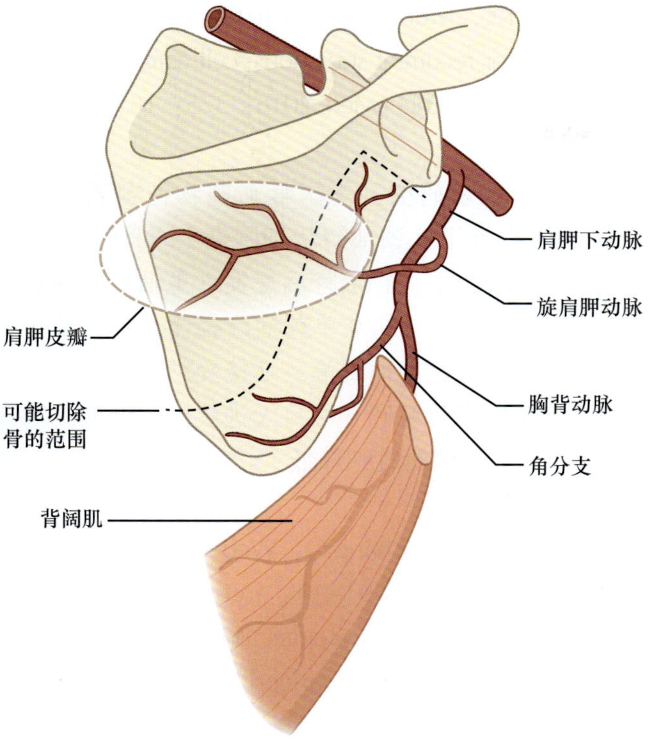

图 34.27 肩胛下肌瓣系统

表 34.6 基于肩胛下动脉和静脉的单个皮瓣

瓣组件	血液供应（全部来自肩胛下动脉）
肩胛皮瓣	旋肩胛（横支）
肩胛旁筋膜皮瓣	旋肩胛（垂直支）
肩胛骨-肩胛骨旁骨筋膜皮瓣	旋肩胛（骨穿孔器）
肩胛骨尖骨筋膜皮瓣	胸背肌（角动脉分支）
背阔肌或肌皮瓣	胸背肌
背阔肌	胸背肌和骨成分
皮肤骨肌肉皮瓣	
前锯肌瓣	胸背肌
前锯肌皮瓣	胸背肌
前锯肌带肋瓣	胸背肌

这些单独的皮瓣可以组合成一个多成分的巨型皮瓣，通过肩胛下动静脉的单动脉和单静脉吻合进行血管重建

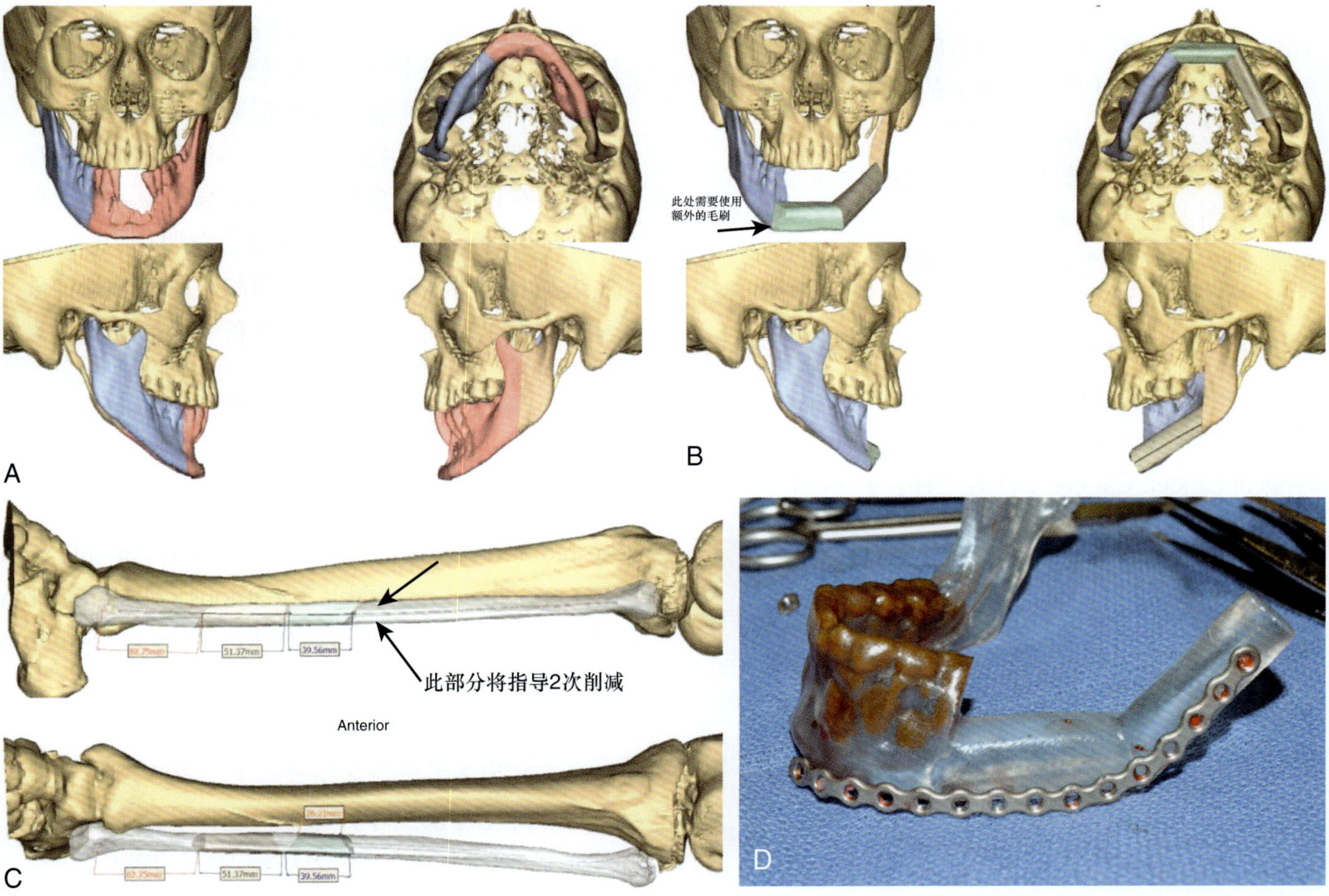

图 34.28 下颌骨重建虚拟手术方案。（**A**）手术切除方案；（**B**）腓骨重建方案；（**C**）用于骨切除和截骨的患者特异性腓骨切割方案；（**D**）术前准备好的 3D 模型和预埋钢板（不同病例）

面向面部骨骼重建的虚拟手术规划

虚拟手术规划（VSP）用于上下颌骨重建的应用越来越多，尽管确切的适应证、优点和缺点仍有争议。如果面部骨骼缺损因外伤或病理而过度扭曲，以致无法预弯钢板，则此时对于重建面部骨骼缺损的价值具有普遍共识。在这些情况下，VSP 通过预弯曲或 3D 打印重建板来优化咬合和投影，并提供骨切开术切割引导。颌骨三维重建在缩短手术时间、提高咬合和骨-骨接触准确性方面具有重要的价值。VSP 的主要缺点是增加了费用，在恶性肿瘤的情况下，增加了计划手术所需的时间，并且由于在术中可能发现肿瘤范围和（或）边缘状态与预期不一致，而无法遵守术前计划。图 34.28 展现了用于下颌骨重建的 VSP。

主要参考文献

Ang KK，Harris J，Wheeler R，et al. Human papillomavirus and survival of patients with oropharyngeal cancer. N Engl J Med. 2010；363（1）：24–35.

这篇经典文章使用随机临床试验［放射治疗肿瘤学组（RTOG）0129］的结果，分析了基于人乳头瘤病毒（HPV）状态的口咽鳞状细胞癌（OPSCC）患者亚群的生存率。研究结果澄清，HPV 相关 OPSCC 患者的总体生存率和无进展生存期有所改善。该研究还确定，超过 10 包年的吸烟史是 HPV 阳性 OPSCC 的阴性预后因素。

Chen AY，Fedewa S，Pavluck A，et al. Improved survival is associated with treatment at high–volume teaching facilities for patients with advanced stage laryngeal cancer. Cancer. 2010；116：4744–4752.

这篇文章是最早将治疗中心的类型确定为影响患者生存的一个重要因素的文章之一。对来自国家癌症数据库的晚期喉癌患者的分析显示，与低容量教学 / 研究设施、社区设施或社区癌症中心相比，在高容量教学 / 研究设施治疗的患者的生存率更高。多学科治疗的价值是不言而喻的，因为手术治疗和非手术治疗的高手术量与生存率的提高独立相关。

Ferris RL，Blumenschein Jr G，Fayette J，et al. Nivolumab for recurrent squamous–cell carcinoma of the head and neck. N Engl J Med. 2016；375：1856–1867.

基于这项研究，美国食品药物监督管理局（FDA）批准了头颈部鳞状细胞癌（HNSCC）的第一种免疫疗法。铂治疗后复发性鼻咽癌的随机 3 期试验显示，与标准单药治疗相比，纳武单抗治疗的患者总生存率提高。在接受纳武单抗治疗的患者中，有效率和 6 个月无进展生存期大约增加了一倍，而高毒性则降低了。

Forastiere AA，Zhang Q，Weber RS，et al. Long–term results of RTOG 91–11：a comparison of three nonsurgical treatment strategies to preserve the larynx in patients with locally advanced larynx cancer. J Clin Oncol. 2013；31：845–852.

晚期喉癌的 3 期临床试验［放射治疗肿瘤组（RTOG）91–11］的长期结果被用于比较三个治疗组患者之间的生存率：（1）诱导顺铂 / 氟尿嘧啶（PF）后放疗（RT）；（2）同时使用顺铂 / RT；（3）单独使用 RT。这项试验的短期结果显示，同期治疗组患者的喉部保存和局部控制效果更佳。然而，长期结果显示，与同期顺铂 / 放疗相比，在诱导组治疗的患者的无喉切除术生存期（10 年）没有差异，在 10 年总生存期有明显改善的趋势。这份报告表明，早期和长期的试验结果可能会发生冲突，而延迟的分析可能会改变对最佳疗法的印象。

Marur S，Li S，Cmelak AJ，et al. E1308：phase II trial of induction chemotherapy followed by reduced–dose radiation and weekly cetuximab in patients with HPV–associated resectable squamous cell carcinoma of the oropharynx—ECOG–ACRIN Cancer Research Group. J Clin Oncol. 2017；35：490–497.

本文描述了一项 2 期试验（E1308），该试验使用诱导化疗反应作为标记，选择晚期人乳头瘤病毒（HPV）相关口咽鳞状细胞癌（OPSCC）患者接受低剂量放疗。该试验显示，接受去强化放射治疗的患者的吞咽功能显着改善，并确定了低风险组（＜T4、＜N2C、＜10 包年吸烟）在接受低剂量放疗时具有出色的 2 年无进展生存率和总体生存率。

参考文献

1. Amin M, Edge SB, Greene FL, et al. *AJCC Cancer Staging Manual*. 8th ed. Chicago: Springer; 2018.
2. Viens LJ, Henley SJ, Watson M, et al. Human papillomavirus-associated cancers—United States, 2008–2012. *MMWR Morb Mortal Wkly Rep*. 2016;65:661–666.
3. Centers for Disease Control and Prevention. Prevention 2018 #5231. Accessed; 2019, https://www.cdc.gov/cancer/hpv/basic_info/hpv_oropharyngeal.htm.
4. Cooper JS, Porter K, Mallin K, et al. National Cancer Database report on cancer of the head and neck: 10-year update. *Head Neck*. 2009;31:748–758.
5. Gillison ML. Current topics in the epidemiology of oral cavity and oropharyngeal cancers. *Head Neck*. 2007;29:779–792.
6. McLaughlin-Drubin ME, Munger K. Oncogenic activities of human papillomaviruses. *Virus Res*. 2009;143:195–208.
7. Alexandrov LB, Nik-Zainal S, Wedge DC, et al. Signatures of mutational processes in human cancer. *Nature*. 2013;500:415–421.
8. Zhang Z, Lopez-Giraldez F, Townsend JPLOX. inferring level of expression from diverse methods of census sequencing. *Bioinformatics*. 2010;26:1918–1919.
9. Califano J, van der Riet P, Westra W, et al. Genetic progression model for head and neck cancer: implications for field cancerization. *Cancer Res*. 1996;56:2488–2492.
10. National Cancer Institute. *The Cancer Genome Atlas Program*; 2015. Accessed; 2019, https://seer.cancer.gov/statfacts/html/lip.html.
11. Hajek M, Sewell A, Kaech S, et al. TRAF3/CYLD mutations identify a distinct subset of human papillomavirus–associated head and neck squamous cell carcinoma. *Cancer*. 2017;123:1778–1790.
12. Rusan M, Li YY, Hammerman PS. Genomic landscape of human papillomavirus–associated cancers. *Clin Cancer Res*. 2015;21:2009–2019.
13. Topalian SL, Taube JM, Anders RA, et al. Mechanism-driven biomarkers to guide immune checkpoint blockade in cancer therapy. *Nat Rev Cancer*. 2016;16:275–287.
14. Chen AY, Fedewa S, Pavluck A, et al. Improved survival is associated with treatment at high-volume teaching facilities for patients with advanced stage laryngeal cancer. *Cancer*. 2010;116:4744–4752.
15. D'Cruz AK, Vaish R, Kapre N, et al. Elective versus therapeutic neck dissection in node-negative oral cancer. *N Engl J Med*. 2015;373:521–529.
16. Almangush A, Coletta RD, Bello IO, et al. A simple novel prognostic model for early stage oral tongue cancer. *Int J Oral Maxillofac Surg*. 2015;44:143–150.
17. Wolf GT, Fisher SG, Hong WK, et al. Induction chemotherapy plus radiation compared with surgery plus radiation in patients with advanced laryngeal cancer. *N Engl J Med*. 1991;324:1685–1690.
18. Adelstein DJ, Li Y, Adams GL, et al. An intergroup phase III comparison of standard radiation therapy and two schedules of concurrent chemoradiotherapy in patients with unresectable squamous cell head and neck cancer. *J Clin Oncol*. 2003;21:92–98.
19. Denis F, Garaud P, Bardet E, et al. Final results of the 94-01 French Head and Neck Oncology and Radiotherapy Group randomized trial comparing radiotherapy alone with concomitant radiochemotherapy in advanced-stage oropharynx carcinoma. *J Clin Oncol*. 2004;22:69–76.
20. Forastiere AA, Zhang Q, Weber RS, et al. Long-term results of RTOG 91-11: a comparison of three nonsurgical treatment strategies to preserve the larynx in patients with locally advanced larynx cancer. *J Clin Oncol*. 2013;31:845–852.
21. Rapidis AD, Vermorken JB, Bourhis J. Targeted therapies in head and neck cancer: past, present and future. *Rev Recent Clin Trials*. 2008;3:156–166.
22. Ferris RL, Blumenschein Jr G, Fayette J, et al. Nivolumab for recurrent squamous-cell carcinoma of the head and neck. *N Engl J Med*. 2016;375:1856–1867.
23. Lheureux S, Butler MO, Clarke B, et al. Association of ipilimumab with safety and antitumor activity in women with metastatic or recurrent human papillomavirus–related cervical carcinoma. *JAMA Oncol*. 2018;4:e173776.
24. Bocca E, Pignataro O. A conservation technique in radical neck dissection. *Ann Otol Rhinol Laryngol*. 1967;76:975–987.
25. Civantos FJ, Zitsch RP, Schuller DE, et al. Sentinel lymph node biopsy accurately stages the regional lymph nodes for T1–T2 oral squamous cell carcinomas: results of a prospective multi-institutional trial. *J Clin Oncol*. 2010;28:1395–1400.
26. Warnakulasuriya S, Ariyawardana A. Malignant transformation of oral leukoplakia: a systematic review of observational studies. *J Oral Pathol Med*. 2016;45:155–166.
27. Alter BP. Fanconi anemia and the development of leukemia. *Best Pract Res Clin Haematol*. 2014;27:214–221.
28. Yu KK, Zanation AM, Moss JR, et al. Familial head and neck cancer: molecular analysis of a new clinical entity. *Laryngoscope*. 2002;112:1587–1593.
29. National Comprehensive Cancer Network. *Head and Neck Cancer*. 2nd ed. Accessed; 2018, https://www.nccn.org/store/login/login.aspx?ReturnURL=https://www.nccn.org/professionals/physician_gls/pdf/head-and-neck.pdf.
30. National Cancer Institute. Surveillance, Epidemiology, and End Results Program. Accessed; 2015, https://seer.cancer.gov/statfacts/html/lip.html.
31. Rahmati R, Gillespie MB, Eisele DW. Is sialendoscopy an effective treatment for obstructive salivary gland disease? *Laryngoscope*. 2013;123:1828–1829.
32. Pytynia KB, Dahlstrom KR, Sturgis EM. Epidemiology of HPV-associated oropharyngeal cancer. *Oral Oncol*. 2014;50:380–386.
33. Van Dyne EA, Henley SJ, Saraiya M, et al. Trends in human papillomavirus–associated cancers—United States, 1999–2015. *MMWR Morb Mortal Wkly Rep*. 2018;67:918–924.
34. Ang KK, Harris J, Wheeler R, et al. Human papillomavirus and survival of patients with oropharyngeal cancer. *N Engl J Med*. 2010;363:24–35.
35. Marur S, Li S, Cmelak AJ, et al. E1308: phase II trial of induction chemotherapy followed by reduced-dose radiation and weekly cetuximab in patients with HPV-associated resectable squamous cell carcinoma of the oropharynx—ECOG-ACRIN Cancer Research Group. *J Clin Oncol*. 2017;35:490–497.
36. Gillison ML, Trotti AM, Harris J, et al. Radiotherapy plus cetuximab or cisplatin in human papillomavirus–positive oropharyngeal cancer (NRG Oncology RTOG 1016): a randomised, multicentre, non-inferiority trial. *Lancet*. 2019;393:40–50.

37. Chera BS, Amdur RJ, Tepper J, et al. Phase 2 Trial of de-intensified chemoradiation therapy for favorable-risk human papillomavirus–associated oropharyngeal squamous cell carcinoma. *Int J Radiat Oncol Biol Phys*. 2015;93:976–985.
38. Li H, Torabi SJ, Yarbrough WG, et al. Association of human papillomavirus status at head and neck carcinoma subsites with overall survival. *JAMA Otolaryngol Head Neck Surg*. 2018;144:519–525.
39. Kuo P, Sosa JA, Burtness BA, et al. Treatment trends and survival effects of chemotherapy for hypopharyngeal cancer: analysis of the National Cancer Data Base. *Cancer*. 2016;122:1853–1860.
39a. Mahul B, Edge SB, Greene FL, et al. AJCC Cancer Staging Manual 8/e, Chicago, Springer, 2018.
40. Zbaren P, Triantafyllou A, Devaney KO, et al. Preoperative diagnostic of parotid gland neoplasms: fine-needle aspiration cytology or core needle biopsy? *Eur Arch Otorhinolaryngol*. 2018;275:2609–2613.
41. Sharma E, Dahal S, Sharma P, et al. Secondary salivary gland malignancy in thyroid cancer: a United States population based study. *J Clin Med Res*. 2018;10:601–605.
42. Skalova A, Vanecek T, Sima R, et al. Mammary analogue secretory carcinoma of salivary glands, containing the ETV6-NTRK3 fusion gene: a hitherto undescribed salivary gland tumor entity. *Am J Surg Pathol*. 2010;34:599–608.
43. El-Naggar AK, Chan JKC, Takata T, et al. The fourth edition of the head and neck World Health Organization blue book: editors' perspectives. *Hum Pathol*. 2017;66:10–12.
44. Lisan Q, Laccourreye O, Bonfils P. Sinonasal inverted papilloma: from diagnosis to treatment. *Eur Ann Otorhinolaryngol Head Neck Dis*. 2016;133:337–341.
45. Svider PF, Setzen M, Baredes S, et al. Overview of sinonasal and ventral skull base malignancy management. *Otolaryngol Clin North Am*. 2017;50:205–219.
46. Klatt-Cromwell CN, Thorp BD, Del Signore AG, et al. Reconstruction of skull base defects. *Otolaryngol Clin North Am*. 2016;49:107–117.
47. Zanation AM, Snyderman CH, Carrau RL, et al. Minimally invasive endoscopic pericranial flap: a new method for endonasal skull base reconstruction. *Laryngoscope*. 2009;119:13–18.
48. Alos L, Moyano S, Nadal A, et al. Human papillomaviruses are identified in a subgroup of sinonasal squamous cell carcinomas with favorable outcome. *Cancer*. 2009;115:2701–2709.
49. Lee N, Harris J, Garden AS, et al. Intensity-modulated radiation therapy with or without chemotherapy for nasopharyngeal carcinoma: Radiation Therapy Oncology Group Phase II trial 0225. *J Clin Oncol*. 2009;27:3684–3690.
50. Patel MR, Taylor RJ, Hackman TG, et al. Beyond the nasoseptal flap: outcomes and pearls with secondary flaps in endoscopic endonasal skull base reconstruction. *Laryngoscope*. 2014;124:846–852.
51. Gottlieb LJ, Krieger LM. From the reconstructive ladder to the reconstructive elevator. *Plast Reconstr Surg*. 1994;93:1503–1504.
52. Gibber MJ, Clain JB, Jacobson AS, et al. Subscapular system of flaps: an 8-year experience with 105 patients. *Head Neck*. 2015;37:1200–1206.

第 7 部分

乳　　腺

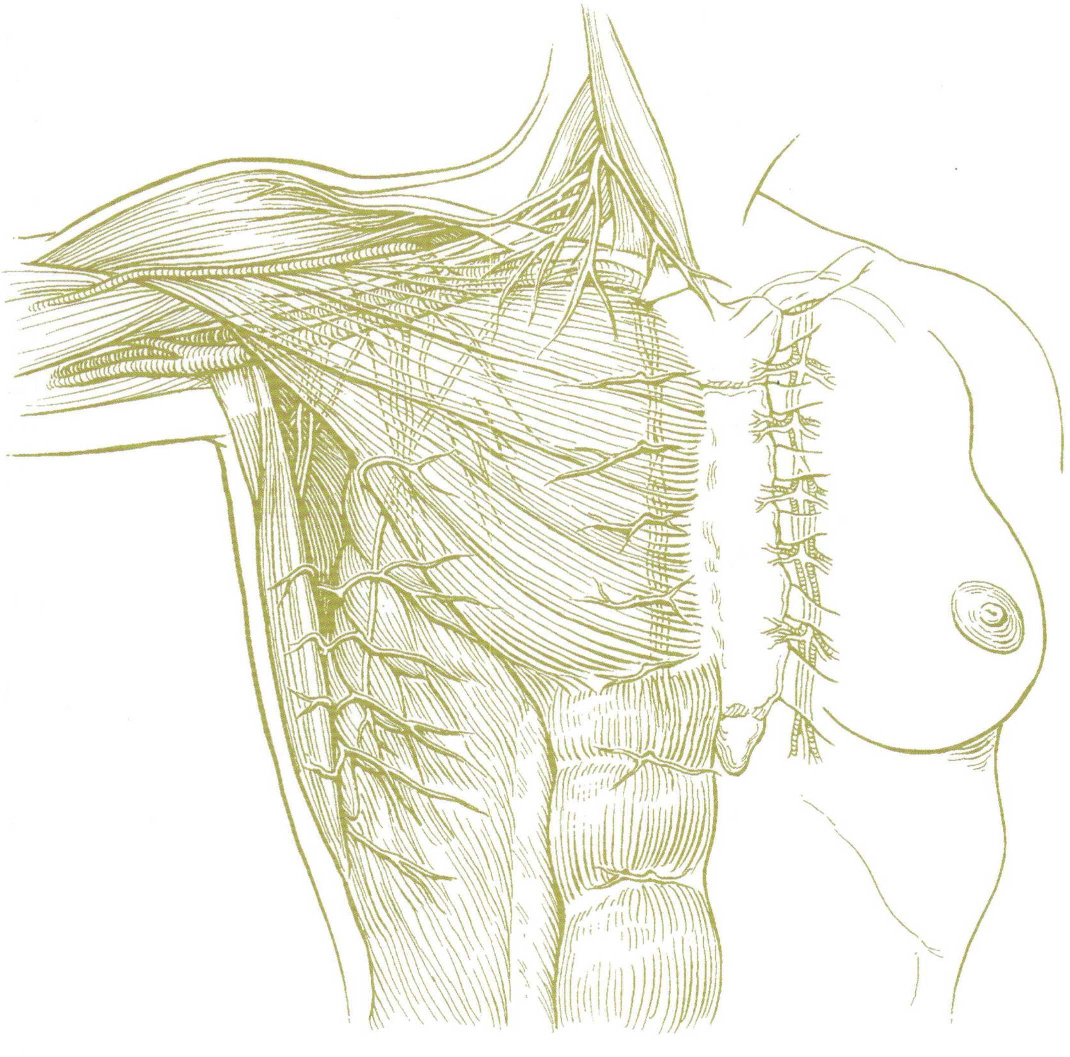

35 章

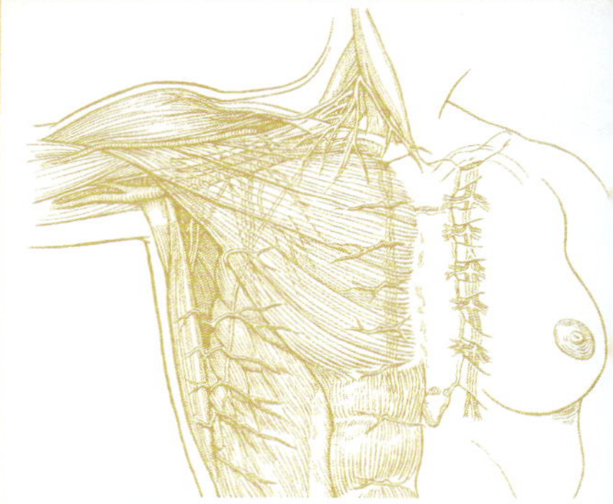

乳腺疾病

V. Suzanne Klimberg，Kelly K. Hunt
韩家熠 译 戚 峰 审校

章目录

解剖

乳腺位于皮下脂肪组织和胸浅筋膜之间（图 35.1）。乳腺实质由包含多个小叶的腺叶组成。由多条纤维带组成的 Cooper 悬韧带从胸壁一直延伸至真皮，为乳腺提供结构支持。乳腺后脂肪垫是位于乳房和胸大肌之间的一个相对无血管区。胸小肌位于胸大肌的深处，被包裹在胸锁筋膜内，向外侧延伸与腋筋膜融合。

腋窝淋巴结按位置分组的情况，已在图 35.2 中详细说明。腋窝淋巴结根据与胸小肌的关系通常被描述为 3 个解剖区域。第Ⅰ组淋巴结位于胸小肌外侧缘的外侧。第Ⅱ组淋巴结位于胸小肌后方以及胸小肌与胸大肌之间（Rotter 淋巴结或胸间淋巴结）。第Ⅲ组淋巴结位于胸小肌内侧，包括锁骨下淋巴结。腋窝顶部由肋锁韧带（Halsted 韧带）标识，腋静脉在此处进入胸腔成为锁骨下静脉。从功能上讲，腋窝的淋巴回流由来自上肢、背部和乳腺的淋巴管共同汇集而成。Boneti 和他的同事[1]描述了腋窝内上臂淋巴管的回流解剖（图 35.3），这些解剖包括一些传统的位置，如静脉下方、静脉上方或直接进入锁骨下的传统位置，腋窝下方的悬吊带模式，内侧或外侧的围裙模式，以及缠绕模式。在 4% 的情况下，乳腺内淋巴结与上肢淋巴结在第Ⅰ组内汇聚。这些淋巴结的功能解剖对于预防乳腺癌淋巴结清扫术后的淋巴水肿非常重要。

乳房实质和真皮中含有丰富的淋巴管。Sappy 丛

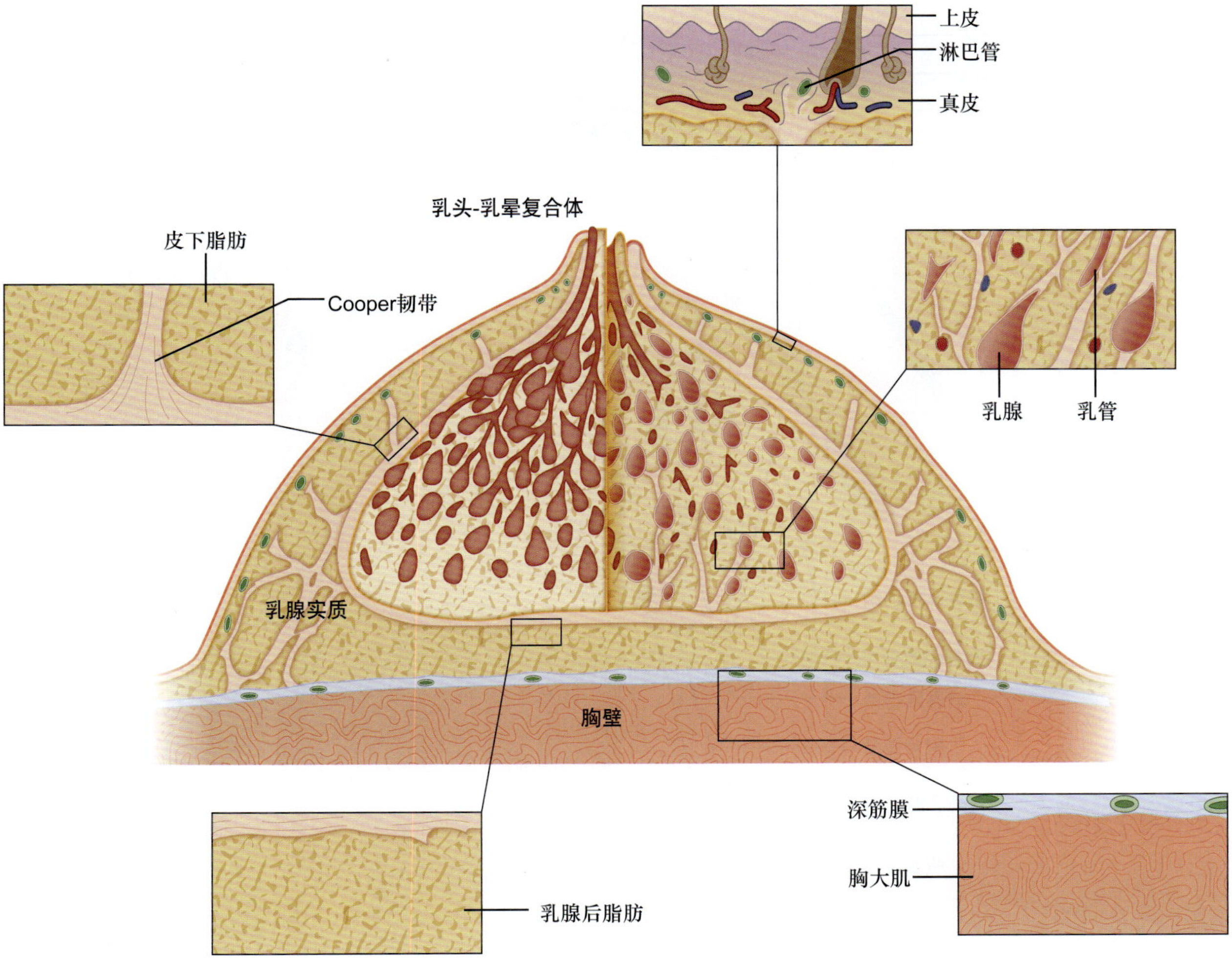

图 35.1　成熟静息状态乳腺解剖图。乳腺位于皮肤和胸大肌之间的脂肪衬垫中。皮肤和乳腺下方的乳房后间隙有丰富的淋巴管。Cooper 韧带是乳腺的悬吊韧带，与真皮下覆盖的浅筋膜融合，在乳腺实质内形成小叶间筋膜，随后在胸大肌上与乳腺深筋膜结合。乳腺的导管系统如同一棵倒置的树，乳头下方的导管最粗，外围的导管依次变细。经过几级分支后，外围的小导管进入乳腺小叶。乳腺小叶是乳腺形成乳汁的腺体单位

以 1885 年描述它们的解剖学家的名字命名，指聚集在乳头和乳晕下的特殊的淋巴通道。淋巴从皮肤流向乳晕下淋巴丛，随后进入乳腺实质的小叶间淋巴管。正确评估淋巴的回流量对于前哨淋巴结手术的成功非常重要（详见“淋巴结分期”部分）。从乳房流出的淋巴液，有 75% 直接汇入腋窝淋巴结，少量经胸肌进入更内侧的淋巴结群（图 35.2）。此外，内乳淋巴结也积极参与到乳腺淋巴液的回流中。在 5% 的患者中，经内乳淋巴结回流是主要的回流方式，而在大约 20% 的患者中，内乳淋巴回流是次要的回流途径并与腋窝回流相辅相成。淋巴转移是乳腺癌转移的主要方式之一，了解癌症的局部转移模式对于更好地局部控制疾病非常重要。

腋窝内侧靠近胸壁分布着胸长神经（图 35.2），也称为外侧呼吸神经，支配前锯肌。前锯肌在肩部内收和手臂外展过程中将肩胛骨固定在胸廓上。切断这一神经可能会导致翼状肩畸形，因此，在腋窝手术中通常保留胸长神经。腋窝清扫时遇到的第二条重要神经是胸背神经，它支配背阔肌。胸背神经从臂丛的后索发出，进入腋静脉下的腋窝区域，与胸长神经的入口相邻。胸背神经穿过腋窝到达背阔肌内侧面。腋窝淋巴结清扫时应保留胸背神经及其血管。胸内神经因其起源于臂丛的内侧索而得名，支配胸大肌，位于包裹胸小肌外侧缘的神经血管束内。胸神经血管束是一个有价值的解剖学标志，它标明了腋静脉的位置。腋静脉正好位于头侧，位于神经血管束的深部（上方和

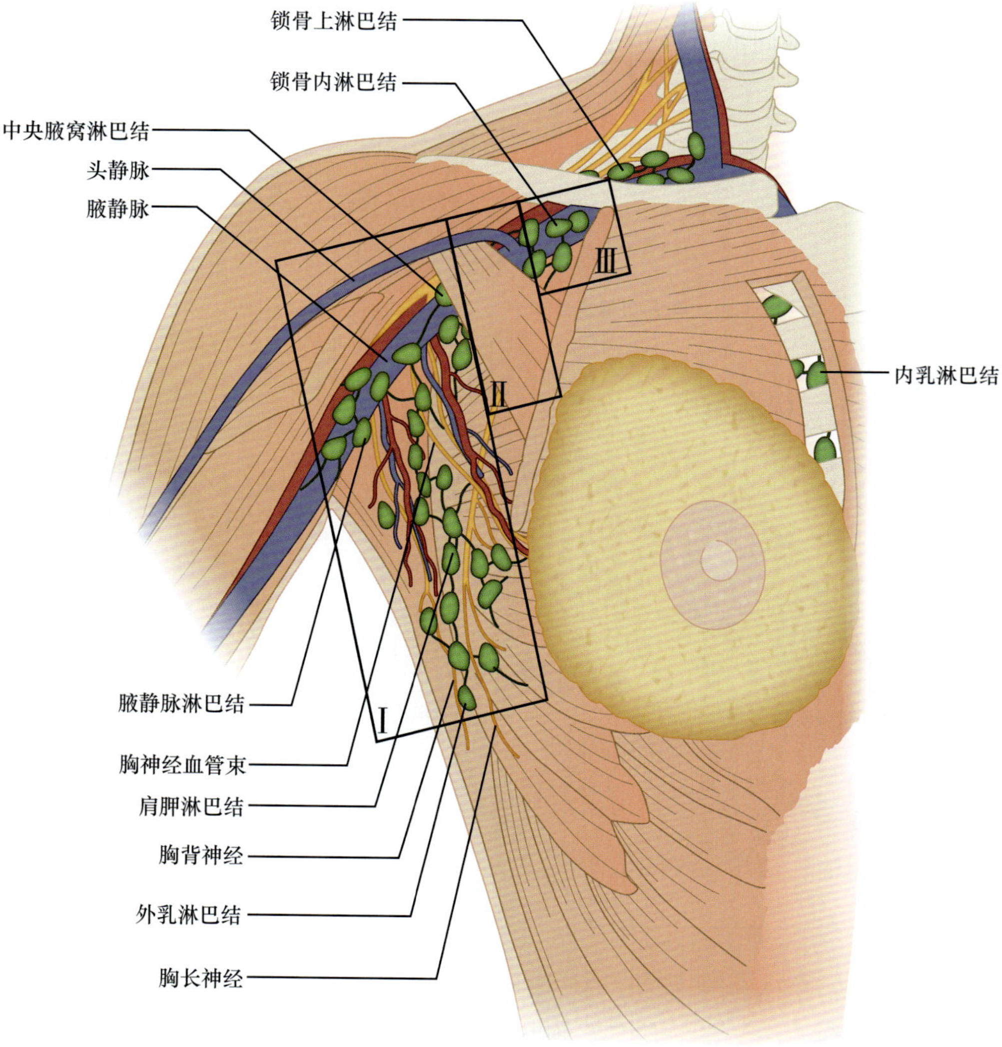

图 35.2 腋窝组织。在此图中，整个腋窝中包含五个被命名的、连续的淋巴结群。与以前的根治性乳腺切除术一样，完整的腋窝清扫移除了这里所有的淋巴结。腋窝锁骨下淋巴结与颈部锁骨上淋巴结在胸大肌和胸小肌之间相连，在图中称为胸肌间淋巴结（也称为 Rotter 淋巴结）。功能上，前哨淋巴结是腋窝淋巴回流系统的第一个淋巴结，解剖上常见于乳房外侧组。图中显示了胸长神经、胸背神经和胸骨内侧神经的相对位置。在手术中应保留这些重要神经和胸段神经血管束

后方）。在任何淋巴结清扫过程中都应该尽可能保留这个神经血管束。

有 3 ～ 5 条肋间或臂皮感觉神经横穿腋窝，传递手臂上内侧下表面和沿腋窝后缘胸壁皮肤的感觉。淋巴管与这些神经伴行。离断这些神经会导致这些区域的皮肤麻木，应提前向患者告知可能出现的后果。这些区域的感觉神经损伤会导致小部分患者出现慢性疼痛和不适综合征。在大多数患者中，保留最上部的神经可以在不影响腋窝淋巴结清扫的前提下保留上臂后侧的感觉。损伤这些神经及其相关淋巴管可能会导致胸壁淋巴水肿。

显微解剖

成熟的乳腺主要包括三种组织类型：（1）腺上皮；（2）纤维基质和支撑结构；（3）脂肪组织。乳腺中还含有淋巴细胞和巨噬细胞。在青少年中，乳腺的主要组织是上皮和间质。绝经后妇女的腺体结构逐渐退化，大部分被脂肪组织取代。库珀韧带（Cooper ligaments）由皮肤延伸至深筋膜，保持乳房的形态和结构。由于这些韧带固定在皮肤中，当癌症浸润库珀韧带时常常会导致韧带的蜷缩，使乳房光滑的表面出现凹陷或轻微畸形。

乳腺腺体由导管分支系统组成，从乳头-乳晕复合体向外呈放射状排列（图 35.1）。可通过将造影剂注入单个导管，从而实现泌乳导管显影。图 35.4 显示了树枝状的分支导管，其末端是小叶。对比剂仅使单个导管系统显影，不会从功能独立的导管进入相邻和交叉的分支。每个主导管在乳头乳晕复合体下方有一个扩张的部分（输乳窦）。这些导管通过一个狭窄的开口汇合到乳头的壶腹处。

每条主要导管都有渐进性的分支生成，最终终止于末端导管或腺泡（图 35.5）。腺泡是泌乳期乳腺的产奶腺体，与其小输出导管或小管一起被称为小叶单位或小叶。末端导管小叶单位包埋在一种特殊的松散结缔组织中，该结缔组织富含毛细血管、淋巴细胞和其他可游走的单核细胞。在乳腺中，小叶内基质与密度较高、细胞较少的小叶间间质以及脂肪组织明显不同。

整个导管系统由上皮细胞构成，上皮细胞被特殊的肌上皮细胞包围，这些细胞具有收缩功能，将小叶中形成的乳汁推向乳头。在上皮和肌上皮层之外，乳腺导管被一层连续的基底膜所包围，基底膜含有层粘连蛋白、Ⅳ型胶原和蛋白多糖。基底膜是鉴别原位乳腺癌与浸润性乳腺癌的重要界限。在导管原位癌（DCIS）中，基底膜的连续性未被突破，也被称为非浸润性乳腺癌（见下文“病理学”部分）。浸润性乳腺癌被定义为恶性肿瘤细胞穿透基底膜，侵袭间质。肿瘤细胞一旦侵入或浸润管壁，便可以进入缠绕在管壁外面的淋巴管和血管。

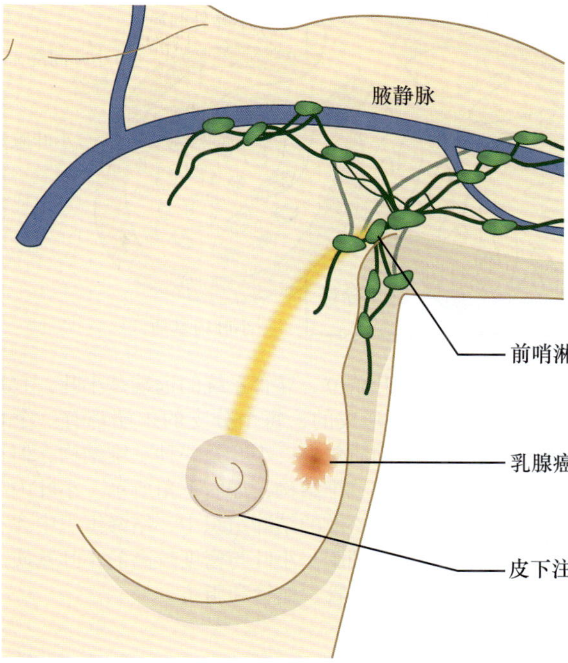

图 35.3 腋窝淋巴回流示意图（Adapted from Boneti C，Korourian S，Diaz Z，et al. Scientific Impact Award：axillary reverse mapping（ARM）to identify and protect lymphatics draining the arm during axillary lymphadenectomy. Am J Surg. 2009；198：482-487.）

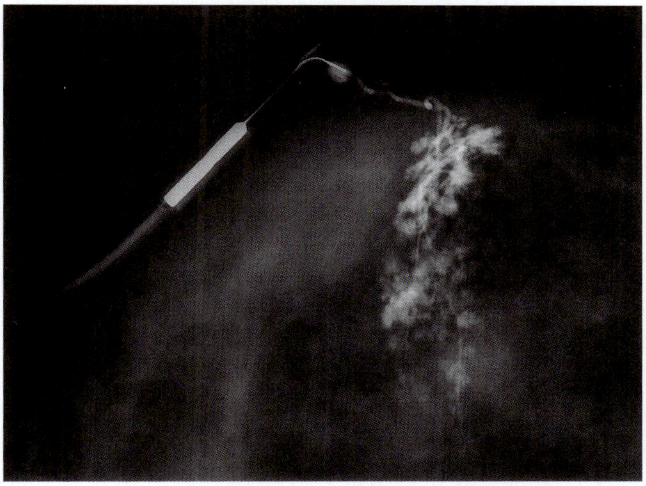

图 35.4 将造影剂注入单个导管系统（导管造影）。导管造影术有时用于评估有外科意义的乳头溢液，方法是插入单个导管并注射造影剂。这张导管造影显示了整个导管树，从乳晕后导管到导管树末端的小叶。它还证明了每个导管系统功能上的独立性；独立导管系统之间没有交叉连接

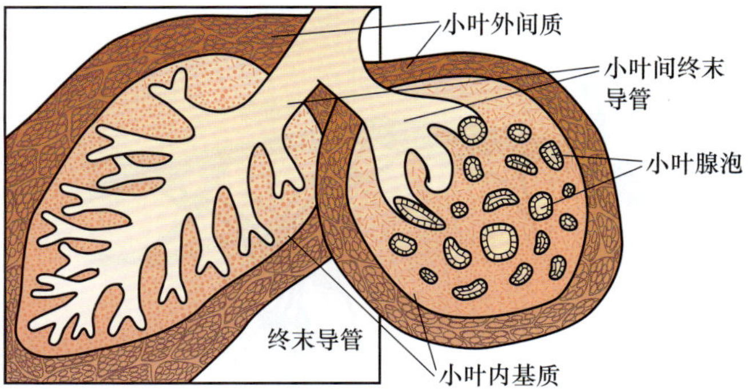

图 35.5 成熟的静息小叶单位。导管系统的远端是小叶，它是由末端导管的多个分支形成的，每个分支的末端都有一个盲囊或腺泡，并被特殊的间质包裹。小叶是一种三维结构，但在组织学薄片中仅可以见其二维结构，如右下角所示。小叶内的终末小管和腺泡被包裹在松散的结缔组织中，结缔组织中含有少量浸润的淋巴细胞和浆细胞。小叶与密度较高的小叶基质不同，后者含有较大的乳腺导管、血管和脂肪

乳腺发育和生理

正常发育和生理

在子宫内，乳芽由胸区的外胚层增厚发育而来，从腋窝向腹股沟延伸形成乳带（乳嵴）。妊娠 9 周时，乳带开始萎缩，通常形成一对双侧腺体。当乳带萎缩程度低于正常水平时，就会出现多乳腺畸形和（或）多乳头畸形。乳芽发育不全将会造成罕见的先天性无乳症。

90% 的新生儿的乳腺会分泌一种称为“女巫的乳汁”的分泌物，这是母体激素水平和催乳素水平升高造成的。如果分泌物滞留在乳头内，可能会导致肿块或乳腺突出，其在 3 ～ 4 周内可自行消退，同时分泌物也会自行吸收。

在青春期之前，乳房主要由致密的纤维基质和排列着上皮的零散导管组成。在美国，以乳房发育和阴毛生长判定的青春期从 9 ～ 12 岁开始，而月经初潮（月经周期的开始）大约在 11 ～ 14 岁开始。这些事件是由垂体促性腺激素的低幅度脉冲引起的，它会增加血清雌二醇的浓度。在乳腺中，这种成熟（乳腺萌芽）依赖于激素水平，会促进脂肪的沉积，通过分支和延长形成新的导管，并首次出现小叶单位。这一生长和细胞分裂过程受雌激素、孕激素、肾上腺激素、垂体激素以及与营养供应相关的胰岛素和甲状腺激素的共同调节。有证据表明，局部生长因子网络也同样重要。这些事件的确切发生时间和乳芽的协调发育时间因人而异。青春期前女性乳房发育症是指女孩在平均年龄 12 岁之前，出现乳芽对称性的增大和突出，却不伴有青春期的其他变化的症状。这一过程可能发生于单侧，应与肿瘤鉴别开来，亦不能作为活检的指征。

青春期后成熟或静止的乳腺包含脂肪、间质、泌乳管和小叶单位。在月经周期或外源性激素的作用下，乳腺上皮和小叶间质会经历周期性刺激改变。这一过程往往以肿胀和形态改变为主，而不是增生。在黄体后期（月经前期），会出现水肿和小叶内水肿。这种水肿常常导致疼痛和乳房充血。

这些生理变化可能导致结节增加，并可能被误认为是恶性肿瘤。对于绝经前女性来说，对于不明确的肿块应在采取任何干预措施之前随着月经周期进行仔细观察。在妊娠期，纤维间质减少，形成新的腺泡或小叶，称为妊娠期腺病。分娩后，胎盘激素突然消失，再加上持续的高催乳素水平，将会诱导乳汁分泌。乳汁的排出受激素控制，由乳腺管和末端导管周围的肌上皮细胞收缩引发。尚无证据表明这些肌上皮细胞受神经支配。它们的收缩受垂体来源的多肽催产素的控制。刺激乳头可能产生促进垂体持续分泌泌乳素和急性释放催产素的生理信号。当母乳喂养停止时，泌乳素水平下降，并不再产生刺激分泌催产素的信号。此时乳腺回归到静息状态，并在月经恢复时继续周期变化。

绝经定义为月经停止至少 1 年。在美国，绝经通常发生在 40 ～ 55 岁之间，中位年龄为 51 岁。绝经可能伴随着血管运动障碍（潮热）、阴道干燥、尿路感染和认知障碍（可能继发于潮热导致的睡眠中断）等症状。绝经导致静息乳腺的上皮细胞退化及减少。这些变化包括脂肪沉积增加，结缔组织减少，小叶单位消失。小叶残留、导管上皮增生和囊肿形成都可以在外源性卵巢激素的影响下发生，这一过程多见于绝经后激素替代疗法（HRT）。医师应该询问患者月经史、月经开始和月经停止的年龄，并记录 HRT 的使用情况，因为所有这些因素都会影响女性患乳腺癌的风险。HRT 会导致乳房密度增加，这可能会降低乳腺钼靶检查的灵敏度。

纤维囊性变与乳房疼痛

这种疾病以前被称为纤维囊性病变，表现为一系列的临床、钼靶检查和组织学表现，常见于 40 岁和 50 岁，通常持续到绝经期。乳腺间质和上皮常常会对各种循环、局部激素和生长因子产生过度反应，

这种反应通常导致乳房疼痛、压痛和结节。症状上表现为经前周期性乳房疼痛，并伴有触痛和压痛。这种乳房疼痛可能会让许多女性感到担忧，然而，乳房疼痛通常不属于乳腺癌的症状。仅有 7% 的乳腺癌出现乳房疼痛但不伴有其他症状或体征。在有乳房疼痛和相关的可触及肿块的妇女中，肿块的性质是评估和治疗的重点。正常水平的卵巢激素通常会使乳腺产生周期性乳房疼痛，这种疼痛与月经周期同步。非周期性乳房疼痛更倾向于特发性，治疗较困难。30 岁及以上患有非周期性乳房疼痛的女性除了体格检查外，还应该接受钼靶和超声检查。如果检查发现肿块，则应该成为后续评估的重点（详见后文“活组织检查”）。有时，一个单纯的囊肿可能会引起周期性或非周期性的乳腺疼痛，使用囊肿抽吸可缓解。对于较大的囊肿，抽吸后很快复发，这时应使用真空辅助设备进行经皮囊肿切除。大多数单纯性囊肿患者不需要进一步评估，但囊内有实性成分的复杂囊肿则需要额外的处理。对实性成分进行活检是处理方式之一。丹那唑、亮丙瑞林、他莫昔芬对此治疗有效，但副作用明显。牵涉痛可能是乳房疼痛的一个重要原因，最常见于肩胛胸滑囊炎。这种疼痛可以是周期性的，但大多数情况下是非周期性的。由于肩部和脊髓背角传入信号的汇合，肩部发出的牵扯痛常常可沿肋间神经到达腋窝、乳腺和手臂。沿肩胛骨内侧缘进行点注射以进入肩胛胸滑囊是诊断和治疗这种疾病的一种方法。热疗和非甾体抗炎药也有助于减轻炎症反应[2]。

纤维囊性病变患者的临床表现从轻微的质地改变到致密、坚硬、可触及的肿块再到出现大的可触及的囊肿不等。纤维囊性改变通常在钼靶摄影中表现为弥漫性或局灶性放射状的致密组织。在 35 岁到 50 岁的女性中有 1/3 的人可以在超声检查中看到囊肿，这些囊肿大多数是摸不到的。而那些可触及的囊肿或多发小囊肿是纤维囊性病变的典型表现。囊肿伴或不伴纤维囊性病变在绝经后的女性中较少见。

在组织学上，除巨大囊肿和微小囊肿外，纤维囊性变中可能会识别出实性成分，包括腺病、硬化、汗腺化生、间质纤维化以及上皮化生和增生。根据上皮增生的情况，纤维囊性变分为非增生性、增生不伴异型性或增生伴异型性。所有 3 种类型的改变均可单独发生或同时发生，且程度各不相同。在无上皮异型性的情况下，这些变化代表了正常乳腺组织的组织学谱。然而，上皮异型性［非典型导管增生异常（ADH）］是乳腺癌发生的危险因素。导管上皮细胞的非典型增生增加了患乳腺癌的风险；然而，纤维囊性改变本身并不是乳腺恶性肿瘤发生的危险因素。

发育与生理异常

乳腺缺如或副乳

乳房组织缺如（无乳征）和乳头缺如（无乳头征）很罕见。更常见的是单侧乳房发育不全，表现为青少年一侧乳房肥大，另一侧乳房发育较差。人们通常认为 Poland 综合征是一种遗传性疾病，表现为乳房组织、胸大肌和胸小肌、前锯肌以及肋骨的单侧可变缺失。

副乳（多乳房畸形）和副乳头（多乳头畸变）是乳腺嵴持续存在的常见结果。男性和女性中多余的乳头通常发育不全，并沿着从腋窝到耻骨的乳线生长。其可能被误认为是痣。通常切除多余乳头仅仅是为了美容。真性多乳头畸形指的是一个以上的乳头集中于同一个乳房，这种情况很少见。副乳组织通常位于腋下乳房上方。副乳可能发育不全，但也有可能发育完全并伴有哺乳功能。副乳组织在妊娠期间可能被视为腋下肿块，并在哺乳完成后以多余组织的形式残留在腋下。在副乳组织较大、影响美观或在孕期有进一步增大风险时可以采取手术切除治疗，但应避免损伤腋窝淋巴结。

男性乳腺发育症

男性乳腺组织肥大的原因通常无法确定。出现在 13 岁到成年早期男性中的乳腺肥大被称为青春期肥大，而 50 岁以上的常被诊断为老年肥大。青少年男性乳腺发育症常见，双侧或单侧均有可能发生。除非单发或伴有疼痛，否则很难被发现，并随着成年而消退。青春期肥大通常不需要手术，以观察为主。如果出现单侧肥大，不能自行消退，或影响外观，可以手术切除。老年男性的乳腺肥大也很常见。尽管对侧乳房可能会随着时间的推移而增大，但仍以单侧为主。许多常用药物，如地高辛、噻嗪类药物、雌激素、吩噻嗪、茶碱和大麻可能会促进老年男性的乳房发育。此外，男性乳腺发育可能是肝硬化、肾衰竭或营养不良的全身性表现。青春期和老年男性乳腺发育的肿块光滑、质地坚实、呈碟形，对称分布在乳晕下方，常伴有触痛，这是就诊的主要原因之一。青春期和老年男性乳腺发育症可以采用非手术治疗，可以通过超声明确其特征，与癌症相鉴别。乳腺癌通常不伴有触痛，不对称地位于乳晕下或乳晕旁，也可固定在覆盖的真皮或深筋膜上。对疑似癌的明显肿块，应进行粗针穿刺活检（core needle biopsy，CNB）。钼靶和超声也是鉴别老年男性乳腺发育症和疑似乳房恶性肿瘤的有用工具。保留乳头的乳腺切除术可用于切除增生的乳腺。然后，就像Benelli乳房缩小术整形一样，将乳头周围深层皮肤包绕起来，以达到去除多余皮肤的目的[3]。

乳头溢液

非哺乳期妇女的乳头溢液（图35.6A）是一种常见的症状，很少与潜在的癌症相关。在一项回顾性研究中，对270例无可触及肿块的患者进行了乳晕下同一溢液导管的活检，发现只有16例患者（5.9%）被诊断为癌。在这些病例中，乳腺分泌的液体是血性的或被检测出隐性血红蛋白呈强阳性。在另一项包括249名有单一导管病变溢液的患者研究中，仅发现10例乳腺癌（4%）。在这些患者中，有8名患者除了有分泌物外，还发现了肿块。在钼靶检查中没有明显肿块或可疑发现的情况下，分泌物很少与癌症相关。

辨别分泌物来源于一侧乳房还是双侧乳房，多个导管开口还是一个导管开口，以及是否为血性分泌物或含血液的分泌物十分重要。从两侧乳房流出的乳状分泌物被称为溢乳。在没有哺乳史或近期哺乳史的情况下，溢乳可能与泌乳素的增加有关。血清催乳素放射免疫测定具有诊断意义。然而，真正的溢乳十分罕见，只有当分泌物是乳白色（含有乳糖、脂肪和乳汁特有的蛋白质）时才能被诊断出来。如果出现大量分泌物从一个导管口流出时，尽管恶性肿瘤可能性较小，但仍需手术治疗。

单导管自发性乳头溢液最常见的病因是乳头下其中一个大乳晕下导管内的孤立性乳头状瘤（60%～80%）。乳晕下导管扩张症常常引起乳头下大收集管的炎症和扩张（20%），导致多个导管溢液。在没有其他症状的情况下，癌症很少引起异常分泌。然而，远离乳头乳晕复合体的乳头状瘤有更高的恶变风险（20%）。乳头状瘤是最常见的可发展为恶性肿瘤的良性肿瘤，特别是发展成为乳腺导管内原位癌（DCIS）。

双侧、多导管的乳头溢液通常不需要手术治疗。而单一导管的血性溢液则需要手术切除，以明确诊断和控制溢液。双侧自发性血性溢液可能与妊娠、甲状腺功能减退等内分泌相关因素有关。

乳腺囊肿

乳腺囊肿是一种圆形、边界清楚、易推动的充满乳汁的囊肿。乳腺囊肿通常发生在停止哺乳或哺乳频率显著下降之后，但也可能发生在母乳喂养停止后6～10个月。乳腺囊肿的发病机制尚不清楚，但通常认为与导管内乳汁凝结有关。囊肿通常位于乳房中央或乳头下。针吸会吸出黏稠的奶油状物质，可能略带深绿色或棕色。虽然看起来是脓性的，但液体是无菌的。治疗方法是进行粗针抽吸，吸出稠密的乳汁分泌物，并确认诊断；当不能抽吸或发生感染时应采用手术治疗。

乳腺疾病的诊断

病史

对于怀疑患有乳腺疾病的女性，确定患者年龄和生育史（包括月经初潮年龄、绝经年龄和包括首次足月妊娠年龄在内的生育史）很重要。应了解既往乳腺活检史和病理检查结果。如果患者做过子宫切除术，应确定卵巢是否被切除。在绝经前妇女中，应注意近期的妊娠和哺乳史。病史应包括所有使用激素替代疗法或使用激素避孕的情况。家族史应该详细阐明任何已知的基因异常以及所有癌症史，特别是乳腺癌和卵巢癌，以及任何受影响亲属的绝经状况。

对于特殊的主诉，应详细询问患者肿块病史、乳房疼痛、乳头溢液和任何皮肤变化。如果出现肿块，应询问患者肿块出现的时间，以及肿块是否随着月经周期的变化而变化。如果怀疑是癌症，应询问体质症状、骨痛、体重减轻史和呼吸变化，这类临床症状可以指导检查和提供转移性病变的证据。

体格检查

体格检查应从患者直立坐姿开始。首先对乳房进行视诊，观察是否存在明显的肿块、乳房不对称和皮肤改变。应对比检查乳头是否存在回缩、内陷或表层上皮剥离，如佩吉特病（图35.6B）。非直射光照可以显示肿瘤侵袭库珀韧带引起的皮肤或乳头的细微凹陷（图35.6C）。通过一些简单的动作，如将手臂高举过头顶或收紧胸肌，可以使乳房不对称和皮肤凹陷更加明显。如果观察的足够仔细，皮肤凹陷或乳头凹陷可以成为潜在癌症的敏感及特异征象。

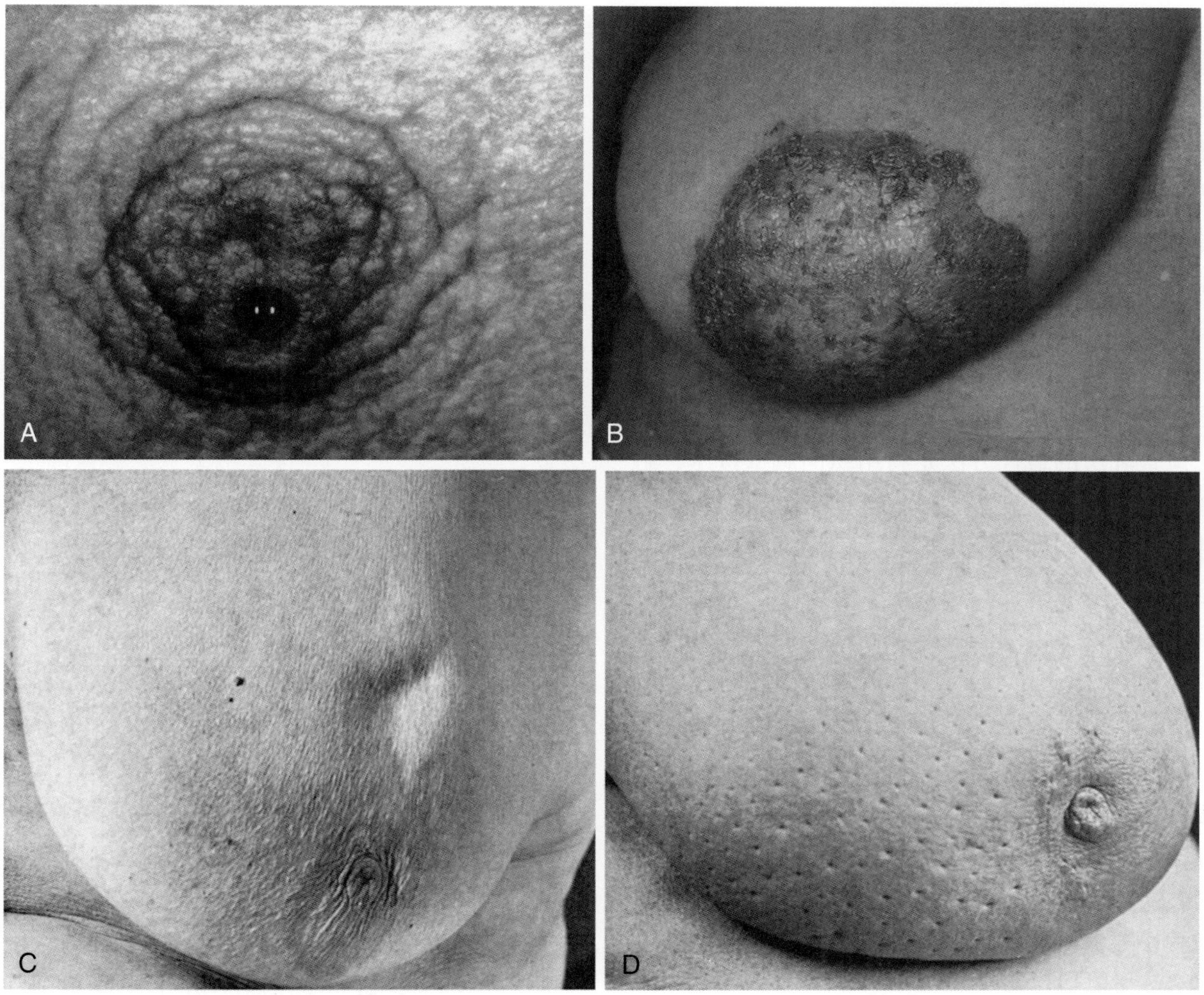

图 35.6 乳房检查中常见的体格检查征象。(**A**) 乳头溢液。多个导管或双侧乳腺溢液在健康乳房中很常见。图中所示的情况，分泌物来自单个导管口，可能表示该导管中存在潜在疾病。在这位患者中，乳头状瘤导致了乳头溢液；(**B**) 乳头佩吉特病。恶性导管肿瘤细胞侵入表皮，但不穿过乳晕下导管或表皮的基底膜。这种疾病表现为银屑病样皮疹，从乳头开始，扩散到乳晕和乳房皮肤；(**C**) 皮肤酒窝征。硬癌对 Cooper 韧带的牵引会扭曲乳房表面形成凹陷，在手臂向外上展时用成角度的光线间接照射最为明显；(**D**) 橘皮（橙皮）征或乳房皮肤水肿。这一体征可能是乳腺引流区的淋巴阻塞（手术或放疗）或乳腺炎所致。最严重的病因是炎性癌，恶性细胞堵塞真皮淋巴管是该病的病理特征

皮肤水肿会产生一种称为橘皮征的临床症状（图 35.6D）。炎性乳腺癌常常表现为乳房触痛、发热、肿胀和橘皮征，常常与急性乳腺炎相混淆。炎性改变和水肿是由癌栓阻塞皮肤淋巴管引起的。有时，大的肿瘤可能会阻塞淋巴管，导致表面皮肤的水肿。炎性乳癌通常无散在的可触及肿块，但是弥漫性改变遍布整个乳房实质，故而炎性乳癌的特征与典型乳腺癌不同。在 Haagensen 描述的 40 例炎性乳癌中，所有病例均存在皮肤红肿和水肿，有 19 例存在可触及的肿块或局限性硬结，21 例不存在局部肿瘤。与局部晚期乳腺癌的易被忽视的症状相比，炎性乳癌进展更快（不到 3 个月）。

乳腺癌可累及乳头和乳晕，特别是当原发肿瘤位于乳晕下方时。直接受累可能会导致乳头内陷。在某些良性肿瘤，尤其是乳晕下导管扩张症中，纤维化可引起乳头扁平或内陷。在这些病例中，通常是双侧病变并已存在多年。单侧出现数周或数月的内陷提示肿瘤。位于中心部位的肿瘤如果长期未被发现，可能会直接侵袭乳晕或乳头的皮肤并造成溃疡。外周部位肿瘤则可能通过侵袭牵拉库珀韧带而扭曲乳头的正常对称性。

佩吉特病是一种累及乳头的病变，与潜在的乳腺癌有关。Paget 在 1874 年首次描述了此病，患该病的患者的乳头真皮内出现了组织学上的改变。

乳头正下方的大导管内通常存在潜在的导管内癌（图 35.6B）。癌细胞穿过表皮和导管上皮细胞交界处，侵袭乳头皮肤的表皮层。临床上，炎性改变可能伴有湿疹、皮肤潮湿或干燥以及银屑病样改变。其从乳头扩散至乳晕周围皮肤。许多乳房良性皮肤病，如

湿疹，通常始于乳晕，而佩吉特病则是始于乳头，侵袭至乳晕。

视诊后应触诊区域淋巴结和乳腺组织。使患者继续处于坐姿，检查者抬起患者手臂，从后向前触诊双侧腋窝，以检查腋窝淋巴结是否肿大。同样可以触诊锁骨上窝和锁骨下窝，以发现是否存在肿大的淋巴结。随后嘱患者平卧，对乳房进行触诊。对乳房进行触诊时让患者仰卧在坚实的平面上，手臂伸展到头顶以上。当患者以坐姿进行乳房触诊时，可能因为重叠的乳房被误判为肿块或肿块隐匿于乳腺组织内而产生误判。检查乳房的最佳方法是将组织向胸壁按压，触诊每个象限的乳腺及乳头乳晕复合体下的组织。可触及的肿块根据它们的大小、形状、硬度和位置以及是否固定于皮肤或肌肉进行描述。良性肿瘤，如纤维腺瘤和囊肿，硬度可以与癌性肿块相仿，但通常这些良性实体具有更加清楚、明显的边界和较好的移动性。癌性肿块通常质地较坚硬，但更加局限，推动癌性肿块会牵拉周围组织。触诊乳房时，囊肿和纤维囊性改变可能会伴有触痛；然而，触痛的诊断意义不大。大多数可触及的肿块是患者在偶然或主动的自我检查中发现的。超声检查可以作为查体的补充，对那些性质不明的肿块或囊肿进行较明确鉴别诊断（参见“超声检查”部分）。

活组织检查

细针针吸活检

历史上，细针穿刺（fine-needle aspiration，FNA）是诊断乳腺肿块的常用工具。FNA 的工具包括 22 G 细针、大小适中的注射器和酒精准备垫。在注射器上施加恒定负压的同时，将针头反复刺入肿块中。通过这种方式，可以对多个区域进行采样。负压被释放，再将针头抽出。针头内的液体和细胞材料应保存于生理盐水中，或立即固定在 95% 酒精的载玻片上。载玻片被用于抽吸物质的细胞学评估。FNA 在评估实质性肿块方面存在局限性，其中之一是如果发现恶性细胞，细胞学评估不能区分是否发生了侵袭性改变。如果 FNA 显示为恶性，在手术干预前仍需要 CNB 进行明确的组织学诊断。

FNA 仍适用的一种临床情形是评估已知恶性肿瘤患者同侧乳房的继发可疑病变。在这种情况下，FNA 可以用来确定第二个病变是否是恶性的，并确诊多灶性乳腺癌。这些信息有助于确定合适的手术方案。FNA 的第二个临床运用情形是用于评估查体或影像学检查中发现的病变，特别是高分辨率超声检查下的可疑区域淋巴结。

可以通过 FNA 对可疑淋巴结进行评估，以确定是否存在转移性病灶。在这种情况下，FNA 报告的敏感性约为 90%，特异性高达 100%。确定肿瘤是否已经扩散到淋巴结对乳腺癌的初始分期非常重要，既能提供预后信息，还能对治疗方案的选择有指导意义。在使用新辅助治疗的情况下，活检部位必须位于阳性结节内。

粗针针吸活检（CNB）

CNB 是获取乳腺样本的方法之一。使用触发装置进行活检可能需要多次取样，而使用真空辅助装置进行活检则仅需要一次。粗针的型号从 8 G 到 14 G 不等。CNB 可以在钼靶（立体定向）、超声或磁共振成像（magnetic resonance imaging，MRI）引导下进行。在超声检查中发现的肿块可以在超声引导下取样；对于在钼靶上最容易发现的钙化和密集区可在立体定向引导下取样。在立体定向引导下 CNB 过程中，患者通常俯卧在立体定向 CNB 检查床上对乳房进行按压。电脑通过计算转换钼靶成像定位机械臂和活检装置。注射局麻药后，做一个皮肤小切口，在真空辅助下将粗针活检针插入病变部位，从而获取组织样本。对于每种异常组织的取样量有着不同的标准。应该放置一个夹子来标记病变的位置，特别是对于那些在广泛取样或新辅助治疗后可能难以被发现的小病变。应对样本也进行成像，以确认已对目标病变进行了充分采样。超声引导下和 MRI 引导下的病变活检也与之类似。

对切除部分进行样本射线照相，确认病变已被取样后，直接对组织进行病理分析。活检后的钼靶检查能确认目标病变已被切除，以及标记夹处于正确位置。如果 CNB 不能对病变进行充分采样，或者影像异常与病理结果不一致，则需要影像引导定位的手术切除。

经 CNB 获得的少量样本需要对病理结果进行适当解释。大多数 CNB 检查结果为良性，此时需要进一步完善常规检查，而不是进行干预。如果检测到恶性肿瘤，应从 CNB 标本中确定其组织学亚型、分级和受体状态。如果是早期乳腺癌，患者可以进行明确的治疗。侵袭性、局部晚期或炎性乳癌患者应在手术治疗前进行全身化疗。根据影像学检查报告的肿块大小和级别，在借助 CNB 诊断为 DCIS 的患者中，大约 1/3 的患者术后病理报告存在部分浸润性癌。

切除活检

使用微创操作，如 CNB，是诊断乳腺病变的首选方法。诊断性的乳腺切除活检不仅增加了医疗成本，还导致癌症患者确定性手术推迟[4]。在接受 CNB 的患者中，只有不到 10% 的患者最终结果不确定，需要手术活检。当活检结果与目标病变不吻合（如影像上显示毛刺状肿块，CNB 上有正常乳腺组织）时，需要手术切除。由于在有限的组织样本中很难区分 ADH 和 DCIS，当 CNB 发现 ADH 时，术后发现 DCIS 或浸润性癌的比例为 20% ～ 30%。当 CNB 发现细胞性纤维腺瘤时，需要切除以排除叶状肿瘤。

乳腺影像学

乳腺影像学技术被用来检查微小的、不可触及的乳腺病变，评估临床结局，并指导诊断流程。无症状女性的筛查手段主要是钼靶检查。在钼靶过程中，乳房在平板之间被挤压，以减少射线须通过的组织厚度，达到分离相邻结构、提高分辨率的目的。在钼靶筛查时，每侧乳腺都会有 2 张照片，内侧斜面和头尾部，通常是依次分步准备好的。为了进一步评估筛查性钼靶中的异常征象或临床发现或症状，建议进一步完善诊断性钼靶。在诊断性钼靶检查中可即刻读取检查结果，以便进行其他检查。放大视图用于评估钙化，压缩视图用于提供肿块病变的更多细节。

钼靶获取的数字图像以数字方式存储，可以对图像进行处理和增强以便于观察。在年轻女性和乳房致密的女性中，数字化钼靶检查似乎优于传统的胶片钼靶检查。对 30 岁以下的女性进行乳房 X 线检查时，她们的乳房组织中有致密的间质和上皮组织，可能会导致成像的清晰度降低。随着女性年龄的增长，乳腺组织逐渐退化，取而代之的是脂肪组织。在乳房 X 线检查中，脂肪吸收的辐射相对较少，并提供了有利于发现小病变的对比背景。计算机辅助诊断技术已被证明可以协助放射科医师阅片，提高钼靶和超声检查的敏感性和特异性。

筛查性钼靶检查

筛查性钼靶检查是在没有症状的妇女身上进行的，目的是发现隐匿性乳腺癌。这种方法假定通过筛查性钼靶确诊的乳腺癌比通过触诊确诊的乳腺癌体积更小，预后更好，需要的治疗更加平缓。应对筛查的潜在受益与成本和假阳性进行权衡，假阳性可能导致进一步检查、活检以及患者焦虑。

目前已经进行了 8 项筛查性钼靶检查的前瞻性随机试验，有近 50 万名女性参与。在这些试验中，在 39 ～ 49 岁的女性中，筛查性钼靶将乳腺癌死亡风险降低了 15% [相对风险（RR），0.85；可信区间（CI），0.75 ～ 0.96]。在包括 50 ～ 59 岁妇女的 6 项试验中，筛查性钼靶检查使这个年龄段的乳腺癌死亡风险降低了 14%（RR，0.86；CI，0.75 ～ 0.99）。有两项试验包含了 60 ～ 69 岁的女性，筛查性钼靶检查使这个年龄段的乳腺癌死亡风险降低了 32%（RR，0.68；CI，0.54 ～ 0.87）。只有一项试验包括 70 岁以上的女性，而且数据不足以支持在这个年龄段进行常规筛查。基于这些结果，最新的美国预防医学工作组 Task Force 报告建议 50 ～ 74 岁的妇女每两年筛查一次钼靶，并不建议 40 ～ 49 岁或 75 岁以上的妇女进行常规筛查[4]。这些建议基于乳腺癌风险的降低、需要参加预防乳腺癌死亡筛查的女性数量及额外检查、活检的潜在伤害（表 35.1）。

目前，美国癌症协会继续建议对身体健康的 40

表 35.1 在乳腺癌筛查试验中不同年龄组对乳腺癌死亡率和假阳性乳腺 X 线片的影响

年龄组（年）	试验次数	乳腺癌死亡率，RR（95% CI）	预防乳腺癌死亡需要参加筛查的人数（95% CI）	假阳性钼靶检查 / 筛查轮数 *
39 ～ 49	8	0.85（0.75 ～ 0.96）	1904（929 ～ 6378）	97.8
50 ～ 59	6	0.86（0.75 ～ 0.99）	1339（322 ～ 7455）	86.6
60 ～ 69	2	0.68（0.54 ～ 0.87）	377（230 ～ 1050）	79.0
70 ～ 74	1	1.12（0.73 ～ 1.72）	NA	68.8

Adapted from Nelson HD，Tyne K，Naik A，et al，U.S. Preventive Services Task Force：Screening for breast cancer：systematic evidence review update for the U.S. Preventive Services Task Force. Ann Intern Med. 2009；151：727.

CI，可信区间；NA，不适用；RR，相对风险。

* 每 1000 名受试者

岁以上的女性每年进行筛查性钼靶检查。建议有乳腺癌病史、存在乳腺癌家族史或乳腺癌组织学危险因素的年轻女性进行MRI筛查。尽管有关筛查性钼靶的随机试验没有纳入74岁以上的女性，但乳腺癌风险确实随着年龄的增长而增加，并且由于老年女性乳腺组织通常已经被脂肪取代，钼靶检查的敏感性和特异性更高。对于一般健康状况良好的老年女性，如果考虑手术，则应该完善钼靶检查。

乳腺癌筛查的最新进展包括断层合成技术［三维（3D）钼靶］。断层合成技术扫描的切面更细，具有能分辨重叠的乳腺组织、减少复检率，并发现更小的病变的优点。一项名叫STORM-2的断层合成技术前瞻性试验对二维（2D）和三维（3D）乳腺摄影进行了比较。在这项试验中，9672名患者被随机抽样分组，结果显示3D摄影的乳腺癌的检出率显著提高，但假阳性复检率也更高[5]。断层合成技术在描绘小肿块和多发性肿块、微钙化以及导管和血管造成的扭曲方面表现出色。问题在于由于辐射剂量更大，应该用于风险调整后的筛查。

超声检查

超声检查有助于确定钼靶检查发现的病变是实性的还是囊性的。超声检查也可用于鉴别乳房致密患者的病变。然而，因为其对操作员要求较高，且尚无相关筛查标准，故不适用于乳腺癌的筛查。美国放射成像网络学会（ACRIN）在高危女性中进行了一项试验（ACRIN 6666），对她们进行了钼靶检查和超声检查，并进行了随机对照，以比较超声检查联合钼靶检查与单独使用钼靶检查对乳腺癌的敏感性、特异性和诊断率[6]。研究人员发现，联合使用钼靶检查和超声检查的组合使每1000名女性中多发现了4.2例肿瘤。然而，超声检查的使用同时导致了更多的假阳性事件，这些事件增加了复检率和活检率。目前尚无证据表明使用筛查性超声可以降低乳腺癌的死亡率。自动乳腺超声检查克服了手动超声检查的一些问题，但仍需要一些随机试验的证据。

磁共振成像

MRI越来越多地被用于评估乳腺病变。对于有腋窝淋巴结转移但未见原发乳腺肿瘤（原发肿瘤未知）X线征象的患者或未见原发肿瘤X线征象的乳头佩吉特病患者，该检查有助于鉴别乳腺癌是否为原发性。MRI还可用于评估原发肿瘤的范围，尤其对于那些乳腺组织致密的年轻女性；评估切缘阳性的肿块切除术后残留病变的范围；评估是否存在多灶性或多中心性癌；筛查对侧乳腺；以及评估浸润性小叶癌。一些外科医师在手术前使用MRI来确定是否存在保乳可能；然而，没有高等级的证据表明使用MRI指导局部治疗的决策可以降低局部复发率或提高存活率。其还可以用于评估包括新辅助化疗在内的治疗效果。此外还可以用于评估植入物破裂或在使用硅胶注射的情况下评估乳房。

MRI对浸润性癌的敏感性大于90%，而对DCIS的敏感性仅为60%或更低。与乳房X线摄影或超声相比，MRI的特异性仅为中等；良、恶性病变在MRI上的表现形式有明显重叠。一项meta分析包含了22项MRI检查对侧乳腺癌的研究，它指出MRI的平均癌症检出率增加了4.1%，阳性预测值为47.9%。这种高检出率可能部分是由于选择偏差；然而，值得关注的是，MRI检测到的异常中有50%以上是假阳性结果，因此需要进行额外的影像研究和活组织检查。

比较MRI在乳腺癌的有效性（COMICE）的一项多中心试验，招募了1623名年龄在18岁及以上的新诊断乳腺癌患者，以评估增强MRI的临床效果[7]。患者接受了标准的临床和影像学检查，并被随机分配到接受MRI检查组或不接受任何影像检查组。主要终点是在6个月内接受再一次手术（再次切除或乳房切除术）的患者的比例。在接受或未接受MRI检查的患者中，再手术率在统计学上没有显著差异。COMICE试验中，对侧乳腺癌检出率为1.6%，明显低于其他试验报告。这项试验受到了质疑，因为并不是所有的临床中心都具备通过MRI引导活检来评估MRI上的可疑征象的能力。这种情况导致了大量的乳房切除手术，并且没有病理学证据证明额外的发现是恶性的。

关于使用MRI进行常规筛查，美国癌症协会推荐了一种风险调整模型。对于乳腺癌高危人群（大约20%～25%或更高），建议从30岁开始每年进行MRI筛查（框35.1）。建议中危女性（15%～20%）与医师讨论增加MRI筛查的好处和局限性。对于罹患乳腺癌的终生风险低于15%的女性，不建议使用MRI。当使用MRI进行筛查时，还应辅助使用钼靶检查。虽然MRI比钼靶更敏感，但它仍然可能遗漏一些钼靶检查可以发现的恶性肿瘤。

不可触及病变的钼靶异常征象

体检不能发现的钼靶异常征象包括聚集的微钙

框 35.1 美国癌症协会

高危乳腺癌女性（根据乳房磁共振成像筛查的风险标准，≈ 20% ~ 25% 或更高）

- 已知的 *BRCA1* 或 *BRCA2* 基因突变
- 有 *BRCA1* 或 *BRCA2* 基因突变的一级亲属，但自身未做过基因检测
- 乳腺癌终生风险≈ 20% ~ 25% 或更高
- 在 10 ~ 30 岁之间经历过胸部的放射治疗
- Li-Fraumeni 综合征或 Cowden 综合征或这些综合征的一级亲属

中危女性（15% ~ 20%）

- 根据基于家族史的风险评估工具，乳腺癌的终生风险为 15% ~ 20%
- 乳腺癌、导管原位癌、小叶原位癌、不典型导管增生或不典型小叶增生个人史
- 钼靶检查时，乳房密度极高或密度不均匀

化和区域的密度异常（例如，肿块、结构扭曲、不对称）（图 35.7）。乳腺影像报告和数据系统（BI-RADS）用于对钼靶检查异常的可能恶性程度进行分类（表 35.2）。为了避免对低可疑性的钼靶检查结果进行活检，可能良性病变被命名为 BI-RADS 3，并在 2 年内需每隔 6 个月进行一次钼靶检查。只有在随访期间进展的病变才需要活检。由于在 75% ~ 80% 未触及的钼靶提示的病变的患者中，建议进行诊断性活检，因此应尽可能采用侵入性更小、成本更低的影像引导下的 CNB。

对不可触及病变的影像定位手术切除

不可触及的乳腺病变应该根据异常征象的类型，适当用影像引导的 CNB 进行评估。如果诊断与影像学结果不一致，或者在可能代表 DCIS 的微钙化区域存在 ADH，大多数患者应该进行切除活检以确定诊断。

为确保病变被完全切除，应使用多种不同方法中的任意一种进行定位。如果超声检查下可见，则术中超声检查可以避免传统标准针头定位乳腺活检的术前疼痛、血管迷走神经事件和延迟。如果使用金属丝来定位病变，则需要通过引导针将其置入，这个金属丝有钩，该钩将金属丝锚定于病变处或附近的乳房实质，以便在引导器拔出后金属丝仍处于原位置。在手术室里可以看到有钢丝定位的图像，以指导外科医师进一步操作。根据乳房的大小和定位丝的长度，定位钩可能距离皮肤很远。手术切除可以直接在病变上进行，也可以通过一些肿瘤整形技术进行，以获得更好的美容效果。根据病变的大小和恶性肿瘤的可疑程度，一些外科医师会切除病灶周边的正常组织，以确保完全切除整个病灶以及切缘阴性[8]。切除后，对标本进行放射学检查可证实目标病变已被切除。切除后诊断为良性病变的患者应在手术后 4 ~ 6 个月接受新的基线钼靶检查。

包括放射性粒子定位在内的其他技术已被开发用于改进不可触及的病变的切除。这项技术涉及在乳腺组织中定植 4.5 mm 的 ^{125}I 粒子，其中大多数需要二次操作。放射性粒子被预先装入针头，在钼靶或超声引导下被推进到可疑的病变中，随后放置于此处。在手术室里可以看到带有这些粒子的图像，以指导外科医师。在手术室里，可以使用探测 99mTc（^{99m}Tc）和 ^{125}I 的伽马探头来指导乳房切除术。^{99m}Tc 通常用于前哨淋巴结清扫（SLND）。切除后，标本被送去进行标本放射照相，以确认目标病变和放射性粒子已被切除。此外还有一种较新的技术，即术中透视肿瘤或结节检查，它利用透视来发现在最初的 CNB 时放置的放射非透明夹子。它避免了患者清醒时的任何其他操作，并且可以在手术时交互使用。

高危患者的确定与管理

乳腺癌的危险因素

确定增加乳腺癌发病率的相关因素对妇女健康筛查十分重要（框 35.2）。乳腺癌的危险因素常常被分为 7 大类：年龄和性别、乳腺癌个人史、组织学危险因素、乳腺癌家族史和遗传危险因素、生育危险因素和外源性激素的使用。

年龄和性别

年龄可能是乳腺癌最重要的危险因素。随着女性年龄的增长，经年龄校正的乳腺癌发病率持续上升。乳腺癌在 20 岁以下的女性中很少见，占总病例的不到 2%。此后，发病率增加到 30 ~ 39 岁中的 1/225，40 ~ 49 岁中的 1/69，50 ~ 59 岁中的 1/44，60 ~ 69 岁中的 1/29，80 岁中的 1/8（美国癌症协会，乳腺癌事实与数据）。换句话说，现在女性在一生中的某个时候被诊断出患有乳腺癌的平均风险为 12.2%。

性别也是一个重要的危险因素。大多数乳腺癌发生于女性。虽然男性中也存在乳腺癌患者，但男性的发病率不到女性的 1%。在 2014 年预估的 235 030 例浸润性乳腺癌中，仅有 2360 例男性乳腺癌患者。男

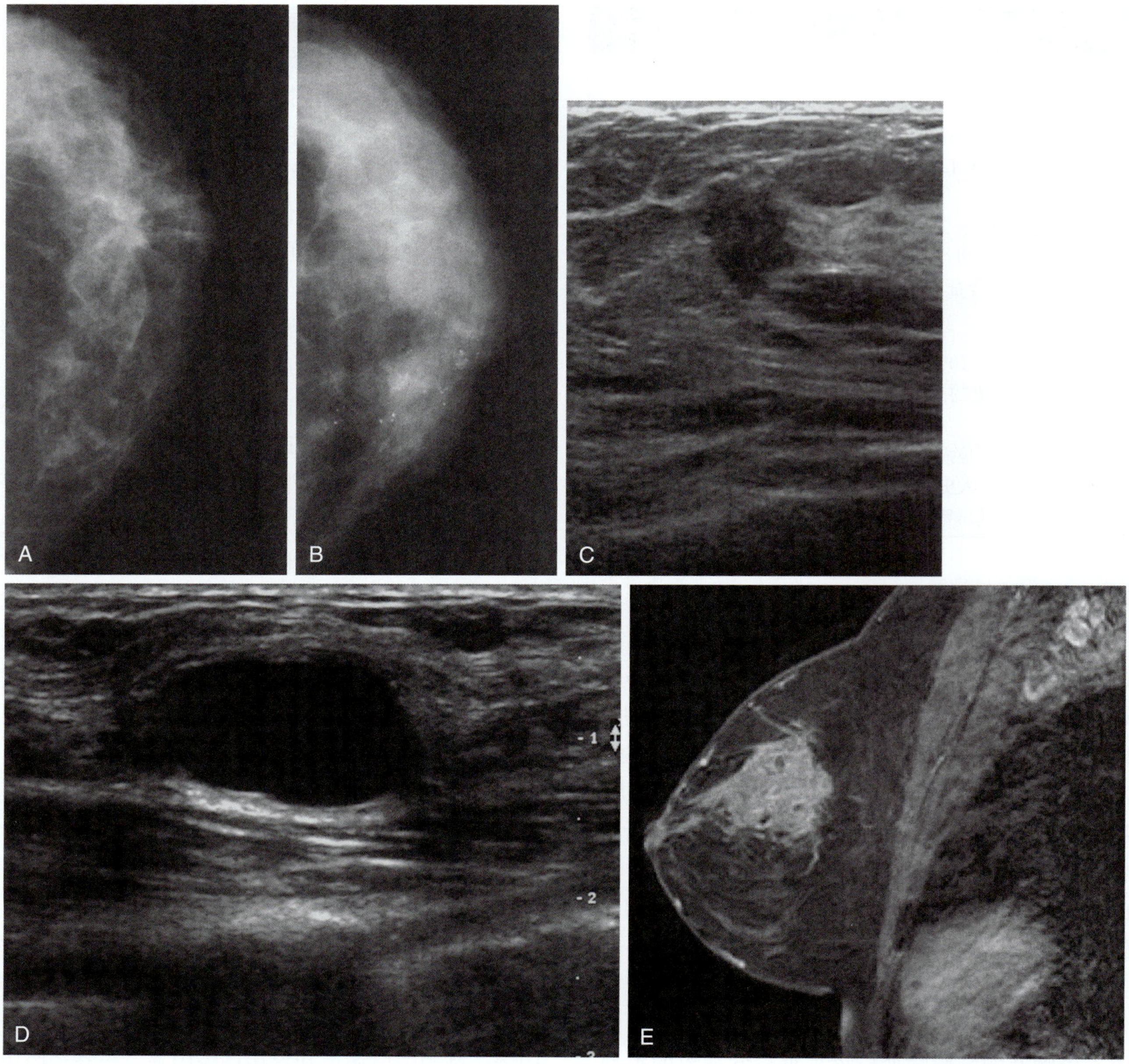

图 35.7 乳腺疾病的钼靶、超声和磁共振成像（MRI）表现。(**A**) 乳房内的星状肿块。密度与毛刺边缘和周围乳腺结构扭曲纠集，提示为恶性肿瘤；(**B**) 成簇的微钙化。聚集在一起的细小、多形性和线状钙化提示导管原位癌；(**C**) 乳腺癌的超声图像。肿物是实性的，包含内部回声，边界不清晰。大多数恶性病变的长度大于宽度；(**D**) 单纯性囊肿的超声图像。超声检查，囊肿呈圆形，边界光滑，内部回声稀少，透声增强，后方回声增强；(**E**) 乳腺癌乳房核磁共振钆强化成像。快速而强烈的钆强化反映了肿瘤血管的增生。MRI 还可以评估病变的轮廓和大小

性乳房肿物中，相较于乳腺癌，良性肿块或男性乳房发育症等良性病变更常见。

癌症史

一侧乳房乳腺癌史会增加对侧乳房发生第二次原发性癌的可能性。其风险的大小取决于第一次发病的诊断年龄、雌激素受体（ER）状态以及是否使用辅助性全身化疗和内分泌治疗。从绝对值来看，年轻患者的实际风险为每年 0.5% ～ 1%，老年患者为每年 0.2%[6]。对于其他需要外照射的癌症患者，尤其是在 30 岁之前的癌症患者中，乳腺癌的发病风险是其他人的 2 ～ 4 倍。

组织学危险因素

乳腺活检确诊的组织学异常也是乳腺癌危险因素的重要组成部分。这些异常包括小叶原位癌（LCIS）和伴有非典型性的增生。LCIS 是一种罕见的疾病，主要见于年轻的绝经前女性。因其无法触及和在钼靶中无可疑微钙化的表现，多在活检中偶然发现。在一项对 5000 多例良性疾病进行活检的报告中显示，有

表 35.2 乳房影像报告和数据系统最终评估分类

分类	定义
0	评估不完整——需要额外的影像评估或之前的钼靶检查以进行比较
1	阴性——未发现异常；通常建议每年进行一次筛查
2	良性发现——通常建议每年进行筛查
3	可能是良性的发现（恶性可能性＜ 2%）——建议短时间内随访
4	可疑异常（恶性可能性 2% ～ 95%）——应考虑活检
5	高度提示恶性（恶性可能性＞ 95%）——应采取适当干预措施
6	已知的经活检确诊的恶性肿瘤

Adapted from Liberman L，Abramson AF，Squires FB，et al. The Breast Imaging Reporting and Data System：positive predictive values of mammographic feature and final assessment categories. AJR Am J Roentgenol. 1998；171：35；and Liberman L，Menell JH. Breast Imaging Reporting and Data System（BI-RADS）. Radiol Clin North Am. 2002；40：409.

框 35.2 乳腺癌的危险因素

确定的风险
年龄的增加
女性
月经因素
月经初潮年龄（12 岁前月经初潮）
绝经年龄较大（超过 55 岁）
未产妇
乳腺癌家族史
遗传易感性（*BRCA1* 和 *BRCA2* 突变携带者）
乳腺癌个人史
种族、民族（白人女性比其他种族的女性风险更高）
辐射暴露史

可改善的风险
生殖因素
首次活产年龄（30 岁后足月妊娠）
生产次数
缺乏母乳喂养
肥胖
饮酒
吸烟
使用激素替代治疗
活动减少
轮班工作（夜班）

组织学危险因素
乳腺增生
不典型导管增生
不典型小叶增生
小叶原位癌

3.6% 的患者患有 LCIS。通过对 297 例经活检和仔细检查的 LCIS 患者进行回顾性研究，确定 35 年末癌变的精算概率为 21.4%。使用康涅狄格州肿瘤登记处的数据，确定了 LCIS 患者的风险比（预期和观察到的浸润性乳腺癌病例的比率）为 7∶1。值得注意的是，LCIS 患者随后发生的癌症中有 40% 是纯原位癌。发生的浸润性癌在组织学上以导管和非小叶为主，50% 的癌发生在对侧乳房。通常认为 LCIS 不是乳腺癌，而是乳腺癌风险增加的组织学标志，纵向估计每年增加的风险略低于 1%。

对于大多数 LCIS 患者来说，首选保守治疗。通常能与患者协商采用的 3 种干预方式包括：密切观察；使用他莫昔芬、雷洛昔芬或阿那曲唑进行化学预防；双侧乳房切除术。LCIS 使乳腺癌风险增加，而且是终生的，对于双侧乳房风险相同。使用 5 年他莫昔芬可以降低 56% 的乳腺癌风险[9]。对于选择手术的患者来说，首选双侧保留乳头皮肤的全乳房切除术。

良性乳腺疾病会产生一系列的组织学病变，大致可分为非增殖性和增殖性上皮改变。非增殖性病变包括乳腺导管内管腔细胞轻度到中度增生；这些变化不会显著增加女性患乳腺癌的终生风险。乳腺导管系统内的增殖性改变与乳腺癌发生的风险增加有关。DuPont 和 Page 将增殖性病变分为有非典型性病变和无非典型性病变；无非典型性增生的增殖性病变有时被称为重度增生。

随后的研究采用了这个分类方案——非增殖性病变、不伴异型性（重度增生）的增殖性病变和伴异型性的增殖性病变。ADH 和不典型小叶增生（ALH）属于伴异型性的增殖性改变。患有 ADH 或 ALH 的女性患乳腺癌的风险大约是普通人群的 4 ～ 5 倍。有乳腺癌和不典型增生家族史的人患乳腺癌的风险几乎是一般人群的 9 倍。患有 ADH 或 ALH 的女性每年患乳腺癌的风险为 0.5% ～ 1%。根据组织学危险因素评估的乳腺癌风险受确诊时的年龄、绝经状况和家族史的影响。组织学危险因素列于表 35.3 中。

乳腺癌家族史与遗传危险因素

许多研究都考察了乳腺癌家族史与乳腺癌风险之间的关系。乳腺癌患者的一级亲属（母亲、姐妹和女儿）有 2 ～ 3 倍的额外患病风险。如果受影响的一级亲属母亲或父亲是绝经前发病和双侧乳腺癌，风险则更高。在有多个受影响成员的家庭中，特别是患有双侧和早发性乳腺癌的家庭中，一级亲属的绝

表 35.3 乳腺癌发展的组织学危险因素

组织学诊断	评估，RR*
非增殖性病变†	1.0
无异型性的增殖性病变‡	1.3 ～ 1.9
伴异型性的增殖性病变§	3.7 ～ 4.2
并且伴明显家族史	4 ～ 9
LCIS	＞7

Data from Hartmann LC，Sellers TA，Frost MH，et al. Benign breast disease and the risk of breast cancer. N Engl J Med. 2005；353：229；London SJ，Connolly JL，Schnitt SJ，et al. A prospective study of benign breast disease and the risk of breast cancer. JAMA. 1992；267：1780；and Dupont WD，Parl FF，Hartmann WH，et al. Breast cancer risk associated with proliferative breast disease and atypical hyperplasia. Cancer. 199371：1258.

LCIS：小叶原位癌；RR：相对风险。

* 在无增生性病变的妇女中观察到的比值比。

† 伴无、正常、轻度增生的纤维囊性变。

‡ 伴大于轻度或正常的增生、乳头状瘤、乳头状瘤病、硬化性腺病、放射性瘢痕或其他表现的纤维囊性变。

§ 任何导管和（或）小叶不典型增生

对风险接近 50%，这与家庭中常染色体显性遗传模式是一致的。

据估计，遗传因素占所有乳腺癌病例的 5% ～ 10%，但在 30 岁以下的女性中，遗传因素可能占 25%。1990 年，King 和他的同事在 17 号染色体（17q21）的长臂上发现了一个含有癌症易感基因的区域。*BRCA1* 基因于 1994 年被发现；现在已知 *BRCA1* 基因突变占家族性乳腺癌的 40%。第二个易感基因 *BRCA2* 于 1995 年被发现。除了乳腺癌的风险增加，*BRCA1* 或 *BRCA2* 突变的女性患卵巢癌的风险也增加（*BRCA1* 携带者终生风险为 45%）。

BRCA1 或 *BRCA2* 的有害突变在一般人群中很少见。在美国人口中，突变率约为千分之一（0.1%）。某些相对封闭的人群可能有较高的患病率，并集中于某些突变，称为始祖突变，包括 *BRCA1* 中的 185delAG 和 5382 insC 突变，这在 1.0% 的德系犹太人（东欧血统的犹太人）中发现，以及 C4446T 突变在法裔加拿大家庭中发现。*BRCA1* 是一个较大的基因，有 22 个编码外显子和 500 多个突变；其中许多是独一无二的，仅限于特定的家族，这使得基因检测在技术上很困难。*BRCA1* 是一种常染色体显性遗传的肿瘤抑制基因。生殖系突变使每个细胞中 *BRCA1* 的单一遗传等位基因失活，这是乳腺上皮细胞发生体细胞事件的先兆，它消除了剩余的等位基因并导致癌症。该基因产物可能抑制细胞生长，并参与识别和修复基因损伤。如果患者出现三阴性乳腺癌，则有 0 ～ 20% 的风险发生了 *BRAC1* 突变。如果乳腺癌患者的不同亲属中有乳腺癌和卵巢癌的家族史，则有 0 ～ 40% 的风险归咎于 BRCA 基因。如果一个亲属同时患有乳腺癌和卵巢癌，则风险可上升到 80%。

BRCA2 基因位于 13 号染色体上，占家族性乳腺癌的 30%。与 *BRCA1* 相比，*BRCA2* 与男性乳腺癌风险增加有关。*BRCA2* 基因突变的女性一生患卵巢癌的风险有 20% ～ 30%。*BRCA2* 的始祖突变包括 617delT 突变，存在于 1.4% 的德系犹太人中；8765delAG 突变，存在于法裔加拿大人中；以及 999del15 突变，存在于冰岛人群中。在冰岛，7% 的未经筛选的乳腺癌女性和 0.6% 的普通人群携带 999del15 突变。

基因的外显性指的是基因突变携带者实际患乳腺癌的可能性。最初评估的 *BRCA1* 和 *BRCA2* 突变的外显率很高，但最近 *BRCA1* 和 *BRCA2* 突变的外显率预估为 56%［95% 可信区间（CI）为 40% ～ 73%］。*BRCA1* 或 *BRCA2* 突变携带者的乳腺癌终身风险在 50% ～ 70%。

与 *BRCA2* 相关乳腺癌相比，*BRCA1* 相关乳腺癌的组织病理学较差，表现为更高的级别、激素受体阴性、非整倍体、S 期比例增加。基底样乳腺癌亚型与 *BRCA1* 突变有很强的相关性。携带 *BRCA1* 突变并罹患乳腺癌的女性极有可能属于基底样癌，10% 的基底样癌发生在携带 *BRCA1* 突变的女性身上。*BRCA2* 相关癌症与之不同，通常激素受体呈阳性。*BRCA1* 相关或 *BRCA2* 相关乳腺癌患者的总体死亡率与散发性乳腺癌相似。因为 *BRCA* 基因突变携带者患乳腺癌的风险很高，预防性手术被认为是最合理的干预措施。对于那些相比于预防性手术，需要加强筛查的患者，推荐使用 MRI 检查。对于携带 *BRCA* 基因突变的乳腺癌患者，尤其是常导致 ER 阴性的 *BRCA1* 突变的患者，化学预防的效果尚不明确。

生殖危险因素

生殖发育过程中的里程碑事件会增加女性的终生雌激素暴露，从而增加患乳腺癌的风险。包括 12 岁之前出现月经初潮，30 岁后的首次活产，未生育，以及 55 岁后绝经。月经初潮每推迟 2 年，患乳腺癌的风险就会降低 10%；绝经期在 55 岁之后会使乳腺癌的风险加倍。18 岁之前首次足月妊娠患乳腺癌的风险是 30 岁后首次足月妊娠患乳腺癌风险的一半。人工流产不会影响患乳腺癌的风险。据报道，母乳喂养可以降低患乳腺癌的风险，这种影响可能是继发于终身月经周期的减少。与性别、年龄、组织学危险因素和遗传因素相比，生殖危险因素对乳腺癌风险影响较小（RR，0.5 ～ 2.0）。然而，与家族史或组织学因素相比，生殖危险因素对整个人群中乳腺癌的患病率有很大的影响。

外源性激素的使用

需要补充雌激素和黄体酮的情况各不相同，最常见的两种情况是绝经前妇女的避孕和绝经后妇女的激素替代疗法（HRT）。其他使用外源性激素的适应证包括月经不调、多囊卵巢、生育治疗和激素缺乏状态。研究表明，现在或过去使用口服避孕药的人患乳腺癌的风险会增加，但随着停用时间的延长，风险会逐渐降低。

妇女健康倡导协会（Women's Health Initiative）对 HRT 的使用进行了研究。在这项前瞻性、随机对照试验中，50 ～ 79 岁的健康绝经后妇女接受了各种饮食和维生素补充剂以及绝经后 HRT。这项研究评估了 HRT、低脂饮食、钙和维生素 D 补充剂的收益和风险，以及它们对癌症、心血管疾病和骨质疏松相关骨折发生率的影响。从 1993 年到 1998 年，在美国的 40 个中心内，16 608 名妇女被随机分配接受马结合雌激素（如普雷马林，每天 0.625 mg）联合醋酸甲羟孕酮（每天 2.5 mg）组和安慰剂组。在基线和之后的每年进行筛查性钼靶检查和临床乳腺检查。这项研究在随访 5.2 年后达到了终止条件，在 HRT 组中一共发现了 245 例乳腺癌（侵袭性和非侵袭性），而安慰剂组只有 185 例。与安慰剂组相比，雌激素和孕激素的组合，特别是结合雌激素，增加了子宫完整的绝经后女性患乳腺癌的风险。更令人担忧的是，在接受雌激素和黄体酮治疗的女性中，乳腺癌更有可能在更晚期被诊断出来，并且确实在钼靶上有异常表现。

同样的，在妇女健康倡导协会的研究中，10 739 名接受过子宫切除术的妇女被随机分为马结合雌激素（如普雷马林），剂量为每天 0.625 mg 组或安慰剂组。经过 7 年的随访，两组的乳腺癌发病率相似（雌激素组的 RR 为 0.80；95% CI 为 0.62 ～ 1.04）。在对短间隔钼靶随访测试的需求上，治疗组和对照组之间存在统计学显著差异，实验组患者比例更高（36.2% *vs.* 28.1%）。

这些证据表明，接受激素替代疗法与雌激素和黄体酮联合治疗满 5 年的女性患乳腺癌的风险增加约 20%。仅服用雌激素的女性（因为之前做过子宫切除术）似乎患乳腺癌的风险没有明显增加。

风险评估

Gail 模型是一种评估乳腺癌风险的模型，是基于乳腺癌检测示范项目的病例对照数据开发出来的（可见 http：//www.cancer.gov/bcrisktool.）。在建立模型的过程中，影响乳腺癌风险的因素被确定为年龄、种族、月经初潮年龄、首次活产年龄、既往乳腺活检次数、是否存在非典型性增殖性疾病，以及患有乳腺癌的一级女性亲属的数量。该模型不包括有关遗传因素的详细信息，所以可能低估了 *BRCA1* 或 *BRCA2* 突变携带者的风险，却高估了非携带者的风险。该模型不应用于诊断为 LCIS 或 DCIS 的女性。乳腺癌风险的 Gail 模型被用于乳腺癌预防试验（the Breast Cancer Prevention Trial），该试验随机分配高危妇女（＞ 1.67%）接受他莫昔芬或安慰剂治疗，并在他莫昔芬和雷洛昔芬相关研究（Study of Tamoxifen and Raloxifene，STAR）的设计中随机将高危女性分为他莫昔芬组或雷洛昔芬组。

Gail 模型使用非遗传因素评估人群患病风险，而遗传和家族模型则评估了乳腺癌的遗传和家族因素。Gail 模型对于评估非裔美国人并不准确，因此研究者开发了一种特定的模型，被称为 CARE。Claus 模型是基于对高外显性乳腺癌易感基因流行性的假设。Claus 模型根据患有乳腺癌的一级、二级亲属和他们确诊时的年龄，根据十年寿命提供了对个体乳腺癌风险的估计。许多针对特定人群的模型也被开发出来，这些模型与非特定的传统模型具有相似的辨别能力。钼靶成像的密度与乳腺癌的高风险有关。然而，包括乳腺密度在内的模型只有最小的辨别力。其他一些广为人知的危险因素，如酒精摄入、体重和体力活动并未被所有的评估工具包含在内。

有几个模型已被设计用来评估 *BRCA1* 或 *BRCA2* 的突变风险。这些模型可以用来评估是否需要进行基因检测。Couch 模型可用于预测 *BRCA1* 基因突变的风险。由 Myriad Genetics 实验室开发的 BRCAPro 模型估计了 *BRCA1* 和 *BRCA2* 的突变风险。Tyrer-Cuzick 模型结合了个人风险因素和遗传分析，给出了更全面和个性化的风险评估。根据这些模型，在一般人群中，具有临床意义的 *BRCA1* 或 *BRCA2* 突变的发生率约为 1/500 ～ 1/300。基因检测的适应证包括：50 岁之前确诊的乳腺癌、双侧乳腺癌、同一个体患乳腺癌和卵巢癌，以及男性乳腺癌。其他可能是检测适应证的因素包括两个或两个以上的亲属患有乳腺癌和卵巢癌（母系或父系），近亲男性亲属患有乳腺癌，近亲患有早发性（＜ 50 岁）乳腺癌或卵巢癌，以及该家族中已知的 *BRCA1* 或 *BRCA2* 突变。可以使用在线风险计算工具进行计算。

除了 *BRCA1* 和 *BRCA2* 之外，还有许多其他公认的基因和家族综合征，它们出现的概率较小，但却显著增加了乳腺癌患病风险。多基因 panel 检测的发展和成本的降低使得对这些其他基因的筛检变得更有意义。这些检测包括对 Li-Fraumeni 综合征（TP53 突变）、考登综合征（PTEN 突变）以及 PALB2、CHEK2、CDH1、STK-11、NF1 和 ATM 携带者的评估。在乳腺癌患者和非乳腺癌患者遗传基因检测的共识指南（https：//www.breast-surgeons.org/docs/statements/Consensus-Guideline-on-Genetic-Testing-for-Hereditary-Breast-Cancer.pdf，2018 年 12 月 27 日）中，美国乳房外科医师学会（The American Society of Breast Surgeons）制定了关于筛查和治疗了解较少的遗传学建议。在基因检测过程中，会识别出意义不确定的变异个体，但不应对其采取干预。

高危患者的管理

在实践中，临床医师会评估风险因素，并在建议乳腺癌筛查和预防时进行个性化调整。乳腺癌风险增加定义为使用美国国家癌症研究所（NCI）风险计算器（基于 Gail 模型）计算得出的 5 年风险为 1.66% 或更高。这是 60 岁女性的平均风险；它已被用于美国预防试验的设计。此风险计算器不适用于有浸润性乳腺癌病史的 DCIS、LCIS 或非洲裔美国女性。该模型未对绝经前乳腺癌或双侧乳腺癌的一级亲属进行校正，且未考虑基因突变。临床医师必须知晓，如果存在这些因素，风险则有可能被严重低估，应在患者个人和家族的背景下计算风险。然而，即使存在这些局限性，Gail 模型仍是乳腺癌风险评估的一个有价值的开端。该风险评估可为针对个体风险的初级预防策略和筛查建议提供依据。对于被发现有乳腺癌高风险的女性，可以选择通过临床乳腺检查、钼靶检查和乳腺 MRI 进行密切监测（终生风险＞ 20%）和采取如化学预防或双侧预防性乳腺切除和（或）输卵管卵巢切除在内的干预措施降低风险。

密切随访

美国国家综合癌症网络和癌症遗传学研究联盟（the National Comprehensive Cancer Network and the Cancer Genetics Studies Consortium）于 2002 年制定了乳腺癌高危人群的监测指南。这些指南主要来源于专家意见；针对高危个体的筛查指南不是通过前瞻性试验建立的。对于患有乳腺癌和卵巢癌综合征的家庭中的女性，建议从 18 ～ 20 岁开始每月进行一次乳房自我检查，从 25 岁开始每半年进行一次临床乳腺检查，从 25 岁开始每年进行乳房钼靶检查，或者在最早患乳腺癌家庭成员年龄前 10 年开始每年检查乳房钼靶。尽管如此，对已知 *BRCA1* 或 *BRCA2* 突变的女性的研究发现，50% 的乳腺癌被诊断为间期癌；也就是说，它们发生在筛查间隔中，而不是在常规筛查过程中。这一观察结果促使许多小组在筛查乳腺钼靶时增加了每年筛查 MRI，一些小组建议同时进行两次检查，另一些小组建议交叉进行两次检查。对于有早发性乳腺癌和卵巢癌家族史的女性，没有接受过遗传咨询的女性，应进行遗传咨询，包括进行多基因联合检测。

乳腺癌的化学预防

目前被批准用于降低乳腺癌风险的药物是选择性 ER 调节剂他莫昔芬、雷洛昔芬以及芳香化酶抑制剂（aromatase inhibitors，AIs）。他莫昔芬已被证明对 ER 阳性乳腺癌的治疗有益（参见后续“内分泌治疗”）。他莫昔芬几十年来一直被用作乳腺癌的辅助治疗，众所周知，第一次出现原发性乳腺癌的女性使用他莫昔芬后可以降低对侧乳房第二次原发性乳腺癌的发病率。早期乳腺癌试验协作组（the Early Breast Cancer Trialists’ Collaborative Group，EBCTCG）对他莫昔芬的受益进行了最全面的分析。该小组每 5 年召开一次会议，审查全球范围内进行的乳腺癌试验的结果数据。EBCTCG 综述分析的结果表明，辅助他莫昔芬可将未受影响的乳房再次患乳腺癌的风险降低 47%。有 4 项前瞻性随机试验已完成，他们评估了他莫昔芬在乳腺癌风险增加的健康女性中的化学预防作用。

在国家乳腺与肠外科辅助治疗计划（NSABP，the National Surgical Adjuvant Breast and Bowel Project）P-1 试验中，13 388 名年龄为 35 ～ 59 岁、被诊断患有 LCIS、乳腺癌风险中度增加（5 年期间 RR 为 1.66）或 60 岁以上的妇女被随机分配给他莫昔芬组或安慰剂组。利用 Gail 模型进行风险评估（见上文）。在这项研究中，随访 69 个月后，他莫昔芬将浸润性乳腺癌的风险降低了 49%；在患有 LCIS 的女性中，风险降低了 59%，在患有 ADH 或 ALH 的女性中，风险降低了 86%。这些受益仅在 ER 阳性患者中被观察到。5 年的他莫昔芬治疗并非没有副作用和并发症。在他莫昔芬治疗组中，由于药物对子宫内膜的雌激素样作用而导致的子宫内膜癌风险增加了大约 2.5 倍。接受他莫昔芬治疗的女性中，肺栓塞（RR，3）和深静脉血栓形成（RR，1.7）也更常见。由于 P-1 研究参与者没有常规进行突变检测，因此关于他莫昔芬在 *BRCA1* 和 *BRCA2* 突变携带者中降低乳腺癌风险的证据有限。他莫昔芬在降低 ER 阳性乳腺癌的发病率方面最有效，因此它在 *BRCA1* 突变携带者（更常发生 ER 阴性乳腺癌）中的有效性受到了质疑。

其他三项他莫昔芬预防试验与 NSABP P-1 试验大致同时进行，包括意大利他莫昔芬预防研究（the Italian Tamoxifen Prevention Study）、皇家马斯登医院试点他莫昔芬化学预防试验（Royal Marsden Hospital Pilot Tamoxifen Chemoprevention Trial）和国际乳腺癌干预研究 -I（IBIS-I，International Breast Cancer Intervention Study-I）。意大利和皇家马斯登的研究指出，他莫昔芬在乳腺癌预防方面不优于安慰剂。阴性结果可能是因为这些实验与 P-1 试验在研究人群和试验设计上存在差异。IBIS-I 试验显示，他莫昔芬使乳腺癌发病率降低 33%，略低于 P-1 的降低风险，但依然证实了他莫昔芬能有效降低乳腺癌患病风险。随后，对所有枸橼酸他莫西芬预防试验的 meta 分析发现，他莫昔芬降低了 38% 的乳腺癌患病风险。但这项分析也证实了使用他莫昔芬会增加子宫内膜癌和静脉血栓栓塞事件的风险。

NSABP P-2 试验（STAR 试验）比较了他莫昔芬和雷洛昔芬对绝经后妇女的效果。这一比较基于 MORE 试验。MORE 试验纳入了 1 万多名接受安慰剂和雷洛昔芬预防和治疗骨质疏松症的女性，在 MORE 试验平均 3 年的随访中，乳腺癌的发病率降低了 54%，而子宫内膜癌的发病率没有增加。STAR 试验招募了 19 747 名乳腺癌风险增加的女性，并证明他莫昔芬和雷洛昔芬均将浸润性乳腺癌的风险降低了约 50%。雷洛昔芬副作用较小。与他莫昔芬组相比，雷洛昔芬组的子宫内膜癌数量减少了 36%，服用雷洛昔芬的女性发生静脉血栓的数量比他莫昔芬组减少了 29%，肺栓塞的发生率也降低了。

因为已有研究表明，在患有早期乳腺癌的绝经后妇女中，AIs 比他莫昔芬更能有效预防对侧乳腺癌，所以也有研究者对 AIs 的化学预防效果进行了评估。加拿大临床试验小组（Canada Clinical Trials Group）的 NCI 完成了研究有关 AI 药物依西美坦的乳腺癌预防 3（mammary prevention 3，MAP.3）试验。在这项研究中，4560 名绝经后妇女被随机分配到依西美坦组或安慰剂组，她们至少有以下几项乳腺癌危险因素中的一项（≥ 60 岁；Gail 模型 5 年风险评分＞ 1.66%；既往有 ADH、ALH 或 LCIS 病史；或有 DCIS 乳房切除术史）。中位随访 35 个月后，依西美坦将浸润性乳腺癌的年发病率降低了 65%。在依西美坦组一共发现 11 例浸润性癌，而在安慰剂组发现 32 例。依西美坦组 88% 的受试者和安慰剂组 85% 的受试者发生了不良事件（$P = 0.003$），这些不良事件在内分泌、胃肠道和肌肉骨骼方面具有显著差异。依西美坦尚未被美国食品药物监督管理局批准为化学预防药物，但是，在美国国家综合癌症网络临床实践指南中，它被列为预防乳腺癌的 1 类推荐药物。

预防性乳房切除术

预防性乳房切除术已被证明可以将高危女性患乳腺癌的概率降低 90%。Hartmann 等对 639 名有乳腺癌家族史，并接受预防性乳房切除术的女性进行了回顾性分析，这些女性被分为高危组（$n = 214$）和中危组（$n = 425$）。高危女性被定义为携带常染色体显性遗传乳腺癌易感性家族史的女性。根据 Gail 模型计算中危女性预期乳腺癌的发病数量。根据该模型，预计发生乳腺癌 37.4 例，但实际仅发生 4 例，发病风险降低了 89%。对于高危女性来说，Gail 模型却低估了患乳腺癌的风险。通过对高危先证者（姐妹）的对照研究，使用三种不同的统计模型计算了乳腺癌的预期发病数量。预防性乳房切除术后共发生了 3 例乳腺癌，事件风险降低至少 90%。

几个小组报告了对 *BRCA1* 和 *BRCA2* 突变携带者进行预防性乳腺切除术治疗的前瞻性研究与随访结果，并显示乳腺切除术在预防乳腺癌方面非常有效。最近，作为 PROSE 联盟的一部分，22 个中心报道了在 *BRCA1* 和 *BRCA2* 突变携带者中进行降低风险性乳腺切除术和降低风险性输卵管卵巢切除术的结果。接受降低风险性乳腺切除术的参与者中没有一人继发乳腺癌，相比之下，没有接受手术的女性中只有 7% 的人后来患上了乳腺癌。降低风险性输卵管卵巢切除术使卵巢癌的发病率从 5.8% 降至 1.1%，乳腺癌的发病率从 19.2% 降至 11.4%。降低风险性输卵管卵巢切除术与乳腺癌特异性死亡率、卵巢癌特异性死亡率和全因死亡率的降低有显著关联。现有的数据表明，BRCA 突变携带者应该被建议将降低风险的手术作为降低癌症发病率和提高存活率的一种策略。

接受乳腺钼靶检查的女性在发现乳腺癌后，总体上有 80% 的存活率。考虑到 *BRCA1* 或 *BRCA2* 突变携带者的外显率为 50% ~ 60%，如果 *BRCA1* 或 *BRCA2* 突变携带者选择不接受降低风险的手术，则死于乳腺癌的可能性约为 10%。

在 *BRCA1* 或 *BRCA2* 有害突变未知的女性中使用降低风险的手术是有争议的。越来越多新诊断为乳腺癌的女性选择接受对侧预防性乳房切除术，用于降低对侧乳腺癌发病的风险，但同时这也降低了生活质量。美国乳房外科医师协会不建议对散发性癌症患者常规使用对侧乳房切除术，但由于许多患者有手术意愿，故而是否手术更取决于医患双方的共同决定。

总结：风险评估与管理

了解疾病发展的风险因素为明确发病机制提供了线索，并确定了能从风险降低策略中受益的潜在患者。虽然乳腺癌在两性中都可能发生，但女性患乳腺癌的风险更高，而男性患乳腺癌的情况并不常见。年龄是影响风险的因素之一，也是 NCI 风险评估工具的一部分。当一级亲属（母亲、姐妹和女儿）在很年轻的时候发生乳腺癌，以及当家族中同一侧出现卵巢癌病史时，家族史就最为重要。这种类型的家族史可能会妨碍 NCI 风险估计的准确性。乳腺癌发生的最重要的组织学危险因素是 LCIS、ADH 和 ALH。尽管辅助治疗（内分泌治疗和化疗）可降低风险，但有个人乳腺癌病史更容易患对侧乳腺癌。

乳腺良性肿瘤及相关疾病

乳腺囊肿

乳腺实质内的囊肿是充满液体并被覆上皮组织的腔隙，大小不一，小的需要镜下观察，大的则包含 20 ~ 30 ml 液体并在体表可触及。每 14 名女性中至少有 1 名有可触及的囊肿，且 50% 的囊肿为多发性或复发性的。囊肿形成的发病机制尚不清楚；囊肿似乎起因于小叶和终末导管的破坏和扩张。显微镜检查发现，小叶或周围组织的纤维化，以及持续分泌的分泌物会导致小叶结构的扩张和含囊液的被覆上皮组织的腔隙扩张。

囊肿受卵巢激素的影响，这一事实解释了囊肿随月经出现周期性的变化。大多数囊肿发生在 35 岁以上的女性；绝经前发病率稳步上升，绝经后急剧下降。老年女性的新发囊肿通常与外源性激素替代治疗有关。

囊肿内癌极为罕见。Rosemond 报告称，在 3000 多例囊肿活检中仅发现 3 例癌症（0.1%）。其他研究员也证实了这一低发病率。没有证据表明囊肿形成与乳腺癌风险增加相关。

可触及肿块可通过直接穿刺抽吸或超声检查诊断为囊肿。囊液可以是淡黄色、不透明的或深绿色，并可能含有碎屑状物。考虑到囊肿内恶变的风险较低，如果看起来是一个没有内部扰动且边界光滑的单纯性囊肿，则无需进行穿刺。如果肿块结构很复杂，那么穿刺可能是有必要的。如果囊肿在穿刺抽吸后消退，且囊肿内容物无明显血性，则无需送穿刺液进行细胞学分析。如果囊肿多次复发（一般以 2 次以上为标准），应进行 CNB 检查以评估实性成分。整个囊性结构可使用真空辅助的芯针装置经皮切除[11]。通常不需要手术切除囊肿，但如果囊肿多次复发，或针吸活检发现异型性，肿块切除不完全，或囊肿较大且患者疼痛明显，则可能需要手术切除囊肿。

纤维腺瘤和其他良性肿瘤

纤维腺瘤是由间质和上皮成分组成的良性实体瘤。纤维腺瘤是乳腺第二常见的肿瘤（仅次于癌症），也是 30 岁以下女性最常见的肿瘤。与囊肿不同，纤维腺瘤最常发生于青少年的晚期和育龄期妇女的早期。纤维腺瘤很少作为新发肿块出现在 40 岁或 45 岁以后的女性身上。临床上，纤维腺瘤表现为易于滑动的坚实肿块，几个月后可能增大，并随着月经周期的变化而消长。触诊时易于滑动，可能呈分叶状，也可能很光滑。切除时，纤维腺瘤是包膜完整的肿块，很容易从周围的乳腺组织中分离出来。乳腺 X 线检查在鉴别囊肿和纤维腺瘤方面帮助不大；然而，超声检查可以很容易地根据它们各自的特征进行区分。

纤维腺瘤是良性肿瘤，尽管肿瘤有可能发生在其内的上皮成分中。在新发生的纤维腺瘤中，癌症极为罕见（0.2%），且其中 50% 为 LCIS，在美国癌症联合委员会（American Joint Committee on Cancer，AJCC）第 8 版分期系统中不再将其视为 0 期乳腺癌，但表示具有发展为乳腺癌的高风险，35% 为浸润性癌，

15% 为导管内癌。当组织病理学诊断证实乳腺肿块为纤维腺瘤时，患者可以放心，无需手术切除。如果患者受到肿块的困扰或肿块继续生长，可通过开放切除活检或经皮途径切除肿块[11]。

纤维腺瘤有两种亚型。巨大纤维腺瘤是一个描述性术语，用于描述一种体积异常大（通常＞ 5 cm）的纤维腺瘤。幼年性纤维腺瘤一词是指一种偶尔发生于青少年和年轻成人的巨大纤维腺瘤，组织学上比通常的纤维腺瘤更具细胞成分。尽管这些病变可能生长非常快速，但手术切除是可以治愈的。

错构瘤和腺瘤

错构瘤和腺瘤是数量不等的上皮和间质成分组成的良性增生。错构瘤是一种散在的结节，结构上包含紧密堆积的小叶和突出扩张的小叶外导管。在体格检查、乳腺 X 线检查和肉眼检查中，错构瘤与纤维腺瘤难以区分。Page 和 Anderson 将腺瘤或管状腺瘤描述为导管组成的良性细胞肿瘤，这些小导管紧密堆积在一起，形成一层没有间质支持的微小腺体。在妊娠和哺乳期，腺瘤可能增大，组织学检查显示分泌相分化。需进行活检以确定诊断。

乳腺感染和脓肿

乳房感染一般有两类：哺乳期感染和与导管扩张相关的慢性乳晕下感染。哺乳期感染被认为是由细菌通过乳头进入导管系统引起的，其特征为发烧、白细胞增多、红肿和压痛。乳房感染最常由金黄色葡萄球菌引起，可能表现为蜂窝组织炎伴乳房实质炎症和肿胀，称为乳腺炎或脓肿。治疗需要抗生素和频繁的排空乳房。脓肿需要引流。初次引流应包括针吸；对于抽吸和抗生素治疗后仍未消退的脓肿，应手术切开引流。在这种情况下，脓肿通常是多房性的。超声评估有助于确定乳腺脓肿的特征，并有助于引导针吸。

在非哺乳期妇女中，一种慢性复发的感染形式可在乳晕下导管中发展，被称为乳管周围乳腺炎或导管扩张症。这种情况似乎与吸烟和糖尿病有关。感染通常为混合感染，包括皮肤需氧和厌氧菌群。一系列感染导致炎症改变和瘢痕形成，可能导致乳头内陷或内翻，乳晕下区域肿块，偶尔还会出现从乳晕下导管到乳晕周围皮肤的慢性瘘管。可触及到的肿块和乳房 X 线检查的发现可能是由于感染和瘢痕造成的；这些可能会使乳腺癌的监测更具挑战性。

乳晕下感染最初可能表现为乳晕下疼痛和轻度红肿。在此阶段，温水浸泡和口服抗生素可能是有效的治疗方法。抗生素治疗一般要求覆盖需氧和厌氧微生物。如果脓肿已经形成，除了抗生素外，还需进行针吸。手术切开引流适用于保守治疗不能治愈的脓肿。在急性感染完全消退后，通过切除整个乳晕下导管复合体以及静脉注射抗生素来治疗反复感染。患者中很少出现需要切除乳头和乳晕来解决的复发性感染。

乳房感染通常经过抗生素治疗会迅速和完全消失。如果红肿或水肿持续存在，应该考虑炎性乳癌的诊断，并需要对皮肤和乳腺组织进行活组织检查。

乳头状瘤和乳头状瘤病

孤立性导管内乳头状瘤是真正被覆上皮组织的乳腺导管息肉。孤立性乳头状瘤最常位于乳晕附近，但也可能出现在周围部位。大多数乳头状瘤小于 1 cm，但可以长到 4 cm 或 5 cm。较大的乳头状瘤可能出现在囊性结构内，导管扩张很明显。乳头状瘤是与 DCIS 发生发展关系最密切的良性肿瘤。

位于乳头附近的乳头状瘤常伴有血性乳头溢液。在少数情况下，它们被发现为乳晕下可触及到的肿块或乳房 X 光照片上的致密影。治疗方法是通过环乳晕切口进行切除。对于外周乳头状瘤，需与浸润性乳头状癌相鉴别。

区分乳头状瘤病与孤立性或多发性乳头状瘤很重要。乳头状瘤病是指上皮异常增生，通常发生于年轻女性或与纤维囊性改变有关。乳头状瘤病不是由真正的乳头状瘤组成，而是由增生的上皮组成，这些上皮组织可填充单个导管，类似于真正的息肉，但没有纤维血管组织病灶。

硬化性腺病

腺病是指小的终末导管或腺泡数目增多。腺病通常与间质组织的增生有关，间质组织增生会产生组织学病变，即硬化性腺病，在大体标本和组织病理学上可与癌混淆。硬化性腺病可能与钙质沉积有关，在乳房 X 线片上可见钙质沉积，与导管内癌的微钙化难以区分。在许多病例中，硬化性腺病是接受微钙化穿刺活检的患者最常见的病理诊断。硬化性腺病经常被列为纤维囊性疾病的组成部分之一；它很常见，没有明显的恶性潜能。

放射状瘢痕

放射状瘢痕归类于一组被称为复杂硬化性病变的

疾病中。放射状瘢痕在乳房 X 线检查中看起来类似于癌症，因为它们在周围的间质中形成了不规则的毛刺。放射状瘢痕含有微囊、上皮增生和腺病，并有明显的中央硬化表现。大体标本的直径很少超过 1 cm。较大的病变可能会形成可触及的肿瘤，在乳房 X 线片上表现为有明显结构扭曲的毛刺状肿块。这些肿瘤会对周围组织产生牵引力，从而导致皮肤凹陷。放射状瘢痕一般需要切除以排除癌的可能。放射状瘢痕会略增加患乳腺癌的风险。

脂肪坏死

脂肪坏死可以在乳房 X 线检查中表现为可触及的肿块或致密影（可能含有钙化），类似癌症。脂肪坏死患者可能有乳房创伤病史或与先前的外科手术或放射治疗有关。钙化是脂肪坏死的特征，且通常可以在超声检查中看到。在组织学上，脂肪坏死由富含脂质的巨噬细胞、瘢痕组织和慢性炎性细胞组成。该病变无恶性潜能。

乳腺癌的流行病学和病理学

流行病学

据估计，2018 年美国将诊断出 266 120 例浸润性乳腺癌和 63 960 例原位乳腺癌。乳腺癌是癌症相关死亡的第二大原因，仅次于肺癌，每年约有 40 920 人死于乳腺癌。乳腺癌也是一个全球性的健康问题，全球每年确诊的乳腺癌病例超过 200 万例。由于平均寿命的延长、生活方式的改变增加了患乳腺癌的风险，再加上其他疾病存活率的提高，直到 1999 年前后，乳腺癌的总体发病率一直在增加。从 1999 年到 2006 年，乳腺癌发病率每年下降约 2%。这一下降可能是由于妇女健康倡议的初步结果公布后，激素替代疗法的使用减少，但也可能是乳房 X 线筛查减少的结果（2000 年≥ 40 岁的妇女中 70.1% 接受了筛查，而 2005 年为 66.4%）。2006—2010 年，乳腺癌发病率保持稳定。

在过去的几十年里，女性乳腺癌患者的存活率一直在稳步提高，20 世纪 60 年代初的 5 年存活率为 63%，1975—1977 年为 75%，1984—1986 年为 79%，1995—2005 年为 90%。乳腺癌死亡率下降幅度最大的是 50 岁以下的女性（每年下降 3.2%），而 50 岁以上的女性乳腺癌死亡率也有所下降（每年下降 2%）。乳腺癌死亡率的降低被认为是通过乳房 X 线检查的早期发现、乳腺癌发病率的降低以及治疗的改进所致。Ⅰ期乳腺癌生存率为 98.7%。目前乳腺癌的治疗是以病理学分期和对乳腺癌生物学的最新见解为指导的。人们越来越重视定义疾病的生物学特征和个体患者的状态，并随后对治疗进行个体化管理。

病理学

非侵袭性乳腺癌

非侵袭性乳腺癌以前被大致分为两种类型，LCIS 和 DCIS（框 35.3）。在第 8 版 AJCC 分期系统中，LCIS 不再被视为乳腺恶性肿瘤，而被视为乳腺癌发生的危险因素。LCIS 与正常小叶轮廓一致，腺泡扩张充盈（图 35.8A）。LCIS 的一种异形性改变——多形性 LCIS，最近被认为是一种独特的、更具侵袭性的组织病理学亚型。与经典 LCIS 相比，多形性 LCIS 表现出显著的核多形性。相互不黏附的细胞具有形状不规则的高级别细胞核，并扩张一个或多个小叶结构。多形性 LCIS 可能与粉刺和钙化相关，也可能不相关。如果多形性 LCIS 与钙化相关，可通过乳腺 X 线检查发现。LCIS 的自然进程尚不清楚，关于治疗也存在争议；许多专家建议采用类似于 DCIS 的手术切除方式治疗多形性 LCIS。

框 35.3　原发性乳腺癌的分类

非侵袭性上皮肿瘤
小叶原位癌
导管原位癌或导管内癌
- 乳头状型、筛状型、实性型和粉刺型

侵袭性上皮肿瘤（占总数的百分比）
侵袭性小叶癌（10%）
侵袭性导管癌
- 侵袭性导管癌（非特殊型）(50% ～ 70%）
- 管状癌（2% ～ 3%）
- 黏液样或胶样癌（2% ～ 3%）
- 髓样癌（5%）
- 侵袭性筛状癌（1% ～ 3%）
- 侵袭性乳头状癌（1% ～ 2%）
- 腺样囊性癌（1%）
- 化生性癌（1%）

结缔组织和上皮混合性肿瘤
良性和恶性叶状肿瘤
癌肉瘤
血管肉瘤
腺癌

DCIS 在形态学上比 LCIS 更具异质性，病理学家认为 DCIS 有四种主要类型：乳头状型、筛状型、实性型和粉刺型。后三种类型见图 35.8。DCIS 被认为是充满恶性细胞的离散间隙，通常具有可辨认的基底细胞层，有可能是由正常的肌上皮细胞组成的。这四种形态学类型的 DCIS 很少单独出现；DCIS 的病变通常是混合形态。乳头状型和筛状型 DCIS 通常为低度恶性病变，可能需要较长时间才能转化为浸润性癌。实性型和粉刺样型 DCIS 通常是较高级别的病变。

随着导管膜内的细胞生长，它们有发生中心坏死的倾向。导管中心的坏死碎片经历凝固，最终钙化，导致在乳腺 X 线片上可以看到微小的、多形的、常呈线性的微钙化。在一些患者中，恶性肿瘤可能累及整个导管树，乳腺 X 线片上显示从乳头向后延伸至乳房内部的典型钙化（称为节段性钙化）。如果不进行治疗，DCIS 可以转变成浸润性癌症，通常会再现导管内细胞的形态。换句话说，低级别筛状型 DCIS 往往与保留一些筛状特征的低级别浸润性病变相关。DCIS 经常与侵袭性肿瘤共存，在这种情况下，恶性肿瘤的两个阶段在形态上通常相似。

侵袭性乳腺癌

侵袭性乳腺癌的特点是缺乏整体的组织结构，细胞不同程度地浸润到间质中，或形成连续而一致的大片细胞结构，无腺体器官的形态和功能。病理学家将侵袭性乳腺癌大致分为导管和小叶组织学类型，这可能不能反映其组织起源，也不能很好地预测其临床行为。侵袭性导管癌倾向于以凝聚性肿块的形式生长；它在乳房 X 线片上表现为离散的病灶，并经常可触及到乳腺中的散在肿块。侵袭性小叶癌倾向于以单个病灶的形式浸润乳腺，这就解释了为什么它在临床上是隐匿的，并且在疾病进展之前，通常无法通过乳腺

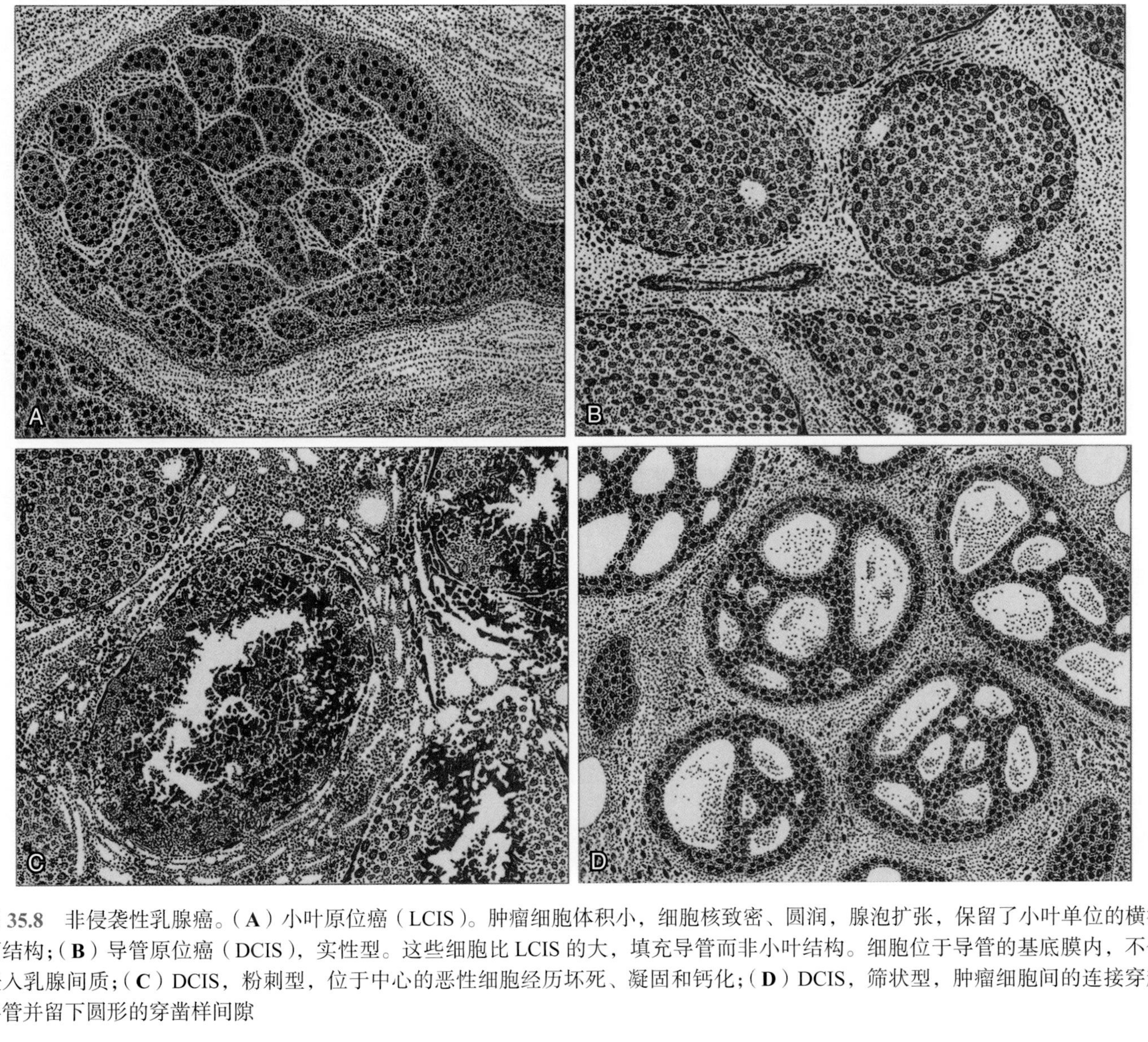

图 35.8 非侵袭性乳腺癌。（**A**）小叶原位癌（LCIS）。肿瘤细胞体积小，细胞核致密、圆润，腺泡扩张，保留了小叶单位的横截面结构；（**B**）导管原位癌（DCIS），实性型。这些细胞比 LCIS 的大，填充导管而非小叶结构。细胞位于导管的基底膜内，不会侵入乳腺间质；（**C**）DCIS，粉刺型，位于中心的恶性细胞经历坏死、凝固和钙化；（**D**）DCIS，筛状型，肿瘤细胞间的连接穿越导管并留下圆形的穿凿样间隙

X 线检查或体格检查进行检查。侵袭性导管癌和小叶癌的生长模式见图 35.9。

侵袭性导管癌又称浸润性导管癌，是乳腺癌中最常见的一种类型；它占侵袭性乳腺癌的 50% ～ 70%。侵袭性小叶癌占乳腺癌的 10%，导管和小叶混合癌已被越来越多的病理报告所认识和描述。当侵袭性导管癌呈现不同的辨识特征时，根据其表现的特征进行命名。如果浸润细胞形成一排单一上皮细胞的小腺体，

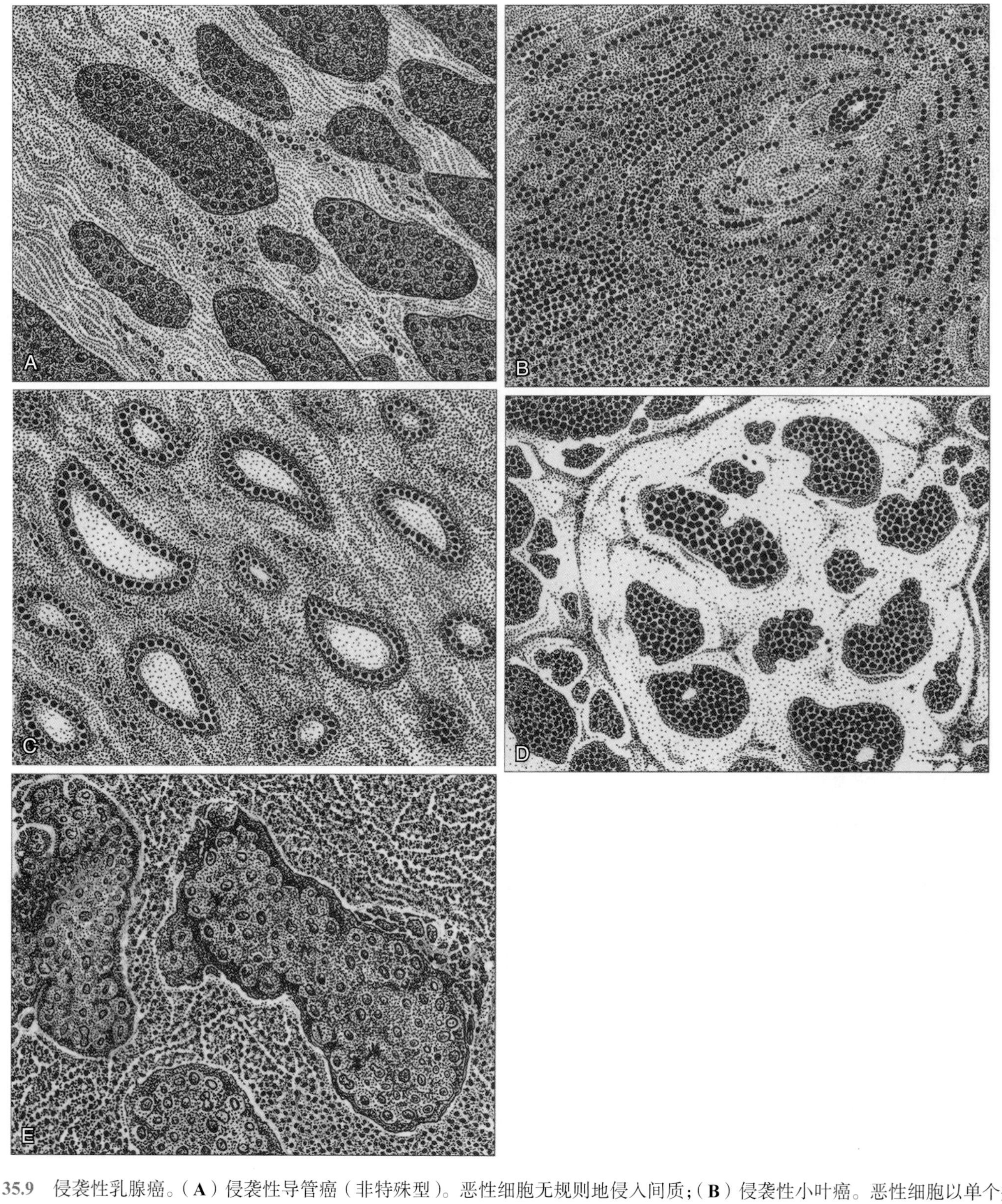

图 35.9 侵袭性乳腺癌。(**A**) 侵袭性导管癌（非特殊型）。恶性细胞无规则地侵入间质；(**B**) 侵袭性小叶癌。恶性细胞以单个病灶的形式侵入间质，并可能由单一形态的细胞以同心圆形式围绕正常的导管结构（靶样形）；(**C**) 侵袭性小管癌。癌细胞以小管形式侵入，单层分化良好的细胞排列成管状结构；(**D**) 黏液癌或胶样癌。均质的肿瘤细胞像岛屿一样漂浮在黏蛋白湖中；(**E**) 髓样癌。肿瘤细胞较大，未分化，细胞核多形性。该肿瘤的显著特征是淋巴细胞浸润和肿瘤细胞的合胞体外观

则称为浸润性腺管癌（图 35.9C）。浸润细胞可能分泌大量黏蛋白，并漂浮在这种物质中。这些病变称为黏液癌或胶样癌（图 35.9D）。腺管癌和黏液癌通常是低级别（Ⅰ级）病变；这些肿瘤各占侵袭性乳腺癌的 2% ～ 3%。

髓样癌的特征是异型性明显的侵袭性细胞，细胞具有高级别核的特征，有丝分裂增多，缺乏原位成分（图 35.9E）。恶性肿瘤以合胞体的方式形成细胞片，周围环绕着浸润的小单核淋巴细胞。肿瘤的边界向周围的乳房突出，而不是浸润或渗透到间质中。单纯的髓样癌仅约占乳腺癌的 5%；然而，一些病理学家描述了一种所谓的髓样变异，它具有单纯髓样癌的一些特征。这些肿瘤通常高度恶性，ER 和孕激素受体（progesterone receptor，PR）阴性，人表皮生长因子受体 2（human epidermal growth factor receptor 2HER-2/neu；HER-2）阴性。

另一种罕见的乳腺癌亚型是化生癌，通常为高度恶性，ER、PR 和 HER-2 阴性。大多数化生癌是淋巴结阴性的，但它们有很高的转移扩散潜力，10% 的患者存在新发转移性病灶。出现局部化生癌的患者预后也很差：大约 50% 的患者会出现局部或远处复发。

缺乏 ER、PR 和 HER-2 表达的肿瘤通常被称为三阴性乳腺癌。乳腺癌的基因表达谱分析和微阵列分析表明，三阴性乳腺癌明显不同于其他的导管性乳腺癌，也可能表达出在基底细胞或肌上皮细胞中发现的分子标志物。三阴性乳腺癌和基底样乳腺癌之间可能有一些重叠，但这些类别是使用不同的技术界定的，这两个类别并不完全重叠。基底样乳腺癌一词描述了通过微阵列分析定义的乳腺癌的一种特定亚型，而三阴性乳腺癌是通过缺乏 ER、PR 和 HER-2 的免疫组织化学检测来定义的。

乳腺癌的不同组织学亚型与预后有一定关系，但还受肿瘤大小、组织学分级、激素受体状态、HER-2 状态、淋巴结状态和其他预后变量的影响。侵袭性导管癌的预后是不同的，如没有特殊的情况，则受组织学分级和分子标志物表达的影响。基底样乳腺癌通常具有侵袭性，并且由于其为三种受体阴性，因此没有针对这种类型癌症的靶向治疗。侵袭性小叶癌的预后介于两者之间，腺管癌和黏液癌的总体预后最好。这些关于不同组织学亚型的预后概括仅在肿瘤大小、级别和受体状态的背景下有用。基于微阵列分析确定分子标志物和乳腺癌亚型的现代分类方案正在取代这些旧的形态学描述。

分子标志物与乳腺癌亚型

已有许多影响乳腺癌预后的分子标志物被报道，包括类固醇激素受体途径中的分子（ER 和 PR）、HER 途径中的分子（HER 家族）、血管生成相关分子、细胞周期相关分子（如细胞周期蛋白依赖性激酶）、凋亡调节因子、蛋白酶体、环氧合酶 -2、过氧化物酶体增殖物激活受体 γ、胰岛素样生长因子（胰岛素样生长因子家族）、转化生长因子 - γ、血小板衍生生长因子和 *p53*。这些标记物中的大多数在诊断时不会在乳腺癌样本上进行常规检测；这样的检测是不可行的。根据治疗的分子靶点的表达对乳腺癌进行分类是可行的，由此得出的分类似乎与基于基因表达的无偏见分类一致。分类方案反映生物学特征并预测治疗效果。

将预测性标志物纳入乳腺癌的常规检测可帮助预测哪些患者最有可能从针对这些标志物的治疗中获益。最好的例子就是对 ER 的检测。在发现 ER 之前，所有乳腺癌均被认为对内分泌治疗具有潜在的敏感性。现在对所有原发性肿瘤都进行 ER 的病理评估，并预测哪些患者可以受益于内分泌治疗并应该接受内分泌治疗。ER 阴性的肿瘤患者可免除内分泌治疗。

1985 年发现的乳腺癌的第二个重要预测因子是 HER-2。该蛋白是 *erb-B2* 基因的产物，在约 20% 的人类乳腺癌中扩增。受体的胞外域存在于乳腺癌细胞的表面，细胞内酪氨酸激酶将受体与细胞的内部结构连接起来。HER-2 是受体酪氨酸激酶表皮生长因子受体家族的成员。当 HER-2 受体和与生长因子结合的其他家族成员异源二聚体或 HER-2 受体同源二聚体在一起时，HER-2 的酪氨酸激酶被激活。目前还没有已知的与 HER-2 受体结合的配体。临床上通过免疫组织化学评分评估 HER-2 蛋白的过表达，评分范围为 0 ～ 3 ＋。另外，可直接检测 HER-2 基因拷贝数的荧光原位杂交可用于检测基因扩增。在实验室模型和临床试验中，抑制 HER-2 受体的功能可减缓 HER-2 阳性肿瘤的生长。曲妥珠单抗和帕妥珠单抗是针对 HER-2 表面受体胞外域的抗体，是 HER-2 阳性乳腺癌的有效治疗方法（参见后文“基于 HER-2 的靶向治疗”）。HER-2 检测现已成为原发肿瘤病理报告的标准部分，也是 HER-2 指导治疗的预测标志物。

浸润性乳腺癌的分类方案基于 ER 状态和 HER-2 的表达。这种分类具有指导治疗选择的优势。ER 阳性肿瘤患者接受内分泌治疗，HER-2 阳性肿瘤患者接受HER-2靶向治疗及全身化疗。然而，乳腺癌是一种异质性疾病，不同的乳腺癌有不同的表现。例如，一些ER阳性肿瘤是惰性的并且不会危及生命，而其他ER阳性肿瘤则具有很强的侵袭性。为了进一步对疾病进行分类，研究人员正在转向使用微阵列对基因表达进行全面评估；它们由几乎针对所有已知的人类基因组DNA表达序列的寡核苷酸探针组成。正在开发基于癌症DNA中的单核苷酸多态性和表达的蛋白质谱的类似技术，以对癌症进行分类和指导治疗。

典型的微阵列实验，通常称为热图，如图35.10所示；颜色表示基因表达的水平。对该疾病的这种描绘显示了ER阳性肿瘤与ER阴性肿瘤有很大区别，并强调了一个现代概念，即不仅需要亚分类来定义不同的乳腺癌组，还需要亚分类来指导治疗。在图35.10中，HER-2阳性肿瘤形成了两个簇（顶部为绿色），尽管在许多描绘中这些簇融合在一起。HER-2阳性肿瘤簇相似，对HER-2受体抑制剂（如曲妥珠单抗和帕妥珠单抗）有反应。一个出乎意料的发现是ER阴性且HER-2阴性肿瘤的独特性。这些肿瘤PR也为阴性，被称为三阴性癌症。它们表达与乳腺导管基底层的肌上皮细胞相同的蛋白质，也称为基底样癌（见前文）。携带*BRCA1*（而非*BRCA2*）致病突变的女性比其他亚型更可能罹患基底样癌（三阴性癌症）。

除了用于乳腺癌亚型的分类，分子标志物还可用于筛选患者进行全身治疗（例如化疗、内分泌治疗）并预测肿瘤对这些药物治疗的反应。最简单的例子是使用ER或HER-2状态预测对内分泌治疗或曲妥珠单抗治疗的反应。微阵列实验使用数千个基因转录物（信使RNA）来提供个体癌症分子表型的扫描。为了使这项技术适用于临床应用，研究人员选择了关键基因产物的组装体，其提供与无偏倚的全基因组分析相同的预测能力。美国最常用的是21基因检测，可用于乳腺手术标本中石蜡包埋的肿瘤材料（Oncotype DX检测，一种21基因复发评分检测）。最初设计用于预测辅助内分泌治疗后ER阳性、淋巴结阴性乳腺癌的复发，为ER阳性乳腺癌提供复发评分，临床上用于确定高危ER阳性乳腺癌患者除他莫昔芬或其他内分泌治疗外是否应接受辅助化疗（见后文“内分泌治疗”）。另一种用于确定预后的多基因检测是MammaPrint检测。MammaPrint检测分析了70个基因的数据，以得出风险概况。该检测提供了低风险或高风险疾病的简单分析。该工具可用于ER阳性或ER阴性肿瘤患者的风险评估。基于关键基因组合的检测很可能越来越多地用于指导乳腺癌治疗的临床决策。

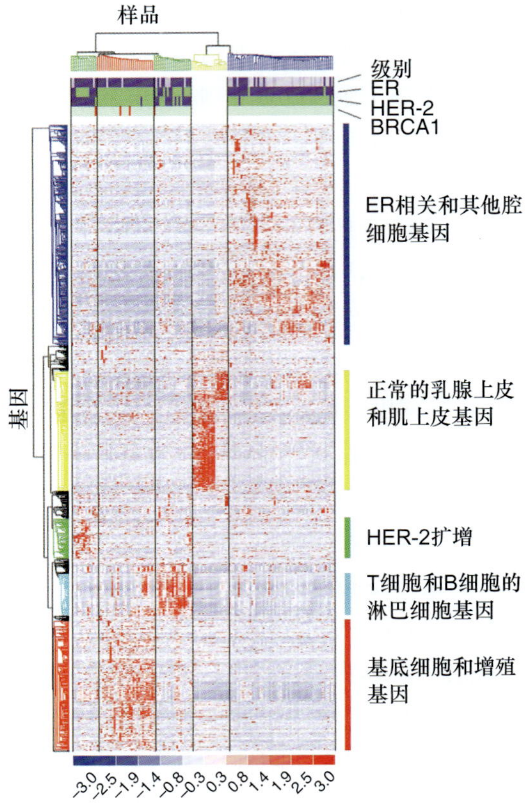

图35.10 人类乳腺癌的微阵列表达。这种对整体基因表达的描述称为热图，其中红色阴影表示高于组织样本平均值的高表达基因，蓝色阴影表示低于组织样本平均值的低表达基因。组织样本以列的形式呈现，单个基因以行的形式呈现；交点是特定样本中的单个基因。计算机聚类算法将具有相似基因表达的样本和样本中具有相似表达模式的基因对齐（双向聚类）。本插图根据基因表达对乳腺癌进行了无偏差的展示。顶部的树状图描述了组织样本的相似程度：黄色，正常乳腺上皮组织；蓝色，主要为ER阳性癌症；红色，表示基底样或三阴性癌症；绿色表示HER-2阳性癌症（根据淋巴细胞浸润程度分为两组）。顶部的条纹表示等级（深紫色的阴影表示较高等级）、ER表达（紫色为阳性；绿色为阴性）和HER-2表达（紫色为阳性；绿色为阴性）。本实验中因其他原因导致*BRCA1*突变（Courtesy Dr. Andrea Richardson，Department of Pathology，Brigham and Women's Hospital，Boston，MA）ER：雌激素受体；HER-2：人类表皮生长因子受体-2

其他乳腺肿瘤

叶状肿瘤 是由结缔组织和上皮成分混合组成的一种不常见的原发性乳腺肿瘤，恶性程度不同，疾病谱的一端是良性纤维腺瘤，其特征是结缔组织增生，导管成分多变，这些导管可能被成纤维细胞生长的漩涡挤压。临床上更具挑战性的是叶状肿瘤，它包含间质和乳腺上皮的双相增殖。这些肿瘤最初被称为叶状囊性肉瘤，因其通常为良性现在被称为叶状肿瘤。然而，随着细胞增多、边缘浸润和肉瘤样外观，这些肿瘤可能被归类为恶性叶状肿瘤。良性叶状肿瘤为实性的分叶状肿块，大小不等，平均大小约为 5 cm（一般大于纤维腺瘤）。组织学上，良性叶状肿瘤类似于纤维腺瘤，但被覆上皮成分的漩涡状间质形成了更大的间隙，类似成簇的叶状结构，与纤维腺瘤相比，间质细胞更多，但成纤维细胞异型性不明显，很少发生有丝分裂。

叶状肿瘤在乳腺钼靶检查中呈圆形密度，边界光滑，与纤维腺瘤难以区分。超声检查可显示有囊性间隙的散在结构。较大的体积、快速生长的病史和老年患者中发病可提示诊断。细胞学分析在鉴别低级别叶状肿瘤和纤维腺瘤方面是不可靠的。CNB 是首选，尽管根据有限的样本有时很难对具有良性或中度恶性潜能的叶状肿瘤进行分类。最终诊断根据切除活检后仔细的病理学检查确定。

良性叶状肿瘤的局部切除术，类似于纤维腺瘤的局部切除术，是一种有效的治疗方法。介于良恶性之间的肿瘤，也称为交界性叶状肿瘤，是很难进行良性分类的肿瘤。为防止局部复发，这些肿瘤在切除时需要保证阴性切缘（通常建议距离正常组织至少 1 cm）。受累患者存在一定的局部复发风险，最常发生在切除后的前 2 年内。通过密切的查体和影像学随访，可早期发现复发。

在由混合的结缔组织和上皮成分构成的肿瘤的疾病谱的另一端是恶性间质肉瘤。恶性叶状肿瘤的特征是细胞异型性、大量有丝分裂和间质过度生长，是生存期的主要预测因素。这些肿瘤的治疗类似于发生在躯干或四肢的软组织肉瘤。建议对整个肿瘤进行完整手术切除直至组织边缘正常。当肿瘤相对于乳房的大小较大时，可能需要进行全乳房切除。如果行乳房切除术且切缘为阴性，则不建议进行放射治疗。如果切缘累及或接近肿瘤，或肿瘤累及筋膜或胸壁，或肿瘤非常大（＞ 5 cm），则考虑胸壁放疗。如果仅进行了广泛的局部切除，推荐进行辅助放射治疗。与其他软组织肉瘤一样，不需要进行区域淋巴结清扫以进行分期或局部控制。恶性叶状肿瘤的转移通过血行扩散发生，常见的转移部位包括肺、骨、腹部脏器和纵隔。用于肉瘤的全身性治疗药物收效甚微。

血管肉瘤　血管肉瘤是一种罕见的血管来源肿瘤（占所有乳腺肿瘤的 1%），乳腺癌放疗后可发生在乳腺实质或真皮内。在乳腺癌根治术和放疗 10 ～ 15 年后，可在淋巴水肿患者的上肢发生血管肉瘤。在没有放射治疗或手术的情况下发生的血管肉瘤（原发性血管肉瘤）通常在乳腺实质内形成一个界限不清的肿块。相反，由既往放射治疗引起的血管肉瘤（继发性血管肉瘤）发生在被照射处皮肤，表现为紫红色的血管增生，可能会在一段时间内无法识别。手术同侧臂血管肉瘤的发展称为 Stewart-Treves 综合征，继发于长期存在的淋巴水肿。恶性血管肉瘤与被照射皮肤处的非典型血管增生之间常需鉴别诊断。组织学上，血管肉瘤由真皮内交织缠绕的血管和表浅的皮下脂肪组成。不典型增生的血管侵入真皮层，进入皮下脂肪。这些肿瘤按内皮细胞的外观和行为进行分级。多形核、频繁的有丝分裂和排列在肿瘤血管内的内皮细胞的堆积是高度恶性的特征。坏死在血管瘤中很少见，在高级别血管肉瘤中很常见。临床上，放疗诱发的血管肉瘤是指放射线照射野内和乳房或胸壁皮肤上的红棕色到紫色隆起的皮疹。随着疾病的发展，从皮肤表面突出的肿瘤可能占主导地位。

大多数血管肉瘤在乳腺 X 线片上是不显示的。在初步评估无转移性疾病的情况下，进行手术以确保皮肤切缘呈阴性，通常需要进行全乳房切除。可能需要用中厚皮片或肌皮瓣来修复因切除造成的大面积皮肤缺损。区域淋巴结转移罕见，不需要腋窝淋巴结清扫。

血管肉瘤切除后，患者仍存在局部复发的高风险。对于乳腺原发性血管肉瘤患者，局部的放射治疗是有益的。转移方式为血行转移，最常见于肺和骨，较少发生于腹部内脏、脑和对侧乳腺。一般建议辅助化疗，可能改善血管肉瘤患者的预后。血管肉瘤可分为低度、中度和高度恶性病变，相应的生存率分别为 91%、68% 和 14%。

乳腺癌分期

乳腺癌的临床分期是通过治疗前的体格检查和影像学检查来确定的，而乳腺癌的病理学分期则是在确定性的手术治疗后通过原发肿瘤和区域淋巴结的病理检查来确定的。进行分期是为了将患者按风险类别分组，从而确定预后并指导对预后相似患者的治疗建议。乳腺癌采用肿瘤-淋巴结-远处转移（TNM）分类系统进行分类，该系统根据原发肿瘤的大小（T）、区域淋巴结的状态（N）以及是否存在远处转移（M）将患者分为 4 组。最广泛使用的系统是 AJCC 系统。该系统每 6 ～ 8 年更新一次，以反映当前对肿瘤的理解。TNM 分期如表 35.4[12] 所示。第 8 版 AJCC 分期

表 35.4 乳腺癌的 TNM 分期（病理分期）	
原发肿瘤（T）	
TX	原发肿瘤无法评估
T0	无原发肿瘤证据
Tis	原位癌
Tis（DCIS）	DCIS
Tis（LCIS）	LCIS
Tis（Paget）	乳头佩吉特病与乳腺实质浸润性癌或原位癌 [DCIS 和（或）LCIS] 无关
T1	肿瘤最大径≤ 20 mm
T1mi	肿瘤最大径≤ 1 mm
T1a	肿瘤最大径＞ 1 mm，且≤ 5 mm
T1b	肿瘤最大径＞ 5 mm，且≤ 10 mm
T1c	肿瘤最大径＞ 10 mm，且≤ 20 mm
T2	肿瘤最大径＞ 20 mm，且≤ 50 mm
T3	肿瘤最大径＞ 50 mm
T4	无论大小，直接侵及胸壁和（或）皮肤
T4a	侵及胸壁，不包括胸肌粘连或浸润
T4b	皮肤溃疡和（或）同侧卫星结节和（或）水肿
T4c	同时有 T4a 和 T4b
T4d	炎性乳腺癌
区域淋巴结（N）	
pNX	区域淋巴结无法评估
pN0	无区域淋巴结转移
pN0（i－）	组织学上无区域淋巴结转移，IHC 阴性
pN0（i＋）	区域淋巴结内肿瘤灶≤ 0.2 mm
pN0（mol －）	组织学上无区域淋巴结转移，分子检查结果呈阴性（IHC）
pN0（mol ＋）	阳性分子检查结果（RT-PCR），但组织学或 IHC 未检测到转移
pN1	微转移；或 1 ～ 3 个腋窝淋巴结转移和（或）临床未发现但前哨淋巴结活检发现的内乳淋巴结转移
pN1mi	微转移 [瘤灶＞ 0.2 mm 和（或）＞ 200 个细胞，但≤ 2.0 mm]
pN1a	1 ～ 3 个腋窝淋巴结转移；至少有一个转移灶＞ 2.0 mm
pn1b	临床未发现、前哨淋巴结活检发现的内乳淋巴结微转移或转移
pn1c	1 ～ 3 个腋窝淋巴结转移，同时有临床未发现、前哨淋巴结活检发现的内乳淋巴结微转移或转移
pn2	4 ～ 9 个腋窝淋巴结转移，或临床发现的内乳淋巴结转移而无腋窝淋巴结转移
pN2a	4 ～ 9 个腋窝淋巴结转移（至少一个瘤灶＞ 2.0 mm）
pN2b	临床发现的内乳淋巴结转移而无腋窝淋巴结转移
pN3	≥ 10 个腋窝淋巴结转移；或锁骨下（Ⅲ级腋窝淋巴结）转移；或临床发现的同侧内乳淋巴结中存在一个或多个Ⅰ、Ⅱ级腋窝淋巴结阳性；＞ 3 个腋窝淋巴结和内乳淋巴结转移，临床未发现但前哨淋巴结活检发现微转移或转移；或同侧锁骨上淋巴结转移
远处转移（M）	
M0	无远处转移的临床或影像学证据
cM0（i＋）	无远处转移的临床或影像学证据，患者也无转移症状或体征，但通过分子检测或镜检在循环血液、骨髓或非淋巴结区域发现病灶≤ 0.2 mm
M1	通过经典临床和影像学手段确定的远处转移灶和（或）经组织学证实病灶＞ 0.2 mm

DCIS：导管原位癌；IHC：免疫组织化学；LCIS：小叶原位癌；RT-PCR：逆转录-聚合酶链反应。

From Edge SB，Byrd DR，Compton CC，et al，eds. AJCC Cancer Staging Manual. 7th ed. New York：Springer-Verlag；2010.

变得更加复杂，因为它包括 T、N 和 M 以及生物学标志物（ER、PR 和 HER-2）、组织学分级，如果适用，还包括 Oncotype Dx 评分。例如，TNM 分期和分子标志物相同但 Oncotype Dx 评分不同的肿瘤可以有不同的分期。这是一个最好的用来评估分期的网站（https：//cancerstaging.org/About/news/Pages/Updated-Breast-Chapter-for-8th-Edition.aspx）。同侧腋窝淋巴结转移比肿瘤大小更能预测手术治疗后的结果。在将系统疗法纳入乳腺癌治疗之前，当仅通过手术治疗肿瘤时，生存率几乎随着淋巴结受累的增加而呈线性下降。

尽管分期是乳腺癌患者初始评估的重要组成部分，但它以前仅基于解剖变量，而不包含其他的重要预后因子。新的分期方式可记录其他变量，包括肿瘤分级、ER 状态、PR 状态、HER-2 状态、循环肿瘤细胞、（骨髓中的）播散肿瘤细胞、多基因复发评分和对化疗的反应。

cTNM（临床）和 pTNM（病理）分期系统使用一些前缀和后缀来标定特定情况。这些不会影响分期，但必须对其进行单独分析。这些前缀和后缀包括“m”后缀，表示多发性原发肿瘤，pT（m）NM；“y”前缀表示术前接受系统治疗的患者，ypTNM；以及“r”前缀，表示复发肿瘤，rTNM。在临床实践中，医师除了考虑重要的生物学因素外，还使用解剖分期来确定风险和指导治疗建议。

乳腺癌的外科治疗

历史回顾

20 世纪中期，乳腺癌被认为起源于乳腺，并主要通过向外扩散进展到其他部位。在该术式中，更广泛的外科手术预想通过在局部病变扩散到远处之前，切除局部病变，从而降低死亡率。Halsted 根治术的结果在一定程度上支持了这一术式，该手术是第一个证明相较于肿瘤局部切除术在生存率上有所改善的手术。19 世纪 90 年代引入的根治性乳房切除术包括切除乳房、覆盖的皮肤和胸肌，及沿着腋静脉到肋锁韧带的区域淋巴结。该手术通常需要植皮来覆盖所造成的大面积皮肤缺损。这种方法非常适合当时乳腺癌的生物学特征，当时大多数肿瘤都是局部晚期的，经常伴有胸壁或皮肤受累和广泛的腋窝淋巴结侵犯。根治性乳房切除术改善了局部控制效果，并增加了长期存活的人数。直到 20 世纪 70 年代，乳腺癌根治术仍然是外科治疗的主流。

在根治性乳房切除术后，甚至在包括根治性乳房切除术伴内乳和锁骨上淋巴结的整块切除这一更广泛的外科手术后，仍有许多妇女死于转移性乳腺癌。这种情况最终导致原发性中心扩散理论转变为更现代的理论，即乳腺癌离心扩散到邻近结构，并通过淋巴管和血管扩散到远处。

在现代，乳腺癌的治疗包括局部和区域性的治疗方法（手术和放射治疗），同时也包括系统药物的使用。多模式治疗或综合治疗首次显示出局部控制和生存率的显著改善。由于乳腺癌在早期被发现，根治性乳房切除术被放弃，取而代之的是更保守的手术方法和放射治疗。其结果是，为达到乳腺癌局部控制目的所需的手术范围大幅减少，且与治疗相关的并发症发病率降低。乳腺癌是一种异质性疾病，当前的治疗以个体患者肿瘤的分子特性及肿瘤的大小和位置为指导。

可手术乳腺癌局部治疗的外科试验

根治性乳房切除术与有或无放射治疗的全乳房切除术的比较

在 NSABP B-04 试验中，临床淋巴结阴性的患者被随机分成 3 组：根治性乳房切除术、全乳房切除术加胸壁和区域淋巴结放疗、仅全乳房切除术加延迟腋窝清扫术（如果临床上淋巴结增大的话）。患者不接受系统治疗。临床淋巴结阳性的患者被随机分为根治性乳房切除术或全乳房切除联合胸壁和区域淋巴结放疗。在 25 年的随访中，淋巴结阳性组和阴性组中所有治疗组的总生存期（OS）和无病生存期（DFS）是相等的。在临床淋巴结阴性的乳腺癌根治术患者中，38% 的患者在手术时被发现有淋巴结转移，但在未进行腋窝清扫或放疗的全乳房切除术患者中，只有 18% 的患者腋窝复发，需要后续清扫。那些腋窝复发且淋巴结后续切除的患者预后很差。然而，OS 在所有 3 组中都是相同的。

乳房切除术与保乳治疗的比较

在包括 4500 多名患者在内的 6 项前瞻性临床试验比较了乳房切除术和保乳治疗的效果（表 35.5）。在所有这些试验中，使用乳房切除术与保乳治疗相比没有生存获益。这些试验中规模最大的一项，NSABP B-06，招募了 1851 名肿瘤直径达 4 cm 且临床淋巴结阴性的患者。患者被随机分配接受乳腺癌改良根治

表 35.5 比较保乳治疗与乳房切除的随机试验

试验	病例数	肿瘤的最大径（cm）	系统治疗	随访（年）	肿物切除术＋XRT的存活率	全乳房切除术的存活率	局部复发率（BCT）(%)
NSABP B-06[a]	1851	4	是	20	47	46	14*
Milan Cancer Institute[b]	701	2	是	20	44	43	8.8*
Institute Gustave Roussy[c]	179	2	否	14	73	65	13
National Cancer Institute[d]	237	5	是	10	77	75	16
EORTC[e]	868	5	是	10	65	66	17.6
Danish Breast Cancer Group[f]	905	无	是	6	79	82	3

BCT：保乳治疗；EORTC：欧洲癌症研究和治疗组织；NSABP：美国乳腺与肠道外科辅助治疗研究组；XRT：放射疗法。

* 仅包括切缘为阴性的女性。

[a] Fisher B，Anderson S，Bryant J，et al. Twenty-year follow-up of a randomized trial comparing total mastectomy，lumpectomy，and lumpectomy plus irradiation for the treatment of invasive breast cancer. N Engl J Med. 2002；347：1233.

[b] Veronesi U，Cascinelli N，Mariani L，et al. Twenty-year follow-up of a randomized study comparing breast-conserving surgery with radical mastectomy for early breast cancer. N Engl J Med. 2002；347：1227.

[c] Arriagada R，Le M，Rochard F，et al. Conservative treatment versus mastectomy in early breast cancer：Patterns of failure with 15 years of followup data. J Clin Oncol. 1996；14：1558.

[d] Jacobson J，Danforth D，Cowan K，et al. Ten-year results of a comparison of conservation with mastectomy in the treatment of stage I and II breast cancer. N Engl J Med. 1995；332：907.

[e] van Dongen J，Voogd A，Fentiman I，et al. Long-term results of a randomized trial comparing breast-conserving therapy with mastectomy：European Organization for Research and Treatment of Cancer 10801 Trial. J Natl Cancer Inst. 2000；92：1143.

[f] Blichert-Toft M，Rose C，Andersen J，et al：Danish randomized trial comparing breast conservation therapy with mastectomy：six years of life-table analysis. Danish Breast Cancer Cooperative Group. J Natl Cancer Inst Monogr. 1992；11：19.

术、单独乳房肿块切除术或乳房肿块切除术＋术后不对肿块切除部位进行额外照射的乳房放疗，所有组织学上腋窝淋巴结阳性的患者都接受了化疗。20 年随访时，3 个治疗组的 OS 和 DFS 均相同。

NSABP B-06 提供了有价值的信息，如无论是否进行乳房放疗的肿块切除术后同侧乳腺癌的复发率。随访 20 年时，局部复发率在接受肿块切除和放射治疗的妇女中为 14.3%，在接受单纯肿块切除的妇女中为 39.2%（$P < 0.001$）。对于接受化疗的淋巴结阳性的患者，单纯肿块切除术的局部复发率为 44.2%，肿块切除术加放射治疗的局部复发率为 8.8%。

另一项评估保乳治疗的重要试验是 Milan I 试验。与 NSABP B-06 试验相比，这项试验招募了肿瘤较小的患者，并使用了更广泛的手术和放射治疗。随机分配 701 名肿瘤大小不超过 2 cm 且临床淋巴结阴性的女性接受根治性乳腺切除术，或象限切除术伴腋窝清扫和术后放射治疗。淋巴结病理结果为阳性的患者接受化疗。随访两组患者的 20 年 OS 无差异。局部失败率在两组间存在差异：在接受根治性乳房切除术的女性中，2.3% 的患者发生胸壁复发，在接受象限切除术加放射治疗的女性中，8.8% 的患者发生同侧乳腺癌复发（随访 20 年）。象限切除术后，年轻女性的局部控制失败率较高，45 岁以下女性的控制失败率为每年 1%，45 岁以上女性为每年 0.5%。

另外 3 项在可手术乳腺癌患者中进行的随机试验发现，与保乳治疗相比，乳房切除术并不能提高患者的存活率。在欧洲癌症研究与治疗组织（EORTC）试验 10801 中，868 名妇女被随机分配接受改良根治性乳房切除术或肿块切除术加放射治疗，10 年生存率无差异。这项试验包括肿瘤大于 5 cm 的患者，参与研究的女性中有 80% 的肿瘤大于 2 cm。允许切缘阳性，结果显示，与累及切缘相比，切缘阴性的局部复发率更低。

在 Institut Gustave-Roussy 试验中，179 名肿瘤小于 2 cm 的妇女被随机分配接受改良根治性乳房切除术或肿块切除术，且切缘距肿瘤周围的正常组织 2 cm。在 15 年的随访中，未观察到两个手术组在死亡、转移、对侧乳腺癌或局部复发风险方面存在差异。

在美国 NCI 试验中，237 名肿瘤小于或等于 5 cm 的女性被随机分配接受肿块切除伴腋窝淋巴结清扫加放射治疗或改良根治性乳房切除术。10 年时的 OS 或 DFS 率未见差异。

手术治疗计划

在确定外科治疗之前，明确乳腺癌的诊断是至关重要的。对可触及或影像学检查出的病灶施行 CNB 是首选的诊断方法。开放手术活检仅用于不适于 CNB 的病变和 CNB 不可诊断的病例。活检材料检查应提供有关肿瘤组织学类型和分级、ER 和 PR 状态以及 HER-2 状态的信息。Oncotype DX 适用于 ER 阳性、淋巴结阴性的患者。

病史和体格检查以及适当的影像学检查对确定疾病程度和临床分期是很重要的。乳腺癌最常见的远处转移部位是骨、肝和肺，其次是脑。美国国家综合癌症网络（NCCN）提供了关于根据临床分期对患者进行初步诊断时使用实验室和影像学检查的指南。计算机断层扫描、骨扫描和其他影像学检查通常用于临床淋巴结阳性、血液化验或胸片异常的患者以及局部晚期或炎性乳腺癌患者。对同侧和对侧乳腺进行全面影像检查，以寻找患侧病变以外的目标区域。乳腺 MRI 可用于特定病例，以确定肿瘤范围，寻找其他乳腺病变或记录对新辅助化疗的反应；然而，没有高水平的证据表明，使用 MRI 来指导局部治疗决策可改善局部复发率或存活率。

对于无远处转移的早期乳腺癌患者，第一个干预措施是手术切除肿瘤并对区域淋巴结进行手术分期。对原发肿瘤大小和区域淋巴结的评估明确了病理分期，并提供了对预后的估计，从而为全身治疗提供了决策依据。局部晚期和炎性乳腺癌的患者应该在手术前接受全身治疗（参见后文“可手术乳腺癌的新辅助全身治疗”部分）。

手术术式的选择要考虑患者的特征和其他临床及病理变量。评估患者的特征，包括年龄、家族史、绝经状况和整体健康状况。一些患者在诊断时要进行 BRCA 或其他基因突变的基因检测。对于已知 BRCA 突变的患者，通常建议行双侧乳房切除术，以治疗患侧乳房并降低对侧乳腺癌的风险。评估肿瘤在乳房内的位置以及肿瘤大小与乳房大小的关系。明确患者对保乳和乳房切除术的偏好。对于考虑乳房切除的患者，可考虑行即刻乳房重建。

手术治疗的选择

乳房切除和保乳治疗在患者生存率方面相当，手术方式的选择是个体化的。希望进行保乳手术的患者必须愿意接受术后放疗，并接受治疗乳房的术后随访。可在手术前安排放射肿瘤学家进行会诊。告知患者放射治疗的风险和长期后遗症。对于有放射治疗禁忌证（框 35.4）的患者，一般建议行乳房切除术。虽然妊娠是放射治疗的绝对禁忌证，但许多确诊的妊娠患者可先完成妊娠，在分娩后接受放射治疗。

确定保乳治疗是否可行的一个重要因素是肿瘤大小与乳房大小之间的关系。一般而言，肿瘤必须相对于乳房大小体积足够小，以便能够以足够的阴性切缘和可接受的美容效果切除肿瘤。对于可能建议进行辅助（术后）全身化疗的大肿瘤患者，可考虑使用术前化疗。术前化疗可充分减小肿瘤大小，使原本无法进行保乳手术的患者具备实施手术的条件。另一种策略是考虑采用局部组织重排或带蒂背阔肌皮瓣（背阔肌）进行乳房整形手术，以填补保乳手术后的缺损[13]。多灶性肿瘤患者通常最好行乳房切除术，在考虑美观度的情况下，很难在同一乳房进行多次保乳手术，但临床试验仍在进行中，以确定多次切除后行放射治疗的可行性。尽管核分级高、淋巴血管侵犯、类固醇激素受体状态阴性都与局部复发率增加有关，但这些因素均未被视为保乳的禁忌证。

保乳手术适应证

随机试验已经证明了保乳治疗对各种乳腺癌的疗效，并明确了保留乳房的标准。根据这些标准以及当前的手术和放射治疗方法，在许多大型中心，肿瘤切除术加放射治疗后 10 年的局部复发率低于 5%。

肿瘤大小

小于 5 cm 的肿瘤伴临床淋巴结阳性，以及具有小叶和导管的组织学结构的肿瘤被纳入乳房切除与保乳治疗的随机试验中。在目前的实践中，当肿瘤可切除且可保证阴性切缘和美观度时，无论肿瘤大小，可考虑行肿块切除术。

框 35.4　放射治疗禁忌证

绝对禁忌证
- 妊娠

相对禁忌证
- 系统性硬皮病
- 活动性系统性红斑狼疮
- 乳房或胸壁曾接受过放射治疗
- 严重的肺部疾病
- 严重的心脏疾病（如果肿瘤位于左侧）
- 不能仰卧
- 不能外展患侧手臂
- *p53* 突变

切缘

对于肿块切除术中标本的适当切缘宽度一直存在争议。尽管NSABP B-06试验将阴性切缘定义为“肿块切缘上没有肿瘤痕迹”，但评估保乳治疗的其他试验未指定所需切缘宽度，也未进行显微镜下切缘评估。对最佳切缘宽度的解释是开放性的，因此治疗方法和关于需要再次切除以扩大切缘的建议有很大的不同。外科肿瘤学会和美国放射肿瘤学会召集了一个多学科小组，以解决将同侧乳腺肿瘤复发的风险降至最低所需切缘宽度的问题[14]。该小组对33项研究（包括28 162名患者）进行了系统综述，对切缘宽度和同侧乳腺肿瘤复发进行了meta分析。他们发现，与阴性切缘相比，阳性切缘（定义为浸润性癌或DCIS上有墨迹）同侧乳腺肿瘤复发风险增加了2倍。该风险不受任何特定临床病理特征的影响，包括良好的生物学特性、内分泌治疗的利用或放射强化治疗。此外，与肿块切缘上无肿瘤痕迹相比，更宽的阴性切缘并未显著降低同侧乳腺肿瘤复发风险，包括在不良的生物学特性、小叶癌或具有广泛导管内成分的癌症患者中。专家组的结论是，“肿块切缘上无肿瘤细胞瘤”应作为浸润性乳腺癌是否有足够切缘的标准。欧洲共识小组对切缘宽度的建议从2～5 mm不等。

组织学

如果可以获得阴性切缘，浸润性小叶癌和具有广泛导管内成分的癌可以行肿块切除术治疗。切缘的不典型增生（导管和小叶）和LCIS不增加局部复发率。

患者年龄

年轻女性保乳手术后的局部复发率高于老年女性。所有年龄的患者使用放射治疗后局部复发率均降低。尤其在年轻女性中，研究已显示对瘤床的加强放疗，可减少切缘阴性的肿瘤切除术后的局部控制失败。

保乳手术

技术方面

保留乳房的原发性肿瘤切除术有许多术语，包括肿块切除术、乳房部分切除术、乳房区段性切除术、分段性切除术、肿瘤与周围少许乳腺组织切除术和广泛的局部切除术。保乳手术切除了恶性肿瘤及其周围一圈正常的乳腺实质。手术过程如图35.11所示，其展示了已完成的肿块切除术及为行腋窝手术而做的皮肤切口。

在切片前对取出的乳腺标本进行定位标记，并为其边缘涂上染料。对于所有不可触及的病变或与可触及肿瘤相关的微钙化，应进行样本X线摄影。如果术中组织学评估显示切缘接近肿瘤或为阳性，通常需要进行再次切除以切除更多组织以获得阴性切缘，并允许保留乳房。手术标本的定位标记使得对受累边缘进行局灶性再切除成为可能，而不是整体再切除，通过减少切除正常的乳腺实质来改善美容效果。

有Ⅰ级证据表明，肿块切除时切除一定宽度的边缘可减少再次切除的需要[15]。切除的体积越大，切缘越干净，美容效果越差。肿块切除术后产生的手术缺损以整形方式闭合。人们对使用推进皮瓣进行闭合和其他肿瘤整形外科技术来最大限度地提高美容效果越来越感兴趣。

在大多数接受保乳手术的患者中，腋窝的手术分期是通过单独切口进行的。在临床腋窝淋巴结阴性的患者中，SLND（图35.11）替代了腋窝淋巴结清扫术。对于需要行腋窝淋巴结清扫的患者，清扫范围与改良根治术的腋窝清扫部分相同（图35.11）。

整形挑战

肿瘤整形外科一词被广泛使用，以强调在切除时确保有足够肿瘤切缘的同时，获得最佳美容效果的重要性。目标是保留尽可能多的自然乳房的大小和形状，以提供最佳的美容效果，并保持与对侧乳房的对称性。当使用肿瘤上方的切口切除原发性肿瘤并闭合皮肤而剩余乳房组织难以合拢时，会发生几种畸形，包括大的乳腺实质切除术造成的体积变形（手术部位的渗出吸收后造成的回缩畸形）；当皮肤与下方的胸肌发生粘连造成的皮肤-胸肌粘连畸形；以及由于切除乳房下半球的肿瘤引起的乳头向下扭转的下极畸形（鸟嘴畸形）。这些畸形由于显著的不对称可能会很显眼，导致患者难以穿紧身衣服。在放射治疗前纠正这些畸形是很重要的，因为放疗可能会进一步加重不对称，并使将来纠正这些畸形更具挑战性。在以下情况下，外科医师应考虑肿瘤整形技术：（1）肿瘤要切除的皮肤面积很大；（2）预计进行大范围乳腺切除；（3）肿瘤位于术后美容效果差的区域（如乳头以下的下半球）；（4）切除可能导致乳头错位。

乳腺切除范围　当考虑进行肿瘤整形手术时，重要的不是切除的乳房体积大小，而是预测缺损与剩余乳腺实质体积的比率，以及留存的实质类型（脂肪

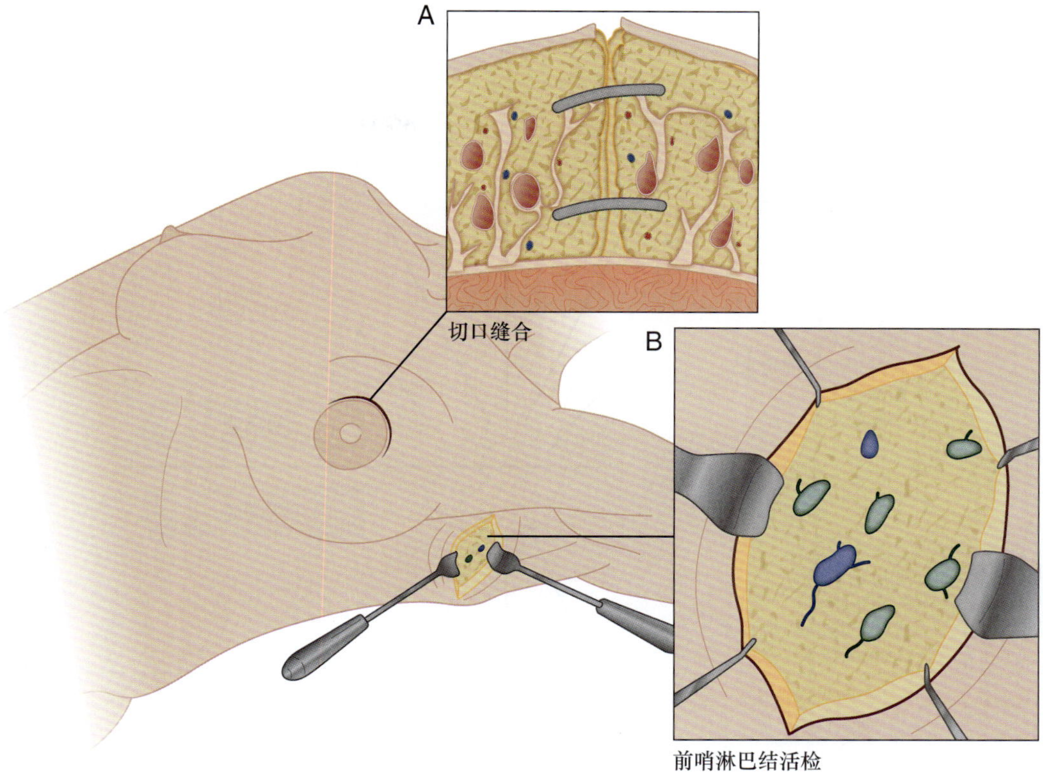

图 35.11 保乳手术。(**A**)切除恶性肿瘤的切口应直接位于肿瘤上方或乳晕周围。乳房部分切除术完成后，闭合缺损（插图），以防止出现畸形；(**B**)采用腋窝毛发下方的横向切口进行前哨淋巴结活检或腋窝清扫。腋窝淋巴结清扫的边界上至腋静脉、外至背阔肌，内至胸壁，向下进入 Spence（乳房腋尾）。在前哨淋巴结活检中，做一个类似的横向切口，可以利用伽玛探头从放射性标记的胶体中检测放射热点来确定位置。它穿过锁骨胸筋膜，进入真正的腋窝。前哨淋巴结通过蓝色染料（插图）、放射性物质或两者兼而有之来定位，并作为单个标本解剖游离

密度 *vs.* 致密密度）。一般来说，当手术缺损的大小可能大于乳房体积的 20% ～ 30% 以及对于任何乳房下极的肿瘤，都应该考虑肿瘤整形手术。

乳房大小和体型　乳房大的患者适合行肿瘤切除及双侧乳房缩小成形术。在任何位置切除大容积乳腺组织后，乳房缩小术均可改善美观效果。肥胖患者应该考虑采用这种术式，因为他们通常不太适合乳房切除术后的自体组织重建，而且植入物通常不够大，不足以重建与对侧乳房大小成比例的乳房。乳房缩小术是一个很好的选择，它可以治疗巨乳症，并改善乳腺放疗后的外观。

肿瘤位置　位于乳头乳晕复合体正下方的肿瘤和位于乳头乳晕复合体和乳房下皱褶之间的肿瘤需要特别注意，以避免乳头乳晕复合体变形和轮廓畸形。一般来说，应修整皮肤和血管良好的乳房实质以填补这些区域切除的乳房组织。如前所述，放疗将会加剧轮廓畸形，对于日后整形会更具挑战性。图 35.12 显示了位于乳房不同部位的肿瘤的各种切口。上极病变可通过多种技术治疗（图 35.12A），包括圆块技术（任何象限的一个或多个病变，对内上象限病变尤其适用）、新月形乳房固定术（适用于需要小幅提举的患者）和蝙蝠翼或半蝙蝠翼技术（适用于需要大幅提举的患者）。

下极病变（图 35.12B）可以采用基于上级带蒂皮瓣的乳房固定术。下级的外侧病变可能需要 J 形或 V 形成形术以保持乳房形状。Benelli 的双环法手术包括围绕乳晕的圆周做环形的表皮去除，尤其适用于乳房内下象限的病变以及小的乳腺体积切除。

这些技术也可用于修正既往手术遗留的缺损。

短期随访显示，保乳患者整形满意度更高，并发症更少，局部复发更少[16]。

保乳整形术的时机

乳房部分切除术后的缺损即刻重建优于延后重建，例如在初始外科手术时推动或重排局部组织可提供最佳的解决方案。这种方法不影响随后的辅助全身治疗或放疗。一般来说，局部腺体平移和乳房缩小手术不能在接受放疗后的乳房上实施；优选在放疗之前进行手术。不建议使用组织扩张器和植入物来填充乳房部分切除术后造成的缺损，因为放疗可能导致周围组织挛缩、变形和感染。

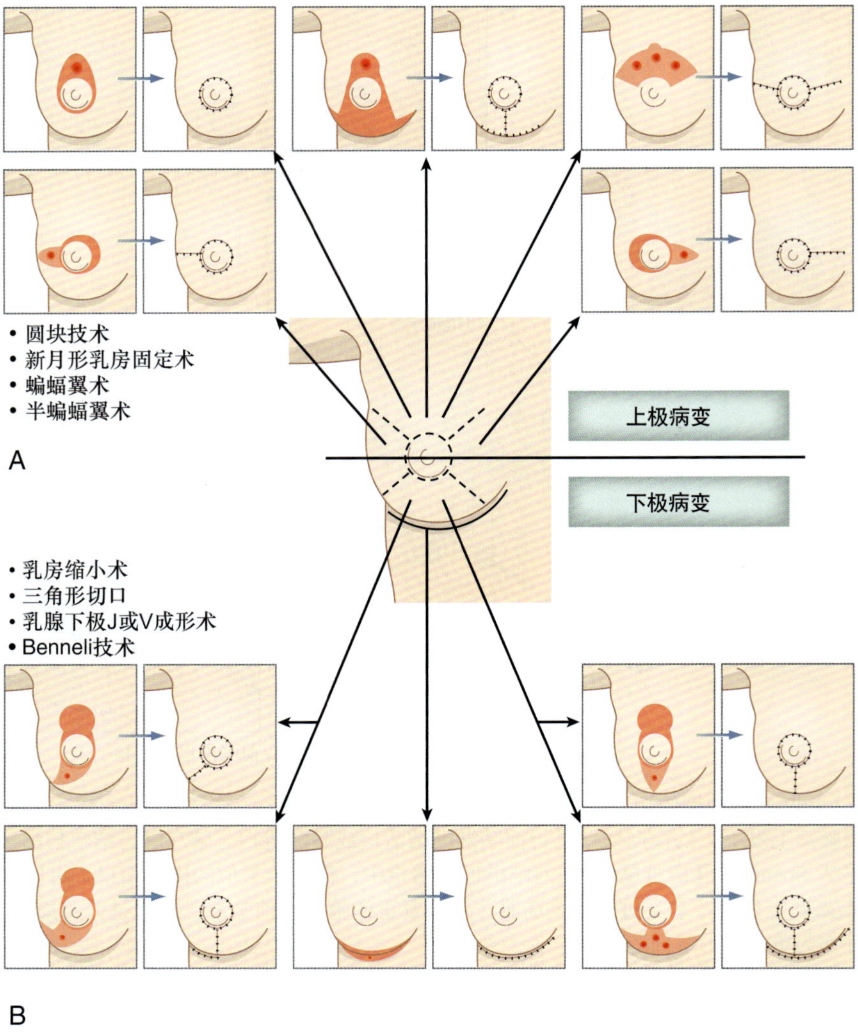

图 35.12 乳房不同部位肿瘤的不同切口。(**A**)上极病变可采用多种技术，包括圆块、新月形乳房固定术，蝙蝠或半蝙蝠翼技术；(**B**)下极病变可采用以上蒂皮瓣为基础的乳房固定术。包括乳房缩小固定术、三角内陷成形术、J 或 V 成形术和 Benneli 成形术(Adapted from Fitoussi A，Berry MG，Couturaud B，et al. Oncoplastic and reconstructive surgery for breast cancer：The Institut Curie Experience. Paris：Springer；2008.)

如果保乳手术和放射治疗后出现外观缺陷，通常不建议在放射治疗完成后的 1 ～ 2 年内进行乳房重建。在脂肪填充和接受放疗的组织中，组织坏死、血清肿形成和感染的比率较高。常考虑使用放射野以外血管良好的组织。如果与对侧乳房不对称，可考虑行对侧乳房乳房固定术。一般而言，应尽量减少对放疗后乳房的手术操作，因为即使皮肤看起来健康，愈合和恢复也会被妨碍。

乳房切除术

适应证

某些肿瘤仍需行乳房切除术，包括相对于乳房体积较大的肿瘤、钼靶摄影显示有广泛钙化的肿瘤、广泛局部切除不能获得阴性切缘的肿瘤以及有乳腺放疗禁忌证的患者的肿瘤(框 35.4)。患者对乳房切除术的偏好或希望避免放疗也是乳房切除术的适应证。

乳房切除术后乳房重建

乳房重建可在乳房切除术当天(即刻乳房重建)或乳房切除术后数月或数年后(延迟乳房重建)进行。即刻重建的优点是保留了最大数量的乳房皮肤用于重建，使两次手术操作的恢复期变为一次，避免了一段时间的乳房缺失。即刻重建不影响长期生存率、局部复发率或局部复发的监测。对于可能需要术后放疗的患者，重建可能延迟，也可能不延迟。重建的选择包括组织扩张器 / 植入物重建和自体组织重建，自体组织重建通常采用横腹直肌肌皮瓣、背阔肌皮瓣或保留肌肉的腹穿支皮瓣。

技术细节

单纯乳房切除或全乳房切除指完全切除乳房，包括乳头和乳晕。改良根治术是指切除乳腺、乳头和乳晕，并进行完整的腋窝淋巴结清扫（ALND）（图 35.13）。对于全乳房切除术或改良根治性乳房切除术，采用椭圆形皮肤切口，切口设计包括乳头和乳晕，且通常包括先前切除活检产生的瘢痕（图 35.13）。提起皮瓣，沿真皮下神经丛将其下的腺体与上覆皮肤分离（图 35.13）。如果不计划进行即刻重建，则取足够的皮肤使皮瓣顺利闭合，不产生多余的皮肤褶皱；这有助于患者舒适地使用乳房假体。

如果计划进行即刻重建，则可行保留皮肤的乳房切除术，仅切除乳头-乳晕复合体，并保留最大面积的皮肤用于重建。保留乳头乳晕的乳房切除术已越来越多地用于适合的乳腺癌患者。多项研究显示了该方法的安全性和可行性，许多研究显示，在接受保留乳头、乳晕的乳房切除术患者中，癌症复发率相对较低（表 35.6）。保留乳头乳晕的乳房切除手术也已证明对接受预防性乳房切除手术以降低风险的患者是安全的，包括 *BRCA1* 和 *BRCA2* 基因突变携带者[17]。

乳腺组织与下方的胸肌分离，胸肌筋膜通常与乳房标本一起切除。在全乳房切除术中（图 35.13），将乳房组织与腋窝分离，并切除腋窝筋膜表面的所有乳房组织。在改良根治术中，Ⅰ组和Ⅱ组腋窝淋巴结与腋窝乳腺组织一起被切除（图 35.13）。Ⅰ组淋巴结为腋静脉以下、胸小肌外侧的淋巴结，Ⅱ组淋巴结为胸小肌前方或后方的淋巴结。

淋巴结分期

腋窝淋巴结的病理状态是影响乳腺癌患者预后的重要因素之一。观察到腋窝淋巴结中存在转移瘤预示着患者预后较差，这也通常促使临床采用更激进的全身和局部治疗。

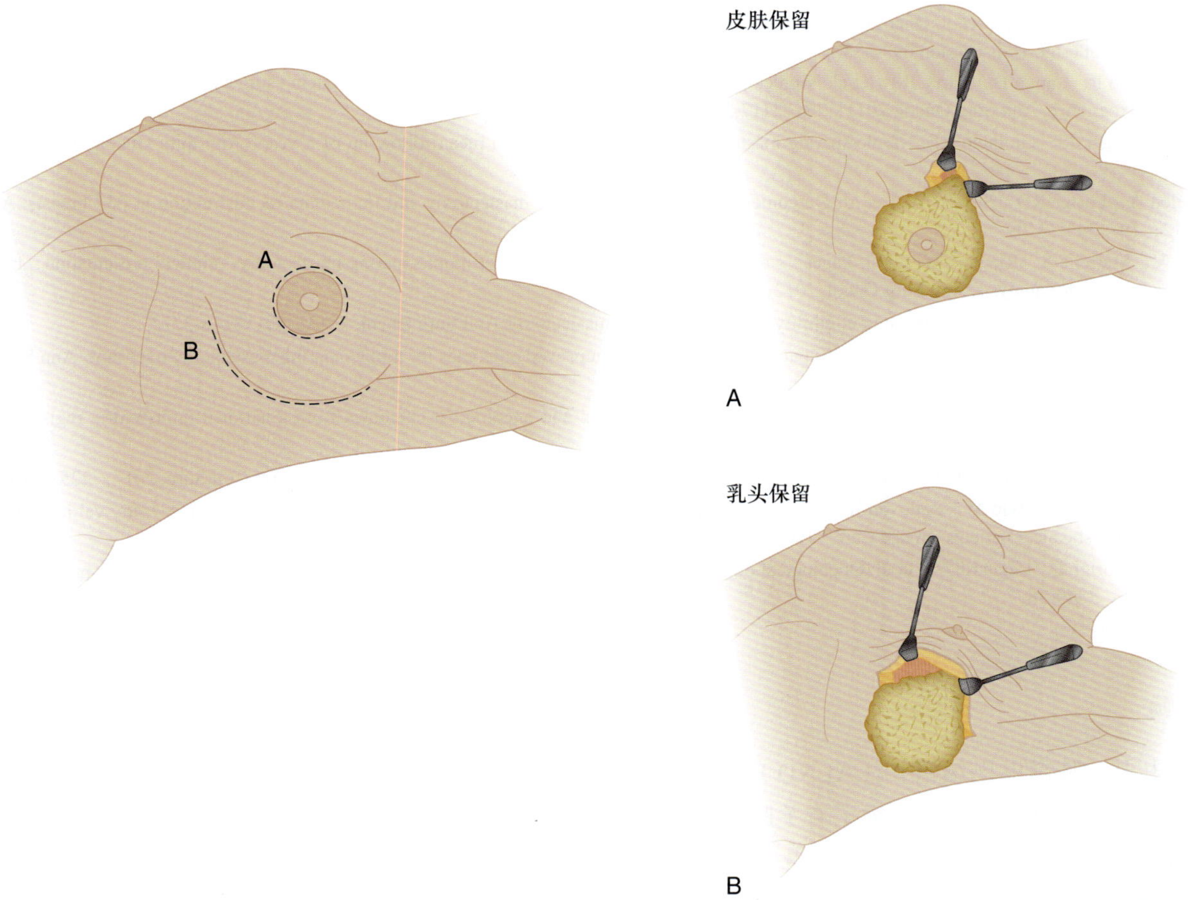

图 35.13　有无腋窝淋巴结清扫的全乳房切除术。对于接受乳房切除并进行外重建的患者，皮肤切口通常为横向，围绕乳房中心和乳头-乳晕复合体。（**A**）环乳晕切口最常见于接受皮肤保留乳房切除并立即重建的患者。抬起皮瓣，将腺体与上覆皮肤分离，然后将腺体与下部肌肉分离。单纯乳房切除术将乳房与腋窝成分分开，止于锁骨胸筋膜。如果计划进行腋窝淋巴结评估，通常通过单独的腋窝横向切口进行；（**B**）用于保留乳头乳晕的乳房切除术的乳房下切口

表 35.6 保留乳头乳晕的乳房切除术患者的乳头和局部复发率研究

作者	年份	手术次数	随访（月）	NAC 复发率（%）	局部复发率（%）
Crowe[a]	2004	54	NA	10*	NA
Margulies[b]	2005	50	7.9	0	0
Boneti[c]	2011	281	25.3	0	7
Filho[d]	2011	157	10	0	0
Jenson[e]	2011	127	60	0	0
Peled[f]	2012	412	28	0	2
Loshiriwat[g]	2012	934	64	0	0
Coopey[h]	2013	156	22	0	2.6
Krajewski[i]	2015	226	24	0	1.7
Orzalesi[j]	2016	755	36	0.6	2.9
Smith[k]	2017	2182	51	0	3.7
Radovanovic[l]	2018	441	108	5.4*	7.3
Galimberti[m]	2018	1989	94	1.8	5.3

* 手术时累及并切除乳头-乳晕复合体（NAC）。

[a] Crowe JP Jr，Kim JA，Yetman R，et al. Nipple-sparing mastectomy：technique and results of 54 procedures. Arch Surg. 2004；139：148-150.

[b] Margulies AG，Hochberg J，Kepple J，et al. Total skin-sparing mastectomy without preservation of the nipple-areola complex. Am J Surg. 2005；190：907-912.

[c] Boneti C，Yuen J，Santiago C，et al. Oncologic safety of nipple skin-sparing or total skin-sparing mastectomies with immediate reconstruction. J Am Coll Surg. 2011；212：686-693；discussion 693-685.

[d] de Alcantara Filho P，Capko D，Barry JM，et al. Nipple-sparing mastectomy for breast cancer and risk-reducing surgery：the Memorial Sloan-Kettering Cancer Center experience. Ann Surg Oncol. 2011；18：3117-3122.

[e] Jensen JA，Orringer JS，Giuliano AE. Nipple-sparing mastectomy in 99 patients with a mean follow-up of 5 years. Ann Surg Oncol. 2011；18：1665-1670.

[f] Warren Peled A，Foster RD，Stover AC，et al. Outcomes after total skin-sparing mastectomy and immediate reconstruction in 657 breasts. Ann Surg Oncol. 2012；19：3402-3409.

[g] Lohsiriwat V，Martella S，Rietjens M，et al. Paget' s disease as a local recurrence after nipple-sparing mastectomy：clinical presentation，treatment，outcome，and risk factor analysis. Ann Surg Oncol. 2012；19：1850-1855.

[h] Coopey SB，Tang R，Lei L，et al. Increasing eligibility for nipple-sparing mastectomy. Ann Surg Oncol. 2013；20：3218-3222.

[i] Krajewski AC，Boughey JC，Degnim AC，et al. Expanded indications and improved outcomes for nipple-sparing mastectomy over time. Ann Surg Oncol. 2015；22：3317-3323.

[j] Orzalesi L，Casella D，Santi C，et al. Nipple sparing mastectomy：surgical and oncological outcomes from a national multicentric registry with 913 patients（1006 cases）over a six year period. The Breast. 2016；25：75-81.

[k] Smith BL，Tang R，Rai U，et al. Oncologic safety of nipple-sparing mastectomy in women with breast cancer. J Am Coll Surg. 2017；225：361-365.

[l] Radovanovic Z，Ranisavljevic M，Radovanovic D，et al. Nipple-sparing mastectomy with primary implant reconstruction：surgical and oncological outcome of 435 breast cancer patients. Breast Care（Basel）. 2018；13：373-378.

[m] Galimberti V，Morigi C，Bagnardi V，et al. Oncological outcomes of nipple-sparing mastectomy：a single-center experience of 1989 patients. Ann Surg Oncol. 2018；25：3849-3857.

历史回顾

在历史上，腋窝淋巴结清扫（ALND）是乳腺癌手术治疗的常规组成部分。它提供了有关腋窝淋巴结状态的预后信息，并清除淋巴结阳性患者的腋窝病灶。手术过程包括清除胸大肌和背阔肌之间的含有淋巴结的结缔组织（从腋窝下区乳腺组织边缘到腋静脉），并切除胸小肌后的淋巴结。腋窝淋巴结清扫是早期乳腺癌患者的主要并发症来源。即时出现的问题包括急性疼痛和感觉异常，需要住院、缩小肩关节活动范围以及需要在手术床上引流 7～10 天。腋窝淋巴结清扫导致的长期问题包括同侧手臂淋巴水肿、麻木、慢性疼痛和肩关节活动范围缩小。

前哨淋巴结活检（SLND）

通过识别乳腺原发肿瘤引流区的第一个或前哨淋巴结，可以更有选择性地决策是否行腋窝手术。前哨淋巴结是最有可能包含转移性病灶的淋巴结（如果转移存在），病理学家可以将检查重点放在前哨淋巴结上，而无需增加成本和时间用以检查全部腋窝内容物。开发前哨淋巴结活检技术是为了降低与腋窝手术相关的并发症发生率，同时提供准确的分期信息。目前，许多患者临床淋巴结阴性，而前哨淋巴结活检可以将这些患者与淋巴结阳性的患者区分开来，使其从 ALND 中获益。前哨淋巴结阴性的患者可避免腋窝淋巴结清扫造成的并发症。在前哨淋巴结手术中，将放射性标记胶体、蓝色染料或两者一起注射到原发肿瘤部位的乳腺组织中；这些物质可以通过淋巴管到达第一引流淋巴结（一个或多个），并在那里积聚。也可通过注射示踪剂进行该手术，所述示踪剂可注射至乳晕下或原发肿瘤部位上覆的皮下位置。前哨淋巴结可识别为蓝色、放射性、荧光性或磁性淋巴结或其组合。如果前哨淋巴结的病理分析没有发生转移的证据，则其他淋巴结受累的可能性就足够低，因此不需要 ALND。

NSABP B-32 试验是一项评估 SLND 的关键研究[18]。在该研究中，5611 例临床淋巴结阴性乳腺癌患者被随机分配接受 SLND 加 ALND 或 SLND 联合 ALND 治疗但仅在前哨淋巴结呈阳性时进行。两组中有 26% 的患者前哨淋巴结呈阳性。对于病理检查结果前哨淋巴结为阴性的患者（$n = 3986$），在对其进行初次分析时，OS、DFS 或局部控制率均没有差异，这表明当前哨淋巴结为阴性时，单独进行 SLND 而不进一步行 ALND 对于临床淋巴结为阴性的患者是适用的。欧洲肿瘤学研究所进行的随机试验和许多独立机构的报告证实了 NSABP B-32 试验的结果，表明该技术是准确的。前哨淋巴结的鉴定可以对最有可能产生阳性结果的淋巴结进行更详细的分析。

一般而言，病理学家会沿前哨淋巴结的短轴对其进行切片，并提交所有切片以进行组织石蜡包埋。蜡块接下来会被切片，之后对每个块的切片进行苏木精-伊红染色检查。一些病理学家会对前哨淋巴结进行更详细的分析，包括对石蜡块进行分层切片，并对细胞角蛋白进行免疫组织化学染色，这样可以通过检测微转移增强检测的敏感性。然而，免疫组化检测到的这些微转移和小肿瘤沉积的临床相关性受到人们的质疑。NSABP B-32 试验为研究隐匿性转移性疾病的临床意义提供了机会。对于苏木精-伊红染色前哨淋巴结阴性的患者，接下来进行了免疫组织化学评估以确定是否存在隐匿性转移。隐匿性转移患者的 5 年 DFS 率为 86.4%，而无隐匿性转移患者的 5 年 DFS 率为 89.2%（绝对差异＝ 2.8%），隐匿性转移患者的 5 年 OS 率为 94.6%，而无隐匿性转移患者为 95.8%（绝对差异＝ 1.2%）。由于研究中纳入了较多的患者，这些差异是具有统计学意义的；然而，由于绝对差很小，NSABP 研究人员得出结论是肿瘤隐匿性转移的存在没有临床意义。这一结论也被美国外科医师学会肿瘤组（ACOSOG）Z0010 试验证实，该实验旨在评估接受保乳治疗的早期乳腺癌患者前哨淋巴结和骨髓微转移的意义[19]。在该研究中，免疫组化染色阳性和免疫组化染色阴性的前哨淋巴结患者的 5 年 DFS 率分别为 90% 和 92%（$P = 0.82$），而 5 年 OS 率分别为 95% 和 96%（$P = 0.64$）。

淋巴管显影技术与前哨淋巴结清扫术患者的筛选

淋巴管显影可以通过结合使用 ^{99m}Tc 标记的硫胶体和一种重要的蓝色染料异硫蓝（淋巴管素），以及荧光、磁性颗粒或使用单一试剂定位前哨淋巴结。研究表明，使用联合技术可尽可能降低假阴性率。术前淋巴显像可提供引流原发肿瘤的特定淋巴结的信息。使用瘤周注射技术时，约 70% 的患者引流至腋窝，20% 引流至腋窝和内乳淋巴结区域，2% ～ 3% 的患者仅引流至内乳淋巴结区域，8% 的患者未引流至任何淋巴结区域。如果使用乳晕下或真皮下注射技术，引流几乎仅见于腋窝淋巴结区域。术前淋巴显像前一天可注射 2.5 mCi 剂量的 ^{99m}Tc 标记的硫化合物；这允许足够的活性成分保留在前哨淋巴结中用于第 2 天的术中淋巴显像过程，而不需要再注射。或者，对于那些未在术前进行淋巴显像操作的外科医师，可在手术间内注射 0.5 ～ 1.0 mCi 的 ^{99m}Tc 标记硫胶体，以避免术前疼痛和血管迷走神经事件。

在手术室，可在肿瘤周围注射 3 ～ 5 ml 的蓝色染料，然后通过按摩注射部位以促进染料通过淋巴管。使用手持伽马探头对放射性增加的区域进行经皮定位；这有助于指导前哨淋巴结手术切口的放置。切开后，外科医师用手持伽马探头定位放射性增强区域，可以观察到通向前哨淋巴结的蓝色淋巴通道。就可以避免手术过程中过早破坏传入淋巴管。如果无法识别蓝色淋巴通道或放射性的特定区域（“热点”），则可切除原发性肿瘤以移除注射部位，从而降低背景穿透放射性。识别并移除前哨淋巴结后会再次检查淋巴结引流区域，确认放射性水平已降低。如果放射性水平仍然较高，则淋巴结引流区域中可能会残留额外的前哨淋巴结，应完成额外切片以移除所有前哨淋巴结。已发表的研究表明，每个患者平均有2个或3个前哨淋巴结。

有前哨淋巴结活检经验的外科医师可以在超过95%的患者中鉴别到前哨淋巴结。NSABP B-32试验报告中，前哨淋巴结手术的假阴性率在0～11%之间[18]。在将此手术用作分期工具之前，外科医师应接受SLND培训。出现临床可触及淋巴结的患者应进行腋窝超声检查和淋巴结细针穿刺活检（FNAB）评估。如果确诊为腋窝转移，患者可直接进行标准腋窝淋巴结清扫术，或考虑进行术前化疗。如果FNAB未确认腋窝转移，患者则可进行前哨淋巴结活检分期。

一些研究表明，先前接受过原发肿瘤切除活检的患者更可能出现假阴性前哨淋巴结[18]。活检可能破坏了区域淋巴管，从而影响切除活检部位周围区域的引流模式。为了避免这种情况的发生，CNB是疑似乳腺癌患者的首选诊断方法。

在更早的研究中，认为SLND在接受术前化疗患者中的准确性较低。而一项已发表的关于化疗后接受前哨淋巴结手术研究的荟萃分析表明这一技术的准确性。一项更近的对比显示，化疗后的假阴性率高于先接受手术的患者[20]。

前哨淋巴结清扫术的预后

SLND的发病率明显低于ALND。另一个优势是，SLND可以作为一个门诊操作，不需要引流。患者能够更快地恢复完全活动能力，并且能够比腋窝切开术后提前数周恢复工作和其他活动。长期并发症（包括淋巴水肿、麻木和慢性疼痛等）的发生率也大大降低。

SLND已显示可以提供可靠的腋窝病理分期，在有经验的外科医师手中其假阴性率一般低于5%。在前哨淋巴结活检结果为阴性且未进行腋窝清扫的情况下，腋窝复发率极低。前哨淋巴结阴性现在被广泛接受为患者无淋巴结转移，无需进一步行腋窝治疗[18]。

当前哨淋巴结含有转移性病灶时，额外淋巴结受累的可能性与原发乳腺肿瘤的大小、有无淋巴管浸润和淋巴结转移的大小成正比。尽管ALND一直是前哨淋巴结阳性患者的标准处理方式，但由于许多患者存在的是小体积转移灶，且前哨淋巴结往往是唯一的阳性淋巴结，因此对前哨淋巴结阳性的所有患者是否需要ALND一直存在疑问。对前哨淋巴结阳性患者进行评估的荟萃分析显示，53%的患者在进行ALND时可发现额外的阳性淋巴结。在前哨淋巴结存在微转移的情况下，非前哨淋巴结受累率为20%，对于前哨淋巴结中仅存在独立肿瘤细胞的患者，非前哨淋巴结受累率低于12%。这些发现导致了在前哨淋巴结阳性的特定患者中避免ALND的趋势。对1998—2004年SEER数据的分析显示，16%的前哨淋巴结阳性患者未接受ALND处理。这些患者多为低级别ER阳性的老年肿瘤患者。在此期间，未接受ALND治疗的前哨淋巴结微转移患者的比例从21%上升至38%。对1998—2005年国家癌症数据库数据的回顾显示了类似的发现，20.8%的前哨淋巴结阳性疾病患者避免了ALND。仅接受前哨淋巴结手术的患者与接受ALND手术的患者之间腋窝复发率或生存率无差异。

ACOSOG于1999年发起了一项前瞻性随机试验，专为评估ALND对早期乳腺癌患者局部复发和生存率的影响而设计[21-22]。该试验现在有10年随访，ACOSOG Z0011纳入了临床T1或T2乳腺癌且有一个或两个前哨淋巴结阳性的患者，他们计划接受保乳手术和全乳腺放疗（WBI）。患者被随机分配接受完全性ALND手术或不接受进一步手术（仅前哨淋巴结手术）。Z0011研究的主要终点是OS；次要终点为局部复发和淋巴水肿。纳入Z0011研究的患者具有相对有利的疾病特征：中位年龄为55岁，70%的患者有T1肿瘤，82%为ER阳性肿瘤患者，71%只有一个阳性前哨淋巴结，44%有微转移。中位随访时间为9.3年，在仅行SLND组10年OS率为86.3%，而行ALND组为83.6%（$P=0.02$）。仅行SLND组10年DFS率为80.2%，而ALND组为78.2%（$P=0.32$）。两组之间的10年局部复发没有显著差异。Z0011研究的研究人员得出结论，对于前哨淋巴结阳性的早期乳腺癌患者，如果正在接受保乳手术（BCS），有1～2个阳性淋巴结，并接受全乳腺放疗和全身治疗，可以安全地忽略ALND。此项研究不包括全乳切除术患者。全乳切除术患者中忽略ALND的可行性目前正在进行临床试验。然而，值得注意的是，各组之间观察到的淋巴水肿无显著差异。这可能是因为该试验包括WBI，其范围在大多数患者中涵盖了第Ⅰ组腋窝或更高部位。

传统观点认为，淋巴管与静脉并行，如果外科医师可以避免使静脉骨骼化，那么淋巴水肿的风险可以被最小化或避免（图35.2）。如果是这样的话，那么SLND应该已经解决了外科淋巴水肿的问题。而事实上，在近1/3的情况下，可从前哨淋巴结切口看到淋巴管。在超过10项针对乳腺癌的SLND与ALND随机对照研究中，SLND 的淋巴水肿率介于 0 ～ 13%，ALND 介于 7% ～ 77%。从这些变化率来看，很明显，每个人进行的手术都不完全相同。Klimberg 和他的同事开发了腋窝反向显像（ARM）方式，用于术中识别上肢淋巴引流并进行保护。该方式包括乳房中的放射性物质和手臂中的蓝色染料（分开显像），以识别和保护引流上肢的淋巴管。在对 654 名接受 SLND 或 ALND 联合 ARM 治疗的患者进行的Ⅱ期临床试验中，通过 26 个月的中位随访，淋巴水肿的发生率分别低于 1% 和 6%[23]。当任何淋巴管的处理都采用类似的方式时，两组的淋巴水肿发生率均为 0。Alliance 221702 是一项随机试验，将进一步确定 ARM 的疗效。

ALND 仍然是局部晚期乳腺癌或炎性乳腺癌患者、计划行乳房切除术的前哨淋巴结阳性患者、计划行加速部分乳腺照射（PBI）的前哨淋巴结阳性患者和临床淋巴结阳性患者以及新辅助化疗后的前哨淋巴结阳性患者的标准治疗方式。

导管原位癌的治疗

DCIS，或导管内癌，约占所有新诊断乳腺癌的 25%。预计 2016 年 DCIS 新发病例将达到 63 960 例。大多数 DCIS 病例在筛查性乳腺钼靶片上被检测为聚集性钙化区域，无相关的可触及异常。DCIS 很少表现为可触及肿块或单侧、单导管乳头溢液。

DCIS 患者的乳腺钼靶检查结果包括：75% 的患者出现无相关密度异常的簇状钙化，15% 的患者钙化与相关密度异常改变共存，10% 的患者仅存在密度改变。乳腺钼靶片上可见的钙化通常对应于中央受累导管内经常出现坏死和碎片的区域。DCIS 钙化倾向于簇状紧密结合在一起，是多形性的，也可能是线性的或有分支的，提示其起源于导管。

DCIS 被视为浸润性导管癌的前期疾病，治疗旨在清除 DCIS，以防止进展为浸润性疾病。因为转移在无明显侵袭的 DCIS 患者发病率很低（＜ 1%），所以患者不需要进行全身化疗。激素治疗可用于预防新的原发性肿瘤，并在保乳治疗后改善局部控制，但通常仅在免疫组织化学显示 ER 阳性 DCIS 时推荐使用。

针对 DCIS 患者的治疗建议基于乳腺内疾病的程度、组织学分级、ER 状态、是否存在微浸润以及患者的年龄和偏好。DCIS 的治疗方案包括乳房切除术、保乳手术＋放疗和单独保乳手术。当患者接受保乳或单侧乳房切除治疗时，也可选择他莫昔芬辅助内分泌治疗，以降低局部复发或对侧乳腺癌的风险。

乳房切除术

接受 BCS 治疗时，DCIS 局部复发率为每年 1% ～ 2%，而接受乳房切除治疗时，复发率为终生 1% ～ 2%。两种治疗的生存率相同，为 98% ～ 99%。

选择全乳房切除术治疗 DCIS 的原因包括以下几点：

1. 弥漫性可疑乳腺钙化提示广泛疾病；
2. 保乳手术无法获得明确的切缘；
3. 保乳手术后美容效果不佳的可能性；
4. 患者没有遵从随访复查的意愿；
5. 患者选择；
6. 放射治疗禁忌证（见表 35.4）。

保乳手术

就像浸润性乳腺癌一样，DCIS 的保乳治疗需要切除至显微镜下具有明确的阴性边缘。一项基于 DCIS[24] 的包含 20 项研究的荟萃分析得到的共识认为，与 2 mm 切缘相比，更广泛的切缘不会显著降低同侧乳腺肿瘤的复发率[25]。在前瞻性随机试验中，已强调使用辅助性全乳腺放疗来降低局部复发率。ER 阳性 DCIS 患者使用激素治疗可进一步降低局部复发的风险，并降低发生新的对侧和同侧乳腺癌的风险。

有 4 项前瞻性随机试验探究了肿块切除术后进行的放疗（表 35.7），结果非常一致。在 NSABP B-17 试验中，818 名患有 DCIS 的妇女被随机分配接受单独乳房肿块切除术或乳房肿块切除术＋术后 50 Gy WBI。12 年复发精算数据显示，手术加放疗使同侧复发率从 30.8% 降至 14.9%（$P < 0.000\ 005$）。增加放疗也使浸润性乳腺癌的发生率从 16.4% 下降到 7.1%（$P < 0.000\ 01$），原位复发的发生率下降较小，从 14.1% 下降到 7.8%（$P < 0.001$）（表 35.7）。在 EORTC 10 853 试验中，1010 名 DCIS 妇女被随机分配接受单独乳房肿块切除术或乳房肿块切除术＋ 50 Gy 放射治疗。放疗使乳腺癌 10 年复发率从 26% 降至 15%（$P < 0.000\ 1$），浸润性癌复发率从 13% 降至 8%（$P = 0.001\ 1$）。在 UK ANZ（英国、澳大利亚和新西兰）试验中纳入了 1701 名患者，这是一项大型随机试验，该研究同时评估了放射治疗和他莫昔芬在 DCIS 患者保乳手术后的获益。本试验还表明，放疗降低了乳腺癌复发的风险［危险比（HR），0.38；$P < 0.000\ 1$］和浸润性乳腺癌复发风险（HR，0.45；$P = 0.01$）。最后，

SweDCIS试验包括1067名DCIS患者。中位随访5年后，仅行手术组的乳腺癌复发累积发生率为22%，而行手术加放疗组为7%（$P < 0.000\,1$）。

目前已经尝试识别特定的DCIS亚群，通过更广泛的切除而无需放疗即可提供足够的局部控制率。Silverstein[26]从一系列接受广泛切除加和不加放疗的DCIS病患者中推导出Van Nuys DCIS分类标准。他提出了一个评估系统来识别不需要放疗的患者，包括DCIS核分级低、病变小（< 1.4 cm）、年龄大（> 60岁）和手术切缘宽（> 1 cm）。在Silverstein的报道中，仅以手术治疗Van Nuys评分较好的患者就可以获得较低的乳房复发率。然而，在一项测试该方法的前瞻性试验中，来自哈佛大学的研究人员从最有利的Van Nuys亚组（低度或中度DCIS < 2.5 cm，切除时切缘最小1 cm）中招募了158名患者，无法再现结果；由于复发率超过了预定的终止条件，哈佛的调查人员提前停止了试验。最近，东部肿瘤协作组研究人员报告了一项相对较大的前瞻性单臂研究的第一个结果，该研究涉及对DCIS进行阴性切缘至少为3 mm的手术而不进行放疗[27]。低度恶性或中度恶性且肿瘤为2.5 cm或更小的DCIS患者的5年同侧乳腺复发率仅为6.1%。相比之下，高级别病变患者的5年同侧乳腺复发率要高得多，为15.3%。

总之，这些治疗试验的数据显示，对于大多数DCIS患者，应建议行乳房肿块切除术后WBI治疗。一个似乎在无放疗情况下获得良好预后的分组是小肿瘤、低级别或中等级别病变的患者。

他莫昔芬和芳香化酶抑制剂的作用

研究显示，使用他莫昔芬可降低高危女性（包括既往患过乳腺癌的女性）罹患新乳腺癌的风险（请参阅之前的“乳腺癌的化学预防”）。NSABP B-24研究评估了他莫昔芬对DCIS病患者的益处。在该试验中，1804名患有DCIS并接受了乳房肿块切除和放疗的女性被随机分配到他莫昔芬组或安慰剂组治疗5年。研究标准允许纳入切缘阳性的患者，且未测量ER状态。在7年的随访中，乳房肿块切除术和放疗中加入他莫昔芬将使同侧乳腺癌的复发率从9%降至6%，并使新发的对侧乳腺癌的风险降低47%（绝对减少2%）（表35.7）。

对于NSABP B-17和NSABP B-24试验的联合研究，在7年的随访中，单独切除乳房肿瘤（同侧+对侧）的总乳腺癌复发率为30%；乳房肿块切除+放疗的复发率为17%；而乳房肿块切除+放疗+他莫昔芬的复发率为10%。随后的分析表明，他莫昔芬的获益仅见于ER阳性的DCIS女性患者。局部复发风险最高同时最有可能从他莫昔芬治疗中获益的患者为切缘阳性、粉刺状坏死、体格检查可见肿块且年龄小于50岁的患者。对于患者个体，要权衡他莫昔芬的益处与其副作用，这包括子宫内膜癌、血栓栓塞事件、潮热和白内障的风险。

IBIS-Ⅱ是一项招募了2980名绝经后妇女参加的比较他莫昔芬与阿那曲唑疗效的随机试验。两组在复发率和副作用方面没有差异[28]。

表35.7 乳腺导管原位癌肿块切除术的随机试验：放疗和他莫昔芬的影响

			局部复发率（%）			
试验	病例数	随访（年）	乳房肿块切除术	乳房肿块切除术+放疗	乳房肿块切除术+放疗+他莫昔芬	P值
NSABP B-17[a]	818	12	30.8	14.9		< .000 005
EORTC 10853[b]	1010	4.25	16	9		< .005
UK ANZ	1701	5	20	8	6	< .000 1
SweDCIS	1067	5	7	22		< .000 1
NSABP B-24[c]	1804	7		9	6	0.04

EORTC：欧洲癌症研究和治疗组织，NSABP：国家乳腺和肠道外科辅助项目；SweDCIS：瑞典导管原位癌试验；UK ANZ：英国、澳大利亚和新西兰。

[a] Fisher B，Dignam J，Wolmark N，et al. Lumpectomy and radiation therapy for the treatment of intraductal breast cancer：findings from National Surgical Adjuvant Breast and Bowel Project B-17. J Clin Oncol. 1998；16：441.

[b] Julien JP，Bijker N，Fentiman IS，et al. Radiotherapy in breast-conserving treatment for ductal carcinoma in situ：first results of the EORTC randomised phase III trial 10853. EORTC Breast Cancer Cooperative Group and EORTC Radiotherapy Group. Lancet. 2000；355：528.

[c] Fisher B，Land S，Mamounas E，et al. Prevention of invasive breast cancer in women with ductal carcinoma in situ：an update of the National Surgical Adjuvant Breast and Bowel Project experience. Semin Oncol. 2001；28：400.

前哨淋巴结手术

DCIS，顾名思义，代表乳腺癌被一个完整的基底膜包含，并且不能进入淋巴或血管之中。然而，正如国家癌症数据库中对 10 000 多名患者的回顾研究所表明的，在 DCIS 乳腺癌切除术中进行 ALND 时在 3.6% 的病例中发现了阳性淋巴结。这些阳性淋巴结可能由原发肿瘤中的微浸润性疾病引起，而这在常规病理分析并未检测到。

目前，DCIS 患者在接受乳房切除术时建议行前哨淋巴结活检，这是因为在针刺活检病理诊断为 DCIS 的患者在进行手术后，根据乳房切除术标本的详细评估，发现 20% ～ 30% 患有浸润性癌症。如果确定存在浸润性癌，那么在乳房切除术中增加前哨淋巴结手术仅增加了最小限度的损伤而避免了 ALND（乳房切除术后对前哨淋巴结定位是不可能的）。对于诊断为 DCIS 并接受保乳手术的患者，对于 DCIS 面积较大的患者，尤其是组织学分级较高或高度怀疑有微浸润的患者，也应考虑行前哨淋巴结活检。

乳腺癌的放射治疗

保乳术后的放射治疗

对于接受保乳手术治疗的浸润性乳腺癌患者，已明确证明对乳房进行辅助放疗可降低乳腺癌复发的概率并改善预后。EBCTCG 公布了对 7300 名参加随机试验的女性患者数据的荟萃分析，这些患者均接受了保乳手术，同时接受或不接受 WBI 治疗。在这项分析中，发现放疗可将淋巴结阴性患者的 10 年乳腺内复发率从 29% 降至 10%，淋巴结阳性患者的 10 年乳腺内复发率从 47% 降至 13%。局部控制的改善导致 15 年乳腺癌死亡率和总死亡率降低。根据这些数据，应将保乳手术后的放射治疗视为一项标准。大多数试图确定乳房肿块切除术后可能避免放疗的患者分组的试验最终都不成功。唯一确定能够安全避免放疗的组是Ⅰ期 ER 阳性 70 岁以上并接受辅助内分泌治疗的乳腺癌患者。然而，在 10 年的时间里，只接受他莫昔芬治疗的患者中有 90% 无局部复发，而接受他莫昔芬治疗和放疗的患者中有 98% 无局部和区域复发[29]。

历史上，乳房肿块切除术后的放疗包括 6 ～ 8 周的治疗过程，这对患者来说是一个艰难的过程。加拿大的一项重要试验成功地将这一治疗时间表与更短的 WBI 时间表进行了比较。根据该项研究的长期结果，对患有非高级别、ER 阳性Ⅰ期绝经后乳腺癌患者进行 16 个疗程的治疗是合理的，其将总治疗时间缩短至约 3 周。

通过将放射仅聚焦于瘤床周围区域，可以将疗程缩短至 1 周或更短，这也引起了人们极大的兴趣。这种方法称为部分乳房照射，可通过近距离放射治疗导管、球囊导管或进行外照射。

NRG（NSABP B-39/RTOG 0413）试验随机分配了 4216 名最近接受过乳房肿瘤切除术的女性接受 WBI 或加速 PBI 治疗。纳入本研究的女性在进入研究时有 0 ～ 3 个阳性腋窝淋巴结。其中 25% 患有 DCIS，65% 患有Ⅰ期乳腺癌，10% 患有Ⅱ期乳腺癌。大多数纳入女性为激素受体阳性的肿瘤患者。辅助化疗后分配到 WBI 组的女性每天接受每次 2.0 Gy 总计 50 Gy 的放射治疗，并对手术部位进行序贯强化。

在辅助化疗前分配到加速 PBI 的受试者共接受了 10 次治疗，每日 2 次，以 3.40 ～ 3.85 Gy 的剂量进行近距离放射治疗或 3D 外照射。两组中同侧乳腺肿瘤复发的 10 年累积发生率都很低，加速 PBI 组患者为 4.6%，而 WBI 组为 3.9%，但两者并不等效。而在远期无病间隔、OS 或 DFS 方面两者无差异。

美国放射肿瘤学会发表了一份共识声明，强调如果患者在临床试验范围外接受 PBI 治疗，应考虑适当的选择标准（表 35.8）[30]。

乳腺切除术后放射治疗

对于 T1N0 或 T2N0 乳腺癌患者，乳房切除和 SLND 可提供有效的局部控制，无需放射治疗。相比之下，在接受改良根治术和辅助或新辅助化疗后，Ⅲ期乳腺癌患者的局部复发率较高。临床试验数据表明，术后放疗可以显著改善患者的预后，这些患者在接受放疗后，局部复发的风险预计可以由 40% 降至 20%。

三项前瞻性随机试验探讨了乳房切除术后放疗的效果。在 Danish 试验中，绝经前Ⅱ期或Ⅲ期乳腺癌女性被随机分配到仅行化疗组或化疗＋胸壁和淋巴结放疗组（方案 82b）；绝经后女性被随机分配到仅服用他莫昔芬组或他莫昔芬＋放疗组（方案 82c）。在 British Columbia 研究中，淋巴结阳性绝经前女性乳腺癌患者被随机分配到仅接受化疗组或化疗＋胸壁和淋巴结放疗组[31]。除了局部复发减少（正如预想的那样）外，在所有三项试验中，术后放疗都显著改善了 OS（表 35.9）。

表 35.8 美国放射肿瘤学会加速部分乳腺照射指南

因素	"合适"组	"警示"组	"不合适"组
患者因素			
年龄（岁）	≥ 60	50 ～ 59	＜ 50
肿瘤因素			
肿瘤大小（cm）	≤ 2	2.1 ～ 3.0	＞ 3
T 分期	T1	T0 或 T2	T3 或 T4
切缘	阴性至少 2 mm	接近（＜ 2 mm）	阳性
组织学	浸润性导管癌或其他有利亚型	浸润性小叶癌	NA
完全 DCIS	不允许	≤ 3 cm	＞ 3 cm
级别	任何	NA	NA
LVI	无	局限 / 焦点	广泛
ER 状态	阳性	阴性	NA
多中心性	单中心	NA	如果存在
多灶性	临床单灶，总大小≤ 2 cm	临床单灶，总大小 2.1 ～ 3 cm	临床多灶或显微镜下多灶＞ 3 cm
节点因子			
N 分期	pN0	NA	pN1-3
治疗因素			
新辅助化疗	不允许	NA	如果既往有

Adapted from Smith BD，Arthur DW，Buchholz TA，et al. Accelerated partial breast irradiation consensus statement from the American Society for Radiation Oncology（ASTRO）. J Am Coll Surg. 2009；209：269.

DCIS：导管原位癌；ER：雌激素受体；LVI：淋巴血管浸润；NA：无法获得

表 35.9 乳房切除术后有或无放疗的系统性治疗试验

试验	患者人数			局部复发率（%）			OS（%）		
	系统治疗＋XRT	仅系统治疗	总数	系统治疗＋XRT	仅系统治疗	P 值	系统治疗＋XRT	仅系统治疗	P 值
DBCG 82b（10 年；化疗）[a]	852	856	1708	9	32	＜ 0.001	54	45	＜ 0.001
DBCG 82c（10 年；他莫昔芬）[b]	686	689	1375	8	35	＜ 0.001	45	38	0.03
DBCG 82c（联合 18 年）[b]	1538	1545	3083	14	49	＜ 0.001	37	27	
British Columbia 试验（20 年）[c]	164	154	318	13	25	0.003*	64	54	0.003*

DBCG：丹麦乳腺癌协作组；OS：总体生存率；XRT：放射疗法。

* 用于在不同随访间隔进行比较的累计 P 值；这是 10 年的结果。

[a] Overgaard M，Hansen Per S，Overgaard J，et al. Postoperative radiotherapy in high-risk premenopausal women with breast cancer who receive adjuvant chemotherapy. N Engl J Med. 1997；337：949.

[b] Overgaard M，Jensen M-B，Overgaard J，et al. Postoperative radiotherapy in high-risk postmenopausal breast cancer patients given adjuvant tamoxifen：Danish Breast Cancer Cooperative Group DBCG 82c randomized trial. Lancet. 1999；353：1641.

[c] Ragaz J，Jackson S，Le N，et al. Adjuvant radiotherapy and chemotherapy in node-positive premenopausal women with breast cancer. N Engl J Med. 1997；337：956.

2005 年，EBCTCG 公布了术后放疗试验的 meta 分析结果，其中包括 9933 例接受乳房切除术或腋窝清扫术伴或不伴术后放疗的患者数据。术后放疗将淋巴结阳性患者 15 年的单独局部复发率从 29% 降至 8%，并将 15 年乳腺癌死亡率从 60% 降至 55%。该小组的最新分析表明，对于 1 ～ 3 个淋巴结阳性的患者和4个或4个以上淋巴结阳性的患者，术后放疗的益处相似[32]。

一般认为，对于有4个及以上淋巴结阳性或具有Ⅲ期肿瘤其他特征的患者，应建议其接受放疗。然而，对Ⅱ期肿瘤患者是否进行术后放疗仍存在争议，因为许多美国研究表明，标准改良根治术和辅助化疗后的局部复发率仅为12%～15%，远低于术后放疗临床试验和EBCTCG荟萃分析中报告的复发率。基于这种差异，合理的做法是仅考虑对特定的Ⅱ期肿瘤患者进行术后放疗，例如包膜外延伸、淋巴血管浸润、年龄40岁或以下、手术切缘闭合/阳性或淋巴结阳性率（检查的阳性淋巴结与总淋巴结的比率）大于或等于20%的患者以及接受过低于标准Ⅰ级或Ⅱ级腋窝淋巴结清扫的患者。

乳腺癌的全身治疗

尽管乳腺癌的局部治疗取得了进展，但仍有很大比例的女性乳腺癌患者在诊断后5～10年内出现转移。大多数发展为转移的患者最终因转移死亡。转移是乳腺癌死亡的主要原因。全身治疗用于治疗和预防微小转移性乳腺癌的复发。对于患有Ⅳ期乳腺癌的女性患者，给予全身治疗可以减轻癌症的症状并潜在地延长生存时间。目前的观点认为，转移发生在乳腺癌发病的早期，可能会先于大多数患者的初步临床诊断。这一观点主张全身系统给药应与乳腺癌局部治疗联合进行。目前缺少的是准确检测隐匿性转移疾病和筛选合适患者接受全身治疗的能力。

首个前瞻性临床试验联合了乳腺癌全身治疗和卵巢切除术（剥夺患者雌激素）以及乳腺癌根治术。自这些早期试验以来，已进行了数百项系统性治疗的前瞻性研究，涉及数千名女性。用于治疗早期乳腺癌的药物也可以作为晚期肿瘤的治疗药物。一般而言，对于不可治愈的乳腺癌患者的有效改善预后的治疗方式，估计会对早期乳腺癌患者的预后影响更大，因为这些患者的肿瘤体积更小，对治疗的耐药可能性也更低。当药物确定可以改善无法治愈的Ⅳ期乳腺癌患者预后时，人们通常会将其纳入疾病早期的临床研究中。

治疗目标及潜在受益和风险的评估

对于Ⅰ～Ⅲ期浸润性乳腺癌患者，治疗的目标是治愈。在选择治疗方案时，应考虑治疗的潜在益处（降低复发风险）与治疗的潜在危害。仔细考虑患者的偏好，特别是关于辅助治疗的偏好。一些患者认为，与治疗的副作用相比，通过辅助治疗所降低的复发风险没有价值，特别是在面对化疗的情况下。通常，与患者进行几次长时间的讨论对于确定最适合该患者的治疗方案至关重要。

全身复发的风险随着疾病分期的增加而增加。肿瘤独特的生物学特征也会影响全身复发的风险。最常用的乳腺癌生物标志物——ER、PR和HER-2——不仅影响预后，还可预测对不同全身治疗的反应。一般而言，与ER和PR强阳性且HER-2水平为阴性或正常的肿瘤相比，没有ER或PR表达的肿瘤和HER-2水平高的肿瘤具有更差的预后。对于大多数患者，复发风险是基于流行病学的统计数据进行估计的。目前的美国和国际指南在制定治疗建议时使用分期和生物学特征来指导有关乳腺癌系统治疗的决策（表35.10）。

多基因分析，如21基因复发评分分析（Oncotype DX Breast Cancer Assay，Genomic Health，Inc.，Redwood City，CA）已被开发出来，旨在鉴定特定患者肿瘤的特定分子表型，并使用该表型预测对治疗的反应或提供有关预后的信息。基于对候选基因的3项独立研究，从250个候选基因库中归纳出了瘤型DX分析，并缩小至特定的21个基因组。本试验首次在ER阳性、淋巴结阴性乳腺癌（NSABP B-14）患者中得到验证，瘤型DX分析可预测OS和不同全身治疗的获益，复发评分越高预示化疗获益越多，复发评分越低预示化疗获益越少、内分泌治疗获益越多。该分析已在后续研究中得到验证。瘤型DX检测可帮助临床医师评估淋巴结阴性、ER阳性乳腺癌患者的治疗效果。对于复发评分低的患者，化疗在降低远处复发风险方面似乎并不显著，但对于复发分数高的患者，化疗获益显著。一项名为TAILORx的合作组试验主要用以评估中度复发评分患者接受化疗的获益。最近的报告显示，该试验纳入9719名激素受体阳性、HER-2阴性、腋窝淋巴结阴性的乳腺癌患者[33]。复发评分低于11分的患者接受了内分泌治疗，复发分数大于25分的患者接受了化疗。有6711名患者的中位复发评分为11～25分，他们被随机分配到接受化疗＋内分泌治疗组或仅内分泌治疗组。在9年的随访中，对浸润性DFS、浸润性疾病复发、第二原发癌和OS的分析中，内分泌治疗疗效不劣于化疗＋内分泌治疗。在复发评分为16～25分的50岁或以下女性中发现了一些化疗的获益。因此，对于激素受体阳性、HER-2阴性和淋巴结阴性且复发评分低于25分

表 35.10 系统治疗的决策

分期	系统性治疗	评论
Ⅰ（＜1 cm）		
激素受体-阳性	内分泌治疗 ± 化疗	考虑基因检测
激素受体-阴性	考虑化疗	
HER-2- 阳性	强烈建议曲妥珠单抗和化疗	
Ⅰ（＞1 cm）		
激素受体-阳性	内分泌治疗 ± 化疗	考虑基因检测
激素受体-阴性	化疗	
HER-2- 阳性	曲妥珠单抗与化疗	
Ⅱ（淋巴结-阴性）		
激素受体-阳性	内分泌治疗 ± 化疗	考虑基因检测
激素受体-阴性	化疗	
HER-2- 阳性	曲妥珠单抗与化疗	
Ⅱ（淋巴结-阳性），Ⅲ		
激素受体-阳性	化疗＋内分泌治疗	所有患者均应推荐内分泌治疗
激素受体-阴性	化疗	化疗的决策可能会受到正在进行的临床试验结果的影响
HER-2- 阳性	曲妥珠单抗与化疗	考虑双 HER-2 靶向的新辅助化疗

HER-2：人类表皮生长因子受体 2

的 50 岁以上女性或复发评分低于 16 分的任何年龄段患者，不建议进行化疗。这已经涵盖了当今大多数接受乳腺癌相关治疗的患者。

化学疗法

用于治疗早期乳腺癌的主要化疗药物包括蒽环类化疗药（如多柔比星、表柔比星）和紫杉醇类化疗药（如紫杉醇、多西他赛）。蒽环类药物作为拓扑异构酶Ⅱ抑制剂和抗代谢药，在治疗乳腺癌方面具有较高的抗肿瘤活性。当蒽环类药物作为单一药物用于治疗转移性乳腺癌时，通常有 45% ～ 80% 的患者对治疗有反应。2005 年 EBCTCG 分析[32]指出，与 CMF 非蒽环类化疗药物（环磷酰胺、甲氨蝶呤、5- 氟尿嘧啶）治疗相比，蒽环类药物可使死亡风险降低 16%，复发风险降低 11%。蒽环类化疗药与相关心肌病的潜在长期毒性作用有关，通常在治疗多年后可能导致充血性心力衰竭。蒽环类药物引起心功能障碍的风险呈剂量依赖性，目前含蒽环类药物的化疗方案与 1.5% ～ 3% 的心功能障碍风险相关。基于蒽环类药物化疗的另一个风险是发生白血病的风险（＜ 1%）。

紫杉醇类药物（微管抑制剂）在转移性乳腺癌的治疗方面具有显著活性，并且其不仅在以前未接受化疗的肿瘤中有效，而且在蒽环类药物耐药的肿瘤中也有效。大量临床试验评估了紫杉醇类治疗在早期乳腺癌治疗中的价值。一项针对 13 项不同研究［来自 Intergroup Trial C9741/Cancer 和 Leukemia Group B（CAL-GB）trial 9741］中使用紫杉醇类药物的荟萃分析发现其对 DFS（HR，0.83；95% CI，0.79 ～ 0.87；P ＜ 0.000 1）和 OS（HR，0.85；95% CI，0.79 ～ 0.91；P ＜ 0.000 1）具有改善作用。紫杉醇的抗肿瘤活性取决于治疗时机：更频繁地给予紫杉醇可改善预后。多西他赛的活性较少依赖于治疗时机，多西他赛通常每 3 周给药 1 次。当以最佳剂量和时间表给药时，这两种紫杉醇类药物产生的结果相当。紫杉烷类与周围神经病变的潜在永久性毒性作用相关，但不会导致长期心功能障碍或第二原发癌的风险增加。

化疗通常与药物联合给药，以利用非重叠毒性作用，并最大限度地发挥靶向肿瘤细胞的不同作用机制。迄今为止，针对乳腺癌综合化疗获益的最大联合分析是 2012 年发表的 EBCTCG 分析。该分析总结了 1973—2003 年间开始的随机临床试验数据。作者提供了来自比较基于紫杉醇类＋蒽环类药物的方案与不含紫杉醇类药物的化疗方案试验（具有相同或更高累积剂量的每种非紫杉烷组分）（$n = 44\ 000$）、比较一种基于蒽环类药物的方案与另一种方案（$n = 7000$）或与 CMF 方案（$n = 18\ 000$）的比较，以及多药化疗与无化疗方案（$n = 32\ 000$）的比较。根据药物剂量和使用的蒽环类药物［（多柔比星；A）或表多柔比星（E）］，定义的治疗方案包括标准 CMF 方案、标准多柔比星 / 环磷酰胺（AC）方案、环磷酰胺 / 多柔比星 / 氟尿嘧啶（CAF）方案或环磷酰胺 / 表多柔比星 / 氟尿嘧啶（CEF）方案。荟萃分析显示，与未化疗相比，使用 CMF 或标准 AC 在 8 年时将复发率降低了 1/3，并使乳腺癌死亡率降低了 20% ～ 25%。增加更多化疗药物（即 CAF 或 CEF 方案与 CMF 或 AC 方案相比）可使乳腺癌死亡率额外降低 15% ～ 20%。平均而言，以紫杉醇类＋蒽环类药物为基础的对照方案优于标准 AC 方案，但并不比添加额外化疗周期（即 CAF 或 CEF）的蒽环类药物方案更优越。在对基于紫杉醇类和蒽环类药物的治疗方案进行比较的分析中，比例风险降低并未受到年龄、肿瘤大小、淋巴结状态、肿瘤分级或 ER 状态的显著影响。总之，这些数据表明，与年龄或肿瘤特征无关，化疗方案（包括紫杉醇类或蒽环类药物的方案）可累积将乳腺癌死亡率降低约 1/3。

基于 HER-2 的靶向治疗

约 20% ～ 25% 的乳腺癌会发生 HER-2 基因扩增或蛋白过表达。扩增导致蛋白过度表达，这可以通过免疫组织化学染色方法进行临床检测，并按 0 ～ 3 ＋的等级评分。或者，荧光原位杂交可直接检测 HER-2 基因拷贝数；正常拷贝数为 2（请参阅前面的“分子标志物与乳腺癌亚型”）。

曲妥珠单抗是一种人源化单克隆抗体，旨在靶向 HER-2 受体的胞外域。当曲妥珠单抗作为单一药物用于治疗转移性乳腺癌时，约 30% 的患者出现应答。曲妥珠单抗联合化疗由于多种药物协同作用则会更有效。基于曲妥珠单抗的化疗方案可改善转移性肿瘤患者的 DFS 和 OS。考虑到曲妥珠单抗对转移性病灶有良好的疗效，目前已经进行了大量曲妥珠单抗用于辅助化疗和新辅助化疗的试验；这些临床研究显示，Ⅰ期～Ⅲ期乳腺癌患者的预后是可以从中获益的。HERA（HERceptin Adjuvant）试验（$n = 5090$）纳入了 HER-2 阳性乳腺癌患者，在化疗结束后，将其随机分配至曲妥珠单抗治疗（1 年或 2 年）组或观察组。与观察组相比，为期 1 年的曲妥珠单抗治疗将乳腺癌相关事件的风险降低了 46%（HR，0.54；95% CI，0.43 ～ 0.67；$P < 0.001$）并将 OS 提高了 34%（HR，0.66；95% CI，0.47 ～ 0.91；$P < 0.0115$）。而曲妥珠单抗治疗 2 年的疗效并不比治疗 1 年的疗效高，但是治疗 6 个月的疗效更差，这就确定了标准治疗时间为 1 年。

研究设计相似的 NSABP B-31 和 NCCTG-N9831 辅助治疗试验的长期随访表明，使用曲妥珠单抗辅助治疗可以使患者 10 年 OS 由 75.2% 提升至 84%[34]。NSABP B-31 试验中，接受基于曲妥珠单抗（AC 后接紫杉醇＋曲妥珠单抗）治疗的患者发生心功能不全的风险增加，3 年事件发生率为 4.1%，而对照组为 0.8%[34]。治疗开始时射血分数较低、年龄较大或高血压的患者发生心功能不全的风险最高。

BCIRG 006 试验使用了一个含非蒽环类药物的方案作为其治疗组之一，并显示 AC 后接多西他赛＋曲妥珠单抗（AC-TH）和多西他赛联合卡铂和曲妥珠单抗（TCH）的结果相当[35]。两种含曲妥珠单抗的治疗在 DFS 方面均优于 AC 后接多西他赛的对照组，AC-TH 组 HR 为 0.61（95% CI，0.48 ～ 0.76；$P < 0.001$），TCH 组 HR 为 0.67（95% CI，0.54 ～ 0.83）。TCH 组（0.37%）的心脏毒性反应发生率明显低于 AC-TH 组（1.87%）。

目前正在评估其他靶向 HER-2 的药物与曲妥珠单抗联用，包括酪氨酸激酶抑制药拉帕替尼；曲妥珠单抗药物偶联药奈拉替尼和一种抑制 HER-2 与其他 HER-2 受体二聚化的单克隆抗体帕妥珠单抗。曲妥珠单抗和帕妥珠单抗联用在所有疾病情况下均获得批准，而曲妥珠单抗 / 奈拉替尼联用在辅助化疗适应证下获得批准，曲妥珠单抗 / 拉帕替尼联用在转移性病灶适应证情况下获得批准。目前正在进一步开展使用 PI3/AKT/mTOR 抑制剂、CDK4/6 抑制剂、抗 PD（L）1 抗体、内分泌治疗和新的抗 HER-2 药物等联合治疗的临床研究[36]。

内分泌治疗

最初乳腺癌的靶向治疗方法之一是使用卵巢切除术来减少全身雌激素的产生。大多数乳腺癌（＞ 60%）表达 ER 或 PR 或两者兼有；雌激素产生的中断或雌激素与 ER 相互结合能力的改变与转移性乳腺癌患者的 DFS 和 OS 有关。与化疗的不良反应相比，这种治疗方法通常具有良好的耐受性。

他莫昔芬

他莫昔芬是一种选择性ER调节剂，具有拮抗和弱激动作用。它通常具有良好的耐受性；最常见的副作用是在不到50%的患者中发生潮热或血管舒缩症状。潜在的严重但罕见的影响包括增加血栓栓塞性疾病和子宫内膜癌的风险。

他莫昔芬治疗早期乳腺癌的临床试验始于20世纪70年代。2005年，EBCTCG荟萃分析报告了在临床研究中接受治疗的80 000多名妇女的数据[32]。发现给予他莫昔芬5年可将激素受体阳性疾病患者的乳腺癌复发风险降低41%（复发风险比，0.59；SE，0.03）。乳腺癌的死亡风险降低了约1/3（死亡风险比，0.66；SE，0.04）。研究显示，他莫昔芬对绝经前和绝经后妇女均有获益，并且对淋巴结阳性和淋巴结阴性疾病患者的受益程度相似。该研究还评估了他莫昔芬的治疗应持续的时间；发现5年治疗相较于1～2年的治疗，乳腺癌复发减少（按比例减少15.2%；$P < 0.001$），乳腺癌死亡率降低（按比例减少7.9%；$P = 0.01$）。

最近报告了2项规模最大和随访时间最长的研究结果，探究了他莫昔芬5年以上的治疗效果。辅助他莫昔芬：更长时间对比更短时间（ATLAS）的试验显示，服用10年他莫昔芬的妇女与服用5年他莫昔芬的妇女相比，复发率降低约25%，死亡风险降低约3%，获益在10年后最为显著[37]。这些发现在辅助他莫昔芬（aTTom）试验中也被证实，其中患者也被随机分配接受5年与10年他莫昔芬治疗。在接受更长时间治疗的患者中，乳腺癌复发率和乳腺癌死亡率有所下降。根据这些发现，美国临床肿瘤学会（ASCO）更新了其关于辅助内分泌治疗的指南。对于绝经前或围绝经期妇女，建议服用他莫昔芬5年。5年后，如果患者仍处于绝经前，应向其建议额外5年的他莫昔芬治疗[38]。

芳香化酶抑制剂

芳香化酶抑制剂（AIs）通过抑制芳香酶阻断激素雄烯二酮向雌酮的转化而发挥作用。这种酶存在于脂肪组织、乳腺组织、乳腺肿瘤细胞以及其他部位。目前已经对阻断芳香化酶的多代药物进行了评估，氨基谷氨酰胺等特异性较低的药物也会抑制其他激素的产生，但这造成了不可接受的副作用。选择性或第三代AIs单纯阻断激素向雌激素转化的最后一步，并不会像先前其他AIs一样造成广泛的激素抑制作用。选择性AIs（包括阿那曲唑、依西美坦和来曲唑）不能完全增强绝经前或围绝经期妇女的卵巢功能，因此仅限于绝经后妇女使用。选择性AIs作为一个整体具有相似的不良作用，包括潮热、血管舒缩症状、关节症状、肌痛、骨质流失和阴道干燥。

目前已经施行了几种不同的试验设计来评估AIs的辅助治疗效果。5年选择性AI与5年他莫昔芬的直接比较表明，阿那曲唑和来曲唑的肿瘤预后有所改善[39]。阿那曲唑、他莫昔芬单独给药或联合给药（ATAC）试验表明，使用阿那曲唑5年与使用他莫昔芬5年相比，DFS显著提升17%（HR，0.83；95% CI，0.73～94；$P = 0.05$）。除了降低远处复发的风险外（远处DFS HR，0.86；95% CI，0.74～0.99；$P = 0.04$），阿那曲唑使对侧乳腺癌的发生风险降低了42%[39]。

在他莫昔芬治疗2～3年后给予选择性AIs 2～3年与他莫昔芬治疗5年进行了比较[40]。在他莫昔芬治疗2～3年后使用所有三种现代AIs比单独使用他莫昔芬获得了更好的肿瘤预后。此外，与安慰剂相比，在服用他莫昔芬5年后，使用AI来曲唑5年的延长辅助治疗显示出更好的预后。与安慰剂相比，来曲唑的使用降低了43%的乳腺癌相关事件风险（$P < 0.008$）。在最新的ASCO指南中，如果妇女处于绝经前或围绝经期，并接受了5年的他莫昔芬辅助治疗，应向其提供10年的他莫昔芬总治疗期。如果妇女已绝经并接受了5年的他莫昔芬辅助治疗，应给予她们选择继续他莫昔芬治疗或改用AIs进行10年的全辅助内分泌治疗[41]。

卵巢切除术

EBCTCG荟萃分析评估了接受卵巢切除或卵巢抑制治疗的绝经前妇女，发现这种治疗降低了乳腺癌复发和死亡的风险[32]。与使用CMF化疗相比，使用卵巢切除联合戈舍瑞林治疗绝经前妇女淋巴结阳性的Ⅱ期乳腺癌在DFS（HR，1.01；$P = 0.94$）和OS（HR，0.99；$P = 0.94$）方面产生了相同的结果。即使有如此高的疗效水平，增加卵巢切除的最佳作用仍不清楚。

两项Ⅲ期试验评估了在激素受体阳性的早期乳腺癌绝经前患者中使用AIs联合卵巢抑制的作用。这两项试验是他莫昔芬和依西美坦试验（TEXT）和卵巢功能抑制试验（SOFT）[42]。TEXT旨在评估AI药物依西美坦联合促性腺激素释放激素激动剂抑制卵巢功能与他莫昔芬联合促性腺激素释放激素激动剂抑制卵巢功能的对比。SOFT旨在评估AI依西美坦联合卵巢抑制与他莫昔芬联合卵巢抑制、仅使用他莫昔芬治疗 5 年的疗效对比。初始联合分析观察了 AI ＋卵巢抑制与他莫昔芬＋卵巢抑制的比较；来自 SOFT 的仅使用他莫昔芬组不包括在内。在中位随访 68 个月后，在激素抑制的基础上，增加卵巢抑制并未显示出总体临床获益，但在风险最高的患者中确实显示出获益。因此，共识指南指出，如果患者患有高危疾病，则除激素抑制外，还应考虑卵巢抑制[43]。

可手术乳腺癌的新辅助全身治疗

化疗最常用于手术完成后的辅助治疗。新辅助治疗，即在手术前进行全身化疗或内分泌治疗，可显著缩小肿瘤大小，并将无法手术的肿瘤转化为可手术的肿瘤，使需要行乳房切除的肿瘤可行保乳切除，并缩小较大的肿瘤以改善保乳手术的整形效果。

几项前瞻性随机试验评估了化疗和内分泌治疗作为新辅助治疗（术前）和辅助治疗（术后）的疗效。这些研究均显示，使用新辅助全身治疗后，乳房保乳率增加。NSABP B-18 试验包括 1523 名患者，发现术前接受多柔比星和环磷酰胺化疗的患者与术后接受相同方案的患者相比，无生存优势（也无劣势）。在完成新辅助化疗的妇女中，乳房保乳率较高，接受新辅助治疗后行乳房肿块切除术的女性的乳房内复发率与接受辅助化疗前行乳房肿块切除术的女性的乳房内复发率无显著差异。

在手术前给予化疗还有其他理论上的优点：降低潜在的显微转移性肿瘤的体积、通过在产生抗性之前治疗肿瘤来降低耐药性、由于血管系统没有被手术破坏而增加治疗的效果及允许评价体内对治疗的反应。理论上，评估在体内对治疗的反应的能力有助于避免无效的治疗给药，并允许临床医师根据个别患者调整治疗方案。此外，研究显示，对新辅助化疗的反应与生存预后结果相关。在 NSABP B-18 试验中，随访 9 年后，新辅助治疗组患者达到完全病理缓解（手术时无肿瘤留存）的 DFS 率为 75%，而化疗后有任何残留侵袭性病灶的患者为 58%。对 12 项评估新辅助化疗的随机试验进行的荟萃分析发现，如果定义为乳腺或腋窝无残留浸润性病灶，则有 18% 的患者有病理完全缓解，如果定义为无残留浸润性病灶或原位癌，则有 13% 的患者有病理完全缓解。根据任一定义，病理完全缓解与提高无事件生存率和 OS 相关[44]。在进展较为迅速的肿瘤亚型中，包括三阴性乳腺癌患者和一部分 HER-2 阳性、激素受体阴性接受曲妥珠单抗作为新辅助治疗方案乳腺癌患者，病理完全缓解与长期预后之间的关联最强。

接受新辅助化疗的患者有几个手术注意事项。在全身治疗结束时，通过临床检查和影像学检查，有一定比例的患者肿瘤已完全消退，但可能有微小残留疾病。这一比例在激素受体阳性肿瘤患者中为 10% ～ 15%，在接受曲妥珠单抗联合化疗作为新辅助化疗的 HER-2 阳性肿瘤患者中约为 50%。因此，在开始新辅助化疗前，在图像引导下，应将金属夹放置在原发肿瘤部位，以识别治疗后应切除的原发肿瘤位置。

接受新辅助治疗的患者腋窝的处理也有所进展。SLND 治疗的时机一直存在争议，一些中心在对临床淋巴结阴性的患者进行新辅助治疗前先进行 SLND 处理，以辅助进行全身治疗和放疗的决策。提倡在新辅助化疗前进行 SLND 的支持者对新辅助化疗后较低的定位成功率和较高的假阴性率表示担忧。其他中心则倾向对于新辅助治疗后临床腋窝呈阴性的所有患者行 SLND，以获得关于新辅助治疗后淋巴结状态的更多信息。两项单中心和多中心研究的荟萃分析得出的结论是，新辅助化疗后行 SLND 可行且准确，前哨淋巴结识别率约为 91%[45]。这两项荟萃分析均包括临床淋巴结阴性和淋巴结阳性患者。在其中一项研究中，作者评估了仅包括临床淋巴结阴性患者的研究，发现总前哨淋巴结识别率为 93%。这两项荟萃分析还分析了 SLND 在接受新辅助化疗患者中的准确性，报告的假阴性率为 10.5% ～ 12%。

此外，新辅助化疗可根除约 40% 患者的区域淋巴结的镜下转移，从而减少手术时对完全性 ALND 的需要。对于接受新辅助治疗且初次就诊时活检证实为淋巴结阳性的所有患者，完全性 ALND 仍是标准选择；然而，如何识别新辅助化疗后适用 SLND 的患者是非常重要的。ACOSOG 报告了 Z1071 试验的结果，这是一项Ⅱ期研究，临床上接受新辅助化疗的临床淋巴结阳性（临床 N1 疾病）患者接受 SLND 后按计划行完整的 ALND。本研究确定了 SLND 的假阴性率，为 12.6%，高于预先规定的终点 10%[46]。当使用双示踪剂进行标测（假阴性率为 10.8%）和当识别出 3 个或 3 个以上前哨淋巴结时（假阴性率为 9.1%），假阴性率较低。这些数据与在临床淋巴结阳性疾病患者中评估 SLND 的其他两项试验一致，即前哨新辅助化疗（SENTINA）试验和前哨新辅助化疗后淋巴结活检（SN FNAC）试验（在活检证实的淋巴结阳性乳腺癌中）。这些研究的结果表明，手术技术对于降低接受新辅助化疗后临床淋巴结阳性患者的

SLND假阴性率至关重要。如果化疗前在阳性腋窝淋巴结中留有一个金属夹，并且在腋窝手术（切除腋窝淋巴结）时取出了该夹子和腋窝淋巴结，则在单中心试验中假阴性率降低至1.4%[47]。目前正在进行临床试验，以确定在新辅助化疗情况下，如果前哨淋巴结为阴性，省略ALND是否安全。

从新辅助化疗试验的结果中已经收集到了一些关键证据。新辅助化疗作为一种研究平台，能够识别出患者和肿瘤特征以预测治疗反应。该信息使临床医师能够更好地确定最有可能从新辅助化疗中获益的患者群体。靶向治疗（如曲妥珠单抗）可与化疗联合安全地用于HER-2阳性乳腺癌患者的新辅助治疗，从而显著提高病理完全缓解率。最近，研究显示了HER-2双重靶向的益处。在NeoSphere试验中，可手术的HER-2阳性乳腺癌患者被随机分配到4种新辅助化疗方案中：（1）曲妥珠单抗+多西他赛；（2）帕妥珠单抗和曲妥珠单抗+多西他赛；（3）帕妥珠单抗和曲妥珠单抗；（4）帕妥珠单抗+多西他赛[48]。本研究纳入了417名患者，主要终点为病理完全缓解（PCR），在帕妥珠单抗+曲妥珠单抗+多西他赛组中观察到46%的患者达到PCR，而在曲妥珠单抗+多西他赛组中观察到29%的患者达到PCR。基于这些结果，FDA批准了帕妥珠单抗的临床应用，使其成为第一种被批准用于乳腺癌新辅助治疗的药物。17%的曲妥珠单抗+帕妥珠单抗组患者出现病理性完全缓解，表明部分HER-2阳性乳腺癌患者可单独接受靶向治疗，无需化疗。

在靶向治疗的背景下，ER阳性患者可接受内分泌治疗作为新辅助治疗，这种方法产生了显著的应答率，并提高了保乳率。这种方法最适合患有ER阳性肿瘤的绝经后妇女，内分泌治疗比常规化疗可以对其提供更多的保护，以降低乳腺癌复发和死亡风险。最后，由于新的更有针对性的治疗方案导致对新辅助治疗具有临床完全应答的患者人数不断增加，因此在确定预后和确定需要何种进一步的治疗方面，准确评估乳腺和局部淋巴结中的残留肿瘤负荷将变得越来越重要。新辅助化疗有潜在的缺点，即失去化疗前的预后信息（如腋窝淋巴结状况、实际浸润性肿瘤大小），这可能影响乳腺切除术后放疗的决策。

局部晚期及炎性乳腺癌的治疗

局部晚期乳腺癌患者包括原发性大肿瘤（> 5 cm）、累及胸壁的肿瘤、皮肤受累、溃疡或卫星皮肤结节、炎性乳癌、腋窝淋巴结肿大或固定以及临床上明显的内乳或锁骨上淋巴结受累（ⅡB期、ⅢA期和ⅢB期）的患者。治疗的核心原则是，病变在胸壁、区域淋巴结或两者都没有出现远处转移的证据。这些患者被认为具有发生后续转移的重大风险，治疗必须降低局部和全身复发的风险。20世纪70年代以前的经验表明，单纯手术局部控制不佳，局部复发率为30%～50%，死亡率为70%。当放射治疗是唯一的治疗方式时，也报告了类似的结果。目前的治疗包括手术治疗、放射治疗和全身治疗，治疗的顺序和强度根据患者的具体情况而定。

炎性乳腺癌虽然罕见，仅占所有乳腺肿瘤的大约1%～5%，但它是乳腺癌中侵袭性最高的亚型。炎性乳腺癌的特征是肿瘤弥漫性累及乳房内和上覆皮肤的真皮淋巴管通道，通常无散在的潜在肿瘤块。炎性乳腺癌临床表现为淋巴管阻塞引起的乳房红肿、水肿和发热。除皮肤增厚外，乳腺钼靶照相可能没有异常，且不需要可触及的肿块即可诊断。术语*peau d'orange*用于描述因毛囊部位水肿和凹陷而导致的皮肤橘皮外观（图35.6D）。患者病史应显示为疾病在数周至3个月内快速进展。被忽视的原发性乳腺肿瘤导致的乳房内继发性炎性改变不应被归类为炎性乳腺癌。炎性乳癌是一种临床诊断，可与乳腺或小叶肿瘤同时发生。炎性乳癌的病理标志是真皮淋巴管内存在肿瘤细胞，但由于采样错误，这一特征常被漏诊，且这也不是诊断的先决条件。炎性乳腺癌的腋窝淋巴结转移很常见，且存在显著的远处转移风险。对于炎性乳腺癌，不应进行前哨淋巴结活检，应始终进行ALND。

目前的治疗方法强调积极使用联合治疗，包括新辅助化疗、乳房切除和放疗，ER阳性肿瘤的内分泌治疗，HER-2阳性肿瘤的曲妥珠单抗治疗。采用多模式治疗时，5年无复发生存率为50%或更高；相比之下，一项单中心回顾性临床研究显示，接受不激进治疗的患者5年生存率为7%[49]。

特殊情况的处理

老年乳腺癌

几项研究探索了能否减少老年乳腺癌患者手术范围和放疗的方案。在两项试验中，接受乳房肿块切除术后的老年妇女被随机分配到进行或不进行放疗组。在CALGB 9343试验中，636名70岁及以上ER阳性肿瘤、大小为 2 cm 或更小且临床淋巴结阴性的妇女接受了肿块切除术和他莫昔芬治疗，并被随机分配到接受放疗组或不接受放疗组[29]。无放疗组 10 年的乳房内复发率为 9%，而放疗组为 2%。乳腺内复发的这种差异并未转化为生存获益：无放疗组的 10 年乳腺癌相关生存率估计为 98%，而放疗组为 97%。

Fyles 和他的同事报告了加拿大试验的结果，该研究采用了包容性更广的纳入标准，纳入了 769 名 50 岁及以上、肿瘤达 5 cm 且 ER 状态为阳性或阴性的女性。所有患者均接受了广泛切除术，并接受了他莫昔芬治疗，被随机分为放疗组和无放疗组。未接受放疗的患者总体复发率明显较高。然而，在一项计划外分析中，对 193 名 60 岁以上妇女进行亚组分析，未经放疗者的局部复发率仅为 1.2%，而接受放疗者的复发率为 0。这些低局部复发率和其他合并症的显著高死亡率导致在选定的 ER 阳性小肿瘤和临床腋窝淋巴结阴性的老年患者中进行了广泛切除和内分泌治疗，而未进行放疗。在过去，此类患者不会进行腋窝手术；然而，SLND 可以很容易地一并进行，以最大程度上地降低发病率。

佩吉特病

佩吉特病（Paget disease）占乳腺恶性肿瘤的 1% 或更低。临床特征为乳头红斑和刺激伴与之相关的瘙痒，可能进展为结痂和溃疡。这种情况可能从乳头向外扩散到乳晕和乳房周围的皮肤上（图 35.6）。鳞屑状皮肤改变和乳头-乳晕复合体红斑的鉴别诊断包括湿疹、接触性皮炎、辐射后皮炎和佩吉特病。应进行乳头皮肤活检，查验到含有 Paget 细胞的标本则可明确诊断。

病理学上，Paget 细胞是一种大的淡染色细胞，具有圆形或椭圆形细胞核和位于乳头表皮正常角质形成细胞之间的大核仁。Paget 细胞扩散到乳头下的乳管窦并向上侵入乳头上覆的表皮。Paget 细胞并不浸润真皮基底膜，所以应归类为原位癌。超过 95% 的佩吉特病患者有潜在的乳腺癌。在略多于 50% 的佩吉特病患者中，疾病会伴随有可触及的肿块。超过 90% 的伴有可触及肿块的佩吉特病患者可确定为浸润性乳腺癌。

佩吉特病的治疗包括乳房切除术伴腋窝淋巴结分期或局部广泛切除乳头和乳晕以达到边缘清晰、腋窝淋巴结分期和放射治疗。对于许多患者而言，乳房肿块切除＋放疗提供了可接受的美容外观，而无需进行全乳房切除和乳房重建。乳头乳晕重建可在放疗后 4 ～ 6 个月或经 3D 文身进行（图 35.14）。对于考虑行乳房肿块切除术的患者，需要进行全面的术前评估，以排除隐匿性多中心病灶。

男性乳腺癌

男性乳腺发生的乳腺癌是罕见的；它仅占所有乳腺癌的 0.8%，占男性所有新诊断癌症的不到 1%，占男性癌症性死亡的 0.2%。在美国，每年报告 1500 例男性乳腺癌新病例和 400 例死于该疾病的患者。男性乳腺癌患者诊断时的中位年龄为 68 岁，比女性大 5 岁。危险因素包括年龄增长；辐射暴露；以及与雌激素和雄激素平衡异常有关的因素，包括睾丸疾病、不育、肥胖和肝硬化。与遗传易感性相关的风险因素包括 Klinefelter 综合征（47，XXY 核型）；家族史；*BRCA* 基因突变，特别是 *BRCA2* 突变。男性乳房发育症不是风险因素。组织学上，90% 的男性乳腺癌为浸润性腺癌。约 80% 为 ER 阳性，75% 为 PR 阳性，35% 为 HER-2 过表达。剩下的 10% 是 DCIS。鉴于男性正常乳腺中没有终末小叶，浸润性和原位小叶癌很少见到。

大多数患乳腺癌的男性都有乳房肿块。鉴别诊断包括男性乳房发育、原发性乳腺癌、另一部位肿瘤转移至乳腺、肉瘤和乳腺脓肿。除局部疼痛和腋窝淋巴结肿大外，初始症状可能还包括乳头回缩、溃疡、出血和分泌物。评估手段包括乳腺成像检查和 CNB 诊断。男性乳腺癌的预后因素与女性乳腺癌的预后因素相同，包括淋巴结受累、肿瘤大小、组织学分级和受体状态。根据年龄和分期匹配后，男性乳腺癌患者的生存率与女性乳腺癌患者的生存率相似。

男性乳腺癌的治疗取决于肿瘤的分期和局部范

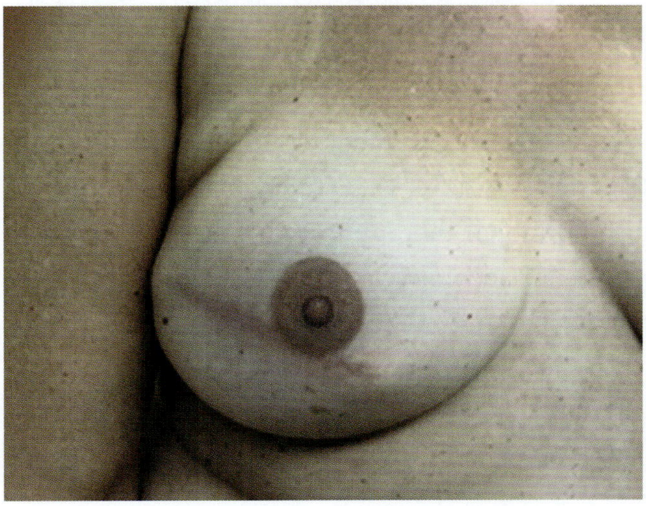

图 35.14 乳头-乳晕复合体三维文身

围，治疗方案与女性相似。小肿瘤可通过局部切除＋放疗或全乳房切除进行治疗。前哨淋巴结活检已被证明对男性乳腺癌分期有效。男性乳腺肿瘤更常累及胸大肌，可能是因为男性乳腺组织稀少。如果累及下方胸肌，改良根治性乳房切除术并切除受累部分肌肉是足够可行的治疗方法，但也可联合术后放疗。男性乳腺癌的辅助全身治疗与女性乳腺癌的辅助治疗相同。大多数男性乳腺癌是激素受体阳性的。他莫西芬或 AIs 辅助内分泌治疗适用于淋巴结阳性患者和淋巴结阴性高危患者。转移性病灶风险较大的男性患者可接受辅助化疗。

主要参考文献

Barnard K，Klimberg Vs. An update on randomized clinical trials in breast cancer. Surg Oncol Clin N Am. 2017；26：587–620.

本文回顾了过去 5 年中一些最重要的临床试验。

Clarke M，Collins R，Darby S，et al. Early Breast Cancer Trialists' Collaborative Group（EBCTCG）：

这项由早期乳腺癌试验人员合作组进行的概述分析显示了放疗对乳腺癌患者生存的益处。

Domchek S，Friebel TM，Singer CF，et al. Association of riskreducing surgery in BRCA1 or BRCA2 mutation carriers with cancer risk and mortality. JAMA. 2010；304：967–975.

这是第一个证明 *BRCA1* 和 *BRCA2* 突变携带者通过手术降低复发风险以得到生存获益的试验。

Early Breast Cancer Trialists' Collaborative Group（EBCTCG）. Effects of chemotherapy and hormonal therapy for early breast cancer on recurrence and 15-year survival：an overview of the randomised trials. Lancet. 2005；365：1687–1717.

早期乳腺癌试验人员合作组的综述分析显示，根据疾病阶段和激素受体状态，化疗和内分泌治疗对生存有益。

Fisher B，Anderson S，Bryant J，et al. Twenty-year follow-up of a randomized trial comparing total mastectomy，lumpectomy，and lumpectomy plus irradiation for the treatment of invasive breast cancer. N Engl J Med. 2002；347：1233–1241.

这项随机试验显示，全乳房切除术和保乳手术在有无放射治疗的情况下，生存率没有差异。

Fisher B，Costantino JP，Wickerham DL，et al. Tamoxifen for prevention of breast cancer：Report of the National Surgical Adjuvant Breast and Bowel Project P-1 Study. J Natl Cancer Inst. 1998；90：1371–1388.

在这项预防高危人群乳腺癌的随机试验中，基于 Gail 模型对患者进行风险评估，并随机分配患者接受他莫昔芬或安慰剂治疗 5 年。他莫昔芬的使用降低了大约 50% 的乳腺癌发病率。

Fisher B，Jeong JH，Anderson S，et al. Twenty-five-year follow-up of a randomized trial comparing radical mastectomy，total mastectomy，and total mastectomy followed by irradiation. N Engl J Med. 2002；347：567–575.

本报告显示，乳腺癌根治术和全乳切除术伴或不伴放疗的生存率无差异。

Giuliano AE，Ballman KV，McCall L，et al. Effect of axillary dissection vs no axillary dissection on 10-year overall survival among women with invasive breast cancer and sentinel node metastasis：the ACOSOG Z0011（Alliance）Randomized Clinical Trial. JAMA. 2017；318：918–926.

这项随机试验显示，对特定的早期乳腺癌和前哨淋巴结阳性患者完成腋窝淋巴结清扫并无益处。

Krag DN，Anderson SJ，Julian TB，et al. Sentinel-lymph-node resection compared with conventional axillary-lymph-node dissection in clinically node negative patients with breast cancer：overall survival findings from the NSABP B-32 randomised phase 3 trial. Lancet Oncol. 2010；11：927-933.

在这项早期乳腺癌前哨淋巴结清扫与腋窝清扫的随机试验中，接受前哨淋巴结手术与标准腋窝手术患者的总生存率或局部复发没有差异。

Perou CM，Sorlie T，Eisen MB，et al. Molecular portraits ofhuman breast tumours. Nature. 2000；406：747-752.

这篇文章首次使用微芯片分析乳腺癌的分子亚型。

Rossouw JE，Anderson GL，Prentice RL，et al. Risks and benefits of estrogen plus progestin in healthy postmenopausal women：principal results from the Women's Health Initiative randomized controlled trial. JAMA. 2002；288：321-333.

在这项对妇女健康倡议参与者的长期随访研究中，证实了绝经后妇女激素替代疗法的风险和益处。

参考文献

1. Boneti C, Korourian S, Diaz Z, et al. Scientific Impact Award: Axillary reverse mapping (ARM) to identify and protect lymphatics draining the arm during axillary lymphadenectomy. *Am J Surg.* 2009;198:482–487.
2. Boneti C, Arentz C, Klimberg VS. Scapulothoracic bursitis as a significant cause of breast and chest wall pain: underrecognized and undertreated. *Ann Surg Oncol.* 2010;17(suppl 3):321–324.
3. Mancino AT, Young ZT, Bland KI. Gynecomastia. In: Bland KI, Copeland EM, Klimberg VS, et al, eds. *The Breast: Comprehensive Management of Benign and Malignant Disease.* 5th ed. Philadelphia: Elsevier; 2018:104–115.
4. Nelson HD, Tyne K, Naik A, et al. Screening for breast cancer: an update for the U.S. Preventive Services Task Force. *Ann Intern Med.* 2009;151:727–737; W237–W742.
5. Bernardi D, Macaskill P, Pellegrini M, et al. Breast cancer screening with tomosynthesis (3D mammography) with acquired or synthetic 2D mammography compared with 2D mammography alone (STORM-2): a population-based prospective study. *Lancet Oncol.* 2016;17:1105–1113.
6. Berg WA, Blume JD, Cormack JB, et al. Combined screening with ultrasound and mammography vs mammography alone in women at elevated risk of breast cancer. *JAMA.* 2008;299:2151–2163.
7. Turnbull L, Brown S, Harvey I, et al. Comparative effectiveness of MRI in breast cancer (COMICE) trial: a randomised controlled trial. *Lancet.* 2010;375:563–571.
8. Chagpar AB, Killelea BK, Tsangaris TN, et al. A randomized, controlled trial of cavity shave margins in breast cancer. *N Engl J Med.* 2015;373:503–510.
9. Fisher B, Costantino JP, Wickerham DL, et al. Tamoxifen for prevention of breast cancer: report of the National Surgical adjuvant Breast and bowel Project P-1 Study. *J Natl Cancer Inst.* 1998;90:1371–1388.
10. Boughey JC, Attai DJ, Chen SL, et al. Contralateral prophylactic mastectomy consensus statement from the american Society of breast surgeons: additional considerations and a framework for shared decision making. *Ann Surg Oncol.* 2016;23:3106–3111.
11. Johnson AT, Henry-Tillman RS, Smith LF, et al. Percutaneous excisional breast biopsy. *Am J Surg.* 2002;184:550–554; discussion 554.
12. Giuliano AE, Edge SB, Hortobagyi GN. Eighth edition of the AJCC cancer staging manual: Breast cancer. *Ann Surg Oncol.* 2018;25:1783–1785.
13. Hu J, Rainsbury RM, Segaran A, et al. Objective assessment of clinical, oncological and cosmetic outcomes following volume replacement in patients undergoing oncoplastic breast-conserving surgery: protocol for a systematic review. *BMJ Open.* 2018;8:e020859.
14. Moran MS, Schnitt SJ, Giuliano AE, et al. Society of Surgical Oncology–American Society for radiation oncology consensus guideline on margins for breast-conserving surgery with whole-breast irradiation in stages I and II invasive breast cancer. *Ann Surg Oncol.* 2014;21:704–716.
15. Harrigan M, Cartmel B, Loftfield E, et al. Randomized trial comparing telephone versus in-person weight loss counseling on body composition and circulating biomarkers in women treated for breast cancer: the Lifestyle, Exercise, and Nutrition (LEAN) Study. *J Clin Oncol.* 2016;34:669–676.
16. Losken A, Dugal CS, Styblo TM, et al. A meta-analysis comparing breast conservation therapy alone to the oncoplastic technique. *Ann Plast Surg.* 2014;72:145–149.
17. Weber WP, Haug M, Kurzeder C, et al. Oncoplastic breast Consortium consensus conference on nipple-sparing mastectomy. *Breast Cancer Res Treat.* 2018;172:523–537.
18. Krag DN, Anderson SJ, Julian TB, et al. Sentinel-lymph-node resection compared with conventional axillary-lymph-node dissection in clinically node-negative patients with breast cancer: Overall survival findings from the NSABP B-32 randomised phase 3 trial. *Lancet Oncol.* 2010;11:927–933.
19. Giuliano AE, Hawes D, Ballman KV, et al. Association of occult metastases in sentinel lymph nodes and bone marrow with survival among women with early-stage invasive breast cancer. *JAMA.* 2011;306:385–393.
20. Hunt KK, Yi M, Mittendorf EA, et al. Sentinel lymph node surgery after neoadjuvant chemotherapy is accurate and reduces the need for axillary dissection in breast cancer patients. *Ann Surg.* 2009;250:558–566.
21. Giuliano AE, Ballman KV, McCall L, et al. Effect of axillary dissection vs no axillary dissection on 10-year overall survival among women with invasive breast cancer and sentinel node metastasis: the ACOSOG Z0011 (Alliance) Randomized Clinical Trial. *JAMA.* 2017;318:918–926.
22. Giuliano AE, Hunt KK, Ballman KV, et al. Axillary dissection vs no axillary dissection in women with invasive breast cancer and sentinel node metastasis: a randomized clinical trial. *JAMA.* 2011;305:569–575.
23. Tummel E, Ochoa D, Korourian S, et al. Does axillary reverse mapping prevent lymphedema after lymphadenectomy? *Ann*

Surg. 2017;265:987–992.

24. Morrow M, Van Zee KJ, Solin LJ, et al. Society of Surgical Oncology–American society for radiation oncology–American society of clinical oncology consensus guideline on margins for breast-conserving surgery with whole-breast irradiation in ductal carcinoma in situ. *J Clin Oncol.* 2016;34:4040–4046.
25. Marinovich ML, Azizi L, Macaskill P, et al. The association of surgical margins and local recurrence in women with ductal carcinoma in situ treated with breast-conserving therapy: a meta-analysis. *Ann Surg Oncol.* 2016;23:3811–3821.
26. Silverstein MJ. The University of Southern California/Van Nuys prognostic index for ductal carcinoma in situ of the breast. *Am J Surg.* 2003;186:337–343.
27. Hughes LL, Wang M, Page DL, et al. Local excision alone without irradiation for ductal carcinoma in situ of the breast: a trial of the Eastern Cooperative Oncology Group. *J Clin Oncol.* 2009;27:5319–5324.
28. Forbes JF, Sestak I, Howell A, et al. Anastrozole versus tamoxifen for the prevention of locoregional and contralateral breast cancer in postmenopausal women with locally excised ductal carcinoma in situ (IBIS-II DCIS): a double-blind, randomised controlled trial. *Lancet.* 2016;387:866–873.
29. Hughes KS, Schnaper LA, Bellon JR, et al. Lumpectomy plus tamoxifen with or without irradiation in women age 70 years or older with early breast cancer: long-term follow-up of CALGB 9343. *J Clin Oncol.* 2013;31:2382–2387.
30. Smith BD, Arthur DW, Buchholz TA, et al. Accelerated partial breast irradiation consensus statement from the American society for radiation oncology (ASTRO). *Int J Radiat Oncol Biol Phys.* 2009;74:987–1001.
31. Ragaz J, Olivotto IA, Spinelli JJ, et al. Locoregional radiation therapy in patients with high-risk breast cancer receiving adjuvant chemotherapy: 20-year results of the British Columbia randomized trial. *J Natl Cancer Inst.* 2005;97:116–126.
32. Effects of chemotherapy and hormonal therapy for early breast cancer on recurrence and 15-year survival: an overview of the randomised trials. *Lancet.* 2005;365:1687–1717.
33. Sparano JA, Gray RJ, Makower DF, et al. Adjuvant chemotherapy guided by a 21-gene expression assay in breast cancer. *N Engl J Med.* 2018;379:111–121.
34. O'Sullivan CC, Bradbury I, Campbell C, et al. Efficacy of adjuvant trastuzumab for patients with human epidermal growth factor receptor 2-positive early breast cancer and tumors </= 2 cm: a meta-analysis of the randomized trastuzumab trials. *J Clin Oncol.* 2015;33:2600–2608.
35. Slamon D, Eiermann W, Robert N, et al. Adjuvant trastuzumab in HER2-positive breast cancer. *N Engl J Med.* 2011;365:1273–1283.
36. Ocana A, Amir E, Pandiella A. Dual targeting of HER2-positive breast cancer with trastuzumab emtansine and pertuzumab: understanding clinical trial results. *Oncotarget.* 2018;9:31915–31919.
37. Davies C, Pan H, Godwin J, et al. Long-term effects of continuing adjuvant tamoxifen to 10 years versus stopping at 5 years after diagnosis of oestrogen receptor-positive breast cancer: ATLAS, a randomised trial. *Lancet.* 2013;381:805–816.
38. Burstein HJ, Prestrud AA, Seidenfeld J, et al. American Society of Clinical Oncology clinical practice guideline: update on adjuvant endocrine therapy for women with hormone receptor-positive breast cancer. *J Clin Oncol.* 2010;28:3784–3796.
39. Howell A, Cuzick J, Baum M, et al. Results of the ATAC (Arimidex, Tamoxifen, Alone or in Combination) trial after completion of 5 years' adjuvant treatment for breast cancer. *Lancet.* 2005;365:60–62.
40. Boccardo F, Rubagotti A, Aldrighetti D, et al. Switching to an aromatase inhibitor provides mortality benefit in early breast carcinoma: pooled analysis of 2 consecutive trials. *Cancer.* 2007;109:1060–1067.
41. Burstein HJ, Temin S, Anderson H, et al. Adjuvant endocrine therapy for women with hormone receptor-positive breast cancer: American Society of Clinical Oncology clinical practice guideline focused update. *J Clin Oncol.* 2014;32:2255–2269.
42. Pagani O, Regan MM, Walley BA, et al. Adjuvant exemestane with ovarian suppression in premenopausal breast cancer. *N Engl J Med.* 2014;371:107–118.
43. Burstein HJ, Lacchetti C, Anderson H, et al. Adjuvant endocrine therapy for women with hormone receptor-positive breast cancer: American Society of Clinical Oncology clinical practice guideline update on ovarian suppression. *J Clin Oncol.* 2016;34:1689–1701.
44. Cortazar P, Zhang L, Untch M, et al. Pathological complete response and long-term clinical benefit in breast cancer: the CTNeoBC pooled analysis. *Lancet.* 2014;384:164–172.
45. van Deurzen CH, Vriens BE, Tjan-Heijnen VC, et al. Accuracy of sentinel node biopsy after neoadjuvant chemotherapy in breast cancer patients: a systematic review. *Eur J Cancer.* 2009;45:3124–3130.
46. Boughey JC, Suman VJ, Mittendorf EA, et al. Sentinel lymph node surgery after neoadjuvant chemotherapy in patients with node-positive breast cancer: the ACOSOG Z1071 (Alliance) clinical trial. *JAMA.* 2013;310:1455–1461.
47. Caudle AS, Yang WT, Krishnamurthy S, et al. Improved axillary evaluation following neoadjuvant therapy for patients with node-positive breast cancer using selective evaluation of clipped nodes: implementation of targeted axillary dissection. *J Clin Oncol.* 2016;34:1072–1078.
48. Gianni L, Pienkowski T, Im YH, et al. Efficacy and safety of neoadjuvant pertuzumab and trastuzumab in women with locally advanced, inflammatory, or early HER2-positive breast cancer (NeoSphere): randomised multicentre, open-label, phase 2 trial. *Lancet Oncol.* 2012;13:25–32.
49. Cristofanilli M, Gonzalez-Angulo AM, Buzdar AU, et al. Paclitaxel improves the prognosis in estrogen receptor negative inflammatory breast cancer: The M. D. Anderson Cancer Center experience. *Clin Breast Cancer.* 2004;4:415–419.

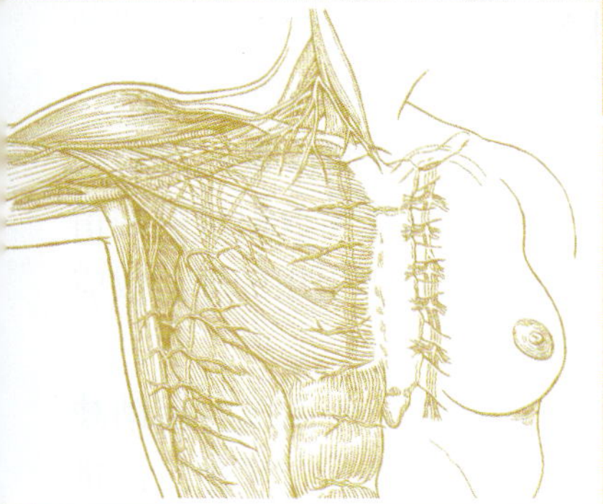

章 36

乳房重建

Stefanos Boukovalas，Shana S. Kalaria，Julie E. Park

高永昌 译 戚 峰 审校

章目录

在美国女性中，乳腺癌是最常见的癌症，也是癌症致死的第二大常见原因。从 20 世纪 80 年代到 2015 年，乳腺癌死亡率逐渐下降，5 年生存率提高至近 90%[1]。美国癌症协会（ACS）在 2015 年调整了乳腺癌筛查指南，现在强烈建议 45 岁及以上女性每年进行 1 次乳腺钼靶检查。根据合理推荐，应给予 40 ～ 44 岁女性机会提前开始筛查。55 岁及以上的女性可转而接受 2 年 1 次的筛查，但如果她们愿意，也可继续接受年度筛查。ACS 的建议是，只要女性健康且预期寿命为 10 年或更长，筛查性乳腺钼靶检查就应继续[2]。

美国癌症联合委员会（AJCC）发布了最新的第 8 版《癌症分期手册》，该手册描述了一种新型的乳腺癌分期系统，该系统将肿瘤大小、淋巴结状态和转移（TNM 分期）的传统解剖分期系统与生物标志物——雌激素受体、孕激素受体、人表皮生长因子受体 2、组织学分级和多基因检测相结合。治疗取决于乳腺癌的临床诊断和分期，通常旨在通过放疗或乳房切除的保乳治疗来解决局部癌灶，并通过化疗和内分泌治疗来解决全身癌症。

保乳治疗–肿瘤整形外科技术

虽然肿块切除术联合辅助放疗可获得与乳房切除术相同的生存益处，但放疗后挛缩可导致乳房轮廓畸形和乳头乳晕偏离肿块切除术位置。保乳重建是 20 世纪 80 年代创造的一个术语，与乳房切除术后的传统乳房重建技术相比，它可预防这些畸形，并提供更低的发病率、更高的生活质量和更自然的美学效果[3]。如果患者选择保乳治疗，会有多种选择，同时如果其不满意未受影响的乳房，也可以提供对侧乳房手术以达到对称的结果。乳腺肿瘤外科医师和重建外科医师之间的仔细协调和沟通对于优化术前切口计划以实现肿瘤和美学的结果至关重要。

乳房重建的目标是闭塞无效腔、对乳头进行血运支持以及裁剪局部组织，以将乳头–乳晕复合体和剩余皮肤及实质置于美学上可接受的形状，从而使放射后收缩力是同心的，以防止变形。它包括 3 种主要技术：复位 / 乳房固定术、内在组织重排和相邻组织转移 / 局部皮瓣转移术。

关于辅助放射治疗的某些因素会影响手术计划和技术。在放射治疗期间，患者是否需要加强治疗可能会影响重建类型，从而将乳房内肿块切除空腔边缘重新排列的程度降至最低。由于无效腔已被清除，因此不能以血肿的形成来帮助放射治疗师了解乳房肿瘤切除术的范围边缘。因此，肿瘤外科或整形外科医师必须在重新排列之前用夹子明确界定边缘。最好避免使用夹子止血，以免混淆。电凝或缝扎 / 结扎是止血控制的其他选择。还应考虑在阳性或切缘邻近需要再次切除的情况下所需的组织重排量。同样，所有切除的组织，尤其是肿块切除边缘周围的组织，应进行定位并明确标记。有多种策略来处理边缘问题，包括根据重建部分的最终切缘进行分期，或手术后立刻重建，或进行可能的放疗。多学科乳腺会议是讨论这些方案的理想场所。

乳房缩小策略用于治疗单侧病变的大乳房和（或）下垂乳房，在这种情况下，保乳治疗是合适的。可以使用各种乳房缩小策略，但在手术前必须与乳房外科医师讨论部分乳房切口。明智地皮肤缩小为乳房外科医师的切口规划提供了更大的灵活性，但会因此产生更大的瘢痕负担，必须与患者商榷。根据肿瘤的位置和大小以及计划的切除面积和切除量，可与各种蒂联合使用。同样，垂直乳房缩小术可用于实现较小、下垂较少的乳房重建和缩小，且对 6 点钟区域的病变尤其有效。无论选择的具体技术如何，基本原则与前述相同，即肿块切除位置与常规复位手术切除的组织相结合（图 36.1）。

当相邻组织必须在不减小乳房的大小或提升乳头的情况下被募集到缺损处时，可以使用局部和区域皮瓣来重建乳房的形状。局部皮瓣包括固有实质皮瓣，以支持乳头-乳晕复合血管或填充无效腔。区域皮瓣包括外侧、内侧和前肋间动脉穿支皮瓣（LICAP、MICAP 和 AICAP），以及外侧胸外侧动脉穿支（LTAP）、胸背动脉穿支（TDAP）和内乳动脉穿支（IMAP）皮瓣[3]。这些皮瓣可根据患者乳房大小、肿瘤位置、计划切除 / 预期缺损的大小以及对该局部皮瓣放射影响的情况进行选择和定制，主要包括对自体组织的辐射效应的情况，其主要包括脂肪坏死。

脂肪移植已成为乳房重建中一种流行的辅助技术，因为它并发症少，供区容易获得，可在门诊进行选择，并且能够改善皮肤和真皮质量，尤其是在放射区[5]。研究表明，年龄小于 50 岁、原位肿瘤、Ki-67 ≥ 14、切除四头肌的女性在脂肪移植后发生局部复发的风险增加，这引发了人们对脂肪移植后的担忧[6]。虽然一些研究已经表明，当与未进行脂肪移植的乳房相比时，乳腺癌复发风险没有增加[7-8]，但是它们没有足够的能力来回答关于该特定分组的问题。因此，在获得患者完全同意以及长期肿瘤学监测和随访的同时，与患者进行仔细讨论很重要，脂肪移植术后的典型并发症包括油囊肿、感染、再吸收和脂肪坏死[8]。

乳房切除术后重建

乳房切除术后的乳房重建通常采用异体装置（组织扩张器或植入物）、自体组织或两者的组合。乳房重建的不同方法将在以下段落中进一步描述，并在框 36.1 中进行总结。每种技术都有其优点和缺点，最终选择必须考虑皮肤切除的程度、对新辅助或辅助放疗和化疗的需要、患者的体质、审美愿望和活动水平（框 36.2）。

Blondeel 及其同事[9]描述了一种通过分析乳房

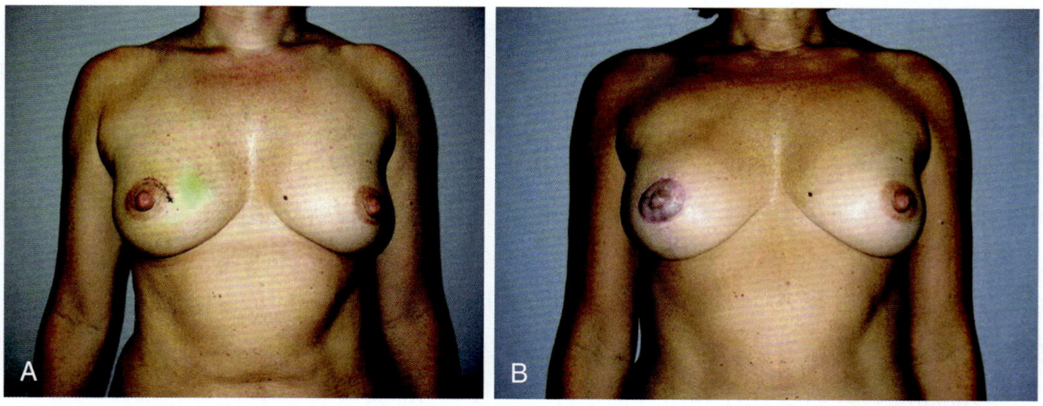

图 36.1 右乳腺癌患者行上横股薄肌皮瓣单侧右乳房重建。（**A**）重建前（**B**）重建后 33 个月（From Schoeller T，Huemer GM，Wechselberger G. The transverse musculocutaneous gracilis flap for breast reconstruction：guidelines for flap and patient selection. Plast Reconstr Surg. 2008；122：29-38.）

印迹或与胸壁的界面、锥体或乳腺的形状和体积以及包膜或皮肤和皮下组织，在美容和重建手术中接近乳房的方法。在决定重建方案时，应严格分析这些因素。应与患者讨论对称性问题，并将其视为一项最重要的期望，因为它可使患者报告的结果更好、满意度更高、自信心更强。

框 36.1　乳房重建的选择

自体
- 腹部皮瓣
- 腹直肌（TRAM）皮瓣
- 单蒂皮瓣
- 双蒂皮瓣
- 游离皮瓣 *
- 腹壁下动脉穿支皮瓣 *

背阔肌肌皮瓣
臀肌皮瓣 *
- 臀上皮瓣
- 臀下皮瓣 *

Rubens 皮瓣
胸腹皮瓣
大腿外侧皮瓣 *
分乳手术 †
异体
- 硅胶植入物
- 带有盐水填充的硅胶植入物
- 光滑的
- 带有纹理的
- 圆形的
- 解剖形状的

组合
- 带植入物的背阔肌皮瓣
- 带植入物的 TRAM 皮瓣

* 需要显微外科手术
† 仅历史记录

框 36.2　植入物重建

适应证
双侧重建
患者除了重建外还要求使其增大
不适合长时间手术的患者
缺乏足够的腹部组织
患者不愿意在背部或腹部有额外的疤痕
乳房较小并且轻微下垂

相对禁忌证
年轻（可能需要多次更换植入物）
患者不愿意坚持随访
非常大的乳房
非常下垂的乳房
硅过敏
植入恐惧
以前失败的植入物经历
需要辅助放射治疗

对侧乳房

乳房重建不应局限于关注受影响的乳房并获得与原生乳房的对称性，还必须考虑患者的目标和对两个乳房的满意度[10]。1998 年《妇女健康和癌症权利法案》（WHCRA）根据联邦法律要求团体和个人健康保险计划需为乳房切除侧乳房重建以及对侧乳房重建、假体和乳房切除并发症（包括淋巴水肿）治疗的所有阶段支付费用。一些女性主要关注癌症的根除，并可能选择更积极的手术方案，包括对侧预防性乳房切除术，尤其是对侧乳腺癌终生风险较高的患者，如具有致病种系 *BRCA* 基因突变的患者。在术前评估中，应询问患者是否对正在接受手术的对侧乳房感到满意，以及该乳房是否有任何令其困扰的地方。然后，应就对侧乳房手术的时机选择、瘢痕、风险、益处和并发症与患者进行彻底的交流。在接受单侧自体或基于植入物的重建的患者中，最常见的对侧手术是乳房缩小术，其次是乳头固定术和隆乳术[11]。

辐射

如果不解释辐射对基于植入物和自体重建以及放射治疗的时间效应的影响，任何关于乳房整形手术的讨论都是不完整的。术前放疗会损伤手术区和乳房内血管，增加自体重建中血管内并发症、轻微并发症、皮肤损失和感染的风险[12]。重建失败的高风险（据报告高达 50%）、总并发症、包囊挛缩、感染、乳房切除皮瓣坏死和血肿已导致基于植入物的重建在既往放疗中不再受欢迎[12]。自体重建是既往胸壁放疗患者的理想重建方法。尽管基于种植体的重建完成后的放射治疗比基于种植体的重建前的放射治疗并发症少，但绝不建议出于重建目的延迟癌症治疗。与植入物相比，辐射对组织扩张器的影响更为深远，研究表明，与永久性植入相比，当辐射影响组织扩张器时，重建失败率更高[12-14]。最后，对自体重建的辅助放疗影响较小，包括增加脂肪坏死风险，但没有额外皮瓣并发症或翻修手术次数的增加，这使得自体重建的术后放疗比基于植入物重建的放疗更受欢迎[4]。

质量测量和结果

与未接受乳房重建的女性相比，接受乳房切除术后乳房重建的女性满意度得分显著升高。Beugels及同事[15]使用BREAST-Q量表评估了腹部游离皮瓣即刻或延迟重建后的生活质量。他们的研究结果显示，无论重建时间如何，重建后1年的满意度均较高。在另一项研究中，Santosa及同事[16]比较了来自美国11个中心的2013年女性在自体和基于植入物的重建后的生活质量。使用BREAST-Q量表评估满意度，发现重建2年后，接受游离皮瓣重建的妇女心理社会和性健康状况更好，满意度更高。当比较不同自体技术的满意度时，腹壁下动脉穿支（DIEP）皮瓣重建似乎提供了最高的满意度[17]。我们进行了成本效益分析以比较自体和基于植入物的技术。Matros和同事[18]认为，与植入物相比，DIEP皮瓣重建具有成本效益，尤其是在单侧病例中。鉴于植入手术的费用较高，在预后良好和预期寿命较长的年轻患者中，成本效益最大化。有一些数据支持带蒂腹直肌（TRAM）皮瓣重建与较低的总住院费用有关；然而，长期结果和翻修手术或腹壁重建的潜在需要使这种比较不太可靠[19]。

异体植入物重建

20世纪70年代流行的基于植入物的乳房重建涉及组织扩张或植入物放置，可以立即或延迟进行。对于希望进行双侧重建并对植入物的组织覆盖情况满意的有小乳房的瘦弱女性来说，这通常是一个更好的选择[20]。对于已经接受或将接受放射治疗的患者来说，这不是首选方案[12, 21]。与自体重建相比，这些手术速度更快，病变更少，恢复时间更短（框36.2）。

时机–即刻与延迟

乳房重建手术的时机已经从延迟选择发展到即刻选择和延迟即刻选择。考虑到放疗等附加因素以及脂肪移植和使用脱细胞真皮基质等各种辅助重建方案，乳房切除术后乳房重建的最佳时机仍然是一个具有争议性的话题和困难的决定。在这一决定中，对患者有重大影响的因素是最终的重建结果、重建中涉及的手术数量以及术后并发症。

延迟

过去，乳房重建通常在乳房切除皮瓣愈合后延迟进行。在基于植入物的重建环境中，延迟重建基本上分2个阶段完成，使用组织扩张器逐渐扩张乳房切除术皮瓣和乳房囊袋，然后更换永久性植入物。使用组织扩张器需要每周一次的扩张检查，并且需要患者的依从性好，该患者最好住在诊所附近。这种方法传统上包括使用无细胞真皮基质来支撑组织扩张器或植入物，并且可以在体表下或最近的胸前平面进行。许多外科医师将重建延迟至放射治疗完成后6个月，以尽量减少伤口愈合问题的发生。

即刻

即时乳房重建是一个较新的概念，它意味着在乳房切除时进行最终重建。直接植入式乳房重建术的优点是“一天丰胸”的概念，手术次数更少，恢复工作更快，美容效果更好，心理也受益[22]。立即进行乳房重建术不会延迟胸壁复发的检测或改变肿瘤结果，因此，这被认为是一种安全的重建方法[23]。许多外科医师不愿意将直接扩张所增加的重量和压力放在已经受损的行乳房切除术的皮肤上，特别是在乳房切除术皮瓣薄或瘀伤的情况下，以及当尚不明确是否需要进行放射治疗时。此外，直接植入法有皮肤坏死、乳头坏死、血清肿、感染和植入物暴露的风险，导致费用增加，尤其是对于植入较大植入物的老年患者[22]。对于年轻、瘦弱、健康、无吸烟史、乳房较小、希望拥有大致相同大小、具有厚且灌注良好的乳房切除术皮瓣的重建手术，这可能是合适的重建选择[20]。

延迟–即刻

延迟即刻重建最早于2004年提出，指在保留皮肤的乳房切除术中即刻放置组织扩张器，然后在接受放射治疗的情况下进行延迟重建，在未接受放射治疗的情况下进行立即重建（植入或自体重建）（图36.2）[24]。由于放射治疗对治愈率和美学效果有很大影响，尤其是在使用植入物时，通常首选延迟即刻重建方法。延迟即刻法允许那些不需要放射的人获得与正在接受即刻重建的人相似的美学效果，并允许那些需要放射的人避免发生与放射即刻放置的植入物相关的并发症[24]。

植入物的位置–胸肌前与胸肌下

传统的基于两阶段植入物的乳房重建涉及在整个肌筋膜袋中最大限度地覆盖肌肉，并已发展为在胸大肌下缘使用无细胞真皮基质作为悬带来部分覆盖体表[25-26]。组织扩张器和最终植入物的肌肉覆盖在辐射场是必要的，以防止伤口裂开、感染和伤口愈合并发症（图 36.3 和图 36.4）。

随着手术从腺下到胸肌下，现在可能又回到腺下隆乳，乳房重建中的植入物位置也是如此。1971 年首次使用胸前隆胸术，由于手术技术的进步，主要是新一代组织扩张器和植入物的改进，该技术已经得到了改进。对术后加速康复、限制疼痛和麻醉药物处方的关注进一步推动了外科医师远离更具侵袭性的胸肌后解剖，这增加了畸形、肌肉痉挛、术后疼痛和手术时间延长的风险。在受照射乳房中与胸下乳房重建相比，胸前乳房重建术具有更高的手术部位感染风险，但总体并发症、包膜挛缩、血肿和重建失败的风险也更低[27]。通过在胸肌前部创建一个新的袋进行胸前重建，可立即或延迟进行下侧悬挂，分一个或两个阶段完成，在组织扩张器中加入盐水或空气，加入或不加入脱细胞真皮基质（图 36.5）。对于感染风险高的患者或灌注不良的乳房切除术皮瓣薄的患者，不要鼓励进行胸前重建[28]。与胸下重建相比，胸前重建减少疼痛、肌肉痉挛和总体并发症的优势应与增加手术部位感染的劣势进行权衡[27]。

并发症

假体重建的并发症包括血肿、伤口裂开、错位、瘪陷、不良瘢痕、包膜挛缩、乳房切除皮瓣坏死、感染、血清肿、脱出、重建失败和静脉血栓栓塞事件[12, 29]。总并发症风险增加，尤其是在术前放疗（25% 的并发症发生率 vs. 13.9% 的无放疗并发症发

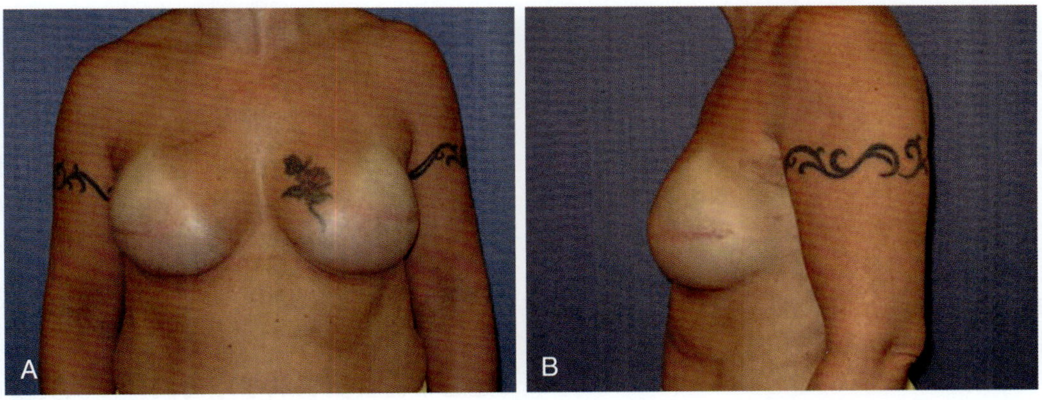

图 36.2　一名 41 岁的左侧乳腺癌女性患者，接受了双侧乳房切除术，并立即使用生物假体吊索放置了双侧组织扩张器。使用 533 ml 硅胶乳房假体更换扩张器进行最终重建（From Roehl KR. Breast reconstruction. Open Breast Cancer J. 2010；2：25-37. Photos courtesy John D. Bauer，MD.）

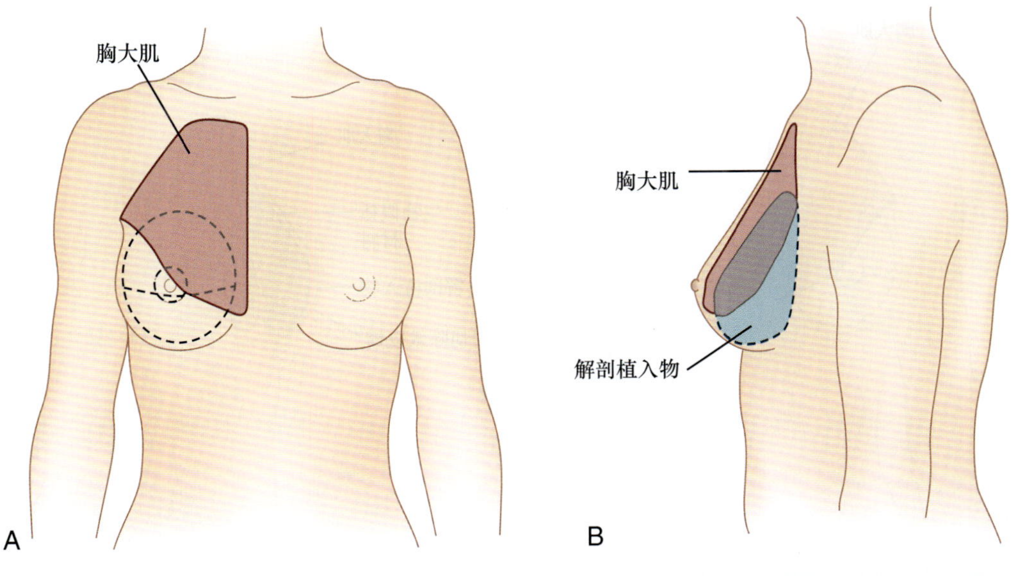

图 36.3 （A，B）植入物位置、胸大肌位置和胸壁示意图。胸肌不能覆盖乳房下极，扩张最大的区域需要生物假体材料（From Breuing KH，Warren SM. Immediate bilateral breast reconstruction with implants and inferolateral AlloDerm slings. Ann Plast Surg. 2005；55：232-239.）

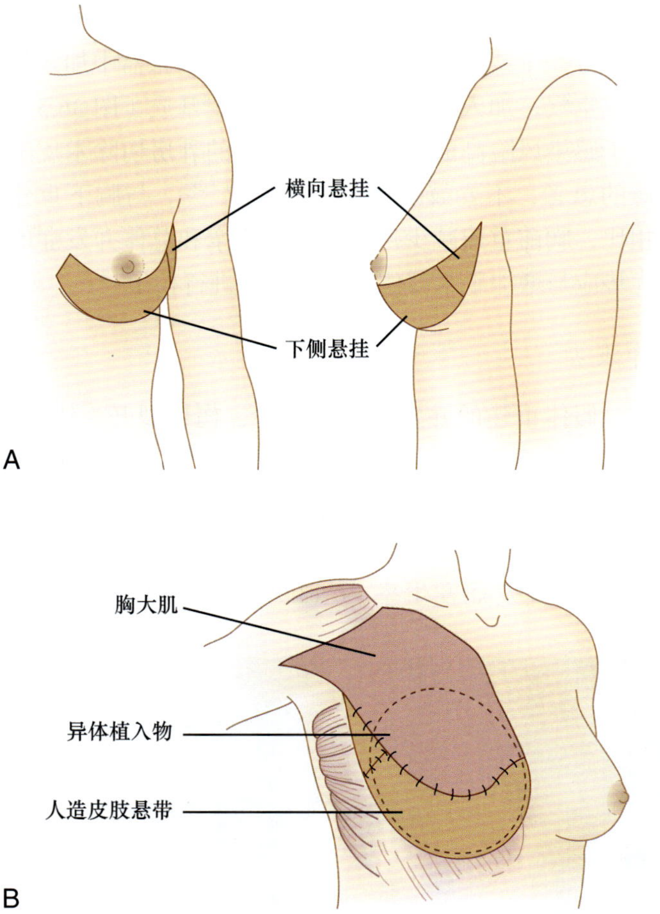

图 36.4 （A，B）胸壁、乳房、胸肌、生物假体吊带和植入物的示意图。将生物假体材料缝合到上方的胸大肌下缘、下方的乳房下皱襞处，并沿胸壁横向弯曲，以重建乳房的痕迹进行扩张（From Breuing KH，Warren SM. Immediate bilateral breast reconstruction with implants and inferolateral AlloDerm slings. Ann Plast Surg. 2005；55：232-239.）

生率）、术后放疗（比值比为 6.4）、肥胖（比值比为 1.8）、乳房增大（比值比为 2.89）和吸烟（比值比为 2.2 ～ 3.07）的情况下[12, 29]。许多患者仍然认为植入物应该每 10 年更换 1 次。这些患者应被告知这是没有必要的，但与此同时应彻底解释相关并发症，以便其能够及时解决组织扩张器或植入物的任何问题。吸烟和肥胖［体重指数（BMI）＞ 25］已被证明会增加并发症和重建失败的风险，尤其是在基于植入物的重建中，并可能妨碍手术[29]。乳房重建中并发症的及时避免和解决极其重要，因为除了增加患者的经济负担外，它们还可能导致化疗延迟，影响肿瘤结果。美容效果不佳和需要翻修手术是额外的风险，可能会受到周密的手术计划和患者选择的限制。

自体乳房重建

自体乳房重建利用患者自身的组织，而非假体。这提供了无组织排斥的优点，并且如果有缺陷、老化或缺失，能够重新铺设皮肤包膜。此外，它提供了更自然的形状、质地，在体重变化之后乳房与身体其余部分的尺寸和轮廓的比例变化，以及作为供体部位的身体其他部位的轮廓的潜在改善。鉴于皮肤和软组织常遭受广泛的放射损伤，放射和（或）感染史是自体乳房重建的常见适应证。另一方面，自体乳房重建通常需要更长的手术时间，涉及更多的手术部位，并且存在部分或完全失去皮瓣的潜在风险（框 36.3 和框 36.4）。

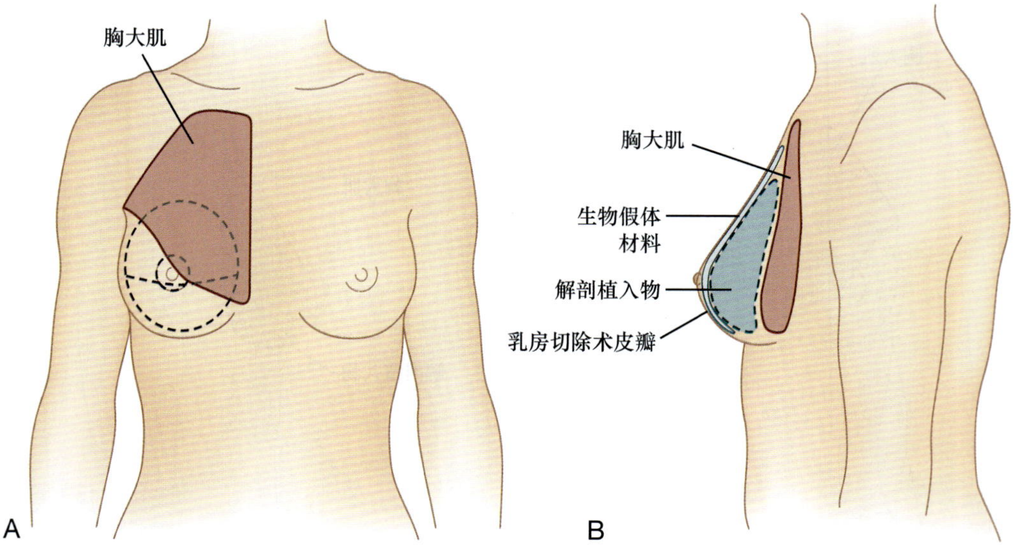

图 36.5 种植体位置、胸大肌位置和胸壁示意图。胸大肌仍附着于胸壁，植入物置于腹膜前平面，加或不加生物假体材料加固（Adapted from Breuing KH，Warren SM. Immediate bilateral breast reconstruction with implants and inferolateral AlloDerm slings. Ann Plast Surg. 2005；55：232-239.）

框 36.3　腹直肌肌瓣重建

适应证
各种大小的乳房
乳房下垂

相对禁忌证
吸烟
腹部吸脂
腹部手术史
肺病
肥胖

禁忌证
腹部整形术史
4～6 周恢复期患者无法忍受
患者无法忍受更长的治疗程序

框 36.4　背阔肌皮瓣重建

适应证
小胸
轻微的乳房下垂
腹部供体部位不可用（例如，瘢痕、组织缺乏）
挽救先前的乳房重建

相对禁忌证
计划的术后放射治疗
双边重建
明显的乳房下垂

禁忌证
侧开胸手术史
乳房很大、不希望缩小的患者

带蒂皮瓣（TRAM，背阔肌）

带蒂皮瓣在保持与供区附着的同时维持血液供应，这与游离皮瓣不同，游离皮瓣采用显微外科技术将血管蒂分离并重新连接到胸部受区血管。带蒂皮瓣提供了利用乳房附近组织进行自体组织重建的优势。最可靠的带蒂皮瓣包括 TRAM 皮瓣和背阔肌（LD）皮瓣。

Robbins 于 1979 年首次描述了用于乳房重建的腹直肌（RAM）皮瓣，其中包括一个垂直皮浆。该技术不断发展，Hartrampf 于 1982 年首次描述了横向皮浆[30]。TRAM 皮瓣将瘢痕放置在更可接受的位置，类似于腹壁成形术瘢痕。下腹部区域提供了与乳房相似密度的软组织，具有良好的效果。在这种情况下，TRAM 皮瓣接受上腹部血管的血液供应。这些血管通过一条通常位于脐以上的称为扼流血管的丰富环路与腹壁下深（DIE）血管相连。结扎上腹部下系统后，可根据上腹部上血管可靠地收获带有各种皮片的整个 TRAM 皮瓣。对于单侧乳房重建，通常使用对侧 TRAM，通过减小旋转弧度以及随后蒂压力造成血管损害的风险来促进嵌入。已通过多项研究评估了 TRAM 皮瓣皮片的灌注情况，有 4 个不同的区域：灌注在蒂侧的 TRAM 上最可靠（Ⅰ区），其次是对侧的 TRAM 区域（Ⅱ区），再次是该地区同侧 TRAM 外侧（Ⅲ区），最后是对侧 TRAM 外侧区域（Ⅳ区）（图 36.6）。在双侧乳房重建的情况下，可收获 2 个 TRAMs 并用于对侧，肌肉和血管蒂在上腹部交叉。皮浆在中线被一分为二。必须注意在上腹部区域为两个皮瓣创造足够的空间，通常可解决术后可能出现的水肿并避免对蒂的压力。带蒂 TRAM 皮瓣的缺点包括上腹膨出，部分皮瓣可能丢失，当组织的代谢需求未得到满足时的脂肪坏死（特别是在大皮瓣中），以及恢复期较长，有腹壁无力、膨出或疝的风险[31]。肥胖或有吸烟史及多种共病的患者出现并发症的风险较高。腹壁成形术史被认为是绝对禁忌证，而既往抽吸辅助脂肪切除术或腹部手术是相对禁忌证，可能需要通过计算机断层血管造影（CTA）评估血管供应。对于高危患者或当对 TRAM 皮瓣血管供应的可靠性有疑问时，可以通过结扎 DIE 血管并延迟最终重建 2～3 周，以尝试降低血管并发症的风险[32-33]。另外，可使用两个血管蒂（增压 TRAM 皮瓣）或使用显微外科技术（增强 TRAM 皮瓣）将 DIE 血管与内乳或胸背血管在胸部吻合，改善皮瓣的血管供应（框 36.3）[34]。

背阔肌或肌皮瓣是另一种使用带蒂皮瓣进行自体重建的替代方法。在 19 世纪晚期，Tansini 首次描述了其用于覆盖根治性肿瘤切除缺损，自那时起，人们已经开发了多种修改方案来提高皮瓣的可靠性和体积[31, 35-36]。LD 是背部的宽而平的肌肉，内侧附着于脊柱，下方附着于髂后嵴并插入肱骨。LD 皮瓣以胸背血管为基础，沿肩胛下分支走行。皮瓣中可包含一个大的皮浆，允许乳房皮肤包膜的表面重修，皮浆通常以肌肉为中心，并以倾斜或水平方向设计，以实现无张力闭合，同时也可放置在胸罩线内（图 36.7）。LD 皮瓣提供前胸的充分覆盖，并且可以单独用于需要小乳房的女性的重建。几种增加 LD 皮瓣体积的技术已经被描述，包括肌上和肩胛下脂肪的收集（称为延伸背阔肌皮瓣），一期或多期手术中的脂肪移植，或添加植入物（见下文；组合重建）[36-37]。LD 皮瓣的优势包括可靠的解剖结构和靠近乳房的有利位置。对该区域既往接受过放射治疗的患者而言，对肌肉附着点和蒂进行腋窝淋巴结清扫可能具有挑战性，应谨慎进行。此外，限制腋窝和外侧胸部区域的剥离对于获得令人愉悦的美学效果和避免突出蒂造成外侧胸部丰满至关重要。关于供区发病率，血清肿是一种常见的报告并发症；使用缝线和引流管可将其风险降至最低。通过对 LD 肌肉进行去神经支配和（或）从肱骨中去神经支配，可在后期预防或治疗术后肌肉收缩导致的运动畸形（框 36.4）。如果胸背肌蒂意外或在腋窝淋巴结清扫过程中被分割，可将皮瓣转换为游离皮瓣，或在胸背肌蒂的锯肌分支上隆起皮瓣（如果损伤较近）。保留肌肉的 TDAP 皮瓣已被描述为传统 LD 肌皮瓣的替代方案，在这种情况下，肌肉会裂开，但不会随皮瓣一起，从而将供区发病率和血清肿风险降至最低[38]。

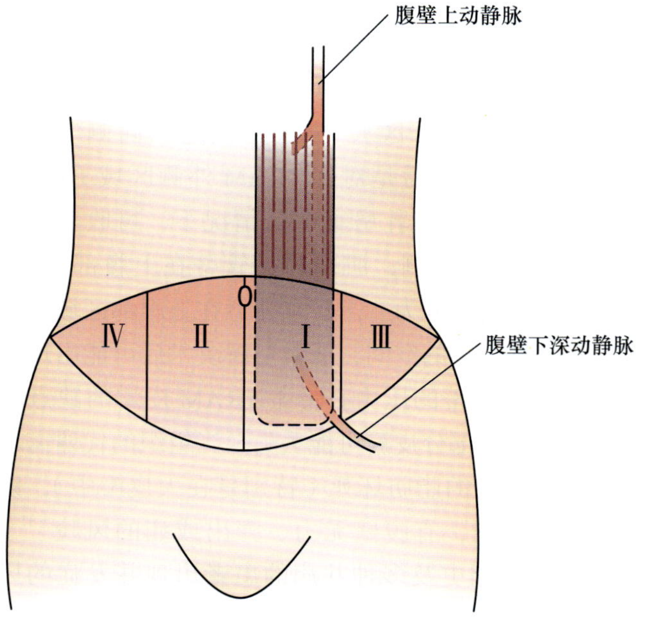

图 36.6 单侧带蒂腹直肌横皮瓣提供的腹壁血管区（由 Moon 和 Taylor 确定）。血流在Ⅰ区最佳，其次为Ⅱ、Ⅲ和Ⅳ区（Moon HK，Taylor GI. The vascular anatomy of rectus abdominis musculocutaneous flaps based on the deep superior epigastric system. Plast Reconstr Surg. 1988；82：815-832.）

游离皮瓣（ms-TRAM，DIEP，SIEA，PAP/TUG，SGAP，IGAP，术前计划、SPY 和术后监测）

腹部皮瓣 下腹部软组织和皮肤可作为游离组织用于乳房重建[31]。该区域的主要血液供应是髂外系统外的 DIE 蒂，包括 DIE 动脉（DIEA）及其静脉丛。DIEA 为 RAM 和覆盖的软组织提供了稳定的血液供应，与带蒂皮瓣相比，当组织作为游离皮瓣时，可降低部分皮瓣坏死和脂肪坏死的风险。此外，游离组织移植可避免上腹部膨出，上腹部膨出通常是由

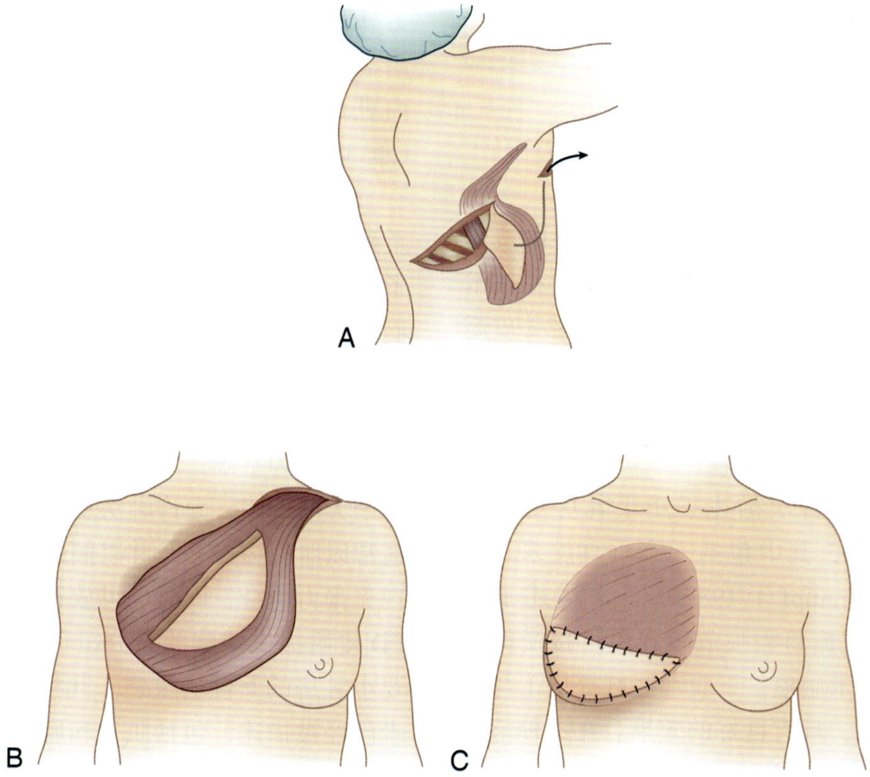

图 36.7 背阔肌皮瓣示意图。（A）皮瓣抬高；（B）皮瓣转位；（C）皮瓣嵌入

于 TRAM 皮瓣蒂旋转造成的。在过去的 20 年里，使用该皮瓣的经验使外科技术取得了重大进展。整形外科医师现在的目标不是采集整个 RAM，而是采用肌肉保留技术。即使可以可靠地利用腋血管，如胸背血管，但内乳血管通常用作受体血管。已对 DIEA 穿支的形貌进行了广泛分析，显示了内侧和外侧血管。与带蒂 TRAM 皮瓣相比，灌注区有所不同。在与蒂同侧的肌肉上的血液供应更可靠（Ⅰ区），其次为同侧肌肉外侧区（Ⅱ区），再次是对侧 RAM 的区域（Ⅲ区），最后是对侧肌肉外侧的区域（Ⅳ区）（图 36.8）。这些穿支的优势在患者中有所不同，但已有研究表明，可靠的穿支预估在脐周 5 cm 处[31, 39]。为了将供区发病率降至最低，开发了保留肌肉的 TRAM（ms-TRAM）游离皮瓣。在这种方法中，只收获穿支周围的肌肉，保留部分 RAM 和腹直肌筋膜。显微外科技术和穿支解剖的最新进展已经允许基于多个穿支甚至单个显性穿支来精细收获腹部皮瓣，使其成为真正的穿支皮瓣（也称为 DIEP 皮瓣）[31, 39]。这种方法允许取下保留肌肉和筋膜的皮瓣，同时保留神经，使得腹壁无力或术后膨出及疝的风险降到最低，通常避免在供区修复期间使用补片（图 36.9 ～图 36.11）。

另一种选择是利用腹壁下浅动静脉（SIEA 和 SIEV）皮瓣或旋髂浅静脉，分支于股总血管。这种蒂存在于大约 30% 的患者中，并且容易发生血管痉挛；然而，它允许在不侵犯腹直肌鞘的情况下取下皮瓣，消除了腹壁弱化的风险（图 36.12）。Park 及同事[40]在单个机构中展示了 145 个 SIEA 皮瓣的手术经验。作者建议识别浅表血管并进行触诊试验，以确定 SIEA 是否可靠，以支持皮瓣灌注。即使当 SIEA 皮瓣不可靠时，也应采集足够长度的 SIEV 皮瓣，以防需要额外的静脉流出，尤其是在大体积皮瓣中。在本病例系列中，患者术后动脉血栓形成或需要术中吻合口修正的患者皮瓣挽救的机会较低。皮瓣总脱落率为 8%，4.8% 继发于术后并发症。平均随访 31 个月，10.3% 的皮瓣部分坏死，无疝出或膨出[40]。

作为普适性指南，在确定可靠的 SIEA 的情况下，皮瓣可以基于 SIEA 和 SIEV。如果确定强健的 DIEA 穿支具有良好的口径，并且可以在不分离肌肉的情况下进行解剖，则首选 DIEP 皮瓣。否则，如果遇到小口径穿支，且穿支未在内侧或外侧对齐，则需形成 ms-TRAM 皮瓣，以确保皮瓣成活。

美国整形外科医师学会（ASPS）乳房重建工作组最近进行的一项 meta 分析表明，与 DIEP 皮瓣相比，带蒂 TRAM 皮瓣疝出率较高（3.50% *vs*. 0.74%），但膨出率略低（3.50% *vs*. 4.62%）[39]。后者可能是由于带蒂 TRAM 皮瓣在重建中使用补片的概率较高。在带蒂 TRAM 皮瓣中，总皮瓣丢失率为 0 ～ 0.2%，部分皮瓣丢失率高达 8.5%，而 DIEP 皮瓣的总皮瓣丢

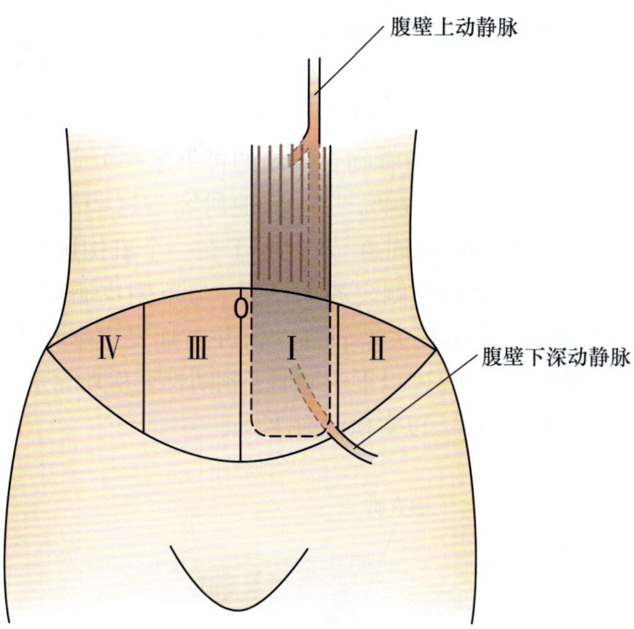

图 36.8 单侧游离腹直肌或单侧腹壁深下动脉皮瓣（由 Moon 和 Taylor 确定）。血流在Ⅰ区最佳，其次为Ⅱ、Ⅲ和Ⅳ区（Adapted from Holm C，Mayr M，Höfter E，et al. Perfusion zones of the DIEP flap revisited：a clinical study. Plast Reconstr Surg. 2006；117（1）：37-43.）

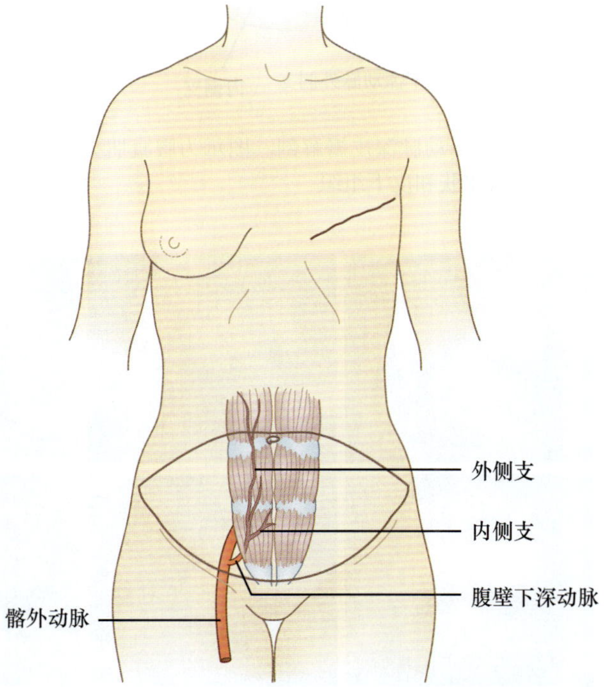

图 36.9 以腹壁深下动脉系统的内侧和外侧穿支进行自体重建的下腹部标记示意图

失率为 0 ～ 4.7%，部分皮瓣丢失率为 1.8% ～ 4.7%[39]。在一项对 3310 个用于即刻单侧乳房重建的腹部皮瓣进行分析的研究中，对 DIEP、游离 TRAM、带蒂 TRAM 和 SIEA 皮瓣进行血管吻合翻修的再手术率分别为 0、1.72%、2.66% 和 5.64%[19]。其他研究与这些结果一致[17、31]。Chang 和同事[41]比较了在一个机构进行的自体乳房重建的双侧皮瓣的结果，与单侧皮瓣相比，双侧重建的皮瓣损失率较高，但并发症发生率相当。接受双侧位即刻 / 延迟重建增加了预防性乳房切除术对侧的翻修手术率，以实现对称性。

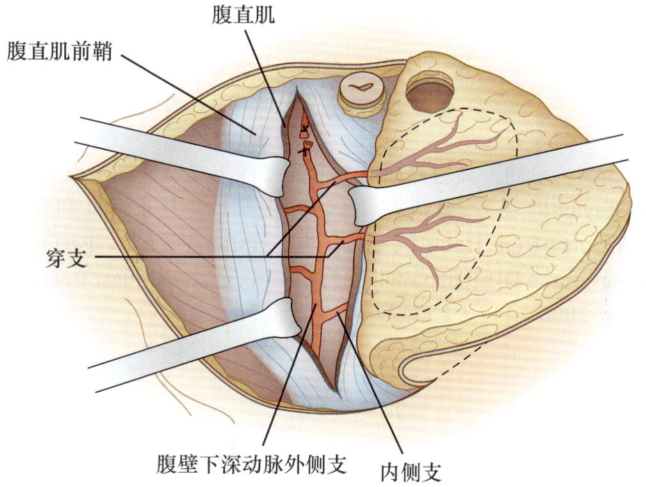

图 36.10 腹壁下动脉深皮瓣解剖。图示为腹直肌分离后外侧穿支血管进入皮肤和皮下组织

有腹壁成形术史或下腹部组织切除缺失的患者不适合接受该手术。对于接受双侧乳房重建的患者，应就预期的术后重建乳房大小提供现实的咨询，咨询结果通常受限于可用组织的数量。

大腿皮瓣 大腿内侧供区是另一种用于乳房重建的游离组织移植手术的选择，最近受到了越来越多的欢迎[42-44]。通常考虑用于既往有腹部瘢痕或下腹部组织不足的女性。这些皮瓣可以基于股薄血管供应，作为肌皮瓣或基于股深动脉穿支（PAP）的真穿支皮瓣采集。皮瓣的方向可以是横向的［横向上股薄肌（TUG）］、垂直的（VUG）或对角的（DAG）皮瓣（图 36.1 和图 36.13）。TUG 皮瓣的瘢痕隐藏在大腿内侧上部，与 PAP 皮瓣相比，后者瘢痕较多。双侧大腿可用于单侧或双侧乳房重建，具体取决于可用组织的数量。在需要较大体积以匹配对侧的单侧乳房重建中，可利用双侧大腿的叠层皮瓣，效果极佳。正在进行微血管吻合术，以分离受体血管（即顺行和逆行至内乳血管），或通过将一个皮瓣连接至另一个作为流通设计。并发症包括伤口愈合问题、瘢痕和淋巴水肿，通过仔细的患者选择和皮瓣设计可将这些并发症降至最低[44]。

臀肌皮瓣 臀肌组织可以交替用于基于臀上动脉和臀下动脉及静脉的自体乳房重建[43]。它适用于既往接受过腹部手术（包括腹部整形术）或腹部组织

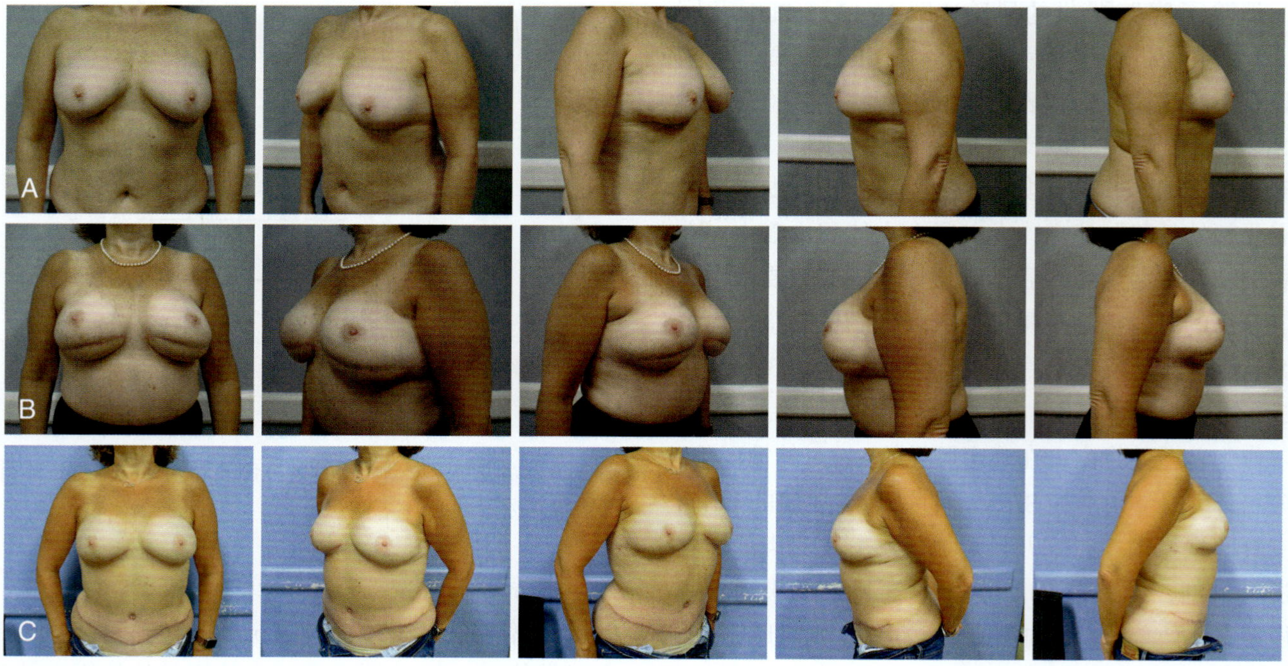

图 36.11 （**A**）1 例右乳腺癌患者的术前照片，该患者接受了保留乳头的肿块切除伴淋巴结清扫术和对侧预防性保留乳头的乳房切除，随后采用双侧腹壁下深穿支皮瓣进行即刻重建；（**B**）初次重建后 3 个月的患者；（**C**）双侧乳房翻修术、脂肪移植术和腹部供区翻修术 6 周后的术后照片

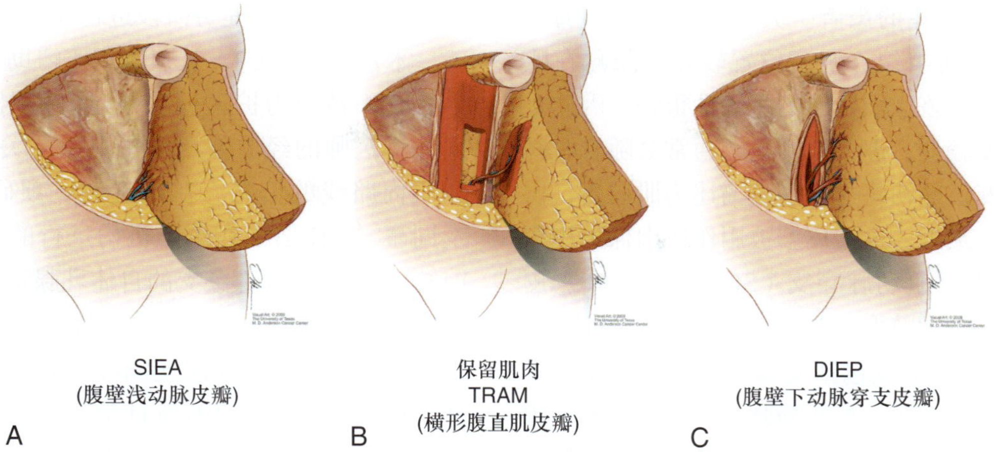

图 36.12　壁筋膜不受干扰的腹壁浅下动脉皮瓣示意图（**A**）；腹壁下深穿支皮瓣，保留所有的肌肉（**B**）保留肌肉的横形腹直肌皮瓣，其中在穿支周围取一小块肌肉（**C**）腹壁下动脉穿支皮瓣（©2009 The University of Texas M.D. Anderson Cancer Center.）

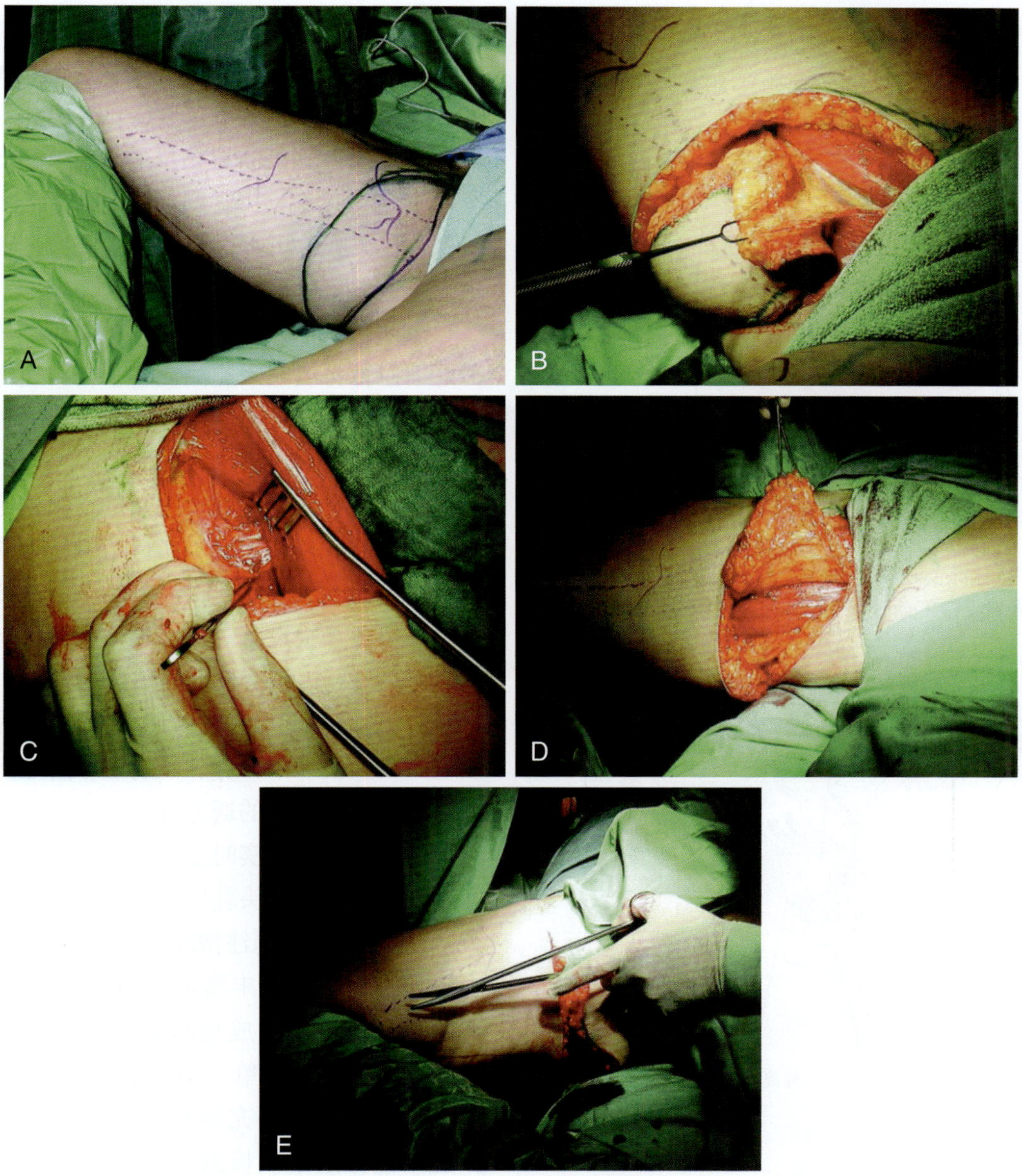

图 36.13　（**A**）横形上股薄肌皮瓣的典型标记；（**B**）首先从下面的内收肌长肌上切下皮瓣的前部。旋股内侧动脉蒂在该肌的背侧缘确定；（**C**）皮岛的后部从下面的肌肉上抬起。上覆皮肤由股薄肌内的多个穿支提供；（**D**，**E**）完成皮肤解剖后，在肌腱连接处切断股薄肌（From Schoeller T，Huemer GM，Wechselberger G. The transverse musculocutaneous gracilis flap for breast reconstruction：guidelines for flap and patient selection. Plast Reconstr Surg. 2008；122：29-38.）

不足以支持乳房重建的患者。大腿外侧或臀部通常能提供足够的脂肪组织，瘢痕位置较好，隐藏在腰部或臀下折痕处。该区域脂肪的一致性很强，因此重建的乳房柔软度较低，但突出明显，通常会随着时间的推移保持不变。最初将这些皮瓣描述为肌皮瓣，供区发病率较高。最近，这些皮瓣被用作肌肉保护皮瓣或真正的上或下臀肌动脉穿支（SGAP 或 IGAP）皮瓣，从而限制了轮廓畸形、肌无力和坐骨神经痛（图 36.14 ～图 36.17）。缺点包括皮瓣获取困难，需要术中改变定位，蒂长度短，臀肌静脉与胸部或腋窝常用受体血管大小不一，以及潜在的臀部轮廓畸形。尽管存在技术困难，但在经验丰富的手术中，这些皮瓣可提供足够的组织用于重建，供区发病率合理。在双侧重建的情况下，考虑到必要的定位改变可以显著延长

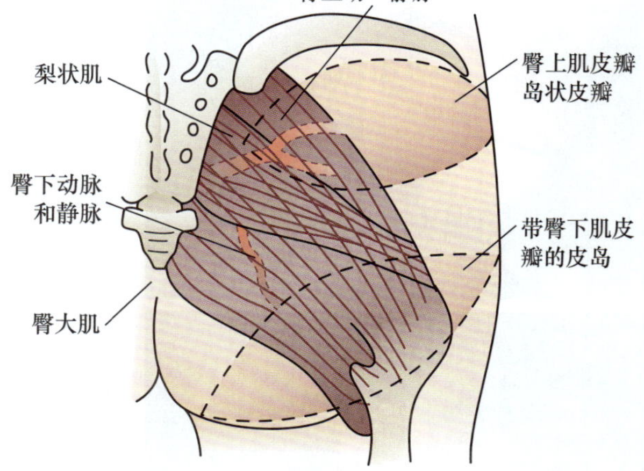

图 36.14 臀上动脉穿支皮瓣（GAP）与 GAP 下的皮岛位置。皮桨可定向在臀上或臀下动脉上方

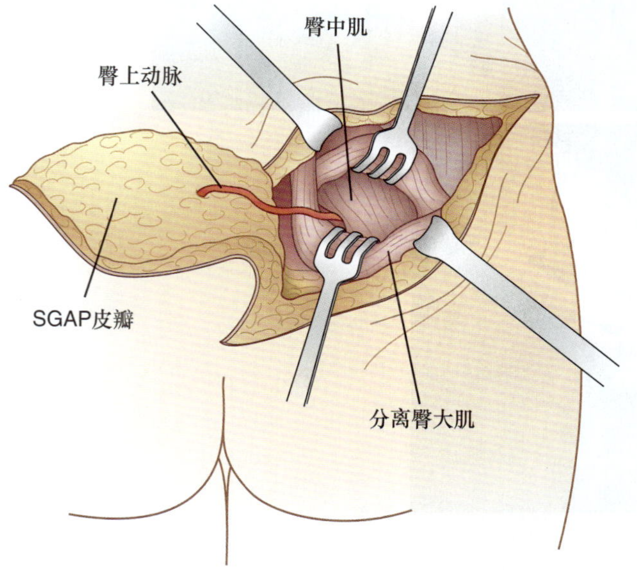

图 36.15 经回缩的臀大肌剥离的臀上血管解剖。SGAP，臀上动脉穿支

手术时间，这通常是分阶段进行的。

术前影像 CTA 被建议用于协助制定术前计划，尽管它不被视为护理标准并建议根据具体病例或根据外科医师的经验使用。它提供了关于穿支的位置和肌内路线的信息。在最近的一项研究中，Vargas 及同事[45]评估了在单个机构进行的为期 10 年的术前 CTA 对基于腹部穿支的自体乳腺重建结果的影响。CTA 的使用随时间显著增加，与高身体质量指数、既往腹部手术史和双侧重建相关。CTA 组中缺血相关并发症减少，但这没有统计学意义。鉴于相关费用、辐射暴露和对患者结果的可疑影响，应将其应用于选定的患者。同样，对基于股薄肌的肌皮瓣（TUG、VUG、Dug）而言，术前成像也不是必要的，尽管建议对真正基于穿支的 PAP 皮瓣进行成像[44]。应根据推荐方案订购用于规划穿支皮瓣重建的 CTA（DIEP、SIEA 或 PAP），该方案包含 1 mm 切片，而不是腹部和骨盆常规计算机断层扫描的典型 3 mm 切片。磁共振血管造影术（MRA）虽然费用较高，但已证明是一种替代方式，可提供腹部或大腿穿孔器的准确可视化，避免离子化辐射[46]。

监测 术后，可以通过评估颜色、膨胀度、温度和毛细血管再填充来监测皮瓣。伤口边缘很少或没有出血且毛细血管再充盈延迟超过 2 ～ 3 秒的发凉、苍白的皮瓣可能出现动脉供血不足。

充血或发紫、水肿、温热的皮瓣伴毛细血管快速再充盈少于 2 秒和（或）伤口边缘快速深色渗出，表明存在静脉充血。这两种情况都需要关注和重新探索。手持多普勒设备对于评估动脉和静脉信号非常有用，并且可以提供有价值的信息。

荧光血管造影术也可用于术中评估皮瓣的血管供应。在该技术中，静脉注射吲哚菁绿，并使用探针评估皮瓣皮肤区域的通透性。该设备与计算机屏幕相连，计算机屏幕可实时显示皮瓣灌注情况。该技术也可用于评估保留乳头乳房切除术中乳房切除皮瓣或乳头-乳晕复合体的灌注情况。

术后，由经验丰富的人员对皮瓣进行密切监测至关重要，可预测成功结果。查体仍然是最可靠的监测方法。在一个单元中评估的皮肤颜色、膨胀度、温度、毛细血管再充盈和多普勒信号（允许每小时护士检查）是早期检测皮瓣失败的关键。除非立即进行干预，否则转移的组织容易因静脉充血或动脉供血不足而发生缺血，导致脂肪坏死、部分或完全皮瓣脱落。

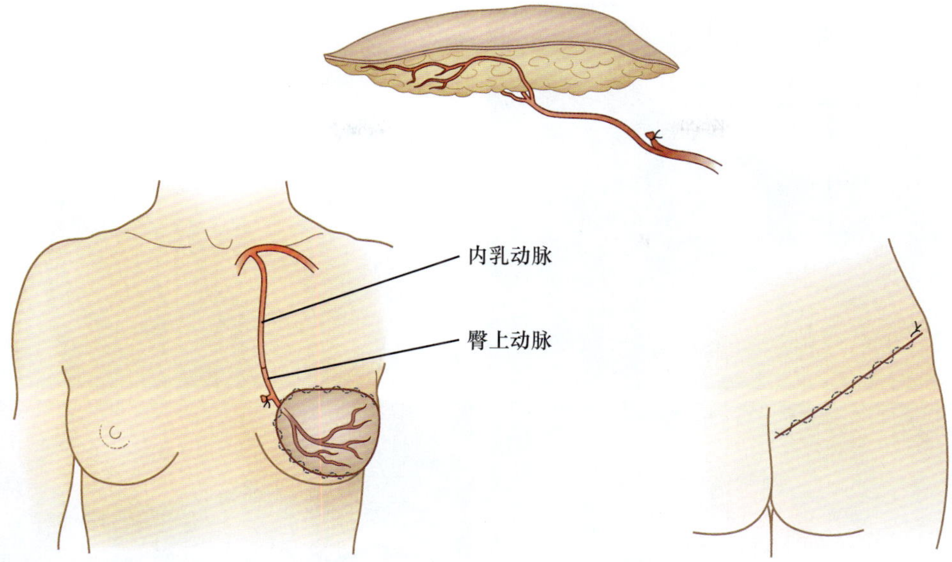

图 36.16 臀肌穿支皮瓣经乳内血管嵌入缺损及供区示意图（From Granzow JW，Levine JL，Chiu ES，et al. Breast reconstruction with gluteal artery perforator flaps. J Plast Reconstr Aesthet Surg. 2006；59：614-621）

近红外光谱是一种持续监测皮瓣的方法，通常与体格检查和皮瓣检查结合使用。将探针应用于皮瓣上，测量深度不超过 2 cm 的浅表组织的氧合情况。探头的读数以连续读数显示在床边的屏幕上，与血流和组织灌注相关。组织氧合突然持续下降表明存在影响皮瓣灌注的急性事件，这可先于体格检查改变，以便及时干预。监视器的读数现在可以无线传输到外科医师的计算机或手机，允许远程皮瓣监测。

植入式多普勒设备可用于监测完全包埋且没有外部皮肤瓣的游离皮瓣。多普勒探头在吻合口水平或远端连接到血管蒂，并连接到持续监测微血管吻合口血流的外部装置。例如，在接受保留乳头乳房切除术的患者中，无需使用皮肤桨状物进行乳房包膜表面重修。在这种情况下，皮瓣可以完全埋在乳房切除术皮瓣下，可植入多普勒设备用于皮瓣监测。Frey 及同事[47]比较了保留乳头的乳房切除术后使用包埋式游离皮瓣重建与使用皮肤桨状游离皮瓣重建的结果。两组比较，皮瓣丢失率和再次手术率无差异；然而，在包埋式皮瓣重建组中，平均翻修次数更高。

并发症

与自体乳房重建相关的并发症包括部分或全部皮瓣脱落以及与供体部位相关的问题。脂肪坏死后期表现为实性结节。与带蒂 TRAM 皮瓣相比，游离 ms-TRAM 或 DIEP 皮瓣的部分皮瓣缺失、脂肪坏死、腹壁无力、膨出或疝发生率较低。另外，对于游离皮瓣，一般来说有相对较高的完全皮瓣丢失率。

只要手术在新辅助治疗后被延迟，并且在手术部位愈合和患者术后恢复之前不进行辅助化疗，那么化疗对乳房重建的结果影响不大。另外，放疗也可能影响自体移植物的重建。放疗结束后的重建与无放疗相比，并发症发生率更高，患者应得到适当的指导。然而，与无重建或术后辅助放疗的即刻自体重建相比，放疗后自体重建仍然是首选重建方法，因为并发症发生率可接受且美学效果更好。另一方面，放疗后即刻自体重建的并发症发生率高达 50%，由于电离辐射对软组织的影响，导致细胞损伤和纤维化，以及随后的伤口愈合并发症、轮廓畸形和组织坚固性，美学效果显著变差[12, 39]。有数据支持即刻乳房重建通常不会延迟包括放疗和化疗在内的辅助治疗；然而，所有手术部位需要愈合以避免进一步的并发症[39, 48]。

有或无植入物的重建技术组合

对于需要大尺寸重建乳房或皮下脂肪量较低的患者，可考虑将自体乳房重建和基于植入物的乳房重建相结合。通常，下腹部、大腿内侧或臀肌区域的可用组织量不足以提供所需结果。在这些情况下，可采用组合式游离皮瓣，与胸部和腋窝的单独受体血管吻合或连续吻合，进行皮瓣内吻合术（也称为“堆叠皮瓣”）[42-44]。这种技术需要技术专长、经验丰富的团队和两名外科医师，患者必须在医学上适合长期手术，并且适合多个供区。如果重建包膜的组织足够，可进行二次脂肪移植以增加体积。另外，自体组织乳房重建可与植入相结合（有或没有脱细胞真皮基质支

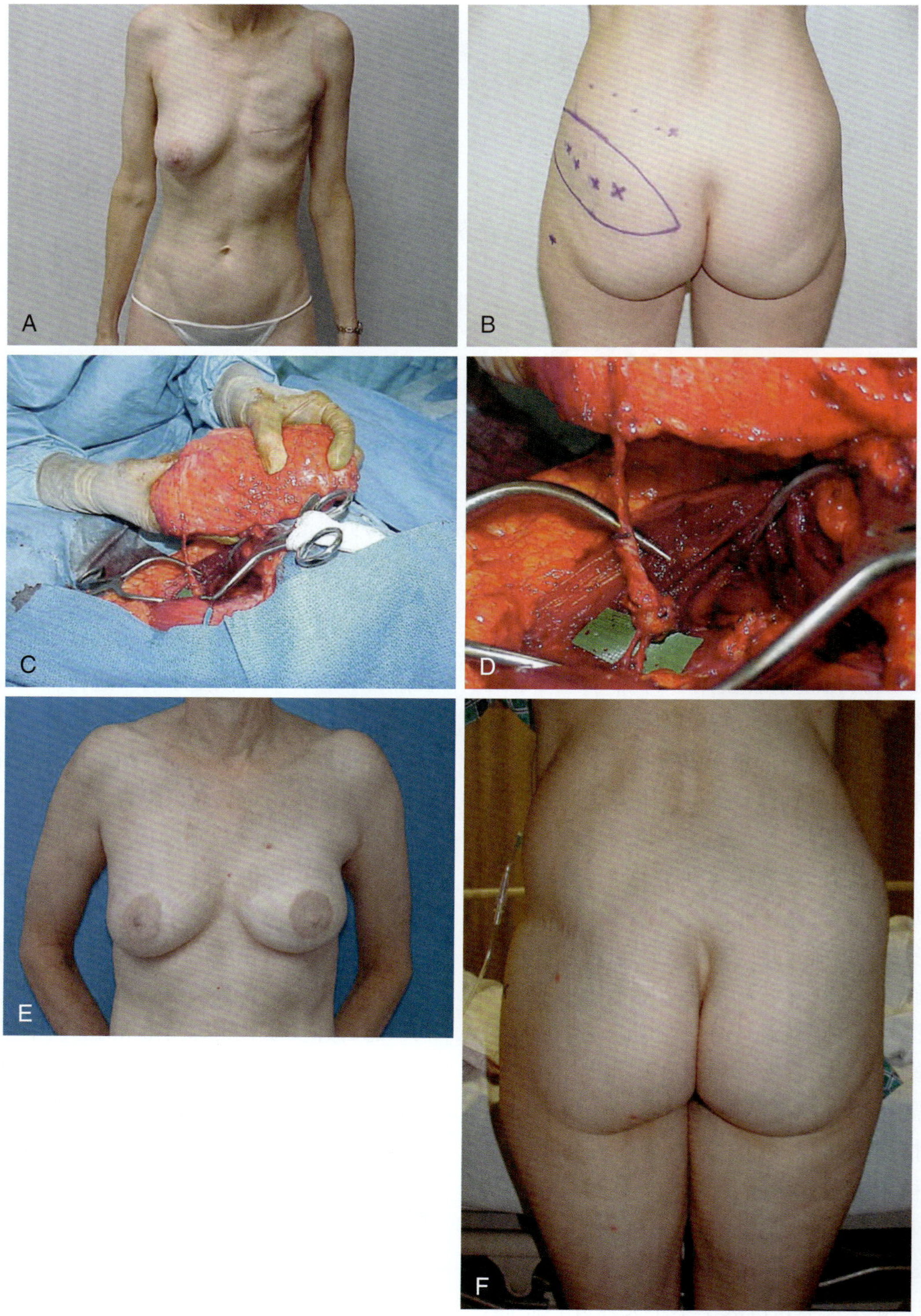

图 36.17 （**A，B**）术前视图及标记；（**C，D**）皮瓣和臀上动脉穿支血管的术中视图；（**E，F**）（前部和后部）术后 21 个月的术后视图（From Granzow JW，Levine JL，Chiu ES，et al. Breast reconstruction with gluteal artery perforator flaps. J Plast Reconstr Aesthet Surg. 2006；59：614-621.）

持）。植入物的放置可以立即进行或以延迟的方式进行，这取决于瓣的尺寸和植入物的期望尺寸。脱细胞真皮基质可用作悬吊带，侧向、下方、内侧或环状附着，以提供更固定的支撑，防止皮瓣移位或受压。在这些情况下，应考虑重建的成本，并在必要时明智地使用该技术。

乳头-乳晕重建

乳头乳晕重建是乳房重建的重要组成部分。目标是在两个乳房上创建适当大小、位置、形状、颜色和纹理的对称乳头和乳晕，提供美观的效果。在此阶段，乳头突出很重要。在单侧乳房重建中，最佳技术取决于对侧乳房的大小和位置。通常，乳头-乳晕缩小术可增强对侧乳房的美观性，提供可用于受影响乳房重建的组织。简单的三角测量可能不适用，因为重建乳房的形状与对侧原生乳房相比往往不同（即使进行了对称性乳房固定术）。乳头可采用多种技术重建，包括局部皮瓣、移植物、可注射填充物、组织工程替代物或多种技术的组合[49]。几种利用乳房丘皮肤的局部皮瓣已被描述，如 T 形、S 形、冰鞋形、星形、缠绕形、H 形、螺旋桨形、C-V 形、箭头形、雪茄卷形、V-V 形和卷起的三角形真皮脂肪皮瓣。为防止术后收缩，重建乳头比最终尺寸大 25% ～ 50%。局部皮瓣技术具有相似的预后和并发症发生率，选择过程取决于既往瘢痕的存在和外科医师的偏好。突起丧失、部分皮瓣损失和需要进行小的翻修是需要考虑的潜在问题。为了避免隆起和收缩的丧失，可使用增强移植物。自体移植物（即肋、耳软骨或脂肪）不会发生排斥反应；然而，它们增加了供体位点，且可能仍然经历降解，随着时间推移失去隆起。同种异体移植物（即无细胞真皮基质）与局部组织融合，可充分维持隆起，结果可重复，无供区发病率，并发症发生率低。过去曾使用合成移植物，包括硅酮、聚四氟乙烯和羟基磷灰石材料，挤出率和总体并发症发生率较高。对侧乳头可作为乳头较大妇女的供体部位。乳头的一部分和潜在的乳晕复合体可用作复合移植物，具有良好的颜色，质地匹配。尽管还存在额外的供体部位发病率，但研究已表明其具有长期乳头突出伴轻微并发症的满意度。

乳晕可通过皮肤移植或医学文身重建[49]。皮肤移植可从腹股沟区（自然色素沉着较多）或从中外侧乳晕联合乳突固定术获得。医学文身已经显示出显著的进步，其颜色多种多样，可匹配任何皮肤类型，并且能够以三维方式模拟自然乳晕。

乳头-乳晕重建最重要的组成部分是正确的时机和计划[49]。既往放射治疗、瘢痕形成或既往尝试失败都应被考虑在内。最重要的是，在最终确定乳房隆起的形状、大小和轮廓之前不应进行手术，因为大的翻修会改变重建的乳头-乳晕复合体的位置。乳头再造通常是乳房重建完成后的一种手术。如果不影响重建乳房的结构，可在手术室与其他较小的翻修手术一起进行。

翻修手术——乳房重建美学

初次重建后的翻修手术已成为接受肿块切除手术的女性重建路径的常见部分。无论重建类型如何，基于植入物的乳房和自体乳房翻修术都可以优化最终结果并完善结果，从而实现乳房重建的目标——提供“完整”的感觉，并提供一个美观和功能上令人满意的结果。可用的技术包括脂肪移植、瘢痕修复、抽吸辅助脂肪切除术和乳突固定术，以改善对称性（尤其是在单侧病例中）。特别是对于有种植体重建史的患者，通常采用种植体置换、囊切开术、囊切除术和囊膜成形术。Clarke-Pearson 及同事[50]在一项单机构回顾性研究中显示，与组织扩张器 / 植入物重建相比，即刻直接植入乳房重建的翻修率相似，约为 21%。对于有自体重建病史的患者，皮瓣重新定位或修剪、抽吸辅助脂肪切除术和供区翻修手术是常见的手术。Hanson 及同事[51]对 139 例采用腹部游离皮瓣或带蒂 LD 肌皮瓣行自体乳房重建的患者进行了回顾性分析。尽管并发症发生率相似，但背阔肌组的翻修率显著较高（92% *vs*. 67%）。在一项比较单侧和双侧乳房游离皮瓣重建翻修率的不同研究中，年轻患者和吸烟者更可能接受翻修手术[41]。

与接受单侧重建的患者相比，接受双侧重建的患者翻修率较高（69% *vs*. 64%，$P = 0.03$），接受双侧即刻 / 延迟重建的患者翻修手术率最高。自体重建的术后近期翻修率较高；然而，基于植入物的重建经常需要在以后进行多次翻修手术，这是由于包囊挛缩、植入物移位和患者的身体习性。一般而言，应在患者初次手术或先前翻修手术后 3 个月内为其提供翻修或再次翻修手术。

小结

对许多女性来说，乳房重建是乳腺癌治疗的重要组成部分。这通常是毁灭性诊断的“乐观”部分。重建减轻了诊断的心理和身体负担。在可能的情况下，首选即刻重建，因为它不会增加肿瘤风险或延迟辅助治疗；它可以提供改善的美学结果，并减少抑郁，因为患者不会经历乳房切除的结果。重建的规划和决策必须针对每个患者，以最安全和最合理的方式实现其愿望。每种方法都有优点和缺点；决策应针对患者及其重建外科医师进行个体化，以确定最合理的治疗计划。在医疗政策不断变化、医疗费用不断增加的时代，外科医师必须考虑成本效益参数，以确保合理利用现有资源，提供高质量的照护。

精选文献

Jabo B，Lin AC，Aljehani MA，et al. Impact of breast reconstruction on time to definitive surgical treatment，adjuvant therapy，and breast cancer outcome. Ann Surg Oncol. 2018；25：3096–3105.

本文调查了接受即刻乳房重建的乳腺癌患者的治疗时间和生存结果。

Lee BT，Agarwal JP，Ascherman JA，et al. Evidence-based clinical practice guideline：autologous breast reconstruction with DIEP or pedicled TRAM abdominal flaps. Plast Reconstr Surg. 2017；140：651e–664e.

本文介绍了美国整形外科医师学会工作组收集的证据，旨在提出关于深腹壁下穿支和带蒂腹横肌皮瓣重建自体乳房的建议。

Macadam SA，Zhong T，Weichman K，et al. Quality of life and patient-reported outcomes in breast cancer survivors：a multicenter comparison of four abdominally based autologous reconstruction methods. Plast Reconstr Surg. 2016；137：758–771

本文比较了使用 BREAST-Q 进行腹部自体乳房重建的不同方法的效果和患者满意度。

Momoh AO，Ahmed R，Kelley BP，et al. A systematic review of complications of implant-based breast reconstruction with prereconstruction and postreconstruction radiotherapy. Ann Surg Oncol. 2014；21：118–124.

本文对同种异体乳房重建术之前或之后的放疗结果进行了系统评价。

Rochlin DH，Jeong AR，Goldberg L，et al. Postmastectomy radiation therapy and immediate autologous breast reconstruction：integrating perspectives from surgical oncology，radiation oncology，and plastic and reconstructive surgery. J Surg Oncol. 2015；111：251–257.

本文评估了乳腺癌患者治疗中涉及的所有领域的证据，以便对乳房切除术后即刻自体重建放射治疗的治疗序列提出建议。

参考文献

1. Howlader N, Noone AM, Krapcho M, et al. *Seer Cancer Statistics Review, 1975–2012*. National Cancer Institute; 2015. https://seer.cancer.gov/archive/csr/1975_2012/. Accessed June 12, 2019.
2. Smith RA, Andrews KS, Brooks D, et al. Cancer screening in the United States, 2018: a review of current American Cancer Society guidelines and current issues in cancer screening. *CA Cancer J Clin*. 2018;68:297–316.
3. Macmillan RD, McCulley SJ. Oncoplastic breast surgery: what, when and for whom? *Curr Breast Cancer Rep*. 2016;8:112–117.
4. Rochlin DH, Jeong AR, Goldberg L, et al. Postmastectomy radiation therapy and immediate autologous breast reconstruction: integrating perspectives from surgical oncology, radiation oncology, and plastic and reconstructive surgery. *J Surg Oncol*. 2015;111:251–257.
5. Largo RD, Tchang LA, Mele V, et al. Efficacy, safety and complications of autologous fat grafting to healthy breast tissue: a systematic review. *J Plast Reconstr Aesthet Surg*. 2014;67:437–448.
6. Petit JY, Rietjens M, Botteri E, et al. Evaluation of fat grafting safety in patients with intraepithelial neoplasia: a matched-cohort study. *Ann Oncol*. 2013;24:1479–1484.
7. Kronowitz SJ, Mandujano CC, Liu J, et al. Lipofilling of the breast does not increase the risk of recurrence of breast cancer: a matched controlled study. *Plast Reconstr Surg*. 2016;137:385–393.
8. Cohen O, Lam G, Karp N, et al. Determining the oncologic safety of autologous fat grafting as a reconstructive modality: an institutional review of breast cancer recurrence rates and surgical outcomes. *Plast Reconstr Surg*. 2017;140:382e–392e.
9. Blondeel PN, Hijjawi J, Depypere H, et al. Shaping the breast in aesthetic and reconstructive breast surgery: an easy three-step principle. *Plast Reconstr Surg*. 2009;123:455–462.
10. Barone M, Cogliandro A, Signoretti M, et al. Analysis of symmetry stability following implant-based breast reconstruction and contralateral management in 582 patients with long-term outcomes. *Aesthetic Plast Surg*. 2018;42:936–940.
11. Nahabedian MY. Managing the opposite breast: contralateral symmetry procedures. *Cancer J*. 2008;14:258–263.
12. Nelson JA, Disa JJ. Breast reconstruction and radiation therapy: an update. *Plast Reconstr Surg*. 2017;140:60S–68S.
13. Momoh AO, Ahmed R, Kelley BP, et al. A systematic review of complications of implant-based breast reconstruction with prereconstruction and postreconstruction radiotherapy. *Ann Surg Oncol*. 2014;21:118–124.
14. El-Sabawi B, Sosin M, Carey JN, et al. Breast reconstruction and adjuvant therapy: a systematic review of surgical outcomes. *J Surg Oncol*. 2015;112:458–464.

15. Beugels J, Kool M, Hoekstra LT, et al. Quality of life of patients after immediate or delayed autologous breast reconstruction: a multicenter study. *Ann Plast Surg*. 2018;81:523–527.
16. Santosa KB, Qi J, Kim HM, et al. Long-term patient-reported outcomes in postmastectomy breast reconstruction. *JAMA Surg*. 2018;153:891–899.
17. Macadam SA, Zhong T, Weichman K, et al. Quality of life and patient-reported outcomes in breast cancer survivors: a multicenter comparison of four abdominally based autologous reconstruction methods. *Plast Reconstr Surg*. 2016;137:758–771.
18. Matros E, Albornoz CR, Razdan SN, et al. Cost-effectiveness analysis of implants versus autologous perforator flaps using the BREAST-Q. *Plast Reconstr Surg*. 2015;135:937–946.
19. Kwok AC, Simpson AM, Ye X, et al. Immediate unilateral breast reconstruction using abdominally based flaps: analysis of 3,310 cases. *J Reconstr Microsurg*. 2019;35:74–82.
20. Rodriguez-Feliz J, Codner MA. Embrace the change: incorporating single-stage implant breast reconstruction into your practice. *Plast Reconstr Surg*. 2015;136:221–231.
21. Cordeiro PG, Pusic AL, Disa JJ, et al. Irradiation after immediate tissue expander/implant breast reconstruction: outcomes, complications, aesthetic results, and satisfaction among 156 patients. *Plast Reconstr Surg*. 2004;113:877–881.
22. Choi M, Frey JD, Alperovich M, et al. "Breast in a day": examining single-stage immediate, permanent implant reconstruction in nipple-sparing mastectomy. *Plast Reconstr Surg*. 2016;138:184e–191e.
23. Langstein HN, Cheng MH, Singletary SE, et al. Breast cancer recurrence after immediate reconstruction: patterns and significance. *Plast Reconstr Surg*. 2003;111:712–720; discussion 721–712.
24. Kronowitz SJ. State of the art and science in postmastectomy breast reconstruction. *Plast Reconstr Surg*. 2015;135:755e–771e.
25. Gruber RP, Kahn RA, Lash H, et al. Breast reconstruction following mastectomy: a comparison of submuscular and subcutaneous techniques. *Plast Reconstr Surg*. 1981;67:312–317.
26. Cordeiro PG, Jazayeri L. Two-stage implant-based breast reconstruction: an evolution of the conceptual and technical approach over a two-decade period. *Plast Reconstr Surg*. 2016;138:1–11.
27. Elswick SM, Harless CA, Bishop SN, et al. Prepectoral implant-based breast reconstruction with postmastectomy radiation therapy. *Plast Reconstr Surg*. 2018;142:1–12.
28. Nahabedian MY. Current approaches to prepectoral breast reconstruction. *Plast Reconstr Surg*. 2018;142:871–880.
29. American Society of Plastic Surgeons. *Evidence-Based Clinical Practice Guideline: Breast Reconstruction With Expanders and Implants*; 2003. https://www.plasticsurgery.org/documents/medical-professionals/quality-resources/guidelines/guideline-2013-breast-recon-expanders-implants.pdf. Accessed June 12, 2019.
30. Hartrampf CR, Scheflan M, Black PW. Breast reconstruction with a transverse abdominal island flap. *Plast Reconstr Surg*. 1982;269:216–225.
31. Macadam SA, Bovill ES, Buchel EW, et al. Evidence-based medicine: autologous breast reconstruction. *Plast Reconstr Surg*. 2017;139:204e–229e.
32. Cederna PS, Chang P, Pittet-Cuenod BM, et al. The effect of the delay phenomenon on the vascularity of rabbit rectus abdominis muscles. *Plast Reconstr Surg*. 1997;99:194–205.
33. Codner MA, Bostwick 3rd J. The delayed TRAM flap. *Clin Plast Surg*. 1998;25:183–189.
34. Lee JW, Lee YC, Chang TW. Microvascularly augmented transverse rectus abdominis myocutaneous flap for breast reconstruction—reappraisal of its value through clinical outcome assessment and intraoperative blood gas analysis. *Microsurgery*. 2008;28:656–662.
35. Schneider WJ, Hill Jr HL, Brown RG. Latissimus dorsi myocutaneous flap for breast reconstruction. *Br J Plast Surg*. 1977;30:277–281.
36. Mushin OP, Myers PL, Langstein HN. Indications and controversies for complete and implant-enhanced latissimus dorsi breast reconstructions. *Clin Plast Surg*. 2018;45:75–81.
37. Johns N, Fairbairn N, Trail M, et al. Autologous breast reconstruction using the immediately lipofilled extended latissimus dorsi flap. *J Plast Reconstr Aesthet Surg*. 2018;71:201–208.
38. Saint-Cyr M, Nagarkar P, Schaverien M, et al. The pedicled descending branch muscle-sparing latissimus dorsi flap for breast reconstruction. *Plast Reconstr Surg*. 2009;123:13–24.
39. Lee BT, Agarwal JP, Ascherman JA, et al. Evidence-based clinical practice guideline: autologous breast reconstruction with DIEP or pedicled TRAM abdominal flaps. *Plast Reconstr Surg*. 2017;140:651e–664e.
40. Park JE, Shenaq DS, Silva AK, et al. Breast reconstruction with SIEA flaps: a single-institution experience with 145 free flaps. *Plast Reconstr Surg*. 2016;137:1682–1689.
41. Chang EI, Soto-Miranda MA, Zhang H, et al. Evolution of bilateral free flap breast reconstruction over 10 years: optimizing outcomes and comparison to unilateral reconstruction. *Plast Reconstr Surg*. 2015;135:946e–953e.
42. Park JE, Alkureishi LW, Song DH. TUGs into VUGs and friendly BUGs: transforming the gracilis territory into the best secondary breast reconstructive option. *Plast Reconstr Surg*. 2015;136:447–454.
43. Opsomer D, van Landuyt K. Indications and controversies for nonabdominally-based complete autologous tissue breast reconstruction. *Clin Plast Surg*. 2018;45:93–100.
44. Dayan JH, Allen Jr RJ. Lower extremity free flaps for breast reconstruction. *Plast Reconstr Surg*. 2017;140:77S–86S.
45. Vargas CR, Koolen PG, Ho OA, et al. Preoperative CT-angiography in autologous breast reconstruction. *Microsurgery*. 2016;36:623–627.
46. Agrawal MD, Thimmappa ND, Vasile JV, et al. Autologous breast reconstruction: preoperative magnetic resonance angiography for perforator flap vessel mapping. *J Reconstr Microsurg*. 2015;31:1–11.
47. Frey JD, Stranix JT, Chiodo MV, et al. Evolution in monitoring of free flap autologous breast reconstruction after nipple-sparing mastectomy: is there a best way? *Plast Reconstr Surg*. 2018;141:1086–1093.
48. Jabo B, Lin AC, Aljehani MA, et al. Impact of breast reconstruction on time to definitive surgical treatment, adjuvant therapy, and breast cancer outcomes. *Ann Surg Oncol*. 2018;25:3096–3105.
49. Gougoutas AJ, Said HK, Um G, et al. Nipple-areola complex reconstruction. *Plast Reconstr Surg*. 2018;141:404e–416e.
50. Clarke-Pearson EM, Lin AM, Hertl C, et al. Revisions in implant-based breast reconstruction: how does direct-to-implant measure up? *Plast Reconstr Surg*. 2016;137:1690–1699.
51. Hanson SE, Smith BD, Liu J, et al. Fewer revisions in abdominal-based free flaps than latissimus dorsi breast reconstruction after radiation. *Plast Reconstr Surg Glob Open*. 2016;4:e866.

第 8 部分

内 分 泌

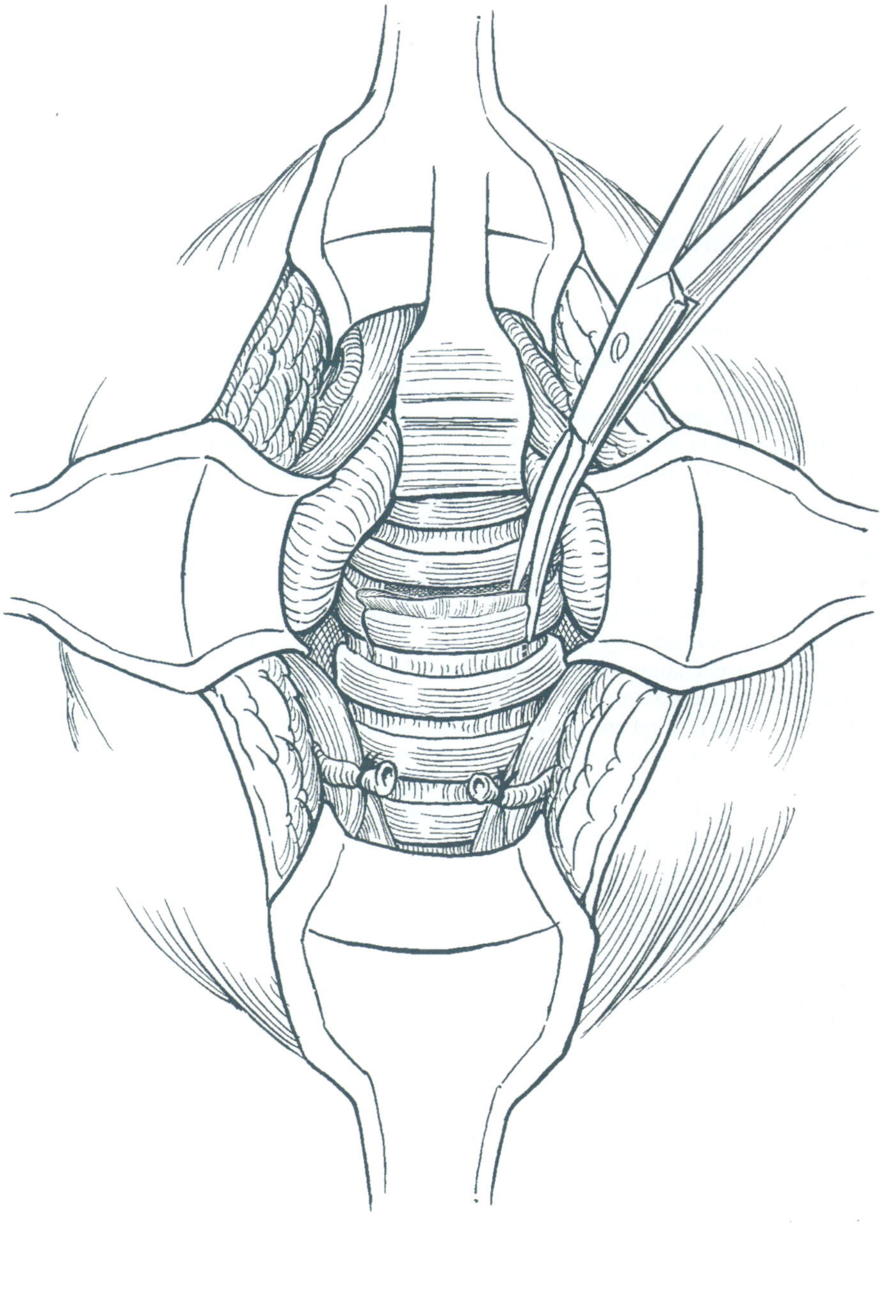

章 37

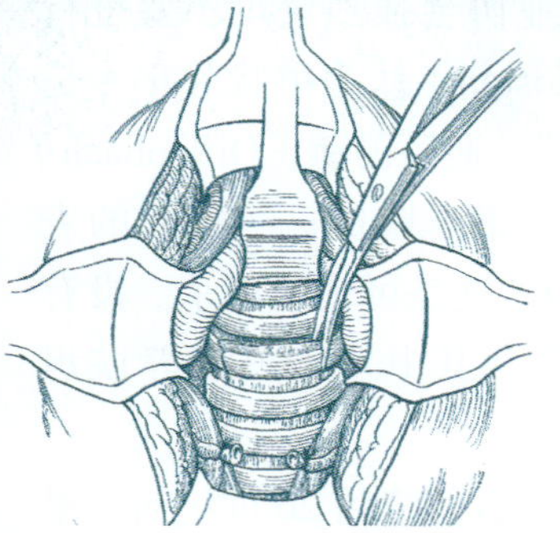

甲状腺

Insoo Suh，Julie Ann Sosa

张昊知　刘　浩　译　郝　洁　审校

章目录

声明

IS 是美敦力公司和 Prescient Surgical 公司的顾问。

JAS 是由葛兰素史克、诺和诺德、阿斯利康和礼来支持的甲状腺髓样癌协会注册数据监测委员会的成员。

甲状腺外科发展史

甲状腺手术的历史始于 1000 多年前[1]。大多数记录都显示，传奇外科医师阿布·卡西姆（Abu al-Qasim）于公元 952 年为地方性甲状腺肿施行了第一次甲状腺切除术，据说该患者在手术过程中因失血过多而几乎无法存活。在随后的 1 千年中，无论是在对甲状腺功能的理解上还是在安全摘除甲状腺方面，都没有看到令人鼓舞的进展。12 世纪，意大利萨勒诺学派的罗杰·弗鲁加德（Roger Frugardii）描述了一种病态的甲状腺切除方法，包括将热铁线刺插入皮肤和腺体，逐渐使腺体表面化，直到结节和甲状腺组织穿透皮肤并被切除。这类手术体现了早期天主教会认为的手术的残忍和粗野，在中世纪欧洲历史的大部分时间里，手术从医学和科学的主流中退却。

甲状腺的解剖学在 16 世纪初由莱昂纳多·达芬奇（Leonardo da Vinci）首次描述；遗憾的是，他不了解甲状腺的功能不仅仅是填补颈部肌肉层之间的空隙，以保护气管免受胸骨的伤害。在文艺复兴时期，随着解剖学和外科学的研究在文化上越来越被接受，甲状腺解剖学的理解也有了进一步的进步。甲状腺一词是由解剖学家托马斯·沃顿（Thomas Wharton）于 1646 年首次提出的；这是希腊语“thyreos”或“shield”的派生词，然而，直到 19 世纪，甲状腺手术的进展仍相对较少。威廉·法布里修斯（Wilhelm Fabricius）描述了 16 世纪中期一个“皮疹”和“大胆的医师”的案例，他用手术刀为一名死于手术台上的 10 岁女孩进行了第一次甲状腺切除术；据报道，这位外科医师因此被监禁。1791 年，法国大革命期间，皮埃尔·约瑟夫·德索（Pierre Joseph Desault）成功地施行了第一次有充分文献证明的甲状腺部分切除术，随后 50 年，其他外科医师陆续报告了一系列成功的甲状腺部分切除术。其中值得注意的是德国外科医师约翰·赫德努斯（Johann Hedenus），他在切除 6 个“令人窒息”的甲状腺肿后的零死亡率在当时被认为是了不起的。尽管如此，从 19 世纪早期到中期，甲状腺手术仍然（至少）与 40% 的死亡率相关，因此，当时的主要外科医师和专业协会强烈建议不要进行甲状腺切除术。利斯顿（Liston）认为甲状腺手术是“一个绝对不可想象的过程”，迪芬巴赫（Diffenbach）认为其是“最吃力不讨好、最危险的……鲁莽的表演”，格罗斯（Gross）认为“这是可怕的屠杀。没有诚实和明智的外科医师会参与其中。”法国医学院坦率地禁止了甲状腺手术。

从 19 世纪中叶开始，一直持续到 20 世纪初，甲状腺手术从危险和病态的尝试迅速演变为安全、优雅和现代的实践。由于麻醉、防腐 / 感染预防和止血器械的三重发展，外科手术作为一个整体取得了进步。在很大程度上，由于这些创新，当时的外科巨头才能够更仔细地研究和改进外科甲状腺学。西奥多·比罗斯（Theodor Billroth）涉足甲状腺手术的最初标志是 36 例甲状腺切除术中有 16 例死亡；然而，在外科实践中引入了新的止血和防腐方法后，他能够将死亡率大幅降低到 8%。Billroth 的学生西奥多·科彻（Theodor Kocher）被广泛认为是“现代甲状腺手术之父”。在他的职业生涯中，他做了 5000 多次甲状腺切除术，死亡率为 0.5%，这被广泛归因于他在消毒和止血技术方面的极度细致。1909 年，他获得了诺贝尔医学和生理学奖，这是有史以来第一个授予外科医师的诺贝尔奖。澳大利亚外科医师托马斯·登希尔（Thomas Dunhill）因其出色的手术结果开创了一种安全的双侧手术，即单侧甲状腺全叶切除术和对侧甲状腺次全叶切除术治疗甲状腺毒症，这种手术至今仍以他的名字命名。

威廉·斯图尔特·霍尔斯特德（William Stewart Halsted）作为“现代外科之父”和当代美国外科住院医师计划的创造者，有时很容易让人忽视他对甲状腺外科的诸多贡献。他的研究阐明了甲状旁腺的血液供应以及甲状腺远侧动脉分支的“超结扎”，以避免甲状旁腺血管离断和术后手足抽搐。他还进行了实验，支持甲状旁腺功能减退和手足抽搐之间的机制联系，并通过补钙或甲状旁腺移植来逆转这种联系。霍尔斯特德（Halsted）进一步改进了他从 Billroth 和 Kocher 那里学到的技术，改进了止血手术器械，并引入了无菌手术手套。他的两名学员乔治·克里尔（George Crille）和弗兰克·拉希（Frank Lahey）后来成为甲状腺外科的杰出人物。最后，Halsted 写道，甲状腺手术“可能比任何其他手术都更能代表外科医师艺术的最高胜利”。

Charles Mayo 和他的医学同事 Henry Plummer 证

明了甲状腺切除术在 Graves 病患者术前碘准备后的安全性。Mayo 的手术量和最出色的结果远远超过了其他同时代人，因此他被誉为"美国甲状腺手术之父"。

过去一个世纪的其他创新无疑改善了现代甲状腺手术的操作，但上述杰出人物，尤其是 Kocher，在 20 世纪之交的影响力仍然是无与伦比的。

甲状腺胚胎学与解剖学

胚胎学

甲状腺起源于正中和外侧甲状腺原基（胚胎前体组织），在融合并形成单个腺体之前，它们遵循独立的胚胎路径。

甲状腺正中原基

从妊娠第 2 周开始，原始咽部开始形成正中甲状腺原基。这一结构表现为在第二鳃弓水平上出现的咽底对突结节和连接结节之间的上皮增生。当它向原始心脏下降时，正中甲状腺原基变成了一个双叶憩室，具有称为甲状舌管的正中管状结构，该结构保持与舌的连接。甲状舌管在第 5 周变为一个坚固的结构，然后断裂并消失。这种结构的消失使盲孔位于舌根部的上方，当存在盲孔时，锥体叶位于舌根部的下方。到第 7 周，甲状腺继续下降到气管前的最终位置。来自甲状腺正中原基的细胞在妊娠第 10 周形成卵泡并产生甲状腺激素。

甲状腺外侧原基

甲状腺外侧原基起源于咽内胚层，在胚胎下降的第 5 周融合到正中原基。甲状腺外侧原基部分由起源于第四和第五咽囊的后鳃体细胞组成。分泌降钙素的滤泡旁 C 细胞就是从这些后鳃体中产生的（中鳃体不携带这些细胞）。甲状腺外侧原基约占最终发育的甲状腺总质量的 1/3。甲状腺胚胎发育异常可导致多种情况，其中一些可能是病理性的（图 37.1）。

甲状舌管囊肿

甲状舌管的正常发育和随后的闭塞与舌骨相连，舌骨从妊娠第 7 周开始形成，功能上将甲状舌管分为上、下两个部分。当甲状舌管未完全闭塞且上皮管细胞残留时，甲状舌管囊肿可能由甲状腺和盲孔之间的持续连接形成。这种情况通常表现为在舌骨水平或舌骨水平附近出现无痛性颈部中线肿块，尽管它可以在

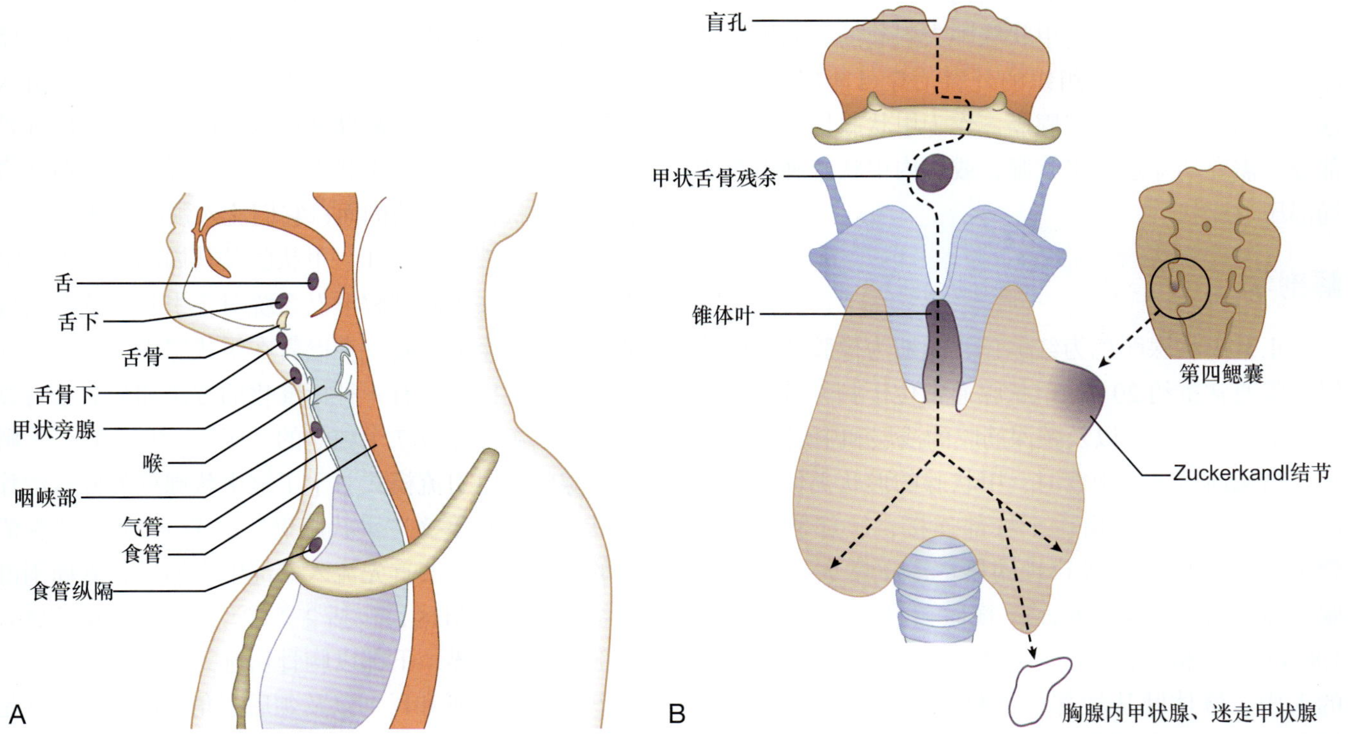

图 37.1 （A）甲状腺中线异位肿块的一些常见部位；（B）甲状腺的主要内侧和外侧胚胎学要素及其潜在成人解剖结局的总结（From Agarwal A，Mishra AK，Lomardi CP，et al：Applied embryology of the thyroid and parathyroid glands. In：Randolph GW，ed. Surgery of the Thyroid and Parathyroid Glands. 2nd ed. Philadelphia：Elsevier Saunders；2013：18.）

舌根附近或甲状腺本身发现。偶尔，这些囊肿会被来自舌头的口腔细菌感染，也会在皮肤上形成瘘管。

Sistrunk 手术最初描述于 1920 年，是治疗慢性感染的甲状舌管囊肿的首选外科治疗方法。一些修改已经被描述，但该手术的关键部分包括切除整个囊肿和周围甲状舌管束，包括舌骨的中央部分。在大多数情况下，切除一小部分舌头不再被认为是必要的。

异位甲状腺组织

从盲孔到前纵隔，甲状腺发育和下降的正常路径上的任何地方都可以发现异位甲状腺组织。未下降的甲状腺发育可导致盲孔基部附近形成舌状甲状腺。这种异常的甲状腺组织通常与甲状腺激素分泌不足以及随后的甲状腺肿大有关，进而导致上颈部的局部压迫症状，如气道阻塞和吞咽困难。这些病例有时需要手术切除。

异位甲状腺组织的其他常见部位是沿甲状腺-胸腺束路径。甲状腺-胸腺束起源于第三咽囊，沿胸腺下行路径牵拉下甲状旁腺和甲状腺叶下极。沿着该束的正常甲状腺组织的病灶通常称为迷走甲状腺。其可能发生在高达 50% 的人身上，通常不被认为是病理性的，尽管偶尔会被误认为是病理性淋巴结或甲状旁腺。迷走甲状腺可以通过一根细茎连接到甲状腺本身，也可以作为完全独立的结构存在。原发性胸内甲状腺肿被认为是由胸内甲状腺肿大引起的。如果与临床相关，甲状腺迷走组织的外科治疗可能偶尔需要；这方面的例子包括甲状腺癌，作为甲状腺切除术的一部分，需要切除迷走甲状腺，或胸内甲状腺肿引起的局部压迫症状。

解剖学

正常甲状腺颜色为红棕色，质地为橡胶状，成人甲状腺通常重约 20 g。甲状腺通常位于胸骨舌骨肌和胸骨甲状肌的后面以及颈深筋膜的浅层和中层。

当从前后平面观察时，甲状腺的形状类似于蝴蝶的轮廓，两个侧叶由一个峡部连接，峡部覆盖在气管上，正好位于环状软骨的尾部。正常大小的甲状腺叶高度通常为 4 ～ 6 cm，横向和前后尺寸为 1.3 ～ 1.8 cm。峡部的厚度通常为 2 ～ 3 mm。在 1/2 ～ 3/4 的人中，锥体叶从峡部向上延伸，代表甲状舌管的尾部残余。左右甲状腺叶构成了甲状腺体积的大部分。每个腺叶的高度从甲状腺软骨的中上部一直延伸到第五到第六个气管环。从侧面看，腺叶延伸至胸锁乳突肌和颈动脉，有一个小的后外侧突出物或肿块，称为 Zuckerkandl 结节。包裹甲状腺的包膜在腺体的实质内分隔形成独立的“假小叶”；在上气管的后外侧结合成一个坚固的韧带结构，称为 Berry 悬韧带。Zuckerkandl 结节和 Berry 韧带是识别喉返神经远端（RLN）的相对恒定的解剖标志，通常位于这些结构的后方。

血液和淋巴供应

甲状腺是一个高度血管化的腺体，具有丰富和备用的血液供应（图 37.2）。甲状腺的动脉供应通常来自两对双侧动脉。甲状腺上动脉起源于颈外动脉，在进入甲状腺叶的上极时分支。甲状腺下动脉是锁骨下动脉的甲状腺颈干的分支。因为它们的分支离甲状腺颈干较近，在转弯进入甲状腺中叶之前，它们向头部延伸至颈动脉鞘后方。在大约 2% 的人中，第 3 条动脉称为甲状腺最下动脉，直接从主动脉或无名动脉发出。该动脉沿中线路径进入甲状腺峡部或甲状腺叶的下极。甲状腺下动脉进入甲状腺的方向是识别 RLN 的另一个重要标志，RLN 通常在进入喉部时垂直穿过动脉（见下文）。下动脉和上动脉的分支也供应甲状旁腺。传统上认为甲状腺下动脉同时供应上甲状旁腺和下甲状旁腺，但供应上甲状旁腺的动脉周围可能存在显著的解剖变异，可单独由甲状腺下动脉、甲状腺上动脉或两者供应。甲状腺有 3 条主要的静脉引流途径。甲状腺上静脉通常与甲状腺上动脉平行，流入颈内静脉。甲状腺下静脉从甲状腺叶的下极向尾部延伸，流入无名静脉。甲状腺中静脉变异很大，但通常起源于甲状腺中叶的侧面；它们流入颈内静脉。

就像血液供应一样，甲状腺及其周围的淋巴网络丰富而广泛。正确理解淋巴系统对于甲状腺癌等疾病的外科治疗至关重要。淋巴管在甲状腺内穿行并流入局部颈部淋巴结。有一种标准化的方法和命名法将颈部淋巴结组织分成 7 个独立的“区”（图 37.3）。了解甲状腺的淋巴引流模式对于了解甲状腺癌的外科治疗尤其重要（见下文“甲状腺癌”一节）。从甲状腺流出的大部分淋巴液首先流入颈部中央的甲状腺周围淋巴结，统称为Ⅵ区，包括 2 条颈动脉之间的淋巴结，上部以舌骨为界，下部以胸骨切迹为界。颈外颈静脉淋巴结（Ⅱa、Ⅲ和Ⅳ）以及颈后三角淋巴结（尤其是 Vb 区）也从甲状腺引流淋巴液，通常从中央颈淋巴结引流。跳过Ⅵ区转移，并直接从原发肿瘤（通常位于甲状腺上极）转移至侧颈的病例不到 15%。颈部其

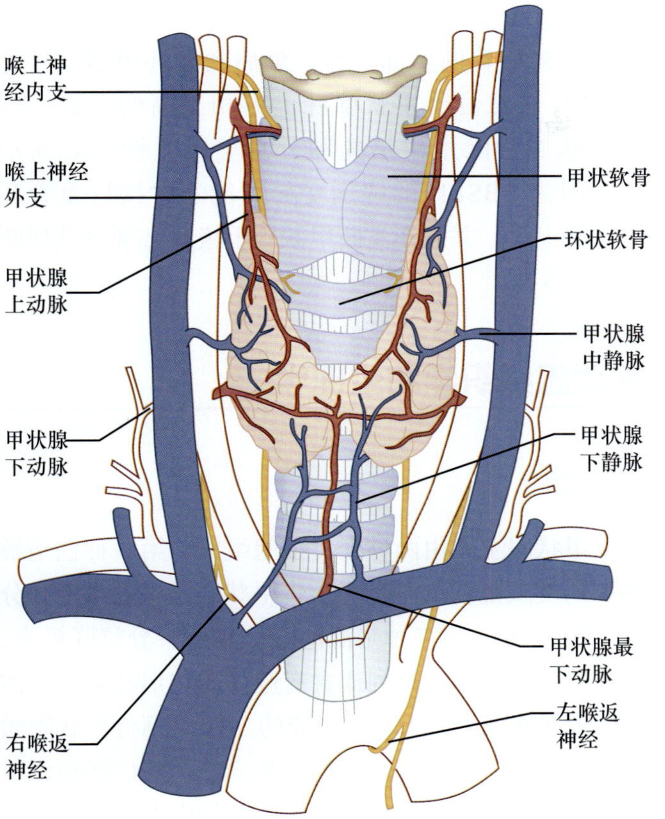

图 37.2 甲状腺及周围结构解剖（From McHenry CR. Thyroidectomy for nodules or small cancers. In：Duh QY，Clark OH，Kebebew E，eds. Atlas of Endocrine Surgical Techniques. Philadelphia：Elsevier Saunders；2010：7.）

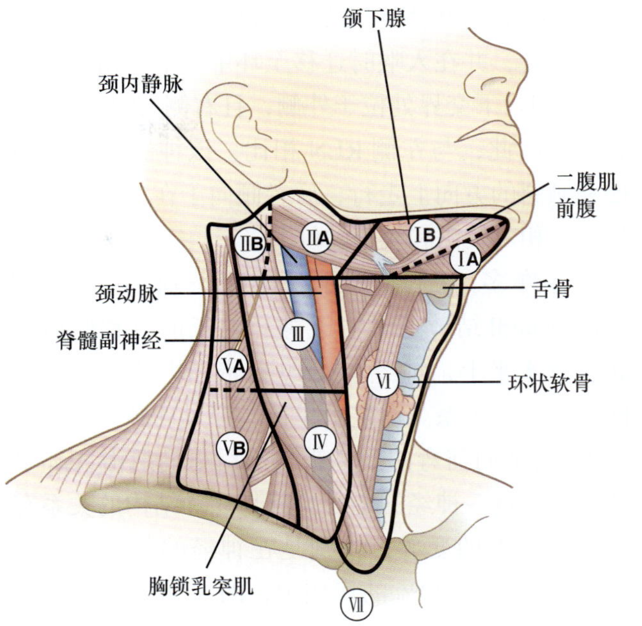

图 37.3 淋巴结分区及亚分区。第Ⅵ区包括甲状腺和邻近淋巴结，其上为舌骨，下为无名（头臂）动脉，两侧为颈动脉鞘。Ⅱ、Ⅲ和Ⅳ区淋巴结沿两侧颈静脉排列，前内侧为Ⅵ区，外侧为胸锁乳突肌后缘。Ⅲ区淋巴结以舌骨水平面为上界，以环状软骨下侧为下界；Ⅱ区和Ⅳ区分别高于和低于Ⅲ区。Ⅰ区淋巴结包括舌骨上方和下颌下腺后缘前方的颏下和下颌下淋巴结。Ⅴ区淋巴结位于颈后三角，胸锁乳突肌外侧边缘的外侧。如图所示，Ⅰ区、Ⅱ区和Ⅴ区可进一步细分。Ⅵ区的下界定义为胸骨上切迹。许多作者还将无名动脉（有时称为Ⅶ区）以上的气管前和气管旁上纵隔淋巴结纳入中央颈淋巴结清扫术

他部位很少与区域性甲状腺癌转移相关。

与甲状腺有关的神经

甲状腺由颈上交感神经节和颈中交感神经节的微小自主神经网络以及迷走神经的副交感神经纤维直接支配。对外科医师来说，与甲状腺相关的两条最重要的神经是喉返神经（RLN）和喉上神经外支（EBSLN）。甲状腺外科医师必须彻底了解这些神经的正常和异常路径，以便在甲状腺切除术中更好地保留这些结构。

RLN 和 EBSLN 是负责喉功能的主要神经。每条神经都是成对的，左右两侧各一条。RLN 是迄今为止最重要的神经，支配除环甲肌外的所有喉内肌的运动功能。它携带来自喉下部的感觉纤维，以及来自气管和食管的小运动和感觉纤维。单侧喉返神经损伤可导致同侧声带麻痹，典型症状包括声音嘶哑、发音疲劳和误吸。如果麻痹的声带处于正中位置，妨碍了充分的空气交换，则双侧喉返神经损伤和随后的双侧声带麻痹可能需要气管造口以控制气道；或者，如果静止声带保持外展位置，则持续吸入和呼吸道感染的风险很高。EBSLN 神经支配环甲肌，它有助于维持声带的音调和张力。EBSLN 损伤导致难以达到高音、声音投射和音量。著名歌剧演员阿米莉塔·加拉·库奇（Amelita Galla Curci）在甲状腺切除术后出现高音歌唱困难，这条神经便成为了历史关注的焦点；这被认为是由于它在手术中受伤，但后来的历史报告对此说法提出了质疑。

左侧和右侧 RLN 的解剖结构因其胚胎发育而不同（图 37.4）。两条 RLNs 均起源于第六主动脉弓下方的第六鳃弓。当 RLNs 上方的第五和第六主动脉弓随后在胚胎发育过程中退化时，这两条神经随后固定在左右第四主动脉弓结构上，然后后者分别发展成不同的动脉——右锁骨下动脉和主动脉弓。由于心脏和大血管进入胸腔，这两条神经都回绕或“返回”到颈部，使 RLNs 随之下降。左侧 RLN 在主动脉弓处的动脉韧带下绕行，并在气管食管沟中穿行，直到到达

甲状腺。右侧 RLN 在右侧颈动脉-锁骨下动脉连接处下方绕行，并在入喉时迁移至环甲关节。由于右侧颈动脉-锁骨下交界处位于外侧，且右侧 RLN 走行长度较短，因此，与左侧 RLN 相比，该神经在稍前的平面和倾斜的方向上走行，后者倾向于在气管食管沟中保持在相对较深和较直的位置。

有许多解剖标志可以帮助识别和描述 RLN。Zuckerkandl 结节通常位于神经的正前方和侧面。环状软骨水平上，神经、Berry 韧带和甲状腺下动脉之间有密切的关系。在这里，神经穿过动脉（通常在后方），通常向前弯曲到韧带，然后再向后潜入环甲关节的入喉点。神经的走行及其与三种结构的关系有许多解剖学上的变异，特别是在神经的位置方面。此外，在 20% ～ 30% 的病例中，RLN 可能趋向于向近端分支，保留所有分支对保留神经功能很重要；前支尤其如此，前支主要提供运动神经支配。

RLN 也可能以非返回的方式走行，从颈部迷走神经分支（图 37.4）。在右侧，这与直接从主动脉弓而非无名动脉（称为“lusoria 动脉”）产生的异常右锁骨下动脉有关，并可能继发于该动脉。该动脉起源于左锁骨下动脉远端，穿过食管后方中线。由于在胚胎发育过程中没有正常的右锁骨下颈动脉连接来下拉右喉返神经，因此右喉返神经沿着从迷走神经到喉的直线路径走行。多达 1% 的人出现右侧非返 RLN。在极为罕见的情况下，左侧非返性喉神经可能会出现在患者的逆位和右侧主动脉弓。

与 RLN 一样，喉上神经起源于迷走神经。EBSLN 在舌骨处分支，沿着咽下缩肌走行，然后平行于甲状腺上极血管的上部走行，最后到达环甲肌。尽管 EBSLN 通常位于甲状腺叶上方相当高的位置，但在甲状腺切除术中结扎和分割上极血管时必须小心，因为 EBSLN 的解剖变异可能非常接近血管和甲状腺上极，并且在离断甲状腺上极时必须将其切断（图 37.5）。

甲状腺组织学和生理学

组织学

甲状腺主要由两种上皮细胞组成。第一种也是最主要的类型是滤泡细胞，负责甲状腺激素的产生和分泌（图 37.6）。第二种是滤泡旁 C 细胞，分泌降钙素。甲状腺的组织结构排列成含有胶体的球形滤泡。胶体是由甲状腺球蛋白（Tg）组成的，Tg 是活性甲状腺激素的非碘化前体，是一个蓄水池。滤泡旁 C 细胞位于滤泡间质内，主要分布于甲状腺中上叶的侧面。

正常甲状腺生理

甲状腺激素

甲状腺激素的合成是一个复杂的多步骤过程，发生在甲状腺滤泡单位内。该过程取决于碘的存在，概述如下：

- 滤泡细胞通过 Na/I 同向转运体膜蛋白主动将

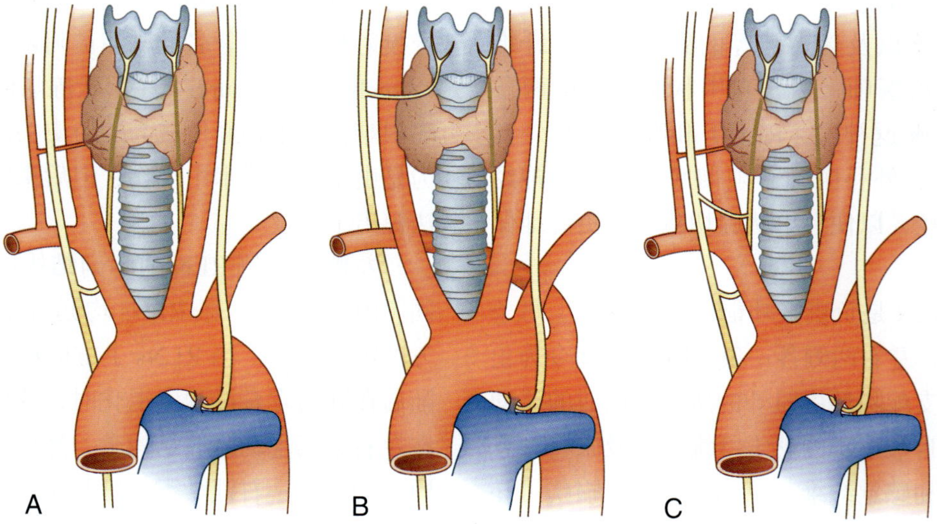

图 37.4 右喉返神经走行异常变异。（A）喉返神经的正常走行源于迷走神经经锁骨下动脉下后方。一条非返性喉神经起源于迷走神经，在右锁骨下动脉异常起点处向喉内侧走行；（B）非返性喉神经起源于迷走神经，在右锁骨下动脉的异常起点处向喉内侧走行；（C）非返性喉神经与喉返神经罕见地共存，形成一条共同的远端神经

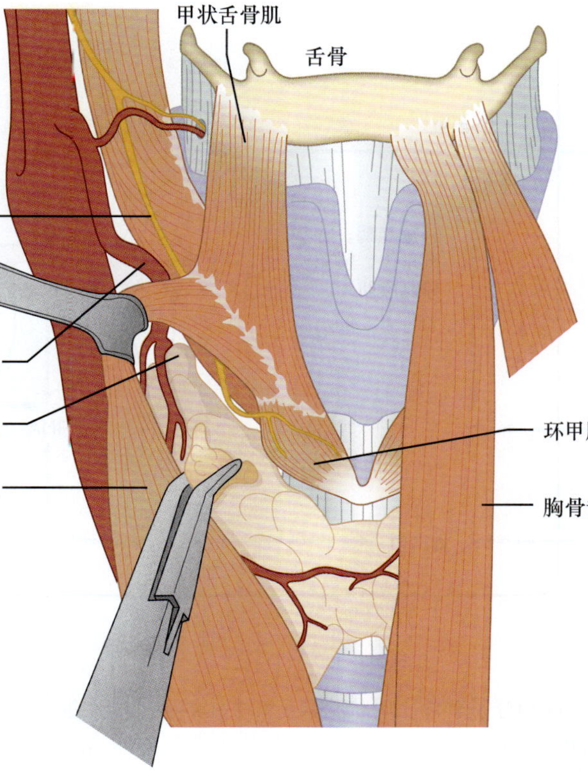

图 37.5 甲状腺上极血管的解剖和结扎应尽可能紧贴甲状腺上极进行，以免损伤喉上神经（EBSLN）外支（From Randolph GW. Surgical anatomy, intraoperative neural monitoring, and operative management of the RLN and SLN. In：Duh QY, Clark OH, Kebebew E, eds. Atlas of Endocrine Surgical Techniques. Philadelphia：Elsevier Saunders；2010：105.）

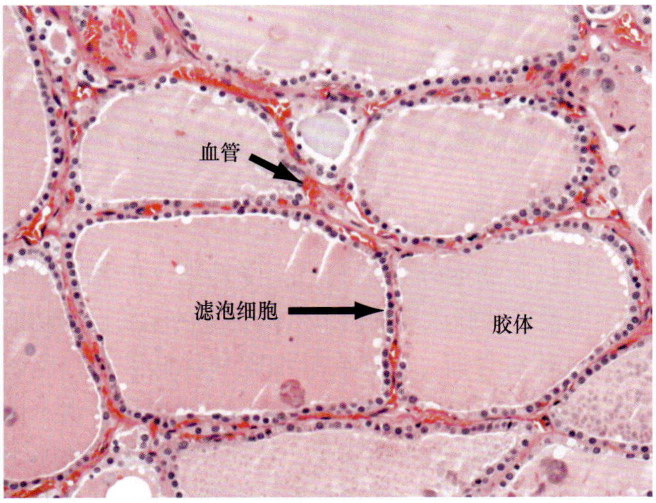

图 37.6 正常甲状腺实质显微照片，苏木精和伊红染色。滤泡单位的中心含有胶体，每个滤泡被单层有序的、细胞学正常的滤泡细胞包围。滤泡旁间隙含有血细胞和滤泡旁细胞

碘离子从血流穿过细胞膜转运到细胞质中。滤泡细胞内碘的浓度通常比体循环高出许多倍，这是由于碘的主动转运造成的。

- 碘化物随后跟随胶质向滤泡细胞边缘移动，阴离子被氧化形成中性 I_2 分子。这种形式的碘可以通过细胞膜进入胶质。
- 胶质储存 Tg，其中含有大量的酪氨酸残基。胶质中还含有甲状腺过氧化物酶（TPO），可催化甲状腺激素合成的下一个主要步骤，即在 Tg 上碘化酪氨酸残基。被单个碘分子碘化的酪氨酸残基会形成单碘酪氨酸，而被两个碘分子碘化的酪氨酸会形成二碘酪氨酸（DIT）。
- DIT 和单碘甲状腺原氨酸分子相互形成共价键，构成甲状腺激素的活性形式：四碘甲状腺原氨酸或甲状腺素（T_4），由两个 DIT 形成，携带四个碘分子；三碘甲状腺原氨酸（T_3），由一个 DIT 和单碘甲状腺原氨酸形成，携带三个碘分子。当受到促甲状腺素（TSH）刺激时，滤泡细胞将激活的甲状腺激素从胶体中心输送到血液中（图 37.7）。

一旦进入血液，超过 99% 的循环甲状腺激素与转运蛋白（如白蛋白和 T_4 结合球蛋白）结合；以自由形式存在的不到 1%。这样相对严格地控制了甲状腺素扩散到靶细胞，因为如果循环中游离甲状腺素水平降低，结合的激素将被释放。虽然与 T_3 相比，T_4 的浓度通常较高，但 T_3 是更有效的形式，事实上，许多

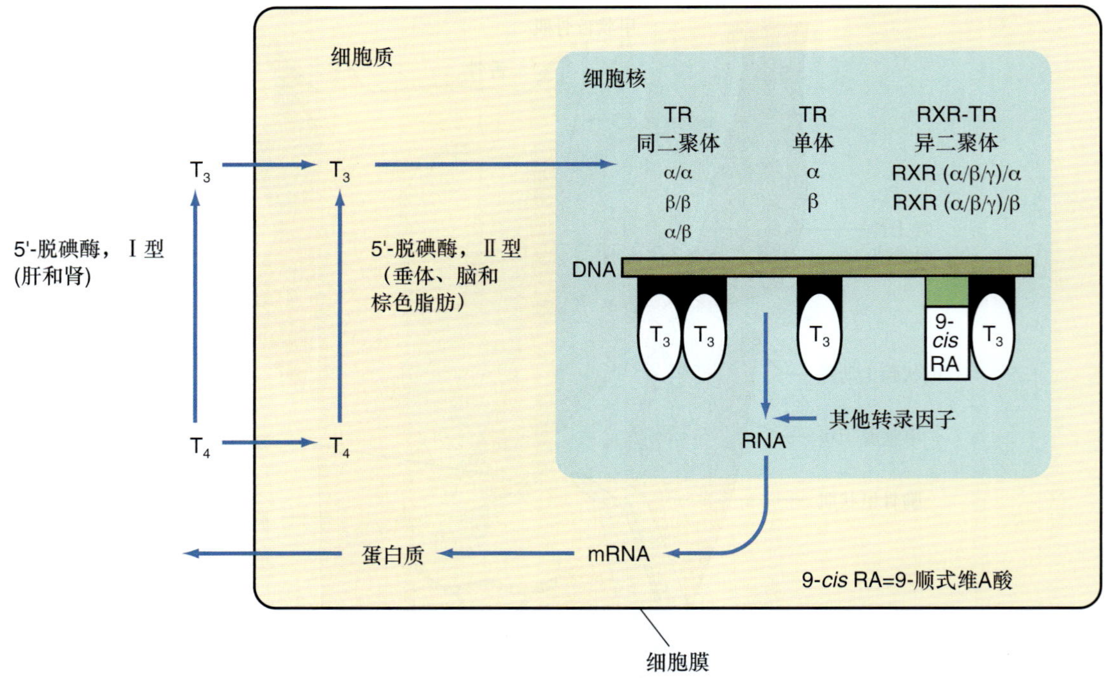

图 37.7 甲状腺激素功能涉及的细胞和分子事件。甲状腺素（T_4）在细胞外周和细胞质中转化为三碘甲状腺原氨酸（T_3）。T_3 到达细胞核，与甲状腺激素受体（TR）（同二聚体、单体或异二聚体）结合。TR 结合导致与其他转录因子结合的 RNA 转录；信使 RNA 随后被表达，然后被转译成蛋白质

靶器官，如大脑、肝、肠道、骨骼肌和甲状腺，能够通过脱去一个碘分子的脱碘酶系统将 T_4 转化为 T_3。

碘在甲状腺激素生理学中起着主要作用，它取决于体内是否有足够的碘供应。成人的平均每日碘需求量为 0.1 mg，这完全来自膳食摄入。甲状腺是人体绝大多数碘储存的目标器官。鱼、虾和海藻等海鲜富含碘。自 1924 年以来，美国开始使用碘盐，这有效地消除了该国的碘缺乏症。尽管全世界都在努力改善碘盐的供应，但世界许多地区仍然面临缺碘的风险；世界卫生组织估计，世界上有 54 个国家仍然缺碘。

甲状腺激素对正常的身体功能至关重要。在细胞水平上，T_4 和 T_3 与线粒体受体结合，在释放热量的过程中增加 ATP 生成、氧气消耗和葡萄糖氧化。因此，甲状腺激素功能通常被简称为基础代谢率的主要驱动因素。据推测，人体内几乎所有细胞都是甲状腺激素的最终靶点，主要是通过它们刺激脂质和碳水化合物的代谢。甲状腺激素对胎儿和儿童的正常生长发育至关重要，尤其是在神经功能方面。心血管系统是甲状腺激素的重要靶点，甲状腺激素可增加心排血量并扩张血管。正常的生殖功能高度依赖于甲状腺激素（见下文）。

甲状腺激素的产生受到下丘脑、垂体和甲状腺之间相互作用的严格控制。低循环水平的 T_4 和 T_3 刺激下丘脑释放促甲状腺素释放激素，进而刺激垂体前叶释放 TSH。TSH 通过与甲状腺滤泡细胞上的受体结合，刺激甲状腺激素的形成，导致碘的转运增加，以及 T_4 和 T_3 从胶体向血液的转运和释放。相反，循环甲状腺激素水平升高导致负反馈回路，下丘脑和垂体的促甲状腺激素释放激素和 TSH 分别下调。

降钙素

甲状腺滤泡旁 C 细胞产生降钙素，但降钙素的产生不受甲状腺激素的调节。降钙素的主要已知功能是通过其对骨骼（增加成骨细胞和降低破骨细胞活性）、肠道（减少钙吸收）和肾（增加尿钙排泄）的作用最终来降低血清钙浓度，其释放受到血清钙水平升高的刺激。然而，降钙素的缺乏并不像甲状旁腺激素（PTH）那样导致钙稳态的显著变化，因此对其对正常生理功能的最终重要性仍知之甚少。

妊娠期甲状腺生理

正常妊娠导致甲状腺激素功能的显著变化，因为它对胎儿早期发育至关重要。尽管胎儿早期发育的多个过程依赖于甲状腺激素，包括总体生长、代谢调节和骨骼成熟，但神经元和大脑发育是最关键的，未经治疗的甲状腺功能减退母亲所生婴儿的严重神经认知

缺陷证明了这一点。

在妊娠的前三个月，母体甲状腺激素的分泌显著增加，总 T_4 浓度增加到非妊娠状态的 1.5 倍。尽管细节尚未完全阐明，但研究者认为，这种上升至少部分是由于人类绒毛膜促性腺激素水平的快速增加，它与 TSH 共享一个 α 亚基，并作为 TSH 激动剂发挥作用。这偶尔会导致一种被称为短暂性妊娠甲状腺功能亢进的现象，这种现象只发生在妊娠早期，并且会自愈。

T_4 浓度的升高还伴随着血液中 T_4 结合球蛋白浓度的增加，这导致循环 T_4 的结合增强，游离 T_4 水平相对稳定。由于对甲状腺激素生成需求增加，怀孕期间每日推荐的碘摄入量也增加了。母体 T_4 通过胎盘中特有的甲状腺激素转运蛋白转运至胎儿循环。

母体甲状腺激素的产生在怀孕的前三个月增加并达到高峰，之后稳步下降；这可能与胎儿甲状腺的发育和早期功能相一致。胎儿甲状腺激素水平可在妊娠第 11 周检测到，但整个下丘脑-垂体-甲状腺反馈轴直到妊娠中期才成熟；因此，人们认为，至少在这一阶段之前，适当调节母体甲状腺功能仍然很重要。

甲状腺功能不全与不良的母婴结局相关。因此，定期监测甲状腺功能是常规产前护理的标准组成部分。甲状腺功能减退是妊娠期最常见的甲状腺功能紊乱类型，高达 0.5% 的孕妇会发生甲状腺功能减退。碘缺乏是缺碘地区甲状腺功能减退的最常见原因，而自身免疫性甲状腺炎是碘充足地区最常见的原因。母亲甲状腺功能减退与不孕症和围产期并发症的风险增加有关。碘缺乏引起的胎儿 / 新生儿甲状腺功能减退会导致克汀病，这是一种表现为严重生长和认知缺陷、耳聋和性发育障碍的综合征。甲状腺功能亢进，最常见的原因是 Graves 病，约 0.3% 的孕妇发生甲状腺功能亢进；如果不进行治疗，这会增加母胎并发症的风险，包括流产、先兆子痫、早产和胎盘早剥。

非甲状腺疾病的甲状腺生理学（甲状腺功能正常病变综合征）

许多急性和慢性非甲状腺疾病状态会影响对甲状腺功能的测量。这种现象通常被称为“甲状腺功能正常病变综合征”或“非甲状腺疾病综合征”，可导致在既往无甲状腺疾病的患者中出现甲状腺功能异常。最常见的情况是血清 T_3 浓度低，在更严重的疾病状态下，也可观察到 T_4 的降低。TSH 浓度保持相对正常或轻微升高，但未达到真正的甲状腺功能减退的程度。患者没有表现出任何临床甲状腺功能障碍的迹象。

尽管存在多种理论，但对甲状腺功能正常病变综合征背后的病理生理学仍知之甚少。一些人认为，在非甲状腺疾病中，由于外周脱碘酶（特别是 2 型脱碘酶）的活性降低，靶组织中 T_4 向 T_3 的转化受到损害。其他人研究了肿瘤坏死因子 -α 、白介素 1 和白介素 6 等细胞因子在甲状腺滤泡细胞水平抑制甲状腺激素产生中的作用。其他假设如抑制甲状腺激素与各种甲状腺结合蛋白的结合可能导致对真正游离激素水平的测量不准确。不管理论如何，普遍认为，出现这种现象的患者实际上甲状腺功能是正常的，并没有内在的甲状腺功能障碍。

手术患者中与甲状腺功能正常病变综合征相关的常见状态包括败血症、禁食 / 饥饿、外伤、热损伤和心肌梗死。许多药物如皮质类固醇和胺碘酮也会影响甲状腺功能测量。除了治疗基础疾病可解决甲状腺功能检查异常外，没有其他治疗甲状腺功能正常病变综合征的方法。

甲状腺生物标志物

促甲状腺激素

TSH 是一种 28 kDa 的糖蛋白，由垂体前叶以脉冲方式分泌；它遵循昼夜节律。其作用于甲状腺滤泡细胞上的 TSH 受体，作为下丘脑-垂体-甲状腺轴的一部分，是甲状腺激素分泌的主要调节驱动因素。血清 TSH 测定是筛查甲状腺功能异常最常见、最可靠的检测方法。这是因为从 T_4 和 T_3 到垂体 TSH 分泌的负反馈回路遵循对数线性关系，导致 TSH 浓度发生更显著的变化，而甲状腺激素水平的变化较小。

目前使用第三代和第四代超灵敏放射免疫分析法测量 TSH，相关精密度小于 0.002 μIU/ml，灵敏度高达 97%。目前公认的成人血清 TSH 的正常范围为 0.4 ～ 4.12 mIU/L，根据所使用的特定化验方法有微小的变化。TSH 测量是可疑甲状腺功能紊乱评估的一部分，也是妊娠等高危状态筛查和监测的一部分。尽管 TSH 作为一种筛查试验的总体产量很高，但在一些可能影响其测量的非甲状腺健康状态下，如妊娠、非甲状腺疾病（甲状腺功能正常病变综合征）以及服用糖皮质激素、呋塞米、抗惊厥药和二甲双胍等药物，应谨慎地解释 TSH 值。

四碘甲状腺原氨酸和三碘甲状腺原氨酸

血清 T_4 和 T_3 的测定是评估甲状腺功能障碍的重要确证组成部分。体循环中两种甲状腺激素的绝大部分与血浆蛋白结合，如 T_4 结合球蛋白，只有不到 0.2% 的激素处于游离的生物活性状态。因此，与测量总激素水平相比，测量游离 T_4 和游离 T_3 水平更能准确反映甲状腺功能，而总激素水平可能会受到各种循环转运蛋白存在的影响。

TSH 和游离 T_4 的测量是最常见的配对甲状腺功能测试，因为它们在大多数情况下都具有精确的解释性，包括甲状腺功能异常的诊断和治疗监测。游离 T_3 对甲状腺功能减退症的诊断不太有用，但可用于确认其他疾病，如甲状腺功能亢进和甲状腺功能正常病变综合征。所有形式的甲状腺激素均采用现代竞争性免疫分析法进行测量，正常范围内的轻微不同取决于检测方法和制造商。正常参考范围也取决于年龄，儿童和成人的标准不同。

甲状腺自身抗体

血清甲状腺自身抗体的测定有助于诊断各种自身免疫性甲状腺疾病，尽管其可变的敏感性和特异性需要在试验解释时谨慎考量。目前最常用的 3 种自身抗体是抗 TPO 抗体（TPOAb）、抗 Tg 抗体（TgAb）和抗 TSH 受体抗体（TRAb）。

TPOAb 测定是最准确和最常用的自身免疫性甲状腺炎筛查试验。在 90% 以上的自身免疫性甲状腺炎患者以及 80% 的 Graves 病患者中，TPOAb 均呈阳性。然而，它也有 10% ～ 15% 的假阳性率。通常，进行 TgAb 测定对自身免疫性甲状腺炎的敏感性为 80%，对 Graves 病的敏感性为 30%，假阳性率与 TPOAb 相似。重要的是，TgAb 的存在会干扰 Tg 测量值的解释，从而无法监测不同类型的甲状腺癌［（DTC）见下文］。TPOAb 通常通过超灵敏放射免疫测定法测定；虽然其他技术如放射免疫测定或酶联免疫吸附测定也是可以接受的，但也可以用这种方法测定 TgAb。这两种指标通常一起检测，大多数临床实验室通常都可以进行。

TRAb 的检测通常用于格雷夫斯（Graves）病，因为超过 90% 的确诊患者都是阳性的。TRAb 测定通常以两种方式之一进行：（1）TSH 受体结合抑制性免疫球蛋白生物测定法，检测抑制 TSH 与重组 TSH 受体结合的免疫球蛋白；（2）促甲状腺免疫球蛋白（TSI）生物测定法，更具体地检测激活甲状腺滤泡细胞上 TSH 受体的 TRAb 刺激亚型。已假设 TSI 测量值与活动性 Graves 病的严重程度更密切相关。这两种测试目前都是资源密集型和高成本的；因此，与 Graves 病的其他诊断方法（即病史和体格检查、甲状腺功能测试、其他甲状腺自身抗体的测量、颈部超声和甲状腺摄取扫描）相比，它们的其他用途仍不清楚。大多数人同意其在特殊情况下的实用性，如结节性甲状腺肿和甲状腺功能亢进患者的诊断挑战、眼病以及妊娠期间的诊断和监测。

甲状腺球蛋白

Tg 是一种大的 660 kDa 糖基化蛋白，作为活性碘化形式甲状腺激素的前体蛋白。虽然大部分 Tg 储存在甲状腺滤泡内的胶体中，但在转化为 T_4 和 T_3 的过程中，少量 Tg 逃逸到体循环中，因此在外周血中可以检测到。一方面，Tg 在 DTC 患者中明显升高，但其在常规测量或甲状腺全切除术前的诊断价值较低。另一方面，甲状腺全切除术后测定 DTC 的术后血清 Tg 仍是目前最敏感的癌症生物标志物，但需要注意的是，它的准确性取决于 TgAb 的缺失。

目前应用广泛的 Tg 免疫测定方法有酶联免疫吸附法、酶复合免疫分析法、荧光偏振免疫分析法和免疫化学分析法。所有这些免疫测定方法均使 Tg 测量高度灵敏和特异，因此可以检测低至 0.1 ng/ml 的 Tg。对于 DTC 的术后监测，在停用甲状腺激素或注射重组人 TSH 后，通过 TSH 刺激可进一步提高 Tg 测定的敏感性。超过 1 ～ 2 ng/ml 的刺激 Tg 被认为预示着甲状腺切除术后持续或复发性疾病的较高风险。

血清 Tg 检测的准确性在很大程度上取决于 TgAb 的缺失，所以必须同时检测 TgAb。TgAb 存在于 10% ～ 15% 的普通人群中，会限制术后 Tg 测量的可解释性。即使在这些情况下，由于自身抗体在甲状腺癌成功治疗后会随着时间的推移而消失，因此 TgAb 通常可用作粗略的替代生物标志物；此外，TgAb 水平的增加可能意味着疾病复发。较新的 Tg 测定法采用质谱法，即使在 TgAb 存在的情况下也能提供合理的检测能力，灵敏度低至 0.5 ng/ml，接近免疫测定结果。

降钙素

降钙素是一种由滤泡旁 C 细胞分泌的由 32 个氨基酸组成的蛋白。正常情况下，血清降钙素水平在婴儿期最高，在儿童期早期迅速下降，然后在成年期保持相对稳定（尽管绝对水平可能每分钟波动一次）。尽管降钙素在骨、肠和肾水平具有已知的作用机制，但它在钙稳态中似乎并未发挥显著作用。血清降钙素是检测和监测甲状腺髓样癌（MTC）最敏感的生物标志物，甲状腺髓样癌是滤泡旁 C 细胞的恶性肿瘤。该检测可用于 MTC 或多发性内分泌肿瘤（MEN2；见下文）患者。关于将测量血清降钙素作为甲状腺结节评估中的常规筛查试验的价值是存在争议的[2]。目前降钙素的测量采用多种方法，包括放射免疫分析法、酶联免疫吸附法和免疫化学发光法，具有不同的敏感性、特异性和参考范围。

甲状腺影像学

颈部超声

颈部超声检查是甲状腺常规放射影像学评估的首选方式，因为它可提供甲状腺结节性疾病的最准确显像，并可同时对甲状腺病变进行经皮细针穿刺（FNA）活检（见下文）。颈部超声提供了关于甲状腺总体大小和血管分布、甲状腺结节的存在和风险分层以及可疑颈部淋巴结病存在的信息；此外，它还可用于甲状旁腺疾病的定位。超声的优势包括其无创性、便于临床携带且与辐射暴露无关。

颈部超声的一个潜在缺点是，研究质量高度依赖于熟练的操作员；由于放射科医师、外科医师、病理学家和医学内分泌科医师都可能接受过超声检查的培训，因此，在超声的专业水平上，实践和机构的差异进一步放大了这一问题。为实现颈部超声检查质量标准化所做的努力包括：不分专业的通用超声检查培训和资格认证途径，以及颈部超声检查报告的标准化模板。

甲状腺的正常超声表现为均匀回声，回声纹理均匀（图 37.8）。甲状腺超声的病理学发现将在以下相应章节中描述。

核素显像

使用锝 -99m 高锝酸盐或放射性标记的碘核素（通常为 ^{123}I 或 ^{131}I）进行甲状腺闪烁扫描。根据具体研究，示踪剂可通过静脉内、口服或吸入给药，并可在给药后 30 分钟（静脉注射）至 24 小时（口服）的任何时间获取图像。甲状腺通常显示双侧对称摄取。结节性疾病可分为局灶性摄取增加（所谓的“热”结节，图 37.9）或未增加（“冷”结节）。甲状腺功能亢进背景下的典型“热”结节被认为是良性毒性结节，恶性肿瘤风险极低，而“冷”结节的恶性肿瘤风险为 15%。

过去几十年超声检查和横断面成像的改进使甲状腺闪烁扫描在除少数情况外的所有情况下都过时了。甲状腺摄取扫描有助于鉴别诊断甲状腺功能亢进，通过确定放射性示踪剂摄取增加是否是像 Graves 病那样在整个腺体弥漫性增加，或者是在孤立性毒性腺瘤或毒性多结节性甲状腺肿（TMG）情况下出现更离散的“热”结节。此外，放射性标记碘扫描［通常称为放射性碘扫描（RAI）］通常用于评估和治疗 DTC 情况下的持续性 / 复发性或转移性疾病（见下文）。

横断面成像

计算机断层扫描（CT）或磁共振成像（MRI）在特定适应证中是超声的有效辅助手段，因为它们可提供甲状腺相对于颈部其他结构（包括喉和气管、食管、肌肉和主要血管结构）的精确横断面解剖评估。这些方式对两种情况特别有帮助：胸骨后（胸内）甲状腺肿和晚期甲状腺癌（图 37.10）。CT 和 MRI 在显示锁骨下纵隔方面优于超声。此外，横断面成像更容易检测到血管异常，如迷走右锁骨下动脉，可提醒外科医师注意复杂的解剖情况（如存在非返性喉神经），并有助于围术期计划。许多人更喜欢应用 CT 而不是 MRI，因为它更容易解释，并且在检测颈部淋巴结转移方面优于 MRI。

如果需要，甲状腺横断面成像不仅应评估颈部，还应评估从颅底到气管分叉的范围，以便准确评估胸内甲状腺肿或恶性肿瘤的程度。根据临床情况，CT 和 MRI 可以进行静脉造影，也可以不进行静脉造影。对于胸骨后甲状腺肿的评估，并非是对比 CT 或 MRI 就足够了。另一方面，静脉造影用于临床怀疑晚期甲状腺癌，如局部晚期肿瘤或有多个和（或）大块淋巴结转移的肿瘤。对比度增强图像最适合评估邻近结构的局部侵入，尤其是呼吸消化道。

在非增强 CT 扫描中，甲状腺表现为均匀性，与周围的肿块相比，有轻度高信号，而碘化造影剂给药导致相当显著的弥漫性增强。在 MRI 上，甲状腺在 T_1 和 T_2 加权图像上均可呈轻度高信号，在钆对比剂给药时呈明亮增强。高达 9% 的颈部 CT 或 MRI 扫描可发现偶发甲状腺结节。碘通常在碘化造影剂给药后 4 ～ 8 周内清除，这通常不会导致 DTC 术后 RAI 给药的临床显著延迟。

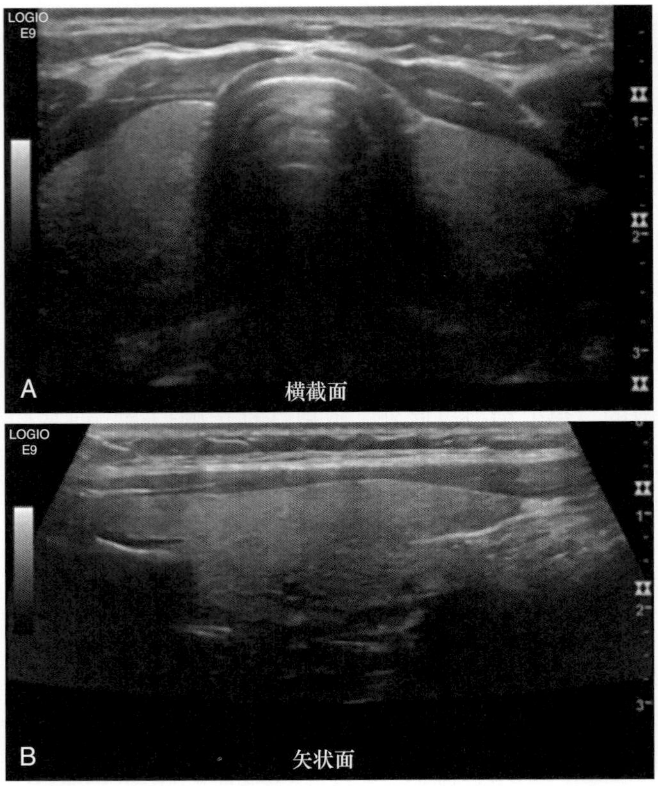

图 37.8 颈部超声检查甲状腺外观正常。注意腺体的回声均匀，回声质地均匀。(**A**) 横向中线视图，气管两侧各有两个腺叶；(**B**) 右甲状腺叶纵向图

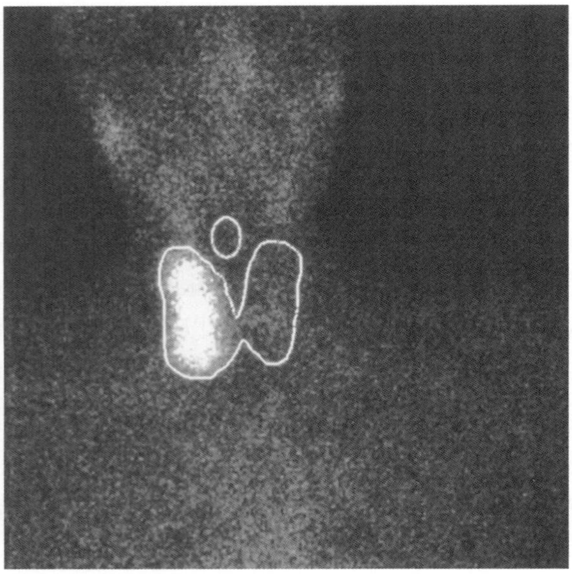

图 37.9 [131]I 扫描显示，一名 32 岁女性右叶摄取增加，甲状腺功能检测值增加，结节可触及。该扫描结果与毒性或功能亢进结节一致

正电子发射断层显像

［[18]F］氟脱氧葡萄糖放射性示踪剂常用于正电子发射断层扫描（PET，通常与 CT 或 MRI 结合），该

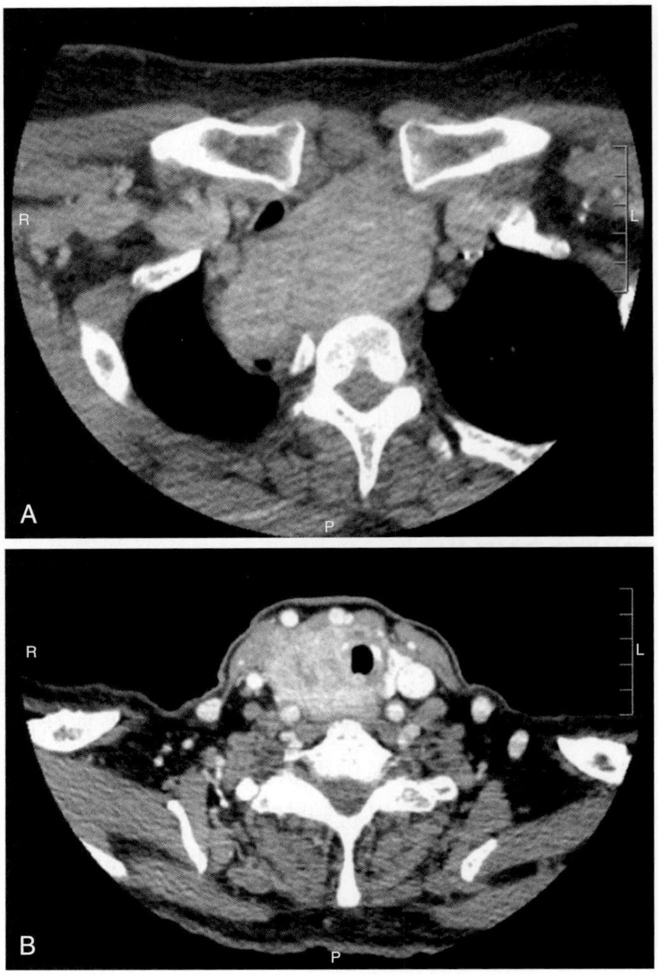

图 37.10 在特定的情况下，计算机断层扫描（CT）提供了关于甲状腺的有用解剖信息。(**A**) 对比增强 CT 扫描显示左侧胸骨后甲状腺肿延伸至后纵隔并交叉至右侧，伴气管压迫及气管和食管偏斜；(**B**) 起源于右叶的巨大局部晚期滤泡性甲状腺癌的对比增强 CT 扫描，侵犯至气管外侧壁和食管，并闭塞了右颈内静脉

示踪剂在葡萄糖代谢升高的组织中被利用。正常甲状腺吸收［[18]F］- 氟脱氧葡萄糖的水平与周围骨骼肌相似。［[18]F］- 氟脱氧葡萄糖 PET 的作用仅限于特定的高风险甲状腺癌病例，例如用于 RAI 难治性 DTC 的监测和分期。

不建议将 PET 用于甲状腺疾病的常规评估。然而，随着这些扫描的更多使用，以及用于癌症监测目的的其他横断面模式，PET 扫描检测偶发甲状腺结节性疾病的频率越来越高。高达 3% 的 PET 扫描可识别偶然的甲状腺结节。PET 阳性结节通常与恶性肿瘤风险增加有关（平均高达 35%），但这一事实并不能取代在考虑手术治疗前，对颈部超声和 FNA 活检进行标准评估的必要性。

甲状腺功能减退

甲状腺功能减退是一种以周围靶组织甲状腺激素分泌和（或）利用率不足为特征的疾病。甲状腺功能减退是世界上的一种常见疾病，尽管其具体病因因地理位置而异。但总的来说，最常见的原因是碘缺乏，这主要发生在发展中国家，因为缺乏足够的膳食碘；同样的病理生理学原因导致地方性甲状腺肿的发病风险升高。在发达国家，最常见的原因包括自身免疫性甲状腺炎和医源性甲状腺功能减退，这是由于甲状腺切除术或 RAI 治疗中甲状腺激素补充或替代不足所致。

关于下丘脑-垂体-甲状腺轴，甲状腺功能减退的绝大多数原因是原发性的——也就是说，甲状腺激素生成不足是由于甲状腺层面的原因。少数病例可能是由于垂体 TSH 分泌不足或下丘脑促甲状腺素释放激素分泌不足所致，分别称为继发性或三级甲状腺功能减退。

甲状腺功能减退的症状和体征范围从无症状到轻度，再到典型的畏寒症状、疲劳、水肿和体重增加、皮肤干燥和脱发不等。黏液水肿是症状性甲状腺功能减退的一种极端表现，患者出现一系列严重表现，如精神状态改变或昏迷、体温过低、心动过缓和电解质异常，心脏扩大、心包积液和腹水以及休克的风险增加。黏液水肿通常出现在慢性甲状腺功能减退的失代偿期，由急性生理应激源（如创伤、感染或急性心血管事件）引起。

甲状腺功能测试，尤其是 TSH 对甲状腺功能减退的筛查高度敏感。在成人中，当血清 TSH 水平高于 4.12 mIU/L 时，通常怀疑为原发性甲状腺功能减退，尽管其正常范围因年龄和妊娠而异[3]。进一步的检测通常包括测量甲状腺激素，包括游离 T_4 和 T_3 水平。TSH 水平升高，游离 T_4 和 T_3 水平降低，可诊断为原发性甲状腺功能减退。TSH 水平升高伴随相对正常的甲状腺素水平被认为是亚临床或轻症甲状腺素功能减退。

幸运的是，甲状腺功能减退很容易用左甲状腺素（LT_4 或 LT_3）等药物治疗，它们分别是 T_4 和 T_3 的合成版本。LT_4 被推荐为大多数甲状腺功能减退患者的一线治疗药物，可口服、肌肉注射和静脉注射。LT_4 的基本原理在于身体能够通过外周组织中的脱碘酶将外源性给予的 T_4 转化为 T_3。其他治疗策略包括 LT_4 和 LT_3 的组合、单独 LT_3 和干燥甲状腺提取物；所有策略都是在假设 LT_4 单独给药可能不足以复制正常的甲状腺功能正常状态的情况下制定的，无论是由于体内转化为 T_3 的不足，还是由于缺乏其他迄今为止未描述的分子。目前，这些方案均不推荐作为常规一线治疗。关于 LT_4 和 LT_3 联合治疗，多个随机对照试验未能证明在各种结果方面优于 LT_4 单一治疗，包括达到目标 TSH 水平和甲状腺特异性症状以及甲状腺特异性健康结果；需要进一步研究联合治疗对血清 T_3 水平低或单药治疗持续症状患者的可能益处。LT_3 单一疗法和甲状腺提取物疗法在短期疗效和偏好方面都有一些初步的支持证据，但缺乏关于安全性和等效疗效的高质量长期数据。

自身免疫性甲状腺炎

自身免疫性甲状腺炎是高碘人群甲状腺功能减退最常见的原因。最常见的类型是慢性淋巴细胞性甲状腺炎，也称为桥本甲状腺炎。这种疾病主要在女性中发现，男女发病率之比高达 1∶10。此外，它还具有很强的遗传倾向，桥本病患者的一级亲属也有 9 倍的患病风险。桥本甲状腺炎的病因是由于存在针对甲状腺抗原的循环自身抗体，导致慢性自身免疫破坏过程，包括滤泡细胞基底膜中免疫复合物和补体的形成。这导致淋巴细胞渗入甲状腺滤泡，最终导致纤维化，从而减少产生甲状腺激素所需的滤泡的有效数量。

桥本甲状腺炎的生化检查包括甲状腺功能测试以及循环甲状腺自身抗体的测量，包括 TPOAb 和 TgAb（见上文），分别存在于 95% 和 60% 的患者中。自身抗体滴度升高的甲状腺功能正常和亚临床甲状腺功能减退患者进展为显性甲状腺功能减退的风险更大。此外，甲状腺自身抗体检测建议用于甲状腺功能减退风险较高的患者，包括其他自身免疫性疾病或服用锂或胺碘酮等药物的患者[3]。

影像学研究在桥本甲状腺炎的检查和诊断中通常不起作用。然而，桥本甲状腺炎患者经常会出现颈部不适、疼痛和眼球不适的症状，需要行颈部超声进行诊断检查。桥本甲状腺炎的超声特征包括粗糙、不均匀和低回声的实质回声结构，血管增多，常伴有细回声间隔，产生假结节状外观，有时可与离散的甲状腺结节混淆（图 37.11）。甲状腺的大小可以是弥漫性或局灶性肿大，也可以是小而萎缩的，自身免疫炎症过程中甲状腺周围淋巴结可能轻度肿大。桥本甲状腺炎与甲状腺乳头状癌（PTC）的风险增加有关，但根据一些单中心的手术病例，其预后可能略有改善，因此桥本甲状腺炎患者中任何可疑的甲状腺结节或淋巴结都应进行 FNA 活组织检查。

桥本甲状腺炎的细胞学特征包括中等细胞标本，

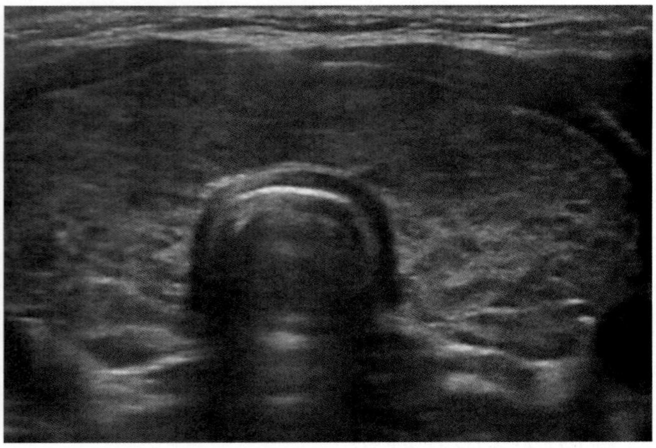

图 37.11 桥本甲状腺炎的超声表现。在该图像中，甲状腺增大，主要为高回声，弥漫性不均匀，回声质地不规则，高回声区界限不清，由纤维束分隔（From Andrioli M，Valcavi R. Sonography of normal and abnormal thyroid and parathyroid glands. Front Horm Res. 2016；45：1-15.）

滤泡细胞聚集，嗜酸细胞 /Hürthle 细胞改变，少量胶质，成熟淋巴细胞浸润。也可见巨细胞、浆细胞、巨噬细胞、组织细胞和嗜酸性粒细胞。原发性甲状腺淋巴瘤是一种罕见的甲状腺恶性肿瘤，年发病率为 2/100 万人，与桥本甲状腺炎相关，由于其周围有大量淋巴细胞和淋巴滤泡，胶质减少，因此通常难以根据细胞学进行区分。

第二种最常见的自身免疫性甲状腺炎是产后甲状腺炎，高达 10% 的妇女会在产后 2 ～ 12 个月内发生。产后甲状腺炎的发病机制似乎与桥本甲状腺炎有相似之处，即①甲状腺功能减退可能先于短暂的甲状腺毒性状态；②它通常与循环 TPOAb 的存在有关；③正常产妇最终发展为桥本甲状腺炎的风险是产后甲状腺炎的 10 倍。产后甲状腺炎通常是短暂的，在 2 ～ 4 个月内消退。短期外源性甲状腺激素补充 / 替代可能是必要的。

亚急性甲状腺炎

亚急性甲状腺炎，也称为 de Quervain 病或亚急性肉芽肿性甲状腺炎，是主要在发达国家发现的一种相对少见的疾病。它以女性为主，男女比例为 1∶2，通常发病年龄在 30 ～ 40 岁。其发病机制尚不清楚，但该病通常发生在病毒性前驱症状后，如上呼吸道感染。de Quervain 甲状腺炎临床表现的特征是甲状腺区域疼痛和肿胀，伴有低热、吞咽困难和严重疲劳。生化检查结果可能包括血沉率升高，这是诊断性的。与自身免疫性甲状腺炎一样，de Quervain 甲状腺炎可伴有短暂的甲状腺功能亢进，然后出现甲状腺功能减退。FNA 活检的细胞病理学特征包括多核巨细胞肉芽肿的存在。组织病理学显示甲状腺滤泡有肉芽肿性改变。伴随滤泡增大，单核细胞、中性粒细胞和淋巴细胞浸润。

亚急性甲状腺炎病程通常为 2 ～ 5 个月，绝大多数患者会自行恢复到正常甲状腺状态。由于病程的自限性，除了缓解疼痛和（或）对临床甲状腺功能的暂时缓解外，没有特定的治疗方法，亚急性甲状腺炎疼痛可以用非甾体抗炎药治疗；更严重病例可以用皮质类固醇治疗一个疗程。亚急性甲状腺炎的治疗通常不需要手术，通常需要安抚和情绪咨询，特别是在疾病的痛苦阶段。

木样甲状腺炎

木样甲状腺炎，也被称为木样甲状腺肿或慢性纤维性甲状腺炎，是一种罕见和了解甚少的炎症过程，会引起甲状腺弥漫性破坏和纤维化。关于这种疾病的病因，主要理论认为它要么是一种自身免疫过程，要么是一种与多灶性纤维硬化有关的特殊纤维化疾病。木样甲状腺炎最相关的发现是存在一个极其坚硬和收缩的腺体，患者可能会感到非常不舒服。纤维变性过程通常延伸至周围结构，包括呼吸消化道和 RLN，可能导致临床上显著的气道阻塞、吞咽困难和发音困难。

木样甲状腺炎患者具有甲状腺功能减退的生化标志物。有必要进行影像学检查，以排除引起局部严重症状的其他原因。超声特征常显示弥漫性低回声腺体，边界不清。FNA 细胞学检查显示致密纤维变性改变，但不能可靠地与常伴有甲状腺未分化癌（ATC）的纤维变性改变区分开来。

治疗木样甲状腺炎炎症部分的药物传统上包括皮质类固醇和他莫昔芬。其他药物如霉酚酸酯和利妥昔单抗也已使用。甲状腺激素补充 / 替代用于治疗相关的甲状腺功能减退。手术切除常被用于排除 ATC 或原发性甲状腺淋巴瘤等恶性肿瘤或治疗呼吸消化道梗阻。由于腺体坚硬、正常的平面或解剖标志消失，手术通常极具挑战性。建议仅部分切除受累部分，单纯峡部楔形切除是缓解气管压迫最常见的手术治疗方法。没有证据表明木样甲状腺炎与甲状腺恶性肿瘤风险增加有关。

急性化脓性甲状腺炎

急性化脓性甲状腺炎是一种罕见的急性化脓性甲

状腺感染。最常见的根本原因是先天性梨状窦瘘管感染，该瘘管与甲状腺相通。急性甲状腺炎的临床表现为细菌感染：发热、严重单侧疼痛和甲状腺肿胀（通常为左侧）以及颈部淋巴结病。最常见的微生物包括葡萄球菌和链球菌，但也可能涉及其他需氧或厌氧菌。甲状腺炎也可导致甲状腺脓肿形成；很少会导致更严重的后遗症，包括咽后脓肿、气管阻塞、纵隔炎和颈静脉血栓形成。

甲状腺功能检查在诊断急性化脓性甲状腺炎时很少有用；相反，急性全身性疾病和败血症的其他生化发现更有用，例如以白细胞增多为标志的全血计数左移。超声和 FNA 活检可用于细菌培养和任何脓肿液的形态分析。治疗包括适当的抗生素谱，以及经皮引流任何确定的脓肿。急性甲状腺炎通常不会导致需要补充甲状腺激素治疗的长期甲状腺功能减退。

医源性甲状腺功能减退

除了甲状腺切除术后由于缺乏足够的甲状腺实质导致的甲状腺功能减退外，药物治疗是医源性甲状腺功能减退的主要原因。与甲状腺功能减退相关的药物和治疗方式的数量和种类非常广泛（框 37.1）。与甲状腺功能减退相关的最常见药物包括 RAI（^{131}I）、抗甲状腺硫代酰胺［如甲巯咪唑和丙硫氧嘧啶（PTU）］、胺碘酮、锂、免疫调节剂和激酶抑制剂。

药物性甲状腺功能减退的病因取决于特定的药物。在 RAI 治疗的情况下，通常预期的甲状腺功能减退是由于放射性物质直接破坏甲状腺滤泡细胞所致。甲巯咪唑和 PTU 等硫酰胺直接抑制 T_4 和 T_3 的合成（以及在 PTU 的存在下阻断 T_4 向 T_3 的外周转化）。抗心律失常药胺碘酮可导致甲状腺功能减退和甲状腺功能亢进，其机制有多种，包括无法避免药物高碘含量所产生的 WolffChaikoff 效应、抑制脱碘酶活性、抑制甲状腺激素进入外周，以及直接的细胞毒性甲状腺炎（见下文）。锂可能通过直接抑制 cAMP 依赖性途径发挥作用，导致甲状腺滤泡中甲状腺激素的合成受阻。酪氨酸激酶抑制剂，如舒尼替尼和凡他尼布，以不同的方式引起甲状腺功能减退，包括直接破坏性自身免疫性甲状腺炎、减少血管内皮生长因子（VEGF）相关的甲状腺血管，以及减少甲状腺碘摄取。

药物相关甲状腺功能减退的治疗通常包括尽可能去除不良药物，以及必要时补充 / 更换甲状腺激素。

框 37.1　可能导致医源性甲状腺功能减退的药物

甲状腺激素合成或分泌的抑制
氨鲁米特
锂
高氯酸盐
沙利度胺
硫代酰胺（甲巯咪唑、丙硫氧嘧啶）
含碘物质
　胺碘酮
　碘静脉造影剂
　愈创甘油醚
　海带
　碘化钾
　局部防腐剂

免疫失调
α - 干扰素
白细胞介素 -2
阿仑单抗
伊匹木单抗
纳武单抗
帕博利珠单抗

促甲状腺激素抑制
多巴胺

破坏性甲状腺炎
舒尼替尼

3 型脱碘酶活性增加
索拉非尼

增加 T_4 清除率和 TSH 抑制
贝沙罗汀

IV：静脉注射；T_4：四碘甲腺原氨酸或甲状腺素；TSH，促甲状腺激素

甲状腺功能亢进

甲状腺功能亢进是指组织中甲状腺激素作用增强的临床状态，通常是由于甲状腺激素的组成性分泌过高所致。甲状腺功能亢进的严重程度通常分为两组：显性（抑制 TSH 水平，伴随游离 T_4 或 T_3 升高）和亚临床（抑制 TSH，游离 T_4 和 T_3 正常）。显性和亚临床甲亢均可导致具有临床意义的症状或体征，尽管亚临床疾病更可能表现为轻度。

甲状腺功能亢进的临床症状和体征广泛，反映了甲状腺激素对几乎每个器官系统都有影响的事实。显性甲亢可引起一系列影响，包括震颤、热不耐受、心动过速和心房颤动、胃肠运动增强、肌无力、焦虑和栓塞事件。不受控制的甲状腺功能亢进很少会导致严

重的心血管并发症，包括心肌病和充血性心力衰竭，甚至可能发展为心血管衰竭和死亡。亚临床甲状腺功能亢进通常在同一疾病症状上表现较轻。

在美国，甲状腺功能亢进的患病率约为1.2%。甲状腺功能亢进最常见的病因——Graves病、TMG病和孤立性中毒性腺瘤——都是甲状腺切除术在治疗中发挥重要（如果不是主要）作用的病因。这3种疾病状态将在下文中进一步详细讨论。框37.2列出了甲状腺功能亢进的其他原因，下文还讨论了胺碘酮诱导的甲状腺毒症（AIT）。

格雷夫斯病

格雷夫斯病（Graves病），以1830年代的Robert J.Graves博士的名字命名，是一种自身免疫性疾病，其特征是TRAb对TSH受体的结构性激活，导致甲状腺激素的合成和分泌增加。在美国，Graves病是甲状腺功能亢进最常见的病因，估计每年发病率为每10万人中30例。该病以女性为主，男女比例为1∶8，通常出现在较年轻的成年期，患者年龄为20～40岁。

由于自身免疫病因，Graves病除了甲状腺功能亢进的典型症状和体征外，还可能有其他表现。最常见的是Graves眼病，发生率高达25%～30%。在这一过程中，眼眶和眶周软组织的自身免疫反应导致眼球突出、眼睑退缩、球结膜水肿、眶周水肿和眼肌运动减弱（图37.12）；如果不进行治疗，眼眶病变可能会导致角膜损伤或视神经压迫导致视力丧失。皮肤症状也可能出现，包括胫前黏液水肿和肢端水肿（手指水肿）。其他与Graves病相关的自身免疫性疾病包括桥本甲状腺炎、狼疮、类风湿性关节炎、恶性贫血和Addison病等。

Graves病的生化检查通常包括甲状腺功能测试，包括TSH、游离T_4和T_3，以及TRAb的测量（通常使用TSI，但在选定的情况下也可使用TSH受体结合抑制性免疫球蛋白）。存在TRAb可诊断为Graves病。成像可能包括颈部超声和（或）甲状腺核素显像，具体取决于适应证。超声特征可能包括弥漫性血管增生腺体，常伴有不均匀回声；甲状腺结节性疾病也可以鉴别。使用^{99m}Tc高锝酸盐或^{123}I进行核闪烁扫描，可根据弥漫性和结节性摄取模式，帮助区分TSI阴性Graves病和毒性结节性疾病。头部横断面成像可能有助于评估眼眶病变。

Graves病的三种治疗方案包括抗甲状腺药物、

框37.2 甲状腺功能亢进的原因

与正常/升高的RAI摄取相关
格雷夫斯病
多结节性毒性甲状腺肿
毒性甲状腺腺瘤
妊娠滋养细胞疾病
产生促甲状腺激素的垂体腺瘤
甲状腺激素抵抗

与无/极少量RAI摄取有关
无痛性甲状腺炎
胺碘酮诱发甲状腺炎
亚急性甲状腺炎
医源性甲状腺功能亢进
卵巢甲状腺肿
急性甲状腺炎
滤泡性甲状腺癌转移
触诊性甲状腺炎

RAI：放射性碘；TSH：促甲状腺激素

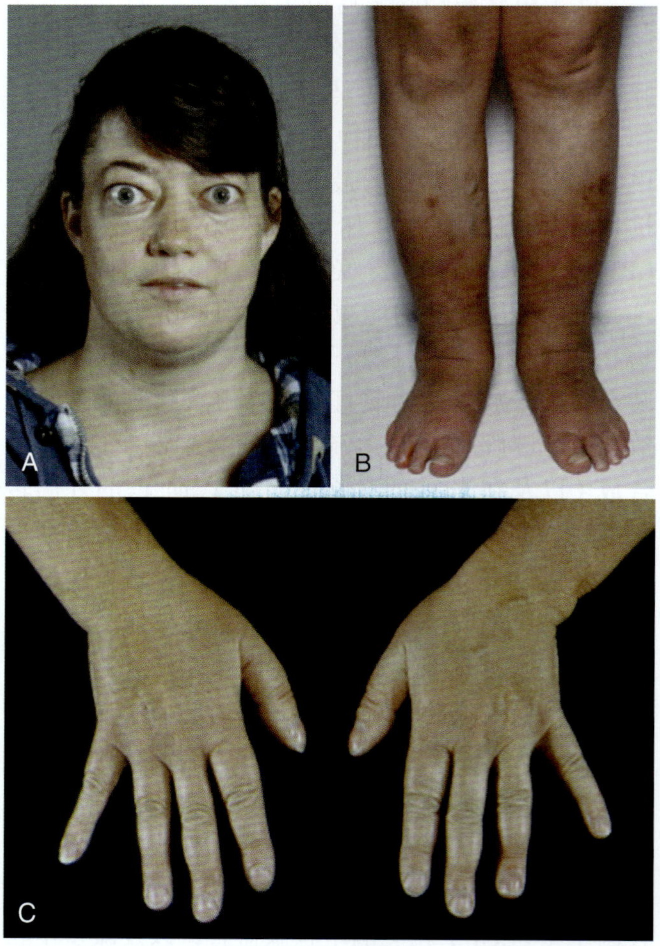

图37.12 Graves病的甲状腺外表现。（**A**）眼病；（**B**）皮肤病（胫前黏液水肿）；（**C**）杵状指（From Al-Shoumer KAS，Gharib H. Hyperthyroidism：toxic nodular goiter and Graves' disease. In：Randolph GW，ed. Surgery of the Thyroid and Parathyroid Glands 2. Philadelphia：Elsevier Saunders；2013：53.）

RAI 消融术和甲状腺切除术。在美国，RAI 是最常见的治疗选择，尽管抗甲状腺药物作为第一选择的使用频率更高；近 1/3 的患者可能仅通过药物治疗就能实现长期缓解。事实上，三种治疗方案中的每一种都有其独特的优缺点，以及适应证和禁忌证，必须根据患者的个人价值观和偏好进行调整。2016 年《美国甲状腺协会（ATA）甲状腺功能亢进管理指南》对最有利于特定治疗方案的临床情景提供了有帮助的循证总结（表 37.1）[4]。

一般来说，甲状腺切除术是以下情况下的首选方式：存在严重眼病、其他治疗方案失败或存在禁忌证、需要或渴望快速逆转甲状腺功能亢进、同时存在可疑甲状腺结节、伴有局部压迫症状的大甲状腺肿，以及怀孕或产后 / 母乳喂养状态。虽然甲状腺切除术是一线治疗选择，但在实践中，由于可预知的与全身麻醉和手术相关的风险，甲状腺切除术通常被降级为次要选择。

对于选择手术治疗的患者，推荐的手术范围是甲状腺全切或接近全切，这与甲状腺功能亢进复发风险接近 0 有关。相反，甲状腺次全切除术因残留甲状腺组织的存在而有 5% ～ 10% 的复发风险。尽管 Graves 病的甲状腺切除术特有并发症（包括永久性甲状旁腺功能减退、RLN 损伤和颈部血肿）的风险高于其他适应证，但绝对风险仍然较低，尤其是在高水平外科医师手中，甲状腺全 / 近全切除术组和次全切除术组之间没有差异。Graves 病患者行甲状腺全切除术时，永久性 RLN 损伤率为 0 ～ 2%，永久性甲状旁腺功能减退率为 0.6% ～ 6%，颈部血肿率为 0.3% ～ 0.7%。补救性甲状腺切除术的并发症风险比初次甲状腺切除术高出 10 倍，这进一步强调了为什么具有复发风险的甲状腺次全切除术不再受到青睐。

术前，患者最好在甲状腺切除术前服用抗甲状腺药物，使甲状腺功能正常；目前，通常应用甲巯咪唑，因为 PTU 被发现与肝衰竭相关，导致需要进行移植。对于甲状腺功能亢进和（或）心动过速的患者，可以添加 β- 受体阻滞剂。高浓度碘化钾溶液，包括用于超饱和碘化钾（SSKI）的 Lugol 溶液，可在手术前给予 7 ～ 10 d；它们被认为有助于减少甲状腺血流量和腺体血管，并通过 Wolff-Chaikoff 效应快速实现甲状腺功能正常状态，尽管在某些情况下可能不需要使用它们。所有其他相关的内科和外科合并症都应该得到优化。最后，术前优化钙和维生素 D 状态，包括术前补充骨化三醇，已被证明可降低术后一过性低钙血症的风险。

甲状腺危象是严重、不受控制的甲状腺功能亢进患者危及生命的一种罕见的生理失代偿状态，通常发生在刺激性应激事件（包括甲状腺切除术）之后。症状可能非常严重，包括发热；心脏效应，包括高血压、心动过速、心律失常和充血性心力衰竭；精神状

表 37.1 支持特定方式治疗格雷夫斯甲状腺功能亢进的临床情况

临床情况	放射性碘	抗甲状腺药物	外科手术
怀孕	×	√√ /!	√ /!
手术风险增加和（或）预期寿命有限	√√	√	×
非活动性格雷夫斯眼病	√	√	√
活动性格雷夫斯眼病	!	√√	√√
肝病	√√	!	√
抗甲状腺药物的主要不良反应	√√	×	√
既往接受过手术或外部照射的颈部患者	√√	√	!
无法接触到高水平甲状腺外科医生	√√	√	!
缓解可能性高的患者（尤其是女性，伴有轻度疾病、小甲状腺肿以及 TRAb 阴性或低滴度）	√	√√	√
周期性麻痹患者	√√	√	√√
右肺动脉高压或充血性心力衰竭患者	√√	√	!
伴有合并症的老年人	√	√	!
确诊或疑似甲状腺恶性肿瘤	×	—	√√
一个或多个甲状腺大结节	—	√	√√
合并原发性甲状旁腺功能亢进症，需要手术治疗	—	—	√√

From Ross DS，Burch HB，Cooper DS，et al. 2016 American Thyroid Association guidelines for diagnosis and management of hyperthyroidism and other causes of thyrotoxicosis. Thyroid. 2016；26：1343-1421.

√√，首选疗法；√，可接受的治疗；！，谨慎使用；—，非一线治疗，但根据临床情况可接受；×，禁忌证

态变化，包括激动、木僵和昏迷；肝功能衰竭。治疗是多模式的，包括 β- 受体阻滞剂、抗甲状腺药物、碘化钾、皮质类固醇、物理降温疗法和重症支持治疗。

毒性多结节性甲状腺肿

毒性多结节性甲状腺肿（TMG）是一种肿大的结节性甲状腺，包含一个或多个自主功能的结节，导致甲状腺功能亢进。这种疾病也称为普卢默病，1913 年以梅奥诊所的亨利・普卢默（Henry Plummer）的名字命名。TMG 是美国仅次于 Graves 病的第二常见甲状腺功能亢进病因。在老年人以及生活在缺碘地区的人中，TMG 是甲亢最常见的病因。TMG 以女性为主，男女比例约为 1∶5，通常影响 50 岁以上的成年人。

TMG 的自主功能结节通常由 TSH 受体基因突变引起，导致甲状腺激素的合成和分泌。这些“温”或“热”结节很少是恶性的，通常不需要活检。然而，这些结节可与同一腺体中的其他无功能结节共存，应单独评估（见下文“甲状腺结节”一节）。TMG 的检查包括生化和射线检测。与 Graves 病一样，甲状腺功能检查是诊断甲状腺功能亢进的必要手段。此外，有必要对甲状腺抗体（包括 TRAb）进行检查，以确定共存的自身免疫性甲状腺炎并排除 Graves 病。核素显像是一项首选成像技术，在 TMG 的情况下，可以确定自主功能结节和（或）区域的位置和分布。此外，强烈建议将超声作为一项相关技术来评估甲状腺的总体大小，并确定可能需要活检的无功能结节的特征。

TMG 抗甲状腺药物、RAI 和甲状腺切除术的三种治疗方案与 Graves 病相同，但存在一些差异。首先，抗甲状腺药物通常不被提倡作为一种长期管理策略，除非其他两种选择是绝对禁忌的，例如一些老年人或其他疾病或预期寿命有限的体弱患者。因为这种疾病状态本质上不是自身免疫性的，所以自主性结节不会通过药物治疗而缓解。其次，在美国，含 ^{131}I 的 RAI 是 TMG 最常见的最终治疗方法；然而，由于 TMG 中碘的摄取量较低，因此辐射剂量通常比 Graves 病更高（进而导致治疗失败和需要再治疗的风险）。第三，RAI 和手术前均应进行甲亢状态的最佳术前治疗，通常包括甲巯咪唑加或不加 β- 受体阻滞剂；然而，SSKI 和 Lugol 溶液不适用于 TMG，但适用于 Graves 病，因为高碘浓度可能不会通过 Wolff-Chaikoff 效应达到暂时的甲状腺功能正常状态。它们通过 Jod-Basedow 现象诱发甲状腺功能亢进。

近全或全甲状腺切除术是 TMG 普遍推荐的外科治疗方法。与 Graves 病一样，甲状腺全切与次全切除术的并发症发生率较低，但同时几乎消除了疾病复发的风险。

孤立性毒性腺瘤

毒性腺瘤是一种存在于正常或无毒结节性甲状腺内的独立功能结节。围绕其发病机制的主要理论集中在 TSH 受体基因的组成性激活突变上，尽管这些突变的发生率并不普遍，并且因地理位置的不同而差异很大。女性毒性腺瘤的发病年龄中位数为 50～60 岁，该病患者以女性为主。毒性腺瘤与 TMG 有很多共同的诊断方法和检查方法；事实上，ATA 甲状腺功能亢进管理指南将两组患者的治疗建议结合在了一起。

毒性腺瘤的治疗原则通常与 TMG 相同，即抗甲状腺药物对长期缓解无效，RAI 或甲状腺切除术是最终治疗的首选方法。甲状腺切除术通常局限于单侧腺叶切除术，以处理单侧毒性腺瘤；这一策略几乎可以治愈甲状腺功能亢进。只有在存在其他因素的情况下，如怀疑患有癌症或甲状腺肿大和（或）有症状的双侧结节时，才能进行近全或全甲状腺切除术。

最近，经皮超声引导消融技术被描述为毒性腺瘤和某些 TMG 的替代治疗选择。这些技术包括向感兴趣的结节内注射乙醇或应用射频或其他破坏性“能源”。大多数已发表的经验都来自欧洲和亚洲，目前在美国的接受有限。这些消融技术的理论优势在于仅针对靶病变，降低 RAI 或手术带来的甲状腺功能减退风险；然而，在实践中已经报道了缺点，包括患者疼痛和不寻常的并发症，如短暂的甲状腺毒症和邻近结构的坏死。目前，这些技术需要进一步研究，因为缺乏大量可靠的证据妨碍了它们在经验丰富的中心之外的广泛推荐。

胺碘酮诱导的甲状腺毒症

胺碘酮是一种抗心律失常药物，经常用于房性或室性快速型心律失常。从分子上看，胺碘酮是一种富碘化合物，其结构与 T_4 相似，按分子量计碘含量为 37%；正常的给药剂量可以提供超过每日膳食碘需求量 100 倍的碘。服用这种药物的患者中，甲状腺毒症（AIT）的发生率高达 6%。

AIT 的发展中包含了两种不同的机制。1 型 AIT 是由 Jod-Basedow 现象引起的，在这种现象中，高碘负荷加强了过量甲状腺激素的合成和释放。1 型 AIT 在已有甲亢疾病的患者中更常见。2 型 AIT 通常发生在先前存在正常甲状腺的患者中，由药物对滤泡细胞的直接毒性引起破坏性甲状腺炎，导致预先形成的甲状腺激素的释放。也可能出现混合形式的 AIT。

AIT 的药物治疗通常包括甲巯咪唑，并添加皮质类固醇以治疗 2 型 AIT 中的甲状腺炎。停止胺碘酮治疗的决定必须在个体基础上与治疗心脏病专家协商后仔细确定，以确保这些高危患者持续接受足够的抗心律失常治疗。对于对积极药物治疗无反应的患者，建议行甲状腺全切除术。尽管与大多数其他适应证相比，AIT 行甲状腺切除术的风险更高（围术期死亡率为 9% ～ 10%），但手术延迟的死亡率甚至更高。

非毒性甲状腺肿

非毒性甲状腺肿是指与甲状腺功能亢进无关的良性、非炎症性甲状腺肿大。非毒性甲状腺肿的病因大致可分为弥漫性甲状腺肿和结节性甲状腺肿，这两种甲状腺肿大致可分为地方性 / 弥漫性和散发性多结节性甲状腺肿，每种甲状腺肿都有各自的发病机制、风险因素和治疗策略。

地方性（弥漫性）甲状腺肿

严格来说，地方性甲状腺肿发生在 10% 以上的特定人群中；然而，已知的地方性甲状腺肿的唯一原因是膳食碘缺乏，这使人们在持续的 TSH 刺激下主要易患弥漫性甲状腺肿，导致弥漫性滤泡上皮增生。实际上，“地方性甲状腺肿”和“弥漫性甲状腺肿”在功能上已成为同义词。

据估计，全世界有 20 多亿人暴露在缺碘饮食中。在缺碘人群中，高达 40% ～ 90% 的个体可检测到明显的甲状腺肿，高达 50% 的个体可发现甲状腺功能减退。甲状腺肿和甲状腺功能减退的风险与碘缺乏的严重程度成比例增加。地方性甲状腺肿的发病率以女性为主（高于男性 2 ～ 3 倍），由于其环境病因，其发病率随年龄的增加而增加。

地方性甲状腺肿的发病率和死亡率与未经治疗的慢性甲状腺功能减退和克汀病有关，而不是由于其大小对颈部产生的局部影响。在缺碘人群中进行适当的补碘已被证明是降低这些疾病发病率的有效策略。

非毒性多结节性甲状腺肿

散发性多结节性甲状腺肿是美国和其他高碘饮食发达国家非毒性甲状腺肿的最常见原因，发病率约为 5%。虽然已知碘缺乏可先引起弥漫性滤泡增生，然后刺激结节形成并导致后续的病理生理过程，但大多数散发性多结节性甲状腺肿的病因仍不清楚。多结节性甲状腺肿的发病率随着年龄的增长而增加，可能与甲状腺结节的年龄相关性发病率大体相当。

胸骨后甲状腺肿

胸骨后甲状腺肿被广泛定义为甲状腺肿，其腺体大部分向下延伸通过胸部入口进入纵隔。胸骨后甲状腺肿的发病率在普通人群中估计为 0.02%，其中 60% 发生在 60 岁以上的患者中。胸骨后甲状腺肿有许多亚型。最常见的亚型延伸至前纵隔。第二种亚型向后延伸至大血管、气管和（或）RLN，有时跨越至对侧颈部。第三种也是最不常见的亚型是孤立性纵隔甲状腺肿，与正常的颈部原位腺体没有联系，并且有来自胸部的独特血液供应。

胸骨后甲状腺肿比颈部甲状腺肿更可能与局部压迫症状有关，包括呼吸短促 / 端坐呼吸和吞咽困难。这是因为甲状腺肿的纵隔扩张在肋骨和椎骨固定的骨质空间内推动和压缩正常的胸腔入口结构（气管、食管、血管结构）。气管压迫尤其值得关注，因为甲状腺肿的轻微增大程度和由此导致的气管直径变窄可导致通气流量在相对较短的时间内显著减少（Poiseuille 定律）。相比之下，由于周围颈部软组织的可膨胀性，原发性颈部甲状腺肿通常能够显著增长，而不会引起明显的压迫症状。有趣的是，由于 RLN 压迫导致的声带麻痹极为罕见，声带功能障碍的存在应引起对甲状腺肿内恶性肿瘤的关注。

疾病检查

非毒性甲状腺肿的检查包括甲状腺功能测试（以排除甲状腺功能亢进）和影像学检查（以评估甲状腺肿的程度和结节的存在）。甲状腺成像的主要手段是颈部超声，它可对甲状腺大小 / 体积、是否存在显著甲状腺炎以及甲状腺结节的特征进行最高分辨率的描述。如 ATA 指南所述，应逐个评估每个至少 1 cm 的结节的可疑超声特征，并对怀疑恶性肿瘤的结节优先进行 FNA 检查。

CT 或 MRI 横断面成像对胸骨后甲状腺肿的评估

和术前规划至关重要，适用于任何有明显压迫症状和（或）下段延伸超过锁骨的超声证据的患者（图 37.10A 和图 37.13）。横断面成像很有用，因为它提供了关于气管食管偏离 / 压迫程度、主要胸骨后叶的偏侧性、最下范围、延伸的前部与后部模式、是否存在与对侧胸部的交叉以及是否存在单独胸内残余部分的信息。除非担心为恶性肿瘤，否则通常不需要进行对比增强。

病情管理

非毒性甲状腺肿的治疗方案通常包括非手术监测、补充甲状腺激素抑制 TSH、RAI 消融术和甲状腺切除术。小的非毒性甲状腺肿通常可以通过定期甲状腺功能测试和颈部成像进行跟踪检查。LT_4 抑制 TSH 治疗常被内分泌学家作为一线治疗选择，尤其是对于较小的甲状腺肿。几项大规模试验的结果有些参差不齐，但确实显示约 30% 的患者甲状腺肿缩小；然而，这些结果必须与治疗的缺点相平衡，包括终身抑制的需要以及亚临床甲亢对心脏和骨骼的长期影响。RAI 消融术可以在 1 年内将甲状腺肿的大小减少 50%，并且在甲状腺切除术受到限制的许多发展中国家，这是一种越来越流行的治疗选择。然而，RAI 的影响是渐进性的；可发生急性一过性甲状腺炎，可加重局部症状，对较大的甲状腺肿无效。

非毒性甲状腺肿行甲状腺切除术的绝对指征包括局部压迫症状、胸骨后侵犯（通常表现为压迫症状）、长期超声随访过程中可疑或诊断为恶性结节，以及患者的意愿（假设患者是可接受手术的患者）。甲状腺切除术的范围（特别是单侧甲状腺切除术和全甲状腺切除术），可以根据个别患者和甲状腺肿大情况进行个体化定制。甲状腺全切除术或次全切除术通常是首选术式，从长期来看，次全切除与不可接受的高复发率相关（某些研究中 > 50%）。然而在某些情况下，单侧叶切除就足够了，例如单侧显性甲状腺肿而对侧叶相对正常，以及预测为每日甲状腺激素补充依从性较差的患者。

胸骨后甲状腺肿的甲状腺切除术是一个独特的挑

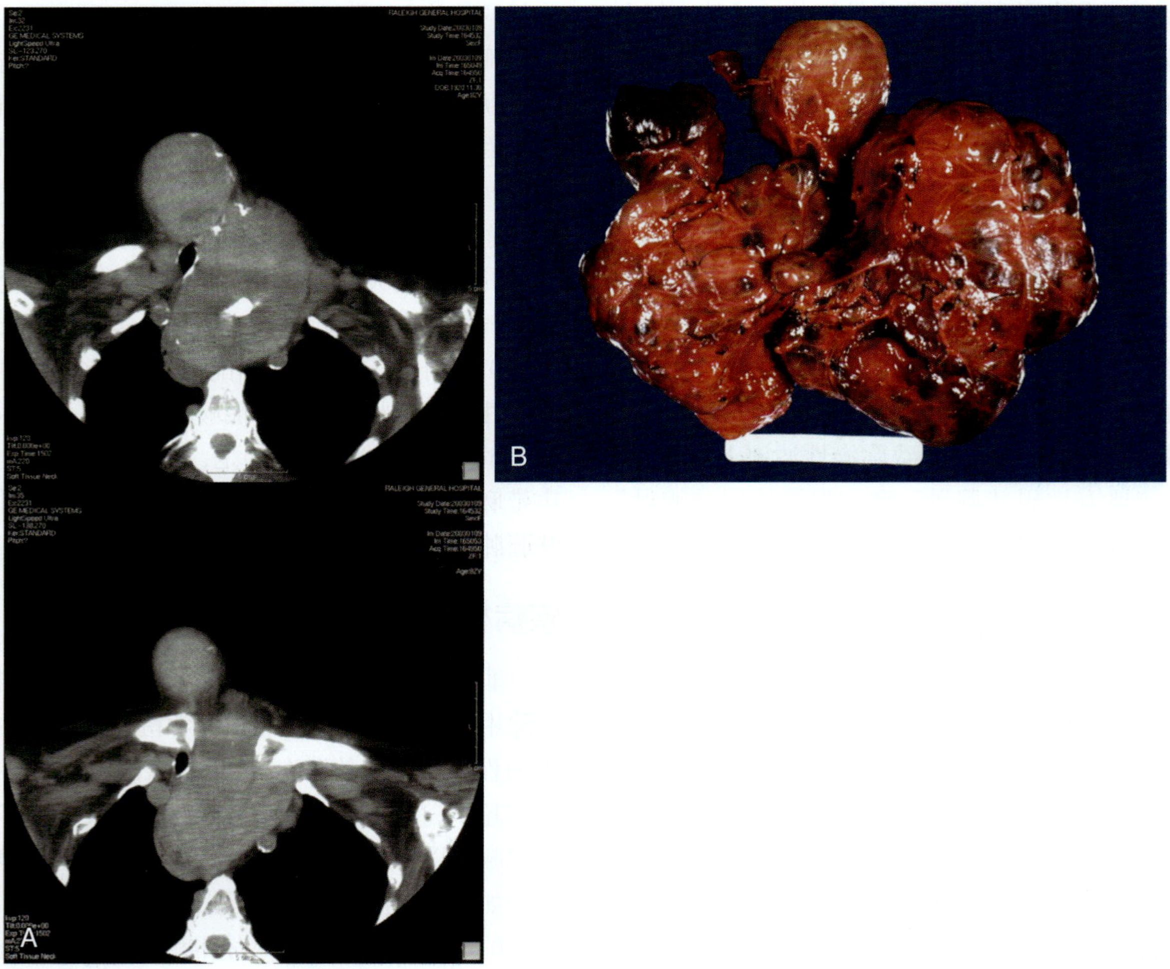

图 37.13 （A）胸部入口水平的计算机断层扫描显示一个不均匀的大甲状腺肿块，累及甲状腺双侧叶并使气管移位。已延伸至前纵隔。该患者最终被证实患有较大的多结节性甲状腺肿；（B）切除的多结节性甲状腺肿的大体照片

战，这取决于胸内延伸的数量和模式，特别是与需要部分或完全胸骨切开的概率有关。大多数胸骨后甲状腺肿可以通过标准的颈部甲状腺切除术切口切除，因为大多数胸骨后甲状腺肿位于稍上部，并且在横断面成像上向下延伸至不低于主动脉弓上部的位置。这些甲状腺肿很容易通过颈部切口、适当的颈部伸展和患者体位来切除。另一方面，甲状腺肿延伸至主动脉弓以下、向后延伸和（或）从优势侧穿过中线，则手术难度明显增加，可能需要胸骨劈开和部分甚至全部胸骨正中切开。胸外科辅助手术是有用的，尤其是对于需要胸骨切开或其他纵隔入路的手术难度更大的胸骨后甲状腺肿。

甲状腺结节

甲状腺结节是甲状腺内常见的离散性病变。在碘充足区，高达 5% 的女性和 1% 的男性有可触及的甲状腺结节，随着不断改进的高分辨率超声技术的出现，甲状腺结节的发生率估计高达 19% ～ 68%，这是因为成像技术能够检测到不可触及的、偶然发现的甲状腺结节或“偶发瘤”。虽然甲状腺结节很常见，但大多数不需要进一步（或任何）检查，绝大多数不需要外科干预。甲状腺结节外科治疗的主要原因包括：（1）担心恶性肿瘤；（2）功能亢进；（3）局部压迫症状。

甲状腺结节（和甲状腺癌）的治疗是许多热门研究和争议的话题。在过去的 25 年中，多个组织已经发布了临床实践指南。ATAs 指南于 1996 年首次发布，并在多年中不断更新，最近的指南是在 2006 年、2009 年和 2015 年发布的，可以说它是最全面的、最新的和被甲状腺学家引用最多的指南[5]。本节大部分内容将反映 ATA 指南最新版本中包含的证据和建议。

临床表现和检查

大多数甲状腺结节是良性和无症状的，如上所述，许多现在被诊断为“偶发瘤”。一些病史或体格检查的临床发现提高了对甲状腺癌的怀疑。这些包括患者年龄＜ 20 岁或＞ 70 岁、男性、局部压迫性或浸润性症状，如声音嘶哑或吞咽困难、结节坚实和（或）固定、结节在 3 ～ 4 cm 以上、颈部淋巴结病、颈部放疗史以及一级家庭成员的甲状腺癌史。此外，虽然不太常见，但当出现甲状腺毒症的症状或体征时，包括心悸、心房颤动、焦虑、失眠、体重减轻、怕热、发汗和排便增多，则怀疑为功能亢进结节或毒性腺瘤。

甲状腺结节的检查通常包括用血清 TSH 作为筛查试验评估甲状腺功能，以及颈部超声检查（图 37.14）。TSH 水平被抑制也可能引发甲状腺功能亢进的进一步检查，包括甲状腺抗体检查和甲状腺核素显像。恶性肿瘤的进一步检查通常包括 FNA 活检（见下文），根据对局部进展或转移行为的关注，可能还需进行横断面成像。

大多数的甲状腺结节是良性肿瘤，包括胶质结节、变性囊肿、结节性增生和滤泡或 Hürthle 细胞腺瘤。最常见的恶性诊断是 PTC，按频率递减顺序还包括滤泡性甲状腺癌（FTC）、Hürthle 细胞癌（HCC）、MTC、低分化甲状腺癌（PDTC）和 ATC；其他罕见的恶性肿瘤包括原发性甲状腺淋巴瘤和甲状腺转移癌（详见下文“甲状腺癌”一节）。

甲状腺结节的超声评价

颈部超声是评价甲状腺结节最重要的影像学检查。超声能很好地描述甲状腺实质和结节异常，从而提供最高分辨率的甲状腺图像；它还提供了颈部淋巴结病最敏感的影像学评估。超声也是图像引导下对可疑结节和淋巴结进行 FNA 活检的必要辅助手段（见下文）。超声的其他优势包括其便携性、无电离辐射、在甲状腺结节的初步评估和长期治疗中的总体成本效益。最后，在选定的患者中，颈部超声已被证明是无创评估声带功能的有用工具，这对于指导外科治疗非常重要。

对于甲状腺功能亢进和甲状腺结节患者，建议使用核素显像和超声检查，以确定可能存在毒性结节时的一致性，并评估是否存在其他“冷”或无功能结节。

随着临床医师越来越认可颈部超声检查，并将其视为体检的延伸，除了放射科医师外，外科医师和内分泌科医师也越来越广泛地使用颈部超声检查。然而，由于该模式对操作者的依赖性极大地影响了超声检查的质量，因此在国家层面已做出了努力，为超声专业知识提供标准化的教育和认证途径。

对于外科医师，美国外科医师学会提供了两步法高级颈部超声培训计划。考虑到每次超声检查必须评估和记录的结果的数量和程度，适当教育和标准化的必要性尤其显著。这些发现至少包括以下内容：（1）实质形态和甲状腺整体大小；（2）任何结节的存在、大小、位置和特征；（3）任何可疑颈部淋巴结的存在 / 不存在、大小、位置和特征。颈部淋巴结的测量在甲状腺结节的评估中特别重要，需要专业技术支持。图

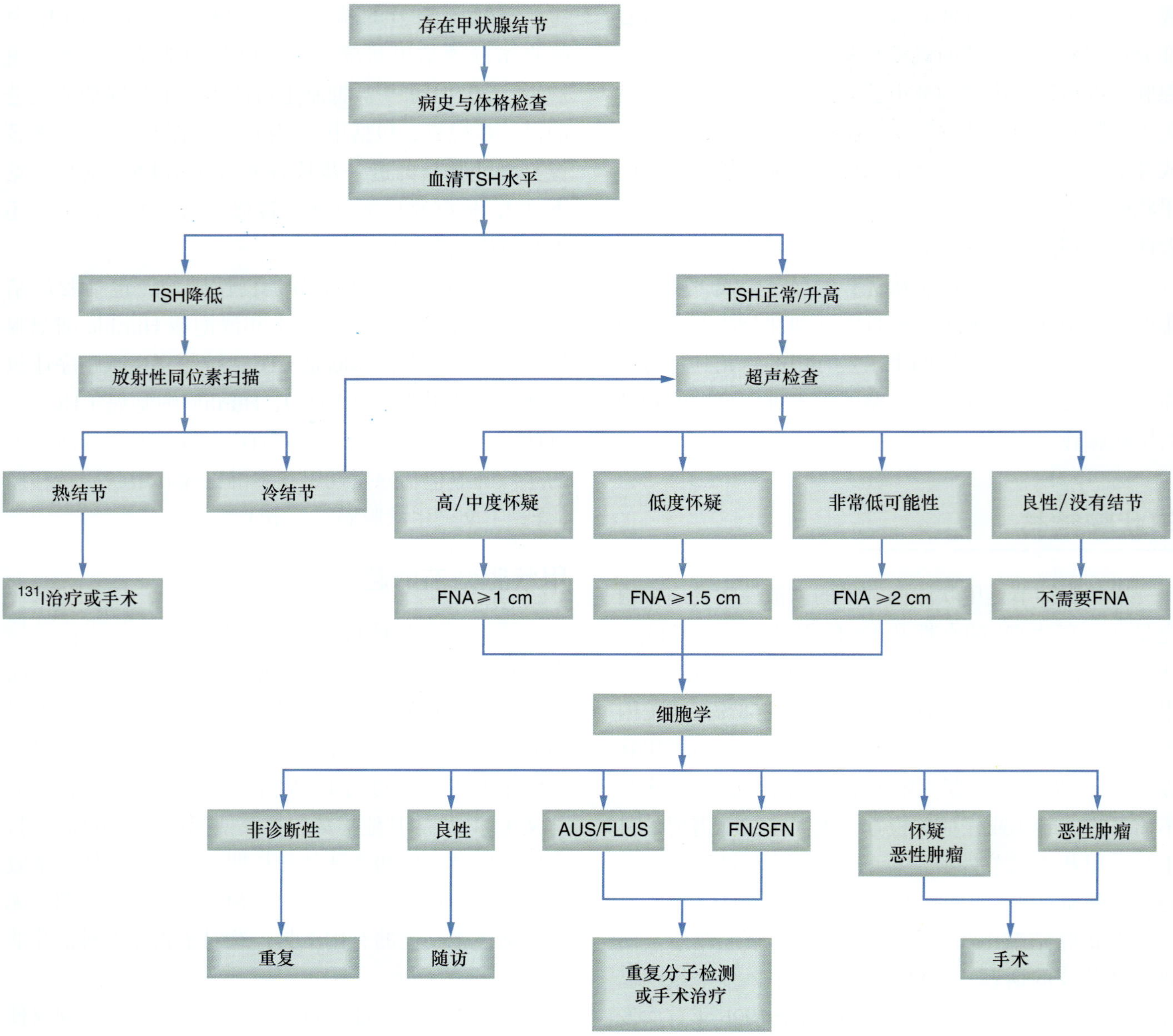

图37.14 甲状腺结节检查。AUS：意义不确定的异型性；FLUS：意义不明的滤泡病变；FN，滤泡性肿瘤；FNA，细针穿刺活检；SFN：可疑滤泡性肿瘤；TSH，促甲状腺激素

37.3显示了颈部淋巴结的水平，以及最初为头颈癌颈淋巴结清扫术创建的公认数字命名法。必须进行彻底检查，尤其是颈部中央区和纵隔的气管前和气管旁淋巴结（分别为Ⅵ级和Ⅶ级），以及侧颈静脉链淋巴结（Ⅱa/Ⅱb级、Ⅲ级、Ⅳ级和Ⅴb级）。

甲状腺结节的超声风险分层

部分甲状腺结节的超声特征似乎具有最高的恶性肿瘤风险，特别是PTC，包括：（1）存在微钙化；（2）低回声；（3）边缘不规则；（4）结节纵横比＞1。结节大小也被认为是一个预测因素，并且与临床相关，但尺寸是否是一个独立的预测因素仍存在争议。结节内血管形成历来被认为也是恶性肿瘤的预测因素，但与FTC的相关性可能大于PTC。虽然每个单独的超声特征在单独预测恶性肿瘤方面相对不可靠，但特征组合提供了更好的特异性。另一方面，海绵状或单纯囊性外观等特征可显著降低恶性肿瘤的风险。由于超声对恶性肿瘤的解释是基于一系列的综合特征，因此已经做出了大规模的努力来创建风险分级分层系统，越高的超声风险结节建议在越小的阈值下进行FNA活检。在2015年的指南中，ATA提出了五级超声分类系统，如图37.15所示。只有被称为高、中、低度怀疑的高风险类别的结节才有关于FNA活检的明确建议，而被称为极低度怀疑和良性的两个低

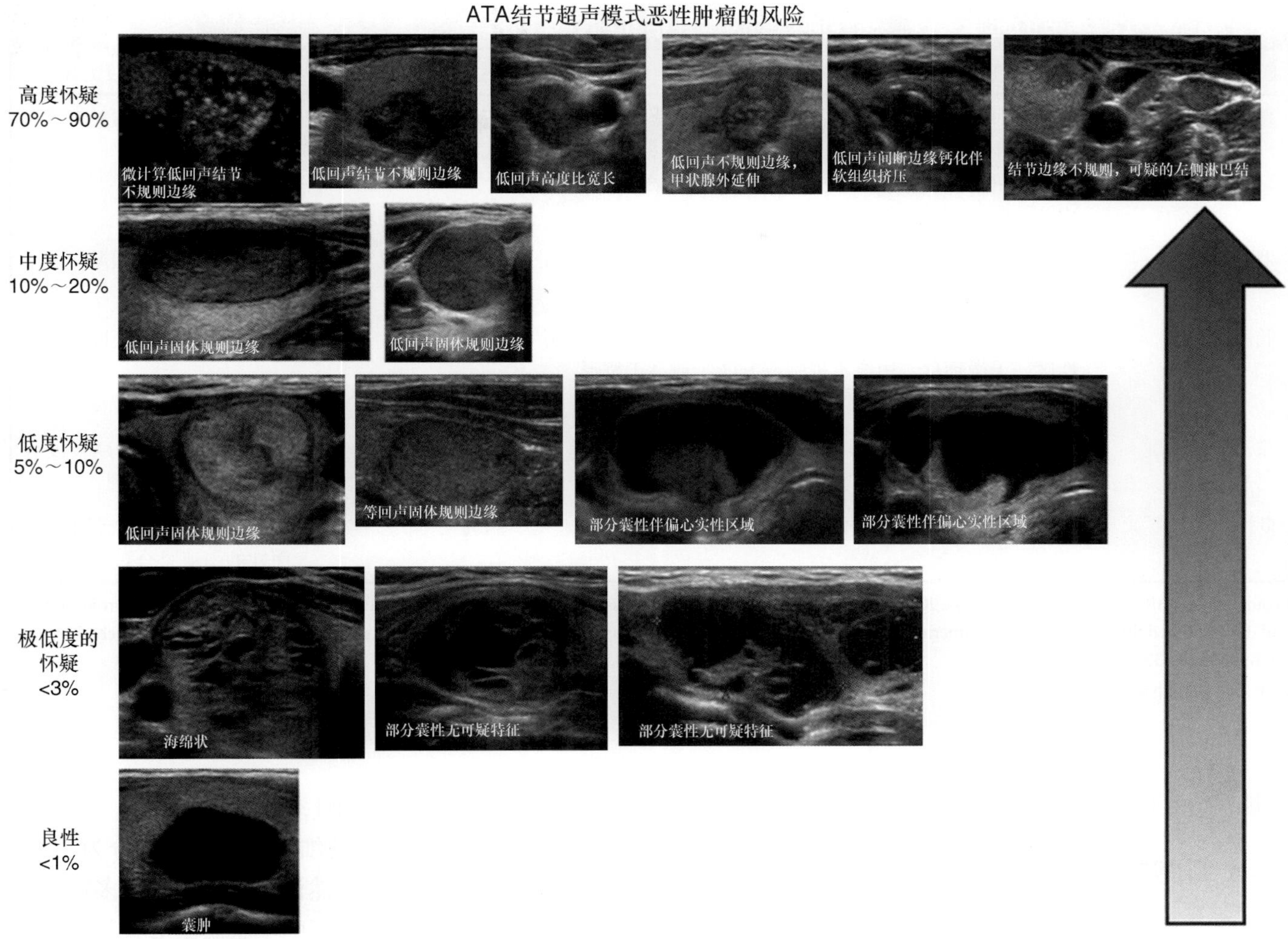

图 37.15 美国甲状腺协会（ATA）结节的超声表现和恶性肿瘤风险（From Haugen BR，Alexander EK，Bible KC，et al. 2015 American Thyroid Association management guidelines for patients with thyroid nodules and differentiated thyroid cancer. Thyroid. 2016；26：1-133.）

风险类别通常可以被安全地观察。表 37.2 总结了超声检查的类别、恶性肿瘤的估计风险以及基于大小的活检建议。

尽管 ATA 的临床实践指南非常重要，但其他组织和协会也提出了甲状腺结节的超声风险分层系统。最常用的替代方案可能是甲状腺影像报告、报告和数据系统（TI-RADS），该系统最初于 2005 年被描述，2015 年由美国放射学会正式确定。TI-RADS 将结节特征分为五个风险级别，从 TR1（良性）到 TR5（高度可疑）；然而，分类方法的不同之处在于，它将特征模式转换为 5 个特征维度上的离散点，即结节组成、回声、形状、边缘和回声焦点，总累积点决定最终的 TI-RADS 水平[6]。TI-RADS 水平反过来，决定基于尺寸的活检或随访建议；大小阈值也与 ATA 的大小阈值有所不同。图 37.16 显示了 TI-RADS 系统的概要示意图。迄今为止的比较研究表明，ATA 和 TI-RADS 系统具有高灵敏度和阴性预测值（NPV），代表着超声报告标准化和完整性的显著改进[7]。

两个系统都不建议对小于 1 cm 的结节进行常规 FNA 活检。该策略接受了不诊断所有小于 1 cm 的甲状腺癌与当前许多国家（包括美国）过度诊断临床上无意义的甲状腺乳头状微癌（见下文）的现实因素之间的权衡。然而，其他因素，如结节在甲状腺中的位置、淋巴结病的存在、遗传或环境风险因素、患者年龄和患者偏好可能优先影响对亚厘米级甲状腺结节是否需要进行活检。

超声弹性成像技术是一种测量甲状腺结节硬度的技术，最初开发该技术的目的是逐步改善超声对恶性肿瘤的无创风险评估。最初的结果是有希望的，尽管后续的验证研究结果参差不齐[8]。弹性成像是一种高度专业化的技术，具有独特的设备，仅对一小部分结节最有效。目前，弹性成像不推荐用于甲状腺结节的

表 37.2 甲状腺结节的超声表现、恶性肿瘤的风险评估和细针穿刺指导

超声模式	超声特征	恶性肿瘤的风险估计	FNA 尺寸界限（最大尺寸）
高度怀疑	实性低回声结节或部分囊性结节的实性低回声成分，具有以下一种或多种特征：边缘不规则（浸润性、微小叶）、微钙化、高于宽形、边缘钙化伴小突出软组织成分，ETE 证据	＞70%～90%	推荐≥ 1 cm 的 FNA
中度怀疑	低回声实性结节，边缘光滑，无微钙化，ETE，或高于宽形	10%～20%	推荐≥ 1 cm 的 FNA
低怀疑	等回声或高回声实性结节或部分囊性结节，伴偏心实性区，无微钙化，边缘不规则或 ETE，或高于宽形	5%～10%	推荐≥ 1.5 cm 的 FNA
非常低的怀疑	海绵状或部分囊性结节，无低、中、高可疑型的超声特征	＜3%	考虑≥ 2 cm 的 FNA；没有 FNA 的观察也合理
良性	纯囊性结节（无实性成分）	＜1%	无活检；对于症状性或表面性的引流是合理的

From Haugen BR，Alexander EK，Bible KC，et al. 2015 American Thyroid Association Management guidelines for adult patients with thyroid nodules and differentiated thyroid cancer：the American Thyroid Association Guidelines Task Force on Thyroid Nodules and Differentiated Thyroid Cancer. Thyroid. 2016；26：1-133.

ETE：甲状腺外延长；FNA：细针穿刺

常规评估，但它可能对专业中心的选定病例有用。

FNA 细胞学检查

FNA 活检是甲状腺结节检查中最准确和最具成本效益的侵入性操作。对于所有甲状腺结节，FNA 的平均敏感性超过 80%，平均特异性超过 90%。虽然在技术上，对于可触及的结节，FNA 可以在没有超声引导的情况下进行，但在超声辅助下的准确性总体上是更高的。FNA 使用小口径针头（通常为 23～27 口径）进行，也可以使用毛细管或抽吸技术进行。理想情况下，样本的充分性可以在手术时通过现场细胞病理学评估进行确认。FNA 卓越的鉴别能力和极低的并发症发生率使得使用大口径针（如芯针活检）的活检方法已经过时。

FNA 活检的适应证在上面有更详细的描述，并且在很大程度上取决于超声检查甲状腺结节的风险情况。例如，对于分类为 ATA 高度怀疑或 TI-RADS TR5 的高风险型结节，建议使用 FNA 活检；换句话说，具有微钙化的 1 cm 以上的实性低回声结节应考虑活检，而极低风险的海绵状结节具有更高的截断值或可以随访观察。超声检查以外的危险因素可降低 FNA 活检的阈值，包括甲状腺癌阳性家族史、严重辐射暴露史和 PET 阳性。只有当结果会影响患者管理时，才应进行 FNA。例如，高龄患者或手术风险高的患者，或无其他相关特征且正在进行甲状腺切除术的患者，不需要进行细针穿刺活检。

从历史上看，FNA 的细胞学表现大致分为三类：良性、恶性和不确定。虽然该系统通常对大多数具有高度预测性良性和恶性特征的甲状腺结节有帮助，但其缺点包括：（1）病理学评估和报告存在显著差异；（2）无法更精细地区分广义上称为“不确定”的类别中的特征。为了解决这些局限性，国家癌症研究所于 2007 年召开了一次国家科学会议，就细胞学术语达成共识，称为 Bethesda 甲状腺细胞病理学报告系统；更新后的第 2 版于 2017 年发布，并在此处进行了描述[9]。该系统正式确定了 FNA 细胞学的 6 个诊断类别，并根据文献回顾和专家意见对每一类别相关的癌症风险进行了评估。这些类别，按数字顺序递增：（1）无法诊断 / 不合格；（2）良性；（3）意义不明确的非典型性细胞 / 不确定意义的滤泡病变（AUS/FLUS）；（4）滤泡性肿瘤 / 可疑滤泡性肿瘤（FN/SFN），也包括 Hürthle 细胞肿瘤；（5）可疑恶性肿瘤；（6）恶性（图 37.17）。表 37.3 提供了这些类别及其相关恶性风险的分类，此外，如果具有乳头状核特征的非侵袭性滤泡性甲状腺肿瘤（NIFTP，见下文）的新组织病理学诊断不再被列为恶性肿瘤，则恶性风险可能发生变化。

Bethesda 分类系统在几乎所有主要中心的广泛应用，使护理标准化，与其他医疗服务提供者和患者的癌症风险沟通以及相关研究工作得到了显著改善。对

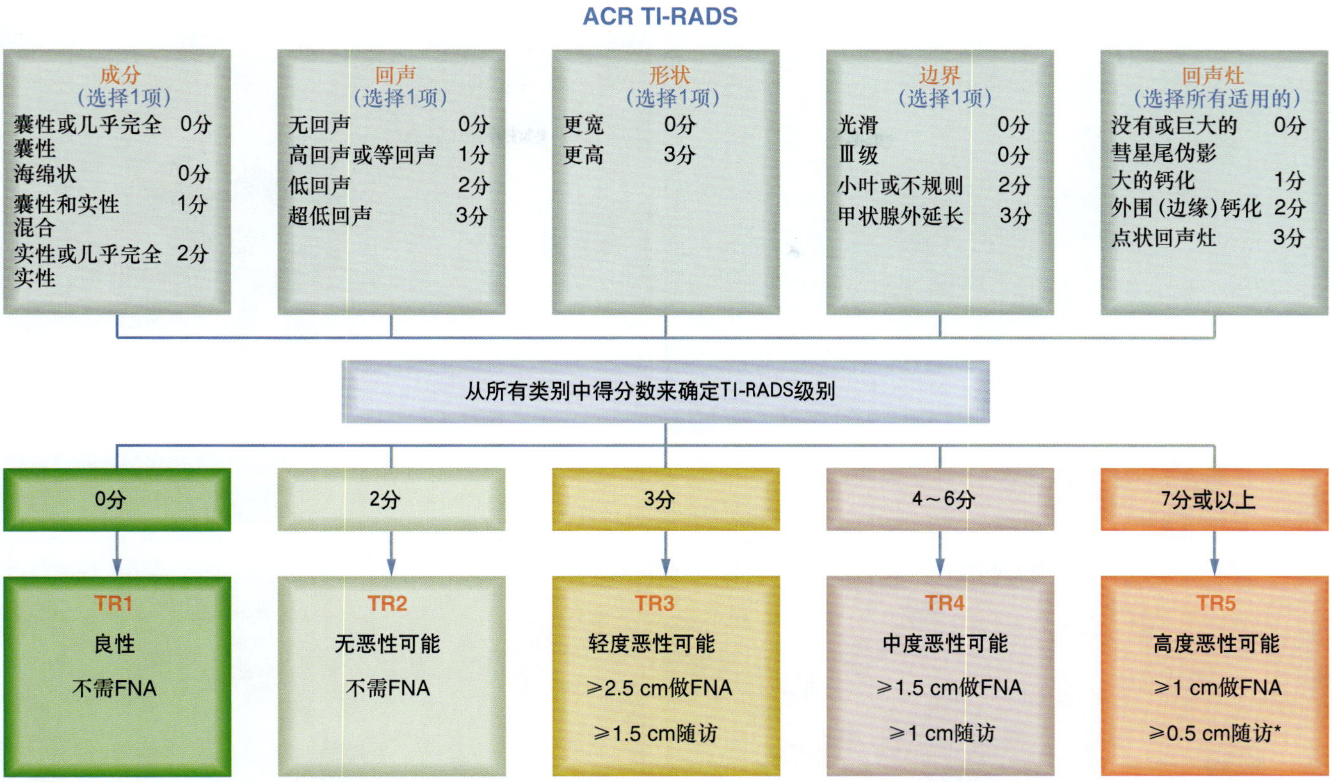

成分	回声	形状	边界	回声灶
海绵状:主要由(> 50%)小囊腔组成。不要为其他类别添加更多得分。 混合囊性和实性:为主要实性成分打分。 如果因钙化而无法确定成分，则扣2分。	无回声:适用于囊性或几乎完全囊性的结节。 高回声/等回声/低回声：与邻近实质比较。 极低回声:比带状肌更低回声。 如果无法确定回声，则扣1分。	更高：应在横向图像上评估，测量高度平行于声束，宽度垂直于声束。 这通常可以通过目视检查来评估。	分叶状：突入邻近组织。 不规则：锯齿状、毛刺状或锐角。 甲状腺外延伸：明显侵犯=恶性肿瘤。 如果无法确定边界，扣0分。	大彗尾伪影：V形，>1 mm，囊性成分。 大钙化：有声影。 边缘：沿边缘完整或不完整。 点状回声灶：可能有小的彗星尾伪影。

*参考关于5～9 mm TR5结节的乳头状微小癌的讨论。

图 37.16　美国放射学会（ACR）甲状腺成像、报告和数据系统（TI-RADS）词汇、TR 水平和细针穿刺活检标准（From Tessler FN，Middleton WD，Grant EG，et al. ACR Thyroid Imaging，Reporting and Data System（TI-RADS）：white paper of the ACR TI-RADS Committee. J Am Coll Radiol. 2017；14：587-595.）

大量患者的验证研究表明，FNA 报告模式和恶性率总体上具有良好的一致性。然而，每种类型的恶性肿瘤风险都存在显著差异，特别是对于意义未定的非典型或意义未定类别的滤泡病变[10]。因此，建议每个机构通过将细胞学与外科手术组织病理学相关联，来确定其各自患者群体在 Bethesda 类别中的恶性肿瘤风险。

FNA 标本的分子检测

虽然没有一项 FNA 细胞学检查可以完全排除或仅仅排除甲状腺结节中的恶性肿瘤，但良性（Bethesda Ⅱ型）和恶性（Bethesda Ⅵ型）的细胞学诊断高度准确，错误率不到 3%。另一方面，剩余的“不确定”类别，特别是不确定意义的非典型或不确定意义的滤泡病变和滤泡肿瘤（分别为 Bethesda Ⅲ型和Ⅳ型）与癌症风险相关，其范围为 6% ～ 40%，Bethesda Ⅲ型结节在 6% ～ 30%，Bethesda Ⅳ型结节在 10% ～ 40%。Bethesda Ⅴ型病变（可疑恶性）在技术上也是不确定的，但由于这些病变与 50% ～ 75% 的恶性风险相关，因此通常与恶性（Bethesda Ⅵ型）细胞学相似。

传统上，甲状腺结节 Bethesda Ⅲ型或Ⅳ型细胞学检查与恶性风险相关，因此，建议进行诊断性甲状腺叶切除术，但由于这些结节中的大多数在最终病理上仍然是良性的，以及分子遗传学的不断发展已经提高

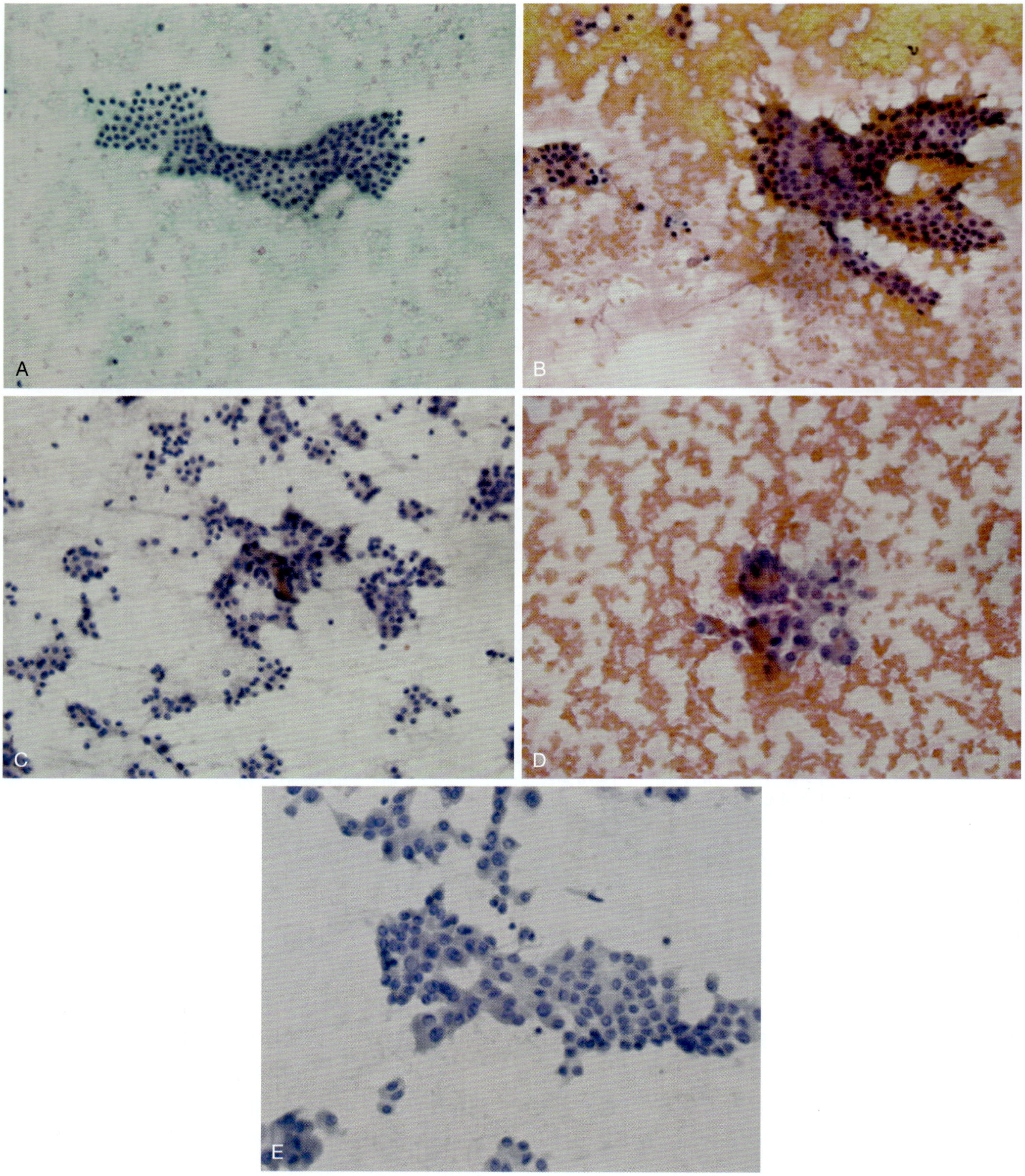

图 37.17 根据 Bethesda 恶性肿瘤预测分类排列的甲状腺细针穿刺标本的代表性细胞学特征。(**A**) Ⅱ类：良性胶质结节，滤泡细胞呈大滤泡状排列，背景为丰富的胶质；(**B**) Ⅲ类：不确定意义的异型性；滤泡细胞显示大多数细胞核增大，偶尔有核内沟槽；(**C**) Ⅳ类：滤泡性肿瘤，由排列在微囊中的均匀滤泡细胞分泌的高度细胞性分泌物；(**D**) Ⅴ类：可疑甲状腺乳头状癌；这些具有代表性的微滤泡群显示细胞核增大、染色质苍白、核内有罕见的沟槽和假包涵体；(**E**) Ⅵ类：甲状腺乳头状癌，表现为一大片肿瘤细胞，并伴有增大的椭圆形"孤儿安妮眼"细胞核；还存在多个核内假包涵体（Courtesy of Elham Khanafshar，MD，MS，Department of Pathology and Laboratory Medicine，University of California，San Francisco.）

表 37.3 2017 年 Bethesda 系统报告甲状腺细胞病理学提示恶性肿瘤风险和推荐的临床管理

诊断类别（Bethesda 编号）	恶性肿瘤风险如果 NIFTP ≠ 癌症	恶性肿瘤风险如果 NIFTP = 癌症	日常管理
未诊断或不满意（Ⅰ）	5% ～ 10%	5% ～ 10%	在超声引导下重复 FNA
良性肿瘤（Ⅱ）	0% ～ 3%	0% ～ 3%	临床和超声随访
AUS/FLUS（Ⅲ）	6% ～ 18%	～ 10% ～ 30%	重复 FNA、分子测试或叶切除术
FN/SFN（Ⅳ）	10% ～ 40%	25% ～ 40%	分子检测或肺叶切除
可疑恶性肿瘤（Ⅴ）	45% ～ 60%	50% ～ 75%	近全甲状腺切除术或腺叶切除术
恶性肿瘤（Ⅵ）	94% ～ 96%	97% ～ 99%	近全甲状腺切除术或腺叶切除术

From Cibas ES，Ali SZ. The 2017 Bethesda system for reporting thyroid cytopathology. Thyroid. 2017；27：1341-1346.

AUS/FLUS：意义不明的异型性或不确定意义的滤泡性病变；FN/SFN：滤泡性肿瘤或疑似滤泡性肿瘤；FNA：细针穿刺；NIFTP：一种具有乳头状核特征的非侵袭性滤泡性甲状腺肿瘤

了预测能力，由此减少了不必要的甲状腺切除手术。分子遗传学的进步使人们能够建立相对廉价的高通量 DNA 或 RNA 分析方法，以创建细胞学样本的分子图谱或特征，从而更准确地评估甲状腺结节的恶性风险。这些测试有多个商业提供者，但两个最突出的测试是 AFIR（VrasyTe，San Francisco，CA）和 ThyroSeq（CBLPATH，Rye Brook，NY）。

Afirma 产品是该领域首次商业化的分子测试。它的第一代检测产品——基因表达分类器在 167 个基因 mRNA 微阵列上使用专有的机器学习算法，将结节的基因表达特征分为“良性”和“可疑”两类。2012 年，在一项手术切除甲状腺结节样本的研究中，首次评估了基因表达分类测试的准确性，发现该测试具有极好的敏感性和 NPV（分别为 90% 和～ 95%），但对 Bethesda Ⅲ型和Ⅳ型结节的特异性和阳性预测值（PPV 分别为 50% 和 38%）相对较差。后续研究在很大程度上验证了原始研究的发现，但其中许多研究因缺乏真正的阴性（即良性）参考标准而受到限制[10]。为了解决 Afirma 最新产品基因组序列分类器（GSC）（由于其较差的特异性和 PPV 而作为“常规”测试）的局限性，改进了核心机器学习算法，使 其拥有 10 196 个基因的更大基因表达阵列，还包括其他 7 个上游组件，用于评估许多恶性肿瘤高度特异性的基因突变。GSC 的性能最近在一项多机构盲法验证研究中进行了评估，该研究对 183 名患者的 191 份细胞学样本进行了评估。对于 Bethesda Ⅲ型和Ⅳ型病变，与基因表达分类器相比，GSC 表现出增量改进的性能，基于 24% 的癌症患病率，其敏感性、特异性、NPV 和 PPV 分别为 91%、68%、96% 和 47%。Hürthle 细胞肿瘤仍然是 GSC 的薄弱环节；它分别在 10/17 和 1/9 标本中准确预测了 Hürthle 细胞腺瘤和癌[11]。

ThyroSeq 产品采用与 Afirma 不同的分子分类方法，它采用下一代 DNA 测序技术来检测与甲状腺癌相关的已知基因突变和基因融合的离散列表的存在与否。该技术基于匹兹堡大学 Nikiforov 及其同事[12]描述的工作，该产品的第 2 版（称为“v2”）评估了 13 种突变和 42 种融合，在他们的单机构研究中显示出有希望的结果，敏感性和特异性在 90% 以下，PPV 在 60% ～ 80% 的范围内，NPV 超过 95%。这些初始数据最初令人兴奋的是，也许 ThyroSeq v2 可能会提供理想的准确度特征，因为 PPV 似乎与 Bethesda V 型细胞学相似，同时保持了出色的 NPV；然而，随后的验证研究显示出不那么令人印象深刻的结果[12]。

最新一代 ThyroSeq 产品（称为“v3”）增加了突变面板中的基因数量，并整合了其他遗传信息，例如基因拷贝数的变化，以及一些基因表达数据。Steward 和同事[13]在具有已知手术病理结果的 286 个细胞学不确定的 FNA 样本中对 ThyroSeq v3 进行了一项前瞻性盲法多中心研究。在 Bethesda Ⅲ型和 Ⅳ 型结节中，基于 28% 的癌症 /NIFTP 患病率，该测试的敏感性和特异性分别为 94% 和 82%，NPV 和 PPV 分别为 97% 和 66%。重要的是，该测试分别在 62% 和 100% 的病例中正确预测了 Hürthle 细胞腺瘤和癌[13]。

Afirma GSC 和 ThyroSeq v3 的早期数据表明，与上一代产品相比，有望实现良好的改进，并且随后的甲状腺结节管理指南可能将在更大程度上纳入分子检测。最终，是否使用分子检测需要考虑到临床决策中的其他变量。第一，是否进行甲状腺切除术可能取决于 FNA 活检结果以外的因素，更不用说分子检测。第二，这些检测的价格并非无关紧要，必须考虑到它们在特定机构环境中的增量价值和成本效益。第三，应告知患者进行分子检测的治疗和长期临床意义的内在不确定性。

甲状腺癌

甲状腺癌通常分为 DTC、PDTC、MTC 和 ATC。其他甲状腺恶性肿瘤（包括原发性甲状腺淋巴瘤、甲状腺肉瘤和甲状腺转移瘤）较为罕见。由 PTC、FTC 和 HCC 组成的 DTC 被认为是“分化的”，因为它们来自甲状腺上皮细胞，通常保留了摄取碘的能力。PDTC 和 ATC 也被认为是由滤泡细胞引起的，但与 DTC 相比，由于它们去分化，临床上更具侵袭性。与所描述的其他肿瘤不同，MTC 起源于神经内分泌滤泡旁 C 细胞。

绝大多数的甲状腺癌是 DTC，PTC 和 FTC 分别占所有甲状腺癌诊断的 84% 和 11%。MTC 占 2%，ATC 占所有病例的 1%。甲状腺癌总体预后良好，主要是因为 PTC 占比较大，而 ATC 是最具侵袭性和致死性的实体瘤，死亡率接近 100%。

发病率

在美国，每年诊断出大约 54 000 例甲状腺癌新发病例，每年有 2000 多人死亡。女性的发病率是男性的 3 倍多，甲状腺癌现已成为美国女性中增长最快的癌症。在过去的 30 年中，甲状腺癌的发病率在美国增加了 2 倍，在世界其他发达国家和发展中国家也出现了急剧增长。绝大多数诊断增加是 PTC 流行病学变化的结果。在一项使用 1975 — 2009 年甲状腺癌趋势监测、流行病学和最终结果（SEER）数据库的研究中，Davies 和 Welch 发现，尽管发病率增加了 2 倍，但总体死亡率仍稳定在每 100 000 人中 0.5 人，因此研究人员得出结论：甲状腺癌的新流行主要是由于对较小且临床上无意义的肿瘤的过度诊断造成的。

然而，其他作者建议谨慎地将发病率增加仅仅归因于过度诊断。SEER 数据库的独立分析显示，随着较小且可能较轻微的肿瘤的增加，较大和晚期的 PTC 的发病率也显著增加。Lim 和同事[15]在另一项 SEER 分析中发现，所有 PTC 中，尤其是晚期肿瘤中，基于发病率的死亡率实际上都有所增加，这表明在过去几十年中，甲状腺癌的发病率确实有所增加。这些相反结论对于确定如何优化甲状腺结节的筛查和诊断阈值，以及如何对惰性和侵袭性肿瘤采取个体化治疗方案具有重要意义。

分化型甲状腺癌

原发于甲状腺滤泡上皮细胞的癌症有 PTC、FTC 和 HCC。尽管在生物学行为和临床行为方面存在一些差异，但通常对的处理和管理方式是相似的。

总体来说，PTC 是最常见的甲状腺癌亚型，占所有事件病例的 84%。女性多发，男女比例为 3∶1，发病高峰出现在 20 ～ 60 岁。PTC 主要通过淋巴途径转移，并影响中央区和外侧区的颈部淋巴结（见下文）；然而，在高达 3% ～ 5% 的患者中确实发生了远处转移，常见的转移部位是肺和骨。组织学上，PTC 的特征为复杂的分支乳头伴假包涵体、核沟和砂粒体（图 37.18A）。所谓的 PTC 滤泡亚型（fvPTC）与经典 PTC 的预后相似，并且在组织学上具有界限分明的滤泡和最小的乳头状突起。PTC 的其他不太常见但更具侵袭性的组织学亚型包括高细胞亚型（图 37.18B）、鞋钉样亚型、弥漫性硬化亚型和柱状亚型，共占所有 PTC 的不到 1%。

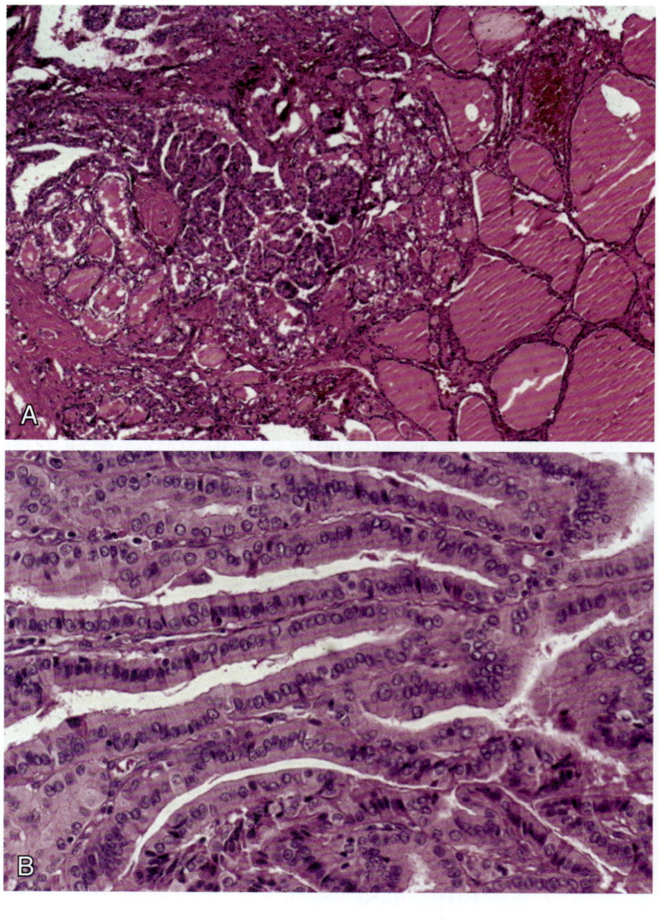

图 37.18 （**A**）甲状腺肿块的苏木精-伊红（H&E）染色显示乳头状突起，与甲状腺乳头状癌（PTC）一致；（**B**）PTC 的 H&E 染色显示，单排细胞中的细胞高宽比增加。这就是所谓的 PTC 高细胞变体，其预后比分化良好的 PTC 差

FTC 是第二常见的 DTC。FTC 发生在老年人中，发病高峰出现在 30 ～ 70 岁。与 PTC 一样，FTC 的发病以女性为主，男女比例为 1∶3。与 PTC 相比，FTC 的扩散模式是血源性的，通常转移至肺和骨（图 37.19）。不到 10% 的病例会发生局部淋巴结转移。细胞学上，FTC 的范围从几乎正常的滤泡细胞到具有各种异常特征的滤泡细胞，包括核异型性、脱胶、细胞增生和微膜；因此，FNA 不能可靠地诊断 FTC。FTC 只能通过组织学检查证实包膜和血管侵犯的存在而确诊（图 37.20A）。

HCC 是一种不太常见的 DTC 亚型，具有明显侵袭性。HCC 发生于老年人，发病高峰出现在 60 ～ 80 岁。转移可以通过淋巴和血行途径发生，并且在最初诊断时，高达 20% 的患者存在转移。与其他 DTC 相比，HCC 对 RAI 的摄取程度较低，38% 的原发肿瘤对 RAI 的摄取程度较高。然而，RAI 治疗与 2 ～ 4 cm HCC 患者的生存率提高有关。在组织学上，HCC 与 FTC 的区别在于嗜氧性 Hürthle（或嗜酸细胞）细胞的存在；由于线粒体数量增加，这些细胞表现出特征性的细胞增大并有存在大量嗜酸性颗粒的细胞质（图 37.20B）。

一个新类型：具有乳头状核特征的非浸润性滤泡性甲状腺肿瘤

fvPTC 在 1970 年代成为病理学术语。它是一个用于描述没有乳头状结构但具有 PTC 特征性核特征的肿瘤性滤泡，如增大、聚集 / 重叠、伸长、不规则核型、核沟、假包涵体和染色质清除等。传统上，fvPTC 主要有 2 种亚型：包膜型和浸润型（无包膜）。包膜亚型一直是病理学界有争议的话题，因为在没有包膜浸润的情况下，癌症的诊断完全依赖于高度主观和可变的核特征。此外，包膜型 fvPTC 的临床行为是极其惰性的，预后良好，并且与浸润型的临床行为和预后明显不同。

为了解决这个问题，2016 年，一个由国际甲状腺学专家组成的多学科小组对 109 例包膜型患者和 101 例浸润性 fvPTC 患者进行了关键性回顾性分析；包膜型患者的中位随访期为 13 年（范围为 10 ～ 26 年），浸润性 fvPTC 组患者的中位随访期为 3.5 年（范围为

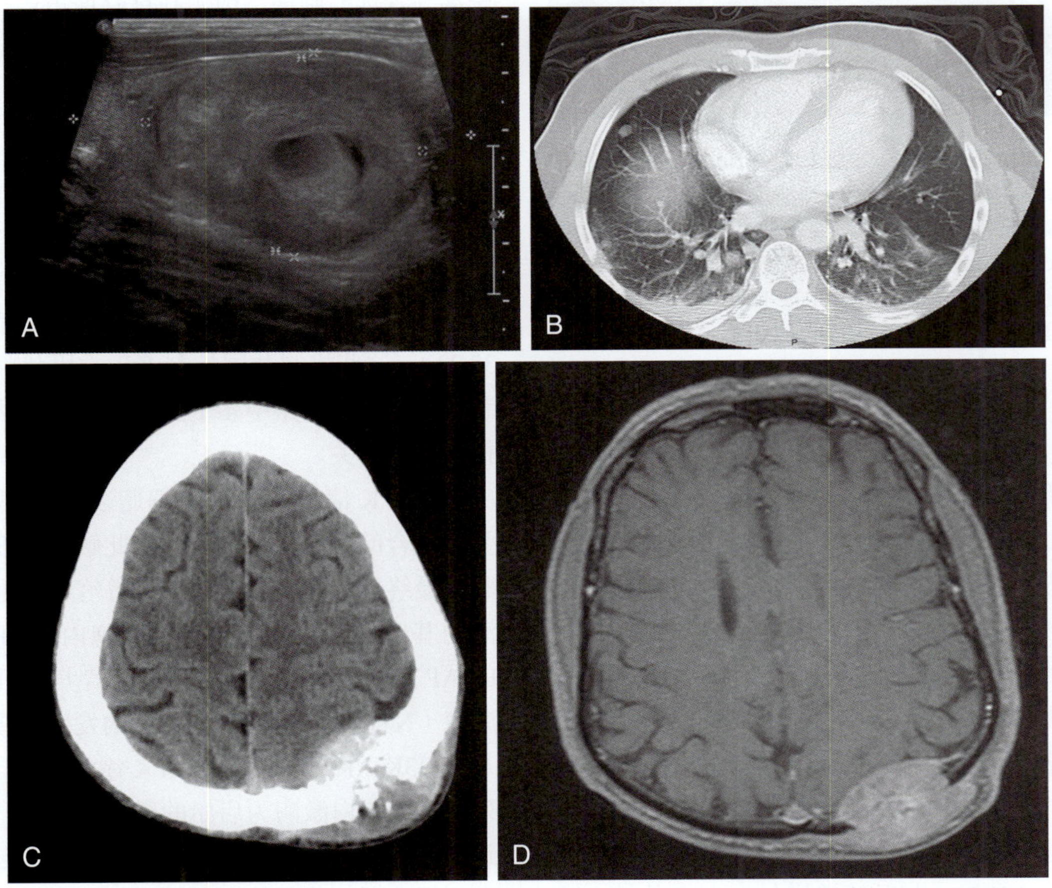

图 37.19 转移性滤泡癌；所有图像均来自同一患者。（**A**）术前超声显示甲状腺左叶有一个 6.7 cm 的肿块；病理证实为滤泡癌；（**B**）胸部计算机断层扫描（CT）显示多发性肺转移；（**C**）头部 CT 显示左顶骨转移；（**D**）头部磁共振成像显示左顶骨转移，伴有硬膜外部分和对大脑的肿块效应

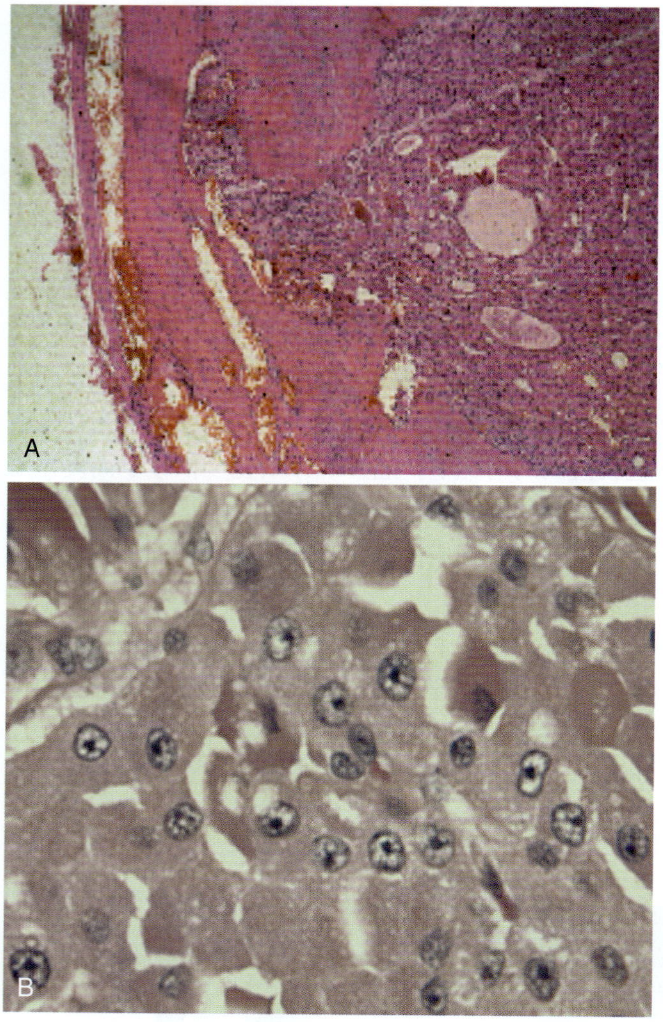

图 37.20 （**A**）滤泡病变的苏木精-伊红（H&E）染色。高倍镜检查显示滤泡细胞侵犯包膜，这与滤泡性甲状腺癌的诊断一致；（**B**）H&E 染色显示 Hürthle 细胞癌的泡状核和不规则的大核仁（From Freeman JL，Kim DS. Hürthle cell tumors of the thyroid. In Randolph GW，ed. Surgery of the Thyroid and Parathyroid Glands 2. Philadelphia：Elsevier Saunders；2013：207）

1～18 年）。作者发现，与浸润性 fvPTC 队列中 12% 的不良肿瘤预后率相比，包膜型 fvPTC 的患者在治疗后均未死亡或有疾病进展证据。基于这些发现，作者建议将术语从包膜 fvPTC 改为“具有乳头状核特征的非浸润性滤泡性甲状腺肿瘤”，或 NIFTP（图 37.21），其目的是更准确地反映这种肿瘤的惰性，以及从名称上淡化恶性肿瘤的含义[16]。

将这些肿瘤重新分类对 NIFTP 具有潜在的深远意义，因为它改变了 FNA 细胞学标本中恶性肿瘤的估计风险，也可能导致针对该类患者治疗和监测的积极性的改变。NIFTPs 出现频率增加；有人估计，这种肿瘤类型（无论是 NIFTP 还是 fvPTC）的发病率在过去 30 年中增加了 3 倍。总的来说，大多数人都同意 NIFTP 比浸润性肿瘤更无作用，也更不令人担忧，但有几位作者警告不要将 NIFTP 重新归类为真正的“良性”肿瘤，因为其异时性疾病复发和转移的风险较低但却真实存在[17]。在实际实践中，需要对 NIFTP 进行更长期的随访研究。

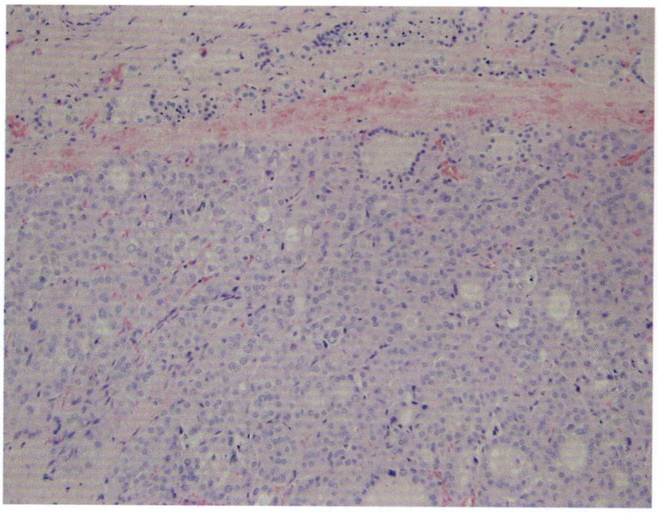

图 37.21 具有乳头状核特征的非浸润性滤泡性甲状腺肿瘤（NIFTP），它是一种边界清楚 / 包裹性微滤泡样肿瘤，无包膜或血管浸润。肿瘤细胞表现出与乳头状甲状腺癌相似的核特征（Courtesy of Elham Khanafshar，MD，MS，Department of Pathology and Laboratory Medicine，University of California，San Francisco.）

甲状腺滤泡细胞瘤形成与癌变

控制甲状腺滤泡细胞癌发生的两个主要分子机制是丝裂原激活蛋白激酶（MAPK）信号和磷脂酰肌醇 3- 激酶 / 蛋白激酶 B（PI3K/AKT）信号通路（图 37.22）。这些机制共同控制着正常甲状腺细胞的存活和功能；这些通路中多个点的扰动与甲状腺癌的发病机制直接相关。

MAPK 信号通路被与细胞表面跨膜酪氨酸激酶受体结合的生长因子激活。由此触发了细胞内信号级联，最终调节负责细胞生长 / 增殖、分化、迁移和存活的基因的核内转录。主要细胞内 MAPK 通路基因 BRAF、RET/PTC、RAS 和神经营养原肌球蛋白受体激酶（NTRK）的突变与 DTC 的发生直接相关。

PI3K/AKT 途径与 MAPK 途径一样，涉及一系列以跨膜蛋白激酶为启始的磷酸化反应；最终，这导致 AKT 的激活，AKT 反过来磷酸化细胞质和细胞核中的蛋白质。AKT 的下游靶点调节细胞凋亡、增殖、细胞周期进程、细胞骨架完整性和能量代谢。该途径部分介导并被认为与 FTC 的发展特别相关；进一步

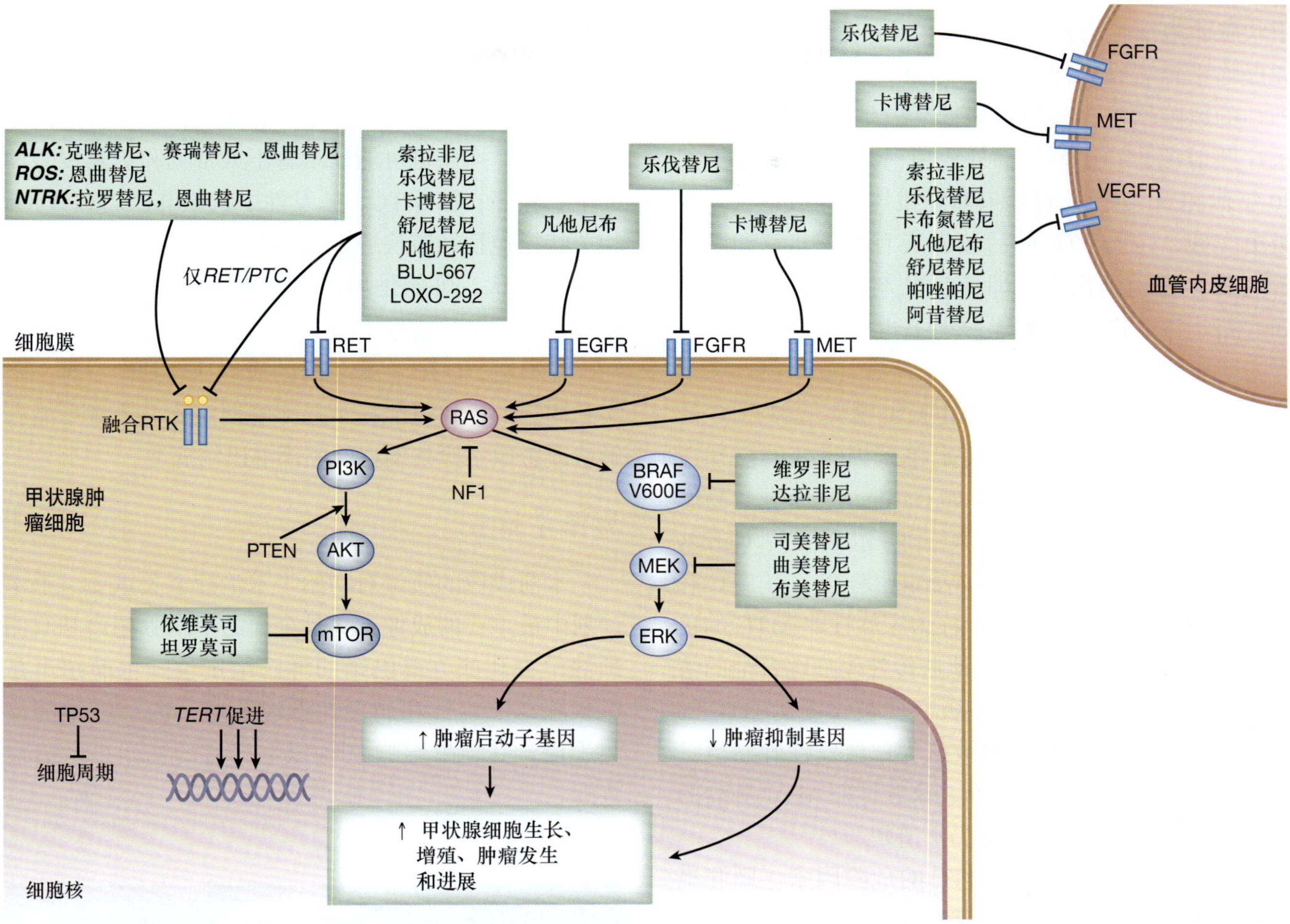

图 37.22　与甲状腺滤泡细胞癌发生相关的两种最常见途径和基因改变示意图，MAPK 和 PI3K-AKT 通路。还显示了目前针对甲状腺癌的靶向疗法（From Rao SN，Cabanillas ME. Navigating systemic therapy in advanced thyroid carcinoma：from standard of care to personalized therapy and beyond. J Endocr Soc. 2018；2：1109-1130.）AKT：蛋白激酶 B；ALK，间变性淋巴瘤激酶；ERK，细胞外信号调节激酶；EGFR，表皮生长因子受体；FGFR，成纤维细胞生长因子受体；MAPK，丝裂原活化蛋白激酶；mTOR：雷帕霉素的哺乳动物靶点；NTRK，神经营养原肌球蛋白受体激酶；PI3K：磷脂酰肌醇 3- 激酶；PTC，甲状腺乳头状癌；RTK，受体酪氨酸激酶；TERT：端粒酶反转录；VEGFR，血管内皮生长因子受体

支持这一理论的发现是，AKT 激活抑制剂 PTEN 突变在散发性 FTC 和与 Cowden 综合征相关的 FTC 中都有发现，Cowden 综合征是一种遗传性疾病，其特征是多发性错构瘤（尤其是皮肤和黏膜）、巨颅症以及罹患其他实体器官癌症（如乳腺癌、子宫内膜癌和结肠直肠癌）的风险增加。

2014 年，癌症基因组图谱项目联合会公布了其对 496 个 PTC 进行多平台高通量基因组测序分析的结果。这项开创性的研究证实了在 PTC 中驱动 MAPK 和 PI3K/AKT 通路的体细胞遗传改变的主要和相互排斥的作用，在 RAS 和 BRAF V600E 驱动的肿瘤中具有明显的信号差异。此外，癌症基因组图谱项目发现了一些新的改变，包括 EIF1AX 的新驱动突变；单个基因，如 CHEK2、ATM 和 TERT 启动子；与染色质重塑相关的功能相关基因；以及微 RNA 表达模式的改变（特别是在 miR-21 和 miR-146b 中），这有助于区分 PTC 的不同临床亚型。总的来说，癌症基因组图谱的研究成果已将利用当前基因组测序技术根据分子特征鉴定出的 PTC 比例从 75% 提高到 96% 以上。这已转化为改进的分子检测方法，以促进甲状腺癌的术前诊断（见上文）。

危险因素

两个被研究和验证最多的 PTC 危险因素包括电离辐射暴露史和 DTC 家族史。

特别是儿童和青少年电离辐射暴露量之间的关联对于 PTC 而言是尤其明显的，或许对 ATC 也有影响[19]。切尔诺贝利核事故和广岛及长崎核爆炸等灾难性事件造成的急性环境暴露量已显著证实了辐射对甲状腺滤泡细胞癌发生的影响。研究发现，日本原子弹爆炸幸存者在事故发生后50年内患甲状腺结节和PTC的风险增加，与辐射剂量反应呈线性相关关系。医疗照射源，如头颈部的外放射治疗，以及20世纪50年代和60年代针对痤疮和扁桃体炎的放射治疗等历史实践，也与PTC的后续发展有关。儿童和青少年尤其容易受到伤害，即使是低剂量辐射照射（例如，相当于1次胸部X光照射）也会以剂量依赖的方式增加PTC风险。

影响深远的DTC家族史也被证明会增加DTC的风险。这可能发生在具有特定单基因突变的已知遗传性癌症综合征的情况下，如Gardner综合征（易患PTC）、Cowden综合征（FTC，偶尔PTC）、Carney综合征（PTC和FTC）和Werner综合征（PTC和FTC）。此外，还创造了一个称为家族性非MTC的单独实体，用于描述在没有其他遗传性癌症综合征的情况下，有2个或2个以上一级亲属被诊断为DTC的家庭。家族性非MTC肿瘤被认为比散发性肿瘤更具侵袭性，预后更差[20]。然而，家族性非MTC肿瘤的确切遗传模式和遗传学基础仍不清楚。

肥胖也一直被认为是DTC的危险因素。肥胖患病率和甲状腺癌发病率的趋势呈密切的平行增长。一项包含22项前瞻性研究的汇总分析发现，甲状腺癌风险与多个肥胖标志物有关，包括腰围、体重指数（BMI）和成年早期与研究基线之间的BMI增加。除此之外，PTC患者还具有更具侵袭性的肿瘤特征。

已假设其他环境暴露会增加DTC的风险。Hoffman及其同事[21]最近发表了一项针对PTC患者的病例对照研究，证明了家庭中某些常见阻燃剂的含量与PTC发病率增加有关，特别是十溴二苯醚和三（2-氯乙基）磷酸酯。据报道，在世界各地的火山群地区，包括夏威夷、冰岛、法属波利尼西亚、新喀里多尼亚和西西里岛，DTC的风险也有所增加；部分原因可能是由于火山排放的气体、火山灰和熔岩中的重金属和其他有毒化合物污染了地下水和食物来源[22]。所有这些潜在环境致癌物的潜在机制尚不清楚，需要进一步研究。

临床表现

DTC的典型表现是患者或医师在常规检查中发现的无症状、可触及的甲状腺结节。可触及的甲状腺结节约占人口的5%，其中大部分为良性。如上所述，随着高分辨率超声检查和其他成像方式的改进，甲状腺结节和甲状腺癌在无症状个体中的诊断越来越普遍。

DTC通常生长缓慢、无痛且无症状。急性疼痛是更典型的良性过程，如甲状腺炎或良性囊肿急性出血；然而，疼痛也可能预示着不太常见和更具侵袭性的甲状腺癌，如MTC、原发性甲状腺淋巴瘤和ATC。相关特征包括结节快速生长、声音嘶哑、咳嗽或吞咽困难等症状，可能是局部侵犯周围结构（如RLN和呼吸消化道）的信号（图37.23）。

体检时，DTC在触诊时的质地从软到硬不等。坚实和固定的肿块可能提示局部晚期疾病。患者可能有触诊或影像学检查发现的颈部淋巴结病变。

影像学检查

术前成像的质量对初始手术治疗至关重要。手术计划中最重要的成像方式是全面的甲状腺超声和双侧颈部中央和侧方淋巴结的淋巴结定位。术前超声是甲状腺结节定性和病理性淋巴结鉴别的最敏感的检测手段，其结果影响30%以上患者的初始手术治疗范围。

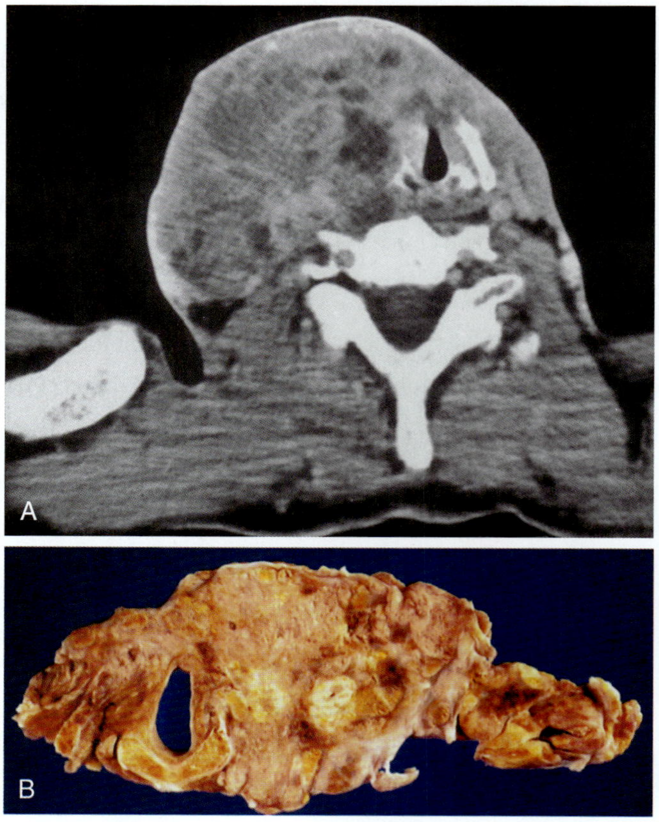

图37.23 （A、B）一名70岁男性甲状腺肿块迅速增大。计算机断层扫描图像显示喉移位和双侧颈静脉外侧受累。患者在6个月内死于进展迅速的滤泡癌

对于可能患有更严重的局部疾病的患者，可能需要横断面成像（颈部和胸部的增强 CT 或 MRI）和腔内成像（喉镜、支气管镜或食管镜）。可能导致临床医师额外关注的临床表现包括声音变化、吞咽困难、呼吸道症状（如咳嗽或咯血），以及体检时可触摸到的迅速扩大、肿大和（或）固定包块。超声检查的适应证包括肿大的包块，包块延伸到胸部或向后延伸，以及向甲状腺外延伸。不建议在术前常规使用 PET 扫描。

癌症分期

在过去的几年中，已经有许多建议的分期系统用于估计 DTC 的疾病特异性死亡率，但美国癌症联合委员会（AJCC）和国际癌症控制联盟肿瘤、淋巴结、转移（TNM）分类已经成为最广泛接受和最容易理解的分类。参考文献 22a 中的表格总结了 2018 年初生效的当前第 8 版 TNM 系统。

第 8 版做出了一些重大改变，更好地优化了患者生存率的预测和分层。其中包括：

1. 分期的年龄界限最初是为了反映年轻人的生存益处而建立的，诊断切点值从 45 岁提高到 55 岁。

2. 仅在组织学检查中检测到最小的甲状腺外轻微延伸（相对于甲状腺外总体延伸），从 T3 疾病的定义中删除，有效地从分期中消除了该因素。

3. N1（区域性淋巴结）疾病不再使 55 岁或 55 岁以上的患者进入Ⅲ期。

4. T3a 是一种局限于甲状腺的大于 4 cm 的肿瘤的一个新类别。

5. T3b 是一种新的肿瘤类型，适用于任何大小的肿瘤，表现为甲状腺外延伸至带状肌。

6. 为了在解剖学上更加一致，将Ⅶ区淋巴结重新分类为中心颈部淋巴结（N1a），而不是外侧颈部淋巴结。

7. 55 岁或以上患者出现远处转移的情况从ⅣC 期重新分类为ⅣB 期。

对第 8 版所做更改的下游影响是将许多患者前移到较低阶段；因此，在新系统中，较高阶段疾病患者的预后较差，因此可更好地区分不同阶段的预后，并更准确地反映甲状腺癌死亡率的总体较低风险。根据第 8 版，预计较年轻患者的疾病特异性生存率为Ⅰ期 98% ～ 100%，Ⅱ期 85% ～ 95%，55 岁以上的老年患者Ⅰ期、Ⅱ期、Ⅲ期和Ⅳ期的生存率分别为 98% ～ 100%、85% ～ 95%、60% ～ 70% 和 ＜ 50%[23]。

尽管 TNM 等系统对于疾病特异性死亡率的初步估计很重要，但事实仍然是，绝大多数患者将具有良好的长期存活率。因此，与 DTC 患者更具临床相关性的是疾病复发的风险，这是 TNM 等系统无法测量的结果。作为回应，ATA 在其 2009 年的指南中提出了一个基于许多临床病理特征的初始复发风险评估系统，采用 3 级风险分类，将患者分为低风险组（～ 3%），中等风险组（～ 21%）和高风险组（～ 68%）[24]。在 2015 年更新的指南中，即使是在这 3 个级别内，风险水平也取决于许多单个肿瘤特征，并且实际上是同时存在的（图 37.24）。分子检测和分析可能会增强临床分期系统。

ATA 指南提出了一个系统，该系统根据疾病的临床病程和对治疗的反应动态改变初始风险估计[5]。该系统中对初始治疗的四个反应类别包括：

1.“极好的应答”：无临床、生化或结构性疾病迹象（相当于 1% ～ 4% 的复发风险）。

2.“生化不完全应答”：在无可定位疾病的情况下，Tg 异常或抗 Tg 抗体水平升高（即 50% 的患者可自行或通过额外治疗达到无证据疾病状态，20% 的患者有可能发展为结构性疾病）。

3.“结构性不完全应答”：持续性或新发的局部或远处转移（局部疾病的疾病特异性死亡率高达 11%，远处转移高达 50%）。

4.“不确定反应”：不能确定归类为良性还是恶性的非特异性生化或结构发现，包括抗 Tg 抗体水平稳定或下降的患者，但无缓解的明确结构证据（15% ～ 20% 的患者在随访期间将识别出结构性疾病）。

手术管理

手术是治疗 DTC 的主要手段。选择合适的手术方式，在大量外科医师的指导下（见下文），甲状腺切除术是非常安全和有效的。甲状腺切除术的适当范围取决于多种因素，包括疾病的程度和患者的围术期风险，官方的建议在过去几年中不断演变。在过去，甲状腺全切除术是大多数直径＞ 1 cm 的 DTC 的传统推荐治疗方法。然而，对于 1 ～ 4 cm 之间的低风险单侧 DTC，无甲状腺外侵犯或转移性疾病迹象，同侧甲状腺叶切除术已成为可接受的替代全甲状腺切除术的方法；对于小于 1 cm 的 DTC，建议采用手术治疗。这一建议的转变源于大型观察性数据库研究中的最新数据，这些数据表明，因 1 ～ 4 cm 的 DTC 而接

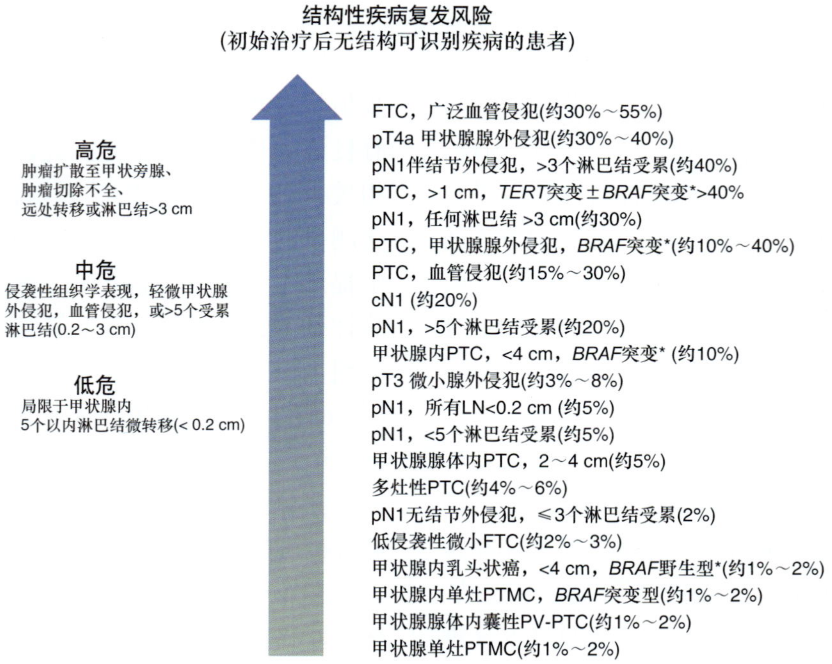

图 37.24 分化型甲状腺癌初始治疗后结构性疾病复发的风险存在于风险估计的连续区间中。左侧一栏显示了美国甲状腺协会修改的三级初始风险分层系统（From Haugen BR，Alexander EK，Bible KC，et al. 2015 American Thyroid Association Management guidelines for adult patients with thyroid nodules and differentiated thyroid cancer：the American Thyroid Association Guidelines Task Force on Thyroid Nodules and Differentiated Thyroid Cancer. Thyroid. 2016；26：1-133.）

受甲状腺全切除术或腺叶切除术的选定患者的生存率相近[25]。因此，目前，全甲状腺切除术是首选的循证方法，仅适用于复发和（或）疾病特异性死亡率较高的 DTC。这些场景包括以下几种情况：

- 肿瘤至少 4 cm
- 甲状腺外侵犯
- 转移性疾病的证据
- 辐射诱发的 DTC
- 家族性非髓样甲状腺癌
- 双侧多灶性 DTC

对于有颈部淋巴结转移临床和（或）影像学证据的 DTC，建议进行治疗性区域淋巴结清扫。颈部淋巴结分区遵循标准化命名法，如图 37.3 所示。甲状腺癌最相关的淋巴结部位包括中央区（Ⅵ级和Ⅶ级），它由甲状腺周围淋巴脂肪组织组成，外侧由颈动脉、上方的舌骨和下方的无名动脉包围，以及包含颈静脉群（Ⅱ、Ⅲ和Ⅳ级）和下后三角区（Ⅴb 级）的外侧区。对于术前或术中确定有转移性疾病影像学或临床证据的患者，应进行治疗性淋巴结清扫。同侧中央区淋巴结受累的情况应行Ⅵ级（+/-Ⅶ）颈淋巴结清扫。颈外侧淋巴结转移的存在证实了以中央和外侧区为基础的颈淋巴结清扫的重要性，甚至有 12% 的患者存在颈外侧跳跃转移（即绕过中央颈淋巴结）。根治性颈淋巴结清扫术会导致显著的患者发病率，对于肿瘤学目的来说是非必要的。

由于高达 80% 的 PTC 患者可能发生显微镜下的淋巴结转移，一些研究者建议在甲状腺切除术过程中进行常规预防性中央颈清扫。然而，由于显微淋巴结转移很少具有临床意义，预防性中央颈清扫的作用仍然存在争议。这一证据主要基于观察数据，但肯定是混杂的，一些研究显示预防性中央颈清扫在减少长期局部复发方面有一定的益处。然而，中央颈淋巴结清扫术与暂时性和永久性甲状旁腺功能减退的高风险相关，尽管当由经验丰富的外科医师进行手术时，这种影响会减弱[26]。目前，ATA 指南建议，对于某些 cN0 乳头状甲状腺癌的高危患者，如果其原发肿瘤（T_3 或 T_4）和（或）临床上累及侧颈淋巴结这些信息有助于指导额外治疗，应考虑进行预防性中央区颈淋巴结清扫。

对于涉及带状肌、气管、食管、喉和喉返神经等结构的局部侵袭性原发性肿瘤，术前仔细规划横断面成像和内镜检查至关重要（见上文）。对于需要分段喉气管或食管切除的复杂肿瘤，建议咨询和寻求相关专业协助，包括胸外科和耳鼻喉科。肿瘤学理想的目标是对所有可见肿瘤进行大体全切除，这一目标应与根治性切除可能导致的并发症相平衡。

PTC 的主动非手术监测

尽管如上所述，目前在高风险癌症的管理方面已经取得了进展，但在过去十年中，DTC 管理方面最引人注目的进展可能是对较小甲状腺癌的治疗大幅降低，目前包括对小于 1 cm 的甲状腺乳头状微癌的非手术积极监测。

这种治疗方案在日本人群中得到了很好的研究。伊藤及其同事于 2010 年发表的初始报告[27]研究了 340 例单侧甲状腺乳头状微癌患者，他们每年接受 1 ～ 2 次超声检查，平均观察 / 监测时长为 74 个月。10 年内肿瘤生长 3 mm 或以上的患者比例为 16%，10 年内检测到新的颈部淋巴结转移的患者比例为 3.4%[27]。同一组 1235 名接受观察的患者的后续报告显示，60 岁以上的患者进展到任何形式的临床疾病都极其缓慢，10 年的总发病率为 2.5%。相比之下，高达 23% 的年轻患者在第 10 年发展为临床疾病。重要的是，那些最初接受观察并最终接受手术切除的患者，在围术期或肿瘤学方面没有检测到由于等待手术治疗而产生的负面后果。

根据来自日本的这些里程碑式的研究结果，其他国家的中心已经开始研究主动监测在其特定患者群体中的作用。美国正在进行的最大规模的前瞻性试验是在 Sloan-Kettering 纪念癌症中心进行的，在那里，经过精心挑选的单灶 PTC 不超过 1.5 cm 和甲状腺乳头状微小癌的患者被纳入一个有计划的主动监测项目。韩国目前也正在进行一项多中心前瞻性队列研究。

在考虑主动监测是否适用于特定患者和治疗场所时，必须评估几个属性，包括肿瘤特征和风险状况；患者人口统计资料、长期依从性和患者偏好；以及运行监测计划的医疗 / 外科团队的经验。此外，在当前的医疗环境中，一个重要且有争议的问题是长期监测与手术相比在地理上的成本效益影响[28]。需要进一步研究，以更好地识别那些风险最低的患者，与分子监测相结合的积极监测可能对他们的益处最大。

术后促甲状腺激素抑制

在许多因 DTC 行甲状腺切除术的患者中，建议使用 TSH 抑制剂量的甲状腺激素药物来预防甲状腺功能减退，并降低 TSH 刺激肿瘤生长和复发的风险。TSH 抑制已被证明能提高Ⅱ期、Ⅲ期和Ⅳ期患者的总体生存率；然而，生存益处所需的抑制程度仍然是一个争议点，总的来说，随着时间的推移，出现了一种减少积极抑制的趋势[29]。

TSH 目标取决于初次治疗后复发的风险，以及是否存在可能增加甲状腺功能亢进并发症风险的其他因素，如高龄、心房颤动和骨质疏松症。对于低至中等风险肿瘤患者，血清 TSH 最初可维持在 0.1 ～ 0.5 μU/L，而高风险肿瘤患者应尽可能保持 TSH 水平低于 0.1 μU/L。在对治疗有良好反应的患者中，TSH 水平也可以放宽到接近正常范围。

放射性碘

甲状腺滤泡细胞具有独特的吸收碘的能力（见上文甲状腺生理学），这一事实是 ^{131}I 治疗 DTC 的基础。DTC 通常非常嗜碘，至少在最初阶段是如此，尽管由于碘化钠转运体表达减少，其程度低于正常甲状腺滤泡细胞。因此，RAI 在治疗 PTC 和 FTC 以及某些 HCC 病例中是一种有用的辅助手段，尽管其相对不摄碘，而在不摄碘的癌症中，如 PDTC、MTC 和 ATC，RAI 不起作用。

在 DTC 中，RAI 通常在甲状腺切除术后施用。RAI 通常有两种广泛的适应证。第一个适应证是清除甲状腺切除术后残留的任何正常甲状腺组织。其理由有三：（1）正常甲状腺组织的清除增加了术后血清 Tg 和随后 ^{131}I 扫描检测复发疾病的特异性；（2）可防止残余组织中新发甲状腺癌的形成；（3）它可以以更高的剂量用于治疗微转移病灶，作为预防临床复发的辅助治疗。RAI 的第二个适应证是治疗无法通过手术解决的临床可检测疾病。

在过去十年中，甲状腺切除术后 RAI 的作用变得更具选择性，这主要是因为有令人信服的证据表明，RAI 对低风险 DTC 患者缺乏益处。这些患者包括甲状腺内肿瘤＜ 4 cm，无高危组织学特征或有小的多灶性癌症的患者。多个大型数据库研究和系统评价表明，RAI 对这些患者在降低疾病复发或死亡率方面没有任何益处。文献表明，RAI 对中风险患者有一定的益处[30]。例如，来自国家癌症数据库的 21 870 名患者的研究表明，中等风险甲状腺癌的死亡风险降低了 29%，而年轻患者的死亡风险则降低更多。然而，需要进一步研究以确定中风险患者中受益最大的特定亚组。RAI 通常被推荐用于高风险患者。

RAI 应在低碘状态的患者中使用，并在高 TSH 水平的环境中使用，以刺激甲状腺组织最大限度地吸收碘。TSH 刺激有两种方法：给予重组人 TSH 和停用甲状腺激素。RAI 的剂量取决于甲状腺癌的风险状况和 RAI 的适应证。一般来说，RAI 的清甲剂量为 30 ～ 50 mCi，而清灶剂量通常为 100 ～ 150 mCi。只要有证据表明甲状腺癌仍然嗜碘，假设毒性状况可以接受，那么反复使用 RAI 治疗是合适的。剂量学也可用于指导优化治疗疗效的同时最小化毒性的给药方案。RAI 的副作用包括涎腺炎、鼻泪管阻塞、暂时性肿瘤 / 甲状腺肿胀、不孕和继发性恶性肿瘤（尤其是白血病）的发展；所有这些事件的风险都是剂量依赖性的。RAI 的最大累积寿命暴露量有争议，但通常约为 600 mCi。妊娠和母乳喂养是 RAI 的绝对禁忌证。

辅助疗法

在 DTC 的特定情况下，外照射放射治疗（EBRT）起着有限但重要的姑息作用。目前尚缺乏随机临床试验，EBRT 的实践模式也各不相同，因此，许多建议依赖于专家意见和单机构研究。EBRT 主要适用于甲状腺切除术后局部控制不可切除的局部晚期肉眼可见或显微镜下可见的残留疾病（尤其是被认为是 RAI 无亲和力且影响呼吸消化道的肿瘤），以及对 RAI 无亲和力的远处转移灶。

用于局部控制复发性和（或）转移性疾病的其他治疗方案存在于有限的几个医疗中心。其中包括经皮乙醇或射频消融治疗颈部淋巴结转移、射频消融治疗肺或骨转移瘤以及姑息性栓塞治疗骨转移瘤。此外，还有许多针对 RAI 难治性疾病的较新靶向全身治疗的研究活动（见下文）。

甲状腺髓样癌

甲状腺髓样癌（MTC）是一种罕见的甲状腺恶性肿瘤，仅占美国所有甲状腺癌发病率的 2%[15]。Hazard 及其同事于 1959 年首次创造了“髓质”一词，以描述具有非滤泡特征和含淀粉样基质的独特甲状腺肿瘤。与 DTC 不同，MTC 来自神经内分泌滤泡旁 C 细胞，分泌多肽降钙素（图 37.25）。MTC 通常作为散发性肿瘤发生，但平均有 25% 的病例发生在与 *RET* 原癌基因种系突变相关的遗传综合征背景下，如多发性内分泌肿瘤 2A 型和 2B 型（分别为 MEN2A 和 MEN2B）以及家族性 MTC 综合征。

临床表现

MTC 的典型临床表现取决于该疾病是散发性还是遗传性。散发性 MTC 通常出现在 40 ～ 60 岁；最常见的表现（发生在高达 50% 的病例中）是可触及的来自原发肿瘤本身或相关淋巴结病的颈部肿块。这些肿瘤通常是单灶性的，根据甲状腺中 C 细胞的分布，通常发生在甲状腺上外侧叶。在可触及甲状腺结节的散发性 MTC 患者中，超过 70% 的病例存在颈部淋巴结转移，10% ～ 15% 的病例存在远处转移。最常见的远处转移部位是肝、纵隔、肺和骨。

与散发性 MTC 相比，遗传性 MTC 的发病年龄更小；家族性 MTC 或 MEN2A 患者通常出现在 20 ～ 30 岁，而 MEN2B 患者出现在 10 岁之前。根据特定的 *RET* 突变，遗传性 MTC 可能在生命早期的最初几个月到一年内出现（见下文）。与散发性 MTC 不同，遗传性 MTC 常表现为多灶性疾病。幸运的是，大多数遗传性 MTC 患者现在通过对高危家庭成员的基因筛查

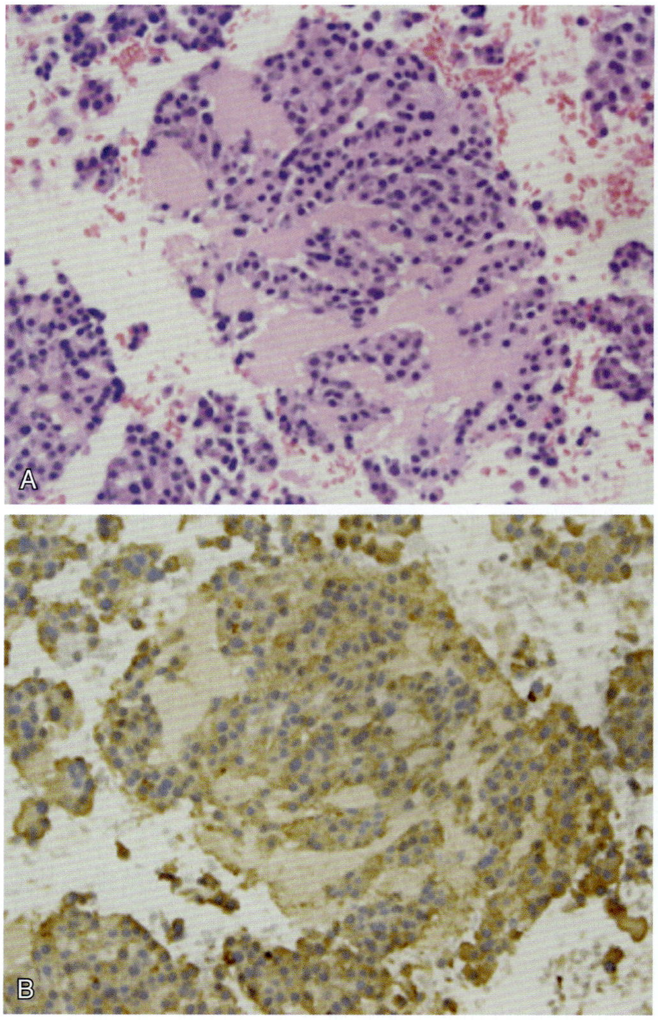

图 37.25 甲状腺髓样癌（MTC）。（**A**）MTC 标本的苏木精-伊红染色，显示浆细胞样形态，有偏心性圆形细胞核、“椒盐”染色质、小核仁和淀粉样蛋白浸润；（**B**）甲氨蝶呤降钙素染色胞质阳性（Courtesy of Elham Khanafshar，MD，MS，Department of Pathology and Laboratory Medicine，University of California，San Francisco.）

在更早的年龄就被确定（见下文）。遗传性 MTC 也可出现在相关疾病的诊断和检查中，如嗜铬细胞瘤或原发性甲状旁腺功能亢进症。

在散发性和遗传性 MTC 中，循环降钙素水平升高可导致腹泻、面部潮红和体重减轻。不寻常的是，MTC 还可产生许多其他激素，如癌胚抗原（CEA）、促肾上腺皮质激素、嗜铬粒蛋白和生长抑素，这些激素可导致副肿瘤综合征，如库欣综合征和类癌综合征。

RET 和 MTC

RET 原癌基因是与 MTC 相关的最重要的基因。RET 位于染色体 10q11.2 上，编码一种跨膜酪氨酸激酶受体，对细胞生长和存活具有调节作用。几乎所有遗传型 MTC 患者都有 100 多个 RET 种系突变，每一个突变都预示着 MTC 侵袭性和其他综合征表现的发生频率（如嗜铬细胞瘤、原发性甲状旁腺功能亢进症、皮肤苔藓淀粉样变性和先天性巨结肠）。密码子 C634 的突变是最常见的。

2015 年修订的关于 MTC 管理的 ATA 指南提出了一个主要基于确定的 *RET* 突变类型的遗传性 MTC 侵袭性风险分类系统，以更好地告知受影响家庭成员预防性甲状腺切除术的时机[2]。该分类有三个风险类别："最高风险""高风险" 和 "中等风险"。最高风险类别包括 MEN2B 和密码子 M918T 突变的患者，这些患者在出生后的第一年内可能出现肉眼可见的 MTC 和淋巴结转移；在这些患者中，建议在出生后的前几个月内尽快进行甲状腺全切除术。高风险类别包括密码子 C634 和 A883F 的突变，在血清降钙素水平升高的情况下，建议在 5 岁或更早的年龄进行甲状腺切除术。中等风险类别包括所有其他突变的患者，可进行年度监测或甲状腺切除术。

散发 MTC 中的 *RET* 测试在以下两个方面也很重要。首先，表面上散发的 MTC 实际上可能是遗传综合征的最初表现。因此，所有诊断为 MTC 或 C 细胞增生的患者都应进行基因检测，以排除遗传性疾病。其次，大约 50% 的散发性 MTC 具有体细胞 *RET* 突变，这与较高的淋巴结转移、持续性疾病和疾病特异性死亡率有关。因此，他们需要更积极的监测和治疗。

病情检查

经 FNA 活检确诊为 MTC，细胞学检查可显示间质淀粉样蛋白的存在和甲状腺滤泡细胞的缺失。测量 FNA 冲洗液中降钙素水平升高可将 FNA 的准确性提高到 98%。一旦诊断出 MTC，建议测量血清降钙素和 CEA 以获取基线信息。另一方面，在没有细胞学证实的 MTC 的情况下，测量血清降钙素和 CEA 作为筛查试验存在争议。ATA 指南建议血清降钙素≥ 100 pg/ml 应视为可疑的 MTC。此外，降钙素值在治疗前≤ 500 pg/ml 应怀疑存在远处转移。值得注意的是，血清降钙素可因 MTC 以外的多种状态而升高，包括自身免疫性甲状腺炎、甲状旁腺功能亢进症、肺癌和年龄＜ 3 岁。血清 CEA 不是 MTC 的特异性生物标志物，因此更适合作为辅助检测。CEA 通常在丧失降钙素分泌功能的侵袭性更强的 MTC 中升高，从而作为去分化的标志物。建议测量血清降钙素和 CEA 以建立预处理基线并跟踪疾病进展。

颈部超声是 MTC 术前最重要的影像学检查，因为它提供了甲状腺病变和颈部淋巴结的敏感特征。颈部和胸部的横断面成像（最好是带有静脉对比剂的 CT）可根据对巨大肿块或局部晚期疾病的怀疑而进行。在高风险患者中，如颈部肿瘤高负荷患者、可疑远处转移症状患者或血清降钙素水平≥ 500 pg/ml 的患者，应进行远处转移的放射检查。最常见的检查包括肝多时相 CT 或 MRI、轴位 MRI 和骨核素扫描。

所有遗传性 MTC 患者应进行嗜铬细胞瘤和原发性甲状旁腺功能亢进症的生化筛查。如果发现嗜铬细胞瘤，那么在几乎所有病例中，嗜铬细胞瘤的治疗应先于 MTC。如果同时存在原发性甲状旁腺功能亢进症，可在甲状腺切除术治疗 MTC 时进行手术治疗。

外科疗法

MTC 的手术治疗分为临床确诊病例的手术治疗和遗传性 MTC 综合征早期作为预防措施的手术治疗。

临床上明确的 MTC 至少需要采用全甲状腺切除术和双侧中央区淋巴结清扫术治疗，因为超过 70% 的可触及肿瘤病例存在中央淋巴结转移，无论肿瘤大小如何。常规颈部外侧切开术（Ⅱ～Ⅴ区）的作用存在争议。一个学派主张至少在原发肿瘤的同侧进行预防性颈外侧淋巴结清扫术，因为几个单中心系列研究表明，不仅同侧颈外侧转移瘤的发生率超过 70%，而且对侧颈外侧转移瘤的发生率也超过 40%。相反的观点则认为颈外侧淋巴结清扫术的并发症发病率高，此外，超过 65% 的 MTC 患者甚至在双侧颈中央和颈外侧淋巴结清扫术后也有全身性疾病的证据。认识到这一争议，目前的 ATA 指南建议根据血清降钙素水平考虑是否进行预防性同侧和对侧颈外侧淋巴结清扫术；例如，在术前超声检查发现同侧颈部转移的患者中，如果基础血清降钙素水平大于 200 pg/ml，则应考虑预防性对侧颈部外侧清扫术。

对于遗传性 MTC 综合征的高危儿童，建议采用预防性甲状腺全切除术。遗传性 MTC 的进展通常从 C 细胞增生到 MTC 再到局部淋巴结，最终到远处转移。预防性甲状腺切除术的目的是在 MTC 发生之前切除甲状腺，或者如果已经发生癌症，则仅切除甲状腺，无需进行中央区淋巴结清扫术，从而确保治愈。如上所述，预防性甲状腺切除术的最佳时机在很大程度上取决于特异性种系 *RET* 突变，该突变可预测 MTC 发病的典型年龄以及疾病的侵袭性。这必须与儿童和婴儿甲状腺切除术并发症发生率的风险相平衡，即使由经验丰富的外科医师操作，与青少年和成人相比，这一风险也较高[31]。

由于原发性甲状旁腺功能亢进症的外显率为 20%，因此在对 MEN2A 患者进行甲状腺切除术时，对甲状旁腺的管理非常特殊。如上所述，在甲状腺切除术前应进行原发性甲状旁腺功能亢进症的筛查。对于经生化诊断为原发性甲状旁腺功能亢进症的患者，在进行甲状腺切除术时应进行 4 个腺体的探查，对于肿大的腺体应进行切除。大多数原发性甲状旁腺功能亢进症的 MEN2 病例涉及单个甲状旁腺肿瘤。如果一个正常的甲状旁腺在手术中被切断，那么它应该被自体移植到一个异位的部位（如，非优势前臂），因为移植组织在以后的生活中有发生原发性甲状旁腺功能亢进症的风险。

对于接受甲状腺切除术的家族性 MTC、MEN2B 或散发性 MTC 患者，误切的甲状旁腺可以自体移植到胸锁乳突内，因为这些患者不会增加原发性甲状旁腺功能亢进症的风险。

术后监测和辅助治疗

MTC 的疾病复发率约为 50%；因此，应在术后 3 个月开始密切的术后监测，检查血清降钙素和 CEA 水平。如果这些值为阴性或在正常范围内，则应在第一年每隔 6 个月重复一次，然后每年重复一次。降钙素（CEA）的倍增时间是 MTC 生长的准确估计值，也是一个预后指标。降钙素倍增时间少于 6 个月提示 5 年生存率约为 25%，而倍增时间大于或等于 6 个月提示 5 年生存率约为 92%[32]。降钙素水平升高会增加复发的可能性，应通过体检和颈部超声进一步评估；降钙素水平显著升高（＞ 150 pg/ml）应提示对复发性或持续性远处疾病进行额外的影像学检查，包括胸部 CT、肝多时相 CT 或 MRI、骨核素扫描、骨盆和轴骨 MRI。

辅助治疗在 MTC 管理中起着重要但有限的作用。传统的全身化疗方案通常无效，RAI 不被滤泡旁细胞吸收。美国目前批准两种酪氨酸激酶受体疗法治疗晚期 MTC（见下文）。对于未完全切除肿瘤或局部复发风险高的患者，颈部和纵隔的 EBRT 对局部区域控制有效，但对总体生存率没有益处。孤立的肝、骨和脑远处转移可以通过局部治疗来处理，如外科切除、消融和 EBRT。如有必要，可考虑对初次出现明显肿瘤负担和远处转移的患者进行全身新辅助治疗，并结合局部治疗。

分期及预后

参考文献 22a 中的表总结了 MTC 的分期；尽管 T、N 和 M 分类的定义与 DTC 相同，但预后分期分组不同。MTC 患者的总体 10 年生存率约为 80%。本病仅局限于甲状腺时提示预后良好，5 年总生存率接近 95%。颈淋巴结转移的存在与生存率降低到约 75% 有关，而远处转移与生存率进一步降低到 35% 有关。

尽管 AJCC TNM 分期系统被广泛使用，但目前的 AJCC TNM 分期系统在很大程度上是按照 DTC 使用的系统建模的。然而，MTC 本质上不同于 DTC，因此将一个分期系统推广到另一个分期系统可能并不合适。Adam 和他的同事提出了一种基于递归分区分析的分期组修订方法，该方法使用国家癌症数据库和 SEER 数据库，以便更好地将 MTC 患者分为 4 个总体生存率更相似的组。与现有 TNM 系统相比，拟议的修订版使生存率的估计值更加有用，并呈阶梯式下降，Ⅰ、Ⅱ、Ⅲ和Ⅳ期的 5 年总生存率分别为 92% ～ 94%、86% ～ 87%、69% ～ 81% 和 33% ～ 35%。

甲状腺未分化癌

甲状腺未分化癌（ATC）是一种起源于滤泡细胞的侵袭性极强的未分化肿瘤。ATC 并不常见，约占所有甲状腺癌的 1%。诊断时的平均年龄为 65 岁，男女发病率为 1∶2；高达 50% 的患者有多结节性甲状腺肿和甲状腺手术史。ATC 被认为是由滤泡细胞起源的 DTC（尤其是 PTC）引起的（根据至少 30% 的病例中存在 PTC，以及纵向病例研究表明，随着时间的推移，分化型甲状腺癌向 ATC 去分化和转化）。在分子水平上，ATC 中的去分化可能涉及 p53、16p、连环蛋白、β1 和 PIK3CA 基因的突变。

ATC 患者通常表现为颈部肿块迅速增大。与其他甲状腺肿瘤不同，颈部局部症状常见且严重，包括颈部疼痛、呼吸困难、咳嗽/咯血、吞咽困难和声音嘶哑。超过一半的患者有颈部淋巴结转移，15% ～ 50% 的患者在发病时有远处转移。最常见的远处转移部位包括肺、骨和脑；其他部位可能包括皮肤、肝、肾、胰腺、心脏和肾上腺。

FNA 确诊，总体恶性肿瘤诊断准确率为 95%，ATC 诊断准确率为 90%。通常不需要进行切检。ATC 的细胞学特征包括纺锤状、多形性巨细胞和鳞状细胞的混合模式，伴有有丝分裂、非典型有丝分裂和广泛坏死。ATC 通常不表达 Tg 或 Tg 染色阴性，尽管肿瘤的分化成分可能保留生成 Tg 的能力（图 37.26）。

由于疾病进展迅速，ATC 的检查和管理应迅速进行。检查包括颈部超声和颈部及纵隔的横断面成像，以评估局部区域疾病的程度。与 DTC 或 MTC 不同，由于 PET 扫描具有强烈的敏感性，建议在 ATC 初始评估中进行转移性检查。

根据 AJCC TNM 系统，所有 ATC 均被视为Ⅳ期疾病，总体预后不佳，疾病特异性死亡率接近 100%。诊断时无远处转移患者的中位生存期为 6 个月。由于 ATC 的快速致死性和相对罕见性，治疗策略的随机试验很少，治疗建议主要基于单个机构的病例系列研究和临床经验。甲状腺切除术、化疗和放疗对这些肿瘤的益处是均衡的，具体的治疗方案通常是根据具体情况决定的。EBRT 和全身治疗的多模式治疗适用于局部晚期和转移性疾病。新的以基因突变为导向的系统疗法可能获益（见下文）；如果可能，应进行肿瘤突变检测以优化治疗选择。甲状腺切除术可用于局限于甲状腺的可切除的局部疾病，也可用于经其他治疗后降期的原本不能切除的肿瘤。RAI 通常无效，除非在肿瘤组织中存在大型 DTC 成分。所有 ATC 患者应接受姑息治疗，并由临终护理专家进行初步会诊，并应仔细权衡所有治疗方案，以平衡治疗的并发症与疾病的自然病程。

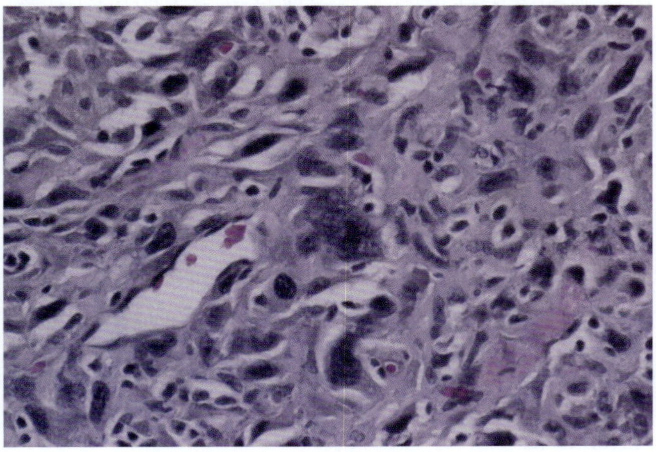

图 37.26 甲状腺未分化癌。苏木精和伊红染色显示明显的核多形性，从椭圆形至梭形细胞和多核肿瘤细胞不等（From Baloch ZW，Livolsi VA. Surgical pathology of the thyroid gland. In：Randolph GW，ed. Surgery of the Thyroid and Parathyroid Glands 2. Philadelphia：Elsevier Saunders；2013：420.）

晚期甲状腺癌的全身治疗

大多数甲状腺癌是由 DTC 组成的，其表现为惰性，预后良好，而只有不到 10% 的病例表现出更强的侵袭性行为，治疗更具挑战性。这组晚期甲状腺癌实际上由许多不同的肿瘤组成，包括局部晚期、快速进展或转移性 DTC/PDTC 和 MTC，以及 ATC。这些癌症需要一种多模式的治疗策略，以替代性系统疗法作为一个组成部分。

目前美国有 4 种美国食品药物监督管理局（FDA）批准的全身性多靶点酪氨酸激酶抑制剂用于治疗晚期甲状腺癌[33]。乐伐替尼和索拉非尼被批准用于治疗 RAI 难治性 DTC，凡德他尼和卡博替尼被批准用于晚期 MTC。每种药物都有一个独特的多激酶靶点；例如，乐伐替尼靶向 VEGF 受体 1 ～ 3、成纤维细胞生长因子受体 1 ～ 4、血小板衍生生长因子受体 -α、RET 和 c-Kit 信号通路，而凡德他尼选择性靶向 RET、VEGF 受体和表皮生长因子受体信号通路。索拉非尼和凡德他尼分别是 FDA 批准的治疗晚期 RAI 难治性 DTC 和 MTC 的首批药物。其适应证获批基于 3 期开放标签随机对照试验，该试验根据实体瘤（RECIST）标准进行评估，并定义为从随机化日期到放射学进展或死亡日期的时间为无进展生存期，结果显示无进展生存率有显著改善。这些药物的不良反应很常见，发生率高达 70%。由于其多靶点机制，针对这 4 种药物中的每一种都在（或已经）研究其对其他类型晚期甲状腺癌的疗效。ATA 指南建议使用这些激酶抑制剂治疗晚期转移性、快速进展性、有症状的和（或）威胁生命的疾病，否则无法通过其他方法进行局部控制；然而，该指南还建议，考虑到这些药物的显著副作用以及目前缺乏证据表明其对总体生存率或生活质量有益，应彻底评估这些药物的风险与益处。

有许多很有前途的新药可以更选择性地抑制甲状腺癌发生的特定分子和途径。FDA 批准选择性 BRAF

和MEK抑制剂达拉非尼和曲美替尼作为*BRAF* V600E突变的晚期和不可切除ATC的联合治疗，基于对16名ATC患者的2期国际开放标签试验，该试验显示总有效率为69%，1年生存率为80%。在高级别DTC中也对其进行了研究。这些药物疗效背后的一个机制可能是它们能够重新分化甲状腺癌细胞，从而使它们再次对RAI治疗产生反应。2013年，第一个证明这一效果的是司美替尼，尽管随后的试验未能证明其益处，导致该药物从DTC的进一步临床试验中退出。然而，多项临床前和早期临床研究表明，在使用其他BRAF或MEK抑制剂治疗后，肿瘤能够恢复摄取RAI的能力。

另一类已被研究的选择性抑制剂是哺乳动物帕雷霉素靶蛋白，包括依维莫司和坦罗莫司。这些药物阻断RAS下游的PI3K/Akt通路。依维莫司已经在晚期甲状腺癌的试验中进行了研究，包括DTC、MTC和ATC。虽然总体应答率较低，但在特定的患者中似乎非常有效。目前正在进行临床前或早期临床评估的其他选择性抑制剂包括抑制RET、NTRK、ALK和ROS1的抑制剂。Loxo-292是一种选择性RET抑制剂，最近被FDA授予了突破性疗法的称号，目前正在进行加速临床试验审查。最后，基于免疫治疗对黑色素瘤和其他实体器官癌的成功疗效，目前正在对晚期甲状腺癌进行积极的临床研究。帕博利珠单抗、司利珠单抗和纳武单抗是目前市场上的免疫治疗药物，它们都是T细胞程序性细胞死亡蛋白1的抑制剂。

多柔比星是FDA批准的唯一一种治疗甲状腺癌的细胞毒性化疗药物。它似乎在ATC方面有一定的优势，但在高级别DTC或MTC中没有一致的优势证据。有证据表明，在对其他疗法无反应的部分患者中，其潜在益处是存在的。

甲状腺切除术

适应证和命名

广义而言，甲状腺切除术的适应证包括：

1. 内科治疗失败或疗效欠佳的甲状腺功能亢进；
2. 有或无局部压迫症状的甲状腺肿；
3. 甲状腺结节与甲状腺癌。

甲状腺切除术的范围在历史上曾是一个讨论较多的话题，但在现代实践中，绝大多数甲状腺切除术分为两类：甲状腺全切除术，即切除所有或几乎所有可见的甲状腺；甲状腺叶切除术（也称为半甲状腺切除术），即切除一侧所有可见的甲状腺以及峡部（如果存在）和锥体叶。近全甲状腺切除术，在Berry韧带处残存少于1 g的甲状腺组织，也是常用的手术方式。甲状腺次全切除术，留下3～5 g甲状腺组织，该术式并不常用。这些较小范围的大叶性切除的基本原理是保护RLN和甲状旁腺的血液供应，以及在不需要甲状腺激素替代的情况下保留甲状腺功能。最后，峡部切除术仅切除甲状腺峡部和锥体叶。

甲状腺切除术的结果

美国每年进行超过130 000例甲状腺切除术，使甲状腺切除术成为最常见的外科手术之一。甲状腺切除术的比率可能会随着甲状腺活检和甲状腺癌诊断数量的增加而增加[34]。甲状腺切除术在历史上已经从一种危险和病态的手术（见上文）演变为一种通常较为安全的手术，其中许多手术可以在门诊环境中进行。

甲状腺切除术尽管安全，但存在并发症风险，如RLN和EBSLN损伤、甲状旁腺功能减退和颈部血肿（见下文），虽然罕见，但发生时仍可导致显著的并发症和残疾。为最大限度地减少这些并发症并优化甲状腺切除术结果，人们已做出了各种努力。一种方法是将甲状腺切除术技术的教学和应用标准化，如美国外科医师学会提出的《癌症手术操作标准》倡议，尽量减少技术显著偏离循证规范而导致的潜在有害影响[35]。

研究和改进甲状腺切除术的其他努力聚焦在将专业知识和转诊模式集中到更有经验的手术操作上，因为外科医师经验（通过手术量衡量）已明确被确定为甲状腺切除术结果的一个重要且可改善的决定因素。大量文献表明，手术量越大，并发症越少，住院时间越短，成本越低。“高手术量的”外科医师的门槛已被广泛研究；最近在全国住院患者样本数据库中对1998—2009年间16 954名接受甲状腺全切除术的患者进行的一项研究表明，限制性立方样条分析表明，随着外科手术量的增加，患者预后得到改善，阈值为每年26例[36]。诸如此类的数据对于为专业协会认证和基于数量的转诊举措设定最低病例数非常重要。

术前准备

所有接受甲状腺切除术的患者均应进行甲状腺功能生化评估以及适当的影像学检查，尤其是颈部超声检查。如上文所述，甲状腺结节性疾病或恶性肿瘤应通过适当的FNA活检进行评估。对于为甲状旁腺功能亢进症进行的手术，理想情况下，手术时应给予抗甲状腺药物联合或不联合 β- 阻断剂，使患者甲状旁腺功能正常；对于 Graves 病，根据外科医师偏好，也可在手术后 10 天内给予 Lugol 溶液或 SSKI，以快速纠正甲状腺功能。对于合并原发性甲状旁腺功能亢进症风险的患者，如 MEN2A 患者，应测量血清钙水平。

嗓音和喉功能评估

甲状腺切除术前进行嗓音评估至关重要，因为声带功能障碍是甲状腺手术最重要的并发症之一。声带功能障碍可导致生活质量显著下降，是引起法医学鉴定最常见的原因之一。所有术前嗓音评估均包括围绕嗓音变化和异常的完整患者病史、可能与迷走神经或 RLN 损伤风险相关的手术史以及外科医师对嗓音的客观评估。

喉镜检查是术前客观评估声带功能不可或缺的工具，必须在声带麻痹风险较高的患者中进行，包括有语音改变史或既往相关手术史的患者，或有固定肿块、甲状腺外侵犯或巨大转移的甲状腺癌患者。无论风险评估如何，常规术前喉镜检查对所有患者的作用仍存在争议。支持对所有患者进行常规喉镜检查的人指出：(1) 其能够在多达 3.5% 的良性甲状腺疾病患者和多达 8% 的甲状腺癌患者中确认术前声带功能障碍；(2) 明确诊断术前功能障碍的情况对这些病例的手术处理很重要；(3) 在高达 20% 的病例中，声带麻痹可能与正常声音有关[37]。另一方面，选择性喉镜检查的支持者指出，在通过病史和体格检查评估为真正阴性风险的患者中，术前声带功能障碍的真实发生率接近 0.5%，对所有甲状腺手术患者进行喉镜检查不具有成本效益[38]。

经皮喉超声作为喉镜检查的一种非侵入性替代方法，最近出现在部分接受甲状腺切除术的患者的声带功能评估中。对亚洲和西方患者的研究表明，喉部超声检测声带麻痹的准确性很高（敏感性和特异性分别为 93% ～ 100% 和 97% ～ 100%），再加上甲状腺手术实践中的广泛适用性，超过 74% 的检查能够充分可视化声带并进行评估[39]。除了无创性外，这种检查方式的其他优点包括成本低、易于学习，作为其他超声检查的一部分进行，效率更高。在老年和男性患者中，这种方法的可靠性较低，主要原因是传感器无法穿透甲状软骨钙化区域。

当前 ATA 指南建议所有接受甲状腺手术的患者应进行无创性术前嗓音评估，作为体检的一部分，对术前嗓音异常、有颈部或上胸部手术史，或已知的甲状腺癌伴甲状腺腺叶外侵犯或广泛淋巴结转移的患者选择性使用喉镜检查。尽管在其他外科指南中建议对选定的患者使用喉超声，但喉超声并未纳入当前的 ATA 指南。

技术

麻醉和定位

大多数甲状腺切除术是在全身气管内麻醉下进行的。如果计划进行术中神经监测（IONM），可使用具有声带接触电极的神经监测专用气管导管（见下文）。患者仰卧，双臂收拢。背部抬高 20°，在肩胛骨后放置一个软卷，头部放在泡沫或凝胶环上，从而拉长颈部；由此将甲状腺置于颈部更前和更高的位置，这对于具有胸骨后延伸的腺体特别有帮助。头部支撑良好，可防止颈部过度伸展和术后颈部后疼痛。

术中术前颈部超声有助于确认术前影像学检查结果、识别任何可能的新发现，并有助于评估甲状腺的整体解剖结构，以利于切口的选择和手术计划。

甲状腺切开和初次暴露

在胸骨切迹和环状软骨之间做一个居中的横向切口，为美容目的，切口应尽量位于颈部的正常皮肤线上（图 37.27）。切口长度通常为 4 ～ 5 cm，但应根据待切除腺体的体积以及患者因素（如身体习惯和颈部伸展程度）确定适当的尺寸。切口延伸穿过颈阔肌，游离皮瓣向上延伸至甲状软骨上方，向下至胸骨切迹下方。仔细辨认颈阔肌和带状肌之间的颈前静脉。

通过从胸骨切迹开始并向头部延伸至甲状软骨的颈深筋膜浅层切口，在中线分离带状肌。对于癌症手术，通常从疑似肿瘤的一侧开始行甲状腺解剖。胸骨舌骨肌是带状肌中较浅的一个，通过钝性分离与较深的胸骨甲状肌分离。该解剖可向远侧进行，直至胸骨甲状肌的侧缘可见颈袢；这种方法对甲状腺活动是有用的，特别是对较大的甲状腺肿。然后从下面的甲状腺囊上解剖出胸骨甲状肌，随着甲状腺稳定回缩并向前内侧旋转，横向识别出颈动脉鞘（图 37.28）。为了较大范围地活动腺体，胸骨甲状肌可能在其与甲状软骨上方附着处附近部分或完全分离，在闭合过程中需要重新闭合。横向识别甲状腺中静脉，并进行结扎和分离。

上极的解剖与松解

上极附着物与周围肌肉分离，主要用花生海绵以钝性方式暴露出来。这些暴露动作是在外侧和后方进行的，使用大 Kelly 或 Allis 钳夹向下和侧向反牵引甲状腺（图 37.29）。这帮助暴露了甲状腺上极血管，以及上极外侧的一些结缔组织。当 RLN 穿过 Berry 韧带并深入到环状软骨水平的喉部插入点时，这些外侧

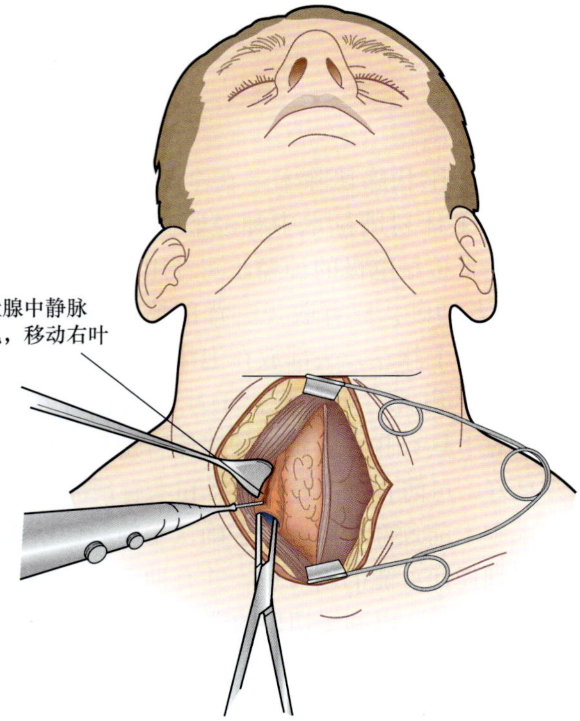

图 37.27 描绘颈切开术切口以利于显露的图像。创建胸骨下平面后，通过将肩胛中线平面上的组织从甲状腺软骨分至胸骨上切迹，将带状肌（胸骨舌骨肌和胸骨甲状腺肌）分开。通过肌肉的侧向回缩，使带状肌远离甲状腺叶，从而暴露甲状腺叶。暴露、分离和结扎中静脉（From Sabiston DC Jr，ed. Atlas of General Surgery. Philadelphia：Saunders；1995.）

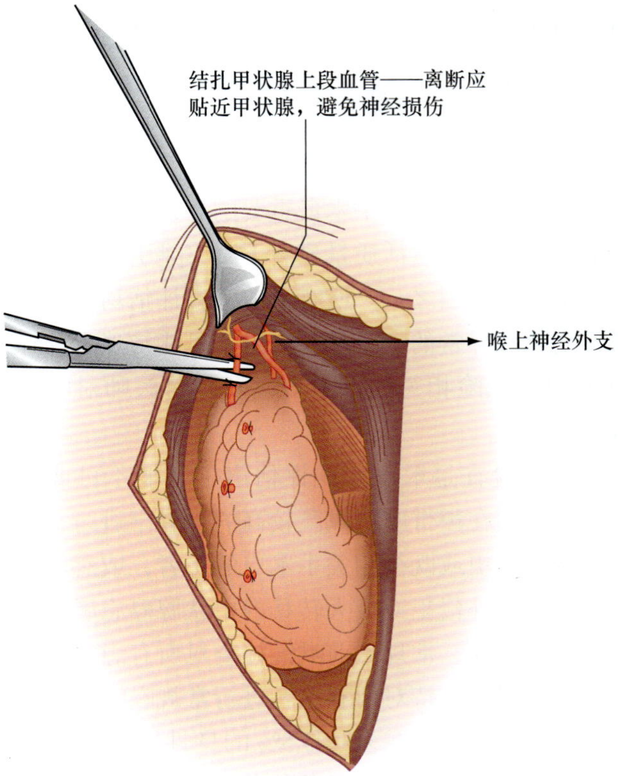

图 37.29 向下外侧牵引显露上极血管，包括甲状腺上动脉分支。喉上神经的外支沿环甲肌走行，刚好在上极血管的内侧。为了避免对该神经造成损伤，上极血管在尽可能接近其进入甲状腺的位置处被分开（From Sabiston DC Jr，ed. Atlas of General Surgery. Philadelphia：Saunders；1995.）

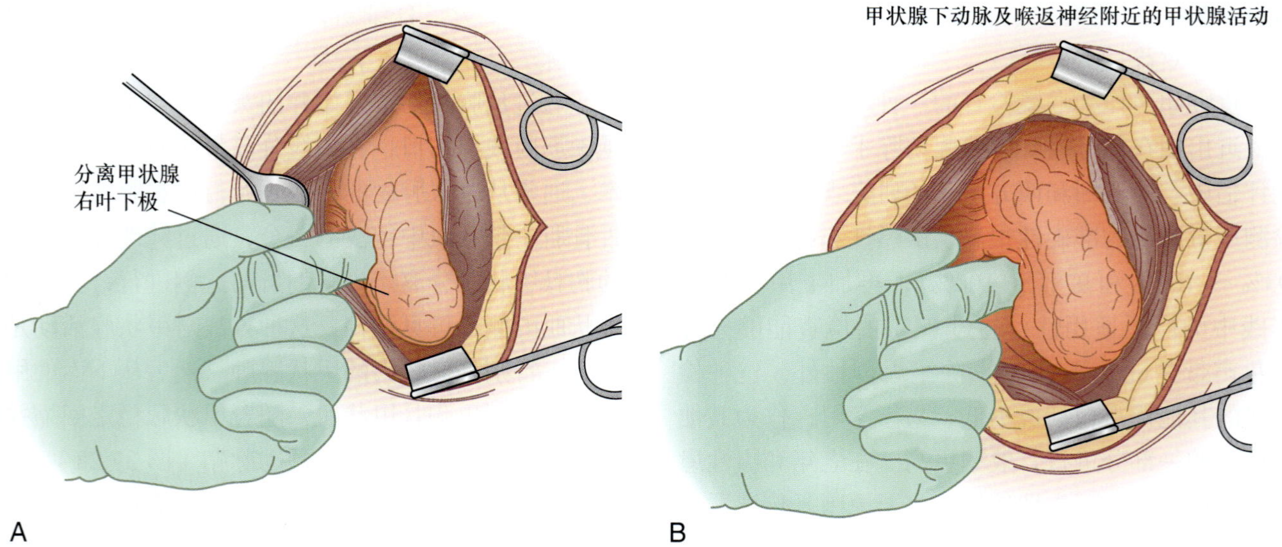

图 37.28 （A、B）甲状腺叶向内侧回缩，露出甲状腺后外侧表面（From Sabiston DC Jr，ed. Atlas of General Surgery. Philadelphia：Saunders；1995.）

组织被小心地移动到环状甲状腺肌水平以下。

上极与环甲肌在内侧以类似方式分离，伴有轻度钝性分离。在内侧上极和环甲肌之间有一个间隙，通常称为 Reeves 间隙，有助于进行性的上极血管解剖。分别分离、结扎和离断这些血管；能量闭合装置的使用可以替代或增加人工结扎。必须小心地将靠近甲状腺表面的这些血管分开，以防止对 EBSLN 造成损伤；神经监测还可以帮助其进行识别和保护（见下文）。上极血管的分离和离断使得通过钝性解剖可以很容易地将剩余的膜状组织从上极后侧清除。在这个解剖点，上甲状旁腺通常在中上极后方环状软骨的大致水平处被识别。

甲状腺叶下极活动和内侧旋转

甲状腺叶外侧和下侧的活动包括下甲状旁腺的识别。用 Allis 或大 Kelly 钳夹住甲状腺下叶并向前内侧回缩，结扎并分离进入气管表面前外侧的下极血管。牵拉带状肌暴露出颈动脉的侧面，甲状腺逐渐旋转并沿前内侧方向从伤口中取出。切除紧邻甲状腺侧面的淋巴脂肪组织，方法是用细尖剥离器进行尖锐解剖，结扎小血管，并用花生海绵进行钝性清扫。

由于暴露出后外侧甲状腺，因此在这些操作过程中通常会遇到下甲状旁腺。下甲状旁腺的位置不如上甲状旁腺的位置固定，但当该血管穿过 RLN 时，它总是位于 RLN 前方和下甲状腺动脉下方的平面上。在其典型位置，下甲状旁腺常附着于甲状腺下叶的后外侧表面。应仔细解剖所有正常的甲状旁腺，并在尽可能宽的血管蒂上将其从甲状腺上清除，以保证血液灌注。

RLN 的识别和甲状腺叶切除的完成

一旦甲状腺叶的上、下附着物被游离，除气管附着外，大部分腺体可通过前内侧旋转和牵拉从切口取出。可以用花生海绵或用纱布包裹手指进行巧妙的分离。此时牵拉甲状腺时，必须小心不要使用过大的力度，因为这可能会在 Berry 韧带和喉的拴系点拉伸 RLN，从而增加神经损伤的风险。

左右 RLN 的路径变化很大。左 RLN 通常位于更深和更内侧，并沿气管食管沟向更直的头尾方向延伸，而右 RLN 走行更浅、更斜，可能会经过甲状腺下动脉的前方或后方（图 37.30）。可使用两个常用的经验法则进行 RLN 鉴别：（1）位于甲状旁腺上方前内侧 1 cm 内，神经穿过甲状腺下动脉水平；（2）它通过 Berry 韧带的路线也正好位于 Zuckerkandl 结节，Zuckerkandl 结节是甲

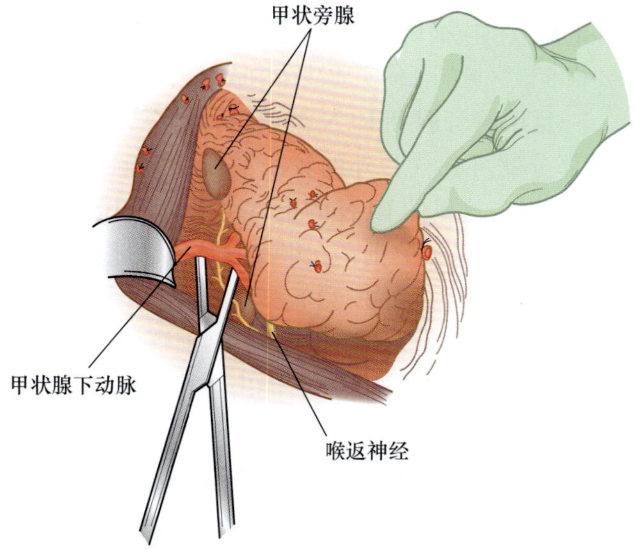

图 37.30 甲状腺向内侧回缩时，采用轻柔剥离术暴露甲状旁腺、甲状腺下动脉、喉返神经。喉返神经通常深入甲状腺下动脉，但可能位于其前方。最好在动脉下方仔细切开。然后可向上追踪神经，并确定其相对于甲状腺的位置。位于甲状腺表面的甲状旁腺可以随着血管供应而被移动并保存下来（From Sabiston DC Jr，ed. Atlas of General Surgery. Philadelphia：Saunders；1995.）

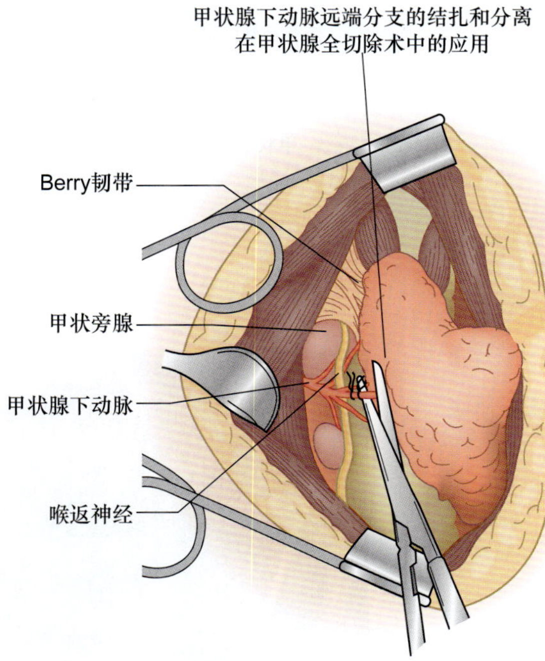

图 37.31 为完成甲状腺叶切除，在甲状腺表面分离甲状腺下动脉分支。然后可以结扎并分离甲状腺下静脉。更重要的是，将甲状腺与气管环结合在一起的结缔组织（Berry 韧带）被小心翼翼地分开。通常有几条小的伴行血管，而喉返神经最靠近甲状腺，在这一点上最脆弱。韧带的分离使甲状腺可以完全活动（From Sabiston DC Jr，ed. Atlas of General Surgery. Philadelphia：Saunders；1995.）

状腺中叶后部的小突起。在 RLN、甲状腺下动脉和甲状旁腺的血液供应被切开并明确识别之前，必须极其小心不要横断该区域的任何实质性结构或组织（图 37.31）。

一旦甲状旁腺和 RLN 被识别和保存，甲状腺的其余部分就可在气管外的较浅平面上被解剖，包括 Berry 韧带。这里的 RLN 的走行可以是在 Berry 韧带之下、之内，甚至之前；在甲状腺从该区域剥离时要小心地保护神经（图 37.32）。巧妙地使用手动压力、小夹子、系带和双极钳对组织进行精细解剖是可取的，因为该区域包含微小血管，可能出血并模糊手术区域。有时，为了保护神经，保留少量甲状腺组织可能是合适的。然后分离气管前的其余附件，此时整个甲状腺叶应完全活动并游离（图 37.33）。

如果计划进行单侧甲状腺叶切除，峡部应在中线外侧切开，以使残余腺体随后肿大的风险最小化（或者，也可以根据外科医师的偏好在解剖甲状腺叶之前早期分开峡部以促进活动）。根据外科医师的偏好，可使用能量闭合装置或夹紧并缝合腺体（图 37.34）。高达 80% 的患者存在锥体叶，其从峡部向头部悬垂，刚好位于中线的右侧或（更常见的）左侧，并可延伸至舌骨。在分离和结扎前，必须对其进行解剖，直至甲状腺组织逐渐变细为纤维带。

使用缝线将样本正确定位，并进行检查，以确保在将样本送去进行病理检查之前，没有意外切除甲状旁腺组织。

关闭

为了将术后颈部血肿的风险降至最低，关闭切口

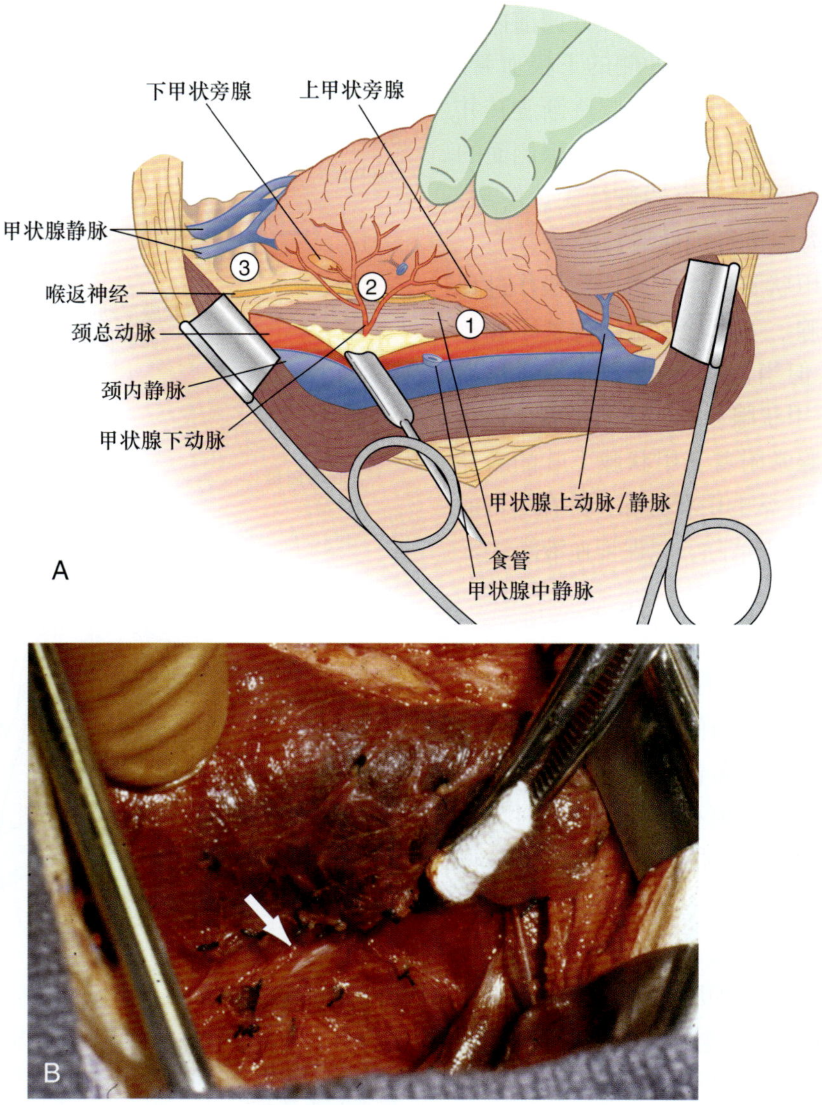

图 37.32 （A）甲状腺切除术中，结扎甲状腺下动脉分支（2）和胸廓入口（3）时，喉返神经在 Berry 韧带（1）处损伤风险最大；（B）气管食管沟内喉返神经的术中照片（箭头）（A，From Kahky MP，Weber RS. Complications of surgery of the thyroid and parathyroid glands. Surg Clin North Am. 1993；73：307-321.）

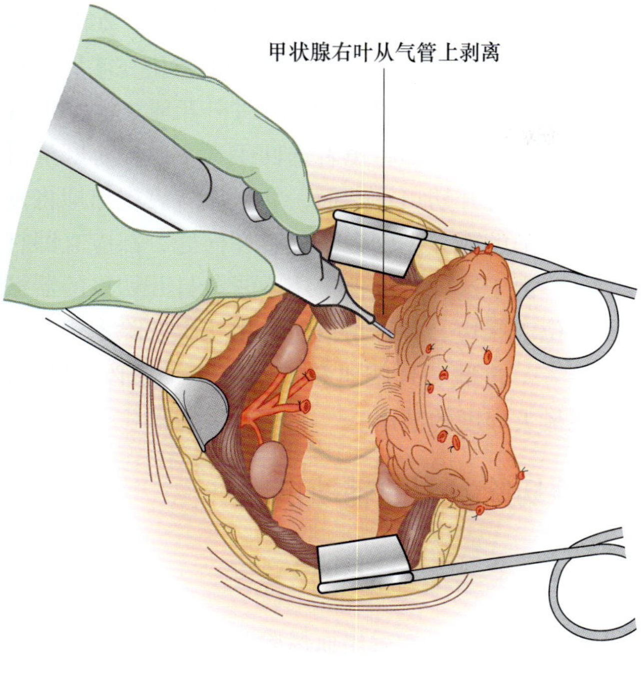

图 37.33 内侧气管附件夹层为最小的血管。将夹层延伸至峡部下方，对标本进行分割，以便将峡部与切除的腺叶包括在内，锥体叶也包括在内（如果存在）（From Sabiston DC Jr, ed. Atlas of General Surgery. Philadelphia：Saunders；1995.）

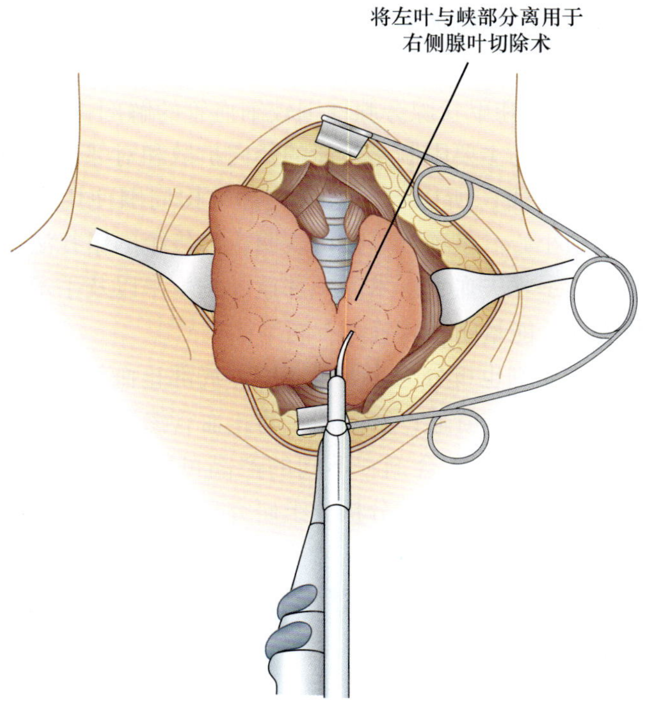

图 37.34 现在可以使用能量装置切割甲状腺，从而将峡部包括在标本中（From Sabiston DC Jr，ed. Atlas of General Surgery. Philadelphia：Saunders；1995.）

前必须进行细致止血（见下文）。一些外科医师利用麻醉下 Valsalva 动作来确认胸内和颈部压力增加时的止血效果。闭合时，用 3-0 可吸收缝线重新缝合胸骨甲状肌和胸骨舌骨肌，在下中线留下一个小开口，以便于血液从更深的手术区流出，进入浅表间隙。颈阔肌用类似的缝线重新缝合，皮肤用 5-0 缝线皮下缝合。大多数情况下无需引流。

术后护理及并发症

术后，将患者置于低半坐卧位，头部和肩部抬高至少 10°～20°，以维持颈部低静脉压。随着患者从感觉障碍中恢复，饮食迅速改善。对于接受甲状腺全切术的患者，可在住院期间定期监测血清钙水平。可给予预防性口服补钙，并可对有症状的低钙血症给予额外补充。对于术后低钙血症风险较高的患者，如 Graves 病患者，也可在术前开始预防性骨化三醇治疗。一些执业医师测量术中预暴露 PTH 或术后 4 小时的全段 PTH 水平，以帮助指导补钙 / 骨化三醇的剂量。这些策略有多种变化，有证据表明，其中任何一种都有助于预防和治疗术后低钙血症。首次行单侧甲状腺叶切除的患者不需要进行任何生化评估或补钙。

绝大多数患者在术后 2～24 小时内出院，大多数手术在门诊进行。接受甲状腺全切术的患者需接受甲状腺激素替代治疗，剂量以体重为基础。一些执业医师开出了有时间限制的预防性补钙疗程。出院时几乎不需要阿片类镇痛药。大多数患者可在 1 周内恢复工作或充分活动，通常在 2 周内接受术后检查和病理检查。

甲状腺切除术后的住院时间有所变化。从历史上看，接受甲状腺切除术的患者需要观察一夜，以便迅速发现和处理并发症，尤其是颈部血肿（见下文）。然而，在过去的十年里，对于许多接受常规甲状腺切除术的患者而言，门诊甲状腺切除术已成为一种安全的替代方法，因为颈部血肿已被证明是可接受的，并且与那些接受甲状腺切除术并在医院至少住一晚的患者相似。我们建议门诊甲状腺切除术适用于以下患者：（1）居住在距医院不远的距离内；（2）有可靠的交通工具和在家至少 24 h 的成人支持；（3）没有明显的围术期合并症或服用抗凝药；（4）没有 Graves 病。

并发症

甲状腺切除术有 3 个主要并发症：RLN 损伤导致的声带麻痹、甲状旁腺功能减退和术后颈部血肿。

声带麻痹 甲状腺切除术中暂时性和永久性 RLN 损伤的发生率分别为 4%～10% 和 0.5%～2%[40]；在儿科人群中，估计发病率高达 4 倍[31]。由于混合运动，RLN 单侧损伤和由此导致的声带麻痹可引起一系列声音或吞咽问题和神经内的感觉纤维混合。症状可能包括声音嘶哑和气喘、声音疲劳、吞咽困难和误吸。很少会出现双侧 RLN 损伤，导致声带在中线位置静止，从而导致气道阻塞，并可能需要临时或永久性气管切开术。RLN 损伤的危险因素包括医师手术量小、甲状腺再次手术、更广泛的恶性肿瘤手术、Graves 病和胸骨后巨大甲状腺肿。

由于 EBSLN 对环甲肌的支配和对声带肌张力的影响，EBSLN 损伤也可导致术后声音异常。EBSLN 损伤的症状包括声音疲劳、达到较高音高的能力下降和发声的能力下降。EBSLN 损伤的明确诊断具有挑战性，因为喉镜检查结果通常是正常的，可能需要进行肌电图检查；因此，受伤率的估计是不完善的，范围为 2.5% ~ 28%[40]。

甲状旁腺功能减退　甲状旁腺功能减退是甲状腺手术最常见的并发症。暂时性甲状旁腺功能减退的发生率估计高达 5% ~ 15%，但这些病例中的绝大多数在 6 个月内消退，导致永久性甲状旁腺功能减退的发生率为 1% ~ 3%[41]。发病率的广泛差异部分是由于已发表文献中对甲状旁腺功能减退的定义存在差异，这种差异可基于血清钙和（或）PTH 水平降低的生化证据，或需要补充钙或维生素 D 的症状性低钙血症。甲状旁腺功能减退的危险因素包括双侧颈部探查、广泛的中央区清扫、再次手术、Graves 病甲状腺切除术和儿科患者。

甲状旁腺的血液供应非常充足且容易受损，因此，仔细解剖和保护腺体至关重要。应检查所有甲状腺切除术标本中是否存在意外切除的甲状旁腺组织；如果存在甲状旁腺组织，并通过冷冻切片或术中 PTH 抽吸证实，则可将甲状旁腺组织保存在冰面上，切碎，并在闭合前自体移植到胸锁乳突肌中。一些手术量大的内分泌外科手术中心对接受甲状腺全切除术的患者给予预防性钙补充剂，给予或不给予骨化三醇，高危人群（如 Graves 病患者、儿童患者）也要接受术前补钙[41]。

术后颈部血肿　术后颈部血肿发生于 0.1% ~ 1.1% 的接受甲状腺切除术的患者中。各种研究已确定了血肿的许多不同风险因素，特别是男性、高龄、双侧手术、Graves 病和使用抗凝剂[42]。危险不在于失血对循环血容量的影响，而在于气管的局部压迫导致气道迅速受阻。颈部血肿通常表现为疼痛、切口渗出、瘀斑、手术区域和切口肿胀。患者可出现喘鸣，伴快速气道塌陷。

绝大多数血肿发生在术后前 6 小时内，20% 的病例发生在 6 ~ 24 小时内，极少数病例发生在术后更长时间[43]。管理的关键是早期识别和管理。根据患者的临床状态，可立即将患者送回手术室，在有麻醉可控的条件下打开切口；然而，如果患者表现出即将发生气道塌陷的体征，则无论患者在何处，都应立即打开切口。由于这种可能性，用于紧急打开切口的器械应始终位于床边。打开切口时，甲状腺切除术床的所有三层——皮肤、颈阔肌和带状肌——都必须打开，以实现最大程度的减压。

甲状腺切除术中的辅助技术

能量闭合装置和止血剂

将甲状腺切除术后出血风险降至最低的技术通常分为两类：能量闭合装置，用作结扎出血血管的传统钳夹 / 结扎或夹闭方法的辅助或替代物；在需行甲状腺切除术的患者术区放置止血剂作为辅助手段，主要用于控制渗出型出血。能量闭合装置用力压紧血管，并施加两种不同类型能量中的一种——双极射频或超声振动——以将夹紧的组织熔合在一起。这些装置用于上极血管等主要结构的结扎，一些执业医师还将其用于 RLN 和甲状旁腺周围较细血管的解剖；然而，因为它们的主要限制是热能的径向扩散和对邻近结构的潜在损害，所以当在这些关键结构周围使用它们时必须小心。多项荟萃分析表明，与传统的钳扎法相比，在手术失血量、术后颈部血肿发生率以及手术次数方面，能量闭合装置具有同等结果[43]。

止血剂也可分为多种机制组：局部止血剂，可促进出血表面的凝血；密封剂，防止血管渗漏；将组织黏合在一起的黏合剂。不同的产品可能有重叠的机制。最近的一项荟萃分析分组研究显示，与传统止血方法相比，所有凝血剂在引流管输出和术后住院时间方面均有所改善，但在血肿形成风险方面未观察到显著差异[44]。

术中神经监测

用于识别 RLN 的 IONM 系统涉及使用电刺激器探针向迷走神经或 RLN 传递电流，从而通过嵌入气管导管表面的接触电极检测到声带处的肌电信号。在甲状腺切除之前、期间和之后，所有的 IONM 系统均使用通过接触式探头输送的电流对迷走神经和 RLN 进行间歇性直接刺激；一些外科医师还通过柔性套囊电极增加迷走神经的连续刺激，以在解剖期间实时监测神经信号的质量和完整性的波动。此外，还可使用 IONM 系统刺激和测试 EBSLN 的完整性。

在过去的 15 年里，对 IONM 的应用有所增加，在一些国家，IONM 的常规使用是强制性的。尽管已被广泛采用，但在降低 RLN 损伤风险方面，IONM 的额外益处仍存在争议。多项系统综述和荟萃分析未能证明常规 IONM 在降低甲状腺切除术中 RLN 损伤率方面的显著益处，尽管这些结论受到主要来自非随机观察研究的数据质量的限制[45]。IONM 的支持者列举了其在高风险手术场景中的益处，例如再次手术、恶性肿瘤、甲状腺毒症或胸骨后甲状腺肿的手术[46]以及双侧 RLN 损伤风险的降低。

来自国际神经监测研究组 2018 年的指南建议甲状腺切除术期间采用标准化的 IONM 做法，其中包括以下步骤：

1. 初始迷走神经刺激以确认完整的 RLN 功能和电极位置；

2. 甲状腺叶切除术过程中 RLN 的视觉识别和直接刺激；

3. 甲状腺叶切除术完成后，通过迷走神经刺激对完整 RLN 功能进行最终再确认。

此外，国际神经监测研究组指南强调了外科医师练习和熟悉 IONM 的重要性，以便能够从 RLN 信号的真正丢失中全面地对设备问题进行故障诊断[47]。

用于甲状旁腺识别的荧光成像辅助技术

由于甲状腺切除术中甲状旁腺识别对预防甲状旁腺功能减退至关重要，因此术中甲状旁腺成像的新技术再次引起了人们的兴趣。目前正在研究的最突出的技术是甲状旁腺荧光检测技术。

当暴露于波长为 285 nm 的激光时，甲状旁腺组织接近红外光谱中的自体荧光。自 2011 年这一发现以来，随后的研究表明甲状旁腺自体荧光可以在体外和体内被可靠地检测到。光谱检测可以通过使用接触式探头或专门的近红外光谱摄像机进行，甲状旁腺可在 76% ～ 100% 的病例中定位[48]。该技术的潜在优势在于其无创性和避免外源性荧光团。目前的缺点包括其穿透深度仅限于几毫米，使用当前一代摄像机和图像处理软件拍摄的荧光图像细微且主观，以及需要关闭或最小化白色（可见光谱）光才能检测到信号。

外源性荧光团可以通过更显著的荧光甲状旁腺来帮助识别。目前最受关注的荧光团是吲哚菁绿，一种水溶性三碳菁染料，在静脉注射后可快速与血浆中的蛋白质结合。吲哚菁绿是一种低毒的常用染料，在其他外科手术中有多种临床应用，其在甲状腺切除术和甲状旁腺切除术中的应用都已被研究过。

甲状腺切除术的替代方法

以上详述的技术描述了通过开放式颈前路手术进行的常规甲状腺切除术，该手术已成为世界范围内的标准治疗方法。随着技术的不断完善和改进，人们已经研究出了各种方法来尽量减少颈部可见切口，以达到美容效果。从历史角度来看，最直接的方法是使用传统器械将标准切口的长度从 6 ～ 8 cm 减少到 3 ～ 4 cm，并借助内窥镜器械将其长度控制在 1.5 ～ 2.5 cm。许多手术方式都有不同的术语描述，包括微创、视频辅助、视频镜 / 内窥镜和微创手术，所有这些都在精心挑选的患者中证明了可行性和安全性。

此外，许多研究者描述了非传统技术，即在远离颈部可见部分的隐蔽处做切口，使用微创手术器械对感兴趣的甲状腺切除术区域进行皮下和（或）锁骨下剥离。这些所谓的“远程入路”方法已在亚洲得到了广泛的发展和采用，并随后在美国和欧洲建立了一个规模较小但不断扩大的市场。所有这些都需要使用腹腔镜或机器人器械，并且几乎所有这些都可以通过使用 CO_2 气体注入密闭空间或使用定制长隧道牵开器的无充气技术来完成。

文献中描述了几种不同的“远程入路”方法，根据“隐藏”切口的位置进行区分；最常见的部位是腋窝、乳头-乳晕复合体或胸部、发际的耳后区（所谓的“整容”方法）和口腔。在美国最常见的入路是腋窝入路和经口入路。

2000 年，日本首次描述了通过三个小切口使用腹腔镜器械进行的经腋窝甲状腺切除术，而 2007 年，基于韩国采用机械、无气体技术在腋窝进行单切口的出色结果在美国首次获得关注。美国最初的经验以并发症激增为标志，包括臂丛神经损伤、气管食管损伤、淋巴漏和血肿，外科医师培训不足和医疗器械行业的积极营销加剧了这种情况。2013 年，FDA 发出警告后，达 · 芬奇手术机器人系统（直觉外科手术公司，Sunnyvale，CA）的制造商撤回了对机器人甲状腺切除术的积极支持，这导致机器人甲状腺切除术病例的采用率骤然下降。自最初的混乱经历之后，机器人经腋窝甲状腺切除术得益于系统地研究，并在少数经验丰富的中心得到了稳定的重新引入。最近美国301例病例的经验显示了极好的技术可行性（一例转为开放性甲状腺切除术）和安全性（1.3%永久性RLN损伤，1.1%永久性甲状旁腺功能减退，0.3%颈部血肿），只有1名患者有特定的手术入路并发症（手臂淋巴水肿通过保守治疗得以解决），在组织学鉴定的133名癌症患者中没有复发[49]。

在所有的远程手术入路中，只有经口入路有可能完全避免皮肤切口。然而，从理论上讲，通过口腔摘除甲状腺有很多问题，其中包括口腔菌群感染的新风险以及口腔和颈部其他结构的损伤。最常用的技术在泰国十分流行，使用腹腔镜器械和通过口腔前庭的三个小切口进行气体注入（图37.35）。最大的公开经验是来自泰国的425例患者病例系列，显示有0例永久性RLN损伤或永久性甲状旁腺功能减退，1例颈部血肿需要开放性甲状腺切除术，以及3例术中转为开放性甲状腺切除术。关于入路特异性并发症，3例患者（0.7%）有暂时性精神神经麻痹，没有患者出现术后感染[50]。其他组也得到了相似的结果。

这些出色的结果使该技术在美国得到了早期的应用。然而，从以往开展经腋窝甲状腺切除术的经验中吸取教训，我们正在做出更大的努力，以更有组织、更负责任的方式引进这项技术。现在更加强调的是，确保外科医师的适当培训、认证和结果检查程序，目前主要是在规模更大、患者数量更多的机构中应用。基于广泛的共识，经口甲状腺切除术的选择标准在其应用的早期阶段仍然相对受限。通过这些质量控制工作的努力，经口甲状腺切除术和其他未来的创新，将以既促进创新又保护患者安全的方式被引入。

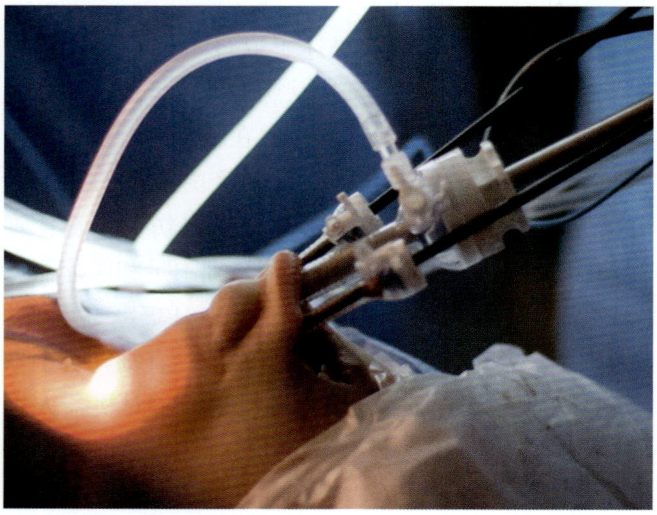

图37.35 经口腔镜甲状腺切除术前庭入路。将三个腹腔镜端口放置在口腔前庭，并向下解剖至颈部的平台下平面（图左）

精选文献

Adam MA，Pura J，Gu L，et al. Extent of surgery for papillary thyroid cancer is not associated with survival：an analysis of 61 775 patients. Ann Surg. 2014；260：601–605.

这项来自国家癌症数据库的分析表明，对选定的乳头状甲状腺癌进行单叶切除术与较差的生存率无关，这是一篇重要的论文，改变了治疗指南。

Cibas ES，Ali SZ. The 2017 Bethesda system for reporting thyroid cytopathology. Thyroid. 2017；27：1341–1346.

本文介绍了目前用于报告甲状腺细胞病理学的Bethesda分类系统，根据新的组织学诊断，具有乳头状核特征的非浸润性滤泡性肿瘤，提供了关于恶性风险的最新数据。

Haugen BR，Alexander EK，Bible KC，et al. American Thyroid Association Management guidelines for adult patients with thyroid nodules and differentiated thyroid cancer：the American Thyroid Association Guidelines Task Force on Thyroid Nodules and Differentiated Thyroid Cancer. Thyroid. 2015；26：1–133；2016.

2015年美国甲状腺协会指南是关于甲状腺结节和分化型甲状腺癌管理的最全面和最广泛使用的循证指南。

Ito Y，Miyauchi A，Inoue H，et al. An observational trial for papillary thyroid microcarcinoma in Japanese patients. World J Surg. 2010；34：28–35.

这篇来自日本的里程碑式论文首次证明了对甲状腺乳头状癌进行非手术监测的安全性和可行性。

Lim H，Devesa SS，Sosa JA，et al. Trends in thyroid cancer incidence and mortality in the United States，1974–2013. JAMA. 2017；317：1338–1348.

这项来自监测、流行病学和最终结果的数据库的最新分析表明，晚期乳头状甲状腺癌的死亡率与甲状腺癌总体发病率的上升同步，这表明癌症发病率的上升不能完全归因于过度诊断。

参考文献

1. Giddings AE. The history of thyroidectomy. *J R Soc Med.* 1998;91(suppl 33):3–6.
2. Wells Jr SA, Asa SL, Dralle H, et al. Revised American Thyroid Association guidelines for the management of medullary thyroid carcinoma. *Thyroid.* 2015;25:567–610.
3. Garber JR, Cobin RH, Gharib H, et al. Clinical practice guidelines for hypothyroidism in adults: cosponsored by the American Association of Clinical Endocrinologists and the American Thyroid Association. *Thyroid.* 2012;22:1200–1235.
4. Ross DS, Burch HB, Cooper DS, et al. American Thyroid Association Guidelines for diagnosis and management of hyperthyroidism and other causes of thyrotoxicosis. *Thyroid.* 2016;26:1343–1421; 2016.
5. Haugen BR, Alexander EK, Bible KC, et al. American Thyroid Association Management guidelines for adult patients with thyroid nodules and differentiated thyroid cancer: the American Thyroid Association Guidelines Task Force on Thyroid Nodules and Differentiated Thyroid Cancer. *Thyroid.* 2015;26:1–133; 2016.
6. Tessler FN, Middleton WD, Grant EG, et al. ACR thyroid imaging, reporting and data system (TI-RADS): white paper of the ACR TI-RADS Committee. *J Am Coll Radiol.* 2017;14:587–595.
7. Yoon JH, Lee HS, Kim EK, et al. Malignancy risk stratification of thyroid nodules: comparison between the thyroid imaging reporting and data system and the 2014 American Thyroid Association Management Guidelines. *Radiology.* 2016;278:917–924.
8. Azizi G, Keller JM, Mayo ML, et al. Thyroid nodules and shear wave elastography: a new tool in thyroid cancer detection. *Ultrasound Med Biol.* 2015;41:2855–2865.
9. Cibas ES, Ali SZ. The 2017 Bethesda System for reporting thyroid cytopathology. *Thyroid.* 2017;27:1341–1346.
10. Duh QY, Busaidy NL, Rahilly-Tierney C, et al. A systematic review of the methods of diagnostic accuracy studies of the Afirma gene expression classifier. *Thyroid.* 2017;27:1215–1222.
11. Patel KN, Angell TE, Babiarz J, et al. Performance of a genomic sequencing classifier for the preoperative diagnosis of cytologically indeterminate thyroid nodules. *JAMA Surg.* 2018;153:817–824.
12. Nikiforov YE, Carty SE, Chiosea SI, et al. Highly accurate diagnosis of cancer in thyroid nodules with follicular neoplasm/suspicious for a follicular neoplasm cytology by ThyroSeq v2 next-generation sequencing assay. *Cancer.* 2014;120:3627–3634.
13. Steward DL, Carty SE, Sippel RS, et al. Performance of a multigene genomic classifier in thyroid nodules with indeterminate cytology: a prospective blinded multicenter study. *JAMA Oncol.* 2019;5:204–212.
14. Wiltshire JJ, Drake TM, Uttley L, et al. Systematic review of trends in the incidence rates of thyroid cancer. *Thyroid.* 2016;26:1541–1552.
15. Lim H, Devesa SS, Sosa JA, et al. Trends in thyroid cancer incidence and mortality in the United States, 1974–2013. *JAMA.* 2017;317:1338–1348.
16. Nikiforov YE, Seethala RR, Tallini G, et al. Nomenclature revision for encapsulated follicular variant of papillary thyroid carcinoma: a paradigm shift to reduce overtreatment of indolent tumors. *JAMA Oncol.* 2016;2:1023–1029.
17. Parente DN, Kluijfhout WP, Bongers PJ, et al. Clinical safety of renaming encapsulated follicular variant of papillary thyroid carcinoma: is NIFTP truly benign? *World J Surg.* 2018;42:321–326.
18. Cancer Genome Atlas Research Network. Integrated genomic characterization of papillary thyroid carcinoma. *Cell.* 2014;159:676–690.
19. Kitahara CM, Sosa JA. The changing incidence of thyroid cancer. *Nat Rev Endocrinol.* 2016;12:646–653.
20. Alsanea O, Wada N, Ain K, et al. Is familial non-medullary thyroid carcinoma more aggressive than sporadic thyroid cancer? A multicenter series. *Surgery.* 2000;128:1043–1050; discussion 1050–1041.
21. Hoffman K, Lorenzo A, Butt CM, et al. Exposure to flame retardant chemicals and occurrence and severity of papillary thyroid cancer: a case-control study. *Environ Int.* 2017;107:235–242.
22. Nettore IC, Colao A, Macchia PE. Nutritional and environmental factors in thyroid carcinogenesis. *Int J Environ Res Public Health.* 2018;15:1735.

22a. Amin MB, Edge SB, Greene, Fl, et al. *AJCC Cancer Staging Manual*, 8th edition, American College of Surgeons, New York: Springer; 2018.

23. Tuttle RM, Haugen B, Perrier ND. Updated American Joint Committee on Cancer/Tumor-Node-Metastasis Staging System for Differentiated and Anaplastic Thyroid Cancer (Eighth Edition): what changed and why? *Thyroid.* 2017;27:751–756.
24. Tuttle RM, Tala H, Shah J, et al. Estimating risk of recurrence in differentiated thyroid cancer after total thyroidectomy and radioactive iodine remnant ablation: using response to therapy variables to modify the initial risk estimates predicted by the new American Thyroid Association staging system. *Thyroid.* 2010;20:1341–1349.
25. Adam MA, Pura J, Gu L, et al. Extent of surgery for papillary thyroid cancer is not associated with survival: an analysis of 61,775 patients. *Ann Surg.* 2014;260:601–605; discussion 605–607.
26. Shan CX, Zhang W, Jiang DZ, et al. Routine central neck dissection in differentiated thyroid carcinoma: a systematic review and meta-analysis. *Laryngoscope.* 2012;122:797–804.
27. Ito Y, Miyauchi A, Inoue H, et al. An observational trial for papillary thyroid microcarcinoma in Japanese patients. *World J Surg.* 2010;34:28–35.
28. Venkatesh S, Pasternak JD, Beninato T, et al. Cost-effectiveness of active surveillance versus hemithyroidectomy for micropapillary thyroid cancer. *Surgery.* 2017;161:116–126.
29. Jonklaas J, Sarlis NJ, Litofsky D, et al. Outcomes of patients with differentiated thyroid carcinoma following initial therapy. *Thyroid.* 2006;16:1229–1242.
30. Ruel E, Thomas S, Dinan M, et al. Adjuvant radioactive iodine therapy is associated with improved survival for patients with intermediate-risk papillary thyroid cancer. *J Clin Endocrinol Metab.* 2015;100:1529–1536.
31. Sosa JA, Tuggle CT, Wang TS, et al. Clinical and economic outcomes of thyroid and parathyroid surgery in children. *J Clin Endocrinol Metab.* 2008;93:3058–3065.

32. Barbet J, Campion L, Kraeber-Bodere F, et al. Prognostic impact of serum calcitonin and carcinoembryonic antigen doubling-times in patients with medullary thyroid carcinoma. *J Clin Endocrinol Metab*. 2005;90:6077–6084.
33. Rao SN, Cabanillas ME. Navigating systemic therapy in advanced thyroid carcinoma: from standard of care to personalized therapy and beyond. *J Endocr Soc*. 2018;2:1109–1130.
34. Sosa JA, Hanna JW, Robinson KA, et al. Increases in thyroid nodule fine-needle aspirations, operations, and diagnoses of thyroid cancer in the United States. *Surgery*. 2013;154:1420–1426; discussion 1426–1427.
35. American College of Surgeons Clinical Research Program, Alliance for Clinical Trials in Oncology, Nelson HD, Hunt KK. *Operative Standards for Cancer Surgery. Volume I Breast, Lung, Pancreas, Colon*. Philadelphia: Wolters Kluwer Health; 2015.
36. Adam MA, Thomas S, Youngwirth L, et al. Is there a minimum number of thyroidectomies a surgeon should perform to optimize patient outcomes? *Ann Surg*. 2017;265:402–407.
37. Randolph GW, Kamani D. The importance of preoperative laryngoscopy in patients undergoing thyroidectomy: voice, vocal cord function, and the preoperative detection of invasive thyroid malignancy. *Surgery*. 2006;139:357–362.
38. Zanocco K, Kaltman DJ, Wu JX, et al. Cost effectiveness of routine laryngoscopy in the surgical treatment of differentiated thyroid cancer. *Ann Surg Oncol*. 2018;25:949–956.
39. Wong KP, Au KP, Lam S, et al. Lessons learned after 1000 cases of transcutaneous laryngeal ultrasound (TLUSG) with laryngoscopic validation: is there a role of TLUSG in patients indicated for laryngoscopic examination before thyroidectomy? *Thyroid*. 2017;27:88–94.
40. Deniwar A, Kandil E, Randolph G. Electrophysiological neural monitoring of the laryngeal nerves in thyroid surgery: review of the current literature. *Gland Surg*. 2015;4:368–375.
41. Kazaure HS, Sosa JA. Surgical hypoparathyroidism. *Endocrinol Metab Clin North Am*. 2018;47:783–796.
42. Dehal A, Abbas A, Hussain F, et al. Risk factors for neck hematoma after thyroid or parathyroid surgery: ten-year analysis of the nationwide inpatient sample database. *Perm J*. 2015;19:22–28.
43. Materazzi G, Ambrosini CE, Fregoli L, et al. Prevention and management of bleeding in thyroid surgery. *Gland Surg*. 2017;6:510–515.
44. Khadra H, Bakeer M, Hauch A, et al. Hemostatic agent use in thyroid surgery: a meta-analysis. *Gland Surg*. 2018;7:S34–S41.
45. Pisanu A, Porceddu G, Podda M, et al. Systematic review with meta-analysis of studies comparing intraoperative neuromonitoring of recurrent laryngeal nerves versus visualization alone during thyroidectomy. *J Surg Res*. 2014;188:152–161.
46. Wong KP, Mak KL, Wong CK, et al. Systematic review and meta-analysis on intra-operative neuro-monitoring in high-risk thyroidectomy. *Int J Surg*. 2017;38:21–30.
47. Schneider R, Randolph GW, Dionigi G, et al. International neural monitoring study group guideline 2018, part I: staging bilateral thyroid surgery with monitoring loss of signal. *Laryngoscope*. 2018;128(suppl 3):S1–S17.
48. Abbaci M, De Leeuw F, Breuskin I, et al. Parathyroid gland management using optical technologies during thyroidectomy or parathyroidectomy: a systematic review. *Oral Oncol*. 2018;87:186–196.
49. Stang MT, Yip L, Wharry L, et al. Gasless transaxillary endoscopic thyroidectomy with robotic assistance: a high-volume experience in North America. *Thyroid*. 2018;28:1655–1661.
50. Anuwong A, Ketwong K, Jitpratoom P, et al. Safety and outcomes of the transoral endoscopic thyroidectomy vestibular approach. *JAMA Surg*. 2018;153:21–27.

章 38

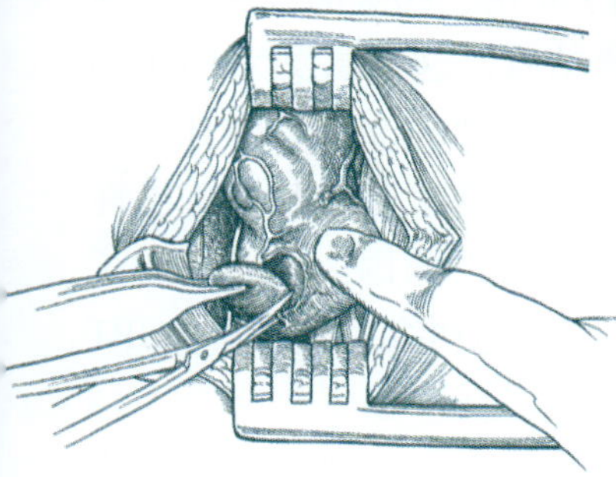

甲状旁腺

Iuliana Bobanga，Christopher R. McHenry

张昊知 韩迎弟 译 郝洁 审校

章目录

甲状旁腺历史

甲状旁腺是最后被发现的内分泌腺。最早提到甲状旁腺的是理查德·欧文爵士（Sir Richard Owen），在其描述中，它是在印度犀牛的甲状腺上附着的一个小而紧凑的黄色腺体[1]。乌普萨拉大学的 25 岁瑞典医学生 Ivar Victor Sandstrom 在 1880 首次鉴定了人类尸体中的甲状旁腺，将其命名为“甲状旁腺”，并提供了详细的大体解剖和微观描述[2]。

安东·沃尔夫（Anton Wolfer）于 1879 年在西奥多·比罗斯的第一位甲状腺全切除术幸存者中首次描述了术后手足抽搐[3]。巴黎法兰西学院的生理学教授尤金·格利（Eugene Gley）是第一个认识到手足抽搐与甲状旁腺之间联系的人。1891 年，他报道了 Sandstrom 所描述的甲状腺切除术和旁腺切除术后兔子和大鼠的手足抽搐和死亡[3-4]。

同样在 1891 年，特拉斯堡病理学教授弗里德里希·冯·雷克林豪森（Friedrich von Recklinghausen）报告了 1 例多发骨折、长骨弯曲、纤维化、囊性变和棕色瘤患者。这一系列发现被称为 von Recklinghausen 囊性纤维性骨炎[3, 5]。1904 年，德国-瑞士病理学家 Max Askanazy 确定了囊性纤维性骨炎与甲状旁腺疾病的关系，他报告了 2 名严重骨质变化和甲状旁腺肿瘤的患者[6]。当时，他假设甲状旁腺的变化是原发性骨病的结果，严重骨病的患者采用甲状旁腺提取物进行治疗。

直到 1915 年，这种严重的骨病才被认为是甲状旁腺病变的结果。维也纳病理学教授 Friedrich Schlagenhaufer 博士报告了 2 名骨软化症患者的尸检结果，他们有孤立的甲状旁腺肿瘤[4]。当时甲状旁腺肿大被认为是骨病发展的原发事件，Schlagenhaufer 认为一些患者可能从甲状旁腺肿瘤切除中获益[3]。

1905 年，约翰斯·霍普金斯医院的病理学家威廉·麦克卡勒姆（William MacCallum）证明，服用钙或甲状旁腺提取物可以逆转或预防术后手足抽搐[7]。可能受到 MacCallum 研究的影响，William Halstead 使用静脉注射葡萄糖酸钙治疗甲状腺切除术后患者的手足抽搐，并强调在甲状腺切除术时防止甲状旁腺损伤对预防手足抽搐的重要性[3]。然而，当时流行的观点是，甲状旁腺的主要功能是使血液解毒，就像肝一样。

直到1925年，艾伯塔大学的加拿大生物化学家詹姆斯·科利普（James B. Collip）才使用热酸提取法生产甲状旁腺激素（PTH）提取物，并成功逆转了切除甲状旁腺的动物的手足抽搐[3-5]。Collip及其同事还表明，在狗身上反复注射甲状旁腺提取物会导致高钙血症、呕吐、脱水、乏力，最终导致死亡。Collip认为甲状旁腺的功能是调节钙代谢。

关于甲状旁腺，历史上最重要的事件之一发生在1925年的维也纳，当时维也纳外科医师费利克斯·曼德尔（Felix Mandl）治疗了38岁的电车售票员阿尔伯特·贾恩（Albert Jahne），他患有原发性甲状旁腺功能亢进症（HPT）引起的严重骨病。1925年7月30日，受弗里德里希·施拉根豪弗（Friedrich Schlagenhaufer）在2名囊性纤维性骨炎患者身上发现同一种甲状旁腺肿瘤的影响，Mandl在局部麻醉下对Albert Jahne进行了颈部探查，切除了一个2.5 cm的甲状旁腺，从而显著改善了他的骨病[3]。这是一个历史性事件，因为它确立了囊性纤维性骨炎与甲状旁腺肿大的关系，消除了这种严重骨病是甲状旁腺缺乏的结果的旧观点。

在美国，查尔斯·马泰尔（Charles Martell）船长是第一个也是最为公认的原发性HPT病例[8]。他是一名商船船长，患有严重的进行性骨病，表现为身高下降、多处骨折、全身脱钙和囊肿。他还患有肾结石、嗜睡和疲劳，并被发现有血清钙升高、低血清磷和高钙尿症。1932年，在爱德华·丘吉尔（Edward Churchill）和奥利弗·科普（Oliver Cope）的协助下，查尔斯·马泰尔在马萨诸塞州总医院进行了纵隔探查，并在上腔静脉内侧切除了一个3 cm的甲状旁腺肿瘤。在此之前，Martell已经进行了6次不成功的颈部探查[3]。

1929年，圣路易斯巴恩斯医院的Barr、Bulger和Dixon引入了“甲状旁腺功能亢进症（hyperparathyroidism）”一词，以描述一种以骨质疏松和囊性骨肿瘤、肾结石、肌无力、肌张力减退以及血清和尿液中钙含量高为特征的综合征[9]。这是他们对艾尔瓦·道金斯（Elva Dawkins）治疗后得出的直接结果。1928年8月1日，Elva Dawkins被诊断患有HPT，并在圣路易斯巴恩斯医院接受了由艾萨克·奥尔奇（Isaac Y. Olch）主刀的在美国的第一次成功的甲状旁腺切除术[3]。

20世纪30年代，哈佛大学的内科医师富勒·奥尔布赖特（Fuller Albright）指出，80%的囊性纤维性骨炎患者患有肾钙化和肾结石，这是原发性HPT的特征[5]。他进一步将原发性HPT定义为“PTH高于需要的情况”，并将单个腺瘤、多发性腺瘤、弥漫性增生和癌症确定为原发性HPT的病因。他还描述了继发性和三发性HPT，并将其与初级（原发性）HPT区分开来。

甲状旁腺现代史始于1951年美国生物化学家伦纳德·斯凯格斯（Leonard Skeggs）发明的自动分析仪[5]。20世纪70年代，多通道自动分析仪被引入临床，并最终促成快速血清分析和高钙血症诊断。随着时间的推移，越来越多的HPT患者在常规血液检查中被意外诊断为高钙血症，患严重骨病的可能性降低。

第二个主要进展是Auerbach和Rasmussen及Craig成功纯化和分离PTH[8]。20世纪后半叶，对血清PTH进行了更有效的测量，从而改善了HPT的诊断。1963年，Berson及其同事报告了使用免疫分析法测定人类PTH[7]。随后，Potts和哈佛大学的同事在20世纪70年代初成功地对PTH进行了测序和合成[3]。莎琳·亚洛（Rosalyn Yalow）开发了用于测量肽激素的放射免疫分析法，从而进一步完善了HPT的诊断，并于1977年获得诺贝尔奖[3, 4, 7]。1987年，Nussbaum及其同事开发了一种双位点免疫放射分析法，用于测量活性全段PTH[7]。

最初，使用双位点免疫放射分析法测量全段PTH至少需要24 h。认识到PTH的半衰期平均为3～5 min后不久，通过修改试剂和缩短孵育时间开发出了一种“快速”术中PTH（IOPTH）分析，可在10 min内产生完整的PTH结果。这促进了IOPTH监测用于确定治疗性甲状旁腺切除术的发展和应用，这是由Irvin及其同事在20世纪90年代初倡导的[10]。IOPTH监测与甲状旁腺定位的进展相结合，为微创或聚焦甲状旁腺切除术铺平了道路。

甲状旁腺胚胎学

人类胚胎中的咽囊产生面部、颈部和周围结构（图38.1）。两对甲状旁腺由第三、第四鳃囊和神经嵴间充质的内胚层发育而来。成对的下甲状旁腺和胸腺从第三鳃囊发育而来。成对的上甲状旁腺与甲状腺的侧叶和尾鳃体一起从第四鳃囊发育而来（图38.2）。

在胚胎发育的第5周，第三咽囊的背侧和腹侧分别分化为下甲状旁腺和胸腺。在胚胎发育的第 6 周，下甲状旁腺和胸腺原基失去与咽部的附着并向尾部迁移。下甲状旁腺最终位于甲状腺下极的背面。

第四咽囊的背面形成上甲状旁腺。第四咽囊也产生了甲状腺的侧叶。当上甲状旁腺失去与咽部的附着时，它们附着在向尾部下降的甲状腺上。

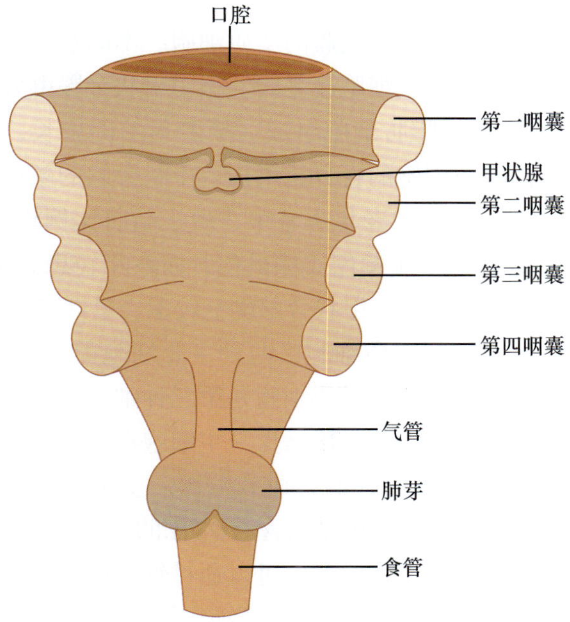

图 38.1 胚胎发育第 4 周的四个咽囊。甲状腺可被视为源自盲孔的内胚层外囊

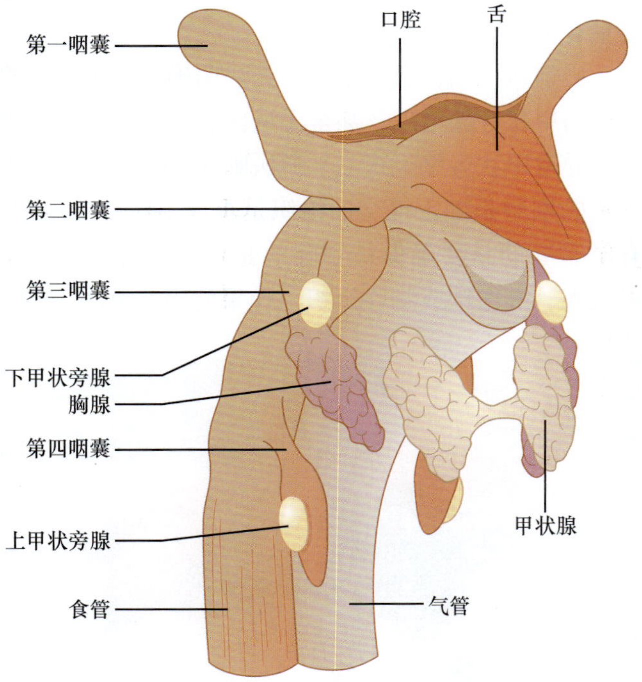

图 38.2 胚胎发育第 6 周和第 7 周之间的咽和邻近结构。甲状腺已降至颈部的正常位置。下甲状旁腺和胸腺起源于第三咽囊。上甲状旁腺起自第四咽囊

下甲状旁腺更广泛的胚胎迁移是其更常见异位的原因。上甲状旁腺的胚胎迁移更为有限，因此，它们更可能在可预测的解剖位置被发现。

果蝇胶质细胞缺失基因（GCM2）的哺乳动物同源物已被确定为甲状旁腺分化和发育的关键调控基因。GCM2 已被证明可以调节包括 PTH 在内的关键功能基因的表达，也可能参与 PTH 基因表达的调节。参与 GCM2 上调的因素，以及参与甲状旁腺胚胎发育的转录因子和信号通路尚待阐明[11]。GCM2 基因的突变也与家族性孤立的 HPT 和甲状旁腺癌的高风险有关。

甲状旁腺的外科解剖

尽管尸检研究中曾报告了多余的和少于 4 个的甲状旁腺，但大多数个体都有成对的上甲状旁腺和下甲状旁腺。大约 84% 的个体有 4 个腺体，13% 的个体有 4 个以上的腺体，3% 的个体有 3 个腺体。正常甲状旁腺呈椭圆形、球形或豆形；它们的颜色从黄褐色到红棕色不等，平均尺寸为 5 mm×3 mm×2 mm，重量为 35 ~ 40 mg（图 38.3）[12, 13]。甲状旁腺通常在前面、侧面和后面被脂肪组织包围，血管蒂位于内侧。

在 80% 的病例中，甲状腺下动脉是上甲状旁腺和下甲状旁腺的主要供应血管。甲状腺下动脉是甲状颈干的一个分支，起源于锁骨下动脉。甲状旁腺也可以从甲状腺上动脉或直接从甲状腺的小动脉分支接受血液供应。在甲状旁腺和甲状腺手术期间，每个甲状旁腺都有一个或多个对断流敏感的细终动脉分支。在 70% ~ 80% 的病例中，同侧和对侧甲状旁腺

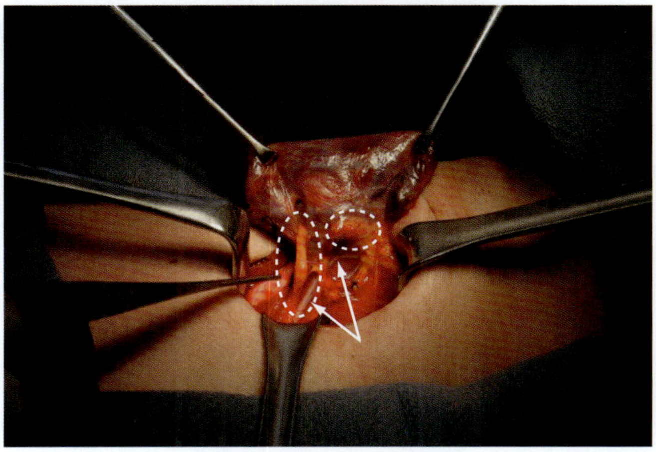

图 38.3 术中照片显示被脂肪组织包围的正常左上、下甲状旁腺及其与甲状腺和喉返神经的关系（图像右侧为头侧，左侧为尾侧；虚线环绕甲状旁腺，箭头指向左侧喉返神经）

位于颈部对称位置。大约 16% 的原发性 HPT 患者的甲状旁腺异位[14]。

甲状旁腺通常位于甲状腺外侧叶后囊 Zuckerkandl 结节上下缘 5 mm 范围内。上甲状旁腺通常位于甲状腺上极的后表面，位于喉返神经的后方和上方（图 38.4）。由于与下甲状旁腺相比，它们的胚胎迁移较短，因此它们的解剖位置更具可预测性，不太可能异位。80% 的上甲状旁腺位于其预期的解剖位置，在喉返神经进入喉的环状软骨水平上，位于甲状腺下动脉和喉返神经交界处上方约 1 cm 处。上甲状旁腺通常位于甲状腺囊内。

手术时识别上甲状旁腺的困难通常是由于甲状腺叶未被充分移动和前内旋，无法进入其后部位置。在这种情况下，结扎和离断上极血管可能有助于优化异常上甲状旁腺的暴露。上甲状旁腺的异位部位包括气管食管沟、食管或咽后、后纵隔和甲状腺内[13]。

下甲状旁腺最常见于甲状腺下动脉与喉返神经交界处下方 1 cm 处，甲状腺叶下极后外侧喉返神经前内侧（图 38.4）。下甲状旁腺很少出现在包膜下。由于其更广泛的胚胎迁移，下甲状旁腺更常见异位，并且可以在从下颌骨角到心包的任何位置发现。下甲状旁腺最常见的异位部位是胸腺内（图 38.5）。异位甲状旁腺的其他部位包括前上纵隔、主动脉–肺动脉窗、颈动脉鞘、甲状旁腺内和未降的下颌下区域[13]。0.7% ～ 3.6% 的原发性 HPT 患者会出现异位甲状旁腺[12]。

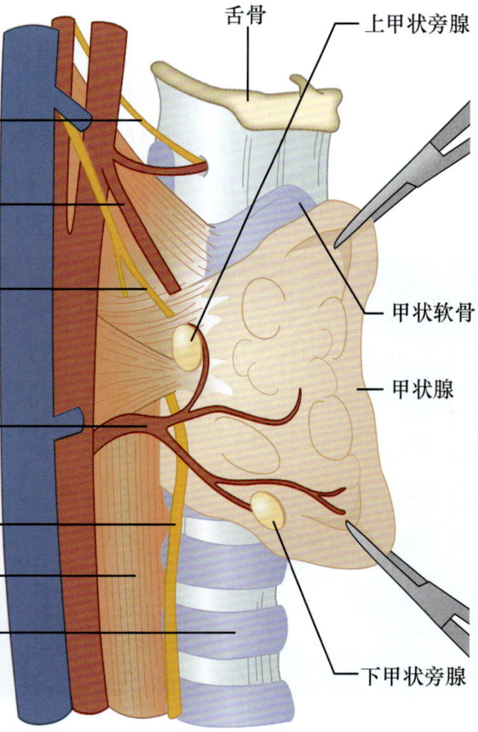

图 38.4 上、下甲状旁腺及其正常解剖关系，其中甲状腺的右叶向前内侧牵拉

甲状旁腺组织学

每个甲状旁腺都有一个结缔组织囊，由纤维间隔形成，支持和分离成簇的实质细胞。不同数量的脂肪细胞散布在薄壁细胞簇之间。正常甲状旁腺由大约 25% ～ 40% 的脂肪细胞组成。随着年龄的增长，甲状旁腺内脂肪细胞的百分比增加。甲状旁腺的颜色受脂肪量的影响。在老年患者中，由于脂肪比例较高，甲状旁腺通常呈浅黄色或棕褐色，而在年轻患者中，由于脂肪比例较低，甲状旁腺颜色较深，呈红棕色。

甲状旁腺的实质细胞由两种主要细胞类型组成：主细胞和嗜酸细胞。透明细胞是第三种细胞类型，偶尔可见，多见于甲状旁腺增生。主细胞在甲状旁腺中数量最多，负责 PTH 的合成和分泌。主细胞的细胞质中有电子显微镜下可见的含有 PTH 的分泌颗粒。

嗜酸细胞比主细胞大，可以通过细胞质中的大的嗜酸性颗粒来区分。在电子显微镜下，嗜酸性颗粒对应大量线粒体。甲状旁腺嗜酸细胞的数量随着年龄的增长而增加。嗜酸细胞的功能尚不清楚。以前曾假设锝 -99m-MIBI 甲状旁腺成像在鉴别甲状旁腺腺瘤中的成功或失败可能部分与异常甲状旁腺组织的嗜酸细胞含量有关。

必须认识到，组织学评估无法明确区分甲状旁腺腺瘤与甲状旁腺增生，甚至无法区分正常甲状旁腺组织与异常甲状旁腺组织。外科医师在术中病理评估中唯一的期望是确定提交的组织是否为甲状旁腺组织。有时重要的是要确保被切除的是甲状旁腺，而不是甲状腺、淋巴结或胸腺组织。如果使用 IOPTH 监测，

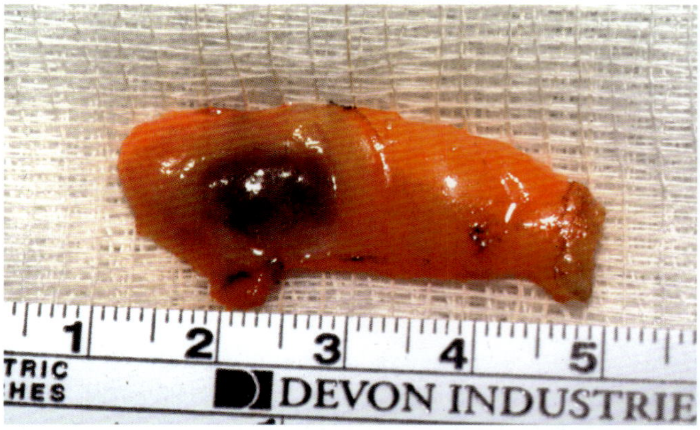

图 38.5 异位胸腺内甲状旁腺腺瘤

通常不需要对切除的甲状旁腺进行术中病理检查。

甲状旁腺生理学

细胞外钙浓度是甲状旁腺主细胞合成和分泌 PTH 的主要调节因子。钙与主细胞表面的钙敏感受体（CaSRs）结合，抑制 PTH 分泌和 PTH 基因表达。高钙还会促进 PTH 降解。相反，当钙减少时，PTH 基因表达和分泌增加。维生素 D 的活性形式 1,25- 二羟维生素 D［1,25-（OH）$_2$D］与主细胞上的维生素 D 受体结合，抑制 PTH 基因表达和甲状旁腺细胞增殖。PTH 分泌的其他调节因子包括锂、转化生长因子 α、前列腺素、无机磷酸盐和成纤维细胞生长因子 23[15]。

PTH 的合成始于 115 个氨基酸的前 PTH 原多肽的产生，该多肽在主细胞中裂解为有活性的 84 个氨基酸全段 PTH 肽。NH_2 末端、34 个氨基酸残基和全段 PTH 肽的生物活性部分与 G 蛋白偶联 PTH/PTHrP 受体 1（PTHR1）结合。PTHR1 在骨骼和肾中高度表达。

PTH 在调节钙磷代谢中起着重要作用，细胞外钙浓度是调节 PTH 分泌的主要刺激因素。细胞外钙浓度和 PTH 分泌之间存在 S 形反比关系（图 38.6）。在细胞外钙浓度低时，甲状旁腺激素分泌最多，而在细胞外钙浓度高时，甲状旁腺激素分泌抑制作用最大。细胞外钙水平严格维持在钙设定点，即 PTH 分泌受到细胞外钙浓度的最大抑制。钙设定点出现在 PTH 曲线的陡峭部分，因此 PTH 分泌的大量增加是由于细胞外钙浓度的少量降低，PTH 分泌的大量减少是由于 CaSR 在甲状旁腺主细胞上检测到的细胞外钙浓度的少量增加。

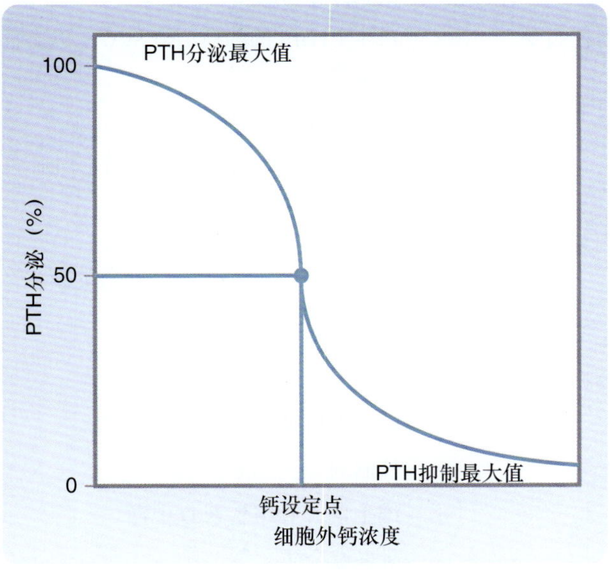

图 38.6 甲状旁腺激素（PTH）与细胞外钙浓度和钙设定点变化的 S 形反比关系

PTH 作用于髓袢的升支和肾的远曲小管，以增强钙重吸收，抑制磷酸盐重吸收，并增加导致磷尿的磷酸盐排泄。同样在肾中，PTH 通过激活编码 25- 羟基维生素 D-1α 羟化酶的基因，刺激 25- 羟基维生素 D［25（OH）D］转化为活性代谢物 1,25-（OH）$_2$D（图 38.7）。1,25-（OH）$_2$D 增加小肠对膳食钙的吸收（图 38.7）。甲状旁腺激素增加骨骼重塑和骨骼中钙和磷的释放。PTH 介导的维持钙稳态的肾效应是快速的，需要几分钟到几小时，而骨骼效应需要几小时到几天。

PTH 对骨重建有复杂的影响，既有合成代谢作用，也有分解代谢作用。PTH 与成骨细胞系细胞上的 PTHR1 受体结合，最终导致新骨基质的形成和矿化。然而，成骨细胞系细胞也产生破骨细胞形成的调节因子，如核因子 -κB 受体激活剂、核因子 -κB 受体激活剂配体和骨保护素。PTH 通过核因子 -κB 配体受体激活剂和骨保护素的作用间接增加破骨细胞的活性，导致骨吸收增加，羟基磷灰石是骨的主要矿物成分。PTH 对骨骼的净影响因 PTH 过量的严重程度和慢性程度而不同[15]。对于 PTH 水平慢性升高的患者，如原发性和继发性 HPT，净影响是导致骨质减少和骨质疏松的骨吸收。然而，间歇性使用重组人甲状旁腺激素（PTH）促进骨形成的作用胜过骨吸收，目前已在临床上用于治疗骨质疏松症[16]。

PTH 的半衰期为 3 ～ 5 min，但也可能为 1 ～ 21 min。PTH 在肝和甲状旁腺细胞中被分解为片段，并由肾排泄。PTH 片段的肾清除比 PTH 片段分解慢。因此，80% 的循环 PTH 由无活性的片段组成，而只有 20% 是完整的生物活性 PTH 肽。

原发性甲状旁腺功能亢进症

甲状旁腺功能亢进症（HPT）指异常甲状旁腺过度合成和分泌 PTH。根据 PTH 过量的根本原因，HPT 分为原发性、继发性、三发性。原发性 HPT 是由一个或多个异常甲状旁腺自主分泌 PTH 引起的。大多数原发性 HPT 患者表现为高钙血症和 PTH 水平升高或不适当地升高。每 500 名妇女中就有 1 名受影响，每 2000 名男子中就有 1 名受影响。它最常见于 50 ～ 60 岁的绝经后女性。原发性 HPT 的发病率随年龄增长而增加，绝经后妇女发病率约为 1%，普通人

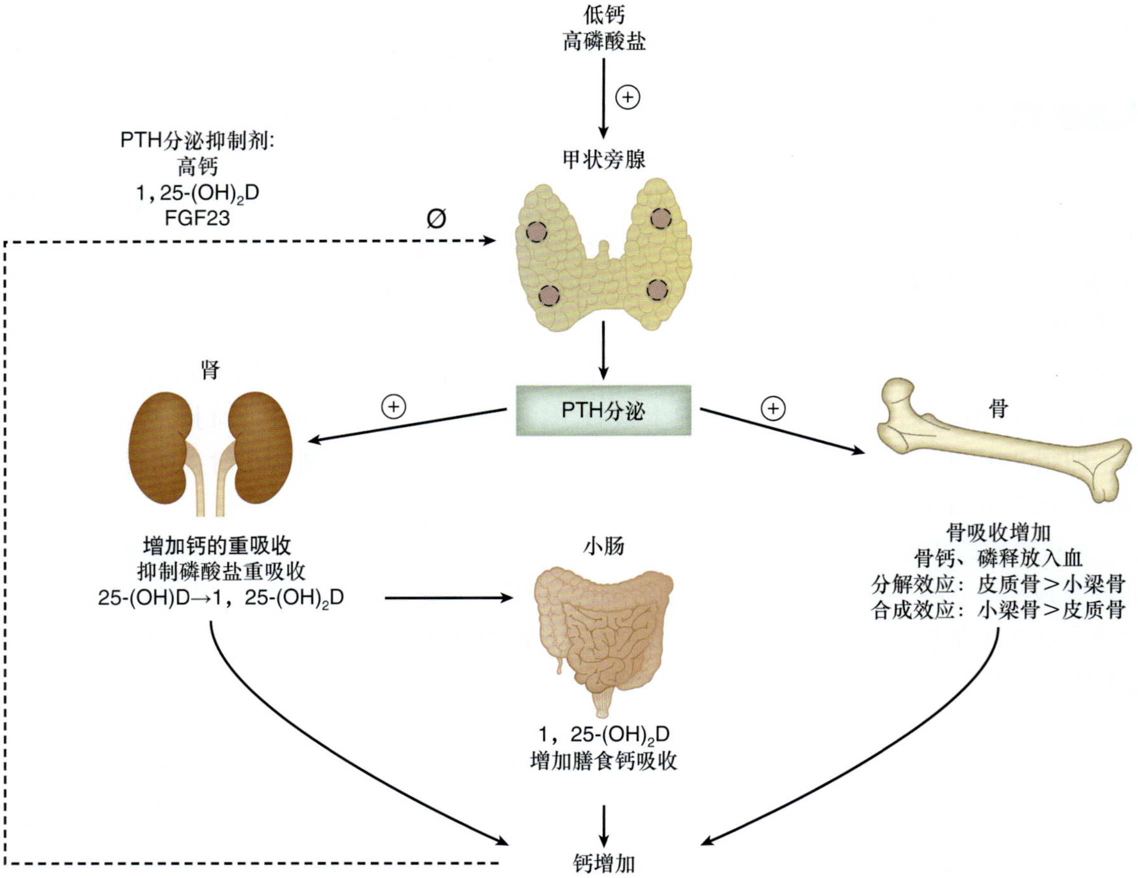

图 38.7 甲状旁腺激素（PTH）分泌调节因子及 PTH 对钙稳态的影响。FGF23，成纤维细胞生长因子 23；25-（OH）D，25- 羟基维生素 D；1,25-（OH）$_2$D，1,25- 二羟基维生素 D

群发病率为 0.86%[17]。

原发性 HPT 和恶性肿瘤是成人高钙血症最常见的原因，约占所有高钙血症病例的 80%。其他不太常见的原因占 20%（表 38.1）。与原发性和三发性 HPT 不同，高钙血症的大多数其他原因与低血清 PTH 水平有关，但长期锂制剂治疗和家族性低尿钙高钙血症（FHH）除外。长期接受锂治疗的患者可能会出现锂诱导的 HPT。

FHH 是一种罕见的常染色体显性遗传疾病，影响肾 CaSR，导致肾钙排泄调定点升高、低钙尿、无症状高钙血症和 PTH 水平正常或轻度升高。FHH 患者没有原发性 HPT 的临床表现。由于 FHH 具有高外显率，患者通常在 30 岁之前出现慢性血钙水平升高，因此，绝经后妇女在没有慢性轻度高钙血症病史的情况下新诊断为 FHH 是不常见的[18-19]。FHH 无需治疗。

病因学、病理生理学和危险因素

原发性 HPT 发生时，有一个或多个异常的甲状旁腺肿大，并且发生与血钙水平相关的 PTH 的不适当分泌。导致原发性 HPT 的三种病理条件是甲状旁

表 38.1 高钙血症病因

内分泌系统疾病	原发性甲状旁腺功能亢进
	三发性甲状旁腺功能亢进
	家族性低尿钙高钙血症
	甲状旁腺功能亢进
恶性病变	产生 PTHrP 的肿瘤（肺 SCC、膀胱癌、肾细胞癌）
	溶骨性骨转移
	血液系统恶性肿瘤（淋巴瘤、白血病、多发性骨髓瘤）
肉芽肿性疾病	结节病
	肺结核
	真菌感染
药物	钙剂
	噻嗪类利尿剂
	锂制剂
	维生素 A 和维生素 D 中毒
	乳碱综合征
其他	乳腺佩吉特病及其他长期慢性骨病

PTHrP：甲状旁腺激素相关肽；SCC，鳞状细胞癌。

腺腺瘤、增生和癌。血清钙水平升高是由 PTH 引起的骨吸收、肾钙重吸收增加，以及胃肠道膳食钙吸收增加所致。在正常情况下，高血清钙水平应抑制过量 PTH 的产生（图 38.6 和图 38.7）。然而，甲状旁腺腺瘤中的甲状旁腺细胞对钙抑制作用的敏感性低于正常水平，钙设定点较高，从而维持较高的循环钙水平。在甲状旁腺增生中，甲状旁腺细胞的数量总体上增加，甲状旁腺细胞产生过多的甲状旁腺激素，但对钙保持正常的敏感性[20]。这两种情况都会引起原发性 HPT 并导致高钙血症。

多腺体病变（双腺瘤或四腺体增生）的发生率是可变的，并取决于如何定义。历史上，多腺体疾病是根据腺体大小、形态和组织学来定义的。最近，多腺体疾病被定义为尽管切除了一个甲状旁腺，但 IOPTH 水平持续升高，或出现术后持续性 HPT。在所有原发性 HPT 患者中，10% ～ 15% 的患者会发生多腺体疾病，文献中为 4% ～ 33%，85% ～ 90% 的患者发生单一甲状旁腺腺瘤。甲状旁腺癌仅占 1%[18-19]。

颈部电离辐射是发生原发性 HPT 的危险因素。这包括良性和恶性疾病的外照射、核事故期间的暴露以及甲状腺疾病的放射性碘消融。潜伏期约为 25 ～ 40 年[17]。众所周知，锂制剂治疗是引起高钙血症和 HPT 的原因。高达 15% 的长期服用锂盐超过 10 年的患者会出现 HPT。锂降低甲状旁腺细胞对钙的敏感性，并改变 PTH 分泌的钙设定点。锂相关 HPT 也与甲状旁腺增生的相对较高的发病率相关。噻嗪类利尿剂虽然不是原发性 HPT 的危险因素，但可能通过引起肾钙重吸收增加和血清钙水平升高来掩盖先前存在的 HPT。停用噻嗪类药物的原发性 HPT 患者仍存在高钙血症[19]。

原发性 HPT 一般是散发性疾病。在 3% ～ 5% 的患者中，原发性 HPT 是家族性综合征的一部分，包括多发性内分泌肿瘤（MEN）1、MEN2A、MEN4、HPT 颌骨肿瘤综合征（HPT-JT）和家族性孤立性 HPT（表 38.2）。一些引起散发性原发性 HPT 的突变与家族性 HPT 中发现的突变重叠。遗传性 HPT 患者通常较年轻，可能有内分泌疾病家族史，并可能表现出特定综合征的其他相关表现（见“家族性原发性甲状旁腺功能亢进症”一节）。

临床表现

高达 80% 的原发性 HPT 患者是由于常规血液检查中偶然发现的高钙血症而确诊的。然而，原发性 HPT 患者可能有多种症状，这是钙对多个器官系统（包括肾、骨骼、胃肠道、心脏和神经肌肉系统）产生影响的结果（表 38.3）。在最近对 9000 多名患者进行的队列研究中，35% 的患者在诊断时有客观的终末器官影响，包括骨质疏松症、肾结石或高钙尿症。此外，62% 的患者在诊断后 5 年内出现终末器官效应[21]。高达 20% 的原发性 HPT 患者有症状性肾结石，10% 的患者有复发性肾结石，高达 12% 的患者在腹部影像筛查时有“无症状性肾结石”[17-18]。

原发性 HPT 导致骨量减少，在桡骨远端 1/3 和股骨颈的皮质骨部位最为明显。然而，最近使用高分辨率外周定量 CT（HRpQCT）的研究表明，皮质骨和小梁骨都受到原发性 HPT 的影响，与对照组相比，原发性 HPT 患者椎体骨折增多[19-20]。高达 15% 的 HPT 患者腰椎骨质减少[18]。在一项纵向观察研究中，未经治疗的原发性 HPT 患者随访 15 年，桡骨远端的骨密度下降 35%，股骨颈的骨密度下降 10%[22]。所有原发性 HPT 患者应通过测量桡骨远端 1/3、腰椎、股骨颈和髋关节的骨密度来筛查骨质减少和骨质疏松症。

原发性 HPT 患者常报告神经肌肉和神经精神症状。手术干预可改善其中许多症状，包括易疲劳、全身无力、抑郁、焦虑、记忆丧失和无法集中注意力。3 项随机对照试验显示，与在原发性 HPT 患者中的观察结果相比，手术具有神经认知方面的益处[17]。

诊断和评估

原发性 HPT 的诊断评估应包括测量血清总钙、全段 PTH、肌酐和 25-（OH）D 水平（表 38.4）。血清磷、碱性磷酸酶、24 小时尿钙和肌酐水平也可能有价值。典型的原发性 HPT 是指高钙血症伴 PTH 水平升高或 PTH 水平异常。大多数其他原因引起的高钙血症患者的 PTH 水平较低（受抑制）。对于高钙血症患者，如果 PTH 水平高于 25 pg/ml，仍需考虑原发性 HPT。应询问这些患者是否需要补充生物素，应在 PTH 检测前几周停止服用生物素，因为生物素可能会错误地降低 PTH 检测结果[19]。应重复进行钙含量测量，以确保持续升高。应使用以下公式校正异常血清白蛋白的总血清钙水平：校正钙水平（mg/dl）＝ 0.8×［4.0 －患者白蛋白（g/dl）］＋总钙水平（mg/dl）[17]。

在原发性 HPT 患者中，维生素 D 缺乏与更显著的高钙血症、更严重的骨病和甲状旁腺腺瘤重量增

表 38.2 与散发性和遗传性原发性 HPT 相关的遗传异常：疾病、基因、遗传、表型和推荐的手术方法

疾病	基因	遗传	表型	年龄（岁）*	手术方法†
散发性					
甲状旁腺瘤和增生	*PRAD1*，*CCND1*（20%～40%），*MEN1*（12%～35%），*CDC73*，*CDKN1B*，*AIP*	散发	孤立性 pHPT 伴单腺瘤、双腺瘤或四腺体增生	＞45	微创甲状旁腺切除术伴 IOPTH 或双侧探查
甲状旁腺癌	*RB1*，*CDC73*，*MEN1*，*microRNA-296*	散发	pHPT 继发于甲状旁腺癌	＞45	完整切除或 en-bloc 切除
遗传性					
MEN1	*MAN1*	AD	pHPT 发生于 30 余岁，pHPT（95%）、pNETs（40%）、垂体腺瘤（30%）、肾上腺皮质和甲状腺肿瘤、脑膜瘤、面部血管纤维瘤、脂肪瘤	25～45	次全甲状旁腺切除术及经颈胸腺切除术
MEN2A	*RET*	AD	pHPT（15%～35%）、MTC（99%）、嗜铬细胞瘤（50%）、扁平苔藓、淀粉样变、先天性巨结肠	38	只切除明显增大的甲状旁腺；首先确定或排除嗜铬细胞瘤
MEN4	*CDKN1B*	AD	pHPT（80%）、垂体腺瘤（40%）、pNETs、肾上腺、甲状腺、性腺和肾肿瘤	50	同 MEN1
家族孤立性 HPT	*MEN1*，*CDC73*，*CASR*，*GCM2*，*CDKN1B*	AD	孤立性 pHPT、甲状旁腺癌（*GCM2* 突变）	39	仅切除肿大腺体的双侧颈部探查；甲状旁腺癌全切
HPT-JT	*CDC73*	AD	pHPT 发生于 20 或 30 余岁，甲状旁腺癌（35%）、下颌骨和上颌骨骨化纤维瘤、肾囊肿、错构瘤和肾母细胞瘤、子宫肿瘤	32	微创甲状旁腺切除术伴 IOPTH 或双侧探查甲状旁腺癌全切

Adapted from Silva BC，Cusano NE，Bilezikian JP. Primary hyperparathyroidism. Best Pract Res Clin Endocrinol Metab. 2018；32：593-607；Bilezikian JP，Cusano NE，Khan AA，et al. Primary hyperparathyroidism. Nat Rev Dis Primers. 2016；2：16033；Wilhelm SM，Wang TS，Ruan DT，et al. The American Association of Endocrine Surgeons guidelines for definitive management of primary hyperparathyroidism. JAMA Surg. 2016；151：959-968；and El Lakis M，Nockel P，Gaitanidis A，et al. Probability of positive genetic testing results in patients with family history of primary hyperparathyroidism. J Am Coll Surg. 2018；226：933-938.

AD：常染色体显性遗传；HPT：甲状旁腺功能亢进症；HPT-JT：甲状旁腺功能亢进症-颌骨肿瘤综合征；IOPTH：术中甲状旁腺激素；MEN，多发性内分泌肿瘤；MTC：甲状腺髓样癌；pHPT：原发性甲状旁腺功能亢进症；PTH：甲状旁腺激素；pNET：胰腺神经内分泌肿瘤。

* 年龄＝原发性 HPT 的平均发病年龄。

† 与疾病相关的 HPT 手术治疗。

加有关。测量血尿素氮、血清肌酐和肾小球滤过率（GFR）至关重要，因为肾功能不全是原发性 HPT 的已知并发症，可以排除与 PTH 水平继发性升高相关的慢性肾病。进行 24 h 尿钙和肌酐测量，以评估尿钙升高是否大于 400 mg，这与肾结石风险增加有关，是甲状旁腺切除术的适应证，并帮助排除 FHH，FHH 可与原发性 HPT 相混淆。FHH 患者 24 h 尿钙低于 100 mg，钙-肌酐清除率（CCCR）低于 0.01（表 38.4）。最近，一项对 1000 名经手术证实的原发性 HPT 患者进行的大型研究质疑了 CCCR 常规测量在区分原发性 HPT 和 FHH 中的作用。19% 的原发性 HPT 患者的 CCCR 小于 0.01，63% 的患者的 CCCR 小于 0.02，并且没有 1 例发生了 FHH。因此，在原发性 HPT 的检查中，计算 CCCR 以区分 FHH 和原发性 HPT 不应优先考虑，除非临床高度怀疑 FHH[23]。

正常血钙原发性 HPT 是公认的原发性 HPT 的变体，在没有继发性 HPT 原因的情况下，PTH 水平升高，总血钙和游离血钙水平正常。大多数血钙水平正常的原发性 HPT 患者被诊断为肾结石或骨质疏松症。

表 38.3　原发性甲状旁腺功能亢进症的症状和体征

靶器官或系统	症状	注释
肾	肾结石、肾钙质沉着、多尿、多饮、肾功能不全	15% ～ 20% 的患者有肾结石
骨	脆性骨折	与重大创伤无关
	骨量减少 / 骨质疏松	皮质骨＞小梁骨（桡骨远端 1/3 受影响最严重）
	骨痛	常见
	囊性纤维骨炎	罕见，但可见于以骨痛、多发骨畸形为特征的进展期病例，表现为颅骨"椒盐"征、骨囊肿、骨棕色瘤等
神经肌肉	近端肌无力、肌萎缩、步态异常	罕见
	易疲劳、全身无力	常见
胃肠	胃食管反流、便秘、腹痛、消化性溃疡	常见
	恶心、呕吐、急性胰腺炎	罕见
		罕见，见于严重高钙血症病例
神经精神系统	疲劳、抑郁、焦虑、情绪不稳定、睡眠紊乱、嗜睡、失忆、不能集中注意力	经常被报道
	精神状态改变、精神病、迟钝和昏迷	罕见，可见重度高钙血症
心血管系统	高血压加重、瓣膜疾病、心肌钙化，早发性动脉粥样硬化，左心室肥大、QT 间期缩短、传导异常和心脏传导阻滞	甲状旁腺切除术后后心脏参数改善结论不一

人们越来越熟知这种变体，尤其是在筛查所有骨量减少或骨质疏松症患者原发性 HPT 的医疗中心[19]。随着时间的推移，高达 16% 的患者可能进展为高血钙原发性 HPT[17]。所有怀疑为正常血钙原发性 HPT 的患者都应测定游离钙水平，不必对所有高血钙的患者立下 HPT 的诊断。对于血清钙水平正常且 PTH 水平升高的患者，应排除导致 PTH 水平升高的其他原因，包括维生素 D 缺乏、肾功能不全、原发性高钙尿症、吸收不良综合征以及使用二膦酸盐和地舒单抗等药物。正常血钙原发性 HPT 与高血钙 HPT 的并发症相似，因此，正常血钙原发性 HPT 的处理与经典原发性 HPT 的处理没有区别[24]。

正常 PTH 的原发性 HPT 是原发性 HPT 的另一种变体，其特征是高钙血症和与之不匹配的正常 PTH 水平（＞ 30 pg/ml）。在少数情况下，原发性 HPT 患者的 PTH 水平低于 30 pg/ml，这被认为是由于目前的 PTH 检测未检测到 PTH 片段或原发性 HPT 的早期形式所致。其他关于缺乏 PTH 升高的理论包括较高的钙设定点、脉冲式或节律性 PTH 分泌以及存在无法测量的活性 PTH 片段[25]。文献中，正常 HTP 的发生率为 0.3% ～ 18%[25]，但总体而言，在大多数外科医师的经验中，这是不常见的。正常激素原发性 HPT 的确诊具有挑战性，通常需要排除其他高钙血症的原因。在多个时间点获得生化测量可能会有所帮助。确定哪些患者需要手术可能是具有挑战性的。局部检查呈阳性为这些患者推荐手术提供了额外的支持。尽管 PTH 值的范围不典型，但正常激素原发性 HPT 患者的体征和症状与典型原发性 HPT 患者相同，术后治愈率相似[25]。

所有原发性 HPT 患者均应采用双能 X 线骨密度仪进行骨密度测量。世界卫生组织将骨量减少定义为 T 值在－ 1.0 ～－ 2.5，骨质疏松定义为 T 值＜－ 2.5。桡骨远端 1/3（皮质骨）受原发性 HPT 影响最大。腰椎主要是小梁骨，受影响最小[17]。由于原发性 HPT 与椎体骨折和无症状肾结石相关，在评估原发性 HPT 患者时应考虑肾和脊柱成像（表 38.4）。对于诊断为原发性 HPT 且年龄＜ 40 岁且多腺体疾病的患者，以及具有明显家族病史的患者，应考虑进行遗传咨询和基因检测。

管理

甲状旁腺切除术的适应证

甲状旁腺切除术是治疗原发性 HPT 的唯一疗法，因此，对所有原发性 HPT 患者都应建议手术治疗。骨质疏松、肾结石、肾钙质沉着症、肾功能受损（GFR ＜ 60 ml/min）、尿钙＞ 400 mg/24 h、脊柱影像学显示椎体压缩性骨折或脆性骨折是甲状旁腺

表 38.4 对疑似或确诊原发性 HPT 患者的评估

项目	评论
实验室检查	
总血清钙 总甲状腺激素 肌酐、GFR 25- 羟维生素 D	基线实验室检查诊断原发性 HPT，并排除继发性 HPT 的最常见原因
离子钙 白蛋白	适用于正常血钙患者的原发性 HPT，如果血钙水平低，计算校正钙水平（mg/dl）= 0.8［4.0 − 白蛋白（g/dl）］+总钙（mg/dl）
血清磷酸盐	接近 50% 原发性 HPT 患者处于较低水平
碱性磷酸酶	骨转化的标志物，提示骨骼疾病程度
尿检	
24 h 尿钙和肌酐	筛查肾结石风险和家族性低尿钙高钙血症
若尿钙水平＜100 mg/24 h，计算 CCCR	CCCR =（24 h 尿钙 / 血清钙）/（24 h 尿肌酐 / 血清肌酐）
影像学检查	
DXA	测量腰椎、髋关节股骨颈和桡骨远端的骨矿物质密度
肾结石或肾钙质沉着症的腹部成像	腹部 X 线平片、腹部超声或 CT 平扫
脊柱评估	X 线平片、CT 或 DXA
基因检测	
适应证	年龄小于 40 岁有多腺体疾病的 pHPT 患者，有 pHPT 家族史或与 pHPT 相关的综合征的患者

CCCR：钙-肌酐清除率；GFR：肾小球滤过率；CT：计算机断层扫描；DXA：双能 X 线；HPT：甲状旁腺功能亢进症；pHPT：原发性甲状旁腺功能亢进症；PTH：甲状旁腺激素。

框 38.1 原发性甲状旁腺功能亢进症患者行甲状旁腺切除术的适应证

- 所有有症状患者（肾、骨、神经认知或精神症状）
- 血清钙超过正常上限 1 mg/dL
- 年龄＜50 岁
- 骨密度 T 值＜ −2.5（骨质疏松症）或骨密度显著降低
- 脊柱成像上出现椎体压缩性骨折
- 肾功能受损，GFR＜60 ml/min
- 肾结石或肾钙质沉着症
- 高钙尿症，结石风险增加（尿钙＞400 mg/24 h）
- 当无法主动监测或常规长期随访时

BMD：骨矿物质密度；GFR：肾小球滤过率。

切除术的既定适应证（框 38.1）。年龄＜50 岁、血清总钙水平超过正常上限 1 mg/dl（高于正常限值或无功能），以及不愿意参与长期主动监测是原发性 HPT 患者甲状旁腺切除术的其他确定适应证，无论是否存在体征或症状。

年龄＜50 岁且拒绝手术治疗的患者将需要长期监测，并且在其一生中更可能发展为原发性 HPT 并伴有并发症。与无症状原发性 HPT 患者疾病进展的长期观察相比，甲状旁腺切除术更具成本效益。有神经认知症状的患者，甚至那些被认为存在无症状原发性 HPT 的患者，据报道甲状旁腺切除术后生活质量指数有所改善[27]。

甲状旁腺定位

甲状旁腺显像在确认或排除 HPT 诊断中没有作用。甲状旁腺成像主要用于 HPT 确诊患者，以便制定手术计划。甲状旁腺显像的目的是帮助聚焦探查和识别异位甲状旁腺。影像学检查结果呈阴性不会改变手术探查的建议。在最近的一项研究中，尽管多腺体疾病的发病率更高，且需要更广泛的手术治疗，但 97% 以上的术前非定位研究患者获得了手术治愈[28]。甲状旁腺成像对多腺体疾病的准确度明显低于单腺瘤或双腺瘤，可能是由于腺体较小以及这些腺体的病理生理不同。

用于定位异常甲状旁腺的最常见的成像方式是超声和甲状旁腺 sestamibi 闪烁显像（表 38.5）。甲状旁腺的影像学检查没有明确的要求，对检查的选择取决于医疗机构自身的情况。超声常被用作最初诊断的成像方式，因为它容易获得、价格低廉、无创，并且可以由外科医师在办公室进行。在超声检查中，异常甲状旁腺表现为圆形或椭圆形低回声肿块，伴有边界清晰的高血管回声包膜，通常位于甲状腺叶的上极或下极后方（图 38.8）。使用高频探头进行颈部超声检查，并对颈部中央和侧颈部进行成像，评估甲状腺和甲状旁腺异常。超声的准确性取决于超声技师的技能和经验。最近的一项荟萃分析表明，超声的总体敏感性为 76%，而鉴别多腺体疾病的敏感性仅为 35%（表 38.5）[29-30]。超声波的缺点包括无法检测纵隔、咽后或食管后部的异位甲状旁腺，以及对多腺体疾病的敏感性降低。另一个挑战是在超声上辨别淋巴结、甲状腺结节和异常甲状旁腺之间的外观差异。最近

表 38.5 甲状旁腺功能亢进症患者术前影像学检查的特点

图像	结果	敏感性，阳性预测值	优点	局限性	更新
超声	低回声结节伴清晰的高血管回声包膜	76%，93%	无创、廉价、外科医生可以在同时评估甲状腺的情况下快速进行	无法看到异位至纵隔、食管后或咽后间隙的腺体；多腺体疾病和小腺体的敏感性降低；甲状腺结节和淋巴结可导致假阳性	超声弹性成像
Sestamibi-SPECT	^{99m}Tc-MIBI 的局部摄取增加，保留时间延长	79%，90%	检测异位和深部腺体；辐射比 4D-CT 低，不依赖操作人员	检查持续时间长；比超声和 4D-CT 更昂贵；辐射暴露；对多腺体疾病和小腺体的敏感性降低；假阳性（淋巴结、甲状腺组织、肉芽肿病）	正在研究的各种放射性药物的 PET 扫描
4D-CT	软组织结节，动脉相有尖峰强化，静脉相有血管蒂流出	81%～89%，93%	快速的采集时间、卓越的解剖信息、比其他技术更高的敏感性、更成功地定位小腺瘤和多腺体疾病	高辐射剂量，静脉使用对比剂，颈静脉可能出现一些造影伪影	具有更少相位或更少对比度的方案，以减少辐射和对比剂量
MRI	在 T_2 加权图像上具有高信号的均匀或大理石外观，在 T_1 加权图像上具有中等到低信号的外观	43%～94%	无辐射，不需要造影剂，更多的解剖结构信息	价格昂贵，检查时间长，不能用于金属植入物患者，特异性低	Dixon 抑脂方法
^{18}F- 氟胆碱 PET/CT	焦点示踪剂摄取	93%，90%	与一些 MIBI 显像相比，辐射和采集时间减少，敏感性更高	新示踪剂的数据有限，可用性有限	根据最大标准化摄取值在术前区分甲状旁腺腺瘤以及增生的能力

CT：计算机断层扫描；4D-CT：四维 CT；MRI，磁共振成像；PET/CT：正电子发射断层显像 /CT；SPECT：单光子发射计算机断层成像；US：超声。

的研究评估了超声弹性成像方法作为一种量化组织硬度的技术。恶性甲状腺结节的硬度大于甲状旁腺腺瘤，甲状旁腺腺瘤的硬度大于甲状腺结节和甲状旁腺增生。初步数据表明，超声弹性成像可能是甲状旁腺超声成像的一个有用的辅助手段，但还需要更多的研究支持[31]。

甲氧基异丁基异腈（sestamibi）是用于甲状旁腺成像的主要放射性同位素；sestamibi 成像依赖于在代谢活性组织的富含线粒体的细胞中放射性示踪剂的不同摄取和保留。功能亢进的甲状旁腺优先摄取和保留放射性示踪剂。可使用单同位素的双相技术或使用双同位素的单相技术进行 sestamibi 闪烁成像。这两种技术都可以与单光子发射 CT（SPECT）和 SPECT/CT 成像相结合。各种核医学手段有其优点和缺点。SPECT 提供了三维（3D）成像并改善了甲状旁腺病变的定位，而 CT 图像的添加提供了额外的解剖细节[29]。sestamibi 成像的主要优点包括其能够识别纵隔或颈深部的异位腺体并提供异常腺体的解剖细节（图 38.9）。sestamibi-SPECT 对甲状旁腺腺瘤定位的敏感性为 79%，对多腺体病变的敏感性为 44%[29-30]。

超声和 sestamibi 成像相结合提高了甲状旁腺定位的准确性，联合诊断敏感性显著高于单独使用两种成像技术。这是大多数临床医师常用的做法。动态四维 CT（4D-CT）是一种用于识别异常甲状旁腺的新技术（表 38.5）。大约 10% 的机构采用其作为甲状旁腺定位的初始成像模式[29]。四维指的是非增强对比期、早期动脉期（静脉对比剂注射后 45 s）、延迟相（对比剂注射后 75 s）以及对灌注随时间变化的评估。在非增强图像上，甲状旁腺腺瘤的 CT 值低于甲状腺

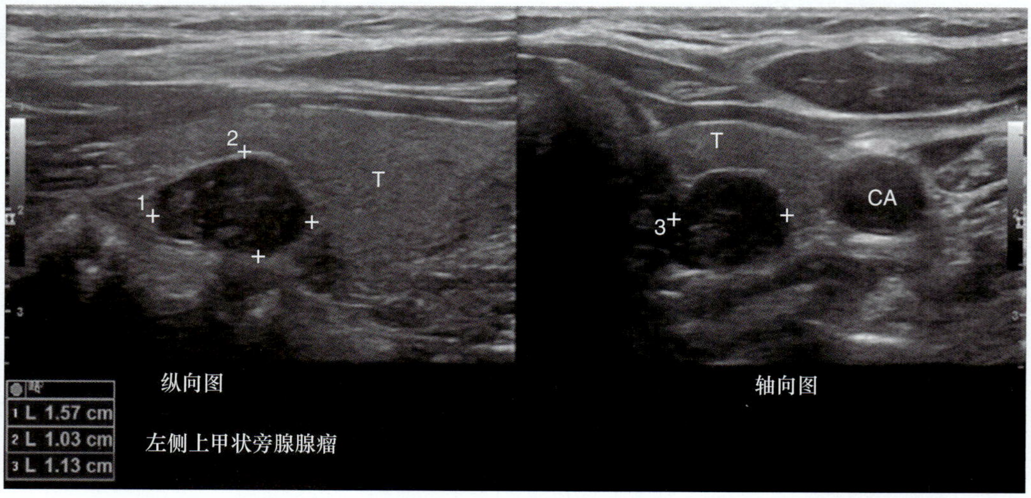

图 38.8 高分辨率超声图像显示，甲状腺左叶上极后方有一个 1.57 cm×1.03 cm×1.13 cm 的低回声肿块，在纵向和轴向视图中，均显示为左上甲状旁腺腺瘤。甲状旁腺用测点标出。CA，颈动脉；T，甲状腺

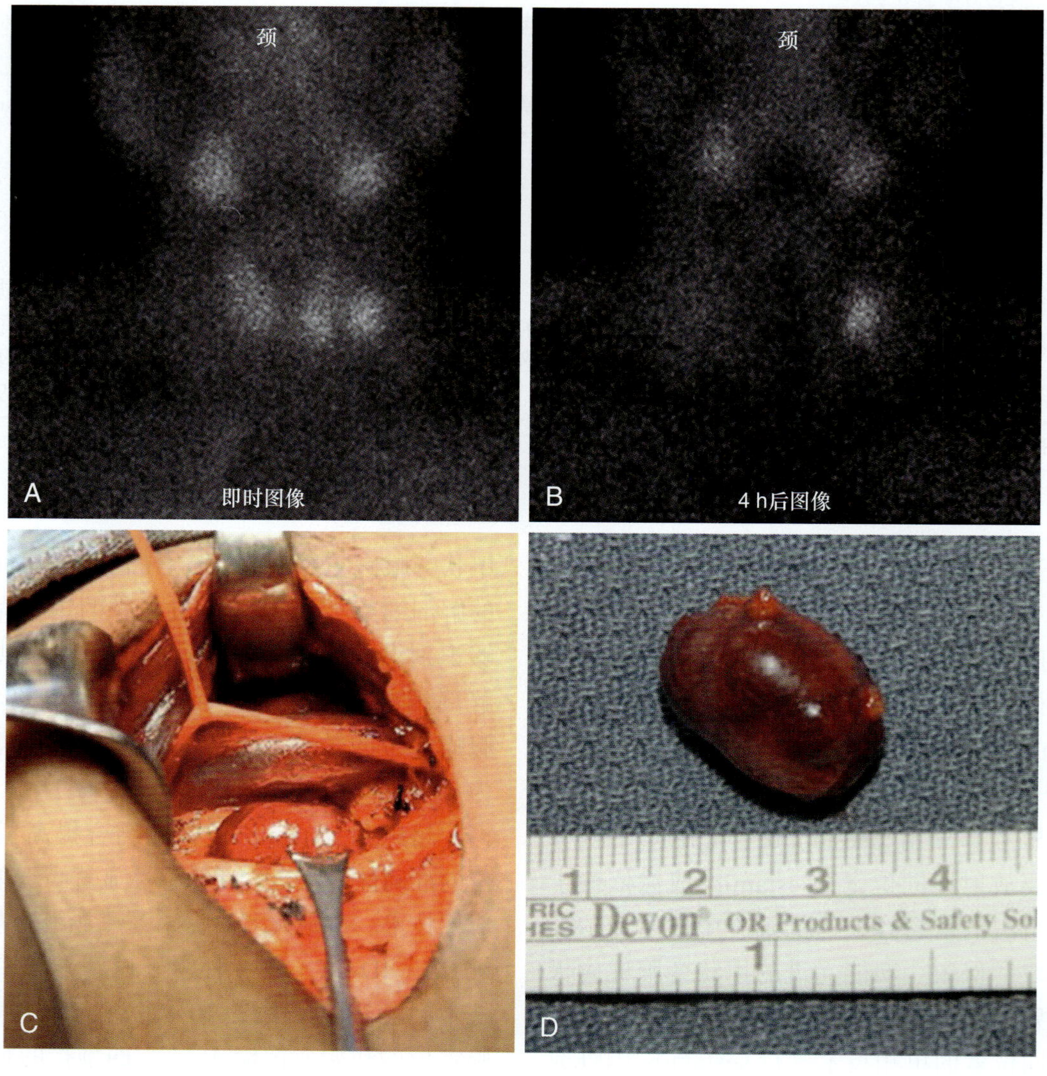

图 38.9 （A）在即时锝 -^{99m} MIBI 图像上，甲状腺外侧局部有示踪剂异常聚集；（B）延迟 4 h 的图像；（C）术中照片，显示颈内静脉和颈总动脉之间的左侧颈动脉鞘内异位甲状旁腺，迷走神经向前内侧牵拉，颈总动脉向外侧牵拉；（D）从左侧颈动脉鞘切除的离体异位甲状旁腺腺瘤

（平均 45 Hu *vs.* 90 Hu）。在早期动脉相，甲状旁腺腺瘤表现出快速对比增强，最大 CT 值约 130 Hu。在延迟相，对比剂会快速流出。据报告，4D-CT 成像的总敏感性为 81% ～ 89%，多腺体疾病的敏感性为 55%。4D-CT 被认为在再次手术病例中对定位小腺瘤和异常腺体特别有用。4D-CT 的局限性包括高辐射剂量和使用静脉对比剂[29]。

磁共振成像（MRI）很少用于甲状旁腺成像，在有挑战性或再次手术的病例中作为二线或三线检查。其敏感性低于其他方式，文献中报告的范围为 43% ～ 94%。腺瘤外观均匀或呈大理石花纹，在 T_2 加权图像上呈高信号，在 T_1 加权图像上呈中低信号。目前正在进行研究，试图开发新的脂肪抑制序列，以提高 MRI 在甲状旁腺成像中的有效性[29]。

最近，使用特定的 PET 示踪剂评估了 PET/CT 在异常甲状旁腺定位中的作用。使用示踪剂 ^{18}F- 氟胆碱（一种细胞增殖标志物）的 PET/CT 在甲状旁腺定位方面显示出优势[32]。它是一种混合改良技术，将代谢数据与解剖定位相结合，以提高空间分辨率。在最近一项对 100 名同时接受 2 项检查的患者进行的 ^{18}F- 氟胆碱 PET/CT 与 ^{99m}Tc-MIBI/ 替曲膦 SPECT/CT 对比研究中，^{18}F- 氟胆碱 PET/CT 优于 SPECT/CT，敏感性分别为 93% 和 61%。此外，^{18}F- 氟胆碱 PET/CT 在 23 例患者中检测到甲状旁腺腺瘤，而患者的 sestamibi-SPECT/CT 结果为阴性。它在定位小甲状旁腺腺瘤方面也是有效的[33]。虽然仍在研究中，但这是一种有潜力的甲状旁腺定位技术。选择性静脉 PTH 采血、术前双侧颈静脉 PTH 采血和超声引导下细针穿刺活检等其他方式可能在高度选择的需要再次手术的持续性或复发性 HPT 病例中发挥作用。

手术选择和术中辅助药物

原发性 HPT 的最终治疗包括切除所有功能亢进的甲状旁腺，这可以通过进行聚焦甲状旁腺切除术或双侧颈部探查来完成。聚焦甲状旁腺切除术（通常称为 MIP）是一种典型的门诊手术，可在局部或全身麻醉下通过小切口（3 ～ 4 cm）进行，包括聚焦解剖，通常仅限于术前成像中定位的一个腺体。其他同侧甲状旁腺的显示取决于外科医师的习惯和经验。进行双侧颈部探查以显示所有 4 个甲状旁腺，随后切除一个或多个正常腺体。

IOPTH 监测是一种常用的辅助手段，可指导外科医师何时停止甲状旁腺探查。这有助于确认是否有功能亢进的甲状旁腺组织的残留。IOPTH 可以将原发性 HPT 患者和接受 MIP 治疗的局部病变患者的治愈率从 96% 提高到 97% ～ 99%[17]。根据所遵循的方案，在手术前和手术期间的特定时间点，从外周静脉或动脉、颈前静脉或颈内静脉抽取血液。由于 PTH 的半衰期较短（3 ～ 5 min），在切除病理腺体后，PTH 水平预计会下降。虽然各地的做法各不相同，但 PTH 水平一般是在以下时间点绘制的：（1）切口前（手术前或手术当天开始手术前）；（2）切除前（暴露异常腺体后，结扎腺体血供前）；（3）腺体切除后 5 min；（4）腺体切除后 10 min。根据迈阿密标准，甲状旁腺切除术后 10 min，PTH 下降与最高基线水平（手术前）相比超过 50%，表明治愈，手术可以终止。通常使用双重标准来决定何时停止甲状旁腺探查，这需要 PTH 较切开前水平减少 50% 以上，加上最终 PTH 处于正常范围内。据报道这两个经过充分验证的方案的研究报告治愈率为 97% ～ 99%，复发率低于 3%[17, 34, 35]。如果 10 min 的 PTH 水平下降不超过 50%，或未达到预期的正常范围（腺体切除后 15 min 或 20 min）和（或）进一步解剖和其他腺体切除后，可再次测定 PTH 水平。MIP 的优点包括切口小、手术时间短、仅限于颈部一侧的解剖，与双侧探查相比，暂时性低钙血症的发生率较低。

双侧探查的指征包括外科医师的偏好、聚焦探查失败（PTH 未按照预期方案下降）、已知或术中发现的甲状旁腺增生、高度怀疑多发性骨髓瘤疾病（继发性和三发性 HPT、锂诱导的 HPT、家族性 HPT）以及不一致或阴性的术前定位检查。在双侧探查时，对所有腺体进行识别和比较，以确定患者是否患有单发腺瘤、双腺瘤或四腺体增生。异位甲状旁腺可能是一个挑战，因为约 16% 的患者有异位甲状旁腺，13% 的患者有多余的甲状旁腺[14]。当术中无法定位病变甲状旁腺时，应评估异位部位。下甲状旁腺缺失最常见的异位位置在胸腺（图 38.5）。其他异位部位有甲状腺胸腺韧带、前上纵隔、主动脉-肺动脉窗、下颌下区域、颈动脉鞘（图 38.9）和甲状腺内。上甲状旁腺缺失最常见的异位位置是气管食管沟。其他异位部位包括食管后、咽后、后纵隔和甲状腺内。

如果所有 4 个腺体都出现异常，则进行甲状旁腺次全切除术，包括全部切除 3 个腺体，部分切除第 4 个腺体，留下 1 个约为正常腺体 1 ～ 2 倍的残余腺体。应在移除剩余腺体之前制备保留腺体，用手术夹标记，并在移除其他甲状旁腺之前重新检查其活性。由于胸腺是甲状旁腺增生最常见的部位，13% 的患者会出现这种情况，因此也需要进行经颈胸腺切除术。可以考虑辅助使用 IOPTH，有时在双侧颈部探查中常规使用 IOPTH 以确认治愈，尤其是当无法识别所有 4 个甲状旁腺时。虽然并发症发生率与 MIP 相似，但双侧颈部探查与较高的一过性低钙血症相关。

由于甲状旁腺组织可能类似于脂肪、淋巴结、甲状腺组织或胸腺，因此术中识别可通过冰冻切片分析进行确认，少数情况下也可通过离体抽吸和 PTH 测量进行确认。用细针取少量甲状旁腺组织，洗脱至 1 ml 生理盐水中，然后测量样本中的甲状旁腺素（PTH）。当 IOPTH 测量结果证实所有甲状旁腺组织均已切除时，无需进行冰冻切片检查或组织 PTH 测量。

另外一个有助于改善甲状旁腺可视化的术中辅助手段是使用吲哚菁绿染料和近红外自体荧光。其他有助于术中甲状旁腺定位的辅助手段包括超声、双侧颈静脉取样和使用 γ 探头的放射性引导甲状旁腺切除术。与甲状腺手术相比，喉返神经监测在甲状旁腺手术中使用较少，但可考虑在再次手术病例中使用。

在过去的 10 年里，人们开始采用独特的颈外入路。少数专业中心为希望避免颈部切口的患者提供腔镜或机器人甲状旁腺切除术。通过腋窝切口或经口前庭入路进入中央颈部。手术时间更长，技术难度增加，长期结果数据有限[36]。

在甲状旁腺手术期间，应进行仔细解剖，以防止甲状旁腺异常的包膜破裂，这种情况可能会导致甲状旁腺种植于颈部软组织内，引起慢性顽固性高钙血症。此外，应注意防止正常甲状旁腺断流。如果正常甲状旁腺被切断血管，则应将其自体移植到同侧胸锁乳突肌、带状肌或前臂，并用夹子标记其位置，以供今后识别。

术后管理

甲状旁腺切除术后，需要观察患者颈部血肿和低钙血症的体征或症状。根据手术的程度和外科医师的偏好，患者在麻醉后经治疗各指标正常后，出院或住院接受过夜观察。颈部血肿是一种罕见但危及生命的并发症，甲状旁腺切除术后发生率为 0.3%[37]。对于术后出血风险较高的患者，如抗凝或血液透析患者或已知凝血障碍患者，应考虑隔夜观察。切除单个腺瘤后，低钙血症并不常见，患者通常不需要补钙。甲状旁腺次全切除术后低钙血症更常见。低钙血症的症状包括肢端和口周麻木、感觉异常、肌肉痉挛和虚弱，术后可通过静脉注射葡萄糖酸钙和（或）口服碳酸钙（无论是否补充维生素 D）进行治疗。患有严重低钙血症的患者可能会出现手足抽搐或牙关紧闭。术前对患者进行低钙血症症状的教育，并指导患者在没有特定处方的情况下在家里补充钙和维生素 D。原发性 HPT 通常在术后第 1 天、术后 2 周、术后 6 个月再次检查钙水平，以确定原发性 HPT 的治愈。

原发性甲状旁腺功能亢进症的内科治疗

未进行甲状旁腺切除术的原发性 HPT 患者应监测疾病进展的体征和症状。指南建议每年测量血清钙、肌酐和 GFR。脊柱、髋部和前臂的骨密度应每 1 ～ 2 年监测一次。应进行脊椎骨折评估。同样，如果出现提示性症状，应重新评估肾结石[20, 26]。在监测期间，如果血清钙浓度超过上限 1 mg/dl、GFR 低于 60 ml/min，骨密度显著降低或骨质疏松，或患者出现新的肾结石或脊椎骨折，则应将原本无症状的患者转诊进行手术评估[26]。

原发性 HPT 的医疗管理目标是控制高钙血症和高钙尿症，防止肾和骨骼疾病的进展。应鼓励以水合作用防止高钙血症和肾结石的进展。西那卡塞是 CaSR 的变构激活剂，用于治疗复发或转移性甲状旁腺癌、高钙血症危象（HC）和继发性 HPT 患者的高钙血症。它使 CaSR 对血清钙敏感，通过血清钙抑制 PTH 的分泌。它尚未被批准常规用于手术候选的原发性 HPT 患者，但已被 FDA 批准用于无法接受手术的严重原发性 HPT 患者。在一项随机对照试验中，与安慰剂相比，使用西那卡塞治疗一年后，接受西那卡塞治疗的 19% 的原发性 HPT 患者中有钙和 PTH 值的降低。然而，西那卡塞对骨丢失没有改善，在不进行手术的情况下，骨丢失率保持不变[18]。对于原发性 HPT 患者，手术在治疗和预防 HPT 并发症方面更为有效，并且与药物治疗相比更具成本效益[17]。

双膦酸盐治疗可用于改善原发性 HPT 和骨质疏松症患者的骨量。双膦酸盐不会改变钙或 PTH 水平。对于既需要降低血钙水平又需要改善骨密度但不能进行甲状旁腺切除术的原发性 HPT 患者，可以考虑联合使用西那卡塞和双膦酸盐治疗，但研究有限且都为回顾性研究[20]。噻嗪类利尿剂可用于降低原发性 HPT 和高钙尿症患者的尿钙水平，从而降低钙结石疾病的风险[18]。

术后结果

当由有经验的医师进行甲状旁腺切除术时，散发性原发性 HPT 的治愈率为 95% ～ 99%，并发症包括一过性低钙血症（5% ～ 47%）、持续性甲状旁腺功能减退（0 ～ 3%）、喉返神经损伤（＜ 1%）、颈部血肿（0.3%）和伤口感染[17, 37]。原发性 HPT 手术治愈后，术后第一年骨量增加 2% ～ 4%[18]。骨正常、骨质减少或骨质疏松的患者骨密度改善，骨折率降低。在一项为期 15 年的回顾性研究中，与未接受手术的匹配队列相比，接受治疗性甲状旁腺切除术的患者在 10 年内髋部和腕部骨折的发生率降低 50% ～ 64%。接受治疗性甲状旁腺切除术后，患者复发肾结石的风险降低，尿钙水平降低。虽然肾钙质沉着症和肾功能不全可能没有改善，但肾功能的进一步下降将得到预防[18]。原发性 HPT 引起的神经认知症状在治愈性手术后已显示出不同程度的改善[17]。

继发性和三发性甲状旁腺功能亢进症

继发性甲状旁腺功能亢进症

继发性甲状旁腺功能亢进症（继发性 HPT）始于甲状腺旁腺对低钙血症的生理反应。其特征为 PTH 水平升高，血清钙水平低或正常。继发性 HPT 最常见的原因是慢性肾病、维生素 D 缺乏和肠道钙吸收不良。框 38.2 列出了继发性 HPT 的其他原因。维生素 D 缺乏和低钙血症通过引起 PTH 分泌增加而加重继发性 HPT，必须用维生素 D 和钙补充治疗。患者应每天补充 1000～1200 mg 钙（通过饮食或补充）和维生素 D，以维持血清 25-（OH）D 在 30 ng/ml 以上[18]。

慢性肾衰竭通过多种机制导致继发性 HPT。慢性肾衰竭患者的磷酸盐排泄减少，血清磷酸盐增加，与钙结合，降低血清游离钙水平。它们还会降低肾中的 1- 羟化酶活性，从而导致 25-（OH）D 向 1,25-$(OH)_2$ D（维生素 D 的生物活性形式）的肾转化减少，以及钙的肠道吸收减少。高磷血症和低水平的生物活性形式维生素 D 的净效应即为慢性低钙血症，其引起：（1）甲状旁腺细胞上 CaSR 的下调和钙设定点的偏移；（2）甲状旁腺细胞上的维生素 D 受体下调；（3）细胞周期调节的改变。所有

框 38.2 继发性甲状旁腺功能亢进症病因

- 慢性肾衰竭
- 25- 羟基维生素 D 缺乏
- 吸收不良综合征
  - 乳糜泻
  - 囊性纤维化
  - 短肠综合征
  - 减重手术
- 药物治疗
  - 锂制剂
  - 利尿剂（如氢氯噻嗪、呋塞米）
- 代谢异常
  - 高镁血症
  - 高磷血症
- 先天性疾病
  - 一过性新生儿甲状旁腺功能亢进症
  - DiGeorge 综合征

这些导致 PTH 分泌过多、甲状旁腺细胞增殖和甲状旁腺增生[39]。

据估计，90% 的慢性肾功能不全患者会出现继发性 HPT，其中大多数可通过减少饮食中的磷酸盐、磷酸盐结合剂、口服钙和骨化三醇补充剂、静脉注射维生素 D 补充剂和透析进行治疗。此外，西那卡塞可用于改变甲状旁腺细胞的 CaSR 敏感性，减少 PTH 分泌，帮助恢复钙磷稳态[39-40]。改善全球肾脏病预后组织的指南建议将血清磷水平降低至正常范围，并将全段 PTH 水平维持在正常范围上限的 2～9 倍[41]。

甲状旁腺切除术适用于内科难治性或复杂肾性 HPT 患者，占每年肾性 HPT 患者的 1% ～ 2%[40]。欧洲内分泌外科学会的共识报告建议肾性 HPT 患者甲状旁腺切除术的适应证如下：（1）PTH ＞ 800 pg/ml；（2）持续性高钙血症；（3）难治性高磷血症；（4）钙－磷乘积升高＞ 55 mg^2/dl^2；（5）严重症状性骨病；（6）钙化防御[40]。其他潜在的适应证包括：症状性异位骨外钙化（钙质沉着），对西那卡塞不耐受，严重肌无力，顽固性瘙痒。甲状旁腺切除术很重要，因为有证据表明，难治性肾 HPT 患者心血管并发症和异位钙化的死亡率增加。肾移植仍然是治疗难治性肾 HPT 相关代谢紊乱的最佳选择。

治疗肾 HPT 的标准手术选择是甲状旁腺次全切除术或甲状旁腺全切除术＋自体移植。两种手术选择都包括经颈部胸腺切除术，以去除潜在的多余腺体，这些腺体最常见于胸腺。在进行甲状旁腺次全切除术时，首先保留一个 40 ～ 80 mg 的原位、血管化良好

的甲状旁腺残体，然后在确认残体的活性后切除所有剩余的甲状旁腺。用夹子或不可吸收缝线标记残余物，以便于将来在残余物复发时进行识别。

在接受甲状旁腺全切除术和自体移植的患者中，自体移植最好在非优势手的前臂的肱桡肌中进行。这可能有助于避免颈部再次手术，并能够对移植和非移植前臂的PTH进行差异测量，以帮助区分颈部残余物的复发部位。甲状旁腺次全切除术和自体移植术的支持者认为，全切除术的复发率高，而全切除术+自体移植的甲状旁腺功能减退发生率更高。两种手术方法的中位复发率为7%，永久性甲状旁腺功能减退的发生率为2%[40]。

三发性甲状旁腺功能亢进症

三发性甲状旁腺功能亢进症（三发性HPT）是指慢性肾衰竭和先前存在的继发性HPT患者自主性PTH过度生成伴高钙血症。三发性HPT也用于定义在成功肾移植后持续存在或发生的HPT[40]。三发性HPT的患者血清钙和PTH水平升高。虽然移植后许多患者的继发性HPT消退，但高达25%的继发性HPT患者将在移植后1年以弥漫性和结节性增生的形式出现持续性HPT（三发性HPT）[42]。肾移植受者PTH持续增加与骨丢失风险增加、同种异体移植物存活率降低和患者存活率降低有关。

三发性HPT的两种治疗方案是西那卡塞药物治疗和甲状旁腺切除术。手术已显示在术后1年使钙和PTH水平正常化方面优于西那卡塞，且同种异体移植物衰竭的发生率较低[42]。尽管手术的结果有所改善，但仅7%的三发性HPT患者最终接受了甲状旁腺切除术[42]。在三发性HPT患者中，甲状旁腺切除术的手术指征包括：持续性高钙血症或高钙尿症、肾磷消耗、低骨密度、肾钙质沉着症、症状性疾病和影像学上甲状旁腺肿大[42]。在作为同种异体移植物候选者的患者中，如果有PTH和钙水平较高的三发性HPT，应考虑移植前甲状旁腺切除术，因为这与移植物功能的改善有关[40]。

严重的术后低钙血症在甲状腺旁切除术后很常见。术后低钙血症归因于肾性骨营养不良和“骨饥饿综合征”，发生原因是术后循环PTH水平突然下降，引起钙的骨摄取量因再矿化而激增[43]。西那卡塞也可能导致术后低钙血症。患者可能会也可能不会出现与低钙血症相关的症状，包括肢端和口周麻木及感觉异常、肌肉痉挛、神经肌肉易激惹如手足痉挛或牙关紧闭、心律失常。患者通常需要在甲状旁腺切除术后住院3～5天，以通过口服和静脉补充钙和骨化三醇，治疗低钙血症。通常还需要校正相关的低镁血症。因为骨化三醇可能需要48 h才能起效，所以最近的研究评估了术前使用骨化三醇的效用。在术前5天开始骨化三醇治疗可使术后静脉钙需求减少，住院时间减少50%[43]。

钙化防御

钙化防御，也称为钙化性尿毒症性细动脉病，是一种罕见的疾病，表现为疼痛的紫色皮肤病变，伴有溃疡、缺血、坏死和焦痂形成（图38.10）。钙化防御的特征是微血管钙化、内膜增生、纤维化和皮下小血管血栓闭塞。它主要影响终末期肾病和继发性HPT患者，但也可能发生在肾移植受者中，很少发生在原发性HPT患者中。患者局部皮肤出现痛性坏死，难以愈合，并可继发感染、坏疽、脓毒血症甚至死亡。据报道，钙化防御患者的死亡率为50%～80%。钙化防御的发病机制中涉及的因素包括：药物难治性高磷血症、高磷酸盐产物、高PTH水平、使用华法林、蛋白C和蛋白S缺乏以及其他血栓形成的原因。对慢性肾病和继发性HPT的患者进行钙化诊断，这些患者合并有疼痛、紫罗兰色、压痛的皮肤病变，皮肤活检显示血管和血管外钙化，但无血管炎的病理学表现。

HPT和钙化防御之间的关系还不完全清楚，因为大多数严重HPT患者没有发生钙化防御，许多终末期肾病和钙化防御患者没有HPT。然而，在小型研究中，PTH水平升高的钙化防御的患者被发现受益于甲状旁腺切除术。钙化防御的治疗选择包括硫代硫酸钠、磷酸盐结合剂、低钙透析液、双膦酸盐、拟钙剂

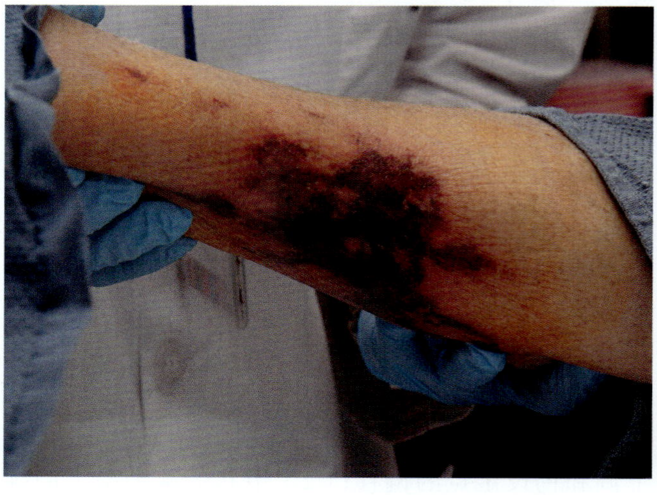

图38.10 钙化防御导致缺血并形成焦痂的紫色皮损

和甲状旁腺切除术。由于钙化防御相关的高死亡率和甲状旁腺次全切除术后可能的进展，甲状旁腺全切除术+经颈胸腺切除术是首选手术。清创术对于控制伤口脓毒症可能是必要的，但应避免清除干燥焦痂，因为这可能导致钙化防御的进展。

紧急甲状旁腺切除术在钙缺乏症治疗中的作用存在争议，因为只有少数小型研究表明甲状旁腺切除术患者具有生存优势，但可能受到选择偏倚的影响。一项回顾性病例对照研究显示，行甲状旁腺切除术的钙化防御患者与未行甲状旁腺切除术的终末期肾病患者相比并不更具有生存优势。相反，亦有几项研究显示与未经手术的患者相比，接受甲状旁腺切除术的终末期肾病、钙化防御和严重 HPT（PTH ＞ 400 pg/ml）患者的生存率有所提高。需要进一步的研究来阐明钙化防御的病理生理学和最佳疗法。

甲状旁腺功能亢进症引起的高钙血症危象

高钙血症危象（HC）是一种罕见的、可能危及生命的疾病。HPT 和晚期恶性肿瘤是两种最常见的原因，占所有病例的 90% 以上。HPT 诱导的 HC（HIHC）是为数不多的内分泌急症之一。1932 年，Lowenburg 和 Ginsburg 报告了一名男孩接受甲状旁腺提取物治疗紫癜出血后出现 HC 的病例[46]。1939 年，Hanes 描述了 HIHC 的临床综合征，并报告了第一例死于 HIHC 的病例。在 2001 年，Ziegler 报告了一例 HIHC 患者在切除 8.3 g 甲状旁腺腺瘤的术中发生心脏停搏和术后发生心脏停搏死亡[47]。

HIHC 的定义尚未标准化，内科和外科文献中存在各种定义。临床上的定义是校正白蛋白后的血清钙水平为 14 mg/dl 或更高，并伴有相关器官功能障碍。由于 HIHC 的定义不同，其在所有 HPT 患者中的发病率是可变的。文献中报告的 HIHC 发生率为 2% ～ 7%[47]。

HIHC 的特征通常是在一些并发疾病后的急性发作，或伴有脱水的突发事件。患者通常表现出与胃肠、肾、心脏和中枢神经系统功能障碍相关的症状，其中一些症状可能危及生命。胃肠道症状包括厌食、恶心、呕吐、急性胰腺炎和严重消化性溃疡疾病。急性胰腺炎在 HIHC 患者中比在无危象的 HPT 患者中更常见。肾表现包括肾钙质沉着、肾结石、多尿多饮、急性肾损伤、少尿和无尿。心脏表现包括 QT 间期缩短、心动过缓、完全性心脏传导阻滞、心肌钙质沉着以及室性快速性心律失常的发生。神经认知障碍很常见，如潜在精神疾病恶化、倦怠、嗜睡、意识错乱、迟钝和昏迷。

HIHC 的患者一般会有可触及的颈部包块，而非高钙危象的 HPT 患者一般不可触及肿块。除高钙血症外，HIHC 患者实验室检查还会有明显升高的全段 PTH、血氯、碱性磷酸酶水平，且相比非高钙危象的 HPT 患者有更明显降低的血磷水平。HIHC 患者也可能会出现血容量不足、低钾血症、急性肾损伤等表现。

HIHC 的治疗包括迅速降低血清钙水平，然后进行及时而有效的甲状旁腺切除术。缺乏大型设计良好的临床研究来评估 HIHC 的适当管理。手术前降低血钙水平的基本原理是降低危及生命的心律失常、多器官系统衰竭和难治性休克的可能性，这些都是 HIHC 患者围术期死亡的原因。

HIHC 患者应通过静脉注射等渗氯化钠溶液快速扩充细胞外液量，以促进钙从尿中排泄。一旦容量不足得到纠正，可给予呋塞米进一步促进钙从尿中排泄。为抑制破骨细胞功能的双膦酸盐类药物联合静脉扩容，为 HIHC 的一线疗法。帕米膦酸或唑来膦酸均可有效降低血清钙水平。唑来膦酸是首选的，因为它的效力更大，给药更容易。静脉滴注 4 mg 唑来膦酸 5 ～ 15 min，可在 24 ～ 48 h 内降低血清钙。在等待对双膦酸盐药物的反应时，降钙素也会抑制破骨细胞的功能，可以作为一种暂时性药物给予。它起效快，在 12 ～ 24 h 内起效，可与双膦酸盐有效结合使用。其对血清钙的影响不大，可使钙减少约 1 mg/dl。然而，其作用是短暂的，并在 48 h 内发生快速耐受。在一些情况下，可使用其他方法治疗双膦酸盐难治性 HIHC，包括：（1）地舒单抗，一种抑制破骨细胞功能的单克隆抗体；（2）西那卡塞，一种拟钙剂，与甲状旁腺细胞上的钙受体结合并减少 PTH 分泌；（3）低钙血液透析或连续性静脉-静脉血液透析滤过，尤其是对于不能耐受容量负荷的肾衰竭患者。

通过静脉注射等渗氯化钠、呋塞米诱导降钙，降钙素和双膦酸盐药物联合抑制破骨细胞功能，快速降低血清钙水平并通过细胞外液容量扩张优化器官功能，是甲状旁腺切除术的高效桥梁。它为纠正液体和电解质异常以及治疗其他医疗问题提供了时间。甲状旁腺切除术应尽快进行，但必须在患者病情得到优化后进行。

一旦患者病情稳定，应立即进行超声甲状旁腺定位，并可与高钙血症纠正同时进行。sestamibi-SPECT 显像很重要，因为 HIHC 患者更有可能患有异位甲状旁腺腺瘤。

HIHC 患者的甲状旁腺显著增大，并且更有可能有异位至纵隔的甲状旁腺。5% 的 HIHC 患者发生甲状旁腺癌。术后，HIHC 患者可能出现症状性低钙血症，需要静脉和口服钙、维生素 D 治疗和住院进行钙监测。“骨饥饿”是导致低钙血症的主要原因，但双膦酸盐和拟钙剂也可能导致术后低钙血症。

甲状旁腺癌

Fritz DeQuervain 在 1909 年报告了第一例甲状旁腺癌。甲状旁腺癌是最罕见的人类癌症之一，患病率为 0.005%，估计每年每 1000 万人口中有 11 例发生[48]。甲状旁腺癌占原发性 HPT 患者的比例不到 1%。与所有原发性 HPT 患者（男女比例为 1∶4）相比，甲状旁腺癌对男性和女性的影响是相等的。甲状旁腺癌多为偶发，但也可能发生在家族性 HPT 患者中，最显著的是 HPT-JT 和家族性孤立性 HPT。细胞分裂周期 73（CDC73）抑癌基因（也称为 HRPT2）的失活突变和 CGM2 突变分别常见于家族性甲状旁腺癌合并 HPT-JT 以及家族性孤立性 HPT 患者。CDC73 抑癌基因的体细胞突变也发生在散发性甲状旁腺癌中。

甲状旁腺癌是一种功能单一的肿瘤。甲状旁腺癌患者通常表现为严重的原发性 HPT，诊断时的中位年龄为 57 岁。大多数患者有症状，与其他原发性 HPT 患者相比，骨骼表现、肾结石和肾功能不全的患病率较高，而原发性 HPT 患者很少同时发生肾结石和骨病。甲状旁腺癌患者也更可能出现 HC。

高达 50% 的甲状旁腺癌患者可触及颈部肿块。对于 HPT、声音嘶哑和单侧声带麻痹的患者，应怀疑为甲状旁腺癌。甲状旁腺癌患者通常表现为血清钙水平高于 14 mg/dl，血清全段 PTH 水平是正常水平的 3 ～ 10 倍，以及碱性磷酸酶水平升高。

无功能性甲状旁腺癌的报告很少。大多数无功能性甲状旁腺癌患者表现为可触及的颈部肿块。钙和 PTH 水平正常。由于诊断时多已进展，预后通常更差。

甲状旁腺癌的明确诊断是基于对邻近组织、局部或全身的转移和侵袭。因此，甲状旁腺癌通常在手术时诊断，术前可能未予怀疑。与甲状旁腺癌相关的显微特征，包括厚纤维小梁、核异型性和多形性、有丝分裂、小梁生长模式和被膜浸润，是非特异性的，也可在良性甲状旁腺瘤患者中观察到。甲状旁腺癌通常是一种最大直径超过 3 cm 的大型肿瘤。

手术中，甲状旁腺癌为一个坚硬的肿块，外观呈灰白色，质地坚硬。甲状旁腺肿块和甲状腺叶之间的正常组织平面缺失，周围结构有侵犯，最常见的是甲状腺和带状肌，但喉返神经、气管和食管也可能受累。相比之下，良性甲状旁腺腺瘤是一种软组织肿瘤，有明确的结缔组织平面将其与甲状腺分开，便于将肿瘤与周围组织分离。

甲状旁腺癌患者的治疗包括 HC 患者术前重度高钙血症的药物治疗，以降低心律失常和其他器官功能障碍的风险。手术治疗包括整体切除肿瘤和任何邻近受累结构，包括受癌症侵袭时的喉返神经。应注意不要破坏肿瘤的包膜。如果切除喉返神经，可考虑立即进行重建，并进行一期修复或颈袢移植。气管侵犯通过局部整体切除来处理，并通过气管切开术、一期修复或肌肉覆盖来处理气管缺损。对于局限于肌层的食管侵犯，采取食管壁的部分切除。必要时进行带肌瓣加强的小范围全层食管切除术。

颈部淋巴结转移并不常见，约 3% 的甲状旁腺癌患者会发生颈部淋巴结转移[48]。在术前体格检查、超声检查或手术中发现淋巴结转移的患者，可行中央区或侧颈部淋巴结清扫。仅当淋巴结涉及转移性疾病时，才有必要进行定向淋巴结清扫。没必要行预防性中央区或侧颈部淋巴结清扫术，后者与发病率增加有关，且没有改善生存率。

约 40% ～ 70% 的患者会复发，通常发生在初次手术后 2 ～ 5 年内。阳性切缘与较高的复发率相关，强调了获得阴性切缘和避免肿瘤包膜破裂的重要性。局部复发最常见，但全身性转移并不少见，最常见于转移至肺部和骨骼。如果可能，应切除局部和区域复发及全身转移相关组织。这对帮助控制高钙血症很重要。

一般而言，甲状旁腺癌具有放射抗性，化疗无效。所有甲状旁腺癌患者的疾病特异性生存期中位数为 75 个月；在中位 4.5 年随访时，总癌症特异性生存率为 89%，甲状旁腺癌的 5 年和 10 年总生存率分别为 82% 和 66%[48]。持续转移患者的中位生存期仅为 2.5 个月。

甲状旁腺癌患者可能死于转移性疾病或慢性顽固性高钙血症并发症。甲状旁腺癌高钙血症的药物治疗通常包括双膦酸盐药物或西那卡塞。美国食品药品监督管理局于 2004 年批准拟钙剂用于治疗继发于甲状旁腺癌的高钙血症。

家族性原发性甲状旁腺功能亢进症

3% ～ 5% 的患者为家族性原发性 HPT [17, 19]。原发性 HPT 的综合征形式包括 MEN1、MEN2A、MEN4 和 HPT-JT。原发性 HPT 的非综合征家族形式为家族性孤立 HPT（表 38.2）。要筛查家族性 HPT，应询问所有患者的 HPT 家族史和构成原发性 HPT 综合征的其他内分泌疾病，以及其他家族成员既往的颈部手术和肾结石史 [17]。

美国内分泌外科医师协会（AAES）甲状旁腺切除术指南建议对 40 岁以下患有多种腺体疾病的原发性 HPT 患者以及临床表现或家族史提示家族性综合征的患者进行遗传咨询和检测 [17]。欧洲内分泌外科医师协会建议对 40 岁以下多种腺体疾病或持续性或复发性原发性 HPT 的 HPT 患者进行 MEN1 基因检测。最近一项评估原发性 HPT 家族史患者基因检测阳性概率的研究建议对有原发性 HPT 家族史且性别为男性、年龄小于 45 岁或有多种腺体疾病的患者进行基因检测 [49]。

MEN1 是原发性 HPT 最常见的家族形式，约占 2% ～ 4% 的原发性 HPT 患者。MEN1 是一种常染色体显性遗传疾病，由 *MEN1* 抑癌基因的功能缺失胚系突变所致。HPT 是 MEN1 最常见的特征，大多数 MEN1 患者在 20 ～ 30 岁发生 HPT [17]。几乎所有 MEN1 患者在 50 岁时会发生原发性 HPT，最有可能发生多腺体疾病。原发性 HPT 与垂体前叶和胰腺神经内分泌肿瘤的微腺瘤有关，肾上腺皮质和甲状腺肿瘤较少见；另外还有胸腺、支气管和胃的神经内分泌肿瘤；脑膜瘤；面部血管纤维瘤；多发性脂肪瘤（表 38.2）[49]。MEN4 是一种罕见的遗传综合征，临床表现与 MEN1 相似，但患者缺乏 *MEN1* 基因突变，而是出现 *CDKN1B* 基因突变 [17]。由于一般为多个旁腺腺体病变，甲状旁腺次全切除术（或甲状旁腺全切除术＋异位自体移植）联合经颈部胸腺切除术被推荐用于治疗 MEN1 或 MEN4 患者的原发性 HPT。

MEN2A 的发生是由于 RET 原癌基因的功能获得性胚系突变所致。MEN2A 中原发性 HPT 的外显率为 15% ～ 35%，而甲状腺髓样癌的外显率＞ 90%，嗜铬细胞瘤的外显率为 40% ～ 50% [17, 49]。MEN2A 中的原发性 HPT 表现为单个腺瘤（30% ～ 50%）或弥漫性增生。特定的 RET 突变对应于原发性 HPT 的不同比率。对于已知 RET 突变的患者，应每年进行原发性 HPT 和嗜铬细胞瘤筛查。在编码 634 和 883 的 *RET* 突变患者（“高风险”）中，评估应在 11 岁之前进行，而在其他 *RET* 突变患者（“中等风险”）中，评估原发性 HPT 应在 16 岁之前进行 [17]。

由于甲状旁腺的异质性以及与甲状腺切除术和经中央区淋巴结清扫术（用于甲状腺髓样癌）的难度较大，MEN2A 的 HPT 的外科治疗具有挑战性。手术操作包括:（1）切除明显增大的甲状旁腺;（2）甲状旁腺次全切除术;（3）甲状旁腺全切除术伴即刻异位自体移植。AAES 甲状腺旁切除术指南优先建议仅切除与 MEN2 相关的 HPT 中明显增大的腺体 [17]。对于与 MEN2 相关的原发性 HPT，术前必须排除或处理嗜铬细胞瘤。

HPT-JT 是一种常染色体显性遗传疾病，包括原发性 HPT、下颌骨和上颌骨骨化性纤维瘤、肾囊肿、错构瘤、肾母细胞瘤和子宫肿瘤，由 *CDC73* 基因突变引起。原发性 HPT 发生在 10 ～ 20 岁或 20 ～ 30 岁，约 90% 的患者为单腺体疾病所致。15% ～ 20% 的 HPT-JT 患者发生甲状旁腺癌 [17, 49]。由于单腺体疾病在术前所占优势，HPT-JT 患者在定位肿瘤时，可在 IOPTH 测量的指导下，对 HPT-JT 患者进行聚焦甲状旁腺切除术。甲状旁腺癌患者的治疗方法是整块切除肿瘤及其浸润部位。建议对所有甲状旁腺癌患者，下颌骨和上颌骨原发性 HPT、骨化性纤维瘤患者，无 *MEN1* 基因突变的原发性 HPT 和多发性硬化症年轻患者进行 *CDC73* 基因的遗传评估和检测 [17]。

家族性孤立性 HPT 是一种常染色体显性遗传疾病，其特征是有原发性 HPT 家族史和缺乏综合征表现。存在多种潜在的致病性遗传突变（表 38.2），包括更可能与多种疾病相关的 *MEN1* 基因以及最常与单腺体疾病相关的 *CDC73* 基因。大约 18% 的家族性孤立性 HPT 患者的 *GCM2* 原癌基因有突变，这也与多腺体疾病和甲状旁腺癌的高风险有关 [49]。家族性孤立性 HPT 患者的甲状旁腺切除术的范围存在争议。由于甲状旁腺多腺体病变的发病率较高，应考虑双侧颈部探查。我们倾向于进行双侧颈部探查，仅切除增大的腺体，并将 IOPTH 监测作为辅助手段，而其他人则主张进行常规的甲状旁腺次全切除术或甲状旁腺全切除术＋自体移植。

与散发性原发性 HPT 相反，家族性原发性 HPT 在甲状旁腺切除术后复发率较高，总治愈率较低。甲状旁腺切除术后 MEN1 的复发率为 17% ～ 46%，MEN2 的复发率为 6% ～ 11%，HPT-JT 的复发率为 15% ～ 20%，家族性孤立性 HPT 的复发率为 11%，在复发前预期有 5 ～ 15 年的正常血钙间期[17]。由于复发率较高，具有综合征和非综合征家族性 HPT 的患者需要终身随访。

持续性或复发性甲状旁腺功能亢进症的颈部再手术

导致持续性 HPT 的手术失败发生在 1% ～ 5% 的散发性原发性 HPT 病例中，家族性和肾 HPT 中发生率更高[17]。持续性 HPT 的定义是在甲状旁腺切除术后 6 个月内未能达到正常血钙水平。复发性原发性 HPT 的定义是：甲状旁腺切除术后，在至少 6 个月的正常钙水平间期后，高钙血症复发。对既往接受过甲状旁腺切除术、甲状腺切除术、气管切开术、颈动脉内膜切除术或经前路颈椎融合术的患者进行的颈部探查构成了颈部再手术。由于瘢痕形成、正常组织层次紊乱和正常解剖结构扭曲，对持续性或复发性 HPT 进行再次手术具有挑战性。甲状旁腺再次探查后，甲状旁腺功能减退和喉返神经损伤的发生率较高。

再次手术前，应确认原发性 HPT 的诊断，并应获得完整的病史，以确定患者症状的范围和严重程度。家族史对于了解患者是否更容易患单腺体或多腺体疾病很重要。应回顾先前的影像学结果以及手术和病理报告，以确定先前手术的范围以及切除和保留腺体的位置。如果第一次手术切除 2 个异常腺体，或者继发性、三发性或家族性 HPT 切除的异常甲状旁腺少于 3 个，则患者可能有多个异常腺体。

甲状旁腺切除术的术前定位检查对手术成功至关重要。有 2 个一致的阳性影像学检查结果是有用的，而在建议再次手术前至少有 1 个阳性影像学检查是必要的。首先进行 2 个或 2 个以上的标准无创成像检查，包括超声、sestamibi 或 4D-CT。再次手术前评估使用 4D-CT（88%）比 sestamibi 成像（54%）具有更高的灵敏度。必要时也可获得 MRI 和 PET/CT[50]。无创成像定位失败时选用选择性静脉取样。介入放射科医师通过股静脉内的导管进行选择性静脉取样，这可以对颈部和纵隔静脉进行血液取样并检测 PTH 水平。将 PTH 水平映射到相应的静脉有助于确定提示异常腺体位置的梯度。如果异常腺体定位失败，建议行非手术治疗和持续监测。

在大多数情况下，持续性或复发性 HPT 的再次手术包括基于对初次手术和（或）术前定位部位的手术和病理报告的重点探查，以将并发症风险降至最低。IOPTH 监测和神经监测是再次手术中有用的辅助手段。此外，被移除的腺体可以在有条件的中心进行低温保存。切除的甲状旁腺组织用液氮冷冻保存；在发生永久性甲状旁腺功能减退的罕见病例中，它可以解冻并用于自体移植。除再手术外，由于次全切除术及全部切除＋自体移植手术具有较高的永久性甲状旁腺功能减退风险，因此在首次手术时可以考虑使用冷冻保存腺体。然而，这是一个繁琐的过程，很少有专门的中心可以提供，并且很少使用冷冻保存的甲状旁腺组织进行再植[17]。

主要参考文献

Bilezikian JP, Brandi ML, Eastell R, et al. Guidelines for the management of asymptomatic primary hyperparathyroidism：summary statement from the Fourth International Workshop. J Clin Endocrinol Metab. 2014；99：3561–3569.

无症状原发性甲状旁腺功能亢进症（HPT）的治疗仍有争议，临床医师之间的治疗方法存在很大差异，本文提供了指导，并概述了无症状原发性 HPT 患者进行甲状旁腺切除术的指征。

El Lakis M, Nockel P, Gaitanidis A, et al. Probability of positive genetic testing results in patients with family history of primary hyperparathyroidism. J Am Coll Surg. 2018；226：933–938.

这是一项对原发性甲状旁腺功能亢进症（HPT）患者和 HPT 家族史的大型回顾性分析，确定了与阳性基因检测相关的因素。它强调了高风险家族性原发性 HPT 患者从基因检测和咨询中受益的重要性，进一步强调了基因检测如何影响家族性 HPT 患者的管理以及他们在最初甲状旁腺探查后的治愈机会。

Lo WM, Good ML, Nilubol N, et al. Tumor size and presence of metastatic disease at diagnosis are associated with disease specific survival in parathyroid carcinoma. Ann Surg Oncol. 2018；25：2535–2540.

甲状旁腺癌是罕见的，但据报道，其发病率正在增加。这是迄今为止对甲状旁腺癌患者最大的回顾性分析，包括 520 名来自监测流行病学和 SEER 数据库的患者，概述了与甲状旁腺癌特异性生存相关的因素。

Lorenz K，Bartsch DK，Sancho JJ，et al. Surgical management of secondary hyperparathyroidism in chronic kidney disease a consensus report of the European Society of Endocrine Surgeons. Langenbecks Arch Surg. 2015；400：907–927.

讨论了甲状旁腺切除术的范围和其他与肾型甲状旁腺功能亢进症（HPT）手术管理相关的争议问题，虽然大多数骨型 HPT 患者采用拟钙剂治疗，但这份共识就这一复杂患者群体的外科治疗提供了循证建议。

Wilhelm SM，Wang TS，Ruan DT，et al. The American Association of Endocrine Surgeons guidelines for definitive management of primary hyperparathyroidism. JAMA Surg. 2016；151：959–968.

提供循证建议，以协助临床医师对原发性甲状旁腺功能亢进症（HPT）患者进行最佳管理，指南的重点是原发性 HPT 的详细手术管理，以帮助确保适当、有效和安全的甲状旁腺切除术。

参考文献

1. Owen R. On the anatomy of the Indian Rhinoceros (Th. Unicornis). *Trans Zool Soc Lond.* 1862;4:31–58.
2. IV S. On a new gland in man and several mammals (glanduloe parathyroid). English translation by Carl M Seipel. *Bull Hist Med.* 1938;6:192–222.
3. Thompson NW. The history of hyperparathyroidism. *Acta Chir Scand.* 1990;156:5–21.
4. Giddings CE, Rimmer J, Weir N. History of parathyroid gland surgery: an historical case series. *J Laryngol Otol.* 2009;123:1075–1081.
5. Sethi N, England RJA. Parathyroid surgery: from inception to the modern day. *Br J Hosp Med (Lond).* 2017;78:333–337.
6. Johansson H. The Uppsala anatomist Ivar Sandstrom and the parathyroid gland. *Ups J Med Sci.* 2015;120:72–77.
7. Toneto MG, Prill S, Debon LM, et al. The history of the parathyroid surgery. *Rev Col Bras Cir.* 2016;43:214–222.
8. Potts Jr JT. A short history of parathyroid hormone, its biological role, and pathophysiology of hormone excess. *J Clin Densitom.* 2013;16:4–7.
9. Barr DP, Bulger HA, Dixon HH. Hyperparathyroidism. *JAMA.* 1929;92:951–952.
10. Irvin 3rd GL, Dembrow VD, Prudhomme DL. Clinical usefulness of an intraoperative "quick parathyroid hormone" assay. *Surgery.* 1993;114:1019–1022; discussion 1022–1013.
11. Peissig K, Condie BG, Manley NR. Embryology of the parathyroid glands. *Endocrinol Metab Clin North Am.* 2018;47:733–742.
12. Mohebati A, Shaha AR. Anatomy of thyroid and parathyroid glands and neurovascular relations. *Clin Anat.* 2012;25:19–31.
13. Fancy T, Gallagher 3rd D, Hornig JD. Surgical anatomy of the thyroid and parathyroid glands. *Otolaryngol Clin North Am.* 2010;43:221–227; vii.
14. Phitayakorn R, McHenry CR. Incidence and location of ectopic abnormal parathyroid glands. *Am J Surg.* 2006;191:418–423.
15. Goltzman D. Physiology of parathyroid hormone. *Endocrinol Metab Clin North Am.* 2018;47:743–758.
16. Leder BZ. Parathyroid hormone and parathyroid hormone-related protein analogs in osteoporosis therapy. *Curr Osteoporos Rep.* 2017;15:110–119.
17. Wilhelm SM, Wang TS, Ruan DT, et al. The American Association of Endocrine Surgeons guidelines for definitive management of primary hyperparathyroidism. *JAMA Surg.* 2016;151:959–968.
18. Insogna KL. Primary hyperparathyroidism. *N Engl J Med.* 2018;379:1050–1059.
19. Silva BC, Cusano NE, Bilezikian JP. Primary hyperparathyroidism. *Best Pract Res Clin Endocrinol Metab.* 2018;32:593–607.
20. Bilezikian JP, Cusano NE, Khan AA, et al. Primary hyperparathyroidism. *Nat Rev Dis Primers.* 2016;2:16033.
21. Assadipour Y, Zhou H, Kuo EJ, et al. End-organ effects of primary hyperparathyroidism: a population-based study. *Surgery.* 2019;165:99–104.
22. Rubin MR, Bilezikian JP, McMahon DJ, et al. The natural history of primary hyperparathyroidism with or without parathyroid surgery after 15 years. *J Clin Endocrinol Metab.* 2008;93:3462–3470.
23. Moore EC, Berber E, Jin J, et al. Calcium creatinine clearance ratio is not helpful in differentiating primary hyperparathyroidism from familial hypercalcemic hypocalciuria: a study of 1000 patients. *Endocr Pract.* 2018;24:988–994.
24. Pierreux J, Bravenboer B. Normocalcemic primary hyperparathyroidism: a comparison with the hypercalcemic form in a tertiary referral population. *Horm Metab Res.* 2018;50:797–802.
25. Wallace LB, Parikh RT, Ross LV, et al. The phenotype of primary hyperparathyroidism with normal parathyroid hormone levels: how low can parathyroid hormone go? *Surgery.* 2011;150:1102–1112.
26. Bilezikian JP, Brandi ML, Eastell R, et al. Guidelines for the management of asymptomatic primary hyperparathyroidism: summary statement from the Fourth International Workshop. *J Clin Endocrinol Metab.* 2014;99:3561–3569.
27. Pasieka JL, Parsons L, Jones J. The long-term benefit of parathyroidectomy in primary hyperparathyroidism: a 10-year prospective surgical outcome study. *Surgery.* 2009;146:1006–1013.
28. Vuong C, Frank E, Simental AA, et al. Outcomes of parathyroidectomy for primary hyperparathyroidism with nonlocalizing preoperative imaging. *Head Neck.* 2019;41:666–671.
29. Kuzminski SJ, Sosa JA, Hoang JK. Update in parathyroid imaging. *Magn Reson Imaging Clin N Am.* 2018;26:151–166.
30. Cheung K, Wang TS, Farrokhyar F, et al. A meta-analysis of

preoperative localization techniques for patients with primary hyperparathyroidism. *Ann Surg Oncol.* 2012;19:577–583.
31. Batur A, Atmaca M, Yavuz A, et al. Ultrasound elastography for distinction between parathyroid adenomas and thyroid nodules. *J Ultrasound Med.* 2016;35:1277–1282.
32. Hocevar M, Lezaic L, Rep S, et al. Focused parathyroidectomy without intraoperative parathormone testing is safe after preoperative localization with (18)F-fluorocholine PET/CT. *Eur J Surg Oncol.* 2017;43:133–137.
33. Beheshti M, Hehenwarter L, Paymani Z, et al. (18) F-Fluorocholine PET/CT in the assessment of primary hyperparathyroidism compared with (99m)Tc-MIBI or (99m)Tc-tetrofosmin SPECT/CT: a prospective dual-centre study in 100 patients. *Eur J Nucl Med Mol Imaging.* 2018;45:1762–1771.
34. Irvin 3rd GL, Dembrow VD, Prudhomme DL. Operative monitoring of parathyroid gland hyperfunction. *Am J Surg.* 1991;162:299–302.
35. Wharry LI, Yip L, Armstrong MJ, et al. The final intraoperative parathyroid hormone level: how low should it go? *World J Surg.* 2014;38:558–563.
36. Russell JO, Clark J, Noureldine SI, et al. Transoral thyroidectomy and parathyroidectomy—a North American series of robotic and endoscopic transoral approaches to the central neck. *Oral Oncol.* 2017;71:75–80.
37. Talutis SD, Drake FT, Sachs T, et al. Evacuation of postoperative hematomas after thyroid and parathyroid surgery: an analysis of the CESQIP Database. *Surgery.* 2019;165:250–256.
38. Vestergaard P, Mosekilde L. Parathyroid surgery is associated with a decreased risk of hip and upper arm fractures in primary hyperparathyroidism: a controlled cohort study. *J Intern Med.* 2004;255:108–114.
39. Mizobuchi M, Ogata H, Koiwa F. Secondary hyperparathyroidism: pathogenesis and latest treatment. *Ther Apher Dial.* 2019;23:309–318.
40. Lorenz K, Bartsch DK, Sancho JJ, et al. Surgical management of secondary hyperparathyroidism in chronic kidney disease—a consensus report of the European Society of Endocrine Surgeons. *Langenbecks Arch Surg.* 2015;400:907–927.
41. KDIGO clinical practice guideline for the diagnosis, evaluation, prevention, and treatment of chronic kidney disease-mineral and bone disorder (CKD-MBD). *Kidney Int Suppl.* 2009:S1–130.
42. Finnerty BM, Chan TW, Jones G, et al. Parathyroidectomy versus cinacalcet in the management of tertiary hyperparathyroidism: surgery improves renal transplant allograft survival. *Surgery.* 2019;165:129–134.
43. Alsafran S, Sherman SK, Dahdaleh FS, et al. Preoperative calcitriol reduces postoperative intravenous calcium requirements and length of stay in parathyroidectomy for renal-origin hyperparathyroidism. *Surgery.* 2019;165:151–157.
44. Weenig RH, Sewell LD, Davis MD, et al. Calciphylaxis: natural history, risk factor analysis, and outcome. *J Am Acad Dermatol.* 2007;56:569–579.
45. McCarthy JT, El-Azhary RA, Patzelt MT, et al. Survival, risk factors, and effect of treatment in 101 patients with calciphylaxis. *Mayo Clin Proc.* 2016;91:1384–1394.
46. Lowenburg H, Ginsburg TM. Acute hypercalcemia: report of a case. *JAMA.* 1932;99:1166.
47. Ziegler R. Hypercalcemic crisis. *J Am Soc Nephrol.* 2001;12(suppl 17):S3–S9.
48. Lo WM, Good ML, Nilubol N, et al. Tumor size and presence of metastatic disease at diagnosis are associated with disease-specific survival in parathyroid carcinoma. *Ann Surg Oncol.* 2018;25:2535–2540.
49. El Lakis M, Nockel P, Gaitanidis A, et al. Probability of positive genetic testing results in patients with family history of primary hyperparathyroidism. *J Am Coll Surg.* 2018;226:933–938.
50. Mortenson MM, Evans DB, Lee JE, et al. Parathyroid exploration in the reoperative neck: improved preoperative localization with 4D-computed tomography. *J Am Coll Surg.* 2008;206:888–895; discussion 895–886.

章 39

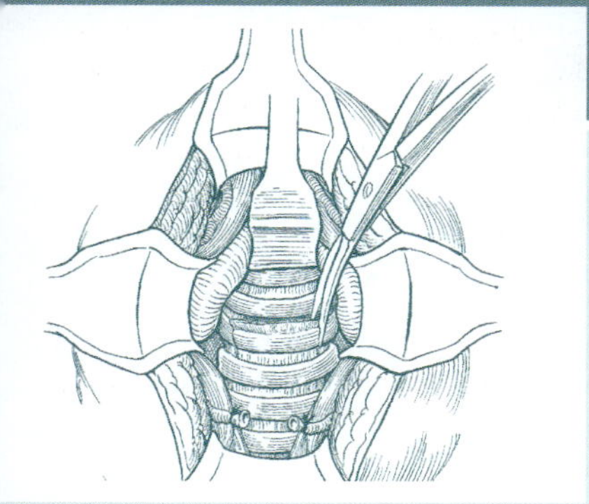

胰腺内分泌

Amanda K. Arrington，Taylor S. Riall

宋 弢 胡正伟 译 李 莉 审校

章目录

古希腊解剖学家 400 多年前首次发现胰腺位于腹膜后，胰头位于十二指肠的 C 环内（图 39.1A 和图 39.1B）。胰腺具有明显的激素功能（内分泌）和消化功能（外分泌）。内分泌细胞在整个胰腺内呈弥漫分布。1869 年，医学生 Paul Langerhans 首次提出这些 Langerhans 细胞簇（图 39.1C）直接将激素分泌到血液中。

胰腺内分泌的主要生理功能是根据血糖水平向血液中分泌胰岛素和胰高血糖素，从而实现血糖 / 胰岛素调节。1889 年，通过一项对狗的里程碑式研究，Minkowski 和 von Mering 将糖尿病和胰腺联系起来。在研究狗全胰切除术后脂肪吸收时，他们发现手术切除胰腺会导致尿糖、尿酮体、昏迷和最终死亡。1922 年，Frederick Banting 和 Charles Best 发现了胰岛素，他们提取了狗的医源性萎缩胰腺并制备成匀浆，然后将其注射回动物体内，暂时性逆转了糖尿病症状。

在本章中，我们将介绍胰腺内分泌的组织形态学、胚胎学、生理学和病理生理学。重点关注外科相关疾病的诊断和治疗，包括胰腺内分泌肿瘤、糖尿病和手术后内分泌并发症。

胰腺内分泌胚胎学

胚胎时期，胰岛约占胰腺总重量的 1/3。在妊娠的第 5 周，胰腺在前肠和中肠连接部位开始发育形成，由 2 个内胚层胰腺原基——腹胰和背胰，最终融合形成胰腺。内胚层细胞分化为腺泡细胞和胰岛细胞，而中胚层最终发育为背侧和腹侧肠系膜。第一个产生胰高血糖素的细胞（A 细胞）可见于 3 周的胚胎中，第一个胰岛组织大约出现在胚胎 10 周时。B 细胞于出生前开始形成，出生后 2 年迅速增殖。B 细胞与 A 细胞的比例在新生儿时翻倍，反映了 B 细胞生长加快。

胰岛的组织形态学

成人胰腺由 Langerhans 胰岛中的内分泌细胞（图

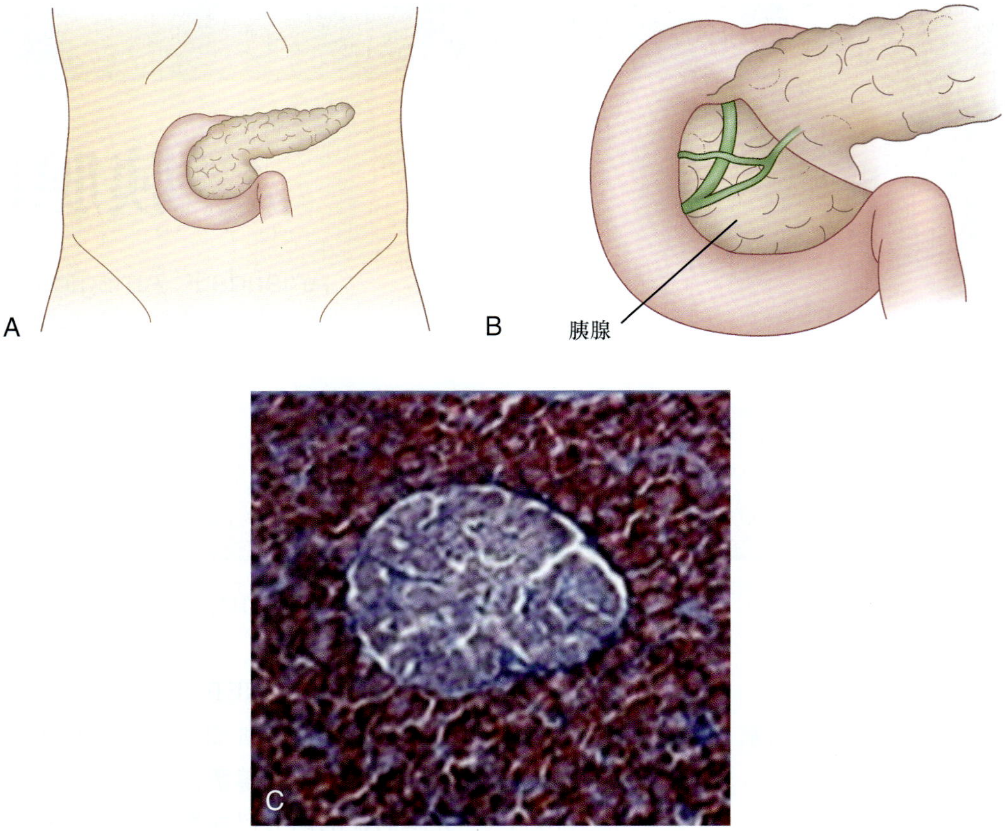

图 39.1 （A）胰腺位于腹膜后第二腰椎水平；（B）胰头被十二指肠袢环绕，胰管和胆总管共同进入十二指肠球部；（C）显微镜下，内分泌细胞呈巢状分布，称为胰岛，分布于整个胰腺（三色染色法，×10）

39.1C）和簇状分布的消化腺泡细胞组成，并引流到共同的导管系统。成人胰腺内分泌细胞占胰腺总重量的不到 2%，约含 10^6 个胰岛，每个胰岛约含 3000 个细胞，胰岛直径为 40 um ～ 1 mm。胰岛结构复杂，由 4 种细胞组成：A（α）细胞、B（β）细胞、D 细胞和 F 细胞。这 4 种细胞在胰岛内或整个胰腺内并不是均匀分布的。表 39.1 展示了细胞类型、分泌的激素及其在胰岛和胰腺内的位置。

A 细胞位于外周，分泌胰高血糖素，约占胰岛细胞总重量的 10%。B 细胞分布于胰岛中央，分泌胰岛素，约占胰岛总重量的 70%。相比之下，F 细胞占胰岛细胞总重量的 15%，分泌胰多肽（PP）。D 细胞均匀分布于整个胰岛，约占胰岛总重量的 5%，分泌生长抑素。D2 细胞分泌血管活性肠肽（VIP）。B 细胞和 D 细胞集中在胰腺体尾部，F 细胞集中分布在钩突，A 细胞均匀分布在整个腺体中。

胰岛具有丰富的门脉微循环，在细胞信号传导中发挥重要作用，这是激素调节所必需的。传入小动脉自胰岛外周进入胰岛中心 B 细胞区域。胰岛细胞的灌注和相互作用顺序是自 B 细胞中心区向外，首先到 A 细胞，然后再到更远 / 外周的 D 细胞。因此，B 细胞可以抑制 A 细胞分泌，A 细胞可以促进 D 细胞分泌[3]。

胰腺内分泌可通过胰腺的胰岛–腺泡轴调节胰腺外分泌功能。虽然胰岛占胰腺体积的不足 2%，但胰腺的动脉血供首先流向胰岛，然后通过胰岛流向胰腺的外分泌部分。血流的分布与生理功能相互作用有关。B 细胞分泌的胰岛素可以促进胰腺外分泌、氨基酸转运以及蛋白质和酶的合成。胰岛 A 细胞分泌的胰高血糖素作用相反，能抑制以上过程。

内分泌生理学

血糖稳定：胰岛素和胰高血糖素

胰腺内分泌的主要生理功能是调节机体能量代谢。通过胰岛素和胰高血糖素来调节血糖水平，其分泌通过多种反馈和严格的调控机制。胰岛素促进葡萄糖向细胞内转运来降低血糖、储存能量，抑制糖原和脂肪分解，促进蛋白质合成。胰高血糖素的作用与胰

表 39.1 胰腺内分泌细胞和肿瘤综合征

细胞类型	占胰岛细胞百分比（%）	胰岛内位置	胰腺内位置	主要分泌激素	相关肿瘤综合征	诊断性激素水平
A（α）	10%	外周	均匀分布	胰高血糖素（肠高血糖素、TRH、CCK、内啡肽、PP、胰抑素）	胰高血糖素瘤：坏死性迁移性红斑、糖尿病、低氨酸血症	正常值≤ 150 pg/ml 肿瘤＝空腹胰高血糖素＞ 1000 pg/ml
B（β）	70%	中心	胰体 / 胰尾	胰岛素（TRH、CGRP、胰岛淀粉素、胰抑素、催乳素）	胰岛细胞瘤：低血糖和相关症状	＞ 5 μU/ml（低血糖发作时）
D	5%*	均匀分布	均匀分布	生长抑素（后脑）	生长抑素瘤：糖尿病、胆结石、脂肪泻	正常为 10 ～ 25 pg/ml 肿瘤＞ 160 pg/ml
D2	5%*	均匀分布	均匀分布	VIP	血管活性肠肽瘤：大容量分泌性腹泻、低钾血症、代谢性酸中毒、低氯血症	正常≤ 200 pg/ml 肿瘤 225 ～ 2000 pg/ml
F	15%	外周	胰头和钩突	PP	针对症状的治疗	不适用
E	＜ 1%	均匀分布	均匀分布	P 物质、5- 羟色胺	不适用	不适用
C G	正常生理状况下不存在	不适用	胰头、钩突、十二指肠	胃泌素、ACTH 相关多肽	胃泌素瘤：胃酸分泌过多、胃 / 十二指肠溃疡、腹泻	正常＜ 100 pg/ml，可疑≥ 1000 pg/ml 伴胰泌素激发试验，＞ 200 pg/ml 有诊断意义

Adapted from Bonner-Weir S. Anatomy of the islet of Langerhans. In：Samols E，ed. The Endocrine Pancreas. New York：Raven Press；1991：16；and Marx M，Newman JB，Guice KS，et al. Clinical significance of gastrointestinal hormones. In：Thompson JC，Greeley GH Jr，Rayford PL，et al，eds. Gastrointestinal Endocrinology. New York：McGraw-Hill；1987：416.

ACTH：促肾上腺皮质激素；CCK：胆囊收缩素；CGRP：降钙素基因相关肽；PP：胰多肽；TRH：促甲状腺素释放激素；VIP：血管活性肠肽。

* 包含 D 和 D2 胰岛细胞

岛素相反，通过促进糖原、脂肪分解和糖异生来升高血糖。

胰岛素

胰岛素（insulin）是一种合成代谢激素，可促进葡萄糖转运到除 B 细胞、肝细胞和中枢神经系统细胞以外的所有细胞中。胰岛素分子由 56 个氨基酸组成，分子量为 6 kDa。胰岛 B 细胞首先合成胰岛素前体，称为胰岛素原。胰岛 B 细胞应答葡萄糖刺激，在内质网上合成胰岛素原，然后转运至高尔基体，在高尔基体被裂解为胰岛素和 C 肽（图 39.2）。胰岛素分子由两个多肽链（A 和 B）通过两个二硫键连接。C 肽和胰岛素是等量分泌的。C 肽裂解后，胰岛素通过微管进入分泌颗粒，以胞吐的形式直接释放入血。

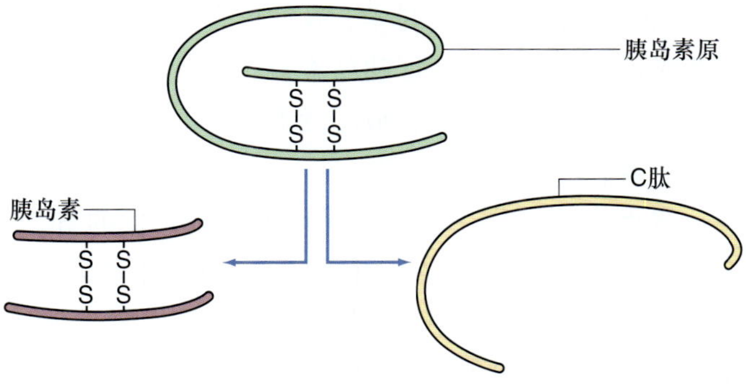

图 39.2 胰岛素合成示意图。胰岛 B 细胞在内质网上合成胰岛素原，在分泌颗粒内包装、切割为胰岛素和 C 肽。胰岛素和 C 肽等量释放入血（From Andersen DK，Brunicardi FC. Pancreatic anatomy and physiology. In：Greenfield LJ，Mulholland MW，Oldham KT，et al，eds. Surgery：Scientific Principles and Practice. 2nd ed. Philadelphia：Lippincott-Raven；1997：869.）

B 细胞对血糖水平的变化高度敏感，血糖浓度为 400 ～ 500 mg/dl 时，B 细胞的潜能被最大程度地激发。当 B 细胞的血糖感受器探测到血糖水平升高时，应答机制迅速启动，立即释放储存的胰岛素（4～6 min 内），然后持续分泌新合成的胰岛素。胰岛素与 300 kDa 分子量大小的特异性糖蛋白细胞表面受体结合，对该受体的刺激依赖于胰岛素浓度。受体激活后，葡萄糖通过膜结合转运蛋白主动跨膜进入细胞内。葡萄糖转运蛋白有多种，它们对葡萄糖的结合力不同。2型糖尿病的胰岛素抵抗是由胰岛素受体数目减少或胰岛素受体结合力下降造成的。

胰高血糖素

胰高血糖素（glucagon）是由29个氨基酸组成的直链多肽，分子量为3.5 kDa。由A细胞分泌，主要功能是通过促进肝细胞内糖原分解和糖异生来升高血糖。胰岛A细胞和B细胞主要对血糖水平应答，但作用相反。胰高血糖素与肾上腺素、糖皮质激素和生长激素类似，被认为是一种应激激素，应激状态下可以葡萄糖的形式增加代谢能量。葡萄糖对胰高血糖素的分泌具有很强的抑制作用。胰高血糖素分泌增加可导致高血糖，而分泌不足可导致严重的低血糖。胰高血糖素分泌异常可能在糖尿病患者血糖升高中发挥作用。

血糖稳定的其他影响因素

口服葡萄糖较静脉注射相同剂量的葡萄糖对胰岛素分泌的促进作用更强，即使二者的血糖水平相同。这一作用被称为肠-胰岛素轴，与近端胃肠道分泌的肠肽激素释放有关，这些激素可以增强营养素诱导的胰岛素分泌和释放、抑制胰高血糖素和生长抑素、维持B细胞数量和延缓胃排空，这些促胰岛素分泌因子称为肠促胰岛素，包含促胰岛素多肽、胰高血糖素样多肽-1。而抑制胰岛素释放的激素包括生长抑素、胰岛淀粉素、瘦素和胰抑释素。

胃促生长素是一种由胃肠道的细胞产生的有28个氨基酸的肽激素。胃促生长素于1999年被发现，具有一系列的代谢作用，包括调节葡萄糖代谢。胃促生长素主要抑制胰腺释放胰岛素，促进肝糖原分解，抑制肌肉和脂肪组织中的葡萄糖分解，这共同造成高血糖和糖耐量受损。在饮食诱导的肥胖中，胃促生长素会加剧高血糖；在饥饿或严重热量控制下，胃促生长素增加血糖浓度以维持葡萄糖稳态。

瘦素是脂肪细胞中产生的一种肽类激素。瘦素根据能量储存被释放到循环系统中，并作为一种反馈机制，向大脑的调节中心发出信号，以抑制食物摄入和控制体重。瘦素可以抑制胰岛素的分泌。在肥胖人群中，瘦素水平升高会加重高血糖。肥胖被认为与瘦素抵抗有关，从而缺乏对食物摄入的抑制。

胰岛素和胰高血糖素的分泌也受到神经系统的调控。迷走（胆碱能）神经兴奋能促进胰岛素的释放。β-交感神经兴奋可促进胰岛素分泌，而α-交感神经兴奋则抑制其分泌。可通过分泌促胃液素释放肽（GRP）、胆囊收缩素（CCK）、胃泌素、脑啡肽和血管活性肠肽（VIP）等激素促进胰岛素分泌，亦可通过释放神经降压素、P物质和生长抑素等激素抑制胰岛素分泌。相比之下，由交感神经递质、肾上腺素、精氨酸和丙氨酸来刺激胰高血糖素的分泌。

生长抑素

生长抑素（somatostatin）是由胰岛D细胞分泌的由14个氨基酸组成的多肽，分子量为1.6 kDa。虽然外源性给予生长抑素已被证实可以抑制胰岛素、胰高血糖素和多肽素的释放，并抑制胃液、胰液和胆汁的分泌，但内源性生长抑素尚未被证实可以影响其他胰岛激素的分泌。

目前已合成长效和短效的生长抑素类似物，这种八肽具有与生长抑素类似的药理作用。与内源性生长抑素相比，其在血浆中的半衰期更长，是生长激素、胰高血糖素和胰岛素的强效抑制剂。合成的生长抑素类似物已被广泛应用于胰腺内、外分泌功能障碍，包括分泌型腹泻、肠瘘、胰瘘和高内分泌综合征等疾病的治疗。

胰多肽

胰多肽（pancreatic polypeptide，PP）是由胰岛F细胞分泌的由36个氨基酸组成的多肽，其分子量为4.2 kDa。PP的生理作用仍然未知，其临床用途仅限用作胰腺内分泌肿瘤的标志物。PP分泌主要受胆碱能神经调控。因此，手术切断迷走神经后，可以消除餐后PP的分泌增加。在糖尿病患者和正常老年人中，亦可观察到PP分泌增加，导致外周血循环PP水平升高。在全胰腺切除术或慢性萎缩性胰腺炎导致的糖尿病中，PP的分泌不足可能发挥一定作用。

其他肽类激素

胰岛细胞还可以分泌其他多种肽类激素，包括VIP、胰岛淀粉素、甘丙肽和血清素。VIP是由28个氨基酸组成的多肽，其分子量为3.3 kDa，可促进胰岛素释放，抑制胃液分泌。目前发现VIP不仅作用于消化道，而且也作用于呼吸道，可引起血管舒张和支气管扩张。胰岛淀粉素是由36个氨基酸组成的多肽，由B细胞分泌，可抑制胰岛素的分泌和摄取。2

型糖尿病患者胰腺的胰岛淀粉素含量增高，提示其可能与 2 型糖尿病的发病机制有关。胰抑释素是广泛存在的大分子嗜铬素 A 的一部分，可以抑制胰岛素分泌。胎儿胰腺中有产生胃泌素的细胞，但在正常成人胰腺中不存在。其他肽类激素，包括促甲状腺素释放激素、胰高血糖素、CCK、多肽 YY、胃泌素释放因子（GRF）、降钙素基因相关肽、促肾上腺素基因相关肽、催乳素、促肾上腺皮质激素、甲状旁腺激素相关蛋白和胃促生长素等在正常胰岛和胰岛细胞肿瘤中已有报道。

胰腺神经内分泌肿瘤（PNETs）

概述和历史

胰腺神经内分泌肿瘤（PNETs）占胰腺肿瘤的不到 3%。在过去的 20 年里，PNETs 的发病率增加了 7 倍以上。来自 SEER 的一项研究发现，胃肠胰神经内分泌肿瘤的发病率在 1973—1977 年为 1/10 万，而其在 2003—2007 年上升到了 3.65/10 万。PNETs 占胃肠胰神经内分泌肿瘤的 7%，其发病率的增加可能是多因素的，包含医师意识的提高，更多地运用 CT 和 MRI，以及免疫组化和放射诊断敏感性的提高[1]。PNETs 分为功能性和无功能性神经内分泌肿瘤。功能性肿瘤分泌激素可引起罕见肿瘤相关的特征性综合征和生理紊乱（表 39.1）。即使没有临床相关的激素分泌，免疫组化染色通常也可明确 PNETs 的分型。尽管单个肿瘤可能分泌多种激素，但可根据其中占主导地位的激素相关的临床表现命名临床综合征。

无功能性肿瘤的临床表现为与肿瘤生长相关的局部症状，包括疼痛、肿块或胆道梗阻，与胰腺癌症状相似。然而，无功能性肿瘤更多是在因其他目的进行影像学检查时偶然发现，确诊时多无症状。

组织病理学和分期

肿瘤恶性率自胰岛素瘤的 10% 到胰高血糖素瘤或生长抑素瘤的近乎 100% 不等（表 39.1）。与实体瘤根据组织病理学分为良性和恶性不同，恶性 PNETs 只能通过存在远处转移来确定。

2010 年世界卫生组织（WHO）分期系统是目前神经内分泌肿瘤应用最广泛的分期系统[2]。该系统根据肿瘤分化程度和分级进行分期，适用于所有神经内分泌肿瘤，并且与肿瘤来源部位、功能激素分泌无关。根据细胞形态、核分裂象、有无其他器官侵犯、血管侵犯和 Ki-67 增殖指数（表 39.2），将 NETs 分为低级别（G1）、中级别（G2）和高级别（G3）。G1 和 G2 肿瘤分化良好，G3 肿瘤分化较差，肿瘤分级是目前 NETs 最重要的预后指标。高级别 / 低分化的 PNETs 也称为神经内分泌癌，占 PNETs 的不到 3%。分化良好的肿瘤依然具有恶性潜能，但其与低分化的肿瘤生物学行为依然存在差异，即使是存在远处转移。

美国癌症联合委员会（AJCC）和欧洲神经内分泌肿瘤协会（ENETS）也提出了 PNETs 的分期方案。但这两种分期系统均未纳入肿瘤分级，而是应用了类似胰腺癌的分期系统（表 39.3）。另一项研究的 TNM 分期系统纳入了原发肿瘤、分级以及有无远处转移，该分期系统可更精确地预测预后[3]。最近的一项研究采用 SEER 数据库验证了第 8 版 AJCC 分期系统，结果证实该分期系统在手术切除患者和未手术的患者中均显示出了良好的预后预测能力[4]。

PNETs 的分子遗传学

尽管绝大部分 PNETs 为散发型，也有一些

表 39.2 WHO 神经内分泌肿瘤分期系统

	分化良好		低分化
	低级别（G1）	中级别（G2/G3）	高级别（G3）
细胞形态	均匀的小圆形细胞，表达大量神经内分泌标志物		多形性细胞，细胞核不规则，伴有坏死
核分裂象	＜2 个 /10 HPF	G2 2 ～ 20 个 /10 HPF G3 ＞20 个 /10 HPF	＞20 个 /10 HPF
Ki-67 指数	＜3%	G3 ＞20%	＞20%
生物学行为	惰性		侵袭性

HPF：高倍视野

表 39.3 美国癌症联合会（AJCC）和欧洲神经内分泌肿瘤协会（ENETS）神经内分泌肿瘤分期系统

	AJCC 第 8 版	ENETS
原发肿瘤（T）		
T1	肿瘤最大径＜ 2 cm	肿瘤局限于胰腺内，最大径＜ 2 cm
T2	2 cm ＜肿瘤最大径＜ 4 cm	肿瘤局限于胰腺内，最大径 2 ～ 4 cm
T3	肿瘤最大径＞ 4 cm	肿瘤局限于胰腺内，最大径＞ 4 cm 或不论大小，肿瘤侵犯十二指肠或胆总管
T4	肿瘤侵犯腹腔干或肠系膜上动脉	肿瘤侵犯邻近器官结构
淋巴结转移（N）		
N0	无区域淋巴结转移	无区域淋巴结转移
N1	1 ～ 3 个区域淋巴结转移	有区域淋巴结转移
N2	4 个或 4 个以上区域淋巴结转移	
远处转移（M）		
M0	无远处转移	无远处转移
M1	有远处转移	有远处转移
分期		
Ⅰ	T1，N0，M0（Ⅰa）	T1，N0，M0（Ⅰa）
	T2，N0，M0（Ⅰb）	T2，N0，M0（Ⅰb）
Ⅱ	T3，N0，M0（Ⅱa）	T3，N0，M0（Ⅱa）
	T1 ～ 3，N1，M0（Ⅱb）	T1 ～ 3，N1，M0（Ⅱb）
Ⅲ	任何 T，N2，M0	T4，任何 N，M0
	T4，任何 N，M0	
Ⅳ	任何 T，任何 N，M1	任何 T，任何 N，M1

Adapted from Li X，Gou S，Liu Z，et al. Assessment of the American Joint Commission on Cancer 8th edition staging system for patients with pancreatic neuroendocrine tumors：a surveillance，epidemiology，and end results analysis. Cancer Med. 2018；7：626-634.

PNETs 可能与遗传综合征相关。最常见的是多发性内分泌肿瘤 1 型（multiple endocrine neoplasia type 1，MEN1），以 PNETs、甲状旁腺瘤或增生和垂体瘤为特征。MEN1 是由染色体 11q13 上的抑癌基因 MENIN 突变或等位基因缺失引起的常染色体显性遗传病。MENIN 是组蛋白甲基转移酶复合物的组成部分，参与 G1/S 期细胞周期调控过程。基因突变或等位基因缺失导致抑癌基因失活，引起甲状旁腺、垂体和胰腺内分泌组织中肿瘤增长。

VHL 综合征也与 PNETs 相关。VHL 基因遗传性突变的患者有发生肾细胞癌、嗜铬细胞瘤、中枢神经系统良性肿瘤以及视网膜、附睾、内耳和胰腺病变的风险，胰腺病变包括 NETs、多囊胰腺和单纯性囊肿。与 MEN1 类似，因其具有多灶性，并与其他部位的肿瘤相关，PNETs 的治疗依然具有挑战性。与 VHL 相关的 PNETs 通常表现为惰性，有人认为此类肿瘤可以采用观察策略，直到肿瘤达到 2～3 cm 大小。然而，VHL 基因第 3 号外显子的特异性种系突变可能与肿瘤的侵袭性相关，此类肿瘤应密切监测，早期治疗[5]。

大多数 PNETs 是散发的，与已知的遗传综合征无关。除家族史外，PNETs 的危险因素尚不明确。与其他肿瘤发生过程类似，PNETs 的发生亦涉及多个遗传事件的积累。PNETs 常见的遗传突变和相关的信号转导通路如图 39.3 所示。对 10 个散发型 PNETs 进行全外显子测序，发现有 149 个基因突变[6]。在 44% 的散发性肿瘤中发现了 MEN1 失活突变。死亡结构域相关蛋白（DAXX）和 X 连锁 α - 地中海贫血 / 精神发育迟滞综合征蛋白（ATRX）的基因突变率分别为 25% 和 18%，其蛋白产物参与 p53 介导的 DNA 损伤修复。MEN1 或 DAXX/ATRX 突变的患者与没有

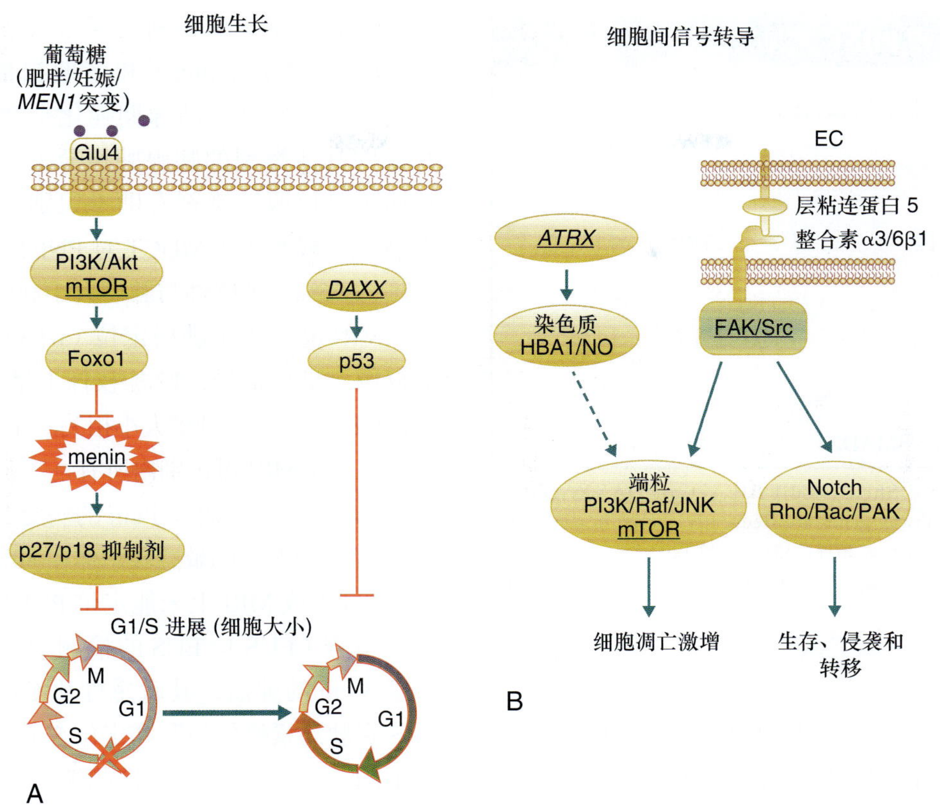

图 39.3　胰腺神经内分泌肿瘤（PNETs）中常见的基因突变和信号转导通路。（**A**）细胞生长。MEN1 突变下调了 menin 调控的 p27/p18 表达，从而使葡萄糖传感器失效。DAXX 突变下调 p53 水平，减少了对细胞 /DNA 损伤的监测。不管葡萄糖水平和损伤程度如何，MEN1 和 DAXX 突变都能促进细胞周期从 G1 期进入到 S 期；（**B**）细胞间信号转导。内分泌细胞，如 β 细胞或 α 细胞，在内皮细胞上提供细胞外基质，这使癌细胞侵袭和迁移时无法黏附。ATRX 突变调节的染色质修饰可能在 PNET 中 FAK/Src 和 mTOR 通路的异常激活中发挥作用。下划线表示突变基因或激活的蛋白（With permission from Zhang J，Francois R，Iyer R，et al. Current understanding of the molecular biology of pancreatic neuroendocrine tumors. J Natl Cancer Inst. 2013；105：1005-1017，p 1008.）EC：内皮细胞；FAK：黏着斑激酶；HBA1：血红蛋白 α；JNK：c-Jun 氨基端激酶；MEN1：多发性内分泌肿瘤 1 型；mTOR：哺乳动物雷帕霉素靶蛋白；NO：一氧化氮；PAK：p21 激酶；PI3K/Akt：磷脂酰肌醇 -3- 激酶 / 蛋白激酶 B

发生突变的患者相比，其生存期延长。大多数肿瘤中存在 mTOR 信号通路失调[7-8]。mTOR 蛋白是丝氨酸 / 苏氨酸激酶，是细胞信号通路的关键成分，在调节细胞生长和增殖中发挥重要作用。mTOR 在多种肿瘤中表达上调，包括 PNETs，这具有潜在的临床意义。mTOR 抑制剂依维莫司已被美国食品药品监督管理局（FDA）批准用于进展期 PNETs。基因突变检测有可能让部分患者从靶向治疗中获益。总之，突变分析在胰腺癌鉴别诊断方面有重要作用（表 39.4）。PNETs 中无 KRAS 突变，P53 突变也很少见，至少在分化良好的肿瘤中无 P53 突变。

在另一项比较高分化和低分化 PNETs 的独立研究中，免疫组化结果显示，约一半的高分化肿瘤中存在 MEN1 和 DAXX/ATRX 表达异常。相比之下，在低分化肿瘤中，DAXX/ATRX 染色正常，而 p53 和 Rb 基因异常表达以及抗凋亡蛋白 Bcl-2 的过表达的发生率较高，这些突变是肿瘤治疗潜在靶点[10]。

PNETs 诊断与治疗的一般原则

诊断和评估

PNETs 的诊断和评估取决于就诊时的病史、症状和影像学表现。患者临床表现可能差异很大，包括在无症状患者中的偶然发现、功能性激素综合征、肿物引起的腹部症状或转移性疾病，如腹痛、背痛、黄疸、厌食症和体重减轻。

无功能性肿瘤在引起肿块效应前通常无相关的症状，出现症状时多已到进展期或晚期。随着影像学上偶然发现的 PNETs 数量的增加，患者可能完全没有任何症状。所有疑似 PNETs 的患者，无论有无临床表现，至少需要：（1）详细的功能性肿瘤相关症状的病史筛查，如果有相关症状，应进行生化检测；

表 39.4 PNET和PDAC常见突变基因比较

基因	PNET	PDAC
MEN1	44%	0%
DAXX，ATRX	43%	0%
mTOR 通路上的基因	15%	0.8%
TP53	3%	85%
KRAS	0%	100%
CDKN2A	0%	25%
TGFBR1，SMAD3，SMAD2	0%	38%

Adapted from Jiao Y，Shi C，Edil BH，et al. DAXX/ATRX，MEN1，and mTOR pathway genes are frequently altered in pancreatic neuroendocrine tumors. Science. 2011；331：1199-1203.

mTOR：哺乳动物雷帕霉素靶蛋白；PDAC：胰腺导管腺癌；PNET：胰腺神经内分泌肿瘤

（2）影像学断层扫描以定位PNETs；（3）转移性疾病评估；（4）全面询问家族史以排除相关的遗传综合征。疑似PNET患者的一般处理原则如图39.4所示。

功能性肿瘤筛查

基于症状的血清肽升高检测可用来诊断PNETs（表39.1）。对于断层扫描发现胰腺增强肿块可疑PNETs的患者，应筛查有无神经性低血糖、腹泻、多发溃疡、皮疹和其他经典激素综合征。还应询问家族史，以排除MET1相关PNET的可能。对于无症状者，没有必要进行全面的激素筛查。

PNETs可产生多种不同的胃肠道肽，包括嗜铬粒蛋白A、神经降压素和PP。虽然这些肽与临床症状或综合征无关，但其可以协助确诊。嗜铬粒蛋白A水平已被证实与功能性和无功能性PNETs存在相关性。与其他标志物类似，嗜铬粒蛋白A对于影像学疑似PNET患者确诊和治疗后复发监测都有重要作用。处于使用质子泵抑制剂（PPIs）的患者、萎缩性胃炎和肝肾功能不全患者，嗜铬粒蛋白A水平也可能升高。

肿瘤定位

胰岛素瘤和胃泌素瘤以外的绝大多数胰腺内分泌肿瘤可在断层扫描上被发现。一旦诊断为功能性PNETs，首先应进行CT或MRI断层扫描。由于其血供丰富，MDCT增强扫描时PNETs对比周围胰腺组织表现为明显强化（图39.5A，图39.6A～D）。胰岛素瘤和胃泌素瘤诊断时通常较小，较难定位。薄层CT（层厚1.25 mm）和多期扫描，可提高CT对小病灶的敏感性。动脉期强化是PNETs的特征，这对鉴别其他类型的胰腺肿瘤至关重要。此外，使用水而不是口服造影剂有助于识别小的十二指肠胃泌素瘤。一般来说，MDCT对PNETs定位的敏感性为73%～96%，敏感性与肿瘤大小和位置相关[11]。

MRI也可用于肿瘤定位（图39.5B）。PNETs在T_1加权像上呈低信号，T2加权像上呈高信号。与CT一样，MRI敏感性与肿瘤大小相关。在一项胰岛素瘤的研究中，增强MRI可识别出所有＞3 cm的病变，50%的1～2 cm的病变，而＜1 cm的病变MRI未能发现[12]。MRI诊断PNETs的敏感性总体在80%～90%[11，13]。

如CT或MRI上未能定位PNETs，应该进行超声内镜检查（EUS）。EUS的检测敏感性约为90%，对小于3 cm的肿瘤，其敏感性比CT或MRI更好[13]。EUS在胰岛素瘤的检测和定位方面诊断性能最好，但对小的十二指肠肿瘤的检测能力有限，敏感性仅为50%。EUS还可通过细针穿刺活检进行病理诊断，这对于CT表现不典型的无功能型PNETs尤其有用（图39.6A～D）。

大多数PNETs具有丰富的生长抑素受体，如果CT和MRI上肿瘤不明显，生长抑素受体闪烁显像（somatostatin receptor scintigraphy，SRS）可作为肿瘤定位的辅助手段。除胰岛素瘤外，PNETs对SRS的敏感性超过80%。90%以上的分泌胃泌素的PNETs中存在生长抑素受体，SRS对胃泌素瘤的总体敏感性为80%～100%，特异性高于90%，因为超过90%的分泌胃泌素的PNETs中存在生长抑素受体。相比之下，胰岛素瘤和胰腺癌不含生长抑素受体。SRS也可用诊断胰岛素瘤以外PNETs的肝转移。

SRS受到生理摄取和良性肿瘤摄取的影响，解剖定位精度较差（图39.5C）。SRS虽然敏感性高，但其不能显示肿瘤的确切位置，只能定位在几厘米范围内的肿瘤。SRS的缺点（尤其是空间分辨率低、缺乏解剖定位），可以通过SPECT/CT弥补。SPECT/CT具有精确的解剖定位，有助于区分肿瘤病变和生理摄取，比SRS诊断价值高（图39.5D）[14]。在近期一项对281例G1和G2 PNETs患者的研究中，SPECT/CT在初始诊断、分期以及随访中的敏感度为96%，特异度达97%[15]。

如果以上检查仍无法定位肿瘤，可选择血管造影。胰岛素瘤通常是最难定位的，血管造影可检测出

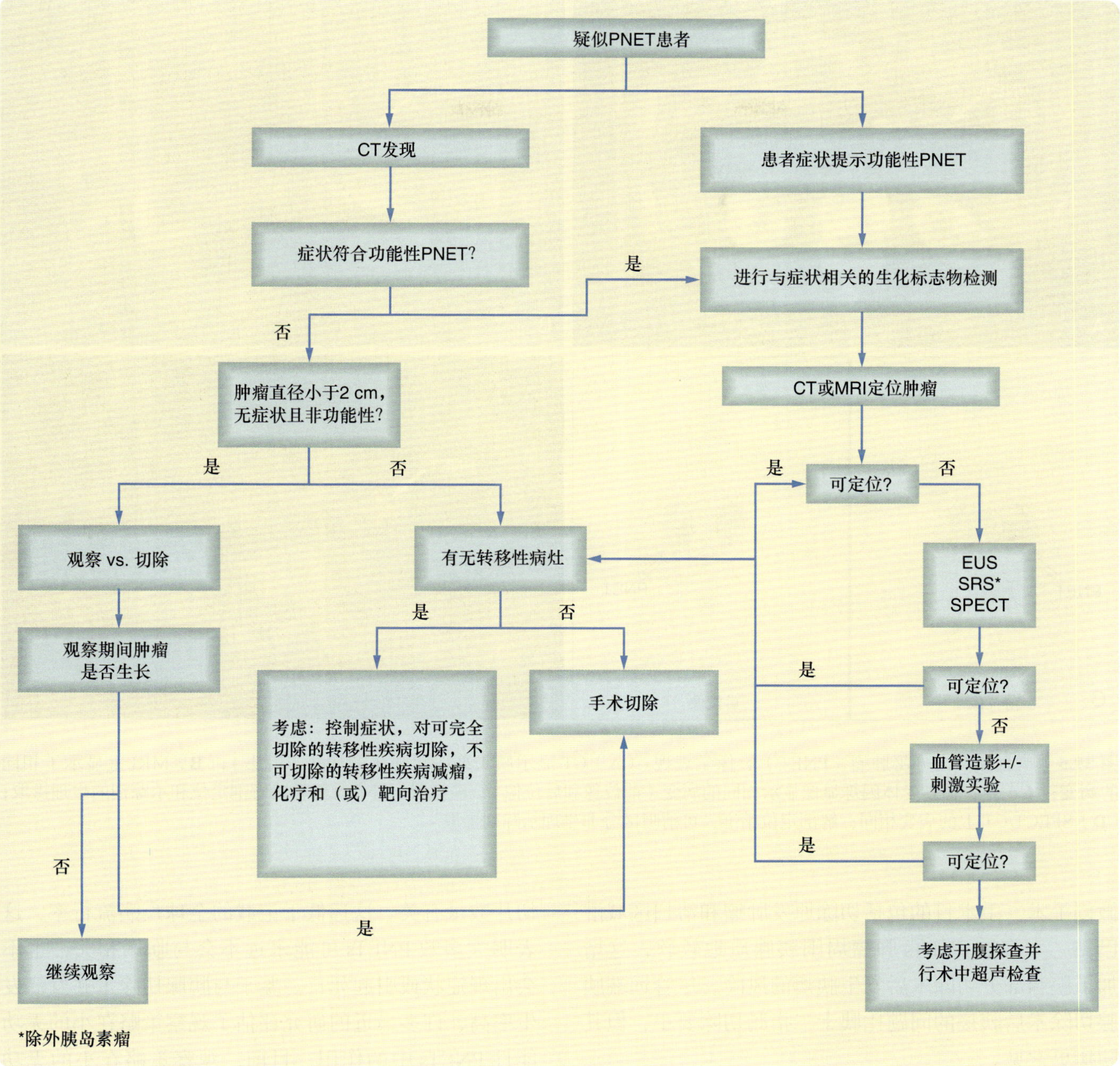

图 39.4　疑似胰腺神经内分泌肿瘤（PNET）患者的一般诊断、定位和治疗原则。CT：计算机断层扫描；EUS：超声内镜检查；MRI：磁共振成像；SPECT：单光子发射计算机断层成像；SRS：生长抑素受体显像

约 70% 直径＞ 5 mm 的胰岛素瘤，表现为肿瘤明显染色，边缘清晰，这与胰岛素瘤的富血管特性一致（图 39.7）。如果影像学检查未能成功定位，可以运用门静脉取样检测胰岛素或胃泌素以协助定位肿瘤部位（胰头、胰体或胰尾），并制定手术计划。门静脉取样并不能准确定位肿瘤部位，但可以确定出胰腺释放高水平激素的区域。钙可以刺激胰岛素瘤释放胰岛素，分泌素可以刺激胃泌素瘤释放胃泌素。通过向腹腔干和肠系膜上动脉注射钙或分泌素，可以进一步提高门静脉取样中的激素水平。这种经动脉刺激后静脉取样诊断的敏感性大于 90%。然而，随着定位技术的发展进步，这种方法已无必要。

术前明确定位的非转移性有症状的 PNETs 治疗

排除转移后，手术依然是症状性或功能性 PNETs 的主要治疗方法。手术的方式和切除范围取决于肿瘤的功能状态或类型、肿瘤部位、分期、分级以及患者自身因素。在大多数情况下，需要进行胰腺部分切除（如胰头切除、远端胰腺切除或摘除），可采用开放或

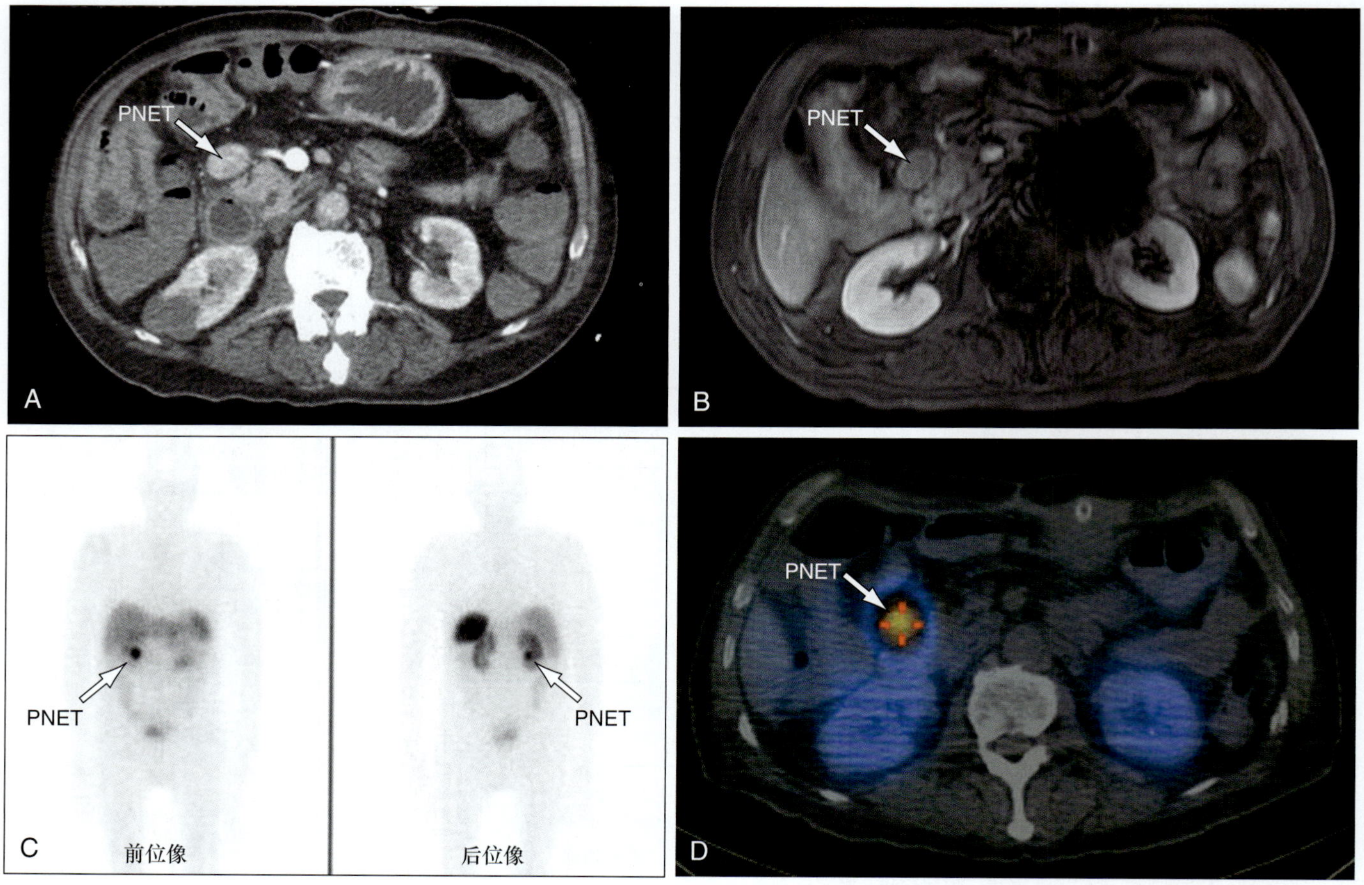

图 39.5 胰腺神经内分泌肿瘤（PNET）影像学表现。（**A**）CT 显示胰头部明显强化的病变（箭头）；（**B**）MRI 上显示了相同的病变；（**C**）生长抑素受体闪烁显像显示相同的病变（前位像和后位像）；注意肾、肝和脾的精确解剖定位和示踪剂的生理摄取；（**D**）SPECT/CT 上的病变相同；解剖定位精准，可清晰区分非生理示踪剂摄取

微创手术。手术目的包括切除原发肿瘤和清扫区域淋巴结。大多数 PNETs 肿瘤周围胰腺质地较软，这增加了胰腺部分切除术后发生胰瘘的风险。尽管远端胰腺切除术后胰瘘的问题比胰十二指肠切除要小，但其胰瘘更常见。

尽管肿瘤摘除手术保留了胰腺实质，但与根治性手术切除相比，摘除术没有对区域淋巴结进行取样。虽然目前尚无研究证实淋巴结清扫的治疗价值，但了解淋巴结有无转移可更好地判断预后。同样，因保留脾的远端胰腺切除所获淋巴结较少，远端胰腺切除是否保留脾也存在争议。

偶发小的无功能性 PNETs

以往认为，所有 PNETs 均有恶性潜能，因此一旦确诊，均应手术切除。然而，在美国随着高分辨率影像设备的使用，偶发、无症状的 PNETs 发现率增加，造成过度诊断和过度治疗。尸检报告中，PNETs 的患病率在 1% ～ 10%，所报道的患病率差异可能与切片数量有关。这远低于记载的全球疾病流行率，这表明大多数 PNETs 可能永远不会与临床相关，也不会出现症状或引起死亡。鉴于与胰腺切除术并发症发生率高，许多最近的研究评估了观察策略在小的无功能性 PNETs 中的作用。目前，观察策略在小的无功能性 PNETs 中仍存在较大争议。

根据 ENETS 2016 版 PNETs 诊疗指南，对于 WHO 分级为 G1 和低度 G2（Ki-67 ＜ 10%）、影像学无恶性表现的小于 2 cm 的 PNETs，观察策略是安全可行的[16]。同样，最新版 NCCN 指南也将观察策略作为小于 2 cm 的无功能性 PNETs 的可选治疗方案[17]。ENETS 指南建议，如果选择观察策略，应每 6 个月强制进行 EUS 和 MRI 检查，如果肿瘤大小无变化，可将间隔延长到 12 个月。如果肿瘤大小增加 0.5 cm，应重新评估是否手术[16]。NCCN 指南同样建议，观察间隔应为 6 ～ 12 个月，定期进行病史询问、体格检查、腹部 CT 或 MRI 检查，必要时进行胸部 CT 检查。

这些指南都基于多个观察性研究数据。一项包

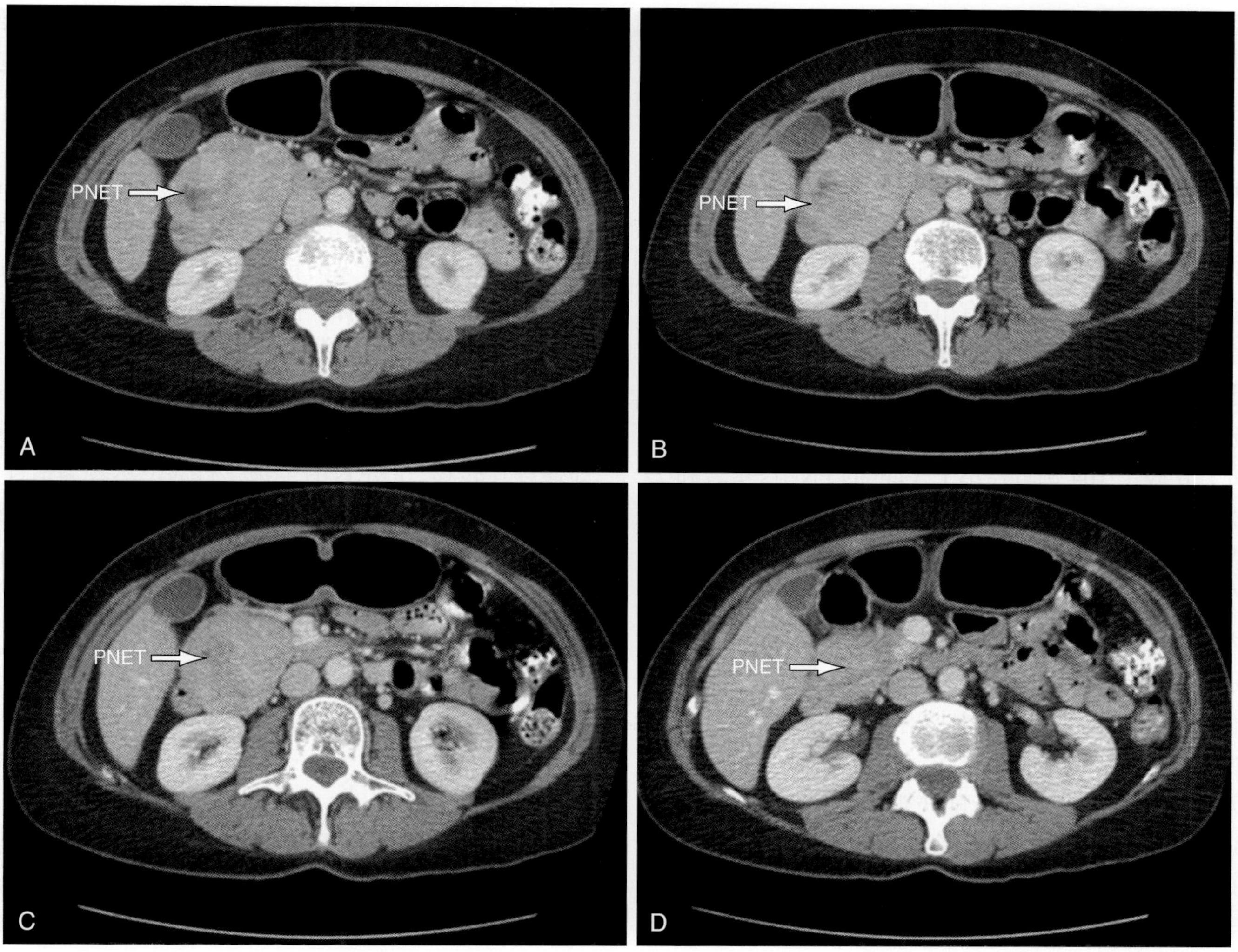

图 39.6 （**A** ～ **D**）三维螺旋胰腺 CT。在胰头部可见一个 5 cm 大小低密度病变（箭头）。该患者发作性低血糖症状 7 年。在 72 小时禁食试验中，该患者出现低血糖症状、高胰岛素和 C 肽水平。PNET：胰腺神经内分泌肿瘤

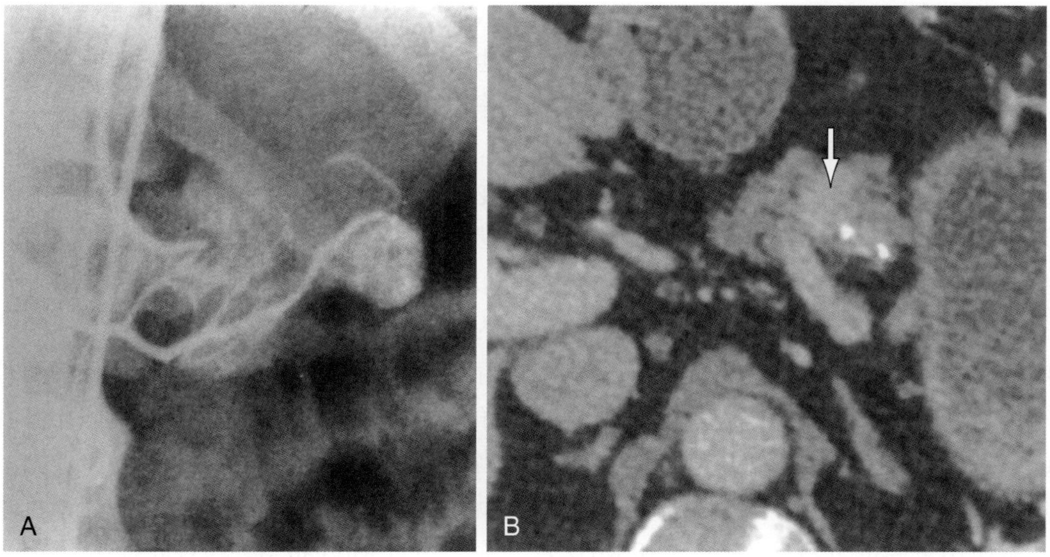

图 39.7　胰岛素瘤动脉造影表现。（**A**）选择性胰背动脉内注射造影剂可清晰显示肿瘤；（**B**）胰岛素瘤三期增强 CT 表现：胰体的肿瘤（箭头）在门静脉早期强化并持续增强，胰腺期肿瘤强化最明显

含143个PNETs患者的研究发现，偶发PNETs的5年无进展生存率为86%，而有症状PNETs的5年无进展生存率为59%（$P=0.007$）。按分期进行分层，这种差异依然存在，提示非手术治疗偶发PNETs是可行的[18]。Lee等[19]回顾了131例小的、无症状、无功能PNETs患者的病例资料，观察组77例，平均随访45个月，中位肿瘤大小（1 cm；范围：0.3～3.2 cm）随访中没有变化，也没有出现疾病进展或疾病相关死亡。而手术组（$n=56$；中位肿瘤大小：1.8 cm；范围：0.5～3.6 cm）有46%出现并发症，主要是有临床意义的胰瘘。Sadot等进行了一项回顾性观察性研究，比较了104例直径小于3 cm的PNETs患者和77例手术切除患者，两组患者肿瘤大小相匹配，所有患者分期均为Ⅰ期和Ⅱ期，并在1993—2013年间确诊。在最后一次随访中，观察组中未发生转移、肿瘤大小无变化。25%的患者接受了手术切除，仅8例患者是由于肿瘤增大，其他患者是初治手术或因外科医师而选择手术。多项研究支持对小于2 cm的肿瘤采用观察策略[21-24]。Gaujoux等[21]对46例小于2 cm的无症状PNETs患者进行随访观察，中位随访时间为38个月，所有患者均未发生远处或淋巴结转移。6例患者肿瘤大小增加了20%，其中位生长速度为每年0.12 mm。Rosenberg等[23]的一项包含35名患者的小规模研究也显示，平均随访时间为28个月，所有患者均无肿瘤进展。Zhang等[24]的单中心研究显示，大于1.5 cm的PNETs手术切除可提高生存率，但对小于1.5 cm的PNETs，手术切除的价值尚不明确。Sadot等[20]的研究中剜除手术率较高，可能是因为肿瘤较大，也可能是因为患者和医师初治时选择了手术切除方案。这些数据均支持对偶发肿瘤小于2 cm的PNETs患者采取观察策略。然而，如选择保守治疗，必须按照NCCN或ENETS指南进行严密监测。观察肿瘤的自然生长过程，对侵袭性肿瘤进行及时干预（图39.4）。

术前定位不明的非转移性PNETs

随着现代影像技术的应用，这种情况已很罕见。然而，术前不能定位PNETs的情况下，术中超声检查是非常有必要的。已有多个研究证实术中超声准确性高。为了足够范围的超声检查，需要游离整个胰腺。胰腺超声需使用更高的分辨率（7.5～10 MHz）传感器，而5 MHz传感器因其穿透深度更大，肝超声更适合。胰岛肿瘤通常表现为均质的无回声。彩色多普勒超声可以探查临近血管、识别胰管系统。胰管表现为没有流动的高回声管道。识别导管系统可以避免肿瘤剜除术后发生胰瘘。

转移性疾病

大约40%～80%的PNETs患者确诊时即已存在转移，其中肝是最常见的转移部位。虽然远处转移是PNETs预后较差的指标，但神经内分泌肿瘤肝转移患者的长期预后要比胰腺癌或胃肠道肿瘤肝转移患者的预后好。随着肝治疗、细胞毒性化疗和靶向治疗方面的进展，这些患者有多种可选择的治疗方案。考虑到即使存在转移，PNETs的生物学行为依然较为惰性，应该采取积极的治疗策略。转移性疾病的治疗需要多学科协作，包括外科、肿瘤内科和介入放射科。Nigri等最近在一篇系统综述中对其进行了很好的总结[25]。下面将分别讨论各种治疗方法，包括积极的手术切除、肝定向消融治疗、细胞毒性化疗或靶向化疗等，综合治疗可用于提高生存率和改善生活质量。

转移性疾病肝切除

转移性PNETs的肝切除术可以是治愈性的，也可以是姑息性的。仅10%～25%的肝转移患者可能进行潜在根治性切除。如果90%以上的病灶可以切除，则建议手术切除。转移灶切除可与原发肿瘤同时或分期进行。肝左、右叶都存在转移者可能需要分期手术，先进行门静脉栓塞促进肝增生，然后分期切除两叶病灶。G1/G2肿瘤、无远处淋巴结转移、无肝外或腹膜转移预示着预后较好，这也有助于选择根治性或姑息性手术。即便是获得根治性切除，5年复发率也高达80%，然而，尽管复发率很高，总体5年生存率可达85%[25]。

目前尚无肝切除对比其他方法治疗转移性内分泌肿瘤的随机试验。在观察性研究中，与其他治疗方法相比，手术切除后的长期生存率更好。Elias等[26]报告了47例接受部分肝切除术的患者的5年生存率为71%，而65例接受化疗栓塞治疗的患者的5年生存率为31%。手术对于不可切除的转移性疾病仍存在争议，但对于G1/G2、转移灶局限于肝并可切除的患者，手术切除是合理的。如果90%的肿瘤可以切除，就有必要实施减瘤手术，这一点目前已达成共识。然而，最近Morgan等[27]对此提出了异议，他们认为阈值应该设为70%，切除70%的肿瘤和切除90%、100%的肿瘤，患者长期预后几乎相同。此外，减瘤手术提高了后续局部治疗的效果[28]。

转移性疾病的肝定向治疗

肝切除术的替代方案包括其他肝定向治疗，如射频消融术、冷冻消融术、经动脉栓塞、经动脉化疗栓塞和放射栓塞。这些方法是非治愈性的，并且有较高的并发症（如脓肿、胆囊炎和肝衰竭）发生率。因此，通常用于不适合手术切除的有症状性疾病的患者。

射频消融安全可靠，可用于治疗小于 5 cm 的不可切除的转移瘤，并能有效控制与激素分泌相关的症状。鉴于内分泌肿瘤肝转移通常具有多灶性和富血管性质，其更适合经导管动脉治疗。经动脉栓塞可使用碘油、凝胶泡沫颗粒、聚乙烯醇泡沫或空白微球进行栓塞，而经动脉化疗栓塞增加了化疗药物，这些药物通常是多柔比星、美法仑和链佐星。经动脉治疗不仅具有较高的部分缓解率，而且在功能性肿瘤中具有较高的症状改善率。空白微球栓塞和化疗栓塞技术已流行多年，药物洗脱微球钇 -90（Y90）使用越来越多，其作用可能更持久。选择性动脉内放疗即 Y90 微球栓塞，已被证实有效率为 55%，3 个月内总体控制率达 88.9%[29]。

细胞毒性和靶向系统治疗

在肝导向治疗取得进展的同时，转移性 PNETs 的系统治疗得到了改善。生长抑素类似物在转移性 PNETs 中能有效控制激素分泌和稳定肿瘤生长。生长抑素受体有 5 种不同的亚型（SSTR1、SSTR2、SSTR3、SSTR4 和 SSTR5）。奥曲肽和兰瑞肽对 SSTR2 具有高亲和力，并可与 SSTR5 结合，而帕瑞肽对 SSTR1、SSTR2、SSTR3 和 SSTR5 具有高亲和力[30]。因此，了解肿瘤表达的生长抑素受体类型可以指导治疗。一项双盲前瞻性随机对照研究（PROMID），比较了奥曲肽 LAR 对比安慰剂对转移性神经内分泌肿瘤的作用，证实长效生长抑素类似物可以延长分化良好的转移性 PNETs 患者的无进展生存时间[31]。尽管每月注射患者耐受良好，但长期使用长效生长抑素可引发胆石症。因此，进展期 PNETs 患者可考虑行胆囊切除手术。然而，PROMID 试验仅纳入了局限性肝转移患者（肝受累≤ 10%），并且纳入患者已行原发肿瘤切除。

CLARINET（the Controlled Study on Lanreotide Antiproliferative Response in Neuroendocrine Tumors）试验是一项具有里程碑意义的研究，该研究评估了兰瑞肽对比安慰剂在 G1/ 低 G2（增值指数 Ki-67 ＜ 10%）且生长抑素受体阳性的转移性 PNETs 和原发灶位于肠道或未知的 NETs 患者中的作用，结果证实，不论肝转移灶大小，兰瑞肽对比安慰剂可以延长无进展生存时间[32]。

与分化良好的 PNETs 相比，低分化的神经内分泌肿瘤更具有侵袭性，对细胞毒性化疗药物反应更好。然而，化疗在不可切除的低级别 PNETs 中仍具有一定作用，通常和其他治疗手段联合使用。各种细胞毒性药物被用于治疗不可切除的 PNETs，包括链佐星、顺铂、达卡巴嗪、多柔比星和 5- 氟尿嘧啶。以链佐星为基础联合 5- 氟尿嘧啶和（或）表多柔比星的方案，对 G1/G2 PNETs 的有效率为 20% ～ 45%[25, 33]。烷化剂替莫唑胺单药或联合卡培他滨对 G1/G2 PNETs 有效，部分缓解率为 70%，中位无进展生存期为 18 个月，2 年生存率达 92%[34]。对于分化不良的高级别肿瘤，首选基于铂类的方案。顺铂和依托泊苷联合方案有效率为 42% ～ 67%[35]。

对 PNETs 发病机制的研究让靶向治疗成为可能。依维莫司是一种口服的 mTOR 抑制剂，mTOR 在大多数 PNETs 中表达上调。在一项随机、安慰剂对照试验中，依维莫司组的中位总生存时间为 44.0 个月（95% CI：35.6 ～ 51.8 个月），安慰剂组的中位总生存时间为 37.7 个月（95% CI：29.1 ～ 45.8 个月），（HR：0.94；95% CI：0.73 ～ 1.20；$P = 0.30$）。依维莫司组患者无进展生存时间明显长于安慰剂组（11 个月 *vs.* 4.6 个月）[36]。舒尼替尼是酪氨酸激酶血小板源性生长因子受体（PDGFR）、血管内皮生长因子受体（VEGFR）-1、VEGFR-2、原癌基因 CD117（c-KIT）和 CD135（FLIT3）的抑制剂。PNETs 通常过表达 VEGF 或 VEFGR。一项随机对照Ⅲ期试验中，舒尼替尼显示耐受性良好并且有效，舒尼替尼治疗组的无进展生存期为 11.1 个月，而安慰剂组为 5.5 个月。这两种靶向药物都已被 FDA 批准，并与生长抑素类似物一起，在晚期高分化 PNETs 的治疗上，已很大程度地取代了细胞毒性化疗。

放射性标记的生长抑素类似物为具有强放射性生长抑素受体的患者提供给了一种新的治疗选择。肽受体放射性核素类似物与放射性标记的放射性核素治疗实现了对肿瘤组织及其转移病灶进行靶向放射治疗。最常用的放射性标记物是 Y90 和 ^{177}镥。尽管该治疗很少出现肿瘤完全缓解（0 ～ 6%），但治疗效果依然令人鼓舞，7% ～ 37% 的患者肿瘤部分缓解，42% ～ 86% 的患者肿瘤稳定。尽管目前仍处于研究阶段，但肽受体放射性核素治疗是一种很有前景的治疗。

转移性 PNETs 肝移植

PNETs 倾向于转移到肝，而很少向肝外转移。即使肝转移治疗后，大多数患者也会在 2 年内出现残肝肿瘤复发，这表明 PNETs 强烈倾向于转移到肝，并且生物学行为较为惰性。因此，全肝切除并进行肝移植被认为是不可切除的转移性神经内分泌肿瘤的一种潜在可治愈的方法。事实上，不可切除的转移性 PNETs 是转移性肿瘤进行肝移植的唯一适应证。

创建肝移植米兰标准的米兰协作组也提出了神经内分泌肿瘤转移的移植标准，包括年龄小于 55 岁，肿瘤分化良好，Ki-67 指数小于 5%，完全切除原发肿瘤，肝受累体积小于 50%，无肝外转移[39]。按照这些相对严格的标准，移植后患者 5 年总生存率达 90%。然而，并不是所有的中心都遵守了这些标准，因此，生存差异较大。一项多中心研究纳入了 213 例移植治疗神经内分泌肿瘤转移的患者，该研究也是迄今纳入样本量最大的研究，其 5 年总生存率为 52%。多因素分析显示，肝大、高级别肿瘤以及肝移植时肝外肿瘤切除与预后差相关[40]。尽管转移性 PNET 行肝移植的生存率与肝细胞肝癌进行肝移植的生存率相近，但其并未明显高于非手术治疗的生存率。鉴于移植器官的稀缺性，移植在神经内分泌肿瘤转移患者中的治疗价值依然存在争议。

特殊功能性 PNETs 的诊断与治疗

分泌胰岛素的胰腺神经内分泌肿瘤（胰岛素瘤）

胰岛素瘤是最常见的功能性 PNETs，在美国，年发病率为 1 ～ 2/100 万。1953 年 Whipple 和 Frantz 首次报告了该临床综合征，后来被称为 Whipple 三联征，即：（1）自发性周期性发作低血糖症状，昏迷及精神神经症状；（2）发作时血糖低于 2.8 mmol/L；（3）口服或静脉注射葡萄糖后，症状可立即消失。

胰岛素分泌型 PNETs 患者的症状可能会有所不同。一类症状与低血糖时交感神经系统过度兴奋有关，包括疲劳、虚弱、恐惧、饥饿、震颤、出汗和心动过速。一类为中枢神经系统功能障碍，主要表现为冷漠、易怒、焦虑、困惑、兴奋、定向力障碍、视物模糊、谵妄、昏迷或抽搐。多数患者确诊时症状已经存在多年。患者因经常通过频繁饮食来预防低血糖发作，多数体重明显增加。

该病确诊时平均年龄为 45 岁。尽管胰岛 β 细胞主要分布于胰体和胰尾，胰岛素瘤却均匀分布于整个胰腺。极少数情况下，肿瘤位于十二指肠、脾门或胃结肠韧带。典型的胰岛素瘤体积较小，平均直径 1 ～ 1.5 cm。手术切除是唯一可能治愈胰岛素瘤的方法，大多数肿瘤体积较小，呈单发、良性（85% ～ 95%）。虽然大多数胰岛素瘤是散发的，但 5% 与 MEN1 相关，其更有可能是多灶性、恶性肿瘤。

诊断 任何具有 Whipple 三联征的患者，都需要进一步评估检查，以明确病因和指导治疗。对症状性低血糖的鉴别诊断包括胰岛素瘤、非胰岛素瘤胰源性低血糖综合征（NIPHS）、外源性胰岛素或口服降糖药（磺脲类、格列奈类）、胰岛素自身免疫性低血糖和胰岛素样生长因子介导的低血糖（表 39.5）。对于疑似低血糖的情况，都应该精确测量血糖。此时，不能使用家用血糖仪，因其在较低范围内的测量值不可靠。

诊断的关键一步是详细询问病史，尤其是与饮食有关的症状时间、个人和家庭成员服用的药物、家族史和社会史。胰岛素瘤的诊断需要在自发性或诱导的低血糖发作期间检测到血清胰岛素浓度不正常升高。低血糖发生时，医师应测量血糖、胰岛素、C 肽、胰岛素原、β- 羟基丁酸水平，并筛查是否使用口服降血糖药物。

胰岛素瘤诊断的金标准是 72 小时快速检测。然而，观察到低血糖发作并获得以上实验室检查结果后，禁食则无必要。检测应以病史为指导，尤其是与症状出现的时间相关的病史。除了短期禁食后即发生低血糖的患者，72 小时的禁食试验可以在家中晚餐后开始，应注明最后一顿饭的日期和时间。禁食过程中所有非必需药物均应停用。患者可以喝无热量、不含咖啡因的饮料。每 6 小时采集一次血糖、胰岛素、C 肽、胰岛素原和 β- 羟基丁酸的血样，直到血糖浓度低于 60 mg/dl。然后，应每 1 ～ 2 小时进行一次采血。胰岛素、C 肽和胰岛素原仅需要在血糖浓度低于 60 mg/dl 的标本中进行检测。应检测胰岛素抗体，但在低血糖时不需要检测。当血糖水平低于 55 mg/dl 或患者出现症状时，应停止禁食并给予葡萄糖。禁食过程中，大约 2/3 ～ 3/4 的胰岛素瘤患者将在最初的 24 小时内出现低血糖症状，95% 的患者在 72 小时内出现症状。

出现低血糖发作时，胰岛素瘤患者的血浆胰岛素、C 肽和胰岛素原值会升高，但在其他情况下这些指标也会升高。口服降糖药引起的低血糖可通过检测血浆中的磺脲类、格列奈类来鉴别。胰岛素自身免疫性低血

表 39.5 Whipple 三联征患者的检验结果和鉴别诊断

诊断	血糖（mg/dl）	胰岛素（mIU/ml）	C 肽（nmol/L）	胰岛素原（pmol/L）	胰岛素抗体或胰岛素受体抗体（+/−）	口服降糖药（磺脲类、氯苗苯酸类）	β- 羟丁酸	胰腺肿块（胰岛素瘤）	发生低血糖时间
胰岛素瘤	＜ 55	≥ 3	≥ 0.2	≥ 5	−	否	≤ 2.7	是 *	禁食
NIPHS，胃旁路术后低血糖	＜ 55	≥ 3	≥ 0.2	≥ 5	−	否	≤ 2.7	否	餐后
注射外源性胰岛素	＜ 55	＞＞＞ 3	＜ 0.2	＜ 5	−	否	≤ 2.7	否	使用不适当的胰岛素
口服降糖药物	＜ 55	≥ 3	≥ 0.2	≥ 5	−	是	≤ 2.7	否	口服降糖药
胰岛素自身免疫性低血糖	＜ 55	＞＞＞ 3	＞＞＞ 0.2	＞＞＞ 5	+	否	≤ 2.7	否	禁食
IGF 介导	＜ 55	＜ 3	＜ 0.2	＜ 5	−	否	≤ 2.7	否	禁食
IGF 介导	＜ 55	＜ 3	＜ 0.2	＜ 5	−	否	＞ 2.7	否	禁食

IGF：胰岛素样生长因子；NIPHS：非胰岛素瘤胰源性低血糖综合征。

* 实验室结果与胰岛素瘤一致时应及时评估有无胰岛细胞肿瘤；在少数病例中，胰岛细胞瘤术前难以定位

糖可通过检测胰岛素抗体或胰岛素受体抗体来鉴别。在没有与胰岛素瘤相一致的胰腺肿瘤记录时，胰岛素瘤和 NIPHS 通常难以鉴别。NIPHS 症状通常出现在餐后，胰岛素-葡萄糖比具有一定的诊断意义。胰岛素瘤患者中，该比值高于 0.3［胰岛素（μU/ml）比葡萄糖（mg/dl）］。肥胖患者由于胰岛素抵抗，该比值可能为 0.3，但这类患者通常无低血糖。C 肽水平高于 1.2 μg/ml，同时葡萄糖水平低于 40 mg/dl 也高度提示为胰岛素瘤。

外源性注射胰岛素的患者中，其血浆胰岛素水平高于胰岛素瘤患者，但血浆 C 肽和胰岛素原水平较低或检测不到。由于胰岛素有抑制酮体生成的作用，胰岛素瘤患者在禁食后血清 β- 羟基丁酸水平应小于 2.7 mmol/L。在胰岛素和 C 肽处于临界水平或胰岛素水平较低提示由胰岛素样生长因子介导的低血糖时，血清 β- 羟基丁酸水平超过 2.7，并且静脉注射胰高血糖素后血糖水平快速升高支持胰岛素瘤诊断。在血清胰岛素、C 肽和胰岛素原低水平的情况下，低血糖提示是由非胰岛素或胰岛素样生长因子介导的，这是罕见的。

定位和治疗 PNETs 的一般治疗原则适用于胰岛素瘤。对于有生化证据的胰岛素瘤患者，定位和处理原则如图 39.4 所示。胰岛素瘤的唯一区别是 SRS 无法显示肿瘤，因其很少表达生长抑素受体。手术切除是主要的治疗手段，也是胰岛素瘤的唯一可能治愈的方法。90% 以上的胰岛素瘤是良性的，故应尽量保留胰腺功能，可行单纯肿瘤剜除术。如果术中超声发现肿瘤临近主胰管，间距小于 2 mm，应避免行单纯肿瘤剜除。临近主胰管的肿瘤，或肿瘤较大，则应行远端胰腺切除、胰腺中段切除或胰十二指肠切除。

术前应预防严重的低血糖发生，围术期必须输注葡萄糖，尤其对无法进食的患者。应用二氮嗪可减少胰岛素释放（每日 3 mg/kg，每日剂量分至 2 或 3 次给予）。

随着现代影像技术发展，术前影像上无法定位肿瘤的情况已很少见。在此种情况下，应行术中超声检查，结合触诊探查整个胰腺和十二指肠，可识别绝大多数肿瘤。术前或术中仍不能定位肿瘤时，应行胰尾部穿刺活检，以排除胰岛细胞增生症。胰岛细胞增生症应考虑行远端胰腺切除术，但仍存在争议（见“非胰岛素瘤性胰腺源性低血糖综合征”一节）。

良性胰岛素瘤完整切除后，患者可获得长期生存。恶性胰岛素瘤需行扩大切除。对于转移性胰岛素瘤，减瘤手术可以达到生化治愈，因为残留病变可能无功能。转移性胰岛素瘤术后持续高胰岛素血症可通过生长抑素类似物、肝动脉肿瘤栓塞、二氮嗪或链佐星联合 5- 氟尿嘧啶来治疗。即使存在转移，胰岛素瘤术后的中位生存时间约为 5 年。

分泌胃泌素的胰腺神经内分泌肿瘤（胃泌素瘤）

胃泌素瘤是第二大最常见的功能性胰腺内分泌肿瘤，发病率为 1/250 万。Zollinger 和 Ellison 于 1955

年首次报道了该疾病，确诊时的平均年龄约为 50 岁。男性患者略多（60%），75% 的患者为散发性瘤，25% 的患者与 MEN1 相关。胰岛细胞肿瘤分泌的胃泌素不受胃中氨基酸和蛋白质肽的正常刺激。此外，消化道高 pH 不能抑制肿瘤分泌胃泌素，而胰泌素不仅不能抑制肿瘤，反而可以刺激肿瘤。

胃泌素瘤（或 Zollinger-Ellison 综合征）的患者患有严重的消化性溃疡、酸性分泌过多和胰腺非胰岛 β 细胞肿瘤。高胃泌素血症导致胃酸高分泌和难治性消化道溃疡。十二指肠溃疡最常见的，空肠溃疡亦可发生。空肠溃疡应怀疑是由分泌胃泌素的 PNETs 引起。大约 75% 的患者以腹痛就诊，2/3 的患者伴有腹泻，10% ～ 20% 的患者腹泻是唯一症状。与其他分泌性腹泻不同，这种腹泻可通过胃肠减压来缓解。超过 1/3 的患者有胃食管反流症状和体征，而且这一比例在逐渐增加。

90% 的胃泌素瘤位于胃泌素瘤三角形内，该三角以胆囊管与胆总管交汇处为上点，十二指肠第二部分和第三部分连接部为下点，胰颈和胰体连接部为中点的虚线连接构成（图 39.8）。60% 以上的患者胃泌素瘤位于十二指肠（图 39.9A），大多数位于十二指肠第一段。偶见胃泌素瘤位于该区域的淋巴结，目前尚不明确淋巴结是否为胃泌素瘤的原发部位，是否代表了十二指肠或胰腺隐匿性原发肿瘤的转移（图 39.9B）。

诊断 所有顽固性消化性溃疡（特别是空肠溃疡）、严重食管炎或持续分泌性腹泻的患者，都应除外胃泌素瘤（ZES）的可能。诊断依据胃泌素血症和胃酸分泌的增加。大多数实验室，空腹时血胃泌素水平的正常上限为 100 pg/ml。非胃泌素瘤患者偶尔会出现 100 ～ 1000 pg/ml 水平。若高于 1000 pg/ml，高度提示胃泌素瘤。某些恶性贫血患者和服用 PPIs 的患者胃泌素水平可以非常高，但无胃酸分泌过多。ZES 检查时，所有 PPIs 应在检测胃泌素水平前停药 2 周。血清胃泌素水平升高且胃液 pH 小于 2 几乎可以确诊为胃泌素瘤。未服用抑酸药物或无既往行抑制胃酸分泌的手术史，胃液 pH 大于 3 可排除胃泌素瘤。

进行以上检查，如诊断仍有疑问，应行胰泌素激发试验。首先测量空腹血清胃泌素水平，然后静脉注射胰泌素（2 IU/kg），检测给药后 2、5、10 和 20 min 后的胃泌素水平。87% 的患者给药后胃泌素水平大于 200 pg/ml，该试验无假阳性结果，但幽门螺杆菌感染可能造成假阴性结果。须排除引起高胃泌素血症的其他原因，鉴别诊断分两类，一类合并高胃酸分泌，一类合并低胃酸分泌（表 39.6）。

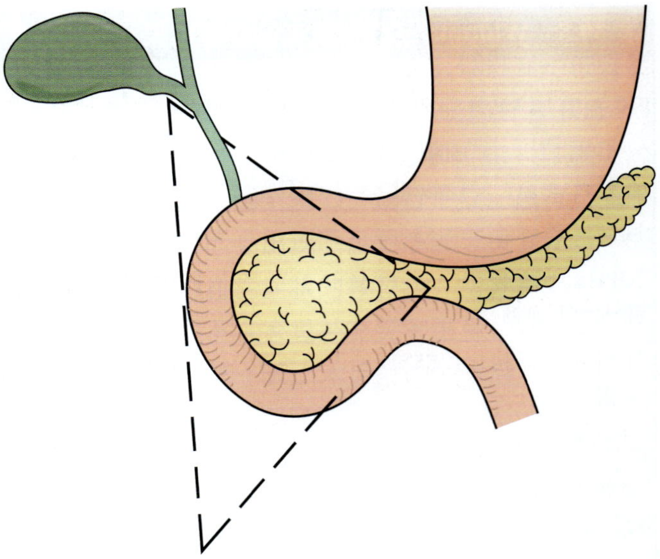

图 39.8 胃泌素瘤解剖三角，约 90% 的胃泌素瘤位于该区域。该三角以胆囊管与胆总管交汇处为上点，十二指肠第二部分和第三部分连接部为下点，胰颈和胰体连接部为中点的虚线连接构成

定位和治疗 一旦 ZES 诊断明确，应给予抑酸治疗，以预防并发症并缓解症状。PPIs 效果最好，但剂量要大于单纯消化性溃疡或胃食管反流病的剂量。已证实大剂量 PPIs 是安全、有效的，应足量使用。

与所有的 PNETs 相似，对于检验证实的 ZES 患者，首先应该行 CT 或 MRI 扫描确定肿瘤部位。CT 扫描时应使用水作为对比剂，以更好地识别明显增强和小的十二指肠胃泌素瘤。CT 和 MRI 没有发现肿瘤时，应该进行 SRS 检查，几乎所有的胃泌素瘤都表达生长抑素受体。EUS 可帮助发现小的胰腺肿瘤。若仍无法定位，可行血管造影。以上检查仍无法定位肿瘤，而临床又强烈怀疑 ZES 时，可考虑手术探查，术中精确定位并同时切除肿瘤。

基于术前影像学检查可以获得根治性切除或基于姑息性减瘤手术可以缓解症状时，都应该对胃泌素瘤进行手术治疗。肿瘤良、恶性是最重要的预后指标。有 5% ～ 8% 的病例在术中无法定位肿瘤。术前若无法定位，术中在胰腺和十二指肠内可能很难发现肿瘤。手术应探查整个腹腔，从膈下到盆腔，重点探查肝、右肝下和十二指肠周围、盆腔陷凹和卵巢。仔细检查小肠和全部结肠，注意肠旁和肠系膜淋巴结。仔细检查胃泌素瘤三角（图 39.8）以确定肿瘤的位置。术中常规进行超声检查，以识别小的胰腺病变和肝转

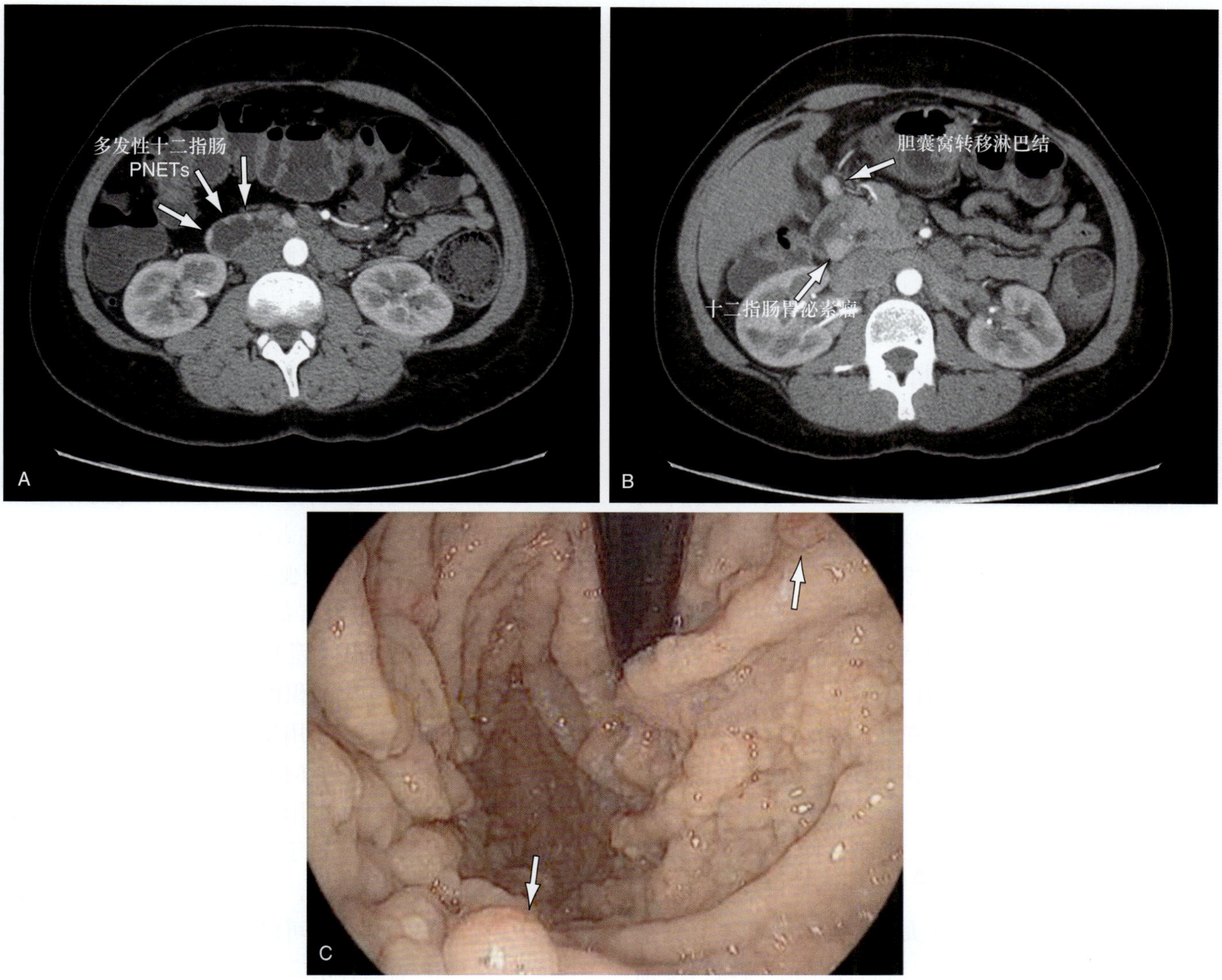

图 39.9 （**A**）CT 示 MEN1 患者的多发性小的十二指肠胰腺神经内分泌肿瘤（PNETs）；（**B**）CT 显示较大的原发性十二指肠胃泌素瘤，同时伴有胆囊窝淋巴结转移；（**C**）食管胃十二指肠镜显示 MEN1 患者十二指肠黏膜下多发 PNETs；内镜下切除两个较大病变（箭头），证实为 PNET

表 39.6　高胃泌素血症病因

高胃酸排出	正常、低或无胃酸排出
ZES（胃泌素瘤）	H_2 受体拮抗剂治疗
胃出口梗阻	PPI 治疗
G 细胞增生	既往抑酸手术
胃窦保留	萎缩性胃炎、恶性贫血、胃癌、胃黏膜白斑、胃酸缺乏、迷走神经切断术、肾衰竭

PPI：质子泵抑制剂；ZES：佐林格-埃利森综合征

移。术中内镜检查有助于识别小的十二指肠黏膜下病变。十二指肠降段前外侧壁切开 3 cm，内镜引导下仔细触摸十二指肠壁，可发现小于 1 cm 的胃泌素瘤。通过十二指肠切开可发现 25% ～ 30% 的术前影像学检查未发现的肿瘤。

大多数胃泌素瘤需要行胰腺节段切除，包括远端胰腺切除和胰十二指肠切除。胰十二指肠切除术可延长 MEN1 患者的无病生存期，因为在局部切除后，最常见的肿瘤复发部位是十二指肠[41]。仔细检查胰周、十二指肠周和肝门淋巴结，切除肿大的转移淋巴结可以延长无病生存时间。然而，长期随访结果显示，近 50% 的患者在治愈后 5 年内症状复发或胰泌素试验阳性。

不幸的是，超过 50% 的胃泌素瘤患者确诊时即已存在远处转移。对于不可切除的、有症状的转移患者，治疗重点应放在缓解症状上，也就是减少胃酸上。使用 PPIs 控制胃酸分泌已取代全胃切除术和其他减少胃酸分泌的手术。使用 PPIs 可使超过 90% 的患者的症状得到控制。泮托拉唑的初始剂量为每天60～80 mg，必要时可加大剂量。控制基础胃酸排出量低于10 mEq/h（对于有减酸手术史的患者，基础胃酸排出量＜5 mEq/h）。长期的高胃泌素血症可能导致胃癌的发生，对于合并胃癌的ZES患者，可施行全胃切除。胃切除术也可能适用于不能耐受PPIs且不能通过其他方法控制胃酸分泌的患者。全胃切除术可治愈胃酸过多引起的所有症状，但并不能改善患者生存。生长抑素类似物，虽然可减少胃泌素释放和胃酸分泌，但在不联合PPIs的情况下，抑酸通常无效。

即使有病变残留，也有患者已生存超过20年。因此，对胃泌素瘤应该采取积极的外科手术治疗策略。胃泌素瘤可能表现为侵袭性或相对良性的临床病程。25%的肿瘤为侵袭性，通常为较大的胰腺胃泌素瘤、合并肝转移，预后差。90%的侵袭性肿瘤位于胰腺。侵袭性肿瘤患者10年生存率为30%，而非侵袭性肿瘤患者的10年生存率大于90%。影响胃泌素瘤患者生存最重要的指标是有无肝转移，而淋巴结转移并不能预测[42]。切除所有的大体病灶和转移灶有助于缓解症状、延长生存，长期生存率可超过50%，但无法治愈。

分泌血管活性肠肽的胰腺神经内分泌肿瘤

血管活性肠肽（VIP）是分布于大脑、胃窦G细胞、肾上腺、消化道黏膜、胰腺神经元和胰腺D2细胞的短肽。Verner和Morrison于1958年首次报道了VIP瘤。VIP瘤通常起源于胰岛D2细胞，释放高水平的VIP。该综合征也被称为WDHA综合征（水样腹泻、低钾血症）或胰性霍乱。该病临床罕见，发病率为1/1000万。

超过2/3的血管活性肠肽瘤为恶性（表39.1），出现症状时，超过70%的患者已发生转移。90%的病变位于胰腺，10%位于结肠、支气管、肝、肾上腺和交感神经节。大多数患者确诊VIP瘤时已到中年，但约10%的患者10岁前被确诊。对于这些年轻患者，高水平的VIP最常见的是由神经节神经瘤、神经节母细胞瘤或神经母细胞瘤引起的，而非胰腺肿瘤。

肿瘤多为单发，确诊时直径超过3 cm。75%的患者肿瘤位于胰体尾部。95%的VIP瘤是散发的，而5%与MEN1有关[43]。

诊断和治疗 VIP直接作用于小肠上皮细胞，激活腺苷酸环化酶，从而增加结肠上皮细胞内环磷酸腺苷水平，促进液体高分泌进入消化道，最终导致水样腹泻。大量、水样、等渗分泌型腹泻是本病最常见的临床症状，腹泻量可能超过每日3～5 L。如果腹泻量小于每日700 ml，诊断VIP瘤的可能性很低。由于环磷酸腺苷可抑制钠的重吸收，刺激氯的分泌，导致大量液体和电解质进入肠腔，进一步加重腹泻。禁食后腹泻仍然存在，这是VIP瘤分泌型腹泻的特点。微创减压亦不能缓解腹泻的发生，这与ZES腹泻不同。鉴别诊断主要有泻药滥用、细菌性和寄生虫腹泻、类癌综合征以及胃泌素瘤。诊断可通过检测VIP水平确诊。正常VIP低于200 pg/ml，VIP瘤患者的VIP水平为225～2000 pg/ml。血清VIP的测定应在空腹时进行。

VIP瘤常伴随体重减轻、腹部绞痛、脱水、电解质紊乱和代谢性酸中毒。患者每天可能丢失400 mEq的钾，从而引起严重的低钾血症，并可引发心律失常，甚至死亡。75%的患者有低氯血症，低镁和低磷也较常见。严重的电解质紊乱和脱水在术前必须纠正。

VIP瘤的治疗首先需积极补液，纠正电解质紊乱和酸碱平衡失调。术前应用生长抑素类似物可减少腹泻量，促进液体和电解质的吸收。如果生长抑素类似物治疗后腹泻仍持续，加用糖皮质激素可能有效。鉴于VIP瘤恶性比例高，对于可切除性疾病，应行解剖性切除而非单纯肿瘤剜除，同时需行淋巴结清扫。目前尚无证据支持减瘤手术可以给存在转移的患者带来生存获益。VIP瘤患者术后5年生存率约为68%，合并远处转移患者预后较差[43]。

胰高血糖素瘤

胰高血糖素瘤极为罕见，发病率约为1/2000万。女性患者多见，为男性患者的2～3倍。与其他胰腺内分泌肿瘤相比，胰高血糖素瘤往往更大，诊断时肿瘤平均直径为5～10 cm。肿瘤几乎都来源于胰腺，65%～75%位于胰体或胰尾，与胰腺α细胞分布一致。50%～80%的胰高血糖素瘤是恶性的，80%的患者在确诊时已有肝转移。绝大多数胰高血糖素瘤为散发性，然而，5%～17%与MEN1相关[44]。

胰高血糖素综合征临床罕见，典型表现为“4D”，即糖尿病（Diabetes）、皮肤损害（Dermatitis）、深静脉血栓（Deep vein thrombosis）和抑郁（Depression）。也可表现为严重的分解代谢，如体重减轻，脂肪和蛋白质消耗，维生素缺乏。特征性皮肤损害，坏死性游走性红斑（图39.10）可见于2/3的患者，且出现在其他症状之前，其原因与严重的氨基酸缺乏、微量元素缺乏和全身营养不良有关。静脉输注氨基酸可缓解皮肤损害症状。76% ～ 94% 的患者病程中会出现糖尿病，但多为轻度。胰高血糖素瘤的诊断是基于胰高血糖素水平测定，正常人空腹胰高血糖素水平小于 100 pg/ml。空腹胰高血糖素水平高于 1000 pg/ml 具有诊断意义。

胰高血糖素瘤通常瘤体较大，容易定位。治疗上应首先改善患者营养状况，补充肠内营养，同时应用奥曲肽可改善分解代谢状态。静脉输注氨基酸可改善症状和减轻皮损。住院早期应尽早预防静脉血栓，以预防围术期深静脉血栓和肺栓塞。深静脉血栓和肺栓塞发生率高，是患者的主要死因。与其他 PNETs 一样，可切除的胰高血糖素瘤应行完整切除。如果没有转移，手术切除后 5 年生存率为 85%，存在转移患者 5 年生存率约为 60%。

生长抑素瘤

生长抑素瘤极为罕见，文献报道的病例不到 100 例。1977 年首次报道该病，其临床症状包括脂肪泻、糖尿病、胃酸减少和胆结石。生长抑素的异常高分泌抑制了胰酶和相关激素分泌，进而导致脂肪泻、糖尿病、吸收不良和胆囊排空不足引起的胆石症[45]。由于上述症状的非特异性，术前诊断困难。对于糖尿病、胆结石和脂肪泻患者，影像学检查发现胰腺或十二指肠肿块后，应测量空腹血浆生长抑素水平，浓度超过 160 pg/ml 可提示该病。

生长抑素瘤通常为单发，85% 的直径大于 2 cm。60% 以上肿瘤位于胰腺，尤其是头部，其余位于十二指肠或小肠。诊断时多数患者年龄为 50 ～ 60 岁。90% 的生长抑素瘤是恶性的，确诊时多有肝或淋巴结转移。生长抑素瘤极少与 MEN1 相关，但可合并 von Recklinghausen 病和嗜铬细胞瘤。由于该病罕见，目前尚无相关生存数据。据报道，转移性疾病切除术后 5 年生存率为 30% ～ 60%。

其他功能性胰腺内分泌肿瘤

分泌其他激素的胰腺内分泌肿瘤亦偶见个案报道。这些激素包括胃泌素释放因子（GRF）、甲状旁腺激素相关蛋白（PTHrP）、胰多肽（PP）、ACTH、降钙素、肠高血糖素、CCK、胃抑制蛋白、促黄体生成素、神经降压素或生长抑素释放肽等。GRF 瘤常合并 MEN1，仅 30% 的 GRF 瘤位于胰腺。分泌 ACTH 肿瘤的患者表现为库欣综合征，通常伴有其他内分泌综合征，最常见的是 ZES。神经降压素瘤常为恶性，可引起低钾血症、体重减轻、低血压、发绀、皮肤潮红和糖尿病。胰多肽瘤血液循环中 PP 水平升高，但没有典型症状。除非与 MEN1 有关，否则多为单发巨大肿瘤。此外，PP 水平升高也可见于其他内分泌肿瘤综合征中。分泌 PP、神经降压素和降钙素的肿瘤有时被归类为无功能肿瘤，因上述激素的生物学作用相对弱，很少引起症状。

多发性内分泌肿瘤 1 型相关 PNETs

胰腺内分泌肿瘤见于 30% ～ 80% 的 MEN1 患者，是 MEN1 患者肿瘤致死的最常见原因。与散发性肿瘤患者相比，MEN1 相关胰腺内分泌肿瘤发病年龄小，肿瘤多为恶性、多灶性。约 50% 的 MEN1 相关 NETs 患者确诊时已发生转移。MEN1 患者中最常见的胰腺内分泌肿瘤是胃泌素瘤（54%），其次是胰岛细胞瘤（21%）、胰高血糖素瘤（3%）和 VIP 瘤（1%）。胰多肽瘤为无功能性肿瘤，见于 80% 以上的 MEN1 患者。

合并胰腺内分泌肿瘤的 MEN1 患者的治疗首先需要明确诊断，对相关肿瘤进行分步治疗。可疑 MEN1

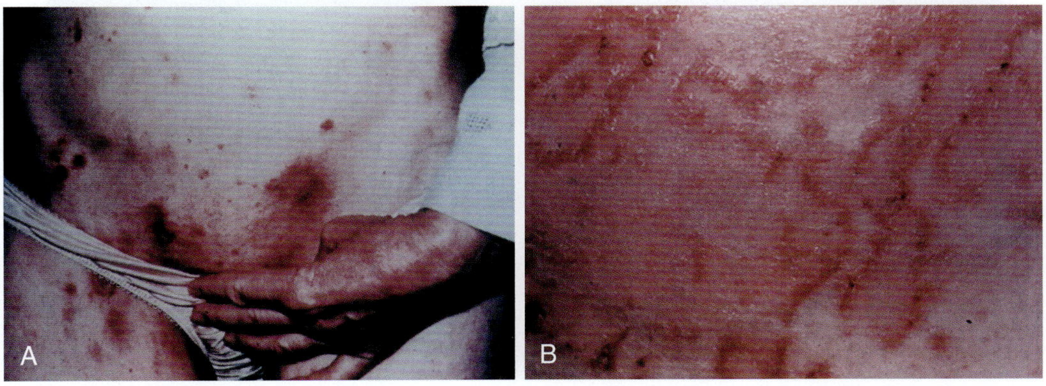

图 39.10 胰高血糖素综合征的松解坏死性游走性红斑性皮炎。（A）表皮坏死融合斑块；（B）周围边缘不规则

的患者需检测胃泌素、胰岛素、胰岛素原、PP、胰高血糖素和嗜铬素 A（大多数胰腺内分泌肿瘤的肿瘤标志物）。所有疑似 MEN1 的患者应检测血钙水平，如血钙升高，应进一步检查甲状旁腺激素水平。如有甲状旁腺功能亢进症的情况，应进行甲状旁腺显影，以确定是甲状旁腺腺瘤还是增生（图 39.11）。如果确诊甲状旁腺功能亢进症，应首先治疗甲状旁腺功能亢进症，纠正高钙血症可以改善胰腺内分泌肿瘤患者预后。

ZES 患者考虑 MEN1 的诊断尤其重要。20% 的 ZES 患者同时患有 MEN 相关疾病。MEN 相关胃泌素瘤发病年龄较散发型胃泌素瘤要早 5 ~ 10 岁，肿瘤多位于十二指肠，且易多发，导致治疗困难（图 39.9B ~ C）。MEN1 患者中，60% ~ 80% 患有十二指肠胃泌素瘤，确诊时 85% 的患者发生淋巴结转移（图 39.9B），但一般不会转移到肝。大于 3 cm 的散发性肿瘤易发生肝转移。

对于 MEN1 患者，应密切随访，每年进行食管、胃、十二指肠镜检查，内镜下切除较大的十二指肠病变。考虑恶性病变，如肿瘤生长迅速、发生外形改变，需要行手术切除。

非胰岛素瘤性胰腺源性低血糖综合征

胰岛素瘤是引起高胰岛素血症性低血糖最常见的原因。然而，非胰岛素瘤性胰腺源性低血糖综合征（NIPHS）或胰岛细胞增生症也可引起类似的症状。NIPHS 的特征是胰腺 B 细胞功能亢进，相关病理改变包括胰岛增生和胰岛发育异常，组织学特征为 B 细胞从胰腺导管出芽并与其相连。胰岛细胞增生症通常是婴儿患病，成人罕见。成年患者中，NIPHS 和胰岛素瘤很难区分。然而，鉴别诊断至关重要，两者手术方案是不同的。

餐后 4 小时内低血糖是 NIPHS 的特点，而这在胰岛素瘤中一般不会发生，其可以帮助与胰岛素瘤进行鉴别。与胰岛素瘤一样，NIPHS 患者 72 小时禁食试验可能呈阳性，低血糖发作与胰岛素、C 肽和胰岛素原水平的不正常升高相关。胰岛细胞增生症在做临床诊断时需要排除其他疾病，排除胰岛素瘤后可做出胰岛细胞增生症的诊断。确诊需进行胰腺病理检查。NIPHS 的治疗包括胰腺切除术（最常见，95% 为远端胰腺切除术），饮食控制、二氮嗪和生长抑素类似物的药物治疗。

外科治疗的内分泌并发症

胃旁路术后非胰岛素瘤性胰腺源性低血糖综合征

NIPHS 已被认为是减肥手术的并发症，尤其是 Roux-en-Y 胃旁路术（RYGB）。NIPHS 表现为类似胰岛素瘤的神经性低血糖症状，症状比胰岛素瘤更严重，包括精神错乱、定向障碍、昏迷、晕厥、颤抖、

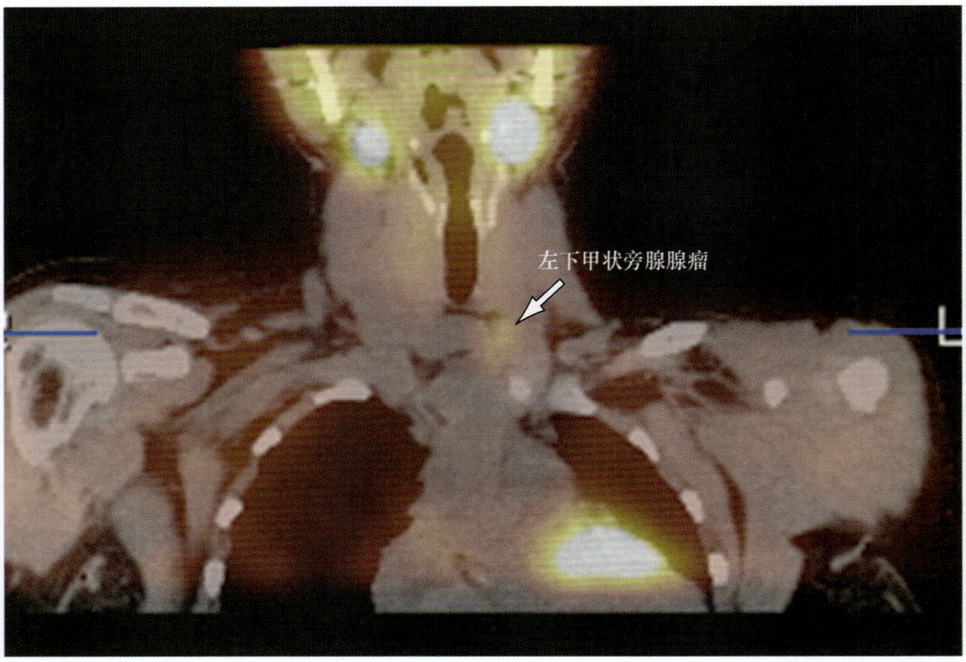

图 39.11 MEN1 相关胃泌素瘤患者（图 39.9）的 sestamibi 显像。患者血钙和甲状旁腺激素水平升高，显像可见左下甲状旁腺腺瘤

震颤、行为异常、焦虑、虚弱、视物模糊和抽搐。尽管相对少见，但考虑到 RYGB 手术的增加和低血糖情况经常被低估，认识这种并发症具有临床意义。在 RYGB 的情况下，理论上胰岛细胞增生症的实际病因包含肥胖诱导的 B 细胞增生在 RYGB 后没有逆转，生长因子异常释放和肠道激素信号持续改变。

RYGB 术后 NIPHS 的一线治疗包括饮食调理和药物治疗。随着医学进展，包括持续血糖监测、阿卡波糖、钙通道阻滞剂、二氮嗪和生长抑素类似物的应用，低血糖发作基本得到控制。对于难治性病例，根据围术期风险、长期预后、体重增加的潜力以及对肥胖相关疾病的影响，可考虑行 RYGB 逆转术或远端胰腺切除术进行干预。胰腺切除术是最常见的手术方案，然而，切除范围依然具有争议，而且术后症状经常复发。

手术切除后内分泌功能障碍

在内分泌功能障碍转变为 1 型糖尿病前，有必要破坏或切除 85% 的胰岛细胞。胰腺切除术后，大约 20% ～ 50% 的患者会发展为糖尿病。胰腺切除术最常见于胰腺 / 壶腹周围癌或慢性胰腺炎，通常伴随胰腺内分泌功能不足。目前，尽管有研究表明血红蛋白水平可能具有预测性，但很难预测谁会在胰腺切除术后发生胰腺内分泌功能不全[46]。对于慢性胰腺炎患者，术后糖尿病非常常见。然而，对于胰腺癌手术患者，结果具有争议，有研究报道，肿瘤切除后糖尿病发病率高，而其他研究报告血糖得到良好控制主要归因于胰腺导管梗阻的解除或其他肿瘤介导因素的缓解。

全胰腺切除术毋庸置疑会导致严重的糖尿病。由于缺乏内源性胰高血糖素来平衡外源性胰岛素，因此，糖尿病非常难以控制。目前，随着长效胰岛素制剂的出现，全胰切除术后糖尿病的管理得到了显著改善。

糖尿病外科治疗

胰岛细胞自体移植

在严重的慢性胰腺炎患者中，胰岛细胞自体移植发挥了重要作用。手术切除全部或部分胰腺可消除或减轻顽固性疼痛，恢复食欲、增加体重、减少住院次数，从而显著提高生活质量。即使不行胰腺切除术，大部分慢性胰腺炎患者也会发展为糖尿病或糖耐量受损。由于胰岛素、胰高血糖素和 PP 分泌不足，慢性胰腺炎患者发生的糖尿病与胰腺切除术后的糖尿病类型相似。

一些中心在开展全胰或部分胰腺切除术的同时，进行胰岛自体移植。这在为一部分慢性胰腺炎患者去除症状的同时，对防止糖尿病的发生提供了选择。有些患者虽合并胰岛素依赖性糖尿病，但保留了胰岛素和胰高血糖素的分泌功能和内源性 C 肽产物，因而血糖容易控制。胰岛分离过程如图 39.12 所示。患者接受胰腺切除术后，立即用含有胶原酶和神经蛋白酶的酶溶液消化胰腺组织，然后纯化胰岛细胞。纯化的胰岛细胞再通过门静脉回输到患者体内。胰岛细胞植入肝，产生胰岛素和 C 肽。之后检测血糖水平来评估移植胰岛的功能。

由于各中心技术和经验差异，目前报道的胰岛自体移植的结果多有不同。自 2000 年以来，已有超过 1500 名患者接受了胰岛自体移植。部分患者最初胰岛素非依赖率高达 40% ～ 80%，但随着时间的推移，胰岛功能显著下降，自体移植 10 年后，胰岛素需求的患

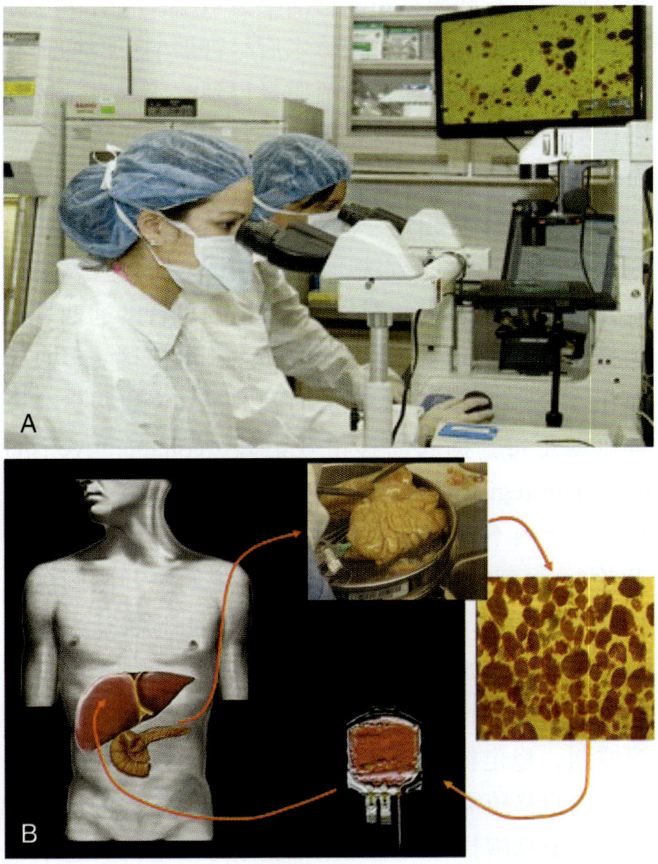

图 39.12 （**A**）美国得克萨斯大学医学中心的胰岛分离设备。右上角的屏幕显示，从全胰切除和自体胰岛移植的患者中分离出的胰岛组织，染色为红色；（**B**）自体胰岛移植过程。患者接受部分或全部胰腺切除术。胰腺组织立即用含有胶原酶和中性蛋白酶的酶溶液消化，然后纯化胰岛细胞。胰岛细胞通过门静脉回输给患者

者显著增加。只有大约10%的患者仍不需要胰岛素治疗。尽管胰岛素非依赖性的目标难以实现，但大多数患者C肽阳性，糖尿病容易控制。此外，大多数研究表明，慢性胰腺炎的疼痛和其他症状都有改善[47-49]。胰岛自体移植的成功率取决于分离、移植胰岛的数量以及胰腺原发疾病。自体移植前无糖尿病的患者、既往无胰腺手术的患者、年轻患者（尤其是青少年患者）效果最好。胰岛细胞自体移植最严重的手术相关并发症是门静脉血栓形成，发生率在不到1%。

胰腺移植和胰岛异体移植

1型糖尿病病因是胰岛的自身免疫缺陷。对于传统治疗或胰岛素泵效果不佳的糖尿病患者，全胰腺移植仍然是治疗的金标准。从1966年到2008年，国际胰腺移植登记处记载了共4万多例胰腺移植手术。胰腺移植后空腹和餐后血糖水平立即恢复正常，糖化血红蛋白水平也恢复正常。在美国，胰肾联合移植的1年存活率达85%，肾移植后行胰腺移植的1年存活率为78%，仅行胰腺移植的存活率为76%。随着手术并发症和死亡率的下降，受体术后尽管需要免疫抑制治疗，但不依赖胰岛素，生活质量得到改善。血糖控制不佳引起的视网膜病变、糖尿病肾病、神经病变、微血管和大血管病变亦稳定或改善。

与胰腺移植相比，同种异体胰岛移植是一种实现不依赖胰岛素的方法，其创伤虽较小，但效果较差。目前，接受同种异体胰岛移植的患者的远期是否能脱离胰岛素尚无定论。研究显示，即使接受多次同种异体胰岛细胞回输，随着时间的推移，也很少有患者血糖正常。据胰岛移植登记处（collaborative islet transplant registry，CITR）的数据显示，70%的患者移植1年内不需要胰岛素（包括多次胰岛细胞回输的患者），而到第3年，不需要胰岛素的患者比例接近35%[50]。即使是部分胰腺内分泌功能的恢复亦能带来许多好处，如减少了严重低血糖的发生，降低了无知觉性低血糖的发生率，恢复了C肽水平，有助于血糖控制，稳定糖尿病并发症。此外，对于每个受体，胰岛细胞移植需要有两个供体，以提供足够的移植物功能。干细胞具有产生无限细胞来源的潜力，越来越多的研究已从小鼠和人的胰腺导管分离出胚胎细胞，并在体外扩增，这些细胞可以感受血糖刺激并分泌胰岛素。一旦干细胞疗法获得成功，将为胰岛细胞移植提供取之不尽的来源。

主要参考文献

Bilimoria KY，Talamonti MS，Tomlinson JS，et al. Prognostic score predicting survival after resection of pancreatic neuroendocrine tumors：analysis of 3851 patients. Ann Surg. 2008；247：490-500.

本大型研究通过国家癌症数据库来确定胰腺神经内分泌肿瘤切除后的预后因素。本文提供了亚组的生存数据和预后评分系统，可应用于个体预后评估。

Caplin ME，Pavel M，Cwikla JB，et al. Lanreotide in metastatic enteropancreatic neuroendocrine tumors. N Engl J Med. 2014；371：224-233.

这项针对晚期、高中分化、无功能性、生长抑素受体阳性、G1或G2（肿瘤增殖指数Ki-67 < 10%）神经内分泌肿瘤患者的多国研究表明，兰瑞肽可以显著延长转移性肠胰腺神经内分泌肿瘤患者的无进展生存时间。

Jiao Y，Shi C，Edil BH，et al. DAXX/ATRX，MEN1，and mTOR pathway genes are frequently altered in pancreatic neuroendocrine tumors. Science. 2011；331：1199-1203.

这项高影响力的原创性研究利用高通量测序技术表征了散发性胰腺神经内分泌肿瘤中最常见的突变基因。这些发现有助于验证几种基因产物和通路作为治疗的潜在靶点。

Klimstra DS，Modlin IR，Coppola D，et al. The pathologic classification of neuroendocrine tumors：a review of nomenclature，grading，and staging systems. Pancreas. 2010；39：707-712.

本文综述了神经内分泌肿瘤的病理分类，包括分级和分化的区别以及不同病理因素的预后意义。对神经内分泌肿瘤病理报告中应包含的基本数据给出了指导意见。

Krampitz GW, Norton JA. Pancreatic neuroendocrine tumors. Curr Probl Surg. 2013; 50: 509–545.

本文是世界级专家 Jeffrey Norton 博士完成的关于胰腺神经内分泌肿瘤（PNETs）的系统性综述。关于功能性 PNETs 的诊断、定位和治疗很有帮助，并强调散发性和多发性内分泌肿瘤 1 型（MEN1）相关 PNETs 之间的差异。

Mayo SC, de Jong MC, Bloomston M, et al. Surgery versus intra-arterial therapy for neuroendocrine liver metastasis: a multicenter international analysis. Ann Surg Oncol. 2011; 18: 3657–3665.

由于转移性神经内分泌肿瘤相对罕见，且国家数据库中病例数量不足，该病的管理依然具有争议。这项合作性研究汇集了 753 名患者，以确定神经内分泌肿瘤肝转移接受肝定向治疗后的预后因素。

Rinke A, Muller HH, Schade-Brittinger C, et al. Placebocontrolled, double-blind, prospective, randomized study on the effect of octreotide LAR in the control of tumor growth in patients with metastatic neuroendocrine midgut tumors: a report from the PROMID Study Group. J Clin Oncol. 2009; 27: 4656–4663.

在本研究之前，生长抑素类似物已被证实可以有效控制功能性神经内分泌肿瘤的症状，本研究首次证明了生长抑素类似物可以带来生存获益。该方法目前已成为不可切除神经内分泌肿瘤的一线治疗方法。

参考文献

1. Lawrence B, Gustafsson BI, Chan A, et al. The epidemiology of gastroenteropancreatic neuroendocrine tumors. *Endocrinol Metab Clin North Am.* 2011;40:1–18, vii.
2. Klimstra DS, Modlin IR, Coppola D, et al. The pathologic classification of neuroendocrine tumors: a review of nomenclature, grading, and staging systems. *Pancreas.* 2010;39:707–712.
3. Martin RC, Kooby DA, Weber SM, et al. Analysis of 6,747 pancreatic neuroendocrine tumors for a proposed staging system. *J Gastrointest Surg.* 2011;15:175–183.
4. Li X, Gou S, Liu Z, et al. Assessment of the American Joint Commission on Cancer 8th Edition Staging System for Patients with Pancreatic Neuroendocrine Tumors: a surveillance, epidemiology, and end results analysis. *Cancer Med.* 2018;7:626–634.
5. Libutti SK, Choyke PL, Alexander HR, et al. Clinical and genetic analysis of patients with pancreatic neuroendocrine tumors associated with von Hippel-Lindau disease. *Surgery.* 2000;128:1022–1027; discussion 1027–1028.
6. Jiao Y, Shi C, Edil BH, et al. DAXX/ATRX, MEN1, and mTOR pathway genes are frequently altered in pancreatic neuroendocrine tumors. *Science.* 2011;331:1199–1203.
7. Missiaglia E, Dalai I, Barbi S, et al. Pancreatic endocrine tumors: expression profiling evidences a role for AKT-mTOR pathway. *J Clin Oncol.* 2010;28:245–255.
8. Zhang J, Francois R, Iyer R, et al. Current understanding of the molecular biology of pancreatic neuroendocrine tumors. *J Natl Cancer Inst.* 2013;105:1005–1017.
9. Jones S, Zhang X, Parsons DW, et al. Core signaling pathways in human pancreatic cancers revealed by global genomic analyses. *Science.* 2008;321:1801–1806.
10. Yachida S, Vakiani E, White CM, et al. Small cell and large cell neuroendocrine carcinomas of the pancreas are genetically similar and distinct from well-differentiated pancreatic neuroendocrine tumors. *Am J Surg Pathol.* 2012;36:173–184.
11. van Essen M, Sundin A, Krenning EP, et al. Neuroendocrine tumours: the role of imaging for diagnosis and therapy. *Nat Rev Endocrinol.* 2014;10:102–114.
12. Sheth S, Hruban RK, Fishman EK. Helical CT of islet cell tumors of the pancreas: typical and atypical manifestations. *AJR Am J Roentgenol.* 2002;179:725–730.
13. Fidler JL, Fletcher JG, Reading CC, et al. Preoperative detection of pancreatic insulinomas on multiphasic helical CT. *AJR Am J Roentgenol.* 2003;181:775–780.
14. Sainz-Esteban A, Olmos R, Gonzalez-Sagrado M, et al. Contribution of 111In-pentetreotide SPECT/CT imaging to conventional somatostatin receptor scintigraphy in the detection of neuroendocrine tumours. *Nucl Med Commun.* 2014.
15. Kolasińska-Ćwikła AD, Konsek SJ, Buscombe JR, et al. The value of somatostatin receptor scintigraphy (SRS) in patients with NETG1/G2 pancreatic neuroendocrine neoplasms (p-NENs) [published online ahead of print 2018]. *Nucl Med Rev Cent East Eur.*
16. Falconi M, Eriksson B, Kaltsas G, et al. ENETS consensus guidelines update for the management of patients with functional pancreatic neuroendocrine tumors and non-functional pancreatic neuroendocrine tumors. *Neuroendocrinology.* 2016;103:153–171.
17. National Comprehensive Cancer Network I. *Neuroendocrine and Adrenal Tumors, Version 2.2018*; 2018. https://www.nccn.org. Accessed December 20, 2018.
18. Cheema A, Weber J, Strosberg JR. Incidental detection of pancreatic neuroendocrine tumors: an analysis of incidence and outcomes. *Ann Surg Oncol.* 2012;19:2932–2936.
19. Lee LC, Grant CS, Salomao DR, et al. Small, nonfunctioning, asymptomatic pancreatic neuroendocrine tumors (PNETs): role for nonoperative management. *Surgery.* 2012;152:965–974.
20. Sadot E, Reidy-Lagunes DL, Tang LH, et al. Observation versus resection for small asymptomatic pancreatic neuroendocrine tumors: a matched case-control study. *Ann Surg Oncol.* 2016;23:1361–1370.
21. Gaujoux S, Partelli S, Maire F, et al. Observational study of natural history of small sporadic nonfunctioning pancreatic neuroendocrine tumors. *J Clin Endocrinol Metab.* 2013;98:4784–4789.
22. Kishi Y, Shimada K, Nara S, et al. Basing treatment strategy for non-functional pancreatic neuroendocrine tumors on tumor size. *Ann Surg Oncol.* 2014;21:2882–2888.

23. Rosenberg AM, Friedmann P, Del Rivero J, et al. Resection versus expectant management of small incidentally discovered nonfunctional pancreatic neuroendocrine tumors. *Surgery.* 2016;159:302–309.
24. Zhang IY, Zhao J, Fernandez-Del Castillo C, et al. Operative versus nonoperative management of nonfunctioning pancreatic neuroendocrine tumors. *J Gastrointest Surg.* 2016;20:277–283.
25. Nigri G, Petrucciani N, Debs T, et al. Treatment options for PNET liver metastases: a systematic review. *World J Surg Oncol.* 2018;16:142.
26. Elias D, Lasser P, Ducreux M, et al. Liver resection (and associated extrahepatic resections) for metastatic well-differentiated endocrine tumors: a 15-year single center prospective study. *Surgery.* 2003;133(4):375–382.
27. Morgan RE, Pommier SJ, Pommier RF. Expanded criteria for debulking of liver metastasis also apply to pancreatic neuroendocrine tumors. *Surgery.* 2018;163(1):218–225.
28. Tao L, Xiu D, Sadula A, et al. Surgical resection of primary tumor improves survival of pancreatic neuroendocrine tumor with liver metastases. *Oncotarget.* 2017;8(45):79785–79792.
29. Jia Z, Paz-Fumagalli R, Frey G, et al. Single-institution experience of radioembolization with yttrium-90 microspheres for unresectable metastatic neuroendocrine liver tumors. *J Gastroenterol Hepatol.* 2017;32(9):1617–1623.
30. Appetecchia M, Baldelli R. Somatostatin analogues in the treatment of gastroenteropancreatic neuroendocrine tumours, current aspects and new perspectives. *J Exp Clin Cancer Res.* 2010;29:19.
31. Rinke A, Muller HH, Schade-Brittinger C, et al. Placebo-controlled, double-blind, prospective, randomized study on the effect of octreotide LAR in the control of tumor growth in patients with metastatic neuroendocrine midgut tumors: a report from the PROMID Study Group. *J Clin Oncol.* 2009;27(28):4656–4663.
32. Caplin ME, Pavel M, Cwikla JB, et al. Lanreotide in metastatic enteropancreatic neuroendocrine tumors. *N Engl J Med.* 2014;371(3):224–233.
33. Kouvaraki MA, Ajani JA, Hoff P, et al. Fluorouracil, doxorubicin, and streptozocin in the treatment of patients with locally advanced and metastatic pancreatic endocrine carcinomas. *J Clin Oncol.* 2004;22(23):4762–4771.
34. Strosberg JR, Fine RL, Choi J, et al. First-line chemotherapy with capecitabine and temozolomide in patients with metastatic pancreatic endocrine carcinomas. *Cancer.* 2011;117(2):268–275.
35. Yamaguchi T, Machida N, Morizane C, et al. Multicenter retrospective analysis of systemic chemotherapy for advanced neuroendocrine carcinoma of the digestive system. *Cancer Sci.* 2014;105:1176–1181.
36. Yao JC, Shah MH, Ito T, et al. Everolimus for advanced pancreatic neuroendocrine tumors. *N Engl J Med.* 2011;364:514–523.
37. Raymond E, Dahan L, Raoul JL, et al. Sunitinib malate for the treatment of pancreatic neuroendocrine tumors. *N Engl J Med.* 2011;364:501–513.
38. Filice A, Fraternali A, Frasoldati A, et al. Radiolabeled somatostatin analogues therapy in advanced neuroendocrine tumors: a single centre experience. *J Oncol.* 2012;2012:320198.
39. Mazzaferro V, Pulvirenti A, Coppa J. Neuroendocrine tumors metastatic to the liver: how to select patients for liver transplantation? *J Hepatol.* 2007;47:460–466.
40. Le Treut YP, Gregoire E, Klempnauer J, et al. Liver transplantation for neuroendocrine tumors in Europe-results and trends in patient selection: a 213-case European liver transplant registry study. *Ann Surg.* 2013;257:807–815.
41. Gibril F, Schumann M, Pace A, et al. Multiple endocrine neoplasia type 1 and Zollinger-Ellison syndrome: a prospective study of 107 cases and comparison with 1009 cases from the literature. *Medicine (Baltimore).* 2004;83:43–83.
42. Krampitz GW, Norton JA. Pancreatic neuroendocrine tumors. *Curr Probl Surg.* 2013;50:509–545.
43. Soga J, Yakuwa Y. Vipoma/diarrheogenic syndrome: a statistical evaluation of 241 reported cases. *J Exp Clin Cancer Res.* 1998;17:389–400.
44. Kindmark H, Sundin A, Granberg D, et al. Endocrine pancreatic tumors with glucagon hypersecretion: a retrospective study of 23 cases during 20 years. *Med Oncol.* 2007; 24:330–337.
45. Krejs GJ, Orci L, Conlon JM, et al. Somatostatinoma syndrome. Biochemical, morphologic and clinical features. *N Engl J Med.* 1979;301:285–292.
46. Hamilton L, Jeyarajah DR. Hemoglobin A1c can be helpful in predicting progression to diabetes after Whipple procedure. *HPB (Oxford).* 2007;9:26–28.
47. Argo JL, Contreras JL, Wesley MM, et al. Pancreatic resection with islet cell autotransplant for the treatment of severe chronic pancreatitis. *Am Surg.* 2008;74(6):530–536; discussion 536–537.
48. Dixon J, DeLegge M, Morgan KA, et al. Impact of total pancreatectomy with islet cell transplant on chronic pancreatitis management at a disease-based center. *Am Surg.* 2008;74(8):735–738.
49. Morgan K, Owczarski SM, Borckardt J, et al. Pain control and quality of life after pancreatectomy with islet autotransplantation for chronic pancreatitis. *J Gastrointest Surg.* 2012;16(4):129–133; discussion 133–124.
50. Alejandro R, Barton FB, Hering BJ, et al. 2008 Update from the collaborative Islet Transplant Registry. *Transplantation.* 2008;86:1783–1788.

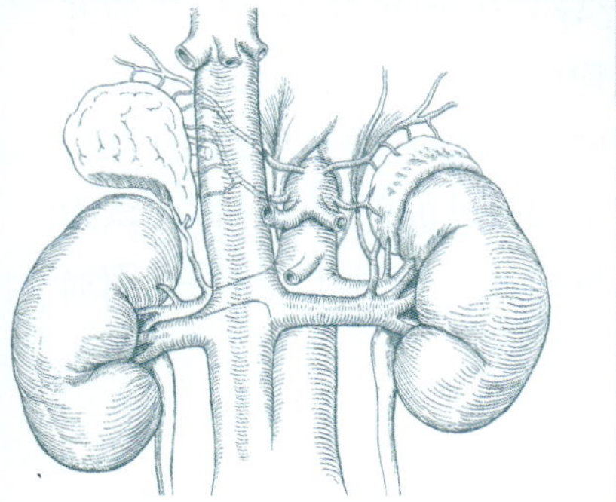

章 40

肾上腺

Michael W. Yeh，Masha Livhits，Quan-Yang Duh
宋　弢　胡正伟　译　李　莉　审校

章目录

历史

肾上腺最早是在1563年由意大利解剖学家巴托洛米奥·尤斯塔奇（Bartolomeo Eustachi）描述的。德国的比较解剖学家Albertvon Kölliker（1817—1905年），在一些脊椎动物中发现肾上腺，被认为是第一个发现肾上腺是由2个不同部分——皮质和髓质组成的人。尽管托马斯-艾迪生（Thomas Addison）在1855年就描述了原发性肾上腺衰竭的临床特征，但直到一个世纪后，肾上腺激素才被完整分离和定性。在世纪之交，肾上腺素首次被从肾上腺提取物中分离出来。20世纪30年代，瑞士和美国的研究人员从皮质提取物（“皮质素”）中结晶出类固醇激素，但其高度相似的化学结构使得分离单个化合物具有挑战性。由于Edward Kendall、Tadeus Reichstein和Philip Hench在肾上腺皮质激素方面的开创性工作，他们共同获得了1950年的诺贝尔生理学或医学奖。1936年，奥地利内分泌学家Hans Selye首次描述了哺乳动物的应激反应，并为理解下丘脑-垂体-肾上腺轴（HPA）做出了重大贡献。Roger Guillemin，Andrew Schally和Rosalyn Yalow在1977年因描述了我们现在所理解的HPA轴下的脑肽激素，被授予诺贝尔奖[1-2]。

解剖学与胚胎学

概述与发展

肾上腺是位于腹膜后间隙肾的上方稍内侧成对的、呈芥末色的结构（图 40.1）。它们是扁平的，大致呈金字塔形（右）或月牙形（左），每只重约 4 g。肾上腺是仅次于肾和甲状腺的体内灌注最充分的器官，血流量为 2000 ml/kg/min。在大多数情况下，皮质和髓质被认为是两个完全不同的器官，而碰巧在发育过程中集合在了一起。这两个部分有完全不同的胚胎起源。原始皮层起源于妊娠第 4 ~ 5 周、中肾头端附近的体腔中胚层组织。生物合成活性最早可在第 7 周被检测到。在 4 个月的发育过程中，皮质细胞群在胎儿肾上腺中占主导地位，类固醇生成在孕晚期时达到最高水平。肾上腺髓质起源于胚胎神经嵴的外胚层组织。它与交感神经系统平行发展，在妊娠的第 5 ~ 6 周开始。神经嵴细胞从最初靠近神经管的位置向腹侧迁移至主动脉旁的位置，靠近正在发育中的肾上腺皮质。在那里，它们分化成构成肾上腺髓质的嗜铬细胞。

这一胚胎发育过程导致了某些与手术相关的并发症。皮质和髓质组织均可在肾上腺外的部位被发现（图 40.2）。嗜铬组织的潜在范围比皮质组织更广泛。嗜铬细胞瘤可出现在肾上腺以外的部位，比以前认为的更为常见。当它们出现在肾上腺外时，嗜铬细胞瘤也被称为“副神经节瘤”。

毗邻关系

右侧肾上腺紧挨着肝后下腔静脉的后外侧。右肾上腺窝以右肾下外侧为界，后方以膈肌为界，前方以肝的裸露区域为界。左肾上腺位于左肾和主动脉之间，其下极比右肾上腺向肾门的尾部延伸得更远。左肾上腺的其他毗邻关系是膈肌在后面、胰腺尾部和脾门在其前面。每个肾上腺都被合适的囊所包裹着，此外还与肾共用 Gerota 筋膜。肾上腺囊与肾周脂肪密切相关。

血管系统

熟知肾上腺的宏观血管解剖对于正确的外科治疗是至关重要的。重要的是要有这样的概念：尽管动脉血液供应是弥漫性的，但每个腺体的静脉回流通常是唯一的。动脉供应来自 3 条不同的血管：肾上腺上

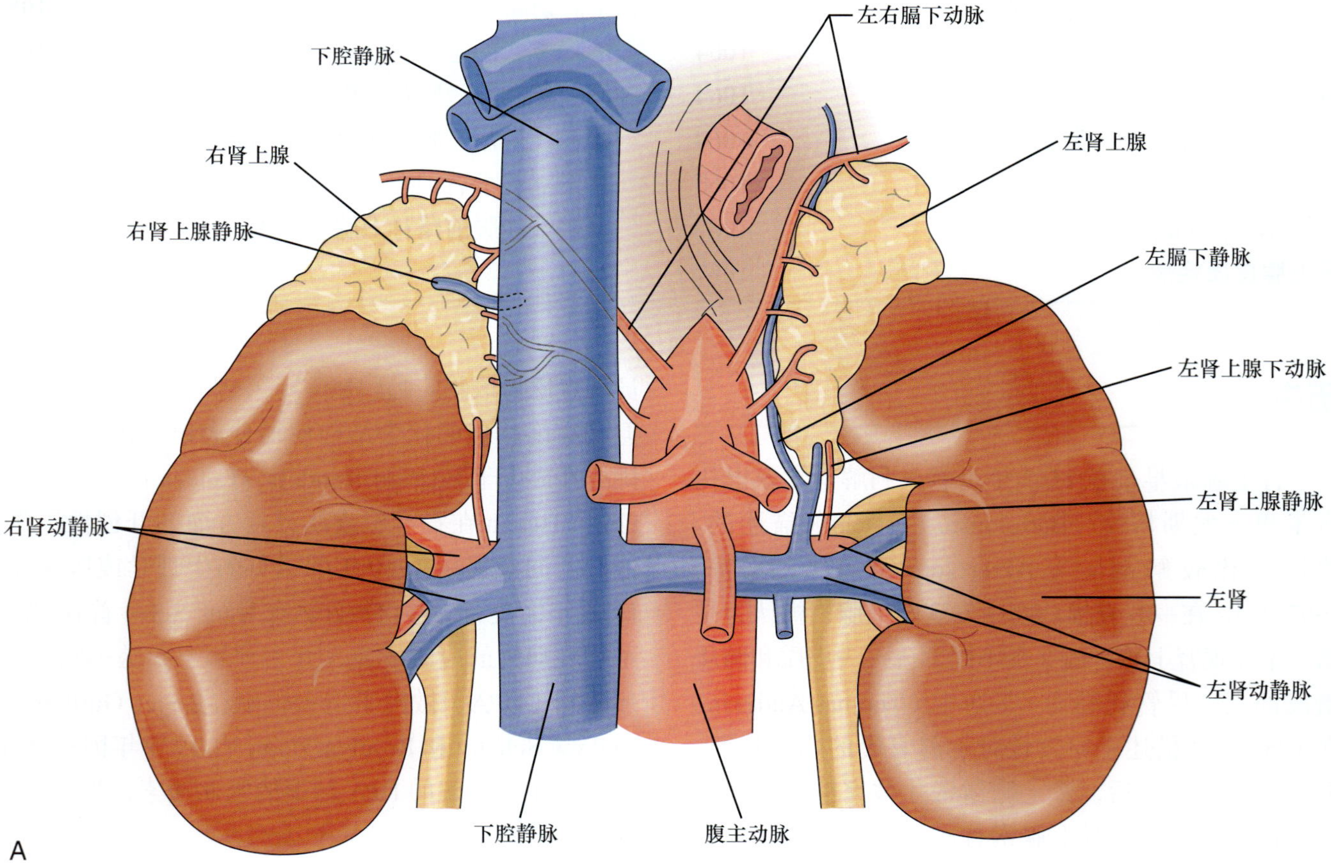

图 40.1 肾上腺解剖图。(A) 原位左、右肾上腺

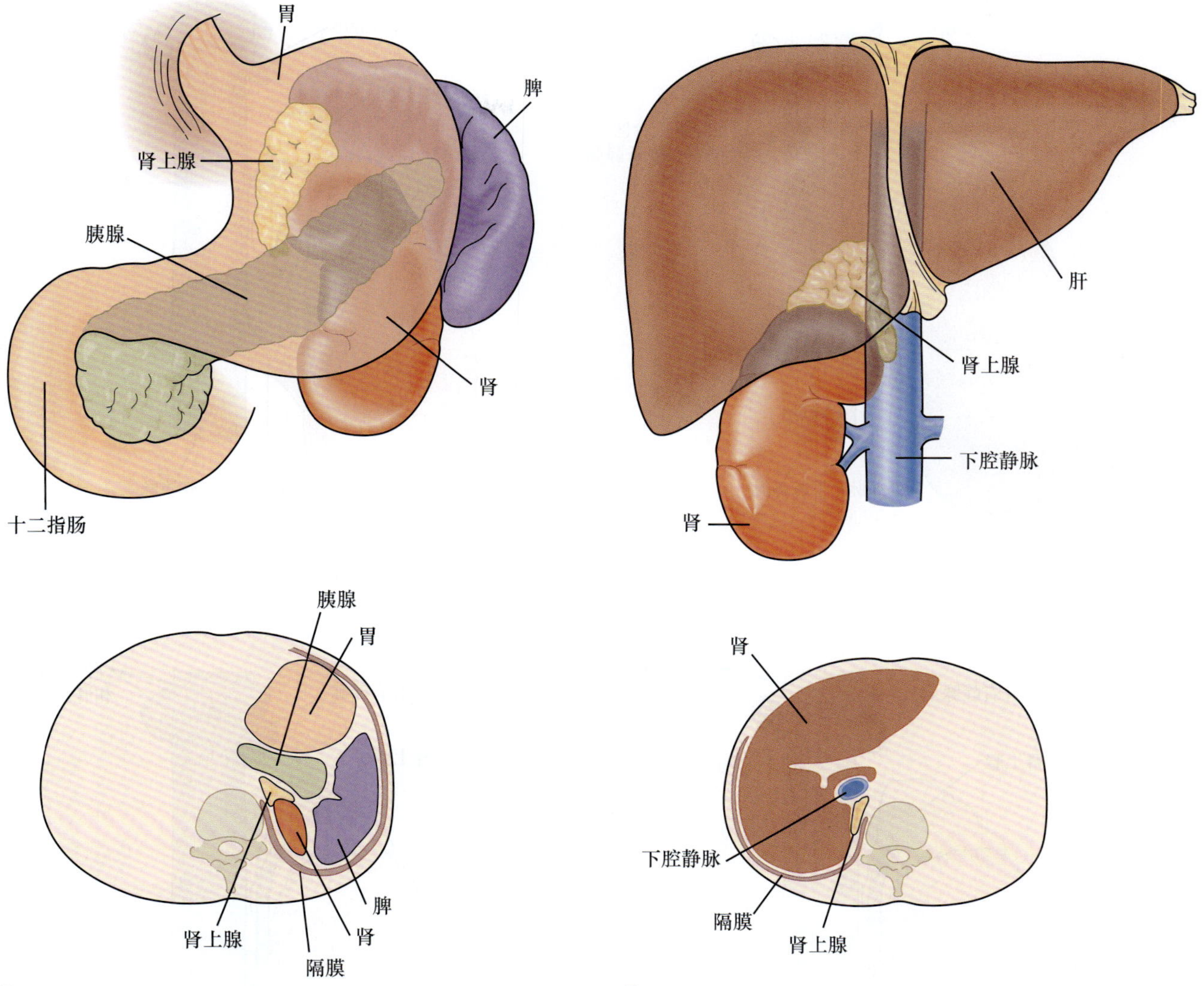

B C

图 40.1（续）（B）左侧肾上腺的毗邻；（C）右侧肾上腺的毗邻

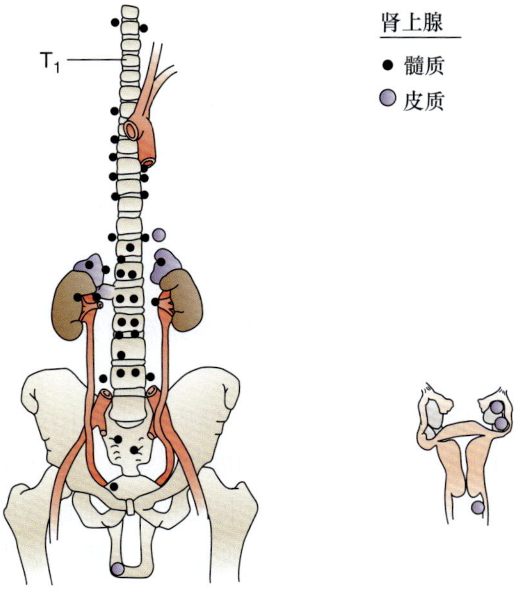

图 40.2 肾上腺外皮质和髓质组织的位置

动脉来自膈下动脉，小的肾上腺中动脉来自膈旁主动脉，肾上腺下动脉来自肾动脉。在这些血管中，下动脉血管最突出，通常是单一的可识别血管。左肾上腺静脉长约 2 cm，与膈下静脉汇合后汇入左肾静脉[3]。右肾上腺静脉通常长宽一致（0.5 cm），直接流入腔静脉。这种结构引发了手术上的挑战，本章后面将详细讨论。在多达 20% 的人中，右肾上腺静脉可能引流到右肝附属静脉或在静脉的汇合处或附近汇入腔静脉。警惕该变异和其他变异（图 40.3）可降低右肾上腺切除术中静脉出血的可能性。

正常组织病理学

肾上腺皮质厚约 2 mm，占腺体的 80% 以上。皮质由 3 层组成（图 40.4）。外层肾小球带是一层较薄的、胞浆中度嗜酸性且脂质较少的小细胞，内边界呈

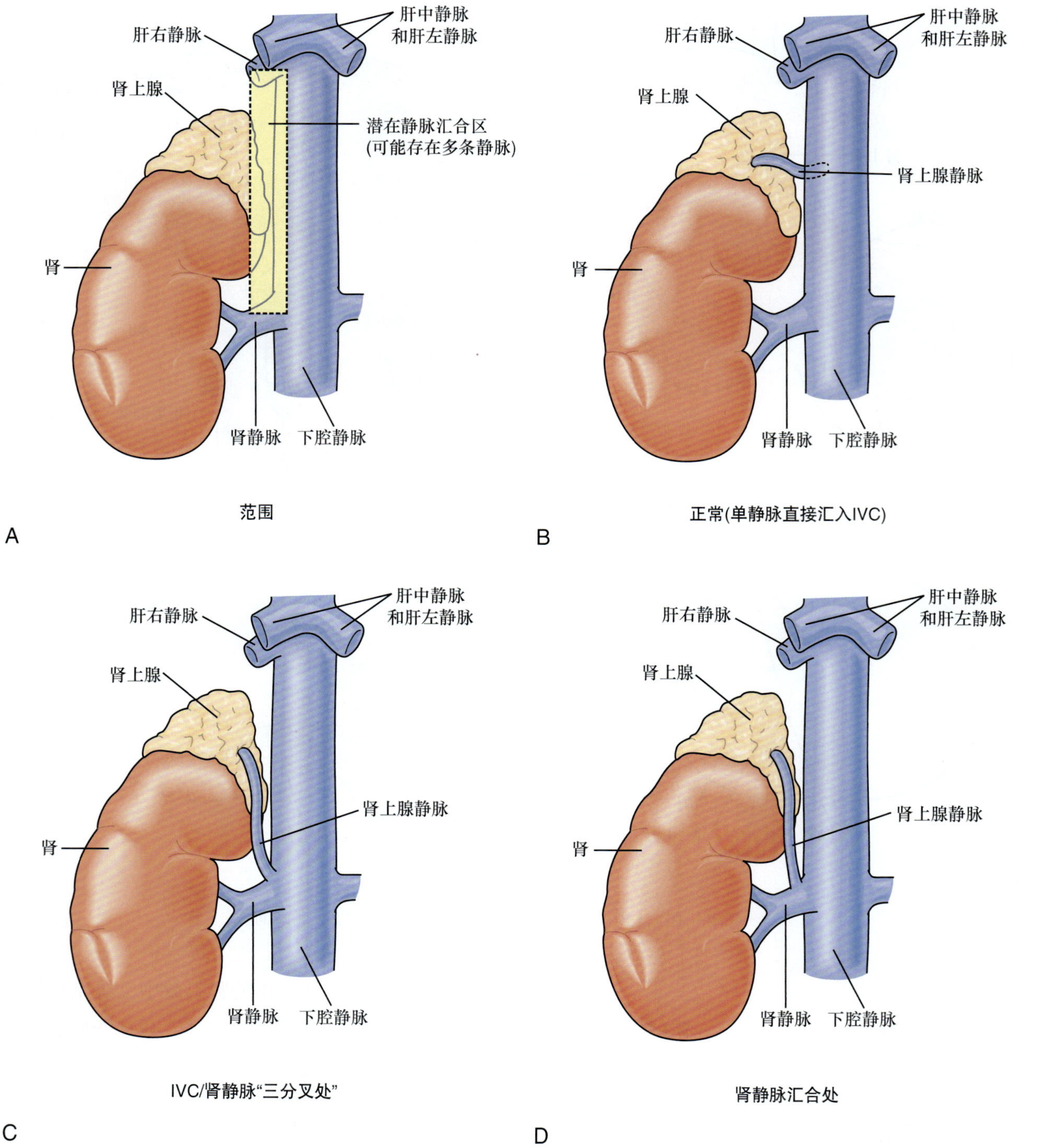

图 40.3 右肾上腺静脉解剖的变异。(**A**)右肾上腺静脉可能汇合的区域;(**B**)正常(> 80%);单静脉直接进入下腔静脉(IVC);(**C**)下腔静脉-肾静脉三分叉处;(**D**)肾静脉汇合处

起伏状，通常不形成一个完整圆周层。肾上腺皮质大部分是由束状带组成的，束状带是中间层，由体积大、透明、富含脂质的细胞呈放射状排列而成。内网状带由致密的呈小巢状的嗜酸性细胞组成。肾上腺髓质呈簇状和短索状，由体积大、多面形的嗜碱性分泌颗粒组成。这些颗粒中的儿茶酚胺经铬盐处理后会产生棕色反应，因此细胞得名。与皮质相反，肾上腺髓质有丰富的自主神经纤维和神经节细胞。交感神经突触直接与嗜铬细胞接触，构成神经系统和内分泌系统之间的连接。

肾上腺的微血管把皮质和髓质在功能上统一起来。肾上腺动脉在进入被膜前呈树枝状分布，形成被膜下血管丛。血液通过小球带和束状带的毛细血管向心流动，然后在网状带内形成深血管丛。毛细血管内富含类固醇的血液经过这里进入髓质，在髓质中，皮质醇驱动苯乙醇胺 N- 甲基转移酶的表达。苯乙醇胺 N- 甲

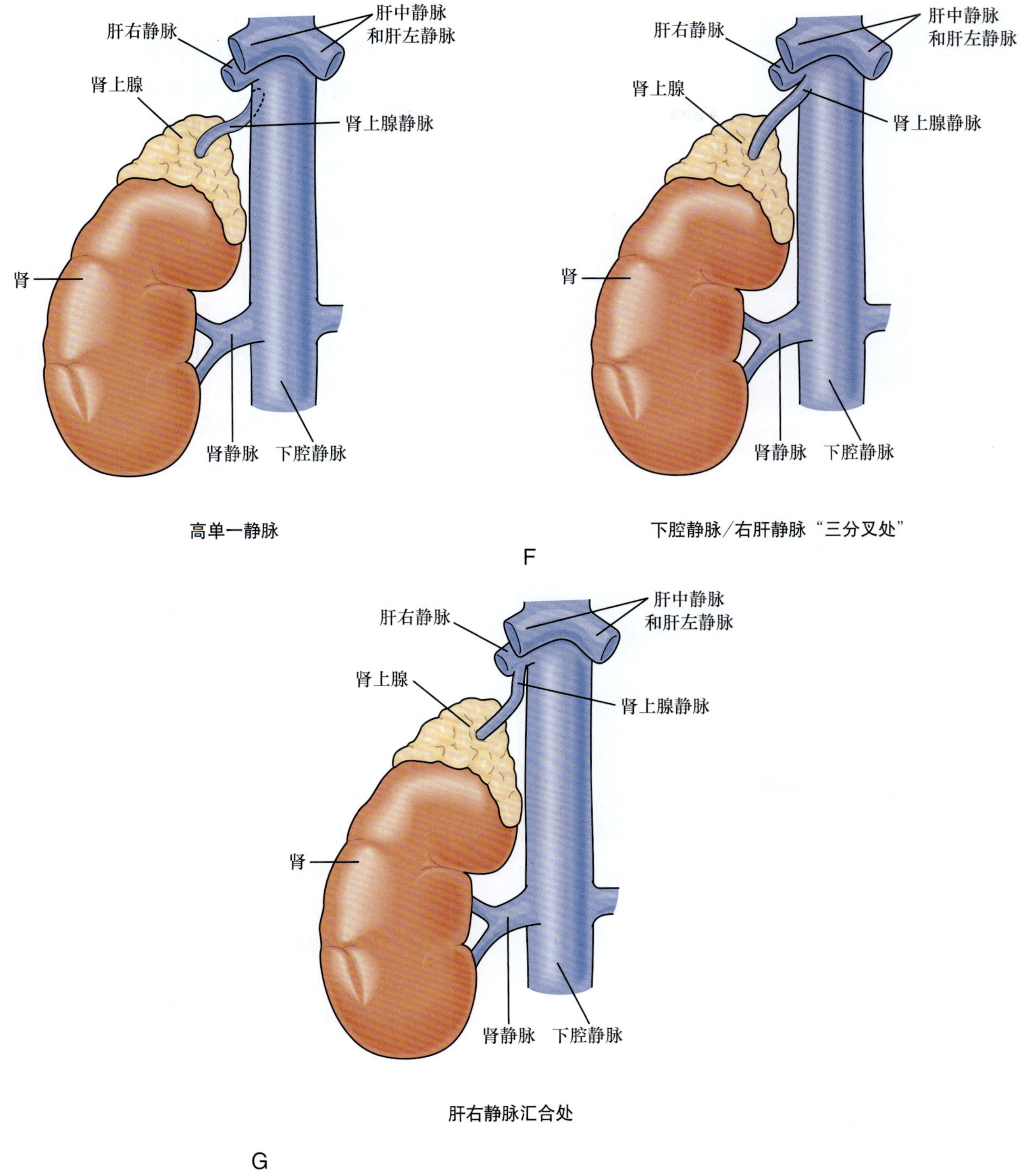

图 40.3（续）（E）高单静脉汇入下腔静脉；（F）下腔静脉-肝右静脉分叉；（G）肝右静脉汇合处

基转移酶负责将去甲肾上腺素转化为肾上腺素。这种微血管系统相当于是皮质和髓质之间的门静脉系统。

生物化学与生理学

肾上腺类固醇激素生物合成

肾上腺类固醇激素的生物合成始于将胆固醇通过急性调节蛋白运输到线粒体内膜（图 40.5）。胆固醇接着经历一系列的氧化反应，主要由属于细胞色素 P450（CYP450）酶系的膜相关酶催化。胆固醇侧链的裂解产生激素非活性化合物孕烯醇酮，它是肾上腺类固醇激素的直接前体。通过 CYP17 的连续氧化将孕烯醇酮和孕酮转化为主要的肾上腺性激素脱氢表雄酮（DHEA）和雄烯二酮。其余的酶催化反应在性腺中完成，由雄烯二酮合成睾酮、雌酮和雌二醇。

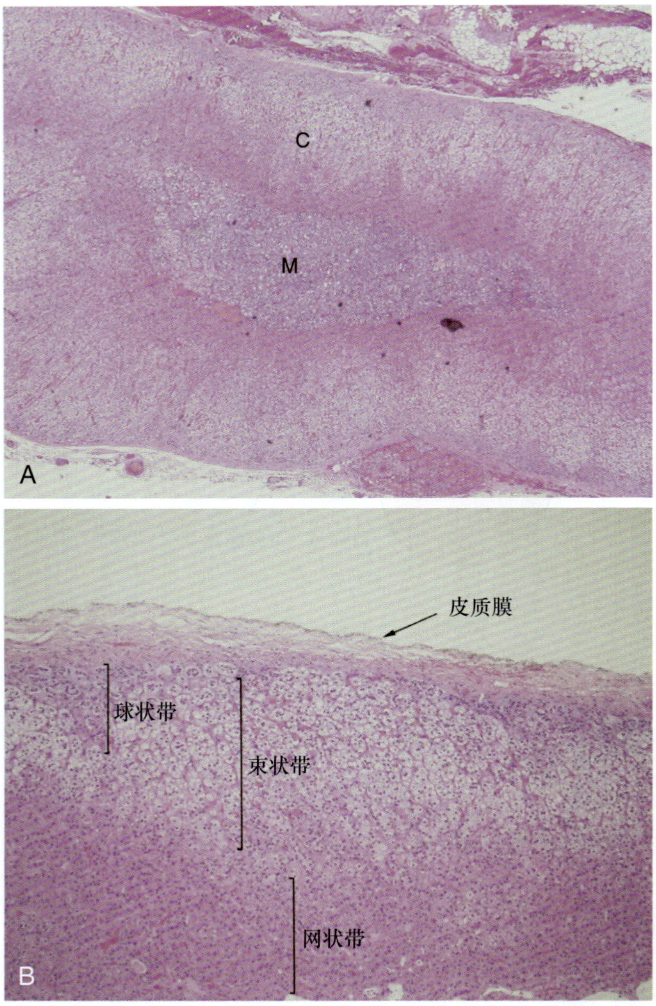

图 40.4 正常肾上腺组织病理。(**A**)低倍镜显示肾上腺皮质(**C**)和髓质(**M**);(**B**)中倍镜显示肾上腺皮质各层。肾小球带的厚度沿其长度方向变化(苏木精和伊红染色)(Courtesy Dr. Anthony Gill.)

17- 羟基孕烯醇被 3β- 羟基类固醇脱氢酶氧化,然后在 CYP21A2 和 CYP11B1 的作用下产生皮质醇,这是人体内活跃的糖皮质激素。醛固酮是由肾小球内 CYP11B2 氧化皮质酮产生的。由于 CYP17 的表达局限于束状带和网状带,故糖皮质激素和肾上腺激素在这些区域合成。

类固醇激素生理与代谢

类固醇激素属于一类低分子量、亲脂性信号分子,通过进入细胞并与细胞内受体结合而起作用。这组激素还包括甲状腺激素、类视黄醇和维生素 D。与肽激素通过结合细胞表面受体发挥作用引起的变化相比,激素结合导致基因表达的延迟和延长。在循环中,内源性类固醇激素主要与高度特异性的结合球蛋白结合。血清中这些蛋白的水平——也就是游离激素的水平——会因某些生理和疾病状态而改变,如妊娠、肾病综合征和肝硬化。内源性和药物性类固醇的代谢通常是通过羟基化、磺化或与肝中的葡萄糖醛酸结合,随后经尿排泄。这里讨论个别类固醇激素的调节和生理作用。

糖皮质激素

下丘脑神经元向下丘脑-垂体门脉系统释放促肾上腺皮质激素释放因子,导致垂体前叶分泌促肾上腺皮质激素(ACTH)。ACTH 与肾上腺皮质细胞表面的 G 蛋白偶联受体结合,刺激糖皮质激素分泌。通过 CYP11A1 促进类固醇合成急性调节蛋白介导的胆固醇运输和孕烯醇酮合成,可急性上调类固醇合成。促肾上腺皮质激素以脉冲的方式释放,通常表现为昼夜节律。ACTH 和皮质醇的血清水平通常是在早晨醒来时最高,然后在一天中逐渐下降,在傍晚时候达到最低点。在评估糖皮质激素缺乏或过量时,必须考虑这种节律。

糖皮质激素对人体几乎所有的器官系统都有广泛的影响。通常,它们作为身体对抗压力的反应,会使机体呈现一种分解代谢状态。这些激素之所以被命名,是因为它们引起碳水化合物、蛋白质和脂质代谢的改变,从而产生增加血糖浓度的净效应。通过上调糖异生,肝葡萄糖输出量升高,使净糖原沉积。外周组织的葡萄糖摄取被直接抑制。糖皮质激素刺激脂肪分解,释放游离脂肪酸进入循环,并诱导胰岛素抵抗,导致蛋白质分解代谢。脂肪酸和氨基酸是糖异生的能量来源和底物。在心血管系统中,糖皮质激素通过增加动脉平滑肌细胞对 β- 肾上腺素能刺激的敏感性和神经肌肉连接处儿茶酚胺的浓度,对儿茶酚胺信号传导发挥允许和增强作用,维持心脏收缩力和周围血管张力,这就解释了为什么糖皮质激素可以治疗急性肾上腺功能不全引起的血流动力学紊乱。糖皮质激素具有很强的抗炎和免疫抑制作用。在急性期,糖皮质激素可减少循环中淋巴细胞和嗜酸性粒细胞数量,增加中性粒细胞数量。促进淋巴细胞凋亡,减少细胞因子和免疫球蛋白的产生,抑制组胺的释放。糖皮质激素还通过抑制磷脂酶 A2 来减少前列腺素的合成。

盐皮质激素

球状带释放的醛固酮主要受血管紧张素 Ⅱ 和血清钾水平的调节。肾远曲小管对钠的排泄受肾血管紧张素-醛固酮轴的调节。低血容量、休克、肾动脉血

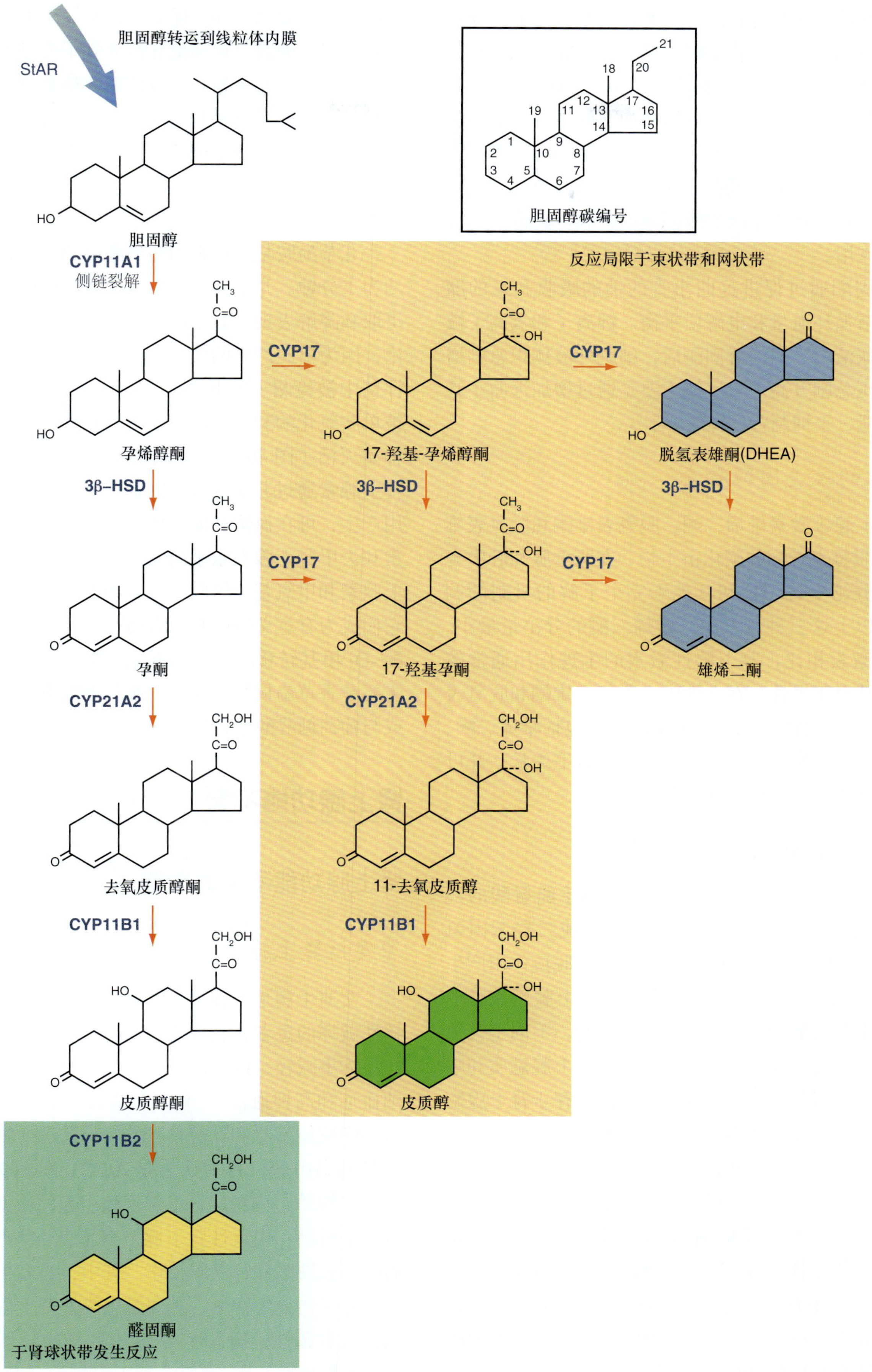

图 40.5　肾上腺类固醇激素生物合成。局限于肾球状带的反应呈蓝绿色，局限于束状带和网状带的反应呈橙色。黄色表示盐皮质激素，绿色表示糖皮质激素，蓝色表示性激素。3β-HSD：3β- 羟类固醇脱氢酶；StAR：类固醇急性调节蛋白

管收缩和低钠血症等状态可刺激肾小球旁细胞释放肾素，减少钠排泄。血管紧张素原前体由肝合成，并通过肾素裂解为无活性的血管紧张素 I。血管紧张素 I 在肺和其他部位的血管紧张素转换酶的进一步催化作用下，裂解为具有较强血管收缩和刺激醛固酮释放作用的血管紧张素Ⅱ。低钾血症可抑制肾素分泌，并直接作用于肾球状带来减少醛固酮的释放。高血钾则有相反的作用。

醛固酮通过促进远曲小管的钠的吸收和氯的潴留来调节循环血量和电解质平衡。钾离子和氢离子被分泌到尿液中。输注醛固酮后，细胞外液体积急剧增加，血压急剧升高。负反馈主要是通过增加远曲小管钠的排泄，来抑制肾素释放。

肾上腺的性类固醇激素

肾上腺雄激素雄烯二酮、脱氢表雄酮和脱氢表雄酮 -S（脱氢表雄酮的磺化衍生物，在肾上腺和肝中合成）的分泌受 ACTH 和其他不完全了解的机制的调节。在以上这三种激素中，雄烯二酮的分泌量最小。与性腺激素相比，肾上腺性激素的生理作用通常较弱，尤其对于男性。在女性中，脱氢表雄酮和脱氢表雄酮 -S 在外周转化为更强的雄激素，包括雄烯二酮、睾酮和二氢睾酮，支持正常的阴毛和腋毛生长，并可能在维持性欲和幸福感方面发挥作用。

儿茶酚胺生物合成与生理学

肾上腺髓质中儿茶酚胺的合成始于酪氨酸的羟化，这是一个限速步骤，在胞质中生成二羟苯丙氨酸（左旋多巴）（图 40.6）。左旋多巴经脱羧作用产生多巴胺，然后经 β- 羟基化形成去甲肾上腺素。肾上腺素是由苯乙醇 -N- 甲基转移酶产生的，不同于其他参与儿茶酚胺合成的酶，它仅存在于肾上腺髓质和嗜铬体的嗜铬细胞中。交感神经刺激使储存于肾上腺髓质的儿茶酚胺释放到循环血液中。肾上腺分泌的儿茶酚胺基础水平通常较低，但在强烈的生理或心理应激下，可观察到肾上腺分泌儿茶酚胺水平大幅增加（高达 50 倍）。靶组织反应由 α- 肾上腺素能受体和 β- 肾上腺素能受体介导。与肾上腺素相比，α- 肾上腺素受体对去甲肾上腺素表现出更大的亲和力，而 β- 肾上腺素受体则相反。刺激心肌中的 β_1- 肾上腺素能受体可使心率增快和收缩力增加。刺激 β_2- 肾上腺素能受体可使子宫、支气管和骨骼肌小动脉等组织的平滑肌松弛。α_1- 肾上腺素能受体介导皮肤和胃肠道等组织的血管收缩。α_2- 肾上腺素能受体存在于中枢神经系统的突触前，在那里它们介导了交感神经信号的衰减。肾上腺儿茶酚胺释放的净效应是增加大脑、心脏和骨骼肌的血流量和氧气供应，这对“战或逃”反应至关重要，代价是对其他器官造成损害。

儿茶酚胺清除

儿茶酚胺是一种强力短效化合物，其血浆半衰期约为 1 分钟。儿茶酚胺在突触和循环中的数量通过再摄取和降解表现出紧密的负调节。其降解途径值得讨论，因为由此产生的代谢物通常在嗜铬细胞瘤的生化评估中被检测（见下文）。肾上腺素和去甲肾上腺素被单胺氧化酶和儿茶酚 -O- 甲基转移酶中的一种或两种酶灭活（图 40.6）。甲氧基肾上腺素和甲氧基去甲肾上腺素通过儿茶酚 -O- 甲基转移酶的初始甲基化作用产生，可在血浆和尿液中被检测到。与血浆肾上腺素和去甲肾上腺素水平的高振幅波动相比，甲氧基肾上腺素和甲氧基去甲肾上腺素相对稳定的血浆水平使它们成为有意义的诊断标志物[4]。单胺氧化酶和儿茶酚 -O- 甲基转移酶的顺序催化作用下的最终代谢产物主要是香草扁桃酸。儿茶酚胺代谢物有时在肝中磺化或与葡萄糖醛酸结合后随尿液排出。

肾上腺功能不全

肾上腺功能不全的类型

原发性肾上腺功能不全（艾迪生病）

艾迪生病是一种罕见的疾病，最初见于肾上腺结核性破坏的患者，表现为虚弱乏力、厌食、恶心或呕吐、体重减轻、色素沉着、低血压和电解质紊乱（低钠血症和高钾血症）。色素沉着，以前被认为是由黑素细胞皮质素原和其分解产物 α- 黑素细胞刺激激素水平升高引起，目前认为是 ACTH 诱导的黑色素生成导致的[5]。内源性肾上腺疾病引起的激素不足一般有 3 个机制：先天性肾上腺发育不良 / 发育不全、类固醇生成缺陷和肾上腺损伤。其中，自身免疫引起的肾上腺损伤最为常见，其次是感染性肾上腺炎（如结核性、真菌性、病毒性）、肾上腺被转移性肿瘤占位和肾上腺出血（沃-弗综合征）。最后一种发生在由脑膜炎球菌或其他微生物引起的败血症，在儿科和脾疾病患者中更常见。

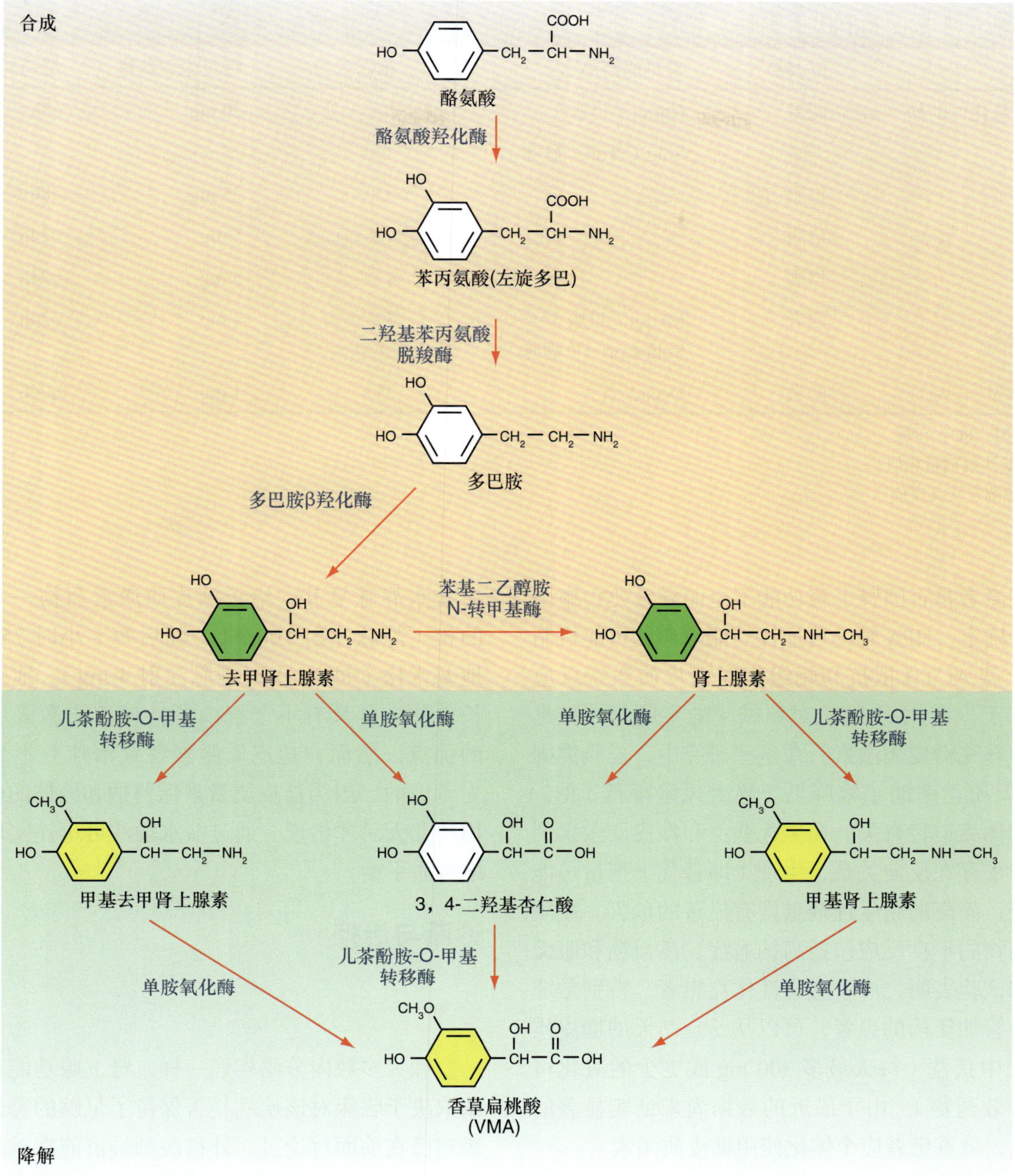

图 40.6 儿茶酚胺的生物合成和代谢。合成步骤用橙色表示；降解步骤用蓝绿色表示。儿茶酚胺用绿色表示，主要代谢产物用黄色表示

继发性肾上腺功能不全

继发性肾上腺功能不全是由促肾上腺皮质激素缺乏引起的一种相对常见的疾病，常发生在药物类固醇戒断的情况下。患者接受高于生理剂量的糖皮质激素（相当于每天 20 mg 以上泼尼松；表 40.1）治疗超过 5 天和低于生理剂量治疗超过 3 周会有 HPA 轴抑制的风险。库欣综合征的外科治疗同样会导致糖皮质激素的撤退。HPA 轴抑制的恢复速率与先前糖皮质激素过量的持续时间和严重程度有关，糖皮质激素替代治疗可能持续数年[6]。继发性肾上腺功能不全的其他不常见原因包括肿瘤或浸润性占位、肉芽肿性疾病、垂体出血或梗死导致的全垂体功能减退。垂体梗死可能发生在严重的产后出血中（希恩综合征）。

危重症患者肾上腺功能不全

有研究表明，脓毒症或全身炎症反应综合征的危重患者可能受到 HPA 轴急性可逆性功能障碍的影响导致肾上腺功能不全。在危重患者中，该疾病的发生率约为 30%，但在脓毒性休克患者中这一比例可能更

表 40.1 内源性和常用的糖皮质激素的药理学特性

复合物	Ⅳ /PO*	常见的商品名	相对效力	每日生理剂量	给药间隔
皮质醇＝氢化可的松	两者	Cortef（口服） Solu-Cortef（静脉）	1×	20 mg	q8h ～ q12h
可的松	口服	—	0.8×	25 mg	q8h ～ q12h
泼尼松	口服	—	4×	5 mg	q24h
泼尼松龙	口服	—	4×	5 mg	q24h
甲强龙	两者	Medol（口服） Solu-Cortef（静脉）	5×	4 mg	q24h
地塞米松†	两者	Decadron	25×	1 mg	q24h

IV：静脉注射；PO：口服。

* 口服和静脉注射剂量相似。

† 不与皮质醇测定交叉反应

高。这些患者是否因肾上腺功能不全而导致死亡率增加仍有待确定。HPA 轴的可逆性功能障碍的可能机制包括肾上腺 ACTH 抵抗和靶组织对糖皮质激素反应性降低。至少有 42 个随机对照试验的主题是在脓毒症患者中补充糖皮质激素。在这些研究中，皮质类固醇与 30 天死亡率的小幅降低（绝对风险降低 1.8%）和更快的休克逆转有关。在生存获益和糖皮质激素剂量之间似乎存在反向关系，生理（即替代）剂量可能产生益处，而高的超生理剂量则有显著的危害。皮质类固醇药物的不良反应包括高钠血症、高血糖和肌无力。早期试验表明，严重感染性休克患者，特别是那些需要血管加压药的患者，可以从 5 ～ 7 天的糖皮质激素疗程中获益（每天最多 300 mg 或更少的氢化可的松或等效药物）。由于最近的数据尚未证实显著的生存获益，危重患者应个体化使用糖皮质激素。

肾上腺危象

急性肾上腺机能不全或肾上腺危象是一种危及生命的疾病，通常发生在肾上腺皮质功能已经处于临界状态的个体，他们受到严重的急性生理应激刺激，如感染或创伤。肾上腺功能突然完全丧失，如沃-弗综合征和某些高凝状态，也可表现为肾上腺危象。临床表现包括休克、腹痛、发热、恶心呕吐、电解质紊乱，偶尔出现低血糖。虽然糖皮质激素缺乏会导致心血管对儿茶酚胺反应减弱，但盐皮质激素缺乏导致的无法维持血钠浓度和血容量是主要的致病机制。在等待诊断结果的同时，不应推迟对疑似肾上腺危象的治疗。肾上腺危象的治疗重点是大容量（1 ～ 2 L）等渗盐水静脉复苏，给予糖皮质激素药物——氢化可的松（静脉注射 100 mg，随后每 8 小时 75 mg）或地塞米松（每 24 小时静脉注射 4 mg）。地塞米松是长效的，且具有不干扰内源性糖皮质激素生化测定的优点。然而，盐皮质激素替代治疗并不是早期优先考虑的，因为盐皮质激素保留钠和液体的作用直到用药几天后才出现。通过盐水输注可迅速实现液体和电解质平衡。

诊断与治疗

诊断

和大多数内分泌疾病一样，肾上腺功能不全的诊断取决于临床对该疾病是否保持了足够的警惕。临床表现已在前面讨论过。外科医师最可能在重症监护病房、创伤病房或手术室遇到依赖类固醇治疗的慢性肾上腺功能不全的患者。为了确诊，常规和刺激性生化试验是必要的（图 40.7）。第一步是记录皮质醇分泌不足，这可以通过测量清晨血清或唾液中的皮质醇水平来完成。在大多数患者中，清晨血清皮质醇浓度高于 15 μg/dl 或清晨唾液皮质醇浓度高于 5.8 ng/ml 可有力地排除肾上腺功能不全。低于这些阈值的患者应进行刺激性试验检测。高剂量替可克肽刺激试验是通过给 250 μg 替可克肽并在 30 ～ 60 分钟后测量血清皮质醇水平。阳性测试结果（即刺激皮质醇水平低于 18 μg/dl）强烈提示肾上腺功能不全。在肾上腺功能不全诊断后，清晨测定 ACTH 水平用以区分原发性和继发性肾上腺功能不全。

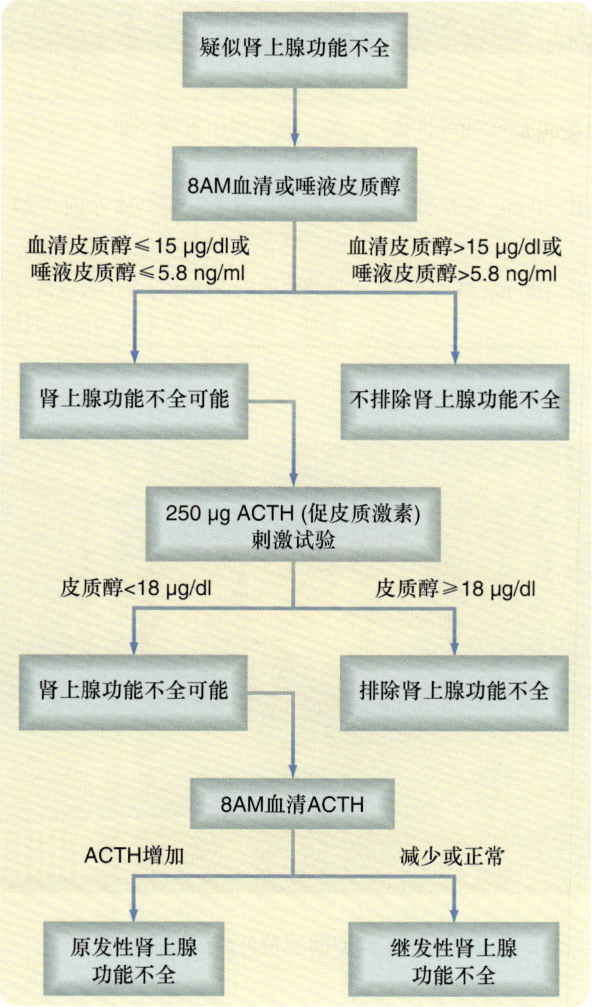

图 40.7 肾上腺功能不全的诊断流程。皮质醇产生的是否充足最初是通过测量早晨皮质醇水平来评估的。低值或临界值的患者接受刺激促肾上腺皮质激素（ACTH）刺激试验，在给药前和给药后 30 ～ 60 分钟测定血清皮质醇水平。对促肾上腺皮质激素反应不足通常可确诊为肾上腺功能不全。然后再通过测量早晨 ACTH 水平来探究肾上腺功能不全的原因

治疗

本文对肾上腺危象的治疗已进行过讨论。慢性肾上腺功能不全维持治疗的目标是替代生理性糖皮质激素和盐皮质激素的水平。成人每天的皮质醇分泌量为 10 ～ 20 mg，可以口服长效生物制剂醋酸泼尼松代替，剂量为 5 mg/d。经典的盐皮质激素替代疗法为氟氢可的松，0.1 mg/d。在轻微和严重的生理应激时期，如轻度感染（轻型应激）和创伤、严重感染、烧伤或择期手术（重型应激），需要相应地增加糖皮质激素的剂量。

围术期类固醇使用管理

择期手术期间糖皮质激素给药的建议主要是基于非对照回顾性研究。在这种情况下，糖皮质激素超生理剂量的需要被夸大了。原发性肾上腺功能不全（艾迪生病）患者围术期肾上腺危象的风险增加，是因为他们在应激反应中不能增加内源性皮质醇的产生。一般在麻醉诱导前静脉注射氢化可的松 100 mg。由自身免疫或炎症导致的继发性肾上腺功能不全需要慢性糖皮质激素治疗的患者，围术期没有使用糖皮质激素，低血压危象风险只有 1% ～ 2%。但为了防止这种罕见却危险的并发症，慢性糖皮质激素使用患者至少应该在围术期维持他们常规的糖皮质激素用量。根据表 40.2 所列的指导原则，在短期内给予高于此水平的补充性糖皮质激素[8]。接受单侧肾上腺切除的患者只有在诊断为库欣综合征时才应补充糖皮质激素。

肾上腺皮质疾病

原发性醛固酮增多症

流行病学及临床特点

原发性醛固酮增多症于 1954 年由 Jerome Conn 首次描述，即一侧或两侧肾上腺不受控制地释放过量的醛固酮。原发性醛固酮增多症的典型表现为顽固性高血压和低钾血症，然而研究显示大多数患者可能血钾正常（这取决于筛查的人群）。低钾血症可能是严重或晚期的疾病表现。原发性醛固酮增多症的流行病学一直是一个相当有争议的话题。一般认为大约 1% 的高血压患者为原发性醛固酮增多症患者。在某些中心，醛固酮与肾素比值作为一种筛查试验被广泛应用，这导致 10% ～ 40% 高血压患者显示为原发性醛固酮增多症。有一些共识认为，这些较高的数字反映了较高的选择偏倚，未被选择的高血压患者的实际患病率可能是 7% 或更低[9]。众所周知，非选择性地使用醛固酮与肾素比值来鉴别原发性醛固酮增多症患者，会显著降低可手术治愈疾病（单侧醛固酮瘤）患者的比例，即使手术治疗病例的绝对数量已经增加。

原发性醛固酮增多症的平均诊断年龄约为 50 岁，男性更常见。大多数患者没有症状，而严重低血钾的患者可能有肌痉挛、肌无力或感觉异常的主诉。患者通常有中度至重度高血压，药物治疗难以治愈。他们通常需要 2 ～ 4 种抗高血压药物。螺内酯通常具有良好的降压效果，并且这是预示手术治疗良好效果的特征。

表 40.2　继发性肾上腺功能不全患者围术期糖皮质激素管理方案 *

手术的应激度	例子	术中糖皮质激素剂量	糖皮质激素减量
轻度	局麻手术；大部分门诊手术，腹股沟疝修补术	无（早上服用常规的类固醇剂量）	无（继续服用常规剂量）
中度	常规腹部、外周血管或骨科手术	术前氢化可的松 50 mg 或等剂量	氢化可的松 25 mg 每 8 小时；24 小时后恢复正常剂量
重度	胃肠癌切除术、心肺转流术	术前氢化可的松 100 mg 或等剂量	氢化可的松 50 mg 每 8 小时，持续 24 小时；然后每天减半直到正常剂量

* 由慢性类固醇药物使用引起

原发性醛固酮增多症是一种可能治愈的引起严重心血管并发症的疾病。一项研究将 270 名经生化筛查确诊的原发性醛固酮增多症的受试者与病例匹配的高血压对照组进行了比较，发现原发性醛固酮增多症与中风、心肌梗死、心律失常（包括心房和心室颤动）和心力衰竭的风险显著增加有关[10]。这些结果加强了现有的证据，表明原发性醛固酮增多症的不良心血管后遗症比单纯高血压更明显。醛固酮瘤的成功切除可使许多不利的生理变化消退。

原发性醛固酮增多症最常见的病因是单侧出现产生醛固酮的腺瘤（醛固酮腺瘤；图 40.8）和双侧肾上腺增生（也称为特发性醛固酮增多症；表 40.3）。在过去，超过 60% 的原发性醛固酮增多症病例存在醛固酮腺瘤，但随着对醛固酮与肾素比值的非选择性筛查的应用，这个数字已大幅下降。这种现象可能反映了肾上腺增生的检出率增加，其特征是比醛固酮腺瘤的生化异常更温和。最近对产生醛固酮的肾上腺结节的测序显示，有高达 40% 的醛固酮腺瘤是由体细胞钾通道基因突变导致的[11]。

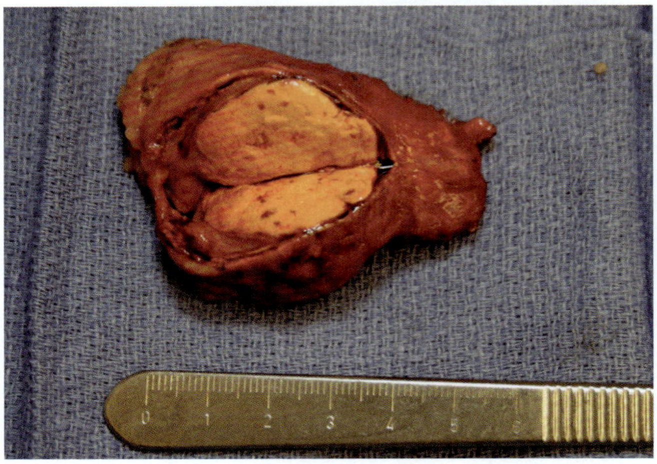

图 40.8　典型的淡黄色醛固酮腺瘤

诊断和定位

生化诊断　诊断性检查的目的是识别醛固酮腺瘤并确定其位置。目前已有一些共识，即所有高血压和不明原因低钾血症患者，以及对药物治疗有足够抵抗性的高血压患者，都应进行生化筛查，以确定是否存在继发性高血压。原发性醛固酮增多症的诊断首先要确定血浆醛固酮浓度与血浆肾素活性的比值［这里表示为 ng/dl 除以 ng/（ml · h）；图 40.9］。该试验应在停用干扰药物如螺内酯、血管紧张素转换酶抑制剂、利尿剂和 β- 肾上腺素能阻滞剂后进行。文献中使用了醛固酮与肾素比值的截止值，最常被引用的值为 30，敏感性约为 90%。一些中心主张将截止值降低到 20；这增加了敏感性，但降低了特异性，同时反映了对无法通过手术纠正醛固酮增多症的临床严重性的重视[12]。一些原发性高血压患者肾素水平会受到抑制，这可能导致醛固酮与肾素比值的假性升高。因此，醛固酮绝对浓度高于 15 mg/dl 增加了初始筛选的特异性。年龄小于 30 岁且检测呈阳性的患者应对用糖皮质激素可纠正的醛固酮增多症（家族性醛固酮增多症 I 型）进行基因筛查，特别是如果他们有早发性高血压家族史。这种罕见的常染色体显性遗传病导致 ACTH 合成醛固酮的异常调节，可以通过药物治疗。

确诊性生化筛查的目的是通过制造高血容量-钠过量的状态来证明醛固酮水平过高（不可抑制的）。具体方法是静脉注射生理盐水（在 4 ～ 6 小时输注 2 ～ 3 L 等渗生理盐水，然而测量醛固酮）或口服盐（每日 200 mEq = 5000 mg 钠，持续 3 天，然后测量 24 小时尿醛固酮排泄量）。一些中心在口服盐时给予大剂量氟化可的松（每 6 小时 0.1 mg）以增加抑制试验的特异性，但这种方法尚未被广泛采用。

定位　确诊后，通过解剖成像、选择性静脉取样和功能扫描进行定位。事实上，大多数醛固酮瘤的最大尺寸小于 15 mm，这给定位带来了一些挑战。薄

表 40.3　原发性醛固酮增多症的原因

原因	筛选*	
	选择性（%）	非选择性（%）
醛固酮增多症相关腺瘤	60	30
双侧肾上腺增生（特发性高醛固酮症）	35	65
醛固酮增多症相关的肾上腺皮质癌	＜1	＜1
家族性醛固酮增多症		
Ⅰ型（糖皮质激素可纠正醛固酮增多症）	＜1	＜1
Ⅱ型（糖皮质激素不可纠正醛固酮增多症）	＜1	＜1

* 特定病理检出率高度依赖于筛选模式（选择性 *vs.* 非选择性）

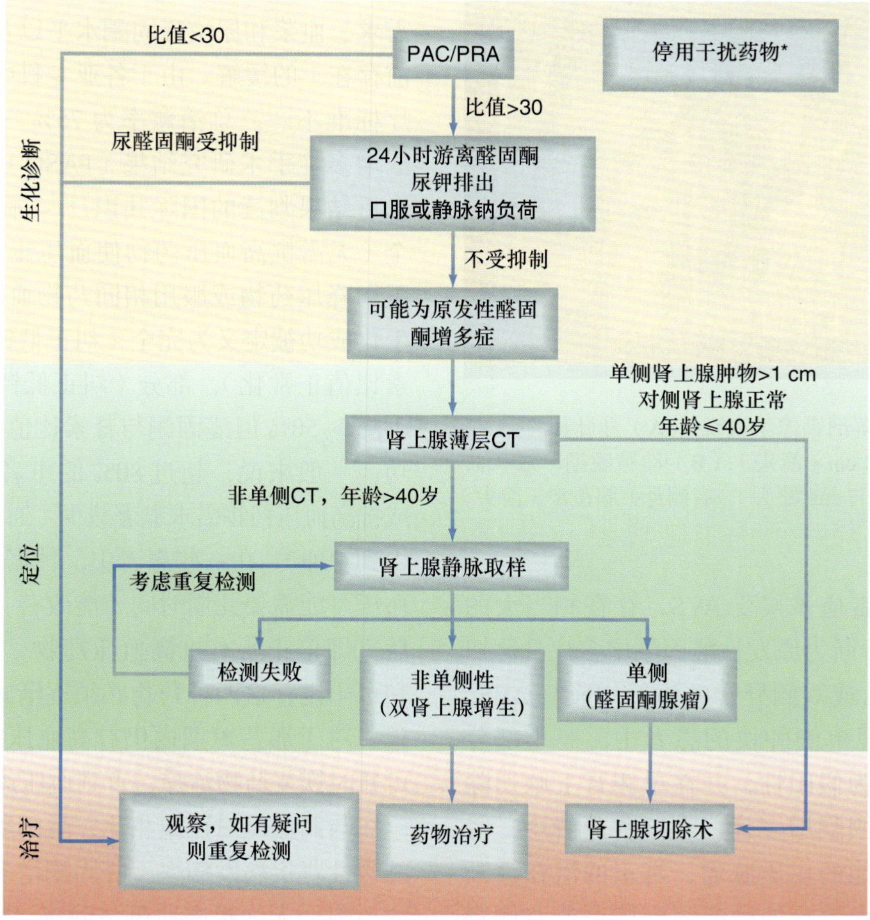

图 40.9　原发性醛固酮增多症的诊断、定位和处置流程。通过确定 PRA/PAC 比值进行初步筛选，然后进行钠负荷验证试验。生化诊断确定后，利用计算机断层扫描（CT）进行无创定位。有明确的 CT 证据显示单侧异常的患者可以进行肾上腺切除术，治愈率超过 90%。对于 CT 表现不明确的患者和年龄较大的患者，特别是 60 岁以上的患者，可以进行肾上腺静脉取样，因为 4% 或更多的非功能性皮质腺瘤在人群中被发现，并可能导致 CT 定位假阳性。ACE：血管紧张素转换酶；PAC：血浆醛固酮浓度，ng/dl；PRA：血浆肾素活性，ng/（ml・h）

切（3 mm）肾上腺计算机断层扫描（CT）是首选的初始定位测试（图 40.10）。定位的下一步是选择性肾上腺静脉采样（AVS）。该测试依赖于同时测量外周循环和左右肾上腺静脉中的皮质醇和醛固酮水平（图 40.11）。样本中皮质醇浓度比外周血升高了 5 倍以上，提示肾上腺静脉插管成功（阳性对照）。偏侧表现为左、右肾上腺静脉中醛固酮和皮质醇的比例不平衡，一侧的比例比另一侧高 4 倍，从而可确定病变

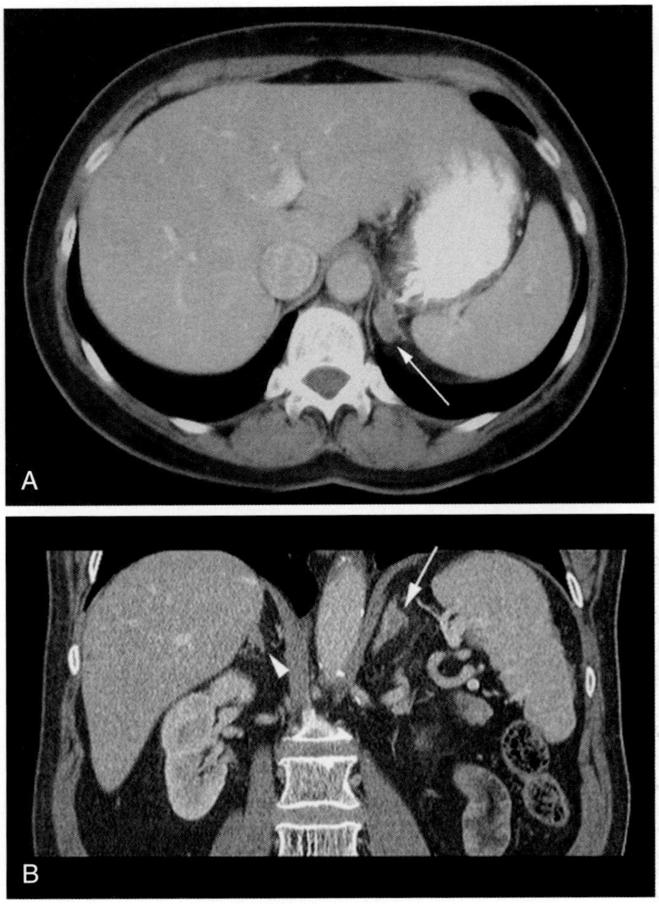

图 40.10 醛固酮腺瘤解剖影像学表现。(**A**)静脉相，CT 扫描显示左侧醛固腺瘤 2 cm(箭头);(**B**)动脉晚期，冠状面 CT 显示左侧醛固腺瘤 1.7 cm(箭头)，右侧肾上腺正常(箭头)

腺体。对于哪些患者应该接受 AVS，存在相当大的争议。所有经生化诊断为原发性醛固酮增多症且薄切肾上腺 CT 未见异常或双侧异常的病例均应行 AVS。在其余 CT 扫描发现单侧肿块的患者中，一小部分(2% ~ 10%)表现为假阳性，并在单侧肾上腺切除术后出现持续性醛固酮增多症。在这些患者中，肾上腺肿块代表无功能的皮质腺瘤，真正的潜在诊断是对侧无法通过手术治疗的微醛固酮腺瘤或双侧肾上腺增生。由于 40 岁及以上的患者更有可能患有无功能的肾上腺皮质腺瘤，一些作者提倡在所有老年患者中使用 AVS，而另一些人则建议在原发性醛固酮增多症的检查中普遍应用 AVS[12]。我们的实践是有选择性地执行 AVS。如果患者在 CT 上发现单侧肾上腺皮质肿块直径大于 1 cm，且对侧肾上腺正常，则可以直接进行肾上腺切除术，因为 AVS 结果很少改变对其的处理，而 CT 定位不明确的患者则需进行 AVS[13]。考虑到相关文献，我们主张 40 岁及以上患者应更广泛地应用 AVS。

实际上，在选择患者时，约 30% ~ 40% 的原发性醛固酮增多症患者采用 AVS。大多数报告(40% ~ 80%)的低成功率限制了该测试的应用，最常见的原因是 AVS 不能完全插入右肾上腺静脉。然而，在 AVS 中，即使研究不是双侧选择性的，它也经常能提供足够的信息来指导手术治疗[14]。

手术处理和结果

腹腔镜肾上腺切除术是治疗醛固酮腺瘤和大多数其他肾上腺肿瘤的首选方法[15]。原发性醛固酮增多症的治愈标准是由临床表现和生化检查共同确定的。手术成功后 24 小时即可观察到血压下降、降压药物需求、血浆和尿液醛固酮水平以及低钾血症(如果以前存在)的缓解。由于各亚专科中心所使用的具体治疗标准不一，总治愈率为 75% ~ 95%。原发性醛固酮增多症手术研究结果(PASO)确立了肾上腺切除术后结果判读的国际共识[15]。临床成功被定义为完全(无需抗高血压药物使血压正常化)、部分(减少服用降压药物或服用相同药物血压降低)或不成功。生化成功被定义为完全(纠正低钾血症和醛固酮与肾素比值正常化)，部分(纠正低钾血症和血浆醛固酮下降≥ 50% 但醛固酮与肾素比值持续升高)，或不成功。一般来说，超过 80% 的患者血压可以恢复正常或抗高血压药物需求显著减少(通常从 3 ~ 4 种药物减少到 1 种)。在一些患者中，根据术前钠过量的程度，血压可能需要几周时间才能改善。我们的做法是手术后立即停止所有抗高血压药物，除了 β- 受体阻滞剂和可乐定，这两种药物必须逐渐减少，以避免反弹现象。对于那些短期内仍有高血压的患者，如有需要，可暂时恢复药物治疗，直到血压逐渐达到新的平衡。

与高血压对照组相比，醛固酮增多症患者有更高的慢性肾疾病发病率。醛固酮增多症导致的肾小球高滤过率会人为提高肌酐清除率，掩盖肾功能不全。肾上腺切除术后，醛固酮水平的降低使肾小球滤过降低，揭示慢性肾疾病的真实程度。此外，因醛固酮增多症而行肾上腺切除术的患者，由于对侧肾上腺短暂抑制，有 5% ~ 10% 的患者会出现高钾血症[16]。AVS 时肾功能不全和对侧肾上腺醛固酮分泌抑制是高血钾的预测因素。术后 1 ~ 3 周内会出现高血钾；因此，患者应在术后 1 个月每周监测血清钾水平。持续性高钾血症可用盐皮质激素替代疗法(氟氢化可的松)治疗。

有以下术前症状的患者，手术治疗获益减少，术后需要继续抗高血压药物治疗：男性、年龄在 45 岁

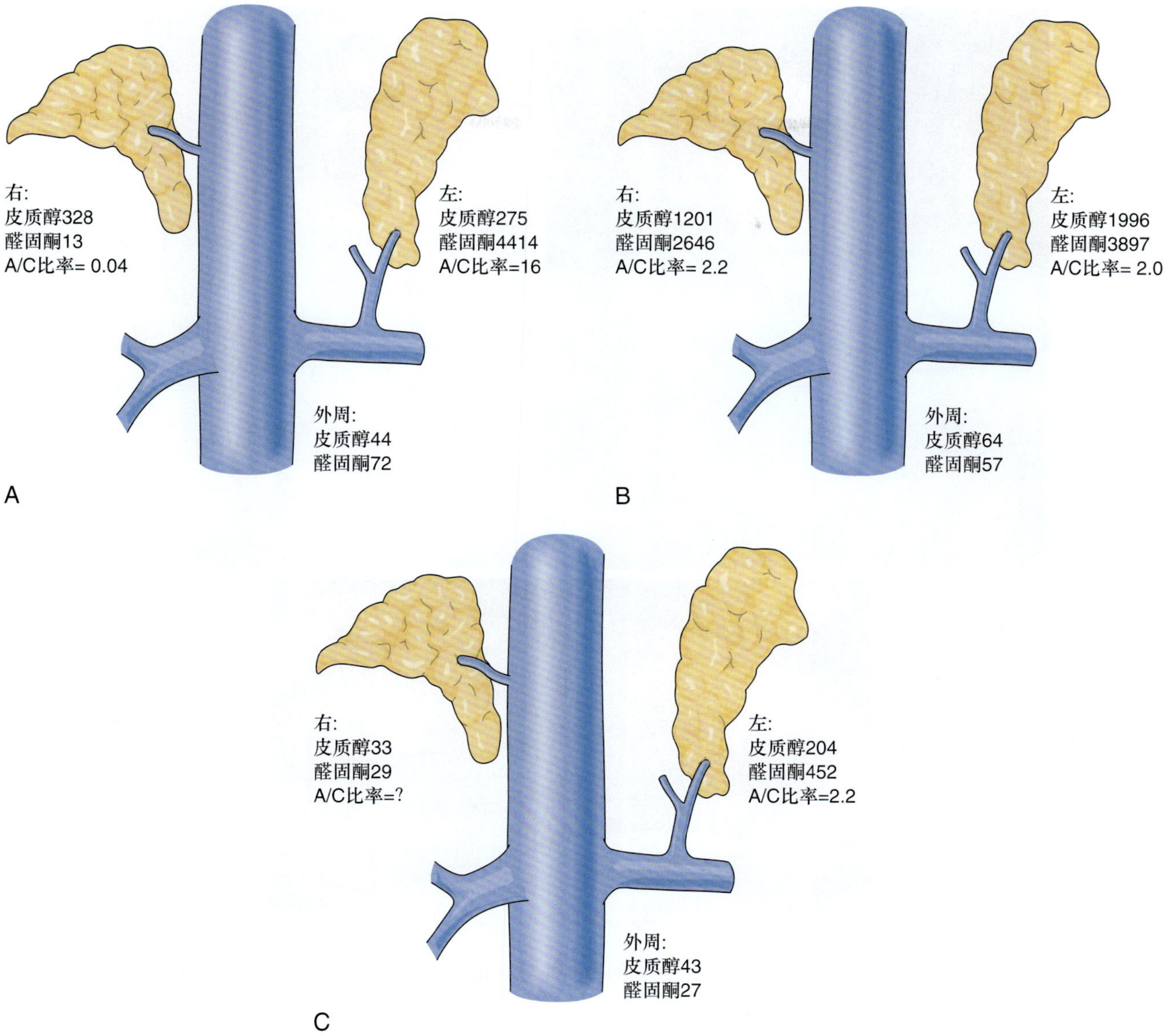

图 40.11 原发性醛固酮增多症肾上腺静脉取样的可能结果。醛固酮以 ng/dl 表示，皮质醇以 μg/dl 表示。(**A**) 左肾上腺偏侧优势；(**B**) 非偏侧优势。促肾上腺皮质激素刺激产生高水平肾上腺静脉皮质醇；(**C**) 失败的检查。右侧肾上腺静脉未置管

以上、有高血压家族史、有长期高血压病史、需要 2 种以上抗高血压药物、对螺内酯无反应。这表明部分原发性高血压在某些情况下是由慢性疾病引起的不可逆的心血管改变。基于这些特征，患者应该得到合理的建议，以了解他们从手术中的获益情况。

库欣综合征

流行病学及临床特点

糖皮质激素过量的临床特征最早是由 Harvey Cushing 在 1912 年报道的。他描述了一名“外貌非凡”的年轻女子，她出现了肥胖、多毛、闭经、易擦伤和极度肌无力的症状。在评估库欣综合征患者时，要考虑的主要鉴别诊断是日益常见的肥胖疾病。一些体征和症状，包括容易瘀伤、肌肉无力、高血压、多血质（皮肤变薄导致的面部红肿）和多毛，临床上可以根据这些特征区分库欣综合征和肥胖（图 40.12）。目前产生皮质醇的肾上腺腺瘤的遗传发病机制尚不清楚。最近对 DNA 组的整个外显子新一代测序显示，在产生皮质醇的腺瘤中存在蛋白激酶 a 的特定突变，特别是在有明显症状的库欣综合征患者中[17]。

库欣综合征最常见的原因是使用药物性糖皮质激素治疗炎症性疾病。内源性库欣综合征很少见，每百万人中有 5 ～ 10 个患者发病。其中，大多数患者（75%）所患库欣综合征是由垂体 ACTH 高分泌腺瘤引起的糖皮质激素过多导致的。剩余的患者分为原发

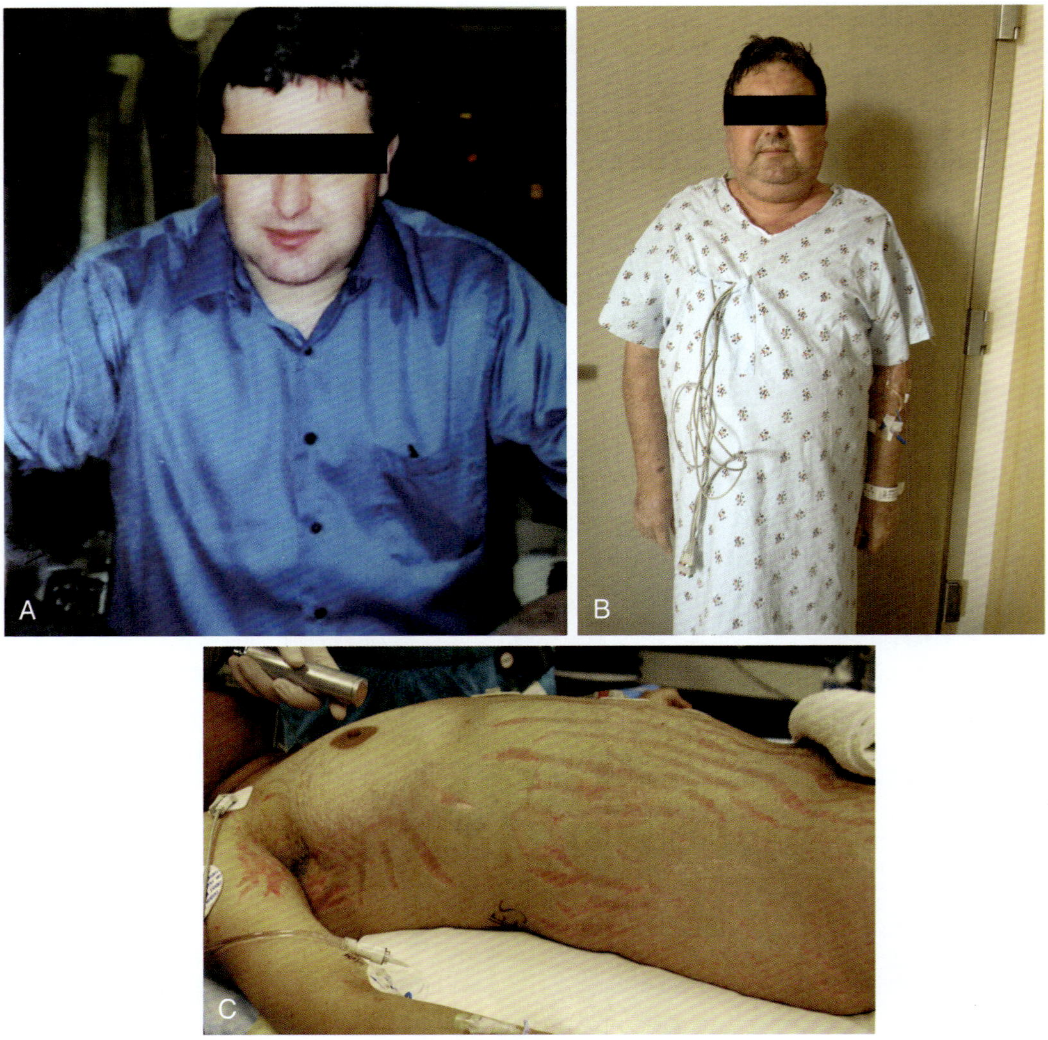

图 40.12　库欣综合征的临床表现。(**A**)库欣综合征发生前的男性外观；(**B**)同一个人在库欣综合征发生 1 年后；(**C**)库欣综合征患者腹部呈紫色和腋窝纹

性肾上腺库欣综合征(15%)和异位 ACTH 综合征(＜10%)，而后者通常由神经内分泌肿瘤或胸腔内支气管源性恶性肿瘤引起。

库欣综合征是一种致命疾病。糖皮质激素过量导致的生理紊乱，包括高血压(70% 的病例)、高血糖和躯干肥胖等，而其中主要是因为心血管并发症最终导致了 5 倍以上的死亡率[18]。因此，应尽一切努力诊断和合理治疗库欣综合征。

生化诊断与定位

库欣综合征的诊断依赖于皮质醇分泌异常或生理性负反馈的丧失。正常情况下，皮质醇释放遵循可预见的昼夜节律，在醒来后约 1 小时达到峰值，在午夜前后达到最低点。因此，异常的皮质醇分泌表现为在 24 小时内皮质醇释放升高或在晚间高于预期水平。传统上，采用地塞米松抑制试验和其他类型的刺激性试验来评估负反馈的缺失，同时因其中许多试验很繁琐，而需要住院治疗。夜间 1 mg 地塞米松抑制试验常用于诊断库欣综合征，但因其特异性差导致大量假阳性。晚间唾液皮质醇测试的发展成为了一个有力和可行的替代方法。

循环中超过 90% 的皮质醇与血浆蛋白结合。未结合的皮质醇可在尿液和唾液中检测到，评估这些体液中皮质醇的含量构成库欣综合征生化筛查的基础(图 40.13)。为了初步筛查，应至少进行两次 24 小时尿游离皮质醇收集。明显升高者应立即进一步检测，以明确库欣综合征的原因和亚型(即原发性肾上腺原因、垂体原因和异位 ACTH 综合征)。24 小时尿游离皮质醇中度升高的患者应接受两次夜间(睡眠时间)皮质醇测量来确诊。临界值定为 550 ng/ml，其诊断敏感性为 93%，特异性为 100%[19]。

原发性肾上腺库欣综合征，也称为 ACTH 非依

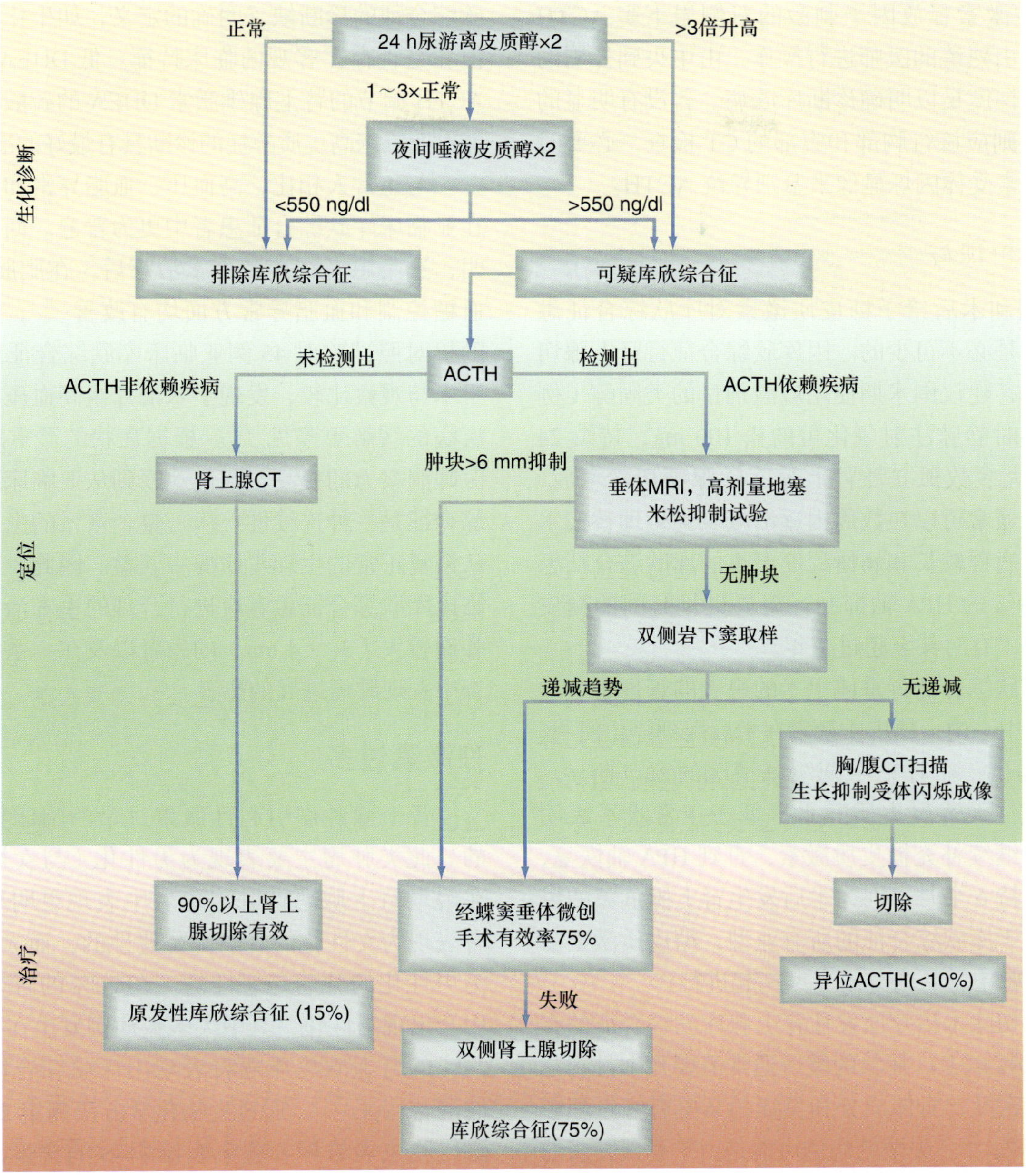

图 40.13 内源性库欣综合征的诊断、定位和治疗流程。当 24 小时尿游离皮质醇水平明显升高（高于 3 倍）或深夜唾液皮质醇水平升高时，则可进行生化诊断。多数库欣综合征为库欣病（垂体促肾上腺皮质激素微腺瘤）所致，其中血浆促肾上腺皮质激素（ACTH）水平升高。如果检测不到 ACTH 水平，则可确诊为非依赖性 ACTH 库欣综合征，并提示进行肾上腺造影。对于经蝶窦手术不能治愈的库欣病患者，可以考虑双侧肾上腺切除术。Abd：腹部；CT：计算机断层扫描；MRI：核磁共振成像

赖性库欣综合征，是由肾上腺皮质醇自主分泌过多引起的，由于反馈抑制，ACTH 水平（小于 5 pg/ml）过低，而无法检测到。病理表现是多样的，大约 90% 的病例存在孤立的肾上腺腺瘤，不到 10% 的病例为肾上腺皮质癌，不到 1% 的病例存在双侧小结节或大结节增生。除了小结节增生外，几乎所有这些病变在 CT 扫描上都很明显。

高皮质醇血症合并正常或升高的促肾上腺皮质激素提示促肾上腺皮质激素依赖性库欣综合征，最常由垂体促肾上腺皮质激素微腺瘤引起（库欣病）。怀疑为 ACTH 依赖库欣综合征应行垂体显像和大剂量地塞米松抑制试验（即在 48 小时内，每 6 小时给予 2 mg 地塞米松后，测定血清或尿皮质醇含量）。选择地塞米松是因为它不干扰皮质醇的生化测定。高剂量地塞米松通常会抑制促肾上腺皮质激素腺瘤，而异位来源的 ACTH 则完全没有反馈抑制。略高于 50% 的促皮质激素微腺瘤在垂体磁共振成像（MRI）上被检出。能被高剂量地塞米松抑制的 ACTH 依赖性库欣综合征患者中若发现垂体肿块直径大于 6 mm，需要进行垂体手术[20]。在没有明显肿块的情况下，应采集促

肾上腺皮质激素释放因子刺激的双侧岩下窦 ACTH 进行检测。由熟练的医师进行操作，由中央到外周的 ACTH 浓度梯度足以明确诊断库欣病。若没有明显的梯度变化，则应该行胸部和腹部的 CT 检查，必要时通过生长抑素受体闪烁显像来鉴别异位 ACTH。

手术治疗和预后

围术期和术后给予糖皮质激素对库欣综合征患者来说显然是必不可少的。因库欣综合征行肾上腺切除术的患者，建议围术期使用应激剂量的类固醇（例如，每 8 小时静脉注射氢化可的松 100 mg，持续 24 小时）。在大多数孤立性肾上腺库欣腺瘤切除术后，类固醇剂量通常可以在数周内逐渐减少到生理替代水平。然而，病程较长和病情程度严重的库欣综合征患者会出现持续的 HPA 轴抑制，需要更长时间的糖皮质激素补充，有时甚至超过 1 年。

对因库欣综合征行垂体手术的患者的管理是多样的。在一些中心内，糖皮质激素在术后即刻停止使用，这样可以提供一个评估早期缓解情况的窗口期[21]。术后第 1 或 2 天清晨皮质醇水平低于正常水平表明治愈。然后继续补充糖皮质激素，直到 HPA 轴恢复，通常至少维持 6 个月。因为术后发生肾上腺危象的风险很高，对于库欣综合征的所有亚型，糖皮质激素治疗最好与经验丰富的内分泌专家一起进行。

肾上腺切除术治疗原发性肾上腺库欣综合征的有效率高达 90% 以上。症状的缓解通常需要几个月到几年，而对骨密度、身体成分和炎症的某些有害生理影响则极为持久[22]。失败的病例可能是由于恶性肿瘤的局部和偶尔的远处复发导致的。经鼻蝶入路行垂体显微手术治疗库欣病，在专家的操作中成功率约为 90%。对于初次手术后基础皮质醇水平没有下降至正常的患者，再次手术或垂体放射治疗可提高缓解率。对于垂体手术失败的患者，应考虑行腹腔镜双侧肾上腺切除术。库欣综合征患者处于高凝状态，垂体或肾上腺术后静脉血栓栓塞风险高达 5%。尽管没有足够的数据来确定最佳的持续用药时间和剂量，但应该考虑给予药物预防血栓[23]。

特殊病例：亚临床库欣综合征

亚临床库欣综合征一词被用来描述偶然发现的肾上腺肿块，生化检查显示这些肿块分泌大量皮质醇，但没有明显的库欣综合征的体征或症状。就其生理后果和自然史而言，这种疾病的特征还不完全。亚临床库欣综合征的诊断缺乏明确的定义，如生化检查的临界值和是否存在客观的临床特征。低 DHEA-S（由垂体 ACTH 调节的肾上腺雄激素 DHEA 的硫酸化形式）可能对亚临床高皮质醇症的诊断具有最好的准确性[24]。

与正常人相比，高血压、血脂异常和糖耐量受损在亚临床库欣综合征患者中更为普遍。回顾性研究表明，这类患者在接受手术治疗后，在肥胖、高血压、血糖控制和血脂异常方面均有改善[25]。此外，一项随机对照试验对 45 例亚临床库欣综合征患者进行了手术与观察比较，发现手术治疗组高血压和其他代谢疾病的缓解更多见[26]。根据症状的严重程度和治疗医师洞察力的提高，我们观察到从亚临床到显性库欣综合征是一种连续性疾病。整个谱系的患者似乎都能从恢复正常的生理皮质醇中获益。因此，我们建议亚临床库欣综合征患者应进行合理的手术治疗，特别是肿瘤较大（3 ～ 4 cm）的患者以及在一系列影像学检查中发现肿瘤进展的患者。

性激素过多

肾上腺肿瘤引起性激素过量的临床特征是罕见的。此类肿瘤主要表现为男性化（与女性化相反），在晚期肾上腺恶性肿瘤患者中表现更明显。几乎所有表现为女性化的肿瘤都是恶性的，而大约 1/3 表现为男性化的肿瘤是恶性的。在 20% 的肾上腺皮质癌中会出现男性化，其中大多数病例发生在儿童。另外 24% 的肾上腺皮质癌将表现出库欣综合征和男性化的混合特征[27]。通过生物化学方法测定 24 小时尿睾酮、脱氢表雄酮和脱氢表雄酮 -S 的含量，可确诊男性化肿瘤。

虽然腹腔镜肾上腺切除术仍然是大多数性类固醇分泌肿瘤的首选手术，但恶性肿瘤的高发生率需要密切的 X 线片和术中检查，以寻找侵犯或转移的证据。明显的恶性肿瘤应行开放性肾上腺切除术。

肾上腺皮质癌

肾上腺皮质癌是一种罕见的肿瘤，每年的发病率约为 1/1 000 000。虽然在 5 岁以下的儿童中的发病率有一个小高峰，但几乎所有病例都发生在 40 ～ 50 岁。没有明显的性别偏好。在发现时，肾上腺皮质癌往往非常大（平均肿瘤大小为 9 ～ 13 cm），并通常扩散到肾上腺以外的范围[28]。在过去，总的 5 年生存率一直在 15% ～ 20%。在接受手术切除的患者中，5 年存活率约为 40%，这一数字在过去 20 年基本保持不变[29]。较高的死亡风险与患者年龄的增加、肿瘤分化差或高级别、手术边缘阳性和存在远处转移有关。超过 50% 的肾上腺皮质癌是功能性的。库欣综合征最常见，其次是男性化。影像学检查主要采用 CT，其典型表现为边界不规则或不清晰的不均匀肿块，中央坏死，周围结构浸润（图 40.14）。可发现转移到淋巴结、肝和肺。

肾上腺皮质癌的治疗需要开放性根治性切除。在有经验的医师中，多达 70% 的患者可以完全切除。这通常涉及相邻器官的整块切除或区域淋巴结切除术。在处理大于 9 cm 的右侧肾上腺皮质癌时必须特别小心，因为肿瘤可直接延伸至下腔静脉，有时可达心脏右侧。当患者进行体外循环时，显示血管内扩张的肿瘤可能需要切除，以降低术中致命肿瘤栓塞的可能性[30]。

不能完全切除肾上腺皮质癌的患者的预期寿命（中位生存期）非常有限（＜1 年）。即使那些手术成功的患者也容易在 2 年内发生局部复发和转移。治疗肾上腺皮质癌的主要化疗药物是米托坦［o,p-DDD，或 1,1- 二氯 -2-（邻氯苯基）-2-（对氯苯基）乙烷］，杀虫剂 DDT 的衍生物，是一种直接的肾上腺皮质毒素。米托坦在临床上已被用作外科手术的辅助治疗，并作为不可切除或转移性疾病的主要治疗手段。一项多国回顾性研究证明了在根治性手术后辅助米托坦的疗效，可显著改善无复发生存率[31]。米托坦的使用受到显著的、剂量依赖性的胃肠道和神经毒性的限制。这项由多国开展的首次国际局部晚期和转移性肾上腺皮质癌治疗随机试验（FIRM-ACT）使 304 名局部晚期或转移性肾上腺皮质癌患者随机接受依托泊苷、多柔比星、顺铂和米托坦、链脲佐菌素和米托坦治疗。前者的缓解率和无进展生存期均有显著改善，但两组的中位总生存期均较差（14.8 个月 *vs.* 12.0 个月）[32]。其他一些试验正在检验靶向药物（如表皮生长因子抑制剂、胰岛素样生长因子 I 抑制剂、抗血管生成药物、广谱酪氨酸激酶抑制剂）的作用。基于肿瘤基因组和表达谱的个体化治疗也引起了人们的兴趣。

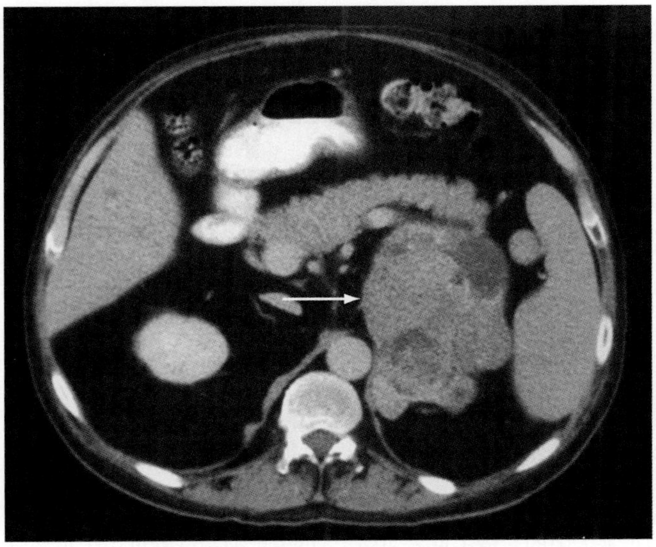

图 40.14 计算机断层扫描显示左侧 10 cm 的肾上腺皮质癌。注意中央坏死区域（箭头）

肾上腺髓质疾病

嗜铬细胞瘤

流行病学及临床特点

关于嗜铬细胞瘤的第一篇报道于 1886 年由费利克斯 · 弗兰克尔（Felix Frankel）发表，他描述了一位年轻女子遭受间歇性心悸、焦虑、眩晕和头痛的折磨。尸检发现其双侧肾上腺肿瘤经铬盐处理后呈棕色。由于特有的阳性嗜铬细胞反应，这些肾上腺髓质肿瘤被称为嗜铬细胞瘤（暗色肿瘤，来自希腊语；phaios，暗色）。最初是在 1926 年由 César Roux 和 Charles Mayo 进行了成功的嗜铬细胞瘤手术治疗[33]。

大约 0.2% 的高血压患者合并有嗜铬细胞瘤。男性和女性的发病率是一样的。散发性病例的发病高峰在 40 ～ 50 岁，而家族性病例往往表现得更早。部分患者表现为典型的头痛、出汗和心悸三联征，但几乎所有患者都至少表现出其中一种症状。在 90% 的病例中存在偶发性或持续性高血压。诊断嗜铬细胞瘤的主要困难来自常见的原发性高血压和非特异性的临床特征。事实上，只有 0.5% 合并有临床症状的高血压患者最终被诊断患有嗜铬细胞瘤。嗜铬细胞瘤的鉴别诊断非常多，包括不同的疾病如甲状腺功能亢进、低血糖、冠状动脉疾病、心力衰竭、中风、药物相关影响和惊恐障碍。嗜铬细胞瘤被描述为一种生物定时炸弹，因为它分泌具有潜在致命心血管效应的生物活性化合物。因此，尽管在诊断方面存在困难，临床医师应该积极筛查这种疾病，并为受影响的患者提供合理的治疗。

以前，嗜铬细胞瘤被称为“10% 肿瘤”，提示 10% 是双侧的，10% 是恶性的，10% 是肾上腺外的，10% 是家族性的。嗜铬细胞瘤遗传基础的发现挑战了这些原来的认识。

特殊病例：妊娠期嗜铬细胞瘤

妊娠期的嗜铬细胞瘤，虽然罕见，但对母亲和孩子可能是致命的。在产前诊断为嗜铬细胞瘤时，胎儿死亡率为 12%。然而，如果诊断延迟到分娩或产后，胎儿和母亲的死亡率上升到 29%[34]。如果诊断是在怀孕的前 24 周内，建议在妊娠中期进行肾上腺切除术，而如果诊断是在妊娠晚期，则应推迟到分娩后进行手术。

生化诊断与定位

确诊嗜铬细胞瘤的生化诊断是检测到体液中儿茶酚胺及其代谢物水平升高。24 小时尿液中这些化合物的含量一直是生物化学诊断的基础，且至今仍是最可靠的检测方法。2002 年，血浆中游离的（未偶联的）去甲肾上腺素被引入作为一种替代的嗜铬细胞瘤筛查工具。血浆游离甲氧基肾上腺素检测灵敏度极高，接近 99%，并且一次性血液检测比 24 小时尿液检测更方便。然而，血浆游离甲氧基肾上腺素检测的特异性最多为 89%，大多数实验室的特异性可能在 85% 或以下。由于嗜铬细胞瘤是一种罕见的疾病，在大量高血压患者中发现嗜铬细胞瘤患者，假阳性结果是一个主要问题。据估计，当血浆游离甲氧基肾上腺素试验作为主要筛查工具时，假阳性试验结果与真阳性试验结果的比为 30：1[35]。

因此，血浆游离甲氧基肾上腺素检测的主要作用是在检测结果为阴性时排除嗜铬细胞瘤（图 40.15）。当检测结果呈阳性时，建议用 24 小时尿液儿茶酚胺及其代谢物的水平进行确认性检测。许多药物和病症能够干扰儿茶酚胺的检测，导致进一步的假阳性结果问题。这些药物包括拟交感神经药物（存在于许多感

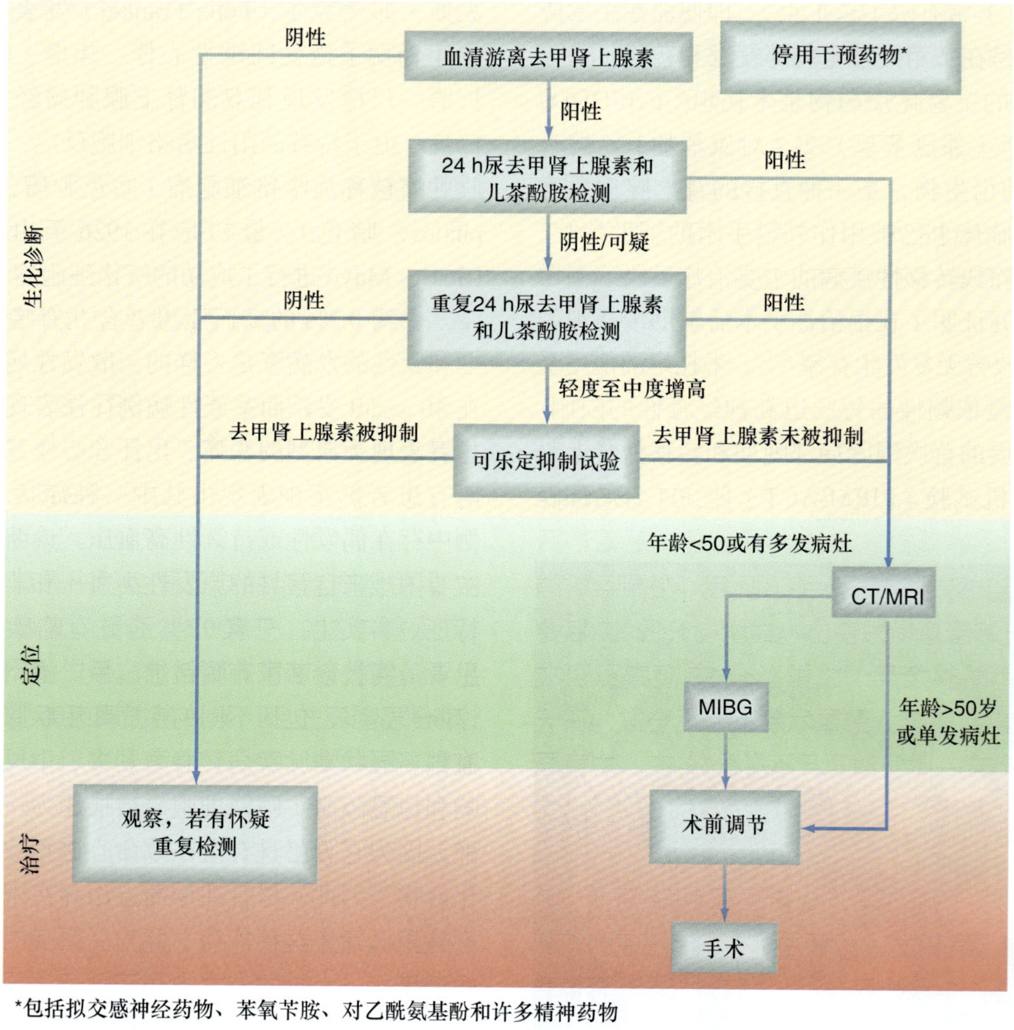

图 40.15 嗜铬细胞瘤的诊断、定位和处理流程。如果结果为阴性，初始血浆中去甲肾上腺素检测可有效排除诊断。对儿茶酚胺及其代谢物的 24 小时尿液采集通常进行 2 次，阳性检测的标准是约正常上限的 2 倍（见表 40.4）。可乐定抑制试验可用于小部分尿检后诊断不确定的患者。生化诊断确认后，采用计算机断层扫描（CT）或磁共振成像（MRI）进行定位，对年轻患者和其他有多病灶疾病风险的患者进行碘代苄基胍（MIBG）扫描。酚苄明至少在手术前 2 周逐步增加剂量

冒药中）、苯氧苄胺（通常在怀疑嗜铬细胞瘤时开始使用）、对乙酰氨基酚（干扰血浆游离甲氧基肾上腺素测定）、许多精神药物（特别是三环抗抑郁药），以及主要的生理或心理应激状态。在急性疼痛、危重疾病或紧急住院期间进行的检查结果可能具有误导性。在筛查人群中存在混杂因素是非常普遍的，因为它们反映了竞争性诊断的临床表现或治疗。显然，应在患者尽可能不受各种混杂因素影响的理想情况下进行生化检查。

表 40.4 列出了以儿茶酚胺为基础的血浆和尿液的检查及相应临界值对应的处理。24 小时尿液检测的临界值被故意设置得很高，以最大限度地提高特异性；在大多数实验室中，这些值大约是 95% 以上参考值范围的 2 倍。如果总甲氧基肾上腺素类似物或儿茶酚胺的任何组分（如肾上腺素、去甲肾上腺素和多巴胺）高于临界值，采集的尿液可视为阳性。该方法保持了很高的特异性，灵敏度为 88%[36]。重要的是，它考虑了嗜铬细胞瘤合成和代谢儿茶酚胺的事实，以及肿瘤可能具有不同的分泌谱，这取决于它们的合成和降解酶的相对表达（图 40.6）。

在几乎所有病例中，对儿茶酚胺及其代谢物进行两次 24 小时尿液收集足以作出（或排除）嗜铬细胞瘤的诊断。可乐定抑制试验，即口服 0.3 mg 可乐定后测定血浆游离去甲肾上腺素水平，可能有助于澄清可疑的试验结果，但很少使用。解剖定位可通过 MRI 或 CT 进行。MRI 的灵敏度稍高一些，但 CT 的解剖清晰度在计划手术方面往往更好（图 40.16）。由于偶发肾上腺结节的高患病率，这两种方法的特异性只有 70%。^{131}I 或 ^{123}I 标记的间位碘代苄胍（MIBG；图 40.17）可用于怀疑有多灶性或恶性疾病的特定患者中。MIBG 扫描对嗜铬细胞瘤具有很高的特异性，但灵敏度仅为 77% ～ 90%。正电子发射断层扫描（PET）和 PET/CT 使用新型放射性核素，如 ^{18}F-l-二羟基苯丙氨酸（^{18}F-DOPA；图 40.18）和 ^{18}F- 多巴胺，在嗜铬细胞瘤的成像中灵敏度高，优于 MIBG 扫描[37]。目前对嗜铬细胞瘤定位最好的 PET/CT 放射性药物为 ^{68}Ga-DOTATATE，其病灶检出率较 ^{18}F- 氟脱氧葡萄糖（FDG）PET/CT（49%）及 ^{18}F-FDOPA PET/CT（75%）高[38]。然而，这些技术的应用仍然局限于全球少数学术中心。

围术期管理

在整个 20 世纪上半叶，嗜铬细胞瘤的围术期死亡率为 26% ～ 50%。目前，大多数专科中心的死亡率约为 1%。这种显著的改善很大程度上归因于药理学、生理学、麻醉和围术期医疗服务的进步。嗜铬细胞瘤最常见的围术期血流动力学不良变化是术中高血压和术后低血压。术中高血压可能由麻醉诱导剂刺激儿茶酚胺释放以及直接接触肿瘤引起。术后严重的低血压是由循环中过量的儿茶酚胺引起的低血容量状态造成的。肿瘤切除后刺激的突然消退导致外周小动脉血管扩张和静脉容量的急剧增加，这些共同作用导

表 40.4 嗜铬细胞瘤生化诊断的临界值

试验 *	临界值 MOL	临界值 G	定义	敏感性（%）	特异性（%）
血浆游离甲氧基肾上腺素	0.3 nmol/L	59 μg/L	配对试验：一项或两项升高属于阳性	99	85 ～ 89
血浆游离肾上腺素	0.6 nmol/L	110 μg/L			
尿总甲基肾上腺素	6.6 μmol/d	1.3 mg/d		71	99.6
尿肾上腺素	191 nmol/d	35 μg/d		29	99.6
尿去甲肾上腺素	1005 nmol/d	170 μg/d		50	99.6
尿多巴胺	4571 nmol/d	700 μg/d		8	100
尿甲氧基肾上腺素和儿茶酚胺	—		分组试验，三项中有一项升高即为阳性：总甲基肾上腺素、肾上腺素、去甲肾上腺素、多巴胺	88	99
尿香草扁桃酸	40 μmol/d	7.9 mg/d		64	95
可乐定抑制试验血游离去甲肾上腺素	0.61 nmol/L	112 μg/L	阳性结果＝可乐定升高及降低＜ 40	96	100

* 进行 2 次 24 小时尿总甲基肾上腺素和儿茶酚胺检测（分组试验），具有高度敏感性和高度特异性

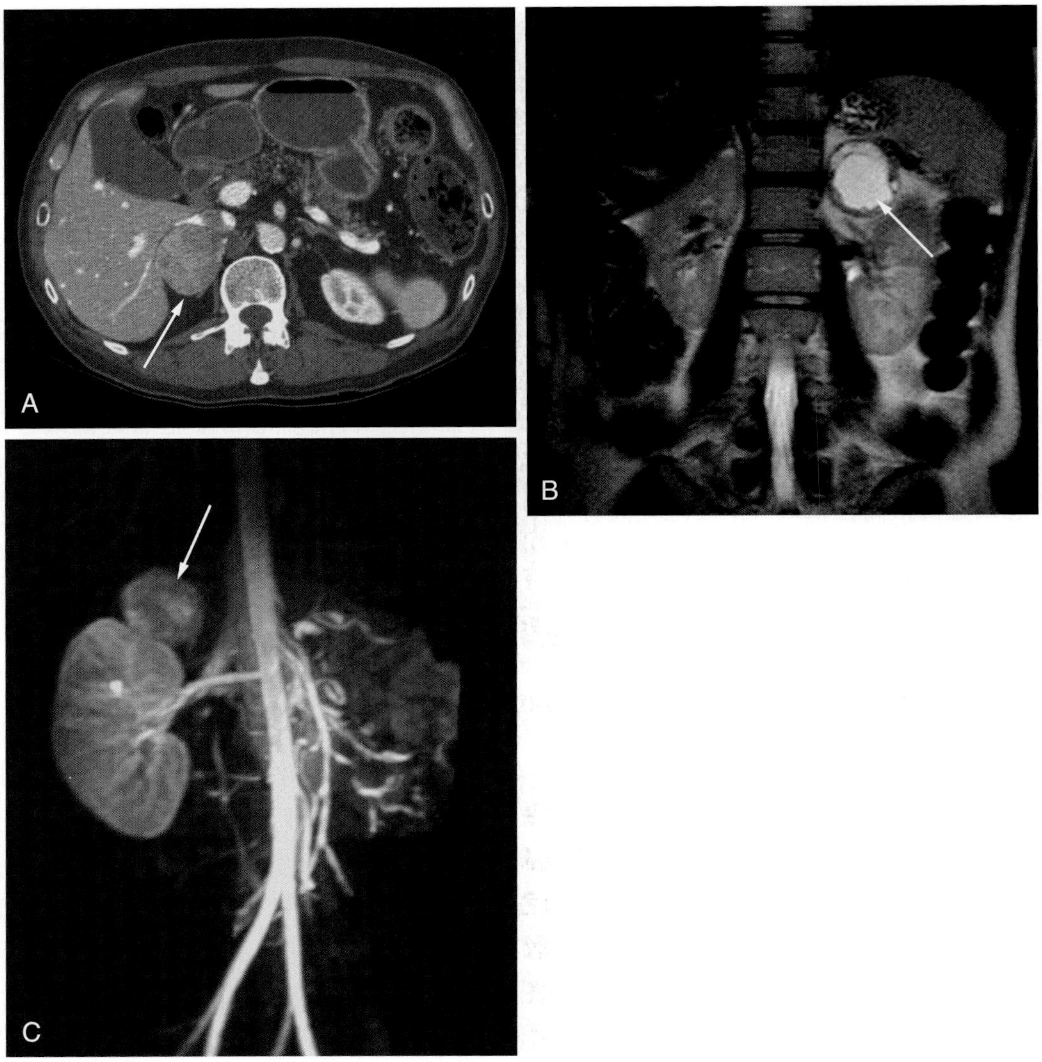

图 40.16 嗜铬细胞瘤解剖影像学表现。（**A**）静脉期，增强 CT 扫描示右侧肾上腺嗜铬细胞瘤（箭头）。下腔静脉的不均一性代表造影剂的流动，而不是肿瘤栓塞或浸润；（**B**）冠状 T2 加权磁共振成像示左侧肾上腺嗜铬细胞瘤伴中央囊变（箭头）；（**C**）左前斜方磁共振血管造影显示右侧肾上腺嗜铬细胞瘤（箭头）

致心血管衰竭。梅奥诊所的研究人员在他们早期的系列报告中描述了术中使用 α-肾上腺素能阻断剂，然后在术后立即给予 α-肾上腺素能激动剂的大量成功病例[39]。

现在围术期处理的原则与之基本相同。一旦嗜铬细胞瘤的生化诊断得到证实，就应该启动 α-肾上腺素能阻断以防止血流动力学不稳定。我们的做法是每天服用 2 次苯氧苄胺（酚苄明）10 mg。剂量可每 2～3 天向上递增一次，最高为 40 mg，每天 3 次，以达到心率和血压的正常化。术前适应期应至少持续 2 周，以充分逆转 α-肾上腺素能受体的下调。这恢复了对血管加压药的敏感性，可用于术后患者治疗。苯氧苄胺是一种非特异性、非竞争性（不可逆）、长效（半衰期为 24 小时）的 α-肾上腺素能拮抗剂。虽然它的使用与体位性低血压和严重鼻塞的副作用有关，但它通常比 α_1-肾上腺素能选择性药物（如哌唑嗪和多沙唑嗪）更受青睐。鼻充血实际上可以作为充分拮抗的有用指标。此外，在现有药物中，苯氧苄胺能提供最完整的 α 阻断，术后其药代动力学血清药物水平能与儿茶酚胺水平平行下降。钙通道阻滞剂可用于 α 阻滞剂后血压控制不佳的患者。近年来，苯氧苄胺在美国的成本和可获得性变化很大，对于很多患者来说是一个不切实际的选择。由于这个原因，选择性 α 受体阻滞剂已经成为一些中心术前调节的首选药物。由于采用这种方法可能会增加术中血流动力学波动，麻醉和手术团队之间的经验和沟通对于确保患者安全至关重要。

对于持续性心动过速的亚组患者（通常主要有分泌肾上腺素的肿瘤），在达到足够的 α 阻断后，可以使用 β 受体阻滞剂。受体阻滞剂不应首先使用，因为

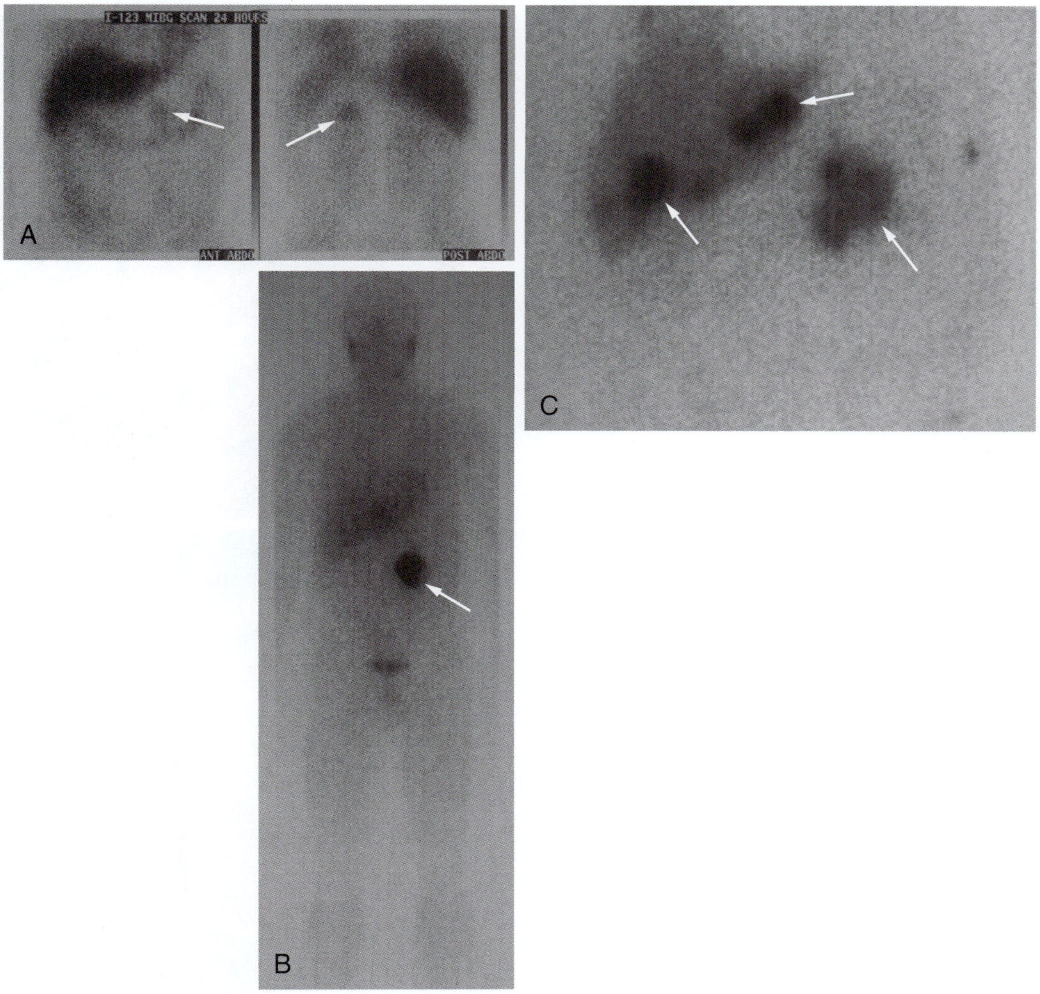

图 40.17 嗜铬细胞瘤的功能成像［碘代苄胍（MIBG）扫描］。（**A**）腹部 ^{123}I-MIBG 扫描显示左侧肾上腺嗜铬细胞瘤（箭头）。生理性放射性示踪剂摄取见于肝、右结肠和横结肠；（**B**）全身 ^{131}I-MIBG 扫描显示一个大的、左侧主动脉旁肾上腺外嗜铬细胞瘤（箭头）。肝、唾液腺和膀胱可见生理性放射性示踪剂摄取；（**C**）腹部 3^{131}I-MIBG 显示恶性嗜铬细胞瘤，左侧肾上腺局部复发和肝转移（箭头）

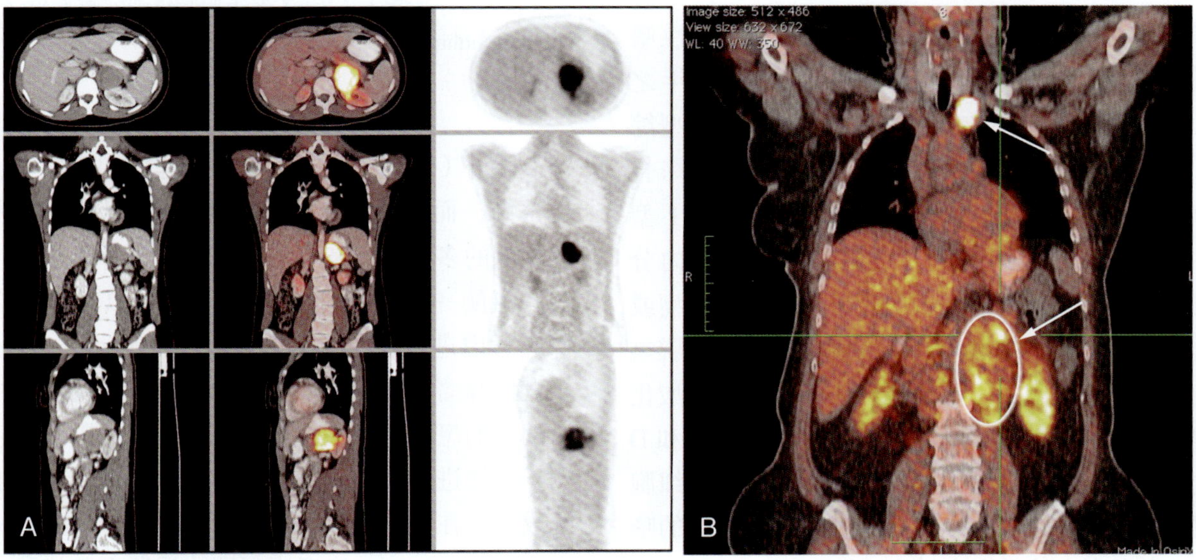

图 40.18 （**A**）嗜铬细胞瘤的功能成像［^{18}F-l- 二羟基苯丙氨酸（^{18}FDOPA）］；（**B**）恶性多灶嗜铬细胞瘤患者 ^{18}F-DOPA 正电子发射断层扫描 / 计算机断层扫描。左侧肾上腺区和左侧主动脉周围区可见弥漫性摄取，术中发现局部浸润性肿瘤（箭头）。第二处示踪剂摄取区位于左侧气管旁，在此发现颈动脉鞘副神经节瘤（箭头）。患者为 SDHB 突变携带者

外周血管舒张性受体刺激减少会导致 α - 肾上腺素能受体不可控地上调，这可能加剧血压升高。过去曾提倡术前用等渗液进行容量扩张。然而，在我们的经验中，当积极的术前 α 阻断被实现时，这种需要显著减少，因为由此产生的静脉容量的增加可通过口渴刺激逐渐恢复。术后临床怀疑低血容量，如果患者出现低血压或少尿，应积极复苏。一些患者在肿瘤切除后可能需要使用血管加压药，特别是在术前 α 阻断不完全的情况下。

手术处理和预后

成功的嗜铬细胞瘤手术治疗依赖于外科医师和麻醉师的密切沟通。有创血流动力学监测是必需的，液体管理也必须小心谨慎。术中尽量减少对肿瘤的刺激，麻醉小组应准备在必要时给予注射 α 和 β 受体阻滞剂以及血管加压药。

手术可治愈 90% 以上的嗜铬细胞瘤。尽管这些肿瘤血管密度高，容易黏附邻近结构（图 40.19），但大多数可以通过腹腔镜手术成功切除。术前影像显示局部侵犯时，禁行腹腔镜切除。对于较大（> 6 cm）的嗜铬细胞瘤，根据外科医师的经验应考虑开放性切除，以防止肿瘤破裂，即使在良性病例中，也可能导致局部复发[40]。手术技术的进步降低了手术并发症的发生率。具体来说，功能图像引导的聚焦探查已经取代了双侧肾上腺和腹膜后探查，使实体器官损伤率降低。

嗜铬细胞瘤的分子遗传学

许多描述新种系突变的报告表明，家族性嗜铬细胞瘤比以前认为的更为常见。在 2000 年之前，已知嗜色素细胞瘤与多发性内分泌肿瘤 2 型综合征（40% ～ 50% 基因外显）、希佩尔 - 林道综合征（10% ～ 20% 基因外显）和神经纤维瘤病 I 型（1% ～ 5% 基因外显）有关。颈动脉体的神经内分泌细胞在缺氧刺激下增殖，可用于鉴别嗜铬细胞瘤或副神经节瘤和琥珀酸脱氢酶基因的突变。琥珀酸脱氢酶，由四个亚基组成，定位于线粒体，是氧化磷酸化的关键酶。以常染色体显性遗传方式遗传的 B 和 D 亚基发生种系突变，已在大约 10% 的散发嗜铬细胞瘤病例中被确认。因此，有共识认为至少有 1/3 的嗜铬细胞瘤患者有生殖系突变[41]。

家族性病例的临床表现出现的年龄较早，常常是多灶性的（表 40.5）。琥珀酸脱氢酶 B 突变携带者肾上腺外（腹部或胸部）嗜铬细胞瘤和恶性疾病的发生率高，而琥珀酸脱氢酶 D 突变携带者往往表现为头颈部的多发肿瘤和无激素活性的副神经节瘤。琥珀酸脱氢酶一生中突变的概率在 75% 以上。所有患者都应考虑进行遗传咨询，尤其是年龄小于 45 岁、有多发性肿瘤、肾上腺外部位肿瘤、有头颈部副神经节瘤病史的患者。种系突变的发现可能会影响预后和监测，促使进一步的调查，并能够早期识别受影响的家庭成员。在家族性嗜铬细胞瘤的病例中，对侧嗜铬细胞瘤的风险较高，应考虑保留皮质肾上腺切除术。在不需要外源性类固醇的情况下，保留至少 1/3 的肾上腺以保证足够的皮质功能是必要的[40]。

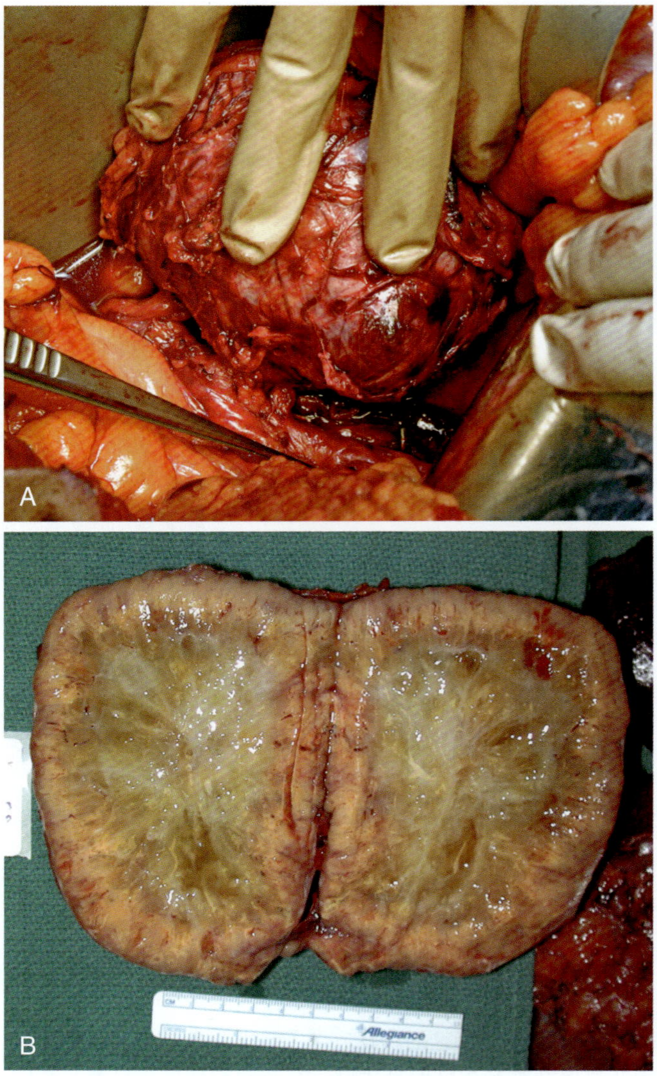

图 40.19 嗜铬细胞瘤大体外观。（**A**）左侧主动脉旁肾上腺外嗜铬细胞瘤通过结肠下入路开放切除术（如图所示 40.17B）。患者的头部向右。外科医生用手将肿瘤内侧旋转，以显示左侧输尿管（镊子所指）；（**B**）左肾上腺嗜铬细胞瘤（A，Courtesy Dr. Stan Sidhu.）

表 40.5 与嗜铬细胞瘤相关的遗传综合征

症候群	突变基因	表型
多发性内分泌肿瘤 2a 型	*RET*	甲状腺髓样癌，原发性甲状旁腺功能亢进症
多发性内分泌肿瘤 2b 型	*RET*	甲状腺髓样癌，马方样体质，黏膜神经瘤
神经纤维瘤病 1 型（von Recklinghausen 病）	*NF1*	神经纤维瘤；牛奶咖啡斑点，Lisch 结节（良性虹膜错构瘤）
希佩尔-林道病	*VHL*	视网膜血管瘤，中枢神经系统血管母细胞瘤，肾细胞癌，原始神经外胚层肿瘤，胰腺和肾囊肿
家族性副神经节瘤综合征	*SDHA*，*SDHB*，*SDHC*，*SDHD*，*SDHAF2*	胃肠道间质瘤；*SDHB* 相关的肾细胞癌
遗传性嗜铬细胞瘤	*TMEM127*	其他可能肿瘤
遗传性嗜铬细胞瘤	*MAX*	其他可能肿瘤
遗传性嗜铬细胞瘤	*HIF2A*	家族性红细胞增多症，生长抑素瘤

恶性嗜铬细胞瘤

根据潜在的基因型，2.5% ～ 40% 的嗜铬细胞瘤是恶性的。5 年存活率为 20% ～ 45%[42]。没有明确的恶性肿瘤组织病理学诊断标准来准确预测其临床病程。因此，恶性肿瘤的定义是转移（即肿瘤远离原发肿块的位置，在神经外胚层组织通常不存在）。后者标准可以区分转移性疾病和可能的原发多灶疾病。原发性和复发性疾病的治疗以手术切除为主，即使在没有治愈的情况下，在解决关键解剖部位的占位效应和减少儿茶酚胺过量对全身的影响方面，手术切除可能具有显著的姑息性益处[43]。

恶性嗜铬细胞瘤对放疗和化疗的反应最差。在最近的一项 2 期研究中，高剂量 ^{131}I-MIBG 放射性核素治疗在选定的转移性嗜铬细胞瘤患者中实现了 22% 的完全或部分缓解[44]。观察到显著的血液学毒性，长期受益仍不明显。儿茶酚胺过量的长期医学治疗应采用 α_1- 肾上腺素能选择性阻滞剂，因为它们的副作用可以接受。

其他肾上腺疾病

偶发肾上腺肿物（偶发瘤）

流行病学和鉴别诊断

偶然发现的肾上腺肿块，也称为临床隐性肾上腺肿块或偶发瘤，是通过不相关的非肾上腺疾病的影像学表现发现的。它们作为临床实体的发现是借助了先进医学成像技术的发展。偶发瘤首次被描述是在 20 世纪 80 年代初，当时 CT 扫描仪在发达国家变得更加普遍，当 CT 和 MRI 已经广泛应用时，它们已经成为一个常见的临床问题。在 8% 的尸检和 1% ～ 4% 的腹部影像学研究中发现了偶发瘤。在 60 岁以上的患者中，患病率最高可达 10%[45]。

肾上腺偶发瘤的鉴别诊断范围很广，包括分泌性和非分泌性肿瘤（图 40.20）。在有恶性病史的患者中，转移性疾病是最可能引起肾上腺肿块的原因，特别是当它们是双侧发生时（见下文“肾上腺转移瘤”）。在没有明确恶性病史的患者中，至少 80% 的偶发瘤是无功能的皮质腺瘤或其他不需要手术治疗的良性病变。因此，在大多数患者中，治疗最重要的方面是区分可能有临床影响的肾上腺肿块和大部分没有临床影响的肾上腺肿块。

临床评估和手术处理

肾上腺偶发瘤的检查将激素水平评估与大小标准结合起来。激素评估的原则和方法已经在肿瘤特异性部分讨论过（见前面），通常适用于偶发瘤。然而，有一个概念上的区别是，与那些最初有临床表现的患者相比，有初始影像学表现（偶发性肿瘤）的患者的生化检查值低。外科治疗必须考虑到肿瘤大小与恶性肿瘤的风险密切相关这一点。

从病史开始评估，重点是既往恶性疾病、高血压和糖皮质激素或性激素过多的症状。明确肿瘤的大小标准后，生化检查进一步确定肿瘤的激素活性（图 40.21）。一般来说，建议对有激素活性的肿瘤和具有显著恶性风险的肿瘤进行手术。肾上腺皮质癌在 4 cm

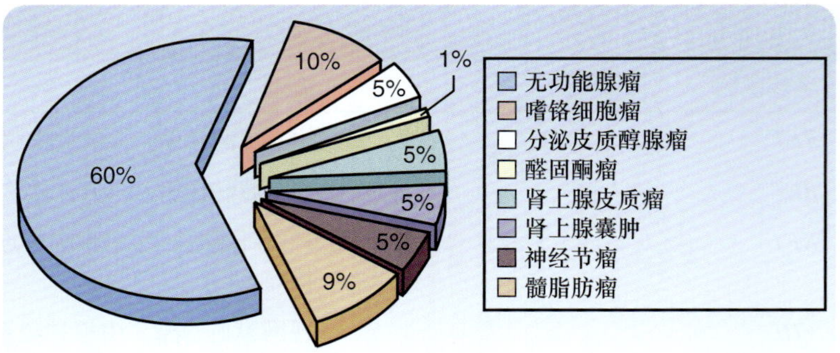

图 40.20 无恶性病史的肾上腺偶发瘤的鉴别诊断，显示了各种病理类型的近似比例

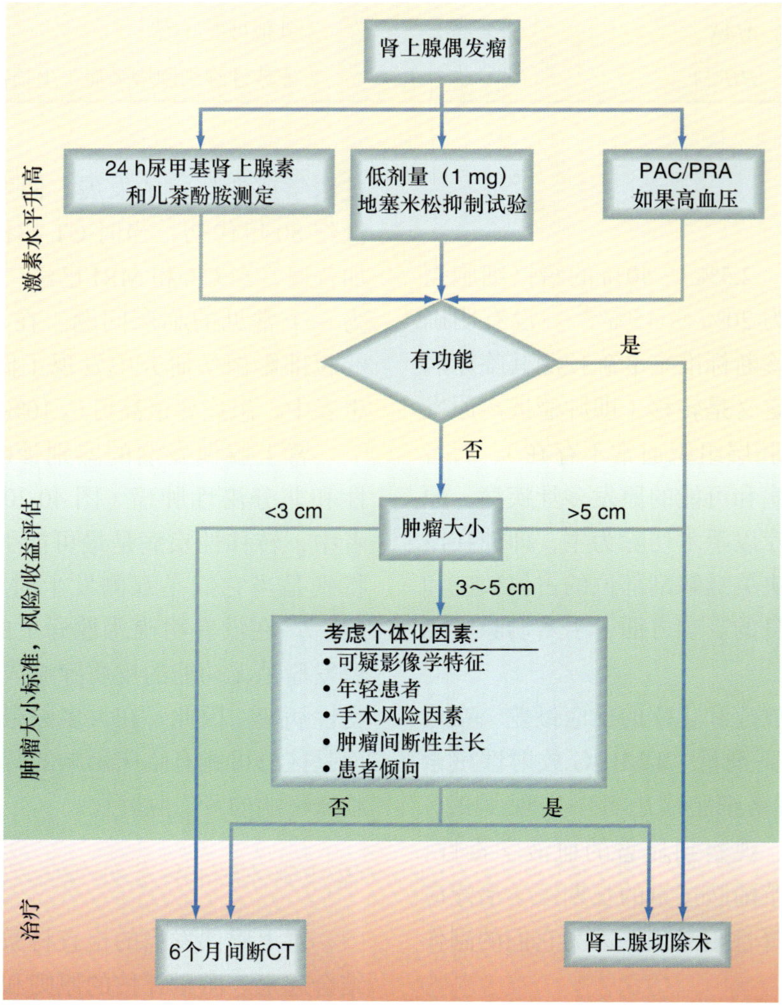

图 40.21 肾上腺偶发瘤的治疗流程。所有功能性肿瘤患者均建议行肾上腺切除术。对于无功能肿瘤，根据肿瘤的大小评估其恶性风险。CT 上大于 5 cm 的肿瘤有超过 25% 的恶性风险，需要切除。小于 3 cm 的可以安全地观察。对于中等大小的肿瘤，必须考虑具体的病例因素。CT：计算机断层扫描；PAC：血浆醛固酮浓度，ng/dl；PRA：血浆肾素活性，ng/（ml · h）

或更小的肾上腺肿瘤中占比不到 2%，在 4 ～ 6 cm 的肾上腺肿瘤中约占 6%。大于 6 cm 的肿瘤有超过 25% 的可能为恶性。有研究发现，CT 和 MRI 低估了肾上腺肿瘤约 20% 的大小，这一效应在较小的肿瘤中被夸大，我们的做法是对低风险手术患者切除所有 4 cm 或更大的肿瘤。尤其是年轻患者，我们强烈建议切除 3 ～ 4 cm 的肿瘤，尤其是那些希望避免影像负担的年轻患者。

手术决策时应考虑的因素包括可疑的影像学特征、患者的年龄和手术风险、影像学表现的改变、患者的偏好等。良性病变在 CT 扫描上的特征包括外观均匀、边界清楚、脂质含量高、造影剂快进快出和

血管密度低。恶性肿瘤的特征包括边界不规则或界限不清、坏死、内部钙化或出血，以及高血管密度。^{8}F-FDG PET 常用于可疑病例，虽然不能区分转移性和原发性肾上腺皮质癌，但在区分肾上腺良恶性病变方面具有较高的敏感性和特异性。如果选择观察随访，考虑到 5% ～ 25% 的肾上腺肿块会增大，患者应该在 6 ～ 12 个月内进行影像学复查，然后每年进行一次，再持续几年。

必须强调的是，CT 引导下的细针穿刺在评估肾上腺肿块时帮助很少，而且可能有危险。原发性肾上腺恶性肿瘤的诊断不能仅依据细胞学。因此，细针穿刺通常仅限于有肾上腺外恶性肿瘤病史的患者，临床医师试图确定其是否有肾上腺转移性的诊断。在所有病例中，嗜铬细胞瘤必须在手术前排除，以避免可能的致命的高血压危象。

与已经讨论过的其他疾病一样，大多数肾上腺偶发瘤都可以在腹腔镜下切除，除非在影像学上显示出明显的恶性特征。腹腔镜下切除肿物的大小没有上限，而且有经验的外科医师已成功地在腹腔镜下切除了长 15 cm 的肿瘤。我们通常的切除上限是右肾上腺约 8 cm，左肾上腺约 10 cm。

肾上腺转移瘤

流行病学及临床特点

因为肾上腺有丰富的血管供应，是恶性肿瘤常见的转移部位。尸检研究显示，大约 25% 的癌症患者最终会转移到肾上腺。在这些病例中，50% 的转移是双侧的。最常见的转移到肾上腺的原发癌症来自肺、胃肠道、乳房、肾、胰腺和皮肤（黑色素瘤）。孤立的肾上腺转移患者只占全部患者的很小一部分。然而，外科医师和肿瘤学家对这些患者特别感兴趣，因为切除孤立的肾上腺转移瘤可以提高生存率。根据潜在的原发疾病，肾上腺转移瘤切除术后，患者的 5 年生存率约为 25%。

临床评估和手术处理

孤立性肾上腺转移患者的评估必须仔细排除肾上腺外疾病，通过 CT 或 MRI（包括乳腺癌或黑色素瘤患者的头部，胃肠道恶性肿瘤患者肝的三期对比增强 CT 和肺部 3 mm 的薄层扫描）以及必要时行骨骼和 PET 扫描。对于双侧肾上腺孤立转移的患者（图 40.22）必须评估是否合并肾上腺功能不全，因

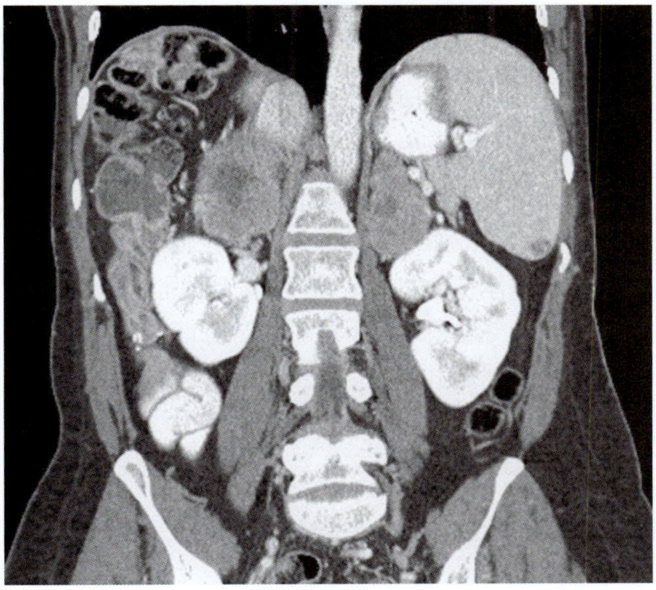

图 40.22 孤立的双侧 7 cm 结直肠癌肾上腺转移灶，导致肾上腺功能不全。患者既往行右结肠及右肝切除术。腹腔镜下行双侧肾上腺转移灶切除术

为肿瘤取代了所有正常的肾上腺组织，这些患者中可能发生肾上腺功能不全者高达 30%。最好通过测量清晨皮质醇和促肾上腺皮质激素水平来评估肾上腺功能不全。术前应充分治疗皮质功能不全，避免围术期发生肾上腺危象。

大多数肾上腺转移瘤包膜良好，适合腹腔镜切除。肾上腺转移瘤完全切除患者的平均生存率可达 3 年，而不完全切除的患者平均生存率为 12 个月，未接受手术治疗者的平均生存率为 6 个月[46]。

肾上腺切除术的技术

手术方式的选择

在我们的临床实践中，大约 90% 的肾上腺切除术是在腹腔镜下进行的。与传统开腹手术相比，腹腔镜肾上腺切除术具有许多优点，包括缩短住院时间、减少疼痛、减少手术出血量和降低术后并发症发生率。腹腔镜经腹和后腹入路的获益程度相似。一项随机对照试验表明，后腹腔镜入路术后疼痛减少，恢复更快[47]。我们目前采用这两种技术，对于小于 6 cm 的肿瘤、双侧肿瘤和既往有广泛腹部手术史的患者，倾向于后腹膜入路。由于腹膜后脂肪增加使初次入路和定位更加困难，因此后腹膜入路对年龄较大、肥胖的男性患者更具挑战性。严重肥胖（体重指数＞ 35）

患者俯卧位时腹腔脏器压迫腹膜后，（根据外科医师的经验）这是腹膜后入路手术的相对禁忌证。侧位经腹技术提供了一个更开阔的手术视野和更好的灵活性，它非常适合较大的肿瘤和肥胖患者。在大型系列手术中，开放性肾上腺切除术的总转换率小于 5%。

如前所述，如果原发性肾上腺肿瘤具有恶性肿瘤的特征，如体积大（> 8 cm）、临床女性化、多种类固醇激素分泌过多或有下列影像学特征：局部或血管侵犯，局部腺病和转移，应行开放性肾上腺切除术。对于开放性肾上腺切除术，我们倾向于经腹入路，通过肋下切口进行（见下文）。

腹腔镜侧位经腹肾上腺切除术

患者准备及体位

事先准备好床单和足够长的沙垫放在手术台上。重要的是，手术床能够弯曲，提高肾区，使肾处于休息位。患者最初应平卧以方便麻醉诱导和放置导尿管。腿部采用间歇式气动压缩装置。放置胃管或鼻胃管进行胃减压通常是有帮助的，特别是在治疗左侧病变时。然后将患者侧翻（80° 侧卧位），病变一侧朝上（图 40.23）。在这一点上，患者从头到脚精确定位，使第 10 根肋骨位于手术台折腰处的正上方。床是弯曲的，固定沙袋以支持臀部和背部，同时暴露脐部（一个重要的体表定位标志）。弯曲手术台并抬高肾区可扩大肋缘和髂骨之间的空间，并使髂骨远离腹腔镜器械平面。宽大的布带将患者的胸部、臀部和下肢固定在手术台上。必须非常小心地保护骨性突起和四肢潜在的周围神经压迫点。手术备皮范围从乳头连线到耻骨上缘，从脐部到后正中线。

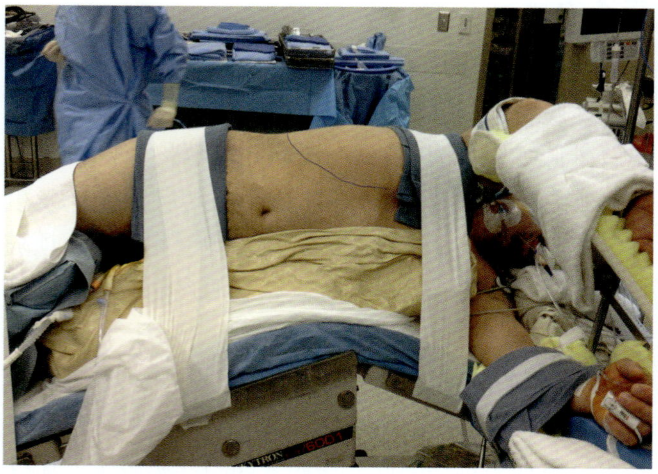

图 40.23 左侧经腹腹腔镜肾上腺切除术患者的体位

在腹腔镜肾上腺切除术中，正确的体位是技术成功的关键。正如我们将要讨论的，外科医师将重力作为牵引来提供必要的暴露。将患者安全地固定在手术台上，可以进行手术过程中所必需的倾斜（Trendelenburg，反向 Trendelenburg）和滚动（向左，向右倾斜）。

方法

左肾上腺 第一个腹膜穿刺点于锁骨中线肋缘下 2 cm 处（Palmer 点）。这可以通过 Veress 技术或在大多数情况下使用气腹针来实现。我们通常使用 3 个穿刺器，当脾和胰腺尾部需要进一步牵拉时，可以增加第 4 个。穿刺口沿肋缘均匀分布，后穿刺口位于避开结肠的远侧后方（图 40.24）。建议每个穿刺口之间至少留有 5 cm（4 指宽）的宽度，以减少腹腔镜外部器械的相互干扰。对于组织解剖，我们使用了单极电钩和能量型组织封闭或分割装置。

首先打开脾肾之间的组织，使左上象限的肠管转向前中部。将脾自脾窝处牵开时尽量避免损伤脾包膜。继续游离脾，直到脾尖处看到胃大弯，此时向右倾斜手术台，使脾和胰腺尾部向前下降，必要时轻柔使用扇形牵开器。因为胰腺和脾血管的尾部可能容易受到损伤，在手术过程中精确地找到正确的解剖层次是非常重要的。对于较大的或位置较低的肿瘤，需要分离脾结肠韧带游离结肠脾曲。我们采用“翻书”技术，在肾上腺内侧和主动脉外侧形成裂隙状平面（图 40.25）。左侧书页是由脾、胰脏尾部和胃大弯组成的。右侧书页是肾和肾上腺肿瘤。左侧膈肌

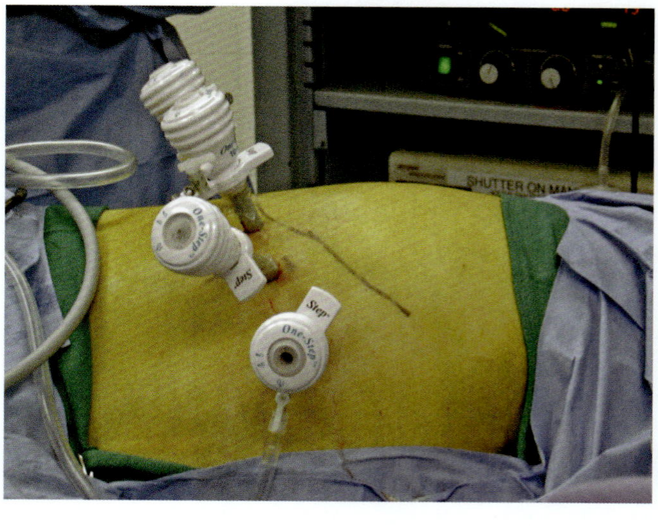

图 40.24 右侧腹腔镜肾上腺切除术的穿刺位置。患者右侧仰卧，头朝右。标记线是肋缘。穿刺点大约位于肋缘以下 2 cm，间隔约 4 指宽

脚是一个有用的标志，可引导外科医师找到左膈下静脉。

如本章解剖部分所述，左膈下静脉在与左肾上腺静脉汇合前沿左肾上腺内侧走行。通过打开的书裂隙从上到下游离，在肾上腺的下内侧面可找到肾上腺静脉。这个平面内小的肾上腺动脉可以通过电凝止血处理。小心地分离左肾上腺静脉，积极地凝固或夹住后离断。左肾上腺的下极可向下延伸，距肾门几毫米内。由于左肾上腺静脉相当长（2 cm），在切除左肾上腺时一般不需要暴露肾的血管。许多患者肾上极动脉分支可进入左肾上腺的下极侧面。因此切断此处结构时应将肾上腺左肾上极抬起后紧贴肾上腺组织进行游离，避免损伤此处血管。

将肾上极和后腹壁的组织游离后，再完全切除肾上腺周围和后方组织，彻底游离肾上腺。周围和后方组织要最后分开，因为它们有助于将肾上腺悬吊在手术野的外上壁，为手术的关键部分内侧血管平面的暴露提供良好视野。最后将肾上腺肿瘤置于不透水、具有弹性的标本袋中取出。如果术中采用的是无切口套管，只需要缝合皮肤即可。

右肾上腺　腹腔镜下右肾上腺切除术的某些步骤即为左侧肾上腺切除术的镜像操作。在右侧肾上腺切除术中，左侧是肾和肾上腺肿瘤，右侧是肝的裸区（图 40.26）。为了进入合适的操作平面，必须首先游离肝的右三角韧带，使肝向前内侧旋转。在右侧，结肠通常位于手术野的下方。当从上到下游离肾上腺与下腔静脉之间的间隙时，外科医师必须注意肾上腺静脉的变异，如本章解剖部分所示（图 40.3）。右侧肾上腺静脉很短、较宽、位置多变、壁薄、血容量大（80% 以上直接汇入下腔静脉，其次部分汇入肾静脉，少数汇入肝右静脉），因此较易受到损伤。直接损伤（烧灼）或过度牵拉周围组织而撕裂，或误被夹断时，出血量很大。约 10% 的患者存在第二条较大的肾上腺静脉。应由上至下逐层解剖，才有可能游离并处理好肾上腺静脉（图 40.27）。肾上腺静脉必须小

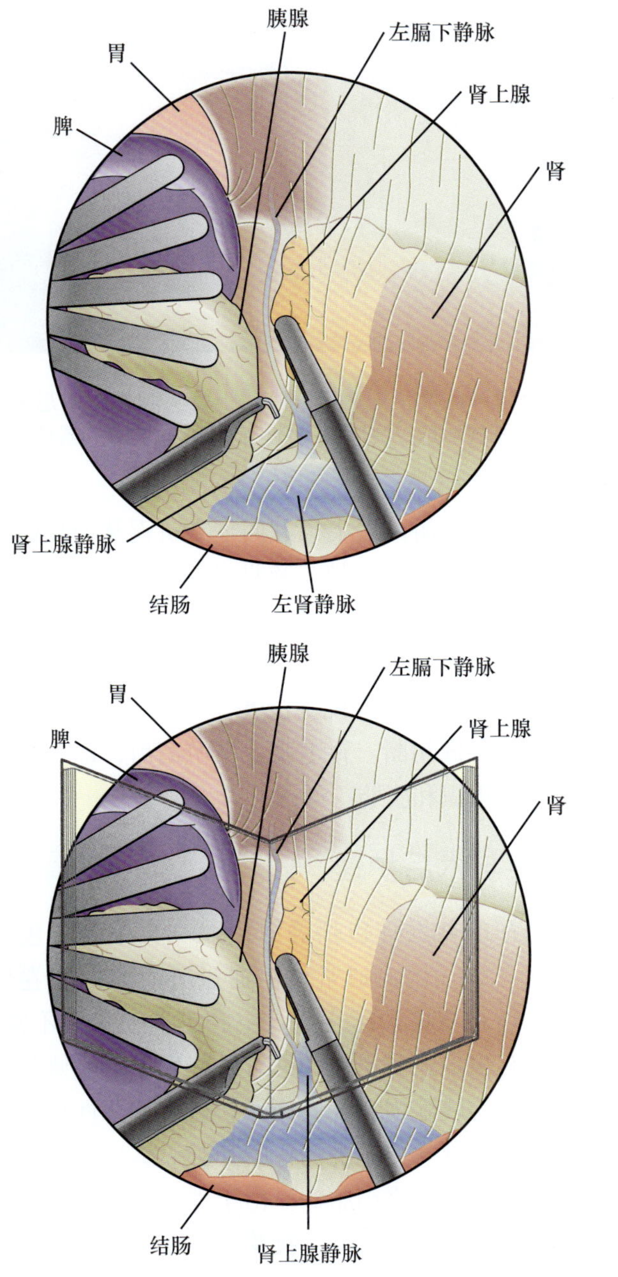

图 40.25　左侧腹腔镜肾上腺切除术技术。将脾和胰腺尾部推向前内侧以暴露肾上腺。沿缝隙从上至下方向游离，以辨认膈下静脉和肾上静脉

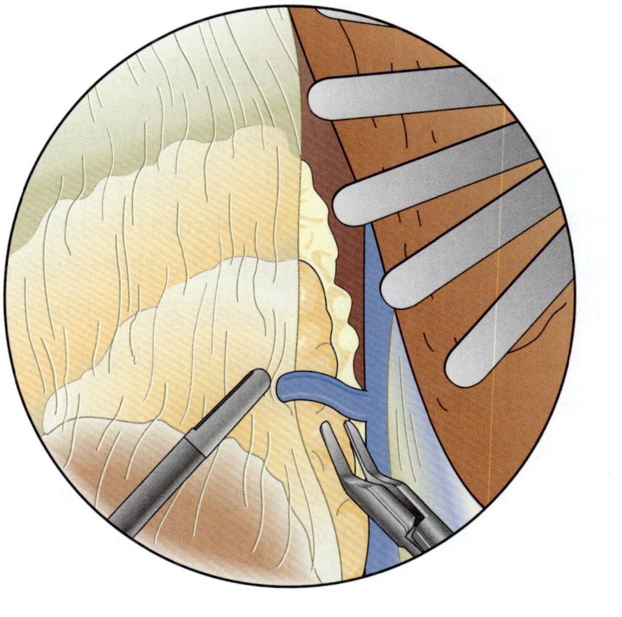

图 40.26　右侧腹腔镜肾上腺切除术技术。肝被推向内侧，暴露肾上腺和下腔静脉。正好在肾上腺内侧的间隙发现肾上腺的血管

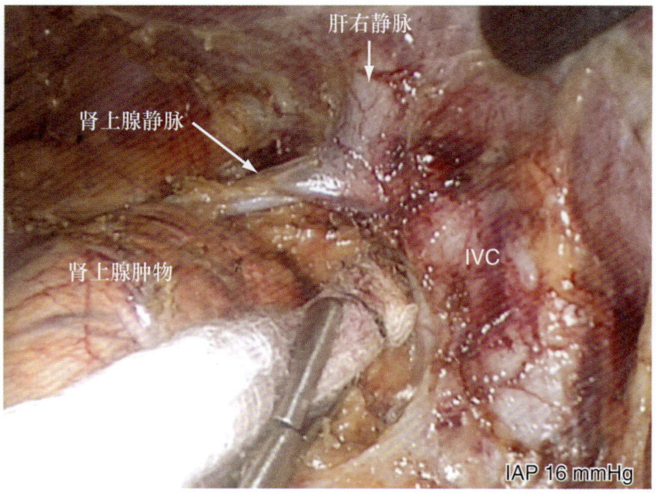

图 40.27 右肾上腺静脉变异。这条孤立的肾上腺静脉起源于腺体的上顶点，并流入下腔静脉（IVC）和右肝静脉的汇合处，如图 40.3F 所示

心地分离，然后结扎（通常在患者一侧用两个夹子），最后切断。应避免肾上腺静脉残端滑脱；如果发生这种情况，可能需要改为开放式手术。左、右肾上腺切除术的对比是，左肾上腺切除术的重点在于识别正确的解剖平面，而右肾上腺切除术的重点在于避免静脉出血。

值得注意的是，下腔静脉和右肾静脉的连接处常常很难辨认。在体内通常逐渐弯曲汇合，而不是解剖学图谱中描述的 90° 汇合。因此，它不能作为确定肾上腺静脉的可靠解剖标志。再控制右侧肾上腺静脉后就可以直接游离肾上腺其他部分，因为右侧肾上腺不像左侧那样向下延伸到肾门外。

腹腔镜后位经腹膜后肾上腺切除术

经腹膜后腹腔镜肾上腺切除术在 1994 年由 Walz 和他的同事在我院广泛应用[49]。该技术经过了一系列的改进，现在肿瘤直径小于 4 cm 的瘦弱患者可以通过一种新的单孔技术进行操作[50]。腹膜后入路有以下优点，包括避免了经腹入路途径器官的干扰，减少了双侧肾上腺切除术时的重新定位，以及避免了经腹途径术后腹腔的大量粘连。缺点是操作空间相对较小，这使得腹膜后技术最适合于直径小于 7 cm 的肿瘤。

采用俯卧位，胸部下方和骨盆部垫高，腹部向前垂下（图 40.28A）。在第 12 肋下方放置 3 个穿刺器（图 40.28B），第一个穿刺器直接切开后置入。使用相对较高的 20 ～ 28 mmHg 的注入压力，不会引起空气栓塞、高碳酸血症或临床显著的皮下软组织气肿等并发症。操作空间是通过在腹膜后直接钝性分离周围组织产生的。游离肾上极并向下方折返从而显露肾上腺。肾上腺的游离从棘突旁肌附近开始，在腺体的内下侧面进行。此处为较早发现显露左肾上腺静脉的位置（图 40.29A）。在右侧，肾上腺静脉常在游离肾上腺上方外侧时发现（图 40.29B）。在内侧的肾上腺小动脉直接凝固切断。肾上腺上极游离后，即可分离肾上腺周围组织和脂肪。

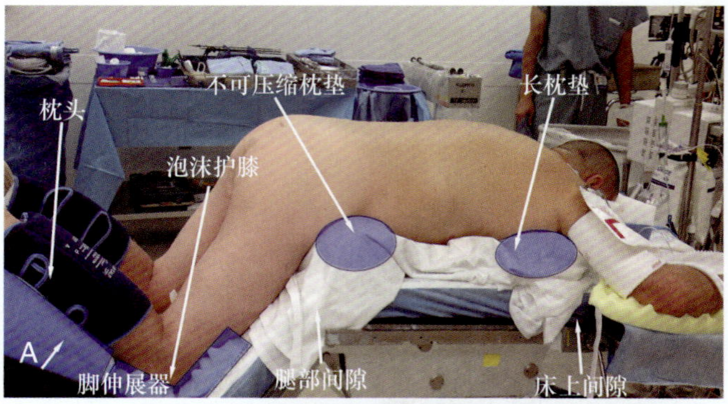

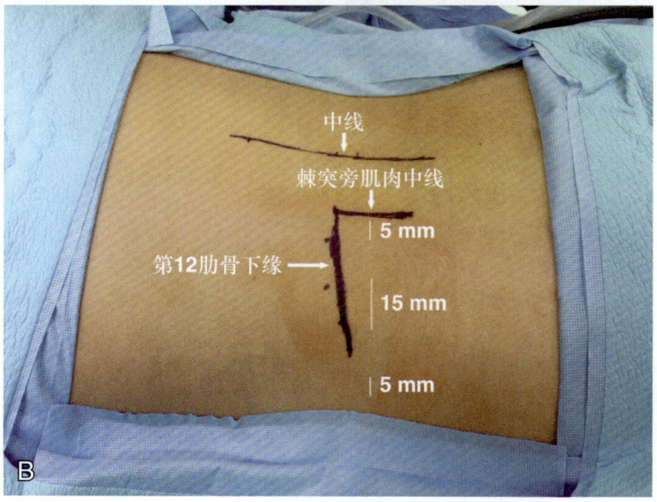

图 40.28 （A）腹膜后途径腹腔镜下肾上腺切除术患者的体位；（B）腹膜后途径腹腔镜下肾上腺切除术的穿刺器位置

并发症与术后护理

潜在的并发症包括静脉出血和实体器官包膜损伤出血。少量出血通常可以通过凝血或使用卷好的 Kittner 纱布直接加压止血。空腔脏器损伤并不常见，但先前有腹部大手术史的患者可能发生。左侧肾上腺手术造成的胰腺损伤和胰瘘、切口疝和恶性疾病切口转移都很罕见。侵犯肿瘤包膜和肿瘤破裂可导致肿瘤复发，尤其是嗜铬细胞瘤。由于库欣综合征患者的分解代谢和免疫抑制状态，接受腹腔镜肾上腺切除术的患者存在手术部位感染的风险。其中包括 5% 的患者切口感染和极少需要导管引流的膈下脓肿。腹膜后入路的一个并发症是在 8% 的病例中发现肋下神经损伤

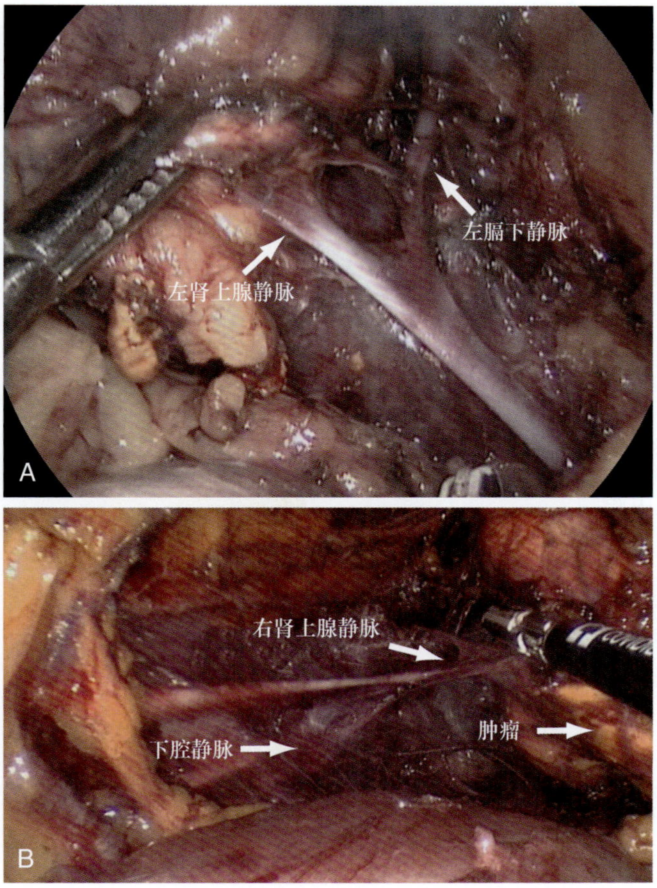

图 40.29 （**A**）左肾上腺静脉后视图；（**B**）右肾上腺静脉后视图。IVC，下腔静脉

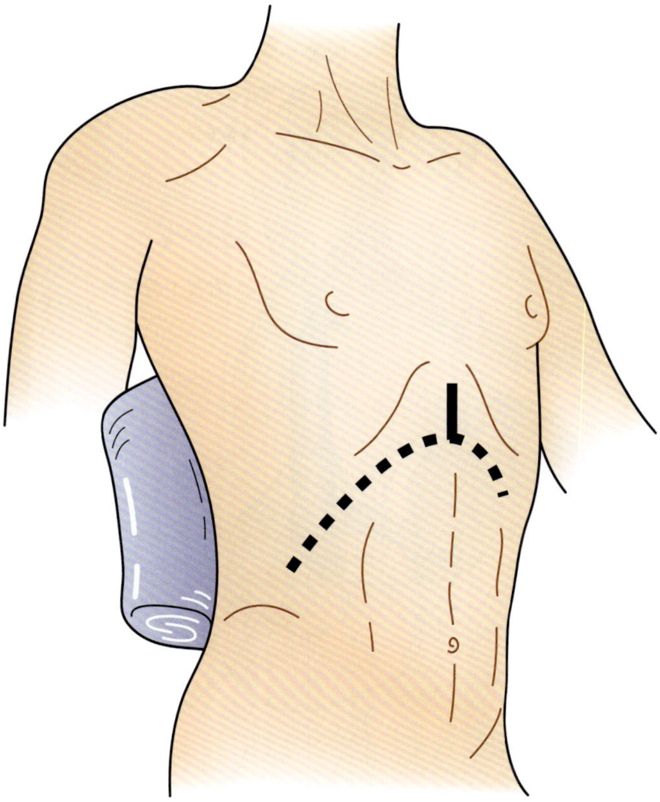

图 40.30　开腹右肾上腺切除术患者体位

导致暂时的腹壁松弛或感觉减退。

接受腹腔镜肾上腺切除术的患者恢复迅速。大多数患者，包括大约 50% 接受治疗的嗜铬细胞瘤患者，可以在术后第一天出院。在肾上腺肿瘤的治疗中，成功的结果取决于良好的围术期管理和手术技巧，特别是在嗜铬细胞瘤和库欣综合征的患者中。这些考虑事项已在前面讨论过。

开放性经腹前路肾上腺切除术

患者准备及体位

神经轴阻滞（使用硬膜外置管）通常用于术中和术后麻醉或镇痛管理。患者平卧位，患侧稍垫高（图 40.30）。放置导尿管、口胃管或鼻胃管，以及间歇式气动压缩装置。手术消毒范围从乳头连线一直到耻骨联合，向下到两侧的手术台上。

技巧

左肾上腺　我们倾向于使用肋缘下切口，因其可以延伸到前正中线（chevron），延伸中线可向上下延伸，以获得开阔的暴露。通过切开胃结肠韧带进入小网膜囊，于胰腺尾部下方可看到左侧肾上腺；或如腹腔镜肾上腺切除术一节所述，将脾、胰尾和胃向前内侧旋转，亦可看到左侧肾上腺。我们在临床实践中使用后一种方法。结肠的脾曲向下牵拉，暴露肾上腺内侧平面。分离肾上腺静脉然后结扎，切断。小的肾上腺动脉可以结扎或电凝，并在完全游离后取出标本。

右肾上腺　开放性右肾上腺切除术一开始就需要游离肝右叶，包括外侧附着组织和镰状韧带。通过将肝向内侧旋转，或（更常见的）使用长衬垫牵开器将头后下段牵开，可以显露肾上腺（肝、肾静脉、Deaver 型或 Harrington 型）。通过 Kocher 法进入腹膜后（图 40.31），通过十二指肠内侧折返处显露下腔静脉。首先在肾上腺和下腔静脉之间的平面分离出空间。在高血管生成性肿瘤中，可能有大量的血管结构是按顺序结扎的。肾上腺静脉分离后，牢固结扎并离断。肾上腺静脉残端滑脱可采用血管钳进行处理。如前所述，开放性肾上腺切除术通常用于怀疑或已知恶性的病例（图 40.32）。局部侵袭性右侧肾上腺肿瘤由于经常侵犯邻近静脉结构，因此很难处理（图 40.33A）。合并

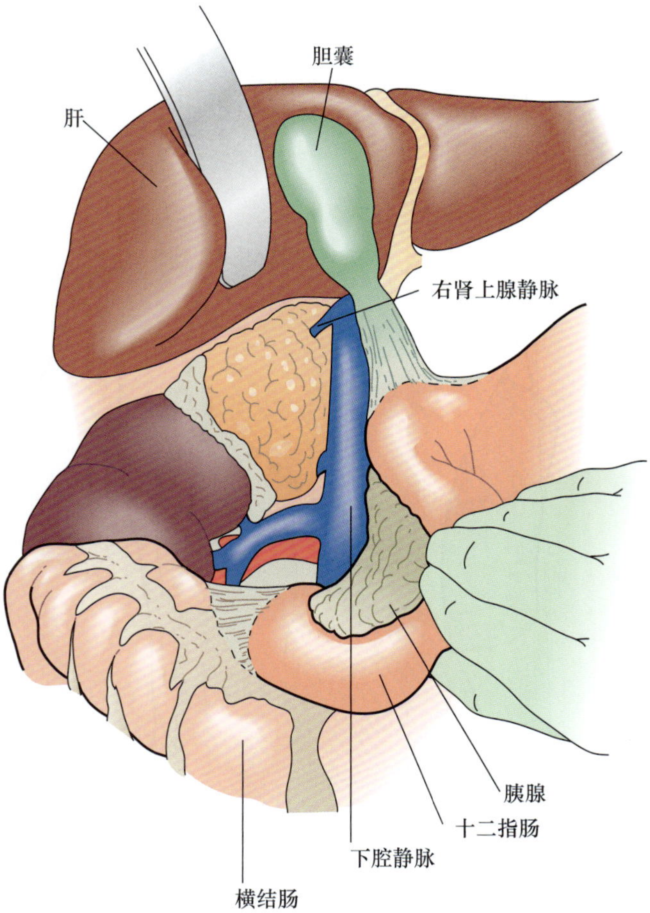

图 40.31 右肾上腺切除术的手术视野。肝右叶和结肠肝曲已完全活动，进入腹膜后，十二指肠和胰头向内侧反折（Kocher 法），暴露肾上腺和下腔静脉

血管侵犯时，应请肝胆外科和血管外科的医师协助手术。局部侵犯的器官最常见的是肾，应连同原发肿块一并切除。完全根治性切除是恶性肾上腺肿瘤患者生存的关键决定因素；在某些情况下，只有行静脉重建才能做到完全根治性切除（图 40.33B）。

并发症及术后护理

开放性肾上腺切除术的技术并发症包括静脉出血、肿瘤在血管内转移时的肿瘤栓塞和实体器官损伤。术后并发症与其他主要腹部手术相似。大多数患者在术后 3 ～ 4 天内恢复肠道功能，在术后 5 ～ 7 天出院。

主要参考文献

Benn DE, Gimenez-Roqueplo AP, Reilly JR, et al. Clinical preentation and penetrance of pheochromocytoma/paraganglioma syndromes. J Clin Endocrinol Metab. 2006; 91: 827-836.

国际 SDH 联盟的研究，阐明了嗜铬细胞瘤 / 副神经节瘤患者的基因型和表型的相关性。

Chen Y, Scholten A, Chomsky-Higgins K, et al. Risk factors associated with perioperative

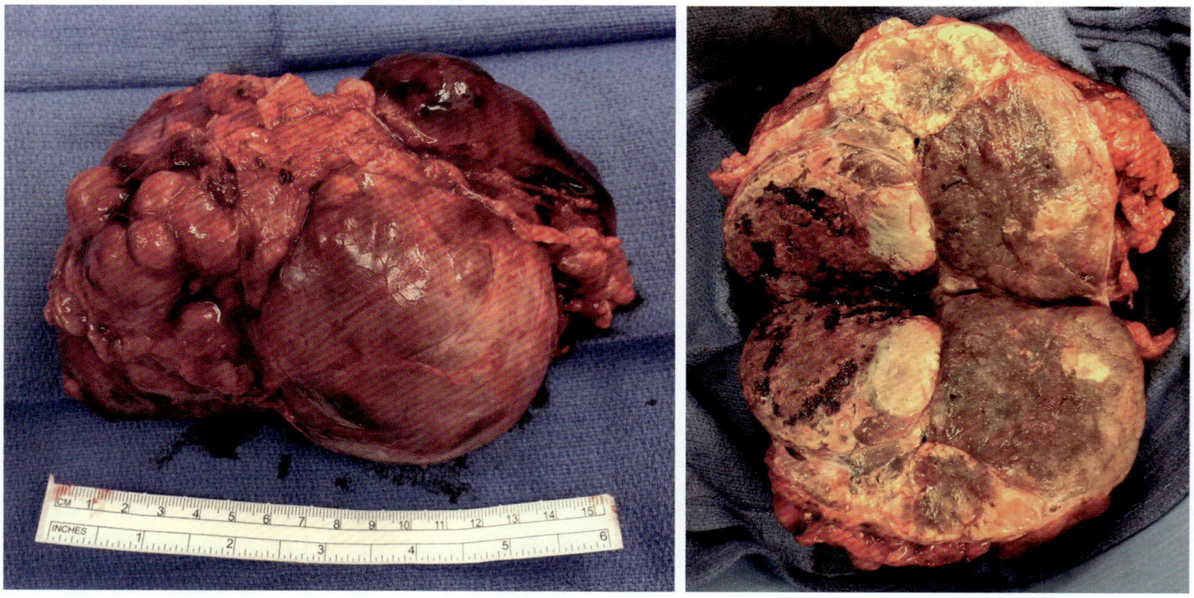

图 40.32 肾上腺皮质癌大体外观

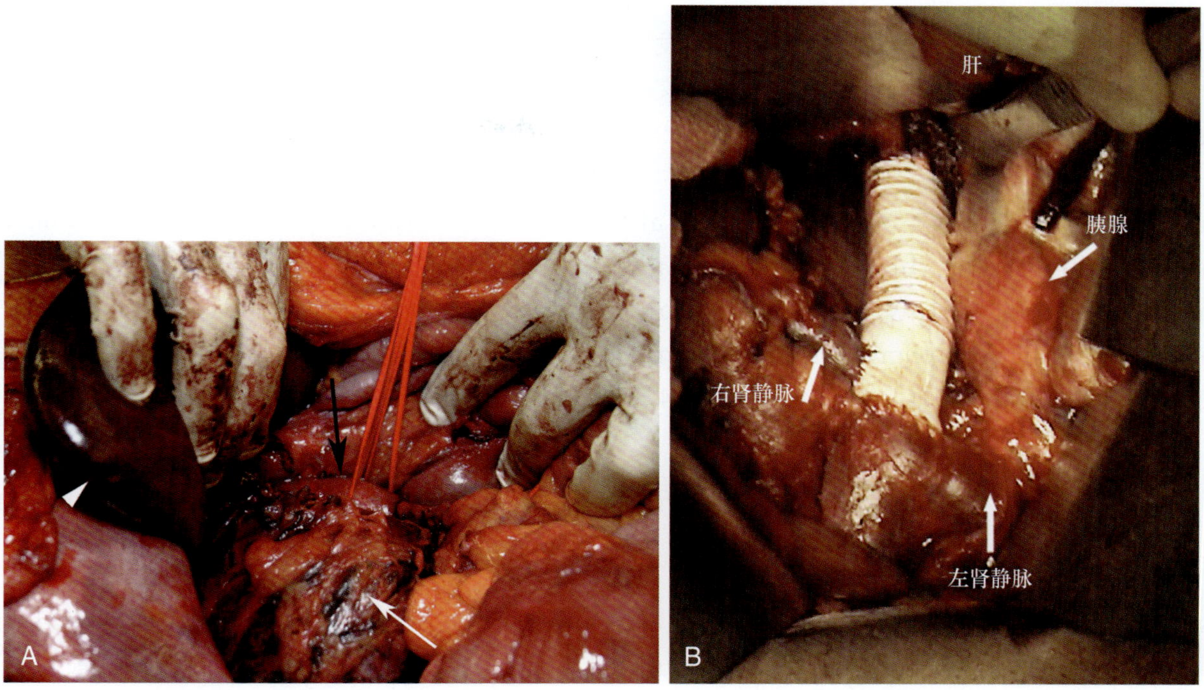

图 40.33 （**A**）侵犯下腔静脉的右肾上腺皮质癌开放切除术。患者的头在左边，肝（箭头）头侧牵开，白色箭头表示肿瘤，黑色箭头表示下腔静脉，下腔静脉被血管袢包围；（**B**）肝下下腔静脉已被聚四氟乙烯移植物取代

complications and prolonged length of stay after laparoscopic adrenalectomy. JAMA Surg. 2018；153：1036–1041.

该研究是目前最大的单中心关于腹腔镜经腹肾上腺切除术的研究。

Fassnacht M，Terzolo M，Allolio B，et al. Combination chemotherapy in advanced adrenocortical carcinoma. N Engl J Med. 2012；366：2189–2197.

米托坦一直是公认的治疗肾上腺皮质癌患者唯一的全身治疗药物。这项欧洲 304 例患者的随机研究显示，除米托坦外，多药联合化疗可改善肾上腺皮质癌患者的无进展生存期。

Gifford Jr RW，Kvale WF，Maher FT，et al. Clinical features，diagnosis and treatment of pheochromocytoma：a review of 76 cases. Mayo Clin Proc. 1964；39：281–302.

梅奥诊所治疗的 76 例嗜铬细胞瘤患者只有 1 例死亡。本文从生化、药理和生理学进展方面对该治疗进行了里程碑式的综述。

Lenders JW，Duh QY，Eisenhofer G，et al. Pheochromocytoma and paraganglioma：an Endocrine Society clinical practice guideline. J Clin Endocrinol Metab. 2014；99：1915–1942.

内分泌学会的共识指南建议对嗜铬细胞瘤和副神经节瘤患者进行适当的生化、影像和遗传评估及治疗。

Lectures Nobel. Physiology or Medicine 1942–1962. Amsterdam：Elsevier Publishing Company；1964.

本文描述了有机化学方面的临床发现和进展，系统阐述了肾上腺皮质激素的鉴定、分离和人工合成过程。全文见 http：//nobelprize.org.

Lectures Nobel. Physiology or Medicine 1971–1980. Amsterdam：Elsevier Publishing Company；1992.

本文记录了在微小浓度下发现肽激素和开发放射免疫分析方法方面所面临的巨大挑战，全文见 http：//nobelprize.org.

Sukor N，Kogovsek C，Gordon RD，et al. Improved quality of life，blood pressure，and biochemical status following laparoscopic adrenalectomy for unilateral primary aldosteronism. J Clin Endocrinol Metab. 2010；95：1360–1364.

这项前瞻性研究报道了醛固酮增多症手术治疗后的近期结果。

Walz MK，Alesina PF，Wenger FA，et al. Posterior retroperitoneoscopic adrenalectomy—results of 560 procedures in 520 patients. Surgery. 2006；140：943–948.

本文是关于腹腔镜后位经腹膜后肾上腺切除的最大的单中心研究，由技术开发者记录了该手术的过程。

Zeiger MA，Thompson GB，Duh QY，et al. The American Association of Clinical Endocrinologists and American Association of Endocrine Surgeons medical guidelines for the management of adrenal incidentalomas. Endocr Pract. 2009；15：1–20.

本文是美国临床内分泌专家协会和美国内分泌外科医师协会制定的肾上腺偶发瘤的诊断和治疗指南。

参考文献

1. Lectures Nobel. *Physiology or Medicine 1942–1962*. Amsterdam: Elsevier Publishing Company; 1964.
2. Lectures Nobel. *Physiology or Medicine 1971–1980*. Amsterdam: Elsevier Publishing Company; 1992.
3. Scholten A, Cisco RM, Vriens MR, et al. Variant adrenal venous anatomy in 546 laparoscopic adrenalectomies. *JAMA Surg*. 2013;148:378–383.
4. Lenders JW, Pacak K, Walther MM, et al. Biochemical diagnosis of pheochromocytoma: which test is best? *JAMA*. 2002;287:1427–1434.
5. Bornstein SR, Allolio B, Arlt W, et al. Diagnosis and treatment of primary adrenal insufficiency: an Endocrine Society clinical practice guideline. *J Clin Endocrinol Metab*. 2016;101:364–389.
6. Di Dalmazi G, Berr CM, Fassnacht M, et al. Adrenal function after adrenalectomy for subclinical hypercortisolism and Cushing's syndrome: a systematic review of the literature. *J Clin Endocrinol Metab*. 2014;99:2637–2645.
7. Rochwerg B, Oczkowski SJ, Siemieniuk RAC, et al. Corticosteroids in sepsis: an updated systematic review and meta-analysis. *Crit Care Med*. 2018;46:1411–1420.
8. Marik PE, Varon J. Requirement of perioperative stress doses of corticosteroids: a systematic review of the literature. *Arch Surg*. 2008;143:1222–1226.
9. Kayser SC, Dekkers T, Groenewoud HJ, et al. Study heterogeneity and estimation of prevalence of primary aldosteronism: a systematic review and meta-regression analysis. *J Clin Endocrinol Metab*. 2016;101:2826–2835.
10. Mulatero P, Monticone S, Bertello C, et al. Long-term cardio- and cerebrovascular events in patients with primary aldosteronism. *J Clin Endocrinol Metab*. 2013;98:4826–4833.
11. Boulkroun S, Beuschlein F, Rossi GP, et al. Prevalence, clinical, and molecular correlates of KCNJ5 mutations in primary aldosteronism. *Hypertension*. 2012;59:592–598.
12. Funder JW, Carey RM, Mantero F, et al. The management of primary aldosteronism: case detection, diagnosis, and treatment: an Endocrine Society clinical practice guideline. *J Clin Endocrinol Metab*. 2016;101:1889–1916.
13. Dekkers T, Prejbisz A, Kool LJS, et al. Adrenal vein sampling versus CT scan to determine treatment in primary aldosteronism: an outcome-based randomised diagnostic trial. *Lancet Diabetes Endocrinol*. 2016;4:739–746.
14. Pasternak JD, Epelboym I, Seiser N, et al. Diagnostic utility of data from adrenal venous sampling for primary aldosteronism despite failed cannulation of the right adrenal vein. *Surgery*. 2016;159:267–273.
15. Williams TA, Lenders JWM, Mulatero P, et al. Outcomes after adrenalectomy for unilateral primary aldosteronism: an international consensus on outcome measures and analysis of remission rates in an international cohort. *Lancet Diabetes Endocrinol*. 2017;5:689–699.
16. Shariq OA, Bancos I, Cronin PA, et al. Contralateral suppression of aldosterone at adrenal venous sampling predicts hyperkalemia following adrenalectomy for primary aldosteronism. *Surgery*. 2018;163:183–190.
17. Beuschlein F, Fassnacht M, Assie G, et al. Constitutive activation of PKA catalytic subunit in adrenal Cushing's syndrome. *N Engl J Med*. 2014;370:1019–1028.
18. Lindholm J, Juul S, Jorgensen JO, et al. Incidence and late prognosis of Cushing's syndrome: a population-based study. *J Clin Endocrinol Metab*. 2001;86:117–123.
19. Elias PC, Martinez EZ, Barone BF, et al. Late-night salivary cortisol has a better performance than urinary free cortisol in the diagnosis of Cushing's syndrome. *J Clin Endocrinol Metab*. 2014;99:2045–2051.
20. Lacroix A, Feelders RA, Stratakis CA, et al. Cushing's syndrome. *Lancet*. 2015;386:913–927.
21. Esposito F, Dusick JR, Cohan P, et al. Clinical review: early morning cortisol levels as a predictor of remission after transsphenoidal surgery for Cushing's disease. *J Clin Endocrinol Metab*. 2006;91:7–13.

22. Raffaelli M, De Crea C, D'Amato G, et al. Outcome of adrenalectomy for subclinical hypercortisolism and Cushing syndrome. *Surgery*. 2017;161:264–271.
23. Nieman LK, Biller BM, Findling JW, et al. Treatment of Cushing's syndrome: an Endocrine Society clinical practice guideline. *J Clin Endocrinol Metab*. 2015;100:2807–2831.
24. Dennedy MC, Annamalai AK, Prankerd-Smith O, et al. Low DHEAS: a sensitive and specific test for the detection of subclinical hypercortisolism in adrenal incidentalomas. *J Clin Endocrinol Metab*. 2017;102:786–792.
25. Chiodini I, Morelli V, Salcuni AS, et al. Beneficial metabolic effects of prompt surgical treatment in patients with an adrenal incidentaloma causing biochemical hypercortisolism. *J Clin Endocrinol Metab*. 2010;95:2736–2745.
26. Toniato A, Merante-Boschin I, Opocher G, et al. Surgical versus conservative management for subclinical Cushing syndrome in adrenal incidentalomas: a prospective randomized study. *Ann Surg*. 2009;249:388–391.
27. Puglisi S, Perotti P, Pia A, et al. Adrenocortical carcinoma with hypercortisolism. *Endocrinol Metab Clin North Am*. 2018;47:395–407.
28. Else T, Williams AR, Sabolch A, et al. Adjuvant therapies and patient and tumor characteristics associated with survival of adult patients with adrenocortical carcinoma. *J Clin Endocrinol Metab*. 2014;99:455–461.
29. Kim Y, Margonis GA, Prescott JD, et al. Curative surgical resection of adrenocortical carcinoma: determining long-term outcome based on conditional disease-free probability. *Ann Surg*. 2017;265:197–204.
30. Yeh MW, Lisewski D, Campbell P. Virilizing adrenocortical carcinoma with cavoatrial extension. *Am J Surg*. 2006;192:209–210.
31. Berruti A, Grisanti S, Pulzer A, et al. Long-term outcomes of adjuvant mitotane therapy in patients with radically resected adrenocortical carcinoma. *J Clin Endocrinol Metab*. 2017;102:1358–1365.
32. Fassnacht M, Terzolo M, Allolio B, et al. Combination chemotherapy in advanced adrenocortical carcinoma. *N Engl J Med*. 2012;366:2189–2197.
33. Welbourn RB. Early surgical history of phaeochromocytoma. *Br J Surg*. 1987;74:594–596.
34. Biggar MA, Lennard TW. Systematic review of phaeochromocytoma in pregnancy. *Br J Surg*. 2013;100:182–190.
35. Sawka AM, Prebtani AP, Thabane L, et al. A systematic review of the literature examining the diagnostic efficacy of measurement of fractionated plasma free metanephrines in the biochemical diagnosis of pheochromocytoma. *BMC Endocr Disord*. 2004;4:2.
36. Perry CG, Sawka AM, Singh R, et al. The diagnostic efficacy of urinary fractionated metanephrines measured by tandem mass spectrometry in detection of pheochromocytoma. *Clin Endocrinol (Oxf)*. 2007;66:703–708.
37. Timmers HJ, Chen CC, Carrasquillo JA, et al. Comparison of 18F-fluoro-L-DOPA, 18F-fluoro-deoxyglucose, and 18F-fluorodopamine PET and 123I-MIBG scintigraphy in the localization of pheochromocytoma and paraganglioma. *J Clin Endocrinol Metab*. 2009;94:4757–4767.
38. Janssen I, Chen CC, Millo CM, et al. PET/CT comparing (68)Ga-DOTATATE and other radiopharmaceuticals and in comparison with CT/MRI for the localization of sporadic metastatic pheochromocytoma and paraganglioma. *Eur J Nucl Med Mol Imaging*. 2016;43:1784–1791.
39. Gifford Jr RW, Kvale WF, Maher FT, et al. Clinical features, diagnosis and treatment of pheochromocytoma: a review of 76 cases. *Mayo Clin Proc*. 1964;39:281–302.
40. Lenders JW, Duh QY, Eisenhofer G, et al. Pheochromocytoma and paraganglioma: an endocrine society clinical practice guideline. *J Clin Endocrinol Metab*. 2014;99:1915–1942.
41. Nockel P, El Lakis M, Gaitanidis A, et al. Preoperative genetic testing in pheochromocytomas and paragangliomas influences the surgical approach and the extent of adrenal surgery. *Surgery*. 2018;163:191–196.
42. Hamidi O, Young Jr WF, Iniguez-Ariza NM, et al. Malignant pheochromocytoma and paraganglioma: 272 patients over 55 years. *J Clin Endocrinol Metab*. 2017;102:3296–3305.
43. Strajina V, Dy BM, Farley DR, et al. Surgical treatment of malignant pheochromocytoma and paraganglioma: retrospective case series. *Ann Surg Oncol*. 2017;24:1546–1550.
44. Gonias S, Goldsby R, Matthay KK, et al. Phase II study of high-dose [131I]metaiodobenzylguanidine therapy for patients with metastatic pheochromocytoma and paraganglioma. *J Clin Oncol*. 2009;27:4162–4168.
45. Fassnacht M, Arlt W, Bancos I, et al. Management of adrenal incidentalomas: European Society of Endocrinology Clinical Practice Guideline in collaboration with the European Network for the Study of Adrenal Tumors. *Eur J Endocrinol*. 2016;175:G1–G34.
46. Russo AE, Untch BR, Kris MG, et al. Adrenal metastasectomy in the presence and absence of extraadrenal metastatic disease. *Ann Surg*. 2019;270:373–377.
47. Barczynski M, Konturek A, Nowak W. Randomized clinical trial of posterior retroperitoneoscopic adrenalectomy versus lateral transperitoneal laparoscopic adrenalectomy with a 5-year follow-up. *Ann Surg*. 2014;260:740–747; discussion 747–748.
48. Chen Y, Scholten A, Chomsky-Higgins K, et al. Risk factors associated with perioperative complications and prolonged length of stay after laparoscopic adrenalectomy. *JAMA Surg*. 2018;153:1036–1041.
49. Walz MK, Alesina PF, Wenger FA, et al. Posterior retroperitoneoscopic adrenalectomy—results of 560 procedures in 520 patients. *Surgery*. 2006;140:943–948; discussion 948–950.
50. Sho S, Yeh MW, Li N, et al. Single-incision retroperitoneoscopic adrenalectomy: a North American experience. *Surg Endosc*. 2017;31:3014–3019.

41 章

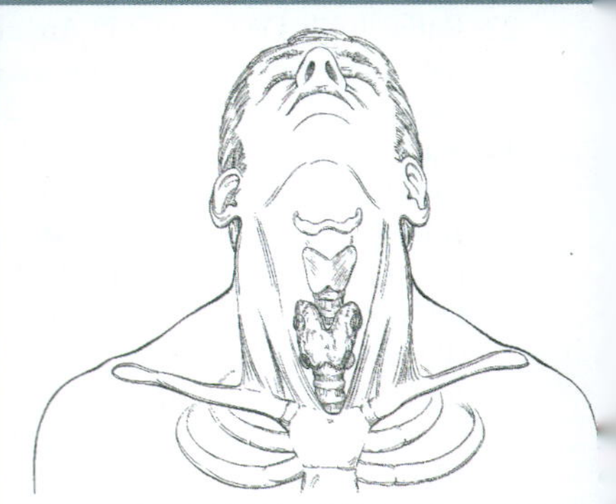

多发性内分泌肿瘤综合征

Amanda M. Laird，Steven K. Libutti

宋 弢 吕宗静 译 李 莉 审校

章目录

多发性内分泌肿瘤（multiple endocrine neoplasia，MEN）综合征是由于基因改变导致内分泌器官和组织发生肿瘤的结果。menin 基因（一种肿瘤抑制基因）的改变导致了多发性内分泌肿瘤 1 型（MEN1），而多发性内分泌肿瘤 2 型（MEN2）是 *RET* 原癌基因改变的结果。这就导致了良性和恶性内分泌肿瘤的产生，而在任何一种情况下，具有突变的个体都有罹患这些肿瘤的终生风险。每一种 MEN 综合征的临床特征都是由特定肿瘤的表型表达。治疗策略包括在特定情况下筛查基因突变，以及针对相关结构或器官的随访和治疗。这可能包括预防性手术，如在 MEN2 中发生的甲状腺髓样癌（medullary thyroid cancer，MTC）或对 MEN1 中胰腺神经内分泌肿瘤（pancreatic neuroendocrine tumors，PNETs）等肿瘤进行监测。

内分泌肿瘤的类型发展遵循每个综合征的特定模式。MEN1 以多发性甲状旁腺腺瘤、胃肠胰腺系统神经内分泌肿瘤（neuroendocrine tumors，NETs）以及垂体腺瘤为代表。虽然这些是该综合征中最常见的肿瘤，但患者也可能发展为胸腺类癌、面部血管纤维瘤、肾上腺腺瘤、脂肪瘤和胶原瘤[1]。MEN2 又分为 A 型和 B 型。MEN2A 患者有 MTC 或甲状腺 C 细胞增生、嗜铬细胞瘤、甲状旁腺肿瘤；MEN2B 患者也会患有 MTC 或甲状腺 C 细胞增生和嗜铬细胞瘤，此外还有黏膜神经瘤、胃肠道神经节神经瘤，并具有明显的马方样病变外观。

多发性内分泌肿瘤 1 型

发病率与流行病学

与其他遗传综合征一样，MEN1 在普通人群中相对少见，每 3 万人中有 1 人发病。在原发性甲状旁腺功能亢进（primary hyperparathyroidism，PHPT）患者中，其发生率为 1% ～ 18%，而垂体腺瘤患者中 MEN1 发生率小于 3%。NETs 患者中 MEN1 的发生率因不同类型而异[1]。MEN1 分布在 9 ～ 77 岁的所有年龄段。一般来说，MEN1 的临床表现将在 29 岁时出现。携带者的总生存率为 82%，30 岁时疾病特异性生存率为 88%，平均死亡年龄为 50 ～ 55 岁[2]。

遗传学

MEN1 是一种常染色体显性遗传的遗传性癌症综合征。在发现 MEN1 综合征（又称 Wermer 综合征）的遗传异常之前，是通过临床诊断的。对这种突变的商业测试至今已有 30 多年的历史。MEN1 综合征是靶组织中 *MEN1* 基因的胚系突变和杂合性丢失导致的，这也引起了肿瘤的发展。MEN1 基因编码 menin 在靶器官中起到肿瘤抑制作用。根据定义，肿瘤抑制基因编码调节细胞生长和增殖的蛋白质。肿瘤抑制基因功能的丧失导致细胞增殖，进而导致肿瘤转化。menin 通常参与转录调控、DNA 修复和细胞信号传导，突变导致蛋白失效。在肿瘤发展的“二次打击”假说中，突变作为一种遗传胚系突变，使相关组织或器官易于出现肿瘤生长。剩余的正常或功能基因随后发生体细胞突变，或“第二次打击”，从而导致癌症的发展（图 41.1）。这一过程被描述为杂合性的丧失，在此过程中，具有胚系突变的细胞受到第二次打击，功能副本变成纯合，并导致正常产生的蛋白质功能的破坏。

为了确定特异性突变，对 *MEN1* 家族进行了遗传分析，并对 *MEN1* 相关肿瘤进行了特异性研究，最终将抑癌基因定位于染色体 11q13[3]。基因克隆鉴定了该基因的蛋白产物 menin，一种 610 氨基酸蛋白[4]。menin 在内分泌和非内分泌细胞中均有表达，表达水平不一，主要位于细胞核。通过蛋白-蛋白相互作用的方法，阐明了 menin 的功能。这些研究表明，menin 在转录调节中具有多种功能，包括辅抑制因子或辅激活因子、DNA 修复、细胞信号传导、细胞骨架结构、细胞分裂、细胞黏附或细胞运动。除了在内分泌组织中发挥作用外，menin 已被确定为混合谱系白血病（mixed lineage leukemia，MLL）的促癌因子，通过与 MLL-1 融合蛋白相互作用导致白血病。它还被认为在雌激素受体调节中发挥作用，患有 MEN1 的女性患乳腺癌的风险增加[5]。

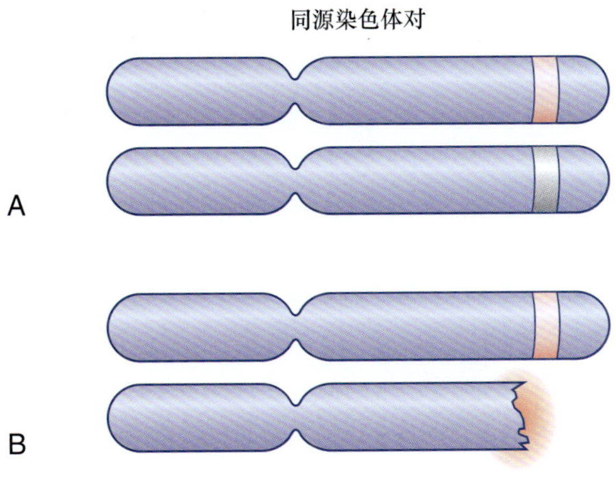

图 41.1　杂合个体中导致 menin 基因功能丧失的体细胞突变示意图。(**A**) 正常等位基因；(**B**) 体细胞突变影响正常等位基因

2008 年公布了一个已知的 *MEN1* 突变数据库，其中鉴定出的突变超过 1300 个[6]。在回顾文献和现有基因数据库后，又发现了另外 208 个基因。*MEN1* 突变的分布包括 20% ～ 25% 的错义突变、14% ～ 23% 的无义突变、42% 的帧移突变、10.5% 的外显子区缺失、9% 的 RNA 剪接突变和 1% ～ 2.5% 的大缺失[7]。基因变化发生在整个编码序列中。体细胞突变在非综合征性内分泌肿瘤中经常发生。

据报道，60% 的胰高血糖素瘤、57% 的血管活性肠肿瘤、44% 的无功能 PNETs、38% 的胃泌素瘤、35% 的支气管类癌、35% 的甲状旁腺腺瘤、19% 的胰岛素瘤、3.5% 的垂体前叶肿瘤和 2% 的肾上腺皮质肿瘤中存在体细胞 *MEN1* 突变。这表明，MEN1 基因的缺失在非遗传性内分泌肿瘤的发展中也发挥了作用。

对亲属已知患有 MEN1 的患者进行 DNA 测试可以确定突变的存在，为监测和干预已知影响这些患者的内分泌肿瘤提供信息。临床实践指南建议对 MEN1 患者及其一级亲属进行基因检测[1]。对无症状的亲属也应进行 MEN1 胚系突变检测，因为症状可能早在 5 岁时就开始了。考虑到遗传突变的概率为 50%，鉴定突变可以避免对没有突变的个体进行潜在的不必要筛选。新发现的 *MEN1* 家庭应接受检测；然而，10% ～ 20% 的人不会出现常规检测可识别的突变[7]。出于这个原因，可由以下任一标准诊断 MEN1：临床上出现 2 个及以上 MEN1 相关肿瘤的患者；有一种 MEN1 相关肿瘤且有 MEN1 一级亲属，5% ～ 10% 的患者会出现这种情况[6]；已知 *MEN1* 突变但无临床表现的个体[1]。所有临床或基因检测诊断为 MEN1 的患者应定期进行临床、生物学和放射学联合筛查[1]。目前尚未发现 *MEN1* 基因型与表型的相关性。然而，有一些数据表明，基因 JunD 相互作用域的突变与死亡风险增加有关[8]。此外，一些改变可能使患者易患家族性 PHPT。尽管最近发现了这些特定的突变，但基因检测不能用于预测患病患者的病程或严重程度。

最近，*CDKN1B* 基因的胚系突变被认为与甲状旁腺腺瘤、垂体腺瘤和 PNETs 的发展有关，被称为

MEN4[9]。患者的临床表现类似于 MEN1，这可能对那些符合 MEN1 临床标准但没有 *MEN1* 基因突变的人群做出解释。迄今为止，很少发现 *CDKN1B* 基因的致病突变，其患病率尚不清楚。

临床特征及治疗

95% 的 MEN1 患者会发生甲状旁腺腺瘤，并且 90% 的 MEN1 患者首发临床表现为 PHPT。患有 MEN1 的人还会发生胰腺和十二指肠肿瘤、支气管和胸腺类癌，以及垂体前叶腺瘤。此外，患者更有可能发展成肾上腺腺瘤和非内分泌肿瘤，如血管纤维瘤、胶原瘤和脑膜瘤[1]。在经过尸检的 MEN1 患者中，几乎所有患者的内分泌组织都受到了侵犯。

MEN1 在男性和女性患者中均有发生，它是一种常染色体显性遗传病，无明显的种族偏好。未经治疗的 MEN1 患者预期寿命降低，50 岁前死亡的概率为 50%。死亡的主要原因一方面是在该综合征中发生的恶性肿瘤的进展和扩散（最常见的是胃肠、胰腺 NET 或胸腺类癌），另一方面是疾病的其他后遗症。从历史上看，佐林格-埃利森综合征（ZES）引起的溃疡病具有显著的发病率和死亡率；然而，随着抑酸治疗的引入，这种情况得到了改善。

MEN1 的症状和体征归因于特定的内分泌腺或其他组织受累。这是激素分泌过多或肿瘤局部作用或肿瘤恶性进展的直接结果。最典型的临床表现是 PHPT，其次是胰腺胰岛细胞肿瘤和其他 NETs。对已知的亲属和已知突变的患者进行筛查，对已知组织受累和激素过量的患者进行手术干预。图 41.2 展示了一种诊断和监测方式。因此，治疗的目标是控制激素过量和预防肿瘤扩散。

甲状旁腺

PHPT 是 MEN1 最常见的特征，发生在超过 90% 的患者中，本文作者的经验是所有的 MEN1 患者都有 PHPT。像散发性 PHPT，患者可能伴有无症状的疾病，如骨质疏松、肾结石，或有疲劳、不适、多尿、多渴和便秘等症状。通过生化方法发现血钙水平升高和不适当的甲状旁腺激素（parathyroid hormone，PTH）水平升高有助于诊断。与散发病例相比，PHPT 发生在 MEN1 患者较早的年龄（20 ～ 25 岁 *vs.* 55 岁），且男女比例相同（1∶1 *vs.* 3∶1）。PHPT 在 MEN1 和散发形式中的一个特征是多腺体疾病的存在；也就是说，所有甲状旁腺受累和不对称增生的风险相同（图 41.3）。尽管有罕见的甲状旁腺癌病例的

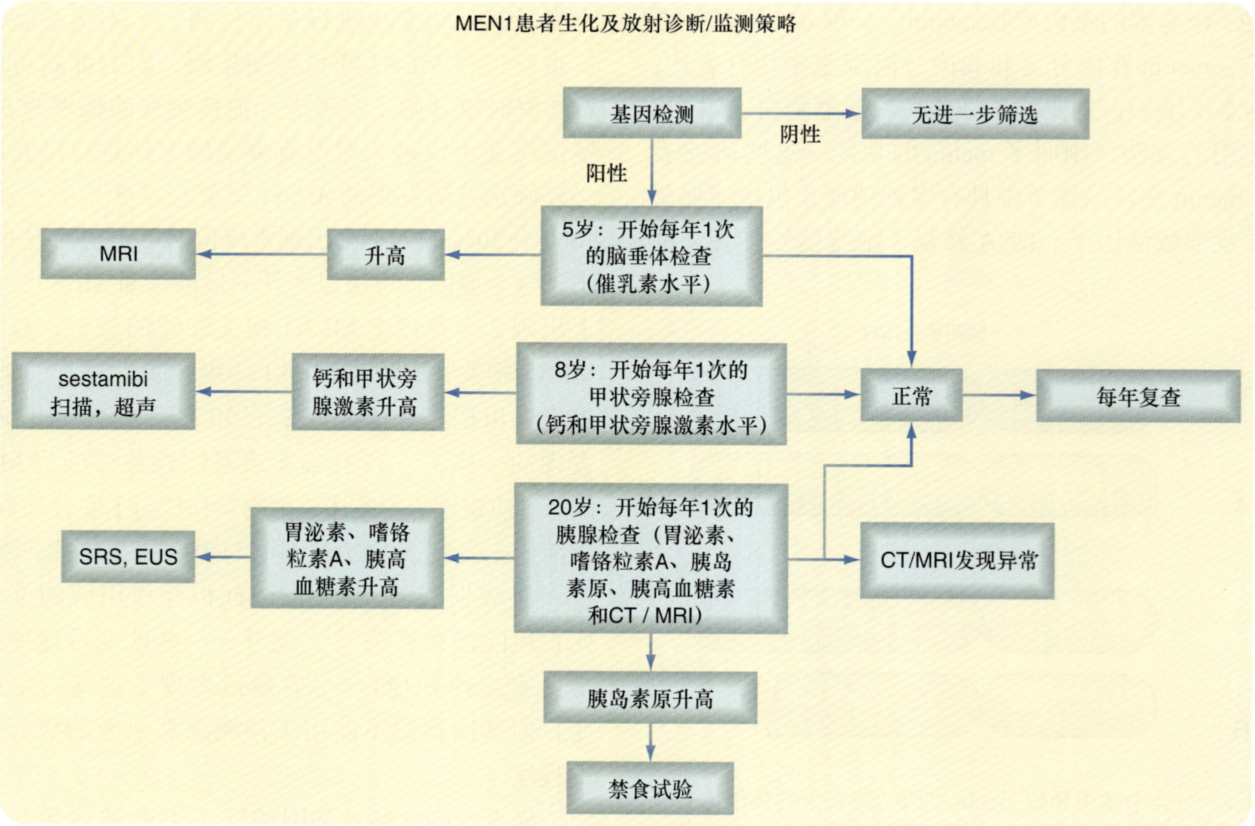

图 41.2　多发性内分泌肿瘤 1 型（MEN1）综合征的筛查和管理策略

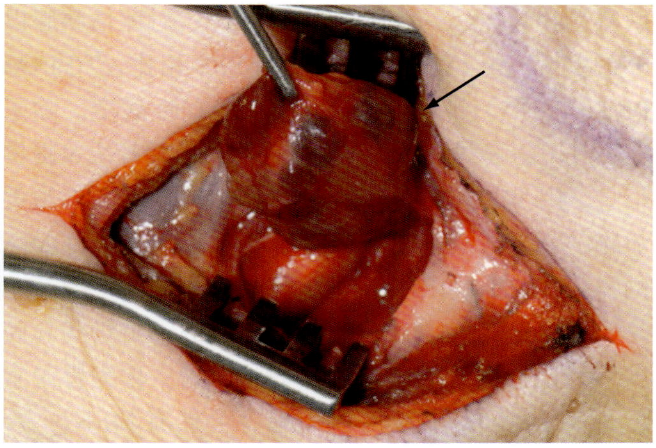

图 41.3 箭头所指的是不对称增生的甲状旁腺腺瘤

相关报道，在 MEN1 中受影响的甲状腺旁腺主要表现为典型的良性肿瘤。

手术是治疗 MEN1 型 PHPT 的首选方法。虽然术前影像已被用于治疗散发性 PHPT，包括超声、sestamibi- 甲状旁腺闪烁成像和 4D- 计算机断层扫描（computed tomography，CT），但它们在家族性 PHPT 中的作用可能较小。sestamibi- 甲状旁腺闪烁成像在检查甲状旁腺异位预期解剖位置中是有帮助的。2012 年《MEN1 临床实践指南》推荐的手术入路是通过标准的开放入路探索颈部两侧，目的是识别所有的 4 个甲状旁腺[1]。手术会探查所有 4 个腺体，因此这是最合适的手术方式。

有 2 种手术方法可供选择：次全甲状旁腺切除术切除 3.5 个甲状旁腺；全甲状旁腺切除术切除所有 4 个甲状旁腺，并将患者自己的甲状旁腺组织移植到颈部以外，典型的位置是前臂的肱桡肌。术中甲状旁腺激素检测可用于指导手术范围小于全切除术的手术。手术的目的是使激素水平在正常范围内维持较长时间，同时降低发病率。次全切除或 3.5 个甲状旁腺切除术的优点是术后不易出现低钙血症。术后 10 ～ 12 年内，约 20% ～ 30% 的患者复发或持续有高钙血症，甲状旁腺功能减退的发生率为 26% ～ 45%[10]。全甲状旁腺切除联合自体甲状旁腺移植的优点是复发率较低，为 4% ～ 20%，但永久性甲状旁腺功能减退的可能性更大，达 40% ～ 60%[10]。经验组的初始生化治愈率高达 98%，与散发性 PHPT 患者的手术结果相当[10]。一项随机前瞻性试验对 32 例接受 PHPT 手术的 MEN1 患者进行了比较，比较次全甲状旁腺切除术与甲状旁腺全切除术和自体移植。二者复发率在统计学上相似，虽然甲状旁腺次全切除术组略高，但二者甲状旁腺功能减退率相似，再次手术率相似。因此，这两种方法都有很好的效果，但甲状旁腺次全切除术的总体优势可能是避免术后初期出现低钙血症。然而，如果随访时间足够长，所有的 MEN1 患者最终都会复发，因此，MEN1 相关甲状旁腺功能亢进症永远无法治愈，复发的患者可能需要再次手术。

在散发性 PHPT 中，术前影像学可指导病灶再手术，但由于 MEN1 的 PHPT 病因，病灶再探查可能不可行。术中结合甲状旁腺激素和术前显像，92% 的患者可以达到血钙正常。无论采用哪种方法，治疗甲状旁腺功能减退症的策略都是在初次手术时冷冻保存患者的部分甲状旁腺组织。冷冻保存的自体移植物随后可以进行移植，其中 60% 的延迟移植物显示出一些功能迹象，PTH 水平正常，40% 的延迟移植物在不补充任何钙和维生素 D 的情况下完全正常[12]。对于术后复发、手术失败或有手术禁忌的患者，可采用拟钙剂作为最后的治疗选择。活体移植也可以达到改善或恢复正常的术后血钙水平，避免低钙血症。对于在初次手术时进行了甲状旁腺全切除或在患者再次手术时从颈部切除了所有剩余的甲状旁腺组织的情况，活体移植可能是必要的。前臂的肱桡肌的自体移植可使 1/3 的自体移植物获得完全功能，而另外 20% 的自体移植物至少有部分功能。

十二指肠和胰腺神经内分泌肿瘤

在甲状旁腺疾病之后，MEN1 患者中第二常见的肿瘤类型是十二指肠和胰腺神经内分泌肿瘤。根据研究，30% ～ 80% 的患者会出现这种肿瘤[1]。它们可能是功能性的，也可能是非功能性的，也就是说，一些肿瘤可能分泌过多的激素，产生肿瘤类型特有的症状，而另一些则没有。这两种类型都有潜在的恶性，不同情况的手术治疗旨在控制激素过量，防止潜在的转移进展，并防止局部侵犯。肿瘤可以分泌胃泌素、胰岛素或血管活性肠肽（vasoactive intestinal peptide，VIP），并根据分泌的激素类型被命名，例如，胃泌素瘤。激素也被证明在随访中有重要作用。虽然非功能性肿瘤可能不会分泌过多的激素，但肿瘤标志物如嗜铬粒蛋白 A 或胰多肽可能对随访有用。与此形成鲜明对比的是，对于散发性 NETs，MEN1 相关的 NETs 可能更经常是多发的，而任何治疗和随访都必须考虑到这一点。指南建议对已知诊断为 MEN1 的患者进行 6 ～ 12 个月的胃泌素、空腹血糖、胰岛素、嗜铬粒蛋白 A、胰多肽、胰高血糖素和 VIP 检测[1]。其中任何一个的升高都需要进一步的放射学检查。

近年来，十二指肠和胰腺神经内分泌肿瘤的影像学检查有了许多改进，不仅是CT和磁共振成像（magnetic resonance imaging，MRI）的质量已经有所改善，还可以使用其他影像学检查方法，如生长抑素受体闪烁成像（somatostatin receptor scintigraphy，SRS）和最近引入的镓-68生长激素抑制素模拟正电子发射断层扫描（gallium-68 somatostatin analog positron emission tomography，^{68}GaSA-PET）。除了作出初步诊断外，影像学在决定转移到淋巴结和远处器官的手术可切除性和适宜性方面也至关重要。内镜超声（Endoscopic ultrasound，EUS）在疾病诊断和对肿瘤进行适当分级方面有效，同时也在随访中发挥作用。每一种方法的敏感性和特异性都有差异，但在评估和治疗中都发挥着重要的作用。

SRS是核闪烁成像技术，它曾经是NETs影像检查的金标准。生长抑素类似物奥曲肽作为铟标记奥曲肽使用，它与生长抑素受体结合。灵敏度为70%～90%，特异性接近100%[13]。与解剖成像相比，SRS具有全身成像的优势，且应用广泛，但分辨率和检测小于1 cm病变的能力有限[13]。CT可能是应用最广泛的成像方式，在发现原发病灶和转移灶方面与SRS具有相似的敏感性，且在发现肝外转移灶方面略优于SRS。对于怀疑有十二指肠和胰腺神经内分泌肿瘤的患者，应进行早期动脉期CT检查。这将显示其典型的影像学特征：病变在预对比图像上等密度，然后在动脉期增强，在门静脉期减弱。然而，与其他模式相比，CT提供了关于肿瘤与周围结构的关系和辅助手术计划的大部分信息。MRI在解剖关系方面与CT相似，但其优点是不暴露于电离辐射，这可能是长期随访的关注点。MRI用钆做对比、动脉期和门静脉期成像与CT的敏感性相似。在MRI上，十二指肠和胰腺神经内分泌肿瘤在T1图像上呈低密度或等密度，在增强的T2图像上呈高密度。EUS在PNETs评估中非常有用。在EUS时进行细针抽吸，可获得可染色的组织，并测定Ki-67指数，从而确定肿瘤类型和分级。虽然EUS不能提供关于远处转移性疾病的信息，但它可以显示CT或MRI上未见的额外细节，以帮助确定可切除性，因为它可以改善肠系膜上动脉边缘和其他邻近结构的可视化。十二指肠胃泌素瘤在EUS上很难看到，在这种情况下，传统的视觉内镜有优势。

^{68}GaSA作为PET的一部分，是最新NETs影像检测手段。^{68}GaSA-PET图像也与CT融合以提高灵敏度。敏感性约为80%，特异性为90%[14]，对评估胰腺以外的疾病特异性接近100%。与SRS相比，^{68}GaSA-PET/CT能检测更多的原发性和转移性病变。除了提供有用的解剖信息，^{68}GaSA还可以为治疗决策提供信息，因为PNETs使用^{68}GaSA可以预测生长抑素类似物的反应。敏感性可能受到在胰腺钩状中^{68}GaSA的积累或炎症的限制，这可能导致假阳性结果。

大约50%在MEN1环境下形成的十二指肠和胰腺神经内分泌肿瘤是胃泌素分泌肿瘤，称为胃泌素瘤。相反，20%的胃泌素瘤患者会伴有MEN1[15]，这引发了一种称为ZES的临床综合征，患者会出现复发性多发性消化性溃疡、腹痛和食管炎。对于发生在非典型部位的多发性溃疡、对常规治疗无效和（或）复发性溃疡、发生在PHPT环境中的溃疡患者，应怀疑该疾病。这应促使对胃泌素瘤的评估。由胃泌素瘤引起的高胃泌素血症是在停用质子泵抑制剂至少2周后，空腹血清胃泌素水平高于正常水平10倍而确诊的。如果空腹胃泌素水平不能诊断，刺激试验可以用分泌素刺激来进行，分泌素刺激比钙刺激敏感性和特异性更高。在MEN1中诊断出的胃泌素瘤中高达90%是恶性的，超过一半有淋巴结转移[16]。肝转移和（或）淋巴结转移的发展往往取决于肿瘤大小，由于原发肿瘤较大，两者的可能性都更大[16]。无论原发肿瘤大小和淋巴结状态如何，MEN1患者15年的生存率接近100%，但在肝转移的情况下，这一生存率降低到52%。

手术在伴有MEN1的ZES患者治疗中的作用尚无共识。在这种情况下，胃泌素瘤患者很少出现长期的胃泌素血症，这是由一项对一系列手术治疗的疾病患者的综述所证明的[17]。此外，由于这种疾病无法治愈，质子泵抑制剂的供应使控制症状的药物治疗成为可能。针对PHPT患者，手术矫正可改善空腹胃泌素水平，减少基础酸输出。因此，尽管存在进行长期生化治疗的可能性，但考虑到肿瘤的恶性潜能，手术的实用性仍存在争议。由于大多数胃泌素瘤发生在十二指肠，建议治疗方法包括内镜下胃十二指肠镜检查、十二指肠切除术和经十二指肠探查以及切除所有恶性淋巴结。图41.4显示了典型的胃泌素瘤和十二指肠切开术，并触诊到十二指肠壁。当肿瘤小于2 cm时，肝转移是罕见的[17]。临床指南建议手术方法应根据个人情况决定，并将患者的偏好纳入决策[1]。这种方法的基本原理是基于诊断时存在转移瘤的复发可能性，以及发展为多发性肿瘤的可能性，以及大

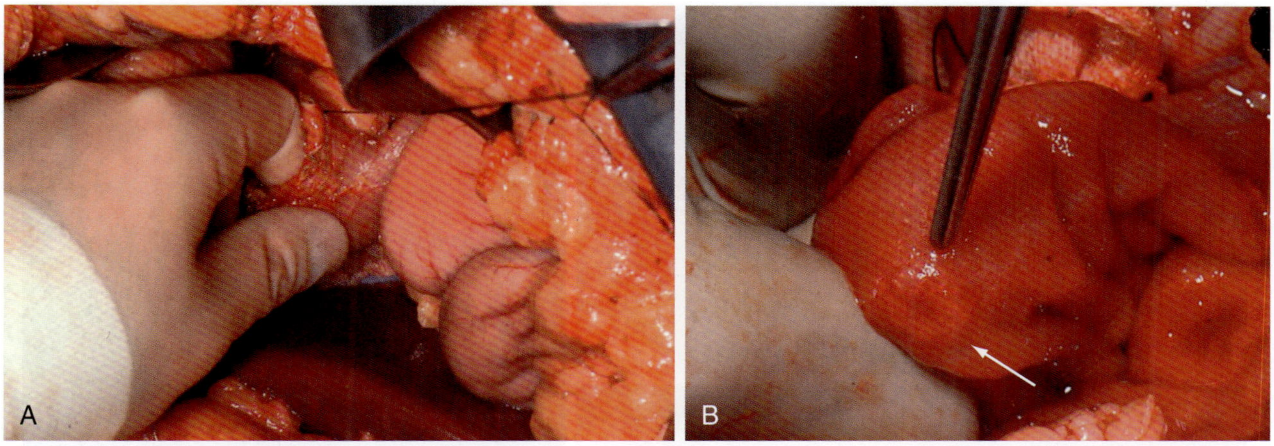

图 41.4 胃泌素瘤术中表现。(**A**)十二指肠切开术及十二指肠壁触诊;(**B**)箭头所指的是十二指肠壁胃泌素瘤的典型表现

胰腺切除术的高发病率。由于高胃泌素血症和肠嗜铬细胞的刺激,患者存在患 1 型胃类癌的风险。1/3 的 ZES 患者存在这些症状,虽然需要长期的内镜监测,但可以通过观察和内镜切除来进行预期的治疗。

胰岛素瘤是分泌胰岛素的β-胰岛细胞肿瘤,占 MEN1 患者 PNETs 的 30%,而 4% 的胰岛素瘤患者有 MEN1。他们表现出一系列被称为"Whipple 三联征"的症状,包括空腹血糖水平低于 50 mg/dl、低血糖症状、给糖后症状消失。症状还包括出汗、头晕、意识模糊和晕厥。之前对该病的诊断是在 72 小时快速监测期间做出的,血糖、胰岛素和 C 肽水平将每隔 6 小时测量一次。胰岛素水平升高伴血糖降低是此病的诊断标准[1]。然而,现在的数据表明,禁食 48 小时是足够的,诊断同样准确,应该取代 72 小时的禁食。在监督禁食期间,不应使用口服降糖药。胰岛素瘤可能是多灶性的,并发生于整个胰腺,最好通过 CT 和 EUS 进行成像,尽管它们可能很难定位,最终可能在通过术中超声或单纯手术探查中被发现。CT、MRI 和 EUS 等解剖影像的敏感性各不相同,均小于 50%。钙动脉刺激法的成功率超过 90%,在术前对病变区域有帮助,术中使用时比解剖成像更准确[18]。术中超声在传统的开放手术或腹腔镜探查手术中用于指导术中探查,成功率为 86%。一旦术中确定疑似胰岛素瘤,将对病灶进行抽吸并使用快速胰岛素测定法确认或排除已确定为胰岛素瘤的病灶,还可使用其他方法[19]。许多病变可以切除,但较大的肿瘤或恶性肿瘤侵犯邻近结构时,可能需要解剖性胰腺切除[17],尽管大约 10% 是恶性的。图 41.5 展示了术中超声在手术探查中的应用,用于识别和切除胰腺后体的胰岛素瘤。对于局部浸润性肿瘤或更有可能是远处转移而无法切除肿瘤的患者,可以采用包括生长抑素类似物在内的化学治疗方法。

其他功能性肿瘤包括胰高血糖素瘤、血管活性肠肿瘤和生长抑素瘤,尽管这些肿瘤只占 MEN1 患者功能性 PNETs 的不到 5%。胰高血糖素瘤的症状包括被称为坏死性迁移性红斑的皮疹、体重减轻、贫血和口腔炎,尽管胰高血糖素瘤也可在无症状的情况下出现。它们最常发生在胰腺的尾部,往往选择手术治疗,表现为恶性,在诊断时有 50% ~ 80% 已发生转移。血管活性肠肽瘤较为少见,表现为严重的间歇性水样腹泻、低血钾、无氯性酸中毒、酸中毒、面部潮红和低血压。它们通常位于胰腺尾部,几乎都是恶性的。在可行的情况下,最好采用手术治疗。生长抑素瘤也不常见,表现为胆石症、糖尿病和脂泻症状。通过生物化学方法诊断,并通过手术治疗。

在 MEN1 患者中,大多数十二指肠和胰腺神经内分泌肿瘤是无功能的 PNETs,它们没有激素活性。它们与临床综合征无关,因此是在出现与肿瘤局部影响相关的症状时,通过监测成像或检查而确诊的。对于已知 *MEN1* 突变的患者,一般应在 10 岁时开始十二指肠和胰腺神经内分泌肿瘤筛查[1]。最近的数据表明,外显子 2 突变与早期非功能性 PNETs 的发展之间存在相关性,这可能会让某些患者从更频繁、更早的筛查中获益[20]。手术干预的建议将两个问题纳入决策:因可能发展为多种肿瘤的潜力而需要多次手术以及 PNETs 的恶性潜能。就像对散发性非功能性 PNETs 的治疗建议一样,家族性非功能性 PNETs 的治疗也是基于有丝分裂指数和 Ki-67 指数确定的肿瘤大小和分级。观察性研究表明,随着肿瘤体积的增大,转移率也会增加。在一组接受手术治疗的 108 位

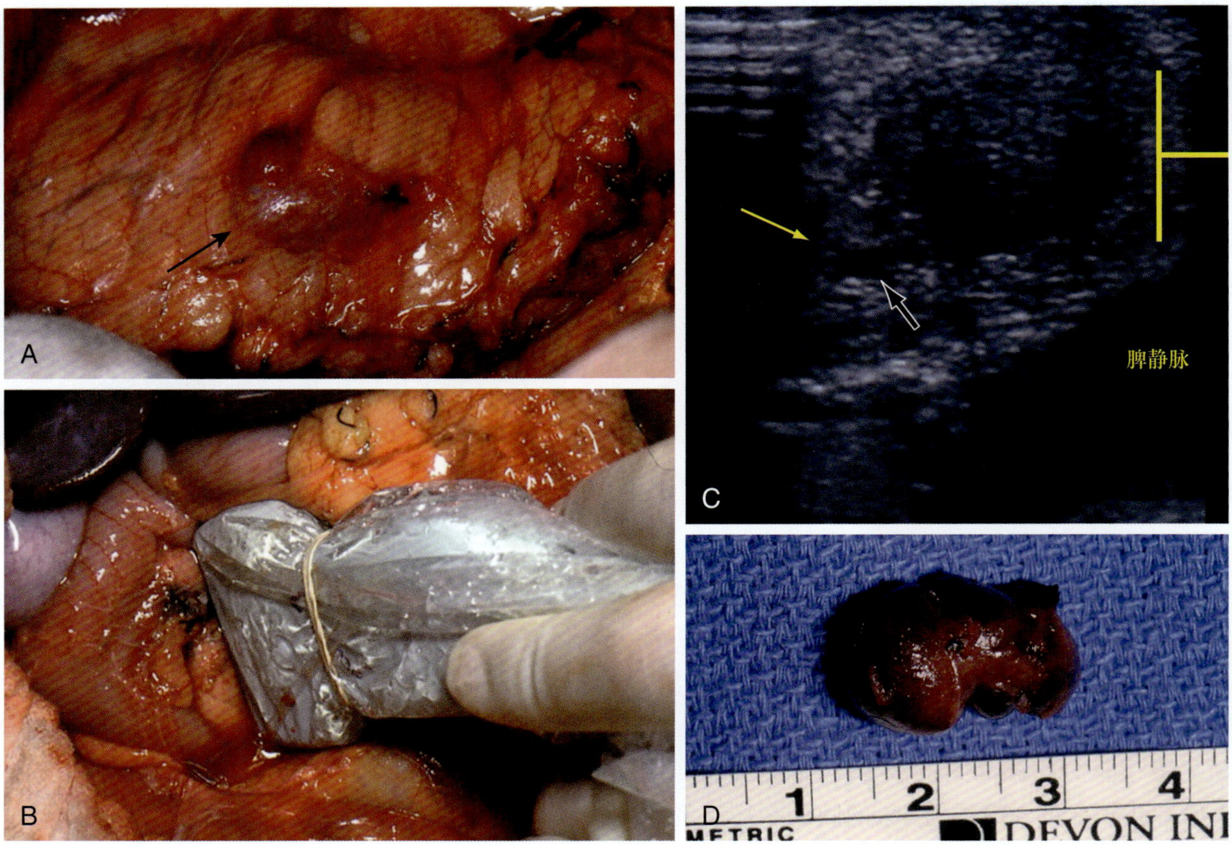

图 41.5 胰岛素瘤。(**A**)胰岛素瘤，外观微红，位于胰脏后部，箭头所指；(**B**)术中超声用于识别胰岛素瘤，确定与血管和胰管的关系；(**C**)胰岛素瘤超声图像；(**D**)切除胰岛素瘤

非功能性 PNETs 的 MEN1 患者中，小于 1 cm 的肿瘤转移率为 4%，1.1 ～ 2 cm 的肿瘤转移率为 10%，2.1 ～ 3 cm 的肿瘤转移率为 18%，如果肿瘤直径超过 3 cm，转移率有 43%[21]。最近一项对 MEN1 患者群体的研究表明，直径超过 2 cm 的肿瘤转移风险相对增加[22]。在肿瘤直径大于 3 cm 的患者中，与经手术治疗患者相比，观察组患者死亡率和转移率增加，而对于肿瘤 2 ～ 3 cm 的患者的获益尚不清楚。那些肿瘤小于 2 cm 的患者并没有明显的手术获益[23]。目前达成共识的建议是对于小于 2 cm 的肿瘤应定期进行影像学观察[24]。对于影像检查复查后显示肿瘤明显生长、转移明显发展或因特异性因素使观察不理想的患者，也应决定进行手术。考虑到胰腺手术的发病率，建议对小于 2 cm 的肿瘤患者进行观察和预防治疗。

脑垂体

MEN1 患者的垂体前叶腺瘤的患病率为 15% ～ 50%，通常发生在 20 ～ 40 岁[1]。大约 1% 的垂体腺瘤患者患有 MEN1。垂体腺瘤通常不是该病的最初表现。垂体瘤可能由于激素分泌或肿瘤的局部作用而引发症状，这可能导致视野缺损。大多数分泌性激素包括催乳素、生长激素或促肾上腺皮质激素。此外，它们往往是良性的和单灶的。在一组荷兰患者中，经鉴定的 MEN1 患者垂体腺瘤一种是无功能的，并且随着时间的推移其大小趋于稳定，另一种是功能性的，对药物治疗有反应[25]。垂体腺瘤的生化筛查应从 5 岁开始，每 3 年进行一次 MRI 评估。MEN1 垂体瘤的治疗采用与散在腺瘤相似的内科和外科治疗方法。药物治疗的目的和其他内分泌肿瘤一样是避免激素过量。有数据表明，与散发性肿瘤患者相比，MEN1 患者的病情可能更严重；然而，很少有研究关注这两者之间的差异。

其他肿瘤

在 MEN1 患者中还可能发生多种其他肿瘤。这些肿瘤包括胸腺、支气管和胃肠道的类癌；肾上腺皮质肿瘤；皮肤肿瘤，如脂肪瘤，面部血管纤维瘤和胶原瘤。胸腺类癌最可能是恶性的，且往往是侵袭性的，预后差。男性患此病的概率是女性的 2 倍，10 年生存率为 45%，且与吸烟有关[26]。胸腺类癌没有最佳的筛选方法，因此，建议每 1 ～ 2 年进行一次 CT 和 MRI 检查，以便及早发现[1]。手术治疗是该病可治疗时的首选方式。经颈椎胸腺切除术曾被用于切除额外的甲状旁腺组织，并一度被认为可以预防胸腺类癌。然而，在一系列接受甲状旁腺全切除术和计划行经颈椎胸腺切除术的 PHPT 患者中，没有发现胸腺类癌。因此，不推荐应用预防性经颈椎胸腺切除术。肾上腺肿瘤很常见，大约 20% 的患者有某种类型的肾上腺增生[27]。在一个大队列的 MEN1 患者研究中，发现了各种各样的肾上腺肿瘤，包括功能性和非功能性、良性和恶性的肾上腺肿瘤。与散发性肾上腺肿瘤相比，MEN1 患者更常发生肾上腺皮质癌和原发性醛固酮增多症[27]。在这种情况下，没有既定的肾上腺肿瘤管理指南，因此，对于在 MEN1 之外诊断出的肾上腺肿块，建议采用相应的处理方法。4 cm 或更大的肿瘤、放射学特征可疑的恶性肿瘤、激素分泌过多的肿瘤，以及在至少 6 个月的影像学检查内显示明显生长的肿瘤，都应该进行手术治疗。其余的肿瘤包括脂肪瘤、面部血管纤维瘤和胶原瘤可能有助于 MEN1 的诊断，但它们很少发生，通常不需要任何治疗。

多发性内分泌肿瘤 2 型

MEN2 综合征包括 MEN2A 和家族性 MTC（familial MTC，FMTC）。它们都有共同的 MTC，发生率几乎是 100%。FMTC 是 MEN2A 的一个实体，但不同的是，患者只存在发展为 MTC 的潜力。临床上，MEN2A 和 MEN2B 与 MEN1 一样，是由其他肿瘤类型的发生来定义的（图 41.6）。这两种肿瘤的患者都存在肾上腺髓质增生并可发展成嗜铬细胞瘤。在 MEN2A 中，患者也可能发展为 PHPT。MEN2B 患者还可能患有其他疾病，从而使他们的体貌特征与众不同。MEN2 综合征是由 *RET* 原癌基因突变引起的，该基因以常染色体显性遗传方式遗传，尽管有些是新突变。除 MTC 外，其他肿瘤的外显率取决于 *RET* 突变的类型。与 MEN1 不同，*RET* 突变类型与基因型表型之间存在明显的相关性，因此，这是一个有用的预测肿瘤行为的指标，可以为监测和治疗提供信息。因此，治疗是基于对特定 *RET* 突变的识别以及根据其已知的特征和行为定制方案。此外，对已知携带者的早期甲状腺切除术可以预防 MTC 并提高生存率。其患病率约为 1/35 000[28]。在接下来的章节中，我们将详细介绍其遗传学、临床特征和治疗。

RET 原癌基因

RET（rearranged during transfection）原癌基因以其原始转染试验命名，它编码一种具有酪氨酸激酶活性的膜受体。它位于染色体 10q11.2 上。每一种

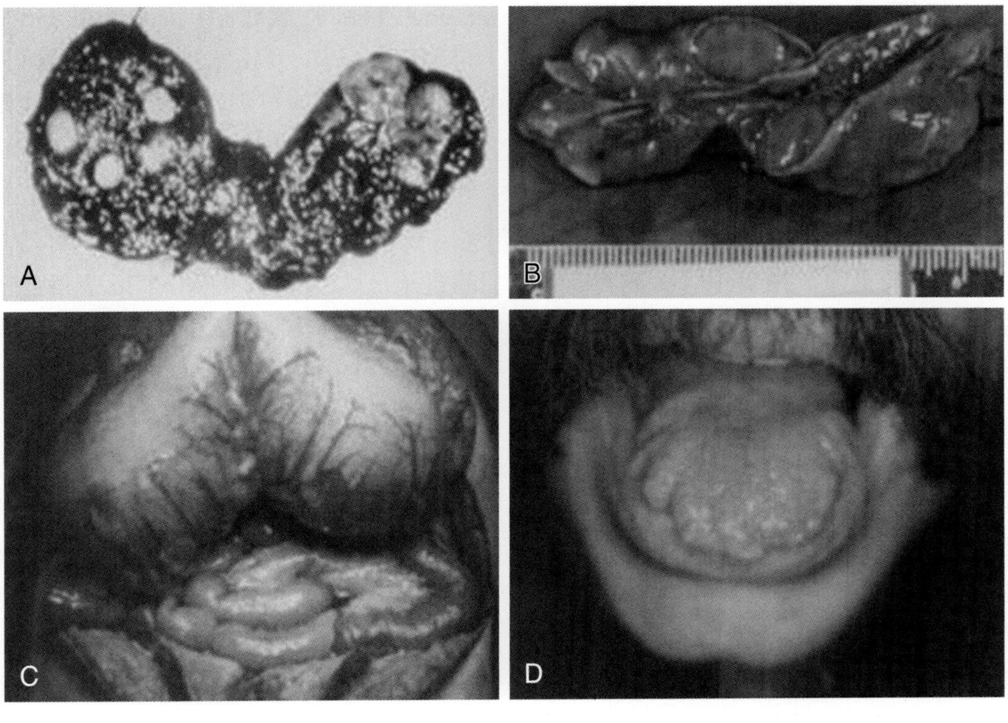

图 41.6　多发性内分泌肿瘤 2 型（MEN2）综合征临床表现。（**A**）多局灶甲状腺髓样癌；（**B**）肾上腺髓质增生；（**C**）先天性巨结肠中的巨大结肠；（**D**）MEN2B 黏膜神经瘤

MEN2综合征以及FMTC都是*RET*突变的结果，并以常染色体显性模式遗传。导致MTC发展的突变是改变单个氨基酸的错义突变。这引起了激活或功能获得突变。RET蛋白由一个胞外配体结合结构域、一个跨膜结构域和一个胞浆酪氨酸激酶结构域组成。细胞内酪氨酸激酶亚域参与细胞内信号转导途径。这最终在细胞生长和存活中发挥作用，因此*RET*基因的突变会导致不受控制的细胞生长。

*RET*参与许多细胞信号通路，并在起源于神经嵴的多种组织中表达，包括甲状腺滤泡旁细胞（C细胞）、甲状旁腺、肾上腺嗜铬细胞、肠神经节、外周和中枢神经元。*RET*基因突变的小鼠肾发育不全，整个消化道神经元缺乏，表明*RET*也在这两种结构的发育中发挥作用。最终，*RET*失活突变被发现与人类巨结肠病有关，这是一种肠道神经元发育缺陷，导致婴儿巨结肠和便秘。

与MEN1不同，MEN2存在很强的基因型-表型相关性。因此，是否存在特定的*RET*突变可以用于预测疾病的病程。可以估计疾病发病时的预期年龄和疾病的侵袭性，从而提供预防性手术，以提高生存率。明显散发的MTC患者可能携带*RET*突变，他们都应该接受检测。

多发性内分泌肿瘤2A型与家族性甲状腺髓样癌

在20世纪60年代，Siple和Steiner在认识到甲状腺癌与嗜铬细胞瘤和PHPT之间的联系后，首次描述了MEN2综合征[29]。MEN2A是MEN2综合征最常见的亚型，囊括了大多数病例。MEN2A的标志性特征是MTC的发展，其外显率大于90%。除了MTC，50%～60%的患者会发生嗜铬细胞瘤，30%的患者会发生PHPT，肾上腺和所有甲状旁腺都有风险[30]。每种肿瘤类型的外显率都与特定的密码子突变有关，所有患者都有在每个内分泌器官内发展为多个肿瘤的风险，包括多灶性MTC。MEN2A患者具有正常的外观和身体习惯，不像MEN2B患者具有马方样体质和舌神经纤维瘤。

MEN2A患者发生的其他情况包括皮肤苔藓淀粉样变和先天性巨结肠。皮肤苔藓淀粉样变是较为罕见的病变，通常发生密码子634突变。它的特点是瘙痒症状，人们认为反复抓挠会导致淀粉样蛋白沉积在皮肤的真皮乳头中。因而患者通常于背部出现皮肤斑块。先天性巨结肠也可能发生在MEN2A或FMTC患者中。本病的特点是先天性远端结肠肌肠丛和黏膜下丛神经节细胞缺失。新生儿的症状包括腹胀、便秘合并巨结肠，这是由神经节病引起的相对远端梗阻造成的。在MEN2A或先天性巨结肠患者中，最常见的是609、618和620密码子突变。在这些亲族中，近20%的人将患有先天性巨结肠，MEN2A的患者应咨询后代是否有这种疾病的可能性。在MEN2A之外发生的先天性巨结肠是*RET*突变失活或功能丧失的结果。总体而言，先天性巨结肠影响大约7%的MEN2A患者，而2%～5%的先天性巨结肠患者患有MEN2A[31]。

FMTC被认为是MEN2A的一种变体，而不是一种单独的临床实体。1986年，MEN2A首次在数百名FMTC患者中被发现，但没有证据表明患者患有嗜铬细胞瘤或PHPT。FMTC的特点是在没有嗜铬细胞瘤或PHPT病史的MTC家族中发现*RET*突变。虽然所有患者最终都患上了MTC，但平均而言，他们在45岁左右会被诊断出患有MTC，大约比患有MEN2A的MTC晚20年。因此，FMTC可能是一个比MEN2A直接发展而来的MTC更难以发现的疾病[32]。然而，临床医师应谨慎地确诊患者是FMTC而不是MEN2A，因为错误的诊断可能导致忽略嗜铬细胞瘤的存在。

大多数MEN2A患者在第10外显子609、611、618、602密码子或第11外显子634密码子中存在*RET*突变[11]。几乎所有患者都出现了MTC，但是否存在嗜铬细胞瘤或PHPT的外显率取决于突变[31]。与MEN1一样，MEN2A的临床诊断可以在具有该综合征特征但没有可识别的*RET*突变的家族中进行。

多发性内分泌肿瘤2B型

与MEN2A一样，MEN2B的标志性特征是MTC的进展。大约50%的MEN2B患者会进展成嗜铬细胞瘤，但与MEN2A患者不同，PHPT不是综合征的一部分。此外，他们还具有典型的外貌特征：细长面容和马方样体质、眼睑外翻、眼部异常、骨骼异常（包括漏斗胸和脊柱侧弯）以及嘴唇和舌头的黏膜神经瘤[31]。患者也有贯穿胃肠道的神经节增生症，导致食管运动障碍、腹胀、间歇性便秘和腹泻。与MEN2A不同的是，MEN2B的MTC通常在婴儿期就出现了，并在早期转移时具有侵袭性，对这些患者进行早期甲状腺切除术至关重要。大多数MEN2B患者外显子16、密码子918发生胚系突变，而A883F密码子发生突变的概率不到5%。具有A883F突变的患者可能有较温和、侵袭性较低的 MTC[33]。大约 50% 的病例是因为新生突变造成的。

多发性内分泌肿瘤 2 型的基因检测

在 *RET* 基因作为鉴定指标前，临床上通过对有特殊类型肿瘤的患者进行五肽胃泌素刺激降钙素试验进行筛查来确定是否为 MEN2。目前的治疗标准是对 *RET* 基因进行测序，以确定胚系突变。建议对亲缘关系已知或根据临床发现怀疑的与 MEN2 型相关的预期相关编码区进行测序。所有已知亲缘的后代以及 FMTC 患者的一级亲属最好是在婴儿时期都接受遗传咨询和基因检测[31]。

在某些 MEN2 病例中，已知肿瘤发生可能是 MEN2 综合征的第一个证据。高达 7% 的明显散发的 MTC 患者有 *RET* 突变，因此应该提供遗传咨询和基因检测[34]。此外，它们可能作为新生突变而发生，没有家族史的患者也不应排除检测。近 1/4 明显非综合征性嗜铬细胞瘤患者将有确定的基因突变，其中约 5% 有 *RET* 突变[35]。同时，检测建议的人群包括先天性巨结肠的婴幼儿、有 MEN2B 生理表型的婴幼儿的父母，以及皮肤苔藓淀粉样变性患者[31]。

甲状腺髓样癌

根据监测、流行病学和最终结果数据库的最新数据，甲状腺髓样癌（MTC）占所有甲状腺癌的不到 2%[36]。与乳头状甲状腺癌和滤泡状甲状腺癌不同，MTC 起源于产生降钙素的滤泡旁 C 细胞，因此，传统的治疗方法如抑制甲状腺刺激激素和放射性碘（radioactive iodine，RAI）对其并不有效，因为 C 细胞对这些疗法不敏感。大约 25% 的 MTC 是家族性的，C 细胞增生先于 MTC 的进展。虽然 MTC 是一种相对惰性的恶性肿瘤，但散发 MTC、MTC 伴有 MEN2A 或 MEN2B 的患者的生存预后有明显的差异。在意大利的 MTC 患者数据库中，10 年总体生存率为 84.4%，而与散发性 MTC 和 MEN2A（分别为 80.4% 和 94%）相比，MEN2B 患者的存活率为 60%。男性、肿瘤直径大于 1 cm 和颈部外侧淋巴结转移是预后差的独立危险因素[37]。

中央颈部肿块往往在 MTC 临床症状表现明显时首先出现。局部症状如压迫或声音嘶哑可因肿瘤侵袭而出现。FMTC 往往是多灶性的，所有病例都需要全甲状腺切除术。FMTC 可通过细针穿刺活检作出诊断，除了存在滤泡旁细胞和降钙素染色外，组织具有类似淀粉样蛋白的染色特性也是一个标志性特征。如果是基于临床症状而不是基于降钙素水平进行诊断，近一半的 FMTC 患者存在淋巴结转移。应对 FMTC 患者淋巴结疾病进行评估，其中包括中央群淋巴结（第Ⅵ组）和外侧群淋巴结（第Ⅱ、Ⅲ、Ⅳ和Ⅴ组）。MTC 伴有远处转移（颈外）是无法治愈的，转移可能是隐匿的，血清降钙素升高是唯一的体征[31]。常见转移部位包括肝、骨和肺。转移后的预后更差，1 年生存率为 51%，5 年生存率为 26%，10 年生存率为 10%[38]。高达 20% 的 MTC 患者在临床上有明显的、可触及的颈部肿块，诊断时可有转移。

因为几乎所有的 MTC 都分泌降钙素，所以 C 细胞所分泌的降钙素成为 MTC 诊断和复发监测的一个有用的替代标志物。之前，降钙素与五肽类药物刺激试验被作为一种筛选试验，然而，现在在美国已经无法使用了。MTC 手术治疗后，降钙素水平可用于确定是否存在局部和远处的持续性或复发性疾病。一些 MTC 产生癌胚抗原（carcinoembryonic antigen，CEA），虽然它对诊断的用处不大，但对于已经确诊 MTC 的患者来说，它有助于检测甲状腺切除术后患者的复发情况[31]。

对于原发性、持续性或复发性 MTC 患者，超声是最敏感的颈部影像学检查方法，对于获得颈部甲状腺结节或可疑淋巴结的细针穿刺活检是有辅助作用的。因造影剂对未进行 RAI 治疗的患者没有危险，颈部 CT 可能有助于对肿瘤体积庞大患者进行手术规划。CT 在胸部和腹部转移性疾病的影像检查中更有用。MRI 有助于确定是否有肝转移，或更好地描述 CT 上发现的肝病变。在一些 MTC 病例中，肿瘤表达生长抑素受体，^{68}GaSA-PET/CT 已被作为传统影像学的辅助手段，不仅可以检测病变，而且可能用于制定治疗计划[39]。

甲状腺髓样癌的手术治疗

MEN2 的 MTC 患者通常在具有以下两种情况之一时选择手术：已经在临床上表现明显的疾病，如在体格检查或影像学检查中发现甲状腺结节或颈部淋巴结病变；作为一种预防措施，用于尽量限制潜在的肿瘤扩散并提高生存率。

对于那些明显的临床症状，术前检查包括生化检测以及影像学评估，根据术前降钙素水平，不仅需要对颈部进行影像学评估，还可能需要对胸部、腹部、盆腔等进行影像学评估以确定是否存在远处转移及判断手术介入程度。指南建议在术前检测降钙素和 CEA，并与术后获得的肿瘤标志物进行比较，以评估手术的完整性[31]。此外，MTC手术术前的一个关键检查是获取血浆或24小时尿液甲氧基肾上腺素，以排除合并嗜铬细胞瘤的可能性。颈部超声是甲状腺原发肿瘤和侧颈部淋巴结最敏感的影像学检查，但由于覆盖于甲状腺，它对中央颈部淋巴结不敏感。颈部增强CT通过测量延伸到纵隔和侵犯血管结构的情况以助于区分较大的原发肿瘤或体积庞大的外侧淋巴结转移。对于降钙素水平超过500 pg/ml的患者，建议使用带对比剂的MRI或CT（包括动脉和门静脉相成像）来评估远处转移[31]，尽管这可能不会影响是否切除原发肿瘤和局部转移淋巴结的决定。

至少，所有MTC患者都应进行甲状腺全切除术，因为近90%的家族型MTC患者将患有双叶多灶性疾病。不论临床上是否考虑侵犯，初次手术应始终包括以隔室为导向的双侧中央（第Ⅵ组）淋巴结清扫，即清除舌骨上界、无名静脉下界、颈动脉鞘外侧、气管前方、以喉返神经及颈阔筋膜最深层为边界的隔室内多余的淋巴结组织。淋巴结转移到第Ⅵ组的比率较高，在同侧和对侧室中发现的比例为50%～80%[40]。即使是明显正常的淋巴结也应被切除，因为术中外科医师对受累淋巴结的判断的敏感性和特异性较低，分别为65%和47%[41]。同侧和对侧外侧淋巴结室（第Ⅱ～Ⅴ组）也常受累。侧位淋巴结转移的发生率取决于原发肿瘤的大小以及中央隔室的受累程度，术前降钙素和CEA水平与侧位淋巴结转移的存在呈正相关关系[31]。理想情况下，中央隔室应在初次手术时处理，因为第Ⅵ组淋巴结再次手术风险更高，在再次手术中，喉返神经损伤和永久性甲状旁腺功能低下的发生率增加。超声对侧颈室的敏感性和特异性较高，分别为83.5%和97.7%。此外，侧颈室在解剖学上与中央颈是分离的，因此复发性神经损伤和甲状旁腺功能减退的发生率增加的影响并不像中央室那样适用。因此，指导方针建议在初次手术时考虑侧颈清扫时采用为患者量身定制的入路。手术时应注意甲状旁腺的识别，以维持功能。理想情况下，甲状旁腺应保持在原位，但在无法达成这一点的情况下，可以根据家族背景和PHPT的可能性，将其自体移植到胸锁乳突肌或前臂的肱桡肌中。

对于已知携带*RET*突变的患者，预防性手术的目的是限制MTC转移扩散的可能性，并提高总体生存率，因为基本上所有的MEN2患者都将在其生命中的某个时刻发生MTC。当降钙素水平无法检测或非常低且临床上无明显MTC时，生存率的提高与进行甲状腺切除术和中央淋巴结清扫有关。因此，建议对婴儿、儿童和青少年进行预防性甲状腺切除术，并根据突变情况进行分层。

随着2015年美国甲状腺协会（American Thyroid Association，ATA）指南的发布，MTC的治疗也进行了更新。在以前的版本中，A、B、C和D类被用来定义风险，风险与MTC的侵略性有关，A是最低的，D是最高的。在修订版中，这些风险类别已更改为中危（ATA-MOD）、高危（ATA-H）和极高危（ATA-HST）风险类别。MEN2B患者均属于ATA-HST风险，既往为D类，因为这些患者MTC发病早，且疾病进程更快。C类现在是ATA-H，包括密码子C634和A883F突变的患者。A类和B类现在合并为ATA-MOD类，包括所有其他*RET*突变的患者，不包括M918T、C634和A883F。然后根据风险类别对管理建议进行分层，如表41.1所示。这些建议与其他协会发表的建议类似。

ATA-MOD危险类别的携带者应每年进行体检和超声检查，并从5岁开始每隔6～12个月进行降钙素测定。通过降钙素水平可以确定甲状腺切除术的时机[31]。在一组年轻患者数据库中，随访时降钙素水平低于30 pg/ml的患者无持续性或复发性疾病[42]。在另一组接受预防性手术的患者中，未发现淋巴结转移的平均年龄为10岁[43]。因此，对于这类患者，可以根据降钙素水平、手术时的年龄和手术范围进行个性化的手术类型选择，可能只需要全甲状腺切除术，而不需要全甲状腺切除术合并中央淋巴结清扫。这组患者的随访期可能会延长数年，并且有可能丧失随访连续性，在选择预防性手术时机时应考虑这些因素[31]。

血清降钙素水平另有规定，ATA-H风险类别的患者应在5岁或更早时进行预防性甲状腺切除术。甲状腺全切除时是否包括中央淋巴结清扫是基于术前降钙素水平以及术中淋巴结检查结果来确定的[31]。

对于ATA-HST风险类别的儿童（仅限于那些有MEN2B和M918T突变的儿童），建议在出生后的第1年进行全甲状腺切除术。在手术时是否进行中央淋巴结清扫取决于临床可疑的第Ⅵ组淋巴结的存在与否，以及外科医师识别和保存甲状旁腺的能力[31]。在较早的年龄接受手术的儿童更有可能得到生化治疗，因为降钙素水平无法检测到，生存率也更高。大多数人将在16岁时出现MTC，并可能具有与MEN2B相关的身体特征。因此，对于身体表型典型的儿童，应考虑筛查MEN2B或MTC。

家族型MTC的治疗效果在很大程度上取决于手

表 41.1 MEN2 患者预防性甲状腺切除术和筛查的建议总结

RET 基因突变	临床综合征	ATA 风险等级	TT 时年龄	PHEO	PHPT	筛查开始年龄（岁）	其他情况
M918T	MEN2B	HST	＜12 个月	Y	N	11	—
C634	MEN2A	H	＜5 岁	Y	Y	11	CLA
A883F	MEN2A	H	＜5 岁	Y	Y	11	—
G533C	MEN2A	MOD	＞5 岁 *	Y	N	16	—
C609	MEN2A	MOD	＞5 岁 *	Y	Y	16	HD
C611	MEN2A	MOD	＞5 岁 *	Y	Y	16	HD
C618	MEN2A	MOD	＞5 岁 *	Y	Y	16	HD
C620	MEN2A	MOD	＞5 岁 *	Y	Y	16	HD
C630	MEN2A	MOD	＞5 岁 *	Y	Y	16	—
D631	MEN2A	MOD	＞5 岁 *	Y	N	16	—
K666E	MEN2A	MOD	＞5 岁 *	Y	N	16	—
E768D	FMTC	MOD	＞5 岁 *	N	N	16	—
L790F	MEN2A	MOD	＞5 岁 *	Y	N	16	—
V804L	MEN2A	MOD	＞5 岁 *	Y	Y	16	—
V804M	MEN2A	MOD	＞5 岁 *	Y	Y	16	CLA
S891A	MEN2A	MOD	＞5 岁 *	Y	Y	16	—
R912P	FMTC	MOD	＞5 岁 *	N	N	16	—

Adapted from Wells SA Jr，Asa SL，Dralle H，et al. Revised American Thyroid Association guidelines for the management of medullary thyroid carcinoma. Thyroid. 2015；25：567-610.

ATA 分类：HST：ATA 极高危；H：ATA 高危；MOD：ATA 中危；CLA：皮肤苔藓淀粉样变；HD：先天性巨结肠；MEN2：多发性内分泌肿瘤 2 型；Pheo：嗜铬细胞瘤；PHPT：原发甲状旁腺功能亢进症；TT：预防性甲状腺切除术。

* 筛查从 5 岁开始，TT 的时机可能基于降钙素水平

术治疗时的年龄和阶段。在 MEN2 相关 MTC 患者群体中，5 年和 10 年的总生存率分别为 100% 和 94%，5 年和 10 年的无病生存率分别为 92.9% 和 71.6%，诊断时的平均年龄为 43.9 岁。年龄、术前降钙素水平和有无血管侵犯都是生存的预测因素[44]。在另一组患者中，大约 1/3 的患者通过适当的外科治疗实现了生化治愈或降钙素的正常化[45]，这与生存率的提高有关。然而，*RET* 突变携带者最终需要终生随访，这不仅是为了监测 MTC 的复发，而且在全甲状腺切除术后，患者需要将甲状腺激素补充到生理水平。降钙素和 CEA 水平应术后每 3 个月检测一次，如果术后检测不到，间隔时间可延长至 6 ～ 12 个月。

复发性和转移性疾病

大约 50% 的 MTC 患者在初次手术后会有持续性或复发性疾病。这些患者可以通过手术后可扪及的颈部肿块或降钙素水平来确定。如前所述，根据降钙素升高或升高的程度，应考虑和评估远处转移性疾病。局部复发，即局限于颈部的复发，最好采用重复手术治疗。颈部再手术的好处包括实现与生存相关的生化治疗，以及可能识别出颈部无疾病后，因远处转移而导致降钙素升高的患者。再手术的颈部手术应侧重于治疗有影像学或活检证实的疾病的隔室，并以隔室为导向进行手术。除了手术，其他治疗的选择是有限的。因为 C 细胞不吸收碘，术后 RAI 无法显像。外束放射治疗对颈部复发性疾病的管理几乎没有好处，也不能提高生存率。它可能在骨转移的缓解中发挥作用。单药或联合细胞毒性化疗对治疗反应低，通常不作为一线治疗[31]。对 MTC 基因的认知使靶向治疗的发展成为可能，这些靶向治疗主要属于被称为酪氨酸激酶抑制剂的一类药物。凡他尼布是主要使用的药物，在临床试验中，已经观察到部分和完全缓解。它也被证明可以提高无进展生存期，其用于转移性 MTC 已获 FDA 的批准[46]。

嗜铬细胞瘤

嗜铬细胞瘤是由肾上腺髓质的嗜铬细胞引起的肿瘤。这些细胞分泌儿茶酚胺，在嗜铬细胞瘤中过量产生。嗜铬细胞瘤的典型症状包括出汗、颤抖、头痛、脸红、心悸和焦虑。确诊的典型年龄是 30 ～ 40 岁，但也可能在儿童和青少年中确诊。在 MTC 手术治疗前鉴定嗜铬细胞瘤对于避免术中高血压危象和死亡至关重要，术前可通过测定血浆或定时尿液中的肾上腺素进行评估。如果在甲状腺切除术前发现嗜铬细胞瘤，那么在几乎所有情况下，都应首先进行肾上腺切除术以使儿茶酚胺水平正常化。

与散发性嗜铬细胞瘤患者相比，MEN2- 嗜铬细胞瘤发生在更年轻的患者中，通常为双侧，并且基线去甲肾上腺素水平更高。在一组患者中，MEN2- 嗜铬细胞瘤患者平均年龄在 10 岁以上，约有 50% 的患者为双侧肿瘤[47]。在另一组患者中，有 34% 的患者同时诊断为嗜铬细胞瘤和 MTC，这凸显了在甲状腺切除术前筛查嗜铬细胞瘤的重要性。在同一组中，MTC 伴嗜铬细胞瘤和不伴嗜铬细胞瘤患者的生存期相等[47]。在嗜铬细胞瘤患者中最常见的突变是密码子 634 突变，其次是密码子 918 突变[47-48]。在密码子 634 突变的患者中，30 岁时外显率为 25%，50 岁时外显率为 52%，77 岁时外显率为 88%，而所有密码子 918 突变（MEN2B）的患者在 56 岁时发生嗜铬细胞瘤。在所有其他突变中，外显率为 32%。

MEN2- 嗜铬细胞瘤往往是良性的，但考虑到潜在的复发和双侧性的可能性，患者需要终生监测。它们可以是恶性的，但不常见，发生率小于 5%。

所有 MEN2A 或 MEN2B 患者都应进行嗜铬细胞瘤筛查。根据 ATA 风险类别，筛查建议分层，其中 HST、H 和 MOD 风险患者分别在 11 岁、11 岁和 16 岁开始筛查[31]。应至少每年检测血浆游离甲氧基肾上腺素和去甲肾上腺素或 24 小时尿甲氧基肾上腺素和去甲肾上腺素。如果检查发现任何异常，任何一项水平升高，应进一步检查腹部 CT 或 MRI 成像，以评估是否存在肾上腺肿块。

确诊为嗜铬细胞瘤的患者应进行手术切除。手术处理选择的方式是腹腔镜或后腹腔镜肾上腺切除术，具体手术方式的选择取决于外科医师的专业知识（图 41.7）。这两种方法中的任何一种的安全性都是确定的，并且它们彼此具有可比性。微创肾上腺切除术与开放式肾上腺切除术相比，住院时间短，术后疼痛少。腹腔镜经腹肾上腺切除术可能对较大的病灶更好；但是，对于较大的嗜铬细胞瘤也是一个合适的选择。如果有任何的放射学证据表明侵犯邻近的器官或结构，那么嗜铬细胞瘤将被推定为恶性，并首选开腹肾上腺切除术。

MEN2- 嗜铬细胞瘤手术的一个主要问题是，随着时间的推移，它们可能是双侧的或复发的，患者可能需要多次手术。因此，在可行的情况下，应进行皮质保留或肾上腺部分切除术。这种手术的安全性是确定的，它是为了避免肾上腺功能不全而进行的。保留皮质的肾上腺切除术的首选情况包括已经切除了对侧肾上腺的患者和有部分正常肾上腺可能保留在原位的小型肿瘤。在保留皮质的肾上腺切除术后，大约 90% 的患者将不依赖类固醇[49]。是否进行保留皮质的肾上腺切除术应与患者一生中发生另一种嗜铬细胞瘤的

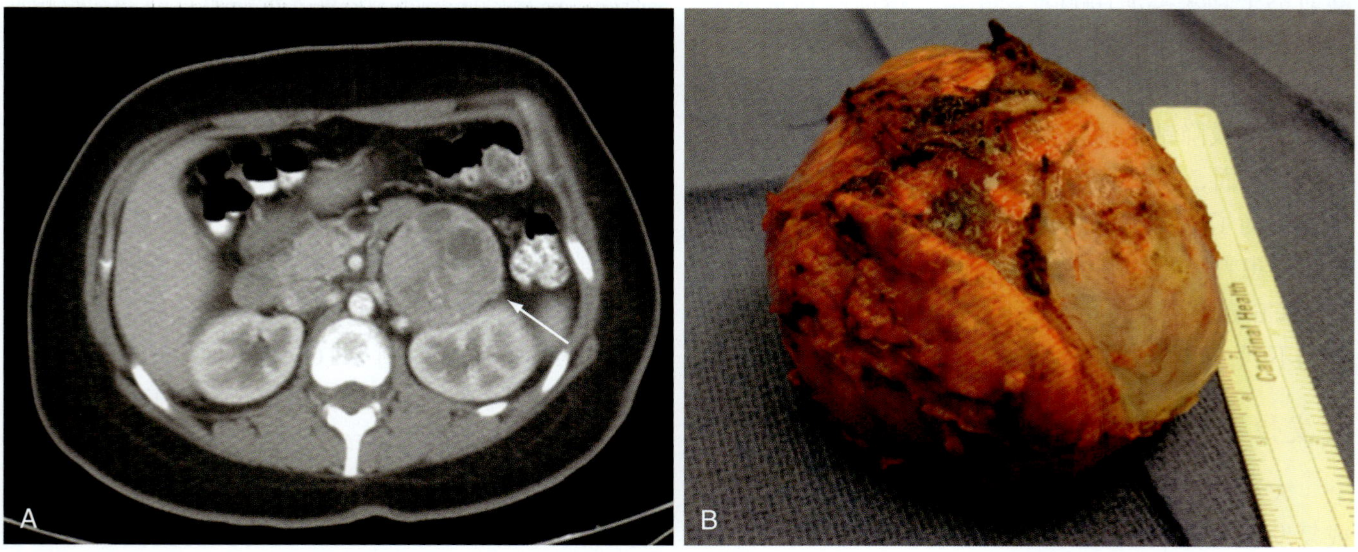

图 41.7 （A）典型嗜铬细胞瘤 CT 表现（箭头示）；（B）切除的肾上腺嗜铬细胞瘤

风险进行权衡，治疗决策应根据患者的具体情况进行个体化。所有接受嗜铬细胞瘤手术的患者术前都应使用 α 受体阻滞剂或钙通道阻滞剂进行适当的术前准备。

原发性甲状旁腺功能亢进症

多达 1/3 的 MEN2A 患者可能发展为 PHPT，而发展的可能性根据存在的突变是可预测的。在 MEN2B 和 FMTC 患者中未发现 PHPT，因此，不建议进行筛检和监测。PHPT 倾向于较早发生，最常见于密码子 634 突变（ATA-H）的患者[50]。开始筛查和年度监测的建议年龄应遵循嗜铬细胞瘤的建议。ATA-H 和 ATA-MOD 患者应分别在 11 岁和 16 岁时开始每年检测钙水平和甲状旁腺素水平[31]。

手术治疗的选择包括甲状旁腺次全切除术（保留一部分腺体在原位），甲状旁腺全切除术并自体移植入前臂肱桡肌，或行甲状旁腺切除术，在术中甲状旁腺测量的指导下，仅切除外观异常的腺体，以确定患者已被生物化学治愈。随着时间的推移，在 MEN2A 的环境下，PHPT 的手术治疗已经发展到后一种程序，在手术时只切除出现异常的腺体。即使是聚焦或影像引导的甲状旁腺切除术，持续性和复发性疾病的发病率也很低。在计划行聚焦甲状旁腺切除术时，术前应根据外科医师的舒适度和经验进行影像学检查。因 MTC 而行甲状腺切除术后发生 PHPT 的患者在接受颈部再手术前应进行影像学检查，以定位异常腺体[31]。

小结

MEN 的治疗随着时间的推移而演变，并受到对疾病自然史更深入的了解以及相关基因突变的发现和表征的极大影响。识别 *MEN1* 基因或 *RET* 基因的突变，为临床医师提供了一种方法，以预测疾病的病程，并为患者提供个体化照护。MEN2 患者可以进行预防性手术并治愈 MTC。对有 MEN1 的患者可给予适当的监测，以避免 NETs 恶性进展的后遗症。排除已知的基因突变可以避免终身不必要的监测。随着对这些疾病的发病机制的了解越来越深入，监测和治疗将随着时间的推移不断调整，从而改善受影响者的预后。

主要参考文献

Alesina PF，Hinrichs J，Meier B，et al. Minimally invasive corticalsparing surgery for bilateral pheochromocytomas. Langenbecks Arch Surg. 2012；397：233–238.

这篇单机构的经验报告显示，双侧皮质保留肾上腺切除术治疗嗜铬细胞瘤的患者复发率低，术后很少出现肾上腺功能不全。

Elaraj DM，Skarulis MC，Libutti SK，et al. Results of initial operation for hyperparathyroidism in patients with multiple endocrine neoplasia type 1. Surgery. 2003；134：858–864；discussion 864–855.

这是一个单机构的系列研究，评估了甲状旁腺切除术的结果和已知诊断为多发性内分泌肿瘤1 型的原发性甲状旁腺功能亢进症患者行甲状旁腺切除术的患者特征。

Nell S，Verkooijen HM，Pieterman CRC，et al. Management of MEN1 related nonfunctioning pancreatic NETs：a shifting paradigm：results from the DutchMEN1 Study Group. Ann Surg. 2018；267：1155–1160.

通过前瞻性收集已知多发性内分泌肿瘤 1 型患者的数据库，比较了按大小分层的非功能性胰腺神经内分泌肿瘤（NET）患者手术治疗与观察治疗的结果和特征。

Neumann HP，Bausch B，McWhinney SR，et al. Germ–line mutations in nonsyndromic pheochromocytoma. N Engl J Med. 2002；346：1459–1466.

这些数据评估了一组明显非综合征性嗜铬细胞瘤患者，发现高达 25% 的患者具有此前未知的基因突变。

Wells Jr SA，Asa SL，Dralle H，et al. Revised American Thyroid Association guidelines for the management of medullary thyroid carcinoma. Thyroid. 2015；25：567–610.

这些是最近出版的甲状腺髓样癌管理指南，由该领域的共识小组专家撰写。

参考文献

1. Thakker RV, Newey PJ, Walls GV, et al. Clinical practice guidelines for multiple endocrine neoplasia type 1 (MEN1). *J Clin Endocrinol Metab*. 2012;97:2990–3011.
2. Ito T, Igarashi H, Uehara H, et al. Causes of death and prognostic factors in multiple endocrine neoplasia type 1: a prospective study: comparison of 106 MEN1/Zollinger-Ellison syndrome patients with 1613 literature MEN1 patients with or without pancreatic endocrine tumors. *Medicine (Baltimore)*. 2013;92:135–181.
3. Larsson C, Skogseid B, Oberg K, et al. Multiple endocrine neoplasia type 1 gene maps to chromosome 11 and is lost in insulinoma. *Nature*. 1988;332:85–87.
4. Chandrasekharappa SC, Guru SC, Manickam P, et al. Positional cloning of the gene for multiple endocrine neoplasia-type 1. *Science*. 1997;276:404–407.
5. Dreijerink KM, Goudet P, Burgess JR, et al. Breast-cancer predisposition in multiple endocrine neoplasia type 1. *N Engl J Med*. 2014;371:583–584.
6. Lemos MC, Thakker RV. Multiple endocrine neoplasia type 1 (MEN1): analysis of 1336 mutations reported in the first decade following identification of the gene. *Hum Mutat*. 2008;29:22–32.
7. Marini F, Giusti F, Brandi ML. Genetic test in multiple endocrine neoplasia type 1 syndrome: an evolving story. *World J Exp Med*. 2015;5:124–129.
8. Thevenon J, Bourredjem A, Faivre L, et al. Higher risk of death among MEN1 patients with mutations in the JunD interacting domain: a Groupe d'etude des Tumeurs Endocrines (GTE) cohort study. *Hum Mol Genet*. 2013;22:1940–1948.
9. Pardi E, Mariotti S, Pellegata NS, et al. Functional characterization of a CDKN1B mutation in a Sardinian kindred with multiple endocrine neoplasia type 4 (MEN4). *Endocr Connect*. 2015;4:1–8.
10. Elaraj DM, Skarulis MC, Libutti SK, et al. Results of initial operation for hyperparathyroidism in patients with multiple endocrine neoplasia type 1. *Surgery*. 2003;134:858–864; discussion 864–855.
11. Lairmore TC, Govednik CM, Quinn CE, et al. A randomized, prospective trial of operative treatments for hyperparathyroidism in patients with multiple endocrine neoplasia type 1. *Surgery*. 2014;156:1326–1334; discussion 1334–1325.
12. Cohen MS, Dilley WG, Wells Jr SA, et al. Long-term functionality of cryopreserved parathyroid autografts: a 13-year prospective analysis. *Surgery*. 2005;138:1033–1040; discussion 1040–1031.
13. Kwekkeboom DJ, Krenning EP. Somatostatin receptor imaging. *Semin Nucl Med*. 2002;32:84–91.
14. Haug AR, Cindea-Drimus R, Auernhammer CJ, et al. The role of 68Ga-DOTATATE PET/CT in suspected neuroendocrine tumors. *J Nucl Med*. 2012;53:1686–1692.
15. Fendrich V, Langer P, Waldmann J, et al. Management of sporadic and multiple endocrine neoplasia type 1 gastrinomas. *Br J Surg*. 2007;94:1331–1341.
16. Norton JA. Surgical treatment and prognosis of gastrinoma. *Best Pract Res Clin Gastroenterol*. 2005;19:799–805.
17. Norton JA, Jensen RT. Resolved and unresolved controversies in the surgical management of patients with Zollinger-Ellison syndrome. *Ann Surg*. 2004;240:757–773.
18. Guettier JM, Kam A, Chang R, et al. Localization of insulinomas to regions of the pancreas by intraarterial calcium stimulation: the NIH experience. *J Clin Endocrinol Metab*. 2009;94:1074–1080.
19. Albright SV, McCart JA, Libutti SK, et al. Rapid measurement of insulin using the Abbott IMx: application to the management of insulinoma. *Ann Clin Biochem*. 2002;39:513–515.
20. Christakis I, Qiu W, Hyde SM, et al. Genotype-phenotype pancreatic neuroendocrine tumor relationship in multiple endocrine neoplasia type 1 patients: a 23-year experience at a single institution. *Surgery*. 2018;163:212–217.
21. Triponez F, Dosseh D, Goudet P, et al. Epidemiology data on 108 MEN 1 patients from the GTE with isolated nonfunctioning tumors of the pancreas. *Ann Surg*. 2006;243:265–272.
22. Vinault S, Mariet AS, Le Bras M, et al. Metastatic potential and survival of duodenal and pancreatic tumors in multiple endocrine neoplasia type 1: a GTE and AFCE cohort study (Groupe d'etude des Tumeurs Endocrines and Association Francophone de Chirurgie Endocrinienne) [published online ahead of print 2018]. *Ann Surg*.
23. Nell S, Verkooijen HM, Pieterman CRC, et al. Management of MEN1 related nonfunctioning pancreatic NETs: a shifting paradigm: results from the DutchMEN1 Study Group. *Ann Surg*. 2018;267:1155–1160.
24. Falconi M, Eriksson B, Kaltsas G, et al. ENETS consensus guidelines update for the management of patients with functional pancreatic neuroendocrine tumors and non-functional pancreatic neuroendocrine tumors. *Neuroendocrinology*. 2016;103:153–171.
25. de Laat JM, Dekkers OM, Pieterman CR, et al. Long-term natural course of pituitary tumors in patients with MEN1: results from the DutchMEN1 Study Group (DMSG). *J Clin Endocrinol Metab*. 2015;100:3288–3296.
26. Christakis I, Qiu W, Silva Figueroa AM, et al. Clinical features, treatments, and outcomes of patients with thymic carcinoids and multiple endocrine neoplasia type 1 syndrome at MD Anderson Cancer Center. *Horm Cancer*. 2016;7:279–287.
27. Gatta-Cherifi B, Chabre O, Murat A, et al. Adrenal involvement in MEN1. Analysis of 715 cases from the Groupe d'etude des Tumeurs Endocrines database. *Eur J Endocrinol*. 2012;166:269–279.
28. Callender GG, Rich TA, Perrier ND. Multiple endocrine neoplasia syndromes. *Surg Clin North Am*. 2008;88:863–895, viii.
29. Steiner AL, Goodman AD, Powers SR. Study of a kindred with pheochromocytoma, medullary thyroid carcinoma, hyperparathyroidism and Cushing's disease: multiple endocrine neoplasia, type 2. *Medicine (Baltimore)*. 1968;47:371–409.
30. Eng C, Clayton D, Schuffenecker I, et al. The relationship between specific RET proto-oncogene mutations and disease phenotype in multiple endocrine neoplasia type 2. International RET Mutation Consortium analysis. *JAMA*. 1996;276:1575–1579.
31. Wells Jr SA, Asa SL, Dralle H, et al. Revised American Thyroid Association guidelines for the management of medullary thyroid carcinoma. *Thyroid*. 2015;25:567–610.
32. Farndon JR, Leight GS, Dilley WG, et al. Familial medullary thyroid carcinoma without associated endocrinopathies: a distinct clinical entity. *Br J Surg*. 1986;73:278–281.
33. Jasim S, Ying AK, Waguespack SG, et al. Multiple endocrine neoplasia type 2B with a RET proto-oncogene A883F mutation displays a more indolent form of medullary thyroid carcinoma compared with a RET M918T mutation. *Thyroid*. 2011;21:189–192.
34. Elisei R, Romei C, Cosci B, et al. RET genetic screening in patients with medullary thyroid cancer and their relatives: experience with 807 individuals at one center. *J Clin Endocrinol Metab*. 2007;92:4725–4729.
35. Neumann HP, Bausch B, McWhinney SR, et al. Germ-line mutations in nonsyndromic pheochromocytoma. *N Engl J*

Med. 2002;346:1459–1466.
36. Noone AM, Howlader N, Krapcho M, et al. *SEER Cancer Statistics Review, 1975–2015*. National Cancer Institute; 2018. https://seer.cancer.gov/archive/csr/1975_2015/. Accessed June 13, 2019.
37. Torresan F, Cavedon E, Mian C, et al. Long-term outcome after surgery for medullary thyroid carcinoma: a single-center experience. *World J Surg*. 2018;42:367–375.
38. Wells Jr SA, Pacini F, Robinson BG, et al. Multiple endocrine neoplasia type 2 and familial medullary thyroid carcinoma: an update. *J Clin Endocrinol Metab*. 2013;98: 3149–3164.
39. Castroneves LA, Coura Filho G, de Freitas RMC, et al. Comparison of 68Ga PET/CT to other imaging studies in medullary thyroid cancer: superiority in detecting bone metastases. *J Clin Endocrinol Metab*. 2018;103: 3250–3259.
40. Moley JF, DeBenedetti MK. Patterns of nodal metastases in palpable medullary thyroid carcinoma: recommendations for extent of node dissection. *Ann Surg*. 1999;229:880–887; discussion 887–888.
41. Laird AM, Gauger PG, Miller BS, et al. Evaluation of postoperative radioactive iodine scans in patients who underwent prophylactic central lymph node dissection. *World J Surg*. 2012;36:1268–1273.
42. Rohmer V, Vidal-Trecan G, Bourdelot A, et al. Prognostic factors of disease-free survival after thyroidectomy in 170 young patients with a RET germline mutation: a multicenter study of the Groupe Francais d'Etude des Tumeurs Endocrines. *J Clin Endocrinol Metab*. 2011;96:E509–518.
43. Machens A, Niccoli-Sire P, Hoegel J, et al. Early malignant progression of hereditary medullary thyroid cancer. *N Engl J Med*. 2003;349:1517–1525.
44. Jayakody S, Reagh J, Bullock M, et al. Medullary thyroid carcinoma: survival analysis and evaluation of mutation-specific immunohistochemistry in detection of sporadic disease. *World J Surg*. 2018;42:1432–1439.
45. Cupisti K, Wolf A, Raffel A, et al. Long-term clinical and biochemical follow-up in medullary thyroid carcinoma: a single institution's experience over 20 years. *Ann Surg*. 2007;246:815–821.
46. Wells Jr SA, Robinson BG, Gagel RF, et al. Vandetanib in patients with locally advanced or metastatic medullary thyroid cancer: a randomized, double-blind phase III trial. *J Clin Oncol*. 2012;30:134–141.
47. Rajan S, Zaidi G, Agarwal G, et al. Genotype-phenotype correlation in Indian patients with MEN2-associated pheochromocytoma and comparison of clinico-pathological attributes with apparently sporadic adrenal pheochromocytoma. *World J Surg*. 2016;40:690–696.
48. Thosani S, Ayala-Ramirez M, Palmer L, et al. The characterization of pheochromocytoma and its impact on overall survival in multiple endocrine neoplasia type 2. *J Clin Endocrinol Metab*. 2013;98:E1813–E1819.
49. Alesina PF, Hinrichs J, Meier B, et al. Minimally invasive cortical-sparing surgery for bilateral pheochromocytomas. *Langenbecks Arch Surg*. 2012;397:233–238.
50. Schuffenecker I, Virally-Monod M, Brohet R, et al. Risk and penetrance of primary hyperparathyroidism in multiple endocrine neoplasia type 2A families with mutations at codon 634 of the RET proto-oncogene. Groupe D'etude des Tumeurs a Calcitonine. *J Clin Endocrinol Metab*. 1998;83:487–491.

第 9 部分

食　管

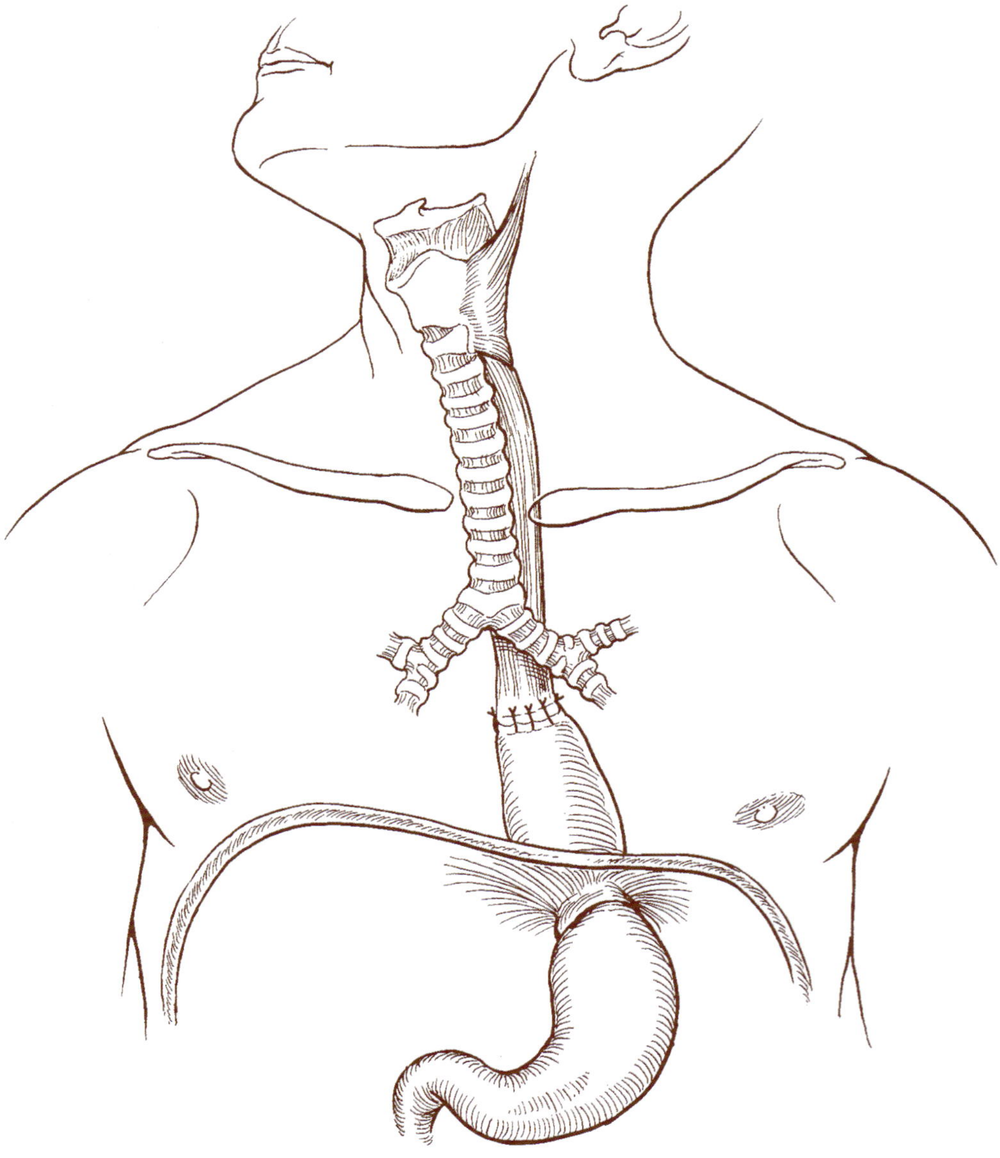

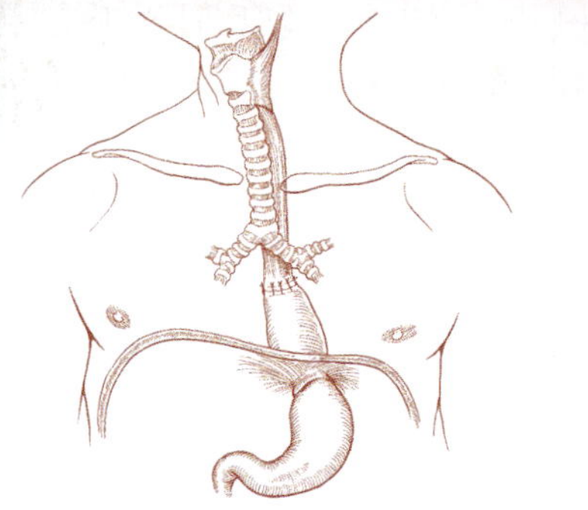

章 42

食管

Ravi Rajaram，Jonathan D. Spicer，Rajeev Dhupar，Jae Y. Kim，
Boris Sepesi，Wayne L. Hofstetter

郑章强　陈　震　译　王宏磊　审校

章目录

食管是一个从颈部延伸到胃部的器官，尽管它呈简单的管状结构，但实际上它是一个复杂且相对耐用的器官。它穿过纵隔，到了纵隔外区。食管的功能区域通过压力变化从大气压过渡到真空压力。然而，人们对精确的食管压力几乎是未知的。人的吞咽动作不费力、不痛苦、无需思考；但如果食管患病，就会招致不同程度的病痛，有些相当严重，而且是慢性的。对于大部分功能障碍，我们还没有找到完美的解决方案，在这一点上，替换食管只能通过替换相应组织来完成。最后，在上述的“修复”中，没有任何一种器官的功能可以与最初的健康器官媲美。然而，围术期护理、手术安全性、微创以及内镜技术的进步已经改善了许多食管疾病患者的预后。尽管如此，未来的食管医师仍有机会进一步创新，并对这一复杂器官的治疗做出贡献。我们希望这一章可以作为食管及其各种形式的功能和功能障碍的介绍。人们可能要花一辈子

的时间来研究这些领域。

解剖学

食管是一个由两层黏膜内衬的肌管，它穿过颈部、胸部和腹部，小心地走行于后纵隔。它开始于 C_6 处的咽底端，终止于腹部，在 T_{11} 处与胃贲门相连（图 42.1）。在其 25 ～ 30 cm 的走行中，它蜿蜒地通向更重要的结构。颈段食管起始处是一个中线结构，当它通过颈部进入胸腔入口时稍稍偏左。在隆突水平处，它向右偏移以适应主动脉弓。然后绕回左侧主支气管下，并在第 11 胸椎水平通过食管裂孔略微偏左进入横膈膜。在颈部和胸部上部，食管被固定在脊柱和气管之间。在隆突水平处，心脏和心包位于胸段食管的正前方。在进入腹部之前，食管被胸降主动脉向前推，胸降主动脉伴食管通过横膈膜进入腹部，二者中间被弓状韧带分开。

肌肉发达的食管起始和结束于两个不同的高压区，食管上括约肌（UES）和下括约肌（LES）。通过食管上括约肌（UES）后，遇到 4 个食管节段：咽、颈、胸和腹食管。食管下括约肌（LES）是食管的出口，通过它进入胃。

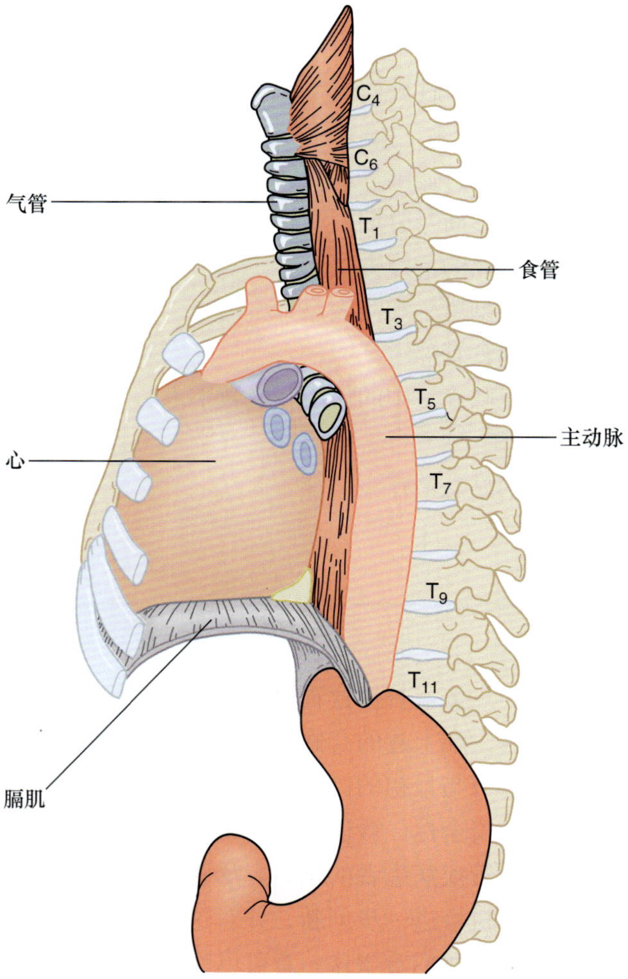

图 42.1 食管的走行

食管入口

食管入口的高压区域是食管上括约肌（UES），它在解剖学上标志着从喉部和后咽部到颈部的复杂肌肉结构的结束。咽缩肌是三条连续的肌肉，起于腭底，止于食管嵴。咽上、咽中缩肌以及斜肌、横肌和环状杓肌后肌紧邻 UES 近端，用于将咽和喉部固定在口腔和上颚的结构上。这些肌肉也有助于吞咽和说话，但并不是引起 UES 高压的原因。咽下缩肌是咽和食管肌肉组织之间的最后桥梁。

咽下缩肌位于咽中缝正中，由两个连续的肌床——甲咽肌和环咽肌组成，它们分别起源于两侧的甲状腺和环状软骨的外侧部分。甲咽肌的斜行纤维和环咽肌的水平纤维的过渡形成了一个薄弱点，通常把它称为基利安三角（岑克尔憩室的位置）。环咽肌负责产生一个高压区，是 UES 和食管入口的标志。它的弓形肌纤维排列是独特的，可以过渡到圆形食管肌肉组织。这个过渡点的两侧是纵向食管肌，它们向上延伸并附着在环状软骨后表面的中部，形成莱默的 V 形区域。

食管分层

食管由固有肌层和黏膜层组成。它与其他消化道的分层不同之处在于它没有浆膜。黏膜是最内层，大部分由鳞状上皮组成。食管黏膜远端 1 ～ 2 cm 处过渡到贲门黏膜或连接柱状上皮，称为 Z 线（图 42.2）。在黏膜内，有 4 个不同的层：上皮、基底膜、固有层

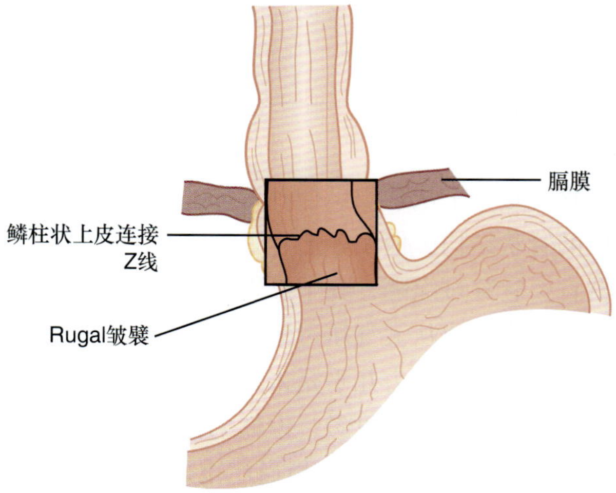

图 42.2 Z 线

和黏膜肌层。黏膜肌层的深处是黏膜下层（图 42.3）。在它内部是一个复杂的淋巴管血管网络，还包括黏液腺和黏膜下神经丛。

固有肌层包裹着黏膜，且直接与黏膜下层相邻。在环咽肌下方，食管由两个同心的肌束组成：一个内圆肌束和一个外纵肌束（图 42.4）。食管上 1/3 的两层都是横纹肌，而下 2/3 的每层都是平滑肌。环状肌是环咽肌的延伸，其穿过胸腔进入腹部，并在那里成为胃小弯的中间环状肌。Helvetius 颈环标志着食管圆形肌向胃切口（贲门切迹）斜肌的过渡。在食管

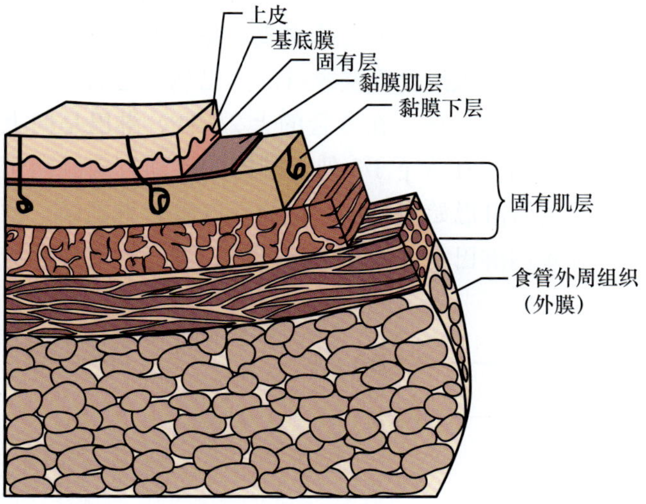

图 42.3 食管分层（Adapted from Pearson FG，Cooper JD，Deslauriers J，et al. Esophageal surgery. 2nd ed. New York，NY：Churchill Livingstone；2002：124.）

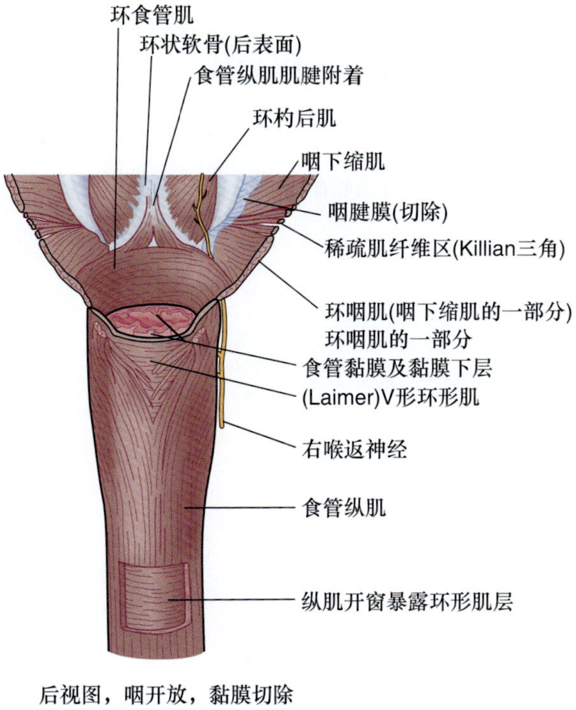

图 42.4 食管肌肉

肌层之间有一个薄薄的隔膜，由结缔组织、血管和被称为肌间神经丛的相互连接的神经节网络组成。食管的纵向肌肉覆盖着内环层，从环状软骨开始，延伸到腹部，在那里它们与胃贲门的纵向肌肉组织汇合。最后，食管被一层纤维外膜包裹。

解剖狭窄

食管的轮廓像一个沙漏。它的形状有三个明显的狭窄区域。环咽肌直径 14 mm，是胃肠道最窄的点，标志着沙漏状食管的最上部分。位于隆突下方，在左侧主支气管和主动脉与食管相邻的位置，第 4 胸椎处的支气管主动脉收缩造成中心狭窄，直径为 15～17 mm。最后是膈肌收缩，直径为 16～19 mm，标志着沙漏的下半部分，位于食管通过横膈膜的位置。在这三个解剖狭窄区域之间有两个扩张区域。分别称为上扩张和下扩张。在这些区域内，食管恢复正常成人的直径，约为 2.5 cm。

胃食管交界处

UES 和 LES 分别标志着食管的入口和出口。这些括约肌是由高压区定义的，但在解剖学上很难识别。UES 与环咽肌相对应，但 LES 需要更复杂的识别。有 4 个解剖点来识别胃食管交界处（GEJ）：2 个内镜下和 2 个外部。在内镜下，有 2 个解剖学因素可用于识别 GEJ。如果患者远端食管未被柱状上皮取代（如巴雷特食管），则可以通过鳞状柱状上皮连接（Z 线）标记 GEJ。从平滑的食管衬里到胃皱襞的过渡也可以准确地识别 GEJ。在外部，Helvetius 颈环（或 Willis 环），即食管的圆形肌肉纤维与胃的斜肌纤维连接处，以及胃食管脂肪垫是 GEJ 的共同标识（图 42.5）。

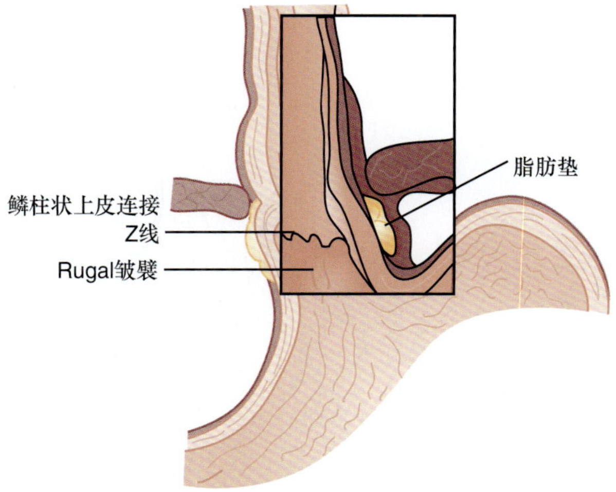

图 42.5 胃食管交界处的标识

脉管系统

丰富的血管和淋巴结构滋养和净化食管，既为手术提供了安全保障，又为转移提供了快速通道。脉管系统分为三个部分：颈段、胸段、腹段。颈段食管的大部分血液供应来自甲状腺下动脉，甲状腺下动脉从左侧的甲状颈干和右侧的锁骨下动脉分支出来（图 42.6）。环咽肌是食管入口的标志，由甲状腺上动脉供应。胸段食管的血液供应直接来自由主动脉发出的 4 ～ 6 条的食管动脉，以及来自左右支气管动脉的食管分支。它由甲状腺下动脉、肋间动脉和双膈下动脉的上行分支补充。腹段食管的血液供应来自胃左动脉和成对的膈下动脉。所有向食管供血的动脉在穿透食管肌壁之前，都以细小的毛细血管网终止。毛细血管网穿透并将血液供给肌肉层后，在黏膜下层继续延伸至食管。

静脉引流与动脉血管平行，同样复杂。在食管的所有部位，丰富的黏膜下静脉丛是食管静脉引流的第一个聚集地。在颈段食管，黏膜下静脉丛流入甲状腺下静脉，甲状腺下静脉是左侧锁骨下静脉和右侧头臂静脉的分支（图 42.7）。胸段食管的引流比较复杂。胸段食管的黏膜下静脉丛与较浅的食管静脉丛和包覆食管的胸段静脉丛相连。该静脉丛依次流入左、右胸的奇静脉和半奇静脉。肋间静脉也流入奇静脉系统。腹食管分别通过左、右膈静脉、左胃（冠状静脉）静脉和胃短静脉流入全身静脉和门静脉系统。

淋巴

食管的淋巴引流广泛；它由起源于黏膜下层和肌层的两条相互连接的淋巴丛组成。黏膜下淋巴管穿过固有肌层并流入沿食管壁纵行的淋巴丛。之后，它们流入局部淋巴结床。在食管的上 2/3 处，淋巴是向上流动的，而在食管下 1/3 处，淋巴的流动方向倾向于向下。食管淋巴始于颈部，引流至气管旁淋巴结、颈深侧和颈内淋巴结。一旦进入胸腔，淋巴管就会形成

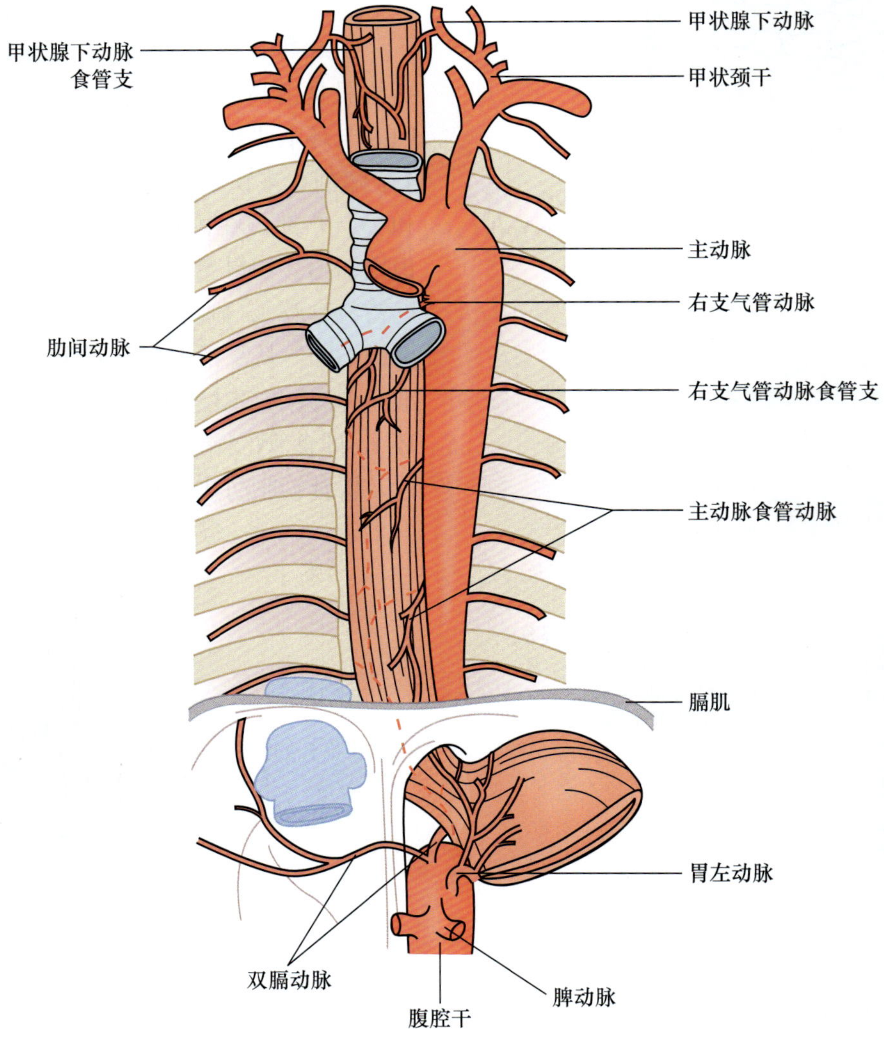

图 42.6 食管的动脉供应

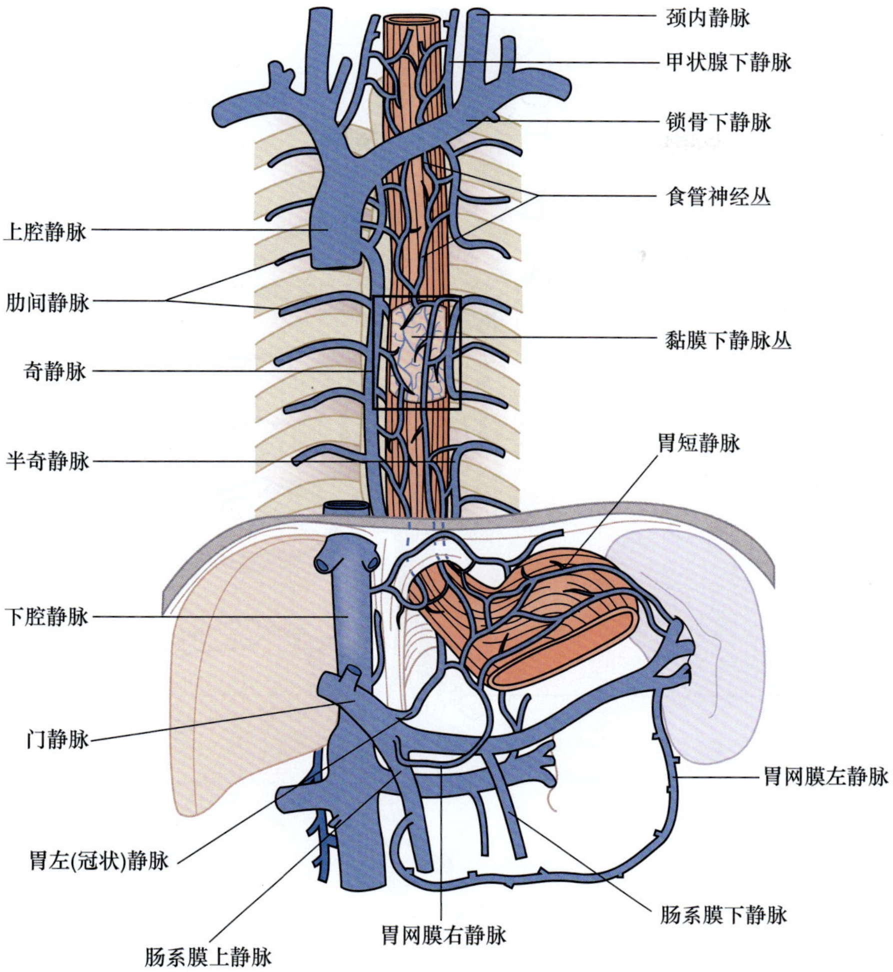

图 42.7 食管静脉引流

相互连接的通道，流入纵隔淋巴结和胸导管。在前方，气管旁淋巴结、胸廓下淋巴结、食管旁淋巴结、心后淋巴结、心下淋巴结均可引流食管淋巴液。

其他纵隔淋巴结，如主动脉旁和肺下韧带淋巴结，也可接受胸段食管的引流。在后部，沿食管的淋巴结和奇静脉是其主要的引流部位（图 42.8）。食管错综复杂的淋巴网络使感染和肿瘤迅速扩散到 3 个体腔。可以肯定的是，食管丰富的动脉供应使其成为身体中手术后更持久耐用的器官之一，而其广泛的静脉和淋巴引流对控制细胞迁移造成了肿瘤学上的挑战。这些复杂的解剖结构引发了手术治疗食管癌和其他食管病的挑战。

神经支配

支配食管的神经是交感神经和副交感神经（图 42.9）。颈交感干起源于颈部的上神经节。它沿着食管延伸到胸腔，并终止于颈胸（星状）神经节。沿着这条径路，它发出分支到颈段食管。胸交感神经干从星状神经节继续延伸，向食管神经丛发出分支，食管神经丛前后包裹着胸段食管。在下方，内脏大、小神经支配胸段远端食管。在腹部，交感神经纤维位于胃左动脉的后方。

副交感神经起源于迷走神经，迷走神经又发出喉上神经和喉返神经。喉上神经分支进入喉外神经和喉内神经，分别支配咽下缩肌和环甲肌的运动神经和喉部的感觉神经（图 42.10）。右喉返神经和左喉返神经来自迷走神经，分别在右锁骨下动脉和主动脉弓下穿过。然后它们沿气管食管沟向上，在咽下缩肌下方侧面进入喉部。在这个过程中，它们支配颈段食管，包括环咽肌。单侧喉上神经或喉返神经损伤可导致喉和食管上括约肌功能障碍引发的误吸和声音嘶哑。在胸部，迷走神经向横纹肌发出纤维，副交感神经节前纤维向食管的平滑肌发出纤维。网状神经丛覆盖整个食管的胸部范围。这些交感神经和副交感神经纤维穿过肌壁，在肌层之间形成网络成为肌间神经丛，在黏膜下层形成黏膜下神经丛（图 42.11）。它们在食管壁内提供负责蠕动的内在自主神经系统。副交感神经在横

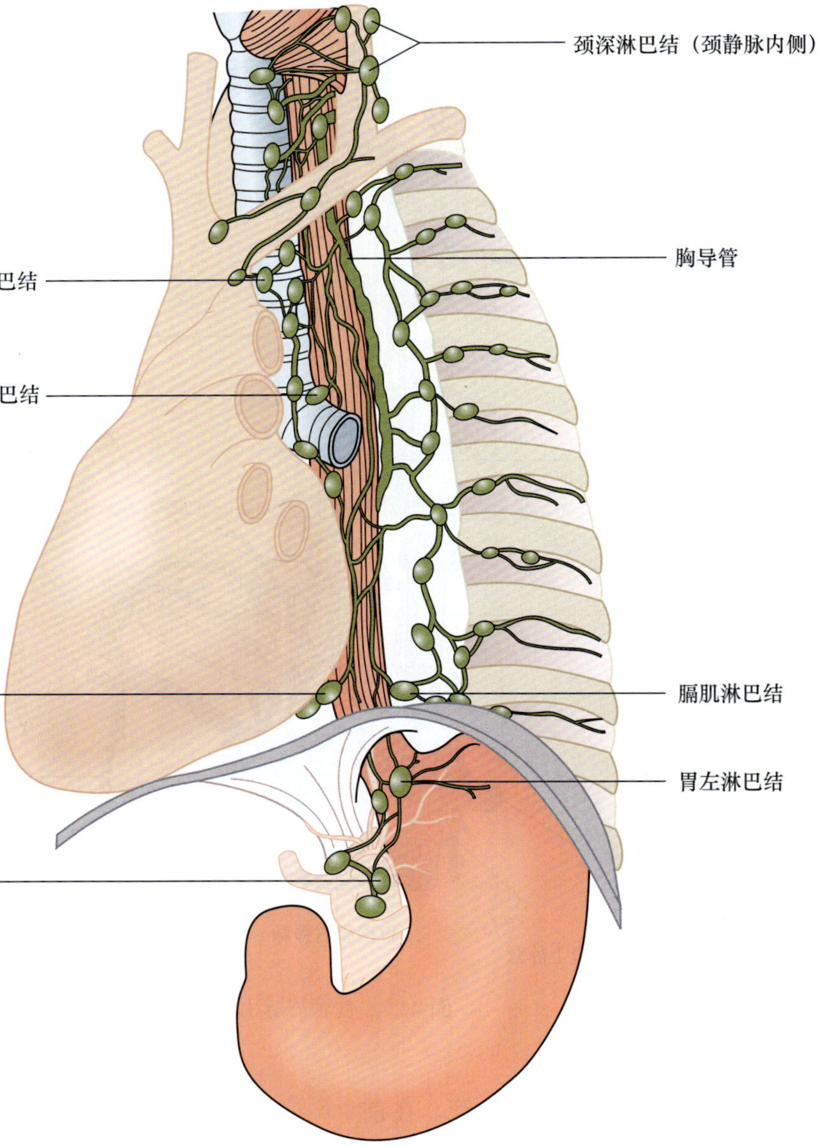

图 42.8 食管淋巴引流

膈膜上方 2 cm 处汇合成左（前）迷走神经和右（后）迷走神经，这两条迷走神经分别向前方下行至胃底和胃小弯，向后方下行至腹腔神经丛。

生理学

芝加哥建筑师路易斯·沙利文（Louis Sullivan）以其“形式应遵循功能”的先进理念而闻名。在解剖学上这是经常被证明的，在人体中没有比食管更能说明这一原理的了。食管的主要功能是将物质从咽输送到胃。其次，食管需要限制吞咽的空气量和反流的物质量。它的形式已经完美形成，使其能够无缝运行。食管通常长 30 cm，从咽部向下延伸到胃的贲门。在理想的生理条件下，同轴的肌肉结构允许所吞咽物质从食管的顶部到底部进行毫不费力地单向流动。长度为 4 ~ 5 cm 的食管上括约肌（UES）保持在恒定的张力状态（平均 60 mmHg），稳定阻止空气流入食管，而食管下括约肌（LES）的张力（平均 24 mmHg）保持足够高，以防止过量的物质回流至食管（表 42.1）。食物从口腔通过食管进入胃的运输始于吞咽，结束于食管下括约肌松弛后收缩，在运输过程中需要协调的蠕动收缩。运输中的物质可以很容易地移动，因为食管神经肌肉形式提供了所有必要的功能，以推动食团通过三个体腔。

吞咽

吞咽有 3 个阶段：口腔、咽部和食管。在吞咽的口咽阶段有 6 个事件发生（图 42.12）。这些快速的一系列事件持续大约 1.5 s，一旦开始，就完全是反射

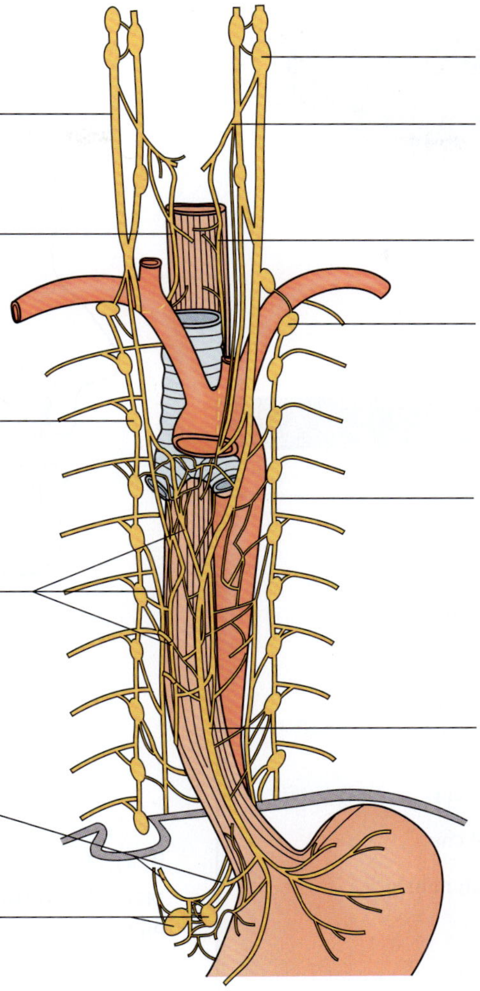

图 42.9 食管神经支配

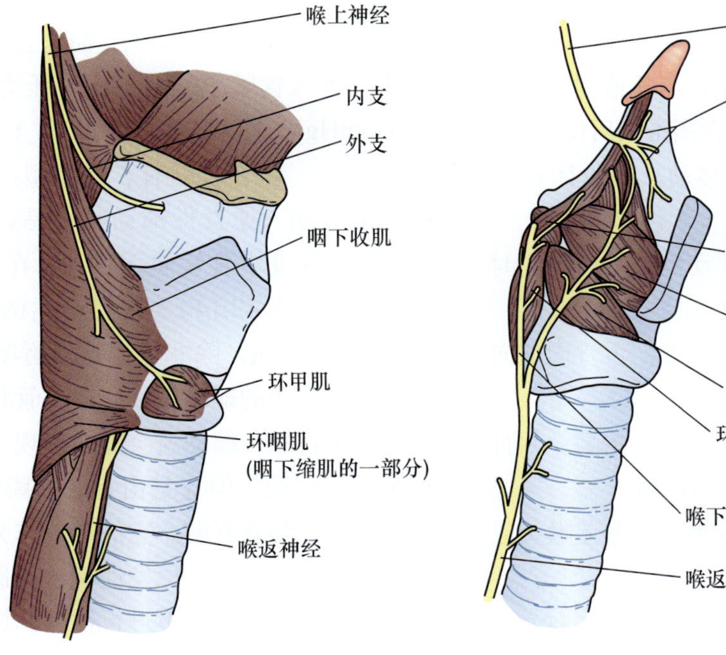

图 42.10 喉的神经支配

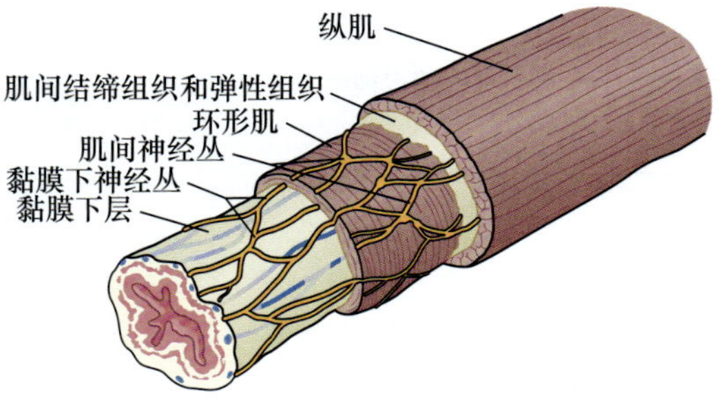

图 42.11 食管的内在神经支配

表 42.1 正常压力值

参数	数值
食管上括约肌	
全长	4.0 ~ 5.0 cm
静息压力	60.0 mmHg
弛豫时间	0.58 s
剩余压力	0.7 ~ 3.7 mmHg
食管下括约肌	
全长	3 ~ 5 cm
腹部长度	2 ~ 4 cm
静息压力	6 ~ 26 mmHg
弛豫时间	8.4 s
剩余压力	3 mmHg
食管体部收缩	
振幅	40 ~ 80 mmHg
持续时间	2.3 ~ 3.6 s

性的。

1. 舌头抬高。食物被带进嘴里，与唾液混合，形成一个柔软的食团被运输。舌头将食团推入后口咽。

2. 舌的后部运动。舌头向后移动，把食团推入下咽。

3. 软腭抬高。当舌头将食团移动到下咽时，同时软腭被抬高以关闭进入鼻咽的通道。

4. 舌骨抬高。为了使会厌位于舌下，舌骨向前向上移动。

5. 喉头抬高。舌骨位置的改变使喉头抬高，并打开喉后空间，进一步促进舌下会厌的运动。

6. 会厌倾斜。最后，会厌向后倾斜，覆盖喉头以防止误吸。

食管相

食管上括约肌 吞咽的食管阶段是从咽的动作

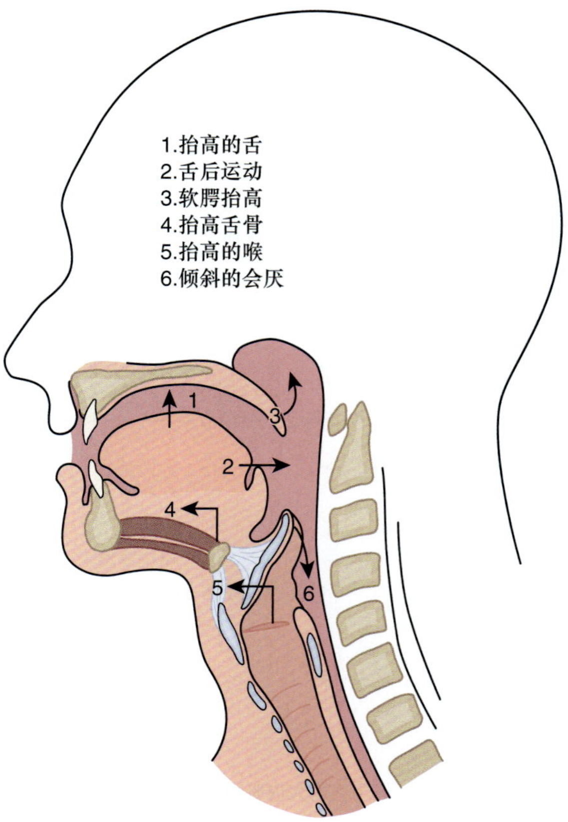

图 42.12 口咽吞咽的阶段（Adapted from Zuidema GD，Orringer MB. Shackelford's surgery of the alimentary tract. 3rd ed. Philadelphia，PA：WB Saunders；1991：95.）

开始的。为了让食团通过，UES 舒张，后咽部收缩器的蠕动收缩推动食团进入食管。颈段食管正压与胸内负压之间产生的压差将食团推入胸段食管。在吞咽开始的 0.5 s 内，UES 闭合，压力接近 90 mmHg。收缩持续 2 ~ 5 ms，引发蠕动，防止食团反流回咽部。当蠕动波进入食管中部时，UES 压力恢复到静息压力（60 mmHg）（图 42.13）。

蠕动 食管收缩有 3 种类型：原发性、继发性和三级收缩。原发性蠕动收缩是进行性的，以 2 ~ 4 cm/s 的速度沿食管向下移动，在吞咽开始后约 9 s 到达 LES（图 42.14）。它们产生的腔内压力范围为 40 ~ 80 mmHg，除非快速重复吞咽，不然连续吞咽后会出现类似的蠕动波，此时食管将保持松弛，直到最后一次吞咽，蠕动就会随之出现。继发性蠕动收缩也是进行性的，但它是由食管的膨胀或刺激引起的，而不是由于随意吞咽。它们可以作为一种独立的局部反射发生，用于清除原发性蠕动波进展后遗留在食管的物质。三级收缩是不进行性、非蠕动性、单相或多相同时发生的收缩波，可发生在整个食道的吞咽后或吞咽之间。它们代表着平滑肌的不协调收缩，这是引

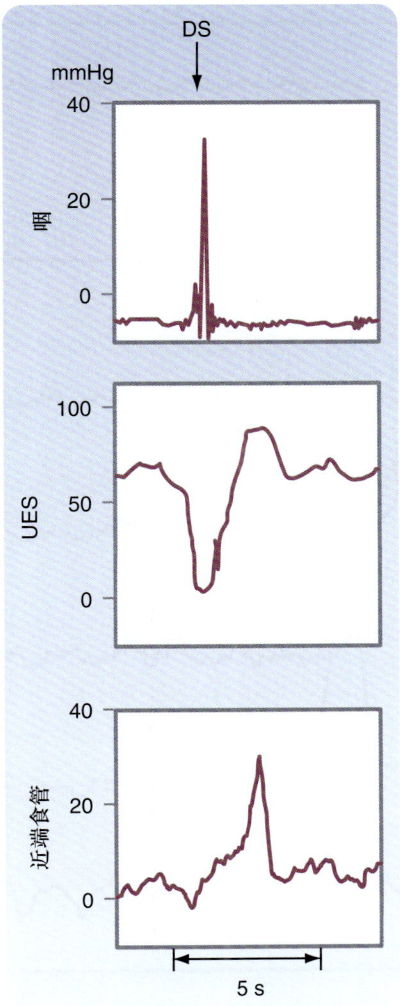

图 42.13 食管上括约肌（UES）的测压图（Adapted from Pearson FG，Cooper JD，Deslauriers J，et al. Esophageal surgery. 2nd ed. New York，NY：Churchill Livingstone；2002：480.）

起食管痉挛的原因。

食管下括约肌 食团运输的最后阶段是通过 LES 进行的。虽然这不是一个真正的括约肌，但有一个明显的高压区，长度为 2～5 cm，产生 6～26 mmHg 的静息压力。LES 位于胸部和腹部。正常 LES 功能所需的总长度至少为 2 cm，其中至少 1 cm 为腹内长度。从胸内到腹内括约肌的过渡在压力示踪上被记录下来，被称为呼吸倒置点（RIP；图 42.15）。此时，食管压力在吸气时由负转向正，呼气时由正转向负。

单靠蠕动收缩并不能产生足够的力量来打开 LES。迷走神经介导的 LES 舒张发生在咽部吞咽后 1.5～2.5 s，持续 4～6 s。这种恰到好处的放松是必须的，这样才能有效地将食物从食管运送到胃里。蠕动波通过食管后，LES 发生弛缓后收缩，使 LES 恢复到基线压力（图 42.16），重新建立反流屏障。

反流机制

并非所有的反流都是异常的。健康人偶尔有胃食管反流的发作，这是自发开放 LES 的结果。LES 的功能及其建立反流屏障的能力取决于几个因素：适当的压力和长度，径向对称性，食管和胃的运动。一个有效的括约肌至少长 2 cm，其承受的压力为 6～26 mmHg。径向不对称和蠕动异常阻碍了正确的闭合，并使胃内物质反流到食管远端。食管运动异常和胃排空不良导致食管清除率不足，也促使了反流的发生。

最后，调节 LES 的神经递质、激素和多肽可以增加或减少肌肉张力。所有这些解剖和生理上的破坏可导致通过 LES 的反流，并与胃食管反流（GERD）的发展有关。

食管运动障碍的诊断与治疗

诊断

食管运动障碍是一种相对罕见的疾病，其潜在的原因仍不清楚。患者会表现出多种症状，包括吞咽困难、胸痛、胃灼热、反流和体重减轻。根据定义，当测压结果超过正常的 2 个标准差时，食管运动障碍被诊断。不幸的是，症状的严重程度并不总是与压力测量有很好的相关性，而压力测量对于这些复杂的患者的手术干预计划是至关重要的。食管运动障碍的最佳分类是芝加哥分类，该分类是由高分辨率压力测量法（HRM）与食管压力分布图（表 42.2）获得的数据得出的[1]。因为这种分类纯粹是基于压力测量结果的鉴别模式，这种分类的明确临床应用仍在研究中。

尽管如此，这些超现代诊断方法的结果与传统的水灌注压力测定法的结果有很好的相关性。从实际角度来看，高分辨率压力测量法和传统压力测量的主要区别在于，在高分辨率压力测量法中，压力传感器之间的间隔不超过 1 cm，而不是每隔 3～5 cm。有多达 36 个传感器分布在径向和纵向，在吞咽过程中可以绘制出三维空间压力图。图示为食管压力分布图。

虽然测压法可以诊断食管运动障碍，但其主诉往往是模糊和不明确的。因此，将其他器官系统及疾病（心脏、呼吸、消化性溃疡和胰胆疾病）仔细排除的一个全面的检查对于症状来源是至关重要的。此外，注意结缔组织疾病（如硬皮病）的全身症状是重

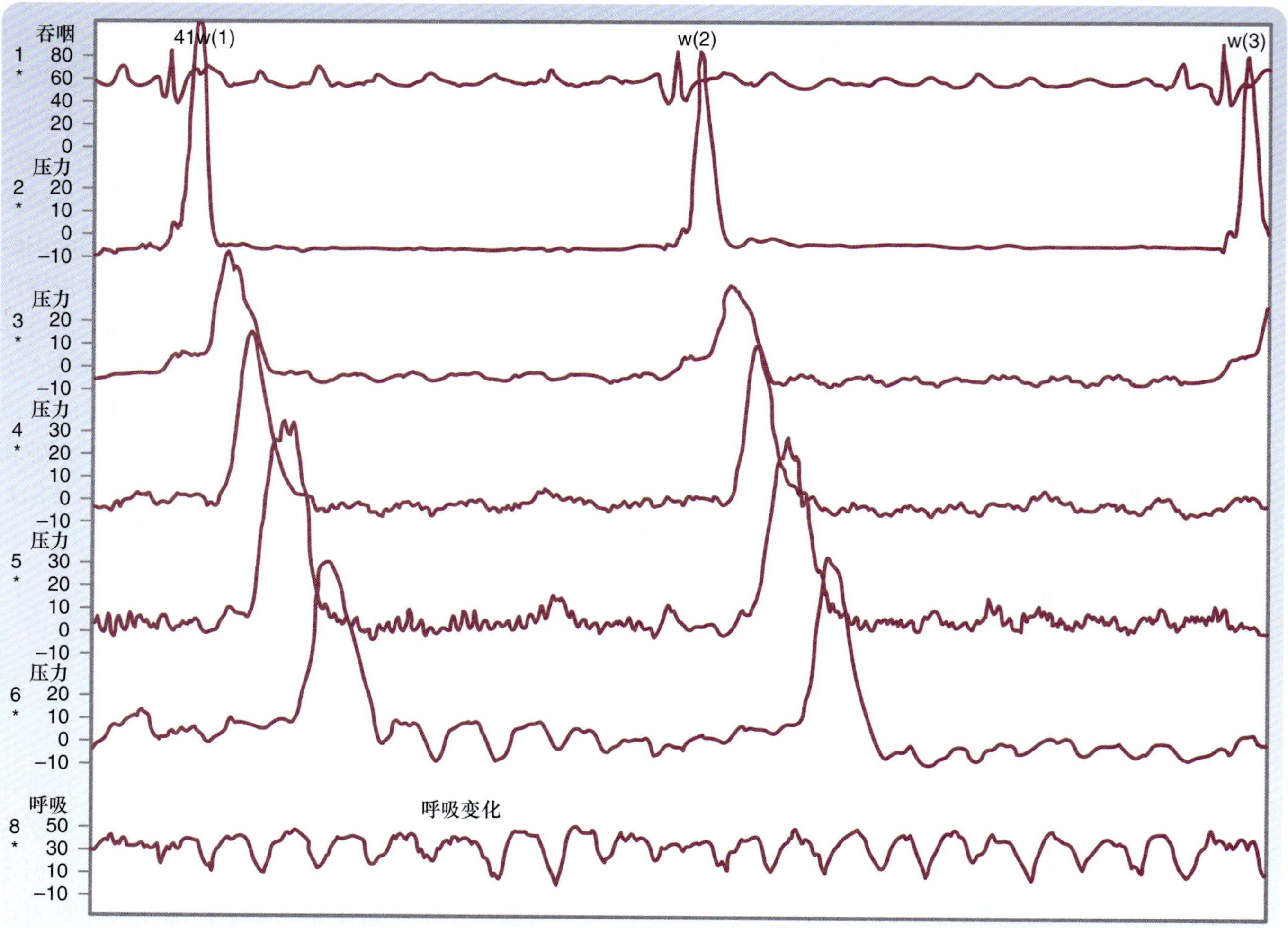

图 42.14 正常食管蠕动（From Bremner CG，DeMeester TR，Bremner RM，et al. Esophageal motility testing made easy. St Louis：Quality Medical Publishing；2001：35.）

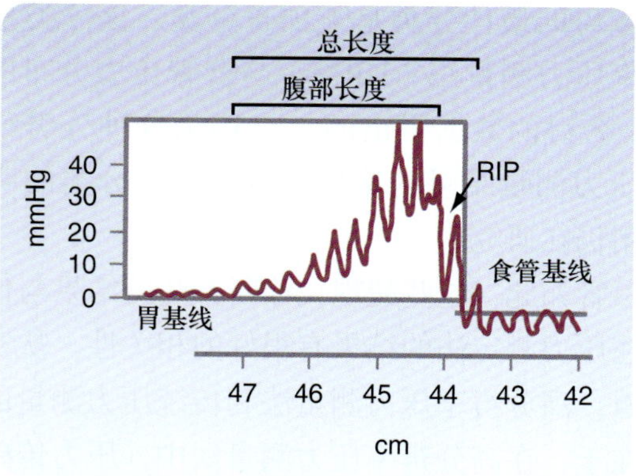

图 42.15 正常食管下括约肌（From Bremner CG，DeMeester TR，Bremner RM，et al. Esophageal motility testing made easy. St Louis：Quality Medical Publishing；2001：15.）RIP：呼吸反转点

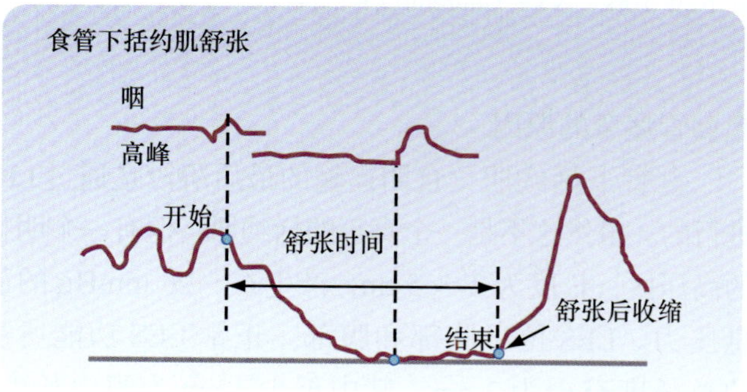

图 42.16 食管下括约肌舒张（From Bremner CG，DeMeester TR，Bremner RM，et al. Esophageal motility testing made easy. St Louis：Quality Medical Publishing；2001：24.）

要的，因为此类患者的外科治疗需要特定的修复，以避免灾难性的后果。对于食管部分的检查，钡餐食管造影仍然是一个非常有用的指南，以指导进一步的检查。在第一次吞咽后的第1、2和5分钟进行定时钡餐食管造影，可以进一步表现食管排空情况，尤其有助于评估疑似贲门失弛缓症的患者。当食管被认为是引起患者症状的原因时，内镜检查是必要的，以排除黏膜异常，并提供有关缺陷（狭窄、疝、憩室、食管炎、肿块）的更好的可视图。胸部和腹部的计算机断层扫描并非都需要，但可能是有帮助的，特别是当怀

表 42.2 食管运动的芝加哥分类，v3.0

	标准
贲门失弛缓症和食管胃交界流出道梗阻	
Ⅰ型贲门失弛缓症（典型）	中位 IRP ＞ 15 mmHg，100% 蠕动失败（DCI ＜ 100 mmHg · s · cm）；DCI ＜ 450 mmHg · s · cm 的过早收缩满足蠕动失败的标准
Ⅱ型贲门失弛缓症（伴食管受压）	中位 IRP ＞ 15 mmHg；100% 蠕动失败，全食管加压≥ 20% 的吞咽
Ⅲ型贲门失弛缓症（痉挛性贲门失弛缓症）	中位 IRP ＞ 15 mmHg；无正常蠕动，痉挛性收缩，DCI ＞ 450 mmHg · s · cm 且≥ 20% 的吞咽
食管胃交界处流出梗阻（演变中的贲门失弛缓症）	中位 IRP ＞ 15 mmHg；肠蠕动的充分证据不符合Ⅰ～Ⅲ型标准
主要蠕动障碍	
收缩力缺失	IRP 中位正常，100% 蠕动失败
食管远端痉挛	IRP 中位正常；过早收缩≥ 20%，DCI ＞ 450 mmHg · s · cm
食管收缩过度（胡桃夹或钻式）	至少 2 次吞咽，DCI ＞ 8000 mmHg · s · cm
轻微蠕动障碍	
无效食管蠕动	≥ 50% 无效吞咽
碎裂性蠕动	≥ 50% 碎裂性收缩，DCI ＞ 450 mmHg · s · cm
食管运动正常	**以上标准均不符合**

Data from Roman S，Gyawali CP，Xiao Y，et al. The Chicago classification of motility disorders. Gastrointest Endosc Clin N Am. 2014；24：545–561.
综合舒张压力（IRP）是指从食管上括约肌松弛处开始的 10 秒钟窗口内 4 秒钟最大脱垂松弛的平均值，以胃压为参考；远端收缩积分（DCI）是指从过渡区到食管下括约肌近端边缘超过 20 mmHg 的食管远端收缩幅度 × 持续时间 × 长度（mmHg · s · cm）

疑目前的症状存在外部原因时。只有当认为食管运动障碍是终末期胃食管反流病的结果时，才有必要在有记录的食管运动障碍的情况下增加 pH 值检测，以作为记录食管运动障碍的一种手段。

食管运动障碍通常分为原发和继发两种原因。原发性疾病可分为 5 类运动障碍：贲门失弛缓症、弥漫性食管痉挛（DES）、胡桃夹（钻式）食管、食管下括约肌高压和无效食管蠕动（IEM）。继发性疾病是由潜在的胶原血管或神经肌肉紊乱导致的进行性损伤引起的，包括硬皮病、皮肌炎、多发性肌炎、红斑狼疮、美洲锥虫病和重症肌无力。然而，这种分类植根于这一系列疾病的基本病因学，它无助于解释测压结果，也无助于指导治疗策略。因此，我们建议采用基于食管体或 LES 的解剖学方法对食管运动障碍进行分类，因为这是理解基本食管压力测量的基础，通常也是指导手术治疗的关键。

食管体部运动障碍

弥漫性食管痉挛

弥漫性食管痉挛（DES）是一种知之甚少的食管高运动障碍疾病。根据芝加哥分类，这被称为食管远端痉挛。虽然它的表现形式与贲门失弛缓症相似，但其发生率要低 5 倍。它最常见于女性，也常见于有多种医疗不适的患者。神经肌肉生理学的病因尚不清楚。其基本病理与食管体的运动异常有关，最明显的是食管的下 2/3 的部位。

食管内的迷走神经分支肌肉肥大和变性已被观察到。因此，与吞咽时常见的正常组织的蠕动收缩不同（图 42.14），DES 的食管收缩是重复的、同时的且高幅度的。

DES 的临床表现为典型的胸痛和吞咽困难。这些症状可能与饮食或运动有关，也可能与心绞痛相似。患者会抱怨胸部有挤压的压力，可能会辐射到颏部、手臂和上背部。这些症状通常在情绪紧张时表现得很明显。食管内容物和唾液的反流是常见的，但胃酸反流则不常见。然而，胃酸反流会加重症状，冷饮也会。其他功能性胃肠道疾病，如肠易激综合征和幽门痉挛，可能伴有 DES，而其他胃肠道问题，如胆结石、消化性溃疡和胰腺炎，都会触发 DES。

DES 的诊断是借助放射学和压力测量检查。食管造影上螺旋状食管或假性憩室病的典型图像是由三级收缩异常引起的，提示疾病进展（图 42.17）。食管的远端鸟喙状狭窄和正常的蠕动也可以被注意到。高

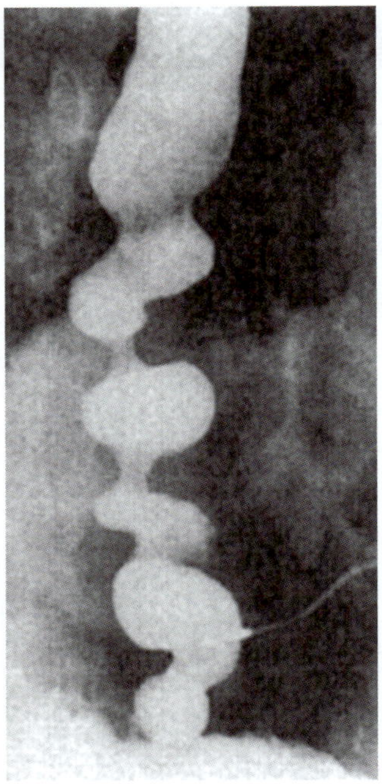

图 42.17 弥漫性食管痉挛钡餐造影（Adapted from Peters JH，DeMeester TR. Esophagus and diaphragmatic hernia. In：Schwartz SI，Fischer JE，Spencer FC，et al，eds. Principles of surgery. 7th ed. New York，NY：McGraw-Hill；1998.）

分辨率测压法是一种吞咽时使食管胃连接处放松的测量方法，其测量的是正常的中位综合松弛压力，此外还有至少 20% 的过早收缩。此外，远端收缩积分（食管远端收缩的综合测量指标）在 DES 中大于 450 mmHg · s · cm（表 42.2）。主观主诉与压力描记图上的痉挛证据（由拟迷走神经药物氨甲酰甲胆碱诱发）的相关性是这种反复无常的疾病的有力证据。

DES 的治疗很不理想，因为症状往往只有部分缓解。传统上，DES 的主要治疗是非手术治疗，首选药物或内镜干预。对所有患者进行精神状况评估，包括抑郁、心身不适和焦虑。对这些疾病的控制和对正在经历胸痛的患者的安慰，往往可减轻患者的痛苦。如果吞咽困难是患者症状的组成部分，那么，必须采取措施以消除引发症状的食物或饮料。类似地，如果有反流出现，抗酸药物是有帮助的。硝酸盐、钙通道阻滞剂、镇静剂和抗胆碱能药在某些情况下可能有效，但这些药物的相对疗效尚不清楚。薄荷也可以暂时缓解症状。食管扩张至 50 Fr 或 60 Fr 可缓解严重的吞咽困难，有效率为 70% ～ 80%。肉毒杆菌注射也有一些成功的案例，但结果是不可持续的。

对于患有致残性胸痛或吞咽困难的患者，如果药物和内镜治疗无效，或者存在胸食管憩室，则需要进行手术。历史上，长食管切开术是通过腹部或左侧开胸或视频辅助胸腔镜实现的。

虽然一些外科医师主张将肌切开术向上延伸至胸腔入口，但大多数医师同意根据压力测量结果进行手术，近端范围通常应该足够高，以包含异常运动的整个长度。肌切开术的远端范围向下延伸到 LES，但是否需要包括胃，并未达成一致。由于手术本身阻断了膈食管韧带并促进了反流，因此建议采用 Dor 胃底折叠术来阻止反流。长食管切开术治疗 DES 的结果各不相同，但据报道可缓解多达 80% 的患者的症状。

最近，一些作者报道了他们使用经口内镜肌切开术（POEM）治疗食管体运动障碍的经验。在这种自然口入路中，通过操作内窥镜进行黏膜切开术，并创建黏膜下隧道。通过这个隧道，可以看到并分割食管的圆形肌层，并有效地进行内镜下肌切开术。在一个研究中，73 例食管体运动障碍患者（包括 9 例 DES）接受了 POEM 治疗，临床缓解率为 93%[2]。此外，在 44 例经 POEM 治疗后进行重复测压的患者中，所有患者在初始测试中发现的异常测压结果都得到了解决。尽管 POEM 在 LES 的运动障碍，特别是贲门失弛缓症（见下文贲门失弛缓症部分）中被描述的最多，但这项技术代表了一种对 DES 患者进行长食管切开术的新手术方法，并取得了早期有希望的结果。

胡桃夹食管

在 20 世纪 70 年代末，胡桃夹食管被认为是一个独特的存在，在芝加哥分类中被称为高收缩性食管，胡桃夹食管（或钻式食管）是一种以过度收缩为特征的疾病。它被描述为伴有高压蠕动或高幅度蠕动收缩的食管。它在所有年龄段的患者中都有出现，性别倾向相同，是所有食管高运动障碍中最常见的。与 DES 一样，其病理生理过程尚不清楚。它与肥大的肌肉组织有关，导致食管的高幅度收缩，是所有食管运动障碍中最令人痛苦的。

胡桃夹食管患者的表现与 DES 患者相似，经常主诉胸痛和吞咽困难。吞咽痛也有被记录，但反流不常见。食管造影是否能显示任何异常，取决于检查中食管的“表现”。芝加哥分类将胡桃夹食管的诊断特征描述为主诉胸痛，至少有 2 次吞咽显示远端收缩积分大于 8000 mmHg · s · cm，HRM，显示单峰或多峰收缩。LES 压力正常，每吞下一口湿的食物就会舒张。动态监测可以帮助区分这种疾病和 DES。

与 DES 相似，胡桃夹食管的主要初始治疗是药物治疗。钙通道阻滞剂、硝酸盐和抗痉挛药可在急性痉挛时提供暂时的缓解。扩张可以暂时缓解一些严重的不适，但没有长期的疗效。患有胡桃夹食管的患者可能有触发因素，建议他们避免摄入咖啡因、冷的和热的食物。尽管从历史上看，手术并没有被包括在这种疾病的治疗中，但 POEM 的早期结果显示了良好的临床反应，这促使消化科医师和外科医师重新思考这一传统观点[2]。

食管下括约肌运动障碍

食管下括约肌高压

食管下括约肌高压在芝加哥分类中被重命名为 EGJ 流出梗阻，在高分辨率测压中定义为中位 IRP > 15 mmHg（吞咽时 EGJ 松弛无效）。有些人认为这是贲门失弛缓症的演变，但其诊断结果却与贲门失弛缓症不同，因为贲门失弛缓症患者没有有效蠕动的证据。LES 高压可见于伴有吞咽困难、胸痛以及较少发生胃灼热和反流的患者。LES 高压的诊断是由高压和舒张不良的括约肌的压力测量结果得出的。LES 的定位可以通过 RIP 的识别进行辅助（图 42.15）。食管体的蠕动可以是亢进的，也可以是正常的。食管造影可显示 GEJ 处狭窄，排空延迟和食管收缩异常；然而，这些都是非特异性的发现。大约 50% 的时间内食管体的蠕动是正常的。其余的异常收缩表现为高压蠕动波或同步波形。发病机制尚不清楚。

LES 高压的治疗主要是内镜和手术干预。肉毒杆菌注射可暂时缓解症状，静液球囊扩张可长期缓解症状。对于介入治疗无效或有明显症状的患者，可采用手术治疗。历史上，腹腔镜下食管肌层切开术是首选的手术。对于食管运动正常的患者，加入部分抗反流手术（例如，Dor 或 Toupet 胃底折叠术）以防止术后反流。此外，对此类患者使用 POEM 治疗也有一些研究支持。

食管体和食管下括约肌的运动障碍

贲门失弛缓症

贲门失弛缓症的字面意思是“放松失败”。这是所有食管运动障碍中最容易理解的。发病率为每年 6/100 000，主要患病人群是年轻妇女。其发病机制推测为特发性或感染性神经源性变性。严重的情绪紧张、创伤、体重急剧下降和美洲锥虫病也与此有关。不管什么原因，食管肌肉和 LES 都受到影响。主流理论支持以下模型：LES 神经的破坏是主要的病理过程，食管肌体的神经肌肉功能的退化是继发性的。这种退行性变导致 LES 的高压、LES 在咽部吞咽时的松弛失败以及食管的加压和食管扩张，从而导致进行性蠕动的丧失。

贲门失弛缓症的典型三联征包括吞咽困难、反流和体重减轻。胃灼热、餐后窒息和夜间咳嗽也很常见。患者所经历的吞咽困难通常从液体发展为固体。大多数患者描述进食是一个费力的过程，他们必须特别注意这个过程。他们吃得很慢，用大量的水来帮助把食物洗进胃里。当水的压力增加时，胸骨后疼痛可能会一直持续到 LES 打开，这能快速缓解疼痛。未消化的、气味难闻的食物反流是常见的，随着疾病的进展，误吸可危及生命。慢性贲门失弛缓症常导致肺炎、肺脓肿和支气管扩张。吞咽困难在几年里进展缓慢，患者通过调整生活方式以适应伴随这种疾病的不便。患者往往不就医，直到他们的症状进展，并将表现出明显的食管膨胀。

贲门失弛缓症也被认为是食管的癌前病变。在 20 年的时间里，患者将有高达 8% 的概率发展成癌症。鳞状细胞癌（SCC）是最常见的鉴别类型，被认为是食管体内长期保留未消化的发酵食物引起黏膜刺激的结果。如果组织学是腺癌，它往往出现在食管的中间 1/3 处，低于气液面，那里的黏膜刺激最大。与这些致癌理论相反的是，似乎即使在已治疗失弛缓症的患者中，仍有持续的癌症发病风险。虽然没有任何胃肠病学协会认可针对贲门失弛缓症患者的具体监测计划，但强烈建议对复发性贲门失弛缓症和癌症进行长期监测。

贲门失弛缓症的诊断通常要通过食管造影和运动检查。结果可能会有所不同，这取决于疾病进展的程度。食管造影常显示食管扩张，远端狭窄，典型为充满钡的鸟嘴样食管（图 42.18）。可以观察到括约肌痉挛、延迟排空以及食管体扩张。食管体内缺乏蠕动波和 LES 松弛失败（本病的必要条件）是显著的。食管造影的直立部分中缺少胃气泡是一种常见的发现，这是由于 LES 过紧导致空气不能轻易进入胃的结果。在疾病的晚期，可见大量食管扩张、弯曲和乙状食管（巨型食管）（图 42.19）。

压力测量是诊断和区分贲门失弛缓症和其他潜在食管运动障碍的“金标准”检查（图 42.20）。贲门失弛缓症的定义为中位 IRP > 15 mmHg（吞咽时 LES 松弛失败）和正常蠕动缺失。与贲门失弛缓症相关的其他压力测量结果包括：不完全空气排出引起的食管

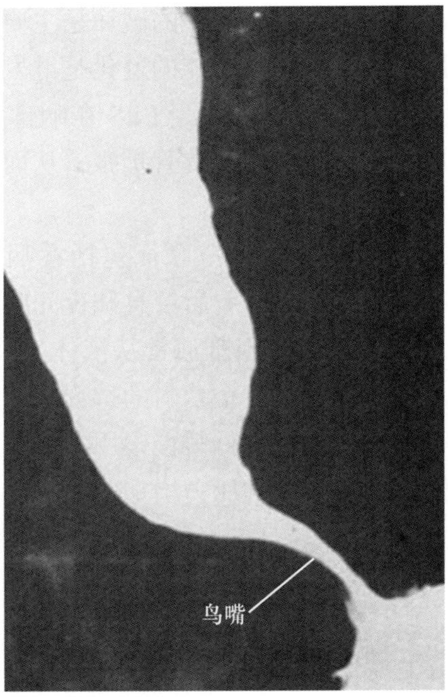

图 42.18 吞钡显示贲门失弛缓症（Adapted from Dalton CB. Esophageal motility disorders. In：Pearson FG，Cooper JD，Deslauriers J，et al，eds. Esophageal surgery. 2nd ed. New York，NY：Churchill Livingstone；2002.）

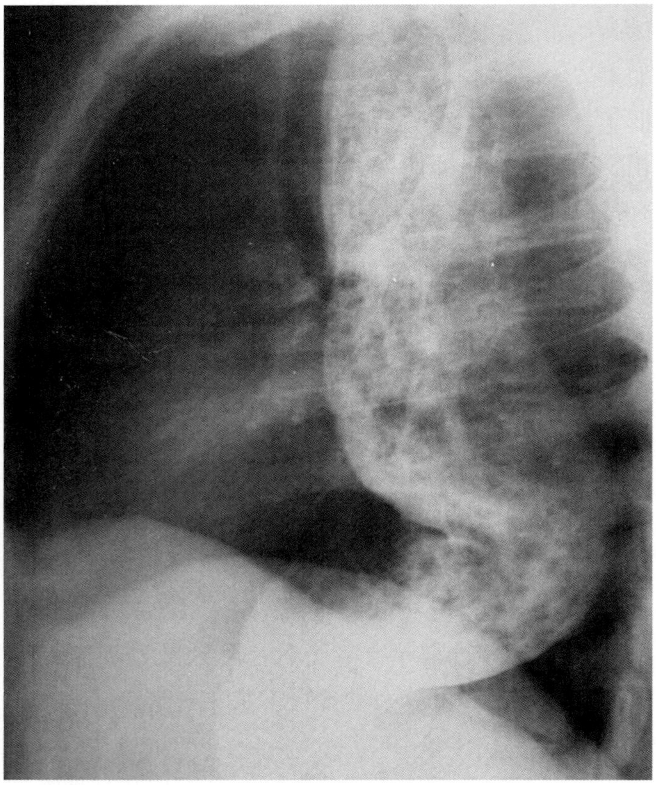

图 42.19 钡餐显示巨型食管（From Orringer MB. Disorders of esophageal motility. In：Sabiston DC，ed. Textbook of surgery. 15th ed. Philadelphia，PA：WB Saunders；1997.）

体加压、同时发生的反应性收缩但无进行性蠕动的证据以及显示肌张力缺乏的低振幅波形。芝加哥分类根据典型的高分辨率测压结果将贲门失弛缓症进一步细分为三种类型（表 42.2）[1]。在Ⅰ型（典型）贲门失弛缓症中，中位 IRP ＞ 15 mmHg，100% 蠕动失败，食管加压最小；Ⅱ型贲门失弛缓症的中位 IRP ＞ 15 mmHg，100% 蠕动失败，至少 20% 的吞咽均能进行食管加压；Ⅲ型（痉挛性或强烈性）失弛缓症中位 IRP ＞ 15 mmHg，无正常蠕动，至少 20% 的吞咽出现痉挛性收缩（远端收缩积分＞ 450 mmHg · s · cm）（图 42.20）。吞咽反应的收缩幅度是正常的或高的，患者通常伴有胸痛。据推测，早期贲门失弛缓症患者可能不会在疾病后期看到食管体异常。患有痉挛性贲门失弛缓症的患者可能处于这一早期阶段，并将继续发展食管体异常收缩，这取决于食管流出道梗阻的存在。内镜检查也必须在所有怀疑贲门失弛缓症患者中应用，以评估食管黏膜是否存在炎症，并排除继发性食管远端狭窄（假贲门失弛缓症）的原因，如 GEJ 肿瘤、神经病变和狭窄。

贲门失弛缓症患者可选择手术和非手术治疗来缓解 LES 引起的障碍。因为它们都不能解决食管体运动能力下降的问题，所以仅是姑息治疗。非手术治疗包括药物治疗和内镜干预，但通常只是长期问题的短期解决方案。

在疾病的早期阶段，舌下硝酸甘油、硝酸盐或钙通道阻滞剂的药物治疗可在餐前或餐后提供数小时的胸部减压。尽管经常需要多种干预手段，且存在食管穿孔的风险，但气动扩张已被证明可以很好地缓解症状。直接向 LES 注射肉毒杆菌毒素（Botox），可以阻断乙酰胆碱的释放，防止平滑肌收缩，有效放松 LES。通过反复的治疗，肉毒杆菌可以在数年内缓解症状，但 50% 以上的患者症状会在 6 个月内复发。在比较球囊扩张和注射肉毒杆菌的效果时，一年后症状缓解的比例分别为 89% 和 38%。

食管切开术具有良好的效果，是持久的。目前的技术是改良的食管肌层切开术，食管肌层切开术始于 1913 年。对最初描述的操作进行了各种改良，而改良的食管肌层切开术是目前的手术选择。也可以采用机器人辅助的方法。是否进行抗反流手术仍存在争议。大多数接受过肌切开术的患者都会出现一定程度的反流，有症状或无症状。增加部分抗反流操作，如 Touper 或 Dor 胃底折叠术，将恢复反流屏障并减少术后症状。比较球囊扩张术和手术的研究表明，球囊扩张术的穿孔

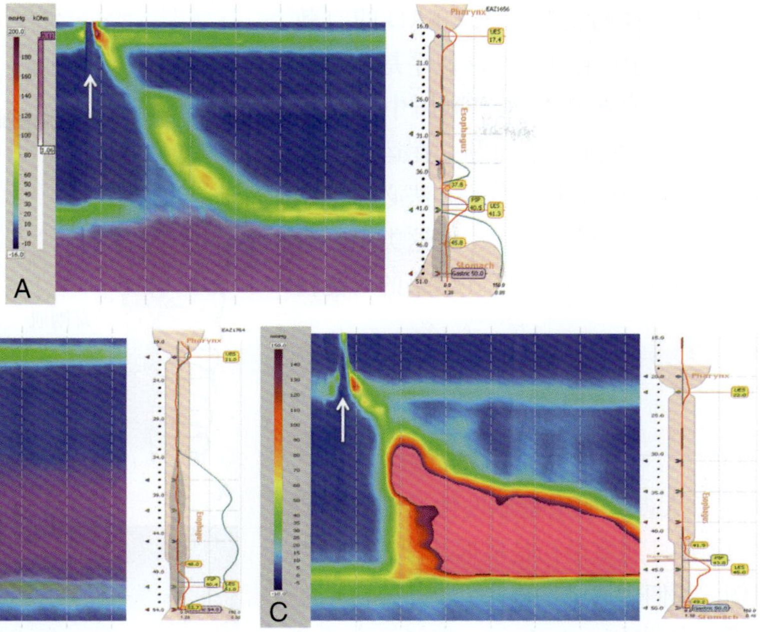

图 42.20 高分辨率食管压力测量。(**A**)正常吞咽模式;(**B**)和(**C**)典型(Ⅰ型)失弛缓症和非典型痉挛或强烈失弛缓症(Ⅲ型)。箭头表示开始吞咽

率分别为 4% 和 1%,死亡率分别为 0.5% 和 0.2%。

历史上,60% 接受球囊扩张术的患者和 85% 接受手术的患者的结果被认为是良好的。然而,欧洲贲门失弛缓症试验研究人员的一项随机对照试验发现,球囊扩张术与腹腔镜下食管肌层切开术加 Dor 胃底折叠术效果相当,2 年后的治疗成功率分别为 86% 和 90%。4% 的患者在球囊扩张术时发生穿孔,12% 的患者在腹腔镜食管肌层切开术中发生黏膜撕裂,但均在术中修复。值得注意的是,在球囊扩张组中,有 25% 的患者需要再次扩张以达到治疗成功。临床医师需要对贲门失弛缓症患者保持警惕,即使是在“成功”干预后。持续的无症状流出道梗阻会导致扩张。应该对这些患者进行密切监测。

经口内镜肌切开术在治疗贲门失弛缓症中的应用已得到很好的描述。通过黏膜下隧道,可以看到并分割食管远端、LES 和贲门的肌层。尽管对缺乏抗反流屏障和可能出现症状反流的担忧仍然存在,但迄今为止的结果是令人鼓舞的。这是一种很有前途的新技术,迄今为止的结果表明其在短期内的效果与食管肌层切开术相当[4]。然而,从长期来看,在大量患者中,经口内镜肌切开术的结果是否优于食管肌层切开术,仍有待观察。

对于任何有症状的食管弯曲扩张(超大食管)、乙状食管、多次肌层切开术失败或不能扩张的反流性狭窄患者,都可以考虑食管切除术。只有不到 60% 的患者在重复的肌切开术中受益于手术,而胃底折叠术治疗反流性狭窄的结果更令人沮丧。除了对晚期贲门失弛缓症患者进行彻底的治疗外,食管切除术还消除了切除区域发生癌变的风险。经腹食管切除术伴或不伴迷走神经保留均有良好的远期效果。然而,在超大食管的情况下,全食管切除术合并开胸可能是最安全的,因为通过经腹入路触诊食管边缘有困难。值得注意的是,经口内镜肌切开术在终末期贲门失弛缓症乙状食管的患者中的开展也有报道。

在最近的一项研究中显示,经 POEM 治疗后的 2 年,96.8% 的患者治疗成功[5]。在营养不良、高危的患者群体中,使用经口内镜肌切开术可以避免食管切除术的需要。

无效食管蠕动

2000 年,Castell 首次将无效食管蠕动(IEM)认为是一种明显的运动障碍。IEM 被定义为食管远端收缩异常,通常伴有食管反流。因为胃内容物暴露增加,使其可能继发于食管体的炎症损伤。食管体运动受阻,导致食管下段酸的清除率变差。

IEM 的症状是混合的,但患者通常表现为反流和吞咽困难。应注意是否有胃灼热、胸痛和反流。诊断可通过测压法进行。IEM 的定义是超过 50% 的吞咽被认为无效(远端收缩积分< 450 mmHg · s · cm)。钡餐食管造影显示非特异性食管收缩异常,但不能进一步将 IEM 与其他运动障碍区分开来。

IEM 的最佳治疗是预防，预防与 GERD 的有效治疗密切相关。一旦运动发生改变，这似乎是不可逆转的。同样，硬皮病可能在高分辨率测压中表现为 IEM，最好的治疗方法是处理根本问题。在运动障碍变得不可逆和难以治愈的情况下，手术方法必须根据压力测量结果进行个体化选择。然而，对这类患者进行手术治疗时必须非常谨慎，因为良好结果的可能性仍然很低。

憩室病

现在已经确定，大多数憩室是原发性运动障碍或 UES、LES 异常的结果。憩室最初是根据其位置来分类的，作为一种惯例，我们仍然坚持这些分类。最常见的三个部位是咽食管（岑克尔，Zenker），支气管旁（食管中部）和膈上。真性憩室累及食管壁的所有层，包括黏膜层、黏膜下层和肌层。假性憩室只包括黏膜和黏膜下层。压出性憩室是由于异常运动障碍引起腔内压力升高而发生的假憩室。这些力量导致黏膜和黏膜下层通过食管肌肉组织突出。咽食管（岑克尔）憩室和膈上憩室都属于假压出性憩室的范畴。牵引性或真性憩室是由外部炎性纵隔淋巴结在愈合和收缩时黏附到食管，在这个过程中牵拉食管而引起的。随着时间的推移，食管壁的所有层都突出，形成一个外囊，一个真正的憩室随之出现。多见于食管中部隆突淋巴结周围。

咽食管（岑克尔）憩室

咽食管憩室（岑克尔憩室，Zenker diverticulum）最初由 Zenker 和 von Ziemssen 描述，是目前发现的最常见的食管憩室（图 42.21）。它通常出现在 70 岁的老年患者中，被认为是随着年龄增长组织弹性和肌张力丧失的结果。

它在 Killian 三角突出，位于甲咽肌斜肌纤维和环咽肌的水平肌纤维之间。随着憩室的增大，黏膜层和黏膜下层沿着左侧食管向下剥离进入上纵隔，向后沿着椎前间隙进展。岑克尔憩室常被称为环咽失弛缓症，并相应地进行处理。

直到岑克尔憩室开始扩大，患者才出现症状。通常，患者主诉喉咙被哽住。不断咳嗽、流涎过多和间歇性吞咽困难往往是病情进展的迹象。当囊腔变大时，通常会有难闻的、未消化的物质反流。口臭、声音变化、胸骨后疼痛和呼吸道感染在老年人中特别常见。未经治疗的岑克尔憩室最严重的并发症是吸入

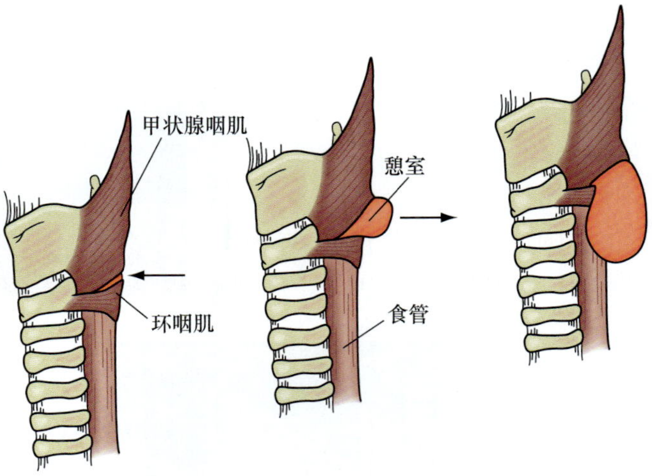

A

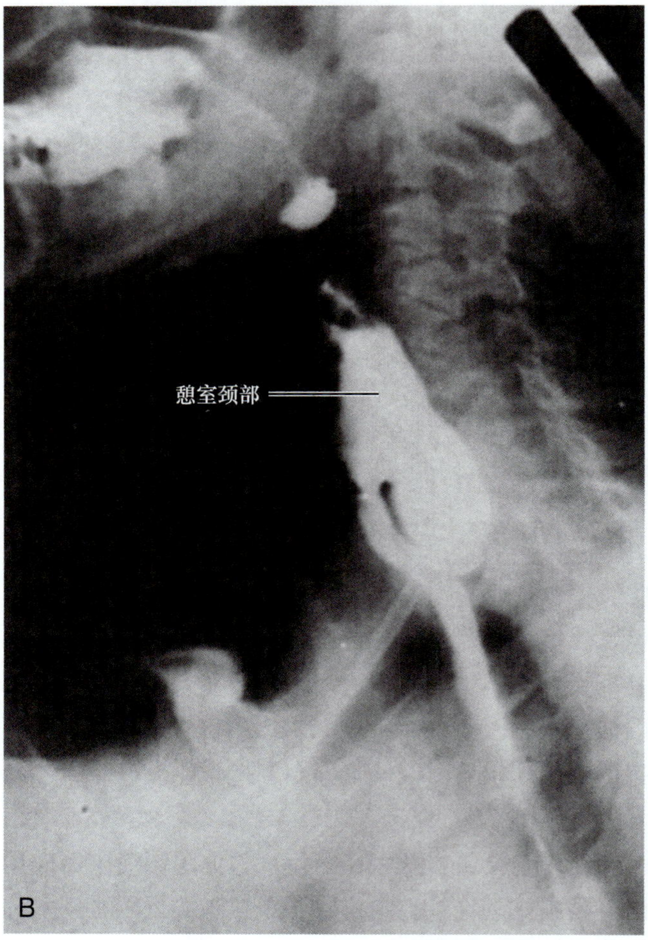

B

图 42.21 （A）岑克尔憩室；（B）吞钡显示岑克尔憩室（Adapted from Trastek VF，Deschamps C. Esophageal diverticula. In：Shields TW，Locicero J III，Ponn RB，eds. General thoracic surgery. 5th ed. Philadelphia，PA：Lippincott Williams & Wilkins；1999.）

性肺炎或肺脓肿。对于老年患者来说，这可能是病态的，有时甚至是致命的。

食管钡餐造影可作出诊断。在环甲状软骨水平，憩室内充满钡，位于食管后方（环咽条）。侧面视图很重要，因为这通常是一个后部结构。诊断岑克尔憩

室既不需要食管压力测量也不需要内镜检查。

手术或内镜修复岑克尔憩室是治疗的金标准。传统上，提倡通过左侧颈部进行开放式修复。然而，内镜下排除已经在许多中心得到普及。开放式修复有两种类型：憩室切除术或憩室固定术。憩室切除术和憩室固定术是通过左侧颈部的切口进行的。所有病例均行近端和远端甲咽肌和环状咽肌的肌切开术。对于小憩室（＜2 cm），单行肌切开术就足够了。大多数组织良好或憩室较大（＞5 cm）的患者，应切除憩室。如果进行憩室固定术，重要的是将憩室缝合到后咽部，而不是椎前筋膜，以允许咽部在吞咽时自由垂直运动。术后住院时间为2～3天，期间患者仍不能进食或饮水。

一种可替代开放式手术修复的是内镜下的Dohlman手术，它已经变得更加流行。内镜下使用激光、电灼或吻合器分隔食管和憩室之间的总壁也同样成功。由于内联吻合器的结构，这种方法被提倡用于更大的憩室。憩室＜3 cm时，不完全性肌切开术的风险增加。这种方法在消除环咽囊的同时分割环咽肌远端。食管和憩室最终形成一个共同的通道。该技术需要最大限度地伸展颈部，对于颈椎狭窄的老年患者很难实施。因此，许多人提倡使用柔性内镜下的针刀来进行肌切开术。总的来说，经口入路的术后疗程略短，患者第二天服用液体，只需要住院一晚。因此，这些技术得到了青睐，并被提倡用于憩室在2～5 cm之间的患者。最近的一项meta分析显示，内镜下岑克尔憩室治疗的耐受性良好，不良事件和复发率低[6]。无论采用何种修复方法，患者均表现良好，结果极好。

食管中部憩室

食管中部憩室在19世纪首次被描述。从历史上看，大多数病例是由结核感染引起的纵隔淋巴结发炎导致。组织胞浆菌病和由此引起的纤维性纵隔炎现在变得更加常见。淋巴结炎症对食管壁施加牵引力，导致食管中部形成真性憩室。这仍然是牵引性憩室的重要机制，但现在认为有些也可能是由原发性运动障碍引起的，如贲门失弛缓症、DES或其他食管运动障碍。

大多数食管中部憩室患者无症状。通常在检查其他疾病时偶然发现（图42.22）。可出现吞咽困难、胸痛和反流，通常提示潜在的原发性运动障碍。表现为慢性咳嗽的患者有可能发展为支气管食管瘘。在极少情况下，咯血可以是一种主诉，表明淋巴结感染侵蚀到了主要血管和支气管树。在本例中，憩室是次要

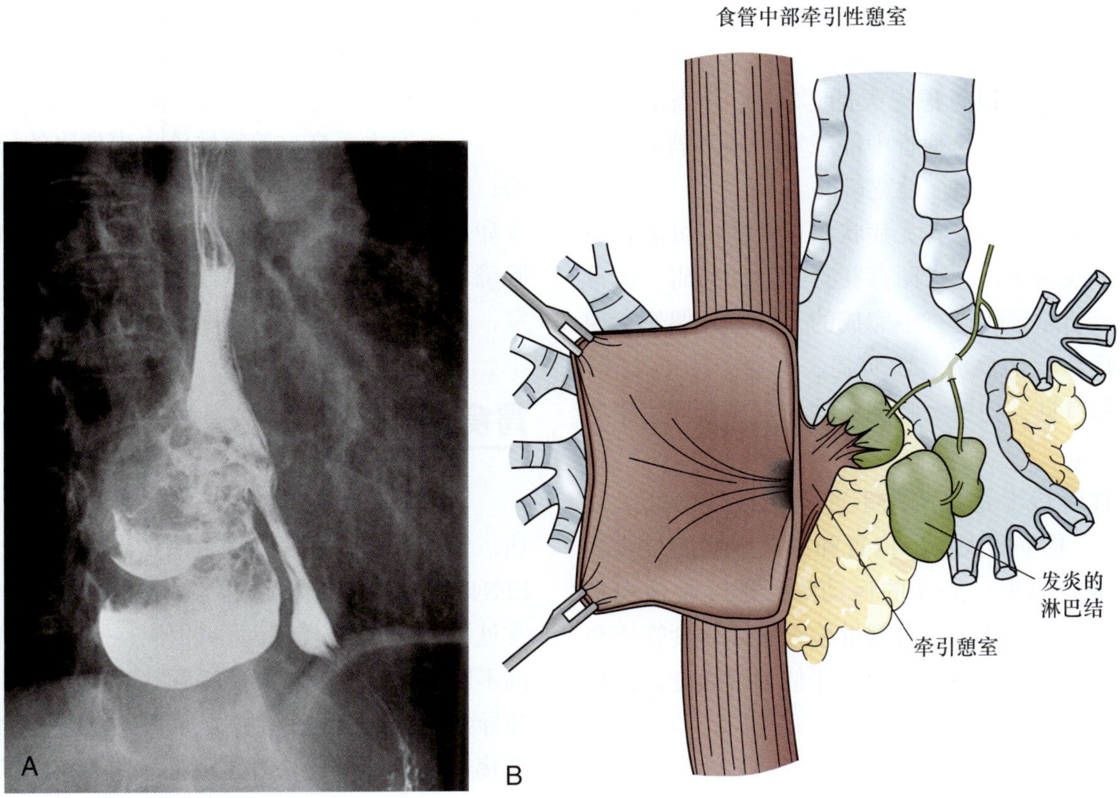

图42.22（A）钡餐造影显示食管中部巨大憩室；（B）食管中部憩室（Courtesy Dr. Lorenzo E. Ferri）；Adapted from Peters JH, DeMeester TR. Esophagus and diaphragmatic hernia. In：Schwartz SI, Fischer JE, Spencer FC, et al, eds. Principles of surgery. 7th ed. New York，NY：McGraw-Hill；1998.）

的，且是偶然发现的。

食管憩室的解剖结构以及大小和位置的诊断是通过钡餐食管造影完成的。食管中部憩室通常位于右侧，因为在左侧胸部的胸中区域的结构过多。CT 扫描有助于识别纵隔淋巴结病变，并有助于确定憩室的侧位。内镜检查对于排除黏膜异常是很重要的，包括可能隐藏在囊内的癌症。此外，内镜检查可能有助于确定瘘管。对所有患者进行压力测量检查，无论有无症状，以确定原发性运动障碍。根据测压结果指导治疗。

确定食管中段憩室的病因对指导治疗至关重要。在无症状的纵隔淋巴结炎症患者中，治疗的根本是一种管理上的选择。如果憩室＜ 2 cm，可观察。如果患者进展到有症状或憩室≥ 2 cm，则需要手术干预。通常，食管中部憩室有一个宽阔的口径，靠近脊柱。因此，可以进行憩室固定术，将憩室悬挂在胸椎筋膜上。另一种选择是憩室切除术，注意不要使食管腔狭窄。严重胸痛或吞咽困难和有运动异常记录的患者，也需要进行长食管切开术。

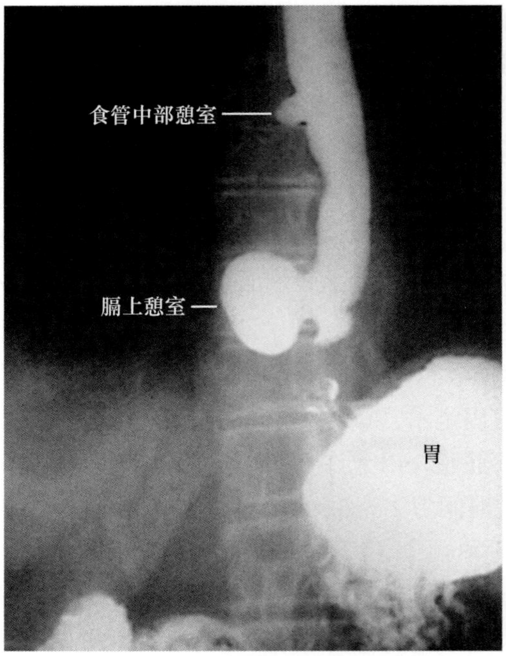

图 42.23 钡餐显示中、远段食管憩室（Adapted from Pearson FG，Cooper JD，Deslauriers J，et al. Esophageal surgery. 2nd ed. New York，NY：Churchill Livingstone；2002.）

膈上憩室

膈上憩室位于食管远端 1/3 的膈肌附近，距 GEJ 10 cm 内。它们通常与食管远端肌肉增厚或腔内压力增加有关。这些憩室常与 DES、贲门失弛缓症或 LES 高压相关，属于压出性或假性憩室。对于不能识别运动异常的患者，可以考虑先天性（埃勒斯-当洛斯综合征）或创伤原因。与食管中部憩室一样，膈上憩室更常见于右侧，并且往往是宽口的。

大多数膈上憩室患者无症状出现。他们可能表现为吞咽困难或胸痛，这表明存在食管运动障碍。通常诊断是在运动障碍的检查中完成的，憩室是偶然发现的。其他症状，如反流、脘腹痛、厌食、体重减轻、慢性咳嗽和口臭，均提示晚期运动异常，会导致相当大的膈上憩室。

钡餐食管造影是检测膈上憩室的最佳诊断工具（图 42.23）。憩室的大小、位置和靠近膈肌的位置都能清楚地描绘出来。潜在的运动障碍也经常被识别出来；然而，需要进行压力测量检查来评估食管体和 LES 的整体运动。内镜检查用于评估黏膜病变，包括食管炎、巴雷特食管和癌症。

膈上憩室的治疗与食管中部憩室的治疗类似。这些类型的憩室都有一个宽的口径以及剩余部分靠近脊柱。小（＜ 2 cm）憩室也可悬挂在椎体筋膜上，无需切除。如果进行憩室固定术，则在憩室颈部开始肌切开术并延伸至 LES。如果进行憩室切除术，则在颈部放置垂直吻合器并切除憩室。在此过程中，必须有适当的食管支架，以避免缝合时食管腔狭窄。在切除部位关闭肌肉，在对面食管壁行长肌切开术，从憩室水平延伸到 LES。如果还存在较大的裂孔疝，则将憩室切除，行肌切开术，修复裂孔疝。疝修复失败导致术后反流发生率高。憩室性流出道梗阻的缓解是必要的；如果不这样做，可能会导致严重的渗漏或复发并发症。最近的经验表明，使用微创技术（腹腔镜和胸腔镜）可以安全地进入胸段食管憩室，特别是膈上憩室，其效果很好，包括显著改善患者的生活质量。

胃食管反流病

胃食管反流病（GERD ）是食管最常见的良性疾病，全世界数百万人受到影响。当胃内容物逆行流过 LES 时就会发生这种疾病。其典型症状包括胃灼热（最常见），此外还有反流和吞咽困难。该病的特点是症状的不断恶化，直到它们变得频繁、持久和棘手，并可能导致原发性或继发性并发症。这些并发症包括狭窄、溃疡、化生、异型增生、癌症和肺部疾病（哮喘、慢性咳嗽、纤维化）。

在过去的几十年里，随着抑酸药物疗效的提高和外科手术的改进，GERD 的治疗已经有了显著的发展。

对许多人来说，这些症状可以通过药物治疗和生活方式的改变来控制。然而，有些人会出现难以治疗的症状或并发症，这些并发症无法通药物治疗，需要手术干预。以下部分探讨的是在药物治疗失败的背景下，GERD 的检查和手术管理。

药物治疗

尽管一些患者希望通过抗反流手术来避免服用药物，但大多数转诊至外科的患者是因为其尽管进行了药物治疗，依然有不受控制的、持续的胃灼热或反流症状。通常，患者会尝试质子泵抑制剂（PPIs），每天 1 次，然后进展到每天 2 次。通常情况下，患者会尝试几种品牌的 PPI，并混合使用多种抗酸药物。停止服用 PPIs 通常会导致胃灼热或反流，这对正常功能不利。对于药物治疗后症状未得到缓解或症状不典型的患者，如慢性咳嗽、声音嘶哑、哮喘、胸痛等，应在手术前进一步调查其他原因。经观察，具有典型症状和对抑酸治疗反应良好者是手术治疗成功可能性最大的患者。

生活方式的改变很少会消除胃食管反流症状，但他们可以减少症状的严重程度和持续时间，更利于药物疗效发挥。这些改变包括减肥（如果超重）、戒烟、避免食用刺激性食物、少食多餐、戒酒和消除便秘。药物治疗通常为一天至多 2 次 PPI 治疗。

检查

手术治疗有几个组成部分，这将促进治疗方法的成功选择。应根据患者的需要定制手术过程，并避免在手术过程中发生不可控的事件。标准的检查包括 pH 测试、食管压力测量、食管影像检查和胃镜活检。其他检查可能包括胃排空检查或 CT 扫描。

因为胃内容物是酸性的，pH 值的测量可以间接反映酸反流的程度。它不仅会记录下食管下部与胃反流的接触情况，而且还将症状与这种接触联系起来。该测试通过在食管远端放置一次性探针（通常通过内镜），允许远程记录仪收集数据，持续 24 ～ 48 小时。重要的是要记录异常的反流接触，因为其他疾病过程可能有类似 GERD 的症状。此外，一些研究已经将异常 pH 测试与成功的手术结果联系起来。患者在检测时应停用抗分泌和抗酸药物（通常在 5 天～ 2 周前停用药物）。DeMeester 评分大于 14.72，证实为病理性 GERD。

食管运动检查可以让外科医师评估蠕动收缩是否有力有效，是否存在运动障碍，是否存在不合格的 LES。这不仅在区分胃食管反流病与其他疾病（如贲门失弛缓症或硬皮病）方面很重要，而且可以为胃食管反流病与运动障碍并存的患者定制手术。例如，在 pH 测试呈阳性的情况下，运动能力轻度受损的患者可能更适合软性或部分胃底折叠术，而不是完整的胃底折叠术。通常，长期存在胃食管反流病的患者会有食管运动障碍，他们必须被告知术后存在发生吞咽困难的可能性。严重运动障碍的患者应考虑进一步检查或非手术治疗。

食管影像图显示了食管的结构和功能。它能诊断出可能改变手术治疗的异常，如狭窄、肿块、裂孔疝、食管缩短或憩室。功能上，食管造影证实有反流，可提示运动障碍或贲门失弛缓症。它被认为是一种术前的“路线图”，术后可立即获取，并可用于长期随访。

最后，内镜检查允许外科医师评估食管的形状和过程，评估食管炎和上皮化生等反流迹象，并排除肿块和狭窄作为症状的原因。特别扩张和弯曲的食管可提示运动障碍，食管造影上未见的食管裂孔疝可在胃后屈位图上看到。用于发现异常的活检将进一步评估是否存在上皮化生、异型增生和癌，这可能会改变手术和监测计划。

如果检查结果与患者的症状不一致，必须修改诊断，继续调查或征求第二意见。当诊断不正确时，外科手术后可能会导致额外的新症状，而不能解决最初的主诉，导致不满意的结果。对于有非典型症状或对 PPI 无反应的患者，外科医师应特别谨慎。我们建议在对这些患者进行抗反流手术前，至少应进行 2 项客观检查以确认病理性胃酸反流。需要考虑的附加检查包括胸部和腹部 CT 扫描、全小肠检查、胃排空检查和结肠镜检查。

外科手术治疗

多年来，外科医师根据患者的症状量身订制了几种被称为“抗反流”的手术。本节不讨论经胸入路，因为经胸入路很少作为反流的主要手术方法。以下概述了最常见的经腹胃底手术的基本概念和一些变化。

在证实患者的症状是由于胃酸反流（见前文）引起的，并且患者被认为是安全的手术候选人后，外科医师有几个选择。不论选择何种手术，抗反流手术保持不变的基本原则为:（1）保存天然组织平面和衬里;（2）识别和保存迷走神经;（3）识别被包裹的真正 EGJ 的位置;（4）有足够长度的腹内食管;（5）重建 His 角。

Nissen 胃底折叠术于 20 世纪 50 年代首次被描述，现已成为抗反流手术的标准术式（图 42.24A）。从概念上讲，它是在 EGJ 周围重建括约肌，通过胃底 360° 包住远端食管。

无论是通过腹腔镜还是开腹手术，手术过程都是一样的。切开胃肝韧带，直到看到膈食管韧带，小心避免损伤肝动脉。食管呈圆周运动，注意保护迷走神经和腹膜。切断部分胃短血管，游离胃脾韧带以满足左膈脚解剖，注意远离脾门。任何食管裂孔疝都需要纵隔切开术以使食管足够长。然后将脂肪垫从胃前部或食管移开，以显示真正的 EGJ，并游离出迷走神经。至少要有 2 ～ 3 cm 的腹内食管，以减少术后裂孔疝的可能性。评估膈裂孔，在食管前后用不可吸收缝线缝合膈脚，确保不会扭结或挤压食管。通常，器械可以很容易地通过裂口，以确保裂口不会太紧。

当食管和胃充分游离以及真正的 EGJ 暴露时，胃底尖沿着短胃线通过食管后方（不包括脂肪垫中的迷走神经）形成包裹。“擦鞋动作”确保了足够的灵活性并减少张力。食管内通常有 50 ～ 54 Fr 的探条，而探条的边缘与食管前部的一部分结合在一起。在探条去除后，重新检查膈脚的闭合和包扎，以确保适当的张力。术后，重要的是要广泛使用止吐剂，以避免干呕或呕吐，因为这可能会破坏修复。

一些外科医师主张在裂孔处使用补片作为“加固”，或者在膈脚闭合处张力过大时使用补片。如果腹膜的自然衬里延续到膈脚，通常不需要补片。如果在闭合时存在张力，可以减少二氧化碳的注入量，这将减少膈膜的头侧位移，通常要求无张力闭合。此外，也有人描述过在横膈膜上进行放松切口，通常只在右膈脚外侧。

可以根据患者的症状进行个性化折叠。当反流导致呼吸系统受损时，如肺移植患者，完整的 360° 包裹尤为重要。即使是完全包裹，胃和食管之间也应该有器械通过的空间，以减少术后吞咽困难和气胀。

这种传统的手术方式有多种变体，可以根据患者的需要进行个性化手术。Toupet 胃底折叠术涉及后部 270° 部分包裹，并附加钉线将胃固定在膈脚上（图 42.24B）。食管肌切开术中最常用的术式是 Dor 胃底折叠术，但需要前部 180° ～ 200° 的包裹（图 42-24C）。由于术后吞咽困难是 Nissen 胃底折叠术患者再次手术的主要原因，术前有吞咽困难或测压显示蠕动不良的患者，首选部分包裹。无论选择何种方法，GERD 的复发率并非无关紧要，最近的一项人口研究报告的中位随访时间为 5.6 年，17.7% 的患者出现了反流复发[7]。这些发现强调了在接受抗反流手术前适当的患者选择和药物治疗的重要性。

一种名为 LINX 的新型装置可用于患有轻微或无裂孔疝的患者[8]。这是一套围绕 EGJ 放置的磁珠，可以在食管中施加轻微压力进行拉伸，从而模仿自然的 LES。在一项前瞻性研究中，近 2/3 的使用 LINX 的患者在 1 年内的食管酸暴露显著减少，超过 90% 的患者生活质量显著改善，PPI 使用减少[8]。在一项报告了 5 年结果的随访研究中，没有发现器械侵蚀或移位，患者的反流症状有良好的持续控制[9]。在最近的另一项多中心试验中，使用 LINX 的患者也有类似的情况，胃底手术患者术后 GERD 与健康相关的生活质量改善，一年后的反流、气胀和 PPI 使用显著减少[10]。此外，有报道称该装置用于大于 3 cm 的裂孔疝患者，效果良好。还需要长期的研究来进一步确定使用 LINX 的患者有无大裂孔疝的结果，并根据这项新技术来定义胃底折叠术的作用。

对于胆汁或胃反流、病态肥胖、糖尿病或食管运动障碍的患者，可以考虑 Roux-en-Y 重建。食管空肠吻合术（有小胃囊）允许几乎所有的胃和胆汁内容物从食管下游通过，从而防止与反流有关的症状；在这一人群中，对肥胖和糖尿病的影响还将带来额外的好处，如果有瘢痕或者迷走神经的完整性存在问题，这也是翻修手术的一个选择原因。

最后，如果接受胃底折叠术的患者腹内食管不足，则需要进行食管延长手术，或 Collis 胃成形术（图 42.24D ～ 42.24F）。这种方法包括在食管内用一根导管钉住胃底（楔形胃底切除术），增加几厘米的新食管长度，使胃可以环绕在其周围。经胸入路和经腹入路都有描述，尽管这种技术上困难的操作应该谨慎进行，但必须知道什么时候该做。Collis 术后患者短期内应继续使用 PPIs，因为包裹层以上存在分泌胃酸的黏膜。

复杂的 GERD

长期的反流会引起食管并发症，这就需要进行抗反流手术以外的治疗。在食管炎患者中，内镜下的活检标本可以显示可治疗的病变，如念珠菌病或嗜酸性粒细胞浸润过程。通常，这些患者的症状可以在不进行手术干预的情况下得到缓解，而手术干预可能不会缓解症状。所有的狭窄都应进行活检以排除恶性病变，如果是良性病变，通常可进行扩张处理。对于

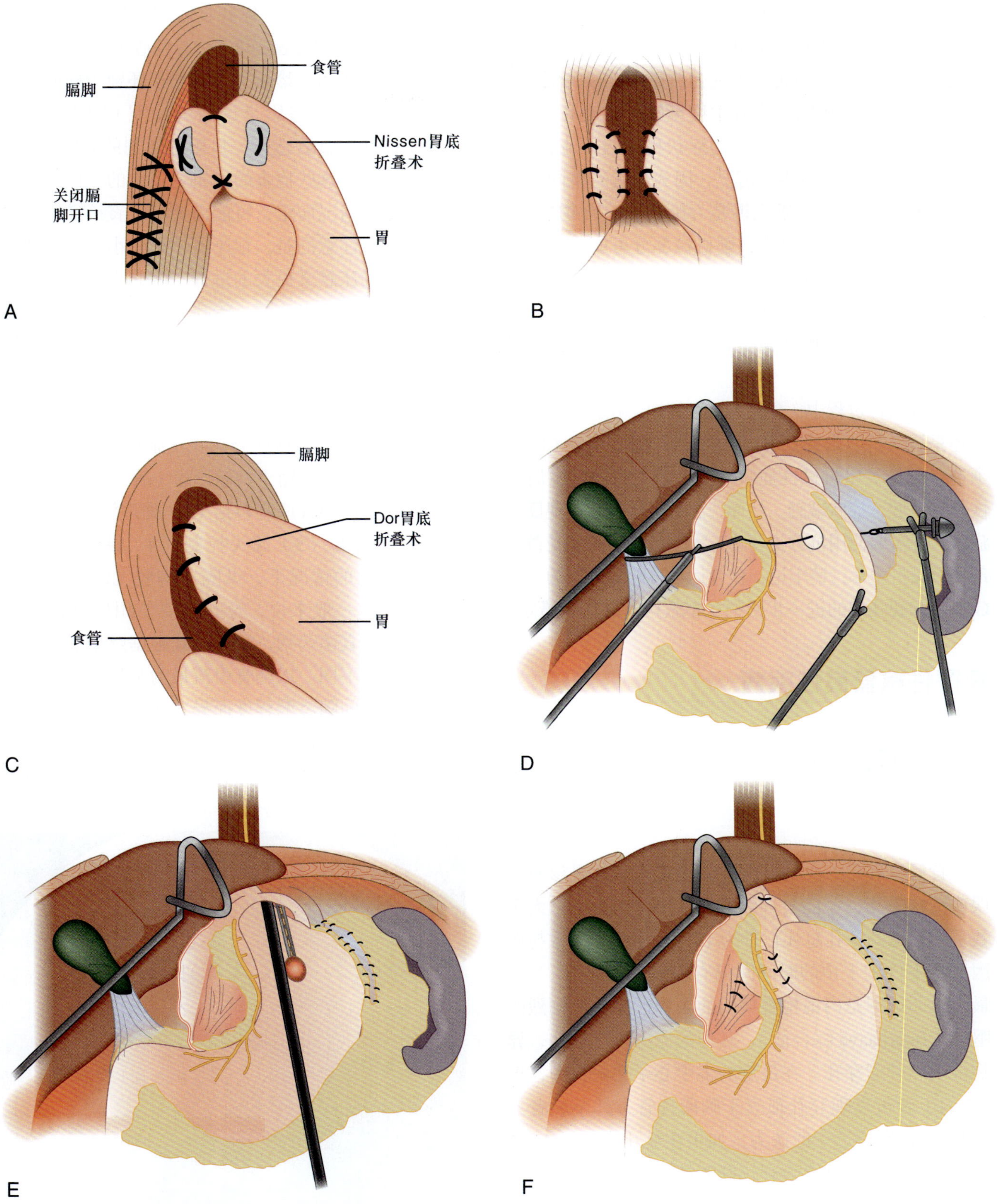

图 42.24 （**A**）Nissen 胃底折叠术；（**B**）Toupet 胃底折叠术；（**C**）Dor 胃底折叠术；（**D～F**）Collis 胃成形术

肠化生改变（巴雷特食管）应每厘米都进行四象限活检，以评估是否存在发育不良和癌症。在这种情况下仍然可以进行胃底折叠术。一些证据表明，巴雷特食管长期存在组织学退化，尽管这是有争议的[11]。无论如何，在大多数巴雷特食管患者中，必须由经验丰富的内镜医师定期继续监测，以评估其是否会进展为恶性肿瘤[12]。

一些胃灼热或吞咽困难的患者会有部分或完全

的胸内胃情况。根据食管裂孔疝的程度，这些患者的检查和手术治疗可能与标准 GERD 有显著不同。膈裂孔上方 GEJ 处的小疝可表现为典型的 GERD 症状，检查和治疗可以相同。当有中度至较大的裂孔疝时，必须考虑到与机械部分相关的症状程度与反流程度。这可能是一种令人困惑的情况，因为患者经常同时出现这两种症状，但如果主诉是吞咽困难、食物黏滞、早饱、反流、胸痛和呕吐，则机械部分可能是主要的病理过程。食管裂孔疝尤其如此。检查可能包括肺功能检查，因为可能存在肺功能受损，而因为症状重叠还需进行彻底的心脏评估。对于较大的疝，压力测量通常是不可能的。

在疝复位过程中，食管可能会缩短，在选择胃固定术还是胃底折叠术或 Collis 胃成形术 / 胃底折叠术时必须进行权衡。以机械性症状为主，患者胃固定术后胃恢复到腹腔，症状减轻。然而，患者可能随后出现反流症状，并需要使用抗分泌药物。大多数患者可能受益于部分胃底折叠术，请牢记，食管运动可能是未知的。对 GERD 和裂孔疝的进一步回顾在本教科书的其他部分。

获得性食管良性疾病

获得性食管疾病

穿孔

食管穿孔是一种潜在的致命性疾病，如果诊断延误或治疗不当，可能会导致不良后果。历史上，大多数系列报道的穿孔总死亡率为 15% ～ 30%，通常与病因和从事件到干预的时间间隔有很强的相关性[13-14]。最常见的原因是内镜检查期间的医源性穿孔和剧烈的呕吐（Boerhaave 综合征），其他的原因还有创伤、异物摄入和肿瘤穿孔。在最近的多中心系列研究中，近 2/3 的患者被发现穿孔孤立于胸段食管，其余患者累及腹部食管[13]。一般认为，如果在穿孔发生后 24 小时内进行干预，可能会有较好的结果，而较差的结果与癌症相关穿孔有关。早期识别、及时诊断和治疗是患者生存的关键。

如果有上腹部或胸痛、颈部或咽喉痛和吞咽困难的初始症状，需要怀疑食管穿孔。体格检查的结果可能包括胸部、颈部或面部的捻发音；颈部肿胀；上腹部压痛；鼻音；有时检查结果正常。其他早期证据可能包括纵隔或颈部气体、腹部游离气体或胸腔积液。CT 扫描可显示纵隔气体和食管周围气体或液体。当然，损伤机制可能是启动进一步检查的最大线索。

一旦有怀疑，诊断工作必须在怀疑指标的基础上进行。钡餐食管造影是诊断的标准（图 42.25），但如果不能获得食管造影，口服造影剂的 CT 扫描也可以接受。如果这些检查的结果是正常的，但应高度怀疑，视临床情况而定，可能需要通过直接喉镜或内镜评估。值得注意的是，程序评估可将小穿孔或部分穿孔转化为临床意义更大的过程，因此必须谨慎使用这些程序。一旦做出诊断，治疗方案必须由经验丰富的外科医师团队根据个人情况给出，因为治疗的微妙之处排除了规则性治疗。匹兹堡小组提出的临床严重程度评分可以确定损伤的严重程度以预测发病率和死亡率（表 42.3）[15]。该评分与并发症发病率、死亡率和住院时间有关，可用于指导治疗（表 42.4）[15-16]。

诊断后的处理原则包括（1）处理污染物；(2）广泛的局部引流；(3）源头控制；(4）肠内喂养通路。在有小穿孔的情况下，纵隔或胸腔无漏液，污染可能性极小。一般来说，穿孔需要使用广谱抗生素治疗，包括抗真菌药物，治疗时间根据感染的控制和患者的情况而不同。以胸管引流最为常见，其数量、位置和持续时间随渗漏程度而异。在某些病例中，放射引导下穿刺引流也可以使用。根据胸腔渗漏的持续时间和胸腔污染的量，可能有必要进行可视胸腔镜手术

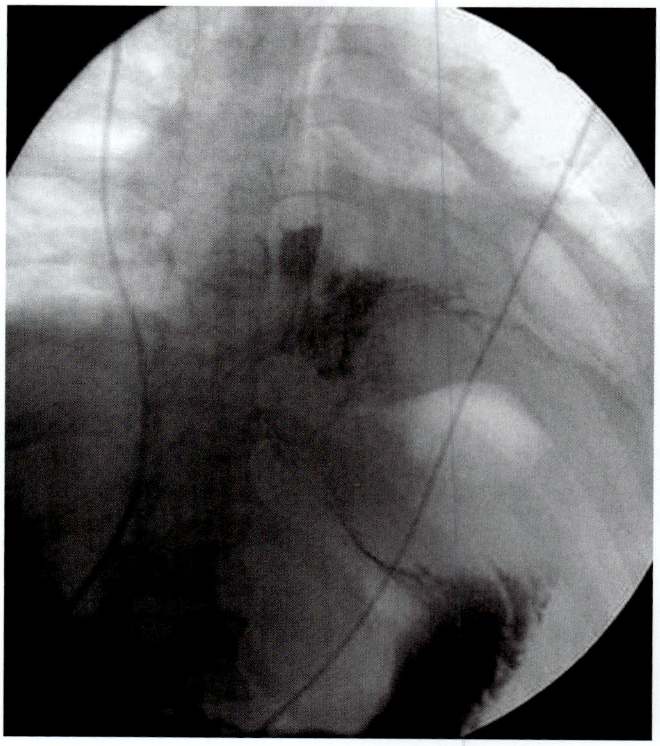

图 42.25　钡餐食管造影显示食管穿孔

（VATS）或开放胸腔冲洗＋去皮质术。

源头控制还取决于患者的病情、穿孔的严重程度和位置以及外科医师的经验。覆膜支架的腔内治疗已经得到了广泛的推广，在合适的患者人群中使用，可以产生良好的效果[17]。然而，支架移位是一个令人担忧问题，需要进行频繁的X线检查以评估支架的位置。在一项系统综述中，与金属支架相比，塑料支架尽管狭窄率更低，但是有更高的移位率，需要更多的再干预[17]。虽然标准仍有争议，但支架可以考虑在早期、小穿孔、支架放置部位污染少的患者中使用。此外，如果在损伤和诊断之间存在延迟，那么支架仍然是一种选择，因为如果进行手术可能会发现组织质量较差。然而，在这些患者中，除了放置胸管外，VATS也经常用于肺的引流和去皮质术。无论是否使用支架，在食管穿孔中使用支架可能与开放手术一样有效，有证据表明，与腔内方法相关的并发症发病率更低，住院时间更短，成本更低。

如果决定进行手术干预，手术方法与穿孔的位置有关。一般情况下，高位穿孔通过左侧颈部切口入路，食管中部通过右侧开胸入路，食管末端通过左侧开胸或胸腹入路。影像学检查显示右侧或左侧有穿孔，可修改入路。微创方法是合理的，取决于外科医师的偏好。

在确定穿孔区域后，继续进行肌切开术，以充分暴露黏膜损伤的程度，清除失活组织，评估损伤，并考虑修复。任何梗阻的迹象（贲门失弛缓症、狭窄、肿瘤）必须在初次手术时进行治疗，否则穿孔无法愈合。在失弛缓症或LES高压的情况下，应进行对侧肌切开术解除远端梗阻。健康组织的小损伤可采用组织皮瓣覆盖（肋间肌、心包脂肪、胸膜、大网膜）进行两层修复，而大面积失活损伤可通过T型管控制造瘘处理。非常大的或失活的缺损需要进行颈食管切开术和胃造瘘来旷置食管，并计划未来食管切除重建，通常采用胸骨后胃、结肠或小肠管道。在第一次手术时，胃造口和空肠造口是重要的，以提供穿孔附近的减压和引流以及肠内营养的通道。

最近，内镜下真空治疗（EVT）已经成为外科医师处理食管穿孔的一种选择[18]。在皮肤和软组织缺损的真空治疗中，借鉴皮肤和软组织缺损在伤口愈合的传统原理，食管切除术后食管穿孔和吻合口漏的EVT已被描述。这项技术包括内镜下将海绵置入食管损伤部位。海绵上的管子从外部连接到一个真空装置上，并对穿孔部位施加连续的负压。然后每隔几天到几周进行连续的内窥镜检查，以检查损伤部位，评估是否有合适的肉芽组织并更换海绵。一旦黏膜充分愈合，就可以取出海绵，放宽饮食限制。另一种内镜下治疗食管穿孔的方法是放置外置内镜夹以封闭损伤部位，尤其是急性食管穿孔[18]。使用EVT和外置内镜夹仍然要求坚持食管穿孔的基本原则，即广泛的局部引流、去皮质和建立营养通道。然而，早期的证据表明，这些治疗可能是安全可行的选择，在适当选择的患者中有良好的结果[14]。

食管穿孔的死亡率可能随着时间的推移而降低。微创和腔内技术的使用，以及改进的影像学和围术期护理，都是重要的因素。此外，食管穿孔转移至大的中心治疗也可以提高生存率[14]。

表 42.3 匹兹堡食管穿孔严重程度评分标准

变量	得分
年龄＞75岁	1
心动过速（＞100次/分钟）	1
白细胞增多（＞10 000个白细胞/ml）	1
胸腔积液	1
发烧（＞38.5℃）	2
非包容性泄漏（吞钡或CT扫描）	2
呼吸障碍（呼吸频率＞30次/分，增加氧气需求或机械通气）	2
诊断时间＞24小时	2
存在的癌症	3
低血压	3

评分范围为0～18分，分数越高，说明并发症发病率越高，预后越差。Data From Abbas G，Schuchert MJ，Pettiford BL，Pennathur A，Landreneau J，Landreneau J，et al. Contemporaneous management of esophageal perforation. Surgery. 2009；146：749-755.

表 42.4 匹兹堡食管穿孔严重程度评分

得分	＜3	3～5	＞5
发病率（%）	53	65	81
死亡率（%）	2	6	27
平均住院日（天）	10	16	28

评分范围为0～18分，分数越高，说明发病率越高，预后越差。Data from Abbas G，Schuchert MJ，Pettiford BL，et al. Contemporaneous management of esophageal perforation. Surgery. 2009；146：749-755.

腐蚀剂摄入

大多数腐蚀剂摄入是幼儿意外小容量地饮用家庭产品。在成年人中，更常见的是大量摄入的自杀企图，因此通常有更广泛的伤害。损伤类型可从短节段浅表损伤到近端胃肠道全层坏死不等。影响损伤程度的因素有很多（pH 值、损伤面积、暴露时间），摄入后的评估和管理具有挑战性，需要经验和合理的判断。

初步评估应立即由外科医师进行。体格检查发现上气道受损（呼吸困难、流涎、喘鸣、声音嘶哑）可能需要气管插管。然而，这应该在支气管镜引导下进行，并做好环甲切开术的准备，因为存在无法确保安全气道或医源性穿孔的危险。鼻胃管和口胃管不宜盲目插管。随后的评估应包括指导首次手术的影像学检查，理想的做法是通过静脉和口服对比剂对胸部和腹部进行 CT 扫描，然后进行钡餐检查。

在手术室继续进行评估。除了极少数例外，大多数患者都应该进行内镜检查，以评估损伤的程度和范围。建议在住院过程中尽早进行，因为 48 小时后穿孔的风险增加。小儿内窥镜有助于减少吸入和机械应力。传统的教授是内镜检查不应该经过周围损伤区域；然而，如果认为所获取的信息会改变对患者的治疗，有经验的内镜医师会谨慎地继续完成评估。重要的是要注意所有位置的损伤范围和严重程度，因为后续的评估经常是必要的。我们描述了一种内镜下腐蚀剂摄入损伤分级系统（表 42.5）。

所有患者均应使用广谱抗生素治疗。根据临床病程，患者受益于事件发生后 48 ～ 72 小时内重复进行的内镜检查，以评估损伤恶化的迹象。最重要的是频繁进行临床重新评估，因为病情随时可能恶化，应及时恢复检查并根据情况进行手术治疗。手术干预可以是不同的，从单纯的内镜到放置胃造口管或空肠造口管、食管切除术、胃切除术和小肠切除术伴近端分流和使用喂养管不等。重建可能很复杂，有时需要几个月的恢复并使用结肠或小肠导管。长期来看，患者可能出现需要反复扩张或最终切除的狭窄、需要手术干预的瘘管或食管癌（风险增加＞ 1000 倍）。不再提倡常规使用皮质类固醇。早期扩张、食管支架和其他辅助措施必须根据具体情况加以考虑。

表 42.5 腐蚀剂摄入的分类系统

内窥镜发现	分级
正常	0
表浅的水肿和红斑	1
黏膜和黏膜下层的溃疡	2
表浅的水肿和红斑	2A
深或环周	2B
伴坏死的跨壁溃疡	3
局灶性坏死	3A
广泛坏死	3B
穿孔	4

Data from Zargar SA，Kochhar R，Mehta S，et al. The role of fiberoptic endoscopy in the management of corrosive ingestion and modified endoscopic classification of burns. Gastrointest Endosc. 1991；37：165-169.

异物摄入，良性气管食管瘘和 Schatzki 环

异物摄入的患者需要专业技术来防止医源性穿孔。如果异物卡在食管内，最好在全身麻醉下进行仔细的内镜检查。用力将异物推入胃部会导致穿孔。充分放松，用水润滑，有时轻柔的压力就足够了。将异物取出需要特殊的内镜下大抓器、网或套索，并在取出异物时保持耐心和充分的可视性，以防止损伤食管和口咽部。在这种情况下，外套管通常是有用的，如刚性食管镜检查。如果不能取出异物，可能需要进行腹腔镜或开腹手术。建议在干预前通过 X 线和 CT 扫描对整个胃肠道进行评估。对于反复摄入异物的患者或为自残而摄入异物的患者，有必要进行住院精神评估。

良性气管食管瘘可见于多次手术或上纵隔有异物的患者。良性气管食管瘘的典型例子是有气管内插管（或气管切开术）和鼻胃管的患者。最常见的表现是反复或持续的呼吸道感染以及气管造口流出胆汁或唾液内容物。CT 扫描和钡餐检查均可有助于诊断。使用支气管镜和内镜进行进一步的评估，确保进行支气管镜检查，从而评估整个气道。气管造口气囊必须放气，通常在评估期间暂时取出以进行可视化。如果发现气管食管瘘，治疗原则是：（1）去除病因；（2）考虑通过支架或分流隔离瘘；（3）修复或延迟愈合。对于病情稳定的患者，确定性修复可能不需要临时排除或分流。如果瘘管是由气管切开气囊引起的，则需要更长的或无袖口的气管造瘘术。通常也会使用抗生素。胃造口和空肠造口管可实现肠内通路和胃减压。当患者病情允许，可通过开胸或颈椎入路切除瘘管，可进行一期修复或切除，并进行血管化组织介入治疗。对受损患者进行最终的修复并不是最佳方法。如果去除了致病因素并且分流成功，则可能发生延迟愈合。食管支架偶尔也可以用于这种情况，尽管这必须根据具体情况来确定。同时放置食管和气道支架（“对吻支架”）通常只用于濒死的患者，因为放置后有可能由于径向力而使瘘管变得更大。EVT 在气管食管瘘的治疗中也有报道，尽管这一应用的临床经验仍

相对较少。

Schatzki 环是一个同心的、非恶性的纤维状增厚和狭窄的 GEJ，上面是鳞状上皮，下面是柱状细胞（图 42.26）。病因尚不清楚，可能与反流病有关。大多数 Schatzki 环的患者同时伴有裂孔疝。Schatzki 环的存在不是病理性的，但可在吞咽困难或梗阻的患者中看到。对于有症状的患者，无论是通过食管造影还是内镜诊断，通常采用扩张治疗（探条或球囊）。该区域应经常进行活组织检查以排除恶性肿瘤。重复的扩张通常是必要的，也是处理症状性 Schatzki 环的合理方法，因为几乎没有永久性的手术选择。持续性狭窄应考虑恶性疾病的可能。

食管良性和罕见肿瘤

食管良性肿瘤

食管良性肿瘤较食管癌少见。在良性病变中，黏膜下层和固有肌层肿瘤比黏膜肿瘤更常见。这些病变大多无症状，多为内镜下偶然发现。食管钡餐造影特征性地显示管腔内光滑缺损。

良性黏膜肿瘤包括颗粒细胞肿瘤和纤维血管息肉。颗粒细胞肿瘤可见于多种部位，包括皮肤、呼吸道、胃肠道、乳房和舌头。这些肿瘤起源于神经鞘的施万细胞，通常起源于黏膜或黏膜下层[19]。在胃肠道内，食管远端 1/3 是最常见的发生位置。它们可以表现为无蒂或隆起的灰白色病变，黏膜通常表现正常。高达 11% 的患者可能有多个肿瘤。在超声内镜（EUS）上，病变通常有规则的边界，并出现在第一和第二超声层。因为这些病变通常被一层正常的鳞状细胞上皮覆盖，标准活检可能无法诊断。隧道活检显示嗜酸性颗粒。肿瘤 S100 染色阳性，进一步支持其起源于施万细胞。颗粒细胞肿瘤大部分是良性病变，只有 1% ～ 2% 被描述为恶性。不典型的 EUS 特征、体积大（＞ 2 cm）和有症状是切除的合理指征。当诊断有疑问并排除恶性肿瘤时，内镜切除是治疗这些病变的一种有价值的工具。

纤维血管息肉是一组异质性软组织肿瘤，常见于颈段食管环咽部或其附近。它们呈圆柱形或细长状，有蒂。症状是罕见的，但大的肿瘤可能导致吞咽困难，有些甚至可能脱垂到下咽，导致气道阻塞。即使是大的肿瘤，通常也可以在固定气道后在内镜下切除。

鳞状乳头状瘤最常发生于食管远端，通常与一些潜在的炎症有关。呈无色、外生性突起，有疣状突起[20]。此外，在病变表面经常可以看到一条交叉的血管。也有证据表明鳞状乳头状瘤和人类乳头瘤病毒（HPV）之间存在联系[20]。完整切除是排除癌的必要方法，通常可在内镜下进行，发病率低。

良性黏膜下肿瘤包括脂肪瘤、血管瘤和神经肿瘤。脂肪瘤有一个特点，均匀、高回声、EUS 下外观平滑。即使是大肿瘤，症状也很少见。很少需要切

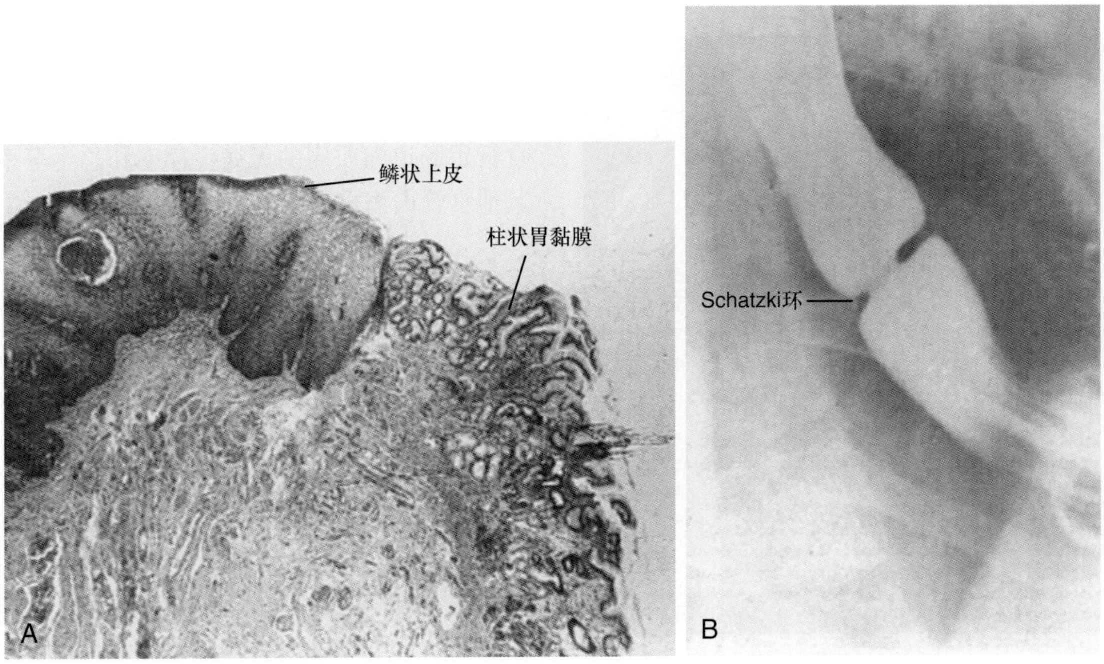

图 42.26 （**A**）Schatzki 环的组织学；（**B**）Schatzki 环钡食管造影（Adapted from Wilkins EW Jr. Rings and webs. In：Pearson FG，Cooper JD，Deslauriers J，et al，eds. Esophageal surgery. 2nd ed. New York，NY：Churchill Livingstone；2002.）

除。典型的血管瘤表现为紫色或红色的结节。EUS 显示光滑、低回声的黏膜下肿物。大多数肿瘤无症状。引起吞咽困难或出血的病变通常可以通过内镜治疗。食管内包括神经纤维瘤和神经鞘瘤在内的神经肿瘤是罕见的。大多数是良性的，少数病例报告的是恶性食管神经鞘瘤[21]。有症状的肿瘤通常可以通过手术切除。较大的肿瘤可能需要食管切除术。

平滑肌瘤是食管最常见的良性肿瘤。男性占比 2∶1。虽然通常无症状，但大肿瘤可引起吞咽困难或不适（图 42.27）。肿瘤发生于固有肌层，通常见于食管中远端。像大多数其他良性食管肿瘤一样，在钡剂造影上表现为平滑的充盈缺损。内镜下表现为圆形突出物进入食管腔内，黏膜光滑正常。在 EUS 上，平滑肌瘤低回声，边界规则，起源于第四层超声层。对于 EUS 特征提示平滑肌瘤的肿瘤不应作活检，因为这将使后续的摘除术复杂化。有这种表现的小的、无症状的病变可以安全地被观察到，而不需要活检。有症状的病变可以摘除，甚至大的病变通常可以用 VATS 入路摘除。此外，内窥镜下切除并建立黏膜下隧道治疗 5.5 cm 以下的平滑肌瘤已经被描述。肿瘤学结果似乎与 VATS 相似，具有住院时间更短，成本更低的额外好处[22]。随着技术的不断进步，许多良性食管肿瘤在未来可能可以进行内镜治疗。无论手术方式如何，我们都必须牢记巨大光滑的食管肿瘤的鉴别诊断，包括平滑肌肉瘤、胃肠道间质瘤（GIST）和平滑肌瘤。

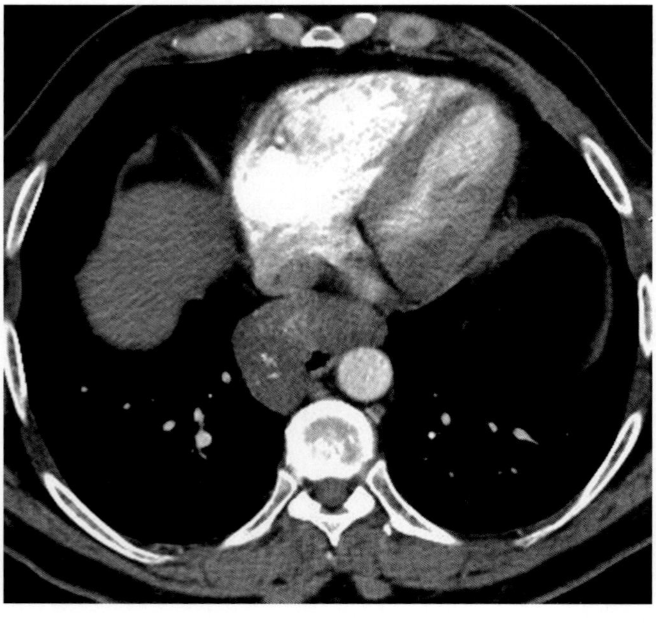

图 42.27 8 cm 的平滑肌瘤引起吞咽困难的 CT 图像。胸腔镜下切除病灶，患者吞咽困难缓解

罕见的食管恶性肿瘤

虽然鳞状细胞癌（SCC）和腺癌占食管癌的绝大多数，但也可能会遇到其他多种恶性组织学类型。食管小细胞癌占食管癌的 0.6%。这些肿瘤具有与其他低分化神经内分泌癌相同的侵袭表型和组织学表现。典型的肿瘤表现为淋巴结受累，并处于晚期[23]。尽管整体预后较差，但接受手术治疗的早期肿瘤仍有可能长期存活。全身化疗可以改善生存率。早期诊断是最重要的预后因素[23]。

食管原发性黑色素瘤比小细胞癌更少见，占食管恶性肿瘤的 0.1% ～ 0.2%。与小细胞癌相似，大多数肿瘤表现为晚期，预后一般较差。

食管肉瘤和胃肠道间质瘤远不如良性平滑肌瘤常见。虽然分化良好的平滑肌肉瘤可能很难与平滑肌瘤区分开来，但这种肿瘤很少见，常常腐蚀黏膜，在内镜下表现为溃疡或外生性肿块。EUS 可能可以显示出更不规则的边界或不均匀的外观，这不是平滑肌瘤的特征。一般而言，食管切除加根治性淋巴结清扫术是平滑肌肉瘤的治疗选择[24]。胃肠道间质瘤外观与平滑肌瘤相似，但在组织学上可通过 CD117（c-kit）和 CD34 染色阳性进行区分。此外，与平滑肌瘤相比，胃肠道间质瘤往往更大，在经静脉增强的 CT 上通常具有显著的正电子发射断层扫描（PET）活性[25]。只要能获得阴性切缘，便可摘除。然而，如果对边缘状态或肿瘤复发的担忧持续存在，则应进行正式的食管切除术[26]。如果 GIST 大于 3 cm 或有其他高危特征，应考虑使用伊马替尼。伊马替尼也可能被考虑用于局部晚期肿瘤的新辅助治疗。淋巴结转移在这些间叶性肿瘤中并不常见。与更常见的胃肠道间质瘤相比，食管胃肠道间质瘤的无病生存率和总生存率更差[26]。其他食管肉瘤也有报道，但更为罕见。

食管癌

食管癌的流行病学

在美国，每年有近 1.8 万例食管癌发生，世界范围内约有 57.2 万例[27, 28]。不幸的是，食管癌通常是在晚期被诊断的，目前的 5 年生存率只有约 19%，大多数患者死于此病[28]。腺癌是包括美国在内的西方国家最常见的组织学类型。在过去的几十年里，全世界和美国的 SCC 发病率都出现了相应的下降（图

42.28）[29]。这些组织学上的变化被认为反映了肥胖症的日益流行和胃食管反流病对腺癌的影响，以及全球吸烟人数的减少，而吸烟是导致 SCC 的一个关键风险因素[27]。这似乎是腺癌发生率的真实增加，而不是过度诊断，因为在此期间，总体阶段分布没有明显变化。其他类型的食管肿瘤，包括间叶性肿瘤、神经内分泌癌和良性肿瘤，则更为罕见。

烟草和酒精是 SCC 的强烈危险因素，并且它们对风险具有协同作用[27]。这种疾病在男性中更普遍，是女性发病率的 3 ～ 4 倍，种族似乎也是一个因素[28]。与白人相比，非裔美国人的 SCC 发病率要高得多，即使在调整社会经济地位、吸烟和饮酒后也是如此。在全球范围内，中东部分地区、中亚和中国的 SCC 发病率最高，这表明可能存在一些遗传易感因素或其他环境因素。HPV 在其他器官 SCC 发病机制中的重要性已引起人们对其在食管鳞状细胞癌中的作用的兴趣。目前看来，HPV 相关的 SCC 只是食管 SCC 的一小部分。对于那些与 HPV 相关的肿瘤，HPV 相关性的临床意义尚不清楚。SCC 与食管的某些内在疾病有关，如普卢默 – 文森综合征和贲门失弛缓症。与食管 SCC 相关的其他遗传性癌症综合征包括胼胝症和范科尼贫血。有腐蚀剂摄入史或贲门失弛缓症的患者发生 SCC 的风险显著增加。

在过去的 40 年里，食管癌的发病率急剧上升，是美国所有癌症中最高的[30]。它是目前美国最常见的食管癌组织学类型。尽管在过去 10 ～ 15 年腺癌的总体发病率在稳定下降，但在年轻的非西班牙裔白人亚群中，发病率正在上升[30]。它在非裔美国人中仍相对少见。腺癌常发生在巴雷特食管周围。胃食管

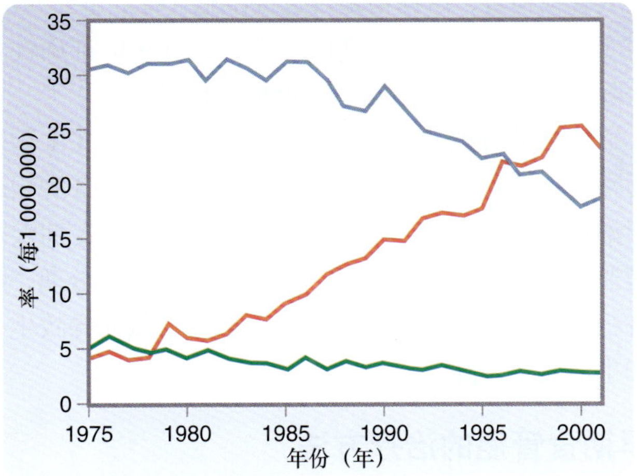

图 42.28 食管癌组织学类型的发病率趋势（1975—2001 年）。红线，腺癌；蓝线，鳞状细胞癌；绿线，未另行说明（From Pohl H，Welch HG. The role of overdiagnosis and reclassification in the marked increase of esophageal adenocarcinoma incidence. J Natl Cancer Inst. 2005；97：142-146.）

反流症状的频率和持续时间与发生腺癌的风险显著相关。与 SCC 一样，男性多于女性。还有一些家族型的巴雷特食管会增加患腺癌的风险。

SCC 可发生于食管的任何部位，但大多数病例发生于食管近端和中部。相反，大多数腺癌发生在食管远端或食管 GEJ。根据目前美国癌症联合委员会（AJCC）和国家综合癌症网络（NCCN）的分期指南，除了 Siewert Ⅲ肿瘤（在 GEJ 以下 2 ～ 5 cm 的肿瘤）被列为胃癌外，GEJ 腺癌被列为食管癌[31-32]。

大多数食管癌在诊断时是有症状的。吞咽困难是最常见的症状，大多数患者在出现症状时有吞咽困难。通常，患者会报告进行性吞咽困难，最初为进食固体食物时出现症状。在最初出现吞咽困难后，许多患者会通过更彻底地咀嚼、避免硬食物或吞咽时饮用液体来适应。因此，只有在吞咽困难明显恶化后，患者才会寻求医疗服务，到那时，大多数人的体重都会下降。许多腺癌患者会有长期的反流症状，包括烧心和反流。其他相关表现包括乏力、胸骨后疼痛和贫血。局部晚期肿瘤可表现为喉神经受累引起声音嘶哑或伴有气管食管瘘。应进行详细的体检，特别注意颈部和锁骨上淋巴结。早期肿瘤通常无症状，有时在内镜检查巴雷特食管时发现。

食管癌的诊断与分期

钡餐造影可显示不规则狭窄或溃疡（图 42.29）。典型的“苹果核”充盈缺损只有在周围有对称性狭窄时才可见。相反，常可见不对称的肿块，呈浸润性生长。

食管癌的诊断几乎都是通过内镜活检。任何吞咽困难的患者都应该进行内窥镜检查，即使钡餐食管造影提示存在运动障碍。典型的食管癌表现为易碎的溃疡性肿块，但内镜下表现多种多样。早期肿瘤可表现为溃疡或小结节。晚期肿瘤更可能是易碎的肿块，但也可能出现狭窄或溃疡。在许多情况下，最初的内窥镜医师可能无法识别癌症的存在，一次活检可能无法诊断。因此，对于任何可疑的病变，应进行多次活检。内镜检查时，应注意肿瘤相对于门齿和 GEJ 的位置，以及肿瘤的长度和梗阻程度。根据布拉格标准，任何巴雷特食管的最近端范围和周缘范围也应被注意[12]。对于较小的肿瘤或结节，经验丰富的内镜医师应进行内镜黏膜切除术（EMR），以提供能准确评估浸润深度的标本。食管癌一旦确诊，准确的分期对于指导恰当的治疗和预测预后至关重要。第 8 版 AJCC 分期系统承认在腺癌和 SCC 生物学中

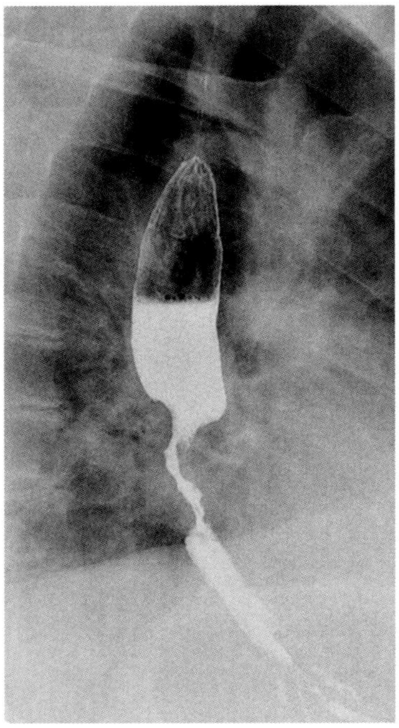

图 42.29 钡餐造影显示晚期癌，食管远端出现突发性、不规则狭窄，近端扩张，气液面增加

存在差异，将两种组织学类型划分为不同的分期（表 42.6 ～表 42.11）。此外，这是第一个将分期分为临床分期、病理分期和新辅助后分期的版本[32]。新辅助治疗后肿瘤、淋巴结、转移分期（ypTNM）的纳入，对越来越多的可手术患者在手术前接受诱导治疗的反应进行评估。接受切除术但未接受新辅助治疗的患者的病理分期也包括在内。肿瘤位置影响鳞状细胞癌的病理分期，但不影响腺癌的分期（图 42.30）。颈段食管从下咽开始延伸到胸廓入口，也就是胸骨切迹的水平。在内镜检查中，相当于距门齿约 15 ～ 20 cm。上胸廓食管从胸廓入口开始并延伸至奇静脉水平，距门齿约 20 ～ 25 cm。胸中段肿瘤位于奇静脉下缘至下肺静脉，距门齿 25 ～ 30 cm。下段肿瘤起源于下肺静脉下缘至 GEJ 的远端，通常距门齿超过 30 cm。腺癌和 SCC 早期肿瘤的病理分期中都包括肿瘤分级[32]。在这两种组织学中，临床分期和新辅助后分期都只包括 TNM 分期，而不考虑肿瘤的位置或肿瘤分级。

淋巴结分级是基于所受累的淋巴结总数。第 8 版 AJCC 分期系统为便于描述引入了食管特异性区域淋巴结分布图[32]。

肿瘤浸润深度决定了 T 分期（图 42.31）。高级别异型增生包括局限于上皮基底膜内的恶性细胞，定义为非侵袭性（Tis）。T1a 肿瘤侵入黏膜表层或黏膜肌层，而 T1b 肿瘤侵入黏膜下层。T2 肿瘤侵犯固有肌层，T3 肿瘤侵犯外膜但未侵犯周围结构。T4a 肿瘤侵袭邻近的结构（横膈膜，胸膜，心包），通常是可切除的。T4b 肿瘤侵入邻近结构（气管和主动脉），不可切除。

由经验丰富的内镜医师评估的小而表浅的病变可以通过 EMR 切除。在这种情况下，EMR 通常可以提供准确的浸润深度（T 分期），并可能提供淋巴结转移风险的额外信息，如脉管侵犯。EUS 对浅表疾病的准确性较低，很少能够排除行 EMR 的必要性[33]。对于经 EMR 切除的 T1a 肿瘤，淋巴结转移的风险非常低，不需要额外的分期检查。

然而，大多数肿瘤会表现为较大的病变，需要进行胸部和腹部增强 CT 扫描和 PET/CT 扫描进一步分期，以评估远处转移性病变。如果没有远处转移的证据，应该做超声内镜来评估 T 分期和区域淋巴结。将 EUS 与可疑淋巴结的细针穿刺结合，进一步提高了这项检测的准确性[31]。在 EUS 之前进行 PET/CT 扫描有以下几个优势。

PET/CT 扫描可以显示远处的转移性病变，患者则无需进行 EUS 检查。PET/CT 扫描也可以识别可疑淋巴结，可以在 EUS 检查过程中进行重点检查和取样（图 42.32）。对于 T 和 N 分期的评估，EUS 优于 CT 或 PET。EUS 对腹腔淋巴结状态的准确性很高，但对其他区域淋巴结的准确性略低，因为在不穿过肿瘤的情况下很难到达淋巴结。梗阻性病变可能妨碍 EUS 的评估。在这些病例中，通过扩张进行 EUS 检查会增加穿孔的风险。必须将这些风险与获得额外信息的好处进行权衡。大多数伴有狭窄的肿瘤是局部进展的，应采用联合治疗方法。虽然 EUS 提供了邻近结构侵犯的信息，但对于食管近端和中段肿瘤也应进行支气管镜检查，以评估是否直接侵犯气管。重要的是，对于更多的浅表肿瘤（T1a ～ T2），EUS 的准确性显著降低，而 EMR 能提供最准确的分期信息[31, 33]。

恰当的分期对治疗决策至关重要。浅表 T1a 肿瘤通常可以通过 EMR 治疗。局部晚期肿瘤（T3 肿瘤或伴淋巴结受累的 T2 肿瘤）需要联合治疗。Ⅳ期疾病需要全身性或姑息性治疗。如果没有准确的分期，患者很可能得不到充分治疗或过度治疗，从而导致生存和生活质量下降。

早期食管癌的治疗方法

在过去的 15 年里，早期食管癌的治疗方式发生了重大转变。内镜技术的改进以及对早期肿瘤生物学的更好理解，使得内镜治疗在早期食管癌的诊断、分期和治疗中得到越来越多的应用。随着内镜和消融疗法的不断发展以及评估预后的生物标志物的完善，手术在浅表癌症中发挥的作用可能会越来越小。鉴于这些治疗的性质不断变化，外科医师、胃肠病学家和病理学家的多学科综合管理对于为患者提供最佳的长期预后至关重要。

高级别异型增生和浅表癌

巴雷特食管是食管腺癌发生的重要危险因素。然而，据估计，巴雷特食管患者每年罹患癌症的绝对风险低至0.12%[34]。因此，越来越多的人开始关注在这个亚群体中发现的异型增生，并通过根除治疗以防止侵袭性恶性肿瘤的发展。巴雷特食管出现异型增生的特征是细胞学恶性改变，包括核不典型，有丝分裂增加，表面不成熟。高级别异型增生与低级别异型增生的区别在于更突出的细胞学或结构紊乱。只要细胞局限于上皮细胞而不侵犯基膜，不论异常程度如何，

表 42.6 食管癌分级

原发肿瘤（T）	
TX	无法评估肿瘤
T0	无肿瘤证据
Tis	高级别异型增生
T1a	肿瘤侵犯固有层或黏膜肌层
T1b	肿瘤浸润黏膜下层
T2	肿瘤侵犯但不超过固有肌层
T3	肿瘤侵犯外膜
T4a	肿瘤侵犯邻近的可切除的结构（膈、胸膜、奇静脉、腹膜或心包）。
T4b	肿瘤侵犯不能切除的结构（主动脉、椎体或气管）。
区域淋巴结（N）	
NX	区域淋巴结不能评估
N0	无区域淋巴结转移
N1	1～2 个区域淋巴结转移
N2	3～6 个区域淋巴结转移
N3	≥ 7 个区域淋巴结转移
远处转移（M）	
M0	无远处转移
M1	有远处转移
组织学分级（G）	
GX	等级不能评估
G1	高分化
G2	中等分化
G3	低分化或未分化
位置（L）- 仅适用于鳞状细胞癌	
LX	位置未知
上	颈段食管至奇静脉下缘
中	奇静脉下缘至下肺静脉下缘
下	下肺静脉下缘至胃，包括食管胃交界处

Adapted from Rice TW，Ishwaran H，Ferguson MK，et al. Cancer of the esophagus and esophagogastric junction：An eighth edition staging primer. J Thorac Oncol. 2017；12：36-42.

表 42.7　食管腺癌临床分期（cTNM）

	T	N	M
0 期	Tis	N0	M0
Ⅰ期	T1	N0	M0
ⅡA 期	T1	N1	M0
ⅡB 期	T2	N0	M0
Ⅲ 期	T2	N1	M0
	T3	N0 ～ N1	M0
	T4a	N0 ～ N1	M0
ⅣA 期	T1 ～ 4a	N2	M0
	T4b	N0 ～ N2	M0
	任何 T	N3	M0
ⅣB 期	任何 T	任何 N	M1

Adapted from Rice TW，Ishwaran H，Ferguson MK，et al. Cancer of the esophagus and esophagogastric junction：An eighth edition staging primer. J Thorac Oncol. 2017；12：36-42.

T：肿瘤状态；N：淋巴结状态；M：远处转移

表 42.8　食管腺癌病理分期（pTNM）治疗

	T	N	M	G
0 期	Tis	N0	M0	N/A
ⅠA 期	T1a	N0	M0	G1
	T1a	N0	M0	GX
ⅠB 期	T1a	N0	M0	G2
	T1b	N0	M0	G1 ～ G2
	T1b	N0	M0	GX
ⅠC 期	T1	N0	M0	G3
	T2	N0	M0	G1 ～ G2
ⅡA 期	T2	N0	M0	G3
	T2	N0	M0	GX
ⅡB 期	T1	N1	M0	任何
	T3	N0	M0	任何
ⅢA 期	T1	N2	M0	任何
	T2	N1	M0	任何
ⅢB 期	T2	N2	M0	任何
	T3	N1 ～ N2	M0	任何
	T4a	N0 ～ N1	M0	任何
ⅣA 期	T4a	N2	M0	任何
	T4b	N0 ～ N2	M0	任何
	任何 T	N3	M0	任何
ⅣB 期	任何 T	任何 N	M1	任何

T：肿瘤状态；N：淋巴结状态；M：远处转移；G：分级。

Adapted from Rice TW，Ishwaran H，Ferguson MK，et al：Cancer of the esophagus and esophagogastric junction：An eighth edition staging primer. J Thorac Oncol 12：36-42，2017.

表 42.9　食管鳞状细胞癌临床分期（cTNM）

	T	N	M
0 期	Tis	N0	M0
Ⅰ期	T1	N0 ～ 1	M0
Ⅱ 期	T2	N0 ～ 1	M0
	T3	N0	M0
Ⅲ 期	T3	N1	M0
	T1 ～ T3	N2	M0
ⅣA 期	T4	N0 ～ 2	M0
	任何 T	N3	M0
ⅣB 期	任何 T	任何 N	M1

T：肿瘤状态；N：淋巴结状态；M：远处转移。

Adapted from Rice TW，Ishwaran H，Ferguson MK，et al：Cancer of the esophagus and esophagogastric junction：An eighth edition staging primer. J Thorac Oncol 12：36-42，2017.

均应描述为异型增生。这包括以前所说的原位癌。从历史上看，由于一些原因，经常推荐高级别异型增生的患者行食管切除术。过去，内镜活检相对不准确，在因高级别异型增生而接受食管切除术的患者中，高达 50% 的患者在手术标本中发现有浸润性癌。此外，还没有逆转或阻止异型增生发展为侵袭性癌症的疗法。虽然食管切除术对高级别异型增生有很高的治愈率，但会显著增加并发症发病率。

过度治疗也是一个令人担忧的问题。尽管历史数据表明，许多高级别异型增生患者在食管切除术后发现浸润性癌，但来自其他组的证据表明，只有少数扁平型高级别异型增生患者在随访内镜检查中发展为浸润性癌。部分差异可能是由于观察者之间在通过活检标本诊断高级别异型增生与浸润性腺癌时存在差异，以及一些机构在诊断癌症的方法上存在差异。

任何高级别异型增生或浸润性腺癌的活检标本应由具有巴雷特食管和食管癌经验的专业病理学家进行复查。相比之下，高级别患者的癌症发病率较高，非不典型增生巴雷特食管的癌症发生率似乎较低。对巴雷特食管患者进行的大规模的内镜监测研究发现，无不典型增生患者的年癌症发生风险为 0.39%，而低级别不典型增生患者的年癌症发生风险为 0.77%[35]。

西雅图活检方案仍被广泛接受用于巴雷特食管高级别异型增生的定位。除了对所有可见病变进行有针对性的活检外，还包括沿巴雷特食管全长每隔 1 厘米进行四个象限的活检。新兴的内镜成像技术增加了检测异型增生的灵敏度。许多专科中心通常使用高分辨

表 42.10　食管鳞状细胞癌的病理分期（pTNM）

	T	N	M	G	L
0 期	Tis	N0	M0	N/A	任何
ⅠA 期	T1a	N0	M0	G1	任何
	T1a	N0	M0	GX	任何
ⅠB 期	T1a	N0	M0	G2 ～ G3	任何
	T1b	N0	M0	G1 ～ G3	任何
	T1b	N0	M0	GX	任何
	T2	N0	M0	G1	任何
ⅡA 期	T2	N0	M0	G2 ～ G3	任何
	T2	N0	M0	GX	任何
	T3	N0	M0	任何	下段
	T3	N0	M0	G1	上段或中段
ⅡB 期	T3	N0	M0	G2 ～ G3	上段或中段
	T3	N0	M0	GX	任何
	T3	N0	M0	任何	位置不确定
	T1	N1	M0	任何	任何
ⅢA 期	T1	N2	M0	任何	任何
	T2	N1	M0	任何	任何
ⅢB 期	T2	N2	M0	任何	任何
	T3	N1 ～ N2	M0	任何	任何
	T4a	N0 ～ N1	M0	任何	任何
ⅣA 期	T4a	N2	M0	任何	任何
	T4b	N0 ～ N2	M0	任何	任何
	任何 T	N3	M0	任何	任何
ⅣB 期	任何 T	任何 N	M1	任何	任何

G：分级；L：位置；M：远处转移；N：淋巴结状态；T：肿瘤状态。

Adapted from Rice TW，Ishwaran H，Ferguson MK，et al. Cancer of the esophagus and esophagogastric junction：An eighth edition staging primer. J Thorac Oncol. 2017；12：36-42.

表 42.11　食管腺癌和鳞状细胞癌新辅助治疗后分期（ypTNM）

	T	N	M
Ⅰ期	T0 ～ T2	N0	M0
Ⅱ期	T3	N0	M0
ⅢA 期	T0 ～ T2	N1	M0
ⅢB 期	T3	N1	M0
	T0 ～ T3	N2	M0
	T4a	N0	M0
ⅣA 期	T4a	N1 ～ N2	M0
	T4a	NX	M0
	T4b	N0 ～ N2	M0
	任何 T	N3	M0
ⅣB 期	任何 T	任何 N	M1

T：肿瘤状态；N：淋巴结状态；M：远处转移。

Adapted from Rice TW，Ishwaran H，Ferguson MK，et al. Cancer of the esophagus and esophagogastric junction：An eighth edition staging primer. J Thorac Oncol. 2017；12：36-42.

率内镜和某些类型的色素内镜或模拟色素内镜［如窄带成像（Olympus）］，来评估巴雷特食管。窄带成像使用滤光片来吸收更窄波长的光。波长仅能穿透表面浅层，被血红蛋白较好地吸收，能更好地揭示不规则的黏膜血管模式（图 42.33）。窄带成像在诊断异型增生方面具有较高的准确性[36]。其他技术还包括自体荧光内镜和光学相关断层扫描。值得注意的是，在一项随机试验中显示，共聚焦显微内镜可以减少对随机活检的需要，提高巴雷特食管患者的诊断率和鉴别异型增生的准确性[37]。这些技术有望获得更高的分辨率，但与高分辨率内镜和窄带成像技术相比，需要更多的专业培训和设备。

食管癌的治疗方法

消融　各种内镜消融和切除技术已经发展起来，在很大程度上取代了食管切除术在高级别异型增生中的作用。目前最常用的技术是射频消融（RFA）。

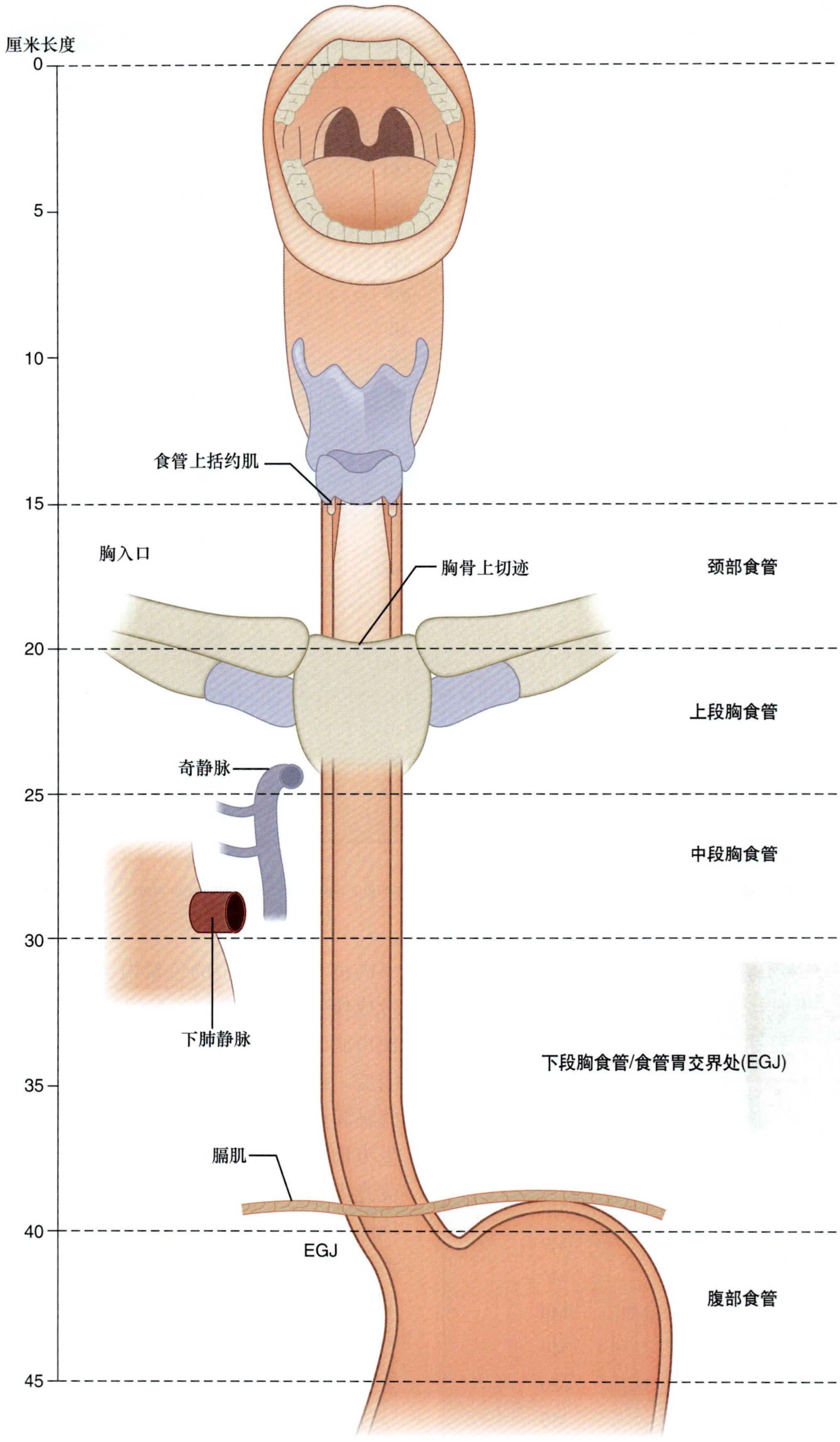

图 42.30 食管区域。颈段食管从食管上括约肌延伸至胸腔入口。上段胸食管从胸入口延伸至奇静脉。中段胸食管从奇静脉下缘延伸至下肺静脉。下段胸食管由下肺静脉下缘延伸至胃食管交界处

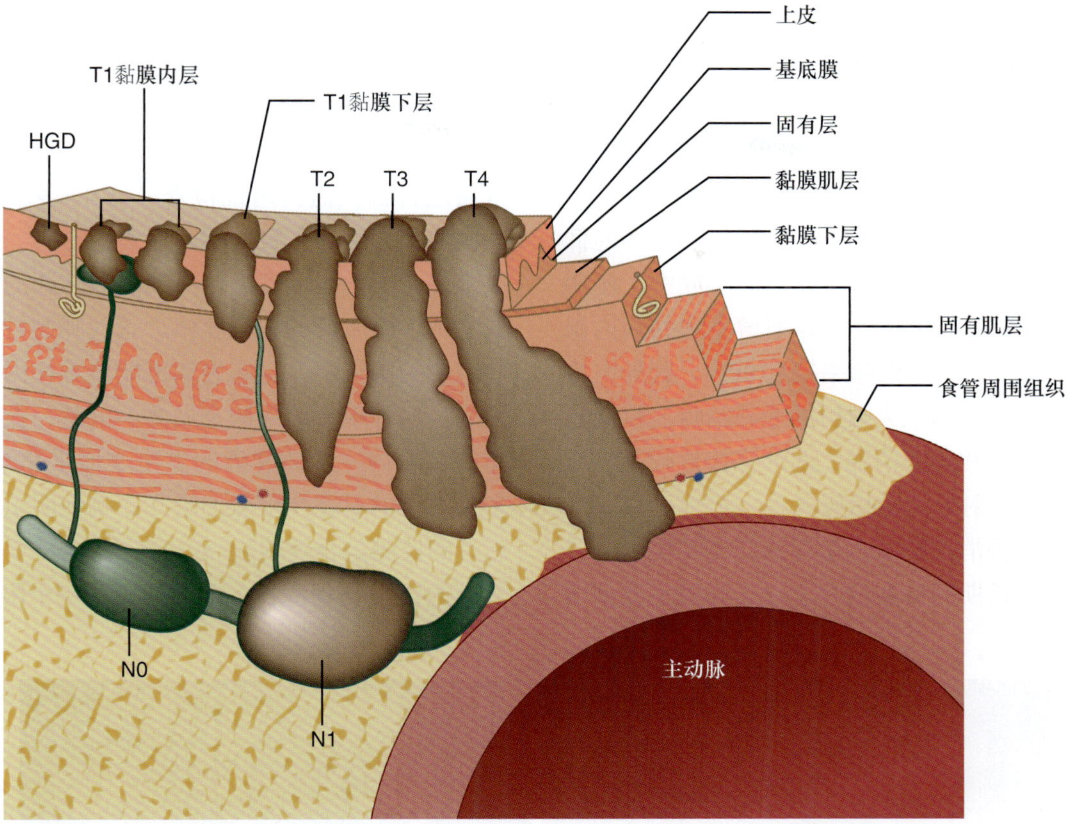

图 42.31　食管癌的肿瘤分类以浸润深度为标准。HGD，高级别异型增生

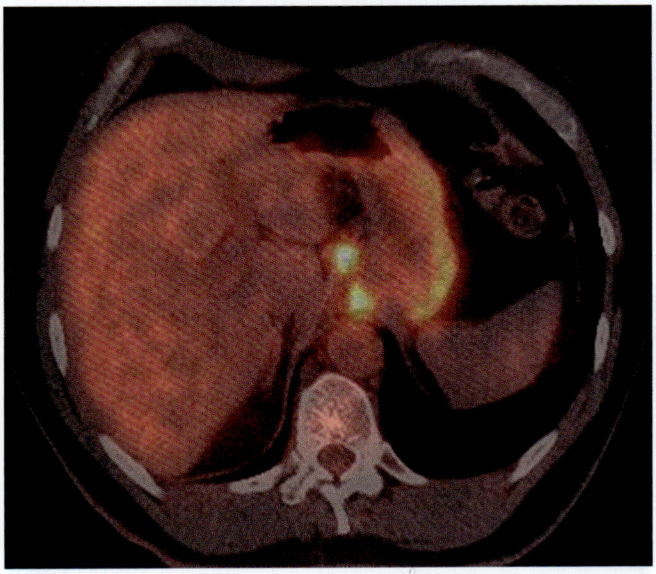

图 42.32　融合横轴 PET/CT 显示胃食管交界处肿瘤和腹腔淋巴结病变中氟脱氧葡萄糖活性增加

RFA 比光动力治疗更有效，狭窄（和总体并发症）率更低。RFA 可以通过一个环周球囊或使用双极电极的电板传送射频能量，产生热量并破坏表层组织（图 42.34）。治疗后的黏膜被新鳞状黏膜取代。标准消融程序使用两个 12 J/cm^2 的双脉冲。然后将球囊移至远端，重复这个过程，直到整个巴雷特食管段都得到治疗。如果在后续内镜检查中有残留的巴雷特食管区域，可以对这些部分进行更集中的消融治疗。

多项研究已经证明了射频消融对根除巴雷特食管和异型增生的有效性。在肠上皮化生消融（AIM-Ⅱ）试验中，81% 的高级别异型增生患者和 90% 的低级别异型增生患者的异型增生消失[38]。只有 4% 的患者的异型增生发展为更高级别的异型增生或癌症。在欧洲，一项关于巴雷特食管和低级别异型增生患者的试验中，136 例患者被随机分为射频消融组和对照组。只有 1.5% 的消融患者进展为癌症，而对照组为 8.8%[39]。RFA 能够消除 92.6% 的患者的异型增生。最后，在对接受巴雷特食管射频消融治疗的患者进行的一项注册登记研究中，只有 2% 的患者患上癌症，0.2% 的患者死于该病[40]。美国胃肠病学会指南推荐所有低级别异型增生患者都应接受内镜根除治疗，而每年内镜监测是可接受的替代方案[12]。所有高级别异型增生的患者，如果医学上能够耐受，应接受内镜治疗。

冷冻疗法　冷冻疗法是一种替代的消融技术，使用极低的温度而不是高温来破坏组织（图 42.35）。

冷冻疗法一般耐受性好，疼痛程度轻，狭窄率低。与RFA相比，冷冻疗法的一个优点是不需要探针与组织接触。内镜医师通常使用内镜喷雾导管或在某些情况下使用内镜气囊来输送液氮（－196℃）。通常需要减压管来防止胃和肠过度充气。在一项大型注册登记研究中，冷冻疗法分别根除了91%和81%的患者的低级别和高级别异型增生[41]。在另一项研究中，使用冷冻疗法联合EMR治疗高级别异型增生和黏膜内腺癌患者，5年的异型增生根除率接近90%。此外，冷冻疗法也被用作射频消融失败后的挽救治疗。目前还没有关于冷冻疗法和射频消融之间的直接比较，但有报道表明其疗效与射频消融相似。

无论使用何种消融技术，患者都应密切监测，并在消融术后进行长期的抑酸治疗。对于高级别异型增生的患者，在消融治疗完全根除其异型增生/巴雷特食管3个月后应再次进行内镜检查，最好是采用高分辨率内镜和某种形式的色素内镜[12]。对于低级别发育不良者，应在巴雷特食管/发育不良完全根除6个月后进行首次监测内镜检查[12]。许多患者需要不止一次的消融治疗来根除所有巴雷特食管。还有一个小风险是，Barrett上皮区域可能隐藏在新的鳞状上皮区域之下，即所谓的埋藏腺体。恶性肿瘤可能发生在这些隐藏的腺体中，这些癌症可能更难在内镜检查中被识别。这种现象的临床意义尚不清楚，在这些被埋腺体的区域内，恶性肿瘤的发生率似乎非常低。然而，未被发现的不完全根除的潜在影响证明了未来对消融患者的监测是合理的。

内镜黏膜切除术 消融治疗的一个限制是穿透深

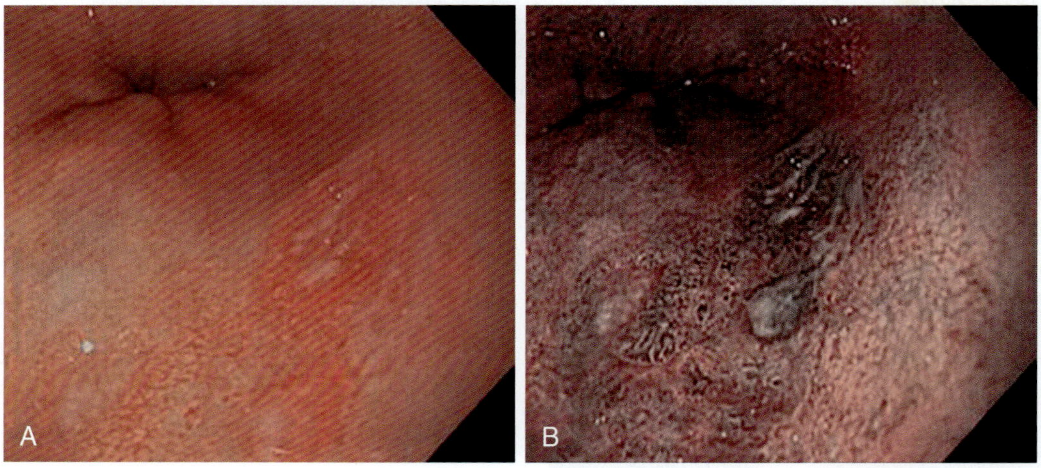

图42.33 巴雷特食管高级别异型增生的传统白光视图（A）和同一区域窄带成像（B）

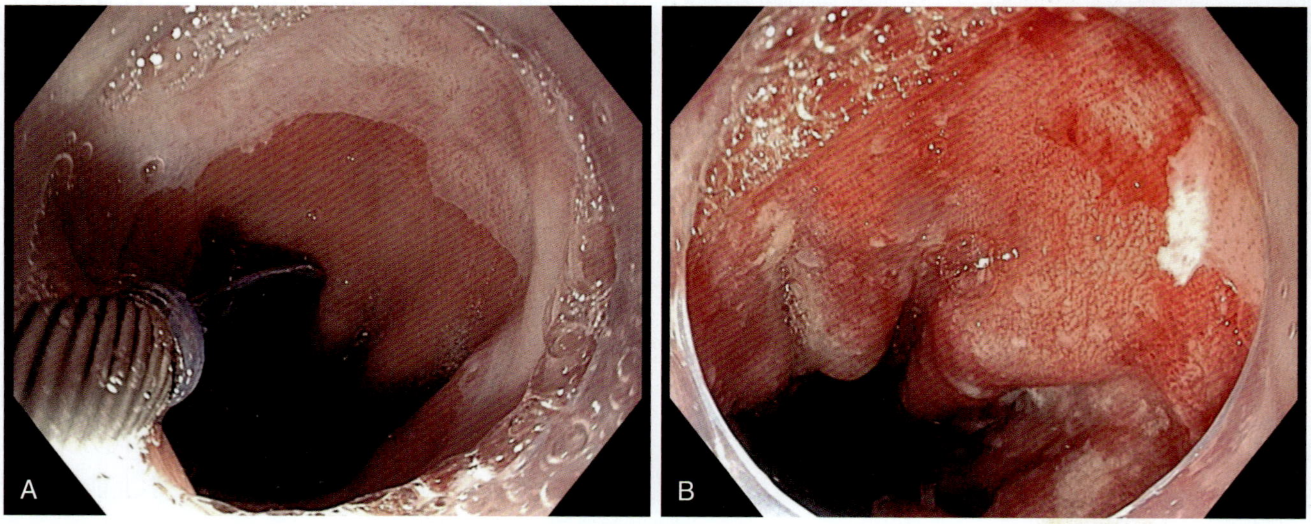

图42.34 射频消融治疗巴雷特食管患者。（A）对化生病变区域附近的导管进行预消融；（B）射频消融后的后处理（From Rajaram R，Hofstetter WL. Mucosal ablation techniques for Barrett's esophagus and early esophageal cancer. Thorac Surg Clin. 2018；28：473-480.）

度有限。另一个缺点是缺乏明确的病理分析。因此，如果患者有结节状或隆起的巴雷特食管或其他提示浅表浸润性癌的异常，应采用 EMR 而不是消融。EMR 提供了更大的样本来准确确定浸润深度。EMR 切除黏膜全层，向下至黏膜下层（图 42.36）。因此，对于淋巴结转移风险低的浅表病变，它是一个很好的治疗选择。在一项 1000 例黏膜腺癌患者的研究中发现，使用 EMR 在近 5 年的中位随访中，长期根除率为

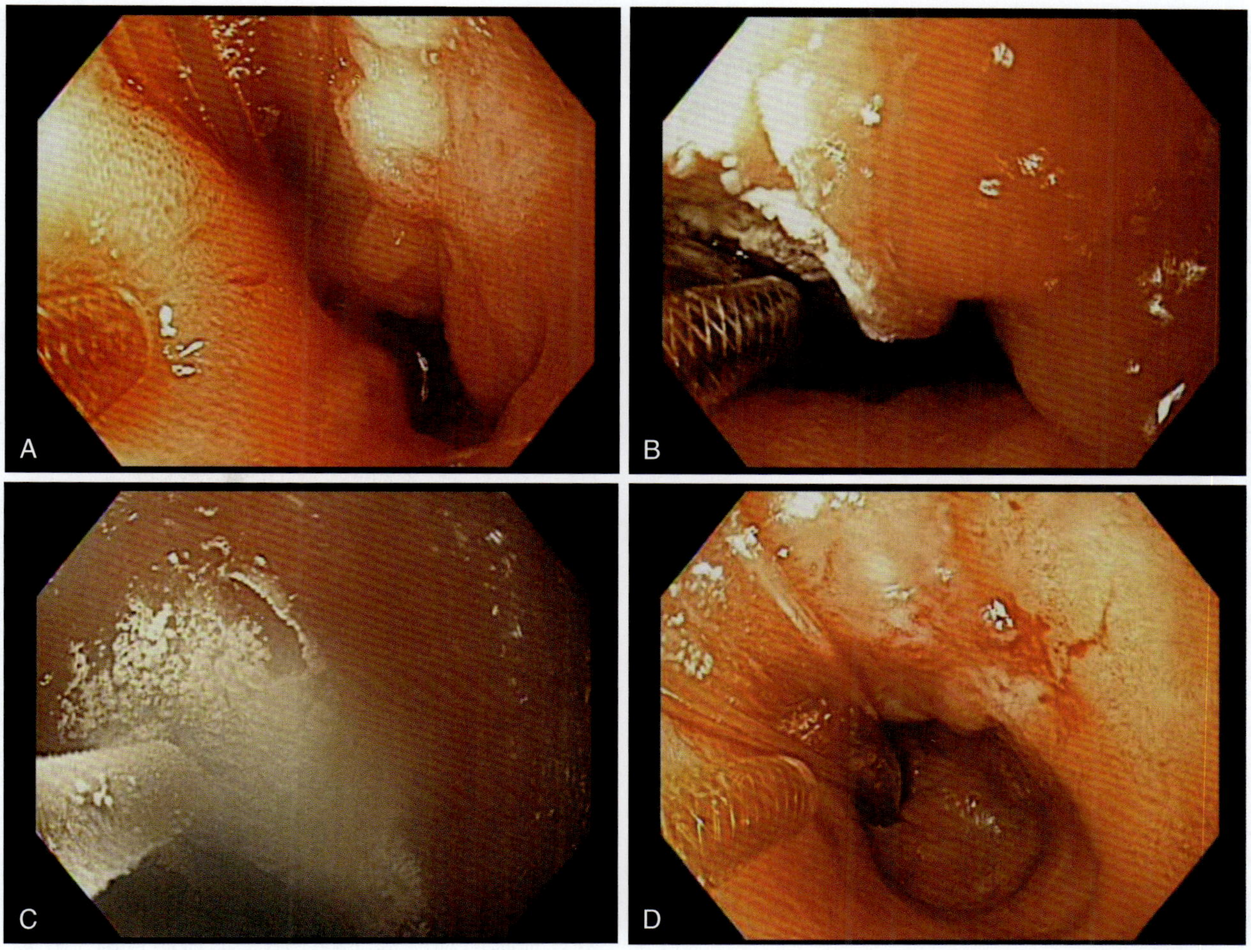

图 42.35 液氮喷雾冷冻治疗巴雷特食管和异型增生患者。（**A**）巴雷特食管中异型增生节段；（**B**）和（**C**）液氮喷雾冷冻疗法的靶向递送；（**D**）液氮喷雾冷冻治疗后的后处理（From Rajaram R，Hofstetter WL：Mucosal ablation techniques for Barrett's esophagus and early esophageal cancer. Thorac Surg Clin. 2018；28：473-480.）

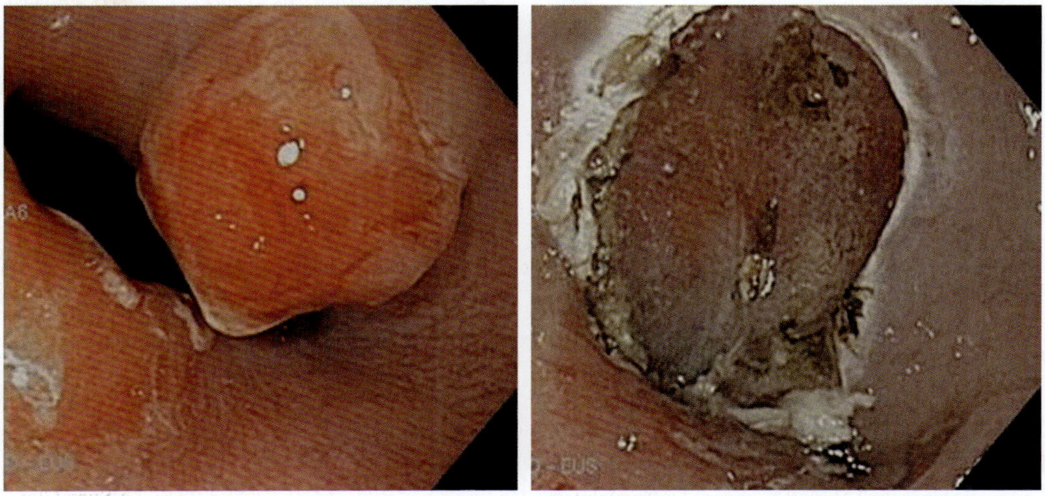

图 42.36 浅表 T1a 腺癌发生于巴雷特食管（左），内镜黏膜切除术后黏膜下缺损（右）

93.8%[43]。

然而，EMR 的使用需要个体化，因为它不能解决淋巴结病变的潜在问题。根据病变的大小（＞2 cm）、分化程度（中度/重度）和淋巴管浸润程度，局限于黏膜的病变（T1a）发生淋巴结转移的总体风险为2%～15%（表42.12）[44]。对于选择的T1a病变，EMR是非常有效的（图42.37）。虽然EMR可以从技术上切除黏膜下层（T1b）的病变，但随着黏膜下层浸润深度的增加，淋巴结受累的风险增加。因此，EMR通常被认为不适用于黏膜下层较深的肿瘤。然而，病变只累及浅1/3的黏膜下层（SM1）的患者淋巴结转移的发生率相对较低，可能小于10%。另一方面，侵犯黏膜下层深2/3（SM2/SM3）的病变可能有近40%的病例存在淋巴结转移，而一些研究发现的淋巴结转移的发生率明显更高[45]。与腺癌相比，具有鳞状细胞组织学的T1b癌似乎有更高的淋巴结转移风险（45% *vs.* 26%）[46]。EUS对评估浅表肿瘤T分期的准确性较低，因此，疑似T1病变的患者应由合格的内镜医师进行EMR，以获得准确的分期。全面和准确的病理评估是制定治疗计划的关键。NCCN指南目前推荐使用EMR± 消融术治疗Tis和T1a肿瘤作为食管切除术的首选治疗方法[31]。此外，在浅表T1b（SM1）腺癌和低危患者中，内镜下根除是一种合理的手术替代方法。

表 42.12 预测食管癌早期淋巴结转移的列线图

变量	分值	
大小/cm	＋1（/cm）	
深度		
T1a	＋0	
T1b	＋2	
分化		
高分化	＋0	
中分化	＋3	
低分化	＋3	
淋巴管侵犯	＋6	
风险类别	**分值**	**预测淋巴结转移风险（%）**
低	0～1	≤2
中	2～4	3～6
高	5＋	≥7

Adapted from Lee L，Ronellenfitsch U，Hofstetter WL，et al. Predicting lymph node metastases in early esophageal adenocarcinoma using a simple scoring system. J Am Coll Surg. 2013；217：191-199.

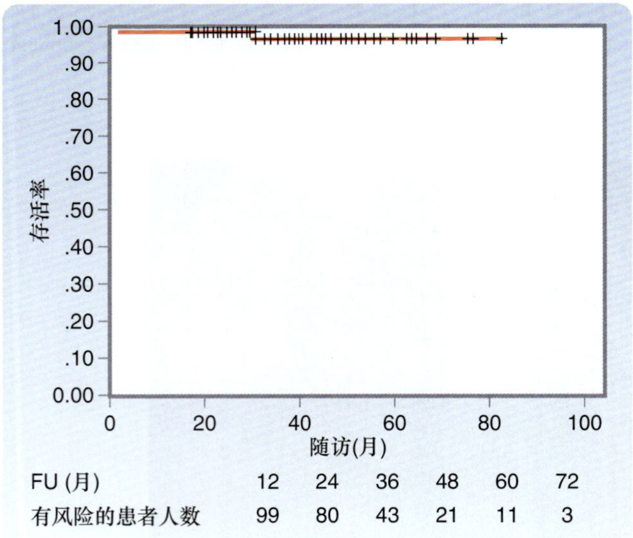

图 42.37 低危食管浅表腺癌行内镜黏膜切除术的患者生存曲线［From Ell C，May A，Pech O，et al. Curative endoscopic resection of early esophageal adenocarcinomas（Barrett's cancer）. Gastrointest Endosc. 2007；65：3-10.］

EMR的并发症包括出血、狭窄、疼痛和穿孔。对于需要环周切除术的患者，狭窄的风险增加。在一项关于EMR在高级别异型增生和早期食管癌中的应用的研究中，尽管很少有长期吞咽困难的患者，但仍有约1/3的患者需要扩张治疗[47]。虽然EMR可以对巴雷特食管整个节段进行治疗，但如果EMR聚焦于特定区域并对残留巴雷特食管进行消融，并发症发生率会更低。

EMR可以采用黏膜下提升技术，通过向病变下方的黏膜下注射液体来提高目标病变。这使得病变更容易被吸引到一个"帽"内，形成假息肉，从而可以用勒除器切除。另一种方法是用吸力器抬高病变，在形成的假息肉的底部放置一个条带，然后使用勒除器进行切除。EMR的一个缺点是，较大的病变通常需要一块块切除。报告描述了使用内镜针刀进行内镜黏膜下剥离的效果，这种刀可以进行更大的黏膜下剥离和较大病变的整体切除[48]。这种技术在少数专业中心之外的安全性尚不清楚。

监测是浅表食管癌治疗的重要组成部分。患者应接受高剂量的抑酸治疗，同时使用PPI来帮助EMR和消融部位愈合。许多患者需要多次手术才能完全根除巴雷特食管上皮。短期随访应在内镜治疗完成后3个月进行。届时，任何残留的巴雷特食管上皮都可能被局灶性消融。对于高级别异型增生或黏膜内癌的内镜治疗后的第一年，应经常（即每3个月）进行内镜检查，此后可以降低内镜检查的频率[12]。对于内镜治疗的浅表病变，放射学成像检查［如氟脱氧葡萄糖

(FDG)PET]没有价值。

食管切除术 食管切除术作为食管癌的单一治疗方式的作用正在减弱。大多数肿瘤是在症状出现后才被发现的，这时通常是局部晚期或已发生转移。局部晚期肿瘤应采用综合方法。无症状肿瘤通常在巴雷特食管的检查过程中被发现。这是典型的浅表病变，可以用EMR治疗，并发症发生率比食管切除术低。因此，只需手术治疗的肿瘤范围相对较小。如前所述，T1b肿瘤有很大的淋巴结转移风险，除一些SM1肿瘤外，大多数应进行食管切除术。高风险T1a病变（较大的肿瘤或有脉管浸润的病变）也可以考虑进行食管切除术。广泛的、多局灶性病变和溃疡性肿瘤也可能难以行内镜下根治，因此适合进行食管切除术。

临床T2N0肿瘤的最佳治疗方案是一个有争议的领域。根据组织学、分级和肿瘤部位的不同，进行充分淋巴结清扫的食管切除术有望为病理性T2N0癌带来40%～65%的5年总体生存率[31]。不幸的是，在大多数病例中，T2N0的临床分期是不准确的，许多患者在食管癌切除术后的最终病理发现中存在淋巴结转移[49]。临床T2N0患者被纳入食管癌放化疗后手术的研究（CROSS）试验，该试验比较了食管癌和GEJ癌新辅助放化疗后手术与单独手术的疗效。尽管该试验显示了新辅助放化疗组的生存获益，但临床T2N0患者仅占研究队列的一小部分，而且尚不清楚这些患者具体有多少获益[50]。很明显，许多临床T2N0患者的分期被低估了，但回顾性分析表明，在这组患者中，新辅助治疗可能没有生存优势[51]。另一种治疗策略可能是根据临床T2N0患者的升期概率，有选择地为临床T2N0疾病患者提供新的辅助治疗。在最近的一项决策分析中，作者发现，如果分期上调的风险超过48.1%，诱导放化疗则具有生存优势[52]。此外，他们还发现，长肿瘤（> 3 cm）、存在淋巴血管侵犯和高级别肿瘤是达到这一阈值并受益于诱导治疗的临床因素。还需要注意的是，同样数量的cT2N0患者实际上是超分期的，所以放宽使用诊断性EMR是合适的[49]。

EMR的出现也影响了早期食管癌应采取食管切除术的类型。由于有可能减少并发症和改善生理结果，一些人提倡用保留迷走神经的食管切除术治疗黏膜内腺癌和高级别异型增生。然而，现在大多数低危病变都是通过EMR切除的。

在手术技术方面，一项随机试验发现，食管切除术与扩展的经胸入路淋巴结切除术相比，食管切除术围术期并发症发病率较低，而经胸手术患者的总生存率和无病生存率有增加的趋势[53]。经胸入路的好处是能够进行广泛的淋巴结切除术，有些人建议至少要切除23个淋巴结才能最大限度地提高生存率[54]。微创食管切除术（MIE）也是一种越来越受欢迎的方法。MIE的住院时间更短，30天死亡率和3年生存率与开放式食管切除术相似[55]。MIE是一种完全微创的方法，而混合食管切除术是在腹腔镜下进入腹部，并进行右开胸（Ivor Lewis食管切除术）。在最近的一项随机对照试验中，混合Ivor Lewis食管切除术的主要并发症几乎是开放式手术的一半，主要是由肺部不良事件的差异造成的[56]。此外，两组患者的3年总生存率和无病生存率相似。外科医师也报告了使用机器人辅助方法进行的MIE治疗，尽管与该技术相关的学习曲线很长，但获得了极好的肿瘤学结果。

胸外科医师协会的普通胸外科数据库已经报告了食管切除术后的围术期结果[57]。术后30天死亡率为3.4%，主要并发症发病率为33.1%，包括重返手术室（15.6%）、吻合口漏（12.9%）、二次插管（12.2%）和肺炎（12.2%）。为了解决围术期并发症，一些中心实施了强化康复或快速康复计划，结果显示ICU住院天数减少，住院时间缩短，费用减少，术后并发症减少[58]。

早期食管癌的治疗有越来越多的内镜和外科手术可供选择。需要进行个体化治疗，这样患者才能在知情的情况下做出决定，平衡治疗的有效性与风险，以及其对生活质量的影响。

局部晚期食管癌

尽管人们对食管腺癌增长趋势的认识有所提高，早期食管腺癌在内镜下的检出率也有所提高，但大部分食管腺癌患者仍为局部晚期或伴有转移。通常，只有当患者出现吞咽困难[这通常意味着跨壁肿瘤（T3）]时，才会被诊断为食管癌。在这种情况下，淋巴结转移的概率高达80%，所以，根据食管癌第8版（AJCC）分期，大多数患者的临床分期为T3N1～T3N3。需要重申的是，第8版的分期标准不仅包括临床分期和病理分期，还包括ypTNM分期[32]。新辅助治疗后阶段的纳入反映了当前综合治疗对局部晚期食管癌患者有显著的生存益处。

目前的分期根据淋巴结转移的数目来判断预后价值，并将患者分为3类：N1（1～3个阳性淋巴结）、N2（4 ～ 6 个阳性淋巴结）和 N3（7 个或更多个阳性淋巴结）。区域淋巴结转移相对于原发肿瘤的解剖位置不是影响分期的因素。然而，最近的证据表明，淋巴结的位置，如腹腔干或上纵隔，可能会显著影响生存[59]。在临床实践中，淋巴结转移的位置影响了治疗决策。造成这种混乱的部分原因是对哪些淋巴结代表区域转移性疾病和哪些淋巴结代表远处转移性疾病缺乏共识和定义。在多模式治疗和选择性手术的时代，必须要严格定义局部晚期食管癌，以指导预处理治疗的决定是采取积极的局部治疗还是开始系统的全身治疗。

对于食管腺癌，多位于食管远端或 GEJ，我们认为，淋巴结转移位于腹腔干至气管旁区域代表局部转移；位于这些界限之外被认为是远处转移。食管鳞状细胞癌多发生于食管中段或近端，食管周围颈部淋巴结仍被认为是一种区域性转移。虽然目前的分期系统考虑了肿瘤的分化，但主要是疾病负担决定了治疗决策，治疗决策最好在多学科的背景下进行讨论。

局部晚期食管癌的综合治疗原则

食管癌的治疗以手术切除为主。然而，我们已经了解到，在大多数病例中，即使是最彻底的根治性切除和广泛的淋巴结清扫也不足以治愈局部晚期肿瘤。食管癌患者的主要死亡原因仍然是远处复发或转移。

在过去的 100 年里，我们对食管癌的理解和治疗有了显著的进展。人们最初认识到局部食管癌可以通过手术切除治愈，这可以追溯到 1913 年弗朗茨·托雷克（Franz Torek）第一次成功地进行食管切除术。尽管当时的围术期结果很差，但在 20 世纪初，手术成为放射治疗的补充，成为局部食管癌的首选治疗方法。随着时间的推移，更广泛的食管整块切除和淋巴结清扫变得更受欢迎，根治性切除将获得更好的预后。然而，与 Halstead 乳房根治术相似，尽管扩大食管切除术可能获得更好的局部控制，但对于注定死于转移性疾病的患者，无法实现治愈。如今，在食管癌切除术的技术方面仍然存在激烈的争论，因为技术进步使我们能够安全地进行这些手术，即使是用微创或机器人辅助技术。然而，从肿瘤学的角度来看，手术治疗在提高食管癌的治愈率方面有其局限性。此外，外科医师在食管手术切除方面的表现仍然存在巨大的差异，有些医师倾向于经胸手术，有些医师倾向于经腹手术，并进行不同程度的淋巴结清扫。这种缺乏标准化程序的情况使食管癌治疗结果的分析变得困难。

对癌症生物学行为的进一步了解导致了包括食管癌在内的实体器官恶性肿瘤非手术治疗策略的发展。化疗与放疗相结合以提高局部疗效和潜在的全身效应。直观地说，这种策略既针对局部疾病，也针对全身微转移。这种治疗模式的有效性促使人们联合手术、放疗和化疗以获得治疗效果最大化。这些治疗方式的结合成为几项临床试验的焦点，以研究每种方法的作用和时机。

局部晚期食管癌的治疗方法

放疗 放疗是食管癌首选的治疗方式。早期接受镭束和外照射的经验显示食管肿瘤消退，偶尔出现肿瘤完全缓解。随着手术治疗的发展，放射治疗成为食管癌多学科治疗的一部分，目的是杀灭手术区域内或周围区域的肿瘤细胞。早期随机试验的新辅助放疗在切除前剂量为 20 ～ 40 Gy，试图减少局部复发并提高生存率。除了一项试验之外，所有这些试验都只包括鳞状细胞癌患者，而且没有一项试验证明在切除后增加放疗有显著的好处。

尽管较低的辐射剂量（20 ～ 40 Gy）可能不够，但考虑到毒性风险，临床医师对术前联合使用较高剂量的放疗持谨慎态度（注意，与目前的疗法相比，过去的放射治疗和治疗中使用的粒子有很大的不同）。尽管如此，食管癌手术后局部复发率仍很高，需要考虑辅助放疗。这种方法的基本原理是能够在不增加围术期并发症的情况下，在术后提供更高剂量（40 ～ 60 Gy）的放射治疗。在几个试验中，食管癌术后放疗似乎是有潜在益处的，但是，数据相互矛盾，并受到选择偏倚的影响。

化疗 食管癌的死亡原因主要是由于转移。直觉上，全身化疗有可能以微转移灶为靶点。即使是在看似局限的肿瘤中，通常也会降低可切除肿瘤的分期，从而提高完全（R0）切除率，并降低局部复发的发生率。化疗与放疗的协同作用加强了使用化疗的理由。重要的是，如果在手术前给药，可以根据病理肿瘤组织活性从病理角度评估和量化生物反应，这种反应的程度已经被作为评估预后的一个指标。目前的化疗方案是以铂类化合物（顺铂和卡铂）为基础，联合 5- 氟尿嘧啶或紫杉醇作为两联方案。在几个前瞻性随机试验中，研究人员比较了食管腺癌和鳞状细胞癌术后化疗和单独手术的疗效（表 42.13）[60]。Roth 及其同事进行的里程碑式试验显示，对化疗有显著或完全应答的患者的中位生存期更长，这突显了食管癌的生物多样性及其对化疗的不同敏感性[61]。在英国医学研究委员会（MRC）进行的一项 3 期研究中，局部晚期食管癌患者随机接受化疗＋手术治疗，与单纯手术治疗相比，患者存活率升高[62]。MRC 试验是同类试验中规模最大的一项试验，802 名患者随机接受化疗＋食管切除术和单独食管切除术。在最新的中位随访时间为 6 年的情况下，化疗的生存获益持续存在，化疗＋手术的 5 年生存率为 23%，单纯手术的 5 年生存率为 17%（$P = 0.03$），腺癌和鳞状细胞癌患者都有获益。另一项由 Cunningham 及其同事[63]进行的 MRC 辅助胃灌注化疗（MAGIC）试验证明，新辅助化疗联合手术比单纯手术有更好的生存率和更好的 R0 切除率。大多数入组患者为胃癌，只有一个亚组患者为食管癌或 GEJ 肿瘤。

在辅助治疗中，化疗的结果并不令人信服。大多数试验都是在食管鳞状细胞癌背景下进行的，如日本 3 期多中心临床肿瘤组试验（JCOG 9907），该试验随机比较了 330 例新辅助化疗（164 名）和辅助化疗（166 名）对Ⅱ期和Ⅲ期食管 SCC 患者的疗效[64]。患者接受 2 个周期的顺铂、5- 氟尿嘧啶化疗之前或之后进行根治手术。中期分析显示，新辅助化疗组的中位无进展生存期（3 年）明显好于辅助化疗组（2 年）（$P = 0.044$），估计的 5 年总生存率在新辅助化疗组和辅助化疗组分别为 60% 和 38%（$P = 0.013$）。基于这些结果，建议终止试验。

根治性放化疗　放化疗作为明确的双通道治疗，可以在术前或术后进行，或作为三通道治疗的一部分，与手术联合使用。低剂量化疗和放疗联合用药具有协调作用，可增加肿瘤细胞毒性。放化疗用于所有部位食管癌的有效性是基于颈段食管癌放化疗的令人鼓舞的结果。Herskovic 和他的同事进行的 RTOG85-01 试验是同步放化疗和单独放疗的随机试验，它证实了一组食管鳞状细胞癌或腺癌患者可以单独采用双通道治疗治愈。为了进一步改善在 RTOG 85-01 试验中观察到的良好结果，研究人员试图在随后的 Intergroup 0123/RTOG 94-05 试验中通过修改放射治疗强度到高剂量（64.8 Gy）同时辅以化疗来提高局部区域疾病控制率。不幸的是，在中位随访时间为 16 个月时，高剂量放射治疗组的生存和当地疾病控制率与 RTOG 85-01 试验相比没有显著差异，但高剂量放射治疗组的毒性和治疗相关死亡更严重。本研究证实剂量 50.4 Gy 的放疗与化疗同时使用既是新辅助治疗，也是潜在的最终剂量。

放化疗和手术　单独使用时，每种癌症治疗方式都有其局限性，从治疗效果不足到毒性过大。放化

表 42.13　比较化疗联合手术与单独手术的随机试验

试验	例数	组织学	化疗	R0（%）	生存
MRC		SCC，ADC	顺铂，5-FU		中位数（个月）
CT-Sx	400			60	17
Sx	402			54	13
RTOG 8911		SCC，ADC	顺铂，5-FU		中位数（个月）
CT-Sx	213			63	14.9
Sx	227			59	16.1
MAGIC		ADC	表多柔比星、顺铂、5-FU	NA	5 年（%）
CT-Sx	250				36*
Sx	253				23
FFCD		ADC	顺铂，5-FU		5 年（%）
CT-Sx	113			84	38*
Sx	111			74	24

* $P < 0.05$。ADC：腺癌；CT：化疗；5-FU：5- 氟尿嘧啶；MRC：医学研究委员会；SCC：鳞状细胞癌；Sx：手术。

Adapted from Cools-Lartigue J，Spicer J，Ferri LE. Current status of management of malignant disease：Current management of esophageal cancer. J Gastrointest Surg. 2015；19：964-972.

疗联合手术切除的协同效应最大限度地增加了有效治疗局部疾病和潜在的不可检测转移瘤的机会（表42.14）。早期测试三联疗法范例的临床试验并未证明其生存率优于单纯手术治疗。这些试验中，许多试验的研究力量不足，而且混合了SCC和食管腺癌组织学以及不同的放疗和化疗方案。有些试验的患者累积率低或手术结果不一致。

然而，在局部晚期食管癌中，三联疗法在精心选择的患者群体中的效果似乎是显著的。CROSS试验是食管癌和EGJ癌进行放化疗后手术与单纯手术比较的最显著和最常被引用的试验。这项试验在4年时间内纳入了令人印象深刻的368名患者，并有366名患者被纳入最终分析。单纯手术组有188例患者，而178例患者在接受放化疗后手术。大多数（75%）患者为腺癌，22%为鳞状细胞癌。化疗方案包括卡铂和紫杉醇治疗5周，在放疗的同时给予41.4 Gy放疗，23次，5天/周。治疗组在4～6周内行食管切除术，对照组随机分组后立即行食管切除术。三联疗法组的完整切除率（R0）高于单独手术组（92% *vs.* 69%；$P \leqslant 0.001$）。接受三联疗法的SCC患者

表42.14 比较放化疗和手术与单独手术的随机试验

试验	例数	组织学	化疗	RT（GY）	pCR（%）	R0（%）	生存
Walsh		ADC	顺铂，5-FU	40	25	NA	3年（%）
CT-RT-Sx	58						32*
Sx	55						6
Bosset		SCC	顺铂	37	26	NA	中位数（个月）
CT-RT-Sx	143						18.6
Sx	149						18.6
Urbe		SCC，ADC	顺铂，5-FU 长春新碱	45	28	90	3年（%）
CT-RT-Sx	50					90	30*
Sx	50						16
Lee		SCC	顺铂，5-FU	45.6	43		中位数（个月）
CT-RT-Sx	51					100.	27.3
Sx	50					87.5	28.2
Burmeister		SCC，ADC	顺铂，5-FU	35	16		中位数（个月）
CT-RT-Sx	128					80*	22.2
Sx	128					59	19.3
Tepper		SCC，ADC	顺铂，5-FU	50.4	33	NR	5年（%）
CT-RT-Sx	30						39*
Sx	26						16
CROSS		SCC，ADC	卡铂，紫杉醇	41.4	29		5年（%）
CT-RT-Sx	178					92*	47*
Sx	188					69	34
Mariette		SCC，ADC	顺铂，5-FU	45	33.3		3年（%）
CT-RT-Sx	98					93.8	47.5
Sx	97					92.1	53
Yang		SCC	顺铂，长春新碱	40	43.2		中位数（个月）
CT-RT-Sx	224					98.4*	100.1*
Sx	227					91.2	66.5

* $P < 0.05$。

ADC：腺癌；CROSS，食管癌术后放化疗的研究；CT，化疗；5-FU：5-氟尿嘧啶；NA：不祥；NR：没有报道；pCR：病理完全缓解；RT：放射治疗；SCC：鳞状细胞癌；Sx：手术。

Edited and adapted from Cools-Lartigue J，Spicer J，Ferri LE. Current status of management of malignant disease：Current management of esophageal cancer. J Gastrointest Surg. 2015；19：964-972.

的完全病理缓解（ypT0N0M0）明显高于腺癌患者（49% *vs.* 29%；$P \leqslant 0.001$）。意料之中的是，单纯手术组的淋巴结阳性率高于三联疗法组（75% *vs.* 31%；$P \leqslant 0.001$）。在中位随访时间为 45 个月时，接受三联疗法的患者的中位总生存期（49.4 个月）明显长于单纯手术的患者［24 个月；风险比（HR），0.65；95% 置信区间（CI），0.49 ～ 0.87；$P = 0.003$］。估计三联疗法组的 5 年生存率为 47%，手术组为 34%（HR 为 0.65；95% CI 为 0.49 ～ 0.87；$P = 0.003$）。有趣的是，在最初的分析中，三联疗法对腺癌组织学的患者没有显著的益处（HR，0.74；95% CI，0.53 ～ 1.02；$P = 0.07$）。然而，在随后进行的一项长期随访的研究中，证实了三联疗法在鳞癌和腺癌中均存在生存益处。

手术在三联疗法中的作用和挽救手术

CROSS 试验报道后，许多西方中心采用了三联疗法作为食管癌治疗的治疗标准。然而，这项试验对局部食管癌的治疗策略仍有许多问题未解决。虽然我们观察到新辅助放化疗提高了 R0 切除率、改善了局部复发率，并导致许多患者的病理完全缓解，但其他亚组患者明显没有从新辅助治疗中获益。同样地，通过新辅助放化疗“治愈”的患者并没有从进一步的食管切除术中获得额外的生存益处。我们目前无法识别这些患者，必须寻找简单的、可重复的、有效的替代标志物来预测治疗结果。到目前为止，只有新辅助治疗后的组织病理学肿瘤反应才能预测食管癌患者的生存[67]。因此，手术切除和肿瘤组织病理反应的评估将继续在未来几年的食管癌治疗中发挥作用。

已经发表的研究比较了术前化疗和术前放化疗。在一项对 EGJ 腺癌患者的随机试验中，与诱导化疗相比，三联疗法有显著更高的病理完全缓解率和更高的无肿瘤淋巴结可能性。此外，与诱导化疗患者相比，接受三联疗法患者的 3 年生存率更高（47.4% *vs.* 27.7%，$P = 0.07$）。然而，由于收益不佳和试验早期结束，这些结果不具有统计学意义。一项包含 24 个试验和 4188 名患者的荟萃分析聚焦于可切除食管癌新辅助化疗或放化疗后的生存率，提供了强有力的证据，证明综合治疗比单纯手术生存获益更多。该荟萃分析的结果还表明，与诱导化疗相比，三联疗法降低了死亡率，尽管没有统计学意义（HR，0.88；95% CI，0.76 ～ 1.01；$P = 0.07$）。

一些作者争论双通道治疗后手术的价值。Murphy 及其同事随后在一项回顾性分析中发现手术切除和肿瘤分化是唯一独立的生存预测因子[70]。

显然，完美的围术期结果是证明手术治疗的肿瘤学效益所必须的。因此，一种策略是仅在明确放化疗后疾病持续或复发的情况下选择性地使用食管切除术。这种治疗模式是 Swisher 及其同事在 RTOG 0246 2 期试验中的重点[71]。该研究旨在检测选择性或挽救性食管切除术患者 1 年生存率的改善情况。超过 70% 的入组患者为 T3 或 N1 期，41 例患者被纳入分析并接受了放化疗。随后，21 例（51%）因残留或复发性疾病接受了挽救性食管切除术；一名患者要求切除。最终，放化疗后临床完全缓解的患者总生存率为 53%，临床部分缓解的总生存率为 33%，进行挽救性手术的临床部分缓解的总生存率为 41%。估计 1 年生存率为 71%，该研究未能达到预期的 77.5% 的 1 年生存率。然而，最近的研究表明，尽管有较高的术后发病率和死亡率，但挽救食管切除术可能使患者的存活率接近计划的三联疗法[72]。对于持续性和复发性疾病是否进行挽救性手术，其结果似乎存在差异，这可能反映了肿瘤的生物学特性。明确放化疗后的挽救性食管切除术可能是一种潜在可行的治疗策略，需要进行前瞻性研究以确定最适合这种方法的患者。

监测

食管癌患者接受了根治性放化疗（双通道治疗），但仍然担心疾病可能以局部或远处转移复发的形式再次出现。对完成双通道治疗的患者进行定期监测的目的是为了潜在地实施局部功能衰竭的挽救性治疗。目前还没有高水平的循证监控算法。然而，根据 NCCN 指南和专家意见，医疗服务提供者应考虑每 3 ～ 6 个月通过临床检查、内镜检查和各种影像学检查（胸 / 腹部 CT±PET）观察患者[31]。这种策略对患者来说通常是昂贵的和令人焦虑的，它可能不会改变患者的最终结果。考虑到 98% 以上的局部复发发生在前 36 个月，大多数作者建议在双通道治疗后的这段时间警惕监测，以尽早发现复发，使挽救性手术成为可行的策略。

食管癌的姑息治疗

在诊断时身体状况不佳或远处转移性疾病的患者不适合进行积极的局部治疗。在这些情况下的治疗目标要么是减轻现有症状，要么是避免潜在地未来可能出现的与疾病程度相关的并发症。转移性食管癌可能表现为多种症状，取决于疾病的转移；然而，吞咽困难、咽痛、胸痛、疲劳和体重减轻可能是最常见的症状。姑息治疗总是基于患者的生理状态、症状、疾病程度和意愿进行个性化实施。姑息治疗的选择范围从控制症状的最佳支持治疗到使用化疗或放疗、放置食管支架和肠内营养支持不等。随着影像引导经皮治疗和内镜手术的进步，食管癌的姑息手术已经变得非常罕见。最近，检查点抑制剂形式的免疫疗法已被用于晚期食管癌患者，并显示了良好的效果[73]。免疫疗法的进一步研究应用正在进行中，可能代表了一种新的治疗转移性疾病的方法。

小结

新辅助化疗结合放疗和手术的多模式治疗目前被认为是局部晚期食管腺癌或鳞状细胞癌的治疗标准。虽然一些患者受益于这种积极的局部治疗策略，但许多患者将继续发展为目前无法治愈的远处转移性疾病。随着对癌症分子预测因子和靶向治疗方法的研究继续进行，我们将必须严格测试新药物，以确定它们在治疗手段中的地位。在设计良好的临床试验中，标准化的围术期护理是非常必要的，这样手术的潜在治疗效益就不会被无法接受的高围术期死亡率所抵消。微创和混合入路的食管切除术在保留手术切除的肿瘤学益处的同时，可能会进一步降低围术期的风险。食管癌的异质性要求采用新型治疗策略，为未来的患者提供个性化治疗并改善治疗效果。

主要参考文献

Gu Y，Swisher SG，Ajani JA，et al. The number of lymph nodes with metastasis predicts survival in patients with esophageal cancer or esophagogastric junction adenocarcinoma who receive preoperative chemoradiotherapy. Cancer. 2006；106：1017–1025.

本文讨论的概念是，除了肿瘤位置和对新辅助治疗的反应，淋巴结的数量可能是预后最重要的预测因素之一。

Hulscher JB，van Sandick JW，de Boer AG，et al. Extended transthoracic resection compared with limited transhiatal resection for adenocarcinoma of the esophagus. N Engl J Med. 2002；347：1662–1669.

这项随机试验评估了两种不同的食管切除术方法，并证明:（1）经食管入路的发病率较低，（2）经胸廓淋巴结切除术的长期生存率有提高的趋势。

Kahrilas PJ，Bredenoord AJ，Fox M，et al. The Chicago classification of esophageal motility disorders，v3.0. Neurogastroenterol Motil. 2015；27：160–174.

芝加哥分类提供了一个框架，通过使用包括高分辨率压力测量在内的精确定义来理解和分类食管运动障碍。

Orringer MB，Sloan H. Esophagectomy without thoracotomy. J Thorac Cardiovasc Surg. 2002；76：643–654.

这篇具有里程碑意义的论文首次描述了经食管入路食管切除术并详细记录了结果。

Park W，Vaezi MF. Cause and pathogenesis of achalasia：the current understanding. Am J Gastroenterol. 2006；101：202–203.

本文简要回顾了贲门失弛缓症的病因和发病机制的演变。

Shaheen NJ，Sharma P，Overholt BF，et al. Radiofrequency ablation in Barrett’s esophagus with dysplasia. N Engl J Med. 2009；360：2277–2288.

本随机试验表明，内镜消融异型增生的巴雷特食管不仅可以根除肠上皮化生，而且可以显著降低疾病进展和随后发生浸润性癌的可能性。

van Hagen P，Hulshof MC，van Lanschot JJ，et al. Preoperative chemoradiotherapy for esophageal or junctional cancer. N Engl J Med. 2012；366：2074–2084.

这项具有里程碑意义的随机对照研究［食管癌手术后放化疗研究（CROSS）试验］是被引用最多的论文之一，证明了手术切除前的诱导放化疗显著提高了生存期。

Yammamoto S，Kawahara K，Maekawa T. Minimally invasive esophagectomy for stage I and II esophageal cancer. Ann Thorac Surg. 2005；80：2070–2075.

这是一个食管癌患者接受微创手术治疗早期疾病的研究之一。这已经成为一个重要的研究，提示微创手术可能是一个可行的选择。

参考文献

1. Kahrilas PJ, Bredenoord AJ, Fox M, et al. The Chicago classification of esophageal motility disorders, v3.0. *Neuro Gastroenterol Motil.* 2015;27:160–174.
2. Khashab MA, Messallam AA, Onimaru M, et al. International multicenter experience with peroral endoscopic myotomy for the treatment of spastic esophageal disorders refractory to medical therapy (with video). *Gastrointest Endosc.* 2015;81:1170–1177.
3. Boeckxstaens GE, Annese V, des Varannes SB, et al. Pneumatic dilation versus laparoscopic Heller's myotomy for idiopathic achalasia. *N Engl J Med.* 2011;364:1807–1816.
4. Bhayani NH, Kurian AA, Dunst CM, et al. A comparative study on comprehensive, objective outcomes of laparoscopic Heller myotomy with per-oral endoscopic myotomy (POEM) for achalasia. *Ann Surg.* 2014;259:1098–1103.
5. Hu JW, Li QL, Zhou PH, et al. Peroral endoscopic myotomy for advanced achalasia with sigmoid-shaped esophagus: long-term outcomes from a prospective, single-center study. *Surg Endosc.* 2015;29:2841–2850.
6. Ishaq S, Hassan C, Antonello A, et al. Flexible endoscopic treatment for Zenker's diverticulum: a systematic review and meta-analysis. *Gastrointest Endosc.* 2016;83:1076–1089.e1075.
7. Maret-Ouda J, Wahlin K, El-Serag HB, et al. Association between laparoscopic antireflux surgery and recurrence of gastroesophageal reflux. *JAMA.* 2017;318:939–946.
8. Ganz RA, Peters JH, Horgan S, et al. Esophageal sphincter device for gastroesophageal reflux disease. *N Engl J Med.* 2013;368:719–727.
9. Ganz RA, Edmundowicz SA, Taiganides PA, et al. Long-term outcomes of patients receiving a magnetic sphincter augmentation device for gastroesophageal reflux. *Clin Gastroenterol Hepatol.* 2016;14:671–677.
10. Riegler M, Schoppman SF, Bonavina L, et al. Magnetic sphincter augmentation and fundoplication for GERD in clinical practice: one-year results of a multicenter, prospective observational study. *Surg Endosc.* 2015;29:1123–1129.
11. Knight BC, Devitt PG, Watson DI, et al. Long-term efficacy of laparoscopic antireflux surgery on regression of Barrett's esophagus using BRAVO wireless pH monitoring: a prospective clinical cohort study. *Ann Surg.* 2017;266:1000–1005.
12. Shaheen NJ, Falk GW, Iyer PG, et al. ACG clinical guideline: diagnosis and management of Barrett's esophagus. *Am J Gastroenterol.* 2016;111:30.
13. Ali JT, Rice RD, David EA, et al. Perforated esophageal intervention focus (PERF) study: a multi-center examination of contemporary treatment. *Dis Esophagus.* 2017;30:1–8.
14. Markar SR, Mackenzie H, Wiggins T, et al. Management and outcomes of esophageal perforation: a national study of 2,564 patients in England. *Am J Gastroenterol.* 2015;110:1559–1566.
15. Abbas G, Schuchert MJ, Pettiford BL, et al. Contemporaneous management of esophageal perforation. *Surgery.* 2009;146:749–755; discussion 755–756.
16. Schweigert M, Sousa HS, Solymosi N, et al. Spotlight on esophageal perforation: a multinational study using the pittsburgh esophageal perforation severity scoring system. *J Thorac Cardiovasc Surg.* 2016;151:1002–1009.
17. Dasari BV, Neely D, Kennedy A, et al. The role of esophageal stents in the management of esophageal anastomotic leaks and benign esophageal perforations. *Ann Surg.* 2014;259:852–860.
18. Mennigen R, Senninger N, Laukoetter MG. Novel treatment options for perforations of the upper gastrointestinal tract: endoscopic vacuum therapy and over-the-scope clips. *World J Gastroenterol.* 2014;20:7767–7776.
19. Thumallapally N, Ibrahim U, Kesavan M, et al. Esophageal granular cell tumor: a case report and review of literature. *Cureus.* 2016;8:e782.
20. Wong MW, Bair MJ, Shih SC, et al. Using typical endoscopic features to diagnose esophageal squamous papilloma. *World J Gastroenterol.* 2016;22:2349–2356.
21. Murase K, Hino A, Ozeki Y, et al. Malignant schwannoma of the esophagus with lymph node metastasis: literature review of schwannoma of the esophagus. *J Gastroenterol.* 2001;36:772–777.
22. Tan Y, Lv L, Duan T, et al. Comparison between submucosal tunneling endoscopic resection and video-assisted thoracoscopic surgery for large esophageal leiomyoma originating from the muscularis propria layer. *Surg Endosc.* 2016;30:3121–3127.
23. Deng HY, Ni PZ, Wang YC, et al. Neuroendocrine carcinoma of the esophagus: clinical characteristics and prognostic evaluation of 49 cases with surgical resection. *J Thorac Dis.* 2016;8:1250–1256.
24. Mege D, Depypere L, Piessen G, et al. Surgical management of esophageal sarcoma: a multicenter European experience. *Dis Esophagus.* 2018;31:dox146.
25. Winant AJ, Gollub MJ, Shia J, et al. Imaging and clinicopathologic features of esophageal gastrointestinal stromal tumors. *AJR Am J Roentgenol.* 2014;203:306–314.
26. Lott S, Schmieder M, Mayer B, et al. Gastrointestinal stromal tumors of the esophagus: evaluation of a pooled case series regarding clinicopathological features and clinical outcome. *Am J Cancer Res.* 2015;5:333–343.
27. Bray F, Ferlay J, Soerjomataram I, et al. Global cancer statistics 2018: GLOBOCAN estimates of incidence and mortality worldwide for 36 cancers in 185 countries. *CA Cancer J Clin.* 2018;68:394–424.

28. Siegel RL, Miller KD, Jemal A. Cancer statistics, 2019. *CA Cancer J Clin.* 2019;69:7–34.
29. Pohl H, Welch HG. The role of overdiagnosis and reclassification in the marked increase of esophageal adenocarcinoma incidence. *J Natl Cancer Inst.* 2005;97:142–146.
30. Islami F, DeSantis CE, Jemal A. Incidence trends of esophageal and gastric cancer subtypes by race, ethnicity, and age in the United States, 1997-2014. *Clin Gastroenterol Hepatol.* 2018.
31. Esophageal and Esophagogastric Junction Cancers - Version 2.2018. *National Comprehensive Cancer Network - Clinical Practice Guidelines in Oncology*; 2018. www.nccn.org. Accessed December, 2018.
32. Rice TW, Ishwaran H, Ferguson MK, et al. Cancer of the esophagus and esophagogastric junction: an eighth edition staging primer. *J Thorac Oncol.* 2017;12:36–42.
33. Dhupar R, Rice RD, Correa AM, et al. Endoscopic ultrasound estimates for tumor depth at the gastroesophageal junction are inaccurate: implications for the liberal use of endoscopic resection. *Ann Thorac Surg.* 2015;100:1812–1816.
34. Hvid-Jensen F, Pedersen L, Drewes AM, et al. Incidence of adenocarcinoma among patients with Barrett's esophagus. *N Engl J Med.* 2011;365:1375–1383.
35. de Jonge PJ, van Blankenstein M, Looman CW, et al. Risk of malignant progression in patients with Barrett's oesophagus: a dutch nationwide cohort study. *Gut.* 2010;59:1030–1036.
36. Song J, Zhang J, Wang J, et al. Meta-analysis of the effects of endoscopy with narrow band imaging in detecting dysplasia in Barrett's esophagus. *Dis Esophagus.* 2015;28:560–566.
37. Canto MI, Anandasabapathy S, Brugge W, et al. In vivo endomicroscopy improves detection of Barrett's esophagus-related neoplasia: a multicenter international randomized controlled trial (with video). *Gastrointest Endosc.* 2014;79:211–221.
38. Shaheen NJ, Sharma P, Overholt BF, et al. Radiofrequency ablation in Barrett's esophagus with dysplasia. *N Engl J Med.* 2009;360:2277–2288.
39. Phoa KN, van Vilsteren FG, Weusten BL, et al. Radiofrequency ablation vs endoscopic surveillance for patients with Barrett esophagus and low-grade dysplasia: a randomized clinical trial. *JAMA.* 2014;311:1209–1217.
40. Wolf WA, Pasricha S, Cotton C, et al. Incidence of esophageal adenocarcinoma and causes of mortality after radiofrequency ablation of Barrett's esophagus. *Gastroenterology.* 2015;149:1752–1761. e1751.
41. Ghorbani S, Tsai FC, Greenwald BD, et al. Safety and efficacy of endoscopic spray cryotherapy for Barrett's dysplasia: results of the National Cryospray Registry. *Dis Esophagus.* 2016;29:241–247.
42. Ramay FH, Cui Q, Greenwald BD. Outcomes after liquid nitrogen spray cryotherapy in Barrett's esophagus-associated high-grade dysplasia and intramucosal adenocarcinoma: 5-year follow-up. *Gastrointest Endosc.* 2017;86:626–632.
43. Pech O, May A, Manner H, et al. Long-term efficacy and safety of endoscopic resection for patients with mucosal adenocarcinoma of the esophagus. *Gastroenterology.* 2014;146:652–660. e651.
44. Lee L, Ronellenfitsch U, Hofstetter WL, et al. Predicting lymph node metastases in early esophageal adenocarcinoma using a simple scoring system. *J Am Coll Surg.* 2013;217:191–199.
45. Manner H, Wetzka J, May A, et al. Early-stage adenocarcinoma of the esophagus with mid to deep submucosal invasion (pT1b sm2-3): the frequency of lymph-node metastasis depends on macroscopic and histological risk patterns. *Dis Esophagus.* 2017;30:1–11.
46. Gockel I, Sgourakis G, Lyros O, et al. Risk of lymph node metastasis in submucosal esophageal cancer: a review of surgically resected patients. *Expert Rev Gastroenterol Hepatol.* 2011;5:371–384.
47. Bahin FF, Jayanna M, Hourigan LF, et al. Long-term outcomes of a primary complete endoscopic resection strategy for short-segment Barrett's esophagus with high-grade dysplasia and/or early esophageal adenocarcinoma. *Gastrointest Endosc.* 2016;83:68–77.
48. Hirasawa K, Kokawa A, Oka H, et al. Superficial adenocarcinoma of the esophagogastric junction: long-term results of endoscopic submucosal dissection. *Gastrointest Endosc.* 2010;72:960–966.
49. Crabtree TD, Kosinski AS, Puri V, et al. Evaluation of the reliability of clinical staging of T2 N0 esophageal cancer: a review of the society of thoracic surgeons database. *Ann Thorac Surg.* 2013;96:382–390.
50. van Hagen P, Hulshof MC, van Lanschot JJ, et al. Preoperative chemoradiotherapy for esophageal or junctional cancer. *N Engl J Med.* 2012;366:2074–2084.
51. Speicher PJ, Ganapathi AM, Englum BR, et al. Induction therapy does not improve survival for clinical stage T2N0 esophageal cancer. *J Thorac Oncol.* 2014;9:1195–1201.
52. Semenkovich TR, Panni RZ, Hudson JL, et al. Comparative effectiveness of upfront esophagectomy versus induction chemoradiation in clinical stage T2N0 esophageal cancer: a decision analysis. *J Thorac Cardiovasc Surg.* 2018;155:2221–2230. e2221.
53. Hulscher JB, van Sandick JW, de Boer AG, et al. Extended transthoracic resection compared with limited transhiatal resection for adenocarcinoma of the esophagus. *N Engl J Med.* 2002;347:1662–1669.
54. Peyre CG, Hagen JA, DeMeester SR, et al. The number of lymph nodes removed predicts survival in esophageal cancer: an international study on the impact of extent of surgical resection. *Ann Surg.* 2008;248:549–556.
55. Yerokun BA, Sun Z, Yang CJ, et al. Minimally invasive versus open esophagectomy for esophageal cancer: a population-based analysis. *Ann Thorac Surg.* 2016;102:416–423.
56. Mariette C, Markar SR, Dabakuyo-Yonli TS, et al. Hybrid minimally invasive esophagectomy for esophageal cancer. *N Engl J Med.* 2019;380:152–162.
57. Raymond DP, Seder CW, Wright CD, et al. Predictors of major morbidity or mortality after resection for esophageal cancer: a society of thoracic surgeons general thoracic surgery database risk adjustment model. *Ann Thorac Surg.* 2016;102:207–214.
58. Shewale JB, Correa AM, Baker CM, et al. Impact of a fast-track esophagectomy protocol on esophageal cancer patient outcomes and hospital charges. *Ann Surg.* 2015;261:1114–1123.
59. Anderegg MC, Lagarde SM, Jagadesham VP, et al. Prognostic significance of the location of lymph node metastases in patients with adenocarcinoma of the distal esophagus or gastroesophageal junction. *Ann Surg.* 2016;264:847–853.
60. Cools-Lartigue J, Spicer J, Ferri LE. Current status of management of malignant disease: current management of esophageal cancer. *J Gastrointest Surg.* 2015;19:964–972.
61. Roth JA, Pass HI, Flanagan MM, et al. Randomized clinical trial of preoperative and postoperative adjuvant chemotherapy with cisplatin, vindesine, and bleomycin for carcinoma of the esophagus. *J Thorac Cardiovasc Surg.* 1988;96:242–248.
62. Medical Research Council Oesophageal Cancer Working G. Surgical resection with or without preoperative chemotherapy in oesophageal cancer: a randomised controlled trial. *Lancet.* 2002;359:1727–1733.
63. Cunningham D, Allum WH, Stenning SP, et al. Perioperative chemotherapy versus surgery alone for resectable gastroesophageal cancer. *N Engl J Med.* 2006;355:11–20.
64. Ando N, Kato H, Igaki H, et al. A randomized trial comparing postoperative adjuvant chemotherapy with cisplatin and

5-fluorouracil versus preoperative chemotherapy for localized advanced squamous cell carcinoma of the thoracic esophagus (JCOG9907). *Ann Surg Oncol.* 2012;19:68–74.
65. Minsky BD, Pajak TF, Ginsberg RJ, et al. INT 0123 (Radiation Therapy Oncology Group 94-05) phase III trial of combined-modality therapy for esophageal cancer: high-dose versus standard-dose radiation therapy. *J Clin Oncol.* 2002;20:1167–1174.
66. Shapiro J, van Lanschot JJB, Hulshof M, et al. Neoadjuvant chemoradiotherapy plus surgery versus surgery alone for oesophageal or junctional cancer (CROSS): long-term results of a randomised controlled trial. *Lancet Oncol.* 2015;16:1090–1098.
67. Davies AR, Gossage JA, Zylstra J, et al. Tumor stage after neo-adjuvant chemotherapy determines survival after surgery for adenocarcinoma of the esophagus and esophagogastric junction. *J Clin Oncol.* 2014;32:2983–2990.
68. Stahl M, Stuschke M, Lehmann N, et al. Chemoradiation with and without surgery in patients with locally advanced squamous cell carcinoma of the esophagus. *J Clin Oncol.* 2005;23:2310–2317.
69. Sjoquist KM, Burmeister BH, Smithers BM, et al. Survival after neoadjuvant chemotherapy or chemoradiotherapy for resectable oesophageal carcinoma: an updated meta-analysis. *Lancet Oncol.* 2011;12:681–692.
70. Murphy CC, Correa AM, Ajani JA, et al. Surgery is an essential component of multimodality therapy for patients with locally advanced esophageal adenocarcinoma. *J Gastrointest Surg.* 2013;17:1359–1369.
71. Swisher SG, Winter KA, Komaki RU, et al. A phase II study of a paclitaxel-based chemoradiation regimen with selective surgical salvage for resectable locoregionally advanced esophageal cancer: initial reporting of RTOG 0246. *Int J Radiat Oncol Biol Phys.* 2012;82:1967–1972.
72. Markar S, Gronnier C, Duhamel A, et al. Salvage surgery after chemoradiotherapy in the management of esophageal cancer: is it a viable therapeutic option? *J Clin Oncol.* 2015;33:3866–3873.
73. Shah MA, Kojima T, Hochhauser D, et al. Efficacy and safety of pembrolizumab for heavily pretreated patients with advanced, metastatic adenocarcinoma or squamous cell carcinoma of the esophagus: the Phase 2 KEYNOTE-180 Study. *JAMA Oncol.* 2018.

43 章

胃食管反流病和食管裂孔疝

Robert B. Yates，Brant K. Oelschlager
刘国星　陈浩然　译　王宏磊　审校

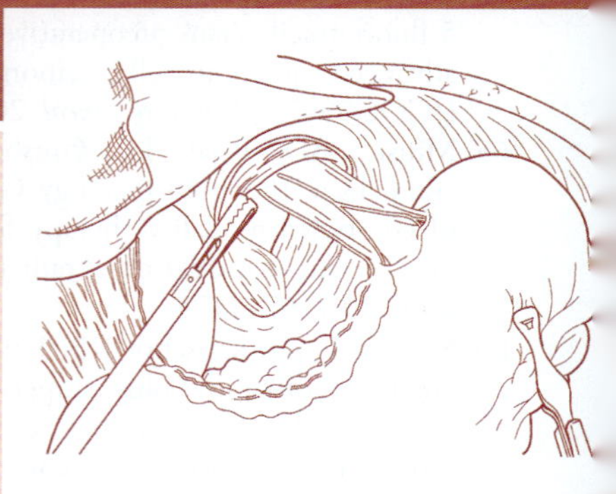

章目录

胃食管反流病（GERD）是胃和食管最常见的良性疾病。在胃食管反流病的患者中，当最大剂量药物治疗后仍出现严重影响患者生活的症状时，手术治疗是恰当的选择。与开放手术相比，腹腔镜手术的应用降低了围术期并发症的发病率、住院时间和费用。理论上，腹腔镜抗反流手术（laparoscopic anti-reflux surgery，LARS）很简单；然而，在腹腔镜手术中，如何正确选择胃底折叠的方式需要丰富的手术经验和技巧。当出现 GERD 复发或吞咽困难等抗反流手术的晚期并发症时，可以进行再次手术治疗。与首次手术相比，再次手术对外科医师的技术要求更高，围术期并发症发病率更高，症状改善的时间更短。因此，再次手术应由经验丰富的胃食管外科医师进行，并且应该有更加严格的手术适应证。同时，外科医师必须熟悉掌握胃食管反流病患者术前评估和手术管理的各个方面，以降低围术期并发症发生风险和最大限度地延长症状缓解的时间，小的滑动性疝到大的食管旁疝（PEH）都属于食管裂孔疝。类似地，PEH 的症状可以从轻微的胃食管反流和梗阻症状进展到急性严重并发症，例如胃扭转，这需要外科医师快速识别和评估。修补巨大的 PEH 具有挑战性，外科医师精湛的手术操作不仅能保证手术的质量，还能为患者提供良好的手术效果。

在胃食管良性疾病治疗中外科技术的发展包括机器人辅助腹腔镜手术和食管下括约肌（LES）磁性括约肌增强装置（MSADs）的应用。技术的进展有望推动胃食管反流患者治疗水平的进步；但它们并不能取代对这些疾病发生机制的研究、围术期患者的管理和外科医师精湛的手术操作。

胃食管反流病

病理生理学

内源性抗反流机制包括 LES 作用和自发性食管清除作用。GERD 的发生是内源性抗反流机制障碍的结果。

LES 的主要作用是防止胃内容物反流入食管。LES 是位于食管下端的高压区，不是一个特定的解剖结构，并可通过食管测压识别。

LES 由 4 个解剖结构组成：

1. 远端食管固有肌肉纤维

这些肌肉纤维处于紧张性收缩状态。在吞咽开始的 500 ms 内，这些肌肉纤维松弛，允许液体或食物进入胃内后，又恢复紧张性收缩状态。

2. 贲门套索纤维

这些纤维从贲门胃底结合部斜行走向胃小弯，它们和食管环形肌位于同一解剖层次，对食管下段高压区贡献显著（图 43.1）。

3. 膈肌

当食管从胸腔穿入腹腔时，膈肌角包绕食管下段。吸气时，腹腔内压力要高于胸腔内压力，这有助于胃内容物进入到位于后纵隔的胸段食管内。为了消除吸气过程中的胸腔和腹腔之间的压力差，膈脚开放的前后径缩小，使食管受压，增加 LES 部位所测出的压力。基于这个原因，常规评估 LES 压力应选择在呼气中期或末期进行。

4. 胃食管结合部（gastroesophageal junction，GEJ）

胃食管结合部被牢固地锚定在腹腔内，腹腔内的正压传导产生了食管下段高压区，从而阻止了胃内容物的自发性反流。

胃食管反流（gastroesophageal reflux，GER）的发生是由于食管下段高压区压力低于胃内压。GER 的发生主要有两个条件：LES 静息压力过低（即 LES 低压）或正常压力时 LES 不适当的舒张，而不是随食管体部蠕动波而舒张（即自发性 LES 松弛）。低压 LES 经常与食管裂孔疝（hiatal hernia）有关，因为它会导致 GEJ 移位到后纵隔。然而，GEJ 处于正常的解剖位置时也可以发生低压 LES，因为食管下段高压区的微小改变就可能导致其发生。

事实上，GER 并不全是病理性的。当 LES 压力正常时，也可以发生生理性反流。生理 GER 能提供使吞咽的空气迅速从胃内排出的能力，减少了不必要腹胀的发生。生理性反应（即 GER）与病理性反流（即 GERD）的鉴别点主要包括：食管酸暴露总量、患者症状和食管黏膜损伤程度。

食管裂孔疝经常伴随胃食管反流病，因为其解剖结构的异常损害了 LES 的正常功能。食管裂孔疝按解剖可分为四型（Ⅰ～Ⅳ）。最常见的类型是Ⅰ型食管裂孔疝（图 43.2A），即滑动性食管裂孔疝。当胃食管结合部未被膈食管韧带固定在腹腔内而是移行到后纵隔时，就产生了Ⅰ型食管裂孔疝。这是由于膈食管韧带（一段反折到食管裂孔处的腹内腹膜的延续）松弛造成的（图 43.3）。尽管小的滑动疝的出现并不一定提示出现了贲门关闭不全，但疝越大，异常的胃食管反流风险越高。事实上，许多微小的Ⅰ型裂孔疝患者没有症状，不需要治疗。因此，单纯的Ⅰ型食管裂孔疝并不是修补手术的适应证。

食管裂孔疝Ⅱ～Ⅳ型，也称食管旁疝，常伴有胃食管梗阻症状（如吞咽困难、早饱和上腹疼痛），并

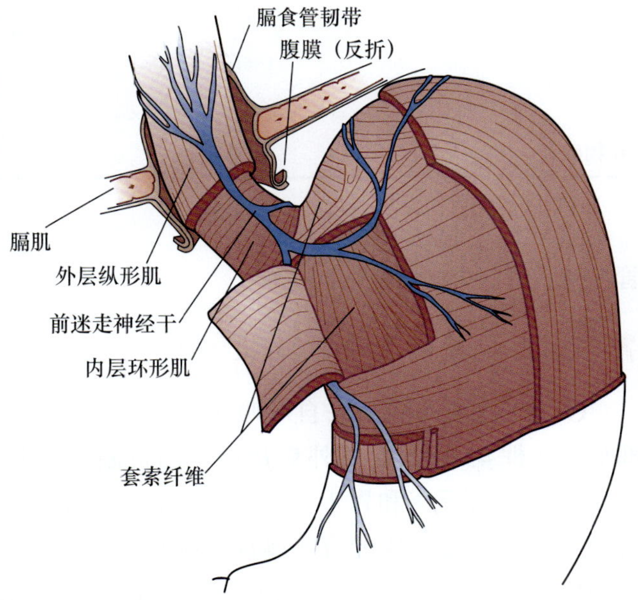

图 43.1 胃食管结合区域肌层模式图。食管固有肌层、膈肌和套索纤维共同作用产生食管下段压力。食管环形肌纤层与贲门套索纤维位于同一层次

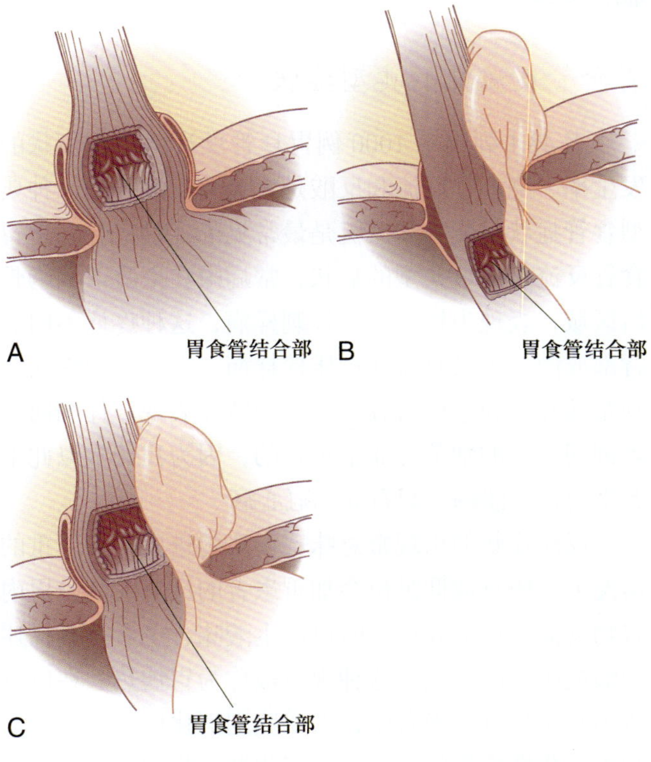

图 43.2 食管裂孔疝的三种类型。（A）Ⅰ型，滑动性疝；（B）Ⅱ型，食管旁疝；（C）Ⅲ型，混合疝

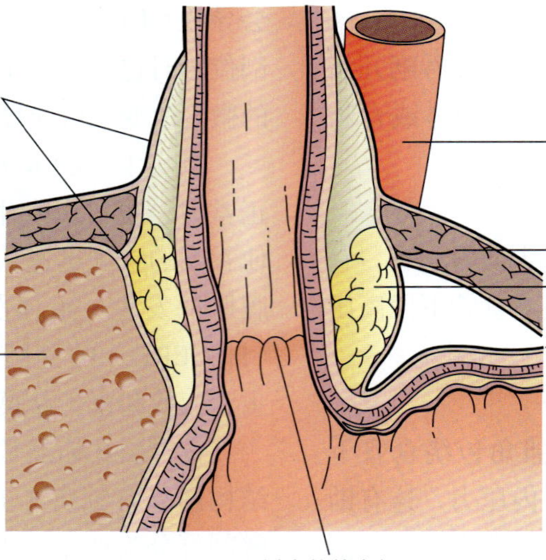

图 43.3 胃食管结合部的解剖显示了腹膜和膈食管膜的关系。膈食管膜作为一个单独部分延伸至后纵隔，部分腹膜反折覆盖在胃表面，作为脏腹膜的一部分

且与 GERD 有关。Ⅱ型疝（图 43.2B）的胃食管结合部固定在腹腔内，但由于裂孔较大，使胃底通过裂孔疝进入纵隔内。Ⅲ型疝（图 43.2C）的特点是 GEJ 和胃底均位于纵隔内。最后，当胃和任何其他内脏结构（如结肠、脾、胰腺或小肠）向食管裂孔移行并进入纵隔时称为Ⅳ型疝。有关 PEH 的更多信息，请参阅本章的最后一节。

临床表现

胃食管反流病的典型症状

表 43.1 列出了 1000 例胃食管反流病患者症状的发生率。烧心、反流和反酸是胃食管反流病的三种典型食管症状。烧心和反流是最常见的症状。烧心是胃食管反流疾病最典型的症状，常局限在上腹部和胸骨后区域，表现为烧灼样和针刺样痛，这种疼痛不向后背部放散，也没有特征性压榨样痛。上述两种疼痛分别是胰腺炎和急性冠脉综合征的特征表现。仔细向患者询问疼痛的细节是非常重要的，因为我们常以此来鉴别消化性溃疡、胆石症和冠心病。

反流症状的出现常意味着疾病的进展。在严重的情况下，俯身或仰卧位会加重患者的反流症状。胃内容物反流到口咽和口腔时可产生酸味，患者将其描述为酸或胆汁的反流，这种现象被称为胃灼热。在以反流为常见症状的患者中，需要鉴别消化性食物的反流和未消化性食物的反流。未消化性食物的反流是其他疾病的表现，与 GERD 存在不同的病理过程，如食管憩室和贲门失弛缓症。

表 43.1 1000 例胃食管反流病患者中出现频率高于每周 1 次的症状的发生率

症状	发生率（%）
烧心	80
反流	54
腹痛	29
咳嗽	27
吞咽困难（固体饮食）	23
声音嘶哑	21
打嗝	15
胃胀气	15
气促	14
喘息	7
异物感	4

胃食管反流病的食管外症状

GERD 食管外症状来自呼吸道，包括喉部和肺部症状（框 43.1）。食管外症状产生的机制有 2 个：（1）近端食管反流和胃十二指肠内容物的微量吸入对喉和下呼吸道造成的直接腐蚀性损伤，这是最常见的机制；（2）气管和食管由共同的迷走神经支配，远端食管酸暴露引发迷走神经反射导致支气管痉挛和咳嗽。

框 43.1　胃食管反流病的食管外症状

喉部反流症状
声音沙哑或言语障碍
清喉
喉咙痛
异物感
窒息感
后鼻漏
喉和气管狭窄
喉痉挛
接触性溃疡

肺部反流症状
咳嗽
呼吸急促（气促）
喘息
肺部疾病（哮喘、特发性肺纤维化、慢性支气管炎等）

与典型的胃食管反流病症状（即烧心和反流）不同，食管外反流症状并不是 GERD 的特征性表现。以食管外症状为主要表现的患者在考虑 LARS 之前，必须确定这些症状主要是由于异常的 GER 还是喉、支气管或肺部疾病原因，这是具有挑战性的。当食管外症状对质子泵抑制剂（proton pump inhibitor，PPI）治疗缺乏反应时，并不能完全排除 GERD。虽然 PPI 治疗可以改善或完全缓解典型的 GERD 症状，但以食管外症状为主要表现的患者对药物治疗的反应不同。最近的证据表明，酸并不是导致喉和肺损伤的唯一潜在腐蚀性物质[1]，这可能解释了这种情况。PPI 疗法会抑制胃酸的产生，但吸入微量含有腐蚀性胆盐和胃蛋白酶的非酸性反流液也会导致持续的损伤和症状。因此，在有食管外症状表现的 GERD 患者中，机械性的抗反流屏障（即胃底折叠术）对于预防喉、气管或支气管的损伤可能是必要的。

对于表现出胃食管反流和食管外症状的患者，无论是否有典型的胃食管反流症状，必须进行全面的评估，以排除上呼吸道或下呼吸道的原发性疾病。在华盛顿大学食管和胃外科中心，我们经常将表现为胃食管反流和食管外症状的患者转诊给耳鼻喉科医师或呼吸科医师，以确定这些症状是否由非胃肠疾病引起。如果不能确定食管外症状是由反流之外的原因造成的，则患者可接受抗反流手术治疗。这些患者在 LARS 术后食管外症状改善的有效率为 70%[2]。如果患者的喉部或肺部症状不是由于异常的胃食管反流引起的，则不进行抗反流手术。

肺疾病、胃食管反流病和抗反流手术

越来越多的证据表明，胃食管反流病是多种肺部疾病病理生理机制改变的一个促成因素。Bowrey 和他的同事[3]通过系统综述，比较了同时表现为胃食管反流和哮喘症状患者的内科和外科抗反流治疗之间的差异。在这些患者中，抗分泌药物的使用仅与 25% ～ 50% 的胃食管反流诱发哮喘患者的呼吸道症状改善有关。此外，这些患者中不到 15% 的患者肺功能得到了客观改善。对这些结果的一种解释是，大多数研究持续了 3 个月或更短时间，由于随访时间太短，因此看不到肺功能的任何改善。此外，在一些试验中，胃酸分泌并未被抑酸治疗完全抑制，患者胃食管反流病一直存在。

在哮喘合并胃食管反流病的患者中，抗反流手术在治疗肺部症状方面似乎比药物治疗更加有效，近 90% 的儿童和 70% 的成人呼吸道症状得到改善。一些随机对照试验比较了组胺 2 受体拮抗剂和抗反流手术治疗 GERD 相关哮喘的疗效。与使用抗分泌药物治疗的患者相比，接受抗反流手术治疗的患者更有可能缓解哮喘症状，停止全身类固醇治疗，并改善最大呼气流速。

特发性肺纤维化（idiopathic pulmonary fibrosis，IPF）是一种严重的慢性进行性肺部疾病，患者通常在诊断后 5 年内死亡。近端食管反流的酸性和非酸性胃内容物的微量误吸被认为是肺泡上皮损伤的可能原因之一，而肺泡上皮损伤可导致 IPF。据报道，IPF 患者中 GERD 的发生率高达 94%[4]。由于 IPF 患者的异常反流常常不表现出 GERD 的典型症状，因此对 IPF 患者进行 GERD 检测的阈值应较低。

IPF 患者 GERD 的内科治疗与更长的生存期和延缓的肺功能减退有关[5]。尽管这是一种有效的方法，但 PPI 治疗不能防止非酸性胃十二指肠内容物的反流，这可能导致一些患者持续的肺损伤。因此，在患有严重 GERD 的 IPF 患者中，可以提出这样的论点，对胃酸和非胃酸反流患者使用机械屏障（例如 LARS）比 PPI 治疗效果更好。虽然关于 IPF 患者行 LARS 的文献很少，但它似乎是安全的，不仅能有效控制远端食管酸暴露，还可能减缓肺功能的下降[6]。

腹腔镜抗反流手术治疗特发性肺纤维化（idiopathic pulmonary fibrosis）是一项多中心、随机对照的 2 期临床试验，也是对 24 小时 pH 测酸证实的 GERD 合并 IPF 患者进行 LARS 和 PPI 治疗比较的唯一随机研究[7]。在72例符合条件的患者中，58例被随机分为手术组和非手术组（每组29例）。主要终点是治疗48周时用力肺活量（forced vital capacity，FVC）的变化。即使在患有严重系统性疾病的患者群体中，LARS也被认为总体是安全的和耐受良好的治疗手段。意向治疗分析未能显示两组在48周时FVC的差异（$P = 0.28$），这是研究的主要终点。然而，有必要对数据进行更细致的分析。手术组1例死亡，非手术组4例死亡，所有死亡均发生在急性IPF加重之前。特殊的统计分析方法假设任何丢失的数据（那些在试验期间死亡的患者的数据）是随机的。然而，考虑到这些死亡是由潜在肺部疾病的进展直接造成的，这一缺失数据似乎并不随机。因此，我们对这些数据进行了事后分析，采用的方法是Lachin最差秩分析法（Lachin's worst-rank analysis），该方法假定缺失数据不是随机的，可能对研究结果有参考价值。用这种方法进行的分析显示，两组在FVC下降方面存在显著差异（$P = 0.017$），手术组要优于非手术组。此外，以肺活量下降10%、急性加重或死亡作为指标来比较两组治疗效果时（$P = 0.048$），手术组肺部疾病进展较慢。综上所述，这些结果表明LARS可能在合并GERD的IPF患者减缓肺功能下降中发挥重要作用。在治疗意向分析中未能显示出统计学上的显著差异可能是由于研究力度不足、统计分析工具选择不当或过于强调FVC的下降所致。因此，未来在阐明LARS在IPF患者中的作用时，应在研究设计和分析阶段充分考虑到这些因素。

体格检查

GERD患者的体格检查对明确诊断没有太大意义。对进展期患者来说，几项观察有助于鉴别疾病的来源。在这类患者中，一些观察结果可能提示存在胃食管反流病。例如，患者在就诊期间中不停饮水可能有利于食管排空，常提示伴有持续胃食管反流。另外某些进展期患者和人交谈时，身体前倾，像作肺活量实验一样尽力吸气，这是尽力让膈肌扁平，使食管裂孔的前后径变短，升高LES压力减少反流。有严重的近端反流（即胃内容物反流入口腔）患者会有牙齿的腐蚀（牙本质的破坏使牙齿发黄）、口咽黏膜充血和慢性鼻窦炎等。

虽然体格检查的结果一般不是GERD特有的，但有助于排除其他疾病。例如，烧心和吞咽困难的患者若出现锁骨上淋巴结肿大提示有胃癌或食管癌的可能。如果患者胸骨后疼痛可通过触诊反复出现很可能是体表病变引起的疼痛。除了上述特殊情况外，一般情况下体格检查对诊断或排除胃食管反流疾病帮助不大。

术前诊断方法

一般而言，GERD的诊断是根据患者的典型症状和PPI治疗后症状的改善。然而，当外科医师评估患者是否需要进行抗反流手术时，以下四项诊断试验有助于确定GERD的诊断并识别可能影响LARS效果的胃食管解剖和功能异常。

动态pH值和阻抗监测

动态pH监测可量化远端食管酸反流，是诊断GERD的“金标准”。24小时pH监测是通过一根细导管经患者的鼻腔进入食管进行。最简单的导管是双探针pH导管，它包含两个固态电极，电极之间间隔10 cm，能感受到pH 2～7之间的波动。为确保结果的有效，远端电极必须放置在LES近端5 cm处；LES的位置可通过食管测压确定（见下一节）。或者，可以使用内镜放置的无线pH监测仪进行48小时的动态pH监测。

动态pH监测可获得大量有关食管酸暴露的信息：反流发生总次数（pH＜4）、反流发作的最长时间、持续时间超过5分钟的发作次数、直立位反流时间百分比、仰卧位反流时间百分比。根据每一项指标造成的食管损伤程度分配分值，用公式来计算总分值，即DeMeester评分，评分为14.7或更高时，对食管远端酸暴露异常有诊断价值。

除了这些客观数据外，患者还可以通过按下电子数据记录仪上的按钮来跟踪反流相关的症状。在分析pH值数据时，根据症状发生和食管远端酸暴露发作之间的时间关系计算症状指数和症状相关概率（图43.4）。反流发作后2分钟内出现的症状发作被定义为两者之间具有密切的时间关系，提示（但未证实）GER和患者症状之间存在因果关系。解释这些报告时要记住，患者戴测量管时的活动和饮食与正常情况下不同。因此，患者症状的发生在研究期间可能并没有平时那样频繁。虽然是否进行LARS的决定不应取决于症状的相关性，但它有助于预测LARS后的症状改善情况[8]。

食管阻抗监测可以识别非酸性反流发作。与24小时pH监测类似，食管阻抗监测是通过一根细的、灵活的导管经患者的鼻腔进入食管进行。阻抗监测利用间隔1 cm的阻力电极之间的电阻变化（即阻抗）来

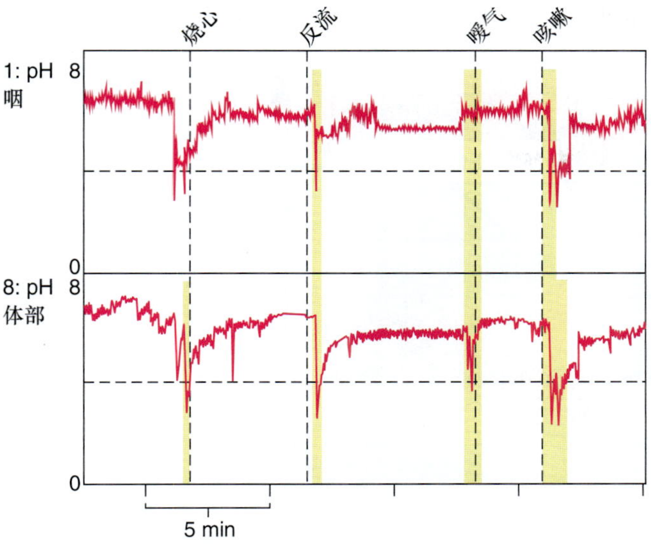

图 43.4 24 小时动态 pH 监测的 1 小时片段。X 轴为时间；Y 轴为 pH。描计顶部为症状事件（Courtesy University of Washington Center for Esophageal and Gastric Surgery，Seattle.）

检测反流事件，阻抗在有空气时增加，在有液体时减少。因此，该技术可以检测食管内的气体和液体运动。

一些阻抗导管也有一个或多个 pH 传感器，允许同时检测酸和非酸反流。当使用 pH 阻抗导管时，可以确定食管酸暴露的运动方向，从而区分顺行事件（如吞咽）和逆行事件（如 GER）。还有一种特殊的 pH 阻抗导管，带有一个靠近咽部的 pH 传感器，可以检测到咽部酸反流。这种检测对那些伴有食管外症状（如咳嗽、清喉咙、声音嘶哑和喘息）的患者更有优势。然而，阻抗技术的一个缺点是自动化分析软件非常敏感，往往会高估非酸性反流事件的次数，这要求对每位受试者的数据必须手工审查和编辑，这样是十分耗时的。

联合阻抗 -pH 监测已被证明比单纯的 pH 检测能更敏感地识别反流事件[9]。虽然对于是否在抑酸治疗中进行阻抗 -pH 监测目前并没有共识，但我们的做法是在抑酸治疗中进行所有 pH 和阻抗 -pH 监测。此外，阻抗 -pH 监测如何指导 GERD 的管理尚不清楚。Patel 等[10]试图确定食管阻抗 -pH 监测的参数，以预测胃食管反流症状对内科和外科治疗的反应。他们表明，酸暴露时间而不是非酸反流事件的次数，能更好地预测内科和外科治疗的症状改善程度。虽然增加阻抗监测增加了试验的敏感性，但单靠非酸反流测量无法准确预测 GERD 患者对于药物或手术治疗的症状反应。

食管测压

食管测压是评价食管体部和 LES 功能最有效的方法。标准的食管测压提供了食管体部和 LES 压力波形的线性示踪（图 43.5）。高分辨率食管测压仪使用 32 通道柔性导管采集数据，压力传感装置间隔 1 cm，通过鼻腔置入食管；这项试验大约需要 15 分钟，在此期间，患者要进行 10 次吞咽。生成的一个彩色等高线图能显示食管上括约肌、食管下括约肌以及食管体部的反应。x 轴为时间，y 轴为食管长度，压力由彩色刻度表示（图 43.6）。在接受 GERD 评估的患者中，食管测压可以排除贲门失弛缓症，并能识别出食管体部无效蠕动的患者。反复暴露于胃反流的食管可导致食管动力障碍；在一项研究中，25% 的轻度食管炎患者表现出食管运动障碍，而 48% 的重度食管炎患者在食管测压中表现出食管运动障碍[11]。对于接受 LARS 治疗的严重食管运动障碍患者，外科医师应考虑行部分胃底折叠术以减少术后出现吞咽困难的可能性。本章后面一节将全面讨论食管运动障碍对胃底折叠术类型的影响。食管测压也可测量 LES 静息压力，并评估 LES 在吞咽时是否适当松弛。由于 LES 是防止胃食管反流发生的主要屏障，因此 LES 缺陷在 GERD 患者中很常见。

胃镜检查

内镜检查是评估正在考虑 LARS 的胃食管反流病

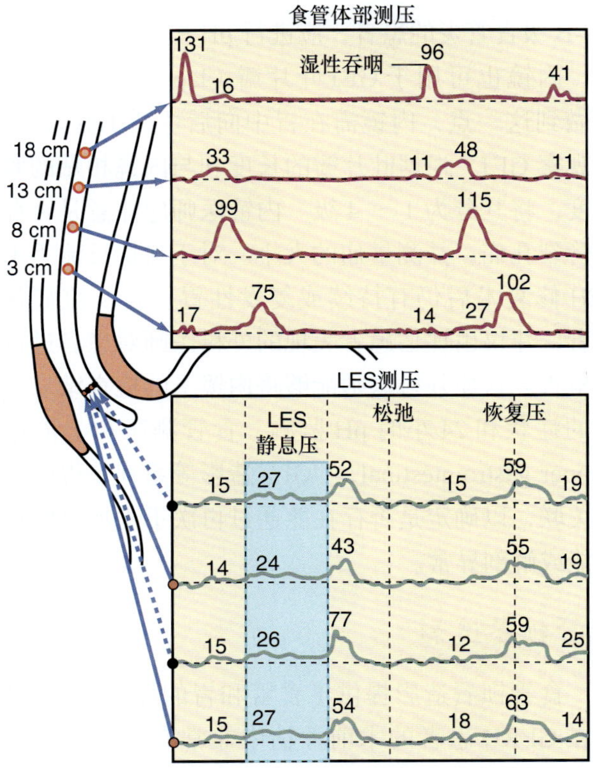

图 43.5 标准食管测压的代表性线性示踪图。湿性吞咽后可见食管蠕动，同时食管下括约肌（LES）松弛

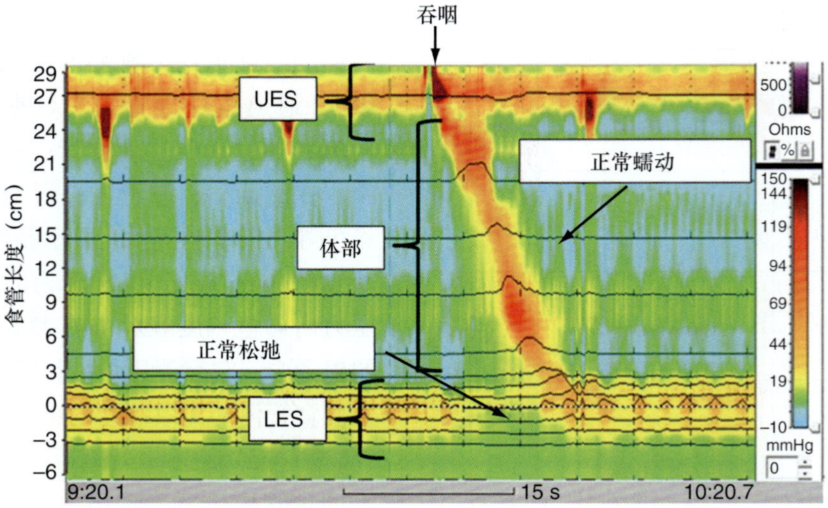

图 43.6 高分辨率食管测压。开始吞咽时，食管上括约肌（UES）和食管下括约肌（LES）同时放松，食管体开始蠕动

患者的一个重要步骤。我们应检查食管是否有因 GER 引起的黏膜损伤的证据，包括溃疡、消化道狭窄和巴雷特食管。食管炎的程度可以根据几种评分系统进行评估，包括 Savary-Miller 和 Los Angeles（LA）分类[12]。消化道狭窄、LA-C 级和 LA-D 级食管炎都可以被认为是 GERD 的病理特征。因此，这些患者不需要进行动态 pH 监测。然而，LA-A 级和 LA-B 级食管炎在不同测量者之间差异显著，这种轻度食管炎并不能被直接诊断为 GERD[13]。因此，对于发现 LA-A 级和 LA-B 级食管炎的患者，应进行 pH 监测以明确诊断。

内镜也可用于 GEJ 叶片瓣（lap valve）的评估。要做到这一点，内镜需在胃中向后弯曲 180°，从下方观察 GEJ。根据叶片瓣的长度和与内镜相贴的紧密程度，将其分为 1～4 级。内镜医师应注意是否存在食管裂孔疝，并测量疝的大小。对于在抗反流手术或 PEH 修复术后仍有持续或复发性胃食管反流症状的患者，建议由评估患者表现的外科医师对患者进行内镜检查。这使外科医师能够将内镜下的检查结果与患者的症状和 24 小时 pH 监测、食管测压和上消化道（upper gastrointestinal，UGI）造影等系列获得的数据相关联，以确定是否存在能通过再次手术加以纠正的功能或解剖异常。

食管钡餐造影

食管钡餐造影提供了食管和胃的详细解剖评估，这在 GERD 患者的术前评估中非常有用。尤其重要的是食管裂孔疝或 PEH 是否存在、及其大小和解剖特征（图 43.7）。例如，食管造影显示 GEJ 位于后纵

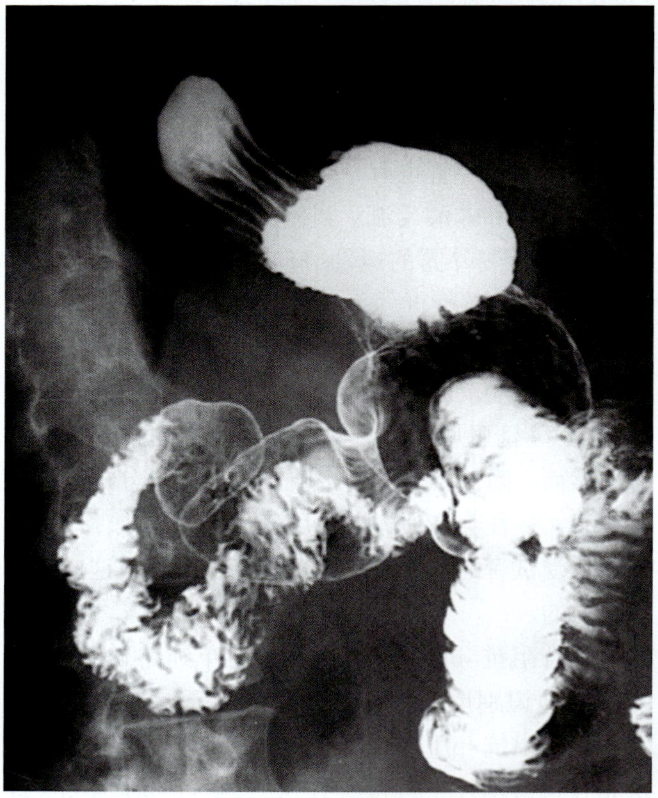

图 43.7 上消化道造影显示大的食管裂孔疝，可见胃的皱褶穿过左半膈肌阴影

隔内时，提示手术更加困难，需要更广泛的分离胸段食管。尽管钡餐食管造影能够识别胃食管反流发作（胃食管反流发作可能是自发发生的，也可能是由于检查中患者体位的变化引起的），但它不能证实或排除 GERD 的诊断。有时，到外科就诊评估胃食管反流的患者可能已经进行了胸部或腹部计算机断层扫描，以评估胃食管反流的非典型症状（如胸部或腹

部疼痛）。水平面、冠状面和矢状面重建可以提供关于胃和食管与其他腹部和胸部结构的解剖关系的信息。然而，由于 CT 扫描常常不能识别重要的解剖和功能性胃食管疾病，因此我们仍然倾向于进行钡餐食管造影检查。

食管钡餐造影还可以确定其他的胃食管疾病，如食管憩室、肿瘤、消化道狭窄、贲门失弛缓症、运动障碍和胃轻瘫。如果在进行 GERD 评估的患者中发现上述任一情况，则应推迟 LARS，直到完成对上述情况的适当评估。

其他术前评估

吞咽困难

GERD 患者偶尔会出现吞咽困难，其原因列于框 43.2 中。在胃食管反流患者中，吞咽困难最常见的原因是食管壁反流相关的炎症过程。这种炎症可以表现为 Schatzki 环、弥漫性食管远端炎症或消化性狭窄。消化性狭窄是长期反流的病理学改变，并由 GERD 导致的慢性黏膜炎症发展而来，在 PPI 治疗广泛采用后相对少见。当狭窄导致明显的吞咽困难时，患者会出现体重下降和蛋白质–热量营养不良。此外，狭窄可能与食管缩短有关，这使得在手术时获得足够的腹内食管长度变得更加困难（见“短食管的术中处理”）。

在消化性狭窄的患者中，通过动态 pH 监测来记录异常的 GER 是具有挑战性的。狭窄的存在可防止胃酸反流，导致 pH 监测的假阴性结果。在具有典型 GERD 症状和消化性狭窄的患者中，放弃动态 pH 监测是合理的，因为消化性狭窄具有严重胃食管反流的特征表现。如果进行 pH 监测，最好在狭窄扩张后完成，以增加试验的有效性。重要的是，由于消化性狭窄与长期 GER 有关，故应对这些患者进行活检以排除肠化生、发育不良和恶性肿瘤。

框 43.2 胃食管反流病评估患者吞咽困难的潜在原因

食管梗阻
消化性狭窄
Schatzki 环
恶性肿瘤
良性肿瘤
异物

食管动力障碍
无效食管蠕动
弥漫性食管痉挛
食管收缩过度（“手提钻式”）
碎裂性蠕动
贲门失弛缓症

大多数消化性狭窄可通过扩张狭窄部位和 PPI 得到有效治疗。无论是球囊扩张器还是 Savary 扩张器都可以取得良好的治疗效果，并且没有强有力的数据支持一种扩张技术优于另一种扩张技术。难治性消化性狭窄被定义为进行扩张术和 PPI 治疗后仍然复发的狭窄。它虽然罕见，但对外科医师和胃肠科医师来说是一个巨大的挑战。在这些患者中，强烈建议行 LARS。对于不适合或不想做手术的患者，注射类固醇激素已被证明可以增加狭窄部位的扩张[14]。

GERD 患者吞咽困难的另一个原因是 Schatzki 环。与消化性狭窄相似，病变位于食管远端。然而，Schatzki 环是黏膜下层的纤维带（而不是黏膜狭窄）。胃镜检查可鉴别出消化性狭窄和 Schatzki 环。两者都应进行扩张治疗以缓解梗阻，但 Schatzki 环形成于黏膜下间隙，因此在内镜下没有发现其他黏膜存在异常时，不需要进行活检。此外，Schatzki 环不是 GERD 的特征表现，在进行 LARS 前，必须在动态 pH 监测中提示异常的远端食管酸暴露，以确认病理性 GER 的存在。

GERD 患者的吞咽困难可能没有明确的解剖上的改变，这些患者的轻度吞咽困难可能仅仅是由于持续胃食管反流导致的食管炎症。这种吞咽困难往往能在异常反流得到控制后消失。在吞咽困难的 GERD 患者中，必须排除其他导致吞咽困难的原因，包括肿瘤、憩室和食管动力障碍。上述情况远不如消化性狭窄和 Schatzki 环常见，同时它们需要截然不同的治疗方法。当患者吞咽液体和固体食物均较困难时，其病因高度怀疑为神经肌肉或自身免疫性疾病。此外，一些严重 GERD 患者出现吞咽困难症状，但没有发现食管的解剖或生理异常，这被认为与反流相关的炎症相关，并且在 LARS 后吞咽困难可以得到改善。

肥胖

GERD 是一种常见的肥胖合并症。与体重正常的患者相比，肥胖患者有以下几个因素使他们发生 GERD 的风险增加，包括腹内压增加、LES 压力降低、食管体部蠕动障碍和 LES 更频繁的短暂松弛。重要的是，在肥胖患者中，仅靠症状评估不足以确定 GERD 的诊断。在接受减肥手术的患者进行术前评估时，高达 45% 有无症状反流的证据[15]。合并 GERD 的肥胖患者难以接受药物治疗，这对外科医师提出了挑战。虽然LARS可以在这些患者中安全地进行，但关于LARS能否长期有效控制GERD相关症状，目前仍存在争议。在合适的患者中，腹腔镜Roux-en-Y胃旁路术（Roux-en-Y gastric bypass，RYGB）是一种长效的减肥方法，并能控制肥胖相关的合并症，持久改善GERD症状。RYGB治疗GERD效果显著的原因有两个：第一，它切除了大多数与食管相连的产酸的胃壁细胞；第二，长Roux支可防止非酸性十二指肠内容物反流到食管。由于这些原因，对于合并GERD的严重肥胖患者，应考虑行腹腔镜RYGB手术而不是胃底折叠术。然而，在选择RYGB手术而不是胃底折叠术之前，必须认真谨慎平衡患者是否想行减肥手术、是否存在其他医学合并症以及是否有外科医师能进行手术。胃底折叠术一般不用于体重指数（body mass index，BMI）超过40的患者。

无效食管蠕动

《芝加哥食管动力障碍分类v3.0》将在高分辨率测压中不少于50%的蠕动性吞咽定义为无效吞咽。对于GERD和无效食管蠕动的患者，建议进行部分（Toupet或Dor）胃底折叠术，而不进行Nissen胃底折叠术，因为担心此种术式会导致更严重的术后吞咽困难。尽管进行了随机临床试验[14-15]和2项荟萃分析[16-17]，胃底折叠术在最持久地控制反流症状和较大的副作用之间仍存在相互矛盾的证据。这可能与这些研究之间患者特征、患者选择和手术技术的异质性有关。目前，这些研究中唯一一致的发现是，与胃底部分后折叠和全部胃底折叠术相比，胃底前折叠术对GERD的控制效果较差。全胃底折叠术在术后第1年出现吞咽困难的发生率较高。1年后，在两种折叠方式下吞咽困难的发生率相似。同样，腹胀、打嗝和排气与吞咽困难的发生趋势相似。此外，从长期来看（5年以上），全胃底折叠术在控制GERD症状复发上要优于其他胃底折叠方式。综上所述，与GERD症状的长期控制率相比，术后短期并发症的发生率似乎有所增加。外科医师认为食管动力较差时应该行部分胃底折叠术而不是全胃底折叠术，包括食管体部无收缩蠕动（100%吞咽失败）时。

巴雷特食管

长期的酸性和碱性反流可导致食管远端黏膜从正常的鳞状上皮变为柱状上皮。这种组织学改变称为肠上皮化生或巴雷特食管。在内镜检查中，巴雷特食管表现为从GEJ到向头端延伸的像舌头一样突出的红色黏膜区域。根据内镜下的测量，可分为长段（长度≥3 cm）和短段（长度< 3 cm）。如果根据食管黏膜的内镜表现怀疑巴雷特食管诊断，则应取多次活检标本进行组织学评估，以确定是否存在肠上皮化生和异常增生。当存在异常增生时，食管腺癌的发生风险增加。虽然巴雷特食管患者的腺癌发病率比一般人群高40倍，但在这些患者中癌症发生率仍然很低。

由于巴雷特食管是胃食管反流反复损伤黏膜的结果，因此抗反流手术应该能解决食管肠黏膜的上皮化生。然而，根据我们在华盛顿大学和另一项研究[18]的经验，在抗反流手术后，超过50%的患者出现肠上皮化生的复原，其原因之一可能与手术后抗反流作用的持久有效相关。Knight等[19]对50例术前诊断为巴雷特食管的患者在LARS术后随访近12年时进行了评估。32例（64%）在内镜下出现巴雷特食管的复原，20例（40%）在组织学上出现巴雷特食管的复原。对随访的患者进行48小时的BRAVO食管pH监测后发现，与巴雷特食管没有复原的患者相比，无论是内镜下还是病理学上，巴雷特食管复原的患者远端食管酸暴露都减少了。此外，在随访中没有巴雷特食管消退的患者有较高的食管裂孔疝发生率，并且内镜下缺乏胃底折叠术的证据，而这两者都可能导致GER和食管损伤。

由于抗反流手术后巴雷特食管的消退存在变异，因此不应将其视为抗反流手术的适应证。此外，根据权威的指南，术后持续的内镜监测是很重要的。

胃食管反流病的治疗

药物治疗

对于表现为GERD典型症状的患者，建议进行为期8周的PPI治疗[20]。然而，在经验性应用PPI治疗之前，有必要确保患者没有可能提示存在胃食管恶性肿瘤或其他非GERD诊断的症状，包括进行性吞咽困难、未消化食物的反流、贫血、GERD食管外症状和体重减轻。如果PPI治疗后患者症状改善，则认为该试验具有诊断性和治疗性。如果在药物治疗试验后症状持续存在，则需要进行进一步如前所述的更广泛的评估。虽然在药物治疗之前或作为药物治疗的辅助手段，已经提倡通过改变生活方式治疗食管炎，但其疗效目前尚未得到证实[21]。

由于质子泵抑制剂的出现，药物治疗GERD发生革命性的变化。这类药物是全世界通用处方药物之一，其年支出约为 240 亿美元。这些药物不可逆地结合在胃壁细胞的质子泵上，有效地抑制胃酸的产生。最大药效的作用时间是治疗后第 4 天，药物持续作用于壁细胞的整个生命周期。因此，患者必须在动态 pH 监测前 1 周停用这种药物，以避免检测结果假阴性。

PPIs 是耐受性良好的药物。PPI 治疗的直接副作用相对较少而且一般较轻，包括头痛、腹痛、胀气、便秘和腹泻。这种相对安全的副作用及其在控制胃食管反流症状方面的有效性导致门诊和住院患者过度使用这些药物[22]。尽管已发表的基于证据的建议可能会限制这种过度处方的做法，包括按需给药和减量治疗，但临床医师经常不遵循这些指南。

尽管它们在短期内是安全的，但最近几项包括大量患者数据集的研究对 PPI 使用的长期影响产生了担忧[23]。具体来说，PPI 的使用与以下因素有关：骨密度降低、骨折风险、痴呆、心肌梗死、微量营养素（镁、铁、Vit B_{12}）缺乏、艰难梭状芽孢杆菌感染、肾疾病以及与抗血小板药物的相互作用。这些发现引起了患者和媒体的注意，临床医师经常与患者就 PPI 使用的潜在风险进行详细的讨论。然而，对这些研究的质量进行仔细评估表明，大多数研究的质量很低或非常低（依据 GRADE 系统），并且这种副作用在患者的治疗过程中出现的概率也很低。例如，在艰难梭状芽孢杆菌感染的案例中，对 51 项研究的系统性回顾发现，在使用 PPI 的情况下，感染的总体相对风险增加到 1.51，在用 PPI 治疗的患者中，每 3935 例患者会有 1 例患者出现上述感染[24]。相比之下，完成 2 周抗生素疗程的 50 例患者中会有一例出现艰难梭状芽孢杆菌感染。虽然通过对这些数据集的分析发现了统计上显著的关联，但这些关联并不等同于因果关系。例如，接受 PPI 治疗的患者比一般人群有更多的并发症。从这篇文献中得出的最适用的结论是，虽然 PPI 通常是安全的，但没有一种治疗方法是没有风险的，对于有明确适应证的患者应谨慎使用质子泵抑制剂。

手术治疗

对于最大限度药物治疗后仍表现出远端食管酸暴露升高且持续出现典型 GERD 症状的患者，应强烈考虑进行抗反流手术。腹腔镜在抗反流手术中的应用降低了患者并发症发生率和住院时间，多项研究表明，LARS 与长期 PPI 治疗相比更划算[12]。

手术技术

所有腹腔镜抗反流手术均采用低截石位。手术医师站在患者两腿之间，助手站在患者的左侧。此外，患者需采用反 Trendelenburg 位，这样可以更好地暴露食管裂孔。在患者身下放置合适的垫子以防止压疮和神经病变。术前使用抗生素以降低手术部位感染的风险，皮下注射肝素和采用序贯加压装置用于降低静脉血栓栓塞事件的风险。

使用气腹针在腹部左上象限的 Palmer 点进入腹部。再放置三个套管针。术者通过最头侧的两个孔操作，助手通过两个最靠近尾侧的孔操作，尾侧右边孔用来牵拉肝。Nathanson 肝牵开器通过上腹部的小切口放置，不需要使用套管针（图 43.8）。

我们从左膈脚开始分离膈胃膜然后进入脾下缘水平的小囊。这种方法的优势在于早期直视下处理胃短血管和移动胃底（图 43.9）。移动胃底后，解剖膈食管膜直到左膈脚显露完全（图 43.10）。

然后游离右膈脚。分离肝胃韧带，打开右侧膈食管膜，显露出右膈脚（图 43.11）。创建后食管窗口。在游离过程中注意保护前后迷走神经。用 Penrose 牵引带牵引食管以有利于更近端食管的游离并帮助制作包埋套。

游离后纵隔内的食管以获得至少 3 cm 的腹段食管。然后，用不可吸收丝线在食管后缝合膈脚（图 43.12）。食管应保持竖直、不成角，52 号探条应能自由通过包埋处。到此，将开始进行胃底折叠术。

全胃底折叠术

在进行 Nissen 胃底折叠术时，最常见的技术失败

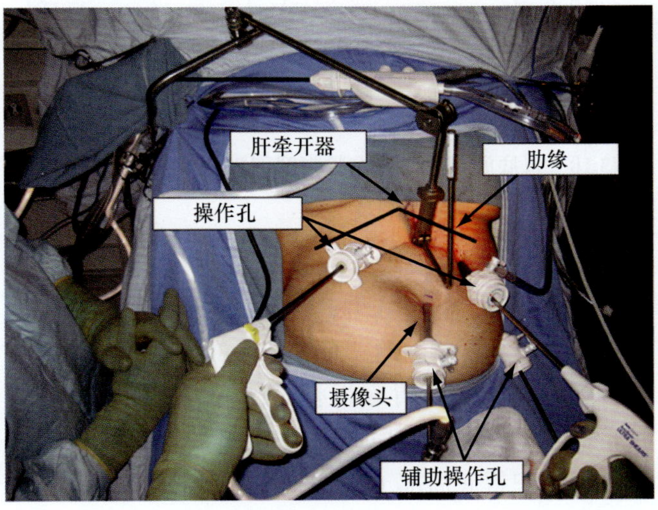

图 43.8 腹腔镜抗反流手术的戳孔放置。术者通过最头侧的两个孔操作，助手通过两个最靠近尾侧的孔操作

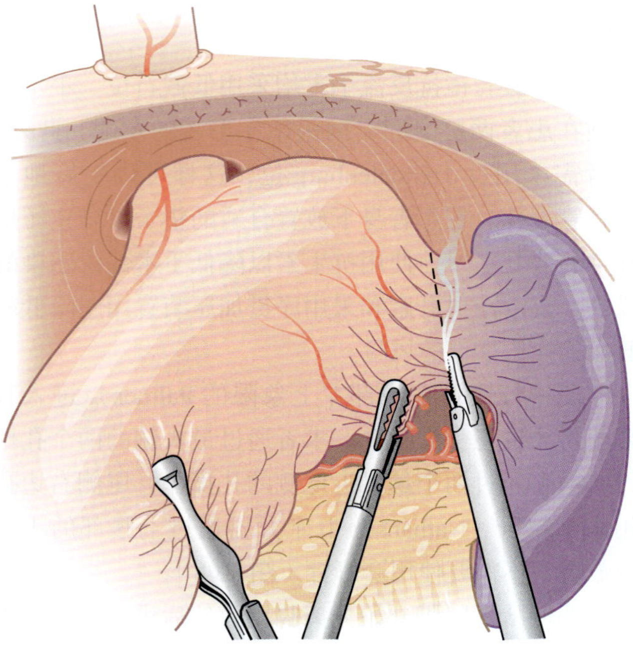

图 43.9 左膈脚途径显露食管裂孔后，在手术早期阶段游离胃底. 游离过程中在直视下游离脾，这可帮助预防脾的损伤

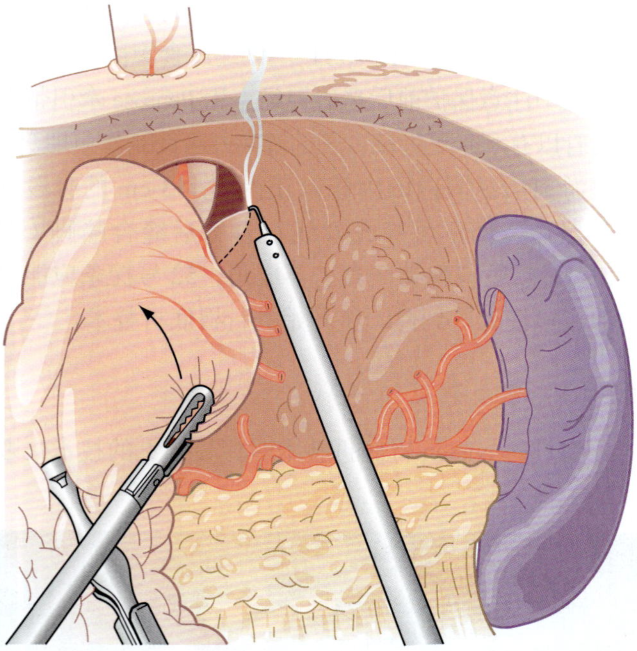

图 43.10 胃底游离后，在左膈脚解剖膈食管膜，应避免损伤食管、迷走神经后壁和主动脉

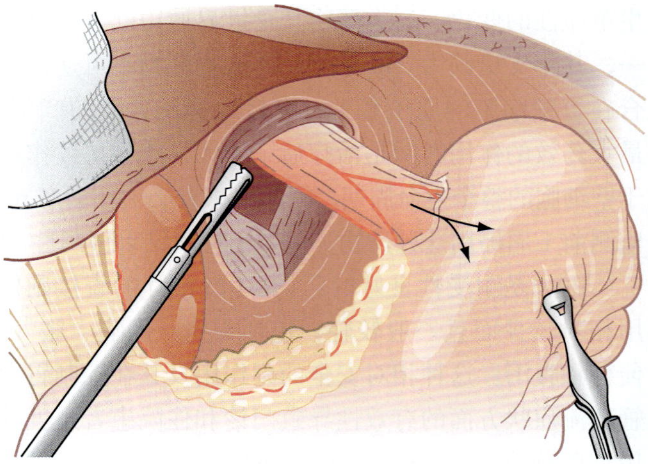

图 43.11 在右膈脚解剖膈食管膜，以完成食管裂孔的暴露。只要沿着膈脚进行解剖游离，损伤周围结构的可能性很小

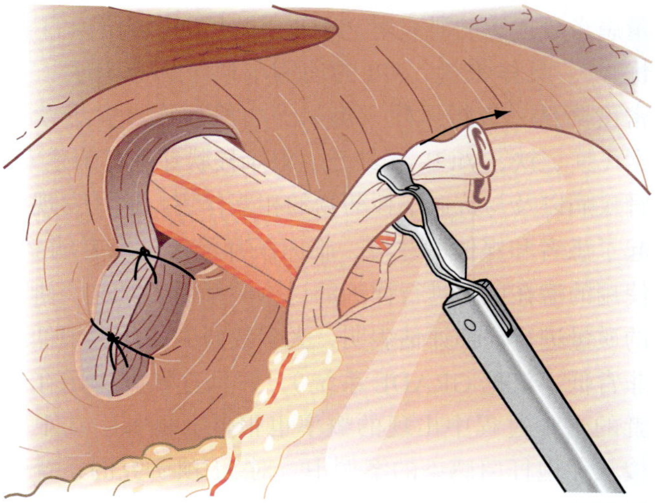

图 43.12 用不可吸收丝线缝合后膈脚，注意腹膜以及膈食管膜的缝合，食管向左向前移动有利于显露

是没有建立适当的胃底折叠解剖。下面的描述清楚地说明了如何进行正确的、有效的、可重复的 Nissen 胃底折叠术。在进行胃底折叠时，为了保证合适的胃底折叠方向，在 GEJ 远端 3 cm、离胃大弯 2 cm 处用缝线标记胃底后部（图 43.13）。后部的胃底从患者的左至右穿过食管后方。食管左侧的前部胃底以同样的方法标记，这两部分胃底均位于食管前部。最重要的是，胃底所处的两点与到胃反折最大处的距离相等（图 43.14）。用这种方法建立胃底折叠术可减少用胃体制作胃底折叠术的机会，因为胃体会在后方形成多余的包裹，从而影响食管远端并导致吞咽困难。用 3 ～ 4 针间断不可吸收缝线包埋食管下段 2.5 ～ 3 cm，这种修补允许 52 号探条自由通过包埋处。探条移除后将包埋物固定在食管和右膈脚（图 43.14，小图），这有助于阻止疝的形成和包埋套的滑动。胃底折叠术的缝合线应平行于食管的右前方。

部分胃底折叠术

部分胃底折叠术有几种不同类型。其中最常见的是 Toupet 胃底折叠术。在此手术中，胃和食管的解剖以及膈脚的修复与全胃底折叠术相同。此外，胃底

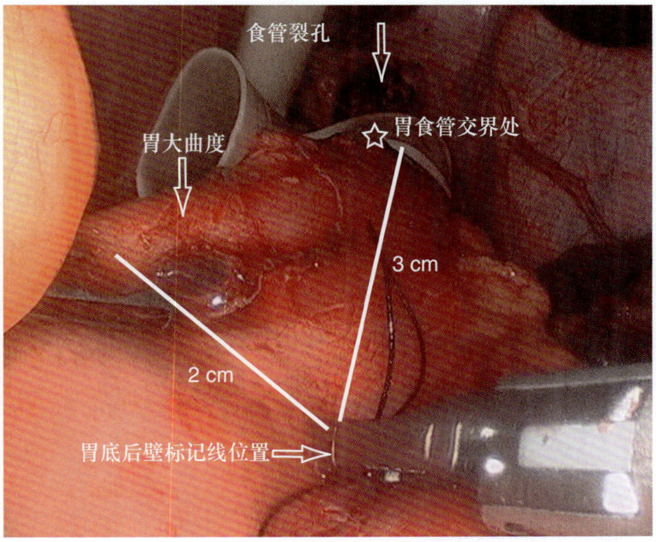

图 43.13 胃后部标记缝线有助于确保胃底折叠的正确几何结构。当胃大弯旋转至患者右侧时，暴露后胃，并在距离胃食管交界处 3 cm 和胃大弯旋转 2 cm 处的后胃底上放置标记针

折叠手术利用的是胃底而不是胃体。关键的区别是胃在食管后方被包裹 180°～270°（与 360° 相比）（图 43.15A 和图 43.15C）。在食管两侧，胃底折叠术最前端的缝合线将胃底、膈脚和食管结合在一起；剩下的缝线将胃底固定在膈脚或食管上。

如果要进行胃底前折叠术（如 Thal 或 Dor），则不需要破坏食管的后部附着，将胃底折叠在食管前部，并固定在裂孔和食管上（图 43.15B）。

短食管的术中处理

当 GEJ 位于食管裂孔或以下时，食管长度正常。当 GEJ 移位至食管裂孔时，食管有效长度缩短。在进行 LARS 时，至少需要 3 cm 的腹内食管。当 GEJ 少量移位到 GEJ 头端时，通过游离后纵隔的远端食管可以获得足够长度的腹内食管。然而，如果 GEJ 向后纵隔移动较大，如发生巨大食管裂孔疝或 PEH，食管的有效长度会显著缩短。此外，这一过程导致食管和纵隔之间发生粘连，纵隔将收缩的食管固定在胸部。当发生这种情况时，必须进行广泛的游离食管，有时达到肺下静脉水平。在大多数患者中，即使在巨大食管裂孔疝或 PEH 的情况下，仅行纵隔食管游离即可使 GEJ 回到腹腔。

在某些病例中，尽管广泛游离纵隔食管，腹内食管长度仍然不足。在这些罕见的病例中，单侧迷走神经切断术可使食管长度增加 1～2 cm，而切断两条迷走神经通常可使食管长度增加 3～4 cm。由于担心术后胃排空延迟，许多外科医师对选择性切断迷走神经犹豫不决。一项有关 102 例再次行腹腔镜抗反流手术患者（$n=50$）及行食管旁疝修补术患者（$n=52$）的研究[25]显示，对 30 例（29%）患者行迷走神经切断术后，其腹腔内食管长度增加，同时也增加了纵隔的活动度。对于实施迷走神经切断术和未实施迷走神经切断术的患者而言，两者在术后严重的腹部疼痛、腹胀、腹泻以及进食后早期饱胀感等方面未发现明显差异。

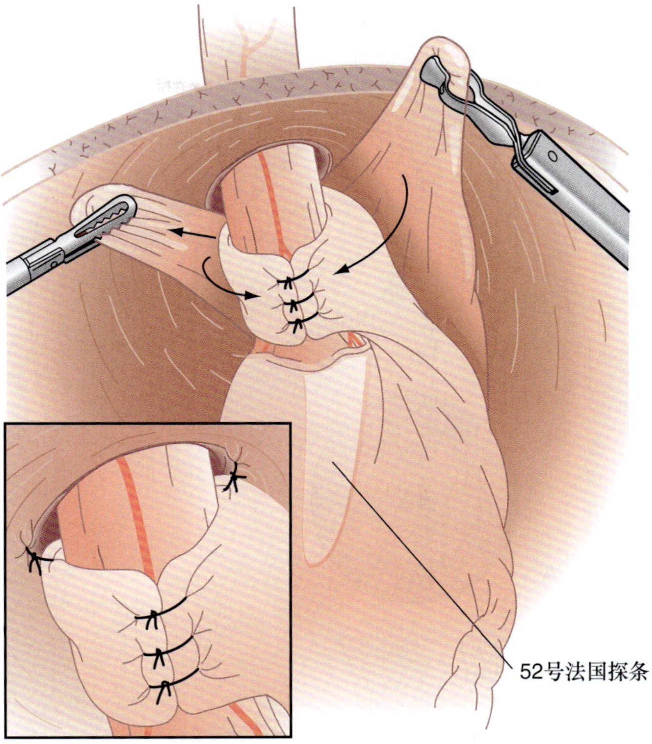

图 43.14 Nissen 全胃底折叠术。前胃底和后胃底必须从食管后胃大弯侧等距离抓取。在放置胃底折叠的第一条缝线后，将 52 号探条送入胃内，完成胃底折叠术。将探条从患者身上取下后，用左右冠状线（插图）和一条后缝线（未显示）将胃底折叠固定在横膈膜上

达到足够的腹内食管长度的另一种选择是楔形胃成形术（图 43.16）。由于腹腔镜在 GERD 和 PEH 治疗中的广泛应用，楔形胃成形术已经普遍取代了使用双钉技术（环形和线性吻合器）的传统 Collis 胃成形术。然而，需要注意的是，除了极少数患者外，上述的食管延长技术（后纵隔游离食管，必要时行迷走神经切断术）在所有患者中都达到了足够的腹内食管长度。因此，楔形胃成形术只适用于那些其他技术不能达到足够腹内食管长度的患者。

术后护理与康复

除非患者的共病医学条件另有规定，否则，术

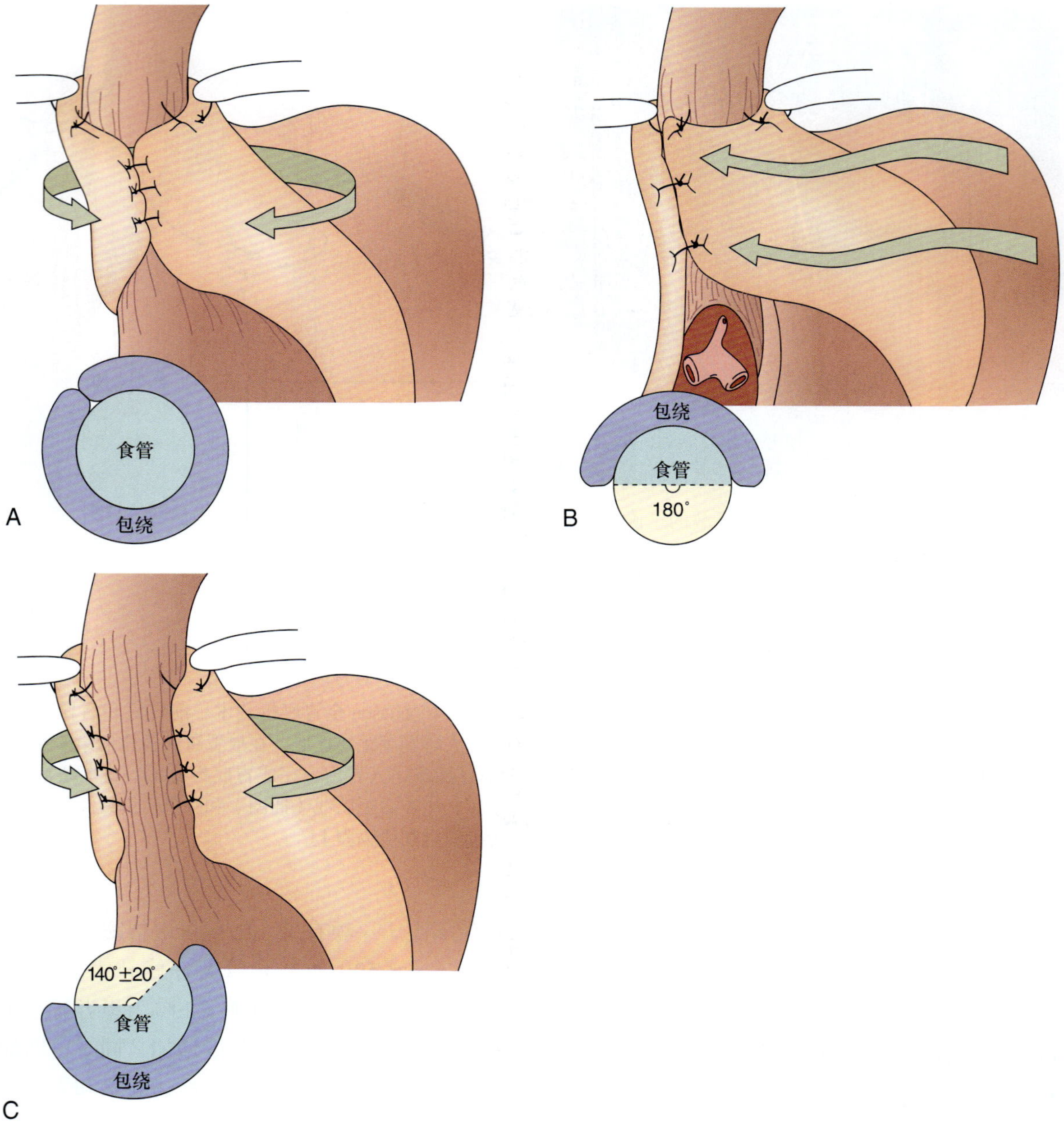

图 43.15 胃底折叠术的三种方式。（**A**）360° 胃底叠术；（**B**）胃底前侧部分折叠术；（**C**）胃底后侧部分折叠术

后患者在没有心脏或肺监护的情况下会被送入到普通外科病房。患者在手术当晚给予清流质饮食，并在术后第 1 天接受流质饮食。出院要求包括对食物的耐受性，以维持水电解质平衡和营养，口服止痛药以充分控制疼痛，以及能够在不使用 Foley 导管的情况下排便。出院后，患者可以慢慢地在饮食中加入软性食物，并在大约 4 ～ 6 周内恢复至正常饮食。

抗反流手术的临床结果

手术治疗 GERD 的结果可用以下指标衡量：症状的缓解、食管酸暴露的改善、并发症和手术失败。目前已有几项通过长期随访来对比药物和手术治疗 GERD 疗效的随机对照试验（表 43.2）。LARS 对于药物治疗难治性 GERD 来说是种安全的手术，可持久改善患者的典型症状。

Spechler 等[26]发现，手术治疗后 10 年的随访期间中，症状可得到明显控制。有意思的是，手术组 62% 的患者术后仍服用抗胃酸分泌的药物，但 GERD 症状并不是所有患者使用该药的指征，当这些患者停止药物治疗时，反流症状没有明显变化。

Lundell 等[27]将糜烂性食管炎患者随机分为手术组或药物组进行随访实验，治疗失败的判定标准是：中度或重度的临床症状，如烧心、反流、吞咽困难或吞咽痛等；再次接受 PPI 治疗；需要重新行手术治疗；

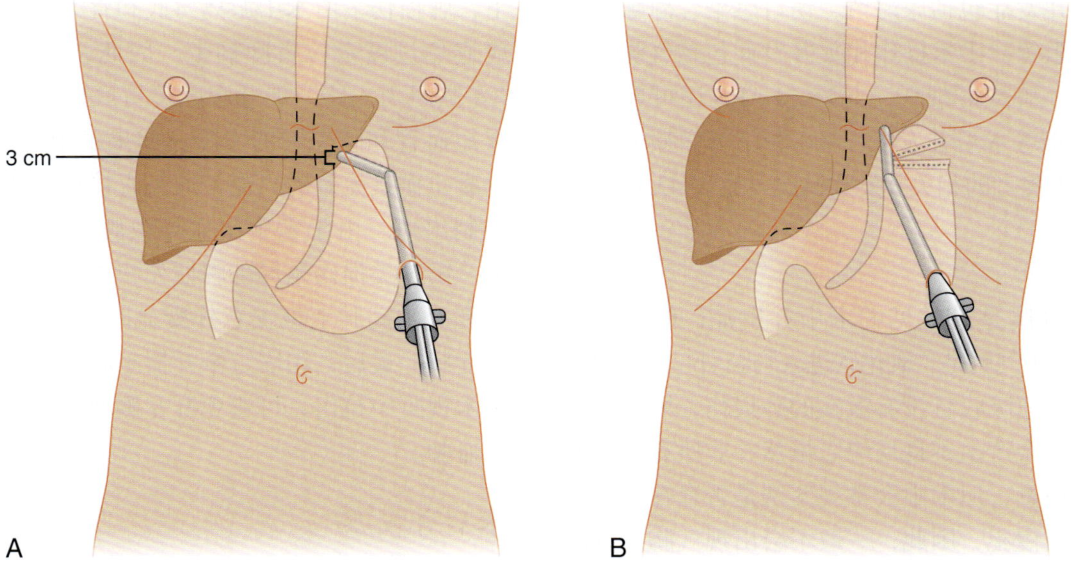

图 43.16 腹腔镜楔形吻合器胃成形术用于延长食管。(**A**)将 48 Fr 探条放置在胃食管交界处，并将其伸入胃内，使用线性切割闭合器垂直于探条进行横切，距离 His 角约 3 ～ 4 cm；(**B**)第二个线性切割闭合器用于切除胃底与探条平行的部分

表 43.2 GERD 手术和药物治疗比较的随机对照试验

研究	组别	随访(年)	结果
Anvari 等(2011)	PPI，$n=52$；ARS，$n=52$	3	ARS 和 PPI 控制症状的效果相似；ARS 对于烧心症状改善的时间更长
Grant 等(2008)	PPI，$n=179$；ARS，$n=178$	1	反流评分 PPI，73；ARS，85；$P<0.05$
Lundell 等(2009)	奥美拉唑，$n=71$；ARS，$n=53$	12	治疗失败：奥美拉唑，55%；ARS，47%；$P=0.022$
Lundell 等(2007)	奥美拉唑，$n=119$；ARS，$n=99$	7	治疗失败：奥美拉唑，53%；ARS，33%；$P=0.002$

ARS：抗反流手术；PPI：质子泵抑制剂

伴有 2 级食管炎。在 7 年随访中，与奥美拉唑组相比，行胃底折叠术组患者的治疗失败率更低(33% *vs.* 53%，$P=0.002$)。对奥美拉唑初始剂量无反应的患者可递增治疗剂量，然而，外科干预仍具有其优越性。但与药物治疗组相比，行胃底折叠术组患者更容易发生梗阻、胀气等症状(如吞咽困难、胃肠胀气、无法打嗝)。另一项研究[28]已持续随访了 12 年，研究结果也显示，与药物治疗组患者相比，行胃底折叠术组患者的治疗失败率更低(47% *vs.* 55%，$P=0.022$)。

在过去的 25 年里，尤其是在手术量较大的医院，随着手术经验的增加，患者的手术结果也越来越好，例如，患者术后症状改善的持久性增加，围术期并发症减少。一项单中心研究对 100 例行 LARS 的患者进行随访调查，发现术后 10 年 90% 的患者仍然没有 GERD 症状[29]。我们也发表了一篇关于 LARS 患者的队列研究，中位随访时间超过 5 年，288 例患者中烧心症状的改善率为 90%，反流症状的改善率为 92%[30]。这些结果证实，技术高超的医师为适宜外科治疗的患者行 LARS，其术后远期 GERD 缓解疗效是极佳的。必须强调的是，手术治疗效果良好的前提条件是外科医师在管理和治疗胃食管反流疾病方面具有丰富的专业知识和经验。

并发症

当外科医师经验丰富时，LARS 较为安全。Niebisch 等[31]通过美国外科医师学会国家外科质量改进计划对 2005—2009 年间 7500 多例接受腹腔镜胃底折叠术的患者进行了回顾性研究。总体而言，术后 30 天死亡率较低(0.19%)。年龄＞ 70 岁的患者死亡率较高(0.8%，$P<0.001$)。老年患者以及美国麻醉师协会分类级别较高的患者术后并发症的发生率更高，研究结果显示，＜ 50 岁和＞ 70 岁的患者术后并发症发生率分别为 2.2%、7.8%($P<0.001$)，2 级和 4 级对应的并发症发生率分别为 2%、14%。

LARS 的并发症通常很轻微，且与抗反流手术无关，常见的并发症包括尿潴留、伤口感染、静脉血栓形成和肠梗阻等。手术操作相关并发症包括气胸、胃或食管损伤、脾或肝损伤。此外，LARS 还可导致腹胀、吞咽困难等术后并发症。400 例在华盛顿大学接受 LARS 手术患者的相关并发症情况可见表 43.3。

手术并发症

气胸 气胸是最常见的术中并发症，但发生率＜2%[32]。由于气胸是二氧化碳进入胸腔引起的，而二氧化碳能被快速吸收且没有潜在的肺损伤，所以肺会很快复张而不会产生不良反应。虽然并非所有患者术后均行胸片检查，但术中会常规鉴别是否存在容易引起气胸的胸膜侵犯，因此，一般不会出现气胸漏诊的情况。当术中发现侵犯胸膜时，应进行胸膜缝合，术后行胸部 X 线检查。如果 X 线检查发现气胸，则考虑给予患者持续氧疗以促进气体吸收，而且一般情况下不会再次行 X 线检查，除非患者出现呼吸急促或需持续氧疗才能维持正常血红蛋白氧饱和度。

胃和食管损伤 据报道，接受 LARS 的患者中胃和食管损伤的发生率约为 1%，通常是由于术中过度游离或应用探条时造成的。与首次手术患者相比，再手术患者更容易发生胃和食管损伤。如果在术中发现损伤，则可用缝合线（更常见）或缝合器（损伤涉及胃时）进行修复，不会出现后遗症。如果术中未能及时发现损伤，除非消化道内容物泄露量很少且能被控制住，否则患者可能需要通过二次手术进行内脏修复。

脾和肝损伤或出血 抗反流手术中脾出血的发生率约为 2.3%，严重肝损伤鲜有报道[33]。通常情况下，脾损伤多由术中游离胃底和胃大弯导致，游离时应避免过度牵拉胃脾韧带。因此，我们倾向于采用“左膈肌角入路”展开腹腔镜胃底探查，以早期暴露胃短血管和脾周围的术野。如果术中确实发生出血，电凝止血是无效的，通常通过直接加压和止血药物来控制出血。由于术中出血导致脾切除的情况非常少见。第二类损伤是局部脾梗死，可发生在胃短血管横断和脾主动脉上极支意外凝血时[33]，几乎不引起任何症状。最后，用固定牵开器小心地将肝左侧部分从手术视野中拉出，可避免肝左侧部分的撕裂伤和包膜下血肿。

表 43.3 华盛顿大学 400 例腹腔镜抗反流手术的并发症

并发症	例数（%）
术后肠梗阻	28（7）
气胸	13（3）
尿潴留	9（2）
吞咽困难	9（2）
其他小的并发症	8（2）
肝损伤	2（0.5）
急性疝	1（0.25）
内脏穿孔	1（0.25）
死亡	1（0.25）
总计	72（17.25）

术后并发症

腹胀 通过正常吞咽进入胃中的空气是导致胀气的主要因素，生理情况下迷走神经介导的短暂 LES 松弛会引发打嗝，从而排出胃中的空气，不会引起腹胀。但抗反流术后，患者会因短暂 LES 松弛频率减少，导致打嗝次数减少，进而可能出现腹胀。Kessing 等[34]调查了气体相关症状对 Nissen 和 Toupet 胃底折叠术客观及主观结果的影响。有趣的是，他们发现，术后是否发生腹胀等气体相关症状与术前打嗝和吞咽空气不相关，可能与胃肠道对气体膨胀过敏有关。在该研究中，所有患者术后均不再发生食管酸暴露。然而，研究者还发现，术后出现气体相关症状的患者更容易对 LARS 产生不满。

在术后早期，有持续恶心和流质饮食摄入量不足的患者应进行腹部 X 线检查。如果发现明显的胃扩张，可以置入鼻胃管进行 1 日的胃肠减压。少数术后胃胀气患者需要进一步干预。

吞咽困难 术后 2～4 周内，患者可能会出现暂时性的轻度吞咽困难，一方面，可能与胃底折叠术和食管裂孔术后局部水肿有关，一般可自行消退；另一方面，可能与术后胃或食管壁存在血肿有关，但不太常见，血肿多是在制作包埋套时缝合胃和食管产生的。虽然血肿引起的吞咽困难可能更严重，但通常几天后就会恢复。在上述两种情况下，外科医师应确保患者可以通过流质饮食或软食来维持机体对营养及水分的需求，一般不需要额外的干预。如果患者不能耐受流质饮食，应进行 UGI 序列检查，以确保不存在解剖异常，如早期裂孔疝。如果患者没有出现早期裂孔疝，且可以耐受流质饮食，应耐心观察 3 个月。如果患者不能维持营养及水分摄入或吞咽困难持续 3 个月以上，应进行 UGI 序列检查，以确保不存在解剖异常。如果 UGI 序列检查显示膈肌下胃底折叠位置适当，则应进行食管胃十二指肠镜检查，并对 GEJ 进行经验性扩张。

手术失败　接受过抗反流手术的患者可能会出现复发性、持续性或全新的前肠症状。LARS 失败最常见的症状包括 GERD 的典型症状（如烧心、反胃、反酸）和吞咽困难。术后 2 个月大多数症状都没有临床意义，且这些症状会随着时间的推移而减轻，尤其是轻微的症状。一项大型回顾性研究[35]发现，在 1700 多例接受抗反流手术的患者中，因胃食管反流复发或吞咽困难需要再次手术者仅占 5.6%。症状持续时应由外科医生进行检查，以评估是否存在与胃底折叠术或食道裂孔关闭术相关的功能和解剖问题。持续性或复发性食管裂孔疝、滑动性胃底折叠术和结构不正确的胃底折叠术等解剖问题均可引起症状。

所有出现 GERD 复发或持续症状的患者应通过食管测压和动态 pH 测试进行评估。如果 pH 值显示远端食管酸暴露升高，应进行食管造影和上消化道内镜检查。一旦诊断为持续性或复发性 GERD，应采取 PPI 治疗。大多数患者在恢复 PPI 治疗后症状消失。如果患者的症状通过药物治疗不能得到有效控制，就应该再次进行手术以建立一个有效的抗反流瓣膜。

LARS 术后晚期出现吞咽困难提示食管梗阻，最常见的原因是复发性食管裂孔疝或包埋套解剖异常。首先考虑为患者进行 UGI 序列检查和食管胃十二指肠镜检查，如果发现明显的解剖结构异常（图 43.17），无需进一步检查即可再次手术。如果患者还伴有胃食管反流症状，应进行动态 pH 测试和食管测压。为了控制症状，这些患者几乎都需要再次手术。

对于首次 LARS 治疗后症状并没有改善甚至出现恶化的患者，我们应该再次检查患者是否符合 LARS 的适应证以及医师的技术水平，因为这是决定手术成功或失败的两个重要因素。构建不正确的胃底折叠术（通常由胃体而非胃底形成）无法预防胃食管反流并会导致新的胃食管阻塞症状。未能完全切除食管裂孔疝囊或 PEH 经常会导致食管裂孔疝的早期复发。根据我们的经验，LARS 术后出现持续症状或早期复发症状的患者通常需要手术治疗。在通过 pH 测试、食管测压、UGI 序列检查和食管胃十二指肠镜等评估后，患者应通过手术纠正解剖问题，建立一个适当的胃底折叠结构。

重要的是要明白，再次行抗反流手术比首次行抗反流手术风险更高，外科医师必须清楚这一点。因为

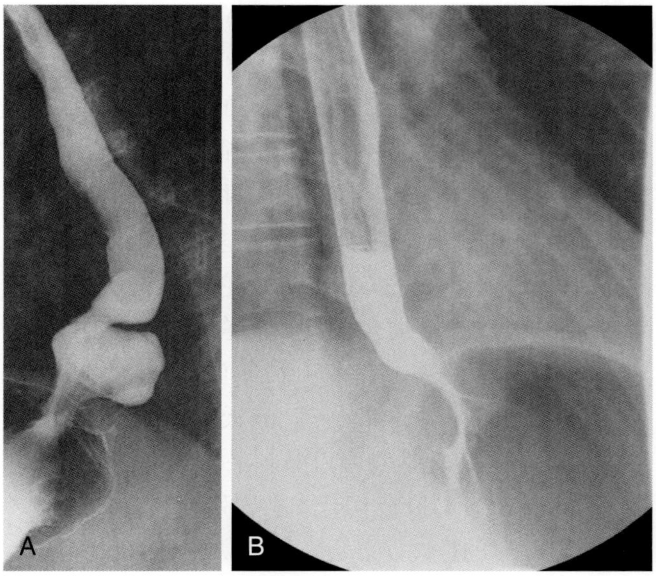

图 43.17　上消化道造影在评估术后持续出现症状或症状复发方面有重要价值。（**A**）行 360° 胃底折叠术的患者出现纵隔疝和滑动性胃底包埋套；（**B**）360° 胃底折叠术正常解剖位置。注意远端食管光滑并逐渐变细

一方面，再次手术时患者的组织柔韧性较差，使得抗反流阀的建立更具挑战性。另一方面，组织粘连和模糊的组织平面也增加了术中胃和食管损伤的发生率。因此，再次行抗反流术的适应证应该更严格。除了上述的特殊情况，症状显著的患者可再次手术，尽管患者进行了最大限度的非手术治疗。

减肥手术背景下的 GERD　RYGB 能很好地控制 GERD；然而，RYGB 患者仍可出现症状性反流。在 RYGB 术后 1 年接受手术的 10 766 例患者中，43.8% 的患者继续使用术前抑酸药物，19.2% 的患者在 RYGB 术后 1 年内开始使用抑酸药物[32]。RYGB 术后 GERD 可由胃囊袋过大、胃瘘和食管裂孔疝发展引起。

袖状胃切除术（SG）是一种安全有效的替代 RYGB 控制肥胖及其相关疾病的方法。在目前的文献中，SG 和 GERD 的关系是不一致的；然而，有证据表明，SG 会加重既往的 GERD，甚至导致 GERD 的再次发展。胃食管反流在 SG 后发生的机制是多方面的：胃顺应性降低、近端胃囊袋扩张、食管远端收缩力减弱、胃套索纤维断裂及膈食管膜受损。

对有减肥手术史的有 GERD 症状患者的初步评估应遵循之前描述的未接受减肥手术的患者的相同模式。同样，初始治疗应包括至少几个月的酸抑制治疗试验，并密切评估症状控制情况。在接受过减肥手术的患者中，如果 GERD 对最大剂量的药物治疗无反应，则应考虑手术治疗。

对于SG和RYGB术后GERD患者的手术治疗策略有限，因为胃底缺乏而无法行胃底折叠术。对于RYGB术后的患者，手术针对的是GERD的潜在机制，包括关闭胃瘘、矫正裂孔疝和翻修巨大的胃囊袋。在接受SG治疗后的患者中，选择包括改用RYGB和矫正食管裂孔疝。虽然这些策略可以有效地控制这一人群中的GERD，但它们是复杂的二次胃食管手术，并与吻合口漏、胃食管损伤和中转开放手术的风险相关。在一项临床研究中[33]，SG转换为RYGB与术后早期（＜30天）并发症的风险（31.5%）有关，包括吻合口漏、手术部位感染、深部器官间隙感染、意外肠切开术和胃残端漏。

上述手术的替代方案是植入MSAD。目前，市场上唯一可用的装置（LINX，Torax Medical，ShoReview，MN）由一系列相互连接的磁珠组成，这些磁珠位于末端食管周围，以增加LES静息压力（有关MSAD的更多信息，请参阅本章下一节“胃食管反流病手术方式的选择”）。虽然MSAD植入的禁忌证之一是在食管或胃手术之前使用，但一些外科医师一直超范围使用该技术，包括在减肥手术后内科治疗无效的GRED患者中使用。

有两个关于LINX用于RYGB术后GERD肠切开术患者的报道。在一个病例报告中，患者在RYGB术后8年仍有典型的GERD症状，且药物治疗无效。患者远端食管酸暴露增加，食管动力正常，且有小的食管裂孔疝。在顺利完成腹腔镜裂孔疝修补术和LINX置入术后，患者于术后第1天出院，1周后停止PPI治疗。术后6周，胃食管反流病健康相关生活质量（GERD-HQOL）评分由术前的21/75降至0/75，术后复查pH监测显示DeMeester评分正常。

Munoz-Largacha等[37]报告了2例RYGB术后合并GERD的经验。2例患者均表现出GERD典型症状和食管外症状，pH阻抗监测证实存在反流。植入LINX后，1例患者的GERD-HRQL评分由术前38/75（术前）改善至4/75（6个月），另1例患者由术前22/75（术前22/75）改善至2/75（11个月）。此外，患者报告食管外症状和吞咽困难在植入LINX后也有所改善。

磁化括约肌植入似乎也是治疗SG术后GERD的一种可接受的治疗方法。在迄今为止最大的系列研究中，Hawasli等[38]回顾了13例患者的数据，这些患者在SG之后出现了药物难治性GERD，同时患者也拒绝施行RYGB。所有患者均接受了彻底的胃食管评估，pH检查发现存在异常反流。患者的平均体重指数（BMI）为（33±6）kg/m²。所有手术均在腹腔镜下进行，包括后膈脚成形术。无术中并发症发生，平均住院天数为（1.1±0.3）d。1例患者失访，另1例患者因吞咽困难要求术后第18天摘除LINX。其余11/13（91.7%）患者平均随访（26±12）个月，生活质量评分从47/75±17/75提高到12/75±14/75（$P=0.003$）。然而，有6/11（54.5%）的患者在LINX植入后（7±6）个月开始出现反复的GERD症状，3例患者需要间歇性服用PPI，3例患者每天需要服用PPI。GERD复发率超过50%，而LINX与患者报告的明显GERD症状相关。患者在放置LINX时的BMI可能是导致GERD复发率高的一个因素。

Kuckelman等[39]比较了具有美国食品药品监督管理局（FDA）标准适应证的患者和减肥手术后出现GERD的患者使用LINX治疗GERD的结果。在28例患者中，10例曾接受过减肥手术（8例接受SG，1例接受RYGB，1例接受SG后胆胰分流术）。所有患者经pH监测证实均存在GERD。所有手术均在腹腔镜下进行，无术中或术后短期并发症。据报道，有4例患者出现持续吞咽困难（＞3个月）；1例曾做过减肥手术的患者因吞咽困难需要摘除LINX。内镜下扩张术成功地缓解了其他3例患者的吞咽困难症状。两组患者在GERD-HRQL评分方面均有显著改善，但在吞咽困难（减肥后10%；标准12.5%）、满意度（减肥后100%；标准94%）和PPI使用（减肥后10%；标准6%）方面没有显著差异。总体而言，这项小型回顾性观察研究表明，在减肥手术后的患者中使用LINX来治疗GERD，与满足FDA标准适应证的患者提供了类似的结果。

胃食管反流病手术方式的选择

尽管LARS安全性高，术后症状缓解时间长，但在过去的十年里，人们一直在努力为GERD开发新的治疗方法。这些努力侧重于通过射频能量（Mederi Therapeutics Inc.，Greenwich，CN）、注射惰性生物聚合物（Enteryx；Boston Scientific，Natick，MA）、胃底折叠术的创造（EndoCinch，Bard，Warwick，RI；EsophyX，EndoGastric Solutions，Redmond，WA；Plicator，NDO Surgical，Mansfield，MA）和植入MSAD（LINX，Torax Medical，Shoreview，MN）等方式来加强LES。目前临床上可用的两种研究最多的治疗方法是经口内镜下无切口胃底折叠术（TIF）和MSAD。

经口无切口胃底折叠术

经口无切口胃底折叠术（TIF）采用灵活的多通道腔内装置，通过末端的紧固件构建全层胃皱襞，进而在 GEJ 处构建抗反流阀。腔内胃底折叠术最长可达 4 厘米，最大折叠 270°。而且装置末端含有多个紧固件，因此在单个装置插入期间可以创建整个抗反流阀。

2008 年，研究人员首次发表了关于 TIF 安全性评估的研究，后续研究结果显示，TIF 可改善患者 GERD 相关生活质量，提高患者对症状控制的满意度，减少 PPI 的使用，而且术后并发症很少[40]。然而，尽管 TIF 可显著减少食管酸暴露、改善 GERD 症状，但这些研究并未进行长期随访，不能证明患者不再出现食管酸暴露，且能够完全停止使用 PPI。Muls 等[41]开展了一项长期（3 年）随访研究，结果与上述研究结果相似。患者 GERD 相关生活质量持续改善，PPI 使用显著减少，但是仅 48% 的患者 pH 测量结果变得正常。此外，66 例患者中有 12 例因食管炎（92%）、PPI 使用（83%）和 Hill-Ⅲ级或Ⅳ级抗反流瓣膜（92%）相关的 GERD 症状控制不佳而需要再次手术（11 例重新行 TIF，1 例行 Nissen 胃底折叠术）。

TIF 2.0 与医用 PPI 开放标签（TEMPO）试验在研究开始时从接受 TIF 与 PPI 治疗的 63 例患者中随机抽取了 44（70%）例患者，并进行了 5 年随访。数据分析结果显示，43/44（98%）的患者因胃酸反流就诊。行 TIF 后 5 年，37/43（86%）的患者不再出现反流。反流症状指数评分（6.3 分 *vs.* 22.2 分）、平均反流评分（0.7 分 *vs.* 3 分）和 GERD-HRQL 评分（6.8 分 *vs.* 26.4 分）均有显著改善。重要的是，这些症状评分来自 5 年后接受抑酸治疗的患者，其中 34% 的患者每天使用 PPI 治疗，20% 的患者偶尔使用 PPI 治疗。尽管接受了 PPI 治疗，但仍有 3/60（5%）例患者因反复出现 GERD 症状而需要再次手术（1 例 Dor 胃底折叠术和 2 例 Nissen 胃底折叠术）。

磁环括约肌增强术

磁环括约肌增强术（MSAD）是通过在远端食管周围放置一系列磁珠，增加 LES 的静息压力，从而抵消 GER。吞咽过程中流动的液体或食物团会将磁珠分开，打开 GEJ，让食物进入胃内，随后磁珠可自动回归原位，以增加 LES 的静息压力。腹腔镜下 MSAD 比胃底折叠术更容易操作，一定程度上可减少外科医师手术技术带来的可变性。

2016 年，Ganz 等[41]分析了 85 例患者接受 MSAD 治疗 5 年后的结果，并进行了报道。患者对烧心（89% ～ 11.9%；$P < 0.001$）、反流（57% ～ 1.2%；$P < 0.001$）和 GERD 的不满（95% ～ 7.1%；$P < 0.001$）均有显著改善。此外，5 年后每天服用 PPI 的患者占 15.3%（基线时为 100%），而 75.3% 的患者已完全停止服用 PPI。研究结果亦显示，患者的食管炎症状也有所改善。术前 34 例患者有食管炎症状，术后有 26 例患者完全愈合，其余 8 例中 6 例为 A 级，2 例为 B 级。而且没有明显的术后并发症。另外，所有患者的生理性打嗝机制和呕吐反射都保留了下来，与基线相比，术后 5 年时，患者吞咽困难的症状没有恶化（6% *vs.* 5%；$P = 0.739$）。研究中共有 7 例患者因吞咽困难（4 例）、呕吐（1 例）、胸痛（1 例）和持续性反流症状（1 例）移除装置。值得注意的是，MSAD 术后早期存在磁力环侵蚀、迁移和故障等问题。该研究中未对此类事件进行报道。

Bell 等[43]开展了一项关于顽固性中重度反流患者的前瞻性随机对照研究，将每天 1 次 PPI、每天 2 次 PPI 以及 MSAD 疗法的效果进行对比。152 例有反流症状的 GERD 患者（包括每天 1 次的 PPI 治疗的患者）被随机分为每天 2 次 PPI 治疗组（102 例）和 MSAD 组（50 例）。随访至第 6 个月时，与接受每天 2 次 PPI 治疗的患者相比，接受 MSAD 的患者反流症状缓解率明显更高（89% *vs.* 10%；$P < 0.001$），GERD－HRQL 评分显著提高（24 ～ 6 *vs.* 25 ～ 24；$P < 0.002$），对目前状况的总体满意度也更高（81% *vs.* 2%）。24 小时 pH 阻抗研究评估结果显示，与接受每天 2 次 PPI 治疗的患者相比，MSAD 组的反流事件总次数更少，反流发作次数正常的可能性更大，远端食管酸暴露减少，DeMeester 评分更趋向正常。MSAD 术后患者最常见的并发症为吞咽困难（15 例，32%），其中 9 例患者不需要治疗；其余患者接受了内镜扩张术（3 例）、全身皮质类固醇治疗（3 例）和裂孔疝修补术（1 例）。

与 PPI 疗法相比，MSAD 能更好地控制反流症状并不令人惊讶。反流是由于人体抗反流机械屏障无效所致，而烧心则是酸性胃内容物接触食管黏膜所致。虽然 PPI 疗法使胃内容物碱化，可很好地控制烧心症状，但并不能减少反流，因此，PPI 疗法往往并不能更好地改善反流症状。而 MSAD 则创造了一个机械屏障来抵消了反流。与服用 PPI 相比，MSAD 后反流症状得到改善并不令人惊讶，因为 PPI 治疗只降低了反流内容物的酸度，而对胃食管反流没有任何作用。

MSAD应与胃底折叠术进行比较，因为胃底折叠术是一种有效控制烧心和反流的治疗方法，并且是抗反流手术的金标准。

Aiolfi等[44]对围绕着MSAD与腹腔镜胃底折叠术相关的对照研究进行了系统性综述和荟萃分析，共纳入2014—2017年间发表的7项研究，共1211例患者；所有研究都是观察性队列研究，随访时间长达1年。研究结果显示，腹腔镜胃底折叠术和MSAD似乎在控制GERD症状、改善GERD-HRQL评分和远端食管酸暴露方面都是安全、有效的。MSAD最显著的优点是保留了打嗝和呕吐的能力，并减少了腹胀的发生。吞咽困难患者需要扩张和再手术的例数在两组中也无差异。尽管纳入研究的异质性很低，且数据分析的总体稳健性很高，但开展更多的随机对照研究，以更好地了解MSAD和胃底折叠术的优点和缺点，对外科医师来说是有益的。

MSAD和Nissen胃底折叠术后吞咽困难的发生率相近，但接受MSAD治疗发生吞咽困难的患者需要行扩张术的可能性更高，可能与该装置对食管的外在压迫或在远端食管周围形成纤维带有关。

令人担忧的是，MSAD后可能发生磁力环侵蚀。Alicuben等[45]研究发现，接受MSAD治疗的9453例患者中共有29例（0.31%）发生磁力环侵蚀。侵蚀在较小的（12个磁铁）装置中更为常见（在365个植入的装置中有18个腐蚀；发生率为4.93%）。因此，器械尺寸不匹配或尺寸过小是造成食管远端过度压迫导致糜烂的危险因素。

发生磁力环装置侵蚀的患者通常在放置后数年出现新发的胸痛或吞咽困难。虽然钡餐造影可以排除其他可能的病因，但内窥镜检查是诊断装置侵蚀最直接的检查，当发现装置侵蚀时，可以安全地移除装置，并将并发症的发病率降至最低。且大多数侵蚀装置最初都是在内镜检查时取出的，其余的装置是择期通过腹腔镜取出的。

食管旁疝

食管旁疝（PEH）的解剖学定义已在上一节阐明（图43.2）。PEH患者较少表现出GERD的典型症状，而是经常表现出与梗阻性症状相关。有时，在为其他目的进行的影像检查中偶然发现PEH，而患者并无PEH症状。手术修复PEH的适应证是基于疝的大小、症状有无及严重程度。为防止急性胃扭转和胃绞窄，可以对疝较大但症状较轻的PEH患者进行手术修补。但疝较小且无症状的PEH患者并没有手术修补的指征。

病理生理学

食管裂孔处膈脚增宽和膈食管膜的变长是促进PEH形成的两个关键因素。随着食管裂孔疝的增大，膈食管膜像降落伞一样膨胀入后纵隔。在腹腔内脏器官反复进入疝囊后，囊壁和周围的胸腔结构之间会形成粘连，从而阻碍腹腔内容物回到腹膜腔的正常位置。通过食管裂孔疝出的最常见的结构是胃底。然而，整个胃以及其他腹部器官，包括脾、结肠、胰腺、小肠和大网膜都可以疝入胸腔。

胃扭转的发生是由于胃与腹膜附着松弛，随后胃底在胃的器官轴线或肠系膜轴线上旋转（图43.18）。这种情况发生的频率目前仍然存在争议。从历史上看，外科医师认为，巨大的PEH不可避免地会导致

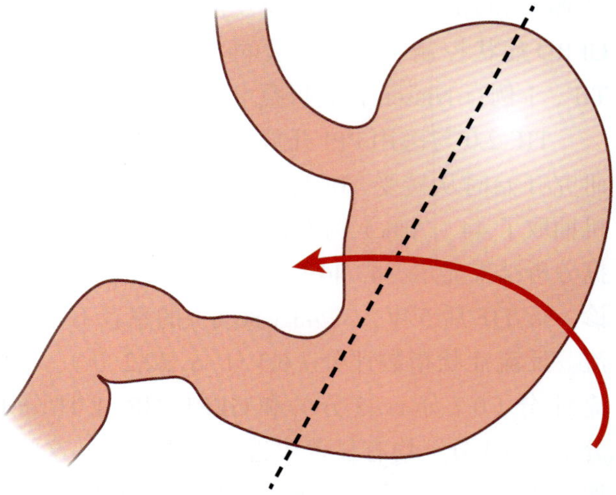

A

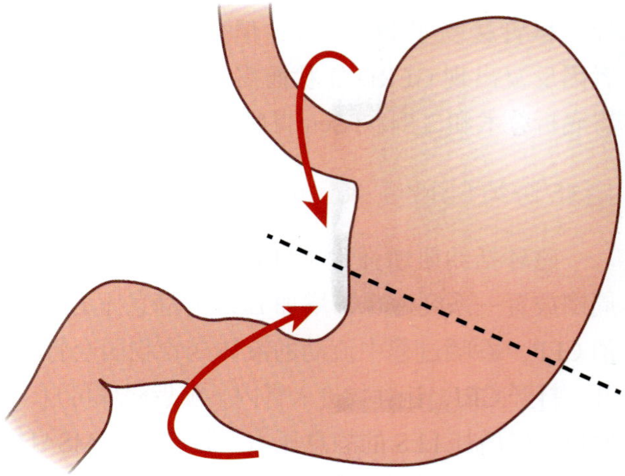

B

图43.18 胃的腹膜附着处松弛导致胃扭转的发生。（**A**）胃底沿胃长轴旋转；（**B**）胃底沿肠系膜轴旋转

扭转、嵌顿并导致胃绞窄；单纯的PEH就是手术修补的适应证。然而，最近有证据表明，发生急性绞窄的风险约为每年1%[46]。在完全无症状的患者中，我们建议仅对年轻（＜60岁）、健康的患者进行巨大疝修补术。

临床表现

PEH患者没有典型症状，且症状多种多样。最常见的症状为胃食管梗阻症状，包括吞咽困难、吞咽疼痛、餐后胸痛及早期饱腹感。当间歇性内脏扭转和扩张发生时，由于疝内容物缺血，可能会出现上腹痛和胸痛，自行复位后症状缓解。胃肠道出血可由黏膜缺血或胃黏膜机械性溃疡导致。以呼吸急促为主的呼吸道症状，是由于疝内容物压迫胸部引起的。最后，PEH患者也可能有烧心和反流症状。这些症状可以单独出现，也可以合并出现。由于症状多种多样，PEH通常需要在钡餐食管造影或UGI内镜检查后才能诊断。

术前评估

PEH患者与GERD患者的临床检查结果相似。钡餐食管造影为外科医师提供了最准确的胃食管解剖图像（图43.19）。内镜检查胃和食管黏膜是否有机械性胃黏膜糜烂（如Cameron溃疡），这些糜烂和溃疡可能导致胃肠道出血和巴雷特食管，并且需要术后内镜监测随访。食管测压是确定食管体运动功能的必要手段，其结果会影响PEH修补时抗反流手术方式的选择。即使较大的PEH会妨碍测压导管通过LES，通常也可以确定食管蠕动的程度。最后，对于有典型GERD症状的患者，需要进行动态pH监测，以证明异常远端食管酸暴露的存在。尽管动态pH监测的结果很少改变手术修补PEH的决定，但对于术后有复发症状的患者来说，GERD的术前记录尤其有用，其可作为基线来比较手术前后食管pH变化。

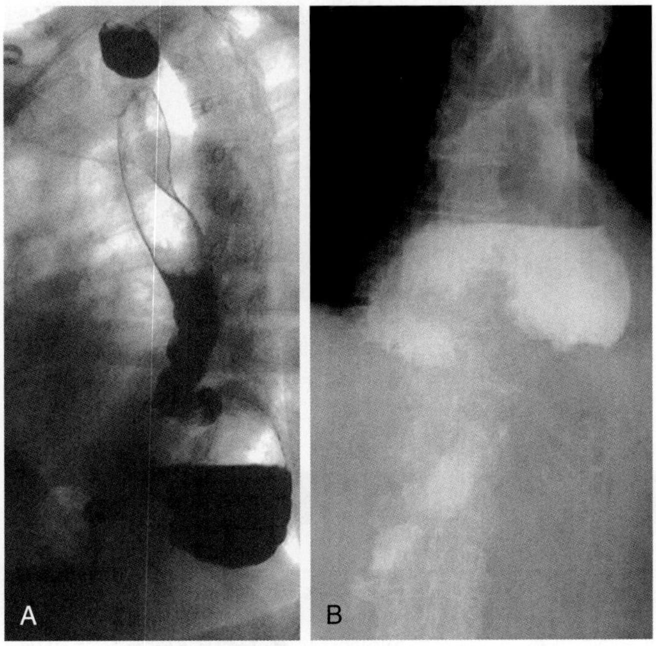

图43.19 上消化道造影检查是最基本的评估食管旁疝的方法。（**A**）斜位片显示有气液平面的胃腔在食管前面并嵌入纵隔；（**B**）前后位显示胃呈轴位扭转，整个胃部位于纵隔中，幽门在食管裂孔处

手术处理

PEH可以通过胸部或腹部左侧入路的开放或微创技术修补。目前大多数PEH修补术是通过腹腔镜进行的，其降低了择期手术患者围术期并发症的发病率。这一点特别重要，因为PEH经常发生在患有多种内科合并症的老年患者中。无论手术入路如何选择，PEH修补术都有4个关键步骤：（1）将疝内容物还纳回腹腔；（2）完全切除后纵隔疝囊；（3）游离远端食管，使腹内食管长度至少达到3 cm；（4）进行抗反流手术。

我们首选的方法是腹腔镜下PEH修补术。只有在非常罕见的患者中，才需要进行开腹手术或开胸手术。腹腔镜下PEH修补术中患者的体位和打孔位置与LARS相同。然而，由于PEH独特的解剖结构，术者必须在手术技术方法上做出相应的调整。

手术开始时，使用适当的牵引力将易于还纳的疝内容物还纳回腹腔。然而，由于疝囊和后纵隔之间形成的粘连，疝内容物常常不能完全还纳。这妨碍了左膈脚的清晰显露。因此，我们离断胃短血管以游离胃底，并安全地显露左膈脚。

左膈脚暴露后，进入疝囊外的后纵隔，这将有助于完整切除胸部的疝囊。该平面位于膈食管膜和左膈脚之间。当术中看见左膈脚肌纤维时，表明术者处于正确的平面上。此时，腹膜囊应向前分离并与左膈脚平行。进一步分离后纵隔中的疝囊，并使胃游离，使其还纳入腹腔中。在手术过程中，外科医师和助手必须避免对仍附着在食管上的疝囊用力牵引，否则可能会导致食管撕裂。疝内容物还纳回腹腔后，应沿食管裂孔游离疝囊一周。

在游离疝囊后方时偶尔会遇到技术上的挑战。食管和后迷走神经在疝囊后方和疝囊紧密相连，游离过程中很容易损伤。通常情况下，发光探条需放入食管内以鉴别食管的位置。一旦明确识别了食管，探条应向后拉，以避免食管壁不必要地变薄，并最大限度地扩大后纵隔间隙，以便于进一步解剖。在食管裂孔处的疝囊被还纳后，我们要尽可能多地将疝囊从纵隔中分离出来。然而，胸膜、食管、心包、主动脉和下肺静脉与疝囊关系密切，这些重要结构在解剖过程中可能会受到损伤。外科医师想要切除整个囊腔时必须要考虑到可能会损伤这些重要结构。一旦疝囊从纵隔切除，食管被进一步游离，以使腹内食管的长度至少达到 3 cm。然后，用不可吸收缝线间断缝合膈脚。

无张力关闭食管裂孔是 PEH 修补的关键步骤。在一些患者中，膈脚的柔韧性不足使得裂孔无法进行无张力闭合。根据我们的经验，疝的大小并不能准确预测无张力关闭裂孔的能力。然而，在复发性食管裂孔疝修补术中，经常会遇到膈脚瘢痕形成和柔韧性差的情况。如果不能进行无张力缝合，有两种选择：（1）张力下关闭裂孔，生物补片加固缝合；（2）采用膈肌松弛切口，一期无张力闭合食管裂孔，并使用生物补片加强松弛切口和裂孔缝合。重要的是，永久性合成补片不应用于食管裂孔修补，因为它与食管糜烂和狭窄有关。

如果食管裂孔可以在一定张力下基本闭合，则应该放置生物补片进行加固。为此，可以将一块 7 cm×10 cm 的生物补片剪成马蹄形，然后将补片放置在食管裂孔处。可以采用 U 形结构，基底部覆盖在后食管裂孔闭合处，或者采用 C 形结构，基底部覆盖在右膈脚，补片覆盖在食管的前后方。C 形结构具有强化前后裂孔的优点。网片放置的方向可根据外科医师的偏好而定。将网眼缝合到膈肌上，并使用纤维蛋白胶加强补片（图 43.20）。

几项研究调查了补片在 PEH 修补中加强裂孔闭合的作用（表 43.4）。一项多机构随机临床试验[47]比较了单纯裂孔闭合修补和生物补片加固修补术后复发率之间的差异。在 6 个月的随访中，使用生物补片加强食管裂孔修补术的食管裂孔疝复发率明显低于单纯直接缝合术（9% *vs.* 24%；$P = 0.04$）。然而，在 5 年的随访中，使用补片和不使用补片的患者之间的食管裂孔疝复发率没有显著差异[48]。这表明在 PEH 修补术中应用生物补片可以减少早期食管裂孔疝的复发率，但对于远期复发并没有影响。在这项使用生物补片的随机试验中，没有补片相关的并发症发生。

有时，膈脚的柔韧性太差，以至于裂孔不能接近完全闭合。在这种情况下，需要进行膈脚松弛切口以便于闭合。右膈脚和左膈脚都有松弛切口。我们倾向于在右侧膈脚上做一个松弛的切口（图 43.21），并用 U 形生物补片修补缺损。在极少数患者中，当裂孔不能通过右侧松弛切口关闭时，会采用左侧松弛切口，这有助于左膈脚的内化和一期闭合。根据我们的经验，用生物补片覆盖左侧松弛切口与膈疝的进展和需要再次手术有关。因此，我们现在用永久性合成聚四氟乙烯补片来改善这种缺陷（图 43.22）。我们将永久性补片放置在这个位置，目前没有出现任何并发症。

在食管裂孔关闭后，开始进行抗反流手术。所有患者均行 Nissen 胃底折叠术，无效食管蠕动或食管不蠕动的患者除外。在这类患者中，会行 Toupet 胃底折叠术。尽管抗反流手术的必要性存在争议，但

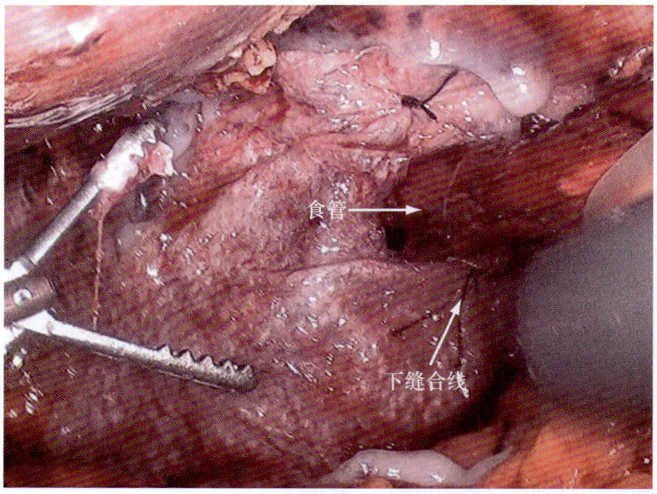

图 43.20 当食管裂孔在轻-中度张力下闭合时，放置一块 7 cm×10 cm 的生物补片以加强食管裂孔的闭合

表 43.4 生物补片在食管疝修补术中的应用研究

研究	类型	组别	随访（月）	复发
Oelschlager 等[48]（2011）	RCT	Surgisis，$n = 26$；无补片，$n = 34$	59	Surgisis，54%；无补片，59%；$P = 0.7$
Oelschlager 等[47]（2006）	RCT	Surgisis，$n = 51$；无补片，$n = 57$	6	Surgisis，9%；无补片，24%；$P = 0.04$
Ringley 等（2006）	回顾性	Alloderm，$n = 22$；无补片，$n = 22$	7	Alloderm，0%；无补片，9%；$P < 0.05$
Jacobs 等（2007）	回顾性	Surgisis，$n = 127$；无补片，$n = 93$	38	Surgisis，3%；无补片，20%；$P < 0.01$

RCT：随机对照试验

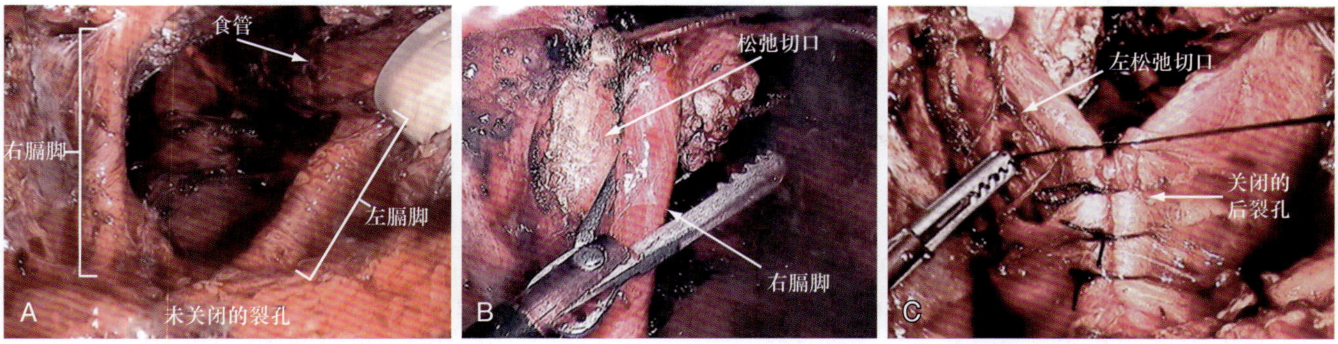

图 43.21　当柔韧性差的膈脚阻碍了食管裂孔闭合（A）时，在右膈脚（B）上做一个松弛切口以便于关闭裂孔（C）

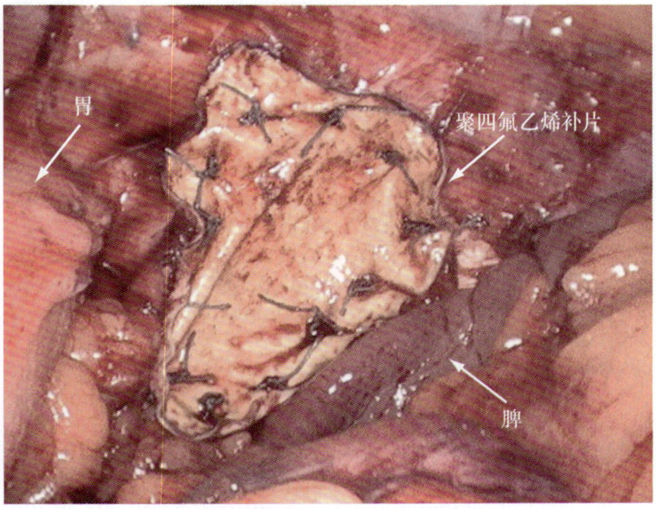

图 43.22　当需要双侧松弛切口以促进食管裂孔闭合时，左侧松弛切口用永久性补片覆盖，以防止膈疝的发展

许多 PEH 患者都有异常反流，胃底折叠术将封堵裂孔，防止其他脏器进入。此类患者的术后护理与接受 LARS 的患者相同。

急性胃扭转

急性胃扭转是一种相对罕见的临床急症。患者出现突然发作的胸痛或上腹痛，并伴有恶心，但无呕吐。发热、心动过速和白细胞升高提示胃绞窄和即将穿孔。胃扭转是胃缺血发生的必要条件，但不是充分条件。更常见的情况是，患者出现亚急性或慢性复发性胃扭转，这会导致胃食管梗阻症状，但从不会导致胃缺血。

急性胃扭转的初始处理应包括放置鼻胃管进行胃减压。如果床边无法成功放置鼻胃管，食管镜检查可以帮助胃减压和鼻胃管放置。有时，内镜下的扭转复位是可能的。内镜检查还可以评估胃黏膜；如果出现胃缺血，则需要紧急手术。

急性胃扭转的手术处理应遵循与 PEH 修补术相同的原则。对于其他健康的患者，应进行标准的腹腔镜下 PEH 修补术。对于不能耐受 PEH 修补术所需的长时间全身麻醉的高手术风险患者，应考虑腹腔镜下胃扭转复位和前腹壁胃固定术。

小结

在腹腔镜手术的时代，GERD 和 PEH 的手术治疗已经变得越来越普遍。根据症状评估、药物治疗反应和术前检查仔细地选择患者的手术方式，术后可以有效而持久地控制症状。LARS 和 PEH 修补术的并发症很少见，一般不需要再次手术就可以处理。当手术失败需要再次手术时，应由经验丰富的外科医师施行。

主要参考文献

Jobe BA，Richter JE，Hoppo T，et al. Preoperative diagnostic workup before antireflux surgery：an evidence and experience-based consensus of the esophageal diagnostic advisory panel. J Am Coll Surg. 2013；217：586-597.

胃食管反流病（GERD）领域内经验丰富的外科医师和胃肠病学家对胃食管反流病患者术前诊断试验的共识声明。

Oelschlager BK，Petersen RP，Brunt LM，etal. Laparoscopic paraesophageal hernia repair：defining long-term clinical and ana-tomic outcomes. J Gastrointest Surg. 2012；16：453-459.

一项多中心随机试验，评估腹腔镜食管旁疝修补术后的症状反应以及复发症状与复发性食管裂孔疝之间的关系。

Rickenbacher N, Kotter T, Kochen MM, et al. Fundoplication versus medical management of gastroesophageal reflux disease: systematic review and meta-analysis. Surg Endosc. 2014; 28: 143–155.

胃食管反流病胃底折叠术与药物治疗对比试验的 meta 分析。

Weltz PA, Sanford Z, Addo A, et al. Laparoscopic antireflux surgery (LARS) is highly effective in the treatment of select patients with chronic cough. Surgery. 2019; 166: 34–40.

一篇腹腔镜抗反流手术治疗胃食管反流病的食管外症状并为患者提供选择指导的回顾性分析。

Worrell SG, Greene CL, DeMeester TR. The state of surgical treatment of gastroesophageal reflux disease after five decades. J Am Coll Surg. 2014; 219: 819–830.

对胃食管反流病患者的外科治疗方法进行清晰、简洁、彻底的描述，包括选择合适的手术方法和避免手术技术陷阱。

Yadlapati H, Whitsett M, Thuluvath AJ, et al. Review of antireflux procedures for proton pump inhibitor nonresponsive gastroesophageal reflux disease. Dis Esophagus. 2017; 30: 1–14.

对质子泵抑制剂治疗无效的胃食管反流病的手术和内镜治疗进行全面回顾。

Yadlapati R, Hungness E, Pandolfino J. Complications of antireflux surgery. Am J Gastroenterology. 2018; 113: 1137–1147.

抗反流手术不同种类并发症的综述。

参考文献

1. Mainie I, Tutuian R, Shay S, et al. Acid and non-acid reflux in patients with persistent symptoms despite acid suppressive therapy: a multicentre study using combined ambulatory impedance-pH monitoring. *Gut*. 2006;55:1398–1402.
2. Worrell SG, DeMeester SR, Greene CL, et al. Pharyngeal pH monitoring better predicts a successful outcome for extra-esophageal reflux symptoms after antireflux surgery. *Surg Endosc*. 2013;27:4113–4118.
3. Bowrey DJ, Peters JH, DeMeester TR. Gastroesophageal reflux disease in asthma: effects of medical and surgical antireflux therapy on asthma control. *Ann Surg*. 2000;231:161–172.
4. Raghu G, Freudenberger TD, Yang S, et al. High prevalence of abnormal acid gastro-oesophageal reflux in idiopathic pulmonary fibrosis. *Eur Respir J*. 2006;27:136–142.
5. Lee JS, Ryu JH, Elicker BM, et al. Gastroesophageal reflux therapy is associated with longer survival in patients with idiopathic pulmonary fibrosis. *Am J Respir Crit Care Med*. 2011;184:1390–1394.
6. Raghu G, Yang ST, Spada C, et al. Sole treatment of acid gastroesophageal reflux in idiopathic pulmonary fibrosis: a case series. *Chest*. 2006;129:794–800.
7. Raghu G, Pellegrini CA, Yow E, et al. Laparoscopic anti-reflux surgery for the treatment of idiopathic pulmonary fibrosis (WRAP-IPF): a multicentre, randomised, controlled phase 2 trial. *Lancet Respir Med*. 2018;6:707–714.
8. Campos GM, Peters JH, DeMeester TR, et al. Multivariate analysis of factors predicting outcome after laparoscopic Nissen fundoplication. *J Gastrointest Surg*. 1999;3:292–300.
9. Bredenoord AJ, Weusten BL, Timmer R, et al. Addition of esophageal impedance monitoring to pH monitoring increases the yield of symptom association analysis in patients off PPI therapy. *Am J Gastroenterol*. 2006;101:453–459.
10. Patel A, Sayuk GS, Gyawali CP. Parameters on esophageal pH-impedance monitoring that predict outcomes of patients with gastroesophageal reflux disease. *Clin Gastroenterol Hepatol*. 2015;13:884–891.
11. Kahrilas PJ, Dodds WJ, Hogan WJ, et al. Esophageal peristaltic dysfunction in peptic esophagitis. *Gastroenterology*. 1986;91:897–904.
12. Armstrong D. Endoscopic evaluation of gastro-esophageal reflux disease. *Yale J Biol Med*. 1999;72:93–100.
13. Epstein D, Bojke L, Sculpher MJ. Laparoscopic fundoplication compared with medical management for gastro-oesophageal reflux disease: cost effectiveness study. *BMJ*. 2009;339:b2576.
14. Wong RK, Hanson DG, Waring PJ, et al. ENT manifestations of gastroesophageal reflux. *Am J Gastroenterol*. 2000;95:S15–S22.
15. Borbely Y, Schaffner E, Zimmermann L, et al. De novo gastroesophageal reflux disease after sleeve gastrectomy: role of preoperative silent reflux. *Surg Endosc*. 2019;33:789–793.
16. Kahrilas PJ, Bredenoord AJ, Fox M, et al. The Chicago Classification of esophageal motility disorders, v3.0. *Neurogastroenterol Motil*. 2015;27:160–174.
17. Booth MI, Stratford J, Jones L, et al. Randomized clinical trial of laparoscopic total (Nissen) versus posterior partial (Toupet) fundoplication for gastro-oesophageal reflux disease based on preoperative oesophageal manometry. *Br J Surg*. 2008;95:57–63.
18. Oleynikov D, Eubanks TR, Oelschlager BK, et al. Total fundoplication is the operation of choice for patients with gastroesophageal reflux and defective peristalsis. *Surg Endosc*. 2002;16:909–913.
19. Knight BC, Devitt PG, Watson DI, et al. Long-term efficacy

of laparoscopic antireflux surgery on regression of Barrett's esophagus using BRAVO wireless pH monitoring: a prospective clinical cohort study. *Ann Surg*. 2017;266:1000–1005.
20. Shan CX, Zhang W, Zheng XM, et al. Evidence-based appraisal in laparoscopic Nissen and Toupet fundoplications for gastroesophageal reflux disease. *World J Gastroenterol*. 2010;16:3063–3071.
21. Kaufman JA, Houghland JE, Quiroga E, et al. Long-term outcomes of laparoscopic antireflux surgery for gastroesophageal reflux disease (GERD)-related airway disorder. *Surg Endosc*. 2006;20:1824–1830.
22. Katz PO, Gerson LB, Vela MF. Guidelines for the diagnosis and management of gastroesophageal reflux disease. *Am J Gastroenterol*. 2013;108:308–328; quiz 329.
23. Brisebois S, Merati A, Giliberto JP. Proton pump inhibitors: review of reported risks and controversies. *Laryngoscope Investig Otolaryngol*. 2018;3:457–462.
24. Tleyjeh IM, Bin Abdulhak AA, Riaz M, et al. Association between proton pump inhibitor therapy and clostridium difficile infection: a contemporary systematic review and meta-analysis. *PLoS One*. 2012;7:e50836.
25. Oelschlager BK, Yamamoto K, Woltman T, et al. Vagotomy during hiatal hernia repair: a benign esophageal lengthening procedure. *J Gastrointest Surg*. 2008;12:1155–1162.
26. Spechler SJ, Lee E, Ahnen D, et al. Long-term outcome of medical and surgical therapies for gastroesophageal reflux disease: follow-up of a randomized controlled trial. *JAMA*. 2001;285:2331–2338.
27. Lundell L, Miettinen P, Myrvold HE, et al. Seven-year follow-up of a randomized clinical trial comparing proton-pump inhibition with surgical therapy for reflux oesophagitis. *Br J Surg*. 2007;94:198–203.
28. Lundell L, Miettinen P, Myrvold HE, et al. Comparison of outcomes twelve years after antireflux surgery or omeprazole maintenance therapy for reflux esophagitis. *Clin Gastroenterol Hepatol*. 2009;7:1292–1298; quiz 1260.
29. Dallemagne B, Weerts J, Markiewicz S, et al. Clinical results of laparoscopic fundoplication at ten years after surgery. *Surg Endosc*. 2006;20:159–165.
30. Oelschlager BK, Eubanks TR, Oleynikov D, et al. Symptomatic and physiologic outcomes after operative treatment for extra-esophageal reflux. *Surg Endosc*. 2002;16:1032–1036.
31. Niebisch S, Fleming FJ, Galey KM, et al. Perioperative risk of laparoscopic fundoplication: safer than previously reported-analysis of the American College of Surgeons National Surgical Quality Improvement Program 2005 to 2009. *J Am Coll Surg*. 2012;215:61–68; discussion 68–69.
32. Bizekis C, Kent M, Luketich J. Complications after surgery for gastroesophageal reflux disease. *Thorac Surg Clin*. 2006;16:99–108.
33. Odabasi M, Abuoglu HH, Arslan C, et al. Asymptomatic partial splenic infarction in laparoscopic floppy Nissen fundoplication and brief literature review. *Int Surg*. 2014;99:291–294.
34. Kessing BF, Broeders JA, Vinke N, et al. Gas-related symptoms after antireflux surgery. *Surg Endosc*. 2013;27:3739–3747.
35. Lamb PJ, Myers JC, Jamieson GG, et al. Long-term outcomes of revisional surgery following laparoscopic fundoplication. *Br J Surg*. 2009;96:391–397.
36. Varban OA, Hawasli AA, Carlin AM, et al. Variation in utilization of acid-reducing medication at 1 year following bariatric surgery: results from the Michigan Bariatric Surgery Collaborative. *Surg Obes Relat Dis*. 2015;11:222–228.
37. Munoz-Largacha JA, Hess DT, Litle VR, et al. Lower esophageal magnetic sphincter augmentation for persistent reflux after Roux-en-Y gastric bypass. *Obes Surg*. 2016;26: 464–466.
38. Hawasli A, Tarakji M, Tarboush M. Laparoscopic management of severe reflux after sleeve gastrectomy using the LINX((R)) system: technique and one year follow up case report. *Int J Surg Case Rep*. 2017;30:148–151.
39. Kuckelman JP, Phillips CJ, Derickson MJ, et al. Esophageal magnetic sphincter augmentation as a novel approach to post-bariatric surgery gastroesophageal reflux disease. *Obes Surg*. 2018;28:3080–3086.
40. Hawasli A, Sadoun M, Meguid A, et al. Laparoscopic placement of the LINX((R)) system in management of severe reflux after sleeve gastrectomy. *Am J Surg*. 2019;217:496–499.
41. Muls V, Eckardt AJ, Marchese M, et al. Three-year results of a multicenter prospective study of transoral incisionless fundoplication. *Surg Innov*. 2013;20:321–330.
42. Bell RC, Mavrelis PG, Barnes WE, et al. A prospective multicenter registry of patients with chronic gastroesophageal reflux disease receiving transoral incisionless fundoplication. *J Am Coll Surg*. 2012;215:794–809.
43. Bell R, Lipham J, Louie B, et al. Laparoscopic magnetic sphincter augmentation versus double-dose proton pump inhibitors for management of moderate-to-severe regurgitation in GERD: a randomized controlled trial. *Gastrointest Endosc*. 2019;89:14–22e11.
44. Aiolfi A, Asti E, Bernardi D, et al. Early results of magnetic sphincter augmentation versus fundoplication for gastroesophageal reflux disease: systematic review and meta-analysis. *Int J Surg*. 2018;52:82–88.
45. Alicuben ET, Bell RCW, Jobe BA, et al. Worldwide experience with erosion of the magnetic sphincter augmentation device. *J Gastrointest Surg*. 2018;22:1442–1447.
46. Stylopoulos N, Gazelle GS, Rattner DW. Paraesophageal hernias: operation or observation? *Ann Surg*. 2002;236:492–500; discussion 500–491.
47. Oelschlager BK, Pellegrini CA, Hunter J, et al. Biologic prosthesis reduces recurrence after laparoscopic paraesophageal hernia repair: a multicenter, prospective, randomized trial. *Ann Surg*. 2006;244:481–490.
48. Oelschlager BK, Pellegrini CA, Hunter JG, et al. Biologic prosthesis to prevent recurrence after laparoscopic paraesophageal hernia repair: long-term follow-up from a multicenter, prospective, randomized trial. *J Am Coll Surg*. 2011;213: 461–468.

腹　　部

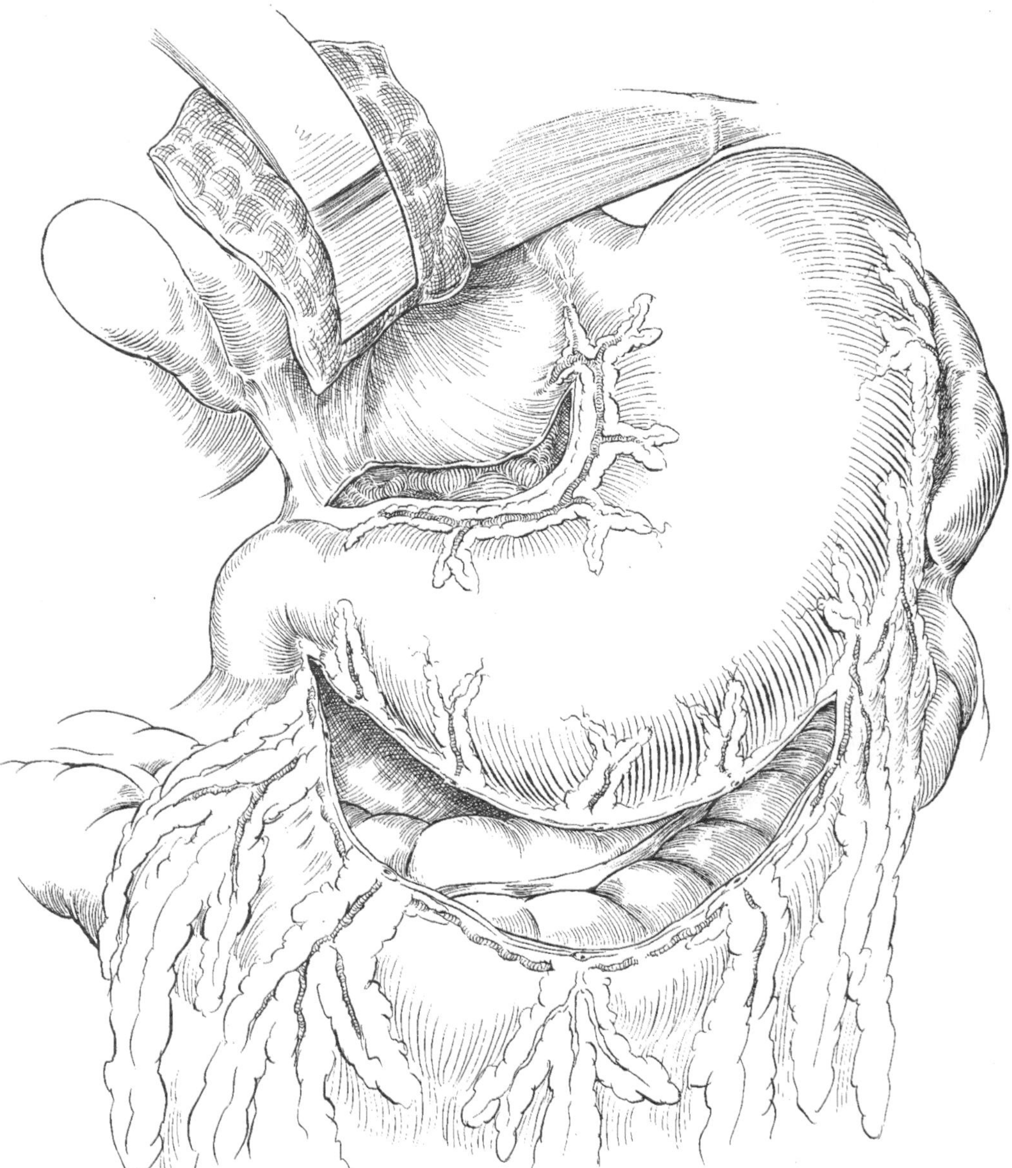

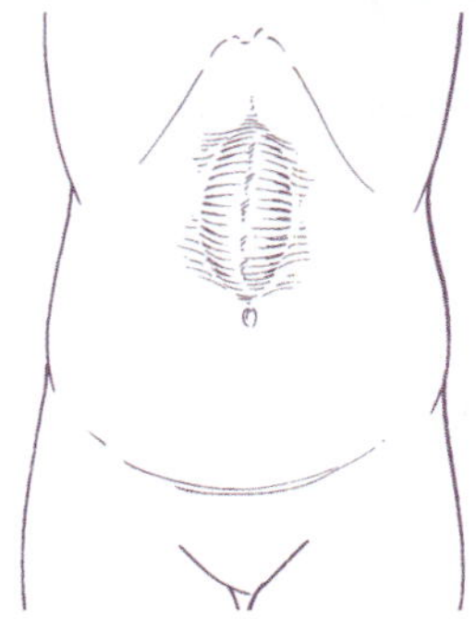

章 44

腹壁、脐、腹膜、肠系膜、网膜和腹膜后腔

Anna M. Privratsky，Juan Camilo Barreto，Richard H. Turnage
郑　阳　陈毓凯　译　王明刚　审校

章目录

腹壁和脐

胚胎学

腹壁在胚胎分化的早期从胚胎中胚层的外层开始发育。在这个阶段，胚胎主要由三层结构组成：被称为外胚层的外层保护层、被称为内胚层的内层营养层和中胚层。

中胚层被外层两侧的裂隙分开，最终发育为体壁层和脏壁层。脏壁层及其下方的内胚层通过分化为消化道的肌肉、血管、淋巴管和结缔组织而促成内脏的形成。体壁层则促成腹壁的发育。中胚层细胞在胚胎腹壁中增殖，从而形成一个倒 U 形管，在早期阶段与胚外体腔自由相通。

随着胚胎的长大和腹壁结构的融合，以羊膜边缘为界限的腹侧开放空间变得更小。这导致脐带发育为管状结构，其中包含卵黄管、尿囊和胎儿血管，并与胎盘相通。到妊娠的第 3 个月末，除脐环外的体壁已经闭合。由于消化道的长度增加比体腔的容积增加得更快，大部分发育中的肠道通过脐环向脐带内突出。当腹腔容积扩大到足以容纳消化道时，肠管就会还纳入腹腔。因而只有卵黄管、尿囊和胎儿血管通过缩窄的脐环。在出生时，血液不再流经脐带血管，卵黄囊退化为纤维条索，不再与腹腔内肠管相通。切断脐带后，脐环通过瘢痕过程迅速愈合。

解剖学

腹壁共由 9 层结构构成：皮肤、皮下组织、浅筋膜、腹外斜肌、腹内斜肌、腹横肌、腹横筋膜、腹膜外脂肪和结缔组织以及腹膜（图 44.1）。

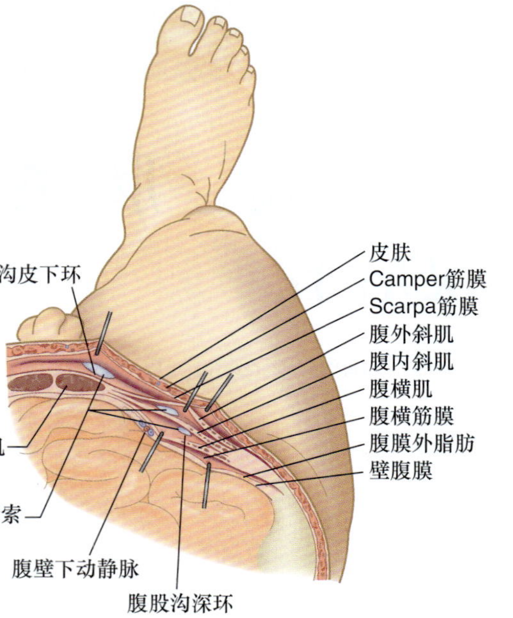

图 44.1 腹前壁的9层结构（From Thorek P. Anatomy in Surgery. 2nd ed. Philadelphia：JB Lippincott；1962：358.）

皮下组织

皮下组织由Camper筋膜和Scarpa筋膜组成。Camper筋膜是较浅表的脂肪层，包含了大部分的皮下脂肪。Scarpa筋膜是一个更深层、更致密的纤维结缔组织层，其与大腿的筋膜相邻。靠近Scarpa筋膜缝合有助于下腹部手术皮肤切口的对合。

腹壁肌肉及其包绕筋膜

前外侧腹壁的肌肉包括腹外斜肌、腹内斜肌和腹横肌。这些平坦的肌肉包绕了躯干的大部分周长，并在前方形成了一个宽阔平坦的腹肌腱膜，即腹直肌鞘。平坦的腹外斜肌是腹壁最大最厚的肌肉。腹外斜肌起于最下面的7根肋骨，由外上侧向内侧延伸。最靠后的纤维垂直向下走行，伸入髂嵴的前半部分。在锁骨中线处，肌肉纤维形成一个平坦强韧的腱膜，经过腹直肌鞘前方，向内侧汇入白线（图44.2）。腹外斜肌腱膜的下部向后上方卷曲，形成一个凹槽，精索就位于这个凹槽内。这部分腹外斜肌腱膜从髂前上棘延伸到耻骨结节，称为腹股沟韧带或Poupart韧带。腹股沟韧带是腹外斜肌腱膜的游离下缘，其后方有股动静脉和股神经以及髂肌、腰大肌和耻骨肌经过。股疝出现在腹股沟韧带的后方，而腹股沟疝则出现在腹股沟韧带的前上方。腹股沟韧带的游离边缘常用于各种腹股沟疝修补术，如Bassini修补术和Lichtenstein

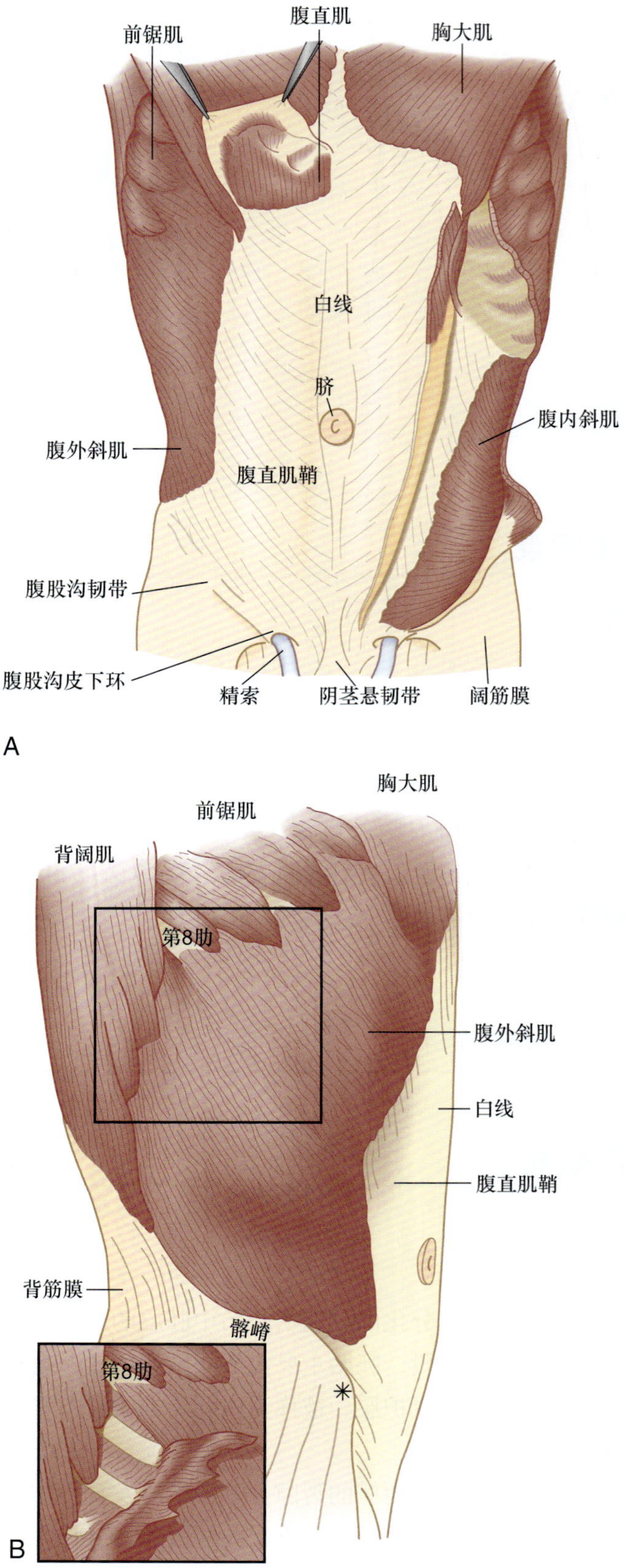

图 44.2 （**A**）腹外斜肌、腹内斜肌、腹直肌和腹直肌前鞘；（**B**）腹外斜肌及其腱膜进入腹直肌前鞘时的侧面观。局部放大图：腹外斜肌纤维起自下肋骨及其肋软骨。* 髂前上棘（From McVay C. Anson and McVay's Surgical Anatomy. 6th ed. Philadelphia：WB Saunders；1984：477-478.）

无张力修补术（见第 45 章）。

腹内斜肌起自腹股沟韧带外下半部的髂腰肌筋膜、前 2/3 的髂嵴和腰背筋膜。其纤维走向与腹外斜肌方向相反（即从内下向外上）。最上面的纤维止于最下面的 5 根肋骨及肋软骨（图 44.2A 和图 44.3）。内侧纤维在半月线处形成一个腱膜，在半环线以上分为前、后部 2 层包裹腹直肌。在半环线以下，腹内斜肌腱膜向腹直肌的前方延伸，形成腹直肌前鞘的一部分。腹内斜肌最下面的纤维向内侧延伸，与精索平行，止于耻骨联合和耻骨结节之间。一些位置较低的肌肉束伴随着精索进入阴囊形成提睾肌。

腹横肌是前外侧腹壁最小的肌肉。腹横肌起于最下方的 6 根肋软骨、腰椎棘突、髂嵴和腹股沟韧带外 1/3 处的髂腰肌。其纤维横向走行形成一个平坦的腱膜，在半月线上方绕过腹直肌后方，在半月线下方跨过腹直肌前方（图 44.4A）。腹横肌最下层的纤维起于髂腰肌筋膜，与腹内斜肌下部分的纤维一起向内侧延伸。这些纤维形成腹横肌的弓状腱膜，其位于海氏三角的上方，是腹股沟疝修补术的重要解剖标志，特别是在 Bassini 手术和库珀韧带修复手术中。海氏三角是腹股沟直疝的发生部位，下缘为腹股沟韧带，内侧缘为腹直肌鞘外侧缘，外侧缘为腹壁下血管。海氏三角的底部为腹横筋膜。

腹横筋膜覆盖腹横肌的深面，其向各方向扩展形成一个包绕腹腔的完整筋膜外膜（图 44.5、图 44.4B）。这些筋膜因其覆盖的肌肉而得名（如髂腰筋膜、闭孔筋膜和横膈下筋膜）。腹横筋膜和肌肉结合在一起，筋膜束形成一个连续层面，加强了那些腱膜纤维稀疏的薄弱区域。这层筋膜确保了腹壁结构的完整性，从定义出发，疝就是腹横筋膜缺陷导致的。

腹直肌是成对的肌肉，起自第 5 ～ 7 肋软骨和剑突的前面，止于耻骨嵴和耻骨联合，呈上宽下窄的三角形带状。每块肌肉都是由长的平行肌束组成，被 3 ～ 5 条肌腱划分隔（图 44.5），肌腱将腹直肌附着在前鞘上。腹直肌后鞘没有类似的附着物。这些肌肉彼此相邻，仅由白线分开。除了支持腹壁和保护腹壁内容物外，这些强壮的肌肉收缩时还可使脊柱弯曲。

腹直肌被包裹在腹直肌鞘内。腹直肌鞘由 3 块平坦的腹壁肌肉的腱膜延伸组成。在半环线以上，这些筋膜鞘完全包住腹直肌，腹外斜肌和腹内斜肌腱膜的前层在腹直肌前方走行，来自腹内斜肌后层、腹横肌和腹横筋膜的腱膜在腹直肌后方走行。在半环线以下，除了腹横筋膜的所有这些筋膜层都在腹直肌的前

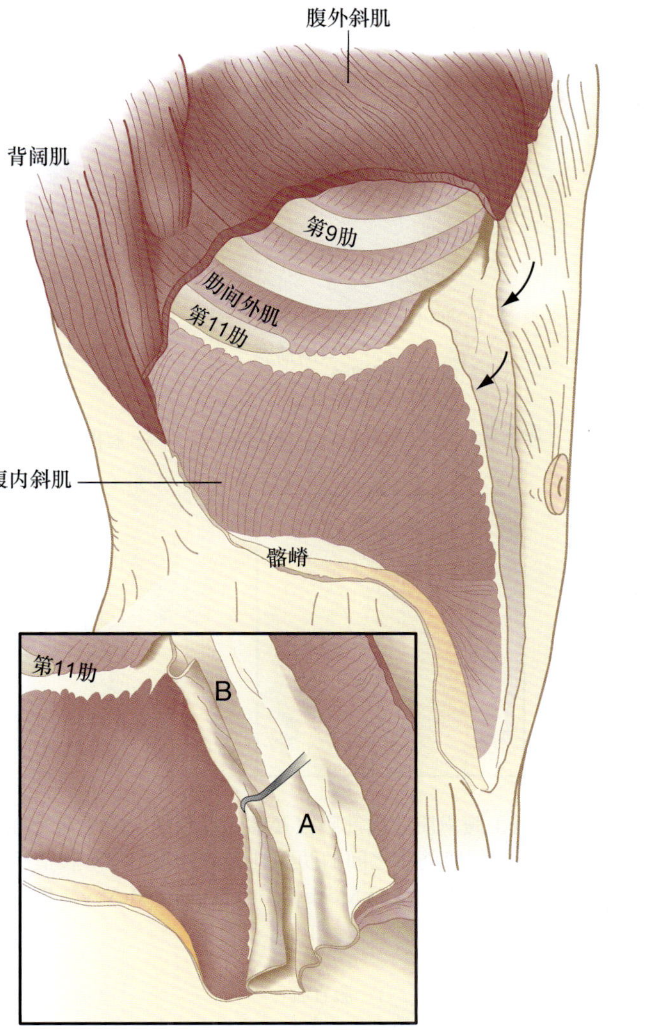

图 44.3 腹内斜肌的侧面观。腹外斜肌已被移除，以显示源自下方的肋骨和肋软骨的腹内斜肌（From Mc-Vay C. Anson and McVay's Surgical Anatomy. 6th ed. Philadelphia：WB Saunders；1984：479.）

方走行。在这个部位，腹直肌的后方仅由腹横筋膜、腹膜外脂肪组织和腹膜覆盖。

腹直肌在前正中线附近被白线紧紧地固定。白线由一条致密的、相互交错的纤维腱膜组成，这些腱膜来自腹壁肌肉各部，从剑突延伸至耻骨联合。其在脐上部分比脐下部分宽得多，因此我们可以在正中线上做手术切口而不进入左、右腹直肌鞘。

腹膜外间隙和腹膜

腹膜外间隙位于腹横筋膜和壁腹膜之间，包含脂肪和疏松结缔组织。腹膜外间隙含有以下结构：

- 腹壁下动、静脉
- 脐带内侧韧带。是胎儿脐动脉的遗迹
- 脐正中韧带。是胎儿尿囊蒂或脐尿管在正中线

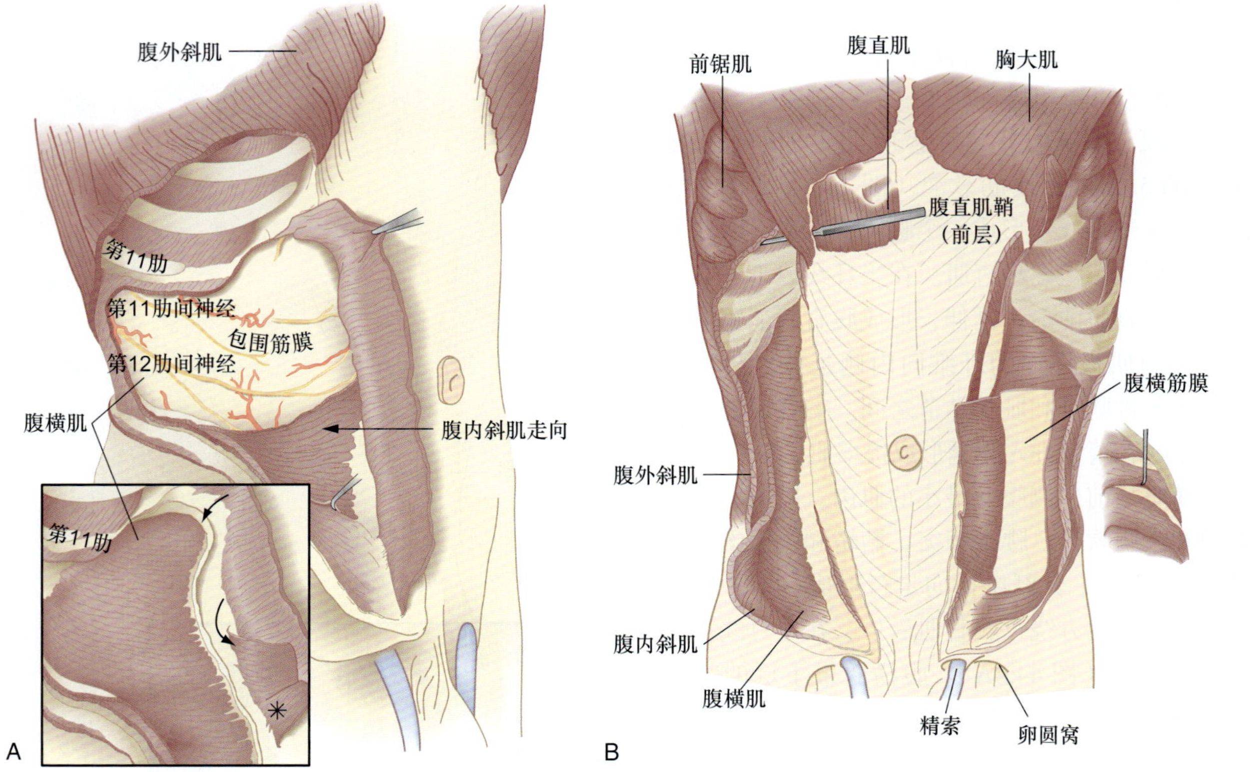

图 44.4 （**A**）腹横肌肌肉筋膜以及移除筋膜的肌肉本身（插图）的前外侧观。腹外斜肌和腹内斜肌已被移除。还注意到位于腹横肌筋膜和腹内斜肌筋膜之间的肋间神经的外观；（**B**）腹横肌（左）和腹横筋膜（右）的前面观。注意为了显示腹横筋膜而将覆盖其上的腹横肌打开（From McVay C. Anson and McVay's Surgical Anatomy. 6th ed. Philadelphia：WB Saunders；1984：480-481.）

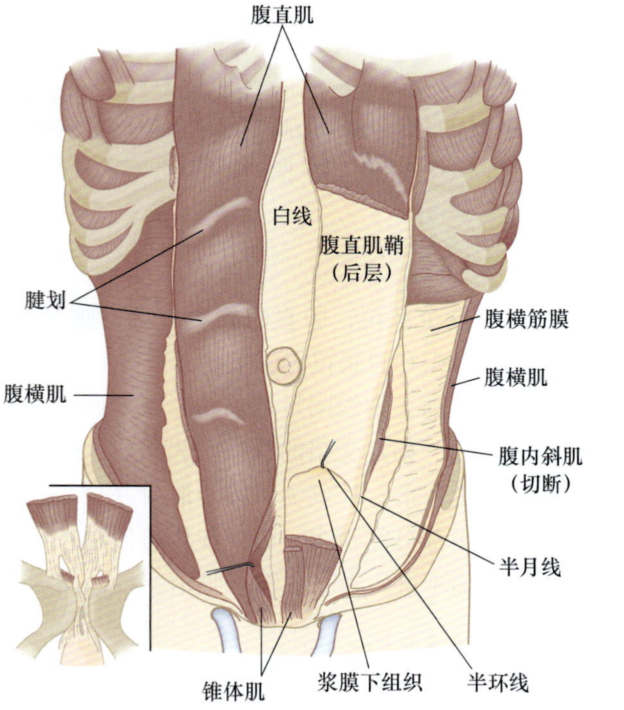

图 44.5 腹直肌和腹直肌鞘的内容物。注意半环线以下腹直肌后鞘缺如，腹直肌覆盖在腹横筋膜、腹膜外疏松结缔组织和腹膜之上（From McVay C. Anson and Mc-Vay's Surgical Anatomy. 6th ed. Philadelphia：WB Saunders；1984：482.）

的纤维性遗迹

- 肝镰状韧带。从脐延伸到肝

肝圆韧带（或称胸韧带），包含在镰状韧带的游离缘内，来自闭锁的脐静脉，从脐延伸到门静脉左支（图 44.6）。壁腹膜是腹壁的最内层，由一薄层致密且不规则的结缔组织组成，其内表面覆盖着单层鳞状间皮。本章后面将更深入地介绍腹膜的解剖学和生理学内容。

腹壁的血管和神经

血液供应

腹前壁的动脉血供来自后 6 根肋间动脉和 4 根腰动脉、腹壁上下动脉以及旋髂深动脉（图 44.7）。肋间动脉和腰动脉的主干，连同肋间神经、髂腹下神经和髂腹股沟神经，共同走行在腹横肌和腹内斜肌之间。这些血管的最远端在不同水平上穿过腹直肌鞘的侧缘，并与腹壁上、下动脉的分支相交通。腹壁上动脉是内乳动脉的终末分支之一，通过横膈膜的肋剑突间隙到达腹直肌的后表面。它在腹直肌鞘内下行，与腹部下动脉的分支交通。腹壁下动脉源自邻近腹股沟

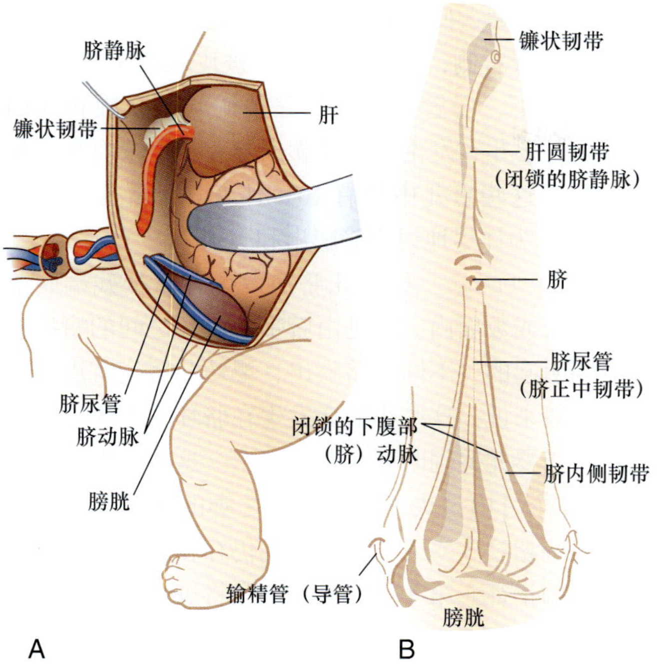

图 44.6 脐部。（**A**）在胎儿期，脐静脉从脐上部穿出，两条脐动脉和脐尿管从脐下部穿出；（**B**）脐部的腹腔内侧观，显示了位于脐部的上方的肝圆韧带（来自闭锁的脐静脉）、脐正中韧带（来自退化的脐尿管）和脐内侧韧带（也称为脐侧襞韧带，来自闭锁的脐动脉）（From Thorek P. Anatomy in Surgery. 2nd ed. Philadelphia：JB Lippincott；1962：375.）

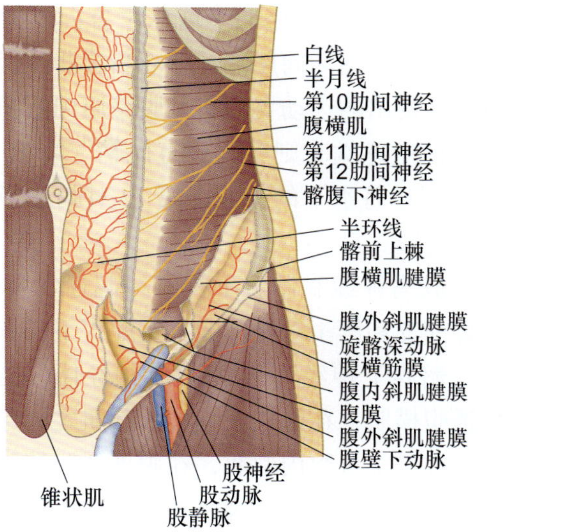

图 44.7 腹壁前外侧的动脉和神经（From McVay C. Anson and McVay's Surgical Anatomy. 6th ed. Philadelphia：WB Saunders；1984：501.）

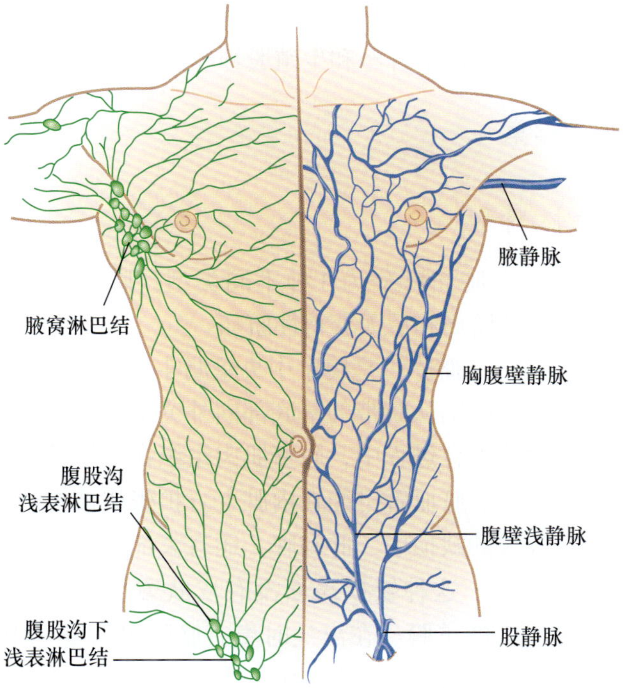

图 44.8 腹前外侧壁的静脉和淋巴引流（From Thorek P. Anatomy in Surgery. 2nd ed. Philadelphia：JB Lippincott；1962：345.）

韧带的髂外动脉，穿过腹膜外脂肪组织，在半环线处进入腹直肌鞘外鞘。旋髂深动脉来自髂外动脉的外侧，靠近腹壁下动脉的起始处，有一个升支发出，在髂嵴上方、髂前上棘附近穿过腹壁肌肉组织。

腹前壁的静脉回流相对简单，脐以上的浅静脉通过内乳静脉、肋间静脉和胸外侧静脉注入上腔静脉。脐以下的静脉，即腹壁浅静脉、旋髂浅静脉和阴部静脉，向腹股沟处的卵圆窝汇聚，汇入大隐静脉，成为下腔静脉的属支（图 44.8）。脐下静脉和脐上静脉系统之间有许多吻合支提供侧支旁路，这些侧支循环内的静脉血可以绕过上腔静脉或下腔静脉回流到心脏。附脐静脉经过门静脉的左支沿肝圆韧带到脐部，为门静脉阻塞患者的腹壁浅静脉和门静脉系统之间提供重要交通血管。在这种情况下，门静脉血流通过附脐静脉从压力较高的门静脉系统分流到压力较低的腹前壁静脉。这种脐周浅静脉扩张的情况被形容为“海蛇头”。

腹壁的淋巴回流类似于静脉回流的模式。那些来自脐上的淋巴管汇入腋窝淋巴结，而那些来自脐下的淋巴管则汇入腹股沟浅淋巴结。来自肝的淋巴管沿肝圆韧带走向脐部，与腹前壁的淋巴管相交通。正是通过这种途径，肝内的肿瘤细胞可以扩散至脐部的腹前壁（Sister Mary Joseph 结节）。

神经分布

胸神经的前支在肋间隙内呈曲线状向身体中线延伸（图 44.7）。最上面的 6 对胸神经发出腹前壁皮肤感觉支止于胸骨旁。第 7 ～ 12 对胸神经在肋软骨和下位肋骨后方通过，进入腹内斜肌和腹横肌之间的平面。第 7、8 对胸神经略向上或水平方向延伸到上腹部，而下位神经逐渐向尾部延伸。当这些神经向内侧走行时，其发出的运动支分布到腹壁肌肉组织。在内侧，其腹前壁感觉支则穿透腹直肌鞘。第 10 对胸神经的前支到达脐水平的皮肤，第 12 对胸神经支配着下腹部的皮肤。

髂腹股沟神经和髂腹下神经一起通常发自第 12 对胸神经前支和第 1 对腰神经，支配腹下部和下腹壁的感觉。髂腹下神经与第 12 对胸神经伴行，在髂嵴附近穿透腹横肌，在腹横肌和腹内斜肌之间穿行一段距离后，神经穿过腹内斜肌，在腹外斜肌筋膜的深面向腹股沟皮下环走行。该神经在腹股沟皮下环的上缘穿出，支配前下腹壁的感觉。髂腹股沟神经与髂腹下神经伴行，但比髂腹下神经更靠近腹股沟韧带。有别于髂腹下神经，髂腹股沟神经与精索伴行从腹股沟外环穿出，其终末分支支配腹股沟区和阴囊 / 阴唇的皮肤感觉。在进行腹股沟疝修补术时，会经常遇到髂腹股沟神经、髂腹下神经和生殖股神经的生殖器支。

腹壁异常

先天性畸形

脐疝　脐疝可分为 3 种不同类型：脐膨出和腹裂、婴幼儿脐疝和后天获得性脐疝。

脐膨出　脐膨出是腹壁中央呈漏斗状的缺陷，内脏通过该处缺陷从脐带的基底部向外突出。脐膨出是由于在胎儿发育过程中，腹壁肌肉组织在中线处融合不良造成的。脐血管可能在内脏上方扩张或被推到一侧。在较大的缺损中，肝和脾，还有大部分肠管可能疝入脐带内。这种缺损表面没有皮肤覆盖，只有腹膜和更浅表的羊膜。在出生时患有脐膨出的婴儿中，50% ～ 60% 的患儿会同时患有骨骼、胃肠道、神经系统、泌尿生殖系统或心肺系统的先天异常。

腹裂　腹裂是另一种先天性的腹壁缺损，脐带膜在子宫内破裂，使肠管疝出腹腔。这种缺损几乎总是发生在脐带右侧，而且肠管没有被皮肤或羊膜覆盖。通常情况下，肠管没有经历完备的肠系膜旋转和固定，因此婴儿有发生肠系膜膨出导致肠道缺血和坏死的风险。这些患儿中约有 10% 伴发先天异常。在第 67 章将更为详尽地讨论脐膨出和腹裂。

婴幼儿脐疝　婴幼儿脐疝发生在脐带残端脱落后的数天或数周内。其是由脐带和脐环之间的瘢痕粘连薄弱引起的。不同于脐膨出，婴幼儿脐疝有皮肤覆盖。一般来说，这些小的疝发生在脐环的上缘，容易缩小，当婴儿哭闹时就会变得突出。这些疝大多于出生后 24 个月内消失，诸如绞窄之类的并发症也很罕见。那些超过 3 岁或 4 岁的患儿仍存在脐疝是进行手术修复的指征。第 45 章和第 67 章将进一步讨论这种情况及其处理方法。

后天获得性脐疝　这种脐疝的发病距离脐环闭合的时间较远。这种疝最常发生在脐的上缘，是由已正常闭合的脐环处的瘢痕组织强度减弱所致。这种减弱可能是由妊娠、重体力劳动或腹水对腹壁的过度拉伸造成的。不同于婴幼儿脐疝，后天性脐疝不能自愈，而且会逐渐增大。这种疝的颈部的纤维环致密，可使疝出的肠管或网膜发生绞窄，引起严重的并发症。

脐肠系膜管未闭引起的畸形　在胎儿发育过程中，中肠通过卵黄管或脐肠系膜管与卵黄囊广泛交通。随着腹壁各部分的相互靠近，位于脐带内的脐肠系膜管逐渐变窄。随着时间推移，卵黄囊和肠管之间的交通消失，肠道自由地容纳在腹腔内。部分或全部脐肠系膜管的持续存在，会导致与肠道及腹壁有关的各种畸形（图 44.9）。

脐肠系膜管的肠管端持续存在导致梅克尔憩室形成。这些真性憩室发生在小肠的系膜游离缘，最常见于回肠。这些病变可以用“四个二法则”概括，发病率约为 2%，发生在距离回盲瓣 2 英尺的范围内，长度通常为 2 英寸（5.08 cm），并且包含 2 种类型的异位黏

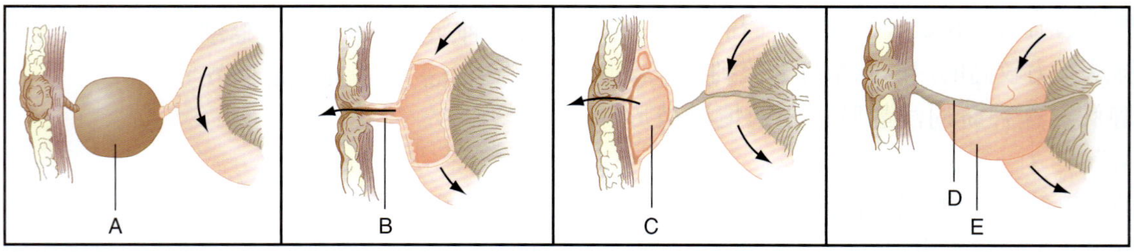

图 44.9　脐肠系膜管未闭引起的畸形。(A) 脐肠系膜管囊肿；(B) 持续存在的脐肠系膜管伴发肠外瘘；(C) 脐肠系膜管囊肿和窦道；(D) 小肠和脐背侧之间的纤维索；(E) 梅克尔憩室 (From McVay C. Anson and McVay's Surgical Anatomy. 6th ed. Philadelphia: WB Saunders; 1984: 576.)

膜（胃和胰腺）。梅克尔憩室病情可能因并发炎症、穿孔、出血或梗阻而变得复杂。并发消化道出血是由于位于憩室内的异位胃壁细胞分泌盐酸造成邻近肠黏膜发生消化性溃疡。与梅克尔憩室相关的肠梗阻通常是由憩室和脐后方之间存在异常纤维连接导致肠扭转或肠套叠而引起的。这些病变将在第 50 章中讨论。

脐肠系膜管未闭可导致在远端小肠和脐之间形成肠外瘘。这种情况表现为在出生后的前几天有胎粪和黏液从脐部流出。由于脐肠系膜管持续存在，肠道有发生扭转的风险，这种情况应当及时进行开腹手术并切除瘘管。脐肠系膜管远端未闭会引发脐息肉，这是发生在脐部脐肠管黏膜的小赘生物。这种息肉类似于脐肉芽肿，除非用硝酸银灼烧，否则不会消失。息肉的出现表明可能存在脐肠系膜管未闭或脐窦，因此最合适的治疗方法是切除残余黏膜和下方的脐肠系膜管或脐窦（如果存在的话）。脐窦是由远端脐肠系膜管持续存在造成的。窦道的形态可以通过窦道造影来显示。其治疗方法为手术切除窦道。最后，在脐肠系膜管内持续存在的局部蓄积黏液可形成囊肿，囊肿可通过纤维条索与肠道或脐部相连，其治疗方法包括切除囊肿和与之相连的尚未闭锁的脐肠系膜管。

尿囊持续存在导致的畸形　尿囊是胚胎腹部泄殖腔的最头端部分。腹腔内部分被称为脐尿管，连接膀胱和脐部，而腹腔外的尿囊则包含在脐带内。在妊娠末期，脐尿管退化为纤维条索，作为脐正中韧带走行在腹膜外膀胱和脐之间。部分或全部脐尿管的持续存在可能导致膀胱皮肤瘘形成，表现为在脐部出现尿液。腹膜外脐尿管囊肿表现为下腹部肿块或少量黏液经脐尿管瘘窦道排出。由于存在并发症风险，包括引发恶性肿瘤，其治疗方法是切除残留的脐尿管并封闭膀胱壁。

后天畸形

腹直肌分离　腹直肌分离是由于上腹部白线变薄，表现为腹前壁在中线处突出。其腹横筋膜是完整的，因此不符合疝的定义。腹直肌分离没有可辨别的筋膜边缘，也没有肠绞窄的风险。患者在用力时或从枕头上抬起头时，更容易察觉腹直肌分离。恰当的处理方式是向患者和家属告知这种情况是无害的。

腹前壁的疝　上腹部腹前壁的疝发生在走行于皮下的血管和神经穿过白线的部位。通过这些开口，腹膜外组织（有时还有腹膜）可能疝入皮下组织。尽管这些疝通常很小，但由于疝囊及其内容物会直接压迫通过同一筋膜开口穿出的神经，可导致明显的局部疼痛和压痛。半月线疝发生在半月线区域的筋膜处，表现为局部疼痛和压痛。因疝囊通常很小而且常隐于腹外斜肌下方，导致疝囊很少被触及。腹壁超声检查或腹部薄层计算机断层扫描（CT）检查可能具有诊断价值。治疗方法为手术封闭筋膜缺损。这些疝将在第 45 章讨论。

腹直肌鞘血肿　腹直肌鞘血肿是一种少见病，其特点为急性腹痛和腹壁肿块。女性较男性多见，老年人较年轻人多见。梅奥诊所回顾其治疗的 126 例腹直肌鞘血肿患者发现，近 70% 的患者在确诊时正在接受抗凝治疗。常见于非手术腹壁创伤或损伤（48%），咳嗽（29%）也很常见[1]。在年轻女性患者中，腹直肌鞘血肿还与妊娠有关。

腹直肌鞘血肿的常见症状为突发性腹痛，腹痛可能很剧烈，疼痛常因进行需要腹壁肌肉收缩的运动而加剧。体格检查表现为腹直肌鞘压痛，常伴有自卫反应。一些患者可能出现腹壁肿块，梅奥诊所的数据显示其出现概率为 63%[1]。如果从出现症状到就诊的时间拖得很久，就会出现腹壁瘀斑，包括脐周瘀斑（Cullen 征）和侧腹部蓝色瘀斑（Grey Turner 征）。该病引起严重的疼痛和压痛提示可能存在腹膜炎。当血肿扩展到膀胱周围和腹膜前间隙时，红细胞比容水平可能下降，但血流动力学不稳定的情况并不常见。

超声检查或 CT 检查可以明确血肿的诊断以及血肿在腹壁的位置。通常情况下，该病患者可通过休息、镇痛治疗痊愈，必要时可予输血。根据梅奥诊所的数据，几乎 90% 的患者通过这种方式治愈[1]。一般来说，需要纠正凝血功能障碍，但根据抗凝的指征和出血的严重程度，要谨慎选择是否对患者继续抗凝治疗。血肿进展时可能需要对出血的血管进行介入血管栓塞治疗，或在少数情况下需进行手术清除血肿和止血。

腹壁恶性肿瘤

发生在腹壁的恶性肿瘤并不常见，主要来自软组织或转移性肿瘤。腹壁最常见的原发性肿瘤是硬纤维瘤和肉瘤。虽然较少见，但一些常见的肿瘤可通过血行途径转移到腹壁软组织。特别是黑色素瘤，可通过这种方式转移。最后，腹腔内的恶性肿瘤在进行穿刺活检或手术治疗时，可经腹腔种植转移到腹壁。

韧带样纤维瘤

韧带样纤维瘤，又称硬纤维瘤、侵袭性纤维瘤病或脱毛型纤维瘤病，是一种罕见的间叶肿瘤，具有局部侵袭性，但缺乏转移潜能。作为罕见的肿瘤，其在人群中的发病率为每年每百万人 2 ～ 4 例。这些肿瘤好发于年轻人和中年人，在儿童和老年人中并不常见。在散发性病例中，女性占多数，男女病例之比为 1 ∶ 2。10% ～ 15% 的病例发生在家族性腺瘤性息肉病（familial adenomatous polyposis，FAP）、Gardner 综合征（FAP、硬纤维瘤、颅骨和下颌骨的骨瘤、皮脂腺囊肿、皮肤和皮下纤维瘤）或 Turcot 综合征（FAP 和脑瘤）患者。在这些情况下，男性与女性的发病率相当。

硬纤维瘤根据其潜在的分子生物学机制，至少可分为 2 种不同的临床病理类型。最常见的散发性硬纤维瘤与体细胞的 *CTNNB1* 基因突变相关，突变导致 β- 连环蛋白的稳定性过度，β- 连环蛋白在细胞核内蓄积，并激活 Wnt 信号传导通路。这导致了基因转录失调、致癌基因激活和肿瘤的产生[2]。FAP 相关硬纤维瘤是由腺瘤性息肉病大肠杆菌（APC）基因的遗传突变引起的[3, 4]。正常情况下，APC 通过参与 β- 连环蛋白磷酸化、泛素化和在蛋白酶体中的降解来调节细胞中的 β- 连环蛋白水平。FAP 患者则表达截断的、无生物活性的 APC 蛋白，导致细胞核内 β- 连环蛋白蓄积和其下游靶点癌基因的过表达[4]。

通常情况下，硬纤维瘤表现为腹壁、肩部、臀部、四肢、肠系膜或盆腔内出现的坚硬、无疼痛、无触痛的肿块。约 10% ～ 15% 的 FAP 患者会出现硬纤维瘤，其中大部分位于肠系膜或腹壁[3]。硬纤维瘤浸润周围结构并沿组织平面和肌肉扩散，其发病与创伤、妊娠和口服避孕药有关。手术史是硬纤维瘤发病的一个极为重要的风险因素。对 5 个欧洲 FAP 登记处记录的 2260 例患者进行荟萃分析发现，既往手术史是硬纤维瘤发病的独立危险因素[3]。

磁共振成像（MRI）是硬纤维瘤患者明确诊断、局部分期和随访的首选影像检查方式。在 T1 加权的 MRI 图像上，硬纤维瘤表现为一个均质的肿块，与肌肉呈等信号。T2 加权像表现为异质性较大的高信号病变，信号略低于脂肪（图 44.10）。

通常通过穿刺针活检来确诊硬纤维瘤。在组织学上，硬纤维瘤的特点是由分化良好的梭形细胞束和丰富的胶原基质构成。β- 连环蛋白在细胞核内过度表达是一个具有诊断价值的特征，尽管某些非间叶软组织肿瘤也可能表现出这种染色特征[5]。

传统上，完整切除肿瘤并确保宽阔的正常组织阴性切缘是硬纤维瘤标准的治疗方式。由于肿瘤的局部侵袭性和浸润性，手术往往需要切除大面积的软组织并进行技术复杂的组织重建来确保切缘阴性。尽管已采取了积极的治疗，局部复发仍经常发生[6]。一些回顾性研究发现，采用“观察等待”疗法的患者，5 年内的无进展生存率为 50%[5]。多达 30% 的患者会发生肿瘤自行消退[7]。这些临床观察结果使得“观察等待”疗法成为处理大多数没有引起严重症状或未邻近关键结构的硬纤维瘤患者的首选策略[8]。这种方法要求要通过查体和 MRI 尽可能早地发现肿瘤进展。对于肿瘤进展或出现肿瘤相关并发症的患者，应进行手术彻底切除治疗。

放射治疗主要用于切缘呈阳性或肿瘤靠近切缘的患者手术切除后的辅助治疗。放疗也被用于治疗术后复发的患者[10]。放射治疗更适用于治疗年轻的腹壁间叶肿瘤患者，但由于放射线可诱发继发性恶性肿瘤（最典型的是肉瘤），其长期应用受到限制。

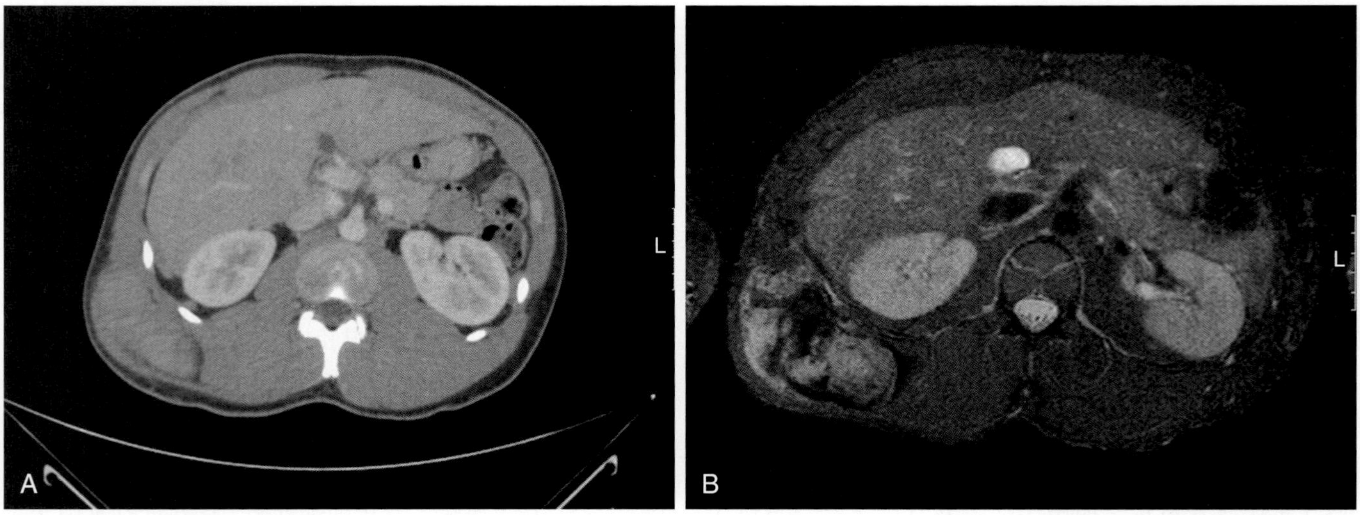

图 44.10 后侧腹壁的巨大硬纤维瘤。（**A**）CT 显示肿瘤与周围肌肉呈等信号；（**B**）MRI 显示肿瘤呈高度异质性的短信号区域

硬纤维瘤患者的全身治疗方式包括内分泌治疗、非甾体抗炎药（nonsteroidal anti-inflammatory drugs，NSAIDs）、低剂量化疗、酪氨酸激酶抑制剂和全剂量化疗。作为一线疗法，内分泌治疗药物如他莫昔芬，已被单独或联合非甾体抗炎药使用。应用这些药物的优点包括毒性低、不良反应少及成本低。有观察性研究表明，联合治疗可抑制肿瘤进展[11]。细胞毒性化学治疗也被用于治疗生长迅速、出现症状或危及生命；不适合接受手术治疗、内分泌治疗；非甾体抗炎药治疗失败的硬纤维瘤患者。推荐的治疗方案包括“低剂量”甲氨蝶呤加或不加长春碱/长春瑞滨，或常规剂量化疗加蒽环类药物治疗，如多柔比星。最后，Ⅱ期临床研究显示，伊马替尼和索拉非尼等酪氨酸激酶抑制剂使66%的病例产生1年的无进展生存率[5]。不幸的是，在这些关于系统性治疗的研究中，由于缺乏内部控制或患者随机化，很难将观察到的肿瘤进展减缓归因于到底是系统性治疗的真实疗效还是与疾病的自然史相关。

腹壁肉瘤

软组织肉瘤是一类差异化明显的间叶性恶性肿瘤，占恶性肿瘤的不到1%。肉瘤的分类基于它们在组织学和免疫组织化学上类似的细胞类型。最常见的肉瘤类型是脂肪肉瘤、黏液纤维肉瘤、平滑肌肉瘤、横纹肌肉瘤和未分化多形性肉瘤。只有不到5%的软组织肉瘤累及腹壁。

患者最常出现的症状是发现固定于周围的骨骼肌和筋膜上的、坚硬的、边界不清的无痛性软组织肿块。受到放射线照射和患遗传综合征（如神经纤维瘤病和Li-Fraumeni综合征）是腹壁肉瘤的重要致病因素。CT或MRI的断层成像可显示肿瘤的形态，明确其解剖部位及其与毗邻结构的关系。MRI能更好地描述软组织情况。胸部CT可明确是否存在肺转移。最好通过穿刺针活检来确诊软组织肉瘤。深部病变的活检在CT引导下进行。应避免对肿瘤进行局部切开活检，因为有可能因切除范围不当而影响治愈性切除手术，并因出血在不同组织层扩散或术后血肿范围扩大而导致肿瘤局部扩散。如果需要进行手术活检，应该由进行最终确定性切除的外科医师进行。

局部病变的标准疗法是手术切除肿瘤，并确保切缘阴性。大多数外科医师会在肿瘤周围保留至少2 cm的正常组织确保切缘阴性。不到5%的肉瘤转移到淋巴结，因此，除非有淋巴转移的证据，否则外科医师将不会进行淋巴结清扫。这类肿瘤的切除常常导致大范围的软组织缺损，需要用肌皮瓣或合成的网状假体进行重建修复。放疗被用于体积较大、级别较高的肉瘤的切除前或切除后辅助治疗。而这种疗法的证据大部分来自纳入四肢肉瘤患者的临床试验。

这类肿瘤的预后取决于肿瘤的级别、分期以及肿瘤是否被完整切除。肿瘤的级别由肿瘤的分化程度、有丝分裂的细胞数量以及肿瘤是否存在坏死决定。美国癌症联合会的分期系统结合考虑了肿瘤大小、淋巴结转移情况、是否有远处转移、肉瘤的类型和级别[12]。目前还没有关于腹壁肉瘤切除后效果的大样本研究。在纳入其他部位病例的研究中，确保阴性切缘的切除术后患者的局部复发率为10%～15%。肿瘤复发风险的增加与肿瘤侵袭深度、肿瘤大小、切缘阳性和肿瘤等级高等因素有关[13]。在第32章已对软组织肉瘤进行了更详细的讨论。

转移性肿瘤

晚期恶性肿瘤的转移也可表现为腹壁软组织肿块。这些转移灶可能来自恶性肿瘤的血行转移或腹腔内恶性肿瘤在行活检或切除手术过程中的种植转移。几乎所有腹壁转移灶都发生在恶性肿瘤的晚期。最常通过血行转移到腹壁的恶性肿瘤包括肺癌、结肠癌、肾癌及黑色素瘤[14]。腹腔镜结肠癌切除术后肿瘤腹壁种植的发生率约为1%，这与开腹结肠癌切除术后伤口肿瘤复发的风险相似[15]。这种情况在腹膜转移中最为常见。

与硬纤维瘤和软组织肉瘤相似，这些患者表现为伴有或不伴有存在疼痛或压痛的坚硬的腹壁肿块。断层影像可描述肿瘤的特征，并可与腹壁疝嵌顿相鉴别。肿瘤可通过穿刺针活检确诊。肿瘤的免疫组化染色可确定原发肿瘤的组织类型，并有助于与腹壁原发肿瘤相鉴别。

腹壁转移瘤的治疗方式取决于原发肿瘤的生物学行为、病程、症状和其他部位的病灶状态。大多数患者已发生肿瘤扩散，其治疗应以姑息性的系统治疗或以缓解患者症状为目标。未出现症状但发生多部位转移的患者也需采取这种治疗方式。已有症状而对全身治疗没有反应的患者，在不引起严重并发症的前提下，可选择放射治疗以缓解病情，或者进行切除。

腹腔内疾病累及腹壁引起的症状

腹痛可分为内脏性疼痛、躯体性疼痛和牵涉性疼痛。内脏痛是由炎症、扩张或缺血刺激内脏痛觉神经引起的，呈钝性疼痛，定位不准确，根据所涉及的器官的胚胎起源分为上腹部疼痛、脐周疼痛或下腹部疼痛。胃、十二指肠和胆道（胚胎前肠的衍生物）的炎症引起的内脏性疼痛定位在上腹部。刺激中肠衍生器官（小肠、阑尾、右半结肠、近端横结肠）的痛觉感受器引起脐周的疼痛，而后肠衍生器官（远端横结肠、左半结肠和直肠）的炎症或扩张引起下腹部疼痛。腹中线处感到疼痛是因为这些器官将交感神经感觉传入脊髓两侧。疼痛的定位不准确，是因为大多数内脏的神经支配是多段的，与高度敏感的器官诸如皮肤相比，内脏所含的神经感受器数量较少。疼痛通常呈痉挛性、烧灼样或刺痛等特征，并可伴有继发的自主神经反应，如出汗、烦躁不安、恶心、呕吐和面色苍白。

躯体性疼痛由腹膜壁层的炎症引起，比内脏性疼痛更剧烈，定位更精确。调节腹腔壁疼痛的神经冲动在躯体感觉脊神经中传导至脊髓，周围神经与 T6 ～ L1 脊神经支配区域的皮肤节段相对应。单侧的腹腔壁疼痛是可能的，因为只有一侧的神经系统支配着腹膜壁层的特定部位。

急性阑尾炎的疼痛状况很好地说明了内脏性疼痛与躯体性疼痛的区别。在阑尾炎早期，先是在脐周出现性质模糊的内脏性疼痛，随后在麦氏点局部出现具体性疼痛。内脏性疼痛是由阑尾肿胀和炎症引起的，而右下腹局部的躯体性疼痛是由炎症累及腹膜壁层引起的。

在远离病变器官的解剖部位可感觉到牵涉痛。这种现象是由支配损伤或炎症器官的内脏传入神经与来自其他解剖部位的躯体传入神经纤维汇合引起的。这种现象发生在二级神经元水平的脊髓内。众所周知的牵涉痛的例子包括刺激膈肌引起的肩部疼痛和急性胆道疾病相关的肩胛区疼痛，以及由腹膜后炎症引起的睾丸或阴唇疼痛。

腹膜和腹腔

解剖学

腹膜由一层来自中胚层的单层鳞状上皮细胞组成，称为间皮，位于薄层结缔组织间质之上。腹膜的表面积为 1.0 ～ 1.7 m^2，约等于全身体表面积。男性的腹腔是密封的，而女性的腹腔则通过输卵管口与外界相通。腹膜可分为壁层和脏层两部分。壁腹膜覆盖腹前壁、腹侧壁和腹后壁，以及膈肌下表面和盆腔。脏腹膜覆盖腹腔内器官（如胃、空肠、回肠、横结肠、肝和脾）表面的大部分以及腹膜外器官（如十二指肠、左右结肠、胰腺、肾、肾上腺）的前表面。

腹膜腔被 11 条韧带和肠系膜分隔为多个相互联系的间隙。这些腹膜韧带或肠系膜包括冠状韧带、肝胃韧带、肝十二指肠韧带、镰状韧带、胃结肠韧带、十二指肠结肠韧带、脾胃韧带、脾肾韧带和膈结肠韧带以及横结肠系膜和小肠系膜（图 44.11）。这些结构将腹腔分隔成 9 个潜在的间隙：左右膈下间隙、肝下间隙、肠系膜上间隙和肠系膜下间隙、左右肠旁沟、盆腔间隙和小网膜囊。这些韧带、肠系膜和腹膜腔间隙引导着腹腔内的液体循环，因此有助于预测感染和恶性肿瘤的扩散途径。例如，消化性溃疡病引起的十二指肠穿孔可能导致液体在肝下间隙、右结肠旁沟和盆腔的聚积（及产生脓肿）。脏腹膜的血供来自内脏血管，而壁腹膜的血液则由肋间血管、肋下血管、腰部血管和髂血管的分支供应。脏腹膜和壁腹膜的神经支配已经在前面讨论过。

生理学

腹膜是一个双向的半透膜，控制着腹腔内液体量，有利于腹腔内细菌的隔离和清除，并有利于炎症细胞从微循环系统进入腹腔。正常情况下，腹腔内有不到 100 ml 的无菌性浆液。腹膜间皮细胞顶端的微

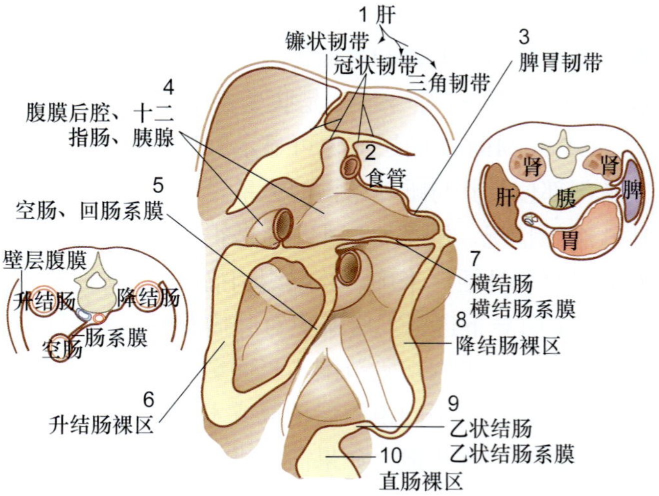

图 44.11 成人的腹膜韧带和肠系膜反射。这些附着物将腹腔分隔成 9 个潜在腔隙：左右膈下间隙、肝下间隙、肠系膜上间隙和肠系膜下间隙、左右肠旁沟、盆腔和小网膜囊（如右侧插图所示）（From McVay C. Anson and McVay's Surgical Anatomy. 6th ed. Philadelphia：WB Saunders；1984：589.）

绒毛显著增加了间皮细胞的表面积，并促进液体从腹腔内被迅速吸收到淋巴管、门静脉及体循环中。在肝硬化、肾病综合征、腹膜癌等疾病中，腹腔内的液体量可能增加到数升。

腹腔内液体的循环部分是由膈肌运动驱动的。覆盖在膈肌下表面的腹膜上细胞间孔（称为膈膜气孔）与膈肌内的淋巴池相通。淋巴液从这些膈肌淋巴管道通过胸膜下淋巴管流向区域淋巴结，最终注入胸导管。呼气时，横膈膜松弛使气孔打开，胸膜腔内的负压将液体和微粒（包括细菌）吸入气孔。吸气时，横膈膜收缩推动淋巴液通过纵隔淋巴管道注入胸导管。据推测，这种被称为膈肌泵的机制促使腹膜腔液体向膈肌头侧方向移动，进入胸腔淋巴管。这种腹膜腔液体向着横膈膜流入中央淋巴管道的循环模式，与广泛的腹腔感染患者迅速出现败血症，以及急性输卵管炎患者的 Fitz-Hugh-Curtis 综合征的肝周炎是一致的。

腹膜和腹腔对感染的反应有 5 种方式：

1. 细菌通过膈膜气孔和淋巴管迅速排出腹腔。

2. 腹膜的巨噬细胞释放促炎症介质，促进白细胞从周围微循环系统移入腹腔。

3. 腹膜的肥大细胞脱颗粒释放组胺和其他血管活性物质，导致局部血管扩张，含有补体和免疫球蛋白的富含蛋白质的液体外渗到腹膜间隙。

4. 腹膜腔液体中的蛋白质能对细菌发挥调理作用，与级联激活的补体一起，促进中性粒细胞和巨噬细胞介导的细菌吞噬和破坏。

5. 细菌被封闭在纤维蛋白质内，从而促进脓肿形成和限制感染的进一步扩散。

腹膜疾病

腹水

病理生理学和病因学　腹水是腹腔内液体的病理性聚积。框 44.1 按潜在的病理生理学机制分类列出了腹水形成的主要原因。在美国，肝硬化是腹水最常见的原因，约占病例数量的 85%。腹水是肝硬化最常见的并发症，大约 50% 的代偿期肝硬化患者在

框 44.1　按潜在的病理生理学分类的腹水形成的主要原因

门静脉高压症

肝硬化
非肝硬化
- 肝前性肝门静脉阻塞
  - 慢性肠系膜静脉血栓形成
  - 多发肝转移
- 肝后性静脉阻塞：Budd-Chiari 综合征

心源性

充血性心力衰竭
慢性心包填塞
缩窄性心包炎

恶性肿瘤

腹膜癌
- 原发性腹膜恶性肿瘤
  - 原发性腹膜间皮瘤
  - 浆液性癌
- 转移癌
  - 消化系统肿瘤（如胃癌、结肠癌、胰腺癌）
  - 泌尿生殖系统肿瘤（如卵巢癌）

腹膜后淋巴管道阻塞
- 淋巴瘤
- 淋巴结转移（如睾丸癌、黑色素瘤）

肠系膜根部淋巴管道阻塞
- 胃肠道类癌肿瘤

多方面原因

胆源性腹水
- 肝或胆道手术后医源性损伤
- 肝或胆道损伤后的创伤

胰源性腹水
- 急性胰腺炎
- 胰腺假性囊肿

乳糜性腹水
- 腹膜后淋巴管道断裂
  - 腹膜后手术中造成的医源性损伤：如腹膜后淋巴结切除术、腹主动脉瘤封闭术
  - 钝性或穿透性损伤
- 恶性肿瘤
  - 腹膜后淋巴管道阻塞
  - 肠系膜根部的淋巴管道阻塞
- 先天性淋巴管道畸形

原发性淋巴管发育不全
腹膜感染
- 结核性腹膜炎
- 黏液水肿
- 肾病综合征
- 结缔组织病浆膜炎

确诊后10年内出现腹水。腹水的出现是肝硬化患者不良预后的一个重要因素，因为它与接下来2～5年内发生的自发性细菌性腹膜炎（spontaneous bacterial peritonitis，SBP）、肾衰竭、生活质量恶化以及死亡可能性增加有关。

肝硬化患者形成腹水的2个主要因素包括肾水钠潴留和门静脉高压症。肾水钠潴留是由肾素-血管紧张素-醛固酮系统和交感神经系统的激活驱动的，引起近端和远端肾小管钠的重吸收。据推测，内脏循环中一氧化氮的异常释放导致血管扩张和有效循环血量的减少。肾素、醛固酮和其他激素作为一种反向调节机制被激活，以恢复有效循环血量。门静脉高压症是由肝硬化胶原蛋白沉积导致的窦后血管阻塞引起的。肝窦和内脏血管内的静水压升高促使液体从微循环系统渗出到细胞外间隙。当淋巴系统不能使这些液体返回全身循环时，就产生了腹水。

门静脉血流受阻（如门静脉血栓）或肝静脉血流受阻（如Budd-Chiari综合征）也会通过增加内脏微循环内的静水压而导致腹水形成。心力衰竭患者的血管升压素和肾上腺素-醛固酮的释放会促进水钠潴留，但类似的压力调节机制也促进了腹水的产生。

恶性肿瘤患者通过以下3种机制之一产生腹水：

1. 多发性肝转移癌通过使门静脉系统分支变窄或闭塞引起门静脉高压症。

2. 腹膜癌时恶性肿瘤细胞向整个腹腔种植扩散，并向腹腔内分泌富含蛋白质的液体。

3. 腹膜后淋巴管被肿瘤（如淋巴瘤）阻塞，导致大部分淋巴管道破裂，乳糜漏渗到腹腔内。

最后，医源性损伤或炎症引起严重的胰腺、胆管或淋巴管损伤，导致胰液、胆汁或淋巴液渗入腹腔内，也可产生腹水。

临床表现和诊断 腹水的诊断基于病史和腹部症状。显然，除了要寻找肝炎或肝硬化等危险因素，也要寻找心脏疾病、肾疾病或恶性肿瘤的证据。腹部饱满隆起，腹侧壁叩诊呈浊音，提示存在腹水。腹腔内至少有大约1.5 L液体时，腹部才能叩出浊音。还需要寻找肝硬化的体征，如肝掌、腹壁侧支静脉曲张和多发性蜘蛛痣。心源性腹水患者会有明显的颈静脉怒张和其他充血性心力衰竭证据。

腹水检测 腹腔穿刺与腹水检测是明确腹水原因最快速、最有效的方法，新发腹水患者均应进行穿刺。腹水患者早期穿刺的另一个重要指征是出现了感染的症状和体征，如腹痛或腹部压痛、发热、脑病、低血压、肾衰竭、酸中毒或白细胞增多。腹腔穿刺可以在大多数患者中安全进行（包括那些有肝硬化和凝血功能轻度异常的患者）。穿刺通常在下腹部进行，左下腹优于右下腹。超声引导有助于对肥胖患者和有开腹手术史的患者进行穿刺。Runyon建议[16]，只有正在进展的弥散性血管内凝血或临床上明显的纤维蛋白溶解才是腹水患者穿刺的禁忌证。在他的研究中，对125例肝硬化患者共进行了229次的腹腔穿刺，没有发生腹腔大出血、死亡或感染的病例，2%的病例出现了腹腔血肿，其中只有50%的患者需要输血。

腹水的检测从观察肉眼外观开始。正常的腹腔液体呈透明状或淡黄色。白细胞数量超过5000/mm^3会导致腹水浑浊，白细胞数量少于1000/mm^3时腹水几乎透明。腹水中的血液可能由创伤引起，在这种情况下，液体中可能出现血丝，常凝集呈块，除非将腹水立即转移到含有抗凝剂的试管中。非创伤性的血性腹水不会凝结，因为凝血所需的凝血因子已经被之前腹腔内的凝血过程耗尽了。腹水中的脂质，如伴有乳糜性腹水，会使腹水呈现乳白色，性状从浑浊到完全不透明不等。如果在冰箱里放置48～72小时，脂质会从腹水中分层。

腹水最有价值的实验室检查是细胞计数和细胞分类，以及测定腹水白蛋白和总蛋白的浓度。在无并发症的肝硬化患者的腹水中，白细胞总数小于250/mm^3，其中大约一半是中性粒细胞。分叶核中性粒细胞计数增加（> 250/mm^3）表明有急性炎症过程，其中最常见的是SBP。

血清-腹水白蛋白梯度（serum-ascites albumin gradient，SAAG）是区分门静脉高压症引起的腹水和其他原因引起的腹水的最可靠方法。SAAG的计算方法是，测量血清和腹水标本中白蛋白的浓度，用血清值减去腹水值即得到SAAG。如果SAAG ≥ 1.1 g/dl，说明患者患有门静脉高压症；如果SAAG < 1.1 g/dl，说明患者无门静脉高压症。表44.1列出了引起腹水的高梯度和低梯度的例子。这种测量方法在预测是否存在门静脉高压症方面的准确率约为97%[17]。

肝硬化腹水患者的治疗 门静脉高压腹水患者的标准治疗方案是分阶段进行的，首先是限钠、利尿剂治疗和腹腔穿刺。药物治疗的初始目标是诱导肾钠排泄量超过钠摄入量的状态，这种情况将减少细胞外液容量并改善腹水。对于大多数肝硬化腹水患者来说，合理的膳食钠限额是每天88 mEq（2 g）。可通过测量24小时尿钠排泄量来评估患者的依从性。遵守

表 44.1　根据血清-腹水白蛋白梯度比进行的腹水分类

高梯度（≥ 1.1 g/dl）	低梯度（< 1.1 g/dl）
肝硬化	腹膜癌
酒精性肝病	结核性腹膜炎
心力衰竭	胰源性腹水
严重的肝转移	胆汁性腹水
爆发性肝衰竭	肾病综合征
Budd-Chiari 综合征	术后淋巴漏
门静脉血栓形成	结缔组织病中的浆膜炎
黏液水肿	

From Runyon B. Ascites：spontaneous bacterial peritonitis. In：Sleisenger MH，Feldman M，Friedman LS，eds. Sleisenger and Fordtran's Gastrointestinal and Liver Disease：Pathophysiology，Diagnosis，Management. 7th ed. Philadelphia：WB Saunders；2002：1523.

饮食限制并且尿液钠排泄超过 78 mmol/d 的患者体重会出现下降。然而，大多数患者需要采取限制钠盐和利尿剂治疗的联合治疗。螺内酯和呋塞米以 100∶40 的剂量比例给药时，将在利尿的同时维持正常血钾水平。一般来说，治疗初始剂量为：螺内酯 100 mg/d，呋塞米 40 mg/d。如果这个方案对增加尿钠排泄和降低体重无效，可以在保持 100∶40 比例的同时增加用药剂量。

大量腹腔穿刺抽液，即从腹腔中抽出超过 5 L 的腹水，对于那些对限钠和利尿剂治疗没有反应的腹水患者可能是有效的，符合这种情况的患者不到 10%。腹腔穿刺同时静脉输注白蛋白（6 ~ 8 g/L 腹水量）可以最大限度地减轻血容量不足和肾功能不全的症状，这可能伴随着超过 5 L 腹水被排出腹腔。继续使用利尿剂和限盐，可以防止或延缓穿刺后腹水的再次聚积。还有人认为，在难治性腹水患者中，每周使用白蛋白，不依赖于大容量穿刺抽液，可能是限制盐分和利尿剂治疗之外的有效补充手段。经颈静脉肝内门体静脉分流术以及最终的肝移植术已被用于处理对那些简单措施和微创疗法无效的难治性腹水。这些方法将在第 54 章中讨论。

乳糜性腹水　乳糜性腹水是乳糜在腹腔内聚积而成，可能由以下 3 种机制之一导致。（1）肠系膜根部或乳糜池的主要淋巴管道阻塞，乳糜从扩张的肠系膜淋巴管中渗出；（2）由于腹膜后淋巴管异常或损伤，乳糜向腹膜淋巴管瘘渗漏；（3）乳糜通过腹膜后大淋巴管壁渗出，但并无明显瘘管或胸导管阻塞。

成人乳糜性腹水最常见的原因是腹腔内恶性肿瘤阻塞了肠系膜根部或腹膜后的淋巴管道。淋巴瘤是最常见的与乳糜性腹水相关的恶性肿瘤，尽管乳糜性腹水还与卵巢、结肠、肾、前列腺、胰腺和胃的恶性肿瘤相关。类癌可通过直接侵犯肠系膜根部的淋巴管而引起乳糜性腹水，并伴有这种肿瘤特有的致密纤维化。手术过程中腹膜后淋巴管损伤也可导致乳糜性腹水，如腹主动脉手术和腹膜后淋巴结清扫术。钝性和穿透性创伤也可导致乳糜性腹水。在儿童中，乳糜性腹水可由外伤引起，也可由先天性淋巴管畸形引起，如原发性淋巴管发育不全，导致下肢淋巴水肿、乳糜胸和乳糜性腹水。

乳糜性腹水患者最常表现为无痛性腹胀。大约 50% 的病例出现营养不良和呼吸困难。腹腔穿刺可抽出一种特征性的乳白色液体，其蛋白质和脂肪含量较高。SAAG 会低于 1.1 mg/dl，甘油三酯水平将高出血浆 2 ~ 8 倍。CT、淋巴系闪烁造影检查和淋巴管造影可提供有关阻塞部位的信息。

虽然缺乏对理想治疗方法的大样本研究，但对乳糜性腹水患者的管理尚包括维持或加强营养、减慢乳糜形成速度及纠正相关疾病进程。大多数患者将通过高蛋白、低脂肪饮食联合利尿剂，或禁食并联合或不联合生长抑素的肠内营养得到理想疗效。低脂、中链甘油三酯饮食联合利尿剂已被成功用于治疗成人腹膜后淋巴结清扫术并发的乳糜性腹水。据推测，减少长链甘油三酯的摄入量将会减慢乳糜漏的速度，因为长链甘油三酯的代谢物会以乳糜微粒的形式通过内脏淋巴管运输。相反，中链甘油三酯直接被肠道细胞吸收，并以游离脂肪酸和甘油的形式通过内脏血管运送至肝。腹腔穿刺可以暂时缓解与乳糜性腹水相关的呼吸困难和腹部不适；然而，反复腹腔穿刺会导致低蛋白血症和营养不良。以往腹腔分流术治疗乳糜性腹水的效果普遍令人失望。腹部和腹膜后的手术探查一般仅用于非手术治疗不能改善病情的患者。在少数情况下，纤维蛋白胶的应用对于辅助腹膜后手术探查有一定帮助。

腹膜炎　腹膜炎是腹膜和腹腔的炎症，通常由局部或全身感染引起。原发性腹膜炎是在没有消化道或泌尿生殖道穿孔或炎症的情况下，由细菌、衣原体、真菌或分枝杆菌感染引起的。继发性腹膜炎发生在消化道或泌尿生殖道穿孔或炎症的情况下，常见原因包括急性阑尾炎、结肠憩室炎和盆腔炎。

自发性细菌性腹膜炎　自发性细菌性腹膜炎

（spontaneous bacterial peritonitis，SBP）是指在没有腹腔内感染源（如内脏穿孔、脓肿、急性胰腺炎或胆囊炎）的情况下，发生腹水细菌感染。SBP 通常与肝硬化有关，但 SBP 也可发生在肾病综合征患者中，并不太常见于充血性心力衰竭患者。腹水中含有高浓度蛋白的患者极少发生 SBP，如腹膜癌患者。成人 SBP 患者中最常见的病原体是需氧肠道菌群、大肠杆菌和肺炎克雷伯菌。在患有肾源性或肝源性腹水的儿童中，A 型链球菌、金黄色葡萄球菌和肺炎链球菌是常见的病原体。厌氧菌很少引起 SBP，因为它们不能通过肠道黏膜转移，而且肠壁和周围组织中的含氧量是很丰富的[18]。

消化道细菌移位被认为是 SBP 发病机制中一个重要的环节。肝硬化患者的胃肠道动力受损，改变了正常的肠道微生态，局部和全身免疫功能受损，导致无法有效清除肠系膜淋巴管和血液中移位的细菌。腹水中蛋白浓度降低妨碍了巨噬细胞和中性粒细胞对细菌的摄取和杀灭作用。

对 SBP 的诊断首先是腹水中的中性粒细胞计数超过 $250/mm^3$，与之相一致的临床表现是低蛋白血症伴有腹水并出现腹痛、发热或白细胞增多，此时即可初步诊断为 SBP。此外，SBP 腹水培养结果只能是单一菌种，因为多菌种感染，尤其是革兰阴性肠道细菌感染，应怀疑是由继发性原因引起的腹膜炎。腹水革兰染色较少用于确诊细菌性腹膜炎，而且若延迟使用抗生素以等待腹水培养出细菌菌株，可能存在导致暴发性感染甚至死亡的危险。已有使用比色法白细胞酯酶试剂条对腹水患者进行床边检验来缩短从穿刺到治疗的时间的经验，但其广泛应用仍存在争议[19]。

广谱抗生素，如第三代头孢菌素，在怀疑患者有腹水感染时应立即开始使用。这些药物覆盖了大约 95% 的最常见的与 SBP 相关的细菌，是怀疑有 SBP 患者的首选抗生素[18, 20]。一旦得到了抗生素药敏试验的结果，应当调整为针对性更强的抗生素。如果抗生素治疗能迅速明显改善患者病情，则不需要反复进行腹腔穿刺和腹水检测。如果发病背景、症状、腹水检测和对治疗的反应都不典型，重复进行腹腔穿刺可有助于发现继发性腹膜炎。由 SBP 直接引起患者死亡的风险很低，尤其是在 SBP 确诊并得到及时治疗的情况下。然而，其他肝衰竭并发症的出现，如消化道出血和肝肾综合征，导致许多 SBP 患者在住院期间死亡。发生 SBP 是肝硬化自然病程中一个重要的标志，其 1 年和 2 年的生存率分别约为 30% 和 20%。有多项研究（其中包括一项随机对照试验）表明，用白蛋白扩充血浆容量可改善患者的循环功能，降低 SBP 患者发生肝肾综合征的风险和住院期间死亡率。

结核性腹膜炎 结核病在世界上一些贫困地区仍很常见；在美国和其他发达国家中，人类免疫缺陷病毒感染者和接受长期免疫抑制剂治疗的患者可发生结核性腹膜炎。还有人描述了结核性腹膜炎与酒精性肝硬化及慢性肾衰竭之间的关系[21]。腹膜是继淋巴、泌尿生殖系统、骨关节、粟粒结核和脑膜之后第 6 常见的肺外结核发生部位。大多数结核性腹膜炎是由先前原发于肺结核病灶经血行播散至腹膜的潜在病变重新激活而引起的。大约 17% 的病例与活动性肺部疾病有关。

结核性腹膜炎往往呈现隐匿性，患者在确诊时已有数周到数个月的症状史。其临床表现类似炎症性疾病，如克罗恩病和恶性肿瘤，因此，结核性腹膜炎常常难以确诊。结核性腹膜炎最常见的症状是由腹水引起的腹胀，在 80% 以上的病例中出现。大多数患者主诉定位不明、性质模糊的腹痛。约 60% 的患者伴有全身症状，包括低热和盗汗、体重减轻、食欲缺乏和乏力。由于伴发其他慢性疾病，如尿毒症、肝硬化和艾滋病，使得这些症状难以明确病因。约 50% 的结核性腹膜炎患者有腹部压痛[21]。

大多数结核性腹膜炎患者结核菌素试验呈阳性反应。这些患者中只有约 50% 行胸部 X 线检查出现异常表现。腹水 SAAG 小于 1.1 g/dl，与腹水中的高蛋白浓度一致。腹水的镜下检查可见红细胞和白细胞的数量增加，其中大部分是淋巴细胞。腹水腺苷脱氨酶活性测定和聚合酶链反应检测已被用于结核性腹膜炎的快速无创检测。尤其是腹水腺苷脱氨酶活性，似乎对结核性腹膜炎具有高度的敏感性和特异性。

腹部超声或 CT 检查可提示该诊断，但诊断缺乏敏感性和特异性。超声检查可发现腹水中含有回声物质，看起来像细小的流动性丝状物或颗粒物质。CT 可发现肠系膜结节状增厚、肠系膜淋巴结肿大及大网膜增厚。

结核性腹膜炎通常通过腹腔镜探查行腹膜活检确诊。超过 90% 病例的腹腔镜探查可在腹膜脏层和壁层发现散在多发白色结节（$<$ 5 mm）；病理组织学检查证实为干酪性肉芽肿。通常在腹部器官和壁腹膜之间存在多发粘连。腹膜腔的大体外观与腹膜癌、结节病和克罗恩病相似，因此再次突显了活检的重要性。盲目经皮穿刺腹膜活检的成功率比直接活检要低得多，

开腹手术行腹膜活检仅用于腹腔镜探查不能诊断或不能安全进行腹腔镜探查的患者。对腹水行镜下检查，能发现抗酸杆菌的病例不到 3%，而腹水培养结果阳性的病例不到 20%。因为结核菌培养可能需要 8 周的时间才能产生明确的结果，其诊断价值有限。

腹膜结核的治疗包括抗结核药物治疗。用于治疗肺结核的药物治疗方案对腹膜结核同样有效。常用的有效治疗方案是每天服用异烟肼和利福平，连用 9 个月。因存在肝毒性，伴发的酒精性肝硬化可使应用这些药物的治疗过程变得复杂。

长期门诊腹膜透析相关腹膜炎 在美国，约 6% 的慢性肾衰竭患者接受长期门诊腹膜透析（chronic renal failure undergo chronic ambulatory peritoneal dialysis，CAPD）。腹膜炎是 CAPD 最常见的并发症之一，发生率约为每 1 ～ 3 年一次。一项针对 1999—2002 年间所有在苏格兰接受腹膜透析的患者进行的研究发现，行腹膜透析每 19.2 个月就会发作一次腹膜炎。重要的是，难治性或复发性腹膜炎是导致腹膜透析失败的最常见的原因，占所有腹膜透析失败病例的 43%[22]。

患者表现为腹痛、发热和腹膜透析液浑浊、透析液白细胞计数超过 $100/mm^3$，其中 50% 以上是中性粒细胞。仅在大约 10% ～ 40% 的病例中行革兰染色可检测到病原体。约 75% 的感染是由革兰氏阳性病原体引起的，其中表皮葡萄球菌占 30% ～ 50%。金黄色葡萄球菌、革兰氏阴性杆菌及真菌也是 CAPD 相关腹膜炎的重要致病菌[22]。

腹膜透析相关的腹膜炎通过腹腔内注入抗生素治疗，常用第一代头孢菌素。总体来说，75% 的感染可通过细菌培养指导抗生素应用获得治愈。在不拔除透析导管的情况下，应用抗生素治疗腹膜炎的治愈率因致病菌而异。一项研究显示，凝固酶阴性葡萄球菌的治愈率为 90%，而金黄色葡萄球菌、革兰氏阴性杆菌和真菌的治愈率分别为 66%、56% 和 0[22]。复发性或难治性腹膜炎需要拔除透析导管并恢复血液透析。

腹膜恶性肿瘤

大多数累及腹膜的恶性肿瘤是源于消化道（尤其是胃、结肠和胰腺）和泌尿生殖系统（通常是卵巢）的癌变，经腹腔种植转移。癌扩散（Carcinomatosis）用以描述腹腔内或盆腔内恶性肿瘤转移至腹膜脏层和壁层的现象。腹膜的原发性恶性肿瘤十分罕见，其中包括恶性间皮瘤和原发性腹膜癌、肉瘤，尤其是血管肉瘤也可起源于腹膜。

腹膜假性黏液瘤 腹膜假性黏液瘤是一种罕见的肿瘤，其特点是腹水和腹膜分泌物呈黏液状，最常来源于发生破裂的阑尾黏液性肿瘤。黏液及其中的细胞成分遍布于整个腹腔，尤其是在盆腔、结肠旁沟、网膜囊和膈下间隙聚积。类似的临床特征也可出现在卵巢、结肠和胰腺来源的假性黏液瘤患者身上。本章仅讨论与阑尾上皮性肿瘤相关的假性腹膜瘤。

国际共识小组最近对假性腹膜瘤和相关的阑尾黏液性肿瘤的病理分类进行了规范[23]。这些肿瘤的分期是基于是否存在浸润性侵袭、高细胞学等级、高肿瘤细胞数量、血管淋巴侵犯、周围神经侵犯和是否存在印戒细胞[24]。阑尾黏液性肿瘤根据是否有阑尾壁浸润和细胞异型程度分为低级别阑尾黏液性肿瘤、高级别阑尾黏液性肿瘤和阑尾黏液腺癌[23]。阑尾肿瘤的组织学表现是预测患者生存率的重要因素，黏液腺瘤的生存率最高（5 年生存率为 75%），而腹膜黏液癌最差（5 年生存率为 14%）[25]。

腹膜假性黏液瘤好发于 40 ～ 50 岁，男性和女性的发病率相似。患者通常没有症状，直到病程的后期。在发病时，患者常主诉自己的健康状况全面恶化，而这出现在患者确诊之前的很长段时间。腹痛、腹胀和其他非特异性症状较为常见。体格检查可发现新发的疝、腹水、腹胀伴有非移动性浊音，有时还可触及腹部肿块。

胸、腹和盆腔 CT 可显示腹水、局部积液、腹膜肿瘤结节、网膜增厚、肝边缘呈扇形，以及肠系膜、肝门和小肠受累的征象。病灶的数量和分布是事关能否完全切除肿瘤的重要因素，当肿瘤弥漫性侵犯小肠或肝门时，就限制了完全切除肿瘤的可能性。通过术前结肠镜检查鉴别阑尾黏液性肿瘤与结肠黏液性肿瘤。有时，当外科医师在毫无准备的情况下进入或探查腹腔时，遇到顽固的胶冻状黏液和位置固定的大的囊性肿块时，就需在开腹手术过程中做出诊断。在这种情况下，最好的办法是通过侵入性尽可能小的手术方式来明确诊断，如果存在肠梗阻则应解除梗阻。然后，可将患者转往对这种罕见肿瘤有诊治经验的中心进一步治疗。

目前对腹膜假性黏液瘤患者的治疗包括尽可能多地切除肿瘤（肿瘤细胞减灭术）和腹腔热灌注化疗（hyperthermic intraperitoneal chemotherapy，HIPEC）。手术范围包括切除大小网膜、切除受累的壁腹膜，切除受累器官，以及切除阑尾或回肠。手术目标是不遗留肉眼可见的病灶，或者如果不能达到这种程度，也应保证不残留直径大于 2 mm 的结节，以便进行后续化疗时药物能渗透到残留的病灶中。HIPEC 可采用开放方式，即打开腹腔以确保化疗药物充分分布到整个腹腔内；也可采用封闭方式，即在放置流入和流出套管后关闭腹腔。封闭技术更容易维持腹腔内高温（图 44.12）。腹腔内化疗最常用的药物是丝裂霉素 C 和奥沙利铂。

接受 HIPEC 完全肿瘤细胞减灭术的低级别肿瘤患者的 5 年生存率为 60% ～ 90%。如果能实现彻底的肿瘤细胞减灭术，即使是高级别黏液性肿瘤患者也能达到 50% 的 5 年生存率[26]。

肿瘤细胞减灭术联合 HIPEC 是一项应用广泛的外科手术，选择适当的病例方能取得理想的疗效。即使在经验丰富的中心，术后 30 天的死亡率仍为 2% ～ 3%。而 25% ～ 35% 的患者会出现严重的并发症，最常见的是长期的小肠和肺部并发症。出血、腹腔内感染、肠外瘘、胰腺炎和骨髓抑制也见于临床报道。

结直肠癌的腹膜转移 大约 8% 的结直肠癌患者出现腹膜转移。（其中一半的患者）腹膜是唯一的转移部位。如不加以治疗，转移性病灶往往是致命的。

对于经过严格挑选的发生孤立性腹膜转移的结直肠癌患者，可进行 HIPEC 联合肿瘤细胞减灭术。荷兰的一项随机试验显示，与全身化疗相比，接受 HIPEC 联合肿瘤细胞减灭术的患者生存率有所提高，特别是那些腹膜有限受累且肿瘤能完全切除的患者[27]。最近一项针对患者进行严格筛选的多中心试验研究对比了单纯性肿瘤细胞减灭术与肿瘤细胞减灭术联合使用奥沙利铂行 HIPEC 的疗效。该试验结果显示，两组患者的中位生存期均为 41 个月；有趣的是，联合 HIPEC 并没有（与单纯行肿瘤细胞减灭术相比）取得额外的获益[28]。目前的研究重点是确定最佳的患者选择和治疗方案。

腹膜间皮瘤 腹膜最常见的原发性恶性肿瘤是间皮瘤。这种肿瘤是由覆盖腹腔的单层鳞状上皮细胞恶变而来的。该肿瘤有 3 种组织学类型（上皮型、肉瘤型和混合型），其中上皮型是最常见的，预后也最好。

腹膜间皮瘤是一种罕见肿瘤，在美国每年大约有 800 例新病例确诊。其男女发病率相当。患者发病时的中位年龄为 50 岁[29]。只有大约 1/3 的患者有石棉接触史，大大低于胸膜间皮瘤患者接触石棉的比例[30]。

腹膜间皮瘤常广泛累及腹膜表面，腹膜表面出现质地坚硬的白色肿块以及斑块样瘤灶。不同于腹膜假性黏液瘤初期不易累及小肠，腹膜间皮瘤较易发生腹腔器官的局部侵袭。肿瘤包绕小肠可造成肠梗阻，最终可导致患者死亡。

腹膜间皮瘤的病情进展速度不一，病灶往往局限于腹腔，直到疾病的后期。相比血行转移，肿瘤更可能直接扩散到一侧或两侧的胸膜腔。鉴别诊断中最重要的是与来自腹腔或盆腔器官的恶性肿瘤（如胃、卵巢、结肠或胰腺的肿瘤）相鉴别。

大多数腹膜间皮瘤患者表现为腹痛和体重减轻。腹水较为常见，而且往往是难治性的。肿瘤可弥漫性累及网膜组织，表现为上腹部肿块。腹部 CT 显示肠系膜增厚、腹膜钉突、肿瘤内出血和腹水。腹腔穿刺的确诊率很低，通常需要在影像引导下对可见的病灶进行穿刺针活检或进行腹腔镜探查以明确诊断。

与腹膜假性黏液瘤相似，与采用传统方式的对照组相比，采用肿瘤细胞减灭术联合 HIPEC 的治疗方案能取得更好的生存期。多项回顾性队列报道了接受肿瘤细胞减灭术联合 HIPEC 治疗的腹膜间皮瘤患者，其中位生存期为 30 ～ 60 个月。一项荟萃分析和系统

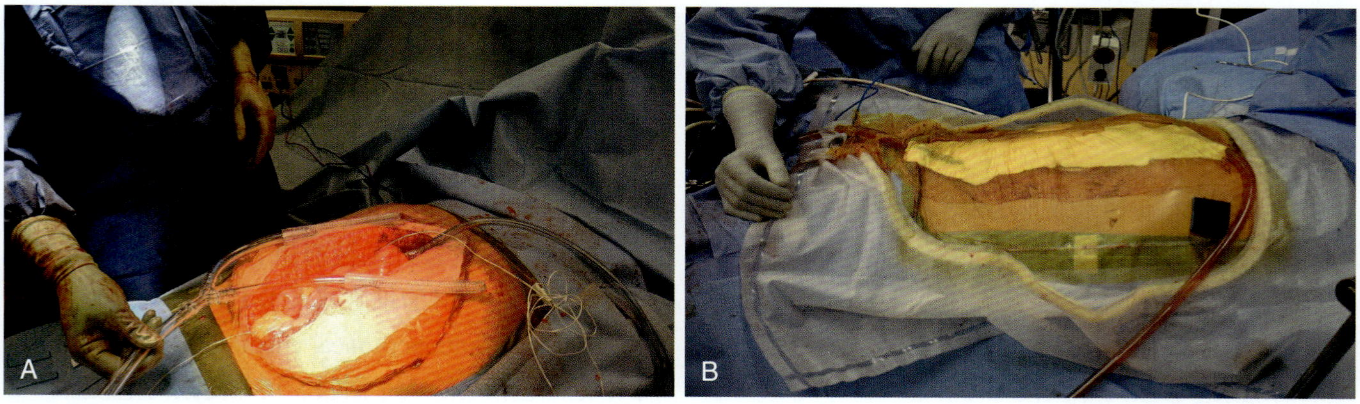

图 44.12 腹腔热灌注化疗的封闭技术。（A）在腹腔放置插管和温度探针；（B）暂时关闭腹腔以进行灌注治疗

综述发现，经筛选的患者有 67% 能完全切除肿瘤细胞，这些患者的 5 年生存率为 42%[31]。与取得理想疗效相关的因素包括完全或接近完全的肿瘤细胞减灭术、肿瘤组织学等级低、呈上皮样组织学以及使用顺铂进行 HIPEC[31]。一些作者认为，肉瘤型或混合型肿瘤是手术切除的禁忌证[32]。在治疗腹膜间皮瘤患者时，肿瘤细胞减灭术和 HIPEC 的术后并发症发生率与接受 HIPEC 的腹膜假性黏液瘤患者相似。一项纳入了 405 例患者的多中心研究报告，术后死亡率为 2%，其中 46% 的患者出现了并发症[33]。顺铂和培美曲塞的全身化疗对改善患者生存率有一定作用，适用于对那些不适合手术的患者进行姑息性治疗。

肠系膜和网膜

胚胎学和解剖学

大网膜和小网膜是复杂的腹膜褶皱，从胃伸向肝、横结肠、脾、胆管、胰腺和膈肌。网膜起源于胚胎肠道的背侧和腹侧中线肠系膜。在发育的早期阶段，消化道呈直管状横贯未来的腹腔，其后方悬挂着连续的背侧肠系膜，前方有腹侧肠系膜悬挂于其头侧。胚胎期的胃围绕其纵轴旋转 90°，使胃小弯朝向右侧，胃大弯朝向左侧。胚胎期腹侧肠系膜大部分被吸收，但是，从肝静脉韧带和肝门之间的裂缝延伸到十二指肠近端和胃小弯的部分（肝胃韧带）作为小网膜继续存在。小网膜的右缘是一个游离边缘，形成进入小囊的开口前缘，称为网膜孔（Winslow 孔）。在小网膜的各层及右缘之间，有肝总管、门静脉和肝动脉。

胚胎期的胃背系膜发育为一层腹膜，从胃大弯延伸到小肠的前表面。这层腹膜的下端几乎到达盆腔，然后向上翻折，到达横结肠系膜的连接线，略高于横结肠系膜的位置。脂肪分布在这个网膜裙上，为腹腔脏器提供了一个隔绝保护层。

在发育早期，小肠伸长形成一个朝前的肠袢，然后逆时针旋转，使盲肠和升结肠移到腹腔右侧，降结肠垂于腹腔左侧。空肠和回肠由覆盖腹膜的背侧系膜悬吊，背侧系膜还容纳了肠系膜血管和淋巴管。肠系膜后连接线从第 2 腰椎左侧的十二指肠空肠交界处斜向延伸至右髂窝，终止于骶髂关节的前方。

生理学

网膜和肠系膜有丰富的淋巴管和血管。网膜是巨噬细胞高度集中的区域，有助于清除外来物质和细菌。此外，网膜会聚集并黏附在腹膜发生炎症的部位，例如在肠坏疽、肠穿孔、急性憩室炎或急性阑尾炎等情况下，网膜组织包裹往往能防止弥漫性腹膜炎的发生。

网膜疾病

网膜囊肿

网膜囊肿是单房或多房性囊肿，含有浆液，被认为是由先天性或后天性网膜淋巴管阻塞引起的。与囊性淋巴管瘤类似，网膜囊肿内衬淋巴管内皮细胞。这类病变最常见于儿童和年轻人，小的囊肿通常没有症状，而且是偶然发现的。较大的囊肿表现为可触及的腹部肿块。不伴有并发症的囊肿通常位于中下腹，可自由移动，光滑，无触痛。并发症多见于儿童，包括扭转、感染和破裂。

腹部平片可显示中腹部有一圆形的软组织密度影，消化道造影检查可显示肠袢移位和邻近肠管受压。超声或 CT 检查可见一充满液体的内部有隔膜的复杂的囊性肿块。鉴别诊断包括肠系膜、腹膜和腹膜后的囊肿及实体肿瘤，包括硬纤维瘤。通过切除囊肿并对囊壁进行组织病理学检查可最终确诊。腹腔镜或开放手术进行局部切除可治愈。

大网膜扭转和梗死

大网膜扭转是指大网膜沿其长轴的轴向扭转。如果扭转得足够紧或静脉阻塞时间足够长，动脉灌注将受到影响，导致梗死和坏死。当没有发现其他致病因素存在时，即诊断为原发性大网膜扭转；当扭转与其他致病因素（如疝、肿瘤或粘连）相关时，则诊断为继发性大网膜扭转。原发性大网膜扭转通常累及右侧网膜。

大网膜扭转在男性中的发病率是女性的 2 倍，最常发生于 40 岁或 50 岁。患者通常表现为急性发作的剧烈腹痛，疼痛部位在右侧腹部。患者可出现恶心和呕吐，但不是主要症状。患者通常体温正常。腹部触诊表现为腹部局部压痛伴有肌紧张，提示有腹膜炎。如果受累的网膜足够大，可摸到一个肿块。

鉴别诊断包括任何与右侧腹痛和压痛相关的疾病，特别是急性阑尾炎、急性胆囊炎和卵巢囊肿蒂扭转。CT 检查常显示为网膜肿块，伴有炎症迹象。通常情况下，患者的临床表现表明此时网膜的一部分已出现了充血和急性炎症，存在进行开腹或腹腔镜探查的适应证。腹腔内常有血性积液。治疗方法包括切除受累的网膜和纠正其他相关疾病。

网膜肿瘤

网膜的原发性恶性肿瘤极为罕见，通常是软组织来源（肉瘤）。更常见的情况是腹腔或盆腔恶性肿瘤经腹腔种植转移到网膜组织。

网膜移植和转位

大网膜的动脉和静脉血液供应来自左右胃网膜动脉的网膜分支，这些动脉沿着胃大弯走行。沿胃大弯分割胃网膜左右动脉和直肠血管，从横结肠移动网膜，可形成带血管蒂的网膜瓣。这种网膜血管蒂可用于覆盖胸壁切除术后的胸部和纵隔伤口，以防止腹会阴切除术后小肠进入盆腔，从而防止直肠癌放疗期间出现放射性肠炎。最后，网膜和穿孔或炎症部位之间可形成致密粘连，有利于其用于修补消化性溃疡病导致的十二指肠穿孔（称为 Graham 补片，图 44.13）。

肠系膜的疾病

肠系膜囊肿

最常见的非肿瘤性肠系膜囊肿是肠系膜间皮囊肿，它是由囊肿内衬的细胞超微结构而得名的。囊肿含有乳糜状或透明的浆液，可出现在小肠系膜（60%）或结肠系膜（40%）。这类囊肿常见于成年人，平均发病年龄为 45 岁，女性的发病率是男性的 2 倍。因囊肿的大小不同，患者可主诉腹痛、发热和呕吐。体格检查时可摸到中腹部肿块。术前常通过超声或 CT 检查确定诊断。开腹手术切除囊肿可治愈，且通常可以完成切除手术，因为肠系膜血管和肠壁通常不与囊肿壁发生粘连。囊肿内引流到腹腔也被成功用于非常大的囊肿的治疗。单纯抽吸囊液治疗有很高的复发率。在那些没有完全切除囊肿的病例中，必须仔细检查囊肿内容物和囊壁的内部结构，并对囊壁进行组织病理学检查以排除肿瘤性病因。

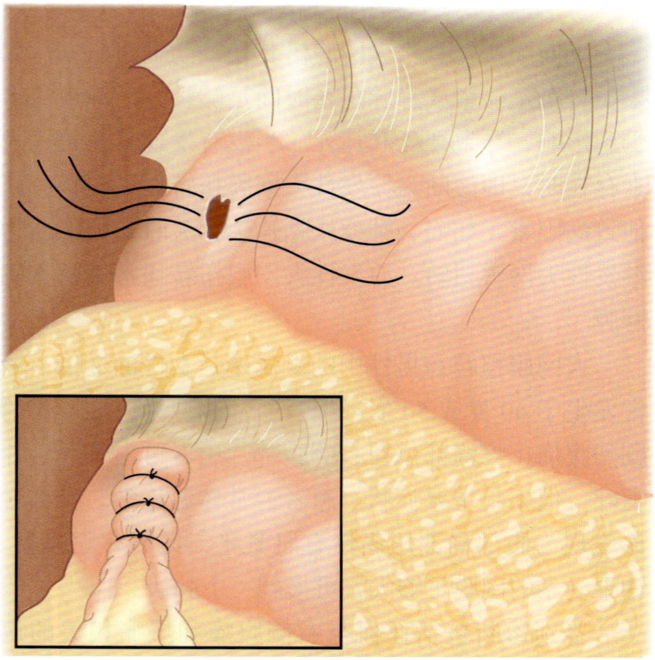

图 44.13 用网膜（Graham）补片修补十二指肠溃疡穿孔（From Graham RR. The treatment of perforated duodenal ulcers. Surg Gynecol Obstet. 1937；64：235-238.）

急性肠系膜淋巴结炎

急性肠系膜淋巴结炎是一种与肠系膜淋巴结肿大相关的以急性右下腹疼痛为表现的综合征，此时阑尾是正常的。在以往，这种诊断是在对疑患急性阑尾炎的患者进行腹部探查时作出的，此时发现肠系膜淋巴结肿大而阑尾是正常的。随着腹部超声越来越多地应用在儿童急性阑尾炎诊断中，目前急性肠系膜淋巴结炎也多是通过影像学诊断的。这种综合征最常发生在儿童和年轻人，男女性的发病率相当。

急性肠系膜淋巴结炎的病因学涉及许多致病因素，包括病毒、细菌、寄生虫和真菌感染。特别是小肠结肠炎耶尔森菌感染与儿童患这种综合征相关。肿大淋巴结的培养和组织病理学检查、粪便培养和抗体滴度检测已被用于确定病原体，但在评估或管理这些患者的过程中，并不常规使用这些方法。

与急性肠系膜淋巴结炎相关的临床症状包括急性发作的脐周疼痛，随着时间推移疼痛转移至右下腹。体格检查表现为右下腹压痛，伴有反跳痛和腹肌紧张。还可出现恶心、呕吐、腹泻和厌食，并伴有发热和白细胞计数升高[34]。由于急性肠系膜淋巴结炎的症状体征与儿童急性阑尾炎的症状体征十分相似，建议行腹部超声检查以明确诊断。明确急性肠系膜淋巴结炎的诊断可避免对患自限性疾病的患者进行非必要的手术治疗。

硬化性肠系膜炎

硬化性肠系膜炎是一种罕见的肠系膜炎症性疾病，其组织病理学特征包括硬化性纤维化、含脂质巨噬细胞脂肪坏死、生发中心的慢性炎症和局灶性钙化。在疾病早期，硬化性肠系膜炎呈松散的黏液样外观，然后进展为慢性炎症和致密硬化。这种疾病的大体特征是小肠系膜明显增厚，有不规则的区域性颜色改变，这提示存在脂肪坏死。肠系膜上也可出现多发分散的结节，或疾病表现为单一的垫状肿块。病变过程最常累及小肠系膜根部，并经常包绕肠系膜血管。病变虽不直接侵犯小肠，但能使肠系膜回缩和变短而影响小肠。晚期病例会出现肠系膜静脉和淋巴管阻塞的情况。结肠系膜也可受累，但这种情况比小肠系膜更少见。

硬化性肠系膜炎在男性中的发病率是女性的 2 倍，通常发生在 50 岁左右。大多数患者并无症状，而是在对不相关的疾病进行影像学检查时偶然发现该诊断。对出现症状的患者，最常见的是腹痛、恶心、呕吐、腹胀等肠梗阻症状。50% 以上的患者可触及腹部肿块。除了红细胞沉降率和 C 反应蛋白水平可能升高外，实验室检查通常是正常的。

硬化性肠系膜炎的鉴别诊断包括一系列改变肠系膜脂肪密度的异质性疾病，包括炎症性和肿瘤性病因。硬化性肠系膜炎与腹膜癌、类癌、肠系膜和腹膜后肉瘤的鉴别尤为重要。以下列出了硬化性肠系膜炎的 CT 特征，这些特征已被详细地描述[35]：

- 来自肠系膜根部的脂肪性肿块，同正常肠系膜之间有清晰的边界与之区分，这一特征被称为肿瘤假包膜。
- 肠系膜血管周围存在正常的脂肪组织，被称为脂肪环征。
- 有正常的肠系膜血管穿过脂肪肿块，没有血管受累或偏离的征象。
- 腹腔内肿块使相邻的肠袢移位但并不侵犯肠管。

开腹手术或腹腔镜探查并对受累的肠系膜进行活检对于明确诊断仍然是必要的。

大多数硬化性肠系膜炎患者的症状可自行缓解。对于症状没有改善的患者，已发现皮质类固醇和其他抗炎及免疫抑制剂可改善患者症状和影像学表现。手术治疗仅适用于诊断不明的患者和治疗肠梗阻的患者。

腹内疝

发育缺陷引起的腹内疝

发育缺陷导致腹内疝的形成一般有 3 种机制：(1) 肠系膜的腹膜后固定异常，导致肠管的定位异常 (如结肠系膜或十二指肠旁疝)；(2) 异常增大的内部孔隙或隐窝 (如 Winslow 孔、膀胱上疝)；(3) 肠系膜闭合不全，具有不完整的内孔或窝；(4) 肠系膜表面不完整，存在一个异常的开口，肠管通过该开口疝出 (如肠系膜疝)。Martin 和他的同事已经综述了获得性和先天性腹内疝的解剖学和影像学特征[36]。

结肠系膜 (或十二指肠旁) 疝 结肠系膜疝是不常见的先天性疝，小肠疝入后方的结肠系膜。这种疝是由中肠异常旋转造成的，并可分为左或右侧两类疝。当中肠袢的前动脉支未能围绕肠系膜上动脉旋转时，就会发生右结肠系膜疝。这导致大部分小肠位于肠系膜上动脉的右侧。盲肠和近端结肠正常逆时针旋转到腹腔右侧，并固定在后外侧腹膜上，导致小肠被困于右结肠系膜后方。回结肠、右结肠和中结肠血管位于疝囊前壁，肠系膜上动脉沿着疝囊颈内侧缘走行 (图 44.14A)。

左侧结肠系膜疝被认为是由于出生前小肠疝入肠系膜下静脉和降结肠系膜到后腹膜后壁之间引起的。肠系膜下动静脉成为疝囊的组成部分 (图 44.14B)。约 75% 的结肠系膜疝发生在左侧。

十二指肠旁疝患者的常见症状是急性或慢性小肠梗阻表现。X 线钡造影检查显示小肠向腹腔左侧或右侧移位。增强 CT 可显示肠系膜血管的移位和肠梗阻的征象 (如果存在肠梗阻)。

对右结肠系膜疝患者的手术治疗包括沿右半结肠切开外侧腹膜的相应部分，将右结肠和盲肠置于左侧。然后整个肠道便处于类似中肠前后动脉未旋转时的位置。打开疝囊颈会损伤肠系膜上血管，并不能松解疝入的肠管 (图 44.14C)。

对左结肠系膜疝患者的手术治疗包括沿肠系膜下静脉右侧游离腹膜粘连，并松解从肠系膜下静脉下方疝入的肠管。然后肠系膜下静脉被还原回小肠系膜根部左侧的正常解剖位置。可通过缝合静脉附近的腹膜与腹膜后腔来关闭疝囊颈部 (图 44.14D)。

肠系膜疝 肠系膜疝是肠管通过小肠或结肠系膜的异常孔隙疝出形成的。这类疝最常见的发生位置是邻近回盲交界处，但乙状结肠系膜的缺损也可引发这种疝。因疝囊颈部肠管受压或肠管疝入部分发生扭转导致患者出现肠梗阻表现。肠系膜疝的治疗包括还纳疝内容物和关闭肠系膜缺损。

获得性腹内疝

获得性腹内疝是由于手术或创伤后产生了异常的肠系膜缺损导致的。常见的原因是在进行胃空肠造

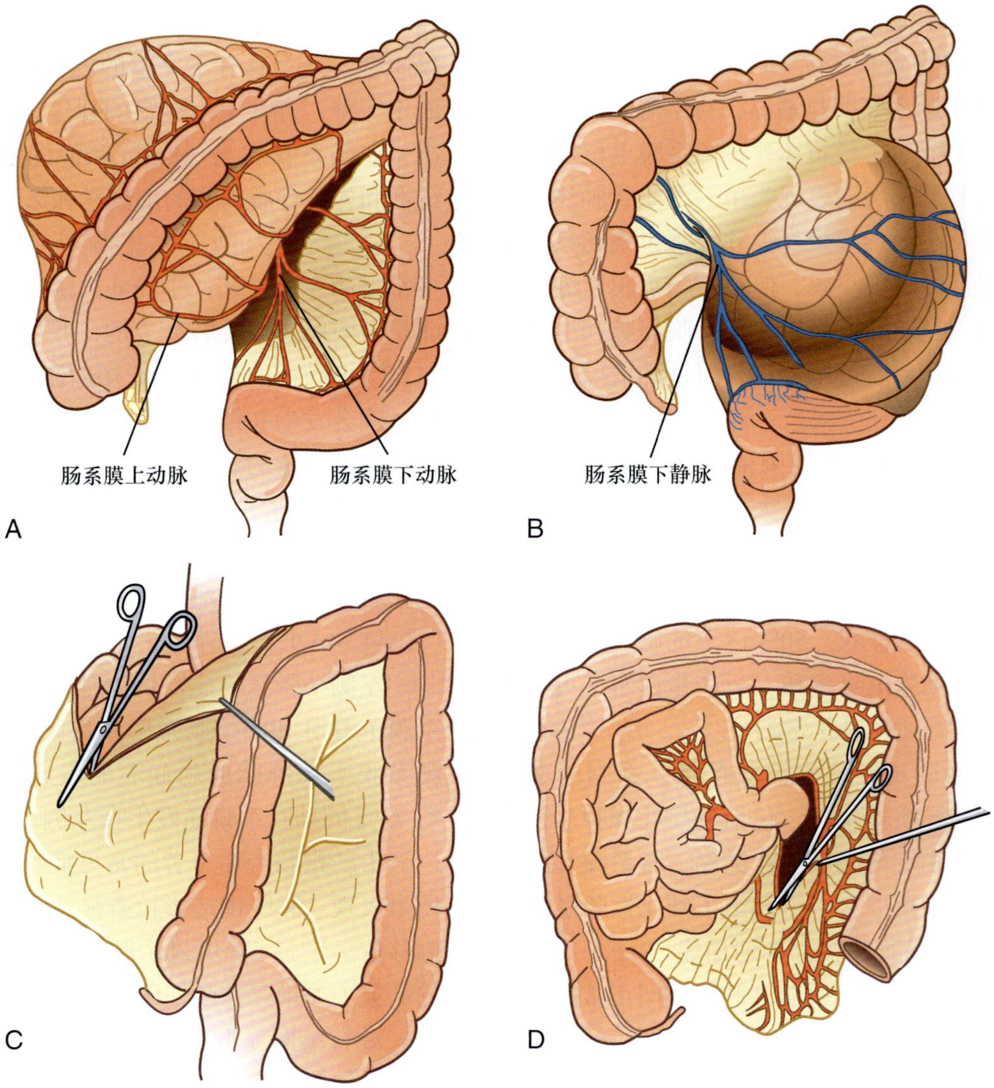

图 44.14 （**A**）右结肠系膜（十二指肠旁）疝。注意右结肠系膜疝的前壁是升结肠系膜。疝囊口位于中线右侧，肠系膜上动脉和回肠结肠动脉沿着疝囊颈前缘走行；（**B**）左侧结肠系膜（十二指肠旁）疝。疝囊口在中线左侧，疝出的肠管位于降结肠系膜前壁的后方；（**C**）右侧结肠系膜疝通过游离升结肠的侧腹膜粘连进行修复，使其反折向腹腔左侧。然后小肠和大肠处于类似中肠前后动脉部分未旋转时的位置。打开疝囊颈部会损伤肠系膜上血管，并不能松解疝入的肠管；（**D**）左结肠系膜疝通过沿着紧贴肠系膜下血管右侧的无血管平面切开疝囊修复，以还纳疝内容物（A，B，From Brigham RA，d'Avis JC. Paraduodenal hernia. In：Nyhus LM，Condon RE，eds. Hernia. 3rd ed. Philadelphia：JB Lippincott；1989：484-485. C，D，From Brigham R，Fallon WF，Saunders JR，et al. Paraduodenal hernia：diagnosis and surgical management. Surg. 1984；96：498-502.）

口术、结肠造口术、回肠造口术或肠切除术时产生的肠系膜缺损关闭不全（或开裂）。手术造成的小空隙使得小肠通过肠系膜裂孔疝入导致肠梗阻。先前的手术类型不同，肠系膜缺损关闭不全的状况也存在差异。例如，腹腔镜结肠切除术后的腹内疝较少见（约1%），所以术中并不常规关闭腹膜缺损。然而据报道，腹腔镜 Roux-en-Y 胃旁路术（如 Peterson 疝）后的腹内疝发生率高达 9%，所以术中会常规封闭肠系膜缺损[37]。对这类腹内疝的治疗是手术复位疝内容物并封闭腹膜缺损。

肠系膜恶性肿瘤

同腹膜、网膜类似，最常见的累及肠系膜的肿瘤是腹腔内腺瘤的转移性病灶。这可能是由于原发肿瘤直接侵犯（或经淋巴转移至）肠系膜或恶性肿瘤经腹腔种植至肠系膜而造成的。由肿瘤本身或纤维增生性反应引起肠系膜扭曲和固定，可能会导致肠梗阻。尤其是小肠类癌，可引起广泛的肠系膜淋巴结转移和肠系膜回缩，从而导致肠梗阻。

肠系膜和腹腔内硬纤维瘤

最常见的原发性肠系膜恶性肿瘤是硬纤维瘤。不同于 *CTNNB1* 基因突变引起的散发型硬纤维瘤，FAP 患者发生的硬纤维瘤大多位于腹腔内（80%）[4，38]。Gardner 综合征患者极易发生腹腔内硬纤维瘤。

如前所述，外科手术是诱发和促进硬纤维瘤进展的重要因素。这对接受预防性直肠切除术的 FAP 患者尤为重要。硬纤维瘤是导致这类患者长期患病和死亡的重要原因。与开腹手术相比，接受腹腔镜直肠切除术的患者发生硬纤维瘤的风险较低（分别为 4% 和 16%）[39，40]。

腹腔内硬纤维瘤比发生在其他解剖部位的硬纤维瘤更为致命，因为这类患者可出现肠梗阻、肠缺血、肾积水和血管受累。

与腹腔外部位相比，腹腔内硬纤维瘤被完全切除的可能性较小，且手术损伤关键结构的风险更大。切除肠系膜硬纤维瘤可能需要切除掉相当长的肠管，导致患者消化道吸收能力不足。肿瘤累及输尿管还可能需要进行输尿管的切除和重建。

类似于其他部位的硬纤维瘤，肠系膜硬纤维瘤的生物学行为差异较大，其病程可包括静止期甚至是消退期。因为这一点，再加上肿瘤切除后复发的可能性很高，使得处于腹腔内硬纤维瘤稳定期的患者更适合采取“观察等待”策略[41]。类似于其他硬纤维瘤，采用抗雌激素和 NSAIDs 药物治疗生长缓慢的病变，对具有较强侵袭性的病例采用细胞毒性化疗，可能是一种有效的治疗策略。总体而言，腹腔内硬纤维瘤患者的 10 年生存率为 60% ～ 70%。

腹膜后腔

解剖学

腹膜后腔位于腹膜和腹腔后壁之间，该间隙从膈肌延伸至骨盆底。这个间隙包含了毗连的腰窝和髂窝。腰窝从上方第 12 胸椎和侧面的腰肋弓向下延伸至骶骨底部、髂嵴和髂腰韧带。该间隙的底部由覆盖在腰方肌和腰大肌表面的筋膜构成。这个间隙包含不同数量的脂肪疏松结缔组织和肾上腺、肾、升结肠、降结肠、胰腺和十二指肠。输尿管、肾血管、性腺血管、下腔静脉和主动脉也通过该间隙。髂窝与上方的腰窝、腹壁外侧和腹膜前间隙以及下方的骨盆相毗连。髂肌及其包绕筋膜构成髂窝的底部，其中包含了髂血管、输尿管、生殖股神经、性腺血管和髂淋巴结。

手术入路

主动脉、腔静脉、髂血管、肾和肾上腺的手术可通过腹膜后间隙入路进行。通过腹膜后腔实施的具体手术包括肾上腺切除术、肾切除术和肾移植。与经腹手术相比，这种入路的优点包括：术后较少发生肠梗阻，有利于更早恢复饮食，更早出院；没有腹腔内粘连，减少了术后发生小肠梗阻的可能性；术中液体蒸发丢失较少，围术期血管内液体转移并不明显；较少发生呼吸系统并发症，如肺不张和肺炎。

腹膜后疾病

腹膜后脓肿

血行感染导致的腹膜后脓肿是原发性的，与邻近器官感染有关的腹膜后脓肿是继发性的。与腹膜后脓肿发生相关的因素见框 44.2。腹膜后脓肿与周围解剖结构的关系如图 44.15 所示。

大多数腹膜后脓肿形成与泌尿系统和消化系统的炎症相关。泌尿系统相关病因包括与肾结石或先前泌尿外科手术相关的感染。消化系统相关病因包括阑尾炎、憩室炎、胰腺炎和克罗恩病。在一间城市医学中心进行的一项队列研究发现，脊柱结核是腹膜后脓肿的一个常见原因，结核分枝杆菌是仅次于大肠杆菌之后的第二常见致病菌[42]。

腹膜后脓肿的病原学状况与潜在的病因相关。来自肾的感染往往是单一菌种，包括革兰氏阴性杆菌（如变形杆菌和大肠杆菌）。与消化系统疾病相关的脓肿与大肠杆菌、肠杆菌属、肠球菌、厌氧菌（如拟杆菌）等感染有关。这些感染是由多菌种引起的。来自血行感染的脓肿通常是单一菌种，最常见的是葡萄球

框 44.2 腹膜后脓肿的病因

病因
肾病，如肾盂肾炎
胃肠道疾病，如憩室炎、阑尾炎、克罗恩病
远处感染的血行播散
脓肿使手术过程复杂化
骨感染，如脊柱结核
创伤
恶性肿瘤
其他原因

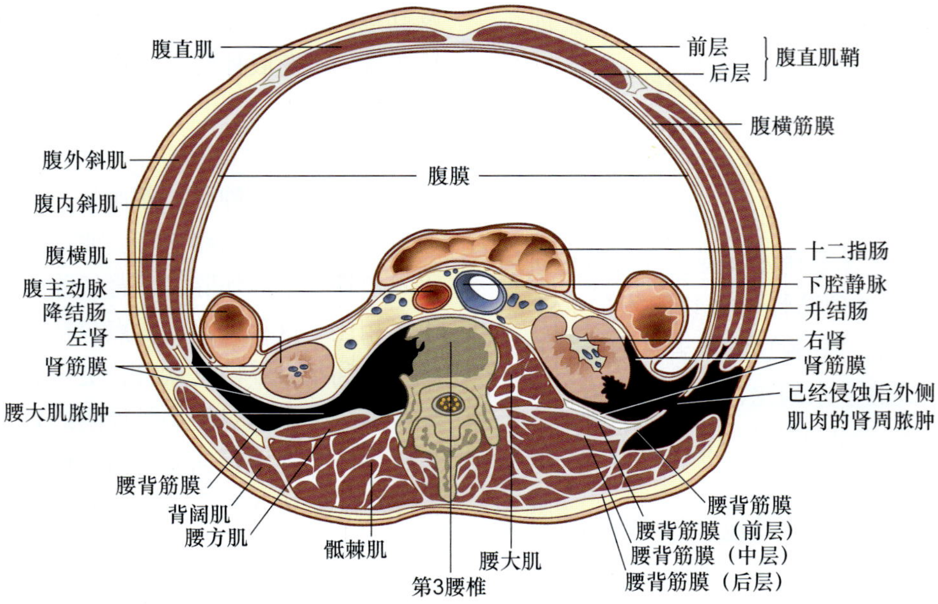

图 44.15 腹膜后脓肿和周围结构的解剖关系。左侧所示为腰大肌脓肿，右侧为肾周围脓肿（From McVay C. Anson and McVay's Surgical Anatomy. 6th ed. Philadelphia：WB Saunders；1984：735.）

菌属。正如前面所述，脊柱结核是免疫力功能低下的个体和来自欠发达国家的移民发生腹膜后脓肿的重要原因之一。

腹膜后脓肿最常见的症状包括腹痛或侧腹部疼痛（60% ～ 75%）、发热和寒战（30% ～ 90%）、乏力（10% ～ 22%）及体重下降（12%）。腰大肌脓肿患者可出现臀部、腹股沟或膝关节牵涉痛，症状持续时间通常超过 1 周。腹膜后脓肿患者往往并发慢性疾病，如肾结石、糖尿病、HIV 感染或恶性肿瘤。

CT 可表现为腹膜后的低密度肿块伴周围炎症征象。多达 1/3 的病灶中会出现气体[42]。CT 可提供关于脓肿的位置及其与邻近器官关系的重要信息，由此提示可能的感染源。

腹膜后脓肿的治疗包括合理的抗生素治疗和充分引流脓肿。大量临床报告已证明 CT 引导下穿刺引流在腹膜后脓肿治疗中的有效性。腹膜后脓肿引流手术适用于不能行经皮引流的病例或经皮引流治疗失败的病例。腹膜后脓肿患者的死亡率很大程度上与并发内科合并症的严重程度有关。

腹膜后血肿

腹膜后血肿通常发生在钝性或穿透性损伤、腹主动脉或内脏动脉瘤破裂，或经急慢性抗凝或溶栓治疗后。第 17 章、第 62 章和第 64 章详细讨论了在创伤或动脉瘤破裂情况下发生腹膜后血肿的诊断和处理。腹膜后出血也使心房颤动、深静脉血栓或行心脏介入和血管内介入的患者进行的抗凝治疗变得更加复杂。腹膜后血肿也可发生在接受溶栓治疗的外周或冠状动脉血栓患者以及患有出血性疾病（如血友病）的患者中。

患者表现为腹部或侧腹部疼痛，疼痛可放射到腹股沟、阴唇或阴囊。患者可出现急性失血的临床症状，这取决于患者的失血量和出血速度。体格检查可能触及腹部肿块和发现肠梗阻体征。20% ～ 30% 的患者会出现股神经受累症状[43]。全血细胞计数可提供亚急性或慢性失血或血小板缺乏的证据。凝血酶原和部分凝血活酶时间可能提示存在凝血功能障碍。尿常规中常见镜下血尿。CT 检查显示腹膜后高密度肿块，肿块周围绞合于腹膜后组织层中，即可确诊。容易将这些征象与腹膜后脓肿呈现的低密度肿块相鉴别。

因抗凝治疗引发腹膜后血肿的患者，最好的处理方式是恢复循环血量和纠正潜在的凝血功能障碍。在极少数情况下，需要通过动脉造影，栓塞出血动脉或手术探查止血。

腹膜后纤维化

腹膜后纤维化以腹主动脉和髂动脉周围的慢性炎症和纤维化为特征，这些炎症和纤维化向侧方蔓延，可包绕周围结构，尤其是输尿管。70% 的病例为特发性的（Ormand 病），而 30% 的病例与各种药物（最值得注意的是麦角生物碱类或多巴胺受体激动剂）、感染、创伤、腹膜后出血、腹膜后手术、放射治疗、原发性或转移性肿瘤有关。许多特发性病例与炎症性腹主动脉瘤有关。因此，特发性腹膜后纤维化最好与炎症性腹主动脉瘤和周围动脉瘤性腹膜后纤维化一起，被归为慢性周围动脉炎的一种形式[44]。纤维化通常局限于肾动脉和骶骨之间的中央和椎旁间隙，病变往往包绕主动脉、下腔静脉和输尿管。这一过程通常从主动脉分叉的水平开始，并向头侧蔓延。在 15% 的病例中，纤维化过程扩展到腹膜后腔外，并累及胰腺周围和十二指肠周围间隙、骨盆和纵隔。

有相当多的证据表明，特发性腹膜后纤维化是一种系统性自身免疫性疾病的表现。一项纳入了 35 例患者的病例对照研究发现，该病与 HLA-DRB1*03 基因有关，该等位基因与各种自身免疫性疾病有关，包括 1 型糖尿病、重症肌无力和系统性红斑狼疮。一些明确患有系统性自身免疫疾病（如系统性红斑狼疮）或所谓的器官特异性自身免疫疾病（如桥本甲状腺炎、硬化性胆管炎）的患者可发生特发性腹膜后纤维化。特发性腹膜后纤维化与其他系统性炎症（如大血管炎）之间也有组织学上的相似之处[44]。患者常出现系统性或全身性症状，包括乏力、低热、体重下降和肌肉疼痛。

特发性腹膜后纤维化的男性发病率是女性的 2 ～ 3 倍。平均发病年龄为 50 ～ 60 岁，但在儿童和老年人中也有患该病的报道。患者可出现局部症状，如腰背部或腹部疼痛、下肢水肿等。因精索静脉曲张或鞘膜积液导致的阴囊肿胀也很常见。大多数患者在出现局部症状之前可先出现全身症状，或者全身症状与局部症状同时出现。实验室检查可提示氮质血症，80% ～ 100% 的患者可出现急性反应物质浓度升高（如红细胞沉降率、C 反应蛋白）。这种疾病的临床表现缺乏特异性，往往导致诊断延误。因此，80% ～ 100% 的患者输尿管已经受累[44]。

对怀疑患腹膜后纤维化的患者通常先进行 CT 检查以评估病情。未经强化的 CT 平扫可显示围绕低位腹主动脉和髂动脉的均质的纤维斑块，其通常与周围肌肉呈等密度。良性腹膜后纤维化早期，由于急性炎症导致大量液体蓄积和细胞数量增多，其 MRI 可表现为在 T2 加权像上呈高信号强度区域。良性腹膜后纤维化的成熟期和静止期，在 T1 和 T2 加权像上呈现类似于腰肌的低信号强度。

特发性腹膜后纤维化患者的主要治疗目标是阻止腹膜后炎症和纤维化的进展，预防或减轻输尿管梗阻，抑制全身炎症反应，并改善全身症状。治疗的主要方法是使用类固醇皮质激素，抑制促炎细胞因子的合成，抑制胶原蛋白的合成和成熟。这往往能迅速改善症状，使腹膜后肿块缩小，以及改善输尿管梗阻。尚未确定最佳的治疗剂量及持续时间。免疫抑制剂如麦考酚酸酯、环磷酰胺、硫唑嘌呤、甲氨蝶呤、环孢素和他莫昔芬也被用于治疗特发性腹膜后纤维化患者，特别是那些对类固醇激素不敏感的患者。手术治疗一般是通过开腹的输尿管松解术（包括腹膜内转位和大网膜包裹输尿管），来解除输尿管梗阻。在大多数情况下，当临床症状和影像学检查提示腹膜后纤维化诊断时，建议先放置临时性输尿管支架，然后进行药物治疗。输尿管松解术适用于难治性患者。

当腹膜后纤维化伴发腹主动脉瘤时，若主动脉直径超过 4.5 ～ 5.0 cm，就需要对动脉瘤进行修复。修复动脉瘤后对主动脉周围纤维化的影响尚不清楚，有报道提示修复后纤维化得到缓解，而另一些报告则提示修复后炎症仍持续存在甚至发生进展。

腹膜后恶性肿瘤

腹膜后恶性肿瘤可大致分为原发性和继发性。最常见的原发性腹膜后恶性肿瘤是肉瘤（见第 32 章）。其他原发性腹膜后恶性肿瘤包括淋巴瘤和性腺外生殖细胞肿瘤。继发性腹膜后肿瘤包括腹膜后器官的恶性肿瘤的囊外生长，如肾、肾上腺、结肠或胰腺，或远处原发肿瘤的腹膜后转移，如泌尿生殖系统肿瘤的淋巴结转移。

腹膜后肉瘤

大约 15% 的软组织肉瘤发生在腹膜后。这个位置最常见的肉瘤组织学类型是脂肪肉瘤和平滑肌肉瘤。大多数患者表现为较大的腹部肿块。约 50% 的患者伴有腹痛。其他症状与肿瘤压迫邻近器官有关，包括早饱、恶心、呕吐、便秘、体重减轻和下肢水肿。肿瘤压迫神经引起的相关症状，如下肢感觉减退和瘫痪，也有报道。

CT 或 MRI 断层成像可提供关于肿瘤的大小和确切位置及其与大血管结构的关系的重要信息（图 44.16）。这些检查还将提示是否存在肺转移或肝转移。腹膜后肉瘤通常表现为一个大而圆的肿块，肿块移动性尚可，很少侵犯腹腔内器官。肿瘤是实性的，但更高级别的肿瘤可能呈现异质性，或因存在坏死区域而

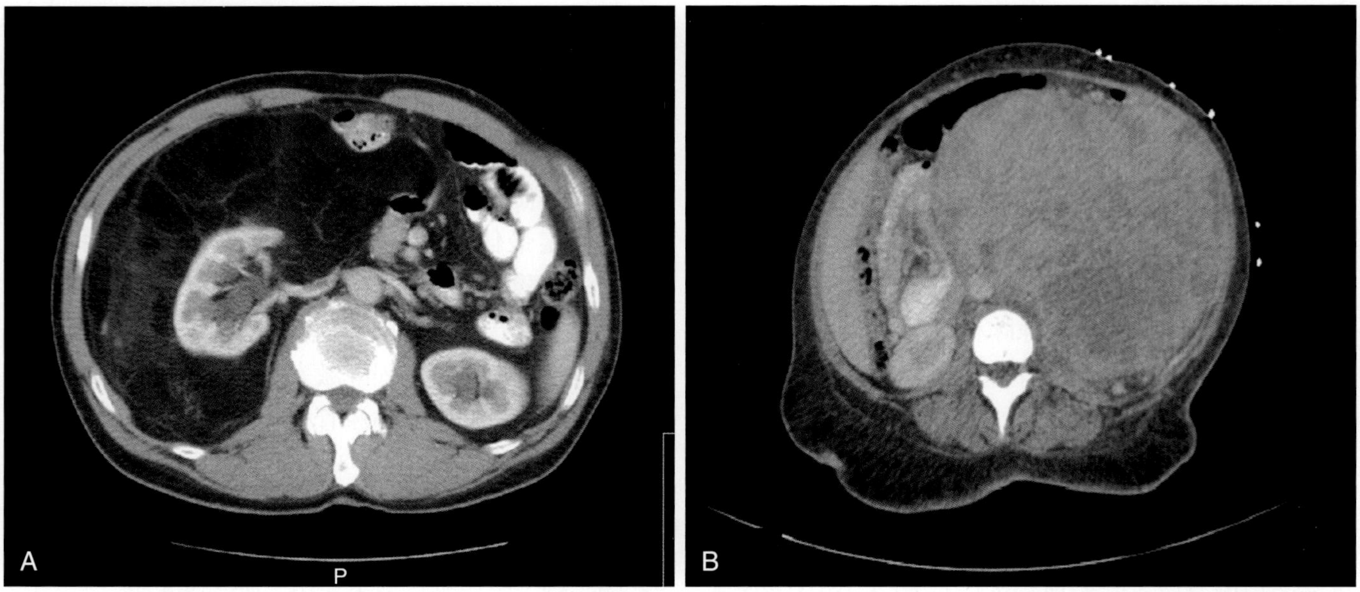

图 44.16 计算机断层扫描中显示的腹膜后肉瘤。(**A**)分化良好的巨大脂肪肉瘤，肿瘤侵犯右肾，将腹腔内脏器推至腹腔左侧。肿瘤的密度与成熟的脂肪组织相似；(**B**)左侧腹部的高级别平滑肌肉瘤，表现为高密度的异质性肿块

有部分囊性成分。脂肪肉瘤呈现为脂肪密度的可变区域。根据这些肿瘤在 CT 或 MRI 上的表现即可确诊，通常不需要在影像学检查引导下进行穿刺活检。

腹膜后肿瘤的鉴别诊断包括与淋巴瘤或睾丸癌有关的淋巴结肿大，以及腹膜后器官原发性恶性肿瘤的直接蔓延，特别是肾上腺、肾或胰腺的恶性肿瘤。发热、盗汗和体重减轻等全身症状提示可能为淋巴瘤，也可提示周围淋巴结肿大。对男性患者的检查应包括详细检查睾丸和对甲胎蛋白、人绒毛膜促性腺激素的血清学检测。

腹膜后肉瘤患者手术治疗的目标是切除所有大的病灶（确保肉眼切缘阴性），并对肿瘤累及的器官进行完整切除。由于这类肿瘤体积大，且邻近腹膜后的结构关键，使得术中难以确定和实现镜下边缘阴性（R0）。扩大切除范围至邻近的未受累器官可能会增加术后并发症的风险，且没有明显的生存获益[45, 46]。肉瘤很少发生淋巴结转移（＜5%），因此，除非有淋巴结转移的证据，否则不需要常规进行淋巴结清扫。这类肿瘤体积较大，且接近腹膜后关键结构，术中往往需要进行复杂的多脏器切除，因此手术最好在专门治疗这类罕见肿瘤患者的医学中心进行。

对于腹膜后肉瘤患者，肿瘤切除的完整性是影响预后的重要因素[47]。50% ～ 67% 的病例可以实现肿瘤的完全切除，这取决于肿瘤的大小和位置以及外科医师的经验[48]。行不完全切除（R2）的患者与无法进行切除的患者相比，生存期并无差异。为了达到姑息性目的，除脂肪肉瘤外，所有其他组织学类型的肉瘤患者应采取不完全切除（R2）[47]。对分化良好的脂肪肉瘤行不完全切除已被证明不仅可以改善症状，而且可以延长患者生存期[49]。

在接受完全切除的患者中，25% ～ 50% 的患者会出现术后肿瘤局部复发。局部孤立复发的患者仍可从完全切除中获益。纪念斯隆 – 凯特林癌症中心的 Lewis 等[47]在其研究中纳入了 61 例复发性腹膜后肉瘤患者，其中 35 例患者接受了完全切除。这些患者的 5 年疾病特异性生存率为 60%，而那些接受了不完全切除的患者只有 18%（$P = 0.01$）。

放射治疗已被证明能有效提高对四肢肉瘤的局部控制率。然而，腹膜后肉瘤由于其体积大和对邻近器官（如肾、脊柱、肝或小肠）的侵袭性强，而对放疗的应用构成了挑战，这限制了放疗在腹膜后肉瘤辅助治疗中的应用。此外，目前尚缺乏能证明放疗有助于延长生存期的前瞻性试验证据。出于上述原因，一些专家不建议在肿瘤切除术后常规进行辅助性放疗。然而，一项基于国家数据库的大型病例对照研究发现，与单纯行肿瘤切除术相比，放疗在术前或术后与患者生存率改善之间存在相关性。术前放疗的优点是副作用较小，因为肿瘤占据了放疗敏感器官的位置，仅需要较低的放射剂量，且能更准确勾画放疗靶区目标。一项正在进行中的 3 期随机试验正在比较术前辅助放疗与单纯行治愈性手术的获益，这项研究将有助于明确放疗的作用[50]。

主要参考文献

Carr NJ, Cecil TD, Mohamed F, et al. A consensus for classification and pathologic reporting of pseudomyxoma peritonei and associated appendiceal neoplasia. The results of the Peritoneal Surface Oncology Group International（PSOGI）modified Delphi process. Am J Surg Pathol. 2016；40：14–26.

该共识由知名的腹腔内化疗专家撰写，明确并详细厘清了以前混乱的腹膜假性黏液瘤和阑尾肿瘤的相关术语。

Helm JH, Miura JT, Glenn JA, et al. Cytoreductive surgery and hyperthermic intraperitoneal chemotherapy for malignant peritoneal mesothelioma：a systematic review and meta-analysis. Ann Surg Oncol. 2015；22：1686–1693.

该系统综述提供了关于这种罕见疾病治疗效果的最新报告。

Koulaouzidis A, Bhat S, Saeed AA. Spontaneous bacterial peritonitis. World J Gastroenterol. 2009；15：1042–1049.

这是一篇关于自发性细菌性腹膜炎的病理生理学、病原学和治疗学的文章，写得很好很全面。

Martin LC, Merkle EM, Thompson WM. Review of internal hernias：radiographic and clinical findings. AJR Am J Roentgenol. 2006；186：703–717.

这篇文章对先天性和获得性腹内疝的类型进行了全面的、图文并茂的回顾。

Runyon BA, Montano AA, Akriviadis EA, et al. The serum–ascites albumin gradient is superior to the exudate–transudate concept in the differential diagnosis of ascites. Ann Intern Med. 1992；117：215–220.

这篇精心撰写的论文确立了血清–腹水白蛋白梯度在阐明腹水成因的病理生理学方面的应用。

Smith K, Desai J, Lazarakis S, et al. Systematic review and clinical outcomes following various treatment options for patients with extraabdominal desmoid tumors. Ann Surg Oncol. 2018；25：1544–1554.

这篇最近发表的系统性综述对硬纤维瘤的多种治疗方式进行了分析，包括对“观察等待”策略进行观察。

Trans–Atlantic RPS Working Group. Management of primary retroperitoneal sarcoma（RPS）in the adult：a consensus approach from the Trans–Atlantic RPS Working Group. Ann Surg Oncol. 2015；22：256–263.

该文献提供了关于腹膜后肉瘤管理的最新共识声明。

Verwaal VJ, Bruin S, Boot H, et al. 8–year follow–up of randomized trial：cytoreduction and hyperthermic intraperitoneal chemotherapy versus systemic chemotherapy in patients with peritoneal carcinomatosis of colorectal cancer. Ann Surg Oncol. 2008；15：2426–2432.

这是一项经典的随机试验的后续进展，显示了肿瘤细胞减灭术联合腹腔热灌注化疗对结直肠癌腹膜转移的潜在益处。

参考文献

1. Cherry WB, Mueller PS. Rectus sheath hematoma: review of 126 cases at a single institution. *Medicine (Baltim)*. 2006;85:105–110.
2. Li J, Wang CY. TBL1-TBLR1 and beta-catenin recruit each other to Wnt target-gene promoter for transcription activation and oncogenesis. *Nat Cell Biol*. 2008;10:160–169.
3. Nieuwenhuis MH, Lefevre JH, Bulow S, et al. Family history, surgery, and APC mutation are risk factors for desmoid tumors in familial adenomatous polyposis: an international cohort study. *Dis Colon Rectum*. 2011;54:1229–1234.
4. De Marchis ML, Tonelli F, Quaresmini D, et al. Desmoid tumors in familial adenomatous polyposis. *Anticancer Res*.

2017;37:3357–3366.
5. Kasper B, Baumgarten C, Garcia J, et al. An update on the management of sporadic desmoid-type fibromatosis: a European consensus Initiative between sarcoma PAtients EuroNet (SPAEN) and European Organization for research and treatment of cancer (EORTC)/Soft tissue and bone sarcoma group (STBSG). *Ann Oncol.* 2017;28:2399–2408.
6. Crago AM, Denton B, Salas S, et al. A prognostic nomogram for prediction of recurrence in desmoid fibromatosis. *Ann Surg.* 2013;258:347–353.
7. Bonvalot S, Ternes N, Fiore M, et al. Spontaneous regression of primary abdominal wall desmoid tumors: more common than previously thought. *Ann Surg Oncol.* 2013;20:4096–4102.
8. Smith K, Desai J, Lazarakis S, et al. Systematic review of clinical outcomes following various treatment options for patients with extraabdominal desmoid tumors. *Ann Surg Oncol.* 2018;25:1544–1554.
9. Janssen ML, van Broekhoven DL, Cates JM, et al. Meta-analysis of the influence of surgical margin and adjuvant radiotherapy on local recurrence after resection of sporadic desmoid-type fibromatosis. *Br J Surg.* 2017;104:347–357.
10. Keus RB, Nout RA, Blay JY, et al. Results of a phase II pilot study of moderate dose radiotherapy for inoperable desmoid-type fibromatosis—an EORTC STBSG and ROG study (EORTC 62991-22998). *Ann Oncol.* 2013;24:2672–2676.
11. Quast DR, Schneider R, Burdzik E, et al. Long-term outcome of sporadic and FAP-associated desmoid tumors treated with high-dose selective estrogen receptor modulators and sulindac: a single-center long-term observational study in 134 patients. *Fam Cancer.* 2016;15:31–40.
12. Soft tissue sarcoma of the trunk and extremities. In: Amin MB, Edge SB, Greene FL, et al., eds. *AJCC Cancer Staging Manual.* 8th ed. New York: Springer; 2018:507–516.
13. Biau DJ, Ferguson PC, Chung P, et al. Local recurrence of localized soft tissue sarcoma: a new look at old predictors. *Cancer.* 2012;118:5867–5877.
14. Plaza JA, Perez-Montiel D, Mayerson J, et al. Metastases to soft tissue: a review of 118 cases over a 30-year period. *Cancer.* 2008;112:193–203.
15. Fleshman J, Sargent DJ, Green E, et al. Laparoscopic colectomy for cancer is not inferior to open surgery based on 5-year data from the COST Study Group Trial. *Ann Surg.* 2007;246:655–662; discussion 662–654.
16. Runyon BA. Paracentesis of ascitic fluid. A safe procedure. *Arch Intern Med.* 1986;146:2259–2261.
17. Runyon BA, Montano AA, Akriviadis EA, et al. The serum-ascites albumin gradient is superior to the exudate-transudate concept in the differential diagnosis of ascites. *Ann Intern Med.* 1992;117:215–220.
18. Koulaouzidis A, Bhat S, Saeed AA. Spontaneous bacterial peritonitis. *World J Gastroenterol.* 2009;15:1042–1049.
19. Nguyen-Khac E, Cadranel JF, Thevenot T, et al. Review article: the utility of reagent strips in the diagnosis of infected ascites in cirrhotic patients. *Aliment Pharmacol Ther.* 2008;28:282–288.
20. Chavez-Tapia NC, Soares-Weiser K, Brezis M, et al. Antibiotics for spontaneous bacterial peritonitis in cirrhotic patients. *Cochrane Database Syst Rev.* 2009:CD002232.
21. Sanai FM, Bzeizi KI. Systematic review: tuberculous peritonitis—presenting features, diagnostic strategies and treatment. *Aliment Pharmacol Ther.* 2005;22:685–700.
22. Kavanagh D, Prescott GJ, Mactier RA. Peritoneal dialysis-associated peritonitis in Scotland (1999–2002). *Nephrol Dial Transplant.* 2004;19:2584–2591.
23. Carr NJ, Cecil TD, Mohamed F, et al. A consensus for classification and pathologic reporting of pseudomyxoma peritonei and associated appendiceal neoplasia: the results of the Peritoneal Surface Oncology Group International (PSOGI) Modified Delphi Process. *Am J Surg Pathol.* 2016;40:14–26.
24. Davison JM, Choudry HA, Pingpank JF, et al. Clinicopathologic and molecular analysis of disseminated appendiceal mucinous neoplasms: identification of factors predicting survival and proposed criteria for a three-tiered assessment of tumor grade. *Mod Pathol.* 2014;27:1521–1539.
25. Ronnett BM, Yan H, Kurman RJ, et al. Patients with pseudomyxoma peritonei associated with disseminated peritoneal adenomucinosis have a significantly more favorable prognosis than patients with peritoneal mucinous carcinomatosis. *Cancer.* 2001;92:85–91.
26. Votanopoulos KI, Shen P, Skardal A, et al. Peritoneal metastases from appendiceal cancer. *Surg Oncol Clin N Am.* 2018;27:551–561.
27. Verwaal VJ, Bruin S, Boot H, et al. 8-year follow-up of randomized trial: cytoreduction and hyperthermic intraperitoneal chemotherapy versus systemic chemotherapy in patients with peritoneal carcinomatosis of colorectal cancer. *Ann Surg Oncol.* 2008;15:2426–2432.
28. Quenet F, Elias D, Roca L, et al. A UNICANCER phase III trial of hyperthermic intra-peritoneal chemotherapy (HIPEC) for colorectal peritoneal carcinomatosis. PRODIGE 7. *Eur J Surg Oncol.* 2019;45:E17.
29. Teta MJ, Mink PJ, Lau E, et al. US mesothelioma patterns 1973–2002: indicators of change and insights into background rates. *Eur J Cancer Prev.* 2008;17:525–534.
30. Mirarabshahii P, Pillai K, Chua TC, et al. Diffuse malignant peritoneal mesothelioma—an update on treatment. *Cancer Treat Rev.* 2012;38:605–612.
31. Helm JH, Miura JT, Glenn JA, et al. Cytoreductive surgery and hyperthermic intraperitoneal chemotherapy for malignant peritoneal mesothelioma: a systematic review and meta-analysis. *Ann Surg Oncol.* 2015;22:1686–1693.
32. Sugarbaker PH. Update on the management of malignant peritoneal mesothelioma. *Transl Lung Cancer Res.* 2018;7:599–608.
33. Yan TD, Deraco M, Baratti D, et al. Cytoreductive surgery and hyperthermic intraperitoneal chemotherapy for malignant peritoneal mesothelioma: multi-institutional experience. *J Clin Oncol.* 2009;27:6237–6242.
34. Gross I, Siedner-Weintraub Y, Stibbe S, et al. Characteristics of mesenteric lymphadenitis in comparison with those of acute appendicitis in children. *Eur J Pediatr.* 2017;176: 199–205.
35. Levy AD, Rimola J, Mehrotra AK, et al. From the archives of the AFIP: benign fibrous tumors and tumorlike lesions of the mesentery: radiologic-pathologic correlation. *Radiographics.* 2006;26:245–264.
36. Martin LC, Merkle EM, Thompson WM. Review of internal hernias: radiographic and clinical findings. *AJR Am J Roentgenol.* 2006;186:703–717.
37. Cabot JC, Lee SA, Yoo J, et al. Long-term consequences of not closing the mesenteric defect after laparoscopic right colectomy. *Dis Colon Rectum.* 2010;53:289–292.
38. Gurbuz AK, Giardiello FM, Petersen GM, et al. Desmoid tumours in familial adenomatous polyposis. *Gut.* 1994;35:377–381.
39. Vitellaro M, Sala P, Signoroni S, et al. Risk of desmoid tumours after open and laparoscopic colectomy in patients with familial adenomatous polyposis. *Br J Surg.* 2014;101: 558–565.
40. Sinha A, Burns EM, Latchford A, et al. Risk of desmoid formation after laparoscopic versus open colectomy and ileorectal anastomosis for familial adenomatous polyposis. *BJS Open.*

2018;2:452–455.
41. Guillem JG, Wood WC, Moley JF, et al. ASCO/SSO review of current role of risk-reducing surgery in common hereditary cancer syndromes. *J Clin Oncol.* 2006;24:4642–4660.
42. Paley M, Sidhu PS, Evans RA, et al. Retroperitoneal collections—aetiology and radiological implications. *Clin Radiol.* 1997;52:290–294.
43. Loor G, Bassiouny H, Valentin C, et al. Local and systemic consequences of large retroperitoneal clot burdens. *World J Surg.* 2009;33:1618–1625.
44. Vaglio A, Salvarani C, Buzio C. Retroperitoneal fibrosis. *Lancet.* 2006;367:241–251.
45. Gronchi A, Lo Vullo S, Fiore M, et al. Aggressive surgical policies in a retrospectively reviewed single-institution case series of retroperitoneal soft tissue sarcoma patients. *J Clin Oncol.* 2009;27:24–30.
46. Pisters PW. Resection of some—but not all—clinically uninvolved adjacent viscera as part of surgery for retroperitoneal soft tissue sarcomas. *J Clin Oncol.* 2009;27:6–8.
47. Lewis JJ, Leung D, Woodruff JM, et al. Retroperitoneal soft-tissue sarcoma: analysis of 500 patients treated and followed at a single institution. *Ann Surg.* 1998;228:355–365.
48. Mendenhall WM, Zlotecki RA, Hochwald SN, et al. Retroperitoneal soft tissue sarcoma. *Cancer.* 2005;104:669–675.
49. Shibata D, Lewis JJ, Leung DH, et al. Is there a role for incomplete resection in the management of retroperitoneal liposarcomas? *J Am Coll Surg.* 2001;193:373–379.
50. European Organisation for Research and Treatment of Cancer. *EORTC: Surgery with or without Radiation Therapy in Untreated Nonmetastatic Retroperitoneal Sarcoma (STRASS).* NIH U.S. National Library of Medicine; 2016. https://clinicaltrials.gov/ct2/show/NCT01344018. Accessed July 2, 2019.

45 章

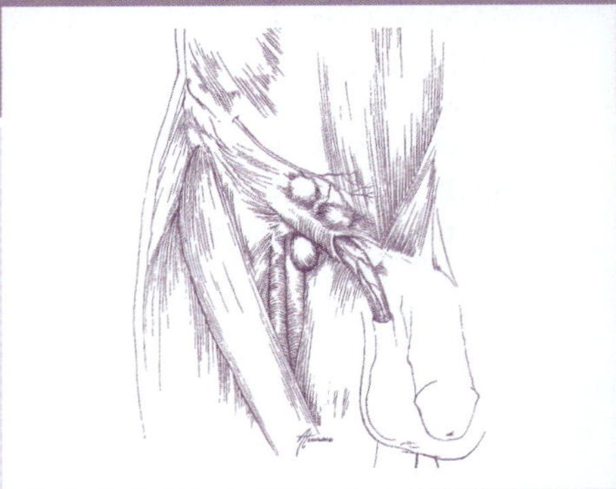

疝

Benjamin K. Poulose，Alfredo Maximiliano Carbonell，Michael J. Rosen

崔凌志　陈毓凯　译　王明刚　审校

章目录

在美国，每年有近 100 万例疝被修复，这使得疝修复成为普通外科医师最常见的手术之一。尽管这种手术很常见，但还没有外科医师能取得理想的结果，术后疼痛、神经损伤和手术部位感染等并发症仍然存在。复发的概率一般随时间推移而增加（特别是腹疝修补术后），这提示疝是一个慢性疾病，会影响患者的一生。

普通外科医师能治疗许多影响腹壁的疾病，包括内在疾病（疝、腹膜膨出、运动性耻骨痛 / 核心肌肉损伤、良性和恶性肿瘤）和外在疾病（假体和介入相关的并发症、良性和恶性肿瘤）。腹部核心健康领域已被公认为包括腹部核心的稳定性、功能和生活质量。腹部核心的定义是膈肌下方、盆底上方、腹壁和腹侧前外侧的环状软组织，不包括腹腔脏器。维持腹部核心健康可能包括运动、物理治疗、药物治疗（包括使用紧身衣或疝带）、替代医学治疗（包括针灸或瑜伽）、外科干预和疾病预防措施（如疝预防）。重新命名这一手术领域反映了实际为患者提供的护理，并可能为临床护理和研究提供新的途径，这些临床护理和研究急需帮助确定最佳治疗方法和确定预防方法。疝的处理是维持腹部核心健康的一个重要组成部分。

"Hernia"（疝）一词起源于拉丁文单词，意思是破裂。疝的定义为器官或组织通过其周边内壁的缺陷而形成的一种异常突出。虽然疝可以发生在身体的不同部位，但这些缺陷最常累及腹壁，特别是腹股沟区域。腹疝仅发生于腱膜和筋膜未被横纹肌覆盖的部位（框 45.1）。最常见的部位包括腹股沟区、股管区和脐部；腹白线、半月线下部以及曾经的切口部位（图 45.1）。所谓的疝囊颈或疝囊孔位于肌腱膜层深处，而疝囊内衬腹膜，自颈部突出。疝缺陷的面积和疝囊的大小没有固定的关系。

框 45.1 原发性腹疝

腹股沟
腹股沟疝
　直疝
　斜疝
　混合疝
股疝

躯体前部
脐疝
上腹部
半月线

骨盆
闭孔疝
坐骨疝
会阴部疝

躯体后部
腰疝
　上三角
　下三角

内容物可还纳入周围的肌肉组织中的疝为可复性疝，而不能还纳者为不可复性或嵌顿性疝。绞窄性疝因其内容物的血液供应受累而成为一种严重的、潜在致命的并发症。绞窄常发生于疝口较小的大型疝中。在这种情况下，小的疝囊颈阻断了疝囊内容物的动脉血流或静脉回流，或者同时阻断了动静脉血流。疝内容物与疝囊的腹膜内衬之间的粘连提供了一个圈住疝内容物的节点，并易导致肠梗阻及绞窄。一种更加少见的绞窄性疝类型称肠壁疝（Richter 疝）。在肠壁疝中，小部分系膜对侧小肠肠壁成为了疝的一部分并受到卡压，故在出现肠梗阻表现之前可能已经发生绞窄。

腹外疝穿过了腹壁的所有层次向外突出，腹内疝是肠管穿过腹腔内的缺陷而形成的一种突出物。腹壁间疝是疝囊被包含于腹壁的肌肉筋膜层次之间所形成的。从广义上讲，大部分的腹外疝可分为腹股沟疝和腹疝。本章分别阐述上述这些情况的每一个特定的方面。

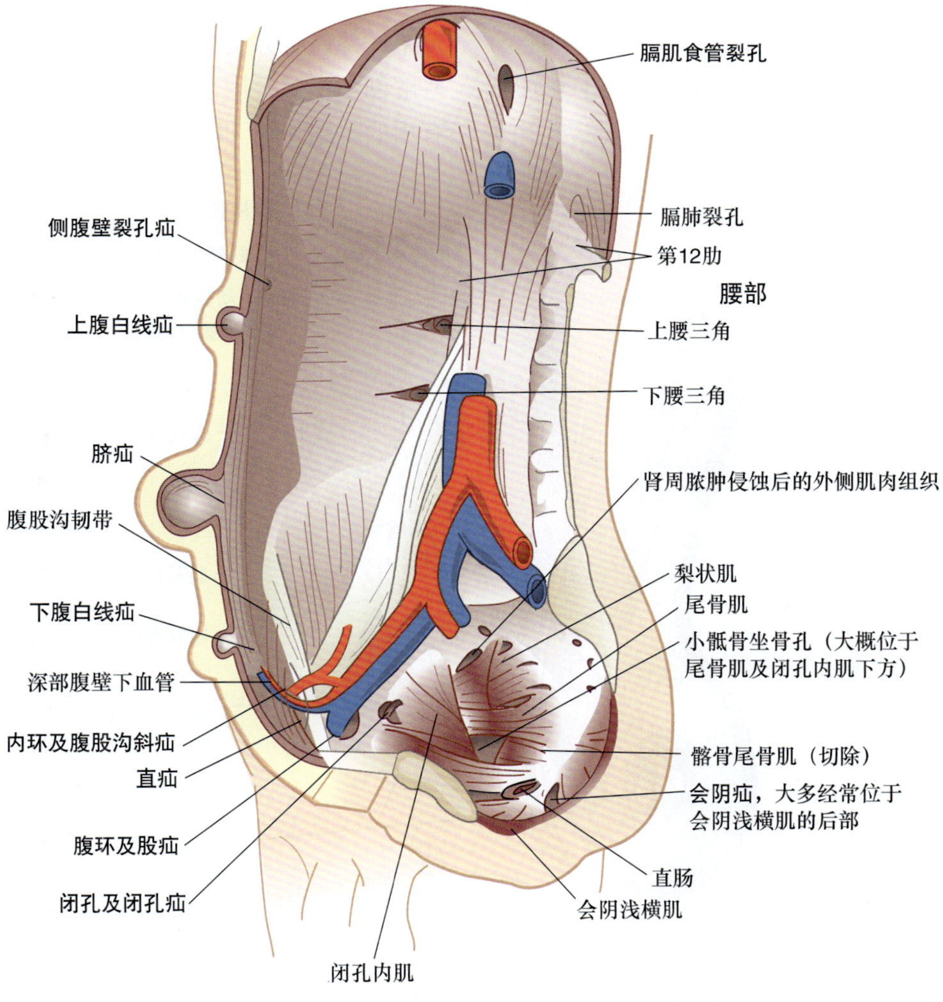

图 45.1 腹疝的类型（From Dorland's Illustrated Medical Dictionary. 31st ed. Philadelphia：WB Saunders；2007：Plate 21.）

腹股沟疝

腹股沟疝（inguinal hernias）分为直疝和斜疝。腹股沟斜疝的疝囊自腹股沟内环斜向外通过腹股沟外环，最终进入阴囊。相反，腹股沟直疝的疝囊向外向前突出，位于腹股沟内环和腹壁下血管的内侧。尽管在斜疝增大时，有时很难区分腹股沟直疝和斜疝，但是这种差别并不重要，因为对这些类型的疝所进行的手术修复过程是相似的。斜疝和直疝作为组成部分同时存在时称为骑跨疝。

发病率

疝是一种常见的疾病；然而其确切的发病率尚未确定。据估计，约 5% 的人口罹患腹疝，但是其实际发病率可能会更高。在所有的疝中约 75% 发生在腹股沟区。其中的 2/3 是斜疝，其余的是腹股沟直疝。股疝仅占全部腹股沟疝的 3%

男性罹患腹股沟疝的概率比女性高 25 倍。腹股沟斜疝在男女当中都是最常见的疝。在男性中，斜疝多于直疝，比例约为 2∶1。女性中斜疝是最常见的疝类型。而股疝和脐疝的女性与男性发病比例约分别为 10∶1 和 2∶1。尽管较之男性，股疝更常见于女性，但腹股沟疝仍然是女性中最常见的疝。股疝在男性中很少发生。在患有股疝的患者中，约 10% 的女性和 50% 的男性均已经或将要发生腹股沟疝。

斜疝和股疝二者均更多发生在右侧。这是由于在胎儿发育期间，右侧睾丸通常更慢下降入阴囊，此后鞘状突出现延迟萎缩。右侧股疝的多发被认为与乙状结肠在左侧股管的填塞效应有关。

疝的发病率随年龄的增加而增加，尤其是腹股沟疝、股疝和脐疝。随着年龄的增大，绞窄的可能性和住院治疗的需要也相应增加。绞窄是疝最常见的严重并发症，只发生于 1% ～ 3% 的腹股沟疝中，且在低龄和高龄患者中更加常见。大多数的绞窄性疝都是腹股沟疝；然而，股疝在所有的疝中具有最高的绞窄发生率（15% ～ 20%），因为这个原因，目前共识认为股疝一经发现即需要修补。

腹股沟解剖

外科医师必须对腹股沟的解剖结构有一个全面的了解，才能正确选择和利用不同的方式进行疝修补。此外，需要掌握腹股沟区域的肌肉、腱膜、筋膜、神经、血管以及精索结构之间的关系，以获得最低的复发率，并避免并发症。必须从前部和后部入路理解这些解剖学事项，因为这两种入路在不同的情况下都是有用的（图 45.2 和图 45.3）。

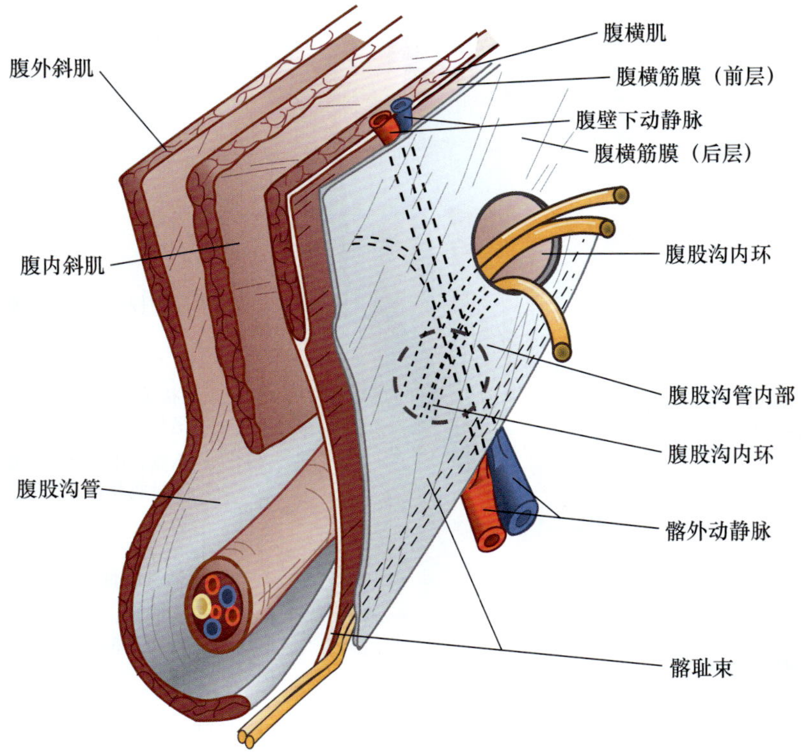

图 45.2 Nyhus 经典的右侧腹股沟中部矢位图，说明肌肉腱膜层分为前鞘和后鞘。腹横筋膜的后层与腹壁下血管一起穿过腹壁内侧进入腹股沟管内部（From Read RC. The transversalis and preperitoneal fasciae：a re-evaluation. In：Nyhus LM，Condon RE，eds. Hernia. 4th ed. Philadelphia：JB Lippincott；1995：57-63.）

腹股沟区从前部到后部的解剖包括皮肤和皮下组织，在其下方是旋髂浅、腹壁浅和阴部外动脉及其伴行静脉。这些血管分别起自近端股动脉并汇入近端股静脉，支配上方区域。如果在手术中遇到，可对这些血管进行牵引，甚至在必要的时候可切断。

腹外斜肌和腱膜

腹外斜肌是最浅的侧壁肌肉；腹外斜肌的肌纤维指向下方和中线，并位于皮下组织深处。腹外斜肌腱膜由浅层和深层组成。该腱膜同腹内斜肌和腹横肌的双侧腱膜共同形成了腹直肌前鞘，并最终通过线性交叉形成腹白线。腹外斜肌腱膜是腹股沟管的前界。腹股沟韧带（Poupart 韧带）是腹外斜肌腱膜的下缘，从髂前上棘延伸至耻骨结节，随后向后折形成斜缘。腔隙韧带是腹股沟韧带的扇形内侧扩张并伸入耻骨内所形成的韧带，腔隙韧带形成股管的内侧壁。腹股沟外（浅）环是腹外斜肌腱膜上的一个卵圆形开口，位于耻骨结节稍外上方。精索穿过腹股沟外环穿出腹股沟管。

腹内斜肌和腱膜

腹内斜肌形成了腹外侧肌筋膜复合体的中间层。腹内斜肌的纤维位于上腹部的上方和外侧；然而，它们在腹股沟区稍微向下移动。腹内斜肌作为腹股沟管的头侧（上方）边界。腹内斜肌腱膜的内侧部分与来自腹横肌筋膜的纤维融合，形成联合腱。实际只有 5% ～ 10% 的患者存在该结构，在耻骨结节处这些肌肉的互相嵌插最为明显。提睾肌的肌肉纤维起源于内斜肌，并包绕肌精索，并延续为睾丸鞘膜层。在开腹腹股沟疝修补术中，这些肌纤维应被最小限度地破坏，以帮助减少慢性腹股沟疼痛。

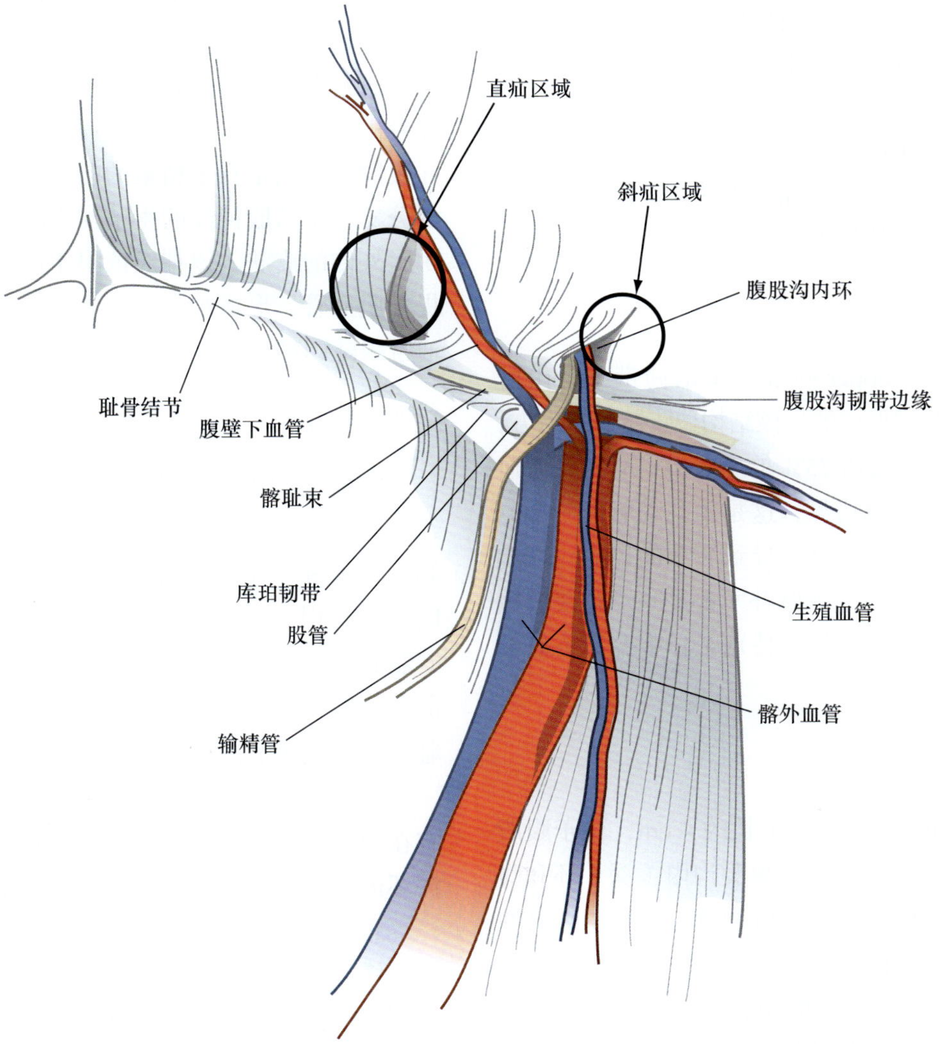

图 45.3 右侧腹股沟区的重要腹膜前结构的解剖（From Talamini MA，Are C. Laparoscopic hernia repair. In：Zuidema GD，Yeo CJ，eds. Shackelford's Surgery of the Alimentary Tract. 5th ed. Vol. 5. Philadelphia：WB Saunders；2002：140.）

腹横肌及其腱膜和腹横筋膜

腹横肌层在其大部分区域是水平的，在腹股沟区，这些纤维略微斜向下走行。该肌肉和腱膜的强度和连续性对预防和治疗腹股沟疝是至关重要的。

腹横肌的腱膜覆盖前后表面。腹横肌弓状下缘与腹内斜肌一起在腹股沟内环处形成腹横肌腱膜弓。腹横筋膜是位于腹壁肌肉组织下方的结缔组织层。腹横筋膜（有时称为腹内筋膜），是腹股沟管壁的组成部分。在该区域它变得更加致密，但仍然相对较薄。

髂耻束是由腹横筋膜、腹横肌腱膜和筋膜形成的腱膜束，位于腹股沟韧带后方，穿过股血管并插入髂前上棘和髂骨翼的内唇。

腹股沟深环下脚由髂耻束组成；深环的上脚由腹横肌腱膜弓形成。内环的外侧边界与腹横肌相连，形成一个百叶窗机制，以限制斜疝的发展。

在从前部和后部入路进行的疝修补术中，髂耻束都是一个极其重要的结构。其构成了大多数前修补的下缘。髂耻束位于腹股沟内口内侧的部分作为下边界，在腹腔镜腹股沟疝修补术中在其以下不再放置固定图钉或吻合钉，因为股神经、股外侧皮神经和生殖股神经均位于髂耻束的下方。尽管在后方修补中这些神经不一定能被看到，但是如果无法在前腹壁触及固定装置，则必须假定其位于髂耻束的下面。

耻骨梳韧带

耻骨梳韧带（Cooper 韧带，库珀韧带）是由耻骨上支的骨膜和筋膜形成的。该结构位于髂耻束后方，形成股管的后缘。在大约 75% 的患者中，会有一条血管穿过库珀韧带的内侧边界，这是闭孔动脉的一个分支。如果这条血管受伤，就会导致严重的出血。库珀韧带对于开放式和腹腔镜下修补术都是一个重要的标志，是一种有用的锚定结构，特别是在腹腔镜下修补术中。

腹股沟管

腹股沟管（inguinal canal）长约 4 cm，位于腹股沟韧带的头侧。该管道走行于腹股沟内（深）环和腹股沟外（浅）环之间。男性腹股沟管包含精索，女性腹股沟管包含子宫圆韧带。

精索由提睾肌纤维、睾丸动脉及伴行静脉、生殖股神经生殖支、输精管、提睾肌血管、淋巴管和鞘状突组成。这些结构从腹股沟内环进入精索，而血管和输精管从腹股沟外环穿口。提睾肌起源于腹内斜肌最下面的纤维并于腹股沟管中包绕精索。提睾血管是腹壁下血管的分支，通过各自的孔穿过腹股沟管的后壁。

腹股沟管表面被腹外斜肌腱膜包围。腹内斜肌和腹横肌腱膜构成了腹股沟管的头侧壁。腹股沟管的下壁由腹股沟韧带和腔隙韧带构成。腹股沟管的后壁或底部由腹横筋膜和腹横肌的腱膜构成。

海氏三角指的是腹股沟管底部的边缘。腹壁下血管为其上外侧边界，腹直肌鞘为内侧边界，腹股沟韧带和耻骨韧带为下边界。腹股沟直疝发生在海氏三角内侧，而腹股沟斜疝发生在海氏三角外侧。然而，中到大型的腹股沟斜疝在增大时累及腹股沟管底部的情况并不罕见。

髂腹下和髂腹股沟神经以及生殖股神经的生殖支是腹股沟区的重要神经（图 45.4）。髂腹下和髂腹股沟神经支配了腹股沟、阴茎根部和同侧大腿上内侧皮肤的感觉。髂腹下和髂腹股沟神经位于腹内斜肌的下方，在髂前上棘的内上方，并从该点穿过腹内斜肌进入腹外斜肌腱膜的下方。髂腹下神经的主干走行于腹内斜肌及其腱膜的前表面，内环的内上方。髂腹下神经发出腹股沟分支加入髂腹股沟神经。髂腹股沟神经在腹股沟管内走行于精索的前方，并于腹股沟浅环发出分支。生殖股神经的生殖支支配提睾肌、阴囊以及阴唇外侧的皮肤。该神经依附于髂耻束上，并伴行于提睾肌血管，形成神经血管束。在女性中，这个分支通常跟随圆韧带走行。

腹膜前间隙

腹膜前间隙包含脂肪组织、淋巴管、血管和神经。外科医师特别关注腹膜前间隙的神经，包括股外侧皮神经和生殖股神经。股外侧皮神经起源于 L_2 和 L_3 的神经根，偶尔直接从股神经主干分出。该神经沿着髂肌的前表面，在髂筋膜下方走行，低于或穿过髂前上棘处腹股沟韧带的外侧附着点。该神经走行于髂耻束下方或偶尔在腹股沟内环外侧穿过髂耻束。

生殖股神经通常起源于 L_2 或 $L_1 \sim L_2$ 的神经根。它在腰大肌的前表面分为生殖支和股支。生殖支穿过深环进入腹股沟管，而股支在股动脉外侧进入股鞘。

腹壁下动脉和静脉是髂外血管的分支，也是腹腔镜疝修补术的重要解剖标志。这些血管走行于腹股沟内环的内侧并最终到达腹直肌的下方，腹横筋膜的浅面。腹壁下血管用于定义腹股沟疝的类型。腹股沟斜疝发生于腹壁下血管的外侧，而直疝发生于该血管的内侧。

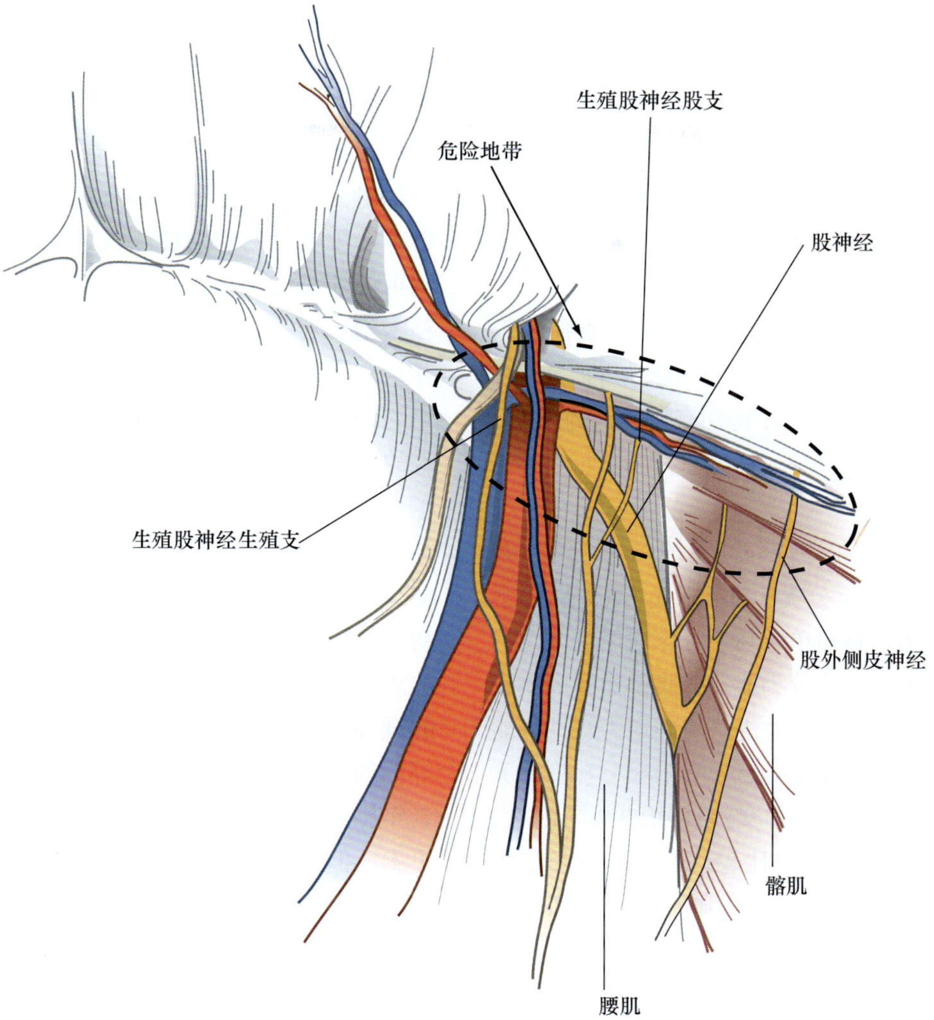

图 45.4 重要的神经及其与腹股沟结构的关系（图例为右侧）（From Talamini MA，Are C. Laparoscopic hernia repair. In：Zuidema GD，Yeo CJ，eds. Shackelford's Surgery of the Alimentary Tract. 5th ed. Vol. 5. Philadelphia：WB Saunders；2002：140.）

旋髂深动脉和静脉位于腹膜前间隙髂耻束外侧的下方。这些血管是腹壁下动脉或髂外动静脉的分支。在腹腔镜疝修补术中，重要的是只解剖髂耻束上方，以避免损伤这些血管。

输精管穿过腹膜前间隙走行，从尾部向头部，从内侧向外侧，并在腹股沟深环处加入精索。

股管

股管的边界：前方为髂耻束，后方为库珀韧带，外侧为股静脉。耻骨结节形成股管三角的顶点。这个管道通常包含淋巴和结缔组织。股疝发生于这个间隙中，位于股血管的内侧部分。

诊断

腹股沟区突出的包块是大多数腹股沟疝最主要的诊断依据。该区域可能存在相关的疼痛或模糊的不适感，但 1/3 的患者不会有任何症状。腹股沟疝通常不会导致严重的疼痛，除非发生嵌顿或绞窄。在体格检查结果没有异常发现的情况下，需注意考虑另外的导致疼痛的原因。偶尔患者可能出现因疝压迫或股神经刺激而导致的感觉异常。在腹股沟区可发生除了疝以外的其他包块。只进行体格检查通常就可以鉴别腹股沟疝和其他包块（框 45.2）。

对患者腹股沟区的检查可在仰卧位和站立位两种体位下进行。检查者对腹股沟区进行视诊和触诊、观察有无不对称、突出或包块。令患者咳嗽或者进行 Valsalva 动作可帮助识别疝。检查者将指尖放在腹股沟管上方重复检查。最后，将指尖顶入阴囊置入腹股沟管外环以探查是否存在微小疝。包块在腹股沟管内从外侧向内侧移动提示可能为腹股沟斜疝。如果包块从腹股沟管的底部自深向浅突出，则可能为腹股沟直疝。该区分并不重要，因为不论是何种类型的疝，都是以相同的入路进行修补。腹股沟韧带下方的包块符合股疝。

对患者描述的但在检查时无法证实的腹股沟包块的诊断比较困难。让患者站立或走动一段时间后，可以使未诊断的疝变得可见或可触及。如果高度怀疑疝但未能检查出，在不同的时间进行重复检查可能会有所帮助。

超声检查也有助于诊断。超声对隐匿的直疝、斜疝和股疝的检测具有高度的敏感性和特异性[1]。有时，腹腔镜检查可以诊断和治疗特别有挑战性的病例。

分类

对于腹股沟疝，存在许多分类系统。一个简单并广泛采用的系统是Nyhus分类（框45.3）。欧洲疝协会的腹股沟疝分型作为一种简单、易于临床应用的方案已获得认可。从特点上分，疝分为股疝，腹壁血管内侧和外侧的疝。然后根据疝孔的尺寸进一步确定为三种可能类别中的哪一种（＜1.5 cm、1.5～3 cm、＞3 cm）。虽然它们的目的是提倡供医师交流使用的共同语言，并允许对治疗方案进行适当的比较，但这些分类是不完整的和有争议的。大多数外科医师继续通过疝囊的类型、位置和体积来描述疝。

治疗

非手术治疗

绝大多数外科医师均建议对有症状的腹股沟疝进行手术，因为腹股沟疝的自然病史是疝体进行性增大和变弱，具有潜在的嵌顿和绞窄的风险。然而，如果患者的症状轻微，临床医师经常会面临对疝相关并发症（如疝嵌顿和肠绞窄），以及潜在的近期和远期并发症风险的平衡。Fitzgibbons等[2]最近报道了第一个针对无症状或症状极轻微腹股沟疝患者的密切“观察等待策略”的前瞻性随机试验。研究人员将700余例男性随机分为密切观察等待组和开放式无张力疝修补术组。经过2年的随访，研究人群中无一例死亡，并且在密切观察等待组中，疝嵌顿的风险非常低，每年约1000例患者中有1.8例发生嵌顿，或为研究参与者的0.3%。约25%的被分配到观察等待组的患者转到了手术组，通常是由于与疝相关的疼痛限制了活动。在后来的一份报道中，10年后转组率增加到68%，65岁以上的男性中有近80%接受了手术[3]。与最初被分配到早期修复组的患者相比，在随后接受手术的患者中没有外科手术部位感染增加或复发率升高的现象。本研究提供了确凿的证据，证明密切观察等待的策略对于患有无症状或症状极轻微腹股沟疝的老年患者是安全的，尽管大多数患者最终会接受修补手术，但当他们接受手术时，手术的风险和并发症发生率与那些接受预防性修补术的患者并无差别。对于没有症状、症状轻微或存在较大手术风险不佳的患者，观察等待是一种成本效益好的处置策略。这些结果不应该应用于女性，因为这些研究中没有包括女性，也不应该应用于股疝患者，因为股疝比腹股沟疝有更大的绞窄风险。

框45.2 腹股沟和阴囊肿块的鉴别诊断

- 腹股沟疝
- 积液
- 精索静脉曲张
- 异位睾丸
- 附睾炎
- 睾丸扭转
- 脂肪瘤
- 血肿
- 皮脂囊肿
- 腹股沟大汗腺炎
- 腹股沟淋巴结炎
- 淋巴瘤
- 转移性瘤
- 股疝
- 股淋巴结炎
- 股动脉瘤或假性动脉瘤

框45.3 腹股沟的Nynus分类

Ⅰ型

腹股沟斜疝：腹股沟内环正常（如儿童疝）

Ⅱ型

腹股沟斜疝：腹股沟内环扩张但腹股沟管后壁完整，腹壁下血管无移位

Ⅲ型

后壁缺陷

A. 腹股沟直疝

B. 腹股沟斜疝：腹股沟内环扩张，内侧侵犯或损失海氏三角横筋膜（如大的阴囊疝、滑疝或骑跨疝）

C. 股疝

Ⅳ型

复发性疝

A. 直疝

B. 斜疝

C. 股疝

D. 混合疝

选择非手术治疗的患者在使用疝带后症状可有所改善。该方法更广泛地用于欧洲。尽管关于使用疝带的信息大多已成轶事，但弹簧疝带比弹性疝带更有效。正确的使用方法及器械装置至关重要。据报告，约 30% 患者的症状得到控制。与疝带相关的并发症包括睾丸萎缩、髂腹股沟或股神经炎、嵌顿疝。

一般认为，股疝不采用非手术治疗，因为相关并发症尤其是绞窄的发生率较高。

手术修补术

前入路修补术 前入路修补术是腹股沟疝最常见的手术入路。无张力修补术已经成为标准，并衍生出多种不同的类型。在禁忌置入网片假体的情况下，除了合并污染或伴有肠道重建的病例之外，传统的组织修补术也可作为少见的手术方法。

所有的前入路修补术具有共同的手术技巧。开放式疝修补术开始于腹股沟韧带上方，距深环下一指宽处做与其平行的横行直线形或略呈弧形的切口。腹股沟内环位于髂前上棘和同侧耻骨结节的中点。通过皮下组织和 Scarpa 筋膜进行继续分离。确定腹外斜肌筋膜和腹股沟外环口。切开腹外斜肌筋膜到达腹股沟浅环，以暴露腹股沟管。生殖股神经的生殖支以及髂腹股沟和髂腹下神经被确定游离出来。以避免切断或结扎。钝性及锐性分离相结合，在耻骨结节处游离精索。对精索游离不当、过于从外侧偏向耻骨结节，可导致对组织层次和基本结构辨识的混淆，并可能造成对精索及腹股沟管底部的破坏。

自下方的条索结构游离精索，对其提睾肌进行平行于纤维的分离。提睾肌的动脉和静脉在腹股沟环附近加入提睾肌，通常可经灼烧或结扎后分离。一般来说，建议尽量减少对提睾肌纤维和血管的破坏，以减少慢性腹股沟疼痛。当斜疝发生时，疝囊位于提睾肌的深方，精索结构的前上方。纵向切开提睾肌，并围绕腹股沟内环进行分离，以帮助暴露出斜疝疝囊。将疝囊与周围的条索结构仔细分离，切开至腹股沟内环水平。如果疝囊较大，则打开疝囊并检查其内脏内容物；而对于较小的疝则该步骤并不必要。游离疝囊并还纳入腹膜前间隙，或在内环水平结扎疝囊颈，并切除多余的疝囊。如果存在较大的疝囊，可使用电凝分离以利于结扎。并无必要切除远端的疝囊。如果疝囊的基底较宽，则可能更容易将其还纳入腹膜腔，而不是将其结扎。直疝的疝囊突入腹股沟管底部，可能在修补前已经部分复位于腹横筋膜下方。为了做到这一点，切开削弱的底肌（横筋膜），露出下面的腹膜前脂肪，这些脂肪被从直疝疝囊颈移开，其他任何直疝组分也会被还纳。切除多余的腹横筋膜，通常可以使用可吸收缝线重新关闭腹横筋膜。“脂肪瘤”实际上代表腹膜后脂肪通过腹股沟深环突出，应该缝合、结扎和移除。

对滑动疝疝囊的处理是一种特别的挑战。由脏腹膜覆盖的部分腹膜后位器官组成了滑疝疝囊的一部分，通常为结肠或膀胱。在这种情况下，应切除疝囊（如果有）的多余部分并重新关闭腹膜。该器官和疝囊随后可复位于腹横筋膜下方，类似于直疝。

组织修补术 虽然组织修补术因不可接受的高复发率已经被大部分弃用，但在某些特定的情况下仍然有用。对需要进行肠切除术的绞窄疝，禁忌使用网片假体，此时需要进行组织修补术。可供选择的组织修补包括髂耻束修补、Shouldice 修补术、Bassini 修补术和 McVay 修补术。

髂耻束修补是将腹横肌腱膜弓与髂耻束进行间断缝合（图 45.5）。该修补从耻骨结节开始，并横向延伸越过腹股沟内环。该修补术最初的描述是使用切口松解（见后）；然而，许多使用该修补术的医师并没有使切口松解。

Shouldice 修补术强调了以连续缝合技术对腹股沟管后壁进行多层次重叠修补。在切开完成后，通过由深层到浅层的折叠处理和连续缝合重建腹股沟管的后壁。初始的缝线将腹横肌腱膜弓固定于髂耻束。之后，将腹内斜肌和腹横肌及其腱膜缝合至腹股沟韧带上。在严控指征的患者中，Shouldice 修补术具较低的复发率和较高的患者满意度。

Bassini 修补术通过将腹横肌和腹内斜肌弓状下缘或联合腱（如果有）与腹股沟韧带缝合而实施。这种一度流行的技术是非开腹疝修补的基本方法，也是在无张力疝修补术出现之前最流行的。

库珀韧带修复术，或称 McVay 修补术，是腹股沟直疝、较大的斜疝、复发性疝和股疝的常见、传统修补方法。使用间断不可吸收缝线将腹横肌腱膜缘与库珀韧带缝合在一起。当进行到股管的内侧部分时，留置过渡缝线，拉合库珀韧带和髂耻束。确保腹横肌腱膜与髂耻束稳固固定于该过渡缝线的外侧。该修补术的重要原则是需要进行切口松解。行切口松解的要领包括：将腹外斜肌腱膜向头侧和内侧反折，以暴露出腹直肌前鞘。随后在耻骨结节上方 1 cm 处沿弧线切开整个前鞘，直至接近其外侧边界。该方法减低

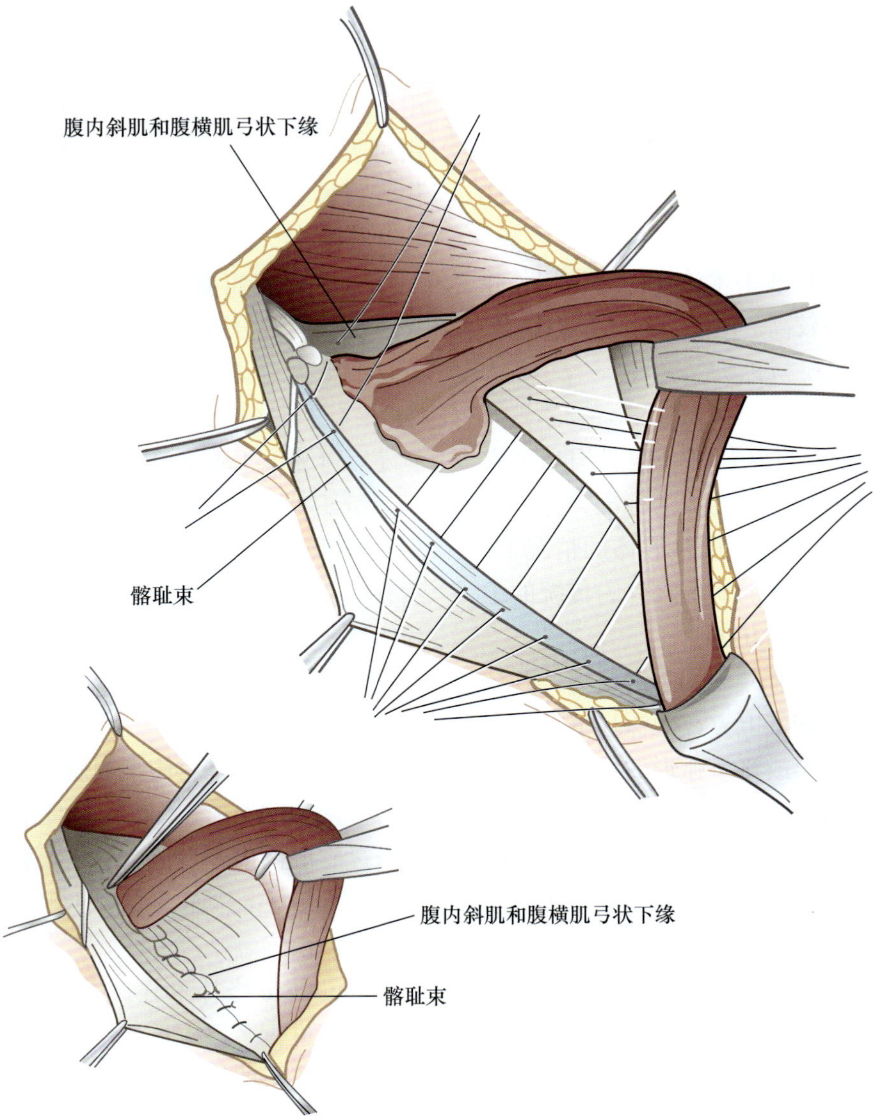

图 45.5 髂耻束修补。顶部，缝线横向于髂耻束，完整重建腹股沟深环。该缝合围绕着腹横肌弓状缘的上方及提睾肌起点和髂耻束的下方。底部，完整的修补已经完成。准备关闭切口，重建深环应足够宽松，应足够容纳一个止血钳末端（From Condon RE. Anterior iliopubic tract repair. In：Nyhus LM，Condon RE，eds. Hernia. 2nd ed. Philadelphia：JB Lippincott；1974：204.）

了缝线的张力，并降低了术后疼痛和疝复发率。用腹直肌覆盖该筋膜缺损，可预防松解切口部位的疝形成。McVay 修补术特别适用于发生绞窄的股疝，因为其在不使用网片的情况下对股间隙进行了封堵。

前入路无张力腹股沟疝修补术　无张力修补已经成为腹股沟修补的主要方法（图 45.6）。在认识到修补中的张力是复发的主要原因后，疝治疗的现行实践采用了人造网片假体覆盖缺损，这一概念首先由 Lichtenstein 倡导。在腹股沟疝前入路修补术中，网片的放置有若干种选择，包括 Lichtenstein 方法、填塞-补片技术、经前入路在腹膜前和腹股沟前各置一枚网片的“三明治技术”。

在 Lichtenstein 修补术中[4]，将不可吸收的补片假体进行塑形，以适合腹股沟管的形状。在网片的外侧缘远端切开一个狭缝以容纳精索。有多种预制的、商用假体可供使用。位于耻骨结节上方的骨膜暴露出来，此剥离向耻骨中线内侧延伸至少 15 ～ 20 mm。应避免将补片固定在耻骨结节上，以减少慢性腹股沟疼痛的风险。用不可吸收的缝线将网片的下外侧边缘缝合到靠近耻骨结节（而非在其里面）的腹股沟韧带的边缘。网片的内侧部分允许在耻骨结节上覆盖至少 15 mm。这种缝线就在腹股沟内环的外侧和上方，并打结。然后进行间断缝合，将网状物的超内侧部分固定在连体肌腱上。要非常小心地观察髂腹股沟和髂腹下神经，以避免损伤或卡压。此外，确保耻骨结节内侧的补片有足够的内侧重叠。此时，在精索周围将切

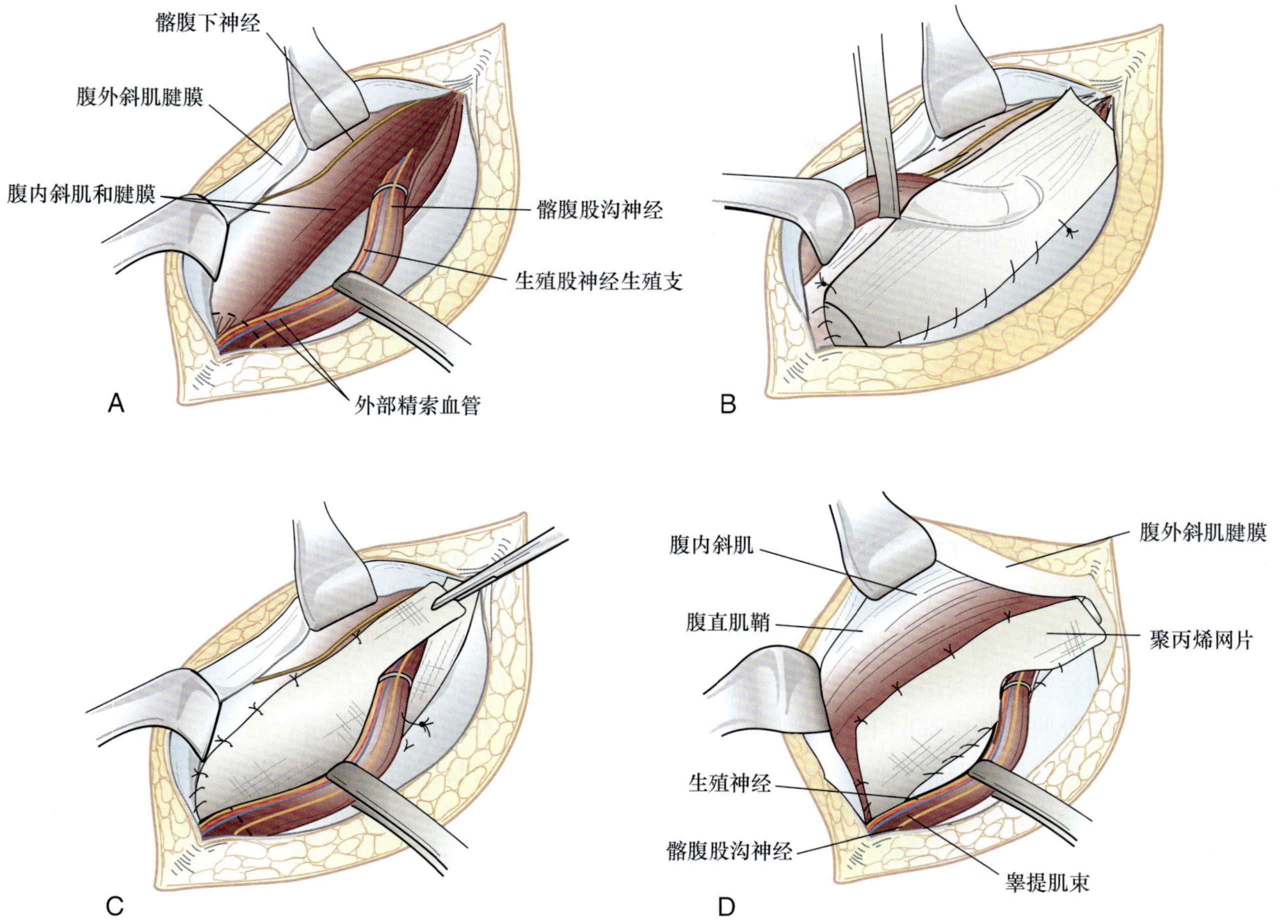

图 45.6 Lichtenstein 无张力腹股沟疝修补术。(**A**)本方法的实施需仔细解剖腹股沟管。对斜疝疝囊进行高位结扎。将精索结构向下方牵拉。将腹外斜肌连同其下方的腹内斜肌分离至足够高，以容纳一枚 6～8 cm 宽的网眼补片。需将腹内斜肌边缘重叠 2～3 cm。将一张聚丙烯网眼补片进行修整以适合腹股沟管。在网片的一侧剪出一条缝，将精索置于网片的两条尾部之间；(**B**)将精索向头侧牵引。内侧网片与耻骨重叠大约 2 cm。使用不可吸收的单纤维材料缝线连续缝合网片，将其固定于覆盖耻骨结节的腱膜组织。继续向内缝合，将网片的下缘缝合至腹股沟韧带的斜缘，直至腹股沟管内环口外侧的一点；(**C**)第二根单纤维材料缝线置于耻骨结节水平，并在距离腱膜缘大约 2 cm 处进行连续缝合，将网片缝合至腹内斜肌健膜或肌肉；(**D**)将网片两条尾部的下缘缝合至腹股沟韧带的斜缘，以网片重建新的内环口。精索结构置于腹股沟管内，部分以网片覆盖。在精索上方关闭腹外斜肌腱膜（From Arregui ME，Nagan RD，eds. Inguinal Hernia：Advances or Controversies? Oxford，England：Radcliffe Medical；1994.）

口形成的尾部缝合在一起，紧密重建一个新的内环口。将髂腹股沟神经和生殖股神经的生殖支与精索结构放在一起，穿过这个新建的腹股沟内环以保护髂腹股沟神经和生殖股神经或避免它们在修复中被封闭。

遵循无张力修补的原则。Gilbert[5]报告使用圆锥形的聚丙烯网塞，当将其插入腹股沟内环时，会像倒置的雨伞一样展开并封闭疝口。将该网塞缝合至周围的组织上，并以另外覆盖的网眼补片固定其位置。该补片不需要以缝线缝合；然而这样做需要进行充分的分离，在腹外斜肌和腹内斜肌之间创造足够的空间，以将补片平铺于腹股沟管上。这种所谓的填塞-补片修补，作为对原始 Lichtenstein 网片修补的扩展，已经成为最常见的主要从前入路进行的腹股沟疝修补术。尽管一些有经验的医师可在不进行缝合固定的情况下就能完成该修补，但最安全的方法是使用几种不可吸收的单纤维缝线进行塞补，特别是对于非常薄弱的腹股沟底或较大的缺损。

“三明治”技术涉及一种具有三个聚丙烯组件的双层装置，包括一个类似于腹腔镜手术对后壁进行修补的圆形衬底补片、一个功能类似于塞子的连接器，以及一个覆盖腹股沟管底部后方的镶嵌补片。该修补并不强制使用间断缝合固定，但绝大多数外科医师均会在该修补术中间断缝合 3～4 针。

无张力疝修补术的另一种选择是腹膜前入路，使用自动膨胀的聚丙烯补片[6]。通过钝性分离在腹膜前间隙建立一个袋状间隙，随后将一种预制的网眼补片插入疝缺损处，该补片可膨胀起来并覆盖直疝、斜疝和股疝间隙。该补片与腹股沟韧带平行放置。它可在不用缝线固定的情况下保持固定，或可钉缝固定。

Stoppa-Rives修补术采用脐下正中切口，在腹膜前间隙放置一个大型网状补片[7]，通过钝性分离制造腹膜外间隙，此间隙可延伸至膀胱前，越过闭孔，到达骨盆边缘的后外侧，此技术可以分配腹腔内的压力至补片上，以保持补片正确的位置，Stoppa-Rives修补术被特别用于缺损较大的疝、复发疝及双侧疝。

腹膜前修补术　开放式腹膜前修补术适用于腹股沟疝复发、滑动疝、股疝和部分绞窄疝的修补[8]。在腹股沟内环上方2 cm处做横向的皮肤切口，指向腹直肌鞘的内侧边界。横向切开前腹壁的肌肉，并确定腹膜前间隙。如果需要进一步暴露，可切开腹直肌前鞘并向内牵开腹直肌。将腹膜前组织向头端牵拉，以看清腹股沟管的后壁和疝突出的位置。腹壁下动脉和静脉通常位于腹直肌后鞘中部的下方，通常不需要进行分离。此种入路可避免对精索的游离和对腹股沟管区皮肤感觉神经的损伤，这对于先前经前方入路进行过修补的疝尤为重要。如果切开了腹膜，就要将其缝合关闭以避免腹腔内容物突出到手术野。确定腹横筋膜和腹横肌腱膜并将其缝合至髂耻束。采用这种方法修补的股疝需要将修复物缝合至库珀韧带以闭合股管。常使用网片假体来加强对股管的关闭，尤其是当疝囊较大时。

腹腔镜修补术　腹腔镜下腹股沟疝修补术是另一种基于腹膜前入路的无张力网片修补方法。腹腔镜入路的机械优势在于，在缺损后方放置一大块网片以覆盖耻骨肌孔薄弱区，利用腹壁的自然张力将腹内压力分散到更大的区域以支撑网片。因其恢复更快、疼痛更小、解剖关系更清晰、可修补各种腹股沟疝的缺损以及减少手术部位感染，得到了支持者们的高度评价。而批评者强调了其更长的手术时间、技术上的挑战、复发风险和费用的增加。腹腔镜修补术也与内脏或血管损伤的风险（约有0.3%）相关[9]。尽管关于对初发单侧腹股沟疝进行腹腔镜修补术的实用性的争议持续存在，但多数人仍赞同该方法对于双侧或复发性疝具有优势[10]。按照腹腔镜疝修补术的实践指南进行操作可能有助于控制成本。

就腹腔镜腹股沟疝修补方法而言，外科医师可有数种选择。最流行的技术是腹腔镜全经腹膜外疝修补术（totally extraperitoneal，TEP）和腹腔镜经腹腔腹膜前修补术（transabdominal preperitoneal，TAPP）。这两种方法的主要区别在于进入腹膜前间隙的途径不同。在TEP方法中，首先使用球囊扩张器于腹膜前间隙做切口。在TAPP方法中，先进入腹腔再进入腹膜前间隙。每种方法均有其优点。使用TEP方法时，腹膜前间隙的解剖更快速，并且可将对腹腔内脏器损伤的潜在风险降至最低。然而，扩张球囊的使用比较昂贵，操作空间更加局限，且如果患者先前接受过腹膜前的手术，则无法建立操作空间。此外，在TEP过程中，如果腹膜损伤过大，则潜在的操作空间可能不复存在，必需转换为经腹腔入路。由于上述原因，当实施TEP时，必须具备TAPP技术的知识。经腹腔入路修补可以在对自然组织广泛切开和游离之前确定腹股沟区的解剖结构。腹膜腔更大的操作空间可使术者获得更安全和更容易的腹腔镜疝修补方法的早期经验。

腹腔镜腹股沟疝修补术除了不能耐受全身麻醉者之外，没有绝对禁忌证。有广泛下腹部手术史的患者可能需要在疝修补术前进行有效的粘连松解。在特殊情况下，曾接受根治性耻骨后前列腺切除术且术中对腹膜前间隙进行过分离的患者，可能面临更加精准、安全的分离的挑战。

TEP方法使用了经脐部的切口。切开腹直肌前鞘，向外侧牵开同侧的腹直肌，钝性分离以在腹直肌下方建立间隙。将球囊扩张器插入腹直肌后鞘的下方、耻骨联合前方，并在腹腔镜直视下进行充气扩张（图45.7）。在打开间隙后进行充气，并置入另一支套管针。腹腔镜与腹壁成30°可提供对腹股沟区的最佳视野（图45.3）。沿着腹直肌下部确定腹壁下血管并向前牵拉。将库珀韧带从耻骨联合上向内侧分离至髂外静脉水平。亦须确认髂耻束。要小心操作以免损伤生殖股神经的股支和股外侧皮神经，二者位于髂耻束的外下方（图45.4）。侧方分离至髂前上棘。最后，确定睾丸血管和输精管并游离腹膜。

TAPP方法使用经脐部切口直接进入腹膜腔。在脐水平于腹壁下血管的外侧做两个5 mm操作孔。在前腹壁较高处创建一个腹膜皮瓣，范围从脐正中襞至髂前上棘。手术的其余过程类似TEP步骤。

如果对腹膜间隙经球囊扩张仍无法还纳，可轻轻牵开并还纳直疝疝囊和相关的腹膜前脂肪。将较小的斜疝疝囊从索条结构上游离并还纳入腹腔内。较大的疝囊可能难以还纳。在这种情况下，灼烧分离腹股沟内环附近的疝囊，将远端疝囊留在原位。环状结扎关闭腹膜基底部的疝囊，以预防气腹的发生。在将疝还纳后，将一枚12 cm×14 cm大小的聚丙烯网片通过

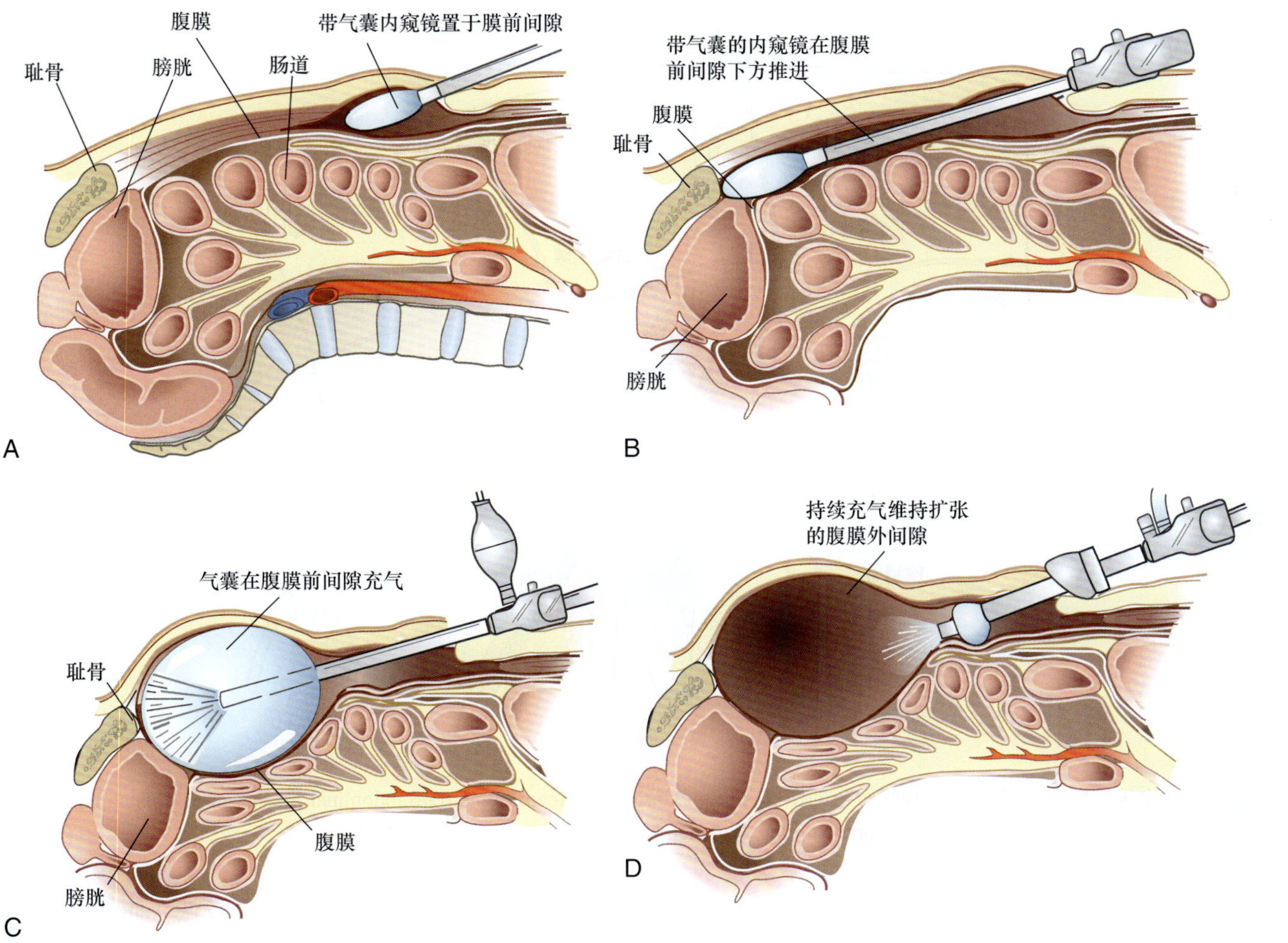

图 45.7 腹腔镜全经腹膜外疝修补术。(**A**)在脐周区域可触及腹直肌后鞘，在腹直肌后鞘的前表面置入腹膜后球囊扩张器;(**B**)球囊扩张器在腹膜的间隙内可向前到达耻骨的后表面;(**C**)将球囊充气，从而制造出一个光学腔;(**D**)向该光学腔中充入二氧化碳气体，使腹股沟管壁的后表面得以分离

套管针插入并展开。它可覆盖直疝、斜疝和股疝间隙并置于精索结构之上。腹膜从精索结构处至少要剥离 4 cm，以预防腹膜被卷入网片下方，这一点很重要，因为其可导致疝复发。将网片用固定钉仔细钉合于库珀韧带内侧，前侧固定在腹直肌后侧和腹横肌腱膜弓距疝缺损至少 2 cm 处，侧面固定于髂耻束。网片延伸至耻骨联合外，低于精索和腹膜（图 45.8）。网片不需在该区域固定，且在髂外动脉以外的髂耻束下方不留置固定钉。在该区域放置固定钉可能会损伤生殖股神经的股支或股外侧皮神经。在所谓的死亡三角（该三角的边界由内侧的输精管和外侧的精索血管组成），也应该避免使用固定钉，以避免损伤髂外动脉和股神经。只要能触及钉合设备的尖端，这些结构就不太可能受损。

机器人辅助修补术 TAPP 技术也可以通过机器人进行，具有与腹腔镜相似的套管针配置、类似的剥离步骤、网格定位以及与腹腔镜相似的结果[11]。机器人方法的一个优点是三维光学和腕式的仪器。与腹腔镜的二维视图相比，这可以改善解剖的可视化。腕式器械为解剖和缝合提供了更好的灵活性。另一个优点是利用缝线将网片固定在腹壁上的简便性，无需使用穿透力强的机械固定装置。同样，腹膜瓣也可以缝合闭合。虽然未经证实，该方法可能会带来更轻微的痛感。

腹股沟疝修补术的并发症及结局

衡量各类疝修补术成功与否的关键在于其效果。目前，关于疝修补术效果的最佳信息可以从大样本的前瞻性随机试验、临床试验的荟萃分析以及两个国家的大型登记（丹麦疝数据库和瑞典疝数据库）中得出结论。丹麦疝数据库收录了超过 98% 的腹股沟疝修补术，瑞典疝数据库的收录比例则接近 80%[12-13]。在分析数据时，需要注意的是，这是一系列随机性研究。这些随机试验对这类患者进行了高度选择，大多

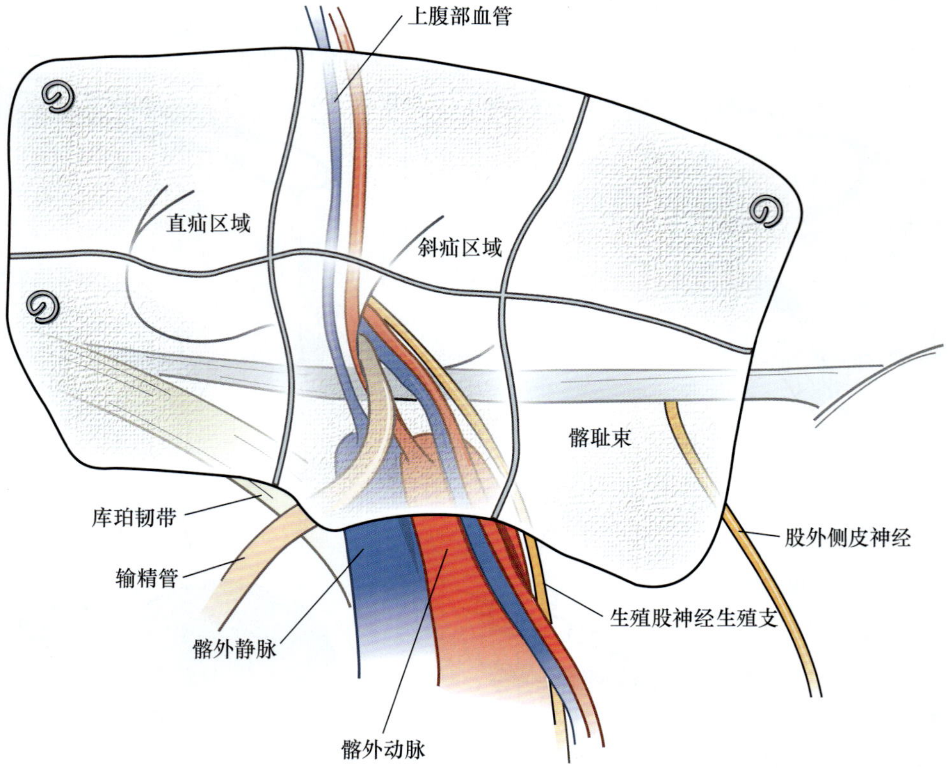

图 45.8 完全经腹膜外疝修补术中补片置入的图解（From Corbitt J. Laparoscopic transabdominal transperitoneal patch hernia repair. In：Ballantyne GH，ed. Atlas of Laparoscopic Surgery. Philadelphia：WB Saunders；2000：511.）

数试验排除了复发性疝、肥胖患者和巨大腹股沟疝。另外，一些随访结果是通过电话采访完成的，并非体格检查。国家登记中心是根据手术情况进行信息收集，因此，所得到的复发率低于进行过电话随访和体格检查的所有患者。

各类疝修补术的死亡率很低，而且在各种技术上没有显著差异性报道。绞窄性疝修补术的死亡率相对较高。此外，死亡的风险与患者的合并症相关。麻醉并不影响疝修补术的复发率[13]。开放式修补术可以在局部麻醉下进行，这对于高危患者的手术有利。

原发疝修补术效果存在很多重要的不同。疝的复发被大多数研究机构作为疗效评估的首选，一系列大规模的包括多种不同疝修补方法的研究证实疝的复发率波动在 1.7% ～ 10%[12-14]。

组织修补术的效果往往基于个人或单一机构的报告而并非前瞻性和随机化研究，并且存在不稳定的随访周期。显然，得出的复发率是变化多样的。无张力修补术较组织修补术后复发率低[13, 15-16]。丹麦疝数据库术后效果证明，Lichtenstein 修补术后疝复发导致再次手术的发生率仅为不用补片修补术的 25%[12]。Cochrane 的一篇综述报告称，与开放式修补术相比，使用补片修补的疝复发的风险降低了 50% ～ 75%，修复后慢性腹股沟疼痛的风险降低，而且相比开放式修复患者能更早恢复工作[15]。除非使用网片，否则 Shouldice 修复的复发率高于网片修复术[16]。一项荟萃分析比较了采取 Lichtenstein 术式，网塞和双层网片修补术，这些术式在疝复发率、慢性腹股沟区疼痛、其他并发症及术后恢复工作时间方面没有明显差异[17]。有将近 50% 的复发性疝发生在修补术后 3 年内。在无补片修补术中，3 年后仍可能复发，但这一现象在无张力修补术中并不常见。

欧盟疝试验协作组在 2002 年发表了一份对随机对照试验的全面系统综述[18]。这些作者报道了一项荟萃分析，对来自 25 项试验的 4165 例患者的数据进行了分析。基于现有的数据，腹腔镜修补术后可更快恢复正常活动，并减少术后疼痛的时间。腹腔镜修补术的复发率低于开放式非网片修补术；然而，开放式和腹腔镜网片修补术具有相似的复发率。

美国退伍军人管理局最近发布了一项前瞻性试验，随机纳入了 1983 例患者进行开放式 Lichtenstein 修补术或腹腔镜修补术，其中 90% 为 TEP 修补术[14]。该研究中的大多数外科医师可能都有过腹腔镜手术的次优经验；先前必须进行过 25 例该修补术才有资格接诊患者，这与看似很高的中转开放式手术修补率

（5%）相一致。尽管受到这些因素的影响，但这些研究人员发现，腹腔镜修补术的复发率（10%）比开放式修补术（5%）高 2 倍。原发性疝复发的差异依然存在（腹腔镜 10%，开放式 4%）；然而腹腔镜手术修补复发性疝的复发率更低（10% *vs.* 14%）。该团队的另一项研究发现，外科医师缺乏腔镜手术经验以及医师年龄大于 45 岁都是腹腔镜修补术后复发的预测因素[17]，从这些结果可以得到什么结论呢？该研究证明，腹腔镜腹股沟疝修补术可能存在一定的学习曲线，以达到可接受的低复发率。

一项 Cochrane 综述回顾了 8 个非随机实验研究中超过 1000 例患者的资料，发现 TAPP 与 TEP 在疝复发风险方面没有差异[19]。TAPP 与皮肤切口部位的疝和血管损伤有关，而 TEP 则有更高的转归率。

股疝

股疝（femoral hernias）经股管发生，股管上方以髂耻束为界，下方以库珀韧带为界，外侧以股静脉为界，内侧以髂耻束与库珀韧带的连结处（腔隙韧带）为界。股疝表现为腹股沟韧带后方的包块或突出。有时某些股疝会突入腹股沟管。在这种情况下，股疝疝囊仍然存在于腹股沟韧带的下方，穿过股管，但在头侧方向升高。大约 50% 的股疝男性患者会出现相关的腹股沟直疝，而这种关系只在 2% 的女性中发生。

股疝可以使用标准的库珀韧带修补术、腹膜前入路或腹腔镜的方法进行修补。股疝修补的基本原理包括对股疝疝囊的切开和还纳，以及对股管缺损的闭塞，可将髂耻束与库珀韧带拉合或放置网片假体以闭合缺损。股疝的绞窄发生率较高，因此，所有的股疝均需进行修补，并检查嵌顿股疝的疝囊内容物的活力。在肠管受累的病例中，库珀韧带修补术是首选技术，因为网片使用是禁忌。当股疝的嵌顿内容物无法还纳时，分离腔隙韧带可能会有所帮助。在前入路手术中识别和修复股疝的一个有效方法是从外斜腱膜中剥离皮下脂肪，暴露腹股沟韧带的前部反折。股动脉很容易触诊，静脉内侧股疝的潜在空间可以用手指探查和视觉检查。一旦发现股疝，应将疝囊和疝内物移动并复位。腹股沟韧带经常需要分开一小段，以方便复位。股静脉内侧没有骨化，在静脉内侧留下大量的组织。可将一个小的假体塞插入之前被股疝所占据的空隙中，然后使用可吸收的缝线将其缝合到库珀韧带后部、腔隙韧带内侧和腹股沟韧带上方。股静脉内侧不用放置缝线固定。

一个包含近 35 000 名患者的国家疝数据库报告股疝和腹股沟疝并发的概率为 0.3%[20]。在腹股沟疝修补后发生股疝的概率是普通情况下预料的 15 倍。到底是股疝在之前手术中被忽略还是腹股沟疝修补术后有新发疝的倾向尚不清楚。股疝术后复发率只有 2%。复发性疝修补术后再次复发的概率约为 10%。

特殊问题

滑动性腹股沟疝

由内脏器官组成疝囊壁的一部分从而形成滑动疝。最常见的受累内脏是结肠或膀胱。大多数滑动疝是腹股沟斜疝的一种变体，虽然股疝和直疝的滑动性疝也可发生，但与滑动疝相关的主要危险是在肠道或膀胱损伤之前未能识别出组成疝囊的内脏。滑动疝的内容物可还纳入腹腔内，任何多余的疝囊均需结扎和分离。在疝还纳后，可使用前述技术之一修补腹股沟疝。

复发性腹股沟疝

复发性腹股沟疝的修补具有挑战性，这个结果与其更高的二次复发率有关。为了成功修补，复发性疝几乎均需要放置网片假体。例外的情况是当感染的补片与复发性疝有关时。关于使用网片经前入路疝修补术后的复发，最好采用腹腔镜或开放式的后入路修补术，放置第二张网片。

绞窄疝

使用腹膜前入路对怀疑绞窄疝（strangulated hernia）的修补是最容易的。在该暴露条件下，可直视疝囊内容物，并通过单一切口评估其活力。识别卡压环并将其切开以还纳疝内的内脏，并在最小的危险程度下处理周围的器官、血管和神经。如果有必要切除绞窄的肠管，可打开腹膜，在不需要第二个切口的情况下完成切除术。

双侧腹股沟疝

修补双侧腹股沟疝的方法基于疝缺损的范围。双侧疝同时修复与单侧疝修复的复发率相似，无论采用开放式还是腹腔镜技术[21]，使用巨大网片加强内脏囊手术（Stoppa 修补）[7]或腹腔镜修补均适用于同时修补双侧腹股沟疝。

并发症和结果

开腹和腹腔镜腹股沟疝修补术均有许多相关的并发症（表 45.1）。有一些是与疾病本身和麻醉影响相关的普通并发症，随患者群体和风险的不同而变化。此外，还有与修补术直接相关的技术性并发症。技术性并发症受外科医师经验的影响，且在复发后修补后更加常见。疝复发后的瘢痕形成和解剖紊乱，可导致手术中无法识别重要结构。这是我们建议使用不同的术式治疗复发性疝的主要原因。

尽管疝修补的总体并发症率约为 10%，但这些并发症多数是暂时性的，较易解决。多数经验中的许多严重并发症列于表 45.1 中。

手术部位感染

开放式疝修补术后手术部位（切口）感染的风险估计为 1% ～ 2%，腹腔镜修补稍低。这些均为清洁手术，感染风险主要受到患者相关疾病的影响。多数人认为，疝修补术没有必要常规使用预防性抗生素[18]。前瞻性随机临床试验不支持对低感染风险的腹股沟疝患者常规使用围术期预防性抗生素[22]。伴随有严重并发疾病的患者，以美国麻醉协会（ASA）评分高于 3 分为基准，可接受围术期预防性抗生素（如头孢菌素 1 ～ 2 g），切皮前 30 ～ 60 分钟经静脉输入。对青霉素过敏的患者可使用林可霉素 900 mg 静脉注射或红霉素 250 mg 静脉注射。只需要一次单一剂量的抗生素。放置网片假体并不会增加感染的风险，亦不影响对抗生素的需求。浅表手术部位的感染治疗方法包括切开切口、局部伤口护理和二次治疗。一些网片感染会表现为慢性引流窦，通过网片或挤压网片发生。深部手术部位感染通常涉及假体补片，应将其移除。

可通过使用适当的手术技术，术前皮肤消毒准备和适当备皮（剃除毛发）来降低感染风险。有既往疝手术史切口部位慢性皮肤感染或其他部位感染的患者会增加感染的风险。在择期手术前需要先对这些感染进行治疗。

表 45.1 开腹及腹腔镜疝修补术后并发症（%）

并发症	开腹疝修补（$N = 994$）	腹腔镜疝修补（$N = 994$）
手术中并发症	1.9	4.8
术后并发症	19.4	24.6
尿潴留	2.2	2.8
尿路感染	0.4	1.0
睾丸炎	1.1	1.4
手术部位感染	1.4	1.0
神经痛、疼痛	3.6	4.2
危及生命的并发症	0.1	1.1
长期并发症	17.4	18.0
血肿	3.0	9.0
睾丸炎	2.2	1.9
感染	0.6	0.4
慢性疼痛	14.3	9.8
复发	4.9	10.1

From Neumayer L，Giobbie-Hurder A，Jonassen O，et al. Open mesh versus laparoscopic mesh repair of inguinal hernias. N Engl J Med. 2004；350：1819-1827.

神经损伤和慢性疼痛综合征

神经损伤是腹股沟疝修补术中少见且常被忽视的并发症。损伤可由牵引、电凝、切断和结扎引起。网片假体的使用常可导致暂时性的感觉减退。开放式疝修补术中最常见的受累神经为髂腹股沟神经、生殖股神经的生殖支和髂腹下神经。在腹腔镜修补中，股外侧皮神经生殖股神经最常受累。偶尔，股神经的主干也可在开放式或腹腔镜腹股沟疝修补中受到损伤。

暂时性的神经痛可能发生，通常为自限性，可于手术后数周内缓解。持续性神经痛通常导致分布区域内的疼痛和触觉过敏。在髋关节受压点或过伸点触诊可重现症状，并可通过大腿屈曲缓解症状。感觉神经的横断通常导致与受累神经的分布相一致的区域性麻痹。

根据最近对患者术后效果的关注，开放式疝修补术后的慢性腹股沟疼痛已经取代了疾病复发，成为开放式疝修补术后的主要并发症。约 10% 的患者术后会出现慢性疼痛，定义为术后疼痛持续 3 个月以上，据报道有 2% ～ 4% 的患者会出现影响日常生活的疼痛[23]。开放式手术中常规分离神经的策略与基于网片的前入路修补术的慢性疼痛减轻并不相关。相反，常规分离髂腹股沟神经可显著增加感觉障碍。腹腔镜修补术中，在远离容易受损伤的神经部位进行手术，并正确和适当放置固定钉，可以直观地看出慢性腹股沟疼痛是不常见的。一些对比腹腔镜和开放式修补术的报告称，腹腔镜疝修补术后的慢性腹股沟区疼痛的发生率明显降低，但这一观察仍有争议。在开放式修补术中，减少慢性腹股沟疼痛的主要措施包括识别和保留留在原位的三条主要神经（髂腹股沟神经、髂腹下神经、生殖神经支），避免直接固定在耻骨结节，尽量减少提睾肌纤维的破坏，并在中间使用可吸收间断缝线固定。后者用于避免神经结构的撞击或压迫。

对处理残余神经痛的各种方法均已有所描述。早期症状可用抗炎药、镇痛药和局部麻醉神经阻滞剂治疗。应在专业中心利用程序化方法，最大限度地增加取得积极成果的机会，并尽量减少使困难情况变得更糟的机会。一般来说，针对慢性腹股沟疼痛的手术入路分为手术部位附近的局部干预（网片或钉切除，网片消胀）和远离即刻疝修补部位的神经相关干预。目前，局部干预的范围和方法尚不清楚，但一些患者确实受益于积极的干预。神经切除术通常以开放式或微创方式进行（腹腔镜或机器人手术），通常用慢性疼痛来代替慢性麻醉或感觉异常。对于许多有衰弱性疼痛的患者来说，这是一个受欢迎的折中方案。确定这些方法在哪些患者身上会取得成功还处于初级阶段。需要大量的数据来帮助这个复杂的群体做出决策。

缺血性睾丸炎和睾丸萎缩

缺血性睾丸炎通常因精索蔓状静脉丛小静脉的血栓形成而发生。可导致睾丸静脉充血，在术后 2 ～ 5 天可发展为肿胀和触痛。该过程将继续持续 6 ～ 12 周，并通常导致睾丸萎缩。缺血性睾丸炎也可由结扎睾丸动脉引起。该种情况用抗炎药和止痛剂治疗。睾丸切除术几乎是不必要的。

通过避免对精索内部进行不必要的解剖，可最小化缺血性睾丸炎的发生率。在对大型疝囊远端部分进行剥离的过程中和因疝复发或精索病理改变而曾经接受前入路手术的患者中，其发病率增加。在这种情况下，应首选后方入路。

睾丸萎缩是缺血性睾丸炎导致的。这在复发性疝修补后更常见，特别是在前方入路的手术中。缺血性睾丸炎的发病率会因为疝的复发增加 3 ～ 4 倍。

输精管和内脏损伤

输精管和腹腔内脏器的损伤比较罕见。这些损伤中的大部分发生在患腹股沟滑动疝的患者中，对疝囊内腹腔内脏器的辨识不清。在大型疝中，输精管可在加入精索之前被推移入扩大的腹股沟环中。在这种情况下，需要确认和保护输精管。

腹股沟疝复发

疝复发通常是由技术因素引起的，如修补时张力过高、漏诊疝、修补中未能包括足够的肌肉筋膜缘以及网片的大小和放置不当。对扩大的腹股沟内环的关闭不当也会造成复发，其大小通常可在初次手术结束时进行评估。其他可导致疝复发的因素包括：慢性腹内压力升高、慢性咳嗽、深层切口感染、伤口胶原蛋白形成不佳。直疝患者的复发更常见，通常涉及耻骨结节附近的腹股沟管底部，该处的缝线张力最高。当初次疝修补的张力过大时，可使用松解切口以助于减少复发。大约 5% ～ 10% 的腹股沟疝复发患者有股疝存在，在手术探查中容易发现[12]。

大多数复发性疝需要使用网片假体以进行满意的修补。选择不同的入路（通常是后方）避免通过瘢痕组织进行分离，改善对缺损的直视，并还纳疝囊，减少并发症的发生，特别是缺血性睾丸炎和髂腹股沟神经损伤。初次使用网片修补后的复发可能是由于假体移位或假体尺寸不足造成的。通过不同的入路放置第二块补片是对复发的最佳治疗方式。

最近的一项包含 58 个报道的荟萃分析比较了合成网片技术与非网片修补术，证实使用网片可降低近 60% 的复发[18]。该报告同时总结说，使用网片的腹腔镜和开放式修补术之间的疝复发率没有差异。近期一项关于复发性疝修补术的荟萃分析报告，开放式和腔镜网片修补术在复发性或慢性腹股沟疼痛中没有差异[24]。

疝复发在复发性疝的修补术后更为常见，与先前尝试修补的次数直接相关。基于大批人群的研究报告称，前 24 个月的复发率为 4% ～ 5%，5 年复发率为 7.5%[25]。无张力和基于网片的修补术具有最低的复发后再手术率，且与更加传统的修补术相比，其复发率减少了约 60%。

从疝复发到后续修补的时间持续减少[25]。手术次数的增加和并发症的高发会使复发率增加。

生活质量

对疝修补术进行评估的主要生活质量指标是术后疼痛和能否恢复工作。与非网片修补术相比，基于网片的无张力和腹腔镜方法已被证明痛苦更小。腹腔镜修补术后疼痛最小，并已被证实对于减少休息时间方面具有边际优势[10]。

腹壁疝

腹壁疝（ventral hernias）的定义为通过前腹壁筋膜的突出物。这些缺损可分为自发性的或获得性的，也可以按其在腹壁上发生的位置分类。上腹疝发生在从剑突到脐的范围，脐疝发生在脐部，下腹疝作为较罕见的自发性疝，发生在脐部以下的中线。获得性疝通常见于手术后的切口，因此又称为切口疝。它虽然并不是真正的疝，但腹直肌分离可表现为中线膨出，在这种情况下，腹白线被拉伸，导致腹直肌的内侧缘膨出。腹壁分离可以发生在包括中线在内的任何部位。因为没有筋膜环或疝囊，所以除非症状明显，否则应避免手术矫正。

发病率

根据全国手术统计，切口疝占所有腹壁疝的15%～20%，脐疝和上腹疝占10%。女性腹壁疝发病率是男性的2倍，并且在肿瘤切除术后2年的发生率高达41%。据估计，每年有35～50万例腹壁疝修补手术。有若干技术性和患者相关的因素均与切口疝的发生有关。没有确凿证据证明初次手术的缝合方式或切口关闭技术可影响疝的形成[26]。导致腹壁疝形成的患者相关因素包括肥胖、高龄、男性、睡眠呼吸暂停、肺气肿和慢性前列腺疾病。因此，有人提出，与破坏肺内胶原相关的因素可导致伤口愈合不良，增加疝的形成。伤口感染也可导致疝的形成。最近的数据表明，闭合中线开腹手术的外科技术与切口疝的形成高度相关。与大多数医师通常采用的1 cm咬合和1 cm推进缝合技术相比，使用4∶1的缝合线与伤口长度比可以显著减少切口疝的形成[27]。

初次手术切口的种类是否会影响切口疝的发病率仍存在争议。值得注意的是，腹正中线切口有3%～20%的概率会出现疝，如果有手术部位的感染，概率将会加倍。一个包含11项研究的荟萃分析检验了不同腹部切口所致的腹壁疝发病率：正中线切口为10.5%，横向切口为75%，正中旁切口为2.5%[28]。鉴于横向切口和中线切口术后切口疝形成率相似，术者应根据所期望的手术暴露程度来规划切口，以安全完成手术。

关于未经处理的腹壁疝的演变过程的资料很少。值得注意的是，无症状或症状很轻的腹股沟疝在超过2年的时间内的并发症发生率低[2]。这一范例是否适用于无症状的腹疝或切口疝还不清楚。因为没有前瞻性队列研究可以用来判断未经处理腹疝的演变过程，大多数医师认为这些疝一旦发现应立刻进行修补。

解剖

前腹壁的解剖简明扼要，比腹股沟区的解剖更加容易理解。然而，清楚地了解腹部的血液供应和神经支配在进行晚期腹壁重建中是重要的。外侧肌肉组织由三层组成，以不同的角度倾斜并分别成束，为腹内容物建立了强壮的包裹。每一束肌肉均形成各自的腱膜并插入腹白线，腹白线是连结腹壁两侧的中线结构。腹外斜肌是侧腹壁上最浅表的肌肉，位于腹外斜肌深层的是腹内斜肌。腹外斜肌的纤维指向内下方向（像手插在口袋那样），腹内斜肌的纤维指向深层且与腹外斜肌方向相反。腹壁最深层的肌肉是腹横肌。其纤维指向水平方向。该三层肌肉产生横向至腹直肌的腱膜层，形成了腹直肌鞘的前层和后层。

腹外斜肌腱膜的内侧延长部分组成了腹直肌鞘前层。在中线上，两侧的腹直肌前鞘组成了腱性腹白线。腹白线的两侧均为腹直肌的肌肉，其纤维纵向贯穿整个前腹壁。每侧腹直肌下方均有腹直肌后鞘，亦参与组成腹白线。

前腹壁的另一个重要的解剖结构是弓状线，位于脐下3～6 cm。弓状线以下的腹直肌后鞘缺失。在弓状线上方，腹内斜肌腱膜参与组成了腹直肌鞘的前层和后层，腹横肌腱膜穿过腹直肌的后方，组成了腹直肌后鞘。在弓状线下方，腹内斜肌和腹横肌腱膜完全穿过了腹直肌的前方。弓状线以下的腹直肌鞘后层仅由横筋膜和腹膜组成。

腹壁大多数神经支配来源于第7～12肋间神经和第一、第二腰神经。这些分支支配侧腹部肌肉、腹直肌和皮肤。这些神经穿过侧面腹横肌和腹内斜肌之间的腹壁，穿入腹直肌鞘后部正中，到达半月线。

侧腹壁肌肉的血液供应来源于较低的3或4个肋间动脉、旋髂深动脉和腰动脉。腹直肌血液供应更复杂，来源于表层的上腹部动脉（胸廓内动脉的终末支），下腹壁动脉（髂外动脉的一个分支）和较低的肋间动脉。腹壁上和腹壁下动脉在脐旁吻合。脐周位置血管的交通支可以减少广泛皮肤损伤中的皮瓣坏死（图45.9）。

诊断

对腹疝的评估需要进行详细的体格检查。同腹股沟区的检查一样，对前腹壁的评估需要患者以站立位和伸卧位同时进行，Valsalva动作亦有助于证实疝的部位和大小。影像技术在腹壁少见疝的诊断中起着很

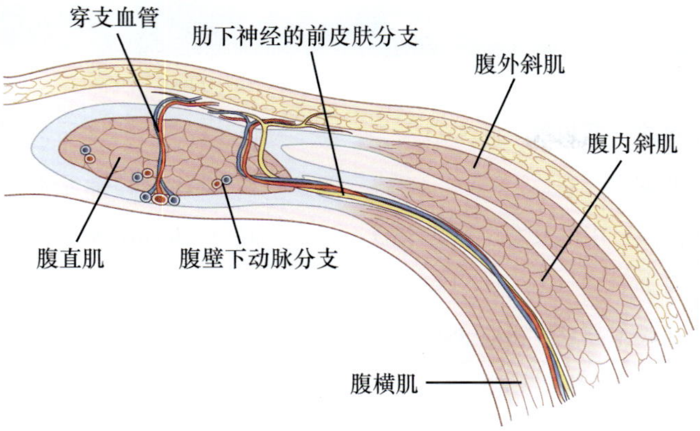

图 45.9 侧腹壁的横断面，详细说明了肋间神经和血管束的位置，走行于腹横肌和腹内斜肌

重要的作用。计算机断层扫描（CT）评估和外科医师执行的超声［动态腹部疝超声（DASH）］是最有用的辅助体检方法。

分类

脐疝

脐是由腹白线上的脐环构成的。在腹腔内，圆韧带（ligamentum teres）和附脐静脉均在脐上方进入脐，而脐正中韧带（obliterated urachus）在脐下方进入。婴儿的脐疝（umbilical hernia）是先天性的，较为常见。多数情况下可于 2 岁时自行闭合。在 5 岁之后仍存在的通常需要手术修补，尽管儿童中与该疝相关的并发症很少见。非洲裔个体具有较强的发生该疝的易感体质。在美国，非洲裔美国婴儿脐疝的发病率约是白色人种婴儿的 8 倍。

成年人的脐疝多为获得性。该疝常见于女性和具有导致腹腔内压力升高因素的患者，如妊娠、肥胖、腹水或者慢性腹膨隆。与所有的三层外侧腹部肌肉的正常纤维交叉相比，脐疝更常见于只有单一中线腱膜交叉的个体中。大多数患者很少发生绞窄；然而，在慢性腹水的情况下也会发生绞窄或破裂。在检查时几乎无法发现的小的无症状性脐疝不需要修补。对于有症状的成年人，如大型疝、嵌顿、皮肤菲薄或无法控制的腹水，应该进行疝修补术。脐疝发生自发破裂且伴有腹水的患者可能引发腹膜炎和死亡。

经典方法是利用 Mayo 提出的叠瓦式缝合（vest-over-pant）修补术，该方法通过将上方和下方的筋膜缘重叠完成修补。因为增加了修补的张力，长期随访的复发率近 30%，然而，Mayo 修补术在今天已经几乎不再使用。取而代之的是在从脐和周围筋膜上分离疝囊之后关闭小型缺损。超过 3 cm 的缺损使用网片假体关闭[29]。有多种技术用于置入网片，没有前瞻性数据可以明确证明某一技术比其他技术具有更加明显的优势。网片植入的方法选择包括像桥一样修补缺损、放置腹膜前网片衬底以加固缝合修补或者腹腔镜置入。关于最适合的脐疝修补方法没有普遍共识。

上腹疝

3% ~ 5% 的人群患有上腹疝（epigastric hernia）男性患上腹疝的概率比女性多 2 ~ 3 倍。该疝定位于剑突与脐之间，通常是在距脐 5 ~ 6 cm 的范围内。同脐疝一样，上腹疝常见于仅有单一腱膜交叉的个体中。缺损较小且常产生与其大小比例失衡的疼痛，可归咎于腹膜前脂肪嵌顿。20% 的患者具有多样的表现，其中约 80% 恰好在中线。修补通常包括切除嵌顿的腹膜前组织和类似于脐疝的简单关闭筋膜缺损。小型缺损可于局部麻醉下修补。不同寻常的是，这些缺陷可以相当大并包含网膜或腹腔内其他脏器，可能需要网片修补。上腹疝需要进行更好的修补，因为其缺损较小，自腹腔疝出的脂肪难以还纳。

切口疝

在所有遇到的疝中，切口疝（incisional hernia）是最具挑战性和最难治疗的疝。切口疝的发生是由于切口过度紧张和先前切口愈合不良所致，常常伴有外科手术部位感染。随着时间的推移，这些疝会扩大，导致疼痛、肠梗阻、嵌顿和绞窄。肥胖、年龄增大、营养不良，腹水、妊娠和腹内压力增加是引起切口疝发展的因素。肥胖可导致切口疝的发生，这是由于厚血管翳和巨大的大网腹团块增加了腹壁的张力。慢性肺部疾病及糖尿病也被认为是切口疝发展的危险因素。药物治疗如糖皮质激素和化疗药，以及外科手术部位的感染均可导致伤口愈合不良，并增加切口疝发展的风险。

大型疝可能导致腹壁区域缺失，腹腔内容物无法停留在腹腔内。这些大型的腹壁缺损也会导致因肠道肿胀、腹部容积过大、腹膜炎以及再次开腹手术而无法一期关闭腹部切口。存在区域缺失时，腹壁的自然硬度变差，腹壁肌肉常萎缩。患者可能发生呼吸障碍，因为这些大型的腹壁缺损可以造成反常腹式呼吸运动。腹腔结构丧失也可导致肠道肿胀、内脏静脉系统淤滞、尿潴留和便秘。在修补中将移位的内脏还纳入腹腔可能导致腹压增加、腹腔间室综合征和急性呼吸衰竭。

没有简单的机制能够解释复杂的腹侧切口疝。缺陷的大小、腹壁的位置、范围的丧失、患者的并发症、污染的存在、造口手术的必要性、表现的敏锐度以及有无假体的既往修复史等因素可以有无数的排列。缺乏一个通用的分类系统阻碍了文献和会议上的比较，间接地推迟了关于修复技术和假体选择的有意义的讨论。肿瘤、淋巴结和转移癌症分期（TNM分期）是疝修补术中值得研究的模型。因此，最近有一组研究人员试图利用有限的术前变量对腹疝进行分期，以准确预测两项最有意义的手术结果：手术部位感染发生率（SSO）和长期疝复发率。

迄今最流行的两种腹疝分类工具是由专家意见产生的——腹疝工作组分级量表和欧洲疝协会系统。腹疝工作组分级量表根据患者的并发症和伤口类别来预测SSO风险。欧洲疝协会系统评估了疝的宽度和位置。研究人员利用333例腹疝修补术中无筛选的数据，进行了多变量分析，确定了疝宽度（＜10 cm；10～20 cm；≥20 cm）和污染是与SSO和疝复发相关的两个变量。在该模型中，疝的位置和患者的并发症对两种结果的测定值均无显著意义。仅根据切口宽度和切口级别可将疝分为Ⅰ～Ⅲ期（表45.2），两种预后指标均按顺序恶化。Ⅰ期疝＜10 cm（清洁），与低SSO和复发风险相关；Ⅱ期疝为10～20 cm（清洁）或＜10 cm（污染），具有中度SSO和复发风险；Ⅲ期疝要么≥10 cm（污染）或任何疝≥20 cm，与高SSO和复发风险有关。表45.3展示了使用该系统时所报告的SSO和复发率。

该分级系统简单但全面，它能够根据创面发病率和复发风险对患者进行分层，这是修复的两个主要结果参数。重要的是，该系统不包括术中细节，如入路（开放式 *vs.* 腹腔镜）、补片选择（生物补片 *vs.* 合成补片）或补片位置（onlay法 *vs.* sublay法）。希望该平台能够成为未来技术研究纳入和排除标准的基础。

表45.2 切口疝的分期

Ⅰ期	＜10 cm，清洁
风险：低复发，低SSO	
Ⅱ期	＜10 cm，污染
风险：中度复发，中度SSO	10～20 cm，清洁
Ⅲ期	≥10 cm，污染
风险：高复发，高SSO	任意≥20 cm

SSO：手术部位发生率

表45.3 手术部位发生率（SSO）和复发率

	SSO	复发率
Ⅰ期	7/77（10%）	7/77（10%）
风险：低复发，低SSO		
＜10 cm，清洁		
Ⅱ期	30/151（20%）	22/151（15%）
风险：中度的复发，中度的SSO		
＜10 cm，污染		
10～20 cm，清洁		
Ⅲ期	44/105（42%）	27/105（26%）
风险：高复发，高SSO		
≥10 cm，污染		
任何≥20 cm		

治疗：手术修复

对切口疝的初次修补可以在缺损较小（直径≤2～3 cm）且周围组织可用时或者在疝明显是初次手术操作过程中的技术性错误时（如缝合破裂导致的情况下）进行。较大的缺损（直径＞2～3 cm）如果先封闭再用假体修复，复发率较高。一般来说，复发率似乎随时间的推移而增加。这表明切口疝很可能是一种慢性疾病，在患者的整个生命过程中需要使用一系列的管理方案。可以放置修补材料作为衬底补丁以支撑组织修补，可插入筋膜缺损之间，包夹于组织层次之间，或放在腹腔内。根据放置位置的不同，需要考虑网片的若干重要属性。

腹壁疝修补的假体材料

永久的合成材料 各种合成网片产品可供选择。合成网片的理想特点包括化学惰性，耐机械应力且具有顺应性，无菌、无致癌性，诱发的炎症反应最小和低致敏性。理想的网片尚无定义，当选择合适的网片时，外科医师必须考虑网片的位置是否会直接接触脏器、脏器感染风险的存在。网片结构因材料的重量、孔隙大小、亲水性（疏水或亲水），是否有抗黏着屏障存在可以分为不同种类。当网片放在腹膜外没有肠侵蚀风险时，空隙大无保护的网片是合适的。聚丙烯和聚酯网片都已经成功地放置在腹膜外位置。

聚丙烯网片是种疏水性大孔网片，允许局部的成纤维细胞向内生长，并与周围筋膜成为一体。它是半刚性结构，有一定韧性和多孔性。最近，重量较轻的聚丙烯网片被引进来解决重量型聚丙烯网片的一些长期并发症。轻量型网片的定义是随意选择的区域重量＜ 40 g/m^2；中量型网片为 40 ～ 60 g/m^2；中量量型网片为 60 ～ 75 g/m^2，重量型网片＞ 75 g/m^2。这些轻量型网片产品通常有一个可吸收组件的材料提供了最初的操纵稳定性，通常由多聚管（丙交酯双聚合物 910）或缝线（聚卡普隆 25；Ethicon，Somerville，NJ）组成。

轻量型网片是否能提高患者预后是有争议的。两个前瞻性随机试验评估了开放式腹股沟疝修复术后疼痛的发生率，结果表现不一。在最近的一项随机对照试验中，与轻量型网片相比，重量型网片在腹腔镜下 TEP 腹股沟修补术 2 年后显示出较少的复发率和慢性疼痛[30]。一项大型注册研究显示，腹股沟疝开腹前路补片修补术患者的情况与此相反。在本研究中，使用轻量型聚丙烯网片与使用重量型聚丙烯网片的长期复发无差异[31]。在这种情况下，轻量型聚丙烯网片与重量型聚丙烯网片相比，整体网眼问题较少，因此，轻量型聚丙烯网片更受青睐。值得注意的是，这些优点在带有部分可吸收组件的轻量型网片中没有被观察到。在一项评估轻量型聚丙烯网片与重量型聚丙烯网片用于腹疝修补术的随机对照试验中，轻量型聚丙烯网片的复发率是重量型聚丙烯网片的 2 倍多（轻量型聚丙烯网片的复发率为 17%，重量型聚丙烯网片的复发率为 7%），接近统计学意义（$P = 0.052$）[32]。一些研究人员报道了使用超轻量型聚丙烯网片和轻量型聚酯网片的中心网的破坏率[33]。关于大孔轻质网片的另一个最新发现是其抗细菌污染的能力。几项动物研究已经报道，当大孔合成网片暴露于胃肠道菌群和耐甲氧西林金黄色葡萄球菌中时，其细菌清除率很高[34]。大型多中心回顾性分析报告了 100 例大孔聚丙烯网片在清洁污染和污染腹疝修补术中的应用经验[35]。这些作者注意到了极好的中期结果，复发率为 7%。尚需要长期的数据来验证这种方法的安全性和持久性。

聚酯网由聚对苯二甲酸乙二醇酯组成，是一种亲水的重量型大孔网片。这个网片有几个不同的编排样式，可以产生一个二维平面网片和三维复丝编织。在复杂腹疝修补术中，当它放置在腹膜前位置时，并发症的发生率与其他产品相当。需要长期监测数据，以确保聚酯网片的长期感染率不比其他产品差。

在腹腔内放置网片有数种选择。可以提供一个有双面构造可减少粘连的单层网片，由扩展聚四氟乙烯（PTFE）组成，以及一个复合类型网片（其中一面促进组织的长入，另一面抵抗粘连形成）。该假体有微孔的内脏侧（3 μm）和大孔的腹壁侧（17 ～ 22 μm），并促进组织的生长。该产品因其更加柔韧和光滑而不同于其他的合成网片。成纤维细胞可穿过微孔增殖，但 PTFE 不能透过液体。与聚丙烯不同，PTFE 不能融入周围组织。包埋是缓慢进行的，在包埋过程中可发生感染。在发生感染后，PTFE 几乎均需取出。

为了更好地促进组织的整合，复合网片应运而生。本产品结合了聚丙烯和聚四氟乙烯的属性，层层叠加这两种物质。PTFE 表面提供了对肠道的永久保护界面，而聚丙烯侧表面长入周围筋膜组织。当这些材料放置在一起会具有可变收缩性，可以导致网片屈曲并使内脏暴露在聚丙烯材料下。最近开发出的其他复合网片将大孔网片和一个临时的、可吸收的抗黏着屏障结合起来。这些网片的基本材料构造包括重量型或轻量型聚丙烯或聚酯。可吸收的屏障通常是由氧化纤维素、ω-3 脂肪酸或胶原水凝胶组成的。许多小动物研究已经验证了这些障碍的抗黏着特性，但目前还缺乏评估这些复合材料抵抗粘连形成能力的人体实验。

生物材料　用于腹疝修复的生物材料是非合成的、天然的组织网片。有很多生物移植物可用于腹壁重建（表 45.4）。这些产品可以基于原材料（如人、猪和牛）、加工技术（如交联、非交联）和灭菌技术（如伽马辐射、环氧乙烷气体灭菌、非灭菌）进行分类。这些产品主要由非细胞胶原蛋白组成，理论上为新血管形成和原生胶原沉积提供了基质。这些特性提供了明显的优势，在感染或污染中，合成网片被认为是禁用的。这些相对较新的产品的理想安置技术尚未被定义，然而，一些通用的原则还是被采用的。这些产品在用作筋膜强化而不是桥接或介入修复时功能表现最好。生物补片的长期耐用性最近在大规模的污染环境中使用时受到了质疑[37]。生物补片被发现已经在极具挑战性的污染情况下得到了越来越多的应用，在这些情况下，不建议使用永久性假体，原生组织的覆盖是困难的或不可能的。在这些独特的情况下，桥接结构中使用的生物补片可以最大限度地减少内脏剥离，并提供一个隔离内脏与空气的屏障。目前还没有

表 45.4 用于腹壁重建和加工技术的生物网片

材料	来源	是否交连	灭菌技术
Alloderm（Lifecell，Branchburg，NJ）	人类真皮	否	离子
Allomax（Davol，Warwick，RI）	人类真皮	否	电子束
FlexHD（Ethicon，Sommerville，NJ）	人类真皮	否	乙醇
Strattice（Lifecell，Branchburg，NJ）	猪真皮	否	伽马射线
Permacol（Covidien，Norwalk，CT）	猪真皮	是	乙醇
CollaMend（Davol，Warwick，RI）	猪真皮	是	乙醇
XenMatrix（Davol，Warwick，RI）	猪真皮	否	伽马射线
SurgiMend（TEI Biosciences，Boston，MA）	牛胎真皮	否	乙醇
Veritas（Synovis，St. Paul，MN）	牛	否	
Peri-Guard（Synovis，St. Paul，MN）	牛	是	
Surgisis（Cook，Bloomfield，IN）	猪小肠	否	乙醇

前瞻性随机数据比较这些天然组织替代品与人工补片在各种复杂疝修补中的有效性。

可吸收合成材料 考虑到使用永久性合成网片和生物补片所面临的挑战，可吸收合成材料用于腹疝修补术已经得到了广泛的应用。用于修复的原始可吸收合成材料 polyglactin，仍然是处理污染区域具有挑战性情况时的主要支柱。这种材料可以放置在通常用于修复的任何平面上，最理想的情况是在网片前有软组织覆盖。可迅速吸收，在 8 ～ 9 周内完全水解。这种材料经过改良，水解速度更慢，植入时的处理特性更好。在一个前瞻性的病例系列中，在受污染的复杂腹疝修补术中，缓慢可吸收 polyglaction 补片置于肌后位置的复发率为 17%[38]。另一种基于聚 4- 羟基丁酸酯的材料在前瞻性病例系列中显示出前景，在 I 类（干净）创面植入 18 个月后复发率为 9%。采用多种技术，裸网片未置于腹膜腔内。这个产品在 12 ～ 18 个月内完全吸收。在污染的情况下，应避免使用这些长期可吸收的重量型网片，因为即使与使用中的中量型聚丙烯网片相比，30 天内的感染也可能会增加[39]。

手术技术

腹壁疝 普遍认为，除了最小的切口疝之外，所有的疝均需应用网片修补，外科医师有多种放置网片的技术。衬底技术包括对筋膜缺损的一期关闭和置入聚丙烯网片覆盖于筋膜前方。该方法的主要优势在于网片被放置在腹膜外，避免了直接与腹部脏器的相互作用。然而，其劣势包括需要进行大范围的皮下切开，增加了血肿形成的可能性；网片放置较为浅表，如果切口感染则增加了污染的风险；该修补常伴有张力。对该技术没有有效的前瞻性分析。但是一项回顾性调查报告了复发率为 28%[40]。在经过精心挑选的患者中，使用中等量型聚丙烯网片和纤维蛋白胶固定的传统高嵌体修复进行改造，与放置在衬底的永久合成网片相比，感染率相当[41]。假体介入修复涉及固定网片到筋膜的边缘而不重叠。这个结果有一个可以预见的高复发率，因为腹腔压力增大，补片经常被拉离筋膜边缘。Sublay 技术包括在筋膜组织下方安装假体。网片可以放置在腹腔内、腹膜前或在腹直肌后空间，筋膜下放置网片是很可取的，因网片和筋膜有广泛的重叠，腹腔活动的自然力量将网片固定在适当的位置。该情况可使用若干技术实现（图 45.10）。

腹腔内网片放置 腹腔内网片放置使用有效的对偶式或复合式网片，在重新切开先前的切口之后，可将网片置于腹腔内，超过筋膜缘至少 4 cm，并以间断褥式缝合进行固定。该技术需要建立皮下组织瓣，网片有可能和腹腔内容物直接接触。

腹疝修补的腹腔镜手术与腹直肌后修补依赖同样的原则，然而，网片被置入腹腔中。这种修补是很有用的，特别是对大型缺损。根据疝的大小和位置，套管针应尽可能向外侧放置，疝内容物减少，粘连溶解。测量缺损的表面积，并对网片进行塑形，使其在缺损周围有至少有 4 cm 的重叠。将网片卷

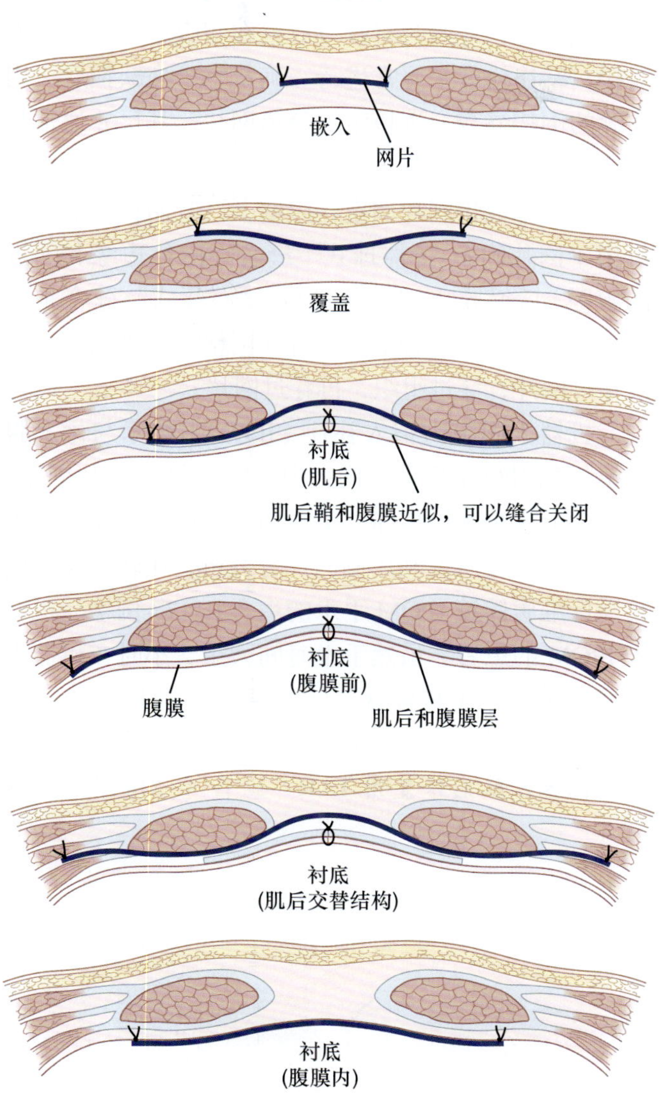

图 45.10 腹壁重建，网片位置的选择

起，放入腹腔，再展开。通过单独的切口以预置的褥式缝合将其固定于前腹壁，使用固定装置进一步将网片膜固定到前腹壁。在筋膜缺损边缘之外，应使用至少 4 cm 的重叠。对于较小的缺损，在网状修补之前，可以通过腹壁缝合进行一期修复。腹腔镜手术创伤并发症较少，因为避免了大型切口和对皮下组织的破坏。

肌筋膜松解　腹壁重建的基本原则之一是重建白线。将白线恢复到中线的优势在于腹壁的功能性，通常可以保护网片不受浅表伤口问题的影响，并可能导致更持久的修复。肌筋膜释放技术可用于实现这些目标。一般来说，肌筋膜松解是指筋膜层与腹壁的肌肉层分离。在较大的疝中，有几种方法可以提供重建中线和恢复腹壁轮廓所需的肌筋膜松解。这些手术的基本原则是腹壁和腹直肌被几个不同的肌筋膜室所包围，通过释放一个或多个筋膜束，腹直肌有可能向前推进到中线。基本上，每一个步骤都会在腹直肌上形成一个局部推进皮瓣。应注意识别和保存腹直肌的神经血管结构，以确保移植血管的正常运作。

腹直肌鞘后切口肌肉后网片放置　这种技术包括将假体网片放置在腹直肌后或腹膜前间隙的腹膜外位置，该技术最初由 Stoppa 所描述[7]。在腹壁肌肉后间隙放置一块大型网片，可置于腹直肌鞘后方或腹膜的顶部。通过腹直肌后鞘的一个切口进入腔室，该切口距离腹直肌鞘内侧缘约 1 cm。此间隙须在白线两侧的外侧切除，距离缺损 8 ～ 10 cm。后鞘的两个小叶缝合在一起，形成一个腹膜外袋，放置假体材料。假体网片在缺损的上下边界外延伸 5 ～ 6 cm。使用经筋膜缝合固定补片仍有争议，且没有明确的证据支持任何一种方法。作者选择性地使用筋膜缝合术。对于较小的缺陷，补片不需要缝合，因为它是由腹内压力固定的（Pascal 原理），并最终合并入周围组织。另外，对于较大的缺损，可在网片旁缝合数针以固定。该方法避免了网片与腹腔内脏的接触，在长期的研究中显示，大的切口疝具有 14% 的复发率。

后入路组织分离 / 腹横肌松解　腹直肌后间隙与半月线外侧相连。对于较大的疝或腹直肌萎缩性狭窄的患者，该技术可以提供足够的补片重叠，便于后鞘闭合。在半月线内侧约 1 cm 处切开腹直肌鞘后方可进一步向前推进。在这个位置，腹内斜肌和腹横肌的后叶被切开，以进入腹膜前平面或腹膜前间隙。这些平面可以延伸到腹膜后，如果必要的话最终延伸到腰肌。非常大的假体网片可以放置在这个位置，具有广泛的覆盖范围[42]。在一项前、后组织分离的对比分析中，采用后入路可明显减少创伤发生率，同时筋膜推进量相当[42]。额外的经验表明，后入路组织分离 / 腹横肌松解（TAR）在专家手中具有良好的耐久性和可接受的短期发病率[43]。

前入路组织分离　修复复杂或大型腹部缺损的方法是前入路组织分离技术（图 45.11），分离腹壁的外侧肌肉层使其游离。在中线处的一期筋膜闭合往往是可能的。该过程由在腹外斜肌筋膜上方掀起大块的皮瓣来完成。将这些皮瓣越过半月线拉向外侧。该分离过程本身便可提供对腹壁的拉伸。小心保存穿过皮下的大血管，以预防皮瓣的缺血性坏死。从肋缘上数厘米至耻骨，在腹外斜肌半月线外侧 2 cm

处做一个松解切口。随后在远离腹内斜肌的无血管区钝性分离腹外斜肌并使其拉伸。在腹内斜肌腱膜层或腹横肌层可进行进一步的切口松解，但在这个位置可能导致腹壁膨出或造成疝的发生，腹直肌鞘后层切开可安全地获得额外的松解。当该技术应用于腹壁的两侧时，可以产生 20 cm 的游离组织。尽管该技术通常可以实现对这些大型缺损的无张力关闭，但在大型疝中，在不使用补片进行加强的情况下，记录到的复发率仍达 20%[44]。重要的是要让患者了解，在松解腹外斜肌腱膜后，外侧的突起是可能发生的。认识到高复发率与单纯组织分离，一些作者报道了一系列小生物补片加强这些修复的研究。到目前为止，还没有随机对照试验支持生物补片加强后有较低的复发率。如果生物假体被放置，可以用腹膜前修补或肌筋膜前修补方式固定。目前尚不存在相关的比较数据来证明哪一种修复技术更优越。

机器人腹壁疝修补术 机器人手术可用于几种不同类型的腹疝修补，如 TAPP 修补术、腹膜内补片放置和带或不带后入路组织分离的肌肉后修复技术。

机器人腹腔内网片放置 机器人入路的适应证与腹腔镜相似，开始时将端口放置在侧腹。一旦机器人对接，粘连松解术照常进行。确定整个疝缺损后，用连续的倒钩缝合。选择组织分离网片，其尺寸通常与原疝缺损的每侧重叠 4 ~ 5 cm。植入网片，然后用连续的带勾缝线将网片固定在腹壁上。有两种缝合技术可用于网片固定。“棒球式”缝合在网片边缘和邻近的腹膜 / 后筋膜之间交替进行。“海豚式”缝合是一种水平的床垫式缝合法，放置在网格的边缘内部，缝线穿过网片，穿过组织，再穿过网片。

机器人腹膜内植入补片（IPOM）技术与标准腹腔镜下的 IPOM 几乎相同，但不需要机械补片固定。这可能会减少术后疼痛。美国疝协会质量合作注册中心的一项大型研究利用倾向评分分析，比较了 454 例接受标准腹腔镜 IPOM 手术的患者和 177 例接受机器人 IPOM 的患者。虽然手术时间大于 2 小时在机器人队列中更常见（47% *vs.* 31%），但住院时间（0 *vs.* 1 天）和 SSO 率（5% *vs.* 14%）低于腹腔镜组[45]。

机器人肌后修复用 TAR 患者选择机器人 TAR

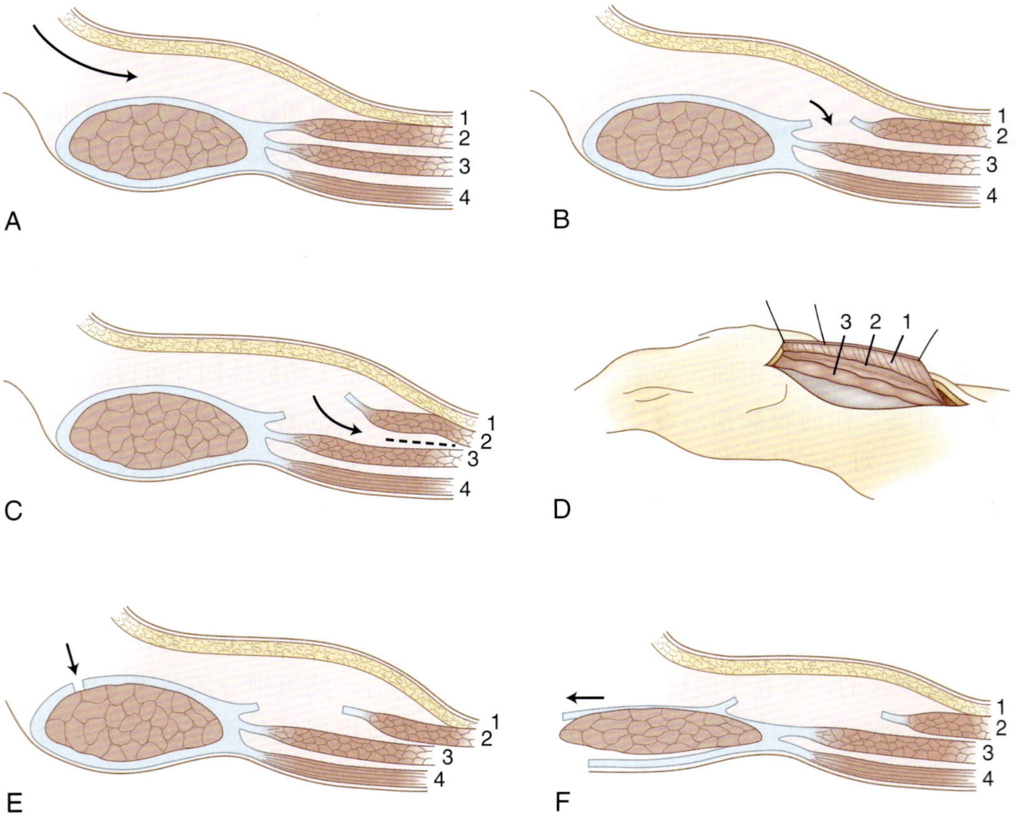

图 45.11 组分分离技术。（**A**）从腹直肌的前鞘和腹外斜肌的腱膜切开皮肤和皮下脂肪；（**B**）将腹直肌外侧的腹外斜肌切开 1 ~ 2 cm；（**C**）腹外斜肌与腹内斜肌分开；（**D**）切口开到腋后线；（**E**）通过在弓状线上方切开腹直肌鞘后层可以获得额外的长度；（**F**）必须注意避免损伤进入腹直肌后部的神经和血液供应（From de Vries Reilingh TS，van Goor H，Rosman C，et al. Components separation technique for the repair of large abdominal wall hernias. J Am Coll Surg. 2003；196：32-37.）

是确保疝修补术成功的关键。具有增加伤口发病率的危险因素（如吸烟、糖尿病和肥胖）的患者似乎非常适合进行机器人疝修补术。机器人方法是理想的，因为外科医师可以复制开放式修补术的步骤，减少腹腔镜手术的切口并发症。与开放式入路相比，机器人肌肉后修复技术的住院时间明显缩短，30 天的再入院时间没有差异[46]。机器人方法显示 SSO 发生率增加大，主要为血肿。宽达 20 cm 的大型中线缺陷已经通过机器人自动关闭。然而，10 ～ 15 cm 的最宽尺寸缺陷似乎最适合机器人 TAR 技术，具有良好的美容效果。

三个机器人端口放置在侧面腹部。与开放式入路相似，对侧腹直肌后鞘垂直切开，紧靠疝边缘或白线外侧。在疝上方和下方至少 5 ～ 7 cm 处进行剥离，以便足够的补片重叠。腹直肌后鞘随后从腹直肌后部剥离，并向外侧剥离，直到遇到支配腹直肌的神经血管束。在背侧切开腹直肌后鞘和腹横肌，大约在神经血管束内侧 1 cm 处，暴露出横筋膜。然后在腹横肌前筋膜或腹膜前平面进行剥离，剥离腹膜或腹横筋膜，使其远离剖开的腹横肌后部。从侧面解剖这个间隙，直到腹膜瓣与附着的后鞘无张力地附着在内脏内容物上。

接下来，在对侧放置类似的端口配置，机器人从原来的一侧脱离，将病床旋转 180°，机器人在对侧重新对接。现在同样在对侧进行腹直肌后和 TAR 剥离。

腹直肌后鞘现在在中线缝合，利用倒钩缝合，完全关闭内脏囊。腹直肌前鞘和疝缺损随后也用倒钩缝合。将腹内压降低到 8 ～ 10 mmHg 有助于筋膜闭合。一旦缺陷闭合，机器人就会脱离，插入腹腔镜来测量剥离的空间以放置网片。一个标准的永久合成网片被部署在肌肉后袋中，由于其与腹内空间相适应，因此无需固定。然后移除端口，操作结束。由于补片延伸到肌后平面的筋膜切口之外，所以端口部位不需要关闭筋膜。

机器人扩展 TEP 技术 机器人扩展 TEP 技术利用了前面描述的腹直肌后鞘切口肌肉后网片放置技术，但避免了开腹手术，从而避免了任何粘连松解，可以作为当天手术操作[47]。患者的选择是重要的，术前 CT 扫描可以帮助制定手术计划。这项技术最适用于腹直肌较宽和疝缺损宽度小于 10 ～ 12 cm 的患者。

第一步需要腹腔镜通过腹直肌进入，利用光学端口进入一侧的腹直肌后空间。这可以在远高于或远低于疝缺损水平处进行。一旦到达位置，注入腹直肌后间隙，并放置额外的通道以便于解剖。如果腹直肌后间隙足够宽，机器人就可以停靠在此处；如果不行，在对侧腹直肌后间隙安装好端口后，机器人就会停靠在此处。接下来，在白线插入处的外侧立即切开腹直肌后鞘，使其进入腹膜前平面、白线的背侧。剥离在腹膜前平面进行，朝向对侧。一旦确定了对侧腹直肌后鞘，就将其切开，允许进入对侧腹直肌后间隙，在这里放置额外的机器人套管针。如果机器人之前没有对接，那么现在就会对接。然后开始剥离，将两个腹直肌后鞘插入白线的两侧分开，同时始终保持中线腹膜层完整，从而避免腹膜进入。一旦遇到疝囊（如果可能），要么将疝囊完整地切除，要么在疝缺损周围切开，以后再缝合。根据最初套管针放置的位置，在疝缺损的尾端或头端进一步分割白线两侧的腹直肌后鞘插入部分。后鞘或腹膜的任何撕裂都要进行修复，疝缺损用带刺的缝线缝合。如果认为有必要的话，可以很容易地在此时进行后成分分离或 TAR 技术，以促进腹壁中线重建。机器人被分离，腹腔镜被插入来测量腹直肌后的解剖空间以放置网片。一个标准的永久合成网片被部署在肌肉后袋中，无需固定，因为它与空间相吻合。

切口疝修补的结果

几项前瞻性随机试验对腹腔镜和开放式腹疝修补术进行了比较（表 45.5）[48-51]。尽管大多研究规模均较小，只有不到 100 例患者联合参与了这两项研究，但结果倾向于选择腹腔镜手术。腹腔镜疝修补术后并发症发生率及复发率均更低。数项回顾性报道证明了腹腔镜手术的类似优点。在进行适当有说服力的前瞻性随机试验之前，理想的方法将在很大程度上取决于外科医师的专业知识和偏好。此外，这些试验将需要提供指导，以确定最合适修补的疝的大小，无论是开放式还是腹腔镜修补手术。

少见疝

还存在一些少见的不同类型的疝。

分类

半月线疝

半月线疝（spigelian hernia）通过半月线筋膜而发生，后者是由内侧的腹直肌和外侧的半月线之间

表 45.5 腹腔镜及开放式腹疝修补术相关研究的比较

	患者数		网片的应用		术中并发症（%）		住院时间		术后并发症（%）		随访（月）		复发率	
研究	腔镜	开腹	腔镜	开腹	腔镜	开腹	腔镜	开腹	腔镜	开腹	腔镜	开腹	腔镜	开腹
McGreevy et al（2003）[49]	65	71	ePTFE ＋ 聚酯＋胶原	PP	N/A	N/A	1.1	1.5	7.70	21.10	N/A	N/A	N/A	N/A
Lomanto et al（2006）[50]	50	50	聚酯＋胶原	ePTFE	2	2	2.74	4.7	26	40	19.6	21	2	10
Bingener et al（2007）[51]	127	233	ePTFE ＋ PP 或 ePTFE	PP	N/A	N/A	N/A	N/A	33.10	43.30	36	36	13	9
Olmi et al.（2007）[48]	85	85	聚酯＋胶原	PP	N/A	N/A	2.7	9.9	16.50	29.40	24	24	2	4
Pring et al.（2008）*	31	27	PTFE	PTFE	N/A	N/A	1	1	33	49	28	28	3.30	4.20
Asencio et al.（2009）†	45	39	PTFE 或 PP	PP	6.7	0	3.46	3.33	5.2	33.30	12	12	9.70	7.90

ePTFE：膨胀聚四氟乙烯；LAP：腹腔镜；LOS：住院时间；N/A：不可获得；PP：聚丙烯

* Pring CM，Tran V，O'Rourke N，et al. Laparoscopic versus open ventral hernia repair：a randomized controlled trial. ANZ J Surg. 2008；78：903-906.

† Asencio F，Aguilo J，Peiro S，et al. Open randomized clinical trial of laparoscopic versus open incisional hernia repair. Surg Endosc. 2009；23：1441-1448.

的腱膜层组成的。几乎所有的半月线疝均发生在弓状线或其下方，腹直肌后鞘的缺失导致该区域存在生理性薄弱。这些疝通常为腹壁间疝，疝囊位于腹外斜肌腱膜后。大多数半月线疝均很小（直径 1 ～ 2 cm），并发生于 40 ～ 70 岁的年龄段，患者通常表现为该区域的局部疼痛，不伴有突出的肿物，因为该疝位于完整的腹外斜肌腱膜下方。腹部超声或 CT 有助于明确诊断。

半月线疝需修补，因为其颈部相对较窄，具有嵌顿的风险，手术前标记疝的部位。疝的动态腹部超声检查（DASH）技术在麻醉诱导前对疝的定位非常有用，并且可以减小切口的大小。在缺损上方越过股外斜肌腱膜做横行切口。打开疝囊，并解剖游离疝囊的颈部，将其切除或反转。对腹横肌和腹内斜肌进行简单的缝合修补，横向关闭该缺损，然后关闭腹外斜肌腱膜；较大的缺损用网状假体修复，也可以采用腹腔镜手术（特别是对于那些伤口风险较高的患者），但在修复前应注意彻底减少所有的内容物。复发是不常见的。

闭孔疝

闭孔管由耻骨和坐骨联合形成。闭孔管由一层膜覆盖，闭孔神经和血管从中穿过。闭孔膜的薄弱可以导致该管扩张，形成疝囊（闭孔疝）。从而导致肠管的嵌顿和绞窄。患者可能出现闭孔神经受压迫的证据，导致大腿内侧疼痛（Howship-Romberg 征）。近一半患有闭孔疝的患者会出现完全或不全性肠梗阻。必要时可行腹部 CT 明确诊断。

首选后方入路，开放式或腹腔镜技术均可。该入路可直接到达疝的部位。在将疝囊和疝内容物复位后，闭孔管内的腹膜前脂肪都将减少。如有必要，可在神经和血管后方打开闭孔。闭孔神经可以用钝性神经钩轻轻牵开，有助于还纳脂肪垫。以缝线或小片的网片假体修补闭孔，小心避免损伤闭孔的神经和血管。伴有肠管收紧的患者应该行开腹探查。

腰疝

腰疝（lumbar hernia）可以是先天性的或后天性的，后天性为行侧腹壁手术后，发生于腰部的后腹壁区域。疝经腰上三角（Grynfeltt 三角）较为常见。腰上三角以第 12 肋、脊旁肌和腹内斜肌为界。通过腰下三角（Petit 三角）的疝相对少见，腰下三角以髂嵴、背阔肌和腹外斜肌为界。腰筋膜的薄弱可导致该区域内的腹膜外脂肪和疝囊进行性增大。腰疝不易嵌顿。小的腰疝常常没有症状，大的腰疝可以伴有后背痛。CT 有助于诊断。

开放式和腹腔镜修补都是有用的，因为这些缺损具有固定的骨性边缘，很难进行令人满意的缝合修补。置入网片假体是最佳的修补方式，可将其缝合至疝的边缘。常需足够的筋膜覆盖骨头以锚定网片。

腹壁间疝

腹壁间疝（interparietal hernia）很罕见，发生在疝囊位于腹壁各层之间时。腹壁间疝最经常发生在先前的切口处。半月线疝几乎总是腹壁间的。

术前对腹壁间疝的正确诊断很难。许多患有复杂腹壁间疝的患者均表现为肠梗阻。腹部CT有助于诊断。大型的腹壁间疝道常需要放置网片假体以关闭。当该方法也不能完成时，组织分离技术可有助于提供自然组织来填塞缺损。

坐骨大孔疝

坐骨大孔可以是疝形成的部位。坐骨大孔疝（sciatic hernia）极其罕见，通常无症状，在肠梗阻出现以前很难诊断。如没有肠梗阻的症状，最常见的症状是不适感或臀肌或臀部区域出现逐渐增大的包块。可发生坐骨神经痛，但坐骨大孔疝很少会引起坐骨神经痛。如果怀疑有肠梗阻或肠绞窄，优先考虑经腹腔入路。常可通过轻轻牵拉还纳疝内容物。常优先考虑网片假体修补术。如果诊断确定且疝可复位，可采用经臀入路，但大多数外科医师对这种入路并不熟悉。患者俯卧，自大转子后缘跨过疝包块做切口。打开臀大肌，可见疝囊。以间断缝线再次拉合缺损的肌肉边缘，或以网片封闭该缺损。

会阴疝

会阴疝（perineal hemia）由先天性或后天性的缺陷引起，非常罕见。该疝也可发生在经腹会阴联合切除术或经会阴前列腺切除术之后。疝囊突出并进入盆膈。原发的会阴疝很罕见，最常发生于老年、多产的妇女，且大小可以相当大。症状通常与包块从缺损处突出有关，久坐或站立可加重。突出部分可在直肠阴道双合诊中检查到。

会阴疝通常通过经腹方法、经腹和会阴联合的方法进行修补。在还纳疝囊内容物之后，可用不可吸收缝线关闭小型缺损，而大型缺损的修补需要使用网片假体。

区域缺失造成的疝

区域缺失意味着一个巨大的疝，疝进的内容物在腹腔外驻留时间太长以致不能轻易地把它们复位进腹膜腔内。我们通常把部分区域缺失性疝的患者分为有和无手术前污染两类。每一组再分为两个亚组。一种患者疝缺失小、疝囊大（比如巨大的腹股沟阴囊疝），需要修复腹膜腔域，而另一种患者疝缺失大、疝囊也大（植过皮的开放腹），这种疝不但需要修复腹膜腔域，还要重建腹壁。

在修补这些复杂缺失前，必须仔细地对患者进行术前评估。清楚理解与这些重建术相关的并发症发生率和死亡率是非常重要的。减轻体重、戒烟、优化营养、控制葡萄糖摄入对于复杂腹壁重建都是非常重要的。以前，渐进伸展腹壁法被用于腹部区域的修复和关闭。它通过将空气吸入腹腔形成一个渐进性气腹，在1～3周内反复增加空气体积，以使腹壁肌肉足以松弛到可以闭合缺失。这个技术尤其适用于小缺失、大疝囊的情况[52]。对于大的缺失，我们更愿意用展开的ePTFE双重网片分期处理那些腹壁区域缺失伴腹壁肌肉侧向回缩的患者。初期，先还纳疝，把大片ePTFE双重网片通过连续缝合固定于筋膜缘。继而，连续椭圆形裁除网片，直至筋膜能向中线无张力靠近。最后，完全裁除网片，用组分分离法使筋膜再次靠近，必要时铺设生物衬底型补片[53]。这种方法在技术上是可行的，但确实需要多次手术和较长的住院时间，而且与相当高的发病率有关。

造口旁疝修补术

造口旁疝（parastomal hernia）是造口的常见并发症。实际上，这个造口的形成严格意义上是一种腹壁疝。造口旁疝发生率在结肠造口中最高，高达50%。幸运的是，绝大部分患者无症状，罕有威胁生命的并发症，如肠梗阻和肠绞窄。与正中切口疝修补术不同，不推荐常规修补造口旁疝。除非患者有肠梗阻症状、造口袋不合适或影响美观的问题。

造口旁疝修补有三个方法，包括一期筋膜修补、造口重置和假体修补。一期筋膜修补要缩小疝，并一期拉拢造口周围切口的筋膜。这种方法无疑复发率很高。这种方法的优点是通常不进腹腔，手术相对不复杂。由于其复发率高，一般用于不能耐受开腹手术的患者。造口重置可以改善效果，但是需要开腹，将来易产生另一个造口旁疝。

造口旁疝补片修补远期效果好，疝复发率低，但是补片相关并发症较高。不管哪种技术，一个异物持久并排放置在肠管旁，可以导致侵蚀、梗阻和灾难性并发症。前面已经描述了几种假体网片放置的途径，如上层放置型、腹腔内位型或腹直肌后位型网片。当在腹腔内放置网片时，如Sugarbaker所描述的（图45.12），补片锁孔型围绕造口部位，展平使造口在离开腹部时侧向移动[54]。本章所描述的许多先进的用于肌后修复的重建技术最近被报道。在这种方法中，需要进行剖腹手术，取下造瘘口并最终将其移至腹部对侧。然后进行后成分分离；在肌后空间部署一个大的网片，覆盖旧的造口位置和整个中线切口，并用于预防性加强新造口位置。最终通过网片上的锁孔切口将造口取出并逐渐成熟[55]。所有这些系列研究的规模都是相当小的，少于100例患者，并且只报道了短期到中期的随访，这限制了我们对这一难题提出明确建议的能力。

并发症

概述

疝修补术后与网片相关的并发症越来越受到人们的关注。随着留置网片时间的延长，出现长期网片相关并发症的患者数量增加。这些可能具有潜在危害的并发症的发生率还没有很好地被描述。Kokotovic等[56]发现，在健康的丹麦人群中，5年内需要手术切除网片的相关并发症的发生率为4.9%。在美国，由于缺乏有效的上市后监测系统，因此很难确定严重的长期网片相关并发症的发生率。

网片感染

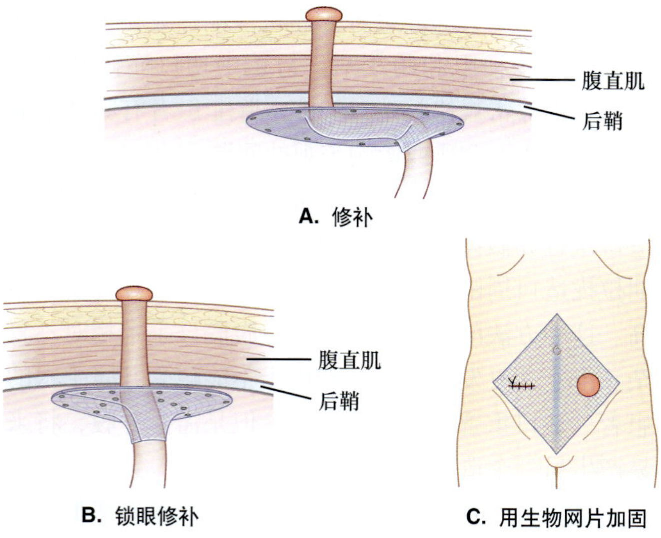

图45.12 造口旁疝修补术的手术方法

网片感染是很严重的并发症，很难治疗。感染通常可分为急性感染（腹壁脓毒症导致系统炎症反应）和慢性惰性感染（没有脓毒症的存在）。在急性脓毒症中，患者被紧急和积极的治疗，包括住院监测、静脉抗生素、早期清创和网片拆除。网片保守治疗常用于慢性网片感染。这种方法采用经皮引流液体收集和基于培养结果的抗生素抑制。当排液减少时，再次进行CT扫描以评估液体的清亮程度，如果排液量很小，则将排液清除。根据临床判断继续使用抗生素。治疗慢性感染的成功很大程度上取决于患者因素和假体类型。采取一切措施来禁止尼古丁的使用，控制糖尿病和超重。如果ePTFE被感染，则需要将其移除，从而诱发了另一缺陷的发病率，而这一缺陷往往必须在张力下闭合，进而导致不可避免的复发。受感染的聚酯网片通常至少需要进行部分去除；考虑到完全切除的发病率，在手术时显然融合的网片区域通常可以保留在原位。聚丙烯产品往往在挽救网片方面是最成功的。使用腹腔镜技术，在不破坏大的皮下组织瓣的情况下放置一大块网片，可避免伤口并发症。在近1000例接受腹腔镜腹疝修补术的患者中，网片感染发生率不到1%[57]。腹腔镜手术治疗腹疝的最大优点可能是减少了感染并发症。但是，已经知道的是，微创入路腹疝的小肠误切率更高。

血清肿

腹腔镜和开放式腹疝修补术后可能会形成血肿。在开放式腹疝修补术中，常留置引流管以试图去除因切除疝和组织所引起的无效腔。这些引流管会引起网片的污染，而血肿可在移除引流管后形成。在腹腔镜修补术中，并未切除疝囊，因此可能导致血肿。大部分血肿会随时间消失，网片可与疝囊合为一体。在腹腔镜腹疝修补术之前与患者进行术前讨论，详细讲解暂时性血肿的可能性至关重要。对有症状的或持续存在的血肿，我们将在6～8周后预约吸引术。

肠切开术

粘连松解术中的肠损伤是灾难性的。在疝修补术中进行肠切开术是有争议的，取决于损伤肠管的区段（小肠和大肠）以及溢出物的量。选择包括终止疝修补术、使用基本组织或生物组织进行修补或在3～4天后使用网片进行延迟修补。当腹股沟区存在污染时，则禁忌使用合成网片。

主要参考文献

Anson BJ，McVay CB. Inguinal hernia：the anatomy of the region. Surg Gynecol Obstet. 1938；66：186–191.

Condon RE. Surgical anatomy of the transversus abdominis and transversalis fascia. Ann Surg. 1971；173：1–5.

Nyhus LM. An anatomic reappraisal of the posterior inguinal wall，with special consideration of the iliopubic tract and its relation to groin hernias. Surg Clin North Am. 1960；44：1305.

这三篇文献是对腹股沟解剖的经典描述。所有文献都有很好的插图以便说明。

Bisgaard T. Bay–Nielsen M，Kehlet H. Re–recurrence after operation for recurrent inguinal hernia. A nationwide 8–year follow–up study on the role of type of repair. Ann Surg. 2008；247：707–711.

这项以人群为基础的长期研究为复发性腹股沟疝修补术的结果提供了有用的信息。

de Vries Reilingh TS，van Goor H，Charbon JA，et al. Repair of giant midline abdominal wall hernias："Components separation technique" versus prosthetic repair：interim analysis of a randomized controlled trial. World J Surg. 2007；31：756–763.

这是一项前瞻性随机试验，评估使用人工补片与不使用补片分离的开放式腹疝修补术的效果。

Fitzgibbons Jr RJ，Forse RA. Clinical practice. Groin hernias in adults. N Engl J Med. 2015；372：756–763.

这是成人腹股沟疝的诊断和治疗的最新回顾。

Forbes SS，Eskicioglu C，McLeod RS，et al. Meta–analysis of randomized controlled trials comparing open and laparoscopic ventral and incisional hernia repair with mesh. Br J Surg. 2009；96：851–858.

这是一项 meta 分析，评估了 8 项比较腹腔镜与开放式腹疝修补术的前瞻性随机试验。

Itani KM，Hur K，Kim LT，et al. Veterans Affairs Ventral Incisional Hernia Investigators：comparison of laparoscopic and open repair with mesh for the treatment of ventral incisional hernia：a randomized trial. Arch Surg. 2010；145：322–328.

这是一项评估腹腔镜与开放式腹疝修补术的前瞻性随机试验。

Neumayer L，Giobbie–Hurder A，Jonasson O，et al. Open mesh versus laparoscopic mesh repair of inguinal hernia. N Engl J Med. 2004；350：1819–1827.

这是一项很好的前瞻性随机试验，比较了在退伍军人管理医院的两种类型的疝修补术。

Zhao G，Gao P，Ma B，et al. Open mesh techniques for inguinal hernia repair：a meta–analysis of randomized controlled trials. Ann Surg. 2009；250：35–42.

这是一项优秀的无张力疝修补术的 meta 分析。

参考文献

1. Bradley M, Morgan D, Pentlow B, et al. The groin hernia—an ultrasound diagnosis? *Ann R Coll Surg Engl*. 2003;85:178–180.
2. Fitzgibbons Jr RJ, Giobbie-Hurder A, Gibbs JO, et al. Watchful waiting vs repair of inguinal hernia in minimally symptomatic men: a randomized clinical trial. *JAMA*. 2006;295:285–292.
3. Fitzgibbons Jr RJ, Ramanan B, Arya S, et al. Long-term results of a randomized controlled trial of a nonoperative strategy (watchful waiting) for men with minimally symptomatic inguinal hernias. *Ann Surg*. 2013;258:508–515.
4. Lichtenstein IL, Shulman AG, Amid PK, et al. The tension-free hernioplasty. *Am J Surg*. 1989;157:188–193.
5. Gilbert AI. Sutureless repair of inguinal hernia. *Am J Surg*. 1992;163:331–335.
6. Kugel RD. Minimally invasive, nonlaparoscopic, preperitoneal, and sutureless, inguinal herniorrhaphy. *Am J Surg*. 1999;178:298–302.
7. Stoppa RE. The treatment of complicated groin and incisional hernias. *World J Surg*. 1989;13:545–554.
8. Malangoni MA, Condon RE. Preperitoneal repair of acute incarcerated and strangulated hernias of the groin. *Surg*

Gynecol Obstet. 1986;162:65–67.
9. Ahmad G, Duffy JM, Phillips K, et al. Laparoscopic entry techniques. *Cochrane Database Syst Rev*. 2008:CD006583.
10. Voyles CR, Hamilton BJ, Johnson WD, et al. Meta-analysis of laparoscopic inguinal hernia trials favors open hernia repair with preperitoneal mesh prosthesis. *Am J Surg*. 2002;184:6–10.
11. Muysoms F, Van Cleven S, Kyle-Leinhase I, et al. Robotic-assisted laparoscopic groin hernia repair: observational case-control study on the operative time during the learning curve. *Surg Endosc*. 2018;32:4850–4859.
12. Bisgaard T, Bay-Nielsen M, Kehlet H. Re-recurrence after operation for recurrent inguinal hernia. A nationwide 8-year follow-up study on the role of type of repair. *Ann Surg*. 2008;247:707–711.
13. Nordin P, Haapaniemi S, van der Linden W, et al. Choice of anesthesia and risk of reoperation for recurrence in groin hernia repair. *Ann Surg*. 2004;240:187–192.
14. Neumayer L, Giobbie-Hurder A, Jonasson O, et al. Open mesh versus laparoscopic mesh repair of inguinal hernia. *N Engl J Med*. 2004;350:1819–1827.
15. McCormack K, Scott NW, Go PM, et al. Laparoscopic techniques versus open techniques for inguinal hernia repair. *Cochrane Database Syst Rev*. 2003:CD001785.
16. Amato B, Moja L, Panico S, et al. Shouldice technique versus other open techniques for inguinal hernia repair. *Cochrane Database Syst Rev*. 2012:CD001543.
17. Zhao G, Gao P, Ma B, et al. Open mesh techniques for inguinal hernia repair: a meta-analysis of randomized controlled trials. *Ann Surg*. 2009;250:35–42.
18. Repair of groin hernia with synthetic mesh: meta-analysis of randomized controlled trials. *Ann Surg*. 2002;235:322–332.
19. Wake BL, McCormack K, Fraser C, et al. Transabdominal pre-peritoneal (TAPP) vs totally extraperitoneal (TEP) laparoscopic techniques for inguinal hernia repair. *Cochrane Database Syst Rev*. 2005:CD004703.
20. Mikkelsen T, Bay-Nielsen M, Kehlet H. Risk of femoral hernia after inguinal herniorrhaphy. *Br J Surg*. 2002;89:486–488.
21. Kald A, Fridsten S, Nordin P, et al. Outcome of repair of bilateral groin hernias: a prospective evaluation of 1,487 patients. *Eur J Surg*. 2002;168:150–153.
22. Aufenacker TJ, van Geldere D, van Mesdag T, et al. The role of antibiotic prophylaxis in prevention of wound infection after Lichtenstein open mesh repair of primary inguinal hernia: a multicenter double-blind randomized controlled trial. *Ann Surg*. 2004;240:955–960; discussion 960–951.
23. Simons MP, Aufenacker T, Bay-Nielsen M, et al. European Hernia Society guidelines on the treatment of inguinal hernia in adult patients. *Hernia*. 2009;13:343–403.
24. Karthikesalingam A, Markar SR, Holt PJ, et al. Meta-analysis of randomized controlled trials comparing laparoscopic with open mesh repair of recurrent inguinal hernia. *Br J Surg*. 2010;97:4–11.
25. Sevonius D, Gunnarsson U, Nordin P, et al. Repeated groin hernia recurrences. *Ann Surg*. 2009;249:516–518.
26. Rucinski J, Margolis M, Panagopoulos G, et al. Closure of the abdominal midline fascia: meta-analysis delineates the optimal technique. *Am Surg*. 2001;67:421–426.
27. Muysoms FE, Antoniou SA, Bury K, et al. European Hernia Society guidelines on the closure of abdominal wall incisions. *Hernia*. 2015;19:1–24.
28. Carlson MA, Ludwig KA, Condon RE. Ventral hernia and other complications of 1,000 midline incisions. *South Med J*. 1995;88:450–453.
29. Luijendijk RW, Hop WC, van den Tol MP, et al. A comparison of suture repair with mesh repair for incisional hernia. *N Engl J Med*. 2000;343:392–398.
30. Burgmans JP, Voorbrood CE, Simmermacher RK, et al. Long-term results of a randomized double-blinded prospective trial of a lightweight (Ultrapro) versus a heavyweight mesh (Prolene) in laparoscopic total extraperitoneal inguinal hernia repair (TULP-trial). *Ann Surg*. 2016;263:862–866.
31. Melkemichel M, Bringman SAW, Widhe BOO. Long-term comparison of recurrence rates between different lightweight and heavyweight meshes in open anterior mesh inguinal hernia repair: a nationwide population-based register study. *Ann Surg*. 2019.
32. Conze J, Kingsnorth AN, Flament JB, et al. Randomized clinical trial comparing lightweight composite mesh with polyester or polypropylene mesh for incisional hernia repair. *Br J Surg*. 2005;92:1488–1493.
33. Petro CC, Nahabet EH, Criss CN, et al. Central failures of lightweight monofilament polyester mesh causing hernia recurrence: a cautionary note. *Hernia*. 2015;19:155–159.
34. Diaz-Godoy A, Garcia-Urena MA, Lopez-Monclus J, et al. Searching for the best polypropylene mesh to be used in bowel contamination. *Hernia*. 2011;15:173–179.
35. Carbonell AM, Criss CN, Cobb WS, et al. Outcomes of synthetic mesh in contaminated ventral hernia repairs. *J Am Coll Surg*. 2013;217:991–998.
36. Rosen MJ. Polyester-based mesh for ventral hernia repair: is it safe? *Am J Surg*. 2009;197:353–359.
37. Rosen MJ, Krpata DM, Ermlich B, et al. A 5-year clinical experience with single-staged repairs of infected and contaminated abdominal wall defects utilizing biologic mesh. *Ann Surg*. 2013;257:991–996.
38. Rosen MJ, Bauer JJ, Harmaty M, et al. Multicenter, prospective, longitudinal study of the recurrence, surgical site infection, and quality of life after contaminated ventral hernia repair using biosynthetic absorbable mesh: the COBRA Study. *Ann Surg*. 2017;265:205–211.
39. Sahoo S, Haskins IN, Huang LC, et al. Early wound morbidity after open ventral hernia repair with biosynthetic or polypropylene mesh. *J Am Coll Surg*. 2017;225:472–480.e471.
40. de Vries Reilingh TS, van Geldere D, Langenhorst B, et al. Repair of large midline incisional hernias with polypropylene mesh: comparison of three operative techniques. *Hernia*. 2004;8:56–59.
41. Haskins IN, Voeller GR, Stoikes NF, et al. Onlay with adhesive use compared with sublay mesh placement in ventral hernia repair: was Chevrel right? An Americas Hernia Society quality Collaborative analysis. *J Am Coll Surg*. 2017;224:962–970.
42. Krpata DM, Blatnik JA, Novitsky YW, et al. Posterior and open anterior components separations: a comparative analysis. *Am J Surg*. 2012;203:318–322; discussion 322.
43. Novitsky YW, Fayezizadeh M, Majumder A, et al. Outcomes of posterior component separation with transversus abdominis muscle release and synthetic mesh sublay reinforcement. *Ann Surg*. 2016;264:226–232.
44. de Vries Reilingh TS, van Goor H, Charbon JA, et al. Repair of giant midline abdominal wall hernias: "components separation technique" versus prosthetic repair: interim analysis of a randomized controlled trial. *World J Surg*. 2007;31:756–763.
45. Prabhu AS, Dickens EO, Copper CM, et al. Laparoscopic vs robotic intraperitoneal mesh repair for incisional hernia: an Americas Hernia Society Quality Collaborative analysis. *J Am Coll Surg*. 2017;225:285–293.
46. Carbonell AM, Warren JA, Prabhu AS, et al. Reducing length of stay using a robotic-assisted approach for retromuscular ventral hernia repair: a comparative analysis from the Americas Hernia Society Quality Collaborative. *Ann Surg*. 2018;267:210–217.
47. Belyansky I, Reza Zahiri H, Sanford Z, et al. Early operative outcomes of endoscopic (eTEP access) robotic-assisted

tive outcomes of endoscopic (eTEP access) robotic-assisted retromuscular abdominal wall hernia repair. *Hernia*. 2018;22:837–847.
48. Olmi S, Scaini A, Cesana GC, et al. Laparoscopic versus open incisional hernia repair: an open randomized controlled study. *Surg Endosc*. 2007;21:555–559.
49. McGreevy JM, Goodney PP, Birkmeyer CM, et al. A prospective study comparing the complication rates between laparoscopic and open ventral hernia repairs. *Surg Endosc*. 2003;17:1778–1780.
50. Lomanto D, Iyer SG, Shabbir A, et al. Laparoscopic versus open ventral hernia mesh repair: a prospective study. *Surg Endosc*. 2006;20:1030–1035.
51. Bingener J, Buck L, Richards M, et al. Long-term outcomes in laparoscopic vs open ventral hernia repair. *Arch Surg*. 2007;142:562–567.
52. McAdory RS, Cobb WS, Carbonell AM. Progressive preoperative pneumoperitoneum for hernias with loss of domain. *Am Surg*. 2009;75:504–508; discussion 508–509.
53. Lipman J, Medalie D, Rosen MJ. Staged repair of massive incisional hernias with loss of abdominal domain: a novel approach. *Am J Surg*. 2008;195:84–88.
54. Sugarbaker PH. Peritoneal approach to prosthetic mesh repair of paraostomy hernias. *Ann Surg*. 1985;201:344–346.
55. Raigani S, Criss CN, Petro CC, et al. Single-center experience with parastomal hernia repair using retromuscular mesh placement. *J Gastrointest Surg*. 2104;18:1673–1677.
56. Kokotovic D, Bisgaard T, Helgstrand F. Long-term recurrence and complications associated with elective incisional hernia repair. *JAMA*. 2016;316:1575–1582.
57. Heniford BT, Park A, Ramshaw BJ, et al. Laparoscopic repair of ventral hernias: nine years' experience with 850 consecutive hernias. *Ann Surg*. 2003;238:391–399; discussion 399–400.

46 章

急腹症

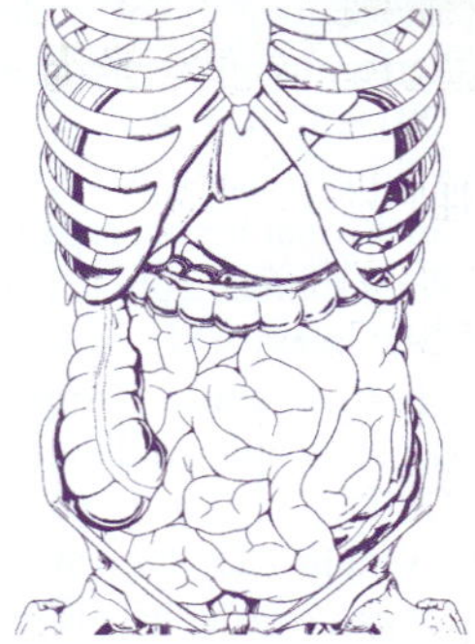

Alessandra Landmann，Morgan Bonds，Russell Postier
刘 静 陈毓凯 译 王西墨 审校

章目录

急腹症是指腹部疼痛和压痛的症状和体征。这种情况通常存在潜在的外科问题，需要及时的诊断和外科治疗。尽管现有的计算机断层扫描（CT）或磁共振成像（MRI）等影像手段极大地提高了我们对大多数急腹症的确诊能力，但是最主要诊断的依据仍然是全面的病史追踪和体格检查，并适当辅以实验室化验和影像诊断。此外，许多非手术或其他腹内疾病也可能导致这种表现[1]。因此，需要及时准确的诊断，以便于选择腹腔镜或开腹手术等合适的治疗方法。

年龄、性别和既往腹部手术史与引起急腹症的不同病情有关。某些疾病，如阑尾炎和肠系膜腺炎，在年轻人中更常见，而胆道疾病、憩室炎和肠缺血在老年人中更常见[2]。儿童腹痛将在第 67 章进行论述。许多非外科疾病也可能表现为急腹症，这些疾病包括内分泌和代谢问题、血液学问题以及毒素或药物引起的疾病（框 46.1）[3, 4]。内分泌和代谢疾病包括尿毒症、糖尿病或艾迪生病危象、急性间歇性卟啉病、高脂蛋白血症和遗传性地中海热。血液疾病包括镰状细胞危象和急性白血病。一些导致急性腹痛的毒素和药物包括铅和其他重金属中毒、麻醉药戒断和黑寡妇蜘蛛咬伤。在评估突发性腹痛患者时，需要考虑以上所有这些因素。

对于那些需要外科治疗的急腹症病因，因需要及时进行手术前的快速评估，以便进行适当的治疗（框 46.2）。重点病史追踪和体格检查以及实验室和影像学检查有助于正确诊断、恰当治疗。虽然影像学手段极大提高了急腹症病因诊断的准确性，但详细的病史和全面的体格检查仍然是评估的重要基础。

解剖和生理

腹痛可能是内脏痛、腹壁痛或牵涉痛。对每种疼痛的描述都有助于确定疼痛的来源。内脏痛是模糊的，局限于上腹、脐周或下腹，这取决于它是起源于前肠、中肠还是后肠。内脏痛通常是由于中空脏器的

框 46.1　急腹症的非外科病因

内分泌和代谢原因
急性间歇性卟啉病
艾迪生病危象
糖尿病危象
遗传性地中海热
尿毒症

血液学原因
急性白血病
镰状细胞危象

毒素和药物
黑寡妇蜘蛛咬伤
铅中毒
其他重金属中毒
麻醉药戒断

扩张引起的。腹壁痛比内脏痛更剧烈、定位更局限，对应于支配腹膜的神经根。牵涉痛是在远离疼痛源的部位感觉到的。牵涉痛的常见部位及其来源被列于框46.3。通常可以通过仔细询问病史来确定疼痛是内脏痛、腹壁痛还是牵涉痛。

当细菌或脏器内容物穿孔进入腹膜腔时，就会刺激腹膜表面产生渗液。腹膜血流量、通透性反应性增加，纤维渗出物形成，导致广泛的或局部肠动力丧失。肠或肠袢、肠和网膜、肠和腹壁之间发生粘连，这有助于定位炎症损伤的部位。因此，脓肿可引起剧烈的局部疼痛，但肠蠕动正常，而十二指肠穿孔等弥漫性病变通常导致全腹痛，并伴有肠鸣音消失。

腹膜炎在体格检查时表现为严重压痛，伴有或不伴有反跳痛和肌抵抗。它是由腹膜炎症引起的。这些炎症通常是由肠道微生物或革兰氏阴性厌氧菌感染的损害造成的[5]。也可由非感染性炎症引起，如胰腺炎。另一种形式的腹膜炎称为原发性腹膜炎发生在儿童，由肺炎球菌或溶血性链球菌引起，发生在成人腹膜透析时。成人腹膜透析人群中最常见的微生物是大肠杆菌和克雷伯菌。

病史

尽管我们在实验室检查和影像学方面取得了进展，但详细和集中的病史采集对于急腹症患者进行准确鉴别诊断仍至关重要。病史应关注疼痛的发生时间、性质和进展情况、相关伴随症状（如恶心或厌食）。无论这些症状是在疼痛之前还是之后开始的。此外炎症性

框 46.2　外科急腹症

出血
主动脉血管移植术后的主动脉十二指肠瘘
胃肠道动静脉畸形
消化道憩室出血
出血性胰腺炎
肠溃疡
泄漏或破裂的动脉瘤
食管贲门粘膜撕裂综合征（Mallory-Weiss 综合征）
异位妊娠破裂
实体器官外伤
自发性脾破裂

感染
阑尾炎
胆囊炎
憩室炎
肝脓肿
梅克尔憩室炎
腰大肌脓肿

缺血
血栓闭塞性动脉炎（Buerger 病）
缺血性结肠炎
肠系膜血栓形成或栓塞
卵巢扭转
绞窄疝
睾丸扭转

梗阻
盲肠扭转
胃肠道恶性肿瘤
嵌顿疝
炎症性肠病
肠套叠
乙状结肠扭转
小肠梗阻

穿孔
食管自发破裂（Boerhaave 综合征）
憩室穿孔
穿孔性胃肠癌
穿孔性消化道溃疡

肠病病史和既往腹部手术史，无论是开腹还是腹腔镜治疗，对鉴别诊断都很重要。通常，通过观察患者如何描述所经历的疼痛，可以获得额外的信息。用一根手指识别的疼痛更局限，通常表示典型的腹壁神经支配或腹膜炎症，而手掌识别的不适区域中更典型的是肠道内脏不适或实体器官疾病。疼痛的强度和严重程度与潜在的组织损伤有关。剧烈疼痛的突然发作表明存在肠穿孔或动脉栓塞伴缺血等情况，但也可能出现如胆绞痛等其他情况。持续数小时的疼痛是进行性炎

症或感染的典型症状，如胆囊炎、结肠炎或肠梗阻。进行性加重与间歇性疼痛的病史有助于区分感染过程与肠梗阻相关的痉挛性绞痛、胆绞痛，与胆囊管梗阻相关的胆绞痛或泌尿生殖道梗阻（图 46.1）。

框 46.3 牵涉痛的位置和原因
左肩
心
左侧膈肌
脾
胰尾
右肩
胆囊
肝
右侧膈肌
阴囊和睾丸
输尿管

疼痛的部位、特征和放射是疼痛的重要因素。组织损伤或炎症可导致内脏和神经损伤性躯体疼痛。腹部实性器官内脏痛表现在受累器官的腹部各象限，如肝脏疼痛表现在腹部右上象限。小肠疼痛被认为是局限性较差的脐周痛，而结肠疼痛集中在脐和耻骨联合之间。炎症波及至腹膜时，来自脊柱的腹壁神经纤维可产生局部强烈的感觉。这种神经支配的结合是早期阑尾炎典型的脐周疼痛原因，此后再转移为右下腹部麦氏点的剧烈局限性疼痛。此外，疼痛也可能远远超出病变部位。例如，肝与膈肌共享部分神经支配。因此，肝炎可能从 $C_3 \sim C_5$ 神经根引起右肩疼痛。此外，泌尿生殖系统疼痛通常呈放射状。症状主要发生在侧翼区域，起源于 $T_{11} \sim L_1$ 的内脏神经，但疼痛通常通过 $S_2 \sim S_4$ 的腹下神经丛辐射至阴囊或阴唇。如果可能，确定哪些因素会加重或减轻疼痛很重要。进食通常会加重肠梗阻、胆绞痛、胰腺炎、憩室炎或肠穿

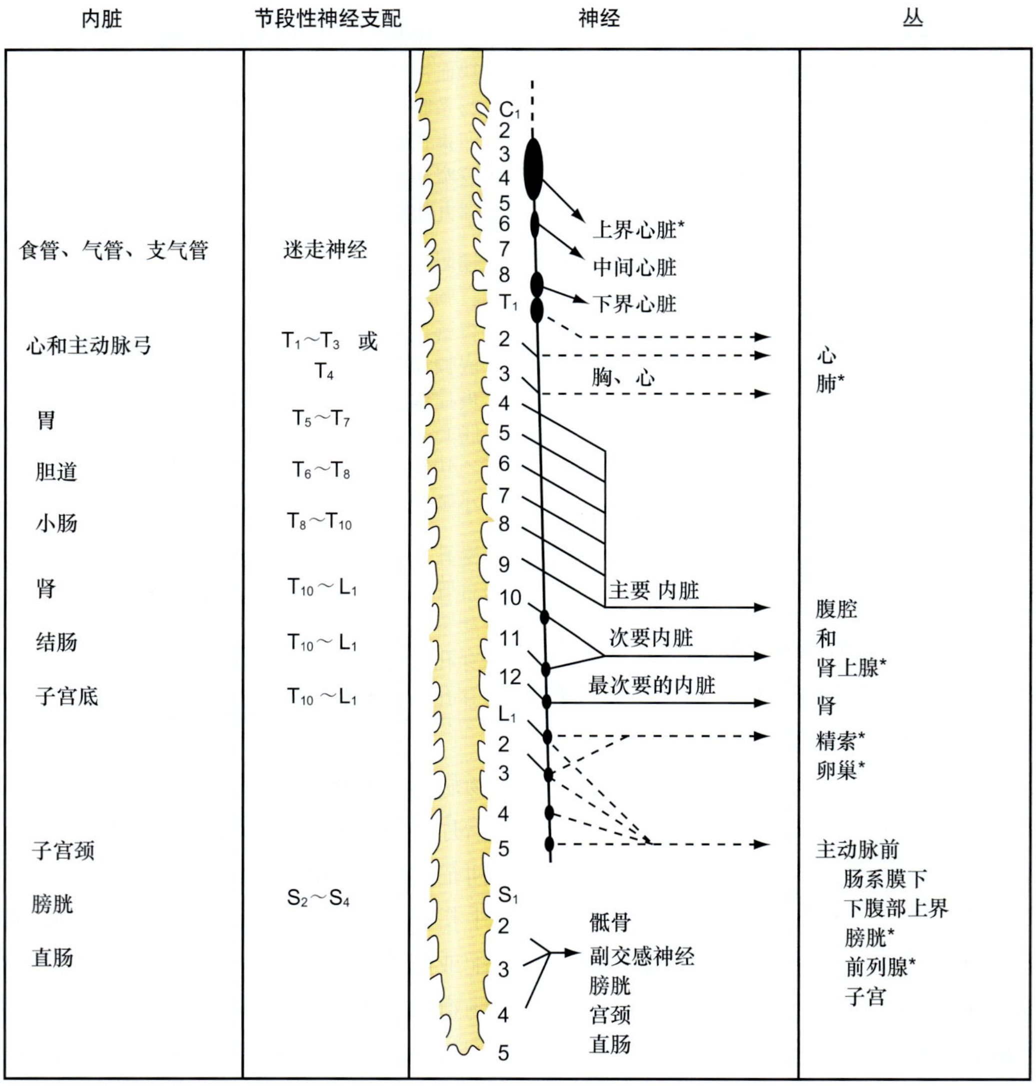

* 交感神经支未发现感觉纤维。

图 46.1 内脏感觉神经支配

孔的疼痛。食物可以减轻消化性溃疡或胃炎引起的疼痛。腹膜炎患者会尽量避免任何伸展或移动腹部的活动。这些患者会描述“任何突然的身体运动都会加剧疼痛”，并感觉到膝盖弯曲时，疼痛会减轻。任何能引起腹部移动的动作，都会让人感到痛苦如开车去医院。

疼痛相关症状及其时间是重要的诊断线索，恶心、呕吐、便秘、腹泻、瘙痒、黑便、便血和血尿都是有价值的症状。呕吐可能是由各种原因的严重腹痛、机械性肠梗阻或肠梗阻所致。便秘或便结可能是机械性梗阻或蠕动减弱的结果。它可能是主要问题，可以用泻药或促动力药治疗，也可能只是潜在更严重疾病的症状。因此，了解患者是否持续排气或排便很重要。完全性梗阻（无胃肠排气或肠蠕动）更可能与随后的肠缺血或可能发生的显著扩张引起的穿孔有关。腹泻与几种不需手术治疗的疾病有关，包括感染性肠炎、炎症性肠病或寄生虫感染。在这些疾病和结肠缺血中都可以看到血性腹泻。

仔细追问既往病史对于急性腹痛患者的正确诊断非常有帮助。既往疾病或诊断可大大增加或减少某些情况发生的可能性，而这些情况在其他情况下可能不会被考虑。例如，患者可能讲述目前的疼痛与几年前肾结石时的疼痛相似。既往有阑尾切除术、盆腔炎或胆囊切除术史可大大限制鉴别诊断。体检期间腹部出现的任何瘢痕都需要在既往史中加以说明。

某些药物可以引发或掩盖急腹症的症状。大剂量麻醉剂会干扰肠道运动，导致便秘和梗阻。麻醉药品也会导致 Oddi 括约肌痉挛，加剧胆囊或胰腺疼痛，还可能抑制疼痛感并改变精神状态。这两种情况都会影响外科医师对病情的准确诊断。非甾体抗炎药与上消化道炎症和穿孔有关。类固醇可以阻止主细胞产生保护胃黏膜的黏液，减少感染的炎症反应，包括严重腹膜炎。免疫抑制剂类别增加了患者患各种细菌或病毒性疾病的风险，同时也减弱了炎症反应，减轻了应有的疼痛并限制了整体生理反应。抗凝药物的使用在老年人群中很常见，可能是胃肠道出血、腹膜后出血或腹直肌鞘血肿的原因。如果它们的使用被隐瞒，会使患者的术前准备工作变得复杂，并导致严重的并发症。最后，娱乐性药物（毒品）也可能导致急性腹痛。可卡因和甲基苯丙胺的使用会造成严重的血管痉挛，从而导致危及生命的心脏或肠道缺血以及严重的高血压。

女性急腹症的鉴别诊断比男性更复杂。患有急腹症的女性开腹手术或腹腔镜检查阴性率显著高于男性。MRI 和 CT 扫描等先进成像技术的改进和广泛应用提高了该人群急性腹痛评估的诊断准确性。详细的妇科病史对于评估年轻女性的腹痛很重要。妇科病史中的细节可能提示异位妊娠、盆腔炎、经间痛和严重子宫内膜异位症。

体格检查

体格检查仍然是急腹症评估的重要组成部分。医生将能够从这一步骤中收集有价值的信息，以便更好地为诊断的后续步骤提供信息。体格检查将准确地排除鉴别诊断，以便于及时开始必要的治疗。尽管先进的影像诊断技术有了更广泛的应用，但它无法取代详细、全面的体格检查。

对所有患者的初步评估应从一般检查开始。走进房间后，可以快速评估疾病严重程度的相关信息。诸如出汗、脸色苍白、呼吸困难和反应下降等症状可以很快得到评估，并预知患者是否会恶化。对于急腹症，一般检查将患者是否有腹膜炎症作为第一个检查项目。这些患者往往表现非常安静，运动会加剧腹痛。相比之下，没有腹膜炎的患者会烦躁不安地寻找舒适体位。

下一步是腹部检查。重点关注腹部轮廓和皮肤异常。腹壁扩张发生在一些腹部病变中，如肠梗阻、腹水形成或肿块增大。手术瘢痕应与体检前病史相关联。其他皮肤发现，如红斑或水疱，可提示检查者可能存在需要立即清创的软组织感染。瘀斑也可能是筋膜坏死性感染的迹象；此外，它可能会提示患者意外或非意外创伤，并可能需要进一步的社会调查。

按惯例，下一步评估是听诊。此操作应在叩诊或触诊之前进行，因为手触、叩诊可能会影响肠道活动。如动脉狭窄或动静脉瘘产生的血管异常，可通过听诊腹部杂音来发现。肠道活动听诊是有争议的。人们认为，肠鸣音的数量和质量与肠道的运动有关。肠梗阻患者，每象限 15 秒内肠鸣音不超过一次。相反，亢进的肠鸣音与机械性肠梗阻有关。许多人认为，与听诊相比，胃肠胀气和大便更能准确地判断患者是否存在肠动力问题。最近的一篇综述文章引用了正常志愿者、肠梗阻患者和术后肠梗阻患者听诊肠音的低灵敏度和阳性预测值。他们还注意到，观察者之间对肠道听诊记录的可靠性较差，为 54%[6]。听诊可能有用，但必须与病史和其他检查结果相关联。

叩诊能够获得丰富的信息。右上象限的叩诊浊音可以识别肝；测量这种浊音的上下范围可以粗略估计肝大小。叩诊对于鉴别腹胀是由气体还是液体引起的时很有用。腹部的其他部位出现局限性叩诊浊音时应警惕腹腔肿块。鼓音区或过清音区应与腹壁深处的空腔脏器结构一致。如果在肝所在的右上腹部听到了鼓音，则表明腹壁和肝之间有空气，应怀疑腹腔内有游离空气。

弥漫性叩诊浊音提示腹腔大量液体积聚。液体震颤波可以通过快速用力挤压侧腹壁而产生，波浪应向腹壁内侧传播。

叩诊也有助于确诊腹膜炎。腹膜炎患者在腹部撞击时会有剧烈的压痛，可能无法承受。通过叩击侧腹、髂骨嵴或伸直的脚后跟来推挤腹部内脏以检查腹膜炎。这些腹膜炎检查方法比深部触诊更为可靠（深部触诊通过快速解除压力，询问何时按压或释放最痛苦来诊断）。无论是否存在腹膜炎，深部触诊都非常痛苦，并且患者的反馈存在很大的主观性。

腹部检查的最后步骤是触诊。一般来说，这是检查中信息量最大的部分。它可以帮助你定位疼痛的来源以及腹部异常的详细信息。检查者应从远离最明显疼痛区域的浅表触诊开始；浅表触诊可以评估腹壁前的肿块或积液，以及疼痛是否与这些异常有关。然后应用更大的力量进行深层触诊。深部触诊可以评估腹部内源性疼痛以及是否存在任何腹内肿块或器官肿大。弥漫性触诊压痛提示广泛的炎症或进行性疾病迁延，确定最大压痛区域可以推断腹痛的可能来源。通过疼痛的象限，可以根据该象限内的结构进行鉴别诊断（图 46.2）。

在进行腹部触诊时可能会遇到抵抗。有必要区分自主抵抗和非自主抵抗。当患者感到疼痛刺激并绷紧腹壁肌肉时，就会出现自主抵抗。为了防止这种情况，应让患者仰卧在检查台上，弯曲双腿，将脚底平放在床上。这些动作会导致腹壁松弛，分散患者的注意力，防止自主抵抗。如果采用了上述技术，但腹壁仍然紧张，则患者有不自主的自主抵抗，这是腹膜炎的迹象。

有几种用人名命名的检查代表了不同的疾病（表 46.1）。Murphy 征表明是否存在急性胆囊炎，在患者深吸气时深触右侧肋下区域。如果胆囊炎存在，当胆囊接触到前腹壁时，由于疼痛，吸气过程将被迫停

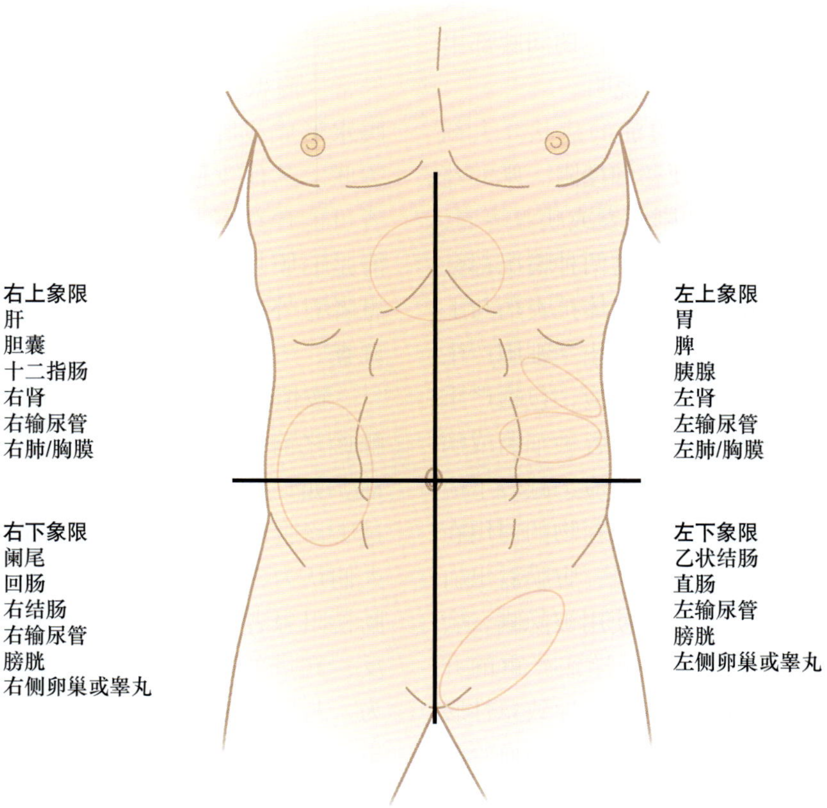

图 46.2 腹部结构的触诊象限

表 46.1　腹部检查体征		
病史		
Danforth 征	吸气时肩痛	腹腔积血
检查		
Cruveilhier 征	肚脐静脉曲张	门脉高压
Cullen 征	脐周淤青	腹腔积血
Grey Turner 征	脐部和腹部侧面附近的局部区域变色	急性胰腺炎
Ransohoff 征	脐部黄染	胆总管破裂
触诊		
Aaron 征	持续用力按压麦氏点，上腹部或前胸部疼痛或压迫感	急性阑尾炎
Bassler 征	压迫腹壁和髂骨之间的阑尾引起的剧痛	慢性阑尾炎
Blumberg 征	一过性腹壁反跳痛	腹膜炎症
Carnett 征	腹壁肌肉收缩时腹部压痛消失	内源性腹痛
Chandelier 征	宫颈运动伴极度骨盆疼痛	盆腔炎
Courvoisier 征	出现黄疸时可触及胆囊	壶腹周围肿块
Fothergill 征	腹壁肿块不越过中线，当腹直肌收缩时可触及	直肌血肿
Iliopsoas 征	伸腿抬高抵抗阻力运动时疼痛	后盲肠急性阑尾炎
Murphy 征	对右上腹部施加压力时吸气引起的疼痛	急性胆囊炎
Obturator 征	右大腿屈曲和外旋引起下腹痛	盆腔脓肿或炎性肿块（阑尾炎）
Rovsing 征	触诊左下腹时麦氏点疼痛	急性阑尾炎
ten Horn 征	轻微牵引右睾丸引起的疼痛	急性阑尾炎

止。闭孔征和腰大肌征有助于确定阑尾发炎的相对位置，Rovsing 征提示右下象限腹膜炎。

额外的检查通常会提供有用的信息。直肠指诊可提供有关内脏凹陷出血和远端梗阻的信息，这些梗阻可导致便秘和顽固性便秘。对于女性，盆腔检查结果有助于诊断或排除妇科方面的腹痛。2014 年的一项研究发现，在 290 例患有右下腹疼痛的育龄妇女中，有 37 例（12.8%）患有妇科疾病而阑尾正常[7]。盆腔检查可以更早地发现这种病变，并在手术前给予适当的处理。

框 46.4　腹部实验室检查

- 白细胞计数及分类
- 血红蛋白
- 血小板
- 电解质
- 肌酐和血尿素氮
- 淀粉酶和脂肪酶
- 总胆红素和分离的血清胆红素
- 血清乳酸水平
- 肝炎病毒专项
- 尿常规
- 人绒毛膜促性腺激素（尿）
- 艰难梭菌培养及毒素测定

实验室检查

实验室检查可以缩小腹部疼痛的鉴别诊断范围。框 46.4 包含可协助急腹症实验室检查的完整列表。全血细胞计数提供了几个重要的数据。急腹症患者的白细胞计数可升高或降低。急性感染的最佳证据是杆状细胞的绝对数量或百分比升高，因此，理想的方法是在进行白细胞鉴别的同时进行完整的血细胞计数。低血红蛋白和红细胞压积提示护理团队应注意可能与腹痛相关的出血源。如果血红蛋白和红细胞压积高于正常值，应评估患者是否有脱水迹象。

腹痛患者也应该进行一个全套的电解质检查。评估电解质（如钠、钾和钙）以及肾功能（如血尿素氮和肌酐）。这些数值的改变将提醒医师注意腹泻或呕吐引起的体液流失以及内分泌腹痛的可能（如甲状腺功能亢进）。完整的电解质检查包含“肝功能检查”，当检测结果升高时，应进一步评估肝和胆道系统。当无法确定肝酶升高的来源时，应检查肝炎毒病专项。

当腹痛怀疑来源于胰腺炎时，检查淀粉酶和脂肪酶可以给予提示。当评估任何重症患者时，动脉血气和血清乳酸测量是有价值的。在急腹症中，乳酸血症是灌注不足的标志，并根据情况提示对肠系膜缺血进行关注。肠系膜缺血是一种严重的疾病，尽管危重病护理有所改善，但仍有显著的死亡率，在某些患者中很难诊断。目前正在尝试确定肠系膜缺血的其他特异性标志物，但尚未用于临床。

尿液检查应该是对腹痛患者进行的标准实验室检查。尿液分析可以提供几点信息。样本中细菌、白细胞和白细胞酯酶的存在提示尿路感染和肾盂肾炎的可能，这分别解释了耻骨前疼痛或侧腹疼痛。肾结石和肾病综合征可以通过尿液中的红细胞来检测。管型尿也应提示肾源腹痛的存在。最后，在育龄妇女中，应检测尿液人类绒毛膜促性腺激素水平，因为其症状可能是由妊娠并发症引起的。

在某些情况下，应附加检测。腹泻患者应取粪便样本进行培养和虫卵鉴定。重要的是，由于社区内艰难梭菌感染的发病率正在增加，因此，应进行艰难梭菌培养和毒素测量[9]。妊娠晚期右上腹疼痛、肝酶升高和血小板减少的妇女应评估是否为 HELLP 综合征；必须进行有效的诊断，以使患者获得挽救生命的血浆置换治疗[10]。

影像学诊断

影像学诊断应该是急腹症患者检查的最后一步。在开具任何诊断成像之前，必须制定有效的鉴别诊断，以便选择适当的检查。有许多检查都是昂贵的，并且有电离辐射，因此很有必要为患者选择最有用的检查方式。

超声是一种相对便宜且方便的成像方式，在评估急腹症时非常有用。它是评估右上象限疼痛的最佳方式，尤其是在怀疑胆囊疼痛时。超声检测胆囊周围积液、胆囊壁增厚和胆结石的敏感性和特异性较高[11]。对于需要避免电离辐射的患者，如儿科人群和早孕患者，它也是诊断阑尾炎的有用方法[12-13]。当排除妇科急腹症时，应使用经阴道超声，因为它比经腹超声更准确。由于腹壁厚度、肠道气体含量和操作经验，超声检查在显示方面可能存在局限性。

腹部平片可以为某些患者提供有用的信息。当涉及空腔脏器穿孔时，在横膈膜水平立体腹平片会显示横膈膜积气，这是具有诊断意义的，提示应进行外科探查（图 46.3）。研究表明，与 CT 相比，如果平片能做出诊断，手术会诊和手术的时间更短。然而，CT 可以提供更多关于穿孔位置和具体原因的信息[14]。一般来讲，腹部的直立和仰卧位 X 线片可用于诊断肠梗阻。在 X 线片上，如果在直立位置观察到气液平面，并且在仰卧位置观察到远端结肠内少量气体，肠袢扩张，则怀疑小肠梗阻。结肠袋的标记可以区分小肠气体和结肠气体（图 46.4）。然而，平片诊断机械性肠梗阻或麻痹性肠梗阻的准确性较低[15]。结肠扭转也可以在平片上诊断。盲肠扭转通常表现为一个逗号形状的肠袢，凹面朝下并向右。乙状结肠扭转表现为“同心圆”或“咖啡豆”征，扩张结肠的顶端指向右上象限（图 46.5）。

在过去的几十年里，CT 已经成为腹痛患者的主要诊断工具。它很容易获得，能提供关于整个腹部和骨盆的详细信息，并且可以相对快速地执行。与超声相比，CT 图像的质量对操作员技能的依赖性更小，并且可以比普通 X 线片提供更多细节。鉴别诊断会影响所需的 CT 技术。例如，如果怀疑肾结石，可在不使用造影剂的情况下进行成像，但如果怀疑小肠梗阻，则应使用口服和静脉造影剂进行 CT 检查。这些

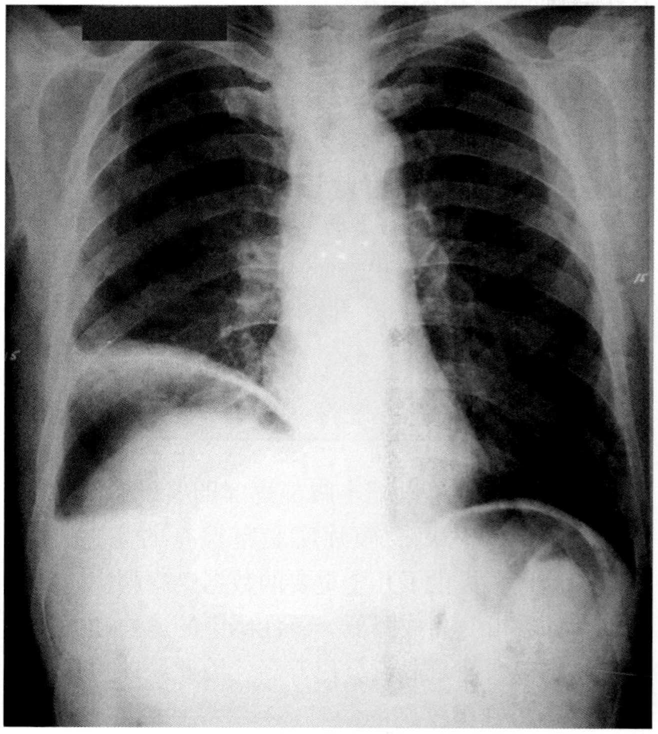

图 46.3 腹部平片显示气腹，这与空腔脏器穿孔一致

注意事项对于提供最具诊断性的图像至关重要。

许多研究表明，与其他成像方式相比，CT 的诊断准确性有所提高。研究表明，使用 CT 作为成像途径的一部分尽管不会减少住院时间或发病率，但可以早期诊断[16]。阑尾炎尤其如此（图 46.6）。最近的一项循证研究表明，CT 诊断阑尾炎的敏感性和特异性分别为 98.5% 和 98%。这篇综述中的几项研究表明，使用 CT 可以降低阴性阑尾切除率[17]。一项回顾性研究旨在确定 CT 成像对 80 岁以上患者诊断和处置的影响。他们发现 43% 的患者在进行 CT 成像后诊断发生了变化；这种诊断困难在小肠梗阻、结肠梗阻和肠系膜炎时尤为突出。临床上，CT 上的结果导致治疗发生了统计学上的显著的变化[18]。这些发现证明了 CT 的重要性。

由于 CT 有辐射暴露，既往的研究方向多为低剂量成像是否能保持诊断的准确性。在最近的一项研究中，2 位放射科医师比较了非创伤性腹痛患者的高剂量和低剂量 CT 图像。他们的报告表明，尽管低剂量图像中的图像噪声稍多，但他们对两种辐射剂量的解释都有很高的可信度，辐射剂量之间的诊断准确性无统计学意义；低剂量 CT 的敏感性和特异性分别为 93.7% 和 88.2%，而高剂量 CT 的敏感性和特异性分别为 95.8% 和 94.1%[19]，儿童和经常进行影像学检

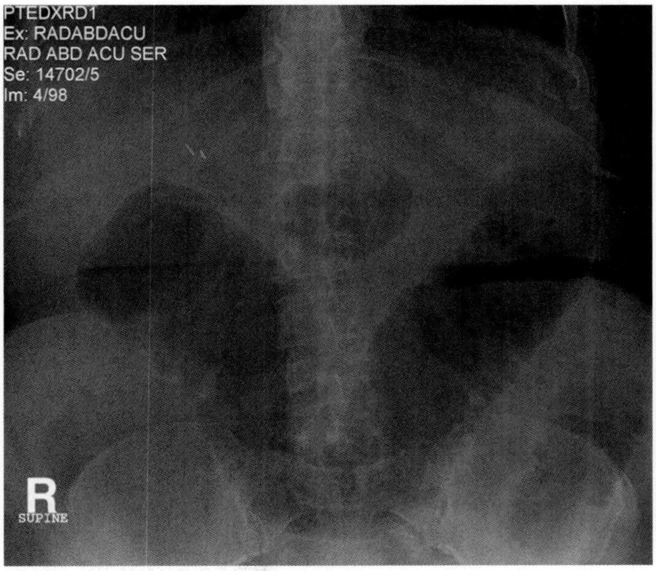

图 46.4　大肠梗阻患者的腹部平片。扩张的肠袢可通过结肠袋标记识别为横结肠

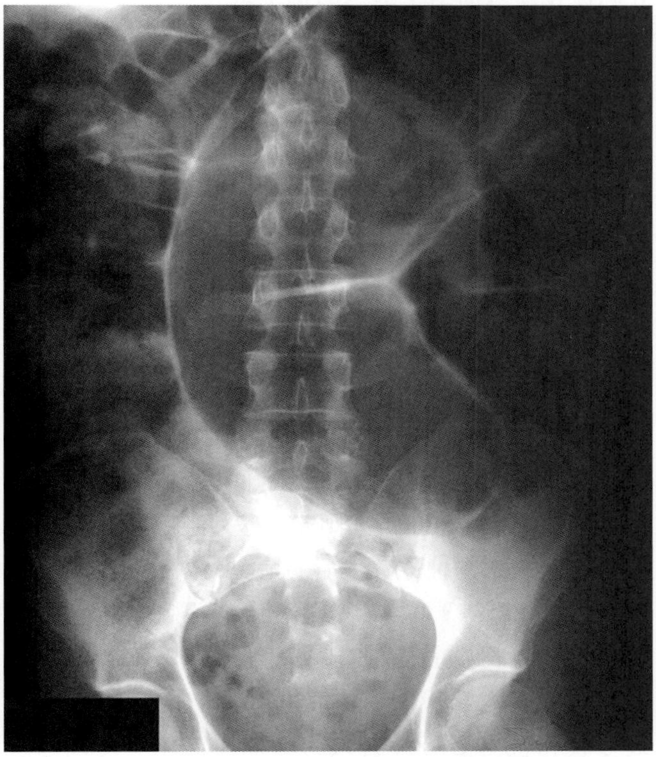

图 46.5　腹部平片显示乙状结肠扭转。注意右上象限扩张的乙状结肠；这是经典的“咖啡豆”或“同心圆”征

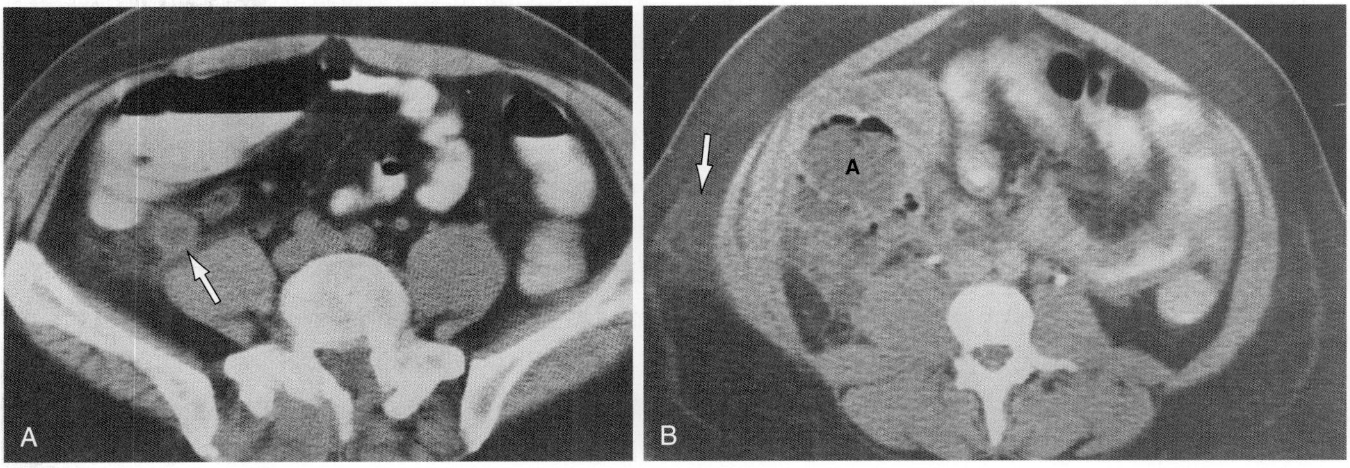

图 46.6 （**A**）CT 显示盲肠后阑尾扩张（箭头所示）伴阑尾周围绞窄；（**B**）这张图片显示了阑尾炎穿孔引起的盆腔脓肿（**A**）。箭头所示为炎症过程延伸至皮下组织

查的患者应考虑使用低剂量 CT。

诊断性腹腔镜检查

如果其他检查结果不明确，诊断性腹腔镜检查可作为最终诊断的辅助手段；它的优点是具有治疗作用。一项研究对 70 岁以上的急腹症患者进行了腹腔镜与开腹探查、介入治疗的比较研究。腹腔镜组的发病率和死亡率没有差异[20]。如果采取措施减少气腹对血流动力学的负面影响，腹腔镜可安全地用于脓毒症患者；这些措施包括将腹内压保持在 12 mmHg 以下，并确保在注入前给予适当的抗生素。当出现不可逆脓毒症或操作人员对腹腔镜检查不满意时，不应使用诊断性腹腔镜检查。紧急情况不是学习新技能的适当时机。诊断性腹腔镜检查的相对禁忌证是肠道极度扩张，因为可视化可能会限制完全探查，但这取决于外科医师对腹腔镜检查的舒适度[21]。虽然不应常规使用诊断性腹腔镜，但在某些病例中，诊断性腹腔镜有助于确定急腹症的病因。

腹内压监测

急腹症可引起或由腹内压升高造成。如果腹内压持续超过 20 mmHg，则定义为腹腔间室综合征（ACS）。这是一种危及生命的情况，因为压力升高导致静脉回流减少，吸气压力升高引起潮气量减少。由于灌注不足，也可能导致内脏缺血。

正常腹内压应为 5 ～ 7 mmHg。腹部肥胖、腹式呼吸和直立姿势都会人为增加腹内压。可以通过监测膀胱导管压力来测量腹内压。世界腹腔间室综合征协会（WSACS）建议在室温下、在膀胱内注入 25 ml 生理盐水后测量膀胱压力。患者应仰卧，传感器在腋中线处调零。当患者瘫痪，应在呼吸肌呼气结束时进行压力测量[22]。腹腔内高压的分级见表 46.2。

表 46.2 腹内高压及其分级治疗

	腹内压	治疗
正常压力	5 ～ 7 mmHg	无
1 级高压	12 ～ 15 mmHg	维持体液平衡
2 级高压	16 ～ 20 mmHg	非手术减压（利尿等）
3 级高压	21 ～ 25 mmHg	开腹手术减压
4 级高压	＞ 25 mmHg	手术减压；寻找病因

腹腔内高血压和 ACS 的治疗取决于病因和严重程度。原发性 ACS 是由腹内疾病造成的，最好通过开腹减压和纠正原发病进行治疗。完全腹部闭合且不引起复发性 ACS 是不可能的，因此提倡进行临时腹部闭合。继发性 ACS 是一种不发生在腹部或骨盆外的疾病。如果没有终末器官损伤证据，继发性 ACS 的初始治疗应采用药物治疗。医学管理包括通过鼻胃管减压、导尿和灌肠纠正体液平衡、通过适当的镇静和止痛放松腹壁以及腹液引流[22]。开腹减压应保持较低的阈值，以限制这种情况下的发病率和死亡率。

鉴别诊断

急腹症鉴别诊断的制定应贯穿评估的每个步骤。病史和体检后需要鉴别的疾病对所需开具的实验室和影像学检查具有指导意义。

在检查结束时，鉴别诊断应缩小到 1 ～ 2 个疾病。完善鉴别诊断的检查需要我们对引起急腹症的内、外科原因有广泛的了解。然后，还要考虑到这些疾病在人群中的发病率。

必须尽早确定急腹症是否需要紧急外科手术。许多患者存在脓毒症，即使没有明确诊断，也必须进行快速治疗。框 46.5 介绍与外科疾病相关的体格检查、实验室结果和影像学发现。然而，在现实情况中，患者可能不够稳定，无法被送往其他科室进行某些检查。一种选择是考虑可以在床边进行的检查，如超声检查或腹部平片，另一种选择是诊断性腹腔灌洗。使用局部麻醉剂，在靠近脐部的中线处做一个小切口。将一根导管插入腹腔，注入 1 L 生理盐水，然后从腹部吸出。吸出的液体送细胞、生化分析。诊断性腹腔灌洗可用于检测腹膜出血和（或）空腔脏器粘连、穿孔。

应避免手术时机的延误。一旦诊断出患者需要手术，等待进一步的确诊检查是没有更大受益的。发病率和死亡率随着不必要的延误而增加。通过麻醉和护理的多学科方法，可以在手术室继续进行液体复苏、稳定生命体征。如果在没有明确诊断的情况下进行手术，腹腔镜可以帮助确定开腹手术的切口位置。

一些患者被诊断为医源性急性腹痛。这并不意味着不会发展到手术治疗。这些患者需要进行密切、仔细的监测观察。应安排一系列检查，以确保患者通过药物治疗得到改善。理想情况下，由同一检查者进行监测，以免遗漏重大病情变化或出现并发症。

框 46.5　提示需要手术干预的检查结果

体检结果
腹腔压力＞25 mmHg
非自主抵抗
反跳痛
与检查不成比例的疼痛
不明原因的全身性败血症
经腹穿透伤

实验室检查
胃肠道出血导致的贫血需要＞4 个单位的输血
灌注不足的证据（酸中毒、肌酐升高、肝功能指标升高）

影像诊断结果
气腹
静止肠袢（前哨袢）进行性扩张
肠穿孔的证据（肠袢附近有空气或造影剂）
脂肪淤积或肠壁增厚伴全身败血症
肠壁积气

诊断性腹腔灌洗结果
有污物或颗粒物
白细胞＞250/ml
红细胞＞300 000/ml
腹水胆红素＞血清胆红素（胆漏）
腹水肌酐＞血清肌酐（尿漏）

急诊手术准备

急腹症患者在决定手术时的整体健康状况差异很大。无论患者病情的严重程度如何，所有患者都需要一定程度的术前准备。应进行静脉注射，并纠正液体或电解质异常。几乎所有的患者都需要注射抗生素。急腹症常见的细菌是革兰氏阴性菌和厌氧菌。一旦做出确定诊断，应开始注射抗生素覆盖这些细菌。全身麻痹性肠梗阻或呕吐的患者可通过胃肠减压来减少呕吐和误吸。导尿用于评估尿量，这是衡量液体复苏充分性的一个指标，在大多数患者中都适用。肠缺血或梗死引起的酸中毒可能是术前治疗的难题。严重贫血是罕见的，术前输血通常是不必要的，但手术时应提供交叉配血。必须权衡术前患者稳定的必要性与治疗延迟导致的发病率和死亡率之间的利弊。过程中出现的合并症（如肠梗死）可能需要在患者生命体征稳定和酸碱平衡恢复之前通过手术治疗。液体复苏应视为一个持续的过程，并在手术完成后继续进行。何时开始术前治疗对患者收益最大，需要良好的外科经验判断。

特殊患者群体

妊娠

孕妇的急性腹痛检查和治疗有几个独特的鉴别诊断挑战。医师通常依靠影像学来区分急诊手术、非手术或产科问题[23]。然而，患有急性腹痛的孕妇面临的最大威胁是可能延误诊断，并且已被证明比手术本身更为可怕[24-25]。延误诊断的原因有几个：腹痛、恶心和呕吐的症状通常归因于妊娠，妊娠可改变某些疾病过程的表现，并因子宫增大以及对胎儿暴露于辐射或不必要的手术的恐惧，而使体格检查更具挑战性[26]。在怀孕期间，白细胞计数和其他化学成分等实验检查也会发生变化，这使得识别疾病过程变得更加困难。这些差异（如生命体征和实验室检查结果）可能会使医师混淆或低估腹腔内疾病的程度，因此，需要额外强调其他检查方式。最后，医师在治疗怀孕患者时自然倾向于更加保守的方式，尤其是在影像和外科干预方面。

超声是妊娠患者首选的影像学检查方法[26-27]。除了诊断最常见的腹部疾病、阑尾炎和胆石症外，这种方式还增加了评估胎儿和评估产科病理的益处[27]。尽应可能避免辐射照射，尤其是在怀孕的前 3 个月，下一步检查选择应该是 MRI[26-27]。如果 CT 是唯一可用的影像学检查，则应权衡其风险和益处，因为诊断延迟通常比单一影像学检查更可怕。研究表明，高达 50 mGy 的电离辐射相当于 5 次腹部平片或 1 次腹部 CT 扫描的照射剂量，不会显著增加辐射的致畸效应[27]。只要有可能，例如进行脑部、颈椎 CT 或胸部 X 线时，腹部胎儿应用铅衣保护。

重要的是要知道，妊娠是一个高度受控的过程，几乎涉及内环境稳态中的每个器官，它对母体容量损失和儿茶酚胺反应极为敏感[26]。产妇出血是致命的，通常通过子宫血流量减少进行补偿，胎儿窘迫往往是需要急性外科手术的第一个表现，甚至被放在发现母体低血压或心动过速之前[26]。妊娠期出现腹膜征象并非正常现象，腹膜炎的发生常因腹部松弛和子宫增大而延迟。它的存在提示应立即寻找病因，避免更高的发病率和死亡率[28]。

妊娠期急腹症的鉴别诊断范围很广；然而，如果特别注意患者的症状和病史，则其表现与成年患者并无太大差异。表 46.3 中列出了最常见的病理学和推荐的筛查影像学检查。除了胃肠道病理外，重要的是在患者的检查中包括对急腹症的妇科和产科原因的检

表 46.3 妊娠期腹痛的鉴别诊断和推荐的影像学检查

位置	首选的诊断成像方式
胆囊疾病	US ＞ MRI
肝炎	US ＞ MRI
胰腺炎	US ＞ MRI ＞ CT
肠梗阻	US ＞ MRI ＞ CT
穿孔性溃疡	平片＞ CT
阑尾炎	US ＞ MRI ＞ CT
肾结石	US ＞ MRI ＞ CT
炎症性肠病	MRI ＞ CT
妇科原因	US ＞ MRI
憩室炎	MRI ＞ CT
创伤	US ＞ CT ＞ MRI

Adapted from Baheti AD，Nicola R，Bennett GL，et al. Magnetic resonance imaging of abdominal and pelvic pain in the pregnant patient. Magn Reson Imaging Clin N Am. 2016；24：403-417.

CT：计算机断层扫描；MRI：磁共振成像；US：超声

查，包括子宫破裂、异位妊娠、黄体囊肿破裂、附件扭转、胎盘异位等[27]。卵巢扭转的临床特征是腹痛时轻时重与其它腹部病变有明显的不同[28]。

急性阑尾炎是最常见的非产科腹部急症，需要手术治疗，在妊娠患者中的总发病率为 101/100 000[23]。超声诊断显示是一种扩张的、盲端的、增厚的、管状的、尺寸 6 mm 或更大的不可压缩结构[29]。超声检查有其局限性，如果诊断有疑问，应进行高级影像学检查。MRI 和 CT 表现与超声相似，也包括阑尾周围炎症、阑尾结石或已形成的脓肿[29]。20% 的患者在出现腹膜炎或已确定的腹腔脓肿时，有较高的并发症风险，包括穿孔性阑尾炎，流产率为 20% ～ 35%[23]。与过去的非妊娠患者相比，对右下腹疼痛的妊娠患者的评估困难增加了，导致阑尾切除阴性率显著升高。虽然这种诊断错误率在一个典型的年轻健康女性身上是不可接受的，但由于在手术前阑尾炎发展为穿孔的胎儿死亡风险，它被广泛接受。

在妊娠的各个阶段，全身麻醉都被认为是安全的，患者在分娩时误吸应被视为高风险。孕妇在计划插管时，应该像对腹部胀满患者一样进行治疗[28]。怀孕期间的术中护理侧重于对母亲的最佳护理。如果是早产儿，则应在手术前后测量胎心。如果胎儿能够存活，胎心音应该由一个能够进行干预的提供者来测量。妊娠期腹腔镜手术的安全性已被广泛研究和证实。腹腔镜检查可以减少对子宫的操作，从而减少子宫刺激，降低宫缩、自然流产、早产的风险[30]。为了安全进入腹部，开放式 Hassen 技术被认为是标准技术，但要注意避免损伤增大的子宫[31]。

急腹症的其他原因包括胆道疾病、肠梗阻和胰腺炎等。胆道疾病很常见，因为类固醇会干扰胆囊排空，导致胆汁淤滞[28]。超声是首选的诊断方法。建议在妊娠中期进行治疗，以免随着妊娠进展而出现胆道疾病并发症。胆石性胰腺炎和急性胆囊炎应谨慎处理。胆石性胰腺炎可以导致高达 60% 的流产。如果 1 例妇女对液体复苏、肠道休息、镇痛和使用抗生素的保守治疗反应不敏感，则应进行进一步评估，可能需要外科手术。如果患者出现胆管炎或胆总管结石，内镜逆行胰胆管造影是对胎儿辐射较低且安全的方法。

小肠梗阻常与正常的恶心呕吐相混淆。重要的是要记住，恶心和呕吐时伴腹膜症状是不正常的，应及时进行进一步检查[28]。腹胀伴绞痛应是临床医师诊断的关键。

小儿

对于不善于对小儿进行腹部检查的临床医师来说，评估儿童急腹症可能是困难的。与能够和临床医师沟通并在腹痛时给予反馈的成年人不同，对小儿的大部分检查是通过观察进行的。小儿可能因为年龄、恐惧以及无法描述症状而成为糟糕的病史陈述者。

腹膜刺激程度的线索包括小儿是否愿意在病床上自由站立或走动。腹膜炎患儿会表现为站立、跳跃或咳嗽时腹痛[3]。腹部检查应经过深思熟虑，且仅限于确定是否存在腹部病理学引起的腹壁痉挛。

小儿外科急腹症最常见的病因仍然是急性阑尾炎，最常见于年龄较大的儿童和青少年，表现为厌食、低热和与成人患者相似的右下腹疼痛[32]。较年幼的儿童可能表现出不同的症状，他们父母描述的症状也较模糊，这对临床医师提出了挑战。患儿无法描述自己的疼痛、非特异性体征以及难以进行体检，因此影像学在诊断中起着至关重要的作用。几乎所有的阑尾炎患儿（在一些报道中约 99%）在手术干预前都会有术前影像学检查[32-34]。当经验丰富的超声医师进行超声检查时，尤其是在独立的儿童医院进行超声检查时，超声检查通常显示出病理一致性[34]。尽管多个儿科协会对辐射风险提出了建议，但到非儿童医院就诊的儿童更有可能进行阑尾炎的 CT 检查[34]。

急腹症的其他原因按年龄细分，在表 46.4 中列出。3 岁以下儿童腹痛的鉴别应考虑肠套叠。胃肠炎、梅克尔憩室炎和艰难梭菌性结肠炎是引起腹痛的其他原因，表现与成人相似。婴儿哭闹不安和昏昏欲睡可能是不祥的预兆。新生儿的任何呕吐史都应对呕吐发作的特征和时间进行仔细询问；胆汁性呕吐是一种外科急症，提示需要对中肠扭转进行紧急评估。发热史、果酱样便和下消化道出血提示应进一步检查[35]。

危重症

确定危重患者的急腹症诊断是一项挑战。临床医师必须在深度镇静、多种脓毒症病因、多器官衰竭以及缺乏或难以察觉的临床检查结果中摸索。

未被发现的腹部疾病可导致患者持续处于危急状态，甚至进展到死亡。由于麻醉镇痛、抗生素或免疫抑制引起的炎症反应减弱以及营养缺乏，危重症患者可能无法显示急腹症的典型体征和症状。

由于重症监护病房（ICU）患者可能存在腹胀、败血症或器官衰竭的多种原因，因此通常需要进行影像学检查以明确诊断[36]。一些患者在转运过程中病情会不稳定，临床医师在进行高级影像学检查（如 CT）时风险与收益并存，而手术探查可能选用非治疗性开腹手术。对于哪些患者能够在手术中存活下来以及开腹会进行什么样的干预性治疗是不可预测的[37]。一小部分临床医师主张在 ICU 中使用诊断性腹腔镜作为危重患者急腹症的诊断和治疗模式。然而，这需要考虑到床边腹腔镜手术的难度、手术的创伤以及设备和麻醉的成本等因素[37]。随着技术的不断进步，这是一个可能发生变化的领域。

免疫功能低下

移植患者常因腹部不适而到急诊就诊。在一项研究中，研究人员发现 33% ～ 60% 的移植患者在手术后需要到急诊室寻求治疗[38]。在腹痛和腹膜炎的疾病表现中，炎症是必要的，移植患者的炎症表现可能减弱。这可能导致迷惑性的白细胞增多，发热延后，主观上腹部症状减轻。它们可能以一种延迟的方式出现，随后可能会很快出现压倒性的全身系统崩溃。因此，尽管腹部症状与健康成人患者相似，但免疫抑制患者可能会有非典型表现，但症状非常隐蔽。

在一项对 70 000 多例移植患者的研究中发现，急诊手术的发生率为 2.5%。手术指征为胆道疾病（80%）、胃肠道穿孔（9%）、复杂憩室炎（6%）、小肠梗阻（2%）和阑尾炎（2%）。该队列患者的总死亡率为 5.5%。表 46.5 列出了移植患者急腹症的鉴别诊断，并按移植类型进行了分类。除了检查免疫抑制剂的血清水平外，还应进行常规血液检查。这些药物可能会导致许多副作用，使急腹症的表现变得模糊，包括胃肠黏膜完整性和再生能力丧失、胃酸改变以及对疾病的免疫反应受损。这通常表现为腹泻、腹痛、恶心、呕吐和体重减轻[38]。移植患者可能不会对疾病产生炎症反应，尽管腹部炎症仍在进行，但血清标志物也可能不会升高。

越来越多的假膜性结肠炎见于免疫功能低下的患者，且与最近使用广谱抗生素无关。典型表现包括腹泻、腹痛、发热和白细胞升高；然而，这在本患者队

表 46.4 儿童腹痛按年龄划分的鉴别诊断

< 2 岁	2 ～ 5 岁	5 ～ 12 岁	> 12 岁
肠套叠	肠套叠	阑尾炎	阑尾炎
肠胃炎	阑尾炎	肠胃炎	肠胃炎
便秘	肠胃炎	便秘	便秘
婴儿绞痛	便秘	肠系膜腺炎	卵巢 / 睾丸扭转
伴有中肠扭转的旋转不良	肠系膜腺炎	功能性腹痛	痛经
嵌顿性腹股沟疝	伴有中肠扭转的旋转不良	肺炎	盆腔炎
先天性巨结肠造成的梗阻	镰状细胞危象	镰状细胞危象	异位妊娠
尿路感染	过敏性紫癜	过敏性紫癜	
梅克尔憩室	尿路感染	尿路感染	
	创伤	创伤	
	梅克尔憩室		

Adapted from Yang WC，Chen CY，Wu HP. Etiology of non-traumatic acute abdomen in pediatric emergency departments. World J Clin Cases. 2013；1：276-284.

表 46.5 移植患者急腹症的鉴别诊断

肝[37]	肺[38]	造血干细胞[39]
移植的胆管并发症	胃食管反流	急性移植物抗宿主病
移植的血管并发症	感染性小肠结肠炎	胆管炎
小肠梗阻	消化性溃疡	中性粒细胞减少性小肠结肠炎
急性阑尾炎	胃瘫	感染性小肠结肠炎
尿路感染	憩室炎	气肿
急性憩室炎	胰腺炎	
急性胰腺炎	胃肠道出血	

列中可能并不存在，早期应考虑行 CT 检查和粪便化验。

巨细胞病毒感染是移植患者应考虑的另一个重要病原体。患者表现可能不同，包括腹泻、吞咽困难、恶心、呕吐、腹痛、胃肠道出血和肠穿孔。巨细胞病毒通过胃或肠黏膜活检显示病毒来诊断，可以用抗病毒药物治疗。

非典型感染包括腹膜结核、真菌感染和地方性真菌病，也可见于免疫功能低下患者。由于炎症反应降低，腹部感染可能不会出现典型的包裹性脓肿，CT 扫描成像可能无法发现典型症状[39]。如果非典型感染得到了充分的治疗但仍没有改善，患有可疑腹部疾病的免疫抑制患者应接受低阈值住院患者监测。如果不典型感染经适当治疗仍未改善，应进行手术干预。

心脏病患者

心脏病患者的急腹症很容易被术后恢复、心功能不全的持续管理、机械通气、心律失常、血流动力学不稳定和镇静剂所掩盖[40]。危险因素与所实施的手术有关，如体外循环时间、瓣膜性心脏病的干预措施、主动脉内球囊泵的需要。此外，患者的术前生理也有一定的影响，如心律失常、高血压、高胆固醇血症、糖尿病、肾疾病以及术前需要肌力支持[41]。接受开放性腹主动脉瘤修补术的患者发病率最高，尤其是经腹途径修补的患者。肠缺血患者和需要瓣膜修复的患者死亡率最高[40]。

胃肠道并发症的病理生理与体外循环期间肠系膜上动脉血流紊乱有关[42]。最常见的胃肠道诊断为肠梗阻、胰腺炎、肠系膜缺血、急性胆囊炎和穿孔。框 46.6 中列出了心胸外科术后腹部并发症发生的危险因素。

病态肥胖

病态肥胖患者的急腹症的典型表现并不是腹部病理性改变的可靠指标。其表现通常很微妙，可迅速发展为败血症、器官衰竭和死亡[42]。与正常体重患者相比，病态肥胖患者可以掩盖腹膜炎的症状直到疾病晚期，即使是在腹部重创（如吻合口瘘）的情况下，由此导致并发症高和死亡率高[42]。体检结果难以解释。腹部脓毒症可能只表现为身体不适、肩痛、打嗝和呼吸急促[43]。严重的腹痛很少见。腹胀或包块由于腹围的增大，鉴别困难。厌食症的存在也是非常不易预测的，他们描述的症状或腹部症状可能非常有限。由于体检提供的线索有限，临床医师必须依靠实验室检查、心动过速表现、X 射线成像结果和细微的临床症状来诊断腹部问题[42]。腹部 X 线的清晰度低，可能需要多张 X 线片才能对整个腹部成像。

框 46.6 心胸外科术后胃肠道并发症发生的危险因素

- 年龄＞ 70 岁
- 低心输出量
- 外周血管疾病
- 因出血需要再次手术
- 急性 / 慢性肾衰竭
- 体外循环时间＞ 150 分钟
- 主动脉内球囊泵
- 术前肌力支持
- 主动吸烟者
- 慢性阻塞性肺疾病
- 通气功能障碍
- 瓣膜手术
- 脓毒症 / 胸壁伤口感染
- 肝衰竭
- 心肌梗死

From Buczacki SJA，Davies J. The acute abdomen in cardiac intensive care unit. In：Valchanov K，Jones N，Hogue CW，eds. Core topics in cardiothoracic critical care. 2nd ed. Cambridge：Cambridge University Press；2018：294-300.

CT 可能由于检查床对体重的要求而受到限制，尽管由于病态肥胖患者日益增多，这正成为一个问题。早期腹腔镜检查，尤其是术后对于肥胖患者，经常被用于诊断和治疗。框 46.7 中列出了有关的 CT 影像学表现。

老年人

老年患者急腹症的诊断与成年患者并无不同。然而，这一患者群体的独特之处在于，他们往往因对干预措施的并发症存在偏见，而推迟手术治疗。尽管有数据表明年龄的增加并不独立增加死亡率、发病率或住院时间，但这种情况经常发生[44]。随着人口老龄化，外科医师和临床医师现在面临着如何说服老年患者的挑战，医师必须让他们放弃“年龄太大”“风险太高”或者“无法耐受”这种根深蒂固的观念[45]。建议以“止损”心态对待这些患者，积极复苏并仔细注意低温、凝血病、酸中毒或低血压，在充分复苏后再重新考虑建议。框 46.8 列出了老年患者群体中最常见的手术指征。

晚期疾病

晚期或播散性癌症患者手术可能会出现许多并发症，延长其生存期的可能性很小。在这一患者群体中进行紧急治疗，如穿孔或阻塞，有严重的风险，因为他们的播散性疾病几乎没有治愈的机会。一项研究表明，接受穿孔手术的患者死亡率约为 1/3；对于那些因梗阻而接受手术的患者，这一比例仅为 1/6[46]。这些并发症可能是癌症治疗的副作用，也可能是疾病进展的表现。无论什么原因，应坦诚告知患者及其家属，并且关于患者护理目标、总体生存和长期住院的决定应根据患者的意愿进行[46]。晚期疾病患者的急诊手术往往预示着他们护理的转折点，这些患者不太可能实现出院回家的目标。框 46.9 列出了肿瘤患者急腹症的鉴别诊断。

框 46.7　关于减肥手术后患者的 CT 影像学表现

- 扩张的肠管
- 胃扩张
- 胆胰管扩张
- 扩张型和非扩张型肠道之间的过渡
- 肠系膜扭转
- 小肠肠袢聚集
- 肠系膜上动脉的水平位

From Karila-Cohen P，Cuccioli F，Tammaro P，et al. Contribution of computed tomographic imaging to the management of acute abdominal pain after gastric bypass：correlation between radiological and surgical findings. Obes Surg. 2017；27：1961-1972.

框 46.8　老年急腹症的鉴别诊断

- 消化性溃疡病
- 胃肠道出血
- 胆道疾病
- 胰腺炎
- 肠梗阻（大肠和小肠）
- 扭转
- 憩室炎
- 阑尾炎
- 腹主动脉瘤
- 肠系膜缺血

From Rubinfeld I，Thomas C，Berry S，et al. Octogenarian abdominal surgical emergencies：not so grim a problem with the acute care surgery model? J Trauma. 2009；67：983-989；and Magidson PD，Martinez JP. Abdominal pain in the geriatric patient. Emerg Med Clin North Am. 2016；34：559-574.

框 46.9　肿瘤患者急腹症的鉴别诊断

- 肿瘤浸润
- 胃肠道出血
- 肠梗阻
- 胆道疾病
- 阑尾炎
- 中性粒细胞减少性小肠结肠炎
- 侵袭性曲霉菌病
- 消化道移植物抗宿主病
- 肠系膜缺血
- 憩室炎

From Mokart D，Penalver M，Chow-Chine L，et al. Surgical treatment of acute abdominal complications in hematology patients：outcomes and prognostic factors. Leuk Lymphoma. 2017；58：2395-2402；and Cauley CE，Panizales MT，Reznor G，et al. Outcomes after emergency abdominal surgery in patients with advanced cancer：Opportunities to reduce complications and improve palliative care. J Trauma Acute Care Surg. 2015；79：399-406.

小结

尽管在实验室检查和影像学方面有所进步，但急腹症患者的评估和管理仍然是外科医师临床实践中一个具有挑战性的部分。翔实的病史和全面的体格检查仍然是急腹症患者评估的最重要部分。外科医师仍然需要在对预期结果有些不确定性的情况下决定是否进行腹腔镜手术或开腹手术。急腹症的发病率和死亡率的增加与许多外科原因的治疗延误有关，因此，急腹症的外科治疗应积极而迅速。

主要参考文献

Bouyou J, Gaujoux S, Marcellin L, et al. Abdominal emergencies during pregnancy. J Visc Surg. 2015; 152: S105–115.

本文回顾了妊娠患者腹部急症的表现以及处理这些情况的最佳方法。

de Burlet KJ, Ing AJ, Larsen PD, et al. Systematic review of diag–nostic pathways for patients presenting with acute abdominal pain. Int J Qual Health Care. 2018; 30: 678–683.

急腹症患者系统评估和诊断的优质资源。

Malbrain ML, Cheatham ML, Kirkpatrick A, et al. Results from the international conference of experts on intra–abdominal hypertension and abdominal compartment syndrome. I. Definitions. Intensive Care Med. 2006; 32: 1722–1732.

定义腹腔间室综合征并提供其诊断和治疗的循证算法的共识声明。

Navez B, Navez J. Laparoscopy in the acute abdomen. Best Pract Res Clin Gastroenterol. 2014; 28: 3–17.

本文强调了微创手术在急腹症治疗中的作用。

Steinheber FU. Medical conditions mimicking the acute surgical abdomen. Med Clin North Am. 1973; 57: 1559–1567.

这篇经典的文章很好地回顾了各种可以表现为急腹症的医疗情况。它写得很棒，并且与这些患者的评估相关。

参考文献

1. Al-Mane N, Al-Mane F, Abdalla Z, et al. Acute surgical abdomen: an unusual presentation of pulmonary embolus. *J Investig Med High Impact Case Rep*. 2014;2:1–4.
2. Hijaz NM, Friesen CA. Managing acute abdominal pain in pediatric patients: current perspectives. *Pediatric Health Med Ther*. 2017;8:83–91.
3. Nakayama DK. Examination of the acute abdomen in children. *J Surg Educ*. 2016;73:548–552.
4. Medford-Davis L, Park E, Shlamovitz G, et al. Diagnostic errors related to acute abdominal pain in the emergency department. *Emerg Med J*. 2016;33:253–259.
5. Maraolo AE, Gentile I, Pinchera B, et al. Current and emerging pharmacotherapy for the treatment of bacterial peritonitis. *Expert Opin Pharmacother*. 2018;19:1317–1325.
6. Van Bree SW, Prins MC, Juffermans NP. Auscultation for bowel sounds in patients with ileus: an outdated practice in the ICU. *Neth J Crit Care*. 2018;26:142–146.
7. Hatipoglu S, Hatipoglu F, Abdullayev R. Acute right lower abdominal pain in women of reproductive age: clinical clues. *World J Gastroenterol*. 2014;20:4043–4049.
8. Treskes N, Persoon AM, van Zanten ARH. Diagnostic accuracy of novel serological biomarkers to detect acute mesenteric ischemia: a systematic review and meta-analysis. *Intern Emerg Med*. 2017;12:821–836.
9. Reveles KR, Pugh MJV, Lawson KA, et al. Shift to community-onset clostridium difficile infection in the national veterans health administration, 2003-2014. *Am J Infect Control*. 2018;46:431–435.
10. Erkurt MA, Berber I, Berktas HB, et al. A life-saving therapy in Class I HELLP syndrome: therapeutic plasma exchange. *Transfus Apher Sci*. 2015;52:194–198.
11. Hanbidge AE, Buckler PM, O'Malley ME, et al. From the RSNA refresher courses: imaging evaluation for acute pain in the right upper quadrant. *Radiographics*. 2004;24:1117–1135.
12. Binkovitz LA, Unsdorfer KM, Thapa P, et al. Pediatric appendiceal ultrasound: accuracy, determinacy and clinical outcomes. *Pediatr Radiol*. 2015;45:1934–1944.
13. Drake FT, Kotagal M, Simmons LE, et al. Single institution and statewide performance of ultrasound in diagnosing appendicitis in pregnancy. *J Matern Fetal Neonatal Med*. 2015;28:727–733.
14. Park J, Young-Hoon Y, Horeczko T, et al. Changes of clinical practice in gastrointestinal perforation with the increasing use of computed tomography. *J Korean Soc Traumatol*. 2017;30:25–32.
15. Geng WZM, Fuller M, Osborne B, et al. The value of the erect abdominal radiograph for the diagnosis of mechanical bowel obstruction and paralytic ileus in adults presenting with acute abdominal pain. *J Med Radiat Sci*. 2018;65:259–266.
16. de Burlet KJ, Ing AJ, Larsen PD, et al. Systematic review of diagnostic pathways for patients presenting with acute abdominal pain. *Int J Qual Health Care*. 2018;30:678–683.
17. Shogilev DJ, Duus N, Odom SR, et al. Diagnosing appendicitis: evidence-based review of the diagnostic approach in 2014. *West J Emerg Med*. 2014;15:859–871.
18. Gardner CS, Jaffe TA, Nelson RC. Impact of CT in elderly patients presenting to the emergency department with acute abdominal pain. *Abdom Imaging*. 2015;40:2877–2882.
19. Othman AE, Bongers MN, Zinsser D, et al. Evaluation of reduced-dose CT for acute non-traumatic abdominal pain: evaluation of diagnostic accuracy in comparison to standard-dose CT. *Acta Radiol*. 2018;59:4–12.
20. Cocorullo G, Falco N, Tutino R, et al. Open versus laparoscopic approach in the treatment of abdominal emergencies in elderly population. *G Chir*. 2016;37:108–112.
21. Navez B, Navez J. Laparoscopy in the acute abdomen. *Best Pract Res Clin Gastroenterol*. 2014;28:3–17.

22. Malbrain ML, Cheatham ML, Kirkpatrick A, et al. Results from the international conference of experts on intra-abdominal hypertension and abdominal compartment syndrome. I. Definitions. *Intensive Care Med.* 2006;32:1722–1732.
23. Abbasi N, Patenaude V, Abenhaim HA. Management and outcomes of acute appendicitis in pregnancy-population-based study of over 7000 cases. *BJOG.* 2014;121:1509–1514.
24. Kort B, Katz VL, Watson WJ. The effect of nonobstetric operation during pregnancy. *Surg Gynecol Obstet.* 1993;177:371–376.
25. Sadot E, Telem DA, Arora M, et al. Laparoscopy: a safe approach to appendicitis during pregnancy. *Surg Endosc.* 2010;24:383–389.
26. Skubic JJ, Salim A. Emergency general surgery in pregnancy. *Trauma Surg Acute Care Open.* 2017;2:e000125.
27. Bouyou J, Gaujoux S, Marcellin L, et al. Abdominal emergencies during pregnancy. *J Visc Surg.* 2015;152:S105–S115.
28. Kilpatrick CC, Monga M. Approach to the acute abdomen in pregnancy. *Obstet Gynecol Clin North Am.* 2007;34:389–402, x.
29. Baheti AD, Nicola R, Bennett GL, et al. Magnetic resonance imaging of abdominal and pelvic pain in the pregnant patient. *Magn Reson Imaging Clin N Am.* 2016;24:403–417.
30. Kirshtein B, Perry ZH, Avinoach E, et al. Safety of laparoscopic appendectomy during pregnancy. *World J Surg.* 2009;33:475–480.
31. Chung JC, Cho GS, Shin EJ, et al. Clinical outcomes compared between laparoscopic and open appendectomy in pregnant women. *Can J Surg.* 2013;56:341–346.
32. Aydin D, Turan C, Yurtseven A, et al. Integration of radiology and clinical score in pediatric appendicitis. *Pediatr Int.* 2018;60:173–178.
33. Kotagal M, Richards MK, Flum DR, et al. Use and accuracy of diagnostic imaging in the evaluation of pediatric appendicitis. *J Pediatr Surg.* 2015;50:642–646.
34. Yang WC, Chen CY, Wu HP. Etiology of non-traumatic acute abdomen in pediatric emergency departments. *World J Clin Cases.* 2013;1:276–284.
35. Fui SL, Lupinacci RM, Tresallet C, et al. How to avoid non-therapeutic laparotomy in patients with multiple organ failure of unknown origin. The role of CT scan revisited. *Int Surg.* 2015;100:466–472.
36. Gagne DJ, Malay MB, Hogle NJ, et al. Bedside diagnostic minilaparoscopy in the intensive care patient. *Surgery.* 2002;131:491–496.
37. Cesaretti M, Dioguardi Burgio M, Zarzavadjian Le Bian A. Abdominal emergencies after liver transplantation: presentation and surgical management. *Clin Transplant.* 2017;31:e13102.
38. de'Angelis N, Esposito F, Memeo R, et al. Emergency abdominal surgery after solid organ transplantation: a systematic review. *World J Emerg Surg.* 2016;11:43.
39. Grass F, Schafer M, Cristaudi A, et al. Incidence and risk factors of abdominal complications after lung transplantation. *World J Surg.* 2015;39:2274–2281.
40. Chaudhry R, Zaki J, Wegner R, et al. Gastrointestinal complications after cardiac surgery: a nationwide population-based analysis of morbidity and mortality predictors. *J Cardiothorac Vasc Anesth.* 2017;31:1268–1274.
41. Buczacki SJA, Davies J. The acute abdomen in cardiac intensive care unit. In: Valchanov K, Jones N, Hogue CW, eds. *Core Topics in Cardiothoracic Critical Care.* 2nd ed. Cambridge: Cambridge University Press; 2018:294–300.
42. Byrne TK. Complications of surgery for obesity. *Surg Clin North Am.* 2001;81:1181–1193, vii-viii.
43. Karila-Cohen P, Cuccioli F, Tammaro P, et al. Contribution of computed tomographic imaging to the management of acute abdominal pain after gastric bypass: correlation between radiological and surgical findings. *Obes Surg.* 2017;27:1961–1972.
44. Rubinfeld I, Thomas C, Berry S, et al. Octogenarian abdominal surgical emergencies: not so grim a problem with the acute care surgery model? *J Trauma.* 2009;67:983–989.
45. Magidson PD, Martinez JP. Abdominal pain in the geriatric patient. *Emerg Med Clin North Am.* 2016;34:559–574.
46. Mokart D, Penalver M, Chow-Chine L, et al. Surgical treatment of acute abdominal complications in hematology patients: outcomes and prognostic factors. *Leuk Lymphoma.* 2017;58:2395–2402.

47 章

急性消化道出血

Kevin J. Chiang，Noelle N. Saillant，Richard Hodin

姚　鑫　刘韦金　译　尹注增　审校

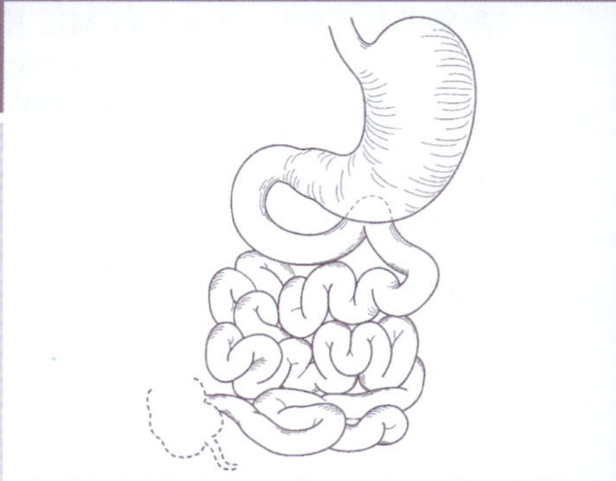

章目录

概述

消化道出血（gastrointestinal bleeding，GIB）是描述胃肠道出血的术语。胃肠道出血按 Treitz 韧带的解剖位置进行分类，Treitz 韧带近端的胃肠道出血定义为上消化道出血（upper gastrointestinal bleeding，UGIB）。上消化道出血是胃肠道出血最常见的表现，多由消化性溃疡（peptic ulcer disease，PUD）、食管静脉曲张破裂引起。胰腺、肝和胆道出血也包括在上消化道出血的范围内。

Treitz 韧带远端的胃肠道出血定义为下消化道出血（lower gastrointestinal bleeding，LGIB），占消化道出血的 30% ～ 40%，通常由结肠憩室和血管发育不良引起。

消化道大出血（massive gastrointestinal bleeding，MGIB）是指导致血流动力学不稳定或需要输血治疗的消化道出血，而隐匿性消化道出血（occult gastrointestinal bleeding，OGIB）是指内镜和影像检查呈阴性，但患者贫血持续或复发。

总体而言，出血是美国胃肠道疾病住院的最常见原因，每年有超过 50.7 万人入院，总成本超过 58 亿美元[1]。据报道，因消化道出血住院的时间中位数为 3 ～ 6 天，中位费用为 6700 美元～ 20 370 美元[1-3]。自 20 世纪 90 年代中期以来，由于质子泵抑制剂（PPI）的出现，幽门螺杆菌（Hp）治疗的加强，以及非甾体抗炎药（NSAIDs）的应用减少，Hp 的发病率以每年 1% 的速度稳步下降。按照这一趋势，上消化道出血的死亡率已从历史上的 6% ～ 12% 降至小于 2%[1, 3]。虽然这些进步减少了上消化道出血的入院人数，但与下消化道出血相关的入院人数却有所增加。

消化道出血患者的急诊处理

初步评估

消化道出血可能以诸如小细胞性贫血或大便潜血阳性等不易被发现的方式出现。相反，它也可能表现为危及生命的大量失血。根据表现不同，治疗可以在门诊进行，也有可能在急诊进行紧急处理。无论如何，需要一套多学科的方法来充分考虑患者的情况，并确定出血的位置和最佳治疗方法。

急性出血

对出血患者进行快速分类，同时确定出血区域，是复苏和及时干预至关重要的环节。

评估应遵循 ABCDEs 原则：气道、呼吸、循环、意识和外伤。气道通畅和呼吸充足是首要任务。休克或肝性脑病引起的严重呕血或精神状态下降可能损害氧合、通气和气道保护性反射。如果需要畅通气道，应注意患者的血流动力学状态。静脉补液应使用 2 个大口径（14 G 或 16 G）导管。有时，在大量出血的患者中，需要使用中心静脉通路来进行血流动力学支持。此类患者还应考虑有创性血流动力学监测。应放置导尿管，以保证充分复苏和保护肾功能。出血的严重程度一般可以通过简单的临床参数快速确定：呼吸急促、心动过速、低血压、躁动和精神状态改变都是严重出血的指标。

低血压是死亡的先兆。90 mmHg 以下的收缩压在患者经历 30% ～ 40% 的失血之前通常不会表现出来。在代偿良好的患者中，这些症状可能不存在或不明显，仅表现为焦虑、呼吸急促或皮肤冰冷。服用 β 受体阻滞剂[5]的患者或高龄的患者的临床反应可能更加迟钝。

其他优先事项包括获得血型和交叉配型、完整的血细胞计数、代谢数据、凝血谱和肝功能测试结果。血清乳酸升高时可作为复苏终点。值得注意的是，在急性严重失血时，血清红细胞压积不是失血量的可靠标志物，因为当液体从间质流出，同时患者接受容量复苏时，稀释可能需要数小时。

液体复苏的策略应以出血的严重程度为指导。在大量失血的情况下，通用的献血者的血液产品以预先规定的比例输注，证实对出血患者的生存有利[5]。尽管有证据表明，在出血过程中，血液成分（血浆和血小板）损失的比例接近全血（1 单位新鲜冰冻血浆：2 单位浓缩红细胞），但是血液制品输注的理想比例尚未得到充分研究[6-7]。此外，快速失血量导致的促凝和抗凝血因子缺陷加重了已经存在的与失血相关的凝血功能障碍加重。凝血酶原时间、部分凝血活酶时间、纤维蛋白原水平和血小板计数的正常化是治疗的重要辅助手段，黏弹性测试，如血栓弹力图，在 GIB 中的作用尚未得到很好的研究，但在其他与出血相关的临床情况中显示出了益处。

使用快速输液装置可使输液速度和失血速度达到平衡，并可帮助加热液体，以减少体温过低的发生。这些患者往往需要进入重症监护室，并进行紧急干预以定位和控制出血。根据意识和至少 90 mmHg 的收缩压来判断扩容治疗的临床反应，同时遵循复苏的终点，如乳酸清除率和尿量，以指导充分复苏。

区分大量消化道出血的患者和稳定的患者是很重要的，后者应采取限制性输血策略。Villanueva 的一项里程碑式的研究比较了不同的血红蛋白阈值（7 ～ 9 g/dl *vs.* 9 ～ 11 g/dl）采用限制性输血的疗效。这项随机对照试验发现，7 g/dl 的限制性输血策略使死亡率、再出血和其他不良后果的发生率降低[9]。重要的是，这项研究专门排除了大量失血的患者。根据本研究，大出血患者在处理策略上应被视为不同的患者群体。

确定出血部位

与复苏同时进行的重要工作是寻找出血点（图 47.1）。

病史和体格检查用于指导病情评估，并可能引导检查者作出初步的推测诊断。这些信息，结合出血的特点，有助于确定出血来源于上消化道还是下消化道。

呕血是呕吐血液或咖啡色物，是上消化道出血最常见的表现。鼻咽和口腔的出血被吞咽后在胃中积聚，也可以导致非消化道来源的呕血。

黑便是一种有恶臭味的黑色大便，呈焦油样，也提示出血来自上消化道。黑便是血红蛋白被消化酶和肠道菌群降解的副产物。血红素是由血红蛋白降解产生的，可使血红蛋白呈现棕蓝色。超过 90% 的黑便是由上消化道出血引起的，但是如果肠道蠕动缓慢，胃肠道其他任何地方的出血都可以表现为黑便[10]。便血，即从肛门流出的鲜红色血液，是最常见的痔疮疾病表现。然而，上消化道出血如果快速通过肠道也可能表现为便血。

区分上消化道出血和下消化道出血的第一步是通过鼻胃管洗胃（图 47.1）。它可以帮助发现存在于 Treiz 韧带以上的消化道内血液，同时也可以冲洗胃腔，为内镜检查做准备。为了确保获得幽门后分泌物的样本，需要抽取胆汁，胆汁性和非血性的抽吸物可以有效排除活跃的上消化道出血。然而，如果洗胃前的几个小时内，出血已经停止，那么非血性的胃腔冲洗液也不能完全排除非活动性上消化道出血[10]。

鼻胃管洗胃后的下一步操作是基于临床推断、患者稳定性和出血速率的。

如果有足够的临床病史或推断，可以针对最可能的诊断进行治疗，例如，对怀疑有溃疡性疾病的患者进行内镜检查或其他治疗干预，而不是进行进一步定位。在

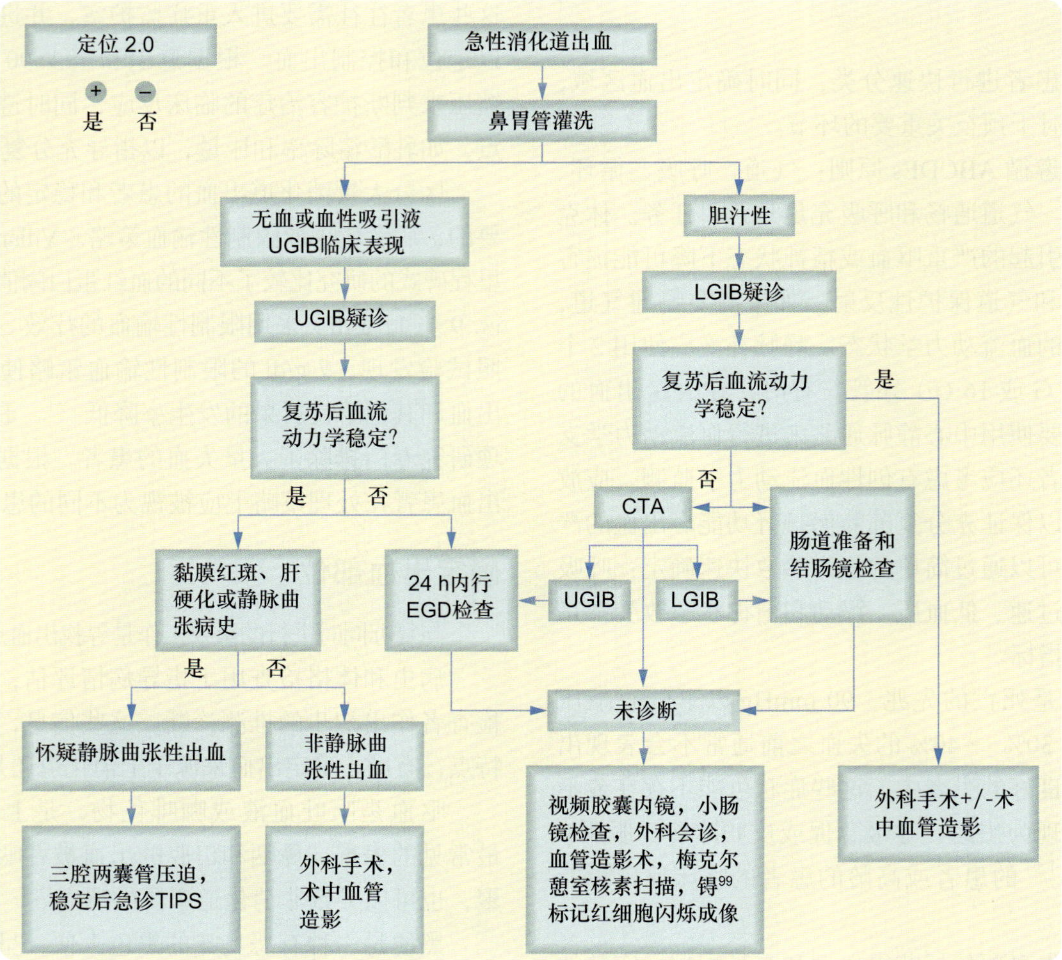

图 47.1 急性消化道出血定位诊治流程。CTA：计算机断层扫描血管造影；EGD：食管胃十二指肠镜；LGIB：下消化道出血；TIPS：经颈静脉肝内门体静脉分流术；UGIB：上消化道出血

需要进一步定位的活动性出血患者中，患者稳定性和及时评估之间的平衡是至关重要的。目的是在血流动力学不稳定前有效地定位出血区域，以避免在不知道出血源的情况下被迫进行手术。伴有出血未定位的出血或濒死患者应进入手术室进行内脏血管造影和（或）手术干预。

对于血流动力学可以支持进一步检查的患者，CT 血管造影（CTA）正在成为定位消化道出血的首选。CTA 可检出速度为 0.3 ml/min 的出血[11]。即使没有肠内对比剂，也应当进行包含静脉期的 64 排螺旋 CT 血管造影[11-12]。CTA 的敏感性和特异性分别接近 100% 和 90% 以上，辐射剂量比腹部血管造影低[12]。与 CTA 相比，锝 -99-m 标记的红细胞闪烁成像可以检测到低至 0.04 ml/min 的出血。标记红细胞扫描成像的第二个优点是，在初始标记 RBC 后 24 小时内可以获得重复图像。然而，这种方法牺牲了出血定位的准确性，因为它通常只能提示出血发生的腹腔象限。无论如何，在一个稳定的缓慢间歇出血患者中，红细胞闪烁有时可以提供有价值的出血部位预测，可以指导内镜或血管造影干预[11, 13-14]。

消化道出血的患者应当在 24 小时内完成上消化道内镜检查。如果影像学或血管造影不能定位出血，并已排除上消化道出血，则应在患者病情稳定并能耐受充分肠道准备的情况下进行结肠镜检查。机械性的肠道准备是确保结肠镜检查高质量完成的关键，因为任何粪便或残留的血液往往会掩盖出血部位。憩室出血在统计学上是下消化道出血最常见的来源，由于粪便和陈旧血液的存在，憩室出血的可视化受到了严重影响。怀疑降结肠至直肠范围的快速出血是例外情况，在这种情况下，可能需要进行仔细的肛门镜检查，因为没有任何肠道准备的结肠镜检查会增加穿孔的风险。

为了更好地完成肠道准备，以提高内镜诊断准确性，患者应接受“快速准备”，即在大约 4 小时内给予至少 4 L 聚乙二醇溶液，然后在 1 ～ 2 小时内进行结肠镜检查[14]。如此大量的液体通常难以耐受，因此有必要通过鼻胃管给药。关注胃肠动力改善胃排空也可以减少大量肠道准备溶液引起的恶心等不适反应。

结肠镜检查应始终包括末端回肠插管，以排除更近端的出血来源。强烈建议使用大的工作通道，以便吸出粪便和血块。水喷射冲洗还可以用来冲洗黏膜中的碎屑，提高可视性。

如果上消化道和结肠出血来源已被排除，那么，第二常见的出血部位是小肠，有时称为“中消化道出血”，占急性消化道出血的 5%。CTA 仍然是首选检查。对于病情稳定的患者，如果 CTA 不能诊断出血，则可以选择进一步定位出血。这些包括视频胶囊内镜和气囊辅助式小肠镜等。

视频胶囊内镜是非侵入性的，专门为获得小肠成像设计。当排除上消化道和结肠出血后，可以作为稳定的症状性消化道出血患者的定位诊断方法[15, 16]。出血是胶囊内镜下最常见的表现[15]。据报道，视频胶囊内镜诊断率大约为 35% ～ 67%，这是针对急性消化道出血而言的，而不是不明原因的消化道出血。影响胶囊内镜检查结果的其他因素有：男性、年龄超过 60 岁和是否住院。充分的肠道准备可以最大限度地显示黏膜。如有复发性出血，可重复胶囊内镜检查。该结果应用于指导进一步的气囊辅助式小肠镜或外科治疗。胶囊的通过时间可以帮助确定气囊小肠镜检查的起始点。胶囊内镜检查的主要风险是胶囊滞留，当用于症状性消化道出血时，发生率可高达 1.5%[15]。

胶囊滞留的高风险患者是那些大量使用非甾体抗炎药、肿瘤、克罗恩病、既往小肠放疗或手术的患者。有时，首先使用可溶解的“测试”胶囊，以确保视频胶囊不会被卡住。这些高风险患者最好采用计算机断层（CT）或磁共振（MR）小肠造影的替代诊断策略[16]。

在发现肿瘤出血方面，CT 下的多期小肠造影检查优于胶囊内镜。通常使用中低密度口服造影剂来扩张小肠，包括静脉造影剂。扫描分为动脉期、肠期和延迟期。如果患者病情稳定，能够耐受胶囊内镜和 CT 小肠造影，那么两者在发现小肠出血来源方面是互补的[16]。

胶囊内镜或 CT/MR 小肠造影检查若获得了阳性结果，应随后使用气囊辅助小肠镜检查，因为它具有治疗能力。

使用小口径结肠镜进行小肠检查，可到达 Treiz 韧带下方 50 ～ 70 cm 处，能成功诊断出 40% 的不明原因的小肠出血。

双气囊辅助式小肠镜在小肠病变诊断治疗中的作用日益受到重视。这个过程是通过两个气球的充气和放气来产生类似小肠蠕动的“推 / 拉”运动，使小肠沿着气球的长轴移动。该技术能够检查整个小肠，可成功识别 77% ～ 85% 的隐匿性出血源。虽然在技术上具有挑战性，但其诊断效果优于视频胶囊内镜。

若患者曾接受诸如 Roux-en-Y 之类的消化道改道手术，则应当接受气囊辅助式小肠镜检查。在开腹或腹腔镜手术中，当以上方法都不能确定出血来源时，且患者需要多次输血和住院时，术中内镜检查是最后的办法。在肠粘连不松解的情况下，气囊辅助式的小肠镜无法通过，那么手术就是必要的。术中置入小口径的结肠镜，在外科医师的辅助下检查小肠，任何可疑的区域或在可行的情况下能通过内镜进行的处理，都应做出标记，以便进行可能的切除。

不明原因的出血

不明原因的症状性出血是很常见的，在初次评估时往往被忽略。应反复进行内镜检查，可在高达 35% 的患者中发现病变，锝 -99-m 标记红细胞扫描和血管造影在内镜检查后进行，但只有持续出血时，才有可能获得阳性检查结果。使用钡、甲基纤维素和空气来辅助图像分辨率的方法已被 CT 小肠造影取代。CT 小肠造影可以识别肉眼可见的病变（如小肠肿瘤）和炎症（如克罗恩病），但不能看到血管发育不良，而血管发育不良是不明原因小肠出血的常见病变。

诱导性血管造影检查包括在血管造影过程中给予抗凝剂、纤溶剂或血管扩张剂以增加出血，已被小范围应用，并取得了良好的结果，但因为可能诱发不可控的出血，限制了其应用。手术和抢救措施对实施这项检查至关重要。

上消化道出血的具体原因

静脉曲张性消化道出血和非静脉曲张性消化道出血的诊断和治疗都是不同的。

非静脉曲张性出血

消化性溃疡

2/3 的上消化道出血是由消化性溃疡（peptic ulcer

disease，PUD）引起的，溃疡可以发生在胃或十二指肠[17]。大约 10% ～ 15% 的溃疡患者会出现出血，这是其病程的一部分[18]。消化性溃疡是由于黏膜屏障与诱发因素之间的平衡被打破而形成的。消化性溃疡的主要致病因素是幽门螺杆菌和非甾体抗炎药，在一些患者中，这些因素通过伤害胃、十二指肠黏膜，在溃疡的发展中发挥协同作用。据估计，在世界范围内，有 77% 的十二指肠溃疡与幽门螺杆菌感染有关。该细菌在黏膜内引起炎症反应，损害黏膜防御，使溃疡形成。非甾体抗炎药也通过不同的机制破坏黏膜屏障，它可以抑制环氧化酶（COX-1 和 COX-2），从而损害前列腺素合成，增强中性粒细胞黏附和随后的黏膜损伤。非甾体抗炎药还抑制了一氧化氮（NO）和硫化氢（H_2S）的释放，进一步抑制了黏膜的保护机制。在那些经常使用 NSAID 的患者中，消化性溃疡的患病率为 15% ～ 20%[17]。黏膜表面的腐蚀导致损伤、溃疡和慢性失血，抗血小板药物、抗凝剂和选择性 5- 羟色胺再摄取抑制会进一步加剧这种情况。当溃疡侵蚀到黏膜下的动脉或穿透溃疡侵蚀到更大的血管时，会引起严重出血。最严重的出血发生在十二指肠溃疡或胃溃疡分别穿透胃、十二指肠动脉分支或胃左动脉分支时[17]。

消化性溃疡的治疗应从有效预防开始。幽门螺杆菌的积极治疗、减少 NSAIDs 以及使用替代的 NSAIDs 制剂（如选择性 COX-2 抑制剂）治疗，进一步降低了消化性溃疡的发病率。自 1989 年引入质子泵抑制剂（PPIs）以来，它已成为治疗胃酸相关疾病的主要药物。多项随机对照试验已经证明，与安慰剂和 H_2 受体阻滞剂相比，PPIs 在愈合溃疡方面的功效优越。靶向作用于壁细胞的 H^+-K^+-ATP 酶是 PPIs 的共同途径。胃酸被抑制长达 36 小时，而溃疡愈合仅需要维持 18 ～ 20 小时的 pH ＞ 3.0 环境。

诊治流程 诊治流程详见图 47.2。初次复苏后，患者应接受食管胃十二指肠的内镜检查。有证据支持在出现症状后 12 小时内（而非 24 小时）进行内镜检查可使那些临床风险高的患者尽快受益[19]。在等待内镜检查期间，患者应接受 PPI 治疗[20]。应考虑胃肠动力学药物应用，因为荟萃分析支持在内镜检查前使用红霉素（增加胃肠活动），以减少第二次内镜检查的需要、输血量和住院时间。鼻胃管可以帮助诊断，但它不太可能彻底清除血块以改善内镜下胃黏膜的显示。

内镜检查的结果决定了下一步决策。Forrest 分类是根据内镜检查结果评估再出血风险，并将患者分为高、中、低危三个组（表 47.1）。可见的溃疡和溃疡伴有出血（Forrest Ⅰ～Ⅱ a）是推荐进行内镜下治疗的。如果发现有血块覆盖（Forrest Ⅱ b），应当移除血块，以充分评估溃疡。溃疡基底干净或者有黑色色素沉积（Forrest Ⅱ c～Ⅲ），不需要内镜治疗，但需要药物治疗。大约 25% 的内镜检查患者需要内镜下治疗[18]。如果内镜检查不能止血，应进行血管造影。如果血管造影失败或无效，下一步就是外科手术。

药物治疗 所有确诊为消化性溃疡出血的患者均应接受 PPI 药物治疗。内镜前大剂量静脉注射 PPI 治疗与内镜检查发现高风险溃疡的频率降低有关（Forrest Ⅰ a～Ⅱ a），这也导致内镜干预的需求量减

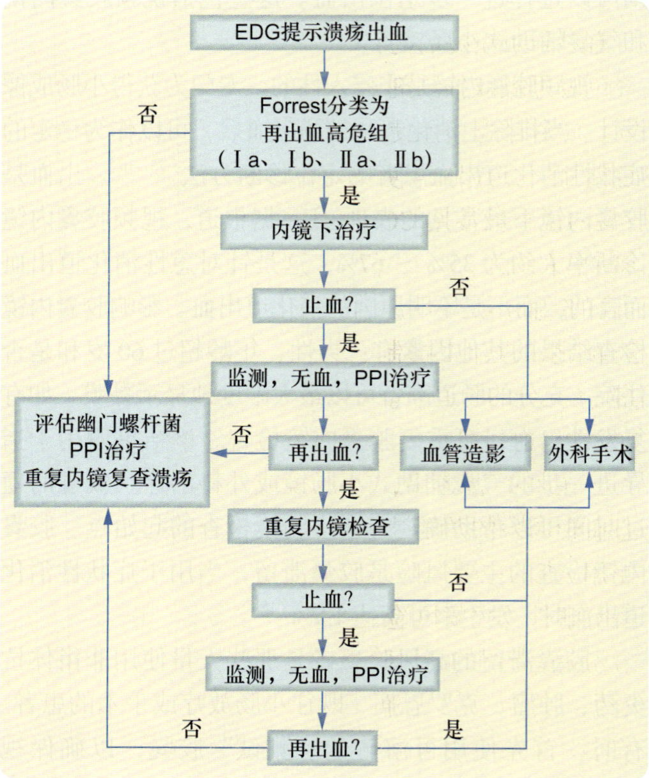

图 47.2 非静脉曲张上消化道出血的诊治流程。EGD：食管胃十二指肠镜；PPI：质子泵抑制剂；PUD：消化性溃疡

表 47.1 消化性溃疡内镜表现的 Forrest 分类和再出血风险

	分类	再出血风险
Ⅰa	活动性、搏动性出血	高
Ⅰb	活动性、非搏动性渗血	高
Ⅱa	血管显露，未见出血	高
Ⅱb	附着血块	中
Ⅱc	黑色基底溃疡	低
Ⅲ	未见出血、洁净基底溃疡	低

少。如果在内镜检查前尚未启动 PPI，应给予一次 80 mg 的大剂量治疗，然后以每小时 8 mg 的速度输注，持续 72 小时。这种方法已被证明可以降低再出血的风险、手术的需求和死亡率。内镜后继续 PPI 治疗也与再出血风险、手术需求和死亡率降低有关[19]。有趣的是，在最近的荟萃分析中，PPI 的口服制剂和静脉制剂在这些结果上并无差异。然而，在缺乏设计良好的非劣效性试验的情况下，研究设计、PPI 剂量和内镜发现的异质性限制了结论的可靠性。多项研究和荟萃分析显示，根除幽门螺杆菌感染可减少再出血。治疗是否成功应通过呼吸或粪便试验或重复内镜活检来确认。一旦根除了幽门螺杆菌，就不需要长期应用抑酸药物，因为它不会将再出血风险降到 1.3% 以下[21]。所有易导致溃疡的药物，如非甾体抗炎药、选择性 5-羟色胺再摄取抑制剂，应该停止使用，并寻找替代药物。应尽可能避免使用非甾体抗炎药，但如果必须恢复使用，则应联合使用 COX-2 选择性非甾体抗炎药和 PPI。单独使用 COX-2 抑制剂与传统非甾体抗炎药加 PPI 的再出血率相似，均为 4% ～ 9%[19]。一项双盲试验显示，与单独使用 COX-2 选择性非甾体抗炎药相比，COX-2 抑制剂加 PPI 的再出血风险要低得多（0 *vs.* 8.9%）[22]。根除幽门螺杆菌可进一步降低 NSAIDs 的风险。

在某些患者中，低剂量阿司匹林（ASA）降低心血管风险的益处被消化道出血的风险所抵消。继续使用 ASA 的决定是基于重大出血（主要风险）和心血管事件（次要风险）风险的评估。从消化道出血风险考虑，再出血的风险大于 ASA 预防心血管事件的益处。最近的一项随机对照试验研究了 ASA 在心血管事件一级预防中的益处[23]，对次要终点（心血管事件）的分析显示，与安慰剂相比，ASA 并没有减少心血管事件，但确实增加了身体多个区域（包括上消化道和下消化道）发生显著出血的风险[23]。然后，在出血停止后 1 ～ 7 天内，ASA 与 PPI 应联合重新启动[19]。这一建议是基于一项随机试验，该试验比较了内镜检查后立即恢复 ASA 的高危患者与服用安慰剂的患者，共观察 8 周。所有患者均接受 PPI 输注后给予继续口服的治疗。在第 30 天，接受 ASA 组的出血风险确实没有显著增加。与安慰剂组相比，服用 ASA 的患者在 30 天（1.3% *vs.* 9%）和 8 周（1.3% *vs.* 12.9%）的死亡率较低，死亡率的降低收益远远超过了出血风险。

内镜检查　多种内镜疗法已被用于消化性溃疡，包括注射、热凝固、氩气等离子体凝固术（argon-plasma coagulation）、机械夹和纤维蛋白胶。推荐的方法是使用热凝固或机械夹，同时酌情注射肾上腺素。这是基于荟萃分析的结果，肾上腺素单药治疗比机械夹或热凝固治疗有更高的再出血风险。注射治疗应结合其他方式，如热凝固或机械夹[25]。肾上腺素按 1：10 000 或 1：20 000 稀释后注入出血病灶的所有四个象限。再次出血的风险仍然很高，因此，必须联合使用其他方式，但肾上腺素单药治疗的初始止血率高达 100%。理想的注射体积尚不清楚，但一般每个象限注射 0.2 ～ 2 ml。大剂量注射（＞ 13 ml）可改善止血效果，因为通过填塞和挤压出血血管也是其止血机制的一部分。除了注射外，通常还加用热凝固或机械夹闭的方法，这两种疗法结合在一起可以在出血溃疡中达到 90% 的初始止血效果。热凝固的形式可以是单极或双极烧灼，加热器探头或氩等离子凝固。所有的热凝固疗法都有相似的效果，并且在初次止血、减少复发出血、减少手术需求和死亡率方面都是有效的[26]。

止血夹不如热凝固疗法有效，但在处理喷溅血管时比较有优势，可以立即控制出血。溃疡伴有纤维化病变和较长的操作时间（因为一次只能送入一个夹子）限制了机械夹这种方法的应用。正确放置第一个夹子是很重要的，因为不正确放置的首个夹子会妨碍后续夹子的放置[27]。如果随后进行了血管造影干预，夹子可以帮助定位。

注射硬化剂（无水酒精）止血的方法已经不常用。这种方式是有效的，但其存在组织脱水损伤的风险，因此，降低了其对医师和患者的吸引力。

溃疡再出血与死亡率显著增加有关。应使用 Forrest 分类标准及早识别高危再出血患者，并在重症监护室等更高级别的护理下进行观察。如果再出血，建议进行第二次内镜治疗，约 75% 的患者可以成功止血。

血管造影　血管造影既是诊断也是治疗，如果患者内镜治疗失败或出血未被定位，就应该考虑血管造影。通过股总动脉进入。首先检查的血管是基于临床对出血位置进行的判断。对于上消化道出血，首先检查腹腔干及其分支，因为大多数胃或十二指肠溃疡导致的上消化道出血来自腹腔干分支。如果没有发现出血，可以继续检查肠系膜上动脉和肠系膜下动脉。夹子的存在或先前的影像学结果可以帮助指导进一步的亚选择插管造影。

对于重复性、非诊断性检查的患者，使用全身抗凝、血管扩张剂诱发消化道出血的办法必须与出血失控风险进行权衡。

当造影发现出血源时，经导管动脉栓塞术（transcatheter arterial embolization，TAE）是有效的止血方法。超选择性栓塞（superselective embolization）可以控制出血，同时保持足够的侧支流量，以防止肠梗死。例如，选择性栓塞胃左动脉或胃十二指肠动脉用于溃疡出血，或栓塞直肠血管或肠系膜下动脉终末支用于下消化道出血。有各种栓塞剂可供选择，如弹簧圈、聚乙烯醇颗粒（PVA）、明胶海绵、组织胶等。其中金属线圈和聚乙烯醇颗粒是最常用的栓塞剂。明胶海绵的独特之处在于，它是一种由猪脂肪组织制成的临时栓塞剂，可以在几周到几个月的时间内再通，尽管实际的再通时间往往是不可预测的。上消化道出血栓塞治疗的成功率为 44% ～ 100%，下消化道出血治疗的成功率为 88% ～ 93%[28]。

随着经导管栓塞术的改进，血管升压素输注的使用越来越少。血管升压素的作用机制是收缩动脉，减少出血部位的血流量。其使用的缺点是心脏副作用，停止输注后再出血率高，停药后需要维持原血管通路 24 ～ 48 小时才能继续输注。硝酸甘油输注可在一定程度上减轻对心脏的影响，维持冠状动脉灌注。如果造影显示为弥漫性出血，血管升压素输注是有效的，如果不能实现超选择性插管，血管升压素输注可以作为外科手术干预前的过渡性治疗。

外科手术治疗　尽管内镜治疗取得了显著进展，但仍有大约 10% 的溃疡性出血患者需要外科手术干预[18]。为了帮助做出手术决定，一些临床和内镜参数被提出以识别内镜治疗失败的高风险患者。Forrest 分类是再出血的最佳预测指标（详见表 47.1）。其他与再出血风险增加相关的内镜因素包括内镜时的活动性出血、巨大溃疡（＞ 2 cm）、十二指肠后壁溃疡和胃小弯侧溃疡[29]。有这些特征的患者需要更密切的监测，以实现早期手术干预。很显然，医师的临床判断在这一决定中必须发挥关键作用。

手术适应证在传统上是基于输血的需求、内镜的成功率和重复内镜检查后再出血。输血量的增加显然与死亡率上升有关。尽管这一标准不如过去明确，但大多数外科医师仍然认为持续输血需要超过 6 个单位作为手术干预的指征，特别是老年人，尽管 8 ～ 10 个单位的损失对于年轻人群可能更容易接受。框 47.1 中总结了目前消化性溃疡出血的手术指征。次要适应证包括：罕见血型或难配血型、拒绝输血、休克、高龄、严重合并症、慢性出血且不能排除恶性病变的胃溃疡。

框 47.1　消化性溃疡出血的手术适应证

经过积极复苏（输血＞ 6 个单位），但血流动力学不稳定，内镜技术未能阻止出血
初始稳定后反复出血（内镜止血达到 2 次）
休克伴复发性出血
持续缓慢出血，输血需求超过 3 个单位 / 天

十二指肠溃疡外科手术治疗　十二指肠溃疡手术治疗的第一步是暴露出血部位。大部分病变位于十二指肠球部，进行十二指肠纵行切开术或十二指肠幽门环肌切开术时，切口两端均应留置牵引缝线。通常可以先用加压法控制出血，然后用不可吸收的缝线直接结扎。前壁溃疡可以直接结扎。更常见的是后壁溃疡侵蚀到胰十二指肠动脉或胃十二指肠动脉。通常在上、下方向进行血管近端和远端缝扎，作为内侧缝合的位置来控制胰腺分支，通常可以阻止出血。十二指肠切开后进行横向闭合，上方有鼻胃管，鼻空肠管放置在切口的远端肠管内。大网膜支撑缝线可能有助于愈合。如果有明显的肠瘘隐患，可以保留引流管。

传统上，如果患者的血流动力学稳定，则考虑进行确定的降低胃酸分泌的手术（胃大部切除或胃迷走神经离断）。在幽门螺杆菌根除和 PPI 治疗的时代，这种做法已经在很大程度上被放弃了，因此，这类手术的发生率大幅下降。降低胃酸手术方式的选择是根据患者的血流动力学状况和是否有长期难治性溃疡病史来决定的，将在第 49 章中详细讨论。幽门成形术联合迷走神经干切断术是治疗十二指肠溃疡出血最常用的手术。有证据表明，壁细胞迷走神经切断术（高选择性胃迷走神经切断术）可能是治疗稳定的十二指肠溃疡出血的较好方法，但如果幽门已被切开，这种手术的疗效可能会消失。对于已知有难治性十二指肠溃疡病史或对相对保守手术反应欠佳的患者，行胃窦切除加迷走神经干切断术可能更合适。然而，这种手术更为复杂，一般不应在血流动力学不稳定的患者中进行。

胃溃疡外科手术治疗　外科控制胃溃疡出血始于胃切开术和缝合结扎。胃溃疡与 30% 的再出血风险相关。由于胃恶性溃疡的发生率为 10%，一般认为需要切除。单纯溃疡切除后有高达 20% 的患者发生再出血，因此远端胃大部切除术通常是首选。对于高危患者，溃疡切除联合迷走神经切断术和幽门成形术也可考虑。胃近端靠近胃食管交界处的溃疡出血更难处理。近端胃或全胃切除术会增加急性出血的死亡率。其他选择包括远端胃切除术联合近端胃舌状切除术。迷走神经切断术加幽门成形术联合溃疡楔形切除术或溃疡修补术也可能是合适的。同样，恶性肿瘤的可能性必须牢记在心，尤其是远离幽门的胃溃疡。

食管炎

食管是非曲张性出血的少见部位。当它发生时，最常见的病因是食管炎。在胃食管反流疾病中，继发的食管炎症是由于食管黏膜反复暴露于酸性胃分泌物导致的炎症反应，可导致慢性失血。溃疡可伴发，浅表黏膜溃疡一般不会急性出血，而更常表现为贫血或大便潜血阳性。各种感染因子也可引起食管炎，特别是在免疫缺陷的宿主中（图 47.3）。感染时可大量出血。食管出血的其他原因包括药物治疗、克罗恩病和放疗。典型的治疗包括抑酸疗法。内镜下使用电凝或加热的探针通常可有效控制出血。对于有感染原因的患者，针对性的抗感染治疗是合适的。食管炎导致的出血很少需要外科手术。

胃炎

应激性胃炎的特征是出现多发的浅表性糜烂，累及整个胃，尸检时普遍存在。它被认为是在低灌注、非甾体抗炎药、化疗或其他药物导致黏膜屏障减弱的情况下，胃酸和胃蛋白酶损伤的联合结果。通常情况下，危重患者常患胃炎。这些病变不同于严重颅脑损伤（如 Cushing 溃疡）引起的与酸分泌过多相关的单发溃疡。当应激性溃疡与严重烧伤有关时，这些病变被称为 Curling 溃疡。在高危患者改善休克管理和预防性使用酸抑制剂之前，应激性溃疡引起的明显出血是常见的。在那些发生出血的患者中，抑酸疗法通常能成功地控制出血。在极少数情况下，抑酸治疗失败时，应该考虑给予奥曲肽、血管升压素、内镜治疗或血管造影栓塞。从历史上看，这样的病例比较常见，有时需要手术治疗。手术选择包括迷走神经切断术、幽门成形术、缝合止血或胃大部切除术。这些手术的死亡率高达 60%。幸运的是，现在很少需要它们了。

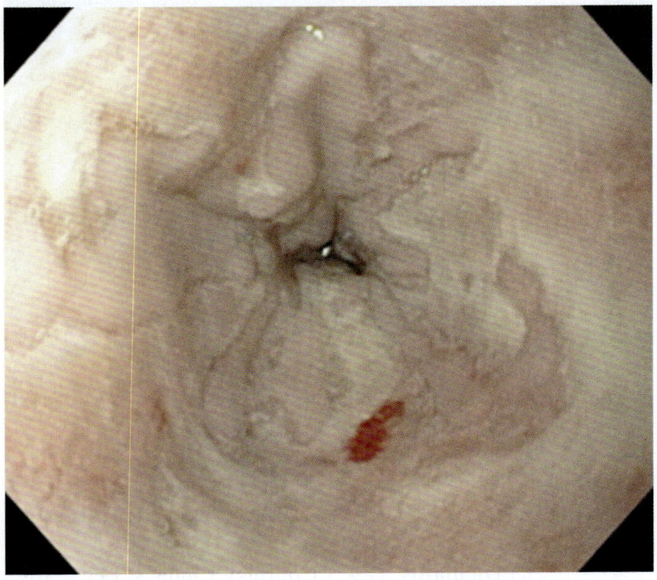

图 47.3 继发于疱疹性食管炎的出血性食管溃疡（Courtesy Scott A. Hande，MD，Brigham and Women's Hospital.）

食管贲门黏膜撕裂

食管贲门黏膜撕裂（Mallory-Weiss tears）是发生在胃食管交界处黏膜和黏膜下层的撕裂。常见于酒精中毒患者，在酗酒后会出现一段时间强烈的恶心呕吐，但是任何有反复呕吐史的患者都可能发生。其机制由 Mallory 和 Weiss 于 1929 年提出，是腹壁的强力收缩作用于不松弛的贲门，导致胃内压力增加，引起贲门黏膜撕裂。

此类病变占上消化道出血的 5% ～ 10%。通过病史和内镜检查可确诊。为了观察胃食管交界处下方的区域，有必要进行逆行操作，并应常规进行，以避免漏诊。大部分撕裂发生在胃小弯，并可延伸至食管。支持治疗和抑酸治疗在 90% 的患者中可以奏效，黏膜通常在 72 小时内愈合。

在罕见的严重持续出血病例中，内镜下的电凝治疗可能是有效的。血管造影栓塞已成功应用于内镜治疗失败的病例，通常使用可吸收材料（明胶海绵）。如果这些治疗失败，可以进行高位胃切开术缝合黏膜撕裂。在内镜治疗失败的情况下，通过对胃食管交界处的彻底检查来排除静脉曲张出血是很重要的。由食管贲门黏膜撕裂引起的复发性出血并不常见。

胃窦血管扩张

胃窦血管扩张（gastric antral vascular ectasia）的特征是大量扩张的小静脉，呈红色线状聚集在胃窦上，类似西瓜的外观。胃窦血管扩张引起的严重出血是罕见的，大多数患者表现为持续的隐性失血，引起长期慢性缺铁性贫血。内镜治疗适用于持续性贫血或输血依赖性出血。氩气等离子凝固的成功率高达 90%（图 47.4）。内镜治疗无效的患者应考虑行胃窦切除术。

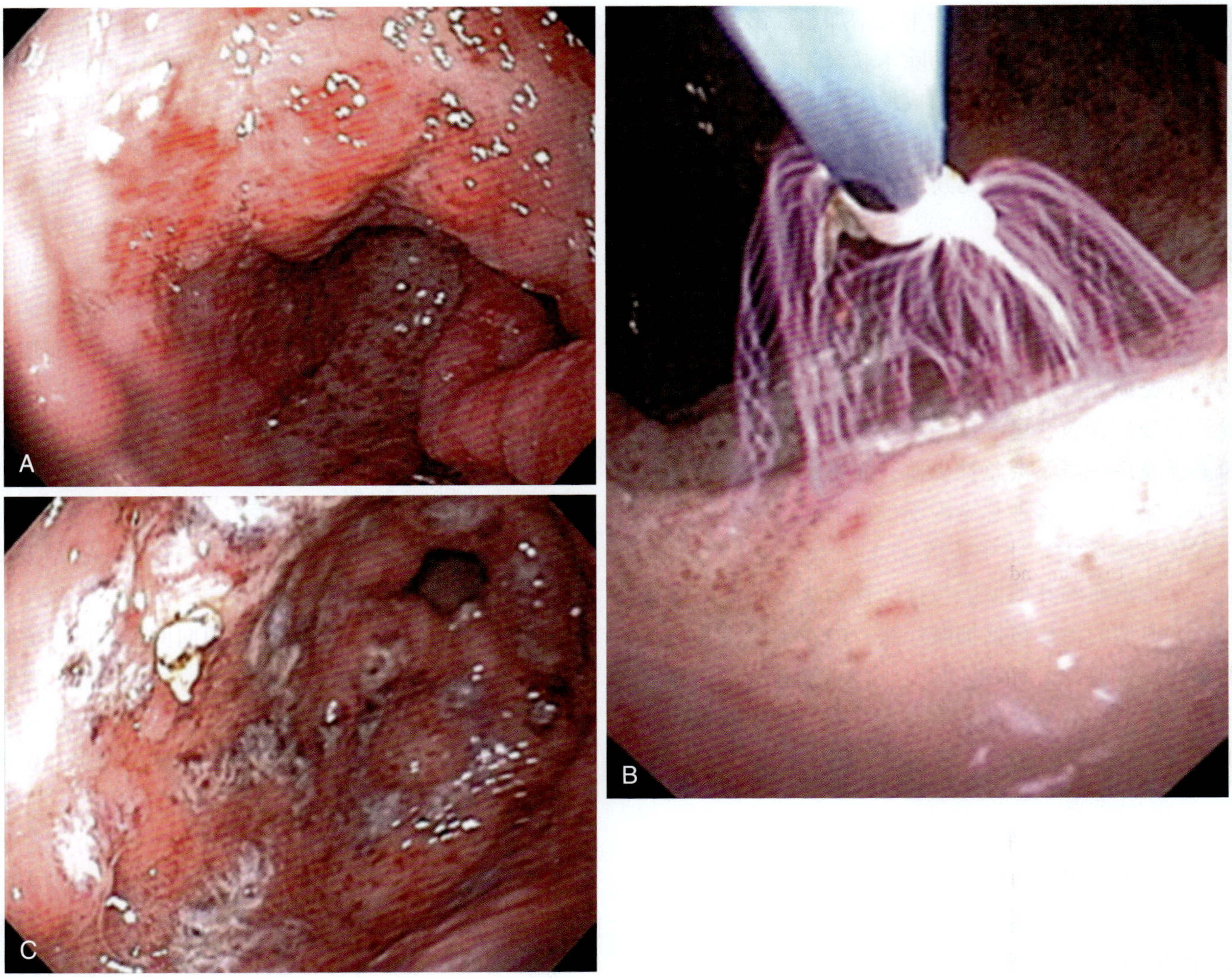

图 47.4 （A）胃窦可见胃窦血管扩张（GAVE），胃呈西瓜状；（B）GAVE 的氩气等离子凝固治疗；（C）GAVE 的治疗后表现（Courtesy David L. Carr-Locke，MD，Brigham and Women's Hospital.）

Dieulafoy 病变

Dieulafoy 病变是血管畸形，经常在胃食管交界处 6 cm 内的胃小弯被发现，尽管它也可以发生在消化道的其他地方（图 47.5）。它是胃黏膜糜烂后，黏膜下层的大血管（1 ～ 3 mm）破裂导致的出血。黏膜缺损通常很小（2 ～ 5 mm），没有溃疡，因此很难识别[30]。由于 Dieulafoy 病变动脉较粗，可能会出现大量出血（图 47.6）。

内镜治疗往往可以成功止血。应用热凝固或硬化治疗在 80% ～ 100% 的病例中是有效的。在内镜治疗失败的情况下，血管造影后进行弹簧圈栓塞也可以成功。如果这些方法都不成功，可能需要手术干预，由于这些病变的可视化和触诊都很困难，所以预先使用内镜标记很关键。必要时可以进行胃切开术，并试图确定出血的来源，然后缝合病变。在出血点不明的情

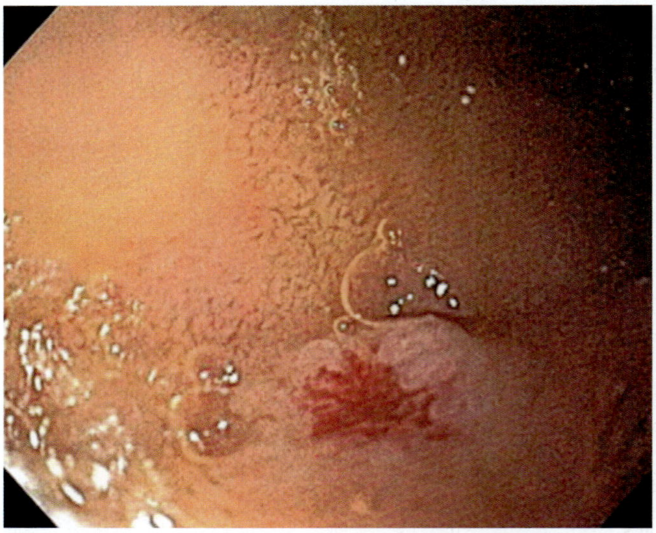

图 47.5 胃的 Dieulafoy 病变（Courtesy Linda S. Lee，MD，Brigham and Women's Hospital.）

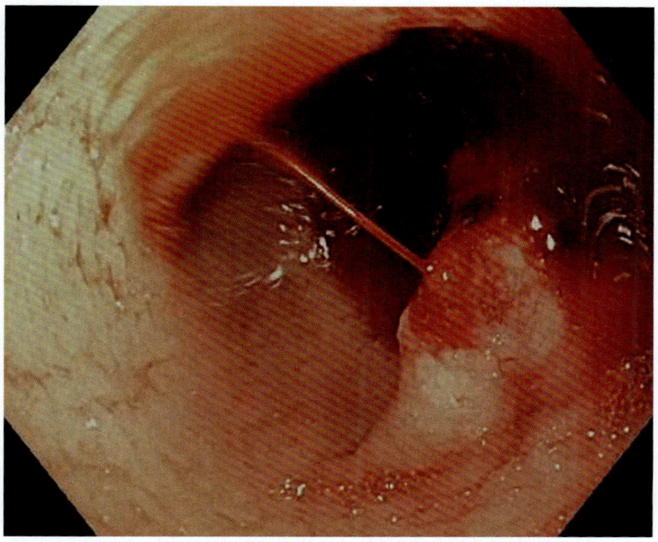

图 47.6 呈喷射状出血的 Dieulafoy 病变（Courtesy Marvin Ryou，MD，Brigham and Women's Hospital.）

况下，可能需要行胃部分切除术。

胆道出血

胆道出血是一个很难诊断的疾病。它通常与创伤、近期胆道内植入物或肝肿瘤有关。胆道出血并不常见，但随着先进的内镜和其他微创肝胆胰手术的广泛应用，其发生率逐渐增加[31]。有 UGIB 病史、右上腹疼痛和（或）黄疸的人应怀疑胆道出血。对于表现典型的患者，CT 和血管造影是首选的诊断方式。内镜检查有助于显示壶腹处的血液。然而，血管造影术仍然是诊断和干预的金标准，应被作为快速出血患者的第一步处理。如果进行血管造影栓塞术，必须确认门静脉通畅。很少需要外科治疗，除非所有其他治疗方式都失败了，外科手术可偶尔用于治疗感染性假性动脉瘤或周围重要血管结构受压[31]。

恶性肿瘤

上消化道的恶性肿瘤通常与慢性贫血或大便潜血有关，而不是与大出血有关。恶性肿瘤偶尔表现为持续出血的溃疡性病变。持续出血的溃疡性病变可能是胃肠道间质瘤（GI stromal tumor，GIST）的最典型特征，尽管它也可能发生在腺癌、平滑肌瘤和淋巴瘤等多种病变中。虽然内镜治疗常常能成功地控制这些出血，但再出血率很高，因此，一旦确诊恶性肿瘤，就有手术切除的指征。切除的范围取决于具体的病变以及切除是根治性的还是姑息性的。为了控制出血，姑息性切除通常需要楔形切除。如果可能，建议进行标准的癌症根治手术，但这可能取决于患者当时的血流动力学是否稳定。

炎症性肠病

来自炎症性肠病（inflammatory bowel disease，IBD）的 UGIB 极为罕见，只有少量十二指肠克罗恩病的病例报道。这种类型的出血可能是溃疡侵蚀到血管的结果，并按此处理。IBD 的出血并发症通常是自限性的，与克罗恩回肠炎有关，表现为 LGIB，对药物治疗有反应。

主动脉肠瘘

主动脉肠瘘可分为原发性和继发性，最常累及十二指肠。通常是致命的，因为血液可以自由地从主动脉进入肠道。原发性主动脉肠瘘是罕见的，其最常见的形式是由于主动脉瘤压迫肠道。继发瘘更为常见，是主动脉移植物侵蚀小肠的结果，可在高达 0.4% ～ 4% 的主动脉移植物病例中发生。手术和出血之间的间隔可以是几天到几年，中位时间大约为 3 年。其发病机制尚不清楚，而其形成的顺序被认为是在近端吻合缝线处发生假性动脉瘤，随后在十二指肠上方形成瘘管。对于血管内支架植入，其机制可能包括支架植入失败、断裂或内漏发生，导致动脉瘤扩张或机械侵蚀到邻近的肠道。

所有已知有腹主动脉瘤病史或有主动脉重建史的消化道出血患者都应考虑主动脉肠瘘的诊断。在这种情况下，出血往往是巨大的和致命的，除非立即采取手术干预。典型的主动脉肠瘘出血患者首先表现为“前哨出血”。出血发作呈自限性，预示着随后的大出血，通常是致命的。这些发作可间隔数小时至数月，有些患者可能会经历多次前哨出血。在稳定的患者中，内镜检查一直是上消化道出血的一线检查。然而，如果怀疑主动脉肠瘘，CTA 应该是首选。一个病例系列研究发现 CTA 的敏感性为 79%，而内镜的敏感性为 50%[32]。对于有主动脉肠瘘风险的患者，内镜中任何十二指肠远端出血（水平部和升部）的证据都应被认为是有诊断意义的。静脉注射造影剂增强 CT 扫描若显示血管移植物周围有空气，则提示感染、假性动脉瘤，偶尔可能是造影剂外溢进入肠腔。

治疗包括建立解剖外旁路，然后在移植物近端结扎主动脉，通过周围组织清创去除感染灶。我们必须假设移植物已被感染，治疗应包括长期使用抗生素。血管内修复可作为最终开放修复的桥梁。

胰源性出血

胰源性出血是引起 UGIB 最罕见的原因之一。胰源性出血是由胰腺导管经壶腹出血，最典型的来源是胰腺，如畸形、导管壁溃疡或胰腺假性囊肿侵蚀血管形成假性动脉瘤。由于高疗效（75% ～ 100%）和低相关死亡率，血管造影是诊断的金标准和一线治疗辅助手段。有时需要手术干预来治疗假性囊肿，应借助术中超声或内镜检查来诊断出血部位，指导手术计划。其他的外科手术，如胰腺切除术和（或）动脉结扎，在很大程度上已经被血管内干预所取代[33]。

医源性出血

经皮内镜下胃造口术（percutaneous endoscopic gastrostomy，PEG）是一种越来越常见的治疗，允许在各种患急性和慢性疾病并且无法通过口腔摄取肠内营养的患者中进行。PEG 的出血率高达 3%。出血最常发生于在皮肤的浅表血管穿刺时，很容易压迫控制。胃血管或黏膜被刺破后的出血很容易通过牵引来实现压迫，虽然这种控制应该是暂时的，但要注意避免胃壁的压力性坏死。如果这些方法无效，则可能需要取出导管并进行内镜止血。

内镜下乳头括约肌切开术是另一种医源性出血的情况，发生率约为 2%。出血通常是轻微的和自限性的。迟发性出血通常发生在最初 48 小时内，可能需要在该区域注射肾上腺素。很少需要手术干预。

胆道出血，如前所述，可能是医源性的，特别是经皮肝穿刺手术后。出血也可能发生在任何经历了胃肠道切除吻合的患者中。减少危险因素的方法主要是基于减重相关的外科文献，措施如下：维持收缩压在 140 mmHg 以下；用不可吸收牛心包补片或可吸收聚合物缝线加固吻合口处的钉合线；术中在降低气腹压力（10 mmHg）的情况下评估切除线，以减少腹腔镜手术中气腹压迫的影响。大多数外科吻合口出血可以通过非手术处理来解决，对于持续出血的患者进行内镜检查和治疗时，只要尽可能少地注入气体并注意吻合口处的钉线应力方向，就可以安全地进行。外科吻合口出血发生率小于 1.4% 且很少需要再次手术[34]。

静脉曲张性出血

胃肠道静脉系统压力升高的原因可以是肝前性（门静脉或脾静脉血栓）、肝性（肝硬化）或肝后性（布加氏）的。

到目前为止，导致静脉曲张破裂出血最常见的临床情况是肝硬化相关的肝血窦纤维化引起的门静脉高压。门脉高压定义为肝静脉压力梯度（hepatic venous pressure gradient，HVPG）大于 5 mmHg，然而，发生静脉曲张通常需要大于 12 mmHg 的压力。门静脉及其分支血流阻力的增加导致食管、胃底和痔静脉丛等侧支充血。这种状态因醛固酮增多和血浆容积扩大而加重，内脏血管扩张导致肠道充血。由于静脉系统的大容量，静脉可能会病理性扩张，直径增加 1 ～ 2 cm，血管壁张力增加，压迫内膜。大出血可发生于黏膜的破裂，尽管医学领域取得了进步，但 6 周死亡率仍为 10% ～ 20%[35]。

静脉曲张出血的治疗始于预防。瞬时弹性成像技术（transient elastography，TE）的引入有助于识别高危人群。瞬时弹性成像测量的肝硬度值在 15 ～ 20 kPa 以上，提示存在代偿性晚期慢性肝病，此时应使用内镜评估食管胃静脉曲张严重程度并测量肝静脉压力梯度。内镜的发现可以帮助制定适当的预防措施：无静脉曲张的患者应每 2 年检查一次，而小静脉曲张患者应每年检查一次。如果小静脉曲张有高危特征，如红色条纹（纵向红色条纹），患者可能受益于开始使用非选择性 β- 受体阻滞剂。中、大静脉曲张的患者受益于非选择性 β- 受体阻滞剂（普萘洛尔、纳多洛尔和卡维地洛）或预防性套扎治疗[35]。

在急性出血进行复苏时，对复苏的 ABCDEs 原则的注意是极其重要的，本章前面已经描述过。静脉曲张出血迅速，常并发凝血功能障碍和血小板减少症。复苏的目的是维持组织灌注。输血应基于血流动力学状态和组织灌注评估，但一般建议血红蛋白目标在 7 ～ 8 g/dl 之间，以尽量减少肝静脉压力梯度的增加[9]。凝血功能逆转的最佳证据尚未确立，但国际标准化比率（INR）和活化部分凝血活酶时间（active partial thromboplastin time，aPTT）可能掩盖了止血功能障碍的程度。一般情况下，应维持 INR ＜ 2 且血小板计数＞ 50 000。血管活性药物如特利加压素、生长抑素、奥曲肽和伐普肽应在内镜评估前使用，并持续使用 5 天。这些药物可减少黏膜的血流量，并可降低静脉压。重要的是，任何上消化道出血和肝硬化患者都应使用抗生素，以防止感染和自发性细菌性腹膜炎。目前的建议是对晚期疾病或禁食禁饮状态的患者口服氟喹诺酮或静脉注射头孢曲松（每 24 小时 1 g）。

在罕见的情况下，患者可能非常不稳定，必须放置机械压迫食管胃底静脉曲张的装置，以防止快速失血。

三腔两囊管配备了两个充气囊来提供机械压力。第一个气囊是胃内气囊。经确认将未充气的管子放入胃中，胃内气囊被充气并通过拉伸固定保持张力状态。张力作用于胃食管交界处，常可止血。然而，如果出血继续，第二个球囊（食管口）可进行充气膨胀，进一步压迫食管静脉丛。这些导管是为明显的血流动力学不稳定患者准备的临时措施，作为更明确的治疗的桥梁。据估计，超过 50% 的患者会因气囊排气而再次出血。此外，由于球囊的压迫，可导致黏膜损伤和缺血。近期使用自扩张食管支架控制大量静脉曲张出血的试验令人鼓舞，一项随机对照试验正在研究这种方法止血后的再出血率，但到目前为止，其临床应用仍处于实验阶段[36]。

推荐肝硬化和上消化道出血患者首先进行内镜检查。内镜下静脉套扎治疗急性食管出血优于硬化治疗。高危患者应在 24 小时内进行早期经颈静脉肝内门静脉分流术（TIPS），以保证长期效果，其他患者应在 72 小时内进行。TIPS 是一种将肝静脉与门静脉连接的方法，在图像引导下将金属支架置入肝实质。这有效地降低了门静脉压，并在超过 90% 的患者中实现了最终止血。对于难治性出血或濒死患者，采用这种方式的抢救治疗可能是必要的，因为这将立即降低门静脉压力。TIPS 可增加肝性脑病的发生率，并可出现技术性并发症，如出血、心律失常和分流道内狭窄。TIPS 不适用于肝细胞癌（相对禁忌）、心力衰竭、肺动脉高压或三尖瓣反流的患者。出血控制失败的预测因素包括：门静脉压＞ 20 mmHg、终末期肝病模型（MELD）评分＞ 20 分、肝硬化 Child-Pugh C 级和干预时活动性出血。

外科分流手术进行门静脉系统的减压是通过建立门静脉系统与下腔静脉分支的吻合来完成的。对于静脉曲张出血，手术干预是一种有效的、通常是更好的长期治疗方法，但外科手术与死亡率超过 50% 相关。分流的特点取决于分流量，对整个门静脉树进行减压的分流被认为是非选择性分流。其他手术分流，如远端脾肾分流，选择性地对胃食管静脉曲张减压，并保持肠系膜上静脉和门静脉完整。

非分流手术是复苏失败的垂死患者的保留性治疗手段。这些手术包括食管横断术（食管远端被横断），然后在静脉曲张结扎后进行二期吻合术或 Sugiura 手术，即胃食管交界处的血管断流加脾切除术。TIPS 对门静脉系统同样起到减压作用，降低了前期死亡风险。由于 TIPS 的出现，静脉曲张外科手术干预少了很多，非分流手术罕见。

急性下消化道出血

急性下消化道出血（lower gastrointestinal bleeding，LGIB）是指起源于 Treitz 韧带远端的消化道出血，尽管在某些情况下，它特指回盲瓣远端出血，因为与小肠出血相比，它具有独特的性质，其最常见的症状是无痛便血，定义为鲜红色血液、血块或酒红色大便。快速的胃肠道出血也可以同样的方式出现，最初的便血评估通常应该从排除胃肠道出血开始，如本章前面所讨论的。黑便是 UGIB 的一种常见表现，有时也可能是 LGIB 的一种表现。病史和物理检查信息可以提示 LGIB 的具体原因。例如，腹痛伴腹泻提示炎性、缺血性或感染性结肠炎。排便习惯改变、缺铁性贫血或不明原因的体重减轻可能提示恶性肿瘤[13]。

在美国，与 UGIB 相比，LGIB 是一种不常见的住院原因，占消化道出血的 30% ～ 40%，每年每 10 万人中有 35 例[37]。与 LGIB 有关的死亡率略低于 UGIB，小于 2%，在 85 岁以上的人群中，死亡率上升至 5% 左右。在 LGIB 患者中，95% 以上的出血来源于结肠（表 47.2）。一般来说，LGIB 的住院发生率、发病率和死亡率随年龄增长而增加。原因也往往与年龄有关。血管病变和憩室疾病能影响所有年龄组，但尤其是在中老年人中发病率增加。在儿科人群中，肠套叠是最常见的原因，而在年轻成人中必须考虑梅克尔憩室。LGIB 的临床表现多样，可以从伴有憩室疾病或血管病变的严重出血到继发于肛裂或痔疮的轻微出血不等。

表 47.2 下消化道出血的鉴别诊断

结肠出血	95%	小肠出血	5%
结肠憩室	30%~40%	血管异常增生	
肛门直肠疾病	5%~15%	出血或溃疡（钾、非甾体抗炎药）	
缺血	5%~10%	克罗恩病	
肿瘤	5%~10%	放射治疗	
感染性结肠炎	3%~8%	梅克尔憩室	
息肉切除术后	3%~7%	肿瘤形成	
炎性肠病	3%~4%	主动脉肠瘘	
血管异常增生	3%		
放射性肠炎	1%~3%		
其他	1%~5%		
未知原因	10%~25%		

诊断

下消化道出血往往不那么严重，而且是间歇性的，通过内镜或其他方法定位时往往出血自行停止。此外，超过 40% 的 LGIB 患者往往有多处病变出血。如果发现不止一个病变，那么在开始积极治疗前确认相关病变是至关重要的。由于以上因素，在 LGIB 中没有像内镜在 UGIB 中那样敏感或特异的诊断方式。此外，这些患者可能需要更长的观察时间，并在确诊前经历多次出血。在高达 25% 的 LGIB 患者中，出血的来源从未被准确识别。

评估 LGIB 的流程如图 47.7 所示。和 UGIB 相同，我们应当从最初的评估和复苏开始。针对抗凝状态应予以逆转，并积极治疗凝血障碍，这一规则的例外是高危心血管疾病患者，对于此类患者目前的指南支持继续使用小剂量阿司匹林（low-dose aspirin，ASA）。进一步检查的第一步是通过直肠指检和肛门镜或乙状结肠镜排除肛门直肠出血，如果结果为阳性，则应提供适当的治疗。对于严重出血，排除 UGIB 也很重要。高达 15% 的便血患者的出血是由 UGIB 引起的[37]。鼻胃抽吸物含有胆汁而无血，可有效排除活动性上消化道出血。然而，当考虑出血危及生命、需进行紧急手术时，即使怀疑 LGIB，也应当进行术前或术中的上消化道内镜检查。

随后的评估取决于出血量大小，可分为轻微、严重或大出血。轻微 LGIB 的患者血流动力学稳定，一般可作为门诊患者进行评估。尽管 IBD、感染性结肠炎、动静脉畸形、息肉和恶性肿瘤也可能是引起轻微 LGIB 的最常见的原因，但肛门直肠病变（如痔疮或肛裂）才是最常见的原因。严重 LGIB 指的是血流动力学不稳定、精神状态改变或输血量＞ 2 单位的患者。大出血 LGIB 是指患者需要 10 单位或更多单位的血液制品。

真正不稳定的、持续出血并需要持续积极抢救的患者应该在手术室进行快速诊断和手术干预。在配备杂交手术室（hybrid operating rooms）的机构中，血管造影术可以帮助定位出血或在外科手术干预的同时尝试进行血管内治疗。术中内镜检查也是鉴别出血来

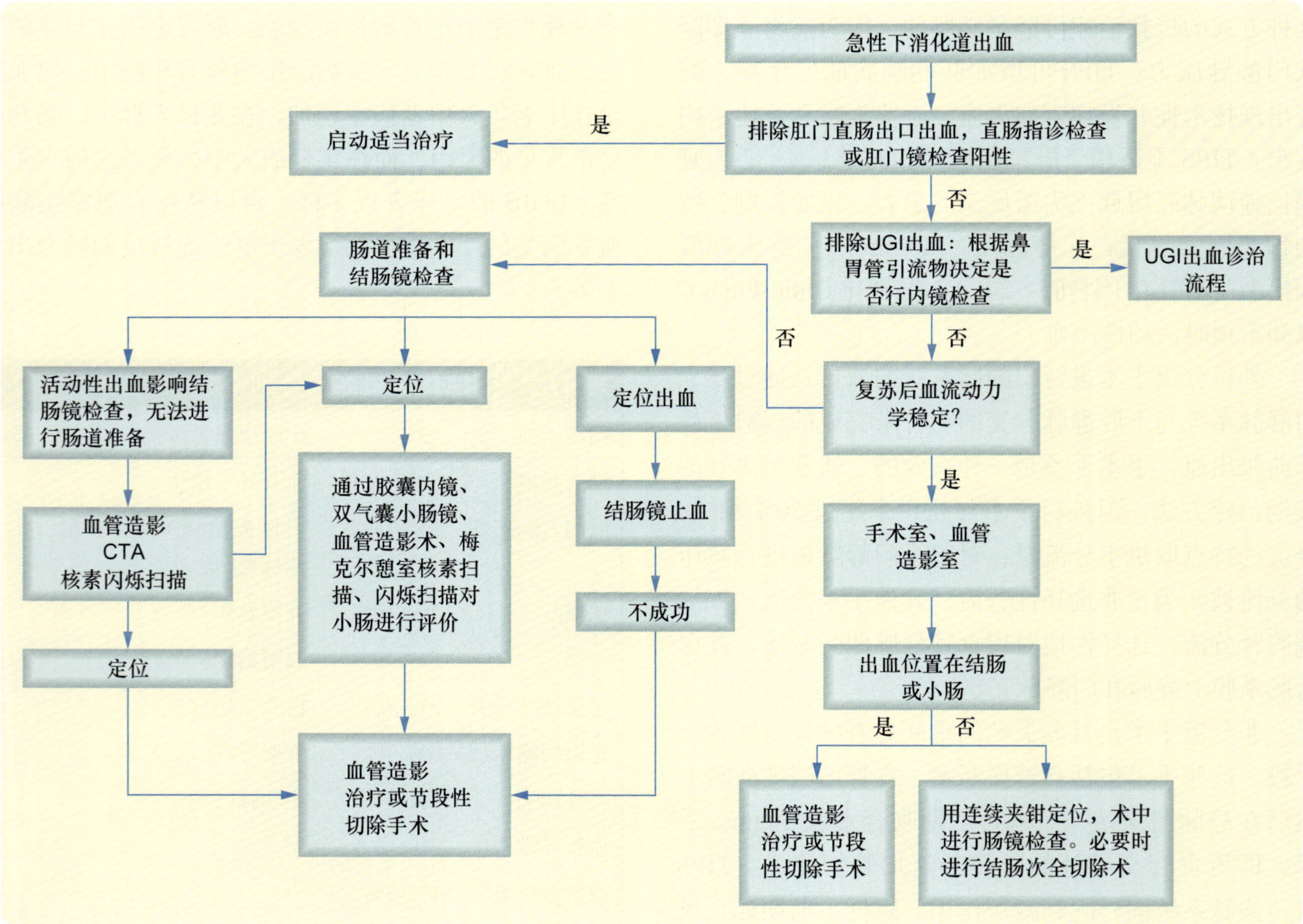

图 47.7 下消化道出血的诊断和处置流程。CTA：计算机断层扫描血管造影；EGD：食管胃十二指肠镜；NGT：鼻胃管；UGI：上消化道

源的有效辅助手段。

当大出血患者对复苏有反应且血流动力学稳定时，需要进行更有针对性的评估和治疗干预。结肠镜检查在这里是主要的方法，因为它既可以显示结肠、直肠和远端回肠出血的过程，也可以进行治疗干预。如果没有禁忌证，CTA、肠系膜血管造影和锝-99m-红细胞闪烁成像是评估的重要组成部分。如果这些方法不能诊断，并且UGIB已经被排除，那么出血的来源就被认为是不明原因的，进一步的评估将在本章详细说明。

结肠镜

对于病情稳定的患者，结肠镜检查是LGIB的首选检查。例外情况包括：无法忍受肠道准备或出血严重限制结肠镜显示的患者。结肠镜检查只能在充分的肠道准备后进行，可以采用前面描述的“快速肠道准备”方案。与UGIB的内镜检查类似，结肠镜检查应在24小时内进行。内镜治疗最可能成功的LGIB原因是憩室、血管扩张和息肉切除术后出血。内镜整体的成功率很好，一次复查显示止血率为92%，早期和晚期再出血率分别为8%和12%[38]。最常见的出血来源是憩室，即使在内镜检查中看不到活跃的出血憩室，某些特征也可以预测再次出血的高风险，如：发现活动性出血、血块不能通过冲洗和抽吸清除，则再次出血的风险很高，应接受内镜治疗[39]。内镜下标记出血区域，以便在需要重复干预时方便查找。其他内镜治疗干预包括息肉切除术、肾上腺素注射、热凝固、氩气等离子体凝固术、金属夹以及内痔或直肠静脉曲张的套扎。

血管造影

当内镜无法定位LGIB时，血管造影是一个重要的诊断和治疗工具。其他帮助进行血管成像的方式是CTA和锝-99m-红细胞闪烁成像。当在血管造影之前使用时，CTA和标记的红细胞扫描可以帮助血管造影定位出血位于腹部哪个象限[11]。由于血管造影依赖于活跃的出血，因此在快速出血的情况下最有用。使用亚选择性血管栓塞，有可能针对一个特定的出血憩室进行治疗。可用的止血技术与UGIB相同。肠系膜上动脉通常是首先检查的动脉，然而，如果怀疑LGIB，可以先检查肠系膜下动脉。对于憩室出血，止血成功率接近100%，再出血率低至0[39]。

其他方法可用于定位下消化道出血。在对600例病例的回顾性分析中显示，标记红细胞扫描仅在39%～45%的LGIB中呈阳性[40, 41]，假阳性率为10%[41]。尽管其敏感性低，但是便于重复检测，特别是针对间歇性出血。与UGIB类似，肠道准备后的胶囊内镜也可以发现结肠出血病变。

外科治疗

经过充分复苏、在24小时内输血超过4单位或住院期间输血超过10单位，但血流动力学仍持续不稳定，被认为是外科手术指征。在LGIB中，术前确定引起出血的责任病灶尤其重要，因为对于未定位的LGIB，经验手术是全结肠切除术和回肠末端造口术。支持这种手术的证据是有限的，并且节段性切除术的再出血率非常高（18% *vs.* 4%，全结肠切除术），在紧急情况下与20%～30%的死亡率相关。在输血要求高的不稳定患者中，应避免肠吻合，因为这可能导致患者死于吻合口瘘[42, 43]。

在血流动力学稳定的情况下，考虑进行肿瘤切除术对于可疑的恶性肿瘤是很重要的。对濒死患者的另一种治疗策略是进行损伤控制性手术（damage control operation），并延迟确定治疗，以支持患者的生理机能，使其“再战一天”。

急性下消化道出血的具体原因

结肠憩室

在美国，憩室是导致LGIB最常见的原因。在所有结肠憩室患者中，3%～15%会出现出血[39]。憩室的发病率随年龄增长而增加，40岁时为20%，60岁时大于60%[44]。在过去，憩室被认为在40岁以下的患者中是罕见的，但目前在这个年龄组中越来越常见。憩室形成于肠壁薄弱处，结肠血管穿透环形肌层。当憩室圆顶扩张时，穿透血管被拉伸并发生变化，导致血管破裂和出血。在西方国家，左半结肠憩室比右半结肠憩室常见，然而，有症状的憩室出血超过50%是由右侧病变引起的。在出血的患者中，超过75%的患者会自行止血，但是大约10%的患者会在一年内再次出血，近50%的患者会在10年内再次出血[44]。

结肠镜检查是最好的诊断和治疗方法。内镜治疗方案与PUD类似，包括注射、热凝固、氩气等离子体凝固、机械夹和纤维蛋白胶。使用夹子有一个额外的好处，即如果需要重复干预，它们可以标记出出血的位置。对活动性出血的血管或近期出血的红斑应及时进行治疗。与UGIB一样，肾上腺素单药注射应始终与另一种治疗方式相结合。如果没有放置夹子，出血憩室应进行标记。对于复发性出血可反复进行结肠镜检查，或进行肠系膜血管造影。

如果结肠镜检查不能发现和阻断出血，或有复发性出血，可以考虑采用超选择性血管插管造影和栓塞治疗，造影时结肠镜下放置的夹子可以帮助定位出血部位。

当所有治疗方法都失败，积极复苏后患者的血流动力学仍然不稳定时，外科手术干预被认为是最后的手段。全结肠切除术绝不应仅仅出于临床怀疑而进行。为了排除上消化道和小肠出血并确保出血病变被切除，必须进行某种定位。盲目进行全结肠切除术治疗胃肠道出血具有很高的死亡率，并不能完全消除再出血的风险（约为4%）。如果在结肠的特定部分发现出血，可以进行节段性切除，但与腹结肠切除术相比，它确实有更高的再出血风险（约18%）[43]。

结肠炎

结肠炎症可由多种疾病引起，包括炎性肠病（inflammatory bowel disease，IBD）、感染性结肠炎、盆腔恶性肿瘤治疗后的放射性肠炎和缺血。

溃疡性结肠炎（ulcerative colitis，UC）比克罗恩病（crohn disease）更可能表现为GIB。大多数UC患者和大约1/3的克罗恩病患者会在他们的疾病过程中出现大出血[45]。由这两种类型的IBD引起的急性大出血都是罕见的。UC是一种黏膜疾病，开始于直肠，可累及近端肠管，偶尔累及整个结肠。患者通常表现为腹泻并可能便中带血。直肠炎症导致量少而频繁的排便，多达每天20次，通常伴有腹痛和里急后重。诊断是通过仔细的病史、结肠镜检查和活检进行的。治疗的主要手段是支持性治疗，包括类固醇、5-氨基水杨酸化合物、免疫调节剂、生物制剂和抗生素（如有需要）。UC大出血是罕见的。出血几乎总是来自于弥漫性结肠炎，但没有适合内镜治疗的弥漫性病变。由于持续出血，偶尔需要紧急手术治疗，而更常见的是由于UC的其他并发症，如中毒性巨结肠或难以用药物治疗的症状。

克罗恩病更多表现为粪便潜血阳性（愈创木脂法）的腹泻和无血的黏液便。它可以影响胃肠道的任何部分，其特征是跳跃性病变、肠壁增厚、透壁溃疡和炎性肉芽肿。诊断是通过内镜和活检。治疗包括类固醇，5-氨基水杨酸化合物，抗生素，免疫调节剂和生物制剂。与UC相似，需要干预的严重出血在克罗恩病中很少见。相比之下，克罗恩病更可能有弥漫性病变，可以进行内镜或血管造影干预，通常以溃疡侵蚀到血管的形式出现。这些溃疡可以发生在上消化道或下消化道的任何地方，包括小肠[45]。长期患病的患者可能会出现阻碍内镜通过的狭窄。

血管异常增生/动静脉畸形

肠道血管异常增生（angiodysplasia）也被称为动静脉畸形（arteriovenous malformations）、血管扩张（angioectasia）。这些被认为是由于静脉阻塞引起的正常黏膜下血管进行性扩张导致的获得性退行性病变，与真正的先天性动静脉畸形（true congenital arteriovenous malformations）不同。它们可以在胃肠道的任何地方发生，但通常发生在盲肠，因此，这是它们最常导致出血的地方。其发病率随年龄增长而增加，并与心脏瓣膜性疾病（尤其是主动脉瓣）和肾衰竭有关，其没有性别倾向。其表现与憩室出血相似：无痛、通常有自限性和间歇性。与憩室出血不同的是，其往往是静脉出血，所以不那么活跃，经常是隐蔽性的，更多表现为慢性出血。然而，严重出血约占15%。

可以通过结肠镜检查或血管造影进行诊断。CT扫描是另一种可靠的诊断方法。结肠镜检查时，这些病变呈扁平的亮红色星形病变，周围有苍白的黏膜边缘。血管造影显示静脉扩张，缓慢排空，有时静脉早期充盈。偶然发现的病变不需要任何进一步的治疗。当内镜治疗时，氩气等离子体凝固术是首选的方法（因为该方法是非电极接触式的）。血管造影技术也可用于止血。如果出血已被定位，而这些止血方法均失败或出血复发，节段性结肠切除术也是有效的，最常见的是右结肠切除术。

肿瘤

结肠癌是引起严重LGIB的少见原因，但LGIB或缺铁性贫血患者必须排除结肠恶性肿瘤可能性。结肠癌出血通常是无痛的、间歇的、缓慢的。结肠镜检查是诊断的金标准，但大出血除外，在大出血时，可能需要CTA、血管造影或紧急手术。

另一个引起出血的肿瘤是胃肠道间质瘤（GIST）。胃肠道间质瘤是消化道最常见的软组织肉瘤，20%～30%的病例有明显出血。胃肠道间质瘤通常出现在胃和小肠，但也会影响结肠。局部肿瘤生长侵蚀血管或改变黏膜血液供应导致出血。内镜检查是最好的诊断工具。需要根据肿瘤的恶性风险进行切除，以解决出血来源。

小肠肿瘤并不常见，但可以是下消化道出血的来源。小肠肿瘤的典型影像学诊断是通过小肠造影或CT 扫描。治疗方法包括手术切除。

肠息肉是罕见的出血来源，更常见的表现为息肉切除术后的医源性出血。在儿科人群中，肠息肉是出血的第二大常见原因。如果出血是息肉引起的，通常可以用内镜治疗。

局部缺血

肠道血流不足可能是由心源性休克、低血容量状态、肠系膜血管疾病或从内脏循环转移血流（栓塞、血管收缩剂、血管手术）引起的。既往有心血管疾病、周围血管疾病或血管炎病史的 LGIB 患者应考虑肠系膜缺血。此外，任何近期腹部血管手术、休克、高凝状态或使用大剂量血管收缩药物的患者都应考虑此诊断。急性结肠缺血是肠系膜缺血最常见的形式，它往往发生在结肠脾曲和直乙交界处，也被称为“分水岭”区域，但多达 40% 的患者可以发生在右半结肠。患者表现为特征性“症状与体征不符”的腹痛和腹泻，腹泻常伴有愈创木脂法粪便隐血试验阳性或黏膜脱落引起的出血。CT 可显示肠壁增厚、积气或更细微的血管疾病的征象，如肠系膜血管起始部的钙化。诊断通常是通过软性内镜检查发现异常的黏膜。治疗为支持性治疗，包括肠休息、静脉注射抗生素、维持血压和纠正低血容量状态。在 85% 的病例中，局部缺血是自限性的，虽然有些患者会出现迟发性结肠狭窄，但不会发生意外。在另外 15% 的病例中，由于进行性缺血和坏疽，需要手术治疗。明显的白细胞增多、发热、持续复苏、乳酸酸中毒或剧烈疼痛表明有持续性的缺血，可能需要手术切除和造口。

感染性出血

感染性结肠炎可伴有出血。病史、实验室评估和培养数据可以帮助诊断。艰难梭菌和巨细胞病毒是导致 LGIB 最常见的两种微生物。艰难梭菌结肠炎是由一种致病性梭状芽孢杆菌的过度生长导致的（在使用抗生素后，正常的肠道菌群被破坏后，梭状芽孢杆菌继续生长）。严重病例可因肠黏膜脱落引起剧烈的、频繁的有时带血的肠蠕动，并伴有黏膜脱落。经常观察到严重的白细胞增多以及特有的臭味。治疗包括停用抗生素、支持性护理、口服或静脉注射甲硝唑、口服万古霉素或非达霉素。

任何免疫功能低下的患者出现血性腹泻都应怀疑巨细胞病毒结肠炎。内镜检查和活检可以证实诊断，治疗方式是静脉注射更昔洛韦。

梅克尔憩室

梅克尔憩室是先天性的卵黄管残余，可能包含胃或胰腺的异位组织，异位的胃黏膜活动性病灶刺激邻近回肠组织形成溃疡，导致出血。出血是典型的无痛性下消化道出血。在活动性出血的情况下，可以通过胶囊内镜、CT 或血管造影检查进行诊断。血管造影除了发现出血外，还可以发现卵黄动脉，这是肠系膜上动脉的一个分支。通过使用 ^{99m}Tc- 高锝酸盐进行核素扫描，可以显示异位胃黏膜，也可以通过闪烁显像定位（这种核素大部分经胃黏膜聚集及排出，出血的憩室内常伴有异位胃黏膜）。最终的治疗方法是节段性手术切除，尤其是切除憩室对面的肠壁，并小心缝合[47]。小肠憩室有时也是出血的来源，出血通常是隐匿的。根据已知的小肠憩室病史、胶囊内镜检查或血管造影可初步诊断。最终的处理方法是手术切除。

放疗

使用放疗治疗盆腔恶性肿瘤可能与出血相关的并发症有关。放射性肠炎出血多见于直肠，发生率为 1% ～ 5%。内镜检查显示黏膜易碎、血管扩张和溃疡。美国结直肠外科医师协会（The American Society of Colon and Rectal Surgeons）发表了治疗指南，其中强烈推荐使用 4% ～ 10% 福尔马林、硫糖铝灌肠和高压氧治疗。内镜下氩气等离子体凝固治疗与 3% 的患者瘘管形成和局部狭窄有关，但这是一种有效的治疗方法。

主要参考文献

de Franchis R；Baveno Ⅵ Faculty. Expanding consensus in portal hypertension：Report of the Baveno Ⅳ Consensus Workshop：Stratifying risk and individualizing care for portal hypertension. J Hepatol. 2015；63（3）：743-752.

这篇共识是最近的 Baveno 共识工作组发布的，是门脉高压症领域的国际专家的定期会议的成果。2015 年会议重点讨论了胃食管静脉曲张和门静脉高压症的有创和无创筛查和监测方法、肝硬化病因治疗、失代偿的一级预防、急性出血发作的管理、肝硬化和非肝硬化患者复发性出血和其他失代偿事件的预防及相关肝血管疾病。

ASGE Standards of Practice Committee，Gurudu SR，Bruining DH，et al. The role of endoscopy in the management of suspected small-bowel bleeding. Gastrointest Endosc. 2017；85（1）：22-31.

美国胃肠内镜学会对小肠出血使用胃肠内镜的实践指南。

Pasha SF，Leighton JA. Evidence-Based Guide on Capsule Endoscopy for Small Bowel Bleeding. Gastroenterol Hepatol（N Y）. 2017；13（2）：88-93.

当其他消化道出血来源已被排除时，胶囊内镜是评估小肠出血的选择。本文提供了胶囊内镜的全面回顾，涵盖了临床医师在考虑使用这一诊断工具时应该熟悉的关键内容。

Strate LL，Gralnek IM. ACG Clinical Guideline：Management of Patients With Acute Lower Gastrointestinal Bleeding [published correction appears in Am J Gastroenterol. 2016 May；111（5）：755]. Am J Gastroenterol. 2016；111（4）：459-474.

美国胃肠病学学会急性下消化道出血治疗指南和文献综述。它包括基于证据的复苏建议，风险分层、诊断和特定的治疗方式。

Tielleman T，Bujanda D，Cryer B. Epidemiology and Risk Factors for Upper Gastrointestinal Bleeding. Gastrointest Endosc Clin N Am. 2015；25（3）：415-428.

描述历史上和最近发现的上消化道出血的危险因素。

Villanueva C，Colomo A，Bosch A，et al. Transfusion strategies for acute upper gastrointestinal bleeding [published correction appears in N Engl J Med. 2013 Jun 13；368（24）：2341]. N Engl J Med. 2013；368（1）：11-21.

急性上消化道出血患者限制性输血与自由输血的随机对照试验。

Wang YR，Richter JE，Dempsey DT. Trends and outcomes of hospitalizations for peptic ulcer disease in the United States，1993 to 2006. Ann Surg. 2010；251（1）：51-58.

本研究描述了消化性溃疡的流行病学变化、药物和外科治疗的方法改变为消化性溃疡带来的收益。

参考文献

1. Peery AF, Crockett SD, Barritt AS, et al. Burden of gastrointestinal, liver, and pancreatic diseases in the United States. *Gastroenterology*. 2015;149:1731–1741.e1733.
2. Nguyen NH, Khera R, Ohno-Machado L, et al. Annual burden and costs of hospitalization for high-need, high-cost patients with chronic gastrointestinal and liver diseases. *Clin Gastroenterol Hepatol*. 2018;16:1284–1292.e1230.
3. Abougergi MS, Travis AC, Saltzman JR. The in-hospital mortality rate for upper GI hemorrhage has decreased over 2 decades in the United States: a nationwide analysis. *Gastrointest Endosc*. 2015;81:882–888.e881.
4. Lanas A, Garcia-Rodriguez LA, Polo-Tomas M, et al. Time trends and impact of upper and lower gastrointestinal bleeding and perforation in clinical practice. *Am J Gastroenterol*. 2009;104:1633–1641.
5. Cannon JW. Hemorrhagic shock. *N Engl J Med*. 2018;378:370–379.
6. Etchill EW, Myers SP, McDaniel LM, et al. Should all massively transfused patients be treated equally? An analysis of massive transfusion ratios in the nontrauma setting. *Crit Care Med*. 2017;45:1311–1316.
7. Fabricius R, Svenningsen P, Hillingso J, et al. Effect of transfusion strategy in acute non-variceal upper gastrointestinal bleeding: a nationwide study of 5861 hospital admissions in Denmark. *World J Surg*. 2016;40:1129–1136.
8. Gonzalez E, Moore EE, Moore HB, et al. Goal-directed hemostatic resuscitation of trauma-induced coagulopathy: a pragmatic randomized clinical trial comparing a viscoelastic assay to conventional coagulation assays. *Ann Surg*. 2016;263:1051–1059.
9. Villanueva C, Colomo A, Bosch A, et al. Transfusion strategies for acute upper gastrointestinal bleeding. *N Engl J Med*. 2013;368:11–21.
10. Cappell MS, Friedel D. Initial management of acute upper gastrointestinal bleeding: from initial evaluation up to gastrointestinal endoscopy. *Med Clin North Am*. 2008;92:491–509, xi.
11. Jacovides CL, Nadolski G, Allen SR, et al. Arteriography for lower gastrointestinal hemorrhage: role of preceding abdominal computed tomographic angiogram in diagnosis and localization. *JAMA Surg*. 2015;150:650–656.
12. Marti M, Artigas JM, Garzon G, et al. Acute lower intestinal bleeding: feasibility and diagnostic performance of CT angiography. *Radiology*. 2012;262:109–116.
13. Gralnek IM, Neeman Z, Strate LL. Acute lower gastrointestinal bleeding. *N Engl J Med*. 2017;376:1054–1063.

14. Strate LL, Gralnek IM. ACG clinical guideline: management of patients with acute lower gastrointestinal bleeding. *Am J Gastroenterol.* 2016;111:755.
15. Pasha SF, Leighton JA. Evidence-based guide on capsule endoscopy for small bowel bleeding. *Gastroenterol Hepatol (N Y).* 2017;13:88–93.
16. Gurudu SR, Bruining DH, Acosta RD, et al. The role of endoscopy in the management of suspected small-bowel bleeding. *Gastrointest Endosc.* 2017;85:22–31.
17. Tielleman T, Bujanda D, Cryer B. Epidemiology and risk factors for upper gastrointestinal bleeding. *Gastrointest Endosc Clin N Am.* 2015;25:415–428.
18. Wang YR, Richter JE, Dempsey DT. Trends and outcomes of hospitalizations for peptic ulcer disease in the United States, 1993 to 2006. *Ann Surg.* 2010;251:51–58.
19. Laine L. Clinical practice. Upper gastrointestinal bleeding due to a peptic ulcer. *N Engl J Med.* 2016;374:2367–2376.
20. Sreedharan A, Martin J, Leontiadis GI, et al. Proton pump inhibitor treatment initiated prior to endoscopic diagnosis in upper gastrointestinal bleeding. *Cochrane Database Syst Rev.* 2010:CD005415.
21. Gisbert JP, Khorrami S, Carballo F. *H.pylori* eradication therapy vs. antisecretory non-eradication therapy (with or without long-term maintenance antisecretory therapy) for the prevention of recurrent bleeding from peptic ulcer. *Cochrane Database Syst Rev.* 2003:CD004062.
22. Chan FK, Wong VW, Suen BY, et al. Combination of a cyclo-oxygenase-2 inhibitor and a proton-pump inhibitor for prevention of recurrent ulcer bleeding in patients at very high risk: a double-blind, randomised trial. *Lancet.* 2007;369:1621–1626.
23. McNeil JJ, Wolfe R, Woods RL, et al. Effect of aspirin on cardiovascular events and bleeding in the healthy elderly. *N Engl J Med.* 2018;379:1509–1518.
24. Sung JJ, Lau JY, Ching JY, et al. Continuation of low-dose aspirin therapy in peptic ulcer bleeding: a randomized trial. *Ann Intern Med.* 2010;152:1–9.
25. Laine L, McQuaid KR. Endoscopic therapy for bleeding ulcers: an evidence-based approach based on meta-analyses of randomized controlled trials. *Clin Gastroenterol Hepatol.* 2009;7:33–47; quiz 31–32.
26. Lau JY, Sung JJ, Lam YH, et al. Endoscopic retreatment compared with surgery in patients with recurrent bleeding after initial endoscopic control of bleeding ulcers. *N Engl J Med.* 1999;340:751–756.
27. Kim JS, Park SM, Kim BW. Endoscopic management of peptic ulcer bleeding. *Clin Endosc.* 205;48:106–111.
28. Ramaswamy RS, Choi HW, Mouser HC, et al. Role of interventional radiology in the management of acute gastrointestinal bleeding. *World J Radiol.* 2014;6:82–92.
29. Elmunzer BJ, Young SD, Inadomi JM, et al. Systematic review of the predictors of recurrent hemorrhage after endoscopic hemostatic therapy for bleeding peptic ulcers. *Am J Gastroenterol.* 2008;103:2625–2632; quiz 2633.
30. Nguyen DC, Jackson CS. The Dieulafoy's lesion: an update on evaluation, diagnosis, and management. *J Clin Gastroenterol.* 2015;49:541–549.
31. Berry R, Han J, Girotra M, et al. Hemobilia: perspective and role of the advanced endoscopist. *Gastroenterol Res Pract.* 2018;2018:3670739.
32. Deijen CL, Smulders YM, Coveliers HME, et al. The Importance of early diagnosis and treatment of patients with aortoenteric fistulas presenting with Herald bleeds. *Ann Vasc Surg.* 2016;36:28–34.
33. Ferreira J, Tavares AB, Costa E, et al. Hemosuccus pancreaticus: a rare complication of chronic pancreatitis. *BMJ Case Rep.* 2015;2015.
34. Silecchia G, Iossa A. Complications of staple line and anastomoses following laparoscopic bariatric surgery. *Ann Gastroenterol.* 2018;31:56–64.
35. de Franchis R. Expanding consensus in portal hypertension: report of the Baveno VI Consensus Workshop: stratifying risk and individualizing care for portal hypertension. *J Hepatol.* 2015;63:743–752.
36. Zehetner J, Shamiyeh A, Wayand W, et al. Results of a new method to stop acute bleeding from esophageal varices: implantation of a self-expanding stent. *Surg Endosc.* 2008;22:2149–2152.
37. Laine L, Yang H, Chang SC, et al. Trends for incidence of hospitalization and death due to GI complications in the United States from 2001 to 2009. *Am J Gastroenterol.* 2012;107:1190–1195; quiz 1196.
38. Strate LL, Naumann CR. The role of colonoscopy and radiological procedures in the management of acute lower intestinal bleeding. *Clin Gastroenterol Hepatol.* 2010;8:333–343; quiz e344.
39. Niikura R, Nagata N, Shimbo T, et al. Natural history of bleeding risk in colonic diverticulosis patients: a long-term colonoscopy-based cohort study. *Aliment Pharmacol Ther.* 2015;41:888–894.
40. Zuckerman GR, Prakash C. Acute lower intestinal bleeding, part I: clinical presentation and diagnosis. *Gastrointest Endosc.* 1998;48:606–617.
41. Tabibian JH, Wong Kee, Song LM, et al. Technetium-labeled erythrocyte scintigraphy in acute gastrointestinal bleeding. *Int J Colorectal Dis.* 2013;28:1099–1105.
42. Bender JS, Wiencek RG, Bouwman DL. Morbidity and mortality following total abdominal colectomy for massive lower gastrointestinal bleeding. *Am Surg.* 1991;57:536–540; discussion 540–531.
43. Farner R, Lichliter W, Kuhn J, et al. Total colectomy versus limited colonic resection for acute lower gastrointestinal bleeding. *Am J Surg.* 1999;178:587–591.
44. Strate LL. Lower GI bleeding: epidemiology and diagnosis. *Gastroenterol Clin North Am.* 2005;34:643–664.
45. Pardi DS, Loftus Jr EV, Tremaine WJ, et al. Acute major gastrointestinal hemorrhage in inflammatory bowel disease. *Gastrointest Endosc.* 1999;49:153–157.
46. Walker AM, Bohn RL, Cali C, et al. Risk factors for colon ischemia. *Am J Gastroenterol.* 2004;99:1333–1337.
47. Hansen CC, Soreide K. Systematic review of epidemiology, presentation, and management of Meckel's diverticulum in the 21st century. *Medicine (Baltimore).* 2018;97:e12154.
48. Paquette IM, Vogel JD, Abbas MA, et al. The American Society of Colon and Rectal Surgeons clinical practice guidelines for the treatment of chronic radiation proctitis. *Dis Colon Rectum.* 2018;61:1135–1140.

48 章

病态肥胖

William O. Richards，Leena Khaitan，Alfonso Torquati
施 丹 刘韦金 译 王宏磊 审校

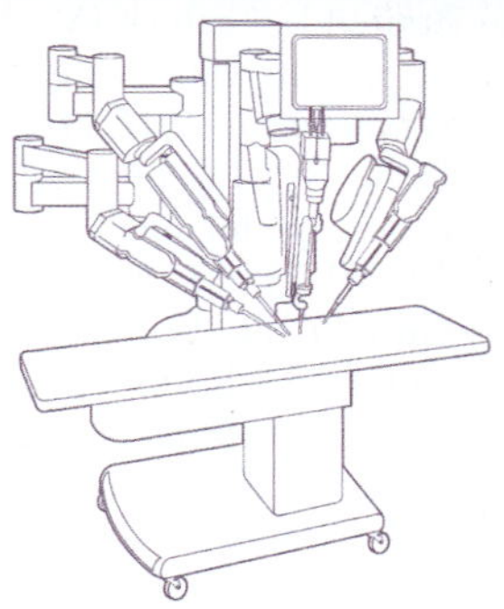

章目录

肥胖：问题的严重性

直到最近，肥胖还没有被认为是一种疾病，这使得医师无法从治疗中获取信息，也无法有效地治疗这种疾病。美国医学协会（AMA）在 2013 年正式承认肥胖是一种疾病，并在 2014 年投票通过，AMA 认为“肥胖患者可以获得基于循证医学的全面的治疗模式（包括手术干预）。”

病态肥胖被定义为：比标准体重高出 100 磅、是标准体重的 2 倍或体重指数（BMI）为 40 kg/m^2。最后一个定义在国际上得到了更广泛的接受，并从实际和科学的角度基本上取代了前面的定义。1991 年，美国国立卫生研究院（NIH）召开的一次共识会议建议，用“重度肥胖”一词来定义这种体型的人更合适。在本章的其他部分，重度肥胖与病态肥胖定义一致。

美国成年人肥胖率约为 40%，在最近的国家健康和营养检查调查（NHANES）中，青少年肥胖率增加到 18.5%。

1980—2000 年，美国成年人肥胖（BMI ＞ 30 kg/m^2）百分比增加了 16%。2000—2016 年又增加了 9%[1]。不同性别、种族和西班牙血统的成年人，肥胖患病率也存在显著差异。非西班牙裔亚裔（12.7%）的肥胖率明显低于所有其他种族和非西班牙裔人。非西班牙裔白人（37.9%）成年人肥胖率低于非西班牙裔黑人（46.8%）和西班牙裔成年人（47%）。与非西班牙裔亚裔（10.1%）和非西班牙裔黑人（36.9%）相比，西班牙裔男性（43.1%）的肥胖患病率更高[1]。

从世界范围来看，1975—2016 年，世界上大部分地区的儿童和青少年（5 ～ 19 岁）肥胖率呈上升趋势。自 2000 年以来，大多数高收入国家的 BMI 增长率有所下降，但仍处于较高水平。然而，在东亚、南亚和东南亚地区，BMI 的增长速度已经加快，预计到 2022 年，增长率将超过中度及重度体重不足儿童。有几个国家和地区（瑙鲁、库克群岛、帕劳、纽埃、美属萨摩亚）的肥胖率超过了美国，而美国、波利尼西亚、密克罗尼西亚、中东和北非的肥胖率超过 20%[2]。

成人病态肥胖（BMI ＞ 40 kg/m^2）的患病率已经增加到美国成人人口的 6.3%，是美国可预防死亡的第二大因素。

在可预防因素中，肥胖增加的医疗费用仅次于吸烟。与正常身材的男性相比，40 岁的病态肥胖男性的平均寿命减少 12.4%，即寿命减少 9.1 年，这一事实发人深省。此外，医疗费用惊人，可能高达年度医疗支出的 9%，即每年 1470 亿美元。BMI 和死亡率之间似乎存在显著的人口异质性，随着个体年龄的增长，异质性减弱。即使是 BMI 超过 30 kg/m^2 的个体，死亡率也显著增加。因此，年龄、性别、种族和收入水平都在肥胖的发展和肥胖相关的死亡率中发挥作用[2]。

病理生理学及相关的医学问题

重度肥胖的病理生理学是多因素的，与某些肥胖基因遗传相关，有明显的家族倾向，单一家庭成员患有重度肥胖是很罕见的。科学家已经发现了与肥胖相关的特定基因，包括 *FTO* 基因（脂肪量和肥胖相关）和 *MC4R* 基因缺陷（黑色素皮质激素受体），*FTO* 基因在控制进食行为和能量消耗中发挥作用，*MC4R* 缺陷基因与肥胖、脂肪量增加和胰岛素抵抗有关。

导致重度肥胖的单基因突变很少，一般在儿童早期表达（表 48.1）。引起重度肥胖最常见的单基因是 *MC4R*，它通过调节能量稳态对下丘脑产生食欲抑制（厌食）作用[3]。最近的研究表明，下丘脑 MC4R 神经元纤毛是人类肥胖遗传原因中最常见的途径（表 48.1）[3]。

另一种理论认为，肠道微生物群在新陈代谢和免疫系统中发挥着重要作用。对小鼠进行 4 周的抗生素治疗，然后喂食高脂肪食物，会使脂肪、血浆胰岛素、瘦素和甘油三酯增多。当低剂量青霉素作用的肠道细菌被转移到无菌宿主时，肥胖的倾向就会转移到其他小鼠，这说明肠道细菌的变化会导致肥胖，而不是抗生素[4]。最近的研究表明，发达国家的生活方式差异（轮班工作或时差）扰乱了肠道微生物群落的昼夜节律，使微生物群落发生改变，从而导致宿主易发生肥胖和葡萄糖耐受不良。文献表明，通过改变微生物群，膳食类黄酮的降解会导致能量消耗减少，从而导致肥胖。目前认为肥胖的流行与生活方式的改变、发达国家儿童时期抗生素使用增加所造成的微生物群变化有关。

虽然对重度肥胖的病理生理学还没有明确的答案，但很明显的是，重度肥胖的个体通常有持续的饥饿感，按非肥胖者的食物量不能满足其需要。这种缺乏饱腹感或饥饿感会使热量摄入增加，可能是造成肥

表 48.1　与肥胖相关的基因突变

基因	效果	作用	遗传	相关表现
瘦素 / 瘦素受体	刺激食欲	下丘脑	常染色体隐性	重度儿童肥胖
胃促生长素受体	刺激食欲	下丘脑	常染色体隐性	身材矮小和肥胖
黑色素皮质激素受体 4	抑制食欲	下丘脑	常染色体显性	增加脂肪量，胰岛素抵抗
阿片黑素促皮质激素原	抑制食欲	下丘脑的黑素皮质激素受体 4	常染色体隐性	1 岁前出现早发性重度肥胖，因饥饿而暴饮暴食
神经肽 Y（NPY）	刺激食欲	下丘脑	常染色体隐性	高血压，高低密度脂蛋白胆固醇、甘油三酯，食物摄入量增加，饥饿感增加

胖的重要因素之一。在饮食控制上，个体饱腹感和食欲的差异，也是引起肥胖流行的原因。当大脑的能量“设定值”上升时，就会通过调节个人的食欲来增加能量摄入。

我们知道激素、肽和迷走神经传入大脑对饱腹感、食欲和能量摄入有重要影响。胃促生长素是目前已知的一种促食欲的胃肠激素，也称饥饿激素，由胃底P/D1细胞分泌。胃促生长素刺激下丘脑释放各种神经肽，如神经肽Y（NPY）和生长激素，从而产生食欲或增加食欲[5]。胃促生长素水平升高导致食物摄入量增加，并且在低热量饮食后个体胃促生长素水平增加，因此，这表明大多数饮食在6个月后失败的一个可能机制就是胃促生长素的增加。

基因-环境相互作用是指环境在不改变DNA序列的情况下引起基因功能的可遗传变化。表观基因组的变化导致肥胖的发展，并且比单基因或综合征形式的肥胖更常见[5]。

病态肥胖是一种与许多医学问题相关的代谢性疾病，在没有肥胖的情况下，其中一些问题实际上是未知的，最常见的问题在框48.1列出。在准备为患者提供减重手术时，必须仔细考虑这些问题。最常见的问题是关节炎和退行性关节疾病。至少有50%的重度肥胖患者寻求手术治疗。睡眠呼吸暂停综合征的发生率很高。超过25%的患者患有哮喘，超过30%的患者患有高血压，超过20%的患者患有糖尿病，20%～30%的患者患有胃食管反流病。这些疾病的发生率随年龄、肥胖的严重程度和持续时间的增加而增加。

代谢综合征包括2型糖尿病（胰岛素抵抗）、血脂异常和高血压。有这些问题的患者都存在肥胖，基本特征是向心性肥胖（女性腰围＞35英寸，男性腰围＞40英寸）。该综合征的特征是肝胰岛素摄取受损、高胰岛素血症以及组织对胰岛素的抵抗。代谢综合征患者存在早期心血管疾病死亡的高风险。

肥胖已被证明会增加甲状腺癌、结肠癌、直肠癌、食管癌、胃癌、肾癌、前列腺癌、胆囊癌、胰腺癌、乳腺癌（绝经后）、子宫内膜癌、卵巢癌和宫颈癌发生的风险[5]。有几种机制可能是癌症风险增加的原因。肥胖会增加慢性炎症，而胃食管反流病（GERD）的慢性炎症与食管腺癌的发生有关。脂肪会产生过量的雌激素，而雌激素会增加患子宫内膜癌、卵巢癌和绝经后乳腺癌的风险。胰岛素和胰岛素样生长因子1水平的升高与结肠癌、前列腺癌、肾癌、子宫内膜癌和绝经后乳腺癌的发生有关[5]。

框 48.1　与病态肥胖相关疾病

心血管
高血压
心源性猝死，心肌梗死
心肌病
静脉瘀血病
深静脉血栓形成
右心衰竭
肺动脉高压

肺
阻塞性睡眠呼吸暂停
肥胖低通气综合征
哮喘

代谢
代谢综合征（腹型肥胖、高血压、血脂异常、胰岛素抵抗）
2型糖尿病
高脂血症
高胆固醇血症
非酒精性脂肪性肝炎（NASH）或非酒精性脂肪性肝病（NAFLD）

胃肠
胃食管反流病
胆结石

肌肉骨骼
退行性关节病
腰椎间盘病
骨关节炎
腹疝

泌尿生殖器
压力性尿失禁
终末期肾病（继发于糖尿病和高血压）
月经不规律

皮肤/体表系统
真菌感染
疖，脓肿

肿瘤
甲状腺癌，前列腺癌，食管癌，肾癌，胃癌，结肠癌，直肠癌，胆囊癌，胰腺癌，乳腺癌，卵巢癌，子宫颈癌，子宫内膜癌

神经/精神病学
假性脑瘤
抑郁症
低自尊
脑卒中

社会
身体虐待
性虐待
就业歧视
社会歧视

框 48.1 中未列出重度肥胖者所面临的相关社会歧视问题。座位、门廊和洗手间等公共设施通常使重度肥胖者无法进入这些场所参与活动。对于重度肥胖者来说，乘坐公共交通工具有时是困难的。这些人显然存在就业歧视。病态肥胖患者群体难以受到尊重，频繁发生性虐待或身体虐待，这些社会差异共同导致其抑郁症的发生率非常高。

内科治疗与外科治疗

治疗重度肥胖的药物短期疗效有限，长期疗效几乎不存在。患有肥胖时，仅通过饮食方式减轻体重，并保持 BMI 低于 35 kg/m^2 的可能性约为 3% 或更低。NIH 共识认为对于重度肥胖者，药物治疗在很大程度上效果不好。对肥胖的生活方式干预临床试验的回顾表明，大多数试验完全无效，少数试验稍微有效，但对 BMI 的影响极小。

现代医学中，在治疗病态肥胖及其合并症方面，减重手术比药物疗法更具有绝对优势。如表 48.2 所示，多个长期随访试验比较了接受减重手术和未接受减重手术的病态肥胖糖尿病患者，发现接受减重手术后死亡率降低。

瑞典肥胖受试者（SOS）研究是首个提供减重手术对糖尿病、心血管疾病、癌症和总死亡率影响的长期数据的前瞻性对照试验。该研究纳入了 2010 例减重手术受试者（胃旁路术，13%；胃束带术，19%；垂直束带胃成形术，68%）和 2037 例接受标准药物治疗的受试者，并观察 10 ～ 20 年。SOS 研究对 98.9% 的受试者进行了随访，发现手术后 15 年，手术患者体重减轻了 18%，而对照组在 15 年后体重仅减轻了 1%。在减重手术后，长期持续的体重减轻和并发症的减少使患者的死亡率降低了 29%（HR = 0.71；95% CI 0.54 ～ 0.92；*P* = 0.01），见图 48.1。SOS 研究中最常见的死亡原因是癌症（对照组 47 例，手术组 29 例）。与对照组相比，手术组心肌梗死发生率明显降低（HR = 0.56）。

与对照组相比，手术组的首次心血管疾病发生率更低（HR = 0.67）。值得注意的是，SOS 试验显示，与对照组相比，手术减肥组糖尿病患者的年死亡率降低了 80%（手术组死亡率为 9%，对照组死亡率为 28%）[6]。

从表 48.2 可以看出，多项长期随访研究将减重手术与配对对照组进行了比较，发现手术组具有显著的生存优势（如癌症、心血管），与糖尿病、阻塞性睡眠呼吸暂停综合征、血脂异常和高血压的改善相关[6-10]。这些研究的证据是令人信服，这说明减重手术可以长期减轻体重，解决并发症，并降低死亡率。SOS 研究通过 10 年的随访发现减重手术使死亡率降低。虽然大多数患者做的是垂直束带胃成形术，但 Roux-en-Y 胃旁路术（RYGB）其实是一种更有效的方法，仅占手术的 13%[6]。Adams[7] 和 Guidry[9] 比较了 RYGB 和药物治疗肥胖的效果，结果发现两者手术后 3 ～ 5 年的死亡率差异明显，RYGB 是一种更有效的手术，而且这个研究比 SOS 研究要早[6]。Kauppila[10] 研究了 49 977 例接受减重手术的患者，其中 RYGB 占手术的 73.4%，与 5 个北欧国家的肥胖人群进行比较，结果发现 4 年死亡率降低，并在 15 年后进一步降低。

此外，Adams 的研究显示手术组和对照组的第一

表 48.2 比较减重手术与药物治疗效果

研究	手术死亡率	药物死亡率	手术降低死亡率 OR/HR	说明
Swedish Obesity Study[6]	5.0%	6.3%	0.71HR	2010 例减重手术和 2037 例对照组患者的前瞻性试验，随访 15 年
Adams[7]	2.7%	4.1%	0.63HR	7925 例 RYGB 和 7925 例病态肥胖对照组患者的回顾性队列研究，平均随访 7.1 年
Guidry RYGB versus propensity-matched controls[9]	6.5%	12.7%	0.48OR	401 例 RYGB 患者和 401 例对照组患者的回顾性队列研究，随访 10 年
Arteburn[8]	13.8%	23.9%	0.47HR	退伍军人事务部 2500 例减重手术患者和 7462 例对照患者的队列研究，随访 10 年
Kauppilia[10]	3.6%	15.2%	0.74HR	5 个北欧国家，对 49 977 例减重手术患者和 494 842 例未做手术的患者进行了基于人群的研究，随访 15 年

HR：风险比；RYGB：Roux-en-Y 胃旁路术

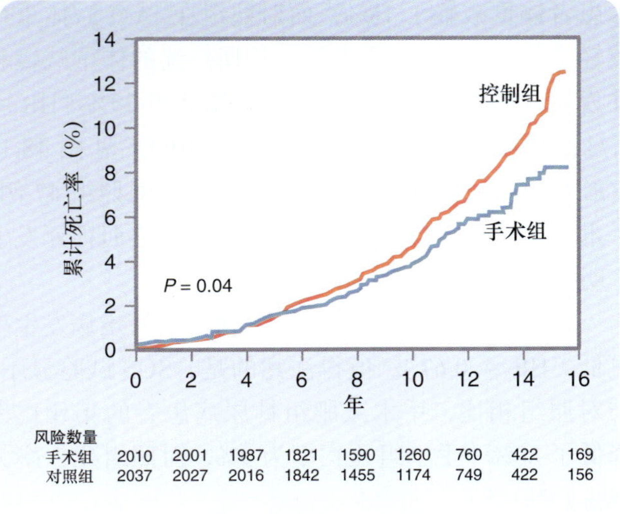

图 48.1 瑞典肥胖受试者研究比较对照组和手术组的减肥效果（From Sjostrom L，Narbro K，Sjostrom CD，et al. Effects of bariatric surgery on mortality in Swedish obese subjects. N Engl J Med. 2007；357：741-752.）

年死亡率相近（分别为 0.53% 和 0.52%）[7]。与其他报道的大多数为女性受试者的试验不同，Arterburn[8]对来自美国退伍军人（VA）医院的患者进行研究，该院男性患者较多（74%），他们发现手术组 5 年死亡率降低。Arterburn 的研究认为 2000—2005 年的第一年死亡率（HR = 1.66）高于 2006—2011 年的死亡率（HR = 0.88），这表明随着时间的增长，外科治疗效果提高。尽管第一年死亡率较高，但在 5 ～ 14 年后，手术患者死亡率低于药物治疗组（HR = 0.47）[8]。

Adams 等[11]最近更新了 2007 年报道，对 417 例寻求但未接受手术的患者、321 例未寻求手术的患者以及接受 RYGB 的 418 例患者进行 12 年随访研究，结果发现接受 RYGB 治疗的患者体重异常和其他疾病发生率明显降低。如表 48.3 所示。

多项比较内科和外科治疗的研究表明，减重手术降低了长期死亡率，但这种长期效应是否适用于手术死亡率较高、长期获益时间较短的老年患者？一项有趣的研究表明，7925 例接受 RYGB 的患者与 7925 例未接受手术的病态肥胖者比较，结果显示手术组中 35 岁及以上患者的长期死亡率较低，35 岁以下患者因其他原因导致的死亡数量显著增加（HR = 2.53，$P = 0.009$），且年轻女性的死亡率更高（HR = 3.08，$P = 0.005$）。此外，55 ～ 74 岁的老年患者的长期死亡率显著降低，且 55 ～ 74 岁的男性长期死亡率降低幅度最大[12]。

减重手术可能导致饮食方式发生不可改变的变化，从而对患者的健康相关生活质量（HRQOL）产生影响。一项为期 12 年的前瞻性研究评估了胃旁路术后 HRQOL 的变化，并与两个具有相似人口统计学特征的非手术组进行比较。结果发现与手术前相比，接受减重手术的患者生活质量有了很大提高。手术组和非手术组在体重相关 HRQOL 和体力 HRQOL 方面也存在显著差异。这说明减重手术有利于改善患者生活质量（QOL）[13]。然而，这项研究和 SOS 研究发现，接受减重手术的患者自杀和自残事件的发生率增加。在 SOS 研究中，手术组的自杀和非致命性自残事件高于对照组（68 528 人 / 年中，分别为 87 人和 49 人，调整后的 HR = 1.78）。犹他州的长期研究[7]显示，胃旁路术后自杀和非致命性自残事件的发生率高于强化生活方式组（149 582 人 / 年中，分别为 341 人和 84 人）。他们认为胃旁路减重手术与自杀或自残的风险增加有关，但绝对风险和患者数量并不支持不为患者提供减重手术。在术前评估精神健康及术后精神健康监测是必要的，尤其是在药物滥用方面[14]。

表 48.3 在犹他州的研究中，RYGB 治疗 12 年后，与基线相比，调整后的平均值发生了变化[11]

	RYGB	控制组 1	控制组 2
体重减轻	− 26.9%	− 2.0%	0.0%
体重指数	− 11.5	+ 0.1	+ 1.2
葡萄糖，mg/dl	− 8.0	+ 14.4	+ 10.5
收缩压	+ 0.1	+ 10.1	+ 8.3
LDL 胆固醇	− 11.0	+ 19.3	+ 16.5
HDL 胆固醇	+ 12.9	− 2.3	− 3.3
甘油三酯	− 62.8	+ 1.2	+ 11.7

HDL：高密度脂蛋白；LDL：低密度脂蛋白；RYGB：Roux-en-Y 胃旁路术

糖尿病的代谢与药物治疗

文献报道了手术和药物治疗可能有效根除糖尿病（STAMPEDE）的试验[15]，图 48.2[15-18]中的这些研究证明在治疗 2 型糖尿病方面，减重手术优于药物治疗，它在控制血糖、减轻体重、减少药物、改善血脂和生活质量方面更有效。代谢手术使糖化血红蛋白（HbA1c）降低了 2% ～ 3.5%，而药物治疗只能使 HbA1c 降低 1% ～ 1.5%。表 48.4 所示的短期和长期（2 ～ 5 年）研究结果表明，有 28% ～ 43% 接受腹腔镜 RYGB（LRYGB）的患者和 5% ～ 7% 接受药物治疗患者的 HbA1c 水平低于 6%[15-18]。更值得注意的是，接受药物治疗的患者仍需要药物治疗，而手术

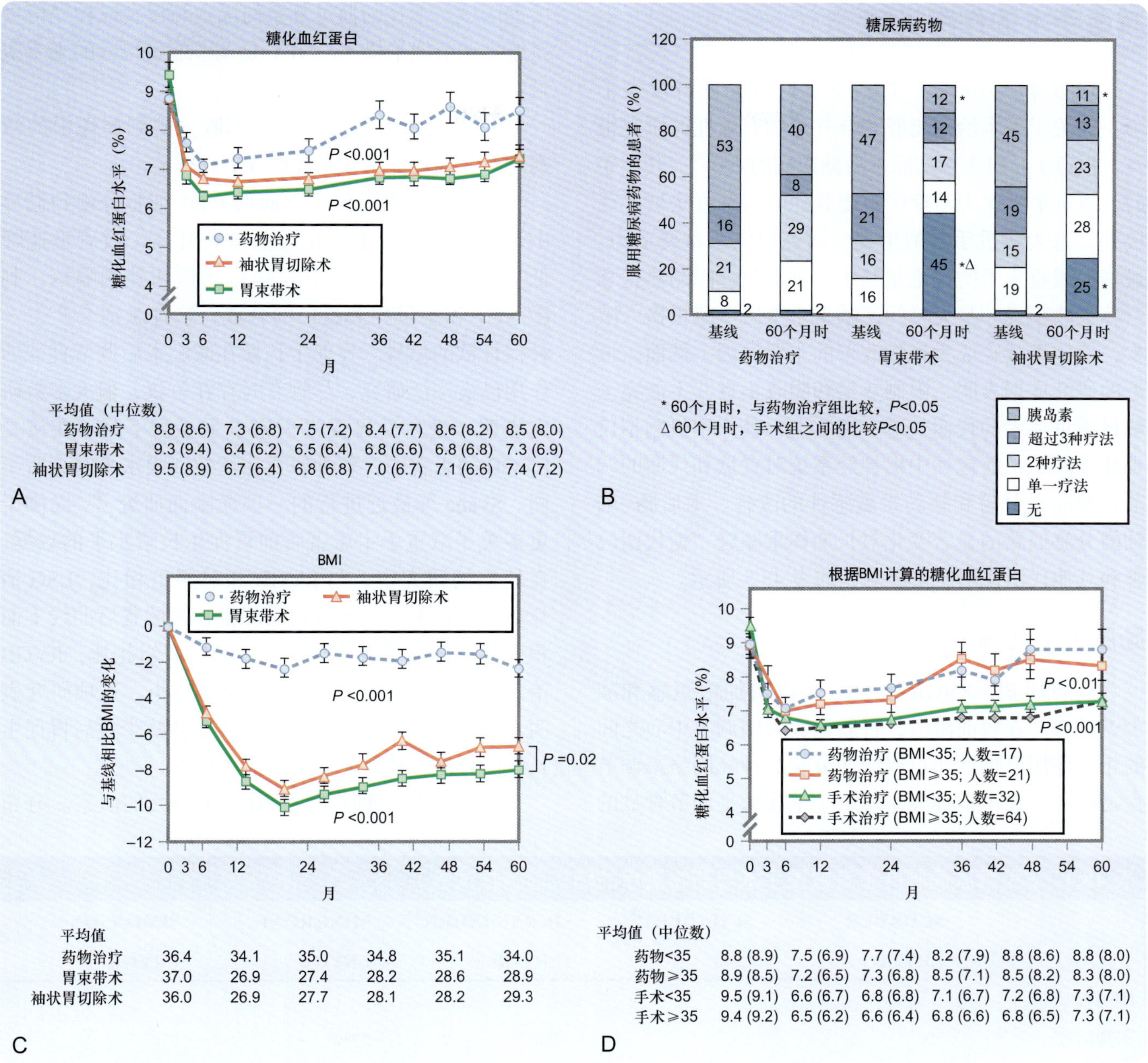

图 48.2　BMI，体重指数（From Schauer PR，Bhatt DL，Kirwan JP，et al. Bariatric surgery versus intensive medical therapy for diabetes—5-year outcomes. N Engl J Med. 2017；376：641-651. Mean changes in measures of diabetes control from baseline to 5 years in medical and surgically treated subjects.）

患者减少或取消了糖尿病药物治疗。LRYGB 和腹腔镜袖状胃切除术（LSG）的减肥效果都远远优于药物治疗。在 RYGB 的病例中，十二指肠转流对糖尿病改善的影响可能与体重减轻无关，但在 STAMPEDE 试验中，与 LRYGB 术后 1 年相比，术后 5 年体重减轻百分比与 HbA1c 低于 6% 显著相关[15]。因此，绕开十二指肠可能有好处，长期体重减轻可能是 RYGB 对 2 型糖尿病有益的一个基本因素。LRYGB 改善了代谢综合征，表现为高血压和高密度脂蛋白（HDL）、胆固醇的改善，从而减少了心血管事件 / 死亡，如表 48.3 所示。接受减重手术的糖尿病患者发生微血管疾病的比率较低（手术 16.9%，内科 34.7%），调整后的优势比（AOR）为 0.41。微血管疾病的发病率在肾病中减少幅度最大（减少 59%），在糖尿病神经病变（减少 63%）和糖尿病视网膜病变（减少 45%）中也存在[19]。这表明减重手术不仅可以控制血糖，而且显著降低了微血管疾病的发病率，从而提高了生存率。研究者认为，这种微血管疾病的改善可作为依据，用以告知肥胖糖尿病患者进行减重手术的好处[19]。

减重手术的作用机制

1955 年，外科学、妇科学和产科学联合发表了第一篇关于手术治疗肥胖和合并症的有效性的研究报告，报道了“胃大部切除术后糖尿病的改善”。几十年后，减重手术作为治疗严重肥胖症的一种方法被广泛接受，这为减重手术的生理学研究提供了重要动力。最初，减重手术的理论是基于两种机制：限制热量和营养吸收不良。毫无疑问，减重手术后卡路里摄入减少，使体重减轻成为疾病改善的主要原因。然而，最近的研究证据表明，限制热量和吸收不良并不能完全解释减重手术的代谢效应。事实上，其作用机制不仅是体重减轻，还包括中枢神经系统对食欲和代谢的调节、胰岛素分泌和胰岛素敏感性的改善。术后肠-脑轴内分泌通路的显著变化对长期体重减轻、糖代谢改善和其他代谢作用产生影响，如表 48.5 所示。

肠脑内分泌轴

众所周知，RYGB 和 LSG 可以增加饱腹感和减少饥饿感。在餐前阶段，胃肠道和大脑调节中心之间的相互作用已被证明可以激活复杂的神经网络来调节食物摄入。在中枢神经系统中，下丘脑是调节食欲的关键区域。下丘脑通过复杂的厌食和促食欲神经信号系统来调节能量摄入。NPY 是调节能量摄入的主要激素信号。

NPY 的释放受从胃肠道细胞分泌到循环中的激素调节，如胃促生长素和肽 YY（PYY）。

胃促生长素由位于胃底的 P/D1 细胞分泌到循环中。胃促生长素水平在饭前显著升高，饭后迅速降低。胃促生长素激活下丘脑弓状核和外侧隔核，刺激 NPY 和刺鼠相关蛋白的合成，这种激活会产生一种促食欲的信号。胃促生长素在减肥术后调节食欲的作用已被广泛研究，尽管有时存在争议，但大多数研究表明，进食后胃促生长素水平显著下降。在接受 RYGB 的患者中，各种研究在比较空腹水平时有所不同。Svane 等最近进行的一项横断面研究[20]提供了更多关于减重手术患者餐前胃促生长素水平的数据。在他们的研究中，与 RYGB 和对照组相比，LSG 治疗后总胃促生长素和酰化胃促生长素的餐后曲线下面积（AUC）显著减小。此外，与对照组相比，RYGB 治疗后总胃促生长素的 AUC 显著减小。这项研究表明，减重手术后的解剖结构的改变会减少餐后胃促生长素的分泌，从而使促生长信号减少。

PYY 是另一种作用于 NPY 神经元的激素。分布

表 48.4 2 型糖尿病肥胖患者减重手术与药物治疗的随机前瞻性试验

	SCHAUER[15] LRYGB	SCHAUER[15] LSG	IKRAMUDDIN[16] LRYGB	MINGRONE[17] LRYGB	SIMONSON[18] LRYGB
HbA1c					
药物治疗	5%*	5%*	7%	27%†	0%†
手术治疗	29%*	23%*	38%	42%†	42%†
重量变化（百分比或千克）					
药物治疗	− 5%	− 5%	− 7%	− 6.9%	− 5.2 kg
手术治疗	− 23%	− 19%	− 24%	− 28.4%	− 24.9 kg

HbA1c：糖化血红蛋白；LRYGB：腹腔镜 Roux-en-Y 胃旁路术；LSG：腹腔镜袖状胃切除术。

* HbA1c ＜ 6.0%。

† HbA1c ＜ 6.5%。

表 48.5 减重手术：作用机制

	限制性	吸收不良	肠脑内分泌轴	肠胰岛轴
垂直束带胃成形术	＋＋＋＋	0	0	0
腹腔镜可调节胃束带	＋＋＋＋	0	0	0
腹腔镜袖状胃切除术	＋＋＋＋	＋	＋＋＋＋	＋＋
Roux-en-Y 胃旁路术	＋＋＋＋	＋＋＋	＋＋＋＋	＋＋＋
胆胰分流 / 十二指肠转流	＋＋	＋＋＋＋	＋＋＋	＋＋＋＋

在小肠和大肠的 L- 细胞分泌 PYY，促进吸收肠道内的营养物质。PYY 对 NPY 神经元具有厌食作用。Svane 等认为，减重手术对餐后 PYY 水平有显著影响。RYGB 术后患者的 PYY 峰值和 AUC 明显高于 LSG 和对照组。LSG 组和对照组的 PYY 的 AUC 无差异[20]。

肠胰岛内分泌轴

减重手术后的主要益处之一是 2 型糖尿病的缓解 / 改善。虽然 2 型糖尿病的缓解机制尚不清楚，但胰岛素、β 细胞以及肠–胰岛轴中肠道激素的调节可能起到了重要作用。在这些激素中，胰高血糖素样肽 -1（GLP-1）可能发挥了主要作用。GLP-1 由远端肠道中的 L- 细胞释放，随着肠腔中营养物质的存在而升高。在肥胖受试者中，餐后 GLP-1 释放延迟，肽的循环水平总体显著降低[21]。我们知道 GLP-1 在胃排空减少的肥胖受试者中发挥厌食作用，然而，GLP-1 的作用在肠胰岛轴中更有优势。GLP-1 是参与胰岛素合成、分泌和调节的多肽家族的一部分：肠促胰岛素家族。在肠胰岛轴中，GLP-1 具有许多生理功能，包括刺激胰腺分泌胰岛素，增加胰腺细胞（α 细胞和 β 细胞）的胰岛素敏感性，以及抑制胰高血糖素分泌。许多研究表明，GLP-1 是减重手术后胰岛素分泌的主要驱动因素。研究发现 GLP-1 在 RYGB 和 LSG 的作用下持续升高（峰值和餐后 AUC），RYGB 显著高于 LSG。更重要的是，在仅通过限制热量实现同等程度体重减轻的受试者中，未观察到对餐后 GLP-1 分泌的影响[22]。这些结果进一步证明了减重手术的代谢效应，即它与减肥无关。

术前评估与选择

适应证

根据目前公认的 NIH 和美国心脏协会 / 美国心脏病学会 / 肥胖协会（AHA/ACC/TOS）指南选择减重手术的适应证。患者的 BMI 必须大于 40 kg/m^2 且无合并症，或 BMI 必须大于 35 kg/m^2 且有合并症。他们的饮食和行为治疗失败。一些标准也必须作为手术适应证，包括精神稳定性、态度积极性、理解手术性质以及由此引起的饮食行为和生活方式的变化。减重手术适应证见框 48.2。不能满足这些条件的是减重手术的禁忌证。

框 48.2 中有一项标准未列出，这对于重度肥胖患者来说是一个重大问题。平价医疗法（ACA）认为在其市场健康计划下投保的患者必须接受肥胖筛查和咨询，不收取共同支付或共同保险费用，即使患者没有达到年度免赔额。值得注意的是，ACA 并不强制要求覆盖减重手术，而且大多数市场保险不包括减重手术，尽管 ACA 希望避免对先前存在疾病的偏见，并且有证据表明减重手术是这类人群唯一有效的长期治疗方式。同时，医学协会认为需要将重度肥胖的患者转诊给减重外科医师，特别是 2 型糖尿病患者。在最新的指南中，ADA 指出："对于 BMI ＞ 40 kg/m^2（亚裔美国人 BMI ＞ 37.5 kg/m^2），并且通过非手术方法不能实现长期体重减轻及合并症不能得到改善（包括高血糖症）的患者，应建议将代谢手术作为治疗 2 型糖尿病的一种合理方法[23]。

医疗保险和医疗补助服务中心（CMS）是制定医疗保险指南的联邦机构，在 2006 年制定了减重手术的承保范围。它要求患者只有在被认定的医院的外科医师接诊的情况下才能进行减重手术，这是因为制定政策者担心与肥胖手术相关的并发和死亡率很高，执行手术的医院和外科医师数量的增长与医院的监督不匹配以及由此产生的并发症。

在 2006 年实施 CMS 后，2013 年 9 月 CMS 取消了对减重手术的设施和外科医师的认证要求，有一部分原因是自 2006 年以来，减重手术取得了不错的效果。目前，超过 88% 的减重手术是在代谢、减重认证和质量改进计划（MBSAQIP）中进行的[24]。

认证、沟通的改进和结构化的质量计划对于提高护理质量非常重要。美国代谢和减肥外科学会（ASMBS）最近发表了医院对减重外科医师认证的建议，其中包括需要积极参与结构化的减重外科计划和质量改进计划。全院护理沟通和多学科团队协调必须很好的配合，才能达到减重手术的治疗效果。外科医师的技术水平与并发症、再入院、二次手术的发生及急诊次数密切相关[25]。即使在著名的肥胖症治疗中

框 48.2 减重手术的适应证

患者必须符合以下标准才能考虑进行减重手术：

- 身体体重指数（BMI）＞ 40 kg/m^2 或 BMI ＞ 35 kg/m^2，伴有相关内科合并症恶化的肥胖者
- 饮食疗法失败
- 精神状态稳定，无酒精依赖或非法服用药物
- 对手术及其并发症有充分的了解
- 有强烈意愿
- 不妨碍手术后存活率的医疗问题

心，30 天内出现的严重并发症也有很大差异。这种差异不能完全用手术量、病例复杂程度或手术类型来解释，研究者认为，这些与外科医师水平、医院有关[24]。总之，这些研究表明，外科医师不仅必须达到熟练的技术水平，还必须让整个手术及医院团队参与进来，以取得良好的效果。

在世界范围内，减重手术死亡率已经下降到非常低的水平。在法国，2012 年 6056 例 LAGB 手术死亡率为零，而 LRYGB 死亡率从 2008 年的 0.33% 下降到 2012 年的 0.11%，下降了 3 倍[26]。在法国，与手术死亡率相关的独立因素为男性（AOR = 1.94）、年龄大于 50 岁（AOR = 3.69），BMI < 50 kg/m^2（AOR = 2.05）和 2 型糖尿病（AOR = 1.6）。医院容量的增加和手术死亡率降低之间也存在关系[26]。

减重手术的医学禁忌证是相对的，伴有合并症的患者的风险更大。外科医师必须确保所有患者及家庭成员在术前充分了解这些风险，尤其是高危患者。患有心肺疾病或心肺功能障碍的患者，不太可能获得长寿和健康改善的好处。

患者不能进食是手术的禁忌证，因为他们的虚弱程度妨碍了术后快速恢复。普拉德 – 威利综合征是另一个绝对禁忌证，因为这类患者无法满足进食要求。

美国食品药物监督管理局扩大了腹腔镜下胃旁路术的适应证，BMI 在 30 ～ 34 kg/m^2、患有肥胖合并症的患者也包括在内。LAGB 的其他禁忌证包括肝硬化、门脉高压、自身免疫性结缔组织疾病、慢性炎症性疾病（如炎性肠病），以及需要长期服用类固醇的患者。

体重超过 500 磅的患者死亡率和并发症的发生率增加。许多诊断设备，如计算机断层扫描（CT），都受限于这个体量范围。在这样的体量下，手术室手术台、移动和升降设备、血压袖带、序贯加压装置（SCD）以及任何类型的侵入性床边操作（如中心静脉导管）都变得异常困难。笔者的做法是要求体重超过 500 磅的患者通过非手术方法将体重降至体重限制水平。

年龄是减重手术有争议的禁忌证。对于青少年，大多数儿科和减重外科医师建议在生长突增后（青少年中后期），在患者身体机能更成熟的情况下进行手术。青少年减重手术纵向评估（简称 Teen-LABS）表明，严重肥胖青少年（< 19 岁）有多种合并症时，可以选择以下三种手术（LRYGB、LSG 和 LAGB），它们的死亡率、短期并发症发生率较低。在 Teen-LABS 中进行 LRYGB 或 LSG 治疗后的 3 年随访显示，95% 的 2 型糖尿病患者体重显著持续下降，糖尿病得到缓解，这一数字远远高于 50% ～ 70% 的成人减重手术患者。研究者推测，与青少年人群相比，成年人在几年内积累的体重是不可逆的。他们认为 LRYGB 和 LSG 在 3 年时对青少年有效。

在我们的实践中，我们通常将 65 岁作为胃旁路术的大致截止年龄，将 70 岁作为 LSG 的大致截止年龄，对 70 岁以上的患者进行单独评估。这种评估侧重于患者的相对生理年龄和长寿潜力，而不是按时间顺序排列的年龄。肥胖的持续时间和程度是评估老年患者最重要的因素。一般来说，肥胖的持续时间和严重程度，以及合并症的存在使这些人在减肥手术中获益的可能性降低。

一般减重手术的术前评估及准备

对肥胖患者的术前评估涉及两个方面。一是术前对减重手术适应证和合并症的评估。二是对任何腹部手术的一般评估和术前准备，第 10 章对此进行了深入讨论。如框 48.3 所示，对病态肥胖患者的最佳治疗需要团队协作。框 48.4 总结了笔者对肥胖患者进行术前评估的常规步骤和测试。正确的术前宣教至关重要，并且必须参加教育会议。术前检查完成后，向外科医师进行最后咨询，并与护士和营养师进行教育会议。

有证据支持术前需使用抗生素并预防深静脉血栓形成（DVT）。术前给予第一代头孢菌素，剂量与体重相适应，抗生素使用应小于 24 小时。静脉血栓栓塞（VTE）中高风险的患者应接受机械预防，如早期步行和使用 SCD。大多数患者有中度或高度 VTE 风险，大量数据表明，化学预防和机械措施均应基于对临床判断和出血风险的个体评估。密歇根减重外科合作组织（MBSC）发现，与服用普通肝素相比，术前和术后使用低分子量肝素与 VTE 发生率显著降低

框 48.3 减重多学科团队

- 外科医生
- 外科医生助手
- 营养师
- 麻醉师
- 手术室护士
- 手术室洗消技术员或护士
- 护理协调员或教育工作者
- 秘书 / 管理员
- 精神病学家和心理学家
- 初级保健医生
- 心、肺、胃肠、内分泌、肌肉骨骼和神经系统疾病的医学专家

框 48.4 术前评估和术后治疗

就诊前
- 记录在案的饮食监督
- 初级保健医生的咨询和转诊
- 阅读关于手术过程、预期结果和潜在并发症的手册或参加研讨会

首次门诊访问
- 小组讲解小册子中的资料
- 由营养师对手术前后的营养问题进行小组报告
- 由外科医生团队进行个人评估
- 单独对外科医生进行咨询
- 单独对营养师进行咨询
- 抽血化验

后续事件 / 评估
- 充分的心理评估
- 专家评估
- 保险批准手术费用
- 根据需要行上消化道内镜检查
- 胆囊超声检查（如有）
- 动脉血气分析

随后的诊所探访
- 对外科医生进行咨询（包括选择手术日期）
- 护理教育者进行教育
- 麻醉医师进行术前评估
- 预备进行手术前的最终文书工作

相关。高危患者（如有 DVT 病史、静脉瘀血及溃疡、确诊或高度怀疑肺动脉高压、肥胖低通气综合征或首次住院期间需要二次手术的患者）应给予低分子肝素，每天 2 次，疗程为 2 周。关于预防性使用腔静脉过滤器的数据尚不清楚，ASMBS 建议对 VTE 风险大于滤器相关并发症的高危人群，使用化学和机械预防的方法。

特定合并症条件的评估

肥胖患者的心血管评估必须包括近期胸痛史和心功能分级。有近期胸痛病史或运动耐量改变的患者需要接受正式的心脏病评估，包括压力测试。我们很少使用 Swan-Ganz 导管进行有创性的中心监测，因为中心静脉和肺动脉高压经常出现，不能被解释为容量超负荷。

通过睡眠研究，发现在病态肥胖患者中，阻塞性睡眠呼吸暂停综合征的患病率为 35% ～ 94%，大多数研究认为患病率大于 60%，有开车或工作时入睡病史，或一夜睡眠后感到疲倦的病史，再加上打鼾史或有呼吸暂停病史，这些都是严重的症状。有临床显著睡眠呼吸暂停病史的患者需要进行术前睡眠研究测试。如果发现患者患有这种疾病，在术后睡觉时使用双水平气道正压通气装置可以消除缺氧的压力期，也可以减少围术期并发症。虽然在正常情况是可以耐受的，但由于麻醉止痛药物和影响血流动力学稳定性的术后液体转移的作用增强，术后即刻的低氧发作更为危险。

反应性哮喘是重度肥胖人群另一个常见问题，但人们对其认识不足。与睡眠呼吸暂停相比，它需要的术前准备较少，危险性也较低。

对于超肥胖（BMI ＞ 60 kg/m^2）患者应注意肥胖低通气综合征的发生，临床可能出现发绀，并且在基线或轻度劳累时明显表现出呼吸困难。动脉血气分析显示 $PaCO_2$ 高于 PaO_2，红细胞压积升高，肺动脉压明显升高。这些患者的心肺疾病发病率和死亡率显著增加，需要在术前大幅度减轻体重，并优化心肺功能状态。

伴有肾疾病患者的高血压或糖尿病发病率增加，血清肌酐值是一个很好的术前基线肾功能测试指标。

减重手术后显著的体重减轻将使后续的膝关节和髋关节置换术更加有效和安全，肌肉骨骼疾病，尤其是关节炎和退化性关节病，是重度肥胖患者最常见的合并症。超过一半的患者有此类疾病的某些症状，通常病情严重。行走受限、关节置换、严重背痛和其他并发症并不少见。在手术前，患者必须明白任何先前存在的结构性损伤都不能通过减肥来逆转。幸运的是，显著的体重减轻通常会减轻甚至逆转这种情况下的慢性疼痛。此外，减重手术后体重的显著减轻会使随后的膝关节和髋关节置换手术更加有效和安全。

代谢问题在重度肥胖患者中很常见，特别是高脂血症、高胆固醇血症和 2 型糖尿病。这些都很容易通过简单的化验进行诊断。20% ～ 30% 的重度肥胖患者在接受手术治疗时患有 2 型糖尿病，术前需要治疗糖尿病，以降低围术期发病率。

对患者皮肤是否存在真菌感染和静脉曲张进行检查，这与术后 DVT 的发生率显著增加有关。若是存在脐疝或腹疝，我们的做法是将腹疝和切口疝的修补推迟到体重显著减轻后进行。疝修补术使减重外科医师能够完成腹壁的物理重建，并放置补片加固腹壁，这在最初的减重手术中通常无法完成。

胆石症在消化道疾病中比较常见，如果存在胆石症，大多数外科医师认为，胆囊切除术可以与减重手术同时进行。胃旁路术后胆结石或胆泥形成的发生率约为 30%。对于吸收不良的患者，非常容易形成胆囊结石，因此，预防性胆囊切除术十分重要。

对于限制性手术，特别是进行 LRYGB 的患者，由于无法行经内镜逆行胆胰管造影，因此需要行超

声检查。术后每天服用 300 mg 熊去氧胆酸 2 次，疗程 6 个月，可使胆结石形成率降低至 3%。我们目前对接受腹腔镜减肥手术患者的建议是，如果存在胆结石，则同时进行胆囊切除术，如果胆囊正常，则减重术后 6 个月内给予熊去氧胆酸治疗。

胃食管反流病（GERD）在重度肥胖患者中很常见，主要是腹压升高和食管下括约肌缩短所致。所有存在 GERD 症状的患者术前均需行胃镜检查，判断是否有巴雷特食管和食管裂孔疝，并对接受 RYGB 治疗患者的胃下部进行评估。

非酒精性脂肪性肝炎（NASH）患者需要引起注意。肝左叶的大小通常会影响外科医师操作。对于脂肪肝的患者，在术前 5 ～ 10 天内应限制热量，尤其是碳水化合物。减重手术有利于改善 NASH，预后较好。出现肝硬化、高血压或肝细胞失代偿时，NASH 是手术禁忌证。对于肝异常的患者，应在术中进行肝活检。

特定设备

诊所

评估肥胖患者的诊所必须考虑到患者的需求。等候区必须包含带靠背的舒适长椅，而不是标准尺寸的椅子。门口必须特别宽，以容纳轮椅，浴室和厕所也是如此。需要一个重量可达 800 磅的秤。用生物电阻抗法测量评估肥胖患者非常有用，用于在术后检测脂肪质量损失的百分比，以确定患者损失的脂肪质量，同时应摄入足够的蛋白质以维持肌肉质量。需要大尺寸的病号服、足够稳定的宽大手术台和宽的血压袖口。患者参加团体教育课程时需要一个有合适座位的大房间。

手术室

手术室需要有可以通过液压操作的工作台，该工作台可容纳高达 800 磅的重量，以便根据需要加宽工作台。泡沫缓冲垫、超大 SCD 长袜、腹部和腿部的宽软垫带以及手术台的踏板，这些都是确保患者在手术过程中处于 Trendelenburg 卧位所必需的，还需要有录制视频的设备、两个监护仪和气腹机。

45° 腹腔镜、超长缝合器、非创伤性手术钳、超长戳卡、超声刀或其他器械对腹腔镜手术至关重要。固定在手术台上用于夹紧和固定肝的牵开器装置十分重要，这可能是肝大而厚的患者面临的最困难的技术挑战之一，有时大的肝可能需要 2 个牵开器。

手术过程

腹腔镜可调节胃束带术

腹腔镜可调节胃束带（LAGB）术可使用不同类型的可调带进行。这些束带的放置位置大致一样，对于不同类型束带，在锁定处、束带形状和配置方面有所不同。与其他减重手术相比，它的优势在于个体化的可调节性以及初始手术发病率和死亡率显著降低。

LAGB 的戳卡放置位置如图 48.3 所示。外科医

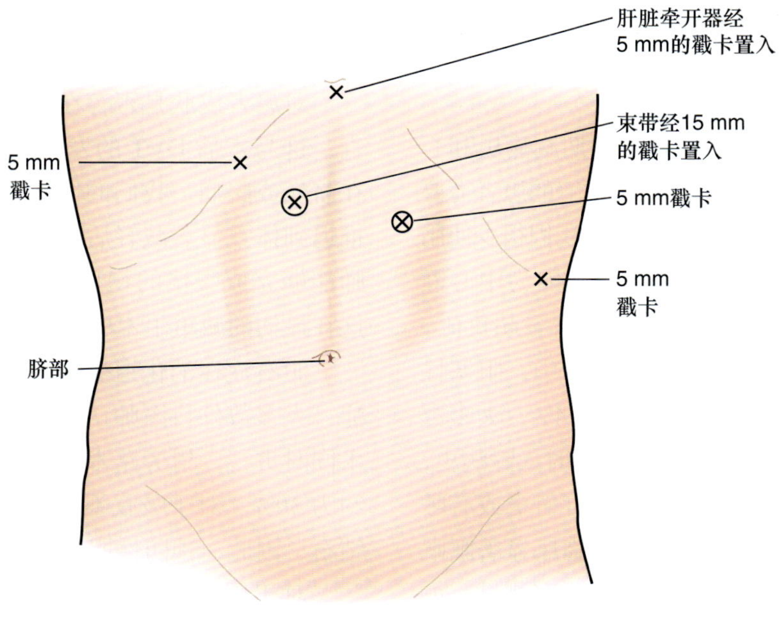

图 48.3 可调节胃束带术的戳卡位置

师站在患者的右边，助手和屏幕位于患者左侧。大多数外科医师将患者置于仰卧位，但有些外科医师更喜欢将患者的双腿展开，以便能够站在双腿之间。分离His 角处的腹膜，在 His 角和脾顶部之间的腹膜中形成开口（图 48.4A）。在这部分手术中，腹腔镜放置在左上象限，以便最大限度地观察其所在区域。

放置可调节束带的方法是首先在肝尾状叶上方的薄区分离肝胃韧带，保留迷走神经的前支及左肝动脉，识别右膈脚，因为有时腔静脉可能靠近尾状叶。外科医师轻轻地沿着食管后方和下方的右膈脚，同时瞄准 His 角（图 48.4B）。沿着这个平面创建一个无血管隧道，一旦在脾顶部附近看到器械的尖端，将其轻轻推过剩余的腹膜层以完成隧道（图 48.4C）。可调束带已经通过位于右上象限的 15 mm 戳卡并放置在腹膜腔内，然后剥离薄弱区域，束带的窄端被手术器械抓住，从胃的大弯侧向小弯侧拉过隧道（图 48.5）。扣住穿过去的束带并锁定，扣环调整到胃小弯侧（图48.6）。在束带和胃部之间插入 5 mm 的夹持器，确保束带不会太紧。

3 条或 4 条不可吸收的缝线通过胃前壁缠绕在束带上（图 48.7）。需要有足够的胃在束带的上方，以便将组织并入缝合，并尽可能向后缝合，因为该区域是通过束带发生胃底突出最常见的区域。因此，通过这种方法可以将束带固定在胃食管交界处下方约 1 cm 处。

从右上象限旁正中区域 15 mm 的戳卡拉出束带的硅胶管就完成了手术的腹腔镜部分。扩大戳卡部位的切口以显露腹直肌筋膜，在它的外侧约 2 ～ 4 cm处，将接入端口连接到充气管。通过接入端口上 4 个孔插入的 4 条缝线被放置在筋膜中，之后端口被绑在筋膜上（图 48.8）。在腹腔内置管，注意避免弯曲。

Roux-en-Y 胃旁路术

1969 年 Mason 和 Ito 首次报道了胃旁路术，将空肠与近端胃囊吻合，由于胆汁反流明显，这种手术没有被接受，而消除胆汁反流的 RYGB 已经成为美国最常见的减重手术之一。

这里描述的是一种结合了许多修改意见的技术。表 48.6 列出了操作的基本原则。

靠近锁骨中线的左侧肋下区域是放置第一个戳卡的理想位置。用先端锋利的戳卡（美国外科公司，康涅狄格州）或可视戳卡（光学视图，爱惜康内镜外科）扩张通道。如图 48.9 所示。

将大网膜翻起后可找到 Treitz 韧带。选择距韧带

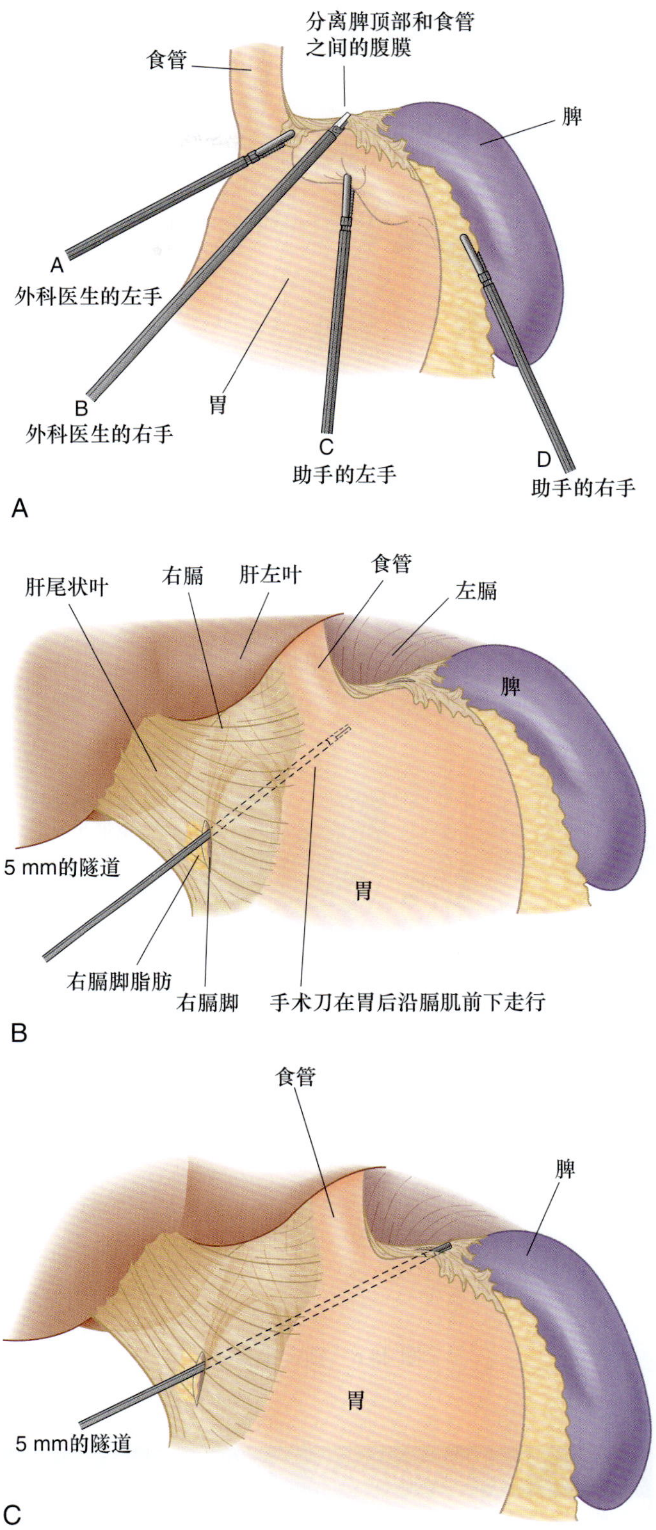

图 48.4 （A）从 His 角度分离腹膜；（B）在右膈脚处分离脂肪（C）胃后隧道完成

远端约 30 ～ 40 cm 的位置，用吻合器切断空肠（图48.10），然后用超声刀进一步游离肠系膜。

在我们的实践中，Roux 端的长度受患者体重影响。BMI 为 40 kg/m^2 的患者可使用 80 ～ 120 cm 的 Roux 端，而 BMI 超过 50 kg/m^2 的患者可以获得约 150 cm

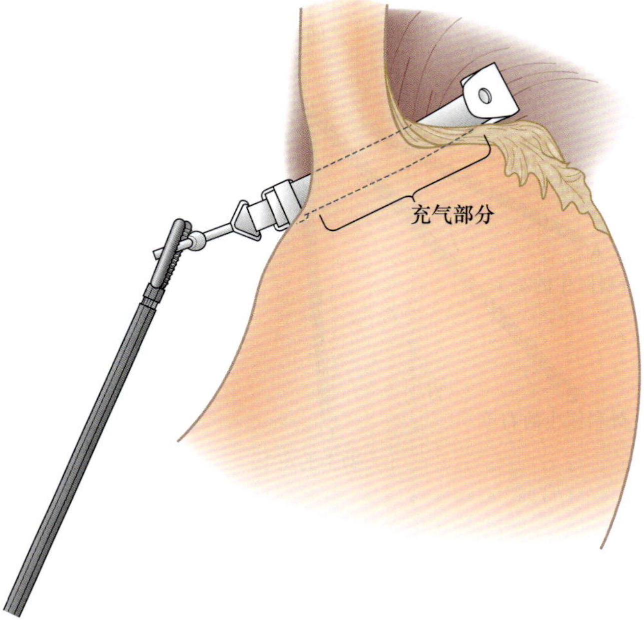

图 48.5 拉着束带穿过隧道

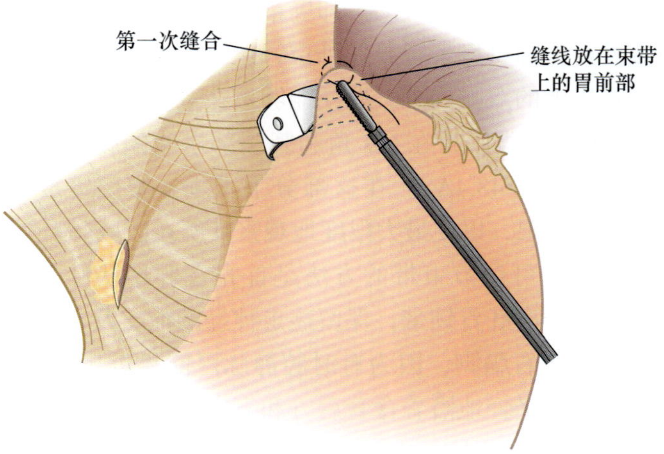

图 48.7 胃前部覆盖在束带上

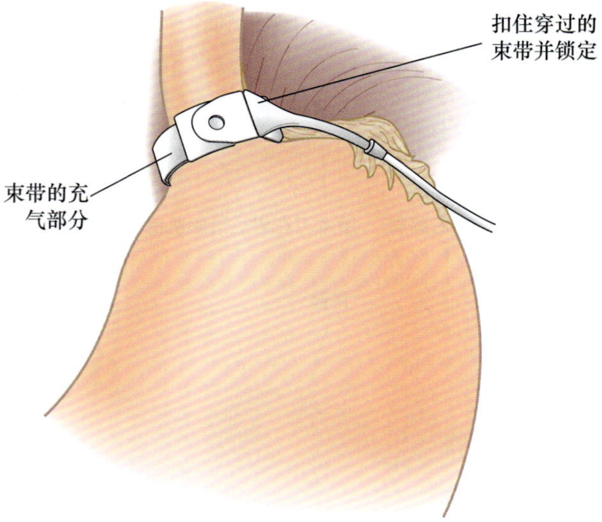

图 48.6 锁定束带

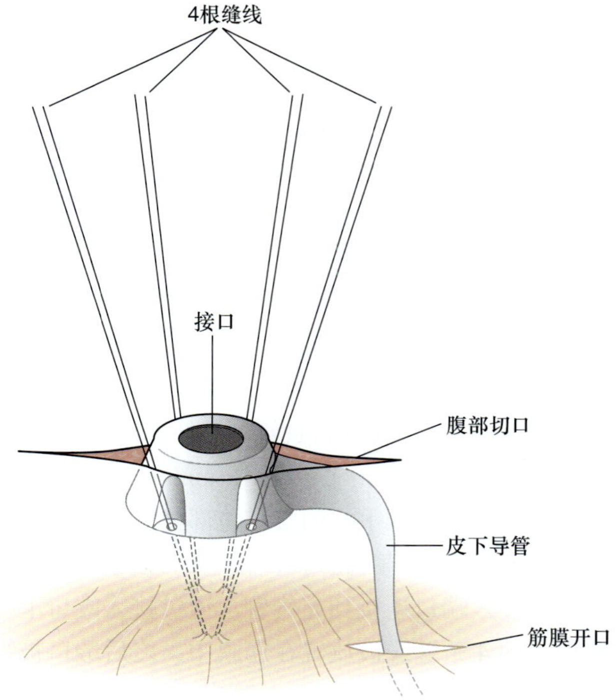

图 48.8 将充气管穿过腹壁，充分远离接口位置，以防止管弯曲

表 48.6 腹腔镜 Roux-en-Y 胃旁路术的技巧

技术	建议	原因
胃囊大小	15 ～ 20 ml	较小的胃囊可以减少边缘溃疡，并有助于长期减肥
胃空肠吻合术	圆形吻合器、直线切割闭合器或手工缝纫的效果没有差异	虽然圆形吻合器是最常见的技术，但所有的方法都有相似的结果。最大的区别在于外科医生的技术和效率[25, 29]
手术时间	手术速度更快，并发症更少	在对比患者特征时，手术技巧和效率高于所有其他因素[42]
肠系膜损伤	用不可吸收缝线 / 吻合器封闭所有肠系膜损伤	形成的内疝需要手术处理的明显减少
结肠前或结肠后 Roux 端	结肠前	结肠前手术在技术上更容易，并使肠系膜损伤的数量从 3 个减少到 1 个，Roux 端至少有 75 cm
纤维蛋白胶	使用纤维蛋白胶	在一些研究中与降低泄漏率有关[29]

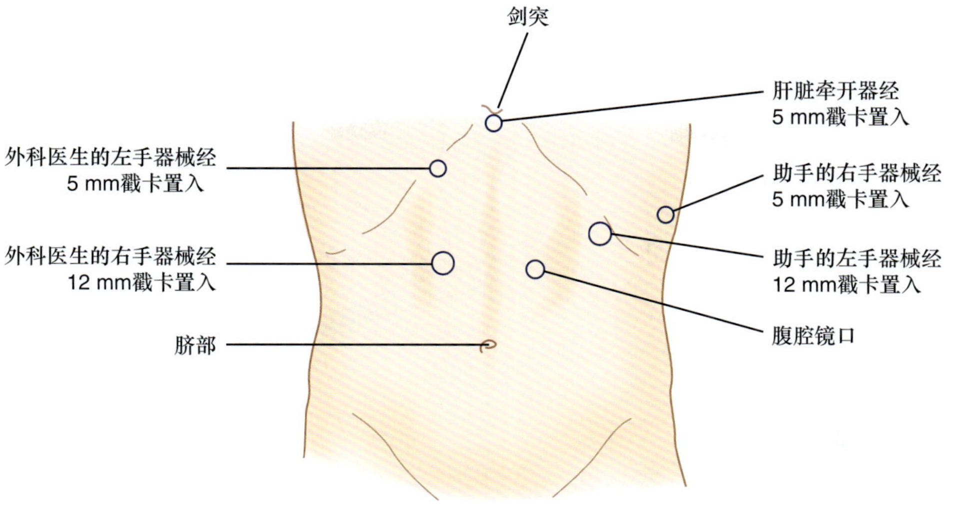

图 48.9 用于腹腔镜 Roux-en-Y 胃旁路术和腹腔镜袖状胃切除术的戳卡放置

的 Roux 端。将近端空肠留在患者右侧，向头侧提起 Roux 端，越过横结肠系膜上方（图 48.11）。该技术可使近端空肠与 Roux 端拟吻合点直接对齐，用于远端吻合。外科医师经右侧戳卡放入吻合器，这样肠段很容易对齐，以便将吻合器放置在肠段所需吻合位置（图 48.12）。从患者左侧戳卡再次置入吻合器，进行侧侧吻合。

然后放置肝左叶牵引器，将患者置于 Trendelenburg 卧位。暴露 His 角后用超声刀在脾顶部和胃食管交界处之间切开腹膜，通过肝胃韧带进入小网膜囊，将吻合器置于胃食管交界处下方 3 ～ 4 cm 进行切断，使胃小弯形成 10 ～ 15 ml 的近端胃囊（图 48.13）。

一旦胃囊形成，Roux 端就可以通过结肠前或后通路上提至近端胃囊。结肠前入路可以预防横结肠系膜内疝，结肠后入路容易使横结肠系膜与 Roux 系膜形成疝。用圆形吻合器进行胃空肠吻合（图 48.14）或采用手工缝合技术。吻合口用生理盐水冲洗，手术团队的一例成员使用 10 mm 闭合夹夹闭 Roux 端，也可以用这种技术来识别和封闭吻合口瘘，研究表明，这可以使术后吻合口瘘的发生率显著降低。空肠-空肠吻合术中肠系膜缺损用 2-0 聚丙烯荷包线缝合，结合结肠前 Roux 端入路，基本不会发生内疝（图 48.15 和表 48.6）。

胆胰分流术

就像大多数通过开腹进行的减重手术一样，胆胰分流术（BPD）也可以通过腹腔镜手术完成。BPD 主

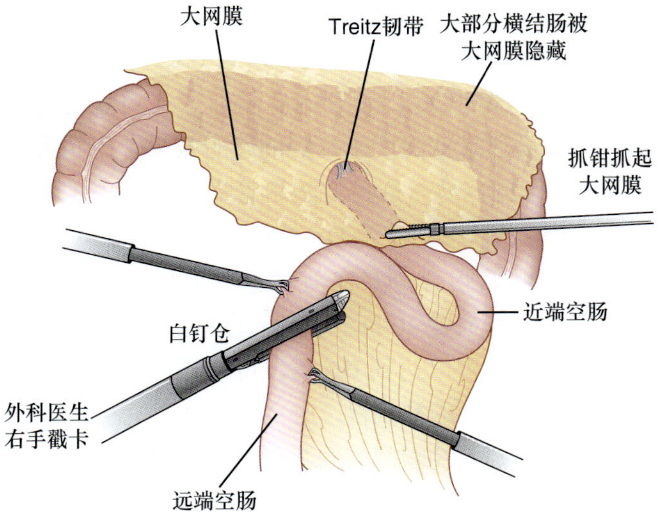

图 48.10 放置吻合器离断空肠，形成 Roux 端

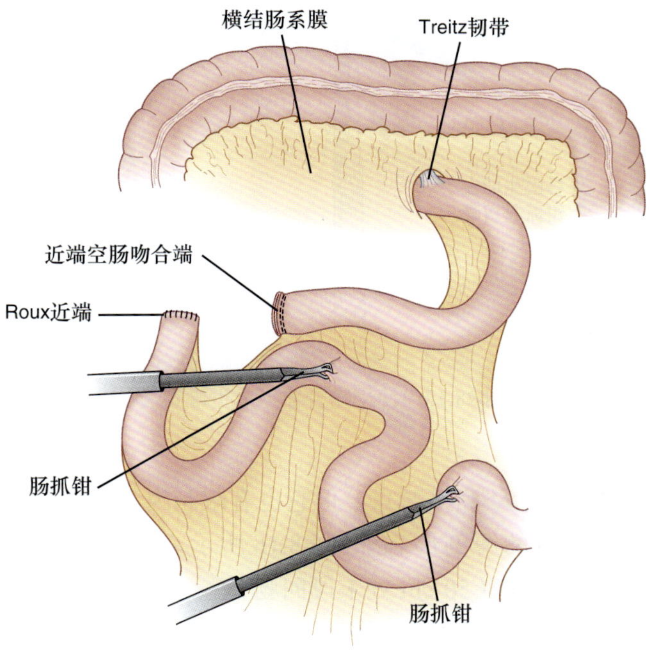

图 48.11 测量空肠长度，为 Roux-en-Y 胃旁路术建立远端吻合

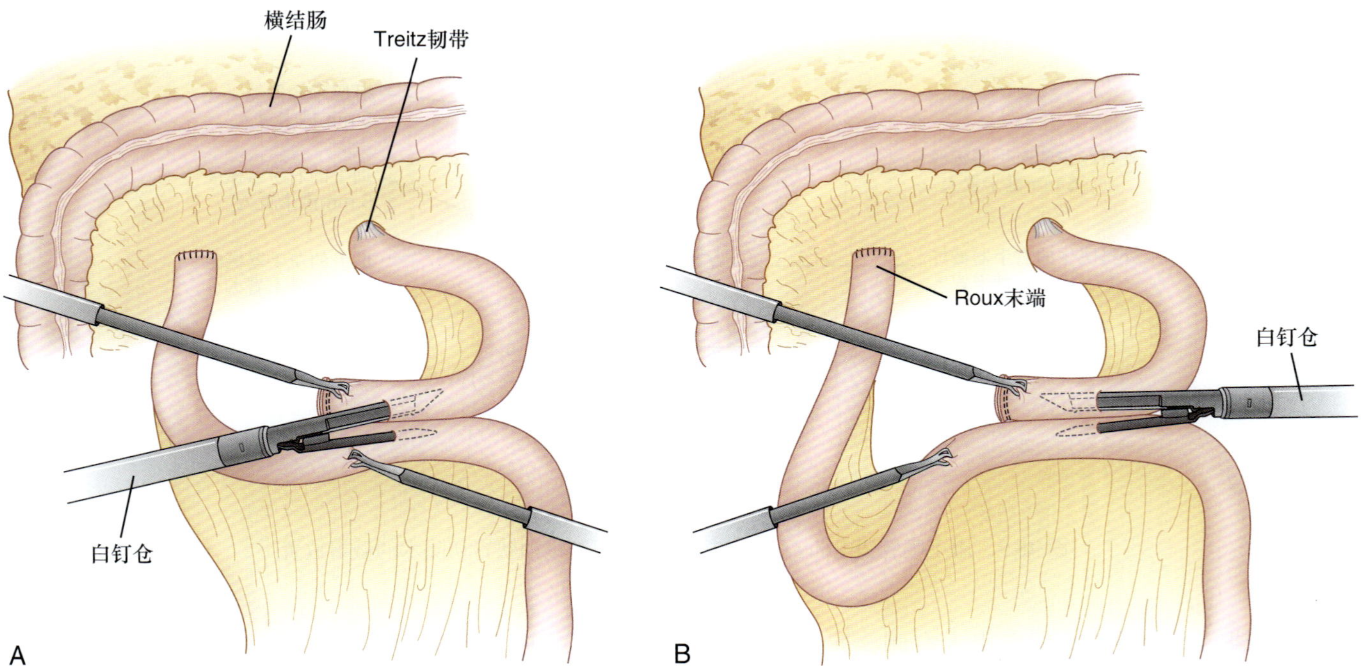

图 48.12 放置吻合器以创建肠造口术。(**A**)外科医生使用 60 mm 线性吻合器在胆胰端和 Roux 端之间建立侧-侧吻合术;(**B**)第一助手使用 60 mm 线性吻合器进行空肠空肠吻合术，未显示使用 60 mm 线性吻合器作为最后一步闭合肠段

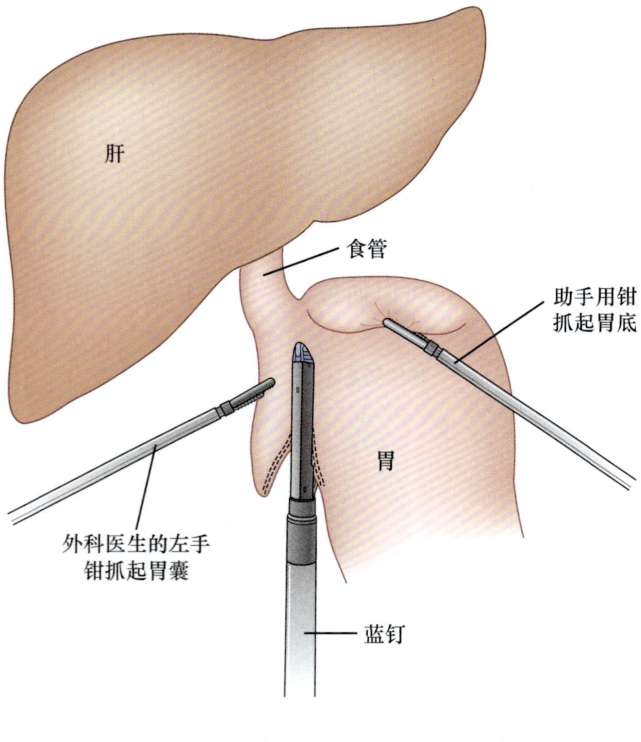

图 48.13 使用吻合器形成近端胃囊

要通过吸收不良来减重，但它也有限制因素。

BPD 的解剖形态如图 48.16 所示。肠道被重建，只有距回盲瓣 50 cm 处末段回肠有一个短的通道用于吸收脂肪和蛋白质。近端胃以外的消化道重建，包括回肠远端的 200 cm 及共同通道。根据术者习惯和患者体型，近端空肠与残胃吻合，远端空肠与距回盲瓣 50 ～ 100 cm 的回肠吻合。

十二指肠转流术

十二指肠转流手术（DS）如图 48.17 所示。这项改进是为了降低 BPD 术后溃疡的发生率，它的减重机制与 BPD 相似。

阑尾切除术后测量回肠末端。值得注意的是，在 DS 手术中，共同通道为 100 cm，整个消化道为 250 cm。然而，DS 和 BPD 的主要区别在于胃切除和近端解剖，不是远端胃切除，而是胃大弯的 LSG。这一过程是作为手术的初始部分进行的，因为如果患者表现出任何术中不稳定，可以在 LSG 之后停止手术。两个阶段的 DS 用于 BMI 极高且手术风险高的患者，LSG 后通常就能产生足够的减肥效果，但它可以使 DS 操作更容易。这种方法尽管需要两次手术，但降低了死亡率。腹腔镜 DS 的第一步是行 LSG，从胃窦中段开始吻合，并在与胃小弯平行处形成吻合线，沿胃小弯放置 40 Fr ～ 60 Fr 的 Maloney 扩张器防止狭窄，缝合可以达到 His 角，目标是形成一个体积为 150 ～ 200 ml 的袖状胃。

行 LSG 后，在幽门外约 2 cm 处断开十二指肠，与 BPD 一样行远端吻合。远端吻合口距回盲瓣 100 cm，近端吻合在十二指肠的第一部分与距回盲瓣 250 cm 之

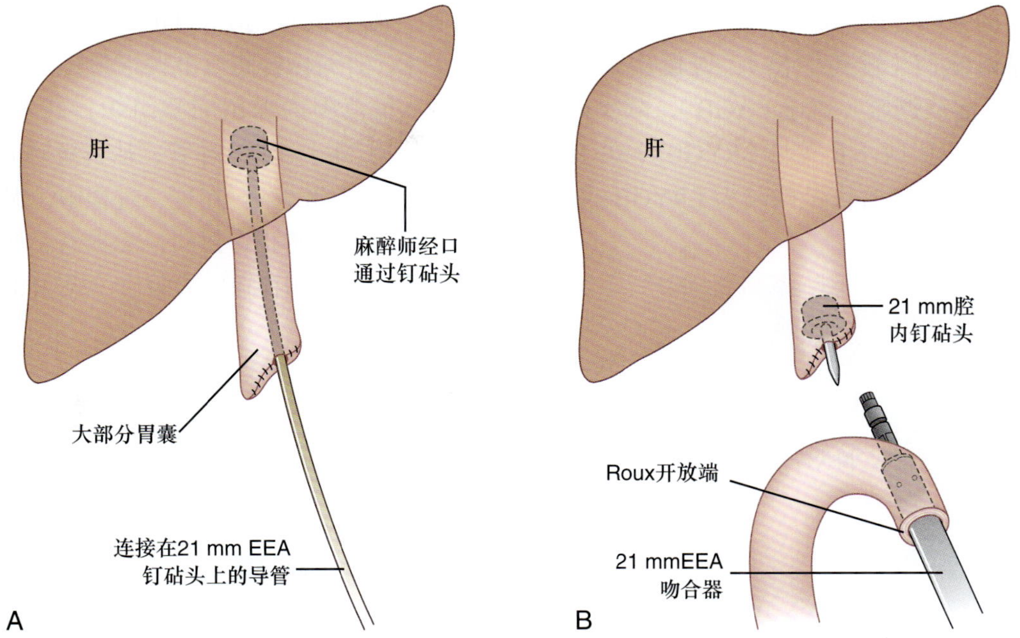

图 48.14 建立近端吻合。(**A**)经口插入钉砧头;(**B**)通过 Roux 端插入吻合器并使用 EEA 建立吻合

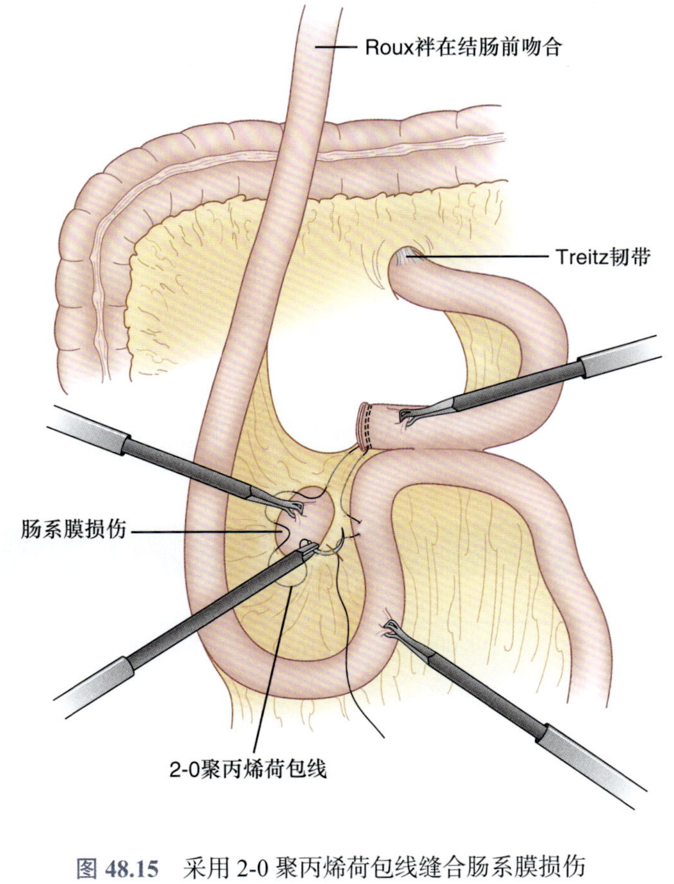

图 48.15 采用 2-0 聚丙烯荷包线缝合肠系膜损伤

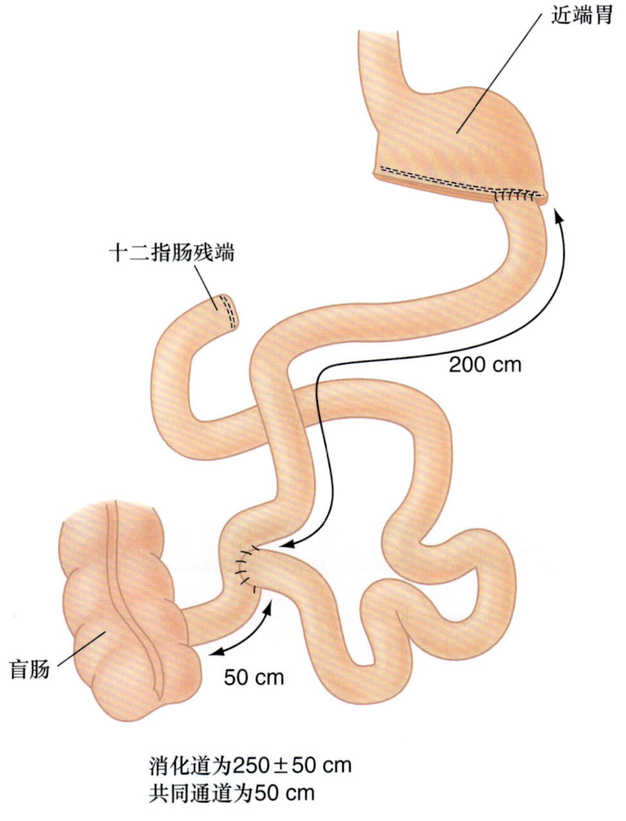

图 48.16 胆胰分流术的解剖结构

间。十二指肠小肠吻合术是一种前肠端侧吻合术,在手术中十分关键,既可以使用圆形吻合,也可以使用手工缝合技术。如果使用 EEA 吻合器,是通过鼻胃管进入或经胃造口,将钉砧直接插入十二指肠残端。

腹腔镜袖状胃切除术

目前认为腹腔镜袖状胃切除术(LSG)是主要的减重手术,2008—2012 年,LSG 手术量急剧增加(占减肥手术总数的 0.9% ~ 36%),到 2017 年,LSG 占美国减重手术的60%（表48.7）[28]。LSG的优点是技术简单、保留幽门（避免倾倒）、胃促生长素水平降低、不需要连续调整（对于LAGB），减少内疝（见LRYGB）、减少吸收不良（见LRYGB），并且能够在手术的第二阶段将袖状胃修改为LRYGB或DS配置。戳卡放置与LRYGB相同（图48.9）。作为主要手术，外科医师将整个大弯侧切除，在距幽门3 cm至His角范围内保留完整组织，并暴露左膈脚。然后，使用34～40 Fr导管，从胃窦到His角分割胃进行吻合（图48.18）。在这一过程中，保护胃左动脉和分支血管，并防止胃扭曲。是否需要加固缝合以防止出血或吻合口瘘存在巨大争议（表48.8）。

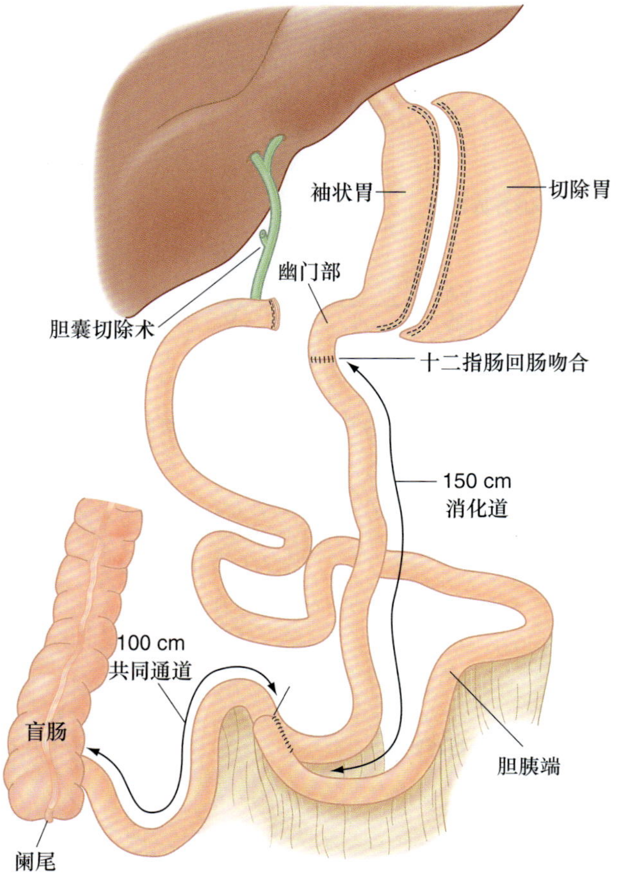

图48.17 十二指肠转流术的解剖结构

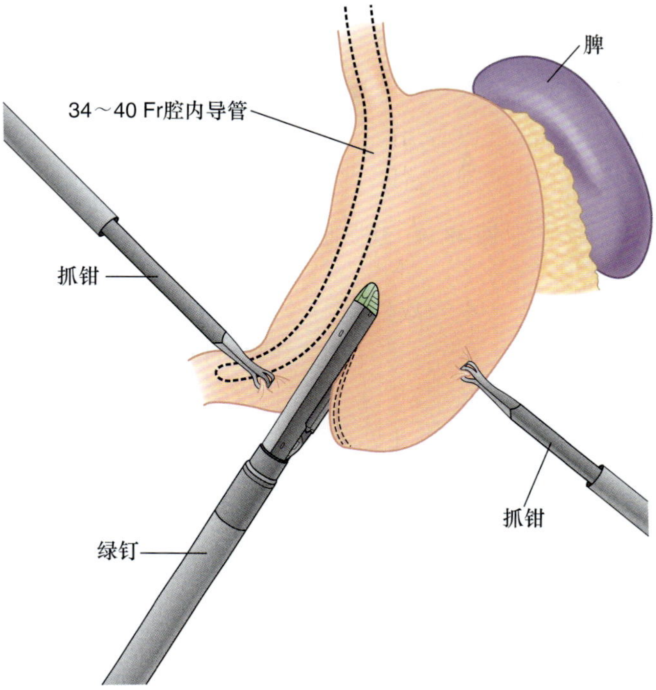

图48.18 袖状胃切除术

表48.7 ASMBS在美国实施的减重手术，发布于2018年6月[28]

	2011	2012	2013	2014	2015	2016	2017
总计	158 000	173 000	179 000	193 000	196 000	216 000	228 000
Sleeve	17.80%	33.00%	42.10%	51.70%	53.61%	58.11%	59.39%
RYGB	36.70%	37.50%	34.20%	26.80%	23.02%	18.69%	17.80%
Band	35.40%	20.20%	14.00%	9.50%	5.68%	3.39%	2.77%
BPD-DS	0.90%	1.00%	1.00%	0.40%	0.60%	0.57%	0.70%
改良	6.00%	6.00%	6.00%	11.50%	13.55%	13.95%	14.14%
其他	3.20%	2.30%	2.70%	0.10%	3.19%	2.63%	2.46%
球囊	—	—	—	—	0.36%	2.66%	2.75%

From Estimate of Bariatric Surgery Numbers，2011-2017. American Society of Metabolic and Bariatric Surgeons. 2018. https://asmbs.org/resources/estimate-of-bariatric-surgery-numbers. Accessed August 6，2019.

ASMBS：美国代谢和减重外科学会；BPD-DS：胆胰-十二指肠转流术；Band：可调节胃束带术；Sleeve：袖状胃切除术；RYGB：Roux-en-Y胃旁路术。

表 48.8 腹腔镜袖状胃切除术的考虑因素

技术	建议	基本原理
导管尺寸	34 ～ 40 Fr	导管尺寸小与胃食管反流病相关
		较大尺寸与体重反弹相关[45]
闭合线范围	伸入胃窦	改善长期体重减轻
加固闭合线	不加固闭合线	一些研究表明，加固闭合线会增加泄漏率[29]

术后护理及随访

腹腔镜可调节胃束带术

对于有经验的医师来说，LAGB 可能只需要 1 小时。在医院过夜后出院是常态，也有一些当天出院的报道。束带最初放置时不需要加任何生理盐水使其膨胀。生理盐水以 1.0 ～ 1.5 ml 的增量添加，以适应每周减重 1 ～ 2 kg。体重减轻过量（EWL）可能会导致少量生理盐水的减少，而减重不足则需要加入更多的生理盐水以增加对束带的限制。LAGB 术后营养不良的发生率较低，因为正常的胃肠道没有受到干扰。束带滑脱可导致急性绞窄胃，需要紧急手术切除束带，但更有可能出现吞咽困难、反流、烧心和误吸等症状。腹部平片显示，通常位于 7 点钟至 2 点钟方向的束带位置为垂直或水平。"钡餐" 显示束带移动时，应取出或进行调整。

Roux-en-Y 胃旁路术、胆胰分流术、十二指肠转流术和腹腔镜袖状胃切除术

良好的手术效果需要合适的患者、充分的术前准备、熟练的手术技术和细心的术后护理。除普通外科患者外，肥胖患者需要给予特别细心的术后护理。减重手术后最可怕的并发症是吻合口瘘、心动过速、有时伴有呼吸急促或躁动，这些是比较严重的表现。重度肥胖的患者可能不会出现发烧或腹膜炎的症状。对于术后出现持续性心动过速、发热或疼痛加重的患者，必须高度怀疑是否存在吻合口瘘，可能需要口服造影剂或行腹部 CT 检查，以便在发生严重脓毒症之前确定诊断。

与开腹手术相比，腹腔镜手术的患者通常第三间隙和手术出血量更少，并且可以用 4 ml/kg/h 的静脉输液来控制。由于气腹，术中尿量通常较低，在恢复室区域会有所改善。一些长期服用利尿剂的患者在不使用利尿剂的情况下可能无法产生足够的尿量，但是外科医师必须确保在患者充分复苏后给予利尿剂。超出预期的液体需求量、少尿和心动过速都提示腹部存在问题。

适当的疼痛控制是十分重要的，腹腔镜手术减少了对麻醉药物的需求，镇痛泵也是有帮助的。非麻醉性静脉内止痛药在减轻术后疼痛方面非常有帮助，正如手术时在切口处局部注射麻醉剂一样。

LSG 严重并发症是胃大弯侧断端瘘，胃旁路术后吻合口瘘也是最令人担心的并发症之一。LSG 术后瘘出现在术后 1 ～ 4 周，并伴有感染 / 脓肿，但大多数情况下不会出现明显的休克。关于吻合口瘘有些争议，在一些已发表的报道中认为，LSG 比 LRYGB 更常见[25, 29]，最新的文献表明，吻合口瘘发生率随着时间的推移而降低，LSG 发生率比 LRYGB 低[30-32]。瘘最有可能位于近端胃的 1/3。它的处理包括需要足够的引流时间，通过 CT 引导的经皮导管置入或手术，采用肠外营养，不口服抗生素。此外，在大多数情况下，内镜下闭合瘘口和支架置入可以持续防止腹膜腔污染。吻合口瘘的原因是多因素的，早期吻合口瘘（≤术后 2 天）与吻合器操作有误或组织损伤有关，而晚期吻合口瘘则与缺血和胃内高压有关，尤其当远端狭窄时，通常在切角处发生。

MBSC 的结果表明，LSG 术后吻合口瘘是可以的预防的，其术后 5 年内吻合口瘘发生率降低（1.18% *vs.* 0.36%）[29]。发生率随病例数的增加而下降，每年手术 43 例以上的外科医师的吻合口瘘发生率小于 1%。吻合口瘘的发生率与缝合方式和病例数量有关。在临床上发现，减重外科医师可以通过加固缝合降低吻合口瘘发生率，而 MBSC 认为手术技巧和不断积累的经验减少了吻合口瘘和其他术后并发症的发生[25]。

在减重手术中实施护理路径和促进术后恢复的方案，强调非麻醉性多模式疼痛控制，限制静脉输液以及早期活动。对接受 LSG 治疗的患者来说，一晚的住院治疗和流质饮食是很有必要的。

减重手术的效果

在世界范围内，减重手术的效果有所改善，随着时间的推移，手术死亡率、住院时间和术后发病率均有所下降。在美国、欧洲和亚洲，LAGB 的手术死亡率为 0，LRYGB 的手术死亡率降至 0.1% ～ 0.2%，与腹腔镜胆囊切除术或关节置换术等其他常见手术的死亡率相当（表 48.9）[26，30-31，33]。此外，各国的大型回顾性研究表明[8，10-11，34-35]，合并症（糖尿病、高血压、高血脂、睡眠呼吸暂停、哮喘）的发生率显著降低（表 48.9）。在美国，能够爬三段楼梯的患者比例翻了一番，糖尿病相关高血糖患者的数量减少了一半[35]。越来越多的研究还表明，减重手术改善了与体重相关的生活质量（QOL）和与健康相关的生活质量（HRQOL）。

腹腔镜可调节胃束带术

如表 48.7 所示，胃束带术在 21 世纪初迅速增加，2011 年达到顶峰，2017 年下降到 2.8%[28]。在 21 世纪初，腹腔镜胃旁路手术与高死亡率和高并发症相关，因此，一些外科医师改用胃束带术，其更为简单，发病率和死亡率显著降低。LAP 早期效果较好，体重减轻适当，发病率和死亡率很低。LAGB 的手术结果显示，30 天的死亡率为 0，体重减轻适当，如表 48.9 所示[26，33]。

Roux-en-Y 胃旁路术

RYGB 的疗效比其他减重手术都要好，它的手术技巧一直在改进。表 48.10 是它的研究数据。长期的研究表明，LRYGB 术后合并症的治疗效果好，见表 48.3 和表 48.10[7，11，33-34]。

一般认为胃旁路手术的老年人发病率和死亡率更高，而且从长远来看，老年人不会从手术中受益。然而，Davidson 等[12]发现，在专科减重手术中心接受手术的老年患者（55 ～ 74 岁）死亡率降低。发病率和死亡率以及长期生存率的提高，使得大多数减重外科医师考虑对符合手术标准的老年人进行手术。

腹腔镜 Roux-en-Y 胃旁路术后恢复

与开腹 RYGB 相比，LRYGB 的另一个优点是减少了术后伤口相关并发症和切口疝的发生率。对腹腔镜和开腹 RYGB 进行的前瞻性随机试验发现，开腹手术组切口疝的发生率明显更高。然而，这两种手术在降低合并症发生率或体重减轻方面没有差别。所有接受 RYGB 治疗的患者住院时间缩短，LRYGB 手术的患者通常要住院 2 天。

RYGB 可以缓解假性脑瘤的症状，以及治疗静脉

表 48.9 4 种主要减重手术结果

	O'BRIEN[33]	LAZZATI[26]	BOLCKMANS[41]
LAGB			
EWL（%）	45.9	44	NR
死亡率（%）	0（单中心 8378 例患者）	0（6506 例患者）	NR
LSG			
EWL（%）	53 ～ 62	56	NR
死亡率（%）	NR	0.08（17 960 例患者）	NR
RYGB			
EWL（%）	56.7	67%	NR
死亡率（%）		0.11%（10 526 例患者）	NR
BPD/DS			
EWL（%）	74.1	NR	65 ～ 70
死亡率（%）	NR	NR	1.9% 术后 6 个月内死亡 3 例（153 例）

BPD：胆胰分流；DS：十二指肠转流术；EWL：体重减轻过量；LAGB：腹腔镜可调节胃束带术；LSG：腹腔镜袖状胃切除术；NR：没有报道；RYGB：Roux-en-Y 胃旁路术。

表 48.10 Roux-en-Y 胃旁路术结果

特征	COURCOULAS[34]	ADAMS[11]
患者数量	1738	418
年龄（岁）	19 ～ 75（中位数 45）	18 ～ 72
BMI（kg/m^2）	47%	45.9%
随访（年）	7	12
过度减重	52%	NR
BMI 降低（kg/m^2）	NR	－11.5
基线体重减低百分比	7 年为－28.4%	－
糖尿病	7 年为 58.9%	51%
高血压	7 年为 39.3%	36
血脂异常	7 年为 85.8%*	59% ～ 94%†

BMI：体重指数；NR：没有报道。

* 高甘油三酯。

† 术后 12 年出现高水平甘油三酯、低水平高密度脂蛋白胆固醇和低水平低密度脂蛋白胆固醇。

淤积性溃疡这一难题。90% 以上的病例 GERD 症状消失。极小的胃囊贮存胃液的能力有限，贲门是胃的低产酸区，因此 Roux-en-Y 胃旁路术后立即使胃酸从食管转移出去，从而对胃灼热有一定的缓解作用。

以前的研究表明，年龄是手术发病率和死亡率的重要决定因素。然而，在 MBSAQIP 数据库中，对 3371 例 60 岁以上与 3371 例 60 岁以下的 BMI 和合并症相似的患者进行配对分析后发现，LSG 和 LRYGB 术后，老年人和年轻人死亡率相当。这些数据不应被误解为意味着老年人与年轻人具有相同的死亡风险，而是表明外科医师可以识别出适合接受减重手术的老年患者，并可以预期手术可以产生良好的短期和长期结果[30]。

胆胰分流术和十二指肠转流术

在本章讨论的减重手术中，BPD/DS 术后 EWL 发生率（65% ～ 70%）最高，术后 10 年的平均体重下降百分比为 39% ～ 40%。BPD/DS 在治疗合并症方面也非常有效，包括高血压（81%）、糖尿病（87.5%）、血脂异常［甘油三酯（89%）、低密度脂蛋白（LDL）和胆固醇（95%）］和阻塞性睡眠呼吸暂停[41]。

因此，一些外科医师认为，与其他减重手术相比，接受 BPD/DS 治疗的超级肥胖症患者长期减重效果更好。其他学者指出 BPD/DS 的严重并发症，如缺乏维生素 D（89%）、维生素 K（65%）和锌（65%）；二次手术纠正蛋白质营养不良（4% ～ 10%）、二次手术治疗内科疝或肠梗阻（37% ～ 42%）发病率很高，因此，认为 EWL 的逐步改善是不合理的[41]。

患者通常每天排便 2 ～ 4 次，腹胀和恶臭的粪便比较常见。它的主要减重机制是淀粉和脂肪吸收不良，并造成脂溶性维生素（K、A、D 和 E）缺乏。

对这类患者，外科医师必须提高警惕，监测蛋白质水平以确认其充分吸收。当出现蛋白质营养不良时，可能需要二次手术来延长公共通道。患者必须意识到他们吸收单糖、酒精和短链甘油三酯的能力是正常的，但过度摄入甜食、奶制品、软饮料、酒精和水果可能会导致体重过度增加。

对接受 BPD/DS 治疗的患者，为了获得良好的治疗效果，需具有对患者进行监测的能力，并确认他们是否遵守了服用适量维生素补充剂的建议。补充剂包括多种维生素和每天至少口服 2 g 钙，每月还需补充脂溶性维生素 D、维生素 K 和维生素 A。

腹腔镜袖状胃切除术

腹腔镜袖状胃切除术（LSG）的优点是技术简单，通过降低胃促生长素水平产生饱腹感，相对于 LAGB 减少术后调整的需要，保留幽门并避免倾倒，降低吸收不良的风险，以及对高危个体来说安全性高。如表 48.11 所示，接受 LSG 对某些人群是有利的。

由于 BMI ＞ 60 kg/m^2 的肥胖患者接受腹腔镜 DS 后发病率和死亡率较高（分别为 23% 和 7%），因此开发了 LSG。外科医师开发了两个阶段的 DS，将单纯 SG 作为第一阶段，以降低超肥胖者的发病率。ASMBS 的临床问题委员会对其进行了全面的审查，结果表明，在这群高危患者中，DS 的并发症发生率较低（吻合口瘘的发生率为 1.2%，出血率为 1.6%，死亡率为 0.24%）。ASMBS 的结论是，LSG 可以用于高危患者，以减少围术期并发症，也可以作为一种独立手术使体重减轻。对 LSG 的改进包括导管的大小和将 LSG 延伸到胃窦部，所有这些都使 LSG 成为主要的减重手术。

LSG 治疗后的 5 年 STAMPEDE 试验显示，体重减轻良好（－18.6% 的基线），糖尿病缓解率为 23.4%（表 48.12）[15]。O’Brien 报道了全球范围内 LSG 研究结果，LSG 治疗后 EWL 的加权平均值为 58.3%[33]。2 项随机对照试验给我们提供了 LSG 和 LRYGB 治疗 5 年后的结果，如表 48.12 所示。SLEEVEPASS 试

表 48.11　腹腔镜袖状胃切除术结果

特征	STAMPEDE[15]	SLEEVEPASS[37]	SM-BOSS[38]
患者数量	49	121	107
年龄（岁）	平均值＝ 48	平均值＝ 48.5	平均值＝ 43
BMI（kg/m^2）	36.1	45.5	43.9
随访（年）	5	5	5
过度减重（%）	NR	49%	NR
BMI 减少百分比	NR	NR	61.1%
基线体重减少百分比	－18.6%	NR	NR
糖尿病缓解	23.4%	12%	61.5%
高血压缓解	NR	29%	62.5%
血脂异常缓解	NR	20%	42.6%

BMI：体重指数；NR：没有报道。

验表明，LRYGB的减重百分比高于LSG（57% *vs.* 49%），但两者在HbA1c（6.6% *vs.* 6.6%）、血脂异常、生活质量改善和晚期发病率方面没有统计上的显著差异。在LRYGB中，基于药物治疗的高血压有了显著改善（51% *vs.* 29%）[37]。SM-BOSS随机试验发现，两者在BMI下降百分比（68.3% *vs.* 61.1%）、2型糖尿病完全缓解（67.9% *vs.* 61.5%）、高血压缓解（70.3% *vs.* 62.5%）、生活质量改善或晚期并发症方面没有显著差异（表48.12）[38]。

减重手术的并发症

任何手术或腹腔内手术者都会发生并发症，如肺栓塞。然而，每一种手术都有独特的并发症，腹部手术后常见的一些并发症的发生率也不同。现在人们普遍认为，在30天内的死亡率方面，腹腔镜和机器人手术比开腹胃旁路手术更安全（例如，总的并发症发生率、手术部位感染和肺部并发症）。腹腔镜手术的好处不仅是美观，而且也降低了术后并发症的发生率，这使得腹腔镜技术成为每个患者的首选方法，包括治疗手术。

腹腔镜可调节胃束带术

虽然许多医院显示30天内的发病率和死亡率非常低（接近于0），但长期并发症，如食管扩张、束带滑脱、束带侵蚀和减重失败一直是该手术的致命弱点。对接受LAGB的患者进行高分辨率食管测压显示，67%～78%的患者食管运动异常，包括同时运动或运动失败[39]。我们已经注意到，发生假性贲门失弛缓症或巨大食管的患者在移除束带后会有所改善。因此，外科医师应注意那些可能有束带滑脱或严重食管运动障碍的患者，他们需要调整和（或）取出束带。

LAGB与LRYGB的前瞻性随机试验的10年结果表明，LAGB治疗缺点：长期体重下降不佳（LAGB 27.4 kg *vs.* LRYGB 42.4 kg），较高的再手术率（LAGB 31.4% *vs.* LRYGB 8.1%），以及较低的合并症缓解率[40]。LAGB由法国标准化国家数据库中53 000例患者定义，这项研究表明，52 868例患者中有20%的人移除了束带，到第7年，71%的患者接受了修复手术。许多修订都是LSG或LRYGB的转换，因为LSG或LRYGB会导致束带滑脱或LAGB减重失败。法国的一项研究的作者认为，考虑到束带的高移除率和并发症，这个手术是否可行值得质疑[41]。

几个专门从事LAGB的医院证明[33]，它的再手术率相当低，而且持续的体重减轻明显，如表48.13所示，本章的作者们在其实践中不再提供LAGB，因为目前LSG和LRYGB发病率低，长期体重减轻有很大改善，并提高了合并症的治疗效果。

Roux-en-Y 胃旁路术

腹腔镜革命已经从根本上改变了许多外科手术的结果，特别是，它显著降低了手术死亡率和发病

表48.12 腹腔镜袖状胃切除术与腹腔镜Roux-en-Y胃旁路术的比较：SLEEVEPASS[37]和SM-BOSS[38] 5年随机试验结果

特征	LSG	LRYGB	结论
过度减重百分比	49%	57%	LRYGB的体重减轻更多，但没有统计学意义
5年BMI（kg/m^2）	31.6～36.5	32.5～35.4	两者之间没有显著差异
2型糖尿病缓解	12%～61.5%	25%～67.9%	无显著差异
高血压缓解	29%～62.5%	51%～70.3%	SLEEVEPASS试验中LRYGB的缓解率增加
低密度脂蛋白胆固醇（mg/dl）	104.3～116.1	96.5～101.1	LRYGB后LDL水平明显降低
生活质量	改善	改善	这两种方法都改善了生活质量
GERD缓解	25%	60.4%	LRYGB与GERD明显缓解相关。在SLEEVEPASS试验中，严重返流患者7/10例二次手术
晚期并发症	14.9%～19%	17.3%～26%	两者没有区别

BMI：体重指数；GERD：胃食管反流病；LDL：低密度脂蛋白；LRYGB：腹腔镜Roux-en-Y胃旁路术；LSG：腹腔镜袖状胃切除术；SM-BOSS：瑞士多中心束带/袖状胃研究。

率。最近的报道显示LRYGB治疗后的总体死亡率为0.1%～0.3%，如表48.14所示。MBSC在全美著名医院接受初次减重手术的6118例患者中，确认了18例死亡（0.3%）[24]。最常见的死亡原因是脓毒血症（33%），其次是心脏病（28%），肺栓塞从2009年的0.31%下降到2012年的0.11%。

死亡率在很大程度上受患者选择的影响。在老年组中，男性与发病率和死亡率的风险增加有关，但在最近的经验中没有这种相关性。几乎所有的研究都将BMI和静脉血栓栓塞史确定为并发症的独立预测因素。RYGB特有的并发症包括近端或远端吻合口瘘。胃空肠吻合口瘘更为常见，通常是危及生命的并发症和死亡的重要原因。早期的研究发现开腹和LRYGB吻合口瘘的发生率为2.2%，而最近的LRYGB研究报道吻合口瘘发生率为0.5%～1.5%[29-31]。这些研究者发现不同类型的吻合术或吻合器的吻合口瘘发生率没有差异。使用支撑管在吻合口瘘患者中更为常见[29]。由于没有研究得出支撑管可以防止吻合口瘘的结论，而且没有一项研究表明了两者之间的关联，我们的实践是在LRYGB或LSG中不使用支撑管。

研究表明，外科医师的手术技术对吻合口瘘的发生有显著影响，最有经验的外科医师并发症发生率最低[25]。MBSC认为美国著名医院的外科医师在减重手术后并发症方面的差异很大[24]。虽然著名医疗中心的认证似乎改善了这一结果，但外科医师的手术能力仍然是早期并发症最重要的决定因素之一。在LRYGB的治疗中，与手术时间短的外科医师（86分钟）相比，手术时间长的外科医师（139分钟）的患者并发症发生率更高，包括静脉血栓栓塞（VTE）和住院时间长[42]。该研究能够排除其他因素，如医院、手术总例数和胃空肠吻合技术。此外，手术时间短的外科医师实施LRYGB的中位时间与结果的改善独立相关。由于外科医师手术效率可以改善术后结果，因此提高手术效率和手术技巧是提高手术质量的重要部分[42]。

肺栓塞是任何形式的减重手术后最严重的并发症之一。据报道，在开腹RYGB手术中，肺栓塞的发病率有时超过了1%。腹腔镜手术的血栓并发症，如深静脉血栓和肺栓塞很少发生，但仍占死亡人数的17%。在腹腔镜手术后死亡的患者中，高达80%的患者存在静脉血栓栓塞的证据。MBSAQIP的最新报道强调使用SCD预防DVT，早期活动和低分子肝素使

表48.13 腹腔镜可调节胃束带手术结果

特征	O'BRIEN[33]	COURCOULAS[34]
患者数量	714	610
年龄（岁）	平均值为47	18～78
BMI（kg/m^2）	43.8	44
随访（年）	10～15	7
过度减重百分比	47	NR
BMI降低（kg/m^2）	NR	NR
基线体重降低的百分比	－21	－14.9%
2型糖尿病缓解率（%）	NR	20.3%

BMI：体重指数；NR：没有报道。

表48.14 腹腔镜Roux-en-Y胃旁路术后并发症

特征	COURCOULAS[34]	KUMAR[31]	JANIK[30]	LAZZATI[26]
患者数量	1738	41 080	3371	10 526
年龄（岁）	19～75	中位数＝45	＞60	平均值＝41
死亡率	0.17%	0.2%	0.33%	0.11%
瘘/主要伤口并发症	NR	1.6%	1.0%	NR
手术部位感染	NR	0.9%	0.8%	NR
肺栓塞/静脉血栓栓塞症	NR	0.15	0.2%	NR
二次手术	2.5%	3.2%	2.5%	NR
修补	0.06%	NR	NR	NR
逆转	0.02%	NR	NR	NR
出血	NR	1.2%	1.5%	NR

NR：没有报道。

LSG 和 LRYGB 的 VTE 发生率降低到 0.23%[31]。

RYGB 术后出现恶心和呕吐并不少见，与患者对限制食物的适应情况有关，但如果持续，这些症状会导致明显的脱水问题，必须在围术期积极治疗。如果与病毒或其他胃肠道疾病关联会使问题更加严重，需进一步限制摄入量。如果有疑问，应进行静脉输液。不仅仅是 RYGB，所有减肥手术都需要静脉输液。

在任何减重手术后的一个特殊的问题是持续呕吐，对于韦尼克脑病，外科医师必须给予治疗。当患者持续严重呕吐时，可以通过适当的静脉注射硫胺素（维生素 B_1）来预防。如果神经症状变得明显，即使接受硫胺素治疗，这些症状通常也不会完全缓解。

抑郁症在接受减重手术的患者中非常常见，任何减重手术后都可能出现严重的术后抑郁症。当它真的发生时，患者可能会完全停止进食，从而产生一种看起来不错的反应，但如果没有被及时发现，可能会进展到失去重要内脏和肌肉骨骼蛋白质，这可能会危及生命。

RYGB 术后可能导致危及生命的并发症是肠梗阻。RYGB 术后临床或 X 线表现为小肠梗阻的患者需要二次手术。手术后可能发生内疝，引起绞窄性梗阻。肠梗阻的最佳诊断方法是行口服或静脉注射增强 CT 腹部扫描，显示可能发生梗阻的胃和小肠或肠系膜扭转与 Roux 扭转。这些患者必须及时治疗，以防胆胰侧和胃远端逆行扩张导致远端胃吻合线破裂并继发腹膜炎。肠系膜缺损的闭合已被证明可以将内疝相关肠梗阻的发生率降低 4 倍以上，手术时间仅增加 4 分钟[43]。我们的做法是行前结肠 LRYGB 手术，因此只需行空肠–空肠吻合。

RYGB 术后可能发生胃空肠吻合口狭窄。据报道，有 2% ～ 14% 的患者会发生狭窄。与缝合吻合相比，圆形吻合器的狭窄发生率可能更高。通常术后 4 ～ 6 周发生吻合口狭窄，表现为对固体和液体的进行性不耐受。内镜气囊扩张术成功地解决了这个问题。除非边缘溃疡与狭窄有关，否则不需要二次手术。

RYGB 术后 2% ～ 10% 的患者发生吻合口溃疡。对感染幽门螺杆菌的患者进行术前治疗可降低它的发生率。吻合口溃疡的患者通常表现为持续性的上腹部疼痛。在一项瑞典的手术研究中，较大的残胃与吻合口溃疡增加有关。残胃需要使用一个 45 mm 的直线切割闭合器水平切断胃，并使用一个 60 mm 和一个 45 mm 的直线切割闭合器来完成残胃的制作。残胃闭合线每增加 1 cm，吻合口溃疡的风险便增加 14%。据推测，更大的残胃有更多的壁细胞可以分泌胃酸，这增加了吻合口溃疡的风险。瑞典的研究者还检查了 1 年后残胃大小的增加是否会使体重减轻。他们发现，只要残胃小于 25 ml，稍大的残胃与小的残胃减重效果便一样[44]。吻合口溃疡的治疗包括使用质子泵抑制剂，避免使用非甾体抗炎药。药物治疗可以解决大部分吻合口溃疡，除非胃下部形成瘘管，这会导致持续的胃酸分泌，从而加剧溃疡。为了使溃疡愈合，有必要进行手术切除瘘管。

铁和维生素 B_{12} 营养不足是 RYGB 最常见的两种长期代谢并发症。铁缺乏的发生率在不同的报道系列中有所不同。铁优先在十二指肠和空肠近端被吸收。因此，RYGB 绕过了肠道对铁的最大吸收区域。根据血清值，缺铁率为 15% ～ 40%，而 RYGB 治疗后实际缺铁性贫血患者高达 20%。这个问题在大多数情况下可以通过口服铁补充剂来解决。铁的葡萄糖酸形式在非酸性环境中最易被吸收。

据报道，RYGB 术后维生素 B_{12} 缺乏的发生率为 15% ～ 20%，但很少引起贫血。维生素 B_{12} 缺乏是因为无法与内因子结合使吸收效率低下。因此，即使大量口服，维生素 B_{12} 仍然缺乏。几种制剂都含有内因子，可在末段回肠大量吸收。维生素 B_{12} 的其他给药途径包括皮下给药、鼻腔喷雾和静脉注射。

胆胰分流术和十二指肠转流术

BPD/DS 术后最常见的长期并发症是蛋白质营养不良，发生率为 12%。治疗方法是住院给予 2 ～ 3 周的肠外营养。这种情况通常在手术后的前几个月内出现，但也可能在手术后偶尔出现，只是频率较低。研究发现，10.6% 的患者需要二次手术来完全调整 BPD 或延长共同通道[41]。

BPD/DS 的主要问题之一是脂溶性维生素吸收不良。BPD 术后 2 年，维生素 D 和维生素 A 水平明显下降，63% 的患者缺乏维生素 D，69% 的患者缺乏维生素 A，这些问题缺乏相关临床研究。

BPD/DS 术后不久，可能出现蛋白质营养不良和摄入不足的问题。严重蛋白质营养不良和韦尼克脑病可能会导致死亡，这些患者始终存在这些风险。BPD 可能发生边缘溃疡，保留幽门的 DS 改良术已经解决了这个问题。

手术的整体难度以及潜在危险可能使 BPD 成为美国最不受欢迎的手术。即使 DS 改良术没有占到减重手术的 1%，但仍需要进一步的长期研究评估

BPD 和 DS 的疗效。

腹腔镜袖状胃切除术

腹腔镜袖状胃切除术（LSG）的死亡率（0.08% ～ 0.12%）介于 LRYGB 和 LAGB 之间，见表 48.15。LSG 相关并发症低于 LRYGB，但高于 LAGB，包括感染、二次手术和静脉血栓栓塞。与 LRYGB 或腹腔镜 DS 相比，LSG 术后维生素和营养吸收不良的情况很少发生，这使 LSG 适用于术前有维生素吸收不良的患者，如表 48.16 所示。此外，随着手术经验的增加，术后并发症持续减少[25]。如表 48.16 所示，LSG 适合某些人群。

LSG 的远期并发症发病率与二次手术有关，严重 GERD 需转换为 RYGB，LSG 产生的高压加剧了这种情况。一份关于 LSG 的 10 年研究结果显示，体重显著反弹（21%）和顽固性反流（11%）导致转换为 RYGB 的发生率很高[45]。然而，这项研究是在 2006 年之前报道的，而且当时使用了更大的探条，也不切除胃窦。Felsenreich 等[45]认为，改进手术技术推荐使用 34 ～ 40 Fr 探条，并切除部分胃窦，将会改善远期效果。事实上，使用更小的探条的 Sleeve 和 Bypass 的两种随机试验均未显示因显著的体重反弹而需要转换术式，但在这两项随机试验中，均有相当数量的患者因出现了更严重的 GERD 或新发 GERD，需要转换为 RYGB[37, 38]。

表 48.15 腹腔镜袖状胃切除术后并发症

特征	LAZZATI[26]	KUMAR[31]	JANIK[30]
患者数量	17 960	93 062	3371
年龄（岁）	平均值＝40	中位数＝44	＞60
死亡率	0.08	0.1%	0.12%
穿孔、泄瘘	NR	0.8%	0.5%
手术部位感染	NR	0.2%	0.2%
肺	NR	0.1%	0.1%
栓塞 / 静脉血栓			
血栓栓塞			
二次手术	NR	1.2	0.9%
出血	NR	0.6%	1.0%

再手术

对手术治疗失败的患者是否应该再次进行减重手术，尚有争议。手术失败的绝对定义尚不清楚，但大多数外科医师在考虑二次手术时，会适当接受表 48.5 所列的标准。如果患者接受的手术经验证明效果不佳，则应针对手术失败再次进行手术。手术并发症，如垂直胃束带术后狭窄导致胃出口梗阻或空肠回肠旁路术后出现代谢性并发症，是再次手术的明确指征。非减重外科医师在纠正减重手术的并发症时经常犯的一个错误是纠正了并发症，但无法持续限制体重。在这种情况下，典型的长期治疗方法是让患者的体重慢慢恢复到初次减肥手术前的肥胖程度，然后再寻求进一步的手术帮助。

表 48.16 腹腔镜袖状胃切除术在减重手术中的潜在作用

疾病	禁忌证	LSG 的潜在优势
缺铁性贫血	RYGB，BPD	保留十二指肠
小肠克罗恩病	RYGB，DS，BPD，LAGB 如果服用类固醇	保留小肠
接受免疫抑制剂的移植患者	LAGB 如果服用类固醇；RYGB，DS 和 BPD 为相对禁忌证	抗排斥药物吸收更稳定
心力衰竭	RYGB 药物吸收不良；DS 和 BPD 为相对禁忌证	更稳定的吸收药物
服用非甾体抗炎药的严重关节炎患者	RYGB 和 BPD 禁忌，因为有溃疡风险	保留胃可以继续服用非甾体类抗炎药物
无法接受频繁随访的患者	LAGB、RYGB、DS、BPD	减少吸收不良的风险，减少对 LAGB 调整
既往存在维生素缺乏症（如维生素 D、铁）	RYGB、DS、BPD	保留小肠可以减少维生素缺乏
自身免疫性结缔组织疾病	LAGB	LSG 可能是一个不错的选择

BPD：胆胰分流术；DS：十二指肠转流术；LAGB：腹腔镜可调胃束带术；LSG：腹腔镜袖状胃切除术；RYGB：Roux-en-Y 胃旁路术。

在评估患者是否适合再手术时，外科医师必须确定原来的减重手术是否完整，在解剖学上是否仍然适合维持减重。如果没有，可以考虑二次手术。然而，我们认为，解剖完整且结构良好的减重手术失败的患者，第二次或修正减重手术失败的风险很高。在再次手术中，感染、器官缺血、吻合口瘘、输血等严重腹腔并发症的发生率增加。

所有减重手术都有一定的失败率，包括体重减轻不足、合并症的解决不充分、对生活方式产生负面影响和更差的满意度、出现需要内科或外科干预的并发症以及出现需要改变或转换手术的并发症。对登记到减肥纵向数据库（BOLD）的 449 753 例减重手术的分析显示[46]，4.4% 的手术是纠正性手术（即解决初次减重手术的并发症或治疗效果不理想的手术），1.9% 的手术是中转手术（即将主要减重手术转换为另一种减重手术）。只有 6.3% 的减重手术需要再次手术，更少的人需要转换到其他减重手术，这说明目前正在进行的常用减重手术的相对有效性。此外，二次手术的死亡率较低，为 0.12% ～ 0.21%，1 年 EWL 为 36% ～ 39%。这些数据表明，二次手术失败并不常见，临床结果与初次手术结果相当，而且它们的死亡率相当。

内镜在减重手术中的应用

内镜已经成为减重手术后并发症管理的重要组成部分，此外，大量的内镜减重操作正在使用或正在开发中。

术前内镜检查

美国胃肠内镜协会实践标准委员会与来自胃肠和内镜外科医师协会和 ASMBS 的代表一起，于 2015 年发布了该主题的指南。他们的结论是内镜的使用应该建立在患者和外科医师之间的密切讨论的基础上。ASMBS 指出，如果患者有胃食管反流病史，应考虑内镜检查。没有症状但有显著的内镜检查结果的患者数量是未知的。一项对 28 项研究和 6616 例患者的综合回顾表明，大多数（92.4%）术前内镜检查结果没有改变治疗方式；然而，7.6% 的患者延迟了手术或改变了手术方式[47]。这说明术前常规内镜检查可以避免手术时的意外情况。因此，对于有症状的患者应该在术前进行内镜检查，对于无症状的患者也应该考虑术前进行内镜检查。

术中内镜检查

许多外科医师会在手术时进行术中渗漏检测，以防止术后并发症的发生。渗漏检测的方法多种多样，从经口胃管使用亚甲蓝到通过胃管或内镜进行空气充气。在使用充气试验时，胃吻合线和任意近端吻合口被淹没在无菌盐水下，向胃内注入空气。然后通过寻找气泡来评估在过度膨胀的情况下吻合线是否密封。内镜的优点是在手术时既能诊断又能治疗。如果发现渗漏，可以在内镜下用内镜夹或外部缝合进行处理。此外，如果发现吻合线上出血，可以立即处理，而不是等到出血的临床症状明显后再进行手术。最后，内镜检查可以让外科医师更彻底地评估手术后的解剖结构，以确保它看起来和预期的一样。

术后内镜检查

内镜检查对于评估那些再次出现腹部主诉、体重回升或出现手术并发症的患者是非常有价值的。了解减重手术后的手术后解剖是很有挑战性的，特别是多年前做的手术。我们应该认识到最常见的手术术式是胃旁路术、垂直 LSG 和垂直胃束带成形术。

内镜治疗减重术后并发症

渗漏是减重手术后最严重的并发症之一。这些并发症的死亡率很高，也是外科医师最想避免的并发症。最常见的渗漏干预措施之一是使用全覆膜支架，置入的支架越过穿孔部位，从而减少持续的污染，并使患者在术后期间可以进食。一项描述支架使用效果的研究指出，术后愈合期为 6 周，成功率为 90%。在 8/20 例患者中出现支架的移位，这似乎是这些支架的主要问题，也是这种管理方法的致命弱点[48]。为了避免移位，可以用缝合或闭合夹来预防。闭合夹通常不会成功，因为它们会很快脱落，而支架会留在原位 4 ～ 6 周。可以通过内镜置入缝线，但在这个狭小的空间中，这些装置有时会显得笨重。利用缝合线可以将支架与鼻腔连接起来。通过透视检查来确保支架正确放置十分重要。LSG 后的渗漏具有挑战性，因为美国现有的支架不够长，无法穿过整个袖筒，许多人使用两个重叠放置的支架来缓解这个问题。

另一种处理渗漏的方法是使用大的闭合夹。这种技术一般不适用于急性瘘，除非瘘口非常小且边缘新鲜。通常，这种技术对小的慢性瘘或小于 1 cm 的瘘效果更好。

目前，内镜真空疗法被用于闭合大的渗漏。这项技术包括将真空海绵放置在胃管的末端，并将其置于瘘口外的空腔中。随着时间的推移，这个区域会被封闭，这对治疗瘘是有效的。这种技术的操作是比较频繁的，因为设备必须每几天更换一次，类似于任何外部伤口的真空设备。一般来说，患者会在几周内进行 8 ～ 12 次手术。与传统方法相比，这种方法的好处是可以缩短愈合时间。

如果瘘口很小，但外腔的渗漏较大，内部引流可使用双尾支架。

可以进行外腔的内部引流，是非常有用的，特别是当放置外部引流管有困难时。如果开口很小，也可以采取内镜下切开以便更好地腔外引流。

减重手术后的狭窄

狭窄可发生在胃旁路手术后的残胃出口或在 LSG 术后胃断端。胃旁路手术后，可以通过内镜下球囊扩张处理吻合口狭窄，气囊直径为 5 ～ 20 mm。如果内镜不能穿过狭窄，可以在透视引导下将导丝越过狭窄段后置入球囊，以避免穿孔。这些狭窄可能需要多次扩张，每次扩张 3 ～ 5 mm。此外，应明确并解决狭窄的潜在原因，以避免复发。常见的原因包括吸烟和使用非类固醇类药物。

LSG 后狭窄最常见于胃断端，可以通过内镜下球囊扩张和支架置入治疗。不幸的是，这些方法不一定成功，此时转换为胃旁路治疗是有必要的。

减重手术后体重反弹

减重手术后体重反弹的发生率约为 10% ～ 15%。胃旁路手术后内镜缝合吻合口比较常见。一种可以进行全层闭合的内镜缝合装置可以用来调整胃空肠吻合口大小。较小直径的吻合口使食物在残胃潴留的时间更长，导致饱腹感增强和食物摄入量减少。内镜治疗及改变生活方式可以改善饮食习惯，在 6 个月时获得减重，但仍需要长期的研究来证实。

内镜减重手术

目前，对于超重的人建议控制饮食和运动。对于重度肥胖患者建议做减重手术。介于两者之间的人，几乎没有干预措施。此外，许多患者不希望行改变解剖结构的减重手术。现在有几种内镜下减重的方法。

最常见的内镜减重方法是生物球囊减重术，有单气囊和多气囊系统。最初是 Garren-Edwards 球囊，但由于移位和阻塞肠道逐渐被淘汰。现在的球囊更加复杂，最常见的是 Orbera 球囊（endosurgery，Inc.），目前已经成功放置了 30 多万个这样的球囊。内镜下放置球囊，放置 6 个月后，在内镜下取出。在此期间和随后的 6 个月，调整患者的饮食和生活方式。告知患者球囊放置时他们可以靠多少食物摄入量生存，这是为了帮助在取出球囊后保持这种生活方式。大多数患者能减掉 30 ～ 50 磅。最大的 Orbera 球囊置入量来自巴西，在置入 4 万个球囊后，研究者达成了共识。研究显示内镜下球囊置入的减重成功率高，不良反应极小。球囊中充满空气或使用多个球囊可以减少首次放置时的恶心反应。目前正在研发新的不需要内镜置入或移除的球囊。

另一种比较常见的方法是内镜下袖状胃成形术。利用内镜缝合装置将胃壁缝合在一起，以减少胃容量。这样使留下的胃腔形成袖状胃。短期内小系列报告的体重减轻效果大于药物治疗，需要长期的对照试验来评估这种方法。

其他内镜手术包括减少吸收或减少胃排空，从而增加患者的饱腹感。此外，磁体甚至也被用来在内镜下制造旁路。所有这些手术都只有很少的数据，它们的长期疗效不清楚。内镜手术的减重效果没有外科手术明显，但它可以为外科手术提供一个桥梁，也可以作为一种干预措施进行减重，它的侵入性比手术更小。

减重手术的争议

根据最新的证据，一些人认为，基于严格的 BMI 界限的减重手术指南没有明确指出最有可能受益的患者。多年来，减重手术的标准一直是 BMI，但 SOS 研究的证据表明，BMI 不能预测手术对心血管、糖尿病或癌症相关死亡率的影响[50]。另一方面，胰岛素抵抗的空腹高胰岛素血症可以预测减重手术阳性结果的总死亡率、心血管事件和糖尿病发生率。如果减重手术的目的不仅仅是减肥，而是降低死亡率、预防糖尿病及减少心血管事件，Sjostrom[50]建议选择术前胰岛素和血糖水平作为标准，可以明确减重手术患者的获益情况。

1 级证据表明，对于 BMI 较低的 2 型糖尿病患者，减重手术（RYGB、LSG 和 LAGB）比药物治疗更有效[15-18]。这种概念比较超前，而且非常有争议。虽然越来越多的医学会[23]和内科医师认识到减重手术的好处，甚至支持将患者转诊给减重外科医师，但目前尚不清楚何时以及是否减重手术会作为糖尿病的主要治疗方法，或将代谢变量而不是BMI作为手术的主要标准。

小结

病态肥胖的外科治疗不再被认为是普通外科的主流，而是将其作为外科住院医师培训的一个组成部分。目前它是普外科发展最快的领域。虽然肥胖患者对减重手术的需求在不断增加，但每年只有不到2%的符合条件患者从减重手术中受益。本章讨论了目前外科治疗减重手术的各个方面，包括目前最常见的手术。不幸的是，虽然病态肥胖的疾病过程尚不清楚，但全球流行率在不断增加。手术治疗已被证明可以降低死亡率和控制糖尿病，它是比非手术治疗更有效的减重方法。最近，在比较肥胖糖尿病患者进行的减重手术与药物治疗的随机临床试验中表明，减重手术在治疗重度肥胖、2型糖尿病、高血压和血脂异常方面更有效。随着减重手术的积极效果越来越广为人知，多个内科医师开始意识到有必要将患者转诊给减重外科医师进行评估。希望这些数据也可以鼓励政府和保险公司增加减重和代谢手术的保险覆盖范围。

主要参考文献

Adams TD，Gress RE，Smith SC，et al. Long-term mortality after gastric bypass surgery. N Engl J Med. 2007；357：753-761

一项回顾性队列研究比较了7925例接受Roux-en-Y胃旁路术（RYGB）的患者和7925例申请驾驶证的重度肥胖患者的长期死亡率，这些患者的年龄、性别和BMI相匹配。在平均7.1年的随访时间里，与对照组相比，RYGB术后调整后的任何原因的长期总死亡率降低了40%；手术组的冠心病死亡率降低了56%，糖尿病死亡率降低了92%，癌症死亡率降低了60%。他们的研究显示，胃旁路手术后的长期总死亡率显著降低，特别是糖尿病、心脏病和癌症导致的死亡率。

Adams TD，Davidson LE，Litwin SE，et al. Weight and metabolic outcomes 12 years after gastric bypass. N Engl J Med. 2017；377：1143-1155.

这项回顾性队列研究比较了7925例接受Roux-en-Y胃旁路术（RYGB）的患者与7925例申请驾驶证的重度肥胖患者的长期死亡率，这些患者的年龄、性别和BMI相匹配。2007年发表的论文显示，手术组的总死亡率降低，而随访12年发现，与对照组相比，RYGB术后体重减轻，空腹血糖水平、收缩压、低密度脂蛋白胆固醇、高密度脂蛋白胆固醇和甘油三酯均有显著改善。他们总结说："这项研究表明，Roux-en-Y胃旁路术后，体重减轻和2型糖尿病、高血压和血脂异常的有效缓解和预防是长期的。"

Birkmeyer JD，Finks JF，O' Reilly A，et al. Surgical skill and complication rates after bariatric surgery. N Engl J Med.2013；369：1434-1442.

密歇根合作组织的一项研究表明，外科医师的技术在手术结果中仍然是至关重要的。同行评审视频发现，在被评为技术水平最高的1/4的外科医师中，患者的死亡率（0.05% *vs.* 0.26%；$P = 0.01$）和发病率（5.2% *vs.* 14.5%；$P < 0.001$）明显降低。

Courcoulas AP，King WC，Belle SH，et al. Seven-year weight trajectories and health outcomes in the Longitudinal Assessment of Bariatric Surgery（LABS）study. JAMA Surg. 2018；153：427-434.

对来自美国10个中心的2348例接受减重手术的患者进行观察发现。腹腔镜Roux-en-Y胃旁路术（LRYGB）的体重减轻明显大于腹腔镜可调节束带术（LAGB）。LRYGB治疗后体重减轻、糖尿病和血脂持续改善。在这项为期7年的试验中，较多的LAGB患者（26.2%）接受了二次手术，需要移除束带和转换为另一种手术限制了LAGB手术的长期有效性。

Ikramuddin S，Korner J，Lee WJ，et al. Roux-en-Y gastric bypass vs intensive medical management for the control of type 2 diabetes, hypertension, and hyperlipidemia: the Diabetes Surgery Study Randomized Clinical Trial. JAMA. 2013; 309: 2240–2249.

一项随机前瞻性临床试验比较了 Roux-en-Y 胃旁路术（RYGB）与药物治疗控制 2 型糖尿病、高血压和高脂血症的效果。24 个月时，43% 的手术组和 14% 的药物治疗组达到了主要终点（OR = 5.1）。他们得出结论，在轻度至中度肥胖的糖尿病受试者中，RYGB 显著提高了达到复合终点的机会。尽管补充了维生素，手术组仍有严重的不良事件（营养缺乏和骨折）发生，他们认为必须权衡潜在的益处和严重不良事件的风险。

Kolotkin RL, Kim J, Davidson LE, et al. 12-year trajectory of health-related quality of life in gastric bypass patients versus comparison groups. Surg Obes Relat Dis. 2018; 14: 1359–1365.

这项为期 12 年的前瞻性研究评估了胃旁路手术后健康相关生活质量（HRQOL）的变化，并与具有相似人口统计学特征的两个非手术组进行了比较。手术组在身高和体重相关的 HRQOL 方面较基线有显著改善。不同组在身高和体重相关的 HRQOL 中有显著差异。胃旁路手术后 12 年的改善程度支持了减重手术改善患者生活质量的结论。

Nguyen NT, Kim E, Vu S, et al. Ten-year outcomes of a prospective randomized trial of laparoscopic gastric bypass versus laparoscopic gastric banding. Ann Surg. 2018; 268: 106–113.

1 级证据表明，与腹腔镜可调节束带术相比，Roux-en-Y 胃旁路术长期体重减轻效果更好，二次手术率低，糖尿病改善明显。

Peterli R, Wolnerhanssen BK, Peters T, et al. Effect of laparoscopic sleeve gastrectomy vs laparoscopic Roux-en-Y gastric bypass on weight loss in patients with morbid obesity: the SM-BOSS Randomized Clinical Trial. JAMA. 2018; 319: 255–265.

来自随机对照试验的 1 级证据显示，与 LSG 相比，LRYGB 术后体重减轻、糖尿病缓解效果略好但无统计学意义。两种方法都改善了与健康相关的生活质量，在晚期并发症方面没有差异。LRYGB 改善胃食管反流疾病的效果更好。本试验和 SLEEVEPASS 随机对照研究表明，在术后 5 年，LSG 是一种有效的减重方法，优于 LRYGB。

Salminen P, Helmio M, Ovaska J, et al. Effect of laparoscopic sleeve gastrectomy vs laparoscopic Roux-en-Y gastric bypass on weight loss at 5 years among patients with morbid obesity: the SLEEVEPASS Randomized Clinical Trial. JAMA. 2018; 319: 241–254

在一项随机对照试验中，与 LSG 相比，LRYGB 术后体重减轻效果略好（分别为 57% 和 49%），高血压也有所改善。两种治疗方法的体重减轻差异没有临床意义。他们还指出，这两种方法都改善了 HRQOL，晚期并发症没有差异。大部分（7/10）的 LSG 术后二次手术是由于严重的胃食管反流病。本试验和 SM-BOSS 随机对照研究表明，在术后 5 年，LSG 是一种有效的减重方法，优于 LRYGB。

Schauer PR, Bhatt DL, Kirwan JP, et al. Bariatric surgery versus intensive medical therapy for diabetes—5-year outcomes. N Engl J Med. 2017; 376: 641–651.

作者随机选取 150 例肥胖（BMI 为 27 ～ 43 kg/m^2）、未控制糖尿病的肥胖患者（HbA1c ＞ 7.0%）随机进行药物治疗、腹腔镜袖状胃切除术、腹腔镜 Roux-en-Y 胃旁路术。在随机分组后的 1、2、3 和 5 年，手术组在 HbA1c、体重减轻和血脂异常方面有显著改善，治疗高血压、高血脂和糖尿病药物使用数量减少。手术患者的生活质量（QOL）有显著改善，而药物治疗患者的生活质量没有变化。他们总结道：“减重手术是治疗 2 型糖尿病的潜在有效策略，使许多患者达到并维持血糖控制的治疗目标，否则仅靠药物治疗是无法实现的。”现在的 5 年随访显示手术组的疗效好，支持减重手术是一种安全有效的治疗 2 型糖尿病的疗法。

219–234。Sjöström L. Review of the key results from the Swedish Obese Subjects（SOS）trial—a prospective controlled intervention study of bariatric surgery. J Intern Med. 2013；273：219–234.

对瑞典肥胖受试者试验结果的著名回顾性研究。2010 年，与接受标准医疗护理的 2037 例对照组（18% *vs.* 1%）相比，肥胖受试者在手术后 20 年内体重显著下降。减重手术患者的长期死亡率降低（调整后的风险比，0.71）。减重手术组还降低了糖尿病、心肌梗死、卒中和癌症的发病率。他们的分析还表明，基线时的高胰岛素或高葡萄糖水平预测成功，而 BMI 水平预测失败，这导致作者认为基于 BMI 的选择需要重新评估，使用胰岛素和葡萄糖值将更好地预测减重手术的效果，将会是更好的选择标准。

Sjöström L，Narbro K，Sjöström CD，et al. Effects of bariatric surgery on mortality in Swedish obese subjects. N Engl J Med.2007；357：741–752.

本研究对接受减重手术的患者和未接受手术的对照组进行研究，并对他们进行了 10.9 年的监测。他们对研究对象的随访率达到了 99.9%。结果发现，与未接受手术的对照组相比，手术减重组患者的体重和死亡风险显著降低［未调整的总风险比手术组为 0.76（$P = 0.4$）］。这是一项最好的长期研究，表明与标准的药物治疗相比，减重手术可以持续减轻体重，消除并发症，并提高生存率。

参考文献

1. Hales CM, Carroll MD, Fryar CD, et al. Prevalence of obesity among adults and youth: United States, 2015–2016. *NCHS Data Brief.* 2017:1–8.
2. Ezzati M, Bentham J, De Cesare M, et al. Worldwide trends in body-mass index, underweight, overweight, and obesity from 1975 to 2016: a pooled analysis of 2416 population-based measurement studies in 128.9 million children, adolescents, and adults. *Lancet.* 2017;390:2627–2642.
3. Siljee JE, Wang Y, Bernard AA, et al. Subcellular localization of MC4R with ADCY3 at neuronal primary cilia underlies a common pathway for genetic predisposition to obesity. *Nat Genet.* 2018;50:180–185.
4. Mahana D, Trent CM, Kurtz ZD, et al. Antibiotic perturbation of the murine gut microbiome enhances the adiposity, insulin resistance, and liver disease associated with high-fat diet. *Genome Med.* 2016;8:48.
5. Singh RK, Kumar P, Mahalingam K. Molecular genetics of human obesity: a comprehensive review. *C R Biol.* 2017;340:87–108.
6. Sjostrom L, Narbro K, Sjostrom CD, et al. Effects of bariatric surgery on mortality in Swedish obese subjects. *N Engl J Med.* 2007;357:741–752.
7. Adams TD, Gress RE, Smith SC, et al. Long-term mortality after gastric bypass surgery. *N Engl J Med.* 2007;357:753–761.
8. Arterburn DE, Olsen MK, Smith VA, et al. Association between bariatric surgery and long-term survival. *JAMA.* 2015;313:62–70.
9. Guidry CA, Davies SW, Sawyer RG, et al. Gastric bypass improves survival compared with propensity-matched controls: a cohort study with over 10-year follow-up. *Am J Surg.* 2015;209:463–467.
10. Kauppila JH, Tao W, Santoni G, et al. Effects of obesity surgery on overall and disease-specific mortality in a 5-country population-based study. *Gastroenterology.* 2019;157:119–127 e111.
11. Adams TD, Davidson LE, Litwin SE, et al. Weight and metabolic outcomes 12 years after gastric bypass. *N Engl J Med.* 2017;377:1143–1155.
12. Davidson LE, Adams TD, Kim J, et al. Association of patient age at gastric bypass surgery with long-term all-cause and cause-specific mortality. *JAMA Surg.* 2016;151:631–637.
13. Kolotkin RL, Kim J, Davidson LE, et al. 12-year trajectory of health-related quality of life in gastric bypass patients versus comparison groups. *Surg Obes Relat Dis.* 2018;14:1359–1365.
14. Neovius M, Bruze G, Jacobson P, et al. Risk of suicide and non-fatal self-harm after bariatric surgery: results from two matched cohort studies. *Lancet Diabetes Endocrinol.* 2018;6:197–207.
15. Schauer PR, Bhatt DL, Kirwan JP, et al. Bariatric surgery versus intensive medical therapy for diabetes—5-year outcomes. *N Engl J Med.* 2017;376:641–651.
16. Ikramuddin S, Billington CJ, Lee WJ, et al. Roux-en-Y gastric bypass for diabetes (the Diabetes Surgery Study): 2-year outcomes of a 5-year, randomised, controlled trial. *Lancet Diabetes Endocrinol.* 2015;3:413–422.
17. Mingrone G, Panunzi S, De Gaetano A, et al. Bariatric-metabolic surgery versus conventional medical treatment in obese patients with type 2 diabetes: 5 year follow-up of an open-label, single-centre, randomised controlled trial. *Lancet.* 2015;386:964–973.
18. Simonson DC, Halperin F, Foster K, et al. Clinical and patient-centered outcomes in obese patients with type 2 diabetes 3 years after randomization to Roux-en-Y gastric bypass surgery versus intensive lifestyle management: the SLIMM-T2D Study. *Diabetes Care.* 2018;41:670–679.
19. O'Brien R, Johnson E, Haneuse S, et al. Microvascular outcomes in patients with diabetes after bariatric surgery versus usual care: a matched cohort study. *Ann Intern Med.* 2018;169:300–310.
20. Svane MS, Bojsen-Moller KN, Martinussen C, et al. Postprandial nutrient handling and gastrointestinal hormone secretion after Roux-en-Y gastric bypass vs sleeve gastrectomy. *Gastroenterology.* 2019;156:1627–1641.e1621.
21. Evans S, Pamuklar Z, Rosko J, et al. Gastric bypass surgery restores meal stimulation of the anorexigenic gut hormones glucagon-like peptide-1 and peptide YY independently of caloric restriction. *Surg Endosc.* 2012;26:1086–1094.
22. Hutch CR, Sandoval D. The role of GLP-1 in the metabolic success of bariatric surgery. *Endocrinology.* 2017;158:4139–4151.

23. 8. Obesity management for the treatment of type 2 diabetes: standards of medical care in diabetes—2019. *Diabetes Care*. 2019;42:S81–S89.
24. Ibrahim AM, Ghaferi AA, Thumma JR, et al. Variation in outcomes at bariatric surgery centers of excellence. *JAMA Surg*. 2017;152:629–636.
25. Birkmeyer JD, Finks JF, O'Reilly A, et al. Surgical skill and complication rates after bariatric surgery. *N Engl J Med*. 2013;369:1434–1442.
26. Lazzati A, Audureau E, Hemery F, et al. Reduction in early mortality outcomes after bariatric surgery in France between 2007 and 2012: a nationwide study of 133,000 obese patients. *Surgery*. 2016;159:467–474.
27. Inge TH, Courcoulas AP, Jenkins TM, et al. Weight loss and health status 3 years after bariatric surgery in adolescents. *N Engl J Med*. 2016;374:113–123.
28. *Estimate of Bariatric Surgery Numbers, 2011–2017*. American Society of Metabolic and Bariatric Surgeons; 2018. https://asmbs.org/resources/estimate-of-bariatric-surgery-numbers. Accessed August 6, 2019.
29. Varban OA, Cassidy RB, Sheetz KH, et al. Technique or technology? Evaluating leaks after gastric bypass. *Surg Obes Relat Dis*. 2016;12:264–272.
30. Janik MR, Mustafa RR, Rogula TG, et al. Safety of laparoscopic sleeve gastrectomy and Roux-en-Y gastric bypass in elderly patients—analysis of the MBSAQIP. *Surg Obes Relat Dis*. 2018;14:1276–1282.
31. Kumar SB, Hamilton BC, Wood SG, et al. Is laparoscopic sleeve gastrectomy safer than laparoscopic gastric bypass? A comparison of 30-day complications using the MBSAQIP data registry. *Surg Obes Relat Dis*. 2018;14:264–269.
32. Stroh C, Kockerling F, Volker L, et al. Results of more than 11,800 sleeve gastrectomies: data analysis of the German Bariatric Surgery Registry. *Ann Surg*. 2016;263:949–955.
33. O'Brien PE, Hindle A, Brennan L, et al. Long-term outcomes after bariatric surgery: a systematic review and meta-analysis of weight loss at 10 or more years for all bariatric procedures and a single-centre review of 20-year outcomes after adjustable gastric banding. *Obes Surg*. 2019;29:3–14.
34. Courcoulas AP, King WC, Belle SH, et al. Seven-year weight trajectories and health outcomes in the longitudinal assessment of bariatric surgery (LABS) study. *JAMA Surg*. 2018;153:427–434.
35. Miras AD, Kamocka A, Patel D, et al. Obesity surgery makes patients healthier and more functional: real world results from the United Kingdom National Bariatric Surgery Registry. *Surg Obes Relat Dis*. 2018;14:1033–1040.
36. Bolckmans R, Himpens J. Long-term (>10 yrs) outcome of the laparoscopic biliopancreatic diversion with duodenal switch. *Ann Surg*. 2016;264:1029–1037.
37. Salminen P, Helmio M, Ovaska J, et al. Effect of laparoscopic sleeve gastrectomy vs laparoscopic Roux-en-Y gastric bypass on weight loss at 5 years among patients with morbid obesity: the SLEEVEPASS Randomized Clinical Trial. *JAMA*. 2018;319:241–254.
38. Peterli R, Wolnerhanssen BK, Peters T, et al. Effect of laparoscopic sleeve gastrectomy vs laparoscopic Roux-en-Y gastric bypass on weight loss in patients with morbid obesity: the SM-BOSS randomized clinical trial. *JAMA*. 2018;319:255–265.
39. Tchokouani L, Jayaram A, Alenazi N, et al. The long-term effects of the adjustable gastric band on esophageal motility in patients who present for band removal. *Obes Surg*. 2018;28:333–337.
40. Nguyen NT, Kim E, Vu S, et al. Ten-year outcomes of a prospective randomized trial of laparoscopic gastric bypass versus laparoscopic gastric banding. *Ann Surg*. 2018;268:106–113.
41. Lazzati A, De Antonio M, Paolino L, et al. Natural history of adjustable gastric banding: lifespan and revisional rate: a nationwide study on administrative data on 53,000 patients. *Ann Surg*. 2017;265:439–445.
42. Reames BN, Bacal D, Krell RW, et al. Influence of median surgeon operative duration on adverse outcomes in bariatric surgery. *Surg Obes Relat Dis*. 2015;11:207–213.
43. Aghajani E, Nergaard BJ, Leifson BG, et al. The mesenteric defects in laparoscopic Roux-en-Y gastric bypass: 5 years follow-up of non-closure versus closure using the stapler technique. *Surg Endosc*. 2017;31:3743–3748.
44. Edholm D, Ottosson J, Sundbom M. Importance of pouch size in laparoscopic Roux-en-Y gastric bypass: a cohort study of 14,168 patients. *Surg Endosc*. 2016;30:2011–2015.
45. Felsenreich DM, Langer FB, Kefurt R, et al. Weight loss, weight regain, and conversions to Roux-en-Y gastric bypass: 10-year results of laparoscopic sleeve gastrectomy. *Surg Obes Relat Dis*. 2016;12:1655–1662.
46. Sudan R, Nguyen NT, Hutter MM, et al. Morbidity, mortality, and weight loss outcomes after reoperative bariatric surgery in the USA. *J Gastrointest Surg*. 2015;19:171–178; discussion 178–179.
47. Parikh M, Liu J, Vieira D, et al. Preoperative endoscopy prior to bariatric surgery: a systematic review and meta-analysis of the literature. *Obes Surg*. 2016;26:2961–2966.
48. Aryaie AH, Singer JL, Fayezizadeh M, et al. Efficacy of endoscopic management of leak after foregut surgery with endoscopic covered self-expanding metal stents (SEMS). *Surg Endosc*. 2017;31:612–617.
49. Neto MG, Silva LB, Grecco E, et al. Brazilian Intragastric Balloon Consensus Statement (BIBC): practical guidelines based on experience of over 40,000 cases. *Surg Obes Relat Dis*. 2018;14:151–159.
50. Sjostrom L. Review of the key results from the Swedish Obese Subjects (SOS) trial—a prospective controlled intervention study of bariatric surgery. *J Intern Med*. 2013;273:219–234.

49 章

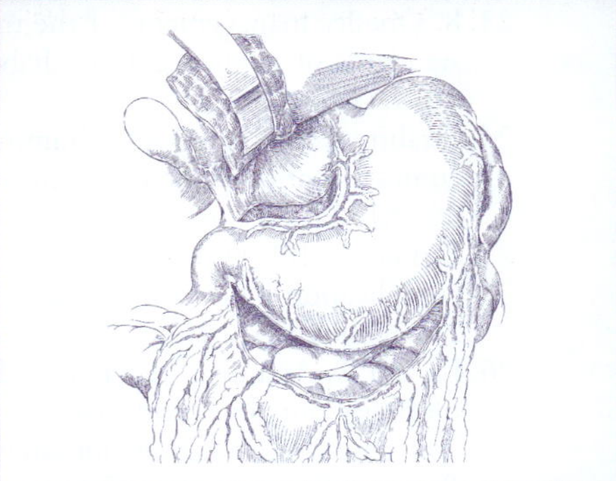

胃

David A. Mahvi，David M. Mahvi

王　玉　李　頔　译　王宏磊　审校

章目录

解剖学

大体解剖

分区

胃来自管状胚胎前肠，由胚胎第 5 周尾部扩张开始发育。胚胎胃由两个肠系膜组成：背肠系膜（变成胃脾、胃结肠和胃膈韧带）和腹肠系膜（变成小网膜的肝十二指肠韧带、胃肝韧带和镰状韧带）。胚胎发育到第 7 周，胃下降，旋转，大弯侧不对称地延伸、扩张，发展到正常的解剖形态和位置。

胃的最近端称为贲门，与食管相连续。贲门近端是有生理功能的食管下端括约肌。尽管胃食管结合部和幽门是固定的，但是大部分中间部分是可以活动的。胃的底部在胃的最上面，松软且可扩张。His角是一个重要的解剖角，由胃底部和食管左侧缘相交形成。胃的体部是最大的部分，也称胃体。其右侧是相对直而短的胃小弯，左侧是相对长的胃大弯。在胃角切迹，胃小弯陡然转向右侧并成角。胃体自此终止，胃窦自此而始。远侧的幽门连接胃远端（胃窦）和十二指肠近端（图49.1）。

肝的左外侧段覆盖了胃前方大部分。胃后方则由膈肌、左肾、胰腺、主动脉和腹腔动脉干所包绕。胃下方通过胃结肠韧带与横结肠相连。在上方，胃食管结合部位于膈肌食管裂孔下方2～3 cm处，第7肋软骨平面水平，比幽门稍稍偏向头侧。胃脾韧带连接胃近端大弯侧和脾。

血液供应

腹腔动脉提供了胃的大部分血供（图49.2）。总共有4条主要的动脉——沿胃小弯侧的胃左及胃右动脉，以及沿胃大弯侧的胃网膜左和胃网膜右动脉，其中，最大的动脉是胃左动脉。此外，胃近端大量的血供来自于膈下动脉和来自于脾的胃短动脉。大约15%～20%的患者有发自于胃左动脉的肝左动脉变异。因此，近端结扎胃左动脉可能导致急性左肝缺血。胃右动脉发自肝固有动脉（有时是胃十二指肠动脉）。胃网膜左动脉来源于脾动脉，胃网膜右动脉来源于胃十二指肠动脉。大多数情况下，主要供血血管之间存在着广泛的侧支连接，只要能够保证胃大小弯

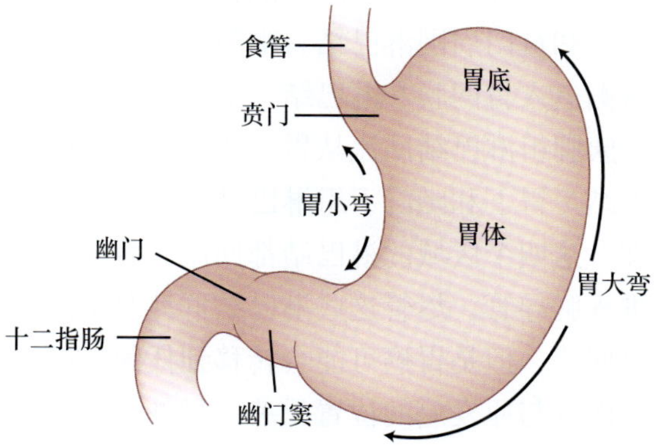

图49.1 胃的分区（From Yeo C，Dempsey DT，Klein AS，et al，eds. Shackelford's Surgery of the Alimentary Tract. 6th ed. Philadelphia：Saunders；2007.）

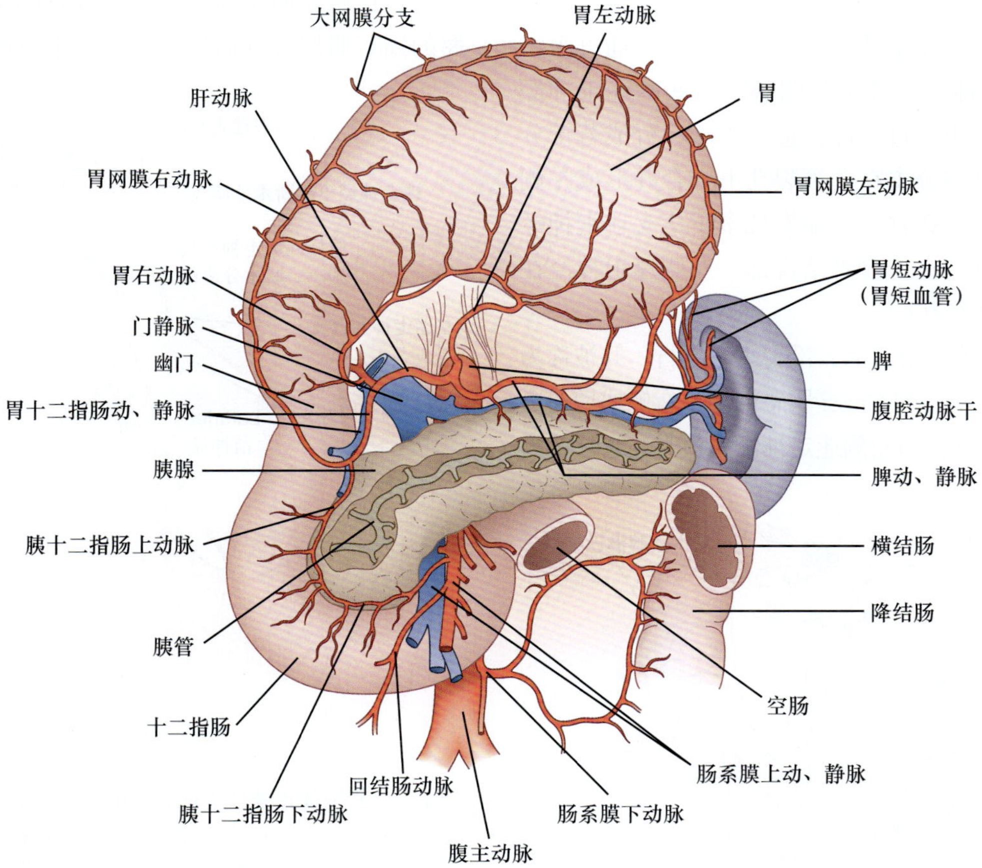

图49.2 胃和十二指肠的血供，显示与脾和胰腺的解剖关系。胃向头侧折叠（From Yeo C，Dempsey DT，Klein AS，et al，eds. Shackelford's Surgery of the Alimentary Tract. 6th ed. Philadelphia：Saunders；2007.）

侧的血管弓不受影响，即使结扎了4支主要血管中的3支，胃依然能存活。一般而言，胃的静脉与动脉伴行。胃左静脉（冠状静脉）和胃右静脉通常回流入门静脉。胃网膜右静脉回流入肠系膜上静脉，胃网膜左静脉回流入脾静脉。

淋巴引流

胃的淋巴回流伴随着脉管系统的走行，汇入四个淋巴结群（图49.3）。胃上组淋巴结从胃小弯上部分进入胃左和贲门周围淋巴结。幽门上组淋巴结回流从胃小弯侧进入胃网膜右淋巴结，引流至右侧胰腺上淋巴结。胰脾组淋巴结回流从胃大弯侧进入胃网膜左和脾淋巴结。胃下和幽门下组淋巴结回流入胃网膜右血管根部。这四个区域的淋巴结都回流入腹腔淋巴结并最终进入胸导管。尽管这些淋巴结群针对不同部位胃的淋巴回流，但是胃癌可能会转移到任何一组淋巴结群中，而且与原发癌的位置无关。另外，广泛存在的黏膜下淋巴管网可以解释为何可以在显微镜下发现原发病灶周围几厘米外的恶性细胞。

神经支配

如图49.4所示，胃的神经支配是两者兼有的，副交感神经（通过迷走神经）和交感神经（通过腹腔神经丛）。迷走神经起源于第四脑室基底的迷走神经核，在颈动脉鞘中穿过颈部，进入纵隔，分成若干分支包绕食管。这些分支在食管裂孔上方合并形成左侧和右侧迷走神经。在食管远端发现多于2支迷走神经的情况非常罕见。在胃食管结合部，左侧迷走神经在前，右侧迷走神经在后。

左迷走神经发出肝支后，沿胃小弯走行，并被称为Latarjet前神经。所谓的Grassi罪恶神经是右侧或后迷走神经的第一个分支；当左侧迷走神经完整时，它被认为

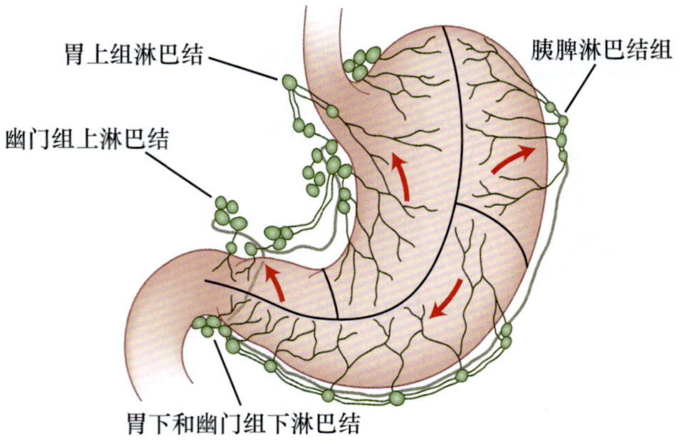

图49.3 胃的淋巴引流

是一个溃疡病复发的潜在的原因。右侧迷走神经在发出腹腔神经丛后，延胃小弯侧走行延伸。迷走神经干离断术的操作部位位于迷走神经的腹腔支和肝支平面之上，而选择性迷走神经离断术则在这个平面之下。高选择性迷走神经离断术则需要将鸦爪支（crow's feet）与近端胃分离，同时保留胃窦和幽门的神经支配。大多数（90%）迷走神经纤维属于传入神经，将刺激从内脏传输到大脑。迷走神经传出纤维发源于脊髓背侧神经，其神经突触位于肌层和黏膜下层的神经丛。这些神经元影响胃的运动和分泌功能。相比较而言，交感神经来自于$T_5 \sim T_{10}$，通过腹腔神经进入腹腔神经节。神经节后纤维伴行于动脉系统并支配胃。

胃的固有神经系统或肠神经系统包括Auerbach和Meissner自主神经丛系统。在这些部位，类胆碱的、血清素激活的、肽能的神经元均有存在。但是，对这些神经元的确切功能仍知之甚少。即便如此，许多神经肽已经定位到这些神经元上，包括：乙酰胆碱、血清素、P物质、降钙素基因相关肽、铃蟾肽、胆囊收缩素（CCK）和生长抑素。

胃形态

胃被腹膜所覆盖，腹膜形成胃的浆膜。其下是较厚的固有肌层或外肌层，由三层平滑肌构成。中间一

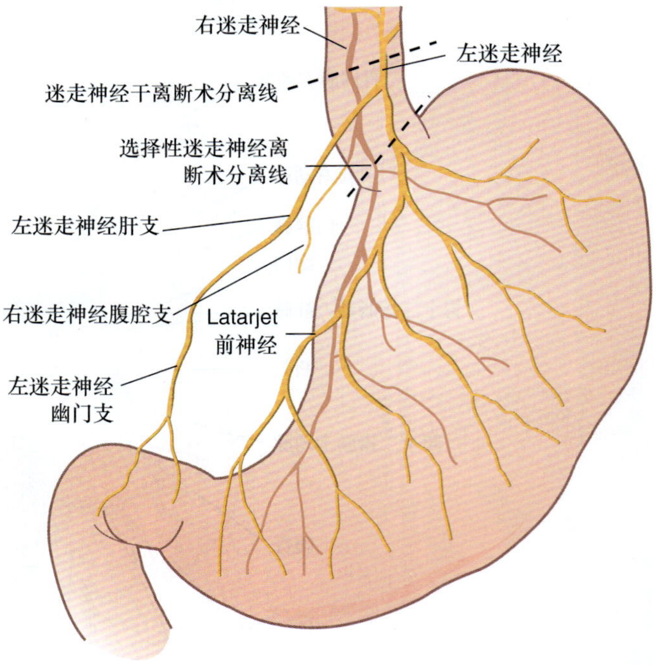

图49.4 胃的迷走神经支配。图中显示迷走神经离断术的分离线；分别位于左、右迷走神经的肝支和腹腔支上方。图中还显示选择性迷走神经离断术的分离线：位于肝支和腹腔支的下方（From Mercer D，Liu T. Open truncal vagotomy. Oper Tech Gen Surg. 2003；5：8-85.）

层平滑肌为环形平滑肌，是胃壁唯一完整的肌层。在幽门处，中间环形肌层逐渐增厚，发挥真正的解剖括约肌的作用。外肌层是纵向的，主要位于胃的远端 2/3 处。外肌层之间富含自主神经纤维和神经节，称为 Auerbach 肌间神经丛。黏膜下层位于外肌层和黏膜层之间，是一层富含胶原蛋白的结缔组织，也是胃壁最坚固的一层。此外，此层还包含有大量的血管和淋巴管网，以及 Meissner 自主神经丛。黏膜层由表面上皮、固有层和黏膜肌层组成。黏膜肌层位于黏膜下层的管腔一侧，可能是皱襞的主要组成部分，皱襞极大地增加了胃上皮的表面积。它也是区分浸润性和非浸润性胃癌的镜下边界。固有层是一个小的结缔组织层，包含支配表面上皮必需的毛细血管、血管、淋巴管和神经。

胃显微解剖

胃黏膜由单层柱状上皮组成，被含有一个或多个胃腺的胃凹所阻隔。形成该腺上皮细胞的细胞群（和功能）根据其在胃中的位置而不同（表 49.1）。腺上皮分为有消化功能的细胞（壁细胞、主细胞、黏液分泌细胞）和有调控功能的细胞（分泌胃泌素的 G 细胞、分泌生长抑素的 D 细胞）。在贲门，黏膜呈现分枝状腺体，凹陷较浅；在胃底和胃体，腺体呈管状，凹陷较长；在胃窦，分支状腺体更多。胃腔末端的胃腺体和凹陷充满了有分泌功能的表面上皮，腺体颈部延伸的长度差异很大。在贲门，腺体有显著的黏膜分泌。在胃体，腺体从颈部到基底部充满了壁细胞和主细胞（图 49.5）。胃角和胃窦近端分布一些壁细胞，但是贲门和胃窦幽门部无壁细胞。胃窦腺体含有大量的 G 细胞。

表 49.1　胃的细胞类型、部位和功能

细胞类型	部位	功能
壁细胞	胃体	分泌胃酸和内因子
黏液细胞	胃体，胃窦	黏液
主细胞	胃体	胃蛋白酶
表面上皮细胞	弥漫分布	黏液，碳酸氢盐，前列腺素
肠嗜铬样细胞	胃体	组胺
G 细胞	胃窦	胃泌素
D 细胞	胃体，胃窦	生长抑素
胃黏膜中间神经元	胃体，胃窦	胃泌素释放肽
肠神经元	弥漫分布	降钙素基因相关肽，其他
内分泌细胞	胃体	胃促生长素

生理学

胃的主要功能是将咽下的食物进行准备，以便进入小肠进行消化与吸收。近端胃的容受性舒张功能够容纳摄入的食物，使胃能够成为一个储存器官。这种容受性舒张功能使液体食物易于沿胃小弯排出，而固体食物则沿胃底大弯排出。与液体食物不同，固体食物的排空是由胃窦推动固体食物成分进入幽门并通过幽门。胃窦和幽门的功能相互协调，将食物返回到胃的近端，直到大小适合后再输送到十二指肠内。

除了储存食物外，胃还能对食物进行初步消化。淀粉通过激活的唾液淀粉酶进行分解。胃蛋白酶启动蛋白质的消化，虽然这一分解过程并不是在胃中完成的。小肠主要负责食物的消化和营养的吸收。

胃功能调控

胃功能受神经（交感神经和副交感神经）和激素（与胃中的靶细胞相互作用的多肽或胺）的调控。理解消化的内分泌和神经调控作用，对理解胃的生理机能和胃外科手术对消化的生理影响是至关重要的。我们首先关注胃功能的多肽调节，继而描述在酸分泌和胃功能方面，这些多肽与神经输入的相互作用。

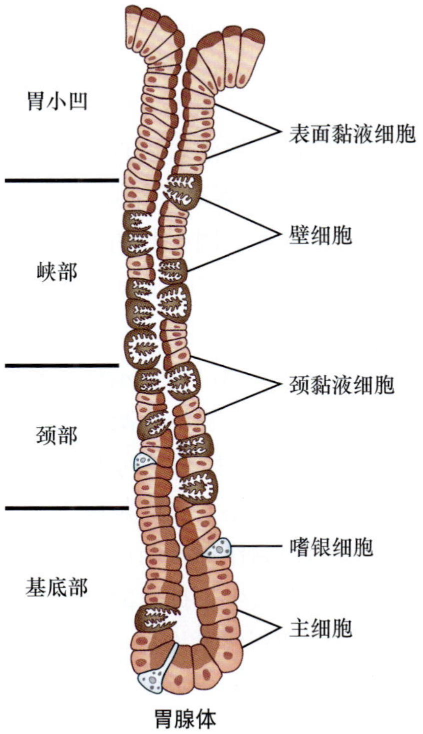

图 49.5　胃腺体内各类细胞分布（From Yeo C，Dempsey DT，Klein AS，et al，eds. Shackelford's Surgery of the Alimentary Tract. 6th ed. Philadelphia：Saunders；2007.）

胃多肽

胃泌素

胃泌素是由位于胃窦的 G 细胞所产生的，是蛋白质膳食分泌阶段的主要内分泌调节因子（表 49.1）。它是作为前肽合成的，在粗面内质网和分泌囊泡中通过酶切进行翻译后加工，产生具有生物活性的胃泌素肽。胃泌素存在几种分子形式。两种主要形式是 G34（大胃泌素）和 G17（小胃泌素）。尽管 G34 由于其代谢的半衰期较长而在循环中占主导地位，但是 90% 的胃窦胃泌素以 17- 氨基酸肽的形式释放。胃泌素羧基末端所包含的五肽序列是其生物活性成分，其作用与另一种肠道肽 CCK 相同。CCK 和胃泌素的区别在于它们的酪氨酸硫酸化位点不同。胃泌素是通过激活表面的膜受体而发挥生物作用的。这些受体是经典 G 蛋白偶联受体家族的成员，可分为 A 型或 B 型 CCK 受体。胃泌素或 CCK-B 受体对胃泌素和 CCK 有高亲和力，而 A 型 CCK 受体对硫酸化的 CCK 类似物有亲和力，对胃泌素的亲和力低。

胃泌素的释放主要是由胃扩张、胃泌素释放肽（铃蟾肽）和蛋白质消化产物所刺激的。胃酸通过生长抑素的释放来抑制胃泌素的释放，特别是当胃内 pH 值低于 3.0 时。在胃窦部，生长抑素和胃泌素的释放在功能上是相互联系的，这两种肽之间存在着反向关系。

胃泌素是胃期胃酸分泌的主要调控激素。胃泌素主要通过刺激肠嗜铬样（ECL）细胞合成和释放组胺来实现这一点。然而，胃泌素也直接作用于壁细胞以刺激胃酸的释放。胃泌素对壁细胞和 ECL 细胞也有重要的营养作用。任何原因引起的长时间高胃泌素血症都会导致黏膜增生和 ECL 细胞数量增加，在某些情况下，其与胃类癌的发生有关。

高胃泌素血症的检测可能提示病理性胃酸分泌过多，但最常见的是使用药物治疗减少胃酸的分泌，如质子泵抑制剂（PPIs）。表 49.2 列出了慢性高胃泌素血症的常见病因。高胃泌素血症是由于胃腔内胃酸对胃泌素释放的反馈抑制作用减弱而引起的一种正常的反应。胃酸的缺乏导致生长抑素的释放减少，从而导致胃窦 G 细胞分泌的胃泌素增加。高胃泌素血症也可发生在恶性贫血、尿毒症或手术后，如迷走神经切开术。相对地，胃泌素水平在胃泌素瘤患者［佐林格-埃利森综合征（ZES）］中呈现不对称地增加。这些分泌胃泌素的肿瘤不位于胃窦部，能自主分泌胃泌素。

表 49.2 高胃泌素血症的病因

溃疡的成因	非溃疡成因
胃窦 G 细胞增生或功能亢进	抑制分泌药物（PPIs）
保留胃窦手术	萎缩性胃炎
佐林格-埃利森综合征	恶性贫血
胃出口梗阻	抑制胃酸分泌的手术（迷走神经离断术）
短肠综合征	胃癌
	慢性肾衰竭

PPI：质子泵抑制剂。

生长抑素

生长抑素由 delta 细胞产生，并以内源性 14 氨基酸或 28 氨基酸多肽的形式存在。胃中主要的分子形式是生长抑素 14。它是由弥漫分布于胃底和胃窦部的神经内分泌细胞产生的。生长抑素释放的主要刺激因素是胃酸和胃泌素释放肽，而迷走神经纤维中的乙酰胆碱抑制生长抑素的释放。生长抑素可以直接抑制壁细胞酸的分泌，但也可以通过抑制 G 细胞胃泌素的释放和下调 ECL 细胞组胺的释放而间接降低胃酸的分泌。

生长抑素受体也是 G 蛋白偶联受体。生长抑素与其受体的结合物耦合一个或多个抑制鸟嘌呤核苷酸结合蛋白。壁细胞生长抑素受体是一个分子量为 99 kDa 的独立糖蛋白亚基，对生长抑素 14 和生长抑素 28 具有相同的亲和力。生长抑素通过 G 蛋白依赖和 G 蛋白非依赖机制抑制壁细胞分泌。然而，生长抑素对细胞功能发挥抑制作用的能力被认为主要是通过抑制腺苷酸环化酶介导的环磷酸腺苷（cAMP）水平降低实现的。

组胺

组胺（H_2）在壁细胞刺激中起重要作用。给予 H_2 受体拮抗剂几乎可以完全消除胃泌素和乙酰胆碱引起的胃酸分泌，这表明组胺可能是这些途径的必要中介。组胺储存在 ECL 细胞的酸性颗粒和肥大细胞中。ECL 细胞位于胃黏膜内，直接靠近壁细胞。组胺的释放是由胃泌素、血管活性肠肽、胃促生长素、乙酰胆碱和肾上腺素通过受体-配体相互作用于 ECL 细胞产生的。相反，生长抑素通过与位于 ECL 细胞上的生长抑素受体相互作用，与多肽 YY 和前列腺素等抑制剂共同抑制胃泌素刺激的组胺释放。ECL细胞在壁细胞的激活中起着重要作用，其通过刺激和抑制反馈途径来介导调节组胺的释放。

胃促生长素

胃促生长素是一个28氨基酸肽链，主要由胃黏膜内的内分泌细胞产生。胃促生长素似乎同时受内分泌和代谢控制，具有昼夜节律，并可能在营养状况变化导致的神经内分泌和代谢反应过程中发挥重要作用。胃促生长素也被证明能刺激生长激素的释放。胃促生长素水平在禁食期间很高，饭前增加，饭后降低。胃促生长素水平下降与胃炎有关。在胃内，胃促生长素增加了胃排空和蠕动，并增加了胃酸的分泌。

在人类志愿者中，增加胃促生长素可以增强食欲和增加食物摄入量。在接受过胃分流术或袖状胃切除术的患者中，胃促生长素水平较低。虽然减重手术后胃促生长素水平的抑制机制尚不清楚，但这表明胃促生长素可能对胃中营养物质的正常流动有反应。其他研究表明，胃促生长素导致糖酵解和脂肪酸氧化的转变，而脂肪酸氧化有利于脂肪沉积。胃促生长素在能量负平衡时上调，在能量正平衡时下调。胃促生长素可能在治疗和预防肥胖方面发挥作用。

胃酸分泌

腺苷三磷酸酶（ATPase）分泌泵位于壁细胞。壁细胞分泌胃酸主要受三种刺激（乙酰胆碱、胃泌素和组胺）的调节。乙酰胆碱是调节胃酸分泌的主要神经递质，由迷走神经和副交感神经节细胞释放；主要作用于M3受体。迷走神经不仅直接作用于壁细胞，还调节G细胞和ECL细胞肽的释放，抑制生长抑素的分泌。胃泌素对壁细胞有激素效应，并刺激组胺的释放。组胺对壁细胞具有旁分泌样作用，如图49.6所示，组胺从ECL细胞释放后，在壁细胞分泌胃酸的调节中起核心作用。如图所示，生长抑素对胃酸分泌有抑制作用。在胃腔内pH值降低以及血管活性肠肽和胃泌素存在的情况下，刺激胃窦D细胞释放生长抑素。生长抑素释放后，通过旁分泌作用抑制胃泌素的释放，并改变ECL细胞中组胺的释放。因此，壁细胞分泌胃酸的确切状态取决于正刺激和负刺激的整体影响。

在没有食物的情况下，基础胃酸分泌水平约为最大胃酸输出量的10%（1～5 mmol/h）。迷走神经切断术或H_2受体阻断后，该值下减。因此，基础胃酸的分泌很可能受到类胆碱能和组胺能输出的联合影响。

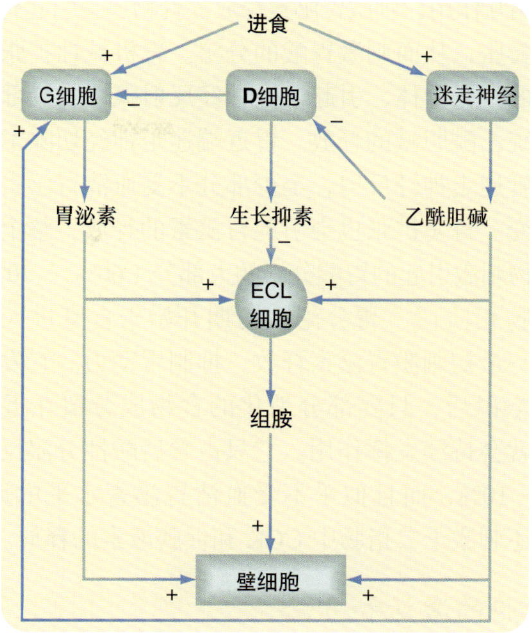

图49.6 肠嗜铬样（ECL）细胞在调节壁细胞分泌胃酸方面的核心作用。如图所示，进食刺激迷走神经纤维末梢释放乙酰胆碱（头相）。乙酰胆碱与位于ECL细胞、壁细胞和G细胞上的M3受体结合引起组胺、盐酸和胃泌素的释放。乙酰胆碱与D细胞上的M3受体结合会抑制生长抑素的释放。餐后，G细胞也被刺激释放胃泌素，胃泌素与位于ECL细胞和壁细胞上的受体相互作用，导致组胺和盐酸的释放（胃相）。D细胞释放生长抑素引起ECL细胞和G细胞释放组胺和胃泌素的减少。此外，生长抑素抑制壁细胞酸分泌（未显示）。D细胞活化的主要刺激因素是胃腔内的酸化（未显示）（From Yeo C, Dempsey DT, Klein AS, et al, eds. Shackelford's Surgery of the Alimentary Tract. 6th ed. Philadelphia：Saunders；2007.）

刺激胃酸分泌

摄取食物对于胃酸分泌是一种生理刺激。食物对于胃酸分泌的反应被描述为三个阶段：头相（期）、胃相（期）和肠相（期）。这三个阶段是相互关联的，并同时发生。

头相阶段 头相源于对食物的视觉、嗅觉、思维或味道，刺激下丘脑的神经中枢。虽然感官刺激酸分泌的确切机制尚未完全阐明，但可以推测大脑中有几个部位受到刺激。这些高级中枢通过迷走神经将信号传递给胃，迷走神经释放乙酰胆碱，激活目标细胞上的毒蕈碱受体。乙酰胆碱直接增加壁细胞的酸分泌，刺激ECL和G细胞，抑制D细胞。虽然头期胃酸分泌反应的强度高于其他期，但由于持续时间短，只占餐后胃酸总分泌量的20%～30%。

胃相阶段 当食物进入胃腔时，胃酸的分泌期就开始了。摄入食物中的蛋白质产物与胃窦G细胞的微绒毛相互作用，刺激胃泌素释放。食物还会引起胃的机械性膨胀，从而刺激胃酸的分泌。胃机械性扩张激活胃内的牵张受体，引起迷走神经反射弧以及局部肠神经系统乙酰胆碱的释放。胃近端迷走神经切除术可消除血管迷走神经反射，至少部分不受血清胃泌素水平的改变。胃窦扩张也会引起胃泌素的释放。整个胃期占食物刺激引起的胃酸分泌的大部分（60% ～ 70%）。

肠相阶段　胃分泌的肠期开始于食糜进入十二指肠，最初刺激胃泌素释放，抑制胃动力。它发生在胃排空以后，只要部分消化的食物成分留在近端小肠，就会持续发挥作用。它只占餐后酸性分泌反应的 5% ～ 10%，而且似乎不受血清胃泌素水平的调节。食糜还刺激十二指肠中 CCK 和促胰液素的释放。

壁细胞的激活和分泌

主要参与刺激壁细胞分泌胃酸的两种第二信使是细胞内 cAMP 和钙。这两种信使蛋白依次合成激活了蛋白激酶和磷酸化级联反应。壁细胞受体与配体结合后的细胞内事件如图 49.7 所示。组胺引起细胞内 cAMP 的增加，从而引发 3 级联磷酸化反应，最终激活了质子泵（H^+/K^+-ATP 酶）。相反，乙酰胆碱和胃泌素刺激磷脂酶 C，它将膜结合的磷脂转化为三磷酸肌醇，从而动员细胞内储存的钙。细胞内钙离子的增加会激活其他蛋白激酶，这些蛋白激酶最终会以类似的方式激活 H^+/K^+-ATP 酶，从而启动胃酸的分泌。

H^+/K^+-ATP 酶是壁细胞分泌胃酸的最终途径。它由两个亚基组成：催化剂 α 亚基（100 kDa）和糖蛋白 β 亚基（60 kDa）。在静息状态下，胃壁细胞在细胞内储存 H^+/K^+-ATP 酶。质子泵亚基的细胞重新定位必须通过细胞骨架重排发生，以增加胃酸分泌对刺激因子的反应。随后，H^+/K^+-ATP 酶亚基的异源二聚体组装并插入到分泌小管的微绒毛，导致胃酸分泌增加。为了向泵的胞质外侧供应钾，必须存在一个氯化钾流出通路。细胞质内的氢离子由 H^+/K^+-ATP 酶分泌，以交换细胞外的钾（图 49.7），这是一种电中性交换，不影响跨壁细胞的跨膜电位差。氯化物的分泌是通过氯离子通道完成的，氯离子从壁细胞胞浆移动到胃腔侧。因为氢的分泌梯度超过 100 万倍，所以氢与钾的交换需要三磷酸腺苷形式的能量。由于这种巨大的能量需求，壁细胞有一个线粒体室，约占其细胞体积的 1/3。在促分泌作用下，壁细胞发生构象改变，小管表面积增加数倍（图 49.8）。与刺激胃酸分泌相反，胃酸停止分泌需要 H^+/K^+-ATP 酶的内吞作用，以及含有这些亚

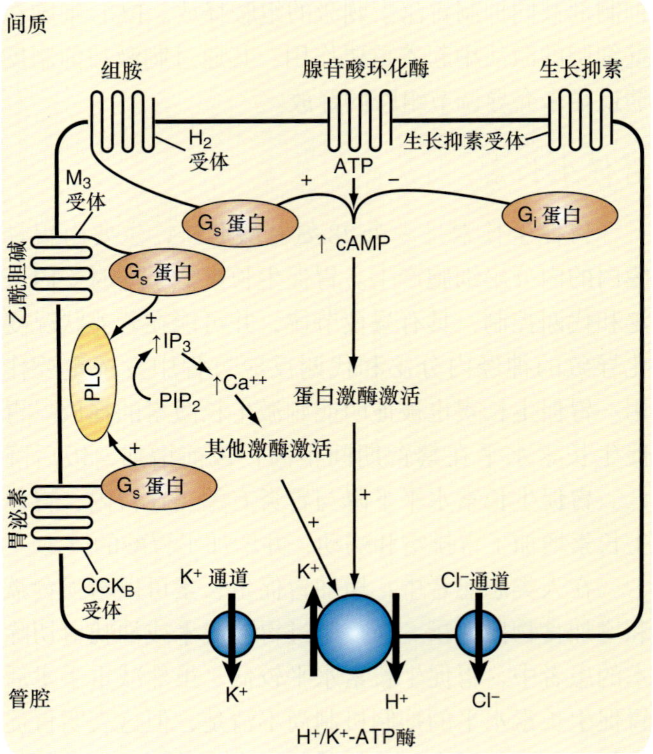

图 49.7　壁细胞内的细胞传导。如图所示，组胺与 H_2 受体结合，通过 G 蛋白耦连机制刺激腺苷酸环化酶。腺苷酸环化酶的激活导致细胞内 cAMP 水平的增加，从而激活蛋白激酶。活化的蛋白激酶刺激磷酸化级联反应，从而激活了质子泵的磷酸化蛋白水平。质子泵的激活导致胞质氢与细胞质外的钾交换。此外，氯离子通过位于膜腔侧的氯离子通道分泌。胃泌素与 B 型 CCK 受体结合，乙酰胆碱与 M_3 受体结合。随着胃泌素和乙酰胆碱与它们的受体相互作用，磷脂酶 C 通过 G 蛋白连接机制被刺激，将膜结合的磷脂转化为肌醇三磷酸（IP_3）。IP_3 刺激细胞内钙的释放，导致细胞内钙的增加，激活蛋白激酶，激活 H^+、K^+-ATP 酶（From Yeo C，Dempsey DT，Klein AS，et al，eds. Shackelford's Surgery of the Alimentary Tract. 6th ed. Philadelphia：Saunders；2007.）。ATP：三磷酸腺苷；ATPase：腺苷三磷酸酶；CCK：胆囊收缩素；G_i：鸟嘌呤核苷酸抑制蛋白；G_s：鸟嘌呤核苷酸刺激蛋白；PIP_2：磷脂酰肌醇 4,5- 二磷酸；PLC：磷脂酶 C

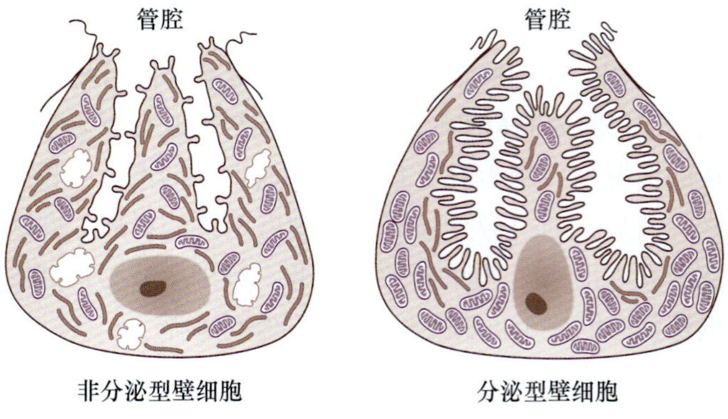

图 49.8　壁细胞静止状态及激活状态的图示。注意非分泌型壁细胞和受刺激型壁细胞之间的形态转变，随分泌管膜表面积的增加而转变

基的细胞质小管泡的再生，而这是通过酪氨酸信号实现的。含有酪氨酸的序列定位于细胞质内β亚基的尾部，与负责转铁蛋白受体内在化的序列高度同源。

在正常的人类胃中发现超过10亿个壁细胞，在进食蛋白质时负责分泌大约20 mmol/h的盐酸。最大酸输出量与壁细胞数呈线性关系。然而，上消化道（GI）疾病患者的胃酸分泌率可能会发生变化。例如，十二指肠溃疡或胃泌素瘤患者的胃酸分泌通常增加，而恶性贫血或胃萎缩患者的胃酸分泌则减少。近端胃溃疡患者的胃酸分泌节律较低，而胃远端、胃窦或幽门前溃疡患者的胃酸分泌节律与十二指肠溃疡患者相类似。

胃酸在食物的消化中起着至关重要的作用。它需要将胃蛋白酶原转化为胃蛋白酶，促使促胰液素从十二指肠释放，并限制细菌在上消化道的定植。

药物调控

鉴于胃酸在许多疾病病理中发挥作用，以及多种刺激胃酸分泌机制的不同，人们对许多特异性靶点药物的开发产生了浓厚兴趣，这些药物旨在降低壁细胞胃酸的输出量。最著名的特异性靶点拮抗剂被统称为H_2受体拮抗剂，它能抑制壁细胞上的H_2受体。最有效的H_2受体拮抗剂是法莫替丁，其次是雷尼替丁、尼扎替丁和西咪替丁。

由于PPIs对H^+、K^+-ATP酶质子泵不可逆的抑制作用，所以它比H_2受体拮抗剂更能完全阻断胃酸的分泌。口服后，这些药物作为前体药物吸收到血液中，选择性地聚积在壁细胞的分泌小管中。在pH值降低时，它们被解离并活化，形成活性硫基。H^+、K^+-ATP酶α亚基上的半胱氨酸残基与活化的PPIs形成二硫共价键，不可逆地抑制质子泵。由于存在共价结合，这些PPIs比H_2阻断剂具有更持久的胃酸分泌抑制作用。为了恢复胃酸的分泌，必须合成新的质子泵。

抗酸剂和硫糖酸盐是另外两种对胃酸有作用的药物；然而，它们都没有那么有效。抗酸剂通常含有氢氧化铝、碳酸钙或三硅酸镁，可用于中和胃酸，减少胃酸向十二指肠的输送，尽管确切的机制尚不清楚。硫糖铝是由八硫酸蔗糖与氢氧化铝络合而成的，已被证明能与损伤的胃组织结合，刺激血管生成和肉芽组织形成。鉴于药效较低，抗酸剂和硫糖酸盐的适应证仅限于治疗轻度GERD。

胃的其他分泌产物

胃液 胃液是除唾液和十二指肠反流物以外，壁细胞、主细胞和黏液细胞共同分泌的产物。电解质组成成分随胃液分泌速度的变化而变化。壁细胞分泌的电解质溶液与血浆等渗，为160 mmol/L。该溶液的pH值为0.8。通常在胃腔内测量的最低pH值为2，这是由于其他胃分泌物（也含有钠、钾和碳酸氢盐）稀释了壁细胞的分泌物。

内因子 内因子是由壁细胞分泌的一种50 kDa糖蛋白，对于回肠末端吸收维生素B_{12}是至关重要的。它的分泌量远远超过维生素B_{12}吸收所需要的量。一般来说，内源性内因子的分泌与胃酸分泌平行，但分泌反应与胃酸分泌无关。例如，PPIs不阻断内因子的分泌，也不改变维生素B_{12}的吸收。恶性贫血患者或全胃切除术后患者可发生内因子缺乏；两类患者都需要补充维生素B_{12}。治疗通常包括通过肌肉注射氰钴胺或羟钴胺补充维生素B_{12}，尽管口服也可能同样有效。

胃蛋白酶 胃蛋白酶原是胃十二指肠黏膜腺体分泌的蛋白质水解酶原。存在两种类型的胃蛋白酶原。Ⅰ型胃蛋白酶原是由分泌胃酸的主细胞和颈部黏液细胞分泌的。Ⅱ型胃蛋白酶原由胃、胃窦和十二指肠近端分泌胃酸的部分表面上皮细胞所分泌。在胃酸存在的条件下，两种形式的胃蛋白酶原都通过去除一个短的氨基酸末端肽段转化为胃蛋白酶。胃蛋白酶是一种肽酶，优先水解肽键（其中一种氨基酸属于芳香族），约占胃肠道消化蛋白的20%。胃蛋白酶在pH值为1.5～2.0时具有最佳功能，在pH值较高时失去活性。

黏液和碳酸氢盐 黏液和碳酸氢盐联合中和胃黏膜表面的胃酸。它们是由胃酸分泌部和胃窦部的表面黏液细胞和颈部黏液细胞分泌的。胃黏液蛋白是一种巨大的糖蛋白，黏液是一种黏弹性凝胶，大约含有85%的水和15%的黏液蛋白。它为损伤提供了一个机械屏障，相对而言，胃蛋白酶是不渗透的，同时也阻止了离子从胃腔向顶端细胞膜的移动。黏膜细胞持续分泌黏液，同时又被胃腔内胃蛋白酶溶解，因此，黏液处于恒定的流动状态。迷走神经刺激、胆碱能激动剂、前列腺素和一些细菌毒素可刺激黏液的产生。相反，抗胆碱能药物和非甾体抗炎药物（NSAIDs）抑制黏液分泌。幽门螺杆菌分泌各种蛋白酶和脂肪酶，破坏黏蛋白，损害黏膜层的保护功能。

在胃的酸分泌部分，碳酸氢盐的分泌是一个主动的过程，而在胃窦部，碳酸氢盐的分泌是主动的和被动的过程。然而，碳酸氢盐的分泌量远远小于胃酸的分泌量。虽然胃腔内pH值为2，但胃表面的上皮细胞 pH 值通常为 7。在上皮细胞表面发现的 pH 梯度是黏液凝胶中未搅动的水层和表面上皮细胞连续分泌碳酸氢盐的结果。

胃蠕动

胃运动的调节主要有三个方面：外源性神经控制、内源性神经控制和肌源性控制。外源性神经控制通过副交感神经（迷走神经）和交感神经通路介导，而内源性神经控制则涉及肠神经系统和卡哈尔间质细胞。相对而言，肌源性控制在于兴奋胃平滑肌细胞膜。

空腹胃蠕动

胃体中部胃大弯侧的起搏器细胞去极化是胃运动开始的电基础。慢波一旦开始，其以 3 个周期 / 分钟的速度，以环形或顺行的方式向幽门传播。除了这些慢波外，胃平滑肌细胞还能产生动作电位，与慢波相比，动作电位与更大的膜电位变化有关。与慢波相比，动作电位与实际肌肉收缩有关，慢波与胃收缩无关。在禁食期间，胃会经历一种由慢波和峰波组成的周期性电活动模式，这被称为肌电迁移复合体。每个肌电迁移复合体循环持续 90 ～ 120 分钟。肌电迁移复合体的净效应是禁食期间频繁清除胃内容物。肌电迁移复杂活动的确切调控机制尚不清楚，但迷走神经离断后，这些活动依旧保留。

餐后胃蠕动

进食后导致近端胃和胃底容量下降，分别称为容受性舒张和胃顺应性。由于这些反射是由迷走神经所介导的，中断迷走神经支配的近端胃，如通过迷走神经离断术或胃近端迷走神经离断术，可以消除这些反射，从而导致早期饱腹感和摄入的液体迅速排空。除了储存功能，胃还负责机械混合摄入的固体食物颗粒。这种活动涉及胃中部和胃窦部重复有力的收缩功能，导致食物颗粒被推向关闭的幽门，随后再退回固体及液体食物。最终的结果是使固体和液体食物彻底混合，固体食物在通过幽门进入十二指肠近端之前被连续分离成小于 1 mm 的颗粒。

胃内容物的排空受神经调节和激素调节的共同影响。此外，腔内容物的化学和机械性质和温度可以影响胃排空的速度。一般来说，液体比固体排空得快，碳水化合物比脂肪排空得快。此外，冷热液体的排空速度往往比常温液体慢。这些对腔内刺激的反应是由肠神经系统调节的。近端小肠中的渗透压感受器和 pH 敏感受体也被证实参与了胃排空的负反馈抑制调节。在这种情况下被认为有活性的抑制肽包括 CCK、血管活性肠肽、胰高血糖素和肠抑胃肽。

胃动力异常

胃动力异常的症状有恶心 / 呕吐、餐后饱足、早饱、腹痛和腹胀。在更严重的情况下，患者出现体重减轻。在病史采集和体格检查后，应评估患者可疑胃动力异常，第一步通常是通过上消化道内镜和计算机断层扫描（CT）或磁共振（MR）小肠造影或钡剂造影来排除机械性梗阻。特发性胃动力异常是最常见的原因，约占胃动力异常患者的一半。其他常见原因包括糖尿病、病毒感染（如巨细胞病毒和 EB 病毒感染）、神经系统疾病（如多发性硬化、卒中、帕金森病）、自身免疫性疾病和使用某些药物，如三环抗抑郁药、钙通道阻滞剂和环孢素。此外，由于各种原因所致的迷走神经离断，术后胃动力也会受损。迷走神经离断术导致胃容受性舒张和胃顺应性功能丧失，从而导致早期饱腹感、餐后腹胀、液体排空加速和固体排空延迟。胰脏手术后也会出现胃排空延迟，尤其是胰十二指肠切除术后，据报道有 10% ～ 40% 的患者术后出现胃排空延迟。

糖尿病性胃病可发生在胰岛素依赖或非胰岛素依赖的患者中，其临床表现被认为与多种因素有关。导致迷走神经、肠肌神经系统、卡哈尔间质细胞和其支配的平滑肌受损。此外，高血糖本身已被证明会导致胃窦收缩力下降，幽门收缩力增加，胃近端松弛，并抑制肌电迁移复合体。高胰岛素血症常与非胰岛素依赖型糖尿病相关，可能在非胰岛素依赖型糖尿病中出现的胃轻瘫中发挥作用，因为它也导致肌电迁移复合体活动受到抑制。

胃排空检查

评估胃排空有许多种方法。最常用的是放射性核素扫描。这项研究是用标记有放射性元素的食物进行的。进食后立即进行扫描，并在进食后第 1、2 和 4 小时再次进行扫描。4 小时内测定残余的胃内容物量是诊断胃排空异常最敏感的方法。在第 4 个小时测量时，胃内容物量在 10% ～ 15% 定义为轻度胃瘫，15% ～ 35% 定义为中度胃瘫，大于 35% 定义为重度胃瘫。最近，一些机构纳入了彻底排空液体食物的研究，以检测固体食物排空正常但液体排空延迟的患者。还有其他多种诊断方法，然而，它们的使用率较低。钡餐后上腹部X线可以提供胃排空相关信息，并提示可能导致延迟的机械原因，如胃出口梗阻。胃电图或胃窦十二指肠运动检查能评估神经或肌肉异常；然而，两者都未评估实际功能。无线运动胶囊也被认为是核素扫描的替代方法，其可以在传输过程中测量pH值、温度和压力。

治疗

不管导致胃排空异常的病因如何，轻度胃瘫的初始一线治疗包括饮食的改变、鼓励患者少食多餐、多吃含少量脂肪或不溶性纤维的食物。也应该避免进食酸性和辛辣食物。影响胃蠕动的药物，如阿片类药物、钙通道阻滞剂、三环抗抑郁药和多巴胺激动剂，应尽可能停用。糖尿病患者应优化血糖控制。

尽管有以上非药物治疗，但对于症状持续的患者，药物治疗是必要的。一线药物治疗是甲氧氯普胺（Reglan），一种多巴胺-2-受体拮抗剂，可刺激胃窦的收缩，减少餐后胃底的松弛。在美国以外，另一种多巴胺-2-拮抗剂——多潘立酮可用于对甲氧氯普胺无效或有不良反应的患者。大环内酯类抗生素（红霉素和阿奇霉素）是胃激动剂，通过刺激胃底收缩而发挥作用，也显示出益处；他们可以考虑作为二线治疗药物。

胃瘫很少需要手术治疗，手术治疗仅适用于难治性症状（部分原因是传统的开放手术包括胃空肠吻合术和胃大部切除术后症状改善不佳）。如果需要营养支持，可以放置空肠造瘘管，手术放置胃造瘘管（如果无法在内镜下放置）可以帮助排气。胃瘫手术治疗可以选择幽门肌切开术和幽门成形术。其作用是降低幽门流出阻力并增强胃的剩余收缩力。胃电刺激器植入术也被用于治疗难治性特发性和糖尿病性胃瘫。在这项技术中，通过腹腔镜将导线置于腔内，并与皮下定位的模拟器连接，该模拟器可提供高频、低能量电流。最近一篇综述系统性地报道了幽门手术比胃电刺激更能改善恶心和腹痛[2]；然而，目前还缺乏强有力的对比试验。内镜治疗，如胃镜下肌切开术也在探索当中。回顾性研究显示持续改善胃瘫症状的时间可长达1年；然而，还需要前瞻性的临床试验。内镜下幽门扩张术和支架植入术也可以考虑。

胃屏障功能

胃的屏障功能取决于多种生理和解剖因素。血液的流动在胃黏膜防御中起着至关重要的作用，通过提供营养和输送氧气来确保黏膜抵抗细胞损伤的过程能够持续进行。胃黏膜血流减少50%以前，对溃疡形成的影响很小。当血流量减少超过75%时，黏膜损伤明显，腔内胃酸的存在加重了组织的损伤。损伤发生后，受损的表面上皮细胞迅速被位于基底膜的表面黏液细胞迁移所取代。这个过程称为恢复或重建。

胃暴露于有毒物质会导致整个胃黏膜的电位差降低。在正常胃黏膜中，黏膜电位差为－50～－30 mV，这是由于H^+、K^+-ATP酶活性使氯离子进入腔内、钠离子进入血液而产生的。黏膜细胞之间紧密连接的破坏导致离子从上皮细胞间（即Na^+和Cl^-）泄漏，从而导致正常胃黏膜上皮电离屏障丢失。此外，诸如非甾体抗炎药或阿司匹林等药物，因为它们是弱酸，故在胃内pH值降低时其羧基端是非离子状态。因此，它们很容易通过胃黏膜细胞的细胞膜，而它们在pH为中性时是不会穿透细胞膜的，因为其呈现离子状态。当其接触细胞质中的中性pH环境时，它们会重新解离成离子状态，不会通过细胞膜，并对黏膜细胞产生毒性。

消化性溃疡

消化性溃疡（PUD）是指胃肠道黏膜发生糜烂并延伸至黏膜肌层。消化性溃疡病（PUD）最常见的症状是消化不良，但大多数消化性溃疡患者并无症状。PUD可并发出血、胃出口梗阻、瘘管形成和穿孔。PUD的两个主要原因是幽门螺杆菌的感染和非甾体抗炎药的使用。也存在许多其他不太常见的机制，包括ZES、其他药物和感染、放射性治疗和胃旁路手术。

流行病学

包括美国在内的许多发达国家，PUD的发病率和流行率在近几十年来呈下降趋势，同时PUD的发展也日趋复杂。这种变化可能是由于对幽门螺杆菌感染的检测和根除增加、更合理的使用非甾体抗炎药以及环境因素的综合作用。PUD终生患病率估计为5%～10%，年发病率为0.1%～0.3%；然而，这两个数字目前在发达国家都可能被高估了[4]。除了发病率下降外，流行病学研究表明，在过去二三十年中，与PUD相关的住院和死亡率都有所下降[4]。溃疡发病率和住院治疗需要的下降在很大程度上源于对溃疡发病机制的认识增加。具体来说，幽门螺杆菌的作用已经被明确定义，长期使用非甾体抗炎药的风险也得到了更好的阐明。溃疡病的手术治疗需求也减少，主要原因是慢性疾病的选择性手术治疗明显减少。

发病机制

消化性溃疡是由于防御性因素减少、攻击性因素增加或两者兼有引起的。保护性（或防御性）因素包括黏膜碳酸氢盐的分泌、黏液的产生、充足的血流量、生长因子、细胞更新和内源性前列腺素。侵害性（或攻击性）因素包括盐酸的分泌、胃蛋白酶、酒精的摄入、吸烟、胆汁十二指肠反流、局部缺血、非甾体抗炎药使用、缺氧以及最重要的幽门螺杆菌的感染。虽然现在已经清楚大多数溃疡是由幽门螺杆菌感染或非甾体抗炎药的使用引起的，但了解所有其他保护性和致病因素对优化治疗、溃疡愈合和预防疾病复发仍然很重要。

幽门螺杆菌感染

据估计，世界上有一半的人口受到幽门螺杆菌的影响。此前，80% ～ 95% 的十二指肠溃疡和约 75% 的胃溃疡与幽门螺杆菌感染有关，但随着诊断、治疗和预防的改进，其在发达国家的消化性溃疡中的患病率已降至 50% ～ 75%。现已被证明，幽门螺杆菌的感染发生在溃疡形成之前，当根除幽门螺杆菌作为治疗溃疡的一部分时，溃疡的复发是极其罕见的。这些观察确定了幽门螺杆菌在 PUD 发病机制中为主要致病因素。

细菌和宿主因素之间的相互作用决定了幽门螺杆菌感染的临床结果。幽门螺杆菌是一种螺旋形、鞭毛状、革兰氏阴性细菌，存在于黏液层下方或胃黏膜上皮中。它的形状和鞭毛帮助它通过黏液层，它产生的酶帮助它适应这种恶劣的环境。黏液分解酶既能促进其通过黏液层，又能保护其不受黏液蛋白的抗菌作用。最值得注意的是，幽门螺杆菌可以生产出大量的尿素酶，它能够将尿素分解成氨和碳酸氢盐，在胃酸性环境中创造一个碱性微环境，使细菌在胃中存活。细菌通过与胃上皮细胞表面粘连而附着在胃上皮细胞上。幽门螺杆菌是微需氧的，只能在胃上皮中生存。因此，幽门螺杆菌也可在食管近端异位的胃黏膜、巴雷特食管、十二指肠胃化生上皮、梅克尔憩室和直肠异位的胃黏膜中被发现。宿主对幽门螺杆菌的反应至少部分是由基因决定的，与白细胞介素 -1β 和 toll 样受体相关，这两者都是炎症反应的组成成分。

幽门螺杆菌引起胃肠道损伤的确切机制尚不完全清楚，但已提出以下四种潜在机制（可能相互作用），导致正常胃和十二指肠生理紊乱，随后导致溃疡的形成。

1. 产生有毒物质，导致局部组织损伤。局部产生的有毒物质包括尿素酶作用产物（如氨）、细胞毒素、黏蛋白酶（降解黏液和糖蛋白）、损害上皮和黏液细胞的磷脂酶和血小板激活因子（已知会导致微循环中的黏膜损伤和血栓形成）。

2. 引起局部黏膜免疫反应。幽门螺杆菌可引起胃黏膜局部的炎症反应，吸引中性粒细胞和单核细胞，然后产生大量促炎细胞因子和活性氧代谢物。

3. 胃泌素水平升高，胃酸分泌的改变。在胃窦幽门螺杆菌感染的患者中，基础和刺激引起的胃泌素水平显著增加，可能是由于幽门螺杆菌感染导致胃窦 D 细胞生长抑素释放减少所引起的。在幽门螺杆菌感染的急性期，胃酸分泌减少。慢性感染时，幽门螺杆菌对 ECL 和 G 细胞有营养作用，可导致胃酸分泌过多。血清生长抑素水平的下降也可能导致胃酸过多。然而，如果慢性感染破坏了供氧腺，就会导致胃酸分泌不足。

4. 发生在十二指肠的胃上皮化生。由于上述胃酸分泌过多导致十二指肠内 pH 值降低，十二指肠黏膜区域化生为胃上皮可能是一种保护性反应；这使得幽门螺杆菌在十二指肠这些区域寄生，从而导致十二指肠炎，并可能导致十二指肠溃疡形成。幽门螺杆菌存在于十二指肠，导致溃疡形成的患者比无症状的胃孤立感染的患者更常见。消化性溃疡也与胃窦炎密切相关。

在幽门螺杆菌之前的时代进行的研究表明，几乎所有消化性溃疡患者都有胃窦炎的组织学证据。目前已知，大多数组织学表现为胃炎的病例是由幽门螺杆菌感染引起的。在非甾体抗炎药相关的溃疡患者中，25% 的患者有组织性胃炎的证据，而在没有使用非甾体抗炎药的溃疡患者中，这一比例为 95%。大多数情况下，感染往往最初局限于胃窦，并导致胃窦炎症。在胃炎和 PUD 的发病机制中，幽门螺杆菌感染的致病作用是由澳大利亚的 Marshall 和 Warren 于 1984 年首次阐明的。为了证明这一联系，Marshall 本人在首先确认其肉眼和显微镜下胃黏膜正常后，服用了幽门螺杆菌接种剂。几天后，他出现腹痛、恶心、口臭以及组织学上证实的胃幽门螺杆菌感染。第 5 天和第 10 天组织学观察到急性炎症。2 周后，急性炎症被单核细胞浸润的慢性炎症所取代。由于他们的开创性工作，Marshall 和 Warren 在 2005 年共同获得了诺贝尔医学奖。

发展中国家的儿童和发达国家的成人都有感染的证据。自发缓解是罕见的。感染率与社会经济地位呈负相关关系。造成这种关系的原因尚不清楚，但它似乎是卫生条件、家庭聚集、自来水的缺乏和过度拥挤等因素造成的结果。这些因素也可能解释为什么发展中国家，尤其是在儿童中，幽门螺杆菌感染率相对较高。在美国，幽门螺杆菌在非裔美国人和西班牙裔美国人中的患病率更高。

幽门螺杆菌感染与许多常见的上消化道疾病有关，但大多数感染者是无症状的。健康的美国献血者，其总体患病率为 20% ～ 55%。幽门螺杆菌感染几乎总是存在于慢性活动性胃炎。此外，大多数胃癌患者目前或过去有过幽门螺杆菌感染。虽然幽门螺杆菌与胃癌之间有很强的相关性，但尚无被证实的因果关系。然而，幽门螺杆菌引起的慢性胃炎和肠上皮化生被认为起到了一定的作用。一项比较了幽门螺杆菌阳性和阴性个体的病例对照研究的 meta 分析发现，感染与胃癌发病风险增加 2 倍有关。此外，黏膜相关淋巴组织（MALT）淋巴瘤与幽门螺杆菌感染之间也有很强的相关性。根除幽门螺杆菌后，淋巴瘤出现消退。

侵入性检查

尿酸酶实验 内镜活检标本应从胃体和胃窦取材，然后检查尿酸酶。诊断敏感性大于 90%，特异性为 95%～100%，这意味着几乎从不出现假阳性结果。然而，在服用 PPIs、H_2 受体拮抗剂或抗生素的患者中，测试的敏感性降低。快呋塞米素酶检测试剂盒可在市场上获得，可在 1 小时内检测胃活检标本中的尿素酶，其诊断的准确性具有相似水平。

组织学 胃镜检查还可以对胃黏膜活检样本进行检查，然后用常规苏木精-伊红染色或特殊染色（如银染色、吉姆萨染色、Genta 染色）对幽门螺杆菌进行组织学观察。灵敏度约为 95%，特异性为 99%，组织学比尿素酶分析测试略准确。与尿素酶分析相似，在服用 PPIs 或 H_2 受体拮抗剂的患者中，组织学评估的敏感性较低，但即使在这种情况下，它仍然是最准确的检测方法。组织学还可以评估胃炎的严重程度，并确定是否有微生物存在；然而，与尿素酶分析相比，它是一种评估活检样本更为昂贵的方法。

培养 将胃镜下活检的胃黏膜进行培养也可用于诊断幽门螺杆菌。其灵敏度约为 80%，特异度为 100%。然而，培养需要实验室专业知识，不是很普遍，且相对昂贵，诊断需要 3 ～ 5 天。然而，它提供了必要时对分离株进行抗生素敏感性实验的机会。

非侵入性检查

尿素呼气试验 碳标记的尿素呼气试验是基于幽门螺杆菌水解尿素的能力。其敏感度和特异度均大于 95%。与其他检测方式一样，在服用抗分泌药物和抗生素的患者中，尿素呼气试验的敏感性降低。建议患者停用抗生素 4 周，停用 PPIs 2 周，以确保最佳的检测准确性。尿素呼气试验比内镜检查更便宜，可以对整个胃进行取样。在评估治疗效果时，如果在治疗后太早进行测试，可能会出现假阴性结果，所以通常最好在治疗结束后 4 周进行测试。

粪便抗原 被感染的患者，其粪便中也存在幽门螺杆菌，已经开发了几种使用幽门螺杆菌抗原单克隆抗体检测粪便标本的方法。这些试验表明，其敏感性大于 90%，特异性为 86% ～ 92%。多项研究表明，粪便抗原检测在检测治疗后感染是否根除方面的准确率超过 90%，与侵袭性组织学检查和非侵袭性尿素呼气实验相当。此外，粪便抗原检测可能是评估治疗效果最经济的方法。

血清学 目前有多种基于实验室的酶联免疫吸附试验和一些基于诊室的快速免疫试验用于检测是否存在针对幽门螺杆菌的 IgG 抗体。血清学的敏感性为 90%，特异性为 76% ～ 96%，检测需要根据特定菌株的流行情况在当地进行验证。根除后抗体滴度可在 1 年或更长时间内保持高水平；因此，这个测试不能用来评估对治疗的反应。因此，粪便抗原和尿素呼气试验是诊断和评价 PUD 和怀疑幽门螺杆菌感染患者治疗效果的首选方法。

非甾体抗炎药

非甾体抗炎药（包括阿司匹林），作为环氧合酶抑制剂通过胃和小肠吸收。环氧合酶是胃肠道中前列腺素合成的限速酶。前列腺素（包括血栓素 A2）通过多种机制来保护胃和十二指肠黏膜免受胃酸和胃蛋白酶的侵蚀，其机制包括增加黏蛋白和碳酸氢盐的分泌，增加黏膜内皮的血流量，促进上皮细胞增殖和向管腔表面迁移。非甾体抗炎药的存在破坏了这些自然的保护机制，增加了胃和十二指肠消化性溃疡形成的风险。

FDA 估计，NSAIDs 与每年 1% ～ 4% 的临床严重胃肠道事件风险有关，包括出血、幽门梗阻和穿孔。黏膜损伤或溃疡的风险与每种非甾体抗炎药的抗炎作用大致成正比。

与幽门螺杆菌溃疡多见于十二指肠相比，非甾体抗炎药诱导的溃疡多见于胃。幽门螺杆菌溃疡几乎总是与慢性活动性胃炎有关，而胃炎在非甾体抗炎药诱导的溃疡中并不常见。停用非甾体抗炎药后，溃疡通常不会复发。

胃溃疡

改良的 Johnson 胃溃疡解剖分类系统（如表 49.3 所述的Ⅰ～Ⅴ）是在现代认识到大多数溃疡是幽门螺杆菌感染或使用非甾体抗炎药的后果之前制定的。然而，尽管对大多数溃疡的机制如何以及为什么发展有了更多的了解，但这个历史分类系统仍然与外科治疗有关，因为它规定了在此类溃疡并发症的情况下，应该进行什么样的手术。

胃溃疡可以发生在胃的任何部位，但它们通常发生在胃小弯切迹处。大约 60% 的溃疡在这个部位，被归类为Ⅰ型胃溃疡。这些溃疡通常与胃酸分泌过多无关，其胃酸分泌可能处于低至正常水平。大多数溃疡发生在胃底和胃窦黏膜之间的组织学过渡区 1.5 cm 范围内，与十二指肠、幽门或幽门前黏膜异常无关。相比之下，Ⅱ型胃溃疡（约 15%）位于胃内并伴有十二指肠溃疡。这些类型的溃疡通常与胃酸过量分泌有关。Ⅲ型胃溃疡是幽门前溃疡，约占病变的 20%。它们的表现也类似于十二指肠溃疡，并与胃酸分泌过多有关。Ⅳ型胃溃疡发生在高于胃小弯切迹处，靠近胃食管交界处。Ⅳ型胃溃疡的发生率小于 10%，与胃酸分泌过多无关。Ⅴ型胃溃疡可发生在任何部位，并与长期使用非甾体抗炎药有关。最后，一些溃疡可能出现在胃大弯处，但发生率小于 5%。

胃溃疡很少发生在 40 岁之前，发病高峰发生在 55 ～ 65 岁。胃溃疡更容易发生在社会经济地位较低的人群中，与白种人相比，非白种人的胃溃疡更常见。可能导致胃溃疡发生的一些因素包括长期饮酒、吸烟、长期使用糖皮质激素治疗、感染和动脉内治疗。关于胃酸和胃蛋白酶的分泌，胃酸的存在对胃溃疡的产生至关重要；然而，总胃酸分泌量似乎并不那么重要。与十二指肠内酸化引起溃疡形成不同，幽门螺杆菌引起的胃溃疡患者胃酸生成量可以正常或减少。

溃疡的形成更可能是由于细菌感染本身引起的炎症反应。然而，在胃黏膜损伤的情况下，即使酸的含量正常或低于正常，胃酸也会引起溃疡，抗酸治疗、抗分泌治疗或迷走神经离断术后，即使在胃的病变部位未受影响的情况下，也能促进迅速愈合。

表 49.3 胃溃疡类型

类型	位置	胃酸水平
Ⅰ	胃小弯切迹	低至正常
Ⅱ	胃体及十二指肠溃疡	增加
Ⅲ	幽门前	增加
Ⅳ	胃小弯切迹上方	正常
Ⅴ	任意部位	正常，非甾体抗炎药诱导

临床表现

胃溃疡治疗上的一个挑战是胃癌和良性溃疡的鉴别。与十二指肠溃疡形成相比，后者恶性肿瘤极为罕见。与十二指肠溃疡相似，胃溃疡也有反复发作和复发的特点。它们也会引起疼痛、出血、阻塞和穿孔。偶尔也发现良性溃疡可导致自发性胃结肠瘘管形成。发生胃溃疡并发症的患者需要手术干预。发生胃溃疡出血的患者通常年龄较大，不太可能自行止血，而且与十二指肠溃疡出血的患者相比，其发病率和死亡率更高。穿孔是胃溃疡最常见的并发症。大多数穿孔发生在胃小弯的前部。一般来说，老年患者穿孔率高，溃疡越大，发病率和死亡率越高。与十二指肠溃疡相似，胃出口梗阻也可发生在Ⅱ型或Ⅲ型胃溃疡患者。但是，必须仔细区分良性梗阻和继发性癌性梗阻。

诊断和治疗

胃溃疡的诊断和治疗通常与十二指肠溃疡疾病的诊断和治疗相似。最显著的区别是胃溃疡中可能有恶性肿瘤的发生。这一重要的不同要求在急性和慢性胃溃疡中排除肿瘤的可能。抑制胃酸和根除幽门螺杆菌是所有治疗中最重要的方面。

与十二指肠溃疡一样，顽固性溃疡越来越少见。重要的是要确保经过足够的时间，并给予适当的治疗，以使溃疡愈合。这包括确认幽门螺杆菌已经被根除和非甾体抗炎药已经被停止使用。对于有幽门螺杆菌存在时出现的未愈合的胃溃疡，应引起对潜在恶性肿瘤存在的重视。这些患者应通过多次活检进行彻底评估，以排除恶性肿瘤的可能（图 49.9）。治疗复杂性胃溃疡的方法取决于溃疡的类型及其相关的病理生理性酸水平。Ⅰ型和Ⅳ型溃疡与酸水平的增加无关，不需要迷走神经离断术。图 49.10 是处理复杂性胃溃疡的方法。

十二指肠溃疡

十二指肠溃疡病因众多。仅有的必要条件是胃酸和胃蛋白酶的分泌合并有幽门螺杆菌感染或摄入非甾体抗炎药。

临床表现

腹痛 十二指肠溃疡患者的表现形式多种多样。

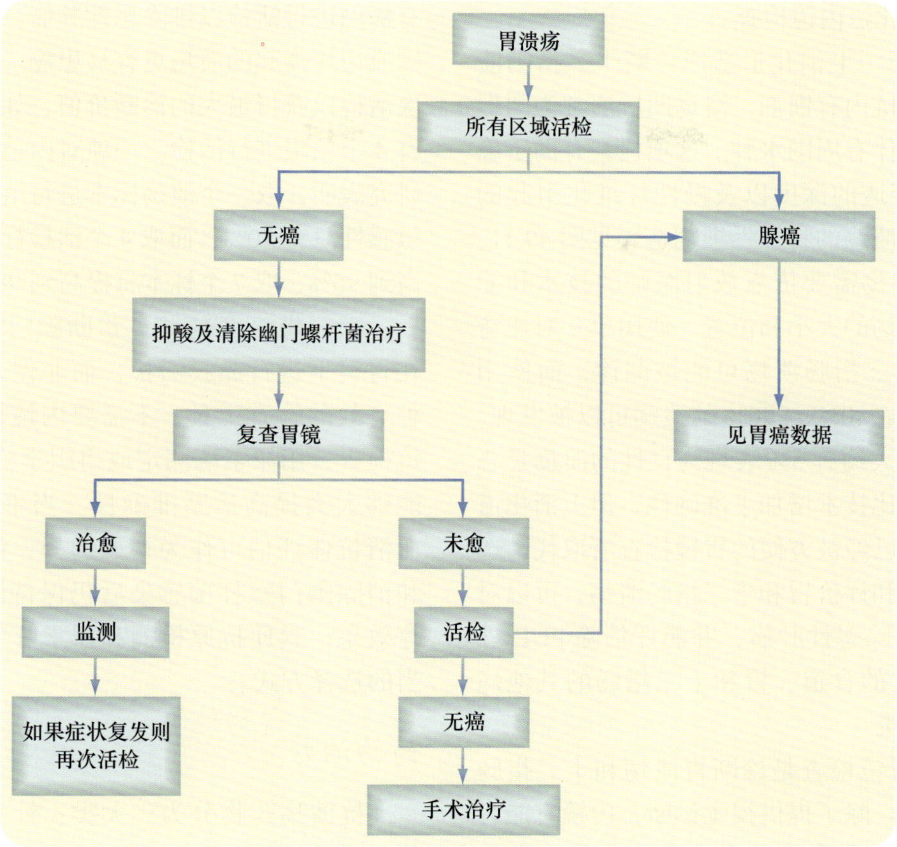

图 49.9　评估、治疗和监测胃溃疡患者的方法

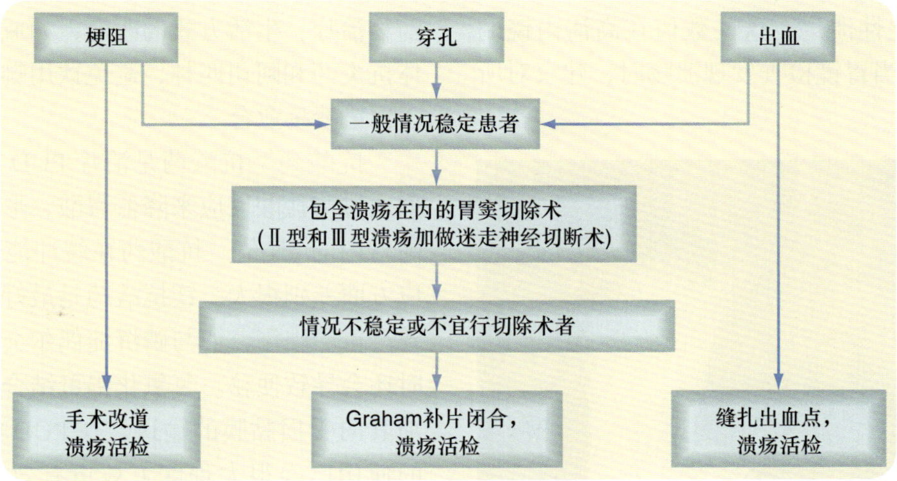

图 49.10　复杂性胃溃疡的治疗方法

十二指肠溃疡疾病最常见的症状是中上腹痛，通常是局部疼痛。这种疼痛一般是可以忍受的，经常通过进食来缓解。疼痛呈间歇性、季节性，在春季和秋季多发，情绪紧张时加重。许多患者直到患病多年后才会就诊。当疼痛持续发作时，表明溃疡向更深部穿透。疼痛转移到背部通常是穿透胰腺的标志，而弥漫性腹膜刺激是自发性穿孔的结果。

诊断

病史和体格检查在区分胃溃疡和十二指肠溃疡方面价值有限。实验室常规检查包括全血细胞计数、肝生化、血清肌酐、血清淀粉酶和血钙水平。对于药物或需要手术的难治性溃疡患者，也应检测血清胃泌素水平。诊断十二指肠溃疡的两种主要方法是上消化道造影和灵活的上消化道内镜检查。

上消化道造影 上消化道造影诊断十二指肠溃疡需要显示溃疡凹坑内有钡剂，溃疡凹坑通常为圆形或椭圆形，伴或不伴有周围水肿。这项检查有助于确定溃疡的位置和穿透的深度以及慢性纤维化引起的变形程度。消化性溃疡的特征性钡剂造影见图 49.11。通过放射学检查溃疡需要依靠放射医师的技术和能力，但也取决于溃疡的大小和位置。使用单一对比造影技术，50% 的十二指肠溃疡可能被漏诊，而使用双重对比造影技术，80% ～ 90% 的溃疡可以被发现。然而，在放射学上大约有 5% 表现为良性的溃疡是恶性的。尽管双重对比技术增加了准确性，但上消化道造影在很大程度上已经被方便的胃镜检查所取代，选择胃镜检查来诊断和评价胃和十二指肠溃疡，可以对组织进行活检以排除恶性肿瘤，并能评估除 PUD 外可能引起患者症状的食道、胃和十二指肠的其他病变，如食管炎和胃炎。

胃镜检查 胃镜检查是诊断胃溃疡和十二指肠溃疡最可靠的方法。除了提供视觉诊断，内镜有能力对组织进行取样，以评估恶性肿瘤和幽门螺杆菌感染，并可用于治疗胃肠道出血或梗阻。

胃和十二指肠内镜检查已被证实通过视觉可以诊断超过 90% 的消化性溃疡，这一数值在高清内镜的使用下可能更高。当胃镜检查发现溃疡时，建议对所有病例进行活检以排除恶性肿瘤。较大的溃疡和不规则或边缘隆起的溃疡更容易患癌。应该对溃疡进行多次活检以获得最大的诊断价值，如果可能，最好从所有 4 个象限进行活检。一项对内镜活检实用性的早期研究表明，取一个溃疡标本进行活检，检测胃癌时其敏感性只有 70%，而取 4 个活检标本可将该敏感性提高到 95%，取 7 个标本将提高到 98%。

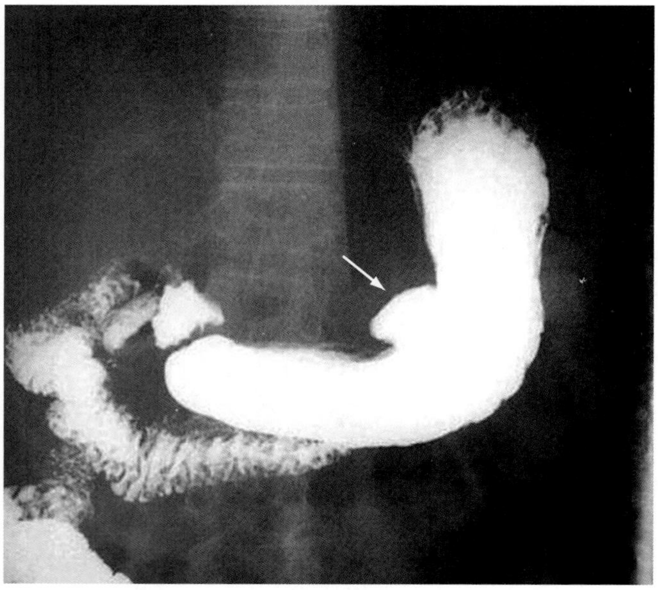

图 49.11 一个大的良性胃溃疡从胃小弯（箭头所指）向内侧突出，就在胃切迹的上方（Courtesy Dr. Agnes Guthrie，Department of Radiology，University of Texas Medical School，Houston，TX.）

幽门螺杆菌检测 诊断幽门螺杆菌的金标准是在胃镜下进行黏膜活检，而非侵入性检查提供了一种有效的筛查工具，不需要内镜操作。如果采用内镜检查，用尿素酶测定或组织学检查评估活检样本，能够大大提高诊断准确性。当不需要内镜检查时，血清抗体评估可作为初始选择，但其缺点是在治疗和消除幽门螺杆菌感染后仍保持阳性。为了监测治疗效果，粪便抗原检测和尿素呼气实验都可作为恰当的选择方式。

药物治疗

抗溃疡药物分为三大类：针对幽门螺杆菌的药物、通过减少胃酸分泌或化学中和来降低胃酸水平的药物以及增加黏膜保护屏障的药物。对于 PUD 和幽门螺杆菌感染的患者，治疗的重点是消灭细菌。除了药物治疗，生活方式的改变，如戒烟、停止使用非甾体抗炎药和阿司匹林、避免饮用咖啡和酒精，也有助于促进溃疡愈合。

抗酸药 抗酸药是治疗 PUD 最古老的形式。它们通过与盐酸反应来降低胃酸，形成盐类物质，并提高胃内的 pH 值。抗酸药在缓冲能力、吸收和不良反应方面差别很大。镁抗酸药是最好的缓冲剂，但会导致严重的腹泻，而与磷沉淀偶尔会导致低磷血症，有时还会导致便秘。氢氧化铝可结合生长因子，并能增加其向受损黏膜的输送。在 PUD 的治疗中，抗酸剂的使用已经很大程度上被更有效的抗分泌疗法（H_2 受体拮抗剂或 PPIs）所取代。

硫糖铝 硫糖铝在结构上与肝素相似，但没有任何抗凝作用。它是一种含有硫酸蔗糖的铝盐，在胃的酸性条件下分解。据推测，蔗糖聚合物结合到溃疡表面并产生一层保护涂层，可持续 6 小时。也有人认为，它可以结合并聚集内源性碱性成纤维细胞生长因子，这对黏膜的愈合很重要。硫糖铝治疗幽门螺杆菌感染引起的消化性溃疡的疗效和作用尚不明确，目前尚未纳入 PUD 的初始治疗指南。

H_2 受体拮抗剂 H_2 受体拮抗剂的结构类似于组

胺，其功能是抑制壁细胞上的 H_2 受体。环状结构和侧链的变化导致药效和不良反应的差异。目前可用的 H_2 受体拮抗剂的药效不同，但半衰期和生物利用度只有轻微差异。所有物质都经过肝代谢，并由肾排出。法莫替丁效力最强，西咪替丁效力最弱。连续静脉滴注 H_2 受体拮抗剂已被证明比间歇性给药能产生更均匀的抑酸作用。许多随机对照试验表明，所有类型的 H_2 受体拮抗剂治疗 4 周后，十二指肠溃疡愈合率为 70% ～ 80%，治疗 8 周后愈合率为 80% ～ 90%。

质子泵抑制剂　最有效的抗分泌剂是质子泵抑制剂（PPIs）。这些药物不可逆地结合并抑制壁细胞上的 H^+/K^+-ATP 酶。因此，与 H_2 受体拮抗剂相比，它们提供了更全面和更持久的抑制胃酸分泌作用。PPIs 在第 4 周和第 8 周的治愈率分别为 85% 和 96%，溃疡愈合速度比 H_2 受体拮抗剂更快。正因为如此，PPIs 已普遍取代 H_2 受体拮抗剂作为 PUD 的主要治疗药物。质子泵抑制剂需要胃内的酸性环境才能被激活；因此，抗酸剂或 H_2 受体拮抗剂与 PPIs 联合使用可能会通过提供碱性环境，对 PPIs 激活产生有害影响。对于巨大（> 2 cm）溃疡、难治性或频发 PUD，以及那些幽门螺杆菌根除失败或需要继续使用非甾体抗炎药的患者，可考虑 PPI 维持治疗。

幽门螺杆菌感染的治疗　在明确了大多数病例是由幽门螺杆菌感染引起的之后，人们的思维模式发生了转变，将 PUD 视为一种感染性疾病，而不是病理性酸分泌的结果。因此，治疗理念转向了根除感染源。

目前的治疗方法有两种，即联合使用抗幽门螺杆菌的抗生素和降低胃酸的药物。PPIs 的主要目的是通过降低病理性胃酸水平和改善症状来促进短期愈合。根除幽门螺杆菌有助于初期愈合，但其主要功效是防止复发。有大量的临床研究比较了根除疗法与是否使用促进溃疡愈合药物的疗效。根除幽门螺杆菌的复发率为 2%，初始治愈率为 90%。最初疗程后的根除率一直在下降，可能是由于耐抗生素幽门螺杆菌的流行增加；目前，大约 20% 的患者在初始治疗中失败。因此，在治疗后 4 ～ 6 周，通过尿素呼气试验、粪便抗原或重复内镜活检来监测感染是否消除是很重要的，许多患者将需要使用进一步的替代方案进行治疗。

治疗幽门螺杆菌阳性的十二指肠溃疡，可以选择三联或四联治疗方案，其目的在于根除幽门螺杆菌的同时抑制胃酸生成（框 49.1）。这种三联疗法包括 1 种 PPI、2 种抗生素，加上铋剂，代表四联疗法。抗生素的选择应考虑到青霉素过敏及对大环内酯类耐药这一危险因素。产生大环内酯类抗生素耐药性的风险因素是之前曾接触过大环内酯类抗生素或当地克拉霉素耐药率超过 15%。无大环内酯类耐药且对青霉素不过敏的患者应接受包括克拉霉素、阿莫西林和 PPI 在内的标准三联疗法。如果患者对青霉素过敏，可以用甲硝唑代替阿莫西林。对大环内酯类耐药的患者应给予包括铋剂、四环素、甲硝唑和 PPI 在内的四联治疗方案。

临床指南一般推荐 14 天三联治疗方案和 10 ～ 14 天含铋剂的治疗方案，通常其不良反应小，包括腹泻、恶心和呕吐、皮疹以及口味的改变，并在停止治疗后症状得到缓解。对于 20% 难治性患者，初始使用甲硝唑和四环素等新抗生素治疗一个疗程，如果以前没有使用过，建议加用铋剂进行四联治疗。左氧氟沙星和利福布汀三联疗法也可作为一种挽救性治疗方案进行选择。

溃疡并发症

溃疡手术以前是普外科手术的主要组成部分。随着人们对 PUD 的认识从一种病理性胃酸分泌异常转变为一种感染性疾病，这一情况发生了显著的改变，大多数溃疡患者得到了治疗并治愈。现在，外科医师的作用主要是治疗有并发症的患者，包括出血、穿孔

框 49.1　一线幽门螺杆菌治疗方案

无青霉素过敏史、既往未接触过大环内酯类抗生素或局部克拉霉素的耐药率大于 15% 的患者

- 铋剂四联疗法（PPI、铋剂、四环素、甲硝唑）
- 克拉霉素三联疗法（PPI、克拉霉素、阿莫西林或甲硝唑）
- 联合用药（PPI、克拉霉素、阿莫西林、硝基咪唑）

无青霉素过敏史且既往接触过大环内酯类抗生素或局部克拉霉素的耐药率大于 15% 的患者

- 铋剂四联疗法
- 左氧氟沙星三联疗法（PPI、左氧氟沙星、阿莫西林）

既往未接触过大环内酯类抗生素的青霉素过敏患者

- 铋剂四联疗法
- 克拉霉素与甲硝唑三联疗法

有青霉素过敏史且既往接触过大环内酯类抗生素或当地克拉霉素的耐药率大于 15% 的患者

- 铋剂四联疗法

From Chey WD，Leontiadis GI，Howden CW，Moss SF. Treatment of Helicobacter pylori Infection. Am J Gastroenterol. 2017；112：212-238.

和梗阻（框 49.2）。并发 PUD 的危险因素包括非甾体抗炎药、幽门螺杆菌、溃疡直径大于 1 cm。在溃疡并发症的讨论中经常包括难治性溃疡。尽管顽固性疾病无疑是存在的，但它的定义是模糊的，外科干预的确切类型及时间仍然是一个主要依靠主观判断的问题。当今时代，对幽门螺杆菌感染和抑酸治疗都有非常好的选择，很少有真正符合药物治疗的患者在没有恶性肿瘤的情况下发展成顽固性溃疡。对于复杂 PUD 患者，需要早期多学科治疗，以确保患者获得最佳收益。

出血 上消化道出血是一个相对常见的问题，每年的发病率约为每 10 万人 19 ～ 57 例[9]。因 PUD 导致的上消化道出血可出现呕血、黑便或两者兼有。使用非甾体抗炎药是导致消化性溃疡出血的主要危险因素，相对危险度为 2.7 ～ 33.9。值得注意的是，无论是活动性出血还是 PPI 的使用，都可能降低幽门螺杆菌检测的敏感性，所以出血对敏感性的影响可能被低估了。PUD 出血的死亡率约 6% ～ 10%[9]。

上消化道出血的初始治疗方法与其他急性低血容量失血患者的治疗方法相似。建立大静脉血管通路、根据临床情况用液体和血液制品快速恢复血容量、密切监测生命体征，这些都是更有效的治疗这些患者的关键。患者应在初始评估期间开始静脉注射 PPI。鼻胃（NG）灌洗的作用是有争议的；然而，它可以作为高危患者的预测指标，并作为以后内镜干预的辅助手段。NG 灌洗时血液呈鲜红色的患者，与清亮或咖啡样灌洗液相比，持续出血或再出血的风险要高得多。如果 NG 灌洗液为无血的胆汁液，表明十二指肠和胃内容物已取净，则应考虑低 GI 出血源（即 Treitz 韧带远端）。除了有诊断作用外，鼻胃管还可以在内镜检查前清洗胃和十二指肠，清除可能掩盖出血来源的血块和陈旧性血液。

诊断上消化道出血来源和对其进行干预治疗首选上消化道内镜（包括在溃疡出血的情况下）。几乎所有存在潜在上消化道大量急性出血的患者都应该在 24 小时内接受内镜检查。虽然数据还不明确，但早期内镜检查已经被证实是一种具有降低经济成本的方法，如有必要，可对患者进行分类，以便更快速进行干预，并识别出低风险患者，而不需要长期观察（因此可以提前出院）。

框 49.2 消化性溃疡相关并发症的外科治疗建议

- 顽固性溃疡：壁细胞迷走神经离断术 ± 胃窦切除术
- 出血：出血血管缝扎与幽门螺杆菌治疗相结合
- 穿孔：穿孔闭合与幽门螺杆菌治疗相结合
- 梗阻：排除恶性肿瘤，胃空肠吻合术与幽门螺杆菌治疗相结合

内镜检查发现有活动性出血的患者、需要干预的高风险患者包括：通过动脉喷射或渗血、有粘连的血块或溃疡内血管外露。不需要进一步干预的低风险患者包括：无活动性出血、无血管暴露、溃疡基底干净者。最常用的内镜下溃疡出血分类系统是 Forrest 分类（表 49.4），它根据观察到的“近期出血病灶”对再出血风险进行分级。低风险溃疡比出血性溃疡更为常见，即使在接受内镜检查诊断上消化道出血的住院患者中也是如此。所有接受内镜检查的患者都应检查是否有幽门螺杆菌的存在。

对于需要干预的高危患者，首选方法是内镜治疗。最新消化性溃疡出血治疗指南建议对高危病变患者进行内镜治疗，包括热凝固、机械夹或注射硬化剂。鉴于再出血率较高，不再推荐单用肾上腺素注射疗法，但可以将肾上腺素作为其他内镜疗法的辅助手段。有色素沉着点或溃疡基底清洁的患者不应接受内镜治疗，但可接受标准的 PPI 治疗（如有需要，可使用幽门螺杆菌治疗）。不推荐常规复查内镜检查。初次内镜治疗成功后再次出血的患者，通常采用重复内镜治疗。如果反复出血的患者血流动力学稳定且有一定条件，可考虑介入血管造影并经动脉栓塞（图 49.12）。然而，非随机试验表明，与手术相比，栓塞治疗的再出血率更高。栓塞仍然是有用的，特别是对于那些因其他医学合并症而不适合手术的患者。

表 49.4 消化性溃疡内镜检查中近期出血病灶的 Forrest 分类及相对发病率

近期出血病灶	Forrest 分类	发病率	出血风险
活动性出血			
喷射状出血	ⅠA	10%	90%
活动性渗血	ⅠB	10%	10% ～ 20%
近期出血			
无出血，血管显露	ⅡA	25%	50%
附着血凝块	ⅡB	10%	25% ～ 30%
黑色基底	ⅡC	10%	5% ～ 10%
没有出血的迹象			
基底洁净	Ⅲ	35%	3% ～ 5%

Adapted from Katschinski B，Logan R，Davies J，et al. Prognostic factors in upper gastrointestinal bleeding. Dig Dis Sci. 1994. 39（4）：706-712.

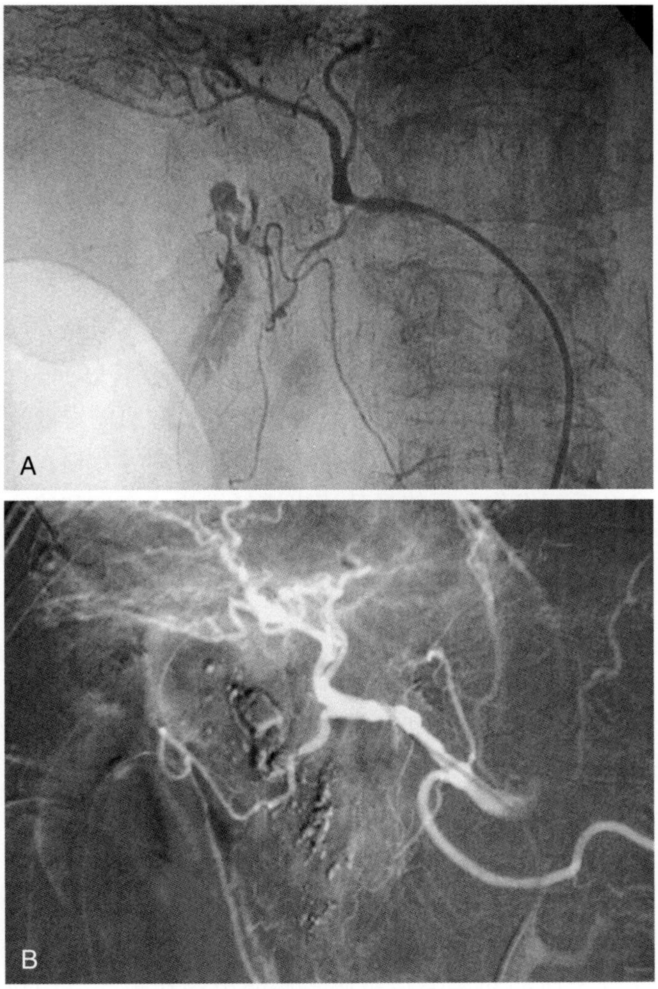

图 49.12 十二指肠溃疡出血的血管内介入治疗。(**A**)造影显示胃十二指肠动脉分支渗出;(**B**)血管栓塞后显示的完整血管造影,通过胃十二指肠动脉的血流得到保留,出血得到缓解(From Loffroy R,Guiu B,Cercueil JP,et al. Refractory bleeding from gastroduodenal ulcers:arterial embolization in high-operative-risk patients. J Clin Gastroenterol. 2008;42:361-367.)

对所有高危患者都应进行监测。虽然旧指南共识提倡持续静脉滴注 PPI,但最近的一项系统性综述和 meta 分析结果显示,对于高风险溃疡出血的内镜治疗患者,间歇性高剂量 PPI 治疗与持续滴注相当;在大多数情况下,推荐间歇性高剂量静脉注射 PPI。与组胺阻断剂和安慰剂相比,静脉 PPI 治疗显示出更低的再出血率和更低的急诊手术需求。根据临床因素,高风险患者应立即开始治疗,甚至在内镜检查之前进行。

尽管使用了 PPIs 并改善了内镜治疗方法,但仍有 5% ~ 10% 的患者持续出血,需要手术干预。这些患者的手术干预指征包括:内镜治疗失败(或多次内镜治疗后反复出血)、血流动力学不稳定或持续缓慢的出血需要输血。因为后壁溃疡的侵蚀,最可能出血的血管是胃十二指肠动脉。虽然十二指肠溃疡出血可以通过腹腔镜进行治疗,但更经典的方法是通过上腹部中线开腹手术治疗,特别是对于血流动力学不稳定的患者。Kocher 操作法可使十二指肠活动。十二指肠球部的前壁是纵向开放的,如果需要,切口可以穿过幽门。胃十二指肠动脉采用三点 U 型缝合技术,可以有效地结扎主血管(上针和下针),以防止任何较小分支(内侧针)的再出血,如位于患者左侧胰腺内的胰腺横动脉。必须小心避免将胆总管纳入缝合。胆总管的走行可以通过经十二指肠壶腹部插入探针或进行术中胆管造影来确定。十二指肠闭合前应确认止血。十二指肠切开术应横向闭合以避免狭窄。

穿孔 穿孔患者的主诉通常是突然发作的严重的上腹部疼痛,在最初发作的数小时,由于机体试图将穿孔封闭,疼痛会减轻。胸片上经常可以看到游离的气体,体格检查时也有局限性腹膜征象。穿孔较大时有弥漫性腹膜炎。如果 X 线检查没有发现游离气体,患者应接受 CT 扫描,最好包括口服造影剂。对于一小部分患者,穿孔可能会自动封闭;然而,几乎所有病例都需要手术干预。最初的经验性抗生素治疗应覆盖肠道革兰氏阴性杆菌、厌氧菌和口腔菌群,并应基于局部细菌的敏感情况进行选择。2% ~ 10% 的 PUD 会并发穿孔,在所有溃疡病并发症中,穿孔的死亡率最高,据报道高达 30%。穿孔需要紧急外科会诊。有局部症状、临床状况稳定、经水溶性对比检查证实有渗漏的患者可以考虑进行非手术治疗,但必须考虑到延迟手术(最终实施手术时)会导致死亡率增加。非手术治疗应包括密切的血流动力学监测、连续的腹部检查、静脉注射抗生素和静脉注射 PPI。回顾性研究表明,50% ~ 75% 经过筛选的患者在这种情况下可以避免手术治疗。

穿孔通常可以很容易地通过上腹部中线切口进入。小于 1 cm 的穿孔通常可以自行闭合,并由血管丰富的大网膜加固。对于较大的穿孔或溃疡边缘纤维化在没有张力的情况下不能愈合,应借助健康的大网膜行 Graham 修补术。在溃疡的近端和远端保留性放置多根缝线和辅助应用健康组织。将大网膜放置在这些缝线下面,并将其固定在适当的位置并封闭穿孔(图 49.13)。对于非常大的穿孔(> 3 cm),控制十二指肠缺损是很困难的。缺损应通过应用健康的组织进行闭合,如来自 Roux-en-Y 的大网膜或空肠浆膜。在这种情况下,典型的幽门旷置术是通过使用可吸收缝线将幽门彻底缝合或使用非切割线性吻合器

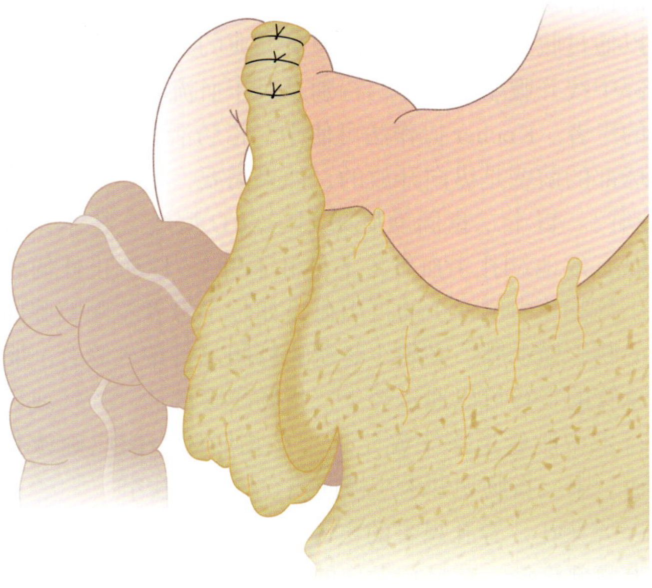

图 49.13 用健康的大网膜行 Graham 修补十二指肠溃疡穿孔。网膜的“舌”被提起来覆盖溃疡缺损，并通过一系列间断的缝线固定。在 Graham 最初的描述中，溃疡缺损并没有闭合，但如果组织边缘是健康的，并且没有过度的张力，可以进行初次闭合，并用大网膜补片加强（From Baker RJ. Operation for acute perforated duodenal ulcer. In Nyhus LM，Baker RJ，Fischer JE，eds. Mastery of Surgery. London：Little，Brown and Company；1997.）

将幽门缝合的。胃空肠吻合术以 Billroth Ⅱ或 Roux-en-Y 方式绕过十二指肠。几周后，幽门旷置术缝线或钉线脱落，穿孔部位愈合后可逐渐恢复正常的胃肠道解剖。另一种选择是，通过穿孔使用一个十二指肠造口管进行广泛引流。在情况困难时，还可选择胃切除术和 Billroth Ⅱ或 Roux-en-Y 重建。

穿孔也可以通过腹腔镜进行治疗。比较腹腔镜和开放修补术的 7 例随机对照研究的 meta 分析结果显示，腹腔镜手术的术后发病率更低、伤口感染更少，住院时间更短。在手术时间、再手术率、渗漏率和死亡率方面，开腹和腹腔镜修补术无明显差异。基于这些数据，对于血流动力学稳定的穿孔患者，腹腔镜似乎是更好的选择方法。

已知幽门螺杆菌呈阴性、长期服用非甾体抗炎药且不能停药者，或过去溃疡药物治疗失败者，可在修复时辅助减少胃酸分泌的手术。这些手术将在本章的其他章节进行讨论，并且必须基于临床情况以及外科医师的舒适度。

修复后，用 NG 管对胃进行减压。引流管应保持到患者进食后，在引流管引流量没有质或量的变化后考虑拔除，若质或量有变化即提示有渗漏。开始进食前不需要常规行造影检查，但如果患者表现出肠漏的症状或体征时，造影可用于评估穿孔后缝合的安全性。所有幽门螺杆菌阳性的患者应采用适当的三联疗法进行根除。术后 6 ～ 8 周应进行选择性上消化道内镜检查，以评估恶性肿瘤和溃疡愈合情况，如果尚未确定幽门螺杆菌感染，则应检查幽门螺杆菌。

胃出口梗阻 十二指肠或幽门的急性炎症可导致机械性梗阻，功能性胃出口梗阻表现为早饱、厌食、体重减轻、恶心和呕吐。在长时间呕吐的情况下，患者往往会导致脱水，并因富含氢和氯的胃液流失而继发低氯、低钾性碱中毒。慢性炎症导致损伤和愈合反复发作，最终导致流出道纤维化、瘢痕和狭窄的发生。在这种情况下，胃部会大幅扩张，失去肌肉张力。常表现为明显的体重减轻和营养不良。

初始治疗应包括胃减压、鼻胃管放置、纠正液体和电解质异常。应评估营养状况，因为这些患者经常出现营养不良。由 PUD 引起的胃出口梗阻并不属于外科急症范畴，在任何外科干预之前都必须进行充分的检查，特别是在胃癌是最常见的导致这种疾病的原因的情况下。应进行胃镜检查以排除恶性肿瘤的可能并评估幽门螺杆菌的感染。

内镜下扩张（带或不带支架）和根除幽门螺杆菌是主要的初始治疗手段。新的内镜技术，包括超声引导胃旁路术和经口内镜肌切开术，也在探索当中。难治性梗阻的患者最好采用一期胃窦切除、重建及迷走神经离断术。另一种方式是迷走神经切开术并引流，特别是当存在严重的炎症或瘢痕时，通常采用 Jaboulay 胃十二指肠吻合术或胃空肠吻合术。

顽固性消化性溃疡 顽固性溃疡的定义为在初始治疗的 8 ～ 12 周后未能愈合或患者在治疗中断后复发；大约在 5% ～ 10% 的患者人群中发生。难治性 PUD 在十二指肠溃疡疾病中并不常见。持续的良性胃溃疡必须评估是否为恶性，以及其他不常见的溃疡来源，如 ZES、克罗恩病或结节病。对于任何顽固性溃疡，必须保证足够的抗分泌治疗时间，根除幽门螺杆菌并避免非甾体抗炎药的使用。应测定空腹血清胃泌素水平以排除胃泌素瘤。虽然当今很少见到，但真正的难治性溃疡应行迷走神经离断术，加或不加胃窦切除术。

消化性溃疡的外科治疗

随着药物治疗的改善，择期手术治疗 PUD 已变得罕见。幽门螺杆菌的识别和根除提示手术的适应证可能只适用于不能根除幽门螺杆菌、不能停用非甾体抗炎药或其他更罕见原因导致 PUD 的患者。不符合酸抑制治疗的患者也可能属于这一类，但这是更有争议的。

手术治疗溃疡的目的是减少胃酸分泌。这可以通过迷走神经离断术消除迷走神经刺激、通过实施胃窦切除术减少胃液的分泌、通过胃次全切除术减少壁细胞数量或联合手术来实现。迷走神经离断术可使胃酸峰值减少约 50%，而迷走神经离断术加胃窦切除可使胃酸峰值减少约 85%。这些手术可以通过开腹或腹腔镜来进行。

迷走神经干离断术 如图 49.4 所示，迷走神经干离断术是通过在肝支和腹腔支上方，也就是胃食管交界处上方分离左右迷走神经来完成的。大多数外科医师使用某种形式的引流手术与迷走神经切开术相结合，以避免胃潴留。幽门松弛是由迷走神经刺激介导的，不进行引流的迷走神经切开术可导致胃排空延迟。图 49.14 显示迷走神经干离断术联合 Heineke-Mikulicz 幽门成形术。当十二指肠球部有瘢痕时，幽门成形术或 Jaboulay 胃十二指肠造口术可能是一种更好的选择。严重的瘢痕或炎症可能需要胃空肠吻合术。总的来说，胃肠造口术后胆汁反流更常见，而幽门成形术后腹泻更常见，但与引流术式相关的不良反应差异不大。两者倾倒综合征的发生率相似。

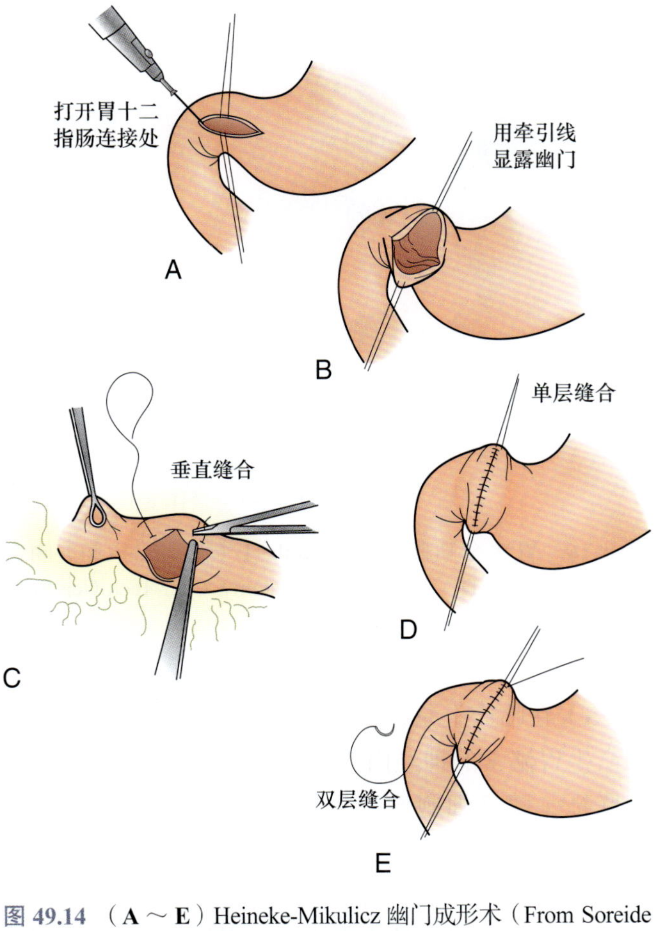

图 49.14 （A ~ E）Heineke-Mikulicz 幽门成形术（From Soreide JA，Soreide A. Pyloroplasty. Oper Tech Gen Surg. 2003；5：65-72.）

选择性迷走神经离断术 选择性迷走神经离断术将左右迷走神经主干在腹腔分支和肝分支的远端分开，同时进行幽门引流术。然而，选择性迷走神经离断术术后溃疡复发率高于迷走神经干离断术，在减少胃切除术后症状方面没有优势。由于这些原因，选择性迷走神经离断术在很大程度上已被摒弃。

高选择性迷走神经离断术 高选择性迷走神经切断术又称壁细胞迷走神经切断术或胃近端迷走神经切断术。在认识到迷走神经干离断术与引流术或胃切除术相结合会对幽门窦泵功能产生不利影响后，开发了该手术。高选择性迷走神经离断术只将供应胃体和胃底产酸部分的迷走神经离断。这个手术保留了支配胃窦和幽门的迷走神经，所以不需要常规的引流手术。因此，术后并发症的发生率较低。一般来说，Latarjet 神经是前后分开的，支配胃底和胃体的神经呈鸦爪状分开。这些神经被分开后，直到幽门近端约 7 cm 处，即胃窦附近的区域附近汇合。在食管上分离这些神经，近端至少分离至距食管胃连接处 5 cm 处（图 49.15）。理想情况下，应保留 2 个或 3 个分支到胃窦和幽门。Grassi 罪恶神经是迷走神经后干的近端分支，在分离过程中要注意避免遗忘该分

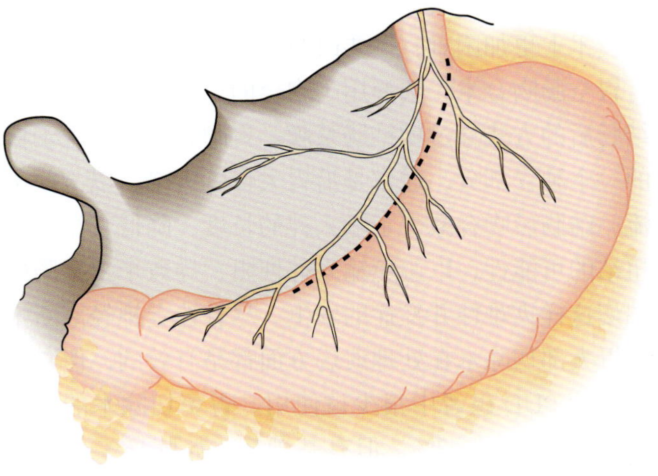

图 49.15 胃与 Latarjet 前神经前方视图。注意壁细胞或高选择性迷走神经切断术的解剖线（虚线）。神经最后的主要分支完好无损，分离开始于幽门 7 cm 处。在胃食管交界处，解剖远离左侧迷走神经肝分支的起源（From Kelly KA，Teotia SS. Proximal gastric vagotomy. In Baker RJ，Fischer JE，eds. Mastery of Surgery. Philadelphia：Lippincott Williams & Wilkins；2001.）

支，因为它常被认为是溃疡复发的易感因素。

高度选择性迷走神经离断术后的复发率差异较大，取决于外科医师的技术和随访时间的长短。由于复发的例数随时间始终在增加，所以长时间大范围的随访是必要的，以评估该手术的效果。据报道，当由熟练的外科医师进行这种手术时，复发率为10%～15%，略高于迷走神经干离断术联合幽门成形术后的复发率；然而，选择性迷走神经离断术有较低的术后倾倒综合征和腹泻发生率。

迷走神经干离断术和胃大部切除术 胃大部切除术通常不用于十二指肠溃疡而用于胃溃疡。相关禁忌证包括：肝硬化、十二指肠近端广泛瘢痕导致十二指肠闭合困难或脆弱；十二指肠近端曾接受过手术。当与迷走神经干离断术联合使用时，它在减少胃酸分泌和复发方面比迷走神经干离断术联合引流术或高度选择性迷走神经离断术更有效。迷走神经干离断术及胃大部切除术后溃疡复发率为0～2%。然而，低复发率是以胃切除术后综合征和迷走神经离断术后综合征为代价的，胃大部切除术后约有20%的患者发生此类并发症。

胃大部切除术需要重建胃肠道的连续性，可通过胃十二指肠吻合术［Billroth Ⅰ手术（图49.16）］或胃空肠吻合术［Billroth Ⅱ手术（图49.17）或Roux-en-Y重建］完成。对于良性疾病，通常胃十二指肠吻合术被青睐，因为它避免了倾倒综合征、十二指肠残端漏和术后胃空肠吻合术相关的输入袢梗阻问题。如果十二指肠有明显的瘢痕，胃十二指肠吻合术可能在技术上更加困难，需要改为胃空肠造口术。如果进行胃空肠吻合术，选择用于吻合的空肠袢通常以从横结肠后的方式穿过横结肠系膜。胃吻合口通常位于胃的一个独立部分，通常是沿胃大弯的后壁，以方便引流。结肠后吻合减少了输入袢的长度，降低其扭曲和扭结的可能性，以避免输入袢梗阻，导致十二指肠残端瘘这样灾难性并发症的发生。尽管迷走神经离断术和胃大部切除术在处理溃疡方面都是有效的，但它们在治疗PUD患者中很少被使用。胃窦切除术的总死亡率约为1%～2%，但有基础病（如胰岛素依赖型糖尿病或免疫抑制）的患者，其死亡率明显升高。

部分胃切除术 部分或次全胃切除术同时切除分泌胃泌素的细胞和分泌胃酸的细胞。胃次全切除术后需要重建，最常用的是Billroth Ⅱ或Roux-en-Y。由于潜在的炎症，Billroth Ⅰ重建通常很困难。

佐林格-埃利森综合征 佐林格-埃利森综合征（ZES）在临床上是指包括胃酸分泌过多、严重PUD和产生胃泌素的神经内分泌肿瘤（NETs；胃泌素瘤）三联征。胰岛细胞瘤产生胃泌素，ZES相关的高胃泌素血症是几乎所有（不一定是全部）临床症状的原因所在。腹痛和PUD是该综合征的标志性特点，通常发生在80%以上的患者中。患者还可能出现腹泻、体重减轻、脂肪泻和食管炎。内镜检查经常显示明显

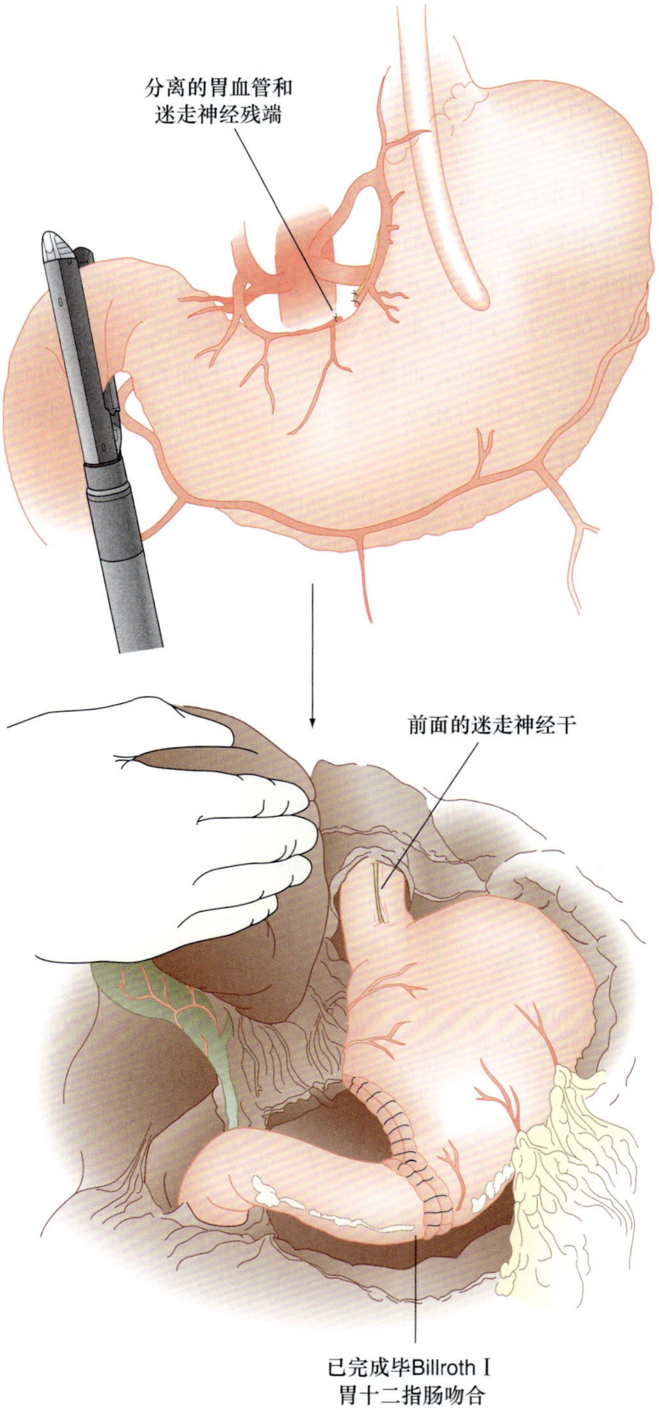

图49.16 胃次全切除术伴Billroth Ⅰ（胃十二指肠）吻合（From Dempsey D，Pathak A. Antrectomy. Oper Tech Gen Surg. 2003；5：86-100.）

的胃皱褶，反映了高胃泌素血症对胃底的营养作用。约 20% ～ 30% 的 ZES 患者同时患有多发性内分泌肿瘤 1 型，ZES 是多发性内分泌肿瘤 1 型的一部分，是一种常染色体显性综合征。因此，任何发现 ZES 的患者都应该检查血清甲状旁腺激素、离子钙和催乳素水平。

由于空腹血浆胃泌素水平升高，通常确诊 ZES 时无需行刺激试验。大多数胃泌素瘤患者空腹血清胃泌素水平升高（＞ 200 pg/ml），高于 1000 pg/ml 则具有诊断价值。因为 PPI 的使用、幽门螺杆菌的感染和肾衰竭都能引起空腹血清胃泌素的升高，所以对于胃泌素水平轻微升高的患者，诊断 ZES 是困难的。对于胃泌素水平处于临界值的患者，最敏感的诊断试验是促胰液素刺激胃泌素试验。分别在给药前、后测定血清胃泌素。相对于其他原因的高胃泌素血症，血清胃泌素水平高于基础水平 200 pg/ml 提示胃泌素瘤，其他原因引起的高胃泌素血症无此反应。

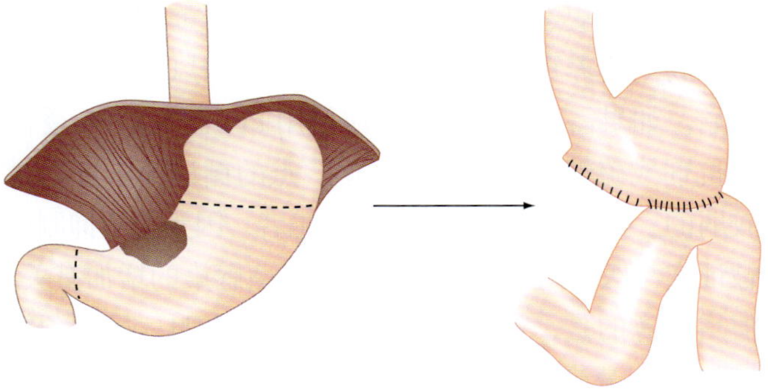

图 49.17　胃次全切除伴 Biuroth Ⅱ式吻合术

在诊断胃泌素瘤后，开始抑酸治疗，最好使用高剂量 PPI。术前以及转移性或无法切除的胃泌素瘤患者应接受药物治疗。治疗的下一步是肿瘤的定位和分期。大多数胃泌素瘤位于十二指肠或胰腺的“胃泌素瘤三角”内；这个三角形的点由胆囊-胆总管连接处、胰腺体颈连接处以及十二指肠第 2 和第 3 部分之间的连接处组成（图 49.18）。定位胃泌素肿瘤的最佳初始影像学检查是 3 期腹部 CT 或 MR 成像（MRI）。然而，这些成像方法在检测直径小于 1 cm 的肿瘤以及小的肝转移瘤时，灵敏度相对较低。如果这些影像方法不能诊断，有时可以使用生长抑素受体闪烁成像或内镜超声（EUS）来定位。如果仍然不能确定肿瘤的位置，患者可以接受手术探查。

局限性胃泌素瘤应切除；然而，长期治愈率只有 50% 左右。一旦肿瘤在术中定位，应根据肿瘤切除原则进行切除（而不是肿瘤剜除），并至少切除 10 个淋巴结。一些小样本病例表明，不接受手术治疗的患者

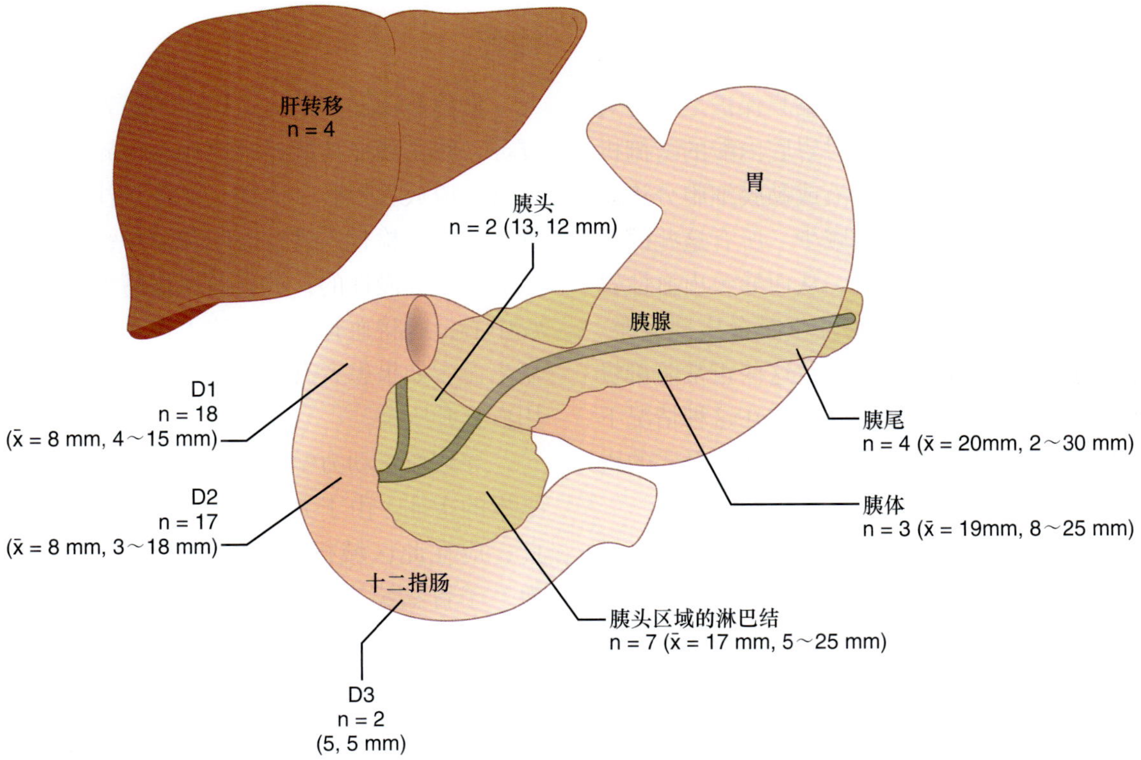

图 49.18　术前影像学未检出的胃泌素瘤在手术中定位的部位。大多数肿瘤位于十二指肠第一、第二部分和胰腺头部，即所谓的胃泌素瘤三角内（From Norton JA，Fraker DL，Alexander HR，et al. Value of surgery in patients with negative imaging and sporadic Zollinger-Ellison syndrome. Ann Surg. 2012；256：509-517.）

可以通过放射治疗缓解症状，减缓疾病进展。肿瘤复发或转移的患者可采用多种治疗方法进行治疗。最常用的是生长抑素类似物和（或）化疗（链霉素/多柔比星或以替莫唑胺为基础的方案）。对于肝转移的患者，可以考虑肝定向治疗（射频消融、冷冻消融、栓塞、切除或肝移植）。

应激性胃炎

应激性胃炎可发生在物理创伤、休克、败血症、出血或呼吸衰竭后，并可能导致危及生命的胃出血。应激性胃炎的特征是多发性浅表（非溃疡性）糜烂，通常开始于胃的近端，并向远端进展。当中枢神经系统疾病引起颅内压升高并引起迷走神经兴奋时（Cushing 溃疡），或者当烧伤损伤超过体表面积 30% 而导致胃缺血时（Curling 溃疡），也可发生这种情况。

应激性胃炎病变通常随时间变化。早期病变通常是多发性和浅层的，伴局灶性出血或黏附血块的弥漫红斑。如果病变侵蚀到含有血液供应的黏膜下层，就可能导致明显出血。病变通常见于胃底，很少见于胃远端。晚期病变看起来与愈合溃疡周围再生的黏膜相同。两种类型的病变都可以在内镜下观察到。

病理生理学

尽管应激性胃炎发展的确切机制仍有待充分阐明，但有证据表明，与胃酸产生和黏膜保护之间的失衡相关的原因是多因素的。黏膜对胃腔内酸的防御机制受损的例子有：血流减少，黏液或黏膜细胞分泌的碳酸氢盐减少或内源性前列腺素减少。所有这些因素使胃更容易受到胃腔内酸的损害，从而导致出血性胃炎。当缺氧、败血症或器官衰竭发生时会出现应激。应激发生后，黏膜缺血被认为是导致这些正常防御机制崩溃的主要因素。虽然胃酸分泌增加在这种情况下很少发生，但胃腔内胃酸的存在似乎是这种形式的胃炎发展的先决条件。

表现与诊断

50% ～ 75% 的患者在创伤事件后 1 ～ 2 天内发生应激性胃炎，尽管大多数患者只有轻微或没有相关症状。唯一的临床症状可能是无痛的上消化道出血。出血通常是缓慢和间歇性的，可能只在胃管中发现少量血液或血红蛋白水平不明原因的下降。偶有上消化道大出血，伴有低血压和呕血。便潜血阳性，但黑粪或便血很少见。需行内镜检查以确认诊断并鉴别应激性胃炎和其他消化道出血原因。

预防

尽管高危的定义仍有争议，但由于急性应激性胃炎患者并发上消化道出血导致血流动力学不稳定所引发的高死亡率，高危患者应进行预防性治疗。由于黏膜缺血可能改变许多黏膜防御机制，而这些防御机制能胃能够承受腔内刺激并保护自身免受损伤，因此应尽一切努力纠正休克后继发的灌注不足。在临床上发生严重胃应激性溃疡出血的两个最重要的危险因素是凝血功能障碍和需要延长机械通气时间（＞ 48 小时）的呼吸衰竭。其他重要的危险因素包括：过去一年有 PUD 或消化道出血史、中枢神经系统损伤、严重烧伤和败血症。肠内营养可降低应激性溃疡形成的风险，应尽早开始。如果需要预防用药，应使用 PPI 而不是 H_2 受体拮抗剂或硫糖铝，尽管支持这一点的循证医学证据是较弱的。预防措施应仅限于高危患者，因为胃酸抑制已被证实与医院内肺炎和梭状芽孢杆菌感染的增加有关。值得注意的是，最近的一项荟萃分析表明，虽然预防措施确实减少了出血的发生率，但死亡率并无变化。目前仍需要更大规模的随机试验来确定哪些患者在重症监护环境中、从应激性溃疡预防治疗中获益最大。

治疗

任何有明显上消化道出血的患者都需要进行液体复苏，纠正凝血功能异常或血小板异常。如果没有鼻胃管，应放置胃管并立即开始静脉注射 PPI 治疗。应紧急行内镜检查以进行诊断和治疗；应激性溃疡的出血通常是弥漫性的，再出血率很高。在经验丰富的医疗中心，可将血管升压素注入胃左动脉，用以栓塞控制出血。如果患者有潜在的心脏或肝疾病，则不应使用血管升压素。

导致血流动力学不稳定或需要持续输血的出血是手术的指征。由于大多数病变位于胃近端或胃底，因此，应在此区域行胃前壁切开术。清除胃腔内的积血，于胃黏膜表面检查出血点。所有出血区域都在胃壁深处用 8 字缝合缝扎止血。大多数浅表糜烂不是活动性出血，除非在其底部看到血管，否则不需要结扎。对于循环稳定的患者，手术结束时关闭胃前壁，并行迷走神经干切断术和幽门成形术以减少胃酸分泌。较少见的做法是进行胃部分切除术联合迷走神经切断术。应尽量避免行全胃切除术，除非患者出现危及生命的出血或当其他治疗无法实施时。

胃切除术后综合征

由于胃储存功能减少、幽门括约肌机制中断和迷走神经的切断，胃切除术后可引起一系列生理紊乱。这些紊乱导致的胃肠道和心血管症状统称为胃切除术后综合征（postgastrectomy syndromes）。在接受PUD手术的患者中，约20%～25%的患者随后会出现不同程度的胃切除术后综合征，在接受高选择性迷走神经切断术的患者中这一发生率要低得多。这种生理变化不是PUD所特有的，可发生在切除肿瘤的胃切除术或治疗严重肥胖的Roux-en-Y胃旁路术后。约1%～5%的患者存在永久的胃切除术后综合征。

倾倒综合征

倾倒综合征是由餐后胃迅速排空而引起的胃肠道和心血管舒缩症状组合。胃肠道症状包括腹痛、早饱、恶心/呕吐、腹泻和腹胀。血管舒缩性全身症状包括出汗、心动过速、心悸、头痛和晕厥。这些复杂的症状可在任何胃手术后发生，但在部分胃切除术和Billroth Ⅱ重建后更常见。在Billroth Ⅰ胃切除术或迷走神经切断引流术后这种情况比较少见。

倾倒综合征可以分为两类：早期和晚期。早期倾倒综合征发生在餐后30分钟内，是高渗透性食物从胃迅速进入小肠的结果。这是因为胃切除术后或任何幽门括约肌功能障碍阻断了胃准备其内容物并将其以等渗的食团颗粒形式输送到近端小肠的过程。由此产生的高渗食团进入小肠，引起细胞外液迅速转移到肠腔以达到等渗。细胞外液转移后，出现管腔膨胀并诱发相应症状。

进食后1～3小时内会出现晚期倾倒现象，这并不常见。晚期倾倒的发生也是由于胃的迅速排空；它与碳水化合物快速进入近端肠道有关。当碳水化合物被输送到小肠时，它们很快被吸收，导致高血糖，从而触发大量胰岛素的释放，以控制不断上升的血糖水平。过度补偿的结果是在胰岛素的作用下发生严重的低血糖。低血糖会刺激肾上腺释放儿茶酚胺，导致出汗、颤抖、头晕、心动过速和精神错乱。

与早期倾倒综合征相关的症状似乎继发于几种体液因子的释放，如血清素、缓激肽样物质、神经紧张素和胰高血糖素。通常调整饮食即可治疗大多数患者。这些调整措施包括避免食用含糖量大的食物，少食多餐进食富含蛋白质、脂肪和纤维的食物，并在用餐时将液体和固体分离。

对于饮食调节无效的患者，针对特定症状的药物治疗可能是有效的，如用于治疗腹泻的鸦片酊或盐酸洛哌丁胺（易蒙停），以及用于治疗恶心的美克洛嗪。抗胆碱能药可以减缓胃排空和治疗痉挛。奥曲肽可以在餐前以短效形式给药，也可以通过肌肉注射长效剂型给药。它不仅能够抑制胃排空，而且还会影响小肠运动，从而延长了摄入的食物的肠道运输。奥曲肽是被研究过的治疗倾倒综合征的最佳药物，非常有效。然而，由于多肽价格昂贵，通常不用于一线药物治疗。如果保守治疗不成功，症状严重，可能需要再次手术。手术方式的选择取决于原有的胃手术术式。有时可进行幽门重建。对于未行胃切除术而行胃空肠吻合术的患者，如果幽门功能尚存，可以去除胃空肠吻合口。对于既往进行过远端胃切除术的患者，建议将胃空肠吻合术改为Roux-en-Y重建术。

代谢紊乱

胃切除术后最常见的代谢缺陷是贫血。贫血与缺铁（更常见）或维生素B_{12}代谢异常有关。超过30%的胃切除术患者患有缺铁性贫血。确切的原因尚不清楚，但似乎与铁摄入量减少、铁吸收受损和慢性失血有关。一般来说，在患者的饮食中添加铁补充剂可以纠正这个问题。

维生素B_{12}导致巨幼细胞贫血偶发于部分胃切除术后，并取决于切除胃的多少。由于内因子分泌不足导致维生素B_{12}吸收不良会引起维生素B_{12}缺乏。接受胃次全切除术的患者应终身服用维生素B_{12}。如果患者出现大细胞性贫血，则需检测血清维生素B_{12}水平，如异常则应长期服用维生素B_{12}进行治疗。

骨质疏松和骨软化症也会在胃切除术后发生，可能与钙缺乏有关。因为脂肪酸与钙结合，所以如果同时存在脂肪吸收不佳，钙吸收不良将进一步恶化。这个问题的发生率也随着胃切除术范围的扩大而增加，通常发生于Billroth Ⅱ胃切除术后。骨病一般在手术后约4～5年发生。这种疾病的治疗通常需要补充钙剂和维生素D。行绕过十二指肠的Billroth Ⅱ或Roux-en-Y重建术的患者也应补充脂溶性维生素（维生素A、D、E和K）。

输入袢综合征

经Billroth Ⅱ重建术或胃空肠吻合术后，输入袢是胃空肠吻合口近端的十二指肠空肠袢。输入袢综合征是由输入袢梗阻而无法排空内容物引发的。输入袢梗阻后，胰液和肝胆分泌物在输入袢内积聚扩张，导致上腹部不适和痉挛。腔内压力持续增加，最后将输入袢内容物排到胃中，导致喷射状胆汁性呕吐，之后症状立即缓解。如果梗阻长期存在，会因盲袢综合征而进一步加重。在这种情况下，细菌在静止的肠腔内过度生长，细菌与维生素 B_{12} 结合去共轭胆汁酸；这会导致全身性维生素 B_{12} 缺乏（发展为巨幼细胞性贫血），脂肪吸收不良，脂溶性维生素缺乏。

与急性小肠梗阻相比，慢性输入袢梗阻诊断比较困难。上消化道内镜不能显示出输入袢时应考虑此诊断。放射性核素显像肝胆树成像的检查在诊断该综合征方面也取得了部分成绩。正常情况下，放射性核素排泄到输入袢后应进入胃或远端小肠。如果没有发生这种情况，则应考虑输入袢梗阻的可能性。

此类机械性问题应通过手术纠正，以防止肠坏死或十二指肠残端破裂。输出袢较长通常是潜在隐患，需要手术切除多余肠袢。补救手术方式包括将 Billroth Ⅱ吻合更改为 Billroth Ⅰ吻合，在输入袢输出袢下方再行肠-肠吻合，或行 Roux-en-Y 重建。

输出袢梗阻

输出袢梗阻通常罕见。术后任何时间都可能发生；超过约 50% 的病例发生于术后第一个月内。确定诊断较为困难。初始的主诉可能包括左上腹绞痛、胆汁性呕吐和腹胀。诊断通常是通过上消化道造影或口服造影剂后 CT 检查，发现造影剂无法通过输出袢而确定的。手术治疗几乎总是必要的，包括闭合吻合后方的疝（如果这是导致梗阻的原因）和关闭吻合后方缺损空间以预防复发。

碱性反流性胃炎

胃切除术后胆汁反流非常常见。在一小部分患者中，这种反流与严重的上腹部疼痛并伴有胆汁性呕吐和体重减轻有关。仔细询问病史可作出诊断。胆道锝扫描可以显示出胆汁反流到胃。上消化道内镜检查可看到黏膜较脆、呈肉红色。

大多数碱性反流性胃炎患者都进行过 Billroth Ⅱ吻合胃切除术。虽然胆汁反流似乎是诱因，但胆汁在其发病机制中的具体作用仍未得到确切解答。例如，很多患者在胃切除术后胆汁反流到胃中而没有任何症状。此外，胆汁量或其成分与随后发生的碱性反流性胃炎没有明显的相关性。在确诊后，治疗的目的是缓解症状。大多数治疗碱性反流性胃炎的药物并不能持续缓解症状。对于有顽固性症状的患者，可行外科手术将 Billroth Ⅱ吻合转换为 Roux-en-Y 胃空肠吻合术，将 Roux 端延长至 40 cm 以上。一般而言，在进行部分或次全胃远端切除术时，Roux-en-Y 手术应优于 Billroth Ⅱ手术，以减少碱反流的可能性[16]。

胃瘫

胃排空在迷走神经干离断术和选择性迷走神经离断术后会发生延迟，但在高度选择性迷走神经离断术后并不会发生。在迷走神经干离断术和选择性迷走神经离断术后，患者失去了胃窦泵的功能，排空固体的能力降低。相反，由于近端的胃失去了容受性舒张，从而加速了液体排空。尽管大多数接受迷走神经切除加引流术的患者都能将胃充分排空，但有些患者仍存在持续的胃潴留，导致食物在胃内滞留数小时。这种情况可能伴有饱腹感，有时还伴有腹痛。在某些罕见的病例中，它可能与功能性胃出口梗阻有关。

闪烁显像可以诊断胃瘫。然而，其他原因导致的胃排空延迟也要除外，如糖尿病、电解质失衡、药物毒性和神经肌肉疾病。此外，必须排除胃出口梗阻的机械原因，如术后粘连、输入或输出袢梗阻和内疝。还需要进行胃镜检查以排除吻合口梗阻。

对于功能性胃出口梗阻和胃瘫的患者，通常采用药物治疗。最常用的药物是促动力药，如甲氧氯普胺（胃复安）和红霉素。胃复安作为多巴胺拮抗剂发挥其促动力作用，并由于促进肠胆碱能神经元的乙酰胆碱释放而具有胆碱能增强作用。相反，红霉素通过与胃肠平滑肌细胞上的胃动素受体结合，作为胃动素激动剂，显著加速了胃排空。在罕见的情况下，持续胃瘫难以行药物治疗，此时可能需要行胃切除术进行治疗。

胃癌

流行病学

发病率

胃癌在美国是排名第 14 位的常见恶性肿瘤和第 13 位的肿瘤死亡病种，2018 年新发确诊 26 240 例，死亡病例超过 10 800 例[17]。胃癌在男性患者中更为多见，超过 60% 的新发病例及死亡病例为男性患者。

胃癌发病趋势呈老龄化，在七十岁达到高峰。不同种族的发病率也不尽相同，非裔、亚裔和西班牙裔美国人发病率及死亡率均高于白人。

世界范围内，2018年，胃癌在所有癌种中发病率排名第5位，死亡率排名第2位[18]。一半以上的新发病例发生在发展中国家。它在东亚、东欧、中美洲和南美洲尤其流行。胃癌高发的风险可能与较高的地理纬度有关。在发达国家中，日本和韩国的胃癌发病率最高。胃癌是日本最常见的癌症。因此，日本20世纪70年代开始进行胃癌筛查，死亡率有了显著下降。

危险因素

罹患胃癌的主要危险因素如下，包括环境因素和遗传因素（框49.3）。

幽门螺杆菌感染

1994年，国际癌症研究机构将幽门螺杆菌定为明确致癌因素；它是导致炎症相关肿瘤最常见的原因[19]。大量纵向前瞻性临床研究表明，感染幽门螺杆菌与胃癌发病有关。在流行病学研究中，幽门螺杆菌血清阳性会增加约6倍的胃癌发病风险。慢性炎症的存在可能是致病的主要原因。长期感染可导致萎缩性胃炎或慢性活动性胃炎。在部分患者中，胃炎会发展为肠上皮化生、异型增生，最终转化为肠型腺癌。肠上皮化生进一步转化为胃癌的分子机制已经被广泛研究，主要包括环氧化酶-2和细胞周期蛋白D2的过表达，*p53*基因突变，微卫星不稳定，*p27*基因表达下降，CDX1和CDX2等转录因子改变。肠化生作为胃癌发病的危险因素已经明确，但并不是每个有肠化生的患者都会发展为胃癌。宿主炎症反应在这个过程中起重要作用。具体来说，白细胞介素-1和肿瘤坏死因子-α的高表达导致了胃癌发生的高风险。

框49.3 胃癌发病风险增加的危险因素

营养因素
脂肪、蛋白摄入低
摄入腌制肉类或鱼类
硝酸盐类摄入高
肥胖
复杂碳水化合物摄入高

环境因素
食物烹饪方式（熏制、腌制）
缺乏冷藏设备
饮水质量差（污染井水）
吸烟或饮酒

社会因素
经济收入、社会地位低

医疗因素
既往胃手术
幽门螺杆菌或EB病毒感染
遗传易感倾向
既往腹部放射病史
萎缩性胃炎
腺瘤样息肉

其他
男性

胃癌发病率的地区差异可能与幽门螺杆菌的感染率及毒力有关。在卫生条件差的地区，幽门螺杆菌更为常见。发展中国家的感染率高，因此胃癌的发病率也相应增高。相反，胃癌在发达国家和地区的发病率呈下降趋势。细胞毒素相关基因A（cagA）的存在可上调促炎反应、细胞迁移和伸长，导致毒性和胃癌风险增加。在日本等胃癌高危地区，cagA阳性幽门螺杆菌的比例高，相反，在美国等胃癌低危地区，cagA阳性菌株的比例低。

饮食因素

高盐饮食，特别是富含亚硝酸盐的腌制或熏制肉食，加上蔬菜和水果的摄入量少，都增加了胃癌的发病风险。其致病机制可能与盐对胃黏膜的损伤有关，食物中的硝酸盐转化为N-亚硝基化合物。烟草、烟雾中也发现了N-亚硝基化合物，这是另一个已知的胃癌风险因素。新鲜水果和蔬菜富含抗坏血酸，可以清除有致癌作用的N-亚硝基化合物和氧自由基。

饮食因素和幽门螺杆菌感染有协同致癌作用，细菌增加致癌物质的产生并抑制其清除。幽门螺杆菌可以促进产生N-亚硝基化合物的细菌增殖，并抑制抗坏血酸的分泌。阻止氧自由基和N-亚硝基化合物的有效清除。

过去70年冷冻技术的广泛使用，减少了通过腌制保存食物的数量，增加了新鲜水果和蔬菜的储存和消耗，从而减少了胃癌的发生。2015年，世卫组织国际癌症研究机构将加工肉类列为Ⅰ类致癌物。

遗传危险因素和肿瘤遗传学

胃癌与几个罕见遗传疾病相关。遗传性弥漫型胃癌是一种遗传型胃癌，由细胞黏附因子E-钙粘蛋白（CDH1）的基因突变导致，这类患者一生中罹患胃癌的概率为 60% ～ 70%。对于 30 岁之前有这种基因突变的患者，应考虑预防性的全胃切除术。值得注意的是，这些患者患小叶性乳腺癌的风险也较高，应在 30 岁之前开始筛查，并考虑行预防性双侧乳腺切除术以降低风险。目前已发现两种新的常染色体显性遗传病，即胃腺癌和胃近端息肉病以及家族性肠胃癌；其遗传原因尚未查明。

许多遗传性癌症综合征与胃癌有关。在家族性腺瘤性息肉病中，大多数患者有胃底或胃体腺瘤样息肉，其中 40% 的息肉有一定程度的异型增生。这些息肉，加上恶性潜能更高的十二指肠息肉，需要对上消化道的定期监测。利-弗劳梅尼综合征是一种常染色体显性遗传病，由抑癌基因 *p53* 突变引起，使患者面临罹患胃癌、肉瘤、乳腺癌、脑瘤和肾上腺皮质癌的风险。遗传性非息肉病结直肠癌或林奇综合征，与微卫星不稳定有关，并增加了胃癌和子宫内膜癌的风险。

近些年来，已有一些基因改变被证实与胃腺癌有关。这些改变可分为致癌基因的激活、抑癌基因的失活、细胞黏附的减少、端粒酶的再次激活和微卫星不稳定性的出现。*c-met* 原癌基因是肝细胞生长因子的受体，在胃癌中经常过表达，*K-ras* 和 *HER2* 致癌基因也是如此。据报道，肿瘤抑制基因 *p53* 在弥漫性和肠型癌症中失活，而腺瘤性息肉病大肠杆菌基因突变往往在肠型胃癌中更常见。此外，细胞黏附分子 E- 钙粘蛋白的减少或丢失可在大约 50% 的弥漫性胃癌中发现。微卫星不稳定可在大约 20% ～ 30% 的肠型胃癌中发现。异常的表观遗传甲基化也可在癌变中发挥作用。

息肉

胃息肉通常在上消化道内镜检查中偶然发现（约 5%），且无症状。恶性风险和后续处理很大程度上取决于息肉的组织病理学。孤立性息肉大于 1 cm 的患者应进行完整的息肉切除术。对于有多个息肉的患者，如果可能的话，应通过内镜切除最大的息肉，对其余的息肉应进行活检。也应进行正常黏膜活检，以评估潜在的异型增生和幽门螺杆菌感染。

腺瘤性息肉具有明显的发展为息肉恶性肿瘤的风险，并被认为是典型的腺瘤-癌序列。它们是典型的孤立病变，常见黏膜异型性，并且已经观察到从异型增生到原位癌的过程。发展成癌的风险大于 30%，并且该风险随着息肉的增大而增加[20]。如果息肉被完全切除且组织学检查无浸润性癌灶，那么内镜下切除就足够了。如果息肉大于 2 cm，无蒂，或证实有浸润性癌灶，则需要手术切除。

胃底腺息肉（图 49.19）是良性病变，被认为是由腺体增生和管腔血流减少引起的。它们与 PPI 的使用密切相关，1/3 的患者在使用 1 年后发病。尽管在家族性腺瘤性息肉病引起的息肉患者中常见异型增生，但在 PPI 治疗引起的息肉患者中，只被描述为个例报告。这些病例不需要切除、定期监测或停止治疗。增生性息肉与幽门螺杆菌感染、慢性胃炎有关，其恶性肿瘤发生率低于 2%。波伊茨-耶格综合征也会导致胃息肉，其恶性肿瘤发生率为 2% ～ 3%[20]。

质子泵抑制剂

近些年来，由于可以有效治疗胃食管反流病及消化性溃疡，质子泵抑制剂（proton pump inhibitors，PPIs）的使用量激增。质子泵抑制剂也是治疗消化不良的一线经验用药。长期使用 PPI 对胃癌发病率的影响正在积极探索中。

从生理学上讲，质子泵抑制剂，顾名思义，可以阻断壁细胞内的氢-钾泵，有效地阻断胃内所有的酸

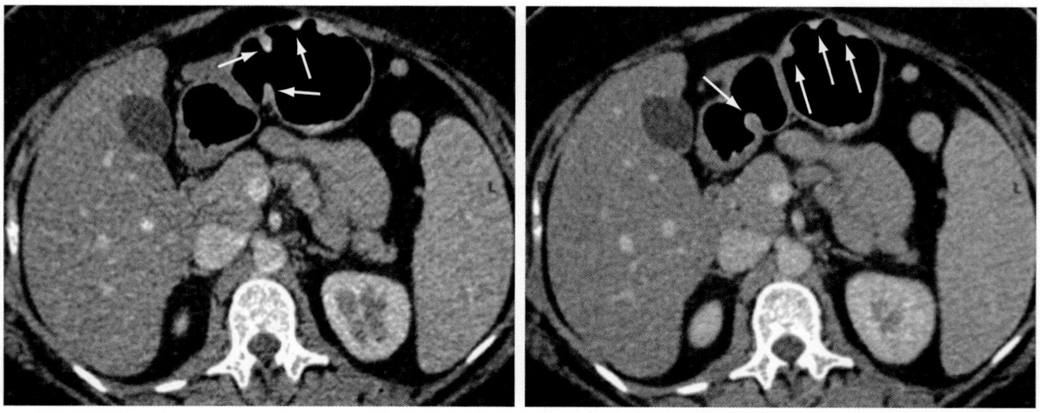

图 49.19 胃底腺息肉的 CT 扫描（Courtesy Dr. David Bentrem，Department of Surgery，Northwestern University Feinberg School of Medicine，Chicago，IL.）

分泌。潜在的致癌可能性是由幽门螺杆菌（已经被认为是胃癌的致癌物）和PPI使用所导致的生理变化之间的内在关联。对于长期服用PPIs的幽门螺杆菌感染患者，低酸环境允许细菌在胃体定植，导致胃体胃炎。1/3的患者发展为萎缩性胃炎，这在服用PPIs的幽门螺杆菌感染患者中更为常见。萎缩性胃炎在清除幽门螺杆菌后迅速消退，萎缩性胃炎被认为是胃癌发生的主要危险因素。一些随机试验的meta分析尚未显示出与PPI使用相关的胃癌风险升高的明确证据。然而，最近一项对香港63 000多例患者的研究表明，即使在消除幽门螺杆菌后，每10 000人每年仍会有4.29例胃癌发生，这提示了长期使用PPI会增加胃癌风险[21]。其他大型观察性研究也证实了延长PPI的使用会增加胃癌的风险，然而，这些研究都存在着选择偏倚。尽管PPIs是治疗消化不良的一线治疗方案，对胃食管反流病患者也是一种有效的长期治疗方法，但对于治疗开始后症状持续或需要长期治疗的患者，监测和根除幽门螺杆菌是有必要的。且仍需要进一步研究潜在的致胃癌风险，以便为考虑长期PPI治疗方案的医师制定临床指南。

其他危险因素

恶性贫血患者罹患胃癌的风险增加。胃酸缺乏是该病的主要特征，当主细胞和壁细胞被自身免疫反应破坏时就会发生。国际癌症研究机构认为肥胖是贲门癌的一个危险因素。EB病毒感染也与贲门癌的发生有关。吸烟会增加约1.5倍的胃癌患病风险。在患睾丸癌或霍奇金淋巴瘤后进行腹部放射治疗，也会增加胃癌的风险。

病理学

现已提出了多种关于胃癌的病理分型方案。Borrmann分型系统是于1926年提出的，并沿用至今，其仍然是描述内镜下所见的大体外观的有效方法。该系统将胃癌分为四种类型，Ⅰ型为息肉型，Ⅱ型为蕈伞型，Ⅲ型为溃疡型，Ⅳ型为弥漫浸润性生长型（在印戒细胞癌中也称为皮革胃）（图49.20）。其他的分型方案也曾提出，但应用最佳和最广泛的是Lauren在1965年提出的分型方案。该方案根据组织学表现将胃腺癌分为肠型和弥漫型，两种类型均有不同的病理、流行病学和预后（表49.5）。日本和巴黎分类方案根据病变具体变化情况进行了进一步的细分更新。

肠道变异分化较好，通常会出现可识别的癌前病变，如胃萎缩或肠化生。男性比女性更常见，肠型胃腺癌的发病率随年龄增长而增加，并有形成腺体的倾向。肠型胃癌也是胃癌流行地区的主要组织学类型，提示可能与环境因素相关。局部幽门螺杆菌的流行率可能在环境风险的增加中发挥了很大的作用，因为感染与肠道变异胃癌的发展密切相关。

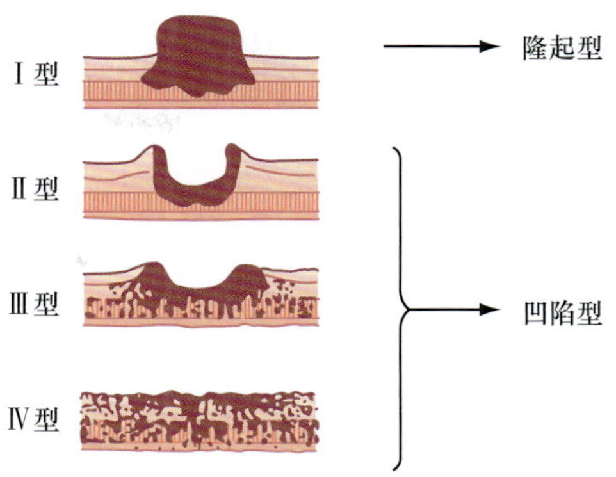

图49.20 基于大体外观的胃癌Borrmann病理分型（From Iriyama K，Asakawa T，Koike H，et al. Is extensive lymphadenectomy necessary for surgical treatment of intramucosal carcinoma of the stomach? Arch Surg. 1989；124：309-311.）

表49.5 胃癌的Lauren分型

肠型	弥漫型
环境性	家族性
胃萎缩，肠上皮化生	A型血
男性>女性	女性>男性
随年龄增加发病概率增大	年轻人多发
腺体形成	低分化，印戒细胞
血行播散	透壁/淋巴播散
微卫星不稳定性	E-钙黏蛋白减少
*APC*基因突变	p53，p16失活
p53，p16失活	

APC：腺瘤性息肉病。

弥漫性胃癌由小簇均匀的印戒细胞组成，分化差，无腺体。它易于在黏膜下播散，早期转移通过透壁浸润生长和淋巴浸润扩散。它通常与慢性胃炎无关，在男女中同样常见，并且影响较年轻的人群。弥漫性胃癌也与A型血和家族发病有关，提示潜在的遗传影响，并常常发生腹腔内转移，预后较肠型胃癌患者差。

2010年，WHO修订了基于形态学特征的胃腺癌替代分类系统。在WHO分类中，胃腺癌主要分为5类：乳头状、管状、黏液状、低粘连性（包括印戒细胞）和罕见的组织学变异。尽管WHO分类系统被广泛使用，但在患者管理方面未提供更多帮助。不久后可能会进行新的修订，并可能具有更大的临床效用。但是目前仍几乎没有证据显示上述任何一种分类系统能够添加到由美国癌症联合委员会（AJCC）制定的肿瘤、淋巴结、转移（TNM）分期系统提供的预后信息中（见下文）。

诊断与检查

症状和体征

胃癌在病程早期缺乏特异的临床症状，多数患者发展到病变晚期时才被诊断。上腹痛、饱胀不适和体重减轻等症状常被误诊为胃炎或胃溃疡。胃癌导致的典型疼痛是持续的、无放射性、进食不能缓解。症状通常能反映肿瘤起始的部位。波及胃食管交界区的近端肿瘤通常表现为吞咽困难，而远端胃窦肿瘤则可表现为胃出口梗阻。胃肠道出血较常见，40% 的患者伴有贫血。

可疑胃癌患者应进行完整病史采集和体格检查，特别需要注意疾病进展的证据，包括淋巴结的转移。应评估锁骨上淋巴结（Virchow 淋巴结）、腋窝淋巴结（Irish 淋巴结）或脐周淋巴结（Sister Mary Joseph 淋巴结）的存在，以及任何腹腔内转移的证据，如肝大、黄疸或腹水。在盆腔检查中可以检测到卵巢的种植转移（Krukenberg 肿瘤），在直肠检查中可以感觉到腹膜转移（Blumer shelf 结节状板样肿块）。还应进行包括全血细胞计数、肝功能检查在内的生化检查和凝血检查。

筛查

在日本、韩国、智利等胃癌高发地区，已经开展了胃癌筛查。筛查方式主要有两种：胃镜和上消化道钡剂造影，胃镜具有更好的敏感性。虽然有证据表明，在高发病率人群中进行筛查可以改善肿瘤预后，但这还没有在随机试验中进行评估。最佳筛选方式和间隔时间尚未普遍确定，且因地区而异。可以考虑对有特定危险因素（见上文）的患者进行选择性筛查，包括胃息肉 / 腺瘤、恶性贫血和某些遗传疾病。值得注意的是，其中不应该包括遗传性弥漫性胃癌患者，因为这些肿瘤通常位于完整的黏膜下，常规筛查会漏诊。

分期

目前使用最广泛的分期系统是 AJCC 的 TNM 分级系统。该系统基于肿瘤浸润深度（T）、受累淋巴结数量（N）和是否存在转移性疾病（M）进行分期，2017 年发布了第 8 版（表 49.6）。1997 年以前，N 由淋巴结相对于原发肿瘤的解剖位置决定的，而不是淋巴结的绝对数目。这种基于解剖学的分期与 D1 和 D2 的解剖性淋巴结清扫的争论密切相关（见下文）。修改后的系统不区分阳性淋巴结的位置。在当前的分期系统，为了精确分期，至少需要评估 16 个淋巴结。一些专家建议，其他因素应被包括在 T 和 N 评估中，如主要的位置（贲门与远端肿瘤相比），因为这可以独立预测生存，同时更应强调淋巴结的阳性率（淋巴结比），而不是淋巴结阳性的数量。然而，目前的 AJCC 分期系统并没有反映这些因素。最新版的 TNM 分期还包括接受新辅助治疗的患者的单独分期部分。

Siewert 分类系统用于靠近胃食管交界处的腺癌。这是一个重要的类别，因为此类胃癌的侵袭性更强，治疗方法与食管腺癌相似。Siewert 有三种类型：Ⅰ型为食管远端肿瘤，位于胃食管交界处上方 1 ～ 5 cm；Ⅱ型为肿瘤中心位于胃食管交界处上方 1 cm ～下方 2 cm；Ⅲ型肿瘤位于胃食管交界处下方 2 ～ 5 cm。一般来说，Siewert Ⅰ型和Ⅱ型肿瘤的治疗方法与食管腺癌相似，而Ⅲ型肿瘤只要不延伸至胃食管交界处即可按照本文所述的胃腺癌指南进行治疗；这些类别现在也反映在当前的 AJCC 的 TNM 分期指南中。

虽然不是正式的 AJCC 分期系统的一部分，但 R 分期，由 Hermanek 在 1994 年首次描述，用于描述切除后的肿瘤状态，对于决定手术是否适当很重要。R0 表示显微镜下切缘阴性，肿瘤床上没有肉眼或显微镜下的肿瘤残留。R1 表示肉眼可见病变均已切除，但镜下切缘显示肿瘤阳性。R2 表示肉眼残留病变。由于手术切除的范围会影响患者的存活率，因此有些人将 R 分期称作 TNM 系统的补充。胃癌患者只有在接受 R0 切除术后才有望获得长期生存。

分期检查

术前分期的目的是获得预后信息，有效地指导患者，并确定疾病的严重程度，以决定最合适的治疗过程。三种主要的治疗途径是前期切除（伴或不伴后续辅助治疗）、新辅助治疗后切除或全身疾病治疗后不行手术切除（图 49.21）。

胃腺癌分期主要借助的方法是内镜检查；超声胃镜；断层扫描如 CT、MRI 和（或）PET-CT；诊断性腹腔镜探查。下文将讨论它们的作用。

内镜和超声内镜检查 柔性内镜检查是诊断胃

表 49.6 胃癌的 TNM 分期系统

原发肿瘤（T）	
TX	不能被评估的原发肿瘤
T0	无原发肿瘤证据
Tis	原位癌：未侵犯固有层的上皮内肿瘤，高度不典型增生
T1	侵犯固有层、黏膜肌层或黏膜下层的肿瘤
T1a	侵犯固有层或黏膜肌层的肿瘤
T1b	侵犯黏膜下层的肿瘤
T2	侵犯固有肌层的肿瘤 *
T3	穿透浆膜下结缔组织而不侵袭脏腹膜或邻近结构 †
T4	侵犯浆膜（脏腹膜）或邻近结构
T4a	侵犯浆膜（脏腹膜）
T4b	侵犯邻近结构
区域淋巴结（N）	
NX	区域淋巴结不能被评估
N0	无区域淋巴结转移 ‡
Nl	1 ～ 2 个区域淋巴结转移
N2	3 ～ 6 个区域淋巴结转移
N3	7 个或以上区域淋巴结转移
N3a	7 ～ 15 个区域淋巴结转移
N3b	16 个或以上区域淋巴结转移
远处转移（M）	
M0	无远处转移
M1	远处转移

病理分期		预后分期	
0	Tis	N0	M0
ⅠA	T1	N0	M0
ⅠB	T1	N1	M0
	T2	N0	M0
ⅡA	T1	N2	M0
	T2	N1	M0
	T3	N0	M0
ⅡB	T1	N3a	M0
	T2	N2	M0
	T3	N1	M0
	T4a	N0	M0
ⅢA	T2	N3a	M0
	T3	N2	M0
	T4a	N1	M0
	T4a	N2	M0
	T4b	N0	M0
ⅢB	T1	N3b	M0
	T2	N3b	M0
	T3	N3a	M0
	T4a	N3a	M0
	T4b	N1	M0
	T4b	N2	M0
ⅢC	T3	N3b	M0
	T4a	N3b	M0
	T4b	N3a	M0
	T4b	N3b	M0
Ⅳ	任何 T	任何 N	M1

From Amin MB，Edge SB，Greene FL，et al. AJCC Cancer Staging Manual. 8th ed. New York：Springer International Publishing；2017.

* 肿瘤可穿透固有肌层并延伸至胃结肠或肝胃韧带，或进入大网膜或小网膜，但并不穿透这些结构的脏腹膜，在这种情况下，肿瘤分期为 T3。如穿过覆盖胃韧带或网膜的脏腹膜，应分为 T4 期。

† 胃的临近结构包括脾、横结肠、肝、膈肌、胰腺、腹壁、肾上腺、肾、小肠以及后腹膜。

‡ pN0 指所有被检查的淋巴结均为阴性，而不论被切除和检查的淋巴结数目有多少。

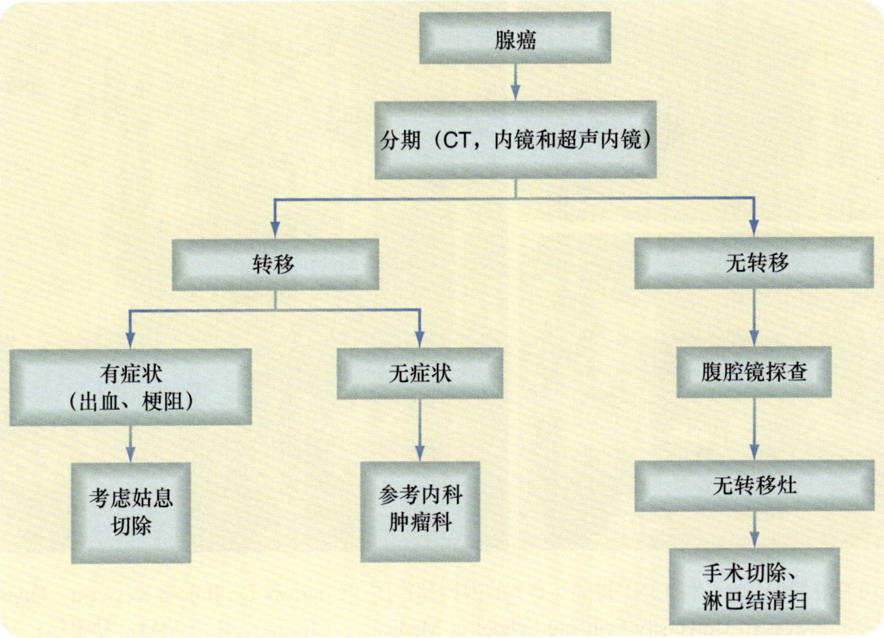

图 49.21　胃腺癌的分期和治疗策略

癌的重要工具。它可以直视肿瘤，为病理诊断提供活检组织，并可以帮助治疗梗阻或出血的患者（图 49.22）。在初步诊断的内镜检查中，如果在胃中遇到可疑的肿块或溃疡，就必须获取足够的组织以在组织学上确认正确的诊断。目前的国家综合癌症网络（NCCN）指南建议从病变的不同区域采集 6～8 个活检标本，以最大限度地提高诊断效率[22]。小病变（直径≤ 2 cm）可在初次内镜检查时通过内镜下黏膜切除术（EMR）或内镜黏膜下剥离（ESD，后文将具体描述）切除。这种切除可以提供一个更完整的标本，以帮助病理专家获得准确的诊断，并可能治愈早期癌症，避免了有损伤的外科干预。

如果没有转移性疾病的证据，NCCN 指南推荐将 EUS 作为胃癌分期检查的一部分[22]。EUS 能提供最准确的肿瘤浸润深度评估，用以评估胃周淋巴结是否受累，有时还能识别周围器官是否受累或腹水是否存在。EUS 使用柔性内镜和 7.5～12 mHz 超声换能器进行。胃中充满水后提供一个声学窗口，胃壁处可以看到 5 个交替的低回声和高回声层（图 49.23A）。黏膜层和黏膜下层代表前三层（T1）（图 49.23B）。第 4 层为固有肌层，侵犯该层被视为 T2 期肿瘤。肿瘤扩张超出固有肌层，导致边界不规则，扩张至浆膜下，即 T3 肿瘤（图 49.23C）。浆膜是第 5 层，这条亮线的丢失与肿瘤穿透有关，表明为 T4a 肿瘤。直接侵犯周围结构，包括已命名的血管，表明是 T4b 肿瘤。根据大小和超声外观评估淋巴结，并可在 EUS 指导下使用细针抽吸（FNA）进行取样。如果腹水存在，也可以进行 FNA 以评估腹膜扩散程度。

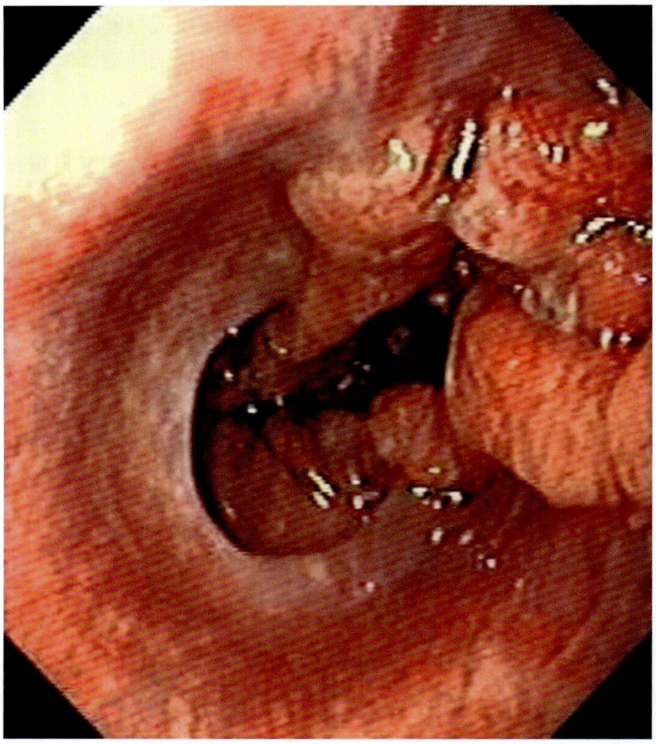

图 49.22 胃贲门肠型腺癌的内镜影像（Courtesy Dr. David Bentrem，Department of Surgery，Northwestern University Feinberg School of Medicine，Chicago，IL.）

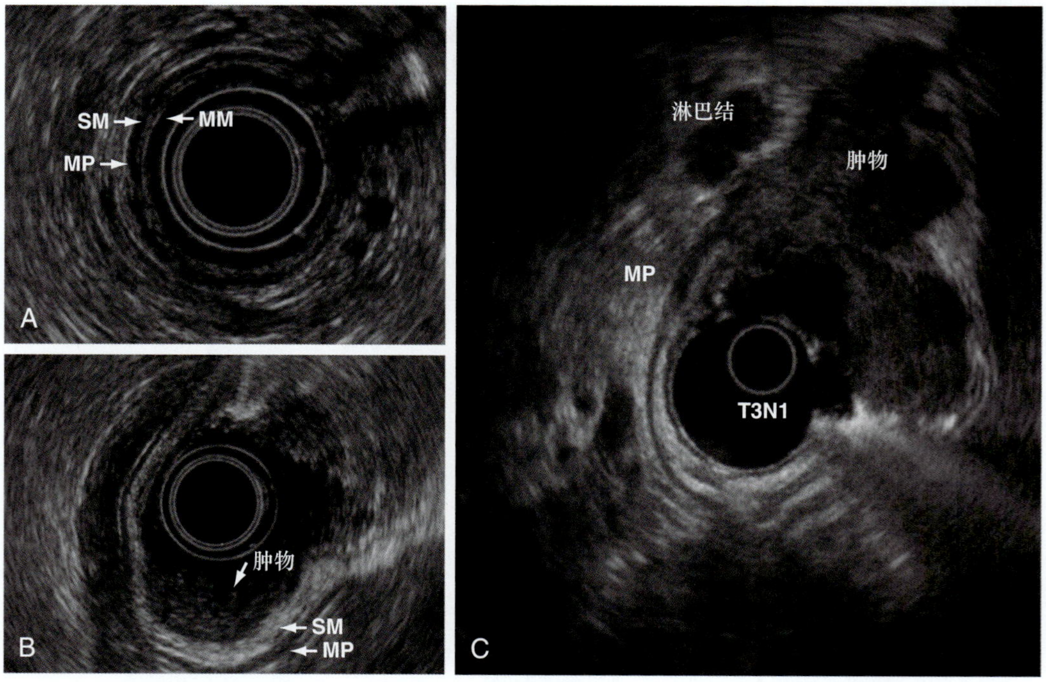

图 49.23 正常胃（A）、T1N0 胃癌（B）和 T3N1 胃癌（C）的内镜超声图（Courtesy Dr. Rajesh Keswani，Division of Gastroenterology，Department of Medicine，Northwestern University Feinberg School of Medicine，Chicago，IL.）MM：黏膜层；MP：固有肌层；SM：黏膜下层

EUS的总体准确性取决于操作者，T期准确性为57%～88%，N期准确性为30%～90%[22]。将T期和N期组合在一起以区分高风险和低风险疾病［以有无浆膜下或浆膜（T3/T4）累及或有无淋巴结疾病（＞N0）为标准］，其准确性有所提高。从预后和治疗的角度来看，这种分类可能更具有临床相关性，因为EUS发现的晚期疾病与可切除性降低和疾病特异性生存差密切相关。meta分析发现，EUS对T1/T2和T3/T4疾病的综合敏感性和特异性分别为86%和90%。对淋巴结受累的敏感性和特异性分别为83%和67%。EUS在胃癌诊断中的作用日益重要，以指导有关新辅助治疗和考虑EMR的治疗决定（见下文）。

计算机断层扫描（CT） 胸部、腹部和骨盆CT与口服、静脉造影剂对比是评估胃癌患者转移性疾病的一个重要内容。CT也被用于局部分期，但其准确性不如EUS。CT对T分期的总体准确率为43%～82%[22]，且分期常偏低。虽然改进的技术可能会增加CT在局部评估和新辅助治疗中的作用，但它的主要作用仍然是评估转移性疾病。

正电子发射断层扫描（PET） PET/CT联合进行术前分期的准确率（68%）高于单独使用PET（47%）或CT（53%）的准确性[22]。由于示踪剂积累较少，PET/CT在弥漫性和黏液性癌症初始分期中的应用受到限制。然而，对于局部晚期疾病患者和考虑进行新辅助治疗的患者，PET/CT可能会发挥作用。PET/CT对隐匿性转移的检测略优于单独使用CT。此外，可以监测对PET敏感的肿瘤患者对新辅助治疗的反应，这与生存密切相关。基于这些数据，NCCN指南建议，对于在初始CT上没有转移迹象的大于T1分期的患者，考虑将PET/CT作为分期的一部分。

腹腔镜分期检查 腹腔镜分期检查是胃癌标准检查的一个重要组成部分。由于CT和PET/CT检测腹膜转移的敏感性较低，隐匿性腹膜转移疾病的高发生率使腹腔镜成为一种有吸引力的分期方式。在接受腹腔镜分期检查的T2分期或更晚期的胃癌患者中，约20%～30%既往无转移证据的患者会发现腹膜转移；NCCN建议在这种情况下行腹腔镜分期检查[22]。腹腔镜检查转移性疾病的总体敏感性大于95%。腹腔镜检查改变了9%～60%的病例处理，具体情况取决于患者群体，并特别允许患者通过发现术前分期遗漏的转移性疾病来避免不必要的开腹手术。肉眼未发现明显的转移证据，但腹膜冲洗细胞学阳性被一些人用作新辅助治疗的指征。腹腔镜分期检查是一种安全、低风险的手术，可以作为单期手术。同时，避免开腹手术有很多好处，包括避免对存在转移性病灶的患者推迟开展化疗。考虑到许多中心即使采用改进的成像方式，术前检查仍未发现高转移率，因此，我们相信腹腔镜分期检查的好处远远大于风险，对大多数胃癌患者来说，腹腔镜分期检查应该是检查的一部分。还有一个在不断深入的问题是，晚期患者在新辅助治疗后是否应该进行重复腹腔镜分期检查。回顾性研究表明，在这种情况下，即使在新辅助治疗开始前腹腔镜检查呈阴性分期的患者中，也有5%～15%的概率发现隐性转移性病灶。虽然新辅助治疗后的重复腹腔镜分期检查目前还不是标准的治疗方法，但它可以检测到大量的隐性转移性疾病，因此，在开腹手术之前应予以充分考虑。

治疗

手术治疗

胃癌根治术的标准是肿瘤的完整切除和足够范围的切缘。无转移性疾病或未侵犯不可切除的血管（如主动脉、腹腔干、近端肝总动脉或近端脾动脉）的患者适合进行根治性切除。切除的范围取决于肿瘤在胃内的位置和肿瘤的大小。对于T4分期肿瘤，任何侵犯的器官都需要与胃切除术标本一起整体切除，以达到治愈性切除。虽然世界范围内的标准技术是开腹手术，但微创技术，包括内镜下早期肿瘤切除和腹腔镜手术，已被证明是有效的。

对于胃远端恶性肿瘤，包括胃体和胃窦，远端胃癌根治术是最适合的手术。由于胃近端有壁内扩散的倾向，早期胃癌切缘应至少为2～3 cm，晚期胃癌切缘应至少为4～6 cm。远端切缘是十二指肠近端和幽门的远端。术中冰冻病理分析应在消化道重建前进行，如果为阳性，应尽可能进行更广泛的切除。尽管Roux-en-Y重建与Billroth重建相比，可减少碱性反流性胃炎的发生，并提高1年的生活质量，但重建方式的选择取决于残余胃的解剖状态和胃切除术后的生理状态。

在早期胃癌更为常见的东亚国家，对于位于胃中部1/3的cT1N0M0肿瘤，可以进行保留幽门的节段性胃切除术。胃窦袖长可达1.5～3 cm。最近的一项综述显示，对于早期胃癌，保留幽门的节段性胃切除术与远端胃切除术的肿瘤学结果相似，前者倾倒综合征、胆汁反流和营养不良的发生率较低。韩国目前正在招募一项随机对照试验（KLASS-04），该试验将为这种新技术的安全性和肿瘤等效性提供更有力的证据。

对于未侵犯胃食管交界处的胃底或贲门的近端病变，从肿瘤学角度来看，Roux-en-Y 食管空肠吻合术和近端胃切除术的效果是相当的。然而，近端胃切除术后吻合口狭窄和反流性食管炎的发生率要高得多，而且淋巴结清扫可能不充分；因此，大多数外科医师倾向于对这类患者进行全胃切除术。

微创技术已应用于许多胃肠道恶性肿瘤，胃癌也不例外。这类手术都有一条学习曲线，外科医师应能够进行等效的肿瘤切除和重建。在系统综述中，腹腔镜胃切除术在早期胃癌治疗中，相比传统开腹手术，会带来更快的肠道功能恢复、更短的住院时间，而淋巴结清除率、发病率和肿瘤预后则无明显差异。日本 LOC-1 研究倾向性匹配 1848 例接受开放和腹腔镜胃切除术的 I 期患者（两组 $n = 924$），他们发现，两组患者的 5 年总生存率和复发率相似[25]。一些较小的系列研究表明，腹腔镜胃切除术对于局部进展期胃癌（T2 或以上）是可行的；然而，目前缺乏长期的肿瘤学数据。日本和韩国目前正在进行相关研究。类似地，有多个研究小组报道了腹腔镜全胃切除术，尽管考虑到需要食管空肠吻合术，且手术技术要求更高，大多数系列报道来自具有丰富腹腔镜经验的大容量中心。机器人胃切除术也在探索中，虽然目前没有高质量的长期肿瘤学数据，但在日本有一个Ⅲ期试验招募患者，将患者随机分为腹腔镜胃切除术组和机器人胃切除术组。

与其他胃肠道手术类似，胃切除术后的围术期处理已经发展出快速康复外科（enhanced recovery after surgery，ERAS）策略。ERAS 的具体建议包括：不常规使用鼻胃管 / 鼻空肠管减压，避免吻合口周围引流，尽可能使用微创入路。对于从术后第 1 天即经口进食的接受全胃切除术的患者，也是一个较弱的推荐。最近的一项荟萃分析发现，ERAS 方案在总并发症、围术期死亡率和再手术率方面相似，肺感染发生率、住院时间、住院费用和首次排气时间均明显降低，且生活质量较好。然而，ERAS 组的再入院率几乎增加了 2 倍。胃切除术后 ERAS 和其他快速康复策略是一个积极的研究领域，应进一步优化、阐明理想的患者选择和减少住院时间与再入院率之间的平衡。

内镜切除

对于早期胃癌患者，内镜下肿瘤切除术可以达到治疗目的，并得到良好的肿瘤预后结果。两种内镜切除的方式是 EMR 和 ESD。内镜切除最显著的优点是避免了胃切除的可能，无论是开腹还是腹腔镜；主要缺点是肿瘤切除不完整和未发现的淋巴结转移。内镜下考虑切除的标准癌型是肠型腺癌，肿瘤局限于黏膜层，无淋巴管浸润，无溃疡，直径小于 2 cm（框 49.4）。最近的一项系统综述和荟萃分析发现，在 9800 例患者中，符合这些标准的患者只有 0.2% 的淋巴结转移率[27]。东亚的一些中心已经提出了扩大标准，包括任何不伴有溃疡的分化黏膜肿瘤、3 cm 以下的黏膜肿瘤伴溃疡、2 cm 以下的未分化黏膜肿瘤以及轻微的黏膜下浸润。符合这一扩大标准的患者的淋巴结转移风险较高，为 0.7%，组织学未分化和轻度黏膜下浸润的患者的淋巴结转移率明显更高。考虑到所有这些患者都属于早期胃癌患者，并有可能通过胃切除术和淋巴结切除术治愈，除非是临床试验的一部分，或者是有严重内科合并症的患者希望避免手术，否则不应该对这部分患者进行过度治疗。

EMR 的原理是在黏膜下注射生理盐水将肿瘤抬高，使用圈套器包围受累黏膜，然后用电烧灼将其切除。这样操作穿孔率低，出血率约为 15%；并发症在大部分情况下可以通过内镜治疗而不需要进一步手术干预（图 49.24）。在切除时，要求尽量做到整块切除，因为零碎切除与复发风险增加有关。侧切缘阳性的患者可重复行内镜治疗或密切监测。深部切缘阳性、淋巴管浸润或黏膜下浸润的患者应接受胃切除和淋巴结清扫术。

ESD 主要在东亚地区开展，可切除较大的肿瘤和黏膜下层侵犯的肿瘤。这项技术首先用电灼术标出病变的边界，黏膜下注射肾上腺素和靛蓝胭脂红对病灶进行水切割，使用绝缘尖头刀解剖至肿瘤的黏膜下平面并整体切除病灶。电灼烧控制出血（图 49.25）。与 EMR 相比，ESD 有更高的穿孔风险。

在合适的患者中，内镜切除与手术切除得出的生存结果相似。一项 meta 分析发现，对于标准内镜切除的早期胃癌，内镜切除与根治性胃切除术相比，有更高的复发率和异时性病变，但 3 年和 5 年生存率相似。此外，内镜切除术的发病率明显较低。

框 49.4 胃腺癌内镜切除标准

- 肠型腺癌
- 肿瘤局限于黏膜层
- 无淋巴血管侵犯
- 非溃疡性肿瘤
- 直径小于 2 cm

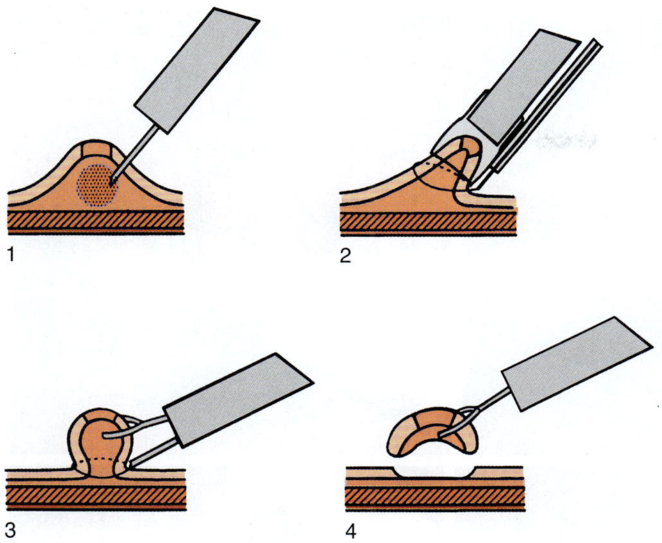

图 49.24 内镜下黏膜切除术（EMR），剥离活检：（1）生理盐水注入黏膜下层，将病变抬高（2～3），用钳子牵拉肿块顶部，圈套器套扎病变底部（4），圈套器通电切除黏膜，然后移除病变（From Tanabe S，Koizumi W，Kokutou M，et al. Usefulness of endoscopic aspiration mucosectomy as compared with strip biopsy for the treatment of gastric mucosal cancer. Gastrointest Endosc. 1999；50：819-822.）

淋巴结清扫范围

胃有丰富的淋巴管供应（图 49.26）。胃癌淋巴结的阳性数量与生存率有关（表 49.7）。胃癌治疗的淋巴结清扫范围是一个持续争论的研究领域。历史上，胃癌的淋巴结清扫是根据淋巴结相对于原发肿瘤的位置来定义的，并且仍然经常被讨论。清扫的范围从局部 D1 淋巴结切除术，仅累及腹部周围淋巴结（第 1～7 组）到扩大的 D2 清扫术（第 1～12a 组）中清除腹腔动脉干和腹主动脉周围淋巴结（第 1～16 组）（表 49.8）。

一些随机对照试验比较了接受 D1 和 D2 清扫手术的患者的结局，基于不同患者群体、肿瘤生物学和手术技术的结合，得出了相互矛盾的结果。早期的随机试验显示，D2 清扫没有生存获益，或者虽然有显著的疾病相关生存优势，但围术期死亡率的增加减弱了这种优势。最近的研究表明，大部分超额死亡率是由于 D2 清扫时常规使用脾切除术和远端胰腺切除术，这已不再是临床的治疗标准。Cochrane 对 5 项比较 D2 和 D1 的随机试验的回顾发现，D2 在疾病相关生存率方面显著提高了 0.81 的风险比[29]。考虑到围术期死亡率的提高，NCCN 和欧洲肿瘤医学会（ESMO）推荐 D2 清扫术用于手术患者的治疗。虽然已经有一些关于前哨淋巴结定位在早期胃癌病例中的潜力的研究，但这些结果是不一致的，应该进行更进一步的研究。另一方面，对更晚期的疾病进行 D3 清扫并没有显示出生存获益，反而会增加发病率和死亡率[29]。

生存率的提高可能与淋巴结分期迁移有关。以前分期较低的患者现在被归类为淋巴结阳性，改善了两组的预后。无论如何，更好的分期同质性和减少低分期对临床决策潜在的治疗和预后至关重要。最近，改进的腹腔镜技术表明，腹腔镜淋巴结清扫可以在有经验的医师手中清扫足够数量的淋巴结，机器人辅助手术也正在积极探索，以确保肿瘤的等效性[30]。

局部进展期胃癌

由于邻近器官（通常为胰腺或脾）受累，或多处的淋巴结转移（包括腹主动脉旁淋巴结）而被认为不可切除的局部进展期患者的手术尤其具有挑战性。多项研究表明，联合多器官切除不出所料地显著增加了并发症的发生率和围术期死亡率。在所有这些研究的基础上，进行多器官切除术的总体目标是实现 R0 切除。经证实，T4 期的患者与仅接受姑息性切除的患者相比，获得 R0 切除的患者在临床上和统计学上有显著的生存获益，姑息性切除组的生存率与仅接受化疗的患者相似。

为了增加 R0 切除患者的数量，一些研究人员探索了新辅助治疗在其他不可切除胃癌患者中的作用。一项Ⅱ期试验用顺铂、多西紫杉醇和卡培他滨治疗了 49 例临床不能切除的胃癌患者，发现总的 R0 切除率为 63%，而历史切除率为 30%～60%[31]。根据无法切除的邻近器官受累、主动脉旁淋巴结肿大或局限性腹膜疾病的标准对这些患者进行前瞻性分层。对于无腹膜病变的患者，R0 切除率大于 70%。在所有完成 R0 切除的患者中，只有相邻器官受累的患者预后明显更好。在中位 51 个月的随访中，中位无进展生存期和总生存期尚未达到，预计 5 年总生存期为 54%。一项单独的日本Ⅱ期研究对 55 例广泛淋巴结转移的患者进行了伊立替康和顺铂方案的新辅助治疗，随后进行了胃切除术和 D3 淋巴结切除术[32]，R0 切除率为 65%，中位 OS 为 14.6 个月，3 年总生存率为 27%，但有 2 例化疗相关死亡和 1 例术后死亡。

所有这些数据表明，多器官切除在高度选择的患者群体中是有益的，新辅助治疗后更广泛的手术可能提供长期生存的机会，尽管其结果比病情较轻、治疗相关并发症发病率和死亡率较高的患者更差。真正的困难在于如何正确地选择这些患者。随着术前分期方式准确性的提高，选择患者进行包括多器官切除在内的各种治疗方式的能力也将提高。然而，在进行腹腔

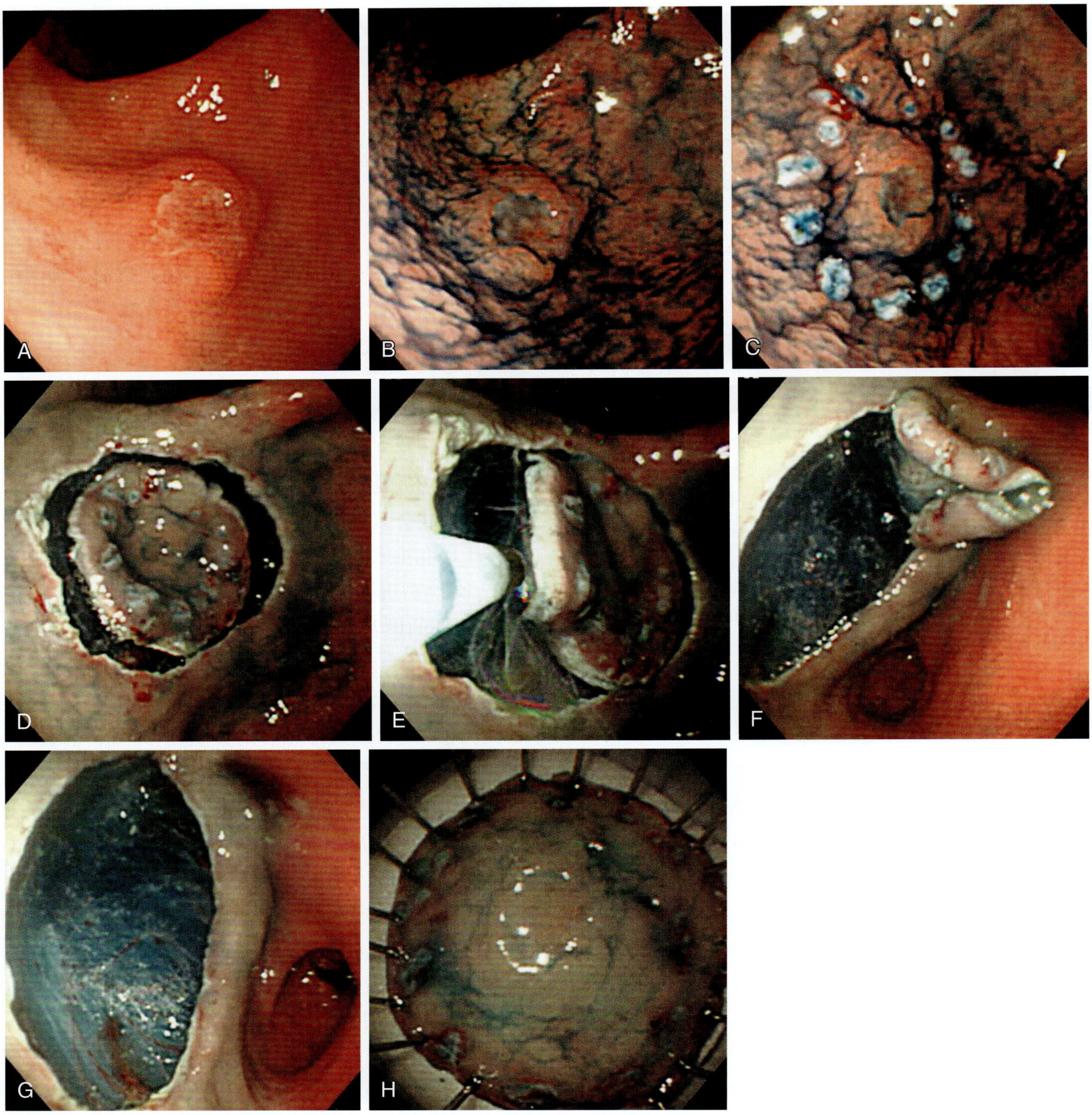

图 49.25 内镜黏膜下切除术（ESD）。（**A**）Iia ＋ Iic 型早期胃癌位于胃小弯侧；（**B**）病灶周围喷洒食用靛蓝染料，以准确界定肿物边缘；（**C**）在病灶边缘外侧约 5 mm 的周围做标记点；（**D**）黏膜下注射肾上腺素与染料混合液后，在标记点外作环周黏膜切口，将病变与周围非肿瘤性黏膜分离；（**E** ～ **F**）在额外的黏膜下注射后，病变下方的黏膜下结缔组织直接用电刀剥离，而不是用圈套器；（**G**）病灶完全切除，可见人工溃疡；（**H**）中央型早期胃癌切除标本（From Min B-H，Lee JH，Kim JJ，et al. Clinical outcomes of endoscopic submucosal dissection（ESD）for treating early gastric cancer：comparison with endoscopic mucosal resection after circumferential precutting（EMR-P）. Dig Liver Dis. 2009；41：201-209.）

镜或开腹手术时，如果患者有明显不可切除的病变，且没有需要切除的症状，则应避免姑息性切除。此外，对于局部晚期疾病的患者，任何积极的手术干预都应该在多学科讨论下进行，且最好是在临床试验的背景下进行。

辅助和新辅助治疗

胃癌是一种具有高度侵袭性生物学特征的癌症，具有高复发率和随之带来的高死亡率。复发最常见的部位是远处或腹膜，但也有部分患者伴随局部复发，

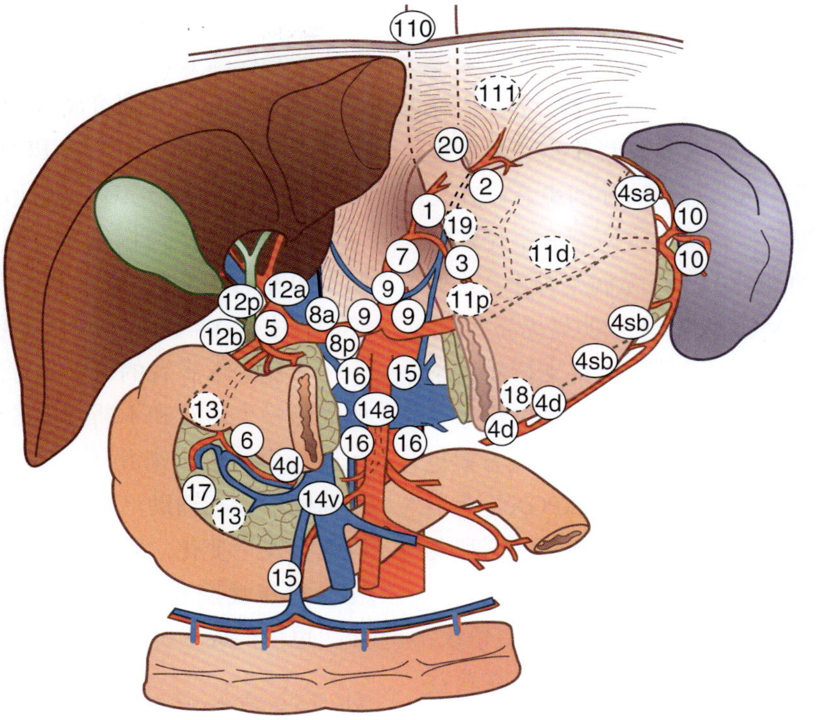

图 49.26 日本胃癌协会定义的淋巴结分组编号（From Japanese Gastric Cancer Association. Japanese Classification of Gastric Carcinoma, 2nd English edition. Gastric Cancer. 1998；1：10-24.）

表 49.7 转移淋巴结位置和数目的中位生存时间比较

	中位生存时间（月）		
大小	1～6 个阳性淋巴结	7 ～ 15 个阳性淋巴结	＞16 个阳性淋巴结
＜3 cm（n＝402）	38.8（n＝311）	20.8（n＝82）	9.5（n＝9）
＞3 cm（n＝233）	35.5（n＝81）	19.7（n＝96）	12.5（n＝56）

Adapted from Karpeh MS，Leon L，Klimstra D，et al. Lymph node staging in gastric cancer：Is location more important than number？ An analysis of 1038 patients. Ann Surg. 2000；232：362-371.

其中 10%～20% 的亚组只存在局部复发。复发的患者，预后很差，如何通过新辅助和（或）辅助治疗预防疾病复发一直是人们关注的焦点。

西南肿瘤组（SOG）（9008INT-0116）报道了一项随机对照试验，556 例患者分别接受了根治性胃切除术或胃切除术联合辅助 5- 氟尿嘧啶（5-FU）和放疗[33]。本研究显示，辅助治疗对总生存期（41% *vs.* 50%）和无复发生存期（41% *vs.* 64%）有显著益处。然而，一些作者批评了这些结果，指出淋巴结清扫不充分的比例很高（54% 的患者接受了 D0 切除术）。鉴于这些发现，放疗的获益可能是清除了胃周淋巴结的残留癌灶。此外，单药 5-FU 的治疗效果不如联合用药方案。此外，随机分配到治疗组的患者中只有 64% 能够完成治疗，17% 的患者因为毒性反应而停止

表 49.8 区域淋巴结分类

淋巴结分组（NO.）	描述
1	贲门右区
2	贲门左区
3	胃小弯区
4sa	胃短血管周围
4sb	胃网膜左血管周围
4d	胃网膜右血管周围
5	幽门上区
6	幽门下区
7	胃左血管
8a	肝总动脉前区
8p	肝总动脉后区
9	腹腔动脉干周围
10	脾门区
11p	脾动脉近端
11d	脾动脉远端
12a	左肝十二指肠
12b，p	右肝十二指肠
13	胰头后区
14v	肠系膜上静脉周围
14a	肠系膜上动脉周围
15	结肠中动脉周围
16a1	腹主动脉裂孔
16a2，b1	胰体
16b2	胰尾

From the Japanese Gastric Cancer Association. Japanese classification of gastric carcinoma. 2 English ed. Gastric Cancer. 1998；1：10-24.

治疗，5% 的患者在治疗期间病情进展。

这些研究设计上的一些缺陷在 CLASSIC 试验中得到了解决，该试验随机分配了 1035 例接受胃切除 D2 淋巴结清扫术的患者、单纯手术患者或手术后进行 8 次 3 周的卡培他滨＋奥沙利铂治疗的患者。在化疗组中，67% 的患者按照方案接受了所有 8 个疗程的治疗。接受辅助化疗的患者的 5 年无病生存期（68% *vs.* 53%）和总生存期（78% *vs.* 69%）均明显提高[34]。

已有许多其他研究和多项荟萃分析都支持对大于 T2N0 分期的患者，在肿瘤完全切除后进行辅助化疗有利于生存。最佳方案尚未确定。目前常用的一线方案包括 ECF（表多柔比星、顺铂和 5-FU）、CAPOX（卡培他滨和奥沙利铂）和 FOLFOX（5-FU、亚叶酸钙和奥沙利铂）。

放射治疗的生存受益目前尚不明确，也常有争议，但由于局部复发率高和淋巴结受累，理论上存在获益的可能。之前提到的 INT-0116 试验确实显示出放化疗的益处；然而，这可能与淋巴结清扫不彻底有关。在 ARTIST 试验中，458 例接受胃切除术＋ D2 淋巴结清扫的患者随机接受卡培他滨和顺铂单独辅助化疗或放疗，以评估添加辅助放疗是否有益[35]。辅助化疗组与辅助化疗＋放疗组随访 7 年，结果无明显差异。然而，一项最初未计划的亚组分析显示，放疗可改善淋巴结转移患者的无病生存期。一项后续研究（ARTIST 2）正在进行中，以检查放疗对这一患者亚组的益处。根据目前的研究，辅助放疗应考虑未满足 D2 淋巴结清扫术和存在淋巴结阳性的患者，且应纳入多学科管理的部分。

由于在这些试验中完成辅助治疗的失败率相对较高，胃癌的新辅助治疗越来越受到关注。最显著的结果是 MAGIC 试验，这是一项随机研究，纳入 503 例Ⅱ期或更晚分期胃、食管癌患者（372 例胃，58 例胃食管交界处，73 例食管下段），比较了围术期化疗和单纯手术的效果[36]。治疗组术前给予 3 个 3 周的 ECF，术后给予 3 个周期的 ECF。开始术前化疗的患者中，90% 以上能够完成化疗；然而，只有 65% 的患者继续接受术后化疗，50% 的患者两项均完成。治疗组有明显更好的病理结果和长期预后。与单纯手术组相比，化疗组在最终样本中 T1 和 T2 分期的肿瘤的占比更高，局限性（N0 和 N1）淋巴结阳性的比例更高。与单纯手术组相比，化疗组的局部复发率、远处转移率和 5 年总生存率显著提高（分别为 14.4% *vs.* 20.6%、24.4% *vs.* 36.8% 和 36.3% *vs.* 23%）。较小的试验和荟萃分析显示了类似的优势，在不显著增加围术期并发症发生率的情况下，新辅助治疗可以降低肿瘤分期并提高 R0 切除率。

最近，FLOT4 研究将 MAGIC 试验中使用的方案与 4 个术前和术后周期的 FLOT（多西他赛、奥沙利铂、亚叶酸钙和 5-FU）进行了比较。总共 716 例患者被随机分配。他们发现，FLOT 方案在中位总生存期（50 个月 *vs.* 35 个月，$P = 0.012$）和无进展生存期（30 个月 *vs.* 18 个月，$P = 0.004$）方面均有明显优势。

胃癌手术患者的最佳化疗方案、治疗时机和是否放疗是一个活跃和不断发展的研究领域，许多试验正在进行中。在未来几年，基于进一步的研究和改进，新辅助治疗和辅助治疗选择以及指导患者的治疗建议可能会发生变化。此外，如下文所述，靶向治疗和免疫治疗在晚期和伴随其他系统疾病的患者中出现曙光，也可能成为可切除胃癌患者治疗方案的一部分。

姑息治疗和系统治疗

不可切除或转移性胃癌患者占总患者比例接近 50%，即使在最佳支持治疗下，中位生存期只有 3 ～ 5 个月。虽然许多晚期患者无症状，但相当一部分不可切除的胃癌患者日渐衰弱，此时即使在存在转移病变的情况下，也应考虑姑息性手术治疗。

局部进展期胃癌的常见并发症包括出血、梗阻、疼痛和恶心。急性出血可能与治疗有关，也可能是肿瘤本身的结果。出现出血的患者应立即进行内镜评估并尝试内镜控制出血。然而，初始成功率和复发出血率都很难达到理想结果，此时应考虑其他潜在的干预措施，如血管造影栓塞或放疗止血。恶心和呕吐是胃癌常见的并发症，应该用适当的措施进行止吐治疗，并需注意是否合并梗阻。胃癌伴随梗阻症状有时可以通过在内镜下放置支架来改善，放疗和全身化疗有时可以使肿瘤缩小、延缓发展，能耐受手术的患者可以考虑手术干预，最常见的术式是胃空肠吻合术；当然，某些特定患者适合行姑息切除时，可以考虑手术切除。如果梗阻不能解除，可以通过内镜、经皮或手术置入胃造口管。胃癌出现穿孔需要手术治疗。直接将穿孔缝合结扎会导致坏死，肿瘤导致的穿孔通常无法通过此方式处理。鉴于这些患者的一般状态和预后相对较差，将大网膜缝合在穿孔处是一个合理的选择。当然，如果并发症较少的话，也可以直接行胃切除术。

化疗可改善无法切除肿瘤的患者的生存期，虽然这样的患者预后很差，中位生存期不到一年。标准的两药方案包括 5-FU 和铂剂（顺铂或奥沙利铂）。在此基础上加入第三种药物（通常是紫杉醇或蒽环类药物）的效果存在争论，这可能会以增加毒性为代价改善疗效[38]。NCCN 指南推荐两药方案，三药方案可用于一般状态较好并经常进行毒性评估的患者[22]。

虽然优于单独的支持性治疗，但全身治疗的结果仍然较不理想。研究人员正在评估新的靶向治疗方案。这些药物包括表皮生长因子受体抑制剂西妥昔单抗、血管内皮生长因子抑制剂雷莫芦单抗和贝伐珠单抗，以及人表皮生长因子受体 2（HER2）拮抗剂曲妥珠单抗。据报道，HER2 阳性的胃癌约占 20%。2009 年首次公布了一项Ⅲ期试验（ToGA 试验）的结果，评估了 594 例 HER2 过表达的晚期胃癌患者。这些患者被随机分配接受卡培他滨或 5-FU、顺铂、曲妥珠单抗或单用顺铂。曲妥珠单抗组的中位生存期更好（13.8 个月 *vs.* 11.1 个月，$P = 0.005$），严重并发症的发生率在两组之间没有差异[39]。NCCN 指南现在推荐所有胃癌转移患者在最初诊断时进行 HER2 检测[22]。

近年来，免疫疗法被认为是治疗进展期胃癌的一种潜在的辅助疗法。大约 40% 的胃肿瘤有程序性死亡配体上调[38]。纳武单抗和帕博利珠单抗已经进行了一些试验，在进展期胃癌患者中有小幅的生存改善。

结局

自 1930 年以来，胃癌的总体死亡率和发病率一直在下降，这可能是由于饮食的变化，如减少钠摄入量、改变食物的储存和制备、减少吸烟以及治疗方案的改进。尽管如此，胃癌患者总体 5 年生存率仍然很低，约为 30%。超过 63% 的患者存在局部晚期或远处转移，不适合手术。对于接受根治性切除手术的患者，总体 5 年生存率在 25% ～ 75%；早期胃癌的治愈率均在 80% 以上。对于有远处转移的患者，长期生存率仅为 5%（图 49.27）。

监测随访

虽然对所有的胃癌患者都应该进行系统的随访，但是如何进行随访，证据尚不清楚，目前也没有证据表明随访能提高长期生存率[40]。NCCN 建议术后 1 ～ 2 年内每 3 ～ 6 个月进行一次完整的病史采集和体格检查；3 ～ 5 年内每 6 ～ 12 个月进行一次，此后每年进行一次。应根据临床需要进行实验室检查，包括全血细胞计数和肝功能检查。如果临床怀疑复发，可以进行 CT 或 PET/CT 扫描，但有些机构在高危患者中是常规进行这些检查。检测出腹膜复发的灵敏度

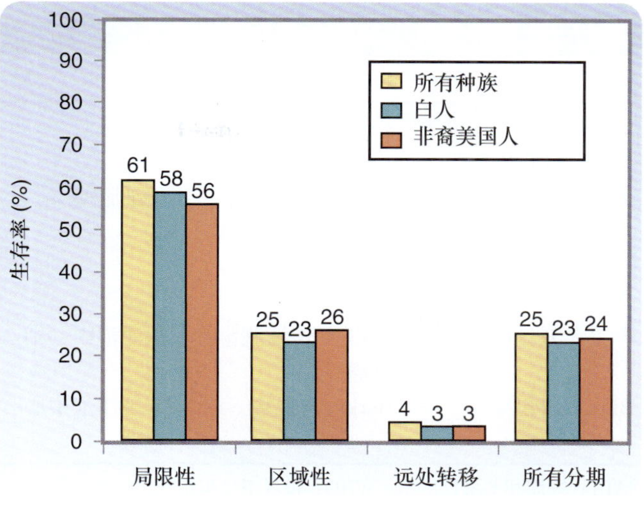

图 49.27 1996—2004 年，美国按种族和诊断时分期划分的胃癌患者 5 年生存率（From Jemal A，Siegel R，Ward E，et al. Cancer statistics. CA Cancer J Clin. 2009；59：225-249.）

较低。对于接受过胃次全切除术或内镜切除术的患者，可以考虑每年进行一次内镜检查。

胃淋巴瘤

流行病学

胃是淋巴结外淋巴瘤最常见的发病部位。然而，原发性胃淋巴瘤仍然相对少见，约占胃癌的 3%。患者常表现出不明确的症状，如上腹部疼痛、早饱和疲劳。全身症状（如发热、夜间盗汗）只在 10% 的患者中发生。淋巴瘤通常多发于老年患者，发病高峰在 60 ～ 70 岁，男性稍多。胃淋巴瘤最常见的发病部位为胃窦，其他部位也有可能。如果胃是唯一的或主要的病变部位，则应称之为原发性胃淋巴瘤。有一些风险因素已被证明与胃淋巴瘤有关，包括幽门螺杆菌感染、某些自身免疫性疾病（如类风湿性关节炎、系统性红斑狼疮）、免疫抑制状态和乳糜泻病。

病理学

在处理胃淋巴瘤时，与处理普通淋巴瘤一样，不仅要确定疾病的阶段，还要确定淋巴瘤的亚型。淋巴瘤分类借助了许多分类系统（表 49.9）。最常见的胃淋巴瘤是弥漫大 B 细胞淋巴瘤（DLBCL；45% ～ 60%），其次为胃黏膜相关淋巴组织（MALT）淋巴瘤（40% ～ 50%）。较少见的是外周 T 细胞淋巴瘤（1% ～ 4%）、套细胞淋巴瘤和滤泡细胞淋巴瘤（均＜ 1%）。

DLBCL 一般为原发病灶；有时也可能发生于低侵袭性淋巴瘤的进展后，如慢性淋巴细胞白血病、小

表 49.9 胃肠道淋巴瘤的分类比较

WHO 分型	REAL	WORKING	LUKES-COLLINS	KLEL	RAPPAPORT
淋巴结外边缘区淋巴瘤（MALT 淋巴瘤）	—	小裂细胞型	小裂细胞型	免疫细胞瘤	分化良好的淋巴细胞型
滤泡淋巴瘤	滤泡中心淋巴瘤	小裂细胞型	小裂细胞型	中心母细胞型 / 中心细胞型，滤泡型和弥漫型	结节型，低分化淋巴细胞型
套细胞淋巴瘤	—	—	—	中心细胞型	中或低分化淋巴细胞型
弥漫大 B 细胞淋巴瘤	弥漫大 B 细胞淋巴瘤	大裂滤泡中心细胞型	大裂滤泡中心细胞型	中心母细胞型 /B- 免疫母细胞型	弥漫混合淋巴细胞型和组织细胞型
Burkitt 淋巴瘤	Burkitt 淋巴瘤	小非裂滤泡中心细胞型	小非裂滤泡中心细胞型	含有胞浆内免疫球蛋白的 Burkitt 淋巴瘤	未分化淋巴瘤，Burkitt 型

MALT：黏膜相关淋巴组织；WHO：世界卫生组织。

淋巴细胞淋巴瘤、滤泡性淋巴瘤和 MALT 淋巴瘤。免疫缺陷和幽门螺杆菌感染是原发性 DLBCL 发生的危险因素。

评估和分期

怀疑患有胃淋巴瘤的患者应做内镜及活组织检查。有时肿瘤在黏膜下生长，使内镜活检无法诊断。EUS 可以判定胃壁侵犯深度和评估区域淋巴结受累。应通过上呼吸道检查评估 Waldeyer 扁桃体环，通过骨髓活检，胸部和腹部 CT 检查淋巴结病变，来寻找是否存在远处转移的证据。对于 DLBCL 患者，PET/CT 通常作为其初始评估的一部分。如果有明显肿大的淋巴结，应进行活组织检查。应进行组织幽门螺杆菌检测，如果阴性，应通过血清学进行确认。分期对预后和治疗决策都很重要。改良 Lugano 分期系统在胃淋巴瘤中应用最为广泛（表 49.10）。

治疗

肿瘤学家利用多种治疗方案治疗胃淋巴瘤患者。最常见的化疗组合是 R-CHOP（利妥昔单抗、环磷酰胺、多柔比星、长春新碱、泼尼松）。一项前瞻性随机研究评估了早期（IE 期或Ⅱ期）患者的几种治疗策略，包括手术切除、切除＋放疗、切除＋化疗、单独化疗[41]。增加化疗是必要的，手术＋化疗和单独化疗组的总生存率明显高于单独手术和手术＋放疗组。然而，手术＋化疗并没有改善预后和增加并发症发生率。因此，目前手术的主要作用仅限于治疗失败后复发的患者，以及出现出血、胃出口梗阻或穿孔等并发症的患者。胃淋巴瘤的化疗会导致 5% 的患者出现胃穿孔和胃肠道出血。

表 49.10 胃淋巴瘤 Lugano 分期

分期	描述
Ⅰ	肿瘤局限于胃肠道
IE1	黏膜＋/－黏膜下层受累
IE2	累及固有肌层＋/－浆膜层
Ⅱ	肿瘤侵袭腹腔
$Ⅱ_1$	局部淋巴结受累（胃淋巴瘤的旁淋巴结）
$Ⅱ_2$	远处淋巴结受累（主动脉旁、锁骨旁、盆腔或腹股沟）
ⅡE	侵犯邻近器官 / 组织
Ⅳ	弥散性累及结外或膈上淋巴结

黏膜相关淋巴组织淋巴瘤

胃黏膜相关淋巴组织（MALT）淋巴瘤恶性程度比 DLBCL 低，通常发生于幽门螺杆菌导致的胃炎后[42]。几乎所有的胃 MALT 淋巴瘤都有幽门螺杆菌感染的证据。从遗传学上讲，MALT 淋巴瘤的特征是 t（1；14）、t（3；14）、t（11；18）和 t（14；18）4 种染色体易位。t（1；14），t（11；18）和 t（14；18）易位导致核因子 -κB 活性增加，从而提高细胞存活率。t（3；14）易位增加 FOXP1 转录因子水平，并已被证明可扩大边缘 B 区细胞。

治疗

考虑到与幽门螺杆菌和低级别 MALT 淋巴瘤密切相关，每位患者均应评估幽门螺杆菌感染情况。早期 MALT 淋巴瘤伴幽门螺杆菌感染者，仅根除幽门螺杆菌便可得到有效治疗。成功根除使 75% 以上的病例得到缓解。然而，仔细的随访是必要的，每 2 个月进行 1 次内镜检查以记录感染清除情况，每 3 年进行 2 次内镜检查以记录感染消退情况。一些患者在幽门螺杆菌根除后继续显示淋巴瘤克隆，这表明淋巴瘤处于休眠状态而不是彻底消失。在幽门螺杆菌单独根除后，肿瘤的跨壁延伸、淋巴结受累、转化为大细胞表型和细胞核 *BCL-10* 表达都预示着治疗失败。另外，一些 MALT 淋巴瘤患者幽门螺杆菌检测为阴性，对于这些患者，应考虑放疗（如果所有涉及的部位都可以包含在一个区域内）和化疗。最近的一项 MALT 淋巴瘤预后指标确定了三个主要危险因素：年龄 70 岁或以上、Ⅳ期疾病和乳酸脱氢酶（LDH）水平升高。无危险因素组的 5 年总生存率为 98.7%，单危险因素组为 93.1%，2～3 个危险因素组为 64.3%（$P<0.001$）[43]。

胃肠道间质瘤

胃肠道间质瘤（GISTs）是胃肠道最常见的间质性肿瘤。最初被认为是一种平滑肌肉瘤，现在已知是一种来自卡哈尔间质细胞的独特肿瘤，卡哈尔间质细胞是一种胃肠道起搏细胞。由于以往组织学定义的不同，发病率很难评估。然而，自从发现 KIT（CD117）和 CD34 在 GIST 中的表达后，更准确的估计范围为每年每百万病例 7～15 例。KIT 是一种酪氨酸激酶受体，大约 95% 的胃肠道间质瘤过表达 KIT。大多数缺乏 KIT 突变的胃肠道间质瘤会出现血小板衍生生长因子受体（PDGFRA）突变。胃肠道间质瘤可以出现在胃肠道的任何地方，但它们最常出现在胃（40%～60%）、小肠（20%～40%）和结肠 / 直肠（5%～15%）。胃肠道间质瘤的病理和临床表现差异很大，从小的良性肿瘤到伴有坏死、出血和广泛转移的巨大病变不等。下面就病理、临床表现和管理等方面进行探讨。

胃肠道间质瘤可以在任何年龄出现，但最多见的是 50 岁以上的患者。约 5% 的胃肠道间质瘤与潜在的遗传突变相关，如家族性 GIST 综合征（KIT 或 PDGFRA 突变）、神经纤维瘤病 1 或 Carnei-stratakis 综合征（GIST 和副神经节瘤伴或不伴肺软骨瘤）。大多数胃肠道间质瘤表现为非特异性症状，典型表现为早饱、腹胀或不明显腹痛。可伴随消化道出血，通常表现为黑便或较少见的直接呕血。肿瘤破裂合并腹腔出血是罕见的，但当它发生时，经常需要紧急手术干预。许多患者并无明显症状，而是在另一次手术时偶然发现的，越来越多的是在对其他症状进行 CT 检查时发现的。

患者通过内镜检查，可以发现光滑的圆形黏膜下肿瘤，偶尔包含中央溃疡区域。由于肿瘤的黏膜下性质，通过常规的内镜活检获得用于组织学分析的组织导致了低诊断率。EUS 导向的 FNA 具有较高的诊断准确性，诊断 GIST 的敏感性为 82%，特异性为 100%[44]。考虑到 EUS 引导的 FNA 费用较高且需要经验，除了大多数黏膜下胃肠道肿瘤无论组织学如何都需要手术切除外，一些专家认为，此类肿瘤不需要常规的术前病理诊断。目前，如果高度怀疑 GIST 且患者可以手术，则不建议术前活检，但如果患者考虑接受新辅助伊马替尼治疗，则首先确认是否存在转移。腹部和盆腔强化 CT 被用来评估转移性疾病。MRI 在不能接受静脉造影剂或直肠间质瘤患者中是首选。在病理形态上，胃肠道间质瘤表现为梭形细胞或上皮样外观。采用免疫组化 CD117、CD34 和 PDGFRA 进行诊断。

目前 GIST 治疗的主要手段是完整的手术切除。有症状的肿瘤或直径大于 2 cm 的肿瘤应予以切除，但对于较小肿瘤的治疗仍有争议。小于 2 cm 但在内镜和 EUS 中有边界不规则、溃疡、回声灶、不均一性等高危风险的肿瘤应予以切除，而没有这些特征的肿瘤可在内镜和 EUS 中每隔 6～12 个月重复观察一次。根据肿瘤的大小和位置，切除方式可包括广泛的局部切除、摘除、袖状胃切除术或全胃切除术，并可进行或不进行邻近器官的整体切除。切除范围做到 R0 切除即可，不需要根据淋巴结分站进行清扫，因为淋巴结转移较少见。术中应谨慎处理肿瘤，避免破裂或播散。

胃肠道间质瘤的两个主要预后因素是肿瘤大小和核分裂象。基于 1700 例胃肠道间质瘤患者的长期随访研究，确立了这两种因素结合的恶性潜能（框 49.5）[45]。大多数复发的患者表现为复发转移到肝，其中 1/3 只是孤立的局部复发。复发可以发生在术后 20 年；因此，所有患者均需长期跟踪。

出现复发或转移性疾病的患者主要采用伊马替尼或二线酪氨酸激酶抑制剂治疗（见下文），但也有一部分患者可能受益于手术干预。最近的一组纳入 323 例患者的研究发现，对伊马替尼新辅助治疗的反应预测了转移切除术后的临床效果。有反应或疾病稳定的患者，中位无进展生存期为 30～36 个月，而单灶或多灶进展的患者，中位无进展生存期仅为 6～11 个月[46]。在这种情况下，手术时机通常是新辅助治疗开始后 6～9 个月。由于孤立性肝转移而不能接受手术治疗的患者可以考虑射频消融或肝动脉栓塞，这两种方法在非随机研究中都显示出了一些生存获益。

辅助治疗

随着酪氨酸激酶抑制剂伊马替尼（Gleevec）的发现，GIST 的辅助治疗发生了巨大变化。它最初

框 49.5 胃肠道间质瘤肿瘤大小及核分裂象的危险度评估

良性（无肿瘤相关死亡率）
- 肿瘤大小≤ 2 cm，核分裂象≤ 5 个 /50 HPF

可能为良性（病情进展< 3%）
- 肿瘤大小> 2 cm 但≤ 5 cm；核分裂象≤ 5 个 /50 HPF

不确定或低危险度
- 肿瘤大小≤ 2 cm，核分裂象> 5 个 /50 个 HPF

低至中危险度（12% ～ 15% 肿瘤相关死亡率）
- 肿瘤大小> 10 cm；核分裂象≤ 5 个 /50 HPF
- 肿瘤大小> 2 cm 但≤ 5 cm；核分裂象> 5 个 /50 HPF

高危险度（49% ～ 86% 肿瘤相关死亡率）
- 肿瘤大小> 5 cm 但≤ 10 cm；核分裂象> 5 个 /50 HPF
- 肿瘤大小> 10 cm；核分裂象> 5 个 /50 个 HPF

From Miettinen M，Sobin L，Lasota J. Gastrointestinal stromal tumors of the stomach：a clinicopathologic，immunohistochemical，and molecular genetic study of 1765 cases with long-term follow-up. Am J Surg Pathol. 2005；29：52-58.
HPF：高倍镜视野。

设计用于治疗慢性粒细胞性白血病，但在随机对照试验中，它被证明是一种有效的治疗 GIST 的方法。ACOSOG Z9001 Ⅲ期安慰剂对照随机试验对 713 例 *c-kit* 阳性、肿瘤≥ 3 cm、接受完全切除的患者进行了研究，发现伊马替尼治疗 1 年的患者，1 年无复发生存率显著提高（98% *vs.* 83%，$P < 0.001$）[47]。这种差异在肿瘤较大的患者中更为明显。

SSG（斯堪的纳维亚肉瘤组织）ⅩⅧ试验比较了 400 例高危间质瘤（定义为肿瘤> 10 cm，> 10 核分裂象 /50 HPF；肿瘤> 5 cm，> 5 核分裂象 /50 HPF；肿瘤破裂）患者切除后接受 36 个月的辅助伊马替尼治疗和 12 个月的治疗。在试验的第二次计划分析中，延长治疗组患者的 5 年无复发生存期（71.1% *vs.* 52.3%，$P < 0.001$）和总生存期（91.9% *vs.* 85.3%，$P = 0.036$）更高[48]。这项试验的结果已经确立了 3 年疗程应作为高风险 GIST 手术切除后的标准治疗，但更长的治疗效果仍在探索中。

据报道，伊马替尼在非转移但不能切除疾病患者的新辅助治疗中也取得了成功，尽管确切的适应证尚未完全确定。目前，对于局部晚期、边缘可完整切除或肿瘤缩小能增加器官保存可能性的患者，应考虑新辅助治疗。如前所述，存在转移的患者可以考虑伊马替尼新辅助治疗，然后根据临床反应进行可能的转移性切除术。图 49.28 是在新辅助、辅助和姑息条件下使用伊马替尼治疗胃肠道间质瘤的路径。对于伊马替尼治疗进展缓慢或对该药不耐受的患者，通常提供二线酪氨酸激酶抑制剂，如舒尼替尼或瑞戈非尼。

其他肿瘤

胃神经内分泌肿瘤

胃神经内分泌肿瘤（NETs），也被称为类癌肿瘤，是一种罕见的恶性肿瘤，起因于神经内分泌前体细胞，可以出现在身体的任何部位。胃肠道中最常见的部位是小肠、直肠和阑尾。胃正在成为 NETs 越来越常见的发病部位，现在占肿瘤的 8%。这种不断增加的发病率被认为可能与检查手段的进步和 PPIs 的广泛使用相关。与其他胃肠道神经内分泌肿瘤不同，胃神经内分泌肿瘤通常是无功能的，很少引起类癌综合征。

胃神经内分泌肿瘤有三种不同的亚型（表 49.11）。Ⅰ型胃神经内分泌肿瘤最常见，占 70% ～ 80%。与慢性萎缩性胃炎、恶性贫血或长期使用 PPI 有关[49]。Ⅰ型胃神经内分泌肿瘤典型表现为局限于黏膜和黏膜下层的多个小肿瘤，病程相对良性，预后良好。Ⅱ型胃神经内分泌肿瘤在发生胃泌素瘤和 ZES 时与高胃泌素血症有关。与Ⅰ型相似，患者会有多个小肿瘤。Ⅱ型患者预后良好，长期生存率为 70% ～ 90%，但转移风险稍高（5% ～ 35% 的患者已扩散至区域淋巴结）。Ⅲ型肿瘤为散发性病变，无相关疾病，无高胃泌素血症。它们通常表现为一个大的孤立病变，占胃神经内分泌肿瘤的 15% ～ 20%。Ⅲ型表现为侵袭性更强，导致更高的转移率，5 年生存率为 25% ～ 30%。所有局限性的胃神经内分泌肿瘤的 5 年总生存率为 63%。虽然不被普遍认同，但神经内分泌癌被称为Ⅳ型胃神经内分泌肿瘤。这类肿瘤侵袭性很强，大多数患者表现为广泛的转移性病变。这些患者很少行根治性切除，但偶尔可能需要手术治疗相关并发症，如出血、穿孔或梗阻[49]。

胃神经内分泌肿瘤的诊断通常依靠在食管胃十二指肠镜下病变的活检。EUS 可用于评估肿瘤的浸润深度。CT 或 MRI 都可以用来评估转移性疾病。嗜铬素 A 经常升高，可以作为这些肿瘤的生物标志物。

局限性胃神经内分泌肿瘤的治疗方法是完整切除。对于小的带蒂病变，不侵犯黏膜下层，可以通过内镜完整切除。较大的（> 1 cm）病灶可能需要行楔形切除或胃部分切除术。一些临床医师会对Ⅰ型胃神经内分泌肿瘤进行胃切除术，以清除胃泌素的分泌

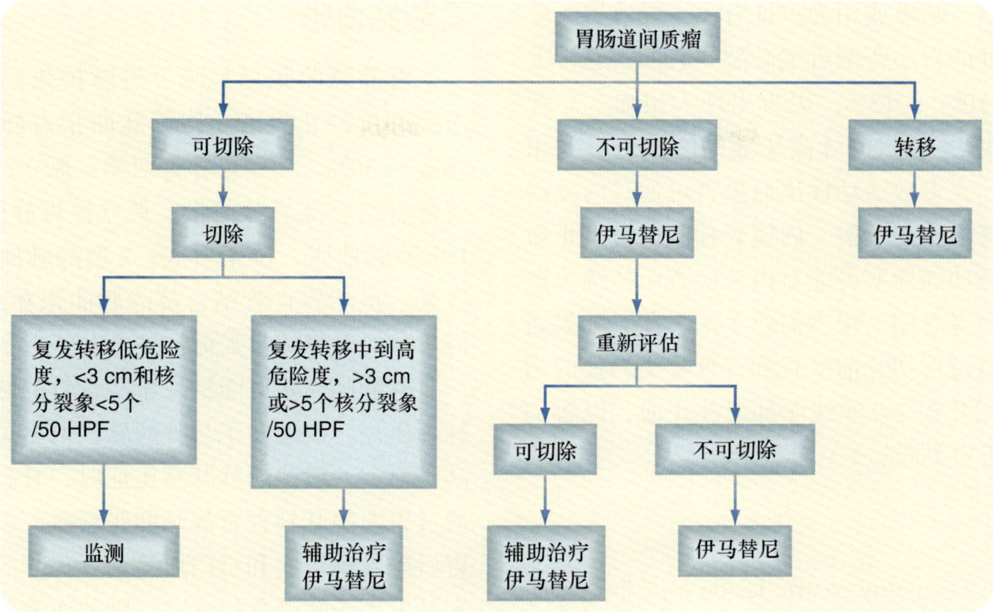

图 49.28 胃肠道间质瘤的治疗路径

表 49.11 胃类癌分型

	分型 I	分型 Ⅱ	分型 Ⅲ
胃神经内分泌肿瘤的占比	70% ～ 80%	5% ～ 10%	10% ～ 15%
相关的病理	恶性贫血	ZES、MEN1	n/a
位置	胃底、胃体	胃底、胃体或胃窦	胃底或胃窦
酸水平	低	高	正常
胃泌素水平	高	高	正常
预后	很好	好	差

MEN：多发性内分泌瘤；n/a：不适用；ZES：佐林格-埃利森综合征。

源。有大量胃神经内分泌肿瘤的患者可能需要全胃切除术。对于Ⅱ型胃神经内分泌肿瘤患者，如果可能，还应进行胃泌素瘤切除术。局限性Ⅲ型胃神经内分泌肿瘤患者应行肿瘤切除＋淋巴结切除术。对于复发或转移性疾病的患者，生长抑素类似物或化疗可用于减轻疾病负担和治疗类癌综合征。

异位胰腺

异位胰腺（在非正常解剖位置发现的有功能胰腺组织）在 0.5% ～ 14% 的解剖标本中被发现。最常见的位置是胃内，通常位于胃窦大弯侧。有症状的患者一般表现为不明显的腹痛。在这些病例中有胰腺炎、胰岛细胞肿瘤和胰腺腺癌的报道。在内镜和 CT 上，它们通常是小的黏膜下肿物，可能与 GIST 或其他胃肿瘤相混淆。治疗方法为手术切除，由病理确诊。

其他胃部疾病

肥厚性胃炎（Ménétrier 病）

Ménétrier 病（低蛋白性肥厚性胃病）是一种罕见的疾病，其特征是胃底和胃体有大量的胃皱襞，黏膜呈鹅卵石状或脑回状改变。通常情况下，胃窦是完好的。组织学检查显示小凹增生（表面黏液细胞扩张），壁细胞减少或缺失。这种情况还与胃中的蛋白质流失、黏液分泌过多和次氯酸钠有关。Ménétrier 病的病因尚不清楚，但它与儿童巨细胞病毒感染和成人幽门螺杆菌感染有关。此外，在本病患者的胃黏膜中发现转化生长因子 -α 水平升高，该因子可刺激上皮细胞生长并抑制胃酸分泌。患者常表现为上腹部疼痛、呕吐、体重减轻、食欲下降和外周水肿。典型的胃黏膜改变可以通过 X 线片或内镜检查发现。应进行活检以确定诊断并排除胃癌或淋巴瘤。尽管疗效不确切，但是使用抑酸药、奥曲肽和巨细胞病毒或幽门螺杆菌根除剂显示出了一些益处。如果患者接受了最佳的药物治疗和高蛋白饮食，但仍有大量蛋白质丢失，或者发生了发育不良或癌症，应进行全胃切除术。考虑到 Ménétrier 病患者发生胃肿瘤的风险增加，患者应每 1 ～ 2 年接受内镜检查。

食管贲门黏膜撕裂综合征

食管贲门黏膜撕裂综合征是一种黏膜撕裂伤，与强烈呕吐、干呕、咳嗽或用力拉扯有关，导致胃黏膜在胃食管交界处的胃小弯侧近端破裂。它们占急性上消化道出血的10%～15%，很少出现大出血。总死亡率为3%～5%，有门静脉高压症的酗酒患者大出血的风险最大。大多数活动性出血患者可通过内镜治疗，如电凝、肾上腺素注射、内镜套扎或内镜下止血夹。血管造影经动脉栓塞可能对内镜检查后持续出血或复发出血的患者有用。很少需要手术干预。如果需要手术，可以通过胃切开前壁找到胃食管交界处的病变，出血部位用几根2-0丝线深部缝扎止血，以解剖学方式重新接近胃黏膜。

杜拉法病

杜拉法病（Dieulafoy gastric lesion）占非静脉曲张上消化道出血的0.3%～7%。杜拉法病出血是由于黏膜下层有异常大（1～3 mm）的弯曲动脉，没有原发性溃疡。大的黏膜下血管的搏动会继发动脉表面黏膜的侵蚀。然后，动脉暴露于胃内容物中，发生进一步的糜烂和出血。一般情况下，黏膜缺损为2～5 mm，周围为外观正常的胃黏膜。病变一般发生在胃食管交界处胃小弯侧附近。Dieulafoy病在男性中更常见（2∶1），多伴随心血管疾病、慢性肾病和糖尿病。大多数患者有呕血症状。Dieulafoy病患者的典型表现是突然发作的大量无痛呕血。

Dieulafoy病的检查和识别是困难的。选择的诊断方式是胃镜，它能正确识别80%的患者病变。由于出血是间歇性的，可能需要反复内镜检查。如果可以通过内镜检查发现病变，并且病变正在出血，则可以采用内镜方式治疗，如双极电凝、热探针、硬化剂注射或内镜止血夹。在内镜检查无法确定出血来源的情况下，血管造影可能会起到一定作用。血管造影可能会发现胃左动脉分支的迂曲扩张动脉，急性出血时伴随造影剂外渗。血管栓塞可以成功地控制出血，尽管这样的报道有限。

手术治疗曾经是治疗Dieulafoy病变的唯一方法，但现在它通常作为最后的手段用于对其他治疗方式反应失败的患者。手术方式为胃楔形切除责任血管。除非是活动性出血，否则手术探查时最困难的情况是病变定位。当发现病变或术中内镜定位时，内镜医师可以在内镜下标记病变，这样可以极大地方便手术操作。最后通过内镜对照确定切除边缘，采用线性吻合器进行楔形切除。

胃静脉曲张

胃静脉曲张是黏膜下静脉扩张，常见于门脉高压症和肝硬化患者。胃静脉曲张占静脉曲张出血的10%～30%。大致可分为两类：孤立性胃静脉曲张和胃食管结合部静脉曲张。孤立性胃静脉曲张细分为：1型静脉曲张，位于胃底；2型静脉曲张，位于胃的各处。虽然胃食管结合部静脉曲张在总体上更常见，但单独的胃静脉曲张更容易出血。

胃静脉曲张可能继发于与食管静脉相连接的门静脉高压症，或继发于与脾静脉栓塞相关的左侧门静脉高压症。一般的门静脉高压症时，升高的门静脉压力通过胃左静脉到食管静脉曲张释放，以及通过胃短和胃后静脉到胃底和贲门血管丛。孤立的胃静脉曲张更容易发生于脾静脉栓塞时。脾的血液反流通过胃短静脉和胃后静脉进入曲张的静脉丛，然后向肝方向通过冠状静脉进入门静脉。从左至右的反流通过胃网膜静脉到肠系膜上静脉，这可以解释胃异位静脉曲张产生的原因。

据报道，胃静脉曲张出血的发生率在3%～30%。然而，脾静脉血栓形成和胃底静脉曲张患者出血的发生率要高得多。尽管只有很有限的数据显示了胃静脉曲张患者出血相关的危险因素，但是静脉曲张的范围扩大或肝硬化失代偿提高了出血的风险。

胃静脉曲张在脾静脉血栓形成的情况下，可以通过脾切除术进行治疗。胃静脉曲张出血的患者在行脾切除术前，应进行影像学检查以证实脾静脉血栓形成，因为胃静脉曲张常与广泛性门静脉高压症有关。

门静脉高压症导致的胃静脉曲张的治疗类似于食管静脉曲张。患者应进行容量复苏，注意纠正异常凝血情况。可以尝试用三腔二囊管进行临时填塞。内镜是主要的诊断和治疗手段。胃静脉曲张出血的内镜治疗选择包括硬化治疗、套扎或凝血酶注射。内镜治疗后胃静脉曲张的最主要问题是再出血，发生在10%～35%的病例中[50]。一种新兴的治疗方式是EUS引导的氰基丙烯酸酯-碘油注射或穿孔静脉线圈栓塞。经颈静脉肝内门静脉分流术（TIPS）可有效控制对内镜治疗无效的胃静脉曲张出血，初始止血率超过90%，再出血率约为10%～30%[50]。60%～85%的胃静脉曲张患者，曲张静脉与左肾静脉之间存在胃-肾分流。这种自发分流减轻了门静脉系统压力，也削弱了TIPS的疗效。可以将球囊导管通过左肾静脉插入胃-肾分流管，通过充气球囊阻塞分流管。注射一种硬化剂（例如油酸氨基乙醇）并留置直至静脉曲张内形成血栓。球囊闭塞逆行性闭塞术成功率高（75% ～ 100%），复发率低（0 ～ 15%）[50]。该技术主要的并发症是继发的食管静脉曲张，原因是胃-肾分流阻断后门静脉压力增高，并继发肾衰竭。

胃扭转

胃扭转是一种罕见的情况。在大约 2/3 的病例中，扭转发生在胃的长纵轴（器官轴），在 1/3 的病例中，扭转发生在短垂直轴（肠系膜轴）（图 49.29）。旋转超过 180° 会导致胃出口阻塞，如果不加以纠正，可能会导致局部缺血、坏死和穿孔。通常，胃器官轴性扭转是急性发生的，并与膈缺损有关，而肠系膜轴性扭转是局部的（＜ 180°）、复发性的，与膈缺损无关。很少有更复杂的形式会同时出现 2 种旋转元素。原发性胃扭转是由胃韧带异常引起的（如胃结肠韧带、肝胃韧带等）。继发性胃扭转是由于其他解剖异常导致，最常见的是食管旁疝。在儿童，多发生于先天性缺陷，如 Bochdalek 孔或横膈膜膨出。

胃扭转的典型症状为急性发作的腹痛、腹胀和呕吐。突然出现持续严重的上腹部疼痛，反复干呕伴有少量呕吐物，鼻胃管不能通过，构成 Borchardt 三联征。腹部平片显示在胸部或上腹部出现球形的气液平面。CT 影像可确诊。急性扭转是一种外科急症。应立即进行胃管减压，有时会导致胃自动复转。之后患者应该进行手术干预。对于手术风险不高的患者，可采用开放或腹腔镜入路。胃通过经腹入路缩小并解开。如果存在食管旁疝，则应行胃底折叠及膈肌裂孔修补术。如果胃发生绞窄，则应切除受损的胃段。无膈肌缺损的自发性肠扭转可通过胃固定术或胃管造口术将胃复位固定。对于手术风险高的患者，可以采用经皮内镜下胃造瘘管固定来代替内镜复位。两根经皮内镜下胃造瘘管用于防止旋转。经皮内镜下胃造瘘管放置也可作为血流动力学不稳定患者在最终手术修复前的临时措施。

胃石症

胃石是不可消化物质的集合，通常来自植物（植物胃石），但也可以由毛发（毛发胃石）、药物（药物类胃石）或其他物质组成。胃石最常见于有潜在胃动力障碍问题的患者，如既往胃手术、轻度胃瘫或胃出口梗阻。胃的研磨机制受损和移动运动复合体被认为是胃石的致病原因。患者通常无症状或多年来逐渐

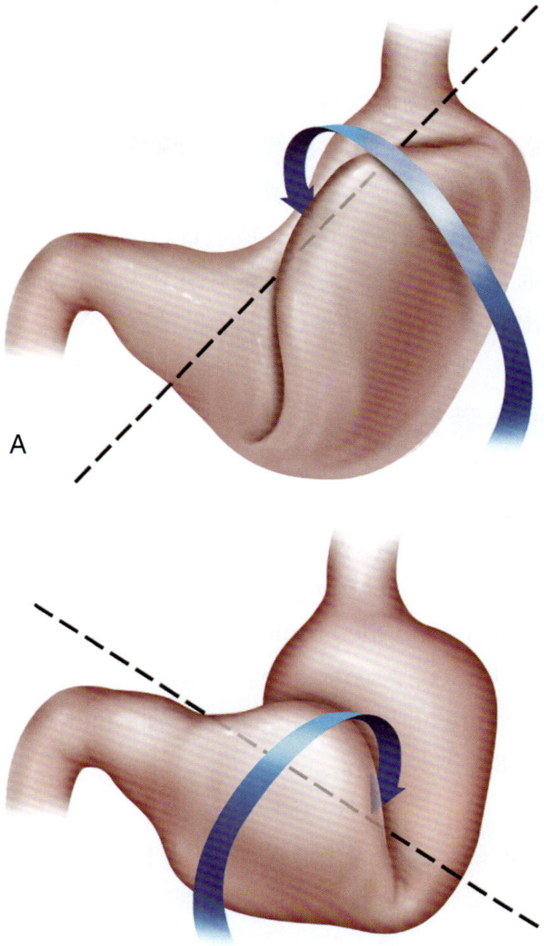

图 49.29　胃沿纵轴（器官轴）（**A**）和垂直轴（系膜轴）（**B**）的扭转。胃和小肠的扭转（From White RR，Jacobs DO. Volvulus of the stomach and small bowel. In Yeo CJ，Dempsey DT，Klein AS，et al，eds. Shackelford's Surgery of the Alimentary Tract. 6th ed. Philadelphia：Saunders；2007.）

出现症状。胃石症的症状包括早饱、疼痛、恶心 / 呕吐和体重减轻。体格检查通常不明显，但有时可摸到一个大肿块。腹部 X 线片或 CT 扫描可以显示胃内的肿块或充盈缺损；上消化道内镜检查可确诊。1959 年，Dan 和他的同事第一次提出了用酶催化疗法溶解胃石。在 Adolph 的嫩肉剂中发现了木瓜蛋白酶，将 1 勺嫩肉剂加在 150 ～ 300 ml 的水中，每天饮用数次。Adolph 的嫩肉剂中钠的浓度很高，如果大量使用，可能会导致高钠血症。一些替代酶如纤维素酶的使用也取得了一定效果。一般情况下，酶催化疗法后应进行积极的洗胃或内镜下碎石。如果这些治疗都失败，就需要手术切除了。

初步处理有症状的胃石可尝试化学溶解。有很多选择，包括苏打、纤维素、木瓜蛋白酶和乙酰半胱氨

酸；没有随机试验表明一种溶解剂比其他溶解剂有更好的疗效。值得注意的是，毛发类胃石通常可以抵抗化学溶解。药物类胃石可能需要根据所涉及的药物进行溶解催化。如果化学溶解无效或存在禁忌，可以使用内镜下水流冲击、钳取或直接吸引进行碎石，碎块可以通过内镜、胃管取出，或通过胃肠道排出。手术治疗通常适用于保守治疗失败并有并发症（如穿孔或大量出血）或存在其他治疗禁忌的情况。

主要参考文献

Abdelfatah MM，Barakat M，Lee H，et al. The incidence of lymph node Metastasis in early gastric cancer according to the expanded criteria in comparison with the absolute criteria of the Japanese Gastric Cancer Association：a systematic review of the literature and Meta-analysis. Gastrointest Endosc. 2018；87：338-347.

本研究的目的是通过对 9798 例患者的 meta 分析，量化符合日本胃癌协会制定的标准的内镜下胃癌切除术患者的淋巴结转移率。在符合纳入标准的患者中，淋巴结转移的发生率为 0.2%。有 2 个变量可以作为扩大内镜检查的标准：未分化病变和轻度黏膜下浸润，在这种情况下，淋巴结转移的发生率明显更高。

Cheung KS，Chan EW，Wong AYS，et al. Long-term proton pump inhibitors and risk of gastric cancer development after treatment for Helicobacter pylori：a population-based study. Gut. 2018；67：28-35.

这是一项来自香港的流行病学研究，包括 63 397 例接受克拉霉素三联疗法的受试者，比较了质子泵抑制剂（PPI）、H_2 受体拮抗剂暴露与未来胃癌发展的关系。他们发现，PPI 与胃癌风险增加相关（HR = 2.44），而且随着 PPI 治疗时间的延长，风险也会增加。PPIs 与非 PPIs 的绝对风险差异为每年每 10 000 例有 4.29 例的额外胃癌病例。

Cunningham D，Allum WH，Stenning SP，et al. Perioperative chemotherapy versus surgery alone for resectable gastroesophageal cancer. N Engl J Med. 2006；355：11-20.

这项重要的研究显示了胃癌化疗的益处。接受新辅助治疗比接受辅助化疗的患者，能够完成整个治疗周期的比例要高的多。与 SWOG-0116 试验相比，更多的患者接受了充分的淋巴结清扫。

DeMatteo RP，Ballman KV，Antonescu CR，et al. Adjuvant imatinib mesylate after resection of localized，primary gastrointestinal stromal tumour：a randomised，double-blind，placebo-controlled trial. Lancet. 2009；373：1097-1104.

Joensuu H，Eriksson M，Sundby Hall K，et al. Adjuvant imatinib for high-risk GI stromal tumor：analysis of a randomized trial. J Clin Oncol. 2016；34：244-250.

这两项主要的随机对照试验确定了手术切除后辅助伊马替尼治疗局限性胃肠道间质瘤的作用。DeMatteo 及其同事的第一项研究显示，与未接受伊马替尼治疗的患者相比，接受伊马替尼治疗的患者复发率明显减少；这在转移高风险的患者中尤为明显。Joensuu 及其同事进行的第二次试验显示，在无病和总生存率方面，36 个月疗程的辅助伊马替尼优于 12 个月疗程。这些研究确立了以伊马替尼作为胃肠道间质瘤患者长期辅助治疗的标准。

Honda M，Hiki N，Kinoshita T，et al. Long-term outcomes of laparoscopic versus open surgery for clinical stage I gastric cancer：the LOC-1 study. Ann Surg. 2016；264：214-222.

这是一项来自日本的大型倾向匹配回顾性研究，包括 1848 例接受腹腔镜或开腹胃切除术的 I 期胃癌患者，以报告肿瘤预后（多个前瞻性随机试验的长期预后仍在等待进行）。作者对 30 个可能影响外科医师选择手术入路的变量进行了调整。他们发现，5 年总生存率和 3 年无复发生存率无明显统计学差异，表明腹腔镜手术治疗早期胃癌在肿瘤治疗上具有等效性。

Lanas A，Chan FKL. Peptic ulcer disease. Lancet. 2017；390：613–624.

这是一个柳叶刀杂志的研讨会提供的一项优秀且全面的综述，总结了目前的消化性溃疡疾病。作者阐述了消化性溃疡发病机制的现有知识、幽门螺杆菌感染治疗的最新指南以及如何治疗与非甾体抗炎药（NSAIDs）和抗血栓药物相关的并发症。

Ning FL，Zhang CD，Wang P，et al. Endoscopic resection versus radical gastrectomy for early gastric cancer in Asia：a Metaanalysis. Int J Surg. 2017；48：45–52.

本 meta 分析比较了 15 项早期胃癌患者的回顾性研究。其中 3737 例接受内镜下切除术，4246 例接受根治性胃切除术。他们发现，患者 3 年或 5 年的总生存率没有差异。内镜切除与较高的风险、复发或异时性胃癌相关。然而，根治性胃癌切除术与明显较高的并发症发生率有关。

Noh SH，Park SR，Yang HK，et al. Adjuvant capecitabine plus oxaliplatin for gastric cancer after D2 gastrectomy（CLASSIC）：5–year follow–up of an open–label，randomised phase 3 trial. Lancet Oncol. 2014；15：1389–1396.

Park SH，Sohn TS，Lee J，et al. Phase Ⅲ trial to compare adjuvant chemotherapy with capecitabine and cisplatin versus concurrent chemoradiotherapy in gastric cancer：final report of the adjuvant chemoradiotherapy in stomach tumors trial，including survival and subset analyses. J Clin Oncol. 2015；33：3130–3136.

这是两项大型随机对照试验的长期随访，研究了局限性胃癌手术切除后辅助治疗的作用。CLASSIC 试验发现，与单纯手术相比，辅助化疗（卡培他滨 + 奥沙利铂）可改善长期无病生存率和总生存率。ARTIST 试验评价了辅助放疗＋化疗的效果，与单独辅助化疗相比，其没有使患者获得明显改善。然而，对于手术切除后发生淋巴结转移的患者，放疗确实能改善预后。

参考文献

1. Camilleri M, Parkman HP, Shafi MA, et al. Clinical guideline: management of gastroparesis. *Am J Gastroenterol*. 2013;108:18–37; quiz 38.
2. Zoll B, Zhao H, Edwards MA, et al. Outcomes of surgical intervention for refractory gastroparesis: a systematic review. *J Surg Res*. 2018;231:263–269.
3. Su A, Conklin JL, Sedarat A. Endoscopic therapies for gastroparesis. *Curr Gastroenterol Rep*. 2018;20:25.
4. Lanas A, Chan FKL. Peptic ulcer disease. *Lancet*. 2017;390:613–624.
5. Datta De D, Roychoudhury S. To be or not to be: the host genetic factor and beyond in *Helicobacter pylori* mediated gastro-duodenal diseases. *World J Gastroenterol*. 2015;21:2883–2895.
6. Marshall BJ, Warren JR. Unidentified curved bacilli in the stomach of patients with gastritis and peptic ulceration. *Lancet*. 1984;1:1311–1315.
7. Eslick GD, Lim LL, Byles JE, et al. Association of *Helicobacter pylori* infection with gastric carcinoma: a meta-analysis. *Am J Gastroenterol*. 1999;94:2373–2379.
8. Chey WD, Leontiadis GI, Howden CW, et al. ACG clinical guideline: treatment of *Helicobacter pylori* infection. *Am J Gastroenterol*. 2017;112:212–239.
9. Lau JY, Sung J, Hill C, et al. Systematic review of the epidemiology of complicated peptic ulcer disease: incidence, recurrence, risk factors and mortality. *Digestion*. 2011;84:102–113.
10. Laine L, Jensen DM. Management of patients with ulcer bleeding. *Am J Gastroenterol*. 2012;107:345–360; quiz 361.
11. Sachar H, Vaidya K, Laine L. Intermittent vs continuous proton pump inhibitor therapy for high-risk bleeding ulcers: a systematic review and meta-analysis. *JAMA Intern Med*. 2014;174:1755–1762.
12. Søreide K, Thorsen K, Harrison EM, et al. Perforated peptic ulcer. *Lancet*. 2015;386:1288–1298.
13. Quah GS, Eslick GD, Cox MR. Laparoscopic repair for perforated peptic ulcer disease has better outcomes than open repair. *J Gastrointest Surg*. 2019;23:618–625.
14. Storm AC, Ryou M. Advances in the endoscopic management of gastric outflow disorders. *Curr Opin Gastroenterol*. 2017;33:455–460.
15. Reynolds PM, MacLaren R. Re-evaluating the utility of stress ulcer prophylaxis in the critically ill patient: a clinical scenario-based meta-analysis. *Pharmacotherapy*. 2019;39:408–420.
16. Yang D, He L, Tong WH, et al. Randomized controlled trial of uncut Roux-en-Y vs Billroth II reconstruction after distal gastrectomy for gastric cancer: which technique is better for avoiding biliary reflux and gastritis? *World J Gastroenterol*. 2017;23:6350–6356.
17. Siegel RL, Miller KD, Jemal A. Cancer statistics, 2018. *CA Cancer J Clin*. 2018;68:7–30.
18. Bray F, Ferlay J, Soerjomataram I, et al. Global cancer statistics 2018: GLOBOCAN estimates of incidence and mortality worldwide for 36 cancers in 185 countries. *CA Cancer J Clin*. 2018;68:394–424.
19. Wroblewski LE, Peek Jr RM, Wilson KT. *Helicobacter pylori* and gastric cancer: factors that modulate disease risk. *Clin Microbiol Rev*. 2010;23:713–739.
20. Schmocker RK, Lidor AO. Management of non-neoplastic gastric lesions. *Surg Clin North Am*. 2017;97:387–403.
21. Cheung KS, Chan EW, Wong AYS, et al. Long-term proton pump inhibitors and risk of gastric cancer development after treatment for *Helicobacter pylori*: a population-based study. *Gut*. 2018;67:28–35.

22. Ajani JA, D'Amico TA, Almhanna K, et al. Gastric cancer, version 3.2016, NCCN clinical practice guidelines in oncology. *J Natl Compr Canc Netw*. 2016;14:1286–1312.
23. Mocellin S, Pasquali S. Diagnostic accuracy of endoscopic ultrasonography (EUS) for the preoperative locoregional staging of primary gastric cancer. *Cochrane Database Syst Rev*. 2015:CD009944.
24. Oh SY, Lee HJ, Yang HK. Pylorus-preserving gastrectomy for gastric cancer. *J Gastric Cancer*. 2016;16:63–71.
25. Honda M, Hiki N, Kinoshita T, et al. Long-term outcomes of laparoscopic versus open surgery for clinical stage I gastric cancer: the LOC-1 study. *Ann Surg*. 2016;264:214–222.
26. Wang LH, Zhu RF, Gao C, et al. Application of enhanced recovery after gastric cancer surgery: an updated meta-analysis. *World J Gastroenterol*. 2018;24:1562–1578.
27. Abdelfatah MM, Barakat M, Lee H, et al. The incidence of lymph node metastasis in early gastric cancer according to the expanded criteria in comparison with the absolute criteria of the Japanese Gastric Cancer Association: a systematic review of the literature and meta-analysis. *Gastrointest Endosc*. 2018;87:338–347.
28. Ning FL, Zhang CD, Wang P, et al. Endoscopic resection versus radical gastrectomy for early gastric cancer in Asia: a meta-analysis. *Int J Surg*. 2017;48:45–52.
29. Mocellin S, McCulloch P, Kazi H, et al. Extent of lymph node dissection for adenocarcinoma of the stomach. *Cochrane Database Syst Rev*. 2015:CD001964.
30. Degiuli M, De Manzoni G, Di Leo A, et al. Gastric cancer: current status of lymph node dissection. *World J Gastroenterol*. 2016;22:2875–2893.
31. Sym SJ, Chang HM, Ryu MH, et al. Neoadjuvant docetaxel, capecitabine and cisplatin (DXP) in patients with unresectable locally advanced or metastatic gastric cancer. *Ann Surg Oncol*. 2010;17:1024–1032.
32. Yoshikawa T, Sasako M, Yamamoto S, et al. Phase II study of neoadjuvant chemotherapy and extended surgery for locally advanced gastric cancer. *Br J Surg*. 2009;96:1015–1022.
33. Macdonald JS, Smalley SR, Benedetti J, et al. Chemoradiotherapy after surgery compared with surgery alone for adenocarcinoma of the stomach or gastroesophageal junction. *N Engl J Med*. 2001;345:725–730.
34. Noh SH, Park SR, Yang HK, et al. Adjuvant capecitabine plus oxaliplatin for gastric cancer after D2 gastrectomy (CLASSIC): 5-year follow-up of an open-label, randomised phase 3 trial. *Lancet Oncol*. 2014;15:1389–1396.
35. Park SH, Sohn TS, Lee J, et al. Phase III trial to compare adjuvant chemotherapy with capecitabine and cisplatin versus concurrent chemoradiotherapy in gastric cancer: final report of the adjuvant chemoradiotherapy in stomach tumors trial, including survival and subset analyses. *J Clin Oncol*. 2015;33:3130–3136.
36. Cunningham D, Allum WH, Stenning SP, et al. Perioperative chemotherapy versus surgery alone for resectable gastroesophageal cancer. *N Engl J Med*. 2006;355:11–20.
37. Al Batran SE, Homann N, Schmalenberg H, et al. Perioperative chemotherapy with docetaxel, oxaliplatin, and fluorouracil/leucovorin (FLOT) versus epirubicin, cisplatin, and fluorouracil or capecitabine (ECF/ECX) for resectable gastric or gastroesophageal junction (GEJ) adenocarcinoma (FLOT4-AIO): a multicenter, randomized phase 3 trial. *J Clin Oncol*. 2017;35:4004.
38. Tan AC, Chan DL, Faisal W, et al. New drug developments in metastatic gastric cancer. *Therap Adv Gastroenterol*. 2018;11: 1756284818808072.
39. Bang YJ, Van Cutsem E, Feyereislova A, et al. Trastuzumab in combination with chemotherapy versus chemotherapy alone for treatment of HER2-positive advanced gastric or gastro-oesophageal junction cancer (ToGA): a phase 3, open-label, randomised controlled trial. *Lancet*. 2010;376:687–697.
40. Aurello P, Petrucciani N, Antolino L, et al. Follow-up after curative resection for gastric cancer: is it time to tailor it? *World J Gastroenterol*. 2017;23:3379–3387.
41. Aviles A, Nambo MJ, Neri N, et al. The role of surgery in primary gastric lymphoma: results of a controlled clinical trial. *Ann Surg*. 2004;240:44–50.
42. Hu Q, Zhang Y, Zhang X, et al. Gastric mucosa-associated lymphoid tissue lymphoma and *Helicobacter pylori* infection: a review of current diagnosis and management. *Biomark Res*. 2016;4:15.
43. Thieblemont C, Cascione L, Conconi A, et al. A MALT lymphoma prognostic index. *Blood*. 2017;130:1409–1417.
44. Watson RR, Binmoeller KF, Hamerski CM, et al. Yield and performance characteristics of endoscopic ultrasound–guided fine needle aspiration for diagnosing upper GI tract stromal tumors. *Dig Dis Sci*. 2011;56:1757–1762.
45. Miettinen M, Sobin LH, Lasota J. Gastrointestinal stromal tumors of the stomach: a clinicopathologic, immunohistochemical, and molecular genetic study of 1765 cases with long-term follow-up. *Am J Surg Pathol*. 2005;29:52–68.
46. Fairweather M, Balachandran VP, Li GZ, et al. Cytoreductive surgery for metastatic gastrointestinal stromal tumors treated with tyrosine kinase inhibitors: a 2-institutional analysis. *Ann Surg*. 2018;268:296–302.
47. DeMatteo RP, Ballman KV, Antonescu CR, et al. Adjuvant imatinib mesylate after resection of localized, primary gastrointestinal stromal tumour: a randomised, double-blind, placebo-controlled trial. *Lancet*. 2009;373:1097–1104.
48. Joensuu H, Eriksson M, Sundby Hall K, et al. Adjuvant imatinib for high-risk GI stromal tumor: analysis of a randomized trial. *J Clin Oncol*. 2016;34:244–250.
49. Corey B, Chen H. Neuroendocrine tumors of the stomach. *Surg Clin North Am*. 2017;97:333–343.
50. Wani ZA, Bhat RA, Bhadoria AS, et al. Gastric varices: classification, endoscopic and ultrasonographic management. *J Res Med Sci*. 2015;20:1200–1207.

章 50

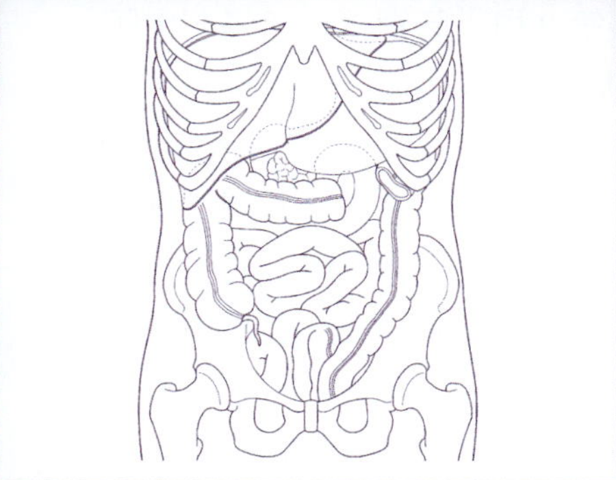

小肠

Tong Gan，B. Mark Evers

武雪亮　王　玉　刘　浩　译　于向阳　审校

章目录

小肠是一个复杂而高效的神奇器官。小肠的主要功能是食物成分离开胃之后的消化和吸收，这一过程依赖于多种结构、生理、内分泌和化学因素。来自肝和胰腺的外分泌能够完全消化摄入的食物成分，扩大的小肠黏膜表面积会吸收这些营养物质。小肠除了具有消化吸收的作用外，还是人体最大的内分泌器官和最重要的免疫功能器官之一。尽管小肠有如此重要的功能和复杂性，小肠疾病却并不多见，本章描述小肠的正常解剖和生理以及疾病过程，包括梗阻、炎症性肠病、肿瘤、憩室病和其他疾病。

胚胎学

原始消化管是由内胚层形成的，是在人类胚胎发育第 4 周时，卵黄囊被发育中的胚盘包裹，是颅尾纵向向腹侧卷折的结果[1]。内胚层形成了消化道的上皮内层，而围绕内胚层的内脏中胚层形成了肌肉结缔组织和肠壁的所有其他层。内脏中胚层还包裹着肠管形成肠系膜，肠系膜将肠道悬挂在体腔内，紧挨着内胚层的中胚层也构成了肠管的大部分壁层结构。壁内的神经和神经元来自于神经嵴。除了十二指肠是一种原始的前肠结构外，小肠起源于中肠。在胎儿发育的第 5 周，当肠道长度迅速增加时，中肠通过脐部发生疝（图 50.1）。中肠袢有颅肢和尾肢，颅肢发育成远端十二指肠、空肠和回肠近端，尾肢则成为远端回肠和横结肠近端的 2/3。颅肢和尾肢的交汇处也是卵黄管进入卵黄囊的交汇处。这种管状结构通常在出生前就消失了。然而，在大约 2% 的人群中，它可以作为梅克尔憩室持续存在。随着肠管的发育，内胚层迅速增生，并在妊娠第 5 周左右暂时阻塞肠管腔。在妊娠第 7 周，中胚层成分的生长和扩张伴随内胚层的凋亡出现肠管再通。到妊娠第 9 周，肠管再次通畅。中肠疝持续到胎儿妊娠 10 周左右，此时肠回到腹腔。空肠近端从其起始点完成 270° 旋转后，重新进入腹部，并占据腹部左侧，其后的肠袢更多地位于右侧。盲肠最后进入，暂时位于右上象限；然而，随着时间的推移，它下降到右下象限的正常位置，在此过程中可发生先天性肠旋转不良和固定异常。

在妊娠第 9 周之前，原始小肠上排列着一层立方细胞，绒毛开始在近端小肠形成，然后向小肠远端延伸，直至铺满整个小肠，甚至结肠，并以指状形态排列。隐窝形成开始于妊娠第 10 ～ 12 周。小肠隐窝层是细胞不断更新和增殖的部位。随着细胞沿着隐窝-绒毛轴上升，增殖停止，细胞分化为以下四种主要细胞类型之一：吸收性肠上皮细胞（约占肠上皮细胞总数的 95%）、杯状细胞、潘氏细胞和肠内分泌细胞。关于潘氏细胞的一个重要区别是，它们仍然位于隐窝基底，通过释放信号分子来影响宿主组织并通过影

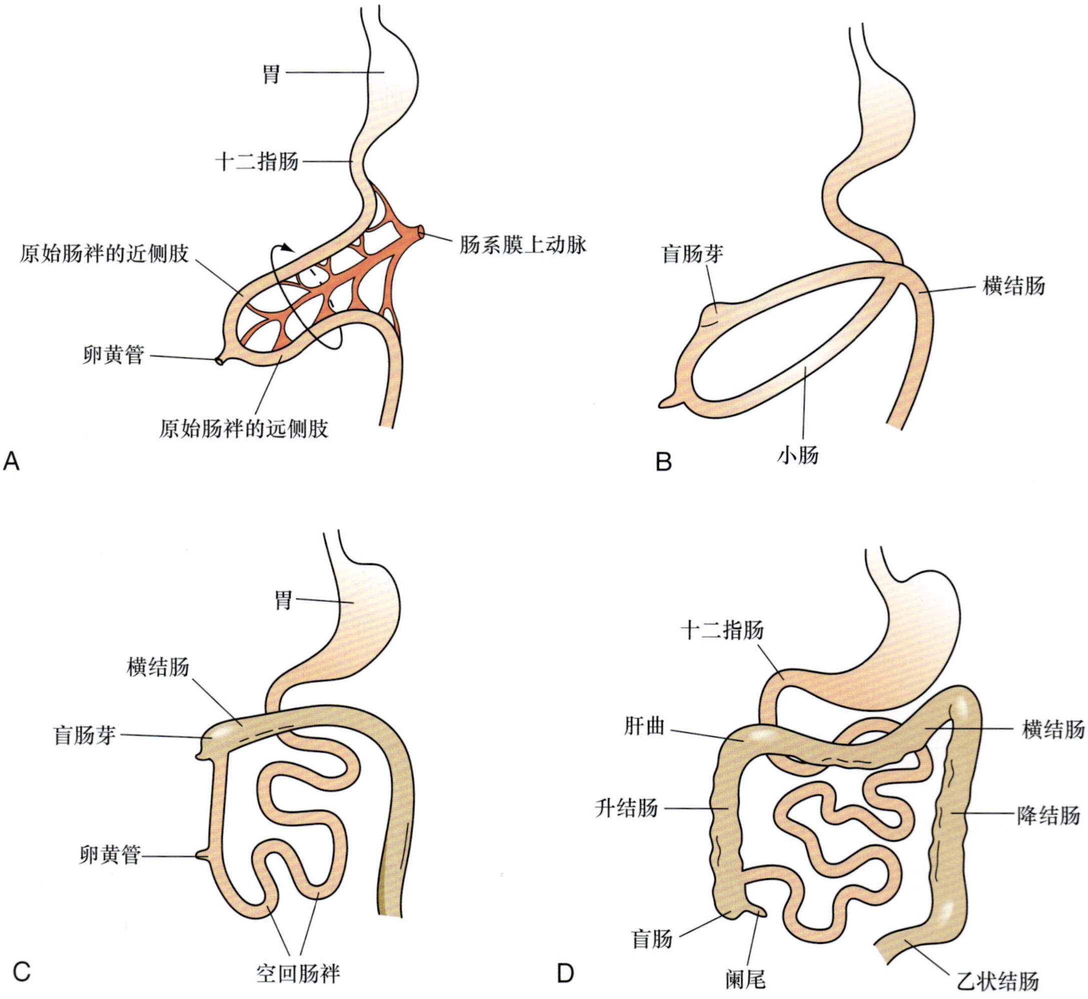

图 50.1 小肠旋转。(**A**) 小肠绕肠系膜上动脉轴线 90° 旋转后，近侧袢位于右侧，远侧袢位于左侧；(**B**) 进一步 180° 旋转后的肠袢。横结肠从十二指肠前面经过；(**C**) 再入腹腔小肠袢的位置。注意小肠的伸长，形成小肠袢；(**D**) 盲肠降至右髂窝后小肠的最终位置（From Podolsky DK，Babyatshy MW. Growth and development of the gastrointestinal tract. In：Yamada T，ed. Textbook of Gastroenterology. Vol 2. Philadelphia：JB Lippincott；1995.）

响微生物种群来维持肠道内的稳态，从而保护肠道干细胞免受损害[2]。其他沿隐窝-绒毛轴上升的分化细胞最终被挤压入肠腔。令人惊讶的是，除了潘氏细胞外，上皮细胞的更替非常迅速，周期为 3 ～ 5 天。

解剖学

大体解剖学

整个小肠从幽门延伸到盲肠，长 270 ～ 290 cm，十二指肠长约 20 cm，空肠长约 100 ～ 110 cm，回肠长约 150 ～ 160 cm。空肠从十二指肠角开始，由 Treitz 韧带的腹膜褶皱支撑。空肠和回肠之间没有明显的分界；按照惯例，小肠的近端 2/5 部分称为空肠，余下 3/5 称为回肠。相比回肠，空肠的周径略大，肠壁更厚，也可在术中通过观察肠系膜血管来识别（图 50.2A）。空肠的血液供应只有 1 ～ 2 个血管弓发出长直血管，而回肠的血液可能有由 4 个或 5 个单独的血管弓发出短直血管供应（图 50.2B），小肠黏膜的特点是横向皱襞（环形皱襞），尤其是远端十二指肠和空肠更为明显。

神经血管–淋巴管供应

小肠有丰富的血管、神经和淋巴管供应，它们都穿过肠系膜。肠系膜根部与第二腰椎左侧的后腹壁相连，并斜向右侧，向下延伸至右骶髂关节。在小肠的血液供应中，除了腹腔干的分支供应十二指肠近端，其余都来自于肠系膜上动脉（图 50.2C）。

肠系膜上动脉走行于胰腺钩突和十二指肠第三部分的前方，在这里出现分支供给胰腺、十二指肠远端、整个小肠、升结肠和横结肠。小肠有丰富的侧支血供，由肠系膜内的血管弓提供。小肠的静脉引流与动脉供应平行，血液汇入肠系膜上静脉，肠系膜上静脉与胰腺颈部后方的脾静脉汇合形成门静脉。

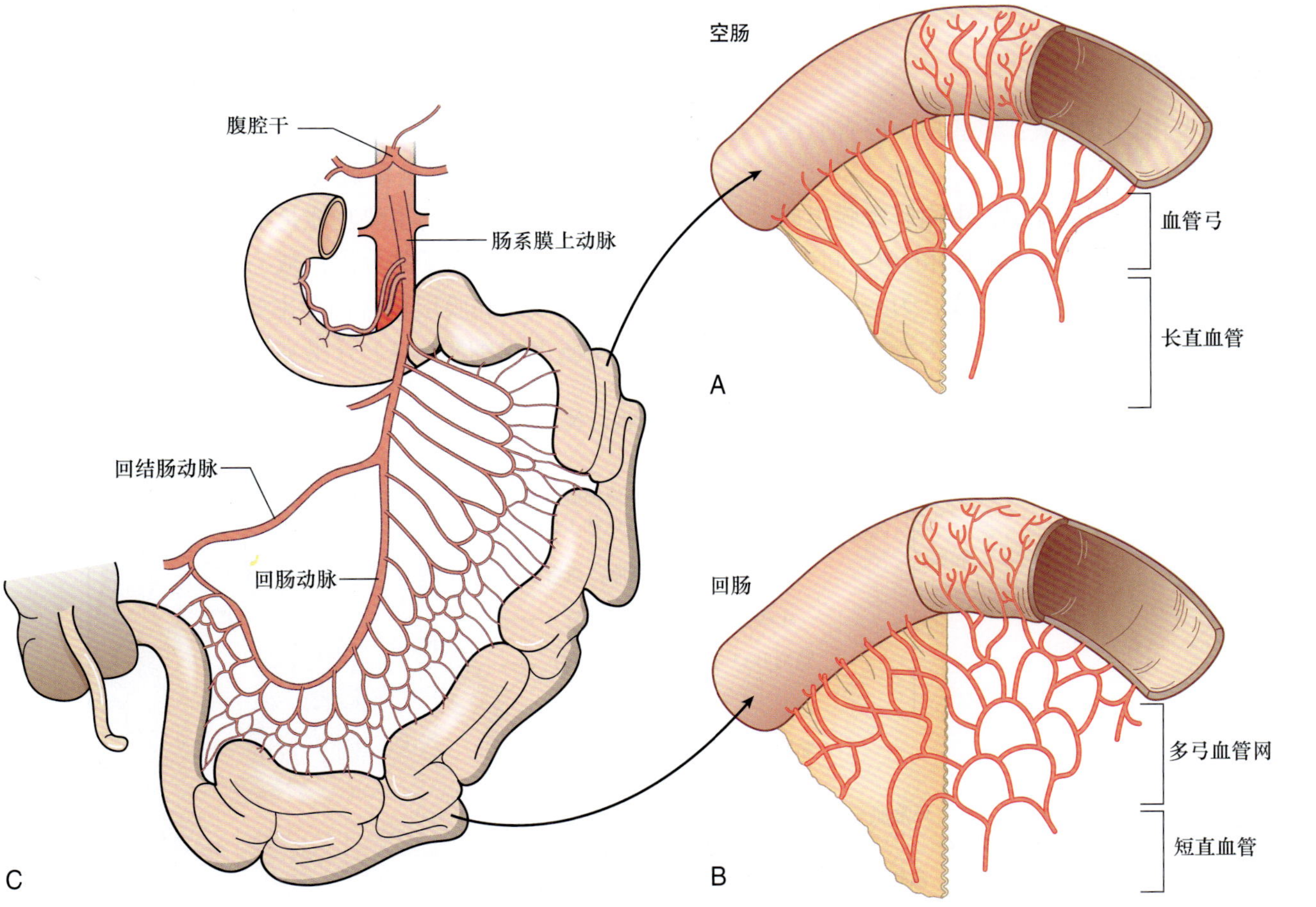

图 50.2 小肠的血管供应。(A) 空肠肠系膜血管只形成一个或两个血管弓并发出长直血管；(B) 回肠肠系膜血管形成多个血管弓并发出短直血管；(C) 肠系膜上动脉走行于十二指肠第三段前，为空肠、回肠和十二指肠远端供血。腹腔干供应近端十二指肠（Adapted from Keljo DJ，Gariepy CE. Anatomy，histology，embryology，and developmental anomalies of the small and large intestine. In：Feldman M，Scharschmidt BF，Sleisenger MH，eds. Sleisenger and Fordtran's Gastrointestinal and Liver Disease：Pathology，Diagnosis，Management. Philadelphia：WB Saunders；2002：1646；illustration courtesy Matt Hazzard，University of Kentucky Medical Center，Lexington，KY.）

小肠的神经支配是由自主神经系统的副交感神经和交感神经提供的，其反过来又提供小肠的传出神经。副交感神经纤维来源于迷走神经；它们穿过腹腔神经节，影响分泌、运动，还可能影响肠道活动的各个阶段。迷走神经存在传入纤维，但显然不传递疼痛冲动。交感神经纤维来自三组内脏神经；其神经节细胞通常位于肠系膜上动脉根部周围的神经丛中。冲动信号影响血管运动，也可能影响肠道分泌和运动。来自肠的疼痛通过交感神经系统的一般内脏传入纤维传递。

淋巴管是小肠淋巴组织的主要存在形式，特别是在小肠远端的派伊尔氏淋巴结。淋巴引流从黏膜穿过肠壁进入肠系膜内与肠管相邻的一组淋巴结，接着引流到邻近肠系膜动脉弓的一组区域淋巴结，然后引流到肠系膜上血管根部的一组淋巴结。从那里，淋巴流入乳糜池然后向上进入胸导管，最终汇入左颈内静脉和锁骨下静脉的汇合处。小肠的淋巴引流在免疫防御中起着重要作用，是吸收的脂质进入循环的主要运输途径，同时也是肠道癌细胞扩散的重要途径。

显微解剖学

小肠壁由四层组成：浆膜层、固有肌层、黏膜下层和黏膜层（图 50.3）。

浆膜是小肠的最外层，由内脏腹膜组成，是由包绕空肠回肠和十二指肠的前表面的单层间皮细胞组成。

固有肌层由两层肌肉组成，为一层较薄的外部纵向肌层和一层较厚的内部环形平滑肌层。来自肌间神经丛的神经节细胞 Auerbach 细胞位于两层肌肉之间，并向肌层发出神经纤维，从而在平滑肌细胞之间提供电连续性，并允许通过肌层传导。

黏膜下层由一层含有血管和神经纤维的弹性结缔组织构成。它是肠壁最坚固的组成部分，因此在吻合操作时必须将其纳入缝合。它包含复杂的淋巴管网络、小动脉和小静脉网络以及广泛的神经纤维丛和神经节细胞（Meissner 丛）。来自黏膜和黏膜下肌层的神经由小神经纤维相互连接；肾上腺素能和胆碱能神经元之间的交叉连接不再赘述。

黏膜层有三层：黏膜肌层、固有层和上皮层（图 50.4）。黏膜肌层是将黏膜与黏膜下层分隔开的一层薄薄的肌肉。固有层是上皮细胞和黏膜肌层之间的结缔组织层，黏膜肌层包含多种细胞，包括浆细胞、淋巴细胞、肥大细胞、嗜酸性粒细胞、巨噬细胞、成纤维细胞、平滑肌细胞和非细胞结缔组织。固有层作为上皮细胞所附着的基底，在肠中起保护作用；由于有丰富的免疫细胞供应，它可以对抗穿透上覆上皮细胞层的微生物。浆细胞会主动合成免疫球蛋白，固有层中的其他免疫细胞，能释放可以调节上覆上皮细胞功能的介质（如细胞因子、花生四烯酸代谢产物、组胺）。上皮层是覆盖绒毛和隐窝的连续的上皮细胞层。隐窝上皮的主要功能是细胞更新以及外分泌、内分泌、水和离子的分泌；绒毛上皮的主要功能是消化和吸收。黏膜层包含四种主要的细胞类型：（1）吸收型肠上皮细胞；（2）分泌黏液的杯状细胞；（3）潘氏

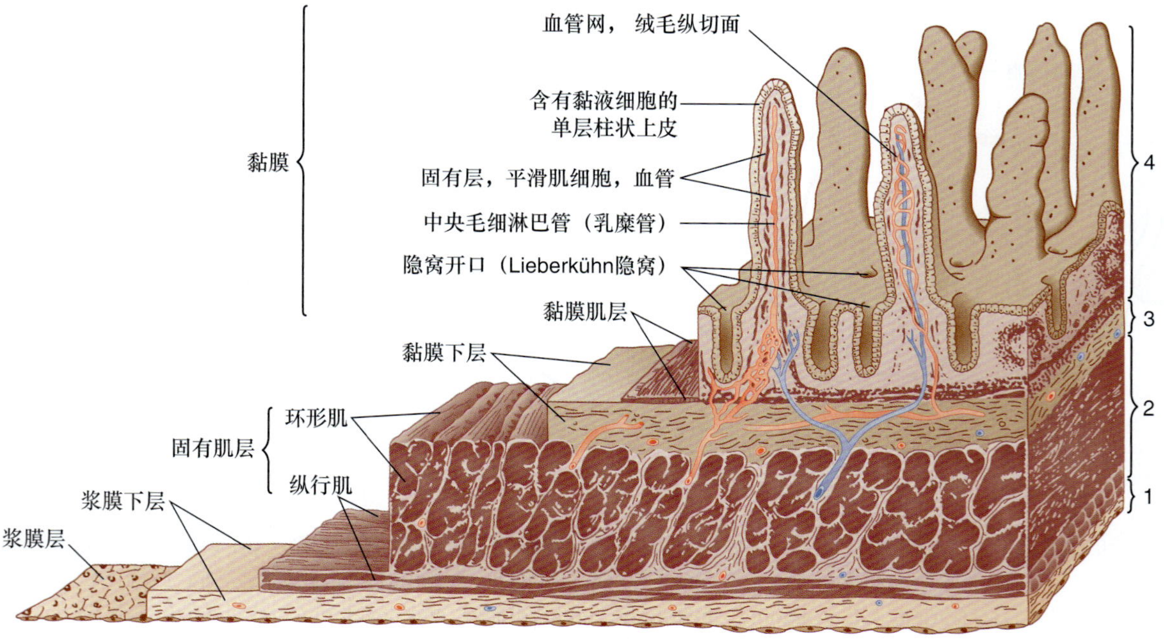

图 50.3 小肠壁的分层。绒毛提供了一个非常大的表面积，以吸收所需的营养。黏膜固有层的孤立淋巴滤泡未被标记。两个纵向切开的绒毛间质中可以见到中央毛细淋巴管（乳糜管）或绒毛毛细血管（From Sobotta J，Figge FHJ，Hild WJ. Atlas of Human Anatomy. New York：Hafner；1974.）

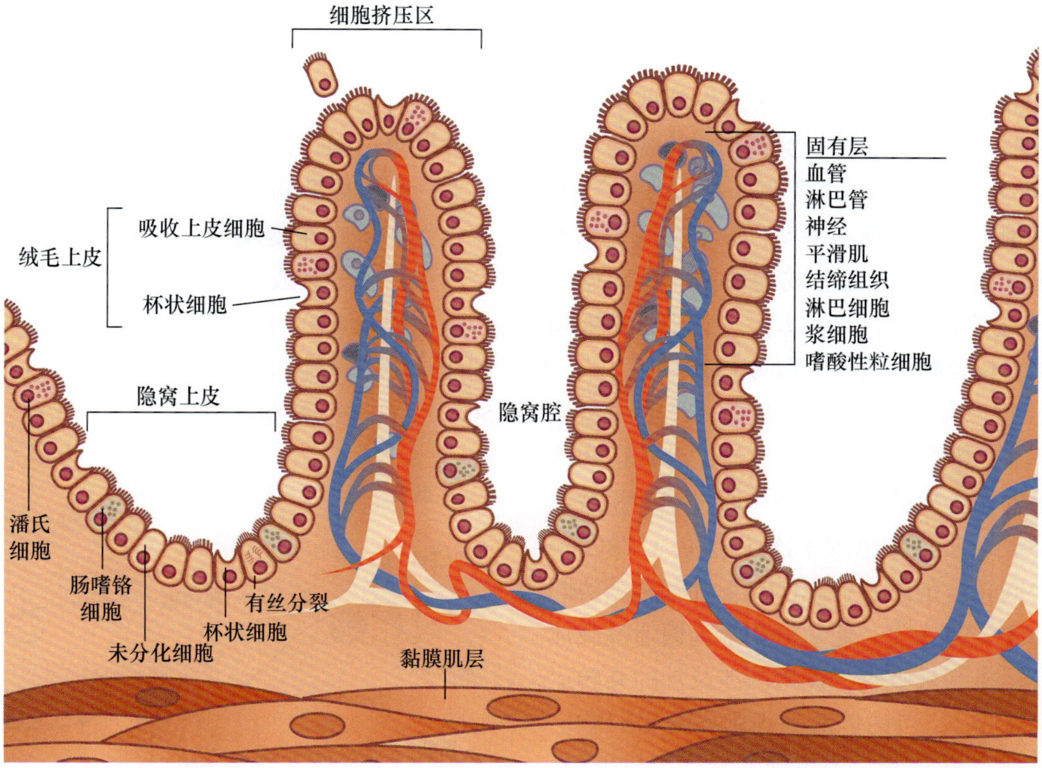

图 50.4 小肠黏膜组织结构示意图（Adapted from Keljo DJ，Gariepy CE. anatomy，histology，embryology，and developmental anomalies of the small and large intestine. In：Feldman M，Scharschmidt BF，Sleisenger MH，eds. Sleisenger and Fordtran's Gastrointestinal and Liver Disease：Pathology，Diagnosis，Management. Philadelphia：WB Saunders；2002：646.）

细胞，分泌溶菌酶、肿瘤坏死因子（TNF）和隐窝蛋白，这些都是白细胞防御肽的同源物，被认为与宿主黏膜防御系统有关;（4）肠内分泌细胞，其中有超过15种不同的细胞群能产生胃肠激素。肠道内分泌细胞也分泌多种多肽激素，这些激素以复杂的方式控制消化道的生理和稳态功能，特别是餐后分泌和运动。

黏膜有着最大的吸收表面积，显微镜下可见绒毛向管腔突出。十二指肠远端和空肠近端的绒毛最长，回肠远端的绒毛最短。吸收型肠上皮细胞是黏膜中主要的细胞类型，负责消化和吸收。它们的管腔表面覆盖着位于终端网上的微绒毛。微绒毛增加了30倍的吸收能力。为了进一步增加吸收，微绒毛被一层称为糖萼的毛茸茸的糖蛋白所覆盖。

生理学

消化与吸收

小肠的主要功能是消化和最终吸收营养物质、水、电解质和矿物质，这是一个复杂的过程。小肠每天都要被输送数升水和数百克食糜，除不易消化的纤维素外，几乎所有的食物都能被高效地吸收。胃通过将固体分解成1 mm或更小的颗粒来启动消化过程，然后将其输送至十二指肠，胰酶、胆汁和刷状缘酶继续消化，并最终通过小肠壁吸收[3]。小肠主要负责吸收膳食成分（碳水化合物、蛋白质和脂肪）以及微量元素、维生素和水。

碳水化合物

一个摄取普通西方饮食的成年人每天会摄入300～350 g碳水化合物，其中约50%以淀粉形式摄入，30%以蔗糖形式摄入，6%以乳糖形式摄入，其余为麦芽糖、海藻糖、葡萄糖、果糖、山梨糖醇、纤维素和果胶。膳食淀粉是一种由葡萄糖分子长链组成的多糖。直链淀粉约占饮食中淀粉的20%，并通过唾液（即唾液淀粉酶）和胰淀粉酶在α-1,4键处分解，从而将直链淀粉转化为麦芽三糖和麦芽糖。

支链淀粉约占膳食淀粉的80%，沿着葡萄糖直链每25个分子就有一个分支点；支链淀粉中的α-1,6葡萄糖键决定了淀粉酶消化的最终产物——麦芽糖、麦芽三糖和残余支链糖（糊精）。一般来说，淀粉在到达十二指肠或高位空肠之前几乎全部转化为麦芽糖和其他小的葡萄糖聚合物。其余的碳水化合物消化是在肠腔表面刷状缘酶的作用下发生。

小肠的刷状缘含有乳糖酶、麦芽糖酶、蔗糖-异麦芽糖酶和海藻糖酶，它们将双糖和其他小的葡萄糖聚合物分解成单糖（表 50.1）。乳糖酶将乳糖水解为葡萄糖和半乳糖。麦芽糖酶将麦芽糖水解为葡萄糖单体。蔗糖酶-异麦芽糖酶是一个含两个亚基的复合物；蔗糖酶水解蔗糖生成葡萄糖和果糖，异麦芽糖酶水解 α-极限糊精中的 α-1，6 键生成葡萄糖。葡萄糖占碳水化合物消化终产物的 80% 以上，半乳糖和果糖通常不超过碳水化合物消化终产物的 10%。

碳水化合物以单糖的形式被吸收。释放的己糖（葡萄糖、半乳糖和果糖）是通过参与主动转运的特定机制进行运输。主要的吸收途径是通过三种膜载体系统（图 50.5）：钠-葡萄糖协同转运蛋白 1（SGLT-1）、葡萄糖协同转运蛋白 5（GLUT-5）和葡萄糖协同转运蛋白 2（GLUT-2）[3]。葡萄糖和半乳糖通过载体介导的主动转运机制被吸收，该机制涉及钠的共转运（SGLT-1 转运蛋白）。当钠扩散到细胞内部时，它会吸引葡萄糖或半乳糖一起，为单糖的转运提供能量。葡萄糖主要通过位于肠细胞基底外侧膜的钠非依赖性载体（GLUT-2 转运蛋白）从胞质释放进入胞内。作为另一种重要单糖的果糖，也是通过易化扩散从肠腔吸收。GLUT-5 这种载体，位于肠上皮细胞的顶膜。与 SGLT-1 不同，这种转运过程不依赖于钠或能量。果糖通过另一个涉及 GLUT-2 转运蛋白的易化扩散过程穿过基底外侧膜。

蛋白质

蛋白质的消化在胃内开始，胃酸使蛋白质变性。消化过程在小肠中继续进行，蛋白质在这里与胰腺的蛋白酶接触。

胰蛋白酶原由胰腺在肠内以非活性形式分泌，但被肠激酶（一种十二指肠中的刷状缘酶）激活，成为活性形式的胰蛋白酶。然后，胰蛋白酶激活其他胰腺蛋白水解酶前体。内肽酶，包括胰蛋白酶、糜蛋白酶和弹性蛋白酶，作用于蛋白质分子内部的肽键，产生亚肽，作为外肽酶（羧肽酶）的底物，它从肽的羧基端连续去除单个氨基酸（表 50.2）。这个过程导致复杂的蛋白质分裂成二肽、三肽和一些较大的蛋白。它们通过钠介导的主动转运机制从肠腔吸收，并被肠细胞刷状缘和肠上皮细胞质中的酶进一步消化（图 50.6）。这些肽酶包括氨基肽酶和几种二肽酶，它们

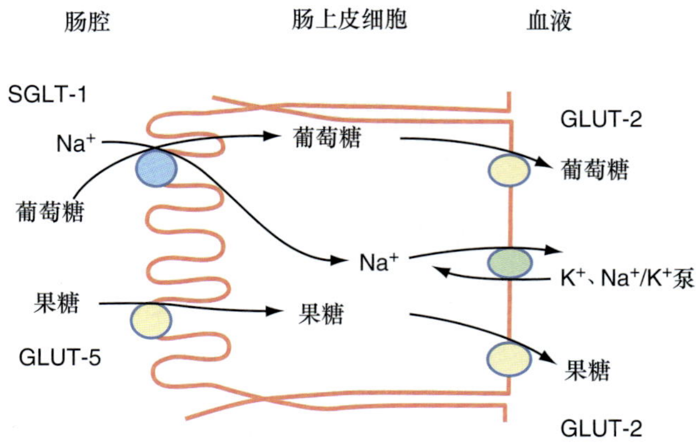

图 50.5 葡萄糖、半乳糖和果糖通过肠道上皮转运的模型。葡萄糖和半乳糖通过钠-葡萄糖协同转运蛋白（SGLT-1）穿过刷状边缘膜进入肠上皮细胞，然后通过葡萄糖转运蛋白-2（GLUT-2）沿浓度梯度通过基底外侧膜转运出去。细胞内低钠浓度驱动葡萄糖通过刷状边界逆浓度梯度转运是由基底外侧膜上的 Na^+、K^+泵维持的。因此，葡萄糖和半乳糖刺激钠通过上皮细胞吸收。果糖沿着浓度梯度穿过细胞的刷状膜和基底膜。葡萄糖转运蛋白-5（GLUT-5）是刷状缘的果糖转运体，而 GLUT-2 则负责果糖通过基底外侧膜的转运（From Wright EM，Hirayama BA，Loo DDF，et al. Intestinal sugar transport. In：Johnson LR，Alpers DH，Christensen J，et al，eds. Physiology of the Gastrointestinal Tract. 3rd ed，vol 2. New York：Raven Press；1994：1752.）

表 50.1 刷缘膜碳水化合物酶的特性

酶	底物	产物
乳糖酶	乳糖半乳糖	葡萄糖
麦芽糖酶（葡糖淀粉酶）	α-1，4-连接的寡糖，多达 9 个残基	葡萄糖
蔗糖酶-异麦芽糖酶（蔗糖-α-糊精酶）		
蔗糖酶	蔗糖	葡萄糖 果糖
异麦芽糖酶	α 极限糊精	葡萄糖
两种酶	α 极限糊精 非还原端的 α-1,4 连接	葡萄糖
海藻糖酶	海藻糖	葡萄糖

From Marsh MN，Riley SA. Digestion and absorption of nutrients and vitamins. In：Feldman M，Scharschmidt BF，Sleisenger MH，eds. Sleisenger and Fordtran's Gastrointestinal and Liver Disease：Pathophysiology，Diagnosis，Management. Vol 2. Philadelphia：WB Saunders；1998：1480.

表 50.2 主要胰蛋白酶	
酶	主要作用
内肽酶	水解多肽和蛋白质的内部肽键
胰蛋白酶	攻击涉及碱性氨基酸的肽键；产物的羧基末端为碱性氨基酸
胰糜蛋白酶	攻击涉及芳香族氨基酸、亮氨酸、谷氨酰胺和蛋氨酸的肽键；产生羧基末端带有这些氨基酸的肽产物
弹性蛋白酶	攻击涉及中性脂肪氨基酸的肽键；产生在羧基末端带有中性氨基酸的产物
外肽酶	水解多肽和蛋白质的外部肽键
羧肽酶 A	攻击在羧基末端带有芳香族和中性脂肪族氨基酸的肽
羧肽酶 B	攻击在羧基末端带有碱性氨基酸的肽

From Castro GA. Digestion and absorption. In：Johnson LR，ed. Gastrointestinal Physiology. St. Louis：Mosby；1991：108-130.

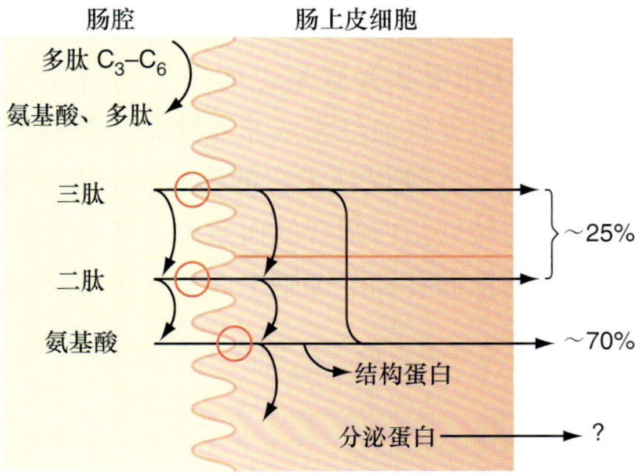

图 50.6 蛋白的消化吸收。内肽酶和外肽酶将复杂的蛋白质分解成二肽和三肽，通过钠介导的主动转运机制从肠腔吸收。这些肽被刷状缘和肠内的酶进一步消化（Adapted from Alpers DH. Digestion and absorption of carbohydrates and proteins. In：Johnson LR，Alpers DH，Christensen J，et al，eds. Physiology of the Gastrointestinal Tract. 3rd ed，vol 2. New York：Raven Press；1994：1733.）

将其余较大的多肽分解成三肽、二肽和一些氨基酸。氨基酸、二肽和三肽很容易通过微绒毛转运到上皮细胞内，在细胞质中，额外的肽酶将二肽和三肽水解成单个氨基酸；然后这些分子穿过上皮细胞膜进入门静脉系统。在正常人中，80% ～ 90% 蛋白质的消化和吸收通常在空肠中完成。

脂肪

乳化 北美的大多数成年人每天摄入 60 ～ 100 g 脂肪。甘油三酯是最丰富的脂肪，由一个甘油核和三种脂肪酸组成；在正常饮食中也发现少量磷脂、胆固醇和胆固醇酯。基本上，所有的脂肪消化都发生在小肠，第一步是将脂肪小球分解成更小的体积，以便于水溶性消化酶进一步分解，这一过程称为乳化。这个过程是由来自肝脏的胆汁促进的，胆汁中含有胆盐和卵磷脂。胆盐和卵磷脂薄分子的极性区可溶于水，而其余部分可溶于脂肪。因此，脂溶性部分与脂肪小球的表层相互作用，且向外突出的极性部分可溶于周围的水溶液。这种排列方式使脂肪小球更容易通过搅动而破碎。因此，胆盐（尤其是卵磷脂）的主要功能之一是允许脂肪小球在肠腔内被搅动而破碎，从而增加脂肪小球的表面积。随着表面积的增加，脂肪很容易被胰脂肪酶分解，胰脂肪酶是消化甘油三酯最关键的酶，可以将甘油三酯分解为游离脂肪酸和 2- 单甘油三酯。

胶束的形成 胆盐可以加速脂肪的消化，并可以形成胶束，这种特性有赖于其两亲性。胶束是由 20 ～ 40 个胆盐分子组成的微小球体，其核心是脂溶性高的甾醇，以及朝向外侧的亲水极性基团。由此形成的混合胶束排列，使不溶性脂质被亲水端朝外的胆盐所包围。因此，一旦脂肪水解形成单甘油酯和游离脂肪酸，它们就会溶解在胶束的中心疏水部分，然后胶束将这些脂肪水解产物带到上皮细胞的刷状边缘，并在那里吸收。

细胞内过程 被裹入胆汁酸胶束中央脂质部分的单酸甘油酯和游离脂肪酸由于其高度脂溶性而通过刷状缘被吸收，并直接扩散到细胞内部。解聚后的胶束，胆汁盐保留在肠腔内，通过形成新的胶束来重复该过程，并将更多的单酸甘油酯和脂肪酸带到上皮细胞内。在细胞内，释放的脂肪酸和甘油单酯重新形组成甘油三酯。这种甘油三酯的重组是通过与内质网相关的细胞内酶类的相互作用发生的。

甘油三酯重建的主要途径涉及 2- 单甘油酯和辅酶 A（CoA）激活的脂肪酸。微粒体酰辅酶 A 脂肪酶是在酯化之前从脂肪酸中裂解酰辅酶 A 所必需的。然后，这些重组的甘油三酯与胆固醇、磷脂和载脂蛋白结合形成乳糜微粒，乳糜微粒由含有甘油三酯的内核和由磷脂和脱脂蛋白组成的膜状外核组成。乳糜微粒从上皮细胞进入乳糜管，然后通过淋巴管进入静脉系统。肠道中80%～90%的脂肪以这种方式被吸收，并通过胸淋巴导管以乳糜微粒的形式运输到血液中。少量的短链至中链脂肪酸可直接被门静脉吸收，而不是转化为甘油三酯并被淋巴管吸收。这些短链脂肪酸更易溶于水，可以直接扩散到血液中。

肝肠循环 近端肠管吸收大部分的膳食脂肪。虽然未结合的胆汁酸通过被动扩散被空肠吸收，但形成胶束的结合胆汁酸通过主动转运被回肠吸收，然后从回肠远端再度重新吸收，再通过门静脉系统进入肝脏并作为胆汁分泌。总胆汁酸池（约2～3 g）每24小时通过肠肝循环约再循环6次[3]。几乎所有的胆盐都被重新吸收，每天在粪便中损失约0.5 g；这种损失由胆固醇合成的胆汁酸代替。

水、电解质和维生素

每天有8～10 L的水进入小肠。其中大部分被吸收，大约500 ml或更少离开回肠进入结肠（图50.7）[3]。水可以通过单纯扩散被吸收。此外，由于钠、葡萄糖或氨基酸主动转运到细胞中，水可能会通过由此产生的渗透压变化进出细胞。

电解质可通过主动转运或与有机溶液偶联在小肠中被吸收，Na^+通过基底侧膜进行主动转运吸收[3]。Cl^-在小肠上部通过被动扩散被吸收。大量的HCO_3^-必须被重新吸收，这是以间接的方式完成的。当Na^+被吸收时，H^+被分泌到肠腔中。在肠腔内，H^+与HCO_3^-结合形成碳酸，然后分解成水和二氧化碳。水留在食糜中，但二氧化碳很容易被血液吸收，随后被排出体外。钙通过主动转运被吸收，特别是在近端小肠（十二指肠和空肠）；酸性环境似乎促进了钙的吸收，维生素D和甲状旁腺素也加强了钙的吸收。铁在十二指肠中以亚铁血红素或非亚铁血红素的形式被主动吸收。然后，铁以铁蛋白的形式沉积在细胞内，或者转移到与转铁蛋白结合的血浆中。铁的总吸收量取决于体内的铁储存和红细胞生成率；任何红细胞生

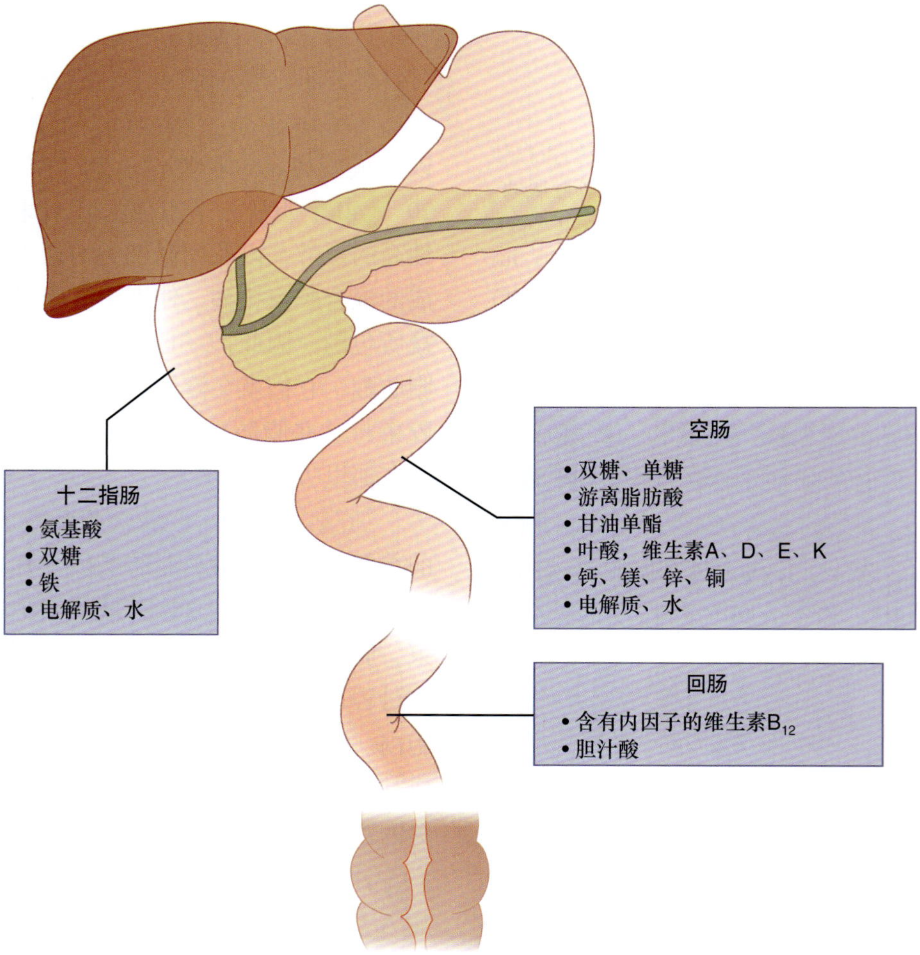

图50.7 小肠对水、电解质和营养物质的吸收。小肠的不同部位在微量和宏量营养素的吸收中发挥不同的作用（Adapted from Westergaard H. Short bowel syndrome. In：Feldman M，Scharschmidt BF，Sleisenger MH，eds. Sleisenger and Fordtran's Gastrointestinal and Liver Disease：Pathology，Diagnosis，Management. Philadelphia：WB Saunders；2002：1549.）

成量的增加都会增加铁的吸收。钾、镁、磷等离子也能在所有小肠黏膜中被主动吸收。

维生素是脂溶性的（如维生素 A、D、E 和 K）或水溶性的［如抗坏血酸（维生素 C）、生物素、烟酸、叶酸、核黄素（维生素 B_2）、硫胺素（维生素 B_1）、吡哆醇（维生素 B_6）和钴胺素（维生素 B_{12}）］。脂溶性维生素被混合胶束携带，并通过淋巴的乳糜微粒运输到胸导管，进入静脉系统。水溶性维生素的吸收似乎比最初想象的要复杂得多。维生素 C 是通过主动转运过程吸收的，该过程涉及钠耦合机制和特定的载体系统。维生素 B6 似乎可以通过单纯扩散进入近端小肠而迅速吸收。

维生素 B_1 在空肠中被迅速吸收，其活性过程与维生素 C 的钠耦合运输系统类似。维生素 B_2 在近端小肠通过易化转运被吸收。维生素 B_{12} 的吸收主要发生在回肠末端。维生素 B_{12} 来源于钴胺素，钴胺素在十二指肠内被胰蛋白酶释放。钴胺素与由胃分泌的内因子结合，不受蛋白质水解消化的影响。回肠末端的特定受体可能通过易位来吸收钴胺-内因子复合物。在回肠肠细胞中，游离维生素 B_{12} 与转钴胺素Ⅱ结合，后者将其转运到门静脉循环中。

动力

食物颗粒在小肠腔内被一系列复杂的肌肉收缩推进。这些以 1 ～ 2 cm/ 秒的速度向肛侧推进的小肠收缩组成了蠕动[3]。蠕动的主要功能是使肠食糜在肠内运动。在进食和禁食状态下，小肠的运动模式有很大不同。起搏电位被认为起源于十二指肠，在进食状态下启动一系列的收缩，推动食物通过小肠。

在两餐之间的消化间期（禁食），周期性收缩会常规清理肠道，每 75 ～ 90 分钟沿着肠道向远端进行一次收缩。这些收缩是由迁移性肌电复合体引起的，它受神经和体液通路的控制。小肠的外源性神经有迷走神经和交感神经。迷走神经纤维有两种不同的功能作用：一种是胆碱能作用和兴奋作用，另一种是肽能作用和可能的抑制作用。交感神经的活动抑制运动功能，而副交感神经的活动则兴奋运动功能。虽然已知肠道激素会影响小肠运动，但只有一种肽被明确显示在这方面起作用，那就是胃动素，其血浆水平在迁移性肌电复合体的第三阶段（肌电活动的强烈爆发导致有规律的高振幅收缩）达到峰值。

内分泌功能

胃肠激素

胃肠激素沿着小肠的纵轴以空间特定的模式分布。事实上，小肠是人体最大的内分泌器官。尽管这些物质（胃肠激素）常常被归为激素，但它们并不总是以真正的内分泌形式起作用（即排出到血液中，在血液中某个远处部位产生作用；图 50.8）。有时，这些肽被排出并以旁分泌或自分泌的方式在局部起作用。相反，其中一些肽可能作为神经递质（例如血管活性肠肽）起作用。胃肠激素在胰胆管和肠道的分泌、吸收和运动中起着主要作用。此外，某些胃肠激素对正常和肿瘤的肠黏膜以及胰腺也有营养作用。而且，最近的研究表明，某些激素（如神经降压素）的

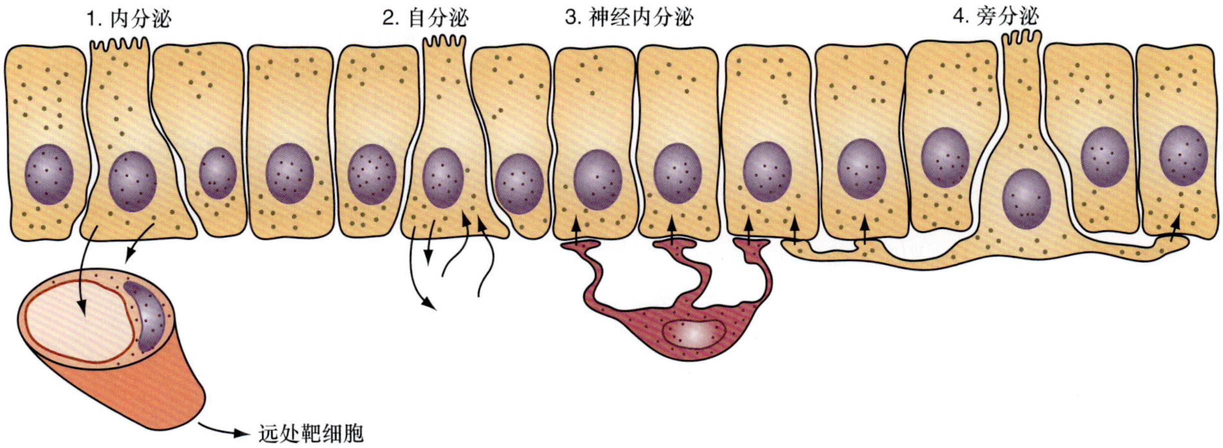

图 50.8　激素在肠上皮中的作用机制。肠道激素可通过内分泌、自分泌、神经分泌或旁分泌发挥作用（Adapted from Miller LJ. Gastrointestinal hormones and receptors. In：Yamada T，Alpers DH，Laine L，et al，eds. Textbook of Gastroenterology. 3rd ed，vol 1. Philadelphia：Lippincott Williams & Wilkins；1999：37.）

过量分泌会导致肥胖、糖尿病和心血管疾病[4]。表 50.3 总结了更重要的胃肠激素的位置、主要的释放刺激物和主要作用。此外，胃肠激素的诊断和治疗用途列于表 50.4。

受体

胃肠激素与它们的细胞表面受体相互作用，启动一系列信号传递事件，最终触发生理效应。这些激素主要通过 G 蛋白偶联受体发出信号，G 蛋白偶联受体穿越质膜 7 次，是人体中最大的受体群。异三聚体 G 蛋白由 α、β 和 γ 亚基组成，是信号转导的分子开关。激动剂与七次跨膜结构域受体相结合，引起受体的构象变化，使激动剂能够与 G 蛋白相互作用。细胞内被激活的第二信使包括环磷酸腺苷，Ca^{2+}环磷酸鸟苷和磷酸肌醇。

除了胃肠激素外，胃肠道黏膜中也有许多其他多

表 50.3 胃肠激素

激素	所产生的部位	多肽分泌的主要刺激物	主要的影响
胃泌素	胃窦、十二指肠（G 细胞）	多肽，氨基酸，胃窦扩张，迷走神经肾上腺素能刺激，胃泌素释放肽（蛙皮素）	刺激胃酸和胃蛋白酶原分泌，刺激胃黏膜生长
胆囊收缩素	十二指肠、空肠（I 细胞）	脂肪，多肽，氨基酸	刺激胰腺酶分泌 刺激胆囊收缩，抑制 Oddi 括约肌 抑制胃排空
肠促胰液素	十二指肠、空肠（S 细胞）	脂肪酸，肠腔内酸度，胆盐	刺激胰腺导管细胞释放水和碳酸氢盐 刺激胆汁的流动和碱化 抑制胃酸的分泌和胃运动，抑制胃泌素的释放
生长抑素	胰岛（D 细胞），胃窦，十二指肠	肠：脂肪、蛋白质、酸、其他激素（如胃泌素、胆囊收缩素） 胰腺：葡萄糖、氨基酸、胆囊收缩素	通用的“关闭”开关 抑制胃肠激素的释放 抑制胃酸的分泌 抑制小肠水和电解质分泌 抑制胰腺激素分泌
胃泌素释放肽（哺乳动物中的铃蟾素）	小肠	迷走神经刺激	通用的“开放”开关 刺激所有胃肠道激素的释放（促胰液素除外） 刺激胃肠分泌和运动 刺激胃酸分泌和胃窦胃泌素释放 刺激肠黏膜和胰腺的生长
肠抑胃肽	十二指肠、空肠（K 细胞）	葡萄糖，脂肪，蛋白质肾上腺素能刺激物	抑制胃酸和胃蛋白酶分泌 刺激胰岛素释放以控制高血糖
胃动素	十二指肠、空肠	胃扩张、脂肪	刺激上消化道运动 可以启动迁移运动复合体
血管活性肠肽	肠道内的神经元	迷走神经刺激	主要作为一种神经肽发挥作用 强效血管扩张剂 刺激胰腺和肠道分泌 抑制胃酸分泌
神经降压素	小肠（N 细胞）	脂肪	促进小肠和大肠黏膜的生长 促进肠内脂肪的吸收 通过神经降压素受体刺激癌细胞生长
肠胰高血糖素	小肠（L 细胞）	葡萄糖、脂肪	胰高血糖素样肽 1 刺激胰岛素释放 抑制胰高血糖素释放 胰高血糖素样肽 2 强效的肠营养因子
多肽 YY	远端小肠，结肠	脂肪酸，胆囊收缩素	抑制胃和胰腺分泌 抑制胆囊收缩

Adapted from Rao JN，Wang JY. Regulation of gastrointestinal mucosal growth. In：Role of GI Hormones on Gut Mucosal Growth. 2nd ed. San Rafael, CA：Morgan & Claypool Life Sciences；2010.

表 50.4 胃肠激素的诊断和治疗用途

激素	诊断和治疗用途
胃泌激素	五肽胃泌素（胃泌素类似物）用于测定最大胃酸分泌
胆囊收缩素	胆囊收缩的胆道造影
促胰液素	胃泌素瘤刺激试验
	胰腺最大分泌量的测量
胰高血糖素	因内分泌性痉挛而抑制肠道蠕动
	减轻 Oddi 括约肌痉挛
	胰岛素，儿茶酚胺和生长激素释放的刺激性试验
	术中松弛 Oddi 括约肌，刺激胆总管结石排出
生长抑素类似物	治疗类癌性腹泻和潮红
	胰瘘和肠瘘的分泌减少
	改善激素产生过多的内分泌肿瘤的相关症状
	治疗食管静脉曲张出血
	用于定位生长抑素敏感的神经内分泌肿瘤的影像学检查

Adapted from Townsend CM Jr，Thompson JC. The clinical use of gastrointestinal hormones for alimentary tract disease. Adv Surg. 1996；29：79-92；and Brubaker PL. Gut hormones fulfill their destiny：from basic physiology to the clinic. Annu Rev Physiol. 2-14；76：515-517.

肽和生长因子的受体，包括表皮生长因子、转化生长因子 α 和β、胰岛素样生长因子受体（IGF）、成纤维细胞生长因子、血小板衍生生长因子（PDGF）。这些肽在细胞生长和分化中发挥作用，并通过酪氨酸激酶受体发挥作用，酪氨酸激酶受体具有单一的跨膜结构域。

第三类表面受体，即离子通道连接受体，最常见于神经元谱系细胞中，通常与特定的神经递质结合。例如兴奋性（乙酰胆碱和血清素）和抑制性（γ-氨基丁酸和甘氨酸）神经递质的受体。这些受体在与介质结合时发生构象变化，后者允许离子通过细胞膜，导致电压电位的变化。

免疫功能

在正常的一天中，人体会摄入大量的细菌、寄生虫和病毒。肠上皮是一层细胞，除了在消化和内分泌功能中发挥重要作用外，还是主要的免疫屏障。小肠有上皮层绒毛，这是结肠所没有的；这些绒毛显著增加了与外来病原体相互作用的表面积。由于不断暴露于抗原中，肠内有大量的淋巴细胞（如 B 淋巴细胞和 T 淋巴细胞）和髓细胞（如巨噬细胞、中性粒细胞、嗜酸性粒细胞、肥大细胞）。为了应对潜在毒素和抗原的不断攻击，肠道已经进化出一种高度组织化和高效的抗原处理机制——体液免疫和细胞免疫：肠相关淋巴组织位于四个区域：peyer 斑块、固有层淋巴细胞、潘氏细胞和上皮内淋巴细胞。

派伊尔氏淋巴结是无包膜的淋巴样结节，构成肠道相关淋巴组织的传入分支，通过特殊的取样机制，由滤泡相关上皮内的微折叠（M）细胞进行抗原识别（图 50.9）。进入派伊尔氏淋巴结的抗原激活并启动该部位的 B 细胞和 T 细胞。M 细胞覆盖在胃肠道的淋巴滤泡上，为腔内抗原的选择性取样提供了场所。然后，来自肠淋巴滤泡的活化淋巴细胞迁移到传入淋巴管，流入肠系膜淋巴结。此外，其中一些细胞迁移到固有层，与肠上皮细胞相互作用，产生黏膜免疫反应。B 淋巴细胞变成表面免疫球蛋白 A（IgA）。含有 IgA 的淋巴母细胞在黏膜免疫中也起着至关重要的作用。

B 淋巴细胞、浆细胞、T 淋巴细胞、巨噬细胞、树突状细胞、嗜酸性粒细胞和肥大细胞分散在固有层的结缔组织中。大约 60% 的淋巴细胞是 T 细胞。这些 T 淋巴细胞是一组异质细胞，可以分化为若干类效应 T 细胞中的一种。细胞毒性 T 效应细胞直接损伤靶细胞。辅助性 T 细胞是一种效应细胞，帮助介导其他 T 细胞或 B 细胞的诱导而产生体液抗体。相反抑制性 T 细胞则起相反的作用。固有层中约 40% 的淋巴细胞是 B 细胞，主要来源于派伊尔氏淋巴结内的前体细胞。这些 B 细胞及其后代，即浆细胞，主要用于合成 IgA，少数合成 IgM，IgG 和 IgE。

和 M 细胞一样，潘氏细胞是小肠所特有的。潘氏细胞排列在隐窝的底部，释放抗菌因子以保护邻近的干细胞[5]。上皮内淋巴细胞位于排列在黏膜表面的上皮细胞之间，并靠近基底膜。大多数上皮内淋巴细

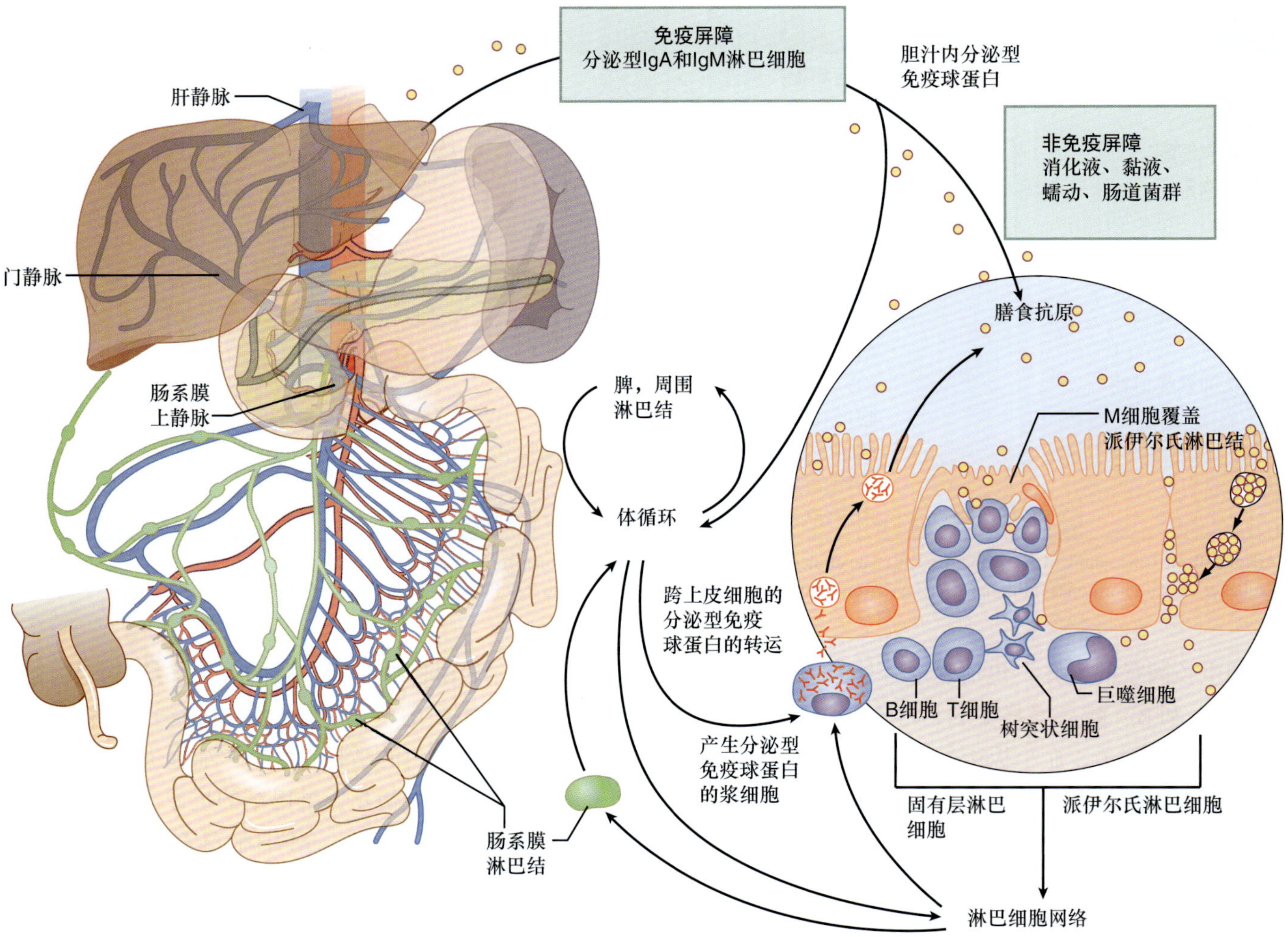

图 50.9 肠黏膜屏障。抗原与覆盖在派伊尔氏淋巴结上的特异性微折叠（M）细胞接触，然后由 M 细胞处理抗原并将其提呈给免疫系统。当 B 淋巴细胞被抗原物质刺激时，细胞分化为抗体形成细胞，后者分泌各种免疫球蛋白，其中最重要的是 IgA（Adapted from Duerr RH，Shanahan F. Food allergy. In：Targan SR，Shanahan F，eds. Immunology and Immunopathology of the Liver and Gastrointestinal Tract. New York：Igaku-Shoin；1990：510；illustration courtesy Matt Hazzard，University of Kentucky Medical Center，Lexington，KY.）IgA：免疫球蛋白 A；IgM：免疫球蛋白 M

胞是 T 细胞的一种独特亚型。上皮内淋巴细胞在激活时可产生细胞溶解作用，以凋亡的形式促进上皮细胞死亡。这些细胞可能在对异常上皮细胞的免疫监视中起重要作用。

如前所述，对肠道的主要免疫保护机制之一是 IgA 的合成和分泌。肠道含有体内 70% 以上的产生 IgA 的细胞。IgA 是由固有层中的浆细胞产生并分泌到小肠中，在小肠黏膜表面与抗原结合。IgA 抗体通过蛋白质载体（分泌成分）穿过上皮细胞到达肠腔，该蛋白载体不仅运输 IgA，而且还保护 IgA 免受胞内溶酶体的攻击。IgA 不激活补体，也不增强细胞介导的对感染性生物或抗原的调理或破坏，这与其他免疫球蛋白的作用形成鲜明对比。分泌型 IgA 抑制细菌黏附于上皮细胞，并阻止它们的定植和增殖。此外，分泌型 IgA 能中和细菌毒素，抑制病毒活性，并阻止机体从肠道吸收抗原。

最近的研究表明，肠道微生物群与肠道生长和功能之间存在共生关系。无菌小鼠的肠黏膜上皮细胞增殖减少，黏蛋白和免疫介质的产生减少，导致肠黏膜变薄，保护和修复能力下降。此外，来自厌氧菌的微生物代谢产物产生了大量的腔内丁酸盐（结肠细胞的燃料来源）和腔内乳酸盐（促进小肠干细胞增殖和分化）。本质上，肠道上皮细胞和肠道微生物群之间发生了功能上的分子“交互作用”。这种交互作用的中断会导致微生物的有害变化，这个过程被称为“菌群失调”。肠道菌群失调已在多种肠道病理变化中被发现，如炎症性肠病[5]。目前的研究集中在肠道上皮细胞的重要性及其与微生物的交互作用上，这将有助于我们更好地了解许多小肠疾病，也是许多正在进行的研究工作的基础。

梗阻

对小肠梗阻的记载可追溯到公元前 3 或 4 世纪，当时 Praxago-rasf 发明了肠造瘘术来治疗肠梗阻。尽管手术治疗取得了成功，但预防疝、导泻、摄入重金属（如铅、汞）和水蛭以清除血液中的毒素等非手术治疗手段仍是治疗肠梗阻的主要方法。直到 19 世纪晚期，随着消毒和无菌术的发展，手术干预才被认为更安全、并逐步被接受。随着对肠梗阻的病理生理的深入研究、手术技术的提高，抗生素、肠管减压和补液复苏的应用，机械性肠梗阻患者的死亡率大大降低。然而，肠梗阻在准确诊断、最佳治疗时机和合理治疗方式的选择方面仍是外科医师面临的最困难、最棘手的问题。最后，关于肠梗阻治疗方案的决定需要详细的病史和检查，并提高对潜在并发症的认识。

病因

在美国，小肠梗阻一直是患病和死亡的一个重要原因。在西方国家，引起肠梗阻最常见的原因是腹腔粘连[6]。小肠梗阻的其他原因还有很多（图 50.10），但大体可以分为三大类：

1. 肠外原因引起的梗阻（如粘连、疝、肿瘤、脓肿）；

2. 肠内本身病变引起的梗阻（如原发肿瘤）；

3. 肠内异物引起的梗阻（如胆结石、肠结石、异物、粪石）。

在美国，粘连，尤其是盆腔手术后（如妇科手术、阑尾切除术、结直肠切除术），占所有肠梗阻原因的 60% 以上。粘连之所以多发生于下腹部手术，是因为肠管在盆腔内活动性更大，而上腹部的肠管则相对固定（框 50.1）。

恶性肿瘤约占小肠梗阻发病的 20%。这些肿瘤大多是腹腔内原发肿瘤扩散到腹膜的转移灶继发的肠梗阻，如卵巢癌、胰腺癌、胃癌或结肠癌。也有来自乳腺癌、肺癌和黑色素瘤等通过血液转移至腹膜导致的肠梗阻，这类较少见。腹腔内体积较大的肿瘤也可通过外源性压迫导致小肠梗阻。原发性结肠癌，特别是源于盲肠和升结肠的癌灶，可导致小肠梗阻。此外，原发性小肠肿瘤也可引起肠梗阻，但极为罕见。

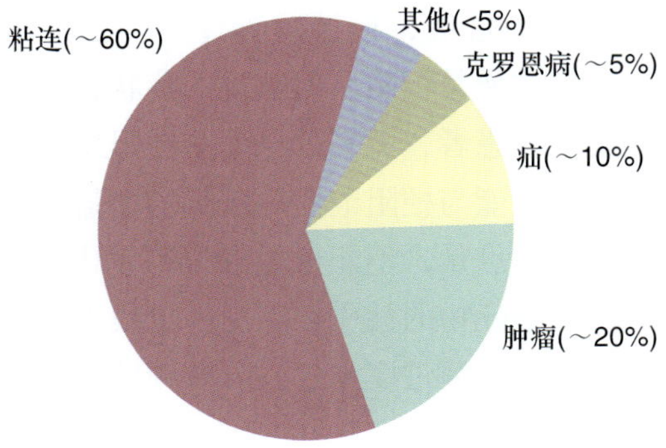

图 50.10 工业化国家小肠梗阻的常见原因

疝（如典型的腹内疝或腹股沟疝）是引起肠梗阻的第三大原因，约占所有病例的 10%。内疝通常与既往的腹部手术有关，可导致小肠梗阻。其他不常见的疝，如股疝、闭孔疝、腰椎疝和坐骨疝，也可导致小肠梗阻。

克罗恩病是小肠梗阻的第四大病因，约占所有病例的 5%。梗阻可由急性炎症和水肿引起，保守治疗

框 50.1 成人机械性小肠梗阻的原因

肠外病变

粘连（通常是术后）疝
- 腹外疝（如腹股沟疝、股疝、脐疝或腹疝）
- 腹内疝（如先天性缺损，如十二指肠旁疝、小网膜囊疝、膈疝或继发于肠膜的疝）

肿瘤
- 肿瘤转移
- 肠外肿瘤

腹腔脓肿

肠道本身病变

先天性

小肠旋转不良

肠套叠，囊肿

炎症性

克罗恩病

传染病
- 肺结核
- 放射菌病
- 憩室炎

肿瘤

原发肿瘤

转移性肿瘤

外伤

血肿

缺血性狭窄

其他原因

肠套叠

子宫内膜异位

辐射肠病 / 狭窄

肠腔内梗阻

胆结石、肠结石、粪石、异物

Adapted from Tito WA，Sarr MG. Intestinal obstruction. In：Zuidema GD，ed. Surgery of the Alimentary Tract. Philadelphia：WB Saunders；1996：375-416.

可缓解。对于慢性的克罗恩病患者，可能会出现肠腔狭窄，需要手术切除和再吻合或行狭窄成形术。

通常被忽略的梗阻的一个重要病因是阑尾穿孔、小肠憩室和肠吻合口瘘所形成的腹腔脓肿，脓肿可能压迫邻近小肠导致局部梗阻。此外，小肠可作为脓肿腔壁的一部分，随着小肠蠕动扭转而造成梗阻。其他原因导致的肠梗阻占所有病例的 2% ～ 3%，尽管比例不高但应在鉴别诊断中予以考虑。这些病变包括肠套叠，在成人中通常继发于肠道的病理改变，如息肉或肿瘤（图 50.11）；胆结石，可通过胆肠瘘口进入肠腔，肠结石源自空肠憩室、异物和粪石，以上病变均可引起肠梗阻。

病理生理学

在梗阻早期，肠管动力和蠕动增强，全力推动肠腔内容物通过梗阻部位。此时，蠕动增强的肠管位于梗阻上方和下方，这点可以解释早期不完全甚至完全小肠梗阻患者出现腹泻的原因。而在梗阻的后期，肠管蠕动逐步减慢，肠管扩张。

随着肠管进一步扩张，水和电解质渗入肠内，即在第三间隙内聚集，这种有效循环容量的丢失，会导致机体脱水和低血容量。液体流失对代谢的影响取决于梗阻的部位和持续时间。小肠近端梗阻时，脱水可伴有低氯血症、低钾血症和代谢性碱中毒，并伴有呕吐加重。远端梗阻可导致大量肠液进入肠内；但电解质水平的变化通常不那么明显。脱水时可伴有少尿、氮质血症和血液浓缩，但很少会发生低血压和休克。肠梗阻的其他并发症包括腹内压力增加、静脉回流减少、膈肌抬高、通气限制，这些因素又能加剧低血容量对机体的影响。

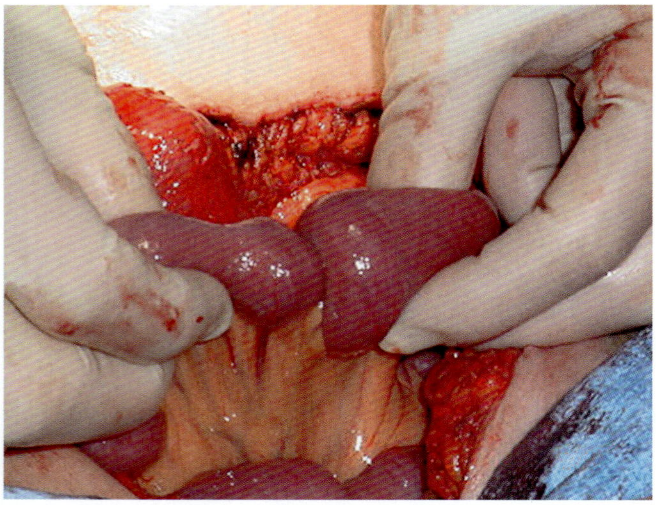

图 50.11 成人空肠肠套叠（Courtesy Dr. Steven Williams, Nampa, ID.）

随着肠腔内压力的逐步升高，出现肠壁血运障碍，这种改变在闭袢性梗阻中尤为明显。闭袢性肠梗阻通常由肠扭转引起，如果不予以及时治疗，可导致动脉阻塞、肠黏膜缺血，甚至肠穿孔和腹膜炎。

在无肠梗阻的情况下，空肠和回肠近端每毫升只有 1×10^3 ～ 1×10^5 个菌落形成单位（CFU/ml）。然而，随着梗阻的发生进展，小肠菌群在微生物类型（最常见的是大肠杆菌、粪链球菌和克雷伯菌）和数量上都发生了显著变化，其浓度可达 1×10^9 ～ 1×10^{10} CFU/ml。研究表明，转移到肠系膜淋巴结甚至全身器官的内源性细菌数量会增加。

细菌易位放大了肠道的局部炎症反应，导致肠道渗漏和继发的全身炎症。如果不及时发现和治疗，这种炎症级联反应可能导致全身脓毒血症和多器官衰竭。

临床表现与诊断

肠梗阻诊断的主要难点是对于肠嵌顿和绞窄的鉴别。虽然详尽的病史和体格检查很重要，但对于缺血的诊断却缺乏足够的敏感性和特异性。对于某些患者，详细的病史和体格检查结合腹部平片是明确诊断和制定治疗方案所必需的。更为复杂的影像学技术，如腹部计算机断层扫描（CT）在明确并发症和原因方面发挥了重要作用。

病史

肠梗阻的主要症状包括腹痛、恶心、呕吐、腹胀和停止排气排便。这些症状随梗阻部位和持续时间的变化而变化。典型的痉挛性腹痛，每隔 4 ～ 5 分钟发作一次，远端梗阻少见。恶心和呕吐多见于高位梗阻，这可能是胃流出道梗阻或高位肠梗阻患者的唯一症状。低位梗阻呕吐较少见，初始和典型的症状是痉挛性腹痛。

随着梗阻的进展，近端肠管逐步扩张，出现腹胀。停止排气排便是梗阻后期出现的症状，必须反复强调的是肠梗阻患者，尤其是早期肠梗阻患者，其出现的腹泻症状可能与梗阻继发的肠蠕动增强有关。因此，要明确的重点是，不能仅凭有腹泻症状就排除完全性肠梗阻。呕吐物的性质在病史中也很重要。随着梗阻持续加重，细菌过度滋生，呕吐频繁，提示病变加重且病程较晚。

体格检查

肠梗阻患者可表现为心率加快、血压低，考虑有严重脱水。发热则提示有肠绞窄或坏死可能。腹部检查显示腹胀，腹胀程度与梗阻的严重程度有关。应关注既往的手术瘢痕。梗阻早期，可观察到腹部肠型，特别是体型瘦弱的患者。腹部听诊可表现为肠鸣音亢进，肠蠕动增强。而在梗阻的后期，可闻及少量或无肠鸣音，可有腹部轻压痛，伴或不伴腹部可触及肿块。然而，局部压痛、反跳痛及肌紧张提示腹膜炎和绞窄可能。必须仔细检查腹股沟区以排除嵌顿疝。应重视直肠检查，以排除远端结肠占位导致的梗阻。还要注重便潜血实验，以排除恶性肿瘤、肠套叠或坏死。

实验室和影像学检查

经全面的病史采集和体格检查后，如高度怀疑肠梗阻，仍需要进一步检查来确诊。实验室检查通常对小肠梗阻的诊断意义不大，但在评估脱水程度方面却有着重要的价值。对于肠梗阻患者，应常规检测血清钠、钾、氯、碳酸氢钠和肌酐水平。应反复检测血清电解质水平以评估补液复苏是否充分。脱水可能导致血液浓缩，表现为红细胞压积升高。应持续监测红细胞压积，因为液体复苏导致其下降，一些患者（如肠道恶性肿瘤患者）可能需要在手术前输血。此外，还应监测白细胞计数，肠绞窄患者可出现白细胞增多，然而，白细胞计数升高并不一定是绞窄。相反，白细胞减少也并不排除绞窄的可能。乳酸水平升高提示肠缺血或坏死。

X线检查对诊断小肠梗阻有很大帮助。腹部平片对小肠梗阻的诊断准确率约为86%，仰卧位X线片的特征性表现为小肠肠管扩张，无结肠扩张征象。直立位X线片显示多个气液平面，通常呈阶梯式（图50.12）。如仰卧时充气减少，直立位时呈串珠状样改变，则多考虑闭袢性肠梗阻。腹部平片（图50.13A）也可以揭示梗阻的原因（如异物、胆结石；图50.13B）。在不确定或不能区分不完全性和完全梗阻的情况下，需要进一步的影像学检查予以明确诊断。

对于一些诊断不明确、病情较复杂的患者，腹部CT扫描往往有助于诊断。腹部CT在诊断小肠完全性梗阻、高位梗阻以及明确梗阻的部位和梗阻原因方面有着较高的敏感度和特异度（均为95%）。然而，腹部CT扫描对部分小肠梗阻患者的敏感度较低。扩张超过2.5 cm的肠袢对诊断高位肠梗阻有重要参考价值。此外，在约93%的患者中，腹部CT有助于识别梗阻的部位。腹部CT扫描也有助于确定肠梗阻的肠外原因（例如，腹部肿瘤、炎性疾病或脓肿；图

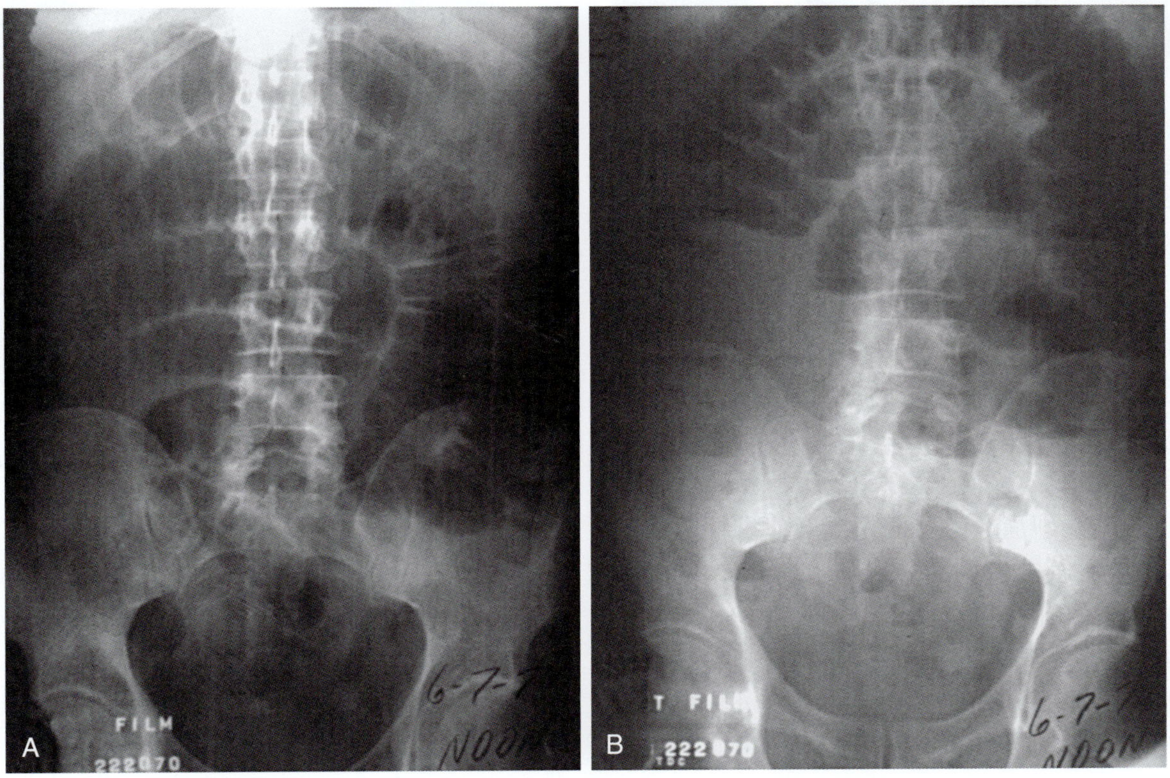

图 50.12 1例完全性小肠梗阻患者的腹部X线片。(**A**) 仰卧位显示小肠袢扩张排列整齐，无结肠积气。(**B**) 立位显示多个气-液平面，呈阶梯状排列（Courtesy Dr. Melvyn H. Schreiber，The University of Texas Medical Branch，Galveston，TX.）

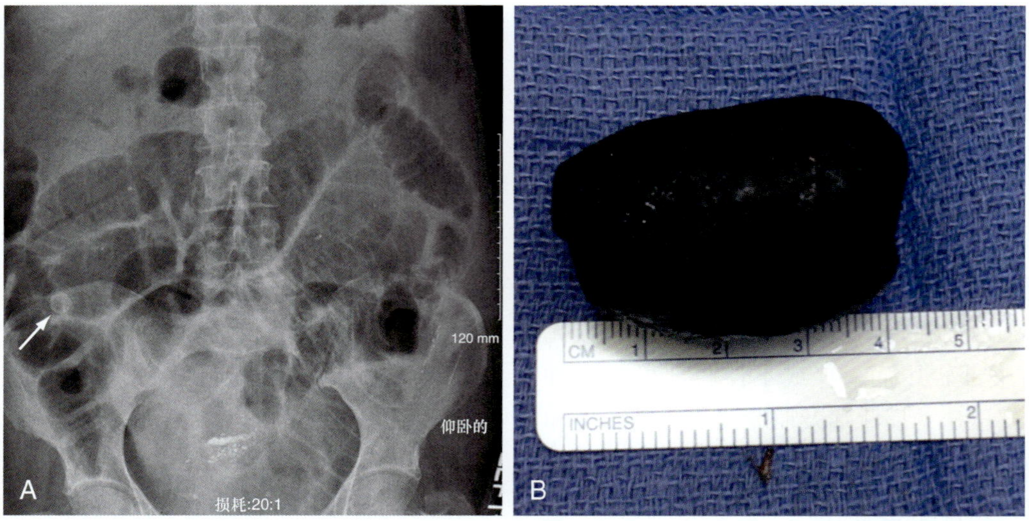

图 50.13 1 例胆石性肠梗阻患者的腹部 X 线片。（**A**）腹部平片显示胆道结石（箭头）阻塞远端回肠，导致完全性肠梗阻；（**B**）腹部平片显示的相应的梗阻结石（Courtesy Dr. Kristin Long，University of Kentucky Medical Center，Lexington，KY.）

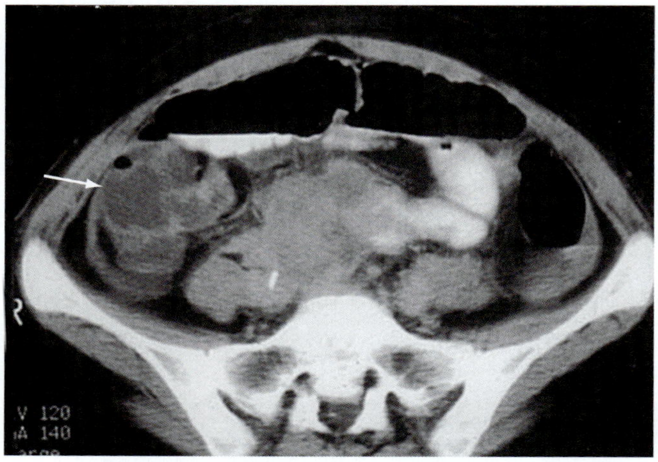

图 50.14 腹腔内脓肿压迫导致小肠梗阻。右下象限图：腹部计算机断层扫描显示脓肿压迫导致机械性肠梗阻（箭头）。可见多个扩张且充满液体的肠袢（Courtesy Dr. Melvyn H. Schreiber，The University of Texas Medical Branch，Galveston，TX.）

50.14）。腹部 CT 也有助于肠绞窄的诊断，最常见的是腹内疝。不幸的是，与绞窄相关的腹部 CT 表现是不可逆的缺血和坏死。而重要的是，通过详细询问病史和体格检查确诊的中毒性肠梗阻患者，不应进行不必要和昂贵的影像学检查，以避免延误急诊手术治疗。

钡剂检查，即灌肠，已应用于疑似有梗阻的患者。该检查是通过灌肠管持续向肠道灌注 500 ~ 1000 ml 稀释的硫酸钡和甲基纤维素悬浮液。然后通过透视或反复拍摄 X 线片连续观察灌肠液的位置；因此，这是一项双重对比技术，可以对整个小肠进行准确的成像。钡剂检查已被列为一项辅助诊断低位、不完全性小肠梗阻的检查方式。钡剂检查可以准确显示梗阻的程度以及梗阻的原因（图 50.15）。钡剂检查的

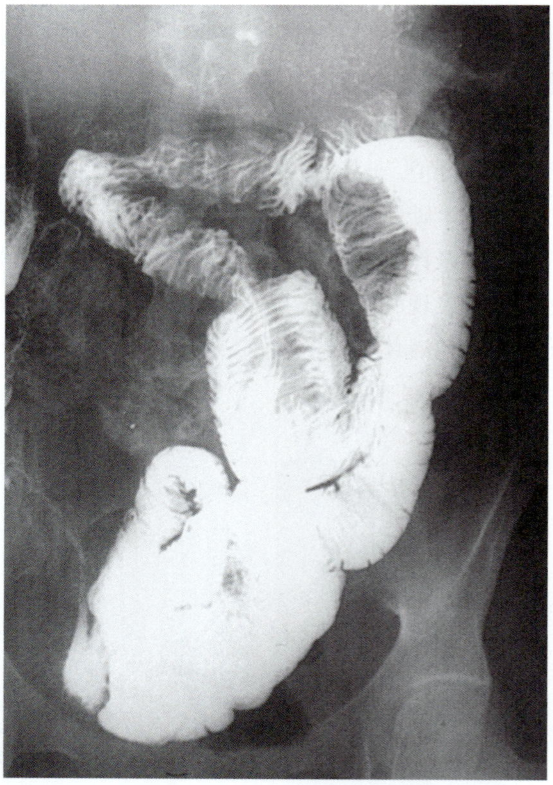

图 50.15 钡剂检查显示空肠-空肠套叠（Courtesy Dr. Melvyn H. Schreiber，The University of Texas Medical Branch，Galveston，TX.）

主要缺点是需要鼻肠插管，在肠腔内充满液体的低渗小肠患者中对比剂传输缓慢，同时，需要专业技术知识较强的放射科医生操作。

据报道，超声对孕妇是有一定帮助的，因为辐射暴露是一个令人关注的问题。磁共振成像（MRI）已用于小肠梗阻患者，但其在诊断方面并不比 CT 有优势。

总之，高达 86% 的患者可通过腹部平片诊断为肠梗阻，但 20% ～ 30% 的患者可能需要进一步评估（可能通过 CT 或钡剂造影）。CT 检查对有腹部恶性肿瘤病史、有腹部手术史、无腹部手术史但存在肠梗阻症状的患者尤其适用。对于反复出现的肠梗阻或低位机械性肠梗阻的患者，钡剂检查有助于鉴别明确梗阻的部位和梗阻的程度。

单纯性与绞窄性肠梗阻

大多数小肠梗阻被视为单纯性肠梗阻–肠内容物流动的机械性阻塞，但这并不影响肠管的血运和活力。相比之下，绞窄性肠梗阻通常由于闭袢的肠管血运障碍，易导致肠道缺血坏死。绞窄性肠梗阻的死亡率较高，因此，早期鉴别绞窄是非常重要的。与单纯性肠梗阻相比，绞窄性肠梗阻有着典型的临床表现。然而，多项研究表明，没有任何实验室指标和临床检测能够准确地判断或排除绞窄。这进一步表明仔细的问诊和体格检查是及时确诊绞窄的关键。

当一段肠管的两端由于粘连带牵拉出现内疝导致闭袢梗阻时，可导致局部缺血和坏死。当肠袢扭转时，会进一步加重缺血，形成闭袢。CT 检查有助于发现闭袢性肠梗阻（U 形环或咖啡豆征，肠两端逐渐变细）和肠扭转（肠系膜漩涡）的证据。此外，CT 扫描也可显示肠壁缺血，肠壁增厚（＞ 3 mm）、肠系膜水肿、肠袢间积液、肠壁强化减弱、肠系膜或门静脉积气。血清学指标，如乳酸脱氢酶、淀粉酶、碱性磷酸酶和血氨水平已经被证实意义不大。以往研究证实通过测定血清 d- 乳酸、肌酸激酶同工酶（特别是 BB 同工酶）或肠道脂肪酸结合蛋白来鉴别绞窄的价值有限。并且，这些研究最终被放弃，因为它们没有显示出显著的诊断价值。最后，应用超导量子干涉装置（SQUID）磁强计无创检测肠系膜缺血。因小肠缺血与小肠基本电节律的改变有关，但这项技术仍处于研究阶段，并没有广泛的应用。因此，重要的是，在所有病例中，均不能通过已知的临床指标、实验室检测指标和影像学检查来诊断或排除肠缺血和肠绞窄。

治疗

有肠梗阻症状的患者通常会到急诊科进行治疗，并经外科会诊。确诊为小肠梗阻的患者应以外科治疗为主。一项基于大样本临床数据研究表明，与内科治疗相比，外科治疗粘连性肠梗阻的住院时间明显缩短，费用降低，再入院率和死亡率降低[7]。

液体复苏和抗生素治疗

肠梗阻患者通常伴有脱水、低钠、低氯、低钾，需要静脉补充等渗盐水，如乳酸林格氏液等。应通过放置 Foley 导尿管来监测尿量。在患者有足够的尿液后，如果需要的话，可以在液体中补充氯化钾。通过反复检测电解质水平、红细胞压积和白细胞计数来评估补液是否充足。一些外科医生根据即使在单纯性机械梗阻中也会发生细菌易位的检测报告，而预防性地给予广谱抗生素；然而，目前还没有确凿的证据支持对无感染性中毒的患者或并不怀疑小肠细菌过度生长的患者使用抗菌药物治疗。只有在患者需要手术的情况下，才于术前预防性应用抗生素。

胃肠减压

除静脉补液外，对肠梗阻患者而言另一个重要的辅助治疗是鼻胃管抽吸，胃肠减压。鼻胃管抽吸可使胃排空，降低呕吐物致肺误吸的危险，并最大限度的减少吸入气体导致的腹胀。对小肠梗阻患者行胃肠减压仍被认为是标准的护理治疗方法。

一些人提倡使用较长的肠梗阻导管（如康托管或贝克管）。然而，前瞻性随机试验表明，与鼻胃管相比，肠梗阻导管在减压、非手术治疗成功率或术后发病率方面并没有显著差异。此外，使用这类导管与住院时间明显延长、术后肠梗阻持续时间延长和一些术后并发症有关。因此，肠梗阻导管在术前与鼻胃管相比并无优势。

部分肠梗阻患者可采用单纯的补液复苏和胃肠减压进行保守治疗。据报道，高达 85% 的梗阻患者无需外科手术即可缓解或解除症状并出院。钡剂检查可以辅助评估梗阻的程度，对于高位不完全性肠梗阻，需要早期手术干预。虽然对大多数小肠梗阻患者进行非手术治疗的尝试是允许的，但一旦患者出现临床症状加重或腹部 X 线片显示小肠扩张加重，则需要立即进行手术治疗。继续对肠梗阻患者进行非手术治疗的前提是基于准确的临床判断，同时需要持续保持警惕，以确保临床症状没有加重。

造影剂检查

对于低位肠梗阻的患者（鼻胃管减压抽吸 48 小时后仍未见好转的患者）使用水溶性对比剂已成为一种较常用的方式。可以尝试应用 100 ml 水溶性造影剂注入鼻胃管，并在 8 小时和 24 小时后分别进行

X线片检查，如果造影剂在24小时后仍未进入结肠，则保守治疗失败，可能需要手术干预。

手术干预

由于肠梗阻的治疗已更多地倾向于经鼻胃管抽吸减压和补液的保守治疗，手术干预的指征仅限于保守治疗失败或有出血、绞窄或穿孔的发生。一些外科医生提出了一种非手术治疗完全性小肠梗阻的方法。他们认为如果没有发热、心率加快、压痛或白细胞升高，长时间的胃肠减压是安全的。然而，必须权衡非手术治疗在忽视潜在的绞窄性梗阻方面的风险和益处。多项回顾性研究报告显示，延迟12～24小时是安全的，但在这段时间后，绞窄和其他并发症的发生率也显著增加。

病变的本质决定了治疗的方法，继发于粘连的肠梗阻患者可采用粘连松解术治疗。仔细轻柔的处理肠管，减少浆膜创伤，避免不必要的剥离和肠切除术。嵌顿疝可通过手法复位还纳并闭合缺损来处理。

对有恶性肿瘤病史的梗阻患者的治疗尤其具有挑战性。对于有广泛转移的晚期患者，如果非手术治疗成功，则是最好的治疗方法。然而，只有一小部分完全梗阻的患者可以通过非手术治疗获得成功。在这种情况下，对梗阻病变，无论采取何种形式的肠旁路手术，都可能是最好的选择，而不是需要花费长时间的复杂的肠切除术。

克罗恩病继发的梗阻，如果梗阻严重，往往会通过保守治疗解决。如果梗阻的原因是慢性纤维化狭窄，可能需要肠切除术或肠狭窄成形术。腹腔内脓肿与机械性肠梗阻难以鉴别。CT在诊断这类患者梗阻原因方面优势明显。经皮脓肿引流可能有效解除梗阻，但如果脓肿较大且已成熟，则需要开腹手术和腹腔冲洗。对于不适合经影像引导下经皮穿刺引流或无法耐受开腹手术的患者，腹腔镜下引流也是一种可供选择的治疗方法；这种方法可以降低伤口的感染率，在伴有多房的脓腔中也适用，同时可以冲洗腹腔。放射性肠炎作为盆腔恶性肿瘤放射治疗的并发症亦可导致肠梗阻，大多数患者可通过胃肠减压、皮质类固醇激素等非手术治疗方法缓解，尤其是在急性期。而在慢性期，非手术治疗很少有效，需要开腹手术，切除受辐射的肠管或受影响的周围肠管。

在术中探查时，有时很难评估绞窄后肠管的活力。如果怀疑肠管坏死，应将病变肠段放入温暖、湿润的盐水纱布中15～20分钟，然后重新检查其活力。如果颜色恢复正常，蠕动明显，保留肠管是安全的。一项前瞻性对照试验将临床判断与使用多普勒探头或使用荧光素于术中鉴别肠管活力的结果进行比较，发现多普勒血流探头对外科医生临床判断几乎没有什么帮助。在难以鉴别的复杂病例中，荧光素有助于术中鉴别。应用术中近红外血管造影确定是否存在缺血已显示出较好的前景，但这项技术目前还没有在临床广泛应用。另一种评估肠管活力的方法是在初次手术后18～24小时进行所谓的二次剖腹探查，这一决定应在第一次手术时作出。对于初次手术后病情恶化的患者则必须行二次剖腹探查。

多项评估腹腔镜治疗急性小肠梗阻的研究显示：腹腔镜治疗小肠梗阻是有效的，其有着较低的复发率、死亡率、较短的住院时间和手术时间、较低的再次手术率和总体并发症发生率[8]。腹腔镜治疗的适应证有：轻度腹胀、不完全性梗阻、初诊为单纯性梗阻以及绞窄或穿孔风险较低。

特别是，腹腔镜治疗对既往手术次数少于3次、症状出现后及早发现并被认为是由粘连引起梗阻的患者最为有效。目前，晚期、完全性或远端小肠梗阻的患者不适合腹腔镜治疗。同样地，对于有粘连或癌变或鼻胃管减压后仍有腹胀的患者应采用传统的开腹手术。因此，腹腔镜手术在小肠梗阻中的作用取决于临床判断和个体化治疗[8]。

特殊问题的处理

复发性肠梗阻

所有外科医生都对多次行腹部手术、腹部冰冻并再次出现肠梗阻的一位患者记忆深刻。最初的非手术治疗通常是可行的，而且是安全的。对于保守治疗无效的患者，需要再次手术。这通常是一个漫长而艰巨的过程，需要非常小心地防止肠管或邻近器官损伤。在这类患者中，为了防止再次发生粘连和梗阻，已经尝试了各种外科手术和药物治疗。肠外排列术是在肠袢或系膜间缝合固定，从末端回肠开始，按序回曲折叠排列肠袢。常见的并发症包括瘘管的形成、严重的渗漏、腹膜炎和死亡。由于频繁的并发症和较低的整体成功率，这类手术大多已被摒弃。多个中心已经报道通过经鼻置入肠梗阻导管的内固定或支架置入术、胃造口术，甚至是保留2周或更长时间的空肠造口术，均取得了不错的临床疗效。与这些导管相关的并发症包括插入部位排出肠内容物的时间延长、肠套叠和拔管困难，这可能需要重新手术探查。

药物治疗中，包括皮质类固醇和其他抗炎药物、细胞毒性药物和抗组胺药物的治疗效果有限。抗凝剂的使用，如肝素、右旋糖酐溶液、双香豆素和枸橼酸钠，改善了粘连形成的程度，但其副作用远大于疗效。腹腔内灌注各种蛋白酶（如胰蛋白酶、木瓜蛋白酶、胃蛋白酶）可导致细胞外蛋白基质的酶解，但遗憾的是该研究并未成功。对透明质酸酶的应用一直存在疑问，而用纤溶药物如链激酶、尿激酶和纤溶蛇毒得到的结果也相互矛盾。在一项前瞻性多中心试验中，使用以透明质酸盐为基础的生物可吸收膜降低了术后粘连形成的发生率和严重程度。一项研究发现，这种膜的放置可以减少术后粘连的严重程度，但不能减少术后粘连的发生率[9]。另一项研究发现多层方法具有最优的效果，但需要长期的前瞻性随机研究来确定这种材料在预防粘连和最终预防肠梗阻方面的有效性。

到目前为止，预防粘连最有效的方法是良好的外科技术。这包括轻柔处理肠管以减少浆膜创伤，避免不必要的剥离，从腹膜腔排除异物（尽可能使用可吸收的缝线材料，避免过度使用纱布海绵，去除手套中的淀粉），充分冲洗和清除感染性和缺血性碎片，保留和使用手术部位周围或剥离骨盆的网膜。

术后急性梗阻

术后即刻发生的小肠梗阻给诊断和治疗带来了挑战。诊断往往是困难的，因为腹痛和恶心或呕吐等症状可能归因于术后的肠梗阻。电解质紊乱，尤其是低血钾亦是引起肠梗阻的原因之一，应予以纠正。腹部平片通常无法很好的区分肠梗阻的原因——内科还是外科。在这方面，CT优势较大，特别是钡餐检查可能有助于确定是否存在梗阻，如果存在，则有助于确定梗阻的程度。术后早期梗阻90%以上为不全性肠梗阻，只要时间足够，梗阻会自行解除。如有必要，采取肠道休息、补液复苏、纠正电解质紊乱和肠外营养支持等保守治疗通常是有效的。然而，如果出现完全梗阻或绞窄的征象，就需要再次手术干预。腹腔镜手术后的肠梗阻通常与明确的梗阻部位有关，如戳卡位置、疝或内疝，应高度怀疑是否需要手术干预。

内科性/麻痹性肠梗阻

内科性肠梗阻的定义是肠腔扩张和腔内容物通过缓慢或肠蠕动消失，而没有明确的机械性梗阻。肠梗阻可由多种原因引起，包括药物诱发、代谢、神经源性和感染性因素（框50.2）。

能导致肠梗阻的药物包括：胆碱能药物、自主阻滞剂、抗组胺药和各种精神类药物，如氟哌啶醇和三环抗抑郁药。手术患者药物性肠梗阻最常见的原因之一是阿片类药物的使用，如吗啡或哌替啶。引起肠梗阻的代谢原因很常见，包括低钾血症、低钠血症和低镁血症。其他代谢原因包括尿毒症、糖尿病昏迷和甲状旁腺功能减退。神经源性肠梗阻的原因包括腹部手术后发生的肠梗阻。脊柱损伤、腹膜后刺激和脊柱或骨盆的矫形手术均可导致肠梗阻。最后，感染也可导致肠梗阻，常见的感染原因包括肺炎、腹膜炎和非腹膜来源的全身性败血症。

患者通常以类似于机械性小肠梗阻的方式出现不适症状。腹胀通常不伴有腹痛是最典型和最常见的症状。伴或不伴有恶心、呕吐。内科性肠梗阻患者可能会持续排气和腹泻，这有助于与机械性肠梗阻相鉴别。

影像学检查有助于鉴别内科性肠梗阻和机械性小肠梗阻。腹部平片可显示扩张膨大的小肠和大肠。对于难以鉴别的梗阻，钡剂检查可能有助于诊断。

对于内科性肠梗阻可以给予支持治疗，可用鼻胃管减压和静脉补液。最有效的治疗方法是积极治疗脓毒血症，纠正代谢异常或电解质紊乱，停用可能导致肠梗阻的药物。有部分患者使用药物治疗，但多数无效。阻断交感神经输入（例如胍乙啶）或刺激副交感神经活动（如氨甲酰甲胆碱、新斯的明等）的药物已进行系列尝试。胆囊收缩素或胃动素等激素的应用已被评估，但结果不一致。红霉素治疗无效，西沙必利虽然在刺激胃动力方面明显有效，但对于改善肠麻痹症状则效果一般。咀嚼口香糖被认为是一种简单而廉价的方法，用来刺激消化道功能（如迷走神经胆碱能刺激和胃肠激素的释放），因此是预防和治疗肠梗阻

框 50.2 肠梗阻的原因

- 剖腹手术后
- 代谢和电解质紊乱（如低钾血症、低钠血症、低镁血症、尿毒症、糖尿病昏迷）
- 药物（如阿片类药物、精神药物、抗胆碱能药物）
- 腹部炎症
- 腹膜后出血或炎症
- 肠道缺血
- 全身性脓毒症

Adapted from Turnage RH，Bergen PC. Intestinal obstruction and ileus. In Feldman M，Scharschmidt FG，Sleisenger MH，eds. Sleisenger and Fordtran's Gastrointestinal and Liver Disease：Pathophysiology，Diagnosis，Management. Philadelphia：WB Saunders；1998：1799-1810.

的潜在辅助手段。但最近的一项随机试验表明咀嚼口香糖对肠功能恢复或住院时间并没有改善，甚至可能会进一步加剧术后肠梗阻。

炎症性肠病

克罗恩病

克罗恩病是一种慢性、跨壁的胃肠道炎症性疾病，其确切病因尚不清楚，但遗传和环境因素已被证实。克罗恩病可累及从口腔到肛门的消化道的任何部分，但最常见的是小肠和结肠。最常见的临床表现是腹痛、腹泻和体重减轻。克罗恩病可并发肠梗阻或局部穿孔，并形成瘘管。内科和外科的治疗均为姑息性的；然而，手术治疗可以有效缓解克罗恩病并发症，并长期获益。

历史

第 1 例克罗恩病是由莫尔加尼在 1761 年记载的。1913 年，苏格兰外科医生 Dalziel 记载了 9 例肠道炎性疾病。然而，直到 1932 年，克罗恩（Crohn）等人才在发表的一篇里程碑式的论文中，非常详细地描述了这类炎性肠病在年轻人中的临床和病理特征[10]。尽管使用了许多不同的（有时甚至是误导性的）术语来描述这一疾病过程，但克罗恩病这个病名已被普遍接受。

发病率和流行病学

克罗恩病是最常见的小肠外科疾病。在美国，克罗恩病的年发病率呈上升趋势，为每 10 万人中有 3 ～ 20 例[11]。在美国，治疗克罗恩病的直接和间接费用估计超过 8 亿美元，克罗恩病主要发生在 20 ～ 30 岁的年轻人。然而，其双峰分布明显，第二个较小的高峰出现在 60 岁。城市居民中克罗恩病更为常见，尽管早期的报告显示女性居多，但男女发病情况基本相同。吸烟者患克罗恩病的风险大约是非吸烟者的两倍。多项研究表明使用口服避孕药的女性克罗恩病的发病率增加；然而，这在最近的研究中却并没有显示出差异。在世界范围内，克罗恩病在非裔美国人中相对少见；然而，在美国，非裔美国人的克罗恩病发病率与白种人相似。

某些种族，特别是德系犹太人，患克罗恩病的概率比年龄和性别匹配的对照组高 2 ～ 4 倍。在春季出生的人（例如，4 ～ 6 月）更容易患克罗恩病；世界范围内也有南北梯度，高纬度地区的人口发病率高于低纬度地区的人口。值得注意的是，在一代人的时间内，从低风险地区迁移到高风险地区的移民患克罗恩病的概率与高风险地区的人相似。克罗恩病有很强的家族相关性，兄弟姐妹患克罗恩病的风险增加了 30 倍，所有一级亲属患克罗恩病的风险增加了 14 ～ 15 倍。其他支持克罗恩病遗传倾向的研究分析显示，异卵双胞胎的一致率仅为 4%，而同卵双胞胎的一致率为 20% ～ 50%。最近，一项应用先进的基因组学和蛋白质组学技术，针对患有和不患有克罗恩病双胞胎的研究显示：在基因易感个体中，由环境因素引起的肠道菌群和表观遗传改变在疾病的发生和进展中发挥了重要作用[12]。

病因

克罗恩病的病因尚不清楚。许多潜在的原因已经被提出，最有可能的是感染、免疫和遗传。其他受到不同程度认可的因素包括环境和饮食因素、吸烟和社会心理因素。虽然这些因素可能有助于整个疾病的发生发展，但它们不太可能作为克罗恩病的主要病因。

传染源　虽然有许多感染病菌被认为是克罗恩病的潜在病因，但最受关注的是分枝杆菌感染，特别是副结核分枝杆菌和肠粘附性大肠杆菌。1913 年达尔齐尔提出非典型分枝杆菌的存在是克罗恩病的病因。随后的研究利用聚合酶链反应（PCR）技术证实了克罗恩病患者肠道样本中存在分枝杆菌。将克罗恩病患者的组织移植（到其他个体）导致了回肠炎，但针对分枝杆菌的抗菌治疗并不能有效地改善既定的疾病过程。基于 PCR 分析，与普通人群相比，肠粘附性大肠杆菌菌株在克罗恩病患者中的丰度更高。最近有许多研究使用荧光原位杂交技术证实，克罗恩病活动期患者比非活动期患者的固有层中大肠杆菌数量增多。此外，大肠杆菌数量的增加与疾病复发的间歇期较短有关。

免疫因素　克罗恩病中针对肠道细胞的体液和细胞介导的免疫反应提示了一种自身免疫现象。白细胞介素（IL）-1、IL-2、IL-8、TNF-α 等细胞因子在肠道炎症反应中的作用受到关注。

遗传因素　遗传因素在克罗恩病的发病机制中发挥重要的作用，因为一级亲属关系是疾病发展的唯一最强危险因素。多个全基因组关联测序研究已经鉴定出 200 多个与克罗恩病相关的等位基因（表 50.5）。与克罗恩病相关性最强和最频繁复制的基因是 NOD2、MHC 和 MST13p21。推测的炎症性肠病位

表 50.5 与克罗恩病相关的遗传多态性

基因与克罗恩病的诊断	
与先天模式识别受体相关的基因	NOD2/CARD15，OCTN，TLR
上皮屏障稳态相关基因	IBD5，DLG5
与分子拟态和自噬有关的基因	ATG16L1、IRGM、LRRK2
与淋巴细胞分化相关基因	IL23R、STAT3
与次级免疫反应和细胞凋亡相关的基因	MHC，HLA
基因与克罗恩病的预后	
与克罗恩病发病年龄相关的基因	TNFRSF6B、CXCL9、IL23R、NOD2，ATG16l1，CNR1，IL10，MDR1，DLG5，IRGM
与克罗恩病表现相关的基因	
狭窄 / 组织塑形表现	NOD2，TLR4，IL12B，CX3CR1，IL10，IL6
穿孔 / 形成瘘管表现	NOD2，IRGM，TNF，HLADRB1，CDKAL1
炎症行为	HLA
肉芽肿性疾病	TLR4 / CARD15
与克罗恩病定位相关的基因	
上消化道	NOD2，MIF
回肠	IL10，CRP，NOD2，ZNF365，STAT3
回结肠	ATG16L1 TCF4（TCF7L2）
结肠	HLA，TLR4，TLR1，TLR2，TLR6
与克罗恩病相关的其他基因	
克罗恩病活动性相关基因	HSP702、NOD2、PAI1、CNR1
与手术相关基因	NOD2，HLAG
与发育不良和癌症相关的基因	FHIT
与肠外表现有关的基因	CARD15，FcRL3，HLADRB103，HLAB27，HLA-B44，HLA-B35，TNFa-308A，TNF-1031C，STAT3
克罗恩病的药物遗传学	CARD15，NAT，TPMT，MDR1，MIF，DLG5，TNF，LTA

Adapted from Tsianos EV，Katsanos KH，Tsianos VE. Role of genetics in the diagnosis and prognosis of Crohn’s disease. World J Gastroenterol. 2012；18：105-118.

点已在 16q、5q、19p、7q 和 3p 染色体上确定。克罗恩病发生发展过程中最重要的基因是 NOD2。NOD2 基因与潘氏细胞抗菌肽表达降低有关。一个 NOD2 变异体的杂合性使克罗恩病的发病风险增加 2 ～ 4 倍，而纯合性使克罗恩病的发病风险增加 17 ～ 40 倍。此外，NOD2 已被确定为回肠疾病、回肠狭窄、瘘管和克罗恩相关手术的遗传预测因子。另一种基因 -CARD15 可导致转录因子核因子 kappa B（NF-κB）活化受抑制，并特异性编码一种在单核细胞、巨噬细胞、树突状细胞、上皮细胞和潘氏细胞中表达的蛋白质。CARD15 还有助于鉴别克罗恩病和溃疡性结肠炎，因为它与克罗恩病密切相关，特别是在北欧血统的患者中。位于 3p14.2 上的 FHIT 基因已被确认为肿瘤抑制基因，并被认为在克罗恩病的发病机制以及克罗恩病相关易感性疾病的发生发展中发挥作用。NOD2/CARD15 基因和自噬基因 ATG16L1 之间存在复杂的细胞和分子串扰，这与早期发病和严重程度的协同增加有关。基因检测可能有助于选择免疫调节剂强化治疗和抗 TNF 治疗获益的患者，从而避免无效治疗。

最近对同卵双胞胎进行的全基因组关联测序研究表明，在比较全基因组序列和直接受克罗恩病炎症影响的肠道黏膜组织特异性变异时，双胞胎之间没有可重复的差异。这些发现表明，体细胞突变不太可能对疾病的发展产生重大影响。简单的孟德尔遗传不能解释其发生模式。因此，克罗恩病可能是多种原因（如环境因素）共同发展的结果。

环境因素 在采用更西方化生活方式的亚洲低风险国家，克罗恩病发病率显著上升。吸烟是单一最大的环境因素，可使患克罗恩病的风险增加两倍。与吸烟相关的单核苷酸多态性增加了吸烟者患克罗恩病的风险，确定了环境危险因素的遗传倾向[13]。此外，其他增加克罗恩病风险的因素包括口服药物（口服避孕药、阿司匹林、非甾体抗炎药）、膳食纤维摄入减少，脂肪摄入增加等。此外，菌群失调伴腔内拟杆菌减少和厚壁菌门、γ 蛋白杆菌和放线菌门的增加与较高的发病风险相关，具体来说，是促进黏膜黏附侵袭性大肠杆菌在巨噬细胞内存活并诱导更高表达的 TNF-α 产生[14]。许多研究评估了微生物群治疗的效果。

病理

克罗恩病最常见的部位是小肠和结肠。病变累及的位置在生物学上是由遗传变异决定的。因此，一项大型多机构研究提出了一个三分类模型，以更好地描述炎症性肠病：回肠克罗恩病、结肠克罗恩病和溃疡性结肠炎。这种分类为手术并发症和遗传风险评分提供了基于发病位置的风险分层[15]。回肠受累表现为 IL10、CRP、NOD2、ZNF365、STAT3 基因突变；

ATG16L1、TCF4 和 TCF7L2 的突变显示回结肠受累；而结肠受累与 HLA、TLR4、TLR1、TLR2、TLR6 突变有关。约 55% 的患者累及大肠和小肠。30% 的患者仅表现为小肠病变，15% 的患者仅表现为大肠病变。克罗恩病病变过程具有非连续性和节段性。在结肠病变患者中，直肠未受累是克罗恩病的特征，有助于与溃疡性结肠炎的鉴别。大约三分之一的克罗恩病患者发生直肠周围和肛门周围病变，特别是结肠病变。克罗恩病还可累及口腔、食管、胃、十二指肠和阑尾。这些部位的受累可同时伴有小肠或大肠病变，但只有在极少数的情况下，这些部位才是唯一明显的受累部位。

大体病理特征　术中探查可见肠管灰白色或暗紫红色肠袢增粗，浆膜层可见灰白色渗出或纤维化。通常会发现病变部位与肉眼可见的正常肠壁分隔的区域，称为跳跃区。克罗恩病的一个显著特征是肠系膜脂肪在肠壁周围的环向生长引起广泛的脂肪包裹，也称为蠕动脂肪（图 50.16）。随着病情的发展，肠壁变得越来越厚，变硬，有弹性，几乎不可压缩（图 50.17）。未受累的近端肠管可能继病变肠段梗阻后扩张。受累的肠段常与邻近的肠袢或其他脏器相连，在这些区域常有内瘘。受累节段的肠系膜通常增厚，常可见肿大的淋巴结。

肠腔内最早出现的肉眼病理病改变是黏膜的浅表口疮性溃疡。随着疾病的进展，溃疡变得明显，侵及整个肠壁。溃疡呈典型的线状，可能汇聚成横向窦道，中间夹杂着正常黏膜岛，从而呈现出鹅卵石般的外观。

镜下特征　在肉眼改变之前，显微镜下可观察到黏膜和黏膜下层水肿。黏膜和黏膜下层出现慢性炎症浸润，并透壁延伸。这种炎症反应以广泛的充血、水肿、淋巴管扩张、单核细胞的浸润和淋巴组织增生为特征。克罗恩病特征性组织学病变为非干酪样坏死性肉芽肿伴朗格汉斯巨细胞增生。肉芽肿出现较晚，60%～70% 的患者在肠壁或区域淋巴结中发现（图 50.18）。

临床表现

克罗恩病可发生在任何年龄，但 20～30 岁的年轻人多见。该病往往起病隐匿，病程缓慢，迁延不愈。其特点是，有腹痛和腹泻的症状期与长短不一的无症状期交叉。随着时间的推移，症状期逐渐增多、加重、持续时间延长。克罗恩病最常见的症状是慢性腹泻，其次是间歇性和绞痛性腹痛，最常见于下

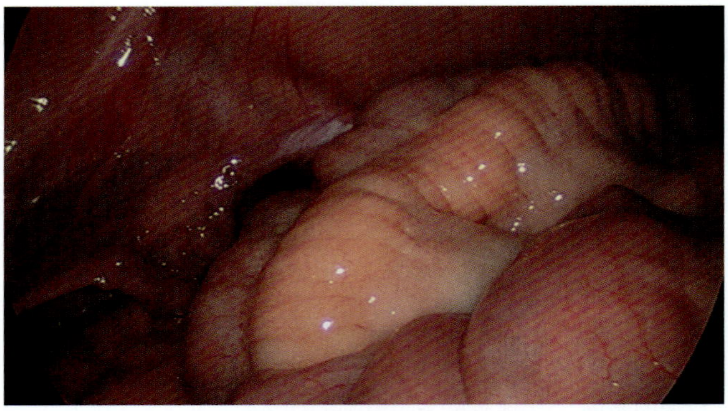

图 50.16　克罗恩病伴蠕动性脂肪。腹腔镜下可见肠系膜脂肪在肠壁周围生长所引起的广泛脂肪包裹（Courtesy Dr. John Draus，University of Kentucky Medical Center，Lexington，KY.）

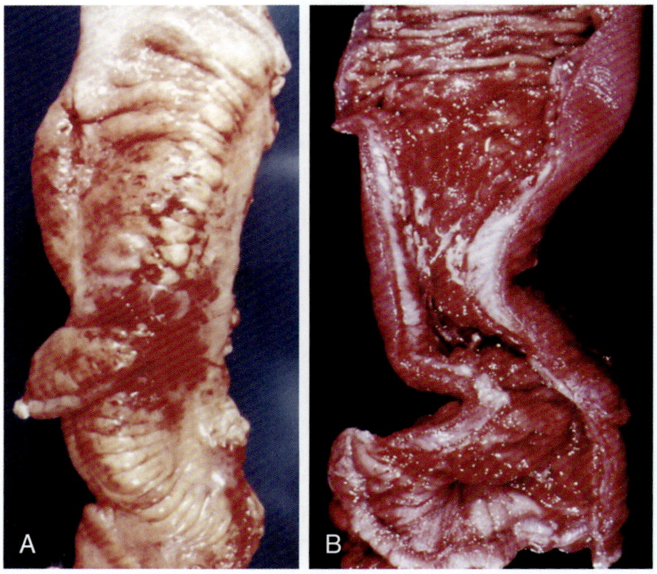

图 50.17　克罗恩病大体病理特征。（**A**）浆膜表面可见广泛的脂肪包裹和炎症；（**B**）切除标本显示肠壁明显纤维化、狭窄和节段性黏膜炎症（Courtesy Dr. Mary R. Schwartz，Baylor College of Medicine，Houston，TX.）

腹部。然而，疼痛可能加重，并局限于右下腹，类似急性阑尾炎的症状和体征[16]。与溃疡性结肠炎相比，克罗恩病患者通常大便较少，粪便中很少含有黏液、脓液或血液。全身性非特异性症状包括约三分之一的患者出现低热、体重减轻、乏力和不适。

临床上，克罗恩病常根据发病年龄、特征和发病部位进行分类。蒙特利尔分类（表 50.6）根据症状发作时间（40 岁前或后）、病变特征（非狭窄 / 非穿透、狭窄或穿透）和疾病部位（末端回肠、结肠、回结肠、上消化道）将所有患者分为不同的类型。这种分类旨在提供疾病的可重复性分期，帮助预测疾病的缓解或复发，并指导治疗。克罗恩病的肠道的主要并发症有梗阻和穿孔。梗阻可以是活动性疾病急性加重

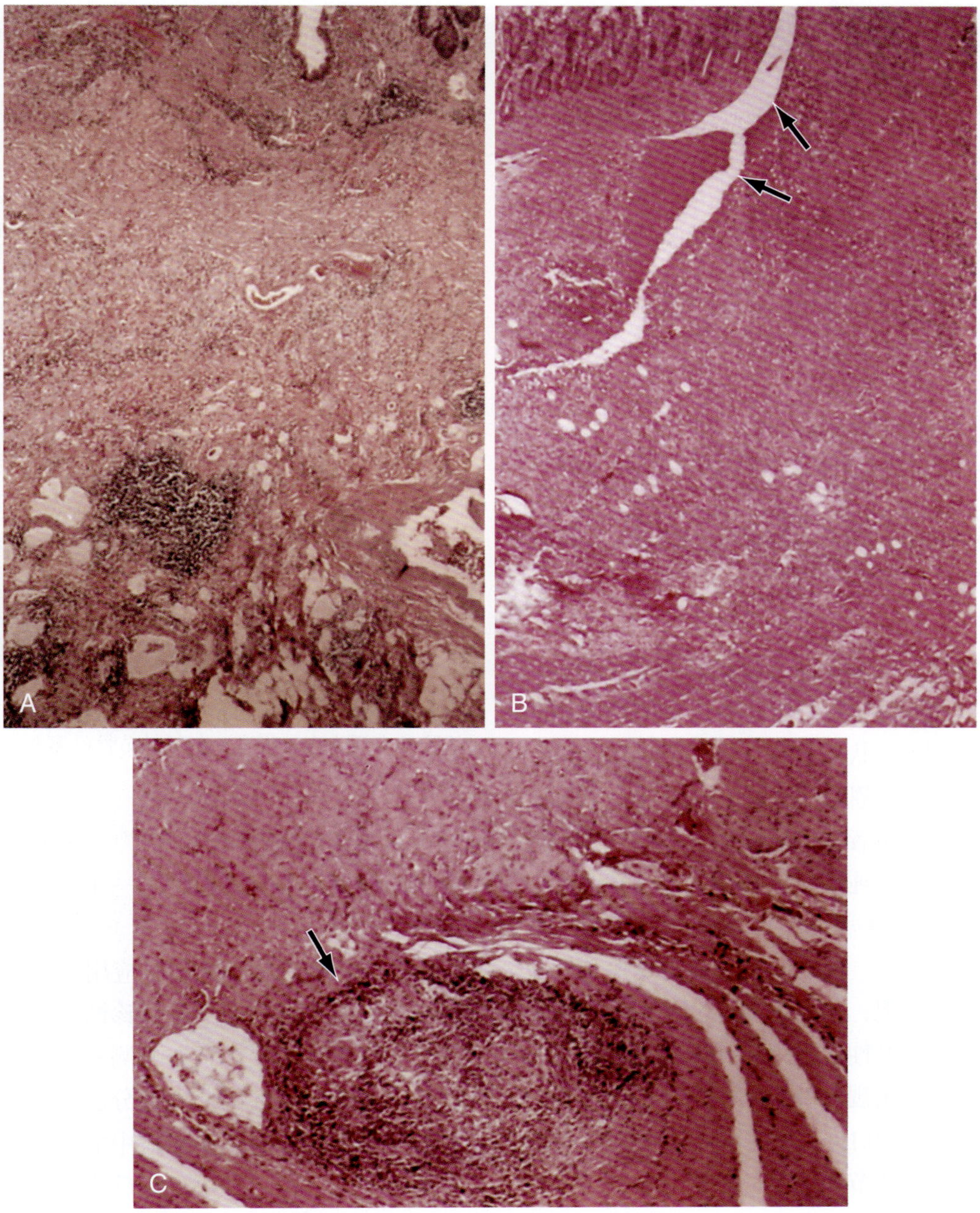

图 50.18　克罗恩病的镜下特征。(**A**) 透壁的炎症；(**B**) 裂隙溃疡（箭头）；(**C**) 位于小肠肌层的非干酪性肉芽肿（箭头）（Courtesy Dr. Mary R. Schwartz，Baylor College of Medicine，Houston，TX.）

期的表现，也可以是慢性纤维化病变的结果，最终导致肠腔狭窄，导致不完全或几乎完全性梗阻。克罗恩病患者可发生穿孔导致腹膜炎，但较为少见。较常见的是在穿孔部位和相邻器官之间形成窦道，如小肠和大肠袢、膀胱、阴道、胃，有时也发生于皮肤，并通常发生于之前手术的部位。局部脓肿可发生在穿孔部位附近。结肠克罗恩病患者可发展为中毒性巨结肠，表现为明显的结肠扩张、腹部压痛、发热和白细胞升高。出血通常是少量和慢性的，但偶尔会发生大量的消化道出血，特别是与慢性溃疡形成有关的十二指肠克罗恩病。

慢性克罗恩病容易导致小肠和结肠恶性肿瘤。这些肿瘤通常发生于慢性病变的部位，由于黏膜的慢性炎症，常发生在回肠，大多数在晚期才被发现，且预后较差。尽管在克罗恩病中，小肠患癌的相对风险大约是 100 倍，但绝对风险仍然很小[17]。更值得关注的是在结肠受累且病程较长的患者中患结直肠癌的风险。发育不良可能是克罗恩病相关癌变的前兆。病程较长的克罗恩病患者应该与溃疡性结肠炎患者一样有一个同样积极的结肠镜监测方案[17]。与克罗恩病相关的小肠腺癌具有侵袭性行为，细胞外粘蛋白的可能性很高。病理科医师应仔细检查克罗恩病患者手术切

表 50.6 克罗恩病蒙特利尔分类

诊断年龄（岁）	A1：≤ 16
	A2：17 ～ 40
	A3：> 40
特征	B1：非狭窄 / 非穿透
	B2：狭窄
	B3：穿透
	P：肛周疾病调节剂（可加到 B1 ～ 3）
位置	L1：回肠
	L2：结肠
	L3：回结肠
	L4：上消化道（可加到 L1 ～ 3）

Adapted from Spekhorst LM, Visschedijk MC, Alberts R, et al. Performance of the Montreal classification for inflammatory bowel diseases. World J Gastroenterol. 2014; 20: 15374-15381.

除的标本中黏液样肛瘘和粘连 / 收缩的回肠区域，以评估是否存在发育不良或恶变。肠外系统的恶性肿瘤，如外阴和肛管的鳞状细胞癌以及霍奇金和非霍奇金淋巴瘤，可能在克罗恩病患者中更为常见，特别是用免疫调节剂治疗的患者。仅限于小肠的克罗恩病患者、回结肠炎患者、单纯结肠受累的患者中分别约有25%、41% 和 48% 的概率发生肛周疾病（肛裂、肛瘘、狭窄或肛周脓肿）。在 5% 的患者中，肛周疾病可能是唯一的特征表现，并可能先于肠道疾病发病数月甚至数年。任何多发性、慢性肛瘘患者都应怀疑克罗恩病。30% 的患者出现克罗恩病的肠外表现。最常见的症状是皮损（图 50.19），包括结节性红斑和坏疽性脓皮病、关节炎和关节痛、葡萄膜炎和虹膜炎、肝炎、胆管周围炎和口腔溃疡。此外，这些患者可能出现淀粉样变性、胰腺炎和肾病综合征。这些症状可能先于、伴随或独立于肠道病变出现。

诊断

伴有慢性腹痛、腹泻和体重下降的患者，应考虑克罗恩病。然而，对克罗恩病并没有单一的诊断检查，需要结合实验室检查、内镜检查、影像学和病理学结果综合考虑。

实验室检查 血清学指标可能有助于克罗恩病的诊断。特别是核周抗中性粒细胞胞浆抗体［及其靶蛋白杀菌 / 增透蛋白（BPI）、乳铁蛋白、组织蛋白酶 G、弹性蛋白酶］、抗酿酒酵母抗体（ASCA）、鞭毛蛋白外膜孔蛋白（anti-CBir1）和大肠杆菌外膜孔蛋白（OmpC-IgG），即使对于发病风险低的患者，仍可

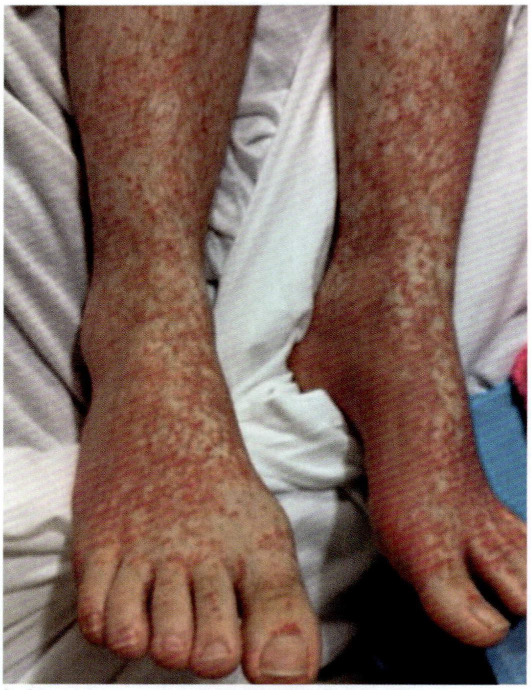

图 50.19 伴有结节性红斑的克罗恩病患者。克罗恩病最常见的肠外表现为皮肤损害，包括结节性红斑和坏疽性脓皮病

以预测炎症性肠病的发展[18]。ASCA 在鉴别克罗恩病和溃疡性结肠炎方面也有一定作用，并能指导后续的手术治疗。

非侵入性炎症标志物：应用较早的 C 反应蛋白和红细胞沉降率，被用于辅助诊断，排除疾病进展，监测对全身治疗的反应，并预测复发。然而，这些标志物通常是非特异性的，大部分已经被摒弃。粪便乳铁蛋白（中性粒细胞分泌颗粒中的一种铁结合蛋白）和粪便钙卫蛋白（一种由炎症反应中的鳞状细胞释放的具有抗菌特性的蛋白）是肠道特异性的炎症标志物，在检测和监测克罗恩病方面显示出良好的效果。一项前瞻性研究表明钙卫蛋白和和乳铁蛋白水平与小肠炎症（黏膜不规则、高密度、狭窄、狭窄前扩张和肠系膜血管增多）的 CT 小肠造影（CTE）图像密切相关。粪便钙卫蛋白水平大于 140 ng/mL，预测小肠炎症的敏感度为 69%，特异度为 82%。同样，粪便乳铁蛋白（> 6 ng/mL）预测小肠炎症的敏感度为 69%，特异度为 79%。粪便钙卫蛋白与升高的 C 反应蛋白和红细胞沉降率水平有关，而粪便乳铁蛋白仅与升高的 C 反应蛋白水平有关。综上所述，这些研究结果表明粪便钙卫蛋白和乳铁蛋白是检测早期小肠克罗恩病的有效筛选指标[19]。

影像学 CTE 或磁共振肠造影（MRE）常被用于克罗恩病的初步评估，从而弥补结肠镜检查的不

足。影像学检查可以反映相关炎症的严重程度、范围和病灶的特征，并识别并发症（如梗阻或瘘管）。此外，这些技术有助于手术方案的制定和对药物治疗反应的评估[20]。既往，钡剂检查常用来确定克罗恩病的特征。例如，弥漫狭窄的末端回肠（坎特氏症）可能是长期病变的表现（图 50.20）。可见节段性和不规则型的受累肠管，相邻的弓形肠袢和器官之间可能有明显的瘘管（图 50.21）。

CTE 可显示明显增厚的肠管，较大程度的辅助诊断克罗恩病的肠外并发症，特别是在急性期（图 50.22）。MRE 和 CTE 在评估病变活动和肠道损伤方面同样准确；然而，MRE 在检测肠道狭窄和回肠壁强化方面可能优于 CTE。最近的研究表明，由于克罗恩病具有显著的辐射暴露，并且在病程中需要大量的分析研究，因此限制了 CTE 在慢性克罗恩病患者中的使用。MRE 是诊断肠腔狭窄以及瘘管和窦道形成的有效辅助手段；然而，相对高昂的费用、较长时间的检查和有限的作用可能使许多患者无法接受这一检查。超声对克罗恩病患者的评估价值有限，尤其是对回肠末端病变的检出准确性较低。一项研究表明，在高达 67% 的患者中，超声无法鉴别末端回肠周围的疾病；然而，超声可能有助于评估未确诊的右下腹疼痛。

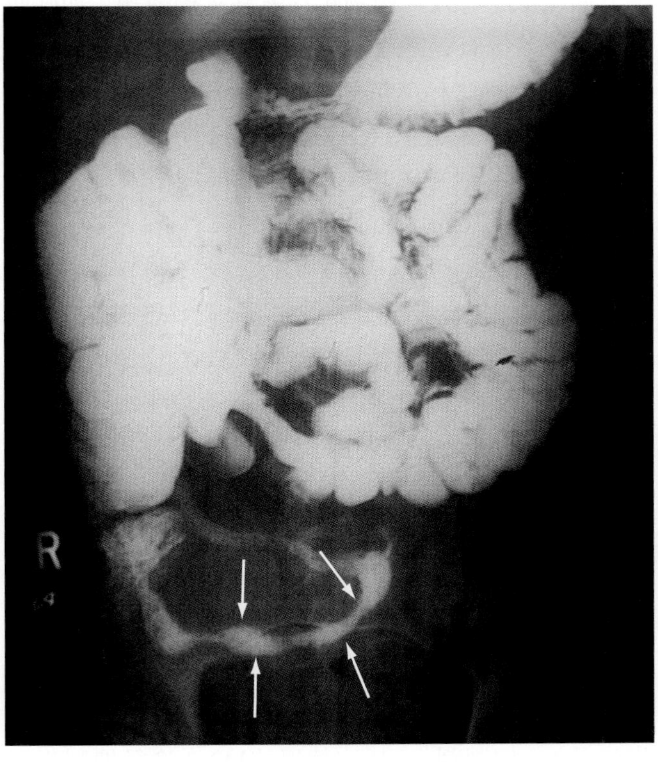

图 50.20 克罗恩病继发小肠梗阻。克罗恩病患者的小肠影像显示狭窄的远端回肠（箭头）继发于慢性炎症和纤维化（Courtesy Dr. Melvyn H. Schreiber，The University of Texas Medical Branch，Galveston，TX.）

内镜检查 对回肠末端进行活检的结肠镜检查是诊断克罗恩病的金标准。当病变累及结肠时，乙状结肠镜或结肠镜检查可发现特征性的口疮溃疡，颗粒均匀，周围黏膜正常。在结肠镜检查时，插管至回盲

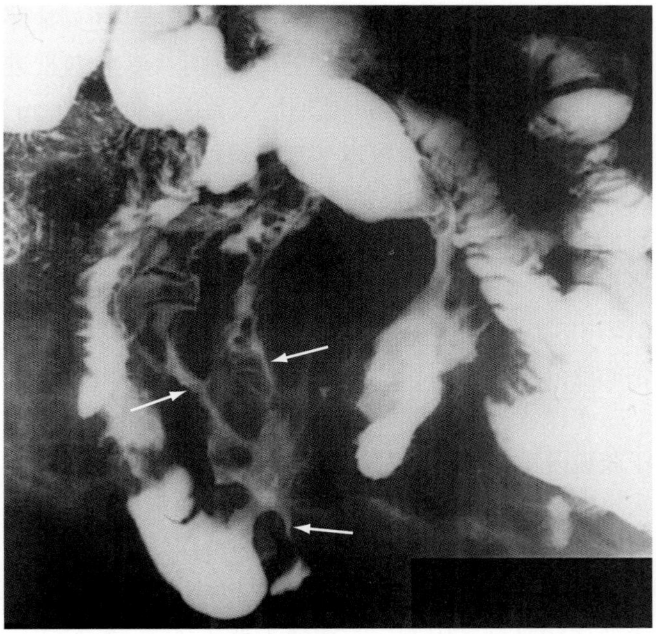

图 50.21 克罗恩病致腹腔内瘘。克罗恩病患者回肠远端和近端结肠之间的多个短的瘘管相通（箭头）（Courtesy Dr. Melvyn H. Schreiber，The University of Texas Medical Branch，Galveston，TX. Adapted from Evers BM，Townsend CM Jr，Thompson JC. Small intestine. In：Schwartz SI，ed. Principles of Surgery. 7th ed. New York：McGraw-Hill；1999：1233.）

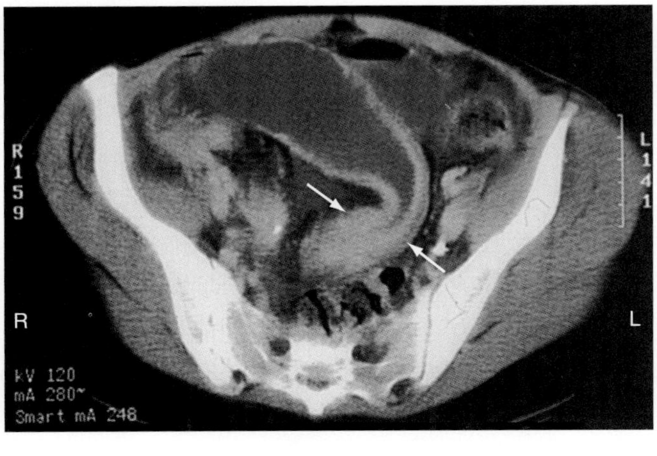

图 50.22 继发于慢性克罗恩病的机械性小肠梗阻。计算机断层小肠成像显示克罗恩病患者肠腔明显增厚，伴高位不完全性小肠梗阻和近端肠管扩张（Courtesy Dr. Melvyn H. Schreiber，The University of Texas Medical Branch，Galveston，TX. Adapted from Evers BM，Townsend CM Jr，Thompson JC. Small intestine. In：Schwartz SI，ed. Principles of Surgery. 7th ed. New York：McGraw-Hill；1999：1233.）

瓣，可以对回肠末端进行检查和活检，但不能检查评估小肠的其他部分。

随着病情的进展和恶化，溃疡累及的肠段范围逐渐扩大，很难区分克罗恩病和溃疡性结肠炎。然而，弥散的溃疡、鹅卵石征以及累及病变肠段的不连续性有助于诊断克罗恩病。内镜技术的发展，包括单气囊小肠镜、双气囊小肠镜和螺旋小肠镜等，能够更好地评估小肠病变，最成熟的技术是双气囊小肠镜，与推进式小肠镜（90～150 cm）或回肠结肠镜（50～80 cm）相比，双气囊小肠镜可以增加肠道插管深度（240～360 cm）。其局限性包括专业的检查技能和设备，较长的手术时间及1%的并发症风险（如胰腺炎、穿孔或出血）。确诊后，使用克罗恩病内镜严重程度指数（CDEIS）或简单内镜克罗恩病评分（SES-CD）来评估病变的累及范围和严重程度。

美国食品药品监督管理局（FDA）于2001年批准了胶囊内镜的应用，其有助于浅表黏膜异常的诊断。

对异常结果最常用的检查标准是在未使用非甾体抗炎药的情况下出现三个或更多的溃疡。由于担心胶囊滞留（即胶囊在胃肠道内滞留超过2周），这种方式的使用受到了限制。与普通人群（1%～2.5%）相比，克罗恩病患者发生胶囊滞留的风险（13%）要高得多，因此克罗恩病患者对胶囊滞留更为关注。然而，胶囊内镜已被证实在识别肠溃疡方面优于任何其他检查方式。严重程度参考胶囊内窥镜克罗恩病活动指数（CECDAI或Niv评分）进行评定[21]。由于新一代胶囊内镜设备也将提供结肠黏膜的可视化，因此需要进一步研究从而对整个肠道的克罗恩病变进行更为全面的评估。

组织学

鉴别诊断 克罗恩病的鉴别诊断包括特异性和非特异性肠道炎症。细菌性炎症（如由沙门氏菌和志贺氏菌引起的）、肠道结核和原生动物感染（如阿米巴病）可表现为回肠炎。在免疫功能低下的宿主中，罕见的感染，特别是分枝杆菌和巨细胞病毒（CMV）感染更为常见，并可能引起回肠炎。急性远端回肠炎可能是早期克罗恩病的一种表现，但也可能与之无关，例如可能是由细菌学病原体（如弯曲杆菌、耶尔森菌）引起的。患者的表现与急性阑尾炎相似，会突然出现右下腹疼痛、恶心、呕吐和发热。这些病变通常会自行消退，当在手术中发现时，不应进行活检或切除。

在大多数情况下，结肠克罗恩病很容易与溃疡性结肠炎相鉴别；然而，在5%～10%的患者中，克罗恩病和溃疡性结肠炎的鉴别是非常困难的（表50.7）。溃疡性结肠炎多累及直肠，病变较重，从直肠到回结肠区域的炎症减轻。相比之下，右半结肠克罗恩病变可能比左半结肠更为严重，有时也会累及直肠。溃疡性结肠炎表现为从直肠到近段结肠持续性受累，而克罗恩病病变是节段性的。虽然溃疡性结肠炎累及黏膜，但它不像克罗恩病那样累及肠壁全层。出血是溃疡性结肠炎较常见的症状。溃疡性结肠炎伴发肛周受累和直肠阴道瘘并不常见，但在克罗恩病中常见。克罗恩病的其他内镜特征是跳跃征、肠段受累不对称、溃疡伴岛状水肿黏膜所致的鹅卵石样外观。

治疗

内科治疗 目前尚无治愈克罗恩病的方法。因此，药物治疗的目的是诱导和维持无激素缓解，以预防疾病的急性加重或并发症。然而，值得注意的是，由于炎症与症状的相关性较差，内镜下的缓解治愈已成为治疗目标[14]。外科手术适用于肿瘤和癌前病变、梗阻性狭窄、化脓性并发症及内科治疗无效的病变。除围术期外，应避免使用麻醉镇痛，因为慢性疾病患者可能存在药物耐受和滥用。在诱导或维持克罗恩病缓解方面已证明有效的药物包括氨基水杨酸盐，如磺胺吡啶和美沙拉胺；糖皮质激素；TNF拮抗剂，如英夫利昔单抗、阿达林单抗和certolizumab；免疫抑制剂，如氮唑嘌呤（AZT）、6-巯基嘌呤（6-MP）、甲氨蝶呤（MTX）和他克莫司（FK-506）；抗粘附分子，如vedoli-zumab、etrolizumab和那他珠单抗；白介素抑制剂ustekinumab；抗生素。最近，免疫调节剂和生物制剂使用的增加显著降低了手术率。克罗恩病治疗的主要目标是降低克罗恩病活动指数（CDAI），该指数使用8个主要临床因素来评估病变的严重程度（框50.3）。

当CDAI低于150分时，达到临床缓解，下降100分即显示对治疗有临床反应[22]。评分在150～220之间被认为是轻中度，可进行门诊随访；评分在220～450之间被认为是中重度，药物治疗失败；评分大于450则被视为是药物治疗失败的较严重的急性疾病，伴有梗阻、腹膜炎和脓肿等并发症。其他新的治疗方式如MadCAM-1［（黏膜地址素细胞黏附分子1）抑制剂］、托法替尼（JAK3途径抑制剂）、mongersen（SMAD7抑制剂）和ozanimod（S1P1抑制剂）目前都在Ⅱ/Ⅲ期临床试验中。

氨基水杨酸盐 柳氮磺吡啶是一种以5-氨基水

表 50.7 克罗恩病结肠炎与溃疡性结肠炎的鉴别诊断

参数	克罗恩病结肠炎	溃疡性结肠炎
症状和体征		
腹泻	常见	常见
直肠出血	不太常见	多见
腹痛（痉挛）	中度至重度	轻度至中度
腹部触及肿物	有时	无（肿瘤除外）
肛门不适	频繁（＞50%）	少见（＜20%）
影像学检查		
回肠病变	常见	罕见（反流性回肠炎）
结节，模糊	无	有
病变分布	跳跃征	直肠向近端肠道延伸，连续性
溃疡	线性、鹅卵石、裂隙状	领口状
中毒性扩张	罕见	不常见
直肠镜检查		
肛裂，肛瘘，脓肿	常见	罕见
累及直肠	常见（50%）	罕见（5%）
颗粒状黏膜	无	有
溃疡形成	线性、较深、弥散	表浅、广泛

Adapted from Waugh N，Cummins E，Royle P，et al. Faecal calprotectin testing for differentiating amongst inflammatory and non-inflammatory bowel diseases：systematic review and economic evaluation. Southampton，UK：NIHR Journals Library；2013 Nov.（Health Technology Assessment，No. 17.55. Appendix 1，Comparison of ulcerative colitis，Crohn's disease，irritable bowel syndrome and coeliac disease.

框 50.3 克罗恩病活动指数（CDAI）

稀便或水样便次数（每天，连续 7 天）
腹痛，每日评分，1 周 7 次总和（0＝无，1＝轻度，2＝中度，3＝严重）
最近一周全身健康状况，每日评分，1 周 7 次总和（0＝一般良好，1＝较差，2＝差，3＝很差，4＝极差）
并发症（关节炎或关节痛、虹膜炎、葡萄膜炎、结节性红斑或坏疽脓皮病、口疮性口腔炎、肛裂、瘘管或脓肿、发热高于 37.8 ℃）。
使用地芬诺酯或洛哌丁胺治疗腹泻（0＝无，1＝有）
腹腔肿块（0＝无，2＝可疑，5＝明确）
红细胞比容（男性＞47%，女性＞42%）
体重（1－体重 / 标准体重）×100（根据情况加减）

Adapted from Sandborn WJ，Feagan BG，Hanauer SB，et al. A review of activity indices and efficacy endpoints for clinical trials of medical therapy in adults with Crohn's disease. Gastroenterology. 2002；122：512-530.

杨酸为活性基团的氨基水杨酸酯。尽管柳氮磺胺吡啶使结肠受累患者明显受益，但其单独治疗小肠克罗恩病的有效性仍存在争议，在维持治疗中的应用也已不再被热崇。美沙拉胺也是一种氨基水杨酸盐，其通过小肠和结肠缓慢释放 5- 氨基水杨酸。临床试验已经证实美沙拉胺 4 g/d 的剂量的有效性，且并不增加副作用。然而，有 1% 的患者会发生间质性肾炎，患者需要定期进行肾功能评估。如果通过美沙拉胺诱导达到缓解，则应继续用药维持[11]。目前正在进行研究评估高剂量美沙拉胺的疗效，以确定其是否能作为一线治疗药物持续应用[22]。

糖皮质激素 类固醇能快速有效地缓解症状，但却不是理想的维持治疗药物。布地奈德是一种皮质类固醇，具有较高的肝脏首过代谢，允许靶向输送到肠道，同时减轻类固醇治疗的全身反应。控制回肠释放布地奈德（9 mg/d）对局限于回肠或右半结肠的活动期病变有效，且研究证实其效果优于安慰剂或美沙拉胺[23]。鉴于布地奈德有较好的疗效且相对安全，因此对于轻中度活动期的克罗恩病局限性回肠疾病的患者，建议将布地奈德作为替代美沙拉嗪的首选主治药物。

另一种皮质类固醇——醋酸泼尼松，对中重度克罗恩病有效。泼尼松对于克罗恩病的维持治疗并不理想，因为超过50%的患者，尤其是吸烟者，他们在接受皮质类固醇治疗后会出现“类固醇依赖”，并且长期用药与骨质疏松症和克罗恩病复发率增加有关[11]。中重度疾病患者应使用大剂量泼尼松（每日40～60 mg）治疗，直至症状消失、体重恢复增长。若排除脓肿的存在，重症患者需要注射肠外皮质类固醇；一旦患者临床症状改善，应逐渐减少使用类固醇。目前，糖皮质激素减量尚无标准，但一般是按5～10 mg/周减量至20 mg，再按2.5～5 mg/周减量至停药。一旦开始皮质类固醇治疗，应进行双能X线吸收扫描，补充钙和维生素D，并考虑双膦酸盐治疗，以确定基线骨密度，防止类固醇引起的骨密度流失。

抗生素　某些抗生素被证实在克罗恩病的初级治疗是有效的。据报道，甲硝唑在最初的治疗中有着不错的效果，但后来的研究证实，它在诱导缓解方面并不比安慰剂更有效。其他已成功应用于克罗恩病的抗生素包括环丙沙星、利福昔明、氯法齐明、乙胺丁醇、异烟肼和利福布汀。抗生素治疗在与克罗恩病相关的脓毒性并发症中有明确的作用，并且对肛周疾病有益。抗生素在克罗恩病中的作用机制尚不清楚，但这些抗生素的副作用限制了其长期使用。因此，抗生素可能在克罗恩病的治疗中发挥辅助作用，在特殊患者中，抗生素可能对于治疗肛周疾病、肠瘘或活动性结肠病变有效，但其不推荐用于维持治疗或诱导缓解。

免疫抑制药物　免疫抑制剂AZT、6-MP和MTX在维持治疗和中重度克罗恩病的治疗中均有效。AZT和6-MP对维持类固醇诱导缓解有效，每周静脉注射甲氨蝶呤对诱导和维持治疗均有效。由于免疫抑制剂起效较慢，为了防止疾病发作，需要使用类固醇进行诱导，并作为过渡，一直持续使用至免疫抑制剂起效。研究证明，尽管这些药物有潜在的毒性，但对克罗恩病患者是相对安全的，其最常见的副作用是胰腺炎、肝炎、发热和皮疹。免疫抑制剂最令人担忧的并发症是慢性肝病、骨髓抑制和潜在的恶化。目前尚无前瞻性对照试验评估使用这些药物时剂量增加或开始治疗的时间。硫嘌呤甲基转移酶（TPMT）是代谢AZT和6-MP的主要酶，已经鉴定出该酶的遗传多态性，并根据对其代谢物（6-硫鸟嘌呤核苷酸）的测量，建议用于调节治疗。TPMT活性降低的患者发生致命性骨髓抑制的风险显著增加。以往的研究曾报道TPMT变异等位基因的野生型或杂合子携带者出现了严重的骨髓抑制；这些研究表明，TPMT基因型检测可能是一种安全的检测手段，以确定哪些患者可能有不良预后的遗传易感。甲氨蝶呤同样有肝毒性，也可导致骨髓抑制，不应用于孕妇。

其他已应用的具有一定疗效的免疫抑制剂有环孢霉素和FK-506。在肛周克罗恩病患者中，FK-506抑制辅助T细胞产生IL-2，同时发现其对肛瘘的改善有效，但不能使其愈合。这两种药物均用于对Ⅳ类固醇无反应的重症患者。未发现低剂量环孢霉素有效；然而，在非对照研究中，FK-506使类固醇难治性患者获益。

抗肿瘤坏死因子疗法　引入抗肿瘤坏死因子被认为是克罗恩病治疗领域的一个重大突破。第一个引入的抗TNF药物是英夫利昔单抗-TNF-α的嵌合单克隆抗体。英夫利昔单抗作为一种单药，对治疗中重度克罗恩病是安全有效的，它是一种有效的诱导和维持剂。多项研究表明，英夫利昔单抗治疗可使约2/3的患者会阴瘘口闭合。虽然它对某些具有穿透性和肠外疾病的克罗恩病患者非常有效，但并不是所有患者都能从英夫利昔单抗的治疗中获益。

其他FDA批准的TNF拮抗剂包括阿达木单抗（人源IgG1单克隆抗体）和赛妥珠单抗（人源抗体片段），前者是一种有效可自动给药的维持剂；后者是孕妇和哺乳妇女的理想选择，因为它与聚乙二醇部分相结合，不能通过胎盘，也不从母乳中排泄。这三种抗肿瘤坏死因子药物的安全性相似。但用药后结核复发、侵袭性真菌和其他机会性感染、中枢神经系统脱髓鞘病变、潜伏性多发性硬化症的激活、充血性心力衰竭的加剧以及黑色素瘤风险都将会增加。在使用抗肿瘤坏死因子药物时，出现皮肤潮红的患者需要检测血清药物浓度和抗肿瘤坏死因子抗体（抗体结合到竞争位点和非竞争位点以抑制药物功能）。检测的水平将提示需要增加药物剂量（如果药物浓度低、抗体低），换用其他抗肿瘤坏死因子药物（高浓度的抗药抗体），或换用其他种药物（正常药物浓度）。由于单克隆抗体具有潜在的免疫原性，抗TNF制剂和免疫抑制剂的联合应用提供了最佳的药物水平和低浓度的抗药抗体[11]。

新的治疗方法　其他治疗克罗恩病的药物包括白细胞转运抑制剂、白细胞介素抑制剂和抗粘连分子的抗体。这些药物通常在患者抗TNF治疗失败或无法耐受时使用。那他珠单抗，一种抗α的重组人源单克隆抗体，被证实对活动期的克罗恩病的诱导和维持缓解有效；但在一些患者出现进行性多灶性脑白质病变后，该药物被市场下架，但后来又开始用于治疗难治性克罗恩病，并于 2008 年被批准使用。同样，维度丽珠单抗是一种人源单克隆抗体，可特异性结合 $\alpha_4\beta_7$ 并阻断其与 MadCAM-1 的相互作用；这一作用抑制了记忆 T 淋巴细胞向出现炎症的胃肠道实质组织转位。维度丽珠单抗可用于诱导缓解，但起效非常缓慢。由于 MadCAM-1 优先在胃肠道血管上表达，维度丽珠单抗更具有肠道特异性，因此，其更是一种靶向的免疫抑制剂。

此外，维度丽珠单抗可预防胃肠道黏膜或透壁性炎症，而不存在选择性较低的 α4 整合素抑制剂（如那他珠单抗）的非特异性神经副作用。维度丽珠单抗于 2014 年被批准用于抗 TNF 或免疫抑制剂反应较差的患者[14]。优特克单抗是一种人源 IgG1 单克隆抗体，通过靶向 p40 亚基抑制 IL-12/23。在两项大型试验中，它被证明对抗 TNF 治疗无效的严重克罗恩病有效，且疗效相似[11]。优特克单抗已于 2016 年 11 月获批准使用，在有限的研究中，复方制剂正在被评估是否能阻断某些信号通路（如 NF-κB、丝裂原活化蛋白激酶和过氧化物酶体增殖物激活受体 -γ），其中一些复方制剂已证实能明显改善临床症状，但结果各不相同，目前，这些药物仍在研发中。

营养疗法 在克罗恩病患者中，营养疗法的应用取得了不同程度的成功。一些研究表明，使用化学定义的元素饮食可以限制疾病活动，特别是对病变局限于小肠的患者，可以减少皮质激素引起的毒性。液体聚合物饮食可能与元素喂养一样有效，更容易被患者所接受。除少数例外，标准元素饮食对预防克罗恩病复发没有效果。全肠外营养（TPN）对活动期克罗恩病患者也有效；然而，其并发症发生率超过肠内营养。尽管营养治疗在炎症性肠病患者中的主要作用值得商榷，但其作为营养支持的作用是被认可的，其可以补充耗尽的营养储备，促进肠道蛋白质合成和肠道愈合，并为患者手术做准备。

戒烟 尽管很难证明吸烟成瘾是克罗恩病发展的一个致病因素，但吸烟显然会影响疾病的进程。吸烟与晚期双峰发病有关，并已被证实会增加复发和维持治疗失败的发生率。它似乎也与疾病的严重程度呈线性剂量-反应关系。吸烟是需要维持治疗，特别是生物治疗的独立预测因素。因此，戒烟是疾病治疗的重要组成部分。

外科治疗 尽管在疾病急性加重期需要进行药物治疗，但大多数慢性克罗恩病患者在病程中的某些时候是需要手术治疗。其目标是在保留肠管长度的同时尽量减少术后并发症和降低疾病复发率。约 70% 的患者在确诊后 15 年内需要行手术切除。手术指征包括内科治疗失败、肠梗阻、瘘管或脓肿形成、类固醇依赖、异型增生或恶性肿瘤。尤其是随着近十年医疗水平的提高，大多数患者可以进行择期手术治疗。然而，肠穿孔、腹膜炎、大量出血或中毒性巨结肠的患者需要紧急手术[24]。患克罗恩病及由此引发全身症状的儿童，如生长迟缓，可从手术治疗中获益。克罗恩病的肠外并发症虽然不是手术的主要指征，但往往在病变肠管切除后消退；例外的是强直性脊柱炎和肝脏并发症可能会持续存在。

手术治疗克罗恩病的目的已从根治性手术转变为通过微创手术完整切除炎性肠段，目标是仅切除炎症严重的组织或增加管腔直径（即扩张或狭窄成形术）。即使肠管相邻区域有明确病变，也应忽略不计。伴瘘管形成很少需要手术干预，除非瘘管蔓延至膀胱、阴道或皮肤。肠切除术合并瘘管切开可能是必要的。在早期克罗恩病的手术治疗中，外科医生倾向于进行更广泛的切除，以期治愈或显著缓解。然而，对于复发病变的大范围切除，既不能治愈，也不能有效缓解，同时可能导致短肠综合征——一种灾难性的外科并发症。用冰冻切片来确定镜下病变是不可靠的，只有在怀疑有恶变时才应进行。必须强调的是，并发症的手术治疗必须局限于与并发症有关的肠段，即使是病变很明显的病变，也不应试图切除更多的肠段。然而，克罗恩病患者往往在切除病变肠管术后 1 年内的内镜复发率高达 70% ～ 90%[24]。

对于克罗恩病患者，腹腔镜手术被认为是安全可行的，特别是对于那些有局限性脓肿、单纯性腹腔内瘘、吻合口周围复发性疾病和局限于回肠远端疾病的患者。一项大型比较研究评估了腹腔镜结肠切除术治疗克罗恩性结肠炎的疗效，结果表明，腹腔镜组手术中位时间明显缩短，肠功能恢复较早，住院时间较短[25]。多项随机临床试验证实，腹腔镜手术与肠道功能恢复更快和住院时间更短有关；重要的是，与开放式手术相比，疾病复发率相似。长期随访的随机对照试验表明，与开放手术组相比，接受腹腔镜回结肠切除术治疗克罗恩病的患者有更好的身体形象和对手术的满意度，切口疝发生率更低。腹腔镜切除术后早期恢复的潜力激发了患者对扩大手术切除以诱导缓解的兴趣；LIR !C 试验是一项随机多中心试验，证明腹腔镜下切除激素治疗失败、非复杂性的回盲部病变（终末回肠＜ 40 cm）可以作为抗 TNF 治疗的替代方案[26]。

另一个重要且难以抉择的是手术方案，是一期吻合还是肠造口、二次肠道重建。克罗恩病患者往往营养不良，在接受了强化的免疫抑制治疗后，会出现腹腔内脓毒症。一般而言，标准的手术原则应参考这些因素。对于营养状况良好且腹腔内脓毒症较轻的患者，可在初次手术时安全地行一期吻合，而对于营养不良和脓毒症较重的患者，如有可能，手术最好分期进行。尽管在接受大剂量免疫抑制治疗的情况下，吻合需要谨慎，但大样本的研究已经证实克罗恩病患者在围手术期接受英夫利昔单抗或免疫抑制治疗时，手术是安全的。关于吻合技术，一些研究认为，建立一个吻合口较宽的功能性端端吻合可以减少粪便瘀滞和细菌过度生长，这些都与吻合口复发有关。然而，一项关于侧侧吻合与端端吻合的随机对照试验证实，两种吻合方式在总体并发症发生率、吻合口瘘发生率和症状复发率方面并没有差异，仅端端吻合组出现内镜下复发的比率轻度增加（43% *vs*. 38%）。此外，为了最大限度地减少吻合口的再狭窄，创建了一种新的对侧系膜缘的功能性端端手缝吻合术（称为 Kono-S 吻合）。与传统的端端吻合术相比，这种吻合技术能显著降低吻合口的狭窄率和复发率。尽管仍需要进一步的随机对照试验验证，但既往研究已证实这种手术方案很有前景，并且可以减少额外的生物治疗[27]。

需要特殊处理的问题

急性回肠炎（非狭窄、非穿透） 患者可表现为局限于右下腹的急性腹痛，体征和症状符合急性阑尾炎的诊断。探查发现阑尾正常，但回肠末端水肿，呈肉红色，肠系膜增厚且淋巴结肿大。这种情况被称为急性回肠炎，是一种自限性疾病。急性回肠炎可能是早期克罗恩病的一种表现，但也通常与之无关。细菌制剂如弯曲杆菌和耶尔森氏菌可引起急性回肠炎，此种情况下不宜行肠切除术。尽管过去对阑尾的治疗存在争议，但现在已经明确，在没有阑尾或盲肠急性炎症累及的情况下，应该进行阑尾切除术。这就排除了阑尾在将来引起腹痛的可能性。

梗阻性疾病 肠梗阻是最常见的克罗恩病手术治疗的适应证。克罗恩病导致的梗阻通常是不完全性的，最初需要非手术治疗。非手术治疗能否成功取决于受累部位的慢性症状。在难以确定梗阻是由急性加重还是慢性狭窄引起的情况下，粪便乳铁蛋白和钙卫蛋白水平有助于识别急性炎症，而某些遗传标记物（如 NOD2、TLR4、CX-3CR1 等）可能预测药物治疗的潜在成功率。对于慢性梗阻患者，药物治疗很少有效。对于完全性梗阻和不完全性梗阻且非手术治疗不能缓解的患者，则需要手术干预。克罗恩病合并肠梗阻的治疗选择是肠段切除，一期吻合包括短段回肠的节段切除和一期吻合。如果回肠和盲肠均受累，则行回盲部切除（图 50.23）。

对于由单个或多个狭窄引起的梗阻患者，一种选择是行狭窄成形术，有效地扩大管腔面积，从而避免了肠切除术。狭窄成形术是通过对小肠狭窄部位进行纵向切口，然后以类似 Heineke-Mikulicz 幽门成形术的方式进行横向缝合（图 50.24A）。对于较长的病变（＞ 10 cm），可行类似于 Finney 幽门成形术（图 50.24B）或侧侧同向蠕动狭窄成形术。狭窄成形术最佳适应证：存在多个短段狭窄、既往多次行小肠切除和伴有慢性纤维性梗阻。这种手术有效地保留了肠管，其并发症和复发率与切除再吻合相当。考虑到慢性狭窄段癌变的可能，建议在手术时对狭窄部位进行冰冻切片的全层活检，以在进行狭窄成形术前排除恶性疾病（框 50.4）。

过去，通常采用旁路手术。旁路手术有两种类型：排除性旁路手术和简单（连续性）旁路手术。对于回盲部疾病伴腹膜后脓肿或蜂窝织炎形成的患者，可行回肠近端横断，断端与横结肠端侧吻合，同时视情况给予回肠远端造瘘（排除性旁路）或回肠横结肠侧侧吻合（连续性旁路）。目前，排除性旁路手术仅

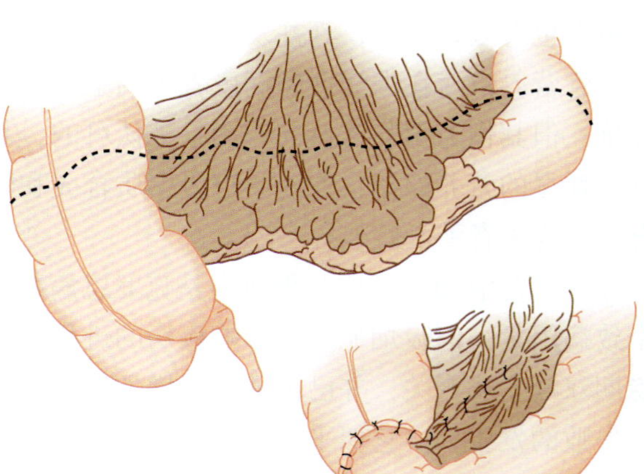

图 50.23 克罗恩病-回盲部切除术。回肠克罗恩病：回肠、回盲瓣、盲肠及升结肠切除术。端端吻合-消化道重建

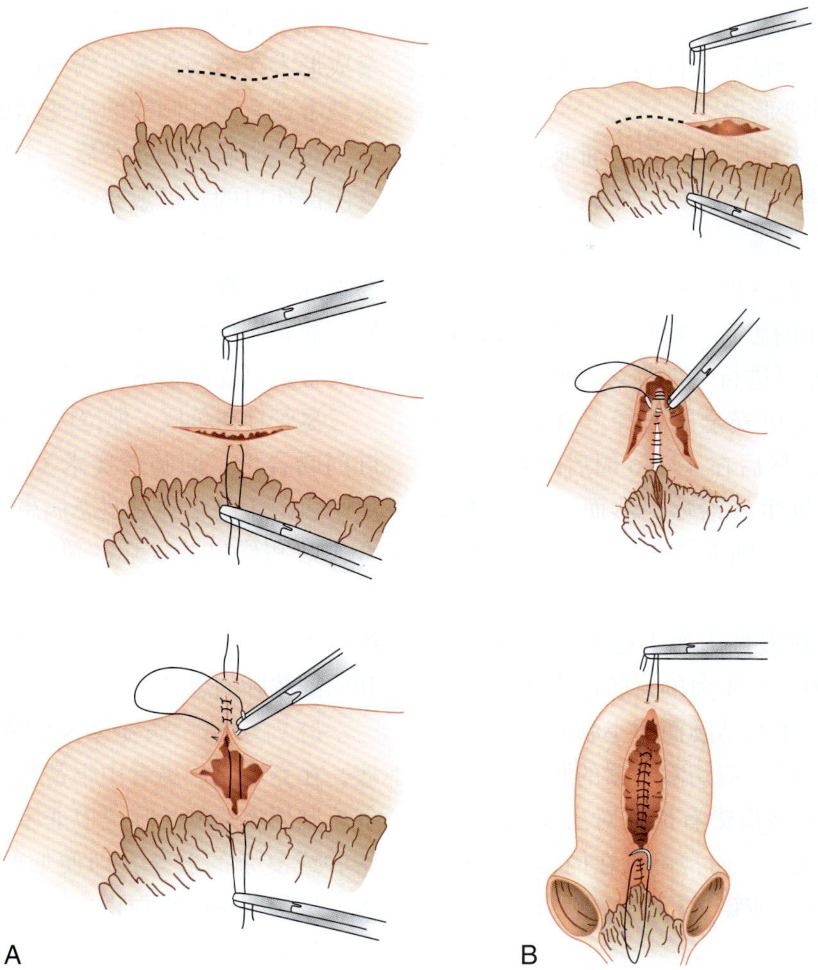

图 50.24　各种狭窄成形术。(**A**)采用 Heineke-Mikulicz 幽门成形术治疗短段狭窄;(**B**)对于病变较长的狭窄段，可采用与幽门成形术相似的方式进行狭窄成形术(Adapted from Alexander-Williams J，Haynes IG. Up-to-date management of small-bowel Crohn's disease. In：Mannick JA，ed. Advances in Surgery. St. Louis：Mosby；1987：245-264.)

框 50.4　狭窄成形术的禁忌证

- 由于肠段僵硬和增厚而导致张力较大
- 肠穿孔
- 预期的狭窄成形术部位有瘘管或脓肿形成
- 出血性狭窄
- 短段肠管内的多处狭窄
- 营养不良或低白蛋白血症(< 2.0 g/dl)
- 怀疑狭窄部位癌变

Adapted from Yamamoto T，Watanabe T. Surgery for luminal Crohn's disease. World J Gastroenterol. 2014；20：78-90.

在不适合行狭窄成形术的严重胃十二指肠克罗恩病患者、年龄较大的低危患者，既往有多次手术切除、不能切除更多肠管和切除肠管可能形成脓肿或损伤正常组织的患者中应用。

穿透性疾病　克罗恩病患者的瘘管和脓肿形成比较常见，通常累及邻近的小肠、结肠或其他周围脏器(如膀胱)。影像学显示肠瘘但无脓毒症或其他并发症存在，并不是手术的指征。此外，穿透性病变对抗细胞因子治疗特别敏感，保守的外科治疗方法对克罗恩病相关瘘管形成是最合适的[24]。

肠外瘘很少自发形成，多见于腹腔内脓肿切除或引流治疗后。这些瘘口可能会自动闭合，治疗应包括减少流出液，预防感染，最大限度的营养支持和最佳的皮肤护理。如果保守治疗失败，首选瘘管切除并一期缝合。由于伴穿透性病变的克罗恩病患者手术时间较长、再次手术率较高、住院时间较长、术后并发症较多，因而围术期的优质化干预是非常必要的。如果在两个或多个相邻的病变肠管之间形成瘘管，则应切除受累肠管。或者，如果瘘管累及相邻的正常器官，如膀胱或结肠，则只应切除病变小肠和瘘管，而对正常器官的瘘口应闭合。大多数回肠乙状结肠瘘患者不一定需要切除乙状结肠，因为这种疾病通常局限于小肠。然而，如果乙状结肠也出现克罗恩病，则应与病变小肠一并切除。

穿孔 在克罗恩病患者中，穿孔导致游离气体进入腹腔并不常见。典型的穿透性病变表现为局部脓肿，脓肿紧密附着于病变肠段。

脓肿小于 3 cm 且未使用过生物制剂或合并瘘管形成的患者可单独使用抗生素治疗。不符合这些标准的脓肿应经皮穿刺进行引流。事实上，无论是经皮穿刺引流还是手术引流，脓肿的早期治疗都是关键。对于穿孔致腹腔游离气体的患者，应切除受累肠段，在污染较小的情况下，亦可进行一期吻合。如果存在广泛性腹膜炎，造口则是更安全的选择，直到腹腔内脓毒症得到有效控制，然后在 4 ～ 6 周后闭合造口。脓肿可经皮引流和用抗生素治疗；然而，若出现瘘管或无法控制的脓毒症，则需要手术切除，且不进行一期吻合。

消化道出血 虽然慢性失血引起的贫血在克罗恩病患者中很常见，但危及生命的胃肠道出血并不多见。出血的发生多见于累及结肠而非小肠的克罗恩病患者。与其他并发症一样，应切除受累的肠段，恢复肠道的连续性。术前动脉造影有助于对出血的定位。在十二指肠出血的病例中，通常可以在内镜下治疗。然而，在失败的情况下，应该进行十二指肠切开并缝合出血的溃疡区。

泌尿系统的并发症 约 1/3 的克罗恩病患者最常见的泌尿系统并发症是输尿管梗阻，它通常继发于回结肠疾病伴腹膜后炎性压迫。大多数患者可以行原发肠道疾病的手术治疗，在少数久治不愈的炎症患者中，可能存在输尿管周围纤维化，则需要行输尿管松解伴或不伴输尿管支架植入术。

肿瘤 病程较长的小肠克罗恩病，特别是结肠克罗恩病患者罹患肿瘤的概率增加。这类患者的治疗方法与其他患者相同——手术切除肿瘤，切缘阴性，淋巴结清扫，围术期放化疗。肿瘤伴克罗恩病的患者通常较肿瘤未合并克罗恩病的患者预后差，主要是因为这些患者诊断往往不及时。此外，如果怀疑伴恶性肿瘤，则不应进行狭窄成形术。

结直肠疾病 手术切除范围应局限于所累及的主要肠段，这个治疗原则既适用于局限于结肠的病变，也适于局限于小肠的病变。手术适应证包括对药物治疗缺乏敏感性和结肠克罗恩病合并并发症，包括梗阻、出血、穿孔和中毒性巨结肠的患者。根据病变肠段的不同，手术方式一般包括区段结肠切除肠吻合术，全结肠切除＋回肠直肠吻合术，全结直肠切除术＋回肠肛管吻合术，而对于病变广泛累及肛门及直肠的患者，行腹会阴联合切除术＋末端回肠造口术。狭窄成形术在结肠克罗恩病中的作用有限，若结肠梗阻区域考虑有恶性倾向的病变则更是禁忌。克罗恩病患者行腹会阴联合切除术后一个特别令人困扰的问题是会阴部伤口的延迟愈合。半数以上的克罗恩病患者术后 6 个月会阴部伤口仍未愈合，对经久不愈的创面需要切除，二次缝合。大的空腔或窦道可以采用血运良好的肌蒂（如股薄肌、半膜肌、腹直肌）或大网膜填充或臀下肌皮瓣移植。

尽管存在争议，保留控便功能的手术，如回肠袋–肛门吻合术、回肠造瘘术（Kock 袋）可被谨慎地应用于仅限于结肠的克罗恩病患者，这些患者往往对吻合失败和伤口并发症的风险进行了详细的咨询和考虑。然而，对于有末端回肠或肛周受累证据的患者，绝对不应该考虑这类手术，因为对于储袋、吻合口瘘和周围脓肿的患者，其克罗恩病复发率显著增加。

肛周疾病 病变涉及肛周的疾病包括肛裂和肛瘘，在克罗恩病患者中很常见，特别是结肠受累的患者。肛周疾病的治疗应以非手术治疗为主，除非出现脓肿或复杂的肛瘘，即便如此，也应该谨慎对待手术，尽量减少组织损伤。非化脓性、慢性肛瘘或肛裂可用抗生素、免疫抑制剂（如 AZT 或 6-MP）和英夫利昔单抗治疗，这是应用最广的基础支持治疗，因为其在瘘管闭合方面显示出良好的治疗效果[11]。一些非对照性研究表明，环孢素或 FK-506 对治疗有益处。

建议采取更保守的干预措施，如放置引流或挂线治疗，而不建议大范围的切除脓肿或瘘管。虽然慢性炎症可能导致一定程度的肛门狭窄，但对于大多数表浅、经括约肌下和括约肌间瘘的患者，应行瘘管切开治疗。经括约肌高位、括约肌上及括约肌外肛瘘通常采用非切开套扎治疗。肛裂通常是侧向的，较大、相对无痛，通常可行保守治疗。脓肿应进行引流，但不应进行大范围的组织切除。在某些情况下，可能需要提前关闭会阴瘘管。选择性造瘘与最佳药物治疗相结合，可较好地缓解炎症。直肠切除术虽然不常见，但对于那些内科保守治疗和外科治疗后仍进展的患者来说是必要的。

十二指肠疾病 发生于十二指肠的克罗恩病变占比不到 5%，其中最常见于十二指肠球部。手术并非主要的治疗手段。手术适应证是药物治疗无效的十二指肠梗阻，主要采取内镜下球囊扩张和外科手术治疗。胃空肠吻合术是首选，即旷置病变而非手术切除。狭窄成形术已成功地应用于某些特殊患者，并可避免胃空肠吻合术引起的边缘溃疡和腹泻。

预后

克罗恩病是一种不能通过药物或手术治愈的慢性炎症性肠病；因此，治疗主旨是诱导和维持症状控制，提高生活质量，并尽量减少长期并发症。据估计，大约 71% 的患者在确诊后 10 年内需要手术，50% 的患者在 20 年内需要再次手术[28]。症状复发率从 40% ～ 80% 不等，内镜复发率更高，高达 90% 的患者在 5 年内出现肉眼可见的病灶。唯一可以明确改变的危险因素就是戒烟。当患者对药物治疗无效或出现并发症时，通常需要手术治疗。多项研究表明，患者手术干预后生活质量评分有显著改善。尽管术后复发率很高，但准确的内镜监测结合维持免疫调节剂、抗 TNF 抗体、抗生素治疗，甚至正在研究的中药治疗，都在预防克罗恩病术后复发方面发挥了作用（图 50.25）。尽管目前该病尚无治愈方法，但内外科治疗的进步明显提高了患者生活质量和无疾病进展。

克罗恩病患者的标化死亡率在 20 岁之前开始发病和患病时间超过 13 年的患者中呈上升趋势。长期生存研究表明，克罗恩病患者的死亡率约为一般人群的 2 ～ 3 倍，通常与慢性伤口并发症和脓毒症有关。胃肠道肿瘤仍然是克罗恩病患者死亡的主要原因；其他相关的死亡原因有脓毒症、血栓栓塞并发症和电解质紊乱。

肠伤寒

在发展中国家，伤寒仍然是一个重要的问题，伤寒最常见于水源受到污染和废物处理不当的地区。全世界大约有 2160 万人罹患伤寒，每年约有 20 万人死亡。儿童和年轻人影响最深。卫生条件的改善降低了工业化国家伤寒的发病率。在美国，大多数伤寒病例发生在国际旅行者身上；然而，未经确诊和治疗的伤寒是危及生命的，且具有显著的长期发病率。

伤寒是一种主要由伤寒沙门氏菌引起的急性全身感染。伤寒沙门氏菌经口进入肠道，侵入小肠黏膜，迅速进入淋巴管，然后扩散到全身。网状内皮系统增生，包括淋巴结、肝脏和脾脏，是伤寒的特征。伤寒沙门氏菌侵入小肠淋巴结，随后形成溃疡，并发出血或穿孔。伤寒的诊断可通过从血液（90% 的患者发病第一周内呈阳性）、骨髓和粪便培养中分离细菌来确定。此外，针对 O 和 H 抗原的高滴度凝集素实验（Widal 试验）曾被使用，但其不具有特异性，不再用于临床。PCR 分析诊断伤寒链球菌的方法是难以预测的，结合血和尿培养的敏感性为 83%，特异性为 100%。间接血球凝集法、间接荧光抗体法和间接酶联免疫弯曲法检测伤寒链球菌 IgM 和 IgG 抗体都是很有前景的方法，但这些方法的成功率在文献报道中差异很大。

伤寒和无并发症的伤寒肠炎可用抗生素治疗。如果患者出现临床症状并曾前往流行区，应立即开始经

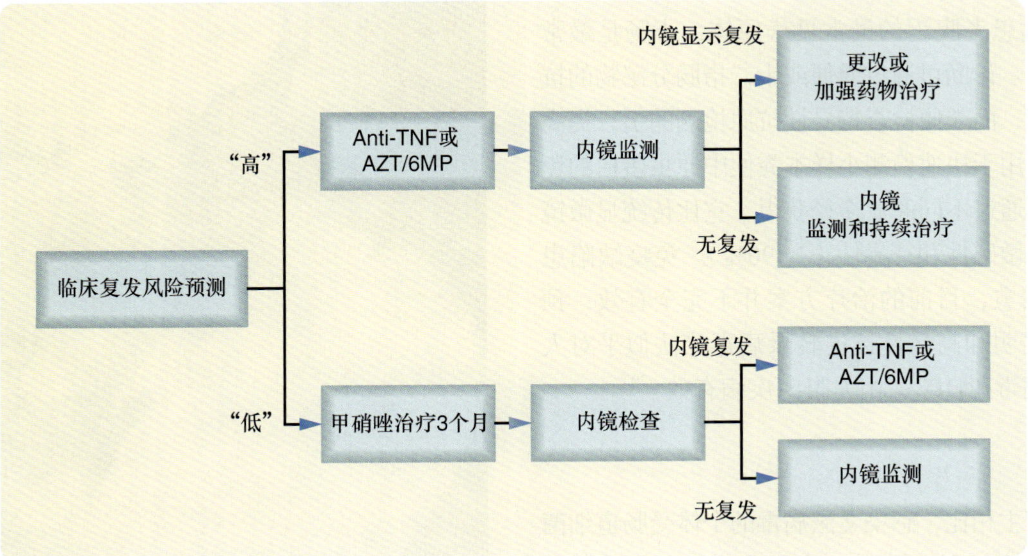

图 50.25 克罗恩病术后监测算法（Adapted from Vaughn BP，Moss AC. Prevention of post-operative recurrence of Crohn's disease. World J Gastroenterol. 2014；20：1147-1154；and Regueiro M，Feagan BG，Zou B，et al. Infliximab reduces endoscopic，but not clinical，recurrence of Crohn's disease after ileocolonic resection. Gastroenterology. 2016；150：1568-1578）。AZT，硫唑嘌呤；6 MP，6- 巯基嘌呤；TNF，肿瘤坏死因子

验性使用广谱抗生素。一旦确诊，不应延误治疗，因为及时的治疗能大大降低并发症和死亡的风险。一旦进行了药敏试验，抗生素选择的范围就应该缩小。氯霉素最初在 20 世纪 50 年代是主要的治疗药物，但由于广泛的抗生素耐药性发生，目前使用最广泛的药物是氟喹诺酮类药物和第三代头孢菌素类药物。

出血和穿孔等并发症需要手术治疗，有文献报道中出血的发生率高达 20%，但随着抗生素的应用，这个数据已经下降。发生出血时，应进行输血，通常输血就足够了。对于无法控制的危及生命的出血，极少数情况下必须进行剖腹手术。大约 2% 肠穿孔的发生是由于溃疡性派尔集合淋巴结引起的，其中典型的为回肠末端的单发穿孔，单纯缝合穿孔是治疗的选择。约 25% 的患者会发生多发穿孔，可能需要一期切除吻合或肠袢外置手术。

免疫受损宿主的肠炎

获得性免疫缺陷综合征（AIDS）的流行，以及器官移植后免疫抑制剂的广泛使用，导致许多罕见外来病原体感染胃肠道。几乎所有艾滋病患者在患病期间都有胃肠道症状，其中最常见的就是腹泻。外科医生可能会被要求对腹痛、急腹症或胃肠道出血的免疫缺陷患者进行评估，一些原生动物、细菌、病毒和真菌可能是致病原因。

原生动物

原生动物（如隐孢子虫、等孢子虫和微孢子虫）是导致艾滋病患者腹泻的最常见病原体，小肠是最常见的感染部位。诊断可通过粪便或十二指肠分泌物的抗酸染色来确定，而粪便检查特异性抗原检测的引入提高了诊断能力。用于快速检测小样本粪便中原虫蛋白的免疫层析法卡可通过不同商业途径获得，它比传统显微镜检查有更高的敏感性和特异性（> 90%）。免疫缺陷患者腹泻较难治愈，目前的治疗方案并不完全有效，预防性复方新诺明和高活性抗逆转录病毒疗法似乎对人类免疫缺陷病毒（HIV）相关腹泻疾病有效[29]。

细菌

与健康宿主相比，感染艾滋病毒的个体受肠道细菌感染的频率更高，毒性更强。沙门氏菌、志贺氏菌和弯曲杆菌与免疫缺陷患者较高的菌血症和抗生素耐药率有关。志贺氏杆菌或沙门氏菌感染的诊断可通过粪便培养确定。弯曲杆菌感染的诊断并非易事，因为粪便培养通常是阴性的，但 PCR 技术在评估粪便和血清培养阴性患者中显示出了较好前景。此类肠道感染的临床症状表现为高热、腹痛、腹泻甚至血性腹泻，腹痛表现类似急腹症。菌血症及严重感染应静脉注射亚胺培南类抗生素治疗；如果患者有多重耐药，可考虑将环丙沙星作为更好的选择；孕妇应用红霉素治疗是安全的。据报道，与未经治疗的对照组相比，接受利福布汀预防性治疗的艾滋病患者，其弯曲杆菌感染率比未接受治疗的对照组低。

艾滋患者中由艰难梭状芽孢杆菌引起的腹泻较常见，因为此类人群的抗生素使用相比健康宿主更多。根据粪便中艰难梭菌肠毒素的测定结果，甲硝唑或万古霉素的治疗通常有效。

分枝杆菌

分枝杆菌感染是免疫受损宿主肠道疾病的常见原因。可能继发于结核分枝杆菌或鸟分枝杆菌复合体（MAC），后者是一种与引起宫颈腺炎（淋巴结核）相关的非典型分枝杆菌类型。常见感染途径是由人体吞咽的微生物直接穿过肠道黏膜引起的。受 MAC 感染的影响，近端小肠襞大范围增厚（图 50.26）。临床上 MAC 患者表现为腹泻、发热、厌食和进行性消瘦。

结核分枝杆菌最常累及的部位是末端回肠和盲

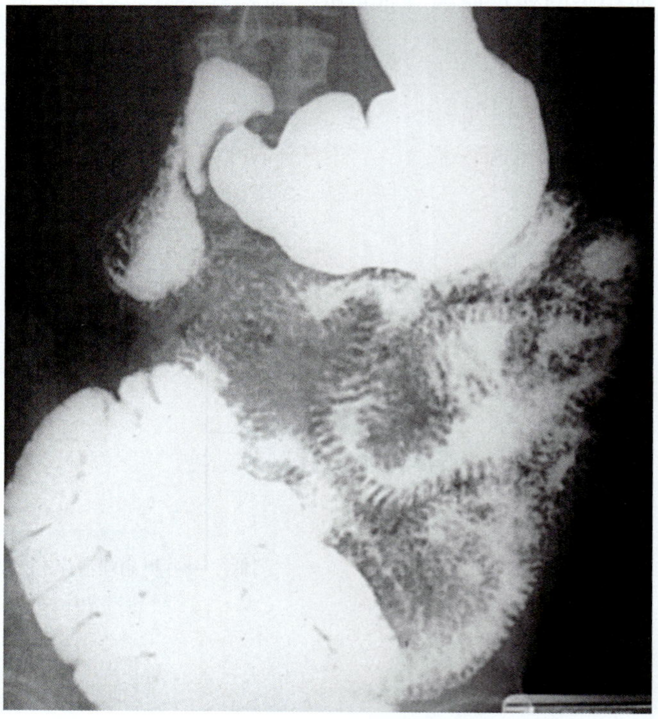

图 50.26 细菌感染导致肠道黏膜增厚的对比 X 光片。获得性免疫缺陷综合征患者表现为肠壁增厚，与非典型分枝杆菌继发肠炎一致（Courtesy Dr. Melvyn H. Schreiber，The University of Texas Medical Branch，Galveston，TX.）

肠，约 90% 的患者在该部位发病。肉眼可见溃疡、肥厚或溃疡性肥厚。肠壁多增厚，回盲部周围常出现炎性包块，急性炎症时有明显的狭窄甚至瘘管形成。浆膜表面常覆盖多个结节，肠系膜淋巴结增大，病理切片可见干酪样坏死；黏膜充血、水肿，甚至出现溃烂。组织学上，最明显的变化是肉芽肿，其中干酪样肉芽肿常见于淋巴结。多数患者主诉慢性非特异性腹痛，体重减轻，发热和腹泻等。

分枝杆菌感染的诊断是通过抗酸染色直接目测组织中的微生物、切除组织培养或 PCR 检测来确定的。放射学检查多提示黏膜增厚、皱襞扭曲和溃疡。CT 检查可能有用，可显示回盲瓣和盲肠肠壁增厚。

对于免疫受损或非免疫受损宿主来说，结核分枝杆菌的治疗是相似的。多药联合抗菌治疗通常对这种微生物有效。MAC 感染的治疗正在发展，已成功在体内外应用的药物包括阿米卡星、环丙沙星、环丝氨酸和乙硫异酰胺。克拉霉素也已成功地与其他药物联合使用。对于肠结核，特别是结核分枝杆菌感染，可能需要手术干预。梗阻和瘘管形成是手术的主要指征，然而，目前药物治疗对大多数瘘管有效。当发生肠道自由穿孔、脓肿穿孔或大出血等溃疡性并发症时，可能需要手术治疗，治疗方法通常为切除吻合。

病毒

巨细胞病毒是导致免疫受损患者腹泻的最常见病毒。临床表现为间歇性腹泻伴发热、体重减轻及腹痛。肠巨细胞病毒感染的临床表现是由黏膜缺血性溃疡引起的，这是巨细胞病毒引起穿孔高发生率的原因。由于弥漫性溃疡累及肠道，患者可表现为腹痛、腹膜炎或便血。巨细胞病毒是通过显示病毒包涵体来诊断的。最典型的形式是核内包涵体，它常被光环包围，产生所谓的“猫头鹰眼”外观。也可能有细胞质包涵体（图 50.27）。当存在包涵体时，巨细胞病毒培养呈阳性，但这些培养不如组织鉴定灵敏和特异。一旦诊断巨细胞病毒感染，更昔洛韦治疗通常有效。更昔洛韦的另一种替代药物是膦甲酸，它是一种磷酸腺苷类似物，可抑制病毒复制。其他不常见的病毒感染，包括腺病毒、轮状病毒和新型肠道病毒，像星形病毒和小核糖核酸病毒也有报道。

真菌

艾滋病患者的肠道真菌感染已被证实。胃肠道组织胞浆菌病发生在全身感染的情况下，常与肺部和肝疾病有关，可通过真菌涂片及感染组织或血培养确诊。最常见的治疗方法是应用两性霉素 B。球孢子病像组织胞浆菌病一样罕见，发生在全身感染情况下。

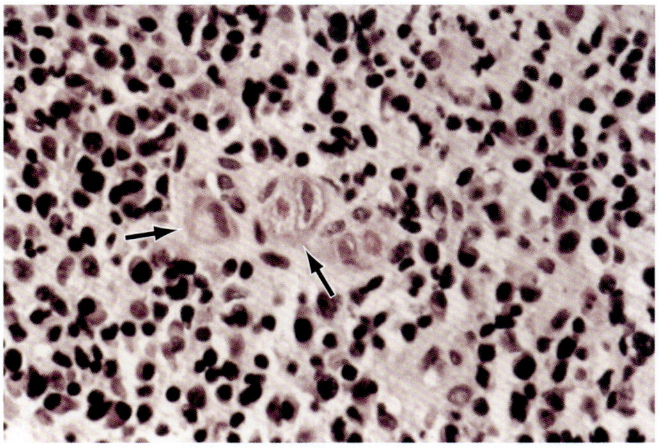

图 50.27 肠巨细胞病毒感染包涵体。巨细胞病毒肠炎合并获得性免疫缺陷综合征患者的小肠镜下切片，图中可见多个带有典型巨细胞病毒的核内和胞浆内包涵体的大细胞（箭头所示）（Courtesy Dr. Mary R. Schwartz，Baylor College of Medicine，Houston，TX.）

肿瘤

概述

虽然小肠占胃肠道长度的 75%，占表面积的 90%，但原发肿瘤发病率很小，低于 2%。然而，在过去十年里，小肠癌发病率平均每年增长约 2%。据估计，2018 年，美国有 10 470 例成年人确诊肠癌，将有约 1450 例死于本病。局部小肠癌的 5 年生存率约为 85%。不幸的是，只有 32% 的确诊患者为局部病变；局部和进展期患者 5 年生存率分别约为 75% 和 42%。这些统计数据可能反映了在过去十年中小肠癌发病率的增加。

良性肿瘤的平均发病年龄是 62 岁，恶性肿瘤是 57 岁。与其他癌症类似，也存在地域分布，最高的癌症发病率是在新西兰的毛利人和夏威夷民族，印度、罗马尼亚和其他东欧地区的发病率特别低。小肠肿瘤的发病率差异很大，良性病变在尸检时更容易被发现。因有临床表现而就诊并行外科手术治疗的小肠癌中，恶性肿瘤占 75%，这反映了一个事实，大多数良性肿瘤是无症状的，往往是偶然发现的。良性肿瘤中最常见的间质瘤和腺瘤，看似更多见于远端小肠，但这个结论可能有些误导，因为十二指肠长度相对较短。恶性肿瘤中最常见的是腺癌，占小肠恶性肿瘤的 30% ～ 50%；神经内分泌肿瘤（NETs）占 25% ～ 30%。腺癌多见于小肠近端，而其他恶性肿瘤多见于小肠远端。

与小肠肿瘤相关的危险因素包括家族性腺瘤性息肉病（FAP）、遗传性非息肉性结直肠癌、波伊茨-耶格综合征、克罗恩病、麸胶敏感性肠病（即乳糜泻）、既往消化性溃疡、囊性纤维化和胆道分流（即既往胆囊切除术）。有争议的危险因素包括吸烟、大量饮酒（乙醇＞ 80 g/d）和食用红肉或盐腌食品。

尽管小肠肿瘤的分子遗传学特征尚未完全明确，但与结直肠癌相似，*KRAS* 基因突变已被普遍认可。等位基因丢失，尤其是染色体部位的肿瘤抑制基因如 5q（*APC* 基因）、17q（*p53* 基因）、18q［*DCC* 和 *DPC4*（*SMAD4*）基因］已在一些小型肠癌中被证实。

最近的研究表明，约在 15% 的小肠腺癌中，DNA 错配修复基因对失活，并表现出高水平微卫星不稳定性（MSI-H）。有趣的是，MSI-H 与小肠癌和腹腔肿瘤相关，这可能与异常的 CpG 岛甲基化有关。此外，基因芯片分析表明，小肠肿瘤多同时表达表皮生长因子受体和血管内皮生长因子（VEGF），这可能有助于癌变。

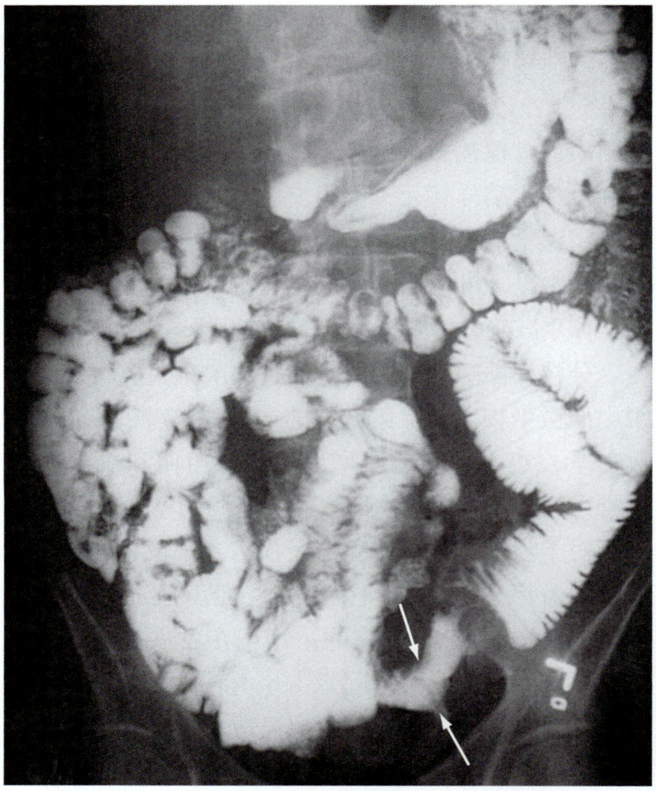

图 50.28 放射学检查显示小肠腺癌。钡剂造影显示典型的苹果核病变（箭头所示），由小肠腺癌引起，部分肠梗阻伴肠近端扩张（Courtesy Dr. Melvyn H. Schreiber，The University of Texas Medical Branch，Galveston，TX.）

临床表现

小肠肿瘤的症状多不明确，是非特异性的，包括消化不良、厌食、腹部不适和钝性腹痛等，常呈间歇性和绞痛感。大多数良性肿瘤患者无症状，症状可能在诊断前已存在数月或数年，肿瘤仅在尸检、开腹手术或上消化道放射学检查时偶然发现。疼痛是最常见的主诉，往往与梗阻有关。通常，肠梗阻是肠套叠的结果，良性小肿瘤是成人肠套叠最常见的原因。出血是第二常见的症状，常呈隐匿性；虽然危及生命的出血不常见，但也可能出现便血或呕血。

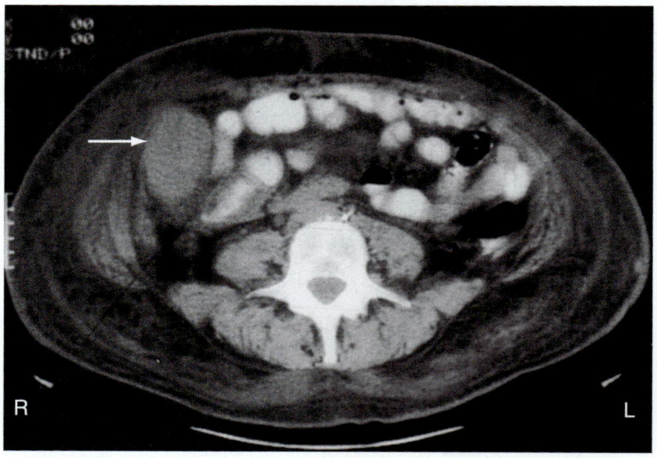

图 50.29 小肠肿瘤。腹部 CT 扫描显示小肠肿瘤（箭头）（Courtesy Dr. Melvyn H. Schreiber，The University of Texas Medical Branch，Galveston，TX.）

诊断

由于多数小肠肿瘤具有隐匿性，所以必须在高度怀疑时才能诊断。在多数病例中，仅 50% 有症状的患者能在术前正确诊断。腹部平片可以证实存在梗阻；但在多数情况下，腹部平片对小肠肿瘤的诊断并无帮助。53% ～ 83% 的小肠恶性肿瘤可通过上消化道相关检查确诊（图 50.28）。超声检查对小肠肿瘤的术前诊断无效。腹部 CT 在发现肠外肿瘤（如恶性胃肠道间质瘤）方面有用，并可提供恶性肿瘤分期信息（图 50.29）。小肠 CT 造影似乎是一种更敏感的技术，诊断准确率约为 95%，小肠 MRI 造影的敏感性和特异性分别是 98% 和 97%。

柔性内镜检查可能有用，特别是在诊断十二指肠病变方面，结肠镜可进镜至回肠末端，来观察和活检回肠肿瘤，此项检查还没有被常规用于评估小肠病变，因为小肠检查全过程可能需要 8 小时，且看不到全部小肠。双气囊小肠镜检查也是有益的；它适用于组织活检、术前定位，以及没有其他更好诊断方法的情况下，因为这项检查有穿孔风险。更先进的胶囊内镜可能对肠道病变的诊断有一定作用。胶囊内镜诊断小肠肿瘤的敏感性和特异性分别为 89% ～ 95% 和 75% ～ 95%，伴隐蔽性出血的可能。血管造影对血管源性肿瘤的诊断和定位具有重要价值。尽管有这些复杂的影像学和诊断方法，但小肠肿瘤往往仅在手术探查时才能诊断。

良性肿瘤

最常见的良性肿瘤包括良性间质瘤、腺瘤和脂肪瘤。在尸检报告中，腺瘤是最常见的良性肿瘤，而间质瘤是最常见的有明显临床表现的小肠良性病变。

一般来说，手术中发现的良性肿瘤需切除，因为其症状可能随着时间推移而发展。由于多发性肿瘤并不少见，所以术中对其余小肠进行探查是必要的。

间质瘤

胃肠道间质瘤占所有软组织肉瘤的 20%，主要发生在胃（60%）、空肠和回肠（30%），很少发生在十二指肠（5%）。间质瘤起源于卡哈尔间质细胞，一种起源于中胚层的肠道起搏细胞。中位诊断年龄为 65 岁，男性和女性发病率相近。胃肠道间质瘤通常体积很大，中位确诊大小为 6 cm；甚至有些大于 20 cm[30]。胃肠道间质瘤可以是恶性肿瘤，近 20% 伴转移性疾病，最常见的是肝转移。GIST 的症状包括腹痛、腹胀、肠梗阻或肿瘤出血导致贫血、黑便或呕血等。GIST 的检查通常以 CT 开始，MRI 可提供直肠或十二指肠肿瘤的更多信息，内镜活检与 KIT（95%）和 anoctamin-1（98%）免疫组化染色可以确诊。95% 以上的间质瘤表达 CD117，这是 KIT 原癌基因蛋白，是干细胞生长因子的跨膜受体；70% ～ 90% 的间质瘤表达人祖细胞抗原 CD34；这些肿瘤中肌动蛋白（20% ～ 30%）、S100（2% ～ 4%）和肌间线蛋白（2% ～ 4%）染色很少呈阳性。间质瘤的大体外观为坚实的灰白色病变，切面可见轮状外观；镜下可见分化良好的平滑肌细胞。此外，肿瘤表现为壁内和壁外生长，壁内生长可引起梗阻，有时达到相当大的尺寸，会因血供不足而导致出血。

手术切除是必要治疗。GIST 的恶性风险和预后是根据每高倍镜视野（HPF）的有丝分裂数和肿瘤大小进行分层的。有丝分裂指数有低（＜ 5 个有丝分裂/50 HPF）或高（＞ 5 个有丝分裂 /50 HPF）之分。良性肿瘤通常有丝分裂指数较低（＜ 5 个有丝分裂 / 50 HPF）。肿瘤大小也须同时考虑，大于 5 cm 的肿瘤，无论有丝分裂指数如何，都有较高的转移和复发率；而有丝分裂指数高的肿瘤，无论大小，都有较高的转移和复发率。高危 GIST 病灶切除后可能需要辅助治疗。

腺瘤 腺瘤约占小肠良性肿瘤的 15%，主要有三种类型：真性腺瘤、绒毛状腺瘤和布鲁纳腺瘤。20% 的腺瘤发生在十二指肠，30% 发生在空肠，50% 发生在回肠。这些病变大部分是无症状的；多单独发生，尸检时偶然发现。最常见的症状是出血和梗阻。小肠绒毛状腺瘤很罕见，最多见于十二指肠，可能与家族性息肉病综合征有关。真性腺瘤和绒毛状腺瘤都被认为沿着与结直肠腺瘤相似的腺瘤-癌序列发展，被认为是癌前病变。绒毛状腺瘤特别容易发生恶变，直径可能较大（＞ 5 cm），通常继发腹痛或出血；也可能发生梗阻。

据报道，这些病变的恶性潜能为 35% ～ 55%。治疗取决于腺瘤的位置和类型，治疗方式有内镜和外科手术。在空肠和回肠部位，首选治疗方式是节段切除。虽然只有 5% 的腺瘤发生在十二指肠，但它们常出现明显的临床表现，并且由于潜在的并发症（20% ～ 30%）与胰十二指肠切除术或保留胰腺的十二指肠切除术相关，因此必须仔细制定手术计划。超声内镜在治疗前的评估中实用性很高，并有助于指导治疗计划。内镜下切除是较安全的方式，并可避免外科手术带来的相关不良后果；然而，一些研究表明，内镜治疗（如圈套切除、热消融、氩等离子体凝固或光动力疗法等）后复发的终生风险约为 50%。内镜黏膜切除术作为治疗十二指肠腺瘤和布鲁纳腺瘤的有效方法正在被广泛接受。一项单中心研究发现，即使是较大的（＞ 2 cm）十二指肠腺瘤，应用内镜黏膜切除术完整切除的成功率依然很高；然而，延迟出血的风险也很显著。其他研究表明，内镜黏膜切除术的其他并发症发生率约为 17%，包括穿孔、出血和胰腺炎等。息肉切除术后的侵袭性改变或复发需要更明确的方法来治疗（如胰十二指肠切除术）。

家族性腺瘤通常发生于 FAP 综合征中，需要不同的算法。FAP 的结肠外表现具有显著的后果，大量研究表明，50% ～ 90% 的病例可以发现十二指肠腺瘤，年龄的增长被认为是腺瘤发展的一个独立危险因素。尽管这些肿瘤生长缓慢，FAP 患者一生中依然有 5% 的风险发展为十二指肠腺癌，这是这些患者癌症相关死亡的主要原因；因此，终生性日常监测是有必要的。为了指导监测和治疗，对患者按 Spigelman 分类法进行分类（表 50.8）。定期使用前视和侧视内镜对可疑、绒毛状或较大（> 3 cm）腺瘤进行活检，并随机抽取十二指肠活检标本。根据 Spigelman 分类（框 50.5）[31]，内镜筛查的频率为 1 ～ 5 年。对于较大腺瘤，内镜下黏膜切除术或外科息肉切除术都可选择。以氩束凝固或光动力疗法的形式消融治疗已被尝试用于这些患者，但结果令人失望。如果出现高度不典型增生、原位癌或 Spigelman Ⅳ期，就必须行胰十二指肠切除术或保留胰腺十二指肠的切除术。其余小肠部位的腺瘤在 FAP 患者中也很常见，但其发病率不如十二指肠疾病。

布鲁纳腺瘤是由十二指肠近端布鲁纳腺引起的良性增生性病变。这些腺瘤可能产生类似消化性溃疡的症状。诊断通常可以通过内镜和活检来完成。在可操作区域的症状性病变中，可采用内镜或手术的方式进行切除治疗。布鲁纳腺瘤不存在恶变可能性，因此不应采用根治性切除。

脂肪瘤　脂肪瘤也包括在间质肿瘤的范畴内，最常见于回肠，多见于黏膜下层的单个壁内病变。多发于 60 ～ 70 岁，男性更常见。约有不到 1/3 的肿瘤有症状，最常见的表现是梗阻和浅表溃疡引起的出血。临床表现明显的患者可采取手术切除。脂肪瘤不具有恶性潜能，因此，如果偶然发现，只行简单切除术即可。

表 50.8　十二指肠腺瘤病的 Spigelman 分型

	分数		
变量	1	2	3
息肉个数	1 ～ 4	5 ～ 20	> 20
息肉大小（mm）	1 ～ 4	5 ～ 10	> 10
组织学类型	管状	绒毛状管状	绒毛状
发育不良情况	轻度	中等	严重

From Johnson MD, Mackey R, Brown N, et al. Outcome based on management for duodenal adenomas: sporadic versus familial disease. J Gastrointest Surg. 2010; 14: 229-235.

框 50.5　根据 Spigelman 分类，建议内镜监测的时间

Spigelman 分类（监测间隔年）
0（4）
Ⅰ（5）
Ⅱ（2 ～ 3）
Ⅲ（0.5 ～ 1）
Ⅳ（考虑手术）

Adapted from Campos FG, Sulbaran M, Safatle-Ribeiro AV, et al. Duodenal adenoma surveillance in patients with familial adenomatous polyposis. World J Gastrointest Endosc. 2015; 7: 950-959.

黑斑息肉综合征　小肠错构瘤是黑斑息肉综合征（P-J 综合征）的一部分，是一种遗传性皮肤黏膜黑色素沉着和胃肠道息肉综合征。遗传模式为常染色体显性遗传，外显率高。典型的色素沉着病灶较小，约为 1 ～ 2 mm，为棕色或黑色斑点，位于面部、颊黏膜、前臂、手掌、足底、手指和肛周。错构瘤最常见于空肠和回肠，50% 的患者也可能有直肠和结肠病变，25% 的患者有胃部病变。最常见的症状是反复腹部绞痛，多是间歇性肠套叠的结果。据报道，1/3 的患者伴下腹疼痛和可触及的肿块。息肉切除后的急性出血不常见，但仍有可能发生，并常伴有贫血。尽管曾经被认为是一种单纯的良性疾病，但据报道，3% ～ 6% 的错构瘤发生了腺瘤性改变。结肠外恶性肿瘤很常见，发生在 50% ～ 90% 的患者中（小肠、胃、胰腺、卵巢、肺、子宫和乳房）。与其他部位相比，小肠是最常见的部位。对 P-J 综合征并发症的治疗主要针对肠梗阻或持续性胃肠道出血。切除范围应仅限于产生并发症的肠段。由于肠道受累范围很广，治愈是不可能的，因此不建议广泛切除。

血管瘤　血管瘤是一种发育畸形，主要表现为黏膜下血管的增殖。它们可以发生在胃肠道任何部位，空肠是最常见的受影响的小肠部位。血管瘤占所有小肠良性肿瘤的 3% ～ 4%，60% 的患者是多灶性的。此外小肠血管可能是一种称为 Osler-Weber-Rendu 病的遗传性的一部分。血管瘤也可发生在肺、肝和黏膜。特纳综合征患者也可能有肠道海绵状血管瘤。小肠血管瘤最常见的症状是肠道出血。血管造影术和 Tc-99m 红细胞扫描是最有用的诊断方法。如果血管瘤是在术前定位的，则需要切除受影响的肠段。术中透照和触诊有助于鉴别非局限性血管瘤。

恶性肿瘤

基于人口的分析显示，小肠恶性肿瘤的发病率在过去三十年中稳步上升。这一增长反映了小肠神经内分泌肿瘤（NENs）的诊断增加，在过去 30 年增加了 4 倍多（从每百万人口 2.1 例增长为 9.3 例），而腺癌、间质瘤和淋巴瘤的发病率变化不太明显。一项大型回顾性研究评估了 1992—2010 年的监测、流行病学、最终结果（SEER）和医保数据库，结果显示小肠癌的 5 年生存率为 34.9%，而同期大肠癌的 5 年生存率为 51.5%。与结直肠癌不同的是，小肠腺癌的化疗并没有提高各分期总体生存率。事实上，与单纯手术相比，手术联合化疗并没有带来明显的生存获益，导致该人群中过度使用辅助化疗[32]。这些发现强调了我们需要更多新颖有效的治疗策略。

与良性病变相比，恶性肿瘤几乎都有明显的临床表现，最常见的症状是疼痛和体重减轻。15% ～ 35% 的患者发生梗阻，但与良性病变引起的肠套叠不同，梗阻通常是肿瘤浸润粘连的结果。同时也可出现腹部下坠感、腹泻以及大量黏液排出。

胃肠道出血以贫血、大便隐血阳性为表现，偶有黑便、便血，不同程度地发生在恶性病变中，多见于胃肠道间质瘤。10% ～ 20% 的患者可触及肿块，约 10% 的患者可出现穿孔，通常继发于淋巴瘤和肉瘤。尽管临床表现可能相似，但各类肿瘤类型都有不同的生物学特点，这决定了治疗效果和预后。

神经内分泌肿瘤

小肠神经内分泌肿瘤（NENs）起源于肠嗜铬细胞（Kulchitsky cells），后者是一种位于 Lieberkühn 隐窝底部的神经嵴细胞，这些细胞也称为嗜银细胞，因为它们可以被银化合物染色。这类肿瘤首次于 1888 年由 Lubarsch 提出；1907 年，Oberndorfer 提出“类癌”（Karzinoide）这个术语，表示癌样外观和无恶性潜能的概念。然而，“类癌”一词已经成为一个错误的名称，因为所有神经内分泌肿瘤（NENs）都有潜在的恶性风险。这类肿瘤在肺、支气管和胃肠道等多个器官中都有报道。大多数小肠 NENs 患者年龄在 70 岁，胃肠 NENs 的中位年龄为 63 岁。NENs 分类主要基于肿瘤的分级和分化，分为神经内分泌肿瘤（NETs）和神经内分泌癌（NEC）。NETs 可能是良性或分化良好的恶性类型，后者根据外观、有丝分裂率、肿瘤行为（侵犯其他器官）和 Ki-67 增殖指数，可进一步细分为三组，低级（1 级，G1）、中级（2 级，G2）或高级（3 级，G3）。另一方面，神经内分泌癌均为 G3 型低分化恶性肿瘤。G3 分化好的 NET 和 G3 分化差的 NEC 之间的区别是困难的，可能需要额外的病理证实或免疫组化染色[33]。

NETs 也可根据胚胎期起源部位和分泌物进行分类。可能来自前肠（呼吸道、胸腺）、中肠（空肠、回肠、右结肠、胃、十二指肠近端）和后肠（远端结肠、直肠）。前肠 NETs 的特点是产生低水平的血清素（5- 羟色胺），可能分泌 5- 羟色胺酸或促肾上腺皮质激素。中肠 NETs 的特点是产生高血清素。后肠 NETs 很少产生血清素，但可能产生其他激素，如生长抑素和肽 YY。胃肠道是最常见的 NETs 好发部位，阑尾最多见，其次是小肠。小肠 NETs 几乎总是发生在回肠末端 2 英尺内。

NETs 有可变的恶性潜能，由多潜能细胞组成，具有分泌大量体液的能力，其中最突出的是血清素和 P 物质（表 50.9）。除了这些物质，NETs 还能分泌促肾上腺皮质激素、组胺、多巴胺、神经降压素、前列腺素、激肽、胃泌素、生长抑素、胰多肽、降钙素和神经元特异性烯醇化酶。

NETs 的首要问题是肿瘤本身的恶性潜能。类癌综合征继发于血清素或速激肽的产生，其特征是皮肤潮红、支气管痉挛、腹泻和血管舒缩的发作，主要出现在有肝转移的患者中。原发性肿瘤绕过门静脉系统（如卵巢、肺）直接侵犯静脉系统，引起类癌综合征而无转移。

病理　70% ～ 80% 的 NETs 无症状，都是在手术中偶然发现的。胃肠道 90% 以上的 NETs 分布在 5 个主要部位：小肠（38%）、直肠（34%）、结肠（16%）、胃（11%）和其他部位（1%）。最近美国 NETs 发病率

表 50.9　神经内分泌肿瘤的分泌产物 *

胺	速激肽	肽	其他
5-HT	激肽释放酶	胰多肽（40%）	前列腺素
5-HIAA（88%）	P 物质（32%）	嗜铬粒蛋白（100%）	
5-HTP	神经肽 K（67%）	神经降压素（19%）	
组胺		HCG-α（28%）	
多巴胺		HCG-β	
		胃动素（14%）	

Compiled with the help of Zandee WT，Kamp K，van Adrichem RC，et al. Effect of hormone secretory syndromes on neuroendocrine tumor prognosis. Endocr Relat Cancer. 2017；24：R261-R274.

HCG：人绒毛膜促性腺激素；5-HIAA：5- 羟基吲哚乙酸；5-HT：5- 羟色胺；5-HTP：5- 羟色氨酸。

* 括号中的值表示百分比。

有所增加，与直肠和胃肿瘤诊断检测方式的改进有关，有趣的是，韩国人最常见的NETs部位是直肠[34]。恶性潜能（转移能力）与肿瘤位置、大小、浸润深度和生长方式有关。只有约3%的阑尾NETs发生转移；约35%的回肠NETs与转移有关；多数（约75%）胃肠道NETs直径小于1 cm，约2%胃肠道NETs与转移有关；相比之下，直径为1～2 cm和大于2 cm的NETs分别与50%和80%～90%的病例发生转移有关。

NETs的大体外观是小且质硬的黏膜下结节，切面常呈黄色（图50.30A），它们像小肠系膜边缘的白色小斑块一样细微（图50.30B）。这类肿瘤的典型之处在于，其与结节性疾病引起的更大的肠系膜肿块和结缔组织浸润肠系膜有关，经常被误认为是原发肿瘤。它们往往生长非常缓慢，但侵犯浆膜层后，强烈的结缔组织增生反应导致肠系膜纤维化、肠扭转和间歇性梗阻。多发性小肠NETs发病率为20%～30%，这种多发倾向超过胃肠道其他恶性肿瘤。另一个不寻常之处在于，它们经常与另一种原发恶性肿瘤共存，而二者的组织学类型却不同，通常可并发腺癌（最常见于大肠），这可发生在10%～20%的NETs患者中。在约10%的病例中，多发性内分泌肿瘤1型与NETs有关。

临床表现 在除外类癌综合征的情况下，小肠NETs的症状与其他组织学类型的小肠肿瘤相似。最常见是腹痛，与部分或全部小肠梗阻有不同程度的相关性，梗阻可由肠套叠引起，通常继发于局部结缔组织增生，这显然是由肿瘤产生的体液因子引起的。也可表现为腹泻和体重下降，腹泻是由部分肠梗阻导致的，而非在恶性类癌综合征患者中注意到的分泌性腹泻所致。随着肠系膜和淋巴结病变的进展，局部静脉充血和受影响肠段局部缺血是导致肿瘤临床症状和并发症的原因。

恶性类癌综合征 恶性类癌综合征是一种相对罕见的疾病，发生在少于10%的NETs患者中。该综合征通常与胃肠道NETs有关，特别是小肠NETs，其他部位NETs，如支气管、胰腺、卵巢和睾丸，也被描述与该综合征有关。由于导致类癌综合征的血管活性肽会进行首过代谢，因此肝转移或腹腔外疾病是引发该综合征的必要条件。类癌综合征的典型描述包括血管舒缩、心脏和胃肠道表现。许多体液因子由NETs产生，但被认为会导致类癌综合征的体液因子包括血清素、5-羟基色氨酸（血清素合成的前体）、组胺、多巴胺、速激肽、激肽释放酶、P物质、前列腺素和神经肽K等。大多数恶性类癌综合征的患者已表现出肝转移性疾病。然而，像卵巢和腹膜后NETs，在没有肝转移的情况下也可能产生综合征。

常见症状和体征包括皮肤潮红（80%）、腹泻（76%）、肝大（71%）和心脏病变等，最常见的是右侧心脏瓣膜病（41%～70%）和哮喘（25%），类癌综合征皮肤潮红可分为以下4种类型：

1. 弥漫性红斑，发作短暂，通常影响面部、颈部和胸部上部；

2. 紫绀型，类似于弥漫性红斑性潮红，但发作时间可能更长，可能会出现永久性紫红色潮红，眼睛湿润甚至影响结膜；

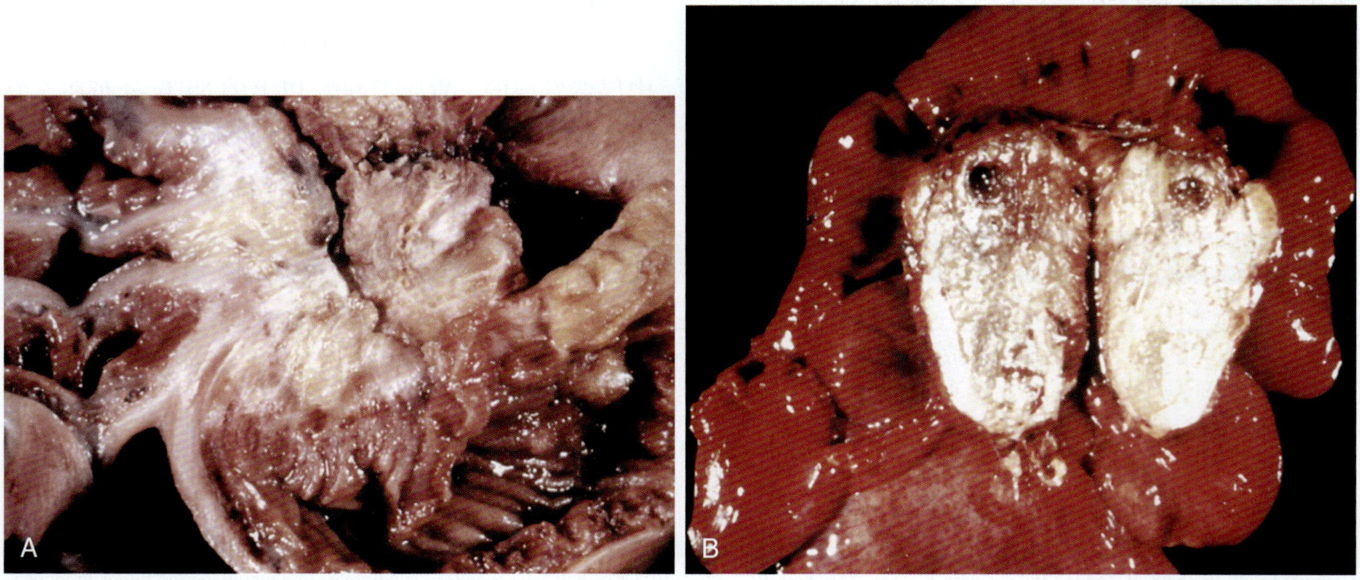

图50.30 神经内分泌肿瘤（NET）大体病理特征。（**A**）回肠远端NET显示强烈的结缔组织增生反应和肠壁纤维化；（**B**）小肠NET肠系膜转移（Adapted from Evers BM，Townsend CM Jr，Thompson JC. Small intestine. In：Schwartz SI，ed. Principles of Surgery. 7th ed. New York：McGraw-Hill；1999：1245.）

3. 长时间的潮红，可持续 2 ～ 3 天，并累及全身，可伴流泪、低血压和面部水肿；

4. 鲜红色的斑片状潮红，常见于胃 NETs。

与类癌综合征相关的腹泻是阵发性的（通常在饭后发生），稀水样，常急性发作。循环中血清素的增加被认为是腹泻的原因，因为血清素拮抗剂二甲麦角新碱能有效地控制症状。心脏病变通常累及右侧心脏，但 15% 的患者存在左侧病变，可导致充血性心脏病和有症状的左侧心力衰竭。三种最常见的心脏病变是肺动脉狭窄（90%）、三尖瓣关闭不全（47%）和三尖瓣狭窄（42%）。哮喘通常发生在脸红症状期间，血清素和缓激肽与此症状有关。偶尔会出现吸收不良和糙皮病（痴呆、皮炎和腹泻），被认为是由饮食中色氨酸过度转移引起的。

诊断　各种体液因子升高是 NETs 和类癌综合征患者的诊断基础。NETs 产生 5- 羟色胺，在肝和肺代谢为药理上不活跃的 5- 羟基吲哚乙酸（5-HIAA）。用高效液相色谱法测定 24 小时尿中 5-HIAA 水平升高具有高度特异性，但不敏感。近十年，嗜铬粒蛋白 A（CgA）已成为公认的类癌标志物；在 80% 以上的 NETs 患者中升高。单纯通过 CgA 诊断 NETs 的特异性为 95%，但一些研究人员建议应将其他检测方法与 CgA 结合，因为后者敏感性仅为 55%。血清 CgA 和 24 小时尿 5-HIAA 相结合是一种敏感性更高的诊断方法。研究表明，血清 CgA 和 N- 末端脑利钠肽前体也可以联合用于诊断和监测，因为 N- 末端脑利钠肽前体和脑利钠肽水平升高的患者比单纯 CgA 升高的患者总体生存期更差。在切除后用作监测指标或评估预后方面，CgA 已被证明比尿液 5-HIAA 有效。血浆 5-羟色胺、P 物质、神经紧张素、神经激肽 A 和神经肽 K 水平可以测量，但这些肽可能并非在所有患者中都升高。使用五肽胃泌素、钙或肾上腺素的刺激试验可用于重现 NETs 症状。最近，五肽胃泌素已被用于鉴别 NETs 和慢性萎缩性胃炎，但考虑到诊断可靠性，一般不用于 NETs 诊断，而是用 5-HIAA、CgA 和 N-末端脑利钠肽前体。

小肠 NETs 很少在术前诊断出来。小肠钡造影可显示由于肠扭转和纤维化导致的多发性充盈缺损（图 50.31），结合解剖和功能成像技术通常可优化灵敏度和特异性。

传统上，CT 扫描是确定疾病部位和有无淋巴或血行转移的首选影像学检查。CT 扫描可显示肿瘤大小、肠系膜浸润和结缔组织增生反应程度以及是否有区域淋巴结浸润。如果这些实体不明确，CT 对该病的诊断能力依然有限。然而，当 CT 扫描显示有实性肿块，边缘呈棘状，周围有放射状条纹，肠系膜脂肪内有线状条纹，肠道呈扭结状时，就可以相当肯定地诊断胃肠道 NETs。CT 血管造影在伴有巨大肠系膜病变的病例中可能有用，以识别肠系膜恶性病变的典型特征——包膜和假性动脉瘤的形成。一般来说，MRI 不用于胃肠 NETs 的诊断，但可以帮助诊断转移性疾病，特别是肝转移。肝转移灶 MRI 结果中，通常在 T1 加权像上呈低信号，T2 加权像上呈高信号。使用钆造影剂后，肝转移灶在肝动脉期周围增强，在门静脉期表现为低信号缺陷。弥散加权 MRI 和动态对比增强技术代表了有前景的影像学进展，尽管这些成像技术尚未被验证用于监测 NETs 治疗。

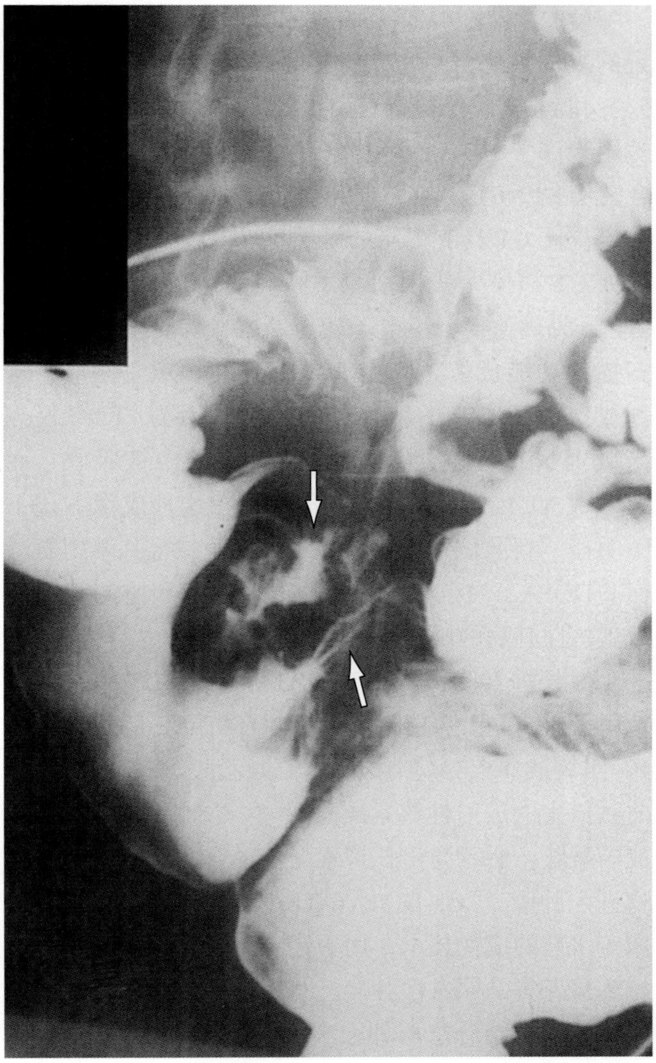

图 50.31　造影片显示神经内分泌肿瘤（NET）。回肠末端 NET 钡剂造影显示纤维化，有多个充盈缺损和高度部分梗阻（箭头）（Courtesy Dr. Melvyn H. Schreiber，The University of Texas Medical Branch，Galveston，TX.）

奥曲肽是生长抑素的合成类似物，铟（^{111}In）标记的戊曲肽特异性结合生长抑素受体亚型2和亚型5。功能性核成像检查利用生长抑素受体阳性的概念，被用于许多NETs的成像，包括那些具有生长抑素结合位点的NETs。在描述和定位NETs方面，核素扫描定位比CT具有更高的敏感性，在腹部外转移性疾病或CT扫描无法识别原发肿瘤的情况下尤其有用。^{18}F-氟脱氧葡萄糖正电子发射断层成像（^{18}FDG-PET）扫描的功能成像是一个非常有趣的领域。然而，这种成像方式本身的能力是有限的，因为^{18}FDG仅在高级别NETs（例如，高Ki-67表达）中被吸收，而大多数NETs的Ki-67表达较低，在这种成像方式下不明显。新同位素的加入，如^{18}F-L-二羟基苯丙氨酸（^{18}F-DOPA），极大地提高了PET诊断和监测神经内分泌恶性肿瘤的敏感性。

生长抑素受体^{68}Ga-DOTATATE PET/CT越来越多地用于NETs患者的术前分期。DOTATATE是由1,4,7,10-四氮杂环十二烷-1,4,7,10-四乙酸（DOTA）和奥曲肽衍生的放射性核素酪氨酸-3-奥曲酸（TATE）组成的酰胺。后者与生长抑素受体结合，从而引导放射物进入肿瘤。^{68}Ga-DOTATATE PET/CT是一种具有临床实用性的成像技术，用于定位不明来源的神经内分泌转移患者的原发性肿瘤，并用于确定转移疾病的存在和范围。结合这两种方法可能对NETs诊断和治疗更有帮助

在一项27例NETs患者的PET/CT结果与组织病理学发现之间关系的研究中，^{68}Ga-DOTATATE和^{18}FDG-PET/CT的敏感性分别为95%和37%。^{68}Ga-DOTATATE对肝、淋巴结、骨转移和原发性病变的检测灵敏度分别为95%、95%、90%和93%，^{18}FDG分别为40%、28%、28%和75%。最近，一种新的放射性核素^{64}Cu-DOTATATE被FDA批准用于NETs的诊断用途。与^{68}Ga-DOTATATE相比，^{64}Cu-DOTATATE成像的好处包括更好的真阳性病变检测，更长的保质期和扫描窗口，使其成为一种理想的诊断工具[35]。最后，肽受体放射性核素治疗剂镥-177（^{177}Lu）具有诊断和治疗双重作用，可作为治疗的新型药物。开发与生长抑素受体2、3、5高亲和力的化合物的原因是为了提高诊断敏感性。由于手术切除是小肠NETs患者的唯一治疗方法，准确的术前造影是指导手术的关键。

治疗

手术治疗　小肠NETs的治疗是基于肿瘤大小、位置和转移性疾病综合考虑的。对于直径小于1 cm且无区域淋巴结转移迹象的原发肿瘤，节段性肠切除是足够的。对于病灶大于1 cm、多发肿瘤或有区域淋巴结转移的患者，不论原发肿瘤大小，均需广泛切除肠系膜。回肠末端病变最好采用右半结肠切除术，十二指肠小肿瘤可局部切除，更广泛的病变可能需要胰十二指肠切除术。一项单中心前瞻性纵向研究表明，腹腔镜入路是安全可行的。腹腔镜检查与开腹手术相比，可达到同样的R0切除（即无显微镜下肿瘤残留），住院时间更短。中位随访时间为39个月，1、3和5年无进展生存率分别为：R0无肝转移患者分别为95%、83%和75%；R0有肝转移的分别为92%、83%和57%；R2切除（即有肿瘤残留）的患者分别为82%、58%和30%。腹腔镜组和开放手术组的总生存期和无进展生存期没有差异[36]。

在NET的患者麻醉管理中应注意，麻醉可能导致以低血压、支气管痉挛、潮红和快速心律失常为特征的类癌危象。类癌危象可用奥曲肽静脉滴注治疗，每次50～100 μg，继以50 μg/h输注。

除了原发肿瘤的治疗外，腹部多原发病灶的探查也很重要。通常有大面积的结缔组织增生反应，导致小肠肠系膜缩短和折叠，从而导致肠梗阻和绞痛。在大部分涉及肠系膜的病例中，应将肿瘤从肠系膜血管上剥离，保留未受影响的肠管血液供应。尽管技术要求很高，但这样处理是适当的。在进行困难的切除术时，需要广泛分离小肠系膜。不仅肠系膜切除表现出显著的生存优势，肠系膜减除也是很好的姑息治疗方式。积极的手术切除和减瘤术可缓解93%的梗阻和83%的肠系膜血管阻塞[37]。

对于NETs广泛转移的患者，仍然是需要外科手术治疗。与其他肿瘤转移不同的是，外科手术减瘤有明确作用，通常可达到明显的症状缓解。在肝局限受累的患者中，与其他治疗方式相比，转移瘤切除术提供了最持久的生存益处。对于肝转移患者，只要无肝外转移，肝功能不受损害，无弥漫性双叶受累，手术切除是一种选择。不幸的是，大多数患者不适合肝切除术，因为确诊时已存在广泛转移。即使行肝转移瘤切除，复发率仍高达75%。在这些病例中，经动脉化疗栓塞或放射栓塞已被证明可达到肝转移瘤控制。此外，切除原发肿瘤，无论是否切除肠系膜，已被证明可以提高生存率，并减缓不可切除患者的肝转移进展。虽然有一些小样本研究评估了NETs伴广泛肝转移的治疗，但令人难以置信的高复发率限制了这类研究。总的来说，由于治疗方案的复杂性，所有的手术

切除都应该在较大的中心进行。

药物治疗 对恶性类癌综合征患者的药物治疗主要是针对缓解由过量分泌体液因子引起的症状。表 50.10 总结了 NET 的药物治疗。生长抑素类似物（SSAs）可控制功能性胃肠 NETs 患者症状，可控制 70% 以上的类癌综合征患者的症状[38]。SSAs 如醋酸奥曲肽（sandostatin）和兰瑞肽及其配方（分别为 sandostatin LAR 和 somatuline）可缓解大多数患者的类癌综合征症状（如腹泻、潮红、抗分泌作用），并延缓癌症进展（抗增殖作用）。2 项 3 期随机试验证实了其抗增殖作用。首先，PROMID 试验的 85 例患者证实肿瘤负荷是一个重要的生存预测指标，与安慰剂相比，奥曲肽 LAR 可延迟肿瘤进展[39]。奥曲肽 LAR 推荐用于 1 级和 2 级 NETs，不推荐用于 3 级疾病。其次，具有里程碑意义的兰瑞肽抗增殖反应在神经内分泌肿瘤（CLARINET）试验的对照研究中，与 1 级或 2 级转移性肠胰 NETs 患者无进展生存期延长有关[40]。目前，对于奥曲肽 LAR 和兰瑞肽作为一线治疗药物的选择，尚无指南。治疗无症状的体积小和

表 50.10 神经内分泌肿瘤的药物治疗

批准的疗法	
生长抑素类似物	奥曲肽（善宁；善宁 LAR） 兰瑞肽（醋酸兰瑞肽长效注射剂）
细胞毒性治疗	链佐星（只适用于胰 NET）
mTOR 抑制剂	依维莫司（癌伏妥；只适用于肠胃、胰腺、肺 NET）
酪氨酸激酶抑制剂	索坦（舒尼替；只适用于胰腺 NET）
肽受体放射性核素治疗	177Lu 同位素与生长抑素类似物（Lutathera）结合
血清素合成抑制剂	Telotristat etiprate（Xermelo）
批准外使用	
Pan-receptor 生长激素抑制素受体激动剂	帕瑞肽（Signifor），仅用于库欣病
干扰素	干扰素 α-2b（内含子 A）
细胞毒性治疗	5- 氟尿嘧啶（5-FU） 卡培他滨（希罗达），替莫唑胺
临床试验	
肽受体放射治疗	^{177}Lu-OPS 201，^{177}Lu-DOTA JR11
多巴胺受体激动剂	Dopastatins
检查点抑制剂	JS001
生长激素抑制素共轭药物	PEN-221

Compiled with the assistance of Lowell B. Anthony，MD，University of Kentucky.

不可切除病变的患者需要采用个性化方案来观察或使用 SSAs。观察需要 3 ～ 6 个月，并进行一次密切的监测和诊断性成像[41]。

对于在 SSA 治疗中出现疾病进展的患者，仍有几种新的治疗选择。依维莫司是一种哺乳动物雷帕霉素靶标（mTOR）抑制剂，最初是作为免疫抑制剂开发的，现已被批准用于治疗不可切除、局部晚期或转移性疾病的非功能性胃肠道 NETs。一项随机对照试验（RA-DIANT-4）显示，经依维莫司治疗后，无进展生存期从 3.9 个月提高到 11 个月。虽然依维莫司可以减缓肿瘤的进展，但对肿瘤缩小的意义鲜少提及。

靶向多个信号通路是一种治疗策略，可能提供更好的肿瘤控制和克服单一靶向和通路所涉及的耐药机制。正在进行和未来研究的结果将提供重要信息，说明 mTOR 抑制剂与其他靶向药物（如 VEGF 抑制剂）以及细胞毒性化疗联合治疗晚期 NETs 的额外益处[41]。

肽受体放射性核素是用于进展性疾病的另一类治疗方法。NETTER-1 随机对照试验表明，与高剂量奥曲肽相比，放射性核素 ^{177}Lu-DOTATATE 治疗的无进展生存期改善率为 79%。^{177}Lu-DOTATATE 可用于 PET 成像，并可确定肿瘤的分布和剂量测定。针对肠促胰岛素受体家族成员，特别是在 NETs 中过表达的胰高血糖素样肽（GLP）-1，也引起了人们的兴趣。GLP-1 抑制剂 Lys40（Ahx-DTPA/DOTA^{111}In）NH_2-exendin-4 高度敏感，可在静脉注射后 14 天内检测到，使用探针便于手术切除。

已开发出第二代 SSAs 解决当前方案的局限性。研究正在使用泛受体激动剂（如帕瑞肽）和嵌合二聚体，它们具有生长抑素和多巴胺激动剂（多巴他汀）的特点。这些有前途的生物疗法被认为是通过结合多个受体（生长抑素和多巴胺受体）来加强症状控制的。生长抑素受体拮抗剂目前也正在开发并用于临床。

其他治疗方案包括干扰素，它在 1983 年被用作 NET 的单一疗法。干扰素与两种不同的受体结合，引起 G_1/S 细胞周期抑制，通过下调 VEGF 和上调生长抑素受体来抑制血管生成。虽然一些研究显示 10% 的患者肿瘤消退，65% 的患者肿瘤稳定，但不良反应包括慢性疲劳，全血细胞减少，甲状腺炎和系统性红斑狼疮，这些是让人不可接受的，因此，干扰素不再被使用。聚乙二醇化干扰素 α-2b 的生存率与干扰素 α 相当，不良反应更可耐受。一些研究表明，鉴于干扰素上调生长抑素受体，其与 SSAs 联合可能有效。前瞻性随机对照试验显示了不同的结果，但一项回顾

性研究确定联合治疗产生了更长的无进展生存期（58个月 *vs.* 55个月）。干扰素比SSAs便宜，但不良反应发生率的增加和不同的结果阻碍了广泛使用该药物[41]。

对SSAs耐药的类癌综合征患者有限的治疗选择包括增加SSA的剂量或添加短效奥曲肽，并开始使用止泻药。需要进行广泛的检查以排除腹泻的其他原因，但治疗选择很少。目前，血清素合成抑制剂特罗司他乙酯用于治疗类癌综合征背景下的生长抑素难治性腹泻。在TELESTAR试验中，特罗司他乙酯治疗使每日排便减少了35%[41]。5-羟色胺受体拮抗剂的应用效果有限。由于腹膜后纤维化的发生率增加，不再使用二甲麦角新碱。酮色林和赛庚啶已被证明能在一定程度上控制症状，其他拮抗剂，如恩丹司琼，也有作用。

历史上，转移性NETs唯一可用的治疗方法是细胞毒性化疗，最常见的组合包括链佐星、5-氟尿嘧啶（5-FU）和环磷酰胺。这些治疗的中位生存期约为2年。目前，化疗的作用主要局限于有症状、对其他治疗无反应或肿瘤增殖率高的G2转移性疾病患者。然而，有效治疗效果的持续时间是短暂的。作为单一疗法，替莫唑胺具有可接受的毒性，并已在一小批晚期NETs患者中提供了抗肿瘤作用，与卡培他滨联合，被证明延长了在先前的其他疗法中分化良好、转移性NETs患者的生存期。顺铂和依托泊苷的应用已显示出一些希望，但仅限于分化较差的神经内分泌癌患者。

转移性NENs的治疗需要多学科的综合治疗；联合治疗方式可能是最好的选择，包括手术减瘤、肝动脉栓塞、化疗栓塞或放射栓塞以及药物治疗。此外，更新和更有针对性的疗法正在研究中，未来可能会有用。舒尼替尼是一种多靶点或选择性酪氨酸激酶抑制剂，对α型和β型血小板来源的生长因子受体（PDGFR）和VEGF受体（VEGFR）有活性，在多项临床试验中，舒尼替尼已被证实可减少血管生成并延长胰腺NET的无进展生存期，尤其是那些与外显子9和11相关的突变。

预后 NETs在所有小肠肿瘤中预后最好，无论这种疾病是局限性的还是转移性的。切除原发部位的NET可达到100%的生存率。局部疾病患者的5年生存率约为65%，远处转移患者的5年生存率为25%～35%。在诊断时，转移性疾病约占20%～50%，肿瘤复发的患者占40%～60%。当广泛的转移性疾病无法治愈时，广泛切除姑息治疗可能是需要的。事实上，由于这些肿瘤生长相对缓慢，长期的姑息治疗往往有效。为了鉴别预后差的NETs患者，已经评估了一些因素。CgA水平的升高是不良预后的一个独立预测因素，也可能是被发现的最有用的因素。

腺癌

腺癌约占小肠恶性肿瘤的40%。诊断的中位年龄为60岁，男性稍多。这些肿瘤大多位于十二指肠和空肠近端（图50.32）。与克罗恩病相关的患者往往发病年龄较轻，超过70%发生在回肠。小肠腺癌可能有重要的基因突变（*APC*，β-*CATENIN*，*EGFR*，*VEGF-A*，*KRAS*，*HER2*，*TP53*）[42]。最常见的家族性病因包括FAP、林奇综合征和P-J综合征。十二指肠的肿瘤往往比空肠和回肠的肿瘤表现得稍早，其症状通常是黄疸和慢性出血。空肠和回肠腺癌通常会产生更多的非特异性症状，包括不明确的腹痛和体重减轻。也可能发生肠梗阻和慢性出血，少见穿孔。与其他器官的腺癌一样，小肠腺癌患者的生存与诊断时疾病的进展阶段有关。不幸的是，诊断往往被延迟，并且在手术时由于各种因素（如症状不明确、缺乏临床表现等而缺乏临床怀疑）导致疾病进展。多种影像学和内镜技术，如有小肠灌肠的腹部和骨盆CT、视频胶囊内镜和双气囊内镜（用于活检和诊断），可能是非常有用的术前诊断。

小肠腺癌的治疗取决于肿瘤的部位和分期。R0原发肿瘤切除并切除局部淋巴结是唯一有效的治疗方法。新辅助化疗在肿瘤侵犯邻近组织时是应当考虑的。在治疗2～3个月后，患者需要重新评估是否进行手术。如果非浸润性肿瘤位于十二指肠的第一部分、第三部分或第四部分，可以进行十二指肠切除术，但如果预期的R0切除（边缘没有显微镜下的肿瘤）不可行，不建议进行十二指肠切除术。镜下残留肿瘤（R1状

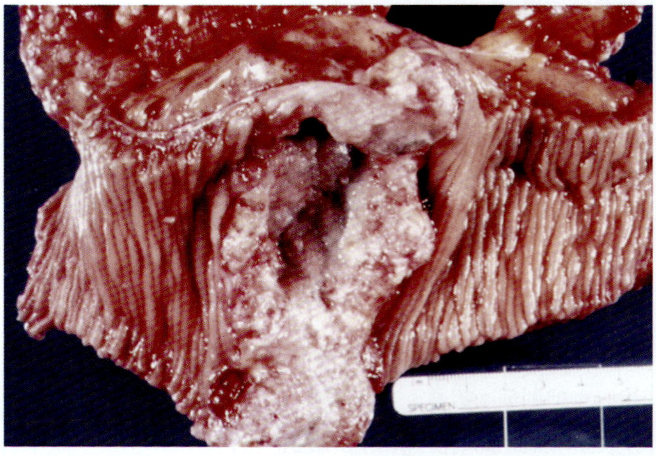

图50.32 空肠腺癌。空肠周围较大黏液腺癌（Courtesy Dr. Mary R. Schwartz，Baylor College of Medicine，Houston，TX.）

态）或切除后肉眼可见肿瘤（R2 状态）与预后差相关。可切除的十二指肠第二部分可用胰十二指肠切除术治疗。此外，对十二指肠周、胰周、肝淋巴结和涉及的血管结构进行区域性淋巴结切除术是必要的。空肠和回肠腺癌需要手术切除，同时进行区域淋巴结切除术和空肠-空肠或回肠吻合术（图 50.33）。如累及回肠末端，应行回肠结肠切除及右半结肠切除，结扎回肠结肠动脉，然后行区域淋巴结切除术。

目前对于小肠腺癌尚无标准辅助治疗方案。尽管如此，大多数指南建议，对于分化较差的癌症患者或未完成淋巴结切除术的患者（确诊的淋巴结小于 10 个），至少应考虑进行辅助化疗。尽管有研究表明，氟嘧啶和奥沙利铂可提高晚期患者的总生存率，但辅助治疗方案通常由部位决定。目前，一项前瞻性国际 3 期试验（BALLAD 研究）正在进行 R0 切除患者的观察与辅助化疗。本试验提出，对于Ⅰ、Ⅱ、Ⅲ期小肠腺癌患者，在可能治愈的手术后，与单纯观察相比，辅助化疗将改善无病生存率和总生存率。

对于转移性疾病，研究已经确定使用 FOLFOX（奥沙利铂、5-FU 和亚叶酸钙）和 FOLFIRI（伊立替康、5-FU 和亚叶酸钙）作为一线治疗显著改善症状和无进展生存期。无法切除的转移性疾病可能需要外科手术治疗无法控制的出血、肠梗阻或穿孔。

小肠腺癌的预后较差，可能是由于确诊时分期通常较晚。虽然十二指肠腺癌的 5 年生存率为 50%，但小肠腺癌的 5 年生存率一般为 14% ～ 33%，这可能是由于诊断较晚所致。淋巴结浸润是局部小肠腺癌的主要预后因素；此外，评估淋巴结数目和阳性淋巴结数目对预后有价值。在Ⅲ期患者中，3 个以上的阳性淋巴结比 1 个或 2 个阳性淋巴结的 5 年无病生存率更差（分别为 37% 和 57%）。多变量分析确定高龄、晚期、回肠位置、少于 10 个淋巴结和阳性淋巴结数量是总体生存率较差的重要预测因素。值得注意的是，任何治疗性切除术都应包括广泛的区域淋巴结切除术。

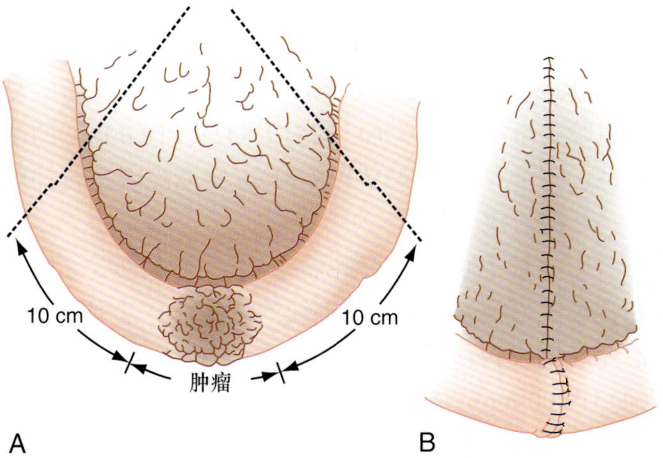

图 50.33 小肠癌的外科治疗。（**A**）切除恶性肿瘤时，应在正常肠系膜的宽阔边缘和楔形部分切除引流的淋巴结；（**B**）小肠端-端吻合及肠系膜修复（Adapted from Thompson JC. Atlas of Surgery of the Stomach，Duodenum，and Small Bowel. St. Louis：Mosby-Year Book；1992：299.）

淋巴瘤

恶性淋巴瘤主要累及小肠，或作为全身性疾病的一种表现。大约 1/3 的胃肠道淋巴瘤发生在小肠，占所有淋巴瘤的 5%。淋巴瘤占成人小肠恶性肿瘤的 25%；在 10 岁以下的儿童中，它们是最常见的肠道肿瘤。淋巴瘤最常见于回肠，那里有最多的肠相关淋巴组织。据报道，腹腔疾病和免疫缺陷（如艾滋病）的患者发生原发性小肠淋巴瘤的风险增加。肉眼可见，小肠淋巴瘤通常较大，大多数大于 5 cm，可延伸至黏膜下方（图 50.34）。显微镜下常可见弥漫性肠壁浸润。小肠淋巴瘤的症状包括疼痛、体重减轻、恶心、呕吐和排便习惯的改变。25% 的患者可能出现穿孔（图 50.35）。发烧不常见，发生时多提示全身受累。

小肠淋巴瘤的治疗仍有争议。传统上，所有的小肠肿瘤都采用手术、化疗和放疗的结合治疗。然而，在没有症状的情况下，小肠淋巴瘤通常对化疗有反应，不需要手术。这通常可以通过细胞类型来预测，因为 B 细胞淋巴瘤比 T 细胞淋巴瘤对化学反应更敏感，无论是否进行手术，都有很高的缓解率。传统上，T 细胞淋巴瘤对治疗有较强的耐药性，如果不切除，会发展为梗阻或穿孔。无论细胞类型如何，只要出现症状，都应切除，因为进展到危及生命的出血或穿孔预示预后不佳。5 年生存率可达 50% ～ 60%，这取

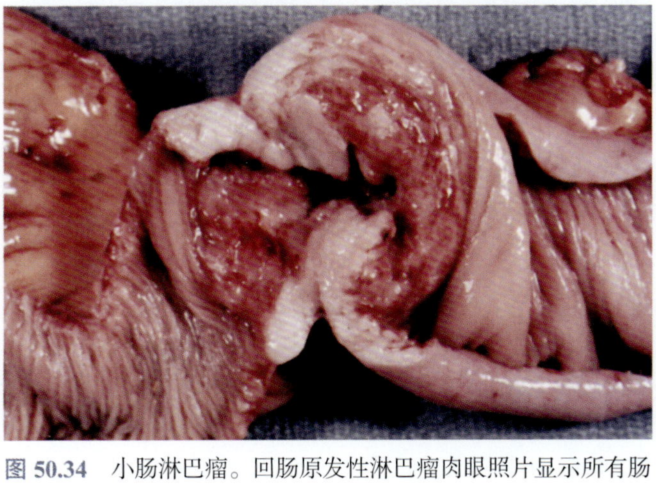

图 50.34 小肠淋巴瘤。回肠原发性淋巴瘤肉眼照片显示所有肠壁被肿瘤取代（Courtesy Dr. Mary R. Schwartz，Baylor College of Medicine，Houston，TX.）

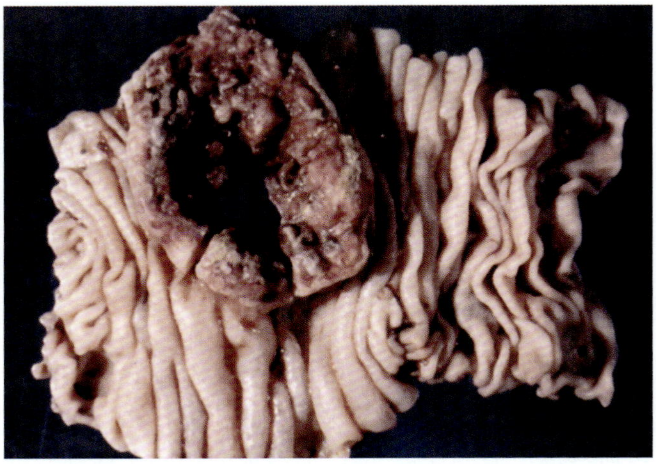

图 50.35 小肠淋巴瘤。小肠淋巴瘤表现为穿孔和腹膜炎（Courtesy Dr. Mary R. Schwartz，Baylor College of Medicine，Houston，TX.）

决于对全身治疗的反应，而不是手术切除的成功与否。

胃肠道间质瘤

恶性胃肠道间质瘤起源于间充质组织，约占小肠恶性肿瘤的 20%（图 50.36）。这些肿瘤多见于空肠和回肠，一般在 40 ～ 60 岁诊断，且男性稍多见。80% 的患者在诊断时恶性胃肠道间质瘤大于 5 cm。胃肠道间质瘤主要起源于固有肌层，一般生长在壁外。最常见的手术指征包括出血和梗阻，但大肿块出血坏死可能导致游离穿孔。通常，胃肠道间质瘤倾向于局部侵袭，并通过直接扩散到邻近组织；通过血液途径扩散到肝、肺和骨骼；淋巴转移不常见。对生存和转移风险评估最有用的指标包括肿瘤发现时的大小、有丝分裂指数和肿瘤侵犯固有层的证据。

胃肠道间质瘤的治疗不断发展，并代表了信号转导操纵的首次突破。治疗方案基于局部和转移性疾病（图 50.37）。外科治疗包括对局部胃肠道间质瘤进行完全切除，同时应非常小心地避免肿瘤包膜破裂，因这会导致 100% 的患者复发。如果发生包膜破裂，这些患者应接受辅助治疗，且无论肿瘤在术前处于何种程度。为防止肿瘤包膜破裂，建议进行整块切除，范围包括邻近器官。对于大肿瘤患者，腹腔镜入路是非常不推荐的。

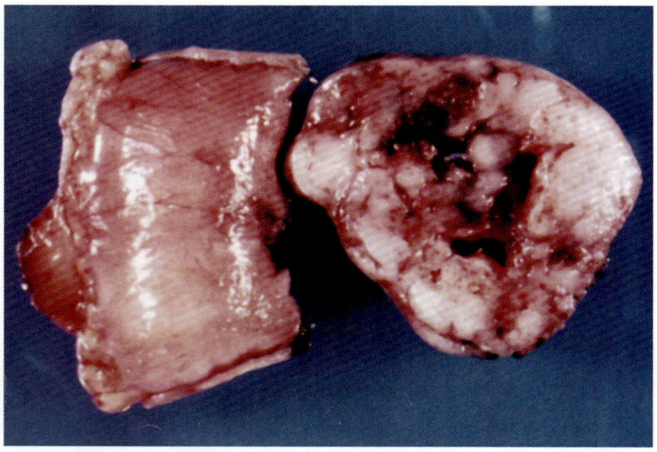

图 50.36 小肠胃肠道间质瘤（GIST）。小肠 GIST 伴出血性坏死（Courtesy Dr. Mary R. Schwartz，Baylor College of Medicine，Houston，TX.）

不能进行切除的放射学标准包括腹腔干、肠系膜上动脉或门静脉的浸润。考虑到淋巴结转移率较低，淋巴结切除术是不必要的[30]。手术标本中偶然发现的小胃肠道间质瘤（＜ 2 cm），无需进一步治疗。在酪氨酸激酶抑制剂开发之前，胃肠道间质瘤缺乏辅助治疗策略，切除后复发率高达 70%。然而，甲磺酸伊马替尼（格列卫）的发展已经显著改变了以前的治疗策略。甲磺酸伊马替尼是一种酪氨酸激酶抑制剂，可阻断无调控突变型 *c-kit* 酪氨酸激酶，抑制 BCR-ABL 和 PDGF 酪氨酸激酶。多项随机试验证实了其作为治疗 GIST 的一线药物的疗效。目前的指南建议高危疾病患者接受 3 年的伊马替尼辅助治疗，但对于 R0 切除后的低危患者不推荐。对于需要进行大范围手术的患者，应考虑新辅助伊马替尼，以便在切除前使肿瘤缩小[30]。

原发性 GIST 的复发风险评估是至关重要的，因为它提供了预后信息，并估计了药物治疗的潜在益处。有几个可用的风险分层系统，包括国家卫生研究所 GIST 共识标准、美国军队病理研究所标准、Joensuu 风险标准、预后计算图表和突变分析。除了分期，一些突变被发现对预后有影响。例如，影响 *c-kit* 基因第 11 外显子、密码子 557/558 和 D842V PDGFRα 突变的缺失在术后 3 ～ 4 年内有较高的复发风险。事实上，鉴于已知对 D842V PDGFRα 的耐药性，不推荐对 D842V PDGFRα 突变患者进行辅助伊马替尼治疗。

伊马替尼也是具有肿瘤生物学特征的不可切除和转移性胃肠道间质瘤的一线治疗药物。基因分型是治疗晚期或转移性 GIST 的标准方法。标准治疗剂量（每日 400 mg）是推荐的，因为增加剂量不会带来生存优势，除非患者有 9 号外显子突变。一项欧洲试验确定，9 号外显子突变患者的病情进展风险呈剂量依赖性降低。因此，对于这部分患者，应给予伊马替尼 400 mg，每天 2 次。

新的分子靶向疗法可能为基因突变和胃肠道间质

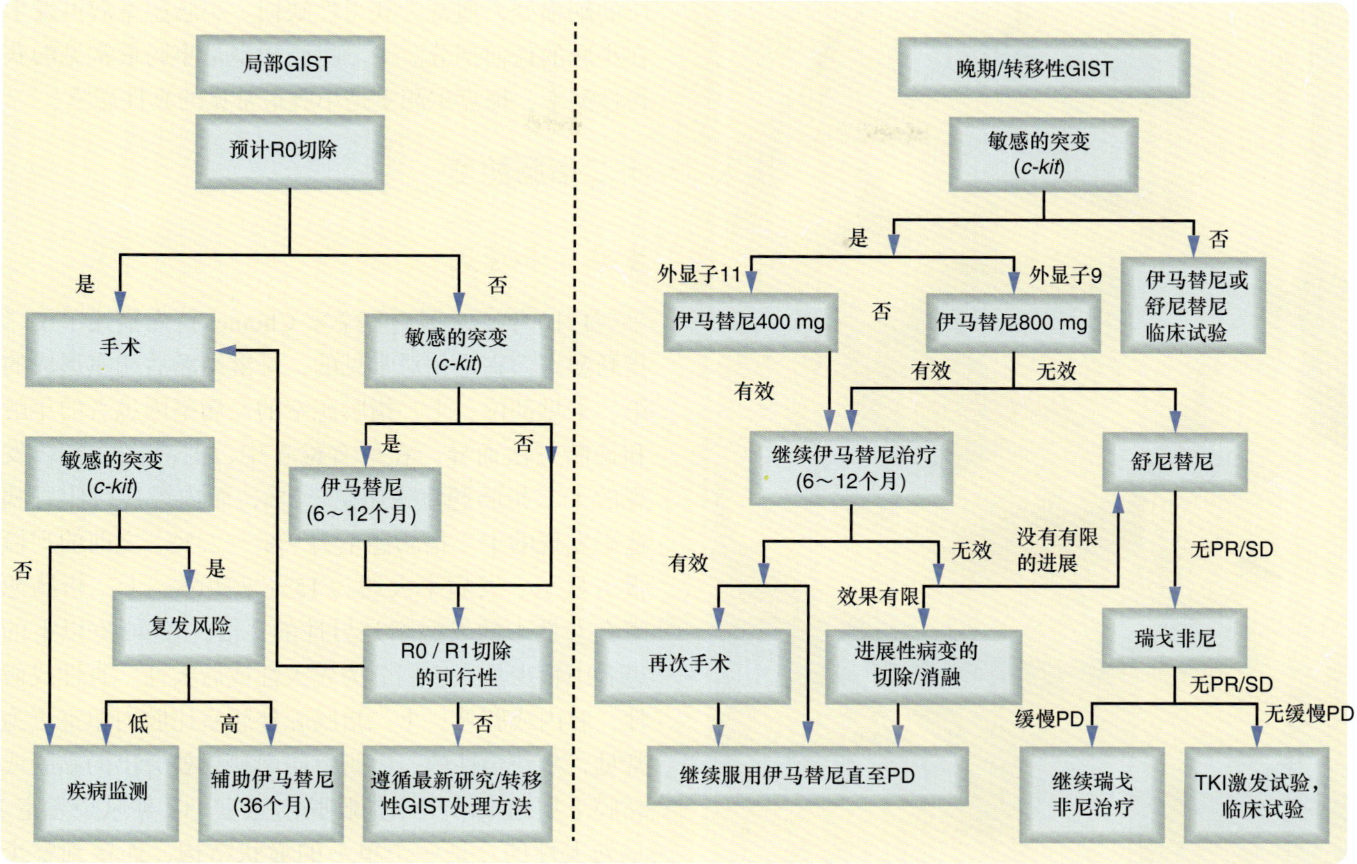

图 50.37 基于疾病进展程度的 GIST 管理（Adapted from Casali PG，Abecassis N，Bauer S，et al. Gastrointestinal stromal tumours：ESMO-EURACAN clinical practice guidelines for diagnosis，treatment and follow-up. Ann Oncol. 2018；29：iv68-iv78.）。GIST：胃肠道间质瘤；PD：疾病进展；PR：部分缓解；R0：无肿瘤残留；R1：镜下残留肿瘤；SD：疾病稳定；TKI：酪氨酸激酶抑制剂

瘤患者提供更好的治疗。在评估转移性 GIST 患者伊马替尼剂量的 3 期临床试验中，D842V PDGFRα 突变患者没有客观反应。最近的一项 2 期试验评估了达沙替尼，这是一种口服酪氨酸激酶抑制剂，可抑制 *c-kit*、PDGFR、ABL（Abelson 鼠白血病病毒致癌基因同源物）和原癌基因 Src，对 *c-kit* 和 PDGFR 具有独特的结合亲和力，结果表明它在伊马替尼和舒尼替尼难治性胃肠道间质瘤中具有显著活性（根据 CT 反应率判断）；然而，达沙替尼在患者人群中没有达到预定的 30% 的 6 个月无进展生存率。体外研究表明，达沙替尼可能对 D842V PDGFRα 突变患者提供最佳反应，并可能被证明对这一特定子集的患者有用。瑞戈替尼是第二代酪氨酸激酶抑制剂，靶向 *c-kit*、*RET*、*BRAF*、VEGFR、PDGFR 和成纤维细胞生长因子受体，目前已获 FDA 批准，可能是伊马替尼或舒尼替尼失败后的晚期胃肠道间质瘤的有效治疗方法。尼洛替尼是治疗慢性粒细胞白血病的第二代酪氨酸激酶抑制剂，对 *c-kit* 和 PDGF 有抑制作用。3 期临床试验表明，该药与伊马替尼或舒尼替尼之间的差异很小。索拉非尼是一种 VEGF、*c-kit*、PDGFR 和 *BRAF* 抑制剂，在伊马替尼和舒尼替尼耐药肿瘤中有效。伊马替尼和多柔比星联合治疗野生型 GISTs 患者显示出一些益处。

转移性肿瘤

小肠转移性肿瘤比原发肿瘤更为常见。转移到小肠的肿瘤通常来自其他腹腔内器官，包括子宫颈、卵巢、肾、胃、结肠和胰腺。肿瘤细胞的直接蔓延或植入可累及小肠。腹腔外肿瘤的转移很少见，但可见于乳腺腺癌和肺癌患者。皮肤黑色素瘤是最常见的累及小肠的腹腔外来源，在死于恶性黑色素瘤的患者中，50% 以上发现有小肠受累（图 50.38）。转移性疾病的常见症状包括厌食、体重减轻、贫血、出血和部分肠梗阻。治疗通常选用姑息治疗以缓解症状，如果转移性肿瘤广泛且无法切除，偶尔也可采取旁路治疗。非手术治疗恶性肠梗阻包括内镜或放射学治疗，放置可自膨式的金属支架，特别是对于功能状态差、无法耐受外科手术的患者。当其他姑息治疗方法不可行时，胃造口术和空肠造口管也可用于减压。

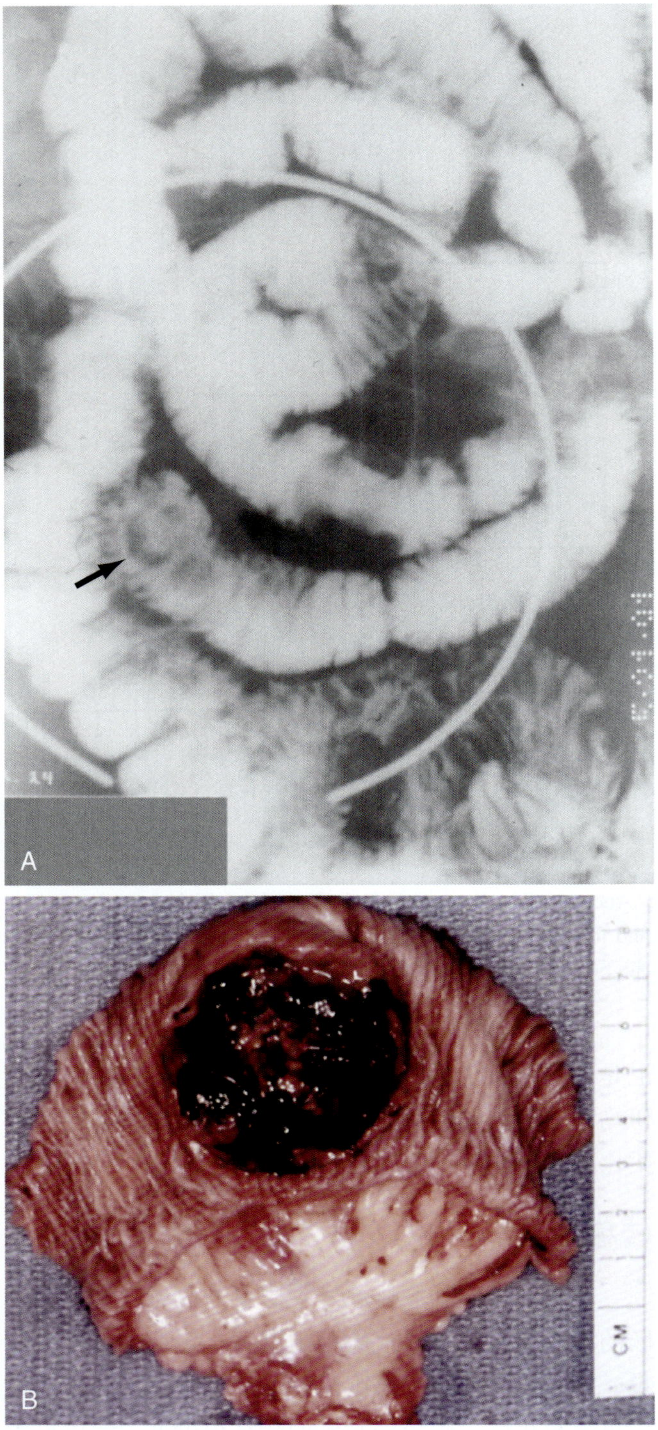

图 50.38 小肠转移性黑色素瘤。(**A**)钡片显示小肠转移性黑色素瘤的靶病灶(箭头);(**B**)小肠转移性黑色素瘤大体标本(A,Courtesy Dr. Melvyn H. Schreiber,The University of Texas Medical Branch,Galveston,TX. B,Courtesy Dr. Mary R. Schwartz,Baylor College of Medicine,Houston,TX.)

憩室病

小肠憩室病是比较常见的疾病。可表现为真性憩室或假性憩室。真性憩室包含肠壁的全层,通常是先天性的。假性憩室由黏膜和黏膜下层组成,突出于肌层的缺损处,通常为获得性缺损。小肠憩室病可发生在小肠的任何部分。十二指肠憩室是小肠最常见的获得性憩室,梅克尔憩室是小肠最常见的真性憩室。

十二指肠憩室

发病率和原因

1710 年,法国病理学家 Chomel 首先描述了十二指肠憩室,它是相对常见的,是继结肠后憩室形成的第二常见部位。十二指肠憩室的发病率因患者的年龄和诊断方法而异。在所有检查中,上消化道 X 线发现的十二指肠憩室占 1% ~ 5%,而内镜逆行胆管胰造影发现的十二指肠憩室为 9% ~ 23%。之前的尸检报告显示,发病率大约为 15% ~ 20%。十二指肠憩室在女性中的发病率是男性的 2 倍,在 40 岁以下的患者中很少见。它们分为先天性或后天性,真性或假性,腔内或腔外。十二指肠腔外憩室比腔内憩室更为常见,是获得性的,由肠壁肌肉缺损处突出的黏膜或黏膜下层组成。十二指肠腔内憩室(又称风袋憩室)是先天性的,是一个单一的囊状结构,连接到整个十二指肠周或部分十二指肠壁,形成十二指肠网状结构。胎儿发育过程中十二指肠不完全再通导致腔内憩室,这是非常罕见的。一般来说,腔外憩室通常发生在十二指肠的第二部分(62%)、第三部分(30%),第四部分则不常见(8%)。很少发生在十二指肠的第一部分(< 1%)。当它们发生在第二部分时,大多数(88%)发生在壶腹周围的内侧壁(如壶腹周围),8% 位于后方,4% 位于侧壁。

临床表现

重要的是,绝大多数十二指肠憩室是无症状的,通常是在上消化道的系列检查中偶然发现不相关的病变(图 50.39)。上消化道内镜检查可识别约 75% 的十二指肠憩室,侧视镜的使用进一步提高了成功率。腹部平片显示不典型气泡,可提示诊断;CT 可通过位于十二指肠和胰头之间的肿块样结构识别大憩室,该结构包含空气、气液面、液体造影剂或碎片状的肿块样结构。磁共振胰胆管造影特别有助于显示憩室与胆管、胰管的关系,以及与胆管、胰相关的病理改变。憩室出血最好的诊断方式是血管造影和 ^{99m}Tc 标记的红细胞扫描;然而,在血流动力学不稳定的患者发生出血时,不应为了获取影像学结果而推迟手术。

由憩室本身导致的并发症中只有不到 5% 的十二

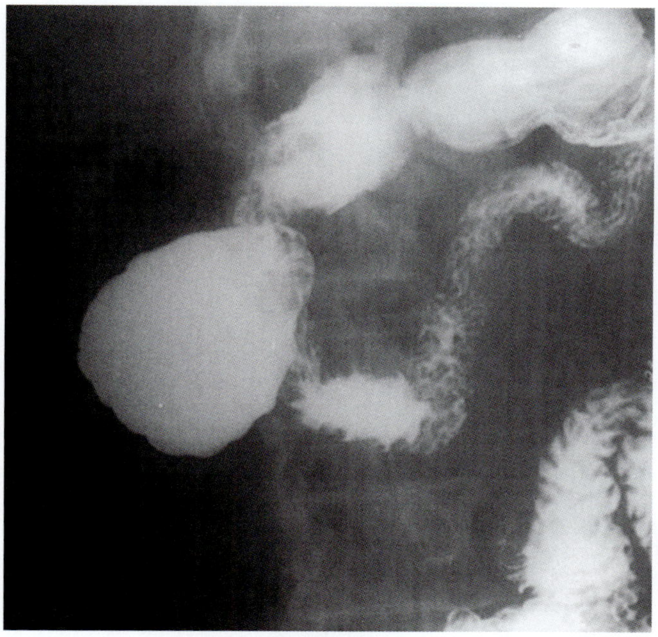

图 50.39 十二指肠憩室。大憩室起源于十二指肠的第二部分（Courtesy Dr. Melvyn H. Schreiber，The University of Texas Medical Branch，Galveston，TX.）

指肠憩室需要手术治疗。十二指肠憩室的主要并发症包括胆管或胰管阻塞，可能导致胆管炎和胰腺炎、出血、穿孔以及罕见的盲袢综合征。医源性损伤最常发生于无症状憩室的内镜内固定中，可导致穿孔或出血。

只有与 Vater 壶腹相关的憩室才与胆管炎和胰腺炎的并发症显著相关。在这些患者中，壶腹通常在憩室的上缘进入十二指肠，而不是通过憩室本身。胆道并发症的一个可能的病因是穹窿周围憩室的位置，当胆总管进入十二指肠时，它可能扭曲胆总管，导致部分阻塞和停滞。此外，出血可由炎症引起，导致肠系膜上动脉分支的侵蚀。十二指肠憩室穿孔已被描述，但它是罕见的。最后，肠道内容物淤滞于膨胀的憩室，可导致细菌过度生长、吸收不良、脂肪泻和巨幼细胞贫血，并主要是导致盲袢综合征。与十二指肠憩室相关的症状，在没有任何其他可证实的疾病的情况下，通常是非特异性的上腹部不适主诉，可以保守治疗，并且实际上可能是与憩室本身无关的另一种病变的结果。

治疗

多数十二指肠憩室无症状且为良性；当偶然发现时，暂无需处理。对于症状性十二指肠憩室的治疗包括切除憩室，这可以通过内镜或手术来完成。对这些憩室进行适当分类可以指导治疗。所有十二指肠腔内憩室都需要进行治疗，因为其必然会出现症状。

根治性治疗方法包括开腹、十二指肠切开术或内镜切除腔内憩室。较大（> 3 cm）或梗阻性十二指肠腔内憩室可进行内镜下切除，但对于大出血或穿孔伴继发于肠内容物的腹腔污染的内镜下切除是不建议的。这种情况相对少见，通常需要多学科的方法来确定最佳的治疗策略。

腔外十二指肠憩室应在有症状或发生如穿孔或出血等紧急情况下切除。本文介绍了几种治疗症状性十二指肠腔外憩室的手术方法。最常见和有效的治疗方法是憩室切除术，这是通过广泛的 Kocher 操作来暴露十二指肠，是最容易完成的。然后切除憩室，以横向或纵向的方式闭合十二指肠，使腔内梗阻最小化。

仔细识别壶腹是防止胆总管和胰管损伤的必要条件。对于深嵌于胰头内的憩室，行十二指肠切开术，将憩室内嵌入管腔，然后切除管腔，关闭腔壁（图 50.40A ～ 50.40C）。另一种已被描述的与肝胰壶腹相关的十二指肠憩室的替代方法包括通过憩室壶腹共同壁进行括约肌成形术（图 50.40D ～ 50.40F）。腹腔镜十二指肠憩室切除术对于有症状且无并发症的患者是安全有效的。内镜吻合器最常用于横切和切除憩室底部，可以在吻合线上放置网膜补片加固。

憩室穿孔的治疗可能有与十二指肠壁大量创伤性缺损患者相似的步骤。应该切除穿孔的憩室，并用空肠袢上的浆膜补片闭合十二指肠。如果周围炎症严重，可能需要采用胃空肠吻合术或十二指肠空肠吻合术将肠液从穿孔处分流。憩室穿孔使近端十二指肠连续性中断，可通过缝线或一排钉闭合幽门。如果憩室位于后方并穿透胰腺实质，手术修复可能是困难和危险的。在这种情况下，广泛引流加十二指肠分流是可行的。如果穿孔邻近肝胰壶腹乳头，应非常小心。所有急性穿孔患者也应考虑空肠造瘘术，以确保营养充足。

空肠和回肠憩室

发病率和原因

小肠憩室比十二指肠憩室少见得多，其发病率在尸检中为 0.1% ～ 1.4%，在上消化道检查中为 0.1% ～ 1.5%。空肠憩室较回肠憩室常见，且较回肠憩室大。这些都是假性憩室，主要发生在年龄较大的人群（60 岁以上）中。憩室是多发性的，通常从肠系膜边缘突出，在手术中可能会被忽略，因为它们被嵌入小肠肠系膜中

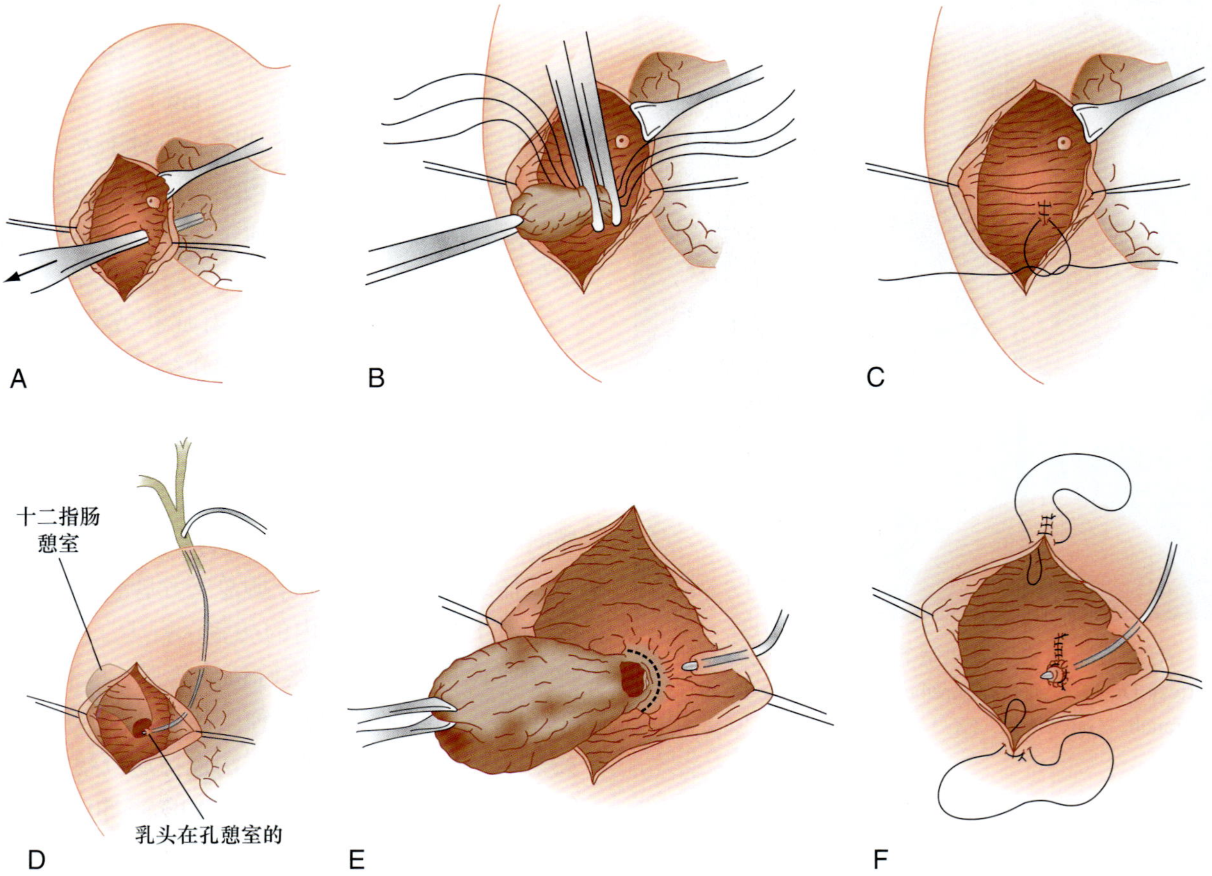

图 50.40 （A～C）憩室突出于胰头的治疗。十二指肠是垂直打开的，用钳夹将憩室倒置入腔内，在腔内切除憩室，闭合后壁缺损；（D～F）发生于壶腹周围的异常十二指肠憩室的处理。应将管支架置入胆总管，并通过远端进入十二指肠，以方便识别并随后剥离 Oddi 括约肌。憩室倒置进入十二指肠腔内。憩室基部壁上的圆形开口是通过环形切口释放壶腹结构的位置；（E）憩室基部分隔线（重折线）。这是通过徒手解剖完成的。切除憩室后，支架和包膜乳头突出到憩室基部分割后留下的缺损处。然后将乳头的黏膜和肌壁沿十二指肠壁圆周缝合（Adapted from Thompson JC. Atlas of Surgery of the Stomach，Duodenum，and Small Bowel. St. Louis：Mosby-Year Book；1992：209-213.）

（图 50.41）。空肠回肠憩室病的原因被认为是平滑肌或肌间神经丛的运动功能障碍，导致小肠收缩紊乱，腔内压力增加，肠最薄弱部分（即肠系膜侧）黏膜和黏膜下层突出。

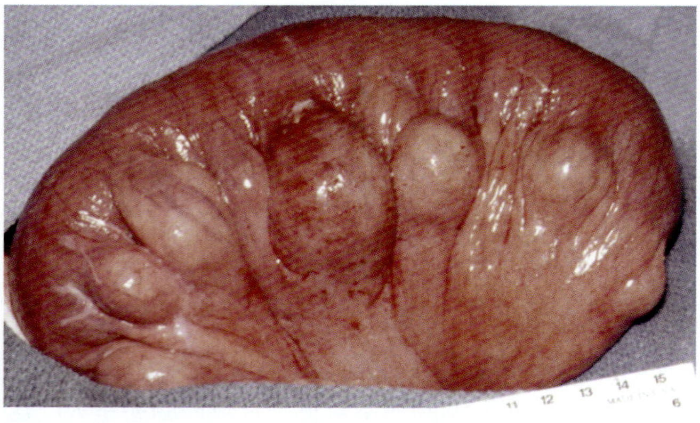

图 50.41 空肠憩室。多发性大空肠憩室位于老年患者的肠系膜，表现为继发小肠结石梗阻（Adapted from Evers BM，Townsend CM Jr，Thompson JC. Small intestine. In：Schwartz SI，ed. Principles of Surgery. 7th ed. New York：McGraw-Hill；1999：1248.）

临床表现

空肠回肠憩室通常是在剖腹手术或上消化道检查时偶然发现的（图 50.42）；绝大多数患者仍无症状。急性并发症，如肠梗阻、出血和穿孔，可以发生，但很少见。慢性症状包括不明确的慢性腹痛、吸收不良、功能性假性梗阻和慢性消化道出血。急性并发症有憩室炎伴或不伴脓肿或穿孔、胃肠道出血和肠梗阻。由空肠运动障碍引起的细菌过度生长和肠流动停滞（盲袢综合征）可能导致胆盐的去结合和菌群摄取维生素 B_{12}，进而导致脂肪泻和巨幼细胞性贫血，伴或不伴神经病变。

治疗

需指出，对于无症状空肠回肠憩室不需要进行治疗。肠梗阻、出血、穿孔等并发症的治疗通常采用肠切除端-端吻合。继发于盲袢综合征的吸收不良和憩室细菌过度生长的患者通常可以给予抗生素治疗。梗阻

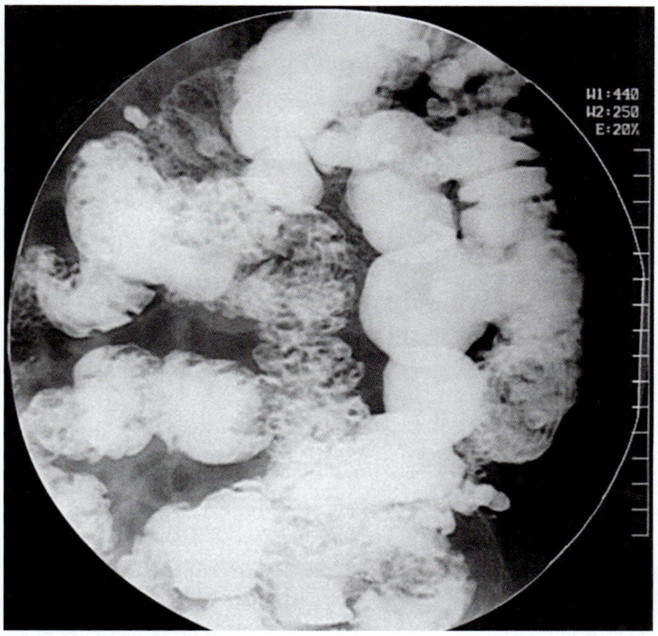

图 50.42　造影示空肠憩室。上消化道钡剂造影显示多发空肠憩室（Courtesy Dr. Melvyn H. Schreiber，The University of Texas Medical Branch，Galveston，TX.）

可由空肠憩室中形成的肠石引起，肠石随后移位并阻塞远端肠腔。这种情况可以通过肠切开术和肠石切除来治疗，有时肠石可以被挤出到盲肠的远端。当肠石在憩室水平引起阻塞时，肠切除术是必要的。当空肠憩室穿孔时，切除再吻合是必需的，因为较小的手术，如简单的闭合、切除和内陷，死亡率和发病率都较高。腹腔镜下肠切除术再吻合是微创污染手术领域的一种安全的选择。在弥漫性腹膜炎等极端病例中，如果判断再次吻合可能有风险，则可能需要进行肠造口。

梅克尔憩室

发病率和原因

梅克尔憩室（Meckel diverticulum）是最常见的先天性小肠异常，约在 2% 的人口中发生。Hildanus 在 1598 年对它进行了首次报道，然后 Johann Meckel 在 1809 年对它进行了详细描述。梅克尔憩室位于回肠的肠系膜边缘，距回盲瓣近端 45 ～ 60 cm，由脐肠系膜管或卵黄管不完全闭合引起。男性和女性的发病率相同。梅克尔憩室可能以不同的形式存在，从容易被忽略的小肿块到通过持续的纤维索与脐部相通的长突出物（图 50.43）或不常见的开放性瘘管不等。通常表现为口型较宽的憩室，长约 5 cm，直径可达 2 cm（图 50.44）。卵黄管内壁的细胞是多能性的；因此，在梅克尔憩室内发现异位组织并不罕见，最常见的是胃

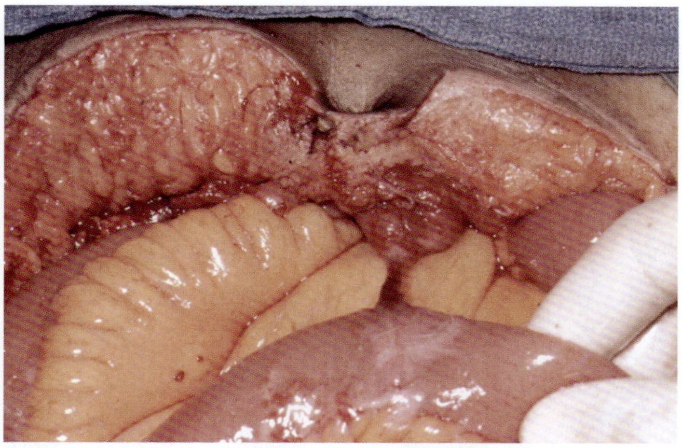

图 50.43　持续性脐肠系膜残留。脐肠系膜残体作为从回肠到脐部的纤维索持续存在

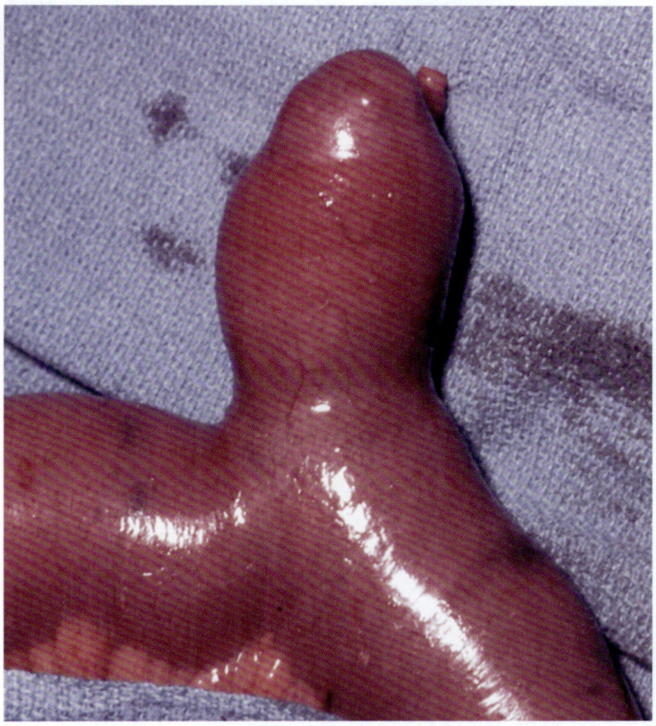

图 50.44　梅克尔憩室。从回肠的反肠系膜边缘突出的梅克尔憩室的常见表现

黏膜（在 50% 梅克尔憩室中存在）。5% 的憩室有胰腺黏膜；较不常见的是，这些憩室可能藏有结肠黏膜。

临床表现

大多数梅克尔憩室是良性的，是在尸检、开腹探查或钡餐检查时偶然发现的（图 50.45）。梅克尔憩室最常见的临床表现是消化道出血，有并发症的患者中有 25% ～ 50% 发生消化道出血；出血是 2 岁以下儿童最常见的症状表现。这种并发症可能表现为急性大出血，慢性出血继发贫血或自限性复发发作事件。出血通常来源于慢性酸化引起的溃疡，发生在回肠的梅

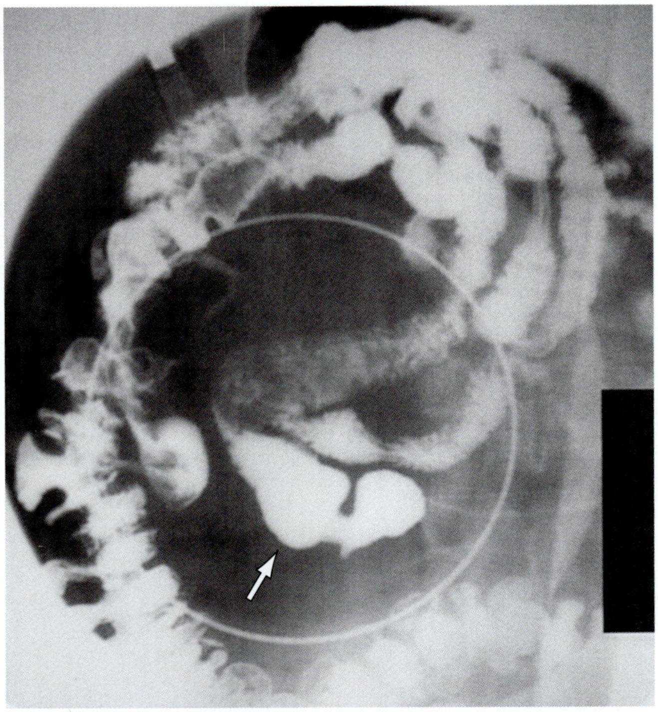

图 50.45 梅克尔憩室造影片。钡剂造影显示无症状的梅克尔憩室（箭头）（Courtesy Dr. Melvyn H. Schreiber，The University of Texas Medical Branch，Galveston，TX.）

克尔憩室附近（包含胃黏膜）。

梅克尔憩室的另一常见症状是肠梗阻。肠梗阻可由憩室周围的小肠扭转和附于腹壁的纤维带引起，肠套叠或罕见的憩室嵌顿导致腹股沟疝（Littre 疝）。肠扭转通常是急性事件，如果任其发展，可导致受累肠绞窄。在肠套叠中，基底部广泛的憩室先内陷，然后通过蠕动向前推进。这可能是回盲肠或回结肠型，并表现为急性梗阻，伴排便冲动，早期呕吐，偶尔出现典型的醋栗果冻状大便。可扪及肿块。虽然梅克尔憩室继发的肠套叠有时可通过钡灌肠来减轻，但患者仍应进行憩室切除术以避免复发。

憩室炎占症状前期的 10% ～ 20%。这种并发症在成人患者中更为常见。梅克尔憩室炎在临床上与阑尾炎难以区分，在诊断右下腹疼痛时应加以考虑。憩室炎的发展可导致穿孔和腹膜炎。在怀疑阑尾炎的探查中发现阑尾正常时，应检查回肠远端是否存在发炎的梅克尔憩室。

梅克尔憩室也可发生肿瘤，NET 是最常见的恶性肿瘤（77%）。其他组织学类型包括腺癌（11%，通常起源于胃黏膜）、GIST（10%）和淋巴瘤（1%）[43]。

诊断性检查

梅克尔憩室的诊断可能很困难。腹部 X 线片、CT 和超声检查很少有帮助。在儿童中，对梅克尔憩室最准确的诊断方法是 ^{99m}Tc- 高锝酸钠闪烁显像。^{99m}Tc- 高锝酸盐优先被胃黏膜和憩室中的异位胃组织的黏液分泌细胞所吸收（图 50.46）。据报道，该扫描的诊断敏感性高达 85%，在儿童年龄组的特异性为 95%，准确率为 90%。然而，在成人中，^{99m}Tc- 高锝酸盐扫描的敏感性降至 63%，因为憩室中胃黏膜的存在比儿童更小。药物治疗可提高其敏感性和特异性。西咪替丁可以通过减少胃酸分泌来增加扫描的敏感性，同时不影响放射性核素的摄取，放射性核素摄取可能是由憩室腔释放高锝酸盐引起的。因此，西咪替丁治疗导致憩室壁的放射性核素浓度升高。

因为胃黏膜细胞缺失，炎症改变导致水肿或坏死，憩室出口阻塞或贫血，可能会出现假阴性结果。在假阴性病例中，钡剂造影、肠系膜动脉造影或双气囊内镜检查是有帮助的。对于急性出血的患者，血管造影有时是有用的。然而，对于有出血和血流动力学不稳定体征和症状的患者，不应为了获得影像学结果而延迟手术。

治疗

症状性梅克尔憩室的治疗需要及时的手术干预（憩室切除术或憩室所处的回肠节段切除术）。对于出血的患者，由于出血部位通常与憩室相邻，需要进行节段性小肠切除术。对于不出血的梅克尔憩室，憩室切除术可采用手工缝合技术，或在憩室基底部对角或横行缝合，以减少后续狭窄的风险。回顾性研究表明，腹腔镜切除与开放式切除梅克尔憩室的疗效相当。

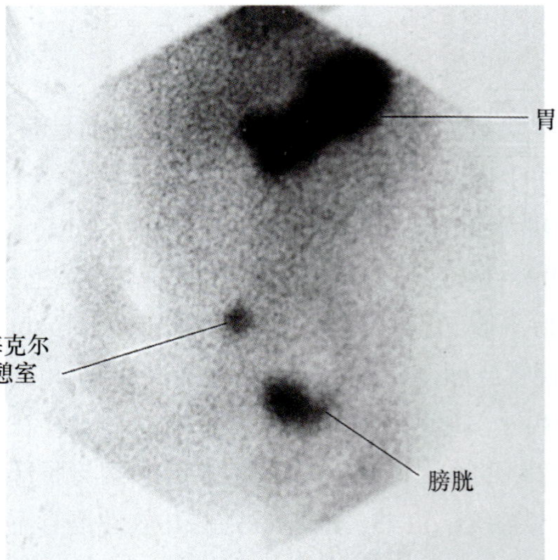

图 50.46 梅克尔憩室核显像。儿童 ^{99m}Tc- 高锝酸盐闪烁图显示梅克尔憩室与胃和膀胱明显不同（Courtesy Dr. Melvyn H. Schreiber，The University of Texas Medical Branch，Galveston，TX.）

虽然复杂或有症状的梅克尔憩室的治疗是简单的，但偶然发现的无症状憩室的最佳治疗仍有争议。一般建议对开腹手术中发现的儿童无症状憩室应予以切除。然而，对于成年患者发生的梅克尔憩室的治疗仍有争议。Soltero 和 Bill[44]的一篇具有里程碑意义的论文为多年来成人无症状梅克尔憩室的外科治疗奠定了基础。在本研究中，成年患者出现梅克尔憩室症状的可能性估计为 2% 或更少，而考虑到当时偶然切除的发病率为 12%，建议不切除偶发的梅克尔憩室。

这种保守的方法得到了 Zani 等最近的系统综述的支持[45]。确认切除后发病率明显增加并计算得出，为了避免憩室相关死亡，需要进行超过 700 例的偶发性憩室切除。然而，其他的研究对偶发性梅克尔憩室的成年患者的这种更保守的方法提出了挑战。在最近一项以人群为基础的研究中，研究者评估了 1973—2006 年的患者，发现梅克尔憩室中恶性肿瘤的年平均发病率约为 1.44/1000 万；因此，梅克尔憩室的癌症风险至少是回肠其他部位的 70 倍，从而确定梅克尔憩室为回肠恶性疾病的“热点”[43]。考虑到终生恶化的风险增加，作者还主张切除偶发的梅克尔憩室。最近的一篇综述建议，偶然发现的憩室的切除应基于未来并发症的风险。与高并发症风险相关并需要考虑再次切除的因素包括年龄小于 50 岁，男性，憩室长度＞ 2 cm，异位组织或可触及的异常[46]。综上所述，梅克尔憩室手术切除的决定需要在个体化的基础上，权衡恶性肿瘤的风险和益处、年龄和并发症。需要未来的前瞻性试验来澄清这一争议。

其他疾病

小肠溃疡

小肠溃疡相对少见，可归因于克罗恩病、伤寒、肺结核、淋巴瘤和胃泌素瘤（表 50.11）。药物性溃疡可以发生，过去是由肠溶氯化钾片和皮质类固醇引起的。此外，还描述了无法确定致病因素的小肠溃疡。这表明，非甾体抗炎药引起的小肠并发症可能比原先认为的更常见。非甾体抗炎药诱导的溃疡多发生在回肠，单发或多发溃疡需要手术干预的并发症包括出血、穿孔和梗阻。

除溃疡外，已知非甾体抗炎药还可诱发肠病，因肠道通透性增加导致蛋白质丢失、低蛋白血症、吸收不良和贫血。小肠溃疡并发症的治疗主要是肠段切除再吻合。

表 50.11 小肠溃疡形成的原因

原因	病例
感染	肺结核，梅毒，巨细胞病毒，伤寒，寄生虫圆线虫过度感染，弯曲杆菌，耶尔森菌
炎症	克罗恩病，全身性红斑狼疮，腹腔疾病，溃疡性肠炎
缺血	特发性肠系膜动脉供血不足或静脉血栓形成
特发性	原发性溃疡，Behçet 综合征
药物诱导	钾，吲哚美辛，苯丁氮酮，水杨酸，抗代谢药物
辐射	治疗性，意外性
血管	血管炎，巨细胞动脉炎，淀粉样变（缺血性病变），血管中心性淋巴瘤
代谢	尿毒症
胃酸过多症	佐林格 - 埃里森综合征，梅克尔憩室，口腔溃疡
肿瘤	淋巴瘤、腺癌、黑色素瘤
毒性	急性空肠炎（产生 β 毒素的产气荚膜梭菌），砷
黏膜病变	淋巴细胞性小肠结肠炎

Adapted from Rai R，Bayless TM. Isolated and diffuse ulcers of the small intestine. In：Feldman M，Scharschmidt BF，Sleisenger MH，eds. Gastrointestinal and Liver Disease：Pathophysiology，Diagnosis，Management. Philadelphia：WB Saunders；1998：1771-1778.

小肠异物

儿童或成人误食异物，通常会导致胃肠道穿孔或阻塞。这些异物包括玻璃和金属碎片、大头针、针、牙签、鱼骨、硬币、哨子、玩具和断了的剃须刀片（图 50.47）。在囚犯和精神病患者中，有时会出现有意摄入异物的情况。对大多数患者来说，治疗就是观察，以使这些物体安全通过肠道。如果物体是射线不透的，可以连续拍摄腹部片。泻药是禁忌。尖锐的物体，如针、刀片或鱼骨可能会穿透肠壁。如果出现腹痛、压痛、发热或白细胞增多，应立即开腹并手术取出引起疼痛的异物。肠梗阻也需要行开腹手术。

小肠瘘

尽管外科营养和重症监护有所改善，肠皮肤瘘管的死亡率仍然很高，在最近的报告中为 10%。改善结果的重点在于预防，并在出现瘘管时及时识别和干预。多学科护理对改善瘘管的预后至关重要。肠外瘘是最常见的医源性瘘管，75% ～ 85% 发生在外科手术治疗期间（如吻合口漏、食管损伤、血供不足、吸

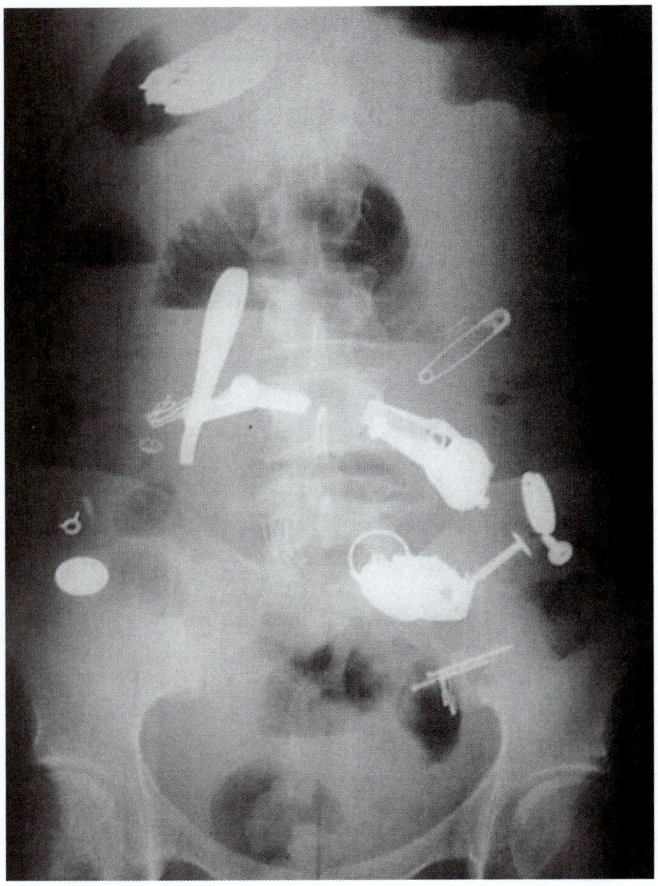

图 50.47 小肠异物。腹部平片显示小肠梗阻患者大量摄入异物（Courtesy Dr. Melvyn H. Schreiber，The University of Texas Medical Branch，Galveston，TX.）

引管侵蚀、金属网或保留缝线撕裂肠壁等）。

其余 15% ～ 25% 的瘘管发生率与易感疾病有关，如克罗恩病、恶性疾病、放射性肠炎、憩室炎、腹腔内败血症或外伤。

临床表现

肠皮肤瘘管的识别通常并不困难。典型的临床表现是术后发热伴红斑的伤口。当少数皮肤缝线被拆除时，会有化脓或带血的分泌物；肠内容物漏出，有时立即发生，但经常在 1 ～ 2 天内发生。外科医师很少长时间难以诊断。小肠瘘管也可表现为广泛性腹膜炎，尽管这并不常见。最近，损伤控制开腹手术和开腹分期治疗的普及导致了一种更致命的小肠瘘，称为肠气瘘。这些患者的典型表现是肠的开放部分通过巨大的筋膜缺损暴露出来，周围没有表皮边缘。

肠皮肤瘘管根据其位置和每日输出量进行分类（表 50.12）。这些因素影响治疗、发病率和死亡率。近端瘘管与较高的输出、更多的液体和电解质损失以及更大的消化能力损失有关。远端瘘管倾向于降低输出，使其更容易管理，更有可能自发闭合。高流量瘘管是指每 24 小时排出 500 ml 或更多液体的瘘管。有多种因素阻止瘘管的自发闭合，包括残留异物、放射性肠炎、炎症性肠病或感染、瘘管道上皮化、肿瘤和远端梗阻。一旦发现瘘管，治疗的重点应该是立即静脉输液复苏，并考虑可能阻止自发性闭合的潜在因素。成功治疗肠瘘患者需要一个协调的分阶段治疗方法，该方法可分为三个阶段：（1）稳定治疗；（2）分期和支持治疗；（3）最终治疗。

治疗

稳定 从历史上看，营养不良和体液流失是小肠瘘患者死亡的主要原因。然而，随着营养补充和重症监护支持的改善，脓毒症已成为受影响患者最常见的死亡原因。然而，与小肠瘘相关的液体损失和容量减少不能被忽略。因此，一旦发现瘘管，应立即进行液体复苏和电解质调整。脓毒症的控制是至关重要的，在早期，CT 扫描在发现未引流脓肿、完全的远端梗阻或腹膜炎的全身性腹内脓毒症时是非常有用的。肠皮肤瘘有多种治疗选择（框 50.6）。所有感染均应经皮引流或手术引流，如有必要，应同时给予适当的抗

表 50.12 非手术瘘管闭合的预测因素

有利	不利
手术病因	回肠，空肠，非手术病因
阑尾炎或憩室炎	炎症性肠病，癌症，辐射
转铁蛋白＞ 200 mg/dl	转铁蛋白＜ 200 mg/dl
没有肠梗阻、肠管中断、感染、炎症的迹象	远端小肠梗阻，肠管不连续，邻近感染，邻近炎症
长度＞ 2 cm，单发瘘管	长度＜ 2 cm，侧位或多发瘘管
流量＜ 200 ml/24 h	流量＞ 500 ml/24 h
无败血症，电解质平衡	败血症，电解质紊乱
初级转诊到三级治疗中心和专科治疗	延迟前往三级治疗中心和专科治疗

Adapted from Gribovskaja-Rupp I，Melton GB. Enterocutaneous fistula：proven strategies and updates. Clin Colon Rectal Surg. 2016；29：130-137.

框 50.6 肠皮肤瘘患者的治疗策略

脓毒症控制
脓肿的放射学引流
需要时再开刀，尽可能微创
考虑其他的感染点：静脉，尿路感染，肺感染

营养状况优化
补充水分和电解质
首选肠内营养
肠外营养以满足热量需求，小肠 ECF
允许每天口服 500 ml 清液

伤口护理
低流量 ECF 用纱布
用袋（创口管理器、瘘袋）收集 ECF 液以保护皮肤
用双套管引流过多的 ECF 液
质子泵抑制剂

ECF 解剖
宏观
ECF 液（胆红素 / 淀粉酶）的生化分析
亚甲蓝
术前：瘘管造影或 CT 造影术；肠管长度和 ECF 起源的位置、狭窄、梗阻和积液

手术的时机
临床情况稳定（以上）
心理上愿意接受手术
白蛋白＞ 25 g/L
恢复期＞ 6 周

手术策略
一期手术
小心粘连松解
小肠楔形切除
吻合口数目限制在最小
用健康活组织覆盖缝线
远离缺损区域

Adapted from Visschers RG，van Gemert WG，Winkens B，et al. Guided treatment improves outcome of patients with enterocutaneous fistulas. World J Surg. 2012；36：2341-2348.
ECF：肠皮肤瘘。

生素。一旦败血症得到控制，患者得到复苏，就必须对排出物进行控制，并给予皮肤保护和充分的营养。瘘管排出量最好通过带引流管的插管来控制。保护瘘口周围的皮肤是重要的，以防止擦伤和破坏皮肤。应用造口产品如氧化锌、铝膏或卡拉亚粉使这一步容易完成。将吸引导管从造口袋末端取出，塑胶袋被分割成刚好适合瘘口的形状。这将允许对输出液进行收集和精确测量。TPN 的使用在治疗高流量肠皮瘘患者方面是一个重要的进展，并能显著降低营养不良的发生率。TPN 在稳定期特别有价值，有助于最大限度地减少高流量瘘管损失，并在瘘管被圈定时立即补充营养。然而，如果患者可以在不使用 TPN 的情况下达到热量目标，特别是在没有高输出瘘管的情况下，肠内喂养是更好的和更推荐的。

分期和支持治疗　当败血症得到控制以及营养治疗后，瘘管必须适当分期。结合透视对比检查、必要时的瘘管造影和 CT 检查以及患者的临床行为，将能够描述瘘管的解剖和病理特征。有些人主张保守治疗最多 3 个月，允许自行闭合。但也有研究表明，脓毒症得到控制后，90% 以上的小肠瘘在 1 个月内闭合。不到 10% 的瘘管在 2 个月后闭合，3 个月后没有自发闭合。在一项大型的回顾性研究中，大部分肠皮肤瘘管是自发闭合的（54%），18% 的肠皮肤瘘管需要稍后进行确定手术。手术死亡率为 9.8%，复发率为 8%。无并发症的近端瘘管有较高的自发闭合率，十二指肠瘘管在 2 ～ 4 周内闭合[47]。因此，一个合理的治疗方案是经过 6 周的恢复期，如果仍未痊愈且术前白蛋白水平高于 25 g/L，应考虑手术治疗。然而，对自发性闭合不太可能在 8 周后立即再次探查。一般来说，3 ～ 6 个月的时间有利于腹腔内脓毒症引起的严重炎症反应完全消退和粘连形成的稳定。这段时间将为手术干预的安全和成功提供更好的机会。此外，与肠气瘘的情况一样，可能需要几个月的时间来稳定与瘘相关的复杂腹部伤口。

虽然没有有力的 I 级证据支持，但研究者已经提出了几个辅助装置来帮助自发性瘘管闭合和相关腹部创伤的处理。研究表明，经 TPN 治疗后的肠休息可以提高瘘口闭合率并缩短高输出瘘管患者的闭合时间。在避免已知的肠外治疗的并发症的同时，可以成功地通过肠内治疗来处理低流量瘘管。动力障碍药物如洛哌丁胺和可待因也可以辅助尝试肠内治疗。此外，新的技术（如瘘灌肠术），在近端瘘的远端肢体插管，并将肠内治疗输送到远端肠管，已被证明是有效的。一些随机试验评估了奥曲肽在瘘管治疗中的作用。尽管奥曲肽已被证明可以减少瘘管输出，这在瘘管输出量高的情况下是有用的，但奥曲肽并没有令人信服地改善自发闭合率。在肠气瘘中，真空装置是有价值的，以帮助收缩开放的腹部周围的相关瘘管。

应注意避免与内脏内容物直接接触，因为这可能导致新的瘘管。瘘口的皮肤移植也被用于与开腹相关的病例，在一些系列研究中移植成功率高达 80%。重要的是，在确定性修复前不能出院的患者也有较高的死亡风险。

明确的管理　如果瘘管仍然存在，尽管充分解

决了患者的营养、液体和伤口护理需求，对于一些患者，最终将需要再次行手术干预。通过进入之前的腹部伤口，手术是最容易完成的，小心避免进一步损害黏附肠。瘘管切除和肠段切除吻合是首选术式，在瘘管切除后简单的瘘管封闭几乎总会导致瘘复发。

如果遇到意想不到的脓肿，或者肠壁在很长一段时间内变得僵硬和扩张，使得初次吻合不安全，应进行肠两端的外置。各种旁路手术也被描述为分期手术的一部分，在第一次再手术中排除含有瘘管的节段，然后需要另一次手术切除涉及的节段和瘘管。尽管在极端情况下这是必要的，但这肯定不是首选的外科治疗方法。基本的手术考虑包括尝试一个阶段的手术，小心的粘连溶解，用楔形切除或肠切除处理受损组织，用活组织覆盖缝线，避开与瘘管直接相关的脆弱区域。

综上所述，肠皮肤瘘管最常因先前的手术引发。一旦确诊，就必须采用稳定、分期和支持性护理的三段式治疗方法，在某些情况下，还需要明确的外科干预。大多数瘘管在6周内自行愈合。如果6周后仍未闭合，则需要手术治疗。

小肠积气

小肠积气是一种罕见的疾病，表现为胃肠道内有多个充满气体的囊肿。囊肿可位于浆膜下、黏膜下层，极少见于肌层，其大小从显微镜下可见到数厘米直径不等。它们可以发生在胃肠道的任何地方，从食管到直肠；然而，它们在空肠最常见，其次是回盲区和结肠。肠系膜、腹膜和镰状韧带等肠外结构也可累及。男性和女性的发病率相同，这种情况通常发生在40～70岁。新生儿肺炎常伴有坏死性小肠结肠炎。小肠积气的病因尚未完全阐明。人们提出了许多理论；机械、黏膜损伤、细菌和肺部假说似乎最可信。

小肠积气有两种形式。原发性积气（15%）是一种良性的特发性疾病，与任何其他疾病或症状无关，是偶然发现的。大多数小肠积气（85%）与慢性阻塞性肺疾病或免疫功能低下（如艾滋病；移植后；白血病、淋巴瘤、血管炎或胶原血管疾病；正在接受化疗或服用皮质类固醇激素）有关。其他相关疾病包括肠道炎症、梗阻性或感染性疾病；医源性疾病，如内镜检查和空肠造口术；小肠缺血；肠外疾病，如糖尿病。

肉眼观察，囊肿类似囊性淋巴管瘤或包虫囊肿。在组织学切片上，受累部分呈蜂窝状。囊肿壁薄，容易破裂。自发破裂引起气腹。症状是非特异性的，并且在与其他疾病相关的肺病中，可能是出现相关疾病的症状。原发性肠积气症的症状通常包括腹泻、腹痛、腹胀、恶心、呕吐、体重减轻和大便黏液。便血和便秘也有描述。

与小肠积气相关的并发症约占3%，包括肠扭转、肠梗阻、出血和肠穿孔。通常，这些患者会出现气腹，通常合并小肠而不是大肠积气。腹膜炎是不常见的。事实上，小肠积气是少数无菌气腹的病例之一，在腹部有游离空气但无腹膜炎的患者应予以考虑。肠道积气如果伴有腹膜炎、肠系膜积气或门静脉积气，则是一个不祥的征兆，因为这最有可能提示为危及生命的小肠缺血。

通常通过X线片进行诊断。在平片上，肠积气表现为肠壁内的透光区，必须与肠腔内气体区分（图50.48A）。辐射透光度可以是线性的或曲线性的，也可以是葡萄状的团簇或小气泡。此外，钡剂造影或CT检查也可用于确诊（图50.48B）。超声也能显示肠囊肿。除非出现非常罕见的并发症，如小肠缺血、直肠出血、囊肿性肠扭转或张力性气腹，否则无需治疗。大多数患者的预后是基础疾病的预后。重要的一点是要认识到小肠积气是一种影像学发现而不是诊断。治疗应针对气肿的根本原因，而手术干预则应该根据患者的临床病程来决定。

盲袢综合征

盲袢综合征是一种罕见的疾病，表现为腹泻、脂肪泻、巨幼细胞贫血、体重减轻、腹痛、脂溶性维生素缺乏以及神经系统疾病。该综合征的根本原因是小肠狭窄、瘘管或憩室（如空肠或梅克尔憩室）造成的小肠停滞区细菌过度生长。正常情况下，上消化道细菌含量每毫升低于10^5个，以革兰氏阳性菌为多，为需氧和兼性厌氧菌。

但随着停滞，细菌数量增加，需氧菌和厌氧菌过度增殖；类杆菌、厌氧乳酸菌、大肠杆菌和肠球菌可能以不同数量存在。这种细菌会争夺食物中的维生素B_{12}，导致全身缺乏维生素B_{12}和巨幼红细胞贫血。

这种综合征可以通过一系列的实验室调查得到证实。通过肠管培养或通过^{14}C-木糖或^{14}C-胆甘氨酸呼吸试验等间接试验可诊断细菌过度生长。细菌对^{14}C底物的过度使用导致^{14}C标记的CO_2的增加。在确认细菌过度生长和脂肪泻后，进行希林试验（^{57}CO标记维生素B_{12}），该试验显示尿中维生素B_{12}排泄的模式类似于恶性贫血（尿中维生素B_{12}损失0～6%，而正常为7%～25%）。在盲袢综合征患者中，维生素B_{12}的排泄不会因为添加内因子而改变，但一个疗程的

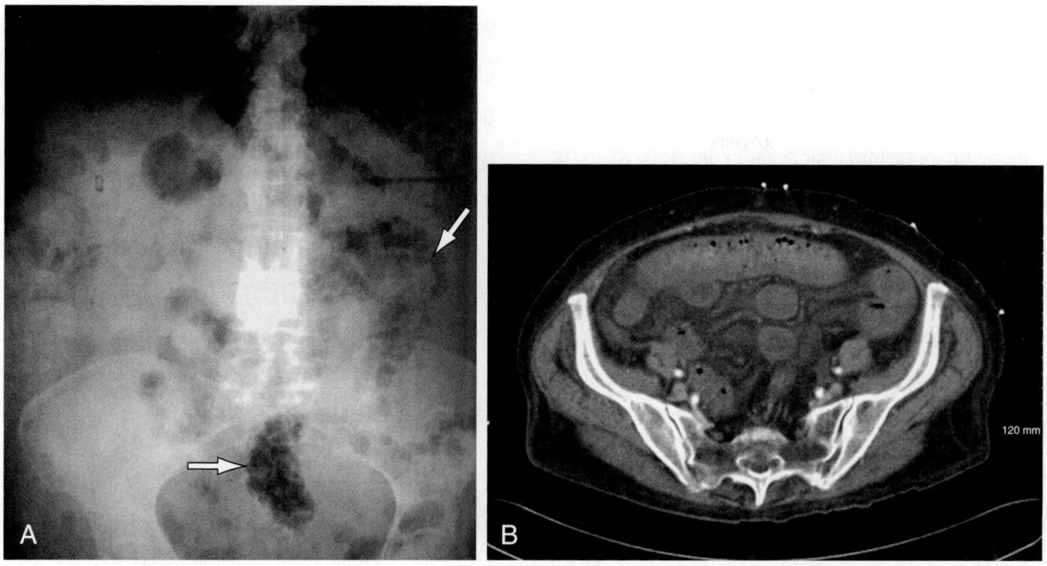

图 50.48 肠积气。（**A**）腹部平片示肠积气（箭头）；（**B**）CT 表现与曲线状透亮区一致，表现为肠壁反肠系膜边缘出现微小气泡，与肠积气一致（A，Courtesy Dr. Melvyn H. Schreiber，The University of Texas Medical Branch，Galveston，TX. B，Courtesy Dr. Kristin Long，University of Kentucky Medical Center，Lexington，KY.）

广谱抗生素（如四环素）可能会使维生素 B_{12} 的吸收恢复正常。

盲袢综合征患者的治疗包括注射维生素 B_{12} 治疗和广谱抗生素。四环素是主要的治疗药物，但研究表明，利福昔明和甲硝唑的耐药性较低，而且也有效。对大多数患者来说，一个疗程（7～10天）就足够了，患者可能几个月都没有症状。促动力剂的使用取得了真正的成功。对导致停滞和盲袢综合征的情况进行手术矫正可以获得永久治愈，其适用于需要多次服用抗生素或正在接受持续治疗的患者。

放射性肠炎

放射治疗通常作为各种腹部和盆腔癌的辅助治疗。然而，除了肿瘤细胞外，正常组织中其他快速分裂的细胞也可能受到辐射的影响。

周围的正常组织，如小肠上皮细胞，可维持严重、急性和慢性的毒性作用。对小肠的辐射损伤可分为急性和慢性两种类型。急性放射诱发的小肠疾病通常表现为在放射治疗期间或之后不久出现腹痛、腹胀、食欲缺乏、恶心、腹泻和大便急迫。大多数患者在治疗的第 3 周就会出现明显的症状，这些症状在放疗完成后 2～6 周就会消失。伴随慢性辐射损伤的症状通常在完成放射治疗后 18 个月～6 年出现，但症状可在治疗后 30 年出现。

辐射量似乎与发生放射性肠炎的概率有关。如果总辐射剂量小于 4000 cGy，严重的晚期并发症是不常见的；当剂量超过 5000 cGy 时，发病率风险增加。其他因素，包括既往腹部手术、既往血管疾病、高血压、糖尿病和某些化疗药物（如 5-FU、多柔比星、放线菌素和甲氨蝶呤）的辅助治疗，也会导致放射治疗后的肠炎。既往开腹手术史增加了肠炎的风险，这可能是将部分小肠固定在放疗区域引发粘连的原因。辐射损伤会导致腹泻、腹痛和吸收不良。辐射损伤的晚期效应是对黏膜下小血管的损伤，表现为渐进性的黏膜下动脉炎和纤维化；这些事件最终导致血栓形成和血管功能不全。这种损伤可导致受累肠坏死和穿孔，但更常见的是导致狭窄形成，症状为肠梗阻或小肠瘘管。

多种策略被用于减少辐射对小肠的损伤（框 50.7）。放射性肠炎可以通过调整放射线的端口和剂量来减少，以提供针对肿瘤而不是周围组织的最佳治疗。在初始手术时放置不透明的标记物（如钛夹），有助于更好地瞄准放射治疗。缩小放射场大小、多场排列、适形放射治疗技术和调强放射治疗可以减少放

框 50.7　预防辐射引起的小肠疾病

临床指导

使用现代成像和放射治疗技术，尽量减少正常组织受到的辐射

考虑昼夜节律的影响和使用夜间放射治疗

继续使用血管紧张素转换酶抑制剂和他汀类药物，并考虑在适当的情况下引入

考虑益生菌的使用

在适当的情况下考虑手术技术以减少对小肠的辐射暴露，手术团队在相关的手术过程中要有经验和能力

Adapted from Stacey R，Green JT. Radiation-induced small bowel disease：latest developments and clinical guidance. Ther Adv Chronic Dis. 2014；5：15-29.

疗相关的毒性。将小肠从照射野中排除的方法包括再腹膜化、大网膜移位和放置可吸收网带。

一些药物干预也被描述来减少放射性肠炎的不良反应。血管紧张素转换酶抑制剂和他汀类药物可显著减少盆腔放射治疗期间的急性胃肠症状。硫糖铝是一种高硫酸化的多阴离子二糖，被认为可以促进上皮细胞愈合，从而在受损的黏膜表面形成保护性屏障，可能有助于治疗放射性直肠炎出血，但没有证据支持它可用于预防放射性小肠疾病。超氧化物歧化酶是一种自由基清除剂，已成功地用于减少并发症。其他已被评估的化合物包括谷胱甘肽、抗氧化剂（如维生素A、维生素E、胡萝卜素）、组胺拮抗剂以及己酮可可碱和生育酚的组合（这是一类具有维生素E活性的化合物）。此外，早期研究支持益生菌在肠道中具有辐射防护作用；然而，在进行最终的评估之前，还需要进一步的研究。最有效的放射防护剂似乎是氨磷汀（WR-2721），这是一种巯基化合物，在细胞内转化为一种活跃的代谢物WR-1065，转而与自由基结合，保护细胞免受辐射损伤[48]。

一项随机对照试验确定谷氨酰胺几乎没有益处，即使是在放射治疗之前或期间使用。可以有效预防放射性肠炎急性症状的药物包括铃蟾素、生长激素、GLP-2和IGF-I，它们在实验研究中被证明可以有效预防或减轻放射性肠炎相关症状。

急性放射性肠炎的治疗是以控制症状为目的的。抗痉挛药和镇痛药可以缓解腹痛和痉挛，阿片类药物或其他止泻药通常对腹泻有反应。使用皮质类固醇治疗急性放射性肠炎的价值尚不确定。饮食控制，包括口服元素饮食，也被提倡以改善放射性肠炎的急性影响；然而，其结果是相互矛盾的。抗生素常用于细菌过度生长的环境。胆酸吸收不良被认为是导致35%～72%的放射性小肠疾病患者出现腹泻症状的原因，它对胆胺反应良好，但不能很好地耐受，许多患者自愿停止使用。

对于有慢性放射性肠炎影响的一亚组患者，可能需要手术干预。这是接受腹部或盆腔照射的患者总数中的一个小亚组（1%～2%）。手术适应证包括梗阻、瘘管形成、穿孔和出血，其中梗阻是最常见的表现。手术程序包括短路手术或切除再吻合。支持短路手术的人认为，短路手术比切除手术更安全，对症状的控制更好。主张切除的研究者认为，以前报道的切除和再吻合的高发病率和死亡率反映了病变肠切除和吻合不充分。对于出现梗阻的患者，应避免广泛的粘连松解。最好绕过由骨盆内刚性固定的肠管引起的梗阻。如果计划切除和再吻合，吻合的至少一端应来自受照射区域外的肠。在评估辐射损害的累及程度和严重程度时，宏观检查可能不准确。冰冻切片和激光多普勒血流测量技术已被用于辅助切除和切除吻合。

然而，关于它们的临床有用性的报道是相互矛盾的。肠穿孔应采用切除吻合治疗。当认为再吻合不安全时，应将肠端外置。

短肠综合征

短肠综合征是由于整个小肠长度不足以支持营养。在这些短肠综合征的病例中，75%发生于大量肠切除术。在成人中，肠系膜阻塞、中肠扭转和创伤性肠系膜上血管破裂是最常见的原因。通常伴有复发克罗恩病的多次连续切除占患者的25%。在新生儿中，最常见的短肠综合征的原因是肠切除术继发坏死性小肠结肠炎。短肠综合征的临床特征包括腹泻、液体和电解质缺乏以及营养不良。其他并发症包括肝内循环中断引起的胆结石和高草酸尿引起的肾结石发生率增加。必须预防特定的营养缺乏，必须密切监测营养缺乏水平；这些营养素包括铁、镁、锌、铜和维生素。短肠综合征患者永久依赖TPN的可能性被认为主要受剩余肠的长度、位置和健康的影响。在短肠综合征患者中，血浆瓜氨酸（肠黏膜产生的一种非蛋白氨基酸）吸收后水平可作为区分短暂和永久性肠衰竭的指标。

小肠在切除术后具有显著的适应能力；在许多情况下，这种被称为适应性增生的肠道适应过程有效地防止了由于可用于吸收和消化的表面积显著减少而导致的严重并发症。然而，任何适应性机制都可能不堪重负，如果小肠丧失太多，适应性就可能不充分。尽管存在相当大的个体差异，但如果保留末端回肠和回盲瓣，切除70%的小肠通常是可以接受的。然而，长度并不是小肠切除术并发症的唯一决定因素。例如，如果切除回肠远端2/3（包括回盲瓣），虽然只切除了小肠总长度的25%，但仍可能会出现明显的胆盐和维生素B_{12}吸收异常，导致腹泻和贫血。近端肠切除术的耐受性优于远端肠切除术，因为回肠比空肠能更有效地适应和增加其吸收能力。

治疗

关于短肠综合征最重要的问题是预防。在克罗恩病患者中，应仅对有特定并发症的部分进行肠切除术。此外，对于肠缺血相关的问题，在手术中应尽可能行最小的切除，必要时应进行二次手术，使缺血的肠能分界，从而可能避免不必要的肠广泛切除。

小肠大量切除后，治疗过程可分为早期和晚期。在早期阶段，治疗主要针对控制腹泻，补充液体和电解质，并在患者中迅速建立 TPN，不能安全耐受肠道喂养的患者容量损失可能超过 5 L/d，必须严格监测摄入量和输出量，并进行足够的补充。

早期的腹泻可能由多种原因引起。例如，大量小肠切除术后出现高胃泌素血症和胃分泌过多，可导致小肠切除术后严重腹泻。酸分泌过多可通过 H_2 受体拮抗剂或质子泵阻滞剂（如奥美拉唑）来控制。回肠切除也可引起腹泻，导致肠肝循环中断和过量的胆盐进入结肠。当腹泻与结肠中未被吸收的胆盐的导泻作用有关时，考来烯胺可能是有益的。此外，明智地使用抑制肠道动力的药物（如可卡因、地芬诺酯）可能是有帮助的。长效 SSA 奥曲肽似乎也能减少短肠综合征早期的腹泻量。一些研究表明奥曲肽可能抑制肠道适应；然而，其他研究尚未证实奥曲肽的这种有害作用。

一旦患者从急性期恢复过来，就应开始肠内营养。最常见的肠内饮食类型是要素饮食（如 Vivonex、Flexical）和聚合物饮食（如 Isocal、Ensure）。对于这些患者的最佳饮食存在争议。最初，高碳水化合物、高蛋白饮食是适当的，能以最大限度吸收。奶制品应该避免，饮食应该以等渗透浓度和少量开始。随着肠道的适应，渗透压、体积和能量含量都会增加。以最简单的形式提供营养是治疗的一个重要部分。单糖、二肽和三肽可从肠道迅速吸收。长期以来，减少膳食脂肪被认为是治疗短肠综合征的重要手段。然而，应该在饮食中补充 100 g 或更多的脂肪，通常需要使用中链甘油三酯，这是在近端肠吸收的。应补充维生素（特别是脂溶性维生素），以及钙、镁和锌。激素系统管理和谷氨酰胺肠内管理的作用已经被评估。在各种实验研究中，神经降压素、生长激素、铃蟾素和 GLP-2 已被证明具有显著的促黏膜生长作用，并在实验研究中显示可防止与 TPN 相关的肠道萎缩；联合治疗比单药治疗更有效。随机对照试验显示，替度鲁肽，一种 GLP-2 的类似物，能抵抗蛋白水解酶二肽基肽酶 4 的降解，因此比天然 GLP-2 有更长的半衰期，具有良好的耐受性，并通过显著的肠道营养和前吸收作用导致肠道功能和结构完整性的恢复。它是第一个获得批准用于小儿和成人短肠综合征合并肠衰竭的靶向治疗药物[49]。

另外两种激素不是来自肠道，在各种实验和有限的临床试验中已得到了广泛评估，即生长激素和 IGF-I。一项使用生长激素治疗短肠综合征的随机对照试验的 meta 分析表明，在体重、瘦体重和吸收能力方面，生长激素可能有短期益处；然而，长期疗效尚未发现。生长激素（Somatropin）是一种重组人生长激素，对各种细胞产生合成和抑制代谢的影响，无论是直接作用还是通过 IGF-I 间接作用，目前被认为可以结合营养支持治疗短肠综合征。将各种营养激素与谷氨酰胺和改良饮食相结合，可能被证明对这类难治性患者更有效。

手术干预的第一步是恢复消化连续性，这可以通过近端造口降低脱水率来实现。在 TPN 长期依赖的患者中，已经尝试了一些手术策略，但收效有限；包括延迟肠道转运时间的方法、增加吸收面积的方法以及小肠移植。延迟肠道转运时间的方法包括各种瓣膜和括约肌的构建，但结果不一致。小肠的逆蠕动段已被构造，以减缓运输，从而为营养和液体的吸收提供额外的接触时间。这种技术已经取得了一定的成功。其他手术，包括结肠间置、小肠循环和逆行电起搏，都曾尝试过，但被发现在人体不成功，大部分被放弃。增加吸收面积的外科手术包括肠变细和延长手术（如 Bianchi 手术），该手术通过纠正残余肠管的扩张和无效的蠕动，并在保留黏膜表面积的同时使肠长度加倍来改善肠功能。连续横向肠成形术在交替的两侧建立与肠系膜血液供应平行的短纤维线，从而建立出长而直径小的肠通道。这项技术也增加了肠的表面积，以促进营养吸收[50]。尽管对选定的患者是有益的，但潜在的并发症包括由于脉管系统状态差导致的节段坏死、肠管小口径狭窄和吻合口瘘。

对于肠道康复尝试失败或有威胁生命的 TPN 并发症患者，肠移植仍然是标准治疗方法；这包括即将发生的肝衰竭、两条以上主要通路静脉血栓形成、频繁的严重线路感染和脱水。随着免疫抑制剂阿仑单抗和他克莫司的使用以及在大容量中心的移植（每年 ≥ 10 例移植），肠道移植后的患者生存率显著提高。单独肠移植的 1 年和 5 年生存率分别为 77% 和 58%。肠-肝联合移植的 1 年和 5 年生存率分别约为 66% 和 54%。小肠移植面临的挑战仍然需要更好的免疫抑制和更早发现排斥反应。

十二指肠血管受压

十二指肠血管受压，又称肠系膜上动脉综合征或 Wilkie 综合征，是一种罕见的疾病，其特征是当肠系膜上动脉经过十二指肠时，压迫十二指肠的第三部分。症状包括严重的恶心、呕吐、腹胀、体重减轻和餐后胃痛，根据十二指肠梗阻的严重程度，胃痛可呈间歇性或持续性。体重减轻通常发生在症状出现之前，并促进了该综合征的发生。

这种综合征最常见于年轻虚弱的个体，女性比男性更常见。除体重减轻外，十二指肠血管受压的易感因素包括仰卧不动、脊柱侧弯和石膏固定（有时称为石膏综合征）。已观察到十二指肠血管受压与消化性溃疡之间的关系。据报道，十二指肠血管压迫与神经性厌食症、直肠结肠切除术和J型袋肛门吻合术、颈部动静脉畸形切除术、腹主动脉瘤修复和骨科手术（通常为脊柱手术）有关。一篇文献报道描述了一个家族性的十二指肠血管受压。

这种情况的诊断可通过钡餐上消化道造影（图50.49）或低张力十二指肠造影，结果可见钡从十二指肠到空肠的流动突然或几乎完全停止。CT在某些情况下是有用的。这种综合征的治疗方法各不相同。最初应尝试保守治疗，并作为最终治疗方法，保守治疗越来越成功。手术治疗包括十二指肠空肠吻合术、绕过阻塞段的胃空肠吻合术或十二指肠旋转（强化过程）。

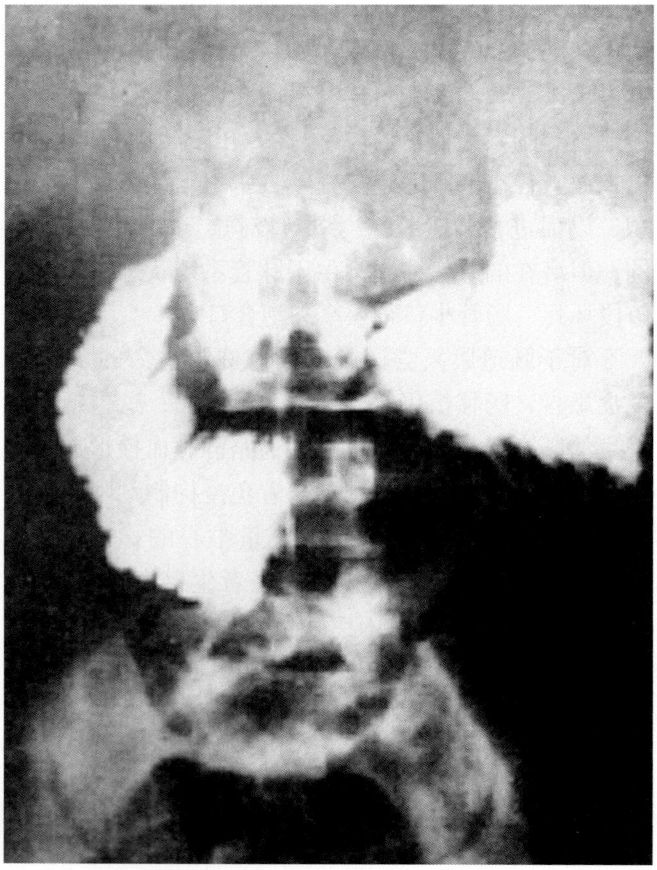

图50.49 肠系膜上动脉综合征。钡餐造影显示十二指肠第三部分梗阻，继发于肠系膜上动脉压迫，为烧伤所致（Adapted from Reckler JM，Bruck HM，Munster AM，et al. Superior mesenteric artery syndrome as a consequence of burn injury. J Trauma. 1972；12：979-985.）

主要参考文献

Caplin ME，Pavel M，Cwikla JB，et al. Lanreotide in metastatic enteropancreatic neuroendocrine tumors. N Engl J Med. 2014；371：224–233.

具有里程碑意义的CLARINET试验（GEP-NET患者的兰瑞肽抗增殖反应）是最大的3期、随机、双盲、安慰剂对照、跨国研究，评估了SSA兰瑞肽在GEP-NET患者中的抗增殖效果。兰瑞肽与1级或2级转移性肠胰NET患者无进展生存期显著延长相关。

Crohn BB，Ginzburg L，Oppenheimer GD. Regional ileitis：a pathologic and clinical entity. JAMA. 1932；99：1323–1329.

这篇具有里程碑意义的论文简明扼要地阐明了年轻人区域性回肠炎的临床病程、鉴别诊断和病理发现。尽管在这篇经典论文的描述基础上，对这种疾病的过程还应用了其他术语，但克罗恩病是一个已被普遍接受的名称。

Feuerstein JD，Cheifetz AS. Crohn disease：epidemiology，diagnosis，and management. Mayo Clin Proc. 2017；92：1088–1103.

本文对目前克罗恩病的诊断和治疗方法进行了广泛的综述，重点是内科和外科治疗。

Paulson EK，Thompson WM. Review of small-bowel obstruction：the diagnosis and when to worry. Radiology. 2015；275：332–342.

本文综述了肠梗阻的重要影像学表现，这些表现通常被用来做出手术干预的临床决定。

Shi HY，Ng SC. The state of the art on treatment of Crohn's disease. J Gastroenterol. 2018；53：989–998.

这是一篇清晰和简明的综述文章，强调了克罗恩病医学管理中的关键问题，是来自临床试验的新证据和前瞻性研究。

Strosberg JR，Halfdanarson TR，Bellizzi AM，et al. The North American Neuroendocrine Tumor Society consensus guidelines for surveillance and medical management of midgut neuroendocrine tumors. Pancreas. 2017；46：707-714.

本文对目前北美神经内分泌肿瘤协会支持的神经内心泌肿瘤治疗指南进行了全面的综述。

Thirunavukarasu P，Sathaiah M，Sukumar S，et al. Meckel' s diverticulum—a high-risk region for malignancy in the ileum. Insights from a population-based epidemiological study and implications in surgical management. Ann Surg. 2011；253：223-230.

一项为期 33 年的国家数据库研究表明，梅克尔憩室是回肠癌的高危区，并支持切除偶发的梅克尔憩室。

Torres J，Mehandru S，Colombel JF，et al. Crohn' s disease. Lancet. 2017；389：1741-1755.

这是一项近期对克罗恩病从病因、诊断和内科 / 外科治疗的全面综述。

Young JI，Mongoue-Tchokote S，Wieghard N，et al. Treatment and survival of small-bowel adenocarcinoma in the United States：a comparison with colon cancer. Dis Colon Rectum. 2016；59：306-315.

这项研究代表了一个大型的全国性数据库，分析了过去二十年中小肠恶性肿瘤的结果，并将其与结肠直肠癌进行了比较。

参考文献

1. Moore KL, Persaud TVN, Torchia MG. Alimentary system. In: Moore KL, Persaud TVN, eds. *The Developing Human: Clinically Oriented Embryology*. 10th ed. Philadelphia: Elsevier; 2016:209–240.
2. Bykov VL. [Paneth cells: history of discovery, structural and functional characteristics and the role in the maintenance of homeostasis in the small intestine]. *Morfologiia*. 2014;145:67–80.
3. Chung DH, Evers BM. The digestive system. In: O'Leary JP, ed. *The Physiologic Basis of Surgery*. 4th ed. Philadelphia: Lippincott Williams & Wilkins; 2007:475–507.
4. Li J, Song J, Zaytseva YY, et al. An obligatory role for neurotensin in high-fat-diet-induced obesity. *Nature*. 2016;533:411–415.
5. Allaire JM, Crowley SM, Law HT, et al. The intestinal epithelium: central coordinator of mucosal immunity. *Trends Immunol*. 2018;39:677–696.
6. Paulson EK, Thompson WM. Review of small-bowel obstruction: the diagnosis and when to worry. *Radiology*. 2015;275:332–342.
7. Aquina CT, Becerra AZ, Probst CP, et al. Patients with adhesive small bowel obstruction should be primarily managed by a surgical team. *Ann Surg*. 2016;264:437–447.
8. Quah GS, Eslick GD, Cox MR. Laparoscopic versus open surgery for adhesional small bowel obstruction: a systematic review and meta-analysis of case-control studies. *Surg Endosc*. 2019;33:3209–3217.
9. Tsuruta A, Itoh T, Hirai T, et al. Multi-layered intra-abdominal adhesion prophylaxis following laparoscopic colorectal surgery. *Surg Endosc*. 2015;29:1400–1405.
10. Crohn BB, Ginzburg L, Oppenheimer GD. Regional ileitis: a pathologic and clinical entity. *JAMA*. 1932;99:1323–1329.
11. Feuerstein JD, Cheifetz AS. Crohn disease: epidemiology, diagnosis, and management. *Mayo Clin Proc*. 2017;92:1088–1103.
12. Wang MH, Picco MF. Crohn's disease: genetics update. *Gastroenterol Clin North Am*. 2017;46:449–461.
13. Lang BM, Biedermann L, van Haaften WT, et al. Genetic polymorphisms associated with smoking behaviour predict the risk of surgery in patients with Crohn's disease. *Aliment Pharmacol Ther*. 2018;47:55–66.
14. Torres J, Mehandru S, Colombel JF, et al. Crohn's disease. *Lancet*. 2017;389:1741–1755.
15. Cleynen I, Boucher G, Jostins L, et al. Inherited determinants of Crohn's disease and ulcerative colitis phenotypes: a genetic association study. *Lancet*. 2016;387:156–167.
16. Lichtenstein GR, Loftus EV, Isaacs KL, et al. ACG clinical guideline: management of Crohn's disease in adults. *Am J Gastroenterol*. 2018;113:481–517.
17. Adami HO, Bretthauer M, Emilsson L, et al. The continuing uncertainty about cancer risk in inflammatory bowel disease. *Gut*. 2016;65:889–893.
18. Kyriakidi KS, Tsianos VE, Karvounis E, et al. Neutrophil anti-neutrophil cytoplasmic autoantibody proteins: bactericidal increasing protein, lactoferrin, cathepsin, and elastase as serological markers of inflammatory bowel and other diseases. *Ann Gastroenterol*. 2016;29:258–267.
19. Shimoyama T, Yamamoto T, Umegae S, et al. Faecal biomarkers for screening small bowel inflammation in patients with Crohn's disease: a prospective study. *Therap Adv Gastroenterol*. 2017;10:577–587.
20. Deepak P, Park SH, Ehman EC, et al. Crohn's disease diagnosis, treatment approach, and management paradigm: what the radiologist needs to know. *Abdom Radiol (NY)*. 2017;42:1068–1086.
21. Niv Y, Gal E, Gabovitz V, et al. Capsule endoscopy Crohn's disease activity index (CECDAIic or Niv Score) for the small bowel and colon. *J Clin Gastroenterol*. 2018;52:45–49.
22. Shi HY, Ng SC. The state of the art on treatment of Crohn's disease. *J Gastroenterol*. 2018;53:989–998.
23. Rezaie A, Kuenzig ME, Benchimol EI, et al. Budesonide for induction of remission in Crohn's disease. *Cochrane Database Syst Rev*. 2015:CD000296.
24. Schlussel AT, Steele SR, Alavi K. Current challenges in the surgical management of Crohn's disease: a systematic review. *Am J Surg*. 2016;212:345–351.

25. Sevim Y, Akyol C, Aytac E, et al. Laparoscopic surgery for complex and recurrent Crohn's disease. *World J Gastrointest Endosc*. 2017;9:149–152.
26. Ponsioen CY, de Groof EJ, Eshuis EJ, et al. Laparoscopic ileocaecal resection versus infliximab for terminal ileitis in Crohn's disease: a randomised controlled, open-label, multicentre trial. *Lancet Gastroenterol Hepatol*. 2017;2:785–792.
27. Shimada N, Ohge H, Kono T, et al. Surgical recurrence at anastomotic site after bowel resection in Crohn's disease: comparison of Kono-S and end-to-end anastomosis. *J Gastrointest Surg*. 2019;23:312–319.
28. Schlussel AT, Cherng NB, Alavi K. Current trends and challenges in the postoperative medical management of Crohn's disease: a systematic review. *Am J Surg*. 2017;214:931–937.
29. Pavlinac PB, Tickell KD, Walson JL. Management of diarrhea in HIV-affected infants and children. *Expert Rev Anti Infect Ther*. 2015;13:5–8.
30. von Mehren M, Joensuu H. Gastrointestinal stromal tumors. *J Clin Oncol*. 2018;36:136–143.
31. Campos FG, Sulbaran M, Safatle-Ribeiro AV, et al. Duodenal adenoma surveillance in patients with familial adenomatous polyposis. *World J Gastrointest Endosc*. 2015;7:950–959.
32. Young JI, Mongoue-Tchokote S, Wieghard N, et al. Treatment and survival of small-bowel adenocarcinoma in the United States: a comparison with colon cancer. *Dis Colon Rectum*. 2016;59:306–315.
33. Tsoli M, Chatzellis E, Koumarianou A, et al. Current best practice in the management of neuroendocrine tumors. *Ther Adv Endocrinol Metab*. 2019;10:2042018818804698.
34. Kim JY, Hong SM. Recent updates on neuroendocrine tumors from the gastrointestinal and pancreatobiliary tracts. *Arch Pathol Lab Med*. 2016;140:437–448.
35. Johnbeck CB, Knigge U, Loft A, et al. Head-to-head comparison of (64)Cu-DOTATATE and (68)Ga-DOTATOC PET/CT: a prospective study of 59 patients with neuroendocrine tumors. *J Nucl Med*. 2017;58:451–457.
36. Figueiredo MN, Maggiori L, Gaujoux S, et al. Surgery for small-bowel neuroendocrine tumors: is there any benefit of the laparoscopic approach? *Surg Endosc*. 2014;28:1720–1726.
37. Farley HA, Pommier RF. Surgical treatment of small bowel neuroendocrine tumors. *Hematol Oncol Clin North Am*. 2016;30:49–61.
38. Paul D, Ostwal V, Bose S, et al. Personalized treatment approach to gastroenteropancreatic neuroendocrine tumors: a medical oncologist's perspective. *Eur J Gastroenterol Hepatol*. 2016;28:985–990.
39. Herrera-Martinez AD, Hofland J, Hofland LJ, et al. Targeted systemic treatment of neuroendocrine tumors: current options and future perspectives. *Drugs*. 2019;79:21–42.
40. Caplin ME, Pavel M, Cwikla JB, et al. Lanreotide in metastatic enteropancreatic neuroendocrine tumors. *N Engl J Med*. 2014;371:224–233.
41. Strosberg JR, Halfdanarson TR, Bellizzi AM, et al. The North American Neuroendocrine Tumor Society consensus guidelines for surveillance and medical management of midgut neuroendocrine tumors. *Pancreas*. 2017;46:707–714.
42. Aparicio T, Zaanan A, Mary F, et al. Small bowel adenocarcinoma. *Gastroenterol Clin North Am*. 2016;45:447–457.
43. Thirunavukarasu P, Sathaiah M, Sukumar S, et al. Meckel's diverticulum—a high-risk region for malignancy in the ileum. Insights from a population-based epidemiological study and implications in surgical management. *Ann Surg*. 2011;253:223–230.
44. Soltero MJ, Bill AH. The natural history of Meckel's diverticulum and its relation to incidental removal. A study of 202 cases of diseased Meckel's diverticulum found in King County, Washington, over a fifteen year period. *Am J Surg*. 1976;132:168–173.
45. Zani A, Eaton S, Rees CM, et al. Incidentally detected Meckel diverticulum: to resect or not to resect? *Ann Surg*. 2008;247:276–281.
46. Blouhos K, Boulas KA, Tsalis K, et al. Meckel's diverticulum in adults: surgical concerns. *Front Surg*. 2018;5:55.
47. Quinn M, Falconer S, McKee RF. Management of enterocutaneous fistula: outcomes in 276 patients. *World J Surg*. 2017;41:2502–2511.
48. Teo MT, Sebag-Montefiore D, Donnellan CF. Prevention and management of radiation-induced late gastrointestinal toxicity. *Clin Oncol (R Coll Radiol)*. 2015;27:656–667.
49. Kim ES, Keam SJ. Teduglutide: a review in short bowel syndrome. *Drugs*. 2017;77:345–352.
50. Billiauws L, Maggiori L, Joly F, et al. Medical and surgical management of short bowel syndrome. *J Visc Surg*. 2018;155:283–291.

章 51

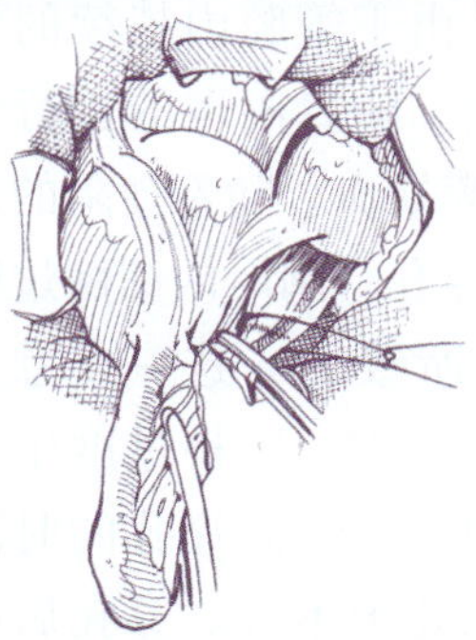

阑尾

Bryan Richmond

孙 冉 李 頔 译 于向阳 审校

章目录

阑尾炎是外科医师在临床实践中最常见的疾病之一。阑尾切除术是美国最常见的普通外科急症手术，每年会导致多达 30 万人住院治疗[1]。虽然阑尾切除术经常是外科医师在培训中进行的第一个“重大”病例，但其及时诊断和及时治疗阑尾炎的效果与其他重大任何外科干预措施一样重要。据估计，多达 6% ～ 7% 的人会在一生中患有阑尾炎，本病发病率在 10 ～ 20 岁达到顶峰[2]。尽管急性阑尾炎在西方国家的发病率较高，但其诊断可能仍具有挑战性，需要外科医师有较高的诊断能力，以便及时治疗，从而避免因延误诊断和后续穿孔而导致患者大量发病（甚至死亡率），阑尾炎在发展中国家不太常见，这表明西方饮食的因素，特别是低纤维、高脂肪的摄入，可能在该病的发展过程中发挥了作用[3]。

解剖学和胚胎学

阑尾为中肠器官，最早在妊娠 8 周时表现为盲肠的一个小突起。随着妊娠的进展，盲肠向内侧旋转并固定在右下腹，与此同时，阑尾变得更细长、呈管状结构。阑尾黏膜为结肠型，其管状结构内衬柱状上皮、神经内分泌细胞和分泌黏蛋白的杯状细胞[3]。在阑尾黏膜下层发现淋巴组织，因此有人推测阑尾可能在免疫系统中发挥了一定作用。此外，有证据表明阑尾可能是肠道“有益”菌的储存库，有助于结肠菌群的重新定植和正常菌群的维持[4]。尽管历来认为阑尾切除术并不会造成任何不良后遗症，但这一观点最近受到了挑战。例如，与未行阑尾切除术的患者相比，在反复发生艰难梭菌感染的病例中，既往行阑尾切除术的患者的临床病程更复杂，且总体预后更差。该理论认为阑尾对微生物群具有保护作用，失去这种保护作用就失去了有益的免疫功能[5]。此外，最近发表的流行病学研究发现，20 岁以前切除阑尾与前列腺癌的发生发展有重要联系，但确切的致病机制尚不明确。

作为中肠器官，阑尾的血液供应来自肠系膜上动脉。回结肠动脉是肠系膜上动脉的主要分支之一，由其发出阑尾动脉，阑尾动脉穿过阑尾系膜。阑尾系膜内还包含阑尾的淋巴管，它与肠系膜上动脉的血液供应一起流入回盲部淋巴结。

阑尾大小不一（长 5 ～ 35 cm），成人的平均长度为 8 ～ 9 cm。通过确定盲肠末端结肠带的汇合区域，就能可靠的识别阑尾根部，之后再抬高阑尾根部，确定阑尾尖端的走行和位置。阑尾尖端的位置多种多样，其中最常见的部位是盲肠后（但在腹膜内），约占 60%，盆腔为 30%，腹膜后为 7% ～ 10%。并且阑尾发育不全较为多见[3，7]。了解这些解剖变异对外科医师来说是很重要的，因为阑尾尖端位置的变化可能是造成临床表现和相关腹部不适位置的差异的原因。例如，就像阑尾尖端位于骨盆中线的患者可能表现为耻骨上疼痛，腹膜后阑尾患者可能表现为背部或侧面疼痛。这两种表现都可能导致诊断延误，因为其症状明显不同于经典描述中与阑尾疾病相关的右前下腹疼痛。

阑尾炎

历史

第一例阑尾切除术是在 1735 年由法国外科医师 Claudius Amyand 报道的，他成功地切除了一个 11 岁男孩的阑尾，发现该阑尾位于腹股沟疝囊内，并被一根大头针穿透。虽然此后在文献中偶尔会出现与穿孔性阑尾炎相一致的尸检结果，但对该疾病过程的首次正式描述，包括常见的临床特征和及时手术切除的建议，是由哈佛大学的 Reginald Heber Fitz 于 1886 年提出的[3]。阑尾炎手术的显著进展包括 McBurney 在 1894 年对他的经典肌肉分离切口和阑尾切除技术的描述，以及 Kurt Semm 在 1982 年对首例腹腔镜阑尾切除术的描述[2]。在美国，腹腔镜阑尾切除术已经成为外科医师治疗急性阑尾炎的首选方法，可以使用多个（通常是 3 个）套管针或通过单孔腹腔镜手术技术来完成。最后，同样重要的是，广谱抗生素、介入放射技术和更好的外科重症监护策略的发展，这些都使阑尾穿孔患者及其后并发症的护理有了实质性的改善。

病理生理学和细菌学

阑尾炎是由管腔阻塞引起的[3]。由于阑尾管腔直径相对较小，所以其很容易受影响。阑尾近端管腔阻塞导致远端压力升高，这是由于管腔内持续的黏液分泌和细菌产生的气体所致。随着阑尾的进行性扩张，静脉回流受损，导致黏膜缺血。随着梗阻的进展，阑尾全层缺血，最终导致穿孔。阑尾内细菌过度生长是由于梗阻远端细菌淤滞所致[3]。这一点意义重大，因为在阑尾炎穿孔的病例中，这种过度生长会导致更多的细菌释放。从梗阻开始到穿孔的时间是可变的，可能在几个小时到几天不等。穿孔后的表现也是可变的。

由于阑尾是盲肠的一个出口，因此阑尾内的菌群与结肠内的菌群相似。阑尾炎相关感染应考虑为多菌感染，抗生素覆盖范围应同时包括革兰氏阴性菌和厌氧菌。常见的分离株包括大肠埃希菌、脆弱拟杆菌、肠球菌、铜绿假单胞菌、肺炎克雷伯菌等（表 51.1）[8]。抗生素的选择和持续时间以及围绕培养的争议在本章稍后讨论。

引起管腔阻塞的原因多种多样，其中最常见的包括粪便淤滞和粪石，但也可能包括淋巴组织增生、肿瘤、水果和蔬菜物质、摄入的钡剂以及蛔虫或蛲虫等寄生虫感染。阑尾炎引起的疼痛分为内脏痛和躯体痛

表 51.1 穿孔性阑尾炎中常见的分离细菌

阑尾炎穿孔细菌类型	分离株（$n=694$）
革兰阴性细菌	
大肠杆菌	448 例（64.6%）
铜绿假单胞菌	114 例（16.4%）
肺炎克雷伯菌	37（5.3%）
枸橼酸杆菌	18（2.6%）
肠杆菌属	10（1.4%）
大肠埃希菌	3（0.4%）
植生拉乌尔菌	3（0.4%）
睾凡酮丛毛单胞菌	2（0.3%）
气单胞菌	2（0.3%）
变形杆菌	2（0.3%）
不动杆菌	1（0.1%）
耶尔森氏菌	1（0.1%）
摩根氏杆菌伤属	1（0.1%）
革兰阳性细菌	
肠球菌	27（3.9%）
链球菌	20（2.9%）
葡萄球菌	5（0.7%）

Adapted from Song DW，Park BK，Suh SW，et al. Bacterial culture and antibiotic susceptibility in patients with acute appendicitis. Int J Colorectal Dis. 2018；33：441-447.

两部分。阑尾肿胀是患者最初经常出现的腹部隐痛（内脏疼痛）的原因。直到阑尾尖端发炎并刺激邻近的壁腹膜（躯体）或发生穿孔，导致局限性腹膜炎，疼痛才会局限于右下象限[3, 9]。

鉴别诊断

每一个表现为急性腹痛的患者（未行阑尾切除术）都必须考虑阑尾炎[9]。了解可能具有相似表现症状和体征的疾病过程对于避免不必要或不正确的手术至关重要。考虑患者的年龄和性别可能有助于缩小可能的诊断范围。在儿童中，其他考虑因素包括但不限于肠系膜炎（常见于近期病毒性疾病后）、急性胃肠炎、肠套叠、梅克尔憩室炎、炎症性肠病，以及（男性）睾丸扭转。肾结石和尿路感染均可表现为右下象限疼痛，男女均可发生[3, 9]。

在育龄妇女中，鉴别诊断的范围进一步扩大。与同龄男性患者相比，妇科病可能被误诊为是阑尾炎，导致较高的阑尾手术阴性率。这些病变包括卵巢囊肿破裂、排卵中期腹痛、子宫内膜异位症、卵巢扭转、异位妊娠和盆腔炎症[3, 9]。

另外两个患者群体也值得一提。在老年人中，必须考虑急性憩室炎和恶性疾病作为下腹痛的可能原因。在中性粒细胞减少的患者中，伤寒（也称为中性粒细胞减少性小肠结肠炎）也应考虑在鉴别诊断中。这些特殊人群的阑尾炎将在本章稍后详细讨论。

临床表现

病史

急性阑尾炎患者的典型主诉是腹部隐痛，这种疼痛最常见于脐周，是阑尾逐渐胀大刺激内脏传入通路所致。患者通常会出现厌食、恶心伴或不伴呕吐。也可出现腹泻或便秘。随着病情的发展，阑尾尖端发炎，导致腹膜刺激，疼痛定位于典型的右下象限。这种现象仍然是阑尾炎的可靠症状[3, 9]，应该进一步提高临床医师对阑尾炎的怀疑指数（图 51.1）。

虽然这些症状是阑尾炎的“典型”表现，但临床医师必须意识到本病可能出现非典型表现。例如，腹膜后阑尾患者可能表现为亚急性侧腹或背部疼痛，而阑尾尖端位于骨盆的患者可能有耻骨上疼痛，提示可能有尿路感染[3, 9]。尽管这类病例不像典型病例那么常见，但对这些变异的了解对于维持必要的怀疑指数以作出迅速和准确的诊断至关重要。

体格检查

阑尾炎患者通常会出现不典型症状。由于局限性腹膜炎的存在，使得任何活动都很痛苦，所以他们经常躺着不动。也可见心动过缓和轻度脱水。患者经常出现发热，范围从低体温（＜ 38.5℃）升高到严重的高体温，这取决于疾病过程的状态和患者炎症反应的严重程度。无发热并不能排除阑尾炎的诊断。腹部检查典型表现为腹部平坦，右下腹触诊时有压痛。压痛的位置通常位于麦氏点上方，麦氏点位于脐与右髂前上棘连线中外 1/3 交界处。疼痛和压痛通常伴有局限性腹膜炎，表现为压痛、反跳痛。弥漫性腹膜炎引起的腹壁肌肉不由自主痉挛或腹壁僵硬强烈提示穿孔。

有许多体征有助于阑尾炎的诊断。这些典型体征包括 Rovsing 征（触诊左下腹时出现右下腹疼痛）、闭孔征（右下腹髋关节内旋时疼痛）和腰大肌征（同侧髋关节伸展时疼痛）等[1]。虽然这些体征是值得关注的，但更重要的是要认识到它们只是局限性腹膜炎的指标，而不是特定疾病过程的诊断依据。尽管如此，在检查疑似阑尾炎患者时，这些方法仍然是有用的它们也是支持诊断的。直肠检查结果通常是正常的。然而，如果阑尾尖端位于骨盆内或存在盆腔脓肿，可能会出现明显的肿块或压痛。在女性患者中，盆腔检查对于排除盆腔疾病很重要。例如，宫颈活动压痛是盆腔炎症的典型表现，但也可能出现在阑尾炎中，因为邻近的炎症过程刺激了盆腔器官[3, 9]。

实验室检查

实验室检查在疑似阑尾炎的病例中应谨慎解读，并用来支持临床表现，而不是用于最终证实或排除诊断。90% 的病例会出现白细胞增多，通常伴有“左移”（中性粒细胞占优势，有时还伴有条带增加）。10% 的病例白细胞计数正常，但不应将其作为一个孤立的指标来排除阑尾炎的存在[10-12]。尿液分析通常也是正常的，但微量白细胞酯酶或脓尿并不少见，可能是由于发炎的阑尾靠近膀胱或输尿管所致。如果临床表现强烈提示阑尾炎，则尿检“阳性”不应作为独立的检测来反驳诊断结果。此外，育龄妇女必须进行妊娠检查。

除白细胞计数外，一些生物标志物也被研究作为诊断的额外线索，包括 C 反应蛋白、降钙素原、白细胞介素 6 等。虽然 C 反应蛋白似乎是其中最敏感的，但没有一种能提供足够的特异性来明确诊断阑尾炎[10-12]。最终，没有任何症状或体征被证明是阑尾

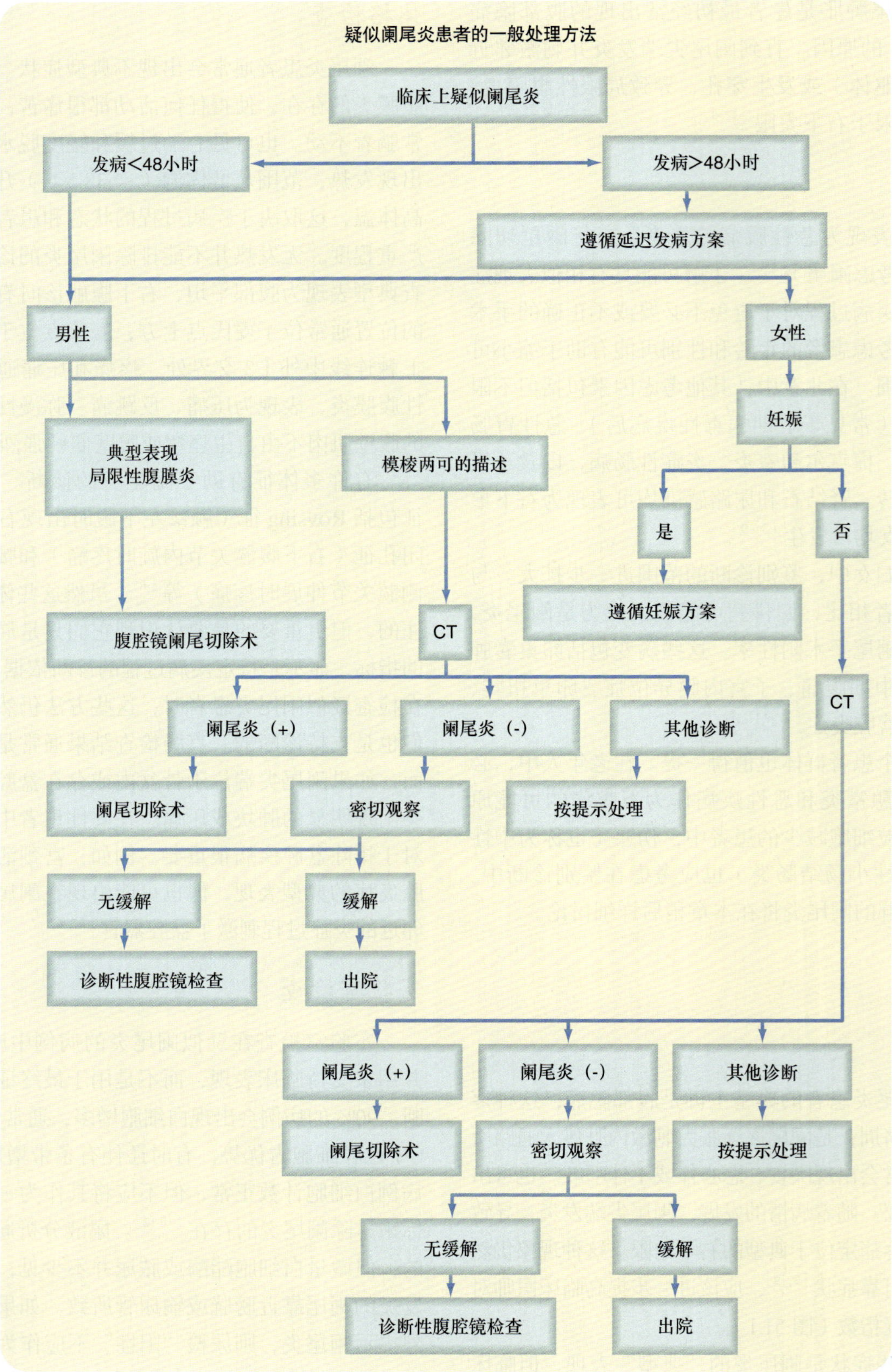

图 51.1 疑似阑尾炎患者的治疗路径。LAP：腹腔镜

炎的唯一预测指标[1, 10-12]。实验室检查也是如此，当单独考虑时，其预测价值也很弱。相反，只有对所有信息进行综合评估才能做出更精确的诊断[1, 10-12]。因此，许多临床评分系统已经被开发出来作为阑尾炎的预测模型。其中包括 Alvarado 评分（目前仍然是最著名的）[13]、儿童阑尾炎评分、阑尾炎炎症反应评分以及成人阑尾炎评分等。其中，Alvarado 评分（表 51.2）包括用于分配数值评分的 8 个临床和实验室变量，仍然是使用最广泛的，并且最近被 2 个独立的共识声明认可为临床上最有用的评分。然而，值得注意的是，两个声明都认为 Alvarado 评分＜ 4 的敏感性在排除阑尾炎的诊断方面是最有用的（敏感性 96%），但是较高的评分在诊断阑尾炎作为患者腹痛原因方面缺乏特异性[11-12]。

表 51.2 Alvarado 评分表

		评分
症状	迁移	1
	厌食症	1
	恶心呕吐	1
迹象	右下腹压痛	2
	反跳痛	1
	体温升高	1
实验室	白细胞增多	2
	白细胞核左移	1
总分		10

Adapted from Alvarado A. A practical score for the early diagnosis of acute appendicitis. Ann Emerg Med. 1986；15（5）：557-564.

＜ 4 分不可能有阑尾炎；5 ～ 6 分可能为阑尾炎；7 ～ 8 分疑似阑尾炎；9 ～ 10 分很可能是阑尾炎。

影像学检查

对怀疑患有急性阑尾炎者进行影像学检查可以降低阴性阑尾切除率，最高可达 15%[12]。多种影像学检查可用于诊断阑尾炎，其中包括平片、CT 扫描、超声和磁共振成像。

急诊科在评估急性腹痛时经常会进行普通 X 线片检查，但该检查对阑尾炎的诊断缺乏敏感性和特异性，帮助甚少。可能支持诊断的发现包括腹部右下象限有钙化的粪石，但这一发现必须与适当的临床背景相结合，而且通常仅占病例的 5%[14]。如果存在腹腔游离气体，临床医师应警惕其他导致穿孔的原因（如溃疡穿孔或憩室炎），因为这在阑尾炎甚至穿孔的病例中并不常见。

CT 扫描是诊断阑尾炎最常用的影像学检查，具有高效、准确的特点[12, 14]。现代螺旋 CT 扫描具有不受操作人员影响、易于解读的优点。CT 的敏感性为 76% ～ 100%，特异性为 83% ～ 100%[12]。推荐的 CT 成像技术包括仅注射静脉造影剂。不推荐使用肠道（口服和直肠）造影剂，其与较低的敏感性和特异性有关。此外，降低患者辐射暴露的技术（特别是与儿童人群有关的技术）并未导致诊断的敏感性或特异性降低[11-12]。

CT 诊断阑尾炎的依据是阑尾增厚、发炎，周围有“渗出”的炎症表现。阑尾直径一般大于 7 mm，有管壁增厚、发炎及黏膜强化或“靶环征”(图 51.2)。阑尾周围液体或游离气体也高度提示阑尾炎并提示穿孔。在阑尾未显影的情况下，CT 上缺乏炎症表现提示阑尾炎不存在[11, 14]。再次强调，尽管我们不推荐

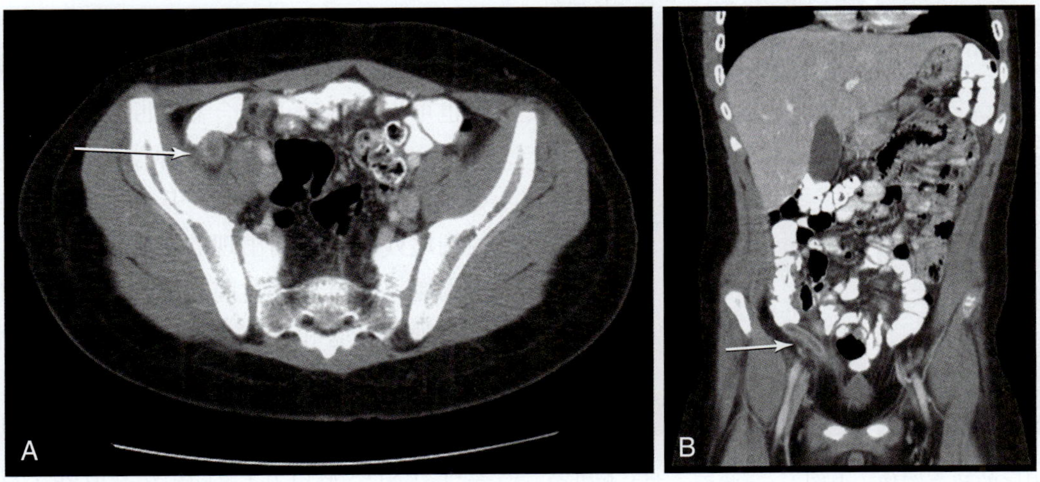

图 51.2 腹部 CT 显示急性阑尾炎的典型表现。（**A**）矢状面，箭头显示阑尾增厚、发炎、积液（靶环征）；（**B**）同一患者的冠状切面。箭头指向增厚的细长阑尾，阑尾周围脂肪密度增厚，阑尾尖端周围有液体

临床上根据病史、体格检查及实验室检查在高度怀疑阑尾炎的病例中进行CT检查，但已发表的数据确实表明，在可疑病例中使用CT检查确实降低了阑尾切除术阴性率[11-12, 14]。自20世纪80年代以来，超声一直用于阑尾炎的诊断。随着超声的技术变得越来越先进，阑尾的可视化能力也越来越强。超声探头用于右下腹部的疼痛区域，分级按压于周围正常的肠管，并减少阑尾上方肠道气体的干扰。发炎的阑尾通常是肿大、固定且不可压缩的（图51.3）。

如果阑尾不能显影，则本检查结果将不明确，无法指导治疗，但可以从整体上考虑继发性征象，如游离液体、邻近肠袢充血、肠系膜脂肪变性、区域性腺病等，这有助于提高超声的诊断准确性[15]。尽管超声具有省时、避免电离辐射的优势，但该检查的成功很大程度上是取决于超声诊断医师的技术并且高度依赖于操作员。据报道，其敏感性为71%～94%，特异性为81%～98%[12]，尽管这也会因超声医师的技术和经验而有很大差异。它最大的用途似乎是评估儿童或怀孕患者，因为在这类患者中，CT相关的辐射暴露尤其不利。标准化的报告方法或“模板”可能会改善超声在这种临床环境下的整体效果。

MRI一般用于孕妇；该检查不使用造影剂。如果是在孕妇中应用，则检查不应使用造影剂。MRI具有良好的分辨率和对阑尾炎诊断的准确性。MRI诊断标准包括阑尾肿大（＞7 mm）、增厚（＞2 mm）及存在炎症[14]。最近一项荟萃分析发现MRI的敏感性为97%，特异性为95%[12, 17]。MRI的另一个优点是不受操作者的影响，且结果具有高度的可重复性。与使用MRI相关的缺点包括其成本较高、运动伪影、对技术经验有限的非放射科医师来说可能难以解读，以及可用性有限（特别是在下班后的紧急情况下）。

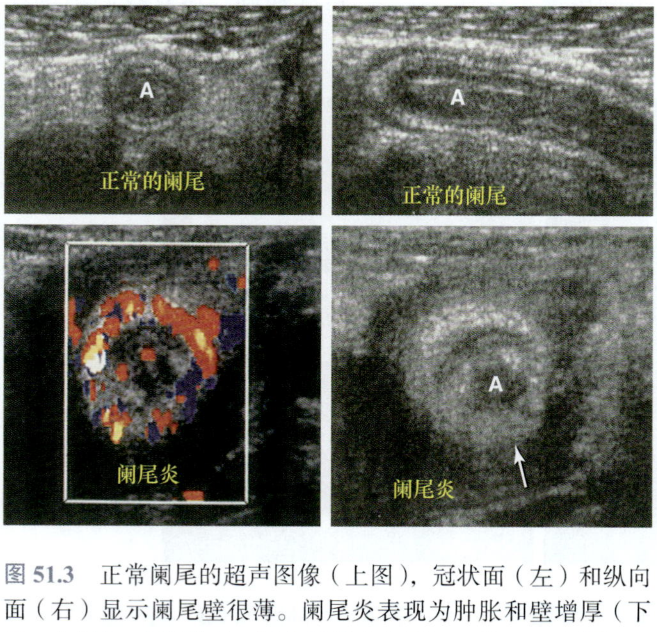

图51.3 正常阑尾的超声图像（上图），冠状面（左）和纵向面（右）显示阑尾壁很薄。阑尾炎表现为肿胀和壁增厚（下图、右侧），血流增多，导致所谓“火环”出现。A：阑尾

阑尾炎的治疗

急性单纯性阑尾炎

急性单纯性阑尾炎的黄金标准和最无争议的治疗方式仍然是及时的阑尾切除术。患者应按指示进行液体复苏，并应立即开始针对革兰氏阴性菌和厌氧菌静脉注射广谱抗生素[11-12]。手术应立即进行。

对于开腹阑尾切除术，患者需取仰卧位。切口的选择取决于外科医师的偏好，无论是斜肌切口（McArthur-McBurney；图51.4）、横向切口（Rockey-Davis），还是保守的正中切口。抓取盲肠提出切口，可以看到阑尾根部和阑尾尖端。阑尾系膜被分割，用可吸收的结扎物结扎阑尾根部，然后离断阑尾。然后烧灼残端，如果需要的话，也可以用荷包线或“Z”形缝合技术将残端包埋。最后，冲洗腹部，逐层关腹。

腹腔镜阑尾切除术中，患者取仰卧位。膀胱通过导尿管排空或在手术前即刻让患者排空。从脐部进入腹部，插入腹腔镜确认诊断（图51.5）。然后，根据医师的喜好，放置两个额外的操作孔，通常在左下腹和耻骨上区域或脐上中线。我们发现对外科医师和助手来说，收拢左臂站在患者的左侧是有利的。这样可以使摄像机和工作器械达到最佳的三角定位。用无创抓钳提起阑尾，用超声刀仔细解剖阑尾系膜。然后用圈套器固定基部，将阑尾离断。另外，阑尾和阑尾系膜也可以用内镜下吻合器离断。在整个阑尾脆弱的情况下，我们倾向于采用这种技术，因为它可以让钉线更靠近健康盲肠的边缘，从而在理论上减少由于脆弱的阑尾残端破裂而出现的残端漏的风险。用取物袋取出阑尾。擦拭冲洗盆腔，取出套管针，缝合伤口。根据医师的经验和喜好，腹腔镜阑尾切除术也可以采用单孔腹腔镜手术技术。

抗生素的使用不能超过单次术前剂量[11-12]。应立即开始口服营养，并在耐受情况下逐步增加进食量。通常在手术后的第二天即可出院。

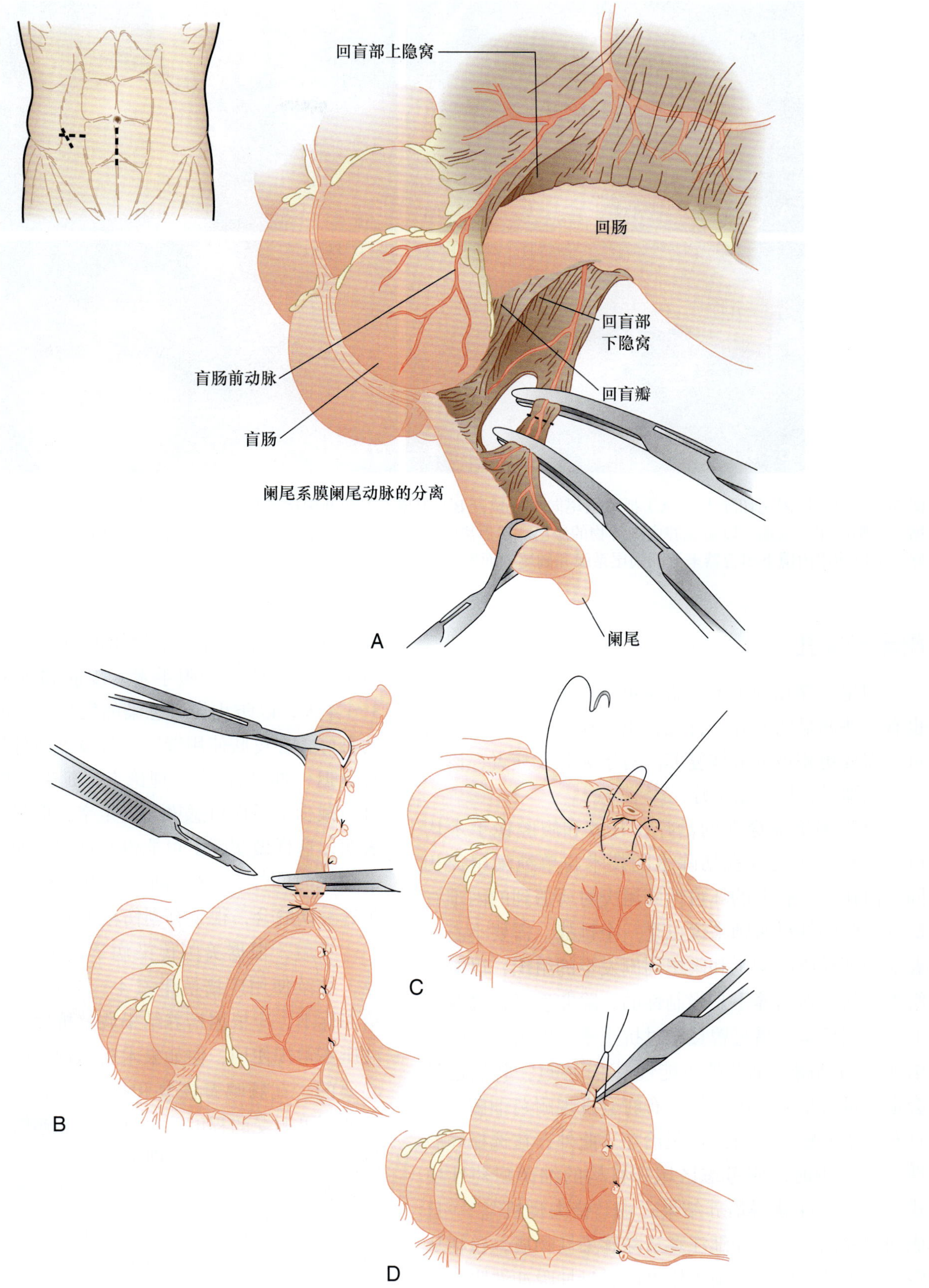

图 51.4 （**A**）左图，开腹阑尾切除术可能的切口位置。右图，阑尾切除术；（**B**）阑尾基部结扎和分离；（**C**）荷包线缝合或 Z 字缝合位置；（**D**）阑尾残端包埋（From Ortega JM，Ricardo AE. Surgery of the appendix and colon. In：Moody FG，ed. Atlas of Ambulatory Surgery. Philadelphia：WB Saunders：1999.）

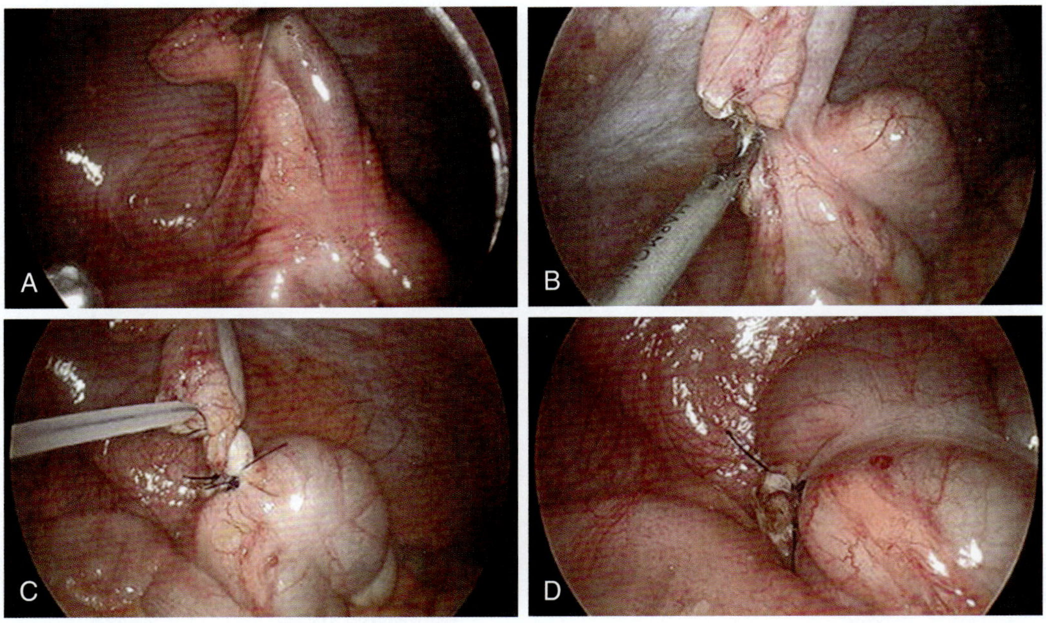

图 51.5 腹腔镜阑尾切除术。（**A**）抓取阑尾向上提拉；（**B**）用超声刀切开阑尾系膜；（**C**）圈套器的应用。两个圈用于固定根部；第三个圈应用于远端，以避免腔内内容物的溢出。然后离断标本；（**D**）取出标本后阑尾切除术完成的示意图（注：根据术者的喜好，可以使用内镜下闭合器来分隔阑尾系膜和阑尾，而不是使用超声刀和圈套器）

阑尾炎穿孔

阑尾炎穿孔的手术策略与单纯性阑尾炎相似，但也有一些明显的差异。首先，患者在进入手术室之前可能需要更积极的液体复苏。对于无并发症者，诊断后应立即进行抗生素治疗[11-12]。

对于阑尾炎穿孔的治疗，开放和腹腔镜手术均可。虽然阑尾炎穿孔切除术的技术与单纯阑尾炎相同，但在切除脆弱的坏疽性阑尾炎时所遇到的困难对最有经验的外科医师来说也是一个挑战，需要小心翼翼地处理易碎的阑尾和阑尾周围发炎的组织，以避免组织损伤。血培养不是强制性的，除非患者曾接触过卫生保健环境或最近曾接触过抗生素，因为这些因素增加了遇到耐药细菌的可能性[18]。不过，我们还是会定期进行培养，因为培养有时会发现耐药细菌，而且有助于调整出院时的口服治疗。此外，在选择经验性治疗范围时，应考虑区域和机构的细菌耐药性模式，以避免在获得培养结果之前“错失良机”。一旦成功切除阑尾，应仔细注意清除感染性物质，包括从腹部溢出的粪便。这项工作可以通过抽吸冲洗腹腔来完成，应特别注意右下象限和骨盆，并手动清除任何明显溢出的固体粪便物质。虽然传统上提倡大规模冲洗，但最近的数据表明，对于阑尾破裂的病例，简单的抽吸可能同样有效。

除非有脓腔，否则不常规进行引流。如果有脓腔，在其底部放置一个封闭的负压引流管，并放置数天。如果使用开腹手术，皮肤和皮下组织需开放 3 ～ 4 天，以防止伤口感染的发生，此时可根据术者的喜好，在皮肤使用缝线、订皮器或外科免缝胶带进行延迟一期缝合[11]。理论上，延迟一期缝合被认为可以减少术后伤口感染的发生率，但最近公布的数据表明，这样做实际上可能没有优势，而且会导致更长的住院时间[11]。这个问题仍然没有解决，我们常规延迟一期缝合，很少有创伤相关的并发症。

术后，根据美国传染病学会（IDSA）的指南推荐，继续使用广谱抗生素 4 ～ 7 天[19]。如果获得了培养标本，应根据培养结果调整抗生素治疗。鼻胃管减压不常规使用，但如果术后出现肠梗阻，则可能是必要的。在肠鸣音恢复和排气后开始口服进食，并进展到可耐受的程度。一旦患者能够恢复饮食、无发热、白细胞计数正常，即可出院。

如果患者出现发热、白细胞计数升高、疼痛和肠功能延迟恢复，必须考虑术后脓肿的可能性。穿孔性阑尾炎合并脓肿发生在 10% ～ 20% 的病例中，脓肿是穿孔相关的主要并发症[1-2]。CT 扫描与静脉注射造影剂是诊断性的，同时也可引导在脓肿腔内放置经皮引流[11-12]。若由于脓肿的位置，CT 引流在技术上不可行，腹腔镜、经直肠或经阴道引流则可作为一种替代方法。

腹腔镜与开腹阑尾切除术

治疗阑尾炎时，选择开腹还是腹腔镜阑尾切除术一直是外科医师争论的焦点。虽然目前还没有Ⅰ级证据来支持一种方法优于另一种方法，但 2010 年发表的一项研究对这个问题进行了详细研究。Ingraham 和他的同事[20]统计了 222 家采用美国外科医师学会国家手术质量改进计划进行腹腔镜阑尾切除术和开腹阑尾切除术的医院。总计 24 969 例腹腔镜手术和 7714 例开腹手术被纳入分析。尽管数据受到回顾性性质的限制，但研究人员观察到，在单纯性阑尾炎中，腹腔镜阑尾切除术与较低的伤口并发症和深部手术部位感染风险相关。在复杂性阑尾炎中，腹腔镜阑尾切除术与较少的伤口并发症有关，但腹腔内脓肿的发生率略高。然而，总的结论是，腹腔镜入路的并发症发生率比开放手术低。大量研究得出的结论表明，这两种方法都是可以接受的，腹腔镜手术的优势虽然较小，但总体并发症发生率较低，伤口并发症减少，术后疼痛减轻，恢复时间可能还会缩短。在复杂性阑尾炎病例中，腹腔镜阑尾切除术后腹内脓肿形成的风险略高，这是腹腔镜阑尾切除术的一个不利方面，尽管作者承认，并没有在所有的研究中观察到这一点[11]。事实上，自 Ingraham 研究以来发表的文献表明，腹腔镜手术的腹腔内脓肿发生率与 Ingraham 的研究结果相同，甚至更低[11]。

我们倾向于腹腔镜入路有几个原因。腹腔镜可以检查整个腹膜腔，这对于排除其他可能以类似方式表现的腹腔内疾病非常有用，如憩室炎或输卵管卵巢脓肿，而通过腹部右下象限切口无法显示这些结构。我们发现对大多数患者，尤其是肥胖患者来说，这种手术在技术上更为简单，而且能在手术后数小时内让患者出院，这给我们留下了深刻印象。尽管关于阑尾切除术的最低风险性和成本效益的争论可能会持续一段时间，但仍然至关重要的是，无论外科医师首选哪种方法，阑尾切除术技术最重要的部分就是要迅速、安全地完成。

迟发性阑尾炎

患者有时会在阑尾炎发作数天甚至数周后才出现症状。在这些病例中，应根据病症的性质进行个体化治疗（图 51.6）。弥漫性腹膜炎虽然很少见，但也可出现。然而，更常见的是，患者表现为局限性右下象限疼痛和发热，病史与几天前阑尾炎发病史相符。在儿童或瘦弱的患者中可触及肿块。在这些患者中，立即探查并尝试阑尾切除术可能会导致严重的并发症，包括无法识别阑尾、术后出现脓肿或瘘管，以及不必要的手术范围扩大（包括回盲部切除术），所有这些都是由于受累组织的极度硬化和易碎所致。因此，一般来说，这些患者的治疗最初是通过非手术方式完成的[11-12, 21]。首选进行液体复苏，并开始广谱抗生素治疗。应行 CT 扫描证实阑尾炎穿孔伴局部脓肿或黏液（图 51.7）。如果发现局部脓肿，应在 CT 引导下经皮引流进行源头控制。引流管通常在放置 4 ～ 7 天后拔除，在此期间，患者应接受抗生素治疗[11-12, 21]。如果 CT 引导引流在技术上不可行，可以通过直肠或阴道入路进行手术引流。腹腔镜引流是另一种非常有用的方法。该技术是通过腹腔镜观察炎性肿块，然后用腹腔镜吸引器头进入脓肿，排出脓性物质，并在残留的脓肿腔内放置引流管。术后处理与经皮引流成功的患者相同。如果阑尾周围有黏液或液体量不足以排出，患者可以单独使用抗生素治疗，通常也需要 4 ～ 7 天，这是 IDSA 腹腔内感染治疗指南所推荐的[20]。

传统上，在对复杂阑尾炎进行成功的非手术治疗后，建议患者在数周至数月后进行阑尾切除术，称为间隔阑尾切除术。这种做法已被重新审视。间隔阑尾切除术的基本原理是基于复发性阑尾炎的可能性以及与急诊切除或阑尾再穿孔相关的后续风险。然而，复发性阑尾炎的实际风险似乎很小，在一项针对 6439 名儿童患者的研究中，8 年的复发风险为 8%[22]。此外，间隔阑尾切除术可能具有挑战性，因此在进行手术时会产生较高的术后并发症风险[23]。这些研究中的发现以及其他人报告的类似结果使他们得出结论：间隔阑尾切除术只能应用于出现复发性阑尾炎症状的患者[11, 22-23]。此外，CT 上阑尾石的存在也被证明是复发性阑尾炎风险较高的预测因素，并被用作该亚组患者进行间隔阑尾切除术的理由。在所有受影响的患者中，这种选择性间隔阑尾切除术也被证明比常规手术更具成本效益[24]。

术中正常阑尾

在手术中发现正常阑尾的“阴性阑尾切除术”中，是否切除阑尾一直存在争议[27-28]。在检查这一特定问题之前，重要的是要强调，需要彻底检查评估腹部是否存在导致疼痛的其他原因，腹部和盆腔器官是否有异常，根据我们的经验，这是最容易通过腹腔镜手术完成的，我们认为，这是腹腔镜手术相对于开放手术的主要优势。应注意任何存在的游离气体，因为这种发现可能提示穿孔。应检查回肠末端 60 cm 是否有梅

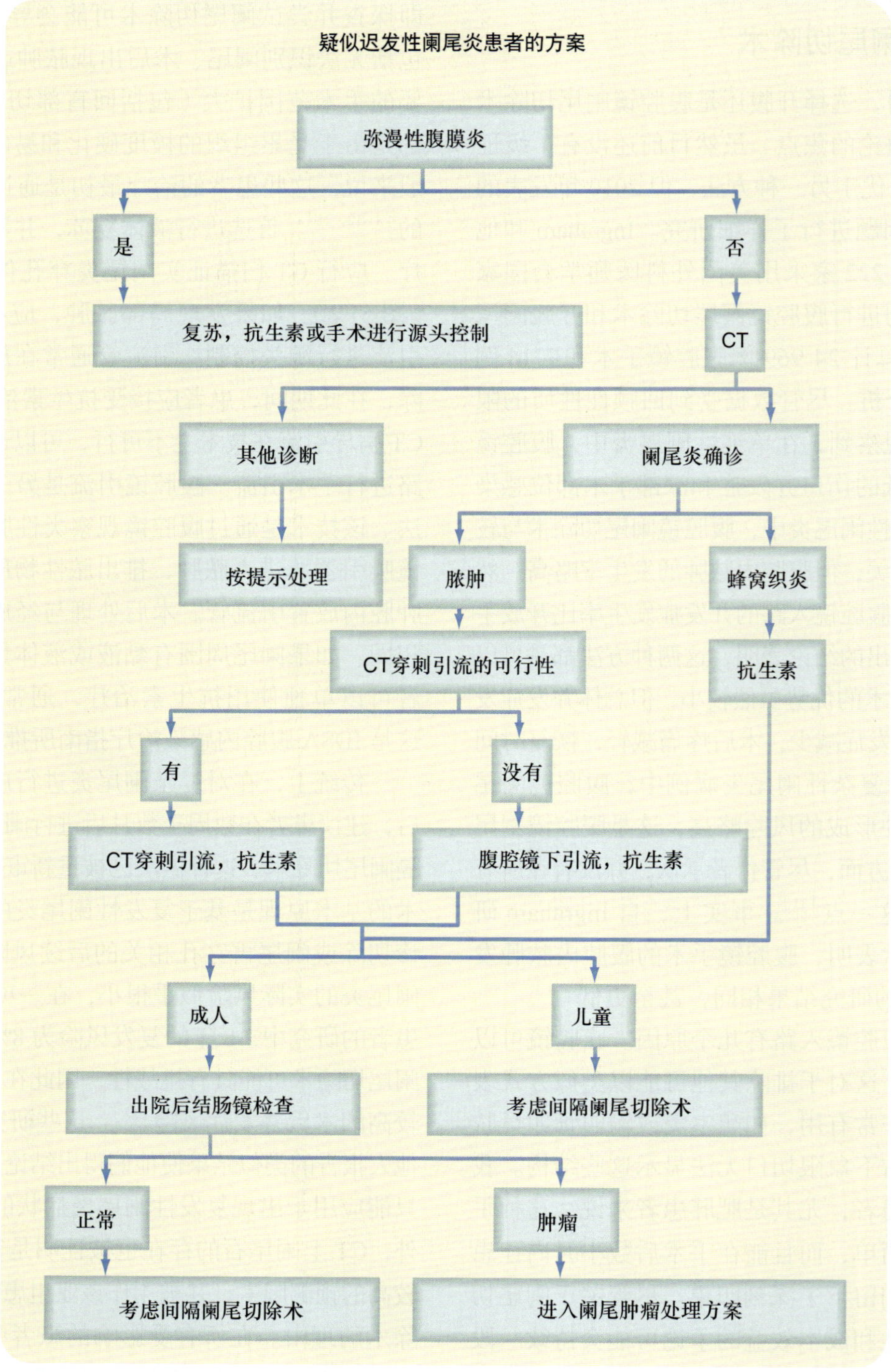

图 51.6 迟发性阑尾炎患者的治疗路径。OR：手术室

克尔憩室和小肠浆膜是否有克罗恩病的痕迹，如炎症、狭窄形成或肠系膜特征性的“爬行脂肪”外观。检查回肠肠系膜可发现肿大的淋巴结，提示肠系膜炎。检查子宫附件是否有输卵管-卵巢或输卵管疾病的证据，如卵巢扭转、输卵管卵巢脓肿、子宫内膜异位症或卵巢囊肿破裂。应检查乙状结肠是否有急性憩室炎的证据，特别是在右下腹有多余乙状结肠的病例中。如果这些都正常，应注意检查上腹部的胆囊和十二指肠。如果不能对腹腔内器官进行充分的评估或显示需要干预的其他器官有病变，可能需要在必要时进行正中开口的开腹手术。

我们常规切除正常的阑尾有几个原因。首先，之前讨论的右下腹疼痛的许多原因可能是复发性的，例如卵巢囊肿破裂或肠系膜炎引起的疼痛。在克罗恩病的病例中，根据手术结果建议，阑尾切除术也是可取的，除非累及阑尾根部和盲肠。在这种情况下，阑尾

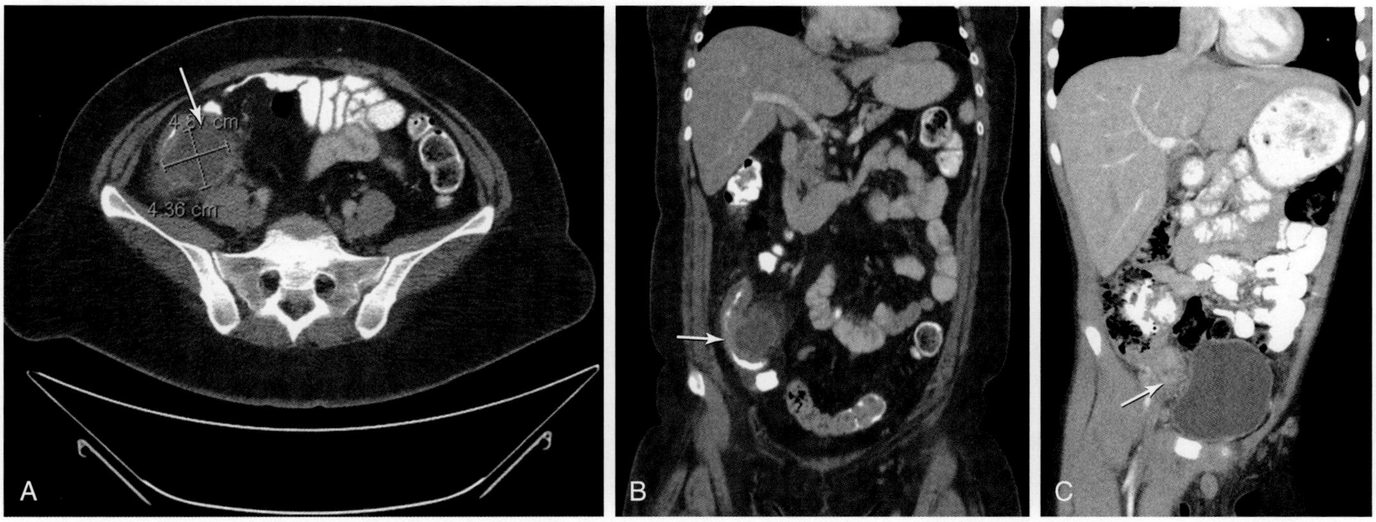

图 51.7　阑尾炎延迟诊断。矢状位（**A**）和冠状位（**B**）计算机断层扫描图像显示一名患者有阑尾脓肿，患者有 2 周的腹痛病史，检查时发现有可触及的肿块。箭头指向阑尾周围脓肿腔。通过经皮引流和抗生素治疗获得成功。图 C 是一个类似的病例，患者出现阑尾炎，并成功地单独使用抗生素治疗。箭头指向脓腔（注意膀胱上的聚集效应）

切除术被推迟，以避免发炎残端破裂和随后的瘘管形成。在这些临床情况下，阑尾切除术是可取的，因为当患者出现复发性右下腹疼痛时，阑尾炎可从鉴别诊断中被剔除。此外，手术时肉眼检查不明显的阑尾异常有时可在病理检查中被发现[27-28]。

单纯性阑尾炎的非手术治疗

尽管及时阑尾切除术是目前的护理标准，但近年来很少有外科话题像非手术治疗单纯急性阑尾炎那样被频繁讨论。两项荟萃分析对随机对照试验的结果进行了分析，得出结论，非手术治疗与较低的并发症风险相关（非手术组为 12%，阑尾切除组为 18%；$P = 0.001$）[29-30]。此外，非手术治疗的患者没有表现出更大的、进展为复杂阑尾炎的趋势。然而[29]，阑尾切除术在整体治疗失败率方面优于非手术组（非手术组为 38%，阑尾切除术组为 9%；$P < 0.001$）。作者得出结论，抗生素治疗对无并发症的阑尾炎是安全的，但与阑尾切除术相比，抗生素治疗的失败率（复发率）可能要高得令人望而却步[29, 30]。对这两项分析的批评包括研究方法的显著异质性[12]。

许多研究进一步探讨了这一争议。急性阑尾炎非手术治疗（NOTA）研究用抗生素治疗了 159 例疑似阑尾炎患者。平均住院时间为 0.4 天，平均病假 5.8 天。7 天失败率为 11.9%。经过 2 年的随访，22 例非手术治疗的患者复发（13.8%），其中 14 例再次接受非手术治疗[31]。

Svenssson 及其同事在儿科人群中进行了一项随机对照试验，并报告了类似的结果。具体而言，非手术治疗患者的初始成功率为 92%，1 年后复发风险为 38%[32]。

针对抗生素治疗与阑尾切除术治疗无并发症急性阑尾炎（APPAC），纳入了 530 例 CT 证实的阑尾炎患者，其中 257 例单独使用抗生素，273 例进行阑尾切除术。研究人员报告了 1 年的复发率为 27%，两组治疗效果的总体差异为 −27%。他们的结论是，与阑尾切除术相比，非手术治疗不符合指定的非劣效性标准。

这些最近的研究也通过 meta 分析得出了类似的结论。Findlay 和他的同事发表的一篇文章调查了 6 项随机对照试验，所有试验的患者年龄在 16 岁或以上，主要终点是失败或复发。他们报告的初始失败率为 9.00%（95% CI，4.00% ～ 13.0%），1 年复发率为 25%（95% CI，12.0% ～ 35%）[34]。然而，最重要的是，他们也注意到，非手术失败组发展为并发阑尾炎的可能性有统计学意义的增加[34]。作者还报道了抗生素治疗的住院时间更长，但初始治疗的总体费用更低，尽管后续复发再干预的成本未被考虑[34]。

由于这些原因，特别是快速腹腔镜阑尾切除术的发病率低，复发率高，由于缺乏高质量数据明确支持其常规做法，我们的方法是仅对手术风险较高或患者因其他原因无法立即接受手术的急性单纯性阑尾炎患者保留非手术治疗［如接受新型抗凝剂（如利伐沙班）的患者，目前尚无逆转剂］。这些高危患者的非手术治疗失败，然后通过辅助治疗措施进行管理，如 CT 引导阑尾周围脓肿引流。这种方法在最近的一致性论文中得到了支持；但是，需要大规模、高质量的

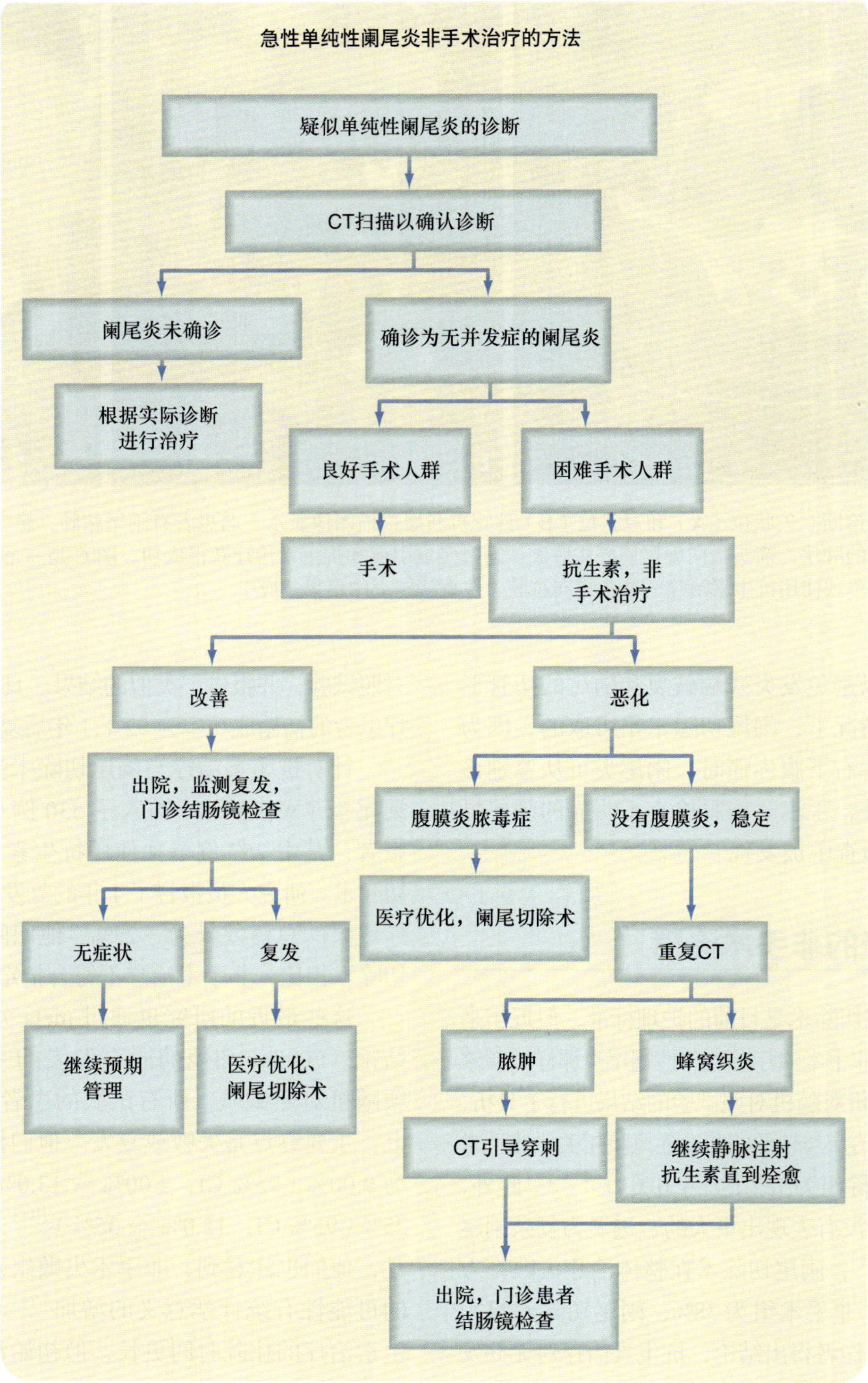

图 51.8 阑尾炎非手术治疗的建议方法

随机对照试验来明确解决这一问题[11-12]。图 51.8 提供了该方法的简化方案。

引起腹痛的“慢性”阑尾炎

有时，患者会出现复发性右下腹痛的病史，我们将寻求手术意见，以确定选择性阑尾切除术的优势来处理这种情况。有适度的流行病学数据表明，阑尾炎可以自发缓解，因此可以想象，阑尾炎在一些患者中可能会消长[1]。此外，一些疼痛的患者在 CT 上发现阑尾增粗或阑尾粪石，但没有全身性疾病或急性阑尾周围炎症的证据。在某些情况下，阑尾切除术可以缓解症状，在这些情况下，阑尾检查有时会发现与慢性炎症相一致的结果[35]。如果这些病例的病史与阑尾疾病的病史一致，并且最好有阑尾疾病的影像学（CT）证据支持，我们会根据具体情况考虑选择性阑尾切除术。

然而，更令人不安的是，在没有阑尾疾病的影像学证据的情况下，患者出现非特异性下腹痛。我们通常在这些患者中进行多学科的工作，包括消化内科、妇科和外科专家的投入。通常不进行阑尾切除术，除非影像学表现证明有疾病存在；然而，如果诊断性腹腔镜检查是为了调查或排除其他疾病（通常由妇科医师进行），我们通常会在当时进行阑尾切除术，这也是一种提倡的方法[36]。

如果阑尾是疾病的源头，腹腔镜检查可能会导致患者症状的缓解。如果未缓解，它可以将阑尾从考虑范围中移除，并可能使患者免于对可能复发的疼痛进行不必要的成像，同时也有助于寻找其他的疼痛来源。我们发现，就像任何慢性疼痛综合征的管理一样，管理患者的期望在照顾这一非常困难的患者亚群方面至关重要。

附加的阑尾切除术

附加的阑尾切除术是指在不相关的手术（如子宫切除术、胆囊切除术或乙状结肠切除术）的同时切除大体正常的阑尾。阑尾切除术曾经很常见，但现在已经成为一个有争议的手术。理论上的好处是消除患者未来患阑尾炎的风险，这是一个被认为对患者最有好处的概念，这一概念被认为对 35 岁以下的患者最有益，因为与老年患者相比，他们一生患阑尾炎的发展风险更大[37]。有数据表明，在不增加发病率的情况下进行附加的阑尾切除术，被批评没有对风险进行适当的调整。当进一步仔细研究这些数据时，实际上证明了附加阑尾切除术与发病率和死亡率的增加有关[38]。其他研究人员已经证明，作为一种预防措施，附加的阑尾切除术似乎并不划算[39]。最后，最近的发现表明，阑尾实际上可能在维持健康的结肠菌群中发挥着作用，这使得附加的阑尾切除术的实践更具争议[4-5]。出于这些原因，我们主张仔细检查阑尾在腹部手术中的异常，作为彻底探查的一部分，但不主张阑尾切除术，除非发现异常。

特殊人群的阑尾炎

孕妇的阑尾炎

阑尾炎仍然是妊娠期最常见的非产科急症，因此也是这类患者进行普通外科干预的最常见原因[40]。妊娠期阑尾炎的诊断对外科医师来说是一个特殊的挑战。与怀孕期间的所有情况一样，在考虑可能的诊断、检查和治疗时，外科医师必须考虑母亲和胎儿两的情况（图 51.9）。

在怀孕期间，只有 50% ～ 60% 的阑尾炎有典型的临床表现[40]。早期阑尾炎常见症状，如恶心和呕吐，是非特异性的，也常与正常妊娠有关。对疾病的正常发热反应在怀孕期间可能会减弱。此外，由于妊娠子宫的影响以及阑尾移位到腹部更靠近头侧的位置，孕妇的体格检查是困难的。妊娠中期由子宫悬韧带牵拉引起的下腹疼痛是一种常见的现象，称为圆韧带疼痛，这使临床情况更加复杂，因为 50% 的阑尾炎病例发生在妊娠中期。最后，用于诊断非妊娠患者阑尾炎的生化和实验室指标在妊娠期是不可靠的。例如，妊娠期轻度的生理白细胞增多是正常现象。C 反应蛋白水平也可能在怀孕期间升高。此外，外科医师还必须注意产科急诊作为腹痛原因的可能性，如早产、胎盘早剥或子宫破裂。所有这些因素都导致了怀孕患者阑尾切除术阴性率的升高，当仅基于临床表现时，这一比例高达 25% ～ 50%。阑尾炎对孕妇的影响是严重的。早产的风险为 11%，胎儿夭折的风险为 6%，并伴有复杂的阑尾炎[41]。这些数据似乎有利于对怀孕患者的阑尾炎采取积极的早期治疗干预。然而，使这一结果复杂化的是，同一系列的研究发现，阴性阑尾切除术也与早产和胎儿夭折有关（分别为 10% 和 4%）。单纯性阑尾炎的早产率和胎儿损失率最低（分别为 6% 和 2%）[41]。由于这些原因，术前诊断的准确性对疑似阑尾炎的孕妇至关重要。

孕妇推荐常规影像检查。最初选择超声[11]，它的优点是安全、便宜和易得。此外，超声可能会提供有关胎儿健康和引起腹痛的产科原因（如胎盘早剥）的信息。建议患者以左后斜或左外侧卧位扫描，而不是传统的仰卧位，以增加显示阑尾的机会。超声诊断的标准与未怀孕的患者相同，之前已经讨论过。不幸的是，由于妊娠子宫的存在，US 的敏感性和特异性（83%）在怀孕期间似乎降低了。

如果超声检查结果不明确，可采用无钆造影剂的 MRI，由于其良好的软组织造影剂分辨率和无电离辐射，仍然是确认或排除怀孕患者阑尾炎的安全选择。此外，在怀孕患者中保留了极好的敏感性和特异性（图 51.10）[11]。MRI 检查结果正常的患者可能不需要阑尾切除术。在怀孕患者中常规使用 MRI 已经被证明可以在不显著增加穿孔率的情况下降低 47% 的阑尾切除术阴性率，并且已经被证明是一项成本效益高的检查。由于这些原因，我们鼓励对怀疑有急性阑

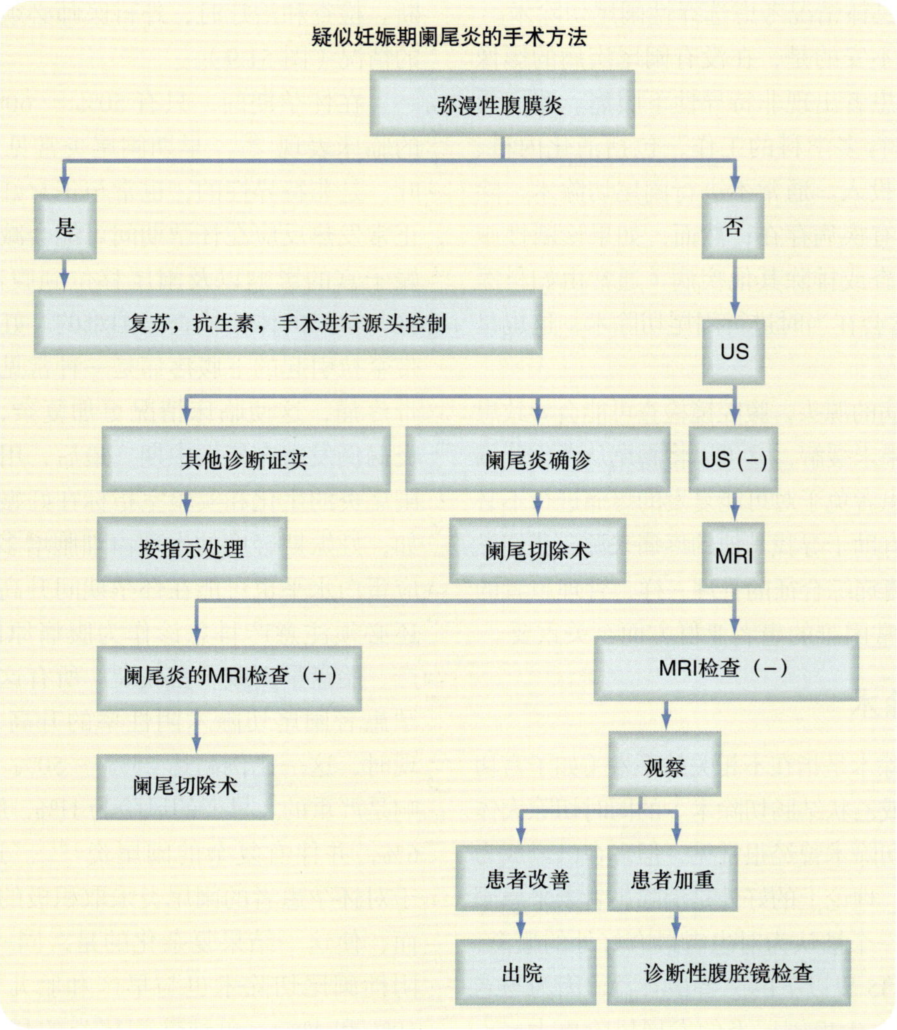

图 51.9 对可能患有阑尾炎的孕妇的建议处理方法

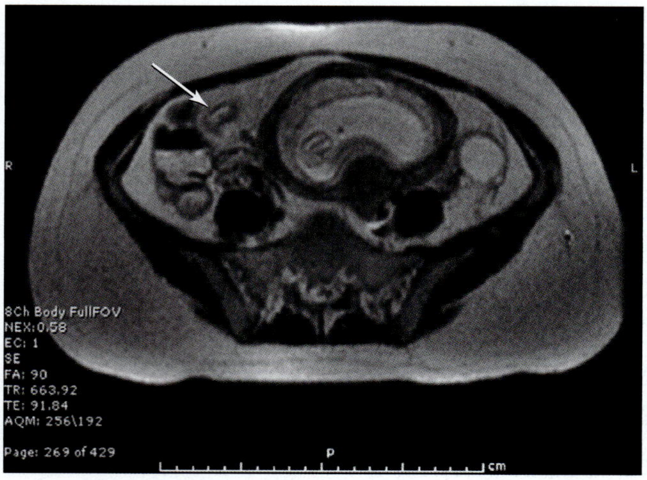

图 51.10 妊娠妇女腹部 T1 加权轴位图像磁共振成像。箭头突出显示增厚的阑尾（From Parks NA，Schroeppel TJ. Update on imaging for acute appendicitis. Surg Clin North Am. 2011；91：141-154.）

尾炎但没有明显腹膜炎的孕妇广泛使用 MRI。然而，MRI 在某些情况下可能无法使用。有些机构可能不提供 MRI，而其他机构可能只在有限的基础上或在有限的时间内提供 MRI。决定是否延迟进行阑尾切除术以获得 MRI 检查是一个复杂的决定，应该利用所有可用的临床和影像学资料，因为阑尾切除术阴性和阑尾穿孔都有潜在的严重后果。

如果超声检查结果不确定，不能立即使用 MRI 扫描，使用 CT 扫描诊断妊娠阑尾炎也有报道。2008 年发表的一项研究表明，CT 的使用与 8% 的阑尾切除术阴性率相关，相比之下，单独临床评估的阴性率为 54%，超声联合临床评估的阴性率为 32%。作者得出的结论是，如果超声的检查结果是模棱两可的，那么应该使用 CT，并认为在有限的 CT 检查期间传递的辐射量低于诱导胎儿畸形所需的阈值，在大多数情况下阑尾炎发生在器官发育已经完成的妊娠中期或晚期[42]。尽管方案不同，但在怀孕期间对可疑病例使用 CT，均应谨慎进行，使用尽可能低的辐射暴露技术，避免静脉注射造影剂。在这种临床情况下，常规使用 CT 还需要进一步的研究才能得到普遍认可和接受。

腹腔镜与开放手术在妊娠阑尾切除术中也值得讨论。目前的美国胃肠和内镜外科医师协会指南指出，腹腔镜阑尾切除术是目前孕妇最常用的手术方法[4]，并且在怀孕期间是安全的，前提是外科医师有足够的腹腔镜经验。手术时，在选择套管针放置位置时，应考虑妊娠子宫的高度，以避免意外刺穿子宫。

我们常规使用开放入路（Hasson 技术）进行初始套管针的放置，以避免任何伤害妊娠子宫的可能。在妊娠期间腹腔镜阑尾切除术中我们机构的经验是正向的，这使其成为我们治疗怀孕患者的首选方法。

在我们的研究中，我们认为其可以更容易地识别怀孕期间阑尾高度可变的位置，以便更迅速地切除阑尾，并有机会对腹部任何相关的病理过程进行更彻底的评估。

老年人的阑尾炎

虽然老年不是阑尾炎发生的高峰期，但阑尾炎在老年患者中并不少见，任何表现为急性腹痛的老年患者如果没有做过阑尾切除术，都应该保留对阑尾炎的鉴别诊断。数据表明，生理储备减少，免疫和炎症反应受损，导致阑尾炎的发病率更高[12]。在处理老年腹痛患者时，最重要的方面是认识到必须考虑的扩大鉴别诊断。其他可能的诊断包括但不限于急性憩室炎（单纯或复杂）、恶性疾病、肠缺血、缺血性结肠炎、并发尿路感染和溃疡穿孔。阑尾炎也可能以不典型的方式表现，因此必须保持高度的怀疑指数。仔细的病史和体格检查可能有助于诊断，但在某些情况下，例如对于痴呆症患者或精神状态改变的患者，这可能没有什么价值。老年人阑尾炎的穿孔率高达 40% ～ 70%，再加上并发症的频繁并存，导致发病率较高，这给老年人阑尾炎的诊断和治疗带来了挑战[3, 12]。

当老年患者患有弥漫性腹膜炎时，应立即进行开腹手术，不能延误。当疼痛局限且无腹膜炎时，应进行腹部 CT 扫描以确认诊断并评估其他病理改变。腹腔镜阑尾切除术在老年人中是安全的，是我们在这类患者中选择的手术方式[12]，前提是患者可以安全地接受全身麻醉。值得注意的是，我们已经成功地对“肺功能不全”患者实施了腰麻下的开放式阑尾切除术，这些患者全身麻醉的风险很高，很可能导致呼吸机依赖。对于病情严重不能接受手术的患者，我们选择性地采用非手术疗法治疗阑尾炎，取得了成功。当然，在对待年老体弱的患者时，必须针对患者本身提出的具体挑战进行个性化调整。

免疫功能低下患者的阑尾炎

免疫功能低下患者的阑尾炎处理方法与免疫功能正常患者相同，即立即切除阑尾。评估这一人群的关键在于保持较高的怀疑指数，因为缺乏免疫反应能力可能导致无发热、白细胞增多和腹膜炎。因此，建议尽早使用 CT 成像。这可以确认阑尾炎的诊断，也可以排除诊断，如中性粒细胞减少性小肠结肠炎（伤寒），可能适合非手术治疗[44]。

阑尾肿瘤

阑尾肿瘤虽然罕见，但需要适当的治疗。在任何择期或急诊手术中都可能遇到意想不到的阑尾肿瘤。据估计，多达 50% 的阑尾肿瘤表现为阑尾炎，并通过手术标本的病理检查确诊，但也有不同表现的报道。据进一步报道，阑尾肿瘤在 0.7% ～ 1.7% 的病理标本中被发现。此外，阑尾肿块有时在腹部 CT 上被偶然发现（图 51.11）。阑尾肿瘤的病理分类和生物学行为多种多样，这使得分类、术语和治疗建议更加混乱[1]。总体而言，阑尾肿瘤被认为占所有胃肠道恶性肿瘤的 0.4% ～ 1%[1]。在因阑尾炎而行阑尾切除术后，手术标本中意外发现肿瘤的发生率很低。尽管如此，如果被发现，适当的咨询和治疗是必不可少的。

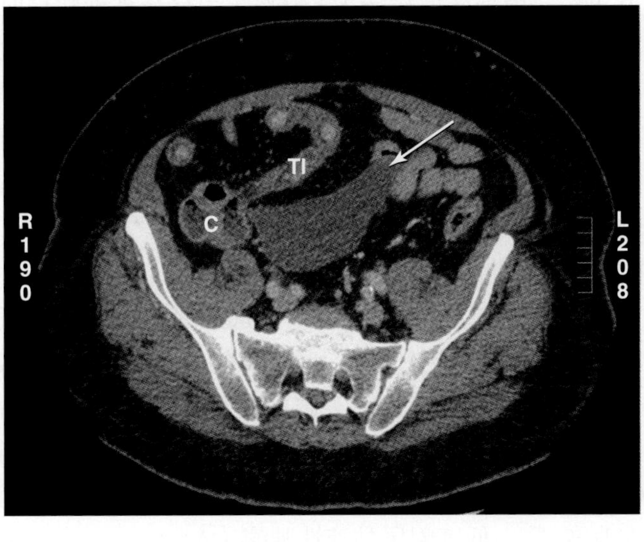

图 51.11　良性黏液囊肿患者腹部的 CT 扫描。轴位图像显示阑尾内侧扩张的充液肿块（箭头），无相关炎症。C：盲肠；TI：末端回肠

阑尾神经内分泌肿瘤（ANENs）曾经统称为类癌，是阑尾最常见的原发肿瘤，约占所有阑尾肿瘤的65%。这些肿瘤起源于阑尾内的神经内分泌细胞，在0.2%～0.7%的阑尾切除标本中被检测到[45]。这些典型的小的、边界清楚的病变位于阑尾的远端。最常见的诊断是在10～30岁被诊断出来的[45]。

ANENs的生物学行为是高度多变的，其预后在很大程度上取决于诊断时的组织学类型、恶性潜能、分级和分期。2010年，世界卫生组织将ANEN分类为：NETG1（高分化）、Net-G2（中分化）、NEC-G3（低分化神经内分泌癌）和混合型神经内分泌癌（MANECs）[45]。肿瘤大小似乎是恶性行为和转移潜能的最佳初始预测因子，因此，有关初始术中决策和初始手术入路处理范围的建议应基于肿瘤的大小和位置。1 cm或更小的ANENs通常被认为是良性的，最常见的治疗方法是阑尾切除并切除阑尾系膜，而不是在切除过程中仅切除阑尾，这应该明确避免。大于2 cm的ANENs的治疗更为积极，适当的治疗是需要右半结肠切除和区域淋巴结清扫。对于大小在1～2 cm的病变，应该在仔细考虑个别肿瘤的特征后提出建议，因为在这一亚组患者中已经有转移的报道[1, 45]。应该仔细关注Ki-67指数（＞3%），因为高增殖指数预示着更差的预后，也需要切除右半结肠以进行适当的分期和治疗。对于2级或更高级别的肿瘤，或者那些显示淋巴血管或神经周围侵犯的肿瘤，情况也是如此[45]。在明确治疗后，血清嗜铬粒蛋白A是一个有用的肿瘤标志物[45]。基于监测流行病学和最终结果（SEER）数据，局限性疾病的5年存活率为94%，局部区域疾病为84.6%，当存在远处转移时为33.7%[45-46]。阑尾腺癌是一种罕见的肿瘤，其发生率为所有阑尾切除术的0.08%～0.1%[1]。治疗方法与盲肠腺癌相同，包括右半结肠切除＋区域淋巴结清扫。此外，最近发表的利用SEER数据的文献表明，就像结肠腺癌的分期一样，取检超过12个淋巴结可能与改善分期和随后提高存活率有关[47]。

化疗也与结肠腺癌相同，对选定的患者辅以5-氟尿嘧啶、亚叶酸钙和奥沙利铂（FOLFOX）。FOLFOX也已用于黏液腺癌患者实施细胞减灭术前的新辅助治疗。阑尾黏液性肿瘤占整个胃肠道恶性肿瘤的不到0.4%～1%，是一种罕见的异质性疾病，临床治疗正在改变[48]。低度阑尾黏液性肿瘤（AMNs）经常在阑尾切除术中被偶然诊断，晚期AMNs可能表现为晚期疾病和相关的腹膜假性黏液瘤（PMP）[48, 49]。早期分类方案认为AMN是一种良性疾病，有不同的术语，包括阑尾黏液囊肿、囊腺瘤和囊腺癌，制定了单纯性黏液囊肿的标准，并与恶性组织区分开来；然而，也发现了较难准确描述的中度病变。黏液性阑尾肿瘤如果破裂，会导致腹腔扩散和PMP的发展。值得注意的是，现在建议PMP是一个用来描述黏液性腹水存在的术语，而不被认为是组织学诊断本身[48-49]。

这些病变的分类和命名一直令人困惑，也没有得到普遍认同[1, 48]。最重要的区别是良性病变和恶性病变之间的区别。值得注意的是，这些肿瘤被认为代表了一系列疾病，更具侵袭性的恶性肿瘤可能是从以前存在的较低级别的肿瘤（很像结肠癌中看到的多癌序列）进化而来的，而不是从头开始的。同样重要的是要注意，所有AMN都可能导致PMP，无论其恶性潜能如何[48]。最近出现了一些命名和分类上的变化。首先，术语“低度AMN”取代了术语“良性黏液囊肿”。同样值得注意的是被广泛接受的RONNET分类，该分类主要基于细胞性、分化和恶性行为的可能性来命名AMN[48]。RONNET方案将临床上较晚期的AMN分为三个主要变种：播散性腹膜腺黏液病（DPAM）、腹膜黏液癌（PMCA）和具有不确定或不一致特征的PMCA[48]。这三个变种的临床病程差异很大。DPAM患者病程缓慢，无远处腹膜外扩散，而PMCA患者更容易发生淋巴结和腹膜外器官转移，预后较差。中间类型的行为有一个更不可预测的过程，作者报告说，个别患者的临床过程与DPAM和PMCA相似，这表明可能存在其他尚未确定的影响预后和结果的因素[47]。

AMNs的治疗因组织学和临床表现而异。对于小于2 cm的低级别AMN，仅行阑尾切除术（切除阑尾系膜）就足够了，对于切缘呈阳性、阑尾根部受累、阑尾侵犯、阑尾外侵犯或最终病理检查有浸润组织学（腺癌）的病例，应行保留右半结肠切除术[48]。如果存在PMP或随后发生腹膜转移，则需要采取额外的治疗措施。首先，由于PMP是阑尾内容物穿孔和直接腹膜种植的结果，如果术前影像学或术中诊断为黏液囊肿或黏液性肿瘤，外科医师应非常小心，以避免完整的阑尾破裂。如果发生PMP或腹膜转移，通常采用广泛的细胞减灭术联合腹腔内加热化疗（CRS-HIPEC）治疗，并通常与改善的长期存活率有关[48-49]。系统化疗也可与HIPEC联合使用，由治疗肿瘤学家酌情决定，以5-氟尿嘧啶为基础的治疗为辅助治疗的主要手段[48]。

尽管CRS-HIPEC的复杂性使得本章无法对其进行完整的讨论，但为了完整性，我们提供了简短的描述。手术的目的是首先从物理上去除所有可能的肿瘤负担，目标是通过腹膜剥离和相关器官的切除来移除所有肉眼可见的肿瘤。这可能包括大网膜切除术、子宫切除术、结肠切除术、脾切除术、胆囊切除术、肝包膜切除术以及顶面、横膈和盆腔表面的腹膜切除术。然后将加热的化疗药物（40.0℃）注入腹膜腔，让其停留。丝裂霉素C是最常用的药物，而有时也会使用顺铂和奥沙利铂[48]。目标是通过局部化疗最大限度地消除残留肿瘤负担，同时限制全身毒性。这些都是极其复杂和困难的手术；10小时的手术时间并不少见[49]。使用这种方法的长期存活率并不罕见，这取决于其他转移的存在、原发肿瘤的组织学分级、细胞减灭术的充分性和对化疗的反应[48]。Wray和他的同事提出了一种处理偶然发现的阑尾肿物的优势临床路径，并提供了一个修改的版本以供审查（图51.12）[1]。该算法在阑尾炎和阑尾肿瘤被偶然发现的

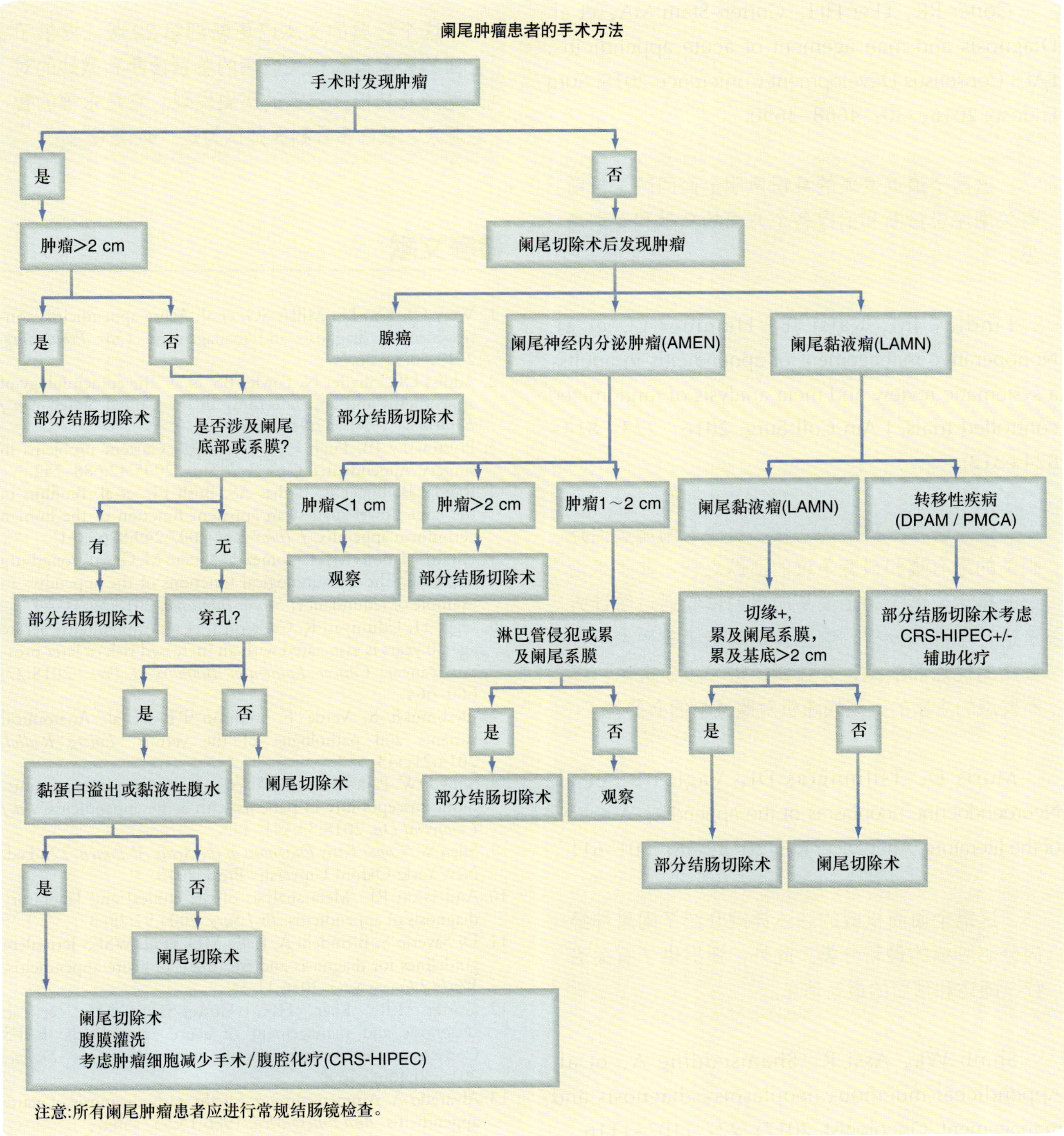

图51.12　阑尾肿瘤患者的治疗方法。DPAM：播散性腹膜腺黏液病；PMCA：腹膜黏液癌

情况下都是有用的。冰冻切片诊断的可用性可能为术中决策提供额外的帮助。

主要参考文献

Di Saverio S, Birindelli A, Kelly MD, et al. WSES Jerusalem guidelines for diagnosis and treatment of acute appendicitis. World J Emerg Surg. 2016; 11: 34.

Gorter RR, Eker HH, Gorter-Stam MA, et al. Diagnosis and man agement of acute appendicitis. EAES Consensus Development Conference 2015. Surg Endosc. 2016; 30: 4668-4690.

这两个最近发表的共识声明全面回顾了当前有关阑尾炎诊断和治疗各个方面的文献和专家意见。

Findlay JM, Kafsi JE, Hammer C, et al. Nonoperative management of appendicitis in adults: a systematic review and meta analysis of randomized controlled trials. J Am Coll Surg. 2016; 223: 814-824 e812.

这一荟萃分析全面回顾了当今与阑尾炎治疗相关的最有趣和最有争议的话题之一：非手术治疗的概念。迄今为止最高质量的试验通过统计方法进行了详细分析，这些方法确定了非手术治疗策略的优点和缺点，并强调了进一步研究这一不断发展的主题的大规模随机对照试验的必要性。

Moris D, Tsilimigras DI, Vagios S, et al. Neuroendocrine neoplasms of the appendix: A review of the literature. Anticancer Res. 2018; 38: 601-611

这篇全面而权威的综述详细介绍了阑尾神经内分泌肿瘤的最新分类。此外，还提供了有关治疗、随访和预后的最新信息。

Shaib WL, Assi R, Shamseddine A, et al. Appendiceal mucinous neoplasms: diagnosis and management. Oncologist. 2017; 22: 1107-1116

这篇最近发表的权威综述详细介绍了关于阑尾黏液性肿瘤的诊断、分类、治疗和预后的最新文献，包括初始手术治疗和随后的辅助策略的作用，以及辅助化疗和腹腔热化疗（HIPEC）的作用。

Silen W. Cope's Early Diagnosis of the Acute Abdomen. 22nd ed. New York: Oxford University Press; 2010

这个经典的文本已更新到第 22 版，提供了全面的阑尾炎和相关疾病的鉴别诊断和微妙的对阑尾炎及其相关疾病的历史发现。它是永恒的智慧源泉，被许多外科医师认为是“必读书”。

参考文献

1. Wray CJ, Kao LS, Millas SG, et al. Acute appendicitis: controversies in diagnosis and management. *Curr Probl Surg.* 2013;50:54–86.
2. Addiss DG, Shaffer N, Fowler BS, et al. The epidemiology of appendicitis and appendectomy in the United States. *Am J Epidemiol.* 1990;132:910–925.
3. Prystowsky JB, Pugh CM, Nagle AP. Current problems in surgery. Appendicitis. *Curr Probl Surg.* 2005;42:688–742.
4. Randal Bollinger R, Barbas AS, Bush EL, et al. Biofilms in the large bowel suggest an apparent function of the human vermiform appendix. *J Theor Biol.* 2007;249:826–831.
5. Girard-Madoux MJH, Gomez de Aguero M, Ganal-Vonarburg SC, et al. The immunological functions of the appendix: an example of redundancy? *Semin Immunol.* 2018;36:31–44.
6. Ugge H, Udumyan R, Carlsson J, et al. Appendicitis before age 20 years is associated with an increased risk of later prostate cancer. *Cancer Epidemiol Biomarkers Prev.* 2018;27:660–664.
7. Deshmukh S, Verde F, Johnson PT, et al. Anatomical variants and pathologies of the vermix. *Emerg Radiol.* 2014;21:543–552.
8. Song DW, Park BK, Suh SW, et al. Bacterial culture and antibiotic susceptibility in patients with acute appendicitis. *Int J Colorectal Dis.* 2018;33:441–447.
9. Silen W. *Cope's Early Diagnosis of the Acute Abdomen.* 22nd ed. New York: Oxford University Press; 2010.
10. Andersson RE. Meta-analysis of the clinical and laboratory diagnosis of appendicitis. *Br J Surg.* 2004;91:28–37.
11. Di Saverio S, Birindelli A, Kelly MD, et al. WSES Jerusalem guidelines for diagnosis and treatment of acute appendicitis. *World J Emerg Surg.* 2016;11:34.
12. Gorter RR, Eker HH, Gorter-Stam MA, et al. Diagnosis and management of acute appendicitis. EAES Consensus Development Conference 2015. *Surg Endosc.* 2016;30:4668–4690.
13. Alvarado A. A practical score for the early diagnosis of acute appendicitis. *Ann Emerg Med.* 1986;15:557–564.
14. Parks NA, Schroeppel TJ. Update on imaging for acute appendicitis. *Surg Clin North Am.* 2011;91:141–154.

15. Partain KN, Patel A, Travers C, et al. Secondary signs may improve the diagnostic accuracy of equivocal ultrasounds for suspected appendicitis in children. *J Pediatr Surg*. 2016;51:1655–1660.
16. Sola R Jr, Theut SB, Sinclair KA, et al. Standardized reporting of appendicitis-related findings improves reliability of ultrasound in diagnosing appendicitis in children. *J Pediatr Surg*. 53:984–987.
17. Barger Jr RL, Nandalur KR. Diagnostic performance of magnetic resonance imaging in the detection of appendicitis in adults: a meta-analysis. *Acad Radiol*. 2010;17:1211–1216.
18. Solomkin JS, Mazuski JE, Bradley JS, et al. Diagnosis and management of complicated intra-abdominal infection in adults and children: guidelines by the Surgical Infection Society and the Infectious Diseases Society of America. *Clin Infect Dis*. 2010;50:133–164.
19. Sartelli M, Chichom-Mefire A, Labricciosa FM, et al. The management of intra-abdominal infections from a global perspective: 2017 WSES guidelines for management of intra-abdominal infections. *World J Emerg Surg*. 2017;12:29.
20. Ingraham AM, Cohen ME, Bilimoria KY, et al. Comparison of outcomes after laparoscopic versus open appendectomy for acute appendicitis at 222 ACS NSQIP hospitals. *Surgery*. 2010;148:625–635; discussion 635–627.
21. Deelder JD, Richir MC, Schoorl T, et al. How to treat an appendiceal inflammatory mass: operatively or nonoperatively? *J Gastrointest Surg*. 2014;18:641–645.
22. Puapong D, Lee SL, Haigh PI, et al. Routine interval appendectomy in children is not indicated. *J Pediatr Surg*. 2007;42:1500–1503.
23. Al-Kurd A, Mizrahi I, Siam B, et al. Outcomes of interval appendectomy in comparison with appendectomy for acute appendicitis. *J Surg Res*. 2018;225:90–94.
24. Raval MV, Lautz T, Reynolds M, et al. Dollars and sense of interval appendectomy in children: a cost analysis. *J Pediatr Surg*. 2010;45:1817–1825.
25. Schwartz JA, Forleiter C, Lee D, et al. Occult appendiceal neoplasms in acute and chronic appendicitis: a single-institution experience of 1793 appendectomies. *Am Surg*. 2017;83:1381–1385.
26. Furman MJ, Cahan M, Cohen P, et al. Increased risk of mucinous neoplasm of the appendix in adults undergoing interval appendectomy. *JAMA Surg*. 2013;148:703–706.
27. Garlipp B, Arlt G. Laparoscopy for suspected appendicitis. Should an appendix that appears normal be removed? *Chirurg*. 2009;80:615–621.
28. Lee M, Paavana T, Mazari F, et al. The morbidity of negative appendicectomy. *Ann R Coll Surg Engl*. 2014;96:517–520.
29. Varadhan KK, Neal KR, Lobo DN. Safety and efficacy of antibiotics compared with appendicectomy for treatment of uncomplicated acute appendicitis: meta-analysis of randomised controlled trials. *BMJ*. 2012;344:e2156.
30. Mason RJ, Moazzez A, Sohn H, et al. Meta-analysis of randomized trials comparing antibiotic therapy with appendectomy for acute uncomplicated (no abscess or phlegmon) appendicitis. *Surg Infect (Larchmt)*. 2012;13:74–84.
31. Di Saverio S, Sibilio A, Giorgini E, et al. The NOTA Study (Non Operative Treatment for Acute Appendicitis): prospective study on the efficacy and safety of antibiotics (amoxicillin and clavulanic acid) for treating patients with right lower quadrant abdominal pain and long-term follow-up of conservatively treated suspected appendicitis. *Ann Surg*. 2014;260:109–117.
32. Svensson JF, Patkova B, Almstrom M, et al. Nonoperative treatment with antibiotics versus surgery for acute nonperforated appendicitis in children: a pilot randomized controlled trial. *Ann Surg*. 2015;261:67–71.
33. Salminen P, Paajanen H, Rautio T, et al. Antibiotic therapy vs appendectomy for treatment of uncomplicated acute appendicitis: the APPAC Randomized Clinical Trial. *JAMA*. 2015;313:2340–2348.
34. Findlay JM, Kafsi JE, Hammer C, et al. Nonoperative management of appendicitis in adults: a systematic review and meta-analysis of randomized controlled trials. *J Am Coll Surg*. 2016;223:814–824.e812.
35. Giuliano V, Giuliano C, Pinto F, et al. Chronic appendicitis "syndrome" manifested by an appendicolith and thickened appendix presenting as chronic right lower abdominal pain in adults. *Emerg Radiol*. 2006;12:96–98.
36. Teli B, Ravishankar N, Harish S, et al. Role of elective laparoscopic appendicectomy for chronic right lower quadrant pain. *Indian J Surg*. 2013;75:352–355.
37. Teixeira PG, Demetriades D. Appendicitis: changing perspectives. *Adv Surg*. 2013;47:119–140.
38. Wen SW, Hernandez R, Naylor CD. Pitfalls in nonrandomized outcomes studies. The case of incidental appendectomy with open cholecystectomy. *JAMA*. 1995;274:1687–1691.
39. Wang HT, Sax HC. Incidental appendectomy in the era of managed care and laparoscopy. *J Am Coll Surg*. 2001;192:182–188.
40. Brown JJ, Wilson C, Coleman S, et al. Appendicitis in pregnancy: an ongoing diagnostic dilemma. *Colorectal Dis*. 2009;11:116–122.
41. McGory ML, Zingmond DS, Tillou A, et al. Negative appendectomy in pregnant women is associated with a substantial risk of fetal loss. *J Am Coll Surg*. 2007;205:534–540.
42. Khandelwal A, Fasih N, Kielar A. Imaging of acute abdomen in pregnancy. *Radiol Clin North Am*. 2013;51:1005–1022.
43. Pearl JP, Price RR, Tonkin AE, et al. SAGES guidelines for the use of laparoscopy during pregnancy. *Surg Endosc*. 2017;31:3767–3782.
44. Rodrigues FG, Dasilva G, Wexner SD. Neutropenic enterocolitis. *World J Gastroenterol*. 2017;23:42–47.
45. Moris D, Tsilimigras DI, Vagios S, et al. Neuroendocrine neoplasms of the appendix: a review of the literature. *Anticancer Res*. 2018;38:601–611.
46. Modlin IM, Sandor A. An analysis of 8305 cases of carcinoid tumors. *Cancer*. 1997;79:813–829.
47. Fleischmann I, Warschkow R, Beutner U, et al. Improved survival after retrieval of 12 or more regional lymph nodes in appendiceal cancer. *Eur J Surg Oncol*. 2017;43:1876–1885.
48. Shaib WL, Assi R, Shamseddine A, et al. Appendiceal mucinous neoplasms: diagnosis and management. *Oncologist*. 2017;22:1107–1116.
49. Mittal R, Chandramohan A, Moran B. Pseudomyxoma peritonei: natural history and treatment. *Int J Hyperthermia*. 2017;33:511–519.

52 章

结肠和直肠

Susan Galandiuk，Uri Netz，Emilio Morpurgo，Sara Maria Tosato，Naim Abu-Freha，C. Tyler Ellis

吕宗静　陈建军　郑　新　刘　浩　译　李心翔　审校

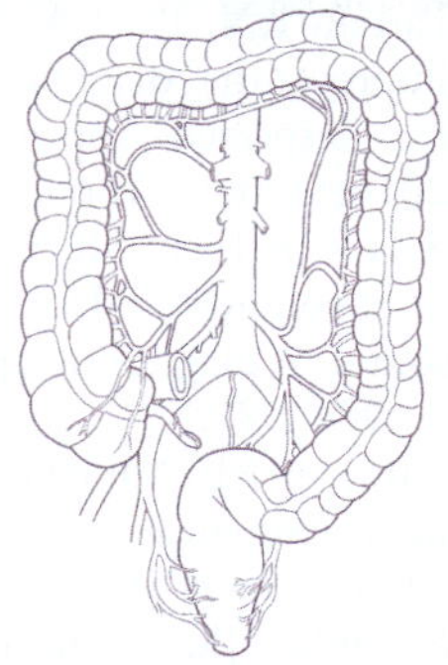

章目录

感谢：Josè Adolfo Navarro，MD；Silvia Neri，MD；and Alberto Morabito，MD.

结肠和直肠的胚胎学

掌握胃肠道胚胎发育的基础知识对更好地理解结肠和直肠的解剖学和病理生理学非常重要。原始肠管是由卵黄囊的内胚层顶部形成的。在早期发育过程中，肠管从妊娠第三周开始逐渐分化成三个部分：前肠、中肠和后肠（图 52.1）。

前肠由口腔（颊咽）膜、食管、胃和十二指肠近端（到十二指肠壶腹）构成，并接受腹腔动脉血液供应。中肠则包括十二指肠的远端、小肠、右半结肠和横结肠的近端三分之二，接受肠系膜上动脉（SMA）的血液供应。中肠从腹部疝出是生理发育过程中获取其结构长度和正确位置的关键步骤（图 52.2）。后肠发育成横结肠、降结肠、乙状结肠和直肠的远端

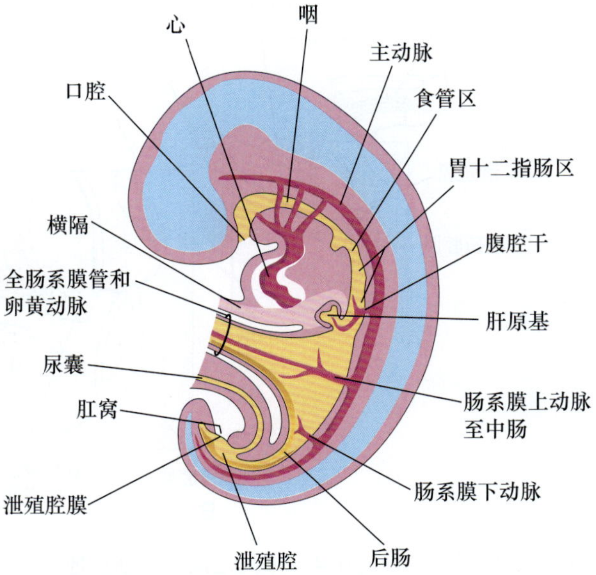

图 52.1 胚胎中位切片，显示早期消化系统及其血液供应（第 4 周）（From Moore KL，Persaud TVN，Torchia MG. Alimentary system. In：The Developing Human. 11th ed. Philadelphia：Elsevier；2020：193-221.）

三分之一，一直延伸到上肛管。它由肠系膜下动脉（IMA）供血。静脉和淋巴系统与相应的动脉平行发展。

直肠的胚胎发育是复杂的，容易出现并发症（见第 67 章，小儿外科）。近端直肠的发育与结肠相似。远端直肠由末端后肠进入泄殖腔发育而来（泄殖腔是一种内胚层的腔，在泄殖腔膜上与外胚层表面相接触）。在 5 周之前，肠道和泌尿生殖道止于泄殖腔的共同空腔。在接下来的几周内，尿直肠隔的尾部移动并将泄殖腔分为泌尿生殖前窦、直肠远端后窦和肛门窦（图 52.3）。会阴体代表成人的泌尿直肠间隔与泄殖腔膜融合。肛门外括约肌是由泄殖腔括约肌的后部形成的，而肛门内括约肌是由扩大的直肠的圆形纤维形成。肛管的上三分之二来自后肠，下三分之一来自直肠。齿状线标志着内胚层（后肠）和外胚层凹陷（后肠）的交界。肛门过渡区是由肛管泄殖腔部分形

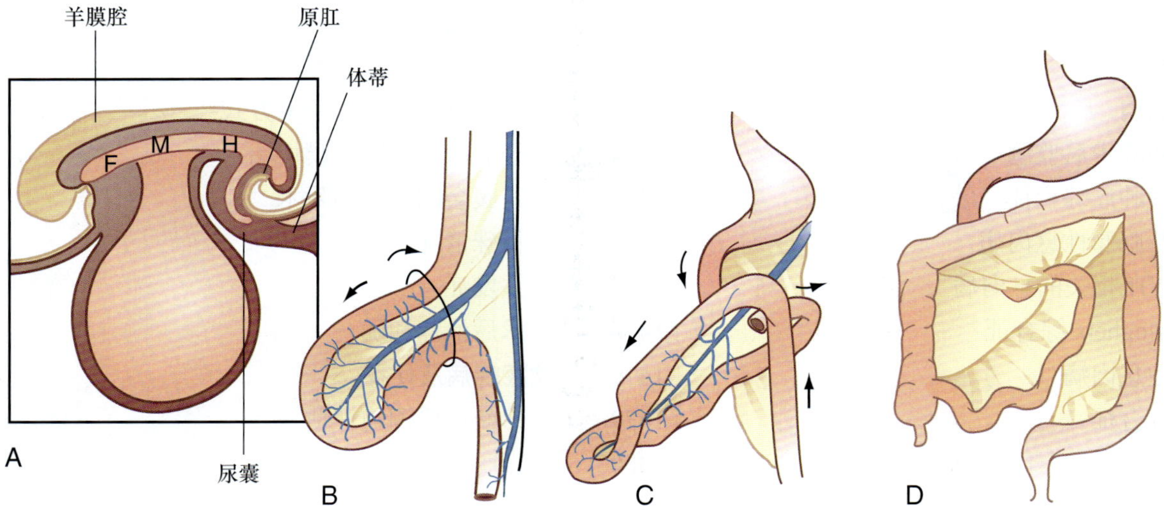

图 52.2 在发育的第三周，原始管可分为三个区域（**A**）：头部褶皱的前肠（F），尾褶较小的腹侧尿囊突起的后肠（H），以及介于这两部分之间的中肠（M）。中肠的发育阶段包括生理性疝（**B**）、回腹（**C**）和固定（**D**）（From Corman ML，ed. Colon and Rectal Surgery. 4th ed. Philadelphia：Lippincott-Raven；1998：2.）

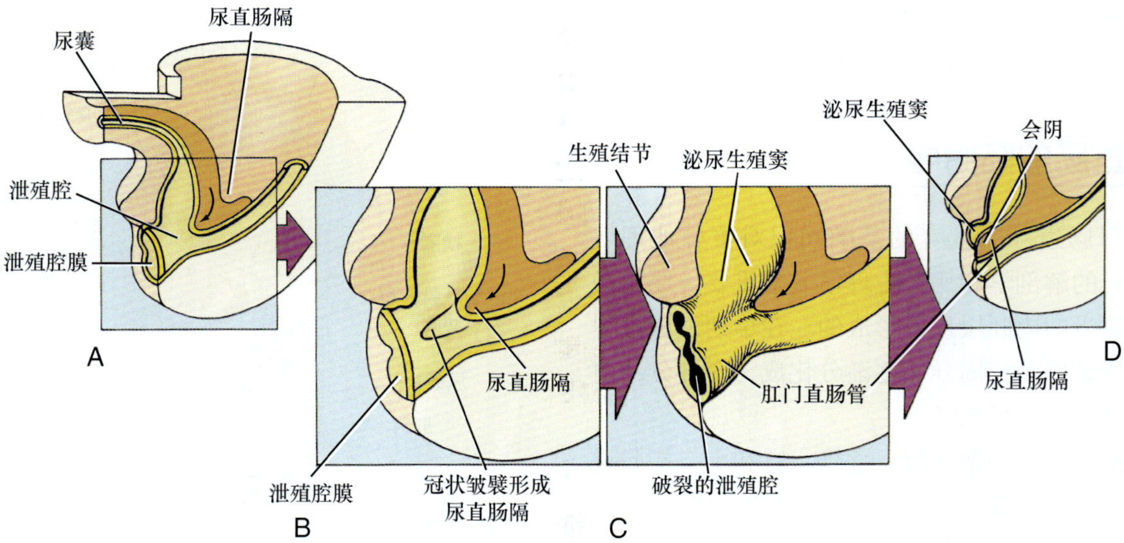

图 52.3 直肠远端和肛门在 4 ～ 6 周之间循序渐进地发育。泄殖腔分成腹侧原始泌尿生殖窦和背侧肛门直肠（**A** ～ **D**）。尿直肠隔由卵黄囊胚外中胚层和尿囊中胚层融合而成，在胚胎颅尾折叠过程中，在后肠和泌尿生殖窦之间形成一个组织楔形。当尿直肠隔尖端接近将泄殖腔分为泌尿生殖窦和肛管的泄殖腔膜时，泄殖腔膜破裂，从而使泌尿生殖窦和肛门直肠背部管向外开放。尿直肠隔的尖端形成会阴。**A**、**B**、**D** 三个层面，通过泄殖腔和相关内胚层来源的结构。**C**：尾部内胚层的表面视图，以更好地描绘其三维形状。弯曲的箭头表示发育中的泌尿直肠间隔的生长方向（From Schoenwolf GC，Bleyl SB，Brauer PR，et al. Larsen's Human Embryology. 5th ed. Philadelphia，PA：Churchill Livingstone，an imprint of Elsevier；2015.）

成的。肛管的后肠大部分由 IMA 供应，而下三分之一由阴部内动脉供应。

结肠、直肠和盆底解剖

大肠（包括结肠和直肠）是一根直径可变的管道，长度约为 150 cm（图 52.4）。

结肠解剖学

盲肠是结肠的囊状起点，平均直径 7.5 cm，长 10 cm。它没有肠系膜，完全被腹膜所覆盖，因此被认为是腹膜内位器官。盲肠通过腹膜反折不同程度地与后腹壁相连。一小部分盲肠和升结肠异常活动的患者容易出现肠扭转或盲肠翻转（盲肠间歇性向前向上折叠并伴有梗阻症状）。盲肠与结肠其他部位相比肠壁较薄，考虑到盲肠较大的直径，根据拉普拉斯定律，盲肠是大肠梗阻时最有可能发生穿孔的部位。尽管盲肠具有扩张性，但当盲肠急性扩张至直径超过 12 cm 时会有缺血性坏死和肠壁穿孔的风险，所以应及时进行手术治疗。回肠末端通过回盲瓣沿其内侧边缘排入盲肠。回盲瓣是一种增厚的乳头状内陷，内含环状肌。回盲瓣在临床大肠梗阻的病例中是关键的解剖结构。若是结肠内容物无法回流到回肠的回盲瓣（正常的回盲瓣），可能导致闭襻形成，这是一种外科急症，而允许逆行流入回肠的瓣膜（异常的回盲瓣）则会导致结肠扩张减少和较轻的临床症状。

阑尾从盲肠延伸至回盲肠瓣下方约 3 cm 处，是一根细长盲端管道，长度为 8 ～ 10 cm。最常见的位置是盲肠后位（65%），其次是盆腔（31%）、盲肠下（2.3%）、回肠前（1.0%）和回肠后（0.4%）。在阑尾发生炎症和粘连时，阑尾位置很难定位。结肠带是由肠壁的纵行肌增厚形成的 3 条带状结构，并沿大肠的纵轴平行排列，均汇集于阑尾根部，所以可以沿着结肠带向下追踪来定位阑尾。Treves 无血褶皱从回肠末端的肠系膜边缘延伸至阑尾基底部或阑尾系膜前表面，或延伸到两个区域。这个褶皱没有大血管。因为它是回肠中唯一在肠的对系膜缘有褶皱的部分，所以它可以帮助识别回盲区和阑尾底部。

暴露升结肠时，最好沿着腹膜外侧反折处，将腹膜与同名筋膜融合的“Toldt 白线”切开。当松开肝曲并将结肠向内侧提起时，需要注意十二指肠降部的近端，有可能会在无意中将其损伤。

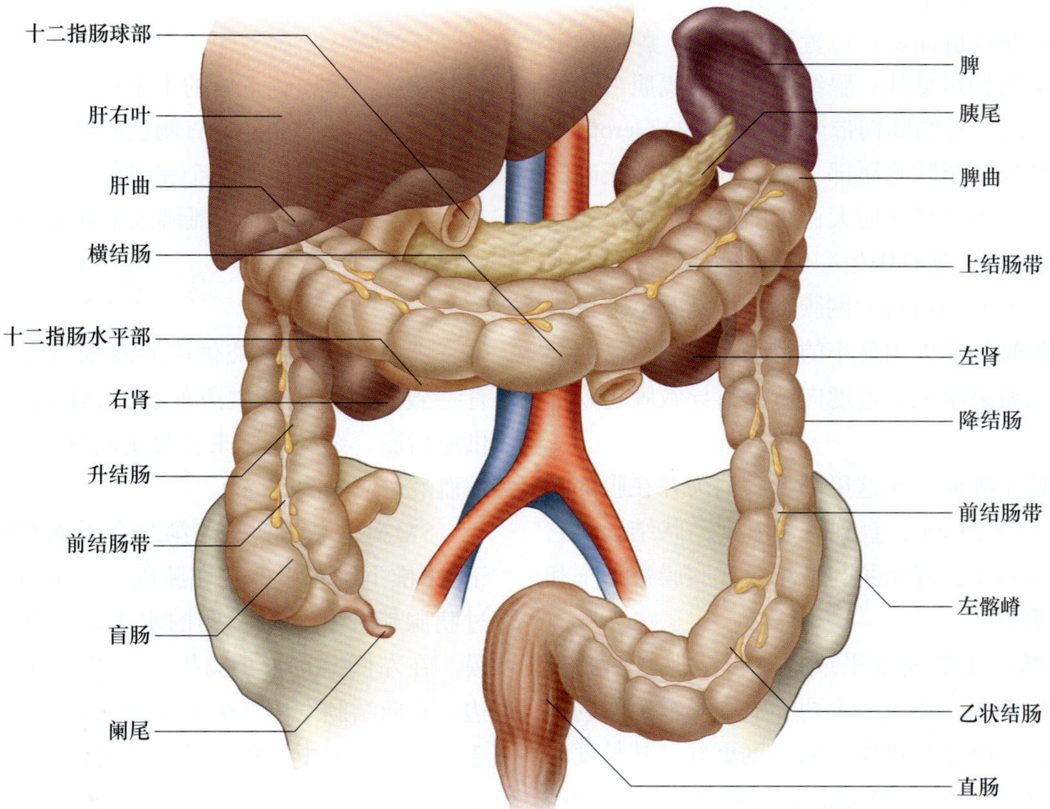

图 52.4 大肠包括结肠，由升结肠、横结肠、降结肠、乙状结肠和直肠组成，这里显示的是与邻近解剖结构的关系（From Standring S，Anand N，Rolfe B，et al. Gray’s Anatomy. 41st ed. Philadelphia：Elsevier；2016.）

横结肠长约 45 cm，是悬于肝曲和脾曲之间的固定结构。它被脏层腹膜完全覆盖，并通过横结肠系膜与后腹壁连接。它有一个“U”形曲线，甚至可以到达一些患者的骨盆。当试图进行横结肠或乙状结肠造口术并设定手术切口时，认识到其位置的可变性是非常重要的。

在横结肠的上部有大网膜附着。一般由两部分组成，胃结肠上韧带由两层浆膜组成，胃结肠下韧带由四层浆膜组成，像围裙一样覆盖在前腹腔。虽然它的大小和体积是高度可变的，但是在大多数情况下与重量相关。通过向下牵引横结肠，向上提起大网膜，会显露出最容易辨认靠近中线的结肠的无血管平面，这个平面多用于分离这两个结构时。大网膜通常用于关闭腹腔切口时覆盖腹腔内容物，也用于手术后控制感染，填充空洞。在炎症和易碎组织不能或不太能关闭的情况下，例如在十二指肠溃疡穿孔的治疗中，它也提供了良好的补片或加固功能。通过结扎和分离右侧或左侧大网膜血管，可以激活大网膜形成一个到达骨盆的大网膜蒂，同时从另一侧充分维持血液供应，从而获得额外的大网膜长度。这种大网膜蒂可以放置在直肠和阴道之间，以支持结肠或直肠阴道瘘修补或用于直肠切除后填充盆腔和会阴腔。

脾曲（横结肠向下弯曲）位于脾附近或下方。它通常比右半结肠或肝曲所在位置更高更深。脾曲是被四个主要无血管韧带悬挂：膈结肠韧带至膈肌，脾结肠韧带至脾下缘，肾结肠韧带至环绕左肾的 Gerota 筋膜，及胰结肠韧带至胰腺尾部。如果分离的是正确的平面，则可以在不分离任何大血管的情况下放松或活动脾曲（图 52.5）。外科医生一般从下方沿着 Toldt 线解剖降结肠，然后通过将大网膜提至横结肠上方进入网膜囊，这种操作可以用最小的牵引力实现尽可能大幅的屈曲。出血最常见于过度向下牵引导致脾包膜部分撕脱。

降结肠始于脾曲，在这里肠系膜消失并在腹部左侧向下延伸大约 25 cm，直到它过渡到乙状结肠。它的直径比升结肠小。降结肠与升结肠在腹膜覆盖率和解剖方式上相似。

乙状结肠始于髂嵴水平或以下，在那里结肠再次完全进入腹膜内，形成一个两侧被腹膜覆盖的肠系膜。乙状结肠比降结肠更厚，活动度更好，其长度为 15 ～ 50 cm 不等（平均 38 cm）。乙状结肠的活动部分通过乙状结肠系膜以倒 V 形连接到后腹壁和骨盆上，形成乙状窦间窝。当移位乙状结肠时，这个肠系

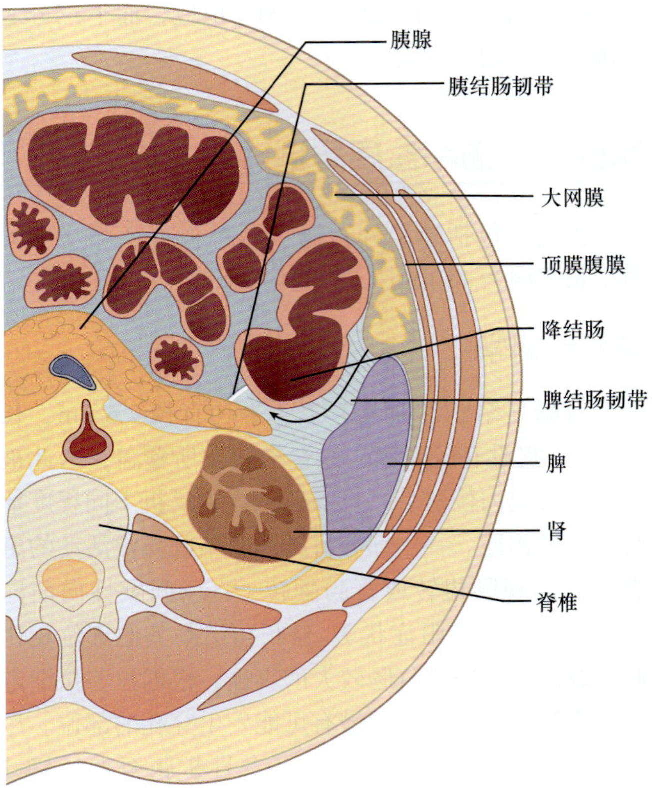

图 52.5 脾曲韧带；箭头显示可能的剥离面（From Netz U, Galandiuk S. Clinical anatomy for procedures involving the small bowel，colon，rectum and anus. In：Fischer JE，Ellison EC，Upchurgh Jr. GR，et al.，eds. Fischer’s Mastery of Surgery. 7th ed. Philadelphia：Wolter Kluwer；2019.）

膜皱襞是左输尿管下段的手术标志。乙状结肠末端为直肠乙状结肠交界处，直肠乙状结肠交界处被公认为是结肠带汇合形成的一个完整的纵向肌层，并且结肠失去肠系膜，通常介于骶岬水平和 S3 椎之间。

结肠的血液供应、淋巴引流和神经支配

动脉供血 血液供应的解剖与胃肠道的胚胎发育一致。腹腔动脉供应前肠，SMA 供应中肠，IMA 供应后肠。结肠接受来自腹主动脉前支 SMA 和 IMA 的血液供应（图 52.6）。

SMA 是主动脉发出第二个不成对的前支，起始于 L1 椎下缘水平，它在胰腺后方下行，然后向前穿过胰腺钩突和十二指肠的水平部，进入肠道的肠系膜。在左侧，它为小肠提供了多达 20 个分支。在右边，它向结肠发出三个主要的分支。第一个分支是位于胰腺下缘的中结肠动脉，其次是右半结肠动脉和回结肠动脉。回结肠动脉是这些动脉中最稳定的。它向肠系膜内的回盲肠连接处延伸出盲肠前后动脉和阑尾动脉，供应回肠末端、盲肠和阑尾。在右半结肠切除

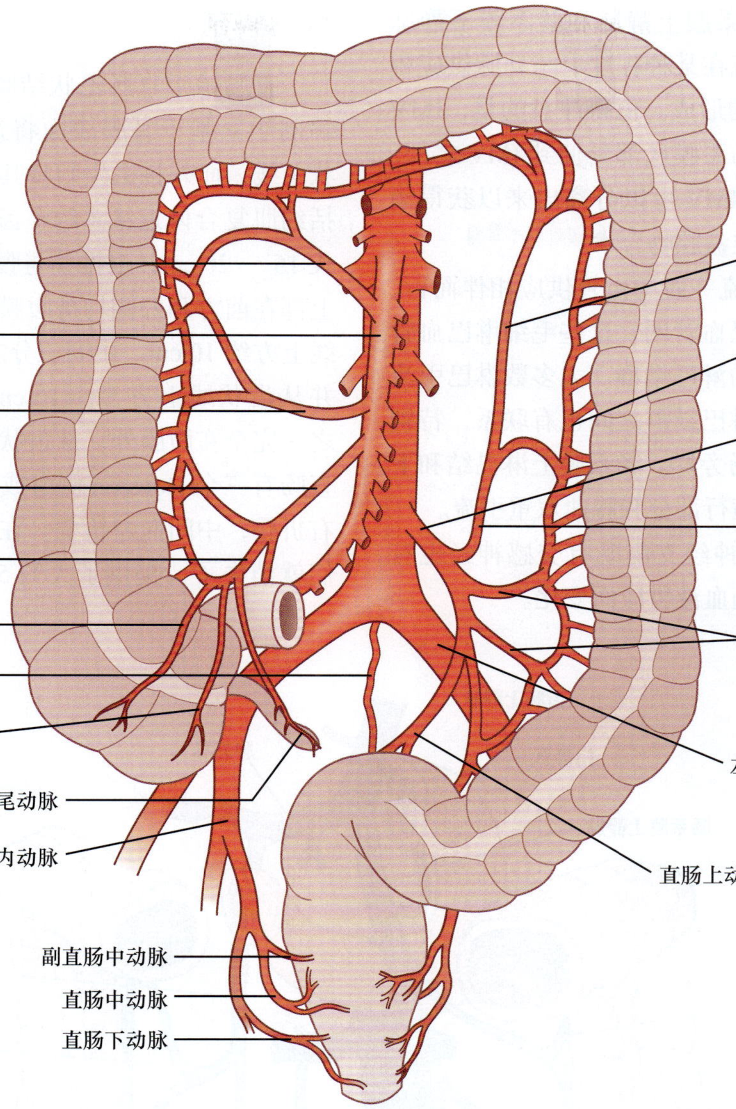

图 52.6 结肠的动脉血液供应来自肠系膜上动脉和肠系膜下动脉（From Gordon PH，Nivatvongs S，eds. Principles and Practice of Surgery for the Colon，Rectum and Anus. 2nd ed. St. Louis：Quality Medical Publishing；1999：23.）

微创术中，SMA 和回肠动脉之间的无血管间隙是进行血管解剖的安全区域，通过这个空间拉出横结肠或右半结肠，以增加肠道长度。右半结肠动脉缺失达 20%，通常起源于 SMA，但也可能是回结肠或左结肠血管的分支。结肠中动脉进入横结肠系膜，分为右支和左支，分别供应近端横结肠和远端横结肠。当提起横结肠时，可以追踪到中结肠动脉位于 Treitz 韧带右侧的肠系膜底部，进入近端 SMA。约三分之一的病例中，结肠中动脉是脾曲的主要血液供应来源。

IMA 是主动脉向前发出的第三个不成对的动脉，位于主动脉分叉上方约 3 cm 处的 L2 ～ 3 椎体水平。IMA 向下方和左侧下降，发出左结肠动脉，接着发出几个乙状结肠分支，最后达到直肠上动脉。左结肠动脉分为脾曲升支和降结肠降支。

Drummond 边缘动脉沿着结肠肠系膜边缘从盲肠交界处到直肠乙状结肠交界处走行。直肠血管从该动脉发出短间隔分支，直接供应肠壁。当其中一条较大的动脉被阻塞时（栓子、动脉粥样硬化、外科结扎等），边缘动脉在临床上是很重要的。结肠可以通过这条动脉接受侧支供血。

肠系膜弯曲动脉，或“Riolan 血管弓”，是一种罕见解剖变异，它是一根靠近肠系膜基部粗大曲直的侧支血管，将 SMA 或中结肠动脉连接到 IMA 或左结肠动脉。在 SMA 或 IMA 阻塞的情况下，它可以在血液输送中发挥重要作用。根据梗阻部位的不同，血流可以为正向血流（IMA 狭窄）或逆行血流（SMA 狭窄）。Riolan 的弧形较大，表明肠系膜动脉主干闭塞的可能性越大。

静脉回流 通过肠系膜上静脉和肠系膜下静脉（IMVs）进行的静脉引流在某种程度上与动脉供应相一致，这有助于门静脉的形成。值得注意的是，IMV 沿着 Treitz 韧带左侧的肠系膜底部延伸到 IMV 之外，进入门静脉（图 52.7）。IMV 可以分离出来以获得额外的结肠长度，用于低位盆腔吻合术。

淋巴系统 淋巴引流一般与血管供应相伴而行。大肠壁有丰富的毛细淋巴血管网，这些毛细淋巴血管引流到与动脉供血平行的淋巴结群。大多数淋巴引流是朝这个方向的，但是淋巴结群之间也有联系，特别是在边缘动脉水平的结肠旁群。肠系膜上淋巴结和下淋巴结也有部分从远端横行部分和脾曲双重引流。

神经支配 大肠的神经支配既有交感神经也有副交感神经，它们通常随血液供应而变化。

直肠解剖

直肠始于直肠乙状结肠交界处，止于肛门水平。解剖学家基于黏膜表面将远端边界定义为齿状（栉状）线，而外科医生则将其定义为肛提肌水平的肛门括约肌复合体近缘（约在齿状线上方 2 cm）。直肠全长 15 ～ 20 cm，根据其与腹膜的关系分为三段。直肠上部在前方和外侧均被腹膜覆盖，其下界延伸至齿状线上方约 10 cm。中间三分之一仅在前面被腹膜覆盖，并从齿状线上方 5 ～ 10 cm 处延伸。直肠的下三分之一完全在腹膜外，从齿状线上方 1 ～ 5 cm 处延伸。直肠有三个 Houston 侧弯或瓣膜，近端和远端瓣膜向右折叠，中间向左折叠。在手术完全移动直肠后，它们就消失了，提供了大约 5 cm 的额外长度，这有助

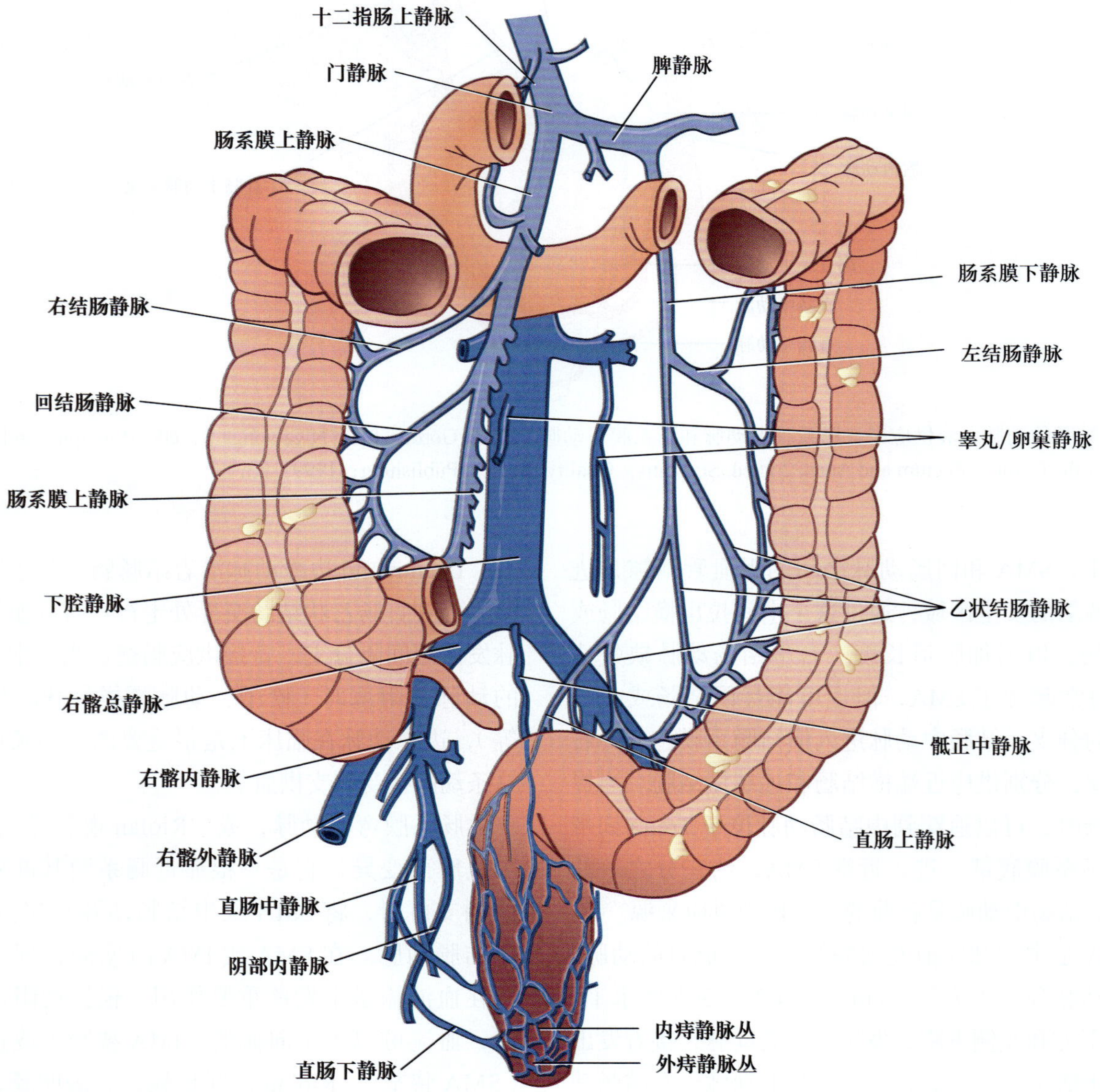

图 52.7 结直肠静脉解剖（From Gordon PH，Nivatvongs S，ed. Principles and Practice of Surgery for the Colon，Rectum and Anus. 2nd ed. St. Louis：Quality Medical Publishing；1999：30.）

于外科医生在骨盆深处形成吻合口。从结构上看，直肠缺少结肠袋、肠脂垂和结肠带，直肠与前结构之间形成腹膜前反折（男性为直肠膀胱袋，女性为直肠或道格拉斯囊），男性中该腹膜反折距离肛缘为 7 ～ 9 cm，女性距离肛缘为 5 ～ 7.5 cm（图 52.8）。腹膜前反折是腹膜腔的最低位置。它在临床上很重要，作为积液和积脓的常见部位，也可能是内脏肿瘤腹膜转移的部位。这些“种植”转移灶可在直肠指检中识别囊端（Blumer shelf）肿块。“直肠系膜”是指直肠的内脏系膜。在直肠手术中对直肠系膜平面识别极其重要，因为它允许相对无血管的解剖和相关淋巴组织一致性地切除，遵守外科肿瘤学的基本原则，即根据肿瘤的血液和淋巴供应连续切除肿瘤。基于对解剖学的详细了解，全直肠系膜切除术（TME）已被证明可以降低直肠癌局部复发的发生率，增加对排尿功能和性功能的保护。直肠系膜后方相对较厚，两侧较薄，前部较薄。

直肠毗邻的解剖结构在解剖平面和指导肿瘤和（或）瘘管的延伸方面具有临床重要性。男性中直肠在前方和腹膜外与膀胱、输尿管、输精管、精囊和前列腺相毗邻。在女性中，在腹腔内它毗邻子宫、输卵管、卵巢，及阴道后壁的上部。在腹膜外，直肠与子宫颈和阴道后壁相邻。无论男女，腹腔内这些凹陷处通常充满小肠和结肠。骶骨、骶管和骶神经根位于直肠后方。

直肠后部有一层厚厚的、紧密的直肠系膜（图 52.9）。直肠系膜上覆盖着一层薄薄的筋膜（固有筋膜），与它所处的骶前筋膜相比是一层明显的膜。在直肠癌直肠切除术中，直肠的游离和剥离在骶前筋膜和固有筋膜之间进行。骶前筋膜覆盖骶骨前部和尾骨。在骶前骨膜上的一组静脉，即骶前静脉，流入骶孔。深至骶前筋膜的解剖可导致下面的骶前静脉丛严重出血。这种出血很难控制，因为撕裂的血管倾向于缩回骶骨孔。直肠骶筋膜，或称 Waldeyer 筋膜，是盆腔内筋膜在 S4 水平连接骶前筋膜和固有筋膜并延伸至直肠后下的厚厚的凝聚体。从腹部入路剥离 Waldeyer 筋膜可进入直肠后骨盆深部。在侧面，直肠通过“侧茎”或韧带与骨盆侧壁相连。这些韧带位于前列腺或阴道中段水平的骨盆下部。重要的是要记住，在大约四分之一的病例中，直肠中动脉的分支穿过这些韧带，因此在切开这些韧带时可能会导致出血。

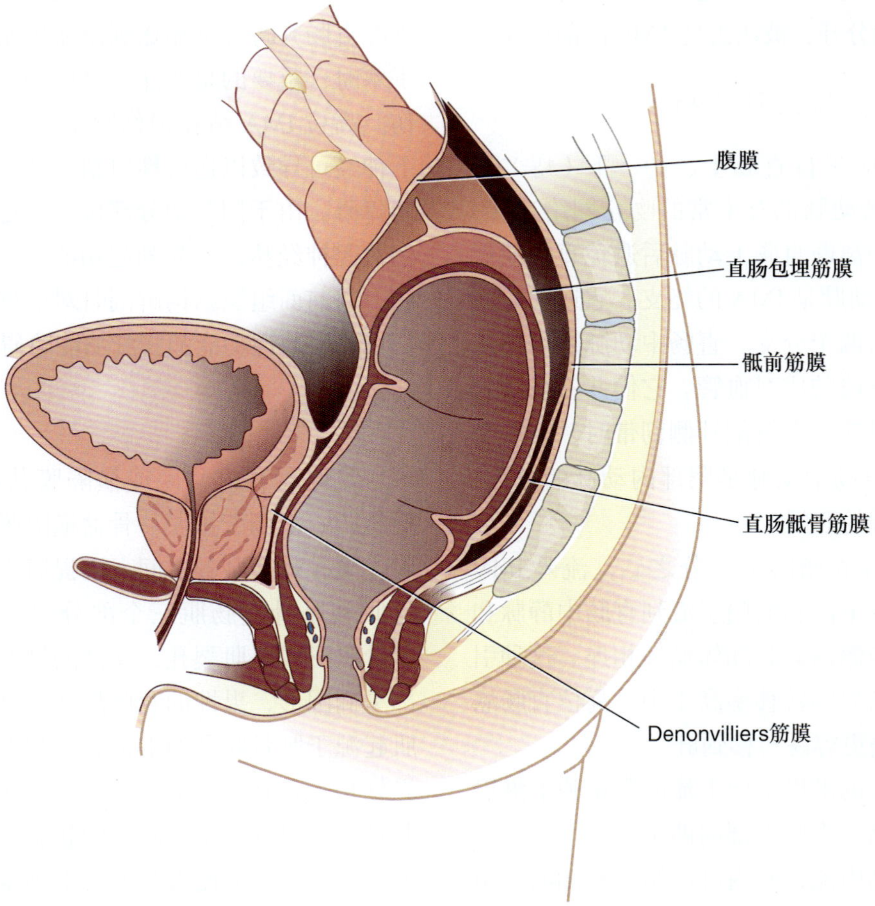

图 52.8　直肠筋膜关系（From Gordon PH，Nivatvongs S，ed. Principles and Practice of Surgery for the Colon，Rectum and Anus. 2nd ed. St. Louis：Quality Medical Publishing；1999：10.）

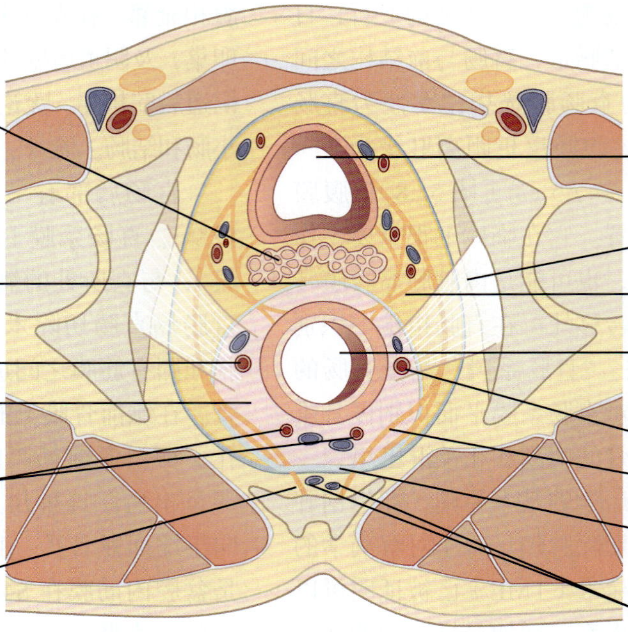

图 52.9 直肠系膜及周围结构横切面（From Netz U，Galandiuk S. Clinical anatomy for procedures involving the small bowel，colon，rectum and anus. In：Fischer JE，Ellison EC，Upchurgh Jr. GR，et al.，eds. Fischer' s Mastery of Surgery. 7th ed. Philadelphia：Wolter Kluwer；2019.）

Denonvillers 筋膜位于直肠前方，是腹膜下反折的延伸，并延伸至会阴体的筋膜层。这一筋膜层将直肠与前面提到的前面结构分开，被认为是 TME 的前边界。

直肠的血液供应、淋巴引流和神经支配

直肠的血液供应来自直肠上、中、下（痔）动脉，这所有三条直肠动脉都有丰富的吻合网络连接，有助于在前切除术中离断直肠上动脉后避免直肠缺血（图 52.10）。直肠上动脉是 IMA 的终支。它通常分为向后向下延伸的左右两个分支。直肠中动脉是由髂内动脉经侧柱至直肠下段的成对血管。它们并不被认为是直肠的主要血液供应。在解剖外侧韧带时，其可能会不经意间受伤。直肠下动脉是阴部内动脉的分支，通常供应齿状线远端的肛门。

直肠上静脉流经直肠的上三分之二，流入 IMV 和门静脉系统。直肠下段和肛门引流到直肠中静脉和直肠下静脉，它们与髂内静脉和体循环相连。这种引流模式解释了低直肠癌肺转移率高于中、高位直肠癌的原因。高位直肠癌更容易转移到肝。

直肠上三分之二的淋巴结向上流向肠系膜下淋巴结和主动脉旁淋巴结。直肠下部向两个方向引流，头侧向肠系膜下淋巴结引流，髂内淋巴结向外侧向下引流。齿状线以下淋巴流向腹股沟淋巴结。

直肠的交感神经支配来自 L1 ～ L3 水平的交感神经，形成腹下神经丛（图 52.11）。在骶岬的水平，它们分成左右腹下神经，在骨盆的两侧走行。这些神经支配直肠并将分支输送到泌尿生殖系统。在进行盆腔手术时，重要的是要注意这些神经，尽可能避免其损伤。高位 IMA 结扎损伤腹下丛或切断骶角附近的腹下神经可导致以逆行性射精为特征的男性交感神经功能障碍。由于侧茎切分部位太靠近骨盆侧壁，可能损伤盆腔神经丛，引起勃起功能障碍、阳痿、无张力膀胱。在前面组织结构解剖时对前列腺周围神经丛的损伤也可引起性功能和膀胱功能障碍。

盆底解剖学

盆腔器官由盆底或横隔膜共同支撑，并与肛门括约肌一起调节排便。骨盆横隔膜位于骶骨、闭孔筋膜、坐骨棘和耻骨之间。肛提肌由耻骨尾骨肌、髂尾骨肌和耻骨直肠肌三个部分组成（图 52.12）。耻骨尾骨肌形成提肌裂孔，女性的肛管、尿道和阴道的顶部呈椭圆形，男性的背侧静脉也呈椭圆形。耻骨直肠肌起源于耻骨联合的下部和突起部分，与肛门直肠交界处平行，在直肠后方形成一个 U 形的横纹肌条带。耻骨直肠肌处于不断收缩的状态，增大了肛门直肠角度，这是控制大便失禁的关键因素。耻骨直肠肌松弛可使肛门直肠角变直并允许排便。耻骨直肠肌功能障碍是排便障碍的重要原因。

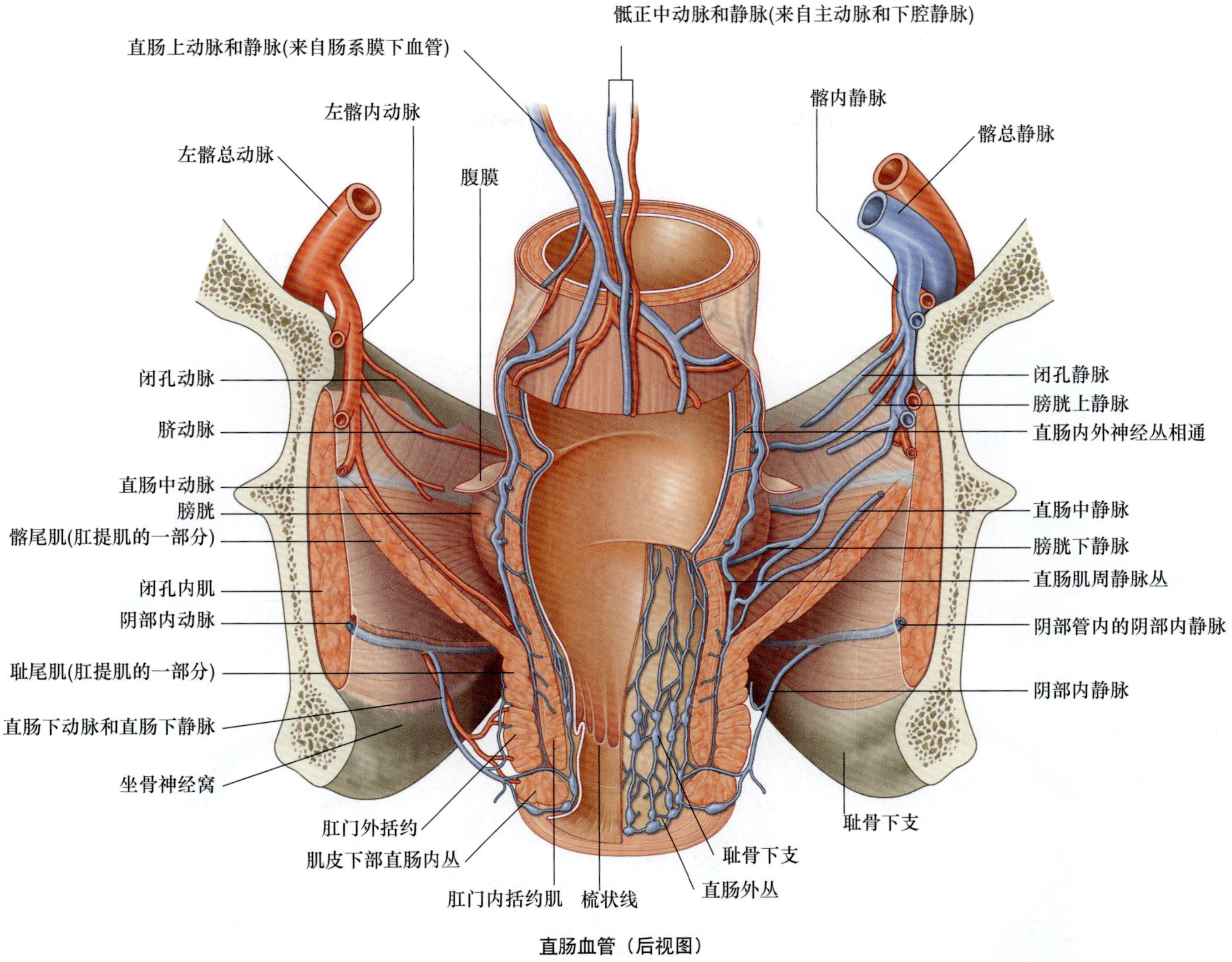

图 52.10 直肠血管后视图（From Drake RL，Vogl AW，Mitchell AWM，et al. Gray's Atlas of Anatomy. 2nd ed. Philadelphia：Churchill Livingstone，an imprint of Elsevier；2015.）

结肠生理学

液体和电解质的吸收

结肠的主要功能是吸收水分和电解质交换。这一过程将末端回肠的流出物转化成粪便，并储存在直肠壶腹中，直到可以在方便的时间排出。人体在没有结肠的情况下也有适应和维持生命的能力，这使它与小肠截然不同。与结肠患者相关的问题中，提供了一个简单化的结肠功能观点——有回肠造口改道的人特别容易发生脱水和电解质紊乱。

按表面积计算，结肠是胃肠道中最有效的吸收部位。它每天能吸收多达 5 L 液体。然而，一般只有 1 ～ 2 L 从回肠排出。当液体到达回肠末端时，大部分营养物质已经被吸收，留下富含电解质的液体、胆盐，及一些抵抗消化的蛋白质和淀粉的混合物。大约 90% 的液体在结肠中被重新吸收，粪便的水总量仅约 150 ml/d。结肠吸收钠的能力同样令人印象深刻。回肠中的黏液钠浓度为 200 mEq/L，在直肠粪便中钠浓度降低至 30 mEq/L 左右。

钠和氯通过 Na^+/H^+、Na^+/K^+和 Cl^-/HCO_3^-交换被活跃吸收。水沿着渗透梯度和钠一起被被动地吸收。氯化钾和碳酸氢盐被分泌到腔内。

分泌物

慢性肾衰竭患者结肠分泌物的生理作用已得到证实。尿毒症患者可以在需要透析前摄入正常量的钾的同时维持正常的血钾水平。这种现象与结肠分泌物和粪便中钾的代偿性增加有关。醛固酮促进结肠中钾分泌的这一作用可被螺内酯阻断。

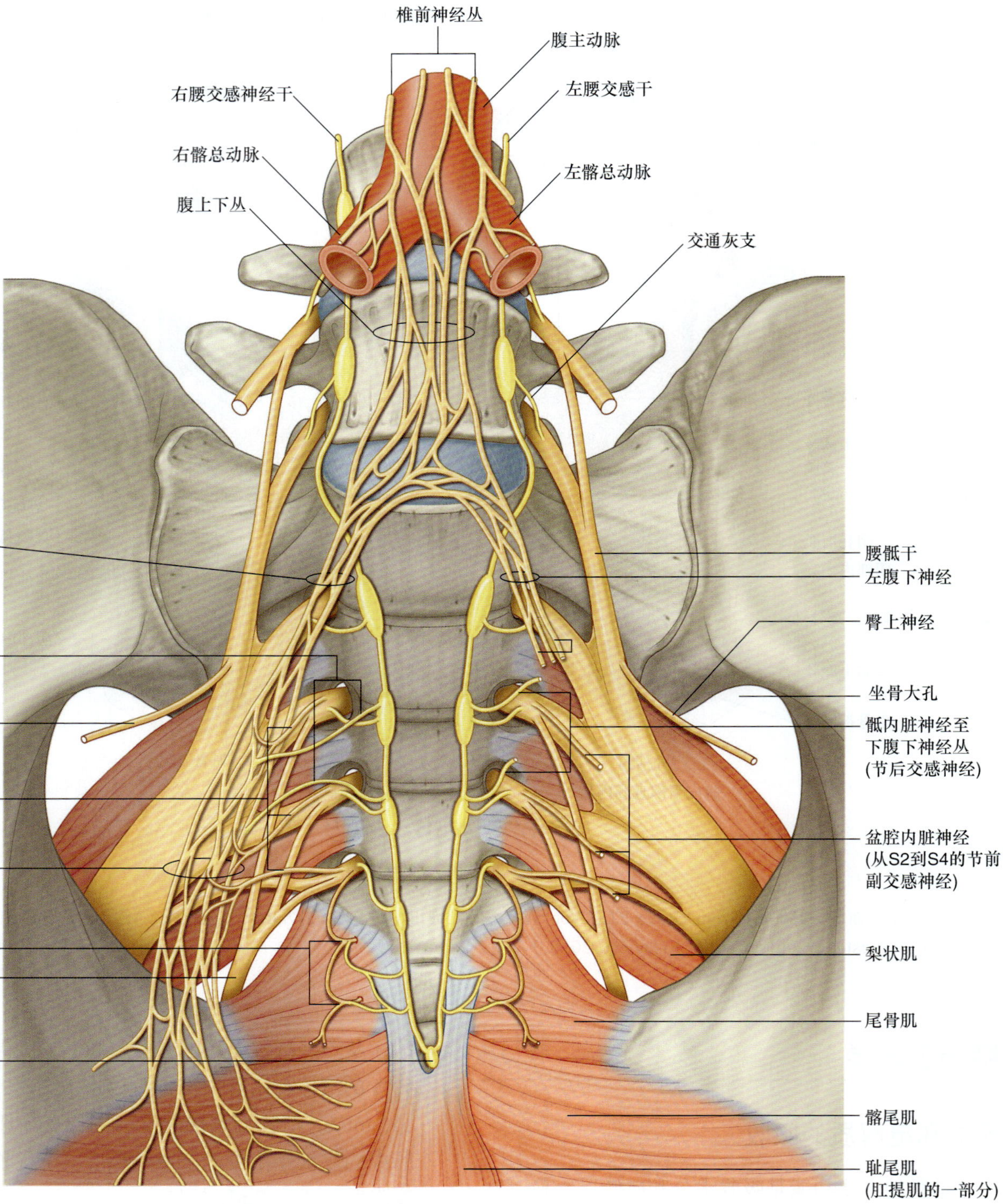

图 52.11 盆腔神经丛（From Drake RL，Vogl AW，Mitchell AWM，et al. Gray's Atlas of Anatomy. 2nd ed. Philadelphia：Churchill Livingstone，an imprint of Elsevier；2015.）

许多形式的结肠炎都与钾分泌增加有关，如炎症性肠病（IBD）、霍乱和志贺菌病。此外，某些形式的结肠炎会损害结肠吸收或氯化物的分泌，如胶原性结肠炎和镜下结肠炎以及先天性便秘。氯化物由结肠上皮细胞以基本速率分泌，在囊性纤维化和分泌性腹泻等病理条件下速率增加。

结肠分泌的 H^+和碳酸氢盐分别与 Na^+和 Cl^-的吸收相耦合。正是通过这些分泌物，才将结肠与全身

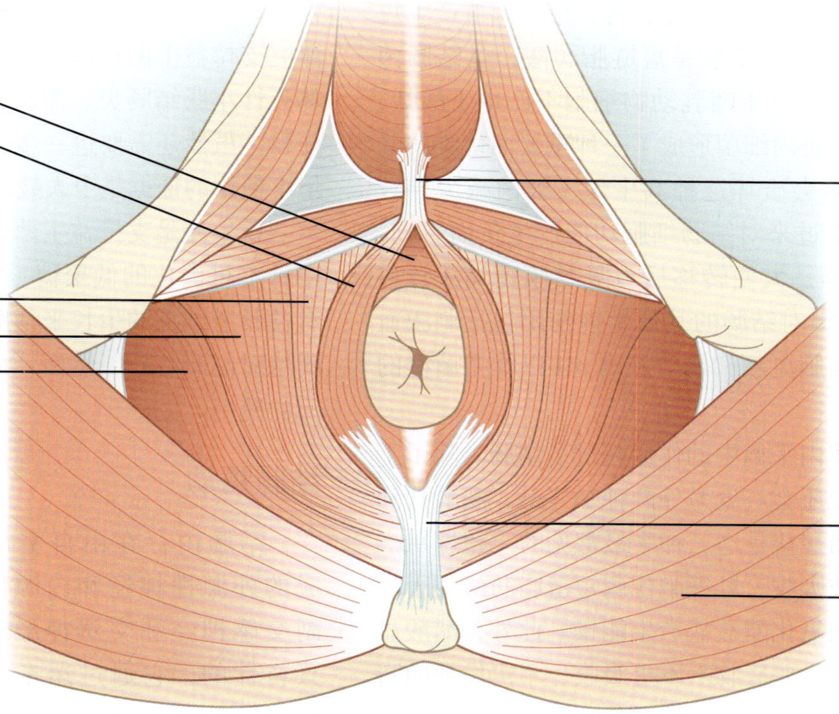

图 52.12 骨盆肌肉组织和神经支配（From Netz U，Galandiuk S. Clinical anatomy for procedures involving the small bowel，colon，rectum and anus. In：Fischer JE，Ellison EC，Upchurgh Jr. GR，et al.，eds. Fischer's Mastery of Surgery. 7th ed. Philadelphia：Wolter Kluwer；2019.）

的酸碱代谢联系在一起。这些交换的 H^+ 和碳酸氢盐的供应是由结肠碳酸酐酶催化的。机体 pH 的变化引起碳酸酐酶活性的变化，促使 H^+ 或碳酸氢盐的消除，使机体的 pH 恢复到正常水平。

尿素循环

大肠细菌富含尿素酶，对尿素的循环利用有重要意义。但哺乳动物细胞不产生尿素酶，这一过程依赖于在健康结肠腔中发现的共生关系。氨是尿素代谢的副产物，其吸收取决于细菌浓度和肠腔内 pH。抗生素和乳果糖分别通过降低细菌浓度和降低 pH 来降低氨的吸收。被吸收的氨被输送到肝。

尿素循环在肝衰竭的情况下是无益的。当肝不能再利用结肠吸收的尿素氮时，氨就会穿过血脑屏障，产生“假性”神经递质，从而导致肝昏迷。

胆汁盐回收

结肠吸收胆汁酸，而胆汁酸无法被末端回肠吸收。胆汁酸通过非离子扩散被动地跨结肠上皮转运。当超过结肠的吸收能力时，结肠细菌就解除胆汁酸的结合。去结合胆汁酸会干扰钠和水的吸收，导致分泌性或胆汁性腹泻。胆汁性腹泻在右半结肠切除术后被认为是早期的一种短暂现象，而在广泛的回肠切除术后则更多呈永久性。这种腹泻通常可以通过服用胆酰胺而得到有效治疗，因为胆酰胺能与胆汁酸结合。

结肠菌群、发酵和短链脂肪酸

大肠内容物每克含有 10^{11} ～ 10^{12} 个细菌细胞，约占粪便质量的 50%。结肠中有 400 多种细菌，主要是厌氧细菌。类杆菌是专性厌氧菌，占结肠细菌总数的三分之二。在结肠菌群中常见的其他种类还有以下的兼性厌氧菌：大肠埃希菌、克雷伯菌、变形杆菌、乳杆菌和肠球菌。这些细菌以从肠壁脱落的蛋白质和未消化的复合碳水化合物为食。反过来，结肠细胞和肠道相关淋巴组织依赖结肠菌群来获取营养。

肠道细菌的主要能量来源是膳食纤维，它由复杂的碳水化合物（即淀粉和非淀粉多糖）组成。然而，并不是所有的复合碳水化合物都以同样的方式发酵。饮食建议（即“添加纤维”）一般是指不能被结肠细菌吸收和发酵的膨松剂，如木质素和亚麻籽。膨胀剂可降低结肠内压力，延长结肠运输时间，有助于防止结肠憩室的形成，最大限度减少结肠毒素暴露。

对于可发酵的复杂碳水化合物，结肠菌群产生短链脂肪酸（SCFAs）。丁酸是短链脂肪酸，是结肠菌的主要营养来源。由于哺乳动物细胞不产生丁酸盐，结肠上皮细胞和肠内细菌形成了一种重要而优雅的共生关系。抗生素会破坏这种共生性，细菌减少导致丁酸盐减少，反过来对结肠细胞功能产生负面影响，导致腹泻。同样，大便转移后可见黏膜萎缩（转移结肠炎）。SCFAs对结肠的其他生理作用包括刺激血液流动、黏膜细胞更新和调节腔内pH以维持菌群的稳态。

SCFAs在体内平衡中的作用超过了结肠。除了丁酸盐外，结肠中还会产生另外两种SCFAs：醋酸盐和丙酸盐，其中醋酸盐是这三种中最常见的。超过90%的短链脂肪酸被吸收。肝细胞代谢短链脂肪酸用于糖异生，肌肉细胞氧化醋酸盐产生能量。此外，醋酸盐是合成胆固醇的主要底物。不可吸收、不可发酵的膳食纤维，如车前草，会减少醋酸盐的产量，这反过来对胆固醇水平有有益的影响。同样，丙酸在肝中有糖酵解作用，也可以通过抑制胆固醇合成降低血脂水平。丁酸盐通过阻止肿瘤结肠细胞的增殖而在维持细胞健康方面也发挥着重要作用，而对正常结肠细胞具有营养作用。

发酵的最终产物是短链脂肪酸和气体——二氧化碳、甲烷和氢气。除了非淀粉多糖，结肠细菌也很难从上消化道吸收淀粉和蛋白质。尽管因人而异，但由细菌发酵产生的气体约占排气的50%，其余的由呼吸的空气构成。

蛋白质发酵（例如腐败物质）导致潜在有毒代谢物的形成，包括苯酚、吲哚和胺。这些毒素的产生在肠道细菌中被碳水化合物的存在所抑制。这个过程在结肠的远端更加突出。因为碳水化合物来源变得稀少。这些细菌代谢的最终产物可以导致黏膜损伤和反应性过度增殖，这一机制被怀疑与癌变有关。

益生菌和益生元

益生菌可以定义为含有有益于结肠和宿主功能的活菌和（或）酵母培养物的膳食补充剂。两种最广泛使用的制剂是乳酸杆菌和双歧杆菌。研究表明，益生菌可能具有广泛的健康益处，包括激活免疫功能、抗炎作用，及抑制肠道病原体定植[1]。此外，还可改善对饮食蛋白质的消化，促进氨基酸的吸收。益生菌已经被证明可以预防艰难梭菌相关的腹泻，但没有足够的数据支持益生菌作为艰难梭菌感染（CDI）的一级预防。益生菌使用的适应证正在发展。目前，有少量研究支持益生菌在以下结直肠疾病中的作用：新生儿坏死性小肠结肠炎、溃疡性结肠炎（UC）、膀胱炎和便秘。虽然还需要进一步的研究，但益生菌在不同环境下使用的证据是令人鼓舞的。

益生元是支持益生菌生长的营养物质。益生元是一种不可消化的低聚糖（如菊粉），它通过刺激某些有益肠道细菌的生长来帮助宿主。越来越多的数据表明这对健康有益，然而，目前很少有证据来指导益生元的使用。

结肠蠕动

结肠内存在由自主神经系统和肠神经系统组成的外源性神经和内源性神经。自主神经系统由副交感神经和交感神经组成。副交感神经支配是兴奋性的，它通过迷走神经到达结肠，通过骨盆神经丛的骶神经（S2～S4）到达直肠。相反，交感神经支配是抑制性的。交感神经纤维起源于腰前根（L2～L5）、节后腹下神经和内脏神经（T5～T12），这些神经通过血管周围神经丛到达结肠和直肠（参见结肠解剖学部分）。

结肠固有神经系统由肌间神经丛（Auerbach）和黏膜下神经丛（Meissner）组成。这些神经丛调节结肠的运动，以及结肠的血流量、吸收和分泌。Cajal的间质细胞是调节肠道神经系统功能主要的原发性起搏细胞，对结肠的运动很重要。大多数运动是不自主的，主要分为两种模式：①低振幅传播性收缩（LAPCs）和②高振幅传播性收缩（HAPCs）。LAPC允许混合，这促进了最佳吸收和短时间收缩的爆发。HAPCs以一种协调的方式远距离转运结肠内容物，其作用是每天通过大肠将大量内容物传输1～3次。影响运动的其他因素是昼夜节律和食物摄取。

排便

正常的排便需要足够的结肠运输时间、粪便稠度和粪便连续性。排便次数和对异常大便次数的感知一样因人而异。不同患者和医疗服务提供者对腹泻和便秘的定义也不尽相同；因此，报告排便次数和粪便稠度可以更清楚地了解排便模式。

影响结肠运输率的因素很多。女性结肠运输时间比男性长，绝经前女性比绝经后女性长。补充非淀粉多糖可缩短特发性便秘患者的结肠运输时间。

术前评估

营养和风险评估

自国家退伍军人管理局对手术风险研究的最初工作 20 年以来，很少有参数像术前血清白蛋白水平一样能可靠地预测术后并发症。不幸的是，在择期手术患者中，这种实验室价值很少能在术前获得，因此需要进行明确规定。有许多术前指标，如 POSSUM、CR-POSSUM、ACS-NSQIP 计算器等用于预测手术风险。如果对憩室炎或 IBD 患者进行手术，炎症标志物如 C 反应蛋白（CRP）的增加可能是有益的。一般来说，白蛋白低于 3 g/L 的患者被认为是处于高风险状态。一些研究表明，术前纠正危险因素可能会改善术后结果。免疫营养领域的发展表明，食用富含精氨酸的营养补充剂实际上可以增强免疫系统功能，减少术后感染并发症，如手术部位感染（SSI）[2]。

特别是那些患有慢性部分肠梗阻和癌症的患者，以及那些因非故意减重而体重显著下降（超过体重的 10%）的患者。

术前肠道准备

由于人类粪便中细菌含量高达 10^{12} 个 / 克，因此结肠手术比小肠和上消化道手术更容易导致 SSI 发生。抗生素预防的问题主要集中在选择一种合适的抗生素，在手术切开前给药以及术后停用抗生素。在过去的 20 年里，做或不做术前肠准备一直是一个周期性的现象。读者可以参考美国结肠和直肠外科医生协会的《择期结肠和直肠手术中使用肠道准备的临床实践指南》（*Clinical Practice Guidelines for the Use of Bowel Preparation in Elective Colon and Rectal Surgery*），了解关于这个问题的更深入的报道。研究表明，在结肠切除术前，仅进行机械性肠道准备是没有益处的。这些建议是基于以下发现：肠道准备通常会导致液体和电解质异常，而这反过来又会导致手术期间大量的液体给药和随后的肠水肿和肠梗阻。此外，老年人和患有多种内科合并症的患者对肠准备的耐受性较差。低容量肠准备通常有较高的患者依从性。在机械肠道准备手术时液体溢出率较高，而不是大便成形率较高，这被认为是 SSI 观察率较高的原因。然而，对于许多实施直肠切除术的外科医生来说，无论是采用微创还是开放式手术，尤其是为了创建肠吻合口而插入腔内吻合器时，都认为让大肠中没有固体颗粒物质更加方便和安全。最近，大型管理数据库研究表明，机械和口服抗生素肠道准备的组合与接受结肠直肠癌手术患者术后感染并发症的较低发生率有关。一般来说，许多外科医生认为，对于接受 IBD 手术的患者，不需要正规的机械肠道准备，因为这些患者已经有大量的液体肠道运动。对于部分梗阻患者，也不用进行肠道准备。

计划性小肠造口

当对可能需要分流造口的患者（如克罗恩病、憩室病、肠梗阻和低位直肠癌患者）进行手术时，通常明智的做法是标记患者的术前造口位置。大多数患者的腹部造口位置选择并不多。通常被选择为吻合造口的腹部区域：脐下脂肪丘（图 52.13），在坐起和平卧时看起来可能不一样。在许多患者中，有皮肤皱褶可能会防碍造口袋的正确封闭。必须使患者保持坐姿，避免旧瘢痕和任何可能影响造口器附着的皮肤皱褶。图 52.14 显示了避免皮肤皱褶干扰造口器械正常黏附的重要性，以及在患者仰卧时这一点是如何被低估的。

造口类型

手术时可以选择许多不同类型的造口。造口可通过以下方式进行区分：

- 小肠造口术或结肠造口术
- 排便或排尿
- 暂时的还是永久的
- 端气孔、环气孔或环端气孔。

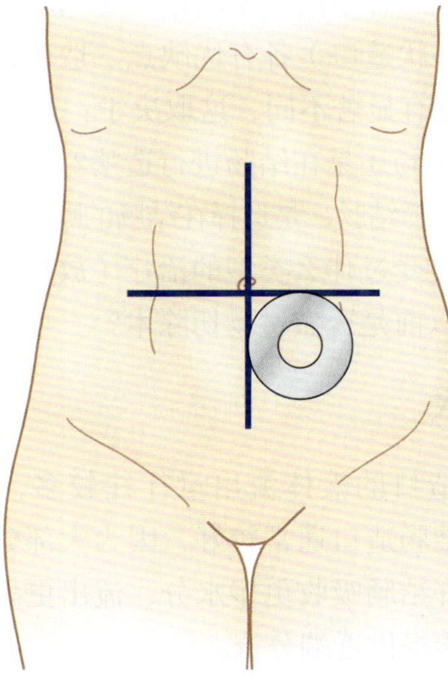

图 52.13 脐下脂肪丘示意图，脐下脂肪丘是许多患者理想的造口位置，图示为下行结肠造口术的标志

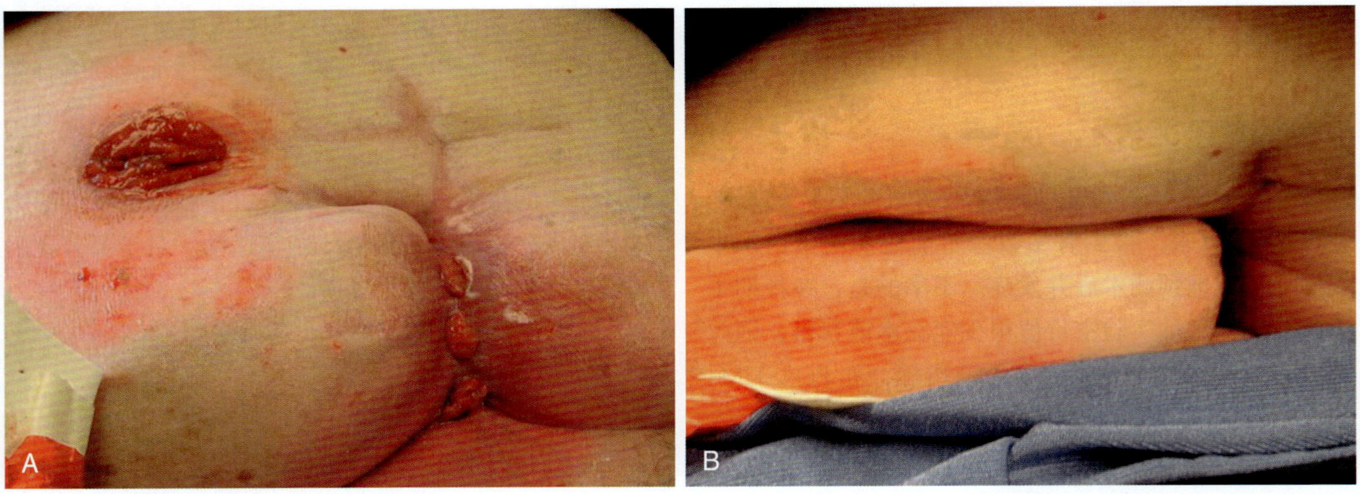

图 52.14 术前无造口标记的缺血性结肠炎手术后患者。(**A**)患者仰卧位;(**B**)患者坐直。值得注意的是，结肠造口在她腹壁的皱襞中“消失”了，使得造口袋建立极其困难

当认为进行无保护的吻合不安全时或在出现脓毒症或其他情况下，通常选择临时造口来帮助吻合口愈合。回肠环形造口术由于无异味、易于护理、易于关闭等特点而经常被选用临时分流。环状下行结肠造口术或乙状结肠造口术同样容易关闭。因为横向环状结肠很大，很容易脱垂，而且很难保持袋附着，位于患者的腰线或中上腹部周围区域。所以横向环状结肠造口术很少使用。

在许多情况下可以执行临时改道。大多数情况下，临时分流用于帮助远端吻合的愈合。或者，有时建议在接受远端病理治疗(如肛门鳞癌)的患者中改道粪便流，以使治疗(如放化疗)更可耐受。在这些情况下，在吻合口愈合或治疗结束后，一个分流的造口将被关闭。三种不同类型的造口(末端造口、环状造口和末端环状造口)各有优缺点。造口排出物的稠度和数量可能有显著不同，这取决于:

- 选择小肠还是在结肠进行造瘘?
- 如果选择结肠，是选择在结肠的哪个部位造口?
- 患者接受过什么类型的治疗(放疗)?
- 患者以前是否做过肠切除术?

结肠造口术

升结肠造口的液体流出量往往较多，而降结肠造口和左半结肠造口通常较好，因为大部分结肠处于回路中，允许结肠吸收更多水分，流出更多成形的液体，同时还能提供近端分流。

如今，随着美国患者体重指数的不断上升，创造一个功能良好的造瘘口可能是一个挑战。造瘘的早期和晚期并发症都可能发生。记住，**在手术结束时，造口应该看起来很好!** 这是你解决造口问题的最好机会。我们不应该错误地希望一个外观欠佳的造口术后会有所改善。虽然继发于梗阻引起的水肿可能会改善，但缺血不会，而且随着时间的推移只会恶化。如果对造口可行性有疑问，应在关腹之前构建造口，这样易于调整。一个好的造瘘口的关键在于在腹壁上造一个足够大的孔，使造瘘口能够在没有张力的情况下到达皮肤，但不能造一个太大的孔，使得患者在局部产生疝。通常创建一个能容纳两个手指大小的孔径就足够了(图 52.15)。此外，正如前面所讨论的，人们应确保术前对患者进行造口标记。重要的是在腹直肌内创建一个肌肉分裂的造口孔，并锐利分开腹直肌鞘(图 52.16)。在一个肥胖患者的结肠造口术中，特别是结肠的左侧，人们经常不得不进行与癌症切除术相同的中央血管结扎，仅仅是为了实现相同程度的流动性，使结肠能够以无张力的方式到达腹腔壁。对于那些腹壁很硬或者有很厚的皮下组织的患者来说尤其如此。在构建结肠末端造口术时，通常不需要突出腹部皮肤超过 0.5 ~ 1 cm。然而在某些情况下，患者可能会有更多的液体流出(例如，接受化疗)，此时可能希望造口更突出，以便更容易放置和黏附袋子。在有液体流出的情况下，一个突出的“喷口状”气孔总是比一个平坦的气孔更容易保持袋的黏附。对于肥胖患者，如果需要完全的粪便分流，有时构建结肠末端环状造口术比结肠末端造口更容易。这与回肠袢末端造口术类似(见后面)，肠系膜袢上移，而不是肠系膜末端。传统的环状结肠造口术并不总能实现完全改道。

如果想要完全改道，一个接近造口位置的远端肢体固定的末端环路造口，可能是一个更好的选择。还要记住对于肥胖的人来说，腹壁最薄的部分通常在上腹部。

回肠造口术

回肠造口术与结肠造口术一样，回肠造口术可构建回肠单腔造口术、回肠袢式双腔造口术或回肠袢式单腔造口术（图 52.17）。回肠造口术更容易构建，通常受结直肠外科医生的青睐，特别是用在肥胖的患者身上更容易关闭，而且不会危及对低位和超低位结肠和结肠肛管吻合非常重要的结肠边缘血管，回肠造口排出物通常没有异味，而结肠造口排出物通常有与结肠菌群有关的气味。然而与结肠造口相反，回肠造口会持续排空，由于小肠排出物相对于结肠粪便的碱性 pH 更大，因此有较高的化学性皮炎发生率。回肠造口术后脱水的风险也要高很多，这是择期结肠直肠手术后再次住院的常见原因。出院前应确保 24 小时造口产量不超过 1000 ml。如果输出量大于这个值，患者再次住院的风险很高。

在考虑临时回肠造口的患者中，在造口时用透明质酸–羧甲基纤维素膜（Seprafilm）包裹分流的肠段有助于关闭造口。回肠袋–肛门吻合（ileal pouch-anal anastomosis，IPAA）时，对于免疫抑制或吻合处有张力的患者常行回肠袢吻合术。它也适用于新辅助放化疗后低位结直肠和结肠肛管吻合的患者，在一些患者需要进行复杂的盆腔重建（如重做直肠阴道瘘修复、泄殖腔缺损修复），以及其他需要临时粪便分流的病例中，也可以进行这种手术。腹腔镜辅助引流对这些病例特别方便。

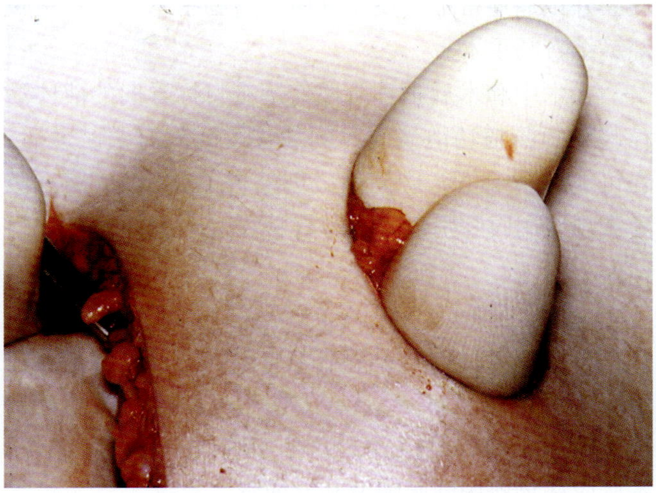

图 52.15 允许两指通过的造口孔径通常是足够大的，可以让肠系膜和肠不受张力的通过。如果在肠梗阻或肠系膜肥大的情况下，就需要更大的孔径

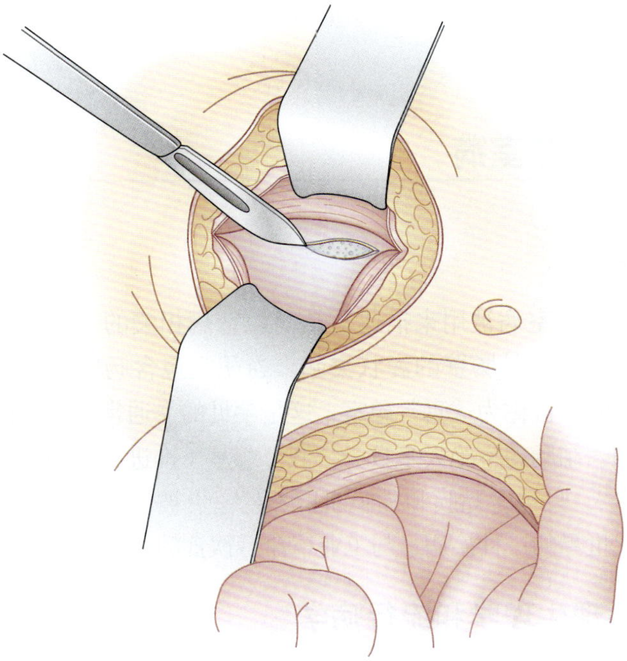

图 52.16 在腹壁造口时，腹直肌被劈开，腹直肌鞘被锐性分割。在腹腔镜手术中，可以直接切开经此部位插入的套管针

加强康复方案

该教科书的上一版报告称，加强手术后康复的方案并没有被广泛实施。从那时起，在结直肠手术中加强康复方案（ERPs）受到了广泛的关注，并在社区中

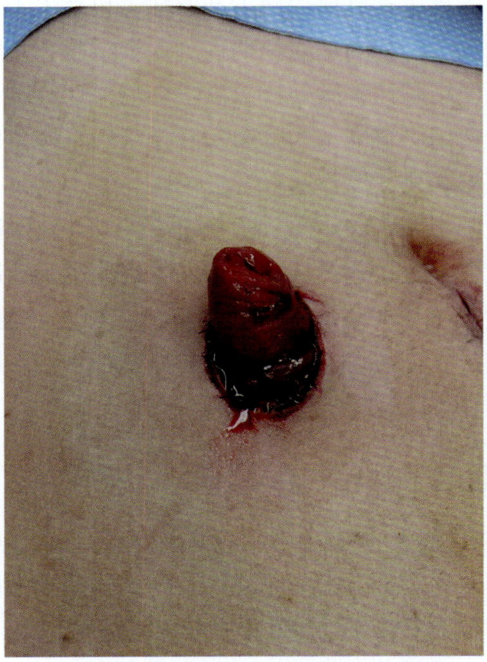

图 52.17 术中照片显示“成熟”回肠造口环突出腹壁 2 ～ 3 cm。远端肢体的皮肤水平位置较低

广泛传播和实施。这些方案，也被称为快速通道或增强手术后恢复方案，已被证明在不增加再次住院率的情况下，可减少并发症、住院时间和护理费用。方案是由一系列影响术前、术中和术后的护理阶段组成。相关因素在各中心之间是众多的和异构的，因此很难在捆绑的协议中确定最有益的组合。2017 年，美国结肠和直肠外科医生协会（ASCRS）和美国胃肠和内镜外科医生协会发布了 ERPS 成分的循证指南[3]。

术前干预措施

术前咨询、设定预期和出院标准被认为是成功的 ERPs 的基石。如果造口是手术计划的一部分，应在术前就开始标记、开展教育和脱水咨询。造口是增加术后住院时间的独立危险因素，而有组织的教育已被证明可以降低这一风险。此外，脱水是回肠造口术后再入院的最常见原因。

如有退行性疾病或多重合并症，在择期手术前可考虑预适应或改善患者的身体条件。支持康复的证据还在发展中，但似乎很有希望。

入院前营养和肠道准备

有强有力的证据支持建议在麻醉诱导前 2 小时进行清澈流质饮食。然而，有较弱的证据支持在术前使用口服碳水化合物。

仅靠机械式肠道准备并没有显示出益处（基于高质量证据的强烈建议，1A）。在美国，机械式肠道准备加口服抗生素已成为减少并发症（包括手术部位感染）的首选，特别是在预期进行左半结肠和直肠切除时。美国结肠和直肠外科医生学会的择期结肠和直肠手术中使用肠道准备的临床实践指南中，基于中等质量的证据，强烈推荐这一做法：1B。有趣的是，最近的一项随机对照试验发现，与不进行肠道准备相比，没有证据支持在选择性结肠切除术中使用肠道准备作为减少 SSI 或术后发病率的机制[4]。值得注意的是，包括本研究在内的大多数报道的研究都是在结肠切除术而不是直肠切除术的患者中进行的。

围术期的干预措施

ERPs 通常包括对所有患者的术前、术中和术后护理的预先安排。标准化需要来自不同涉众的协作支持，这有助于避免混淆并促进及时坚持护理。

结直肠手术患者术后发生 SSI 的风险高达 20%。针对将 SSI 降低的一系列护理措施表明能使 SSI 比率显著降低。这些措施包括以下一部分：术前洗必泰淋浴，口服抗生素机械肠道准备，切口 1 小时内预防性使用抗生素，术中使用伤口保护器，在筋膜闭合前更换衣服、手套和器械，正常血糖和恒温。每个因素对减少手术部位感染的影响程度尚不清楚。

有强有力的证据支持在麻醉诱导前开始使用多模式、减少应用阿片类药物的疼痛控制计划。减少阿片类药物与肠功能的早期恢复和住院时间的缩短相关。对乙酰氨基酚、非甾体抗炎药（NSAIDs）和加巴喷丁都已被纳入各种 ERPs 中。局麻药，包括脂质体布比卡因，进行腹横肌平面阻滞已显示出良好的效果。硬膜外镇痛通常推荐用于开腹结直肠手术，而不是腹腔镜结直肠手术。

在术中和术后护理阶段使用有目标导向的液体治疗与缩短肠道功能恢复时间和住院时间有关。最后，在可能的情况下，应使用微创外科（MIS）入路，避免常规使用腹腔引流管和鼻胃管。

术后干预

早期患者动员与早期喂养有很好的证据支持其在 ERP 中的作用。Alvimopan 的使用已被证明能加速开放手术后肠功能的恢复，但对 MIS 没有作用。此外，术后应尽早停用静脉输液和导尿管。

综上所述，ERPs 是一种基于证据的方案，有利于结直肠癌手术患者。地方实施涉及一系列利益攸关方的买入论，这可能与个别医疗保健专业人员的偏好相反。应持续监测和评估对 ERP 组成部分和相关结果的遵守情况。

大肠憩室病

背景

憩室病被用来描述与结肠憩室病相关的一系列表现。憩室是肠壁的囊状突起。当憩室包含肠壁的所有层时，被称为“真”憩室，这是罕见的，通常是先天性的。结肠憩室绝大多数为“假”憩室（推进行、假性憩室），只包含黏膜和黏膜肌层。憩室炎被认为主要是现代世界的一种疾病，与工业革命后饮食的变化相吻合。

病理生理学和流行病学

结肠壁肌层肥大，再加上肠腔狭窄和结肠运动紊乱，造成局部高压区，使黏膜疝穿过相对薄弱的区域。典型的憩室形成在直肠血管穿过肌层向黏膜提供血液的结肠肠系膜一侧。乙状结肠和降结肠通常受累，而直肠有一层额外的肌肉，一般不受累（图 52.18）。这对手术有一定的指导意义，这也是憩室炎手术的远端吻合边缘应始终在直肠内的原因。憩室病随年龄增长而增加，在年轻人中相对少见。在 50 ～ 60 岁的人群中，大约 40% 的人患有结肠憩室，在 80 岁以上的人群中，超过 60% 的人患有结肠憩室（图 52.19）。憩室炎的发病机制被认为是憩室口阻塞的结果，憩室淤积导致细菌过度生长、炎症和憩室内压力增加，导致缺血和微穿孔。有趣的是，只有一小部分憩室病患者发展为憩室炎。现代研究表明，只有不到 5% 的憩室病患者会发展为憩室炎。然而，由于憩室病的高患病率，它已成为一个重要的临床和经济负担，在美国，每年有超过 270 万的门诊患者和超过 20 万的憩室炎住院患者，估计成本超过 20 亿美元。

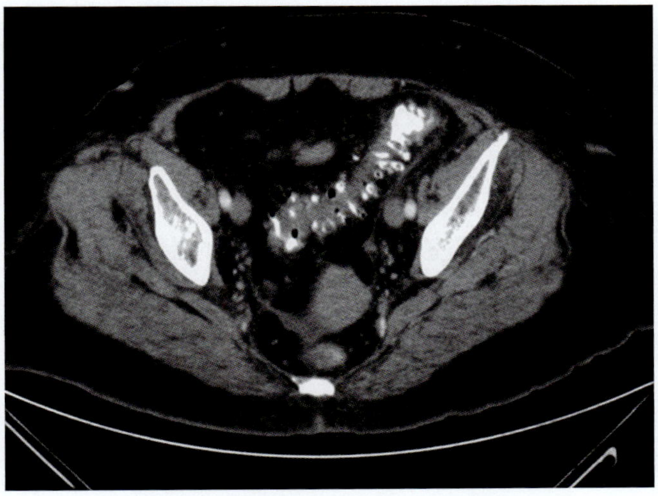

图 52.18 骨盆 CT 扫描显示广泛的乙状结肠憩室

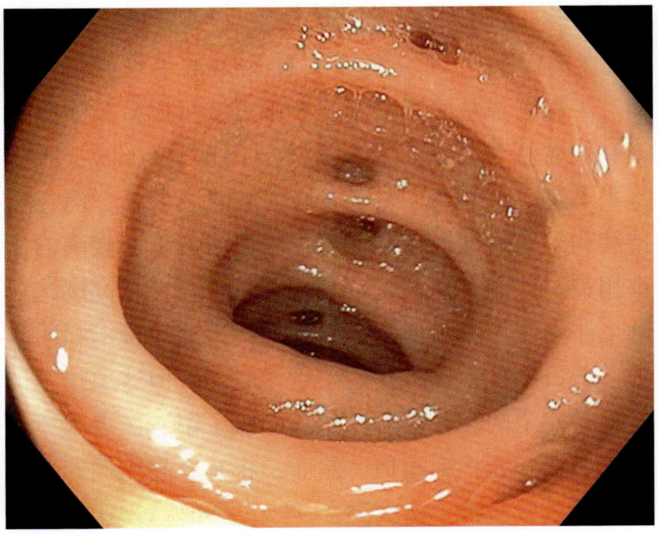

图 52.19 憩室病的内镜视图

饮食和生活方式因素在憩室疾病中起重要作用。富含红肉、脂肪和精制谷物的西方饮食模式会增加患憩室炎的风险，而增加纤维摄入，以及丰富的水果、蔬菜和全谷物，可以降低患憩室炎的风险。摄入坚果、种子和爆米花似乎不会增加风险。中央型肥胖和吸烟使患病风险会增加，而像跑步这样的体育活动则会降低患病风险。一个研究调查了多种生活方式风险因素的联合作用，这些因素定义为每周不到四份红肉，每天至少 23 g 纤维，每周 2 小时的剧烈活动，体重指数 18.5 ～ 24.9 kg/m^2，和不吸烟的既往史对憩室炎造成的风险，发现坚持低风险的生活方式可以预防 50% 的憩室炎[5]。

临床评价

憩室病可表现为憩室炎，但它也是严重下消化道出血最常见的原因（其他地方讨论）。由于憩室炎是由结肠憩室的炎症和穿孔引起的，体征和症状通常由结肠周围炎症引起。患者通常表现为左下腹局限性疼痛（在乙状结肠发炎的位置之后）。此外，发烧、排便习惯改变、厌食和尿急（在膀胱继发性炎症的情况下）也常发生。体格检查可发现局部压痛，通常伴有中度腹胀。如果有明显的黏液，可摸到柔软的肿块。直肠出血在急性憩室炎的表现中是罕见的，应该引起对缺血性结肠炎或 IBD 等其他诊断的怀疑。白细胞增多是实验室常见的发现。

几种影像学方法已用于评估疑似憩室病的患者。腹部立位平片可用于诊断梗阻或腹膜内游离气体，但一般是无特异性。对比检查、超声和磁共振成像（MRI）也被使用，但目前，计算机断层扫描（CT）已成为确认诊断、排除其他诊断，及分类疾病严重程度的最有用的检查。憩室炎的 CT 征象包括憩室、肠壁增厚、包膜脂肪黏滞和脓肿形成。CT 检查能够定位脓肿和瘘管，并确定疾病的范围。改良 Hinchey 分类法[6]是描述憩室炎严重程度最常用的工具。

0 级憩室炎通常用于描述轻度临床憩室炎。如果行 CT 检查，可以看到结肠壁增厚，但结肠周脂肪粘连。1a 级表现为黏液伴结肠壁增厚和结肠周脂肪黏滞，1b 级还包括结肠周围或结肠间质脓肿（图 52.20）。2 级疾病患者有远处的腹腔内或盆腔脓肿。3 级疾病患者为全身性化脓性腹膜炎，4 级疾病为粪便性腹膜炎。CT 扫描区分 3 级和 4 级的能力是有限的，在这些病例中，准确的诊断通常是在手术室作出的。

在急性情况下应谨慎使用柔性内镜，因为结肠扩

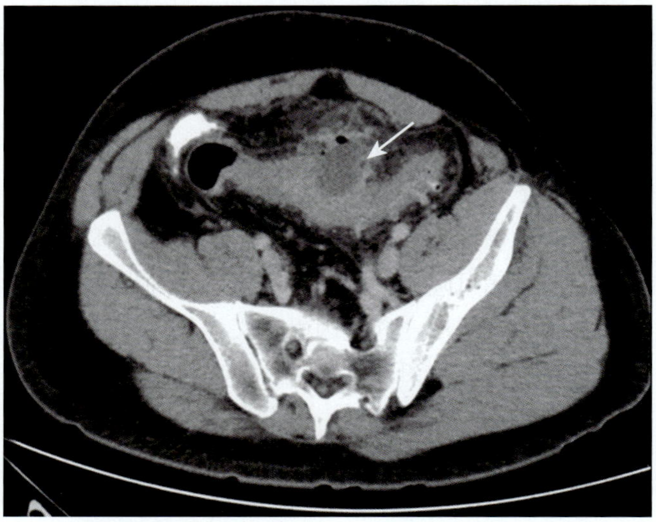

图 52.20 盆腔计算机断层扫描显示乙状结肠憩室炎伴有肠壁增厚，脂肪绞窄和结肠周围脓肿（箭头），改良 Hinchey 分级 1b

张可能导致穿孔恶化。

处理

复杂憩室炎

复杂憩室炎患者的特点是存在脓肿、瘘管、阻塞，或游离穿孔。

脓肿。体征和症状取决于脓肿的大小和位置，通常通过影像学诊断。较小的脓肿通常单用抗生素就能成功治疗。较大的脓肿需要引流。康复后，一般建议进行选择性手术；然而，其中一些患者，特别是那些小脓肿没有引流的患者，可能可以进行非手术治疗。脓肿不能经皮引流，对治疗无反应的患者需要紧急手术。

瘘管。瘘管是与周围上皮内衬器官的异常连接，是憩室炎一种相对常见的并发症。它们是局部炎症和脓肿发展的结果，并向邻近器官减压。最常见的类型，尤其是男性，是膀胱穹隆的结肠膀胱瘘管。患者会出现反复的尿路感染，在许多情况下是多菌的。也可出现气尿和粪尿。如果事先未进行器械检查，CT 可以显示膀胱内的空气或对比度。膀胱镜检查通常会发现瘘管处有炎症。阴道瘘几乎只发生在有子宫切除术史经历的妇女，并表现为阴道分泌物和阴道排气。接受经皮引流的患者在先前引流的部位出现皮下瘘。瘘管患者通常不需要紧急手术，因为脓肿通常已经减压。最初的治疗包括应用广谱抗生素以减少炎症，然后对患者进行结肠镜检查和适当的影像学检查（即膀胱检查），以排除恶性肿瘤和克罗恩病。手术原则包括切除受累结肠和瘘管道并进行一期吻合。如有可能，对进入继发受累者器官的瘘口主要进行缝合修复；然而，在许多情况下，开口很小，很难识别。在有小瘘口膀胱的情况下，用导尿管引流膀胱，7 ～ 10 天通常会愈合。在切除 Foley 前，可以做膀胱造影以确定瘘管愈合。小肠瘘管的特点是需要切除和一期吻合。

阻塞。复发性慢性憩室炎患者可发展为结肠壁纤维化，导致狭窄形成。在大多数情况下，这些患者会出现潜伏的症状和部分梗阻。小肠梗阻也可以看作是小肠袢与发炎的结肠组织或脓肿区域粘连的结果。处理取决于阻塞的程度和类型。对于部分梗阻的患者，通常可以通过鼻胃管减压、抗生素、液体和肠休息进行初步治疗。如果梗阻解除，可计划择期切除。在切除前，进行结肠镜检查以排除恶性肿瘤是很重要的。在结肠镜无法通过狭窄的情况下，虚拟结肠镜检查或逆行造影剂检查有助于可视化剩余的肠道。对治疗无反应的完全梗阻患者需要紧急手术。

穿孔。有广泛污染的游离腹内穿孔患者将出现弥漫性腹膜炎，伴有反跳痛和肌紧张。败血症的常见症状包括发热、心动过速和血流动力学不稳定。影像学可显示游离腹水、腹膜炎征象和腹腔内游离空气。术前区分化脓性憩室炎和粪性憩室炎的能力是有限的。Hinchey 3 级和 4 级被认为是外科急症。在最初的复苏后，患者被带进手术室的目的是通过切除和清洗腹部污染来控制感染源。

传统上，这些病例的主要治疗方法是 Hartmann 手术，即切除所涉及的结肠并取出行结肠末端造口术。然而，逆转结肠造口需要进行第二次外科手术，其本身的发病率和死亡率很高。实际上，高达 50% 的患者将永远无法逆转，老年人的比例更高。考虑到这些影响，一些研究调查了 Hartmann 手术的替代方案。一种选择是腹腔镜灌洗，该方法可以减少腹腔污染和放置引流管而不切除（主要用于 Hinchey 3 级憩室炎）。虽然这种方法导致了较低的造口率，但它与持续和复发的败血症和紧急再次手术的显著较高的比率相关[7]。这种方法仍有争议，或许只能在高度选定的个体中使用。另一种选择是进行一期吻合术和回肠改道造口。虽然延长了初次手术时间，但这项技术被发现是安全的，并显著简化和缩短了第二次手术。总体发病率和死亡率相似。然而，将有更高比例的患者会出现造口逆转（初次吻合 94% ～ 96% *vs.* Hartmann 手术 65% ～ 72%）[8]。对于身体状况足够稳定、能够承受初次手术额外的时间的患者来说，这已经成为了一个有吸引力的选择。

单纯性憩室炎

对于单纯性憩室炎的治疗取决于症状的严重程度，随后的治疗方法是个体化的。这些患者中的大多数可以作为门诊患者进行管理。治疗的主要手段是止痛药、短期改变饮食和抗生素。通常情况下，患者最初会得到透明液体的处方，随后是低残留饮食，直到炎症消退。传统上，抗生素是用来治疗结肠细菌的。一项系统综述和 meta 分析评估了抗生素给药对无并发症憩室炎患者的影响，并没有显示使用抗生素可以加速康复或预防并发症或后续手术[9]。因此，一些医生已经停止为单纯性憩室炎使用抗生素。

一小部分被诊断为憩室炎的患者实际上会有类似憩室炎的结肠肿瘤。总的来说，目前估计这一比例为 1% ～ 3%，在复杂疾病中观察到的比例明显更高[10]。康复后，建议患者在 4 ～ 8 周后进行结肠镜检查，以排除恶性肿瘤。

急性无并发症憩室炎最初发作后，只有 10% ～ 35% 的患者会再次发作[11]。多次发作后，复发的机会显著增加。为了避免严重的复杂憩室炎，先前建议在单纯憩室炎之后，根据发作次数进行选择性手术，认为发作次数越多，复发的概率越大，严重复杂憩室炎的概率也越高。然而，复发一般会随着最初发作的严重程度而发生。因此，单纯憩室炎的发作次数已经不再是手术的首选指标。目前，对发作频率、持续症状，及其对生活质量的影响与患者的年龄、医疗条件和手术风险进行了个体评估。

择期手术的目的是切除受影响的结肠段（通常为乙状结肠），并对健康的剩余肠段进行一期吻合。在切除乙状结肠时，近端边缘应位于柔软的肠内，但不一定要包括所有近端憩室。然而，远端吻合应位于直肠上段，因为留下远端乙状结肠的一段与复发憩室炎的高风险相关。手术可以通过开放、腹腔镜、手辅助或机器人方法进行。憩室疾病的 MIS 已被证明有安全、肠功能恢复更快、疼痛更少和住院时间更短的优点。

特殊人群

右侧憩室炎

这在亚洲国家很常见，但在西方却很罕见。这通常影响年轻患者，而且可能很难诊断，因为其体征和症状与急性阑尾炎非常相似。其他需要考虑的鉴别诊断包括梅克尔憩室炎、胆囊炎、缺血性结肠炎、肠系膜腺炎、肾盂肾炎和盆腔炎。推荐的治疗方法一般应与其他部位憩室炎的治疗方法相似。对复发或病情复杂及诊断不确定的患者应考虑行右半结肠切除术。

免疫功能不全的患者

免疫功能低下的患者包括移植患者，糖尿病、肾衰竭或肝硬化患者，以及正在接受全身类固醇和（或）化疗的患者。虽然憩室炎在这些患者中的患病率与一般人群相似，因为他们的炎症反应能力受损，所以他们更有可能出现游离穿孔和复杂的疾病。由于这种风险，在一次憩室炎发作后进行切除术的门槛应该较低。需要紧急手术和切除的免疫功能低下的患者由于其免疫系统和愈合能力受损，初次手术时不应进行一期吻合。

年轻患者

从历史上看，50 岁以下的患者被认为患有毒性更强的憩室炎，建议在一次无并发症的疾病发作后进行切除。虽然目前的证据确实表明复发率较高，但年轻患者的紧急手术干预率不高。目前的指导方针并不支持对年轻患者进行不同的治疗。

大肠梗阻

大肠梗阻被定义为回盲瓣远端肠梗阻，可由多种原因引起。广义上，它分为机械性（动力性）梗阻和功能性（动力性或假性）梗阻。机械性梗阻可进一步分为腔内原因、壁性原因和腔外原因（框 52.1）。

机械性梗阻在美国最常见的病因是结直肠癌（CRC），而在俄罗斯、东欧、非洲、中东和印度更常见的病因是结肠扭转。机械性梗阻的表现和症状取决于是急性梗阻还是更慢性的进行性改变，以及部分梗阻（部分气体 / 粪便内容物可以通过）还是完全梗阻（没有任何东西可以通过远端）。据统计，在全世界大约三分之一大肠梗阻是由肠扭转引起的。肠扭转最常见的部位是乙状结肠，也可能发生盲肠扭转。结肠的任何部分如果没有固定在腹膜后并且有拉长的肠系膜，都有可能发生肠扭转。在这些病例中，结肠围绕肠系膜发生轴向扭转导致梗阻。

机械性肠梗阻通常表现为蠕动增加和轻度绞痛，但晚期、长期的梗阻可能会使肠鸣音减少。此外，患者还将无法进行排便和排气，并出现腹胀加剧。急性梗阻往往表现为疼痛、肿胀和腹痛急性发作，而进展性梗阻患者可能表现为便秘加重、大便稀薄和间歇性腹痛。功能性梗阻通常表现为腹胀、腹痛、肠鸣音微弱或消失。

肠段近端和远端均受阻的闭袢性肠梗阻患者必须及时识别和治疗，因为他们有可能发生缺血和穿孔并迅速恶化，闭袢性肠梗阻多见于扭转、绞窄性疝气等病例。图 52.21 所示为乙状结肠扭转患者的平片。注意结肠弯曲的内腔外观。扭转导致闭袢性肠梗阻。在这些情况下，随着压力的增加，结肠逐渐扩张，达到缺血性坏死和穿孔的程度。图 52.22 CT 扫描显示了肠系膜扭转患者特有的肠系膜漩涡。

闭袢性肠梗阻的另一常见情况是梗阻性结肠癌患者回盲瓣功能正常，不允许肠内容物回流。由于回盲瓣功能不全而引起的梗阻性癌症通常不会有剧烈的表现，发生这种情况的概率也很低。因为回盲瓣膜穿孔使肠内容物回流至小肠，导致腹胀进行性加重，伴恶心和呕吐。

肠梗阻近端聚集的气体和粪便导致结肠膨胀。这些气体来自吞咽空气（约三分之二）和细菌发酵。在不断膨胀的肠段，肠壁压力会超过毛细血管压力，减少足够的氧合，导致缺血性坏死和穿孔。虽然恶性梗阻多发生在结肠的远端，但坏死、穿孔多发生在盲肠，因为盲肠直径最大，根据拉普拉斯定律，在较低的压力下会膨胀得更大，产生较高的壁应力。

在嵌顿疝和肠扭转等病例中，肠系膜上的压力会影响血液供应，最初会阻碍静脉回流，随着水肿和炎症的增加，最终阻塞动脉血液供应。由此引起的局部缺血也可导致早期坏死和穿孔。在闭袢梗阻中，腹胀

框 52.1 大肠梗阻的常见病因

机械管腔内
固有肿块——肿瘤
异物
结石
粪便嵌顿

管壁
憩室狭窄
克罗恩病狭窄
缺血性狭窄
辐射狭窄
感染（即性淋巴肉芽肿、结核病、血吸虫病）
先天性巨结肠

肠外
乙状结肠扭转
盲肠扭转
疝（腹股沟，腹侧，内侧）
转移性 / 腹腔内肿瘤
腹腔脓肿
腹膜后纤维化
粘连（大肠罕见）

功能
结肠假性梗阻（Ogilvie）
中毒性巨结肠
麻痹性肠梗阻

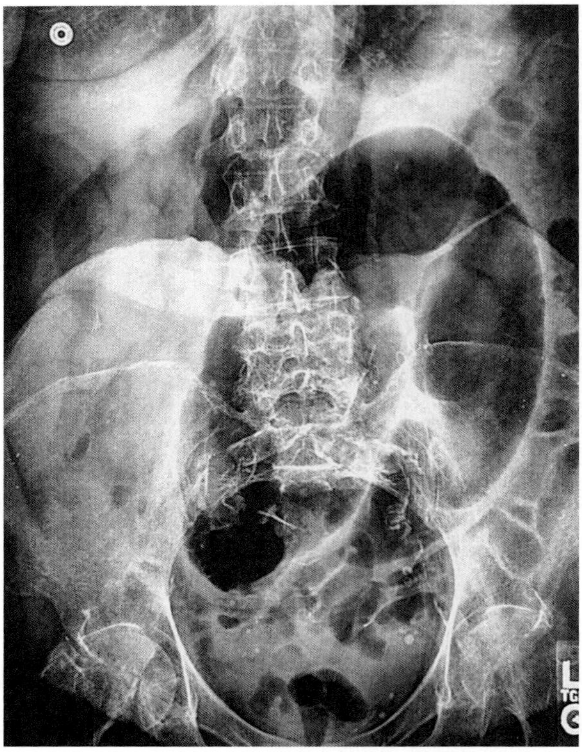

图 52.21 乙状结肠扭转平片。请注意弯曲的内管外观

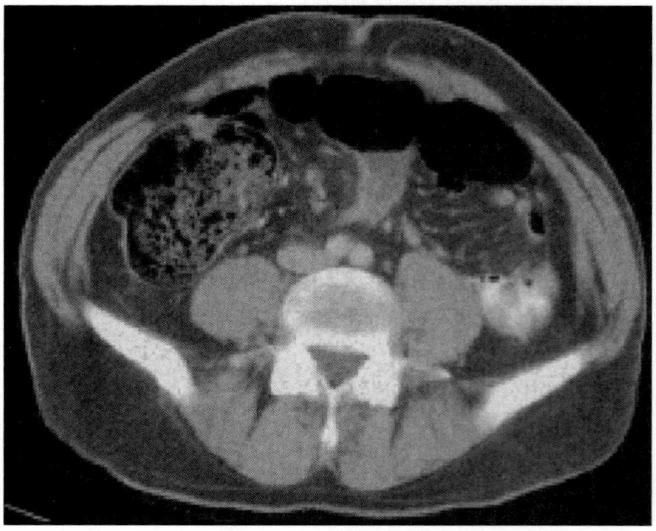

图 52.22 乙状结肠扭转患者腹部计算机断层扫描。注意特征性的肠系膜螺旋

最初仅涉及受累或嵌顿肠段，但随着时间的推移，由于气体和粪便的持续积累，近端肠道也会膨胀。

诊断和评估

良好的病史和体格检查是诊断大肠梗阻的关键。症状、疾病背景和药物治疗的发展可以提供重要的线索。腹部应触诊是否有肿块、压痛和以前的切口，腹股沟应检查是否有疝，直肠指诊应检查是否有肿瘤和粪便嵌塞（图 52.23）。

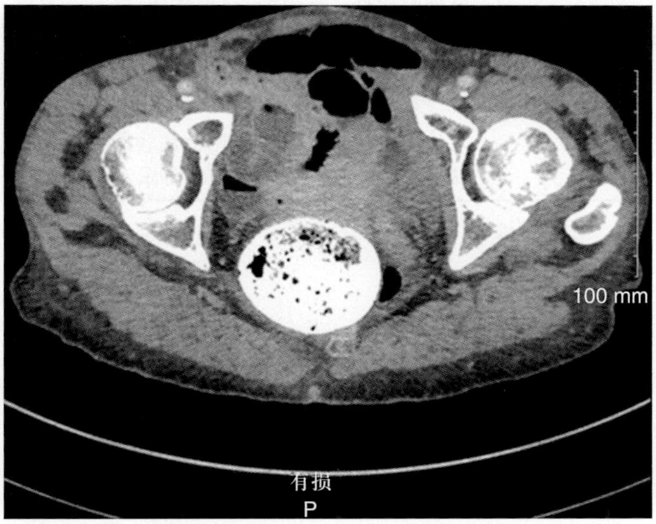

图 52.23 骨盆 CT 扫描显示钡剂灌肠后出现相当大的钡嵌塞，导致大肠梗阻。这个患者需要在手术室中进行诊断

腹部平片可以帮助定位梗阻，显示膨胀的程度以及回盲瓣的状态（正常与不正常），在某些情况下，还可以提供诊断。水溶性和静脉增强 CT 扫描提供了重要的信息，揭示梗阻的位置和病因，如憩室炎、IBD 和肠外原因（如脓肿和炎症）（图 52.24）。CT 还可以提供组织缺血和即将穿孔的线索。灵活的内镜检查可以帮助诊断梗阻，并允许收集活检以作进一步的检查。在恶性或良性梗阻的情况下，内镜也可用于乙状结肠扭转复位和支架植入等治疗。基础血液分析在初始检查中也很重要。电解质异常是可以诊断的，无论是作为动力无功能的原因，还是在手术和围术期护理中，电解质异常都很重要。白细胞计数、CRP 的增加，及乳酸增加、碱过量和 pH 下降，通常都与更严重的状态有关，这些都有助于指导治疗。

治疗

大肠梗阻的治疗是为梗阻的病因量身定做的，其中几个将在本章后面详细讨论。治疗方案的选择很大程度上取决于阻塞的原因、是否疑似肠缺血和即将穿孔，及患者的一般情况和合并症，这使治疗方案有很大不同。有腹膜炎、穿孔或肠缺血症状的患者应立即接受手术治疗。

在血液供应受到损害而导致坏死和穿孔之前，必须及时解除机械梗阻，特别是那些完全和闭袢性梗

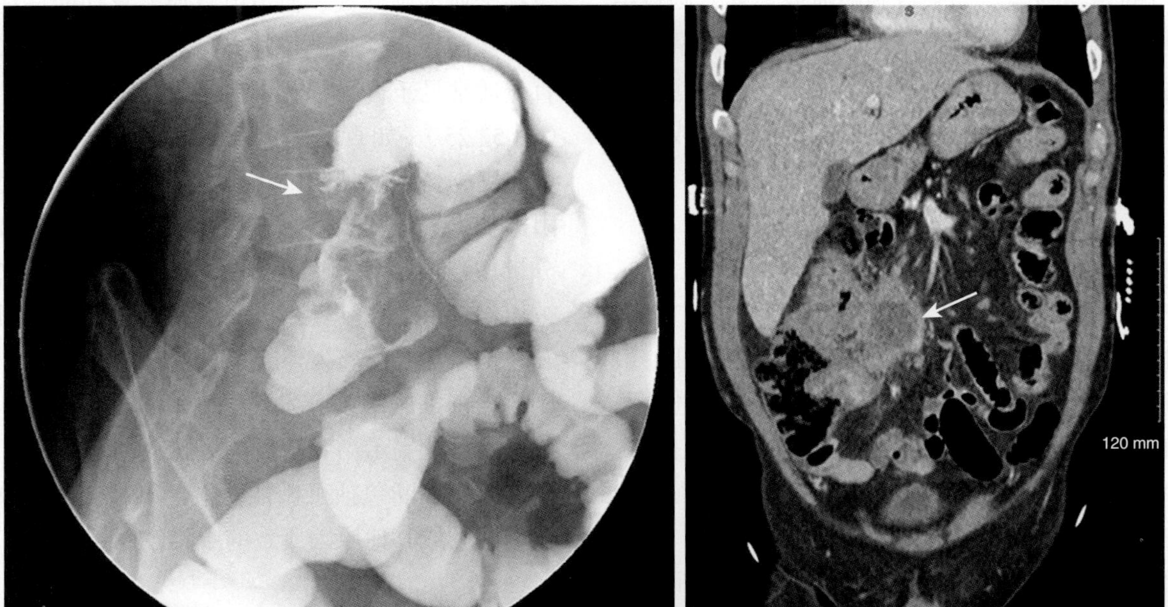

图 52.24 （**A**）有梗阻症状的患者行胃灌肠显示肝曲附近有“苹果核”型病变（箭头）；（**B**）同一患者腹部和盆腔计算机断层扫描显示大的肝曲癌伴肠系膜穿孔和相关的肠系膜脓肿（箭头）。CT 引导下的脓肿引流是不可能的。该患者行扩大右半结肠切除术，并将回肠结肠吻合口取出进行回肠袢造口术

阻。对于没有立即出现不良症状的患者，可以根据梗阻的原因进行处理。在乙状结肠扭转患者中，使用硬乙状结肠镜或可弯曲乙状结肠镜将直肠管放置于扭转点近端，内镜下减压通常是成功的。如果失败，患者需要手术切除、结肠造口，及 Hartmann 手术。如果减压成功，由于高复发率，应择期行乙状结肠一期吻合术。伴盲肠扭转，一期切除吻合，除非患者有较高的吻合口瘘风险（如肠不通畅、败血症、低血压等），否则通常可进行。活动性 IBD 导致梗阻的患者最初对类固醇有反应。结肠旁脓肿可经皮引流。异物通常可以通过内镜取出。大便嵌塞通常可以通过使用大便软化剂和泻药，以及麻醉后在床边或手术室手动解嵌来缓解。疝引起机械性大肠梗阻通常需要手术治疗。成人与小儿肠套叠相反，结肠肠套叠几乎总是与一个病理引导点有关，如息肉、癌症、Meckel 或结肠憩室。最近的一项 meta 分析发现，36.9% 的回肠和 46.5% 的结肠肠套叠是由恶性肿瘤导致[12]。大多数作者建议遵循肿瘤学原则行手术切除，不需复位。

恶性直肠中低位梗阻患者在最终手术前通常需要一个初始的分流造口以允许新辅助放化疗。对于乙状结肠和左半结肠的恶性梗阻，如果没有即将发生穿孔的迹象，可以通过内镜下支架置入作为手术或初次手术的桥梁来治疗。手术选择包括 Hartmann 手术的节段切除（直肠残端内部封闭的结肠造口术）或有或没有分流口的一期吻合。如果盲肠缺血或坏死，则行结肠次全切除术。在右半结肠梗阻的病例中，通常采用右半结肠切除术并进行一期吻合。对于病情不稳定且吻合失败风险高的患者，应建立临时分流造口或将吻合口外部化，形成环状回肠造口。

结肠假性梗阻

急性结肠假性梗阻，也称为 Ogilvie 综合征，最初由 William Heneage Ogilvie 爵士于 1948 年描述。其特征是在无机械性梗阻的情况下出现急性结肠扩张。Ogilvie 综合征很罕见，估计发病率为 100/10 万[13]。结肠自主神经支配异常被认为是一个重要因素。一些机制已经涉及，包括自主神经失衡、交感神经相对过剩、副交感神经活动、结肠反射中断、慢性疾病和药物治疗。最常见于老年人和合并症患者，典型的是在神经、心脏或呼吸系统疾病背景下发生急性疾病。表 52.1 描述了常见的相关条件。

表 52.1 假性结肠梗阻的相关因素

种类	危险因素
术后	在大型整形外科和（或）脊柱手术后，实体器官移植，心脏手术
神经系统疾病	帕金森病、阿尔茨海默病、卒中、脊髓损伤
心脏	充血性心力衰竭、心肌梗死
肺	慢性阻塞性肺疾病
外伤	严重创伤，休克，烧伤
内分泌	糖尿病，肾衰竭，电解质紊乱
感染	巨细胞病毒、水痘-带状疱疹病毒
妇产	剖宫产、正常分娩和器械分娩
其他	红斑狼疮、硬皮病
药物	阿片类药物、化疗、抗帕金森病药物、抗胆碱类药物、抗精神病药物、可乐定

诊断

典型的患者是因急性医疗事件住院或接受手术（腹部或非腹部）的伴有多种并发症的老年患者。这种情况主要症状通常包括腹胀、腹痛、恶心和呕吐。便秘是常见的，但也有一些患者会因为水分泌过多而出现腹泻。缺乏肠收缩力常与肠音的降低或消失有关，但也可能遇到尖锐的肠鸣音，应怀疑是缺血和穿孔引起的，全身毒性和腹膜体征不常见。初步评估应包括全血细胞计数、血清电解质、肾功能评估和诊断性影像学检查。腹部平片典型表现为结肠膨胀，最大直径通常见于盲肠和右半结肠，直径可达 10 ～ 12 cm（图 52.25）。如直肠的扩张和气体一直持续到直肠远端，则支持假性梗阻的怀疑，而机械性梗阻通常在梗阻远端，气体稀少。水溶性对比剂灌肠可以可靠地区分机械性梗阻和假性梗阻。然而，目前腹部 CT 通常被用作标准的验证性试验，通常能够区分梗阻类型以及评估缺血和即将发生穿孔的迹象（图 52.26）。腹部压痛、白细胞增多、发热和盲肠扩张超过 12 cm，这些迹象可能提示结肠缺血、穿孔或即将穿孔。

鉴别诊断包括机械性梗阻、艰难梭菌所致的中毒性巨结肠或其他原因所致的中毒性巨结肠。

管理

结肠假性梗阻的治疗包括一系列根据扩张程度、穿孔风险和患者反应而逐步升级的干预措施。治疗方案包括支持治疗、药物治疗（新斯的明）、内镜减压

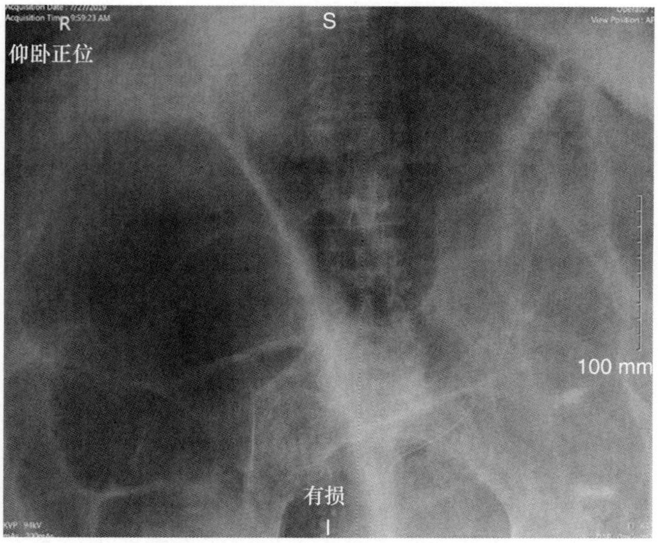

图 52.25 Ogilvie 综合征导致横结肠大量膨胀，1 例妇女合并多种并发症，包括体重指数 69 kg/m^2、严重肺动脉高压和心脏病

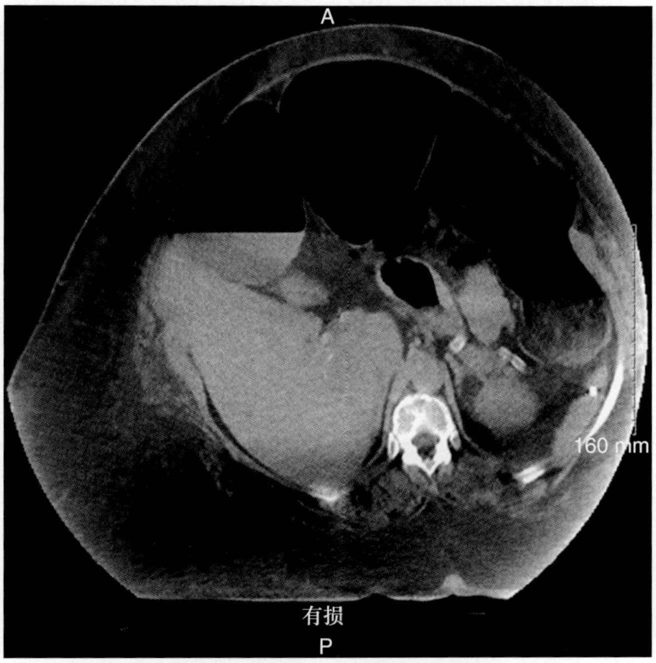

图 52.26 计算机断层扫描显示结肠大量扩张，无缺血性改变迹象

（结肠镜检查）和手术。读者可以参考美国结肠和直肠外科医生协会的临床实践指南。

对盲肠直径小于 12 cm，无缺血或穿孔的患者，启动非手术性、支持性护理。这包括禁食（NPO）、纠正电解质紊乱，以及停用可能会导致中毒的药物，如阿片类药物、抗胆碱能药、抗帕金森药、抗抑郁药、神经安定药、可乐定、阿托品和一种高血压药。插入鼻胃管和直肠管进行减压可能会有帮助。应避免渗透性和刺激性泻药，因为它们会加重结肠扩张。步行、俯卧位和膝胸位有助于排气。患者应接受连续体检和腹部 X 线检查，以评估反应或恶化情况。结肠缺血或穿孔是最可怕的并发症，据报道在 3% ～ 15% 的病例中，导致相关死亡率接近 50%。如果支持治疗没有改善，或盲肠直径超过 12 cm，但无全身毒性和腹部压痛的情况下，则需要结肠减压。

新斯的明是药物减压治疗的重点。它是一种乙酰胆碱酯酶抑制剂，能刺激毒蕈碱受体，增强结肠运动活性。新斯的明以 2 ～ 2.5 mg 静脉滴注的方式注射，时间超过 3 ～ 5 分钟，可对副交感神经产生显著的刺激，使得结肠强烈蠕动而导致随后的排气和肠道运动。对于保守治疗失败的急性结肠假性梗阻患者来说，它是一种安全有效的选择。新斯的明治疗的成功率在 60% ～ 94%，复发的患者高达 31%，有些患者需要多次用药。新斯的明不适用于机械性肠梗阻和有缺血或穿孔迹象的患者。而哮喘、慢性阻塞性肺疾病、心动过缓、近期急性冠状动脉综合征和肾衰竭的患者也应慎用。新斯的明和阿托品一起给药应在监测下。常见的副作用包括呕吐、腹痛、流涎过多和心动过缓。对于新斯的明有禁忌证的患者或对新斯的明无反应的患者，应考虑进行结肠镜下减压。内镜减压的目的是将内镜推进到右侧结肠，尽可能少地注入和使用麻醉药物，并放置结肠减压管，同时尽可能多地从结肠中排出气体。内镜减压时，初始减压成功率为 61% ～ 95%，持续减压成功率为 70% ～ 90%。假性梗阻减压术后结肠镜下穿孔率在 1% ～ 3% 之间。

对其他治疗无效或表现出全身毒性、局部缺血或穿孔症状的患者需要手术治疗。手术的选择是根据结肠和患者的情况来决定的。如果结肠可以存活，则进行盲肠造瘘管或盲肠造口术的成功率很高。对于有缺血或穿孔迹象的患者一般建议切除，通常会有一分流造口。

炎症性肠病

流行病学和病因学

包括 UC 和克罗恩病在内的 IBD 是西方的主要疾病。随着亚洲国家越来越多地采用西式饮食，这些疾病的发病率在这些国家也在增加。在西方国家，IBD 的患病率约为总人口的 0.5%[14]。在美国，估计有 100 多万人患有 IBD，其中超过 20 万加拿大人受到影响，欧洲有 250 万到 300 万人患有这些疾病[14]。

UC的发病率在欧洲最高，其次是美国，而克罗恩病的发病率在美国最高，其次是欧洲。欧洲的IBD发病率最高。随着时间的推移，这两种疾病的发病率似乎都在增加。这两种疾病似乎都有遗传倾向，并与许多环境因素有关。超过10%的IBD患者有IBD家族史。迄今为止，全基因组关联研究已经与230多个IBD易感性位点相关联[15]。吸烟是研究最多的环境因素，对UC和克罗恩病有相反的影响。在UC中，吸烟往往会抑制症状。而在克罗恩病中，吸烟往往会加重症状。在生命早期使用抗生素也被认为易患IBD，非甾体抗炎药的使用也是如此。

疾病分布及分类

UC的程度也可以根据结肠内的炎症程度进行分级。它可以局限于直肠和乙状结肠（直肠炎或直肠乙状结肠炎），也局限于结肠左侧，或扩展至整个结肠（全结肠炎）。

克罗恩病的分类方案很多。然而，最初最受欢迎的是维也纳分类法，后来更新为蒙特利尔分类法。基于这些分类方案，根据发病年龄、克罗恩病的肠道位置，及疾病症状类型对患者进行分类。除了发病年龄的不同，维也纳分类法还将患者分为是否在40岁或40岁以后发生炎性克罗恩病。蒙特利尔分类将其细分为20岁以下和20岁以上。此外，蒙特利尔分类进一步细分了患者是否患有肛周克罗恩病。克罗恩病三种不同的行为分类，包括炎症性克罗恩病、纤维狭窄性克罗恩病和造瘘性克罗恩病。许多人认为这三种疾病行为代表了疾病发展的不同时间点。换句话说，患者最初被诊断为炎症性克罗恩病，随着时间的推移发展为纤维狭窄性克罗恩病。这通常会进展为梗阻，梗阻近端穿孔并形成脓肿。当脓肿自发地流入邻近的结构或器官时，就会形成瘘管。通过这种方式，从炎症到纤维狭窄再到造瘘克罗恩病的进展，正是基于这种思想，“自上而下”的医学治疗才得以发展（参见后面关于医学治疗的讨论）。治疗目的是阻断克罗恩病过程中的自然进展或周期，以防止导致许多手术并发症的进行性纤维化。

临床表现与疾病诊断

临床表现

这两种疾病的临床表现可能相似。腹泻可能是这两种疾病的主要症状。然而，在UC中这通常会更普遍、更严重，可见腹泻伴有典型的出血。UC明显出血比克罗恩病更常见。典型UC症状还包括下坠、紧迫感，及相关贫血。克罗恩病以腹痛为主要症状。

对于任何最初出现腹泻的患者，应首先进行粪便培养，以排除腹泻的感染性原因，如沙门菌、贾第鞭毛虫或社区获得性艰难梭菌（目前越来越多见）。克罗恩病患者可能会因为腹腔内脓肿或有外瘘表现为可触及的腹部肿块。大约25%的克罗恩病患者会有相关的肛周疾病。这可能包括各种各样的问题，包括肛裂，与没有克罗恩病的患者相比，肛裂通常不会疼痛，而且可能是多发性的。此外，这些患者可以表现为大的肛门皮肤赘生物（图52.27），这不是真正的外痔。一般来说，不应该切除，因为它们可能会导致伤口愈合非常延迟。这些患者还可能表现为肛门直肠脓肿、瘘管（图52.28）和肛门狭窄。应持续进行直肠指诊。

肠外表现。许多IBD患者可出现肠外表现，据估计多达一半的IBD患者会出现一种或多种肠外表现。与UC患者相比，克罗恩病患者肠外表现的患病率略高，可分为关节、眼睛和皮肤病变。关节炎是迄今为止最常见的肠外症状。最常见的表现之一是骶髂关节炎。最严重的关节表现之一是强直性脊柱炎，其病程与肠道疾病无关。这些患者HLA-B27阳性，可能出现颈椎屈曲减少的晚期病例，这对插管有重要的麻醉意义。这些患者可能需要光纤插管，并需要特定的术前麻醉评估。

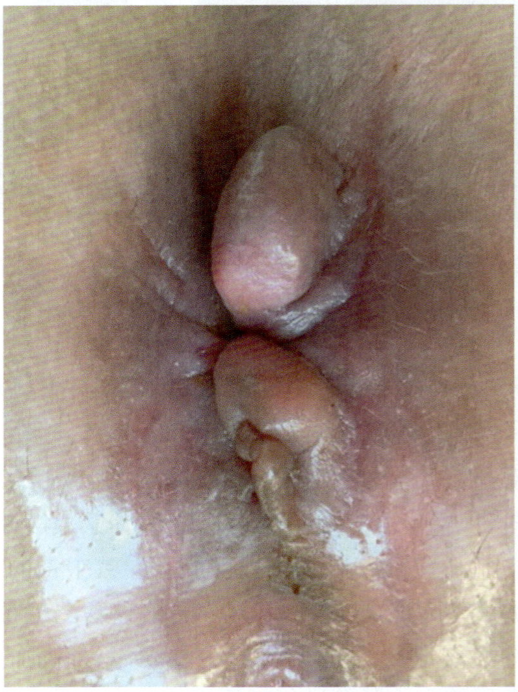

图52.27 肛门较大的克罗恩病标记。注意肛周皮肤呈淡蓝色和蜡样外观

皮肤的肠外表现包括结节性红斑和坏疽性脓皮病。从长期治疗外科 IBD 患者的经验来看，脓皮病比结节性红斑更为常见。结节性红斑（图 52.29）的特征是红色疼痛肿大的结节。通常对全身类固醇给药有反应。而坏疽性脓皮病的特征是典型的极其疼痛的溃疡性病变，常发生在反复创伤部位，如手术切口附近或肠造口周围（图 52.30）。有一种叫作“病态”的现象，指的是任何类型的手术或清创都会导致脓皮病的恶化。因此，对这些病灶最好采用非手术治疗，包括病灶内注射类固醇（即曲安奈德）、局部注射（0.1% 他克莫司）或全身生物治疗（抗 TNF 抗体或类似药物）。这样的治疗通常会使症状得到缓解。

UC 的眼部表现包括葡萄膜炎、虹膜炎和巩膜炎。其中一些可能会导致严重的刺激，需要转诊至眼科医生。

据估计，硬化性胆管炎会影响大约 5% 的 IBD 患者。奇怪的是，它的病程与 IBD 无关。在最严重的情况下，它可能进展为肝硬化，导致肝功能衰竭，并需要肝移植。硬化性胆管炎患者发生结直肠肿瘤的风险更高，这将在后面讨论，而且也会有更高的风险发生膀胱炎，这将在 IPAA 和手术治疗一节中讨论。

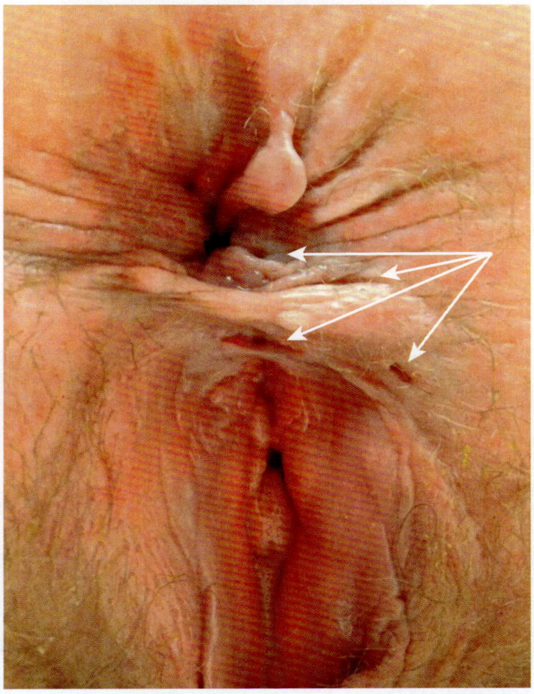

图 52.28　一名患有严重瘘管性肛周克罗恩病的妇女。注意白色箭头所示的多个外瘘开口。这些都在前中线有一个共同的内部开口，这也与直肠阴道瘘有关。这名患者最终选择接受回肠造口改道手术

疾病诊断

内镜检查　诊断 IBD 通常是通过内镜检查。可以通过硬性直肠镜检查、柔性乙状结肠镜检查或结肠镜检查来完成。一般来说，结肠镜检查可对结肠进行完整的评估，既能评估疾病的程度，也能检查至回肠

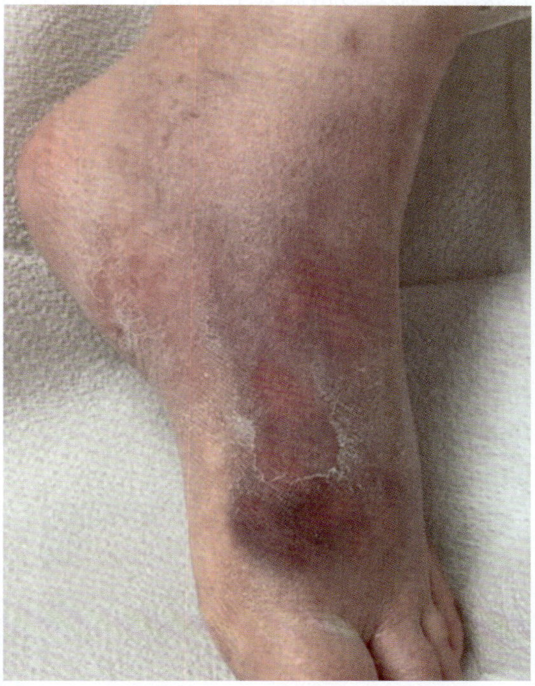

图 52.29　克罗恩病耀斑和活动性结节性红斑患者。注意足背的紫红色结节

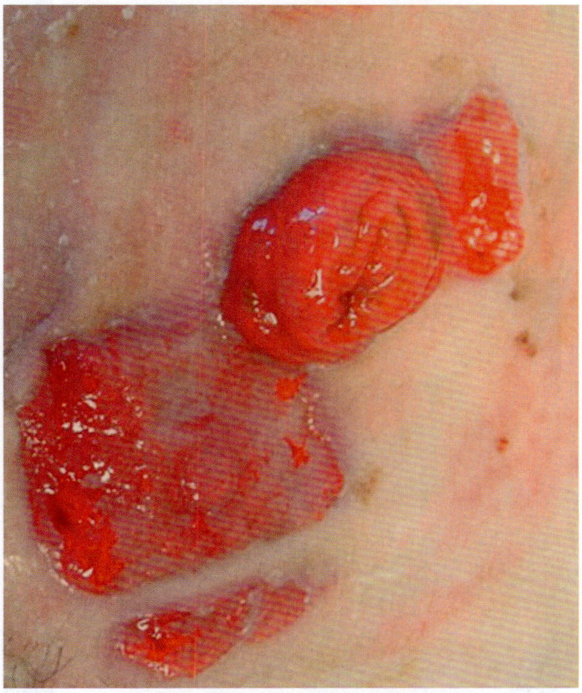

图 52.30　克罗恩病患者回肠末端造口附近坏疽性脓皮病。此时病变已经开始愈合，有肉芽组织

末端。

UC的炎症始于齿状线水平，并向近端延伸，而在克罗恩病中，许多情况下，炎症呈斑片状，并可能出现不连续炎症（跳跃区域），中间有正常的黏膜。在某些情况下，无论是内镜还是组织学，区分这两种疾病可能是困难的。UC的典型内镜视图见图52.31。结肠黏膜的外观更为粗糙或呈颗粒状。最常见的内镜UC评分系统之一是梅奥诊所评分系统，它根据黏膜溃疡的严重程度和内镜检查结果对UC进行评分。1级是指正常的内镜外观，2级是指轻微红斑，3级是指更多的红斑区域伴有触碰性出血，4级是指明显出血且易碎。随着病情的加重，黏膜出现越来越多的红斑，并伴有进行性黏膜溃疡。

关于内镜检查，克罗恩病的特点是更深的穿孔并出现溃疡。在这些病例中，通常有较长的纤维蛋白覆盖的丝状溃疡。通常可沿肠腔纵向延伸，在这种情况下，有时称为“熊爪”溃疡（图52.32）。在许多情况下，克罗恩病溃疡在肠系膜一侧更严重。关于克罗恩病的分布，近一半患者最常见的受累部位是回结肠，其次是结肠。克罗恩病也可影响小肠或上消化道。

组织学评价　针对UC患者，结肠黏膜活检通常会显示明显的炎症，固有层内存在多个多形核白细胞。杯状细胞中可能出现黏蛋白耗竭。也可以识别隐窝脓肿，尽管这是非特异性的发现。UC的炎症通常局限于表面上皮细胞（图52.33）。疾病过程仅限于大肠。近端结肠病变与直肠受累（即无肉眼或组织学跳跃病变）同时发生。炎症的特征是没有附壁窦道、深裂溃疡和肉芽肿，以及在非深溃疡区域没有跨壁淋巴聚集。

相比之下，在克罗恩病患者中，通常有跨壁炎症，这在切除标本的组织学评估中可见。在大约三分之一的患者中，有非干酪性肉芽肿（图52.34）。在活检标本

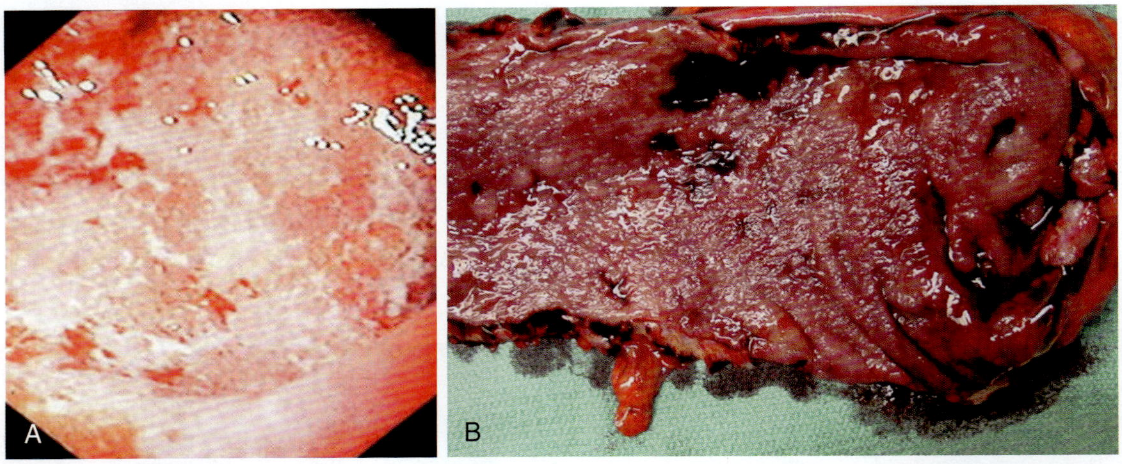

图52.31 （**A**）中重度溃疡性结肠炎的内镜下表现，出血和溃疡；（**B**）对于暴发性溃疡性结肠炎患者行全结肠切除术，术后的右半结肠大体标本

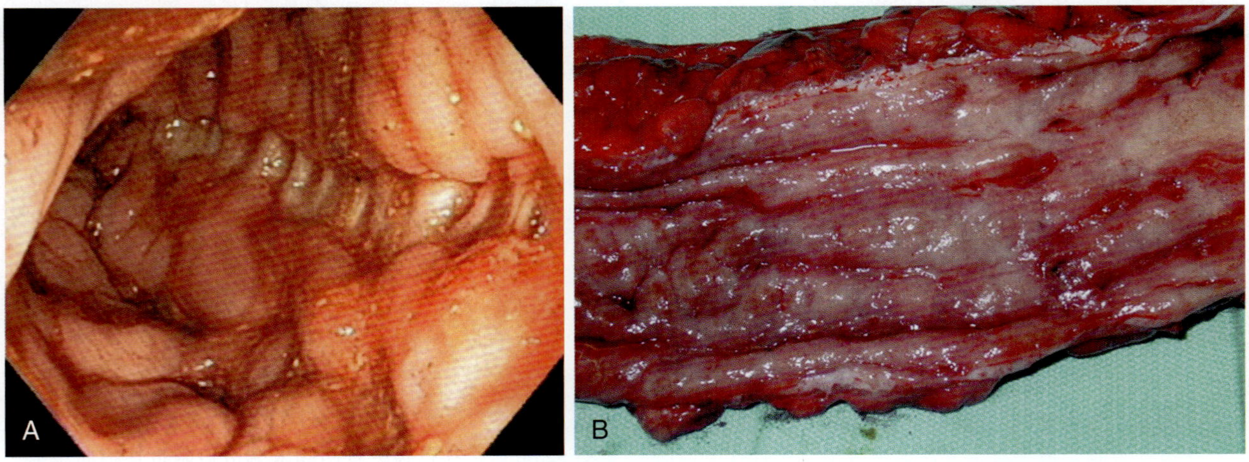

图52.32 溃疡性结肠炎的“熊爪征”。（**A**）内镜下表现；（**B**）大体标本

中，非坏死性肉芽肿或非深溃疡区域存在跨壁淋巴聚集物时，可诊断克罗恩病。在克罗恩病患者中，正如宏观上可以看到“跳跃”疾病的斑片状炎症一样，在微观上也同样如此。使用“局灶性活动性肠炎”一词。鉴别诊断通常包括感染性结肠炎或药物诱导性结肠炎，病理报告通常包括在胃肠道内镜活检区域的鉴别诊断。在怀疑患有克罗恩病的患者中，重要的是要努力对回肠末端插管，因为这是疾病累及的一个常见部位。

IBD 未确定指的是在内镜活检中有克罗恩病和 UC 重叠特征的患者子集。10% ～ 15% 的患者属于这一类。不确定性结肠炎的诊断是在结肠切除术标本的诊断不确定的情况下做出的，因为可以看到克罗恩病和 UC 的组织学特征。总的来说，这种诊断更可能发生在暴发性疾病患者中，因为大量的炎症干扰了准确的疾病诊断。

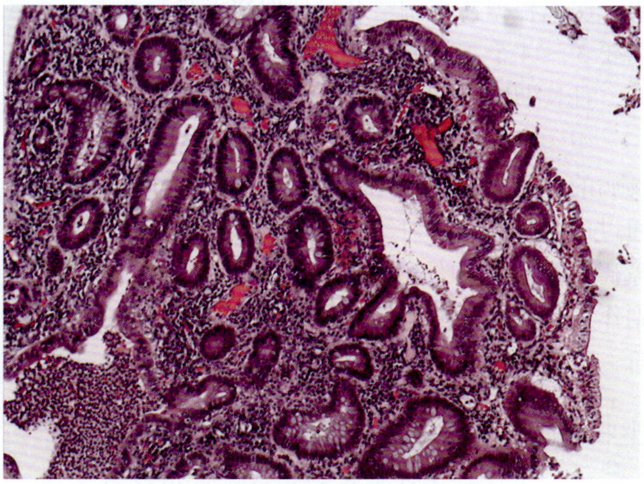

图 52.33　活动性溃疡性结肠炎的组织切片，可见腺体结构紊乱，肠壁表面的腺体方向分布不规则并有分叉。肠壁固有层分布大量炎性细胞，上皮内可见中性粒细胞。还可观察到腺窝脓肿（左下）（Courtesy Dr. Jeffrey P. Baliff，Thomas Jefferson University，Philadelphia.）

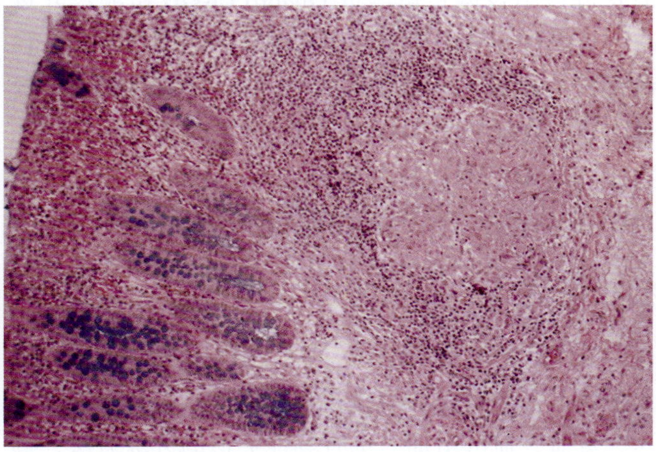

图 52.34　克罗恩病的非干酪样肉芽肿

内科治疗

发展中的内科治疗理念　近 20 年间，炎性肠病的内科治疗有了巨大的发展，逐渐由“从下向上”的方式转变为“自上而下”的方式。“从下向上”是指首先使用最安全和最经济的药物，当治疗失败后再改为更强力和昂贵的药物。“自上而下”方式是指首先使用强力有效的药物，这可能伴随着更多的副作用和更高的花费。这些药物的使用可能会增加手术患者的术后并发症发生率，也可能会导致特定的远期感染。外科医生要关注这些药物的使用，并了解其作用机制。表 52.2 列出了一些治疗炎性肠病的常用药物。外科医生发现这些药物不止用于炎性肠病，也同时用于治疗类风湿关节炎和牛皮癣。以前的药物治疗主要基于柳氮磺吡啶和类固醇激素。近 25 年来，生物治疗取得了很大发展，主要是针对 TNF-α 的抗体。1998 年 FDA 首先批准英夫利昔单抗（嵌合抗 TNF 抗体）治疗克罗恩病，之后 2007 年批准阿达木单抗（人源抗 TNF 抗体），2008 年批准赛妥珠（人源抗 TNF 抗体的 PEGylated Fab 碎片）和那他珠单抗（α4 整合蛋白的人源单克隆抗体），2013 年批准戈利木单抗（人抗 TNF 单克隆抗体）用于治疗溃疡性结肠炎，2014 年批准维多珠单抗（整合蛋白 α4β7 的单克隆抗体），2016 年批准优特克单抗（针对 IL-12/IL-23 的 p40 蛋白亚基的人单克隆抗体），2018 年批准托法替尼（詹纳斯激酶抑制剂）用于治疗溃疡性结肠炎。当前，相关药物种类繁多，关于炎性肠病的治疗理念也在不断发展。

炎性肠病的药物治疗

氨基水杨酸盐　柳氮磺吡啶很早就用于治疗炎性肠病，最早是用来治疗关节炎，人们发现对于关节炎合并炎性肠病的患者用药时可同时改善炎性肠病。由于其含有磺胺吡啶环，所以磺胺过敏患者不能使用柳氮磺吡啶。使用此药物时，患者需同时补充叶酸。磺胺吡啶环在体内会被分解成 5- 氨基水杨酸，药理学家很快意识到，可以通过改变药物用法，使其在消化道的不同位置发挥药效。例如，美沙利明在胃里溶解，可全消化道给药，而美沙拉嗪片可通过特定 pH 相关的机制，在末端回肠溶解，药物可作用于全结肠。通过 MMX 技术加工药物，一天服用一次，就可以使药物在结肠中缓慢溶解，患者更容易接受。对于远端病变也有一些局部用药方式，例如睡前使用栓

表 52.2 炎性肠病的药物治疗

药物分类	示例	适应证	用法
生物制剂	英夫利昔单抗	UC、CD	IV
	阿达木单抗	UC、CD	SC
	戈利木单抗	UC	IV
	那他珠单抗	CD	IV
	维多珠单抗	UC、CD	IV
	优特克单抗	UC、CD	IV、SC
抗炎药	柳氮磺吡啶	UC、CD	PO
	美沙拉嗪	UC、CD	PO，灌肠，栓剂
免疫抑制剂	常规类固醇	UC、CD	PO、IV、栓剂
	布地奈德	UC、CD	PO、直肠泡沫
	抗代谢药	UC、CD	PO
	托法替尼	UC	PO
益生菌	乳酸菌 双歧杆菌	UC、CD	食物，片剂，胶囊，粉剂
抗生素	环丙沙星	UC、CD	PO、IV
	甲硝唑	UC、CD	PO、IV
	利福昔明	超适应证	PO

CD：克罗恩病；IV：静脉注射；PO：口服；SC：皮下；UC：溃疡性结肠炎。

剂。患者入睡后，栓剂溶解，美沙拉嗪可作用于直肠，发挥强力抗炎效果，最常用的栓剂是 Canasa。睡前也可使用小剂量灌肠，建议患者采取左侧卧位，使药物可作用于直肠和乙状结肠，甚至是左半结肠。此类药物最适用于轻中度患者。

类固醇激素　如果患者炎性肠病很严重，类固醇激素仍可发挥重要作用。虽然有多种副作用，但激素价格便宜，起效快，容易获取，并且不像昂贵的生物制剂需要漫长的医保预授权。类固醇激素的常见副作用如下。

- 类库欣外貌表现让人不易接受，尤其是年轻患者
- 股骨头无菌性坏死的风险让人恐惧
- 高血压
- 使人容易激动
- 血糖升高
- 术后感染风险增高
- 白内障
- Striae 皮纹及其他

由于以上这些副作用，同时儿童长期使用会导致发育迟缓，激素应尽量短期使用。激素的使用通常是在初始大剂量治疗，之后逐步减量。激素主要用于门诊患者的冲击治疗，后逐渐减量，或是对于急性发病的住院患者，给予静脉输液给药。门诊患者的冲击治疗方案通常为初始给予强的松 40 ～ 60 mg/d，后每两周减量 5 ～ 10 mg/d，待减至 10 mg/d 时，每两周减量 5 mg/d，直至停药。住院治疗则根据病情，可每 6～8 小时静脉给予 100 mg 氢化可的松治疗。

免疫调节剂

硫嘌呤　硫嘌呤是一类辅助激素治疗的药物，如果患者试图停用激素失败 1 ～ 2 次，可加用硫嘌呤。几十年前，硫嘌呤就用于治疗克罗恩病，并已长期用于器官移植患者。常见的有两种药物，硫唑嘌呤和其代谢产物 6- 巯基嘌呤。其副作用包括白细胞减少和胰腺炎，多发生于硫嘌呤甲基转移酶突变纯合子的患者，他们不容易代谢硫嘌呤。因此，许多医生在用药前会检测患者硫嘌呤甲基转移酶的分型，明确其是否能接受此种治疗。其优势在于获取容易，每天只需口服一次，根据体重调整剂量。但缺点是起效慢，通常需要 3 ～ 4 个月才能起效，因此不能用于急性发作患者，且长期服药可能会增加非霍奇金淋巴瘤的风险。

甲氨蝶呤　甲氨蝶呤是另一种常用的治疗炎性肠病的免疫抑制剂。此药曾长期用于治疗关节炎，可通过口服或肌内注射给药。对于存在严重腹泻或吸收障碍的患者（如短肠综合征），肌肉给药十分方便。副作用包括肝功能损伤、肺纤维化。当使用甲氨蝶呤时，患者也需要补充叶酸。

生物制剂治疗炎性肠病

治疗炎性肠病的生物制剂最初是指针对 TNF-α 的单抗。1998 年 FNA 批准了英夫利昔单抗作为第一种生物制剂。自此，越来越多的生物制剂被批准使用（表 52.2）。副作用包括既往感染再复发，例如结核病、组织胞浆菌病、放射菌病、肝炎。因此，对于既往存在此类感染的患者要慎重用药。此外，在用药前要进行结核菌素试验或 QuantiFERON 试验，并进行肝炎病毒检测。但对于组织胞浆菌的既往感染，目前仍没有准确的检测方法。此外，生物制剂也会提升非霍奇金淋巴瘤的发病风险。另外，抗 TNF-α 药物有一定概率导致肝脾 T 细胞淋巴瘤，尤其是接受 TNF-α 药物联合其他免疫抑制剂的年轻男性患者。

症状评估

Truelove 和 Witts 是目前常用的一种分级方式，分级标准包含腹泻的严重程度、便血、发热、心动过速、贫血、血沉增加。也有其他类似的分级方法，额外检测粪便中钙卫蛋白或乳铁蛋白的水平来评估疾病

活动度。对于克罗恩病患者，可使用克罗恩病活动指数（CDAI）或 Harvey Bradshaw 指数来定量评估患者症状[16]。CDAI 内含 8 项临床和实验室指标，包括每天排便次数、腹痛症状、血细胞比容、体重降低量。分数小于 150 提示临床缓解，分数高于 450 提示病情严重。CDAI 需要记录患者 7 天的症状，而 Harvey Bradshaw 则只需要临床数据就能评估。

溃疡性结肠炎的手术指征

UC 的手术指征有很多种，最主要的是即使采用最大限度的药物治疗仍失败的患者。最近几十年，由于内科治疗药物的发展，尤其是生物制剂的发现，使得手术治疗 UC 的概率明显下降。尽管出现了这些新的治疗方案，但仍有部分患者治疗失败。这包含排便次数过多、营养不良、发育落后的患者，需要手术治疗来恢复健康。这些患者生活质量极差，包括便频、严重里急后重感、低体重，手术可明显改善其生活质量。另一部分患者出现爆发性结肠炎并采用最大限度药物治疗失败。这些患者病情严重，需要住院给予静脉激素治疗。一部分患者住院接受了生物制剂治疗，在一些少见病例中，为了避免行全结肠切除，给予静脉环孢素治疗。爆发性结肠炎患者可能会出现中毒性巨结肠（图 52.35），其定义是同时出现至少以下 3 项症状，包括心率大于 100 次 / 分；白细胞大于 12 000/dl^3；血白蛋白低于 3 g/dl^3；体温高于 38℃；立位腹部平片中横结肠直径大于 5 cm。中毒性巨结肠的确诊并不一定要有结肠扩张，因此中毒性巨结肠仅仅是指由于严重结肠炎引起的中毒症状。中毒性巨结肠可发生于严重的溃疡性结肠炎、克罗恩病、感染性肠炎或缺血性结肠炎患者。当发生严重结肠炎时，多同时合并结肠梗阻、结肠明显扩张，穿孔的风险显著增高。另一种具有手术指征的患者为明确的消化道出血。解剖学指出结肠的终末血管位于黏膜下，如果结肠黏膜脱落会暴露下方的血管，若溃疡侵犯血管，会导致大量的消化道出血。明显的出血是溃疡性结肠炎患者急诊手术的一个手术指征，但这种情况发生率已经逐渐降低。另一项手术指征是溃疡性结肠炎导致儿童发育停滞，这也是克罗恩病的一个手术指征。发生异型增生或恶变也是一项手术指征。溃疡性结肠炎超过 8 年后，患者发生异型增生或恶变的风险显著升高，类似于硬化性胆管炎的患者。因此，一旦患病超过 8 年，建议患者每年复查结肠镜，可联合染色内镜检查。若发现多处低度异型增生或存在高度异型增生（图 52.36），建议行结肠切除术来预防浸润性腺癌的发生。在过去 20 年间，对于结肠异型增生是否是溃疡性结肠炎的手术指征发生了明显变化，目前人们对于手术治疗还是密切结肠镜随访的选择仍存在争论，这种争论主要源于高分辨率内镜的发展，还有染色内镜技术的发展。染色内镜是指在内镜检查过程中向结肠黏膜喷洒亚甲蓝或靛胭脂染料，找到可疑区域后取病理活检，这比之前的随机活检更准确。此外，异型增生也有很多类型，扁平样异型增生与周围黏膜混在一起难以发现，息肉样异型增生则比较明显，并可同处理传统结肠息肉一样，内镜下切除。在多项研究中，溃疡性结肠炎的患者在内镜下切除了异型增生后，长期随访后仍未发现肿瘤恶变[17]。但重要的是这些患者应密切随访，肠镜下仔细观察，病理检查也至关重要，患者的依从性也要很好。如果这三项不能都做到，就不建议采用这种方式。但对于结肠多处扁平样异型增生的患者，还是建议行结肠切除，这已达成共识。对于炎性肠病患者恶变的实际风险仍需要进一步研究。总的来说，约五分之一的恶性肿瘤源于慢性炎症。可参照肝炎、肛管癌、胃癌等。随着药物治疗的发展，可中断慢性炎症

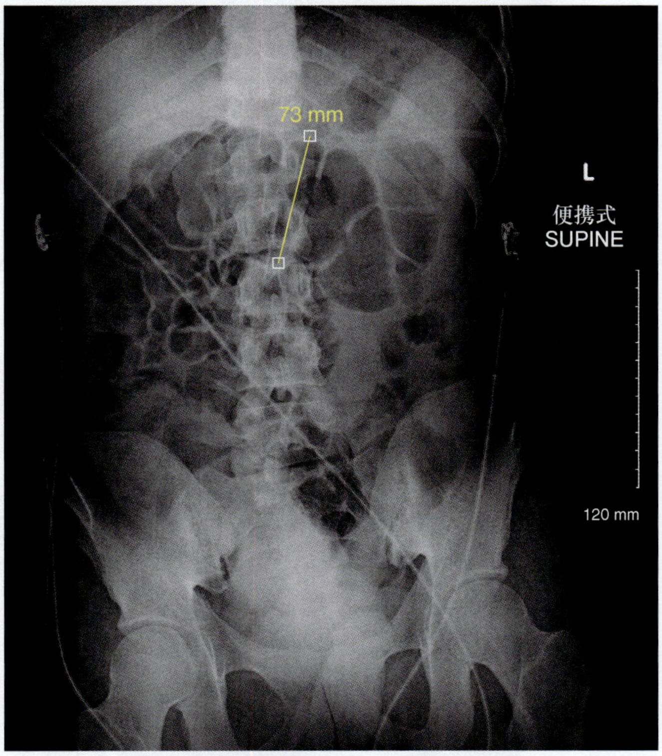

图 52.35 中毒性巨结肠。一名 20 岁男性患者腹部平片提示横结肠明显扩张（From Rojas-Khalil Y，Galandiuk S. Management of chronic ulcerative colitis. In：Cameron JL，Cameron A，eds. Current Surgical Therapy. 13th ed. Philadelphia：Elsevier；in press.）

的循环，与既往数据相比，炎性肠病和其恶变的风险可能会逐步降低。这也同样适用于患有炎性肠病的儿童，药物治疗的发展可能会进一步降低儿童患者的手术概率。

若患者已经确诊恶变时，建议行结肠切除治疗。对于一些特定患者，严重的肠外疾病也可考虑行手术治疗，但也有一些患者的肠外症状与结肠的病灶不相关。

克罗恩病的手术指征

与溃疡性结肠炎的手术指征不同，克罗恩病的手术通常为处理其并发症。对于克罗恩病导致发育停滞的儿童，可考虑手术治疗。此外，手术通常用于治疗克罗恩病肠道纤维硬化而继发的肠梗阻（图52.37）。若克罗恩病发生穿孔导致脓肿或肠瘘的形成，可行手术治疗。多种类型的肠瘘形成也是克罗恩病的手术指征。如回肠-乙状结肠瘘，由于旷置了全结肠，会引起严重腹泻，可考虑行手术治疗。肠皮肤瘘也可行手术治疗。而肠内瘘并不是手术指征，除非引起了严重的梗阻或不适症状。由梗阻导致严重腹痛时可考虑行手术治疗。若克罗恩病发生异型增生或恶变，也需要手术治疗。在克罗恩病患者中，结肠异型增生可为多灶性，对这种患者建议行全结肠切除而不是结肠区段切除。

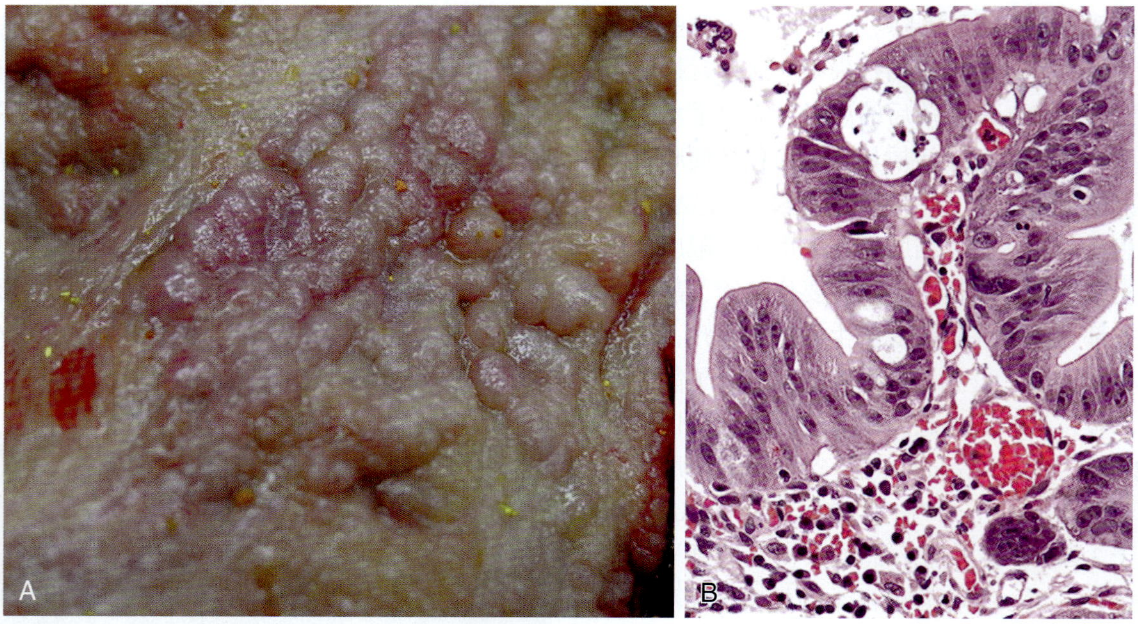

图 52.36 （**A**）一位长期患有溃疡性结肠炎和硬化性胆管炎的患者的异型增生相关病变及肿物（DALM）;（**B**）一位长期患有溃疡性结肠炎和硬化性胆管炎的患者的异型增生相关病变及肿物（DALM）中的高度异型增生

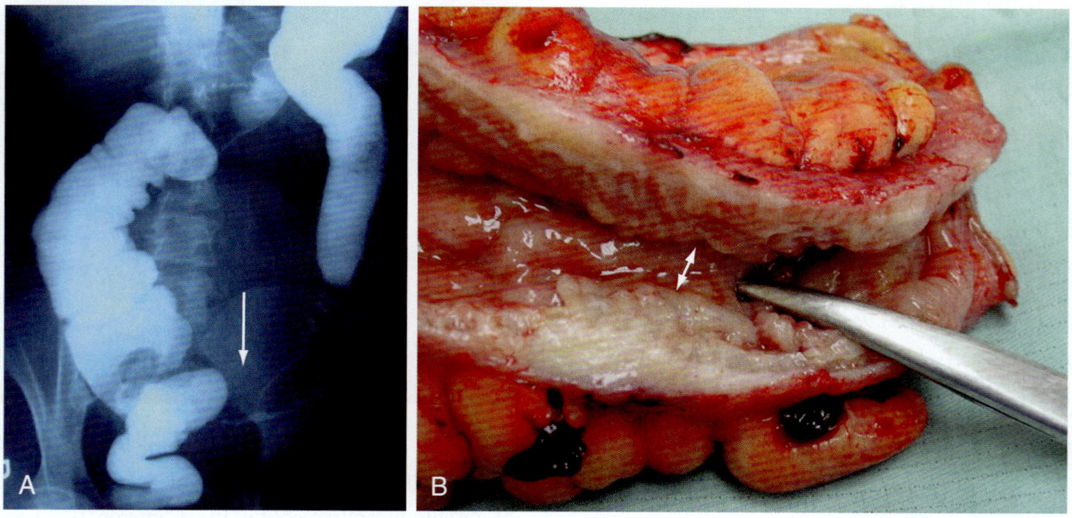

图 52.37 （**A**）泛影葡胺灌肠后显示克罗恩病导致的乙状结肠明显狭窄（箭头所示）;（**B**）因纤维硬化行结肠区段切除，展示明显增厚的肠壁和狭窄的肠腔（箭头所示），并与手术剪对比

溃疡性结肠炎的手术方式

目前有多种溃疡性结肠炎的手术方式，包括次全结肠切除术、回肠造口术、Hartmann 手术，多用于暴发性病程。部分患者也可选择全结肠直肠切除联合末端回肠造口术或回肠储袋肛管吻合。较少采用次全结肠切除联合回肠直肠吻合手术，与全结肠切除联合末端回肠可控回肠造口术。我们接下来会讨论相关内容。

直肠结肠切除伴末端回肠造口术

次全结肠切除和回肠造口术可用于治疗对最大限度内科治疗无效的暴发性结肠炎患者。中毒性巨结肠是指由于暴发性结肠炎导致的全身中毒症状，不考虑其病因（如溃疡性结肠炎，克罗恩结肠炎，感染性肠炎，缺血性肠炎）；这些病因都可能导致黏膜脱落。肠道内毒素吸收入血导致的全身中毒症状包括白细胞升高、心动过速、发热，严重的患者可能出现血流动力学不稳定，结肠炎严重时，可引起结肠梗阻，腹部平片可提示横结肠扩张（直径超过 5 cm）。以上五种表现中若同时出现三项，则可诊断为中毒性巨结肠。我们应注意，中毒性巨结肠可能不存在“巨结肠”（如只存在结肠炎导致的全身中毒症状），若出现中毒性巨结肠的表现时，应及时手术来避免结肠穿孔。随着药物治疗的发展，这种情况越来越少见。在手术过程中，不管是开放手术还是微创手术，都应轻柔处理结肠，因为常规操作可能会导致结肠穿孔。如果结肠扩张明显，可能会导致腹腔空间变小，微创手术的风险较高。这种手术常见的术后并发症是 Hartmann 残端破裂导致盆腔脓肿形成。有一种简单的办法可避免这种并发症：留一个较长的 Hartmann 残端，并将其埋入腹部中线切口或取标本切口下方并缝合切口，这取决于选择开腹手术还是微创手术。如果结肠残端裂开，会导致伤口感染，此时可以敞开切口形成一个瘘管，避免形成深部盆腔脓肿。待患者病情稳定，并停用免疫抑制剂后，通常需要 3 个月时间，可考虑再行手术治疗重建消化道。

次全结肠切除联合回肠直肠吻合术

回肠直肠吻合术治疗溃疡性结肠炎，可避免解剖盆腔组织导致的并发症，如男性的性功能损伤、女性不孕。这种手术的关键是选择合适的患者，直肠部分受侵是最合适的，但在溃疡性结肠炎中比较少见，远端肠管的病变一般最严重。此外，由于这类患者保留了直肠，其残余直肠发生恶变的风险会随时间而逐渐增高，所以他们需要持续的随访来监测异型增生的发生。

回肠储袋肛管吻合

对于内科治疗无效或发生异型增生的溃疡性结肠炎患者，回肠储袋肛管吻合（IPAA）是目前最常用的手术方式。其优点是切除全部结肠及大部分高危的黏膜，这取决于其具体手术方式（吻合器吻合或是手工吻合）。IPAA 在 19 世纪 70 年代中后期被报道：切除全结肠和大部分直肠。此手术包括两个过程，结肠直肠切除术，并用末端回肠制作一个小肠储袋；再将这个储袋与肛管或低位直肠进行吻合。在过去，人们提出了多种制作储袋的方式，包括 S 形储袋、W 形储袋、H 形储袋，这几种方式各有利弊。但到目前为止，最简便也是并发症最少的一种方式为 J 形储袋，已经接受了时间的考验。

储袋是用末端回肠 15 cm 的肠段来制作，使用两次 GIA 切开闭合器制作储袋（图 52.38）。可使用吻合器将 J 形储袋的尖端与末端直肠吻合，保留很短的直肠袖带（图 52.39），或者将末端直肠 2 cm 的黏膜剥除后，手工吻合储袋（图 52.40）。目前，吻合器方式更受欢迎，因为这种方式有更好的控便功能，可缩短手术时间。但对于存在异型增生的患者，仍应考虑行手术吻合方式。

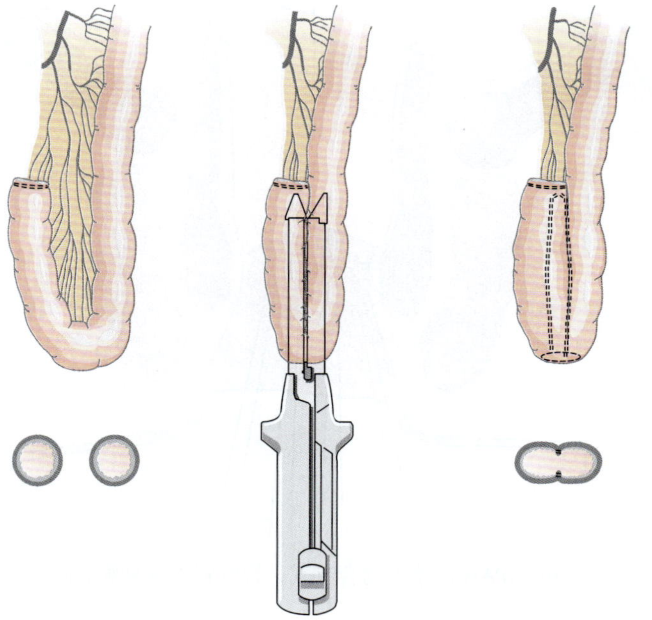

图 52.38　使用直线切割闭合器制作回肠 J 形储袋。利用末端回肠制作一个储袋来替代直肠，使用切开闭合器将小肠的两段行侧侧吻合，储袋的直径为回肠直径的两倍。J 形储袋的肢端应长 15 cm。需要两次吻合，可使用 75 mm 或 100 mm 的切开闭合器

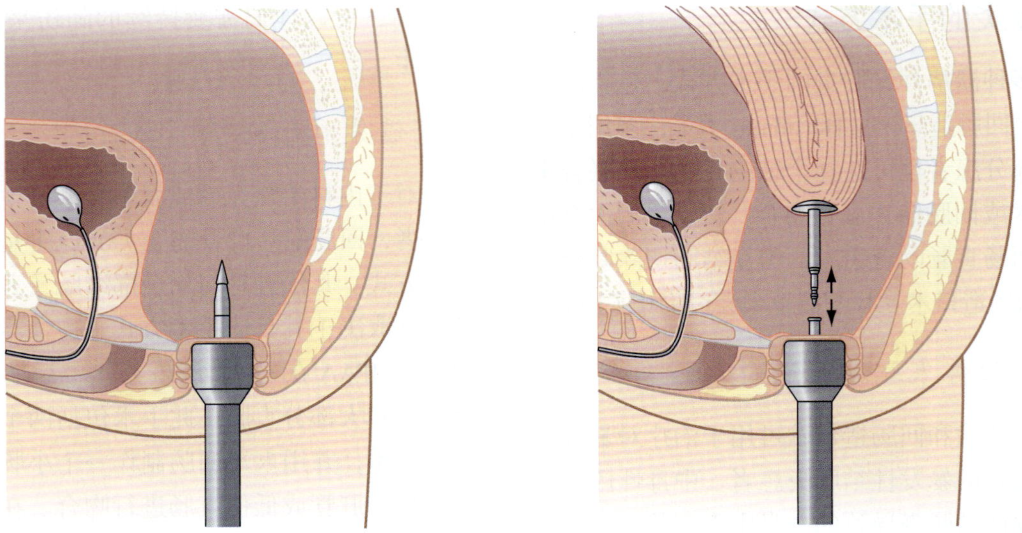

图 52.39 IPAA 吻合方式。使用环形吻合器，通常选择 29 mm。常见的错误是保留过多的直肠，残留的直肠黏膜因炎性肠病会持续引起相关症状

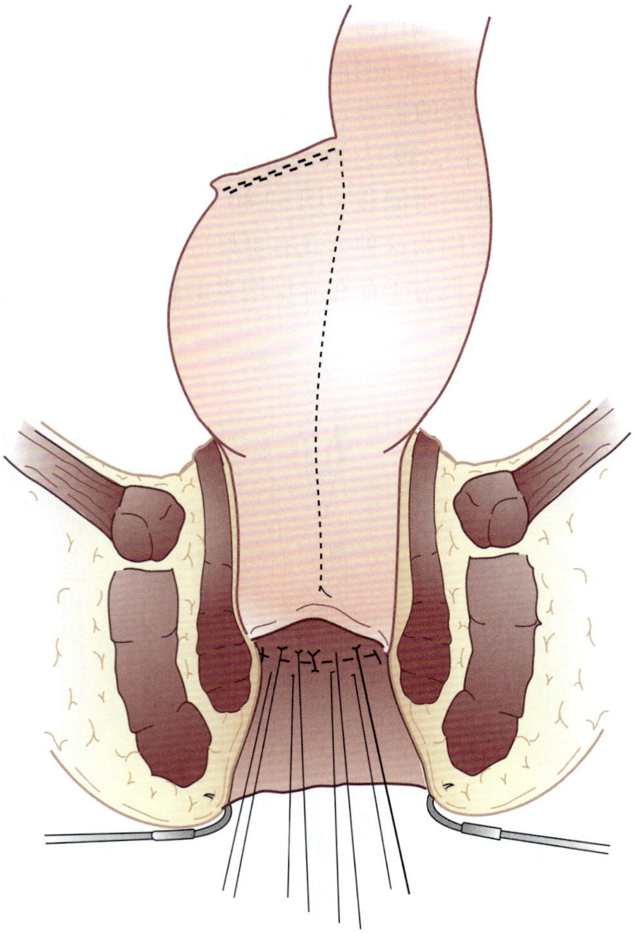

图 52.40 IPAA 的手术吻合方式，行肛管直肠黏膜剥除术后

对于溃疡性结肠炎患者，IPAA 通常能提供较好的术后肛门功能。由于接受此手术的患者通常正使用免疫抑制剂或营养不良，通常会同时行临时性粪便转流（临时性回肠造口）。通常需要 2 ～ 3 个月时间，停用免疫抑制剂并改善营养状态后，可考虑还纳回肠造口，这通常不需要进腹手术。对于没使用免疫抑制剂且营养状态良好的患者（通常是发现结肠异型增生的患者），可行一期手术，若吻合没有张力，可不需要粪便转流。有多种方法可用来减少吻合口的张力，这包括游离小肠系膜至胰腺水平（图 52.41）。当离断右半结肠系膜时，应完整保留回结肠血管。牵拉 J 形储袋顶点，应使其轻易地到达耻骨联合下方（图 52.42）。当进行这项操作时，可看到或感觉到小肠系膜血管的张力，如肠系膜上血管或回结肠血管。可将张力最大的系膜血管离断，使小肠系膜变长。腹膜开窗术也可增加系膜的长度，此手术操作是切开覆盖系膜血管的前后腹膜。大多数患者中，这些腹膜上水平的小切口可将系膜长度延长 1 ～ 2 cm（图 52.43）。而越胖的患者，越难以充分游离系膜达到合适的长度，使小肠无张力地进入盆腔。此外，身高过高或躯干过长的患者，也较难达到合适的张力。

IPAA 常见的早期并发症多与吻合口愈合不良相关，包括盆腔脓肿、回肠肛管吻合口漏、回肠储袋阴道漏、回肠储袋肛管吻合窦、回肠储袋肛管吻合口狭窄（多与吻合口张力有关）。晚期并发症包括克罗恩病，多常见于急诊手术患者，或诊断不明确的患者。

恢复良好的 IPAA 患者，每天排便次数约 6 次，通常包括一次夜间排便。术后 6 个月，大多数患者的回肠储袋会明显扩张，可减少患者止泻药的用量。

可控回肠造口术

19 世纪 60 年代末，首次报道了可控回肠造口术，直至 IPAA 出现前，可控回肠造口术一直很受欢迎。手术过程包括制作一个类似于 IPAA 手术的储袋，但不与肛管括约肌吻合，而是在储袋和造口之间放置一段逆蠕动的回肠，达到可控的目的。这种造口可控制水和气体排出，但是逆蠕动肠管容易失效，使造口不再可控，并需要再次手术修正。此种手术适用于消瘦的患者，肥胖患者肠系膜肥厚，容易导致逆蠕动失效。

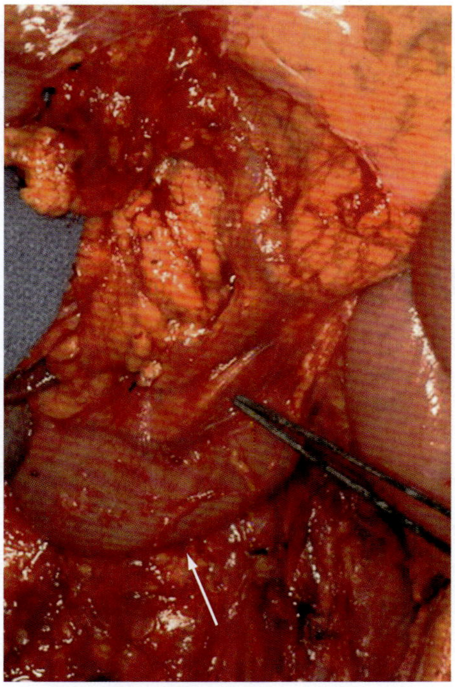

图 52.41 游离小肠系膜至十二指肠水平部，将小肠系膜向头侧牵拉暴露十二指肠水平部（箭头所指）

克罗恩病的手术方式

回结肠切除术

回结肠切除术是治疗克罗恩病最常用的手术方式，这是由于大多数普通患者病变部位为回结肠区域。手术指征多是肠管纤维硬化导致梗阻，或是瘘管导致的肿块脓肿蜂窝织炎形成。由于末端回肠位于盆腔，与许多盆腔脏器毗邻，如果发生梗阻和穿孔，其形成的脓肿可向乙状结肠或膀胱破溃，回肠乙状结肠瘘更常见。当进行回结肠切除手术时，应仔细观察周

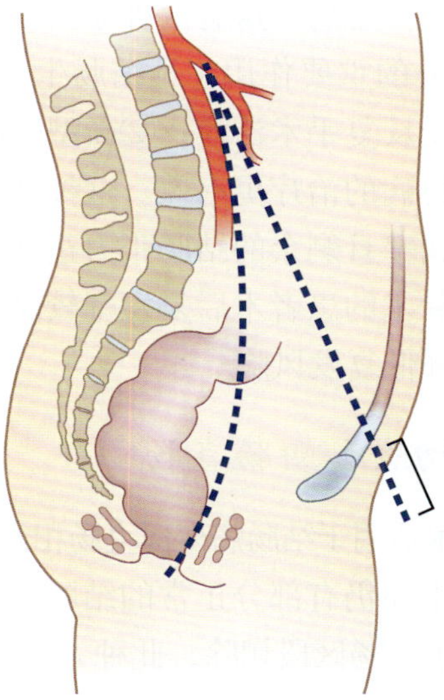

图 52.42 评估 J 形储袋的长度，J 形储袋的顶点应可牵拉至耻骨联合下方，用来评估吻合口无张力

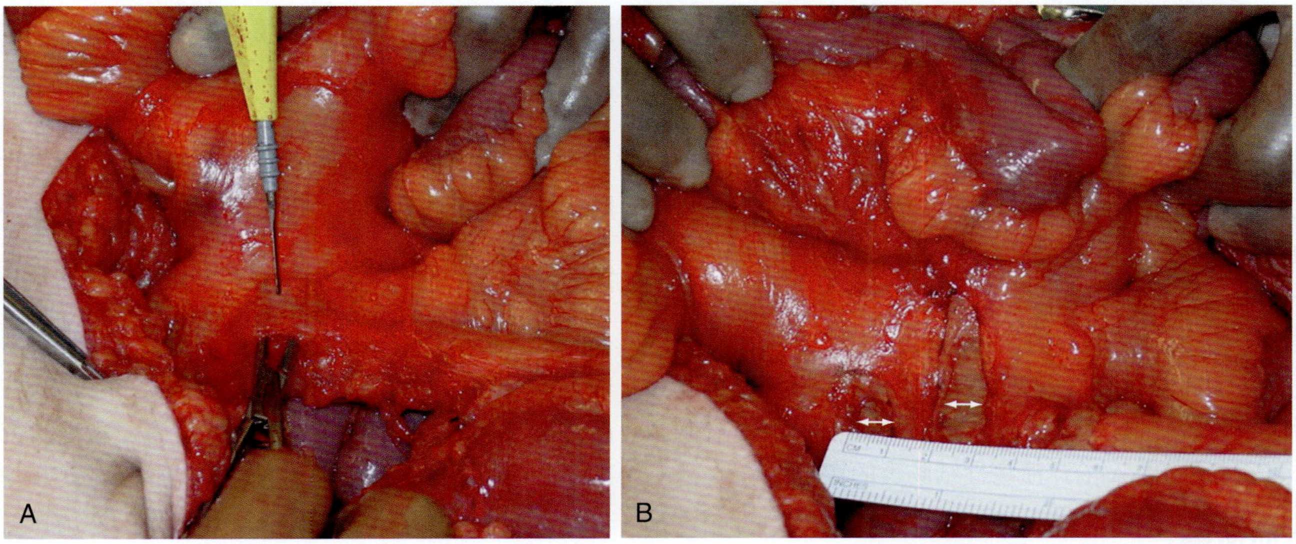

图 52.43 腹膜开窗术。(**A**) 将肠系膜表面腹膜使用止血钳提起，并用电刀切开；(**B**) 腹膜切开方向应垂直于肠系膜上血管。图示每切开腹膜一次后，可延长肠系膜长度约 1 cm

围的粘连，确保不是肠间的瘘管。回结肠切除可通过腹腔镜方式完成，除了广泛瘘管形成或严重蜂窝织炎的患者外，将这类患者的右半结肠系膜/末端回肠从腹膜后游离下来十分困难。确定切缘时，术者应确认肠管正常没有增厚，且肠系膜也应正常。触诊肠管和系膜连接处是确认肠管正常的好办法。虽然当前有很多种吻合方式，但笔者推荐手术行端端吻合，这种吻合方式便于术后内镜复查，如果术后复发也便于内镜下扩张治疗，而侧侧吻合后则比较困难。不管采用何种吻合方式，最重要的是保证吻合口口径。

结肠区段切除

最近20年间，越来越多的医师采用结肠区段切除术来治疗克罗恩病。这有两种原因：①人们认识到结肠吸收水分的重要作用（见结肠生理部分），且许多患者需接受反复手术治疗；②新型药物的应用对于复发性克罗恩病的治疗更有效。这种手术方式可用于孤立的结肠狭窄且剩余的结肠张力正常的患者。采用结肠区段切除术的患者术后复发率较高，所以术后应给予药物来降低复发风险。

次全结肠切除和回肠直肠吻合

这种手术适用于结肠病变但直肠相对正常的克罗恩病患者。若中间仍有部分正常的结肠，可考虑行部分切除，类似于结肠区段切除，此种方式复发风险较高。如果残留的直肠过短，可考虑行回肠储袋直肠吻合术，以减少术后排便次数。根据吻合口高度和患者具体情况（免疫抑制剂使用，营养状态），可能需要联合临时性粪便转流术（临时性回肠造口）以帮助愈合。

结肠直肠切除和回肠储袋肛管吻合术

克氏外科学之前的版本只是简单提了一句这种方式，但随着时间发展，越来越多之前没有肛周病变的克罗恩病患者开始采用这种手术方式。随着新型更强力的免疫抑制剂的出现，对于一些已告知并了解这种手术较高的并发症发生率及术后功能受限（排便次数增多）的患者，可选用此种手术方式。此外，此手术发生瘘的风险较高，可能需再行回肠造口治疗。若患者了解并接受这些风险，可考虑行这种手术。具体操作过程参见IPAA治疗溃疡性结肠炎的章节。

癌变风险

与溃疡性结肠炎一样，长期患克罗恩病的患者发生结肠癌的风险会增加，但癌变率低于溃疡性结肠炎。若发现已经恶变，可考虑行全结肠切除术，因为一些研究发现，结肠中促癌基因发生突变，其余结肠发生恶变的风险也很高[18]。

术后并发症

许多接受手术的炎性肠病患者通常会服用免疫抑制剂；此外，大多数患者合并低蛋白血症，因为肠道病变导致蛋白丢失。所以，这些患者术后感染的风险升高，关于这些不同药物并发症的相对风险，目前众说纷纭。但总的来说，人们认为使用皮质醇激素会增加感染并发症风险，术前几个月内使用生物制剂也会增加相应风险[19]。因此，如果考虑行吻合手术，术前应向此类患者交代行临时性粪便转流的可能，手术医师也应谨慎考虑后，再决定是否行临时性回肠造口。

术后复发

克罗恩病的复发率与手术部位及其他因素相关，如环境因素。有报道指出吸烟的患者复发率升高，还包括30岁以下患者，及因瘘管性疾病行多次手术治疗的患者[20]。越来越多医师意识到术后早期加强药物治疗，可以成功降低复发风险。要对患者下消化道行定期内镜检查，在发展成耐药性纤维化之前给予相应治疗。

感染性结肠炎

急性腹泻合并结肠炎症的患者可诊断为感染性结肠炎。对于外科医师，了解需要手术干预的时机很重要，如合并急腹症或炎性肠病恶化的患者。

难辨梭菌感染

难辨梭菌是胃肠道中的正常菌群，但在暴发性结肠炎或无症状携带者中，也可引起一系列症状。

流行病学

难辨梭菌是引起医疗相关腹泻最常见的原因，这也是一种主要的卫生相关并发症，大约2%的住院患者可能会发生难辨梭菌相关性腹泻。多项研究指出，无症状的成人住院患者中，难辨梭菌的定植率为3%～26%。美国每年确诊453 000例CDI病例，其中83 000例是复发病例[21]。有趣的是，随着一些区域采取了特定的预防和治疗方法，其发病率已逐渐下降。在加拿大的合作医院中，CDI 的发病率已从 2011 年的 7.9% 降至 2015 年的 4.3%[22]。

微生物学及传播方式

难辨梭菌是一种厌氧的革兰氏阴性杆菌。传播途径通常通过人人粪口途径，或是从环境摄入难辨梭菌的孢子，多由其他患者或医护人员的手传播。难辨梭菌的致病原包括 A、B 两种毒素，会引起结肠炎。A、B 毒素可与结肠上皮细胞上的受体结合，导致结肠上皮细胞死亡并释放炎性介质。2000 年代中期出现的 027 型难辨梭菌在西方世界暴发，并导致更严重的病情和死亡率。

危险因素

发生临床感染的最重要危险因素是近期接受抗生素治疗。抗生素会影响肠道正常菌群对于难辨梭菌的抑制作用。事实上，所有的抗生素都与难辨梭菌感染相关，但尤其是第三、四代头孢，喹诺酮类，克林霉素，碳青霉烯类抗生素的使用，更容易导致 CDI。其他危险因素包括免疫功能缺陷（包括 HIV 病毒感染）、化疗、使用抑酸药（如质子泵抑制剂）、胃肠道手术和操作（如营养管鼻饲）、长时间住院治疗或康复单元治疗。炎性肠病的患者发生 CDI 的风险增加，同时预后更差（HIV），结肠切除术的概率增加。这些患者更常使用免疫抑制剂和抗生素，使其肠道菌群紊乱。由于症状类似，因此很难区分暴发性炎性肠病与 CDI，确诊要十分谨慎。CDI 致死的危险因素包括高龄、多种合并症、低蛋白血症、白细胞增多、急性肾衰竭、027 型难辨梭菌感染。

临床表现

CDI 的症状常在使用抗生素后 4 ～ 9 天内出现，但也可在抗生素治疗 10 周后出现。患者出现新发的、不明原因的水样便（每天 3 次及以上的不成形便），应考虑存在 CDI；也可能合并腹痛、发热或肠梗阻。CDI 患者的分级为无症状携带者、非重症型、重症型、暴发型。有多种评分方法来评估疾病严重程度和治疗效果。根据美国感染病学会的标准，白细胞超过 15 000/μl 或血肌酐超过 1.5/μl 的患者提示为重症型。对于明确低血压或休克、肠梗阻或巨结肠的患者，可诊断为暴发型或重症型 CDI。ATLAS 标准是一种简单的床边评分，评分标准包括年龄、体温、白细胞、白蛋白、全身抗生素治疗，也可用来评估治疗效果[23]。

诊断

CDI 的诊断是通过典型临床表现和粪便检查。粪便实验室检查基于检测难辨梭菌毒素、抗原或菌体本身。有多种商业的检测手段，包括酶联免疫吸附法检测毒素，谷氨酸脱氢酶免疫法检测抗原，核酸扩增试验、聚合酶链反应检测和便培养。

柔性乙状结肠镜检查也是 CDI 的一种诊断方法。虽然不是一线诊断方法，但可用于粪便检测结果不能确定的患者，或者用来排除其他病因。大约一半的患者可观察到隆起的黄白色的小（2 ～ 10 mm）斑片（伪膜）（图 52.44）。额外 25% 的患者可观察到非特异性结肠炎。斑片的组织学分析提示为炎性渗出物，包括黏液碎屑、纤维蛋白、坏死上皮细胞和中性粒细胞。对于暴发型患者，内镜检查会增加穿孔风险，只

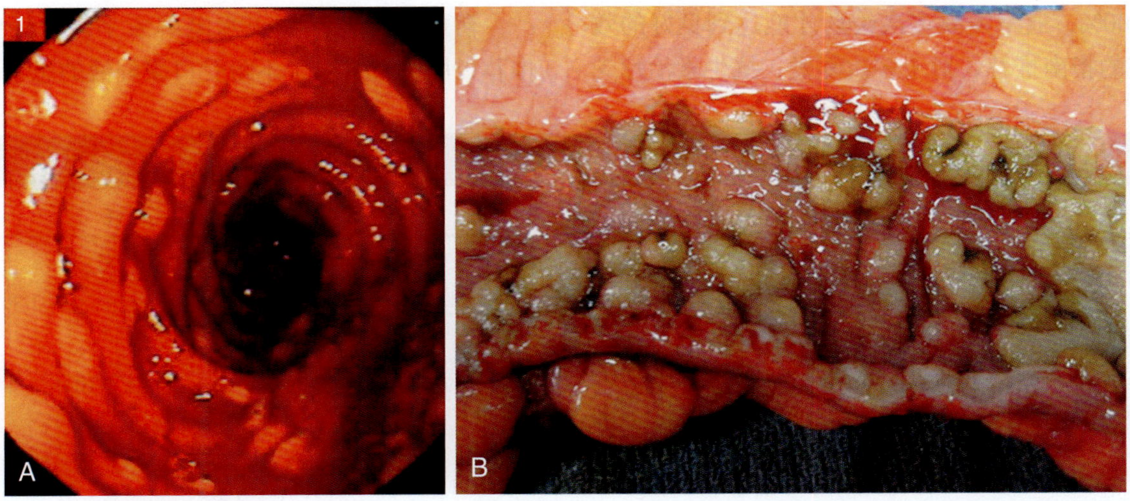

图 52.44 （A）难辨梭菌相关伪膜的内镜表现；（B）结肠切除术后显示结肠黏膜上被覆伪膜，此患者存在活动性难辨梭菌感染合并克罗恩病

有当获益大于风险时才考虑行内镜检查。

由于影像学检查没有特异性，对于 CDI 的诊断帮助不大，但可用来评估严重程度和治疗效果。典型的 CT 表现为结肠壁明显增厚、肠管扩张、肠周脂肪间隙模糊、造影剂位于结肠肠腔中表现出高密度和低密度（水肿的结肠袋）相间（手风琴征）、腹水。超声检查也有帮助，尤其是对不能进行 CT 检查的重症患者。超声也能显示肠壁增厚、肠腔变窄，还能观察到伪膜（黏膜表面的高回声线）。

治疗

首先的治疗是停用或减量正使用的抗生素、肠外补液、纠正电解质紊乱。应避免使用抗蠕动药物。CDI 的抗生素治疗应根据患者具体情况决定，可分为初期、复发性、重症、暴发型。表 52.3 总结了目前用于治疗初期，重症和暴发型患者的推荐抗生素方案。

治疗复发性患者时，通常包括更换抗生素（从甲硝唑到万古霉素或从万古霉素到非达霉素）。此外，可使用逐渐减量和间断给药方案。

粪菌移植

粪便菌群移植（FMT）是一种治疗复发性 CDI 患者的新方法。CDI 的患者缺少结肠正常菌群的保护来抑制难辨梭菌的复制和增殖。植入正常人的肠道菌群，尤其是可抑制难辨梭菌的菌种，可以重建肠道菌群的多样性，恢复菌群平衡。文献报道的给药方式包括经鼻胃管、口服（冷冻粪便细菌胶囊）、灌肠、经肠镜结肠给药。近期有研究指出，经下消化道给药要比经上消化道给药更有效[24]。FMT 的有效率为 77% ～ 100%，通常需要多次给药才能达到良好的效果。目前的指南推荐，对于多次复发、抗生素治疗失败的患者应使用 FMT 治疗。

单克隆抗体

贝洛昔单抗和阿克索单抗是两种分别针对难辨梭菌 B、A 毒素的单抗。单抗通过中和毒素阻止其与宿主细胞结合来避免结肠损伤[25]。可以用来与抗生素协同治疗，预防复发，尤其是 027 型难辨梭菌感染、重症 CDI，及接受免疫抑制剂的患者。

手术治疗

暴发性 CDI 的患者当出现全身中毒症状、中毒性巨结肠或结肠穿孔时应考虑行急诊手术治疗。急诊行结肠切除术可比继续抗生素治疗获得更好的预后。传统上对于重症患者，可行保留直肠的结肠全切除或次全结肠切除，而对于没有坏死或穿孔的患者，目前可考虑行回肠双腔造口，对结肠进行万古霉素溶液的顺行灌洗[26]。

其他结肠感染性疾病

其他病原体也可引起腹泻和结肠炎，但通常不需要手术治疗。对大多数患者应仔细询问病史，如饮用不洁水、再生水，或食用被污染的蔬菜水果、生牛乳，未煮熟的肉、鱼、贝类、鸡蛋等；也应询问出国旅行史，是否接触过动物或其粪便。表 52.4 总结了导致腹泻和结肠炎的常见细菌。

优先处理包括仔细询问病史、评估患者水电解质情况，并在粪便中检测寄生虫和虫卵。出现败血症表现的患者或是来自肠源性发热地区的患者及免疫功能缺陷的患者需要进行血培养检测。

初始治疗包括纠正水电解质平衡，轻中度患者推荐口服补液，对于不耐受口服补液的患者可考虑经

表 52.3 难辨梭菌感染的抗生素治疗

临床状态	治疗	疗程
首次发作	1. 口服万古霉素 125 mg，4 次 /d 2. 非达霉素 200 mg，2 次 /d 若万古霉素和非达霉素无效，非重症可给予甲硝唑 500 mg，3 次 /d	10 天
首次发作至暴发期（低血压、休克、肠梗阻、巨结肠）	万古霉素 500 mg，4 次 /d（口服或鼻胃管给药） 肠梗阻患者： 1. 直肠滴注万古霉素 2. 静脉给予甲硝唑（500 mg，3 次 /d）联合口服万古霉素或经直肠给药	至少 10 天，个体化调整

Adapted from McDonald LC，Gerding DN，Johnson S，et al，Clinical Practice Guidelines for Clostridium difficile infection in adults and children：2017 update by the Infectious Diseases Society of America（IDSA）and Society for Healthcare Epidemiology of America（SHEA）. Clin Infect Dis. 2018；66：987-994.

鼻胃管补液。严重脱水或肠梗阻的患者需要静脉补充等渗溶液（生理盐水或乳酸钠林格溶液）。大多数出现急性水样便且没有近期出国史的患者并不需要抗生素治疗。但对于免疫功能缺陷或出现败血症表现的患者，或怀疑肠源性发热的患者，可根据当地的易感菌经验性给予广谱抗生素，如喹诺酮类（如环丙沙星）、大环内酯类（如阿奇霉素）。对于极少数出现暴发性疾病导致穿孔或巨结肠的患者才考虑手术干预。

病毒感染也可导致急性腹泻和结肠炎。对于免疫功能缺陷患者，如晚期 HIV 感染、移植术后、炎性肠病，及接受化疗的患者，巨细胞病毒（CMV）也是一种常见的病因。CMV 结肠炎通常表现为水样便或血便、发热、腹痛。诊断是通过检测血清中的病毒载量。内镜检查可观察到结肠散在黏膜红斑。病理活检观察到病毒包涵体是 CMV 的特征性表现。CMV 结肠炎可引起脓毒症、中毒性巨结肠和结肠穿孔，治疗方式通常是加用更昔洛韦的支持治疗。病情严重复杂的患者可能需要手术治疗。

表 52.4 普通肠道感染的临床特征

致病菌	特征和临床表现
空肠弯曲菌	螺旋形微需氧的革兰氏阳性杆菌
	进食烹调不当的鸡肉或牛肉
	发热、水样便、腹痛。通常累及盲肠和末端回肠，与阑尾炎和克罗恩病症状类似
耶尔森结肠炎菌	革兰氏阴性球杆菌
	进食不洁水和食物
	腹痛，血性腹泻，症状可能类似于阑尾炎和克罗恩病
志贺菌属	革兰氏阴性兼性厌氧菌
	发展中国家导致痢疾的常见原因
	通常影响直肠和乙状结肠
	发热、腹痛、水样便，可能发展成血样腹泻
伤寒沙门菌或沙门菌	革兰氏阴性兼性厌氧杆菌
肠型血清型	疫区流行病学史，或者进食过疫区旅行者准备的食物
甲型副伤寒	发热，伴或不伴腹泻、腹痛、抽搐和呕吐

Adapted from Shane AL，Mody RK，Crump JA，et al. 2017 Infectious Diseases Society of America Clinical Practice Guidelines for the diagnosis and management of infectious diarrhea. Clin Infect Dis. 2017；65：1963-1973.

缺血性结肠炎

当结肠动脉血供不足以维持细胞代谢需求时就会发生缺血性结肠炎，这是最常见的胃肠缺血类型，年发生率为 7.1 ～ 22.9/10 万[27]。严重程度变化很大，从自限性疾病到严重致死性结肠缺血。鉴于大多数患者表现为轻度非特异性症状，实际发病率可能会更高。正确区分缺血性结肠炎和急性肠系膜血管病十分重要，急性肠系膜血管病是由肠道的主要血管阻塞导致，常表现为严重腹痛，腹部体征不明显，需要尽快血管介入治疗。缺血性结肠炎为小血管病变，没有肠系膜血管病发病剧烈，也很少需要血管介入治疗。大多数患者若能及时诊断并治疗，则并不需要手术治疗。若诊断治疗延误，可能会需要急诊手术治疗，死亡率和并发症发生率较高。

解剖学因素

结肠的动脉血供来源于肠系膜上动脉和肠系膜下动脉。肠系膜上动脉发出回结肠、右半结肠和中结肠动脉。肠系膜下动脉发出左结肠、乙状结肠及直肠上（直肠肛门）动脉（图 52.6）。目前已充分描述了两种侧支血管网连接两根不同主要动脉的供血区域，来预防结肠缺血的发生。主要的侧支是结肠边缘动脉弓，从盲肠结肠交界处至直乙交界处，沿着结肠系膜边缘，与肠管平行走形。当主要血管阻塞时，此动脉可使结肠接受血供。结肠切除术保留边缘动脉很重要，因为在此动脉和结肠之间只有垂直的小动脉穿行。当边缘血管损伤时，可能会导致此段结肠缺血。还有一条侧支循环是 Riolan 动脉弓（迂曲肠系膜动脉），相对罕见，紧贴肠系膜根部穿行，将肠系膜上动脉或中结肠动脉与肠系膜下动脉或左结肠动脉连接（图 52.45）。当肠系膜上动脉或肠系膜下动脉闭塞时，此动脉弓就会发挥重要作用，此血管弓变得粗大时，提示其中一支主要肠系膜动脉闭塞。

在肠系膜上动脉供血区域和肠系膜下动脉供血区域的交界处，主要靠侧支循环供血（图 52.46）。有两个分水岭区域得到了很好的描述，在这些区域，侧支循环通常不一致，并且容易缺血。一处是结肠脾曲（Griffiths 点），一些研究指出，高达 50% 的标本中，在肠系膜上动脉和肠系膜下动脉供血交界处缺失边缘动脉弓。通常大多数手术医师会避免在此区域进行吻合，因为此处容易缺血，从而发生吻合口漏。另一处潜在的易缺血区域为直乙交界处（Sudeck 点）。此处区域接收直肠上动脉和乙状结肠远端分支的动脉供血，二者都是肠系膜下血管的终末分支，容易发生动脉硬化。右半结肠也被认为是易缺血区域，这是由于回结肠动脉是肠系膜上动脉的终末支，易发生栓子栓塞。因此，右半结肠容易发生低灌注，如在心衰、出血、脓毒症的患者中。而直肠的血供来自肠系膜下血管和髂血管，血供丰富，很少发生缺血性损伤。

危险因素

缺血性结肠炎可发生于各个年龄段，但老年人、女性、有多种合并症的患者更常见。多种医疗状况和药物与缺血性结肠炎相关（框 52.2）[28]。

某些低灌注状态的患者很容易发生缺血性结肠炎，如发生心衰或脓毒症的患者，糖尿病、高血压慢阻肺、周围血管病变、肾病也都与此病有关。接受过大血管重建手术或腹部手术过程中结扎过肠系膜上动脉的患者，也已发生结肠缺血。如果这些患者的侧支血管供应不充分，急性肠系膜下动脉闭塞可能导致乙状结肠和左半结肠缺血。

多种药物也与缺血性结肠炎相关。诱导便秘的

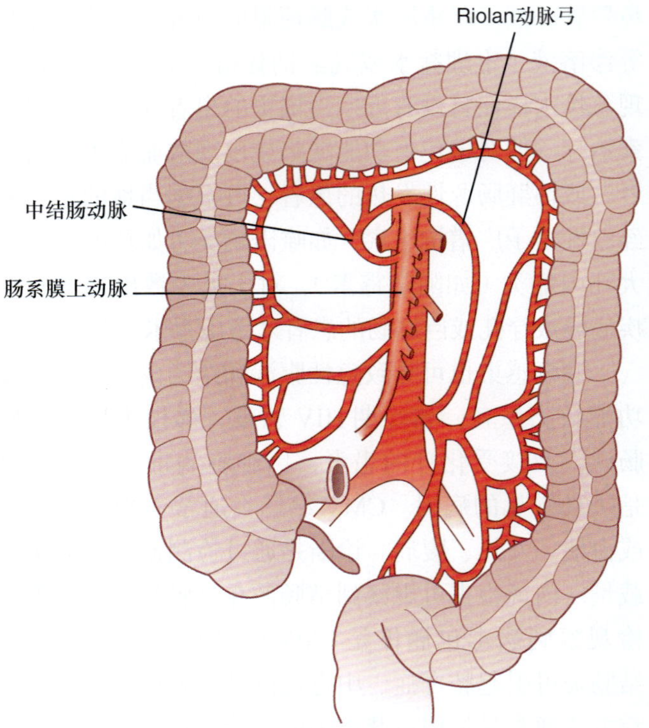

图 52.45 Riolan 动脉弓（From Gordon PH，Nivatvongs S，ed. Principles and Practice of Surgery for the Colon，Rectum and Anus. 2nd ed. St. Louis：Quality Medical Publishing；1999：27.）

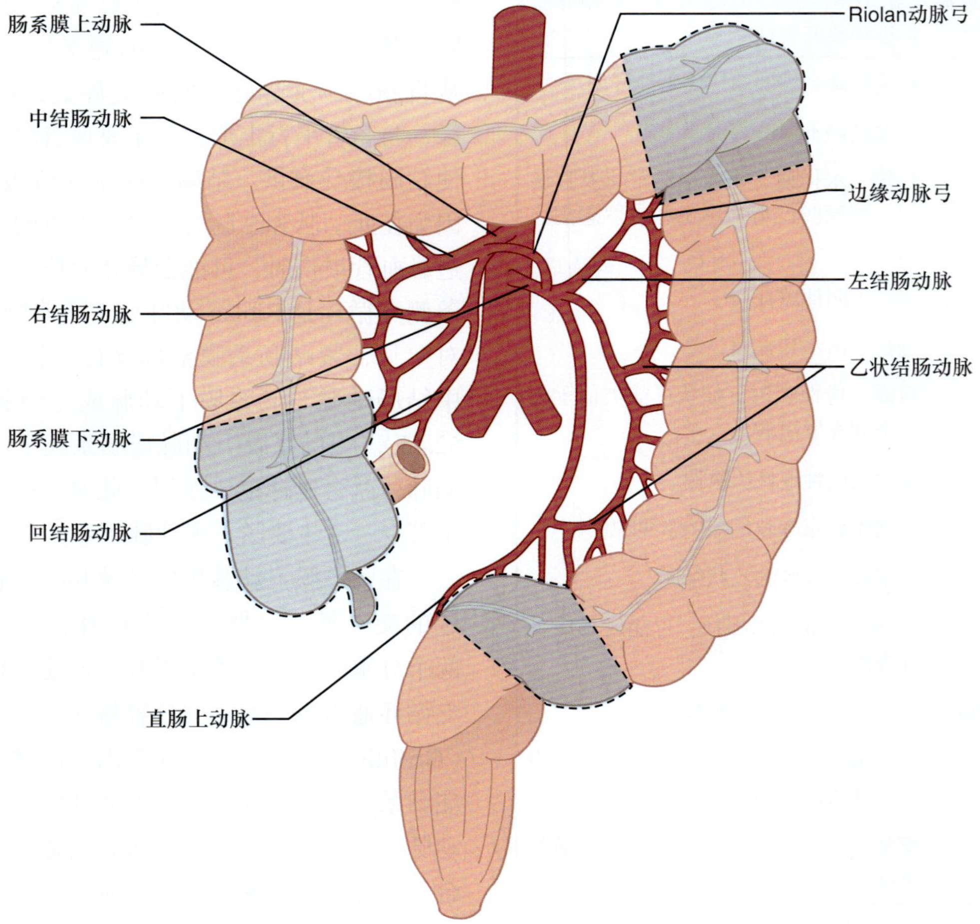

图 52.46 阴影部分为易发生缺血的结肠（From Netz U，Galandiuk S. Management of ischemic colitis. In：Cameron JL，Cameron A，eds. Current Surgical Therapy. 12th ed. Philadelphia：Elsevier；2017：171-176.）

框 52.2　缺血性结肠炎相关的临床状况和药物

低灌注状态
- 感染性休克
- 充血性心力衰竭
- 失血性休克
- 低血压

动脉硬化
- 缺血性心脏病
- 脑血管疾病
- 周围血管疾病

胃肠道
- 便秘
- 腹泻
- 肠易激综合征

手术和侵入性操作
- 腹部手术
- 大动脉手术（尤其是腹主动脉手术）
- 心血管手术
- 腹部血管操作后（如化疗栓塞术）
- 结肠镜检查

心血管 / 肺
- 慢性阻塞性肺病
- 房颤
- 高血压

代谢性疾病 / 类风湿
- 糖尿病
- 血脂异常
- 系统性红斑狼疮
- 类风湿关节炎

其他因素
- 高凝状态
- 镰状细胞病
- 长跑

药物
- 诱导便秘的药物（阿片类和非阿片类）
- 可卡因和甲基苯丙胺
- 免疫调节剂（抗肿瘤坏死因子 α，Ⅰ型干扰素 α，Ⅰ型干扰素 β）
- 化疗药物（如紫杉醇）
- 雌激素和口服避孕药
- 去充血药（伪麻黄碱）
- 含血清素药物（如阿洛司琼，舒马普坦）

药物可引起缺血性结肠炎，最可能的原因是便秘导致肠管血流减少，肠腔压力升高。一些免疫调节剂如抗 TNF-α 抑制剂等，可引起血栓形成，一些违法药物如可卡因、甲基苯丙胺通过引起血管收缩、血液高凝状态，并直接损伤血管内皮，也可导致缺血发生。

临床表现和诊断

大多数患者的缺血型肠炎不是全层肠壁缺血，表现为一些非特异症状体征。早期诊断很困难，常见表现包括突发腹痛、痉挛、里急后重感、血性腹泻或便血。约 50% 的患者会同时出现这些症状，腹痛常早于便血发生。缺血性结肠炎的出血通常不严重，很少需要输血治疗。患者也可能出现恶心呕吐和低热。体格检查可能会发现腹部膨隆，病变部位会有压痛。在诊断时应充分了解病史，尤其应关注相关的疾病和药物。

最常见的病变区域为左半结肠（包括脾曲），然后是乙状结肠。由缺血导致的全结肠炎的预后很差。约四分之一患者表现为孤立的右半结肠缺血性肠炎。这些患者更多仅表现为腹痛而无便血，多合并房颤、冠心病，或慢性肾衰竭。孤立的右半结肠缺血性肠炎需要手术干预的概率更高，预后更差。小部分患者表现为全层肠壁缺血，病情更重，通常合并高热、白细胞升高、酸中毒和腹膜炎。

基本实验室检查并不具备特异性，但可辅助评估病情严重程度。重症患者的血白细胞总数、血尿素氮、乳酸脱氢酶均升高，而血红蛋白和白蛋白下降。酸中毒导致的碳酸氢盐降低，乳酸水平升高，也提示病情严重。推荐粪便检测难辨梭菌毒素，寄生虫及虫卵；进行便培养及过敏检测，以除外感染性肠炎。

腹部平片可能会显示肠管扩张和“拇纹征”，充气的结肠边缘可见多发的环形线，提示肠壁黏膜下水肿。但这并不是缺血性结肠炎的特异性表现，其他结肠炎症也可出现拇纹征。腹腔游离气体提示穿孔，需要急诊手术治疗。目前已不再使用水溶性造影剂灌肠来诊断缺血性结肠炎，但仍可用来评估慢性缺血性狭窄。腹部 CT 检查已成为最初诊断结肠病理改变的最主要非侵入性操作。使用口服及静脉对比剂的 CT 扫描可以帮助确定病变部位，评估严重程度，诊断并发症，除外其他病变。一些相对非特异性的表现可提示缺血性结肠炎，如局段肠壁增厚、肠周脂肪间隙模糊、拇纹征。肠壁囊样积气症（结肠壁间出现气体）、门静脉积气、增强 CT 下肠壁未增强通常提示严重的透壁病变，可行急诊手术干预。缺血性结肠炎患者通常不需要行血管造影检查，因为病变集中于小血管，但对于突发腹痛且症状体征不相符，以及孤立的右半结肠缺血性肠炎应行多排 CT 血管造影检查，来除外近端的急性肠系膜缺血。

诊断缺血性结肠炎的金标准是结肠镜检查。应早期行结肠镜检查（48 小时以内），但合并腹膜炎或怀疑全层缺血的患者应除外。一般认为结肠镜检查会增加缺血性结肠炎患者穿孔的风险，但目前的研究指出结肠镜检查的穿孔率与其他患者相比未见显著升高。在行肠镜检查时还推荐要限制过度充气，并避免进镜超过病变范围远端。缺血性结肠炎常见的内镜表现是水肿质脆的黏膜、红斑、点状出血、黏膜溃疡。“单条纹征”是指单独的线性溃疡，沿着结肠长轴走形，这种征象比较罕见，却是缺血性结肠炎特异性的表现。损伤黏膜与未损伤黏膜节段分布且分界明显，并且直肠未受累时提示在炎性肠病基础上发生了缺血损伤。我们应意识到诊断性肠镜检查通常不能区分肠壁全层缺血和非全层缺血。图 52.47 展示了推荐的缺血性结肠炎的诊断治疗流程。

治疗

非手术保守治疗对将近 80% 的患者有效，在几天内会有明显的改善。主要治疗包括肠道休息、静脉

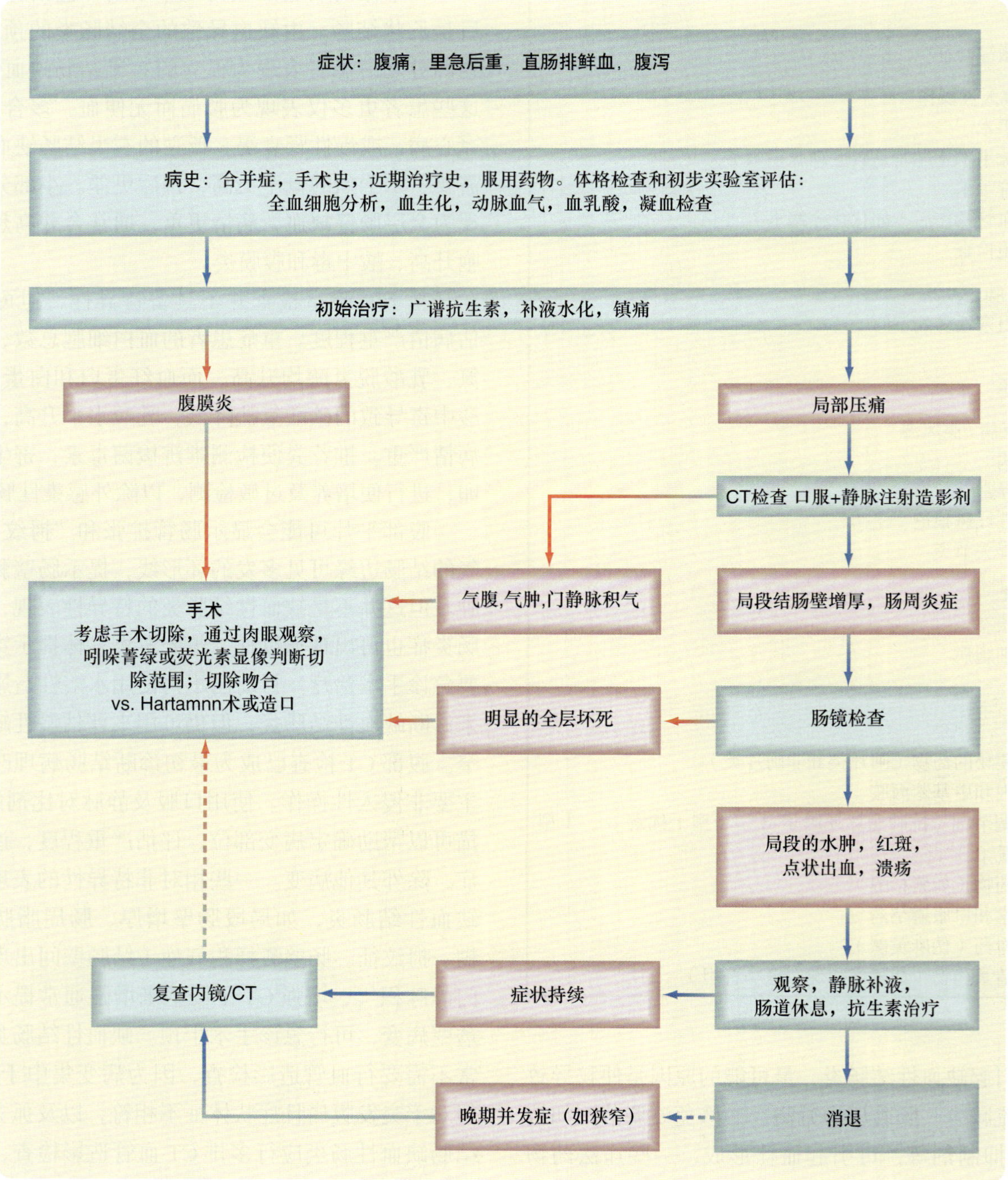

图 52.47 缺血性结肠炎的诊断治疗流程（From Netz U，Galandiuk S. Management of ischemic colitis. In：Cameron JL，Cameron A，eds. Current Surgical Therapy. 12th ed. Philadelphia：Elsevier；2017：171-176.）CT：计算机断层扫描

补液、广谱抗生素治疗。对于出现肠梗阻的患者应放置鼻胃管。

应通过积极的液体复苏努力纠正患者低灌注状态和低血压，并治疗相关症状和合并症，如心衰和脓毒症。结肠缺血可导致肠上皮屏障的损伤，从而导致全身性的脓毒症。因此，应经验性使用针对需氧和厌氧型大肠埃希菌的广谱抗生素来治疗缺血性结肠炎，来覆盖结肠正常的结肠菌群。不推荐使用泻药，因为可能会导致结肠穿孔。除非为了治疗既往存在的合并症，如狼疮或类风湿关节炎，否则应避免使用皮质醇激素。

大多数缺血性结肠炎为轻症的自限性疾病。几天之内症状不改善或进一步恶化的患者应注意是否发展成全层缺血，应再次进行影像学检查或通过肠镜来治疗。

一小部分轻中度患者可能会发展为慢性结肠炎，可能会反复出现腹痛、血性腹泻和脓毒症。这类患者出现并发症的风险更高，通常需要外科切除病变肠管。某些康复的非全层缺血的结肠炎患者，病变部分可能会发生狭窄，这些患者可能会出现便秘、大便变细、腹痛症状，可通过造影剂灌肠、CT或肠镜来确诊。有症状的患者或不能除外恶变的患者可考虑行手术切除。

患者已发生全层缺血、穿孔或出现相关征象，如腹膜炎、血流动力学不稳定、腹腔游离气体，CT上的不良征象（如门脉积气）时，常需要急诊手术探查。最近一项大样本研究指出缺血性结肠炎术后30天的死亡率达25%[29]，而另一些研究显示手术治疗后的死亡率高达47%。缺血性结肠炎患者结肠切除术后发生死亡的危险因素包括高龄、全身情况差、合并症多、术前脓毒性休克、术前输血、术前急性肾衰竭、手术时机延误等。

手术中观察确认全肠道缺血和坏死的征象十分重要。结肠缺血部分通常可辨认，经常位于易缺血区。此类患者可行肠管切除吻合术，保证剩余肠管血供充分，减少对侧支循环血供的依赖。确定切除肠管范围或确定肠管是否能存活十分困难。肉眼观察并不一定准确，尤其是在肠道缺血但可能存活时。术中红外线血管显像检查是一种已得到很多支持的新技术，可用来判断肠道活性或在肠管吻合后确定吻合口完整性。静脉注射吲哚菁绿并通过血液循环系统进行分布，多种商用成像系统可用激光激发吲哚菁绿，来实时评估组织灌注情况（图52.48）。对于急性期手术患者通常不建议行肠道吻合，因为缺血范围可能会进展，且通常合并血流动力学不稳定和脓毒症。临时关腹，24小时后再探查更易确定切除范围，对于肥胖患者，可将肠管用切开闭合器离断后，暂时置于腹腔内，可避免造口相关并发症。全结肠缺血十分罕见，这种患者需要进行全结肠切除末端回肠造口术。与小肠的肠系膜缺血不同，结肠缺血通常不采取血管再通术，因为这一般不是大血管的阻塞。

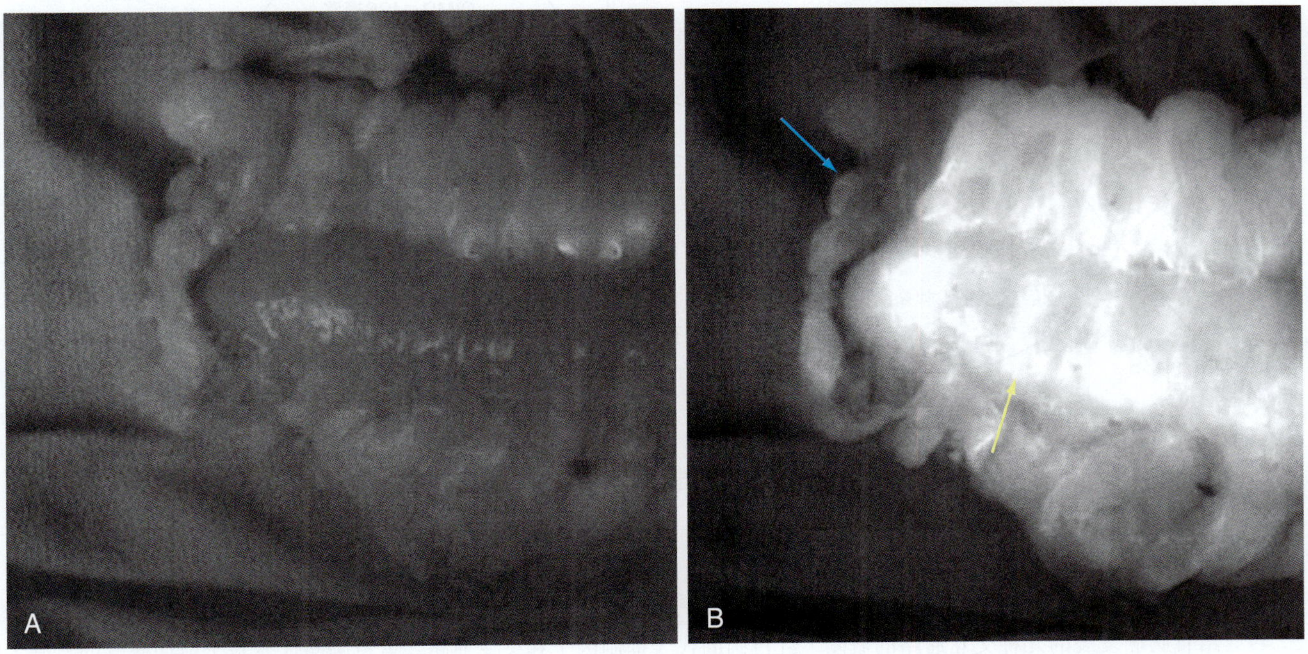

图 52.48 基于吲哚菁绿的红外血管成像。（**A**）给药之前的结肠；（**B**）给药后的结肠：缺血的切缘（蓝色箭头）。正常灌注的结肠（黄色箭头）（From Netz U，Galandiuk S. Management of ischemic colitis. In：Cameron JL，Cameron A，eds. Current Surgical Therapy. 12th ed. Philadelphia：Elsevier；2017：171-176.）

肿瘤

结直肠癌遗传学

在全世界范围内，结直肠癌是最常见的恶性肿瘤之一，有很多研究关注结直肠癌的遗传学。遗传因素在结直肠癌中发挥重要作用，鉴别遗传性结直肠癌综合征有助于更好地理解散发性结直肠癌。此章节主要解释为何有些患者结直肠癌进展迅速，而另一些进展缓慢。

染色体不稳定通路

我们最初关于结直肠癌遗传基础的认知来自 Vogelstein 和其同事的研究，他们分析了 200 例结直肠癌成瘤病变的标本，从息肉到浸润性癌。通过检测特定基因的突变，他们提出了一种结直肠癌癌变的阶梯样模型，包括激活致癌基因（可诱导肿瘤形成的基因），并缺失了一些肿瘤抑制基因。当前人们认为大多数散发性结直肠癌患者从腺瘤发展到结直肠癌大约需要十年。其分子机制包括早期 *APC*（结肠腺瘤息肉病）基因突变，之后致癌基因 *KRAS* 突变激活，及 *TP53* 抑癌基因的突变导致失活。染色体不稳定是指染色体数目的改变（获取或丢失），也包括亚染色体基因组的扩增和缺失，从而发挥致癌作用。目前认为约 60% 的结直肠癌发生是通过此通路。第二种通路为 CpG 岛甲基化，约 35% 的结直肠癌是通过此通路。另一种是林奇综合征相关的突变表型，约占 5%。图 52.49 显示结直肠癌发展的不同基因通路或机制，并指出其重叠的部分。这个话题很复杂，具体讨论不在此章节范围之内。但外科医师确实需要了解这些通路的基础内容。图 52.50 总结了结直肠癌的不同分子亚型、出现频率和常见的基因突变。

CpG 岛甲基化表型

这种 CpG 甲基化表型通路最常见的初始突变为 BRAF 基因突变抑制正常结肠细胞的凋亡。之后就会导致增生性或无蒂锯齿状腺瘤或息肉，启动子的甲基化易使 CpG 岛发生基因沉默。CpG 岛是指只包含胞嘧啶和鸟嘌呤的一段 DNA 片段。hMLH1 基因（林奇

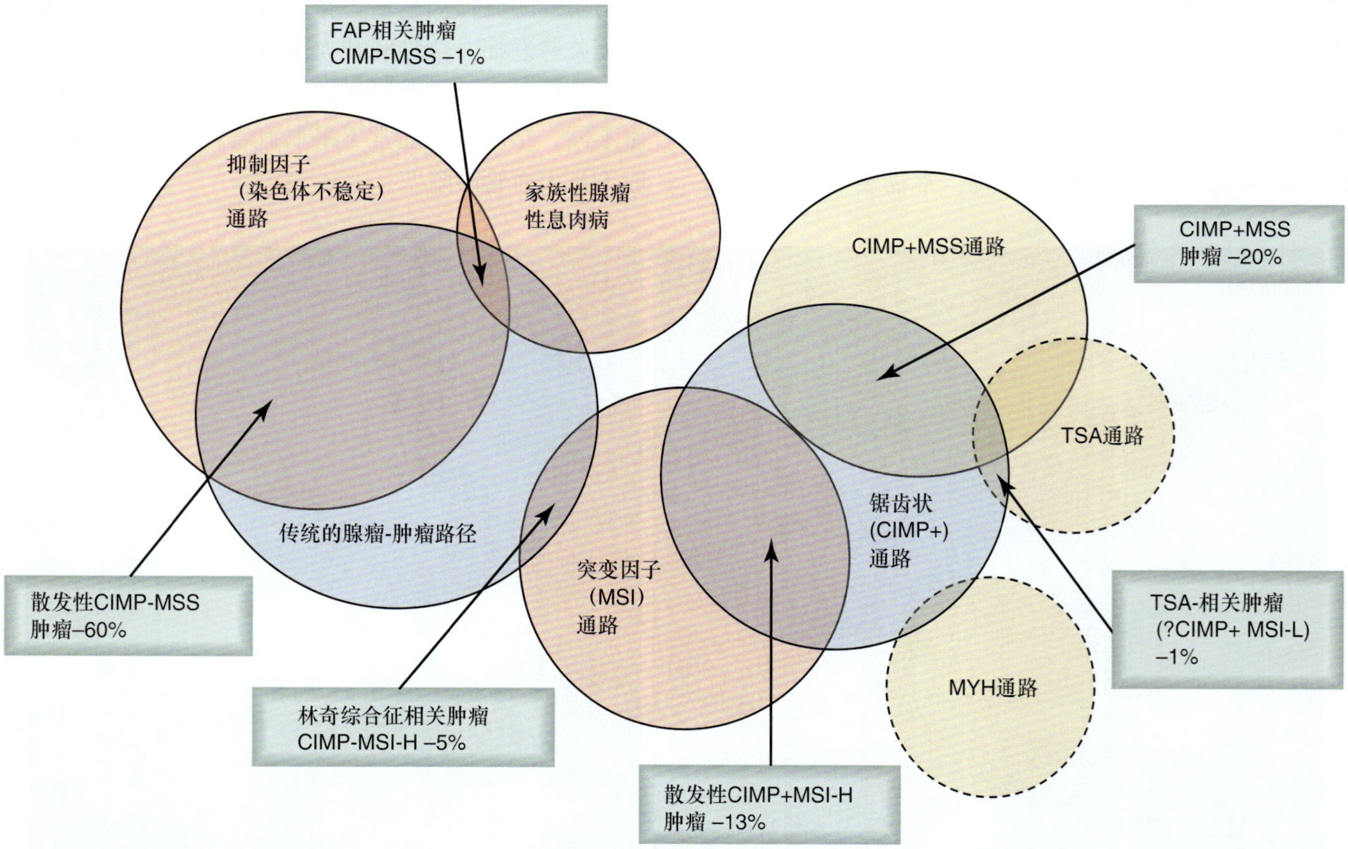

图 52.49 结直肠癌发展的几种交互通路的概图。红色圆圈代表抑制因子和突变通路，蓝色圆圈代表基于前期病变的机制（传统的腺瘤—肿瘤方式和锯齿状通路），黄色圆圈代表特异性不明显的通路。（From Snover DC. Update on the serrated pathway to colorectal carcinoma. Hum Pathol. 2011；42：1-10.）CIMP-：CpG 岛甲基化阴性；CIMP ＋：CpG 岛甲基化阳性；FAP：家族性腺瘤性息肉病；MSI-H：高度微卫星不稳定；MSI-L：低度微卫星不稳定；MSS：微卫星稳定；TSA：传统锯齿状腺瘤

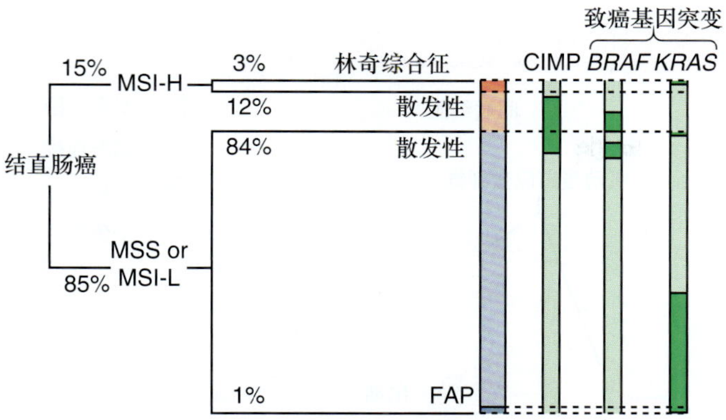

图 52.50　大多数结直肠癌（85% 浅绿色和深绿色）为 MSS 或 MSI-L 表型，但都以染色体改变为特征。大多数此类肿瘤通过经典的腺瘤-肿瘤方式恶变，但约 1% 患者存在家族性腺瘤性息肉病（深蓝色）。约 15% 的结直肠癌（红色和粉色）为 MSI-H，存在基因错配修复缺陷，其中的 3% 为遗传性林奇综合征（红色），剩余的 12% 为散发性（粉色），无蒂的锯齿状腺瘤为其典型的早期病变。绿色部分为 CIMP 和 BRAF 或 KRAS 基因突变。深绿色代表阳性或突变型改变，而浅绿色代表阴性或野生型改变。（From Brenner H，Kloor M，Pox CP. Colorectal cancer. Lancet. 2014；383：1490-1502.）CIMP-：CpG 岛甲基化阴性；FAP：家族性腺瘤性息肉病；MSI-H：高度微卫星不稳定；MSI-L：低度微卫星不稳定；MSS：微卫星稳定

综合征相关的一种 DNA 修复基因）是 CpG 岛甲基化导致基因沉默的最具特征性的基因。如果发生进一步的突变或甲基化，会导致高度微卫星不稳定的肿瘤。因此，大多数起源于锯齿状腺瘤的肿瘤为 MSI-H，并多位于右半结肠。

微卫星不稳定突变通路

高达 15% 的早期结直肠癌被认为与微卫星不稳定（MSI）通路相关，与修复错配 DNA 相关的基因突变有关。这些基因包括 mutL homologue 1（*MLH1*）、*MLH3*、mutS homologue 2（*MSH2*）、*MSH3*、*MSH6* 或者 PMS1 homologue 2（*PMS2*）[30]。当这些基因发生突变时，DNA 复制时发生的错配不能被及时修复并不断积累，从而引起累加的突变（微卫星）。微卫星指正常出现的 1 ～ 6 个碱基对的重复序列。高度微卫星不稳定的肿瘤常位于近端结肠，局部肿瘤较大，通常无远处转移，肿瘤分化差。对于散发性结肠癌患者来说，此种肿瘤多发生于高龄患者；当有遗传性时（如林奇综合征），患者通常更年轻（＜ 50 岁）。这些肿瘤通常与肿瘤浸润淋巴细胞相关，检测 BRAF 基因突变有助于区分散发性（BRAF 基因突变）和遗传性肿瘤。

此章节后面还将继续讨论遗传性结直肠癌，其占结肠癌总数的 5%。在遗传性结直肠癌中，根据具体综合征的不同，肿瘤抑制基因（如 APC）或 DNA 修复基因（如林奇综合征）在体细胞中的单等位基因表达失活，随后的体细胞突变或二次基因突变会影响剩余等位基因的功能，从而导致癌症的形成。

上皮间质转化

若结直肠癌发生转移可致患者死亡。上皮间质转化是指细胞在功能和形态学上丢失了上皮细胞特征，而出现间质细胞表型。此过程不止在肿瘤发展中很重要，也是胚胎发育和伤口愈合过程中的正常细胞功能[31]。通过这种方式，局部生长的肿瘤细胞可侵透肠壁或向局域淋巴结转移。图 52.51 显示细胞发生上皮间质转化过程中涉及的基因和形态学改变，包括细胞丢失极性、细胞间黏附性缺失，获得侵犯和转移的能力。一旦肿瘤细胞到达转移部位后，此过程又将逆向变化，进行间质上皮转化。

分子亚型共识

结直肠癌治疗上最激动人心的进步是在国际上共享数据，来加深我们对此病的理解。通过一个大型的国际合作，基于评估转录对肿瘤进行分型，建立了“分子亚型共识”系统（图 52.52）。此共识包括四种基因分型，其中 CMS2 ～ 4 更可能是染色体不稳定病变，而 CMS1 更像是 MSI-H 的肿瘤，更具有免疫原性，后者更多位于近端结肠。简单总结：

- CMS1 肿瘤有更多的突变，微卫星不稳定且更具免疫活性；
- CMS2 肿瘤显示上皮表型，*WNT* 和 *MYC* 通路激活；
- CMS3 表现为上皮表型且有代谢失调；
- CMS4 表现为间质表型，明显的转化生长因子 β 激活，间质侵犯和血管生成。

进行这种分型后，可以对患者进行更加个体化和针对性的治疗，改善患者的生存预后。

结直肠息肉

结直肠息肉是肠黏膜向肠腔内突出的组织。息肉通常无症状，但息肉增大后可导致出血和梗阻，还有部分是癌前病变。息肉可根据肉眼表现分为有蒂（图 52.53）和无蒂的（图 52.54）。在切除活检后可根据

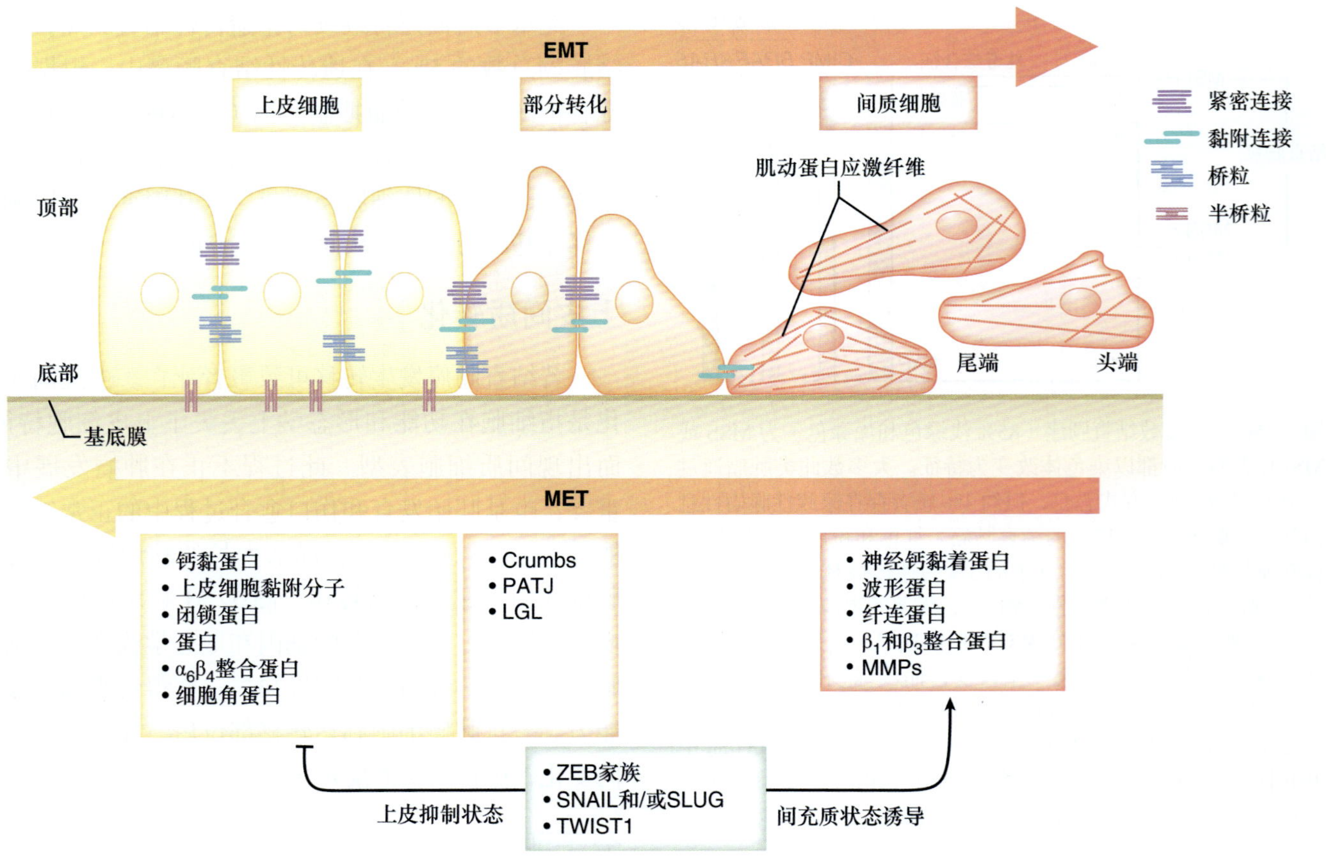

图 52.51 简述一个典型的上皮间质转化过程。上皮细胞展现顶底细胞极性，通过紧密连接、黏附连接和桥粒聚在一起，并通过半桥粒与下层基底膜连接。这些细胞通过表达一些分子来维持细胞极性（分别列在黄色和淡橙色的格中）。EMT 过程会引起 EMT 诱导转录因子的表达（EMT-TFs），包括 ZEB、SNAIL 和 TWIST，它们能抑制上皮状态相关基因的表达（黄色格中），同时激活间质状态相关基因的表达（深橙色格中）。这些基因表达的改变会导致细胞水平的变化，包括上皮细胞连接的解体，细胞极性的消失，PALS1 相关的紧密连接蛋白（PATJ）和幼虫巨大致死基因（LGL）是专门调节紧密连接形成和顶底极性的蛋白。逐步丢失上皮特征的同时也获取了一部分间质细胞的特征，但也保留了一部分上皮细胞特征。在一些特殊情况下，会完全转变为间质细胞的特性。间质细胞表现为前后极性，并进行广泛的细胞骨架重构，转变为不同的分子特征，EMT-TFs 可诱导并维持间质细胞状态。在 EMT 过程中，细胞变得能动，具备侵袭能力。EMT 是可逆的，间质细胞可通过间质上皮转变（MET），从而具有上皮细胞特性。在机体正常发育和肿瘤发生的过程中都存在 EMT 和 MET 过程。应注意自发癌变的细胞很少完全转变为间质细胞状态。（From Dongre A，Weinberg RA. New insights into the mechanisms of epithelial-mesenchymal transition and implications for cancer. Nat Rev Mol Cell Biol. 2019；20：69-84.）MMP：基质金属蛋白酶

组织学表现进一步分类（腺瘤，错构瘤，炎性息肉，锯齿状息肉）。结直肠息肉最主要的风险是癌变，为了避免癌变，应切除肿瘤性息肉。

非肿瘤样息肉

增生性息肉是通常小于 5 mm 的无蒂小息肉，由变长的结肠隐窝及乳头样改变的细胞组成，不伴有非典型表现。这是常见的结肠息肉，与小腺瘤很难区分，没有恶变风险。

炎性息肉（假性息肉）发生在炎症已经愈合的肠段。通常是在全层上皮溃疡重建后，形成的不规则息肉样结构。炎性息肉没有恶变风险，但增大后可能与肿瘤相混淆。但是这类息肉通常发生在其他有恶变风险的疾病中（如炎性肠病），必须与肿瘤区分。

错构瘤是胃肠道中不常见的息肉。可以表现为散发，并通常与遗传性疾病相关，如 Peutz-Jeghers 综合征（PJS）、幼年性息肉病、PTEN 错构瘤综合征。没有恶变风险，切除指征是梗阻症状或出血。

锯齿状息肉

锯齿状息肉可分为三种类型：增生性息肉（不属于癌前病变），无蒂的锯齿状息肉，传统的锯齿状息肉。无蒂锯齿状息肉和传统锯齿状息肉是腺瘤和增生性息肉的组合，包含这两种息肉的特征，即结肠隐窝呈锯齿样

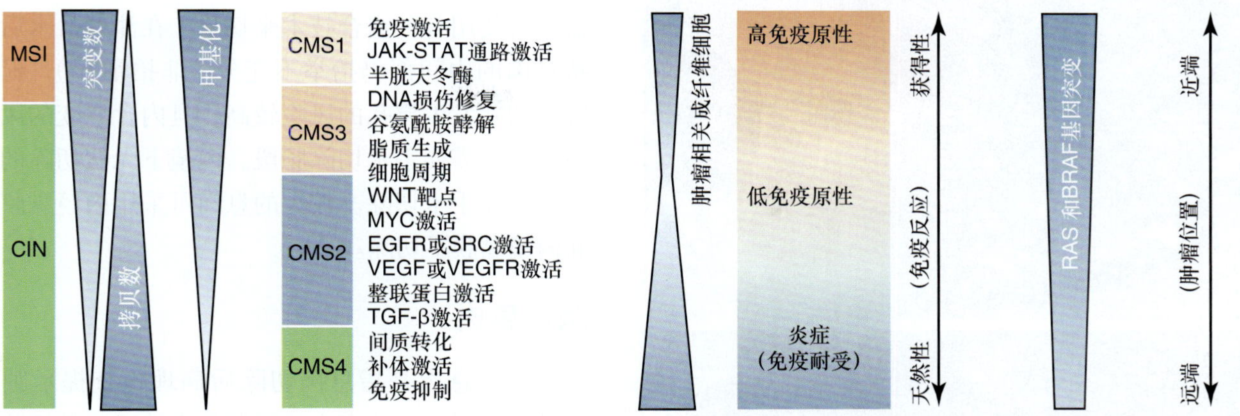

图 52.52 结直肠癌亚型的图示。微卫星不稳定（MSI）与高突变、高甲基化、免疫浸润有关，伴有 RAS、BRAF 突变，并多位于右半结肠。染色体不稳定的肿瘤在基因表达水平上存在更多的异质性，多条通路被激活让细胞从上皮状态［分子亚型共识 2（CMS2）］转化为间质状态（CMS2）。伴有 CIN 的肿瘤多位于左半结肠或直肠，其微环境为弱免疫原性或存在炎症，合并明显的间质浸润。结直肠癌中 RAS 突变丰富的亚型具有更强的代谢适应（CMS3），居中的突变水平、甲基化和拷贝数。（From Dienstmann R，Vermeulen L，Guinney J，et al. Consensus molecular subtypes and the evolution of precision medicine in colorectal cancer. Nat Rev Cancer. 2017；17：79-92.）EGFR：上皮生长因子受体；JAK：Janus 激酶；SRC：类固醇受体共激活因子；STAT：信号转换器和转录激活剂；TGF β：转化生长因子 - β；VEGF：血管上皮生长因子；VEGFR：VEGF 受体

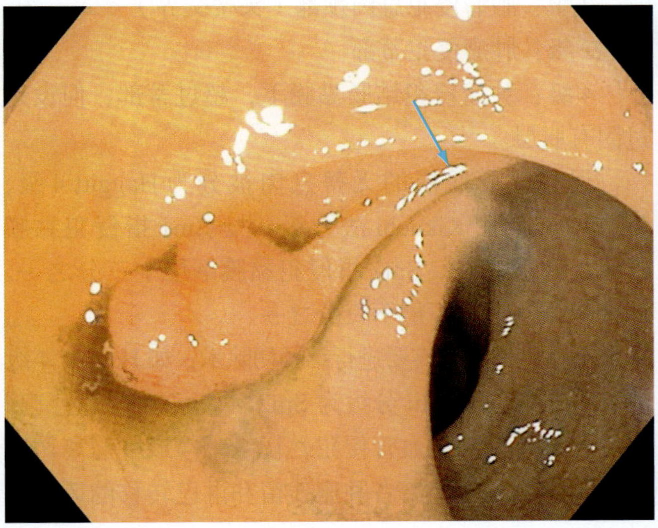

图 52.53 结肠镜显示带蒂息肉的长窄蒂（箭头指向蒂部）

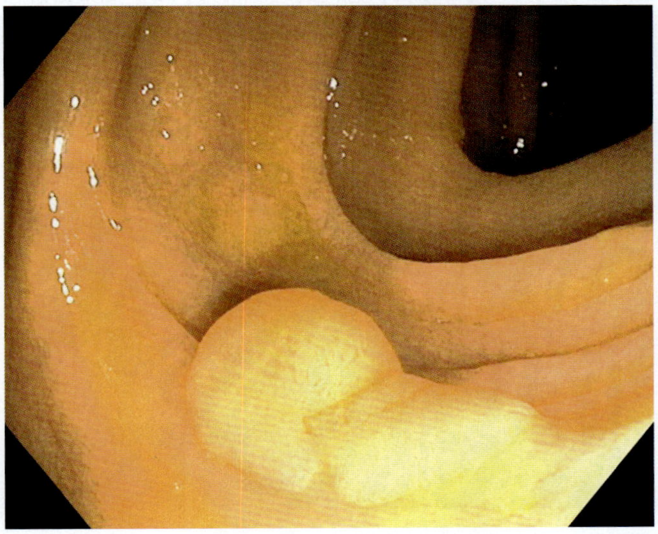

图 52.54 无蒂息肉的内镜表现

改变、细胞核异型性（图 52.55）。无蒂锯齿样息肉和传统锯齿状息肉恶变的风险较高[32]。此类患者癌变的通路为锯齿状通路，与经典的腺瘤癌变通路不同。应切除这些息肉，此类患者应定期复查内镜。

肿瘤性息肉

所有的腺瘤都有恶性倾向。管状腺瘤组织学特征为分枝状的管状腺体（图 52.56）。绒毛状腺瘤的表现为上皮呈长指样凸起（图 52.57）。绒毛管状腺瘤有两种特征。最常见的类型是管状腺瘤，占所有切除息肉的 65% ～ 80%，大多数是有蒂的；5% ～ 10% 是绒毛状的，其中 10% ～ 25% 是绒毛管状腺癌。绒毛状腺瘤通常是无蒂的。恶变的危险因素包括大小（大的）、大体形状（无蒂）、组织类型（绒毛状）和异型增生的分度。高危腺瘤是指直径至少 1 cm、高度异型增生，管状或绒毛状腺瘤，发展为结直肠癌的风险显著升高[33]。例如，小于 1 cm 的管状腺瘤癌变率小于 5%，而大于 2 cm 的绒毛状腺瘤癌变率约为 50%。

结肠镜发现的腺瘤性息肉应该切除。有多种内镜切除息肉的方法，如钳夹和套扎。有蒂息肉通常使用

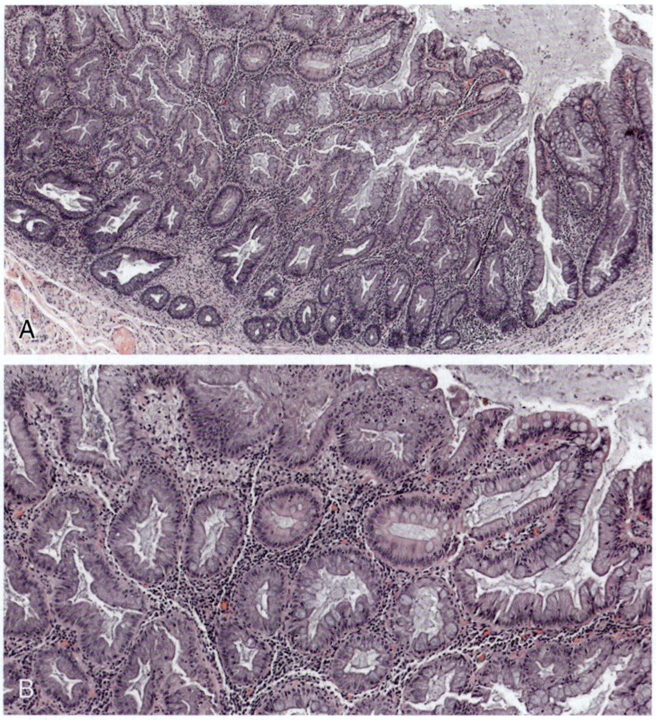

图 52.55 （A）无蒂锯齿状息肉的组织切片；（B）无蒂锯齿状息肉的组织切片（高倍镜）（Courtesy of Dr. Benzion Samueli, Department of Pathology, Soroka University Medical Center, Be'er Sheva, Israel.）

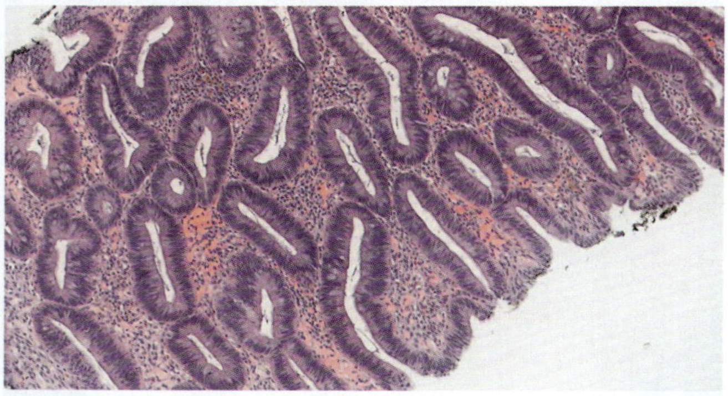

图 52.56 管状腺瘤的组织切片（Courtesy of Dr. Benzion Samueli, Department of Pathology, Soroka University Medical Center, Be'er Sheva, Israel.）

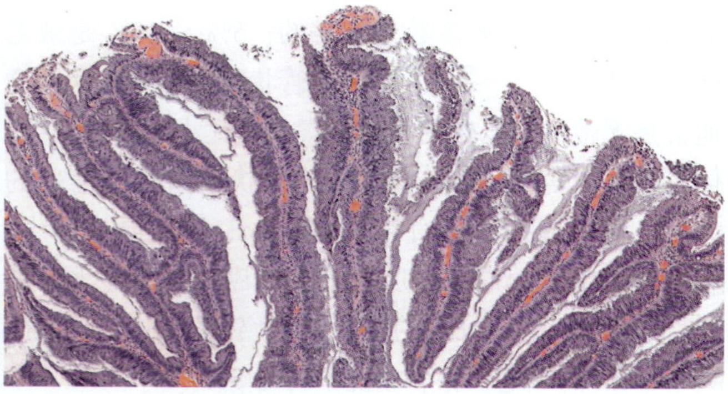

图 52.57 绒毛状腺瘤的组织切片（Courtesy of Dr. Benzion Samueli, Department of Pathology, Soroka University Medical Center, Be'er Sheva, Israel.）

冷或热套扎切除术。无蒂息肉通常在黏膜下注射生理盐水后使用各种组合技术来切除。在注射盐水后，无蒂息肉的中间部仍抬举不充分（非抬举征），提示内镜下切除发生穿孔的风险较高，且内含恶变的风险较高，通常需要手术切除肠段。内镜下无法切除的大息肉也需要手术切除。较大的息肉可采用内镜黏膜切除和内镜黏膜下切除。

恶性息肉

恶性息肉是指息肉切除后病理检查提示肿瘤侵犯黏膜肌层。由此产生的问题是内镜下完整切除是否足够。没有侵犯黏膜肌层的肿瘤考虑是原位癌，没有转移风险，但侵犯黏膜肌层存在局部复发和淋巴转移的风险，最重要的危险因素是侵犯深度，可通过 Haggitt 分级法（图 52.58）进行分级。

0 级：局限在黏膜的肿瘤，原位癌

1 级：侵犯黏膜下的肿瘤，局限在息肉头部

2 级：肿瘤侵犯息肉颈部（头蒂交界）

3 级：肿瘤侵犯蒂部

4 级：肿瘤侵犯结肠黏膜下，超过蒂部，但没超过固有肌层。

侵犯黏膜肌层的无蒂息肉被分为 Haggitt 4 级，可进一步使用 Kikuchi 法分级[34]，Sm1 指侵犯黏膜下层上三分之一，Sm2 指侵犯黏膜下层中三分之一，Sm3 指侵犯黏膜下层下三分之一。

恶性息肉通常需要进行结肠切除术，如 Haggitt 4 级的有蒂息肉、Kikuchi 分级为 Sm2 和 Sm3 的无蒂息肉，组织分化差，淋巴血管侵犯，切缘不净或肿瘤离切缘过近的病例。这些患者肿瘤残留和淋巴转移的风险超过 10%。

结肠切除术后监测

在结肠镜检查中发现腺瘤被认为是未来发生其他息肉的风险因素，表 52.5 描述了内镜下息肉切除后推荐的内镜复查方式。

遗传性肿瘤综合征

结直肠癌是美国男性和女性中第三种最常见的肿瘤。20% ～ 30% 的患者具有结直肠息肉或结直肠癌的家族史，但只有 3% ～ 5% 的患者为遗传性结直肠癌综合征，如林奇综合征、家族性腺瘤性息肉病（FAP）、mutY Homolog（MUTYH）相关的息肉病（MAP）、幼年性息肉病或 PJS（表 52.6）。及时诊断

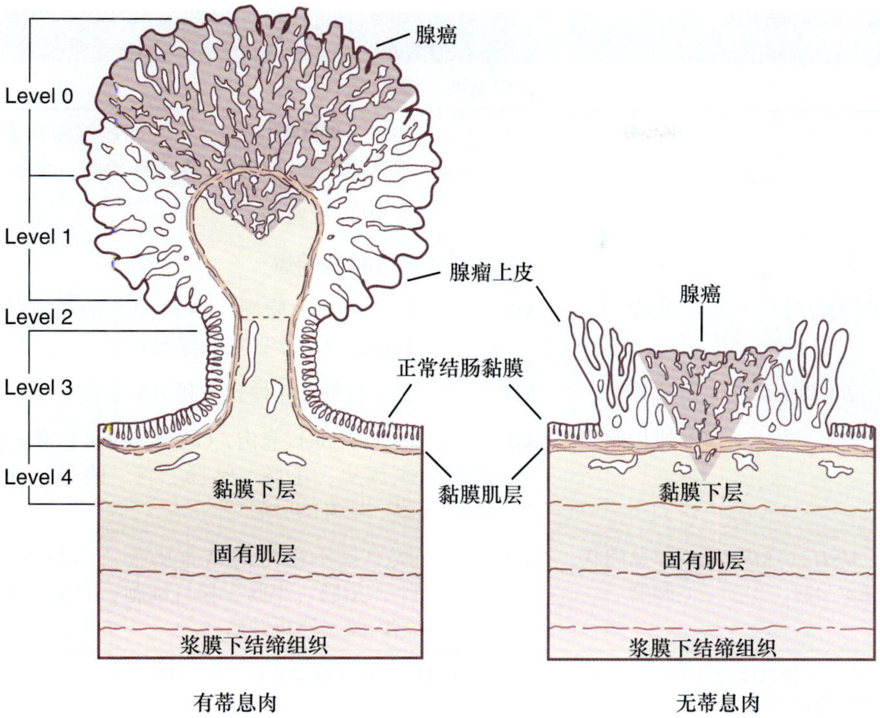

图 52.58 Haggitt 分级法。有蒂息肉和无蒂息肉的解剖标志（From Haggitt RC，Glotzbach RE，Soffer EE，et al. Prognostic factors in colorectal carcinoma arising in adenomas：implications for lesions removed by endoscopic polypectomy. Gastroenterology. 1985；89：328-336.）

表 52.5 内镜下息肉切除术后的肠镜复查建议

肠镜征象	肠镜复查时间
小的增生性乙状结肠或直肠息肉	10 年
低风险	5～10 年（AGA 指南）
1～2 个小管状腺瘤 ＜ 10 mm，低度异型增生	10 年（ESGE 指南）
高风险： 绒毛状腺瘤或高度典型增生，直径≥ 10 mm 或多于 3 个	3 年
分块切除的息肉	6 个月
无蒂锯齿状息肉＜ 3 mm	5 年
无蒂锯齿状息肉＞ 3 mm 或合并异型增生或传统的锯齿状息肉	3 年

Adapted from Hassan C，Quintero E，Dumonceau JM，et al. Post-polypectomy colonoscopy surveillance：European Society of Gastrointestinal Endoscopy（ESGE）guideline. Endoscopy. 2013；45：842-851，and Lieberman DA，Rex DK，Winawer SJ，et al. Guidelines for colonoscopy surveillance after screening and polypectomy：a consensus update by the US Multi-Society Task Force on Colorectal Cancer. Gastroenterology. 2012；143：844-857.

AGA：美国胃肠病学会；ESGE：欧洲胃肠内镜学会。

遗传性结直肠癌能对患者进行及时干预，从而减少癌变的风险。读者可以参考 ASCRS 关于遗传性息肉综合征治疗和林奇综合征患者手术方式的临床实践指南。

家族性腺瘤性息肉病

FAP 是一种常染色体显性遗传病，发生率约为 1∶10 000，不受性别和种族的影响。FAP 是发生在 APC 肿瘤抑制基因的胚系突变，*APC* 基因位于染色体 5q21，调节 β-catenin。由于 APC 突变部位不同，患者病情的严重程度也不尽相同。严重的 FAP 患者表现为上千的结直肠腺瘤。典型的腺瘤病患者结直肠腺瘤的数量为 100～1000 枚（图 52.59）。少于 100 枚腺瘤的患者被认为是弱化 FAP（AFAP），80%～90% 的典型 FAP 患者和 10%～30% 的 AFAP 患者存在 APC 基因的胚系突变。约 25% 的患者为新发突变，无家族史。对于经典表型的 FAP 患者，终

表 52.6 遗传性结直肠癌综合征

综合征	基因	息肉类型	遗传类型	临床表现	癌变风险
典型 FAP	*APC*	腺瘤	AD	100～1000 枚腺瘤，十二指肠腺瘤和癌，胃底腺息肉，硬纤维瘤，表皮样囊肿，骨瘤	100%
严重 FAP	*APC*	腺瘤	AD	＞1000 枚腺瘤	100%
弱化 FAP	*APC*	腺瘤	AD	＜100 枚腺瘤	80%
MAP	*MUTYH*（*MYH*）	腺瘤	AR	0～1000 枚腺瘤，小于 50 岁的结直肠癌，胃底腺息肉，十二指肠腺瘤和癌	80%
JPS	*SMAD4*、*BMPR1A*	错构瘤	AD	≥5 枚的幼年性息肉和 JPS 家族史	40%
PJP	*STK11*	错构瘤	AD	Peutz-Jeghers 息肉，Orocutaneous 色素沉着，PJP 家族史，小肠、结肠、胃、胰腺、乳腺、卵巢、睾丸的肿瘤	40%
林奇综合征	*MLH1*、*MSH2*、*MSH6*、*PMS2*、*EpCAM*	非息肉状腺瘤	AD	微卫星不稳定的结直肠癌，高危腺瘤，胃、十二指肠、小肠、移行细胞、胆囊、胰腺、子宫内膜、卵巢肿瘤	60%～80%

AD：常染色体显性遗传；AR：常染色体隐性遗传；CRC：结直肠癌；FAD：家族性腺瘤性息肉病；JPS：幼年息肉综合征；MAP：MUTYH 相关性息肉病；PJP：Peutz-Jeghers 息肉病。

身患结直肠癌的概率超过 90%，若不接受治疗则接近 100%。没有接受治疗的患者发生结直肠癌的平均年龄为 39 岁（35～43 岁）[35]。

FAP 的临床特征是患者在 20 岁以后，出现广泛的结直肠腺瘤并伴有结肠外的表现。FAP 患者可能无症状，也可能表现为出血、腹泻、腹痛、直肠排黏液。其他症状如贫血、梗阻和体重减轻通常是由于息肉体积增大，数量增多。FAP 患者描述了多种良性和恶性结肠外临床表现，包括胃十二指肠腺瘤和肿瘤、硬纤维瘤、骨瘤、表皮样囊肿、甲状腺乳头状癌、小肠息肉和肿瘤、先天性视网膜色素上皮肥大（congenital hyperplasia of the retinal pigment epithelium，CHRPE）、牙齿畸形。

在 50% 的 FAP 患者中会发现非肿瘤性胃底腺息肉，10% 的患者存在胃腺瘤，通常位于胃窦部。胃癌的风险较低。3%～70% 的 FAP 患者存在十二指肠腺瘤，易发生于壶腹部和壶腹周围。终身发生十二指肠癌的概率为 4%～10%，这是 FAP 患者第二常见的死亡原因。Spigelman 分级法用来对十二指肠腺瘤病的严重程度进行分级，并指导临床治疗（表 52.7）。腺瘤也偶尔出现在胆囊、胆管、小肠，尤其是远端回肠。大多数患者可在术后采用 NSAIDs 进行药物预防（如苏灵大或塞来昔布），但不如在结直肠中有效[35]。

硬纤维瘤在组织学上是良性的，但成纤维细胞在局部呈浸润性的单克隆增殖。所有的 FAP 患者中只有 10%～15% 会出现此表现。这些肿瘤通常发生

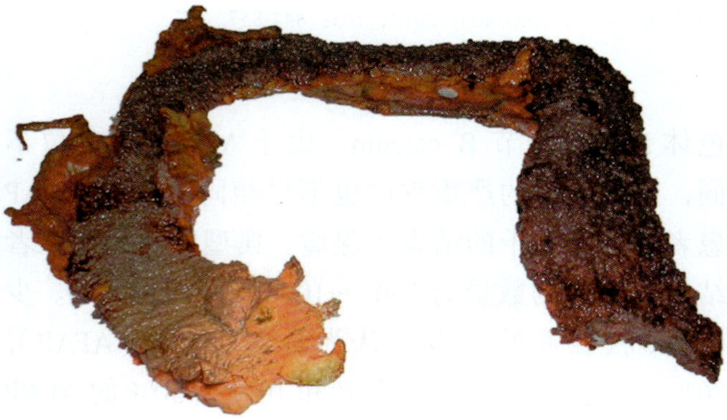

图 52.59 典型的家族性腺瘤性息肉病患者的术后标本，全结肠上可见数以百计的息肉

表 52.7 关于 FAP 患者十二指肠息肉的 Spigelman 分级法

标准	得分		
	1	2	3
息肉数量	1	2	3
息肉大小（mm）	1～4	5～20	＞20
组织学类型	管状	绒毛管状	绒毛状
异型增生	轻度	中度	重度

From Spigelman AD，Williams CB，Talbot IC，et al. Upper gastrointestinal cancer in patients with familial adenomatous polyposis. Lancet. 1989；2：783-785.

0 期：0 分；Ⅰ期：1～4 分；Ⅱ期：5～6 分；Ⅲ期：7～8 分；Ⅳ期：9～12 分。0 期 5 年内复查内镜，Ⅰ期 5 年内复查内镜，Ⅱ期 2～3 年内复查内镜；Ⅲ期 6～12 个月内复查内镜并进行手术评估，Ⅳ期 6～12 个月复查内镜并进行手术评估。

于女性患者，并有硬纤维瘤家族史。大约一半的 FAP 相关硬纤维瘤发生于腹腔的肠系膜中，40% 发生在腹壁。剩余的发生在背部、颈部和四肢。硬纤维瘤可表现为扁平的纤维状、片状病变，或是界限清楚的离散型肿块。这可能会导致疼痛、肠梗阻或尿路梗阻、血管受压和围术期并发症。硬纤维瘤和十二指肠息肉病或癌，是导致全结肠切除术后患者死亡或发生并发症的主要原因，导致约 10% 的患者死亡。一般不推荐手术切除腹内硬纤维瘤，对于小的、边界清楚的肿瘤可以保留。NSAIDs 和抗雌激素药物治疗与手术治疗的预后相似，联合多柔比星的化疗，是治疗不断生长的腹内硬纤维瘤的最好选择。

FAP 患者甲状腺癌的发生率为 2%，较其他的肠道外肿瘤少见，如胰腺癌、肝母细胞瘤、髓母细胞瘤。

CHRPE 是一种眼底镜下可见轮廓明显的灰黑色或棕色斑点的良性病变，可发生于 60% ～ 85% 的 FAP 患者。正常情况下不需要治疗，但可协助诊断。皮脂腺囊肿或表皮样囊肿、脂肪瘤、骨瘤、纤维瘤、多生牙、幼年鼻咽血管纤维瘤、肾上腺腺瘤也与 FAP 相关。

两种同名的息肉综合征被认为都属于 FAP，包括 Gardner 综合征（合并表皮包涵囊肿、骨瘤、硬纤维瘤的 FAP）和 Turcot 综合征（与中枢神经系统恶性肿瘤有关的 FAP）。

FAP 可通过遗传学或临床进行诊断。基因检测显示约 80% 的 APC 患者存在 APC 的胚系突变。对有 FAP 家族史、腺瘤个人史超过 10 枚、FAP 的肠外表现的患者，建议进行遗传咨询或相关检测。对怀疑 AFAP 的患者，若累计发现 20 个及以上的腺瘤，建议进行基因检测。治疗包括仔细询问综合征的特征、自然病程、肠外表现，并需要遵守指南推荐的治疗和随访方案。

对于有家族史的患者，应从 12 岁开始进行结直肠筛查，可使用软式直乙镜。如果发现息肉，应行全结肠镜检查。若初次直乙镜检查未发现息肉，应每 1 ～ 2 年复查软式直乙镜直到 35 岁，之后每 3 ～ 5 年复查一次，这是针对一级亲属未经过预测试验或基因检测，不能除外是否受到影响的患者。对于有 AFAP 风险的患者，应在 12 岁、15 岁、18 岁和 21 岁时进行肠镜检查，之后每两年一次。大约三分之一的 AFAP 患者可通过长期的内镜下息肉切除进行治疗。对于上消化道的筛查，应从 20 ～ 25 岁开始，筛查间隔应基于 Spigelman 分期系统。

推荐 FAP 患者每年行甲状腺超声检查，其他肿瘤则不建议常规筛查。

FAP 患者的下消化道治疗的目的是预防肿瘤导致患者死亡，并尽可能提高生活质量。为了达到这些目的，重点是把握合适的手术时机和手术方式。表 52.8 给出了手术时机选择。是否采取手术取决于出现的症状、确诊时的年龄、其他个体化的因素。

目前有四种治疗 FAP 的手术选择，全结直肠切除术，并采用 IPAA 进行消化道重建，可使用手工吻合联合直肠黏膜剥除术或使用吻合器吻合；全结肠直肠切除术后行回肠直肠吻合（IRA），或是行永久性回肠末端造口。这些手术方式各有利弊。

- **全结直肠切除和 IPAA** 极大地减少了直肠癌的风险，尤其是采取直肠黏膜剥除术和手工吻合后，但手术难度更大，且并发症发生率比全结肠切除＋回肠直肠吻合术高。IPAA 术后的

表 52.8 家族性息肉病的手术时机

采取手术或延期手术的原因	手术时机
已出现多种症状（结直肠癌风险高）	尽快手术
无症状的轻度患者	讨论手术机会（20 岁之前？），20 岁之前发生结直肠癌很罕见
30 岁或 30 岁以上确诊的患者	即刻手术
病变较大或高度异型增生，不能在内镜下切除	
肠镜、家族史或基因型提示重症疾病	合适的情况下尽快手术
肠镜、家族史或基因型提示弱化的息肉病	个人决定（轻型于 16 ～ 20 岁，弱化性息肉病在 21 ～ 25 岁）
术前诊断硬纤维瘤病、阳性家族史或硬纤维瘤病遗传易感	延期手术（评估结直肠癌风险后）
对于息肉量较低且有生育期望的女性可延期手术	只要患者严格遵守随访流程，可合理推迟手术

From Campos FG：Surgical treatment of familial adenomatous polyposis：Dilemmas and current recommendations. World J Gastroenterol. 2014；20：16620-16629.

排便次数要高于结肠切除＋回肠直肠吻合术。切除直肠有神经损伤的风险，可能导致性功能障碍或排尿障碍。由于粘连，盆腔的分离可能会导致不育。近来，微创手术可有效降低这种风险。

对于直肠癌患者，若同时合并较大息肉量（＞20枚同期腺瘤，高度异型增生，大腺瘤＞30 mm），或是重度遗传性表型（＞1000枚同期腺瘤），需要采用IPAA手术。IPPA手术对于大量直肠腺瘤的患者也是一种治疗选择，但是最佳的手术时机应个体化。IPAA应采用黏膜剥除术切除肛管移行区域并进行手工吻合，或是使用吻合器吻合，保留部分肛管移行区域。对于何种方式更好目前还存在争议。吻合器吻合方式的优点包括更好的功能（大便失禁的风险更低）和更少的并发症，手术更易操作，且肛管移行区域的腺瘤可通过内镜或经肛治疗。手工吻合的优点在于减少肛管移行区域的腺瘤，但是术后功能较差，此手术可做或不做回肠造口。储袋近端的临时性回肠造口可以用来减少吻合口漏的危害，预防盆腔脓肿的形成（不同研究报道各自的发生率6%～37%）、瘘管形成，这些并发症会损伤储袋的功能，因此回肠造口可减少再手术的概率。特定的患者可不行回肠造口手术。虽然腔镜手术有一些优势，但是没有研究证明腔镜手术要好于开放手术。IPAA应在特定的中心由有经验的团队开展。

- **次全结肠切除和回肠直肠吻合**可以得到较好的手术和功能预后，但是需要对残余直肠进行长期随访。约30%的患者会出现异时性直肠癌，IRA通常用于直肠息肉较少的患者、AFAP、轻症家族史和在进行遗传咨询后仍有生育期望的年轻女性。对于严重直肠病变的患者（腺瘤直径＞3 cm，严重异型增生，肿瘤，括约肌功能障碍，或直肠息肉超过20枚），或同时合并结肠癌的患者不应行IRA手术。对于AFAP、MAP、轻症FAP患者，IRA可以提供一个较好预后，但要接受密切的随访，通过全结肠切除和IPAA手术来治疗息肉过多的患者。
- **全直肠结肠切除＋末端回肠造口术**已经很少使用，因为年轻患者通常很难接受永久性造口。但是对于超低位直肠癌，无法保留括约肌或是IPAA术后恶变、储袋失败，或是肛门括约肌功能不良的患者，可考虑行这种手术方式。

大多数患者术后仍需要进行药物预防，因为全直肠结肠切除＋IPAA或全结肠切除＋IRA都可能残留一些有风险的直肠黏膜，且所有患者的十二指肠黏膜也存在风险。定期的内镜随访不能替代药物预防（例如服用减缓息肉生长的药物：苏灵大或塞来昔布）。

任何治疗后都应进行定期随访，标准治疗包括每年的肛门指诊和软式内镜检查。

MUTYH相关的息肉病

MAP是一种常染色体隐性遗传综合症，由位于1号染色体上的*MUTYH*基因的两个等位基因的胚系突变引起。由于隐性遗传病的发病需要两个等位基因均存在突变，因此患者的父母需至少是致病基因的携带者，这样，患者的兄弟姐妹也有25%的概率出现双等位基因突变。在正常人群中，单等位基因突变的概率为0.7%～1%。而在结直肠癌人群中，MUTYH双等位基因突变概率为1.7%。双等位基因突变患者发生结直肠癌的概率升高了28倍，而单等位基因突变发生结直肠癌的风险仅轻度升高[36]。

结肠的表现类似于AFAP，出现结肠息肉病（终身的腺瘤数量超过20枚）的患者应考虑MAP的诊断。虽然大多数MAP患者中的息肉为腺瘤，但也有表现为锯齿状息肉或混合性息肉。该病可发生出血和梗阻，但多数是在肠镜筛查中发现。症状主要是结直肠多发的腺瘤，且年轻人（40～50岁）患结直肠癌风险较高。结直肠息肉的表现变化很大，通常是轻症息肉病（＜100枚腺瘤）。大约20%的MAP患者合并十二指肠息肉，胃底息肉比较罕见。骨瘤、硬纤维瘤病和CHRPE与MAP无关。

进行MUTYH基因检测的指征包括10～100枚息肉、双等位基因突变患者的兄妹、早发型结直肠患者（44～55岁），或是单等位基因或双等位基因患者的子女。

MAP患者应每1～2年行结肠镜检查，若内镜治疗失败或已发生癌变，推荐行次全结肠切除＋回肠直肠吻合术。直肠癌在MAP患者中不常见，而一旦发生直肠癌，则应考虑行全直肠结肠切除和IPAA术。

侧视的食管胃十二指肠镜检查可以更准确地评估十二指肠腺瘤性肿瘤，应从30岁开始检查，若无异常每3～5年复查一次，治疗方法类似于FAP患者的十二指肠腺瘤。

Peutz-Jeghers综合征

PJS是一种常染色体显性遗传综合征，终身发生结直肠癌的风险约39%，特征性表现为主要位于胃肠道的错构瘤样息肉、皮肤黏膜色素沉着（嘴唇、颊黏膜、手足上出现深蓝或棕色斑点），易于发生多种肠道或肠外肿瘤。接近90%的PJS患者会出现错构瘤样息肉，大多数位于小肠，然后是结肠、胃、直肠。PJS患者终身患癌的风险高达90%，包括结直肠癌（最常见）、胃癌、胰腺癌、肺癌、乳腺癌、子宫癌、宫颈癌、睾丸和卵巢癌。

PJS是由位于19p染色体上的*STK11/LKB1*基因突变导致，约一半的患者是遗传自父母，剩下的患者无明显家族史，考虑是自发突变引起。

息肉在组织学上与幼年性息肉不同，来源于黏膜肌层的过度生长而不是固有肌层。

PJS是一种临床诊断，只需符合以下世界卫生组织标准中的任意一条：①3个或以上的息肉组织病理检查确定为Peutz-Jeghers息肉；②有PJS家族史，有任意数量的Peutz-Jeghers息肉；③典型的隆起性皮肤黏膜色素沉着，同时伴有PJS家族史；④任意数量的Peutz-Jeghers息肉伴有典型的隆起性皮肤黏膜色素沉着。

PJS患者需要专门的包含多种器官的监测随访，因为此病会增加多种器官癌变的危险（小肠，胃，胰腺，结肠，食管，卵巢，肺，子宫，乳腺，睾丸等）。应从8～10岁开始筛查评估小肠，若初始筛查正常，则推荐在18岁时复查，之后每2～3年复查一次。男性应从10岁开始，每年进行睾丸检查，而女性应每年进行盆腔检查，并在18～20岁开始巴氏染色检查。女性从25岁开始每6个月行乳腺查体，并每年行钼靶和乳腺磁共振检查。结肠镜和胃镜应从十八九岁开始，每2～3年复查。胰腺的筛查从25～30岁开始，每1～2年复查，包括超声内镜或磁共振胰胆管造影，并联合血CA19-9检测。

息肉切除在PJS的治疗中起到关键作用。胃和结肠中大于1 cm的无症状息肉应在内镜下切除。大于1～1.5 cm或增长迅速的小肠息肉也应切除，以减少将来并发症的发生，如出血和肠套叠。

手术通常用于解除症状，小肠中最常见的适应证是肠梗阻（肠套叠引起）和出血。手术目的是切除病变肠管，尽可能保留正常肠管。如果其他办法观察不到小的息肉，可能需要推进式小肠镜检查或术中内镜检查[36]。

幼年性息肉病

幼年性息肉病是一种常染色体显性遗传病，特征为肠道发生错构瘤性肠息肉。JPS患者终身患结直肠癌的概率为10%～38%，诊断癌症的平均年龄为34岁。当结直肠中存在5个或以上的幼年性息肉、胃肠道中多发幼年性息肉，或是肠道中有任意数量的幼年性息肉伴有家族史，可在临床上诊断幼年性息肉病。症状与息肉相关，最常见的是急性或慢性消化道出血、缺铁性贫血、脱出的直肠息肉、腹痛、腹泻等。

SMAD4（染色体18p）与*BMPR1A*（染色体10q）两个基因与JPS相关。但只在40%～50%的JPS患者中发现了一种基因的致病突变。JPS患者患癌症风险升高，多发的幼年性息肉患者癌变风险至少为10%。

结肠镜筛查应从12～15岁开始，间隔的复查时间应根据内镜观察情况决定。若没有发现息肉，可2～3年复查肠镜。若发现息肉并切除，应每年复查肠镜。

手术指征包括发现高低异型增生或肿瘤，或息肉不能在内镜下有效治疗。对于不能有效随访监测或有结直肠癌家族史的患者，可考虑行预防性结肠切除。对于结直肠病变，手术方式包括次全结肠切除和回肠直肠吻合、结肠区段切除、全结肠切除和IPAA[36]。

林奇综合征

林奇综合征以前与遗传性非息肉性结直肠癌（HNPCC）是同义词，但人们发现HNPCC描述不准确，因为很多患者可以发生非结直肠肿瘤，也可存在1个或更多的腺瘤或息肉。这类综合征占所有结直肠癌的3%～5%，而在50岁以下确诊的结直肠癌患者中则占到了10%～19%。这是一种常染色体显性遗传综合征，特征表现为DNA错配修复（MMR）基因（*MLH1*、*MSH2*、*MSH6*、*PMS2*、*EpCAM*）的突变。这些基因在DNA复制过程中通过纠正核苷酸碱基错误的配对和小的插入或删除，保证了DNA复制的准确性。90%的林奇综合征患者为MLH1和MSH2突变。由于这些基因缺陷，林奇综合征患者表现为微卫星不稳定，在MMR基因缺陷患者的肿瘤细胞DNA（在临近的正常黏膜细胞DNA上没有）的简单重复序列上（微卫星）普遍存在突变。微卫星是DNA的非编码区段，包含1～6个碱基对的简单重复序列。在基因组中存在成百上千的微卫星，微卫星为DNA提供了唯一的“指纹”。这些错误由于MMR缺陷没有被修复，会使微卫星的长度发生改变。MSI可在大多数（＞90%）发生结直肠癌的林奇综合征患者中出现。可通过使用免疫组化方法，利用MMR基因蛋白的抗体，评估MMR蛋白表达缺失，从而协助诊断林奇综合征。

15%的散发性结直肠癌患者中可发现BRAF基因

的体细胞突变，但在林奇综合征患者中没有。MSI的结直肠癌中存在BRAF基因突变是林奇综合征的反证。

林奇综合征发生结直肠癌和其他肿瘤的风险升高，通常为早期发病。患林奇综合征的男性终身发生结直肠癌的概率为70%，而女性为40%。林奇综合征相关结直肠癌诊断的平均年龄为44～61岁，而散发性结直肠癌为69岁。林奇综合征相关结直肠癌更多出现在右半结肠，但左半结肠、直肠或同时发生在结直肠的多处肿瘤也比较常见。林奇综合征患者在初始治疗时若没有采用全结肠切除术，其10年再发生率为16%，20年为41%，30年为62%。与AFAP或MAP患者相比，林奇综合征患者在50岁时结直肠腺瘤数量更少（通常少于3个）。腺瘤通常在2～3年内发展成肿瘤，而普通人群为4～10年。组织学特征为分化差、黏液性或印戒细胞癌，肿瘤浸润淋巴细胞和淋巴宿主反应比较常见。

子宫内膜癌是最常见的肠外肿瘤（终身患病率为32%～45%）。卵巢、胃、小肠、尿路、脑、胰腺的肿瘤也比较常见。林奇综合征的Muir-Torre亚型中可出现皮肤的皮脂腺腺瘤和癌，及角化棘皮瘤[36]。

虽然对MMR基因进行基因测序是确定引起林奇综合征突变基因的金标准，但林奇综合征患者也能先使用Amsterdam（框52.3）或Bethesda（框52.4）标准进行分型。

建议高危人群（已知MMR基因突变携带者的一级亲属，但未进行基因检测）或林奇综合征患者从20～25岁开始，每1～2年通过结肠镜筛查一次CRC；如果在25岁之前诊断出CRC，则在家族中诊断出CRC的最小年龄之前2～5年开始进行筛查。并不是所有的筛查都被医保覆盖。对于MMR基因突变阳性的患者，应每年复查肠镜。对于高危或林奇综合征的女性患者，应从30～35岁开始，每年行盆腔检查和子宫内膜取样，同时也应开始进行卵巢癌的筛查。对于超过40岁且没有生育期望的女性林奇综合征患者，应在行结肠切除术的同时切除子宫及双侧附件。胃癌的筛查应从30～35岁开始，进行胃镜检查并在胃窦取病理活检，之后根据患者的危险因素，每2～3年复查。而泌尿系统筛查从30～35岁开始，每年复查尿常规。

与散发性结直肠癌患者不同，手术治疗林奇综合征患者的结直肠癌时，应考虑以下三个方面：①原发肿瘤合适的治疗方式；②是否需要预防性切除无瘤的结肠；③结肠切除术后的并发症发生率和患者的生活质量。

对于手术治疗林奇综合征相关的结肠癌，目前仍没有明确共识。手术方式（部分或全结肠切除术）应与患者进行讨论，应考虑年龄、合并症及肿瘤分期。目前没有前瞻性随机对照试验来对比扩大切除和局限性切除的效果。再发生结直肠癌的累计风险是术后10年为16%，术后20年为41%，术后30年为62%。但基于现有的证据，全结肠切除术能更好地降低林奇综合征患者发生结直肠癌的风险，全结肠切除＋回肠直肠吻合是大多数患者的首选治疗方式。而直肠癌的治疗与散发性直肠癌的治疗原则一致。在与患者进行充分讨论后，也可按患者意愿切除残余的结肠。

对于超过60～65岁患者或潜在括约肌功能障碍的患者，不应切除过大范围。局段切除术后应每年复查肠镜。

框 52.3 Amsterdam Ⅱ标准

3个或以上的亲属患遗传性非息肉性结直肠癌相关的肿瘤（结直肠癌或子宫内膜癌、小肠癌、尿路上皮癌、肾盂癌）联合以下条件：
1. 一位患者是其他两位的一级亲属。
2. 两个或以上连续世代有患者。
3. 至少一名患者发病年龄小于50岁。
4. 除外家族性腺瘤性息肉病。
5. 病理检查已确诊癌症。

框 52.4 检测结直肠肿瘤是否是微卫星不稳定（MSI）的Bethesda标准

有以下情况的肿瘤患者应检测MSI：
1. 50岁之前确诊结直肠癌的患者。
2. 不论发病年龄，患有同时或异时性的结直肠癌或其他遗传性非腺瘤性结直肠癌（HNPCC）相关的肿瘤［包括子宫内膜癌，胃癌，卵巢癌，胰腺癌，尿路上皮癌，肾盂癌，胆管癌，脑癌（通常为胶质瘤），皮脂腺腺瘤，角化棘皮瘤，小肠癌］。
3. 组织学提示MSI表型（存在肿瘤浸润淋巴细胞，Crohn样淋巴细胞反应，黏液性或印戒细胞分化，或髓质生长模式），且确诊年龄小于60岁。
4. 结直肠癌患者的一级亲属中至少一例患有林奇综合征相关的肿瘤，且有一例在50岁前确诊。
5. 不论年龄，结直肠癌患者的一级或二级亲属中至少有两例确诊为林奇综合征相关的肿瘤。

From Herzig DO，Buie WD，Weiser MR，et al. Clinical Practice Guidelines for the surgical treatment of patients with lynch syndrome. Dis Colon Rectum. 2017；60：137-143.

分期

确诊结直肠癌后，应明确局部和远处的转移情况并确定肿瘤分期。一旦确定了患者的分期，可以对其病情进行一个大体上的确定，包括接受或不接受治疗的生存期、治愈的概率、病变残留的可能性、肿瘤复发率，及协助制订治疗方案。肿瘤一旦确诊就应立即进行分期。

分期方法

以前的结直肠癌分期系统包括 Duks 分期和修正的 Astler-Coller 分期。目前肿瘤的分期采用肿瘤、淋巴结、转移（TNM）分期方法，包括评估肿瘤侵犯肠壁的深度（T 分期）、淋巴结转移范围（N 分期）、远处转移情况（M 分期）。TNM 系统是从美国癌症联合委员会（AJCC）的分期系统上发展而来，并得到国际抗癌协会的支持。此种分期方法结合了术前、术中的临床信息和术后病理结果。自从其首次出版后，又经过多次重大修正。第 8 版的 AJCC 肿瘤分期手册上提出了最新的分期方法，展示在 Ref.36a 的表格中。

临床分期

临床分期（cTNM）是基于病史、体格检查、肠镜检查和影像学检查提供的信息。通常使用 CT（包括胸部、腹部、盆腔）来评估远处转移情况。其他的方法如 MRI、正电子发射断层成像（PET）或融合 PET/CT 通常不用于初始分期。但可用于造影剂过敏/肾衰竭或是诊断不明确的病例。对于直肠癌来说，准确评估局部扩散情况十分重要，来确定是否需要术前新辅助治疗。通常使用盆腔 MRI 进行评估，若存在禁忌不能进行 MRI 检查，可采用经直肠超声检查。

病理分期

切除标本的病理检查提供了肿瘤的病理分期（pTNM），为患者的预后和是否需要辅助治疗提供了更多信息。术前基于临床分期接受过新辅助治疗的患者，术后病理分期是采用修正后的病理分期（ypTNM）。一旦确定了 TNM 分期的这三项内容，可对其进行一个总的分期，见 Ref.36a 的表格。

附加预后因素

除了 TNM 分期外，AJCC 每年还推荐需要明确和报道的附加预后因素，其中包括血清 CEA 水平、肿瘤淋巴引流区域的癌结节、与周围血管神经的关系（淋巴血管和周围神经侵犯），都提示预后较差。肿瘤的分化程度（低分化 *vs.* 高分化）由病理医生决定，也包括一些特殊的亚型，如黏液性肿瘤和印戒细胞腺癌，这些类型的肿瘤恶性程度更高，预后更差。病理医生需要指出环周切缘情况，包括直肠癌的近切缘与远切缘、切除系膜的完整性。接受新辅助治疗的患者应评估其原发肿瘤的病理缓解情况，使用肿瘤退缩分级方法，分级从 0 级（完全缓解）到 3 级（无明显缓解），共分为 4 个等级。此外，还应检测提示散发突变和胚系突变的分子标志物，例如 MSI、KRAS、BRAF 和 NRAS 突变，可协助明确预后并指导治疗。

结直肠癌的手术治疗

结直肠癌的手术目标是切除原发肿瘤并保证足够的切缘，完整清扫区域淋巴结。区域淋巴结沿着结肠系膜的主要血管分布。因此，肿瘤学上的根治切除是指切除原发肿瘤所在的结肠及其主要血管，必须在血管根部结扎并离断。淋巴结清扫的目的是确保得到满意的病理分期，并切除所有可能的转移淋巴结。肿瘤学上的根治术需要清扫至少 12 枚淋巴结，这才能进行合理的肿瘤分期。大多数切除标本中可找到超过 20 枚淋巴结。读者可参考 ASCRS 临床操作指南中结肠癌治疗的章节，及直肠癌治疗的实践规范。

结直肠切除术中有一些血管解剖标志。

- 回结肠血管在十二指肠降部下缘从肠系膜上血管发出（图 52.60）。
- 中结肠血管在胰腺下缘从肠系膜上血管发出。
- 在十二指肠悬韧带水平容易找到肠系膜下静脉（图 52.61）。
- 肠系膜下动脉发自腹主动脉，位于肠系膜下静

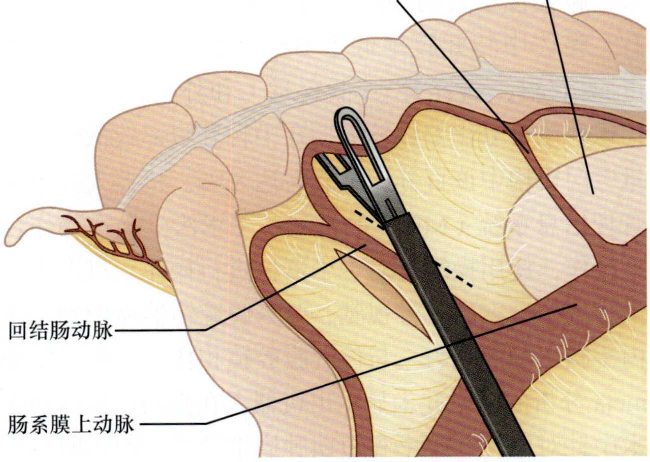

图 52.60 回结肠蒂起源于十二指肠正下方的肠系膜蒂

脉尾侧 2 ～ 3 cm，血管根部被系膜和腹下神经丛包绕（图 52.62）。

- 肠系膜下动脉根部远端 2 cm 处发出左结肠动脉

总体规则

- 手术操作应轻柔，尽可能避免直接对肿瘤进行操作（无接触技术）。
- “游离”切缘必须足够：对于结肠癌，推荐采用 5 cm 的“游离”切缘，以尽量减少远端扩散导致癌症复发的风险，并避免遗留可能伴有转移的周围淋巴结。
- 对于直肠癌，2 cm 的远端切缘就足够了：当远端切缘为 2 cm 时，有 1% ～ 2% 的病例会发生癌症的远端扩散。而在保留括约肌的超低位手术切除中，可以接受 1 cm 的无癌切缘，或者在某些情况下，可以接受冰冻切片游离切缘阴性。
- 为了恢复肠管的连续性，必须利用血运良好的肠段，在没有任何张力的情况下构建吻合口。
- 结肠的血管供应主要依赖于结肠系膜的边缘血管。因此，在对结肠系膜进行操作时必须非常小心，因为这些血管的微小损伤可能导致吻合的结肠不可逆的缺血性损伤。

手术技术

结直肠切除术可采用开放手术或微创技术，后者较标准开放手术具有良好的短期效益：术后疼痛更少，术后住院时间更短，肠功能恢复更快，切口感染率更低。手术切除质量在腹腔镜下也被证明是非劣效的直肠癌切除术，开腹或腹腔镜切除后局部复发率和无病生存率（DFS）相近[37]。因此，在有经验和专业知识的情况下，应首选腹腔镜手术。近十几年来，腹腔镜结直肠切除术的使用逐渐增加到 40% 左右，整体中转开腹率低于 10%。根据医院类别（城市 *vs.* 农村，高容量 *vs.* 低容量）和外科医生的专业知识，该百分比差异较大，在中转开腹率较低的高容量专门机构中该百分比可能高达 80%。机器人技术是管理信息系统（MIS）的发展：手术医生坐在操作台上操作，使用操纵杆对手术器械进行操作。机器人提供了一个深度的三维视觉，并为腹腔镜器械增加了体内手腕运动的能力。与传统腹腔镜相比，随机试验和 meta 分析的结果并未显示出机器人在直肠低位前切除术中针对中转开腹率和短期肿瘤学结果方面的明显优势，但该技术克服了腹腔镜固有的一些困难：器械的

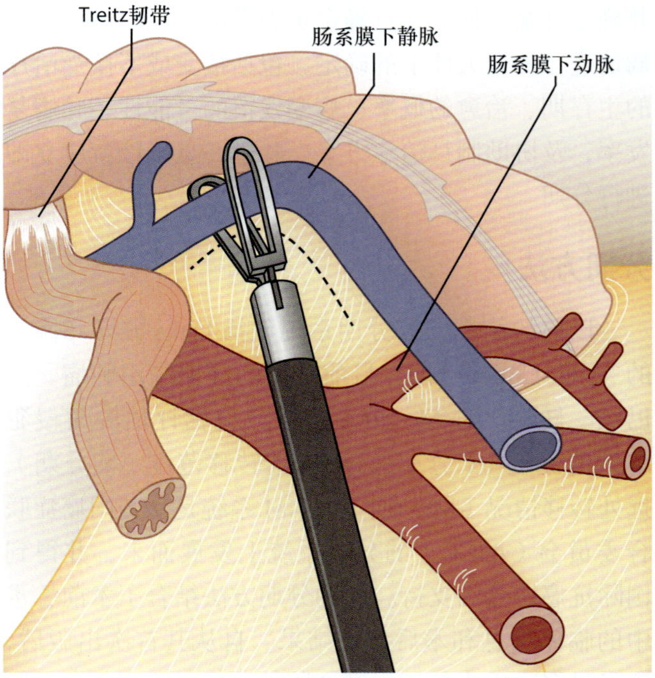

图 52.61 在左半结肠手术中，在 Treitz 韧带处识别肠系膜下静脉，沿着 Toldt 筋膜从腹膜后分离左半结肠系膜（From D'Annibale A，Morpurgo E，Menin N. Laparoscopic and robotic surgery in rectal cancer. In：Delaini GG，ed. Rectal Cancer. New Frontiers in Diagnosis，Treatment and Rehabilitation. New York：Springer；2005：167-176.）

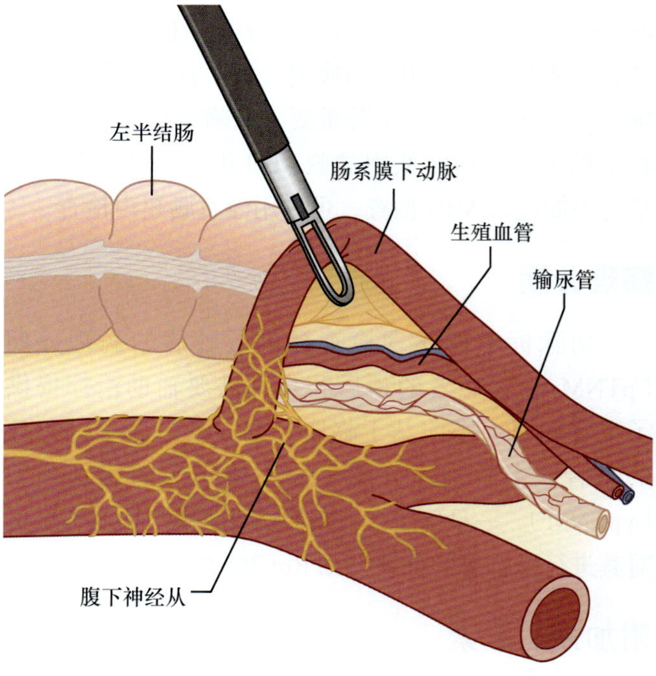

图 52.62 肠系膜下动脉起源于主动脉，距肠系膜下静脉所在区域尾端 2 ～ 3 cm；起源处被肠系膜和腹下神经丛包围（From D'Annibale A，Morpurgo E，Menin N. Laparoscopic and robotic surgery in rectal cancer. In：Delaini GG，ed. Rectal Cancer. New Frontiers in Diagnosis，Treatment and Rehabilitation. New York：Springer；2005：167-176.）

刚性和二维视觉。它允许器械在空间的三个维度中移动，因此可以轻松进行体内缝合和吻合。该技术正在快速发展，专为直肠内和盆腔深部空间使用而设计的单臂和单通道设备的新开发正在进行中。

右侧结肠肿瘤

对于位于盲肠和升结肠的肿瘤，选择的术式是右半结肠切除术，该术式包括从肠系膜上血管分离回结肠血管和右半结肠血管（图 52.63A）；肠系膜上静脉周围的淋巴组织可以整块切除，以便进行完整的淋巴结清扫（图 52.63B）。中结肠血管的右支被分割。在回肠末端距回盲瓣 5 ～ 6 cm 的地方和位于横结肠中间和近端 1/3 处使用吻合器离断。大网膜必须连同沿胃网膜弓分开的胃结肠韧带一起切除。肠的连续性是通过回肠和横结肠吻合恢复的，在大多数情况下是侧-侧吻合。在剖腹手术时，第一个操作是分离右侧腹壁附着处；当右半结肠从腹膜后和十二指肠充分游离后，结扎血管蒂。在腹腔镜或机器人手术中，结肠切除术通常采用从内侧到外侧的方法进行，初始先处理血管，然后从侧腹壁脱离。如果通过腹腔镜手术，吻合可以在体外（通过脐部微型开腹手术，也可用于标本取出）或体内。与体外吻合相比，体内吻合具有吻合口并发症少（瘘、扭转）、肠功能恢复快、费用低等优点，但在腹腔镜手术中具有一定的技术挑战性。机器人手术中可以使用机器人线性切割吻合器完成吻合，并且可以用机器人器械手工缝合肠切开处。报道的吻合口漏的概率约为 1%，这些病例的标本可以通过普芬南施蒂尔切口（Pfannenstiel incision）取出，与脐部微型开腹手术相比，该切口的短期和长期并发症更少。

横结肠肿瘤

大多数此类癌症的标准手术方法是扩大右半结肠切除术，它与右半结肠切除术的不同之处在于，中结肠血管是从胰颈下缘水平的起源处发出分支（图 52.64A）。回结肠吻合术在横结肠的远端三分之一处进行。吲哚菁绿血管造影可以让人们评估残余结肠的血管供应并确定血管分界区域。使用吻合器进行横断必须在血供良好的区域进行（图 52.64B）。当切除多个血管蒂时（如扩大右半结肠切除术的情况）或当剩余结肠的生存能力依赖于小边缘血管时，该试验至关重要，尤其是在老年动脉粥样硬化患者中。

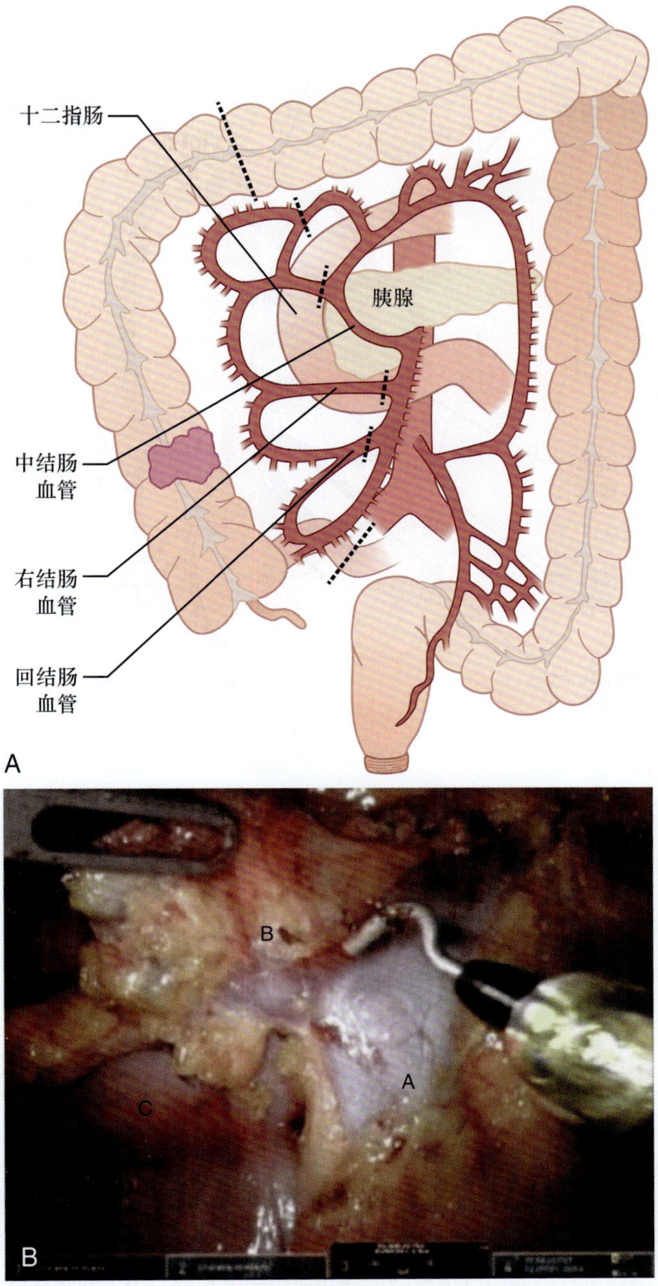

图 52.63 （**A**）右侧肿瘤切除：结扎回结肠、右半结肠，及中结肠血管的右侧分支。末端回肠和横结肠如图所示；（**B**）机器人在右半结肠切除术中的解剖。从肠系膜上静脉剥离淋巴结，在其起源处分离回结肠静脉。A：肠系膜上静脉；B：回结肠静脉起源；C：十二指肠

结肠脾区肿瘤

关于脾曲肿瘤的理想手术方式一直存在争议——从扩大右半结肠切除到包括脾曲，再到单独切除脾曲（图 52.65）。肠系膜下静脉在 Treitz 韧带水平结扎，左结肠动脉从肠系膜下动脉起始处分离出来，标本与大网膜一起取出。在大多数情况下，通过横结肠和降结肠之间的吻合来恢复肠道的连续性。在某些

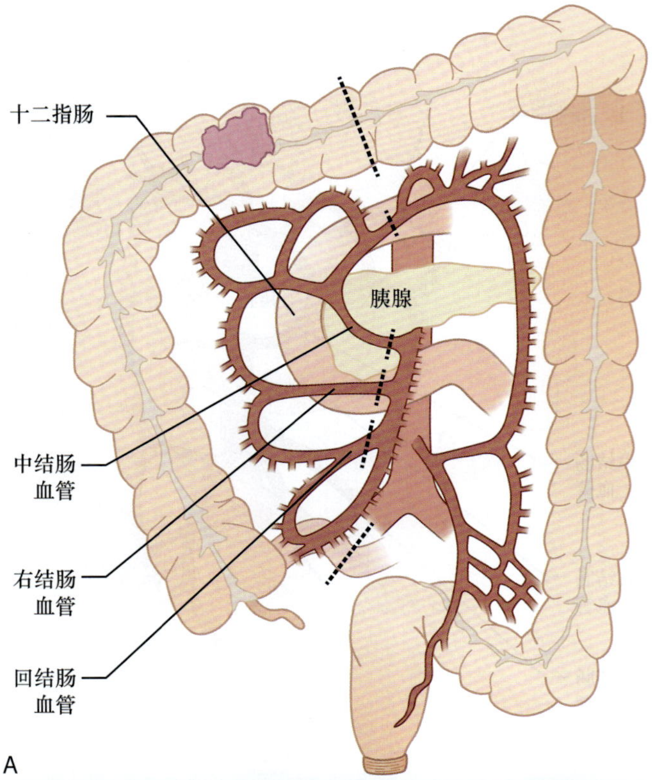

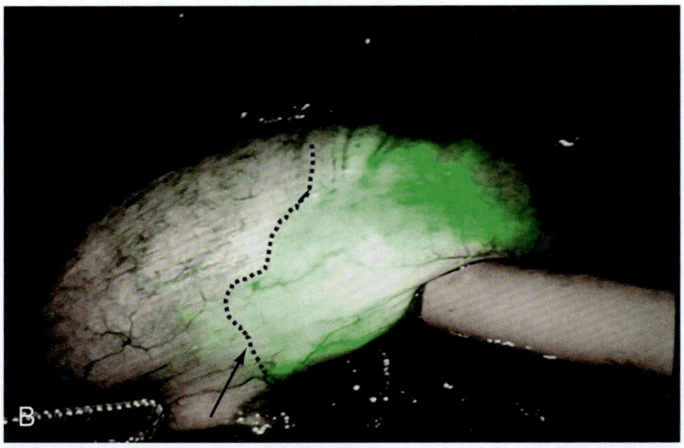

图 52.64 （A）横结肠癌切除术。结扎回结肠、右半结肠和中结肠血管。如图所示回肠末端和横结肠横切线；（B）吲哚菁绿血管造影。中结肠血管横断后，血管分界线清晰可见（箭头）

情况下，对于结肠系膜较厚、结肠较短的部位，这种结肠吻合术会压迫和阻塞 Treitz 韧带处的十二指肠。在这些病例中，以扩大右半结肠切除伴回肠-降结肠吻合术为佳。

左侧结肠肿瘤

左半结肠切除术中包括对肠系膜下动脉在其起源处的高位结扎。还可以在不影响肿瘤预后的情况下将肠系膜下动脉向远端游离 2 ～ 3 cm 结扎，还能降低损伤肠系膜和腹下神经丛的风险。神经丛受损会带来泌尿生殖系统并发症的风险，包括男性逆行射精、膀胱

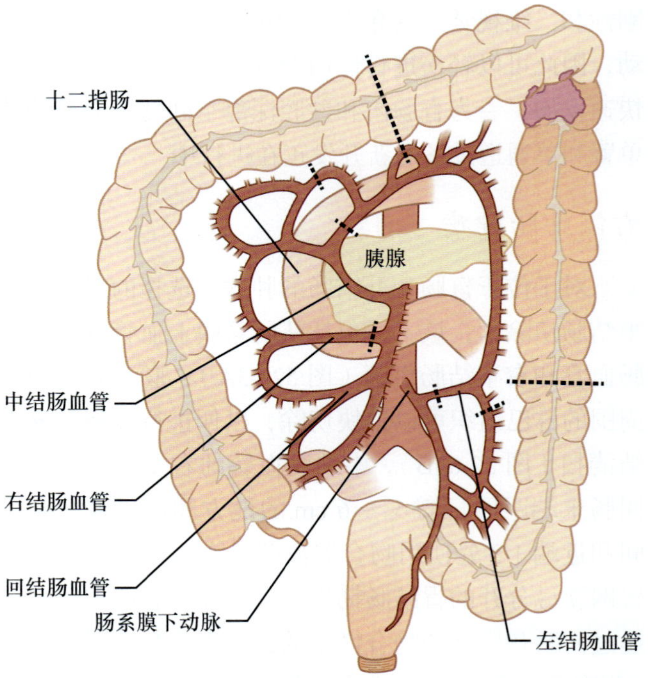

图 52.65 脾曲癌切除术。结扎左结肠动脉和中结肠动脉的左分支

功能障碍和女性阴道干燥。肠系膜下静脉在 Treitz 韧带水平被结扎。通过结肠肠系膜分离、脾曲肠系膜和远端横结肠与胰腺的分离以及左腹腔沟分离来使脾曲完全游离。脾曲的游离是必要的，以确保在近端结肠和直肠乙状结肠交界处下方的近端直肠之间的吻合口没有张力。此外，对于左侧结肠切除术，在腹腔镜手术中，首选方法是由中间到外侧，初始血管分离结扎，然后是结肠游离。使用直径约 3 cm 的经肛门圆形吻合器来恢复肠道连续性。

梗阻性结肠肿瘤

梗阻性结肠肿瘤患者可能会出现大便变细、便秘加重和腹胀，或顽固性便秘、完全梗阻、腹痛和呕吐。通常通过影像学检查确诊，例如平片、造影剂灌肠、腹部 CT 和内镜检查。治疗目标包括解除梗阻、切除缺血或无法存活的肠道，及切除肿瘤。

左侧结肠梗阻的处理

左侧结肠梗阻的处理方法是根据梗阻的位置、近端肠道的存活情况和患者的一般情况来确定的。在乙状结肠和降结肠梗阻中，患者通常需要进行紧急手术。通常对原发肿瘤进行节段性切除。如果近端结肠穿孔或出现缺血迹象，则行次全结肠切除术。从既往

情况看，一般需避免进行一期吻合，而行远端残端封闭，近端造口外置（Hartmann 手术）。然而，后期重建肠道连续性需要通过大手术，而且很大一部分患者永远无法恢复。目前的证据支持在血流动力学稳定的合适患者中选择一期吻合，并且通常由专业外科医生实现血供良好的无张力吻合。在这些种情况下，吻合口瘘的概率在 2% ～ 12% 的范围内，这几乎与择期手术中的 2% ～ 8% 吻合口瘘的概率相当[38]。术中结肠灌洗或吻合前行手动减压可得到相似的结果，但缺乏关于吻合口瘘或感染并发症的证据。近端造口也可与一期吻合相结合。这并不会降低吻合口瘘的发生率，但可能会减少因为瘘而需要再次手术的数量。

内镜支架植入术作为手术的桥梁，也已成为一种有吸引力的技术，可以缓解梗阻并允许在更有利的条件下进行择期手术。支架已被证明可以实现更高的一期吻合率，减少伤口感染，并提高腹腔镜手术的完成率。怀疑有缺血或穿孔的肠管禁用支架植入术。支架的临床成功率在 70% ～ 80% 之间，主要的直接风险是与支架相关的穿孔。对较差的晚期肿瘤结果的担忧限制了可治愈疾病患者对该手术方式的使用，尽管最近的证据表明晚期的肿瘤预后是可以接受的[39]，但目前的指南建议在个体基础上将支架置入作为手术的桥梁，主要针对高危患者，以便对择期结肠切除术进行优化。

右侧结肠梗阻的处理

右侧结肠梗阻的治疗通常包括肿瘤节段性切除术。在大多数情况下，可以安全地进行一期回结肠吻合术，但对于吻合失败风险高的患者，可以外置造口。

直肠癌

直肠癌患者的术前评估

在美国，每年约有 44 000 例新诊断的直肠癌患者。美国的主要变化趋势是越来越多的年轻患者被诊断为直肠癌。这是一个显著变化的人口统计数据，预计在未来 10 ～ 15 年内会增加。与结肠癌类似，直肠癌患者在就诊时进行分期以确定疾病的严重程度。与结肠癌不同，直肠癌局部复发的风险要高得多。因此，它们的治疗和术前评估发生了变化。由于骨盆的限制，获得清晰的“环周切缘”不如在腹部边界范围那么简单。正如本章前面解剖部分所述，直肠的下半部分完全或部分是腹膜外结构。此外，根据其血液供应，直肠的下半部分流入体循环，因此肿瘤也可以通过体循环转移到肺部，而上段直肠癌就像结肠癌那样容易转移到肝。在评估直肠癌患者时，首先要做的是，在体检时，评估它是否在外科医生检查手指够得着的范围内。如果它用指尖可以触摸到，就可以确定肛门括约肌张力是否良好，在这种情况下，对大多数患者来说，癌症将会通过保留肛门括约肌的方法进行治疗。直肠癌患者的初步评估应包括体格检查，包括指诊。在评估直肠癌患者时，应始终记录病变位置，如前、后、左或右。病变位置在“六点钟”或“十二点钟”的记录总是令人混淆，因为人们不知道患者是仰卧位还是俯卧位。对于女性来说，记录直肠阴道隔是否被侵犯至关重要，因为这将是在手术时是否需要进行阴道切除的首要考虑因素。除此之外，肛门括约肌受累的评估也是至关重要的。

如果可能，应进行直肠镜检查以评估肿瘤位置，而使用软性内镜进行位置评估是不准确的，在软性内镜检查判断为 15 cm 的距离，在硬性内镜检查中可能更近或更远。对于骨盆狭窄的男性，尤其是肥胖男性，治疗直肠癌尤其具有挑战性，判断腹膜反折也是如此。在倾斜台上对患者进行膝胸卧位检查特别有益，尤其是对极度肥胖的患者，因为即使是非常胖的患者，也可以进行较好的指检和下段直肠检查。

直肠癌的分期可以通过直肠内超声或 MRI 进行。MRI 以及直肠内超声的检查质量因医疗中心而有差异。直肠内超声由外科医生、消化内科医生或放射科医生操作，而 MRI 由放射科医生操作。两者都有优点和缺点。直肠内超声检查成本低得多，无须镇静即可进行，并且可以准确评估直肠癌的 T 分期。但并非所有医疗机构都具备进行肛门直肠内超声检查的设备。有些医疗机构可能具备内镜超声检查能力。直肠壁由三条白线和两条低回声线表示。最内侧的线代表充水气球和换能器之间的界面。换能器旋转 360° 以显示直肠图像。在大多数研究中，淋巴结检测的准确性远低于检测 T 分期的准确度。

在 MRI 方面，有意义的直肠癌分期研究结果，MRI 必须按照特定的直肠癌方案进行，其中 MRI 要与直肠在同一轴线上进行检查。此外，用混合钆的超声凝胶填充直肠非常有帮助。MRI 的解读取决于放射科医生阅读 MRI 的经验。然而，盆腔直肠 MRI 将评估淋巴结受累情况和环周切缘状况以及评估直肠外疾病，而直肠内超声无法做到这一点。目前，临床上建议对 T3 和淋巴结阳性的直肠癌以及那些靠近肛门括约肌的超低位直肠癌需要保留括约肌的患者进行术前新辅助放化疗。

直肠癌的整体治疗已经有了新的进展，人们认识到直肠癌可以“降期”，增加了保肛手术的机会，同时也提供了更好的功能结果（排便次数减少和控制排便能力）。这些观察来源于几项研究。一项主要的研究是2004年发表的《德国直肠癌研究》（the German Rectal Cancer Study）[40]。T3和T4直肠癌患者随机接受术前或术后放化疗，发病率或死亡率没有总体差异；然而，术前治疗组的局部复发率和急性及慢性毒性发生率较低。重要的是，术前治疗组中有更多的患者能够保留肛门括约肌。从20世纪80年代开始，Richard Heald开始推广许多外科医生已经在实施的技术，即全直肠系膜切除术。这涉及完整地锐性剥离整个直肠系膜。这种技术与较低的局部复发风险和提高生存率相关。Quirke及其同事的研究强调了环周切缘在减少复发中的作用。这些技术（即术前放化疗）和TME的结合，以及对环周切缘重要性的认识，已经改善了直肠癌患者的预后。事实上，和肛门鳞状细胞癌一样，方案有所不同，从完成放化疗到手术等待的时间不同。Habr-Gama教授提出了一种名为“观察和等待”的新治疗理念。“病理完全缓解”的概念已得到广泛研究。在最初报道接受术前新辅助治疗的少量直肠癌患者中，注意到27%的患者在接受这种治疗后没有临床可检测到的癌症证据[41]。当这些患者与那些接受手术的患者进行比较时，发现当标本完全缓解时，两组之间在局部或全身复发方面没有差异。在接受新辅助放化疗的直肠癌患者中，大约20%患者达到“完全缓解”。通常，在治疗后进行再分期。对于高危患者，或经过深入讨论后选定的患者，可以选择观察等待策略。这不是目前的治疗标准。直肠肠腔没有病变并不意味着没有疾病，此类患者必须进行纵向随访，不仅要进行体格检查和内镜检查，还要进行横断面检查，最好是MRI。关于接受直肠癌切除术的患者对新辅助治疗的反应，已经提出了不同的分期系统来对肿瘤消退程度进行分级。一种常见的等级范围为1～3，针对剩余多少活肿瘤细胞，1表示完全响应，3表示最小响应[42]。正如前面在结肠癌分期中所述，任何带有“y”前缀的分期是指在新辅助治疗后获得的AJCC分期。

局部切除

直肠肿瘤的局部切除可以通过内镜和经肛门两种方法完成。内镜技术包括常规息肉切除术、内镜黏膜切除术和内镜黏膜下切除术。手术切除可以通过标准经肛门切除术、经肛门微创手术（TAMIS），及经肛门内镜显微手术进行。

随着分期技术的改进，包括本章其他部分所述的直肠内镜、内镜超声和MRI，以及用于经肛门切除直肠病变的内镜检查也得到了发展。仔细的指检也可以对手指可触及范围内的病变进行分期，因为触摸柔软的病变通常是良性的。这尤其适用于直肠绒毛状腺瘤。下段直肠绒毛状腺瘤通常适合经肛门切除或内镜切除。然而，这里的关键是切除具有游离边缘的病灶以降低局部复发的风险。

可以进行部分或全层（对于癌症）病变切除。对于良性病变的部分切除，可通过黏膜下注射溶液将病变抬离下面的黏膜肌层，使这些技术变得更容易。其中一些溶液用于内镜检查时是彩色的，使可视化更加容易。内镜黏膜下剥离术用于浅表病变。在此过程中，将空心帽放置在内镜的尖端上。在进行黏膜下注射以将病变从下面的肌层上抬起后，当内镜帽位于病变上方时，通过抽吸将病变吸入帽盖，然后拧紧帽盖周围的圈套器，切断已吸入帽盖的黏膜区域，就像常规息肉切除术一样。在使用这种技术时，可以安全地去除相当大面积的黏膜。当病变穿过肌肉壁更深处时，可以执行一种称为内镜黏膜下切除术的技术。在该技术中，在切缘被打开后进行黏膜下注射，以利于从结肠壁剥离病变。

长期以来，直肠病变的手术中，经肛门切除术作为保肛的一种手术形式一直很受欢迎，但随着圆形吻合器的出现，尤其是直肠切除术的微创技术的出现，这种做法变得越来越少。对直肠癌进行局部切除的传统标准是小病灶（直径＜2 cm）、示指可及范围内分化良好的癌症以及可移动（非固定）的病灶。T1病灶比较理想，T2或T3病灶不适合，因为这组患者局部切除后的复发率已经不能被人们接受。如果进行传统的局部切除，则使用烧灼术对病灶周围1 cm进行处理。牵拉病灶，并进行全层厚度切除直至直肠周围脂肪（图52.66）。由于存在直肠系膜，对位于直肠外侧或后方的病变进行局部切除是安全的。但如果这些病变位于女性的直肠前方，则存在医源性直肠阴道瘘的风险，若是男性，可能会损伤前列腺。此外，随着病变高度超过6 cm或7 cm，人们担心可能直肠病灶在腹膜内。这些操作在下段直肠中进行最安全。

20世纪90年代初，经肛门内镜显微外科技术的发展，使大病灶的切除成为可能，这比传统经肛门

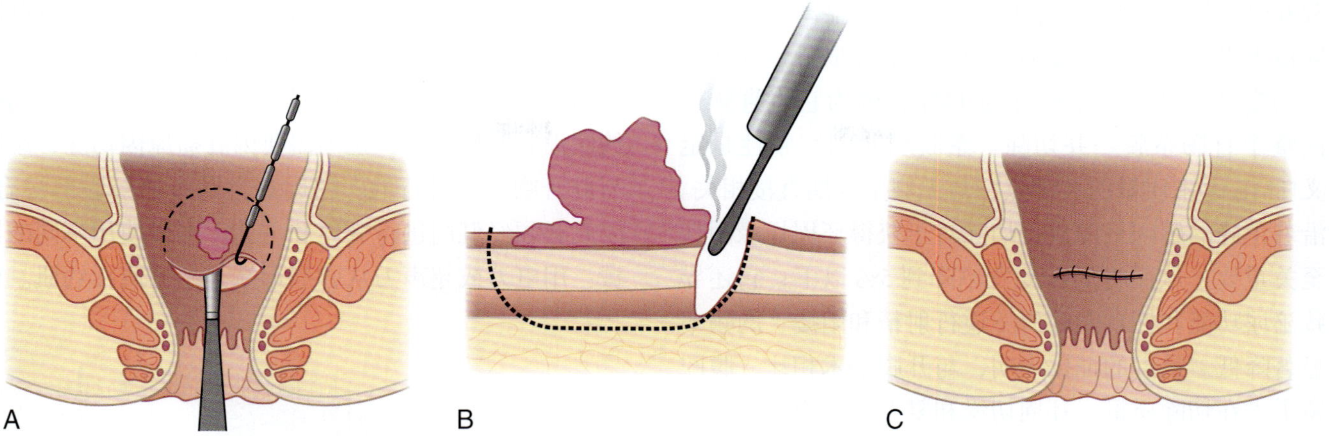

图 52.66 （A）经肛门切除小直肠癌。使用烧灼术在要切除的病灶周围划出 1 cm 的病灶。小心牵引，进行全层切除；（B）经肛门切除小直肠癌。烧灼术用于进行延伸至直肠系膜的全层切除术；（C）经肛门切除小直肠癌。缺损可以缝合关闭或保持开放，以进行二期愈合

手术更安全。这就要求有一套专门的仪器，要求有一套非常特殊的方法；用一套精密的仪器工作，有着很长的学习曲线。这项技术现在基本上被经肛门内镜微创手术所取代，即在肛管中使用标准的腹腔镜器械和类似于单孔腹腔镜的通路，以便安全切除直肠远端水平以上的病变（图 52.67）。由于腹腔镜装置本身的固定作用，该技术不适合于直肠极低部位的病变。

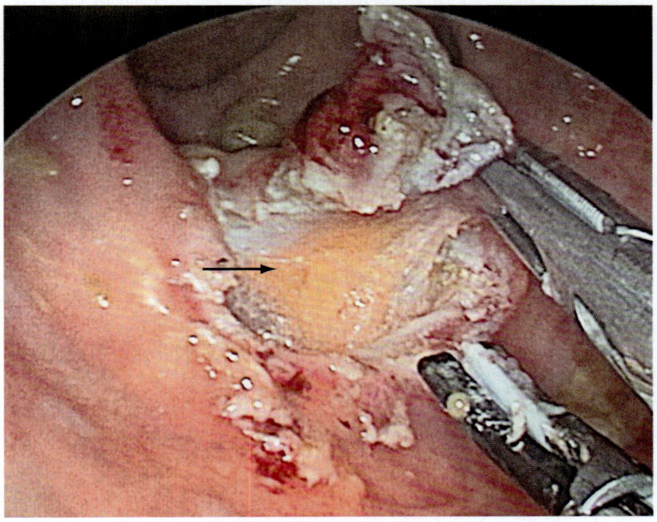

图 52.67　直肠癌患者接受经肛门微创手术切除残留瘢痕，在新辅助放化疗后出现临床明显完全缓解。箭头指向全层切除的直肠肠系膜脂肪

直肠癌切除术

直肠是大肠的远端部分。它分为三个部分：上段直肠（距肛缘 15 ～ 10 cm）、中段直肠（距肛缘 5 ～ 10 cm）和下段直肠（距肛缘 5 cm 及以下）。中段直肠和下段直肠的上部位于腹膜外。直肠位于骨盆内的狭窄空间，它与泌尿生殖器官（膀胱、精囊、前列腺、阴道、子宫）和盆腔内神经有密切的解剖关系。它具有储存粪便的重要作用。直肠在排便中也起到积极作用，与肛门相连。它的远端黏膜是区分粪便和气体的基础。必须沿着非常精确的解剖平面对直肠及其直肠系膜进行肿瘤根治性切除，直肠系膜是淋巴管和直肠淋巴结所在的位置。反过来，直肠系膜被直肠系膜筋膜包裹，在解剖过程中必须保持完整，因为其完整性切除已被证明对于降低局部复发的风险至关重要。由于这些原因，直肠和直肠系膜的完全手术切除即所谓的“全直肠系膜切除术”或 TME，对手术技术提出了一些挑战。

直肠低位前切除术

类似于左半结肠切除术的血管离断后，直肠的腹膜反折在骶岬水平被分离，直肠及其近端直肠系膜被轻轻向前牵拉，进入直肠系膜筋膜之间的无血管“棉花糖”平面和骶前筋膜。操作时必须格外小心，以避免对必须可视化的腹下神经造成任何损伤。在前方，从男性的精囊和女性的阴道后方分离直肠。继续向远端游离，直肠和直肠系膜在肿瘤下方 5 cm 处离断（图 52.68），提示为直肠次全切除术。对于位于直肠远端三分之二的肿瘤，必须在更远端继续游离，沿着 Denonvilliers 筋膜将直肠与前列腺分开。在直肠后部，必须向远端解剖直肠，直至提肛肌水平，与整个直肠系膜一并解剖，保持直肠系膜筋膜完整。直肠的最远端是“裸露的”（即没有被直肠系膜包裹）（图

52.69）。在这个水平，直肠可以用吻合器离断。在腹腔镜手术中，可能需要多次切割才能完成骨盆远端直肠的横断。这种手术被称为 TME，因为它将直肠连同整个直肠系膜一并切除。系膜切除的完整性是定义 TME 手术质量的关键点，与无瘤生存期直接相关。沿着正确的解剖平面进行切除对于获得环周切缘阴性至关重要，从而将局部复发率降到 5% 以下；它还导致泌尿功能和性功能障碍（逆行射精和阳痿）的频率显著降低。最近的证据表明，与开腹手术相比，腹腔镜手术在切除质量、环周切缘和复发率方面具有相似的结果。无论采用何种手术方法（即腹腔镜手术或开放手术），Ⅱ～Ⅲ期肿瘤的无瘤生存期约为 75%。结肠-直肠之间的吻合是经肛门插入圆形吻合器完成的。然后通过吻合口向直肠充气，同时封闭近端结肠，并向盆腔注水，以排除渗漏的存在。为了在吻合口完全愈合前避免粪便通过，需要进行预防性回肠造口术以保护远端结直肠吻合口，特别适用于在术前接受放化疗的患者。肠道造口通常在手术后至少维持 8 周，并且只有在通过灌肠或内镜检查确认吻合口完全愈合后才关闭造口。

低位直肠癌保肛手术方式

位于直肠超远端部位（即齿状线水平或刚好在其上方）的肿瘤是一种特殊的肿瘤，因为它们靠近肛门括约肌，并且切除后可能会对肛门功能产生影响。对于术前肛门括约肌功能良好的年轻患者，如果肛门括约肌没有肿瘤浸润，也不需要因肿瘤原因切除，结肠与肛管吻合是可行的。超远端直肠不能经腹部缝合，因此必须经肛门进行分离和重建。可以使用不同的器械：用电刀或超声刀从肿瘤远端开始分离括约肌。根

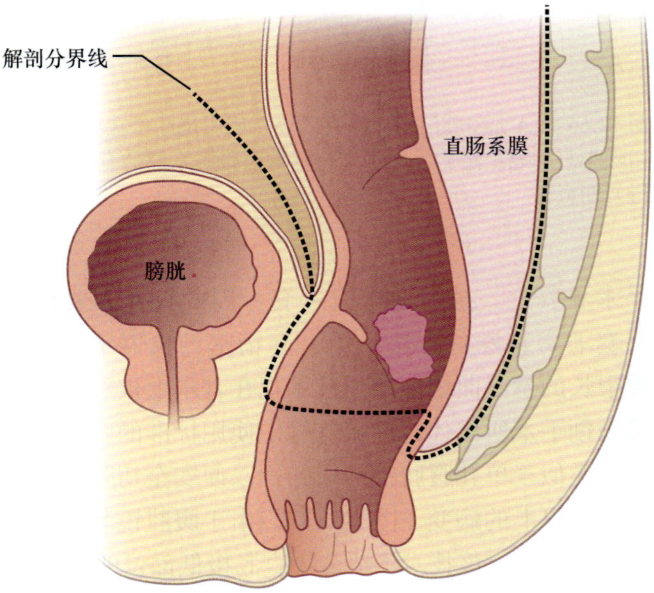

图 52.69 上段直肠癌的低位前切除术

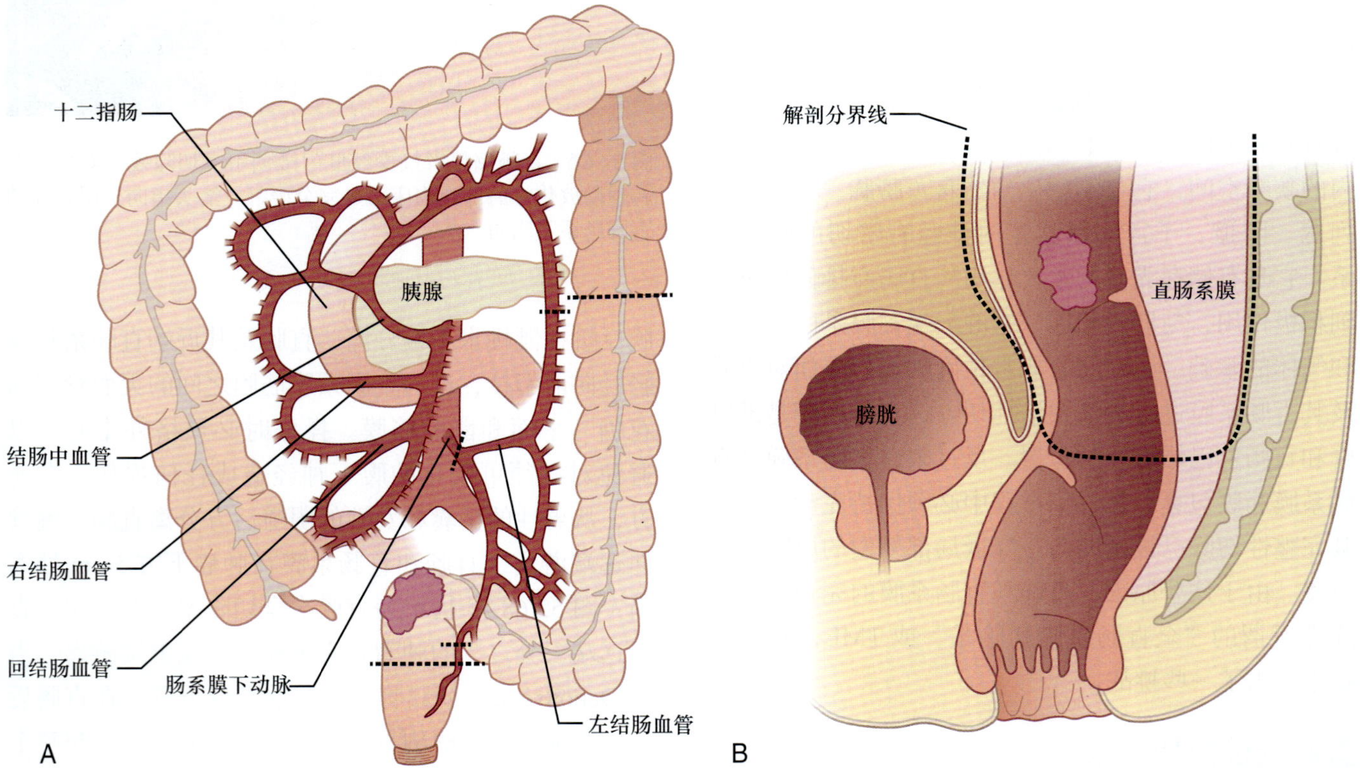

图 52.68 （A）上段直肠癌的低位前切除术。结扎肠系膜下动脉。边缘动脉在结肠横断水平的远端结扎；肛门血管结扎在直肠系膜中；（B）上段直肠癌的低位前切除术。直肠与直肠系膜完整解剖的分界线（虚线）

据切除的组织结构，可以进行不同类型的分离切除，并可能产生不同的功能结果。标准黏膜切除术是将远端黏膜从内括约肌剥离。理想情况下，应保留齿状线上方 1 ～ 2 cm 的黏膜，因为这部分远端黏膜对直肠敏感性及术后功能预后至关重要（图 52.70）。通过这种切除，位于黏膜下方的内括约肌得以保留。如果肿瘤位置较低但体积小，且仅累积一小部分黏膜，则可以在肛管一侧进行部分黏膜切除术，保留部分远端黏膜和括约肌（图 52.71）。如果肿瘤侵犯肛管的较大部分，则必须进行括约肌间切除（图 52.72）。通过这种方式，负责肛门括约肌静息压力的内括约肌被完整切除：由于部分感觉丧失和静息压降低，肛门的功能效果很差。

经肛门全直肠系膜切除术

最近，在保留肛门的手术中提出了一种新兴技术，以促进直肠系膜分离并改善狭窄骨盆空间的视野[43]。这种方法也利用了经肛门微创手术的操作平台（图 52.73）。远端直肠用荷包线封闭，并用超声刀分离。此时，经肛门手术的操作平台通过肛门定位，从下向上继续解剖直肠，从而逐渐从骨盆狭窄的空间走向更大的空间。通过该操作平面充气的气腹有助于在腹腔镜视野下沿着无血管平面对直肠及其直肠系膜进行钝性分离。直肠的剥离首先从前列腺平面向后进行，然后再向前进行，并且可以继续操作，直到完成分离。此时，使用腹腔镜或机器人器械在腹腔内继续手术。结肠游离后，当经腹操作进入骨盆时，远端直

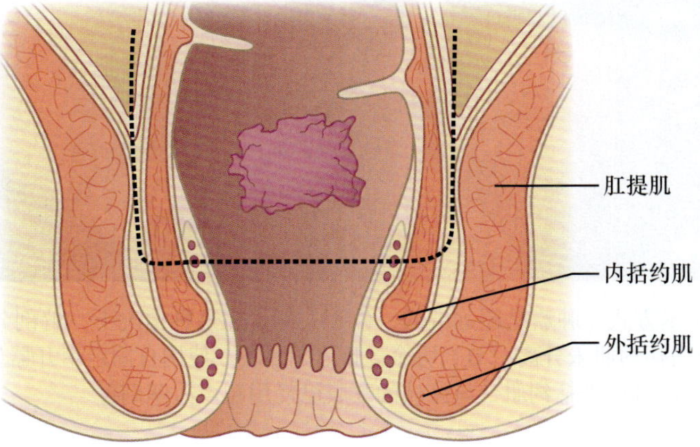

A

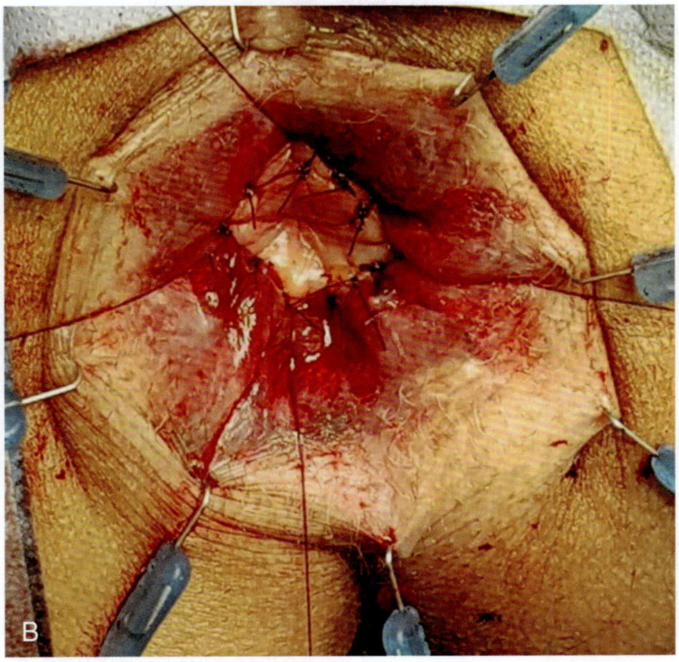

图 52.70 肛门外括约肌和内括约肌以及齿状线上方 1 ～ 2 cm 的黏膜均未触及，保留括约肌的手术过程；（**B**）完成结肠肛管吻合术。吻合是手工缝合的，在结肠和远端直肠之间进行间断缝合。约 1 cm 的直肠黏膜在齿状线上方完好无损

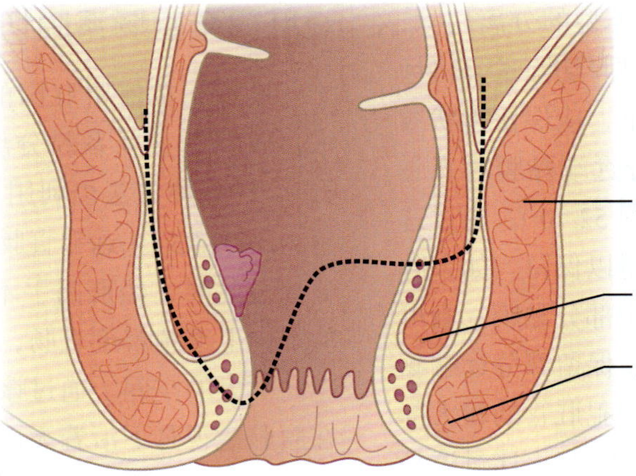

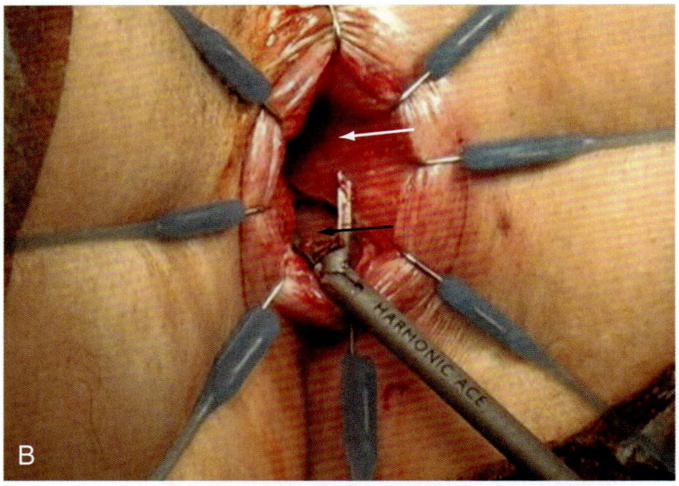

图 52.71 （**A**）保留括约肌的手术方式。肿瘤是超远端的，位于右侧。在这种情况下，解剖分离出右侧黏膜和内括约肌；患者左侧有 1 ～ 2 cm 的黏膜以及部分内括约肌未分离；（**B**）切除直肠远端黏膜。使用自固定牵开器显示齿状线；远端直肠的黏膜由白色箭头表示，而黑色箭头表示下面的肛门外括约肌，该区域的黏膜已经用超声刀解剖过

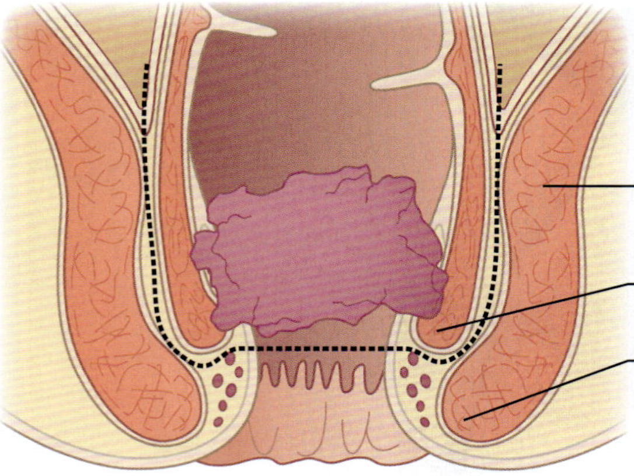

图 52.72 保留括约肌的手术方式：括约肌间切除术

肠已经完全分离，可以很容易地取出。经肛门 TME 手术已被证明在肿瘤学上是安全的，缘周侵犯率低，直肠系膜切除完整。术后所有患者静息括约肌压力均下降，但收缩压力不变，功能结果尚可[44]。

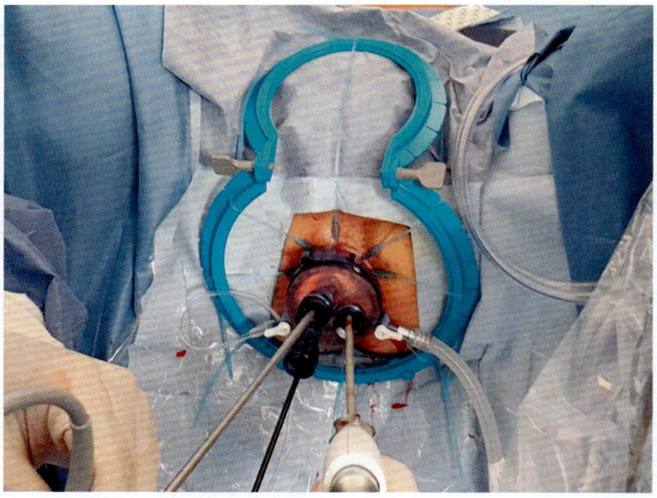

图 52.73 经肛门全直肠系膜切除术（TaTME）。经肛门腹腔镜从下方解剖分离直肠

经腹会阴直肠切除术

如果肛门括约肌被肿瘤浸润，则必须完整切除

直肠和肛门以及肛门括约肌，同时进行永久性结肠造口术。这种手术［经腹会阴切除术（APR），称为Miles手术］也是括约肌功能差的远端直肠癌老年患者的一种选择，因为与超远端结肠吻合术相比，末端结肠造口术可以提供更好的生活质量。肠系膜下动脉被离断，将降结肠松解并在直肠乙状结肠交界处上方离断，按照TME原则将直肠解剖至提肛肌水平。脱出结肠行结肠造口术。此时，会阴的手术开始（图52.74A）。在肛门周围放置荷包缝合线，并在肛门周围做一个椭圆形切口，然后与肛门括约肌一起切除。继续向头侧游离，直到与腹部操作平面相汇合。标本通过会阴切口取出，会阴分层缝合（图52.74B、C）。骨盆的空腔通常可以填充网膜。如果需要更广泛的会阴切除术，特别是在可能有愈合困难的接受放射治疗的患者中，可以使用腹直肌瓣或股薄肌瓣关闭会阴缺损。手术标本包括肠系膜下动脉的根部、带有肛门血管的直肠系膜，及超远端直肠和肛门括约肌的“裸露”部分。

与复发率较低的直肠前切除术相比，APR具有较高的内在复发风险（复发率高达33%）。这在一定程度上是因为APR是在侵袭性更强的肿瘤中进行的，但另一种解释是，在APR患者中，肿瘤穿孔的内在风险更高，环周切缘的阳性比率更高（高达40%）。

出于这个原因，已经提出了更广泛的切除方法，比如从直肠“锥形切除”到直肠“圆柱形”的切除（图52.75）。腹部手术完成后，患者调整为俯卧折刀位姿势。在尾骨顶端开一个更宽的椭圆形切口（可以用于标本切除），以圆柱形的方式连同提肛肌和括约肌一起整体切除。如果需要，可以用生物网片或肌瓣封闭会阴部较宽的缺损。

特殊情况

同时性癌

对于同时发生的癌症患者，根据肿瘤部位，需要进行更广泛的切除。对于同时发生的左右半结肠癌，建议行全结肠切除、回肠直肠吻合术（IRA）；如果另一处癌症位于直肠，则可能需要行全结肠切除、直

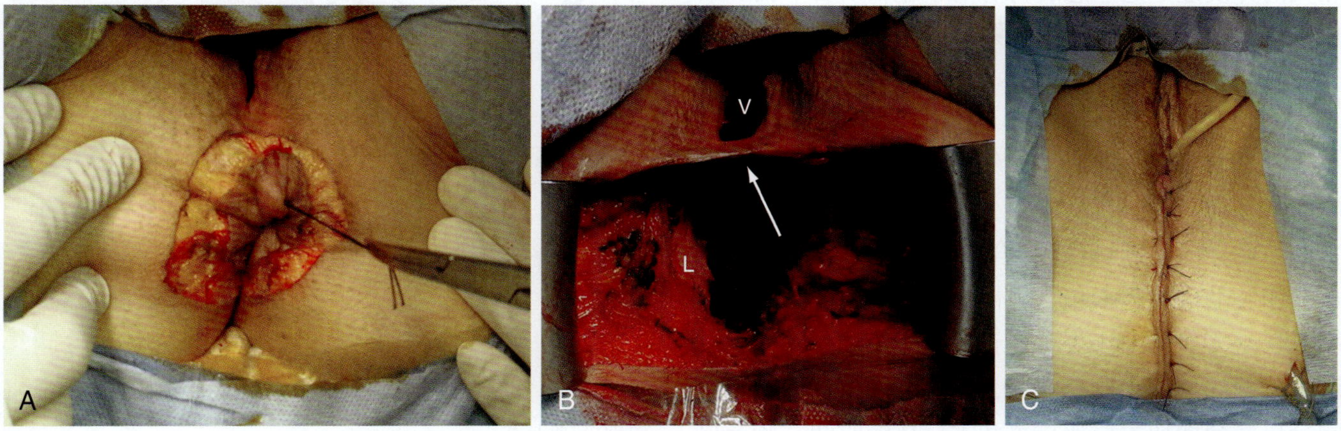

图52.74 （A）Miles手术中的会阴切口。在肛门周围放置荷包缝合线并切除整个肛门括约肌；（B）标本取出后手术野的照片。会阴切口显示骨盆内缺损较大（白色箭头表示阴道后壁）。L：肛提肌；V：阴道；（C）Miles手术后皮肤闭合后的会阴切口

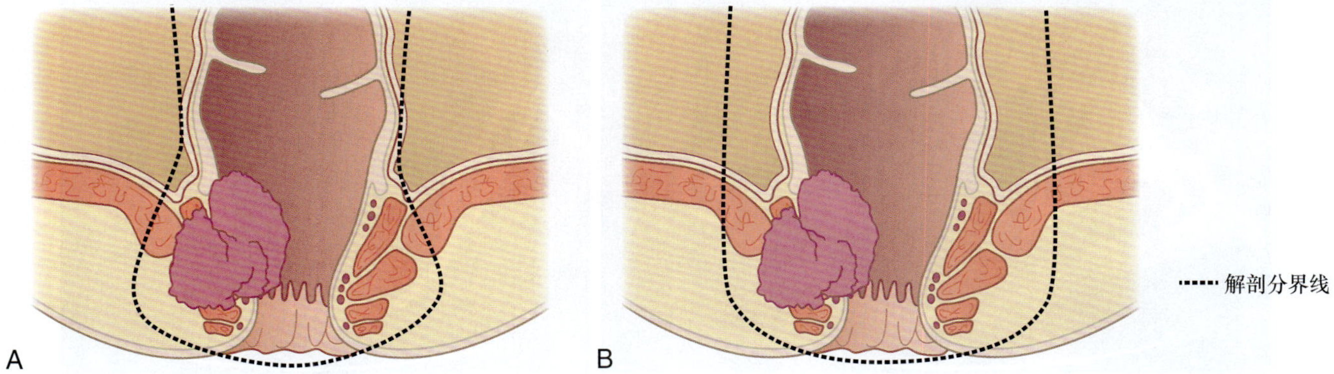

图52.75 （A）常规腹会阴直肠切除术。解剖分界线趋于锥形；（B）圆柱形腹会阴直肠切除术，整体切除肛提肌

肠黏膜剥除、回肠贮袋肛管吻合术（IPAA）。

短残留结肠

在对复发性或异时性癌症进行再次切除的情况下，尽管结肠脾曲完全游离，但残余结肠可能太短而无法到达骨盆与直肠进行无张力吻合。在这种情况下，结肠可以通过“回肠”经肠系膜途径转位。这种方法特别是在非肥胖患者中尤其可行，并通过回肠肠系膜中的无血管间隙将结肠向内侧拉向骨盆。这为外科医生提供了4～5 cm的额外长度，可能足以达到无张力吻合。如果结肠仍有张力，另一种可能的方法就是旋转右侧结肠。在这些病例中，中结肠和右结肠血管较短，从而无法将结肠完全移至盆腔，因此需要将它们分开。在缺血分界处（通常是肝曲）横切全结肠，剩余的右侧结肠的血液供应此时依赖回结肠血管，逆时针旋转结肠并游离到达骨盆中的直肠残端（图52.76）。

并发症

接受结直肠切除术的患者与接受任何腹部大手术的患者一样会出现一般常见的并发症，但与吻合口相关的并发症是这些患者特有的，包括吻合口漏、出血、扭转、狭窄和低位前切除综合征（LARS）。

吻合口漏或裂开

吻合口裂开是肠内容物通过吻合口漏导致的。吻合口漏的发生率差异很大，从回结肠吻合术的1%～3%再到结肠肛管吻合术的20%。与术后吻合口漏相关的危险因素包括男性、肥胖、腹膜外吻合口率低、ASA评分Ⅲ～Ⅴ、急诊手术、术中并发症、口服抗凝剂的使用、营养状况，及医院规模和容量[45]。吻合口漏会增加术后死亡率和术后住院时间。肠造口的存在不会降低漏的风险，但会降低其严重程度并降低再次手术的风险。当在吻合口周围引流管中检测到肠道粪便或化脓性物质（即使很少）时，即可诊断术后吻合口漏。吻合口漏的临床症状通常包括发热、败血症、腹痛、肠梗阻、白细胞升高、CRP升高和降钙素原升高。诊断可以通过放射学检查来确认：CT扫描显示腹腔内或吻合口周围积液和积气（图52.77），或者是泛影葡胺灌肠显示造影剂渗漏。大多数漏在术后第2天和第7天变得明显，中位时间为5.5天，但高达12%的渗漏可在术后1个月出现，这使得诊断更具挑战性。

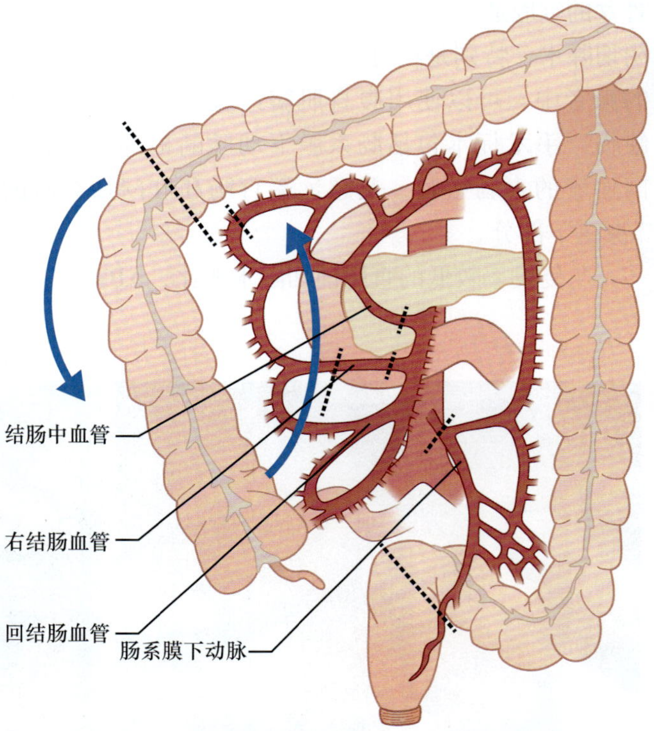

图52.76 旋转右侧结肠到达骨盆。以回结肠血管为基础将右半结肠血管化

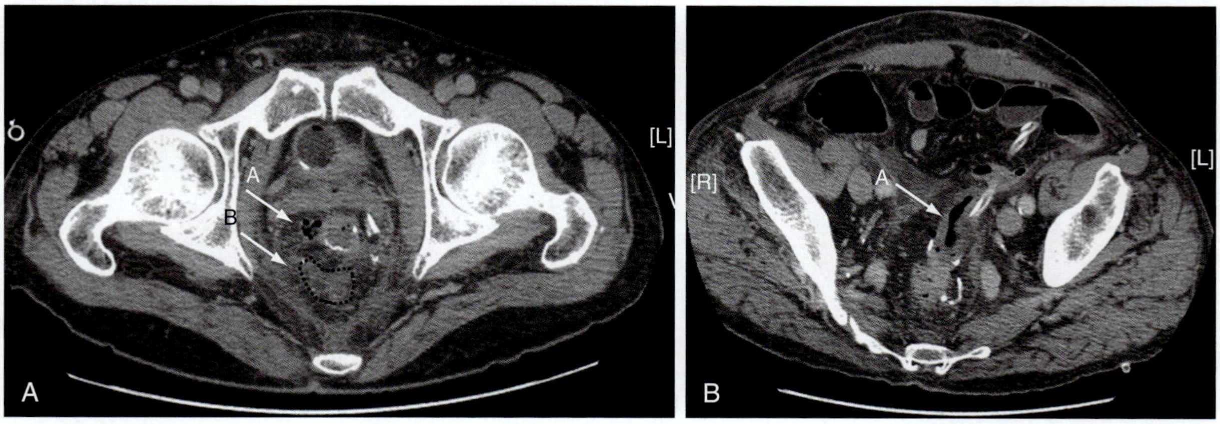

图52.77 （A）结直肠吻合口漏。A：吻合口周边气体；B：吻合口后方的积液。（B）结直肠吻合口漏。A：气体沿吻合口周边引流

治疗。如果吻合口漏临床表现轻微，引流管排出渗液极少且没有全身症状，则可以通过临床密切观察、广谱抗生素、禁食水和肠外营养进行保守治疗。如果证实小的吻合口漏周围没有脓肿、腹部积液或游离气体且没有全身症状，应在临床密切观察的情况下尝试经引流管引流。对于有腹膜炎体征或败血症的患者，即使是很小的吻合口漏，也需要再次手术，不应延误。腹部手术探查允许腹腔冲洗，必要时可重新放置新的引流管。如有可能，可首选腹腔镜手术，以尽量减少腹腔的污染。对于左侧结肠切除术的患者，术中对吻合口进行内镜探查有助于确定漏口的程度，并且还可以进行结肠灌洗。如果漏口小于吻合口的三分之一，且腹腔污染小，则只需肠造口可能就足够了。如果漏口较大或吻合口被破坏，则必须拆除吻合口，并进行肠造口。右半结肠切除术的回肠-结肠吻合口可以通过重新吻合得到比较理想的处理，但如果患者病情不稳定，则需要拆除吻合口并进行末端回肠造口。

转位结肠坏死

这是一种罕见且严重的并发症，具有不易察觉的表现，其特征是不适、早期白细胞增多和低热，并伴有肛门引流管中的恶臭物质。这是转位结肠缺血性损伤的一种表现，可能类似于吻合口漏，但必须立即将其与简单的吻合口漏分开，因为对转位结肠坏死的治疗必须更加积极。诊断通常通过腹部探查或术中内镜（图 52.78）检查显示清晰的分界线。其治疗需要立即拆除吻合口并进行肠造口。

出血

轻微出血——自限性且不需要输血或积极治疗——在结直肠切除术后非常常见，并在第一次排便时可以观察到。高达 4% 的病例可能会发生大出血，血流动力学不稳定，需要积极复苏、输血和积极治疗。这可能发生在术后早期，在这些情况下，通常是由吻合口内的小动脉引起的。治疗通常是内镜下在吻合口线上放置夹子、注射肾上腺素或电凝止血。如果内镜治疗失败，可以进行血管造影治疗，但可能会导致吻合口边缘缺血，并可能进一步导致吻合口瘘。

扭转

扭转是另一种罕见但严重的并发症。它几乎只在腹腔镜下右半结肠切除术后的体外回结肠吻合术中被描述，并且它是由于通过小切口开腹手术时缺乏对小肠系膜和结肠系膜的可视化造成的。当吻合口扭转时，小肠会立即肿胀和水肿，如果忽视或不及时治疗，会导致小肠缺血和坏疽。需要立即进行重新吻合。

狭窄

临床上有意义的狭窄是以梗阻性症状出现的，发生在 4% ～ 10% 的圆形吻合术中（图 52.79）。危险因素是使用小直径吻合器（25 毫米圆形吻合器不应用于成人结直肠吻合术）、吻合口瘘、缺血和辐射损伤。治疗通常是进行内镜下球囊扩张或放射状切开或放置腔内支架。内镜治疗无效的狭窄可能需要重新吻合。

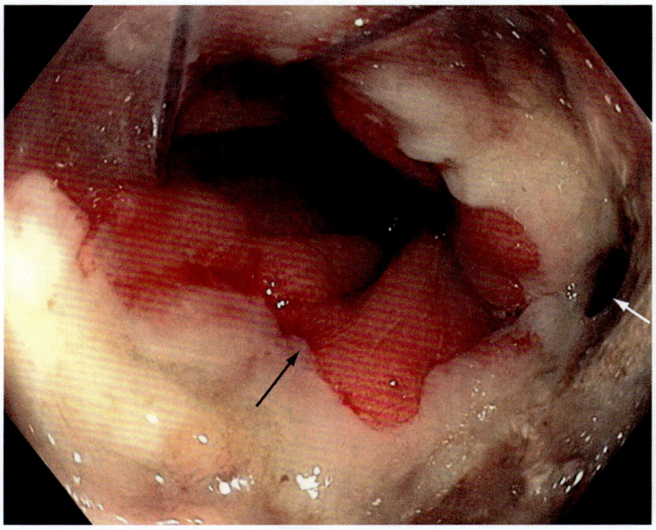

图 52.78 吻合口不能存活，有明显的漏口（白色箭头）。吻合口一半的肠坏死外观很明显，分界线很清楚（黑色箭头）

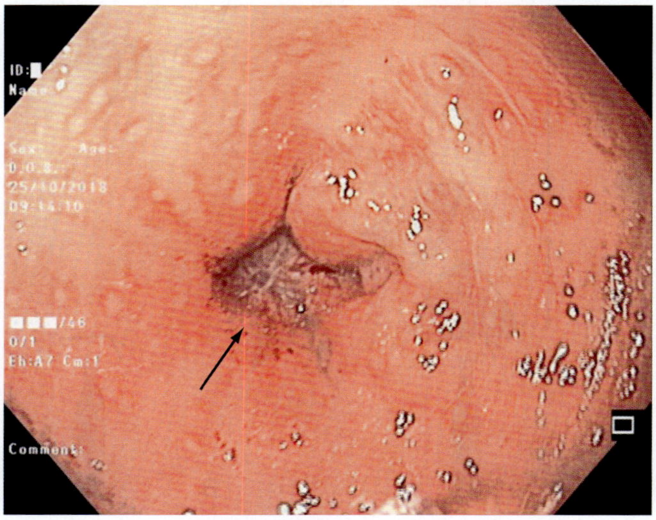

图 52.79 内镜下见吻合口狭窄较紧密（箭）

低位前切除术综合征

这不是真正的并发症，而是低位前切除术和结肠肛管吻合术导致的，并且可能存在于多达80%的接受低位前切除术的患者。它是一种综合征，其特征是多种症状的混合，包括排便次数增多、多次少量的排便、大便不尽、便失禁、便秘和腹泻。大多数症状在切除术后1年或更长时间后会改善，但大多数患者会出现长期的功能障碍。导致低位前切除术综合征（low anterior resection syndrome，LARS）的原因是多方面的。这可能是由于内括约肌损伤、肛门直肠黏膜敏感性丧失、直肠肛门抑制反射丧失或受损、直肠储物容量降低和转位结肠顺应性降低所致。TME患者、结肠肛管吻合术患者、新辅助放化疗患者和吻合口瘘患者的发生率较高。预防性方式目前主要用于改善LARS症状，旨在增加直肠的容量：用5～6 cm结肠J袋吻合或横结肠成形术或端侧结直肠吻合术（图52.80）。由于J袋不适合骨盆狭窄的肥胖患者，结肠成形术是一种可能的选择。在距转位结肠远端约5 cm处纵向10 cm行结肠切开术，然后横向缝合以扩大结肠并增加其顺应性。LARS的治疗通常是经验性的，基于饮食控制，均衡使用与纤维产品相关的洛哌丁胺，包括生物反馈在内的物理治疗和经肛门冲洗。在少数生活质量低、症状严重的患者中，在保守治疗失败后，可能需要造口作为最终治疗[46]。

术后治疗和随访

Ⅰ期癌症患者的5年生存率约为90%；Ⅱ期，75%；Ⅲ期（淋巴结阳性），50%。远处转移不可切除患者的5年生存率约为5%。可进行根治性肝切除术的肝转移患者，切缘阴性，临床危险因素较少，5年生存率可达60%。大多数肿瘤复发发生在原发肿瘤切除后的前2年内。因此，密切随访是必要的，尤其是在这个时间间隔内，以便及早发现任何可能接受治愈性治疗的复发或异时性肿瘤。读者请参阅美国结直肠外科医师协会（ASCRS）结肠癌和直肠癌治愈性治疗后患者监测实践指南。

随访包括在手术后5年内每6个月检测一次CEA水平，之后每年一次。CEA水平升高时需要其他的检查来识别复发或转移性疾病。肠镜检查应安排在手术后1年（或手术后3～6个月，如果在诊断时未完全检查整个结肠）；如果未检测到腺瘤，应每3年重复一次肠镜检查，如果发现腺瘤性息肉，则应每年重复一次结肠镜检查，直到结肠息肉清理干净。每年进行一次胸部和腹部CT扫描。

术后治疗

根据术后病理情况，某些分期患者可能需要辅助

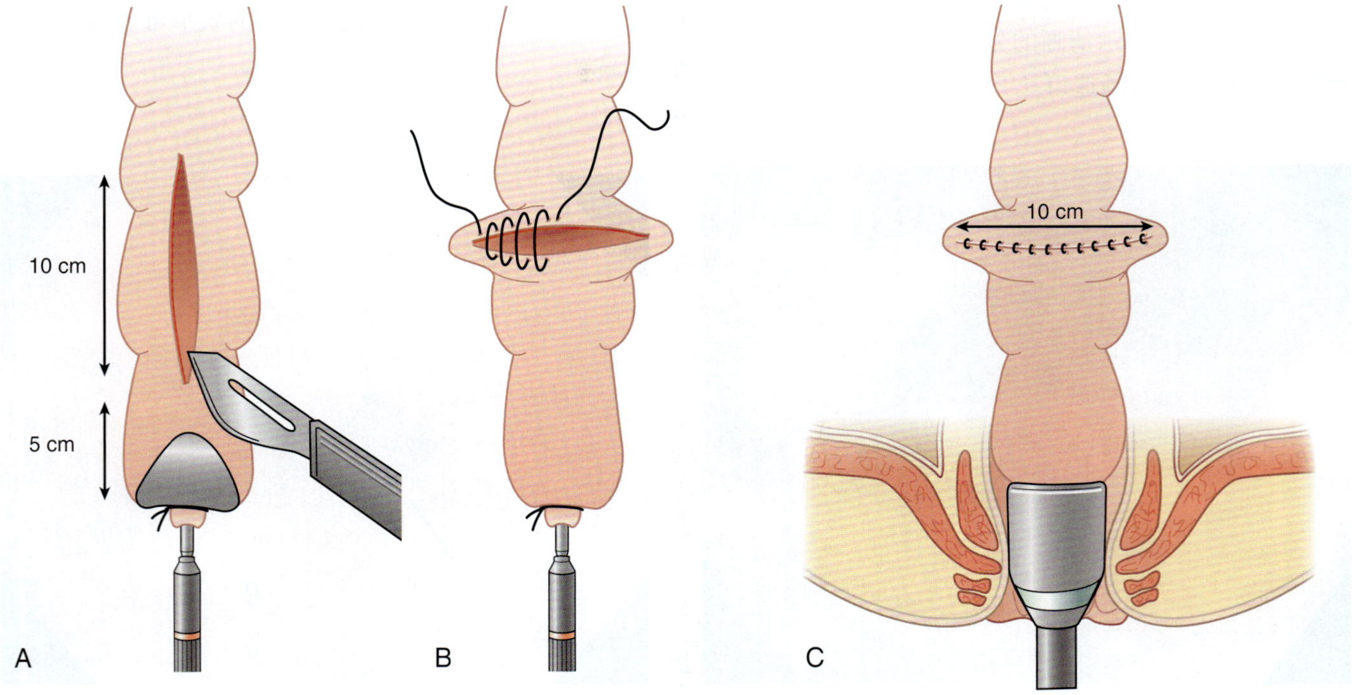

图52.80 结肠成形术。（**A**）在结肠末端近5 cm处进行10 cm纵向结肠切开术，将圆形缝合器的砧座放入肠腔并在远端缝合线处固定或使用荷包缝合线固定；（**B**）然后将切开的结肠行一层或两层横向缝合；（**C**）然后使用圆形吻合器行结肠直肠吻合

化疗。

Ⅰ期：肿瘤侵犯固有肌层，淋巴结阴性。单独随访是合适的选择。

Ⅱ期：肿瘤侵犯肠周脂肪，淋巴结阴性。一般来说，在没有危险因素的情况下，辅助化疗获益的证据有限：5-氟尿嘧啶（5-FU）/亚叶酸（FA）的绝对生存优势为3%～4%（*P*值为边缘显著性）。在Bockelman等最近的一项meta分析中，有或没有化疗的5年无瘤生存率分别为81.4%和79.3%。

在Ⅱ期结肠癌患者中，以下潜在危险因素可被视为化疗的相对适应证：低分化癌（G3-4）、血管和神经浸润、梗阻、穿孔、邻近器官浸润（pT4）和检查的淋巴结数量不足（＜12）。即使在这些高危患者中，也没有证明辅助化疗的确切价值，并且添加奥沙利铂也没有增加任何益处。在低危型和高危型患者之间没有观察到10年总生存率的差异，并且基于奥沙利铂的方案也没有任何优势[47]。

微卫星不稳定性（MSI）是Ⅱ期肿瘤术后治疗的另一个相关特征。这是典型的Lynch综合征（占所有结肠癌的2%～4%），但在大多数情况下，MMR基因（*hMLH1*、*hMSH2*、*hMSH6*、*PMS2*）的体细胞失活是由于其他调控基因的影响。

高度微卫星不稳定（MSI-H，MMR基因表达缺陷）在Ⅱ期疾病（22%）中比在Ⅲ期（12%）和Ⅳ期（3%）中更常见，并且似乎在Ⅱ期具有较好的预后意义。此外，辅助5-FU治疗似乎对Ⅱ期结肠癌患者的生存有不利影响，但对Ⅲ期结肠癌患者没有影响。对于不确定的有效性，应把这些要素都考虑进去。

Ⅲ期疾病：淋巴结阳性。辅助化疗适用于Ⅲ期患者。5-FU和FA在FOLFOX方案中与奥沙利铂结合使用。在CAPOX（或Xelox）方案中，使用口服卡培他滨代替5-氟尿嘧啶及亚叶酸（5-FUFA）。最近，对来自Ⅲ期结肠癌患者辅助治疗的六项随机Ⅲ期试验的数据进行了一项预先的汇总分析[48]：较短的治疗时间可减少副作用，特别是与奥沙利铂剂量相关的神经毒性。该分析评估了3个月与6个月辅助FOLFOX/CAPOX治疗的非劣效性。主要终点，即3年无瘤生存率得到证实：3个月的辅助化疗低于6个月。然而，在一项研究开始前尚未计划的分析中，FOLFOX和CAPOX之间的差异与患者的风险等级有关。低风险患者定义为pT3N1，高风险患者定义为pT4（任何N）或N2。

在低风险患者中，3个月（4个周期）的CAPOX不劣于相同方案的6个月（3年DFS：85.0% *vs*. 83.1%，3个月 *vs*. 6个月）。在高危患者中，3个月的CAPOX方案就足够了（3年DFS：64.1% *vs*. 64.0%，3个月 *vs*. 6个月）。

对于FOLFOX方案，6个月似乎都优于3个月，无论风险组如何（高危组3年DFS：61.5% *vs*. 64.7%，3个月 *vs*. 6个月）。但这些是意外发现，因为治疗结果之间的比较不是预先计划的：患者没有随机接受CAPOX或FOLFOX治疗。

转移性疾病。在为转移性疾病选择治疗方法时必须考虑几个问题：肿瘤负荷、治疗目标的长期性、临界可切除疾病的可切除性、原发性切除、年龄和合并症、患者的偏好、原发肿瘤部位和分子生物学：N-Ras、K-Ras（即泛Ras）和BRAF突变状态。

可能的化疗方案如下：

1. 抗EGFR抗体（帕尼单抗、西妥昔单抗）可用于泛Ras野生型和BRAF野生型肿瘤。可以在原发肿瘤上进行突变分析，但最好在转移性肿瘤上进行。

2. BRAF突变转移性疾病的标准治疗是给予FOLFOXIRI（奥沙利铂＋伊立替康＋5-FU＋亚叶酸）和贝伐珠单抗。BRAF突变的患者预后最差。

3. 如果原发肿瘤位于右侧，在一线治疗中，除化疗外给予抗EGFR抗体［FOLFOX（奥沙利铂＋5-FU＋亚叶酸）或FOLFIRI（伊立替康＋5-FU＋亚叶酸）］并不优于单独化疗：因此，通常在此期间不给药。适合患者的双联（FOLFOX或FOLFIRI）或三联FOLFOXIRI联合抗血管内皮生长因子抗体（贝伐珠单抗）可能是最佳选择。

4. 在左侧原发肿瘤中，在FOLFOX/FOLFIRI中加入西妥昔单抗或帕尼单抗可能是一线治疗。然而，在这种情况下，也可以考虑使用FOLFOXIRI。

5. 对于不能耐受双药治疗的老年或身体不适的患者，卡培他滨联合贝伐珠单抗是一种合适的治疗方法。

如果治疗目标是肝病的切除，术前化疗不应超过六个周期，以避免肝毒性（伊立替康引起的脂肪性肝炎和奥沙利铂引起的肝窦损伤）。此外，由于贝伐珠单抗对伤口愈合有不利影响，因此需要在肝切除术前6周停用贝伐珠单抗。贝伐珠单抗可在手术后4周或伤口愈合后开始使用。

盆底疾病及便秘

盆底功能障碍包括多种病症，通常涉及结直肠、泌尿和妇科专科。便秘是结肠运动和排便过程的功能障碍导致。便秘时可能伴有多种医学疾病和结直肠疾病，包括结肠梗阻和盆底疾病。功能性便秘是一个整体，必须在患者评估期间与不同的解剖性问题区分开来，如果对积极的药物治疗没有反应，可以考虑进行手术治疗。请读者再次参考 ASCRS《肛门直肠生理检测及盆底专业术语和定义国际共识》(Consensus Statement of Definitions for Anorectal Physiology Testing and Pelvic Floor Terminology)《治疗直肠脱垂临床实践指南》(Clinical Practice Guidelines for the Treatment of Rectal Prolapse) 和《便秘评估和管理临床实践指南》(Clinical Practice Guideline for the Evaluation and Management of Constipation)。

出现在外科医生面前的盆底疾病包括：

- 直肠脱垂：直肠壁部分或全层向下脱出。
- 直肠膨出：直肠突出到阴道后壁。
- 子宫直肠窝疝：直肠和阴道之间的腹膜突出，如果包含小肠，则称为"小肠膨出"，如果包含乙状结肠，则称为"乙状结肠膨出"。
- 盆底失弛缓综合征：排便时耻骨直肠肌和肛门外括约肌未能放松（单纯的不放松或反常收缩）。

即使功能障碍并不总是需要手术，但外科医生几乎总是参与对这些患者的评估和制订治疗计划。

诊断：检测与评估

肛门直肠生理学实验室检查

进行肛门直肠生理学检查以评估肛管压力，以确定是否存在肛门反射、肛门感觉和肌电图异常。

肛管直肠测压评估肛管高压区（即肛管的长度）、静息压力（主要由内括约肌引起）、最大随意压力和由肛门外括约肌引起的挤压压力（图 52.81）。该测试是通过在肛管中放置一个末端装有水球的测压导管，使末端的球囊位于直肠腔内来进行的。正常静息压力值为 40 ～ 80 mmHg。肛门直肠测压还提供有关直肠内压力、反射、直肠感觉和直肠顺应性的信息。高分辨率测压可以提供更高的生理分辨率并最大限度地减少运动伪影。

球囊逼出试验评估患者排出充有 50 ～ 60 ml 水 / 气体的充气球囊（模拟排出粪便）的能力。

阴部神经终末运动潜伏期检测通过使用换能器测量阴部神经从坐骨棘水平到肛门内括约肌的传导。正常阴部神经末梢运动潜伏期为（2.0±0.2）ms。时间延长见于外伤（脊髓）或长时间分娩引起的产科牵拉损伤、长期排便障碍、骶神经根损伤或糖尿病等慢性疾病中的慢性损伤。这通常是用贴在检查者示指上的特殊电极来测量的，手指电极的尖端刺激阴部神经，手指根部的记录电极测量肛门括约肌的收缩情况。

肌电图记录活动期间外括约肌和耻骨直肠肌运动单位的基础电活动的变化。当要求患者挤压收缩时，耻骨直肠肌收缩不当或反常的患者未能表现出肌肉放松。

影像学评估盆底及结肠传输

肛内超声（图 52.82）可用于评估肛门内外括约肌的完整性、厚度和可能的异常（瘢痕、瘘管）。

排粪造影是对排便时肛门直肠和盆底的动态研究的检查方法。它提供了有关解剖异常的信息，例如直肠前突、直肠脱垂、直肠内套叠和子宫直肠窝疝，及有关功能障碍性疾病的资料，例如耻骨直肠肌不松弛或反常收缩、会阴下降和直肠排空障碍。动态图像是通过荧光透视法捕获的，用放射线造影剂可显示直肠和阴道，患者坐在射线可穿透的马桶上。如果进行核磁共振排粪造影，直肠可以通过超声凝胶和钆的混合物显示。MRI 的优点是能呈现骨盆软组织和内脏的高质量图像，避免产生电离辐射。然而，由于患者仰卧位的限制，无法重现正常排便条件（图 52.83）。

结肠传输时间是一项研究结肠运动的检查。要求患者摄入的胶囊中包含 24 种不透射线标志物 (Sitzmarks)，并避免使用泻药和任何其他可能干扰结肠功能的机械措施。每隔一天拍一次腹部平片，直到第 7 天，研究标志物在结肠三个区域（右侧、左侧和直肠乙状结肠）的进展情况。在健康人群中，80% 的标记物应在第 5 天被排出。慢传输型便秘或结肠惰性的患者在整个研究过程中保留了相当一部分标志物（图 52.84）。

直肠脱垂

解剖学和病理生理学

直肠脱垂是直肠壁的全层或环周肠壁一圈的肠段向下移位的疾病。脱垂的程度（图 52.85）可以从直肠内到直肠肛门内脱垂、直肠内到直肠外脱垂不等（图 52.86）。直肠脱垂是一种不常见的疾病，约占总人口的 0.5%，50 岁以上的女性发生直肠脱垂的

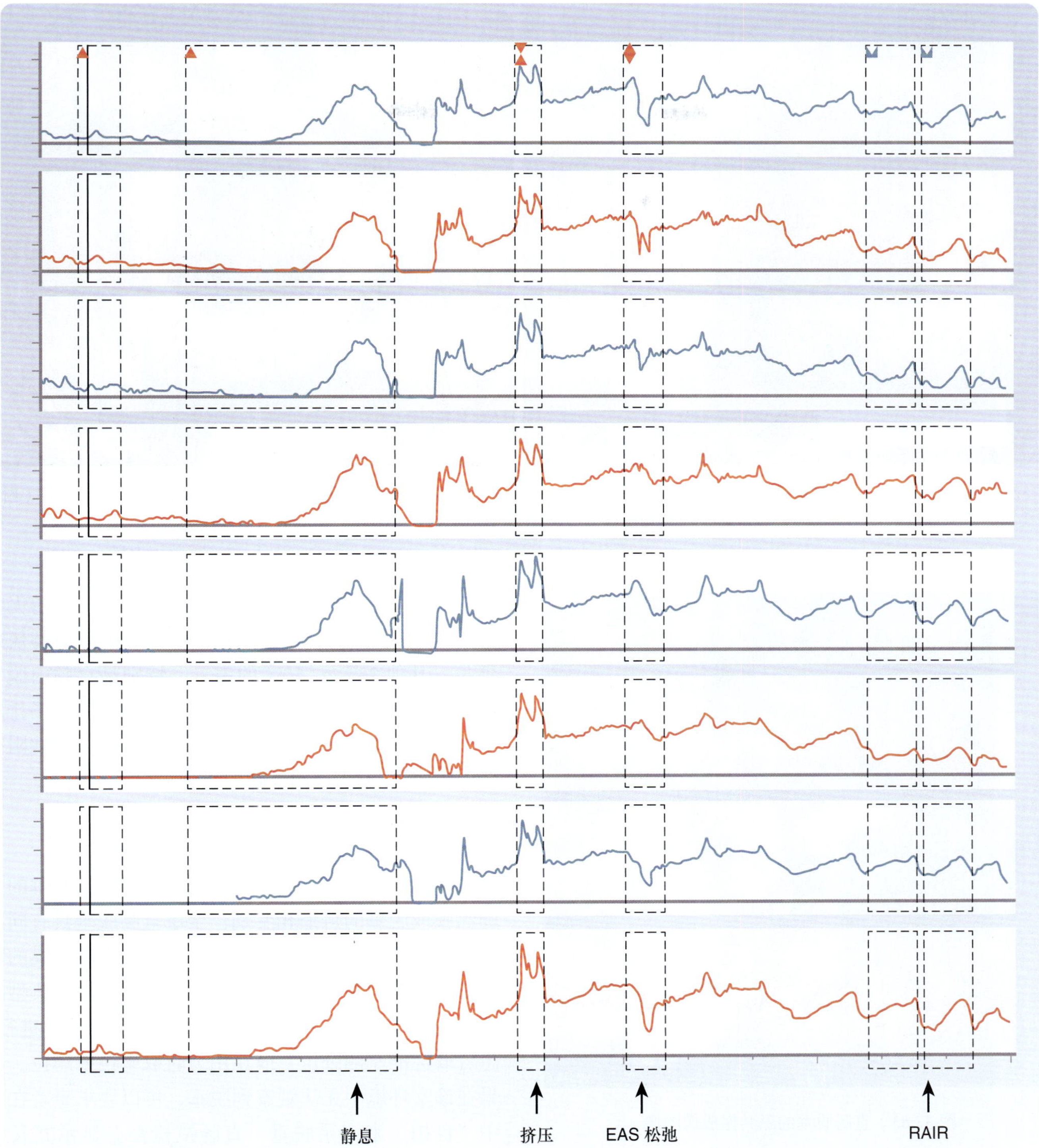

图 52.81　正常肛管直肠测压：静息和挤压压力曲线明显，要求患者推肛时肛门外括约肌松弛。存在直肠肛门抑制反射。EAS：肛门外括约肌

可能性是男性的 6 倍。少数出现直肠脱垂的男性通常小于 40 岁。脱垂的年轻患者（男性和女性）经常患有精神性疾病，例如自闭症或发育迟缓，并服用便秘药物。直肠脱垂的原因尚不清楚，但在全直肠脱垂患者中常见一些解剖学的缺陷。这些缺陷包括提肛肌松弛、异常深的子宫直肠窝、乙状结肠冗长、肛门松弛，及缺乏直肠骶骨筋膜附着。直肠脱垂的危险因素包括：年龄超过 40 岁、女性、既往盆腔手术、慢性劳损和便秘、慢性腹泻、阴道分娩和多胎产（然而，有三分之一的女性直肠脱垂患者未生育）、盆底功能障碍和（或）解剖缺陷、神经系统疾病 / 损伤和需要治疗便秘的精神疾病。直肠脱垂通常有一个渐进的过程，从排便时的一过性自我复位脱垂，到需要手指自我复位的脱垂，再到可能出现溃疡的稳定脱垂，甚至

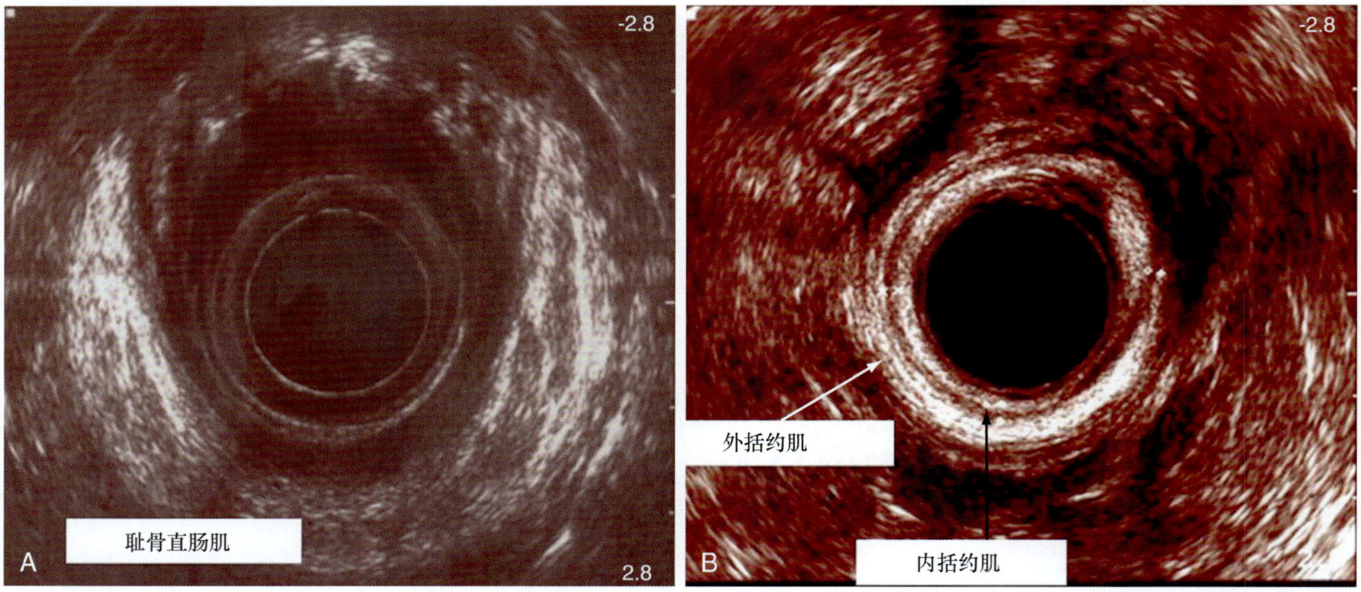

图 52.82 肛内超声。(**A**)拱形高回声耻骨直肠肌呈白色结构;(**B**)显示低回声内括约肌(黑色箭头)和高回声外括约肌(白色箭头)

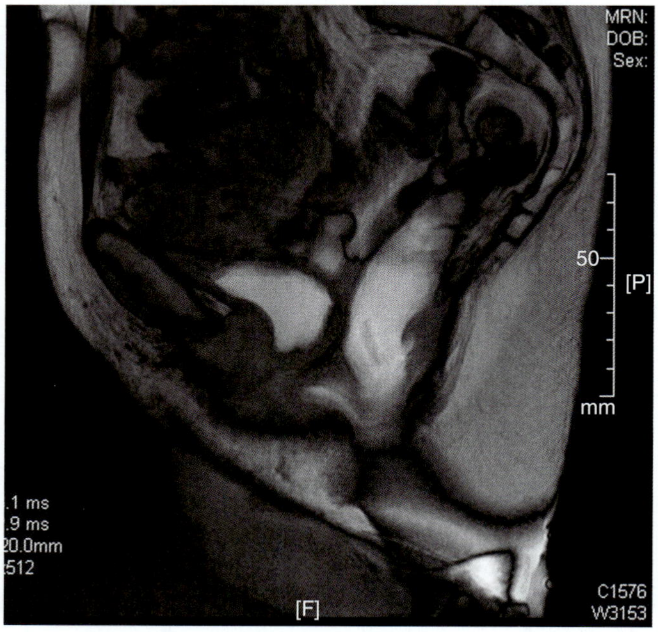

图 52.83 直肠脱垂的磁共振成像图像

在最晚期和复杂的病例中出现不可复位的嵌顿性脱垂并伴有坏死。

症状

症状包括脱垂的组织引起的不适、尿失禁伴随黏液或血液排出和便秘。大多数(50% ~ 75%)有明显直肠脱垂的患者抱怨大便失禁(急迫性尿失禁),这是由于脱垂引起的括约肌的慢性拉伸,以及脱垂引起的直肠肛门抑制反射的持续存在。多达一半的失禁患者还有阴部神经病变、阴部神经末梢运动潜伏期延长。其他 25% ~ 50% 的患者,特别是直肠内脱垂的患者,报告便秘或排便不畅(排便时感觉直肠排空不完全)是由于肠道自身“伸缩”造成的功能性阻塞(图 52.85B,C)或因伴随的直肠膨出而恶化。

诊断和鉴别诊断

在体格检查中,真正的直肠脱垂必须与脱垂的直肠黏膜或脱垂的痔疮相鉴别:全层直肠脱垂具有同心圆排列的黏膜环形沟,而脱垂的痔疮或直肠黏膜的特征是放射状褶皱,沿着肛垫有凹槽。休息时,典型的表现为肛门扩张、括约肌松弛。检查在诊室中进行,患者取标准左侧卧位,或在用力时取坐位或蹲位。如果在诊室环境中无法观察到脱垂,可以要求患者在家中“自拍”来记录脱垂。直肠镜检查会显示冗长的组织,10% ~ 15% 的患者显示前壁孤立性直肠溃疡。直肠镜检查可能显示 5 ~ 6 cm 处有红斑,这是脱垂的前缘。透视或 MRI 排粪造影是确定直肠脱垂诊断的补充检查,并提供有关共存疾病的更多信息,如直肠膨出、膀胱膨出、阴道穹窿脱垂、小肠膨出和乙状结肠膨出(图 52.87)。应始终进行结肠镜检查以排除结直肠癌或其他结肠病理的存在。对有终身便秘病史的患者进行结肠传输试验,以区分排便障碍导致的便秘和结肠传输缓慢导致的便秘。两者经常共存。肛内超声通常显示肛门内括约肌增厚。

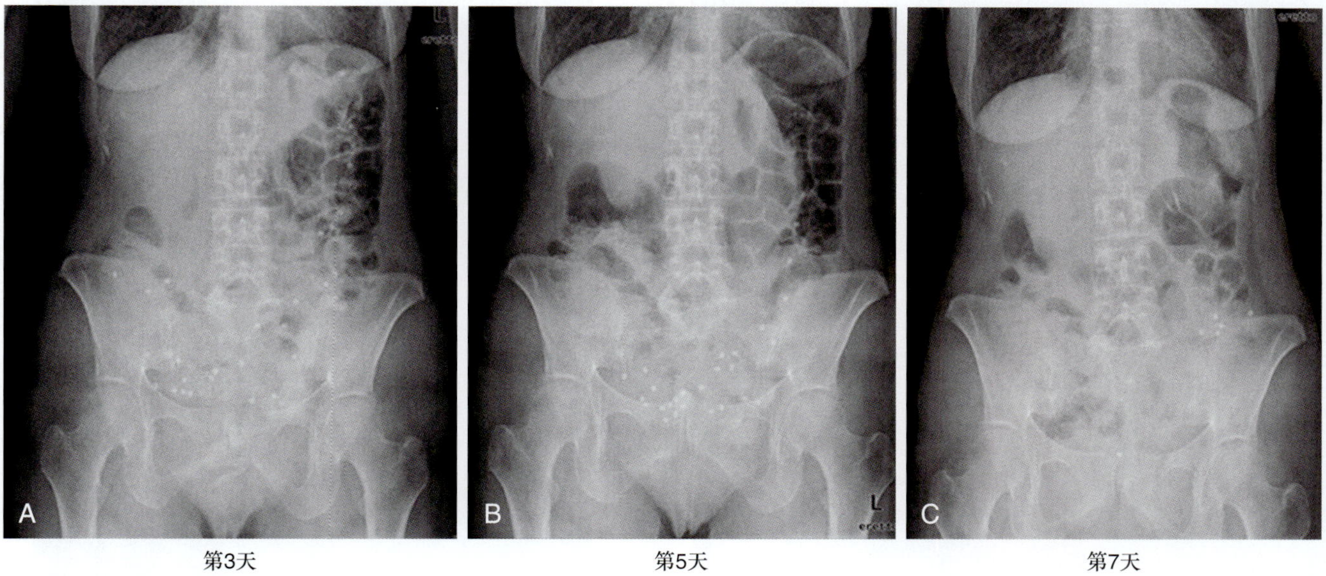

图 52.84 结肠传输研究：摄入不透射线标志物后 3 天、5 天和 7 天的腹部平片。请注意，在第 5 天，大多数不透射线的标记位于盆腔内；然而，到第 7 天，大多数标志物已经被排出

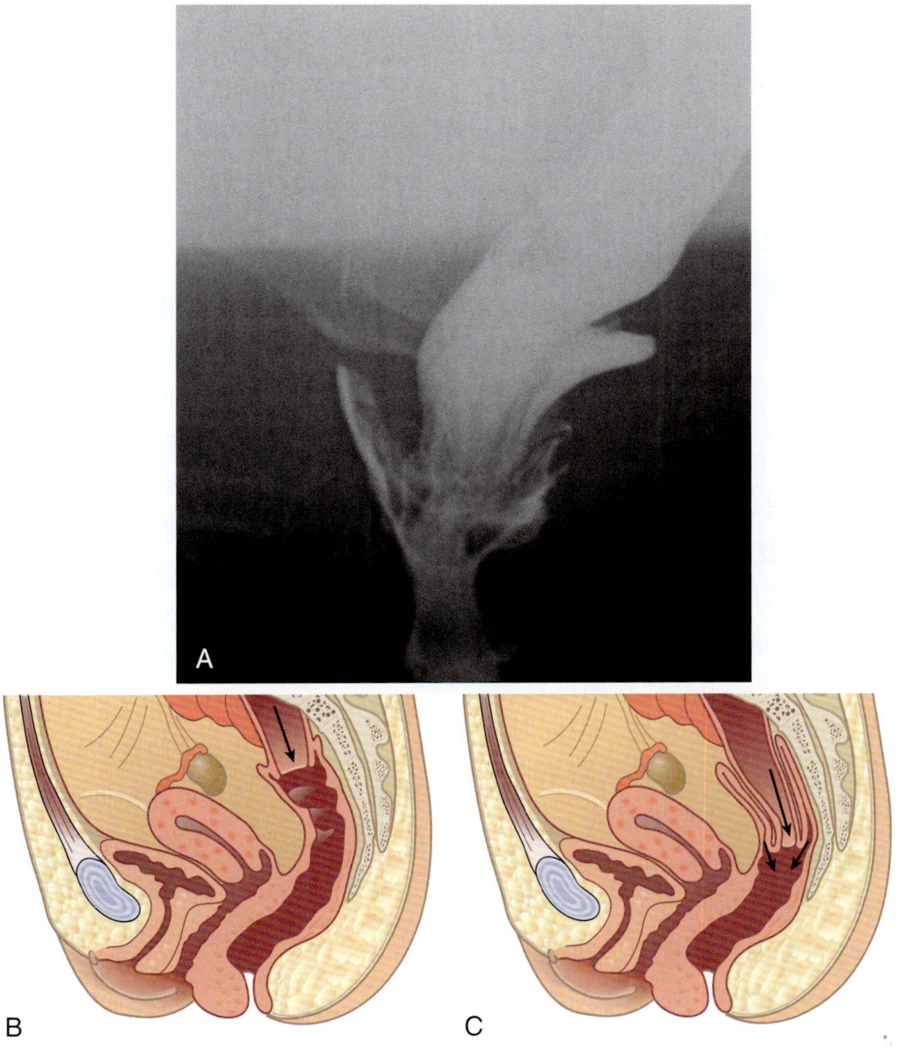

图 52.85 （**A**）男性患者的直肠内脱垂，排粪造影显示良好；（**B** 和 **C**）直肠内脱垂进展

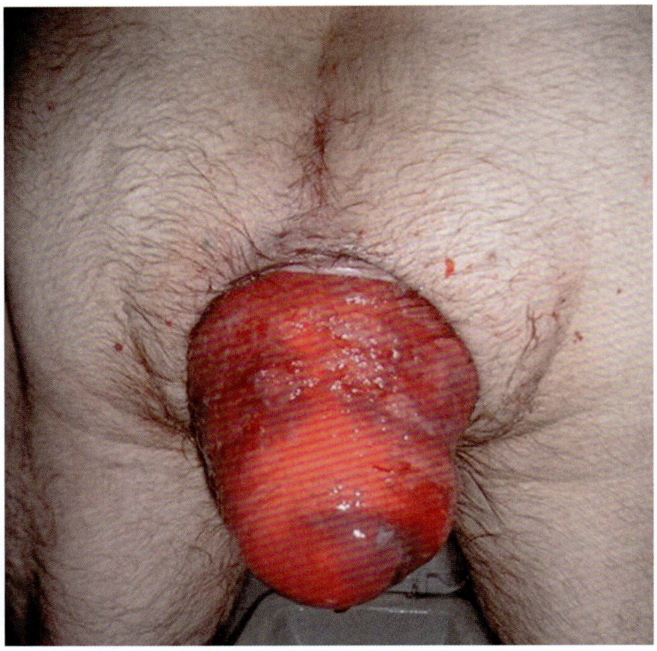

图 52.86 一个巨大的直肠外脱垂患者（Courtesy of G. Sarzo，MD，Hospital Sant Antonio，Department of Surgery，Padova Italy.）

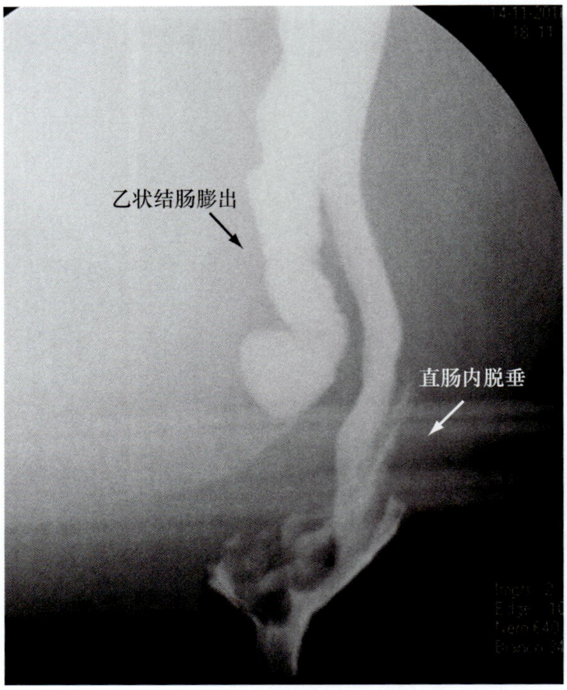

图 52.87 一名年轻男性患者的排粪造影，表现为直肠内脱垂（白色箭头）和乙状结肠膨出（黑色箭头）

非手术治疗

脱垂相关的便秘和大便失禁症状可以通过药物治疗来缓解，以提高生活质量。充足的液体摄入、纤维补充和大便软化剂可以治疗便秘。糖或盐可局部用于减少直肠黏膜水肿并促进脱垂组织的缓解。灌肠和栓剂可能有助于排便。

手术修复

手术的目标是消除脱垂并纠正解剖和功能异常。该手术可以是经腹或经会阴进行，二者在复发率方面没有表现出明显的优势，而复发率在 13% ～ 31% 之间变化。手术的选择基于患者的合并症、患者的年龄和肠道功能，及外科医生的偏好。

腹部入路。腹腔内入路的基本原理是固定直肠，目的是提供足够的向上张力以防止复发，但同时允许在排便时进行适当的排泄运动。腹部入路手术可以通过开放或微创方法（腹腔镜或机器人）进行。两者临床和功能结果相当，复发率（4% ～ 8%）和发病率（10% ～ 33%）相当。腹腔镜手术在疼痛控制、住院时间和恢复时间方面具有优势。机器人直肠脱垂修复术的优点是易于缝合和结扎，并改善了深部骨盆的可视化。必须游离直肠，经腹内回缩，并用缝线固定在骶前筋膜上（直肠后固定术）。在这些病例中，可以在合并便秘的患者中同时切除多余的乙状结肠。补片可用于直肠后部或前部的固定。使用直肠后补片固定术，将直肠向后方和外侧移向提肛肌，并将补片固定在骶前筋膜、骶岬下方和直肠侧面（图 52.88）。该手术可显著改善 20% ～ 60% 患者的大便失禁情况，但术后并发症的发生率为 20%，复发率为 2% ～ 5%。最近提出的腹侧直肠补片固定术是一种在直肠前侧操作和将补片固定到骶骨岬的手术。补片固定在直肠前壁并固定在骶骨岬上（图 52.89）。该手术的优点是改善术后尿失禁和便秘，术后新发便秘病例少，并发症和复发率低（3% ～ 5%）[49]。在已发表的系列文章中，使用了许多不同类型的网片和固定装置：不可吸收的或生物移植物、疝钉、缝合线等用于固定补片。补片相关的并发症包括补片相关性阴道糜烂、感染和盆腔脓肿、肠梗阻，及补片脱落或移位。理论上，使用生物补片，感染的风险可能更低，复发风险更高，但最近的文献表明[49]，生物补片和不可吸收补片在复发和并发症的发生率方面没有统计学差异。然而，使用生物补片进行研究随访的时间很短。

会阴入路。会阴入路手术允许切除脱垂而不进行固定，被推荐用于老年人或躯体状况不佳的患者，并且被认为有较低的手术发病率和死亡率，但具有较高的复发率。然而，最近的综述和试验得出的结论是，

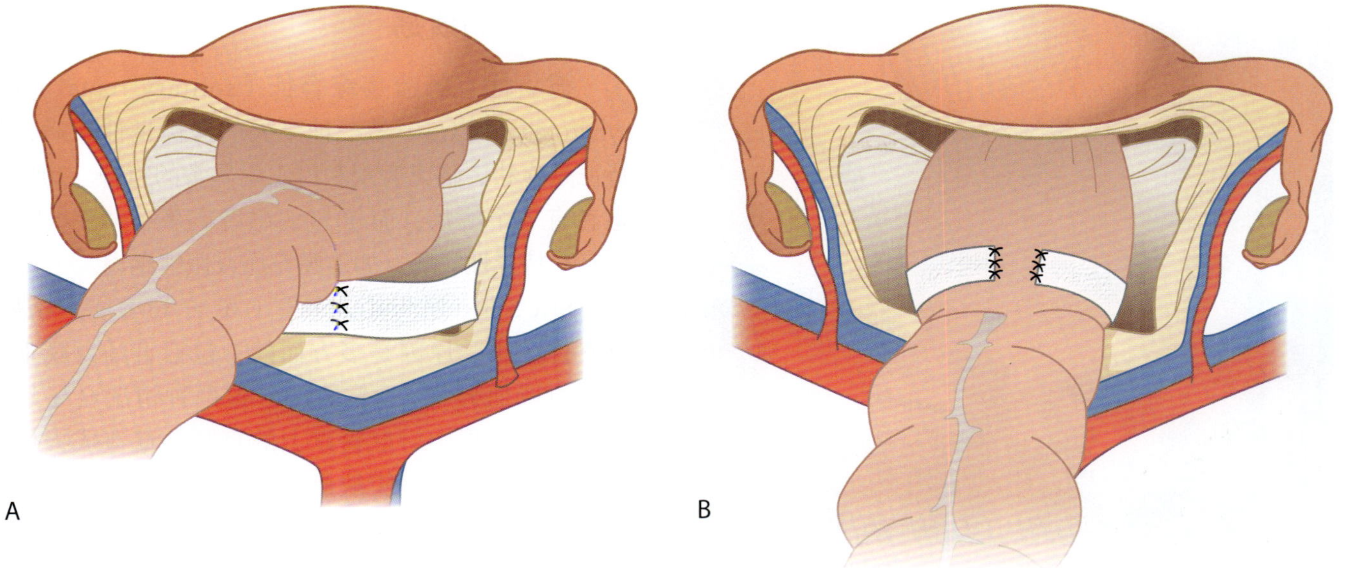

图 52.88 经腹直肠前悬吊固定术（改良的 Ripstein 手术）。（**A**）移动直肠，将网固定在骶前筋膜上；（**B**）将网状物固定在直肠两侧

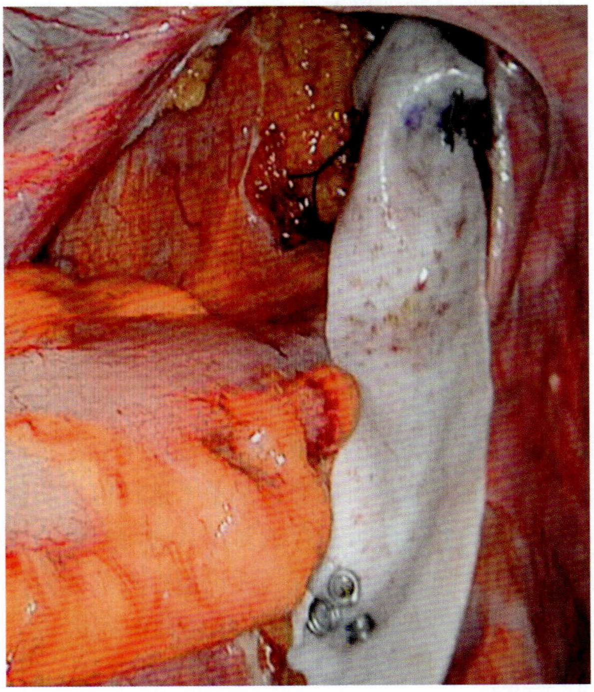

图 52.89 腹侧直肠补片固定术。网状物附着在直肠前壁和骶骨岬上（Courtesy of G. Sarzo，MD，Hospital Sant Antonio，Department of Surgery，Padova Italy.）

会阴入路和腹部入路在复发率和再手术率方面没有显著差异。因此，对于所有直肠脱垂患者，可能必须考虑会阴手术。"Altemeier 手术"或会阴直肠切除术或直肠乙状结肠切除术是真正的经会阴直肠乙状结肠切除术。将外露的脱垂用 Allis 钳夹住，在齿状线上方 1 cm 处通过直肠做全层环形切口。从前面进入腹腔，经肛门切除多余的乙状结肠（图 52.90）。肛提肌是可视化的，可以从后方折叠以加强盆底和恢复肛门直肠角度（肛提肌成形术或 Parks 肛后修补术）。然后进行手工缝合的结肠肛门吻合术。手术可以在硬膜外麻醉下进行，术后疼痛最轻。这种技术可以切除多余的肠道，并发症发生率低，尤其是在完成肛提肌折叠术后，复发率低（10%）。对于短直肠脱垂的患者（< 5 cm），Delorme 手术可能是合适的。在齿状线近端 1 cm 处在黏膜下做一个环形切口，将黏膜从直肠固有肌层剥离至脱垂的最近部分。之后切除剥离的黏膜。然后进行固有肌层的纵向缝合折叠。最后，在近端和远端黏膜边缘之间进行吻合（图 52.91）。这种手术非常安全，住院时间短，并发症发生率低于腹部手术。小便失禁和便秘得到改善。总体复发率从 7% 到 27% 不等，与 Altemcier 手术或腹部手术相当。对于有症状的直肠内脱垂，经肛门吻合器直肠切除术（stapled transanal rectal resection，STARR）已被提议作为替代手术。它包括全层直肠切除术，包括使用圆形吻合器或特定弧形吻合器在内的方法来治疗直肠内脱垂。这些手术最初在梗阻性便秘的情况下显示出良好的效果，但随后经常被报道有慢性直肠痛和大便急迫以及术后尿失禁。经直肠吻合器修复的其他并发症包括吻合口出血，很少出现吻合口破裂和直肠阴道瘘（总发病率为 7% ～ 21%）。由于严重并发症的高发生率和较差的功能结果，ASCRS 临床实践指南不推荐这种手术方式。

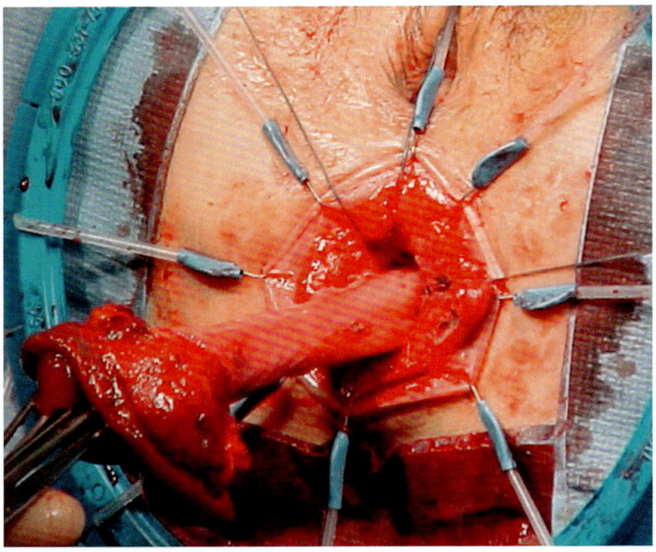

图 52.90 Altemeier 手术或会阴直肠切除术。通过经会阴入路切除多余的直肠乙状结肠，并进行手工缝合的结肠肛管吻合术

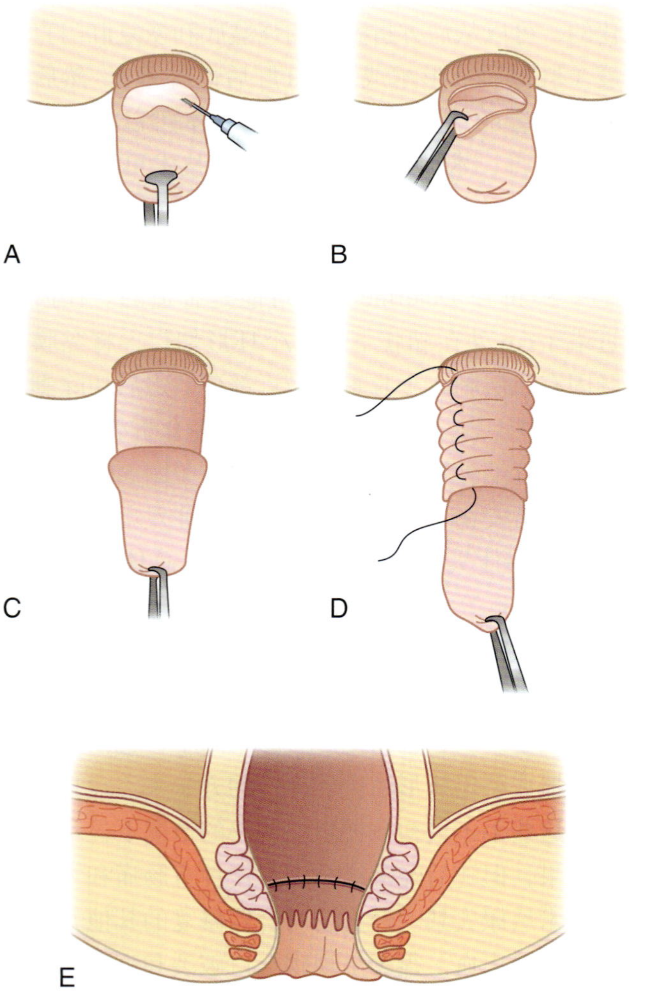

图 52.91 Delorme 过程。（**A**）用含肾上腺素的溶液浸润黏膜层；（**B**）切开；（**C**）并剥离下层肌层；（**D**）进行固有肌层的缝合；（**E**）手术结束时，近端和远端黏膜边缘吻合

孤立性直肠溃疡

孤立性直肠溃疡综合征（solitary rectal ulcer syndrome，SRUS）是一种罕见的慢性良性疾病，其特征是症状、临床表现和组织学异常的组合。20% 的患者有单个溃疡，而 40% 的患者有多个溃疡。其余的有非特异性病变，如黏膜充血或假性息肉。

SRUS 是一种青年人多发（30 ～ 40 岁）的疾病，以女性为主。原因是多方面的，包括直肠内脱垂和耻骨直肠肌异常 / 反常收缩。这两种情况会导致在用力排便过程中对肛管以上的直肠前壁造成损伤和压迫，从而导致黏膜缺血，在某些情况下还会导致溃疡。SRUS 的患者表现的症状包括直肠出血、长时间过度用力排便、不完全排便 / 里急后重、黏液便、会阴痛、腹痛，及便秘。多达四分之一的患者没有症状。

体格检查及肛门镜检查显示直肠内脱垂，距肛缘 3 ～ 10 cm 处直肠前壁有 1 ～ 1.5 cm 的溃疡，与直肠癌有时难以鉴别。活组织检查有特征性表现：固有层的肌纤维闭塞、肥厚的黏膜肌层和隐窝肌纤维增生，及腺体隐窝异常。这些特征性的表现将 SRUS 与癌症和其他炎症性病变（如 IBD、缺血性结肠炎和感染性直肠炎）区分开来。

对于轻度至中度症状且无明显黏膜脱垂的患者，药物治疗通常有效。它包括患者教育和行为改变：高纤维饮食、大便软化剂和泻药、避免精神紧张、尽量减少如厕时间以及使用硫糖铝、皮质类固醇或美沙拉嗪灌肠剂。手术的适应证很少，仅适用于对药物治疗完全无反应且症状严重的患者。手术选择包括溃疡的局部切除、直肠脱垂的治疗或对用其他治疗手段失败的患者进行造口。不幸的是，无论治疗方式如何，许多 SRUS 患者仍然有肛门直肠功能障碍的症状。

直肠前突

直肠前突是直肠前壁向阴道后壁突出。最常见的危险因素是高龄、怀孕和阴道分娩史、体重指数增加、腹内压长期升高和子宫切除术病史。直肠前突的原因是多方面的，可能是由于直肠阴道隔的肌肉和（或）神经系统损伤（通常是由于产科创伤）以及由于盆腔内筋膜和阴道后壁的慢性劳损造成的。其可能与其他盆腔器官脱垂有关。大多数直肠前突是无症状的，但当它们出现症状时，主要症状是直肠排便困难，需要按压阴道后壁或会阴部才能完成直肠排空（排便障碍）。其他症状包括阴道隆起感、泌尿障碍或性功能障碍、便秘，及在某些情况下大便失禁。大便失禁的机制被认为是由于粪便滞留在直肠袋内导致排便后渗漏、相关黏膜脱垂影响肛门闭合或溢出性失禁。直肠膨出的诊断主要依靠临床表现和体格检查。阴道和直肠指检显示阴道后壁和直肠前壁在用力期间隆起，这可能与其他盆腔器官脱垂和前部膀胱膨出有关。通过让患者咳嗽或在膀胱充盈的情况下进行 Valsalva 动作来评估压力性尿失禁。

在排粪造影中，直肠前突表现为直肠壁向阴道突起。直肠前突小于 2 cm 为轻度，2 ～ 4 cm 为中度，大于 4 cm 为重度（图 52.92）。这项检查也提供了在排便时对比剂可能滞留在直肠前突内的信息，以及可能与直肠膨出或乙状结肠前突有关的信息。重要的是要认识到肠道扭曲的程度通常与功能障碍和症状的程度无关。动态 MRI 和 MRI 排粪造影术受到限制，因为它们是在患者仰卧位进行的（即不是在正常的直立排便位）。气球排出试验可确定患者在坐便器上坐 4 分钟后能否将充气的气球从直肠中排出。无症状的直肠前突不需要治疗，而有症状的直肠前突患者最初通过肠道治疗和纤维制品进行治疗，以改善排便。只有对药物治疗无效的有明显症状的直肠突出的特定患者才适合手术。手术的最终目的是去除直肠前突的多余组织并加强直肠阴道隔。

妇科医生首选的经阴道方法可以更好地观察肛提肌。将含有肾上腺素或加压素的局部麻醉剂注射到阴道黏膜下方以解剖分离组织和止血。在阴道后中线至缺损上层打开阴道上皮；暴露纤维肌层，用垂直或横向缝合线在中线上缝合。可以再次接近耻骨直肠肌。必要时切除多余的阴道上皮，并用可吸收线缝合。

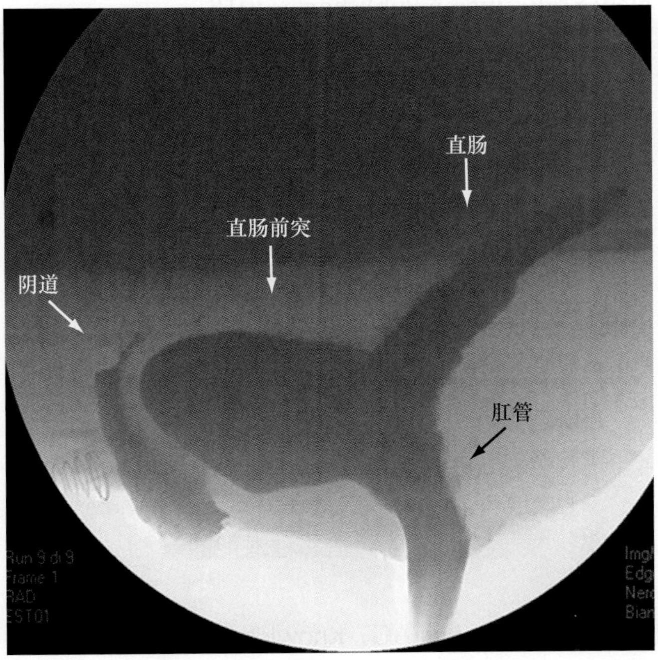

图 52.92 直肠前突示意图。阴道和直肠都呈阴影状。直肠前突很明显

直肠内修复由结直肠外科医生进行，患者处于俯卧折刀位。在黏膜下平面注射局部麻醉剂加肾上腺素或加压素以解剖分离组织和止血。在齿状线正上方的直肠黏膜上做一个 T 形或中线切口。在离直肠前突近端的中线两侧有两个侧黏膜瓣。切除多余的直肠黏膜。暴露下层肌肉层并用横向放置的可吸收缝线缝合，然后用可吸收缝线缝合黏膜边缘。经会阴直肠前突修补术是通过横切口横跨球海绵体肌和会阴横肌进行的；耻骨直肠肌的两侧重新连接。可以放置网片以加强成形术。这种方法尤其适用于伴有大便失禁的患者，因为可以同时进行括约肌成形术或提肛肌成形术。

便秘

便秘是一种常见的疾病，可影响超过 50% 的 65 岁以上人群，但在一小部分患者中，便秘可能出现的年龄更年轻。一些疾病会导致便秘，包括代谢、内分泌、神经和精神疾病。在成人中，新发便秘总是令人担忧的症状，必须排除主要原因。甲状腺功能减退症和药物引起的便秘是常见原因。结肠镜检查必须排除结直肠恶性肿瘤和结肠梗阻的其他原因。应建议患者将液体摄入量增加至 1.5 ～ 2 L/d，并增加饮食中的纤维含量。聚乙烯溶液（例如 MiraLAX）、益生菌和非处方产品可能会有所帮助。不应长期使用刺激性泻药，如比沙可啶或番泻叶。局部作用的氯通道激活剂（鲁比前列酮；氨基安昔）、鸟苷酸环化酶激动剂（利那洛肽）和（或）5-HT4 受体激动剂（普鲁卡必利）均可用于治疗便秘症状。对于药物治疗和泻药无效的长期便秘，应进行进一步检查。根据罗马Ⅳ标准，功能性便秘的诊断条件是：①在至少 25% 的排便期间，且持续至少 3 个月[50]，有以下症状中的至少两种，则诊断为功能性便秘：排便费力；块状或坚硬的大便；排便不净感；肛门直肠梗阻 / 阻塞的感觉；需要用手操作以促进排便（例如手指辅助排便、盆底支撑排便）；或每周少于 3 次自发排便。②在不使用泻药的情况下很少出现稀便。③诊断肠易激综合征的条件不充分。在存在排便障碍症状的情况下，排粪造影、肛门直肠测压、球囊排出试验和肌电图可以排除盆底疾病的存在。使用不透射线标记物（Sitzmark）检测结肠通过时间可以确定慢传输型便秘或结肠无力的诊断。即使尚未证实具体的组织学变化，慢传输便秘也可能是神经病变引起的。这些患者的排便频率从每周一到两次到每月一次不等。在没有泻药或结肠灌肠剂的情况下，一些患者无法完全排便。严重的便秘与腹胀、腹痛和恶心有关，这些症状会影响患者的生活质量，以至于他们会非常痛苦。慢性症状可从儿童期或青少年时期出现。慢传输型便秘可在 X 线平片上表现为巨结肠（图 52.93）；水溶性灌肠剂或结肠 CT 可以显示冗长的低张结肠，结肠镜检查同样能显示扩张的低张结肠。在一部分患者中，结肠在放射学检查中可以是正常的，并且没有扩张。在这些患者中，诊断和决定是否开始手术治疗可能具有挑战性。对于症状严重的慢传输型便秘患者，在积极的药物治疗失败，生活质量严重受损时，需要手术治疗。腹部全结肠切除术联合回直肠吻合术（total abdominal colectomy with ileorectal anastomosis，TAC—IRA）或结肠切除术联合回直肠吻合术（colectomy with ileorectal anastomosis，CIRA）是一种已证明具有良好临床效果且发病率可接受的手术。该手术可以通过微创手术进行。尽管术后腹泻发生率为 5% ～ 15%，腹痛（30% ～ 50%）、小肠梗阻（10% ～ 20%）、大便失禁和便秘复发（10% ～ 30%）在长期随访中均有报道，但大多数患者对结肠切除术和 IRA 术后的功能结果感到满意。

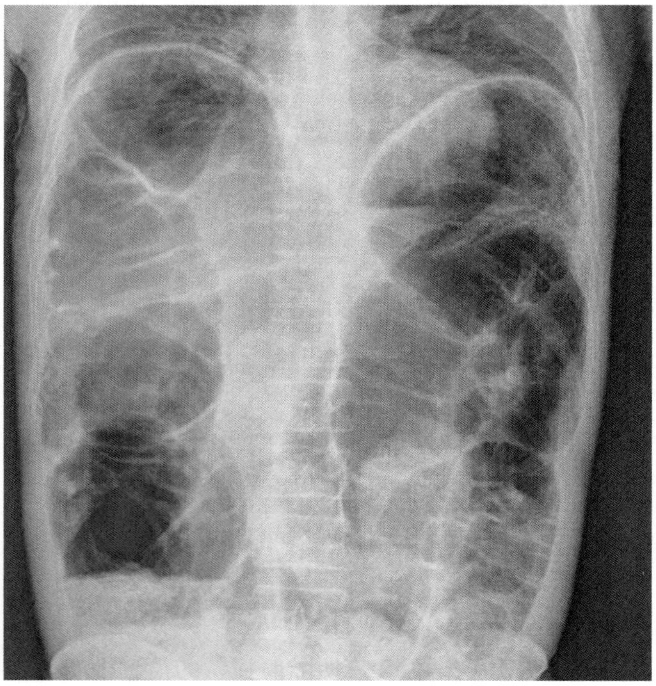

图 52.93 慢传输型便秘和巨结肠患者的腹部平片

目前已不再推荐根据转运时间测量结果进行结肠分段切除。对顽固性便秘患者提出的最终治疗方案是永久性造口术，通常是进行回肠造口术。

主要参考文献

American Society of Colon & Rectal Surgeons Clinical Practice Guidelines published in Diseases of the Colon & Rectum. Available through a link to the Clinical Practice Guidelines on the journal website https://journals.lww.com/dcrjournal/pages/default.aspx.

本章特别提到的临床实践指南是：①结直肠手术后快速康复的临床实践指南；②择期结直肠手术肠道准备的应用指南；③结肠扭转和急性结肠假性肠梗阻临床诊治指南；④遗传性消化系肿瘤综合征临床指南；⑤ Lynch 综合征患者的手术治疗；⑥结肠癌的治疗；⑦直肠癌的治疗；⑧治愈后结直肠癌患者的监测；⑨直肠脱垂的治疗；⑩便秘的评估和管理指南；⑪肛门直肠生理检测及盆底专业术语和定义国际共识。

Beck DE, Wexner SD, Rafferty RF, eds. *Gordon and Nivatvongs Principles and Practice of Surgery for the Colon, Rectum, and Anus*. 4th ed. New York：ftieme Publishers；2018.

本书为结肠、直肠和肛门疾病的各个方面提供了出色的解剖图解和详细描述。

Haggitt RC, Glotzbach RE, Soffer EE, et al. Prognostic factors in colorectal carcinomas arising in adenomas：implications for lesions removed by endoscopic polypectomy. *Gastroenterology*. 1985；89：328–336.

Haggitt's 分类法的描述，这是一种腺癌息肉分类，根据浸润深度评估恶性潜能。

Sagar PM, Hill AG, Knowles CH, et al. *Keighley & Williams' Surgery of the Anus, Rectum and Colon*. 4th ed. Boca Raton, FL：CRC Press；2019.

最新出版的两卷结肠和直肠外科教科书，附有国际撰稿人名单。

Steele SR, Hull TL, Hyman N, et al. *The ASCRS Textbook of Colon and Rectal Surgery*. 3rd ed. New York：Springer；2016.

本书由美国结直肠外科医师协会（ASCRS）赞助，其章节由各自领域公认的权威撰写，其中包括 Matthew Kalady 博士撰写的关于结直肠癌和遗传综合征的分子基础的优秀章节。

参考文献

1. McDonald LC, Gerding DN, Johnson S, et al. Clinical Practice Guidelines for *Clostridium difficile* infection in adults and children: 2017 update by the Infectious Diseases Society of America (IDSA) and Society for Healthcare Epidemiology of America (SHEA). *Clin Infect Dis*. 2018;66:987–994.
2. Mazaki T, Ishii Y, Murai I. Immunoenhancing enteral and parenteral nutrition for gastrointestinal surgery: a multiple-treatments meta-analysis. *Ann Surg*. 2015;261:662–669.
3. Carmichael JC, Keller DS, Baldini G, et al. Clinical Practice Guidelines for enhanced recovery after colon and rectal surgery from the American Society of Colon and Rectal Surgeons and Society of American Gastrointestinal and Endoscopic Surgeons. *Dis Colon Rectum*. 2017;60:761–784.
4. Koskenvuo L, Lehtonen T, Koskensalo S, et al. Mechanical and oral antibiotic bowel preparation versus no bowel preparation for elective colectomy (MOBILE): a multicentre, randomised, parallel, single-blinded trial. *Lancet*. 2019;394:840–848.
5. Liu PH, Cao Y, Keeley BR, et al. Adherence to a healthy lifestyle is associated with a lower risk of diverticulitis among men. *Am J Gastroenterol*. 2017;112:1868–1876.
6. Wasvary H, Turfah F, Kadro O, et al. Same hospitalization resection for acute diverticulitis. *Am Surg*. 1999;65:632–635; discussion 636.
7. Penna M, Markar SR, Mackenzie H, et al. Laparoscopic lavage versus primary resection for acute perforated diverticulitis: review and meta-analysis. *Ann Surg*. 2018;267:252–258.
8. Lambrichts DPV, Vennix S, Musters GD, et al. Hartmann's procedure versus sigmoidectomy with primary anastomosis for perforated diverticulitis with purulent or faecal peritonitis (LADIES): a multicentre, parallel-group, randomised, open-label, superiority trial. *Lancet Gastroenterol Hepatol*. 2019;4:599–610.
9. Desai M, Fathallah J, Nutalapati V, et al. Antibiotics versus no antibiotics for acute uncomplicated diverticulitis: a systematic review and meta-analysis. *Dis Colon Rectum*. 2019;62:1005–1012.
10. Sharma PV, Eglinton T, Hider P, et al. Systematic review and meta-analysis of the role of routine colonic evaluation after radiologically confirmed acute diverticulitis. *Ann Surg*. 2014;259:263–272.
11. Bharucha AE, Parthasarathy G, Ditah I, et al. Temporal trends in the incidence and natural history of diverticulitis: a population-based study. *Am J Gastroenterol*. 2015;110:1589–1596.
12. Hong KD, Kim J, Ji W, et al. Adult intussusception: a systematic review and meta-analysis. *Tech Coloproctol*. 2019;23:315–324.
13. Wells CI, O'Grady G, Bissett IP. Acute colonic pseudo-obstruction: a systematic review of aetiology and mechanisms. *World J Gastroenterol*. 2017;23:5634–5644.
14. Kaplan GG. The global burden of IBD: from 2015 to 2025. *Nat Rev Gastroenterol Hepatol*. 2015;12:720–727.
15. Turpin W, Goethel A, Bedrani L, et al. Determinants of IBD heritability: genes, bugs, and more. *Inflamm Bowel Dis*. 2018;24:1133–1148.
16. Harvey RF, Bradshaw JM. A simple index of Crohn's-disease activity. *Lancet*. 1980;1:514.
17. Odze RD, Farraye FA, Hecht JL, et al. Long-term follow-up after polypectomy treatment for adenoma-like dysplastic lesions in ulcerative colitis. *Clin Gastroenterol Hepatol*. 2004;2:534–541.
18. Galandiuk S, Rodriguez-Justo M, Jeffery R, et al. Field cancerization in the intestinal epithelium of patients with Crohn's ileocolitis. *Gastroenterology*. 2012;142:855–864. e858.
19. Chang MI, Cohen BL, Greenstein AJ. A review of the impact of biologics on surgical complications in Crohn's disease. *Inflamm Bowel Dis*. 2015;21:1472–1477.
20. Nguyen GC, Loftus Jr EV, Hirano I, et al. American Gastroenterological Association Institute guideline on the management of Crohn's disease after surgical resection. *Gastroenterology*. 2017;152:271–275.
21. Lessa FC, Winston LG, McDonald LC, et al. Burden of *Clostridium difficile* infection in the United States. *N Engl J Med*. 2015;372:2369–2370.
22. Loo VG, Davis I, Embil J, et al. Association of Medical Microbiology and Infectious Disease Canada treatment practice guidelines for *Clostridium difficile* infection. *JAMMI*. 2018;3:71–92.
23. Miller MA, Louie T, Mullane K, et al. Derivation and validation of a simple clinical bedside score (ATLAS) for *Clostridium difficile* infection which predicts response to therapy. *BMC Infect Dis*. 2013;13:148.
24. Furuya-Kanamori L, Doi SA, Paterson DL, et al. Upper versus lower gastrointestinal delivery for transplantation of fecal microbiota in recurrent or refractory *Clostridium difficile* infection: a collaborative analysis of individual patient data from 14 studies. *J Clin Gastroenterol*. 2017;51:145–150.
25. Bartlett JG. Bezlotoxumab—a new agent for *Clostridium difficile* infection. *N Engl J Med*. 2017;376:381–382.
26. Ferrada P, Callcut R, Zielinski MD, et al. Loop ileostomy versus total colectomy as surgical treatment for *Clostridium difficile*-associated disease: an Eastern Association for the Surgery of Trauma multicenter trial. *J Trauma Acute Care Surg*. 2017;83:36–40.
27. Yngvadottir Y, Karlsdottir BR, Hreinsson JP, et al. The incidence and outcome of ischemic colitis in a population-based setting. *Scand J Gastroenterol*. 2017;52:704–710.
28. Brandt LJ, Feuerstadt P, Longstreth GF, et al. ACG clinical guideline: epidemiology, risk factors, patterns of presentation, diagnosis, and management of colon ischemia (CI). *Am J Gastroenterol*. 2015;110:18–44; quiz 45.
29. Tseng J, Loper B, Jain M, et al. Predictive factors of mortality after colectomy in ischemic colitis: an ACS-NSQIP database study. *Trauma Surg Acute Care Open*. 2017;2:e000126.
30. Dienstmann R, Vermeulen L, Guinney J, et al. Consensus molecular subtypes and the evolution of precision medicine in colorectal cancer. *Nat Rev Cancer*. 2017;17:79–92.
31. Dongre A, Weinberg RA. New insights into the mechanisms of epithelial-mesenchymal transition and implications for

cancer. *Nat Rev Mol Cell Biol.* 2019;20:69–84.
32. He X, Hang D, Wu K, et al. Long-term risk of colorectal cancer after removal of conventional adenomas and serrated polyps. *Gastroenterology.* 2020;158:852–861.
33. Click B, Pinsky PF, Hickey T, et al. Association of colonoscopy adenoma findings with long-term colorectal cancer incidence. *JAMA.* 2018;319:2021–2031.
34. Kikuchi R, Takano M, Takagi K, et al. Management of early invasive colorectal cancer. Risk of recurrence and clinical guidelines. *Dis Colon Rectum.* 1995;38:1286–1295.
35. Brosens LA, Offerhaus GJ, Giardiello FM. Hereditary colorectal cancer: genetics and screening. *Surg Clin North Am.* 2015;95:1067–1080.
36. Stoffel EM, Mangu PB, Limburg PJ, et al. Hereditary colorectal cancer syndromes: American Society of Clinical Oncology clinical practice guideline endorsement of the familial risk-colorectal cancer: European Society for Medical Oncology clinical practice guidelines. *J Oncol Pract.* 2015;11:e437–e441.
36a. Amin MB, Edge SB, Greene, Fl et al: AJCC Cancer Staging Manual 8th edition, American College of Surgeons, NY: Springer, 2018.
37. Acuna SA, Chesney TR, Ramjist JK, et al. Laparoscopic versus open resection for rectal cancer: a noninferiority meta-analysis of quality of surgical resection outcomes. *Ann Surg.* 2019;269:849–855.
38. Pisano M, Zorcolo L, Merli C, et al. WSES guidelines on colon and rectal cancer emergencies: obstruction and perforation. *World J Emerg Surg.* 2017;13:36; 2018.
39. Amelung FJ, Borstlap WAA, Consten ECJ, et al. Propensity score-matched analysis of oncological outcome between stent as bridge to surgery and emergency resection in patients with malignant left-sided colonic obstruction. *Br J Surg.* 2019;106:1075–1086.
40. Sauer R, Becker H, Hohenberger W, et al. Preoperative versus postoperative chemoradiotherapy for rectal cancer. *N Engl J Med.* 2004;351:1731–1740.
41. Habr-Gama A, Perez RO, Nadalin W, et al. Operative versus nonoperative treatment for stage 0 distal rectal cancer following chemoradiation therapy: long-term results. *Ann Surg.* 2004;240:711–717.
42. Ryan R, Gibbons D, Hyland JM, et al. Pathological response following long-course neoadjuvant chemoradiotherapy for locally advanced rectal cancer. *Histopathology.* 2005;47:141–146.
43. Sylla P, Rattner DW, Delgado S, et al. NOTES transanal rectal cancer resection using transanal endoscopic microsurgery and laparoscopic assistance. *Surg Endosc.* 2010;24:1205–1210.
44. Penna M, Hompes R, Arnold S, et al. Transanal total mesorectal excision: international registry results of the first 720 cases. *Ann Surg.* 2017;266:111–117.
45. Frasson M, Flor-Lorente B, Rodriguez JL, et al. Risk factors for anastomotic leak after colon resection for cancer: multivariate analysis and nomogram from a multicentric, prospective, national study with 3193 patients. *Ann Surg.* 2015;262:321–330.
46. Martellucci J. Low anterior resection syndrome: a treatment algorithm. *Dis Colon Rectum.* 2016;59:79–82.
47. Andre T, de Gramont A, Vernerey D, et al. Adjuvant fluorouracil, leucovorin, and oxaliplatin in stage II to III colon cancer: updated 10-year survival and outcomes according to BRAF mutation and mismatch repair status of the MOSAIC Study. *J Clin Oncol.* 2015;33:4176–4187.
48. Grothey A, Sobrero AF, Shields AF, et al. Duration of adjuvant chemotherapy for stage III colon cancer. *N Engl J Med.* 2018;378:1177–1188.
49. Consten EC, van Iersel JJ, Verheijen PM, et al. Long-term outcome after laparoscopic ventral mesh rectopexy: an observational study of 919 consecutive patients. *Ann Surg.* 2015;262:742–747.
50. Mearin F, Lacy BE, Chang L, et al. *Bowel disorders.* Gastroenterology; 2016 18;S0016-5085(16)00222-5. doi: 10.1053/j.gastro.2016.02.031. Online ahead of print.

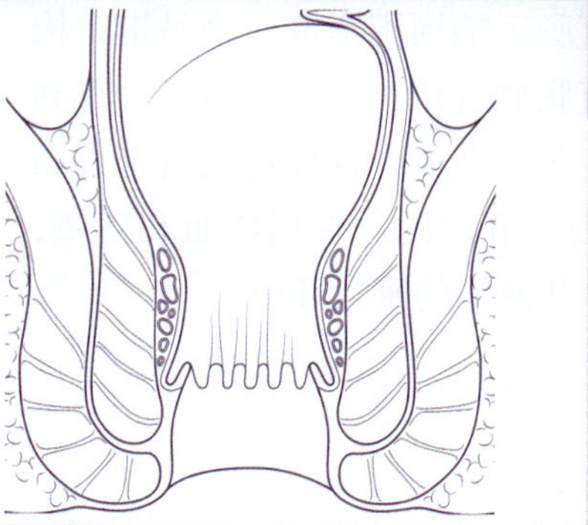

章 53

肛门

Neil Hyman，Konstantin Umanskiy

王 韬 高伊菲 译 杨 东 审校

章目录

肛门是胃肠道中一个相对较小的解剖区域，但它在大便控制和排便中起着关键作用。由于其独特的解剖和生理结构，对肛门疾病的诊断和治疗提出了挑战。虽然有时会发展成恶性肿瘤，但肛门更容易受各种常见良性疾病的影响，这些疾病可造成相当大的痛苦，并极大地损害患者的生活质量。了解肛门的应用解剖和生理对外科医生来说是极其重要的，也是准确诊断和治疗的基础。

解剖

根据外科医生 / 临床医生的定义，肛管是从肛缘延伸到肛管直肠环的顶部，大约 4 cm 长；解剖学家认为肛门是从肛缘到齿状线之间的 2 cm 区域。肛门看起来像一个前后裂隙状的皮肤开口，其最远端被称为肛缘。肛管近端由柱状上皮构成，远端由鳞状上皮构成。外胚层和内胚层的交界处位于肛管的中点，呈波状分界线，称为齿状线。在齿状线和肛缘之间，黏膜由进化的鳞状上皮构成，类似于皮肤上皮，但缺乏毛囊和腺体。

齿状线上方的黏膜呈褶皱状，称为肛柱。在大多数柱体的底部有一个与肛腺相通的小口袋或隐窝，它分泌润滑液以协助排便。腺体的数量从 6 个到 12 个不等，大部分集中在肛门的后部。肛腺导管穿过黏膜下平面，其分支终止于肛门内括约肌或延伸至括约肌间平面。这些腺体具有重要的临床意义；异物可阻塞导管，导致常见的肛周脓肿和与之对应的慢性肛瘘。

肛管远端区域的黏膜下层由一层不连续的增厚组织形成了痔疮的“肛垫”，通常见于左侧、右侧前部和右侧后部。这些肛垫的血液供应通常来自直肠远端和肛门周围的六条痔动脉[1]。静脉回流由痔上、中、下血管提供，构成了门静脉和体循环之间的交通支。这些血管在肛垫内形成直接的动静脉交通，因此，痔出血本质上是动脉出血而不是静脉出血。齿状线以上的静脉和淋巴回流入髂内血管；齿状线以下的血液供应和引流由痔下系统提供。

由于内外括约肌的紧张性环状收缩和肛垫的压迫，肛门开口和肛管在静息状态时几乎保持关闭状态。肛门内括约肌由自主神经支配的平滑肌组成，占肛管静息张力的50%～85%。从解剖学上讲，肛门内括约肌是直肠固有内层环肌增厚的延续，位于肛管远端2～4 cm处。肛门外括约肌是由包围直肠远端和肛门的盆底肌组成的漏斗状结构。耻骨直肠肌通常被称为直肠悬吊肌，是肛管外括约肌的主要肌肉之一。它起源于耻骨，经过直肠后方，回到耻骨。肛门外括约肌比较特殊，因为它既可以被自主神经系统控制，也可以受自主收缩控制。当腹内压力增加或直肠扩张时，肛门外括约肌和耻骨直肠肌会反射性地自动收缩，以防止粪便渗漏。与内括约肌不同的是，外括约肌可能会出现肌肉疲劳，最大的自主收缩仅持续30～60秒。

肛门内括约肌由交感神经（L5）和副交感神经（S2，S3，S4）支配。外括约肌由阴部神经（S2和S3）的直肠下支和S4的会阴支支配。尽管耻骨直肠肌和肛门外括约肌由不同的神经支配，但这些肌肉似乎是一个整体[2]。肛门括约肌的神经支配有相当大的替代性，单侧阴部神经中断不会导致肛门外括约肌功能障碍，但双侧S3神经根的缺失（例如手术横断）通常会导致大便失禁。如果S1～S3神经根只有一侧保持完好，患者仍会保持对肛门括约肌的控制。

阴部神经的直肠分支传递肛门感觉，被认为在维持肛门可控性方面发挥作用。肛管包含丰富的自主和非自主的感觉神经末梢，特别是在肛门区域。非自主的神经末梢包括Meissner小体（触觉）、Krause球（温度感觉）、Golgi-Mazzoni体（压力感觉）和生殖器小体（摩擦感觉）。

生理

排便过程是一个复杂的协调过程，包括腹内压增加、直肠收缩和肛门括约肌同步放松。直肠扩张导致肛门内括约肌的反射性松弛。这使得肛门的感觉上皮可以对粪便物质进行感知，以区分固体粪便、液体粪便和气体。如果认为可以排便，肛门外括约肌与耻骨直肠肌则一起放松，使直肠肛管角变直，肛管打开，排出粪便。

控制排便的生理过程和排便一样复杂。控制排便需要调整直肠壁顺应性以容纳排泄物，也需要恰当利用神经控制盆底肌肉，及使内外括约肌正常工作。静息时，耻骨直肠肌在直肠远端周围形成一个吊带，构成了一个相对锐利的直肠肛管角，将腹内力量分布到盆底。在排便时，这个角度变直，这样可以沿着直肠和肛门的轴线向下施力。肛门内、外括约肌和痔垫，提供了一个完整的气体和液体的密封环境。

诊断

病史

大多数肛门相关疾病患者都有非特异性的主诉，包括直肠疼痛、出血、组织脱垂、渗漏或肛门瘙痒。有经验的医生会问一些阐明问题本质的核心问题。病史是诊断的基础，提出正确的问题几乎总是会引出推定甚至明确的诊断。在进行肛门检查之前，医生对可能出现的问题有一个印象，这一点是至关重要的。

病史记录通常包括关于排便的详细询问。仅仅询问患者是否有“正常”排便是不够的，因为大多数患者可能会相信/说他们有“正常”排便；相反，应检查每日排便次数、大便是否变形、大便直径和排便稠度（软的、成型的、液体的或腹泻）、失禁发作次数、渗漏和污垢。医生必须询问肛门是否有血，出血的性质（亮或暗，血量，是否有血凝块），与肠道运动的关系，血液混在粪便中或在粪便上呈现血的条纹，和擦拭时是否出血。

肛门疼痛或压迫是常见的主诉。鉴别疼痛类型可以帮助在检查患者之前准确诊断许多疾病，因为常见的诊断通常以不同的方式呈现。排便时出现尖锐的刀割般的疼痛，通常表明肛裂。即使没有排便也会出现疼痛，特别是伴有出血，可提示恶性肿瘤。持续时间较短的急性疼痛可能提示血栓形成的痔疮：当伴有发热和不适时，肛周或坐骨直肠窝脓肿可能是罪魁祸首。

肛门瘙痒是一种常见的和令人沮丧的症状，对患者和医生都是如此。应询问患者是否有肛门渗漏或排泄物、粪便污垢或肛周潮湿。对于性生活，尤其是性交史，需要对男女双方均进行询问。问题可能包括性伴侣的数量、保护措施的使用、没有性伴侣的性行为，及性创伤史。如果报告了高危性行为，建议关注性传播疾病（STDs）和人类免疫缺陷病毒（HIV）状况。重点手术史应包括既往直肠周围脓肿引流、肛瘘手术、痔疮手术或括约肌切开术。应询问妇女分娩时阴道撕裂情况和会阴切开术的病史。

体格检查

门诊的肛门直肠检查应根据患者的主诉进行，因为患者可能对检查非常敏感或不适。同样，病史几乎可以提供至少一个推定或鉴别诊断。与患者沟通是关键。医生应告知患者所建议的检查，并确保患者对检查感到舒适。在整个检查过程中，最好有一名监护人在场[3]。患者可采用膝胸位或半俯卧位进行检查；后者体位对患者来说是更舒适的选择，尽管对医生来说可能更麻烦。

检查从观察肛周皮肤和肛缘开始。轻轻展开臀部会露出肛缘和肛周。可以要求患者收缩和放松括约肌，这样可以显示臀肌的不对称收缩或异常扩张以帮助收缩肛门。当要求患者向下用力时，患者会反射性放松肛门括约肌，可能会显示直肠脱垂和（或）异常的盆底下降。

然后进行直肠指诊。在将检查手指插入肛管之前，用润滑良好的手指轻触肛门，让患者有时间为检查做准备。直肠指诊首先评估外科肛管到耻骨直肠肌顶部的长度，其次在骶骨周围检查，触诊尾骨尖，并评估直肠后穹隆外侧的肛提肌。对于男性，前面可触及前列腺；对于女性，直肠前突的存在可以通过向前轻轻弯曲检查手指来确定。如果在直肠或肛管内发现肿块，应注意其位置与直肠前后方或侧方的关系，估计其大小，医生应观察其是固定的还是可移动的，质软还是质硬。

在结束直肠指诊前，要求患者收缩肛门，然后向下用力。通过 Valsalva 手法，内外括约肌的肌肉应该放松，表明肛门括约肌复合体的协调程度适当。应特别注意在肛门指诊中，如果医生仅触诊直肠穹隆，则可能忽略这一点。使用检查手指的第一指骨，对肛管进行检查。医生应该能够感觉到包块或其他异常情况的存在。

肛门镜检查是直肠指诊常见的辅助检查。肛门镜检查的目的是目测检查肛门和直肠远端黏膜。它可用于评估可疑并增大的痔疮、肛门发育不良、肛内尖锐湿疣，或标记肛门。如果发现有脓性引流物，可用拭子检查以评估是否为性传播疾病。

成像

经肛门超声可用于评估肛管、肛门内括约肌和外括约肌以及耻骨直肠肌的层次。超声可用于准确评估肛门括约肌断裂的程度，并勾勒出复杂肛瘘的解剖轮廓。磁共振成像（MRI）在发现盆腔病变以及确定其与盆腔肌肉结构或盆腔侧壁的关系方面比计算机断层扫描（CT）更敏感。MRI 能准确判断远端直肠癌或肛门癌扩散到邻近直肠系膜及盆腔脏器（如前列腺或阴道）的程度，并能可靠地评估径向边缘是否在手术切除前受到侵犯。MRI 在检测和描绘复杂的肛管直肠瘘方面非常有用。

肛门直肠测压术提供了肛门直肠功能的详细生理评估。这项检查能测量肛门括约肌产生的压力、直肠的感觉，及评估正常肠道功能所需的神经反射。使用专门设计的导管和球囊，肛门直肠压力测定和球囊排出试验为便失禁和排便障碍提供病理生理学方面的重要认识，并为治疗作指导。

常见的肛门良性疾病

内痔

有症状的痔疮是由肛门痔垫的增大和（或）脱出引起的。导致痔疮发展的主要病因包括便秘和长时间使劲排便。肛门内压力增加导致血管异常扩张和充血，随后肛垫内支撑结缔组织发生慢性变化[4]。炎症反应和血管增生[5-6]在痔疮中可能很明显。随着时间的推移和年龄的增长，早在生命的前二三十年里，痔疮的支撑组织就会恶化或减弱，导致肛垫的远端移位和静脉扩张、糜烂、出血、血栓形成和（或）组织脱垂。

无痛性出血同时伴或不伴排便时组织脱出是有症状内痔患者最常见的主诉。重点应该放在出血和脱垂等症状的程度、严重性和持续时间、会阴卫生问题，及是否有疼痛。还应详细检查纤维摄入量和排便习惯，包括频率、黏稠度、粪便直径的变化和排便是否困难。大便可控性的评估有助于指导治疗决策。肛门直肠检查应包括肛门肉眼检查、直肠指检和肛门镜检查，以评估痔疮的程度和寻找其他异常。内痔可根据表 53.1 的分类进行分级。

表 53.1 内痔的分类

内痔分级	描述
Ⅰ级	没有脱出；痔疮出血
Ⅱ级	痔疮出血、脱出；可自行还纳
Ⅲ级	痔疮出血、脱出；需用手还纳
Ⅳ级	痔疮脱出无法还纳

对于有症状的痔疮患者，最初的治疗方法通常包括建议增加液体摄入、补充纤维，同时咨询排便习惯，如避免紧张和限制上厕所的时间。应该鼓励患者每天至少喝约 1800 ml 的水，并服用纤维补充剂，以增加粪便的体积和直径。即使是那些经常食用膳食纤维并报告有"正常"肠道运动的患者，也通常会从额外的纤维和水摄入中受益。对有症状的痔疮的局部治疗可以包括每天 2 ～ 3 次坐浴，并根据需要使用局部护垫。在考虑更积极的干预之前，通常需要进行 6 ～ 8 周的医疗管理试验。

大多数有症状的Ⅰ级和Ⅱ级内痔患者（以及部分Ⅲ级内痔患者）尽管进行内科治疗，但仍有症状，可以提供基于门诊的手术治疗，如橡皮筋结扎（rubber band ligation，RBL）、硬化治疗或红外线凝固术（infrared coagulation，IRC）。痔疮 RBL 通常是最有效的选择，并已被证明优于硬化疗法和 IRC[7]。结扎带结扎痔组织，导致脱出的黏膜缺血和坏死，然后使直肠壁局部瘢痕化。这个手术通过缩小痔垫和增加痔组织对直肠壁的固定来减轻症状，从而最大限度地减少痔脱垂（图 53.1）。RBL 一般耐受性良好，因为橡皮筋放置在齿状线近端，而此区域无躯体疼痛纤维。硬化治疗是通过直接向痔内注射硬化剂来完成的，这将导致黏膜下层纤维化并随后固定痔组织。最常用的硬化剂是杏仁油或植物油中的 5% 苯酚和十四烷基硫酸钠。用大约 1 ml 的硬化剂注射到痔垫顶端的黏膜下层。硬化疗法适用于抗凝患者或接受抗血小板治疗的患者，这些患者通常不是 RBL 或手术切除的最佳人选。IRC 利用红外光导致痔内蛋白质凝固。这种方法最适用于Ⅰ级

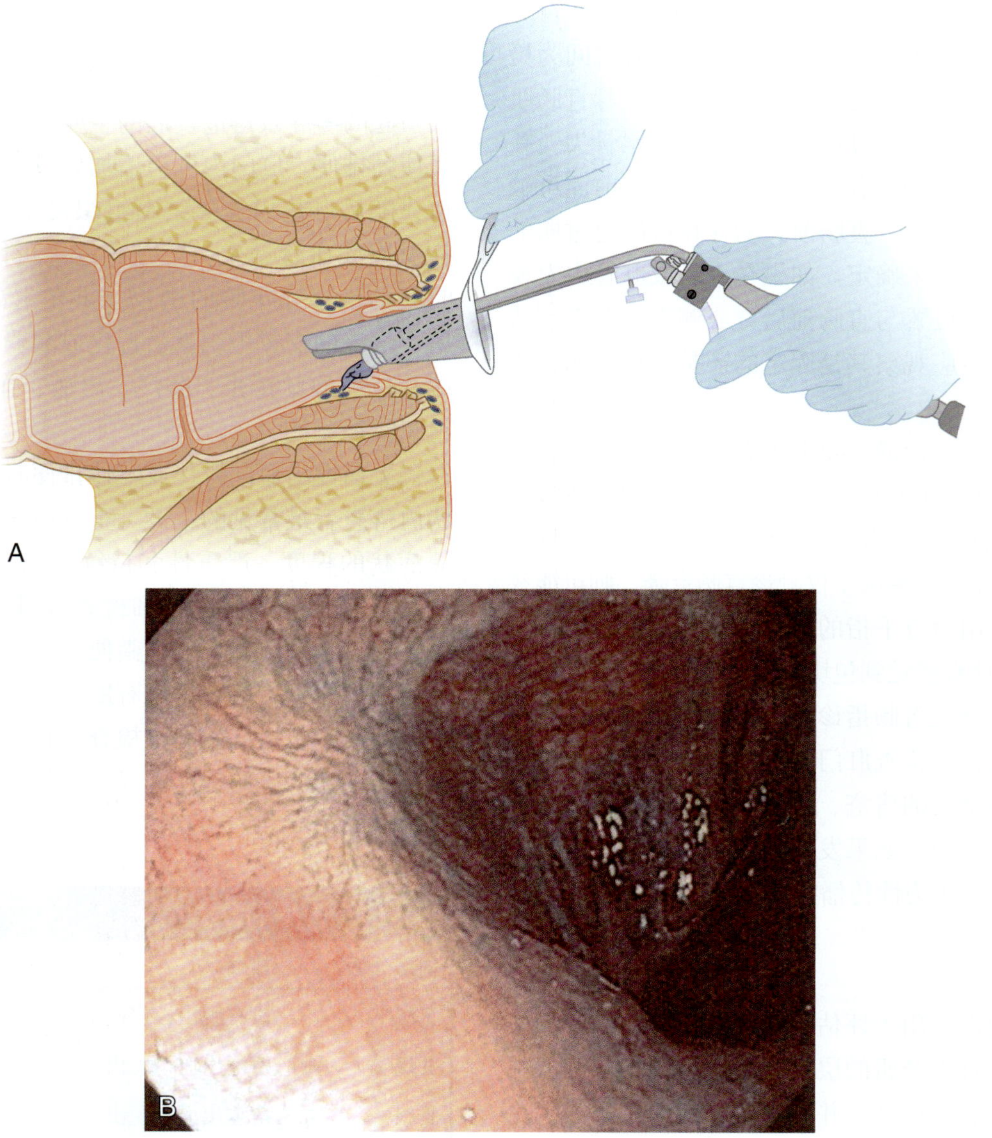

图 53.1 （A）使用专门设计的器械将痔套扎；（B）橡皮筋结扎后黏膜形成瘢痕，结肠镜下变形

和Ⅱ级痔疮。

外痔特点是齿状线远端的血管组织扩张。血栓性外痔患者通常表现为严重的肛门疼痛，坐着或排便时加重（图 53.2）。血栓性痔疮通常发病很急，在此之前可能会出现便秘或腹泻。大多数患者在出现症状后 72 小时内，通过坐浴、使用利多卡因软膏和大便软化剂等保守措施，症状会得到缓解。剧痛的血栓性外痔通常在疼痛过度和（或）预期治疗无效时进行手术切除。取栓并清除血块常在急诊科进行；然而，切除痔通常是一个更好的选择，因为它可以更快地缓解症状，并大大减少复发的机会。两种方法都可以在门诊环境下通过局麻轻松完成（图 53.3）。

对于没有改善或不适合常规保守治疗的患者来说，手术切除痔疮是一种非常有效的方法，尽管很痛苦。对于有症状的内痔和外痔合并脱垂（Ⅲ～Ⅳ级）的患者或有大量相关皮肤赘生物的患者，可选择痔切除术。开放式或闭合式痔切除术可采用多种手术器械。最常用的技术是闭合式（Ferguson）痔切除术（图 53.4）。与开放式（Milligan-Morgan）痔切除术相比，这种方法可减少术后疼痛，加快伤口愈合，降低术后出血风险。

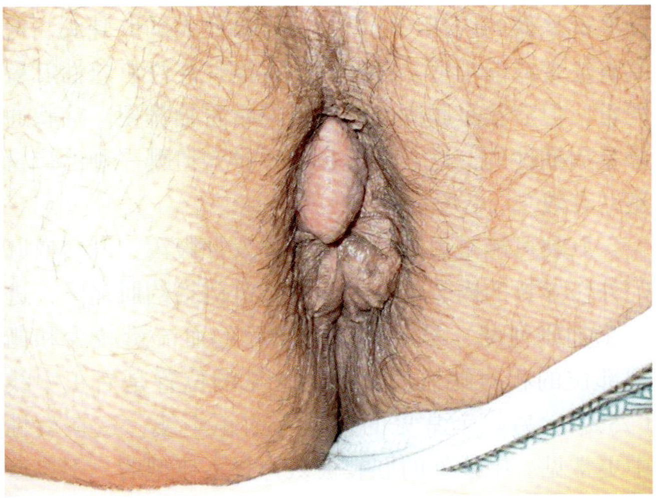

图 53.2　血栓性外痔

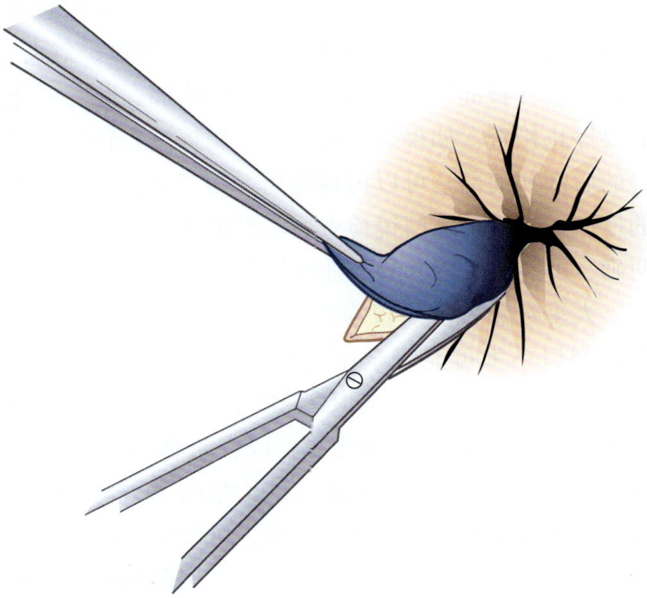

图 53.3　血栓性痔疮切除术

闭合式痔切除术的原则是只切除多余的痔组织，并将痔黏膜固定在直肠壁上。在大多数情况下，切除最大或症状最明显的痔疮能产生理想的症状缓解。如果不小心切除所有的三大母痔，会导致大的黏膜缺损和肛管狭窄。手术可以在有监护的全身麻醉、局部麻醉下或脊髓麻醉下进行。不需要预防性应用抗生素[8]。截石位或俯卧折刀位都可以。用局麻剂诱导肛门阻滞，用 Hill-Ferguson 肛门镜显露视野。使用手术刀、剪刀或能量装置，用延伸到肛膜上的菱形切口切除痔疮。已介绍过一些基于双极或超声波的能量装置技术。与闭合式痔切除术相比，双极能量装置使手术

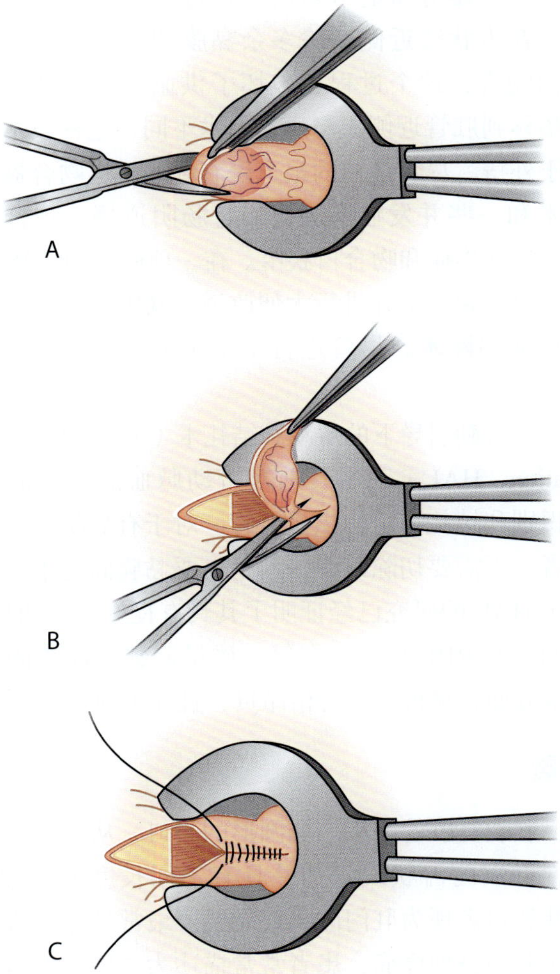

图 53.4　闭合式痔切除术（Ferguson）

过程更快，术后疼痛更轻。

无论采用何种切除技术，内括约肌纤维都应被识别并保留。用可吸收的编织线缝合痔蒂的底部以结扎供血动脉。痔切除术创面边缘用可吸收编织线连续缝合进行再处理。完全止血应通过缝合缺损来完成。如果缝合线出血，可根据需要进行额外的8字缝合。肛管填塞没有任何好处，因为它不太可能止住术后出血，并且会隐藏大量积累在肛管填塞上方的血液。

术后护理的目的是维持正常的肠道功能，根据需要自由使用含镁牛奶或聚乙二醇电解质，以防止便秘和大便嵌塞。疼痛可以通过坐浴和合理使用阿片类药物来控制。痔切除术后并发症发生率相对较低；最常见的是术后出血，发生率在1%～2%之间[9]。急性尿潴留发生率在1%～15%之间。盆腔脓毒症是一种罕见并可怕的痔切除术并发症。它可以在痔切除术或门诊简易手术处理后发生。早期症状通常是非特异性的，可能包括泌尿功能障碍、逐渐加重的肛门疼痛、发烧；诊断这种可能危及生命的并发症需要高度警惕。

吻合器痔固定术采用一种特殊设计的吻合器装置，在齿状线近侧切除多余黏膜的同时，建立黏膜间的吻合；这个过程也破坏了供血的痔动脉，并将痔垫移到肛管近侧。与痔切除术不同，这种技术不适用于外痔。尽管最初的报道是有利的，但吻合器痔固定术和一些并发症有关，如直肠阴道瘘、吻合钉出血、慢性疼痛和吻合口狭窄。在一项研究中，35名患者需要剖腹手术并进行大便改道，其中1名患者接受低位前切除术。尽管进行了手术和复苏，仍有4人死亡[10]。

多普勒引导下的痔动脉结扎术（hemorrhoid artery ligation，HAL）利用目前对痔动脉血液供应的了解来识别和结扎选定的供血血管。对于有症状的痔脱垂患者，不需要切除组织，而是需要黏膜固定术。一些关于HAL的研究已经证明了其具有良好的短期疗效。然而，与RBL相比，在每一质量调整生命年的增量成本方面，这种方法价格昂贵，且并不划算。

肛裂

肛裂是肛管上一个椭圆形的裂口，从肛门边缘开始，近端向齿状线延伸并具有不同长度（图53.5）。急性裂口表现为肛门的浅层裂口。最常见的症状是排便时肛门剧烈疼痛，患者常常描述为“划过玻璃或刀片的感觉”。剧痛之后可能会出现跳动性疼痛和肛门痉挛。肛门出血可以表现为大便或手纸上的血迹。肛裂超过6～8周被认为是慢性的。慢性肛裂的特征包括底部暴露的内括约肌纤维、近端肥大的肛乳头、远端有皮赘或前哨痔。排便时的疼痛往往没有急性肛裂严重，但症状是顽固的，患者经常害怕排便。症状通常是周期性的，这常常使患者很难知道哪一种治疗真正“有效”。

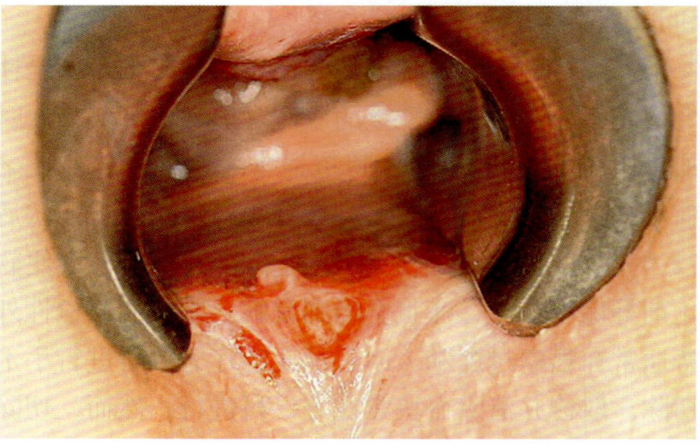

图53.5 肛裂（From Tiernan JP，Brown SR. Benign anal conditions: Haemorrhoids，fissures，perianal abscess，fistula-in-ano and pilonidal sinus. Surgery. 2011；29：382-386.）

肛裂可能是由硬便排出、暴发性腹泻、肛交或肛门外伤导致的撕裂。这进而导致肛门括约肌痉挛，进一步加剧便秘，最终使肛门黏膜的血流量减少和撕裂部位的相对缺血。肛裂最常见的位置是后正中线（75%）。另一个常见的位置是前正中线，这在女性中更常见。中线外的肛裂被认为是不典型的。不典型肛裂的鉴别诊断包括克罗恩病、肛门癌、结核、艾滋病、梅毒、疱疹和白血病（图53.6）。

肛裂的诊断通常很简单，往往仅根据患者的病史就可以做出诊断。轻轻分开臀部可显露裂口；然而，仅仅是展开臀部就可引起难以忍受的疼痛，此时可能需要停止检查。如果裂口看不清，用棉签轻轻压在肛管的后部和前部，可以再现疼痛。为了避免加重患者的疼痛，指诊和肛门镜检查通常被推迟。如果诊断不明确，可能需要在麻醉下进行检查。

大多数急性肛裂仅靠药物治疗即可治愈。然而，慢性裂口不太可能完全用保守措施治愈。治疗的目标是：①解决如便秘或其他肛门创伤的刺激问题；②放松和扩张肛门内括约肌，以促进血液流动和愈合；③消除疼痛和出血的症状。治疗的第一步应该是增加液体和纤维的摄入以及坐浴，可使用矿物油或大便软化剂，以帮助润滑大便。局部应用硝酸盐和钙通道阻滞剂常作为非手术治疗的辅助手段。这导致肛门内括约肌松弛和血管扩张，从而能改善肛管黏膜的血流和促进肛裂的愈合。

肉毒杆菌毒素（Botulinum toxin，BT）可以通过诱导肛门括约肌的暂时麻痹而使肛门括约肌产生持续有效的松弛。20～100 IU 剂量的 BT 将产生持续 3 个月的松弛。可以在办公室安全地进行注射，也可以作为门诊程序使用此镇静剂。大量研究表明，在局部药物治疗失败后，BT 可作为二线治疗，并能适当提高治愈率。总的来说，当 BT 注射联合局部应用地尔硫䓬时，愈合率据报道可达 65%[11]。注射 BT 最常见的副作用是暂时的排气失禁。其他副作用包括尿残余量增加、心脏传导阻滞、皮肤刺激和过敏反应。

内括约肌外侧切开术（lateral internal sphincterotomy，LIS）可诱导内括约肌持续部分松弛，降低括约肌张力，使肛裂愈合。肛门的放射状切口可以暴露内括约肌纤维（图 53.7）。在肛门内括约肌远端切断与肛裂长度相对应的组织。伤口可以敞开也可以闭合。闭合式 LIS 将窄刃手术刀直接插入括约肌间沟，并将肛管内括约肌从外侧向内侧朝向外科医生手指方向切断。LIS 已被证明优于局部硝酸盐、钙通道阻滞剂或 BT，治愈率为 88%～100%。据报道，LIS 术后大便失禁发生率从 8% 到 30% 不等，但通常仅限于轻微的排气失禁，最常发生在手术后的前 30 天。

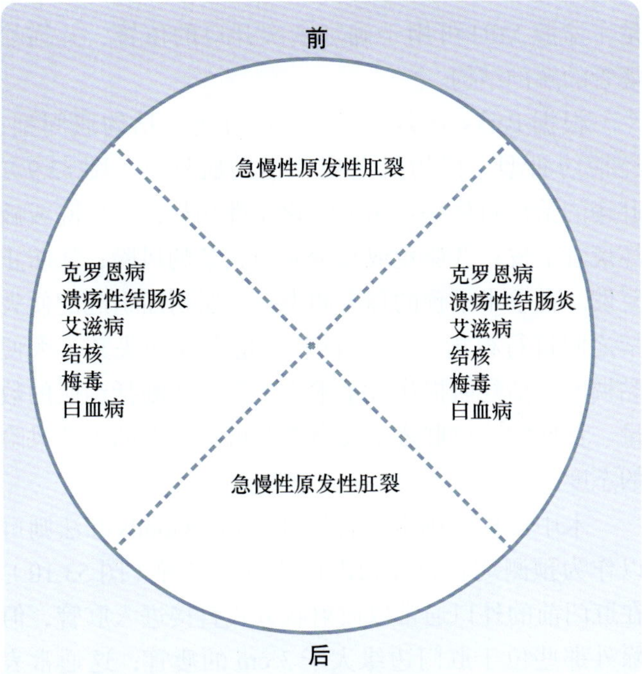

图 53.6　肛裂常见的和不典型的部位

脓肿 / 肛瘘（包括直肠阴道瘘）

肛周脓肿通常由位于齿状线水平的肛腺感染引起，可归因于排泄物阻塞肛腺导管；常称为隐窝脓肿。肛腺导管阻塞导致排泄物瘀滞，细菌过度繁殖，最终在括约肌间隙形成脓肿[12]。这些脓肿通常通过尾部延伸至肛周（肛周脓肿）或穿过外括约肌进入坐骨直肠窝（坐骨直肠窝脓肿）而扩大。少见的扩散途径是头侧沿括约肌间隙进入肛提肌间隙或黏膜下平面（图 53.8）。约 10% 的直肠周围脓肿是由其他病因引起的，如克罗恩病、创伤、艾滋病毒、性传播疾病、放疗或异物（框 53.1）。

肛门脓肿患者通常表现为持续的痉挛性肛门疼痛，伴有局部肿胀、红斑和脓肿波动。肛周脓肿可与

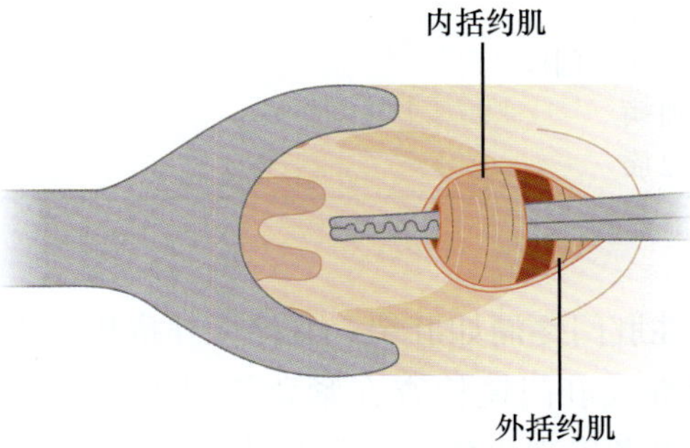

图 53.7　内括约肌外侧切开术

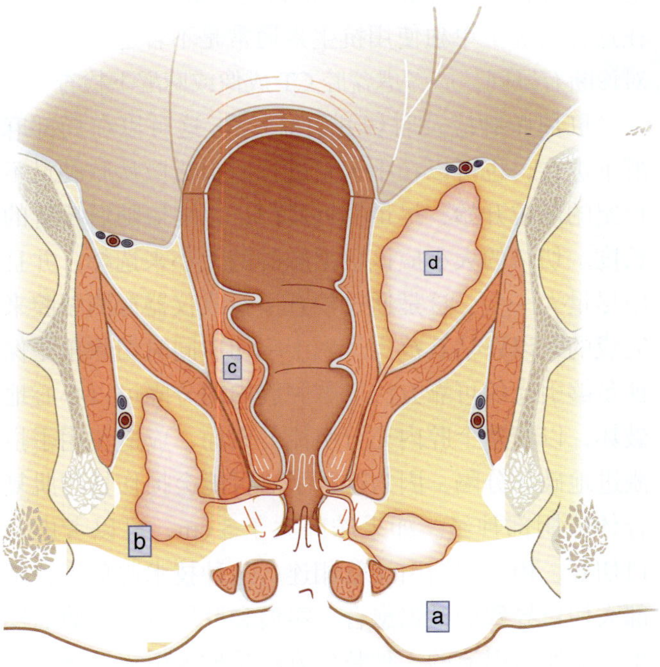

图 53.8　肛门直肠脓肿的常见范围：（A）肛周浅表脓肿；（B）坐骨直肠窝脓肿；（C）括约肌间隙脓肿；（D）骨盆直肠间隙脓肿（From McAneny D. Anorectal Disorders. In Noble J, ed：Textbook of Primary Care Medicine. 3rd ed. Philadelphia, PA：Mosby，2001.）

框 53.1 肛门直肠脓肿的病因

非特异性病因
　隐窝腺
特异性病因
　炎症情况
　　克罗恩病
　　结核
　　放线菌病
　　性病淋巴肉芽肿
　外伤性病因
　　穿刺
　　异物
　　肛裂
　　医源性会阴切开术
　　痔切除术
　　前列腺切除术
　　放疗
　恶性肿瘤
　　直肠或肛门癌
　　白血病
　　淋巴瘤

其他急性肛门疼痛如肛裂、血栓性外痔相鉴别。直肠指诊检查或肛门镜检查在紧急情况下常因疼痛而延迟。当患者出现疼痛、红斑和压痛，但没有波动时，一个常见的错误诊断是“蜂窝织炎”。这些患者中的绝大多数有更深的脓肿，此时进行脓肿引流更有必要；在这种情况下单独使用抗生素通常是不合适的。如果对诊断有疑问，应考虑盆腔 CT 成像或麻醉下检查。

肛周脓肿应及时切开引流[13]。这可以在局部麻醉下进行，也可以在手术室进行。引流应从脓肿最不稳定的部位开始，尽量靠近肛门，以缩短随后瘘管的长度。切口的大小应该根据脓肿的大小来选择，并且应尽量大一些。这是通过检查手指或仪器探测脓腔来完成的，以评估其范围。做十字切口同时切除角是保证足够引流的可靠方法。脓肿腔内的分隔可以小心地破坏，以使整个腔内充分引流。然而，应避免用手指激进地破坏分隔，因为这种手法可能会损伤括约肌复合体或阴部神经。如果脓腔大于 5 cm，可以考虑对口切开，用彭罗斯引流管相连。这种技术避免了会阴部大切口导致的延迟愈合、瘢痕和肛周解剖扭曲的发生。宽切口引流的一种替代方法是插入引流导管，该导管可以放置数周直到脓肿消退，然后在门诊取出。

脓肿腔的填塞是一种常见的但通常不必要的做法，因为它经常导致痛苦，需要不断地在新鲜并柔软的伤口中拆除和更换纱布。然而，在脓肿引流时，可能需要对特定的患者进行填塞，以便为发炎的、血管丰富的脓腔提供止血。引流良好的脓腔通常不需要由湿到干的换药来达到清创和防止皮肤过早闭合的目的。此外，患者可能会在不知情的情况下将填充物留在脓腔中数天或数周，尽管经医生指示应将其取出。

引流良好的直肠周围脓肿通常不需要抗生素治疗，因为抗生素并不能改善愈合时间或降低复发率[14]。对于免疫抑制、糖尿病、广泛蜂窝组织炎、假体装置、高危心脏、瓣膜病及相关解剖疾病的患者，应考虑使用抗生素[13]。脓肿引流成功后，可指导患者使用温水坐浴，补充使大便成形的纤维食物，仅对难以忍受的疼痛使用镇痛药。渗液通常在几天内消退，但随着腔体愈合，引流预计将持续 1 ～ 2 周。通常情况下，伤口会在 6 周内完全愈合。建议进行手术随访，因为大约 10% 的患者可能会出现脓肿复发，而 50% 的患者会出现慢性肛瘘[15]。

肛瘘是肛周脓肿自然破溃或手术引流后肛管（内开口）和肛周皮肤（外开口）之间持续连通的结果。患者经常主诉周期性疼痛和肿胀，引流后症状缓解。体格检查通常可发现一个或多个外口，外口可伴有肉芽组织，也可不伴有肉芽组织。如果有多个外口，或所谓的“会阴部喷壶”，应怀疑肛周克罗恩病。有时外口可能是隐蔽的，或位于离肛门相当远的地方。仔细检查肛周区域，轻轻触诊，寻找索状皮下结构，有助于确定瘘管轨迹。患者通常可以通过指出疼痛和引流的位置来帮助确定瘘口。如果瘘管的走行仍不清楚，盆腔 MRI 可用于确定主次开口的位置，并描绘瘘管的解剖结构。

根据 Parks 分类法，肛瘘可分为：括约肌间型、经括约肌型、括约肌上型和括约肌外型（图 53.9）。肛瘘的治疗目标是：①消除化脓性病灶；②切除或破坏瘘管上皮；③避免或减少大便失禁的风险；④防止复发。在手术干预的程度和由括约肌切断引起的便失禁之间进行权衡[16]。术前应考虑既往便失禁、大便黏稠度、括约肌损伤或手术史、需要切断括约肌的数量、女性的前位肛瘘，及患者对可能存在的失禁风险的态度。

术中评估从确定瘘管轨迹开始。Goodsall 法则可以作为预测瘘管轨迹和内口位置的指导（图 53.10）。在肛门前的外口通常以放射状方式直接进入肛管，但除外那些位于肛门边缘大于 3 cm 的瘘管；这通常表明马蹄状瘘管从后方向前延伸。外口在肛门后方的瘘管通常以曲线的方式向后中线的内口延伸。

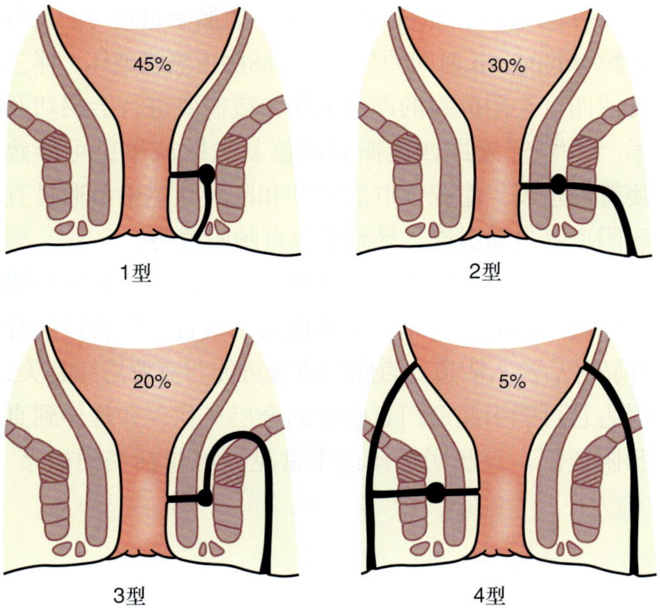

图 53.9 肛瘘的 Park 分类：1 型，括约肌间型；2 型，经括约肌型；3 型，括约肌上型；4 型，括约肌外型

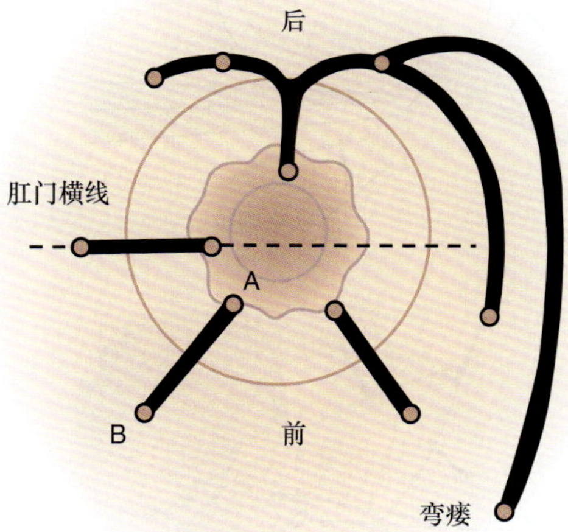

图 53.10 肛瘘瘘管的 Goodsall 规律

肛门镜可以直接检查齿状线，并可显示红斑隐窝或可见的内口。在手术室中，肛瘘探针可以轻轻地通过外口进入瘘管，并通过内口来显示解剖结构。当识别肛瘘内口有困难时，也可以在肛瘘外口注射稀释的过氧化氢、亚甲蓝或牛奶。应评估肛门直肠黏膜以排除不同来源的肛周脓毒症，如克罗恩病、非典型溃疡或癌症。

单纯性短瘘可采用敞开的瘘管切开术治疗（图 53.11）。这些切口一般愈合良好，大便失禁的情况并不多见。采用瘘管切开术治疗单纯性肛瘘的复发率为 2% ～ 8%，功能受损的发生率通常在 0 ～ 17%[16-18]。在涉及较多括约肌的瘘管中，最初的治疗通常采用硅胶 / 橡胶引流管或橡胶引流条挂线引流瘘管（图 53.12）。这可以形成狭窄的瘘管轨迹，并防止由于外口关闭而引起周期性复发的疼痛和引流症状，因为挂线可以提供持续的引流。挂线也可以逐步收紧并切割，从而缓慢切割瘘道；另一种方法是，随着时间的推移，切开的挂线会缩短瘘管，从而为安全切开瘘管做准备。

理想情况下，肛瘘的首选治疗方法是堵塞内口和所有相关管道，而不需要切断任何括约肌。近年来，为了实现这一目标，人们开发了几种技术，但没有一种被证明是可靠的治疗方法。瘘道可以用可吸收生物物质堵塞，这种物质可以消除瘘道，理论上提供了一个支架，天然组织可以在这个支架上沉积胶原蛋白并封闭瘘道。纤维蛋白胶和几种不同的瘘管塞已经被开发出来，但只取得了微乎其微的长期成功。括约肌间瘘道结扎术是一项很有前途的技术，通过括约肌间平面进入瘘道并结扎 / 切断瘘道（图 53.13）[19]。

直肠阴道瘘是连接直肠和阴道之间的异常上皮通道。其表现从偶尔的排气到粪便通过阴道持续排泄，

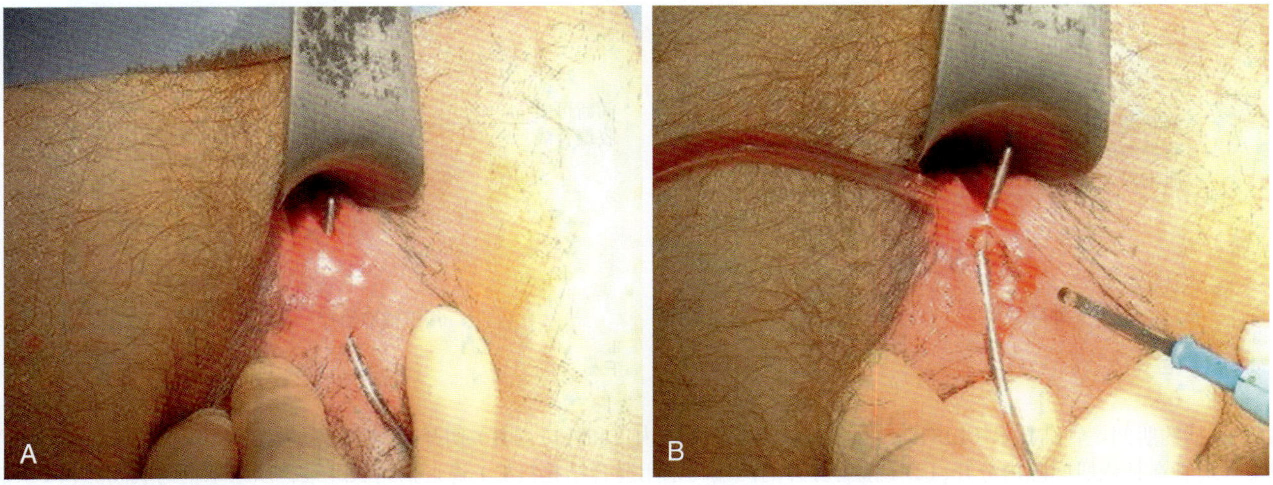

图 53.11 （A）开放式瘘管切除术。瘘管探针穿过瘘管。（B）在瘘管探针上方切开瘘管

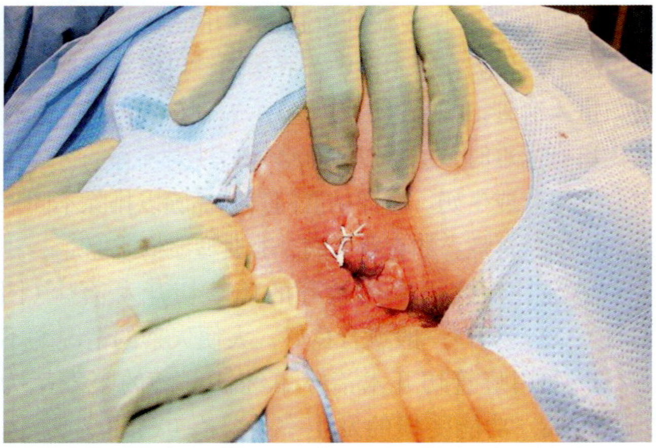

图 53.12 通过瘘管管道进行挂线

从而引起明显的刺激和尴尬症状。直肠阴道瘘可能是由分娩引起的，长时间的分娩使直肠阴道隔膜破坏，伴三度或四度会阴撕裂的产科损伤，或需要进行会阴切开术[20-21]。三度或四度撕裂的修复失败或感染可导致瘘管的进展。隐腺性肛肠脓肿和巴氏腺感染可通过直肠阴道隔自动引流，导致低位直肠阴道瘘。

直肠阴道瘘可能是医源性损伤的结果，如紧贴阴道壁的结直肠吻合术，也可能由于结直肠吻合口瘘合并脓肿后流入阴道。直肠阴道瘘可能与克罗恩病有关，因为它可能引起肛门直肠壁的全层炎症，并延伸到直肠阴道隔。直肠阴道瘘的不常见原因包括粪便嵌塞、

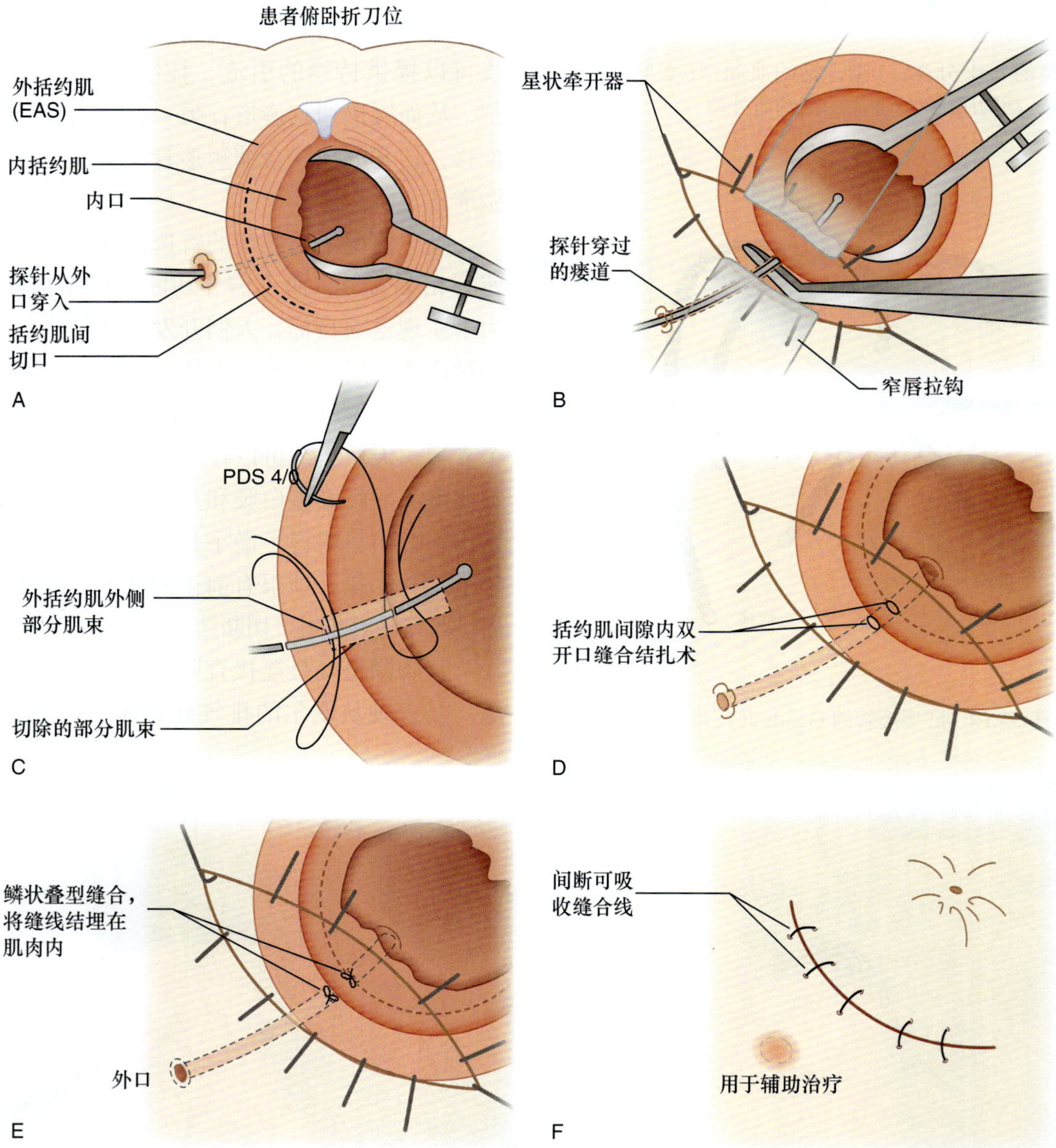

图 53.13 括约肌间瘘管结扎术（LIFT）。（**A**）探针插入瘘管：内口和外口；（**B**）切开括约肌间隙平面，确定括约肌间隙内瘘管轨迹；（**C**）瘘管在括约肌间隙内分开；（**D**）瘘管分开的两端均采用缝合结扎；（**E**）逼近括约肌纤维，以堵塞括约肌间隙；（**F**）肛周皮肤闭合（From Koh SZ，Tsang CB. The LIFT procedure. Seminars in Colon and Rectal Surgery. 2014；25：190-199.）

艾滋病患者的病毒和细菌感染，及性侵犯造成的创伤。憩室病是高位结肠阴道瘘最常见的感染原因，并在其他地方也讨论过。恶性肿瘤，特别是肛门癌，也可表现为直肠阴道瘘。有些患者在放疗后出现瘘管。如果怀疑存在未确诊的恶性肿瘤，应进行瘘管活检。

低位直肠阴道瘘通常建议在发病 3 ~ 6 个月后进行明确的手术修复，以减少周围组织的炎症，使修复成功。根据瘘管的大小、位置和病因，引流、抗生素或粪便改道可能是必要的。在这段等待治疗期间，有些瘘管甚至会自行闭合。目前最常用的手术修复方法是经肛门皮瓣推移。这种修复包括切除瘘管并用带血管蒂的黏膜瓣封闭直肠内瘘管部位（图 53.14）。皮瓣包括黏膜、黏膜下层和环形肌纤维，并被推进覆盖瘘管的肛门直肠侧（图 53.15）。成功率 29% ~ 100%[22]。患者耐受良好，如果初次修复失败，可重复进行。根据瘘管的病因和解剖以及伴随括约肌缺损与否，许多技术的应用都取得了成功。这些技术包括植入大阴唇脂肪垫（Martinus 皮瓣）、会阴直肠切开术伴括约肌置入 / 重建，及股薄肌置入。其他治疗直肠阴道瘘的方法包括使用生物假体瘘管塞和括约肌间瘘管结扎术，但这些技术在直肠阴道瘘患者中的效果令人失望。

藏毛窦

藏毛窦是影响年轻人的一种常见的肛门直肠疾病，通常发生在 20 多岁的年轻人，据报道发病率为为 26/10 万。正如这个名字的拉丁起源——毛发和巢——藏毛窦是毛发由于臀部运动而被拉入先天的孔隙引起的。这个动作产生了一种真空效应，迫使毛发通过中线的凹陷进入皮肤。被困的毛发所产生的异物反应可能导致毛发填充脓肿腔（图 53.16）。脓

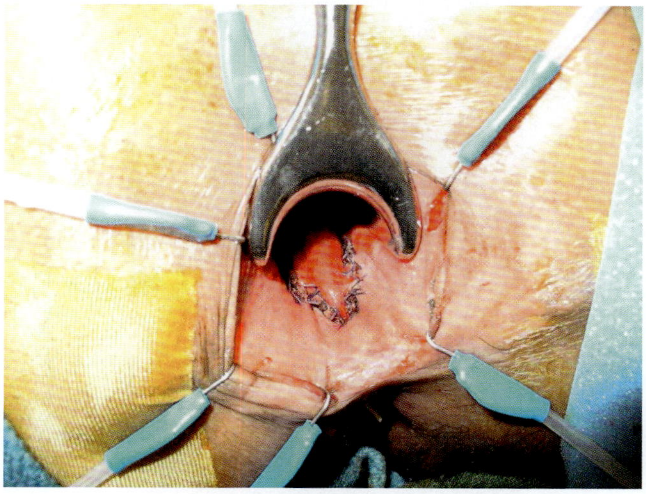

图 53.15 手术结束时黏膜推进皮瓣的效果图

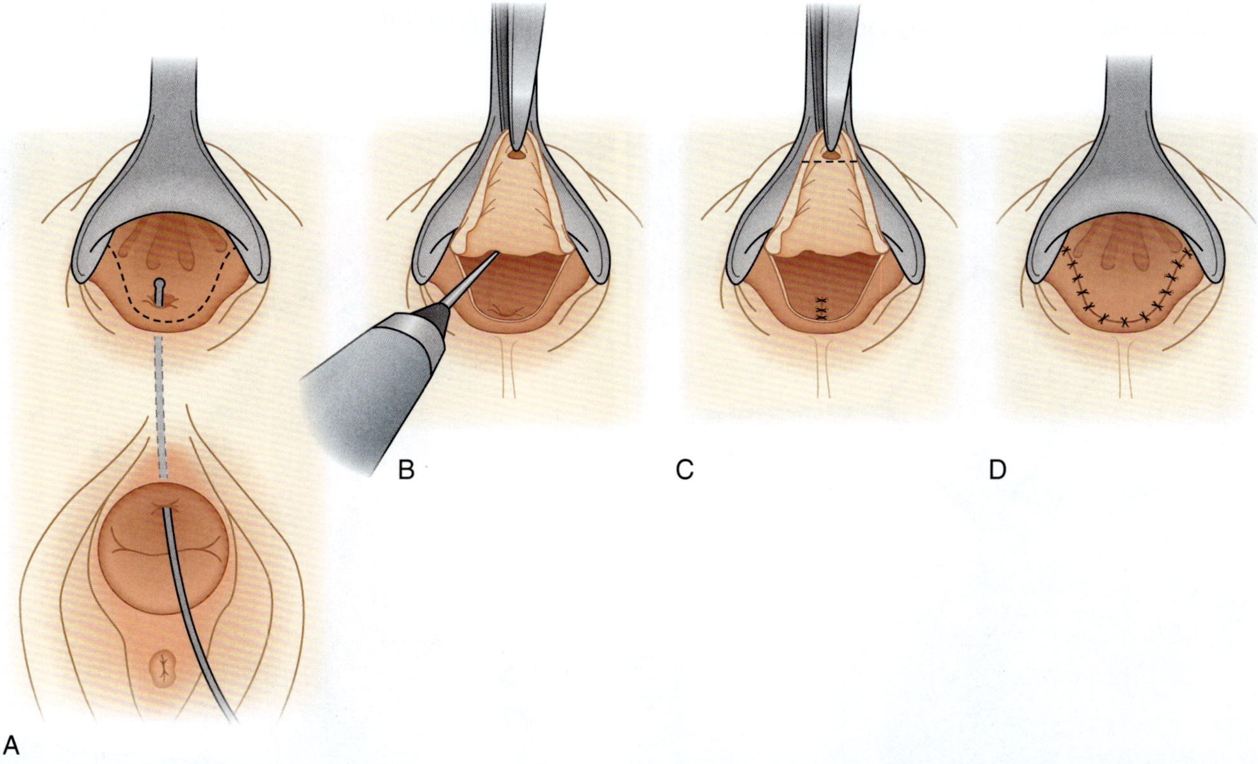

图 53.14 黏膜推进皮瓣修复直肠阴道瘘。（A）插入瘘管探针以确定瘘管轨迹；（B）掀起宽基皮瓣；（C）从皮瓣尖端切除瘘口；（D）皮瓣缝合到位

肿可通过皮肤或窦道自行排出。男性的风险更高，因为他们往往多毛。其他和藏毛窦相关的因素包括肥胖（37%）、久坐（44%）和局部刺激或外伤（34%）[23]。虽然有些患者是无症状的，但大多数患者最初会表现为先天孔隙内的急性脓肿。脓肿的位置明显不同于直肠周围脓肿，后者通常出现在肛门附近。位于离肛门 4 ～ 8 cm 处沿先天孔隙中线出现窦口是藏毛窦的典型表现。

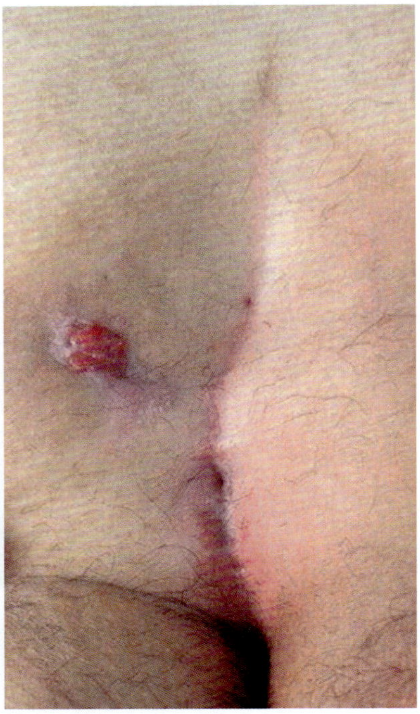

图 53.16 藏毛窦（From de Parades V，Bouchard D，Janier M，et al：Pilonidal sinus disease. J Visc Surg 150：237-247，2013.）

藏毛窦的治疗应根据疾病的严重程度而定。它可以从简单的切开引流到广泛的切除和重建。症状轻微的单纯藏毛窦患者可通过打开管道进行治疗。急性藏毛窦脓肿可采用切开引流治疗。只要有可能，应在空腔上方避开中线的侧向切口，以促进伤口愈合。对空腔还应彻底刮除，去除所有嵌入的毛发和失去活力的组织。臀部、下背部及肛周皮肤应在手术时仔细脱毛，并保持无毛发。修剪、剃须、打蜡或激光脱毛已被证明可以有效地预防复发[24]。

Bascom 普及了避免中线切口的重要性，他主张在窦腔外侧切开，同时切除中线凹坑和窦道[25]。切口保持开放，用一层薄薄的敷料覆盖以便二次愈合。对于慢性或复发性藏毛窦，可能需要对皮肤和皮下组织进行更广泛的切除，以获得明确的治疗。这些伤口可以保持开放以进行二次愈合，用皮瓣封闭中线，或用负压敷料处理。复杂或复发性藏毛窦需要移植健康的、血流通畅的组织来闭合缺损。已提出几种覆盖缺损的重建技术，包括 Z 成形术、菱形皮瓣、V-Y 向前皮瓣，及 Limberg 皮瓣（图 53.17）。抗生素可能是手术治疗藏毛窦的重要辅助药物，因为发现细菌定植率在 50% ～ 70% 之间，典型的分离株包括金黄色葡萄球菌和拟杆菌等厌氧菌。

性传播疾病

肛门直肠性传播疾病通常是肛交的结果，但也可

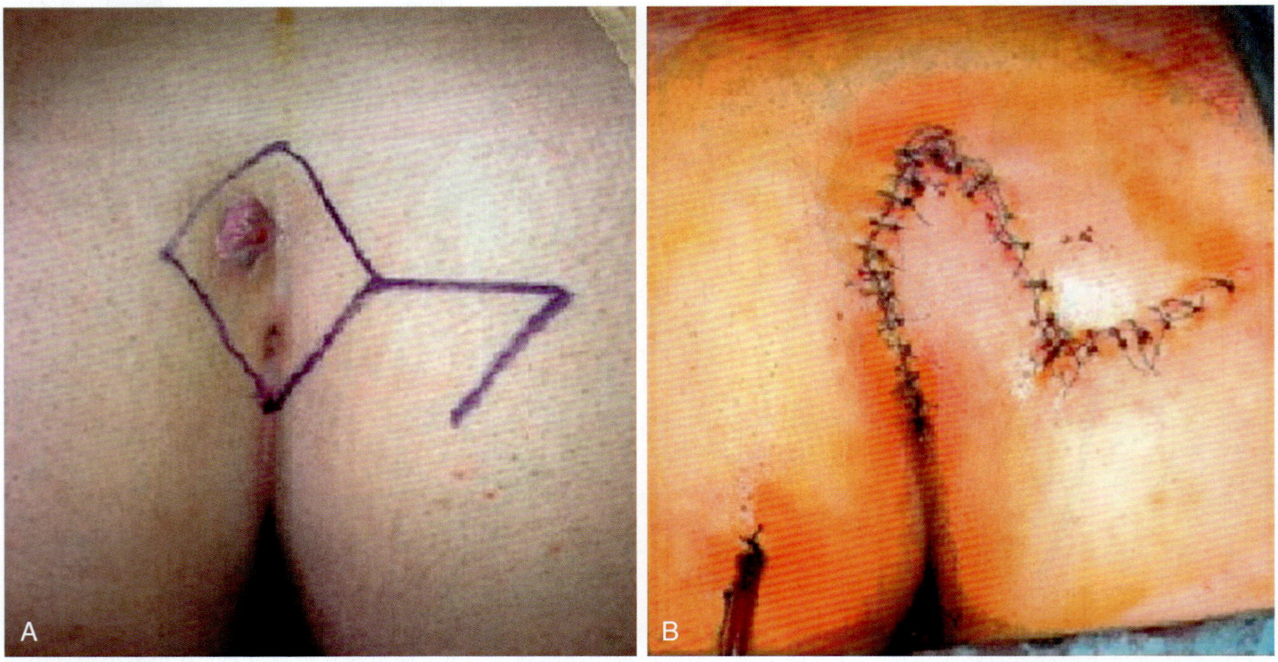

图 53.17 Limberg 皮瓣。（**A**）计划切口的重要标记；（**B**）皮瓣的完全旋转

能归因于患者俯卧折刀位生殖器感染后的接触传播。肛门直肠性传播疾病的发病率一直在增加，可能是由于肛门接受性交的增加。无论是与男性发生性关系的男性，还是进行肛交的异性伴侣，风险都在增加。可通过各种性行为进行传播，如肛交和口交接触。性传播疾病的症状通常呈非特异并有潜伏性，有些感染者完全没有症状。主诉包括肛门疼痛、里急后重、尿急、脓性引流物和出血。当评估一个有肛门直肠不适主诉的患者，检查发现溃疡、赘生物和直肠炎等异常时，考虑性传播疾病的诊断是很重要的（表 53.2）。

人类乳头瘤病毒（human papillomavirus，HPV）是美国最常见的性传播疾病，每年有 550 万新感染病例。典型的病变是尖锐湿疣或肛门疣。血清型 6 和 11 型常见于良性疣，而血清型 16 和 18 型常见于不典型增生和恶性肿瘤[26]。肛门 HPV 可通过肛交传播，可能与 HIV 感染或抗排斥药物引起的免疫抑制有关。尽管感染可以通过避孕套覆盖区域以外的皮肤传播，但使用避孕套还是可以降低性传播的风险。症状包括隆起的疣状病变、直肠出血或分泌物、疼痛和肛门瘙痒。肛门镜检查可发现延伸至肛管的疾病。HPV 感染是一种侵袭性变异，也被称作 Buschke-Lowenstein 病，导致巨大的尖锐湿疣。肛门尖锐湿疣可以用咪喹莫特、盾叶鬼臼树脂和 5- 氟尿嘧啶等外用药物治疗，也可以用削痂、冷冻和电灼等外科方法治疗（图 53.18）。手术切除后的清除率为 60% ～ 90%，复发率为 20% ～ 30%[27]。

单纯性疱疹病毒在美国非常普遍。单纯性疱疹病毒性直肠炎通常伴有肛门直肠疼痛、便秘、里急后重、肛门瘙痒、排尿困难、发热和腹股沟淋巴结肿大等症状[28]。典型的病变是小水疱，累及肛周皮肤和肛管，但也可延伸至直肠。治疗用阿昔洛韦、泛昔洛韦或伐昔洛韦药物 7 ～ 10 天。

淋病是通过与受感染的伴侣肛交传播的。直肠淋病常潜伏在 84% 的男男性交患者，而且通常是无症状的[29]。症状包括肛门瘙痒、便秘、黏脓性或血性肛门分泌物、疼痛和里急后重[30]。肛门镜检查时，直肠黏膜可表现为正常或红斑，而且质脆出脓。即使衣原体检测为阴性，也要针对淋病和衣原体进行治疗。推荐的治疗方案是单次肌内注射头孢曲松 250 mg 加单次口服阿奇霉素 1 g，或口服强力霉素 100 mg，每日两

表 53.2 性传播直肠炎的病因及症状

微生物	常见体征和症状
淋病	无症状。如果出现症状：肛门瘙痒、便秘、肛门黏脓性分泌物、直肠疼痛和里急后重
衣原体	无症状。如果出现症状：肛门瘙痒、黏液分泌物、疼痛
衣原体（性病淋巴肉芽肿）	全身症状：发烧和不适。肛门症状：脓性或血性分泌物。肛门疼痛和里急后重。可能类似于炎性肠病
梅毒	主要症状：通常为无症状的肛门直肠软下疳。如果有症状：疼痛或不适、瘙痒、出血和（或）里急后重
	次要症状：溃疡和黏液斑。肛周扁平湿疣。全身表现：皮疹、发热和淋巴结病
单纯疱疹病毒	水疱、剧烈疼痛、里急后重、排便困难。全身症状：发烧和淋巴结病

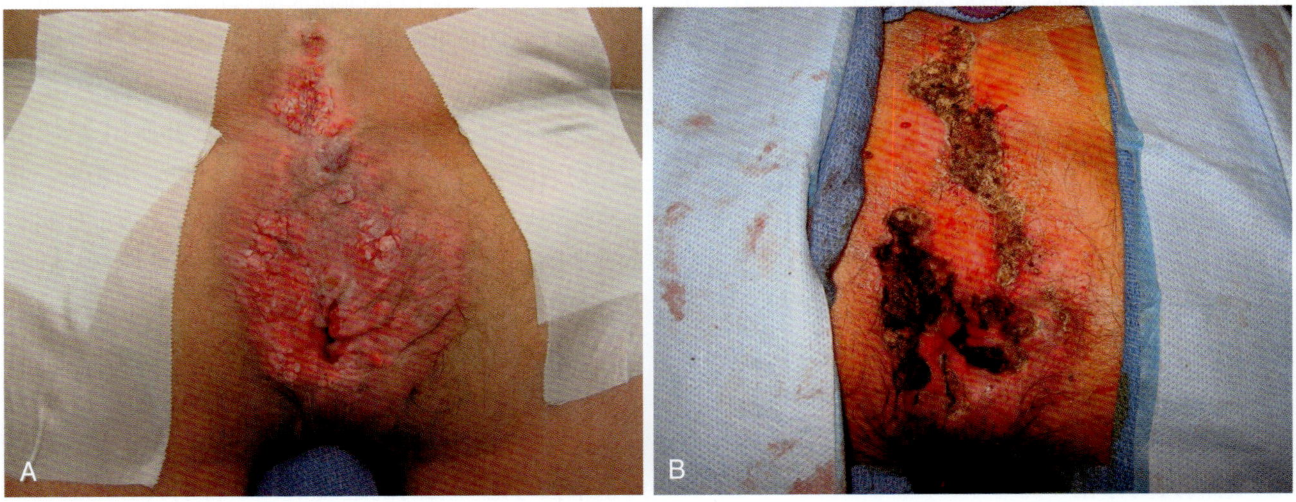

图 53.18 （A）广泛的肛门湿疣；（B）电灼后肛周湿疣

次，连续7天。

衣原体感染可引起一种轻微的直肠炎，但感染通常无症状。在体格检查中，直肠黏膜从正常到红斑和质脆。患者偶尔表现为类似克罗恩病的直肠周围脓肿、肛裂和瘘管形成。推荐的治疗方案是单次口服阿奇霉素1g，或口服强力霉素100mg，每日两次，连续7天。

肛门直肠梅毒在肛交暴露后2～10周内出现。感染可无症状或表现为直肠炎、溃疡和假瘤。与生殖器溃疡相比，肛门溃疡通常是疼痛的。即使不治疗，肛门损伤通常也会在数周内痊愈。继发梅毒可表现为直肠肿块、扁平湿疣和黏膜斑、全身皮疹、发热和淋巴结病。三期梅毒通常在多年后出现，通常伴随萎缩的溃疡牙龈。原发性或继发性梅毒用单次肌内注射240万单位苄星青霉素G治疗。多西环素、四环素、头孢曲松可用于青霉素过敏患者。

HIV感染是导致性传播疾病的常见因素，可导致某些HIV特异性的肛肠疾病。在排除了性传播疾病和癌症后，可以诊断出HIV的特发性肛门溃疡。临床特征包括位于后中线的广泛病变、肛管近端侵蚀至黏膜下层和括约肌、肛门括约肌张力下降。治疗方法为病灶内注射类固醇和（或）手术清创。

肛门直肠卡波西肉瘤以小的、圆形、紫色病变为特征，容易被误认为是痔疮或其他良性病变。活检可确诊。采用高效抗反转录病毒治疗可使该病迅速消退。对病灶行化疗和放疗可使病灶退缩、改善外观，及完成姑息治疗。全身性化疗主要针对晚期或疾病快速进展的患者。

化脓性汗腺炎

化脓性汗腺炎（hidradenitis suppurativa，HS）是一种慢性易复发的皮肤炎症性疾病，伴有慢性引流伤口和窦道，可影响包括腋窝、会阴和乳腺下区域的毛发和大汗腺分泌[31]。会阴疾病在男性多发。HS通常发生在青春期后，发病率在20～40岁之间达到顶峰。这种疾病被认为是大汗腺或毛囊管阻塞的结果。这会导致大汗腺瘀滞和扩张，接着是细菌的反复感染。当腺体破裂进入皮下间隙时形成脓肿，可导致复杂的皮下窦道和引流轨迹（图53.19）。长期的炎症可导致皮下瘢痕、皮肤挛缩和慢性硬化。肛周HS可延伸至臀部、大腿上部和齿状线内侧。肛周HS应与隐窝腺脓肿和肛瘘相鉴别，但HS也可与其他炎症疾病如克罗恩病共同存在[32]。

鉴别诊断可能具有挑战性，但疾病的分布、皮下

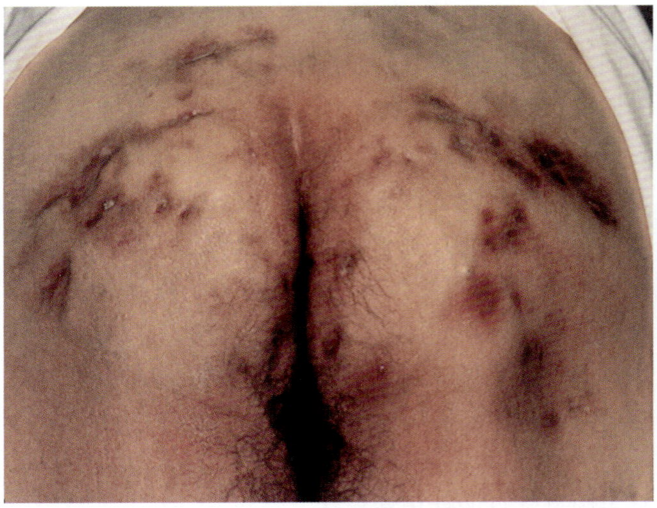

图53.19 化脓性汗腺炎

特征性“坑状”瘢痕、皮肤扭曲变形、皮肤硬结都是进展期HS的特征性表现。治疗是根据疾病表现进行的，从药物治疗（抗生素、抗雄激素和免疫抑制）到需要完全切除所有受累大汗腺区域的更具侵入性的手术。

肛周克罗恩病

肛周克罗恩病典型表现为肛瘘、肛裂、肛管狭窄、直肠阴道瘘或脓肿。根据不同的诊断标准，多达80%的克罗恩病患者会出现肛周病变，而许多患者是在无意中发现的，如简单的皮肤赘生物，但这可能是也可能不是真正的疾病表现。尽管许多患者在确诊克罗恩病后才出现肛周疾病，但一些患者可能一开始就出现肛周疾病。如果患者有复杂的瘘管，特别是位于双侧的大的“象耳”型皮肤赘生物，或者有位于中线外的广基肛裂，应考虑克罗恩病的诊断（图53.20）。对有慢性腹泻病史的患者也会高度怀疑非典型肛裂/肛瘘。用结肠镜检查回肠末端通常足以做出诊断。

对肛肠克罗恩病患者的评估应包括仔细的肛肠检查和MRI。首要任务是引流脓肿，无论是否放置引流管。这样就能够控制会阴脓毒症，并使用药物治疗，药物通常包括抗生素、免疫调节剂和生物制剂。抗肿瘤坏死因子-α抗体英夫利昔单抗，已被证明可以有效地防止克罗恩肛瘘病的进展，在某些病例中可使瘘管关闭。

治疗这些患者的主要方法是留置引流。瘘管切开术可能导致直肠伤口不愈合，并导致排便频繁和经常稀便的患者出现便失禁。无症状皮赘很常见，通常应该单独考虑。肛门阴道瘘是一个特别具有挑战性的问题，可能需要早期大便转流。当直肠黏膜看起来相对

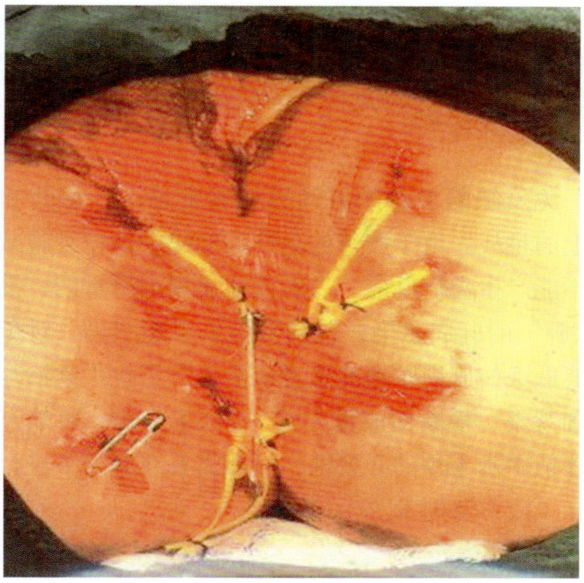

图 53.20 肛周克罗恩病伴广泛瘘管

健康时，可以尝试肛管黏膜皮瓣推移修复。肛门狭窄通常位于肛门直肠环的顶部，如有症状可能会需要扩张治疗。这可以通过检查手指轻微扩张，在门诊使用肛门扩张器进行自我扩张，或在麻醉下进行扩张。长期存在肛周克罗恩病时，可能会发展成恶性肿瘤，对于经久不愈和出现异常瘘管、狭窄或溃疡的患者需要高度警惕。

肛门直肠急症

尽管大多数肛肠疾病可以选择性治疗，但有些情况值得特别注意，因为它们可能需要紧急关注，如果不迅速治疗，可能会导致严重的并发症、永久性功能障碍，甚至更糟。

Ⅳ级痔疮

绞窄性或急性血栓形成的内痔患者可表现为剧烈疼痛和无法还纳。如果治疗不及时，嵌顿的痔疮可能会坏死并排出血性或恶臭物质（图 53.21）。Ⅳ度痔疮但没有受损组织的患者，可以尝试控制疼痛、热水坐浴和肠道管理。这种治疗的目的是使紧急情况得到解决，以便在肿胀消退后进行非侵入性治疗，如痔结扎治疗。然而，非手术治疗失败或绞窄坏死的患者，需要立即手术。在这种情况下，一般不应尝试手动还纳绞窄痔。环状Ⅳ度痔疮伴广泛血栓形成和炎症的患者，肛管明显扭曲变形；必须特别注意解剖平面、内括约肌的保存和细致的止血。除非组织坏死，否则应尽可能保留黏膜和肛周皮肤，以防止术后肛门狭窄，这是非常现实的风险。

Fournier 坏疽

Fournier 坏疽（fournier gangrene，FG）是一种罕见但可危及生命的疾病。它是一种发生于会阴、生殖器或肛周的暴发性坏死性筋膜炎，常见于老年男性，但也可发生于妇女和儿童[33]。FG 与糖尿病、慢性酒精滥用和免疫抑制有关，但它也可发生在没有相关因素的健康患者。病灶的感染源通常位于泌尿生殖道，或肛周区域皮肤。细菌感染导致皮下小血管的微血栓形成，进而形成皮肤上的坏疽。FG 通常与需氧和厌氧混合菌群有关。伤口可培养出克雷伯杆菌、链球菌、葡萄球菌、梭菌、拟杆菌和棒状杆菌。

FG 最初是从会阴或肛周区域感染的蜂窝织炎区域开始的。局部症状和体征可能包括剧烈疼痛和肿

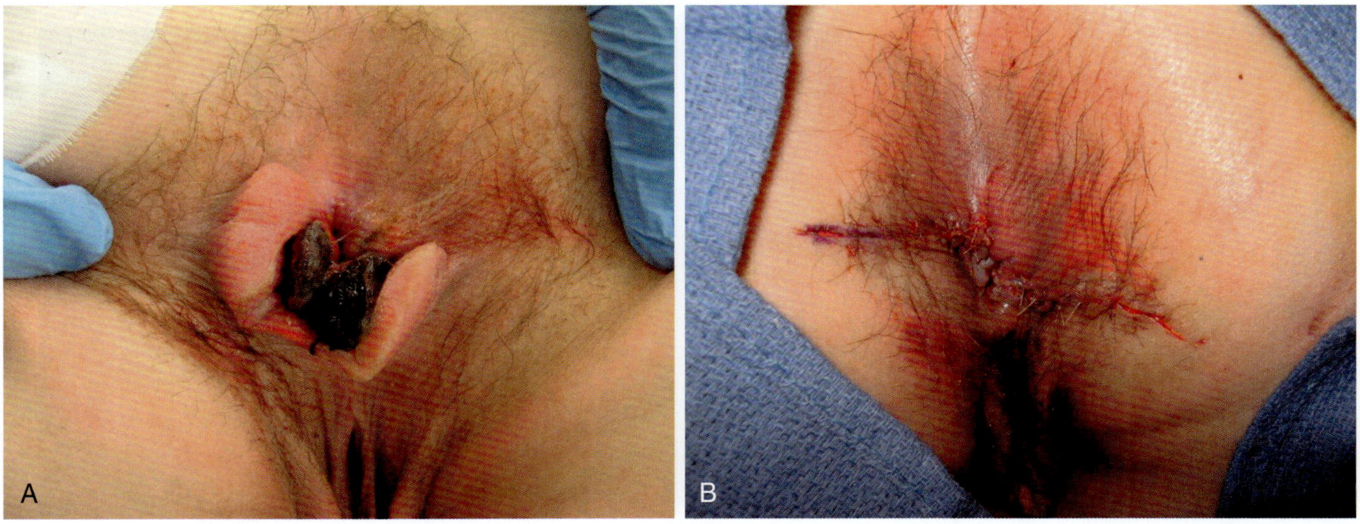

图 53.21 （A）绞窄性Ⅳ度内痔；（B）绞窄性内痔急诊切除后的肛周区域

胀。炎症组织的捻发音是常见的特征，因为存在形成气体的微生物。随着皮下炎症的恶化，在其覆盖的皮肤上出现坏死斑块，并逐渐发展成更广泛的坏死（图53.22）。患者可能表现出严重的全身性疾病的迹象，通常与体格检查中发现的疾病局部范围不一致。

FG是一种外科急症：它通常进展迅速，很快导致败血症，可导致多器官衰竭甚至死亡。感染的传播沿着浅层进展，通常比根据外表预期的范围更广。坏死性筋膜炎可延伸至阴囊和阴茎，并可通过前腹壁蔓延至锁骨[34]。泌尿生殖系统感染沿着Bucks和Dartos筋膜向后方延伸至Colles筋膜，但由于Colles筋膜附着在会阴体上，因此感染局限于肛缘。相反，肛门直肠感染源通常涉及肛周皮肤。感染的位置和传播途径可以用来确定最初感染源。不管FG的原因是什么，由于血液供应来自腹腔内，睾丸通常不会受到影响。

FG的治疗需要积极的多模式方法，包括血流动力学稳定和广谱抗生素；然而，应尽快开始早期积极的外科清创。必须强调的是，早期手术清创是治疗的基础，如果延迟，可能会对预后产生负面影响。所有不能存活的坏死组织必须切除，仅保留血运良好的健康组织。如前所述，疾病的范围可能远远大于皮肤受累区域。尿或粪便转流可能是必要的，取决于组织受损的位置和程度，但很少在最初清创时就需要转流。通常需要多次到手术室进行清创，平均3～4次才能完成。尽管在FG中睾丸通常被保留，但仍有多达21%的患者需要睾丸切除术[35]。真空辅助封闭系统敷料的使用显著改善了这些患者的伤口护理，加速了伤口愈合。中厚皮肤移植似乎是覆盖会阴和阴囊皮肤缺损的一种治疗方法，但更广泛的组织覆盖技术可能对后续的重建是必要的。

免疫缺陷

免疫缺陷患者的肛周感染通常是一个诊断和治疗上的挑战。由于严重的免疫抑制或中性粒细胞减少而不能产生炎症反应，患者可能表现为严重的、没有"脓肿"的肛周感染，或局限性软组织感染。对免疫功能低下的肛周脓毒症患者应给予广谱抗生素治疗并仔细观察。横断面成像方式，如CT扫描，可能有助于评估手术干预的必要性；可能需要在麻醉下进行引流和（或）清创术。

马蹄形脓肿

马蹄形坐骨直肠窝脓肿可由起源于肛门后方深层的感染侧向扩散引起。如果未经治疗，感染可扩散到下腹壁、阴囊和会阴。深部后间隙脓肿几乎总是与肛门后中线肛瘘有关，但外部开口可以位于前方或沿马蹄形轨迹延伸至任何位置。通过尾骨和肛门之间的正中切口，可以实现深部肛门后间隙的引流。应确定瘘道，并将内括约肌的下半部分切断（Hanley手术）或通过瘘道放置挂线引流。在双侧坐骨直肠窝上做反向切口，以便脓肿向前引流（图53.23）。

嵌顿性直肠脱垂

嵌顿性直肠脱垂通常是由于脱垂直肠回流的静脉阻塞，导致增大的水肿直肠不能还纳回肛管。经常发生黏膜缺血和溃疡，并可能发展为直肠的全层坏死。最初的保守方法应该旨在通过大量应用糖减轻水肿，

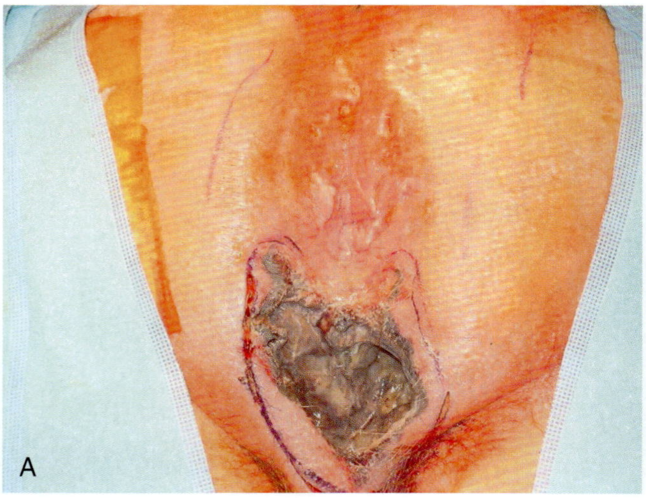

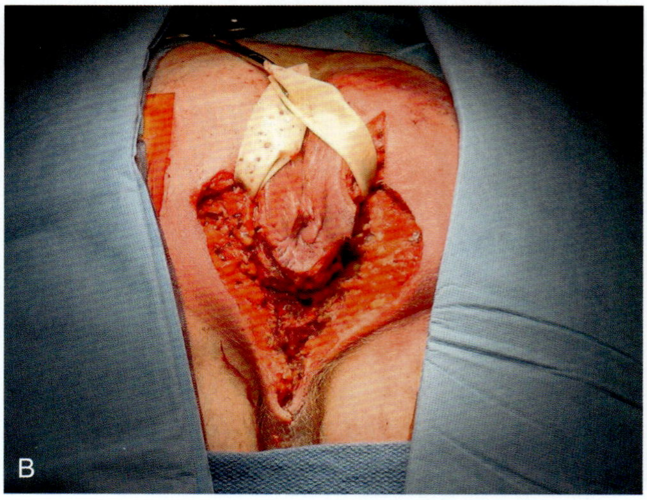

图53.22 （A）Fournier坏疽；（B）切除Fournier坏疽后的会阴

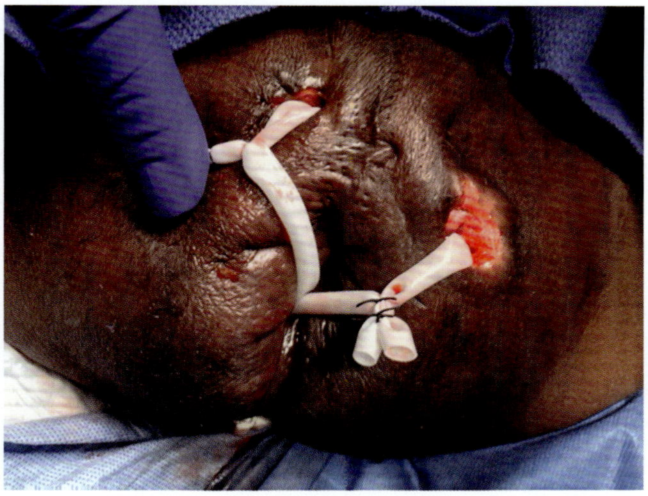

图 53.23　马蹄状脓肿：切开引流

使脱垂得以人工复位。如果直肠脱垂不能减轻或存在直肠坏死，则需要立即将患者送往手术室进行经会阴直肠乙状切除术（Altemeier 手术）（图 53.24）。

盆底疾病

大便失禁的定义是任何超过 4 岁的人不自觉地（意外）泄漏粪便物质。据报道，患病率高达 12%。产科损伤是导致大便失禁最常见的原因[36]。直肠感觉或直肠顺应性的变化可导致紧迫感、直肠容量减小和粪便控制丧失。引起肛门直肠炎症的情况，如炎症性肠病，可导致紧迫感和大便失禁。有些医疗情况，如糖尿病、腹泻、肥胖、神经疾病和尿失禁，可能导致或促成便失禁的症状[37]。便失禁的综合评估包括黏稠度和频率的排便习惯的描述、便失禁的类型（气体、液体粪便、固体粪便、紧迫感、被动性或排便后）、相关的紧迫症状、意识到便失禁与完全没有感觉、伴随尿失禁、饮食和药物（图 53.25）。近期排便习惯改变的个体需排除结直肠癌，特别是存在直肠出血时。应询问患者既往肛门手术、肛门创伤或性器械操作、既往放射治疗，及系统性疾病，如糖尿病和神经系统疾病。

体格检查应集中在会阴和肛周区域，评估是否有正常的肌肉组织、会阴体的体积、肛周皮肤状况，及是否有从肛门脱出的组织。直肠指检可评估肛管的静息张力和挤压强度。当内科治疗失败和需要手术干预时，盆底生理测试是非常有用的。最初的治疗通常侧重于改变饮食；利用补充纤维来增加大便的稠度。药物治疗包括止泻剂，如洛哌丁胺，它可以减缓粪便运输时间和降低稀便的频率。

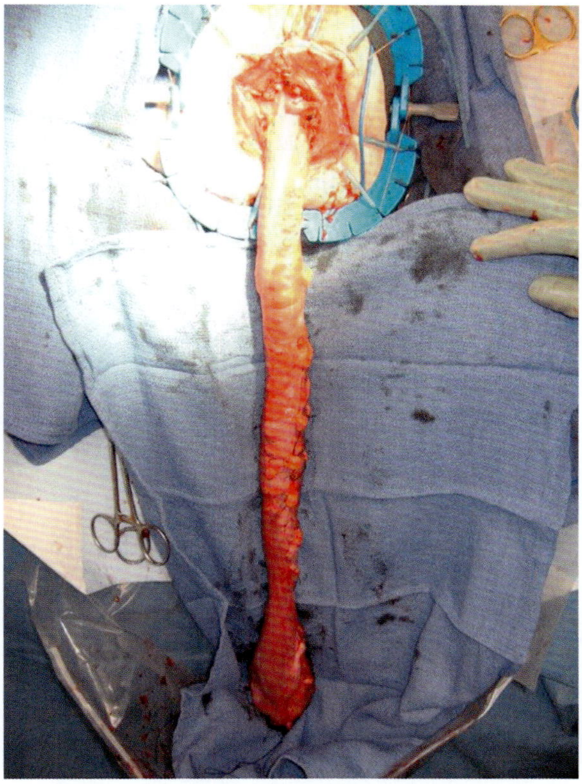

图 53.24　经会阴直肠乙状结肠切除术（Altemeier 术）

手术干预适用于那些保守治疗失败的患者。对于继发于创伤性分娩或肛门手术而导致肛门括约肌断裂的患者，肛门括约肌的修复是有益的（图 53.26）。据报道，大多数患者在手术后不久粪便自控能力有改善，修复的长期结果和持久性可能是个问题。骶神经刺激疗法（Medtronic，Minneapolis，MN，USA）已成功应用于治疗大便失禁；虽然其作用机制尚不完全清楚，但患者报告的失禁发作次数减少，紧迫感降低。骶神经刺激的并发症包括疼痛、感染、血肿形成、出血和瘢痕。

便秘是一种常见的症状，在美国每年的就诊人数达 800 万人次。便秘可能是由于结肠、直肠或肛门的原发性运动障碍、排便障碍或药物的副作用引起的。最初的管理通常包括生活方式的改变，包括增加膳食纤维的摄入、纤维的补充、增加液体摄入和运动（图 53.27）。当这些措施不理想时，聚乙二醇溶液通常是安全有效的。刺激性泻药，如番泻叶和比沙可啶，可用于生活方式改变不足以缓解便秘的患者。促动力剂和促分泌剂应仅限于对简单治疗无效的患者。

如果药物治疗失败和（或）症状显示排便非常缓慢或排便阻塞，则需要进行肛肠生理测试和结肠转运时间评估。钡灌肠或磁共振直肠排粪造影可能对排便障碍患者特别有帮助。生物反馈疗法通常对排便不协调的患者是有效的，后者通常与耻骨直肠肌痉挛有关。

对于保守治疗无效的严重便秘患者，可采用手术治疗。骶神经刺激可减轻某些患者的便秘症状。顺行结肠灌肠术，从阑尾造一个小口，可以进行结肠冲洗和清洗[38]。对于那些有严重结肠慢传输但盆底功能正常以及对其他治疗方法无效的患者，结肠切除回肠直肠吻合术是为精挑细选的这些患者保留的。腹侧补片直肠固定术可以治疗有症状的直肠前突和直肠内套

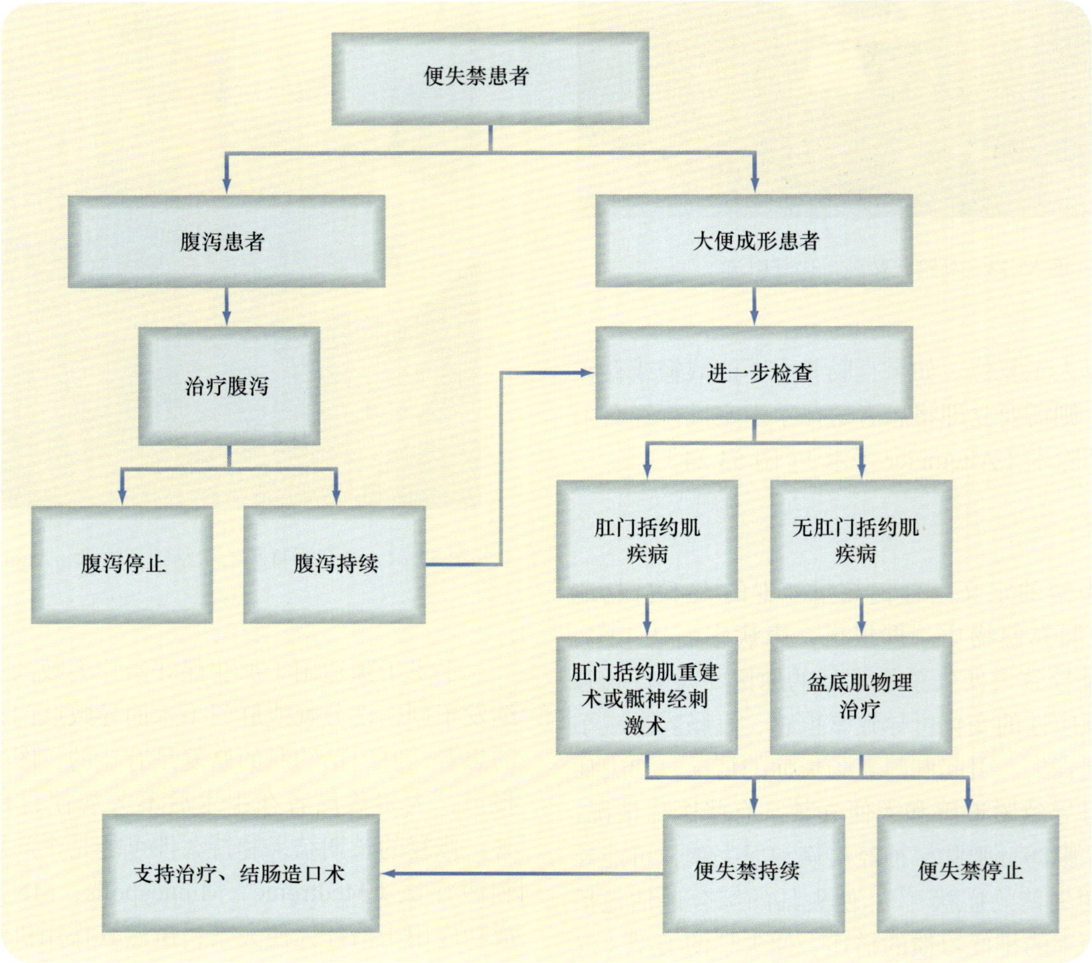

图 53.25 便失禁的评估和治疗

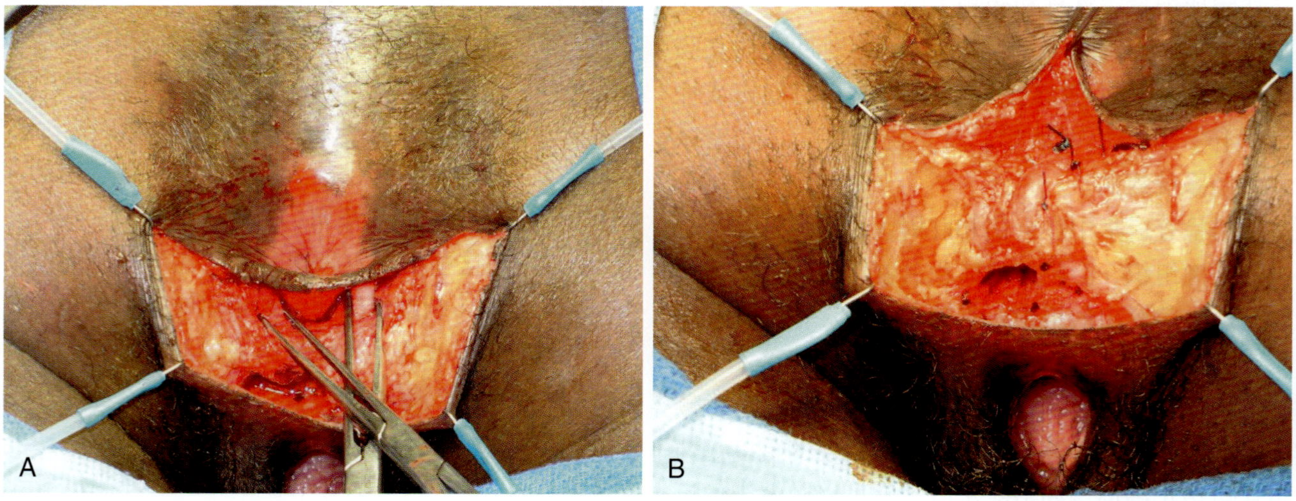

图 53.26 （A）肛门前括约肌缺损的手术修复。括约肌解剖。（B）完全重叠括约肌成形术

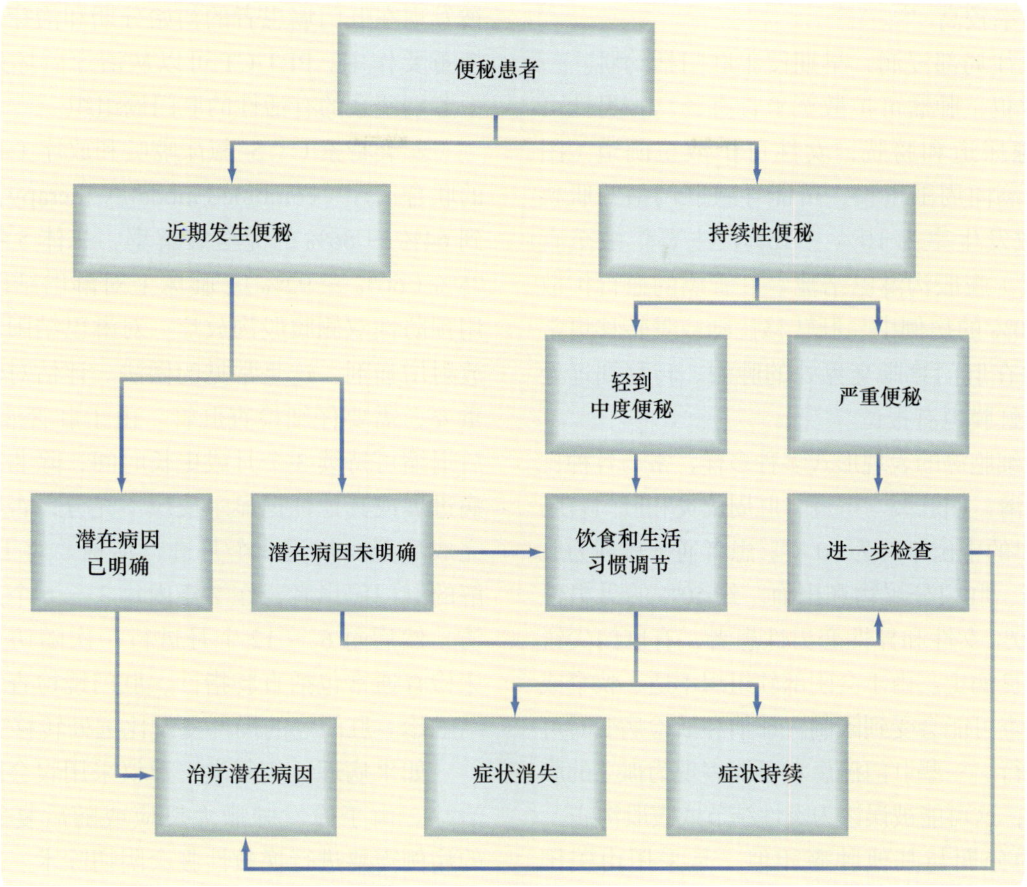

图 53.27 便秘的评估和治疗

叠。这项技术包括在不分离外侧韧带的情况下向前移动直肠。用缝合到骶骨的网状吊带将骨盆底肌肉组织和直肠前部悬吊起来。

肿瘤

肛门上皮内瘤变

肛门上皮内瘤变（anal intraepithelial neoplasia，AIN），以前被称为Bowen病，其特征是肛管发育异常的改变，被认为是侵袭性肛门癌的前兆。AIN有三个等级。1级为低级别鳞状上皮内病变；2级和3级通常被归为高级别鳞状上皮内病变，与高风险的侵袭性癌相关。这些病变更常见于HIV阳性的男男性交和免疫抑制的个体，如移植患者。大多数肛门发育不良的病例是由HPV引起的，尤其是HPV-16亚型。其他与肛门癌相关的菌株包括HPV 18、31、33和45。AIN的自然史还不完全为人所知；特别是，未经治疗的AIN发展到肛门癌的速度还没有很好地认识，这导致围绕着AIN的诊断和治疗应该如何积极努力存在相当大的争议。目前对AIN的治疗包括消融术和局部治疗。局部治疗包括免疫调节剂，如咪喹莫特、盾叶鬼臼树脂或5-氟尿嘧啶。消融治疗包括手术切除、红外凝聚和热消融[39-40]。

每2～3年对HIV阳性和阴性的男男性行为者和双性恋男性接受巴氏涂片检查，已被证明具有成本效益，对总体预期寿命有显著益处。其他可以从筛查中受益的群体包括所有无论何种性行为的HIV阳性个体、进行免疫抑制的器官移植患者，及有宫颈癌或癌症病史的妇女。目前的四价HPV疫苗如果在开始性活动之前接种，有降低肛门癌发病率的潜力[41]。

鳞状细胞癌

肛管的鳞状细胞癌（squamous cell carcinoma，SCC）常与HPV感染有关；HIV是肛门鳞状细胞癌的一个独立危险因素。存在多个性伴侣的性行为和肛交性行为会增加HPV和HIV感染的风险，从而增加肛门癌的风险。免疫力低下的人群，如进行免疫抑制的器官移植患者，也有较高的肛门癌发病率。女性比男性更容易罹患肛门癌，这可能是由于HPV感染在女性中的发病率较高[42]。

肛门癌往往局部浸润，早期侵犯肛门括约肌。一旦括约肌被侵犯，肿瘤可扩散至坐骨直肠窝，男性可扩散至前列腺尿道和膀胱，女性可扩散至阴道（图53.28）。肛管癌向周围生长，可能导致肛门括约肌狭窄。淋巴扩散发生率为10%～15%，主要扩散至直肠周围和（或）腹股沟淋巴结池。肛管癌的血行扩散发生在不到10%的病例中。肝转移比肺或骨转移更常见，通常发生在肛门直肠交界处的肿瘤。转移到远处器官如大脑和虹膜也有报道[43-44]。

肛门鳞状细胞癌的表现形式多种多样，常与各种良性肛门疾病混淆，如肛裂、痔疮、肛周皮炎和肛门直肠瘘[45]。诊断时的中位年龄为60岁。患者通常表现为肛周肿块、疼痛、肛门分泌物和出血。约50%的男男性行为患者和20%女性和异性恋男性患者，有肛门尖锐湿疣或发育不良病史。由于会阴部软组织不适、狭窄或硬化，体格检查可能会受到限制。评估和活检病变时可以在麻醉下进行。一些肛门癌患者可能表现为孤立的腹股沟淋巴结病，这可能被误诊为炎性结节或腹股沟疝。

肛门癌的分期与其他肿瘤相似，是采用由美国癌症联合委员会（American Joint Committee on Cancer，AJCC）第8版制定的肿瘤、淋巴结、转移（TNM，tumor，node，metastasis）分期系统[45a]。在CT扫描中，肛门癌可能表现为低密度坏死肿块；然而，CT主要用于评估远处转移的疾病。MRI被认为是评估局部疾病的首选方式。肿瘤在T2加权像上相对于骨骼肌呈高信号强度，在T1加权像上呈低到中等信号强度。淋巴结转移灶的信号强度往往与原发病灶相似。^{18}F-氟脱氧葡萄糖正电子发射断层扫描（PET/CT）已被发现在肛门癌患者的初始分期和治疗后再分期中发挥重要作用。PET/CT可以从治疗后坏死和纤维组织中鉴别残余的有活性的肛门癌组织。

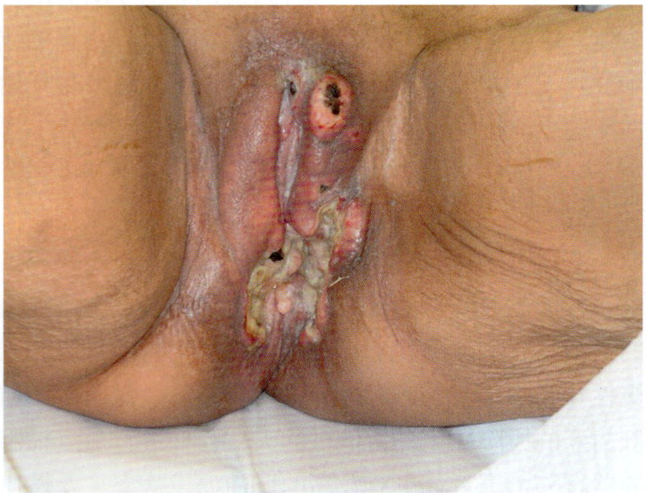

图53.28 晚期肛门鳞状细胞癌

丝裂霉素C、5-氟尿嘧啶和放疗（45～50.4 Gy）的联合治疗（combined modality therapy，CMT）可达到64%～86%的完全缓解率，总体5年生存率约为75%（66%～92%）。临床上对淋巴结阴性的患者采用预防性双侧腹股沟放疗，对淋巴结阳性的患者加用放射增强剂，这是常见的做法。评估对治疗的反应很重要，需要仔细检查肛管。由于肛管癌在CMT完成后退缩可持续3个月或更长时间，除非有证据表明疾病进展或其他证据显示反应不充分，否则建议在治疗完成后至少推迟3个月进行活检。对于12周完全缓解的肛门癌患者，在2年内每3～6个月进行一次随访，然后每6～12个月进行一次随访直到5年。临床检查通常包括直肠指诊、肛门镜检查和腹股沟淋巴结触诊。肛门癌的局部复发比远处转移更常见。

如果病理证实复发，建议采用腹会阴切除术进行治疗。由于原发肿瘤无反应或随后复发，高达30%的病例需要进行挽救性腹会阴切除术。在大多数病例中，术后长期存活是有可能的[46]。有阴性切缘（R0）的患者5年总生存率可达75%。肿瘤大于5 cm、邻近器官受累、男性及相关的合并症被认为是挽救性手术后不良预后的因素。在这种情况下，腹会阴切除术开展非常多，并发症包括会阴伤口延迟愈合、盆腔脓肿、会阴切口疝、尿潴留和勃起功能障碍。大面积会阴创面可采用带蒂网膜皮瓣、股薄肌皮瓣、臀大肌皮瓣、腹直肌垂直皮瓣等组织皮瓣覆盖。腹股沟淋巴结清扫也可用于初次放化疗失败和复发性疾病。虽然CMT是大多数肛管鳞状细胞癌患者的治疗选择，但对于分化良好的早期T1肿瘤患者，特别是对发病于痔疮垫的患者，可以进行广泛的局部切除。

肛门边缘癌约占所有肛门癌的25%；鳞状细胞癌也是最常见的组织学亚型。与肛管癌不同的是，这些癌症的表现类似于皮肤损伤，并可相应地进行分期。患者年龄一般在65～75岁之间，男女发病率相同。其表现通常是非特异性的，包括疼痛、瘙痒、灼热、出血、可触及的肿块和分泌物。检查时可见典型的溃疡性病变，边缘卷曲、外翻（图53.29）。活检显示大多数病例为分化良好或中等的角化鳞状细胞癌。

远处转移很少，可通过胸部、腹部和骨盆CT扫描排除。淋巴结受累已被发现是一个重要的不利预后因素。其他的预测因素包括肿瘤的大小、分化和真皮

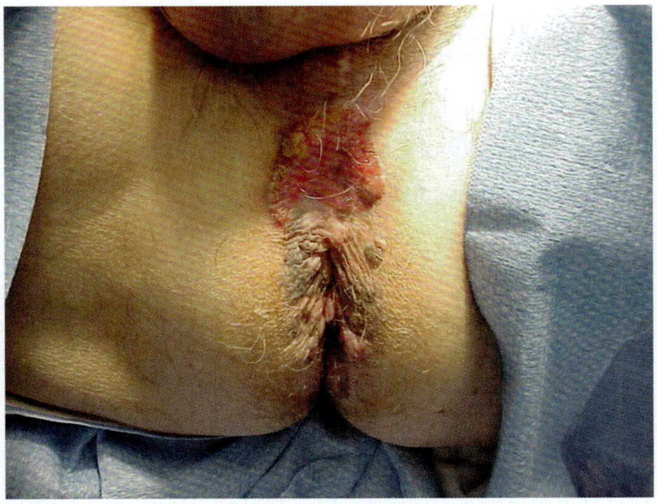

图 53.29　肛门边缘癌

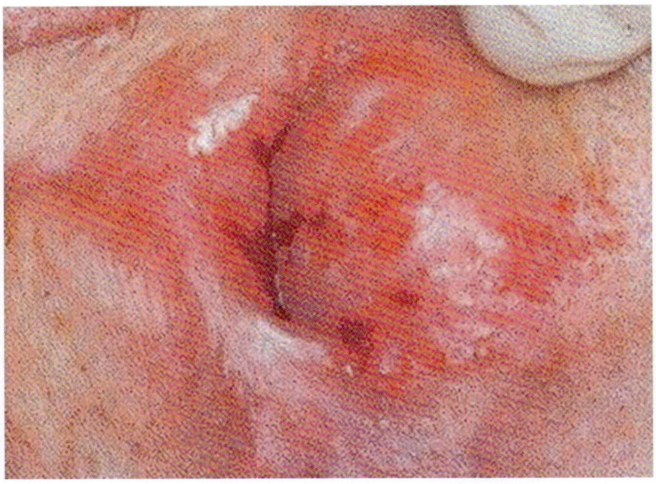

图 53.30　肛周 Paget 病（From St Peter SD，Pera M，Smith AA，et al. Wide local excision and split-thickness skin graft for circumferential Paget's disease of the anus. Am J Surg. 2004；187：413-416.）

外结构的侵犯。对于肛门边缘巨大的进展期肿瘤，其治疗方法类似于肛管肿瘤的 CMT。相反，对局限于肛门边缘的肿瘤可以像身体其他部位的皮肤鳞状细胞癌一样进行治疗。广泛的局部切除通常是恰当的，因为此手术具有可控性。如果边缘是阳性的或离肿瘤很近，可以给予放射治疗，通常效果很好。如果切除后出现大的皮肤缺损，可以通过旋转皮瓣或分层皮肤移植来重建。

肛周 Paget 病

肛周 Paget 病被认为类似于真皮大汗腺引起的上皮内腺癌。这种疾病患者往往表现出非特异性症状，如瘙痒、分泌物或出血。病变表现为红斑，可能出现溃疡、结痂或呈乳头状（图 53.30）。肛周 Paget 病可以是原发性（表皮内 / 皮内）疾病，也可以是继发性疾病。继发性疾病与肛门直肠腺癌相关。约 50% 的肛缘 Paget 病患者同时存在结直肠肿瘤，需要行结肠镜检查来进行全面评估，肛周 Paget 病经常发展成附件和脏器的同时性或异时性恶性肿瘤[47]。

对于大多数患者建议进行广泛局部切除。手术造成的缺损可能需要用皮肤或肌皮瓣进行重建。当出现局部浸润性病变或同时性肛管直肠腺癌时，通常需要腹会阴切除术和新辅助放化疗。5 年复发率可高达 30% ～ 60%。同时性和异时性恶性肿瘤的频繁发生和高复发率突出了长期随访的重要性。

基底细胞癌

肛周基底细胞癌（basal cell carcinoma，BCC）是一种罕见的肿瘤。它仅占全身基底细胞癌的 0.2%，在肛肠区域的所有癌症中不到 1%。男性更容易受此病影响（60% ～ 80%），发病年龄通常在 65 ～ 75 岁之间。约 30% 的患者既往有其他部位的基底细胞癌病史。病灶一般较小，平均大小为 1 ～ 2 cm。此癌起源于表皮基底层和皮脂腺毛囊。辐射、免疫缺陷、创伤、烧伤、慢性刺激或感染可能在肛周基底细胞癌的发展中发挥作用。

一旦诊断肛周基底细胞癌，对其他皮肤表面需要彻底检查，因为可能在其他地方有多个相关病变。局部检查发现，基底细胞癌是一种表浅的、易变的溃疡性病变，边缘凸起，转移可能性极小。肛周基底细胞癌未被证实与 HPV 感染有关。治疗取决于病变的大小和对周围组织的侵袭程度。对于小于 2 cm 的肿瘤在切除时应至少有 1 cm 的切缘。对于没有延伸至肛管的较大病变，需要一期切除，同时需要植皮或皮瓣覆盖。Mohs 显微外科手术为切除肿瘤提供了另一种可行的选择，即牺牲最少受影响的组织。延伸至肛管的大病变可采用放射治疗和（或）腹会阴切除术。据报道，局部广泛切除后 5 年生存率高达 100%，尽管肿瘤局部复发高达 29%[48]。局部复发并侵犯肛管是非常罕见的。

恶性黑色素瘤

肛门边缘恶性黑色素瘤占所有肛肠恶性肿瘤的 2% ～ 4%；肛门是仅次于皮肤和眼睛的第三常见部位，占所有黑色素瘤的 0.2% ～ 0.3%。症状通常是非特异性的，包括出血、疼痛和肿块。当病变着色时，黑色素瘤会与血栓性痔相混淆（图 53.31）。30% 的病例出现无色素性病变。无论手术方式如何，总体预后都很差，努力提高包括腹会阴切除术在内的根治性切除的生存率，并没有显示出获益[49]。如果可行，通常建议广泛局部切除；对于较大病变和（或）括约肌广泛受累的患者通常需要更积极的手术来控制疾病进展。肛门直肠黑色素瘤对放疗和化疗的反应是非常有限的。据报道，5 年生存率在 10% ～ 26% 之间。

肛管腺癌

肛管腺癌占肛管肿瘤的 3% ～ 9%。真正的肛管腺癌需要与低位直肠腺癌鉴别。其特征包括显著的导管结构、有丰富黏液的黏液池，并浸润到直肠周围软组织。肛管腺癌通常起源于肛腺，但也可在长期的肛瘘中发展而来。危险因素包括 HPV 和 HIV 感染、性交史、吸烟和免疫抑制。与结直肠腺癌相似，肛门腺癌的形成是一个多步骤的突变过程，导致正常黏膜转化为腺瘤，最后成为癌。由于肛腺位于黏膜下位置，肛腺瘤不明显，直到转化为恶性。肛门腺癌的临床特征包括肛门疼痛、肛管硬化、可触及的肿块或有黏液引流的脓肿。

分期检查包括盆腔 MRI 和 CT 扫描。据报道，由肛瘘引起的腺癌有三个特征性 MRI 表现：T2 加权像上明显的高信号液体，信号增强的实性成分，肿块与肛门之间有瘘管[50]。对于大于 2 cm 的病灶，典型的治疗方法是新辅助放化疗后行腹会阴切除术。对于小的、分化良好的肿瘤，可以进行广泛的局部切除。

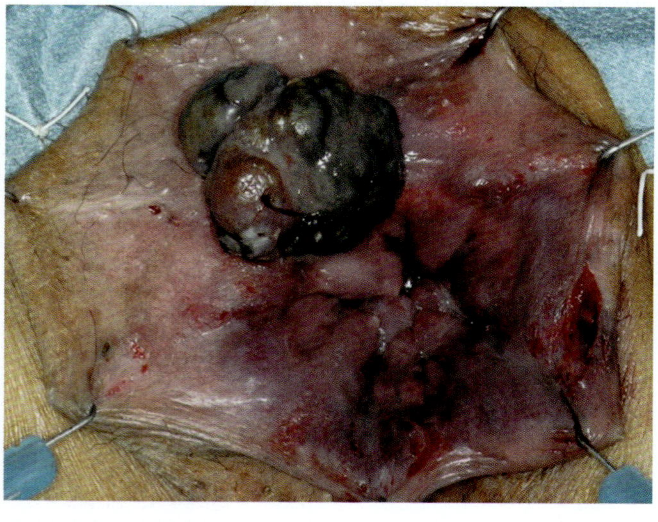

图 53.31 肛门黑色素瘤（From Arakawa K，Kiyomatsu T，Ishihara S，et al. A case report of anorectal malignant melanoma with mucosal skipped lesion. Int J Surg Case Rep. 2016；24：206-210.）

主要参考文献

Davis BR，Lee-Kong SA，Migaly J，et al. the American Society of Colon and Rectal Surgeons Clinical Practice guidelines for the management of hemorrhoids. Dis Colon Rectum. 2018；61：284-292.

一项关于有症状痔疮诊断和治疗的权威、基于大量证据的指南。

Madoff RD，Mellgren A. One hundred years of rectal prolapse surgery. Dis Colon Rectum. 1999；42：441-450.

一项关于修复直肠脱垂的回顾性外科研究，总结许多相关数据。

Nelson RL，Chattopadhyay A，Brooks W，et al. Operative procedures for fissure in ano. Cochrane Database Syst Rev. 2011;（11）：CD002199.

基于循证医学的多种手术方法治疗慢性肛裂的综述。

Parks AG，Gordon PH，Hardcastle JD. A classification of fistula-in-ano. Br J Surg. 1976；63：1-12.

肛门直肠化脓性疾病，包括肛周脓肿及肛瘘的解剖、数据和分类的经典描述。

Steele SR，Kumar R，Feingold DL，et al. Practice parameters for the management of perianal abscess and fistula-in-ano. Dis Colon Rectum. 2011；54：1465-1474.

一项著名综述关于肛周感染性疾病的最近诊断和治疗标准。

Steele SR，Varma MG，Melton GB，et al. Practice parameters for anal squamous neoplasms. Dis Colon Rectum. 2012；55：735-749.

一项关于肛门鳞癌诊断和治疗的综合性研究。

T ou S, Brown SR, Malik AI, et al. Surgery for complete rectal prolapse in adults. Cochrane Database Syst Rev. 2008;(4): CD001758.

一项关于直肠脱垂修复的各种先进科技技术的综合性研究。

参考文献

1. Aigner F, Bodner G, Conrad F, et al. The superior rectal artery and its branching pattern with regard to its clinical influence on ligation techniques for internal hemorrhoids. *Am J Surg.* 2004;187:102–108.
2. Shafik A. A new concept of the anatomy of the anal sphincter mechanism and the physiology of defecation. the external anal sphincter: a triple-loop system. *Invest Urol.* 1975;12:412–419.
3. Bignell CJ. Chaperones for genital examination. *BMJ.* 1999;319:137–138.
4. Loder PB, Kamm MA, Nicholls RJ, et al. Haemorrhoids: pathology, pathophysiology and aetiology. *Br J Surg.* 1994;81:946–954.
5. Aigner F, Gruber H, Conrad F, et al. Revised morphology and hemodynamics of the anorectal vascular plexus: impact on the course of hemorrhoidal disease. *Int J Colorectal Dis.* 2009;24:105–113.
6. Chung YC, Hou YC, Pan AC. Endoglin (CD105) expression in the development of haemorrhoids. *Eur J Clin Invest.* 2004;34:107–112.
7. MacRae HM, McLeod RS. Comparison of hemorrhoidal treatments: a meta-analysis. *Can J Surg.* 1997;40:14–17.
8. Nelson DW, Champagne BJ, Rivadeneira DE, et al. Prophylactic antibiotics for hemorrhoidectomy: are they really needed? *Dis Colon Rectum.* 2014;57:365–369.
9. Bhatti MI, Sajid MS, Baig MK. Milligan-Morgan (Open) versus ferguson haemorrhoidectomy (closed): a systematic review and meta-analysis of published randomized, controlled trials. *World J Surg.* 2016;40:1509–1519.
10. Faucheron JL, Voirin D, Abba J. Rectal perforation with life-threatening peritonitis following stapled haemorrhoidopexy. *Br J Surg.* 2012;99:746–753.
11. Minguez M, Herreros B, Espi A, et al. Long-term follow-up (42 months) of chronic anal fissure after healing with botulinum toxin. *Gastroenterology.* 2002;123:112–117.
12. Pares D. Pathogenesis and treatment of fistula in ano. *Br J Surg.* 2011;98:2–3.
13. Whiteford MH, Kilkenny 3rd J, Hyman N, et al. Practice parameters for the treatment of perianal abscess and fistula-in-ano (revised). *Dis Colon Rectum.* 2005;48:1337–1342.
14. Llera JL, Levy RC. Treatment of cutaneous abscess: a double-blind clinical study. *Ann Emerg Med.* 1985;14:15–19.
15. Vasilevsky CA, Gordon PH. The incidence of recurrent abscesses or fistula-in-ano following anorectal suppuration. *Dis Colon Rectum.* 1984;27:126–130.
16. Garcia-Aguilar J, Belmonte C, Wong WD, et al. Anal fistula surgery. factors associated with recurrence and incontinence. *Dis Colon Rectum.* 1996;39:723–729.
17. van Tets WF, Kuijpers HC. Continence disorders after anal fistulotomy. *Dis Colon Rectum.* 1994;37:1194–1197.
18. Vasilevsky CA, Gordon PH. Results of treatment of fistula-in-ano. *Dis Colon Rectum.* 1985;28:225–231.
19. Abcarian AM, Estrada JJ, Park J, et al. Ligation of intersphincteric fistula tract: early results of a pilot study. *Dis Colon Rectum.* 2012;55:778–782.
20. Homsi R, Daikoku NH, Littlejohn J, et al. Episiotomy: risks of dehiscence and rectovaginal fistula. *Obstet Gynecol Surv.* 1994;49:803–808.
21. Venkatesh KS, Ramanujam PS, Larson DM, et al. Anorectal complications of vaginal delivery. *Dis Colon Rectum.* 1989;32:1039–1041.
22. Stone JM, Goldberg SM. The endorectal advancement flap procedure. *Int J Colorectal Dis.* 1990;5:232–235.
23. Sondenaa K, Andersen E, Nesvik I, et al. Patient characteristics and symptoms in chronic pilonidal sinus disease. *Int J Colorectal Dis.* 1995;10:39–42.
24. Odili J, Gault D. Laser depilation of the natal cleft--an aid to healing the pilonidal sinus. *Ann R Coll Surg Engl.* 2002;84:29–32.
25. Bascom J. Pilonidal disease: origin from follicles of hairs and results of follicle removal as treatment. *Surgery.* 1980;87:567–572.
26. Lorincz AT, Temple GF, Kurman RJ, et al. Oncogenic association of specific human papillomavirus types with cervical neoplasia. *J Natl Cancer Inst.* 1987;79:671–677.
27. Silvera RJ, Smith CK, Swedish KA, et al. Anal condyloma treatment and recurrence in HIV-negative men who have sex with men. *Dis Colon Rectum.* 2014;57:752–761.
28. Goodell SE, Quinn TC, Mkrtichian E, et al. Herpes simplex virus proctitis in homosexual men. Clinical, sigmoidoscopic, and histopathological features. *N Engl J Med.* 1983;308:868–871.
29. 1993 revised classification system for HIV infection and expanded surveillance case definition for AIDS among adolescents and adults. *MMWR Recomm Rep (Morb Mortal Wkly Rep).* 1992;41:1–19.
30. Hamlyn E, Taylor C. Sexually transmitted proctitis. *Postgrad Med J.* 2006;82:733–736.
31. Saunte DML, Jemec GBE. Hidradenitis suppurativa: advances in diagnosis and treatment. *J Am Med Assoc.* 2017;318:2019–2032.
32. Church JM, Fazio VW, Lavery IC, et al. The differential diagnosis and comorbidity of hidradenitis suppurativa and perianal crohn's disease. *Int J Colorectal Dis.* 1993;8:117–119.
33. Smith GL, Bunker CB, Dinneen MD. Fournier's gangrene. *Br J Urol.* 1998;81:347–355.
34. Saijo S, Kuramoto Y, Yoshinari M, et al. Extremely extended Fournier's gangrene. *Dermatol.* 1990;181:228–232.
35. Benizri E, Fabiani P, Migliori G, et al. Gangrene of the perineum. *Urology.* 1996;47:935–939.
36. Whitehead WE, Rao SS, Lowry A, et al. Treatment of fecal incontinence: state of the science summary for the national institute of diabetes and digestive and kidney diseases workshop. *Am J Gastroenterol.* 2015;110:138–146; quiz 147.
37. Markland A, Wang L, Jelovsek JE, et al. Symptom improvement in women after fecal incontinence treatments: a multicenter cohort study of the pelvic floor disorders network. *Female Pelvic Med Reconstr Surg.* 2015;21:46–52.
38. Malone PS, Ransley PG, Kiely EM. Preliminary report: the antegrade continence enema. *Lancet.* 1990;336:1217–1218.
39. Nagle D. Anal squamous cell carcinoma in the HIV-positive patient. *Clin Colon Rectal Surg.* 2009;22:102–106.
40. Goldstone SE, Hundert JS, Huyett JW. Infrared coagulator ablation of high-grade anal squamous intraepithelial lesions in HIV-negative males who have sex with males. *Dis Colon Rectum.* 2007;50:565–575.

41. Elbasha EH, Dasbach EJ. Impact of vaccinating boys and men against HPV in the United States. *Vaccine.* 2010;28:6858–6867.
42. Stanley M. Pathology and epidemiology of HPV infection in females. *Gynecol Oncol.* 2010;117:S5–S10.
43. Rughani AI, Lin C, Tranmer BI, et al. Anal cancer with cerebral metastasis: a case report. *J Neuro Oncol.* 2011;101:141–143.
44. Tougeron D, Tougeron-Brousseau B, Nasser Z, et al. Unusual iris metastasis from anal cancer: a case report. *Dig Liver Dis.* 2009;41:e1–3.
45. Crooms JW, Kovalcik PJ. Anal lesions. when to suspect carcinoma. *Postgrad Med.* 1985;77:85–88; 90.
45a. Gress DM, Edge SB, Greenwald JE, et al. Anus. In Amin MB, Edge SB, Green FL, et al., editors. AJCC Cancer Staging Manual, 8th edition, Chicago, IL: Springer. 2018, pp. 275–286.
46. Mullen JT, Rodriguez-Bigas MA, Chang GJ, et al. Results of surgical salvage after failed chemoradiation therapy for epidermoid carcinoma of the anal canal. *Ann Surg Oncol.* 2007;14:478–483.
47. Isik O, Aytac E, Brainard J, et al. Perianal Paget's disease: three decades experience of a single institution. *Int J Colorectal Dis.* 2016;31:29–34.
48. Paterson CA, Young-Fadok TM, Dozois RR. Basal cell carcinoma of the perianal region: 20-year experience. *Dis Colon Rectum.* 1999;42:1200–1202.
49. Matsuda A, Miyashita M, Matsumoto S, et al. Abdominoperineal resection provides better local control but equivalent overall survival to local excision of anorectal malignant melanoma: a systematic review. *Ann Surg.* 2015;261:670–677.
50. Fujimoto H, Ikeda M, Shimofusa R, et al. Mucinous adenocarcinoma arising from fistula-in-ano: findings on MRI. *Eur Radiol.* 2003;13:2053–2054.

章 54

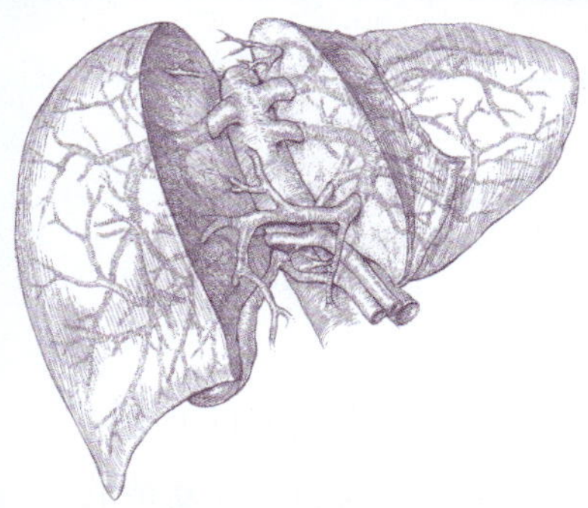

肝

Vikas Dudeja，Anthony Ferrantella，Yuman Fong

邱重阳　刘泽涵　译　尹注增　审校

章目录

历史回顾

早在公元前2000年，古巴比伦人就对肝的表面解剖进行了描述。希波克拉底甚至已经理解并阐述了肝损伤的严重性。1654年，Francis Glisson第一个精确描述了肝血管的解剖。确切地说，肝外科是从切除开放性创伤中受损的肝开始的，第一例有文献记载的肝部分切除术是由贝尔塔（Berta）在1716年完成的，这是一名自残患者，医生对患者突出体表的部分肝进行了切除。

19世纪末，欧洲完成了首例胃切除术和胆囊切除术，然而，肝手术仍然被认为是危险甚至不可能完成的。1897年，J.W.Elliot在他的肝创伤手术报道中说，肝是如此“脆弱，布满了洞穴样的血管，显然无法缝合，似乎不存在成功处理那些肝实质的巨大创面的可能”。19世纪末，欧洲的外科医生就择期肝手术技术开始进行动物实验。第一次选择性肝切除的功劳应归谁仍是一个存在争议的问题，许多外科医生都因其获得荣誉，但不可否认的是，首例手术确实诞生在那个时期。

20世纪初，肝外科取得了一些微小但十分重要的进展。缝合肝大血管和烧灼小血管的技术相继被应用并见诸报道。那个时代最重要的进步可能是由 J. Hogarth Pringle 取得的。他在 1908 年描述了使用手指挤压肝门部血管来控制由外伤引起的肝出血。随着对肝解剖的进一步理解和真正的解剖性肝切除术的发展，我们迎来了现代肝外科时代。普遍认为第一例解剖性肝切除术要归功于 Lortat-Jacob，他于 1952 年在法国进行了右半肝切除术。纽约的 Pack 和乔治亚州的 Quattelbaum 在第二年完成了类似的手术，他们在当时不太可能知道 Lortat-Jacob 的报道。Couinaud，Goldsmith 和 Woodburne 在 1957 年为肝的解剖分段打开了更宽广的大门，并引领肝外科进入现代时代。

尽管取得了这些进步，但从 20 世纪 50—80 年代，肝手术仍存在极高的并发症发生率和死亡率。手术死亡率超过 20% 是十分常见的情况，且通常与大出血有关。因此，许多外科医生不愿进行肝手术，可想而知，内科医生亦不推荐患者去接受肝切除术。尽管如此，在患者、家属，及坚持不懈的外科医生等多方努力下，肝手术的安全性终于得到了认可。这里无法列出完整的名单，但那些有胆识的肝外科医生，如 Blumgart，Bismuth，Longmire，Fortner，Schwartz，Starzl，和 Ton 值得被铭记。

麻醉、重症监护、抗生素和介入放射学技术的进步也对肝部大手术的安全性做出了巨大贡献。全肝切除联合肝移植以及切取部分活体供肝的肝移植现在已成为专业移植中心的常规手术。目前，世界各地的专科中心针对各种适应证而进行的部分肝切除术，其死亡率已降至 5% 或更低水平。目前，健康肝行部分肝切除术的死亡率一般都在 1% ～ 2%。

肝部手术广泛应用于治疗各种疾病已经成为现实，但仍需要进一步的改进和创新。此外，微创肝部手术技术也已被开发并大量使用。然而，学习曲线仍然陡峭，这种技术的适应证亦尚不明确。在肝部手术中使用机器人可能对解决腹腔镜学习曲线的问题有所帮助。机器人技术的加入提供了先进的缝合和吻合技术，与开放式手术非常接近。这使得更多的病例可以完全采用微创方式进行手术。机器人在肝部手术中的作用正在迅速发展。治疗肝肿瘤的热消融技术，包括射频和微波消融，目前也已经迅速普及。最后，是进一步提高肝切除术安全性的技术，如门静脉栓塞诱导术前剩余肝增生（future liver remnant，FLR），已经发展并正在使用。

解剖学与生理学

解剖学

大体解剖学

对肝部解剖的精确理解是对肝或胆道进行手术的必要先决条件。在过去的几十年里，人们对肝复杂的解剖结构有了更深入的了解，而不再局限于那些具有误导性的极小外部标记。Couinaud 对肝解剖的贡献（见后）以及肝分段法需要肝外科专业的学生认真学习。

一般描述和局部解剖　肝是一个属于消化系统的实质性器官，其质量为 1.2 ～ 1.6 kg，主要位于右上腹部。肋缘与肝下缘重合，横膈覆盖在肝的上表面。绝大部分右肝和大部分左肝都被胸廓所覆盖。肝的后表面横跨下腔静脉（inferior vena cava，IVC）。楔形的左肝延伸至左上腹部。除了胆囊窝、肝门和下腔静脉两侧肝后部的两个楔形区域外，其余肝均位于腹膜内。下腔静脉右侧的肝区域，没有腹膜覆盖，称为肝裸区。肝表面的腹膜重叠后形成韧带。横隔的腹膜重复折叠称为冠状韧带，其两侧为左右三角韧带。从冠状韧带的中心延伸出镰状韧带，镰状韧带向前延伸，形成一层薄薄的膜，连接肝表面与横膈、腹壁和脐部。

肝圆韧带（脐静脉的遗迹）沿着镰状韧带的下缘从脐延伸至脐裂。肝圆韧带裂位于左肝面，包含左侧肝门三联管。在肝解剖学的早期描述中，镰状韧带是肝最明显的表面标志，它被视作肝左右叶的分隔。然而，这个描述对肝胆外科医生来说不准确且用处不大（详细节段解剖见后面）。在左肝后表面，从肝门内的门静脉左支向肝左静脉和下腔静脉延伸的是静脉韧带（内含闭塞的静脉窦），它也在肝裂中延伸（图 54.1）。肝动脉及门静脉的血液从肝门处进入肝，并发出分支到肝内，与胆管的分支一同形成一个独立的单位（门三联管），这些门三联管被包裹在一层由肝门陷入的腹膜鞘内。静脉引流则是通过左、中、右三支肝静脉回流至上、下腔静脉。

正常发育和胚胎学　发育中的肝与胆道和胰腺有一个共同的起源。在胚胎发生过程中，信号由心脏间充质和横膈传递。调控这一过程的分子［如成纤维细胞生长因子、骨形态发生蛋白、Wnt、组织生长因子 β（tissue growth factor beta，TGF-β）］已经开始被阐明。肝原基在发育的第三周开始形成，其来源于内胚层上皮，被称为肝憩室或肝芽。肝憩室和即将形成的十二指肠之间的连接变窄，形成胆管，胆管突出部形成胆囊和胆囊管。肝细胞发育成索状并与卵黄静脉和脐静脉混合形成肝窦。同时，来源于横膈中胚层的造血细胞、Kupffer 细胞和结缔组织也随之形成。横膈中胚层将肝连接到腹壁和前肠。当肝向腹腔突出时，这些结构被拉伸成薄膜，最终形成镰状韧带和小网膜。除了肝顶部与中胚层（将来的横膈）直接接触形成没有脏层覆盖的裸区外，其余肝表面的中胚层在发育过程中形成了脏层腹膜（图 54.2）。

肝在胎儿发育早期是血液循环的中枢。卵黄静脉将血液从卵黄囊运送到静脉窦，最终在前肠（未来的十二指肠）周围形成静脉网络，并流入正在发育的肝窦。这些卵黄静脉最终融合形成门静脉、肠系膜上静脉和脾静脉。汇入胎心的肝窦最后变成了肝心通道，即后来的肝静脉和肝后下腔静脉。早期的脐静脉成对出现，将含氧血液输送给胎儿。最初，脐静脉汇入静脉窦，但从发育第 5 周起，它们开始流入肝窦。右脐静脉最终消失，左脐静脉随后直接通过静脉导管绕过肝窦进入肝心通道。在成人肝，左脐静脉残余部分在左肝下小网膜终止处形成圆韧带，圆韧带通过镰状韧带进入脐裂，静脉导管残余部分在左肝下小网膜终止处形成静脉韧带（图 54.3）。

成人肝是一个复杂的系统，细胞类型众多，包括肝细胞、胆管细胞、神经内分泌细胞、肝祖细胞（称为卵圆细胞）、肌纤维间质细胞（称为肝星状细胞和门静脉肌纤维母细胞）、定植的巨噬细胞（称为 Kupffer 细胞）和血管内皮细胞。

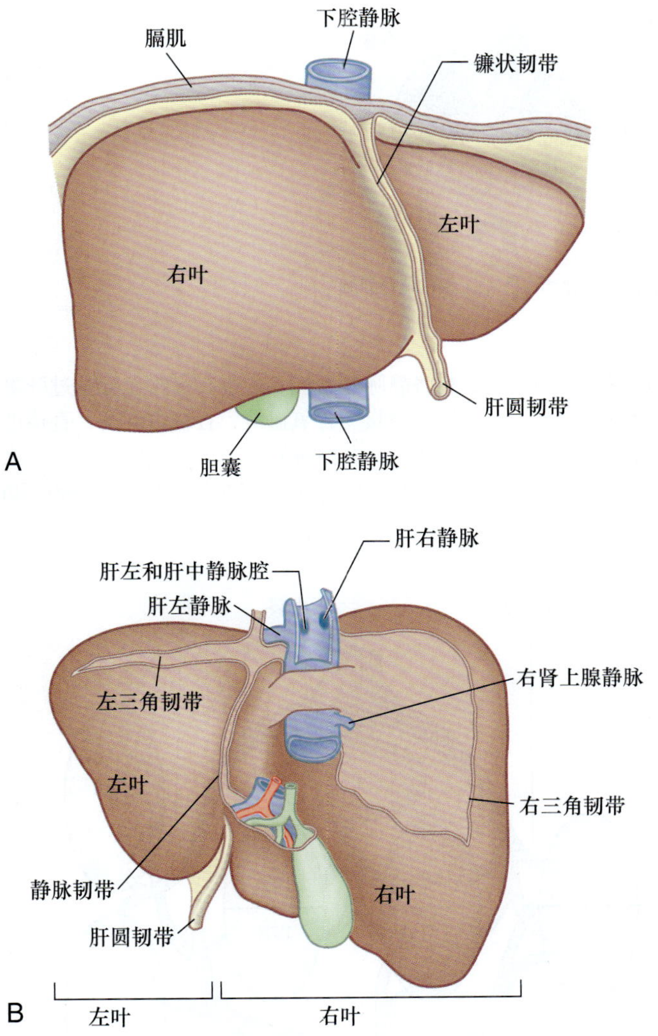

图 54.1 （A）镰状韧带过去曾被作为肝左右两叶的分界。镰状韧带的下方，可以看到肝圆韧带进入脐裂。（B）肝后面及脏面。肝后面以沟状包绕下腔静脉。三条主要肝静脉和右肾上腺静脉直接汇入下腔静脉。图示的肝裸区以左右三角韧带为界。下腔静脉的左侧是尾状叶，其左侧边界为包含静脉韧带的裂沟。小网膜沿静脉韧带的边缘终止，因此尾状叶位于小网膜囊内，肝的其余部分位于结肠上区。下腔静脉后方有一层纤维组织连接肝右叶及尾状叶，从右侧分离右肝与下腔静脉时必须离断这些韧带组织（From Blumgart LH，Hann LE. Surgical and radiologic anatomy of the liver and biliary tract. In：Blumgart LH，Fong Y，eds. Surgery of the Liver and Biliary Tract. London：WB Saunders；2000：3-34.）

功能解剖学

以往的观点认为镰状韧带将肝分为左右两叶。这种描述不仅过于简单，而且从肝供血的解剖学角度上也是不正确的。我们对功能性肝解剖的理解相较过去已经变得更加精细。

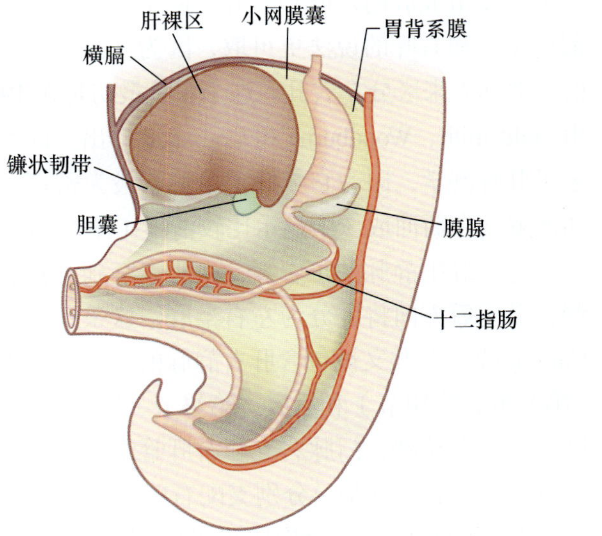

图 54.2 该图为大约生长 36 天的胚胎。肝向腹腔突出，横隔延伸，形成小网膜和镰状韧带。除了毗邻横膈的裸区外，肝完全被脏层腹膜包裹（From Sadler TW. Langman's Medical Embryology. 5th ed. Baltimore：Williams & Wilkins；1985.）

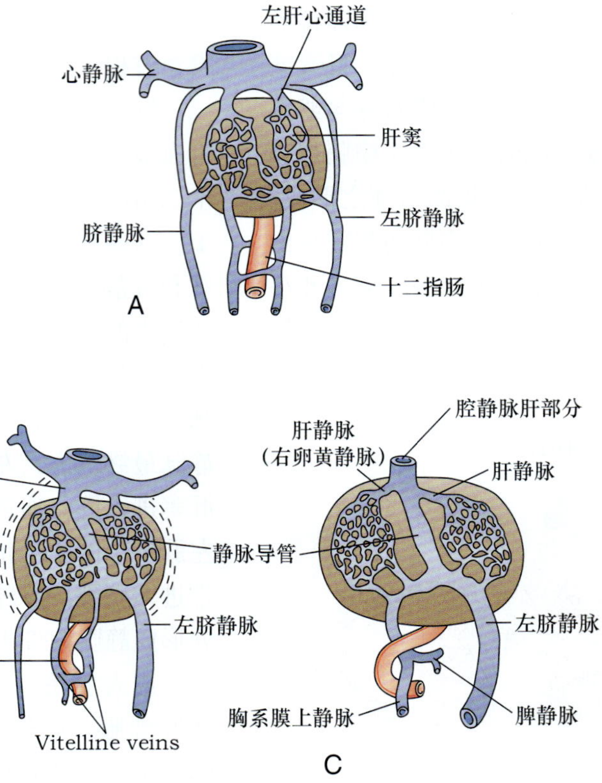

图 54.3 （**A**）5周龄胚胎的脐静脉和卵黄静脉发育情况。此时肝窦已形成，卵黄静脉和脐静脉开始汇入，也有旁路血管越过肝窦直接汇入肝心通道。（**B**）在第二个月，卵黄静脉直接汇入肝窦。静脉导管形成，从左脐静脉接受含氧血液，且绕过肝窦，直接进入肝心通道。（**C**）第三个月时，卵黄静脉形成门脉系统（脾静脉、肠系膜上静脉和门静脉）。右侧脐静脉消失，左侧脐静脉（之后形成圆韧带）绕过肝窦汇入静脉导管。注意下腔静脉和肝静脉的发育过程（From Sadler TW. Langman's Medical Embryology. 5th ed. Baltimore：Williams & Wilkins；1985.）

肝的功能解剖（图 54.4 和图 54.5）将其分成8段，每段由一个由门静脉、肝动脉和胆管组成的门三联管（也称为蒂）供应。这8段又进一步组成4个区，后者由包含三条主要肝静脉的纵裂划分。这4个区进一步组成肝的左叶和右叶。使用左肝和右肝的称谓比左叶和右叶的说法更可取，因为并没有一个明显的外部标志来区分左右肝。这个系统最初是在1957年由 Goldsmith、Woodburne 和 Couinaud 提出。此系统奠定了肝解剖学，因为它与肝手术关系最为密切。肝的功能解剖在断面成像中显示比较清晰（图 54.6）。

包含肝中静脉的正中裂，由胆囊窝到下腔静脉左侧，沿前后方向将肝分为左右半肝，这条线又被称为 Cantlie 线。右肝又被包含肝右静脉的右肝裂分为前区（第Ⅴ节、第Ⅷ节）和后区（第Ⅵ节、第Ⅶ节）。右侧肝蒂由肝右动脉、门脉右支和右肝管组成。右侧肝蒂又分右前、右后肝蒂，分别支配右前区和右后区。

左肝的脏面有一个肉眼可见的裂缝，叫作脐裂。肝圆韧带，包括脐静脉的遗迹，走行于这个裂缝。镰状韧带与脐裂和肝圆韧带相连。脐裂不是真正的肝裂，也不包含肝静脉；它包含左肝蒂，包括门静脉左

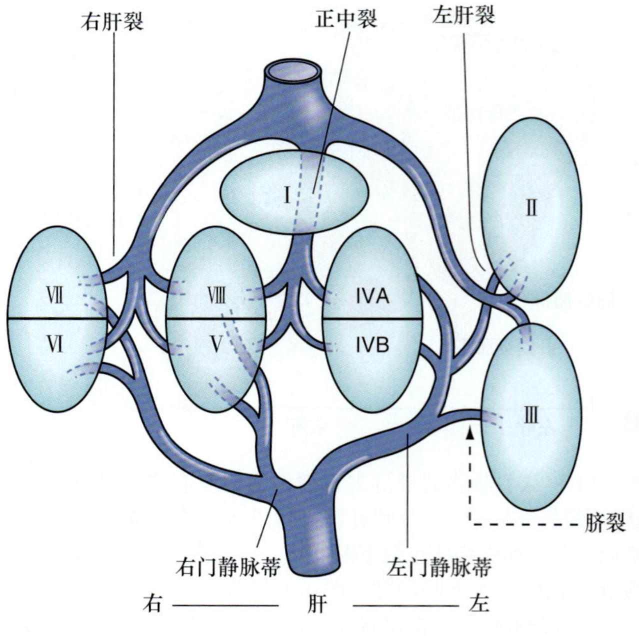

图 54.4 肝分段解剖示意图。肝每段都有自己的肝蒂（内含门静脉、肝动脉和胆管三个管道），肝分成八段，四区，后者由走行于肝裂中的三支肝静脉划分而成。脐裂（并非真正肝裂）包含左肝蒂（From Blumgart LH，Hann LE. Surgical and radiologic anatomy of the liver and biliary tract. In：Blumgart LH，Fong Y，eds. Surgery of the Liver and Biliary Tract. London：WB Saunders；2000：3-34.）

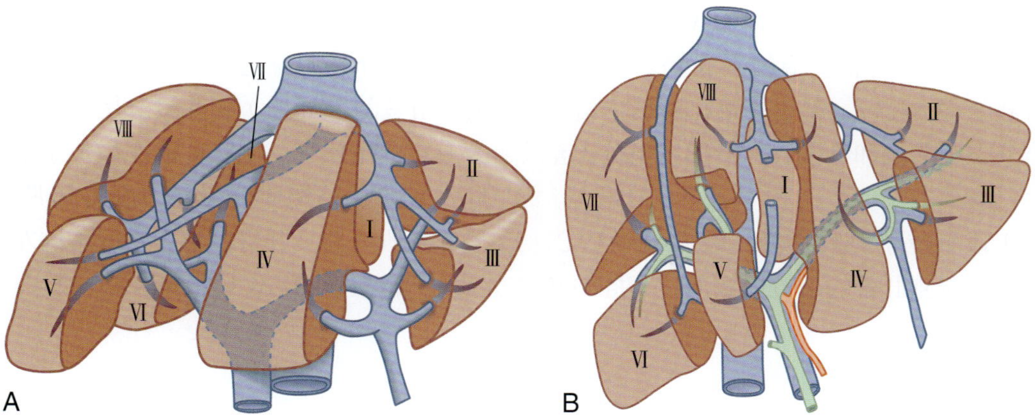

图 54.5　肝的分段解剖。（**A**）开腹手术时肝的分段；（**B**）离体时肝的分段（From Blumgart LH，Hann LE. Surgical and radiologic anatomy of the liver and biliary tract. In：Blumgart LH，Fong Y，eds. Surgery of the Liver and Biliary Tract. London：WB Saunders；2000：3-34.）

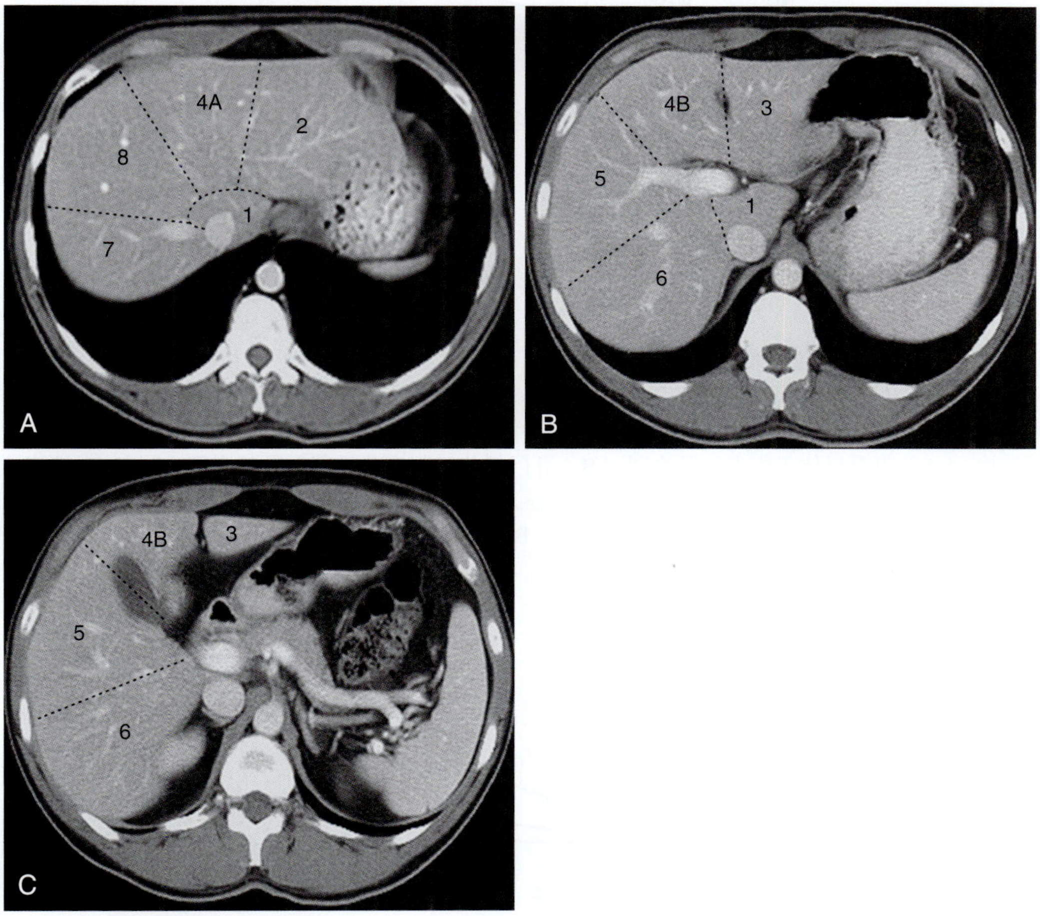

图 54.6　增强 CT 中三个不同层面显示肝的分段。（**A**）在肝静脉水平，Ⅰ段从后方包绕腔静脉，Ⅱ段与Ⅳ A 段由肝左静脉分开，Ⅳ A 段与Ⅷ段由肝中静脉分开，Ⅷ段与Ⅶ段由肝右静脉分开。（**B**）门静脉分叉水平，Ⅲ段位于分叉部的内上方，脐裂将之与Ⅳ B 段分开，肝右静脉的终末支将Ⅴ段和Ⅵ段分开，注意在此平面看不见Ⅳ A 段、Ⅲ段和Ⅶ段。Ⅰ段位于门静脉后方并包绕腔静脉。（**C**）门脉分叉点以下，可以看见Ⅲ段和Ⅳ B 段下缘，肝中静脉终末支和胆囊是Ⅳ B 段和Ⅴ段的分界标志，Ⅴ段和Ⅵ 段由肝右静脉的终末支分开，注意肝右下界低于左肝

支、肝左动脉和左肝管。左肝蒂及其分支供应左肝。左肝被左肝裂分成前区（Ⅲ段和Ⅳ段）和后区（Ⅱ段，唯一由单个段组成的区）。左肝裂向后走行直达肝圆韧带，内含左肝静脉。

在肝门处，右肝蒂在进入肝实质并分叉为前后区分支之前，在肝外走行长 1 ～ 1.5 cm，而左肝蒂在肝

外的走行较长，为3～4 cm，后者沿着Ⅳ段的底部横向走行，其外包被着小网膜上端的腹膜鞘。这种结缔组织称为肝板（图54.7）。左侧肝蒂在脐裂中沿前后延伸，发出分支至Ⅱ段和Ⅲ段，并持续发出分支至Ⅳ段。

尾状叶（Ⅰ段）位于肝的背侧，后方包绕IVC，尾状叶的下部位于左侧肝蒂的后方，上部位于肝中和肝右静脉的后方。尾状叶的大部位于下腔静脉的左侧，并向下横行穿过下腔静脉和左侧肝蒂之间，最后与右肝（Ⅵ和Ⅶ段）相连接。尾状叶的这一部分被称为右段或尾状突。尾状叶的左段位于小网膜囊内，被肝胃韧带（小网膜）覆盖，肝胃韧带将尾状叶与Ⅱ段和Ⅲ段分开。肝胃韧带在左肝蒂的左侧与静脉韧带（静脉窦遗迹）相连（图54.8）。

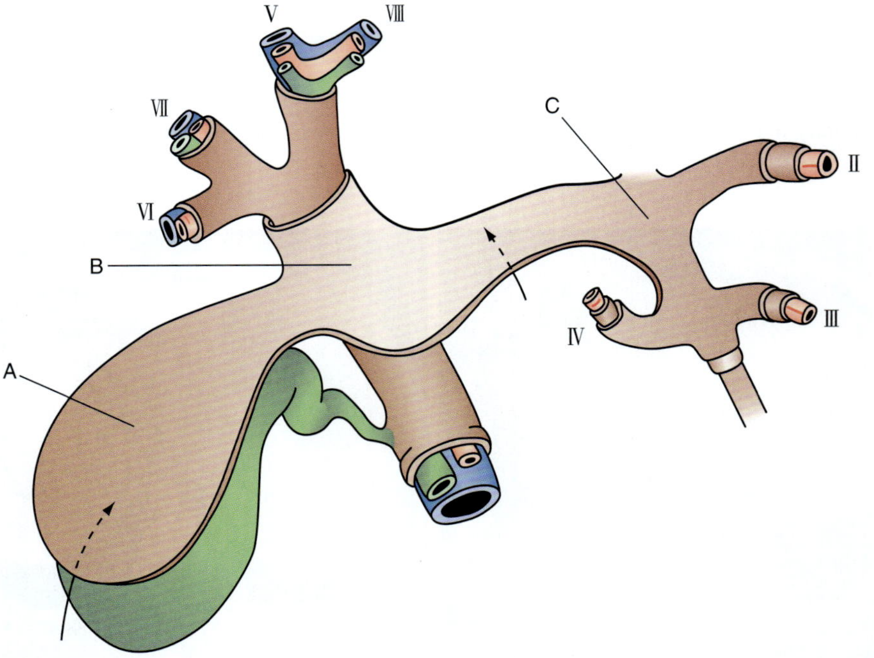

图54.7 肝门板结构。（**A**）胆囊板位于胆囊于肝之间；（**B**）肝门板位于胆道分叉部Ⅳ段基底部之间；（**C**）脐板位于门静脉矢状部的上方。箭头显示胆囊切除时的解剖层面，以及显露胆管分叉部及左肝管时门板的解剖层面（From Blumgart LH，Hann LE. Surgical and radiologic anatomy of the liver and biliary tract. In：Blumgart LH，Fong Y，eds. Surgery of the Liver and Biliary Tract. London：WB Saunders；2000：3-34.）

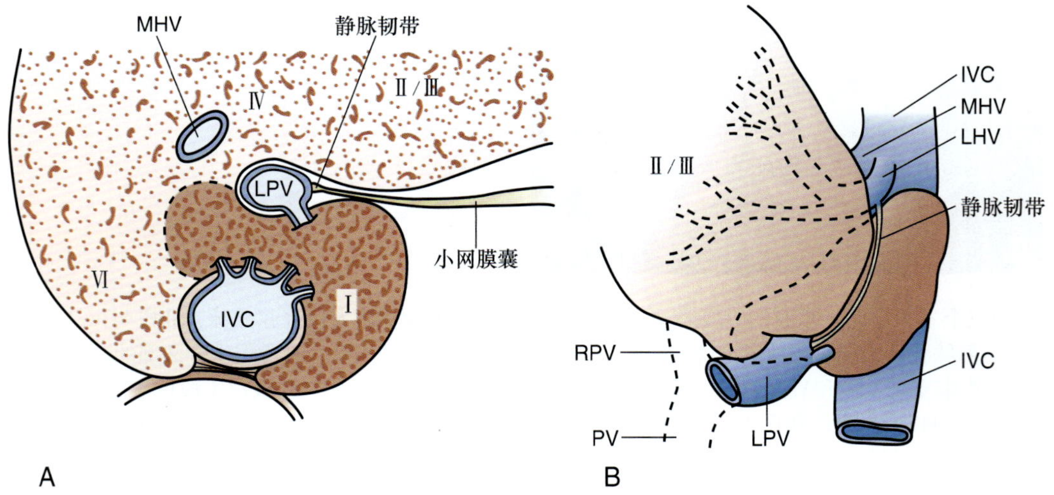

图54.8 尾状叶解剖图（Ⅰ段）。（**A**）横截面上看，尾状叶位于小网膜之后，其大部分位于IVC的左侧，小网膜将尾状叶与Ⅱ段及Ⅲ段分开，小网膜的末端是静脉韧带。尾状叶横向右侧，并穿行于下腔静脉和门脉左支之间，与肝右叶相连。注意肝中静脉（middle hepatic vein，MHV）与这些结构的毗邻关系。（**B**）Ⅱ、Ⅲ段向右侧旋转，显露尾状叶的左侧（From Blumgart LH，Hann LE. Surgical and radiologic anatomy of the liver and biliary tract. In：Blumgart LH，Fong Y，eds. Surgery of the Liver and Biliary Tract. London：WB Saunders；2000：3-34.）

尾状叶的血供及胆汁引流涉及左右两侧肝蒂。尾状叶的右段，即尾状突，其门静脉血供主要来自门静脉右支或门静脉主干分叉处。尾状叶左侧部分的门静脉血流主要来自门静脉左支。尾状叶右段的动脉血供和胆汁引流主要来自右后叶肝蒂，而左段则来自左侧肝蒂。尾状叶静脉的引流是独特的，其后方许多小静脉直接流入下腔静脉。

尾状体左侧的后缘作为纤维组织终止，与膈脚相连并向后方延伸，包裹在下腔静脉后面并与右肝Ⅶ段相连。在多达 50% 的人群中，这种纤维成分部分或全部由肝实质组成。因此，肝组织可能完全包绕下腔静脉。这个结构被称为下腔静脉韧带，在游离右肝或者将尾状叶从下腔静脉表面掀起时尤其需要注意。

肝发育异常是十分罕见的。左肝完全缺如、右肝向下延伸出称为 Riedel 叶的舌状肝组织等病例已有报道。极少有不伴膈疝的膈上肝的病例报道。

门静脉　门静脉提供了大约 75% 的肝血供。尽管门静脉内是流经毛细血管后的缺氧血液，但由于流量大，以致肝 50% ～ 75% 的氧合作用仍由门静脉提供。门静脉系统缺少静脉瓣，这就形成了一个可以在低压下仍具有高流量的系统。这使得在门静脉的任意分支上测量门静脉压力成为可能。

门静脉由肠系膜上静脉和脾静脉在胰颈后方汇合而成。门静脉主干长度 5.5 ～ 8 cm，直径约 1 cm。门静脉在胰颈后方形成后，在十二指肠第一段的后面进入肝十二指肠韧带，在那里门静脉沿着小网膜的右缘走行，通常在肝管和肝固有动脉的后面。胃左静脉或胃冠状静脉可汇入门静脉、脾静脉或两者的汇合处。

门静脉在肝门处分为左右两支。门静脉是唯一的同时拥有上、下游分支的静脉。门静脉左支横向走行在Ⅳ段的底部，进入脐裂，它发出分支至Ⅱ段、Ⅲ段及Ⅳ段。门静脉左支亦向后发出至尾状叶左段。门静脉右支肝外走行较短，通常在进入肝实质处分为前后两支，偶尔在肝外就分为两支，有的在门脉主干分叉前就发出分支。通常在门静脉右支或分叉处有一个供应尾状突的小分支（图 54.9）。

门静脉系统和全身体静脉系统之间有大量交通支。在门静脉压力高的情况下，这些交通支会因回流障碍的缘故变粗。此概念将在后续章节中进行更详细的阐述，最重要的门体静脉侧支循环包括：①近端胃和食管下段的黏膜下静脉丛，该静脉丛收集胃短静脉和胃左静脉的血流，此处有形成静脉曲张的可能，从而导致消化道出血；②脐静脉和腹壁静脉，肝圆韧带内的脐静脉再通，在脐部可出现海蛇头状静脉曲张；③直肠上静脉丛接受肠系膜下静脉属支的血流，可引起痔；④腹膜后交通支，这些侧支增加了腹部外科手术的风险。

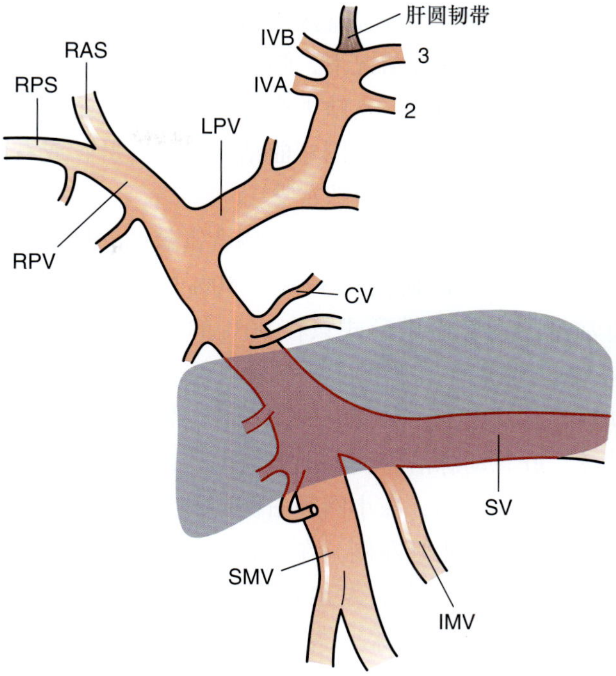

图 54.9　门静脉解剖图。肠系膜上静脉（superior mesenteric vein，SMV）与脾静脉（splenic vein，SV）在胰腺颈部后方（阴影处为胰腺）汇合形成门静脉，通常情况下，肠系膜下静脉（inferior mesenteric vein，IMV）汇入脾静脉。门静脉走行在肝胃韧带的边缘，位于胆总管和肝动脉后方，接受冠状静脉（coronary vein，CV）的血流。门静脉在肝门处分叉为较大的门静脉右支（RPV）和较小的门静脉左支（LPV）。LPV 在Ⅳ段底部横行，进入脐裂，供给左肝各段。在进入脐裂之前，LPV 发出一支相当大的分支进入尾状叶。门脉右支（right portal vein，RPV）进入肝实质，分为右前区（right anterior sectoral，RAS）和右后区（right posterior sectoral，RPS）分支，还向后发出一分支进入尾状叶的右侧部分（From Blumgart LH, Hann LE. Surgical and radiologic anatomy of the liver and biliary tract. In：Blumgart LH，Fong Y，eds. Surgery of the Liver and Biliary Tract. London：WB Saunders；2000：3-34.）

门静脉及其分支的解剖结构相对稳定，比胆道和肝动脉系统的变异少得多。在高达 70% 的个体中发现，门静脉主干分为左右两支，门静脉右支再分为门静脉右前支和门静脉右后支。这种形态最常见的变异是所谓的“门静脉三支（portal vein trifurcation）”，门静脉主干分为三个分支：门静脉左支、门静脉右前支和门静脉右后支。第二常见的变异是起源于门静脉第一分支的门静脉右后支。这也可以想象为门静脉右前支发自于门静脉左支。这两种变异占了所谓的正常解剖学变异的绝大部分。门静脉很少在胰腺颈部和十二指肠前被发现。门静脉直接汇入下腔静脉的情况亦有被报道。在极少数情况下，肺静脉也可直接汇入门静脉。先天性门静脉左支缺失亦可能发生，在这种情况下，右支经右肝并绕周围弯曲结构供应左肝，或右前叶静脉直接起源于门静脉左支。

肝动脉 肝动脉流量大，内含富氧的动脉血，为肝提供了25%的血供和30%～50%的供氧。肝和胆道常见的动脉血供形式只在60%的人群中出现（图54.10）。腹腔干在膈的主动脉裂孔下方直接起源于主动脉，并发出三条分支——脾动脉、胃左动脉和肝总动脉。肝总动脉沿着胰腺上缘向前、向右走行，并沿小网膜右侧延伸，在小网膜右侧向肝门上行，走行于门静脉前方和胆管左侧。在肝总动脉从其发出至进入肝门的过程中，先后发出胃十二指肠动脉、十二指肠上动脉和胃右动脉。发出胃十二指肠动脉后的肝总动脉被称为肝固有动脉；后者在肝门处分为肝左右动脉。肝左动脉垂直进入脐裂，供应Ⅱ、Ⅲ和Ⅳ段的肝。肝左动脉通常还发出一条肝中动脉，进入脐裂的右侧并供应Ⅳ段。肝右动脉通常走行于肝总管后方，进入Calot三角（边界为胆囊管、肝总管和肝下缘）并发出胆囊动脉供应胆囊，然后进入右肝实质。

与门静脉解剖不同，肝动脉解剖异常多变。在正常肝动脉分支基础上出现的异位肝动脉称为副肝动脉，缺少正常分支的情况下出现的异位肝动脉成

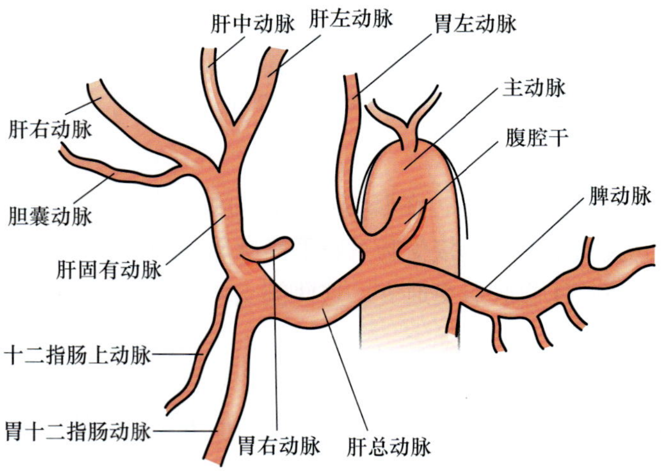

图54.10 最常见的腹腔肝和肝动脉系统解剖。横膈膜裂孔下方的腹腔干分为三支：脾动脉、胃左动脉和肝总动脉。肝总动脉向右走行，向上进入肝门。在转弯处，发出胃十二指肠动脉后成为肝固有动脉，后者在肝门处分为肝左及肝右动脉。注意肝左动脉近端发出的肝中动脉，该动脉供应Ⅳ段。胆囊动脉通常从肝右动脉发出，并走行于Calot三角内（From Blumgart LH，Hann LE. Surgical and radiologic anatomy of the liver and biliary tract. In：Blumgart LH，Fong Y，eds. Surgery of the Liver and Biliary Tract. London：WB Saunders；2000：3-34.）

为替代肝动脉。肝动脉通常起源于腹腔干。其分支或整个肝动脉系统亦可以起源于肠系膜上动脉（superior mesenteric artery，SMA）。肝左、右动脉也可分别发自腹腔动脉。替代或副肝右动脉发生率为11%～21%，它们通常起源于SMA。起源于SMA的肝动脉走行在胰头后方，位于门静脉后方的门腔静脉间隙之间。在横断面成像和手术探查中，通过感觉门静脉和胆管后肝十二指肠韧带外侧缘的肝动脉搏动便能发现这一现象。肝右动脉通常呈分支走行，也可走行于肝总管的前面。3.8%～10%的病例中存在替代或副肝动脉。它们起源于胃左动脉，并沿着小网膜向上进入脐裂。其他重要的变异包括胃十二指肠动脉源自肝右动脉，偶然的情况下会出现两支十二指肠动脉。胆囊动脉亦常常存在变异，在进行胆囊切除术时，了解这些变异尤其重要（图54.11）。副胆囊动脉可起源于肝固有动脉或胃十二指肠动脉并走行自胆管前方。单根的胆囊动脉可发自肝固有动脉或胃十二指肠动脉的任何位置，也可以直接发自腹腔干。这些变异的胆囊动脉可走行于胆管前方，并不一定存在于Calot三角内。在肝切除、肝动脉泵放置、胆囊切除术和肝介入治疗过程中，所有这些肝动脉解剖的变化都是非常重要的。

肝静脉 三条主要肝静脉从肝后上方直接汇入IVC（图54.4～图54.6）。肝右静脉位于右肝右前右后区之间的右肝裂中，经肝外短程（1 cm）汇入IVC右侧，并引流右肝的大部分血流。虽然肝左静脉和肝中静脉引流的区域不同，但二者通常汇合于肝内，并作为一条单独的血管自左侧汇入下腔静脉。肝左静脉走行在Ⅱ段和Ⅲ段之间的肝左裂中，并引流Ⅱ段和Ⅲ段。肝中静脉在Ⅳ段与右前区之间的正中裂中走行，引流Ⅳ段和右前区的部分肝。脐裂静脉是镰状韧带下肝内的另一条肝静脉，位于肝左静脉和肝中静脉之间，通常汇入肝左静脉。许多引流肝右后区和尾状叶的小静脉从后方直接汇入IVC。在肝右静脉下方常常可以遇到较粗的副肝右静脉。尾状叶上常有一条静脉支脉流入肝左静脉。

胆道系统 肝内胆管是左右肝管的终末支，以肝门部为起点，这些胆管与伴行的门静脉和肝动脉分支一起包裹在Glisson鞘内，形成腹膜被覆的门三联管，也称门静脉蒂。在肝内的肝蒂中，胆管通常走行在门静脉前方，而肝动脉位于门静脉后方。左肝管由引流左肝Ⅱ、Ⅲ和Ⅳ段胆汁的胆管汇合构成。左肝内的胆管分支在脐裂基底部会合成左肝管，后者横向走行在Ⅳ段的底部，在肝门部与右肝管会合。左肝管的

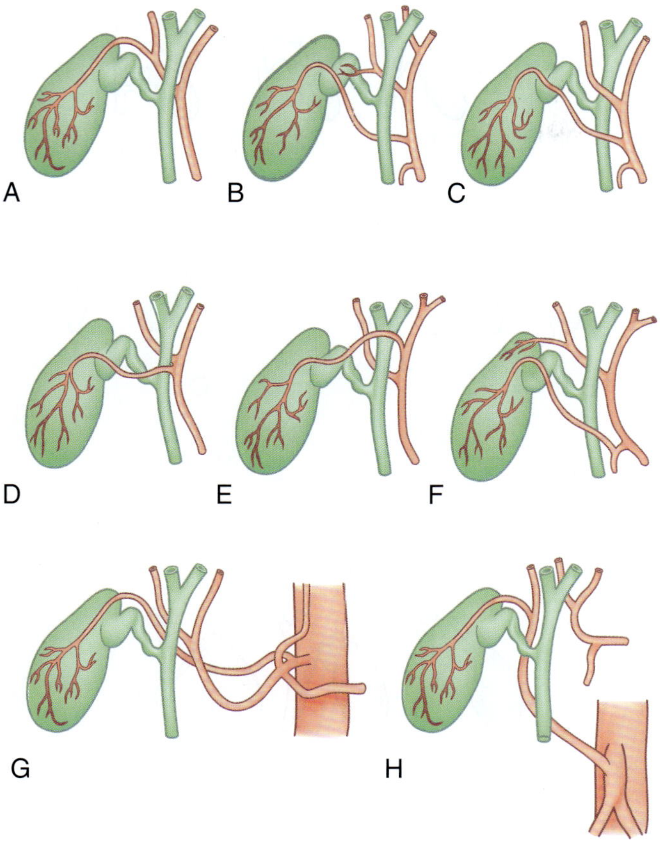

图 54.11 胆囊动脉的各种解剖变异。(**A**)最常见的解剖;(**B**)双胆囊动脉，一条来自肝固有动脉;(**C**)发自肝固有动脉并且走行于胆总管的前方;(**D**)发自肝右动脉并且走行于胆总管的前方;(**E**)发自肝左动脉并且走行于胆总管的前方;(**F**)发自肝左动脉并且走行于胆总管的前方;(**G**)发自腹腔干;(**H**)发自替代肝右动脉(From Blumgart LH，Hann LE. Surgical and radiologic anatomy of the liver and biliary tract. In：Blumgart LH，Fong Y，eds. Surgery of the Liver and Biliary Tract. London：WB Saunders；2000：3-34.)

横部接受1～3个引流Ⅳ段的分支。右肝管由引流右前区(Ⅴ、Ⅷ段)和右后区(Ⅵ、Ⅶ段)的胆管汇合而成，并引流右半肝。右后区胆管水平向后走行，而右前区胆管与之垂直，两者的汇合部恰好位于门静脉右支上方。右肝管在门静脉右支上方分叉。较短的右肝管与较长的左肝管在门静脉右支前方汇合形成肝总管。尾状叶(Ⅰ段)有单独的胆道引流，通常引流至左右叶胆道系统。然而，在多达15%的个体中，仅引流至左叶，而仅有5%的个体，只通过右叶引流。

肝总管向下走行，在胆囊管起始点以下称为胆总管(common bile duct)。胆总管通常长10～15 cm，直径通常为6 mm。肝管或胆总管沿肝十二指肠韧带右侧(小网膜游离缘)走行，位于肝动脉右侧及门静脉前方。胆总管继续向下延伸至十二指肠的第一段后方，并以稍偏右的向下方向进入胰腺的头部。胰内胆总管远端与主胰管(Wirsung管)连接，汇合或不形成共同通道，并通过Vater乳头进入十二指肠第二段。在胆总管十二指肠交界处，有一种被称为Oddi括约肌的复杂肌肉复合体，它能调节胆汁流量，防止十二指肠内容物逆流到胆道内。这个括约肌有三个主要部分：①胆总管括约肌，为环形肌，能调节胆汁的排放和胆囊的充盈；②胰腺括约肌，表现不一，包绕十二指肠壁内段胰管；③壶腹括约肌，为纵形肌，起到防止十二指肠内容物反流的作用。

胆囊是位于肝Ⅳ段和Ⅴ段脏面的储存胆汁的器官，通常可使肝形成压痕。除了与肝相连的部分，胆囊大部分为腹膜覆盖。图示胆囊通过一层称为胆囊板的纤维结缔组织与肝连接，胆囊板为肝门板的延伸(图54.7)。胆囊大小不等，通常约10 cm长，3～5 cm宽，由底部、体部、漏斗部和颈部组成，最终汇入胆囊管。胆囊底部微露出肝前下缘，当胆囊折叠时，形成Phrygian帽形胆囊。胆囊体部通常与十二指肠第二段及横结肠靠得很近。漏斗部(Hartmann袋)悬吊在小网膜囊游离缘前方，在胆囊管前方与胆囊管形成折叠。胆囊的漏斗部和胆囊管之间的部分被称为颈部。胆囊管的长度、走行方向，及与胆总管的汇入角度变化多端。胆囊管的起始部通常是弯曲的，管腔内的黏膜皱襞称为Heister瓣，起到调节胆囊充盈和排空的作用。胆囊管通常与肝总管相连，汇合形成胆总管。

对于肝胆手术来说，了解胆道多种且多发的解剖变化是绝对必要的。约有1/3的人会出现肝管汇合部解剖变异。最常见的胆道汇合部变异主要涉及右肝胆管(右后区胆管最常见)，汇合部可由右前区肝管、右后区肝管和左肝管共同汇合形成，或者右区段的胆管直接汇入左肝管、胆总管、胆囊管，甚至胆囊(图54.12)。

胆囊本身的解剖变异相对少见。胆囊发育不全、双胆囊合并双胆囊管或单胆囊管双胆囊、分隔胆囊和先天性胆囊憩室均已被报道。胆囊位置变异较为常见，包括肝内胆囊或者少见的左位胆囊。胆囊也可有较长的系膜，此时容易发生扭转。

胆囊管汇入胆总管的位置多变。双胆囊管引流单胆囊并引流至肝管分支的情况已有报道。胆囊管通常以一定角度与肝总管相连；但二者可以平行走行，并从更远的地方汇入，在这种情况下，胆囊管可以通过结缔组织沿着平行的路径与肝管融合。胆囊管也可呈螺旋状向前或向后进入肝总管左侧。最后，胆囊管可能非常短，甚至缺如(图54.13)。

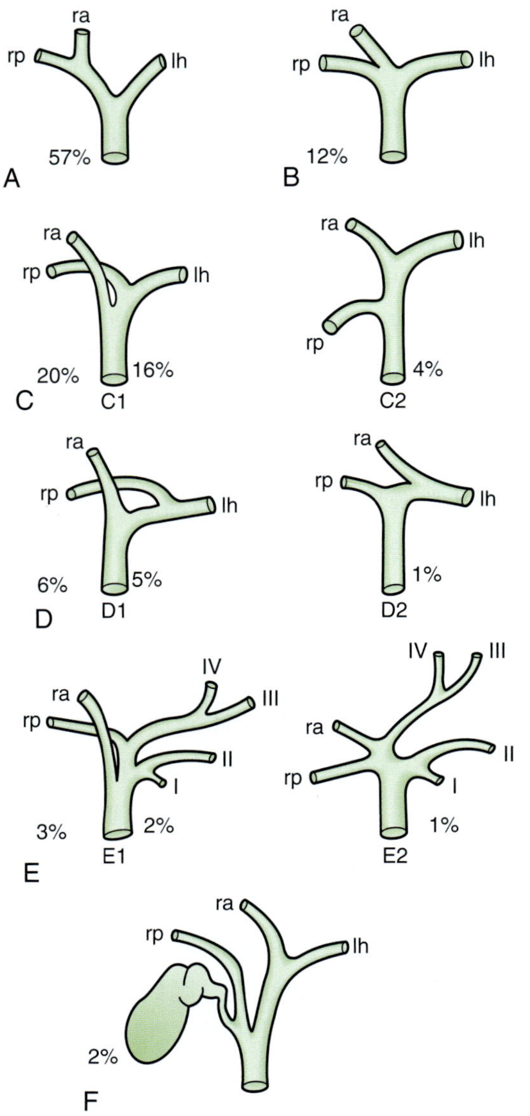

图 54.12 肝管汇合部的解剖变异。（**A**）最常见的解剖结构；（**B**）右前区、右后区和左肝管同时汇合；（**C**）右前区或右后区肝管中的一支汇入肝总管；（**D**）右前区或右后区肝管中的一支汇入左肝管；（**E**）肝管汇合部缺失；（**F**）右肝管缺失，右后区肝管汇入胆囊管。ra：右前；rp：右后；lh：左肝管（From Blumgart LH，Hann LE. Surgical and radiologic anatomy of the liver and biliary tract. In：Blumgart LH，Fong Y，eds. Surgery of the Liver and Biliary Tract. London：WB Saunders；2000：3-34.）

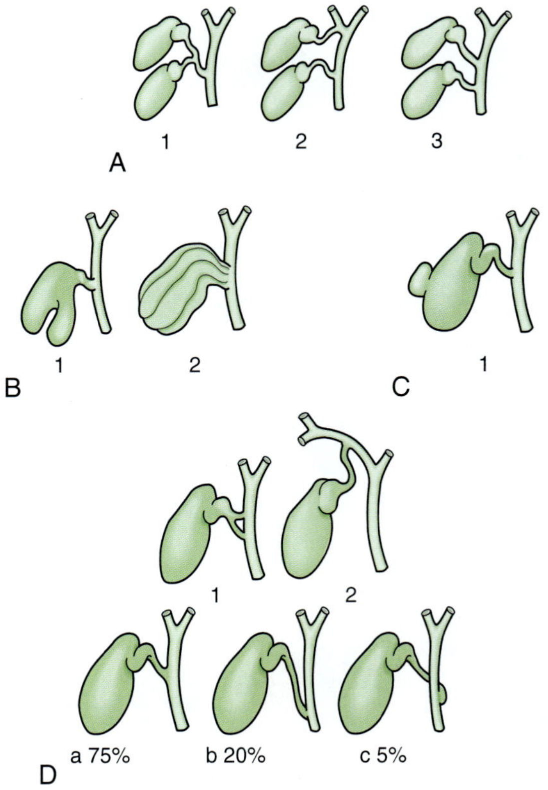

图 54.13 胆囊和胆囊管的解剖变异。（**A**）双胆囊；（**B**）分隔胆囊；（**C**）胆囊憩室；（**D**）胆囊管解剖学变异。图示胆囊管和肝总管的三种汇合类型（From Blumgart LH，Hann LE. Surgical and radiologic anatomy of the liver and biliary tract. In：Blumgart LH，Fong Y，eds. Surgery of the Liver and Biliary Tract. London：WB Saunders；2000：3-34.）

十二指肠上部胆管主要由 3 点钟和 9 点钟两根轴向的动脉供血，这两根血管来自胰十二指肠上动脉、肝右动脉、胆囊动脉、胃十二指肠动脉和十二指肠后动脉。据估计，这部分胆管只有 2% 的动脉供应来自肝固有动脉。胆管及其分叉部的动脉血供主要来源于轴向动脉发出的细小分支形成的网状血管丛。同样，胰后部胆管的动脉血供来自十二指肠后动脉，后者提供了一个由多个小分支组成的丰富网络（图 54.14）。胆管的静脉引流与动脉供应平行，并直接汇入门静脉。胆囊静脉汇入胆管静脉，而不是直接汇入门静脉。

神经支配　肝和胆道的神经支配是通过来自 T7 ～ T10 的交感纤维以及来自双侧迷走神经的副交感纤维。交感神经节前纤维到达腹腔神经节后发出节后神经纤维支配肝和胆管。右侧腹腔神经节和右侧迷走神经形成与肝动脉伴行的肝前神经丛。左侧腹腔神经节和迷走神经形成肝后神经丛，行走于胆管和门静脉后方。肝动脉由交感神经支配，而胆囊和肝外胆管受交感神经和副交感神经的共同支配。这些神经的临床意义尚不清楚。由于肝被膜的神经支配来源于膈神经，所以肝急性肿大（也即肝被膜受到牵拉）可引起右肩放射痛。

淋巴引流　大部分肝的淋巴引流到肝十二指肠韧带。从这里开始，淋巴引流通常沿着肝动脉继续到腹腔淋巴结，然后汇入乳糜池。淋巴引流也可沿肝静脉进入肝上下腔静脉周围的淋巴结，并穿过膈肌裂孔。胆囊和大部分肝外胆道的淋巴引流通常汇入肝十二指肠韧带的淋巴结。这种引流可以沿着肝动脉到

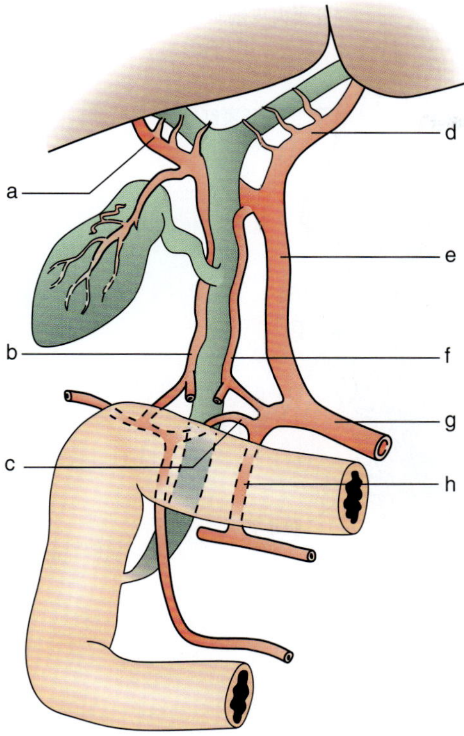

图 54.14 胆总管、肝总管的血供：（a）肝右动脉；（b）九点动脉；（c）十二指肠后动脉；（d）肝左动脉；（e）肝固有动脉；（f）三点动脉；（g）肝总动脉；（h）胃十二指肠动脉（From Blumgart LH，Hann LE. Surgical and radiologic anatomy of the liver and biliary tract. In：Blumgart LH，Fong Y，eds. Surgery of the Liver and Biliary Tract. London：WB Saunders；2000：3-34.）

达腹腔淋巴结，但也可以流入胰头后方的淋巴结或主动脉-下腔静脉间隙内的淋巴结。

显微解剖学

肝功能单位 显微镜下肝实质的功能单位称为肝窦或者小叶。这最初是由 Rappaport 描述的，然后由 Matsumoto 和 Kawakami 加以改进。肝小叶是由中央静脉和围绕在其周围的 4 ～ 6 个终支门三联管组成的多角形结构单位，相邻的门三联管终末支组成肝小叶的外围，肝小叶之间以外围为界进行排列。在终支门三联管和中央静脉之间，肝细胞呈单层板状排列，细胞板的两侧被覆内皮细胞，形成肝窦状隙。血液从终末门三联管经肝窦流入终末肝静脉。胆汁在肝细胞内形成，排入终末胆管，终末胆管形成于相邻肝细胞侧壁之间。最终汇合到小叶间胆管并流向门三联管。这一功能单位为肝的许多代谢和分泌功能提供了结构基础。

在终支门三联管和中央静脉之间有三个区带，它们的酶组成、营养物质和氧的含量各不相同。虽然关于这些区域的形状以及它们与肝小叶的关系仍存在争议，但一般来说，终支门三联管向中央静脉扇形散开分成 1 ～ 3 区带。1 区带（门脉周围区）是一个富含营养物和氧气的区带。2 区带（中间区）和 3 区带（静脉周围区）营养物和氧含量较少。不同区带的细胞的酶活性不同，对毒素暴露和缺氧的反应也不同。这种解剖结构也解释了低血压引起小叶中央坏死的现象，因为 3 区带最容易受到氧气输送减少的影响。

肝微循环 门静脉和肝动脉的末端分支直接为肝窦供血。门静脉分支直接为低容量肝窦系统持续提供最低限度的血供；肝动脉分支为肝窦提供脉动但低流量的血流，增强了肝窦内的血流量。肝动脉分支在胆管末梢周围形成血管丛并提供营养。肝动脉和门静脉的血流在肝窦内能逆向流动且可互相补偿。肝窦内血流的局部控制可能依赖于小动脉括约肌和内皮细胞、肝星状细胞或门静脉肌成纤维细胞对窦壁的收缩作用。血液流经肝窦后直接进入小叶中心的肝静脉。这一过程导致肝血液从 1 区向 3 区间接获得多向血流。

肝小叶中被覆内皮细胞的肝窦直接行使肝功能，输入肝窦的血液在流入肝静脉之前先要再次接触肝实质（图 54.15）。肝窦宽 7 ～ 15 μm，大小可增加 10 倍。这就使其成为低阻和低压（一般为 2 ～ 3 mmHg）系统。肝窦内皮细胞占肝细胞总数的 15% ～ 20%。

肝窦内皮细胞与肝细胞之间通过 Disse 间隙分离。后者是一个血管外液体间隙，肝细胞向此间隙内发出微绒毛，使肝细胞吸收来自肝窦的蛋白质和其他血浆成分。在这个间隙内，内皮细胞是特化的，因为它们缺乏细胞间的连接和基底膜，但包含多个大的窗孔。这种排列使肝细胞膜与血管外液和肝窦内血液最大限度地接触。因此，该系统允许溶质（高分子量和低分子量物质）双向进出肝细胞，具有巨大的滤过潜力。另一方面，内皮细胞的窗孔限制了肝窦和肝细胞之间的分子运动，并对外源性和内源性介质的反应不同。

其他类型的细胞沿着肝窦内皮排列。Kupffer 细胞来源于单核巨噬细胞系统，呈不规则星形，被覆在肝窦内。Kupffer 细胞是吞噬细胞，可沿肝窦迁移至损伤区域，并在吞噬外来异物和引发炎症反应中起主要作用。MHC Ⅱ型抗原在 Kupffer 细胞上表达，但与体内其他巨噬细胞相比，不能提供有效的抗原呈递。肝实质内还存在其他淋巴样细胞，如自然杀伤细胞（natural killer cell,NK）、自然杀伤 T 细胞（natural killer T cell，NKT）、CD4 和 CD8 阳性的 T 细胞等。

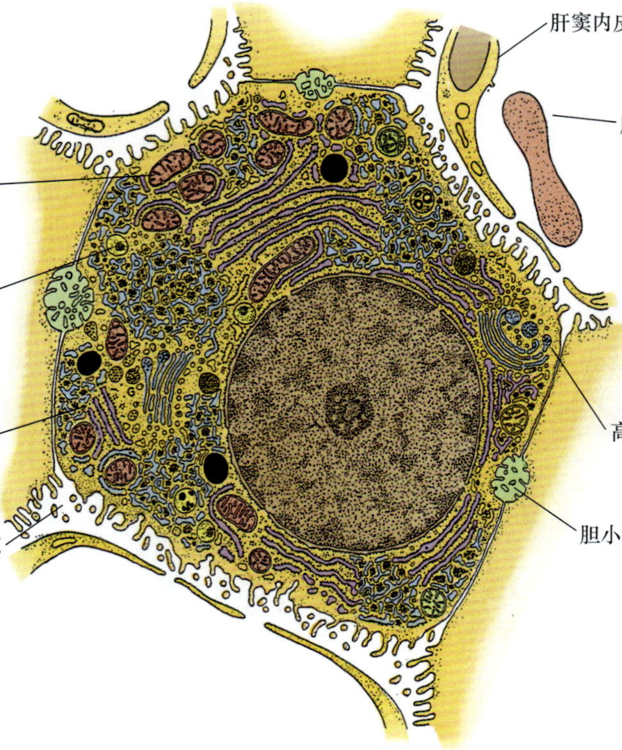

图 54.15 肝细胞、肝窦，及周围结构（From Ross MH，Reith EJ，Romrell LJ. The liver. In：Ross RH，Reith EJ，Romrell LJ. Histology：A Text and Atlas. Baltimore：Williams & Wilkins；1989：471-478.）

这些物质为肝提供了先天免疫系统。肝星状细胞，以前称为 Ito 细胞，是在 Disse 空间中发现的类维生素 A 含量高的细胞（构成了它们的表型特点）。树突状突起与肝细胞微绒毛接触并包裹内皮细胞。这些星状细胞的主要功能包括储存维生素 A 和合成细胞外胶原以及其他细胞外基质蛋白。在急性和慢性肝损伤中，肝星状细胞被激活表现为肌成纤维细胞样的作用：细胞形态和伸缩性发生改变，细胞内维生素 A 减少并产生细胞外胶原。肝星状细胞可能在肝纤维化的发生和发展中起了重要作用，也是抗肝纤维化药物的靶点。

肝细胞　肝细胞是一种复杂的多功能细胞，占肝脏细胞总数的 60%，总质量的 80%（图 54.15）。从形态学上看，肝细胞呈多面体，中央有一个球形的细胞核。如前所述，肝细胞呈单层板状排列，两侧为充满血液的肝窦。每个肝细胞都与邻近的肝细胞、胆道间隙（小胆管）和窦状隙相接触，以便发挥其各种功能。肝细胞的基本功能包括：营养物质的摄取、储存和释放；葡萄糖、脂肪酸、脂类和多种血浆蛋白（包括 C 反应蛋白和白蛋白）的合成；为消化膳食脂肪而产生和分泌胆汁；以及毒素的降解和解毒。

为了实现这些功能，肝细胞膜以一种特定的方式分为三个特定的区域。肝窦面位于 Disse 间隙，并有大量的微绒毛，这些微绒毛为血液与肝细胞之间主动的物质交换提供了场所。相邻肝细胞之间为接触面，其内有缝隙连接，负责细胞间的信息交流。胆管面呈管状，内含微绒毛，位于排列的两个肝细胞之间。这些微胆管被紧密连接带封闭，以免胆汁漏出。微胆管环状包绕肝细胞并汇入 Herring 管，最终汇入门三联管的胆管中。胆管面含有三磷腺苷（adenosine triphosphate，ATP）依赖的主动转运系统，能够逆向将溶质分泌到浓度较高的微胆管内。

肝细胞是体内最具多样性和代谢活性的细胞之一，这反映在它丰富的细胞器上。每个肝细胞约有 1000 个线粒体，约占细胞体积的 20%。线粒体通过氧化磷酸化产生能量（ATP），为肝细胞的代谢需求提供能量。肝细胞的线粒体也是脂肪酸氧化所必需的。单克隆抗体 HepPar1（肝细胞石蜡 -1）可识别肝细胞线粒体内一种独有的特殊抗原，已广泛应用于免疫组化鉴别肝细胞或肝细胞肿瘤。

由滑面内质网和粗面内质网构成的相互连接的膜复合体，和高尔基体一同组成肝微粒体。这些复合物具有多种功能，包括：合成结构蛋白和分泌蛋白；脂质和葡萄糖的代谢；胆固醇的产生和代谢；分泌蛋白的糖基化；胆汁的形成和分泌以及药物代谢。最后，肝细胞还含有溶酶体，溶酶体是细胞内含有多种酶的单层膜囊泡。这些囊泡能够储存和降解外源性和内源性物质。肝细胞中众多细胞器的协同使肝细胞能够完成各种各样的功能。

功能

肝独特的解剖结构是肝能够执行多种主要功能的重要基础。肝是体内代谢的中心；它通过协调营养物质及其后续能量产品的摄取、加工和分配，充当能量代谢的调节位点。肝还合成大量的蛋白质、酶和维生素，参与机体广泛的各种功能。最后，肝对许多外源性和内源性物质进行解毒和排除，成为人体的主要过滤器。下面几节概述了肝的功能。

能量代谢

肝是膳食能量来源和需要这种能量的肝外组织之间的关键媒介。肝通过门静脉循环接收饮食产生的副产品，并将其分类、代谢并分配到体循环中。肝在调节内源性能量来源方面也起着重要作用，如从脂肪组织中获取脂肪酸和甘油，从骨骼肌中获取乳酸、丙酮酸和某些氨基酸。肝在肝外循环中释放的两种主要能源是葡萄糖和乙酰乙酸。葡萄糖来自于糖原的分解和乳酸、丙酮酸、甘油、丙酸以及丙氨酸的糖异生。乙酰乙酸是由脂肪酸的β氧化而来。三酰甘油和磷脂也是由肝合成并以脂蛋白的形式存储。这些物质可以通过体循环进入外周组织。这些复杂而重要的功能是由激素、机体的营养状态和葡萄糖依赖的组织对葡萄糖的需求来调控。

功能异质性

肝细胞在小叶中的位置不同，其功能也不同，这使肝的代谢更加复杂。肝细胞的功能异质性在解剖学上与它们在小叶的三个区域的位置有关，尤其与肝细胞和门三联管的距离有关。例如，位于门脉周围区（1区）的肝细胞暴露于高浓度底物中。因此，这里对氧气和溶质的吸收更多。然而，肝细胞的一个至关重要的功能，那就是它能够改变自身的代谢功能，无论什么位置的肝细胞都能够在不同的生理条件下完成特殊的功能。门静脉周围区肝窦相对狭窄和扭曲，有利于该区域的肝细胞摄取底物。相反，在3区（肝静脉周围）的肝窦有更大的窗孔，有利于摄取大分子。因此，肝窦的形状和功能多种多样。

不同肝细胞其酶的组成、细胞膜蛋白和超微结构也是不同的，肝小叶内不同位置的肝细胞其细胞蛋白也有明显的区别。葡萄糖摄取和释放、胆汁形成、白蛋白和纤维蛋白原的合成主要发生在门静脉周围区域，而葡萄糖分解代谢、外源物质的代谢和 α_1- 抗胰蛋白酶和甲胎蛋白（α - fetoprotein，AFP）的合成主要发生在肝静脉周围区域。另一个不同小叶区域酶的构成具有异质性的例子是鸟氨酸循环中酶分布于邻近终末肝静脉的3区。肝细胞功能的异质性与小叶单位的解剖关系也能解释肝代谢或生理损伤的模式。

血液供应

肝有双重血液供应，即来自门静脉和肝动脉的血供。门静脉提供了大约75%的血供，门静脉血氧含量低但营养物质丰富。肝动脉提供其余25%的血供，由于是供应全身动脉的血液，所以氧含量高。门静脉的大流量血供能向肝提供所需氧量的50%～70%。总的来说，肝血流量约占心输出量的25%，说明其在全身代谢中的中心作用。肝的血流在运动时减少，在进食后增加。碳水化合物对肝血流的影响最为深远。肝动脉压体现全身动脉压。门静脉压力通常为6～10 mmHg，肝窦内通常为2～4 mmHg。

肝的血供受多种因素的调节，起主要作用的是输入与输出血管的压力差以及肝窦出入口的括约肌。括约肌张力由自主神经系统、循环内激素水平、胆盐和代谢物调节。已知的影响肝血供的内源性因素包括胰高血糖素、组胺、血管缓激肽、前列腺素、一氧化氮和许多肠道激素，包括胃泌素、肠促胰液素和胆囊收缩素。通过内皮细胞、Kupffer细胞和肝星状细胞的收缩和扩张，肝窦能对肝血供进行基本的调控。

肝动脉和门静脉之间的单向交互关系已经被证实。门静脉血流较少时，肝动脉血流会相应地增加，但二者颠倒的情况不会发生。一旦门静脉完全闭塞，肝动脉能够补偿但是不能完全弥补肝实质所需的血供，这可能是门静脉分支闭塞引起同侧肝萎缩的原因。实验表明，肝内腺苷酸的积聚在肝动脉代偿反应中起重要作用。

胆汁的分泌

肝的主要功能之一是产生和分泌胆汁。胆汁的生理作用是双重的。第一是处理某些物质将其分泌到胆汁；二是提供肠溶性胆盐，帮助消化脂肪。胆汁是一种含有有机和无机溶质的物质，这些溶质是通过组织分泌和随后的浓缩过程产生的。大胆管内的无机物浓度与血浆类似（表 54.1）。在胆汁丢失的情况下（例如胆瘘），必须考虑补充高浓度的蛋白质和电解质来补充损失。胆汁的渗透压约为 300 mOsm/kg，主要由无机溶质组成。胆汁中主要的有机溶质是胆汁酸、胆色素、胆固醇和磷脂。

胆汁的溶质主要来自经肝窦穿过窦状隙而进入肝细胞的血流。胆汁最初是由肝细胞通过含有特殊微绒毛的侧细胞膜分泌到毛细胆管中的，而正是这些侧细胞膜构成了毛细胆管。正常情况下，沿着毛细胆管膜分布的紧密连接不但阻止了胆汁渗漏，而且还为旁细胞分泌的溶质和水提供了进入胆汁的途径。毛细胆管最后汇合成更大的胆管，其包含胆管上皮，然后形成肝内和肝外胆管。因此，从某种程度上来说，肝就是将溶质从血液移动到胆汁的上皮结构，并为胆汁分泌入肠道提供了通道。

肝每天大约分泌 1500 ml 胆汁，其中大部分（约 80%）由肝细胞分泌进入毛细胆管。溶质主动转运后引起水分的被动移动是毛细胆管内胆汁形成的主要原因。胆汁酸通过 ATP 依赖的主动转运从肝窦进入肝细胞，而后通过胆汁酸结合蛋白，由高尔基体的囊泡系统进行细胞内运输，到达毛细胆管膜后，胆汁酸通过 ATP 依赖的主动转运系统主动泵入毛细胆管内。众所周知，胆汁量与胆汁酸分泌呈线性相关，称为胆汁酸依赖性胆汁分泌。由于胆汁酸在胆汁中呈微泡状而不提供渗透势能，因此胆汁酸依赖性胆汁分泌很可能与胆汁酸中的阳离子有关。在几乎没有胆汁酸分泌的情况下也可分泌胆汁，称为胆汁酸非依赖性胆汁分泌。实验证据表明，非依赖性胆汁分泌至少在部分情况下是胆道谷胱甘肽分泌的结果。

表 54.1 胆汁中溶质的浓度

溶质	浓度
Na^+	132 ～ 165 mEq/L
K^+	4.2 ～ 5.6 mEq/L
Ca^{2+}	1.2 ～ 4.8 mEq/L
Mg^{2+}	1.4 ～ 3.0 mEq/L
Cl^-	96 ～ 126 mEq/L
HCO_3^-	17 ～ 55 mEq/L
胆汁酸	3 ～ 45 mEq/L
磷脂	25 ～ 80 mEq/L
胆固醇	60 ～ 320 mEq/L
蛋白质	300 ～ 3000 mEq/L

一旦胆汁从毛细胆管进入胆管，然后再进入主胆管，胆汁就会经历进一步的吸收和分泌。胆道上皮细胞主动重吸收并分泌水和电解质。分泌作用主要是通过由肠促胰液素（氯通道最强的催化剂）激活的氯离子通道及其随后活化的环磷酸腺苷（cyclic adenosine monophosphate，cAMP）介导的。通常还有水和电解质的净分泌，占胆汁分泌量的 20%。最终，使胆汁富含碳酸氢盐离子。许多有机物，如谷胱甘肽，在胆道中被降解。许多药物可以以高度浓缩的形式分泌到胆道中（如头孢曲松）。胆囊是胆汁的储存库，其功能是在禁食状态下储存胆汁。胆囊还具有重新吸收水分、浓缩储存的胆汁并分泌黏蛋白的功能。进食后的胆囊受激素介导而收缩（主要通过胆囊收缩素），同时 Oddi 括约肌松弛，胆汁排入十二指肠。

肝肠循环

胆盐主要在肝中产生，并被分泌到胆道和肠道。初级胆汁酸包括胆酸和鹅脱氧胆酸，在肝细胞内由胆固醇转变生成，随后在肝细胞内与氨基乙酸或牛磺酸结合。初级胆汁酸一旦在肠道分泌，就会在肠道细菌的作用下形成次级胆汁酸即脱氧胆酸和石胆酸。胆汁酸在空肠内被动吸收，而在回肠内为主动吸收。因此，重新进入门静脉系统的胆汁酸高达 90% 被肝细胞摄取。由于有效的肝提取，导致只有一小部分胆汁酸溢出到体循环中，这是血浆胆汁酸水平较低的原因。经过肝摄取后，胆汁酸再循环到毛细胆管和胆道，完成循环。少量小肠内胆汁酸未被门脉系统吸收，随粪便排出。因此，从肝细胞到胆汁和从回肠上皮细胞到门静脉的胆汁盐的活跃分泌是肠肝循环背后的引擎。

肠肝循环不仅仅是一种重复利用生理上有价值的胆汁酸的独特机制；这种胆汁循环还构成了消除多余胆固醇的主要途径，因为胆固醇在生产胆盐的过程中被消耗，并通过胆汁酸有机溶质形成的混合微团形成从粪便中排出。胆盐在吸收膳食脂肪、脂溶性维生素（如维生素 A、B、D、E 和 K）和亲脂性药物方面也发挥着关键作用。水分从肝细胞进入胆汁的运动以及小肠中水分的重吸收也受到胆盐的调控。因此，肠肝循环是增加溶解性、转运和调节等多种功能的核心。

胆红素代谢

胆红素是血红素分解的产物。放射性物质标记亚铁血红素的示踪实验表明，注射后3天内就有血红素的早期分解，20%的胆红素来自于此，也即血红素蛋白（含亚铁血红素的酶）的分解。注射后110天（红细胞的寿命）出现亚铁血红素的晚期分解，80%的胆红素来自于此，也即衰老的红细胞。血红素加氧酶首先将血红素分解为胆绿素，胆绿素还原酶再将胆绿素分解为胆红素。

血液循环中的胆红素与白蛋白结合，保护许多器官免受这种化合物的潜在毒性损害。胆红素-白蛋白复合物进入肝窦血，并通过巨大的窦状隙窗孔进入Disse间隙，胆红素-白蛋白复合物在此间隙分离。游离胆红素内化到肝细胞内，并与葡萄糖醛酸相结合。随后结合胆红素通过能量依赖的方式逆浓度梯度分泌到毛细胆管中，之后随胆汁一起进入肠道。在肠道内，胆红素被肠道细菌分解成一系列化合物，称为尿胆素原。尿胆素原被进一步氧化并重新吸收到肠肝循环中，并分泌到胆汁中。一小部分再吸收的尿胆素原被排入尿液。这些被氧化的尿胆素原构成了有色化合物，使尿液呈黄色，粪便呈棕色。

胆红素长期以来一直被认为是一种有毒化合物。新生儿脑病以及由严重未结合型高胆红素（核磺酸）血症引起的耳蜗损伤均被认为由胆红素引起。血清胆红素与白蛋白的结合保护组织免受胆红素的影响。然而，随着胆红素的增加，结合位点会相对不足，而且其他结合剂，如各种药物，也会与胆红素竞争结合位点。胆红素的毒性机制似乎与它的一些作用有关。游离胆红素能阻碍氧化磷酸化，抑制ATP酶，降低葡萄糖代谢，并抑制众多蛋白激酶的活性。

门体分流在肝硬化和门脉高压中常见，它降低了第一次通过肝的胆红素清除率，导致血清非结合性胆红素轻度升高。许多疾病可导致血清非结合性胆红素升高，包括新生儿高胆红素血症、胆红素负荷增加（溶血综合征），及遗传性酶缺乏症，如Crigler-Najjar和Gilbert综合征。引起血清结合性胆红素升高的疾病包括胆汁淤积、Dubin-Johnson综合征和Roter综合征。

碳水化合物代谢

肝是碳水化合物代谢的中心，因为它调控葡萄糖的储存以及在各大器官中的分配，尤其是大脑和红细胞这样的葡萄糖依赖性组织。肝和肌肉都能以糖原的形式储存葡萄糖，但只有肝才能分解糖原，为体循环提供葡萄糖。被分解的糖原只能在肌肉中使用，不能成为机体其他组织葡萄糖的来源。

在进食状态下，通过小肠吸收的碳水化合物（主要是葡萄糖）进入全身循环。到达肝的碳水化合物迅速转化为糖原储存。每公斤肝组织最多可含有65 g糖原。多余的碳水化合物大部分转化为脂肪酸并储存在脂肪组织中。在吸收后状态（餐间，非禁食），不再有来自肠道的葡萄糖进入全身循环，此时肝分解糖原成为循环中葡萄糖的主要来源。这对依赖葡萄糖进行新陈代谢的大脑和红细胞至关重要。在吸收后状态下，大多数其他组织开始依赖从脂肪组织中提取的脂肪酸作为主要燃料。能量消耗较大的肌肉能够利用自身的糖原并依靠来源于肝的葡萄糖作为能量底物。禁食48小时后，肝糖原消耗殆尽，肝由糖原分解转向糖异生。肝糖异生的底物主要来自肌肉分解产生的氨基酸（主要是丙氨酸），但也可来自脂肪分解产生的甘油。长期禁食后，脂肪分解产生的脂肪酸在肝中被β氧化，释放出酮体，酮体随后成为大脑的主要能源。

不同代谢状态的互相转化和碳水化合物代谢的调节主要受肝窦中葡萄糖浓度和激素影响（如胰岛素、儿茶酚胺、胰高血糖素）。在禁食状态下，肌肉在无氧代谢时会产生乳酸，肝将乳酸转变成丙酮酸，后者进入糖异生途径，这个循环成为Cori循环（Cori cycle）。

肝病中碳水化合物代谢紊乱是十分常见的。肝硬化患者常表现出的糖耐量异常，其机制尚不完全清楚，但可以确定其与含糖血液的门体分流无关，很可能与相关的胰岛素抵抗有关。由于肝及其代谢功能具有强大的恢复能力，所以慢性肝病时低血糖并不常见。只有在暴发性肝衰竭时，由于大量肝细胞坏死而不能进行糖异生，才会出现低血糖的症状。

脂代谢

当葡萄糖的量超过肝储存糖原能力时，肝便开始合成脂肪酸。虽然脂肪酸主要储存在脂肪组织中，但脂肪细胞合成脂肪酸的能力有限。因此，肝是合成脂肪酸的主要部位。在脂肪分解过程中，游离脂肪酸被运送至肝，在那里进行代谢。肝中的脂肪酸与甘油发生酯化反应，形成供储存或运输的三酰甘油，或者进行β氧化，以ATP和酮体的形式产生能量。一般来说，这个过程受营养状态的调节；饥饿有利于氧化，饥饿状态有利于酯化。

肝和脂肪组织之间存在着持续的脂肪酸循环，处于微妙的平衡状态，平衡很容易被打破，导致肝的脂肪浸润。有几个因素影响着这种平衡；例如，肝对脂肪酸的摄取随血浆浓度而变。虽然肝酯化脂肪酸的能力极强，但它处理或分解脂肪酸的能力是有限的，以脂蛋白的形式分泌三酰甘油的能力也是有限的。因此，循环脂肪酸的增加很容易超过肝处理它们的能力，导致脂肪在肝中积累。这就是我们所知的脂肪变性，或者进一步形成脂肪性肝炎。许多因素与肝的脂肪变性相关，如糖尿病、类固醇的使用、饥饿、肥胖和大剂量使用细胞毒性化疗药物。饮酒引起的脂肪肝的原因是多方面的；可能与脂肪分解的增加、氧化作用的减少和肝脂肪酸酯化的增强有关，也可能与长期酗酒者的相对饥饿状态有关。

蛋白质代谢

肝也是蛋白质代谢的核心，参与蛋白质的合成、分解供能或储存，以及多余氨基酸和含氮废物的管理。经口摄入的蛋白质被分解成氨基酸，在全身循环，成为蛋白质、酶和激素的基本原料。外周组织无法处理的多余氨基酸通常由肝处理，这些氨基酸可以氧化供能（提供肝脏所需能量的50%）或者转化为葡萄糖、酮体或者脂肪。氨基酸在全身被分解代谢产生能量的同时，将会产生氨、谷氨酰胺、谷氨酸和天冬氨酸。这些产物主要在肝中进行加工，在肝中，含氮废物通过尿素循环转化为尿素，从而随尿液排出体外。因此，肝对身体的氮平衡和氨基酸代谢至关重要。

虽然肝可以分解大部分氨基酸，产生能量或转化为其他可储存的能量形式，如葡萄糖和脂肪，但支链氨基酸却是例外。支链氨基酸主要在肌肉中被代谢而不能在肝中分解。据推测，这与所谓的安全网络类似，可以帮助肝分担一部分蛋白质和氨基酸的代谢需求。

肝也是许多蛋白质合成的主要场所，这些蛋白质涉及广泛且参与许多重要的功能，如凝血、运输、铜及铁的结合，及蛋白酶抑制功能，例如 α_1-抗胰蛋白酶、血浆铜蓝蛋白、储铁蛋白，及铁结合蛋白。白蛋白只在肝中生成，是最主要的血清结合蛋白。肝功能不全或特定的遗传异常时可导致这些蛋白质的数量和功能的改变，发生许多病理学改变。

肝也参与了所谓的急性期反应，即肝针对创伤或者感染的蛋白合成反应。其目的是阻止器官的损害，维持重要的肝功能，并调控防御机制。这种反应是由促炎细胞因子如白细胞介素-1（interleukin-1，IL-1）、白细胞介素-6（IL-6）和肿瘤坏死因子（tumor necrosis factor，TNF）引起的，这些细胞因子能够诱导肝表达急性期蛋白基因。众所周知，这些肝急性期蛋白包括 α_1球蛋白、α_2球蛋白、β-球蛋白，及C反应蛋白（CRP）和血清淀粉样蛋白A。反应如何终止同样重要。抗炎细胞因子如IL-1受体拮抗剂、IL-4和IL-10似乎都发挥了重要作用。急性期反应通常持续24～48小时，但在持续损伤的情况下，反应时间可能会延长。

维生素的新陈代谢

肝和肠道一起负责脂溶性维生素A、维生素D、维生素E和维生素K的代谢。这些维生素从外部获得，并在肠道中被吸收。这些维生素在肠道的充分吸收严重依赖于胆盐对脂肪酸的乳化。

维生素A来自类维生素A家族，参与正常视觉、胚胎发育和成人基因的调控。维生素A仅储存于肝中，具体被认为储存在星状细胞中。过量摄入维生素A会产生肝毒性。维生素D参与调节体内的钙磷平衡。维生素D的激活步骤之一（25-羟基化）就发生在肝中。维生素E是一种强力抗氧化剂，可保护细胞膜免受脂质过氧化作用和自由基的影响。维生素K在肝合成凝血因子Ⅱ、Ⅶ、Ⅸ和Ⅹ，及蛋白C和蛋白S（所谓的维生素K依赖因子）的γ-羧化中起了重要作用，维生素K是这些因子活化所必需的辅助因子。胆汁淤积症会引起小肠内乳化程度不够，导致这些维生素吸收不足。随后可出现相关的维生素缺乏综合征，如代谢性骨病（维生素D缺乏）、神经系统疾病（维生素E缺乏）和凝血功能障碍（维生素K缺乏）。

肝还参与多种水溶性维生素的摄取、储存和代谢，包括维生素 B_1、维生素 B_2、维生素 B_6、维生素 B_{12}、叶酸、维生素H和泛酸。肝还负责将某些水溶性维生素转化为活性辅酶，或者转化为可存储的代谢物，并将一些维生素用于肠肝循环（如维生素 B_{12}）。

凝血功能

肝负责合成几乎所有已确认的凝血因子、许多纤溶系统成分，及若干凝血和纤溶的血浆调节蛋白。如前所述，肝对维生素K的吸收至关重要，它可以合成维生素K依赖性凝血因子，并含有激活这些因子的酶。此外，肝的网状内皮组织系统还清除活化的凝血因子、活化的凝血和纤溶复合物，及纤维蛋白降解产物。肝病常与血小板减少、血小板功能异常、维生素K缺乏、维生素K依赖性凝血因子活化受损和弥散性血管内凝血相关。毫无疑问，肝病与凝血功能障碍密切相关，而凝血功能障碍往往在治疗上极具挑战性。

华法林是目前最常用的抗凝剂之一，通过阻断维生素 K 依赖性因子Ⅱ、Ⅶ、Ⅸ和Ⅹ在肝中激活而起作用。Ⅶ因子是半衰期最短的凝血因子；其缺乏的临床表现为凝血酶原时间（PT）或国际标准化比（INR）异常。有肝合成功能障碍的患者同样伴有凝血酶原时间异常。

药物和毒素（异生物质）代谢

人的一生中会接触到大量的外来化学物质，如何解毒和消除这些可能有害的物质是对机体提出的挑战。这些化学物质中有许多无法参与细胞代谢，被称为异生物质。肝通过一套由众多酶参与且极其复杂的反应途径对这些化学物质进行处理，并且在其中起到了主要作用，同时随着新化学物质的发现，这些酶和反应途径也逐渐为人所知。

肝对异生物质的反应大致分为两个阶段：Ⅰ期和Ⅱ期。Ⅰ期反应通过氧化、还原和水解增加了化合物的极性和水溶性，从而使其更容易排泄。Ⅰ期反应不一定能使化学物质解毒，事实上，反而可能产生有毒的代谢物。细胞色素 P450 系统是Ⅰ期反应的一个例子。Ⅱ期反应通常产生毒性和活性较低的产物，通常通过转移酶反应来完成的，在转移酶反应中，化合物通常与偶联物偶联，使异生物质更加无害。

再生

肝具有独特的调整自身体积来适应机体需要的能力。临床上可以观察到肝部分切除术后或者中毒反应后的肝再生。在移植受体中还能观察到大小不匹配的肝能够调整体积以适应新的宿主。由于肝的功能十分重要，而且肝是接触经口摄入的有毒物质的一线器官，所以这一能力在漫长的进化中得以保存。

肝再生时肝内所有类型的细胞均出现了增生反应，最终再生肝的显微结构与正常肝相同。我们所掌握的关于肝再生反应的很多信息都是基于啮齿类动物的实验证据。正常情况下，部分肝切除后，平时静止的肝细胞会迅速进入细胞周期。肝细胞的 DNA 合成在部分肝切除术后 24 ～ 36 小时达到最大值，其他类型细胞的 DNA 合成在 48 ～ 72 小时后达到最大值。大部分啮齿动物肝体积增大是在部分肝切除术后 3 天出现的，通常在 7 天内基本完成。

20 世纪 60 年代末，人们认识到循环因子在一定程度上对再生反应负责，许多研究集中在肝再生的体液和遗传控制上。已经确定的主要循环因子主要来自啮齿动物的研究，包括肝细胞生长因子、表皮生长因子、转化生长因子、胰岛素、胰高血糖素，及细胞因子 TNF-α、IL-1 和 IL-6。将这些因子输入一个正常的机体并不能引起肝生长，这表明肝细胞在对这些细胞因子产生反应之前必须进行某种方式的预处理。

随着遗传学和分子生物学技术的发展，我们对肝再生的认识取得了明显的进步。通过 RNA 微阵列技术，我们已经鉴定出涉及再生各个阶段的数百个基因。此外，许多细胞因子依赖和生长因子非依赖的途径也被进一步阐明。对此本章节不做详述，且有众多问题尚待解答。

未来的进展

肝及其生理学的研究仍然是一个令人瞩目且激动人心的领域。随着分子生物学和基因操作领域的蓬勃发展，肝病学也得到了巨大的进步。对于终末期肝衰竭的患者来说，除了肝移植之外缺乏其他的治疗手段，组织工程和外源性肝功能支持的研究仍在继续。用移植细胞（肝细胞、肝祖细胞或干细胞）进行肝再聚集，也可能为肝衰竭患者提供一个新的治疗手段。虽然肝干细胞的特异性和可靠的标志物的鉴定一直难以捉摸，但肝祖细胞和干细胞的概念及其在肝再生中的潜在用途已经得到认可，这使其成为一个令人兴奋的研究领域。利用新的分子生物学和细胞生物学技术对正常和病变肝进行基因比较，将为肝病的遗传调控提供线索。基因治疗的有效性已经取得了很大的进步，许多小组继续研究以肝为靶点的基因治疗策略来治疗获得性和遗传性疾病。正在进行的分子生物学研究正在研究肝细胞周期调节，这项研究对肝癌的发生十分有意义。关于肝纤维化发病机制的研究，以及更令人兴奋的、逆转这一过程的研究正在进行中，并有可能在未来取得重大进展。

肝功能评估

许多检测手段可用于肝病的评估。肝病的筛查、肝功能的评估、特殊疾病的诊断和预后判断在肝病的治疗中是至关重要的。对于外科医生来说，评估肝功能以及估算肝切除后剩余肝是否足够也是非常重要的。不幸的是，大多数肝病的检测手段都是粗略的指标，缺乏敏感性、特异性和准确性。我们将肝功能检查分为三类：常规筛查、特殊检查和定量检查。

常规筛查

筛查性血液检查常用于确定肝胆系统是否存在疾

病。标准肝功能检查（liver function tests，LFTs）通常不是功能性检查，也不总是针对肝病。尽管如此，作为一种通用的筛查工具，这些检查还是很有价值的，此检查是诊断肝病的基本方法，并且为病原学诊断提供线索。总胆红素、直接胆红素（结合胆红素）和间接胆红素（非结合胆红素）水平受许多胆红素代谢相关过程的影响。非结合胆红素升高可能是由于新生儿胆红素产生增加（如溶血）、药物作用、遗传性酶异常和生理性黄疸等原因造成的。结合性胆红素升高通常是胆汁淤积或机械性胆道梗阻的结果，但也可以在一些遗传疾病或肝细胞疾病中看到。

丙氨酸氨基转移酶（transaminases alanine aminotransferase，ALT）和天冬氨酸氨基转移酶（aspartate aminotransferase，AST）是肝细胞坏死最常见的血清标志物，当发生肝细胞坏死时，这些细胞内酶会释放入血液循环中。AST也存在于心脏、肌肉和肾等其他器官，但ALT只存在于肝。然而，这些酶的水平对预后没有预测价值。碱性磷酸酶（alkaline phosphatase，ALP）在肝、胆管、骨骼、小肠、胎盘、肾和白细胞中表达。同工酶测定有助于区分ALP水平升高的原因。肝胆疾病中ALP水平升高通常继发于胆汁淤积或胆道梗阻，主要是因为ALP的合成增多。在肝的恶性疾病中，ALP水平也会升高。谷氨酰转肽酶（GGT）除了在肝外，还存在于许多器官中（肾、精囊、脾、胰腺、心脏和脑），这些器官的疾病都有可能导致GGT升高，饮酒及胆道梗阻时也可升高。因此，GGT也是肝病的非特异性标志物，有助于确定ALP水平的升高是否来自肝病。除肝外，5′-核苷酸酶也存在于多种器官中，但其水平升高是肝病的特异性表现。与GGT一样，它有助于确定ALP水平升高是否继发于肝病。

白蛋白只在肝中合成，可用作肝合成功能的一般测量方法。慢性营养不良和急性损伤或炎症都能降低白蛋白的合成功能，所以在低蛋白血症时要考虑这些因素。由于肝具有强大的蛋白质合成能力，所以低白蛋白血症是严重肝病的标志。然而，它缺乏敏感性，肝功能的大幅下降必然会反映在白蛋白水平。总之，它对慢性肝病的诊断极有帮助。

凝血因子绝大部分在肝中合成，凝血异常也可作为肝合成功能障碍的标志之一。一些特殊的凝血因子如Ⅴ和Ⅶ因子的测定已经用于移植患者肝功能的评价。凝血酶原时间是衡量肝病患者凝血功能的最好指标，也是评定慢性肝病晚期的常用指标。肝病也可通过血管内凝血和维生素K吸收不良影响凝血。肝病患者往往都患有血小板减少症。虽然血小板不包含在任何肝功能测量中，且血小板减少可能是多因素的，但血小板水平为了解肝病患者门静脉高压症的严重程度提供了依据。

特殊检查

一旦筛查结果结合临床表现提示存在肝病后，如果必要的话就可以使用特殊检查来帮助阐明病因并指导治疗。肝炎的血清学检测对于明确是否患有病毒性肝炎十分重要。自身免疫性抗体用于诊断原发性胆汁性肝硬化（抗线粒体抗体）、原发性硬化性胆管炎（抗中性粒细胞抗体）和自身免疫性肝炎。α_1-抗胰蛋白酶和血浆铜蓝蛋白水平的检测有助于诊断α_1-抗胰蛋白酶缺乏症和Wilson病。肿瘤标志物如AFP和癌胚抗原（carcinoembryonic，CEA）对原发性和转移性肝肿瘤的诊断和治疗有一定的帮助。

总体来说，上文提及的LFTs粗略且特异性不高，判断预后的价值也不大。有许多研究尝试寻找一种动态的定量检测肝功能的方法，这些方法都是以肝清除多种外源性药物的能力为基础的，尽管已经研究多年，但人们仍然不清楚这些肝功能检测方法是否要比以血液检查和临床观察为基础的评分系统更好。例如，氨基比林呼吸测试就是基于细胞色素P450清除放射性标记氨基比林为理论基础的一种特殊检测。该试验测量给药后规定时间内呼出的放射性标记CO_2，CO_2是氨基比林的分解产物之一。检测结果主要取决于功能性肝体积的大小，终末期肝病时功能性肝体积趋近于零。氨比林呼气试验与标准LFTs以及评分系统的对比研究结果不尽相同；前者的主要价值似乎在于判断慢性肝病的预后，而对亚临床肝功能不全来说，该试验显然不是有效的检测手段。

同样，其他药物如安替比林和咖啡因也可用于评价肝功能，结果与氨基比林呼吸试验相似。利多卡因清除试验得到的结果与氨基比林试验相似，因为利多卡因清除率亦基于肝细胞色素P450试验。利多卡因的清除率依赖于血流量以及药物复杂的分布状态，但是检测利多卡因的一种代谢产物——单乙基甘氨酰二甲苯胺（monoethylglycinexylidide，MEGX），明显简化了试验过程，该试验对移植患者的预后评估具有一定的价值。半乳糖消除试验是基于肝磷酸化半乳糖并将其转化为葡萄糖的作用为基础。半乳糖从血液中消除的速率可作为肝功能的一种测量方法。存在的问题包括，参与半乳糖代谢过程的酶在遗传学上具有多样性，而且有相当多的半乳糖在肝外代谢。此外，受试者需多次抽血，试验过程过于烦琐。所以半乳糖清除试验并不用于筛查，而主要用于慢性肝病的预后评估。吲哚菁绿是一种染料，肝能够通过载体介导过程将其清除并分泌到胆汁中，于是吲哚菁绿迅速从血液中清除，并且不会被肝代谢。虽然吲哚菁绿清除试验既没有在研究中被广泛证实，也没有被广泛接受，但这是唯一对接受肝切除的肝硬化患者具有一定的预后判断价值的试验。

核素成像研究克服了上述利多卡因和吲哚氰绿试验的一些局限性，具有同时提供肝形态学（视觉）和生理学（定量功能）信息的优势。这不仅有助于量化肝功能，也有助于确定不同位置肝功能的分布。因此，对不同区域（节段）的残肝具体功能进行分别评估成为可能。锝-99m（Tc 99m）- 半乳糖人血清白蛋白闪烁显像和 Tc 99m- 甲溴芬酸肝胆闪烁显像可对术后存在肝衰竭风险的患者进行鉴别，使这类患者从肝增强技术中获益。

定量检查

人们提出了大量基于临床观察和标准化验的评分系统。最常用的系统是经 Pugh 改良的 Child 评分（表 54.2）。虽然所有这些系统都不完善，也没有被普遍接受，但 Child-Pugh 评分通常用于需要肝手术的肝硬化患者。肝切除术后的死亡率和存活率与此评分相关，但并不总是与肝衰竭有关。Child-Pugh B 级和 C 级患者在接受任何部分肝切除术后的围术期死亡率都高于 Child-Pugh A 级患者，后者通常可以承受较大的肝切除术。存在门脉高压已被证明是预测肝部分切除术后的不良结局的独立因素，肝硬化患者的门脉高压通常表现为血小板减少、脾大，在影像学或内镜检查中发现腹部静脉曲张，门脉高压的最佳证据是肝静脉楔压高于 10 mmHg，这已被证明与术后肝衰竭密切有关。

表 54.2　Child-Pugh 分级

	评分		
项目	1	2	3
胆红素	＜2	2～3	＞3
白蛋白	＞3.5	2.8～3.5	＜2.8
凝血酶原时间（延长秒数）	1～3	4～6	＞6
腹水	无	少量	中量
肝性脑病	无	轻度	中度

A级：5～6；B级：7～9；C级：10～15。

门静脉高压

肝硬化是由慢性肝损伤引起的愈合反应的最终结果。肝硬化的特点是在再生的肝细胞结节周围形成纤维间隔。除了合成缺陷的进展，肝硬化也与门脉高压的进展有关。目前，对肝硬化没有有效的治疗方法。因此，其治疗主要集中在由此引起的门脉高压及其并发症上。正在治疗肝硬化和终末期肝病的患者，对其主治医生来说，主要的挑战是确定何时应该采用根治性治疗（如肝移植）而不是姑息性治疗（如预防反复静脉曲张出血的干预）。根据临床上有无明显失代偿事件（静脉曲张出血、肝性脑病、腹水），肝硬化可分为代偿性或失代偿性。这种分类提供了重要的预后信息，因为代偿性肝硬化患者的中位生存期超过 12 年，而失代偿性肝硬化患者的中位生存期只有 1.8 年。

定义

门脉高压的定义是门脉压力梯度（门静脉和肝静脉之间的压力差）大于 5 mmHg。估计这种梯度的最好方法是用球囊头导管经股静脉-肝静脉插管。然而，通常需要更高的压力（8～10 mmHg）才能引起门体侧支循环形成。侧支血管通常出现在门静脉和全身静脉循环紧密贴合的地方（图 54.16）。临床上最重要的是由胃冠状静脉、胃短动脉与奇静脉形成的侧支血管网络，因为这可以导致食管胃底静脉曲张形成。其他侧支包括连通门静脉左支和胃短静脉的奇静脉再通（海蛇头改变）、腹膜后侧支血管，及直肠静脉丛。除了肝外侧支血管外，相当一部分门静脉血流还通过解剖和生理性（如肝窦毛细血管化）的肝内分流。当肝门静脉灌注减少时，肝动脉流量通常会增加（缓冲反应）。

病理生理学

门静脉高压通常是由于肝前、肝内或肝后的门静脉阻力增加而发生的。有几个因素可能导致这一结果，包括：肝纤维化和小叶再生引起的阻力被动增加；去甲肾上腺素、内皮素，及血液循环中的其他血管收缩因子增加引起的血管主动收缩致使肝内血管阻力增加；体循环高动力和内脏缺血引起门静脉血流增加。最后一个是维持门脉高压、门体侧支循环形成的

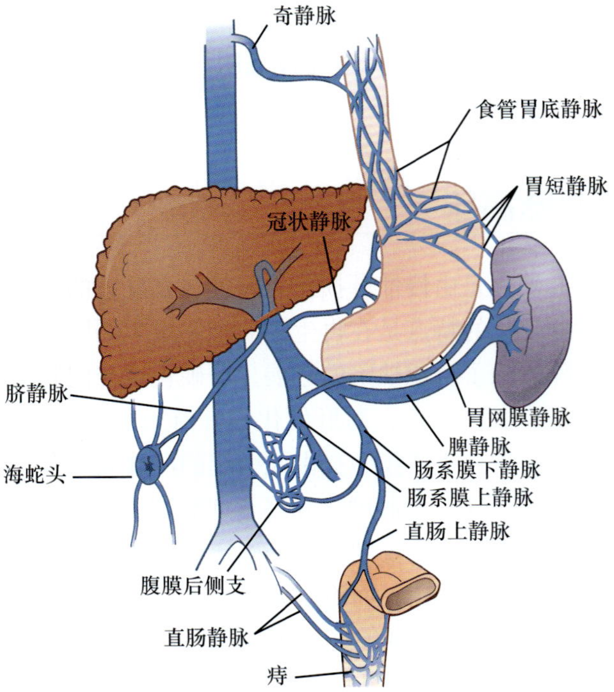

图 54.16 门体侧支血管通路在门静脉和体循环静脉交通位置产生（From Rikkers LF. Portal hypertension. In：Miller TA，ed. Physiologic Basis of Modern Surgical Care. St Louis：Mosby；1988：417-428.）

主要因素。不幸的是，确切的病因尚不清楚，但内脏激素、内脏血管对儿茶酚胺敏感性的降低以及一氧化氮和前列环素产量的增加可能与此有关。了解门静脉高压的病理生理学对其治疗具有指导意义，因为这些因素可能成为未来治疗的靶点。

肝前性门静脉高压最常见的原因是门静脉血栓形成。这大约占儿童门脉高压病例的 50%。在无肝病的情况下，门静脉出现血栓时，流向肝的门静脉侧支血管发育，以恢复门静脉灌注。这种关联称为门静脉海绵状转变。孤立性脾静脉血栓的形成（左侧门脉高压）通常继发于胰腺炎症或肿瘤。结果是胃脾静脉高压，肠系膜上静脉和门静脉压力仍然保持正常。左侧胃短静脉成为主要的侧支血管，会发生胃静脉曲张而不是食管静脉曲张。诊断这种类型的门脉高压非常重要，因为它很容易通过脾切除术逆转。

肝内门静脉高压中阻力增加的位置包括窦前、窦内及窦后，通常情况下，三者并非单独出现。肝内窦前型门脉高压最常见的病因是血吸虫病。此外，许多非酒精性肝硬化可引起窦前型门静脉高压症。不同的是，在美国，酒精性肝硬化是门脉高压最常见的原因，通常可以在肝窦（Disse 间隙内胶原沉积引起）和窦后（再生结节引起小肝静脉扭曲引起）水平引起门静脉血流阻力增加。

肝后或窦后门脉高压的原因包括 Budd-Chiari 综合征（肝静脉血栓形成）、缩窄性心包炎和心力衰竭。继发于巨脾（如特发性门静脉高压）或内脏动静脉瘘的单纯门静脉血流增加可以引起门脉高压症，但此种情况极为少见。

慢性肝病和门静脉高压的评估

评估疑似慢性肝病或门脉高压并发症的关键指标如下：①诊断患有肝病；②评估肝功能的储备；③了解患者的门静脉解剖及评价肝血流动力学；④若出现上消化道出血，则应确定其出血部位。根据临床情况的不同，这些诊断指标亦具有不同程度的重要性。例如，评估肝功能储备有助于确定与治疗干预相关的风险，以及是否需要根治性（如肝移植）或姑息性治疗（如内镜下静脉曲张结扎或分流术）。

静脉曲张出血

食管胃底静脉曲张出血是门脉高压最严重的单一并发症。在所有肝硬化死亡患者中，约有三分之一是由它造成的。这些死亡中大约 50% 是由不受控制的出血造成的，因出血死亡的风险主要与潜在的肝功能储备有关。肝外门静脉阻塞且肝功能正常的患者很少死于静脉曲张出血，而肝硬化失代偿期患者（如 Child-Pugh C 类）的死亡率可能超过 50%。出血控制后，最初几天发生再出血的风险最高；6 周后再出血的风险便会大大降低。随后，再出血的风险会恢复到最初出血前的水平。

治疗

对于上消化道出血的患者，需采取一般治疗措施；这些措施包括保护气道（特别是在脑病患者中）、确保充足的静脉通道［两条大口径静脉（intravenous，IV）通路］、静脉补液、化验血型及交叉配血，及合理的血液及血制品输入。一项比较非限制性输血（血红蛋白低于 9 g/dl 时输血）和限制性输血（血红蛋白低于 7 g/dl 时输血）的随机对照试验表明，限制性输血策略可提高 6 周的存活率，并降低再出血的风险。门脉高压和静脉曲张出血的治疗随着时间的推移而发展，现在已包括多种治疗手段，往往需要序贯治疗。对于急性出血的门脉高压患者，由于肝功能失代偿，手术风险高，一般采用非手术治疗作为一线治疗方法。内镜治疗（如硬化或结扎）已成为非手术治疗急性出血的主要手段，因为超过85%的患者可以控制出血。这使得在进行预防复发性出血的根治性治疗之前可以赢得时间以改善肝功能，消除腹水和脑病，并加强营养。亦可采用药物治疗，实验表明药物治疗可能和内镜治疗一样有效。三腔二囊管压迫是一种不常用的方法，在其他非手术方法都不成功的情况下，对于大出血患者，球囊压迫可以挽救生命。经颈静脉肝内门体静脉分流术（transjugular intrahepatic portosystemic shunt，TIPS）是另一种治疗选择，经皮通过在肝内门静脉系统和体循环之间建立连接，以降低伴有相关并发症的门静脉压力。当药物治疗和内镜治疗不能控制出血时，TIPS已经取代手术分流术来处理急性静脉曲张出血。因此，大多数中心仅在TIPS不适用时才采取急症手术介入的方式。

内镜检查 80%～90%的急性静脉曲张出血发作通过内镜措施成功得到控制。硬化治疗和静脉曲张结扎是控制急性静脉曲张出血的两种主要选择。资料显示，在出血的初步控制方面，结扎优于硬化疗法，且并发症较少。文献也提示，硬化治疗可能增加门静脉压力。因此，在临床上，静脉曲张出血的初始控制多选择结扎。若结扎技术不可行，可以使用内镜下硬化疗法。最好在入院后12小时内实施内镜检查，以尽量控制出血。患者应尽早开始使用血管活性药物，并在最初复苏后进行内镜结扎。

药物治疗 药物治疗通过减少静脉曲张血流，从而降低静脉曲张压力。药物治疗应在发现静脉曲张出血时便使用。因为感染在静脉曲张出血患者中很常见，所以应预防性使用抗生素。这已被证明可以降低50%以上的感染率，减少再出血，并提高生存率。随机试验也显示生长抑素及其长效类似物奥曲肽在控制急性静脉曲张出血方面与内镜治疗一样有效。由于副作用极小且易于使用，奥曲肽现在通常作为内镜治疗的辅助药物。事实上，奥曲肽联合内镜治疗在控制出血方面比单独使用奥曲肽更有效，已成为大多数患者的首选治疗方法。在严重出血的情况下，血管升压素可用于减少内脏血流量，从而减少出血。然而，由于加压素的不良全身作用，需同时使用硝酸甘油来控制血压。

压迫止血 对照试验已经证明球囊压迫在控制急性静脉曲张出血时与药物治疗及内镜治疗一样有效。使用Sengstaken-Blakemore管（三腔二囊管）进行静脉曲张填塞压迫的主要优点是超过85%的患者能立即止血，并且该装置广泛可用（图54.17）。然而，球囊压迫也有明显的缺点，包括球囊减压后，高达50%的患者经常复发出血，患者舒适度很差，当缺乏经验的医疗机构错误使用时，严重并发症的发生率很高。

介入治疗 在大多数机构，TIPS已成为药物治疗和内镜治疗失败时急性静脉曲张出血的首选治疗方法。使用TIPS，可建立功能性门静脉侧对侧分流。TIPS几乎能控制所有患者的出血。然而，TIPS的实施会增加肝性脑病的风险。此外，在分流功能障碍的情况下，有复发出血的风险。聚四氟乙烯（polytetrafluoroethylene，PTFE）覆膜支架的使用是一个重大的进步。随着时间的推移，PTFE支架具有更高的成功率和更低的死亡率。在多器官衰竭或失代偿性肝病患者中使用TIPS与30天高死亡率相关。在这些患者中，在其他治疗之前就早期使用TIPS，可能会有更好的结果。

手术治疗 对于不适合或无法获得TIPS治疗的患者通常采用手术的方式。选择何种急症手术方式主

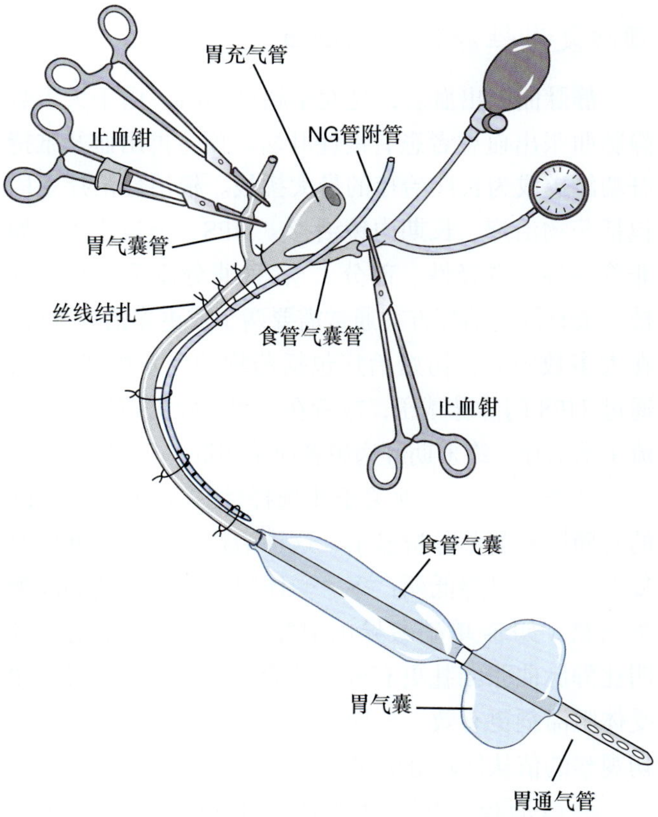

图54.17 改良版Sengstaken-Blakemore管（三腔二囊管）。注意辅助鼻胃管（NG）用于抽吸食管球囊上方的分泌物。使用两柄止血钳固定，其中一个使用胶布固定，以防止胃球囊的意外减压（From Rikkers LF. Portal hypertension. In Goldsmith H, ed. Practice of Surgery. Philadelphia：Harper & Row；1981：1-37.）

要以外科医生的经验为指导。虽然非手术治疗对大多数急性静脉曲张出血患者有效，但当微创措施不能控制出血或不适合时，应立即进行紧急手术。需要紧急或急症手术的情况通常是急诊内镜治疗失败、长期内镜治疗失败、胃底静脉曲张或门脉高压胃病所致出血，及TIPS放置失败。

应用吻合器横断食管迅速而且相对简单，但术后再出血风险较高。此外，几乎没有证据表明手术死亡率低于门静脉减压手术后的死亡率。

门静脉分流术是急症情况下常用的分流手术，因为它能快速有效地减低门静脉循环压力。当急症门静脉分流术作为急性静脉曲张出血的常规治疗时，Orloff和他的同事取得了令人印象深刻的结果，但其他团队并未获得相似的治疗效果。对于手术时无活动性出血或应用药物/球囊压迫暂时控制住出血的患者，通常更适合应用更复杂的手术方式，如远端脾肾分流。急症手术的主要缺点是在大多数系列报道中手术死亡率超过25%。术后早期死亡率通常与肝功能储备的状况有关，而与所选择的急症手术类型无关。

预防复发性静脉曲张出血

静脉曲张出血后，复发率超过70%。由于大多数静脉曲张出血患者患有慢性肝病，预防再出血及维持肝功能遂成为长期治疗的最大挑战。根治性治疗手段包括药物治疗、长期内镜治疗、TIPS、分流手术（如非选择性、选择性、部分）、各种非分流手术和肝移植。最有效的治疗方案通常需要两个或更多治疗手段。在大多数中心，初始治疗包括药物治疗及内镜治疗，通过TIPS门静脉减压，或者在一线治疗失败后采用分流手术治疗。终末期肝病患者应采用肝移植治疗。

药物治疗 一项关于非选择性β-肾上腺素阻断的对照试验荟萃分析显示，这种治疗能显著降低出血复发率，并可降低死亡率。受体阻滞剂和长效硝酸酯类药物（如5-单硝酸异山梨酯）的联合应用已被证明比静脉曲张结扎更有效。联合治疗也比单独使用β受体阻滞剂更有效。长期药物治疗仅适用于医生可密切观察的依从性较好的患者。

内镜治疗 几项对照试验和荟萃分析比较了内镜下硬化治疗和静脉曲张结扎的效果，结果显示静脉曲张结扎有显著的优势。结扎后并发症较少，根除静脉曲张所需的治疗次数也较少（图54.18），术后再出血和死亡率也较低。曲张静脉结扎联合非选择性β受体阻滞剂药物，其疗效要好于单用静脉曲张结扎。这一结果已在包括17项随机对照试验数据的荟萃分析中得到证实。在本试验中，联合使用β-受体阻滞剂和内镜治疗在第6、12和24个月再出血率显著降低。此外，联合治疗组24个月的死亡率亦显著降低。因此，目前联合治疗应该被推荐作为静脉曲张出血二级预防的一线治疗方法。

几项比较内镜治疗和传统医疗干预长期效果的对照试验已经完成了。尽管在所有的研究中，接受内镜治疗的患者比内科治疗的患者更少发生再出血，但仍有大约50%的内镜治疗患者发生再出血。再出血最常出现在术后的第一年。此后，再出血率逐年下降约15%。虽然一次复发性出血并不意味着治疗失败，但不受控制的出血、多次大出血、胃静脉曲张出血和门脉高压性胃病都需要放弃内镜治疗，而采用其他治疗方式。继发于再出血的内镜治疗失败发生在多达三分之一的患者中。因此，对于许多食管静脉曲张出血的患者来说，长期内镜治疗只是一种合理的初始治疗方法，但对于相当一部分患者来说，应预先考虑到采用TIPS、分流术、非分流手术或肝移植进行后续治疗。由于内镜治疗失败率相对较高，不适用于依从性差和距离发达医疗机构远的患者。

介入治疗 TIPS正被越来越多地用于门静脉高压症出血患者的最终治疗（图54.19）。然而，TIPS

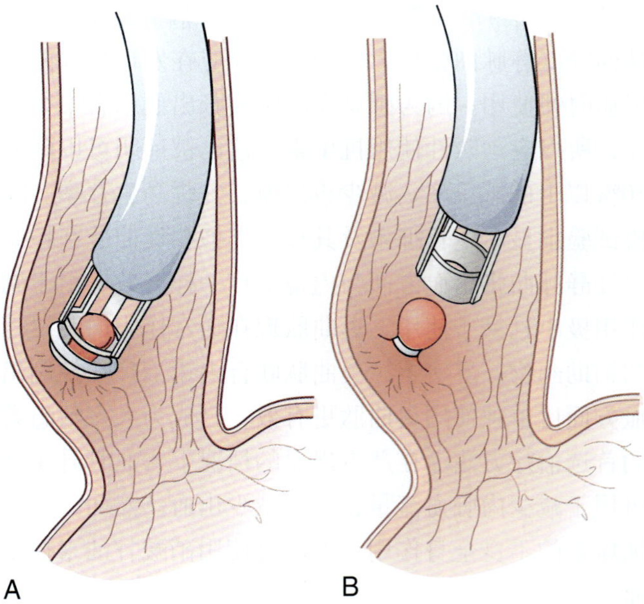

图54.18 内镜下结扎食管曲张静脉。（**A**）静脉曲张被吸引到结扎器中；（**B**）已用“O”形环结扎（From Turcotte JG，Roger SE，Eckhauser FE. Portal hypertension. In：Greenfield LJ，Mulholland MW，Oldham KT，eds. Surgery：Scientific Principles and Practice. Philadelphia：JB Lippincott；1993：899.）

的一个主要局限性是在第一年内支架狭窄或支架血栓形成的发生率很高（高达 50%）。支架狭窄通常继发于新生内膜增生，它比血栓形成更常见，通常可通过球囊扩张，但一些患者需要通过放置第二个支架来解决狭窄问题。10% ～ 15% 的患者发生支架完全闭塞。支架狭窄和血栓形成后常伴有复发性门脉高压性出血。随着使用聚四氟乙烯（PTFE）覆盖的支架，TIPS 导致的狭窄和闭塞变得越来越少。

在 11 项随机对照试验中，我们将 TIPS 与内镜治疗进行了比较。与内镜治疗相比，TIPS 后患者出血较少（47% *vs*. 19%），但肝性脑病在 TIPS 患者中明显更常见（34%）。50% 的患者出现 TIPS 相关功能障碍。TIPS 的主要优点是它是一种非手术的方法。因此，当只需要短期的门静脉减压时，它似乎是理想的治疗方法。因而，对内镜治疗或药物治疗无反应的肝移植候选者非常适合进行 TIPS，然后在肝源出现后进行移植。总之，这样既可以防止在等待肝源时出血，较低的门脉压又对移植手术有利。另一些 TIPS 可能获益的患者包括那些晚期肝功能失代偿的患者，他们可能存活不到在 TIPS 出现并发症的时候。TIPS 作为一个侧-侧的门体分流术，它也是药物干预无效的难治性腹水的有效治疗方法。

外科手术治疗　门体分流术显然是预防门脉高压症患者复发性出血的最有效的手段。这些手术之所以有效，是因为把高压的静脉血分流到低压体循环静脉系统，不同程度地减轻门静脉系统压力。然而，分流含有亲肝性的激素、营养物质和脑毒素的门静脉血，也是分流手术的不良后果之一，即门体肝性脑病和加速肝衰竭。根据是否完全减压、分隔或部分减压门静脉循环，门静脉系统分流可分为非选择性、选择性或部分分流。除了静脉曲张减压外，选择性和部分门静脉分流也旨在保留肝门静脉灌注，从而预防或尽量减少这些手术的不良后果。

非选择性分流（nonselective shunts）　常用的非选择性分流术，包括端-侧门静脉分流术（Eck 瘘）、侧-侧门腔分流术（图 54.20）。端侧门静脉分流是非选择性分流的原型，是随机对照试验中唯一与常规药物治疗进行比较的分流程序。图 54.21 总结了四项控制性门静脉分流术在既往静脉曲张出血患者中的生存数据。接受药物治疗和分流的患者最常见的死亡原因分别是再出血和进行性的肝衰竭。虽然选择分流术的患者没有生存优势，但所有这些研究都存在有利于药物治疗患者的交叉偏倚，其中一些患者在出现顽固性复发性静脉曲张出血时才接受了分流术。此外，几乎所有的试验患者都有酒精性肝硬化。因此，这些结果不一定适用于其他原因的门脉高压。这些随机试验还有其他重要发现，包括分流术可以可靠地控制出血；超过 70% 的药物治疗患者的静脉曲张会再出血；20% ～ 40% 的分流患者会出现自发且严重的肝性脑病。

图 54.20 中所有非选择性分流均可保持门静脉的连续性，从而以侧-侧的方式连接门静脉和体静脉系统。因此，这些手术可减轻内脏静脉循环和肝内静脉窦压力。由于肝和肠道都是腹水形成的主要来源，侧侧分流是缓解腹水和防止复发性静脉曲张出血最有效的分流手术。然而，由于上述方式完全分流门静脉血流，就像端侧门腔分流一样，侧侧分流也会加速肝衰竭，发生分流后肝性脑病并发症。

常规的脾肾分流术包括将近端脾静脉与肾静脉进

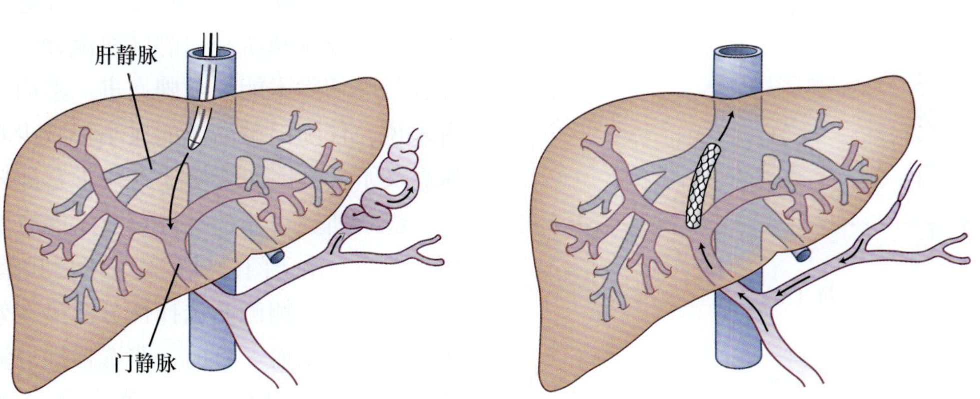

图 54.19　经颈静脉肝内门腔分流术。下腔静脉通过右颈内静脉进入。如果右颈内静脉不合适，也可使用左颈内静脉。通过这一通路，5 F 导管置入右肝静脉并卡入外周分支。然后用二氧化碳气体对门静脉系统进行楔形肝静脉造影。以楔入法肝静脉造影图像为引导，将针穿过右肝静脉壁，并朝前下方向进入门静脉右支。一旦门静脉插管，二氧化碳被注射到实质通道，以排除胆管或肝动脉的侵犯。一旦确认正确的放置后，就安置 TIPS 支架，它可以在门静脉和肝静脉之间产生分流作用，从而降低阻力并使静脉曲张减压

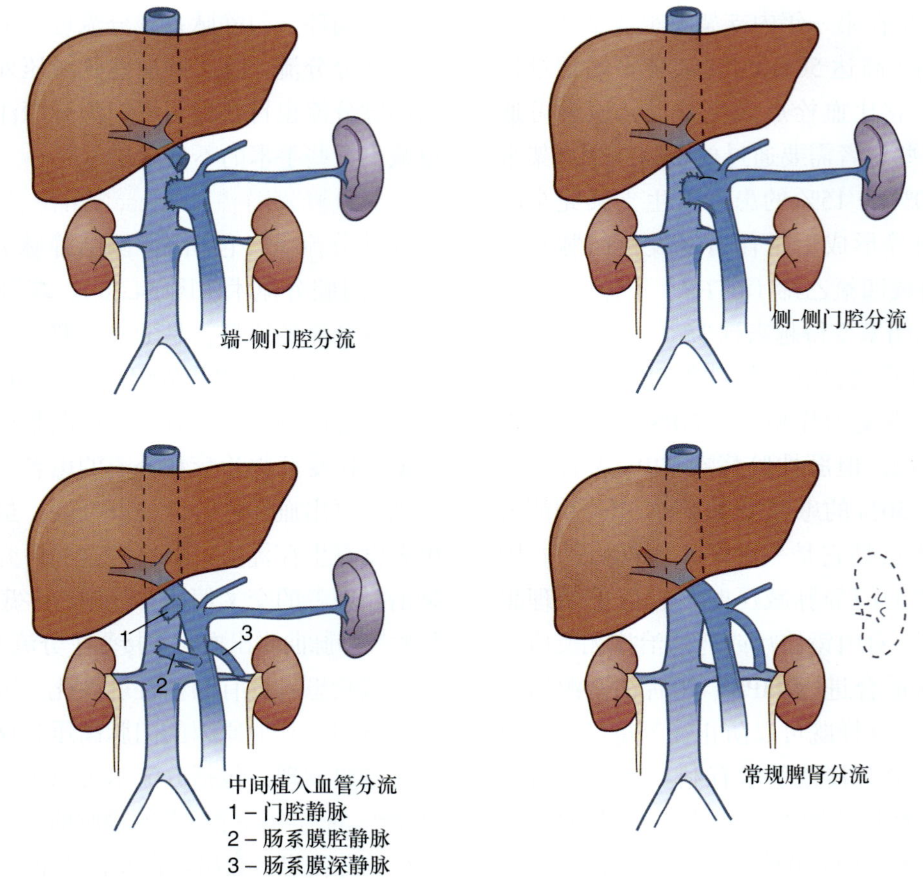

图 54.20 非选择性分流将肝内静脉血流完全分流（From Rikkers LF. Portal hypertension. In：Moody FG，Carey LC，Scott Jones RS，et al，eds. Surgical Treatment of Digestive Disease. Chicago：Year Book Medical；1986：409-424.）

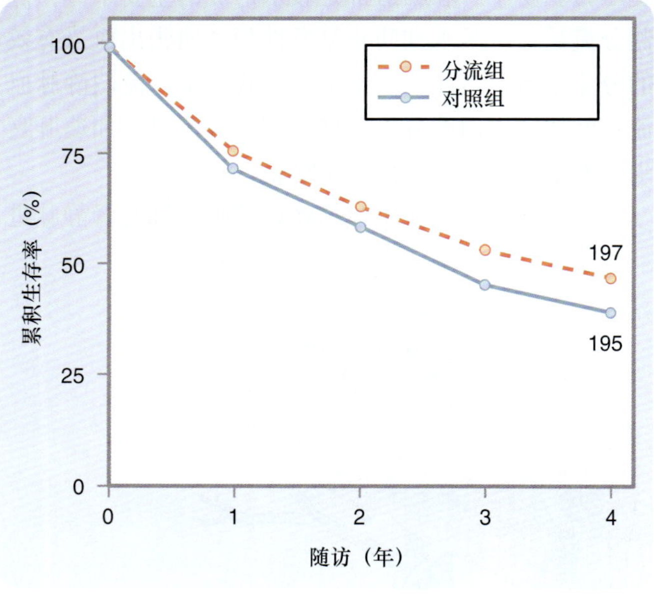

图 54.21 四项对照试验的累积生存数据，比较了门体分流术与传统的药物治疗的效果（From Boyer TD. Portal hypertension and its complications：bleeding esophageal varices，ascites，and spontaneous bacterial peritonitis. In Zakim D，Boyer TD，eds. Hepatology：A Textbook of Liver Disease. Philadelphia：WB Saunders；1982：464-499.）

行吻合，同时切除脾。由于使用的是脾静脉较细的近端而不是粗大的远端，分流术后血栓形成比远端脾肾分流术后更常见。虽然早期病例研究发现，常规脾肾分流比门静脉分流后肝性脑病更少见，但随后的分析表明，这种低频的脑病发作，可能是由于许多患者分流术后血栓形成后，肝门静脉灌注恢复的结果。传统的脾肾分流术吻合口足够通畅，并逐渐扩张，最终导致完全门静脉减压和门静脉血流分流。该手术的一个优势是脾切除术能消除脾亢进。然而，对于大多数患者来说，伴随门脉高压的血小板减少和白细胞减少临床意义不大，因此脾切除术并非完全必要。

综上所述，非选择性分流术能有效使静脉曲张减压。然而，由于门静脉分流，术后频繁发生肝性脑病，加速肝衰竭。侧侧非选择性分流可有效缓解腹水，防止静脉曲张出血。目前，非选择性分流术只在极少数情况下适用。TIPS 也是一种非选择性分流术，是以前使用过非选择性分流术的大多数情况下的首选疗法（例如，同时患有静脉曲张出血和医学上难治性腹水的患者）。一般来说，只有在无法进行 TIPS 或 TIPS 失败的情况下，才会使用非选择性分流术。

选择性分流（selective shunts） 非选择性分流的血流动力学和临床局限催生了选择性静脉曲张减压概念的发展。1967年，Warren团队引入了远端脾肾分流术。在接下来的一年里，Inokuchi团队报道了他们的胃左血管腔静脉分流的初步结果，该分流包括在胃左（冠状血管）静脉和下腔静脉之间插入静脉移植物。因此，可以直接、选择性地减压食管胃曲张静脉。然而，只有少数门脉高压患者有适当的解剖结构适合该术式，该手术的经验仅限于日本，且没有进行对照试验。

脾肾远端分流术由脾静脉远端与左肾静脉的吻合术组成，同时阻断所有侧支循环（如胃冠状静脉和胃网膜静脉）（图54.22）。这样可以分流门静脉血流至压力较低的脾胃静脉，而压力较高的肠系膜上静脉继续保证肝血流灌注。虽然该手术的技术要求很高，但训练有素且通晓血管外科原则的外科医生通常可以掌握。

并不是所有的患者都适合进行远端脾肾分流术。由于窦静脉和肠系膜高压得到维持，重要的淋巴通路被切断了，远端脾肾分流往往会加重而不是缓解腹水。因此，内科治疗无法控制的顽固性腹水患者不应该接受这种手术。然而，静脉曲张出血恢复后出现一过性腹水的患者是选择该分流术的候选者。远端脾肾分流术的另一个禁忌证是既往已行脾切除术。脾静脉直径小于7 mm是手术的相对禁忌，因为使用小直径静脉分流时血栓形成的发生率较高。虽然选择性静脉曲张减压符合生理学原理，但经过近40年的广泛临床经验，远端脾肾分流术仍然存在争议。

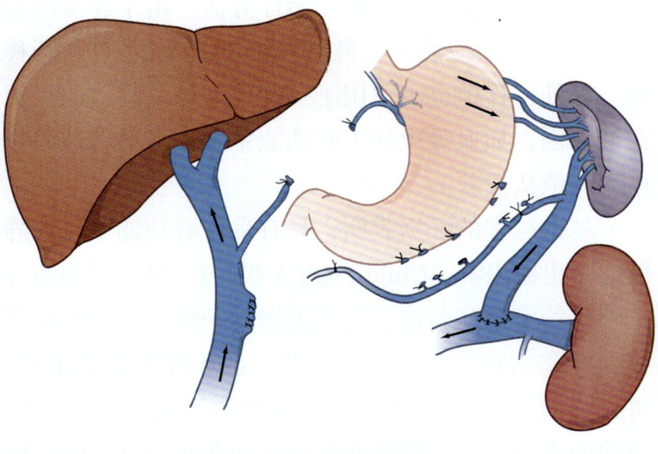

图54.22 远端脾肾分流术通过胃短静脉、脾和脾静脉至左肾静脉进行选择性静脉曲张减压。肝门静脉灌注通过阻断脐静脉、冠状静脉、胃网膜静脉等侧支来保证灌注（From Salam AA. Distal splenorenal shunts：hemodynamics of total versus selective shunting. In：Baker RJ，Fischer JE，eds. Mastery of Surgery. 4th ed. Philadelphia：Lippincott Williams & Wilkins；2001：1357-1366.）

虽然远端脾肾分流术术后早期超过85%的患者仍保留门静脉血流，但高压肠系膜静脉系统逐渐转向低压分流道，这使约50%的患者在1年内失去门静脉流量。门静脉血流维持的程度和持续时间取决于门静脉高压的病因和手术的技术细节（肠系膜和胃脾静脉循环分离的程度）。虽然大多数非酒精性肝硬化和非肝硬化门静脉高压患者（如门静脉血栓形成）得以维持门静脉流量，但在酒精性肝硬化患者中，门静脉血流被快速分流向侧支循环。

通过有意或无意的遗漏冠状动脉结扎来改变远端脾肾分流术，会导致早期门静脉血流的丧失。即使所有主要的侧支血管离断，门静脉也可能逐渐通过胰腺侧支（胰腺虹吸）逐渐分流出去。可以从以下方式阻断这条途径：从胰腺游离完整的脾静脉，切断脾胰连接，可以更好地维持肝门静脉灌注，特别是在酒精性肝硬化患者中。然而，该手术有个明显的技术推广劣势，那就是内镜治疗、TIPS和肝移植等手术逐渐增多。

7项比较远端脾肾分流术和非选择性分流术的对照研究中，有6项主要包括酒精性肝硬化患者。这些试验都没有显示出这两种方法在长期生存方面有优势。其中三项研究发现，远端脾肾分流术后脑病的发生率较低，而其他试验显示，该术后并发症的发生率没有差异。与生存率相比，脑病是一个重要的观察终点，在试验中可通过各种方法进行评估。比较静脉曲张出血治疗的另一个重要终点是预防复发性出血的有效性。几乎所有非对照和对照试验都表明远端脾肾分流术和非选择性分流术在防止复发性出血方面效果相同。主要是由于这些对照试验的结果不一致，对于哪种分流手术适用于酒精性肝硬化患者还没有共识。因为在三项试验中，远端脾肾分流组的生活质量（如低肝性脑病发生率）明显更好，所以在此研究人群中选择性静脉曲张减压似乎更有优势。

关于非酒精性肝硬化和非肝硬化门脉高压的选择性分流的数据要少得多。由于远端脾肾分流术后，肝门静脉灌注在这些患者中被很好地保留了，因此可能会有更好的结果。一项针对血吸虫病（肝窦周围性门静脉高压）患者的单项对照试验显示，远端脾肾分流术后发生肝性脑病的概率低于传统脾肾分流术后（非选择性）。埃默里大学（Emory University）的另一项大型研究表明，与非酒精性肝硬化患者相比，远端脾肾分流与其他患者取得更好的生存率相关。然而，这并不是在所有的远端脾肾分流中心所得出的一致的发现。

一些对照试验也比较了远端脾肾分流术与长期内

镜治疗的效果。在这些研究中，选择性分流比硬化治疗更能有效地预防复发性出血。然而，接受肝硬化治疗的肝门静脉灌注在患者中维持的比例明显更高。尽管有血流动力学优势，但两种方式治疗后脑病发生率相似。

两项北美研究表明，这些治疗对长期生存率的影响是不同的。对三分之一的硬化治疗失败的患者，行挽救性硬化剂联合手术治疗的效果明显优于单独选择性分流手术患者的生存率，而85%的硬化治疗失败有机会通过手术挽救。相比之下，在人口稀少的地区（西部和平原）进行的类似调查显示，远端脾肾分流术后的生存率更高。在本试验中，只有31%的硬化治疗失败可以通过手术来挽救。这两项研究的生存结果表明，如果发现硬化剂治疗失败，对于静脉曲张出血的患者，内镜治疗是一种合理的初始治疗方法。然而，当内镜治疗失败时，生活在偏远地区的患者不太可能通过分流手术来挽救。因此，选择性分流可能是更好的首选治疗方式。

在一项与TIPS的非随机比较中，远端脾肾分流复发出血、脑病和分流血栓的发生率较低，TIPS后腹水发生率较低。一项多中心随机试验比较了TIPS和选择性远端脾肾分流术治疗静脉曲张出血的效果，该随机试验显示这两种手术的结果基本相同。远端脾肾分流术（6%）和TIPS（11%）之间的再出血率无显著差异，但这代表了TIPS后最低的再出血率。这可能是归功于多普勒超声和血管造影对TIPS通畅的细致监测。为了实现这些结果，TIPS患者需要频繁的再干预（82%，而远端脾肾分流患者为11%）。在本研究中，两种分流手术后的肝性脑病和生存率相似。

部分分流术 部分分流和选择性分流的目的是相同的：有效减压静脉曲张；保留肝门静脉灌注；维持部分残留的门静脉高压。最初的部分分流是在小直径的静脉间吻合术中尝试。一般来说，这些小静脉会随着时间的推移形成血栓，或扩张成为非选择性分流。

最近，使用聚四氟乙烯（PTFE）在小孔径的静脉间建立分流，同时结扎冠状静脉和其他侧支血管（图54.23）。至少在术后早期，当假体移植物直径在10 mm或以下时，大多数患者肝门静脉灌注保留。这种小孔径假体分流的早期经验是，不到15%的分流发生血栓形成，其中大多数患者可通过介入放射技术成功再通。一项关于部分（直径8 mm）和非选择性（直径16 mm）间隙门静脉分流的小型前瞻性随机试验显示，部分分流后的脑病发生率较低，但两种分流后的生存率相似。在另一项对照试验中，发现小直径

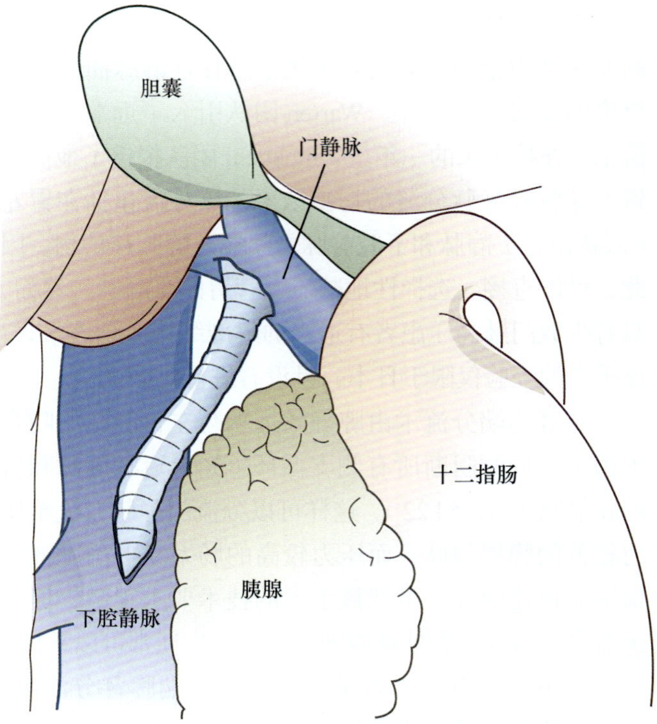

图54.23 小孔径（8～10 mm）的门静脉分流部分可减缓门静脉系统减压，同时可保留肝门静脉灌注（From Sarfeh IJ, Rypins EB, Mason GR. A systematic appraisal of portacaval H-graft diameters: clinical and hemodynamic perspectives. Ann Surg. 1986; 204: 356-363.）

插管分流术的整体失败率低于TIPS。

肝移植 肝移植本质上并不是一种治疗静脉曲张出血的方法，而是所有出现终末期肝衰竭的患者应考虑的治疗方法，无论是否伴有出血。除了提供可靠的门脉高压减压外，对于继发于门脉高压的出血患者，移植是解决潜在肝病的唯一治疗方法。由于经济因素和供体器官供应有限，并非所有患者都适用于肝移植。此外，移植也不适用于一些更常见的静脉曲张出血的原因，如血吸虫病（肝功能正常）和活动性酒精中毒（依从性差）。

越来越多的证据表明，具有良好肝功能储备的静脉曲张出血患者（Child-Pugh A级、B^{+}级）最初通过非移植治疗策略获益。这类患者的一线治疗应该是药物治疗和内镜治疗。对于那些一线治疗无效的患者，可以进行手术分流或TIPS。这些也适用于存在治疗风险的患者，如胃静脉曲张患者和那些离三级医疗机构较远的患者。

需要肝移植的静脉曲张出血患者包括非酒精性肝硬化患者和已戒酒的肝功能储备有限的酒精性肝硬化患者（Child-Pugh B级和C级）或疾病导致的生活质量差（如肝性脑病、乏力、骨痛）的患者。在这些患者

中，急性出血应采用内镜治疗和药物治疗，并立即启动患者的移植候选资格程序。如果内镜治疗和药物治疗无效，应考虑短期 TIPS 治疗直至过渡到肝移植。

如果患者最初进行了非移植手术（如手术分流或 TIPS），应定期每隔 6 ～ 12 个月对这些患者进行仔细评估。当肝硬化合并发生其他并发症或肝功能失代偿明显时，经仔细评估肝功能后，应考虑肝移植。

内脏静脉曲张出血处理原则

内脏静脉曲张出血的最终治疗流程如图 54.24 所示。首先根据患者是否需要肝移植分为两组。临床决策基于许多因素，包括门脉高压的原因、酒精性肝硬

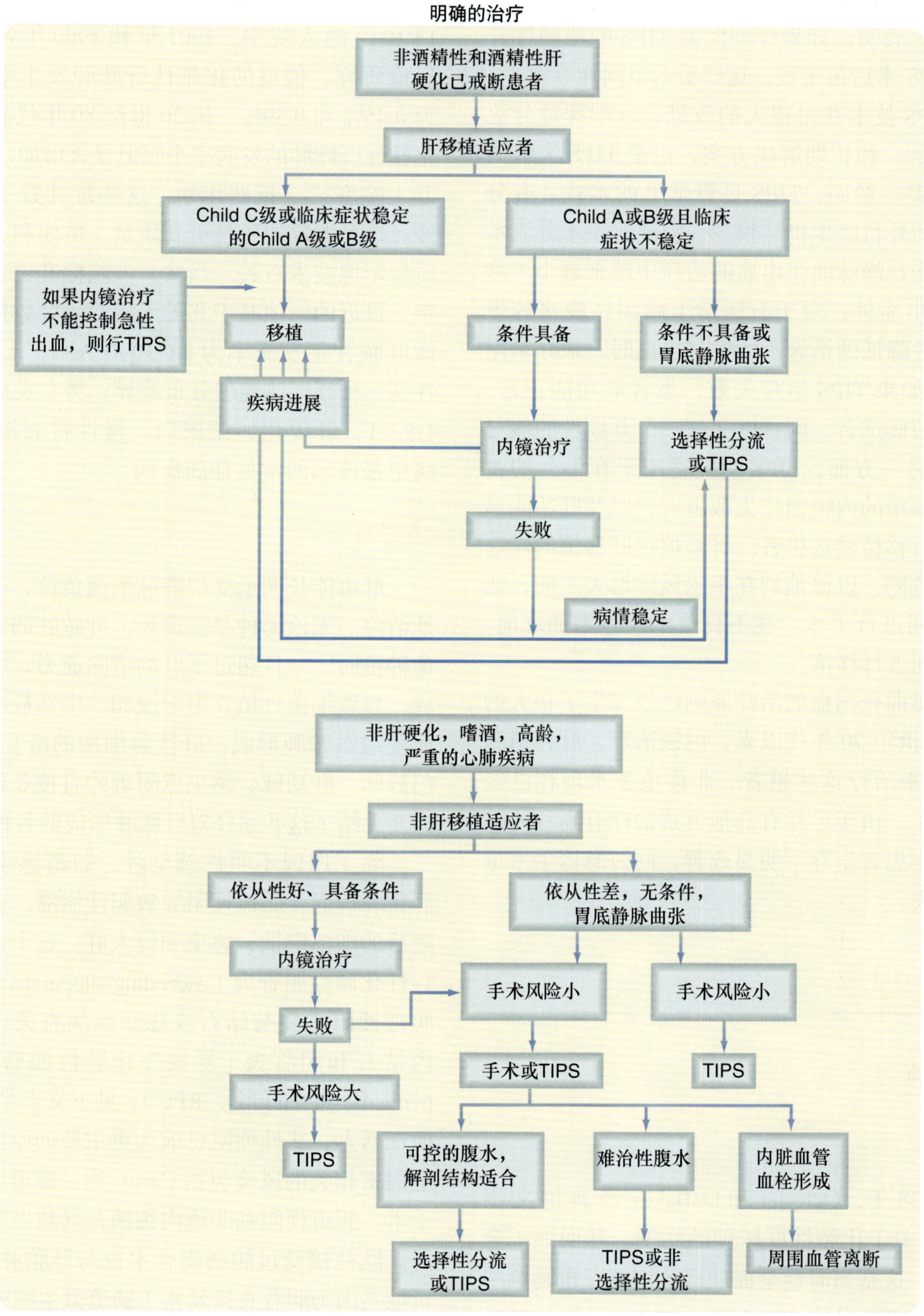

图 54.24 内脏静脉曲张出血的总体治疗原则（详见文本）（Adapted from Rikkers LF. Portal hypertension. In：Levine BA，Copeland E，Howard R，et al，eds. Current Practice of Surgery. Vol 3. New York：Churchill Livingstone；1995.）TIPS，经颈静脉肝内门体静脉分流术

化患者的戒断与否、是否存在其他疾病，及生理情况而非年龄。肝功能失代偿或由于肝病引起生活质量差的移植候选者应尽快进行移植。

除非是胃静脉曲张或门脉高压性胃病引起的出血，或者居住地偏远获得紧急三级护理的机会有限，否则大多数拟行肝移植的患者和非移植候选者应首先接受内镜或药物治疗。生活在偏远地区和那些对内镜和药物治疗无效的患者应接受选择性分流或TIPS。一项对照试验表明，如果仔细监测TIPS的通畅性并经常进行TIPS术后再干预，这些手术也同样有效。

直到TIPS技术获得很大的改进，远端脾肾分流术可能仍然是一种长期解决方案，也是TIPS失败的合理替代方案。然而，TIPS是更常见的术式，有分流手术经验的外科医生仍然很少。因此，手术分流术的作用很可能在静脉曲张出血的治疗中越来越小。除了静脉曲张出血外，对于有医学上顽固性腹水的患者，当侵入性降低的措施不能控制出血时，最好采用TIPS治疗。如果TIPS治疗失败，患者肝功能正常，并且不是移植候选者，则可以实施一个开放性的侧对侧分流术。另一方面，TIPS明确适用于在不久的将来可能需要移植的内镜治疗失败患者，以及肝功能迅速恶化的非肝移植候选患者。将来拟行肝移植的候选者应被仔细监测，以便他们在手术风险增大之前，选择合适的时间进行手术。在不良手术风险增加之前，在适当的时间进行移植。

内脏静脉曲张出血的治疗原则已经发生了很大的变化。自20世纪70年代以来，内镜治疗、肝移植和TIPS逐渐用来治疗这些患者。非移植手术现在已经没那么必要了，由于已经有其他方式治疗有高危风险的患者，该类患者生存率明显改善，同时急诊手术也已经基本消失。

传染病

细菌性脓肿

流行病学

早在1938年，Ochsner和DeBakey经典论文中描述了47例关于化脓性肝脓肿的病例，并回顾了全世界的文献。这是当时最全面的经验汇总，也是第一次尝试认真研究这种疾病。在那个年代，化脓性肝脓肿发病年龄主要是二三十岁，大多数是急性阑尾炎引起的。此后，医疗保健状况发生了显著变化，特别是有效的抗生素和针对急性炎症性疾病的有效治疗，以及人口老龄化，这种疾病的疾病谱发生了显著的变化。化脓性肝脓肿现在多见于50～60岁的患者，通常与胆道疾病有关，或病因不明。

然而，化脓性肝脓肿的发生率相对稳定。1938年，Ochsner和DeBakey报道了化脓性肝脓肿有8/10万的住院率，而在1975年，Pitt和Zuidema报道有13/10万的入院率。1901年和1960年各有2项大型尸检研究，报道的化脓性肝脓肿发生率相似，分别为0.45%和0.59%。从20世纪80年代到21世纪初，化脓性肝脓肿的发病率小幅但显著增加，有高达22/10万入院率[4]。近些年来，这些统计数字可能有所下降。这可能反映了与更高质量、更便利、更常用的高质量影像技术有关。当然，入院标准也会影响这些数字。最近的一项基于北美人口的研究数据计算出化脓性肝脓肿年发病率为3.6/10万人口[5]。没有明显的性别、种族，或地理分布差异；男女发病比率大约为1.5：1。肝硬化、糖尿病、慢性肾衰竭和恶性肿瘤病史是该病的常见伴随疾病。

病因学

肝可能长期承受门静脉细菌负荷，通常可以顺利地清除。无论哪种暴露途径，肝脓肿的发展发生在细菌种植时，一旦超过了肝的清除能力，肝脓肿就会形成，导致细菌种植、组织浸润、中性粒细胞浸润，从而使组织脓肿形成。肝接触细菌的潜在途径是胆道、门静脉、肝动脉、感染点附近的直接蔓延和创伤。表54.3总结了这些途径对肝脓肿形成的各种比例。

除了原因不明性感染外，胆道感染是最常见的肝脓肿病因。胆道梗阻导致胆汁淤滞，并有可能导致随后的细菌定植、感染和侵入肝。这个过程被称为上行性化脓性胆管炎（ascending suppurative cholangitis）。胆道梗阻主要与结石或恶性疾病有关。在亚洲，肝内结石和胆管炎［复发性化脓性胆管炎（recurrent pyogenic cholangitis，RPC）；见下文］是常见的原因，而在西方，恶性梗阻已成为更主要的原因。其他与高危因素相关的风险包括Caroli病、胆道蛔虫病和胆道手术。胆道梗阻和胆道内细菌是导致肝脓肿的常见原因。既往接受过胆肠吻合术也与肝脓肿的形成有关，可能是因为胆管直接暴露于肠道微生物中。

门静脉引流胃肠道的静脉血，因此，任何胃肠道感染性疾病都可能使肝暴露于大量细菌中，导致上行

表 54.3 由特定原因引起的化脓性脓肿

报道年度	患者数量	病因（%）					
		门静脉	肝动脉	胆管树	直接蔓延	外伤	病因不明
1927—1938（1项研究*）	622	42	—	—	17	4	20
1945—1982（8项研究）	521	17	9	38	10	4	16
1970—1999（8项研究）	1264	5	3	38	1	2	43

* Ochsner A，DeBakey M，Murray S. Pyogenic abscess of the liver. Am J Surg. 1938；40：292-319. 这是 Ochsner 和 DeBakey 的经典研究，他们回顾了 286 个既往报道的病例和 47 个新病例。

性门静脉感染（门静脉炎）。历史上，未经治疗的阑尾炎被认为是肝脓肿的最常见原因，但随着抗生素的出现和急性腹腔感染的迅速有效治疗的发展，肝门静脉感染的发生率已经降低。门静脉炎最常见的病因是憩室炎、阑尾炎、胰腺炎、炎症性肠病、盆腔炎、内脏穿孔和新生儿脐炎。肝脓肿也与结直肠恶性疾病有关。在一项来自中国台湾的病例对照研究中，与对照组相比，胃肠道恶性肿瘤相关的化脓性肝脓肿发病率增加了四倍[6]。

任何全身感染（如心内膜炎、肺炎、骨髓炎）都可能导致菌血症，并通过肝动脉途径引起肝内部的感染。在死于脓毒症的患者尸检中，微脓肿形成是一个相对常见的发现，但这些患者往往不包括在细菌性肝脓肿的分析讨论中。全身感染引起的肝脓肿也可能反映免疫应答的改变，例如恶性肿瘤、获得性免疫缺陷综合征（AIDS）或粒细胞功能紊乱的患者。患有慢性肉芽肿性疾病的儿童特别易感。

肝脓肿（hepatic abscess）可能是感染性疾病直接扩散引起的。常见的例子包括化脓性胆囊炎、膈下脓肿、肾周脓肿，甚至肠穿孔直接进入肝。

穿透性和钝性创伤也可导致肝内血肿或使肝部分区域坏死，随后可发展为脓肿。细菌可能是从创伤处侵入机体，或者说感染区域可能是系统性菌血症的源头。与创伤相关的肝脓肿可在损伤后数周延迟出现。其他医源性肝坏死机制，如肝动脉栓塞或近期的热消融手术引起肝脓肿的机制复杂。这是一种不常见的并发症，但在既往进行过胆肠吻合术的患者中较常见。

病因不明性肝脓肿较为常见。隐源性脓肿在许多病例研究中比例较高。隐源性肝脓肿的可能解释为：腹腔内存在未确诊的疾病、肝脓肿发病时腹腔感染过程已消失，及宿主因素，如糖尿病或恶性肿瘤，使肝更易发生一过性的肝动脉或门静脉菌血症。对于接受过计算机断层扫描（CT）和超声检查的隐源性肝脓肿患者，是否应努力寻找病因一直存在争议。在对隐源性脓肿患者进行结肠镜检查和内镜逆行胰胆管造影（ERCP）的系列评估中，其结果一直作用有限，并且通常仅在某些客观检查已经发现可能提示亚临床异常（例如胆红素水平轻度升高）的患者中才有阳性发现。一般来说，这些患者应该接受全面的病史、体格检查和实验室检查，以寻找肠道或胆道的异常情况。当这些结果提示异常时，再进一步行侵入性手术或影像学检查。

病理和微生物学

大多数肝脓肿累及右半肝，约占 75%。对此的解释尚不清楚，但有人推测与血流优先进入右半肝有关。约 20% 的病例累及左半肝，尾状叶很少受累（5%）。双叶多发性脓肿累及是罕见的。大约 50% 的肝脓肿是孤立性的，肝脓肿大小不等，直径从 1 毫米到 3 厘米或 4 厘米不等，可为多房或单腔。腹部探查时，肝脓肿呈棕褐色，触诊时呈波动性，但较深的脓肿可能不易察觉，且难以触诊。周围炎症可导致局部结构粘连。

有关肝脓肿的微生物学的病例研究，因病因不同而结果不同。在早期研究中，无菌性脓肿是常见的，但可能是由于培养技术的不足，而在现代病例研究中，很少有脓肿在服用抗生素之前取样。此外，感染途径的异质性使微生物学具有多样性。化脓性门静脉炎或胆管炎引起的脓肿往往是革兰氏阴性杆菌占优势。另一方面，全身感染通常由单一病原菌感染。

尽管 1938 年 Ochsner 回顾报道的无菌性肝脓肿发病率大约为 50%，但 20 世纪 90 年代的报道显示为 10% ～ 20%。许多肝脓肿是多菌性的，约占病例的 40%。有些学者认为单发的脓肿更可能与多种微生物相关。40% ～ 60% 的单发脓肿涉及厌氧生物。肝脓肿最常见的培养微生物是大肠埃希菌和肺炎克雷伯菌。其他常见的微生物有金黄色葡萄球菌、肠球菌、草绿色链球菌和拟杆菌。克雷伯菌常与产气脓肿有关。肠球菌和草绿色链球菌通常见于多微生物脓肿，而葡萄球菌感染通常由单一生物体引起。少见的微生物（< 10%）包括假单胞菌、变形杆菌、肠杆菌、柠檬酸杆菌、沙雷菌、β溶血性链球菌、微需氧性链球菌、梭杆菌、梭菌和其他罕见厌氧菌。50% ～ 60% 的病例血液培养呈阳性。值得注意的是，随着留置胆道引流管的使用变得越来越普遍，在留置胆道导管、多次胆管炎和反复使用抗生素的患者中会遇到高度耐药的微生物。真菌性和支原体引起的肝脓肿是罕见的，通常与化疗引起的免疫抑制有关。

临床特征

肝脓肿的典型症状是发热、黄疸和右上腹疼痛，触诊有压痛。然而，只有 10% 的病例会出现这种情况。发热、寒战和腹痛是最常见的症状，但也可出现大量非特异性症状（表 54.4）。一项包括来自中国台湾的 133 名患者的研究发现，96% 的患者出现发热，80% 的患者出现寒战，53% 的患者出现腹痛，20% 的患者出现黄疸。也有很多个体化的症状，如不适和呕吐。膈肌受累可能导致咳嗽或呼吸困难的症状。偶尔会有患者出现继发于脓肿破裂的腹膜炎。胸膜腔或心包破裂的病例已有报道，但非常少见。症状的持续时间是可变的，从急性症状到持续数月的慢性疾病。有人认为腹腔病变明确的肝脓肿表现为急性病程，而慢性表现通常与隐源性脓肿相关。克雷伯菌肝脓肿特有的一种罕见并发症是内源性眼内炎，约在 3% 的病例中发生。这种严重的并发症在糖尿病患者中更为常见。早期诊断和治疗是保留视觉功能的最佳机会。

在查体中，发烧和右上腹压痛是肝脓肿最常见的症状。40% ～ 70% 的患者存在压痛，大约 25% 的病例也有黄疸，通常继发于潜在的胆道疾病。约 25% 的患者常有胸部表现，约 50% 的患者常有肝大。腹水、脾大和严重脓毒血症是肝脓肿的少见症状。

非特异性血液检查异常在化脓性脓肿中很常见。70% ～ 90% 的患者存在白细胞增多，贫血也是常见症状。肝功能结果异常很常见。80% 的患者 ALP 水平轻度升高，而总胆红素浓度在 20% ～ 50% 的患者群体中升高。大约 60% 的患者转氨酶轻度升高。严重的肝功能异常几乎总是与基础的胆道疾病有关。低蛋白血症、PT 延长和 INR 轻度升高可能存在，并且是对慢性病程的反应。这些血液检查都不能明确诊断肝脓肿。然而，它们可能提示肝异常，并促进行进一步的影像学检查。

确定肝脓肿诊断的最基本检查是 X 线检查。胸部 X 线片约有 50% 的可能是异常的，检查结果通常反映膈下存在异常，如右侧膈升高、右胸腔积液或肺不张。有时，如果脓肿累及左肝，则上述表现可能发生于左侧。在少数情况下，腹部平片可能会有所帮助，可以显示气-液平或门静脉气体（图 54.25）。

超声和 CT 是诊断肝脓肿的主要方法。超声通常

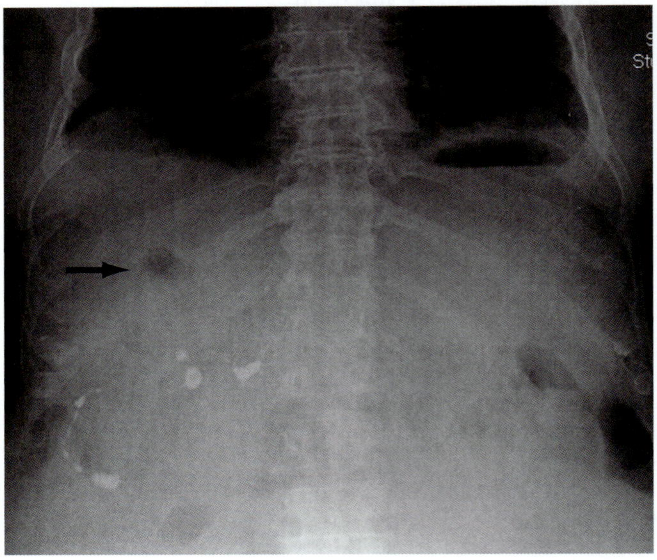

图 54.25 腹部平片显示右上腹异常气体征，位置与化脓性脓肿一致（箭头所示）

表 54.4 有明显症状的化脓性脓肿

报道年度	患者数量	症状（%）								
		发热，寒战	盗汗	精神萎靡	厌食症	体重下降	恶心，呕吐腹泻	腹痛	胸痛	咳嗽
1927—1938（1 项研究*）	333	94	—	—	—	33	—	92	—	—
1945—1982（8 项研究）	494	88	8	58	62	40	17	66	14	13
1970—1995（10 项研究）	1314	72	9	25	33	30	14	59	16	6

* Ochsner A，DeBakey M，Murray S. Pyogenic abscess of the liver. Am J Surg. 1938；40：292-319. 这是 Ochsner 和 DeBakey 的经典研究，他们回顾了 286 个既往报道的病例和 47 个新病例。

表现为圆形或椭圆形区域，其回声比周围肝低。超声波可以可靠地区分实性还是囊性病变。超声波的局限性在于它对于靠近膈肌的检查显示不足，而且很依赖超声检查者的操作水平。超声诊断肝脓肿的敏感性为 80% ～ 95%。CT 显示与超声相似的结果，而且病变区域的强化程度低于肝实质。高分辨率的 CT 扫描可以显示非常小的脓肿，因此更容易识别多发性小脓肿。通常脓肿壁在 CT 上明显强化。CT 诊断肝脓肿的敏感性为 95% ～ 100%。CT 和超声都有助于诊断其他腹腔内病理过程，如胆道疾病（超声）和炎症性疾病，如阑尾炎和憩室炎（CT）。磁共振成像（MRI）对肝占位性疾病的鉴别诊断很有帮助，但在诊断肝脓肿上并没有显示出超越 CT 的明显优势。

鉴别诊断

由于治疗方法不同，区分化脓性脓肿与其他肝脏囊性感染性疾病（如阿米巴脓肿或棘球蚴囊肿）非常重要。化脓性脓肿主要通过抗生素和引流治疗（详见后述），阿米巴脓肿主要通过抗生素治疗，而棘球蚴囊肿通常需要手术治疗。幸运的是，棘球蚴囊肿通常可以通过病史和特异性放射学检查发现（见下文）。然而，阿米巴脓肿和细菌性脓肿的临床表现大体类似，只有一些需要注意的例外情况，在区分两者时至关重要（表 54.5）。阿米巴脓肿通常发生在年轻的西班牙裔男子，而细菌性脓肿更多于发生在 50 ～ 60 岁的患者中，没有显著的性别或种族特征。发烧在这两种疾病中都很常见，但寒战和严重急性菌血症的症状在细菌性脓肿中更为常见。在血清学检测中，阿米巴脓肿患者体内阿米巴组织（*Entamoeba histolytica*）溶解素抗体阳性率很高，但在化脓性脓肿患者中并不常见。最近一项对 471 例阿米巴脓肿和 106 例细菌性脓肿进行比较的研究中，结果发现年龄在 50 岁以上、在体格检查中肺部有阳性发现、多发性脓肿和较低的阿米巴血清学滴度是化脓性脓肿的独立危险因素。有时，很难区分这两种疾病，诊断性活检或抗阿米巴抗生素的诊断性治疗是必需的。但阿米巴脓肿的有效抽吸活检并成功诊断的概率仅为 10% ～ 20%。

表 54.5 阿米巴型与细菌性肝脓肿的临床特征

临床特征	阿米巴脓肿	细菌性脓肿
年龄	20 ～ 40 年	＞ 50 年
男女比例	≥ 10 ： 1	1.5 ： 1
单发或多发	单发 80%*	单发 50%
位置	通常是右肝	通常是右肝
疫区居住史	是	不
糖尿病	不常见（～ 2%）	更常见（～ 27%）
饮酒	常见	常见
黄疸	常见	常见
胆红素升高	常见	常见
碱性磷酸酶升高	常见	常见
血培养阳性	不	常见
阿米巴血清学检测	是	不

* 在急性阿米巴脓肿中，50% 是单发的。

治疗

在使用抗生素和常规引流术出现之前，未经治疗的细菌性肝脓肿几乎是致命的。直到 Ochsner 和 DeBakey 在 1938 年（见上文）认为常规手术引流是可行的，死亡率才大大降低。开放性手术引流细菌性脓肿几乎是唯一的治疗方法（后来才联合使用抗生素）。直到 20 世纪 80 年代，微创的经皮穿刺引流技术联合静脉注射抗生素才成为常规治疗手段。开腹手术通常用于经皮引流失败的情况。

一旦怀疑诊断为细菌性肝脓肿，应立即开始静脉注射广谱型抗生素，早期控制可能出现的菌血症及其相关并发症。抽吸的脓液和血培养需同时送检厌氧菌和需氧菌。对于免疫抑制的患者，应考虑进行支原体和真菌培养。有阿米巴感染风险的患者，需抽取血液样本进行阿米巴血清学检查。在培养物出来之前，需使用覆盖包括革兰氏阴性菌、革兰氏阳性菌和厌氧菌的广谱抗生素，氨苄西林、氨基糖苷类抗生素联合甲硝唑或三代头孢菌素与甲硝唑联合应用是合适的。抗生素治疗的最佳持续时间尚不确定，必须个性化，这取决于引流的成功与否，抗生素应用时长应该基于感染持续的证据，如发热、寒战或白细胞增多症。但具体抗生素持续时间尚无定论，但推荐时长通常为 2 周或更长。

1953 年首次采用经皮穿刺引流治疗细菌性肝脓肿，但直到 20 世纪 80 年代，随着高质量影像学和介入放射学技术的发展，这一技术才被广泛接受并应用。在过去的 25 年里，经皮穿刺置管引流已成为绝大多数患者的治疗选择（图 54.26）。成功率可达 66% ～ 90%。其明显的优点是治疗简单（通常在放射诊断时进行），而避免了全身麻醉和剖腹手术。经皮导管引流的相对禁忌证包括腹水、凝血功能异常或穿刺路径上存在重要的组织结构。对于多发性脓肿，经皮穿刺引流的失败率通常较高，不过已经有报道显示先通过经皮穿刺引流治疗，如果引流失败后再行手术，引流成功率相当高。最近有一项回顾性研究比较了外科手术引流与经皮穿刺引流治疗巨大脓肿（＞ 5 cm）的效果，结果显示外科手术引流的成功率更高，尽管如此，2/3 的经皮穿刺引流是成功的，而且与外科手术引流相比，总体并发症发生率和死亡率相似。截至目前，尚缺乏经皮穿刺引流和外科手术治疗肝脓肿的前瞻性随机对照研究，但是病例分析结果提示对于大多数患者来说，两者的成功率和死亡率相似。在阅读一些当前试图回顾性比较这两种技术的病例分析时必须要谨慎，因为大多数行外科手术治疗的患者之前已经接受了其他并不成功的微创引流术。总的来说，对于需要同时行外科治疗的原发疾病（如阑尾炎）或经皮穿刺引流失败的患者可行外科手术治疗。值得注意的是，有报道称腹腔镜引流技术已经取得了一些成功，对某些经过严格挑选的患者可以考虑作为合理的治疗选择[4]。

许多病例研究对不放置引流管的经皮穿刺抽吸术进行了评估，成功率与经皮置管引流术相近，通常可达 60% ～ 90%[7]。但是，脓肿的抽吸治疗通常需要进行多次，25% 的患者需要 3 次甚至更多。有一项随机试验对经皮穿刺抽吸术与经皮置管引流术进行了对比研究，抽吸组的成功率为 60%，而引流组为 100%，但抽吸组除了 1 例患者进行了多次抽吸治疗以外，其他患者均只进行了 1 次。最近，另一项随机试验比较了单纯抽吸治疗与置管引流术的效果，随机入组 64 例患者，两组的治疗成功率、住院时间、抗生素持续

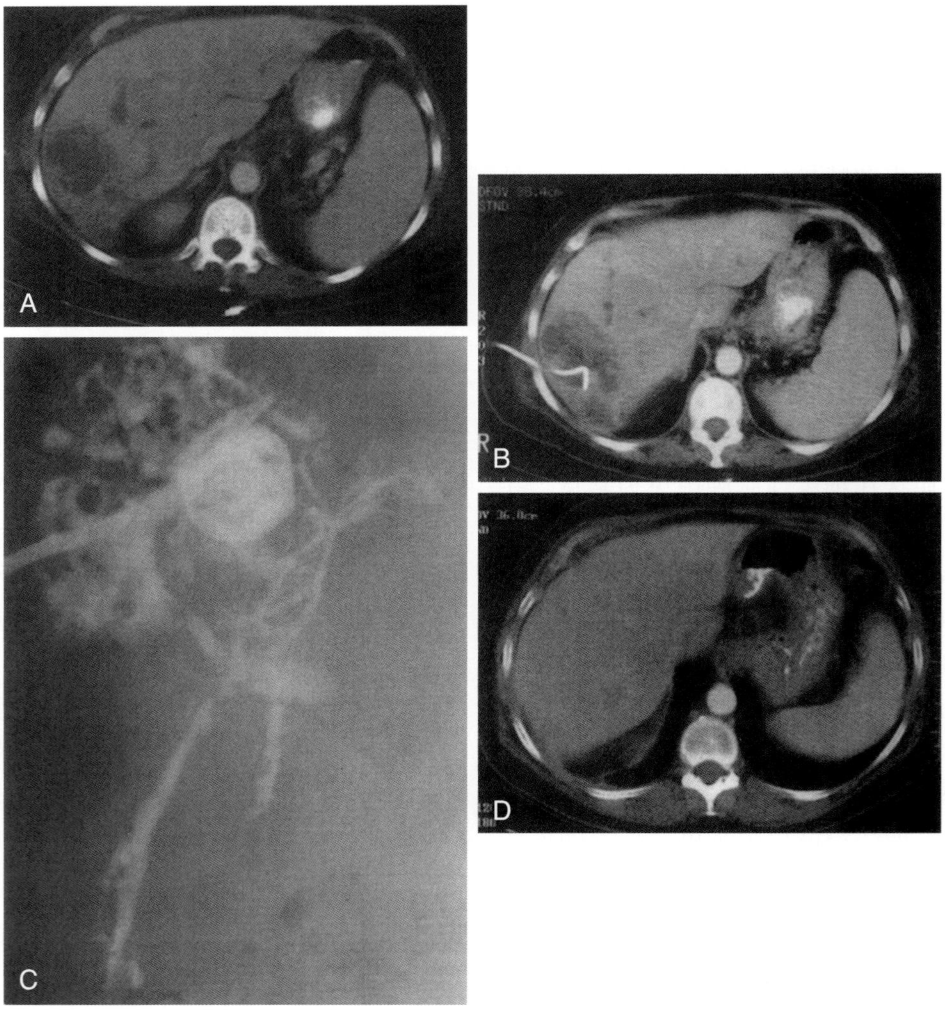

图 54.26 （**A**）CT 扫描显示右肝多发性肝脓肿；（**B**）经皮穿刺引流期 CT 扫描；（**C**）经引流导管造影显示脓肿典型的不规则分隔腔，与胆道系统相连；（**D**）治疗后 3 个月经 CT 扫描显示脓腔完全消失（From Brown KT，Getrajdman GI. Interventional radiologic techniques in the liver and biliary tract. In：Blumgart LH，Fong Y，eds. Surgery of the Liver and Biliary Tract. London：WB Saunders；2000：575-594.）

使用的时间和死亡率相似。单纯抽吸组的患者有40%的概率需要抽吸2次，20%需要抽吸3次。总的来说，尽管可以尝试单纯抽吸治疗，但经皮置管引流术仍然是更主流的治疗选择。

一些研究者报道了单用抗生素治疗成功的病例，但是这些患者绝大多数进行过诊断性抽吸，因此至少接受了部分引流术。此外，其他的病例分析报道仅使用抗生素治疗而不行引流术的肝脓肿患者死亡率非常高（59%～100%）。对于不适合手术治疗或拒绝任何有创治疗的患者，尝试单用抗生素治疗是合情合理的，但是在其他情况下不做推荐。

肝脓肿偶尔需要行肝切除术，这可能在存在肝恶性肿瘤继发感染、肝内胆管结石或肝内胆管狭窄的情况下适用。如果感染引起严重肝损害，一些患者会从肝切除术中获益。

预后

在过去的70年中，细菌性肝脓肿的死亡率显著下降。常规外科引流治疗出现之前，细菌性脓肿均是致命性的，随着外科引流术和静脉抗生素的使用，死亡率下降了大约50%，自1945年到20世纪80年代早期，这一死亡率相对稳定。20世纪80年代以来，报道的死亡率为10%～20%，而90年代以来的病例分析显示死亡率不到10%[7]。纪念斯隆·凯特林癌症中心（Memorial Sloan-Kettering Cancer Center，MSKCC）最近的报道显示，其死亡率为3%。许多研究分析了细菌性肝脓肿的不良预后因素，伴有恶性肿瘤、肝功能损害（黄疸，LFT明显升高）或脓毒血症似乎是预后不良的标志。出现慢性疾病的征象，如低蛋白血症，通常也与预后不良有关。最后，出现严重感染的征象，如明显的白血病增多症、较高急性生理学与慢性健康状况评分（acute physiology and chronic health evaluation，APACHE）Ⅱ、脓肿破裂、菌血症和休克，也与死亡率有关。

阿米巴性肝脓肿

流行病学

阿米巴病主要发生于热带发展中国家，但由于国家之间的相互移民、旅游，这一疾病也成了发达国家的显著问题。溶组织内阿米巴病流行于墨西哥、印度、非洲和中南美洲的部分地区。1995年，世界卫生组织估计全世界阿米巴结肠炎或阿米巴肝脓肿患者数量达4千万～5千万，每年导致4万～10万人死亡[8]。在此之前，由于溶组织内阿米巴（致病性种群）与迪斯帕内阿米巴（非致病性种群）没有被区分，阿米巴病实际患者数的估计并不确切。许多伴有腹泻的男同性恋者，或既往认为是溶组织内阿米巴携带者，实际证实是并不需要任何治疗的迪斯帕内阿米巴感染。溶组织内阿米巴感染的流行病学研究估计疫区人群的感染率高达55%，然而只有不到一半的感染者会出现症状。

相比细菌性肝脓肿，阿米巴肝脓肿（amebic abscess）多发生在20～40岁有疫区居留史的西班牙裔男性。贫穷或狭小的居住环境会导致较高的感染率。本病男性多于女性，在几乎所有研究中均显示患病的男女比超过了10∶1。经期女性侵入性阿米巴病的发病率很低，而孕期似乎就丧失了这种抵抗力，其机制未明。另据报道，大量饮酒可能使肝对阿米巴原虫易感。宿主免疫力下降更是感染的高危因素，且死亡率更高。没有疫区接触史的阿米巴肝脓肿患者通常存在相关的免疫缺陷，如HIV感染、营养不良、慢性感染或长期使用类固醇药物。

发病机制

溶组织内阿米巴是一种以滋养体或包囊形式存在的原生动物。除此之外的其他阿米巴都认为是不致病的，而且并不是所有的溶组织内阿米巴菌株都有致病性。其主要通过粪口途径传播，人是溶组织内阿米巴的主要宿主，与摄入包囊的携带者密切接触是感染的主要途径，污染的水源和蔬菜也是人类感染的来源。包囊一经摄入体内，并不在胃中降解，而是进入小肠，并在那里释放出滋养体，滋养体继续进入结肠并在结肠侵犯黏膜引起病变。

尚无证据表明滋养体可通过淋巴系统进入肝，故目前普遍认为滋养体侵犯肝的途径是门静脉系统。顾名思义，溶组织内阿米巴滋养体能够溶解组织，这一复杂的过程包括细胞黏附、活化，而后释放多种活性酶，从而引起组织坏死，主要机制可能是酶促细胞水解。局部的肝坏死逐步形成空腔，其内含有大量蛋白质碎屑，没有细胞，空腔周边有一层侵袭性的阿米巴滋养体，即形成阿米巴肝脓肿。在脓肿形成的早期，多形核白细胞大量聚集，随后被滋养体溶解。

侵入感染性阿米巴或阿米巴肝脓肿的患者会迅速产生抗阿米巴抗体分泌型免疫球蛋白A（immunoglobulin A，IgA），该抗体在体外试验中已被证实可抑制阿米巴在结肠上皮的黏附，然而这些抗体的产生不能阻止疾病的进展。有趣的是，缺乏抗阿米巴 IgG 抗体的儿童对侵入性感染具有天生的抵抗力，由此提示这是一个选择性的免疫介导反应。现有的证据表明，细胞介导的辅助性 T 细胞免疫反应很可能是主要的抗感染机制。

病理

从本质上来说，阿米巴肝脓肿是肝组织液化性坏死，形成充满血液和液化肝组织空洞的结果。典型的腔内液体呈鲚鱼酱样，除非继发细菌感染，否则腔内液体一般是无味的。肝坏死的范围会逐渐扩大，但是 Glisson 鞘不会被侵蚀，因其对阿米巴的水解作用抵抗力较强。因此阿米巴肝脓肿都有与肝被膜相毗邻的倾向。也正由于 Glisson 鞘的抗水解作用，包绕其内的三种管道结构得以保留。早期形成的空腔界限不清，边缘缺乏真正的纤维组织反应性增生。但是慢性脓肿最终能够形成纤维包膜甚至钙化。像细菌性脓肿一样，阿米巴脓肿亦多见于右肝。

表 54.6 阿米巴肝脓肿的症状、体征和实验室检查 *

参数	平均数	范围	病例数
症状和体征			
腹痛	92	73 ～ 100	1701
发热	90	72 ～ 100	2192
腹部压痛	78	40 ～ 100	1424
肝大	62	20 ～ 100	1539
食欲减退	47	28 ～ 89	499
体重下降	39	11 ～ 83	871
腹泻	23	12 ～ 40	1426
黄疸	22	5 ～ 50	1630
实验室检查			
粪便包虫 / 滋养体	12	4 ～ 30	4908
抽吸液中阿米巴	42	30 ～ 76	1402
血红蛋白（g/dl）	12.1	10.2 ～ 12.8	229
ALP（% ＞ 120 U/L）	76	65 ～ 91	589
总胆红素（g/dl）	1.4	0.8 ～ 2.4	509
白蛋白（g/dl）	2.8	2.3 ～ 3.4	404
AST（× 正常值上限）	1.7	1.0 ～ 2.5	459

* 来自近年来大量文献回顾。

临床特征

大约 80% 的阿米巴肝脓肿患者症状持续时间为数天至 4 周不等。研究发现，典型症状的持续时间一般不超过 10 天。常见的临床症状和体征见表 54.6。典型的临床特征包括年龄介于 20 ～ 40 岁，近期疫区接触史，有发热、寒战、右上腹疼痛、右上腹压痛阳性及肝大的表现。典型特点为持续性钝痛且局限于右上腹。虽然患者都存在结肠感染，但是只有大约 25% 的患者有腹泻的表现，也有部分研究报道的比例稍高一些。约 1/3 的活动性阿米巴结肠炎患者同时存在肝脓肿。黄疸一般由巨大脓肿压迫胆道引起的，并不是像以前认为的那样少见，全世界范围内平均 22% 的患者具有这一特征表现。当症状持续数周时会出现体重减轻和肌肉疼痛。如果右侧膈肌受到刺激会有胸膜炎或肩部疼痛。如果脓肿位于左肝，症状和压痛可能位于上腹或左上腹。脓肿破裂并发腹膜炎并不常见，多发生于左侧的脓肿。脓肿破裂到胸膜腔、心包腔和其他腹内器官比较罕见，但也曾经报道过。

急性表现（症状持续＜ 10 天）与慢性表现（症状持续＞ 2 周）的患者存在临床差异。急性表现通常更明显，伴有高烧、寒冷和明显的腹部压痛。在急性表现中，50% 的患者有多发性病变，而在慢性表现中，超过 80% 的患者表现为右侧肝单发的病变。另外，急性期的病情变化较慢性期更加复杂，但两者对治疗的反应相似。

阿米巴肝脓肿患者的实验室检查多有异常（表 54.6）。通常有轻到中度的白细胞增多症，不伴有嗜酸粒细胞增多，贫血也很常见。LFT 结果包括白蛋白、凝血酶原时间、ALP、AST 和胆红素，通常表现为轻度异常，最常见的 LFT 异常是凝血酶原时间延长。由于 70% 以上的阿米巴肝脓肿患者粪便中检测不到阿米巴滋养体，所以最有用的检查手段是检测循环血中的抗阿米巴抗体，90% ～ 95% 的患者存在这一抗体。多年来人们已经设计出了许多血清学检查方法。过去间接血凝素试验应用的非常广泛，敏感性达 90%，但这一试验很大程度上已经被酶联免疫分析（enzyme immunoassays，EIAs）替代，后者操作简单、迅速而且价格便宜。据报道肝脓肿患者 EIA 的敏感性为 99%，特异性超过 90%。遗憾的是，陈旧感染也可以检测到抗体，所以对疫区患者来说，抗体阳性不一定可以解释近期急性感染。目前的研究以鉴定特异的溶组织内阿米巴抗原为重点，以期识别急性感染。抗原检测试剂盒已在流行地区进入了临床评估阶段。这些试剂盒可以检测血清和肝脓肿中的溶组织内阿米巴凝集素抗原，在小规模的研究中已被证明具有很高的敏感性。然而，如果在使用甲硝唑治疗后进行试验，敏感性可能会降低。

影像学检查是诊断阿米巴肝脓肿的重要手段。大约一半的病例胸部X线片有异常表现，通常是右膈抬高、胸腔积液或肺不张。据报道，当结合典型的病史和临床表现时，腹部超声的准确性大约为90%。典型的超声所见是紧靠肝被膜的圆形病灶（见前文），脓肿壁没有明显的回声，腔内容物通常呈低而不均匀的回声（图54.27），40%～70%的病例有这些超声表现。腹部CT扫描可能比超声检查更加敏感，有助于阿米巴肝脓肿和化脓性脓肿的鉴别，因为后者的边缘强化明显（图54.28）；CT还有助于鉴别单纯性囊肿和坏死性肿瘤。对于典型病例，肝MRI与CT或超声检查相比没有明显的优势，但是MRI有助于鉴别非典型病变。核医学检查，如镓或^{99m}锝肝扫描，有助于鉴别化脓性和阿米巴脓肿，因为后者一般不含有白细胞，因此扫描时并不显像。

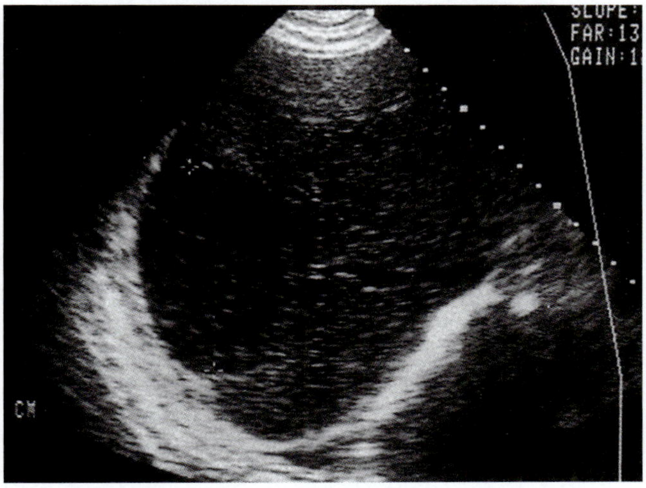

图54.27　阿米巴肝脓肿典型的超声表现。注意脓肿位于肝边缘，圆形，脓肿壁和脓肿内部的回声较弱（From Thomas PG, Ravindra KV. Amebiasis and biliary infection. In：Blumgart LH, Fong Y，eds. Surgery of the Liver and Biliary Tract. London：WB Saunders；2000：1147-1166.）

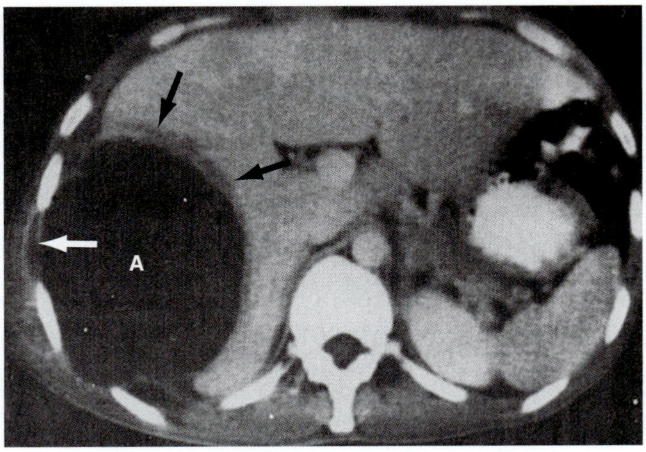

图54.28　阿米巴脓肿CT扫描的表现。病变呈圆形，位于外周。囊壁无强化，有外周水肿（黑色箭头方向）。注意肋间隙已受累（白色箭头方向）

如上述检查仍然无法明确诊断，还有两个选择可以考虑。其一即抗阿米巴药物试验性治疗，如治疗过程中患者病情迅速改善则诊断成立。其二，当阿米巴血清学检查没有阳性结果，而且不适合抗生素试验性治疗或治疗未能改善症状的情况下，可以考虑诊断性穿刺抽吸术。化脓性脓肿中含有细菌和白细胞，而阿米巴脓肿的脓液具有典型的鱼子酱样外观，培养通常阴性，而且不含有白细胞。不过当考虑肿瘤或包虫病时不能行穿刺抽吸术。

鉴别诊断

阿米巴肝脓肿的鉴别诊断较多，包括病毒性肝炎、棘球蚴病、胆管炎、胆囊炎，甚至其他一些腹部炎症性疾病，如阑尾炎。在表现不典型的情况下，肝恶性病变也可以有相似的表现。偶尔还须考虑原发性肺部疾病。最重要的鉴别诊断是化脓性肝脓肿，鉴别要点见表54.5和“细菌性脓肿”章节。

治疗

阿米巴脓肿最主要的治疗药物是甲硝唑（每次750 mg口服，每天3次，治疗10天），治愈率超过90%，临床症状的改善通常出现在治疗开始的3天内。其他的硝基咪唑（塞克硝唑、替硝唑）也是有效的治疗药物，通常在美国以外使用。如果甲硝唑的治疗效果差或患者对药物不耐受，可以使用其他药物。对于侵入性阿米巴病（尤其是肝内），盐酸依米丁对侵入性阿米巴有效，但是需要肌内注射，而且有严重的心脏副作用。选用氯喹可以避免此缺点，但是治疗效果较差。肝脓肿治疗后，推荐使用肠腔内作用的药物如双碘喹啉、巴龙霉素和二氯尼特治疗阿米巴携带状态。

治疗性细针穿刺抽吸术也推荐用于阿米巴脓肿的治疗。一个小规模的随机试验比较了甲硝唑联合或不联合穿刺抽吸术的治疗效果，结果显示联合穿刺抽吸组的效果稍强于对照组，但是由于改善程度较小，所以并不支持常规使用[9]。总的来说，穿刺抽吸术推荐用于诊断不明（见前文）、甲硝唑治疗3～5天后症状无改善或者脓肿有较高的破裂风险等情况下。直径超过5 cm或位于左肝的脓肿破裂风险较高，穿刺抽吸治疗须慎用。

预后

尽管阿米巴肝脓肿对治疗的反应非常迅速，但是仍然要重视一些并不常见的并发症。阿米巴肝脓肿最常见的并发症是脓肿破入腹腔、胸腔或心包腔。脓肿破裂最重要的决定因素是脓肿大小，总发生率从3%到17%不等。脓肿破入腹腔后大多数被膈肌、腹壁和（或）大网膜局限包裹，但也能与空腔脏器形成内瘘。脓肿破入腹腔通常表现为腹痛、腹膜炎、肿块或全腹胀，过去对这种并发症的处理是剖腹探查术，但现在许多病例可以通过经皮穿刺引流来治疗。目前剖腹探查适用于诊断不清、空腔脏器穿孔、内瘘形成过程中出现出血或脓毒症和保守治疗无效的患者。脓肿破入胸腔通常很快出现大量的胸腔积液和肺不张，治疗手段主要是胸腔穿刺术，但如果继发细菌感染，有必要行积极的外科手术治疗。脓肿还可以破入支气管，通常可以通过体位引流和支气管扩张药物进行控制。罕见的情况下，左侧脓肿破入心包腔，表现为无症状的心包积液，甚至心包填塞，此时必须进行穿刺引流治疗。其他并发症包括巨大脓肿压迫胆管或下腔静脉，以及脑脓肿。

阿米巴肝脓肿患者的死亡率约为5%，而且似乎并不会受到甲硝唑联合穿刺抽吸治疗或病程长短的影响。当脓肿破裂时，报道的死亡率从6%到50%不等。预后不良的独立危险因素有血清胆红素升高（> 3.5 mg/dl）、脑病、低蛋白血症（< 2.0 g/dl）、多发性脓腔、脓肿体积> 500 ml、贫血和糖尿病。尽管充分的抗阿米巴药物治疗都能改善临床症状，但是从影像学上看脓腔的吸收通常是滞后的，脓肿吸收的平均时间为3～9个月，有些甚至长达数年。影像学研究证实，超过90%的可见病灶随着治疗会消失，但少部分患者会残留无临床症状的病灶。

棘球蚴囊肿（hydatid cyst）

棘球蚴病或包虫病是一种人畜共患传染病，主要在牧区流行，但由于狗是终末宿主，所以世界各地均有发病。包虫病是地中海国家、中东、远东、南美、澳大利亚、新西兰和东非的地方病。人类与狗接触可传染该病，但人与人之间并不传染。

有三种棘球绦虫能够引起包虫病，细粒棘球绦虫最常见，而多房棘球绦虫和少节棘球绦虫只占少数，狗是细粒棘球绦虫的终末宿主，成熟的绦虫附着在狗的回肠绒毛上，每天有成千上万个虫卵随着狗的粪便一起排出。其中间宿主通常是羊，偶尔情况下人类也可成为中间宿主。对这种寄生虫来说，人体即是它们的终末阶段。在人十二指肠里，虫卵孵化成含有小钩的六钩蚴，后者穿透黏膜并随血流到达肝（最常见）或肺，定居后处于幼虫期，即棘球蚴。

幼虫在感染后3周即可发育成肉眼可见的包虫囊肿，然后呈球形缓慢生长，囊肿周围包绕了一层由宿主组织形成的纤维外膜。囊壁本身由两层组成：外层是胶质膜（外囊），内层是胚膜（内囊）。生发囊较小，囊内有大量细胞团，最终发育成头节。在终末宿主中，头节将发育为成虫，但在中间宿主只能分化成新的棘球蚴。生发囊和头节漂浮在囊液中，形成了所谓的棘球蚴。母囊可生出子囊，包虫囊可死于囊壁退化、囊内空泡形成和囊壁钙化。但是包虫囊钙化并不代表其死亡。

棘球蚴囊肿的发病年龄平均为45岁左右，男女比例相似。大约75%为位于右肝的单发囊肿。如果没有并发症，大部分患者没有症状。最常见的症状是腹痛、消化不良和呕吐。最常见体征是肝大。大约8%的患者会出现黄疸或发热。包虫囊肿可以继发细菌感染，其表现与细菌性脓肿相似。囊肿可以破入胆道或支气管，或者腹腔、胸腔或心包腔，广泛播散可引起弥散性包虫病和可能致命的过敏反应。在诊断不明的情况下，可以利用诸多血清学试验检测抗体，但敏感性和特异性均很低。

诊断包虫病最常用的是超声检查，它具有有效、经济和准确的特点。超声中许多发现具有诊断价值，但依赖于检查时囊肿所处的阶段。单纯的包虫囊肿界限清楚，囊壁内有出芽的征象，囊内含有自由漂浮的呈高回声的棘球蚴砂，当存在子囊时，可显示莲花征。包虫囊肿内有时充满不定形的团块，可误导诊断。囊壁钙化往往高度提示包虫病（图54.29）。CT和MRI能够见到相似表现，这些横断面成像检查也能够评估肝外病变，并提供囊肿与肝之间详细的解剖关系。当怀疑囊肿累及胆道时，有必要行ERCP或经皮肝穿刺胆道造影术（percutaneous transhepatic cholangiography，PTC）。

尽管肝包虫病以外科治疗为主，但新的替代治疗正在发展中。总的来说，绝大多数囊肿需要治疗，但是对于老年患者，如果囊肿体积小、无症状而且钙化致密，也适合保守治疗。术前准备推荐使用类固醇药物，麻醉师应准备肾上腺素和类固醇等药物用于可能发生的过敏反应。手术方式有多种，但一般而言均是完整探查腹腔，游离肝并暴露囊肿，术中应用纱布保护切口和囊肿周围器官，这一点非常重要，因为囊肿破裂能引起过敏反应和包虫播散种植。通常先利用负

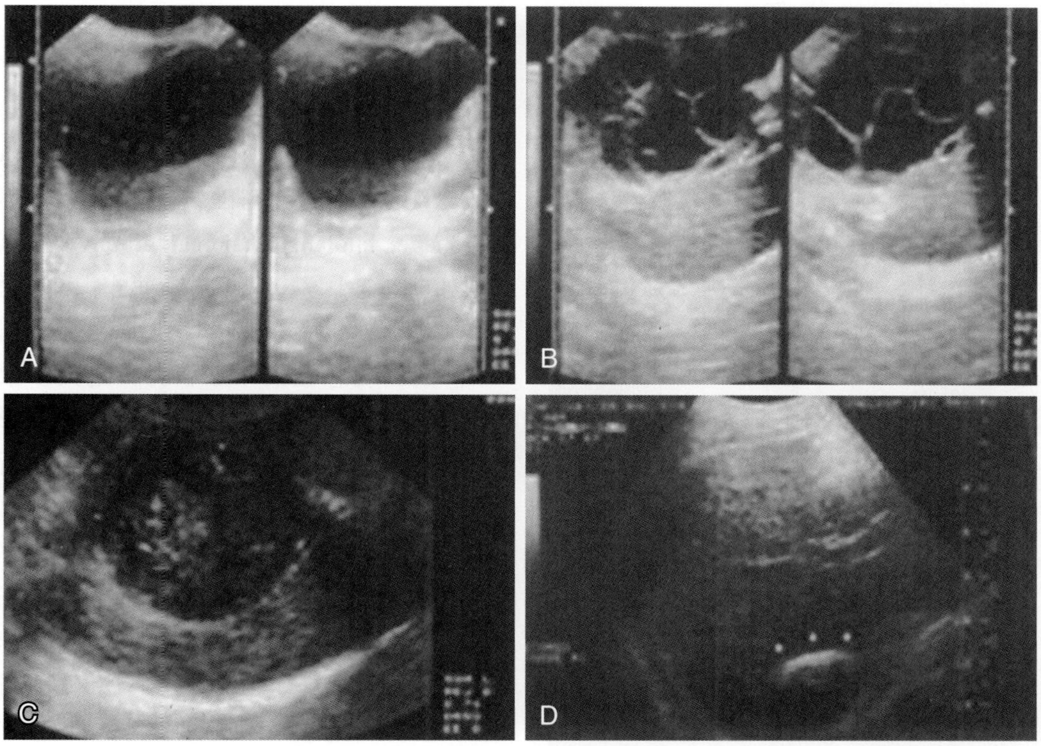

图 54.29 超声显示不同时期棘球蚴囊肿的典型特征：（**A**）含有"棘球蚴砂"的单纯棘球蚴囊肿；（**B**）子囊、孙囊，及典型的莲花征；（**C**）当表现为实性或囊实性时，棘球蚴囊肿内充满了不定形的物质；（**D**）囊壁钙化，呈蛋壳样表现（From Thomas PG, Ravindra KV. Amebiasis and biliary infection. In：Blumgart LH，Fong Y，eds. Surgery of the Liver and Biliary Tract. London：WB Saunders；2000：1147-1166.）

压吸引抽吸囊液，并使用高渗盐水等冲洗囊腔以杀灭头节，然后打开囊肿，可选择包括切除术（或外囊切除术）、袋形缝合术、外囊敞开术、囊肿引流术、网膜成形术或包含囊肿的肝部分切除术等手术方式，也可不打开囊肿而直接行完整的外囊切除术或标准的肝部分切除术（图 54.30）。尽管目前还没有前瞻性的对比研究，但根治术（切除）和保守的外科治疗（引流加抽吸）在控制疾病方面似乎同样有效。当术中或术前诊断囊肿与胆管相通时，务必要仔细找出该胆管，通常来说，简单的缝合修补就足够了，但是大胆管的修补有必要行胆总管引流或术后 ERCP。许多病例报道了腹腔镜囊肿引流和开窗术，结果均取得了很好的疗效。外科治疗的复发率为 1% ～ 20% 不等，但是在经验丰富的治疗中心通常为 5% 或更少。

过去，包虫囊肿是经皮穿刺抽吸术的禁忌证，因为囊肿有破裂的风险，而且穿刺后渗漏不可控制。但是近年来，许多学者报道对一些经过严格挑选的患者行经皮穿刺抽吸并注射杀灭头节药物，取得了很高的成功率，这一技术简称为穿刺抽吸、注射再抽吸（puncture，aspiration，injection，and reaspiration，PAIR），在一些医疗机构已经越来越被接受。有两个随机试验，其中有一个比较了 PAIR 和手术的治疗效果（$n = 50$），另一项比较了 PAIR 和药物治疗的效果，结果显示两组治疗的成功率相似。但这些试验规模较小，而且存在明显的方法学问题，因此不能得出令人信服的结论[10]。尽管手术仍是首选治疗方法，但显然需要进一步开展前瞻性试验，以研究这项有趣且可能有用的技术。对细粒棘球蚴的患者，阿苯达唑或甲苯达唑等药物治疗能够有效缩小包虫囊肿的大小，但是只有不到 50% 的患者囊肿能够完全消失。术前药物治疗可以减少囊液渗漏的风险，因此是一个合理而且安全的治疗方法[7]。单纯的药物治疗或引流术仅适用于包虫广泛播散或不耐受手术的患者。

复发性化脓性胆管炎

复发性化脓性胆管炎（recurrent pyogenic cholangitis，RPC）是由肝内外胆管结石和狭窄引起的胆管炎反复发作的临床综合征，这一临床表现有许多名称，通常称为东方胆管肝炎或肝内胆管结石病。这一疾病几乎仅见于亚洲人和亚洲医疗中心，当然也包括世界各地的亚洲移民，男女发病比例相似。从历史上看，发病年龄为 20 ～ 40 岁，多来自较低的社会经济阶层。

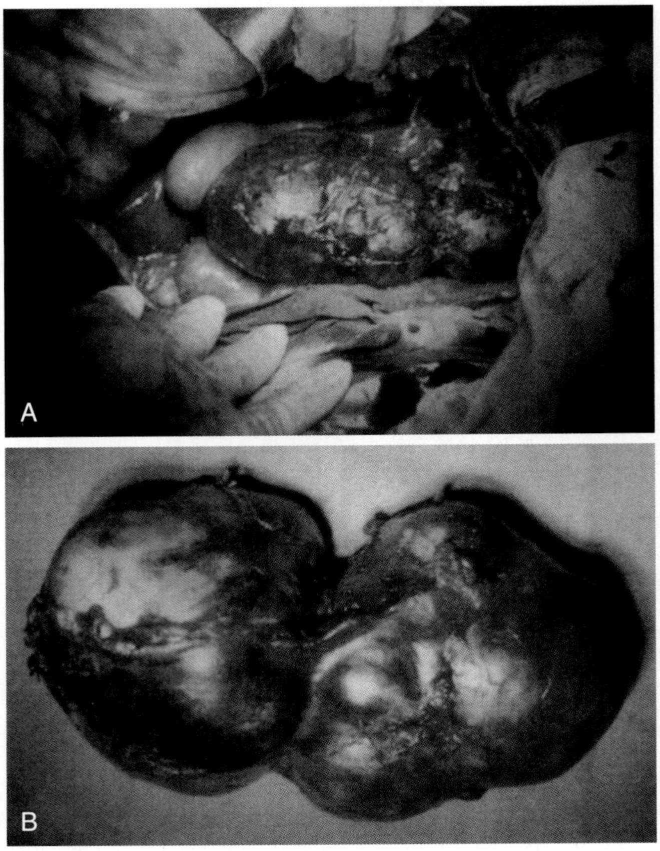

图 54.30 （A）左外叶外周型包虫囊肿；（B）外囊切除术后完整的标本，注意整个外囊已经完整切除（From Milicevic MN. Hydatid disease. In：Blumgart LH，Fong Y，eds. Surgery of the Liver and Biliary Tract. London：WB Saunders；2000：1167-1204.）

RPC 的病因不明，但与肠道细菌引起的胆道反复感染有关，最终胆道内形成结石和狭窄，但是到底哪个最先发生并不清楚。本病在胆道内形成的是胆色素性结石，部分患者甚至没有结石，只发现胆道淤泥。目前已经注意到 RPC 与华支睾吸虫和蛔虫感染有关，不过真正的因果关系还没有得到证实。

狭窄可发生在胆道内的任何部位，但是更多的是累及肝内主要的肝管，最常受累的是左肝管。大约只有 20% 的患者累及胆囊。肝硬化和肝衰竭仅见于长期感染的患者，并且通常还接受过多次手术治疗。其并发症包括胆总管十二指肠瘘和胆总管结石引起的急性胰腺炎。胆管癌发生率的升高也已经引起了注意，但是很难证实两者的因果关系。

RPC 患者的典型特点是青年、亚洲裔、社会经济阶层低，典型表现是反复发作的胆管炎。主要的表现是胆管炎引起的发热、右上腹痛和黄疸。胆道梗阻通常为不完全性，因此明显的黄疸和瘙痒并不常见。另外，这类患者往往还存在白细胞增多症，以及与胆道梗阻程度一致的 LFT 异常。评估病变的解剖分布对制订合理的治疗计划意义重大，因此有必要联合使用超声、CT 和直接胆管造影术这三种检查手段，而经内镜或经肝穿刺直接胆管造影被认为是对横断面成像的重要补充。磁共振胰胆管成像术（magnetic resonance cholangiopancreatography，MRCP）是一种无创的检查手段，它将横断面成像和胆管成像结合起来，这项技术最终可能会替代直接的胆管造影术。

当出现急性临床症状时，绝大多数患者通过保守治疗病情会得到改善，继而可进行影像学检查并确定手术计划。如果在急性期需要进行手术干预的话，必须以充分的胆道减压为重点，可以通过开腹胆总管探查、内镜乳头切开或支架置入等手段实现。尽管如经皮胆道镜取石术（percutaneous transhepatic cholangioscopic lithotomy，PTCSL）等非手术治疗手段已经取得了发展，但外科手术仍然是主要的治疗手段。PTCSL 通常用于具有中度手术风险或手术无效的患者，它的结石清除率较高（＞ 80%），保证了较好的远期治疗效果。不过，结石也很容易复发，而且大多数与胆道狭窄相关。

手术治疗的目标是清除胆道结石并分流、切除或扩张狭窄的胆道。许多病例只需要行胆总管探查，伴或不伴肝管空肠吻合术，对于复杂病例，有一个能长期行胆道介入性放射学操作的成功方法，即肝管空肠吻合时将 Roux-en-Y 空肠袢的末端延长固定在皮肤或皮下间隙（图 54.31）。其他可行的手术方式包括狭窄成形术或部分肝切除术，后者适用于肝内胆管狭窄、肝萎缩、肝脓肿或怀疑胆管癌的患者。

来自亚洲的大型病例报道显示，外科治疗和肝切除术应用广泛，外科手术死亡率为 1%。通过积极的治疗，结石清除率几乎达到 100%。远期效果也较好，结石复发率不到 5%。大约 10% 的患者同时存在胆管癌，此类患者的远期生存率主要取决于并发的胆管癌。部分特别复杂的病例复发率较高。

肿瘤

实性良性肿瘤

据估计，良性局灶性肝肿瘤在发达国家人群中的发病率为 10% ～ 20%，随着放射学检查的迅速改进和应用增多，这些肿瘤越来越常见，熟悉其临床特点、自然病史、影像学特征和手术适应证就显得尤为

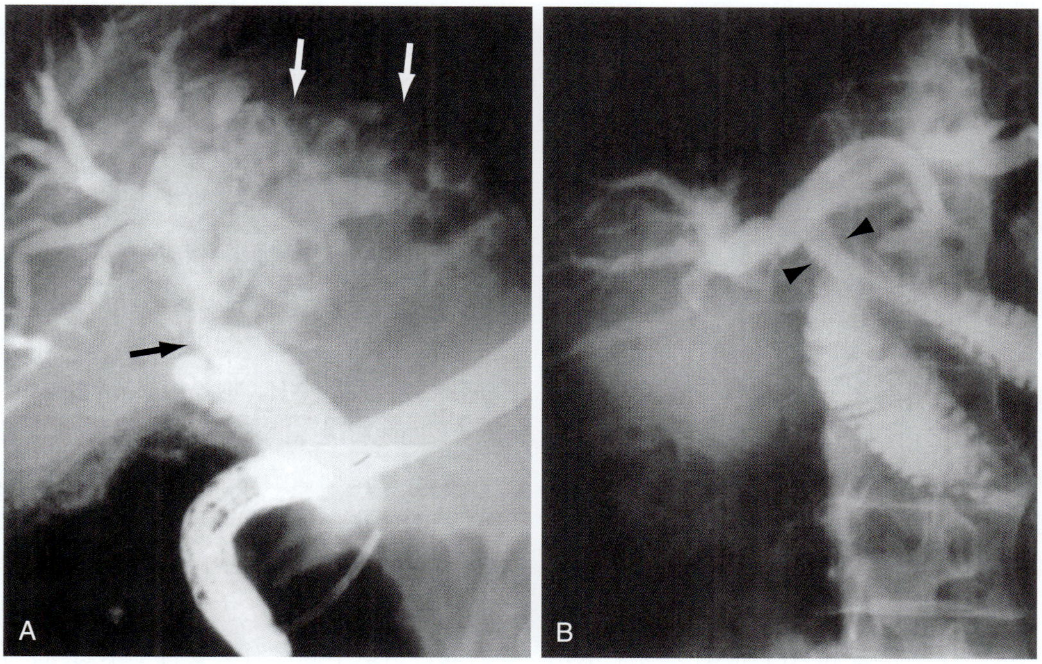

图 54.31 （**A**）复发性化脓性胆管炎的胆道造影以及肝总管狭窄（黑色箭头方向），左侧胆管扩张伴大量结石（白色箭头方向）；（**B**）与Ⅲ段肝管行肝肠吻合术（箭头尖）。可弯曲的胆道镜通过吻合口进入左肝管，所有的结石已经取净（From Fan ST，Wong J：Recurrent pyogenic cholangitis. In：Blumgart LH，Fong Y，eds. Surgery of the Liver and Biliary Tract. London：WB Saunders；2000：1205-1225.）

重要。现代影像学检查。如 CT、超声和 MRI 能够充分显示许多良性病变的特征，但是当影像学诊断不清时，需要检测血清肿瘤标志物（AFP、CEA）并寻找原发肿瘤（怀疑转移瘤时）。最终，为获得明确诊断有时必须切除肿瘤。用于评估、活检和切除肿瘤的腹腔镜技术也已经成为重要的诊断技术。

肝细胞腺瘤

肝细胞腺瘤（liver cell adenoma，LCA）是正常肝组织中相对少见的肝细胞良性增生。多见于年轻女性（20～40 岁），与使用口服避孕药（oral contraceptive pills，OCPs）等类固醇激素有关，女性与男性的发病比例接近 11∶1。LCA 的其他危险因素包括肝血管病、Ⅰ型糖尿病和家族性腺瘤性息肉病。LCA 一般单发，12%～30% 多发，数量超过 10 个称为腺瘤病。有趣的是，多发腺瘤与使用 OCPs 无关，男女发病比例也没有如此悬殊。从组织学上看，LCA 由分化良好的肝细胞以索状排列组成，细胞内糖原和脂肪含量增加，病变中看不到微胆管和正常的肝结构，多见出血和坏死。最近，基于一个法国合作小组详细的分子病理学相关研究，提出了一种分子病理学分类，将腺瘤分类为 β- 连环蛋白突变腺瘤、HNF1A 突变腺瘤、炎症性腺瘤和其他未分类腺瘤[11]。分子研究还发现了与恶性转化高风险相关的遗传特征。具体来说，在 β- 连环蛋白激活的 LCA 中，恶性转化的风险最高[11]。随着进一步的研究，驱动腺瘤形成的新的致病途径正在明确，“其他未分类腺瘤”占比正变得越来越小。例如，最近，在 5% 的 LCA 中观察到音猬因子的激活。有趣的是，这些具有音猬因子激活的 LCA 与肥胖和出血有关。此外，具有 β- 连环蛋白突变的 LCA 可以根据突变的性质进行进一步分类。例如，第 3 对外显子突变的患者发生肝细胞癌（HCC）的风险较高，而第 7/8 对外显子的突变只导致 β- 连环蛋白的弱激活，而没有恶性转化的风险。

LCA 患者在 50%～75% 的时间里会有不适症状，上腹痛较常见，可能与肿瘤内出血或局部压迫有关，查体通常无阳性发现，肿瘤标志物正常。当肿瘤在腹膜内破裂出血时会出现严重的临床表现。通常增强 CT 扫描显示病灶呈边界清楚、不均匀的肿物，动脉早期有强化。MRI 扫描有特异的影像学特征：肿物边界清楚，质地不均匀，瘤内含有脂肪或伴有出血。尽管有高质量的影像学检查，但对于诊断困难病例，通过手术切除来确诊有时也是必要的。有趣的是，诸多研究正在阐明分子亚型和影像学之间的关系。

LCA 两个主要的风险是破裂（伴可能威胁生命的腹腔内出血）和恶变。评估破裂的具体风险概率很困难，据估计高达30%～50%而且与肿瘤大小有关。所有自发性破裂出血病例都发生在5 cm及更大的病变中。虽然有许多LCA恶变成肝细胞肝癌的报道，但真正恶变的风险很低。具有β-连环蛋白激活的肝腺瘤应考虑进行早期手术干预，因为恶性转化最常发生在该亚型中。

表现为急性出血的患者需要紧急处理，如果可能的话，肝动脉栓塞很有帮助，而且通常是有效的姑息治疗方法。一旦病情稳定并经适当的复苏后，需要剖腹探查切除肿物。同样，有症状的LCA也要切除。对于服用OCP的无症状LCA患者，停药后可以观察到肿瘤萎缩，但是也有肿瘤增大并且破裂的情况发生。怀孕期间LCA的变化不可预测，建议在怀孕前切除肿瘤。总的来说，外科医生必须充分权衡，保守处理（一系列影像学检查和AFP检测）与手术切除的利弊，鉴于经验丰富的医生手术死亡率较低和保守观察的风险性，绝大多数专家推荐手术切除。本病的手术切缘并不重要，可以行肿瘤局部切除术。腺瘤病的处理颇具争议，对于巨大的病变，由于存在破裂的风险，推荐手术切除，但小于5 cm的病变恶变倾向小，可予以保留。有时，对于进展性的腺瘤病可行肝移植术。

局灶性结节增生

局灶性结节增生（focal nodular hyperplasia，FNH）是第二常见的肝良性肿瘤，多见于年轻女性[12]。FNH通常表现为正常肝内较小的结节状肿物（< 5 cm），肿物在左、右肝出现的概率相近，中心纤维瘢痕伴放射性间隔是其特征，但是大约15%的病例看不到中心瘢痕。显微镜下可见FNH内含有分化良好的肝细胞，这些细胞由来源于中心瘢痕的多个纤维间隔分成束状，病灶内没有典型的肝血管，但可见散在分布的不典型胆管上皮细胞。中心瘢痕内经常含有一条大动脉，后者放射状发出多条小动脉。FNH的病因不明，通常认为与血管发育畸形有关。雌激素和OCP被认为参与了FNH发生和发展的过程，但是它们的关联程度很弱，而且很难证实。

大多数FNH是在剖腹手术，或是在影像学检查时偶然发现的。症状不典型，最常见的表现是定位模糊的腹痛，也可表现为多种非特异的症状。根据这些症状判断存在FNH通常是很困难的，因此需要寻找其他可能的诊断方法，体格检查通常没有阳性发现，LFT可能会有轻度异常，血清AFP水平正常。

随着肝胆影像学技术的进步，大多数FNH可以通过放射学检查明确诊断。增强CT和MRI已经成为诊断FNH的准确方法，通常表现为质地均匀的肿块，伴有中心非强化瘢痕，动脉期迅速强化。随着时间推移，增强逐渐消失，病变在门脉期和延迟期与肝实质呈等强度。当肿块没有中心瘢痕时，放射学诊断比较困难，有时与肝细胞腺瘤或恶性肿瘤（尤其是纤维板层样肝细胞癌）无法鉴别。偶尔有必要进一步行组织学检查，此时建议手术切除以明确诊断。也有推荐细针抽吸活检诊断FNH，但是经常不能做出明确的判断。

总的来说，FNH是生长缓慢的良性肿瘤。绝大多数患者长期没有症状，破裂、出血和梗死相当少见，FNH恶变还未有报道。因此，FNH的治疗依赖于诊断的确实性和患者的症状。有典型放射学特征而没有症状的患者不需要治疗[12]。如果诊断不明确，为取得组织学确诊有必要行手术切除；有症状的患者需行全身检查，除外其他能够解释症状的病理变化，对FNH进行连续的影像学监测是合理的，因为绝大多数患者的症状可以自行缓解；症状持续存在或者肿物增大的FNH患者需要考虑切除。由于FNH是良性病变，切除手术必须在并发症发生率和死亡率很低的前提下进行。

血管瘤

血管瘤是最常见的肝良性肿瘤[12]。女性较男性多见（3∶1），平均发病年龄大约为45岁。体积较小的毛细血管瘤没有临床意义，较大的海绵状血管瘤应引起肝脏外科医生的注意（图54.32）。海绵状血管瘤与FNH有关，也被认为是先天性血管畸形，血管瘤体积增大更多的是由血管扩张引起而不是肿瘤形成。血管瘤多为单发，直径小于5 cm，左、右肝发病率相近，直接大于5 cm就可以称为巨大血管瘤。血管瘤退化或血栓形成可形成致密的纤维肿块，很难与恶性肿瘤相鉴别。显微镜下看，血管瘤由纤薄的纤维间隔分隔的血窦组成，血窦被覆内皮细胞，其内充满血液。

大多数情况下，血管瘤没有症状。在影像学检查时偶然发现。有张力的巨大血管瘤可能会引起隐约的上腹部症状。但如果要把症状归因于肝血管瘤，必须检查有无其他疾病，因为大约一半的患者会发现存在其他合并症。偶尔，快速膨胀或急性血栓形成能够引起症状。肝血管瘤自发破裂非常罕见。与血管瘤相关的Kasabach-Merritt综合征表现为血小板减少症和消耗性凝血病，虽然极少见，但已经有详细的报道。

肝血管瘤的LFT和肿瘤标志物通常正常，大多

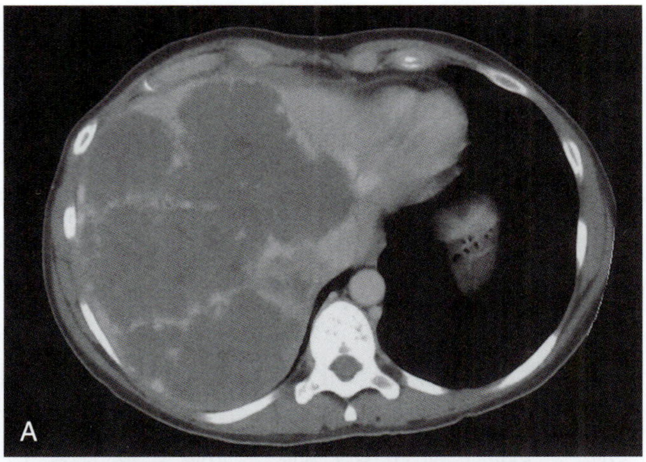

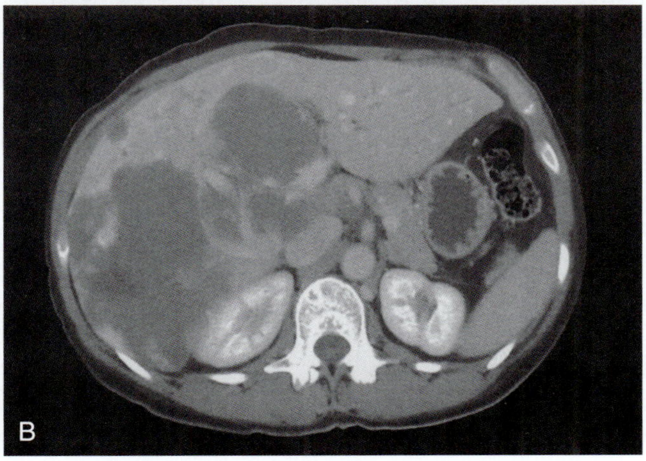

图 54.32 （**A** 和 **B**）CT 扫描显示巨大海绵状血管瘤，肝左和肝中静脉受压移位，血管瘤与门静脉左支相邻肿瘤引起了临床症状，需行扩大的右半肝切除术

数病例能够依靠放射学检查做出诊断，如果出现典型的边缘结节性强化，CT 和 MRI 就足以做出诊断。同位素标记红细胞肝扫描是个准确的检查方法，但是如果有高分辨 CT 和 MRI，则该检查就没有必要了。对可疑的血管瘤行经皮穿刺活检有潜在的危险，而且并不准确，因此不做推荐。

一般来说，肝血管瘤是良性病变，大多数肿瘤在很长的一段时间内保持稳定，破裂或出血的风险很低[12]。但是的确有部分血管瘤会进展并出现症状，偶尔需要手术切除。肝血管瘤恶变还未曾报道过，因此对诊断明确而且没有症状的患者可以采取观察处理[12]。有症状的患者需接受全身检查，寻找其他的能够解释症状的原因，如果没有发现其他原因，可以考虑手术切除。肿瘤破裂、增大，及出现 Kasabach-Merritt 综合征也是手术切除的适应证。极少数诊断不明的患者为明确诊断也有必要行切除手术。肝血管瘤的切除手术应该在并发症发生率和死亡率很低的条件下进行，首选的切除方式是在阻断血供的情况下行血管瘤摘除术，但对某些病例也有必要行解剖性肝切除。位于肝中心的巨大血管瘤手术并发症发生率很高。

儿童肝血管瘤约占所有儿童肝肿瘤的 12%。肝通常多发，同时血管瘤也可累及其他器官。儿童巨大血管瘤可因动静脉瘘继发充血性心力衰竭。有症状的血管瘤患儿如果不进行治疗死亡率为 70%，但是小毛细血管瘤几乎都能消退。有症状的患儿可以利用治疗性栓塞缓解充血性心力衰竭。充血性心力衰竭应该进行药物治疗，也可以使用放疗和化疗，但是经验有限。对于有症状的病变或者肿瘤破裂，有必要行手术切除。

其他良性肿瘤

良性的实性肝肿瘤多数是 LCA、FNH 或血管瘤，也有一些其他的良性肝肿瘤，但是非常少见，而且很难与恶性肿瘤相鉴别。巨大再生结节（以前称为腺瘤样增生）单发或多发、边界清楚，胆汁染色、突出于肝表面，主要见于肝硬化的患者，由慢性肝损伤引起的增生性反应所致，有恶变倾向，很难与肝细胞癌鉴别。结节再生性增生（nodular regenerative hyperplasia，NRH）是良性的弥漫性小结节病变，通常＜ 2 cm，与淋巴增生性障碍、胶原性血管疾病、类固醇的应用或化疗有关，NRH 没有恶变倾向，与肝硬化无关联，为了鉴别可疑的结节是否为恶性，有必要行结节活检。

间叶性错构瘤（mesenchymal hamartoma，MH）是儿童少见的单发肿瘤，占儿科肝肿瘤的 5%，通常表现为肝右叶巨大囊性肿物，临床表现为逐渐加重的无痛性腹胀，当巨大肿物引起压迫症状时有必要手术切除。

肝脂肪瘤罕见，但通过 CT 或 MRI 上的典型特征通常能够做出诊断，肝脂肪瘤包括原发性脂肪瘤、骨髓脂肪瘤（含有造血组织）、血管脂肪瘤（含有血管）和血管平滑肌脂肪瘤（含有平滑肌）。肝局灶性脂肪变性可与肿瘤性病变相混淆，随着影像学检查技术的进步和肝脂肪变性发病率的升高，该病变越来越常见。

肝内也可出现良性纤维瘤，能够逐渐增大并出现症状，需要手术切除。肝炎性假瘤是由炎性细胞构成的局限性肿物，形态很像肿瘤，病因不明，可能与血管内血栓形成或陈旧性脓肿有关。其他更加罕见的良性肝肿瘤包括平滑肌瘤、黏液瘤、神经鞘瘤、淋巴管瘤和畸胎瘤。

肝内胆管囊腺瘤或胆管腺瘤罕见，能引起胆道症状。胆道错构瘤和胆道增生经常在腹腔探查时见到，表现为肝表面的粟粒样白色病灶，很像微小的转移性肿瘤。另外，异位肾上腺和胰腺也可在肝内发现。

原发性实性恶性肿瘤

肝细胞癌

流行病学　肝癌是全球第五大常见癌症和第二大癌症相关死亡原因。肝细胞癌（hepatocellular carcinoma，HCC）是最常见的肝恶性肿瘤，也是世界上最常见的恶性肿瘤之一。受到世界不同地区不同病因的影响，HCC的流行病学在世界各地有所不同，乙型肝炎（hepatitis B virus，HBV）是全球最常见的HCC原因。因此，HCC发病率最高的区域也是在乙肝猖獗的地理区域，即撒哈拉以南非洲和东南亚（＞10～20例/10万）。最低的区域在澳大利亚、北美和欧洲（1～3例/10万人）。流行病学证据强烈表明，HCC在很大程度上与环境因素有关；移民中HCC的发病率在几代后最终接近当地人口。一个例外是，生活在高流行地区的白种人HCC发病率往往较低。这可能与他们本国的生活方式和环境的延续有关。移民中发病率的变化可能与HBV携带率有关。最近公布的资料提到在过去的35年里，美国和其他西方国家HCC的发病率有显著提高，然而，最近的数据表明，至少在美国，随着过去几年发病率的稳定，该病的发病率可能已经达到顶峰。对过去几十年中观察到的增长的解释尚不清楚，但是已经有人提及丙型肝炎病毒（hepatitis C virus，HCV）感染的出现和移民模式与之有关。在美国，HCC发病率在亚洲人、太平洋岛民和印第安原住民中最高，在白种人中最低。HCV是HCC最常见的原因，占美国所有病例的一半以上，而HBV仅出现在高达20%的病例中。三分之一的HCC病例没有感染任何一种病毒。肥胖患者和非酒精性脂肪性肝病和非酒精性脂肪性肝炎患者发生HCC的风险进一步增加。鉴于肥胖及其并发症在西方世界流行的比例增加，肥胖作为HCC的主要原因正变得越来越重要。最近的数据还表明，解决环境因素可以导致HCC发病率的降低。在中国台湾，在当地病毒性肝炎治疗方案的支持下，对慢性乙型和丙型肝炎的治疗已经降低了由于HCC而引起的发病率和死亡率。

在高发病率和低发病率地区，男性HCC的发病率是女性的2～8倍。尽管性激素在HCC的发生过程中起了一定的作用，但是男性HCC的高发病率很可能与男性存在较高比例的相关危险因素有关，这些危险因素包括HBV感染、肝硬化、吸烟、嗜酒和肝硬化的肝中DNA合成水平较高。总的来说，HCC的发病率随着年龄的增加而升高，在高发病率地区HCC的发病年龄有提前的倾向。例如，莫桑比克的HCC患者年龄小于30岁的占50%，这可能与感染年龄不同以及HBV、HCV感染的自然病程有关。

病因学　HCC与病毒感染、环境、饮酒、吸烟、遗传性代谢疾病、肝硬化和OCP等许多因素之间密切相关。总的来说，75%～80%的HCC与HBV（50%～55%）或HCV（25%～30%）感染有关。由研究可知，HCC的发生是一个复杂而多级的过程，中间涉及许多危险因素。

多年的研究已经证实持续HBV感染与HCC之间有明确的联系。全世界有多达5%的人口有慢性HBV感染。慢性HBV感染占全球HCC病例的50%，也占儿童HCC病例的大多数。据估计，感染HBV的个体发生HCC的危险性是未感染者的5～100倍。发生HCC的风险也受到其他因素的影响，包括年龄、亚洲或非洲血统、家族史、病毒因素（基因型、感染持续时间、同时感染HCV、艾滋病毒或丙型肝炎）和环境因素（暴露于黄曲霉毒素、乙醇和烟草）。其他证据包括：① HBV感染的高发区有较高的HCC发病率；② HBV感染先于HCC；③有充分的证据证明HBV感染导致肝硬化，后者发展成HCC；④ HCC基因组内发现HBV基因。HBV中没有已知的癌基因，但是HBV在肝细胞内的插入突变可能是HCC发生的促进因素。另一个可能的机制与肝硬化和慢性肝炎有关，伴有HBV感染的HCC患者有60%～90%存在肝硬化和慢性肝炎，但是肝硬化不是HBV相关的HCC发生的必备条件。需要注意罹患HCC的风险并不只是简单地与HBV暴露相关，而是需要慢性感染（亦即乙肝表面抗原长期阳性），这一点很重要。在出生或幼童时期感染HBV者持续感染（携带状态）的风险较高，HCC的家族聚集现象很可能与病毒早期垂直传播和慢性携带状态有关。从乙型肝炎e抗原（HBeAg）和较高水平的HBV-DNA的存在可以明显看出，HBV复制率较高的个体发生HCC的风险较高。HBV基因型（A-H）也会影响临床结果。

最近发现在日本、欧洲和美国这些HBV感染率相对较低的地区，慢性肝病的主要原因是HCV感染。世界上2%的人口感染了HCV。日本和欧洲的HCC患者中76%发现了抗HCV抗体，而美国的HCC患者有36%存在抗HCV抗体。HBV和HCV感染都是HCC发生的独立危险因素，当一个人同时感染这两种病毒时很可能会起协同作用。尽管HCV感染的自然病程还没有完全研究清楚，但目前看来这是一个早期为慢性感染而后发展成肝硬化和肝癌的过程。对慢性感染发展成肝硬化的研究显示这一过程的演变时间约为30年，HCV感染者的HCC发病率为1%～3%，而在HCV相关性肝硬化患者中，HCC的年发病率为1%～4%。由于病情进展的速度不同，中位时间大约30年，时间最短的不到20年，最长的超过了50年。男性、长期乙醇摄入和感染时年龄偏大等因素与较快的进展速度相关。HCV是RNA病毒，不会整合到宿主基因组，因此HCV相关的HCC更多地与慢性炎症和肝硬化有关，而不是HCV直接的致癌作用导致。来自干扰素治疗时期的数据表明，获得持续病毒反应的患者发生肝癌的风险降低了75%。这是令人兴奋的结果，具有巨大的全球健康意义，尤其是现在有许多有效的丙型肝炎治疗方法可用。然而，未来的研究将确定这些新疗法是否会改变肝癌的发病率和病程。

肝硬化与HCC之间真正的关系很难确定，其因果关系仍需考究。肝硬化对HCC的发生并不是必需的过程，而HCC也不是肝硬化的必然结果，由于两者有共同的关联因素，所以它们的关系更加复杂。此外，一些关联因素（如HBV感染、血色素沉积症）引起HCC的风险较高，而其他因素（如乙醇、原发性胆汁性肝硬化）引起HCC风险的较低。有研究证实DNA复制率较高的肝硬化与HCC的发生有关。

长期嗜酒会增加HCC的患病风险，而且可能与HBV和HCV的感染有协同作用。乙醇能引起肝硬化，但是尚没有证据显示它对肝细胞有直接的致癌作用，乙醇很可能是协同致癌因子。吸烟与HCC的发生有关，但是证据不一致。在没有病毒性肝炎的情况下，致癌风险可能很低。曲霉菌产生的黄曲霉素是很强的肝细胞毒素，长期接触黄曲霉素这类致癌物，HCC的患病风险增加。这种真菌生长在热带和亚热带地区的谷物、花生和食物制品上，摄入这些食物的同时也就接触了黄曲霉素，在美国相关食物中对黄曲霉素的水平有严格的管理规定。

许多化学药品，包括亚硝酸盐、碳氢化合物、溶剂、杀虫剂和氯乙烯与HCC有关。胶体二氧化钍是20世纪30年代使用的血管造影剂，能够长时间维持很高的辐射水平，与肝纤维化、血管肉瘤、胆管肉瘤和HCC有关。遗传性代谢性肝病，如遗传性血色素沉着症、α_1-抗胰蛋白酶缺乏症和Wilson病，也是HCC的高危因素。OCPs和促同化激素等的使用也与之有关，但是关联程度较轻，很可能与腺瘤和高分化HCC的关联更为密切。目前的研究集中在HCC与糖尿病、肥胖和代谢综合征的关系上。

临床表现　HCC的患者绝大多数为50～60岁的男性，表现为右上腹疼痛、肿块，及体重减轻。在HBV流行的国家，年轻人发病比较常见，很可能与儿童时期的感染有关。不幸的是，由于早期症状不明显，非筛查发现的HCC就诊时病程多较晚。晚期患者经常表现为右上腹隐痛，有时放射到右肩，非特异的症状如食欲减退、恶心、嗜睡和体重减轻也很常见。另一个HCC的常见表现是伴有轻度肝硬化或者以前无肝硬化的患者出现肝功能失代偿。

少数情况下，HCC表现为破裂引起的突发腹痛，而后出现腹腔内出血导致的低血容量休克。其他少见的表现包括肝静脉阻塞（Budd-Chiari综合征）、梗阻性黄疸、胆道出血和原因不明的发热。不到1%的HCC表现为副瘤综合征，最常见的有高钙血症、低血糖和红细胞增多症。随着对HCC高危因素认识的进一步加深，通过对HBV或HCV感染患者的规律筛查和高质量腹部影像学的运用，偶发的小肝癌越来越常见。

诊断　放射学检查是诊断HCC的重要组成部分。过去，肝放射性同位素扫描和血管造影术是常用的诊断方法，但是这些检查手段已经被超声、CT和MRI取代。超声检查在HCC的筛查和早期发现上起着重要作用，但是明确诊断和制订治疗计划需要依靠CT和MRI。增强CT和MRI利用了肿瘤内血管丰富的特点，动脉期的影像表现对充分评估肿瘤范围具有重要意义，与许多其他癌症不同，HCC的诊断可以仅根据影像学结果来确定。HCC的典型影像学标准包括动脉期快速增强，然后在延迟期快速消退。增强胶囊可支持肝癌的诊断。CT和MRI也可在腹膜转移，淋巴结转移，血管、胆道侵犯程度等方面评估病变范围。门静脉系统内血栓或瘤栓的检查也很重要，以上任一方法均适用（图54.33）。

AFP检测对诊断HCC很有帮助，大约75%的确诊病例中AFP＞200 ng/ml。但肝炎性病变，如慢性活动性肝炎，血清AFP会呈假阳性升高。提高AFP的临界点（例如400 ng/ml）会改善检测的特异性和阳性预测值，但是降低了敏感性。此外，AFP不是HCC特异性的检测指标，可在肝内胆管癌（IHC）和结直肠转

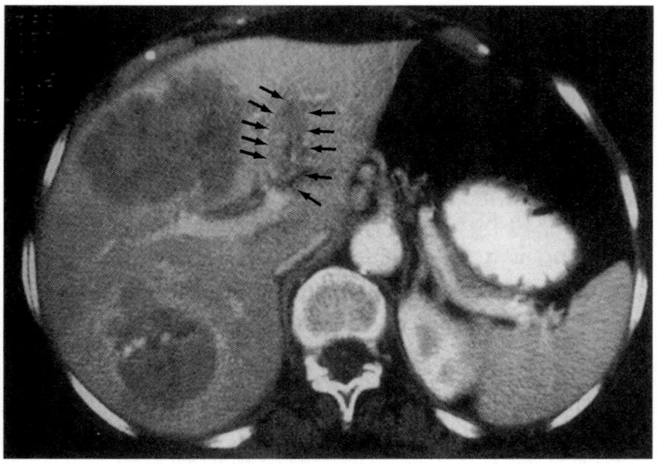

图 54.33 增强 CT 扫描显示多发的 HCC。门脉左支受侵犯并扩张（箭头）（From Roddie ME，Adam A. Computed tomography of the liver and biliary tree. In：Blumgart LH，Fong Y，eds. Surgery of the Liver and Biliary Tract. London：WB Saunders；2000：309-340.）

移癌中升高。随着影像学技术发展和小肝癌检测能力的提高，AFP 作为辅助检查手段大量应用于肝占位的患者。实际上，血供丰富的肿物联合 AFP ＞ 400 ng/ml 就可以诊断 HCC。对于治疗后 AFP 水平降至正常的患者，监测 AFP 对明确有无复发尤其有用。

目前，HCC 的诊断主要依据 2000 年在巴塞罗那制订的欧洲肝脏研究协会会议指南（European Association for the Study of the Liver conference）[13] 以及不断修改完善的美国肝病研究协会指南（American Association for the Study of Liver Disease）[14]。新数据被不断积累，建议也不断发展完善[15-16]。AFP 在诊断大于 2 cm 的 HCC 中起着重要作用[14]。然而，由于造影增强成像方式的出色表现，AFP 在 HCC 的诊断中不再发挥关键作用[15-16]。对于肝硬化背景下 1 ～ 2 cm 的肝结节，现在推荐增强三期 CT 和 MRI 扫描[15-16]。如果在影像学上观察到 HCC 的典型特征（延迟期造影剂洗脱的动脉增强肿块），则推测诊断为 HCC。对于大于 2 cm 的病变，这项检查可能即可明确诊断。然而，对于 1 ～ 2 cm 的病变，增强 CT 和 MRI 的敏感性为 53% ～ 62%，特异性约为 100%，阳性预测值为 95% ～ 100%，阴性预测值为 80% ～ 84%。对于疑难病例，序贯行 MRI 和 CT 可以提高敏感性。

对于具有明确的高危因素以及放射学检查提示为 HCC 的患者（伴或不伴 AFP 升高），如有可能行根治性切除，则不需要术前活检。HCC 经皮细针抽吸活检的风险很小，这些风险包括肿瘤细胞种植转移（据估计大约为 1%）、肿瘤破裂或出血（伴有肝硬化和肿瘤位于被膜下）。HCC 诊断明确后，需要进行分期，以便于制订合适的治疗计划。绝大多数 HCC 患者往往同时存在两种疾病，患者的生存期除了与肿瘤有关外，同样也与肝硬化有关，因此分期前需要对肿瘤和肝硬化这两种病变的程度进行检查。

在评估肿瘤的病变程度时，需要考虑到常见的转移部位，HCC 很容易转移到肺、骨和腹膜，术前的病史询问应关注与这些部位相关的症状。肝内的病变程度，包括大血管的侵犯和多发肝占位，也必须考虑到。包括动脉期（见前述）的腹部断层扫描可提供肝内病变程度和腹膜转移的信息。术前胸部 CT 片是常规检查，因为肺转移通常无症状。除非有症状和体征的异常，否则一般不常规进行骨扫描检查。

HCC 的患者进行治疗选择时，肝功能的评估非常重要。如果选择肝切除，必须考虑到术后肝衰竭和死亡的风险，这个风险与肝硬化的程度、剩余的肝体积（肝功能储备）和肝细胞再生能力相关。其他技术，如消融、栓塞和肝移植也可成功地用于治疗 HCC。因此，完整评估肿瘤和肝功能是必需的步骤。可用的肝功能评估方法有许多，前文已经进行了介绍。一般来说，可分为临床评估和功能检测。前文已经描述了许多临床评估方案，但是最常用的是 Child-Pugh 分级，Child-Pugh C 级的患者不适合手术治疗，而 Child-Pugh A 级的患者通常能够耐受一般的肝切除术，许多人认为 Child-Pugh B 级的患者也适合手术治疗，但是由于肝功能处于临界状态，治疗必须个体化。

除了这个评分系统，最近有研究证实不管生化检查结果如何，明显的门静脉高压高度预示术后将出现肝衰竭和死亡。门静脉高压可以通过直接检测肝静脉楔压来评估，也可通过影像学检查提示有巨脾、肝硬化和静脉曲张等明确。血液学检查通常能够显示血细胞显著减少，最典型的是血小板减少症。对肝功能试验在前文也进行了详细的描述，但由于预测价值的研究结论并不一致，大多数西方国家的医学中心并不常规使用。

最近，腹腔镜已经被运用于 HCC 的分期，平均每 5 个患者中能使 1 个免于非治疗性的剖腹探查。腹腔镜能提供关于肝病变程度、肝外病变情况和肝硬化的额外信息。腹腔镜检查的获益程度由疾病的范围决定，所以只能有选择地使用。伴有明显的肝硬化、有血管侵犯的放射学检查证据或肿瘤分布在左右两叶等情况使获益率提高到 30%，而没有这些因素的获益率为 5%[17]。

目前有许多HCC的分期系统，但没有一个特别优越的，这些系统是建立在特殊人群及其HCC病因基础上的。描述肿瘤、淋巴结、转移情况的TNM分期系统不常规用于HCC的分期，因为它没有把肝功能包括在内，所以不能准确预测生存率。此外，TNM分期系统依赖于术前经常无法获得的病理学。Okuda分期系统是一个较早的、但又简单有效的系统，它包含了肝功能和肿瘤因素，具体包括肿瘤体积超过肝的50%、腹水、白蛋白＜3 g/dl，及胆红素＞3 mg/dl，患者每存在一项记1分，该分期方法确实能将预后不良的患者和可能长期存活者区别开来。最有效的是意大利肝癌协作组分期系统（Cancer of the Liver Italian Program，CLIP），该系统制订方法严密而且证实有效（表54.7）。具有人群特异性的一个评分系统的例子是中国香港中文大学预后指数（Chinese University Prognostic Index，CUPI），该系统包括TNM分期、症状、腹水以及AFP、胆红素和碱性磷酸酶水平，看上去很适合中国常见的HBV相关的HCC。

病理 组织学上HCC可分为高分化、中分化或低分化，但是这种分级不能准确判断预后。大体来说，根据HCC的生长模式可有多种分类方法，最常使用的是与预后显著相关的三种生长模式：其一，HCC通过含有血管的细蒂与肝相连，容易切除，不会牺牲大量的健康肝组织，这种外生型HCC的体积可以很大，但并不累及过多的正常肝组织；其二是膨胀型HCC，边界清楚，常常含有纤维包膜，其特征是肿瘤在生长过程中会推挤而不是侵犯周边血管结构，这种HCC通常可以手术切除；最后一种是浸润型HCC，容易侵犯血管，甚至是微小血管，这种HCC通常可以切除，但是切缘经常呈阳性。对于小于5 cm的肿瘤通常不进行上述分类，而是作为单独的类型来讨论。

此外，HCC可以表现为多灶性，大多数HCC开始时可能单发，但最后会发展成多个卫星病灶，这是门静脉侵犯和转移造成的，满肝分布的多灶性肝癌可能是伴有多发转移的终末期HCC，抑或是多发的原发性肝癌。

治疗 HCC有多种治疗选择，这反映了肝癌的异质性，也反映了除了完整手术切除外尚缺乏行之有效的治疗方法（框54.1）。决定任何一个患者的治疗方案时必须考虑肝癌的分期、肝功能的情况，及医生的治疗经验。

外科治疗

切除 如果条件许可，通过肝部分切除或者完整切除肝后行肝移植是较好的治疗选择，因为手术治疗的长期生存率最高。但总的来说，只有10%～20%的肿瘤可以切除。历史上，肝部分切除术的死亡率为1%～20%，但如果是在没有晚期肝硬化的健康患者中进行，大多数报道的死亡率低于5%。外科技术的进步已经允许在合适的情况下行段切除术，这样可以尽量保留功能性肝组织并促进术后早期康复。选择适合手术切除的患者是很关键的，必须要考虑肝的情况和病变的范围。对于肝功能储备充足（Child-Pugh A级且无门脉高压）和无主要血管侵犯的单发

表54.7 意大利肝癌协作组评分（the Cancer of the Liver Italian Group Score，CLIP）*

临床参数	截断值	分值
分级	A	0
	B	1
	C	2
肿瘤形态	单个结节，体积＜50%的肝	0
	多发结节，体积＜50%的肝	1
	巨块型，体积＞50%的肝	2
甲胎蛋白（ng/dl）	＜400 ng/dl	0
	＞400 ng/dl	1
门静脉血栓形成	否	0
	是	1

* 总分为0～6分：4～6分通常为进展期肝癌，0～3分有可能长期存活。

框54.1 肝细胞癌的治疗选择

外科手术类
切除术
原位肝移植

烧蚀类
无水乙醇注射
醋酸注射
物理消融（冷冻疗法、射频消融、微波）

经动脉的治疗
栓塞
化疗栓塞

放射治疗
经动脉和消融联合治疗：外照射

全身的
化疗
激素疗法
免疫疗法

型 HCC 患者，肝切除术是一种潜在的治疗选择。肝功能 Child-Pugh B 或 C 级的肝硬化或门静脉高压症患者不能耐受切除手术。残余肝（future liver remnant，FLR）体积也是需要考虑的重要因素，它与术后并发症和死亡率有关。术前门静脉栓塞是提高 FLR 体积和功能的有效方法，较多地应用于切除范围大而且 FLR 较小（小于正常肝组织的 30%～40%）的 Child-Pugh A 级的肝硬化患者。HCC 切除术后 1 年的总体生存率为 58%～100%，3 年为 28%～88%，5 年为 11%～ 75%，10 年为 19%～26%，这些结果取决于患者的肿瘤分期和肝硬化程度，此数字只是让我们对术后存活概率有了一个总体印象。

有人提出了许多预后因素用于预测术后生存率，但是没有一个得到普遍的认可；最常应用的不良预后因素包括肿瘤大小、肝硬化、浸润型的生长方式、血管侵犯、肝内转移、多发病灶、淋巴结转移、切缘＜1 cm 和缺乏包膜。单发小肝癌的患者预后最好，但是肿瘤大小这一单独因素不是手术切除的禁忌。特别是对于超出移植标准的大肿瘤患者，治疗的选择并不多。对于这类肝功能充分、残肝体积充分和可切除肿瘤的患者，手术切除可能提供最好的结果。虽然多发肝癌和大血管受侵犯的患者通常预后不良，但是有些治疗中心仍然主张挑选部分患者进行手术切除治疗。一项随机对照试验证实了这些发现[18]。在这项研究中，米兰标准以外的多发性 HCC 患者被随机进行手术切除或经动脉化疗栓塞。在该研究中，对于多发性 HCC 患者来说，与经动脉化疗栓塞相比，手术切除组总生存期更好，提示手术切除可能是这些患者更好的选择。对于具有高风险特征的潜在可切除肿瘤，各种新辅助策略可能有助于选择患者进行切除。例如，经过一段时间的密切临床观察和经动脉内治疗（如经动脉化疗栓塞 / 放射性栓塞）的肿瘤控制手段后，可能有助于选择将从切除中受益最大的患者群体。

移植　从理论上讲，原位肝移植是 HCC 的理想治疗方法，因为它可以解决肝功能障碍和肝硬化以及 HCC。移植的局限性在于需要慢性免疫抑制和供体短缺。人们对活体供者肝部分切除术的应用越来越感兴趣，该方法解决了器官供者缺乏的问题，但仍然是一种颇有争议的方法。HCC 肝移植早期复发率高，长期存活率相对较低，这主要是因为这些患者中的大多数是因晚期疾病而接受移植。患者选择方面的改进——即单个肿瘤小于 5 cm 或多发肿瘤不超过 3 个且最大直径小于 3 cm 的患者——使治疗效果得到改善[19]。更严格选择标准的使用使长期生存率从 50% 升高到 85%。研究已经开始在不影响生存率的基础上扩大原位肝移植的适应证，但可能会增加总体复发率。而入组的 HCC 和肝硬化患者等待可用器官之前，HCC 的进展通常通过局部治疗控制，包括消融和经动脉治疗。由于考虑进行移植的患者有一段观察期，在此期间，部分患者的病情进展并从移植名单中退出，因此很难将切除与移植的结果进行比较。因此，这两种策略应被视为互补而非竞争。晚期肝硬化（Child B 级和 C 级）和早期 HCC 应考虑移植，而 Child A 级肝硬化患者移植和切除的结果相似，可能更应该考虑接受切除。

局部治疗

消融　许多其他非手术局部消融疗法可用于治疗小肿瘤。经皮乙醇注射（PEI）是一种用于消融小肿瘤的有用技术。肿瘤因细胞脱水、凝固性坏死和血管血栓形成而死亡。大多数小于 2 cm 的肿瘤可以通过一次 PEI 进行消融，但较大的肿瘤可能需要多次注射。据报道，对于直径小于 5 cm 的肿瘤，PEI 后的长期存活率为 24%～40%。经皮注射乙酸是一种类似于 PEI 的技术，但具有更强的促肿瘤坏死能力，使其更适用于有隔膜的肿瘤治疗。

以冷冻或加热摧毁肿瘤的热消融技术已经变得流行。冷冻疗法使用专门的冷冻探针来冻融肿瘤和周围的肝组织，从而导致坏死。冷冻疗法通常在剖腹手术或腹腔镜下进行，但也已有部分研究使用经皮技术进行。一个优点是形成的冰球很容易通过超声检查监测。缺点包括热库效应，大血管周围使用受限以及 8%～41% 的相对较高的并发症发生率。据报道，HCC 冷冻消融术的 2 年生存率为 30%～60%，但尚未进行切除术的比较研究。射频消融（RFA）使用高频交流电在插入的探针周围产生热量，导致局部温度高于 60 ℃（140 F）并直接导致细胞死亡。尽管最初仅限于较小的肿瘤，但是据报道 RFA 探针技术的改进已经创造出能够消融大至 7 cm 的肿瘤。尽管如此，由于局部复发率增加，RFA 对大于 3 cm 的 HCC 的疗效有限。RFA 还受到血管保护效用的限制，在部分区域不能很好地消融。RFA 可以轻松经皮进行，并发症发生率低，并且正在开发最佳引导系统。最近的数据表明，就无病生存率和总生存率而言，小肝癌手术切除可能优于 RFA。微波消融已成为替代热消融的治疗方式。

动脉定向治疗　HCC 的经动脉治疗基于这样一个事实，即肿瘤的大部分血液供应来自肝动脉。今天，经动脉疗法以经皮方式应用，从而避免了剖腹手术的发病率和死亡率。经皮经动脉栓塞可使 HCC 缺血性坏死，有效率率高达 50%（图 54.34）。提高动脉栓塞疗效的尝试包括添加化疗药物（化学栓塞）到选择性吸收栓塞颗粒和油脂，例如乙碘化油（Ethiodol），它们被 HCC 选择性吸收。尽管在生存期方面，化疗栓塞并未显示优于选择性吸收栓塞，但一项试验表明，化疗栓塞可改善局部控制效果[20]。七项随机试验将栓塞或化疗栓塞与保守治疗进行了比较。其中两项试验和一项荟萃分析证实了栓塞策略的总体生存优势[21-23]。选择合适的栓塞患者很重要，治疗通常应限于保留肝功能和无血管侵犯的无症状多发肿瘤患者，选择不当会导致更高的肝衰竭发生率，并降低潜在的益处。玻璃微球中的碘 131 和乙硫醇或钇 90 的动脉内注射也被用于 HCC 局部放疗，据报道有显著的反应率。经动脉放疗作为主要或辅助治疗是一种有潜力的 HCC 治疗方法。

放射治疗　外照射放疗（EBRT）在 HCC 的治疗中作用有限，尽管偶尔会看到显著的反应。EBRT 受到正常肝实质和周围器官损伤的限制，但适形放疗和呼吸门控技术正在促进这种治疗方式的应用。

全身治疗

化疗　在肝癌的治疗中全身化疗的多种药物［如顺铂、多柔比星、足叶乙甙、5- 氟尿嘧啶（5-FU），丝裂霉素 C、氨吖啶、丝裂霉素、蒽醌、匹昔巴尼、他莫昔芬、尿嘧啶、VM-26］无效，对 HCC 的治疗只有极小的作用。响应率通常低于 20% 且持续时间较短。激素疗法已用于少数 HCC 患者，早期取得了一些较好的结果，但尚未证明优于标准方案。

索拉非尼是一种分子靶向药，可抑制丝氨酸-苏氨酸激酶 Raf-1 和 B-Raf 以及血管内皮生长因子受体 1、2 和 3 和血小板衍生生长因子 β 的受体酪氨酸激酶活性，最近对其疗效进行了评价。Llovet 及其同事[24]将 599 例晚期 HCC 和 Child-Pugh A 级肝硬化患者随机分配为索拉非尼组或安慰剂组。索拉非尼组的中位总生存期为 10.7 个月，安慰剂组为 7.9 个月（$P < 0.001$），两者相差 2.8 个月。索拉非尼组发现影像学进展的中位时间为 5.5 个月，安慰剂组为 2.8 个月（$P < 0.001$），两者相差 2.7 个月。根据放射学标准，两组均未表现出任何完全反应。尽管索拉非尼的不良事件特征与安慰剂组相似，但该研究和早期研究表明，Child-Pugh A 级肝硬化患者对索拉非尼的耐受性最佳。随着对分子发病机制的理解逐步深入，希望在肝硬化中越来越多地评估新疗法[24]。

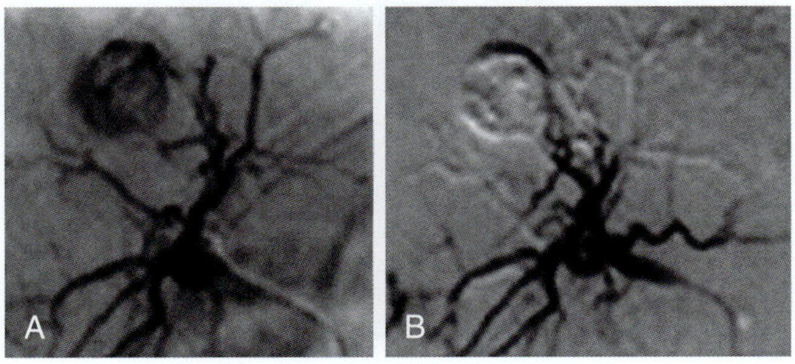

图 54.34　血管造影显示富血供肝细胞肝癌栓塞前（**A**）和栓塞后（**B**）

免疫疗法　免疫疗法已显示出针对 HCC 的一些成功趋势。在一项评估抗程序性细胞死亡蛋白 -1（抗 PD-1）抗体纳武单抗的非随机Ⅰ/Ⅱ期多机构试验中，观察到约 20% 的客观反应率。一项比较索拉非尼与纳武单抗作为晚期 HCC 根治性治疗的疗效的随机对照试验目前正在进行中。

总之，有多种治疗方案可用于治疗 HCC。选择合适的治疗方式是基于疾病程度、门静脉高压症的存在与否以及肝储备。保留肝储备且无门脉高压的可切除病变患者最好接受切除治疗。患有晚期基础肝病和门静脉高压症的患者最好接受肝移植治疗。肝移植仅适用于小于或等于 5 cm 的肿瘤，或有 2～3 个肿瘤，其中最大的是 3 cm 或更小。扩大移植标准越来越多地被使用。对于肿瘤非常小且有多种合并症的患者，可以应用经皮消融技术。消融的功效随着肿瘤大小的增加而降低。对于无大血管侵犯和肝外病变的多灶性病变，切除和移植均不适用，经动脉治疗效果最佳。对于有症状的晚期疾病、大血管受累和存在肝外疾病的患者，索拉非尼是一种选择。对于有症状、体力状态恶化和肝功能严重恶化的广泛性病变患者，任何治疗方式都不太可能提供显著益处，因此应仅对这些患者进行支持治疗。

术后辅助治疗　目前，尚无推荐的 HCC 切除术后辅助治疗。这主要是由于缺乏有效的 HCC 化疗。在一项Ⅲ期双盲安慰剂对照研究中，评估索拉非尼在减少切除或消融后获得完全放射学反应的患者的 HCC 复发方面的疗效时，索拉非尼治疗无法减少复发[25]。然而，抗病毒治疗 HBV 感染已被证明可以降低 HCC 复发和 HCC 相关死亡的风险。随着用于治疗 HCV 的更新和有效的抗病毒药物的出现，希望在感染该病毒的患者中获得类似的结果。虽然较低水平的证据确实表明，持续的病毒应答与 HCV 相关 HCC 切除或局部治疗后改善的 OS 和更好的无复发生存相关，但这需要在设计更好的试验中得到证实。对于包含蛋白激酶 A 催化结构域的嵌合蛋白，提示激酶活性的这种获得可能在纤维板层 HCC 的发病机制中起作用。

特殊类型 HCC 纤维板层型 HCC[26] 是 HCC 的一种特殊类型，具有显著不同的临床特征，总结在表 54.8 中。这种肿瘤通常发生在无肝硬化病史的年轻患者中。肿瘤通常界限清楚并有包膜，可能有一个中央纤维化区域。中央瘢痕会使这种肿瘤与 FNH 难以区分。在组织学评估中，纤维板层型 HCC 由嵌入纤维基质中的多边形肿瘤细胞组成，形成板层结构（图 54.35）。纤维板层 HCC 不产生 AFP，但与神经降压素水平升高有关。一般而言，纤维板层型 HCC 的预后优于 HCC，这可能与高可切除率、无慢性肝病和更惰性的病程有关。肿瘤完全切除后患者长期生存率为 50% ～ 75%，但复发很常见，至少有 80% 的患者会复发。淋巴结转移的存在提示预后不良。由于缺乏替代疗法和患者长期生存的可能性，一直提倡切除淋巴结转移和复发性病灶。一项研究确定了一种在纤维板层型 HCC 中表达但不在相邻正常肝中表达的嵌合转录本[27]。该研究还表明，该转录本编码了一种包含蛋白激酶 A 催化结构域的嵌合蛋白，因此表明这种激酶活性的获得可能在纤维板层 HCC 的发病机制中起作用。阐明此类新过程可以开发针对这种疾病的新型靶向疗法，这种疾病通常会袭击年轻、健康的人。

在极少数情况下，HCC 可表现为同时有肝细胞和胆管细胞分化类型的混合型肿瘤。目前尚不清楚这是两个独立的肿瘤相互生长还是同一肿瘤的混合分化。这些混合肿瘤的预后往往比标准 HCC 差，但好于肝内胆管癌的预后。

当 HCC 的细胞含有透明细胞质时就提示出现了透明细胞变异，这与肾细胞肿瘤相似。这种含透明细胞变异患者可能比普通 HCC 具有更好的预后，但这是一个有争议的话题。还有报道 HCC 的多形性或巨细胞变体，这种类型的细胞是多核的、多形性的、大的，可能来源于原代肝细胞。一些 HCC 显示出肉瘤样分化的证据，被称为肉瘤样变异或癌肉瘤。这些肿瘤往往不产生 AFP，转移的发生率较高。

儿童 HCC 是一个独特的类型，占儿童肝肿瘤的近 25%，但很少发生在婴儿期。在亚洲，病毒性肝炎与儿童 HCC 相关，但在美国情况不是如此。遗传性代谢性肝病（见上文）通常与儿童 HCC 相关。与成人 HCC 一样，完整切除是唯一可能治愈的治疗方法。多灶性、血管侵犯和肝外转移的发生率高，导致长期生存率相对较低，为 10% ～ 20%。

表 54.8 标准 HCC 和纤维板层 HCC 的比较

参数	肝细胞癌	纤维板层状肝癌
男女比例	2 ∶ 1 ～ 8 ∶ 1	1 ∶ 1
平均年龄	55 岁	25 岁
肿瘤	浸润性生长	界限清楚
可切除性	＜ 25%	50% ～ 75%
肝硬化	90%	5%
AFP 阳性	80%	5%
乙肝病毒阳性	65%	5%

AFP：甲胎蛋白；HCC：肝细胞癌。

肝内胆管癌

胆管癌是一种罕见的肿瘤，在美国的发病率为 1 ～ 2/100 000，并且可以发生在从 Vater 壶腹到外周肝内胆管的胆道的任何地方。大多数这些肿瘤（40% ～ 60%）累及左右肝管汇合处（Klatskin 肿瘤），但大约 10% 来自肝内导管，被称为肝内胆管癌（IHC）。IHC 是第二常见的原发性肝肿瘤。对 IHC 发

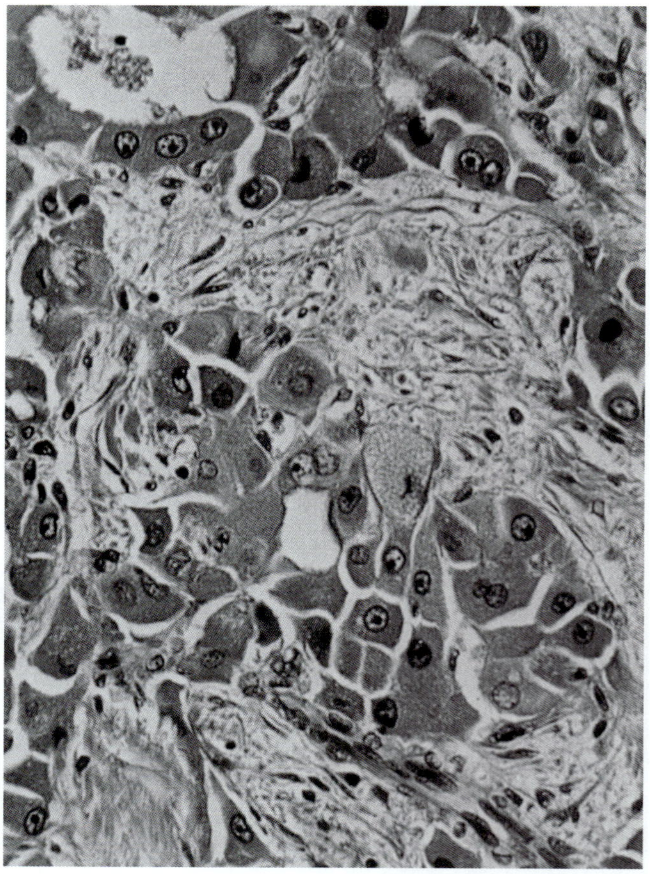

图 54.35 纤维板层肝细胞癌。丰富的胶原蛋白呈明显的相互连接的细胞簇。细胞通常是单层的。左上野有腺泡

病率和自然病程的研究因以下事实而混淆：过去很可能把这些肿瘤认为是转移性腺癌，因为组织活检不能对这两种肿瘤作出鉴别。

IHC 与引起胆道炎症和纤维化的疾病有关。从历史上看，发生胆管癌（所有类型）的最常见危险因素是原发性硬化性胆管炎、胆总管囊肿病、肝内胆管结石和 RPC。最近的流行病学证据已将 IHC 与 HBV 感染、HCV 感染、肝硬化、非酒精性脂肪性肝炎和糖尿病联系起来。美国 IHC 诊断的增加可能与更好地识别疾病、改变分类及 20 世纪 60 年代和 20 世纪 70 年代 HCV 感染的增加有关。

IHC 的临床表现与 HCC 相似。这些肿瘤在早期阶段是无症状的。出现时，最常见的症状是右上腹痛和体重减轻。黄疸不太常见，因为这些肿瘤往往出现在肝的外围。更常见的是，患者在横断面成像中偶然发现肝肿块。与 HCC 不同，AFP 水平是正常的，尽管在某些情况下 CEA 或 CA 19-9 水平会升高。由于肝脏转移性腺癌更常见，对 IHC 是进行排除性诊断，应通过上下消化道内镜和胸腹盆横断面影像学寻找原发肿瘤。如果进行了活检，通常会被视为腺癌。尽管特殊的染色可能提示 IHC 的诊断，但这并不是决定性的。在 CT 和 MRI 上，IHC 被视为可能与外周胆管扩张相关的局灶性肝肿块。肿块通常在对比增强扫描中具有周边或中央增强。此外，与 HCC 不同的是，IHC 与 HCC 的血管性质相反，由于胆管癌的纤维化性质，延迟期持续增强；也经常观察到肝包膜收缩；经常遇到肝内转移、淋巴结转移和沿胆管生长。

手术完全切除是 IHC 的首选治疗方法。IHC 治疗中最佳手术切缘的概念正在演变。然而，外科医生应该争取 R0 切除率。由于肿瘤体积大且侵入邻近结构，因此可能需要切除或不切除邻近器官的肝大部分切除术，以实现切缘阴性。可切除率通常高达 60%，未切除患者的长期存活率很少见。如果完全切除，3 年生存率为 16% ～ 61%，5 年生存率为 24% ～ 44%。与预后不良的相关因素包括多灶性、淋巴结转移、血管侵犯和切缘阳性。这些因素现已包含在美国癌症联合委员会（AJCC）分期系统中。对接受切除的 IHC 患者进行前瞻性评估的综述表明，虽然与 R1 切除术相比，R0 切除术的患者效果更好，但切缘宽度不影响结果[28]。由于 IHC 的罕见性，对放疗和辅助治疗中 IHC 的化疗有效性知之甚少。因此，它们的应用不是常规的。使用化疗作为辅助策略是有争议的。由于胆道癌的总体发病率较低，辅助治疗的研究通常将各种疾病部位纳入其中，包括肝内和肝外胆管癌以及胆囊癌。在英国最近报道的一项临床试验（Ⅲ期 BILCAP 研究）中[29]，完全切除胆囊的胆管癌患者随机接受卡培他滨辅助治疗或观察。尽管在意向性治疗分析中，卡培他滨辅助治疗并未提高生存率，但在与按照常规方案接受辅助治疗的患者比较时，卡培他滨辅助治疗与死亡风险降低 25% 相关。回顾性研究提供了关于辅助治疗益处的相互矛盾的证据。局部肝动脉化疗目前正在研究中，这可能是一种很有前景的方法。

其他原发性恶性肿瘤

肝母细胞瘤是儿童期最常见的原发性肝肿瘤。美国每年有 50 ～ 70 个新病例。罕见的成人肝母细胞瘤病例已有报道，但总体而言，就诊时的中位年龄为 18 个月，几乎所有病例都发生在 3 岁之前。肝母细胞瘤与家族性息肉病综合征有关。有许多组织学亚型，但一般而言，肿瘤来源于胎儿或胚胎肝细胞祖细胞，并且经常存在间充质成分。这种肿瘤通常表现为无症状的肿块。就诊时常见轻度贫血和血小板增多症。85% ～ 90% 的患者血清 AFP 水平升高，可作为判断治疗反应的有用标志物。大多数研究支持先化疗再切除，生存情况似乎取决于是否能完全切除。化疗可以使肿瘤降期，这有利于切除。在没有转移性疾病或间变性变异的患者中，完全切除的长期生存率有望达到 60% ～ 70%。有趣的是，50% 的肺转移患者可以通过肝肿瘤切除加化疗或肺转移灶切除治愈。

各种肉瘤很少会表现为原发性肝肿瘤，在被证实之前，必须始终将其视为转移性病变。血管肉瘤可能是描述得最清楚的原发性肝肉瘤，因为众所周知，它与氯乙烯或胶体二氧化钍暴露有关。血管肉瘤通常表现为多发性肝肿块，可在儿童时期出现。原发性肝血管肉瘤的长期生存并不常见。其他肉瘤，包括平滑肌肉瘤、恶性纤维组织细胞瘤、胚胎肉瘤和原发性肝横纹肌瘤，已被报道，但很少见。最后两个病变通常见于儿童。

非霍奇金淋巴瘤主要见于肝，伴或不伴肝外疾病。如果可以在肝切除术前做出诊断，那么原发性肝淋巴瘤的治疗方法应与身体其他部位的淋巴瘤相同。

原发性肝神经内分泌肿瘤或类癌已有报道，但可能极为罕见。将罕见的原发性肝神经内分泌肿瘤与转移性病变区分开来可能很困难，因为肝外原发性肿瘤在放射学上可能隐匿多年，而肝是最常见的转移部位。

肝恶性生殖细胞肿瘤包括畸胎瘤、绒毛膜癌和卵黄囊肿瘤，非常罕见，主要见于儿童群体中。

肝上皮样血管内皮瘤是一种罕见的恶性血管肿瘤，表现为双侧肝多发肿块。大约25%的患者发生肝外转移，临床行为不可预测，一些患者的病程延长。大多数患者最终死于肝衰竭，但也有成功移植的案例。

转移性肿瘤

肝最常见的恶性肿瘤是转移性病变。肝是胃肠道肿瘤转移的常见部位，可能是因为通过门静脉系统传播。与外科医生最相关的肝转移性肿瘤是结直肠癌，因为该肿瘤完全切除后长期存活的潜力已得到充分证明。然而，许多其他肿瘤通常也会转移到肝，包括上消化道系统（胃、胰腺、胆道）、泌尿生殖系统（肾、前列腺）、神经内分泌系统、乳腺、眼（黑色素瘤）、皮肤（黑色素瘤）的癌症、软组织（腹膜后肉瘤）和妇科系统（卵巢、子宫内膜、宫颈）。绝大多数伴有肝外疾病的转移性肝肿瘤都是无法切除的肝脏疾病，或者无法通过切除手术治愈，这将外科医生的作用限制在高度选择的病例中。原发灶不明的肝转移性腺癌通常是原发性IHC，必须始终牢记这一诊断。

传统观念上，癌症扩散到远处被认为是局部治疗（即手术）无效的全身性疾病。但一些转移到肝的肿瘤，特别是转移性结直肠癌，已被证明是这一观念的例外。超过35年的临床研究证明，在肝中孤立的转移性结直肠癌可以切除，并具有长期存活和治愈的潜力。全身和区域化疗的进展也扩大了适合手术治疗的患者数量，并可能提高了切除后的长期生存率。患者的选择是肝转移性疾病手术治疗的最重要方面，通过对切除患者的临床随访已确定最可能和最不可能受益的患者。虽然长期生存很常见，并且在当前系列研究中高达50%～60%的患者中发生，但复发和慢性多种模式治疗也很常见，发生在大约75%的患者中。因此，治疗的一个重要方面是现实的期望和诚实的患者教育。结直肠癌以外的肿瘤表现为孤立或有限的肝转移，也可以切除以获得潜在的长期生存，但与结直肠癌相比，这些其他肿瘤的数据很少且缺乏说服力。

结直肠癌肝转移

美国每年有超过140 000例结直肠癌新病例。多达60%的这些患者会在疾病过程中发生转移。这些患者中有很大一部分会转移到肝，对于某些人来说，肝可能是唯一的转移部位。在这方面，肝转移可以同时性（即在原发病诊断时）或异时性（任意定义为原发病诊断后1年以上）出现。文献表明，同时性肝转移预示着比异时性疾病更差的预后[30]。这些肝转移病例中的大多数与广泛的转移性疾病或无法切除的肝转移有关。据估计，这些患者中有5%～10%是潜在治愈性肝切除术的候选者。随着现代化疗的反应率提高和肝手术的进步，与过去相比，现在有更多的患者适合肝切除术；目前，高达20%的患者可能是适合人选。

介绍　在过去，结直肠癌肝转移患者通常会出现晚期恶性疾病的症状和体征，例如疼痛、腹水、黄疸、体重减轻和可触及的肿块。出现这些症状是预后不良的迹象，这些患者中很少有人能接受治疗（除了化疗或支持治疗外）。这迫使大多数医生通过连续体检、横断面影像学研究、LFT和CEA水平的测定，仔细观察原发性结直肠癌切除患者，这些患者可能是积极治疗的候选者。尽管没有随机试验的支持，但临床观察表明，通过连续体格检查、横断面影像学研究、LFT和CEA水平测定仔细观察的患者通常被发现具有可切除的异时性疾病，并且最有可能长期生存。除了这些患者之外，一些患者在术前影像学检查或剖腹手术诊断为原发性结直肠癌时发现有同时转移性疾病。

尽管CEA水平升高对复发性结直肠癌并不是特异性的，但连续检查中CEA水平升高和影像学检查中出现新的实性肿块可诊断转移性疾病。LFT结果轻度升高在结直肠癌肝转移中很常见，但不能作为一种有效的筛查工具。最常升高的是ALP、GGT和乳酸脱氢酶的水平。使用高质量CT或MRI对肝转移灶进行成像对于确定可切除性和手术计划很重要。大多数医生使用薄切（5 mm）、高分辨率、动态、对比度增强的螺旋扫描技术。静脉注射造影剂的时间应与门静脉期相对应，以最大限度地增强肝实质，从而提高实质与肿瘤之间的差异。

治疗　一旦结直肠癌肝转移患者被认为是手术治疗的候选者，就必须进行全面的检查评估疾病程度。如果距离上次检查已超过1年，则应进行结肠镜检查，以排除局部复发或异时性结直肠病变。还必须进行完整的腹部和盆腔横断面成像，以排除肝外疾病，并通过确定肝转移灶的数量、位置和与肝血管系统的关系来帮助制订手术计划。经常进行胸部CT，但收益低。许多研究评估了正电子发射断层扫描（PET）在检测隐匿性肝外疾病方面的额外优势。大约25%的患者根据PET扫描结果改变了管理方式，但这种变化有差异性，这取决于横截面成像的质量、放射学解释和患者选择（图 54.36）。PET/CT 对比 CT 在可能可切除的结直肠癌肝转移患者中的随机试验已经发表[31]。在该试验中，PET/CT 的使用并未导致手术治疗的显著变化，两组之间的可切除性或长期结果也没有差异。该试验提供了明确的证据，表明常规使用 PET 不会显著影响可能可切除的结直肠癌肝转移患者的预后。使用分期腹腔镜检查后，10% 的患者无须进行非治疗性剖腹手术，腹腔镜检查的成功率与存在的不良预后因素的数量相关，因此可以有选择地使用。

管理

手术方法　迄今为止，尚未进行一项比较手术与不治疗或单独化疗的前瞻性试验，这也不太可能进行。因此，肝切除术的基本原理来自这些治疗策略的回顾性比较。外科医生必须了解未经治疗或接受全身化疗的结直肠癌肝转移的自然病程，以正确解释与肝切除术相关的生存数据。在 20 世纪 80 年代之前，大多数肝转移都没有得到治疗。两项关键研究回顾性确定了未接受治疗的孤立性单发肝转移或多发但可切除的肿瘤患者。对于有限且可能可切除的疾病患者，一项研究记录了 3 年生存率为 10%，另一项研究记录了 5 年生存率为 2%。从这些研究中可以清楚地看出，没有治疗的长期生存是极其罕见的，而且生存与疾病的严重程度密切相关。过去，基于 5-FU 的全身化疗作为肝结直肠转移的单一疗法无效，中位生存期约为 12 个月，反应率为 20% ～ 30%，转移性结直肠癌的全身化疗现已取得巨大进展。联合化疗，包括 5-FU 与伊立替康或奥沙利铂联合靶向抗血管生成抗体，如贝伐单抗（抗血管内皮生长因子抗体）或西妥昔单抗（抗表皮生长因子抗体），目前已导致晚期疾病患者的应答率超过 50%，中位生存期为 20 个月或更长[32]。尽管缓解率和生存率有所提高，但单独使用化疗获得持久完全缓解和 5 年生存率的情况非常罕见。

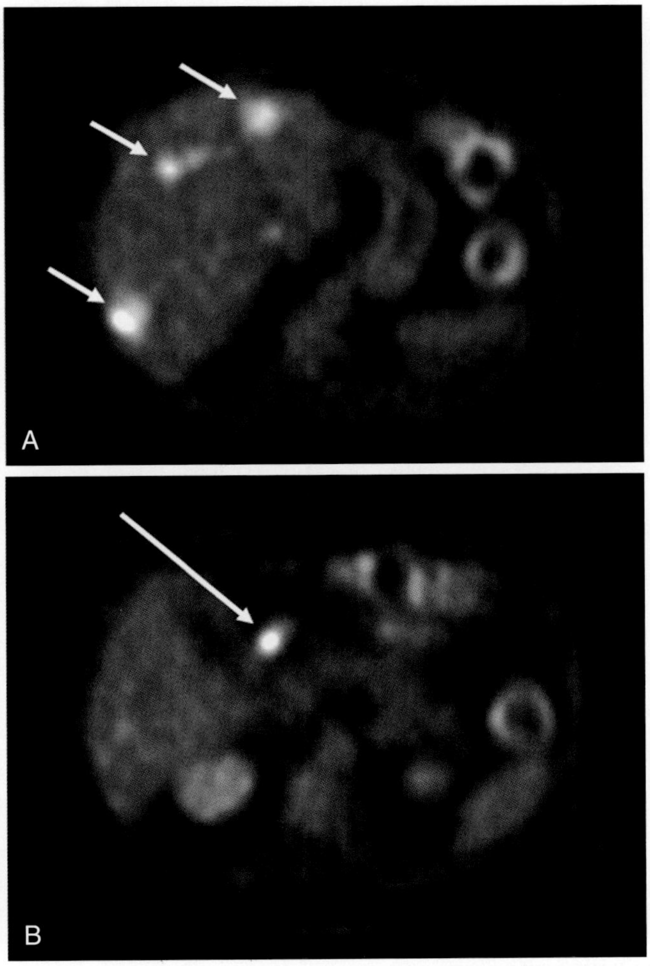

图 54.36　患者的正电子发射断层扫描（PET）显示转移到肝的结直肠癌。（**A**）显示肝中三个 FDG 阳性肿瘤，通过 PET 扫描发现的高代谢活动（短箭头）;（**B**）PET 扫描显示肝门淋巴结阳性（长箭头）

20 世纪 80 年代以前对转移性结直肠癌实施的零星部分肝切除术受到了极大的怀疑。当时肝手术的高发病率和死亡率以及对切除血源性转移瘤的理论基础的怀疑是主要问题。然而，在过去的 30 年中，大量研究表明，现在可以安全地进行肝手术，并且孤立和可切除的肝转移患者具有长期生存潜力，5 年生存率为 25% ～ 58%。在最近的系列研究中也有明显的延长生存期的趋势（表 54.9）。经验丰富的中心的围术期死亡率始终低于 5%，并且在许多系列研究中低于 2%。几乎所有证据都表明，近 50% 的因转移性结直肠癌接受肝切除术的患者将存活 3 年，20% 将存活 10 年。尽管手术死亡率较低，但肝手术的并发症发病率仍高达 30% ～ 50%。并发症最常见的是出血、胆漏、脓肿和其他全身性心肺并发症。随着化疗的改进，越来越多的接受肝切除术的患者在术前接受了治疗。然而，一些研究表明，术前化疗与肝毒性（脂肪性肝炎和肝窦阻塞综合征）和术后肝衰竭的发生率较高有关。

从这些大型病例报道中，我们已经了解了很多关于预后因素以及哪些患者最有可能从结直肠癌肝转移肝切除术中受益的信息。尽管并非所有研究都一致，但已发现不良预后因素包括肝外转移、原发结直肠肿瘤累及淋巴结、同步表现（或较短的无病间隔）、肿瘤数量较多、双叶受累、CEA 水平升高大于 200 ng/ml，肝转移灶最大直径超过 5 cm 和肝切缘阳性。在 MSKCC 的 1001 例肝切除术中，一项多变量分析[30]确定了五个对结果最有影响的术前因素：肿瘤直径大于 5 cm、无疾病生存期小于 1 年、转移灶数量超过 1

表 54.9 肝切除治疗结直肠癌肝转移的效果 *

研究	患者数量	手术死亡率（%）	生存率（%） 1年	5年	10年	中位生存期（月）
Adson，1984	141	2	82	25	—	24
Hughes，1986	607	—	—	33	—	—
Schlag，1990	122	4	85	30	—	32
Doci，1991	100	5	—	30	—	28
Gayowski，1994	204	0	91	32	—	33
Scheele，1995	469	4	83	33	20	40
Fong，1995	577	4	85	35	—	40
Jenkins，1997	131	4	81	25	—	33
Rees，1997	150	1	94	37	—	
Jamison，1997	280	4	84	27	20	33
Fong，1999	1001	3	89	37	22	42
Minagawa，2000	235	0	—	35	26	37
Scheele，2000	597	—	—	36	—	35
Choti，2002	226	1	—	40†	26	46
Abdalla，2004	190	—	—	58	—	未达到
Nicoli，2004	228	0.9		16	9	
Andres，2008	210	0.5	95	40	—	—
de Jong，2009	243	—	—	47	—	36
House，2010	1600					
1985—1998	1037	2.5	—	35	16	43
1999—2004	563	0.5	—	43	—	64
Faitot，2014‡	272					
One stage	155	3	85	35		37.2
Two stage	117	4	82	49		34.5
Saxena，2014	701	2	86	33	20	35
Marques，2012§	676					
新辅助化疗‖	334	3.9	91	43		
无新辅助化疗‖	342	3.4	93	55		
Matsumura，2016［肝大部分切除（MH）vs. 保留部分肝组织的肝切除术（PSH）］						
保留部分肝						
MH	32	0		29.4		
PSH	113	0		37		
Lordon，2017［肝大部分切除（MH）vs. 保留部分肝组织的肝切除术（PSH）］						
MH	238	3.8	82	34		
PSH	238	0.8	92	35		
Van Amerongen，2016［单纯切除术（ROG）vs. 切除联合消融（CG）］						
ROG	534	1.3		62		
CG	98	1		42		

* 来源于百例以上的病例报道。

† 在这个研究中最近一段时期内进行手术的患者的5年生存率为58%。

‡ 两期肝切除术与一期肝切除术联合消融方法的长期疗效比较。

§ 合并来自两个肝胆中心的数据，分析数据是否接受过术前化疗。

‖ 术前化疗组的肿瘤数量（2.8±2.2）高于未进行术前化疗组（1.8±1.6）。

个、原发灶淋巴结阳性、CEA 水平高于 200 ng/ml。使用这五个因素，我们制订了预测肝切除术后复发的风险评分（表 54.10）。

传统观点上看，出现肝外转移、四个或更多肝转移、切除边界不够，及无法切除肝中的所有疾病被认为是肝切除术的禁忌证。目前唯一适用的这些历史禁忌证之一是肝内病灶不能完全切除。最近的报道显示，尽管复发率很高，但肝切除术治疗 4 个或 4 个以上的转移瘤的 5 年生存率大约为 33%。尽管邻近肿瘤切缘的距离已被证明与预后相关，但其与总体预后不良的肿瘤（即多发同步肿瘤）的关系往往令人困惑。然而，切缘接近或受累似乎并不排除长期生存的可能性，但切缘阳性的患者往往表现不佳。尽管如此，在可能的情况下，尝试在超过切缘 1 cm 的距离上进行切除是合适的。在高度选择的病例中，切除与肝转移同时出现的肝外转移已被证明与长期生存相关。在这种情况下，似乎与最佳结果相关的情况是有限的肺转移、原发肿瘤的局部复发和门静脉淋巴结转移。这些结果在包括 3481 例患有肝外疾病的结直肠肝转移患者的 50 项研究的荟萃分析中得到了进一步证实[33]。随着更有效的化疗的出现，特定肝外疾病的患者应考虑进行切除治疗。对于这种积极的治疗方法来说，患者的选择至关重要，通常需要术前化疗排除疾病进展并考虑转移性疾病的总体情况。

尽管结直肠癌肝转移肝切除术后的长期生存显然是可能的，但疾病复发是常见的。总体而言，大约 75% 的患者有复发，但在高危情况下（例如，四个或更多肿瘤、肝外疾病），复发率接近 100%。大约 50% 的复发孤立于肝，其中一小部分患者（约占所有接受肝切除术患者的 5%）适合进行二次肝切除术。这些接受二次肝切除术并完全切除所有疾病的高度选择患者可以预期进一步的 5 年生存率为 30% ～ 40%。有限和孤立的肺复发也可以切除，并有可能通常会进一步长期生存。此外，现在可以使用多种有效的化学疗法，延长生存期。由于肝切除术后进一步使用有潜能的有效干预，应通过连续 CEA 水平测定和影像学研究来观察适合此类治疗的患者，以便在可能治疗的早期阶段检测到复发。

表 54.10　1001 例肝切除治疗结直肠癌肝转移的临床风险评分和生存率 *

评分	生存率（%）1 年	3 年	5 年	中位生存期（月）
0	93	72	60	74
1	91	66	44	51
2	89	60	40	47
3	86	42	20	33
4	70	38	25	50
5	71	27	14	22

Adapted from Fong Y，Fortner J，Sun RL，et al. Clinical score for predicting recurrence after hepatic resection for metastatic colorectal cancer：analysis of 1001 consecutive cases. Ann Surg. 1999；230：309-318.

* 以下五个风险因素中的每个各评 1 分：原发淋巴结转移，无疾病生存期＜ 12 个月，转移灶数量＞ 1 个，肿瘤大小＞ 5 cm，癌胚抗原水平＞ 200 ng/ml。每个患者有几个高危因素就评几分。

辅助治疗　辅助化疗已被用于减少复发和提高长期存活率。前瞻性随机临床试验显示肝动脉内辅助化疗有效。然而，关于肝转移瘤切除术后辅助全身化疗的益处的随机对照试验结果喜忧参半。在一项多中心随机试验中，Portier 及其同事[34]将 173 例患者随机分别进行单独肝切除术（87 例患者）或肝切除术加辅助化疗（5-FU- 亚叶酸）6 个月（86 例患者）。尽管这种化疗方案不再是标准方案，但单纯手术患者的 5 年无病生存率为 26.7%，手术加化疗患者的 5 年无病生存率为 33.5%（$P = 0.028$）。在化疗组中也观察到总生存期改善的不显著趋势。该试验的结果与另一项未能实现的 3 期试验合并。该汇总分析未能显示无进展生存期或总生存期的统计学显著改善[35]。在该分析中，共有 278 例患者（138 例在手术联合化疗组和 140 例在单独手术组）。化疗组的中位无进展生存期为 27.9 个月，而手术组为 18.8 个月（风险比，1.32；95% CI，1.00 ～ 1.76；$P = 0.058$）。化疗组的中位总生存期为 62.2 个月，而手术组为 47.3 个月（风险比，1.32；95% CI，0.95 ～ 1.82；$P = 0.095$）[35]。在多变量分析中，辅助化疗与无进展生存期和总生存期独立相关。

在另一项多中心随机对照试验中（欧洲癌症研究与治疗组织，EORTC 40983 试验），Nordlinger 和他的同事[36]随机将 364 例患者分为两组；182 例患者仅行手术治疗，182 例患者接受手术加全身化疗。化疗组在术前和术后给予三个周期的全身 5-FU- 叶酸加奥沙利铂（FOLFOX4）。在随机化后符合条件的患者中，单纯手术组患者的 3 年无进展生存率为 28.1%，而手术加化疗组为 36.2%（$P = 0.041$）。当对所有患者进行分析时，结果并没有显著差异。这项试验长期研究结果已公布，辅助化疗后总生存期没有区别[37]。尽管该试验提供了围术期全身化疗可以延迟疾病复发的证据，但以后时间点的复发率几乎没有差异。此外，辅助化疗的受益可能与更好地筛选患者有关。一项包括1896例患者在内的10项研究的荟萃分析进一步肯定了辅助治疗在结直肠癌肝转移治疗中的作用[38]。这项荟萃分析发现，围术期治疗显著提高了无瘤生存期，但对总生存期没有帮助。综上所述，有1级临床证据表明，肝切除结合辅助全身化疗能略微地提高结直肠癌肝转移患者的无进展生存率。目前公认的是肝转移患者可以从6个月的围术期辅助治疗中获益。

对可切除转移灶进行新辅助化疗也是治疗隐匿性全身转移的常用方法，可使接受化疗时病情进展和肝切除术后预后不良的这一小部分患者受益（＜10%）。美国国家外科辅助乳腺和肠道项目的一项前瞻性随机研究已开始招募患者，以研究辅助化疗在这些患者中的作用。

肝动脉灌注（hepatic arterial infusion，HAI）化疗作为辅助治疗的作用已得到公认[39-40]。辅助性肝动脉化疗的理论基础是肝转移瘤的大部分血液供应来自肝动脉。区域灌注氟脱氧尿苷等化疗药物后肝摄取率达90%，灌注区域浓度高，全身毒性小。而且大约50%肝切除术后的复发灶位于肝，所以控制肝病灶很可能会影响长期结局。与全身治疗相比HAI对肝转移灶有更高的有效率。来自MSKCC的一项试验进行了肝动脉灌注治疗联合全身化疗与全身化疗的比较研究，结果显示前者的复发率明显降低（9% *vs.* 36%），并且2年生存率有优势（86% *vs.*72%）[41]。其他试验表明应用氟脱氧尿嘧啶核苷进行HAI比单纯肝切除更有效，可显著提高无瘤生存期。由于有特定的技术需求和有效全身治疗的使用率日益增高，HAI尚未得到广泛应用。不过对于精心筛选的患者来说，HAI不失为一个有效的策略，可让仅有肝转移的结直肠癌患者受益。

不可切除的孤立性肝转移癌 对于无法切除的仅肝转移性疾病的患者，术前全身化疗和HAI化疗已被证明可以将一些患者转化为切除候选者。对这些患者的一个重要观察发现是，完整切除后的结局似乎与初诊时即可切除的患者一样好。扩大肝切除范围的方法有保留肝实质的肝段切除、两阶段手术和热消融技术，如冷冻消融或射频消融。最近，微波消融正被作为治疗方法进行研究，长期结果表明，复发率随着肿瘤的大小以及对靠近血管的肿瘤进行消融而增加。近期研究结果显示，单独应用微波消融或联合肝切除可以实现良好的远期疗效。因此，可以通过肝切除和消融相结合来去除左右肝多发性转移瘤，并保留足够的肝实质。

总之，结直肠癌肝转移的治疗进展迅速，肝切除和化疗技术的进步极大地改善了患者的预后。化疗已有长足的进步，但单独化疗的远期生存率很低，联合化疗和完整切除肝转移瘤的患者远期生存率高达50%～60%。对于广泛肝转移伴局限性肝外转移的患者，完整切除转移灶后也有可能长期生存，肝转移瘤的完整切除应该是患者长期生存极其重要的治疗手段。

神经内分泌肿瘤肝转移

神经内分泌瘤的肝转移很常见，但因原发肿瘤类型而异。经常转移到肝的原发肿瘤有胃泌素瘤、胰高血糖素瘤、生长抑素瘤和无功能的神经内分泌肿瘤。胰岛素瘤和类癌转移到肝并不常见。

在制订转移性神经内分泌肿瘤的治疗方案时要考虑两个问题。第一，这些肿瘤生长缓慢，惰性肿瘤患者甚至在没有治疗的情况下能够长期生存，因此评估疗效是非常困难的。第二，这些肿瘤经常分泌功能性神经肽，这些神经肽可产生激素过量性衰弱综合征，因此治疗的目标更侧重于改善生活质量，而不是延长寿命。

神经内分泌肿瘤有许多有效的非手术治疗方法。长效生长抑素类似物能够有效缓解激素症状，也可能具有抑制细胞生长的作用。肝转移瘤也能够通过肝动脉栓塞或消融的方法进行治疗。联合治疗能够有效减少肿瘤负荷并缓解激素过量分泌产生的症状。

肝切除对于可完整切除的肿瘤患者有效果。所有患者均应进行高分辨率的胸部、腹部和盆腔CT检查，以确定病变范围。大多数分化良好的神经内分泌肿瘤表达生长抑素受体，之前^{111}铟-奥曲肽扫描已利用这一点来进行诊断和确定病变范围。现在在部分情况下，奥曲肽扫描已经被使用^{68}Ga-DOTA肽的PET和CT（PET/CT）所取代。^{68}Ga-DOTA PET/CT提供了比奥曲肽扫描更高的分辨率，因此对神经内分泌转移瘤能更好地定位，带来更高的灵敏度（82%～100%）和特异度（67%～100%）。由于灵敏度的增加，术前使用^{68}Ga-DOTA已被证明会影响多达60%的神经内分泌肿瘤患者的治疗策略和（或）手术范围。这是否适用于准备手术的神经内分泌性肝转移患者还有待观察。

因为这些肿瘤是惰性的，所以任何治疗措施必须使并发症发生率减到最少，有经验的肝胆外科中心就是这么做的。如果肿瘤能够完整切除，5年生存率有望达到50%～75%。回顾性研究显示这些患者的生存期优于未接受治疗的患者，但差异至少有一部分是选择性偏倚造成的。因为这种疾病的罕见性，目前还没有前瞻性研究资料。手术的另一个作用是患者对药物治疗无效并且存在顽固性激素过量症状。如果术前分期表明至少 90% 的肿瘤可以切除而没有严重的手术风险，减瘤手术是可接受的。如果减瘤充分，大多数患者症状能够改善。神经内分泌肿瘤不需要进行大范围的肝切除，肿瘤剜除和楔形切除等术式是合理的选择。热消融方法，如冷冻消融和射频消融，也是此类细胞减灭手术中有吸引力的选择。腹腔镜射频消融术最近已被使用，但没有长期随访资料。

非结直肠、非神经内分泌肿瘤肝转移

其他肿瘤可以出现孤立性肝转移，但这些情况并不常见，因此相关资料很少[42]。许多肿瘤可以出现孤立性肝转移，包括乳腺癌、肺癌、黑色素瘤、软组织肉瘤、肾母细胞瘤、眼部黑色素瘤、上消化道肿瘤（胃、胰腺、食道、胆囊）、肾上腺皮质、泌尿系统（膀胱、肾细胞、前列腺、睾丸）和妇科（子宫、宫颈、卵巢）肿瘤。处理孤立性肝转移瘤的一般原则与转移性结直肠癌相似。如果有肝外转移、多发肿瘤、肿瘤体积大或无瘤期短这些情况，往往预后很差，应根据这些因素仔细把握手术适应证。孤立性肝转移瘤在考虑肝切除术前应接受全身化疗。这不仅有助于控制病情，而且有助于辨别出病情进展迅速且不会从肝切除中获益的门诊患者。

上消化道肿瘤孤立性肝转移瘤切除术后长期生存的报道很少，总的来说这些患者预后不佳，不推荐进行肝切除术。在大多数类型中，泌尿生殖系统肿瘤的肝切除术预后最好，对一些精心挑选的患者可以考虑肝切除术。乳腺肿瘤、黑色素瘤和肉瘤患者很少出现孤立性肝转移，如果无瘤生存期较长或化疗后病情长期稳定，应考虑肝切除术。一般来说，非结直肠、非神经内分泌肿瘤肝转移的肝切除术是一种减瘤措施，并且只能在对患者最有利的情况下使用（见上文）。对于预期寿命合理且没有其他有效疗法的患者，肝切除术也可以作为伴有临床症状肿瘤患者的有效治疗手段。

囊性肿瘤

单纯性囊肿

单纯性肝囊肿含有浆液性液体，不与胆道相通，也没有分隔。它们通常为球形或卵圆形，最大可达 20 cm。体积较大的囊肿可压迫正常肝，导致局部肝萎缩，有时可导致对侧肝组织代偿性肥大。在 50% 的病例中囊肿是单发的。在组织学评估中，这些囊肿被覆无异型性的单层立方或柱状上皮细胞。单纯性囊肿通常被认为是先天性畸形。

单纯性囊肿在成人中比较常见，大多是无症状的、在放射学检查中偶然发现。偶尔巨大的囊肿会引起症状。虽然 CT 能够显示解剖关系，但超声检查对于确认单个薄壁的单纯性囊肿是一种实用的选择。单纯性囊肿最需要与包虫病、囊腺瘤和神经内分泌瘤肝转移进行鉴别诊断。厚壁或壁内结节增加了诊断为囊腺瘤的可能性，但也可能是囊肿内出血。最常见的并发症是囊内出血，但总的来说并发症很少见。单纯性肝囊肿只有在出现症状或诊断不明确时才需要治疗。由于大多数囊肿是无症状的，因此在将出现症状归因于囊肿之前必须对症状的原因进行彻底的评估。非手术治疗包括囊液抽吸和注射硬化剂。对肝囊肿硬化治疗长期随访的研究很少。外科治疗是通过对肝外囊肿部分开窗或去顶来实现的。可以进行开腹手术，长期效果良好，也可以通过腹腔镜方法进行。腹腔镜手术更受青睐，但长期疗效尚未得到充分证实[43]。一项包括 9 项涉及 657 例患者的回顾性病例对照研究的荟萃分析，比较了腹腔镜肝囊肿开窗术与开放手术的疗效，结果表明，腹腔镜的手术时间、住院时间更短，手术出血量更少，且囊肿复发率无差异[44]。

囊腺瘤和囊腺癌

肝囊腺瘤是一种罕见的肿瘤，通常表现为巨大的囊性肿块，直径通常达 10 ～ 20 cm。外表面呈球形，伴有多个大小不同的囊腔向外突出。这些囊腔中常含有黏液性囊液。显微镜下可见囊壁的基底膜被覆非典型的立方或柱状细胞和卵巢样基质。这些上皮常形成息肉样或乳头状突起。

肝囊腺瘤多见于 40 岁以上的女性。可表现为腹痛、厌食、恶心和腹胀，但许多囊腺瘤患者没有症状。经常通过联合横断面成像（CT 或 MRI）和超声来诊断。超声通常显示具有不同的壁厚、结节、分隔和内部充满液体的囊性结构。更重要的是，增强 CT 可显示囊肿壁和间隔有强化。鉴别诊断中必须考虑包虫病。虽然囊腺瘤生长缓慢，但最终会发展为恶性肿瘤，即囊腺癌。

囊腺癌是一种极为罕见的恶性肿瘤，其自然史和切除后的预后资料很少。影像学提示较大突起和囊壁明显增厚时高度提示恶变。囊腺瘤或囊腺癌的治疗是完整切除肿瘤，如果没有肿瘤浸润的证据，可以行肿瘤剜除术。没有完整切除的肿瘤有复发或发展为囊腺癌的风险。

多囊肝

多囊肝常见于常染色体显性遗传的多囊肾患者[45]。在组织学上，这些囊肿与单纯囊肿相似（见上文），两者主要区别在于囊肿的数量。伴发于成人多囊肾的患者的多囊肝常是多发性的。此外，微小的囊肿和巨大囊肿常同时存在。尽管囊肿数量很多，但肝实质和肝功能通常维持良好。多囊肝发病通常早于多囊肾，且发病率随年龄增长而增加。在 20 岁以下的人群中多囊肝的发病率为 0，而在 60 岁以上的人群中发病率为 80%。

成人多囊肾患者的多囊肝通常无症状，但在少数患者中很多大的囊肿可引起腹痛和腹胀症状，LFT 几乎总是正常的，感染和囊内出血等并发症很少发生。超声和 CT 显示整个肝和肾有多发囊肿。多囊肝的治疗仅限于巨大囊肿以及和并发症相关的严重症状，包括经皮穿刺抽吸伴或不伴注射硬化剂、囊肿开窗（开腹或腹腔镜）、肝切除和原位肝移植。肝移植仅适用于伴有肝肾功能不全时囊肿开窗或切除后病情进展的患者。在肾衰竭的情况下，可能需要行肝肾联合移植。

胆管囊肿

胆管囊肿或胆总管囊肿是胆管树的先天性扩张，通常在儿童时期就被确诊，但也可以在成人期发病。因为存在恶变和复发性胆管炎的可能，治疗方式为囊肿切除和重建胆肠的连续性。大多数胆管囊肿发生在肝外胆管，但Ⅳ型囊肿累及肝外胆管和肝内胆管，与之相比 Caroli 病（Ⅴ型）的特点是肝内多发囊肿。因此，在对多发性肝囊性病变进行鉴别诊断时，必须考虑胆管囊肿。Ⅳ型胆管囊肿和 Caroli 病的肝内病变表现为多发性节段性胆管扩张，扩张的胆管之间间隔直径正常的胆管。大约 50% 的 Caroli 病患者与先天性肝纤维化有关；囊肿弥漫分布于整个肝；另外 50% 的病例中，扩张的胆管局限于肝的某一部分，通常是左半肝。复发性细菌性胆管炎通常贯穿疾病的整个临床过程，如果没有充分的治疗患者通常会在 5 ～ 10 年内死亡。当肝内胆管囊肿呈局限性分布时，治疗方式为肝切除伴或不伴胆道重建。囊肿弥漫性分布时疗效不佳；在复杂病例中肝移植可能是唯一有效的治疗手段。

肝切除术的原则

尽管在 19 世纪后期有肝切除术的报道，但直到 1952 年 Lortat-Jacob 才因第一个真正意义上的解剖性右肝切除术而受到赞誉，从此开启了现代肝外科的时代。早期的肝手术并发症发生率和死亡率比较高，这在很大程度上与术中大量失血有关。20 世纪 70、80 年代的手术死亡率经常超过 10%，尤其是肝大部切除时通常高达 20%。如此高的死亡率限制了肝切除术的应用，患者也不愿接受这样的手术。过去 30 年中众多研究进展使得肝大手术围术期结局有了极大的改善。由于认识到肝切除术中大部分失血来自肝静脉这一事实，外科医生开始在低中心静脉压情况下进行手术。我们在进行肝部分切除术时放置中心静脉导管，患者取轻度 Trendelenburg 体位，必要时进行液体限制和使用静脉血管扩张药物，以保持中心静脉压低于 5 mmHg。另一个重要进步是对肝段解剖的认识得到提高，使肝内解剖更安全、更精确。离断肝组织和止血、控制血管的方法多种多样，但最重要的是由完全掌握肝血管解剖的外科医生完成手术。

在经验丰富的中心，围术期死亡率通常为 5% 或更低，这取决于许多因素。与围术期并发症发病率相关的三个最关键因素是失血量、正常肝的切除量和肝自身状况（例如肝硬化）。肝部分切除术必须考虑这些因素，以最大程度降低并发症发生率。一项来自 MSKCC 包含 10 年间 1800 多例肝切除手术的回顾性分析显示，手术死亡率为 3.1%[46]；中位失血量为 600 ml，三分之二的患者不需要输血；总的术后并发症发生率为 45%，但中位住院时间为 8 天，并发症的发生主要与出血量和切除范围有关。肝切除量较少时死亡率为 1%。大多数并发症和死亡发生在复杂的胆道肿瘤、肝硬化合并肝癌和大范围肝切除上。肝部分切除术后结果在逐步改善，经验丰富的肝胆中心报道死亡率接近 1% ～ 2%，围术期需要输血的患者也在减少。随着手术安全性的不断提高，肝切除术已成为许多肝良恶性疾病的治疗选择。

胆漏是复杂胆道重建手术的常见并发症，但无胆道重建的肝切除术也有 10% ～ 20% 的患者可能发生胆漏。仔细结扎胆道断端对于减少这种并发症尤为重要。由于肝的再生能力，正常非肝硬化肝最多可以切除 80%，肝功能在几周内就能代偿。许多手术中切除的部分包括肿瘤和正常肝，当肿瘤占据相当大的肝体积时，正常肝通常会出现代偿性肥大，因此功能性肝实质和剩余肝体积的概念非常重要。功能性肝实质损失量小于50%时发生肝功能障碍的风险很小，但当这剩余肝实质接近20%～25%时肝功能不全的风险开始上升。由于再生能力受损和原发性肝功能受损，肝硬化患者术后肝功能障碍的发生率要高得多。肝硬化患者肝大部切除术后的严重并发症包括肝衰竭、肝外多器官衰竭和死亡。一般来说，Child B级或C级肝硬化或门脉高压症的患者不能耐受肝切除术，因此患者的选择至关重要。腹水和感染性并发症也是肝大部切除术后常见并发症。经皮行预切除肝一侧的门静脉栓塞治疗是减少肝大部切除术后肝衰竭和并发症的一个方法。在大约4周的时间里，预切除肝实质会萎缩、剩余肝实质增生肥大，剩余肝体积相应增加。

肝切除技术因所治疗的疾病不同而不同。对于需要切除的良性肝病，手术的适应证通常是出现症状或感染。在这些患者中，正常肝的切除应该保持在最低限度，适合应用诸如剜除术之类的技术，尽管偶尔也需要行肝大部切除术。对于恶性肿瘤，保证正常组织的边界非常重要，规则的解剖性切除效果最好。例如楔形切除术常常导致较高的边缘阳性率和肿瘤复发率，因此应谨慎选择。必须指出的是，对于结直肠癌肝转移，与肝大部切除术相比，保留实质的非解剖性切除术提供了类似的肿瘤学结果，并且明显减少了术后并发症[47-49]。

精确掌握肝解剖知识对肝手术的安全性是必不可少的（见前文）。不幸的是，精确而复杂的肝解剖和对常见肝切除技术的描述常让学生们感到困惑。2000年在澳大利亚布里斯班召开的共识会议在美国肝胰胆协会的帮助下，为这些术语出版了全新指南（表54.11，图54.37）。一般来说，因为肝上没有指示肝叶的外部标记，所以不优先考虑使用肝叶切除这个术语。如果对肝切除术的描述有任何疑惑而无法确定时，应考虑采用数字分段的方法。回想一下，右肝由Ⅴ段到Ⅷ段组成，右肝切除术和右半肝切除术可以作为切除这些肝段的合适术语。第Ⅱ～Ⅳ肝段构成左肝，左肝切除术和左半肝切除术是切除这些肝段的合适术语。右侧肝切除术可以进一步向左扩大到Ⅳ段，而左侧肝切除术也可以进一步向右扩大到Ⅴ和Ⅷ段。扩大的左/右肝切除术、左/右三区切除术和三段切除术等术语适合描述这些肝段切除手术。其他常见的亚肝叶切除术，如右后叶（第Ⅵ段和第Ⅶ段）或右前叶（第Ⅴ段和第Ⅷ段），分别称为右后叶切除术和右前叶切除术。单节段或双节段切除总是可以简单地通过对要切除的节段的数字描述来表示。

对肝切除技术的详细讨论超出了本章的范围；一般来说，它需要专业培训，但可以讨论一般原则。肝切除术必须考虑所要治疗的疾病以及手术的目的，无论是完整切除恶性肿瘤还是切除良性组织以减轻症状。最基本的步骤可以归结为控制入肝管道（门静脉、肝动脉、胆管）、控制出肝血流（肝静脉）和实质离断，保留足够大小的剩余肝，并保证良好的灌注、胆汁引流和静脉回流。

解剖性切除最常见的方法（按照最常见的顺序）是游离待切除的肝，解剖离断入肝和出肝管道，离断肝实质。肝的游离包括游离右侧或左侧三角韧带，将肝与横膈分开。通常，肝必须完全从它所跨的腔静脉上移开，这需要仔细解剖和分割多个肝后腔静脉分支。对于肝大部切除，部分肝静脉在切除前通常被阻断带环绕。解剖、控制和离断入肝管道的技术多种多

表54.11 最常见的主要解剖肝切除术的命名法 *

肝段 †	COUINAUD，1957	GOLDSMITH AND WOODBURNE，1957	BRISBANE，2000
Ⅴ-Ⅷ	右肝切除术	右肝叶切除术	右半肝切除术
Ⅳ-Ⅷ ‡	右叶切除术	扩大的右肝叶切除术	右三区切除术
Ⅱ-Ⅳ	左肝切除术	左肝叶切除术	左半肝切除术
Ⅱ，Ⅲ	左叶切除术	左外段切除术	左外区切除术
Ⅱ，Ⅲ，Ⅳ，Ⅴ，Ⅷ ‡	扩大的左肝切除术	扩大的左叶切除术	左三区切除术

Adapted from the Terminology Committee of the International Hepato-Pancreatico-Biliary Association：The Brisbane 2000 terminology of liver anatomy and resections，2000 <http：//www.ahpba.org/assets/documents/Brisbane_Article.pdf>.

* 最初的命名以Couinaud和Goldsmith及Woodburne的解剖描述为基础。

† 见图54.38A-E。

‡ 这些手术的另一个常见名称是右三段切除术或左三段切除术。

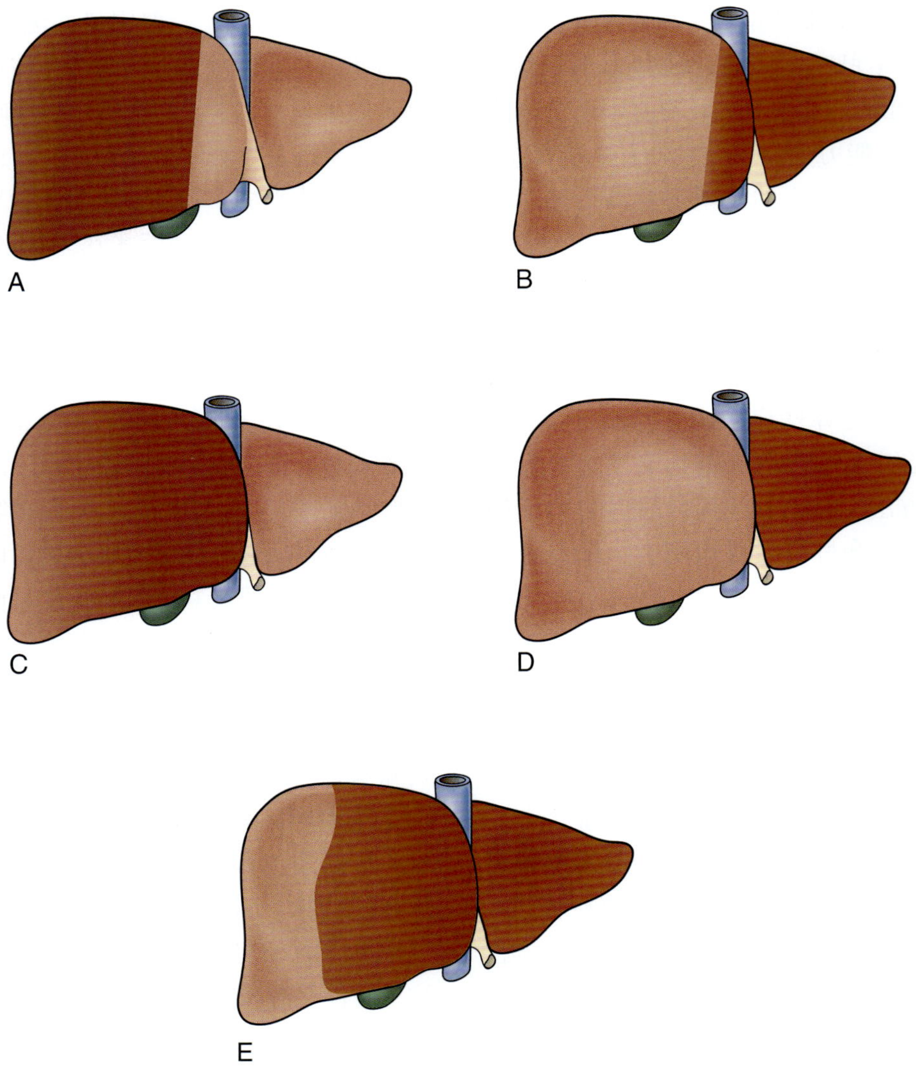

图 54.37 常用的大范围肝切除术，切除部分用阴影区表示。(**A**) 右肝切除术、右肝叶切除术或右半肝切除术（Ⅴ～Ⅷ段）;(**B**) 左肝切除术、左肝叶切除术或左半肝切除术（Ⅱ～Ⅳ段）;(**C**) 右肝叶切除术、扩大右肝叶切除术或右三区切除术（三段切除术；Ⅳ～Ⅷ段）;(**D**) 左叶切除术、左外段切除术或左外区切除术（Ⅱ～Ⅲ段）;(**E**) 扩大左肝切除术、扩大左叶切除术或左三区切除术（三段切除术，Ⅱ～Ⅴ，Ⅷ段）。见表 54.11（From Blumgart LH，Jarnagin W，Fong Y. Liver resection for benign disease and for liver and biliary tumors. In：Blumgart LH，Fong Y，eds. Surgery of the Liver and Biliary Tract. London：WB Saunders；2000：1639-1714.）

样。经典的控制方法是通过解剖肝门，控制待切除半肝的肝动脉和门静脉来实现的。方法是可以用缝合线结扎或用血管吻合器。为了尽量减少与解剖变异相关的胆道损伤，如果对侧胆道与肿瘤相距较远，我们主张在肝实质内离断胆管。控制入肝血流也可以通过解剖待切除肝区段部分的肝蒂来实现。回想一下，入肝管道在肝门处被覆腹膜，形成包绕三个入肝管道的肝蒂入肝。肝蒂可以通过侧方肝组织切开术或将肝实质向下切割至目标肝蒂来游离。肝蒂通常可以用血管吻合器离断，但必要时也需要缝合结扎。通常，在肝外离断肝静脉，这通常也可以用血管吻合器完成。

肝静脉也可在离断肝实质过程中在肝实质内离断。肝实质离断的方法有很多，从复杂的超声波冲洗器到射频能量凝固器，再到简单的钳夹法。在经验丰富的医师手里，这些都可以有效地用于减少失血，重要的是发展一项适合医生自身的特有技术。最后，离断肝实质要注意解剖肝内结构，控制血管和胆道结构，最大限度地减少出血，避免损伤剩余的肝。

胆道出血

1654 年，Glisson 首次描述了一例继发于穿透性腹部创伤的致命性胆道出血。直到 1948 年，Sandblom 才在其关于该主题的论文中创造了“胆道出血”一词。胆道出血是指血液通过血管和胆管之间的异常通道流入胆道。这种情况很少见，与胃肠道出血的常见原因很难鉴别。胆道出血最常见的原因是医源性创伤、意外创伤、胆结石、肿瘤、炎症性疾病和血管异常。大胆道出血相对少见，而小胆道出血是胆结石疾病或肝介入手术的常见后果。

病因学

胆道出血的最常见原因是肝和胆道系统的医源性创伤，在 20 世纪 80 年代以前，意外创伤和医源性损伤引起的胆道出血的比例是 2∶1；最近的回顾性研究表明医源性损伤在胆道出血的原因中占 40% ～ 60%。经皮肝活检导致出血的病例在所有出血原因中占不到 1%，但经皮肝穿刺胆道引流术的发生率为 2% ～ 10%。同样，术中胆道探查可引起直接损伤或假性动脉瘤而导致胆道出血，近年来有许多胆囊切除术后胆道出血的病例报道。继发于意外创伤的胆道出血更多地来源于闭合性创伤，而不是穿透性腹部创伤，据报道发生率为 0.2% ～ 3%。意外创伤后发生胆道出血的危险因素是伴有空腔的中心型肝破裂、使用填塞物，及引流不充分。胆囊也可能由于创伤、结石或无结石性胆囊炎而发生出血。动脉瘤、血管发育不良和血管瘤等原发性血管病变引起的胆道出血很少见。肝、胆道、胆囊和胰腺的恶性肿瘤，寄生虫感染，肝脓肿以及胆管炎引起的胆道出血并不常见。

临床表现

门静脉来源的胆道出血少见，出血量小，在门静脉压力不高的情况下表现为自限性的临床过程。但是动脉来源的胆道出血多见，临床表现可以很严重。胆道出血的临床后果与胆管内的出血量以及可能引起梗阻的血凝块形成有关。经典的胆道出血三联症是上腹痛、上消化道出血和黄疸，最近的回顾性研究显示只有 22% 的患者表现出典型的三联症，轻微的胆道出血通常没有症状，胆道大出血的症状和体征是黑粪症（90% 的患者出现）、呕血（60%）、胆绞痛（70%）和黄疸（60%），伴有胆道症状的上消化道出血必须考虑到胆道出血的可能性。胆道出血的表现有一个有趣的规律，那就是在数月，甚至数年的时间内周期性发作（间隔可达数周）。如果没有考虑到胆道出血，胆道内的血凝块可能被误认为是结石，这些血凝块可以引起胆管炎、胰腺炎和胆囊炎。

诊断性检查

当怀疑胆道出血时，首先进行上消化道内镜检查排除其他来源的出血，同时有可能看见血液从 Vater 壶腹流出。大约 10% 的胆道出血只能通过上消化道内镜检查做出诊断，如果内镜检查明确诊断并考虑保守治疗的话，就没有必要再进一步检查。超声或 CT 检查可能有助于显示肝内肿瘤或血肿。增强 CT 扫描出现胆道强化、胆管内血凝块或胆道扩张等情况表示胆道内有活动出血，CT 还可以显示病变中心空洞和动脉瘤等胆道出血的高危因素。目前，动脉造影术被认为是胆道出血可选的检查手段，大约 90% 的患者都能找到出血点。胆管造影术能够显示胆道内血凝块，一般表现为线状或更小的球形充盈缺损，后者很难与结石相鉴别。

治疗和预后

胆道出血的治疗必须以止血和缓解胆道梗阻为重点。大多数轻微的胆道出血可以保守治疗，采取的措施包括纠正凝血功能、充分的胆道引流（必要时）和密切观察。最近有人对 1996—1999 年报道的 171 例胆道出血患者进行了回顾性研究，结果显示 43% 的患者保守治疗获得成功。胆道大出血时首选经动脉栓塞术（transarterial embolization，TAE），报道的成功率为 80% ～ 100%。动脉造影术以及 TAE 适用于需要输血治疗的胆道大出血患者（图 54.38）。

当保守治疗和 TAE 无效时需要行外科手术，但要注意胆道出血很少需要手术治疗，即使在由于其他原因可能行剖腹手术的时候，TAE 仍然是胆道出血的治疗选择，因为后者的并发症发生率较低，这一点很重要。外科治疗的方法通常包括结扎出血的血管，切除动脉瘤或者非选择性地结扎肝总动脉。对于动脉结扎无效或严重的创伤、肿瘤等病例，有必要行肝切除术。胆囊出血或出血性胆囊炎需要行胆囊切除术。也有内镜下凝固、使用生长抑素和血管加压素成功治愈胆道出血的零星报道。PTBD 后胆道出血通常需要拔除或更换较粗的引流管，而且可能需要 TAE。

20 世纪 70 年代 Sandblom 报道的胆道出血死亡率至少是 25%，1987 年报道的死亡率是 12%，1996—1999 年间仅报道了 4 例死亡病例。很明显，胆道出血的死亡率在下降，可能与 2 个因素有关：第一，轻微的自限性胆道出血的发生率随着经皮肝穿刺操作的增加而升高；第二，选择性动脉造影术和 TAE 的改进极大地改善了胆道大出血的治疗效果。

胆血症

胆血症是指胆汁通过肝静脉或门静脉分支进入血

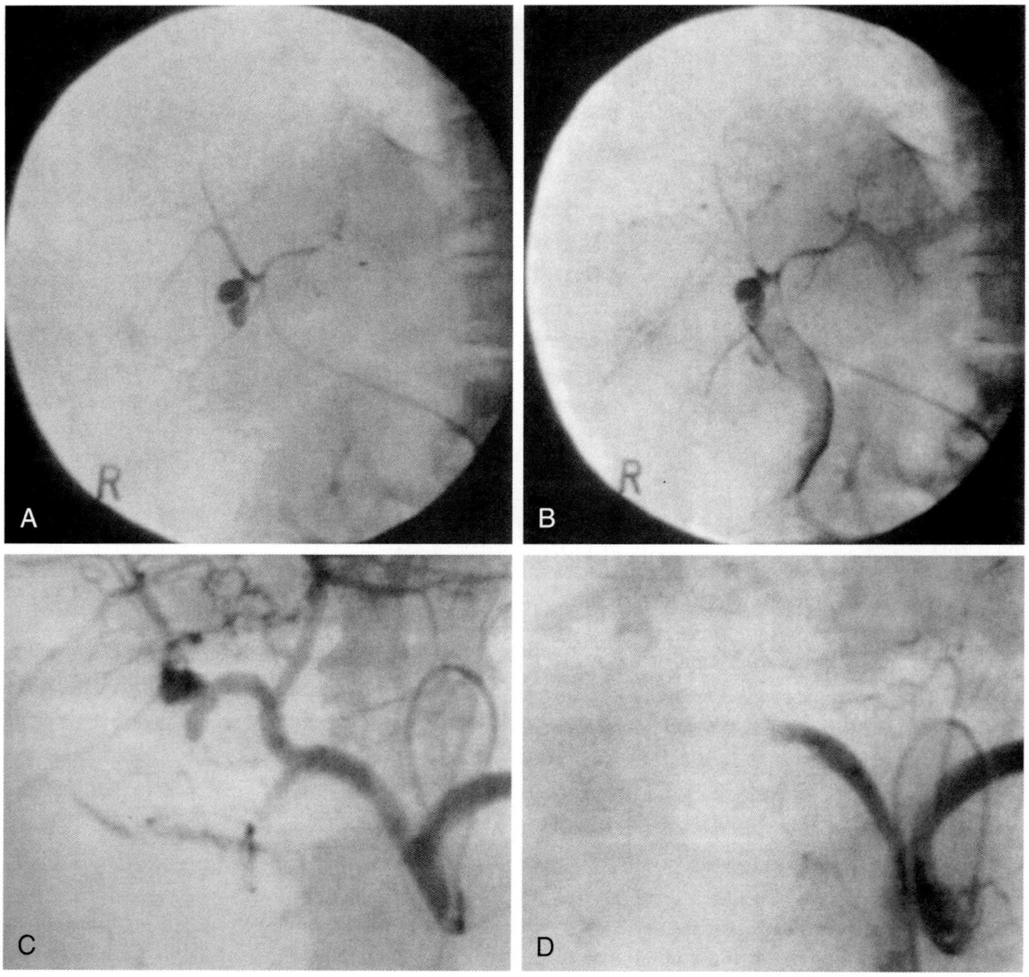

图 54.38 胆道出血的典型表现。在复杂胆囊切除术后，发生医源性假性动脉瘤并破裂到胆道系统，伴发失血。经内镜检查确诊后采取了动脉栓塞治疗。(**A**) 动脉造影显示肝门处的肝动脉假性动脉瘤；(**B**) 几秒钟后，可以看到造影剂沿着肝管流下，胆管内发现血凝块；(**C** 和 **D**) 成功栓塞之前 (**C**) 和之后 (**D**) 相同的动脉瘤 (From Sandblom JP. Hemobilia and bilhemia. In：Blumgart LH，Fong Y，eds. Surgery of the Liver and Biliary Tract. London：WB Saunders；2000：1319-1342.)

液，非常罕见。这种情况主要在胆道内压超过静脉压的时候发生，可能是胆道结石侵蚀了门静脉壁，也可能由偶然或医源性创伤引起。大量胆汁进入肺部引起的继发的肺栓塞，可能会致命，但是大多数情况下，进入血液的胆汁量较少，瘘管会自发闭合。临床表现主要是黄疸迅速加深、直接胆红素显著升高而肝酶（如 AST、ALT）正常和败血症。ERCP 是最佳的诊断手段，可通过放置支架或括约肌切开降低胆道内压来治疗。

病毒性肝炎与外科医生

古代文明社会就注意到黄疸具有传染性，希波克拉底把它记录了下来。第二次世界大战期间，这些传染病被称为卡他性黄疸，当时记录了超过 28 000 个病例。20 世纪 40 年代，流行病学研究证实了血源性传播的肝炎（乙型肝炎）与粪口传播的肝炎（甲型肝炎）之间的区别。最重要的发现是 1965 年 Blumberg 及其同事发现了澳大利亚抗原，这一抗原后来证实是 乙型肝炎病毒表面抗原（hepatitis B surface antigen，HBsAg），它提供了一种鉴别这两种不同类型肝炎的方法，并体现了此疾病流行病学的特征。这一发现最终也促使成功研制了以该抗原为基础的乙型肝炎疫苗，并在世界范围内产生了显著和深远的影响，进一步的研究还发现了丁型肝炎病毒（引起丁型肝炎）和丙型肝炎（解释了非 A 非 B 型肝炎）。戊型肝炎已经被证实是一种特殊的经粪口传播的传染性肝炎，1995 年发现了庚型肝炎病毒，现在仍在进行鉴定。

病毒性肝炎是一个重要的健康问题，同时是全世界最常见的肝病病因。尽管急性重型肝炎并不常 见，但是仍有超过500万人患有慢性肝炎。据估计，仅在美国每年就有超过1.5万个患者死于病毒性肝炎。虽然病毒性肝炎不是外科疾病，但是它对外科医生和外科患者会产生重要的影响。对任何进行肝手术的外科医生而言，患者的肝功能状态极其重要，慢性病毒性肝炎患者在进行任何外科治疗前需要给予特别的关注。另外，慢性病毒性肝炎是肝细胞肝癌的一个常见病因。最后，患者传染给外科医生以及外科医生传染给患者的风险是所有外科医生需要明确的问题。

定义

病毒性肝炎是由6种已知病毒中的一种引起的肝感染，这些病毒有不同的遗传成分和结构：肝炎病毒A、C、D、E和G具有RNA基因组，而HBV具有DNA基因组并通过RNA进行复制。甲型肝炎病毒（hepatitis A virus，HAV）和戊型肝炎病毒（hepatitis E virus，HEV）均是传染性肝炎的主要病因，并通过粪口途径传播。HBV是唯一可能整合到宿主基因组的病毒，但这一过程对病毒复制来说不是必需的。HCV在肝细胞胞浆内复制，具有复杂的逃避宿主免疫的机制，这一机制通过基因组内高变异区域实现。丁型肝炎病毒（hepatitis D virus，HDV）需同时有HBV感染才具有复制能力和传染性，它能改变HBV感染的临床进程。庚型肝炎病毒（hepatitis G virus，HGV）最近被发现，它与HCV相似，但是与临床肝炎还没有明确的关联。

诊断

表54.12总结了HAV、HBV和HCV的血清学检测指标及其意义。诊断HAV感染依靠HAV的抗体检测，感染的早期IgM和IgG这两种抗体同时存在，但是只有IgG会持续存在。HAV抗原和HAV RNA的检测已经开展，但仅限于实验室研究。

HBV感染有许多抗原和抗体特征（图54.39）。HBsAg是诊断HBV感染的标志，感染后1～10周在血清中出现，通常在4～6个月内消失，如果超过6个月在血清中持续存在提示慢性感染。抗-HBs抗体（anti-HBs）通常在HBsAg消失后并经过一个窗口期才出现，表示HBV感染后痊愈。抗-HBs抗体也可以由HBV疫苗诱导产生。乙型肝炎核心抗原（hepatitis B core antigen，HBcAg）是细胞内抗原，不能在血清中检测出来。但是，抗-HBc抗体可以在感染早期检测出来，痊愈后或慢性感染时持续存在。乙型肝炎e抗原（hepatitis B e antigen，HBeAg）是一个代表HBV复制和传染性的分泌性蛋白，通常在感染早期出现，慢性感染时持续存在数年，但是如果没有慢性感染，HBeAg通常在几个月内消失。抗-HBe抗体的血清转换通常与病毒感染的清除有关，但是最近的研究显示许多已经产生血清转换的患者经常能够检测出HBV DNA，尽管它在血清中的水平很低。目前定量检测血清HBV DNA水平已经是评估HBV活动度最准确的方法，最近有证据显示许多原以为HBV已经清除的患者可能存在持续的病毒感染，他们有肝炎活动或复发的风险。

诊断HCV感染依靠针对多个HCV抗原的抗体检测，最近的免疫测定方法具有高度的特异性和敏感性。现在还不能对特异的HCV抗原进行检测，但是有多种方法定量和定性检测HCV DNA，后者对诊断不清的病例确定诊断和评估治疗反应非常重要，

感染HBV的患者同时感染HDV最好通过检测血清中的HDV DNA进行诊断，HDV抗原可在肝标

表54.12 常见病毒性肝炎的血清学评估

病毒	抗原名称	解释	抗体名称	解释
HAV	HAV抗原	急性感染	抗HAV IgM	急性感染
			抗HAV IgG	免疫
HBV	HBsAg	急性或慢性感染	抗HBs	免疫
	HBeAg	HBV复制，感染性	抗HBc	后期康复
			抗HBe	感染的所有阶段
HCV	无	—	抗HCV	后期康复或慢性感染

HAV：甲肝病毒；HBc：乙肝核心；HBe：肝炎e抗原；HBs：肝炎表面抗原；HBV：乙型肝炎病毒；HBeAg：乙型肝炎e抗原；HBsAg：乙型肝炎表面抗原；HCV：丙型肝炎病毒；IgG：免疫球蛋白G；IgM：免疫球蛋白M。

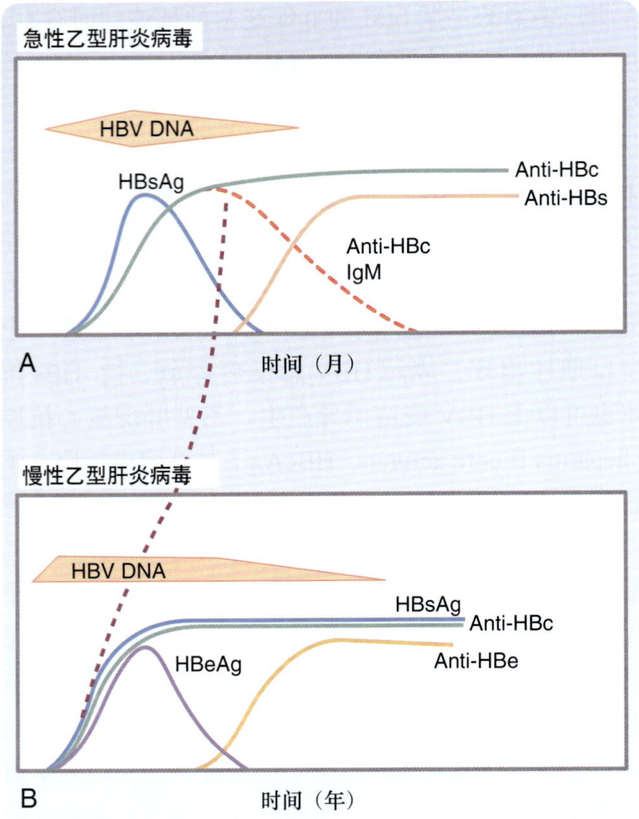

图 54.39 急性（A）和慢性（B）乙型肝炎病毒（HBV）感染的血清学标志物。Anti-HBc：针对乙型肝炎核心的 IgG 抗体；Anti-HBc IgM：针对乙肝核心的 IgM 抗体；Anti-HBe：针对肝炎 e 抗原的 IgG 抗体；Anti-HBs：针对乙型肝炎表面抗原的 IgG 抗体；HBc：乙肝核心；HBeAg：乙型肝炎 e 抗原；HBsAg：乙型肝炎表面抗原（From Doo EC，Lian TJ. The hepatitis viruses. In Schiff ER，Sorrell MF，Maddrey WC，eds. Schiff's Diseases of the Liver. Philadelphia：Lippincott-Raven；1999：725-744.）

本中检测到。诊断 HEV 感染可以通过检测血清抗体，或者通过检测粪便、血清或肝中的病毒或病毒成分。

流行病学和传播方式

自从使用了有效的疫苗后，HAV 感染的发生率显著下降，但是 HAV 疫苗在所有国家都不是常规接种项目。甲肝在第三世界国家很常见，一些人群中的血清阳性率接近 100%。儿童期容易发生感染，不完善的卫生保健和卫生设施促进了感染的发生。发达国家的感染率相对很低，在美国大约 10% 的儿童和 35% 的成人感染过 HAV，尽管有疫苗可以使用，2004 年美国仍然报道了 6000 例感染病例，估计全国有 60 000 例感染病例，HAV 感染最主要的传播途径是粪口传播，绝大多数病例是由摄入污染的水或食物，以及人与人之间直接接触引起的。肠道外传播是可能的，但是很罕见，已经证明男性同性恋之间可以通过性接触传播。

HBV 感染是全世界主要的健康问题，现在有超过 3 亿的携带者，每年有 25 万人死于 HBV 感染。HBV 患者的患病率有明显的地区差异：美国和西欧等低患病率的地区病毒携带率为 0.1% ～ 2%，通常通过性接触或静脉药物滥用传播（IV drug abuse，IVDA）；日本和新加坡等中等患病率的地区病毒携带率为 3% ～ 5% ；而东南亚和撒哈拉以南的非洲等高患病率的地区为 10% ～ 20%，绝大部分通过围产期和儿童期垂直传播。

输血相关的 HBV 感染在 20 世纪 60 年代很常见，那个时候感染的风险估计高达 50%，目前的筛查程序和无偿献血的限定已经把输血感染 HBV 的风险降至 1/63 000。使用污染针头经皮肤传播是 HBV 感染的主要途径，这在静脉药物滥用的人群中比较常见。在低患病率的国家性传播是常见的途径，估计约占美国人口的 30% 左右。男性同性恋和有多个性伴侣的异性恋中，传播风险明显升高。在美国，围产期 HBV 感染占所有感染病例的比例不足 10%，但是在流行区域这种传播方式很常见，某些地区的传播率甚至达 90%。儿童期垂直传播很常见，可能与轻微的皮肤和黏膜破损相关。HBV 是卫生保健人员最容易传染的病毒，通常是患者传染给患者或者患者传染给卫生工作者。医生传染给患者罕见，但也曾报道过，针扎伤引起的传播风险与 HBeAg 阳性相关。

在美国 HCV 是慢性肝病最常见的原因，据估计患病率为 1.8%，感染人数达 390 万。典型的新发感染患者较年轻（20 ～ 39 岁），最常见的高危因素是静脉药物滥用。医护人员与普通民众相比有较高的 HCV 携带率，前者的传染原因通常与针扎伤有关，其引起 HCV 的传播风险比 HIV 和 HBV 的传播风险要高。在过去，输血是 HCV 感染的主要原因，至少占所有病例的 85%。目前，不到 2% 的急性感染由输血引起，输血相关的感染风险估计在 0.000 1% ～ 0.001% 之间。尽管从来没有在精液中发现过 HCV，但是据估计大约 20% 的 HCV 感染是由性传播引起。性传播的风险似乎与性伙伴的数量和存在其他性传播疾病有关。在没有其他危险因素的情况下，HCV 感染者的一夫一妻制性伴侣偶尔会检测出 HCV 阳性，但这似乎很少见。围产期传播也有报道，但也很少见。30% ～ 40% 的 HCV 感染病例未发现明确的危险因素。

HDV 感染在世界范围内都有发病，各地区患病率有所不同，且与 HBV 感染的分布一致。大约 5% 的 HBsAg 阳性的患者也感染了 HDV。HDV 通过肠道外途径传播，而且只能传染以前感染过 HBV 的患者。

HEV 在东南亚和中亚地区流行，世界其他地区的发病率较低，HEV 暴发感染的规模很大，通常能迅速感染成百上千的人，而且经常在暴雨和洪水后发生。孕妇有非常高的发病率和死亡率。HEV 通过粪口途径传播，通常与污染的饮用水和食物有关。人与人之间的水平传播和垂直传播少见。

发病机制和临床特征

这些病毒感染引起肝损伤的致病机制并没有被完全阐明。这里讨论的所有病毒似乎是通过直接的细胞毒性或者免疫相关的现象引起了肝的炎症反应，两种机制联合起来很可能是肝损伤的病因学基础。

人类是 HAV 唯一的宿主，还未发现其他的贮存宿主。经口摄入 HAV 后，HAV 能够存活在 pH 呈酸性的胃液中，但是肝摄取病毒的机制不清。HAV 感染后引起急性肝炎，同时不会留下与之相关的后遗症。最近的资料表明肝细胞损伤很可能是免疫病理反应，而不是直接的肝细胞毒性。绝大多数 2 岁以内的儿童感染 HAV 不出现症状，而 5 岁后感染 HAV，80% 的患者会出现症状。1% ～ 5% 的患者会发展成急性重型肝炎，通常死亡率小于 1%。

HBV 属于肝病毒科，其特征是基因组由部分双键环状 DNA 组成。病毒进入肝细胞质，病毒基因组被转入细胞核，在核内被转化为完整的双键 DNA，并形成闭合的环状 DNA。这种稳定的 HBV DNA 形成是其在感染的肝细胞中持续存在的原因，HBV 还具有整合到肝细胞基因组的能力。

大约 70% 的急性 HBV 感染表现为亚临床或无黄疸型肝炎，其余的 30% 表现为黄疸型肝炎。乙型肝炎的潜伏期为 1 ～ 4 个月，而后可能出现血清病样的前驱症状，紧接着出现全身不适、食欲不振和恶心等全身症状，这些全身症状维持大约 10 天，之后有 30% 的患者出现黄疸，通常临床症状在 3 个月内消失。0.1% ～ 0.5% 的患者出现暴发性肝衰竭，除非接受肝移植治疗，否则 HBV 相关的急性重型肝炎死亡率接近 80%。

慢性 HBV 感染的风险与免疫功能和年龄有关。免疫功能正常的成人发生慢性 HBV 感染的风险小于 5%，儿童的风险为 30%，而婴儿的风险为 90%。年龄对 HBV 感染持续性的影响很可能是由于成人和儿童在免疫系统成熟度之间的差异。慢性 HBV 感染的自然史和病程是病毒与宿主免疫反应之间复杂的相互作用的结果。相当一部分患者会经历由肝损伤、肝硬化及其并发症到肝细胞癌的进展过程，而其他 HBV 感染患者则会表现为有限的肝损伤（如果存在损伤的话）。HBV 感染存在不同阶段，每个阶段都有其独特的病原学和生化特征，这些特征已被描述出来。第一阶段，HBeAg 阳性的慢性感染（以前称为免疫耐受期），特点是血清 HBV DNA 呈高水平，但肝酶正常。血清中 HBeAg 水平较高，HBV DNA 水平较高，这一阶段的患者具有高度传染性。但是，必须注意到，这一阶段不一定是连续的，且可以被逆转。第二阶段为 HBeAg 阳性的慢性乙型肝炎，具有第一阶段的所有特征，并伴有 ALT 升高，提示肝损伤。此阶段肝活检表现为中度或重度肝坏死性炎症。第三阶段，HBeAg 阴性的慢性 HBV 感染（以前称为“非活动性携带者”阶段），特点是血清中无 HBeAg，存在血清 HBeAg 抗体，检测不到或仅有低水平的 HBV DNA 且肝酶水平正常。第四阶段被称为 HBeAg 阴性的慢性乙型肝炎，其特征是缺乏血清 HBeAg，可检测到抗 HBe 抗体，血清 HBV DNA 水平持续升高，以及 ALT 水平波动或持续升高。大多数慢性 HBV 感染患者并无症状，但有些患者可能会出现症状加重表现。肝硬化进展的标志是肝合成功能障碍和较常见的血细胞减少，血细胞减少与脾功能亢进有关。HBV 感染的肝外表现由循环免疫复合物引起，发生在 10% ～ 20% 的患者，包括结节性多动脉炎、肾小球肾炎、原发性混合冷球蛋白血症和丘疹性肢端皮炎。慢性 HBV 感染的并发症表现为从无并发症到肝硬化、肝细胞癌、肝衰竭，直至患者死亡。人们注意到，以前被认为感染被清除的患者可以发生病毒的重新激活，特别是在免疫抑制期间。在非流行地区，长期感染风险似乎较低，但在流行地区，慢性 HBV 感染是造成发病率和死亡率的一个重要原因。

HCV 是一种单链 RNA 基因组的 RNA 病毒。这种基因组 RNA 编码了一种蛋白质，这种蛋白质可以被一种蛋白酶切割成病毒的组成部分。HCV 可在肝细胞细胞质中复制。最近较为成功的抗病毒药物以病毒成分复制为靶点发挥直接作用。例如，蛋白酶抑制剂的作用靶点是负责将原始蛋白切割为各种病毒成分的蛋白酶。急性 HCV 感染通常表现为轻度的肝酶升高，80% 的患者在感染后 5 ～ 12 周出现上述变化。不到 30% 的患者会出现临床症状，这些症状通常很轻微而且缺乏特异性以至于并不影响日常生活。不到20%的患者会出现黄疸，而HCV感染引起的暴发性肝衰竭则相当少见。大约2/3的患者会发展成慢性HCV感染，其余1/3的患者体内的病毒得到了清除。大多数慢性HCV感染的患者并不表现出明显的肝病症状，只是肝酶轻度升高。尽管临床过程相当隐匿，但是这些患者有发展成肝硬化和HCC的风险。据估计，慢性HCV感染的患者经过20～30年发展成肝硬化的风险为2%～20%，而每年有1%～4%的肝硬化会进展成肝癌。肝损害的进展速度快慢不一，似乎受到许多因素的影响。病情进展较快的相关因素包括男性、感染时年龄偏大、免疫抑制（如HIV感染）、伴有HBV感染、中等程度的乙醇摄入和肥胖。HCV感染可有许多肝外表现，如自身免疫疾病和淋巴瘤，这很可能与循环中的免疫复合物有关。

HDV感染的临床表现与HBV和HDV感染的程度以及前后顺序相关。HBV和HDV同时感染并伴有高水平复制时急性重型肝炎的发生率较高，而HBV携带者重叠感染HDV通常会迅速加重肝损害。临床表现轻微的急性HDV感染与HDV表达下降和HBV感染的阻遏有关。

与其他的病毒性肝炎相比，HEV的组织学表现有所不同，主要体现在过半的患者是淤胆型肝炎。HEV经口摄入，但并不清楚病毒如何进入肝。HEV感染的潜伏期为2～9周，最常表现为急性黄疸型肝炎，多数的病例报道显示黄疸的发生率超过90%。HEV感染的患者也可以没有症状，而且很可能比黄疸型肝炎更加常见，但是确切的发病率并不清楚；通常病变的过程呈自限性，但是少部分患者可出现暴发性肝衰竭，总的来说，死亡率很可能显著小于1%。孕妇的临床表现相对严重，死亡率为5%～25%。

预防

HAV感染的预防主要依靠卫生措施和血清免疫球蛋白，但是最近研制出的安全有效的HAV疫苗已经使暴露前使用免疫球蛋白成为了过去式，然而血清免 疫球蛋白仍然是暴露后预防的一个选择，而且可以安 全地与主动免疫同时使用。最近美国疾病预防控制中心根据HAV疫苗在高危人群中的安全性和有效性已经推荐儿童普遍接种该疫苗。公共卫生政策部门为了根除全世界高危人群的HAV感染正在制订疫苗接种计划，但是成本效益分析并不支持所有国家都进行普遍接种。HEV感染的预防集中在卫生措施上，尤其是针对饮用水的方针策略。暴露前和暴露后使用免疫球蛋白不能预防HEV感染，但是抗HEV抗体似乎能有效地减轻临床并发症状。HEV疫苗已经研制成功，目前正在通过临床试验进行评价。

HBV感染的预防已经取得了巨大的进展。过去，预防HBV感染局限于使用含有高滴度HBsAg抗体的免疫球蛋白进行被动免疫，目前免疫球蛋白仅用作暴露后的预防。含有HBsAg的疫苗已经研制成功并且有很好的有关疫苗安全性和有效性的临床资料。这些疫苗主要用于暴露前的预防，但也可作为暴露后的预防措施与免疫球蛋白一起使用。目前，CDC建议为所有儿童接种三剂乙肝疫苗，最好在出生后24小时内接种第一剂，随后接种两剂加强剂。虽然目前还没有针对丁型肝炎病毒感染的疫苗，但对乙肝病毒感染的有效预防可以预防丁型肝炎病毒感染。

唯一有效的丙肝病毒感染预防策略依赖于针对主要传播风险因素的公共卫生原则。常规制备的抗-HCV免疫球蛋白已经在许多试验中进行了评估，并没有被证明可以预防输血相关的非A、非B型肝炎。对献血者的筛查使这个问题在今天变得无关紧要。不幸的是，由于各种障碍，成功的丙肝疫苗尚未研制出来。

治疗

HAV或HEV感染通常以纠正脱水和提供充足的能量等支持性治疗为主。疲劳是休养期间主要的 临床表现，除非出现暴发性肝衰竭，通常不需要住院治疗。

HBV感染的治疗主要针对慢性活动性感染患者。干扰素-α和核苷类似物拉米夫定曾经是仅有的两种被批准用于治疗HBV的疗法。现在，已经开发了许多用于治疗HBV感染的核苷类似物，并且可能通过抑制DNA合成起作用。干扰素-α是一种具有某些抗病毒特性的免疫调节剂，可在35%～40%的患者中诱导病毒学反应。然而，干扰素治疗的长期益处尚未得到证实。口服核苷类似物是目前抗HBV治疗的主要形式，包括恩替卡韦和替诺福韦的两种前体药。这三种药物在大多数患者中能够非常有效地诱导病毒学抑制，且具有良好的安全性和耐受性。不推荐在先前接受过拉米夫定或替比夫定治疗的患者中使用恩替卡韦。另一方面，替诺福韦衍生物对拉米夫定和替比夫定耐药的患者有效。使用核苷类似物治疗后的长期病毒抑制状态导致显著的组织学改善，包括肝硬化消退、肝硬化并发症减少和发生HCC的风险降低。HBV 感染的治疗指征基于三个参数：血清 HBV DNA、血清 ALT 水平和肝病的严重程度。所有专家都赞同肝硬化患者无论有无失代偿，都应在检测到血清 HBV DNA 时进行治疗。大多数专家还建议对 HBV DNA 水平较高伴 ALT 升高或 HBV DNA 水平中度升高伴肝硬化证据的患者进行治疗。

在过去的 20 年中，HCV 感染的治疗取得了巨大进步。长期以来，干扰素 -α 和利巴韦林一直是丙型肝炎的推荐治疗方法。在 1986 年发现 HCV 之前，干扰素 -α 最初在治疗非甲型、非乙型肝炎方面的益处得到证实。使用干扰素 -α 治疗方案时，12% ～ 20% 的患者出现完全病毒反应，血清病毒 RNA 持续降低。在干扰素 -α 中添加利巴韦林使疗效达 35% ～ 45%。在最近的试验中，使用聚乙二醇化干扰素 -α 和利巴韦林治疗 48 周使 55% 的患者体内病毒被清除。特定基因型似乎可以预测治疗反应，某些类型的反应率为 80%，而其他则为 45%。病毒可能会复发，通常在单药治疗和缩短疗程时发生。干扰素 -α 方案有显著的副作用。近年来，慢性 HCV 感染的治疗通过引入针对特定靶点的直接抗病毒药物（例如，ledipasvir、sofosbuvir、glecaprevir、pibrentasvir、velpatasvir）而发生了革命性的变化，这些药物靶向 HCV 的特定非结构蛋白，从而破坏病毒复制和感染。这些药物的组合现在已成为一线治疗方案，并有效地取代了先前的聚乙二醇化干扰素 -α 和利巴韦林作为可用的标准方案。目前全口服治疗持续时间较短，副作用较少，治愈率较高。通过根据患者自身因素和特定 HCV 基因型定制的直接抗病毒药物的组合，可以在超过 90% 的患者中实现持续的病毒学应答。

主要参考文献

Blumgart LH. Video Atlas：Liver，Biliary and Pancreatic Surgery. Philadelphia：Elsevier；2011.

本视频图集包括一个广泛的解说和字幕视频库，展示了肝和胆道手术的历史、放射学证据和手术程序。它也包括腹腔镜肝切除术。

Blumgart LH. Surgery of the Liver，Biliary Tract，and Pancreas. 6th ed. Philadelphia：Elsevier；2016.

肝胆解剖学的全貌和临床回顾。该书专门针对肝脏和胆管的外科手术。它涵盖解剖学、病理生理学、免疫学、分子生物学、遗传学、诊断和治疗。此外，它还附有一个详细的腹腔镜手术视频剪辑 DVD，可以有效地将其用作手术图集。

EASL. 2017 Clinical practice guidelines on the management of hepatitis B virus infection. J Hepatol. 2017；67：370–398.

这些来自“欧洲肝脏研究协会”的指南提供了关于乙肝感染的诊断、评估和管理的全面更新内容。

Fong Y，Fortner J，Sun RL，et al. Clinical score for predicting recurrence after hepatic resection for metastatic colorectal cancer：analysis of 1001 consecutive cases. Ann Surg. 1999；230：309–318.

在论文发表时，这是单个机构最大的转移性结直肠癌肝切除系列研究。文中介绍了一个非常有用的预后评分系统，该系统在评估患者方面仍然至关重要。

Foster JH，Berman MM. Solid Liver Tumors. Philadelphia：WB Saunders；1977.

一个经典和全面的专题介绍，包含一个完整的肝手术的历史。

Herrera JL. Management of acute variceal bleeding. Clin Liver Dis. 2014；18：347–357.

这篇综述文章讨论了急性静脉曲张出血的处理，特别强调了各种治疗方式在当前时代的适当作用，以及何时升级治疗并进入下一阶段。

Heimbach JK，Kulik LM，Finn RS，et al. AASLD guidelines for the treatment of hepatocellular carcinoma. Hepatology. 2018；67：358–380.

这是对原 AASLD 肝细胞癌治疗指南的更新。

House MG，Ito H，Gonen M，et al. Survival after hepatic resection for metastatic colorectal cancer：trends in outcomes for 1,600 patients during two decades at a single institution. J Am Coll Surg. 2010；210：744–752.

本研究分析与转移性结直肠癌肝切除术后远期预后差异相关的因素。尽管临床和病理特征较差，但结直肠癌肝转移切除术后的生存率有所提高，这可能与患者选择、手术管理和化疗的改善有关。

Jang HJ，Yu H，Kim TK. Imaging of focal liver lesions. Semin Roentgenol. 2009；44：266–282.

影像学是诊断和鉴别各种肝局灶性病变的关键。这一专题涵盖了超声检查、计算机断层扫描，和局灶性肝病变的 MRI 的关键要素。

Jarnagin WR，Gonen M，Fong Y，et al. Improvement in perioperative outcome after hepatic resection：analysis of 1,803 consecutive cases over the past decade. Ann Surg. 2002；236：397–406.

最大的肝切除术队列之一，证明了围术期结果的显著改善。

Kelly K，Weber SM. Cystic diseases of the liver and bile ducts. J Gastrointest Surg. 2014；18：627–634，quiz 634.

本文综述了包括包虫病在内的肝囊性病变的诊断和治疗。

Leung U，Fong Y. Robotic liver surgery. Hepatobiliary Surg Nutr. 2014；3：288–294.

这份手稿回顾了机器人在当前微创肝手术时代的地位和发展。

Mayberry J，Lee WM. The revolution in treatment of hepatitis C. Med Clin North Am. 2019；103：43–55.

本文综述了丙肝感染的流行病学、危险因素和自然史。也全面回顾了新的进展，这些进展已经对治疗丙肝产生了革命性影响。

Ochsner A，DeBakey M，Murray S. Pyogenic abscess of the liver. Am J Surg. 1938；40：292–319.

细菌性肝脓肿的经典里程碑式研究。这是对肝脓肿研究的第一次认真尝试，并开创了现代治疗时代。

Sandhu BS，Sanyal AJ. Management of ascites in cirrhosis. Clin Liver Dis. 2005；9：715–732.

这是一篇关于肝硬化腹水治疗的优秀、全面和实用的综述。

Stewart CL，Warner S，Ito K，et al. Cytoreduction for colorectal metastases：liver，lung，peritoneum，lymph nodes，bone，brain. When does it palliate，prolong survival，and potentially cure？ Curr Probl Surg. 2018；55：330–379.

这篇优秀的文献分析了病因和临床证据，强调转移灶切除术对结直肠癌和其他转移瘤的好处。

参考文献

1. Orloff MJ, Orloff MS, Orloff SL, et al. Three decades of experience with emergency portacaval shunt for acutely bleeding esophageal varices in 400 unselected patients with cirrhosis of the liver. *J Am Coll Surg*. 1995;180:257–272.
2. Bernard B, Lebrec D, Mathurin P, et al. Beta-adrenergic antagonists in the prevention of gastrointestinal rebleeding in patients with cirrhosis: a meta-analysis. *Hepatology*. 1997;25:63–70.
3. Funakoshi N, Segalas-Largey F, Duny Y, et al. Benefit of combination beta-blocker and endoscopic treatment to prevent variceal rebleeding: a meta-analysis. *World J Gastroenterol*. 2010;16:5982–5992.
4. Fong Y, Wong J. Evolution in surgery: influence of minimally invasive approaches on the hepatobiliary surgeon. *Surg Infect (Larchmt)*. 2009;10:399–406.
5. Meddings L, Myers RP, Hubbard J, et al. A population-based study of pyogenic liver abscesses in the United States: incidence, mortality, and temporal trends. *Am J Gastroenterol*.

2010;105:117–124.
6. Lai HC, Lin CC, Cheng KS, et al. Increased incidence of gastrointestinal cancers among patients with pyogenic liver abscess: a population-based cohort study. *Gastroenterology*. 2014;146:129–137.e121.
7. Mezhir J, Fong Y, Jacks L, et al. Current management of pyogenic liver abscess: surgery is now second-line treatment. *J Am Coll Surg*. 2010:975–983.
8. Salles JM, Salles MJ, Moraes LA, et al. Invasive amebiasis: an update on diagnosis and management. *Expert Rev Anti Infect Ther*. 2007;5:893–901.
9. Chavez-Tapia NC, Hernandez-Calleros J, Tellez-Avila FI, et al. Image-guided percutaneous procedure plus metronidazole versus metronidazole alone for uncomplicated amoebic liver abscess. *Cochrane Database Syst Rev*. 2009:CD004886.
10. Nasseri Moghaddam S, Abrishami A, Malekzadeh R. Percutaneous needle aspiration, injection, and reaspiration with or without benzimidazole coverage for uncomplicated hepatic hydatid cysts. *Cochrane Database Syst Rev*. 2006:CD003623.
11. Zucman-Rossi J, Jeannot E, Nhieu JT, et al. Genotype-phenotype correlation in hepatocellular adenoma: new classification and relationship with HCC. *Hepatology*. 2006;43:515–524.
12. Marrero JA, Ahn J, Rajender Reddy K. ACG clinical guideline: the diagnosis and management of focal liver lesions. *Am J Gastroenterol*. 2014;109:1328–1347; quiz 1348.
13. Bruix J, Sherman M, Llovet JM, et al. Clinical management of hepatocellular carcinoma. Conclusions of the Barcelona—2000 EASL Conference. European Association for the Study of the Liver. *J Hepatol*. 2001;35:421–430.
14. Bruix J, Sherman M. Management of hepatocellular carcinoma. *Hepatology*. 2005;42:1208–1236.
15. EASL-EORTC clinical practice guidelines: management of hepatocellular carcinoma. *J Hepatol*. 2012;56:908–943.
16. Bruix J, Sherman M. Management of hepatocellular carcinoma: an update. *Hepatology*. 2011;53:1020–1022.
17. Weitz J, D'Angelica M, Jarnagin W, et al. Selective use of diagnostic laparoscopy prior to planned hepatectomy for patients with hepatocellular carcinoma. *Surgery*. 2004;135:273–281.
18. Yin L, Li H, Li AJ, et al. Partial hepatectomy vs. transcatheter arterial chemoembolization for resectable multiple hepatocellular carcinoma beyond Milan Criteria: a RCT. *J Hepatol*. 2014;61:82–88.
19. Mazzaferro V, Regalia E, Doci R, et al. Liver transplantation for the treatment of small hepatocellular carcinomas in patients with cirrhosis. *N Engl J Med*. 1996;334:693–699.
20. Malagari K, Pomoni M, Kelekis A, et al. Prospective randomized comparison of chemoembolization with doxorubicin-eluting beads and bland embolization with BeadBlock for hepatocellular carcinoma. *Cardiovasc Intervent Radiol*. 2010;33:541–551.
21. Llovet JM, Bruix J. Systematic review of randomized trials for unresectable hepatocellular carcinoma: chemoembolization improves survival. *Hepatology*. 2003;37:429–442.
22. Llovet JM, Real MI, Montana X, et al. Arterial embolisation or chemoembolisation versus symptomatic treatment in patients with unresectable hepatocellular carcinoma: a randomised controlled trial. *Lancet*. 2002;359:1734–1739.
23. Lo CM, Ngan H, Tso WK, et al. Randomized controlled trial of transarterial lipiodol chemoembolization for unresectable hepatocellular carcinoma. *Hepatology*. 2002;35:1164–1171.
24. Llovet JM, Ricci S, Mazzaferro V, et al. Sorafenib in advanced hepatocellular carcinoma. *N Engl J Med*. 2008;359:378–390.
25. Bruix J, Takayama T, Mazzaferro V, et al. Adjuvant sorafenib for hepatocellular carcinoma after resection or ablation (STORM): a phase 3, randomised, double-blind, placebo-controlled trial. *Lancet Oncol*. 2015;16:1344–1354.
26. Lim II, Farber BA, LaQuaglia MP. Advances in fibrolamellar hepatocellular carcinoma: a review. *Eur J Pediatr Surg*. 2014;24:461–466.
27. Honeyman JN, Simon EP, Robine N, et al. Detection of a recurrent DNAJB1-PRKACA chimeric transcript in fibrolamellar hepatocellular carcinoma. *Science*. 2014;343:1010–1014.
28. Ribero D, Pinna AD, Guglielmi A, et al. Surgical approach for long-term survival of patients with intrahepatic cholangiocarcinoma: a multi-institutional analysis of 434 patients. *Arch Surg*. 2012;147:1107–1113.
29. EASL 2017 clinical practice guidelines on the management of hepatitis B virus infection. *J Hepatol*. 2017;67:370–398.
30. Fong Y, Fortner J, Sun RL, et al. Clinical score for predicting recurrence after hepatic resection for metastatic colorectal cancer: analysis of 1001 consecutive cases. *Ann Surg*. 1999;230:309–318; discussion 318–321.
31. Moulton CA, Gu CS, Law CH, et al. Effect of PET before liver resection on surgical management for colorectal adenocarcinoma metastases: a randomized clinical trial. *JAMA*. 2014;311:1863–1869.
32. Maithel SK, D'Angelica MI. An update on randomized clinical trials in advanced and metastatic colorectal carcinoma. *Surg Oncol Clin N Am*. 2010;19:163–181.
33. Hwang M, Jayakrishnan TT, Green DE, et al. Systematic review of outcomes of patients undergoing resection for colorectal liver metastases in the setting of extra hepatic disease. *Eur J Cancer*. 2014;50:1747–1757.
34. Portier G, Elias D, Bouche O, et al. Multicenter randomized trial of adjuvant fluorouracil and folinic acid compared with surgery alone after resection of colorectal liver metastases: FFCD ACHBTH AURC 9002 trial. *J Clin Oncol*. 2006;24:4976–4982.
35. Mitry E, Fields AL, Bleiberg H, et al. Adjuvant chemotherapy after potentially curative resection of metastases from colorectal cancer: a pooled analysis of two randomized trials. *J Clin Oncol*. 2008;26:4906–4911.
36. Nordlinger B, Sorbye H, Glimelius B, et al. Perioperative chemotherapy with FOLFOX4 and surgery versus surgery alone for resectable liver metastases from colorectal cancer (EORTC Intergroup trial 40983): a randomised controlled trial. *Lancet*. 2008;371:1007–1016.
37. Nordlinger B, Sorbye H, Glimelius B, et al. Perioperative FOLFOX4 chemotherapy and surgery versus surgery alone for resectable liver metastases from colorectal cancer (EORTC 40983): long-term results of a randomised, controlled, phase 3 trial. *Lancet Oncol*. 2013;14:1208–1215.
38. Wang ZM, Chen YY, Chen FF, et al. Peri-operative chemotherapy for patients with resectable colorectal hepatic metastasis: a meta-analysis. *Eur J Surg Oncol*. 2015;41:1197–1203.
39. Kemeny N, Capanu M, D'Angelica M, et al. Phase I trial of adjuvant hepatic arterial infusion (HAI) with floxuridine (FUDR) and dexamethasone plus systemic oxaliplatin, 5-fluorouracil and leucovorin in patients with resected liver metastases from colorectal cancer. *Ann Oncol*. 2009;20:1236–1241.
40. Kemeny N, Jarnagin W, Gonen M, et al. Phase I/II study of hepatic arterial therapy with floxuridine and dexamethasone in combination with intravenous irinotecan as adjuvant treatment after resection of hepatic metastases from colorectal cancer. *J Clin Oncol*. 2003;21:3303–3309.
41. Kemeny N, Huang Y, Cohen AM, et al. Hepatic arterial infusion of chemotherapy after resection of hepatic metastases from colorectal cancer. *N Engl J Med*. 1999;341:2039–2048.
42. D'Angelica M, Jarnagin W, Dematteo R, et al. Staging laparoscopy for potentially resectable noncolorectal, nonneuroendocrine liver metastases. *Ann Surg Oncol*. 2002;9:204–209.

43. Mimatsu K, Oida T, Kawasaki A, et al. Long-term outcome of laparoscopic deroofing for symptomatic nonparasitic liver cysts. *Hepatogastroenterology*. 2009;56:850–853.
44. Qiu JG, Wu H, Jiang H, et al. Laparoscopic fenestration vs open fenestration in patients with congenital hepatic cysts: a meta-analysis. *World J Gastroenterol*. 2011;17:3359–3365.
45. Gevers TJ, Drenth JP. Diagnosis and management of polycystic liver disease. *Nat Rev Gastroenterol Hepatol*. 2013;10:101–108.
46. Jarnagin WR, Gonen M, Fong Y, et al. Improvement in perioperative outcome after hepatic resection: analysis of 1,803 consecutive cases over the past decade. *Ann Surg*. 2002;236:397–406; discussion 406–397.
47. Matsumura M, Mise Y, Saiura A, et al. Parenchymal-sparing hepatectomy does not increase intrahepatic recurrence in patients with advanced colorectal liver metastases. *Ann Surg Oncol*. 2016;23:3718–3726.
48. Memeo R, de Blasi V, Adam R, et al. Parenchymal-sparing hepatectomies (PSH) for bilobar colorectal liver metastases are associated with a lower morbidity and similar oncological results: a propensity score matching analysis. *HPB (Oxford)*. 2016;18:781–790.
49. Donadon M, Cescon M, Cucchetti A, et al. Parenchymal-sparing surgery for the surgical treatment of multiple colorectal liver metastases is a safer approach than major hepatectomy not impairing patients' prognosis: a bi-institutional propensity score-matched analysis. *Dig Surg*. 2018;35:342–349.

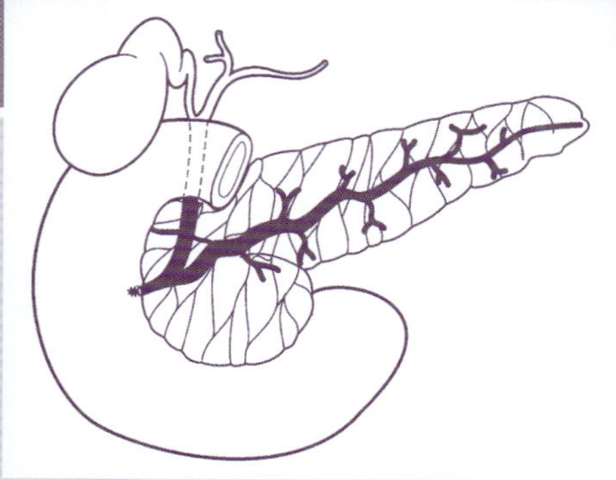

章 55

胆道系统

Pejman Radkani，Jason Hawksworth，Thomas Fishbein

张瑞雪　张　辰　译　张大鹏　审校

章目录

解剖学和生理学

胆道系统的解剖是非常多变的，高达30%的患者存在解剖变异，了解正常和变异的解剖对胆道疾病患者的管理是十分重要的。

无论是肝内还是肝外，胆管通常都位于相应的门静脉前方，而门静脉又在动脉的外侧或后方（图55.1）。左肝管保留了较长的肝外横向部分，并在汇入分支之前沿Ⅳ段边缘走形。这段横行的胆管可能接受到第Ⅳ段的一些亚节段分支。左肝管引流段Ⅰ、Ⅱ、Ⅲ、Ⅳ段的胆管，其中最远端分支是Ⅳa段胆管。在其外上侧是Ⅳb段胆管，再往外侧为Ⅱ段和Ⅲ段胆管。这些胆管汇入处通常位于脐带隐窝的后外侧。尾状叶通过较小的胆管分别回流至右肝和左肝的胆管系统。右肝管接受Ⅴ、Ⅵ、Ⅶ和Ⅷ段的胆管回流，其长度明显短于左肝管，几乎立即分叉。右前叶和右后叶胆管汇合形成右肝管。右前叶胆管垂直方向走形，引流Ⅴ段和Ⅷ段胆管；右后叶胆管水平方向走形，引流Ⅵ段和Ⅶ段胆管。

胆囊是部分腹膜内结构，附着于肝的脏面的Ⅳb段和Ⅴ段。胆囊长7～10 cm，可容纳30～60 ml的胆汁，可分为颈部、Hartmann袋的壶腹部、体部，及底部（图55.2）。在胆囊的一侧附着在肝，没有腹膜覆盖；称为囊性板的纤维衬占据了这个空间。胆汁通过胆囊管引流至胆总管（CBD）。胆囊管长1～5 cm，以锐角汇入胆总管。胆囊管汇入过程中有许多解剖变异，包括汇入右肝管（图55.3）。Heister螺旋瓣是胆囊颈内黏膜螺旋状折叠，其功能是保留胆汁直到在肠刺激下引起胆囊收缩。

胆总管分为三个部分：十二指肠上段、十二指肠后端和胰腺下段，最下端被胰头包绕。胆囊管的汇入处以下称为胆总管，以上称为肝总管。胆总管终止于

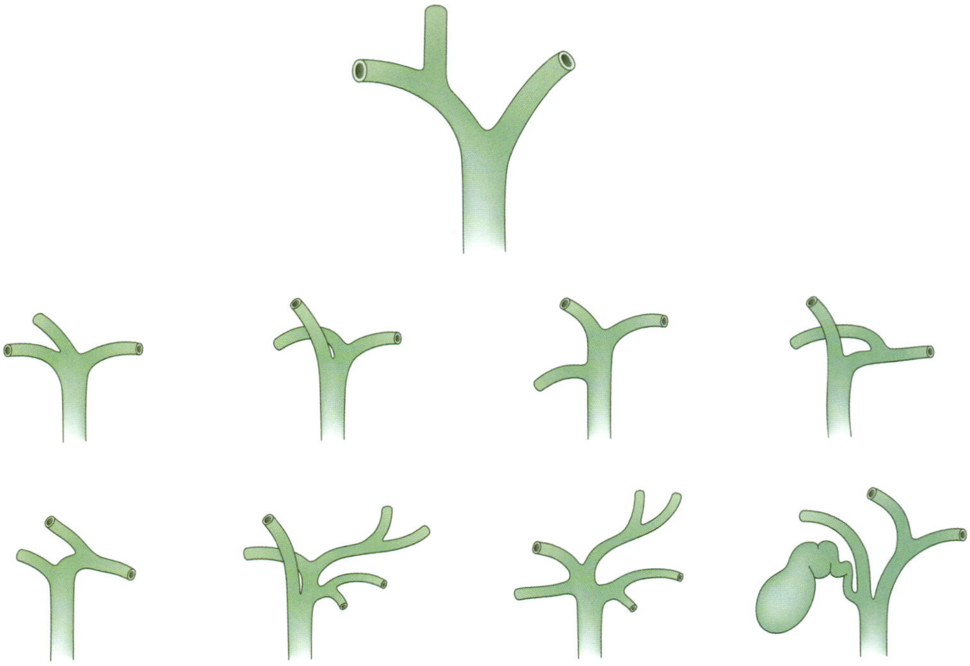

图 55.1 肝叶和肝段胆管解剖

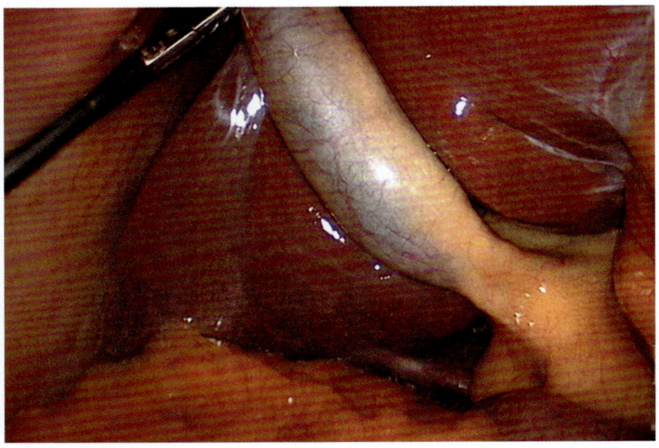

图 55.2 腹腔镜下的胆囊图像。牵拉胆囊底部显露出胆囊壶腹部和肝门

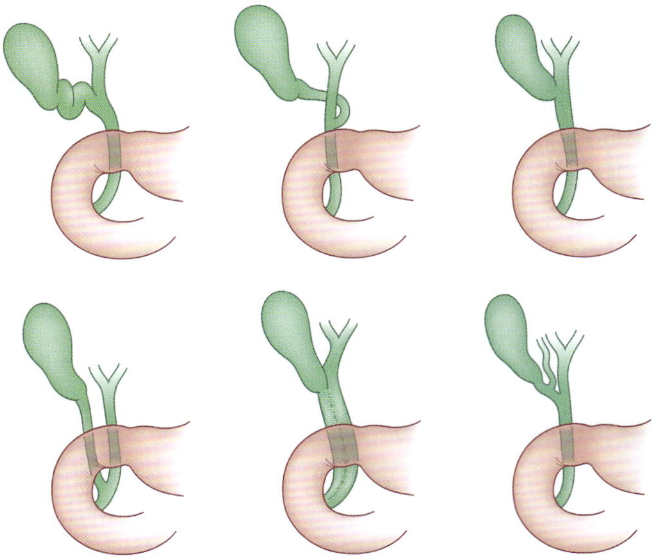

图 55.3 胆道解剖的变异性，了解这些解剖变异，对于胆囊切除术中避免损伤胆道极其重要

十二指肠降段 Vater 壶腹部，在此处与胰管汇合进入十二指肠壁，也可以与胰管各自单独进入十二指肠壁（图 55.4）。如前所述，胆囊管将胆管分为肝总管和胆总管。肝总管引流左右肝管，并在肝门板处汇合，而肝门板是 Glisson 鞘的延伸。此处胆管前方没有任何血管结构，因此在Ⅳ段基底部切开这一层次可以暴露出左右肝管汇合处，并将肝从这些结构中游离出来，这种技术称为压低肝门板，常用于显露近端肝外胆管。

血管解剖

正如 Couinaud 所述[1]，肝实质分为叶，每一叶又分为段（图 55.5），以明确规范解剖性肝切除。

与肝实质相比，整个胆管系统的血液供应仅来自动脉，而肝实质的血液供应则来自门静脉的双重灌注，这使得胆管系统容易发生缺血性损伤。

胆囊动脉通常起源于肝右动脉，与胆囊管的多种变异相似，胆囊动脉可能起源于肝右动脉、肝左动脉、肝总动脉、胃十二指肠或肠系膜上动脉。胆囊动脉可以通过胆总管的后方或前方供应胆囊。胆囊动脉虽然可能的变异类型众多，但通常位于胆囊管上方，

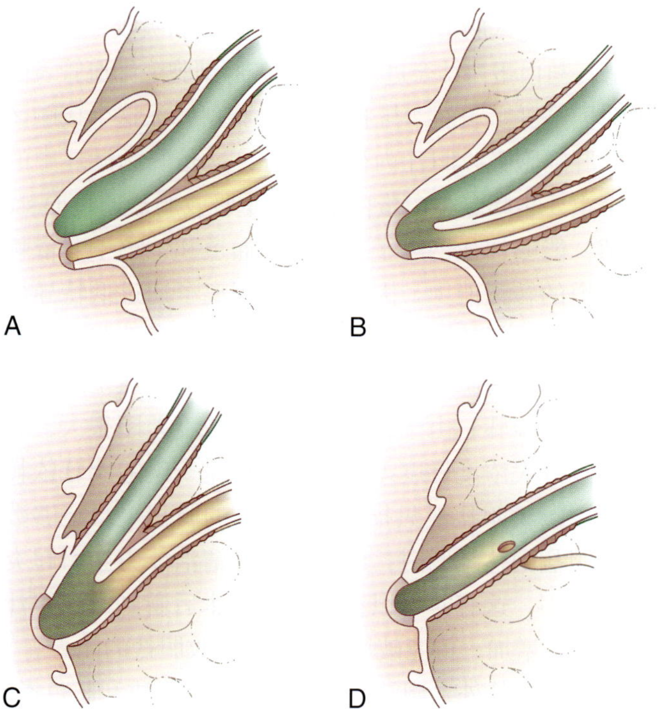

图 55.4 胆管胰管汇合于十二指肠的不同类型。（A）分离的胆总管和胰管开口；（B）在壶腹部汇合管道；（C）在壶腹部前汇合的管道；（D）胰管开口在胆总管上

常与一枚淋巴结相邻，即 Calot 淋巴结（图 55.6）。由于该淋巴结接受胆囊的部分淋巴引流，故在胆囊存在炎症或肿瘤等病变时，该淋巴结可能会增大。

肝总管和胆总管的血供来自肝右动脉和胆囊动脉。通常，肝右动脉通过肝总管的后部来供应肝右叶。穿过胆囊管后再穿过 Calot 三角形（由胆囊管、肝总管和肝下缘组成）。在 Calot 三角中，肝右动脉分出胆囊动脉，此处在胆囊切除术中有损伤的风险。重要的是要记住，在 20% 的人群中，有一条副肝动脉或替代肝右动脉穿过门腔间隙，沿着胆总管外侧汇入肝右叶。Pringle 法阻断肝门时在肝门的最右侧触及搏动性管道可以分辨出这种变异动脉。此外，在计算机断层扫描（CT）上可以发现它是一条在门静脉和下腔静脉之间穿过的血管。

十二指肠球部以下的下段胆管血供主要来自胰十二指肠上动脉和胃十二指肠动脉的分支。这些小分支之间互相吻合，形成两条血管，沿着胆总管在 3 点和 9 点方向走形。游离胆管时如果将血管网完全剥除，很容易造成胆管缺血性损伤。

生理学

肝最小的功能单位是肝小叶。它由 4 ～ 6 个门三联管联合形成，并通过其中央末端肝静脉进行识别。

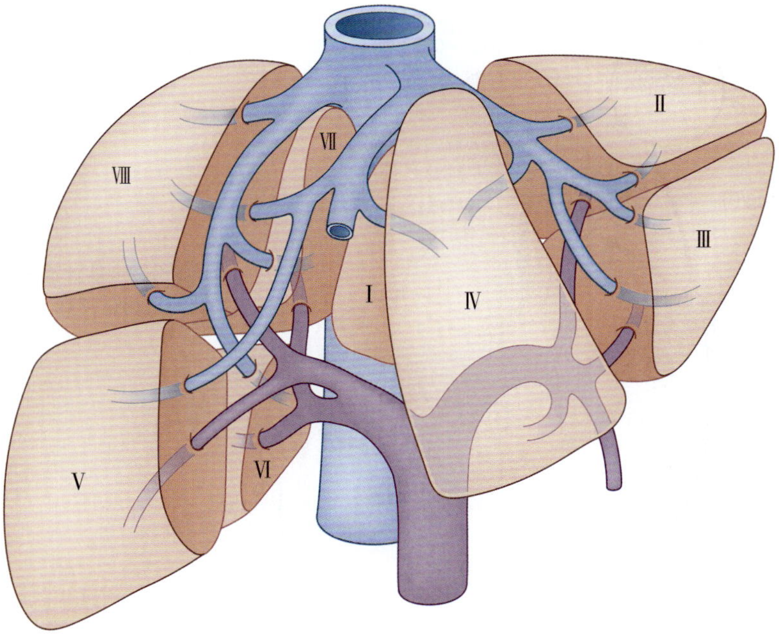

图 55.5 肝的 Couinard 分段。左外叶切除是指切除镰状韧带左侧的肝叶。左半肝切除的范围包括左外叶和左内叶，直至胆囊床处。右半肝切除的范围包括肝正中裂以右的部分切除。右三叶切除是指切除大部分肝，只保留左外叶。Ⅰ段是尾状叶。Ⅱ段和Ⅲ段为门静脉左支的外侧分支供血，其中Ⅱ段位于门静脉分支的上方，Ⅲ段位于其下方。Ⅳ段由门静脉左内支供血，并进一步按照门静脉分支的位置分为上方的Ⅳ a 段和下方的Ⅳ b 段。Ⅴ段和Ⅷ段分别由门静脉右前支向下的分支和向上的分支供血。同样，Ⅵ段和Ⅶ段分别位于门静脉右后支的下方和上方

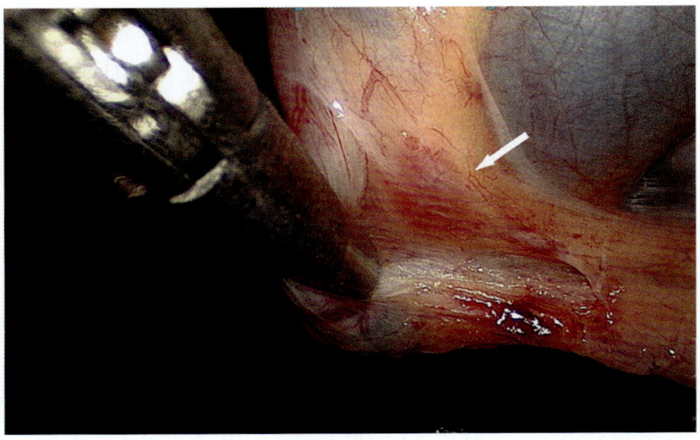

图 55.6 Calot 淋巴结的术中照片。箭头所指的这个淋巴结有辨认胆囊动脉的作用

每个肝细胞被胆管包围，胆管合并形成小胆管，进入门静脉三角区。胆盐，如胆酸和脱氧胆酸，最初由胆固醇产生，并作为胆酸及其代谢物脱氧胆酸分泌到胆管中。肝实际上每天只合成很少量的胆盐用于补充胆盐池，因为大多数胆盐在肠腔被重吸收，称为肝肠循环（图 55.7）。胆汁是直接从肝细胞分泌到毛细胆管。一旦胆汁成分被分泌到胆管中，胆管的紧密连接可以将这些成分维持在胆汁分泌途径中。胆汁成分分泌到胆管是胆汁流动的主要刺激因素，而胆汁流量是渗透依赖性的。胆盐相互聚积形成球状结构，即微胶粒，胆盐本身并没有渗透性。相反，分泌到胆盐的阴离子和胆管的阳离子提供渗透负荷来让水分进入胆管，并增加胆汁流量以保持胆汁中性。因此，胆汁渗透压与血浆渗透压大致相当。

胆盐进入肠道后会在末端回肠被重新吸收，被运输回肝，与白蛋白结合进行再循环。肝细胞毛细血管表面的对面是肝窦表面，与 Disse 间隙接触。在这个接触区域，肝细胞吸收胆汁内循环成分，这是肝肠循环中的一个重要步骤。与白蛋白结合的重吸收胆盐通过 Disse 间隙，能够加强钠离子共同转运通道和钠离子非依赖型通道的转运能力。大部分有机阴离子通过低特异性的钠离子非依赖型通道转运，包括非结合性胆红素和间接胆红素。胆盐通过胆小管膜的运输仍然是胆盐排泄的限速步骤。由于膜两侧的胆盐浓度差距很大，胆盐跨过巨大浓度梯度差的转运过程是三磷酸腺苷依赖性的。每天胆盐池只损失少于 5% 的胆盐。当足够数量的胆盐到达结肠时，胆盐强大的清洁能力会引起炎症和腹泻。这有时可以在胆囊切除术后看到，当胆汁循环速度增加，可能破坏回肠末端吸收胆盐的能力。

除了胆盐外，胆汁还含有蛋白质、脂质和胆色素。胆脂主要为磷脂和胆固醇。脂质不仅可以通过低密度脂蛋白和高密度脂蛋白对胆固醇进行调控，还可以保护肝细胞和胆管细胞免受胆汁毒性的影响。大多数胆

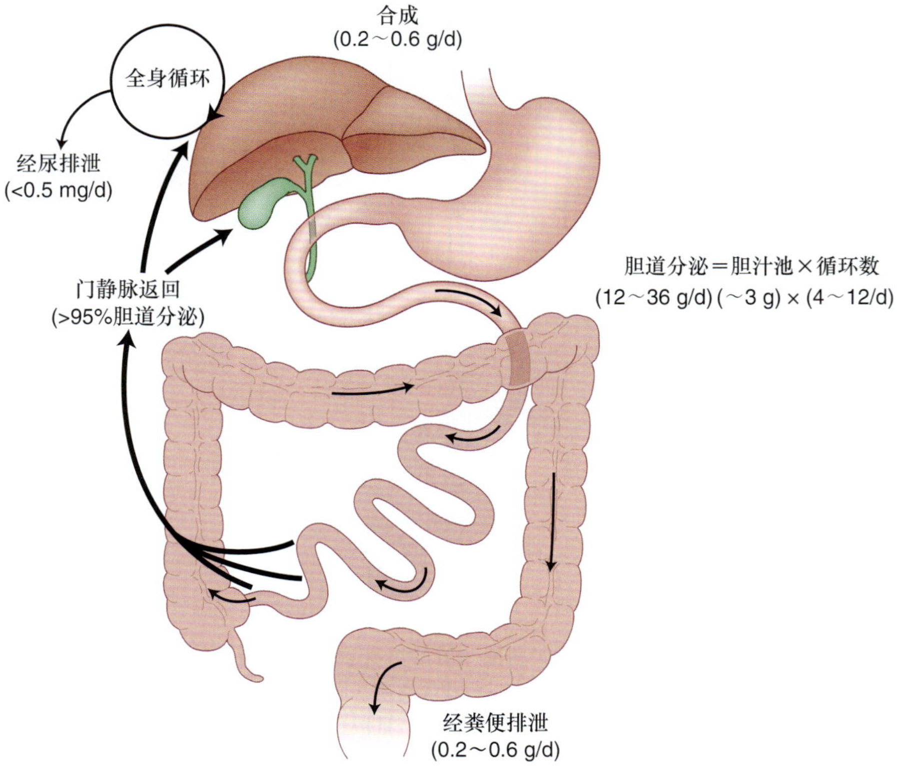

图 55.7 肝肠循环

道胆固醇来源于循环的脂蛋白和肝合成。因此，胆道分泌的胆固醇实际上扮演了将胆固醇排出体外的角色。

除了从肠道吸收营养物质外，从肝分泌的胆汁还具有相反的功能，即从肝排泄毒素和代谢物。胆红素等胆色素是血红蛋白和肌红蛋白的分解产物。这些产物在血液中被运输，与白蛋白结合后转运进入肝细胞。在肝细胞内，胆红素进入内质网，经葡萄糖醛酸转移酶作用后形成结合性胆红素，又称为直接胆红素。胆汁色素是胆汁颜色的来源，在肠道内通过细菌酶作用转化为尿胆素原，呈现粪便的颜色。

胆汁流量大部分依赖于神经、体液和化学刺激。迷走神经能诱导胆汁分泌，胃肠道激素分泌素也能诱导胆汁分泌。缩胆囊素（CCK）由肠黏膜分泌，可诱导胆道分泌和胆囊收缩，从而增加胆汁向肠道的排泄。分泌的胆汁会通过胆道进入肠道并被重新吸收。胆囊是胆汁的肝外储存部位，通过 NaCl 主动转运来吸收水和浓缩胆汁。随着 NaCl 和水通过胆囊上皮的吸收，胆腔内胆汁的化学成分发生了变化。胆固醇和钙浓度的增加导致磷脂-胆固醇囊泡的稳定性下降，囊泡稳定性的降低会诱发胆固醇池成核，继而形成胆固醇结石。胆囊颈部和胆囊管可以分泌糖蛋白以保护胆囊免受胆汁清洁作用。这些糖蛋白也能促进胆固醇结晶形成。

禁食状态下 Oddi 括约肌活动增加（图 55.8）。括约肌的活动独立于十二指肠肠壁，导致胆总管压力升高，胆囊充盈，胆囊通过逆行性机制可储存高达 300 ml 的胆汁。这种肌肉括约肌通常保持高张力状态并阶段性收缩，CCK 抑制这一过程。脂肪、蛋白质和酸进入十二指肠可诱导十二指肠上皮细胞分泌 CCK。CCK，顾名思义，可以引起胆囊收缩，使其腔内压力高达 300 mmHg。迷走神经也能诱导胆囊排空，但其作用远不如 CCK。同时，当 CCK 诱导括约肌松弛时，胆汁更容易从胆道流出。CCK 分泌 2 小时内，括约肌松弛和胆囊收缩的共同作用将胆囊内 70% 的胆汁排出。在禁食状态下，胆管以倾斜角度进入十二指肠壁以及括约肌高张力状态可以防止十二指肠内容物回流到胆道。因此括约肌保持高张力收缩状态，但 CCK 可抑制这一过程。

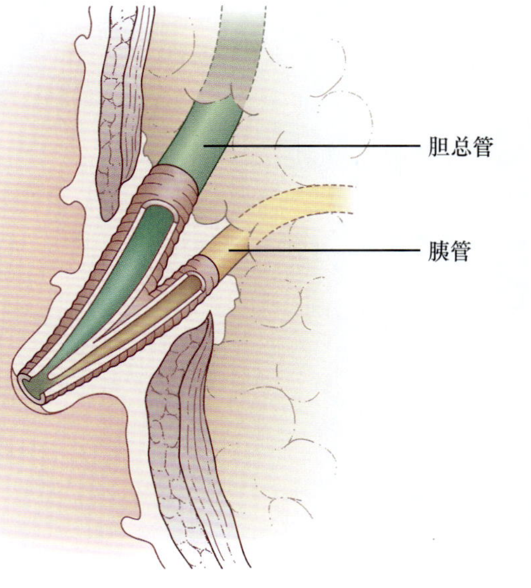

图 55.8　Oddi 括约肌。大部分胆汁流入肠道受括约肌控制

胆道的病理生理学

实验室检查

一个肝小组测试了肝和胆道系统的一些代谢和功能方面的问题。

例如，胆红素和碱性磷酸酶水平的升高将是胆汁淤积过程中的决定因素，而血清转氨酶水平提示肝细胞生理学。

高胆红素血症可能继发于结合胆红素，可能是由于梗阻，或由于合成增加、肝细胞摄取未结合胆红素受损和细胞内结合能力下降导致。这是一个复杂过程的过度简化，包括结合的紊乱将表现为未结合胆红素水平升高。由胆道系统梗阻引起的血清胆红素升高会造成舌、巩膜或皮肤的黄疸。首先检查黄疸是很重要的，因为血清胆红素水平必须达到 2.5 mg/dl，在皮肤中超过 5 mg/dl 才会出现黄疸。

影像学检查

腹部平片

作为最简单的影像学检查，腹部平片在评估胆道疾病的价值有限。腹部平片不一定能显示胆石，而且即使显示出结石也很少会对治疗产生影响。因此，腹部平片的主要作用是除外其他能引起右上腹痛的诊断，如十二指肠溃疡合并腹腔游离气体、小肠梗阻或右下叶肺炎引起右上腹疼痛。

超声

经腹超声是一种灵敏、廉价、可靠和可重复的胆道疾病检查方法，能够区分高胆红素血症的来源是血红蛋白通过结合过程而导致的内科黄疸，还是来源于排泄障碍的外科黄疸。因此，超声被视为初步评估黄疸或胆道疾病症状的首选初始检查。黄疸患者发现胆总管扩张提示有胆道阻塞，原因可能为结石或肿瘤，前者常伴随疼痛，后者通常是无痛性黄疸（图55.9）。超声是胆囊疾病的常规诊断方法，因为胆囊位置表浅且前方没有覆盖的肠气体，可以通过声波进行评估。超声对胆囊结石的诊断具有很高的特异性和敏感性。结石的密度可以使声波发生明显的混响，超声检查会显示出结石后方特征性的声影（图55.10）。大多数胆结石，如果没有嵌顿，会随着患者位置的改变而移动。这一特征使它们能够与胆囊息肉及胆泥相鉴别，前者是固定不动的，后者会随体位改变缓慢移动，并且没有胆结石那样的强回声。许多胆囊疾病的病理改变可以通过超声波来识别。例如，胆囊炎的超声检查可以表现出胆囊壁增厚和胆囊周围积液（图55.11）。瓷化胆囊由于胆囊壁钙化，在超声上表现为沿整个胆囊壁呈强回声曲线伴后方声影（图55.12）。在鉴别内科黄疸和外科黄疸时，超声有时可以发现梗阻性黄疸的原因，如胆总管结石，甚至胆管癌。

肝亚氨基二乙酸扫描

胆道闪烁扫描，也被称为肝亚氨基二乙酸（HIDA）扫描，是一种可以评价胆汁分泌情况的检查方法，尽管它不能显示出精确的解剖学结构。亚氨基二乙酸注射至人体内后进入肝并通过胆汁排泄，能够显示出胆汁流动的情况。因此，在注射后2小时胆囊仍没有填充提示有胆囊管梗阻（图55.13和图55.14）。此外，该检查可以显示出胆道梗阻和胆漏，这在一些胆道术后并发症的判断时很有帮助。HIDA扫描也可以用于检查

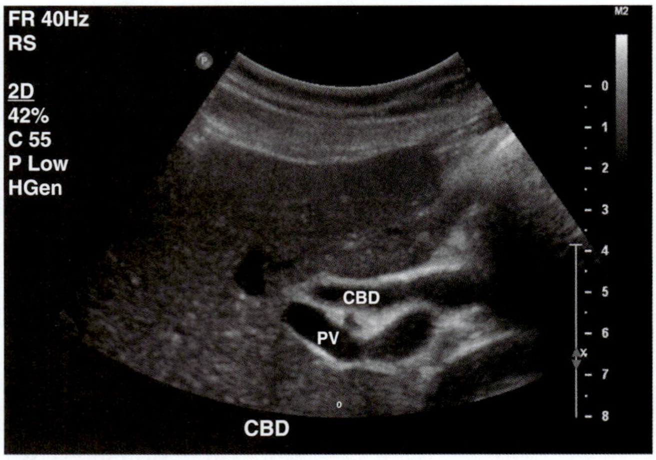

图55.9 胆道扩张的超声图像。胆总管（CBD）呈扩张表现。由于它与门静脉（PV）平行移动，故CBD很容易识别。在切线位测量胆总管直径时可能会人为增加前后径的数值，而这种胆管和门静脉平行走形的图像有助于确保胆总管直径不被高估

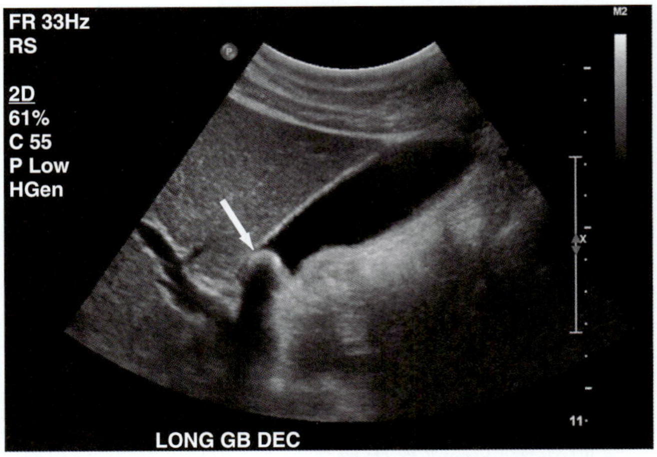

图55.10 胆囊颈部结石的超声表现。胆囊结石边界强回声（箭头处）和特征性的后方声影有助于与其他胆囊腔内病变相鉴别

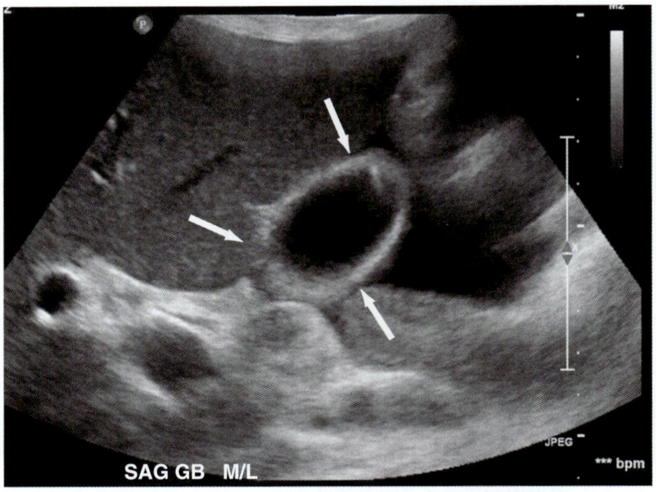

图55.11 急性胆囊炎胆囊壁增厚的超声表现（箭头处）

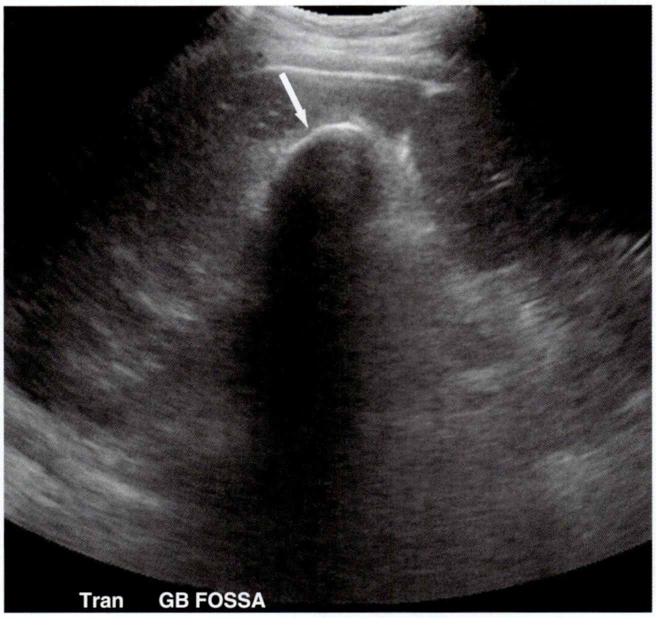

图55.12 瓷化胆囊的超声表现。胆囊壁强回声曲线（箭头处）和后方声影有助于诊断

胆囊功能，即在扫描时注射 CCK 应该显示出生理性收缩。这对于一些有胆管疼痛却没有结石的患者可能很有价值，因为这些患者的症状可能是因为胆囊排空下降引起的疼痛，被称为胆道运动障碍。作为一种核医学检查方法，HIDA 扫描能显示胆汁生理性流动的情况，但不能显示出精细的解剖结构，也不能显示出胆结石。

计算机断层扫描

虽然超声是胆道疾病的首选检查方法，但 CT 提供了更精确的解剖结构信息，因此在需要更多的解剖结构信息时需要选用 CT。由于大多数胆结石在 CT 上的密度与胆汁相同，故许多结石在 CT 上无法显示。然而，超声是一种依赖于操作者的检查方法，而且无法进行胆道结构重建，而 CT 在判断胆道梗阻的原因和部位时更有优势（图 55.15）。在对肝或胰腺实质或可能的肿瘤进行术前评估时，CT 的作用是无价的，而且动脉期、门静脉期和实质期的三期成像，基本上取代了肝的诊断性血管造影检查。

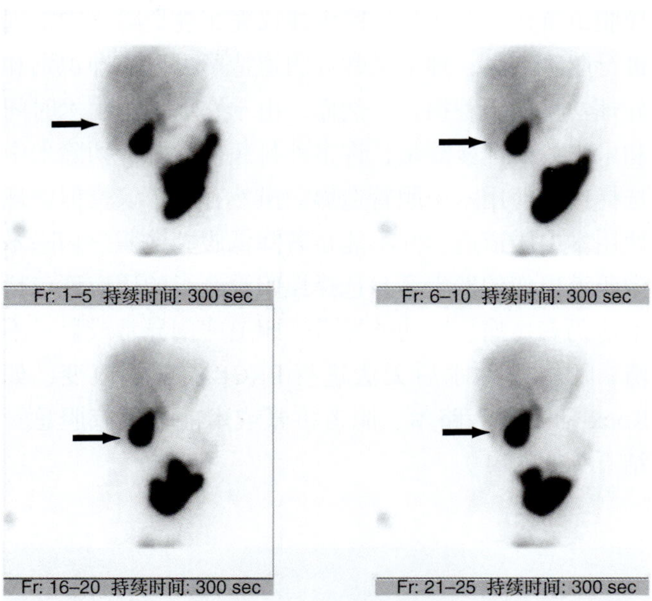

图 55.13　胆囊充盈的 HIDA 扫描表现。如果胆囊能充盈（箭头处），则急性胆囊炎就可以被排除

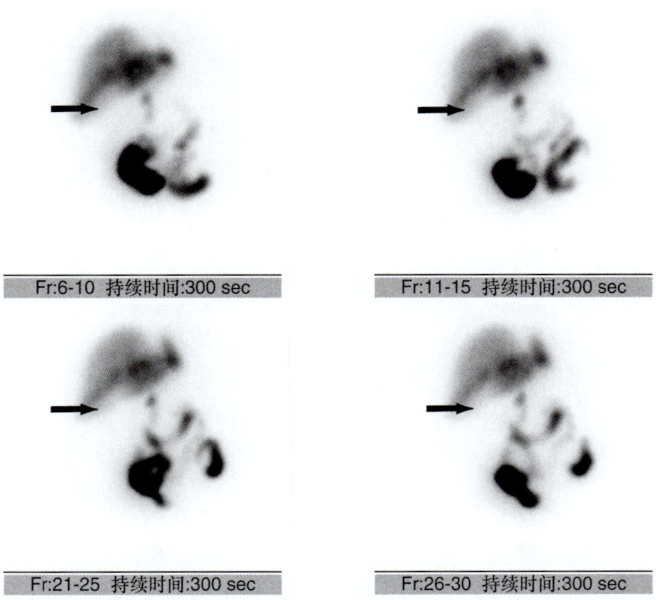

图 55.14　胆囊不充盈的 HIDA 扫描表现。如果胆囊在延迟期仍未充盈（箭头处），即证实胆囊管梗阻，这是急性胆囊炎的特征性表现

磁共振显像和磁共振胆胰管造影

磁共振成像（MRI）利用胆汁中的水来显现胆道结构，从而可以清楚地显示出肝内外胆道和胰腺。虽然大多数胆道疾病患者并不需要精细的横断面扫描，但 MRI 是一种无创性的、无放射性暴露的检查方法，在制订胆道或胰腺肿瘤手术方案和复杂胆道疾病的治疗方案时非常有价值。通过胆汁的含水量，可以进行胰胆管造影（图 55.16），这使它成为胆道横断面成像的好方法。

内镜逆行胰胆管造影

内镜逆行胰胆管造影（ERCP）是一种有创性检查，使用内镜和放射性透视下通过十二指肠乳头注射造影剂进行胆道造影（图 55.17）。虽然 ERCP 的并发症发生率确实高达 10%，但其在许多胆道疾病的检查和治疗方面有很大价值。对于胆道恶性梗阻患者，ERCP 可以对胆道减压的同时留取组织活检，但它不能准确地对肿瘤进行分期。许多良性疾病可以很容易

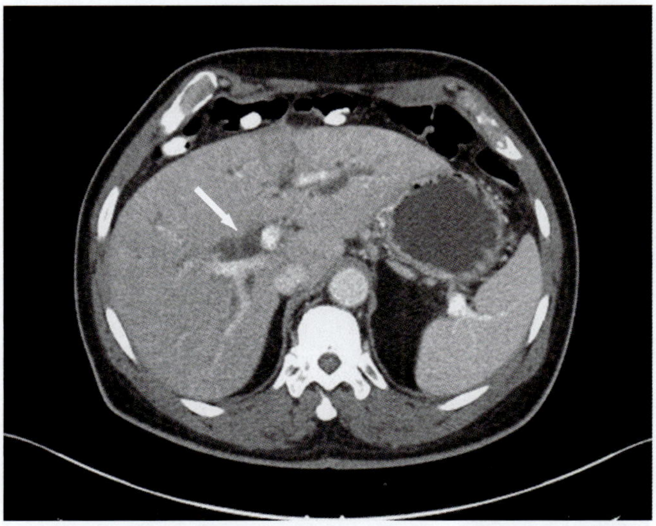

图 55.15　门静脉汇合部胆管扩张的 CT 表现（箭头处）。该患者胆管扩张一直延续到胰头部

地通过内镜手段治疗，如胆总管结石。ERCP 在胆道手术并发症的诊断和治疗中也很有价值。

经皮经肝胆囊造影

放射介入技术可用于胆道解剖结构的检查。与 ERCP 类似，经皮经肝胆囊造影（PTC）是一种用于评估胆道的有创性检查手段。将穿刺针经皮直接穿刺进入肝内胆管，用于对比成像，可以插入肝内胆道导管进行引流，还可以进行活检。对于肝内胆道疾病或 ERCP 不易处理的胆道疾病，PTC 可以进行胆道梗阻减压、支架置入，并可为胆道重建提供精细的解剖信息（图 55.18）。

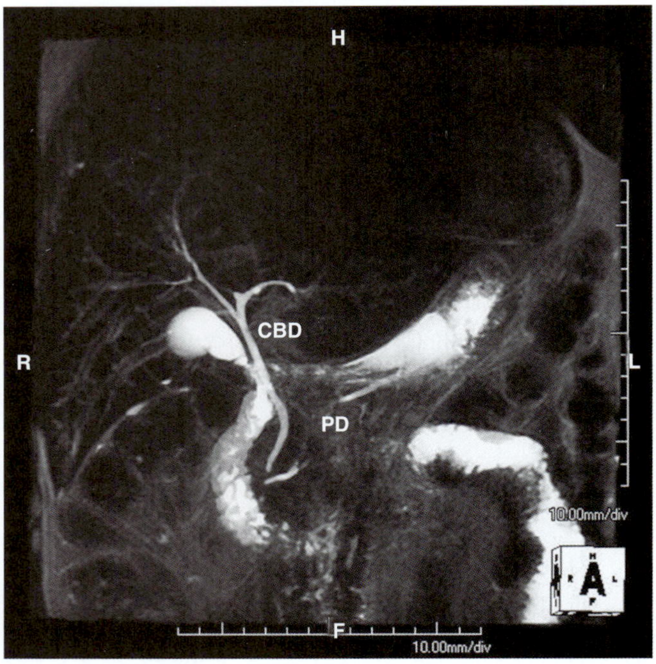

图 55.16 正常的 MRCP 影像。图中显示的是正常胆总管和胰管（PD）

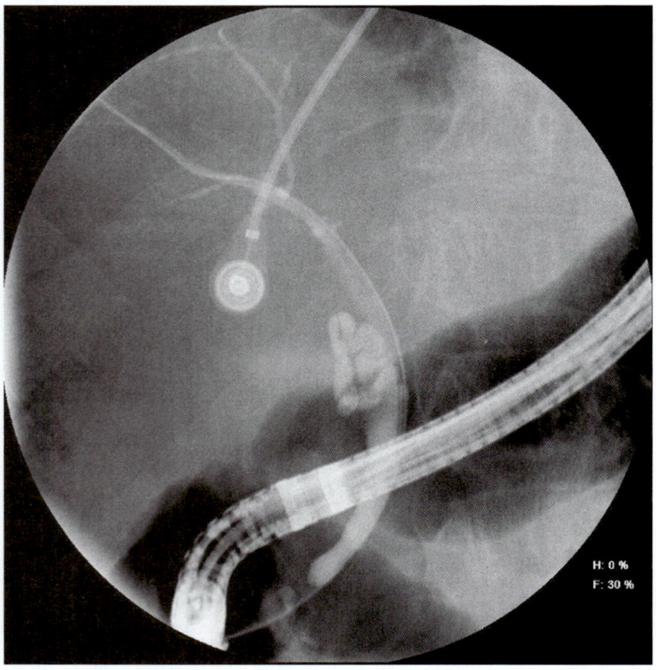

图 55.17 正常 ERCP 影像

术中胆道造影

术中胆道造影是另一种胆道系统疾病影像学诊断工具。胆囊切除术中经过胆囊管开口或通过胆道其他部位插管注射造影剂进行胆道造影，可以帮助显示胆道系统有无解剖异常，识别有无胆总管结石，或指导胆道重建。有些外科医生建议在胆囊切除术中常规进行胆管造影，理由是常规胆道造影可以立即识别和处理常见的胆管损伤。然而，由于它增加了手术时间和术中放射性暴露量，许多外科医生在胆囊切除术中选择性地使用术中胆管造影。虽然存在争议，但常规使用术中胆道造影并不能显著降低腹腔镜胆囊切除术中胆道损伤的发生率。选择性胆管造影的适应证包括术前仍有疼痛、肝功能异常、胆道解剖异常或显示不清、胆囊切除术后无法进行 ERCP 的解剖改变，如 Roux-en-y 胃旁路术、胆道扩张或术前怀疑有胆总管结石（框 55.1）。

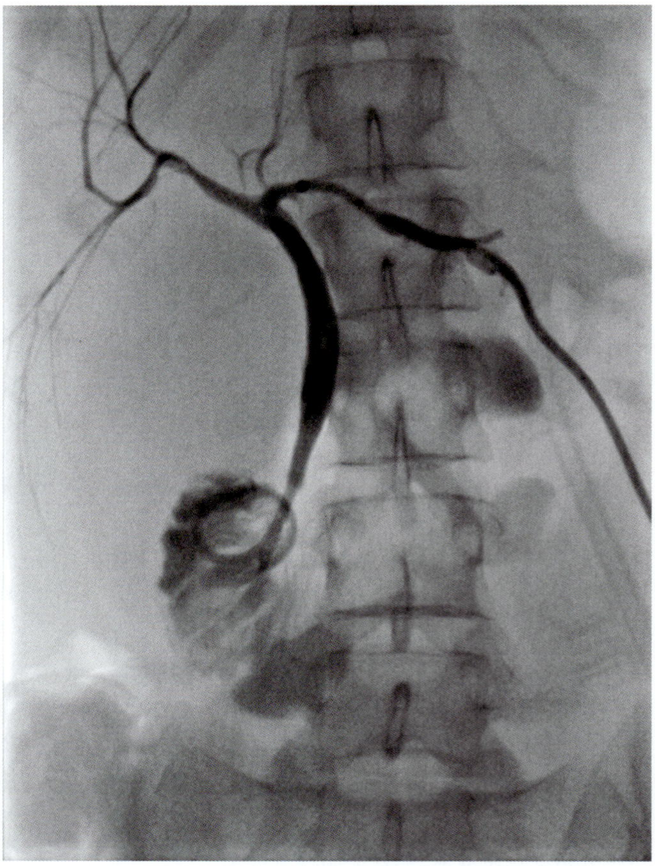

图 55.18 经皮经肝胆道造影图像

超声内镜

虽然超声内镜在检查胆囊疾病或肝内胆管病变方面的作用有限，但在评估远端胆总管和乳头处病变时有很大价值。远端胆总管和胰腺与十二指肠的关系很密切，内镜超声产生的声波可以对胆管和十二指肠乳头进行细致的检查，这已被证明在评估肿瘤侵袭血管结构方面是最有效的检查方法。超声内镜可以分为两种类型，一种是垂直于内镜长轴进行扫描，即环扫式超声内镜，另一种是平行于内镜长轴进行扫描，即线阵式超声内镜。环扫式超声内镜可以提供断层扫描信息，而线阵式超声内镜可以实时引导穿刺活检（图 55.19）。

氟脱氧葡萄糖正电子发射断层扫描

氟脱氧葡萄糖正电子发射断层扫描（FDG-PET）利用了高代谢活性组织，如肿瘤和正常组织之间的代谢差异。通过注射同位素标记的葡萄糖分子后，FDG-PET 能够鉴别良性和恶性病变，检测复发并识别转移灶。但是，FDG-PET 无法显示肿瘤播散，而且考虑到免疫系统的高代谢，在感染或炎症存在的情况下 PDG-PET 的价值很有限。

框 55.1 选择性胆道造影的适应证

术前仍有疼痛
肝功能异常
胆道解剖异常或显示不清
解剖异常致使胆囊切除术后无法进行 ERCP
胆道扩张
术前怀疑有胆总管结石

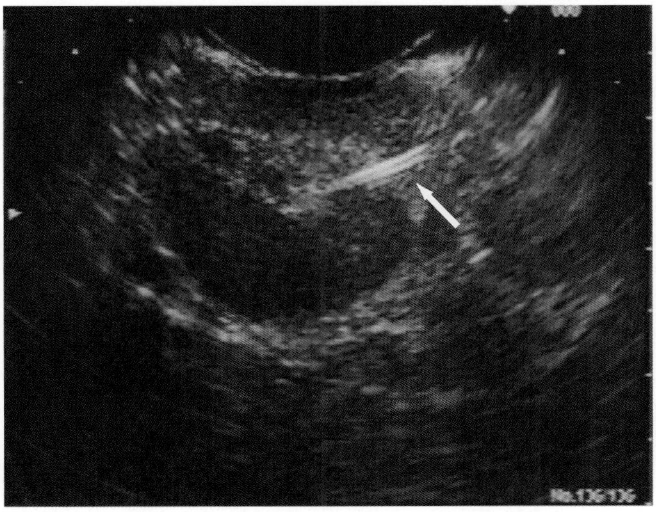

图 55.19 线阵式超声内镜引导下淋巴结细针（箭头处）活检

细菌学

胆道开口于十二指肠，因此任何胆汁都不是真正无菌的。由于低菌负荷和胆汁的流动，无梗阻的情况下感染是很少见的。然而，随着结石或梗阻的存在，细菌感染的可能性增加。在胆道感染中发现最常见的细菌类型是肠道菌群，如大肠埃希菌、克雷伯杆菌和肠杆菌，其次是肠球菌。

大部分患者在接受胆道操作如 ERCP 或 PTC 时应该预防性使用抗生素。一代或二代头孢菌素或氟喹诺酮可以覆盖大多数最常见的细菌种类。对于因胆绞痛接受择期腹腔镜胆囊切除术的患者，并不需要预防性应用抗生素。然而，如果术前怀疑或已证实感染的患者，如急性胆囊炎或上行性胆管炎，则应使用能够覆盖革兰氏阴性菌和厌氧菌的抗生素。

胆道良性疾病

胆道结石病

胆石症是胆囊和胆道最常见的疾病，影响 10%～15% 的人口。胆石通常分为两大类型，胆固醇石和胆色素石，这取决于沉淀成石头的主要溶质。在美国，超过 70% 的胆结石是由胆固醇和钙的沉淀形成的，而纯胆固醇结石只占不到 10%。胆色素结石可分为黑色结石和棕色结石，前者多见于溶血和肝硬化，后者往往见于胆管，被认为是继发于感染。颜色的差异是由于棕色结石里含有胆固醇的成分。由于黑色结石是在胆红素浓缩的溶血状态下产生的，所以这种结石几乎只存在于胆囊中。另外，棕色结石可发生在胆道内，提示胆道运动障碍和存在细菌感染。

四个主要因素解释了大多数结石形成的原因：胆汁过饱和、胆囊内胆汁浓缩、结晶成核和胆囊动力不足。肝分泌含有高浓度胆固醇和脂质的胆汁是胆固醇结石形成的一种重要因素，而大多数胆色素结石患者则存在血红蛋白处理过多的情况。胆汁一旦进入胆囊，就会通过吸收水和 NaCl 而进一步浓缩，从而增加胆汁溶质和钙的浓度。胆汁盐具有溶解胆固醇的作用。就胆固醇结石而言（图 55.20），当囊泡中胆固醇的浓度超过胆固醇的溶解度时，胆固醇就会沉淀形成结晶（图 55.21）[2]。而结晶形成这一过程会被糖蛋白、免疫球蛋白等促核形成物进一步加速。最后，胆囊动力的异常会造成胆囊内胆汁淤积，使得溶质沉积

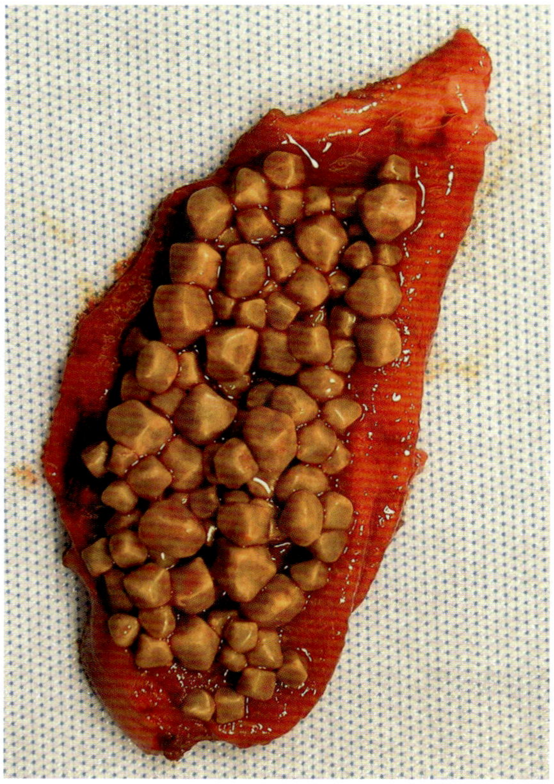

图 55.20 胆囊和特征性的黄色胆固醇性结石

的时间更长。因此，在胆囊排空受损的状态下，结石形成可能性增加，如长期禁食、使用全肠外营养、迷走神经切断术后和使用生长抑素类似物等。

自然病程

当胆囊结石阻塞胆囊管等脏器结构时，就会出现症状。然而，大多数胆结石患者通常没有症状，只是在影像学检查时被偶然发现。胆道绞痛是由胆囊管暂时阻塞引起的，往往发生在餐后分泌 CCK 导致胆囊收缩后。如果结石没有阻塞胆囊管或可以经过胆总管进入肠道而没有嵌顿就不会产生症状。只有 20% ～ 30% 的无症状结石患者会在 20 年内出现症状，由于大约 1% 的无症状结石患者在症状出现前产生其他结石相关并发症，因此无症状患者无须进行预防性胆囊切除术。

然而，有些特殊的无症状结石患者由于其并发症发生风险较高，因此应考虑预防性胆囊切除术。如镰状细胞性贫血等溶血性贫血患者。这些患者形成色素结石的发生率极高，胆囊炎可能会造成很严重的后果。合并钙化胆囊（称为瓷化胆囊）、较大结石（＞ 2.5 cm）以及胆胰管共同通道过长的患者发生胆囊

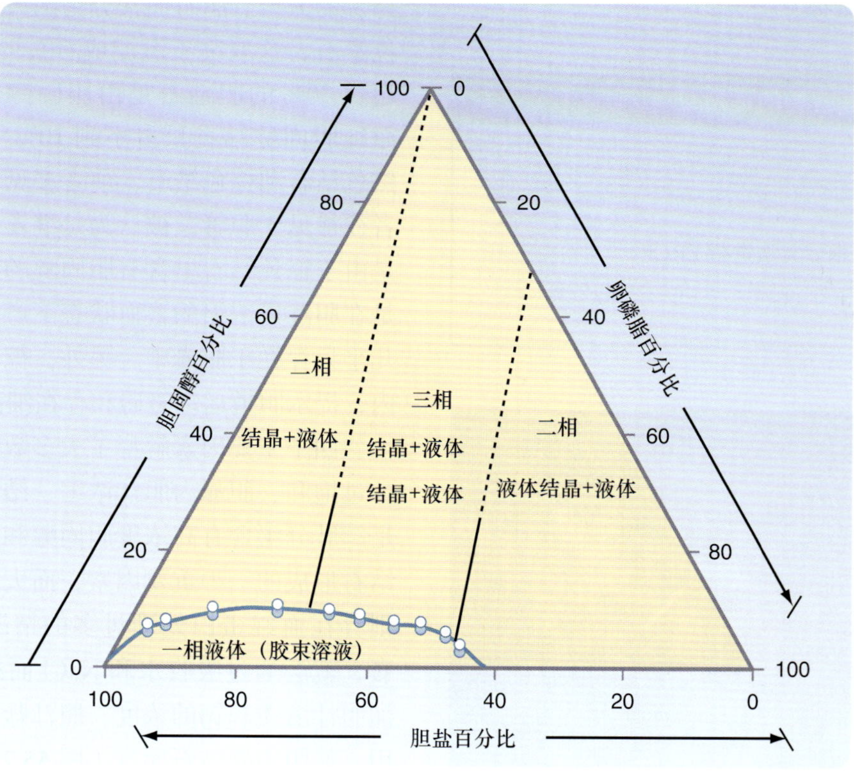

图 55.21 溶解度三角形。胆汁的三种主要成分决定了胆固醇的溶解性和稳定性，每种成分用摩尔百分比量化以显示与另外两种成分的相对比例。只有在左下角实心圆圈连线下的一小部分区域内胆固醇才是完全溶解的，此时呈胶束溶液状态。在实心圆圈上方，在开放和封闭圆圈之间的区域，胆固醇过饱和但稳定，因此只有在停滞时才结晶。在三角形的剩余区域，胆固醇明显过饱和和不稳定。在这些区域，胆固醇会立即形成结晶（From Admirand WH，Small DM. The physicochemical basis of cholesterol gallstone formation in man. J Clin Invest. 1968；47：1043-1052.）

癌的风险较高，应考虑胆囊切除术。此外，接受减肥手术的无症状胆囊结石患者也可能受益于胆囊切除术；然而，这仍存在争议。体重快速减轻不仅有利于结石的形成，而且在胃短路手术后，ERCP 取石非常困难而且失败率很高。此外，对于糖尿病合并胆结石的患者，考虑到坏疽的发生率，应放宽指征选择胆囊切除术。

胆石症的非手术治疗

胆结石的内科治疗通常无效，包括口服胆盐溶石治疗、胆囊插管有机溶剂灌注溶石治疗，及体外震波碎石。溶石治疗的复发率高达 50%，限制了其应用。体外震波碎石的复发率较低，约为 20%，可用于直径在 0.5 ～ 2 cm 的单发结石患者。腹腔镜胆囊切除术安全有效且广泛使用，所以非手术治疗仅限于全身麻醉风险非常高的患者。

慢性胆囊炎

胆绞痛反复发作，胆囊管短暂性梗阻，可引起胆囊颈部和胆囊管的炎症和瘢痕。这一过程会导致纤维化，作为反复自限性炎症的组织学证据，被称为慢性胆囊炎。慢性胆囊炎的诊断需要有一个延续性的反复发作胆绞痛病史。因此，慢性胆囊炎的主要表现为胆绞痛。摄入油腻食物后，十二指肠会由于其腔内存在脂肪而随之增加 CCK 分泌，从而产生疼痛，是胆绞痛的典型表现，但只有 50% 的患者会出现疼痛与进食有关的情况。结石引起的疼痛通常位于上腹部或右上腹部，并可以放射到肩胛骨周围。胆道绞痛是一种不准确的描述，因为疼痛通常是持续的，而不是绞痛。这些疼痛的发作通常会持续数小时。疼痛持续时间超过 24 小时或伴有发热则提示为急性胆囊炎。即便没有胆囊炎，胆绞痛也可能引起其他胃肠道症状，如腹胀、恶心，甚至呕吐。

有症状胆结石患者的并发症发生风险高于无症状结石患者。因此，有症状的胆囊结石是胆囊切除术的指征。既往发现胆囊结石和出现腹部症状是胆囊切除术最常见的适应证。

诊断

对有症状胆囊以及慢性胆囊炎的临床表现及时的诊断，依赖于病史和胆道系统检查结果。腹部超声能够可靠地检查出胆囊结石。超声可以提供其他重要的信息，如胆总管扩张、胆囊息肉、瓷胆囊或肝实质病变。胆固醇沉积症，即胆囊黏膜巨噬细胞中胆固醇积聚，也可以通过超声看到（图 55.22）。有些患者即使在超声检查时没有见到明显的结石，但却可以发现有所谓的“胆泥”，有相应的症状，这也符合胆绞痛的诊断。

治疗

有典型症状的胆囊结石患者应行择期胆囊切除术。胆囊切除术风险低，但并非完全没有并发症，因此分析手术风险和益处是非常重要的。由于症状轻微的患者胆结石并发症发生率较低（每年 1% ～ 3%），观察及改变饮食和生活方式就已经足够了。症状较严重或反复发作的患者并发症发生率较高（每年 7%），因此需要选择性腹腔镜胆囊切除术。在超过 90% 的患者中，胆囊切除术后症状消失。

急性结石性胆囊炎

结石嵌顿阻塞胆囊管最终会导致急性结石性胆囊炎。在慢性胆囊炎或胆道绞痛中，阻塞是暂时的和重复的，而在急性胆囊炎中，梗阻不缓解，导致炎症伴水肿和浆膜下出血。胆囊管梗阻后，使胆汁淤积并诱发感染。如果梗阻持续不缓解，胆囊就会进一步发生缺血和坏死。最终，急性胆囊炎变成急性坏疽性胆囊炎，当合并产气菌感染，则会成为急性气肿性胆囊炎（图 55.23）。

临床表现

胆囊壁炎症性改变表现为发热和右上腹疼痛。查体时，触诊右上腹部有压痛和肌紧张。当胆囊腔因胆

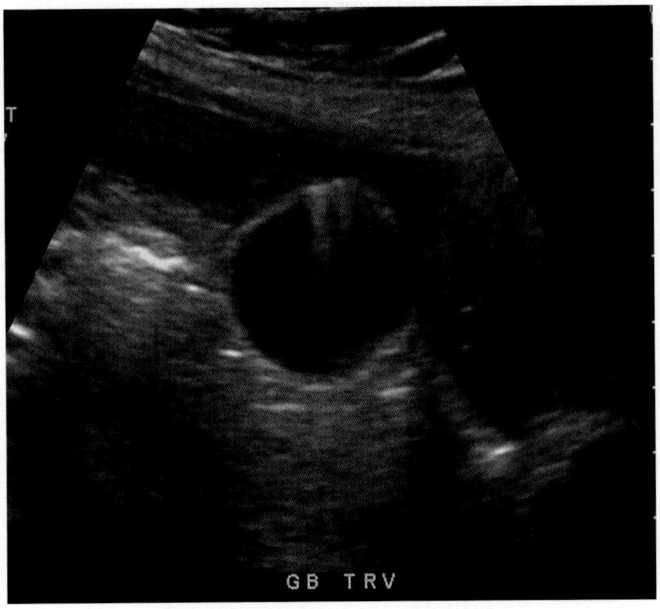

图 55.22 胆固醇沉积症超声表现

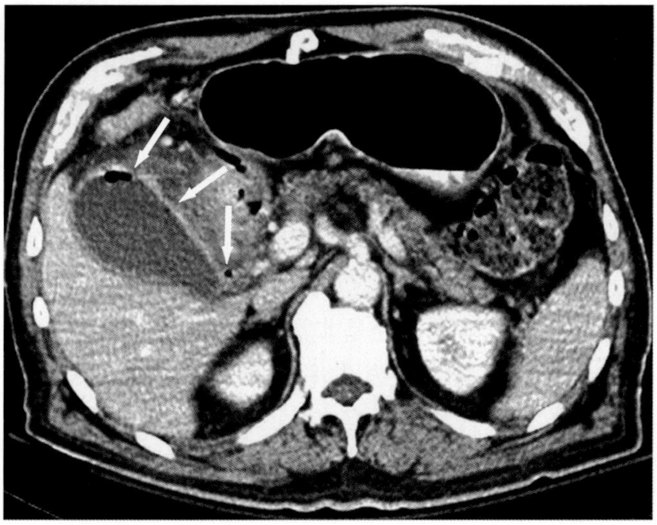

图 55.23　气肿性胆囊炎的 CT 表现。胆囊周围明显炎症改变和胆囊壁气体影（箭头处）是气肿性胆囊炎的特征

囊颈部结石嵌顿而不能排空时，内脏疼痛纤维被激活，导致上腹部或右上腹部疼痛。同样由管腔阻塞引起的胆绞痛，会因为胆汁瘀滞、胆囊压力和细菌接种引起感染，产生炎症，从而发展为急性胆囊炎。由于感染和炎症，胆绞痛的右上腹部疼痛将伴有右上腹的压痛。具体来说，患者吸气过程中按压右肋缘下会导致患者吸气动作停滞，称为 Murphy 征，表明内脏和腹膜表面有炎症，可在急性胆囊炎和肝炎等疾病中出现。另外，在没有感染和炎症的情况下，胆绞痛不会出现以上阳性体征。

有多个评估胆囊炎严重程度的分级系统，最常用的是《东京指南》[3-4]（the Tokyo Guidelines）和《美国创伤外科协会（AAST）紧急普外科（EGS）指南》[5][The American Association for the surgery of Trauma（AAST）Emergency General Surgery（EGS）guidelines]。AASTEGS 将急性胆囊炎分为 5 级，1 级为局限性炎症，5 级为伴有胆囊周围脓肿、胆肠瘘及腹膜炎。《东京指南》还对胆囊炎的全身效应如器官衰竭进行了分级。两种分类均有助于对这些患者进行分类管理，并制订与疾病严重程度相关的治疗方案。

碱性磷酸酶、胆红素、转氨酶水平的轻度升高和白细胞升高有助于急性胆囊炎的诊断。然而，考虑到胆总管没有梗阻，急性胆囊炎的严重黄疸并不多见，应该考虑胆管炎的可能。应怀疑为 Mirizzi 综合征，即炎症或胆囊颈部结石导致邻近胆道系统炎症，并伴有肝总管梗阻。

诊断

对于急性胆囊炎来说，腹部超声是一种灵敏、廉价、可靠的诊断工具，敏感性为 85%，特异性为 95%。除了识别胆结石外，超声还可以显示胆囊周围积液（图 55.24）、胆囊壁增厚，甚至超声 Murphy 征，超声探头触及胆囊时明显压痛。在大多数情况下，准确的病史和查体结合相关的实验室检查和超声检查，就可以诊断出急性胆囊炎。在非典型病例中，HIDA 扫描可用于检出是否有胆囊管梗阻，从而有助于急性胆囊炎的诊断。在 HIDA 扫描期间胆囊充盈基本可以排除胆囊炎的诊断。CT 可能显示与超声相似的胆囊周围积液、胆囊壁增厚和肺气肿改变，但 CT 在诊断急性胆囊炎方面不如超声敏感。

治疗

急性胆囊炎的治疗很大程度上取决于疾病的严重程度和患者的生理状态，治疗方法可以从立即手术干预到保守治疗不等。尽管急性胆囊炎的主要病理生理反应是胆囊管阻塞，感染是在胆汁淤积和炎症之后的继发事件，但大多数急性胆囊炎病例都会由于胆囊炎症而发生双重感染。患者不需要口服任何药物，而需要静脉输液和静脉应用抗生素。鉴于革兰氏阴性需氧菌是急性胆囊炎中最常见的微生物，其次是厌氧菌和革兰氏阳性需氧菌，因此有必要使用广谱抗生素。通常需要注射用止痛药来缓解疼痛。

胆囊切除术，无论是开腹手术还是腹腔镜手术，都是治疗急性胆囊炎的首选方法。急性胆囊炎手术的时机长期以来一直是争论的焦点。过去，许多外科医生主张延迟胆囊切除术，患者在首次住院期间进行非

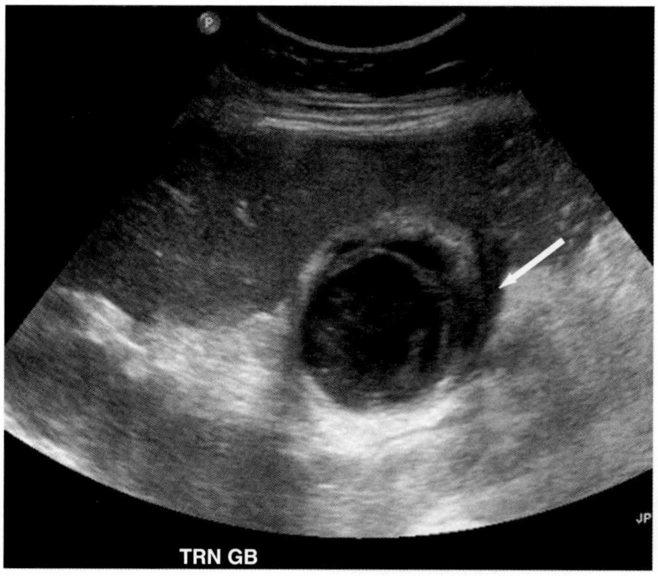

图 55.24　胆囊周围积液的超声表现。胆囊壁增厚和胆囊周围积液（箭头处）提示急性胆囊炎

手术治疗，症状消失后出院回家。然后约 6 周后再进行胆囊切除术。最近的研究表明，在发病的早期（1 周内）进行腹腔镜胆囊切除术，其发病率、死亡率和住院时间及中转开腹率均与延迟手术相同或更优[6]。此外，接受非手术治疗的患者中有 20% 治疗不成功，无法达到预期的等待手术时间就需要手术干预。对于那些发病已较长时间的急性胆囊炎患者来说，非手术治疗仍然是可行的治疗方案，应根据个人情况决定。

在腹腔镜手术过程中，如果肝门部炎症明显，局部解剖结构不清，或者由于其他情况而无法继续时，应尽早改为开腹胆囊切除术。当炎症非常严重时，为了避免损伤胆总管，也可以进行胆囊部分切除术，即在胆囊壶腹部横断胆囊并烧灼剩余黏膜。有些患者表现为急性胆囊炎，并且手术风险极高，对这些患者可以采用经皮胆囊置管造口术。操作可在局麻联合镇静剂下经超声引导下完成，可以引流出感染的胆汁，是一种姑息性的治疗方法。经皮引流可以改善患者的症状和生理状况，3 ～ 6 个月后如条件允许，可以行胆囊切除术。对于接受胆囊置管造口术的患者，当透视显示胆囊管无阻塞时，可以拔除导管，并根据患者对手术干预的耐受能力决定是否进行胆囊切除术。

2018 年修订的《东京指南》（Tokyo Guidelines）可预测胆囊疾病的严重程度、预后，及转化率或救助程序，可用作规划管理的指南[7]。

胆总管结石

CBD 结石，或叫胆总管结石通常是无症状的，接受胆管造影的患者中有多达 10% 的人会发现有胆总管结石[8-9]。原发性胆总管结石是指结石来源于胆管内，继发性胆总管结石是指来源于胆囊的结石进入胆管。原发性结石通常是棕色胆色素结石，即胆色素和胆固醇的混合型结石。棕色胆色素结石与胆管细菌感染有关，其中游离胆红素由细菌释放的水解酶分解形成，然后沉淀。棕色胆色素结石在亚洲人群中更为常见，继发性结石在美国更为常见。残留胆总管结石是胆囊切除术后 2 年内在胆管中发现的继发性结石，发生在 1% ～ 2% 的患者中（图 55.25）。

有症状的胆总管结石的临床表现为胆绞痛，有时也会有梗阻性黄疸，如尿色加深、巩膜黄染和粪色变浅。有黄疸的胆总管结石患者容易出现疼痛，这是因为急性梗阻会造成胆管的迅速扩张从而激活痛觉神经纤维。胆管炎由 Jean Martin Charcot 于 1877 年首次描述，是继发于梗阻和管腔内压力增加的胆总管结石上

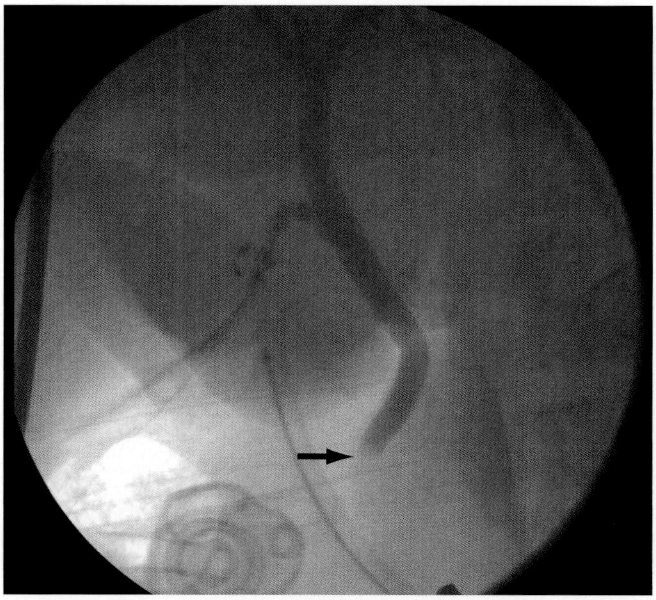

图 55.25 胆总管结石无症状患者术中胆管造影显示十二指肠和结石轮廓（箭头处）

行感染。胆管炎表现为右上腹疼痛、发热和黄疸，称为夏科三联征，并可能发展为感染性休克伴精神状态失常和低血压，称为雷诺五联征，这是一个不祥的征兆，若没有及时治疗，死亡率接近 100%。

诊断

无症状胆总管结石通常是在偶然间发现。患者如果存在胆绞痛、黄疸、肝功能异常和胆管扩张（通常超过 8 mm），都应高度怀疑胆总管结石。肝功能异常本身既不敏感也不特异。即使没有胆绞痛症状，在胆囊结石的基础上出现胆管扩张也应考虑胆总管结石的可能性。

如前所述，磁共振胰胆管造影术（MRCP）在诊断胆总管结石方面具有高敏感性（＞ 90%）和高特异性（＞ 99%）（图 55.26）。但作为无创检测，仍停留在诊断层面，确诊后仍需进行 ERCP 或 CBD 探查等治疗程序。一些外科医生采用术前 MRCP 来确定是否需要术前 ERCP[10]。

ERCP 对胆总管结石也是具有高敏感度和高特异度的（图 55.27），并且通常作为一种治疗方法，首次 ERCP 可以清除 75% 以上患者的全部胆总管结石，而重复 ERCP 则能清除 90% 患者的结石。括约肌切开联合球囊可以清除并取出结石，其并发症发生率低于 5% ～ 8%。胆囊切除前 ERCP 的指征包括胆管炎、胆源性胰腺炎，及患者存在多种合并症。然而，一些研究表明，在胆囊切除术前接受术前 ERCP 的患者手术部位感染的风险较高[11]。

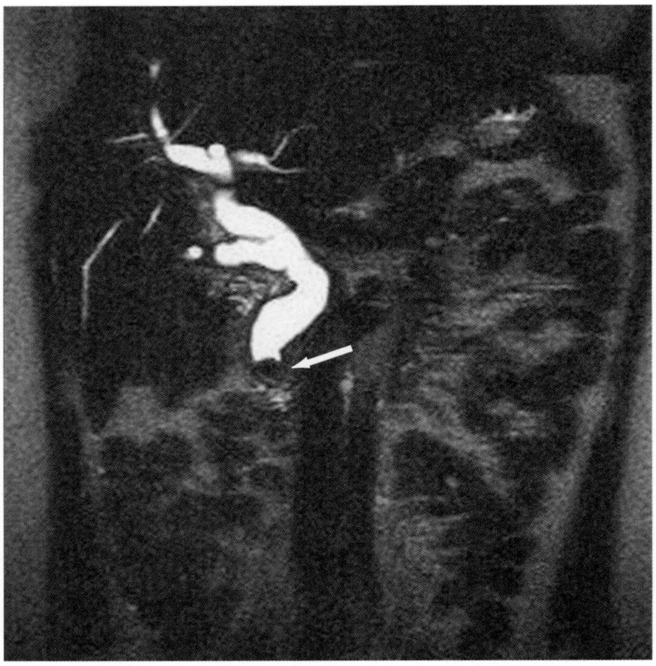

图 55.26 胆总管结石的 MRCP 表现。扩张的胆总管突然中断，腔内凸起性充盈缺损（箭头处）提示胆总管结石

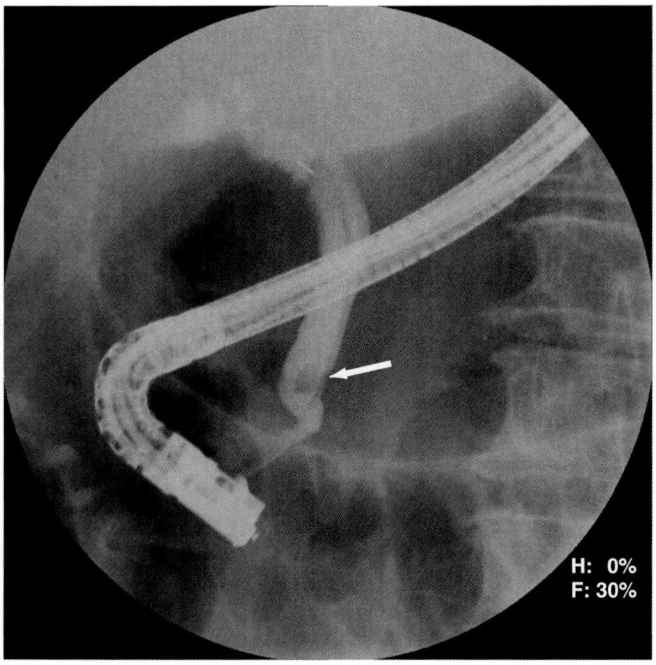

图 55.27 胆总管结石的 ERCP 表现。逆行注射造影剂后，胆总管腔内充盈缺损（箭头处）证实胆总管结石。ERCP 下括约肌切开联合球囊或网篮可将结石取出

在胆囊切除术期间通过术中胆管造影发现胆总管结石，可以通过 CBD 探查或术后 ERCP 进行处理。外科医生开放胆道探查的经验可能是决定选择哪条路径的因素之一。

PTC 也可用于 ERCP 治疗失败的胆总管结石，或对于 ERCP 而言的结构性困难病例，例如患者 Roux-en-Y。PTC 在处理具有相似并发症的扩张胆管的胆总管结石时与 ERCP 一样有效，但在处理不扩张胆管的胆总管结石时效果较差。

简而言之，对于可能患有胆总管结石的患者，除了超声之外，还必须考虑其他方式，例如 ERCP 或 MRCP。如果在胆囊切除术中发现胆总管结石但没有取出，应该行 ERCP 取石。

治疗

胆总管结石的治疗通常是 ERCP 或 CBD 探查，可通过腹腔镜或开放技术进行。内镜下括约肌切开取石可以有效治疗胆总管结石。术前成功的内镜下括约肌切开取石可以避免开腹手术，如果不成功，则会改变手术策略。超过一半的未经胆囊切除术的 ERCP 患者会出现胆道疾病的复发症状[12]。大结石（通常超过 2.5 cm）、胃或十二指肠解剖位置改变（如 Roux-en-Y）、结石嵌顿、肝内结石或多个结石，是 ERCP 失败的最常见原因。

胆石性胰腺炎

当结石从胆管穿过壶腹进入十二指肠时，可能会导致胰腺继发性损伤。胰管内压力暂时性升高可能会继发胰腺实质炎症。即使在结石排出后，症状通常仍然存在。超声有助于检出胆囊结石，也可能发现胆总管结石或胆管扩张。有些石头会自行排出，但伤害仍然可能很严重。在大多数胆石性胰腺炎病例中，胰腺炎是自限性的。早期 ERCP 可以清除可能未通过的结石，并且已被证明可以降低胰腺炎的发病率[13]。为防止胆囊结石性胰腺炎复发，需要进行胆囊切除术；手术通常建议在同一次住院期间进行，即出院前进行[14]。出于担心胆总管结石的问题，如果没有进行其他影像学检查以确认胆结石排出，则应进行术中胆管造影。

胆石性肠梗阻

这是个误称，胆石性肠梗阻实际上是继发于胆结石的机械性肠梗阻。胆囊内的大石头通过瘘管进入相邻的十二指肠，直接进入肠道。这通常发生在老年患者身上，可能是由于胆囊炎症或单纯的压迫坏死引起的。最常见的梗阻部位是进入盲肠前的远端回肠（图 55.28）。常见的表现是有一些胆道系统疾病史的老年患者，没有既往手术史或疝，而发生突然的机械性小肠梗阻。

尽管大多数患者会因梗阻而持续疼痛，但也有少部分患者由于结石间歇性阻塞肠腔而仅表现为间歇性腹部不适。腹部平片可以显示小肠气液平，但结石有可能不

显影。胆石性肠梗阻患者几乎都存在胆道积气，这是由于结石进入十二指肠的瘘管也会让肠道的气体进入胆囊和胆管，但是该表现只能通过 CT 发现（图 55.29）。

治疗

胆石性肠梗阻是一种外科疾病。在探查过程中，在回肠的对系膜缘、结石嵌顿处近端几厘米处纵行切开肠壁，然后将结石从切口处挤出。结石嵌顿处有肠管缺血、压力性坏死并最终穿孔的风险。因此该部位肠管如果有任何失去活力的表现都应将其切除。大约 10% 的患者结石为多发性，因此应检查小肠的其余部分。

尽管一些外科医师建议术中一并处理胆囊和十二指肠之间的瘘管，但这些患者右上腹痛的炎症反应通常很严重，以至于胆囊切除和十二指肠瘘修补的难度非常大。另外，胆石性肠梗阻患者多为老年人，他们的一般状况可能不允许在急诊手术的情况下进行胆囊十二指肠瘘的修补。一期修补通常只用于那些右上腹没有很重的炎症的患者。对于那些合并多种基础疾病的患者，肠管切开取石术已足够。一般状况好转后，可以考虑进行胆囊切除术的第二次手术，以避免将来发生胆道并发症的可能性。

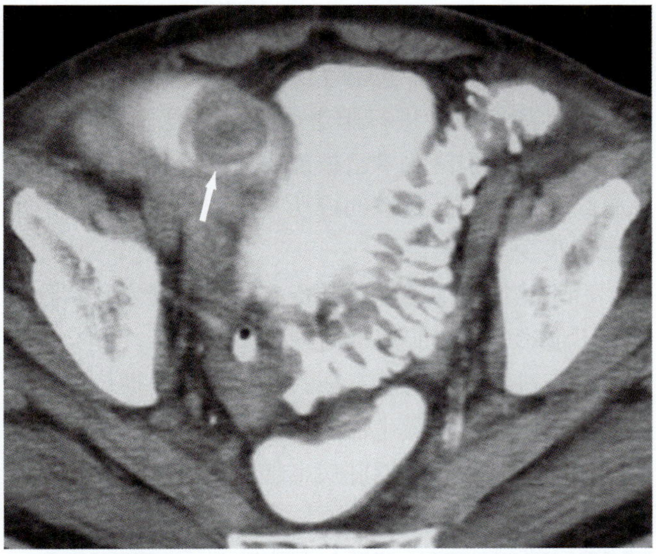

图 55.28　远端回肠胆石性肠梗阻的 CT 表现（箭头处）

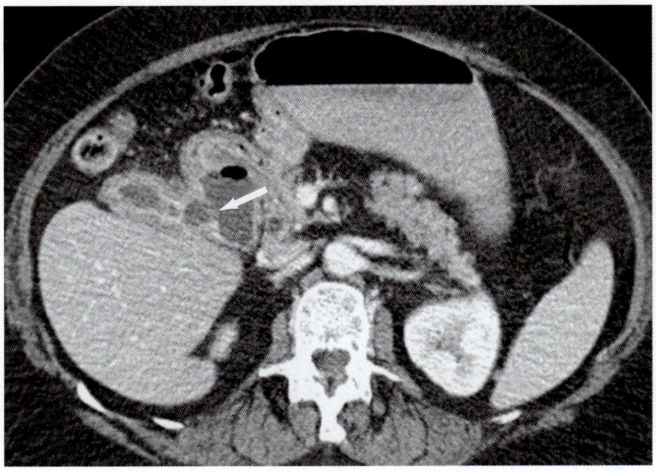

图 55.29　胆囊十二指肠瘘的 CT 表现（箭头处）

非结石性胆道疾病

急性无结石性胆囊炎

无结石性胆囊炎是指在没有明确结石情况下胆囊管梗阻引起的胆囊炎。虽然本病的病因尚不明确，但胆囊内胆汁浓缩和停滞起了重要作用。无结石性胆囊炎的危险因素包括高龄、烧伤和创伤、长时间全肠外营养、重病状态、免疫抑制状态和糖尿病。无结石性胆囊炎表现可能与结石性胆囊炎相似或更严重，并可能发展为坏疽性胆囊。无结石性胆囊炎的危重患者可能没有右上腹疼痛和任何不明原因的发热，较为特殊的是胆囊周围积液和胆囊壁增厚的影像学检查可以怀疑是这种疾病（图 55.30）。HIDA 扫描可诊断无结石性胆囊炎，但可能出现假阳性结果。非结石性胆囊炎的治疗与结石性胆囊炎相似，胆囊切除术为主要治疗方案。然而，其中许多患者病情危重，增加了该手术的死亡率和发病率。因此，在超声或 CT 下放置经皮胆囊造瘘管对胆囊进行引流是一种更具吸引力和可行性的治疗方法。超过 90% 的患者通过经皮引流后病情得到改善，只有在后续影像学检查继续显示阳性结果时才需要胆囊切除术。

胆道运动障碍

胆道运动障碍是胆道系统的一种功能障碍，通常

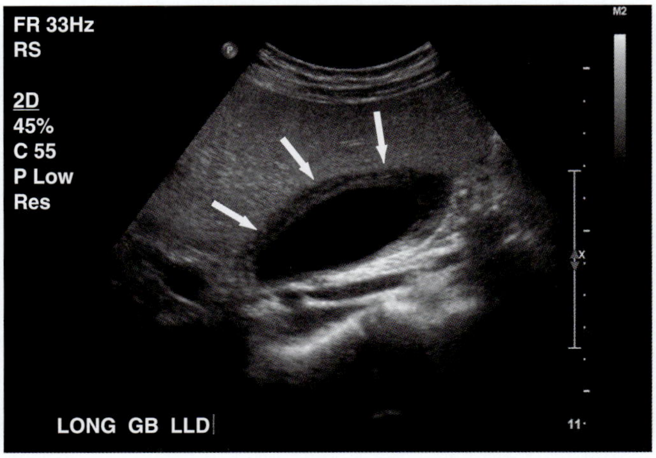

图 55.30　急性无结石性胆囊炎的超声表现。胆囊壁弥漫性增厚（箭头处）提示胆囊炎

定义为胆囊运动障碍，且通常是一种排除性诊断。胆道运动障碍患者可以表现为典型的胆道结石症状，但超声检查却没有发现结石或胆泥。在其中一些情况下，即使没有结石，胆囊功能障碍也会引起疼痛。罗马标准于20世纪80年代后期定义并多次更新[15]，有助于定义和诊断这种功能障碍。必须首先使用不同的方式（例如CT和内窥镜检查）排除其他诊断。CCK激活-HIDA扫描有助于确诊。无结石患者在CCK给药后20分钟胆囊排泄率低于三分之一应考虑诊断运动障碍。超过85%的患者在胆囊切除术后症状有所改善。如果胆囊切除无效，经括约肌切开术的ERCP可能是有效的。

Oddi括约肌功能障碍

与运动障碍类似，Oddi括约肌功能障碍是胆道的一种功能障碍；然而，罗马Ⅳ的标准[15]建议不要使用功能这个术语。它是由于结构或生理异常的括约肌张力增高而不能放松引起的，表现为疼痛和反复发作的胰腺炎，通常肝功能正常。危险因素包括慢性胰腺炎或结石性疾病，可因炎症引起纤维化，随后导致括约肌损伤。胆道系统疼痛和胆总管直径大于12 mm的患者应怀疑为Oddi括约肌功能障碍。在CCK的作用下，本病可能出现胆管和胰管扩张，前者与CCK作用有关，后者与促胰液素作用有关。括约肌测压也有助于本病的诊断，括约肌压力高于40 mmHg提示治疗效果较好。本病的治疗包括内镜下括约肌切开术或经十二指肠括约肌切开成形术，两种方法的效果大致相同。对于有Oddi括约肌功能障碍客观证据的患者来说，60%～80%的患者在括约肌切开后症状会减轻或缓解。

原发性硬化性胆管炎

原发性硬化性胆管炎（PSC）是一种特发性的，可能与自身免疫有关的疾病。本病常合并其他自身免疫病，如溃疡性结肠炎（近70%患者）[16]和Riedel甲状腺炎[17]。PSC根据其涉及的胆道水平分为四种解剖亚型，包括肝内、肝外、合并或毛细胆管疾病。PSC的特点是进展性慢性胆汁淤积，逐渐进展至胆汁性肝硬化，最终由于肝衰竭导致死亡。随着对本病进一步了解和早期诊断率的提高，PSC的愈合结果有所改善[17]。

临床表现　大多数患者表现为乏力、瘙痒和黄疸等一般症状，但肝功能异常通常会促使患者进行胆道造影。大约80%的患者有细胞核周抗中性粒细胞胞浆抗体升高，但疾病的严重程度与滴度水平无关。炎性肠病患者如果出现肝功能异常应怀疑是否合并PSC。

胆管造影成像显示肝内外胆管的多灶性弥漫性扩张和狭窄。这种特征被称为串珠样改变，是PSC的特征。MRCP在PSC患者的诊断和监测中很有价值，而ERCP则用于治疗显性狭窄和排除恶性肿瘤，即胆管癌（图55.31）。

肝活检常表现为洋葱皮样向心性胆管周围纤维化。随着疾病进展，可以进一步表现为门静脉周围纤维化、桥接坏死，最终发展为胆汁性肝硬化。此外，PSC容易诱发胆管癌，但是PSC纤维化的狭窄和胆囊癌的狭窄可能很难鉴别。

治疗　熊去氧胆酸常用于PSC的内科治疗，可以改善肝功能，然而这是否改变了疾病进展仍存在争议。正在进行的PSC试验包括熊去氧胆酸同系物、改变微生物群的抗生素和阻断肝肠胆汁循环[17]。当患者出现症状，球囊扩张等内镜下治疗能够减轻瘙痒，降低胆管炎的发生率，甚至可以延长生存期。

手术治疗的选择包括在一些病例中对有症状的肝外局灶性病变患者进行胆道重建。这类患者很少见，而且反复进行引流手术已被证明会使肝移植的最终治疗复杂化。随着肝移植的成功案例越来越多，胆道重建已经很少使用了。

尽管该病与溃疡性结肠炎有关，但结直肠切除似乎并不能影响患者胆道疾病进展和生存期。

对于进展性肝功能不全的PSC患者，原位肝移植似乎是唯一能够挽救生命的治疗方法。患者肝移植的生存率与非感染终末期肝病患者肝移植的生存率基本

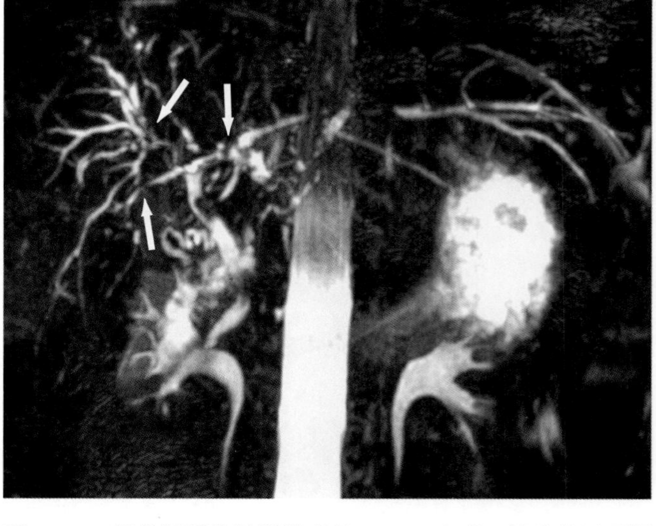

图55.31　原发性硬化性胆管炎的MRCP表现。箭头处显示肝内胆管多处狭窄

相同。5 年生存率 75% ～ 85%[18]。虽然出现肝内胆管癌的 PSC 通常被认为是肝移植的禁忌证，但有些中心对肿瘤局限在肝内的 PSC 患者在新辅助放化疗后进行肝移植，结果显示 5 年生存率也可以达到 70%。肝移植术后 10% ～ 30% 的 PSC 患者反复出现胆道狭窄，提示肝 PSC 复发。即便胆道狭窄逐渐进展，疾病进展的过程也与 PSC 通常的进展过程不同。在需要再次移植的情况下，发病率和死亡率高于初次移植。

胆道狭窄

良性狭窄可发生在肝内或肝外胆管的任何部位。肝内狭窄通常是胆管性肝炎和（或）胆管缺血的结果。任何沿胆总管长度的缺血性炎症都可能导致肝外狭窄。慢性胰腺炎可引起胆总管胰腺段的狭窄，通常较长（2 ～ 4 cm），并逐渐变细。胆总管中段狭窄通常与胆囊疾病有关。最常见的原因是胆囊切除术后的先天性原因，据报道占胆囊切除术后患者的 0.1% ～ 1%[20]。另外，Mirizzi 综合征是指 Hartmann 袋内的大结石压迫邻近的胆管，导致胆道梗阻（图 55.32）。这些患者通常胆囊管平行于肝总管，结石嵌顿于胆囊颈部或胆囊管。由此产生的炎症可引起胆囊胆管瘘。Mirizzi 综合征的治疗方法是胆囊切除术，术中可能需要修补肝总管；如果胆囊胆管瘘较大，则需行胆管空肠吻合术。

长期胆总管结石也可引起胆道纤维化和狭窄。ERCP 下括约肌切开、球囊扩张和支架置入是良性胆管狭窄的主要治疗方法，内镜下和经皮治疗的长期成功率超过 50%。如果上述治疗失败时，可以行胆管空肠 Roux-en-Y 吻合，其有效率达 90%。

胆管囊肿

胆总管囊肿或胆道囊肿，是先天性肝内和（或）肝外扩张异常。由于对上皮标记物的新认识，以及不同病因亚型的不同病理生理学，现在该病变被称为胆道畸形而不是囊肿。其是一种罕见的疾病，发生在不到 1/100 000 的患者身上。在女性患者和亚洲人群中更常见。被认为是癌前病变，本病常在婴幼儿期被诊断出来，但很多患者在成年后才出现症状（图 55.33）[21]。Ⅰ型胆总管囊肿是最常见的形式，是仅累及肝外胆管的梭状扩张。Ⅱ型囊肿表现为胆总管的囊状憩室，可能被误认为是另一个胆囊。Ⅲ型囊肿表现为十二指肠壁内段的胆总管囊状扩张，也称为胆总管囊肿。涉及肝内和肝外胆管的囊肿被称为Ⅳ a 型，其中Ⅳ b 型是仅限于肝外胆管的多发囊肿。Ⅴ型囊肿也被称为 Caroli 病，只累及肝内胆管。Ⅴ型囊肿可为单发，但通常弥散分布在肝的各个部位。虽然被归类为一种疾病，但病因学有多种说法，而大多被接受的是Ⅰ型和Ⅳ型，为异常的胰胆道连接（APBJ；图 55.34，图 55.35）[22]。APBJ 是指胆管和胰管汇合成一条较长的共同通道穿过十二指肠壁，90% 的胆总管囊肿患者都存在 APBJ，但几乎只见于Ⅰ型和Ⅳ型。共同通道过长会导致胰液反流进入胆管。由于胰管的分泌压力大于胆管内压力，胰液反流入胆管造成胆管炎症和损伤，最终导致囊肿形成。Ⅱ型和Ⅲ型几乎从未出现过 APBJ，癌变风险最小。

临床表现 黄疸是最常见的症状，有时伴有右上腹痛，偶尔可以触及包块。患者也可能出现非特异

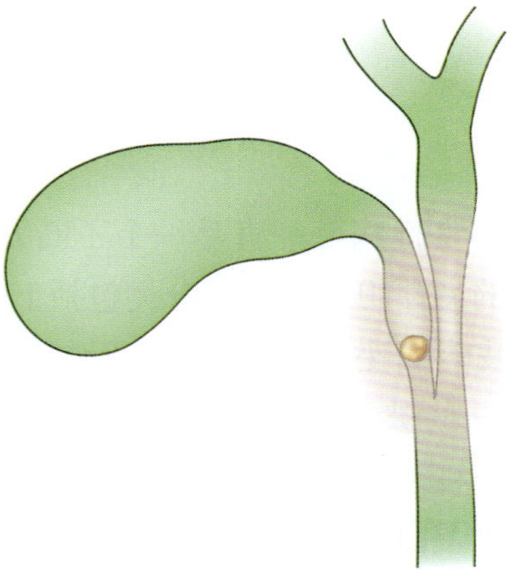

图 55.32 Mirizzi 综合征。炎症导致胆管梗阻是本病的特点，胆囊胆管瘘可以存在，也可以不明显

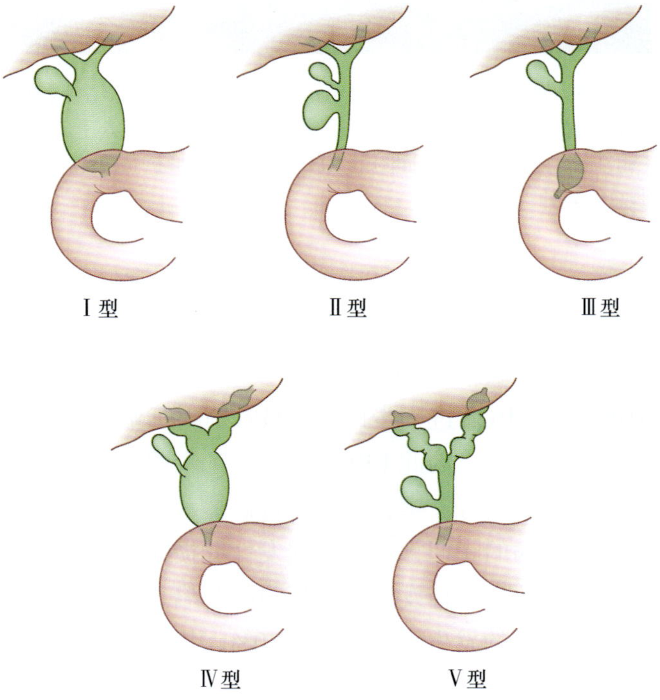

图 55.33 胆总管囊肿分型

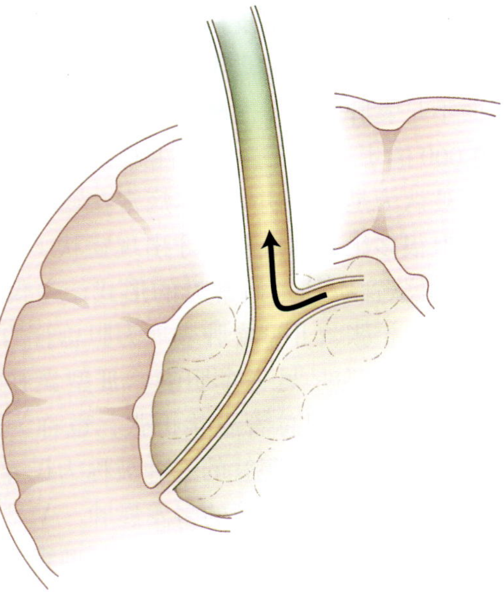

图 55.34 胆胰管汇合异常。在进入十二指肠壁之前胆管和胰管汇合过长的共同通道，胰液逆流进入 CBD 可以通过压力或化学损伤造成胆管损害

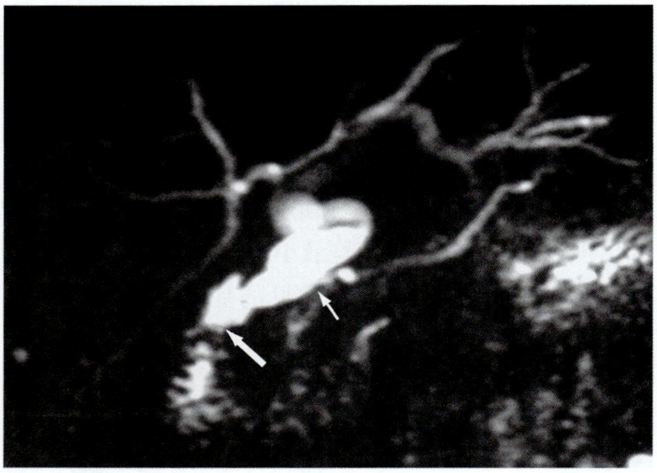

图 55.35 磁共振胰胆管造影显示：胰胆管连接部异常，共同通道较长。胰管与胆总管汇合（细箭头），以共同通道进入十二指肠（粗箭头）。在此也注明插图是仅肝外胆管的梭形扩张，见于Ⅰ型胆总管囊肿

性的症状，如体重减轻、恶心和呕吐。长期会造成肝的慢性损害，甚至肝硬化。诊断成像是唯一的明确诊断检查。目前 CT 广泛使用，但具体分型需要通过 MRCP 或 ERCP 进一步诊断。MRCP 对远端胆管的评价有一定困难，因此 ERCP 在检查远端胆管和胰胆道汇合处更有优势。实验室检查可以提示胆汁淤积和黄疸。在疾病的晚期，可看到继发性肝损伤和肝硬化表现。极少数患者首发症状表现为胆管癌。胆总管囊肿患者胆管癌的发生率在 5% ～ 30%，几乎只发生在Ⅰ型和Ⅳ型。有趣的是，在Ⅰ型胆总管囊肿的未扩张的肝内胆管中已见到恶性肿瘤[22]。

治疗 从历史上看，对囊肿进行肠道引流时无需切除，但这种方法因恶性的发展、反复的胆道淤积和感染而更复杂。

胆总管囊肿的手术治疗包括完整切除囊肿和合适的胆道重建。Ⅰ型囊肿采用的方式包括完整切除囊肿、囊肿切除和 Roux-en-Y 肝管空肠吻合。胆管近端应切除至不扩张处，因而可能需要将左右肝管分别和空肠进行吻合[22]。缝闭远端胆管断端，注意不要损伤胰管。Ⅱ型应完整切除囊肿。Ⅲ型囊肿少见，可以经十二指肠进行处理。由于Ⅲ型囊肿的发病机制尚不明确，几乎与 APBJ 无关，故内镜下引流即可。如果存在十二指肠或胆道梗阻，可经十二指肠进行囊肿切除或括约肌成型。Ⅳ型囊肿应根据患者的解剖结构进行个体化手术。局限于肝外胆管的Ⅳ型囊肿处理方法同Ⅰ型囊肿，即囊肿切除和肝管空肠吻合。如果肝内胆管累及仅限于某一肝叶，可以进行肝部分切除联合胆道重建。局限于某一肝叶的 Caroli 病可行肝部分切除，而弥漫性 Caroli 病只能做肝移植。

胆囊息肉样变

胆囊的良性肿块很常见。估计患病率占总人口的 3% ～ 12.3% 之间[23]。可以分为假性息肉和真正的息肉。假息肉进一步分为胆固醇息肉、局灶性腺瘤、增生性息肉和炎症性息肉。胆固醇息肉表现为胆囊的带蒂病变，直径小于 1 cm，通常多发。另外，腺肌症被视为无蒂病变，常见于胆囊底部，病变内有特征性微囊泡，直径常大于 1 cm（图 55.36）。真正的息肉是在胆囊壁的良性生长，仅占所有胆囊息肉样疾病的 5%。由于影像学局限性，真正的息肉术前可能很难与腺癌区分。这将在本章的恶性肿瘤部分进行进一步的讨论。如患者的息肉无症状，病变小于 10 mm，无其他危险因素，无提示恶性疾病的超声特征，可以连续做超声检查观察。

胆管良性肿物

胆道腔内良性病变一直是一个不断发展的领域。目前最公认的良性胆道病变的分类包括上皮内型和导管内型。上皮内病变被描述为胆道不同分级的上皮内肿瘤系统。这些被认为是胆管上皮性恶性肿瘤的前体。导管内病变被描述为“导管内乳头状肿瘤”。这些病变包括黏蛋白生成肿瘤、腺瘤、乳头状瘤和乳头状瘤病。其中一些病变是癌前病变，包括黏蛋白生成和乳头状瘤病。

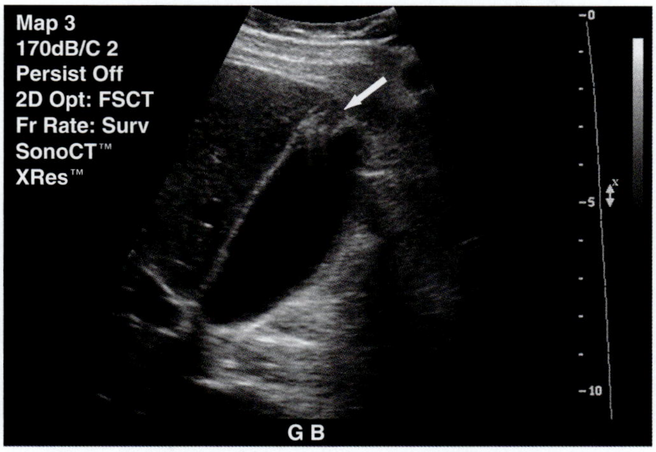

图 55.36 胆囊腺肌症超声表现。胆囊底部无蒂胆囊壁增厚（箭头处）伴其内部微囊泡

其表现为梗阻性黄疸，有时为右上腹痛。治疗包括完全切除肿瘤和一小段正常胆管上皮，因为不完全切除受累的胆管上皮会增加复发风险。这些病变主要发生在壶腹周围胆管，因此可以采用经十二指肠入路。极少数情况下，可在肝内胆管根部发现导管内乳头状病变或产生黏蛋白的病变。

胆管炎性病变，称为炎性假瘤或良性纤维化，可能被误诊为胆管癌。如果患者既往曾经接受过胆道手术，肿瘤样胆管狭窄可能是胆管缺血继发炎症和纤维化所造成的后果。另外，炎性假瘤常发生于左右肝管汇合部以上的肝外胆管。

胆石症的手术治疗

腹腔镜胆囊切除术

腹腔镜胆囊切除术首先由 Muhe 于 1985 年完成（使用直视镜），后来由 Mouret 于 1987 年完成，是美国最常用的普通外科手术方式之一。腹腔镜胆囊切除术的死亡率为 0.1% ～ 0.5%，并发症率为 2% ～ 3%[7]。与传统的开腹胆囊切除术相比，腹腔镜手术切口更小、疼痛更轻、住院时间更短，后者具有显著的优势，在全球范围内腹腔镜胆囊切除术的数量显著上升。大多数胆囊切除术是针对胆绞痛进行的，但在急性炎症的情况下手术也可以安全地进行。研究表明，腹腔镜胆囊切除术治疗急性胆囊炎可能比择期手术需要更长的手术时间、更高的开放手术中转率，及更高的胆管损伤风险[24]。进行腹腔镜胆囊切除术时需要完全肌松状态的全身麻醉。因此，该手术的一个禁忌证是不能耐受全身麻醉。其他禁忌证还包括：伴有门静脉高压的终末期肝病，门静脉区域解剖异常和凝血障碍。由于大多数建立腹腔镜气腹是使用 CO_2 进行的，具有许多不利的生理影响，因此气体交换能力差的严重慢性阻塞性肺病和充血性心力衰竭被认为是相对禁忌证。

患者的术前准备、麻醉诱导和无菌铺巾按照开放性胆囊切除术进行。虽然导尿管的使用取决于临床情况，但口胃管有助于胃腔减压和暴露上腹部空间。标准方法是四戳孔技术，通常一个大戳孔将用作提取部位，通常放置在脐周围，以及三个 5 mm 或更小的戳孔用于解剖。建立 CO_2 气腹后，进行简略的探查，并在右侧腋前线、右侧锁骨中线和剑突下位置放置其他的 5 mm 戳孔（图 55.37）。腋前线的外侧戳孔用于将胆囊底部抬高至右肩方向。这种牵拉提供了对胆囊漏斗部和肝门区域的暴露。锁骨中段套管针用于抓住胆囊漏斗部，将其向下外侧牵拉以打开 Calot 三角（图 55.38 ～图 55.40）。通过横向牵引 Hartmann 袋，胆囊管一般就不会与肝总管平行，这是术中避免损伤胆总管的一项极其重要的操作。

之后沿着漏斗部的前表面和后表面进行解剖，显露胆囊床，以清除 Calot 三角形中的所有纤维脂肪组织。然后通过漏斗的下外侧牵拉识别胆囊管和动脉。胆囊动脉的一个显著标志是上覆的淋巴结，称为

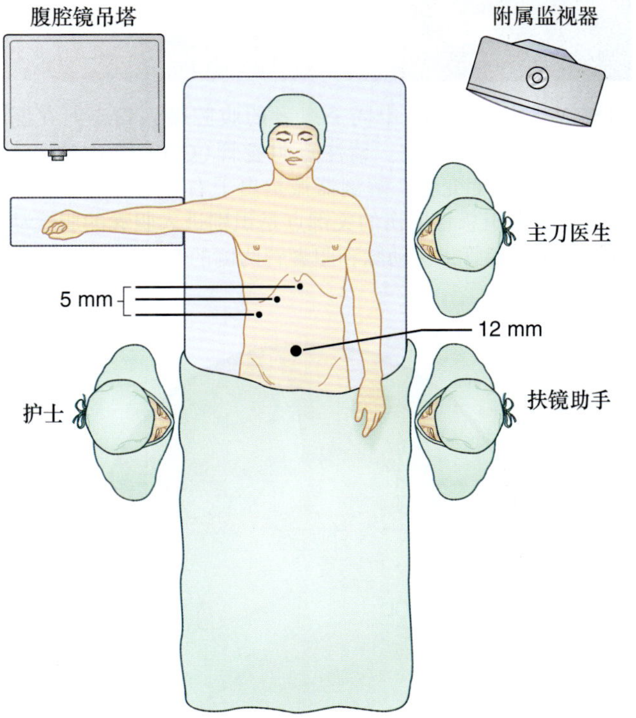

图 55.37 腹腔镜胆囊切除术戳孔位置。助手医生使用脐周孔为摄像头提供通道，并使用最外侧的孔来抬高胆囊底，暴露颈部。之后主刀医生可以在漏斗部向下外侧牵引，显露关键安全视角

Calot 淋巴结。为了尽量减少胆管损伤，可以采用一种被称为安全性判断视角的策略。向外侧及足侧旋转胆囊漏斗部，此时应该只有两个结构进入胆囊，通过每个结构周围的开放空间应该可以看到胆囊另一侧的肝（图 55.41）[24]。之后放置夹子夹闭胆囊动脉和胆囊管。如果进行胆管造影，胆囊管仅在靠近胆囊处被夹闭，胆囊管被部分切开而不横断，以便使胆管造影导管可以穿过，并获得造影图像（图 55.42）。在获得正常的胆管造影或未进行胆管造影时，胆囊管在胆总管侧被双重夹闭并横断。先前夹闭的动脉也被横断，并使用电刀将胆囊从肝床上解剖下来。由于胆囊的静脉引流通过小静脉直接进入肝床，因此在解剖过程中必须达到良好的止血效果。一般要在完成胆囊底部解剖之前检查夹闭胆囊管和胆囊动脉的夹子，因为胆囊底部的牵拉提供了更好的 Calot 三角和肝门区域的暴露视野。之后将胆囊通过脐部戳孔取出腹腔。在急性胆囊炎情况下或在解剖过程中触及胆囊的情况下，应使用取物袋取出胆囊。在胆囊切除术中溢出的任何结石也应该被取出。

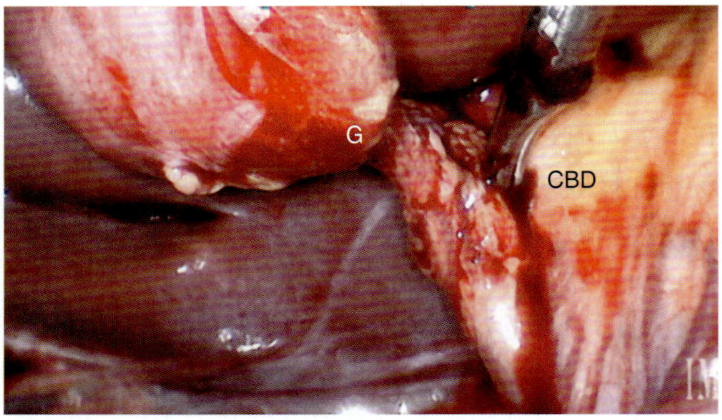

图 55.38 腹腔镜视角中的肝门和胆囊漏斗部，漏斗部没有向下外侧牵引。请注意，胆囊漏斗（G）紧邻胆总管（CBD）

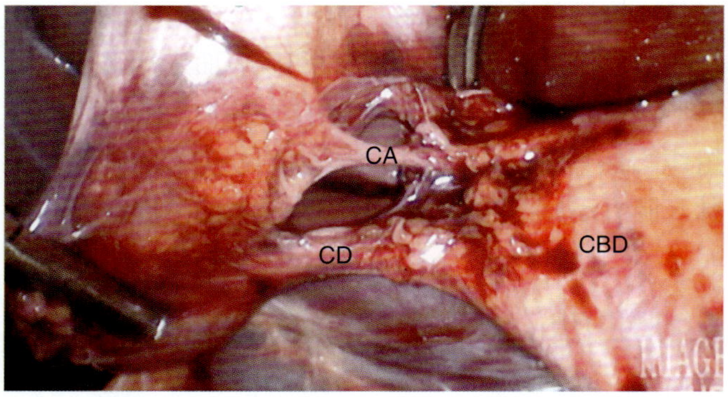

图 55.39 与图 55.38 中同一患者的腹腔镜视角，但在漏斗部进行了下外侧牵拉。请注意胆囊管（CD）相对于胆总管（CBD）的角度变化。解剖器械指出了右肝动脉的位置。最大限度减少胆总管损伤的关键点是识别进入胆囊的胆囊动脉（CA）和胆囊管，在动脉和胆囊管两侧的空间中识别出肝 V 段的下缘

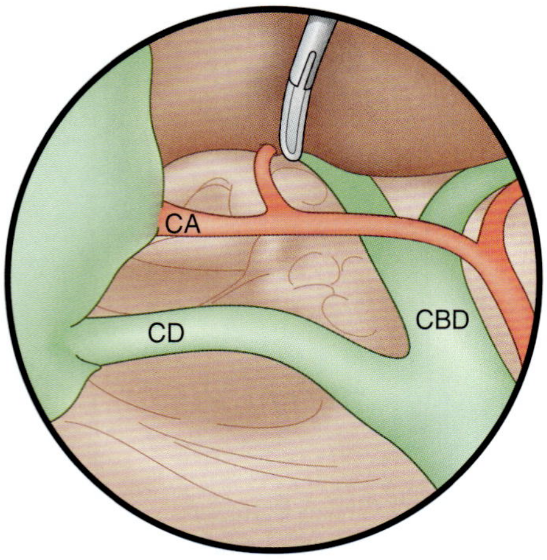

图 55.40 按照图 55.39 制作的示意图，显示了隐藏的解剖结构。CA：囊性动脉；CBD：胆总管；CD：胆囊管

关于选择性胆管造影和常规胆道造影的意见分歧很大，每种方法都有支持性数据。常规胆管造影可在不到 10% 的患者中识别出未怀疑的结石，不会降低

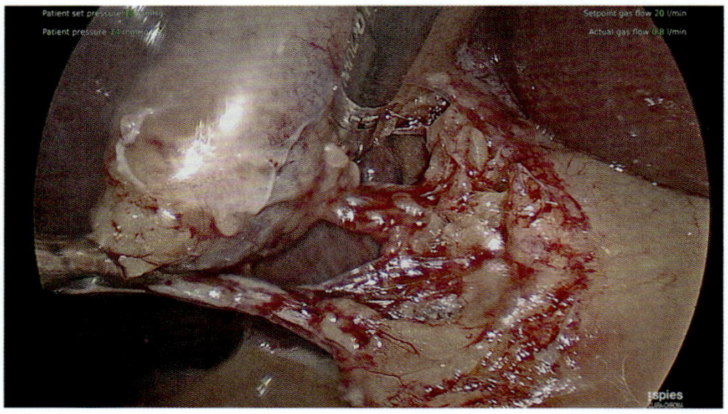

图 55.41 广角的关键视角

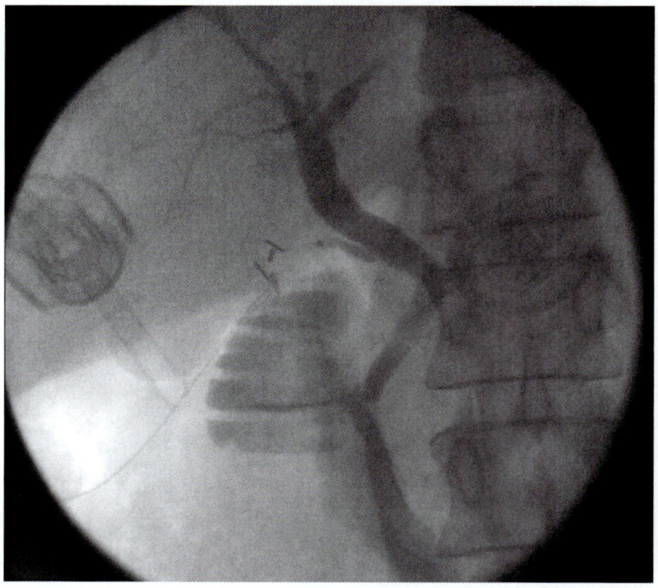

图 55.42 正常胆管造影图片

胆道损伤的发生率，并且可能会造成误诊[25]。然而，胆管造影可能会在手术过程中发现胆总管的损伤，而不是术后诊断。选择性胆管造影的指征包括所有的解剖结构存疑和结构难以识别、怀疑术中胆总管损伤、胆囊切除术时无法解释的疼痛、怀疑当前或既往有胆总管结石且术前未做处理，术前肝酶水平升高，术前影像学检查胆总管扩张，怀疑术中胆道损伤。《东京指南》[7]不鼓励常规使用胆管造影；然而，许多作者主张在学术环境中使用胆管造影术，以确保受训者能够熟练操作[10]。虽然腹腔镜超声检查在鉴别胆总管结石方面与胆管造影术一样准确，但它高度依赖于操作者，且需要额外的仪器，无法广泛使用。

应急预案

随着胆囊炎的等级从Ⅰ增加到Ⅱ或Ⅲ，腹腔镜手术变得越来越难以安全完成。关于胆囊炎手术治疗，《东京指南》推荐了一些应急方案，外科医生必须做好执行这些措施的准备，尤其是遇到重度胆囊炎时。常见的应急手术包括胆囊次全切除术、胆囊底部入路手术（逆行切除）和中转开腹手术。

胆囊次全切除术是从胆囊底到漏斗部尽可能多地切除胆囊，之后“重建”（闭合残余胆囊）或“开窗”（开放残余胆囊，关闭或不关闭胆囊管的内部开口）[7]。

胆囊底部入路手术是指从胆囊底开始将胆囊从肝表面分离，而不显露胆囊管和动脉。该手术可以以胆囊次全切除术或胆囊完全切除术结束[7]。

开腹胆囊切除术

尽管开腹胆囊切除术被认为是难度较大的腹腔镜胆囊切除术的一种安全替代或紧急手术方法，但对该手术的经验急剧下降，因此其不一定是更安全的技术[7]。开腹胆囊切除术通常在腹腔镜手术中转后进行，或用于存在腹腔镜手术禁忌证的患者，或作为其他手术（如胰十二指肠切除术）中的一个步骤。开腹胆囊切除术可以通过中线或右肋缘下切口进行。早期识别和结扎胆囊动脉可以限制手术过程中的失血量，但可能会因为炎症变得困难。这种方法必须谨慎使用，因为夹层继续向下延伸，会使门静脉和其他门静脉结构处于危险之中[26]。当进行严重胆囊炎手术时，从胆囊床游离胆囊时可能会出现大量出血，但通过切除受感染的胆囊和填充该区域，出血通常能得到很好的控制。

开腹胆总管探查术

因胆总管结石或任何其他原因需要进行胆总管探查，通常是通过开腹手术进行的。大多数外科医生更喜欢采用右上腹切口；当然，也可以使用上中线切口。通常轻轻触诊远端胆管会发现致病的结石，可能会有一些移动度。之后缝合牵引线，并在十二指肠上段胆管中进行胆总管切开术。用软橡胶导管冲洗胆总管经常可以清除致病的结石。放射引导的球囊导管和金属网篮可能有助于取出结石。柔性胆道镜一般用于显示远端胆管（图 55.43）。完全清除结石后，放置 T 管，并在手术结束前完成胆管造影。

对于胆管扩张、多个远端嵌顿结石、带有结石的远端胆管狭窄、肝内胆管结石或原发性胆管结石，引流术可提供更好的远期结果。这种情况下的选择包括：胆总管十二指肠吻合术（图 55.44）或 Roux-en-Y 肝总管空肠吻合术（图 55.45）。侧对侧或端对端胆总管十二指肠吻合术为远期有可能的上胆管树内镜检查留有机会。十二指肠吻合术的替代方法是 Roux-en-Y 胆总管空肠吻合术。

当无法通过胆总管切开术取出壶腹部嵌顿的结石或几颗结石嵌顿在未扩张的胆道中时，必须选择经十二指肠括约肌成形术（图 55.46 和图 55.47）。完成 Kocher 操作后，纵向切开十二指肠侧壁。将侧壁向中

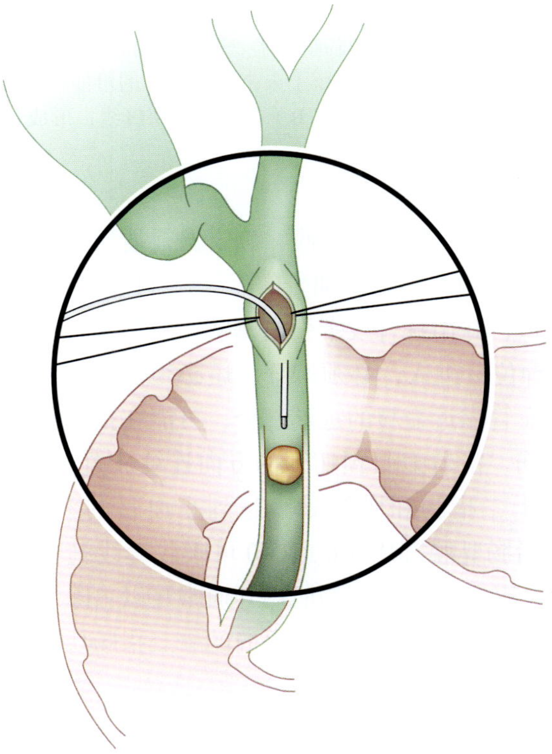

图 55.43 腹腔镜胆总管切开术，进行胆总管探查

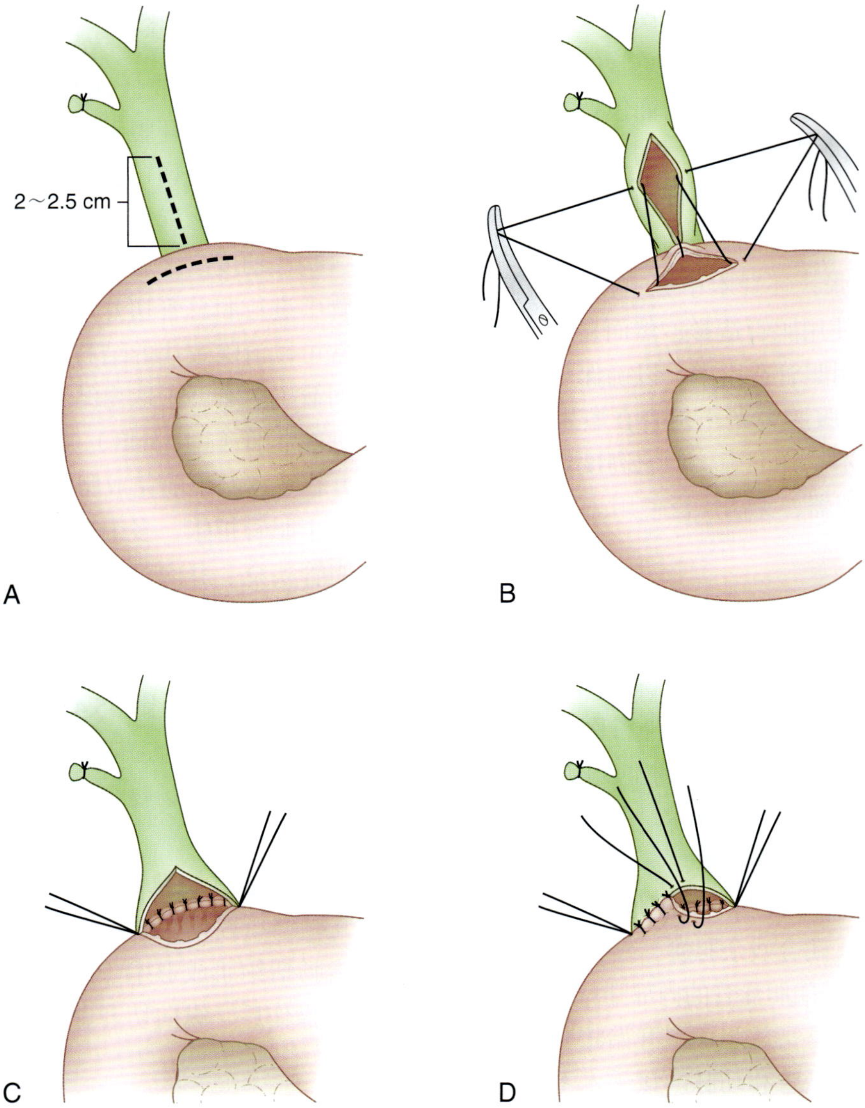

图 55.44 胆总管十二指肠吻合术。在扩张的胆总管（CBD）无法清除远端胆管中所有结石的情况下，可以在胆总管和相邻十二指肠之间进行吻合。尽管保留了未来内镜治疗的可能性，但这种方法有可能在废用的远端导管中出现水槽综合征。(**A**) 胆总管垂直切开和十二指肠水平切开；(**B**) 在拐角处留缝线，形成开放式吻合；(**C**) 缝合后壁；(**D**) 缝合前壁

间位置牵拉，以触碰壶腹，确定选择适当的位置进行十二指肠切开术。识别壶腹后，在 11 点钟位置做一个切口，并用缝合线牵引两侧壁。胰管通常在壶腹的 5 点钟位置进入，必须避开。还必须记住，胰十二指肠下血管靠近壶腹的远端部分，可能在括约肌切开术中受伤。沿着壶腹预切开的方向连续放置直血管钳，对拢十二指肠和胆管黏膜达到止血目的。每一步，十二指肠黏膜都用 4-0 或 5-0 可吸收缝线缝合到胆管黏膜上。1.5 cm 的括约肌切开通常足以去除结石并随后引流。以横向方式关闭纵向的十二指肠切口，可以避免未来的十二指肠狭窄。

开腹探查的并发症率（8% ～ 15%）和死亡率（1% ～ 2%）较低，结石残留率较低（＜ 5%）。

胆总管十二指肠吻合术的缺点是吻合口远端的胆管可能引流不畅，并可能聚集碎屑阻塞吻合口或胰管，这一过程称为水槽综合征。Roux-en-Y 空肠吻合术可提供更好的胆道引流，不存在水槽综合征的风险，但远期无法再对胆管进行内镜评估（图 55.45）。

对于肝内结石，经肝胆道造影通常更成功。经皮引流导管可以留在原位并扩大尺寸以进行经皮结石取出治疗。肝内结石的长期管理必须根据病情精心定制，但经常需要进行肝管空肠吻合术以获得最佳胆汁引流。在引流过程中自由使用胆道镜可确保去除所有当前的结石。这种方法可以让结石清除率达 90% 以上。

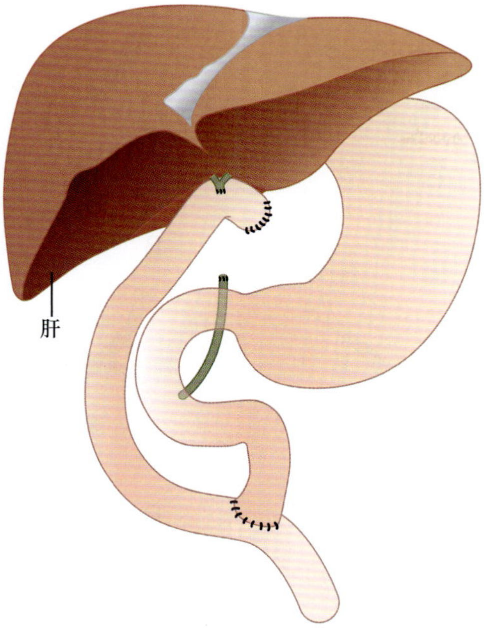

图 55.45　肝管空场吻合术

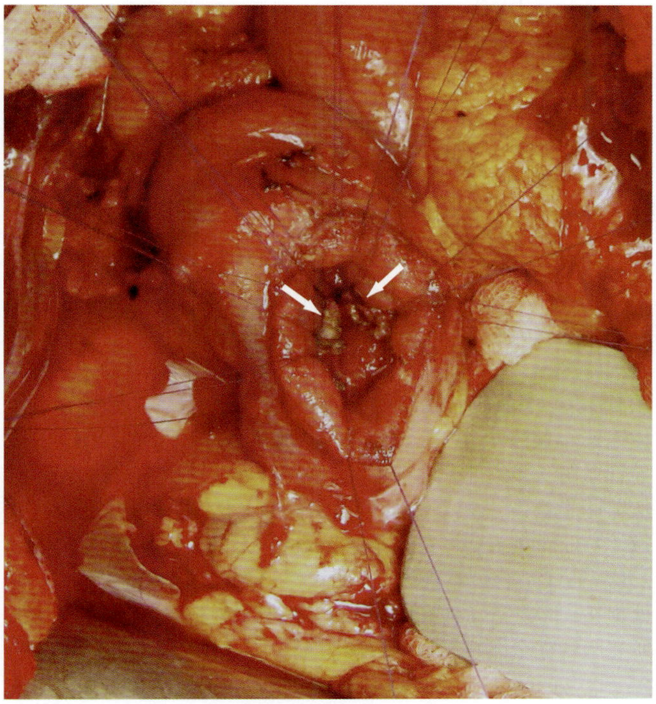

图 55.46　经十二指肠括约肌成形术。注意远端胆总管开口较大，使胆管壁贴近肠黏膜（箭头）

腹腔镜胆总管探查术

两种常见腹腔镜胆总管探查取石的方法是经胆囊入路和胆总管切开术。经胆囊入路中，球囊扩张后使用 Seldinger 技术，将柔性胆道镜或柔性输尿管镜引入胆囊管。连接注水系统，并允许不断注入镜管的末端。柔性胆道镜被推进到远端胆管。识别出致病结石后，通过一个金属网篮来捞取结石，并将结石和胆道

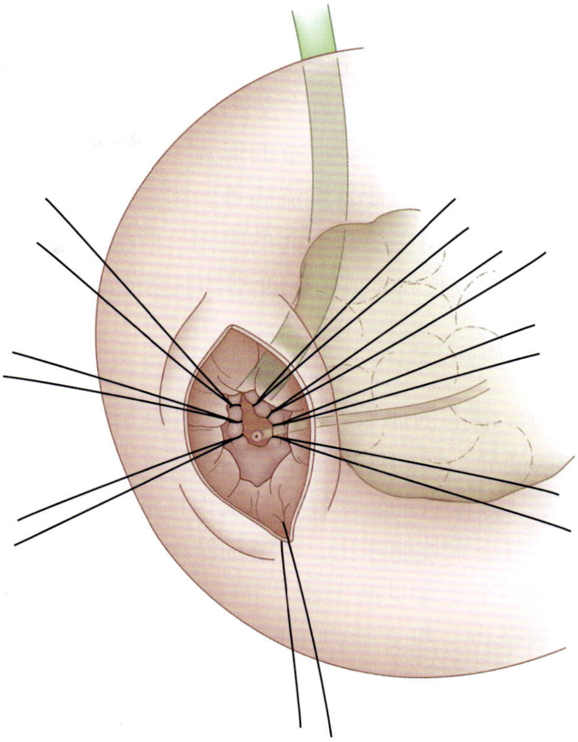

图 55.47　经十二指肠括约肌成形术

镜一起取出。

腹腔镜胆总管切开术中，在胆总管（即胆囊管下方）进行纵向切口。为了暴露胆总管，在预计的胆总管切开位置的两侧放置两根牵引缝线（图 55.43）。切口的大小至少应与最大结石的直径一样。然后可以将胆道镜向下送入远端胆管，并如前所述进行结石捞取。探查完成后，应通过胆总管切开位置放置 T 管，并用 4-0 可吸收缝线缝闭胆管。通过 T 管完成胆道造影，结石取净。

除了技术上更容易，经胆囊管入路方法无须放置 T 管，不需要精细的腹腔镜缝合。经胆囊管入路的禁忌证包括：大量（超过 8 个）结石、大于 1 cm 的结石、肝内胆管结石，及胆囊管无法扩张、胆道镜通过困难。这两种方法在结石清除方面都很成功，大多数研究显示结石清除率为 75% ～ 95%。这与腹腔镜胆囊切除术和术后 ERCP 效果相似，唯一的区别是接受胆总管探查术的患者住院时间更短，医疗费用更低，这是因为胆囊切除术和胆总管结石清除由同一名医生在同一环境中进行[27]。

胆囊切除术后综合征

1947 年首次描述了胆囊切除术后综合征，即与胆囊切除术前相似的多种症状复发，如上腹痛和消化

不良，伴或不伴黄疸，在全球所有胆囊切除术中的发生率为 10% ～ 15%。这些症状可能会在胆囊切除术后 2 天到 25 年内出现，并且在女性中更为常见[28]。病因范围从手术并发症（更严重的形式）到原发性无关病因，如食管炎、胃食管反流病等。胆道病因包括但不限于：结石残留、胆盐引起的腹泻、胆漏、残余胆囊管或胆道树较长和（或）Oddi 括约肌功能障碍。

胆管损伤

80% 以上的胆管损伤发生在胆囊切除术中。解剖结构变异、肝门区域炎症、暴露不充分、经验或技能不足，及激进的止血操作被认为是危险因素。研究表明，与手术技能相比，对解剖结构的误解是医源性损伤的一个更常见的因素[10]。随着胆囊底部被充分向头侧牵拉，胆囊管位于肝总管上方，沿平行方向延伸。如果没有下外侧牵拉胆囊漏斗部来分离这些结构，解剖表面上的胆囊管实际上可能会包括肝总管，使后者处于危险之中。通过向下外侧牵拉 Hartmann 袋，可以充分显露 Calot 三角，将胆囊管从肝门移开，而不再与肝管贴合在一起。使用 30 度腹腔镜可充分观察腹腔镜胆囊切除术中的安全关键视图。此外，在许多此类案例中，外科医生倾向于依赖支持他们看法的证据，同时忽视暗示替代解释的视觉线索，从而出现确认偏差。确认偏差有助于解释为什么大多数胆管损伤是在术后环境中发现的，而不是在术中。尽管使用常规与选择性胆管造影是有争议的，证据表明胆管造影并不能完全避免胆管损伤，但可以降低损伤的发生率和程度，并可以立即识别和处理[29]。胆道重建的最初分型方法基于 Bismuth 分型，后被修改为 Strasberg 分型。胆管损伤的分型由位置决定，有助于指导以后的手术重建（图 55.48）[30]。无胆瘘的胆管损伤通常表现为黄疸，有或无疼痛。在术后胆管狭窄中，大约占所有病例的不到 1%[28]，E1 和 E2 型累及肝总管但不涉及分叉处，E1 型损伤部位距离左右肝管汇合处尚存有超过 2 cm 的肝总管，E2 型距离汇合处小于 2 cm 以内。E3 型狭窄发生在汇合处，保留了肝外胆管，而在 E4 型中，狭窄段包括肝外胆管树。E5 型狭窄段涉及异常的右肝管解剖结构，伴有变异胆管和肝总管的损伤。

简介 胆管损伤可导致胆汁渗漏或狭窄。胆汁渗漏到腹膜腔后发生的腹膜炎往往比胆道狭窄更早被发现。不到 10% 的狭窄在术后第一周被发现，超过 70% 在 6 个月内确诊。在胆汁渗漏的情况下，患者可能会出现发热、腹痛加重、黄疸或胆汁从切口漏出。无论时间或表现如何，修复程度和随后结果都取决于诊断、充分的解剖、无张力吻合的建立，及经吻合口支架的灵活应用[31]。

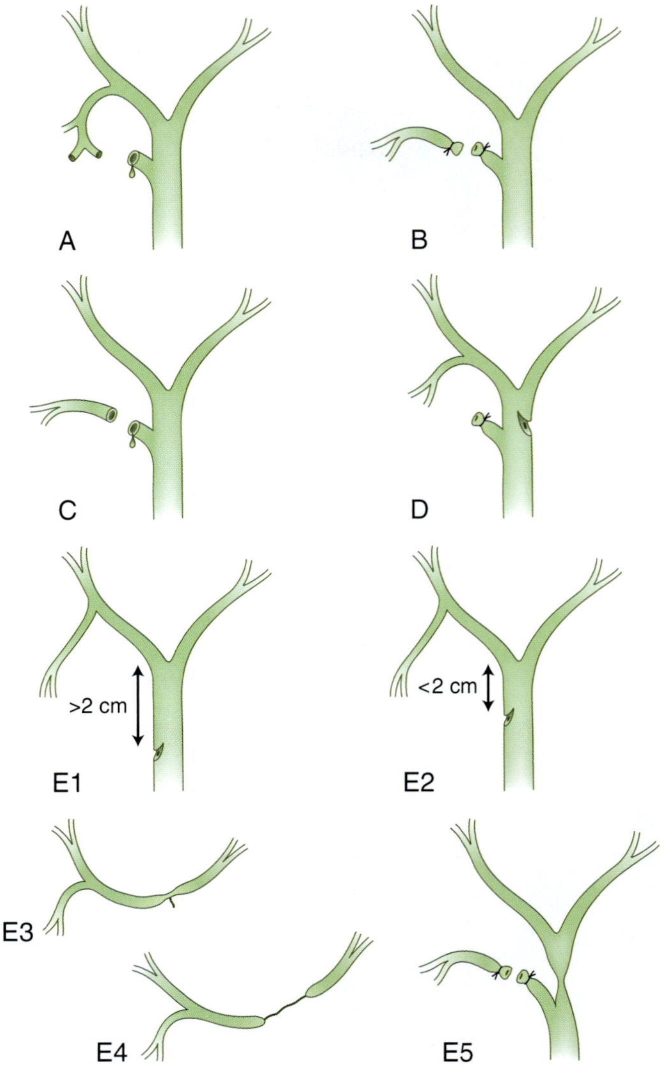

图 55.48 术后胆管狭窄的 Strasberg 分级。(**A**) 与胆管系统相连的小胆管损伤，Luschka 导管或胆囊管有渗漏；(**B**) 肝段导管损伤，导致部分胆道系统阻塞；(**C**) 肝段胆管损伤伴胆瘘；从与胆道系统未相连的管道泄漏；(**D**) 肝外胆管的侧向损伤；(**E1**) Bismuth 1 型：距汇合处 2 cm 以上的损伤；(**E2**) Bismuth 2 型：距离汇合处不到 2 cm 的损伤；(**E3**) Bismuth 3 型：汇合处损伤；汇合完好；(**E4**) Bismuth 4 型：破坏胆道汇合处；(**E5**) 所有胆管完全闭塞，包括肝段胆管

治疗

在胆囊切除术中发现损伤 当术中怀疑胆管损伤时，转换为开腹手术和使用胆管造影有助于确定治疗方案。立即治疗胆管损伤的目标包括：保持胆管长度、消除任何会影响后续治疗的胆汁渗漏，及进行无张力修复。如果损伤发生在大于 3 mm 的胆管，但不

是由电灼引起的，并且涉及壁周长的50%以下，可以选择在损伤部位放置T管，这实际上等同于胆总管切开术，常可以治愈，而无须再行胆肠吻合术。小于3 mm的胆管受损，通过胆管造影仅引流肝的单个段或亚段，只需要单纯结扎即可。任何不同程度的热损伤可能不会被立即发现，涉及超过50%的胆管周长的损伤都需要切除受损的部位并进行胆肠吻合术。小于1 cm且不靠近肝管分叉处的缺损可通过拉伸胆管和端对端吻合修复。这种方法应该放置覆盖吻合口的T管引流。T管应通过单独的胆管切口置入，而不是通过吻合口引出胆管。为确保吻合无张力，需要进行有效的Kocher操作，将十二指肠和胰头从腹膜后松解下来。

更常见的是，损伤发生在肝管分叉附近或距离胆管末端超过1 cm的位置，这一般需要胆肠吻合术。在这种情况下，胆管远端被缝合，近端清创至正常组织。重建的选择取决于损伤的位置和程度、既往尝试修复的历史，及外科医生的偏好。胆管轻度损伤可以重新植入十二指肠，但新的胆总管十二指肠吻合口有十二指肠瘘的风险，特别是考虑到这些吻合术可能需要大量手术操作以避免吻合口张力。Roux-en-Y重建方法的用途要广泛得多，可应用于整个胆管系统的损伤。此外，大多数胆管损伤发生在胆管树的较高位置，靠近肝门，因此不能无张力地吻合于十二指肠。因此，在几乎所有胆管损伤病例中，首选切除受损节段，使用Roux-en-Y空肠支进行黏膜与黏膜吻合术。经吻合口支架植入术已被证明可以改善吻合口通畅度，支架植入时间越长，结果越好。由于伴随的血管损伤很常见，多普勒超声检查可以确认留有足够的肝动脉和门静脉流向肝实质。

最近的数据表明，在教学医院与没有住院医师的医院相比，胆道损伤的概率没有显著差异[32]。由于大多数胆管损伤都发生在不经常进行胆道重建的中心，因此大多数即时修复手术都没有在文献中报道。然而，手术判断和经验在胆道重建中的重要性怎么强调都不为过。尽管先前尝试重建失败的报道并未记录损伤很快得到了控制，但其确实突出了胆管损伤治疗经验的价值[33]。因此，当一个患者面临胆管损伤且没有具有胆道重建治疗经验的外科医生可用时，最合适的处理方法是放置引流管并立即转诊到有经验的中心。

在胆囊切除术后发现损伤 任何在腹腔镜胆囊切除术后出现新症状或症状加重的患者都应怀疑医源性胆管损伤的可能性。胆汁渗漏可能表现为胆汁引流到手术时放置的肝下引流管或手术切口流出胆汁。如果没有外部引流管，胆汁渗漏可表现为胆汁瘤，有可能是无菌的或是感染的，或胆汁性腹水。如果出现持续或逐渐加重的餐后疼痛、肩痛、不适和（或）发烧，就必须要考虑是否存在胆管损伤。

怀疑患有医源性胆管损伤的患者应接受影像学检查以评估积液量和判断胆管系统完整性。超声检查可以实现这两个目标，但由于可能需要经皮引流并且需要精确了解解剖结构，CT断层扫描通常会更有价值。一些外科医生提倡使用放射性核素扫描来确认胆汁渗漏部位，但只要有渗漏的记录，CT扫描是制订治疗方案所必需的。此外，缺血是胆管狭窄的常见原因。在胆管损伤的情况下，20%或更多的患者会伴有未被识别的血管损伤。

对于延迟的胆管损伤，有三个主要治疗原则（框55.2）。第一个治疗原则是通过引流积液来控制感染，最大限度减少炎症反应。肝门炎症导致纤维化，这会增加胆管狭窄的形成。广谱抗生素、胆道减压和穿刺引流积液（无论是经皮还是手术）都是实现这一目标的方法。随着败血症的控制，胆道重建可以从长计议。事实上，随着时间的推移，门静脉周围炎症的消退有助于进行远期的重建。此外，受伤的胆管缩回肝门以及该区域的炎症，使得在术后立即选择修复手术很可能会失败。因此，尽管立即重新探查以尽快处理损伤是很有诱惑力的，但术后发现的胆管损伤的长期成功处理取决于术前对重建的清晰和慎重规划。

第二个治疗原则是通过胆管造影清楚彻底地了解胆道解剖结构。如果没有术前胆道造影，任何修复尝试都不太可能成功。胆管造影必须显示肝内解剖结构和胆管分叉部位。对于胆管未中断的患者，ERCP是可行的。然而，PTC可以显示肝内胆管树，确定损伤的位置，提供胆汁引流，甚至可能使胆瘘闭合（图55.49）。经皮胆管引流也可以在重建过程中留在原

框55.2 医源性胆管损伤的治疗目标

1. 控制感染，限制炎症
   - 静脉输注抗生素
   - 经皮穿刺引流门静脉周围积液
2. 清晰彻底地显示出整个胆管解剖结构
   - 磁共振胰胆管造影或经皮经肝胆管造影
   - 内镜逆行胰胆管造影术（尤其是怀疑胆囊管残端渗漏时）
3. 胆肠连续性的重建
   - 无张力、黏膜对黏膜吻合
   - Roux-en-Y肝管空肠吻合术
   - 如果涉及分叉或更高位置，则需长期应用经吻合口支架

位，以协助解剖并在围术期提供引流。PTC 可根据需要与 ERCP 联合使用，具体取决于受伤部位和程度。胆管尚连续的微小胆瘘和胆囊管残端瘘可以通过内镜支架置入术和括约肌切开术成功治愈。

第三个治疗原则是建立持续的胆道引流。尽管经皮和内镜胆管扩张和支架置入术的联合应用可以恢复胆管的连续性，但手术重建的通畅率最高。为了实现成功和持久的修复，必须以无张力、黏膜对黏膜的方式，在炎症程度最低的胆管与肠道之间进行吻合。当吻合口位于肝管分叉处 2 cm 以内或涉及肝内胆管时，一些证据表明长期支架置入术可能会改善通畅性。如果涉及分叉，则应进行左右肝管支架置入术。当重建涉及胆总管或肝总管距分叉处 2 cm 以上位置时，不需要支架；因此，术前放置经肝胆管引流管或术中放置 T 管将在术后立即提供足够的减压。

手术时应分离十二指肠、结肠与肝之间的粘连。可以用 Penrose 引流管包绕肝门。尽管胆管一般应位于肝门的外侧缘，但术前放置的经皮胆管引流管可以帮助精确解剖，因为明显的纤维化和炎症反应可能使其结构难以辨识。如有必要，可使用连接注射器的小口径针头抽吸和识别胆管，应同时避免损伤血管结构（图 55.50）。一旦确定，在狭窄上方，游离有限长度（＜ 5 mm）的胆管。对正常胆管的过度解剖均有可能损伤将用于吻合的胆管的血管。尽可能多地保留正常胆道树仍然是重建的目标。接下来，可以打开胆管，并通过切口置入经皮放置的导管。此时，如果合适，可以使用一根导丝将导管更换为长期 Silastic 支架，或者可以将导管留在原位，用于吻合口减压。黏膜对黏膜吻合可以以端对端的方式连接到 Roux-en-Y 空肠支。在分叉处有明显炎症反应的情况下，可以选择另一种重建方式，即将 Roux 支与左肝管吻合。如前所述，左肝管保留了相当长的实质外长度，允许与正常胆管进行吻合。在使用左肝胆管用于整个肝的引流时，胆道造影必须确认胆管分叉处通畅，从而确保肝右叶胆汁通过分叉引流至左侧胆管系统。

介入放射学和内镜技术　当胆管尚存连续性时，可以使用经皮穿刺方法，在放射透视引导下穿过狭窄部位。球囊扩张术可以扩张狭窄，这种（图 55.51）方法在高达 70% 的患者中能成功[34]。并发症虽然频繁发生，但通常是有限的，包括需要反复干预的胆管炎、出血和胆瘘。胆管狭窄的内镜球囊扩张术通常用于原发性胆管狭窄患者或接受胆总管十二指肠吻合术的患者，因为 Roux 支通常不允许使用内镜策略。因此，虽然病例数量有限，但结果令人鼓舞，88% 的患者治疗有效，胰腺炎和胆管炎的并发症发生率为 8%。

结果　胆管损伤后进行胆肠重建的患者可以获得成功的结果，许多研究显示 90% 以上的患者没有黄疸和胆管炎。如果及早发现损伤，并立即将患者转诊到有经验的中心，通常可以获得高治愈率。在几项研究中，转诊到复杂胆道手术经验丰富的中心与更好的远期治愈相关[35]。手术重建提供了持久的远期治疗策略[36]。这些损伤的治疗需要多学科参与，可能需要经皮穿刺技术以及手术重建。重建时的败血症和胆汁性肝硬化是狭窄的预测因素。在一些研究中，如果在重建过程中使用经吻合口支架，手术结果通常会更好[36]。慢

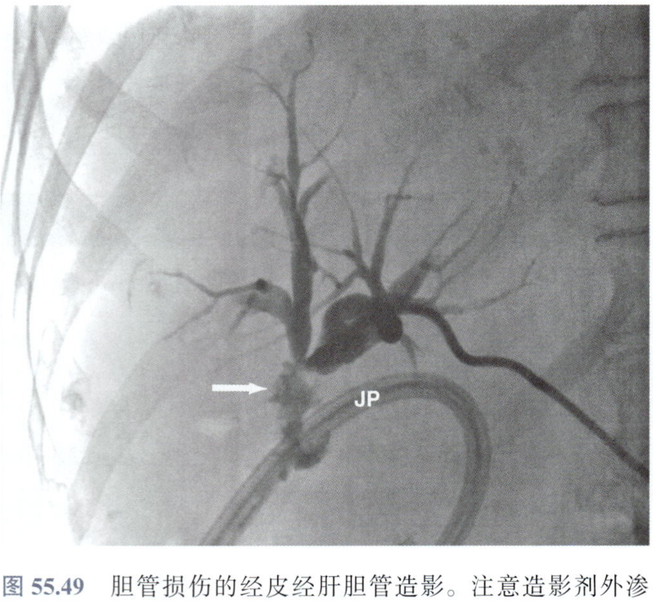

图 55.49　胆管损伤的经皮经肝胆管造影。注意造影剂外渗（箭头）和初次手术时放置的 Jackson-Pratt 引流管（JP）

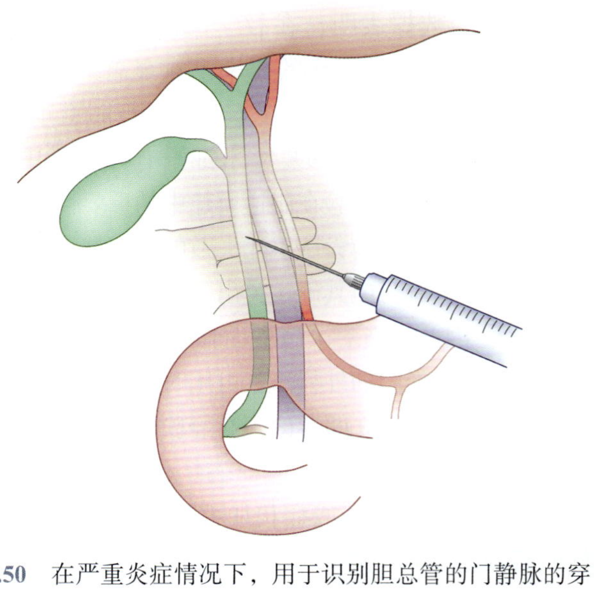

图 55.50　在严重炎症情况下，用于识别胆总管的门静脉的穿刺针

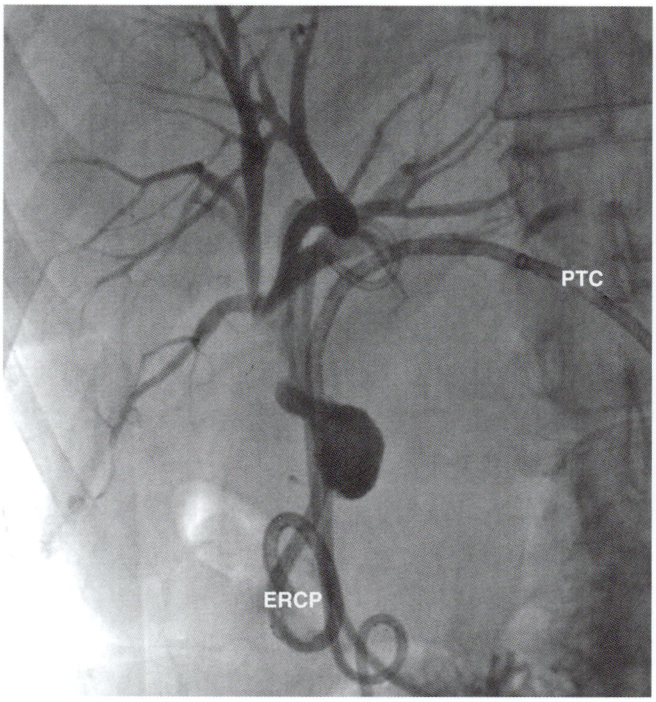

图 55.51 经皮经肝胆管造影导管（PTC）穿过胆总管医源性损伤部位。该导管用于指导内镜逆行胰胆管造影（ERCP）置入支架，用于胆总管医源性损伤但尚连续的手术困难的患者

性肝病和肝纤维化与较高的手术死亡率和较低的成功率有关。虽然这是一种严重的并发症，但还是有可能治愈的，并可以将健康相关生活质量评分恢复到受损前水平[37]。

胆漏

胆囊切除术后，患者可能会出现胆囊管或无法识别的 Luschka 管漏出。发烧、寒战、右上腹疼痛、黄疸、胆汁从切口或引流管渗漏，或持续性厌食或腹胀是常见的体征和症状。尽管在任何胆囊切除术后都可以看到，但在急性胆囊炎手术后的发生风险最大。由于阻塞的胆囊管周围有炎症和纤维化，闭合胆囊管的夹子可能不会完全使其闭塞，或者可能会随着炎症过程的消退而脱落。随着胆汁聚集，患者通常会在胆囊切除术后的 1 周内出现临床表现。正如上文在胆管损伤中所讨论的，应进行 CT 检查，明确有无腹水或右上腹积液，与胆汁瘤一致。放置引流管并控制渗漏和感染后，应进行内镜胆管造影（图 55.52）。如果渗漏来自胆囊管残端，括约肌切开术联合共同管道支架置入术可以使胆漏愈合而无须手术治疗[36]。在这种情况下很少需要二次探查手术，特别是对于感染性休克的患者或不能经皮穿刺引流的患者。如果出现因肠道遮挡或积液无法定位而不能经皮穿刺引流的情况，则

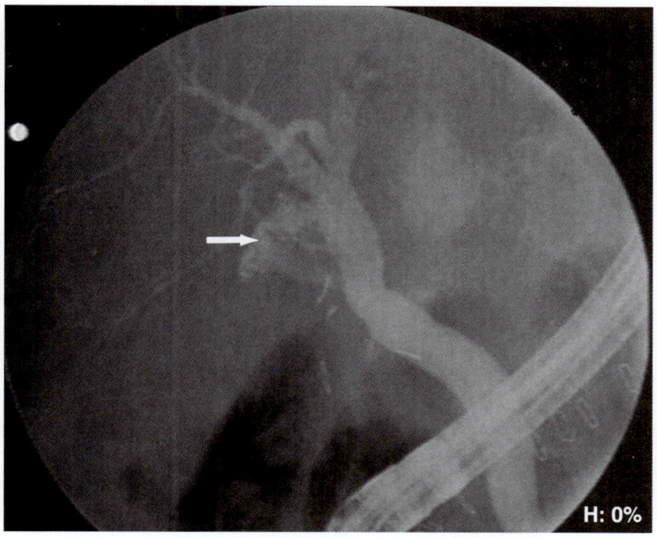

图 55.52 内镜逆行胰胆管造影显示胆囊管残端渗漏（箭头）

应考虑腹腔镜冲洗腹部并放置肝下引流管。此时，不应尝试修复胆漏，因为任何此类干预几乎总是不成功的，并且有进一步伤害胆管树的风险。超过 6 周的胆漏持续存在应考虑存在尚未识别的胆管损伤。与胆总管损伤类似，一旦炎症过程得到解决，对胆漏的手术治疗通常可以成功。

遗漏的结石

因结石溢出而意外打开胆囊的情况并不少见，发生在 20% ～ 40% 的胆囊切除术中，尤其是在腹腔镜手术中。胆色素结石、结石数量多、外科医生手术经验不足以及胆囊炎症严重都是危险因素。不幸的是，胆囊切除术中遗漏的结石可能会产生严重的甚至显著延迟的后果，例如慢性脓肿、瘘管、伤口感染和肠梗阻。大多数掉落的结石会沿着腹壁落入 Morison 囊或肝后空间，可能会在该位置发展成慢性脓肿。结石遗漏导致并发症的可能性很难量化，因为外科医生对胆囊穿孔的记录各不相同，而且胆囊切除术和结石丢失并发症之间经常有较长的时间间隔。根据现有研究，遗漏的结石不需要转为开放手术；治疗应包括大量冲洗、尽量尝试取出遗漏的结石、抗生素疗程、在手术记录中记录穿孔，并与患者明确沟通可能存在小概率因糜烂或脓肿延迟就诊的可能性[38]。

胆切除术后疼痛

虽然不常见，但在胆囊切除术后可能会持续存在或反复发作类似于胆绞痛的疼痛。如果疼痛复发，应在胆囊切除术后对胆道系统进行彻底评估。胆囊切除

术后数天至数周内，如果疼痛复发与黄疸、发热或寒战等其他系统表现有关，则提示存在继发性胆总管结石或胆瘘。其他胆道问题也可能会导致类似的情况，例如 Oddi 括约肌功能障碍。术后胆管狭窄通常表现为黄疸，通常在胆囊切除术后第一年内出现，如果只有一侧肝叶胆管梗阻，则可能仅表现为疼痛或发热。在肝血检查正常的情况下，应检查右上腹疼痛的其他原因。

残留的结石

残留的结石或继发性结石，来源于胆囊并进入胆总管，通常是胆固醇结石，通常在胆囊切除术后数周内出现症状。可以在胆囊切除术后长达 2 年的时间内被识别出来。高胆红素血症和碱性磷酸酶水平升高应怀疑结石残留。如果结石未完全闭塞胆管或检查时为早期梗阻，超声可能不会显示肝内胆管扩张。通过内镜下的括约肌切开术，这些结石几乎都可以被成功取出（图 55.53）。

急性胆管炎

任何梗阻原因，从胆道结石到肿瘤，均可引起胆道系统上行细菌感染，导致胆管炎。胆囊炎、胆管炎的发生条件为梗阻和细菌过度生长。由于结石阻塞，多达 90% 的患者可以培养出细菌。最常见的病原体包括克雷伯菌、大肠埃希菌、肠杆菌、假单胞菌和柠檬酸杆菌。

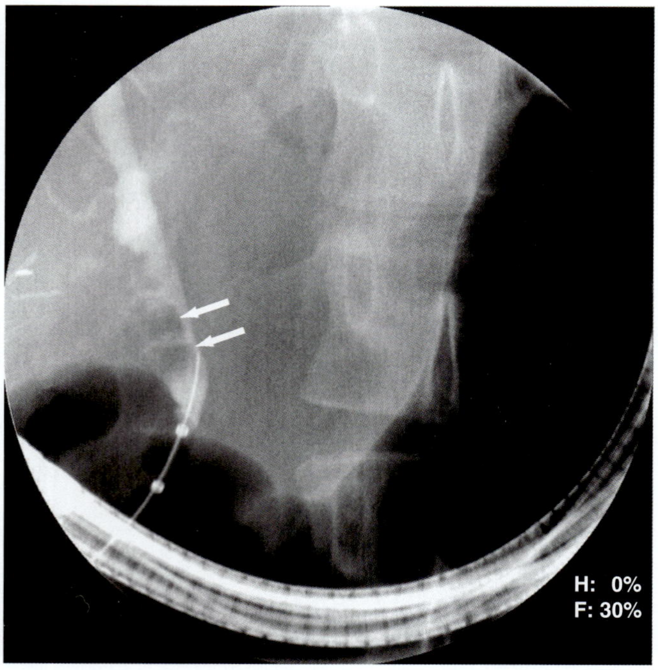

图 55.53 内镜逆行胰胆管造影显示多处残留的胆总管结石（箭头）

不到 50% 的患者会出现经典的 Charcot 三联征，即发热、黄疸和右上腹疼痛，黄疸是最不常见的表现。肝功能异常伴白细胞增多比较常见。感染和炎症引起的肝细胞损伤会导致血清转氨酶和碱性磷酸酶水平升高。超声检查应该是首选筛查方法，通常会显示胆管树扩张。HIDA 扫描应谨慎采用，因为胆管系统感染会减少这些物质在胆管系统中的分泌量。CT 有助于识别梗阻部位，但并非总是如此。最有价值的方法是通过 ERCP 或 PTC 进行胆管造影，因为其不仅具有诊断作用，而且具有治疗作用。

早期即应予以充分补液和静脉输注抗生素。许多患者通过药物治疗会有所改善；然而，这些患者需要紧急胆道减压以进行最终治疗。应用内镜或经皮穿刺引流并发症发生率低于手术治疗。如果内镜和经皮穿刺方法不可用或不成功，需要考虑手术引流，包括胆总管探查并放置 T 管。当患者的病情不稳定时，需要先控制胆管炎，明确诊断后，再考虑针对病因行确定性手术治疗。

复发性化脓性胆管炎

在东亚人群中更常见的是，复发性化脓性胆管炎是由胆管肝炎或肝内结石引起的。胆道病原体如华支睾吸虫和蛔虫寄生在胆道树中。这些病原体和其他病原体分泌一种酶，可水解水溶性胆红素葡萄糖醛酸苷，形成游离胆红素，然后沉淀形成棕色胆色素结石。这些结石可能会部分或完全阻塞胆管系统，导致胆管炎反复发作，最终导致脓肿甚至肝硬化。感染和炎症的长期侵扰使这些患者处于罹患胆管癌的风险中。目前，尚不清楚首要诱发因素是哪个，是感染引起炎性狭窄，还是炎性狭窄导致胆汁淤滞而出现感染。

复发性化脓性胆管炎往往发生在 30 ～ 40 岁，无明显性别差异。临床表现为胆管炎伴发热、右上腹痛、黄疸。由于感染、炎症和结石通常只侵犯肝段或肝叶，因此黄疸往往较轻。血清学检查类似于胆管炎，白细胞增多、胆红素升高和碱性磷酸酶水平升高。诊断通常通过 CT 或 MRCP 与 ERCP 的组合应用（图 55.54）。慢性病例可见肝叶或肝段萎缩或肥大。

在急性发作的情况下，使用静脉抗生素、补液和镇痛药等保守治疗通常就可以控制病情。如果保守治疗效果不好，出现病情恶化，则需要通过 ERCP 或经皮穿刺方法进行胆汁引流。一旦病情平稳，对胆管树

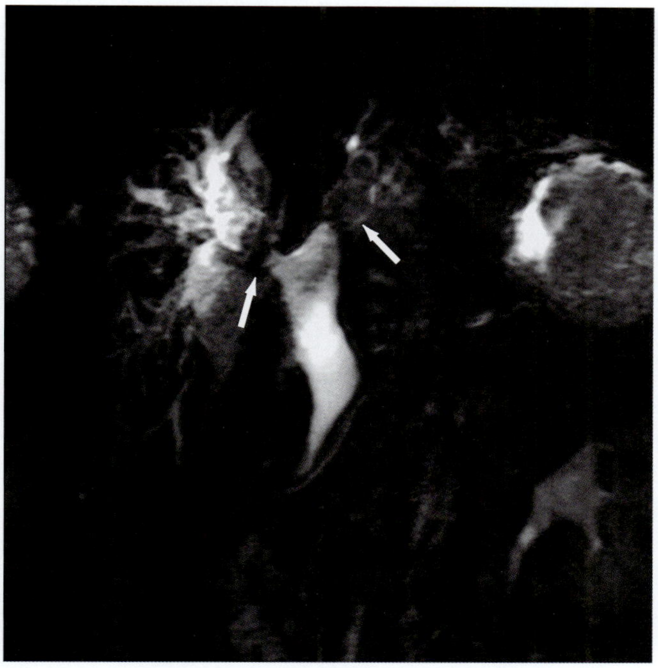

图 55.54 复发性化脓性胆管炎的磁共振胰胆管造影。在两侧肝叶（箭头）中都显示出结石造成的管腔内充盈缺损

解剖结构进行彻底检查将有助于后续治疗。一般最终还是需要进行手术治疗。手术治疗的目标有三个：①清除所有结石；②绕过、扩大或切除狭窄；③提供足够的胆汁引流。疾病的表现多样性和病变位置的不确定性，导致发展出了许多手术方法。肝内胆管狭窄一般可以被视作比较复杂的病例，可能需要进行切除、狭窄成形术或肝管空肠吻合术。当无法清除所有结石或预计未来需要进行内镜治疗时，可以将用于肝管空肠吻合术的 Roux 支末端进行造口并取出，以便于远期进行胆道镜检查。考虑到胆管癌的风险，对于主要影响一侧肝叶的患者，应在肝储备充足的情况下选择肝叶切除。在没有发生胆管癌的情况下，手术治疗一般效果都比较理想[39]。

恶性胆道疾病

胆囊癌

胆囊癌是一种具有侵袭性的恶性疾病，预后极差。患者没有特定的临床症状，因此，晚期病例也可能没有显著的临床表现。较差的预后与多数患者确诊于疾病晚期相关。对于处于疾病早期的患者，需要更积极的手术治疗。

患病率

胆囊癌的患病年龄一般在 60 ～ 70 岁，女性的发病率是男性的两到三倍。种族在胆囊癌的发展中起着重要作用，印度和巴基斯坦女性的发病率最高。在北美人口中，美洲原住民和拉丁美洲移民的比率最高。总体而言，在美国，胆囊癌是最常见的胆道癌症和第五大最常见的消化系统癌症[40]。

病因

尽管尚未得到科学证实，但针对胆囊癌比较公认的理论侧重于慢性炎症以及随后的肿瘤形成。因此，胆结石的存在被认为是主要的危险因素，较大的结石（＞ 3 cm）会增加患癌症的风险。超过 80% 的胆囊癌患者有胆石症，有胆囊结石的患者发生胆囊癌的概率大约是无结石患者的 7 倍。结石的类型与胆囊癌的发病率无关。其他风险因素还包括可能导致胆囊壁发炎的病变，如胰胆管合流异常（APBJ）、胆总管囊肿和原发性硬化性胆管炎（PSC）。

胆囊壁的广泛钙化称为瓷胆囊，有罹患癌症的风险。钙化可能是长期炎症的结果。虽然胆囊壁钙化患者患胆囊癌的风险较高，但这种情况下的恶性疾病并不常见，发生在瓷化胆囊患者中的癌变比例不到 10%[41]。

严重的发育不良和原位癌通常与胆囊癌有关，因此，在胆囊癌的发展过程中存在腺瘤进展成为癌的迹象[42]。然而，没有证据表明胆囊息肉患者罹患胆囊恶性肿瘤的风险会增加。有研究表明，单个大于 10 mm 的胆囊息肉会增加恶性肿瘤的风险，通常建议进行胆囊切除术[43]。

病理学和分期

胆囊癌通常是腺癌。一般使用标准的肿瘤淋巴结转移（TNM）分期系统进行分期（表 55.1）。胆囊癌可以通过淋巴管、血液和直接向腹腔转移，也可以沿活检或手术伤口扩散。

胆囊癌的大体描述可分为浸润性、结节性、乳头状和混合型。大多数肿瘤呈浸润模式并在浆膜下平面扩散，可以侵入整个胆囊壁，甚至进入肝门。结节型倾向于生长为更局限的肿块，并可侵入肝。一小部分胆囊癌属于乳头状亚型，预后较好，因为其往往具有惰性病程，并且在诊断时病变通常仅限于胆囊壁（图 55.55）。

胆囊癌的第一站引流淋巴结包括：胆囊淋巴结和

表 55.1 胆囊癌的分期

原发性肿瘤的定义（T）			
T 分期	T 分期标准		
TX	原发肿瘤无法评估		
T0	无原发肿瘤证据		
Tis	原位癌		
T1	肿瘤侵犯固有层或肌层		
T1a	肿瘤侵犯固有层		
T1b	肿瘤侵犯肌层		
T2	肿瘤侵犯腹膜侧的肌周结缔组织，未累及浆膜（内脏腹膜）或肿瘤侵犯肝侧肌周结缔组织，未侵犯肝		
T2a	肿瘤侵犯腹膜侧的肌周结缔组织，不累及浆膜（内脏腹膜）		
T2b	肿瘤侵犯肝侧的肌周结缔组织，但未侵犯肝		
T3	肿瘤穿透浆膜（内脏腹膜）和（或）直接侵入肝和（或）其他邻近器官或结构，如胃、十二指肠、结肠、胰腺、大网膜或肝外胆管		
T4	肿瘤侵犯主门静脉或肝动脉或侵犯两个或多个肝外器官或结构		
区域淋巴结的定义（N）			
N 分期	N 分期标准		
NX	无法评估区域淋巴结		
N0	无区域淋巴结转移		
N1	转移到 1 ～ 3 个区域淋巴结		
N2	转移至 4 个或更多区域淋巴结		
远处转移的定义（M）			
M 分期	M 分期标准		
M0	无远处转移		
M1	远处转移		
AJCC 预后分组			
T 分期	N 分期	M 分期	临床分期
Tis	N0	M0	0
T1	N0	M0	Ⅰ
T2a	N0	M0	Ⅱ A
T2b	N0	M0	Ⅱ B
T3	N0	M0	Ⅲ A
T1-3	N1	M0	Ⅲ B
T4	N0-1	M0	Ⅳ A
任意 T	N2	M0	Ⅳ B
任意 T	任意 N	M1	Ⅳ B
组织学等级（G）			
G	G 定义		
GX	无法评估		
G1	高分化		
G2	中度分化		
G3	低分化		

From Amin MB,[1] Greene FL,[2] Edge SB,[3,4] Compton CC,[5,6] Gershenwald JE,[7] Brookland RK,[8] Meyer L,[9] Gress DM,[10] Byrd DR,[11] Winchester DP.[12] AJCC Cancer Staging Manual. 8th ed. New York：Springer；2017：303-310.

AJCC，美国癌症联合委员会。

[1] Professor and Chairman，UTHSC Gerwin Chair for Cancer Research，Department of Pathology and Laboratory Medicine，University of Tennessee Health Science Center，Memphis，TN.
[2] Medical Director，Cancer Data Services，Levine Cancer Institute，Charlotte，NC.
[3] Vice President，Healthcare Outcomes and Policy，Department of Cancer Prevention and Control，Roswell Park Cancer Institute，Buffalo，NY.
[4] Professor of Oncology，Department of Surgical Oncology，Roswell Park Cancer Institute，Buffalo，NY.
[5] Chief Medical Officer，Complex Adaptive Systems Initiative，Arizona State University，Scottsdale，AZ.
[6] Professor of Laboratory Medicine and Pathology，Mayo Clinic，Rochester，MN.
[7] Professor of Surgery and Cancer Biology，The University of Texas MD Anderson Cancer Center，Houston，TX.
[8] Radiation Oncologist，Greater Baltimore Medical Center，Baltimore，MD.
[9] Eighth Edition Project Manager and Managing Editor，American Joint Committee on Cancer，Chicago，IL.
[10] Technical Specialist and Technical Editor，American Joint Committee on Cancer，Chicago，IL.
[11] Section Chief of Surgical Oncology and Professor of Surgery，University of Washington，Seattle，WA.
[12] Medical Director，American Joint Committee on Cancer，Chicago，IL.

胆总管周围淋巴结。其中，主要引流区域是门静脉和胰十二指肠。淋巴管从这些较低的肝门区流向腹腔干、肠系膜上血管区域，最后到腹主动脉区域。因此，在手术时用规范的 Kocher 操作探查胰后区域是非常重要的，可以更准确地对胆囊癌患者进行分期[44]。

胆囊壁很薄，固有层狭窄，只有单层肌肉，与肝脏之间没有浆膜覆盖。因此，胆囊恶性肿瘤可以在其进展早期便侵入肝。此外，由于胆囊的静脉引流包括进入肝实质的直接静脉支流，这些肿瘤可能直接扩散到肝的Ⅳ段。经腹膜播散也很常见，可进展为转移癌。

临床表现

由于 90% 的胆囊癌起源于胆囊底部或胆囊体部，因此大多数肿瘤在疾病进展之前不会出现症状（图 55.56）。大多数胆囊癌患者在就诊时已经具有全身性病变，35% 为淋巴结病变，40% 为远处转移。伴有胆囊颈部梗阻症状的急性胆囊炎可能预示着更好的预后，因为有这些症状的患者尚处于疾病的早期阶段。这种表现通常与肝门部胆管癌难以区分。体重减轻、黄疸或腹部肿块一般出现在疾病晚期。一些患者主诉为慢性胆囊炎的症状，其疼痛的性质或频率最近发生了变化。其他常见症状包括慢性上腹痛、早饱和饱腹感[45]。

诊断

实验室检查通常无助于识别晚期疾病，例如贫血、低白蛋白血症、白细胞增多和碱性磷酸酶或胆红素水平升高。CEA 和 CA 19-9 在胆囊癌中可能升高。

超声检查通常是用于评估右上腹疼痛的首选检查。胆囊癌的超声检查结果包括肝下空间中形状不规则的病变、胆囊腔内的异质肿块和不对称增厚的胆囊壁（图 55.57）。发现大于 10 mm 的息肉应怀疑胆囊癌。

CT 或 MRI 横断面成像是胆囊癌术前评估的重要检查项目，可以提供有关疾病局部范围和是否存在远处转移的关键信息。CT 和 MRI 可以显示腹膜转移、肝实质转移、淋巴结肿大和邻近血管受累（图 55.58）。在大多数高容量医疗中心，侵入性诊断性胆管造影已在很大程度上被 MRI 胆管造影所取代[46]。PET 也可以成为寻找转移性病灶或当 CT 或 MRI 提供的关于原发肿瘤的信息有限时的有价值的辅助手段。

胆囊癌倾向于侵犯至活检区域，不必要的活检只

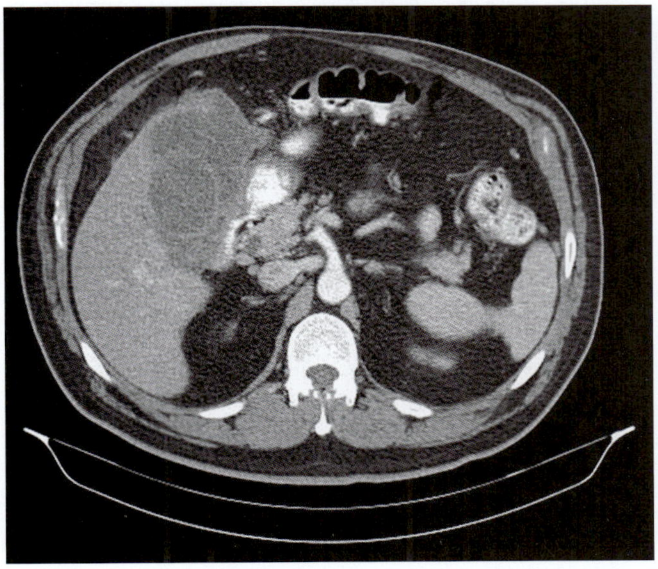

图 55.56　计算机断层扫描显示胆囊癌侵犯十二指肠和肝实质

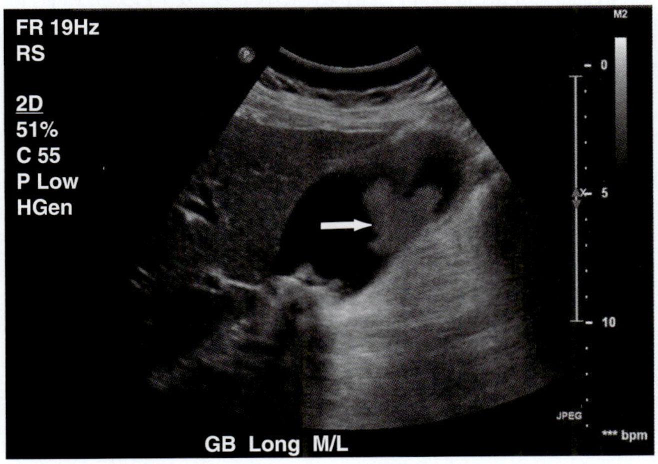

图 55.55　超声图像显示管腔内息肉状胆囊壁肿块（箭头），没有管腔外生长

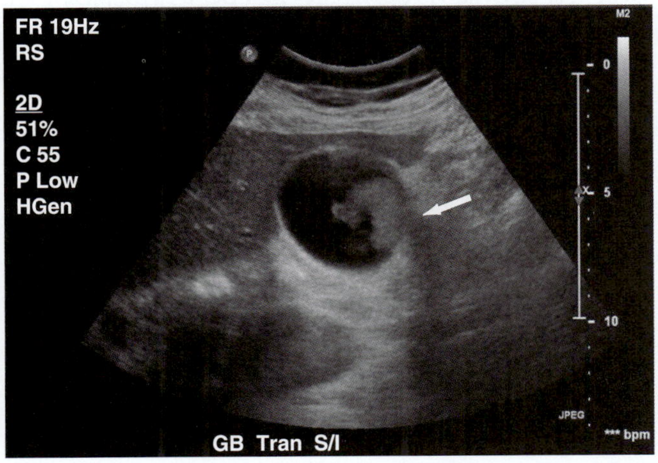

图 55.57　胆囊肿块的超声图像，胆囊壁失去连续性（箭头），提示管腔外生长

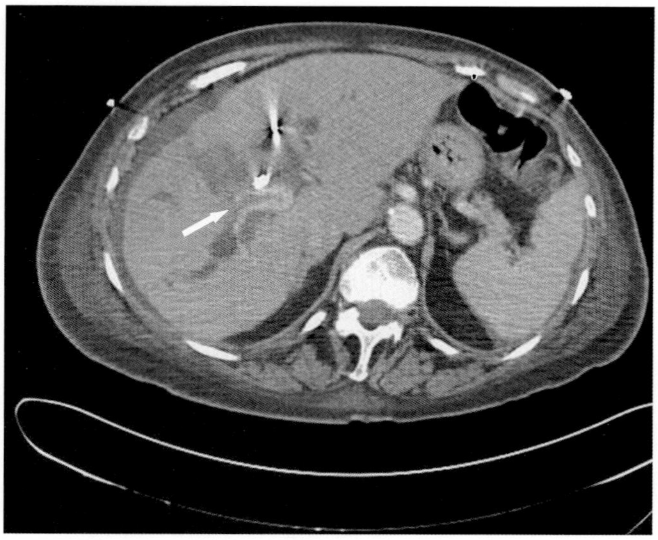

图 55.58 计算机断层扫描显示胆囊肿块局部侵犯门静脉（箭头）

会增加这种风险。如果确诊为胆囊癌，外科医生和患者都必须为最终手术做好准备。在不可切除（血管包裹或广泛的肝受累）或不可治愈（肝或腹膜转移）的情况下，可以考虑使用活检以确认组织学诊断。

治疗

手术切除胆囊癌仍然是唯一的治愈方法。胆囊癌患者可分为四个特定表现的亚组：胆囊息肉患者、胆囊切除术时或之后偶然发现胆囊癌的患者、术前怀疑患有胆囊癌的患者和晚期疾病患者。

胆囊息肉 唯一具有恶变可能并与恶变率显著相关的息肉样病变是腺瘤性息肉。胆囊息肉恶变的公认预测因素是单个息肉、直径大于 1 cm 和年龄大于 50 岁[47]。通常建议对大于 1 cm 的息肉进行胆囊切除术，并且可以安全地通过腹腔镜进行。小于 1 cm 的息肉可以接受监测以证明其稳定性，但 PSC 的情况除外，在这种情况下，人群中胆囊切除术的适应证应该放宽。

胆囊切除术后胆囊癌 胆囊切除术后发现的癌变，后续治疗取决于胆囊壁侵犯深度和手术切缘阴性与否。对于 T1a 病变，其癌细胞穿透固有层但未侵入肌层，胆囊切除术可以治愈。在这种情况下，淋巴结病变的可能性低于 3%，胆囊切除术的治愈率可达 85% ～ 100%。应复查胆囊管切缘以确保切缘阴性，有时需要切除胆总管以获得切缘阴性。对于那些穿透肌层而不是更深结缔组织或浆膜的患者，归类为 T1b 病变，只要切缘阴性，胆囊切除术一般也可以根治，尽管这仍然存在一些争议。随着 T1b 病变和神经周围、淋巴管或血管侵犯，淋巴结受累的可能性显著增加。因此，对于所有医学上为 T1b 或更高级别浸润的患者，通常建议行扩大胆囊切除术。

扩大胆囊切除术旨在获得疾病的 R0 切除，包括切除引流淋巴结群。因此，应将肝十二指肠、肝胃和十二指肠后淋巴结全部清除。切除胆囊管边缘至未受累的黏膜时可能需要切除胆总管，从而需要选择 Roux-en-Y 胆肠吻合术。肿瘤局部侵犯到肝实质较为常见，因此需要从胆囊窝切除 2 cm 表面正常的肝实质。由于已经报道了即使是原位癌患者的戳孔部位亦有可能复发肿瘤，一些外科医生推荐对戳孔部位应予以切除，但是因为戳孔部位很少单独复发并且进展为侵袭性肿瘤，故这一观点仍存在一定争议。在 T2 病变患者中，癌症超出肌层但未超出浆膜，需要采用类似根治性胆囊切除术的方法，因为这些患者中超过 40% 有淋巴结转移，多达 25% 的患者在仅接受标准胆囊切除术治疗时会出现切缘阳性结果。由于胆囊癌通常对其他疗法无反应，因此手术干预后任何残留疾病的存在都将预示着预后不佳[48]。

术前怀疑患有胆囊癌的患者 术前评估提示无转移灶的可切除的胆囊癌患者应尽量尝试手术切除，但与偶然发现的胆囊癌患者相比，前者的生存率更差。这些患者往往表现为晚期局部病灶，可能需要扩大肝切除术。由于手术干预是治愈或延长生命的唯一可行方法，因此对于适合手术的患者应尽量考虑根治性切除术。手术从诊断性腹腔镜检查开始，以确定有无小体积的腹膜或肝转移灶，从而避免不必要的手术。对已经出现转移灶的病例，应使用非手术策略来缓解症状。T3 和 T4 病变的根治性切除至少包括Ⅳ B 和Ⅴ段，但更常需要进行中央肝段切除术，包括所有的Ⅳ、Ⅴ和Ⅷ段。为了在较大肿瘤手术中达到 R0 边缘状态，可能需要右三肝切除术。只要可以获得阴性切缘并切除所有病灶，肿瘤直接扩散到邻近结构（例如肝曲）并不是手术切除的禁忌证。不能完全切除的减瘤术在胆囊癌的治疗中没有作用。

就诊时已经确诊晚期肿瘤的患者 许多胆囊癌患者就诊时已经为肿瘤晚期，因此治疗的目标是尽量缓解症状。需要姑息治疗的常见症状包括黄疸、疼痛和肠梗阻。黄疸可以通过内镜胆管支架治疗，自膨式胆管金属支架可以提供持久的解决方案，与塑料支架相比，需要反复治疗的可能性更小。疼痛通常用口服麻醉剂治疗，但在临终关怀期可能需要以注射阿片类止痛药物为主。经皮腹腔神经节神经阻滞术有助于缓解疼痛。肠梗阻通常是由肿瘤局部扩散引起的幽门梗阻，可以通过内镜下置入十二指肠支架治疗。不幸的是，化疗和放疗对胆囊癌的治疗效果都不理想。

辅助治疗

大多数胆囊癌的复发都伴随着远处部位的复发，这更突显了全身治疗的重要性[49]。辅助治疗的大部分数据都是从转移性治疗中推断出来的。治疗胆囊癌的化疗方案通常以吉西他滨的方案为基础，并与铂类药物联合使用。有高危病变（T4 肿瘤、淋巴结阳性、R1 切除）的患者应在咨询肿瘤科医生后考虑进行辅助治疗。

生存率

胆囊癌患者的生存率取决于就诊时的疾病分期以及是否进行手术切除。影响生存的独立因素包括 T 分期、N 分期、组织学分化、胆总管受累和 R0 切除。手术管理和切除范围的进步提高了手术患者的生存率，尽管大多数患者已经为肿瘤晚期，不适合切除。T1a 病变局限于黏膜和固有层，预后良好。将 T1b 病变完全切除至切缘阴性也可提供较好的预后。T2 病变患者的生存率取决于淋巴结状态，在这种情况下根治性切除可将 5 年生存率从大约 20% 提高到 60% 以上。T3 肿瘤患者的 5 年生存率低于 20%，T4 病变患者的生存期以月为单位。就诊时患有转移性疾病的患者的中位生存期为 13 个月。因为大多数胆囊癌患者就诊时已进展至肿瘤晚期，所以胆囊癌的总生存率低于 15%。

胆管癌

胆管癌是一种比较少见的恶性疾病，预后不佳。胆管癌的发病率在世界范围内呈上升趋势，现在是仅次于肝细胞癌的第二大最常见的肝原发性癌症。从历史上看，胆管癌的评估和治疗需要根据梗阻位置将胆管分为三部分。然而，中三分之一段胆管的病变非常罕见，因此最近的研究集中在肝门周围和肝内病变，称为近端病变；与涉及壶腹周围区域的病变，称为远端病变。超过三分之二的胆管癌涉及分叉附近的近端胆管树，称为 Klatskin 肿瘤。

危险因素

尽管大多数胆管癌患者没有明确的病因，但胆管癌的发生风险与胆管系统的慢性炎症和代偿性细胞增殖有关。因此，许多易患疾病状态会增加发生胆管癌的风险。先天性病变，如胆总管囊肿，由于胆管上皮暴露于有毒的胰腺分泌物，易导致胆管癌的发生。如果囊肿在 20 岁时不切除，胆管癌的发生率估计在 10% ～ 20%。胆管癌在东南亚更为普遍，在那里感染华支睾吸虫和泰国肝吸虫会导致慢性胆道炎症，并伴有阻塞和狭窄。复发性化脓性胆管炎的特征是原发性胆管结石形成伴感染，有发展为胆管癌的风险。PSC 具有肝内和肝外胆管树的自身免疫性多灶性狭窄，增加了胆管癌的风险。PSC 是西方胆管癌最常见的危险因素。PSC 每年累积发生胆管癌的风险为 1.5%，而这种风险在伴有炎症性肠病的患者中会增加。尽管胆管癌的散发病例往往发生在肝管分叉处，但 PSC 患者可能患有不适合切除的多灶性病变。药物和化学致癌物与胆管癌的发生也有关，包括二氧化钍、口服避孕药、石棉和香烟烟雾。最后，肝硬化是胆管癌的重要危险因素，其风险为 10.7%，而普通人群为 0.7%。

分期和分类

三种不同的病理亚型包括硬化性、结节性和乳头状胆管癌。硬化性胆管癌倾向于发生在近端胆管，导致呈同心圆状的胆管周围纤维化和环状胆管闭塞。乳头状和结节亚型往往发生在远端胆管癌中，并表现为管腔内生长。在结节亚型中，可以看到基于胆管壁的坚硬肿块生长凸入导管腔中，而更常见的乳头状亚型表现为息肉状病变，柔软，导管周围纤维化较少，预后较好。

胆管癌的分期依赖于 TNM 分期系统，但根据解剖位置不同有三种分期。三种分期分别为：肝内（表 55.2）、肝门周围（表 55.3）和远端胆管（表 55.4）[50]。与许多腺癌类似，直接局部浸润和局部淋巴结扩散很常见，预示着预后较差。肿瘤局限于胆管（T1）和那些延伸到胆管外但未侵犯邻近结构如肝动脉或门静脉（T2）的肿瘤比侵犯任何附近结构的肿瘤预后要好得多。对术后疗效影响最大的两个病理因素是完全（R0）切除至阴性切缘和无淋巴结转移。

临床表现

胆管癌的表现取决于肿瘤起源部位和该部位胆道梗阻的程度。无痛性黄疸是一种常见症状，单侧肝叶胆管梗阻的患者可能会出现单侧肝叶萎缩和随后的对侧肝叶肥大（图 55.59）。由此产生的肝代偿可能使患者直到肿瘤的终末期才出现肝衰竭症状。因此，在肝分叉处或以下引起梗阻的胆管癌往往比肝内胆管癌出现在更早的阶段。胆道梗阻时，会出现直接胆红素

表 55.2 肝内胆管癌的分期

原发性肿瘤的定义（T）			
T 分期	T 分期标准		
TX	原发肿瘤无法评估		
T0	无原发肿瘤证据		
Tis	原位癌（导管内肿瘤）		
T1	无血管侵犯的孤立性肿瘤，≤ 5 cm 或＞ 5 cm		
T1a	孤立性肿瘤≤ 5 cm 无血管侵犯		
T1b	孤立性肿瘤＞ 5 cm 无血管侵犯		
T2	孤立性肿瘤伴肝内血管侵犯或多发肿瘤伴或不伴血管侵犯		
T3	肿瘤穿通脏层腹膜		
T4	直接侵袭累及局部肝外结构的肿瘤		
区域淋巴结的定义（N）			
N 分期	N 分期标准		
NX	无法评估区域淋巴结		
N0	无区域淋巴结转移		
N1	存在区域淋巴结转移		
远处转移的定义（M）			
M 分期	M 分期标准		
M0	无远处转移		
M1	远处转移		
AJCC 预后分组			
T 分期	N 分期	M 分期	临床分期
Tis	N0	M0	0
T1a	N0	M0	Ⅰ A
T1b	N0	M0	Ⅰ B
T2	N0	M0	Ⅱ
T3	N0	M0	Ⅲ A
T4	N0	M0	Ⅲ B
任意 T	N1	M0	Ⅲ B
任意 T	任意 N	M1	Ⅳ

From Amin MB,[1] Greene FL,[2] Edge SB,[3, 4] Compton CC,[5, 6] Gershenwald JE,[7] Brookland RK,[8] Meyer L,[9] Gress DM,[10] Byrd DR,[11] Winchester DP.[12] AJCC Cancer Staging Manual. 8th ed. New York：Springer；2017：295-302.

AJCC，美国癌症联合委员会。

[1] Professor and Chairman，UTHSC Gerwin Chair for Cancer Research，Department of Pathology and Laboratory Medicine，University of Tennessee Health Science Center，Memphis，TN.

[2] Medical Director，Cancer Data Services，Levine Cancer Institute，Charlotte，NC.

[3] Vice President，Healthcare Outcomes and Policy，Department of Cancer Prevention and Control，Roswell Park Cancer Institute，Buffalo，NY.

[4] Professor of Oncology，Department of Surgical Oncology，Roswell Park Cancer Institute，Buffalo，NY.

[5] Chief Medical Officer，Complex Adaptive Systems Initiative，Arizona State University，Scottsdale，AZ.

[6] Professor of Laboratory Medicine and Pathology，Mayo Clinic，Rochester，MN.

[7] Professor of Surgery and Cancer Biology，The University of Texas MD Anderson Cancer Center，Houston，TX.

[8] Radiation Oncologist，Greater Baltimore Medical Center，Baltimore，MD.

[9] Eighth Edition Project Manager and Managing Editor，American Joint Committee on Cancer，Chicago，IL.

[10] Technical Specialist and Technical Editor，American Joint Committee on Cancer，Chicago，IL.

[11] Section Chief of Surgical Oncology and Professor of Surgery，University of Washington，Seattle，WA.

[12] Medical Director，American Joint Committee on Cancer，Chicago，IL.

表 55.3 肝门部胆管癌的分期

原发性肿瘤的定义（T）			
T 分期	T 分期标准		
TX	原发肿瘤无法评估		
T0	无原发肿瘤证据		
Tis	原位癌 / 高度不典型增生		
T1	肿瘤局限于胆管，并延伸至肌肉层或纤维组织		
T2	肿瘤越过胆管壁侵入周围的脂肪组织，或肿瘤侵入邻近的肝实质		
T2a	肿瘤越过胆管壁侵入周围的脂肪组织		
T2b	肿瘤侵犯邻近的肝实质		
T3	肿瘤侵犯门静脉或肝动脉的单侧分支		
T4	肿瘤双侧侵犯门静脉主干或其分支，或侵犯肝总动脉；或单侧二级胆管根治伴对侧门静脉或肝动脉受累		
区域淋巴结的定义（N）			
N 分期	N 分期标准		
NX	无法评估区域淋巴结		
N0	无区域淋巴结转移		
N1	1～3 个阳性淋巴结，通常累及肝门、胆囊管、胆总管、肝动脉、胰十二指肠后部和门静脉淋巴结		
N2	来自 N1 所述部位的 4 个或更多阳性淋巴结		
远处转移的定义（M）			
M 分期	M 分期标准		
M0	无远处转移		
M1	远处转移		
AJCC 预后分组			
T 分期	N 分期	M 分期	临床分期
Tis	N0	M0	0
T1	N0	M0	Ⅰ
T2a-b	N0	M0	Ⅱ
T3	N0	M0	Ⅲ A
T4	N0	M0	Ⅲ B
任意 T	N1	M0	Ⅲ C
任意 T	N2	M0	Ⅳ A
任意 T	任意 N	M1	Ⅳ B

From Amin MB,[1] Greene FL,[2] Edge SB,[3, 4] Compton CC,[5, 6] Gershenwald JE,[7] Brookland RK,[8] Meyer L,[9] Gress DM,[10] Byrd DR,[11] Winchester DP.[12] AJCC Cancer Staging Manual. 8th ed. New York：Springer；2017：311-316.

AJCC，美国癌症联合委员会。

[1] Professor and Chairman，UTHSC Gerwin Chair for Cancer Research，Department of Pathology and Laboratory Medicine，University of Tennessee Health Science Center，Memphis，TN.

[2] Medical Director，Cancer Data Services，Levine Cancer Institute，Charlotte，NC.

[3] Vice President，Healthcare Outcomes and Policy，Department of Cancer Prevention and Control，Roswell Park Cancer Institute，Buffalo，NY.

[4] Professor of Oncology，Department of Surgical Oncology，Roswell Park Cancer Institute，Buffalo，NY.

[5] Chief Medical Officer，Complex Adaptive Systems Initiative，Arizona State University，Scottsdale，AZ.

[6] Professor of Laboratory Medicine and Pathology，Mayo Clinic，Rochester，MN.

[7] Professor of Surgery and Cancer Biology，The University of Texas MD Anderson Cancer Center，Houston，TX.

[8] Radiation Oncologist，Greater Baltimore Medical Center，Baltimore，MD.

[9] Eighth Edition Project Manager and Managing Editor，American Joint Committee on Cancer，Chicago，IL.

[10] Technical Specialist and Technical Editor，American Joint Committee on Cancer，Chicago，IL.

[11] Section Chief of Surgical Oncology and Professor of Surgery，University of Washington，Seattle，WA.

[12] Medical Director，American Joint Committee on Cancer，Chicago，IL.

表 55.4 远端胆管癌的分期

原发性肿瘤的定义（T）			
T 分期	T 分期标准		
TX	原发肿瘤无法评估		
T0	无原发肿瘤证据		
Tis	原位癌 / 高度不典型增生		
T1	肿瘤侵入胆管壁，深度小于 5 mm		
T2	肿瘤侵入胆管壁，深度为 5 ～ 12 mm		
T3	肿瘤侵入胆管壁，深度大于 12 mm		
T4	肿瘤累及腹腔干、肠系膜上动脉和（或）肝总动脉		
区域淋巴结的定义（N）			
N 分期	N 分期标准		
NX	无法评估区域淋巴结		
N0	无区域淋巴结转移		
N1	1 ～ 3 个区域淋巴结转移		
N2	4 个或更多区域淋巴结转移		
远处转移的定义（M）			
M 分期	M 分期标准		
M0	无远处转移		
M1	远处转移		
AJCC 预后分组			
T 分期	N 分期	M 分期	临床分期
Tis	N0	M0	0
T1	N0	M0	Ⅰ
T1	N1	M0	Ⅱ A
T1	N2	M0	Ⅲ A
T2	N0	M0	Ⅱ A
T2	N1	M0	Ⅱ B
T2	N2	M0	Ⅲ A
T3	N0	M0	Ⅱ B
T3	N1	M0	Ⅱ B
T3	N2	M0	Ⅲ A
T4	N0	M0	Ⅲ B
T4	N1	M0	Ⅲ B
T4	N2	M0	Ⅲ B
任意 T	任意 N	M1	Ⅳ

From Amin MB,[1] Greene FL,[2] Edge SB,[3,4] Compton CC,[5,6] Gershenwald JE,[7] Brookland RK,[8] Meyer L,[9] Gress DM,[10] Byrd DR,[11] Winchester DP.[12] AJCC Cancer Staging Manual. 8th ed. New York：Springer；2017：317-326.

AJCC，美国癌症联合委员会。

[1] Professor and Chairman，UTHSC Gerwin Chair for Cancer Research，Department of Pathology and Laboratory Medicine，University of Tennessee Health Science Center，Memphis，TN.

[2] Medical Director，Cancer Data Services，Levine Cancer Institute，Charlotte，NC.

[3] Vice President，Healthcare Outcomes and Policy，Department of Cancer Prevention and Control，Roswell Park Cancer Institute，Buffalo，NY.

[4] Professor of Oncology，Department of Surgical Oncology，Roswell Park Cancer Institute，Buffalo，NY.

[5] Chief Medical Officer，Complex Adaptive Systems Initiative，Arizona State University，Scottsdale，AZ.

[6] Professor of Laboratory Medicine and Pathology，Mayo Clinic，Rochester，MN.

[7] Professor of Surgery and Cancer Biology，The University of Texas MD Anderson Cancer Center，Houston，TX.

[8] Radiation Oncologist，Greater Baltimore Medical Center，Baltimore，MD.

[9] Eighth Edition Project Manager and Managing Editor，American Joint Committee on Cancer，Chicago，IL.

[10] Technical Specialist and Technical Editor，American Joint Committee on Cancer，Chicago，IL.

[11] Section Chief of Surgical Oncology and Professor of Surgery，University of Washington，Seattle，WA.

[12] Medical Director，American Joint Committee on Cancer，Chicago，IL.

升高的常见表现，如瘙痒、尿色深、脂肪泻等。胆管癌倾向于向黏膜下途径扩散，伴有相关的神经周围浸润，就诊时持续疼痛提示病变可能已经进入晚期。

诊断和可切除性评估

就诊时，大多数患者会出现梗阻性黄疸伴高胆红素血症和碱性磷酸酶水平升高的临床表现。肝合成功能的其他标志物，例如凝血酶原时间和白蛋白水平，通常在疾病晚期或胆道梗阻长期存在时才会受到影响。肿瘤标志物，包括 CEA 和 CA 19-9，对于胆管癌的诊断并不可靠，但如果上述指标升高，可能有助于术后监测复发与否。

黄疸的放射学检查包括右上腹超声检查，这可能显示肝内胆管扩张，但通常不能确定实际的阻塞部位。对于肝门部胆管癌，胆囊和可见的肝外胆管树通常扩张不明显，而胆管远端肿瘤会出现肝外胆管扩张和胆囊扩张。三维 CT 横断面成像不仅可以评估转移性疾病，还可以评估可切除性。其可以确定肿瘤的位置，也可以评估肿瘤与血管结构的关系。通过 CT 识别异常解剖结构和确定肝段或肝叶是否受累，有助于术前制订手术方案。

通常，单独的 CT 不足以评估切除的可行性和适当性。MRCP、PTC 或 ERCP 的胆管造影有助于确定切除的近端范围。内镜胆管造影术可能会将肠道细菌逆行引入胆道树，而提升胆管炎的风险。两个以上肝叶转移和任何肝外转移都是手术切除的禁忌证，双侧继发性胆管根部受累也是如此。完全（R0）切除是唯一有可能治愈的策略，其他的切除禁忌证还包括门静脉主干包裹肿瘤（图 55.60）、双侧肝叶动脉受累和对侧门静脉、胆管根部受累以及肝叶萎缩的情况。单个肝叶血管结构受累的情况可以通过联合切除原发病灶和受影响的肝叶进行治疗，因此，这种情况不是手术禁忌证。

手术患者切除前的组织学诊断是不必要的。对于梗阻性黄疸，胆汁细胞学检查和刷检并不可靠，因此细胞学检查结果阴性并不能排除恶性疾病的可能性。因此，在切除前实施侵入性诊断尝试具有一定风险，但不会改变后续治疗效果。只有当患者无法确诊时，组织学诊断才具有一定意义。然而，术前胆道引流在某些情况下还是有一定治疗价值的。对于远端胆管癌患者，术前胆道引流会增加感染性并发症的发生率，但对于术前高胆红素血症（胆红素水平＞ 10 mg/dl）以及就诊和切除之间的时间间隔较长的患者有一定价值。对于肝门部胆管癌患者，肝切除术仍然是手术策略的一个重要方式。在完全胆道梗阻的情况下，肝切除术会导致出血、败血症和肝衰竭的额外风险。引流阻塞但未受累的肝段可以增强剩余肝的代偿能力，但可能会增加围术期感染性并发症发生风险。

治疗

手术治疗 在有足够的胆管癌临床证据，而没有切除禁忌证的情况下，即使没有确诊的组织学诊断，也应进行探查手术。有 7% ～ 15% 疑似胆道恶性疾病的患者，在接受切除术后被证明患有良性疾病。有超过 50% 接受探查手术的患者存在病灶无法切除的情况，例如腹膜转移、肝转移或局部晚期病变。随着经验的丰富和术前成像质量的提高，这一比率正在下降。腹腔镜探查分期也是切除术时重要的初始步

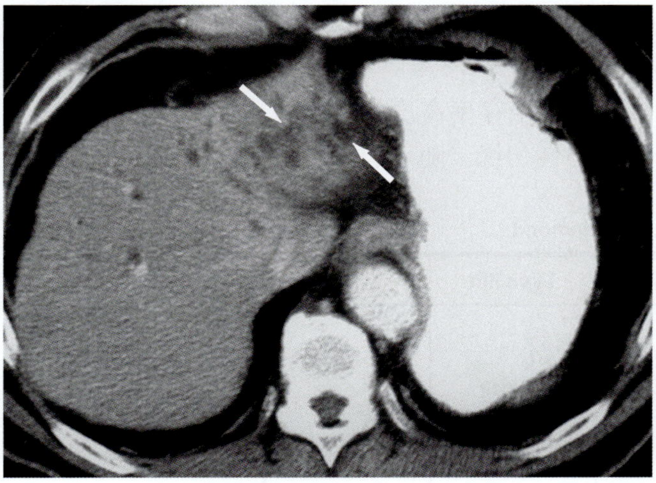

图 55.59 CT 扫描胆囊癌，伴有左肝管阻塞引起肝左叶萎缩。萎缩的肝左叶中扩张的胆管（箭头）

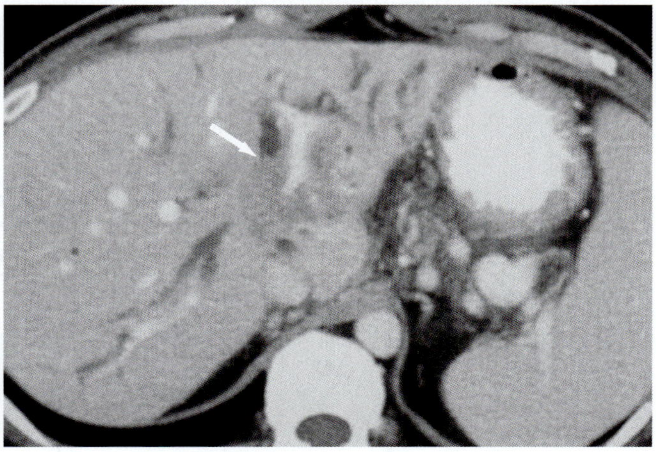

图 55.60 Klatskin 肿瘤（箭头）的 CT 扫描，已经侵犯包绕门静脉主干，符合不可切除肿瘤的表现

骤，可以减少非治疗性剖腹手术的发生率。

远端胆管癌 远端胆管癌通过胰十二指肠切除术进行治疗。由于这些病变倾向于在黏膜下平面生长，因此近端胆管边缘的冰冻切片有助于确保 R0 切除。R0 切除仍然是该疾病最重要的预后影响因素之一，R0 切除且淋巴结阴性患者的 5 年生存率高达 50%。

近端胆管癌 近端胆管癌的手术治疗包括切除区域淋巴结组织和整块切除胆总管，并在必要时切除肝实质以获得阴性切缘。通过评估胆管根部受累情况，对肿瘤进行 Bismuth-Corlette 分类有助于制订手术计划（图 55.61）[51]。

Ⅰ型和Ⅱ型病变通过胆总管切除术、胆囊切除术，及将 5 ～ 10 mm 切缘切除的方式进行治疗。Ⅱ型病变也可能需要部分肝切除术，通常包括尾状叶切除术。切除胆管和淋巴结组织需要对肝动脉和门静脉进行骨架化。使用空肠的 Roux 支进行重建。Ⅲ型和Ⅳ型病变可能涉及门静脉、肝动脉或两者的复杂切除和重建。切除继发性胆管根部病灶后，可使用经吻合口支架术以促进吻合口愈合，以及帮助确认吻合口的完整性。长期生存质量的显著改善与越来越多地使用肝切除术以实现切缘阴性相关。切缘阴性状态是与预后相关的最重要因素[52]。

部分系列报道的 5 年生存率高达 59%，而且随着血管切除和重建技术的发展，可切除率也有所提高。手术规模的增加与手术死亡率的预期增加相关，从有限切除手术的 2% ～ 4%，到复杂手术的 3% ～ 11%。

尽管实现 R0 切除的重要性显而易见，但常规淋巴结清扫的作用仍存在争议。常规淋巴结清扫没有明显的好处；然而，淋巴结受累是胆管癌最重要的预后因素之一，可能有助于指导辅助治疗。

在一些对于伴随潜在肝病的肝门部胆管癌的对照实验中，肝移植术联合进一步的新辅助治疗显示出较好的疗效。尽管有这些发现，肝移植在胆管癌治疗中的作用仍然是实验性的，而且对于是否应该消耗大量医疗资源来治疗恶性疾病也存在巨大的分歧。许多接受这种方案的患者在接受移植之前就已经出现肿瘤扩散的情况了。

姑息性治疗 对于术前发现病灶无法切除或肿瘤无法根治的患者，应尽量使用非手术缓解症状的治疗方法。姑息治疗的目标应包括缓解黄疸、缓解疼痛和必要时缓解十二指肠梗阻。手术姑息治疗无法延长生存期或降低并发症发生率，因此应主要用于手术时发现病灶无法切除或已经转移的患者。根据胆道阻塞的位置，可以使用内镜或经皮引流途径，放置自膨式金属支架解除梗阻。如果使用塑料支架，可能需要远期再次内镜操作并更换支架。对于远端胆管癌，ERCP 是非手术胆管引流的首选途径，而 PTC 对近端病变更有价值。用支架引流萎缩的肝叶并不能逆转疾病的进程。疼痛可以使用口服麻醉剂治疗。静脉注射麻醉剂甚至是经皮腹腔神经丛阻滞已被证明有一定治疗价值。对于可能发生十二指肠梗阻的远端胆管癌，内镜十二指肠支架置入术可以缓解这种前终末期的消化道梗阻。

药物治疗 化疗无法提高胆管癌患者的生存率。此外，尚未以前瞻性方式证明放射治疗会影响生存率。因此，在辅助或新辅助治疗中，既不常规使用化疗也不放疗。尽管一些回顾性研究显示辅助放疗有很小的生存优势，但其他前瞻性研究显示辅助放疗对于病灶完全切除的患者并没有益处。当微小残留病灶仍然存在时，放射治疗作为切除术的辅助手段可能会提供很小的生存优势。大多数研究报道的临床反应率低于 10%。即使缺乏支持性数据，许多中心仍常规使用辅助放化疗，但应仅限于淋巴结转移患者、R1 切除患者和接受临床试验的患者。

结果

长期生存率高度依赖于肿瘤分期和完全手术切除至阴性切缘。随着胆总管切除术和部分肝切除术

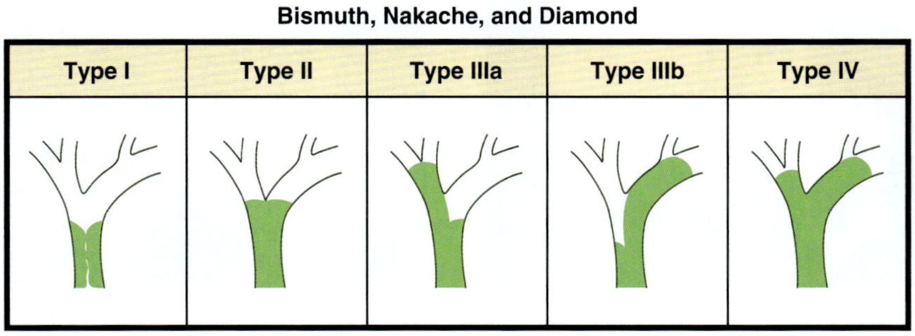

图 55.61 肿瘤侵犯的 Bismuth-Corlette 分型

的使用，切缘阴性率已增加到75%以上。这导致多数研究报道的5年生存率为可以达到20%～45%。淋巴结转移与否也是影响生存率的重要因素。尽管35%～50%的手术并发症发生率很常见，但死亡率通常较低（＜10%）。远端胆管癌的切除率通常更高，接受R0切除术的患者的5年生存率大致相似。另一方面，由于没有其他可靠的替代治疗方法，未切除患者的中位生存期为5～8个月。

由于切除肝更容易获得阴性切缘状态，因此有人主张全肝切除加肝移植治疗。不幸的是，治疗性肝移植的最初经验受到早期死亡率高和复发率高的困扰。最近，一些中心尝试了新辅助放化疗，然后探索可切除性和转移的评估，最后行肝移植术，与单独切除相比，生存率有所提高[19]。目前，肝移植术在胆管癌治疗中的作用尚存争议，其应用尚处于研究阶段。

转移瘤和其他肿瘤

任何影响肝的原发性或继发性肿瘤都可能导致胆道梗阻。最常见的例子包括腺癌导致的门脉淋巴结病变，例如肝细胞癌、胰腺癌和结直肠癌。转移性病灶可能在胆总管的任意位置对其产生压迫。淋巴瘤可能会影响门静脉淋巴结群，并且当其孤立于门静脉周围淋巴结时，很难与胆管癌相鉴别。放置临时塑料支架以缓解梗阻通常是唯一需要的胆道干预措施，因为这些淋巴瘤通常会对化疗产生反应，并且梗阻通常能在化疗后缓解。

肝的原发病变或转移性病变可能会直接或间接地压迫胆管树，造成梗阻，如肝细胞癌中所见，但这种现象不会造成肿瘤向胆管腔内生长。极少数情况下，肿瘤细胞实际上可能会进入胆管树并在远端形成栓塞。随着脱落细胞团的生长，可能表现为胆管腔内梗阻。肝内胆管囊腺瘤和囊腺癌可直接或通过其自身产生的黏液阻塞胆管。

主要参考文献

Butte JM, Kingham TP, Gonen M, et al. Residual disease predicts outcomes after definitive resection for incidental gallbladder cancer. J Am Coll Surg. 2014；219：416–429.

本文评估了胆囊癌手术切除后的生存率，关注R0切除状态对生存率的重要性。

Darwish Murad S, Kim WR, Harnois DM, et al. Efficacy of neoadjuvant chemoradiation, followed by liver transplantation, for perihilar cholangiocarcinoma at 12 US centers. Gastroenterol. 2012；143：88–98.e3.

本文评估了经过严格的新辅助治疗方案后胆道癌的移植结果。

Drossman DA. Functional gastrointestinal disorders：history, pathophysiology, clinical features and rome IV. Gastroenterol. 2016；150：1262–1279.

本文是一篇关于胃肠道功能障碍的评论文章，对这些功能障碍、诊断和管理提供了更新的指南和建议。

Fogel EL, Sherman S. ERCP for gallstone pancreatitis. N Engl J Med. 2014；370：150–157.

本文回顾了内镜逆行胰胆管造影在不同严重程度的胆源性胰腺炎诊断和治疗中的作用现状。

Horwood J, Akbar F, Davis K, et al. Prospective evaluation of a selective approach to cholangiography for suspected CBD stones. Ann R Coll Surg Engl. 2010；92：206–210.

本文评估了常规胆囊切除术中选择性胆管造影的标准。

Pitt HA, Sherman S, Johnson MS, et al. Improved outcomes of bile duct injuries in the 21st century. Ann Surg. 2013；258：490–499.

本文回顾了大量医源性胆管损伤，重点介绍了成功的手术干预案例和多学科管理方法。

Sirinek KR，Schwesinger WH. Has intraoperative cholangiography during laparoscopic cholecystectomy become obsolete in the era of preoperative endoscopic retrograde and magnetic resonance cholangiopancreatography？ J Am Coll Surg. 2015；220：522–528.

本文重点介绍了目前在疑似胆总管结石治疗中的影像学实践模式，指出磁共振胰胆管造影是一种筛查工具，用于在腹腔镜胆囊切除术前转诊进行内镜逆行胰胆管造影。

Strasberg SM，Gouma DJ. 'Extreme' vasculobiliary injuries：association with fundus–down cholecystectomy in severely inflamed gallbladders. HPB. 2012；14：1–8.

本文讨论了胆囊发炎的"穹顶向下"方法的手术陷阱

Strasberg SM，Hertl M，Soper NJ. An analysis of the problem of biliary injury during laparoscopic cholecystectomy. J Am Coll Surg. 1995；180：101–125.

这是医源性胆管损伤分类中被引用次数最多的文章，被认为是该主题的开创性综合文章。

Wakabayashi G，Iwashita Y，Hibi T，et al. Tokyo Guidelines 2018：surgical management of acute cholecystitis：safe steps in laparoscopic cholecystectomy for acute cholecystitis (with videos) . J Hepatobiliary Pancreat Sci. 2018；25：73–86.

本文是经国际多中心专家评审后，胆囊切除术的手术步骤和技术的新指南，称为"东京指南"。

参考文献

1. Couinaud C. Les envelopes vasculobiliares de foie ou capsule de glisson: leur interet dans la chirurgie vesiculaire, les resections hepatique et l'abord du hile du foie. *Lyon Chir.* 1954;49:589–615.
2. Admirand WH, Small DM. The physicochemical basis of cholesterol gallstone formation in man. *J Clin Invest.* 1968;47:1043–1052.
3. Hirota M, Takada T, Kawarada Y, et al. Diagnostic criteria and severity assessment of acute cholecystitis: Tokyo Guidelines. *J Hepatobiliary Pancreat Surg.* 2007;14:78–82.
4. Kimura Y, Takada T, Kawarada Y, et al. Definitions, pathophysiology, and epidemiology of acute cholangitis and cholecystitis: Tokyo Guidelines. *J Hepatobiliary Pancreat Surg.* 2007;14:15–26.
5. Shafi S, Priest EL, Crandall ML, et al. Multicenter validation of American Association For The Surgery Of Trauma grading system for acute colonic diverticulitis and its use for emergency general surgery quality improvement program. *J Trauma Acute Care Surg.* 2016;80:405–410; discussion 410–401.
6. de Mestral C, Rotstein OD, Laupacis A, et al. Comparative operative outcomes of early and delayed cholecystectomy for acute cholecystitis: a population-based propensity score analysis. *Ann Surg.* 2014;259:10–15.
7. Wakabayashi G, Iwashita Y, Hibi T, et al. Tokyo Guidelines 2018: surgical management of acute cholecystitis: safe steps in laparoscopic cholecystectomy for acute cholecystitis (with videos). *J Hepatobiliary Pancreat Sci.* 2018;25:73–86.
8. Verbesey JE, Birkett DH. Common bile duct exploration for choledocholithiasis. *Surg Clin North Am.* 2008;88:1315–1328, ix.
9. Horwood J, Akbar F, Davis K, et al. Prospective evaluation of a selective approach to cholangiography for suspected common bile duct stones. *Ann R Coll Surg Engl.* 2010;92:206–210.
10. Sirinek KR, Schwesinger WH. Has intraoperative cholangiography during laparoscopic cholecystectomy become obsolete in the era of preoperative endoscopic retrograde and magnetic resonance cholangiopancreatography? *J Am Coll Surg.* 2015;220:522–528.
11. Peponis T, Panda N, Eskesen TG, et al. Preoperative endoscopic retrograde cholangio-pancreatography (ERCP) is a risk factor for surgical site infections after laparoscopic cholecystectomy. *Am J Surg.* 2019;218:140–144.
12. Lee JK, Ryu JK, Park JK, et al. Roles of endoscopic sphincterotomy and cholecystectomy in acute biliary pancreatitis. *Hepato-Gastroenterology.* 2008;55:1981–1985.
13. Fogel EL, Sherman S. ERCP for gallstone pancreatitis. *N Engl J Med.* 2014;370:150–157.
14. Lyu YX, Cheng YX, Jin HF, et al. Same-admission versus delayed cholecystectomy for mild acute biliary pancreatitis: a systematic review and meta-analysis. *BMC Surg.* 2018;18:111.
15. Drossman DA. Functional gastrointestinal disorders: history, pathophysiology, clinical features and rome IV. *Gastroenterol.* 2016;150:1262–1279.
16. Weismuller TJ, Trivedi PJ, Bergquist A, et al. Patient age, sex, and inflammatory bowel disease phenotype associate with course of primary sclerosing cholangitis. *Gastroenterol.* 2017;152:1975–1984.e1978.
17. Tabibian JH, Ali AH, Lindor KD. Primary sclerosing cholangitis, part 1: epidemiology, etiopathogenesis, clinical features, and treatment. *Gastroenterol Hepatol.* 2018;14:293–304.
18. Carbone M, Neuberger JM. Autoimmune liver disease, autoimmunity and liver transplantation. *J Hepatol.* 2014;60:210–223.
19. Darwish Murad S, Kim WR, Harnois DM, et al. Efficacy of neoadjuvant chemoradiation, followed by liver transplantation, for perihilar cholangiocarcinoma at 12 US centers. *Gastroenterol.* 2012;143:88–98.e83; quiz e14.
20. Zhang X, Wang X, Wang L, et al. Effect of covered self-expanding metal stents compared with multiple plastic stents on benign biliary stricture: a meta-analysis. *Medicine (Baltimore).* 2018;7:e12039.

21. Todani T, Watanabe Y, Narusue M, et al. Congenital bile duct cysts: classification, operative procedures, and review of thirty-seven cases including cancer arising from choledochal cyst. *Am J Surg*. 1977;134:263–269.
22. Ten Hove A, de Meijer VE, Hulscher JBF, et al. Meta-analysis of risk of developing malignancy in congenital choledochal malformation. *Br J Surg*. 2018;105:482–490.
23. McCain RS, Diamond A, Jones C, et al. Current practices and future prospects for the management of gallbladder polyps: a topical review. *World J Gastroenterol*. 2018;24:2844–2852.
24. Strasberg SM, Hertl M, Soper NJ. An analysis of the problem of biliary injury during laparoscopic cholecystectomy. *J Am Coll Surg*. 1995;180:101–125.
25. Way LW, Stewart L, Gantert W, et al. Causes and prevention of laparoscopic bile duct injuries: analysis of 252 cases from a human factors and cognitive psychology perspective. *Ann Surg*. 2003;237:460–469.
26. Strasberg SM, Gouma DJ. 'Extreme' vasculobiliary injuries: association with fundus-down cholecystectomy in severely inflamed gallbladders. *HPB*. 2012;14:1–8.
27. Rogers SJ, Cello JP, Horn JK, et al. Prospective randomized trial of LC+LCBDE vs ERCP/S+LC for common bile duct stone disease. *Arch Surg*. 2010;145:28–33.
28. Schofer JM. Biliary causes of postcholecystectomy syndrome. *J Emerg Med*. 2010;39:406–410.
29. Nieuwenhuijs VB. Impact of routine intraoperative cholangiography during laparoscopic cholecystectomy on bile duct injury (*Br J Surg* 2014; 101: 677–684). *Br J Surg*. 2014;101:685.
30. Bismuth H, Majno PE. Biliary strictures: classification based on the principles of surgical treatment. *World J Surg*. 2001;25:1241–1244.
31. Lillemoe KD. Current management of bile duct injury. *Br J Surg*. 2008;95:403–405.
32. Harrison VL, Dolan JP, Pham TH, et al. Bile duct injury after laparoscopic cholecystectomy in hospitals with and without surgical residency programs: is there a difference? *Surg Endosc*. 2011;25:1969–1974.
33. Sicklick JK, Camp MS, Lillemoe KD, et al. Surgical management of bile duct injuries sustained during laparoscopic cholecystectomy: perioperative results in 200 patients. *Ann Surg*. 2005;241:786–792; discussion 793–785.
34. Eum YO, Park JK, Chun J, et al. Non-surgical treatment of post-surgical bile duct injury: clinical implications and outcomes. *World J Gastroenterol*. 2014;20:6924–6931.
35. Pottakkat B, Vijayahari R, Prakash A, et al. Factors predicting failure following high bilio-enteric anastomosis for post-cholecystectomy benign biliary strictures. *J Gastrointest Surg*. 2010;14:1389–1394.
36. Pitt HA, Sherman S, Johnson MS, et al. Improved outcomes of bile duct injuries in the 21st century. *Ann Surg*. 2013;258:490–499.
37. Ejaz A, Spolverato G, Kim Y, et al. Long-term health-related quality of life after iatrogenic bile duct injury repair. *J Am Coll Surg*. 2014;219:923–932.e910.
38. Pazouki A, Abdollahi A, Mehrabi Bahar M, et al. Evaluation of the incidence of complications of lost gallstones during laparoscopic cholecystectomy. *Surg Laparosc Endosc Percutan Tech*. 2014;24:213–215.
39. Co M, Pang SY, Wong KY, et al. Surgical management of recurrent pyogenic cholangitis: 10 years of experience in a tertiary referral centre in Hong Kong. *HPB*. 2014;16:776–780.
40. Carriaga MT, Henson DE. Liver, gallbladder, extrahepatic bile ducts, and pancreas. *Cancer*. 1995;75:171–190.
41. Kim JH, Kim WH, Yoo BM, et al. Should we perform surgical management in all patients with suspected porcelain gallbladder? *Hepato-Gastroenterology*. 2009;56:943–945.
42. Lazcano-Ponce EC, Miquel JF, Munoz N, et al. Epidemiology and molecular pathology of gallbladder cancer. *CA Cancer J Clin*. 2001;51:349–364.
43. Yang HL, Sun YG, Wang Z. Polypoid lesions of the gallbladder: diagnosis and indications for surgery. *Br J Surg*. 1992;79:227–229.
44. Shukla VK, Tiwari SC, Roy SK. Biliary bile acids in cholelithiasis and carcinoma of the gall bladder. *Eur J Cancer Prev*. 1993;2:155–160.
45. Duffy A, Capanu M, Abou-Alfa GK, et al. Gallbladder cancer (GBC): 10-year experience at Memorial Sloan-Kettering Cancer Centre (MSKCC). *J Surg Oncol*. 2008;98:485–489.
46. Schwartz LH, Black J, Fong Y, et al. Gallbladder carcinoma: findings at MR imaging with MR cholangiopancreatography. *J Comput Assist Tomogr*. 2002;26:405–410.
47. Shinkai H, Kimura W, Muto T. Surgical indications for small polypoid lesions of the gallbladder. *Am J Surg*. 1998;175:114–117.
48. D'Angelica M, Dalal KM, DeMatteo RP, et al. Analysis of the extent of resection for adenocarcinoma of the gallbladder. *Ann Surg Oncol*. 2009;16:806–816.
49. Jarnagin WR, Ruo L, Little SA, et al. Patterns of initial disease recurrence after resection of gallbladder carcinoma and hilar cholangiocarcinoma: implications for adjuvant therapeutic strategies. *Cancer*. 2003;98:1689–1700.
50. Amin MB, Greene FL, Stephen BE, et al., eds. Gallbladder. *AJCC Cancer Staging Manual*. 8th ed. New York: Springer; 2017:303–310.
51. Bismuth H, Nakache R, Diamond T. Management strategies in resection for hilar cholangiocarcinoma. *Ann Surg*. 1992;215:31–38.
52. Maithel SK, Gamblin TC, Kamel I, et al. Multidisciplinary approaches to intrahepatic cholangiocarcinoma. *Cancer*. 2013;119:3929–3942.

56 章

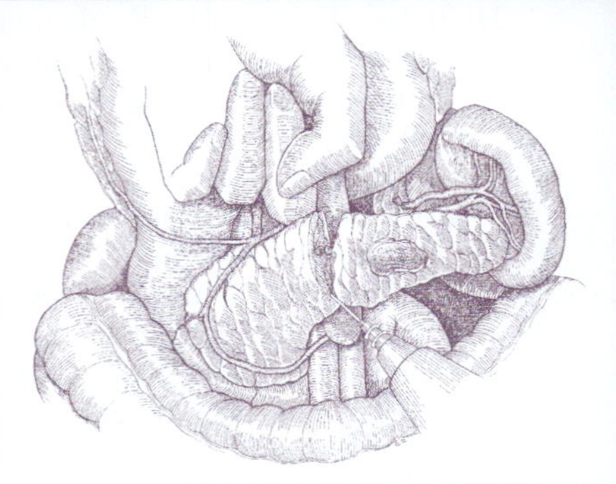

胰腺外分泌

Vikas Dudeja，J. Bart Rose，Eric H. Jensen，Selwyn M. Vickers
沈 平 杨秀芬 译 张大鹏 审校

章目录

解剖

胰腺的平均重量在 75 ～ 125 g 之间，长 10 ～ 20 cm。它位于腹膜后，第一腰椎正前方，在解剖学上分为五个部分：头、钩突、颈、体和尾。胰头位于人体中线右侧，被 C 形十二指肠包绕，紧贴肾静脉汇入腔静脉处前方。钩突自胰头向肠系膜上静脉（superior mesenteric vein，SMV）后方延伸，终止于肠系膜上动脉（superior mesenteric artery，SMA）附近。颈部是胰腺的狭窄部分，紧贴肠系膜上静脉。胰腺的体部和尾部横跨过人体中线，经肾筋膜前方，略偏向头部，终止于脾门内。体尾部之间无明显分界。

动脉血供

胰腺血供来源于腹腔干和肠系膜上动脉，是一套复杂的动脉网。胰头和钩突的血供源自胰十二指肠动脉（上动脉和下动脉）。胰十二指肠上动脉起源于胃十二指肠动脉，在胰十二指肠沟内向下走行时分为前支和后支。胰十二指肠下动脉起源于肠系膜上动脉，在胰十二指肠沟内向上走行时，也分为前支和后支。胰十二指肠上动脉和下动脉的终末支相互连接，形成动脉环，供应胰头、钩突和十二指肠。胰颈、胰体、胰尾的血供来自脾动脉系统的几个小分支，包括胰背动脉和胰大动脉。胰背动脉走行于胰体后方，后成为胰下动脉（又被称为胰横动脉）。而后胰下动脉沿胰腺下缘走行，终止于胰尾。

静脉回流

静脉回流与动脉类似，血流从胰头流至胰十二指肠前、后静脉。胰十二指肠后上静脉在胰颈部上缘侧向进入肠系膜上静脉。胰十二指肠前上静脉在胰腺下缘与肠系膜上静脉汇合前进入胃网膜右静脉。胰十二指肠前、后下静脉沿钩突下缘进入肠系膜上静脉。余下的胰体尾部分经脾静脉系统回流。

淋巴引流

了解胰腺的淋巴引流对于进行恰当的肿瘤切除至关重要。胰腺可被视为具有四个象限的初级引流组织。腺体左侧的组织通过沿胰腺上下缘走行的淋巴管引流至脾门或胃脾网膜的淋巴结。该引流路径还存在小淋巴结。腺体右侧的组织向上引流至胃十二指肠淋巴结，向下引流至胰下淋巴结。同样，沿这些淋巴通道可见小淋巴结。这四条通路在胰腺的边缘形成一个“环”。二级引流途径产生于胰后淋巴结，它位于腹腔干和肠系膜上动脉之间的主动脉前部。这些淋巴结既可以直接接受胰腺组织（一级淋巴结）淋巴引流，也可以接受“环”（二级淋巴结）的淋巴引流[1]。这一淋巴引流的示意图如图 56.1 所示。

胚胎学

胰腺的外分泌部在妊娠第四周开始发育。胰腺上皮干细胞是一种多能干细胞，产生外分泌和内分泌细胞系，以及错综复杂的胰腺导管网络。最初，背芽和腹芽来自原始的十二指肠内胚层（图 56.2A）。背芽通常最先出现，最终发育为成熟胰腺的胰头上部、颈部、身体和尾部。腹芽发育为肝憩室的一部分，并在

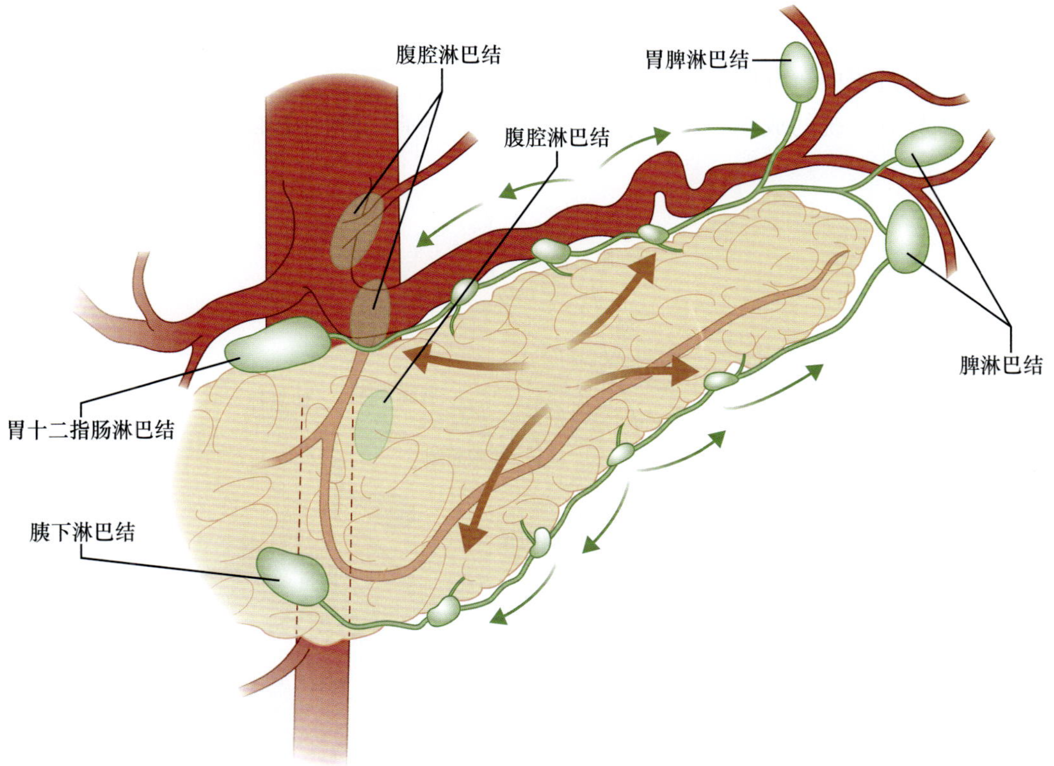

图 56.1 胰腺淋巴引流（Adapted from Strasberg SM，Drebin JA，Linehan D：Radical antegrade modular pancreatosplenectomy. Surgery 133：521-527，2003.）

整个发育过程中与胆道系统紧密联系。腹芽将成为胰头的下部和钩突。在妊娠第 4 ～ 8 周，腹芽顺时针向后旋转，与背芽融合（图 56.2B）。妊娠约 8 周时，背芽和腹芽融合（图 56.2C）。

胰芽形成和腹芽自肝胆原基分化的启动，依赖于胰十二指肠同源异型盒 1（pancreatic duodenal homeobox 1，PDX1）蛋白和胰特异性转录因子 1（pancreas-specific transcription factor 1，PTF1）的表达。在小鼠中如果缺少 PDX1 的表达，会出现胰腺发育不全，这表明了其在器官发育早期的重要性。在检测到 PDX1 后不久，PTF1 的表达也在早期内胚层细胞中首次被检测到，内胚层细胞将成为胰腺的背侧和腹侧。通过谱系分析，95% 的腺泡细胞表达 PTF1。在 PTF1 缺陷小鼠中，不形成腺泡。notch 信号通路对导管和腺泡分化也是非常重要的。在缺乏 notch 信号的情况下，胚胎细胞则归属于内分泌谱系，这表明 notch 信号对于外分泌分化至关重要。除了 PDX1、PTF1 和 notch 信号外，间充质生长因子，如转化生长因子 -β（transforming growth factor-β，TGF-β）和其他信号通路（包括 hedgehog 和 Wnt）之间的复杂相互作用在胰腺发育中似乎也起着关键作用[2]。使得正常器官形成的这种精确的相互作用仍在不断定义中。表 56.1 总结了影响胰腺发育的因素和途径[2]。

胰腺分裂

在正常的器官发生过程中，背侧和腹侧原基的原始导管都有助于胰腺导管系统的成熟。这些导管相互融合，使得背侧原基导管的近端形成圣托里尼导管，远端与腹芽导管结合形成维尔松管。维尔松管通常是胰腺主要的外分泌通路，在 Vater 壶腹处与总胆管汇合，经大乳头进入十二指肠。圣托里尼管也可经十二指肠更近端的小乳头引流。如果在胚胎形成期间背侧和腹侧导管未能顺利融合，则导致胰腺分裂，这种情况是指腹侧胰管和胆总管通过大乳头进入十二指肠，而背侧胰管通过稍近的小乳头进入（图 56.3）。由于大多数胰腺的外分泌物通过背侧胰管排出，因此胰腺

表 56.1 与胰腺器官发生相关的分子因素和途径

基因	意义
PDX1	在外分泌腺分化中起关键作用；敲除该基因的小鼠可产生原始胰腺芽，但器官发育不全
PTF1	与 *PDX1* 共表达决定祖细胞向胰腺的转化进程
Notch 信号通路	抑制内分泌腺分化，通过诱导 *Hes1* 转录因子促进外分泌腺发育。通过 *RBP-Jκ* 与 *Ptf1a* 的结合延长 notch 表达，阻止腺泡形成
Hedgehog	在 *PDX1* 阳性细胞中，Hedgehog 被抑制，使得内胚层开始向胰腺谱系分化
Wnt	Wnt 信号通路非常复杂，并且在胰腺发育的各个方面都很重要；Wnt 信号通路的缺乏会导致不同程度的胰腺发育不全
神经源素 3	被 notch 信号抑制，驱动内分泌谱系分化
Arx 和 *Pax-4*	Arx 表达有助于 α/PP 细胞分化，而 Pax-4 表达有助于 β 与 δ 细胞分化，这取决于暴露时间

Arx：Aristaless 相关同源盒；*Pax-4*：配对盒基因 4；*PDX1*：胰岛素启动子因子 1；*PTF1*：胰腺特异性转录因子 1。

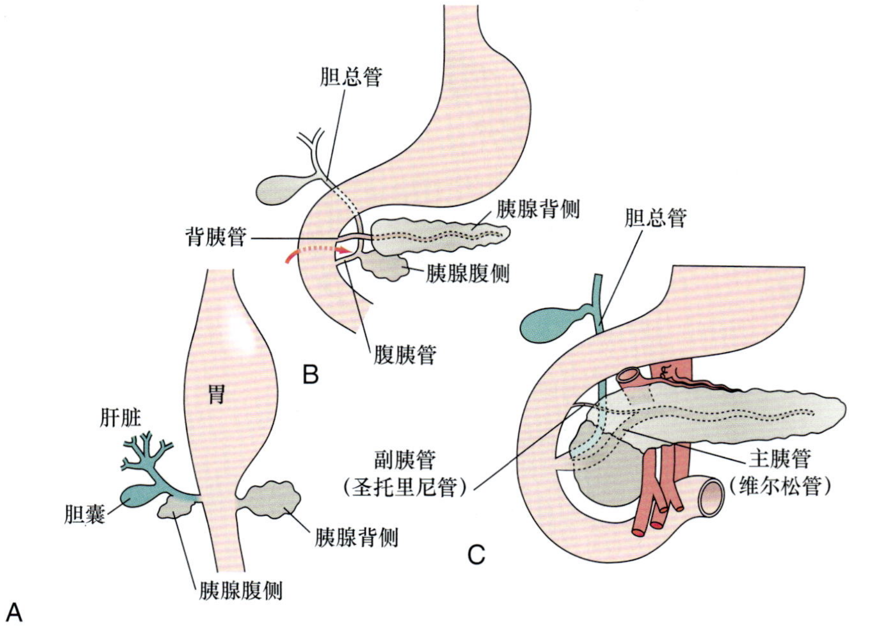

图 56.2 胰腺的胚胎发育

分裂可引起小乳头处的部分梗阻，从而造成导管内慢性反向压力。这种流出道的相对梗阻与急慢性胰腺炎的复发有关。虽然有 10% 的人存在胰腺分裂，但只有很少部分的人最终发展为胰腺炎。

环状胰腺

环状胰腺由腹侧胰芽的异常迁移引起，腹侧胰芽的异常迁移导致环状或近环状胰腺组织包绕十二指肠第二部分。这种异常可能与一些先天缺陷有关，如唐氏综合征、旋转不良、肠闭锁和心脏畸形。如果出现梗阻症状，则应进行十二指肠空肠吻合术，而不是分离胰腺组织，因为该环状胰腺存在胰管，分离可能形成胰瘘。

异位胰腺

异位胰腺可出现在沿原始消化道前肠的任何部位，但最常见于胃、十二指肠和梅克尔憩室。临床上，异位胰腺可能导致肠套叠、出血或溃疡，从而引起肠梗阻。有时表现为偶然发现的黏膜下层坚硬的黄色结节。尽管有异位胰腺组织中出现腺癌的罕见病例报道，但如无症状，一般无须切除。

生理学

人类的胰腺是一个具有内分泌和外分泌功能的复杂腺体。主要由嵌入在复杂细胞外基质中的腺泡细胞

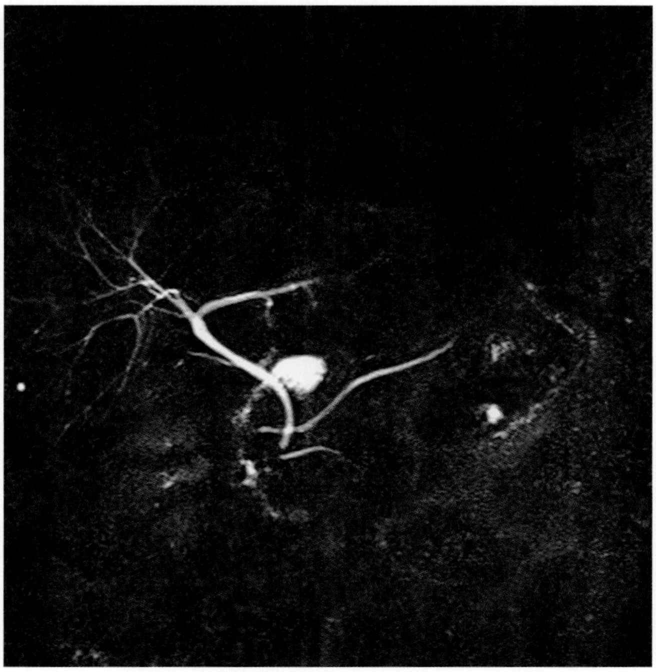

图 56.3　MRCP 提示胰腺分裂，背胰管经小乳头引流，腹胰管与胆管相连，经大乳头引流。MRCP：磁共振胰胆管成像

（占腺体的 85%）和胰岛细胞（2%）组成，细胞外基质占腺体的 10%。其余 3% ～ 4% 的腺体由上皮导管系统和血管组成。

胰液的主要成分

胰腺外分泌部的主要功能是提供消化所需的大部分酶。腺泡细胞合成多种酶消化食物蛋白，如胰蛋白酶、糜蛋白酶、羧肽酶和弹性蛋白酶。在生理状态下，腺泡细胞合成无活性酶原，并以酶原颗粒的形式储存于细胞内。当胰腺受到刺激，这些酶原分泌到胰管，最终进入十二指肠。十二指肠黏膜刷状缘表达肠激酶，肠激酶可催化胰蛋白酶原转变为有活性的胰蛋白酶[3]。胰蛋白酶还通过胰蛋白酶原和其他酶原（如糜蛋白酶原、羧肽酶原和弹性蛋白酶原）的自我激活作用促进胰酶激活，从而在蛋白质消化中发挥重要作用。图 56.4 总结了胰腺外分泌的机制。

腺泡细胞除产生蛋白酶外，还能生产胰淀粉酶和脂肪酶（又称甘油酯水解酶）等活性酶。胰淀粉酶可以将除纤维素外的主要多糖水解为小的寡糖，然后被存在于十二指肠和空肠上皮中的寡糖酶进一步消化。胰脂肪酶将摄入的脂肪水解为游离脂肪酸和 2- 单甘酯。除胰脂肪酶外，腺泡细胞还产生其他酶类消化脂肪，但它们是以酶原形式分泌的，与前面提到的蛋白酶类似，包括辅脂酶、胆固醇酯水解酶和磷脂酶 A2。辅脂酶的主要功能是在胆汁盐存在的情况下稳定胰脂肪酶的活性。胰腺腺泡细胞还分泌脱氧核糖核酸酶和核糖核酸酶，这两种是水解 DNA 和 RNA 所必需的酶。

胰酶在腺泡细胞内是无活性的，因为它们是作为无活性酶被合成和储存的。这是一种自我保护机制，除此之外，腺泡细胞还可以合成胰蛋白酶抑制剂，对抗腺泡细胞内胰蛋白酶原的过早激活，这也可以保护腺泡细胞免受自身消化。胰蛋白酶抑制剂由丝氨酸肽酶抑制因子 Kazal 型 1（serine protease inhibitor Kazal type 1，SPINK1）基因编码。*SPINK1* 基因突变与慢性胰腺炎的发生有关，尤其是儿童期慢性胰腺炎的发生。

胰管细胞的主要功能是提供稀释和运输腺泡细胞合成的酶所需的水和电解质。虽然钠和钾的浓度与血浆中相似，但碳酸氢盐和氯化物的浓度会根据分泌时相的不同而有很大差异。

1988 年首次在体外研究的基础上描述了碳酸氢盐的分泌机制。根据该模型，细胞外 CO_2 扩散穿过导管细胞的基底外侧膜。CO_2 一旦进入胰腺导管细胞，就会被细胞内的碳酸酐酶水化从而生成 HCO_3 和

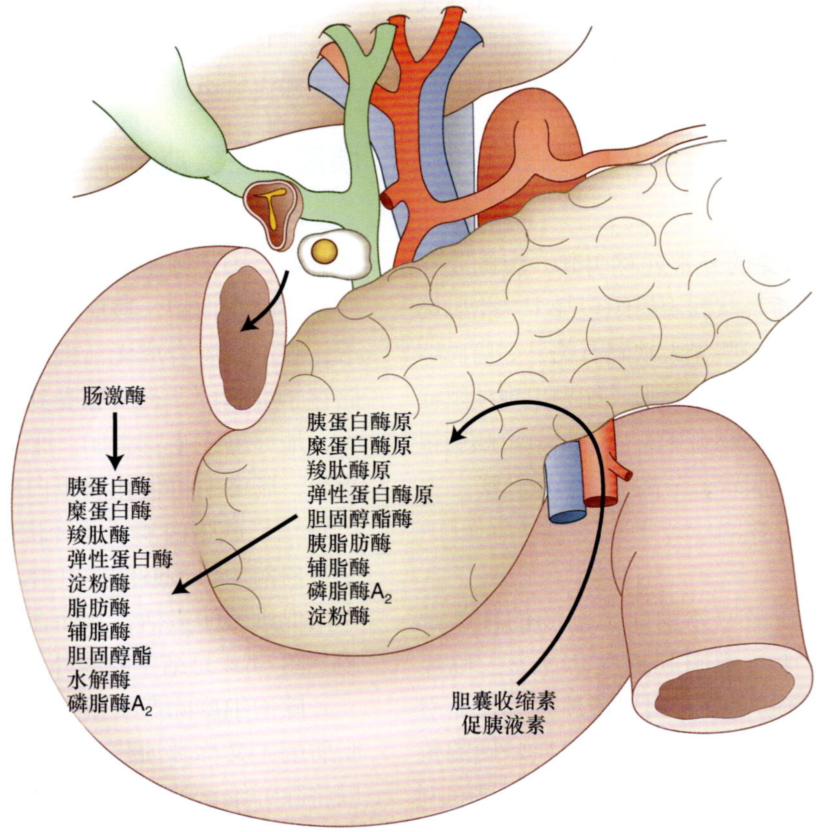

图 56.4 胰酶分泌的生理学。食物中多肽和脂肪酸会刺激胆囊收缩素（cholecystokinin，CCK）的释放。CCK 诱导胰酶释放到十二指肠内。反之，十二指肠的 S 细胞在十二指肠酸化的作用下释放促胰液素。促胰液素诱导胰腺细胞分泌 HCO_3^- 至十二指肠

H^+。胰腺导管细胞的顶端膜含有一种阴离子交换体，可将细胞内的 HCO_3 分泌到细胞内，并且有利于导管上皮内 Cl^- 的交换。研究表明，该交换体与囊性纤维化跨膜传导调节因子（cystic fibrosis transmembrane conductance regulator，CFTR）相互作用；*CFTR* 基因突变与慢性胰腺炎有关。这可能是因为囊性纤维化患者不能分泌水和碳酸氢盐。虽然该交换体的性质尚未完全明确，但该阴离子交换体有可能是 SLC26 家族成员。该家族包含不同的阴离子交换体，运输单价和二价阴离子，如 Cl^- 和 HCO_3^-。已知其中一些交换体与 CFTR 有相互作用。因此，胰液中的 HCO_3^- 水平与 Cl^- 水平呈反向变化。分泌素激素是 HCO_3 分泌的主要刺激因子。CCK 有较弱的刺激 HCO_3^- 分泌的作用，并与促胰液素有协同作用。

除了 HCO_3^- 外，CO_2 水合还会生成 H^+ 离子，这些离子由存在于导管细胞基底外侧膜中的 Na^+ 和 H^+ 交换体分泌。这些交换体属于 *SLC9* 基因家族，主要功能是将细胞内的 pH 维持在一定的生理范围内。此外，导管细胞的基底外侧膜含有多种 Na^+、K^+-ATP 酶，它们提供驱动 HCO_3 分泌的主要力量；也可以维持 Na^+ 梯度，使 H^+ 被挤出。最终，腺泡细胞基底外侧膜上的 K^+ 通道维持膜电位，以允许细胞内 Na^+、K^+ 泵输送的 K^+ 离子再循环。胰腺导管细胞分泌 HCO_3^-。胰液中 Na^+、K^+ 水平不会随分泌率变化而发生较大变化，保持相对恒定。

一旦胰腺导管细胞分泌的 HCO_3^- 到达十二指肠腔，就会中和胃壁细胞分泌的盐酸。胰酶在低 pH 环境下无活性；因此，胰腺碳酸氢盐为胰酶作用提供了最佳的酸碱环境。糜蛋白酶和胰蛋白酶作用的最佳 pH 是 8.0 ～ 9.0；淀粉酶是 7.0；脂肪酶是 7.0 ～ 9.0。

胰腺分泌的时相和调节

胰腺外分泌发生在消化间期和食物摄入后，也称为消化状态。在消化状态下，胰腺分泌有和胃相同的分泌时相。第一时相称为头期，此时胰腺受迷走神经刺激，对食物的视觉、气味或味道做出反应。这一时期通常是由神经节后纤维末端乙酰胆碱的释放介导的。乙酰胆碱的主要作用是诱导腺泡细胞分泌酶类。这一时相分泌的胰液占每日胰液分泌量的 20% ～ 25%。

胰腺分泌的第二时相被称为胃期。由摄食后胃部

膨胀触发迷走神经反射介导的。这些反射诱导腺泡细胞分泌。它占每天产生胰液的 10%。

胰腺分泌的最重要时相是肠期，占胰液总分泌量的 65% ～ 70%。由促胰液素和 CCK 介导。十二指肠的酸化诱导 S 细胞释放促胰液素。促胰液素是 100 余年前发现的第一种多肽激素。它是水、碳酸氢盐和其他电解质分泌到十二指肠的最重要的介质。促胰液素受体存在于所有胰腺导管细胞的基底外侧膜，但在胰岛细胞、血管或细胞外基质等其他胰腺成分中无法被识别。促胰液素受体是 G 蛋白偶联受体超家族的成员。促胰液素最重要的作用是使细胞内的环磷酸腺苷增加，从而激活胰腺导管细胞顶端膜中的 HCO_3^--Cl^- 阴离子交换体。它还可以增加碳酸酐酶的活性，促进导管细胞外 H^+的排泄以及增加 CFTR 的活性。

十二指肠内的脂质、蛋白质和碳水化合物会诱导 CCK 释放因子和监视肽的分泌。两种肽均诱导十二指肠黏膜中的 I 细胞释放 CCK。而促胰液素是肠相中水和碳酸氢盐分泌的主要介质，CCK 是胰酶分泌的主要介质。CCK 表现出许多作用：

1. CCK 经血液循环并诱导腺泡细胞释放胰酶。

2. CCK 诱发局部十二指肠迷走神经反射，导致乙酰胆碱、血管活性肠肽和胃泌素释放肽的释放，从而促进胰酶的释放。

3. CCK 引起 Oddi 括约肌松弛。同时，CCK 增强了促胰液素的作用，反之亦然。

急性胰腺炎

在过去的 20 年里，急性胰腺炎（acute pancreatitis，AP）的发病率不断上升。在美国，急性胰腺炎的年住院病例数超过 300 000 例。大多数患者病程较轻且具有自限性；然而，10% ～ 20% 的患者炎症反应进展迅速，住院时间长，发病率和死亡率显著升高。轻度胰腺炎患者的死亡率低于 1%，但在重症胰腺炎患者中，死亡率可高达 10% ～ 50%。在重症胰腺炎患者中，合并多器官功能障碍综合征的患者死亡率最高。胰腺炎死亡率呈双峰分布。在发病最初 2 周（早期）死亡，是胰腺炎症引发严重炎性级联反应导致多器官功能障碍的结果。2 周后（晚期）的死亡通常是由于并发了脓毒症[3]。

病理生理学

由乙醇和胆结石等诱发胰腺炎的确切机制尚不完全清楚。大多数研究者认为急性胰腺炎是腺泡细胞内胰酶异常激活的结果。免疫定位研究显示，胰腺损伤 15 分钟后，酶原颗粒和溶酶体均可在腺泡细胞内定位。酶原和溶酶体的共定位发生在淀粉酶水平升高、胰腺水肿和其他胰腺炎标志物出现之前，这表明共定位是胰腺炎病理生理的早期过程，而不是结果。研究还表明，溶酶体酶组织蛋白酶 B 激活这些共定位细胞器中的胰蛋白酶。体外和体内研究阐明了一个胰蛋白酶过早激活诱导腺泡细胞死亡的复杂模型。在该模型中，一旦胰腺炎刺激，诱导溶酶体中的组织蛋白酶 B 和酶原颗粒中的胰蛋白酶原共定位接触，活化的胰蛋白酶就会诱导共定位细胞器渗漏，将组织蛋白酶 B 释放到细胞质中。胞质中的组织蛋白酶 B 诱导细胞凋亡或坏死，导致腺泡细胞死亡。因此，如果用组织蛋白酶 B 抑制剂对腺泡细胞进行预处理，可以预防急性胰腺炎中腺泡细胞的死亡，以及炎症反应的加重。体内研究还显示，敲除组织蛋白酶 B 的小鼠胰腺炎严重程度显著降低[4]。

腺泡内胰酶的活化可诱导正常胰腺实质自我消化。针对这种初始损伤，腺泡细胞释放炎症因子，如肿瘤坏死因子 -α（tumornecrosis factor-α，TNF-α）和白细胞介素（interleukin，IL）-1、IL-2 和 IL-6，以及抗炎介质，如 IL-10 和 IL-1 受体拮抗剂。这些介质不会引起胰腺损伤，但会引起局部和全身传播反应。因此，TNF-α、IL-1 和 IL-6、中性粒细胞和巨噬细胞被招募到胰腺实质中，并导致更多 TNF-α、IL-1 和 IL-6、活性氧代谢产物、前列腺素、血小板活化因子和白三烯的释放。局部炎性反应增加了胰腺的渗透性，破坏胰腺微循环，进一步加重胰腺炎。在重症胰腺炎病例中，炎症反应会导致局部出血和胰腺坏死。此外，中性粒细胞释放的部分炎性介质会引起胰酶活化，加重胰腺损伤。

在 80% ～ 90% 的患者中，炎性级联反应是具有自限性的。而在余下的患者中，胰腺损伤复发和局部及全身炎性反应的恶性循环持续存在。在少数患者中，炎性介质大量释放到体循环中。活跃的中性粒细胞介导急性肺损伤并诱发成人呼吸窘迫综合征，在重症胰腺炎患者中是非常常见的。胰腺炎早期的死亡率多是这种持续性炎性反应的结果。图 56.5 展示了急性胰腺炎中炎性级联反应。

危险因素

胆结石和酗酒占急性胰腺炎病例的 70% ～ 80%。

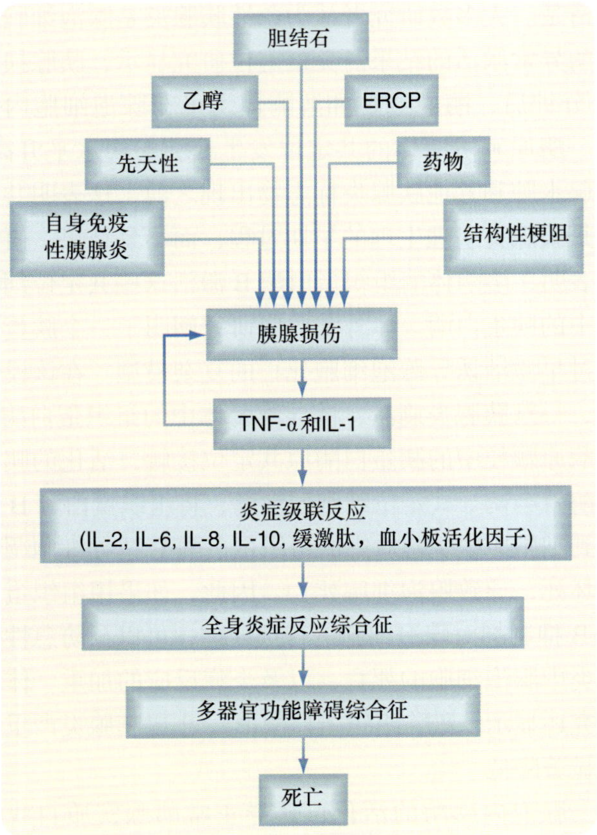

图 56.5 急性重症胰腺炎的病理生理学。局部损伤诱导 TNF-α、IL-1 的释放。两种细胞因子均可进一步损伤胰腺，并通过诱导其他炎性介质的释放而扩大炎症反应，从而导致远端器官损伤。这种异常炎性反应是急性胰腺炎早期死亡的原因。ERCP：内镜逆行胰胆管造影

在儿童患者中，腹部钝挫伤和全身性疾病是导致胰腺炎最常见的两种原因。对于患系统性红斑狼疮和干燥综合征等风湿性疾病的患者，应注意与自身免疫性胰腺炎和药物性胰腺炎鉴别。

胆源性胰腺炎

胆源性胰腺炎是西方国家急性胰腺炎最常见的病因。在美国占总病例的 40%。有症状的胆石症患者急性胰腺炎的总发生率为 3% ~ 8%。多见于 50 ~ 70 岁女性。引发胰腺损伤的确切机制尚不明确，但目前有两种理论[5]。在梗阻理论中，胰腺损伤是胰管内压力过大的结果。在胰管阻塞的情况下，胰液持续分泌，导致导管内压力增加。动物研究表明，高导管内压力通过一种依赖于钙调神经磷酸酶的信号机制引发胰腺炎[6]。第二种是反流理论，认为结石嵌顿在 Vater 壶腹，形成一个共同通道，使胆盐可以逆流到胰腺中。动物模型显示，胆汁盐会增加细胞质中的钙浓度，从而直接导致腺泡细胞坏死；但这一理论还未在人类身上得到证实[3]。

酒精性损伤

乙醇摄入过多是全球范围内引起急性胰腺炎的第二大常见原因。占总病例数的35%，年轻男性（30 ~ 45 岁）较女性多见。然而，只有 5% ~ 10% 饮酒的患者发生急性胰腺炎。乙醇诱导的胰腺炎发病因素包括重度酒精滥用（> 100 g/d 且至少持续 5 年）、吸烟和遗传因素。与不吸烟者相比，吸烟者发生酒精性胰腺炎的相对风险为 4.9[7]。

乙醇对胰腺有多种有害作用，其损伤机制可能是多方面的。研究显示：①通过上调核因子 κB（nuclear factor κB，NF-κB）、TNF-α 和 IL-1 触发促炎通路；②导致胰腺酶原异常的基底外侧胞外分泌；③自噬增加，可能是由于组织蛋白酶 L 和 B 的调节异常导致的；④氧化应激增加导致线粒体功能障碍；⑤胰腺星状细胞（pancreatic stellate cells，PSCs）的活化导致基质金属蛋白酶分泌增加；⑥由于转录因子 PDX1、PTF1a 和 Notch 的异常调节，导致胰腺细胞修复功能受损以及⑦降低半冬天胱酶 3/8 活性并通过线粒体去极化减少三磷酸腺苷（ATP）产生，使细胞由凋亡向坏死转变。

解剖性梗阻

胰液流入十二指肠异常可导致胰腺损伤。急性胰腺炎已在胰腺肿瘤、寄生虫和先天性缺陷的患者中进行了描述。

胰腺分裂是一种解剖变异，存在于 10% 的人群中。其与急性胰腺炎的关联仍存在争议。具有这种变异的患者，可以由经小乳头的相对流出道梗阻引起急性胰腺炎，发生风险为 5%～10%。内镜逆行胰胆管造影（Endoscopic retrograde cholangiopancreatography，ERCP）联合小乳头切开术及支架植入术可能对这类患者有益。

与急性胰腺炎相关的罕见结构性梗阻包括蛔虫感染和环状胰腺。尽管胰腺癌也不少见，但此类患者通常不会发生急性胰腺炎。

内镜逆行胆胰管造影诱发的胰腺炎

急性胰腺炎是 ERCP 术后最常见的并发症，发生率高达 5%。而在高危患者中，ERCP 术后这种并发症的发生率可能高达 15%。ERCP 术后胰腺炎多见于青年、女性和既往有 ERCP 诱发胰腺炎病史的

患者。急性胰腺炎在接受过治疗性手术的患者中的发生率高于接受诊断性手术的患者。在多次尝试插管、Oddi 括约肌功能障碍和注射造影剂后继发胰管显示异常的患者中也更常见。90% ～ 95% 的患者的临床症状较轻。ERCP 诱导的胰腺炎是一种少见的可以避免的急性胰腺炎。首先，应仅在绝对必要时行 ERCP。随着磁共振胰胆管成像（magnetic resonance cholangiopancreatography，MRCP）等诊断方法的改进，已较少进行诊断性 ERCP，其相关并发症（包括 ERCP 诱导的胰腺炎）也有所减少。在预防 ERCP 诱发的胰腺炎的药物中，吲哚美辛的使用最受关注。相关技术和干预策略已被证明可降低 ERCP 后胰腺炎的风险，包括应用胰腺支架和在行 ERCP 时使用最小压力。

药物性胰腺炎

高达 2% 的急性胰腺炎是由药物引起的。最常见的药物包括磺胺类药物、甲硝唑、红霉素、四环素类、去羟肌苷、噻嗪类、呋塞米、3- 羟基 -3- 甲基戊二酸单酰辅酶 A（3-hydroxy-3-methylglutaryl-coenzyme A，HMG-CoA）还原酶抑制剂（他汀类）、硫唑嘌呤、6- 巯基嘌呤、5- 氨基水杨酸、柳氮磺吡啶、丙戊酸和人类免疫缺陷病毒抗反转录病毒制剂。

代谢因素

高甘油三酯血症和高钙血症也可导致胰腺损伤。甘油三酯代谢产物可直接损伤胰腺。多见于Ⅰ、Ⅱ、Ⅴ型高脂血症患者。甘油三酯水平高于 1000 mg/dl 的患者应怀疑为高甘油三酯血症引起的胰腺炎。甘油三酯水平高于 2000 mg/dl 则可证实诊断。继发于甲状腺功能减退、糖尿病和乙醇的高甘油三酯血症通常不会诱发急性胰腺炎。

高钙血症通过胰蛋白酶原对胰蛋白酶的激活和导管内钙沉淀诱发胰腺损伤，导致导管阻塞，发生胰腺炎。1.5% ～ 13% 的原发性甲状旁腺功能亢进症患者也会发生急性胰腺炎。

其他条件

钝性和穿透性腹部创伤分别有 0.2% 和 1% 的病例发生急性胰腺炎。腹部手术期间长时间低血压和胰腺的过度操作也可导致急性胰腺炎。脾动脉栓塞后可出现胰腺缺血伴急性胰腺炎。其他罕见原因包括蝎子蜇伤和十二指肠溃疡穿孔。

临床表现

急性胰腺炎的主要症状是上腹部或脐周疼痛，可放射至背部。高达 90% 的患者出现恶心或呕吐，吐后疼痛不缓解。疼痛性质一般没有变化，因此，如果疼痛消失或减轻，应考虑其他诊断。

急性胰腺炎患者常见脱水、皮肤水肿、心动过速、低血压和黏膜干燥。严重脱水和老年患者也可能出现精神状态的变化。

腹部的体格检查结果根据疾病的严重程度而有所不同。轻度胰腺炎患者，腹部查体可能正常或仅有轻度的上腹部压痛。重症胰腺炎患者会有明显腹胀，伴全腹反跳痛和腹壁紧张。患者描述的疼痛性质可能与查体或胰腺炎症程度不相符。

罕见的临床表现包括侧腹部和脐周瘀斑（分别称为 Grey Turner 征和 Cullen 征）。两者均提示为重症胰腺炎伴腹膜后出血。合并有胆总管结石或胰头明显水肿（压迫胆总管胰内部分）的患者可出现黄疸。左侧胸部（右侧不常见）叩诊浊音且呼吸音减弱，提示急性胰腺炎继发胸腔积液。

诊断

根据国际共识，急性胰腺炎的诊断需要满足以下三个特征中的两个：①与急性胰腺炎症状相符的腹痛（急性发作的持续性、重度上腹疼痛，常放射至背部）；②血清淀粉酶或脂肪酶水平超过实验室正常上限三倍或更高，或③有胰腺炎影像学特征。淀粉酶的血清半衰期（10 小时）短于脂肪酶（6.9 ～ 13.7 小时），因此更早恢复正常（3 ～ 5 天 *vs.* 8 ～ 14 天）。对于在症状出现后的前 24 ～ 48 小时以后就诊的患者，测定脂肪酶水平是确诊的更敏感指标。脂肪酶也是急性胰腺炎的一个特异性的标志物，因为血清淀粉酶在许多其他情况下也会升高，如消化性溃疡、肠系膜缺血、输卵管炎和高淀粉酶血症。

急性胰腺炎的患者通常血糖较高；还可出现白细胞增多和肝酶异常升高。因胰酶较高而确诊的急性胰腺炎，如果血清中丙氨酸氨基转移酶水平升高，则诊断急性胆源性胰腺炎的阳性预测值为 95%[5]。

影像学检查

影像学检查不是诊断的必要条件，但可能有助于确定急性重症胰腺炎是否需要干预或明确难以捉摸的病因。虽然单纯的腹部平片对胰腺炎的诊断没有帮助，但可以帮助排除其他疾病，如溃疡穿孔。急性胰腺炎患者的非特异性影像表现包括气液平（提示肠梗阻）、结肠截断征（提示结肠脾区痉挛），及十二指肠 C 环变宽（提示胰头严重水肿）。

由于腹内脂肪和肠梗阻导致的肠内积气干扰，超声在诊断胰腺炎方面的作用有限。但是由于该检测手段对胆结石诊断的敏感性高（95%），因此急性胰腺炎患者通常进行此项检查。转氨酶和胰酶水平升高结合超声检查提示胆结石，诊断急性胆源性胰腺炎的敏感性（97%）和特异性（100%）更高。

增强计算机断层扫描（computed tomography，CT）是目前评估胰腺的最佳方式，尤其是使用多排 CT 设备。进行 CT 检查的适应证包括诊断不明确、根据临床预测因素确定严重程度、保守治疗无效或临床表现恶化。评估胰腺实质的最有价值的时期为门静脉期（注射造影剂后 65 ～ 70 秒），可用于评估胰腺实质的存活能力、胰周炎症情况，及腹腔内是否存在游离气体或积液。对于肾衰竭的患者，无法进行增强 CT 检查，也可行 CT 平扫检查，明确有无积液或游离气体，这亦有一定的诊断价值。

腹部磁共振成像（magnetic resonance imaging，MRI）也可用于评估坏死、炎症的程度和积液的存在。然而，其成本和可行性以及需要成像的患者病情危重，需要在重症监护室治疗等情况限制了 MRI 在急性期的应用。尽管 MRCP 不适用于急性胰腺炎的紧急情况，但它在原因不明或复发性胰腺炎患者的评估中具有重要作用，因为它可以完整显示胆管和胰管解剖结构并且是无创的。对于难以观察到的胰管，可在成像前静脉注射（intravenous，IV）促胰液素，以刺激胰液分泌，从而引起胰管短暂扩张。应注意在促胰液素刺激期间是否出现疼痛，因为这可能有助于诊断不明原因的上腹痛。例如，对于无法排除由胰腺分裂、导管内乳头状黏液性肿瘤（intraductal papillary mucinous neoplasm，IPMN）或胰管内小肿瘤所致的急性胰腺炎的患者，可应用促胰液素刺激进行 MRCP 检查。

对于胆源性胰腺炎，超声内镜（endoscopic ultrasound，EUS）在评估持续存在的胆总管结石中可能起到重要作用。几项研究表明，对疑似胆源性胰腺炎的患者进行常规 ERCP 检查，在大多数情况下未发现持续性梗阻的证据，并且可能会因为对腺体的操作使症状恶化。EUS 已被证明在诊断胆总管结石方面具有敏感性；它可以对胆道和胰腺进行检查，且不会出现胰腺炎恶化的危险。对于 EUS 确诊的胆总管结石的患者，可选择性地采用 ERCP 作为治疗措施。

疾病严重程度评估

最早用于评估急性胰腺炎严重程度的评分系统是由 Ranson 及其同事于 1974 年提出的。它根据入院时或入院 48 小时后得到的 11 个参数预测疾病的严重程度。急性胰腺炎的死亡率与阳性参数的数量直接相关。如果满足三项或三项以上的 Ranson 标准，则诊断为重症胰腺炎。这一评分系统主要的缺点是它不能预测入院时疾病的严重程度，因为六个参数是在入院 48 小时后评估的。Ranson 评分阳性预测值低（50%），阴性预测值高（90%）。因此，它主要用于排除重症胰腺炎或预测死亡风险。框 56.1 和框 56.2 展示了用于预测疾病严重程度的初始症状评分以及针对胆源性胰腺炎进行的改良评分。

AP 严重程度也可用急性生理和慢性健康评估（APACHE Ⅱ）评分来评估。根据患者的年龄、既往健康状况和 12 项常规生理指标，APACHE Ⅱ 提出了疾病严重程度的一般衡量标准。APACHE Ⅱ 评分为 8 分或以上定义为重症胰腺炎。其主要优点是可在入院及其他任何时间应用。然而，该方法较为复杂，且针对急性胰腺炎，基于患者的年龄，很容易使急性胰腺炎的严重程度评分升级。APACHE Ⅱ 的阳性预测值为 43%，阴性预测值为 89%。

利用影像学特征，Balthazar 及同事建立了 CT 严重程度指数。这一指标将 CT 表现与患者预后联系起来。CT 严重程度指数见表 56.2。

框 56.1 非胆源性胰腺炎的 Ranson 预后标准

入院时
- 年龄＞ 55 岁
- 血糖水平＞ 200 mg/dl
- 白细胞计数＞ 16 000 个 /mm^3
- 乳酸脱氢酶水平＞ 350 IU/L
- 天冬氨酸转氨酶水平＞ 250 IU/L

入院 48 小时后
- 血细胞比容 *：降低＞ 10%
- 血清钙水平＜ 8 mg/dl
- 碱剩余＞ 4 mEq/L
- 血尿素氮水平：升高＞ 5 mg/dl
- 液体需要量＞ 6 L
- PaO_2 ＜ 60 mmHg

Ranson 评分≥ 3 分为重症胰腺炎。

* 与入院时数值相比。

框 56.2　胆源性胰腺炎的 Ranson 预后标准

入院时
- 年龄＞ 70 岁
- 血糖水平＞ 220 mg/dl
- 白细胞计数＞ 18 000 个 /mm^3
- 乳酸脱氢酶水平＞ 400 IU/L
- 天冬氨酸转氨酶水平＞ 250 IU/L

入院 48 小时后
- 血细胞比容 *：降低＞ 10%
- 血清钙水平＜ 8 mg/dl
- 碱剩余＞ 5 mEq/L
- 血尿素氮水平：升高＞ 2 mg/dl
- 液体需要量＞ 4 L
- PaO_2：无法获得

Ranson 评分≥ 3 分为重症胰腺炎。

* 与入院时数值相比。

表 56.2　急性胰腺炎计算机断层扫描的严重程度指数（CTSI）

特征	分值
胰腺炎	
正常胰腺	0
胰腺局灶性或弥漫性肿大	1
胰腺固有改变伴胰周脂肪炎性改变	2
单一部位积液或蜂窝织炎	3
胰腺内或胰腺周围有两处或多处积液或积气	4
胰腺坏死	
无	0
≤ 30%	2
30% ～ 50%	4
＞ 50%	6

CTSI 0-3：死亡率 3%，发病率 8%；CTSI 4-6：死亡率 6%，发病率 35%；CTSI 7-10：死亡率 17%，发病率 92%。

虽然目前已有许多预后指数来预测疾病的严重程度，但大多数都比较复杂，需要影像学检查或入院时无法计算，使得这些评估在应用时受到阻碍。这使得多个专业协会建议使用全身炎症反应综合征（systemic inflammatory response syndrome，SIRS）评分系统（框 56.3）作为快速、廉价且可靠的替代方法[8-9]。在整个住院期间一直处于 SIRS 状态、出现一过性 SIRS 或从未发生 SIRS 的死亡率分别为 25%、8% 和 0。

1992 年，国际急性胰腺炎研讨会将重症胰腺炎定义为存在局部胰腺并发症（坏死、脓肿或假性囊肿）或任何器官衰竭的证据。如果有任何器官衰竭或局部胰腺并发症的迹象，就可以诊断为重症胰腺炎（框 56.4）。2012 年，国际急性胰腺炎研讨会更新了胰腺炎严重程度的三级分级模式。轻型胰腺炎无器官功能障碍或局部 / 全身并发症，中型胰腺炎可出现持续时间不超过 48 小时的器官衰竭和（或）局部 / 全身并发症，而重型胰腺炎则为持续时间超过 48 小时的器官衰竭。随着病情的加重，发病率和死亡率也随之增加。

C 反应蛋白（C-reactive protein，CRP）是一种炎症标志物，在胰腺炎发病后 48 ～ 72 小时达到峰值，并随着疾病的严重程度而变化。CRP ≥ 150 mg/ml 可定义为重症胰腺炎。应用 CRP 评估胰腺炎严重程度的主要限制是不能在入院时使用；如果在症状出现后 48 小时内测定 CRP 水平，则灵敏度降低。除 CRP 外，多项研究显示，降钙素原、IL-6、IL-1、弹性蛋白酶等生化标志物的水平也与疾病严重程度相关。然而，它们应用的主要限制是成本高，并且不能广泛应用。

治疗

无论疾病病因或严重程度如何，采用等渗晶体

框 56.3　全身性炎性反应综合征（SIRS）的定义

必须满足下列两个或两个以上条件：
- 体温＞ 38.3℃或＜ 36.0℃
- 心率＞ 90 次 / 分
- 呼吸频率＞ 20 次 / 分或 $PaCO_2$ ＜ 32 mmHg
- 白细胞计数＞ 12 000 个 /ml、＜ 4000 个 /ml 或＞ 10% 未成熟（带状）形态

From Annane D，Bellissant E，Cavaillon JM. Septic shock. Lancet. 2005；365：63-78.

框 56.4　急性胰腺炎的亚特兰大标准

器官衰竭，定义为
休克（收缩压＜ 90 mmHg）
肺功能不全（PaO_2 ＜ 60 mmHg）
肾衰竭（液体复苏后肌酐水平＞ 2 mg/dl）
消化道出血（＞ 500 ml/24 h）

全身并发症
弥漫性血管内凝血（血小板计数≤ 100 000）
纤维蛋白原＜ 1 g/L
纤维蛋白裂解产物＞ 80 μg/dl
代谢紊乱（钙水平≤ 7.5 mg/dl）

局部并发症
坏死
脓肿
假性囊肿

重症胰腺炎的定义是存在任何器官衰竭或局部并发症的证据

液进行积极的液体复苏、对症止痛和早期营养支持是治疗急性胰腺炎的基础。输液速度应根据年龄、合并症、生命体征、精神状态、皮肤张力和尿量进行个体化调整。对初始液体复苏无反应或有明显肾、心脏或呼吸合并症的患者，通常需要使用中心静脉通路给药以及 Foley 导尿管进行有创监测。虽然初始复苏所需的液体性质仍有争议，但一些证据表明，林格液可能是初始复苏的最佳选择[10]。

除液体复苏外，急性胰腺炎患者需要持续监测血氧饱和度，因为此类患者最常见的全身并发症之一是与该疾病相关的急性肺损伤导致的低氧血症。患者应吸氧，维持动脉血氧饱和度在 95% 以上。

有效的镇痛也是非常重要的。通常首选麻醉剂，特别是吗啡。注射吗啡后的生理效应之一是 Oddi 括约肌张力增加；并且没有证据表明麻醉剂对急性胰腺炎患者的结局会产生负面影响。

营养支持在急性胰腺炎治疗中至关重要。由于持续肠梗阻、疼痛或插管，可能无法经口进食。此外，20% 的急性重症胰腺炎患者在重新经口进食后不久再次出现性疼痛。这类患者营养支持的方案主要是肠内营养和全胃肠外营养（total parenteral nutrition，TPN）。虽然两种营养支持方式对患者的死亡率没有影响，但肠内营养可减少感染性并发症的发生，满足胰腺手术后患者的需要。尽管 TPN 提供了大部分的营养需求，但它可能引起黏膜萎缩、肠道血流量减少，增加小肠细菌过度生长的风险，可能使结肠细菌顺行定植，及增加细菌易位。此外，TPN 患者有更多的中枢神经系统感染和代谢并发症发生的可能（例如高血糖、电解质失衡）。应尽可能使用肠内营养，而不是 TPN，只有在患者对肠内营养不耐受的情况下才应使用 TPN。肠内营养目前首选经鼻空肠营养管置入术，但一些等级不高的证据表明，如果不存在显著的胃出口梗阻，可以用经鼻胃管替代。

鉴于与重症胰腺炎并发脓毒症相关的死亡率显著增加，许多医生在 20 世纪 70 年代提倡预防性使用抗生素。最近荟萃分析和系统性回顾分析了多个随机对照试验，证明预防性使用抗生素不会降低重症胰腺炎患者的手术干预的频率、感染性坏死或死亡率。此外，预防性使用抗生素还可能造成革兰氏阳性球菌感染，如金黄色葡萄球菌和念珠菌感染（见于 5% ~ 15% 的患者）。目前的建议是，只有当就诊时存在既往感染或影像学检查提示胰周感染性积液（例如积气积液或边缘增强）时才应用抗生素。

特别注意

逆行胰胆管造影 最初提倡早期 ERCP（联合或不联合括约肌切开术）降低胰腺炎的严重程度，因为急性胰腺炎的梗阻理论认为胰腺损伤是胰管梗阻的结果。然而，已有多项随机试验评价了早期 ERCP 在急性胆源性胰腺炎治疗中的用途和疗效。结果表明无论其严重程度如何，都不支持行 ERCP 治疗急性胆源性胰腺炎。轻度胰腺炎患者不建议常规行 ERCP，因为胆管梗阻往往是暂时性的，会在发病后 48 小时内消失。根据对这些临床试验[8]的荟萃分析[11]以及两个主要指南，ERCP 仅适用于胆管炎患者和经其他影像学检查（如 EUS）证实为持续性胆管梗阻的患者。最后，对于一般情况不佳或有伴有严重合并症无法手术的老年患者，ERCP 联合括约肌切开术是预防胆源性胰腺炎复发的安全替代方法。

腹腔镜胆囊切除术 在没有确切治疗的情况下，30% 的急性胆源性胰腺炎患者会复发。除老年患者和一般情况不佳的患者外，腹腔镜胆囊切除术适用于所有轻度的急性胆源性胰腺炎患者。研究表明，早期行腹腔镜胆囊切除术（定义为首次住院期间的腹腔镜胆囊切除术）较为安全，可减少疾病复发[5]。术中胆管造影、EUS 或 MRCP 可排除胆总管结石。对于重症胰腺炎患者，早期手术可能会增加并发症发生率、延长住院时间。目前的建议是，对于重症胰腺炎，应先进行保守治疗至少 6 周，再行腹腔镜胆囊切除术。这种方法显著降低了并发症发生率[5]。

并发症

无菌性和感染性胰周积液

关于胰腺和胰周积液适当管理的讨论需要了解定义的这些并发症目前的分类。积液分为急性积液（少于四周）和慢性积液（超过四周），性质分为简单积液和复杂积液两种。急性胰周积液性质简单，四周后称为假性囊肿。坏死性胰腺炎相关的积液在前四周称为急性坏死积聚（ANC），之后称为坏死物包裹。在急性胰腺炎发作期间出现急性胰周积液的患者约为 30% ~ 57%。与胰腺假性囊肿和囊性瘤不同，积液未被上皮或纤维包膜包裹。这种情况仅予支持性治疗，因为大部分积液会被腹膜重吸收。这些积液都可能发生感染。在急性胰腺炎患者中，即使没有感染，也有可能出现感染的常见症状和体征（如发热、白细胞计数升高和腹痛），这是由于许多患者 SIRS 反应强烈，使得诊断感染变得困难。影像学检查见积液中存在气体则高度提示感染性积液。急性失代偿或 10 ～ 14 天后仍未能改善可能提示感染，应考虑在 CT 引导下留取液体标本。如果存在感染，应进行引流（经皮或内镜）及静脉应用抗生素。已知穿透胰腺坏死部位的抗生素包括碳青霉烯类、喹诺酮类、甲硝唑和大剂量头孢菌素。

胰腺坏死和感染性坏死

坏死是指胰腺实质或胰周脂肪无法存活，可表现为腺体的局部或弥漫性受累。增强 CT 是诊断 ANC 最可靠的技术，典型表现为注射造影剂后可见低密度（＜ 40 ～ 50 HU）区域。正常软组织的密度通常为 100 ～ 150 HU。高达 20% 的急性胰腺炎患者会出现 ANC。识别这些并发症并进行适当治疗是很重要的，因为大多数发生多器官衰竭的患者都有坏死性胰腺炎；对急性胰腺炎发作后死亡的患者进行尸检，发现多达 80% 的患者存在胰腺坏死[4]。

ANC 的主要并发症是感染。感染的风险与坏死程度直接相关；在胰腺坏死累及腺体小于 30% 的患者中，发生感染的风险为 22%。累及 30% ～ 50% 腺体的患者，感染风险为 37%，若累及 70% 以上的腺体，风险可达 46%[4]。这种并发症与细菌易位有关，通常为肠道菌群，例如革兰氏阴性杆菌（如大肠埃希菌、克雷伯菌和假单胞菌属）和肠球菌属。

对于持续发热、白细胞计数升高或临床表现进行性恶化的患者，应怀疑发生了感染性坏死物积聚。如果在病程后期（急性胰腺炎发病 7 天后）发生了上述情况，还应怀疑患者是否存在脓毒症、SIRS 和（或）器官衰竭。CT 扫描显示胰腺坏死内有气体可明确诊断，但这一表现较为少见。如果怀疑感染性坏死，但诊断不明确，可进行细针穿刺（fine-needle aspiration，FNA）；吸出物革兰氏染色或培养阳性可确诊。虽然培养阳性可确诊为感染性坏死，但一项综述表明，尽管术前培养为阴性，但仍有 42% 的一般状态持续不佳的患者会出现感染性坏死[12]。图 56.6 说明了胰腺坏死感染的病理生理过程。

通过数十年胰腺坏死的治疗经验，产生了一些常规的观念。第一，不需要对无菌的坏死性积聚进行干预。干预无菌性坏死性胰腺炎的适应证包括：持续性疼痛、保守治疗未见改善和（或）有症状的胆道或肠道梗阻。应尽可能延迟对这些适应证的干预，以促使

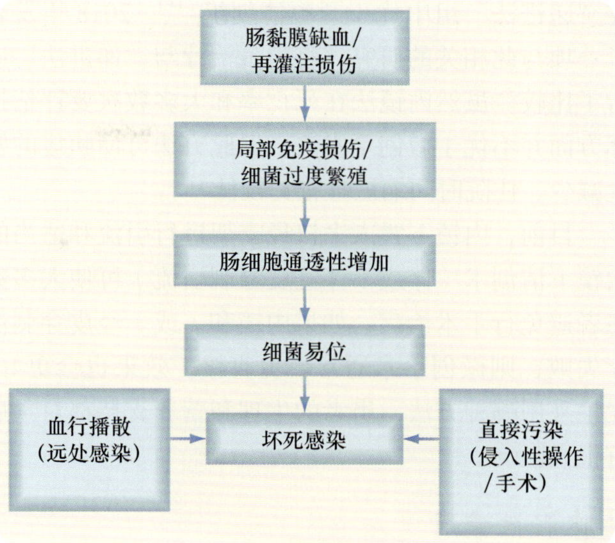

图 56.6　胰腺坏死性的病理生理学。在最初的 48 ～ 72 小时内发生的急性炎性损伤会导致黏膜缺血和再灌注损伤。这两种效应都会改变局部免疫力，有利于细菌过度繁殖。黏膜缺血还会导致肠细胞通透性增加，这种情况在急性发病后 72 小时开始出现，通常在一周后达到峰值。这种菌血症的短暂发作与胰腺坏死感染有关。还有一些少见的情况，如一些远处感染源（肺炎以及与中心静脉置管和尿管相关的血液或尿路感染）也与菌血症和胰腺坏死相关。最后，手术或内镜逆行胰胆管造影等介入手术后局部污染也是坏死性感染的原因

坏死物形成包裹。第二，临床怀疑或有证据表明存在感染性坏死物积聚伴临床表现恶化也是干预的明确指征。即使在这种情况下，也应尽可能延迟干预，以便积聚物包裹。

一旦确诊存在感染，应予静脉应用抗生素。药物首选碳青霉烯类，因其为广谱抗生素并可穿过胰腺。替代治疗药物包括喹诺酮类、甲硝唑、第三代头孢菌素和哌拉西林。传统观点认为，胰腺感染性坏死的根治方法是手术清创及坏死组织清除、持续封闭引流或开放伤口（图 56.7）。由于疾病的严重性以及开放性清创术的高并发症发生率，开放性坏死物切除术后的总死亡率高达 25% ～ 30%[12]。结局取决于手术的时机；在病程前 14 天进行手术的患者的死亡率为 75%，而在 15 天和 29 天之间以及 30 天后进行手术的患者的死亡率分别为 45% 和 8%[13]。由于开放清创术的发病率和死亡率较高，已经采用经皮、内镜和腹腔镜技术作为替代方法。

2010 年，荷兰胰腺炎研究组进行了一项随机试验，评估在坏死性胰腺炎和感染坏死性胰腺炎中，开腹坏死组织切除术与微创腹膜后清创术后经皮引流治疗的“递进法”治疗相比较的效果。结果显示远期最终并发症（如外分泌和内分泌功能不全）和死亡率，

在“递进法”组中优于开腹清创组[14]。2018 年发表了一项与此相关的研究，将内镜治疗与“递进法”进行了比较。虽然内镜法在死亡率和大多数次要评估指标方面并不优于微创手术法，但此方法可使胰瘘的发生减少、住院时间缩短且花费较低[15]。

目前，内镜下置入大口径支架进行引流和适当的内镜下清创术（伴或不伴经皮穿刺引流）可使大多数患者避免行手术治疗。如果内镜和（或）经皮穿刺治疗失败，则微创手术通常会更直接，效果也会更好。无论采用哪种方法，患者的生理和营养支持都对预后有很大影响。

胰腺假性囊肿

急性胰腺炎后胰周积液的患者中有 5% ～ 15% 会

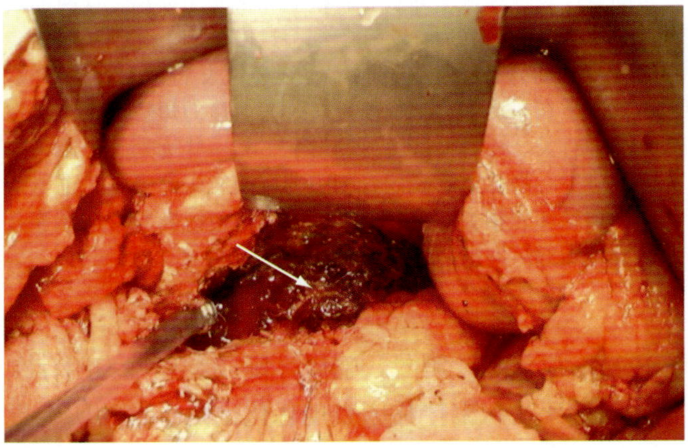

图 56.7　胰腺感染坏死。该患者为男性，45 岁，患有重度酒精性胰腺炎。起病四周后，患者出现发热［39.5℃（103 T）］、低血压和白细胞增多（19 000 个 /mm^3）。计算机断层扫描（CT）显示胰腺坏死累及 35% 的腺体。细针穿刺（fine-needle aspiration，FNA）后，革兰氏染色提示革兰氏阴性杆菌阳性。开腹探查显示胰腺坏死主要累及腺体（箭头所指部位）。患者接受了坏死组织清除术、闭式引流并静脉应用美罗培南治疗。最终培养提示大肠埃希菌感染。患者在发病 56 天后出院

发生胰腺假性囊肿。根据定义，假性囊肿的囊壁由胶原和肉芽组织组成，无内衬上皮细胞。纤维化反应通常需要至少 4 ～ 8 周才能发生。图 56.8 为 CT 扫描显示胰腺尾部巨大假性囊肿。

高达 50% 的胰腺假性囊肿患者会出现症状。持续性疼痛、早饱、恶心、体重减轻和血浆中胰酶水平升高提示该诊断。CT 或 MRI 可确诊。EUS 引导下 FNA 适用于胰腺假性囊肿诊断不明确的患者。胰腺假性囊肿的特征性表现包括与黏蛋白缺乏相关的淀粉酶水平升高和癌胚抗原（carcinoembryonic antigen，CEA）水平降低。

无症状患者可先进行观察，因为多达 70% 的病例可自行好转；对于直径小于 4 cm、位于尾部且无胰管梗阻或与主胰管相通迹象的胰腺假性囊肿患者尤其如此。侵入性治疗适用于有症状的患者或无法区分是囊性肿瘤或是假性囊肿的患者。由于大多数患者采用减压术治疗，而非切除，因此必须进行病理诊断。手术引流一直是治疗胰腺假性囊肿的传统方法。然而，现代医学证据表明，对于胰腺假性囊肿与胃和十二指肠接触紧密（定义为＜ 1 cm）的患者，经胃和十二指肠内镜引流是安全有效的方法。此外，对于与主胰管相通的胰腺假性囊肿，可尝试经壶腹引流。对于胰腺假性囊肿伴胰管狭窄的患者，需行内镜下扩张和置入支架。

手术引流通常用于因解剖因素无法行内镜治疗的胰腺假性囊肿患者和内镜治疗无效的患者。最终治疗方式的选择取决于囊肿的位置。紧贴胃的胰腺假性囊肿应采用胰囊肿胃造口术治疗。在该手术中，需预先行胃造口术。一旦确定假性囊肿的位置，则使用线性吻合器通过胃后壁引流。胃前壁的缺损分两层闭合。位于胰头并与十二指肠接触紧密的胰腺假性囊肿采用囊肿十二指肠造口术治疗。最后，还有一些假性

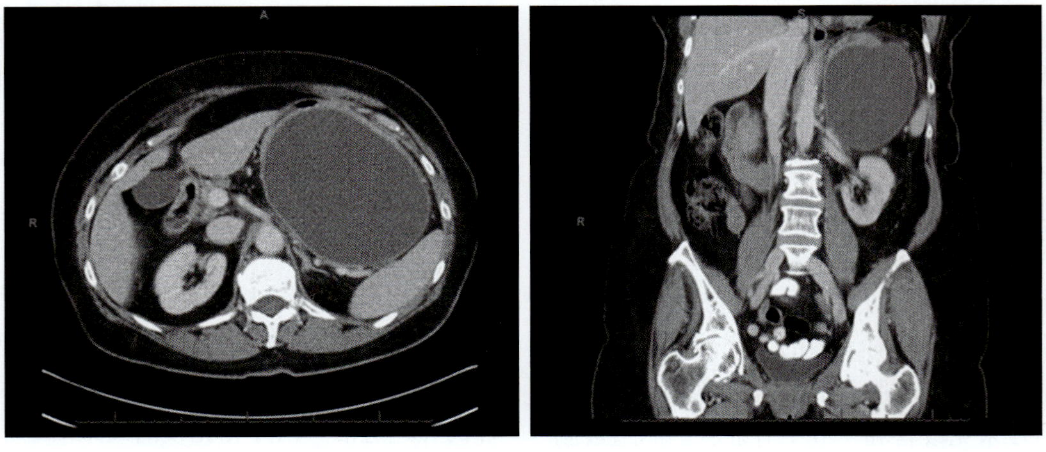

图 56.8　CT 显示胰尾部巨大假性囊肿

囊肿不与胃或十二指肠接触。这类患者的手术方案是 Roux-en-Y 囊肿空肠造口术。90% 以上的病例中，囊肿肠造口术可以成功实现囊肿的立即引流。在首次治愈后，在长期随访期间，可能有高达 12% 的病例复发，这与囊肿的位置和疾病发生的潜在原因有关。

胰腺假性囊肿的并发症包括分别继发于血管和胸膜侵蚀的出血和胰胸瘘、胆管及十二指肠梗阻、囊肿破裂进入腹腔以及感染。因为经皮穿刺引流具有较高的外瘘发生率，故仅适用于继发于假性囊肿感染的脓毒症患者。

胰源性腹水和胰胸膜瘘

尽管胰源性腹水罕见，但胰管完全破裂可以导致大量积液。对于有急性胰腺炎、出现明显腹胀并伴有少量腹腔积液的患者，应怀疑存在这种情况。诊断性穿刺术通常表现为淀粉酶和脂肪酶水平升高。治疗手段包括腹腔引流联合内镜下破裂处支架植入术。如果该治疗方法失败，则需手术治疗；包括远端切除和近端残端闭合。

胰管破裂进入胸膜腔的情况很少发现。提示该疾病的症状包括呼吸困难、腹痛、咳嗽和胸痛。可通过胸片、胸腔穿刺和 CT 确诊。图 56.9 为胰腺胸膜瘘引起的左侧大量胸腔积液。胸腔积液中淀粉酶水平超过 50 000 IU 可确诊。胰腺胸膜瘘在酒精性胰腺炎后更常见，70% 的患者伴有胰腺假性囊肿。放置穿过横膈膜的经皮引流导管后，也可出现医源性胰胸膜瘘。初期治疗需要胸腔引流、肠外营养支持和应用奥曲肽。

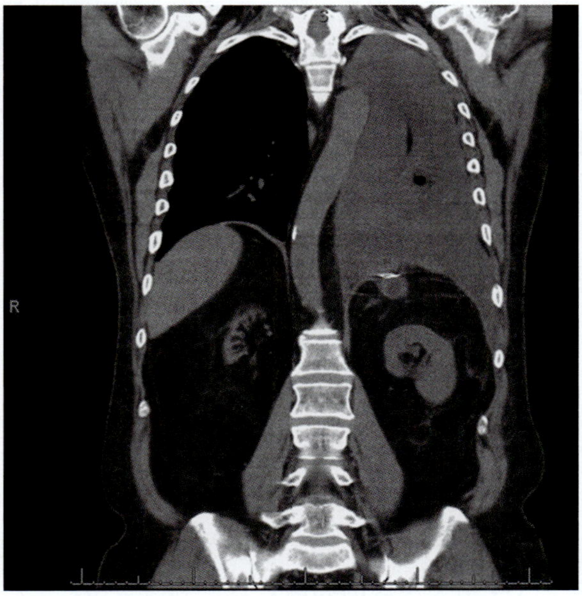

图 56.9 胰胸膜瘘继发左侧大量胸腔积液

60% 的患者经此治疗有效。持续性引流应采用内镜下括约肌切开术和支架植入术进行。经以上治疗无效的患者需要手术治疗，与上述胰源性腹水的治疗相似。

血管并发症

AP 很少出现动脉血管并发症。最常受累的血管是脾动脉，但也可见于 SMA、胆囊动脉和胃十二指肠动脉（GDA）。有人提出，胰腺弹性蛋白酶会损伤血管，导致假性动脉瘤形成。动脉瘤自发性破裂导致大出血。临床表现包括突然发作的腹痛、心动过速和低血压。如果条件允许，应尝试动脉栓塞术控制出血。难治性病例需要结扎受累的血管。该并发症死亡率在 28% ～ 56%。

胰腺炎症也可产生血管血栓；最常累及脾静脉，但在严重的情况下，它可以延伸到门静脉系统。影像学检查提示脾大、胃静脉曲张和脾静脉阻塞。已知在急性早期阶段可应用溶栓剂；而大多数患者都可以通过保守治疗得到改善。与常规治疗相比，抗凝治疗在胰腺炎相关内脏静脉血栓形成中未表现出提高再通率的作用[16]。反复发作由静脉高血压引起的上消化道出血，应行脾切除术治疗。

胰瘘

胰瘘的发生率较低。只有 0.4% 的患者在急性发作后出现这种并发症。然而，在急性胰腺炎后出现其他并发症的患者中，这种并发症的发生率增加：在胰腺假性囊肿的患者中为 4.5%，外科清创术后感染坏死的患者中为 40%[12]。大多数患者采取保守治疗。

慢性胰腺炎

与急性胰腺炎相比，慢性胰腺炎的组织学特征是与胰腺实质萎缩相关的持续性炎症和不可逆性纤维化。这些特征与慢性疼痛及内分泌、外分泌功能不全有关，会显著降低患者的生活质量。每 100 000 人中就有 3 ～ 10 人患有慢性胰腺炎。

危险因素

每种疾病的具体病因和发生频率因国家、住院人数和转诊工作而异。一般而言，酗酒是慢性胰腺炎最常见的原因（占总病例数的 70% ～ 80%），尤其是在城市医院。慢性胆管梗阻、创伤、胰腺分裂、十二指肠壁囊性营养不良、甲状旁腺功能亢进、高甘油三酯血症、自身免疫性胰腺炎、热带胰腺炎和遗传性胰腺炎等原因较为罕见，占所有病例的10%以下。然而，遗传性、慢性和自身免疫性胰腺炎在转诊中心较常见。高达20%的患者未找到明确的病因，称为特发性病例。

酗酒

长期酗酒是慢性胰腺炎相关的最重要危险因素。事实上，仅3%～7%的重度饮酒者会发生慢性胰腺炎，这说明乙醇只是一个辅助因素，还需要其他因素共同作用。乙醇对胰腺产生多种有害作用：增加胰液中总蛋白浓度，促进腺泡细胞合成和分泌胰石蛋白，增加胰液中糖蛋白2的分泌。这些因素导致蛋白质沉积，随后形成蛋白质栓塞，最终在胰管内形成结石。由于梗阻，腺泡细胞不再分泌胰酶，而易于发生自我消化。此外，乙醇的多种代谢产物如脂肪酸乙酯、活性氧自由基等会引起腺泡内细胞器如酶原颗粒、溶酶体等的脆性，从而导致腺泡细胞内胰酶活化异常。另一种乙醇代谢产物乙醛，会直接损伤腺泡。慢性饮酒可使NF-κB活性增强、胰腺微循环灌注减少和细胞内钙水平升高。

20世纪90年代末对PSCs的识别是慢性胰腺炎病理生理学中最重要的发现之一[17]。PSCs是在腺泡细胞底部发现的特异性静止性成纤维细胞。一旦受到刺激，PSCs分化为有活性的肌成纤维细胞，后者合成形成细胞外基质的蛋白质。这些蛋白质包括Ⅰ型和Ⅲ型胶原、纤连蛋白、层黏连蛋白和基质金属蛋白酶。PSCs的反应类似于肝星状细胞；慢性坏死和炎症（坏死性炎症）诱导炎性介质的释放，如血小板衍生生长因子、TGF-β、TNF-α、IL-1和IL-6，已知这些介质可激活PSCs。因此，胰腺纤维化中胶原蛋白和其他成分的合成增加。据推测，乙醇诱导的慢性坏死性炎症会激活PSCs，并诱导胰腺纤维化。有趣的是，研究还表明乙醇及其一些代谢物（如乙醛）可引起PSCs的活化。

尽管仅在临床前研究中对其进行了评估，但针对PSCs激活的新疗法正在研究中。据报道，抗氧化剂、血管紧张素转换酶抑制剂、过氧化物酶体增殖激活受体γ配体和维生素A可抑制PSCs的活性。

吸烟

流行病学研究表明，吸烟会增加乙醇诱发慢性胰腺炎的风险。与不吸烟者相比，吸烟者患慢性胰腺炎的年纪更小。此外，吸烟患者发生胰腺钙化和糖尿病的风险较不吸烟者增加。

基因突变

在生理条件下，胰酶的活化受到严格控制。调节这种激活的蛋白突变会增加慢性胰腺炎的风险。阳离子胰蛋白酶原基因，又称为蛋白酶丝氨酸1（protease serine 1，PRSS1）基因，这一基因的突变在遗传性慢性胰腺炎中很常见。*PRSS1*位于7号染色体上，调节胰蛋白酶原的产生；该基因的突变与腺泡内胰蛋白酶原激活有关。已证实，在遗传性胰腺炎中存在*PRSS1*突变，但在其他类型的慢性胰腺炎中并不常见。

SPINK-1是腺泡细胞分泌的一种肽，调节胰蛋白酶原的过早激活。由于*SPINK1*在健康患者中的突变率为1%～2%，但在慢性胰腺炎患者中突变率要低得多，因此假设*SPINK1*突变不足会引发胰腺炎症。然而，突变降低了疾病发生的阈值并影响疾病的严重程度。*SPINK1*突变在酒精性、遗传性和特发性胰腺炎中更常见。

呼吸道和胰腺分泌物中碳酸氢盐和氯化物的分泌受*CFTR*基因调控。*CFTR*突变影响碳酸氢盐的正常分泌，减少胰液分泌量，增加胰管内胰酶的浓度。纯合子*CFTR*突变导致囊性纤维化；杂合子轻度突变易导致胰腺外分泌功能不全和慢性胰腺炎。与普通人群相比，酒精性、特发性和遗传性胰腺炎患者中*CFTR*基因突变的发生率更高。同样，已发现人糜蛋白酶C基因突变与慢性胰腺炎的发生有关。糜蛋白酶C似乎是通过降解胰蛋白酶原从而减少胰腺内有害的胰蛋白酶原活化来预防胰腺炎[18]。

虽然我们对慢性胰腺炎发病机制的理解主要是以胰蛋白酶为中心的，但对敲除了胰蛋白酶的小鼠进行动物研究表明，即使没有胰蛋白酶，慢性有害性刺激也可诱发慢性胰腺炎[19]。结果表明，可能存在不依赖于胰蛋白酶的替代途径，导致胰腺炎的慢性损伤，阐明这些途径有利于开发新的治疗方法。

慢性胰腺炎的类型

自身免疫性胰腺炎

自身免疫性胰腺炎是一种累及胰腺的慢性炎性疾病。至少有两种不同的组织学变异：①1型，是免疫球蛋白G4相关疾病的胰腺表现；和②2型，一种与免疫球蛋白G4无关的胰腺特异性疾病。1型是最常见的；其特征为致密、导管周围淋巴浆细胞浸润、纤维化和闭塞性静脉炎。浆细胞的免疫球蛋白 G4 染色一般呈阳性。在 2 型中，胰腺被中性粒细胞、淋巴细胞和浆细胞浸润，这些细胞破坏和消灭胰管中的上皮细胞。自身免疫性胰腺炎在男性中更常见。80% 的患者年龄超过 50 岁。部分自身免疫性胰腺炎患者可出现急性症状，如黄疸或急性胰腺炎，与胰腺腺癌患者非常相似。然而，大多数慢性胰腺炎患者表现为腹部不适及淀粉酶和脂肪酶水平异常升高。

热带胰腺炎

热带胰腺炎在美国并不常见；它在赤道 30 度以内的热带地区更为常见，尤其是印度。其病理生理学尚未完全阐明，但与木薯摄入和 *SPINK1* 突变有关。高达 45% ～ 50% 的热带胰腺炎患者存在 *SPINK1* 突变。

特发性胰腺炎

10% ～ 20% 的慢性胰腺炎患者无明确病因。未来对与慢性胰腺炎相关的遗传缺陷的鉴定可能有助于识别出该疾病发生的高风险个体。

临床表现

疼痛是慢性胰腺炎的主要表现。最初由经口进食引起，疼痛强度、频率和持续时间随着疾病加重而逐渐增加。由于这些患者经口进食减少、日常活动受到干扰以及对麻醉止痛药的依赖，他们的生活质量受到显著影响。恶心和呕吐在早期并不常见；然而，随着疾病的进展，会逐步出现。

胰腺的炎症和纤维化不仅累及胰管，还会使腺泡细胞的数量和功能下降。在脂肪性腹泻、腹泻和其他吸收不良症状出现之前，至少 90% 的腺体会出现功能紊乱。在严重病例中，会出现与脂溶性维生素缺乏相关的疾病，如出血、骨量减少和骨质疏松症。80% ～ 90% 的长期慢性胰腺炎患者存在外分泌功能不全。

慢性胰腺炎也会影响胰岛细胞。因此，40% ～ 80% 的患者会有糖尿病的临床表现，通常发生在腹痛和胰腺外分泌功能不全发病数年后。

5% ～ 10% 的患者会因胆总管远端纤维化而出现黄疸或胆管炎。胰头的广泛瘢痕也可阻塞十二指肠，导致严重的恶心、呕吐和腹痛。慢性胰腺炎罕见的临床表现还有继发于门静脉或脾静脉血栓形成的上消化道出血。

诊断

影像学检查

横断面成像在慢性胰腺炎的诊断中具有重要作用，但是还缺乏诊断和评估疾病的标准化方法。慢性胰腺炎最常见的 CT 表现包括胰管扩张（68%）、实质萎缩（54%）和胰腺钙化（50%；图 56.10）。其他表现包括胰周积液、胰腺局灶性肿大、胆管扩张和胰腺实质轮廓不规则。CT 诊断慢性胰腺炎的敏感性为 56% ～ 95%，特异性为 85% ～ 100%。除了确定诊断，CT 还可用于评估并发症，如胰管破裂、假性囊肿、门静脉和脾静脉血栓形成，及脾动脉和胰十二指肠动脉的假性动脉瘤。

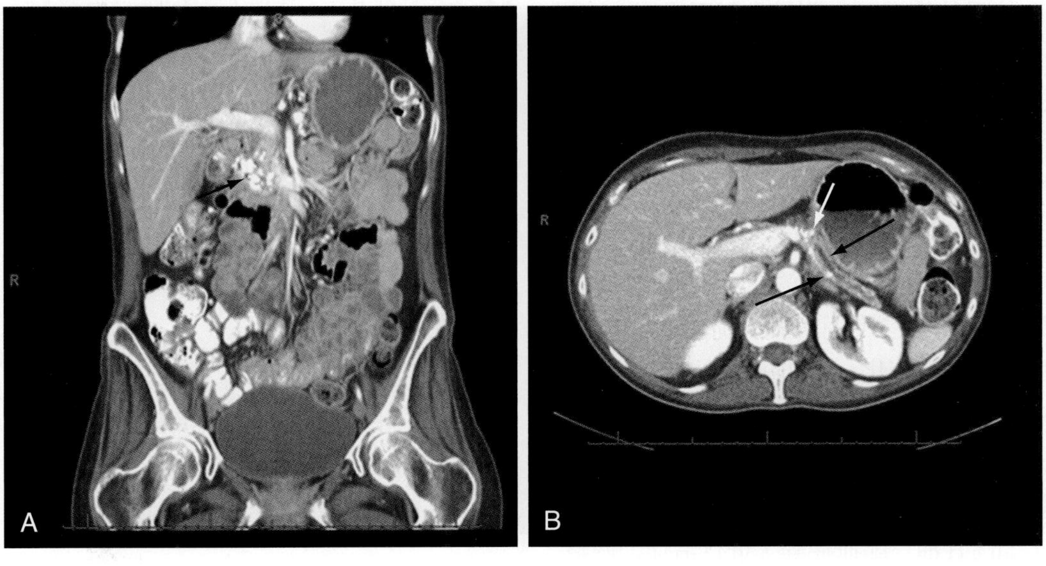

图 56.10　慢性胰腺炎典型的 CT 表现。图示为胰管扩张（长箭头）和胰腺内钙化，后者也是慢性胰腺炎的典型表现（小箭头）

MRI 是评估慢性胰腺炎患者的可靠替代方法。其诊断胰腺钙化的敏感性较低，但可用于发现慢性炎症引起的胰腺实质变化，如强度改变、胰腺萎缩和轮廓不规则。此外，MRCP 联合促胰液素注射对评估导管内狭窄和胰管破裂尤为有用。目前也正在努力使慢性胰腺炎患者的影像学评估标准化。

尽管 ERCP 历来被视为诊断慢性胰腺炎的“金标准”，但目前仅在其他检查（包括 CT 和 MRCP）存在禁忌或未能明确诊断的患者中应用。对于出现适宜内镜治疗的胰管并发症（如狭窄、结石、假性囊肿和胆管狭窄）的患者，应考虑采用 ERCP 治疗。

EUS 技术已成为诊断微小病变或早期慢性胰腺炎最准确的技术。基于 EUS 诊断慢性胰腺炎的标准被称为罗斯蒙特标准（框 56.5）。炎症、萎缩和纤维化的组织学证据是诊断慢性胰腺炎的金标准；然而，目前的证据并不支持使用 EUS 引导下的 FNA 或 Tru-Cut 活检来诊断该疾病。虽然罗斯蒙特标准阳性是组织学胰腺炎的预测指标，但是一项发现表明罗斯蒙特“正常”的阴性预测值较低，在组织病理学检查中，多达 55% 的罗蒙斯特阴性的病例最终发现患有慢性胰腺炎。

功能检查

粪便弹性蛋白酶 1 水平的测定是诊断胰腺外分泌功能不全的首选无创检查。它使用的单克隆或多克隆抗人弹性蛋白酶 1 抗体定量测定粪便弹性蛋白酶 1。粪便弹性蛋白酶 1 浓度高于 200 μg/g 视为正常；100 ～ 200 μg/g 之间为轻度至中度胰腺功能不全；低于 100 μg/g 可诊断为严重胰腺外分泌功能不全。

粪便脂肪和体重估算试验是测量在每天摄入 100 g 营养脂肪 3 天后，粪便内脂肪的含量。如果粪便脂肪含量超过 7 g/d，则可诊断为脂肪泻。

治疗

药物治疗

慢性胰腺炎治疗的主要目标是缓解症状和消除诱因。多学科的团队遵循系统化、结构化的治疗计划是最佳治疗方式。患者咨询是一个重要组成部分，因为目前的证据表明，这种疾病是不可逆的，但如果消除诱因，可以延缓疾病进展。应鼓励患者戒烟戒酒。此外，应对其他风险因素（如高甘油三酯血症等）进行治疗，调整饮食（即低脂饮食）可能会使一些患者获益。

框 56.5 基于罗斯蒙特共识的诊断慢性胰腺炎的内镜超声特征

实质特征

主要 A 标准
- 高回声病灶伴声影

主要 B 标准
- 蜂窝状小叶 *

次要标准
- 长宽均≥ 3 mm 的高回声病灶，不伴影声
- 包括三个或三个以上非连续的叶状结构，位于胰体或胰尾
- 胰腺囊肿短轴≥ 2 mm
- 至少三条纤维索条 †

导管特征

主要 A 标准
- 主胰管结石 ‡

次要标准
- 主胰管轮廓不规则
- 分支扩张 §
- 主胰管扩张（体部≥ 3.5 mm 或尾部≥ 1.5 mm）
- 体尾部主胰管边缘高回声＞ 50%*

慢性胰腺炎的诊断

符合慢性胰腺炎
- 1 项主要标准 A ＋≥ 3 个或更多次要标准
- 1 项主要标准 A ＋主要标准 B
- 2 项主要标准

提示慢性胰腺炎 ¶
- 1 项主要标准 A ＋ 3 项次要标准
- 1 项主要标准 B ＋ 3 项及以上次要标准
- ≥ 5 项次要标准

未确定的慢性胰腺炎 ¶
- 在没有主要标准的情况下，有 3 ～ 4 项次要标准
- 主要标准 B ＋＜ 3 项次要标准

正常
- ＜ 3 项次要标准

Adapted from Catalano MF，Sahai A，Levy M，et al. EUS-based criteria for the diagnosis of chronic pancreatitis：The Rosemont classification. Gastrointest Endosc. 2009；69：1251-1261.

* 定义为小叶性，指体尾部至少包含三个连续的小叶。它对体尾部进行评估。

† 纤维索条指为长度≥ 3 mm 的高回声线，在胰腺体部或尾部至少两个不同方向上可见。

‡ 无论主胰管何处存在结石，都是预测慢性胰腺炎最有价值的表现。

§ 指从主胰管萌出至少三个管状无回声结构，每个宽度≥ 1 mm。

¶ 对于提示为慢性胰腺炎及不确定的慢性胰腺炎，诊断需要用另一种影像学方式加以确认。

疼痛管理

由于大多数患者在疾病的自然病程中会出现疼痛，因此镇痛药物的选择是治疗的基础。非甾体抗炎药是治疗的首选药物。非甾体抗炎药治疗无效的中重度疼痛应使用曲马多。以上药物治疗均无效的重度疼痛患者应使用强效长效麻醉剂。需要特别强调，对于需要麻醉药物的重度疼痛患者，应考虑采取辅助措施预防成瘾、抑郁和生活质量降低。也可考虑用于治疗其他慢性疼痛相关疾病的替代药物，如三环类抗抑郁药、选择性 5- 羟色胺再摄取抑制剂、5- 羟色胺和去甲肾上腺素再摄取抑制剂、加巴喷丁和 α2δ 抑制剂。随机对照试验表明，非麻醉类药物可减轻慢性胰腺炎患者的疼痛，减少对阿片类药物的需求，并且需要一个包括疼痛管理专家在内的多学科团队共同协作。对于顽固性疼痛的患者，既往尝试过腹腔神经松解术，但在慢性胰腺炎患者中未获得持续成功。

胰腺外分泌功能不全

胰腺外分泌功能不全患者接受胰酶替代治疗的益处是毫无疑问的。在没有胰酶替代治疗的情况下，慢性胰腺炎患者可能会出现脂肪泻或腹泻，从而导致吸收不良、营养不良，及维生素和矿物质缺乏。开始治疗前应进行全面的营养评估，通常需要 90 000 USP 的脂肪酶以避免吸收不良。胰酶治疗试验应持续至少六周，并应与质子泵抑制剂共用，因为酸抑制剂可增强裸露的胰酶的作用。

内分泌功能不全

慢性胰腺炎患者可能会发生内分泌功能不全，并导致糖尿病，但并不总是在早期发生。与常见的 1 型或 2 型糖尿病不同，慢性胰腺炎患者可发展为包括胰岛素和胰高血糖素等其他调节激素缺乏所致的糖尿病。这些患者发生血糖控制不佳的风险较高，尤其是与胰岛素使用相关的严重低血糖症，应由具有处理这些复杂患者经验的内分泌专家进行管理。

介入治疗：内镜治疗

ERCP 是治疗有症状的胰管梗阻的主要方式，通过扩张和放置聚乙烯支架改善症状。值得注意的是胰管狭窄需要与胰腺癌进行鉴别。只有经过 CT、MRCP 或 EUS 的全面评估，完全排除恶性疾病可能后，才应考虑内镜治疗。如果存在任何恶性疾病可能，则需进行手术切除。

对于继发于结石的疼痛和胰管扩张患者，应考虑内镜下取石。对于较大的嵌顿性结石，可能需要进行体外冲击波碎石术加 ERCP 治疗。这项技术的成功率从 44% 到 77% 不等。胰管支架置入术与取石术联合应用，可通过解除梗阻使患者受益。虽然这种缓解可能是暂时的，但在此期间，患者可以改善营养和功能状态，以接受再进一步治疗，甚至是更具侵入性的治疗。

10% 的胆道梗阻患者是由慢性胰腺炎引起的，最好的治疗方法是行引流术。对于胆管炎或严重营养不良的患者，可使用塑料支架暂时缓解梗阻。

外科治疗

包括顽固性疼痛、胆管或胰管梗阻、十二指肠梗阻、假性囊肿或假性动脉瘤的形成，及无法排除恶性疾病存在的一些情况，都提示可能需要手术干预。手术方式的选择取决于患者的症状以及是否存在胰管扩张。一般而言，胰管扩张（定义为直径 > 7 mm）或大胰管疾病的患者需行减压手术；无胰管扩张或小胰管疾病的患者需行切除手术。这里描述了需要手术干预的几种临床情况。

继发于结石或狭窄的胰管扩张　胰管扩张是指主胰管的直径 ≥ 7 mm。胰管扩张可继发于单个结石或狭窄；然而实际上，它常常是由胰管的多处狭窄和结石引起的。对慢性胰腺炎胰管扩张患者行胰腺造影检查，可见经典的连锁湖改变，这提示存在多发性扩张和狭窄。当伴有顽固性疼痛时，最好采用 Roux-en-Y 胰空肠侧 - 侧吻合术，也称为改良 Puestow 术或胰空肠侧吻合术。

胰管前表面开放，胰管前表面完全去顶。可以将该组织送冷冻切片分析，以排除潜在的恶性疾病。组织切除的范围近端在十二指肠 1 cm 以内，远端在胰腺末端 1 ～ 2 cm 以内。如果 GDA 未能穿过胰腺颈部和头部，则可能导致胰头处不能被引流或钩突处胰管因结石或狭窄形成梗阻，这会使症状缓解不完全或早期复发。取出所有结石后，使用标准 Roux-en-Y 法进行胰空肠侧方吻合术。该手术的主要优势是保护了胰腺实质，从而保留了胰腺的内分泌和外分泌功能。改良 Puestow 术可缓解 80% 病例的疼痛，然而，30% 的病例通常在术后 3 ～ 5 年复发。减压术可暂时缓解导管梗阻，但在大多数情况下，并不能改变疾病的自然病程，慢性胰腺炎仍会进展。其他与疾病复发相关的因素包括术后吸烟、饮酒、未能适当地对头部和钩突减压，及胰空肠吻合术的长度。

1987 年，Andersen 和 Frey 提出了胰头局部切除联合纵向胰空肠吻合术作为替代手术。方法与 Puestow 手术相似，但该手术中一旦胰管的前表面完全暴露，则沿十二指肠边缘留下 1 cm 的胰腺组织边缘后切除胰头的前部。图 56.11 显示了 Frey 手术的术中图像。对于继发于胰头良性狭窄并伴有胰头周围的严重炎症、瘢痕形成或门静脉高压的胰管扩张患者，不宜行胰十二指肠切除术，则该手术可作为一种替代方法。其主要缺点是切除了胰腺实质。一项研究表明，62% 的患者术后没有疼痛，95% 的患者术后疼痛控制满意。在同样的研究中，34% 的患者出现内分泌或外分泌胰腺功能不全[20]。

继发于单一部位狭窄或结石的胰管扩张 乳头近端的单个狭窄有时会导致胰管扩张。作为 Puestow 或 Frey 手术的替代方法，可进行胰十二指肠切除术以缓解梗阻。该手术将在后面的胰腺腺癌手术治疗中介绍。必须强调的是，如果存在多个梗阻，则为此手术的绝对禁忌。远端单一部位的阻塞偶尔可行远端胰腺切除术。这两种手术的主要缺点是切除了正常实质，可能导致胰腺功能不全。这一问题可以通过从切除的胰岛组织中提取胰岛细胞进行自体移植来改善，下文将进一步讨论。

局灶性炎性包块，胰管无明显扩张 在小部分慢性胰腺炎患者中，可见胰腺头部或尾部的肿块，此情况较为少见，且无胰管扩张迹象。长期慢性胰腺炎也是胰腺癌发生的危险因素之一，因此，在有慢性胰腺炎病史的患者中，发现局灶性肿块也是值得关注的，因为它可能表示在慢性胰腺炎背景下该区域有可能恶变为胰腺癌。为了避免任何诊断上的错误，推荐手术切除。

一旦经皮或 EUS 活检排除了恶性病变，胰头切除可采用以下两种手术中的一种：胰十二指肠切除术或保留十二指肠的胰头切除术，也称为 Beger 手术。Beger 手术旨在切除胰头，同时保留其余部分的前肠解剖结构，从而保留功能。胰头切除后，游离出一段 Roux-en-Y 空肠袢，可与胰腺或十二指肠的边缘、胰管和胰体吻合，如果胆总管下端狭窄，也可与胆管吻合。随机对照试验表明，如选择合适的患者，Beger 手术对于患者症状的缓解与胰十二指肠切除术和 Frey 术相当。

腺体弥漫性受累，无胰管扩张 对于无扩张胰管的患者，治疗疼痛的最有效方法是全胰腺切除术。然而，这种手术会导致糖尿病的发生。与 1 型糖尿病相比，这些患者低血糖的程度和风险增加。1977 年，明尼苏达大学的研究人员描述了在全胰腺切除术后进行胰岛自体移植，以预防手术诱发的糖尿病对患者的影响。在当地最大的研究经验中，接受该手术的患者中有三分之一为非胰岛素依赖性患者，另有三分之一需要间歇性胰岛素治疗，另三分之一为胰岛素完全依赖性患者。根据这项研究，90% 的患者疼痛缓解或减轻，50% 的患者能够停用麻醉药。辛辛那提大学也证实了类似的结果；高达三分之二的患者具有完全或部分胰岛功能，40% 的患者为胰岛素非依赖性。66% 的患者停用了麻醉药[21]。尽管初步的结果令人鼓舞，但是否应常规实施这种手术进行干预一直存在争议。实施这一手术的主要限制包括费用较高以及缺乏胰岛处理设施。

由于其他几个中心已经建立了胰岛自体移植项目和实验室，因此很明显，慢性重症弥漫性胰腺炎患者的治疗应由多学科团队协作完成。其中应包括胰腺外科医生、胰腺内科医生、介入内镜医生、放射科医生、麻醉疼痛专家、内分泌学家、营养专家，可能还包括神经心理学家或精神病学家。多层面决策及治

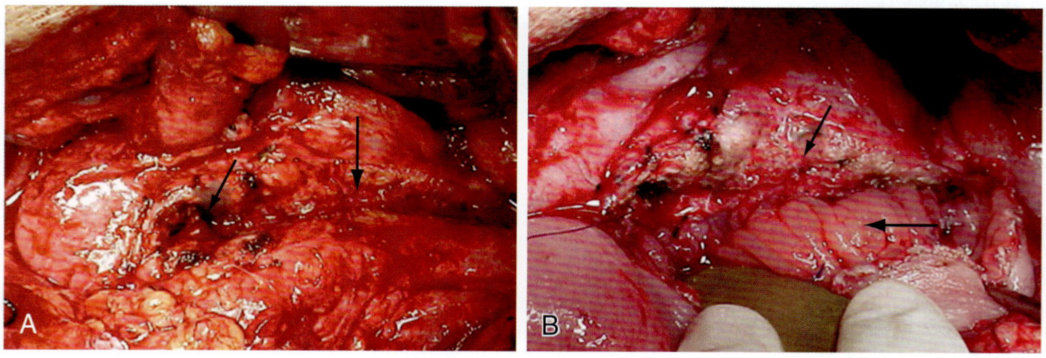

图 56.11 Frey 手术的术中照片。（**A**）胰腺前表面打开后，胰头（短箭头）和胰体（长箭头）处主胰管显著扩张；（**B**）胰管（短箭头）与空肠（长箭头）侧-侧吻合

疗类型对治疗的远期成功至关重要。南卡罗莱纳医科大学和伯明翰阿拉巴马大学的研究小组指出，与没有抑郁症或酒精中毒的患者相比，有抑郁症或药物滥用（如酒精中毒）的患者预后更差。

对于有胰腺炎遗传倾向的儿童，早期行胰腺切除术和自体胰岛移植对改善生活质量非常有效。

胆道狭窄 胰头的慢性瘢痕形成和纤维化导致胆总管胰内部分受压。多达三分之一的慢性胰腺炎患者会出现胆管扩张的影像学表现，然而，只有 6% 的患者出现明显的胆道梗阻。在 MRCP 或 ERCP 中，胆管狭窄通常表现为长而对称的狭窄，累及胆总管胰内部分（图 56.12）。对于出现胆管炎的患者，建议采用静脉输液和抗生素以及塑料支架进行临时胆管减压治疗。胰十二指肠切除术适用于术前不能除外恶性疾病的患者。Roux-en-Y 肝管空肠吻合术是一种替代治疗方法，适用于无恶性疾病情况或无明显瘢痕妨碍切除胰头的患者。

十二指肠狭窄 1.2% 的慢性胰腺炎患者会出现十二指肠狭窄。临床表现包括腹痛、恶心、呕吐和体重明显减轻。鉴别诊断包括其他原因导致的胃出口梗阻，继发于上消化道恶性肿瘤和胃轻瘫。严重营养不良的患者需要静脉输液、营养支持和经鼻胃管胃肠减压。永久性治疗需要行胃空肠吻合术。

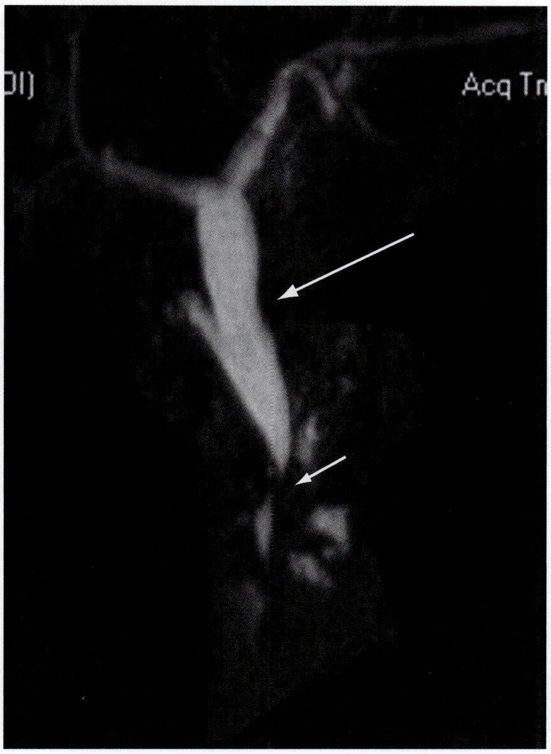

图 56.12 慢性胰腺炎继发胆管狭窄。MRCP 显示胆总管扩张（大箭头）继发于胆总管胰内段水平的狭窄（小箭头）

胰腺假性囊肿 与急性胰腺炎相比，慢性胰腺炎患者更易发生胰腺假性囊肿。30% ～ 40% 的患者在病程中会出现假性囊肿。只有 10% 的患者的自发性胰腺假性囊肿可以自行消退。在这些患者中自行消退的可能性较小，因为胰腺假性囊肿多发生在胰管梗阻的情况下。治疗指征包括继发于胃、十二指肠或胆道受压的相关症状或并发症，如出血、胰胸膜瘘、破裂或自发性出血。治疗的替代方式包括内镜和手术引流（见上文）。

传统观点认为，治疗有症状或持续性假性囊肿的方法是手术，根据部位，通过囊肿胃造口术或 Roux-en-Y 囊肿空肠造口术引流。随着内镜介入技术的进步，可利用 ERCP 进行引流。最近，EUS 引流被证明更为成功，它加强了脉管系统、积液和坏死的可视化。小口径塑料支架可用于简单的胰腺液体积聚，较大的金属支架可用于复杂的积液或存在感染、坏死的积液。伯明翰阿拉巴马大学的一项比较内镜与囊肿胃造口术的前瞻性随机试验显示，两者治疗单纯性假性胰腺囊肿的疗效相当，但接受内镜治疗的患者生活质量改善更快，住院费用更少[22]。

胰腺囊性肿瘤

胰腺囊性肿瘤的发病率仅次于腺癌，已日益得到公认，其治疗决策算法有时也很复杂。在过去的 20 年中，人们一直在努力规范这些病变的诊断和特征描述，以制定普遍接受的治疗指南。胰腺囊性病变的国际管理指南最初于 2006 年在日本仙台召开的国际胰腺学会共识会议（a consensus meeting of the International Association of Pancreatology in Sendai, Japan）上制定，目前仍在不断发展。

囊性肿瘤的类型

浆液性囊性肿瘤

浆液性囊性肿瘤（serous cystic neoplasms，SCN）好发于胰头，发生于中位年龄较高的患者。患者通常表现为腹部隐痛，较少伴有体重减轻和梗阻性黄疸。在大体检查中，SCN 是大的、边界清楚的肿块。显微镜检查可见多房、富含糖原的小囊肿。10% ～ 20% 的患者在 CT 上表现为中央钙化，伴放射隔膜，呈日光射线现象（图 56.13）。随着 EUS 的出现，这些特征现在可以被更好地描绘出来。最近，观察到 SCNs

和 IPMNs 之间存在囊液蛋白的差异表达，在 92% 的患者中可准确区分[23]。尽管浆液性囊性肿瘤通常被认为是良性的，但当恶性疾病的诊断不确定或出现有症状的浆液性囊腺瘤时，建议行胰腺切除术。肿瘤大于 4 cm 的患者比肿瘤小于 4 cm 的患者更有可能出现症状并表现出更快的中位增长率。因此，在选定的大（＞ 4 cm）或快速生长病变的患者中，切除 SCN 是合适的。

黏液性囊性肿瘤

黏液性囊性肿瘤（mucinous cystic neoplasms，MCNs）是产生黏蛋白的囊性肿瘤，与 IPMNs（如下所述）不同，其缺乏与胰管的联系。这些肿瘤跨越从良性到浸润性癌的组织学范围。MCNs 含有产生黏蛋白的上皮细胞，通过囊肿周围存在富含黏蛋白的细胞和卵巢样基质进行组织学鉴定（图 56.14）。大多数病例中雌激素和孕激素染色呈阳性。常见于年轻女性，平均就诊年龄为 50 岁。男性很少罹患。MCNs 通常发现于胰腺的体部和尾部，但在其他部位不常见。尽管偶发 MCN 变得越来越常见，但高达 50% 的患者表现出模糊的腹痛。高达 20% 的患者有胰腺炎病史，这解释了假性囊肿的常见误诊原因。

CT 扫描 MCN 的放射学特征是存在孤立性囊肿，可能有细分隔并被钙化边缘包围（图 56.15）。横断面成像可能无法区分良性和恶性 MCNs；然而，在横断面成像上出现蛋壳钙化、较大的肿瘤或壁结节提示恶性肿瘤。

EUS 和囊液分析在 MCN 和其他囊性肿瘤的诊断中起着重要作用。MCNs 囊肿液 FNA 分析显示，吸出液富含黏蛋白，CEA 水平高（＞ 192 ng/ml；对数刻度）和低淀粉酶。图 56.16 说明了在细针液体抽吸的基础上，CEA 在鉴别黏液性肿瘤方面的敏感性和特异性。这些液体分析可为高达 80% 的病例提供准确诊断[24]。表 56.3 总结了胰腺囊性肿瘤的显著特征。

考虑到有可能发生恶性转化，胰腺切除是 MCNs 的标准治疗方法。在无侵袭性恶性疾病的情况下，切除是可治愈的，无须进一步监测。接受胰腺切除术治疗侵袭性 MCNs 的患者预后较差，但优于胰腺导管腺癌患者。与导管腺癌相比，侵袭性 MCNs 生长较慢，淋巴结受累频率较低，且临床行为较不具侵袭性；切除后 5 年生存率可达 50% ～ 60%。尽管对侵袭性 MCNs 的治疗经验有限，但大多数中心在手术切除后提供辅助性全身化疗，尤其是在淋巴结阳性时。

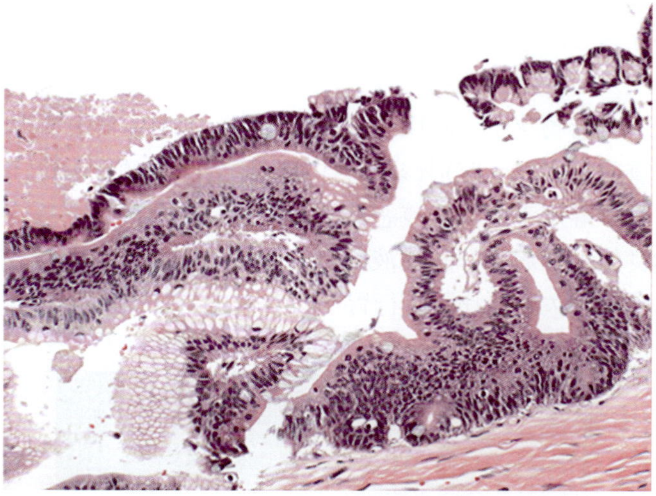

图 56.14 卵巢样基质是黏液性囊性肿瘤（MCNs）中常见的组织学特征

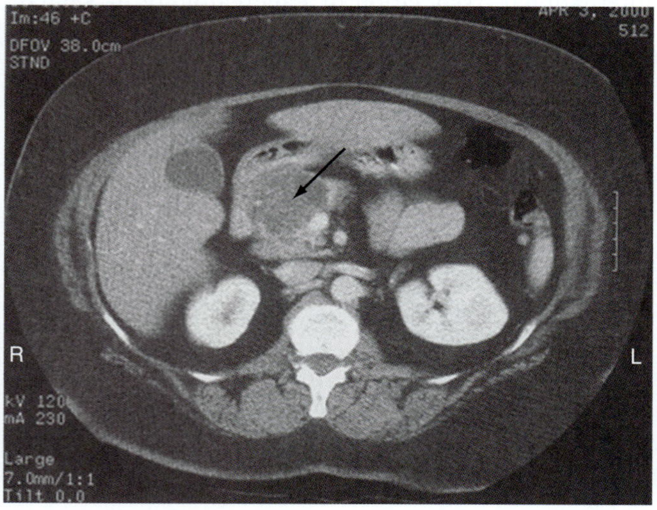

图 56.13 浆液性囊肿肿瘤的计算机断层扫描（CT）。箭头描绘了日光射线现象和中心钙化

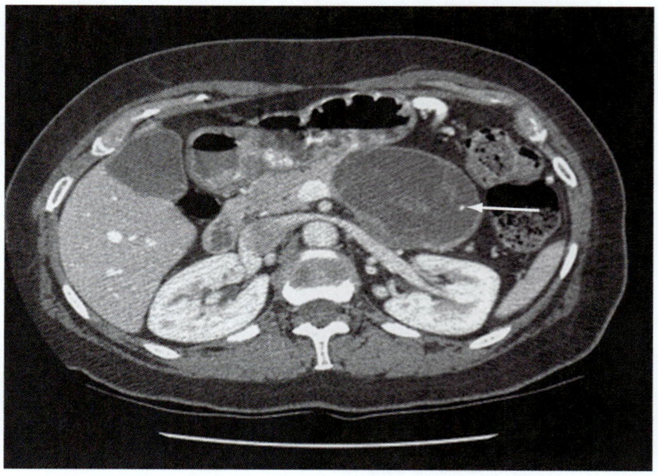

图 56.15 胰腺黏液性囊性肿瘤（MCN）尾部计算机断层扫描（CT）显示一个大的多房性囊肿箭头，无胰腺导管连通

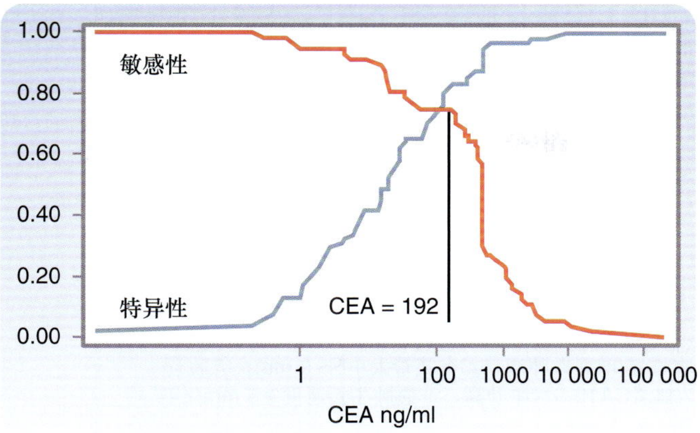

图 56.16 用于区分黏液性和非黏液性囊性病变的囊液癌胚抗原（CEA）浓度敏感性和特异性曲线（ng/ml；对数刻度）。192 ng/ml 的最佳临界值与敏感性和特异性曲线的交叉相关（From Brugge WR，Lewandrowski K，Lee-Lewandrowski E，et al. Diagnosis of pancreatic cystic neoplasms：A report of the cooperative pancreatic cyst study. Gastroenterology. 2004；126：1330-1336.）

导管内乳头状黏液瘤

胰腺 IPMNs 是黏液性上皮细胞肿瘤，起源于主胰管或分支导管或两者。IPMNs 最早由 Ohashi 描述，通常出现在生命的 60～70 岁。由于横断面成像（CT 和 MRI）的使用越来越多，该实体瘤也越来越多地得到诊断。IPMNs 包括广泛的上皮改变。最近为 IPMN 命名法标准化所做的努力对于更好地研究 IPMN 的诊断、管理和结果至关重要。为了使报告标准化，术语"腺瘤"和"原位癌"已被放弃。当前的组织病理学分级包括低级、中级或高级异型增生，以及是否存在侵袭性恶性肿瘤。

根据存在的导管受累模式，有三种 IPMN 亚型。IPMNs 根据其累及胰管的程度进一步被表征。仅累及小侧支的肿瘤称为侧支或分支导管 IPMN（BD-IPMN），而累及主胰管的称为主导管 IPMN（MD-IPMN）。伸入主导管的侧支 IPMNs 通常导致上游扩张，称为混合型 IPMNs。

导管内乳头状黏液瘤的治疗策略

恶性转化的风险已在 IPMN 中被描述，并且与被归类为令人担忧和高风险的多种因素相关。这些因素已通过国际共识确定，并在《胰腺 IPMN 管理国际共识指南》中进行了报道，最近一次更新于 2017 年[25]。

基于影像学的 IPMN 令人担忧的特征包括 BD-IPMN 囊肿大小大于 3 cm、增强壁结节小于毫米、增强囊壁增厚、主胰管大小为 5～9 mm、主胰管口径突然改变伴远端胰腺萎缩以及淋巴结肿大。此外，出现胰腺炎临床体征、CA19-9 水平升高或两年内囊肿

表 56.3 假性囊肿和胰腺囊性肿瘤的定义特征

特征	假性囊肿	SCN	MCN	IPMN
流行病学				
性别	*F = M*	F >> M（4 ：1）	F >>> M（10 ：1）	*F = M*
年龄（岁）	40～60	60～70	50～60	60～70
影像学检查				
位置	均匀分布	均匀分布	头<<体 / 尾	头>弥漫>体 / 尾
外观	圆形，厚壁的大囊肿；腺萎缩 ± 钙化	多个小囊肿被内部分隔，中央呈星状钙化	厚壁、隔状大囊肿，外形光滑，± 固体成分，蛋壳钙化	分界差，分叶状，多囊性肿块伴主管或分支管扩张
与胰管相通	是	否	极少	是
囊液分析				
细胞学	炎细胞	缺乏糖原丰富的细胞，过碘酸-希夫染色阳性	含黏蛋白的柱状细胞，呈片状和簇状	高的、柱状的、含有黏蛋白的细胞
黏蛋白染色	阴性	阴性	阳性	阳性
淀粉酶	很高	低	低	高
CEA	低	低	低	高

CEA：癌胚抗原；F：女；M：男；IPMN：导管内乳头状黏液瘤；MCN：黏液性囊性肿瘤；SCN：浆液性囊性肿瘤。
From Tran Cao HS，Kellogg B，Lowy AM，et al. Cystic neoplasms of the pancreas. Surg Oncol Clin N Am. 2010；19：267-295.

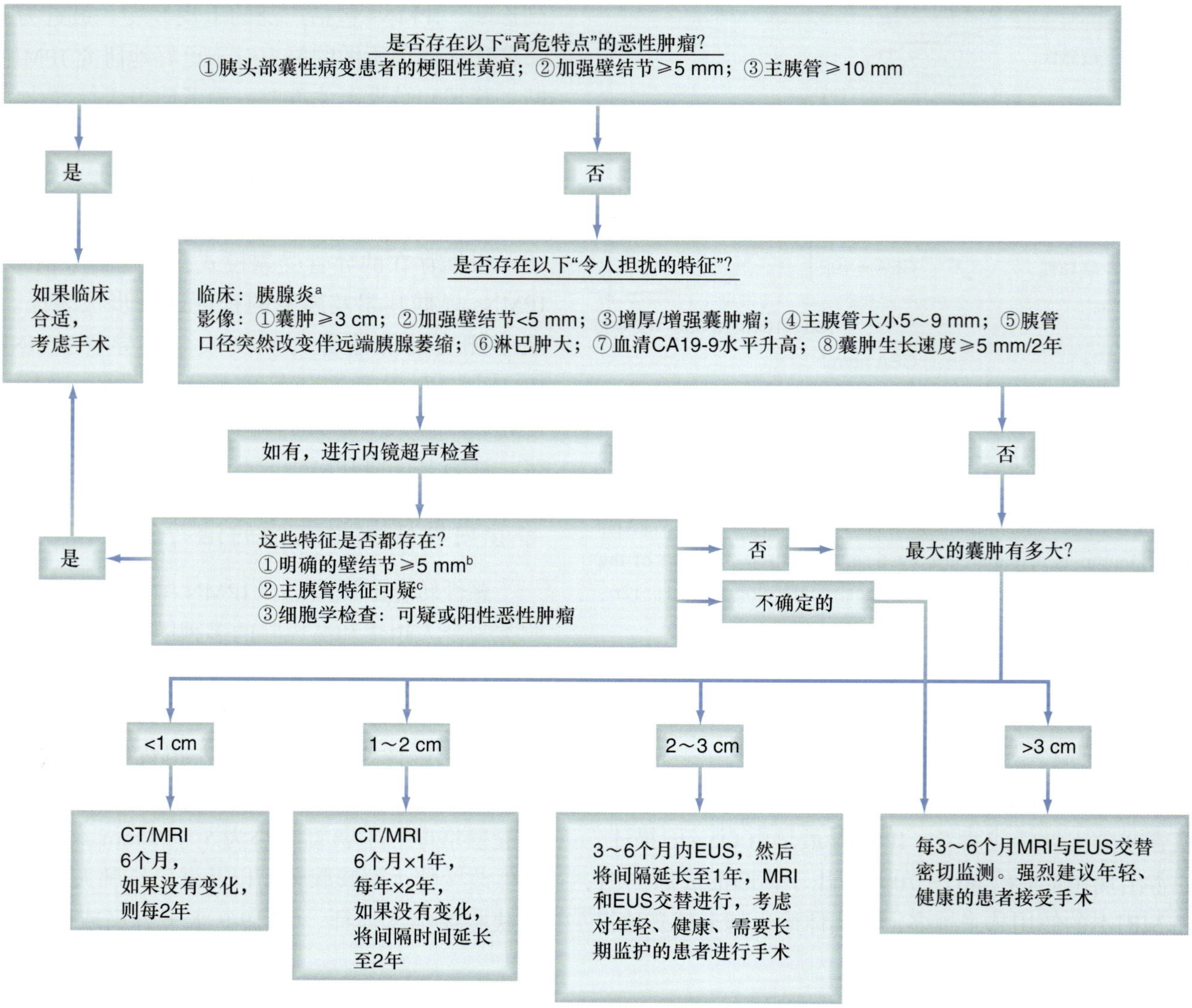

图 56.17 疑似分支导管内乳头状黏液瘤的管理建议（BD-IPMN）（From Tanaka M，Fernandez-del Castillo C，Adsay V，et al. International consensus guidelines 2012 for the management of IPMN and MCN of the pancreas. Pancreatology. 2012；12：183-197）

生长超过 5 mm 的患者应被视为具有令人担忧的特征。表 56.4 总结了这些特性。

IPMN 的高危特征包括囊肿内存在大于 5 mm 的增强结节，主胰管扩张超过 1 cm。出现黄疸临床体征的患者也应被视为高危患者。

已评估了许多可能导致 IPMN 恶性转化的基因突变，包括 *KRAS*、*p53*、*MUC* 等。迄今为止，与现有临床指南相比，囊肿液的遗传分析未能提高我们预测恶性肿瘤或选择手术切除患者的能力。

分支导管内乳头状黏液瘤 顾名思义，BD-IPMN 涉及与主胰管连通但不累及主胰管的胰管侧支的扩张。BD-IPMNs 可能是局灶性的，累及单侧分支，或多灶性的，在整个胰腺长度上有多个囊性病变。囊肿的多样性有利于诊断 BD-IPMN。

所有在 CT 或 MRI 上有令人担忧特征的囊肿都应进行 EUS 超声检查；所有具有高危特征的囊肿都应切除。对于疑似 BD-IPMN 病的管理建议汇总见图 56.17[25]。对于无令人担忧或高危特征的无症状 BD-IPMN 病患者，监测可能是合理的初始策略；然而，包括患者年龄和合并症在内的多种变量也在决策中起作用[25]。仅根据大小，囊肿大于 3 cm（令人担忧的特征）的无症状患者应强烈考虑进行手术切除，而囊肿为 2 ～ 3 cm 的患者可根据年龄和身体状况考虑进行切除或观察。小于 2 cm 的囊肿通常恶性肿瘤风险较低，因此最适合监测。

任何出现与 BD-IPMNs 相关的症状或高危特征的患者（例如黄疸、增强的壁结节和扩张的主胰管）应当进行手术切除，因为有症状的患者中恶性疾病的风险增加。总体而言，BD-IPMN 中出现侵袭性恶性疾病的风险为 10% ～ 15%；然而，越来越清楚的是，并非所有 IPMNs 患者都需要手术。总体而言，对于 BD-IPMN 患者，发生侵袭性恶性疾病的风险为每年 2% ～ 3%。在这些患者中，通过延迟干预进行密切监测的计划是合理的，因为小而无症状的分支导管肿瘤发生恶性转化的风险较低，大多数患者年龄较大，且发生侵袭性恶性疾病所需的时间可能长于患者的预期寿命。

主导管导管内乳头状黏液瘤 与 BD-IPMN 相反，MD-IPMN 提示主胰管异常囊性扩张，伴柱状上皮化生和浓稠黏液分泌物，内镜下评估可见自扩张乳头渗出（图 56.18）。主胰管受累可为局灶性或弥漫性；最重要的原因是恶性变的风险显著增加。出现 MD-IPMN 病时，患浸润性胰腺癌的风险为 30% ～ 50%。因此，手术切除是治疗的基础。图 56.19 显示整个胰管扩张的 MD-IPMN。

与胰腺导管腺癌（PDACs）患者不同，50% 的胰腺 IPMNs 患者表现为腹痛，高达 25% 的患者表现为 AP，这也就不难理解，在许多系列病例中都会被诊断为慢性胰腺炎。几位研究者研究了作为恶性肿瘤预测因子的临床和病理标志物，发现黄疸、血清碱性磷酸酶水平升高、壁结节、糖尿病和主胰管直径为 7 mm 或更大与侵袭性 IPMNs 密切相关。目前的指南认为，主导管扩张超过 5 mm 符合 MD-IPMN 的诊断和令人担忧的特征，而超过 1 cm 被视为高风险。考虑到恶性转化的总体高风险，所有有 MD-IPMN 证据的患者，如果适合手术，均应考虑手术切除。

表 56.4 导管内乳头状黏液瘤令人担忧的特征和高风险特征总结

令人担忧的特征	高风险特征
主导管 5 ～ 9 mm	主导管＞ 1 cm
增强壁结节＜ 5 mm	增强壁结节＞ 5 mm
囊壁增厚、强化	黄疸
BD-IPMN ＞ 3 cm	
主导管口径突变伴上游萎缩	
淋巴结病	
胰腺炎	
血清 CA 19-9 升高	
2 年内囊肿生长＞ 5 mm	

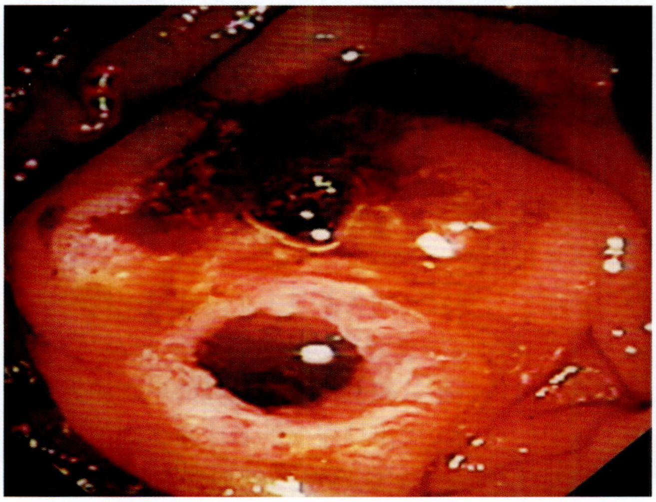

图 56.18 导管内乳头状黏液瘤（IPMN）的经典内镜视图，显示黏性液体从扩展的 Vater 壶腹渗出

胰腺 CT 扫描上 IPMNs 的影像学特征可能包括主胰管扩张、大小不一的囊肿，和可能的附壁结节（图 56.19）。MRCP 和 EUS 是评估疑似 IPMN 病患者的重要二级诊断研究。MRCP 可对壁结节进行定位，并对 IPMN 疑似侧支或主导管类型进行预处理分类。EUS 可评估胰管，评估肿瘤的液体和固体成分。抽吸的液体通常呈黏性透明状，并含有黏蛋白。细胞学研究显示有富含黏蛋白的液体和不同的细胞结构；也可以看到具有可变异型性的柱状黏液细胞。与 MCNs 和 BD-IPMNs 的情况一样，液体吸出物特征性表现为 CEA 水平升高（＞ 192 ng/ml；对数刻度）。CEA 水平的升高不能预测侵袭性恶性疾病，只能预测黏液性化生的存在。

混合型导管内乳头状黏液瘤 混合型 IPMN 指 IPMN 的侧支已扩展至不同程度，累及主胰管。对于表现出胰管上游扩张的侧支囊肿个体，应引起对混合型 IPMNs 的关注，因为这是主导管受累的指征。混合型 IPMNs 的生物学行为与 MD-IPMNs 最相似，表

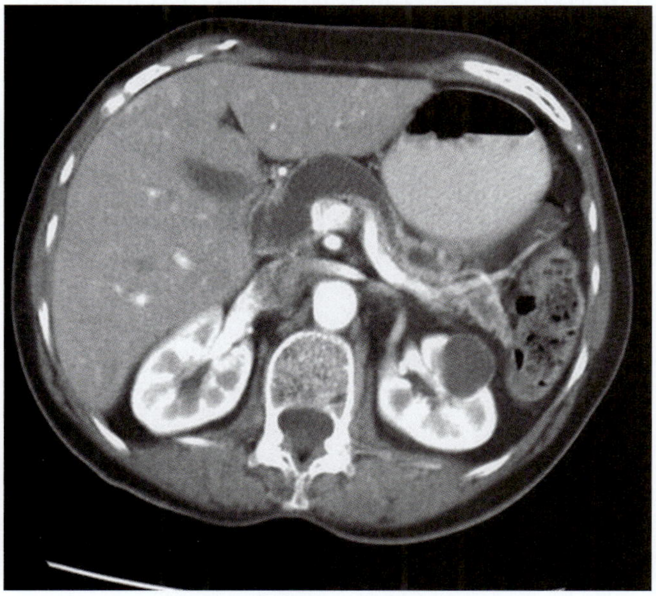

图 56.19 贯穿整个胰腺和突出的 Vater 壶腹的主导管导管内乳头状黏液瘤（MD-IPMN）的横断面成像

现出侵袭性恶性疾病的显著风险（30% ～ 50%）。对于 MD-IPMN，手术切除适用于混合型 IPMN 病的治疗。

治疗：导管内乳头黏液瘤的手术切除

部分胰腺切除术是高危病变的主要治疗方法；然而，对于一些患者来说，胰腺切除的最佳范围仍然未知。对于 BD-IPMN，切除应针对相关病变，因此手术决策通常很简单。然而，对于 MD-IPMN，并不总能确定导管内微小异常的范围。在主导管内无弥漫性息肉或增强结节的情况下，首选右侧胰腺切除术。术中获得胰颈缘冰冻切片，潜在全胰切除术用于边缘识别为高级别异型增生或浸润性癌的病例。尽管一些研究者继续主张全胰腺切除术用于治疗任何 IPMN 病，但随着对接受 R0 和 R1 部分胰腺切除术治疗的患者进行更长时间的随访，支持这种方法的证据正在减少。应建议行部分胰腺切除术，并在术前讨论胰腺切缘的管理，告知患者约 15% 的患者需要改用全胰腺切除术，以达到实质切缘阴性。

IPMNs 患者的生存结局明显优于 PDACs 患者。Sohn 和同事[26]对 136 例 IPMNs 患者进行了系列分析；非侵袭性 IPMNs 患者 1 年生存率为 97%，2 年生存率为 94%，5 年生存率为 77%。当对非侵袭性 IPMNs 患者组进行进一步分析时，未发现 IPMNs 患者与交界性 IPMNs 患者之间的生存率差异。相反，非侵袭性 IPMNs 患者与侵袭性 IPMNs 患者的生存率有显著差异。侵袭性 IPMNs 患者的 1、3 和 5 年生存率分别为 72%、58% 和 43%。因此，生存率明显取决于病变的侵袭性成分。

切除后，由于 IPMN 复发或侵袭性恶性肿瘤的风险，建议监测残余胰腺，据报道，风险范围在 5% ～ 22% 之间。终止监测的决定应取决于患者的年龄和病情。对于残留胰腺存在复发或疾病进展的患者，应考虑再次手术。

胰腺外分泌腺癌

流行病学

2018 年，估计 PDAC 将影响美国约 55 440 人，44 330 人将死于该疾病。相比之下，1995 年，有 24 000 例新增胰腺癌病例。虽然人口增长和老龄化是导致这一增长的最可能原因，但尚不清楚人口规模和年龄以外的因素是否促成了这一增长。尽管胰腺癌是第九常见的癌症诊断，但它最近已超越乳腺癌，成为美国第三大最常见的癌症死亡原因。尽管其他癌症的治疗取得了显著进展，但胰腺癌的预后仍然不容乐观。总体而言，不到 8% 的个体在诊断后能存活 5 年。这些令人沮丧的结果的原因之一是，大多数胰腺癌患者在就诊时患有局部进展期或远处转移疾病。通过在早期和可治愈阶段检测胰腺癌，早期检测胰腺癌的努力可能会改变这些结果。在最近的一项研究中，作者对胰腺癌转移克隆的进化时间进行了定量分析。这项出色的研究表明，胰腺癌获得转移能力平均需要 5 年时间，因此表明，当癌症为局部疾病且可能治愈时，确实存在机会窗口[27]。男性受影响的频率略高于女性，发病率比为 1.3∶1。与白种人相比，非洲裔美国人患胰腺癌和死于胰腺癌的风险略高。超过 60 岁，胰腺癌的风险随着年龄的增长而增加；平均诊断年龄为 72 岁。

风险因素

环境风险因素及原因

尽管胰腺癌的病因尚不清楚，但其发病率增加与多种环境风险有关。最显著的风险因素与吸烟有关。几项流行病学研究显示，吸烟史的数量和持续时间与胰腺癌的高风险相关。平均而言，与不吸烟者相比，吸烟者患胰腺癌的风险增加 1 ～ 3 倍。这种风险似乎是一种线性关联，胰腺癌发病率与吸烟的量和年限直接相关。与其他癌症一样，胰腺癌的风险在戒烟后会持续多年。多年来，还有其他几个因素，包括慢性胰腺炎和职业暴露，被认为会增加胰腺癌的风险；然而，人口数据多少有些争议。这些因素很可能与高风险相关，但风险的大小不确定。肥胖是近年来研究的热点；几位作者已经发现，肥胖患者患胰腺癌的可能性可能是非肥胖个体的三倍。目前尚不清楚肥胖本身或是肥胖相关的某种合并症与该人群中胰腺癌的较高发病率是否相关。

糖尿病与胰腺癌的关系是一个复杂的问题。研究表明，新发糖尿病患者的胰腺癌发病率较高[28]。如果在老年、体重指数较低或体重减轻的患者和无糖尿病家族史的患者中做出糖尿病的新诊断，则与胰腺癌的关联尤其强烈。在这些新发糖尿病患者中，胰腺癌可能导致糖尿病。糖尿病的诊断可能早于胰腺癌的诊断长达 36 个月，这表明可能存在早期诊断的机会窗口。因此，新发糖尿病患者是胰腺癌早期诊断工作中可能应关注的高危人群。胰腺癌诱发糖尿病的机制目前尚不清楚。其他研究表明，长期糖尿病可能会增加胰腺癌的风险。然而，这些观察结果可能会被肥胖等因素既和糖尿病相关又和胰腺癌相关这一事实所混淆。然而，很明显，在有体重减轻和腹部症状等异常症状的新发糖尿病老年患者中，应考虑胰腺癌的诊断，这可能导致胰腺癌的早期诊断。

遗传性风险因素

胰腺癌的遗传易感性见于一系列临床环境中。几种遗传性癌症综合征（例如 Peutz-Jeghers 综合征、家族性非典型痣和多发性黑色素瘤综合征、遗传性乳腺癌和卵巢癌综合征）与胰腺癌风险增加相关。可遗传的胰腺炎性疾病，即遗传性胰腺炎和囊性纤维化患者患胰腺癌的风险增加。这些具有已知遗传综合征的患者约占遗传性胰腺癌病例的 20%。“家族性胰腺癌”（familial pancreatic cancer，FPC）一词适用于其余 80% 具有遗传倾向但没有可识别的遗传综合征的患者。表 56.5 总结了几种已知的基因突变及其临床意义。

遗传性胰腺炎（*PRSS1* 和 *SPINK1* 基因突变） 长期以来，人们注意到家族性胰腺炎患者患胰腺癌的风险增加。阳离子胰蛋白酶原基因（*PRSS1*）突变导致了 80% 的遗传性胰腺炎病例，并导致胰蛋白酶活性增加和胰腺慢性炎症。*SPINK1* 基因编码一种抑制活性蛋白的丝氨酸蛋白酶抑制剂，该基因突变与遗传性胰腺炎有关。与未受影响的个体相比，遗传性胰腺炎个体发生胰腺癌的风险增加了 50 倍以上[29]。

Peutz-Jeghers 综合征（*STK11* 基因突变） Peutz-Jeghers 综合征患者以胃肠道错构瘤性息肉和色素性皮肤黏膜病变的发展为特征。*STK11* 的具体作用尚未明确，但被认为是一种肿瘤抑制基因，其杂合性缺失会导致胃肠道肿瘤的发生。除胃肠癌外，Peutz-Jeghers 综合征患者患肺癌、卵巢癌、乳腺癌、子宫癌和睾丸癌的风险更高。在 Peutz-Jeghers 综合征的情况下，胰腺癌的风险是正常个体的 100 多倍[29]。

囊性纤维化（*CFTR* 基因突变） 尽管病因尚不清楚，但囊性纤维化（*CFTR* 基因突变）患者患胰腺癌的可能性是普通人群的 30 倍。据推测，这种高风险是由长期分泌液增稠和导管部分阻塞造成的胰腺慢性炎症引起的[29]。

家族性非典型痣和多发性黑色素瘤综合征（*CDKN2A* 基因突变） *CDKN2A* 编码蛋白 p16，通常通过与细胞周期蛋白依赖性激酶（CDKs）结合来抑制细胞增殖。*CDKN2A* 突变导致细胞周期激活和增殖不受抑制。尽管 *CDKN2A* 最著名的是其相关的黑色素瘤风险增加，但 *CDKN2A* 突变的个体发生胰腺癌的风险也增加了 20 倍[29]。

遗传性乳腺癌和卵巢癌（*BRCA2* 基因突变） 虽然种系 *BRCA* 基因突变与乳腺癌的关系最为人所熟知，但在胰腺癌高危家族（至少有两名一级亲属患有胰腺癌）中，有 10% 的人被发现患有 *BRCA2* 基因突变。*BRCA2* 基因的种系突变导致胰腺癌风险增加，高达一般人群的 10 倍[29]。

Lynch 综合征（错配修复基因突变） 虽然其与错配修复基因（*MLH1*、*MSH2*、*MSH6*）突变引起的结肠癌密切相关，但 Lynch 综合征也会导致胰腺癌风险增加。在 Lynch 综合征患者的胰腺癌细胞中也观察到结肠癌细胞中发现的微卫星不稳定性，表明存在共同的遗传原因。据估计，Lynch 综合征患者患胰腺癌的风险增加了 8 倍[29]。

表 56.5 胰腺癌发生的遗传危险因素

基因	相关综合征	临床意义
PRSS1	家族性胰腺炎	突变导致慢性胰腺炎和 40% 的 PDAC 终生风险
STK11	Peutz-Jeghers 综合征	突变导致 PDAC 发病风险增加＞ 100 倍
CDKN2A	家族性非典型痣和多发性黑色素瘤综合征	突变导致黑色素瘤风险增加，PDAC 发病风险增加＞ 40 倍
CFTR	囊性纤维化	浓稠的分泌物导致慢性胰腺炎和 PDAC 的发病风险增加 30 倍
BRCA2	遗传性乳腺癌和卵巢癌	突变导致乳腺癌和卵巢癌的风险增加，PDAC 发病风险增加 10 倍
MLH1	林奇综合征	错配修复基因突变导致结肠癌风险增加，PDAC 发病风险增加 8 倍
APC	家族性腺瘤性息肉病	突变导致大肠息肉病和结肠癌，PDAC 发病风险增加 4 倍

PDAC；胰腺导管腺癌。

家族性腺瘤性息肉病（*APC* 基因突变） 家族性腺瘤性息肉病由腺瘤性息肉病大肠埃希菌（*APC*）基因突变引起，导致成千上万结肠息肉的发生。研究发现，受家族性腺瘤性息肉病影响的个体患胰腺癌的可能性也显著增加，比一般人群增加了四倍。这些数据仍然是观察性的，因为在这种情况下胰腺癌的原因尚未确定[29]。

家族性胰腺癌（未知基因） FPC 病是指有两个或两个以上胰腺腺癌一级亲属的家庭不符合其他遗传性肿瘤综合征的标准，且胰腺腺癌的发生风险增加。与散发性胰腺癌患者的亲属相比，FPC 家系中胰腺癌发生的风险显著升高。与普通人群相比，FPC 家族成员患胰腺癌的风险增加了 18 倍。此外，随着 FPC 家族中胰腺癌一级亲属人数的增加，以及如果受影响的个体在 50 岁之前被诊断出，这种风险会增加。分离分析表明，这些家族中胰腺癌的聚集是由于外显率降低的不明常染色体显性遗传基因所致。该病越来越受到重视，该人群中胰腺癌筛查指南和对已识别可疑病变的管理措施正在制订中。

散发性胰腺癌的发病机制

尽管 PDAC 有多种遗传形式，但大多数病例为散发性。与许多其他癌症一样，在 PDAC 病从胰腺上皮内瘤形成（PanIN）到浸润性癌症的发展过程中观察到了一条连续的途径。已鉴定出许多在 PDAC 病发病机制中起重要作用的肿瘤抑制基因和癌基因，包括 *PDX1*、*KRAS2*、*CDKN2A/p16*、*P53* 和 *SMAD4*。睡美人转座子介导的插入突变等新技术有助于鉴定去泛素化酶 USP9X 等肿瘤抑制基因，这些基因在多达 50% 的肿瘤中发生突变。必须注意的是，由于缺乏任何家族史，被认为患有散发性胰腺癌的患者中，高达 5% 的患者的胰腺癌易感基因带有种系突变。这导致国家综合癌症网络（NCCN）建议考虑为所有有胰腺癌个人史的患者提供种系基因检测，无论家族史或诊断时的年龄如何。

胰腺上皮内瘤变至侵袭性胰腺导管腺癌的遗传进展

PanIN 在组织学上定义为导管上皮从柱状上皮化生（PanIN-1A）到原位癌（PanIN-3）的进行性异常。PanIN-1A 的组织学特征为存在柱状、产生黏蛋白的导管上皮，其基底位置的均质核无异型性。乳头状结构的发展定义了 PanIN-1B，但在其他方面与 PanIN-1A 相同。PanIN-2 表示从单纯乳头状生长进展为在 PanIN-1B 未见的核异型性证据。存在具有核拥挤和极性丧失的增大核。显著的核异常伴极性完全丧失和显著的细胞异型性是 PanIN-3（原位癌）的特征。导管腔内通常可见成群的异常细胞。

KRAS2 癌基因在 95% 以上的胰腺癌中被激活，被认为是肿瘤发生的起始事件。*KRAS2* 由点突变（密码子 12、13 或 61）激活，引起丝裂原活化蛋白激酶细胞信号转导的结构性激活和失去调控。*KRAS2* 癌基因突变是 PanIN 向 PDAC 进展过程中发现的最早的遗传异常之一，在 36% 的 PanIN-1 病例、44% 的 PanIN-2 病例和 87% 的 PanIN-3 病例中发现。

CDKN2A/p16、*P53* 和 *SMAD4* 是肿瘤抑制基因，它们似乎在 PDAC 病的发生中也起关键作用。*CDKN2A* 编码一种蛋白 p16，与 CDK4 和 CDK6 结合，导致细胞周期停滞。*CDKN2A* 突变和 p16 缺失会导致细胞周期失去调控。与 *KRAS* 突变一样，在 30% 的 PanIN-1 病例、55% 的 PanIN-2 病例和 71% 的 PanIN-3 病例中发现了 *CDKN2A* 突变（p16 表达缺失）。约 90% 的 PDACs 显示 p16 功能丧失。此外，p53 编码蛋白 *P53*，其通过细胞周期阻滞和促凋亡机制调节细胞增殖。尽管在 PanIN 中很罕见，但 79% 的侵袭性 PDACs 表现出 *P53* 突变，表明其在从非侵袭性肿瘤向侵袭性肿瘤转变中的潜在重要性。同样，*SMAD4* 突变发生在从 PanIN 到 PDAC 的途径的晚期。*SMAD4* 通常作为与 TGF-β 相关的下游介质发挥作用，其缺失会导致细胞生长和增殖抑制作用减弱。在 20% ～ 30% 的 PanIN-3 和局限性癌症中观察到 *SMAD4* 功能丧失，而 78% 的广泛转移性肿瘤显示 *SMAD4* 功能丧失。图 56.20 证明了参与 PanIN-PDAC 途径的分子遗传学改变。

表 56.6 胰腺壶腹周围肿瘤的症状表现

呈现症状	频率（%）
黄疸	75
体重下降	51
腹痛	39
恶心 / 呕吐	13
瘙痒	11
发热	3
胃肠道出血	1

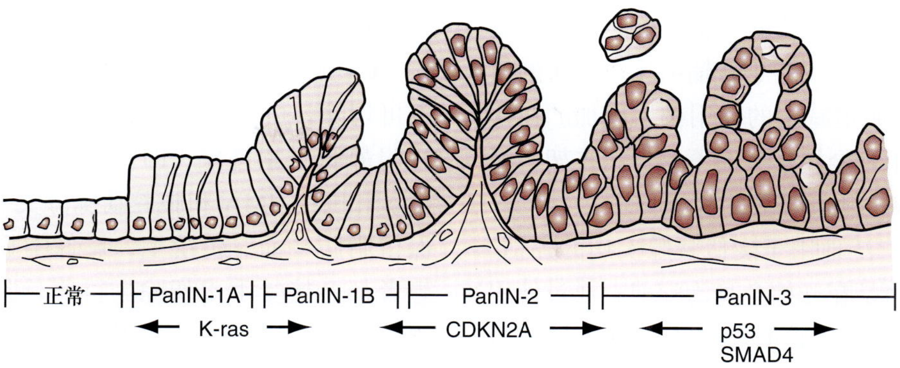

图 56.20 胰腺上皮内瘤变（PanIN）向浸润性导管腺癌的分子遗传学进展（Adapted from Wilentz RE，Iacobuzio-Donahoe CA，Argani P，et al. Loss of expression of SMAD4 in pancreatic intraepithelial neoplasia：Evidence that SMAD4 inactivation occurs late in neoplastic progression. Cancer Res. 2000；60：2002-2006.）

临床表现

壶腹周围区 PDACs 患者的明确症状为黄疸。虽然无痛性黄疸经常被描述，但除了黄疸之外，相当多的患者还存在疼痛，通常出现在上腹部并向背部放射。体重减轻在就诊时也很常见，影响到 50% 以上的患者。对于胰体尾部肿瘤，疼痛和体重减轻在就诊时更为常见。表 56.6 列出了最常见的症状及其出现频率。如前所述，体重减轻的老年患者新发糖尿病可能是胰腺癌的早期症状。除黄疸外，体格检查结果对大多数 PDAC 病患者而言并不显著。大约三分之一的壶腹周围 PDAC 病患者可发现可触及的扩张胆囊，瑞士外科医生 Courvoisier 于 1890 年首次描述了这种关联。他指出，胆总管结石通常与纤维化胆囊萎缩有关，而其他原因（包括肿瘤）导致的缓慢进展性闭塞更可能导致器官扩张。尽管 Courvoisier 征本身不是诊断性的，但它是医科学生所熟悉的 PDACs 的一个决定性特征。如果扩散转移，可触及左侧锁骨上结节（Virchow 淋巴结）。同样，脐周淋巴结（Sister Mary Joseph 淋巴结）也可触及。在腹膜播散的情况下，可通过直肠指检（称为 Blumer shelder）触及直肠周围肿瘤。

诊断

实验室评估

对疑似 PDAC 病患者的实验室评估应包括肝功能评估，包括凝血特征和营养评估。预计胆红素水平升高，但如果考虑手术干预，应仔细注意营养价值，包括前白蛋白和白蛋白水平。营养不良者应在术前给予营养补充。一些肿瘤标志物在初始评估时可能是合适的，包括 CEA、糖类抗原 19-9（CA 19-9）和甲胎蛋白。其中，CA 19-9 对胰腺腺癌最敏感，敏感性约为 79%，特异性为 82%。CA 19-9 检测在壶腹周围肿瘤中的一个显著局限性是胆道梗阻引起的假性升高，这可能会产生误导。此外，10% ～ 15% 的个体没有 CA 19-9 水平升高，这一发现与血液 Lewis 抗原阴性状态有关，并且是由岩藻糖基转移酶基因缺失引起的。接受这些限制，CA 19-9 仍然是用于胰腺腺癌治疗前评估和治疗后监测的最可靠肿瘤标志物。CA19-9 除了用于胰腺癌的诊断外，还可用作预测和预后的标志物。例如一些研究建议将其用于识别将从分期腹腔镜检查中获益的患者[30]。同样，新辅助治疗后 CA 19-9 的正常化被认为是一个重要的预后因素[31]。

影像学研究

多排 CT 是评估胰腺病变的首选影像学选择。CT 可准确确定胆道梗阻的程度、肿瘤与关键血管解剖结构的关系，及是否存在局部或转移性疾病。对于疑似壶腹周围疾病，常规应进行 3 mm 断层的三相（非对照、动脉和门静脉）CT 扫描、冠状位扫描，及三维重建。由于其广泛的实用性和优异的敏感性（85%），CT 已成为评估疑似胰腺癌的首选成像方式。胰腺腺癌通常在成像的门静脉期被视为低衰减病变。

ERCP 因其能够进行活检和缓解黄疸（如有必要）而经常用于黄疸患者的评估。尽管姑息性胆道支架植入术仍然是治疗 PDAC 肿瘤导致黄疸的常规方法，但对于那些可能需要手术切除的患者，其有效性值得怀疑。术前胆道减压可能会增加由细菌引起的伤口感染率，尽管总体发病率和死亡率没有变化。在现代医学实践中，ERCP 应保留用于需要治疗或姑息性干预的病例，因为其他成像方式可提供优越的诊断能力，且无 ERCP 的侵袭性。鉴于新辅助化疗方法的使用增加，ERCP 用于胆道减压的使用必然增加。在这种情况下，建议使用短金属支架而不是塑料支架，因为塑料支架容易堵塞，因此需要重复操作。

EUS 正越来越广泛地用于疑似胰腺疾病的评估。或许其最重要的能力是在开始全身治疗前，通过使用 FNA 对疑似肿瘤进行组织诊断。FNA 的敏感性和特异性远优于刷检细胞学，诊断准确率为 92% ～ 95%。它也可能在新辅助治疗患者肿瘤样本的分子评估中发挥重要作用。尽管 EUS 在肿瘤周围血管系统和局部淋巴结评估中的应用越来越多，但在不需要组织诊断的情况下，并未显示出其比单独 CT 有任何显著优势。EUS 可能有助于识别 CT 扫描中未出现的小肿瘤，并有助于描绘小于 2 cm 的更清晰的可疑病变；因此，它发挥着重要的补充作用。

对于需要详细评估腔内胰胆管解剖结构的病例，应考虑 MRCP。MRCP 已成为胰腺囊性病变的有用检查方法，其敏感性和特异性略优于单独使用 CT。MRCP 与 ERCP 相比还有几个优势：它是非侵入性的，没有诱发胰腺炎的危险，并且提供了导管系统的三维重建。

生物成像 ^{18}F- 氟脱氧葡萄糖正电子发射断层扫描（FDG PET）联合 CT 扫描越来越多地用于胰腺癌的评估。FDG PET 检测癌症的能力基于以下原则：与周围的正常组织相比，代谢活跃的细胞将优先摄取 ^{18}F 标记的葡萄糖。几项研究已经注意到 CT FDG PET 的潜在益处，包括区分良性和恶性胰腺肿瘤的能力（自身免疫性胰腺炎与腺癌），并且还可以识别未被怀疑的疾病，这在超过 10% 的病例中改变了临床规划。假阳性结果也是可能的，最显著的原因是炎症性疾病，FDG PET 与 CT 的风险-获益比尚未确定。在提倡常规使用之前，有必要进一步研究以明确 FDG PET 和 CT 在胰腺癌评估中的作用。

分期

胰腺癌分期以美国癌症联合委员会（AGCC）肿瘤、淋巴结、转移（TNM）系统为基础[31a]。活检确认（通常由 EUS-FNA 进行）后，通过腹部和骨盆的多排 CT 扫描，分三个阶段给予造影剂和进行三维重建完成准确分期。胸片足以评估潜在的肺转移，如果发现任何可疑病变，应随后进行胸部 CT 检查。在《AJCC 分期》第 8 版中，T 分类从描述性修订为基于大小的定义，因为肿瘤大小是胰腺癌生物学的最佳替代。

CT 成像后，肿瘤分为可切除、交界性可切除和不可切除。可切除肿瘤定义为局限于胰腺，无 SMV 或门静脉受累迹象（即没有邻接、扭曲、血栓或包裹）和围绕 SMA 和腹腔动脉分支（包括肝动脉）的保留脂肪平面。传统上，影像学显示可切除疾病的患者都会接受手术切除。目前，鉴于新辅助策略在治疗交界性可切除胰腺癌方面的成功，术前化疗在治疗可切除疾病方面的应用越来越多。然而，各研究所在可切除胰腺癌治疗中对新辅助治疗的使用情况差异很大。

交界性可切除肿瘤的适当定义不断发展。NCCN 定义的交界性可切除肿瘤是指表现出一种或多种以下特征的肿瘤：

1. 静脉受累：实体瘤与 SMV 或门静脉接触超过 180° 或接触≤ 180°，伴静脉轮廓不规则或静脉血栓形成，但受累部位近端和远端有合适的血管，可进行安全、完整的切除和静脉重建。

2. 动脉受累

a. 肝动脉受累：实体瘤与肝总动脉（桥基或包裹）接触，未延伸至腹腔轴或肝动脉分叉处，允许安全、完全的切除和重建。

b. SMA 受累：实体瘤与 SMA 接触≤ 180°。

目前，这些患者仅在新辅助治疗后才开始手术切除。关于新辅助治疗的类型和持续时间的证据有限，在不同机构中差异很大（见下文）。

不可切除的肿瘤包括表现出转移（包括切除范围外的淋巴结转移）、腹水或超出此处详述范围的血管受累。

腹腔镜检查

一些作者主张分期腹腔镜检查可作为一种手段，降低手术时确诊的未怀疑转移性或局部晚期不可切除疾病患者的非治疗性开腹手术频率。对于仅在影像学研究中显示患有可切除疾病的患者，腹腔镜检查可在多达 30% 的病例中识别出其他不可切除疾病。其他人则认为，随着当前的影像学检查的恰当使用，增加腹腔镜检查的益处很少会改变手术计划。最近，对于隐匿性疾病风险特别高的患者，包括肿瘤较大（＞ 3 cm）、CA 19-9 水平显著升高（＞ 100 U/ml）、CT 检查结果不确定或体尾部肿瘤患者，更有选择地使用腹腔镜检查已达成一些共识。对于有广泛疾病临床指标（包括显著体重减轻、营养不良和疼痛）的患者，临床上考虑进行腹腔镜检查可能也是谨慎的。尚无 I 级数据可用于定义分期腹腔镜检查的作用，因此其使用仍由外科医生自行决定。此外，目前尚不清楚腹膜细胞学检查的作用和位置。然而，腹膜细胞学检查结果呈阳性的患者预后非常差，表现与转移性疾病患者相似。

治疗

手术切除仍然是胰腺癌唯一可能的根治方法。

胰头肿瘤手术

对于累及胰头的肿瘤，可选择胰十二指肠切除术。尽管在 1909 年由 Kausch 首次描述，但在 Whipple 和 Parsons 首次成功实施手术切除并于 1935 年由 Parsons 提交给美国外科协会后，该技术才开始广为人知。前两次尝试在 1934 年，导致手术死亡；但在 1935 年，一个两阶段的手术程序，即胆汁减压后行胰十二指肠切除术，是成功的。最初的手术描述包括在没有再吻合的情况下结扎胰腺残余物。

约翰·霍普金斯大学（Johns Hopkins University）的 Trimble 及其同事于 1941 年报道了第一次一期 Whipple 手术[32]。直到 20 世纪 70 年代末，现代 Whipple 手术的围术期死亡率保持在 25%，并发症率远高于 50%。这种复杂手术结果改善的出现可归因许多外科医生和机构。在这份关于改善死亡率和结局的早期和开创性领导者名单中，最值得注意的是 Cameron［约翰·霍普金斯医院，巴尔的摩（Johns Hopkins Hospital，Baltimore）］、Tredi［曼海姆诊所，曼海姆，德国（Mannheim Clinic，Mannheim，Germany）］、Warshaw［马萨诸塞州总医院，波士顿（Massachusetts General Hospital，Boston）和 Brennan［纪念斯隆-凯特琳癌症中心，纽约（Memorial Sloan Kettering Cancer Center，New York）］。在 20 世纪 80 年代和 90 年代，每个外科医生和中心都进行了 100 多次手术，没有任何死亡。

手术技术。现代胰十二指肠切除术从探查腹膜表面以寻找转移疾病的证据开始，这将确认患者是否无法手术。进行科赫操作至主动脉左侧边界水平。横结肠系膜与胰头分离，露出胰下肠系膜上静脉。图 56.21 显示胰头和胆囊完全游离。通过胃结肠韧带进入小网膜囊，并分离胃网膜血管。胃网膜右静脉在其与肠系膜上静脉汇合处进行结扎，使肠系膜上静脉可从胰腺下缘和后颈部解剖。如有必要，也可牺牲结肠中静脉，以便在此水平进行充分解剖。

解剖胰下肠系膜上静脉并充分游离胰头后，切除胆囊并环周解剖肝总管。肝总管的分离可使胰上门静脉可视化。在保留幽门的胰十二指肠切除术中，十二指肠在幽门远端至少 2 cm 处离断。向近侧和远侧暴露肝动脉，并评估是否存在替代或异常解剖结构。可见胃十二指肠动脉和胃右动脉。胃十二指肠动脉分离前，暂时闭塞血管，并使用多普勒设备确保血液流经远端肝总动脉。对于腹腔干动脉粥样硬化患者，此操作至关重要，可确保肝血液供应不依赖于从肠系膜上动脉经胃十二指肠动脉的侧支逆行动脉血流。确认肝动脉血流后，结扎并分离胃右动脉和胃十二指肠动脉。如果肝动脉中的血流因胃十二指肠动脉闭塞而中断，则可仅在保留胃十二指肠动脉或进行动脉切除和肝动脉腹主动脉重建的情况下进行切除。腔静脉在后方可见。胆囊已脱离胆囊窝。

然后在胰十二指肠下动脉和上动脉四点结扎后分离胰腺。空肠在距 Treitz 韧带远端约 10 cm 处离断，肠系膜短血管离断，以允许空肠和第三和第四部分十二指肠的肠系膜后旋转。然后将胰头和附着的小肠缩至患者右侧，完成剩余门静脉和钩突的解剖。

在门静脉完全游离的情况下，将腺体进一步向右牵拉，以使钩突和肠系膜上动脉完全可视化。从肠系膜上动脉上解剖腹膜后组织，从而完全切除动脉周围淋巴组织。图 56.22A 显示了切除胰头后的解剖结构，图 56.22B 突出显示肠系膜上动脉周围组织完全清除。如果遇到门静脉或肠系膜上静脉肿瘤受累，如图

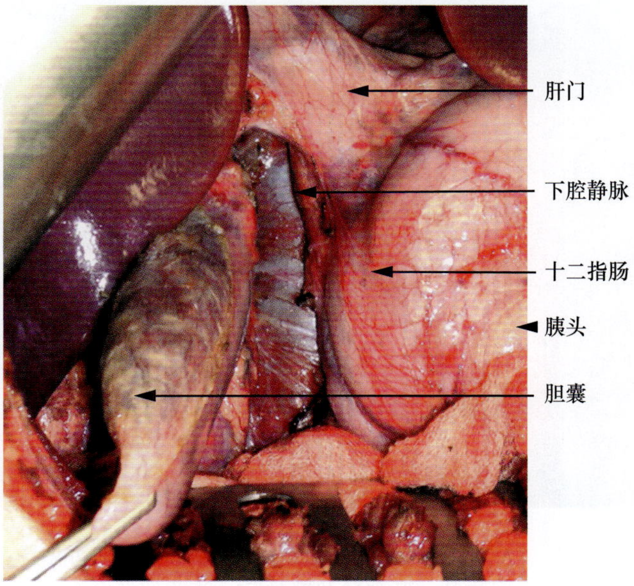

图 56.21 显示胰头完全游离。下腔静脉在后方可见，胆囊已从胆囊窝中取出

56.23A 和 B，应进行静脉切除。如果切除的静脉直径小于 50%，可缝合门静脉（图 56.23C）；否则，应进行节段性切除，行一期吻合或利用颈内静脉或股静脉进行间置移植。

重建 在重建之前，一些外科医生将获得胰腺颈部切缘的冰冻切片评估。在确定切缘阴性后，将近端空肠穿过横结肠系膜或肠系膜后缺损，为胰空肠吻合术和肝管空肠吻合术做准备。胰空肠吻合术分为前、后两层，采用导管-黏膜吻合术（图 56.24）。对于小于 5 mm 的导管，可保留一个内部或外部[33-34]胰腺支架。然后以端对侧的方式在胰空肠吻合术的下游进行肝空肠吻合术。如果胆管小于 5 mm，可剪成斜面改善通畅性。然后，完成十二指肠或胃空肠吻合术。外引流管有选择地放置在胰空肠吻合术和肝空肠吻合术附近。对于术前明显营养不良（白蛋白水平< 3.5 g/dl）的选定患者，可考虑行喂养性空肠造口术。

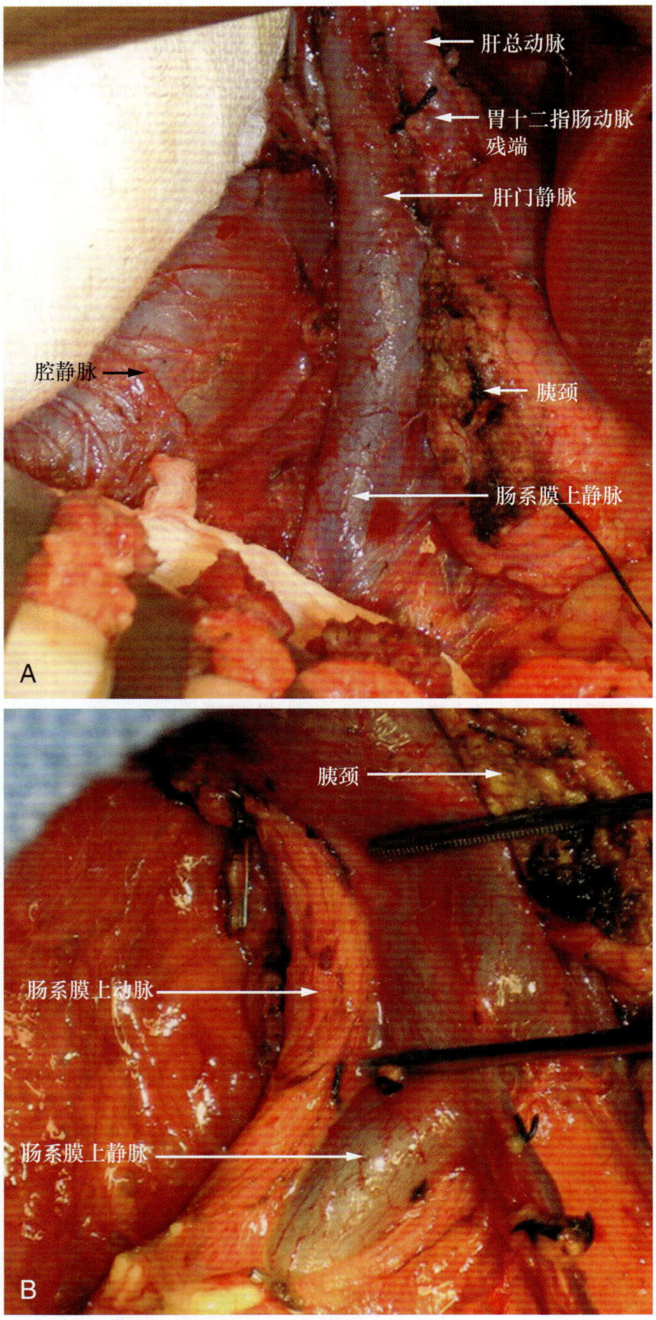

图 56.22 （A）胰十二指肠切除术后的手术解剖。可见肠系膜上静脉、门静脉、肝动脉和腔静脉。注意到淋巴组织完全清除；（B）肠系膜上动脉游离，显示动脉周围淋巴组织完全清除

胰腺体尾部肿瘤手术

由于肿瘤较小时无明显症状，胰腺体尾部肿瘤很少能在早期发生时切除。只有 5% ~ 7% 的体部或尾部 PDACs 患者最终将接受手术，由于切除肿瘤的分期更晚，其中位生存期明显短于胰头部 PDACs 患者。

尽管肿瘤累及脾动脉或静脉不是手术禁忌，但腹腔干受累是切除的禁忌证。对于可切除的肿瘤，应进行远端胰腺切除和全脾切除。远端胰腺切除和脾切除可以逆行方式进行，从而将脾和胰腺从外侧整体移动到内侧，进而为位于胰腺上方和后方的脾血管提供通路。或者，解剖可以从内侧到外侧顺行进行。在这种方法中，在手术早期胰腺颈部被游离并与肿瘤分开。这种内、外侧入路结合广泛淋巴结清扫被称为根治性顺行模块化胰脾切除术[35]。此处描述了内侧至外侧或顺行入路，但根据具体情况，可联合使用这两种入路。

检查腹膜表面后，分离胃结肠和脾结肠韧带及胃短血管，露出胰腺和脾。解剖胰腺下缘，暴露腺体后的腹膜后平面。该解剖平面可用于完全游离 Gerota 筋膜前的胰体和胰尾。在胰腺的上缘，从腹腔干起始处环形游离脾动脉并离断。从胰腺后壁与肠系膜上静脉汇合处仔细解剖脾静脉并分离。此时，远端胰腺和脾的血供阻断，胰腺颈部被离断。完成内侧至外侧解剖，将脾从其后部腹膜附着处分离，以便整体移除标本和周围淋巴结池。几种技术可用于闭合残余胰管，最常见的是直接缝合结扎或使用线性吻合装置。两种方法都适用，发生胰瘘的风险相似。

腹腔镜下胰体尾切除术

使用微创手术切除远端胰腺肿瘤的兴趣越来越大。对于选定的患者，腹腔镜下胰体尾切除术（Laparoscopic distal pancreatectomy，LDP）可能比开腹切除术具有切口更小、住院时间更短的优势。在一项对 800 多例 LDP 的回顾中，Borja-Cacho 和同事们[36]描述了 38% 的总并发症率和 5 天的住院时间，这与开

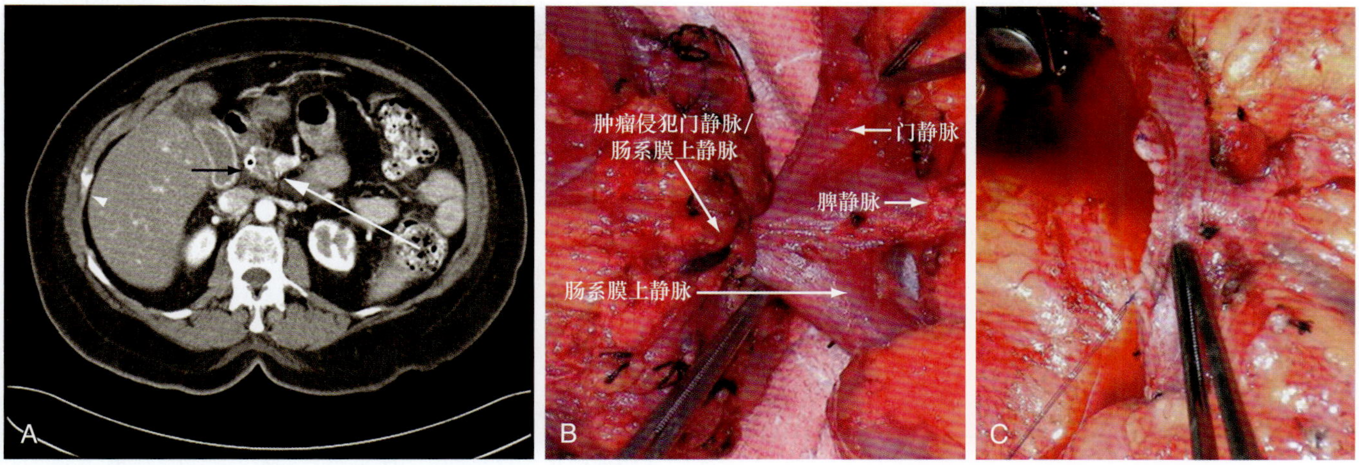

图 56.23 （A）计算机断层扫描（CT）显示胰头胰腺导管腺癌（PDAC），累及门静脉-肠系膜上静脉（SMV）汇合处（大箭头）。金属胆道支架就位（小箭头）；（B）手术图像显示肿瘤累及门静脉-肠系膜上静脉汇合处侧面；（C）侧静脉切除的肿瘤切除后门静脉- 肠系膜上静脉汇合处一期闭合

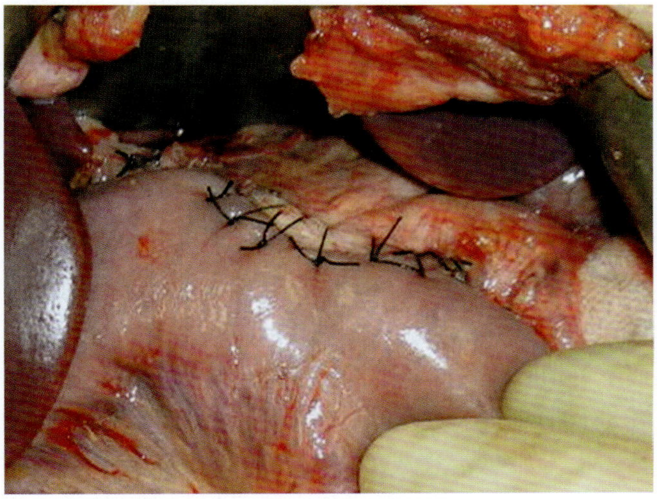

图 56.24 已完成的胰空肠吻合术

腹胰腺切除术后的大量病例相比是有利的。尽管 LDP 越来越多地用于良性疾病，但其在 PDAC 治疗中的有效性仍有待充分验证。对于良性疾病，可考虑保留脾的 LDP。这可以通过保留脾血管或在近端牺牲脾血管并依靠短胃血管进行供血来实现。

DIPLOMA 试验（the DIPLOMA trial）最近报道了超过 1200 名患者的匹配队列的结果，比较了开放和微创方法（机器人或腹腔镜），没有发现任何微创技术的劣势[37]。迄今为止，还没有随机试验来评估微创和开放手术方法。

尽管缺乏证据表明微创胰十二指肠切除术的预期益处，但其受欢迎程度似乎有所上升。几位作者在单中心系列研究中报道了良好的结果；然而，更广泛的人群分析引起了对微创手术中发病率和死亡率增加风险的关注。为了评估微创胰十二指肠切除术的疗效，启动了一项名为 LEOPARD-2 的多中心随机对照试验，但由于微创组中观察到的死亡率显著增加，数据安全监察委员会最近提前结束了该试验。纳入 99 名患者后，微创手术后的死亡风险为 10%（5 名患者），而开放手术后的死亡风险为 2%（1 名患者）[38]。关于胰十二指肠切除术是否适合微创手术仍存在争议。

结果

围术期死亡率：长期生存率

Whipple 手术后，围术期死亡率已成为一个罕见事件，在大容量手术中心发生率不到 2%。尽管死亡率显著降低，但并发症仍很常见，在 30% ～ 50% 的手术后发生。表 56.7 列出了几种最常见的术后并发症及其发生率。

胰腺癌手术切除和辅助治疗后，中位生存期约为 22 个月，5 年生存率为 15% ～ 20%。大多数患者经历过以转移性疾病（85%）形式的疾病复发，以及不太常见的局部复发（40%）。在没有手术切除的情况下，接受姑息化疗的局部进展期疾病患者可能存活 10 ～ 12 个月，而转移瘤患者存活时间很少超过 6 个月。本章稍后将介绍辅助化疗和放疗的作用。

并发症发生率

以需要长期经鼻胃减压或无法耐受口服进食为特征的胃排空延迟是胰十二指肠切除术后的常见并发症，发生率为 5% ～ 15%。很少有研究表明胃排空延

表 56.7 胰十二指肠切除术后的发病率	
并发症	频率（%）
胃排空延迟	18
胰瘘	12
切口感染	7
腹腔脓肿	6
心脏事件	3
胆汁渗漏	2
再手术	3

迟与幽门保留相关，并且这一发现尚未得到所有人的证实。当患者无法耐受固体食物或长期需要鼻胃管时，进行横断面成像以排除继发原因（如胰液渗漏或腹腔脓肿）至关重要。影像学和内镜检查可排除潜在的结构异常，如狭窄或其他吻合口并发症。在等待胃功能恢复的同时，通过在手术过程中放置饲管或通过内镜经皮进行肠内喂养来维持营养。

胰漏或胰瘘是胰十二指肠切除术后的常见并发症，发生率为 5% ～ 22%，国际胰瘘研究小组[39]将胰漏或胰瘘定义为“术后第 3 天或之后，通过术中放置的引流管中任意量的引流液（或经皮引流管），淀粉酶＞正常血清值的 3 倍”。或许最具预测性的因素是腺体的质地，柔软的脂肪腺体渗漏的风险明显更高。大多数瘘由手术时放置的引流导管控制，无须额外干预。很少情况下不受控制的瘘需要额外的引流管放置或手术探查，有时需要完成胰腺切除术以消除进一步的腹部污染。胰瘘的分类见表 56.8。

肝管空肠吻合术和十二指肠空肠吻合术的吻合口瘘很罕见，发生率低于操作的 5%。感染性并发症（如腹腔内脓肿、伤口感染）的发生则稍多一些，并可能需要经皮引流或开放性伤口换药。

胰十二指肠切除术后可能发生胰腺内分泌和外分泌功能不全，但这些事件的风险不可预测。对于腺体正常的个体，胰腺功能不全较为罕见。然而，对于已有慢性胰腺炎、腺体纤维化或胰岛素抵抗的患者，通常需要外源性酶和胰岛素替代治疗。

争议

不可切除 / 转移性疾病的姑息性旁路手术

尽管可获得高质量的薄层横断面成像，但在手术时仍发现高达 10% 的患者患有局部进展期或转移

表 56.8 胰瘘国际研究组胰瘘分类			
	等级		
参数	A	B	C
临床情况	良好的	经常很好	不好
特定治疗	不	是 / 否	是
US/CT（如果有）	－	－/＋	＋
持续引流（3 周后）	否	通常是	是
再次手术	否	否	是
POPF 相关死亡	否	否	可能是
感染迹象	否	是	是
败血症	否	否	是
再次入院	否	是 / 否	是 / 否

From Bassi C，Dervenis C，Butturini G，et al：Postoperative pancreatic fistula：An international study group（ISGPF）definition. Surgery 138：8-13，2005.

CT：计算机断层扫描；POPF：术后胰瘘；US：超声。

性疾病。腹腔镜检查时可观察到转移性疾病。鉴于胃肠道梗阻和胆道梗阻的缓解可通过内镜（十二指肠支架，胆管系统金属支架 ERCP）手段实现，当分期腹腔镜观察到转移性疾病时，通常不推荐进行剖腹探查和姑息性旁路手术。如果在剖腹手术后观察到转移或不可切除的疾病，则需要根据具体情况决定是否继续进行胆道和（或）胃肠道旁路手术。可选方案包括：手术姑息治疗或如果患者尚未接受术前胆道引流，则继续进行关腹并进行内镜干预。遗憾的是，还没有确切的数据描述接受旁路手术与关腹和快速放置内镜支架患者的生存率和生活质量。为了做出这一决定，外科医生需要得到关于患者症状、生存状态和预计生存的数据。在癌症或多灶性转移疾病的情况下，无论生存状态如何，由于中位生存期短，应首选内镜干预。不过，这些情况在分期腹腔镜检查中应是显而易见的。如果患者先前有梗阻性胃肠道症状或需要放置十二指肠支架，谨慎的做法是行胃肠道旁路术。同样，对于功能状态良好、少量转移或局部进展期疾病的患者，胆道旁路手术是一种合理的选择。

保留幽门与不保留幽门的惠普尔手术

我们已经描述了保留幽门的惠普尔（Whipple）手术，这是越来越多的胰胆管外科医生选择的手术。最初提出将其作为减少胰腺切除术后倾倒和胆汁反流的一种方法，胆汁反流在非保留幽门的惠普尔手术后

很常见。尽管初步结果令人鼓舞，但没有一项随机对照试验表明保留幽门手术优于非保留幽门的惠普尔手术。

胰空肠吻合术与胰胃吻合术的比较

由于胰瘘的发生率高，胰空肠吻合术仍然是Whipple手术的致命弱点。有几项研究报道了胰胃吻合术的成功结果，与胰空肠吻合术相比，渗漏率降低，但这一发现在几项随机试验中不可再现，大多数外科医生继续首选胰空肠吻合术[40]。在未识别胰管的情况下，可行胰管内陷至空肠残端或胰胃吻合术。

应用生长抑素类似物减少胰瘘

尽管胰十二指肠切除术的死亡率已经下降，但术后并发症仍然是一个重大问题。胰瘘是Whipple术后的主要并发症来源。由于胰腺外分泌被认为是术后瘘发生的机制，因此在多项试验中评估了生长抑素及其类似物对胰腺外分泌的抑制作用，结果喜忧参半。欧洲的研究表明，围术期使用奥曲肽可降低术后胰瘘的发生率，而北美的试验尚未证实这些结果。纪念斯隆-凯特琳癌症中心（Memorial Sloan Kettering Cancer Center）最近的一项试验评估了帕瑞肽在减少胰腺手术（胰十二指肠切除术和远端胰腺切除术）后3级或更高级别的胰瘘、漏或脓肿方面的疗效，帕瑞肽是一种半衰期更长（帕瑞肽为11小时，而奥曲肽为2小时）和结合谱更宽（帕瑞肽与生长抑素受体亚型1、2、3和5结合，而奥曲肽仅与受体亚型2和5结合）的生长抑素类似物。在本试验中，帕瑞肽治疗显著降低了术后3级或更高级别的胰瘘、漏或脓肿的发生率（9%和1.21%；RR，0.44；95% CI，0.24 ～ 0.78；$P = 0.006$）。这一发现在接受胰十二指肠切除术或远端胰腺切除术的患者中以及在扩张的胰管与非扩张的胰管的患者中一致可见[41]。来自纪念斯隆-凯特琳癌症中心的一项后续前瞻性观察研究证实了临床试验的发现[42]。遗憾的是，这些结果未在本研究所外被重现[4]。

淋巴结清扫范围

鉴于Whipple手术时发现75% ～ 80%的患者有淋巴结受累，总体上，80% ～ 85%的患者将经历肿瘤复发和癌症相关死亡，一些人提出根治性淋巴结切除术可改善预后。区域胰腺切除术最早由Fortner于1973年提出，并已在日本广泛应用，据报道，接受扩大淋巴结切除术的患者生存率显著改善。除胰周、门静脉和幽门淋巴结外，扩大淋巴结切除术还包括肝门和腹膜后淋巴结切除，从腹腔开始延伸至肠系膜下动脉水平，并横向包括肾门之间的所有组织。此后完成了几项随机对照试验，没有证据表明扩大淋巴结切除术后生存率提高。事实上，不止一项试验显示与扩大淋巴结切除术相关的并发症增加，包括胃排空延迟、胰瘘和倾倒。鉴于目前的证据，标准胰十二指肠切除术是局限性胰腺腺癌的首选手术。

腹腔镜和机器人胰十二指肠切除术

第一次腹腔镜胰十二指肠切除术由Gagner和Pomp于1994年完成。此后，数个病例报道和小系列研究证实了微创入路的可行性。在迄今为止最大的美国的系列研究中，Kendrick和Cusati[44]报道了65例腹腔镜胰十二指肠切除术的结果，总并发症率为42%：胰瘘，18%；胃排空延迟，15%；出血，8%；伤口感染，6%；再次手术，5%；死亡率为1.5%。这些结果表明，腹腔镜胰十二指肠切除术与开腹手术具有相似的短期疗效。最近，作者介绍了108例腹腔镜胰十二指肠切除术的最新经验。他们的数据表明，腹腔镜入路的中位住院时间较短。此外，作者观察到，与腹腔镜入路相比，采用开放入路的患者辅助治疗延迟实施的比例明显更高[45]。胰十二指肠切除术是最复杂的腹腔内手术之一，要在腹腔镜下进行，操作人员需要接受肝胰胆管和腹腔镜入路方面的高级培训，且需要多年的大量经验。鉴于手术的复杂性以及胰十二指肠切除术后的主要并发症与切口大小无关的事实，腹腔镜Whipple手术尚未得到广泛采用。

机器人技术已成为腹腔镜的替代和辅助手段。鉴于当前腹腔镜技术的局限性以及胰腺手术中需要细致的血管控制和复杂的重建，机器人胰十二指肠切除术已被提议作为腹腔镜胰十二指肠切除术的替代方案。在美国，只有少数中心在追求机器人技术作为胰十二指肠切除术的一种方法。最大的机器人胰十二指肠切除术系列来自匹兹堡大学。Zureikat和他的同事发表了他们对132例机器人胰十二指肠切除术的经验[46]。然而，如前所述，胰十二指肠切除术的主要并发症并不是来自切口，现在预测机器人胰十二指肠切除术是否会被广泛采用还为时过早。目前，开放性胰十二指肠切除术仍是治疗的标准。

结肠前与结肠后十二指肠空肠吻合术

胃排空延迟是胰十二指肠切除术后的常见事件，原因不明。新出现的数据表明，与结肠后技术相比，结肠前十二指肠空肠吻合术可能改善胃排空。

是否引流

考虑到胰腺切除后胰瘘的发生率较高以及与胰漏失控相关的并发症，胰腺切除后常规使用引流管。然而，手术引流并非没有不良反应，其使用与腹腔内和切口感染率增加、疼痛增加和住院时间延长有关。在随机对照试验中评估了胰腺切除术后外科引流管的使用。在一项来自纪念斯隆-凯特琳癌症中心的随机对照试验中，比较了接受胰腺切除并放置和未放置手术引流管的患者的结果，未观察到两组之间并发症发生率的差异。此外，引流管的存在未能减少放射学干预或手术探查的需要。然而，一项比较行胰十二指肠切除术患者引流与不引流的多机构随机对照试验不得不提前终止，因为无引流组发病率增加，死亡率增加4倍。在本试验中，引流管的使用降低了胰瘘的不良临床影响。仅在处理胰十二指肠切除术后腹腔内并发症方面有丰富经验的大容量专业中心，在不使用手术引流管的情况下取得了良好效果。这些中心具有先进的介入放射学技术以及经验丰富的内镜专家，他们可通过胃排出许多腹腔内积液。此时，使用手术引流管应被视为标准。

不可逆电穿孔

许多专业中心正在研究使用不可逆电穿孔法治疗局部进展期不可切除胰腺癌，或作为“边缘强化”技术治疗边缘强阳性的胰腺癌。不可逆电穿孔保留了血管和导管等富含胶原的结构，同时杀死了肿瘤细胞，因此被认为可为胰腺癌患者提供更好的局部控制或总体生存率。然而，目前其在局部进展期胰腺癌治疗中的效用仍有待确定。

胰腺癌的辅助治疗

化疗和放疗

在过去的30年里，关于局部胰腺癌手术切除后辅助治疗的生存益处，特别是在放射治疗方面，有相互矛盾的报道。尽管化疗的使用被广泛接受，但放疗的有效性越来越受到质疑。在美国，化疗和放射治疗仍被广泛使用，而欧洲中心已停止将放射治疗作为标准辅助治疗的一部分，因为缺乏支持生存获益的证据。

一些随机试验试图阐明化疗和放疗在胰腺癌手术切除后辅助治疗中的作用。表56.9总结了几项重要试验的结果。1974年，胃肠道肿瘤研究组（the Gastrointestinal Tumor Study Group，GITSG）开始了一项前瞻性随机试验，将辅助性5-氟尿嘧啶（5-FU）和40 Gy放疗与根治性切除后的观察结果进行比较[47]。该试验因累积率低和观察到放化疗组具有显著的生存优势而提前终止。在8年期间，仅纳入49例患者并随机分配（43例患者纳入最终分析，因为5例患者退出，1例误诊）。相比之下，放化疗组的中位生存期为20个月而观察组为11个月。尽管该试验有其局限性，但这是首个证明放化疗后总体生存获益的随机对照试验。

欧洲胰腺癌研究组-1（The European Study Group for Pancreatic Cancer-1，ESPAC-1）试验是一项2×2析因设计，比较了单独放化疗（5-FU，2周内20 Gy）与单独化疗（5-FU）与放化疗和化疗与观察[48]。在47个月的中位随访中，放化疗患者的估计5年生存率明显低于未放化疗患者（10%和20%；$P = 0.05$）。同时，接受化疗者的5年生存率为21%，而未接受化疗者为8%（$P < 0.009$）。这些发现得出结论：尽管化疗显著改善了总体生存率，但常规放化疗可能是有害的。

2007年，Charité Onkologie（CONKO-001）试验在6年期间纳入了368名患者，评估与观察相比，吉西他滨化疗（无放疗）是否可以延长无病生存率[49]。试验患者接受了6个周期的吉西他滨治疗（第1天、

表56.9 定义胰腺癌切除术后辅助治疗作用的临床试验总结

试验	结论
GISG	与单独观察相比，5-FU和40 gy辅助放化疗提高了存活率。
ESPAC-1	辅助化疗提高了生存率；放化疗是有害的。
CONKO-001	与观察结果相比，辅助吉西他滨可提高无病生存率。
RTOG 97-04	与5-FU相比，5-FU放化疗前后应用吉西他滨的总体生存率相似，但毒性明显较低。
ESPAC-3	与5-FU相比，单独辅助化疗联合吉西他滨可提供相似的总体生存率，但毒性明显较低。
ESPAC-4	吉西他滨联合卡培他滨辅助化疗优于单用吉西他滨。

8 天和 15 天，每 4 周 1 次，持续 6 个月)，并将结果与单独观察结果进行比较。与观察组相比，吉西他滨组的中位无病生存期显著改善（13.4 个月和 6.9 个月）。总体生存率有提高的趋势，但不具有统计学意义（中位值，22.1 个月和 20.2 个月）。本试验确定了辅助吉西他滨治疗胰腺癌的作用。

放射治疗肿瘤学组（The Radiation Therapy Oncology Group，RTOG 97-04）试验比较了基于 5-FU 的放化疗前后 5-FU 与吉西他滨化疗的疗效[50]。本研究的目的是确定吉西他滨联合基于 5-FU 的放化疗是否比 5-FU 联合基于 5-FU 的放化疗具有生存优势。值得注意的是，尽管总生存期相似（吉西他滨组 20.5 个月，而 5-FU 组 16.9 个月；$P = \text{NS}$），5-FU 组的治疗相关毒性显著较高。这些数据使得吉西他滨用作辅助化疗（联合或不联合放疗）的一线药物。

ESPAC-3 试验旨在评估治愈性手术后比较 5-FU（425 mg/m^2 静脉推注，每 28 天在第 1 ～ 5 天给药）与吉西他滨（1000 mg/m^2 静脉输注，每 4 周在第 1、8 和 15 天给药）的总体生存率。没有纳入观察组，因为考虑到现有数据表明化疗比单独观察有生存益处，认为单独观察是不道德的。来自 16 个国家的 1000 多名参与者被随机分配。组间总生存期相似（5-FU 组 23.0 个月，吉西他滨组 23.6 个月），但发现吉西他滨的治疗相关毒性更低，严重不良事件更少，依从性更好。目前的 NCCN 指南建议 PDAC 切除后，吉西他滨或 5-FU 单独或与基于 5-FU 的放化疗联合作为辅助治疗。鉴于总体预后不良，鼓励纳入临床试验。

ESPAC-4 试验是最近即将完成的国际随机对照试验[51]。ESPAC-4 旨在确定吉西他滨联合卡培他滨与吉西他滨单药治疗胰腺癌的疗效和安全性。在这项两组开放标签、多中心随机临床试验中，已接受胰腺导管腺癌完全肉眼切除（R0 或 R1 切除）的患者被随机分配到手术后 12 周内的患者（1∶1）中，接受 6 个周期的治疗，即 1000 mg/m^2 吉西他滨单药每周 1 次，每 4 周中的第 3 周给药（1 个周期），或 1660 mg/m^2 口服卡培他滨 21 天，然后休息 7 天（1 个周期）。吉西他滨联合卡培他滨组患者的中位总生存期为 28.0 个月（95% CI，23.5 ～ 31.5），而吉西他滨组为 25.5 个月（22.7 ～ 27.9）[风险比 0.82（95% CI，0.68 ～ 0.98），$P = 0.032$]。本试验确定吉西他滨和卡培他滨为 PDAC 肿瘤切除术后辅助治疗的新标准。

美国临床肿瘤学会（ASCO）2018 年报道了一项随机、多中心Ⅲ期 PRODIGE 24 试验的结果。在本试验中，接受手术切除的胰腺癌患者被随机分配接受 5-FU、亚叶酸钙、伊立替康和奥沙利铂（mFOLFIRINOX）的改良方案或吉西他滨，疗程 6 个月。与吉西他滨组相比，mFOLFIRINOX 组的中位无病生存期延长了近 9 个月。mFOLFIRNOX 组的中位总生存期为 54 个月，吉西他滨组为 35 个月。尽管 FOLFIRINOX 的前景看好，但其毒性发生率较高，在社区环境中给药可能比较困难，尤其是在术后。

新辅助治疗的作用

显然，为了获得最佳结果，胰腺癌患者需要多模式治疗，包括手术和化疗联合或不联合放射治疗。胰腺癌在计划手术切除前进行化疗（联合或不联合放射治疗）变得越来越常见。新辅助化疗方法的基本原理是多方面的。手术切除后，约 25% 的患者因拒绝、手术并发症或无法恢复生理功能而未接受辅助治疗。术前给予治疗确保了所有患者都将接受多模式治疗，并且通过向完整的腺体和已建立的血液供应提供治疗，可最大限度地发挥治疗效果。此外，通过对可测量疾病患者的治疗，可以更容易地评估对治疗的反应。新辅助治疗期间的疾病进展表明具有侵袭性肿瘤生物学特征，并可能阻止这些患者接受进一步手术，因为这不太可能提供任何存活益处。最后，术前化疗和放疗被视为一种生理应激试验，有助于选择不太可能耐受手术切除主要应激的患者。新辅助治疗可以改善患者选择，避免对进展患者进行手术，但也改善了阴性切缘率，减少了淋巴结转移。

回顾性数据和最近出现的 1 级数据均支持使用新辅助治疗方法。在 MD Anderson 癌症中心的一项研究中，作者回顾并比较了接受新辅助治疗后再行手术的可切除胰腺腺癌患者与接受手术作为首选治疗的患者的结果。在这项研究中，83% 接受新辅助治疗的患者完成了治疗的所有组成部分，包括手术和化疗或放疗，而采用手术作为首选治疗的患者为 58%。在本研究中，与仅接受一种治疗（无论是手术还是化疗）的患者相比，完成多模式治疗所有方式的患者具有更好的结果。尽管两组的并发症发生率相似，但接受新辅助治疗并出现术后主要并发症的患者比以手术作为首选治疗出现术后主要并发症的患者存活时间更长。这可能表明新辅助治疗可减少胰腺癌患者接受胰腺切除术后的早期复发和死亡。或者，这些结果可能只是反映了一个事实，即手术作为首选治疗并出现并发症的患者无法接受辅助治疗，而辅助治疗也是治疗的一个重要组成部分。

在选定的患者中，新辅助治疗的作用更为明确，特别是对于那些有明显静脉或有限动脉受累且疾病被归类为交界可切除的患者。在这些患者中，前期手术探查有使其接受非治疗性开腹手术的重大风险，新辅助治疗的论点得到了加强，现在得到了1级证据的支持。最近公布了PREOPANC-1随机对照多中心试验的结果，该试验将可切除交界性胰腺癌患者随机分为立即手术组和术前放化疗组[52]。两组均接受了辅助治疗。研究表明，接受新辅助化疗的患者有明显更好总体生存率（中位生存期为17.1个月，而手术作为第一治疗的中位生存期为13.5个月），和更好的无病生存期（中位生存期为11.2个月，手术作为第一治疗的中位生存期为7.9个月）。两组在≥3级不良事件方面无显著差异。另一项来自韩国的小规模随机对照试验[53]表明，与手术作为第一治疗相比，可切除交界性胰腺癌患者的新辅助治疗提高了总体生存率和R0切除率。此外，对于肠系膜上静脉、门静脉明显受累（>180°或短节段包裹）或肝动脉与肠系膜上动脉侵犯（<180°）的患者，新辅助治疗在确定最有可能从积极的多模式治疗（包括手术切除伴血管重建）中获益的患者亚群方面可能发挥重要作用。这种类型的积极治疗应仅由有经验的多学科团队在临床试验环境中进行。

转移性胰腺癌的化疗

超过80%的胰腺癌患者存在局部进展期或转移性疾病，主要通过化疗进行治疗。局部进展期或转移性胰腺癌的化疗治疗取得了一定进展。对于管理胰腺癌患者的外科医生来说，了解这些研究是至关重要的，因为用于治疗局部晚期和转移性胰腺腺癌的方案正在逐渐发掘治疗辅助和新辅助治疗情况下可切除胰腺癌患者的方法。自20世纪90年代末以来，吉西他滨一直是转移性胰腺癌治疗的标准。很少有化疗方案比吉西他滨更有效。与单独使用吉西他滨相比，FOLFIRINOX（联合使用5-FU、奥沙利铂、伊立替康和亚叶酸钙）可提高中位总生存期（吉西他滨，6.8个月；FOLFIRINOX，11.1个月）和无进展生存期（吉西他滨，3.3个月；FOLFIRINOX，6.4个月）[54]。FOLFIRINOX正在被用作可切除交界性胰腺癌患者的新辅助化疗方案，这些患者表现良好，能够耐受这种积极的治疗方案。

同样，与单用吉西他滨相比，吉西他滨联合白蛋白结合紫杉醇可改善转移性胰腺癌患者的总体和无进展生存期[55]。胰腺癌靶向治疗的结果尚不十分乐观。增加厄洛替尼（靶向吉西他滨的表皮生长因子受体依赖性生长途径）可使转移性胰腺癌患者的总体生存率和无进展生存率出现具有统计学意义的微小改善[56]。目前正在评估吉西他滨-厄洛替尼联合辅助治疗的效果。评估吉西他滨联合血管内皮生长因子抑制剂贝伐单抗或表皮生长因子受体抑制剂西妥昔单抗的随机对照试验表明，与单独使用吉西他滨相比，转移性胰腺癌患者的预后没有改善。

胰腺癌的姑息治疗

鉴于80%～85%的胰腺癌患者在就诊时患有局部晚期或转移性疾病，因此不适合手术切除，所有外科医生都必须熟悉非手术和手术姑息治疗方案。一般而言，应尽可能采用非手术治疗，以加快全身治疗并优化这些患者的生活质量。

胆道阻塞

对于不适合手术切除的患者，通常需要缓解胆道梗阻。ERCP放置金属支架可极好地缓解黄疸，在大容量大学中心，90%以上的病例可成功进行胆道引流。对于无法通过内镜缓解的患者，可能需要经皮胆管引流并随后内化。对于剖腹探查发现有不能切除疾病的患者或非手术措施失败的患者，可通过Roux-en-Y肝管空肠吻合术建立手术性胆肠旁路（具有良好的长期通畅性）。

胃出口梗阻

约20%的局部进展期胰腺癌患者会出现胃出口梗阻。对于有转移性疾病或根据影像学检查发现无法切除的疾病且有胃出口梗阻症状的患者，应进行腔内支架植入术。姑息性内镜下支架植入术具有极好的短期效果，几乎可立即改善口腔摄入，但其提供长期通畅的能力有限。因此，对于在剖腹手术时被发现患有不能切除的癌症的患者，预防性胃空肠吻合术可能获益，且围术期发病率不会增加。对于需要手术干预的患者，可进行由Roux-en-Y肝管空肠吻合术和胃空肠吻合术组成的双旁路手术。

镇痛

疼痛是胰腺癌自然病程中的常见组成部分，影响大多数晚期疾病患者。缓解疼痛对于优化患者生活质量至关重要，也应是医生的主要目标。疼痛的初始治疗包括抗炎药物或长效阿片类药物口服或使用皮肤贴剂。对于疼痛未得到很好控制的患者或有麻醉剂使用副作用的患者，应考虑腹腔神经阻滞。该手术包括向每个腹腔神经丛注射 3 ml 0.25% 布比卡因和 10 ml 无水乙醇。对于探查时发现不可切除的病例，可以按照 Lillemoe 和同事的描述，在术中进行切除[57]。对于根据分期评估患有不可切除疾病且未接受手术探查的患者，可通过 EUS 指导进行神经松解术，预计 80% 的患者疼痛减轻。也可进行 CT 引导下经皮神经松解术。

胰腺创伤

胰腺创伤并不常见。损伤机制因患者年龄而异。小儿患者最常见的机制是腹部钝性创伤。上腹部直接受到脊柱和钝器（车把）的挤压是自行车受伤后的典型症状。受影响的胰腺最常见部分是胰体。腹部穿透性损伤是成人中最常见的损伤。

孤立性胰腺损伤并不常见。高达 90% 的患者出现相关的肝、胃、脾、肾、结肠或血管病变。腹膜后严重损伤、枪伤或腹部穿透性损伤的不稳定患者的诊断和治疗通常很简单，不需要进一步评估。血流动力学稳定的患者是一个挑战，因为孤立的胰腺损伤通常伴有微妙或不明显的身体症状和体征。60% 的患者中，未确诊的胰腺损伤与显著的并发症相关，如腹腔内脓肿、瘘管和积液。在车祸或自行车事故中，上腹部受压后，应常规考虑到胰腺损伤。

评估腹部创伤患者的首选方式是腹部 CT 扫描。胰周血肿、小网膜囊内游离液和 Gerota 筋膜异常增厚等发现提示胰腺损伤。研究表明，MRCP 可极好地显示胰管、胰腺折断部分附近的胰周积液以及非穿透性创伤后的出血。其主要限制包括高成本、可用性，及执行研究所需的时间。不建议单独测量胰腺淀粉酶，因为多达 40% 的胰管横断患者血清淀粉酶水平正常。连续定量水平会增加检测的灵敏度。淀粉酶水平异常升高需要进一步成像。

证明胰管完整性的最可靠检测是 ERCP，然而，其适用性经常受到诱发胰腺炎的风险、可用性和创伤严重程度的限制。

胰腺损伤根据美国创伤外科协会描述的系统分类（表 56.10）。确定性治疗以手术发现为依据。已在患有孤立性胰腺损伤的稳定患者中描述了胰腺大部切除术。而不稳定患者的胰腺切除与显著的发病率和死亡率相关。因此，损伤控制手术适用于复杂损伤或不稳定的患者。大多数胰腺病变可通过引流管暂时控制。

表 56.10 美国创伤外科协会胰腺损伤分级

等级		伤害描述
Ⅰ	血肿	轻微挫伤，无导管损伤
	撕裂	浅表撕裂伤，无导管损伤
Ⅱ	血肿	无导管损伤或组织丢失的严重挫伤
	撕裂	无导管损伤或组织丢失的严重撕裂伤
Ⅲ	撕裂	远端横断或胰腺实质损伤伴导管损伤
Ⅳ	撕裂	累及壶腹的近端横断或胰腺实质损伤
Ⅴ	撕裂	胰头大面积破裂

From Subramanian A，Dente CJ，Feliciano DV. The management of pancreatic trauma in the modern era. Surg Clin North Am. 2007；87：1515-1532.

一旦生理损伤得到控制，如有必要，应考虑进行确定性治疗。高达 75% 的死亡发生在创伤后 48 ～ 72 小时内，且大多数与低血容量性休克有关。

主要参考文献

Abrams RA，Lowy AM，O' Reilly EM，et al. Combined modality treatment of resectable and borderline resectable pancreas cancer：expert consensus statement. Ann Surg Oncol. 2009；16：1751–1756.

关于推荐多模式治疗以优化可切除和交界性可切除胰腺癌患者结局的共识声明。

Andersen DK，Frey CF. The evolution of the surgical treatment of chronic pancreatitis. Ann Surg. 2010；251：18–32.

急性胰腺炎的病理生理学及临床治疗策略综述。

Gittes GK. Developmental biology of the pancreas：A comprehensive review. Dev Biol. 2009；326：4–35.

胰腺胚胎学及发育的综合评述。

IAP/APA evidence-based guidelines for the management of acute pancreatitis. Pancreatology 2013；4：e1–e16.

该手稿提供了解决急性胰腺炎治疗中多个问题的循证指南，包括内镜逆行胰胆管造影的作用和时机以及抗生素的使用。

Tanaka M，Fernandez-Del Castillo C，Kamisawa T，et al. Revisions of international consensus Fukuoka guidelines for the management of IPMN of the pancreas. Pancreatology. 2017；17：738–753.

胰腺囊性肿瘤诊断和治疗共识指南（2017年）的最新版本指出了一些问题，并提供了指南和指南背后的证据。

van Santvoort HC，Besselink MG，Bakker OJ，et al. A step-up approach or open necrosectomy for necrotizing pancreatitis. N Engl J Med. 2010；362：1491–1502.

临床试验显示，与开腹手术相比，微创逐步手术治疗感染坏死性胰腺炎的主要并发症和死亡率更低。

参考文献

1. O'Morchoe CC. Lymphatic system of the pancreas. *Microsc Res Tech*. 1997;37:456–477.
2. Gittes GK. Developmental biology of the pancreas: a comprehensive review. *Dev Biol*. 2009;326:4–35.
3. Beger HG, Rau BM. Severe acute pancreatitis: clinical course and management. *World J Gastroenterol*. 2007;13:5043–5051.
4. Saluja AK, Lerch MM, Phillips PA, et al. Why does pancreatic overstimulation cause pancreatitis? *Annu Rev Physiol*. 2007;69:249–269.
5. Larson SD, Nealon WH, Evers BM. Management of gallstone pancreatitis. *Adv Surg*. 2006;40:265–284.
6. Wen L, Javed TA, Yimlamai D, et al. Transient high pressure in pancreatic ducts promotes inflammation and alters tight junctions via calcineurin signaling in mice. *Gastroenterology*. 2018;155:1250–1263 e1255.
7. Frossard JL, Steer ML, Pastor CM. Acute pancreatitis. *Lancet*. 2008;371:143–152.
8. Tenner S, Baillie J, DeWitt J, et al. American College of Gastroenterology guideline: management of acute pancreatitis. *Am J Gastroenterol*. 2013;108:1400–1415; 1416.
9. IAP/APA evidence-based guidelines for the management of acute pancreatitis. *Pancreatology*. 2013;13:e1–e15.
10. Wu BU, Hwang JQ, Gardner TH, et al. Lactated Ringer's solution reduces systemic inflammation compared with saline in patients with acute pancreatitis. *Clin Gastroenterol Hepatol*. 2011;9:710–717.e711.
11. Tse F, Yuan Y. Early routine endoscopic retrograde cholangiopancreatography strategy versus early conservative management strategy in acute gallstone pancreatitis. *Cochrane Database Syst Rev*. 2012:CD009779.
12. Rodriguez JR, Razo AO, Targarona J, et al. Debridement and closed packing for sterile or infected necrotizing pancreatitis: insights into indications and outcomes in 167 patients. *Ann Surg*. 2008;247:294–299.
13. Besselink MG, Verwer TJ, Schoenmaeckers EJ, et al. Timing of surgical intervention in necrotizing pancreatitis. *Arch Surg*. 2007;142:1194–1201.
14. van Santvoort HC, Besselink MG, Bakker OJ, et al. A step-up approach or open necrosectomy for necrotizing pancreatitis. *N Engl J Med*. 2010;362:1491–1502.
15. van Brunschot S, van Grinsven J, van Santvoort HC, et al. Endoscopic or surgical step-up approach for infected necrotising pancreatitis: a multicentre randomised trial. *Lancet*. 2018;391:51–58.
16. Harris S, Nadkarni NA, Naina HV, et al. Splanchnic vein thrombosis in acute pancreatitis: a single-center experience. *Pancreas*. 2013;42:1251–1254.
17. Apte MV, Haber PS, Applegate TL, et al. Periacinar stellate shaped cells in rat pancreas: identification, isolation, and culture. *Gut*. 1998;43:128–133.
18. Szabo A, Ludwig M, Hegyi E, et al. Mesotrypsin Signature Mutation in a Chymotrypsin C (CTRC) Variant Associated with Chronic Pancreatitis. *J Biol Chem*. 2015;290:17282–17292.
19. Sah RP, Dudeja V, Dawra RK, et al. Cerulein-induced chronic pancreatitis does not require intra-acinar activation of trypsinogen in mice. *Gastroenterology*. 2013;144:1076–1085. e1072.
20. Keck T, Wellner UF, Riediger H, et al. Long-term outcome after 92 duodenum-preserving pancreatic head resections for chronic pancreatitis: comparison of Beger and Frey procedures. *J Gastrointest Surg*. 2010;14:549–556.
21. Blondet JJ, Carlson AM, Kobayashi T, et al. The role of total pancreatectomy and islet autotransplantation for chronic pancreatitis. *Surg Clin North Am*. 2007;87:1477–1501; x.
22. Varadarajulu S, Bang JY, Sutton BS, et al. Equal efficacy of endoscopic and surgical cystogastrostomy for pancreatic pseudocyst drainage in a randomized trial. *Gastroenterology*. 2013;145:583–590. e581.
23. Allen PJ, Qin LX, Tang L, et al. Pancreatic cyst fluid protein expression profiling for discriminating between serous cystadenoma and intraductal papillary mucinous neoplasm. *Ann Surg*. 2009;250:754–760.
24. Brugge WR, Lewandrowski K, Lee-Lewandrowski E, et al. Diagnosis of pancreatic cystic neoplasms: a report of the cooperative pancreatic cyst study. *Gastroenterology*. 2004;126:1330–1336.
25. Tanaka M, Fernandez-Del Castillo C, Kamisawa T, et al. Revisions of international consensus Fukuoka guidelines for the management of IPMN of the pancreas. *Pancreatology*. 2017;17:738–753.
26. Sohn TA, Yeo CJ, Cameron JL, et al. Intraductal papillary mucinous neoplasms of the pancreas: an updated experience. *Ann Surg*. 2004;239:788–797; discussion 797-789.
27. Yachida S, Jones S, Bozic I, et al. Distant metastasis occurs late during the genetic evolution of pancreatic cancer. *Nature*. 2010;467:1114–1117.
28. Chari ST, Leibson CL, Rabe KG, et al. Probability of pancreatic cancer following diabetes: a population-based study. *Gastroenterology*. 2005;129:504–511.
29. Klein AP, Hruban RH, Brune KA, et al. Familial pancreatic cancer. *Cancer J*. 2001;7:266–273.
30. Maithel SK, Maloney S, Winston C, et al. Preoperative CA 19-9 and the yield of staging laparoscopy in patients with radiographically resectable pancreatic adenocarcinoma. *Ann Surg Oncol*. 2008;15:3512–3520.

31. Tsai S, George B, Wittmann D, et al. Importance of normalization of CA19-9 levels following neoadjuvant therapy in patients with localized pancreatic cancer. *Ann Surg*. 2018.
31a. Amin MB, Edge SB, Greene FL, et al. AJCC Cancer Staging Manual 8th edition, American College of Surgeons, NY: Springer, 2018.
32. Trimble IR, Parsons JW, Sherman CP. One-stage operation for the cure of carcinoma of the ampulla of Vater and the head of the pancreas. *Surg Gynecol Obstet*. 1941;73:711–722.
33. Jang JY, Chang YR, Kim SW, et al. Randomized multicentre trial comparing external and internal pancreatic stenting during pancreaticoduodenectomy. *Br J Surg*. 2016;103:668–675.
34. Ecker BL, McMillan MT, Allegrini V, et al. Risk Factors and mitigation strategies for pancreatic fistula after distal pancreatectomy: analysis of 2026 resections from the international, multi-institutional distal pancreatectomy study group. *Ann Surg*. 2019;269:143–149.
35. Strasberg SM, Drebin JA, Linehan D. Radical antegrade modular pancreatosplenectomy. *Surgery*. 2003;133:521–527.
36. Borja-Cacho D, Al-Refaie WB, Vickers SM, et al. Laparoscopic distal pancreatectomy. *J Am Coll Surg*. 2009;209:758–765; quiz 800.
37. van Hilst J, de Rooij T, Klompmaker S, et al. Minimally invasive versus open distal pancreatectomy for ductal adenocarcinoma (DIPLOMA): a pan-european propensity score matched study. *Ann Surg*. 2019;269:10–17.
38. van Hilst J, de Rooij T, Bosscha K, et al. Laparoscopic versus open pancreatoduodenectomy for pancreatic or periampullary tumours (LEOPARD-2): a multicentre, patient-blinded, randomised controlled phase 2/3 trial. *Lancet Gastroenterol Hepatol*. 2019;4:199–207.
39. Bassi C, Dervenis C, Butturini G, et al. Postoperative pancreatic fistula: an international study group (ISGPF) definition. *Surgery*. 2005;138:8–13.
40. Wente MN, Shrikhande SV, Muller MW, et al. Pancreaticojejunostomy versus pancreaticogastrostomy: systematic review and meta-analysis. *Am J Surg*. 2007;193:171–183.
41. Allen PJ, Gonen M, Brennan MF, et al. Pasireotide for postoperative pancreatic fistula. *N Engl J Med*. 2014;370:2014–2022.
42. Kunstman JW, Goldman DA, Gonen M, et al. Outcomes after pancreatectomy with routine pasireotide use. *J Am Coll Surg*. 2019;228:161–170. e162.
43. Dominguez-Rosado I, Fields RC, Woolsey CA, et al. Prospective evaluation of pasireotide in patients undergoing pancreaticoduodenectomy: The Washington University Experience. *J Am Coll Surg*. 2018;226:147–154 e141.
44. Kendrick ML, Cusati D. Total laparoscopic pancreaticoduodenectomy: feasibility and outcome in an early experience. *Arch Surg*. 2010;145:19–23.
45. Croome KP, Farnell MB, Que FG, et al. Total laparoscopic pancreaticoduodenectomy for pancreatic ductal adenocarcinoma: oncologic advantages over open approaches?. *Ann Surg*. 2014;260:633–638; discussion 638-640.
46. Zureikat AH, Moser AJ, Boone BA, et al. 250 robotic pancreatic resections: safety and feasibility. *Ann Surg*. 2013;258:554–559; discussion 559-562.
47. Kalser MH, Ellenberg SS. Pancreatic cancer. Adjuvant combined radiation and chemotherapy following curative resection. *Arch Surg*. 1985;120:899–903.
48. Neoptolemos JP, Stocken DD, Friess H, et al. A randomized trial of chemoradiotherapy and chemotherapy after resection of pancreatic cancer. *N Engl J Med*. 2004;350:1200–1210.
49. Oettle H, Post S, Neuhaus P, et al. Adjuvant chemotherapy with gemcitabine vs observation in patients undergoing curative-intent resection of pancreatic cancer: a randomized controlled trial. *JAMA*. 2007;297:267–277.
50. Regine WF, Winter KA, Abrams RA, et al. Fluorouracil vs gemcitabine chemotherapy before and after fluorouracil-based chemoradiation following resection of pancreatic adenocarcinoma: a randomized controlled trial. *JAMA*. 2008; 299:1019–1026.
51. Neoptolemos JP, Palmer DH, Ghaneh P, et al. Comparison of adjuvant gemcitabine and capecitabine with gemcitabine monotherapy in patients with resected pancreatic cancer (ESPAC-4): a multicentre, open-label, randomised, phase 3 trial. *Lancet*. 2017;389:1011–1024.
52. Tienhoven GV, Versteijne E, Suker M, et al. Preoperative chemoradiotherapy versus immediate surgery for resectable and borderline resectable pancreatic cancer (PREOPANC-1): a randomized, controlled, multicenter phase III trial. *J Clinl Oncolo*. 2018;36:LBA4002.
53. Jang JY, Han Y, Lee H, et al. Oncological benefits of neoadjuvant chemoradiation with gemcitabine versus upfront surgery in patients with borderline resectable pancreatic cancer: a prospective, randomized, open-label, multicenter phase 2/3 trial. *Ann Surg*. 2018;268:215–222.
54. Conroy T, Desseigne F, Ychou M, et al. FOLFIRINOX versus gemcitabine for metastatic pancreatic cancer. *N Engl J Med*. 2011;364:1817–1825.
55. Von Hoff DD, Ervin T, Arena FP, et al. Increased survival in pancreatic cancer with nab-paclitaxel plus gemcitabine. *N Engl J Med*. 2013;369:1691–1703.
56. Moore MJ, Goldstein D, Hamm J, et al. Erlotinib plus gemcitabine compared with gemcitabine alone in patients with advanced pancreatic cancer: a phase III trial of the National Cancer Institute of Canada Clinical Trials Group. *J Clin Oncol*. 2007;25:1960–1966.
57. Lillemoe KD, Cameron JL, Kaufman HS, et al. Chemical splanchnicectomy in patients with unresectable pancreatic cancer. A prospective randomized trial. *Ann Surg*. 1993;217:447–455; discussion 456.447.

57 章

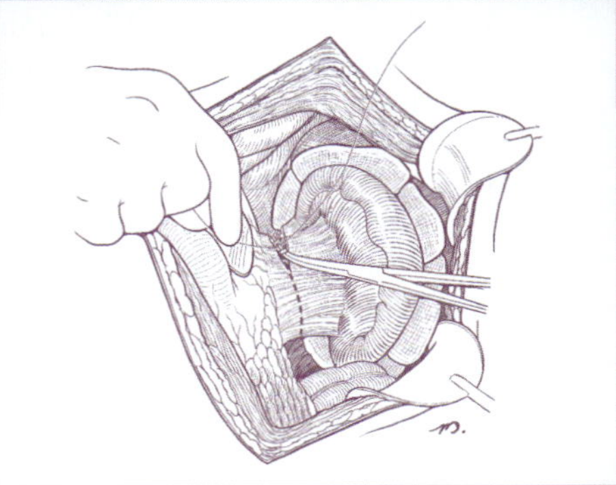

脾

Aussama K. Nassar，Mary Hawn

罗 海 李 頔 译 尹注增 审校

章目录

脾解剖学

脾是体内最大的淋巴组织器官；它的长度为 7 ～ 13 cm，重量可达 250 g。在胚胎发生的第 5 周，脾由胃背系膜的间充质细胞发育而成。它最初附着于胰腺背芽，最终与胰腺背芽分离，并黏附于腹腔内最左侧。在解剖学上，它由两个表面组成：膈肌表面和内脏表面。膈面以膈为顶，与胸膜分离。然而，肋膈隐窝延伸到正常大小脾的最下面。脾面靠近胃大弯侧、结肠脾曲、左肾上极和胰尾部（图 57.1）。根据局部解剖学，它位于左下胸部，通常由肋骨 9、10 和 11 保护。在健康成人中，在肋缘以下不可触及。然而，在婴儿中，可在肋缘下方的腋中线处触诊。这种解剖关系对伴有左下肋骨骨折的创伤患者至关重要，因为脾损伤的风险很高。脾是腹膜内位器官，通过多处腹膜反折（被称为“韧带”）悬浮于腹膜腔中（图 57.2）；膈面是脾韧带，脏面是脾胃韧带、脾肾韧带和脾结肠韧带。在无门静脉高压的患者中，脾膈韧带和脾结肠韧带相对无血管。脾胃韧带的上部有胃短血管走行，下部有左侧胃网膜走行。脾肾韧带则包裹脾动脉和静脉以及胰尾部。在 30% 的个体中，胰尾紧靠脾门；在 70% 的个体中，胰尾与脾门的距离在 1 cm 以内。因此，在距脾门 1 cm 以内的区域结扎脾血管非常重要，以免损伤胰尾。

血管解剖学

脾动脉是腹腔干的一个分支，与其胃短动脉的

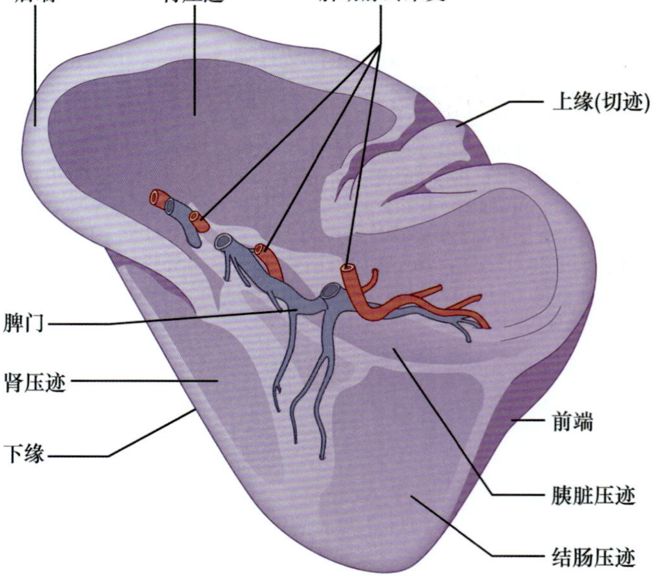

图 57.1 脾及其脏面关系（From Ellis H. Anatomy of splenectomy for ruptured spleen. Surgery（Oxford）. 2010；28：226-228.）

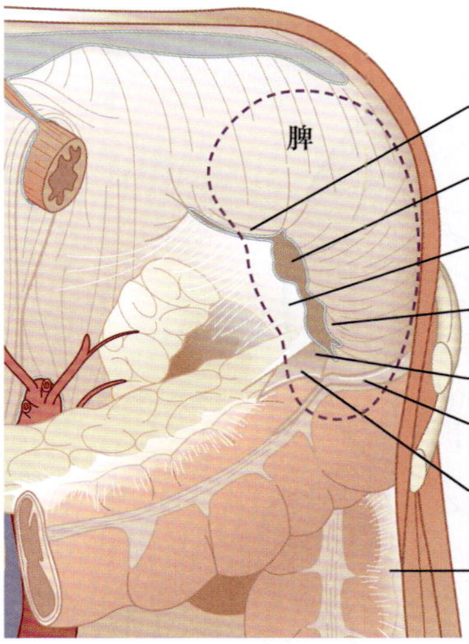

A

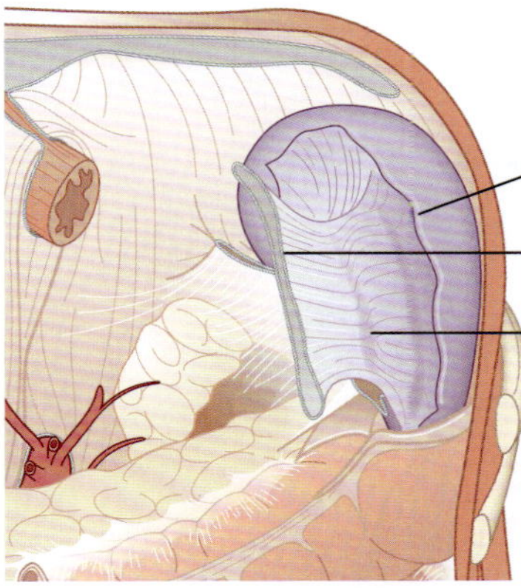

B

图 57.2 （**A**）后腹膜附着体；（**B**）前腹膜附着体（From Ellis H. Anatomy of splenectomy for ruptured spleen. Surgery（Oxford）. 2010；28：226-228.）

分支一起提供脾的动脉血供。脾动脉是一条迂曲的血管，沿其后侧走行时向胰腺发出多支分支（16 ～ 18 支）（图 57.3）。了解脾动脉的变异解剖结构有助于制订手术方案，避免潜在的术中出血。关于脾动脉分支与脾门的关系，脾动脉有两种常见的变异。主干型，分支为终末动脉和在脾门附近的极动脉；而分布型，顾名思义，在远离脾门的地方就发出分支。与分布型（70%）相比，30% 的个体出现脾动脉解剖的中间型。脾动脉分支为 5 ～ 6 条极动脉和 6 条胃短动脉，有时与胃短动脉，上、中、下终末动脉和下极动脉相通。了解这些可变分布对于进行脾切除时，尤其是保留脾远端胰腺切除术，保护脾功能是必要的。

多条脾静脉与胃网膜左静脉汇合形成脾静脉后行至胰腺，与胰腺分支汇合，常与肠系膜下静脉汇合于肠系膜上静脉形成门静脉。

脾被包裹在一层纤维弹性被膜中，分隔脾的小梁从脾的被膜中穿过。脾还被在脾内分支的脾血管划分为不同节段，这些血管与上述的小梁相融合（图 57.4，图 57.5）。小动脉还会分支为更细的血管，并且离开这些小梁，与脾髓质融合。这些血管的外膜会被淋巴组织所包绕，直至其逐渐变细为毛细血管。这些淋巴鞘组成了脾的白髓，并且作为淋巴滤泡散布在小动脉分支之间。然后，白髓与红髓在边缘区交汇，而小动脉正是在这些边缘区失去了淋巴组织，血管变成薄壁的脾窦和窦状隙。然后脾窦合并成小静脉，流入与相应动脉相伴行的沿着小梁走行的脾静脉。

脾功能

脾的功能可概括为造血、储存、过滤和免疫功能。

造血

在胎儿出生后 3 ～ 5 周的发育过程中，脾具有重要的造血功能，包括白细胞和红细胞（RBC）的产生。这一功能在妊娠第五个月时被骨髓取代，在正常情况下，脾在此节点之后没有明显的造血功能。然而，在某些病理条件下，如骨髓增生异常综合征，脾是参与髓外红细胞生成的主要器官之一。

储存

脾的功能可以看作是一个蓄水池，在那里聚集着血小板。通常，三分之一的血小板聚集在脾内。因此，脾大的患者能够聚集大量的血小板（高达 80%），从而导致血小板减少。因此，脾切除术后，患者通常会出现血小板增多，这可能是脾切除术后血栓并发症增加的因素之一。

过滤

脾过滤过程由两种血流方式组成，即封闭式和开放式系统。在封闭系统中，血液直接从动脉流向静脉。在开放系统中，血液流经小动脉，然后通过由网状内皮细胞组成的筛状实质滴入脾窦，然后进入静脉系统（图 57.4 和图 57.5）。细胞成分是指这些网状内皮细胞，在其中会发生细胞清洁过程。包括去除衰老细胞、细胞内含物（如 RBC 核仁）和寄生虫，及隔离 RBC（用于加速成熟）和血小板（贮库）。血浆被导向淋巴组织，在那里可溶性抗原可刺激抗体的产生。红细胞的形态和红细胞的功能是通过脾过滤来维持

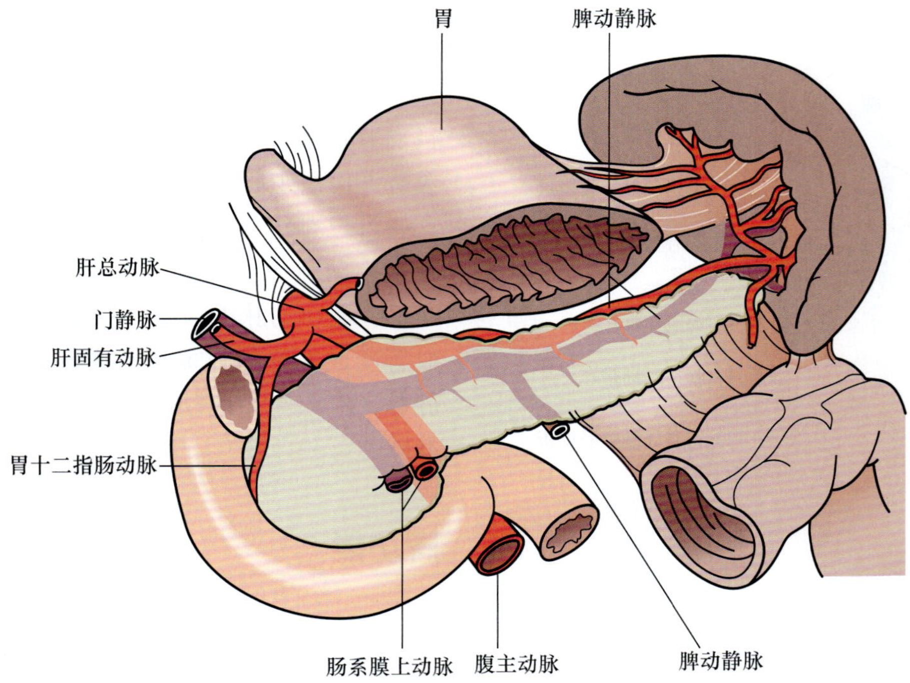

A

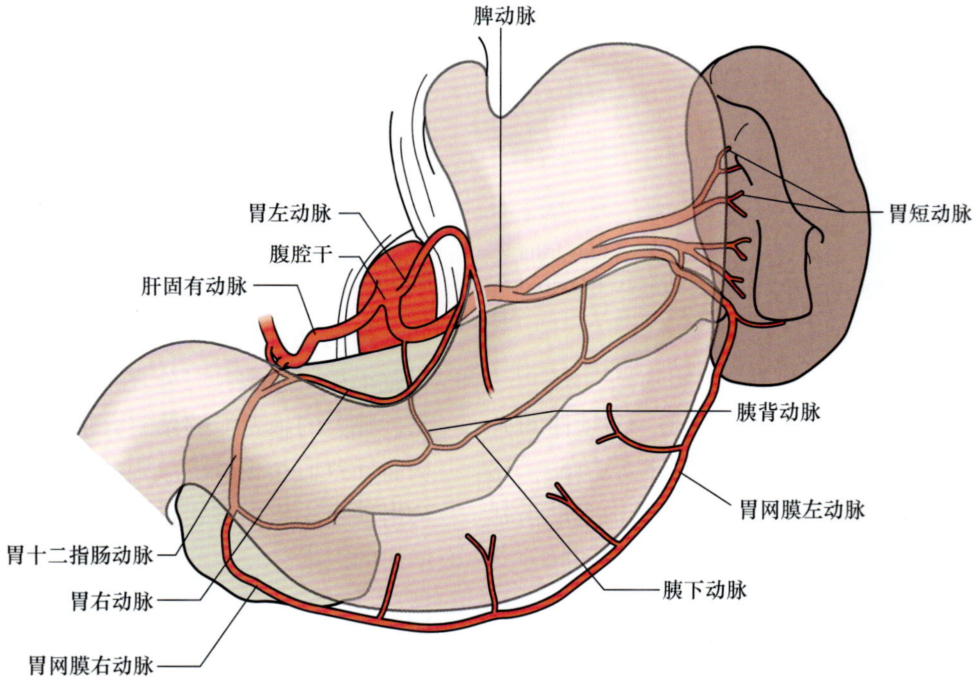

B

图 57.3 脾血管的解剖关系。脾动脉解剖的主干型（**A**）发生在 30% 的个体中。较常见的分布型解剖（**B**）发生在 70% 的个体中（From Economou SG，Economou TS. Atlas of surgical techniques. Philadelphia，PA：WB Saunders；1966：562.）

的。正常的红细胞是呈双凹形的，容易变形。这种可塑性允许其通过微导管，并优化氧气和二氧化碳的交换。含有核仁、Howell-Jolly 小体（核残余物）、Heinz 小体（变性血红蛋白）、Pappenheimer 小体（铁颗粒）、棘红细胞（刺激细胞）、共细胞（靶细胞）和斑点等内含物的不完全 RBC 会导致其自身在

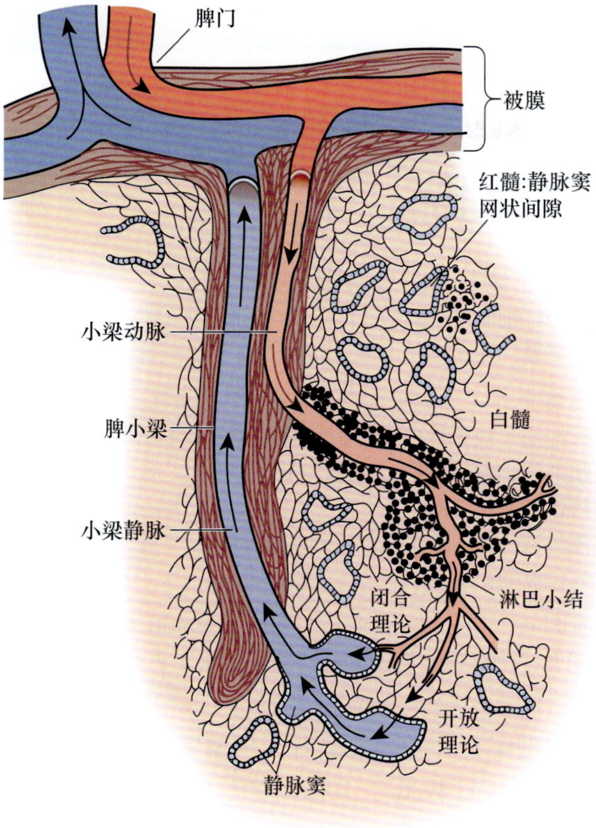

图 57.4 显示开放和闭合血流路线的脾窦结构示意图（From Bellanti JA. Immunology：Basic processes. Philadelphia，PA：WB Saunders，1979.）

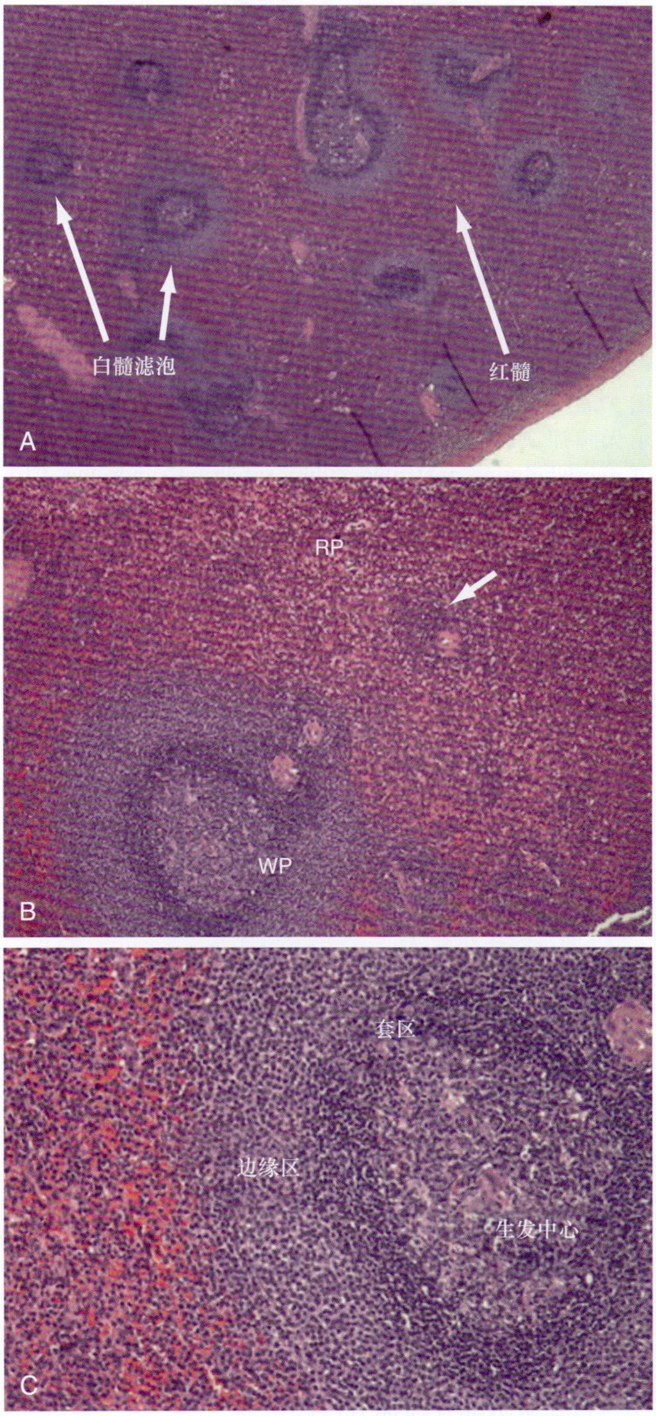

图 57.5 正常人脾苏木精-伊红染色。(**A**）低倍显微照片，显示红髓白髓的关系和相对比例;(**B**）中倍显微照片（箭头示动脉周围淋巴鞘）;(**C**）高倍显微照片，显示详细的次级滤泡结构（From Pernar LIM，Tavakkoli A. Anatomy and physiology of the spleen. In：Yeo CJ，eds. Shackelford's surgery of the alimentary tract. 8th ed. Philadelphia，PA：Elsevier；2019：1595.）.RP：红髓；WP：白髓（次级滤泡）

脾中未得到充分清洁。外周血涂片上出现 Howell-Jolly 小体是无脾症最具特征性的发现之一；外科或内科（血红蛋白病）(图 57.6)。Howell-Jolly 小体是在 RBC 细胞质中发现的强嗜碱性包涵体，代表了不能被功能正常的脾清除。可塑性下降（＞120 天）的衰老 RBC 在脾中被捕获和破坏。镰状细胞性贫血、遗传性球形红细胞增多症、地中海贫血或丙酮酸激酶缺乏症（PKD 病）等血液病导致的异常红细胞也在脾中被捕获和破坏。总体影响是加重贫血、脾大，有时还有脾自身梗死。同样，脾参与免疫性血小板减少症（ITP）的血小板破坏，该病以前被称为特发性血小板减少性紫癜。

免疫

通过抗体的合成和吞噬发挥作用。已发现无脾患者表达低于正常水平的免疫球蛋白 M，并且外周血单核细胞表现出免疫球蛋白反应被抑制。免疫应答中涉及的其他因子是调理素，如属性素和凝集素。在脾中产生的调理素，在脾切除术后显示出其血清水平的降低。丙哌丁是一种球蛋白，也被称为 P 因子，启动补体激活的替代途径；这增加了对细菌和异常细胞的破坏。凝毒素是一种四肽，可增强单核巨噬细胞和多形

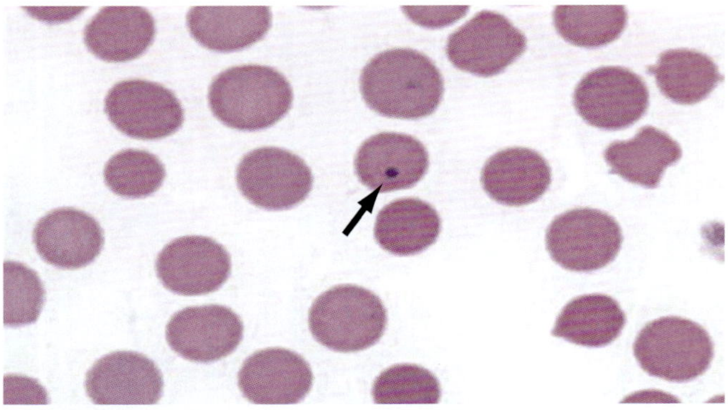

图 57.6 外周血涂片上出现 Howell-Jolly 小体（箭头）提示无脾症或脾功能减退（From Hashimoto N. Management of overwhelming postsplenectomy infection syndrome. Clin Surg. 2016；1：1148.）

框 57.1 被脾所清除的生物物质成分

正常情况
红细胞膜
红细胞表面凹陷和凸起
Howell-Jolly 小体
Heinz 小体
含铁小体
棘皮细胞
衰老的红细胞
微粒抗原

疾病情况
球形细胞（遗传性球形红细胞增多症）
镰状细胞，血红蛋白 C 细胞
抗体包被的红细胞
抗体包被的血小板
抗体包被的白细胞

Adapted from Eichner ER. Splenic function：Normal，too much and too little. Am J Med. 1979；66：311-320.

核白细胞的吞噬活性。循环介质的缺乏似乎会导致中性粒细胞功能受到抑制。脾在免疫球蛋白 G 重链切割凝状纤维素中也起着关键作用；因此，脾缺失患者的凝状纤维素的循环水平低于正常水平。此外，脾过滤对于清除宿主体内没有特异性抗体的微生物可能特别重要（框 57.1）。

脾的免疫功能在脾切除后变得明显，尤其当发现患者存在肺炎链球菌、流感嗜血杆菌和脑膜炎奈瑟菌相关的特定感染风险时。无脾症和脾功能减退可能是由于手术切除了脾或解剖结构正常的脾功能缺失所致。最严重的后遗症是整个脾切除术后感染（overwhelming postsplenectomy infection，OPSI）。本章最后将详细讨论 OPSI。

脾切除术

脾切除术可用于外伤以外的疾病。这些疾病适应证主要包括血液学疾病，及其他肿块病变和脾血管病变，将在本书的其他地方讨论。

良性血液疾病

免疫性血小板减少症

免疫性血小板减少症（immune thrombocytopenia，ITP）是脾切除术最常见的血液系统适应证，本文将对此进行详细讨论。ITP 以前被称为特发性血小板减少性紫癜。2009 年，ITP 工作小组（ITP workgroup，IWG）发布了指南，将本病简称定义为 ITP，并删除了特发性和紫癜，因为对 ITP 的病理生理学已得到了很好的理解，且大多数患者未出现紫癜[1]。ITP 的特征是血小板计数低于 $100×10^9$/L 且骨髓正常而不存在可能导致血小板减少症的其他原因[2]。发病机制尚不完全清楚。然而，针对血小板膜的免疫球蛋白 G 自身抗体被认为是导致网状内皮系统内的血小板被巨噬细胞和细胞毒性 T 细胞破坏的原因。除破坏外，还存在巨核细胞功能障碍，血小板生成素水平低。当病因不明确时，将其归类为原发性 ITP[1]。原发性 ITP 根据疾病的慢性程度进一步分为三种亚型：新诊断型（3 个月内）、持续型（3 ～ 12 个月）和慢性（12 个月以上）。继发性 ITP 是由一种已知原因引起的疾病，如药物诱导、感染性，或风湿性疾病（即系统性狼疮红细胞病）。ITP 的典型表现为紫癜、鼻出血和牙龈出血，较少见的是胃肠道出血和血尿。脑出血是一种罕见但很致命的表现。

原发性 ITP 的诊断包括排除其他相对常见的血小板减少原因——妊娠、药物诱导的血小板减少症（如肝素、奎尼丁、奎宁、磺胺的使用）、病毒感染和脾功能亢进（框 57.2）。6% ～ 8% 的其他方面都正常的妊娠期女性和 25% 的子痫前期的女性会出现血小板减少症。药物诱导的血小板减少症被认为很少见，每 100 万普通药物（如甲氧苄啶-磺胺和奎宁）的使用者中有 20 ～ 40 例出现药物诱导的血小板减少症。其他药物如金盐，发生率稍高，接近 1%。病毒感染（如 HCV、HIV，罕见的由 EBV 感染导致）而导致的血小板减少症可能与脾无关。此外，在成功治疗

框 57.2 免疫性血小板减少性紫癜的鉴别诊断

假性低血小板计数

EDTA 依赖性凝集素或冷凝集素导致试管内血小板凝集，抗凝不足样本，Ⅱb/Ⅲa 糖蛋白抑制剂（例如，阿昔单抗）

巨大血小板被自动计数器错误地计为白细胞而不是血小板

常见血小板减少症的原因

妊娠（妊娠相关血小板减少症，先兆子痫，HELLP 症状）

药物诱导的血小板减少症（常见药物包括肝素、奎尼丁、奎宁、磺胺、对乙胺基酚、甲氰咪胍、布洛芬、萘普生，氨苄青霉素、哌拉西林、万古霉素、利奈唑胺、Ⅱb/Ⅲa 糖蛋白抑制剂类药物）

病毒感染，比如 HIV、丙肝病毒、风疹病毒、传染性单核细胞增多症、慢性肝病导致的脾功能亢进

幽门螺杆菌

疟疾

慢性肝病引起的脾亢

乙醇

营养缺乏（例如，维生素 B_{12}、叶酸、铜）

风湿病 / 自身免疫性疾病（例如，系统性红斑狼疮，类风湿关节炎）

其他易被误诊为自身免疫性血小板减少性紫癜的血小板减少症原因

骨髓异常增生

先天性血小板减少症

血栓性血小板减少性紫癜和溶血尿毒综合征

慢性弥散性血管内凝血

其他疾病相关的血小板减少症

自身免疫性疾病，如系统性红斑狼疮

淋巴细胞增殖性病变（慢性淋巴细胞白血病，非霍奇金淋巴瘤）

Adapted from George JN，El-Harake MA，Raskob GE. Chronic idiopathic thrombocytopenic purpura. N Engl J Med. 1994；331：1207-1211.

HELLP：溶血、肝酶升高和血小板计数低；HIV：人类免疫缺陷病毒。

相关的感染后血小板计数升高时，医生应能够明确除外其他的致病因素。细菌感染，尤其是幽门螺杆菌感染，也与感染相关的血小板减少症有关。随着这些细菌的根除，血小板减少会得到改善。其余的原因见框 57.2。血小板聚集和巨大的血小板导致的实验室测定值偏低也不应该被忽略。

ITP 是主要发生于年轻女性的一种疾病，大于 10 岁的患者中 72% 是女性，70% 受影响的女性年龄小于 40 岁。ITP 在儿童身上有所不同；男女患儿的发病率相同，发病突然，血小板减少。患有慢性紫癜的年龄大于 10 岁的女孩，其疾病似乎处于持续状态。

ITP 的治疗主要取决于血小板减少症的严重程度。可观察到血小板计数高于 50 000/mm^3 的无症状患者，无须进一步干预。血小板计数达到 50 000/mm^3 或更高时，即使采用侵入性手术，也很少会出现临床后遗症。可观察到血小板计数略低（在 30 000 ～ 50 000/mm^3 之间）的患者，但需进行更多常规随访，因为他们进展为严重血小板减少症的风险增加。对于血小板计数低于 50 000/mm^3 且有黏膜出血、高危情况（如积极的生活方式、高血压和消化性溃疡）等症状的患者，或血小板计数低于 20 000 ～ 30 000/mm^3 的患者，即使无症状，也可接受糖皮质激素治疗（通常为泼尼松，每日 1 mg/kg）。在开始治疗的 1 ～ 3 周内，多达 2/3 的患者出现血小板水平升高至大于 50 000/mm^3 的临床反应。在接受类固醇治疗的患者中，25% 将出现完全缓解。血小板计数高于 20 000/mm^3 且无症状或仅出现轻微紫癜症状的患者无须住院。血小板计数保持在 20 000/mm^3 以下且有明显黏膜出血的患者可能需要住院治疗，有危及生命的出血的患者则需要住院治疗。血小板输注仅适用于发生严重出血的患者。静脉注射免疫球蛋白对于治疗妊娠期急性出血或准备接受手术（包括脾切除术）的患者非常重要。常规剂量为每天 1 g/kg，持续 2 天。该剂量通常会在 3 天内增加血小板计数；并且还可以提高血小板输注的效果。

如果 ITP 的初始治疗失败，难治性 ITP 可选择口服泼尼松、地塞米松（40 mg/d，持续 4 天）、利妥昔单抗［375 mg/（m^2·周），静脉注射，持续 4 周］和血小板生成素受体拮抗剂（eltrombopag，romiplostim）。在 28% ～ 44% 使用利妥昔单抗的患者中后观察到数月可成功缓解；从血小板生成素受体拮抗剂中观察到更多的及时反应[3]。

在 1950 年应用糖皮质激素治疗 ITP 之前，脾切除术是首选治疗方法。对于 2/3 使用糖皮质激素使血小板计数正常的患者，无须进一步治疗。对于计数低于 10 000/ mm^3 持续 6 周或更长时间的严重血小板减少症患者，以及糖皮质激素难治性的血小板减少症患者，需要中毒性剂量的类固醇以实现缓解，同时可选择的治疗方式是行脾切除术。对糖皮质激素治疗反应不完全的患者，以及对类固醇治疗或静脉免疫球蛋白治疗无效、血小板计数低于 10 000/mm^3 无症状或血小板计数低于 30 000/mm^3 有出血问题的妊娠中期孕妇，脾切除术也是首选的治疗方法。对于血小板计数高于 50 000/mm^3、ITP 时间超过六个月、无出血症状且未从事高危活动的患者，无须进行脾切除术。一项关于腹腔镜脾切除术短期和长期失败的回顾报道，脾切除术后 5 年的总体失败率约为 28%[4]。

一项对从1966年到2004年发表的436篇文章的系统回顾显示，72%的ITP患者在脾切除术后有完全缓解。中位随访时间为33个月，中位复发率为15%（1%～51%）[5]。

除复发率外，还检查了脾切除术成功的预测因素。在多元模型中的变量中，脾切除时的年龄是与应答最相关的独立变量[5]。

大多数患者在术后10天内血小板计数会表现出改善，持久的血小板反应与术后第3天血小板计数为150 000/mm^{3}或术后第10天超过500 000/mm^{3}的患者相关。然而，即使行脾切除术，部分患者仍可能复发（12%，范围4%～25%）。对1223名ITP患者的回顾性分析估计腹腔镜脾切除术的长期失败率约为8%，随访期间大约为每年44/1000[4]。另一项研究估计ITP患者脾切除术后的完全缓解率为66%[5]。

尽管在初始手术期间完成了对副脾的全面检查，但对于经历复发的患者，必须对遗漏的副脾进行评估。在对394例腹腔镜脾切除术患者的评估中，Katkhouda及其同事注意到15%的患者有副脾。对于有副脾的患者，外周血涂片检查将缺乏脾切除后的特征性RBC形态。放射性核素显像也有助于定位任何副脾组织的存在和位置。如果发现慢性ITP患者有副脾，只要患者能够承受手术风险，则应将其切除。

这些患者的其他治疗方案包括观察血小板计数高于30 000/mm^{3}的稳定无出血患者、长期糖皮质激素治疗，及硫唑嘌呤或环磷酰胺治疗。最近的证据表明，血小板生成素受体激动剂可用作对类固醇、静脉注射免疫球蛋白治疗或脾切除术无反应的慢性ITP患者的一种新的药物治疗方案[6]。

10%～20%的其他无症状的HIV感染患者将发展为ITP病。脾切除术是该队列患者的一种安全治疗选择，实际上可能会延缓HIV疾病进展[7]。

遗传性贫血

通常分为：① RBC膜缺陷（如遗传性球形红细胞增多症）；②红细胞酶缺陷［如葡萄糖-6-磷酸脱氢酶缺陷（G6PD）］；③血红蛋白合成缺陷［如地中海贫血、镰状细胞贫血（血红蛋白S）］。

遗传性球形红细胞增多症

遗传性球形红细胞增多症是最常见的贫血类型之一，由红细胞膜缺陷引起。遗传性红细胞增多症是一种常染色体显性疾病；然而，尽管罕见，常染色体隐性遗传也可能发生。遗传性球形红细胞增多症被认为最常见的发病原因是影响红细胞细胞骨架蛋白的基因突变，如光谱蛋白、单链蛋白、3带（阴离子交换器AE1）和4.2带蛋白。光谱蛋白和3带蛋白的突变最常与遗传性球形红细胞增多症相关[8]。这些蛋白功能的丧失会导致红细胞缺乏其特征性的双凹形状。缺乏这种蛋白会导致红细胞变硬、变小，且呈球形，这会影响红细胞的变形能力。此外，这些细胞的渗透脆性增加，更容易被脾捕获和破坏。最常见的临床表现为中度溶血性贫血，偶尔伴有黄疸、叶酸缺乏和脾大。诊断通过血液学检查：全血计数与指数，外周血涂片网织红细胞计数增加，乳酸脱氢酶升高，间接胆红素增加，无触珠蛋白或减少，渗透脆性增加，Coombs检测结果阴性。

由此产生的贫血可以进行脾切除术治疗，但红细胞形态没有恢复正常化。脾切除术应推迟至5岁，以保持脾的免疫功能，降低OPSI的风险。如果患者在此年龄之前需要脾切除术，部分脾切除术是一种选择。与其他溶血性贫血一样，存在色素性胆结石是常见的。术前检查应包括超声检查；如有胆结石，胆囊切除术可与脾切除术同时进行。

遗传性椭圆红细胞增多症、遗传性焦变红细胞增多症、遗传性垂体干燥症和遗传性红细胞增多症也会导致继发于RBC膜异常的贫血。在出现严重贫血的情况下，可行脾切除术，但有放射性的细胞干燥症除外，该症仅导致轻度贫血，脾切除临床意义有限。

红细胞酶缺乏引起的溶血性贫血

PKD病和G6PD缺乏症是与溶血性贫血相关的主要遗传性疾病。尽管PKD病是仅次于G6PD缺乏症的第二常见酶缺乏病，但与G6PD缺乏症相比，它是溶血性贫血最常见的病因。PKD病是一种由丙酮酸激酶L/R（*PKLR*基因）突变引起的常染色体隐性遗传疾病。该基因以丙酮酸激酶的形式在肝（L）和RBC（R）亚型表达。成熟的RBC缺乏线粒体，依赖无氧糖酵解作为唯一的能量来源。丙酮酸激酶参与糖酵解和三磷酸腺苷（ATP）的产生，因此PKLR突变导致丙酮酸激酶的产生减少，导致红细胞中ATP水平的降低，并导致糖酵解的其他副产物的产生增加。这导致了ATP的快速消耗和红细胞无法维持其膜的完整性。它们随后通过吞噬作用被脾破坏。

然而，在G6PD缺乏症中，脾切除术很少被提及。这种X连锁疾病通常见于非洲、中东或地中海血统人群。G6PD催化磷酸戊糖途径氧化部分的第一步，从而导致NDPH的产生。NDPH是对抗细胞氧化应激的关键酶。因此，G6PD缺乏的细胞特别容易受到氧化应激的影响。G6PD缺乏症的红细胞不能保护自己免受活性氧的影响，而活性氧是由感染或暴露于某些食物、药物或化学物质产生的。因此，主要的治疗方法是避免病情恶化。

因此，与更为偶发的G6PD溶血相比，PKD可导致慢性溶血。因此，脾切除术在PKD中有一定作用[9]。脾切除术已显示可通过提高血红蛋白和网织红细胞计数来消除或减少输血需求[9]。

血红蛋白病

除细胞膜或酶基因突变外，遗传性贫血也可能由血红蛋白结合分子的珠蛋白链突变引起。已经发现了近1000种不同的珠蛋白突变。在所有这些血红蛋白突变中，镰状细胞病和地中海贫血是临床上最重要的两种疾病。镰状细胞贫血是一种β珠蛋白基因的点突变，导致血红蛋白A的β链第六位出现单个氨基酸被取代（缬氨酸取代谷氨酸）。镰状细胞贫血由缺陷血红蛋白（血红蛋白S）的纯合遗传引起，而当血红蛋白S与其他血红蛋白（如血红蛋白C或镰状细胞β-地中海贫血）一起遗传时，也可观察到病情恶化。在非洲裔美国人中，8%是血红蛋白S（镰状细胞特征）的杂合子，接近0.5%是纯合子。在低氧条件下，这些血红蛋白S分子结晶，使红细胞形状扭曲。这些畸形的细胞不能通过微血管，从而导致毛细血管闭塞，血栓形成并且最终导致微梗死。这一连串事件经常发生于脾。血管闭塞和进行性梗死的发生导致了自体脾切除。患者的脾在生命早期过度肥大，成年后通常萎缩，尽管脾大偶尔可能会持续存在。

地中海贫血也是溶血性贫血的原因之一。地中海贫血是一组α与β链比例失调的疾病，这会导致不成对链的沉淀和随后的RBC破坏[10]。这些异常细胞在骨髓（无效红细胞生成）或血流中被破坏（溶血）。地中海贫血根据珠蛋白链的缺陷分为两种主要类型：α地中海贫血和β地中海贫血。遗传方式为常染色体隐性遗传。脾大、脾功能亢进和脾梗死常见于镰状细胞病，也常见于地中海贫血患者。

急性脾隔离危象是镰状细胞病或镰状β地中海贫血儿童危及生命的疾病。在这种情况下，由于脾中的血管阻塞和红细胞隔离，血红蛋白水平迅速下降。这可能会导致危及生命的低血容量性休克，并需要多次输血。急性脾隔离危象的患者表现为严重贫血、脾大和急性骨髓反应，并伴有网织红细胞增多症。血红蛋白水平可能同时下降，伴腹痛和循环系统衰竭。这些患者在复苏、水合和输血后可进行脾切除术。脾切除术通常在首次发作后进行，以防止再次发作。镰状细胞贫血相关的脾功能亢进表现为贫血、白细胞减少和血小板减少，需要输血；实施脾切除术可减少输血。脾切除术也可改善巨脾所干扰日常活动的症状。最后，在患有镰状细胞贫血的儿童中，患儿由于代谢率增加而表现出生长延迟甚至体重减轻，和全身总蛋白降低，脾切除可能缓解这些症状。

镰状细胞性贫血患者也可见脾脓肿。这些患者表现为发热、腹痛和脾大。大多数脾脓肿患者会出现白细胞增多、血小板增多和豪焦小体（Howell-Jolly body），这表明存在功能性脾大。沙门菌和肠杆菌属以及其他肠道微生物在这些脾脓肿的患者中很常见。这些患者需要水化、输血复苏，及状况稳定后的紧急脾切除。

恶性病

造血系统肿瘤

淋巴瘤

霍奇金淋巴瘤 以前称为霍奇金病，是一组以组织学上存在镜影细胞（R-S）为特征的恶性疾病。霍奇金淋巴瘤通常发生于20岁和30多岁的年轻人，第二个高峰出现在50岁以上的成年人中。罕见的是，患者出现盗汗、体重减轻和瘙痒等体质症状；而更典型的是，无症状性淋巴结增大通常累及颈部淋巴结。霍奇金病在组织学上以淋巴细胞为主型、结节硬化型、混合细胞型或者淋巴细胞耗竭型为特征。疾病分期以Ann Arbor分期为基础，并经过Cotswold修改[11]。

Ⅰ期是指单个区域的淋巴。Ⅱ期是指横膈膜同一侧两个或多个淋巴的疾病。Ⅲ期表示膈肌两侧疾病，包括脾受累。Ⅳ期是指伴有或不伴有相关淋巴受累的其他非邻接淋巴外受累疾病。在分期Ⅰ期、Ⅱ期或Ⅲ期增加下标E，表示侵犯单个或邻近多个淋巴外器官；下标S表示脾受累。具有持续症状的患者标注为B（存在），无症状者标注为A（不存在）。

历史上，霍奇金病患者曾接受包含脾切除在内的为了明确肿瘤分期的开腹手术，以便于提供病理分期的信息并制订合适的治疗方案。分期方法已经发展到包括成像技术。推荐的成像方式为计算机断层扫描（CT）和 ^{18}F-氟脱氧葡萄糖正电子发射断层扫描（PET）。霍奇金淋巴瘤是一种氟脱氧葡萄糖-亲和性淋巴瘤。在未进行 PET 扫描的情况下，建议进行静脉造影 CT 扫描。

早期霍奇金淋巴瘤现在常采用放疗和化疗相结合的治疗方法。晚期通常采用化疗加或不加放射治疗。霍奇金淋巴瘤脾切除术目前很少被提及。但是，也可针对症状性脾大进行此手术[12]。

非霍奇金淋巴瘤　非霍奇金淋巴瘤是一组由 B 细胞、T 细胞、成熟 B 细胞和成熟 T 细胞亚群衍生而来的恶性肿瘤。分期主要依赖于整合的 PET/CT，这也有助于通过活检靶向含氟脱氧葡萄糖的淋巴结。外科医生经常通过活检获取淋巴结或组织。理想情况下，活检应在类固醇治疗开始前进行，因为类固醇会溶解淋巴组织，并可能造成模糊诊断。

脾大或脾功能亢进是非霍奇金淋巴瘤病程中的常见并发症。脾切除术适用于非霍奇金淋巴瘤中脾大所致腹痛、早期饱食感和饱胀感。也适用于出现贫血、中性粒细胞减少和血小板减少同时伴脾功能亢进的患者。

脾切除术也有助于诊断和治疗一种罕见的非霍奇金淋巴瘤亚型，目前称为脾边缘区淋巴瘤（以前称为脾淋巴瘤）[13]。大多数患者表现为脾大、淋巴细胞增多伴贫血和血小板减少。脾边缘区淋巴瘤的诊断基于不明原因的淋巴细胞增多和脾大的临床特征、触发性脾切除术和（或）骨髓活检的免疫表型发现。PET/CT 也可作为检查的一部分。有症状的脾大及 PET/CT 扫描怀疑大细胞转变者，应行脾切除术。在以脾病变为主要特征的患者中，脾切除术后生存率显著提高，可被认为是那些手术候选患者的主要治疗方法。

白血病

毛细胞白血病　毛细胞白血病是一种罕见疾病，约占成人白血病的 2%，以脾肿大、全血细胞减少及外周血和骨髓中的肿瘤性单核细胞为特征。以这种疾病命名的细胞是 B 淋巴细胞，它的细胞膜有褶皱。在光学显微镜下，这种褶皱会导致细胞看起来有胞浆突起。男女比例约为 4∶5。他们通常表现为可触及的脾大。大约 10% 的患者由于病程迁延不愈而不需要治疗。血细胞减少症或脾大的治疗通常从嘌呤类似物化疗的一线治疗开始[14]。对于更难治的癌症，可进行二线免疫治疗。然而，在其他情况下，脾大的程度或脾功能亢进的症状可导致脾切除术。大多数患者在手术后上述症状可改善，脾切除术后可维持约 10 年，一些患者（40% ～ 60%）在脾切除术后血细胞计数恢复正常。骨髓广泛受累但无巨脾的患者对脾切除术的反应较差。毛细胞白血病患者在被诊断为毛细胞白血病后，发生其他恶性肿瘤的风险也会增加 2 ～ 3 倍。这些继发恶性肿瘤大多为实体瘤，如皮肤癌、肺癌、前列腺癌和胃肠道腺癌。毛细胞白血病表现类似于慢性白血病；许多患者可以达到临床缓解，达到正常或接近正常的生存状况[15]。

慢性淋巴细胞白血病　慢性淋巴细胞白血病（chronic lymphocytic leukemia，CLL）是西方世界最常见的白血病。这是一种 B 淋巴细胞临床异质性疾病，特征为形态相对正常、成熟但功能不全的淋巴细胞进行性聚集。CLL 在男性中略占优势，主要是在 50 岁之后。CLL 是根据 Rai 系统分级的，与存活率有很好的相关性。低危 CLL 病（原 0 期）仅涉及骨髓和血液淋巴细胞增多；中危 CLL（以前为Ⅰ期和Ⅱ期）涉及任何部位的淋巴细胞增多和淋巴结病或脾大、肝大或肝脾大；高危 CLL 病（以前为Ⅲ期和Ⅳ期）涉及淋巴细胞增多症和贫血或血小板减少症。Rai 系统可帮助临床医生确定何时应开始治疗。其他遗传和生物标志也用于预测。国际预测评分（international prognostication score，CLL-IPI）整合临床、遗传和生物变量。对有症状疾病和 Rai 晚期的患者进行化疗[16]。治疗包括氟达拉滨、利妥昔单抗和环磷酰胺化疗。相反，不适患者有两种选择：抗 CD20 抗体联合苯丁酸氮芥或伊布替尼。在过去的十年里，CLL 脾切除术的适应证急剧减少，很少应用。

慢性粒细胞白血病　慢性粒细胞白血病（chronic myelogenous leukemia，CML）是一种骨髓增生性疾病，由骨髓成分的肿瘤转化引起。CML 的特征是骨髓的正常二倍体成分逐渐被成熟的肿瘤髓系细胞取代。尽管 CML 表现为无症状，但患者通常表现为发热、疲劳、不适、全血细胞减少症（如感染、贫血、易出血）和偶尔脾大。外周血涂片分析显示白细胞增多，白细胞计数高达 100 000/μl，白细胞计数从成髓细胞变为成熟中性粒细胞。诊断 CML 的金标准是染色体标记，即费城染色体，它是由染色体 22q11.2 上的染色体 *ABL1* 基因 9q34 和断裂点簇区域基因（*BCR*）的片段融合而成。这种融合导致 BCR-ABL1 融合癌基因的表达，并转化为 BCR-ABL1 癌蛋白，然后加速细胞分裂并抑制 DNA 修复[17]。

CML 可发生于儿童至老年患者。通常表现为无症状慢性期，但可能进展为与发热、盗汗和进行性脾大相关的加速期。加速期可能无症状，只能通过外周血或骨髓的变化检测到。然后，加速期可能进展到急变期。这一阶段的特征还包括发热、盗汗和脾大，但也与贫血、感染和出血有关。

BCR-ABL 基因产物是使用酪氨酸激酶抑制剂（伊马替尼、达沙替尼和尼罗替尼）和其他化疗药物进行治疗的靶点。骨髓移植是一种选择，但随着最近新疗法的出现，预后已显著改善，使得移植不太常见。评估新疗法和联合疗法疗效的研究正在进行中。脾切除术可有效治疗 CML 中的症状性脾大和脾亢，但在慢性期早期进行脾切除术似乎没有生存益处。因此，只有出现可归因于脾大或脾功能亢进的显著症状的患者才能接受手术。

脾的非血液系统肿瘤

淋巴瘤是累及脾最常见的肿瘤。其他原发性和继发性肿瘤较为罕见。

原发性脾肿瘤通常为血管性肿瘤，包括良性和恶性。脾错构瘤很罕见，通常由畸形、无组织的红髓成分组成。血管瘤常见于因其他原因切除的脾脏中。脾的血管瘤（或血管肉瘤）通常为自发性发生，但与环境暴露有关，如接触二氧化物和单体氯乙烯。血管肉瘤患者可表现为脾大、溶血性贫血、腹水、胸腔积液，甚至自发性脾破裂。这些肿瘤具有侵袭性，预后差。相比之下，淋巴管瘤是内皮覆盖的囊肿，囊肿的增大会引起继发性脾大。通常为良性肿瘤；然而，淋巴管肉瘤在淋巴管瘤患者中也有发现。脾切除术适用于这些疾病的诊断、治疗和缓解。

继发性转移性脾肿瘤很罕见，认为是由于缺乏传入淋巴管所致[18]。在癌症患者高达 7% 的尸检中可见。最常扩散至脾的实体瘤为乳腺癌、肺癌和黑色素瘤。然而，任何原发性恶性肿瘤均可转移至脾。转移瘤通常无症状，但可能伴有脾大，甚至脾破裂；因此，脾切除术可作为仔细选择的有症状脾转移的患者的治疗方法，以缓解症状。

其他良性疾病

脾囊肿

随着 CT 和超声的普及，脾囊肿的出现频率越来越高。它们被分为寄生虫囊肿和非寄生虫囊肿。非寄生虫囊肿进一步分为真性囊肿和假性囊肿。真性囊肿的囊壁被鳞状上皮细胞覆盖，可视为先天性囊肿。它们占所有脾囊肿的 10%。脾肿瘤也可能表现为囊性；这些包括淋巴管瘤和海绵状血管瘤（见前）。

寄生虫囊肿发生在地方性包虫病（棘球绦虫属）地区。影像学检查（通常伴有超声检查）可发现囊肿壁钙化或子囊肿。虽然包虫病在北美并不常见，但在进行可能导致囊肿内容物溢出的侵入性手术之前，必须排除该诊断。囊肿破裂和内容物排出至腹部可能引发过敏性休克，也可能导致腹膜内感染扩散。血清学检测有助于验证这些寄生虫的存在。脾切除术是治疗的一种选择。与肝包虫囊肿一样，可通过注射 3% 氯化钠溶液、乙醇或 0.5% 硝酸银对囊肿进行灭菌。即便如此，仍应小心避免术中囊肿破裂。

非寄生虫性真性脾囊肿约占所有脾囊肿的 10%。这些上皮细胞通常对糖类抗原 19-9 和癌胚抗原的免疫组化呈阳性。脾表皮样囊肿患者的一种或两种肿瘤标志物的血清水平可能升高。然而，这些囊肿是良性的，显然不具有超出周围原生组织的恶性潜能。

真性脾囊肿通常无症状且在不经意间发现。患者可主诉腹部饱胀感、早期饱胀感、胸膜炎性胸痛、气促及左肩或背痛。也可能因左肾受压而出现肾症状。体格检查时，可触及腹部肿块。脾囊肿很少表现出与破裂、出血或感染相关的急性症状。最好通过 CT 进行诊断，对于有症状或囊肿较大的患者，应进行手术干预。完全或部分脾切除可提供适当的治疗。部分脾切除具有保留脾功能的优势；25% 的脾似乎足以预防肺炎球菌肺炎。开放手术和腹腔镜手术允许进行全脾切除或部分脾切除、囊壁切除或部分脱囊[19]。

非寄生虫性假性囊肿占非寄生虫性脾囊肿的 70% ～ 80%。假性脾囊肿一般都有外伤史。脾假性囊肿无上皮细胞覆盖。放射学成像通常显示光滑、单房、厚壁病变，有时伴局灶性钙化。无症状、小的（< 4 cm）假性囊肿不需要治疗，可能会随时间推移而消退。有症状的假性囊肿的表现与真性脾囊肿相似；可行全部或部分脾切除术的手术治疗，同时也需要考虑部分脾切除术，保留脾功能。也有经皮引流治疗脾假性囊肿的报道，尽管是在一个病例系列报道中，但是复发很常见并且随后的并发症也被认为太高[20]。

脾脓肿

脾脓肿是一种不常见但如果不及时识别和治疗可

能危及生命的疾病，尸检系列中发病率为 0.007% ~ 0.2%。在既往健康的患者中，脾脓肿的死亡率从 15% ~ 20% 不等，在免疫功能低下的患者中，单发脓肿的死亡率高达 80%。诱发脾脓肿的疾病和其他因素包括恶性肿瘤、真性红细胞增多症、心内膜炎、既往创伤、血红蛋白病、尿路感染、静脉注射药物和获得性免疫缺陷综合征。

大约 70% 的脾脓肿是由于感染性细菌从另一部位血行播散，如心内膜炎、骨髓炎和静脉用药引起的。感染也可来源于局部器官感染的播散，如结肠、肾或胰腺。通常涉及革兰氏阳性球菌（通常为葡萄球菌、链球菌或肠球菌属）和革兰氏阴性肠道微生物。结核分枝杆菌、鸟分枝杆菌和放线菌属也已经被发现。真菌性脓肿（如念珠菌属）也有发生，在免疫抑制患者中较典型。

脾脓肿表现为非特异性症状——模糊性腹痛、发热、腹膜炎和胸膜炎性胸痛。脾大并不典型。CT 是诊断的首选方法；然而，诊断也可以通过超声进行。

脾脓肿的治疗取决于脓肿是单房性还是多房性。三分之一的成人患者脓肿呈多房性。三分之一的儿童脓肿为单侧。单房脓肿通常可与抗生素一起经皮穿刺引流，单房脓肿穿刺成功率高。然而，多房性病变通常采用脾切除术、左上象限引流和抗生素治疗[21]。已有腹腔镜脾切除术治疗脓肿的报道[22]。

游走脾

游走脾是很少被发现，多见于儿童和 20 ~ 40 岁的女性。现有两个关于其病因的推断。第一种理论是脾通过腹膜连接悬挂在其正常的解剖位置，而患者因为在胚胎形成时期背侧胃系膜到后腹壁间缺乏融合，而未能形成这种正常的连接。第二种理论推测，关于多次生产的女性，激素变化和腹部松弛导致脾连接缺陷。无论哪种原因，如果没有这些正常的连接，脾蒂将会异常长，而且容易扭转。

间歇性腹痛，因静脉淤血引起的脾大或重度持续性疼痛应怀疑游走脾以及脾蒂紧张或间断性扭转。体格检查时可触及移动肿块。腹部增强 CT（静脉注射造影剂）可确认诊断，脾位于正常位置之外。非强化的脾或脾血管蒂的扭转等表现可为诊断提供辅助依据，可能有助于决定选择脾切除术还是脾固定术[23]。

其他注意事项

脾外伤（见第 17 章）

血管疾病 脾切除术可用于治疗血管疾病，这些将在本教科书的其他地方讨论。这些血管疾病是：门静脉高压症（第 54 章）、脾动脉瘤（第 63 章）和脾静脉血栓形成（第 65 章）。

择期腹腔镜脾切除术

腹腔镜脾切除术现在是脾切除术的首选方法。这项技术最早于 1991 年被描述[24]，许多研究支持腔镜技术的使用（就治疗结果以及患者安全方面考虑）。腹腔镜技术的缺点是手术时间长，切除大脾困难；然而，减少住院时间和更快的术后恢复减轻了这些限制。并发症通常与患者的合并症有关。

已有报道称，腹腔镜脾切除术可用于大多数脾疾病，且是大多数情况下的首选方法，但创伤或巨脾病例除外。在决定是否采用腹腔镜脾切除术时，应做周全的考虑，如手术指征（如良性或恶性疾病）、脾的大小以及腹腔镜的任何潜在禁忌证。术前规划是必要的，可以借助 CT 成像辅助，但是 CT 扫描在检测副脾组织方面不可靠，手术时进行探查对于避免 ITP 复发至关重要。此外，术前与血液科医生保持沟通对于确定是否需要类固醇、血小板输注和免疫球蛋白至关重要。用 CT 成像进行术前规划对确定脾肿大尤为重要。Melman 和 Matthews[25]注意到，如果不进行开放性脾切除术，测量脾头尾长超过 22 cm 或宽度超过 19 cm 且估计重量超过 1600 g 的脾将需要手助腹腔镜手术。最近的一项研究（虽然仅来自一家医疗机构）对腹腔镜脾切除术与开放式脾切除术对重量分别超过 500 g 和 1 000 g 的中度脾肿大和巨脾肿大的治疗效果表示怀疑，结果显示腹腔镜脾脏切除术与开腹脾脏切除术相比没有优势，而且腹腔镜脾脏切除术的手术时间更长[26]。腹腔镜脾切除术可在约 90% 的患者中完成。该报道的转为开放性脾切除术的比例介于 0 ~ 20% 之间。大多数转为开放性手术是由术中出血、缺乏手术经验、粘连严重、巨大脾和肥胖引起的[26]。与其他腹腔镜手术一样，存在一个学习曲线，随着经验的增加，转为开放脾切除术的比率下降。已发表的腹腔镜脾脏切除术指南重申了手术适应证、术前影像学检查以确定脾脏的大小和体积以及是否存在副脾、手辅技术的选择（脾脏肿大的早期病例）、禁忌证（如门静脉高压症、主要并发症）和脾脏疫苗接种的重要性[27]。为降低 OPSI 的风险，应至少在择期脾切除术前 14 天或急症脾切除术后或出院后 14 天接种脑膜炎奈瑟菌、肺炎链球菌和流感嗜血杆菌疫苗（见下文）。

更少的失血和更短的住院时间是腹腔镜手术的主要优势[28]。对重型 β- 地中海贫血患者进行了一项前瞻性随机对照试验，比较了开放手术和腹腔镜手术。该研究报道了腹腔镜患者的中位住院时间缩短，但手术时间延长，输血量增加[29]。尚不清楚这些结果是否可推广至所有脾疾病患者。一些病例报道还比较了腹腔镜与开放手术，并一致倾向于腹腔镜手术，特别是在早期恢复饮食、减轻术后疼痛和缩短住院时间方面[30]。

比较这些方法时，治疗结果是主要关注的问题。在迄今为止公布的结果中，腹腔镜手术的效果与开放性脾切除术相当。在一篇关于腹腔镜脾切除术治疗恶性疾病的综述中，Burch 及其团队[31]报道，这类患者从腹腔镜脾切除术中获益，与良性疾病患者相似。Katkhouda 和他的同事报道说，在 ITP 的治疗中，腹腔镜和开腹脾切除术的结果似乎相似。

特殊人群需慎重考虑腹腔镜脾切除术。门静脉高压及其不可控制的手术出血风险是腹腔镜脾切除术的相对禁忌证。然而，随着腹腔镜技术的进步以及腹腔镜能量装置和吻合器的出现，腹腔镜脾切除术可安全地用于门静脉高压症患者[32]。脾切除术有时适用于妊娠期间难治性 ITP 病。病例研究表明，妊娠期腹腔镜手术通常是安全的，且优选在妊娠中期进行。在妊娠早期进行手术会导致胎儿丢失，由于失去了手术区域，妊娠晚期在技术上有困难[33-34]。

患者体位　腹腔镜手术可以在患者处于侧卧或仰卧位置时进行。这取决于外科医生的偏好、手术种类和患者的身体习惯。侧卧位技术是应用最广泛的体位。对于所有体位，将患者放在手术台上，使肾托升高，以最大限度地扩大髂嵴和肋缘之间的空间。最后，将患者倾斜至反向头低脚高位（Trendelenburg 体位），以利于内脏尾端从左上象限收回。

在右侧卧位（图 57.7），使用砂袋和腋窝卷让患者处于 60° 右侧卧位。在这种情况下，患者的左臂放在臂板上或用一个夹板固定，用凝胶垫或泡沫保护所有压力点。采用这种方法时，术者和器械护士站在患者的右侧，助手站在患者的左侧[35]。此时，患者的脾将离开其膈肌附着处，重力可使胃、网膜、结肠回缩；并且脾门因此会有一定程度的张力。或者，在仰卧位，术者站在患者左侧，第一助手和扶镜助手站在患者右侧。对于惯用右手的外科医生来说，在患者处于改良截石位的情况下，站在患者两腿之间进行操作可能会更方便。器械护士站在患者的左侧，接近患者足侧的位置。

Trocar 布局　Trocar 进入腹部的方法是（Hasson）

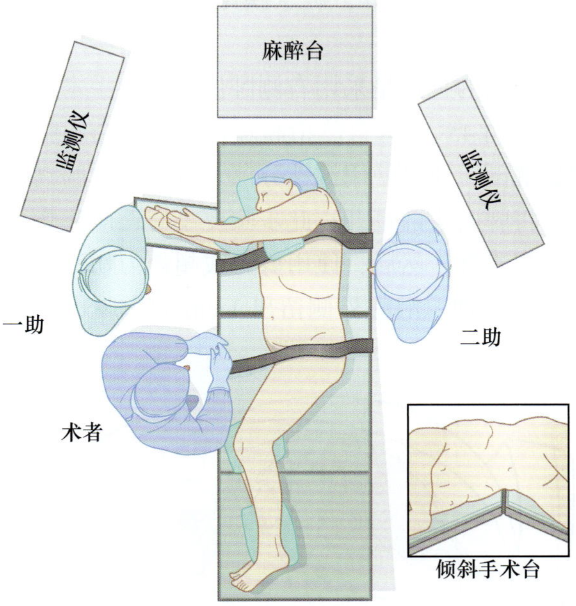

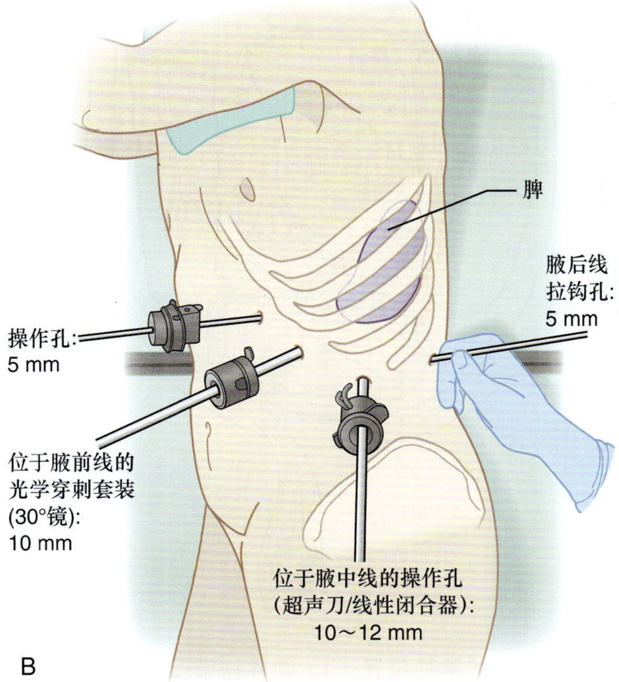

图 57.7 （**A**）固定患者体位和（**B**）外侧卧位放置 Trocar（Copyright Lianne Krueger Sullivan，From Jenkins M，Parikh M，Pachter HL：Technique of Splenectomy. In Yeo CJ（editors）：Shackelford's surgery of the alimentary tract，ed 8. Philadelphia：Elsevier，2019.）

或 Veress 针法，在左侧腋前线的内侧，肋缘下 2 ～ 3 cm 处，气腹压力为 12 ～ 15 mmHg。使用 3 ～ 4 个操作孔。

手术技术　手术开始时彻底检查腹腔是否存在副脾（图 57.8）；将胃压向右侧，以便于检查脾胃韧带。接下来检查脾-结肠韧带、大网膜和脾膈韧带。小肠和结肠系膜、盆腔和附件组织也要探查。最后打开脾胃韧带，确认胰尾部与脾组织已经游离（图 57.8）。

我们的首选是采用右侧卧位入路，手术台从水平方向弯曲 45°，肾自然抬高。通过游离结肠脾曲开始初始解剖。通过使用锐性分离，分离脾结肠韧带。然后可将脾向头部牵开；此步骤要小心，应注意不要把脾被膜弄破。然后，使用剪刀或超声刀切开脾的外侧腹膜附着物。沿脾外侧留出 1 cm 的腹膜边，以方便

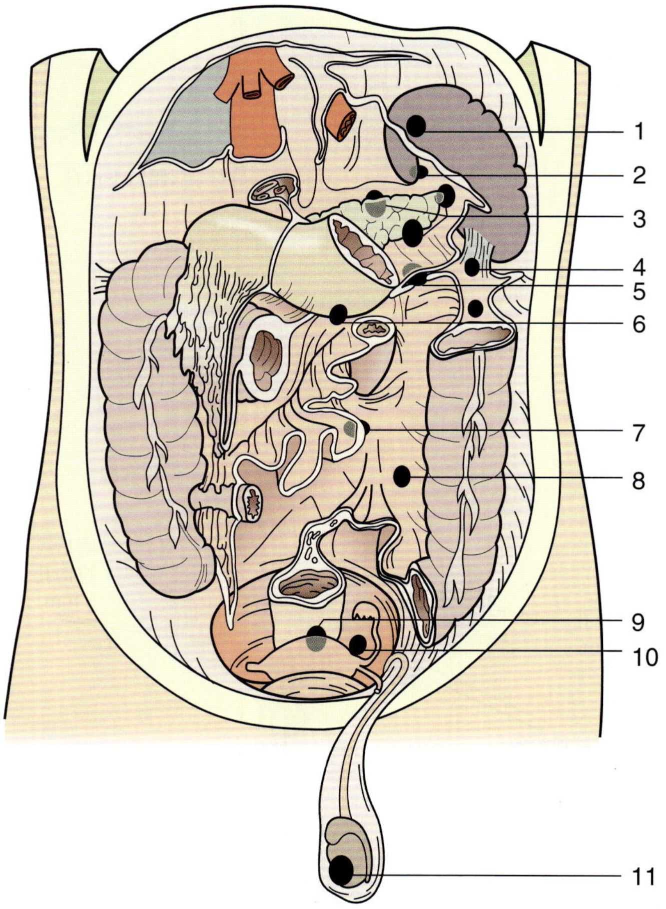

图 57.8　副脾的常见位置：（1）脾胃韧带；（2）脾门；（3）胰尾；（4）脾韧带；（5）左侧横结肠系膜；（6）沿胃大弯侧的大网膜；（7）肠系膜；（8）左侧结肠系膜；（9）左侧卵巢；（10）直肠子宫陷凹；（11）左侧睾丸（From Gigot JF，Lengele B，Gianello P，et al. Present status of laparoscopic splenectomy for hematologic diseases：certitudes and unresolved issues. Semin Laparosc Surg. 1998；5：147-167.）

抓取并牵拉。沿脾中间外侧边缘进入小网膜囊。继续将脾向头部牵拉，然后找到胃短血管和主要的脾门血管。也可以看到胰腺的尾部，并小心将之与脾门分离。接下来分离胃短血管。目前有多种可用的方法来实施这一步骤，包括超声刀、血管夹、双极器械、LigaSure（Covidien，Boulder，Colo），及血管闭合器。在脾门周围，尽量少用血管夹以防止对后续使用血管闭合器造成干扰，这可能导致脾门血管结扎不当，从而造成严重出血。

在离断胃短血管后，仔细解剖脾蒂的内侧面和外侧面。游离出动脉和静脉后，通过应用血管闭合器或缝合结扎后离断这些血管。在大多数情况下，脾血管在接近脾门进入脾的时候有较多分支。因此，在离断脾血管时，应在远离脾被膜约 2 cm 处进行。虽然可能仍会遇到几个分支，但这些分支可能更容易单独控制。由进入脾门的动脉和静脉形成的蒂被称为动脉解剖学的主要类型。如果观察到这种情况，则使用线性血管闭合器来横断脾蒂。在 75% 的患者中，胰尾位于脾门 1 cm 以内，在其中 30% 的患者中，胰尾直接接触脾门，因此在应用闭合器离断血管时，应在直视下进行，以防止损伤胰尾。

此时，完全离断了血管的脾仅仅由脾膈韧带悬挂于其上极。这些韧带组织有助于将脾装进取物袋中。为取出分离下来的脾，可通过上腹部或脐上的穿刺孔将收紧的取物袋拉绳抽出。将袋子稍稍打开，即可触及仍在腹内的脾。然后用卵圆钳或手指将脾捣碎，并逐段取出。在需要对完整脾进行病理检查的罕见病例中，必须切开足够大的切口，以便取出脾。必须小心避免任何脾碎片溢出进入腹腔或伤口。然后重新插入腹腔镜，评估脾床止血情况。如有必要，应放引流管。然后释放腹腔积气，大于 5 mm 的 Trocar 孔切口应缝合关闭。

机器人脾切除术

腹腔镜脾切除术被认为是正常大小脾脏的金标准。机器人脾切除术的作用仍然是有争议的。有一些研究专门比较了腹腔镜与机器人脾切除术。在最近的一项由 Cavaliere 和同事[36]进行的回顾性队列研究中，他们得出结论，脾肿大行机器人脾切除术有较少的出血量和较长的手术时间，但结果相当。在另一项研究中，Bodner 和同事[37]比较了手术时间、住院时间和费用。他们的结论是，尽管机器人手术对患者来说是可行和安全的，但机器人组的成本和手术时间都

更高。在另一项研究中，Corcione 及其团队[38]评估了机器人系统在常见普通外科手术中的使用情况。尽管他们注意到了一些益处（例如，可获得三维视觉，更灵活的器械），但他们还报道了仅使用两种器械控制出血的能力令人担忧；在这些情况下，他们需要转换到传统的腹腔镜手术。总体而言，在腹腔镜脾切除术等简单手术中使用机器人目前被认为是不必要的。

脾切除术后的短期并发症

脾切除术与任何其他手术一样，无论是采用开腹、腹腔镜或机器人手术，都可能有术后并发症。微创入路技术困难和术后并发症的预测因素是脾大小超过 19 cm、外科医生经验少和患者年龄大[39]。术后短期并发症通常与术后出血有关，原因是脾门血管或其他未识别的小血管支流或分支结扎滑脱。其他短期并发症包括肺炎、左侧胸腔积液、胰漏和胰瘘。胰漏与脾门分离时未识别的胰尾损伤有关。胰漏通常表现为上腹痛、白细胞增多和感觉不适[40]。胰漏的治疗通常是通过经皮穿刺引流，伴或不伴内镜逆行胰胆管造影和壶腹括约肌切开，来减少胰腺分泌物向前流动的阻力。另一个重要但罕见的并发症是胃大弯处的胃穿孔，这是在解剖胃短动脉时不慎损伤胃大弯所致。这通常需要再次手术，如果伴有胰腺损伤，可能导致慢性瘘管。血栓栓塞症是脾切除术后最严重的并发症之一。认为与脾切除术后反应性血小板增多有关；然而，相关性不是线性的。腹腔静脉血栓形成指脾切除后脾静脉、肠系膜静脉和门静脉的血栓形成（postsplenectomy thrombosis of the splenic, mesenteric, and portal veins，PST-SMPv），发生率为 8% ～ 10%，脾大小和骨髓增生异常是主要的危险因素[41-42]。通常表现为腹痛和腹水等非特异性术后胃肠道症状。治疗通常为内科治疗，伴全身抗凝。目前，介入放射学在基于导管的溶栓、支架和（或）血栓切除术中的作用越来越大[43]。第 64 章详细描述了这种疾病的治疗。

脾切除术后晚期发病率

脾切除术后血小板增多症尤其多见于骨髓增生性疾病（如 CML、真性红细胞增多症、原发性血小板增多症）患者，可导致肠系膜、门静脉和肾静脉血栓形成，并可能危及生命，因为它可导致出血和血栓栓塞。深静脉血栓形成和肺栓塞的终身风险尚未确定，但这种情况可能是显而易见的。而且，还有脾切除术后血小板增多患者发生急性心肌梗死的病例报道。

OPSI 病是脾切除术最常见的致死性晚期并发症。脾切除术后随时可能发生感染。在一组病例报道中，大多数感染发生在脾切除术后 2 年以上，42% 发生在脾切除术后 5 年以上，报道的总发生率为 3.2% ～ 3.5%。对患 OPSI 的患者，死亡率在 40% ～ 50% 之间[44]。重型地中海贫血和镰状细胞贫血病患者的风险最大（框 57.3）。OPSI 病通常由多糖包裹的病原体引起，如肺炎链球菌、脑膜炎奈瑟球菌和流感嗜血杆菌，肺炎链球菌估计造成了 50% ～ 90% 的感染。致死性 OPSI 的风险估计在儿童中的年发生率为 1/（300 ～ 350），而在成人中的年发生率为 1/（800 ～ 1000）。一篇对已报道的 7872 例脾切除术系列病例(包括儿童和成人)的综述报道中，有 270 例发生败血症（3.5%），169 例为致死性脓毒症（2.1%）[7]。因此，非致死性感染和脓毒症的发生率可能明显更高。

临床表现通常以流感样症状为起始，其特征为发热、寒战和其他非特异性症状，包括喉咙痛、萎靡、肌痛、腹泻和呕吐。这些症状很快发展为暴发性感染伴多器官系统衰竭，并在发病数小时内或 24 ～ 48 小时内出现低血压、弥漫性血管内凝血、呼吸窘迫、昏迷和死亡[44]。幸存者通常还有漫长而复杂的住院过程，伴有多种后遗症，如需截肢的肢端坏疽、脑膜炎所致耳聋、乳突骨髓炎、细菌性心内膜炎和心脏瓣膜破坏等。

免疫接种

免疫接种建议和配方因患者年龄和地区而异。目前，无脾和脾功能减退患者的护理标准包括至少 8 周后接种 13 价肺炎球菌结合物疫苗（PCV13），然后使用 23 价肺炎球菌多糖疫苗（PPSV23）、B 型流感嗜血杆菌结合物、4 价脑膜炎球菌结合物 ACWY 疫苗系列（MenACWY）和单价脑膜炎球菌血清群 B 疫苗系列（MenB-4C 或 MenB-FHbp）。此外，所有脾

框 57.3 巨脾切除术后感染相关的危险因素

- 年轻人
- 重型地中海贫血（8.2%）
- 镰刀型细胞性贫血（7.3%）
- 特发性血小板减少性紫癜（2.1%）
- 淋巴瘤
- 免疫抑制

Hashimoto N. Management of overwhelming postsplenectomy infection syndrome. Clin Surg. 2016；1：1148.

大或脾功能减退的患者都应接种季节性流感疫苗、麻疹疫苗、腮腺炎疫苗、风疹疫苗、水痘疫苗和破伤风白喉百日咳疫苗。可访问美国疾病控制和预防中心（CDC）网站了解详情（https：//www.cdc.gov/vaccines/schedules/ hcp/imz/adult-conditions.html#f11）。理想情况下，应在择期脾切除术前 10 ～ 12 周以及手术前至少 14 天给予这些疫苗。如果患者在手术前（如急诊手术中）未接种这些疫苗，应在脾切除术后 14 天或出院时（以提高依从性）第一次接种。对于功能性脾大或脾功能减退的患者，应在确诊后立即接种（表 57.1）[45-46]。

CDC 的结论是，尽管对医生和患者进行了教育，提供了小册子和医用警示腕带，但患者对脾切除术后脓毒症风险仍缺乏认知。CDC 建议所有脾切除术患者，包括遗传性球形红细胞增多症患者，在脾切除术后 2 ～ 6 年内进行再接种并接受防控知识再教育。建议包括对每个脾切除患者进行免疫接种后测定肺炎球菌抗体滴度，因为对疫苗接种无反应者可能是 OPSI 病的高危人群。建议在 3 ～ 5 年后对抗体滴度进行后续随访，以评估是否需要再次接种。

为了提高宿主的免疫能力，考虑了部分脾保留或自体脾移植，因为这可能改善对 PPV23 的体液免疫应答[47]。脾保留技术的难点在于缺乏客观的人类功能性免疫检测。对于接受血管造影栓塞以停止外伤中脾出血的患者也是如此。没有关于这些患者对 OPSI 风险的研究。临床前研究已经检测了自体移植脾组织的最佳部位和数量。发现自体脾移植最有效的部位是网膜囊，预防肺炎球菌败血症大约需要 50% 的脾。尽管需要尽一切努力保护创伤患者的脾，但脾移植策略在人类中的适用性似乎有限。

目前，对脾切除术后患者进行教育干预是非常必要的；患者可能需要一系列的教学课程。与基础护理提供者进行交流和进行教育投入也极其重要，因为如果采取适当的预防措施，OPSI 病是可以预防的。CDC 2020 年免疫指南（https：//www.cdc.gov/vaccines/schedules/hcp/imz/adult-conditions.html）建议，除上述疫苗外，还应针对无脾症患者使用以下疫苗：破伤风（Tdap 或 Td）、人乳头瘤病毒（human papillomavirus，HPV）、麻疹、腮腺炎和风疹（MMR）、水痘、带状疱疹、流感、甲型肝炎（hep A）和乙型肝炎（hep B），及脑膜炎球菌。

抗生素

关于脾切除术后患者的抗生素预防仍存在重大争议。这种预防的主要目标是预防 OPSI 病，特别是继发于肺炎球菌感染的疾病，据报道，在 50% ～ 90% 的患者中，肺炎球菌感染是 OPSI 的病因。然而，在接受青霉素预防治疗的儿童和成人中，曾报道 OPSI 继发于青霉素敏感肺炎球菌感染。

有两种常用的抗生素预防方法用于无脾或脾功能不足的患者。一种是每日使用，另一个是紧急使用。不同社会的实践存在差异。澳大利亚脾协会已发表的内容中建议每日对儿童进行抗生素预防，最好是在脾切除术后 16 岁以下，或最少在 5 岁或 3 岁以下。此外，该协会还建议对免疫功能低下状态进行终身预

表 57.1 疾病控制和预防中心对无脾症患者的疫苗建议 *

肺炎球菌疫苗接种	脑膜炎球菌疫苗接种	B 型疫苗接种	流感嗜血杆菌
儿童	2 ～ 6 岁免疫力低下者‡：PCV13，8 周后接种 PVC13；8 周后接种 PPSV23；5 岁时重复接种 PPSV23 6 ～ 18 岁免疫力低下者‡：PCV13，8 周后接种 PPSV23；5 岁时重复接种 PPSV23	MenACWY 系列和 MenB 系列§	如果 15 个月或以上且之前未接种过 Hib，则接种 1 次
成人（19 岁及以上）	免疫幼稚‡：PCV13，8 周后接种 PPSV23；每 5 年重复接种 PPSV23	MenACWY 或 MPSV4 相隔 2 个月；每 5 年重复 MenACWY 和 MenB 系列§一次	Hib 一次

From Pernar LIM，Tavakkoli A. Anatomy and physiology of the spleen. In：Yeo CJ，eds. Shackelford's surgery of the alimentary tract. 8th ed. Philadelphia，PA：Elsevier；2019：1595.

Hib：b 型流感嗜血杆菌；MenACWY：脑膜炎球菌 4 价缀合物；MPSV4：脑膜炎球菌 4 价多糖；PCV13：13 价肺炎球菌结合疫苗；PPSV23：肺炎球菌 23 价多糖。

* 如果需要，应在脾切除术前至少 2 周进行首次疫苗接种。

† 即使接种疫苗，也应考虑对 2 岁以下儿童或高危脾切除术后患者进行青霉素 V 或阿莫西林口服抗生素预防。

‡ 对于先前接受过任何 PCV 或 PPSV23 或这些疫苗联合接种的患者，建议各不相同，详见 CDC 指南（可在线访问）。

§ MenB-4C 2 次给药，间隔 1 个月，或 MenB-FHbp 3 次给药，第 0、2 和 6 个月各 1 次。

防，并为脾切除术后的成人紧急提供口服抗生素（备用抗生素），并指示如果无法立即进行医疗评估，则在重大疾病或重症发作时开始服用药物[48]。

选择的口服抗生素是阿莫西林或口服青霉素；对于那些已确认过敏的患者，第二种选择是大环内酯类药物。对于紧急使用，我们建议使用阿莫西林+克拉维酸盐，对青霉素过敏的患者，大环内酯类或喹诺酮类是第二选择药物。

患者可能无法接受上述预防性治疗的时间长度，且有证据表明，当抗生素预防在五年后停止时，脾切除术后镰状细胞性贫血患者的脓毒症发生率没有差异。据报道，在服用预防性药物的患者中出现了OPSI病，应使患者意识到，即使每天使用抗生素，并非所有感染都是可以预防的。

有证据表明，对无脾症的感染风险了解最多的患者患OPSI病的风险最低[49]。这强调了对患者进行教育的重要性，尤其是在随访时，以确保其遵守抗生素和疫苗预防措施。

无论患者是否选择采取抗生素预防措施，并且由于OPSI风险和相关死亡率极高，任何表现出寒战或发热的无脾或脾功能低下患者，即使没有培养结果，也必须立即开始积极的经验性抗生素治疗。

主要参考文献

Feldman LS. Laparoscopic splenectomy: standardized approach. World J Surg. 2011；35：1487–1495.

本文提供了一个腹腔镜下脾切除术的手术指征和手术操作方法。还对不同脾疾病具体情况下的微创方法（如脾大，副脾）提供了有用的建议。

Gigot JF，Jamar F，Ferrant A，et al. Inadequate detection of accessory spleens and splenosis with laparoscopic splenectomy. A shortcoming of the laparoscopic approach in hematologic diseases. Surg Endosc. 1998；12：101–106.

尽管已经有数十年的历史，这篇文章仍然为目前的外科医生提供了技术性的指导。这篇文章讨论了大量血液系统疾病进行脾切除的适应证和其外科预后。

Habermalz B，Sauerland S，Decker G，et al. Laparoscopic splenectomy：the clinical practice guidelines of the European Association for Endoscopic Surgery（EAES）. Surg Endosc. 2008；22：821–848.

由一个专家组应用 Dephi 方法制订的腹腔镜下脾切除的实践指南；包括了手术指征、术前评估和管理、手术和术后问题等。

Kanhutu K，Jones P，Cheng AC，et al. Spleen Australia guidelines for the prevention of sepsis in patients with asplenia and hyposplenism in Australia and new zealand. Intern Med J. 2017；47：848–855.

关于预防无脾和脾功能低下症引发的败血症的指南，内容详尽全面，图文并茂。

Lambert MP，Gernsheimer TB. Clinical updates in adult immune thrombocytopenia. Blood. 2017；129：2829–2835.

这一研究为免疫性血小板减少性紫癜的治疗提供了最新的临床指南。

Musallam KM, Khalife M, Sfeir PM, et al.Postoperative outcomes after laparoscopic splenectomy compared with open splenectomy. Ann Surg. 2013；257：1116–1123.

这项研究是为数不多的对开腹和腹腔镜脾脏切除术之间的差异进行评估的可靠对比评价之一。

参考文献

1. Lambert MP, Gernsheimer TB. Clinical updates in adult immune thrombocytopenia. *Blood*. 2017;129:2829–2835.
2. Provan D, Stasi R, Newland AC, et al. International consensus report on the investigation and management of primary immune thrombocytopenia. *Blood*. 2010;115:168–186.
3. Abrams CS. Thrombocytopenia. In: Goldman L, Schafer AI, eds. *Goldman's Cecil Medicine*. 24th ed. Philadelphia, PA: Saunders/Elsevier; 2012:1124–1130.
4. Mikhael J, Northridge K, Lindquist K, et al. Short-term and long-term failure of laparoscopic splenectomy in adult immune thrombocytopenic purpura patients: a systematic review. *Am J Hematol*. 2009;84:743–748.
5. Kojouri K, Vesely SK, Terrell DR, et al. Splenectomy for adult patients with idiopathic thrombocytopenic purpura: a systematic review to assess long-term platelet count responses, prediction of response, and surgical complications. *Blood*.

2004;104:2623–2634.
6. Arai Y, Matsui H, Jo T, et al. Comparison of treatments for persistent/chronic immune thrombocytopenia: a systematic review and network meta-analysis. *Platelets*. 2018:1–11.
7. Hansen K, Singer DB. Asplenic-hyposplenic overwhelming sepsis: postsplenectomy sepsis revisited. *Pediatr Dev Pathol*. 2001;4:105–121.
8. Narla J, Mohandas N. Red cell membrane disorders. *Int J Lab Hematol*. 2017;39(suppl 1):47–52.
9. Grace RF, Zanella A, Neufeld EJ, et al. Erythrocyte pyruvate kinase deficiency: 2015 status report. *Am J Hematol*. 2015;90:825–830.
10. Benz EJ, Ebert BL. Hemoglobin variants associated with hemolytic anemia, altered oxygen affinity, and methemoglobinemias. In: Hoffman R, Benz EJ, Silberstein LE, et al., eds. *Hematology Basic Principles and Practice*. 7th ed. Philadephia, PA: Elsevier; 2018:608–615.
11. Cheson BD, Ansell S, Schwartz L, et al. Refinement of the Lugano classification lymphoma response criteria in the era of immunomodulatory therapy. *Blood*. 2016;128:2489–2496.
12. Taner T, Nagorney DM, Tefferi A, et al. Splenectomy for massive splenomegaly: long-term results and risks for mortality. *Ann Surg*. 2013;258:1034–1039.
13. Xing KH, Kahlon A, Skinnider BF, et al. Outcomes in splenic marginal zone lymphoma: analysis of 107 patients treated in British Columbia. *Br J Haematol*. 2015;169:520–527.
14. Kreitman RJ, Arons E. Update on hairy cell leukemia. *Clin Adv Hematol Oncol*. 2018;16:205–215.
15. Goodman GR, Bethel KJ, Saven A. Hairy cell leukemia: an update. *Curr Opin Hematol*. 2003;10:258–266.
16. Hallek M. Chronic lymphocytic leukemia: 2017 update on diagnosis, risk stratification, and treatment. *Am J Hematol*. 2017;92:946–965.
17. Jabbour E, Kantarjian H. Chronic myeloid leukemia: 2018 update on diagnosis, therapy and monitoring. *Am J Hematol*. 2018;93:442–459.
18. Lam KY, Tang V. Metastatic tumors to the spleen: a 25-year clinicopathologic study. *Arch Pathol Lab Med*. 2000;124:526–530.
19. Breitenstein S, Scholz T, Schafer M, et al. Laparoscopic partial splenectomy. *J Am Coll Surg*. 2007;204:179–181.
20. Wu HM, Kortbeek JB. Management of splenic pseudocysts following trauma: a retrospective case series. *Am J Surg*. 2006;191:631–634.
21. Green BT. Splenic abscess: report of six cases and review of the literature. *Am Surg*. 2001;67:80–85.
22. Carbonell AM, Kercher KW, Matthews BD, et al. Laparoscopic splenectomy for splenic abscess. *Surg Laparosc Endosc Percutan Tech*. 2004;14:289–291.
23. Sayeed S, Koniaris LG, Kovach SJ, et al. Torsion of a wandering spleen. *Surgery*. 2002;132:535–536.
24. Delaitre B, Maignien B. Splenectomy by the laparoscopic approach. Report of a case. *Presse Med*. 1991;20:2263.
25. Melman L, Matthews BD. Current trends in laparoscopic solid organ surgery: spleen, adrenal, pancreas, and liver. *Surg Clin North Am*. 2008;88:1033–1046, vii.
26. Shin RD, Lis R, Levergood NR, et al. Laparoscopic versus open splenectomy for splenomegaly: the verdict is unclear. *Surg Endosc*. 2019;33:1298–1303.
27. Habermalz B, Sauerland S, Decker G, et al. Laparoscopic splenectomy: the clinical practice guidelines of the European Association for Endoscopic Surgery (EAES). *Surg Endosc*. 2008;22:821–848.
28. Feng S, Qiu Y, Li X, et al. Laparoscopic versus open splenectomy in children: a systematic review and meta-analysis. *Pediatr Surg Int*. 2016;32:253–259.
29. Konstadoulakis MM, Lagoudianakis E, Antonakis PT, et al. Laparoscopic versus open splenectomy in patients with beta thalassemia major. *J Laparoendosc Adv Surg Tech*. 2006;16:5–8.
30. Gigot JF, Jamar F, Ferrant A, et al. Inadequate detection of accessory spleens and splenosis with laparoscopic splenectomy. A shortcoming of the laparoscopic approach in hematologic diseases. *Surg Endosc*. 1998;12:101–106.
31. Burch M, Misra M, Phillips EH. Splenic malignancy: a minimally invasive approach. *Cancer J*. 2005;11:36–42.
32. Zhan XL, Ji Y, Wang YD. Laparoscopic splenectomy for hypersplenism secondary to liver cirrhosis and portal hypertension. *World J Gastroenterol*. 2014;20:5794–5800.
33. Gernsheimer T, McCrae KR. Immune thrombocytopenic purpura in pregnancy. *Curr Opin Hematol*. 2007;14:574–580.
34. Stavrou E, McCrae KR. Immune thrombocytopenia in pregnancy. *Hematol Oncol Clin North Am*. 2009;23:1299–1316.
35. Flowers JL, Lefor AT, Steers J, et al. Laparoscopic splenectomy in patients with hematologic diseases. *Ann Surg*. 1996;224:19–28.
36. Cavaliere D, Solaini L, Di Pietrantonio D, et al. Robotic vs laparoscopic splenectomy for splenomegaly: a retrospective comparative cohort study. *Int J Surg*. 2018;55:1–4.
37. Bodner J, Kafka-Ritsch R, Lucciarini P, et al. A critical comparison of robotic versus conventional laparoscopic splenectomies. *World J Surg*. 2005;29:982–985; discussion 985-986.
38. Corcione F, Esposito C, Cuccurullo D, et al. Advantages and limits of robot-assisted laparoscopic surgery: preliminary experience. *Surg Endosc*. 2005;19:117–119.
39. Wysocki M, Radkowiak D, Zychowicz A, et al. Prediction of technical difficulties in laparoscopic splenectomy and analysis of risk factors for postoperative complications in 468 cases. *J Clin Med*. 2018;7:547.
40. Buzele R, Barbier L, Sauvanet A, et al. Medical complications following splenectomy. *J Visc Surg*. 2016;153:277–286.
41. Tsamalaidze L, Stauffer JA, Brigham T, et al. Postsplenectomy thrombosis of splenic, mesenteric, and portal vein (PST-SMPv): a single institutional series, comprehensive systematic review of a literature and suggested classification. *Am J Surg*. 2018;216:1192–1204.
42. Tsamalaidze L, Stauffer JA, Vishnu P, et al. Incidence of post-splenectomy thrombosis of splenic, mesenteric and portal vein (PST-SMPv) in 953 patients at a multi-site single-institution and validation of PST-SMPv classification. *J Ame Col Surg*. 2018;227:S102.
43. Wichman HJ, Cwikiel W, Keussen I. Interventional treatment of mesenteric venous occlusion. *Pol J Radiol*. 2014;79:233–238.
44. Spelman D, Buttery J, Daley A, et al. Guidelines for the prevention of sepsis in asplenic and hyposplenic patients. *Intern Med J*. 2008;38:349–356.
45. Bonanni P, Grazzini M, Niccolai G, et al. Recommended vaccinations for asplenic and hyposplenic adult patients. *Hum Vaccin Immunother*. 2017;13:359–368.
46. Rubin LG, Schaffner W. Clinical practice. Care of the asplenic patient. *N Engl J Med*. 2014;371:349–356.
47. Leemans R, Harms G, Rijkers GT, et al. Spleen autotransplantation provides restoration of functional splenic lymphoid compartments and improves the humoral immune response to pneumococcal polysaccharide vaccine. *Clin Exp Immunol*. 1999;117:596–604.
48. Kanhutu K, Jones P, Cheng AC, et al. Spleen Australia guidelines for the prevention of sepsis in patients with asplenia and hyposplenism in Australia and New Zealand. *Intern Med J*. 2017;47:848–855.
49. El-Alfy MS, El-Sayed MH. Overwhelming postsplenectomy infection: is quality of patient knowledge enough for prevention? *Hematol J*. 2004;5:77–80.

第 11 部分

胸　　部

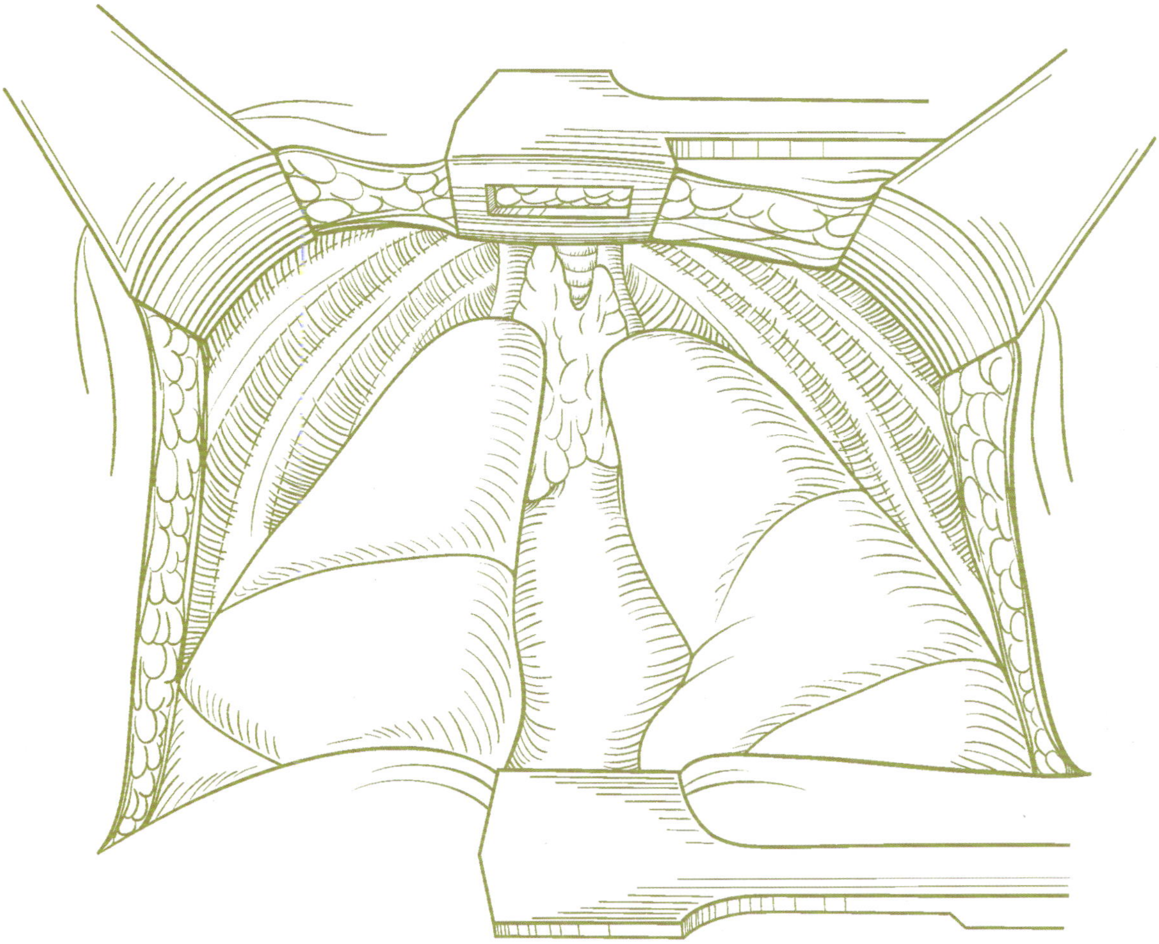

58 章

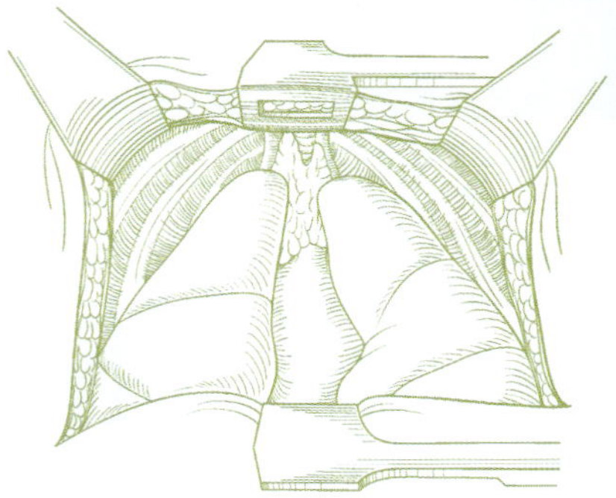

肺、胸壁、胸膜和纵隔

Ori Wald，Uzi Izhar，David J. Sugarbaker
李　莉　王文锐　译　董维刚　审校

章目录

胸腔定义为在颈部和腹部之间，上至胸廓入口，下至膈肌，四周由肋骨、胸骨和脊柱包绕。胸腔对其内部的器官起到支撑和保护作用，并提供吸气所需的负压以及呼气、发声所需的正压，同时也为颈部、上肢、胸部脏器和腹部搭建了框架。

胸部的主要结构为心脏、肺、胸壁（包括其表面覆盖的肌肉组织）、肋骨、胸骨、脊柱、气管、膈肌和大血管。

解剖学

胸腔脏器由骨性胸廓及其表面覆盖的肌肉组织所保护。壁层胸膜紧贴胸壁内侧，与紧贴在肺表面的脏层胸膜由少量胸腔液体分离。壁层胸膜覆盖胸壁、纵隔、膈肌和心包。脏层胸膜覆盖肺，并分隔开肺叶。胸膜腔是一个潜在腔隙，出现积液、肿瘤或感染时可压迫肺或心脏。双侧胸膜腔由纵隔隔开。

骨性胸廓由三组肌肉覆盖：呼吸肌、辅助呼吸肌和上肢带肌（图 58.1）。呼吸肌包括膈肌和肋间肌。肋间肌分为肋间外肌、肋间内肌和肋间最内肌（肋间横肌）。肋间隙共 11 个，与其上方肋骨同名，肋间束（静脉、动脉和神经）走行其间，紧贴上方肋骨下缘。所有肋间隙均前宽后窄，肋间束在背侧逐渐远离肋骨下缘，走行于肋间隙正中。肋间肌的作用是协助呼吸运动和保护胸部结构。胸廓外附肌包括背阔肌、前锯肌、胸大肌、胸小肌和颈部肌群（胸锁乳突肌、斜角肌），其与骨性胸廓连接，对后者起保护作用，同时可能协助慢性阻塞性肺疾病（COPD）患者的呼吸运动。

辅助呼吸肌包括胸锁乳突肌、后锯肌和肋提肌。第三组肌肉为上肢带肌。其中表浅肌群位于躯干前方的有胸大肌、胸小肌，位于躯干后方的有斜方肌和背阔肌；深部肌群在躯干前方有前锯肌、后锯肌，后方则有肋提肌和大菱形肌、小菱形肌。这些表浅和深部肌肉将肩胛骨贴附于胸壁。呼吸窘迫时，三角肌、胸肌和背阔肌共同构成的第三通气辅助系统可通过固定上肢起到间接辅助呼吸的作用。

12 根肋骨从后正中线脊柱发出，向前与胸骨或肋弓相连，共同构成骨性胸廓（图 58.2）。第 11 肋和第 12 肋为浮肋，不与胸骨直接相连。第 1 ～ 5 肋通过肋软骨直接与胸骨相连。下肋（第 6 ～ 10 肋）在前段融合形成肋弓。第 1 肋相对扁平、致密，从第 1 胸椎发出，向前与胸骨柄相连构成胸廓入口（图 58.3）。大血管、气管、食管和神经通过这个相对狭窄的区域进而走行至上肢、膈肌和喉部等支配区域。

此部位损伤如出现第 1 肋骨折，多为暴力损伤所致，且可伴有上述重要结构损伤。胸廓入口通过的其他结构包括：气管食管间沟中走行的隔神经和喉返神经，后者在左侧起始于主动脉动脉韧带处，右侧起始于无名动脉水平；以及从颈内静脉和左侧锁骨交点后方经过的胸导管。其余肋骨逐级向下斜行排列。每根肋骨均由肋骨头、肋骨颈，及肋骨干构成。每个肋骨头均具有上下两个关节面，上关节面与上一胸椎相连，下关节面与该肋骨对应的胸椎相连，从而构成了肋椎关节。肋骨颈部有一个带有关节面的肋骨突，与胸椎横突相连，从而构成肋横突关节，可将局部应力向后传递至胸廓背部。

胸骨是一根 15 ～ 20 cm 长的扁骨，厚 1.0 ～ 1.5 cm，由胸骨柄、胸骨体和剑突共同构成。胸骨柄与双侧锁骨和第 1 肋软骨相连。胸骨柄与胸骨体连接部位称为 Louis 角，与第 2 肋骨前端相连。Louis 角是气管隆嵴的体表标志。真肋前端与胸骨的软骨性连接、肋间肌，及同侧膈肌共同使得肋骨可以随呼吸运动而移动。

成年人气管长约 12 cm，由 18 ～ 22 个软骨环构成。气管左右内径为 2.3 cm，前后径为 1.8 cm。喉部的下界为环状软骨下缘。环状软骨是唯一一个呈完整

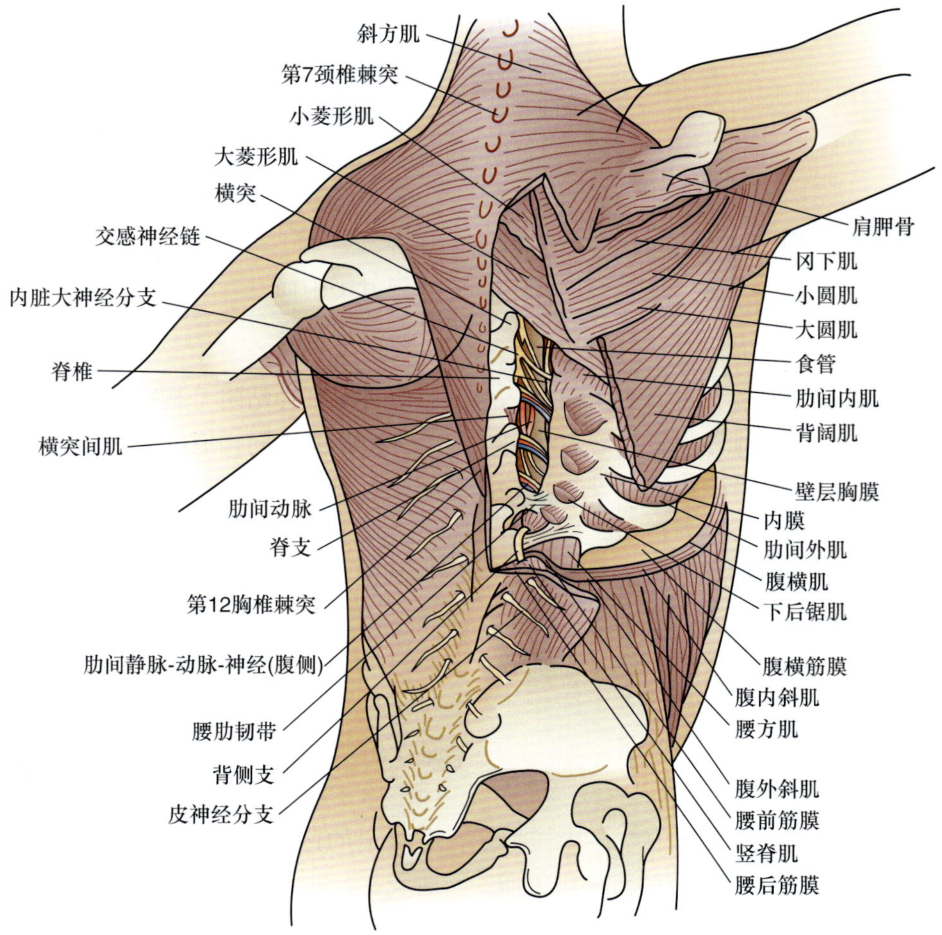

图 58.1 胸壁肌肉组织（From Ravitch MM，Steichen FM. Atlas of general thoracic surgery. Philadelphia，PA：Saunders；1988.）

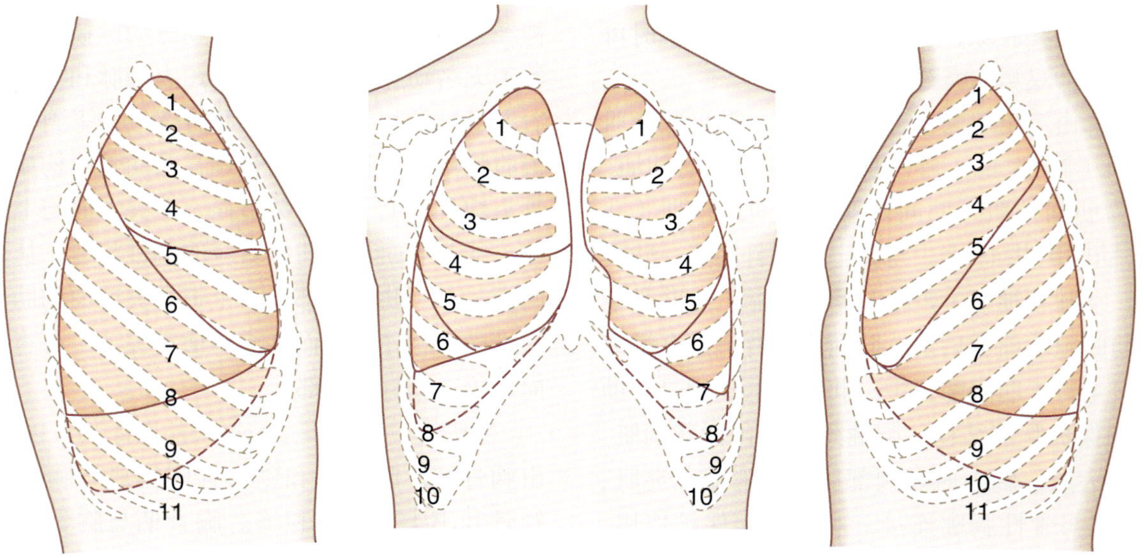

图 58.2 胸膜、肺叶，及肋骨的投影关系。肺叶间裂与肋骨的解剖图形关系，对于常规后前位和侧位胸部 X 线片的观察非常重要

环状的气管软骨环。气管上缘约在声带下方 1.5 cm，与周围组织不紧密相连，因此其可上下活动自如。固定最牢固的地方为左主支气管处，主动脉弓将该部分紧密包绕。头臂干从气管左前下方穿至右前上方。奇静脉弓从后向前绕过相邻的右主支气管，注入上腔静脉。食管紧贴气管膜部，位于气管后方正中线左侧。双侧喉返神经均走行于气管食管间沟。气管的血供来自后方，由甲状腺下动脉、胸廓内动脉、最上肋间动

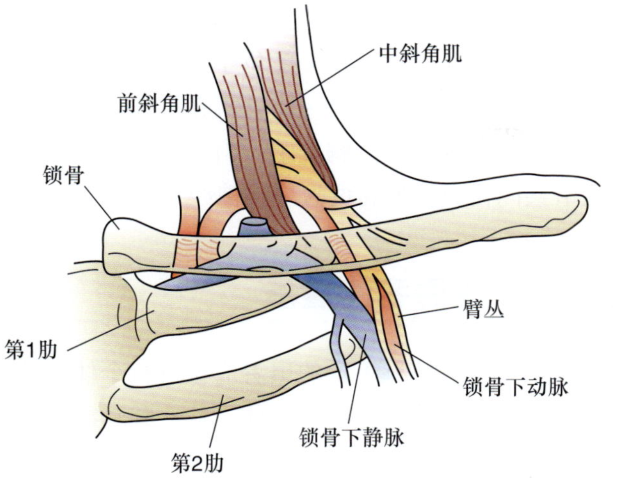

图 58.3 神经血管束与斜角肌、锁骨和第一肋骨的关系（From Urschel HC. Thoracic outlet syndromes. In Baue AE，Geha AS，Hammond GL，et al，ed. Glenn's thoracic and cardiovascular surgery. 6th ed. Stamford，CT：Appleton & Lange；1996：567.）

脉和支气管动脉共同分段支配。在进行气管重建时，环周游离 1 ～ 2 cm 气管即可能造成血供不足，进而导致坏死或吻合口裂开。

肺部发育始于妊娠 21 ～ 28 天。真正的肺泡发育阶段始于妊娠 7 个月至足月，此阶段肺泡四周被毛细血管包绕。肺泡在出生后继续增殖，出生时大约有 2000 万个肺泡，10 岁时增加至 3 亿，此后不再增殖。气管和终末肺泡之间共有 23 级支气管。80% 的肺容积是空气，10% 是血液，余下大约 10% 为实质组织，肺泡约占整个肺体积的一半。

肺大体分为 5 叶，每一肺叶可进一步细分为若干肺段（图 58.4）。右肺分为三叶——上叶、中叶和下叶，由两个叶间裂分隔开来。主叶裂又称斜裂，将下叶同上、中叶隔开；小叶裂又称水平裂，隔开上叶和中叶。左肺包括两个肺叶——上叶和下叶。舌叶在胚胎学上与右肺中叶同源。左肺的叶间裂仅有一个斜裂，将上、下叶隔开。

每个肺叶可分为若干支气管肺段，每个肺段均由解剖学上相互独立的动脉、静脉和支气管组成。右肺共有 10 个肺段，左肺有 8 个。

肺具有双重血供。未经氧合的血液由右心室经肺动脉泵入双侧肺，在肺中经过氧合，再经由肺静脉回流至左心房。支气管的血供来自体循环，由胸主动脉上段或主动脉弓发出的支气管动脉提供，该动脉可为独立分支，也可能与肋间动脉共干。

淋巴管遍布肺实质和胸膜，并逐渐向肺门汇集。一般来说，肺的淋巴液仅流至同侧淋巴结群，但左肺下叶的淋巴液可能流至右侧纵隔淋巴结群（气管旁淋巴结）。纵隔内淋巴液流向头侧。肺实质中并无神经分布。

脏层胸膜和壁层胸膜相互分离，二者之间存在少量液体，使得呼吸运动时的摩擦力近乎为零。壁层胸

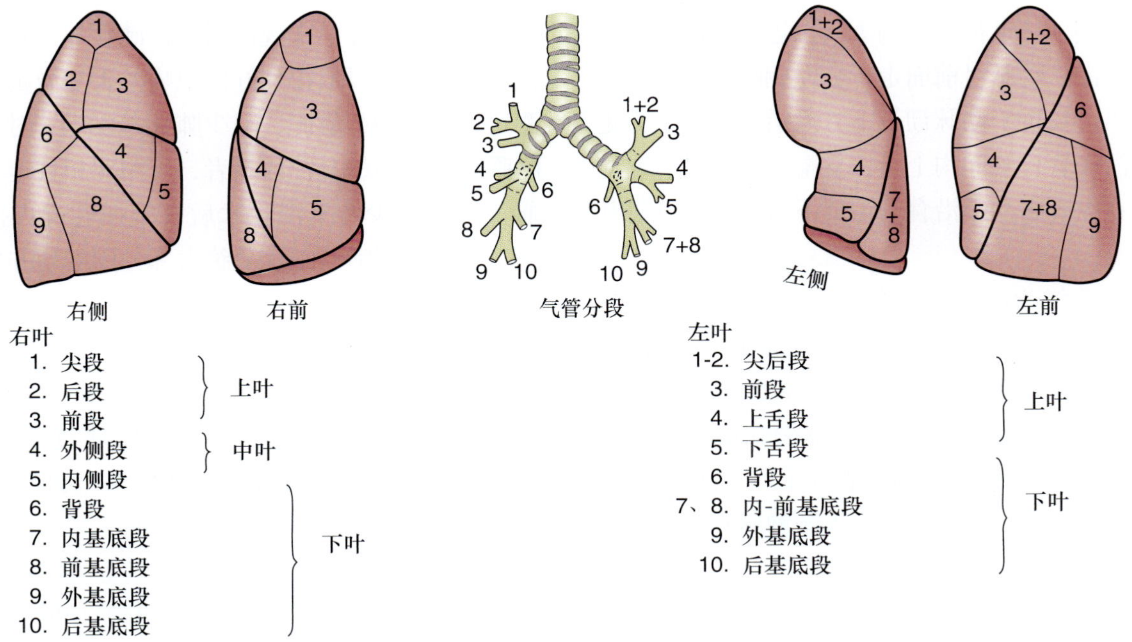

图 58.4 肺叶分段（Adapted from Jackson CL，Huber JF. Correlated applied anatomy of the bronchial tree and lungs with a system of nomenclature. Dis Chest. 1943；9：319.）

膜的血供来自体循环动静脉，包括肋间后动脉、乳内动脉、纵隔前动脉和膈上动脉及其对应静脉。脏层胸膜则接受来自体循环和肺循环的双重血供。壁层胸膜的淋巴液引流至区域淋巴结群，包括肋间淋巴结、纵隔淋巴结和膈淋巴结。脏层胸膜的淋巴管与肺表面淋巴管伴行，汇入纵隔淋巴结。壁层胸膜位于肋骨内侧，受来自肋间神经丰富的神经末梢支配。因此，在进行胸腔置管时需要进行局部麻醉。脏层胸膜受迷走和交感神经支配。

纵隔的解剖边界规定如下：上界为胸廓入口，下界为膈肌，前方为胸骨，后方为脊柱，侧面为壁层胸膜。胸部肿瘤穿透胸膜被定义为侵犯纵隔。虽然没有明确的解剖分层，但通常人为地把纵隔分为前上、中和后三部分。纵隔内遍布脂肪和淋巴结。

前上纵隔主要包括胸腺。胸腺的左右叶均可延伸入颈部区域，在胸腺切除时必须切除这一部分以保证切除的彻底性。

中纵隔包括心脏、心包、大血管（包括升主动脉、主动脉弓、降主动脉、上腔静脉、下腔静脉、肺动脉和肺静脉）、气管、支气管、膈神经、迷走神经和喉返神经。膈神经经前斜角肌前方通过胸廓入口进入胸腔。

迷走神经沿颈动脉鞘进入胸廓入口，于右侧走行于锁骨下动脉前方、头臂干后方。右侧喉返神经在围绕头臂干反折，支配右侧声带。迷走神经继续沿气管食管间沟后壁下行，支配气管，进一步下行支配食管。在左侧，迷走神经由胸廓入口进入胸腔后离开颈动脉鞘，沿主动脉弓前面走行。左侧喉返神经从迷走神经发出，反折于动脉韧带下方后沿主动脉下方走行，继续沿气管食管间沟上行，支配左侧声带。左侧迷走神经在纵隔中继续沿食管后壁下行，支配气管和食管。

后纵隔前缘为心脏、心包和气管，后缘至脊柱和脊柱旁间隙，主要包括食管、降主动脉、奇静脉、半奇静脉、胸导管、交感神经链和淋巴结。胸导管源于腹腔内的乳糜池，经过主动脉裂孔前外侧进入胸腔，沿正中线偏右脊柱前外侧上行。约在第 5 胸椎水平交叉至左侧，继续上行汇入颈静脉和锁骨下静脉交点处。

纵隔的下边缘是膈肌，将腹腔与胸腔分隔开。通过食管裂孔、前方的 Bochdalek 孔或后方的 Morgagni 孔的疝（如食管裂孔疝），有可能被诊断为纵隔肿物。

脊髓神经根从椎体神经孔发出后分叉，一支形成肋间神经，另一支形成交感神经节。肋间神经支配肋间的肌肉和皮肤。神经根分叉位于神经孔出口处。一支走行于肋间神经沟，另一支聚集在椎体后的脊椎沟内，形成交感神经节。胸交感干由沿肋骨分布的交感神经节共同构成，最高位为星状神经节。

胸外科手术患者的准备

准备接受胸外科手术的患者应该进行个体化的术前检查，但应着重心肺功能评估。从心肺功能的角度评估患者能否耐受肺切除手术是术前评估的基础。进展期肺疾病和严重的呼吸功能不全可能成为肺部手术的禁忌证，大约有 1/3 的可切除性肺部病变患者因此无法接受手术[1]。

吸烟患者肺部手术后出现肺部并发症的概率为非吸烟患者的 6 倍，对于准备接受手术的吸烟患者，医师更要明确要求其立刻停止吸烟。尽管针对肺部手术的研究较少，但有证据显示一般手术前后戒烟 4 ～ 8 周对于减少并发症是必要的。理想情况下，患者术前应戒烟至少 2 周，最好 4 ～ 8 周，但无论何时戒烟都是有好处的。戒烟计划可能对患者戒烟存在帮助，有时他们需要药物辅助。二者相结合比单纯的戒烟咨询效果更佳。

围术期应皮下注射肝素、穿弹力袜以预防深静脉血栓。同样，围术期应使用抗生素，将感染的风险最小化。恰当的疼痛控制可以促进患者早期下床活动，减少术后并发症。常规使用胸椎硬膜外置管或患者自控性镇痛泵可以取得良好的镇痛效果。激励性肺活量测定可以协助肺膨胀，减少肺部并发症。对于阻塞性睡眠呼吸暂停综合征的患者，采用双相气道正压面罩通气可以减少乃至消除术后气管插管或再插管的概率。术后早期活动是避免绝大部分围术期并发症的关键步骤。

肺功能检查

在胸外科手术前，患者可以通过放射学和生理学的综合检查进行评估。通常可以进行胸片检查（CXR）（图 58.5）。通过肺量测定法测量肺容积（图 58.6）和肺弹性、回缩力和顺应性等力学特性。肺功能测试（图 58.7）还可评估气体交换功能，如一氧化碳弥散量（D_{LCO}）。

预测术后第一秒用力呼气容积（FEV_1）是最常用的术后肺储备指标。根据其他可评估的因素，大多数

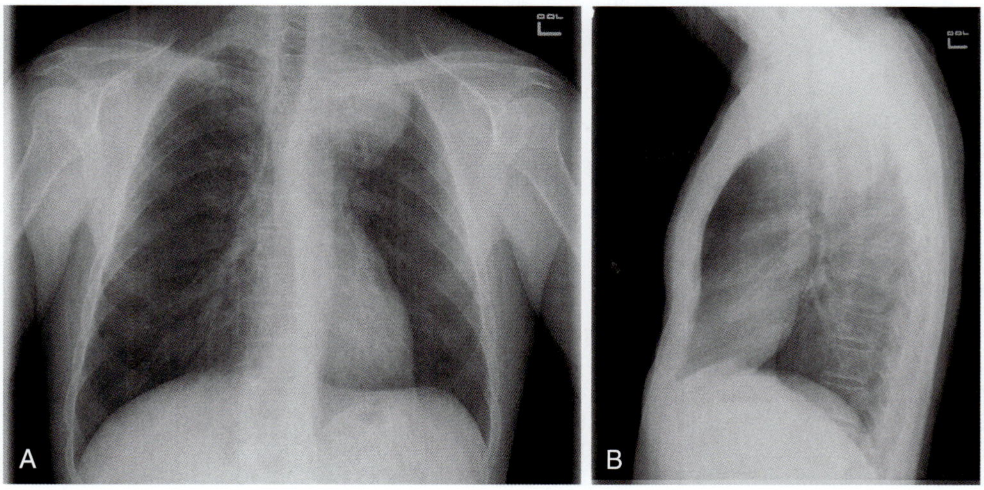

图 58.5 初诊胸片。患者为 67 岁男性，4 周内体重减轻 10 磅，吸烟史 35 包 / 年。他 10 年前就戒烟了。左肩疼痛 4 个月，无呼吸困难、咳嗽、咯血等症状。按摩和理疗并没有改善其症状。胸部 X 线片，正位（**A**）和侧位（**B**）显示左上肺 8.4 cm 肿块。远端气管可见移位

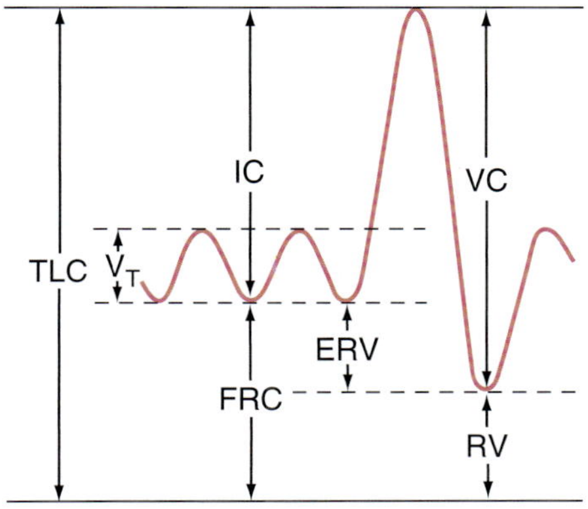

图 58.6 肺容积测定。肺容积的进一步划分。ERV：补呼气量；FRC：功能残气量，即呼气末肺容量；IC：深吸气量；RV：残气量，即用力呼气后的残余的肺容量；TLC：肺总量；VC：肺活量，即除残气量外肺可利用的最大容量，V_T：潮气量

患者在 FEV_1 超过 60% 预计值的情况下可以接受解剖性肺叶切除术。如果 FEV_1 小于预计值的 60%，则需要进一步检查来预测术后 FEV_1（ppo-FEV_1）。定量通气灌注显像可以用来评价肺功能和预测术后残余肺功能。ppo-FEV_1 在 35% ～ 40% 的患者也可以耐受手术。

定量放射性核素肺灌注（图 58.8）可测量各肺叶和肺的相对功能，并可预测肺切除术后的肺功能：

ppo-FEV_1 ＝术前 FEV_1 ×（1 －拟切除部分的血流比例）

术后 ppo-FEV_1 小于 30% 的患者有更大需要氧疗的风险，甚至是增加需要呼吸机辅助通气的风险，但是否取消这部分患者的手术需要具体问题具体分析，因为在经验丰富的中心，部分经过高度选择的患者术后情况优于预期。最后，在术后短期内，客观计算得出的 ppo-FEV_1 不会因活动受限、疼痛或其他心理生理因素而变化。

D_{LCO} 可以用多种方法测量，其中一口气法较为常用。D_{LCO} 是将一氧化碳作为测试分子，测试其从肺泡内移动到血液与血红蛋白结合的速率。D_{LCO} 数值取决于吸入和呼出的样本气体的差值。D_{LCO} 水平如果低于 40% ～ 50% 将增加围术期风险。

第一秒用力呼气容积和用力肺活量的比值（FEV_1/FVC）体现的是 FEV_1 和功能性肺容量的关系。在阻塞性肺疾病中，这一比值降低（FEV_1 低，而 FVC 高）；在限制性肺疾病中，这个比值接近正常，因为 FEV_1 和 FVC 同时降低。

流量－容积环由肺量测定法测得，用于描述在用力吸气和呼气的过程中，气体流速与进入肺部的容量之间的相关性。经典测试指标包括静息时潮气量、最大用力吸气的肺活量、最大用力呼气与最大用力吸气推测出的肺残气量。

心肺运动试验（CPET）在评估肺功能临界状态（ppo-FEV_1 或 ppo-D_{LCO} ＜ 50% 预计值）或用简易肺量测定法预计情况差的患者非常重要。正式的 CPET 包括运动心电图、活动心率、每分通气量和每分钟氧气摄取。通过 CPET 我们可以计算出最大摄氧量（VO_{2max}），从而反映出机体总的心肺功能情况（心肺轴），这是其他客观检查所不能明确的。CPET 可以发现尚未出现临床表现的心脏疾病，其对肺功能的评估也较肺量测定法和 D_{LCO} 更为准确，后两者往往倾向于夸大手术对于肺功能的影响。

肺医学部分
肺功能报告

姓名: First Name:
身份:
年龄: 56岁 病房: 门诊患者
性别: 男 种族: 高加索人
身高: 65英尺 医师:
体重: 177磅 操作者:
日期:
时间

呼吸量测定	预计值	前BD	%预计值	后BD	%预计值	%变异率
FVC..[l]	3.48	3.07	88	3.07	88	0
FEV_1.......................................[l]	2.83	2.23	79	2.26	80	1
FEV_1/VC................................[%]	80.81	72.26	89	69.78	86	–3
FEF 25–75............................[l/s]	3.01	1.37	45	1.46	49	7
PEF.......................................[l/s]	7.57	6.43	85	7.10	94	10
FIVC..[l]	3.48	3.09	89	3.24	93	5
FIV_1...[l]		3.09		3.24		5
FIV_1/FVC.............................. [%]		100.00		100.00		0

肺容量	预计值	测量值	%预计值
SVC..[l]	3.48	3.04	87
TLC..[l]	5.51	5.54	101
RV..[l]	1.96	2.49	127
RV/TLC.................................[%]	35.9	45.0	125
FRC-Box................................[l]	2.24	3.01	134

弥散SB	预计值	测量值	%预计值
DLCO SB.............[ml/min/mm Hg]	22.59	23.81	105
DLCO Hb Corr[ml/min/mm Hg]	22.6	24.2	107
VA..[l]		5.27	
DLCO/VA...........[ml/min/mm Hg/l]	3.93	4.52	115
Hb................................[g/100ml]		14.1	

解释
呼吸量测定提示小气道阻塞缺陷导致的呼气中期流速的下降。残气量（RV）的增加提示气体残留。吸入支气管舒张药后，气道阻塞没有改善。弥散功能正常。

图 58.7 肺功能报告。肺功能报告提供了肺容积测定的数据以及由身高和体重计算出的预计值。在该患者的报告中，使用支气管舒张药后的第一秒用力呼气容积（FEV_1）是 2.26 L，为预计值的 80%。一氧化碳弥散量（D_{LCO}）结果是 23.81 ml/（min · mmHg），为预计值的 105%。FEF：用力呼气流速；FIV_1：第一秒用力吸气容积；FIVC：用力吸气肺活量；FRC：功能残气量；FVC：用力肺活量；Hb：血红蛋白；PEF：呼气峰值流速；SB：一次呼吸；SVC：缓慢肺活量；TLC：肺总量；VA：肺泡容量；VC：肺活量

患者围术期发病率和死亡率的风险可通过 VO_{2max} 进行分层。VO_{2max} 数值处于 11 ～ 15 ml/（kg · min）风险增加，数值小于 10 ml/（kg · min）时为高风险[2]。

在进行肺减容手术或肺移植的患者评估时，6 分钟步行试验用于进行心肺储备测试。患者被告知在这段时间内尽可能远走、快走。如果步行距离超过 1000 英尺提示手术风险较低。

通过 X 线透视进行的吸气试验是一种检查膈肌功能的试验，用以测定双侧膈肌用力的对称性以及排除膈肌的矛盾呼吸运动。矛盾呼吸运动是指一侧膈肌抬高的同时另一侧膈肌收缩或压低，提示膈肌轻度瘫痪或麻痹。这一发现可能暗示了呼吸困难的具体原因，膈肌折叠术可以治疗此病。

任何一个单独的试验结果都不能作为手术的绝对禁忌证。尽管对于无并发症、肺功能正常的患者来说，评估其肺功能非常简便，但对于肺功能处于临界值的患者来说则应具体问题具体分析。

胸部切口选择

切口的选择取决于手术的类型、患者所处的生

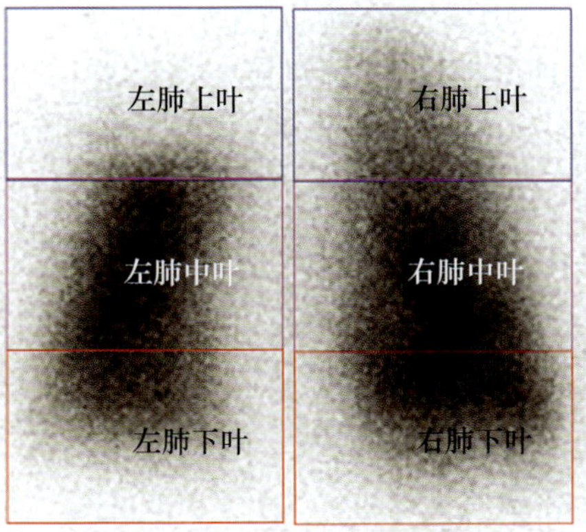

	左肺		右肺	
	%	Kct	%	Kct
上叶:	4.7	22.66	9.5	46.27
中叶:	24.0	116.91	28.3	138.05
下叶:	13.2	64.20	20.3	99.02
全肺:	41.8	203.77	58.2	283.34

图 58.8　肺灌注定量扫描可以提供肺容量和每个肺叶的灌注情况。左肺门大肿瘤的患者左肺灌注相比于未受侵的右肺可能下降。预测的左全肺切除术后右肺功能的方法为将右侧灌注百分比（58.2%）乘以测得的最佳 FEV_1（2.26 L），其预测术后肺功能（左肺切除术后）为 1.31 L（46.5% 预测），这一数值提示该患者的肺功能可以耐受左全肺切除

理状态，及对设计切口优点和局限性的预测这几个方面。电视胸腔镜手术（VATS）和其他微创手术技术发明后已经可用于大部分胸部疾病，包括肺癌、纵隔肿瘤、胸膜疾病、肺实质疾病，及胸部恶性肿瘤的诊断和分期。微创手术可以将手术创伤和术后疼痛最小化，减少住院时间，促进术后恢复。手术采用小切口用以通过摄像头和其他手术器械，切口的位置取决于肿瘤的位置。无须切断肋骨。随着光学元件和照明器材的进步，组织的暴露及手术视野也越来越好。

后侧或后外侧开胸切口用于单侧胸部手术，如肺切除、食管切除或其他食管手术以及胸壁部分切除术。患者取侧卧位，采取后侧斜行或沿背阔肌前缘的纵行切口。前侧或前外侧开胸，切口为乳房下皱褶沿胸大肌下缘的弧形切口。胸骨正中切开术的切口为一纵行切口，上至胸骨切迹，下至剑突。使用胸骨锯沿胸骨正中线劈开，向两侧轻柔分开胸骨，可提供 8 ～ 10 cm 的宽度进入纵隔、心脏、大血管，及左右胸腔。可向双侧打开胸膜探查任意一侧胸腔。术后胸骨通常用防锈金属线缝合关闭。

胸骨横断切口或“蛤壳”切口创伤大于正中开胸，患者术后不适感较重。该术式需要联合双侧前胸切开术切口，沿乳房下皱襞取横行切口，并在第 4 肋间处横行切断肋骨。双侧乳内动脉均需结扎。该入路对于暴露双侧肺门非常理想，也可用于暴露巨大纵隔肿瘤、双侧肺门解剖、双侧肺移植或双肺后基底段转移癌。

肺

先天性肺部病变

胚胎发育异常可导致多种肺部畸形。双侧肺发育不全是致命的。单侧肺发育不全中左侧（约 70%）多于右侧（30%），男女比例超过 2∶1。

肺发育不全多是由于在妊娠最后 2 个月肺泡系统的发育受到干扰造成的。胸腹膜裂孔疝是造成肺发育不全的最常见病因。此外与肺发育不全相关的因素还包括：羊水过少、腹肌发育缺陷综合征（腹部肌肉缺陷、泌尿生殖系统畸形）、弯刀综合征（异常肺静脉汇入上腔静脉，心脏血管造影可见右心缘外侧新月形显影带），及右位心。单独的肺发育不全很少见。

肺透明膜病（或称为新生儿呼吸窘迫综合征）在早产儿（孕 24 ～ 28 周）和糖尿病母亲的产儿中较为常见。在这一时期，胎儿肺表面活性物质系统尚未发育成熟。肺透明膜病发生于肺泡，导致肺充血，肉眼可见肺呈深紫色。随即通常会产生呼吸窘迫，需要高浓度给氧。肺间质水肿，胸部 X 线片可见毛玻璃影。因为需要给氧和正压通气，所以经常发生气胸。10% ～ 30% 的患儿无法存活下来。

先天性肺囊性病变

先天性肺囊性病变在新生儿中发病率为 1/1 万～ 3.5 万。大多数囊性病变包括先天性肺气道畸形（CPAM）、先天性囊性腺瘤样畸形、肺隔离症、先天性肺叶性肺气肿和支气管源性囊肿。它们通常继发于肺发育过程中与气道分支分离的肺内残留组织。临床上，约三分之一的患者无症状，三分之一伴有咳嗽，另外三分之一合并感染，极少情况下可存在咯血。治疗一般为应用抗生素，在局部病变严重的情况下可考虑手术切除。任何囊性病变如在影像学观察中出现增大均应考虑手术切除[3]。

支气管源性囊肿起源于气管或支气管憩室（见“原发性纵隔囊肿”）。憩室与气管完全分离，常在常规胸部 X 线片上发现无症状包块。症状可由邻近气

道受压和感染引起。胸部计算机断层扫描（CT）可以看到气管附近有一个均匀的、边界清楚的肿块（图 58.9）。囊肿继发感染的特征是气液平面。支气管囊肿占儿童纵隔肿物的 10%，位于中纵隔。治疗方法为对症切除，无症状是否切除存在争议。

肺叶型肺气肿是最常切除的先天性囊性病变（50%）。其发病机制与内在或外在的气道阻塞有关，导致“球阀”机制的产生，从而导致空气滞留。急进性呼吸窘迫多出现于生后 4、5 天至几周的时间内，很少发生于出生 6 个月以后。该病主要累及上叶。最常见的病因为支气管炎，治疗方法是肺叶切除术。

CPAMs 以前称为先天性囊性腺瘤样畸形，是第二常见的需肺叶切除的先天性囊性病变[4]。它们是由于肺分支形态发生异常引起的。CPAM 按 Stocker 分类法分为 5 种类型（0 ～ 4 型），以 1 型最为常见（60% ～ 70%）。在这种畸形中，单个或多个大于 2 cm 的囊肿被假复层柱状上皮覆盖，形成“腺瘤样”畸形。肺呈瑞士干酪样，摸起来像一个巨大的橡胶团块。由于空气潴留和过度膨胀，可能会发生呼吸窘迫，最好通过肺叶切除术来缓解。4 型 CPAM 与恶性肿瘤密切相关，特别是胸膜肺母细胞瘤。

肺隔离症（bronchopulmonary sequestration，BPS）是一部分胚胎肺组织区域与气管支气管树分开，它接受来自主动脉的异常独立的动脉血液供应，而不是肺动脉血供。这种情况形成于肺芽尾侧的副肺芽，其周围原始内脏血管未被吸收。在肺发育过程中，叶内型

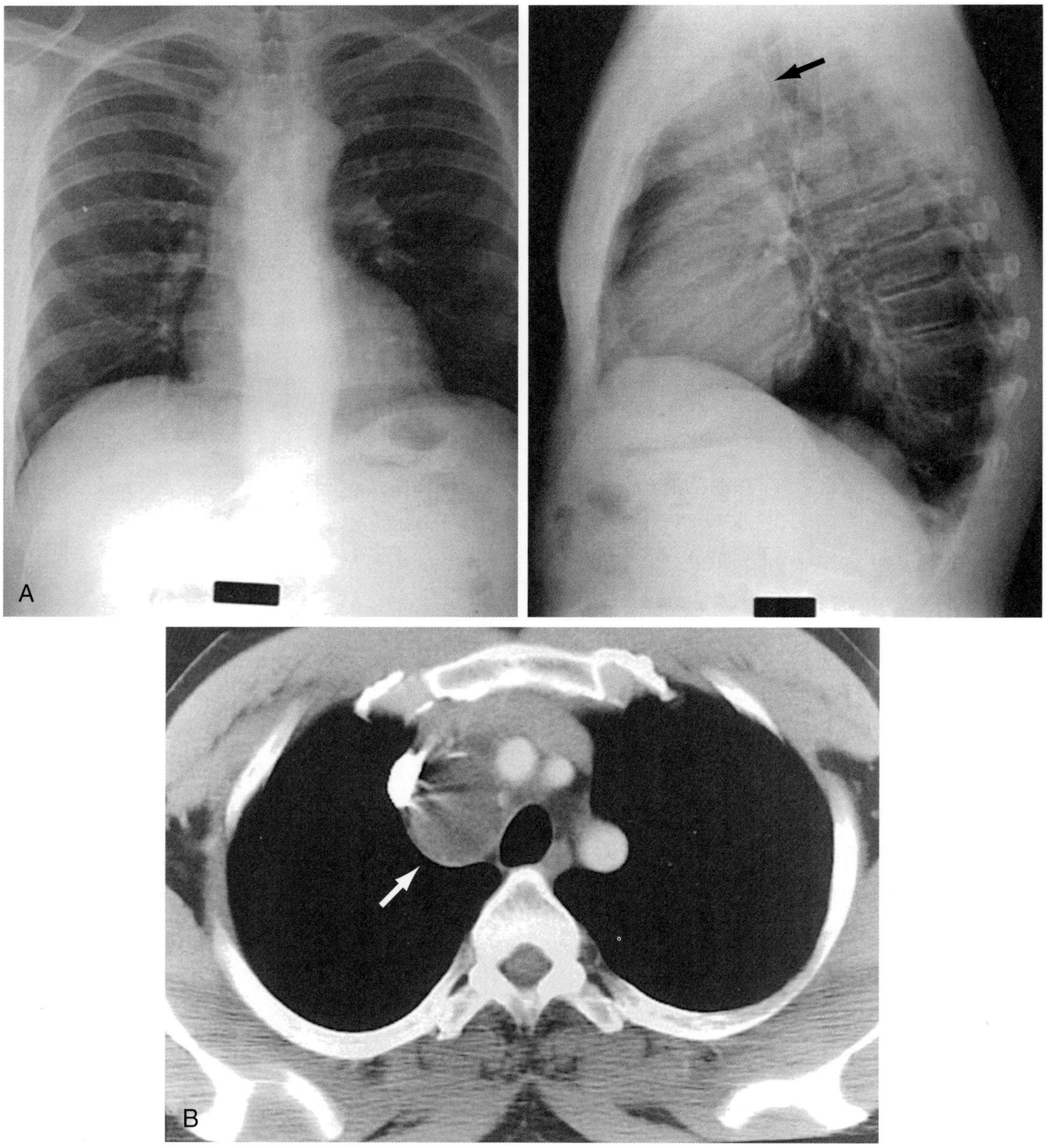

图 58.9 支气管源性囊肿（箭头）患者的胸部 X 线（**A**）和 CT 扫描（**B**）

隔离症（75%）发生较早。随后胸膜形成后，发生叶外型隔离症（25%），主要发生在左侧（66%），并完全被自身胸膜包裹。叶外型隔离症的血供通常来自胸主动脉或腹主动脉，并回流至体循环静脉（奇静脉或半奇静脉）。叶外型隔离症在男性患者中更为常见。叶内型隔离症主要发生在下叶（＞95%），并在左右叶间均匀分布。肺叶内隔离的血液供应来自胸降主动脉，供血动脉常穿行于肺韧带，并回流至肺静脉。胸主动脉为隔离肺提供 95% 的血液供应。病灶较大的 BPS 婴儿伴有呼吸道症状时可通过手术切除治疗。无症状或范围小的 BPS 可以通过介入栓塞供血动脉进行治疗，也可以通过观察进行保守治疗（图 58.10）。混合型 BPS/CPAM 病变在被报道的 BPS 病例中占相当大比例。这些混合病变具有 CPAM 的组织学特征，由体循环动脉供血。

肺囊性纤维化是一种常染色体隐性遗传病，在白种人中更常见。肺泡内存在过厚黏液会导致反复感染，支气管炎和支气管扩张。病理检查可见纤维化和囊性改变。可产生继发性气胸。肺功能衰竭是最常见的死亡原因。当病情迅速进展，残存肺功能较少时，应考虑进行双侧肺移植。

先天性气管和支气管异常

食管闭锁伴气管食管瘘是婴儿最常见的气管异常（见第 67 章）。支气管闭锁是继气管食管瘘后第二常见的先天性肺疾病[5]。远端肺组织闭锁扩张，形成肺气肿，空气通过侧支气道 / 毛孔进入。由于支气管残端是盲端，没有空气或黏液出口，可能引发气肿或黏液囊肿的进展。胸部 X 线片可显示肺叶或段的过度膨胀。在过度膨胀的肺和肺门之间可以看到卵圆形致密影。左上叶是所有肺叶中最容易受累的。可通过支气管造影或 CT 确诊。需要和黏液阻塞、腺瘤、血管压迫或肺隔离症等进行鉴别。

气管发育不全很少见，常有致命危险，喉和气管隆突之间的气管缺失会导致支气管与食管之间相交通。

气管狭窄也很少见，包括系统性发育不全、漏斗样气管和支气管、段支气管畸形。右上叶支气管可直接从主支气管发出并与畸形的左肺动脉相关（俗称肺动脉吊带）。完整的气管环较常见，修复方法是行气管切开并扩大管腔。

气管软化可以通过支气管镜诊断，医生能够发现在呼气和吸气时气管腔会发生明显的变化，气管环不能有效维持气管腔的轮廓。胸腔内负压时会使气管塌陷，气体呼出产生正压，气管随之扩张。气管间断的塌陷使呼吸困难随之发生，这时需要进行修补或者给成人患者安置支架。这种疾病患者常可见先天遗传倾向，但气管软化最常见于患有慢性阻塞性肺疾病的成年人。

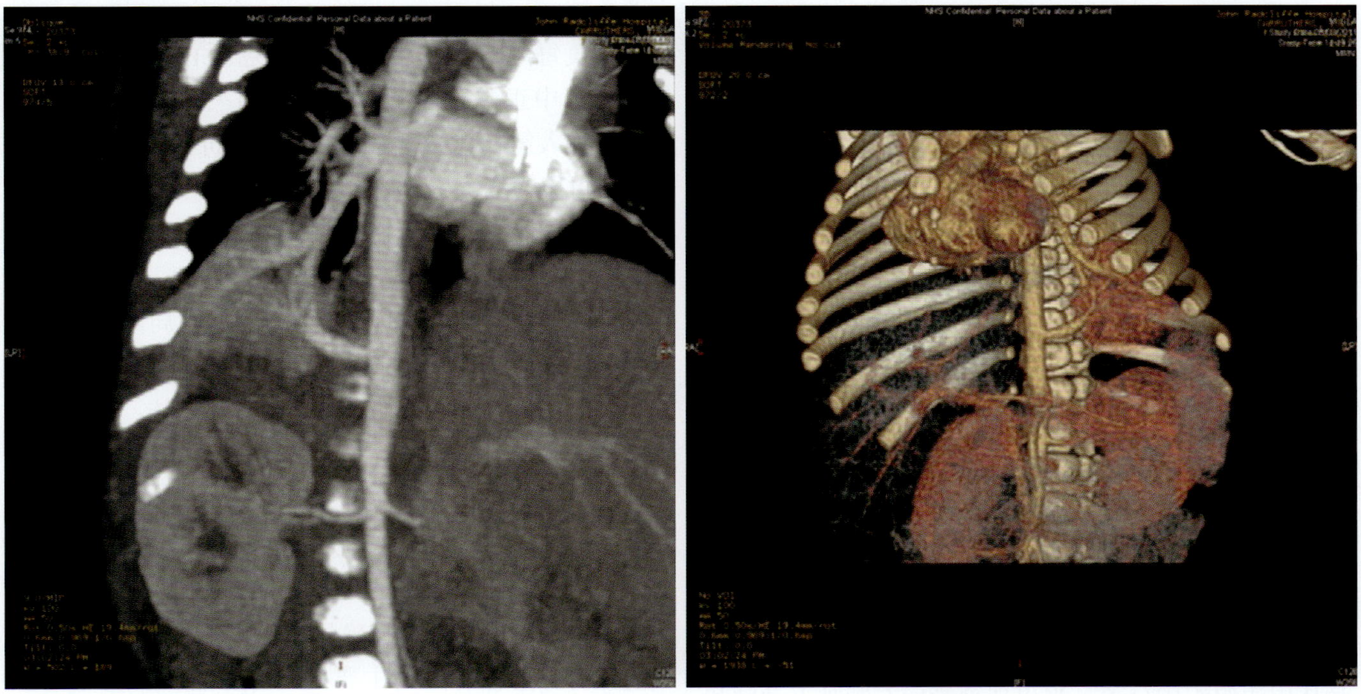

图 58.10　增强 CT 和三维重建图像显示右下肺支气管肺隔离症。注意由主动脉发出的供血血管（From Durell J，Lakhoo K. Congenital cystic lesions of the lung. Early Hum Dev. 2014；90：935-939.）

先天血管异常

先天血管异常在肺中也可发生[6]，在 Swyer-James and Macleod 综合征中会出现特发性透明肺，这是由于慢性肺部感染造成的，例如支气管扩张。随着实变的持续存在，肺动脉血流供应减少会造成“自体肺切除”和透明肺。

弯刀综合征与右肺发育不全和肺静脉向下腔静脉的引流有关。通常通过体外心肺循环下予以纠正。经房间隔缺损从肺静脉到左心房补片可以纠正这种问题。

肺动静脉畸形表现为肺动静脉之间有一条或多条通路，而绕过肺毛细血管床，这些通道导致了右向左分流。大约 1/3 的患者出现遗传性毛细血管扩张症（Osler-Weber-Rendu 综合征）。大约半数畸形比较小（1 cm），但有多发倾向。同样，另一半畸形直径介于 1 ～ 5 cm，倾向发生于胸膜下。对于经过常规造影和支气管镜检查的不明原因的咯血患者，鉴别诊断中需要考虑动静脉畸形的可能，局部切除或导管栓塞都可治愈动静脉畸形。

肺血管吊带指存在不正常的左肺动脉，会造成气道阻塞，通常与其他异常有关。异常的左肺动脉发自右（主）肺动脉，走行于气管和食管之间，供应左肺。超过 90% 的患者有明显的哮喘和喘鸣。食管镜检查发现有异常的血管走行于食管之前；支气管镜或支气管造影检查发现血管走行于气管之后。外科修复需要左侧开胸，分离动脉，将左肺动脉从其右侧起始端移位至主肺动脉。如果发现气管狭窄伴完整的气管环，应行气管节段切除或气管成形术。

血管环路[7]占所有先天性心脏病的 7%。最常见的是双主动脉弓，在所有病例中占到 60%，右弓比较大，即后弓，直接连接右颈总动脉和右锁骨下动脉，环路包绕食管和气管。吞钡后可见食管后方切迹，简单的手术即可以纠正畸形。在 25% ～ 30% 的血管环路患者中会出现右主动脉弓合并食管后左锁骨下动脉和左动脉韧带。双主动脉弓患者往往有心脏内缺陷，多数婴儿需要在出生后前几周或几个月内进行手术。多数动脉环路患者可以通过详细的病史采集和钡餐检查得到确诊，通常不需要进行支气管镜检查或食管镜检查，因为后者可能带来创伤。主动脉造影能够提供的额外信息很有限。修复术多在左胸进行，分离较小的动脉弓，通常是左弓，分离动脉韧带，将食管和气管从周边组织中分离。当出现食管后右锁骨下动脉和左动脉韧带时，患者常主诉吞咽困难，即所谓的咽下困难。鉴别诊断包括食管神经动力性疾病或狭窄。

肺癌

肺癌是一个严重的全球健康问题。2018 年，美国估计有 234 030 例肺癌新发病例。肺癌是男性和女性因癌症死亡的最常见原因，占美国所有癌症诊断的 13.0% 和所有癌症死亡的 26%。肺癌相关死亡的人数超过了乳腺癌、前列腺癌和结直肠癌相关死亡人数的总和。自 1987 年以来，死于肺癌的女性人数超过了死于乳腺癌的女性。肺癌死亡率在男性中每年下降约 3%，在女性中每年下降约 2%。女性戒烟的比例低于男性，因此女性肺癌发病率的下降幅度不如男性（图 58.11）。肺癌发病率和死亡率的下降可能是由于吸烟人数的减少和较小的无症状肺癌被早期发现。非洲裔美国人肺癌的发病率和死亡率最高[8]。

肺癌生存率是分期特异性的。总的 1 年和 5 年生存率分别为 44% 和 17%。表现为局部（早期）肺癌的患者 5 年生存率为 54%。然而，超过 50% 的患者出现局部晚期或转移性疾病，其 1 年和 5 年生存率分别不超过 26% 和 4%[9]。

吸烟无疑是导致肺癌最重要的危险因素。环境因素也可能导致肺癌。环境氡气暴露估计是第二大最重要的危险因素。其他因素包括石棉、砷、铬、镍、有机化学物质、医源性辐射暴露、空气污染和吸二手烟者。

氡每年与大约 18 000 例肺癌死亡有关。氡是铀在土壤中正常衰变时释放出来的一种天然放射性气体。吸入氡气与健康风险有关。有价格低廉的测试试剂盒可以检测家中氡的含量。

肺癌的最佳治疗需要在干预前进行准确的诊断和临床分期。解剖学基础的分期（肿瘤、淋巴结和转移）包括肿瘤的物理特性和是否存在局部或远处转移。生物学分期（分子和免疫学标记物是预测预后及疗效的指标）可能被纳入未来的分期系统。

病理

2015 年，世界卫生组织（WHO）发布了修订后的肺肿瘤分类。通过扩大使用免疫组化和提供肿瘤的遗传特征的建议，更准确且和临床相关的肿瘤亚型被建立。肺恶性肿瘤的主要类型有腺癌、鳞状细胞癌、大细胞癌和神经内分泌肿瘤；每一组都有多个亚型，它们的形态、遗传和生物学特性各不相同。这些肿瘤

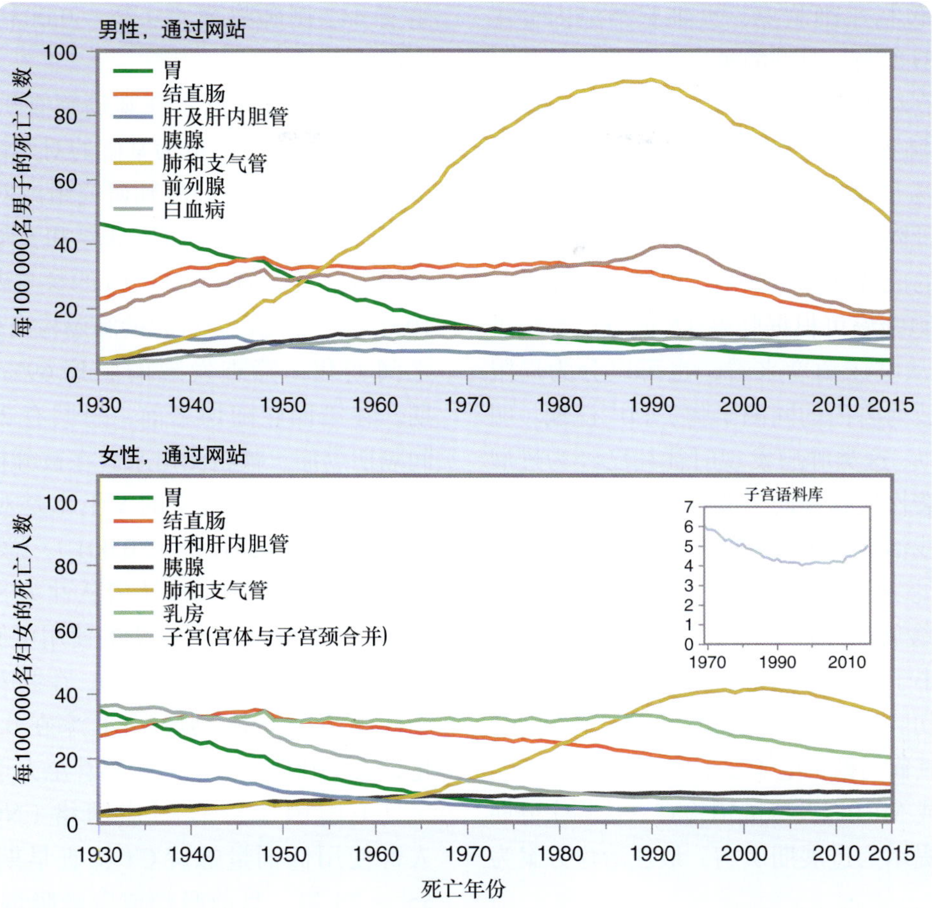

图 58.11 1930—2015 年美国特定癌症按性别分列的癌症死亡率趋势；按 2000 年美国标准人口调整（From Siegel RL，Miller KD，Jemal A. Cancer statistics，2018. CA Cancer J Clin. 2018；68：7-30.）

的主要特征如下所述。

肺腺癌是具有腺样分化或黏蛋白产生的恶性上皮肿瘤，表现为腺泡状、乳头状、鳞屑状（细支气管肺泡状）或实性伴有黏液生长模式或者上述表现混合存在。肺腺癌是最常见的肺癌组织学类型，约占所有肺癌的 45%。显微镜下可见立方上皮或柱状上皮细胞，胞浆丰富，呈粉红色或空泡状，有腺样结构形成的迹象。大多数（75%）肿瘤位于肺组织外周。肺腺癌比肺鳞状细胞癌更早发生转移，并且经常转移至中枢神经系统。

腺癌的病理分型已发生改变[10]。支气管肺泡癌或细支气管肺泡癌和混合型腺癌已经被剔除病理分型，原位腺癌（纯鳞屑状生长，肿瘤细胞沿着完整的肺泡壁表面增殖，没有侵犯基质和血管）和微浸润性腺癌（主要是鳞屑状生长，侵犯＜ 5 mm）被纳入分型。孤立病灶的原位腺癌和微浸润性腺癌的治疗方法与浸润性腺癌相似（大多数病例都是对受累的肺段 / 肺叶进行解剖性切除）。多灶性原位腺癌的治疗通常较为复杂。在这种情况下，对最活跃的病变进行手术切除、消融和放疗，同时跟踪其他病变的进展。其目的是在尽可能保留肺组织的同时消除病变。

肺鳞癌是一种上皮恶性肿瘤，起源于支气管上皮，表现为角化和（或）细胞间桥等特性。超过 90% 的鳞状细胞癌发生在吸烟者中，约占肺癌患者的 30%。大约三分之二的患者为中央型，并倾向于向支气管腔内生长，引起支气管狭窄。鳞状细胞癌易发生中央坏死和空洞化。鳞状细胞癌比腺癌转移晚。镜下可见角质化、分层和细胞间桥的形成。鳞状细胞癌在痰脱落细胞学上较腺癌更容易被检测到。

肺大细胞未分化癌缺乏鳞状细胞癌、腺癌或神经内分泌癌特有的细胞学特征。这些肿瘤往往发生在外周，并且相对较早出现远处转移。其光镜下表现为具有空泡或深染胞核及丰富胞浆的未分化、多形性细胞。

肺神经内分泌癌具有特异性的形态学、超微结构、免疫组化和分子特征；它们来自胚胎神经嵴的细胞。这组肿瘤包括小细胞癌、大细胞神经内分泌癌、典型和非典型类癌。典型的类癌表现为生长相对缓慢，而小细胞癌和大细胞神经内分泌癌具有高度的侵袭性。小细胞肺癌约占所有肺癌的 20%，其中约 80% 为中心型。易早期发生纵隔淋巴结和远处转移，尤其容易转移到骨髓和大脑。光镜下表现为具有胞核浓染和极少胞浆的成片或成丛细胞。电镜下可见神经分泌颗粒。小细胞肺癌可根据肺癌 TNM 分期系统进行分期，然而，从临床角度来看，也可以分为局限期（局限于单个放射野内的同侧半胸）和广泛期（明显的转移性疾病）。这类肿瘤发现时往往已经为进展期，有较强的侵袭性转移倾向。放化疗是常用的治疗方法。对于对一线治疗效果良好的局限性或广泛转移的患者，可以考虑预防性全脑放疗。大约 30% 的患者可以获得完全缓解，然而 5 年生存率只有 5%。早期患者（如直径小于 3 cm，无淋巴结转移，无胸外转移）可考虑手术切除后进行全身辅助治疗。手术前分期包括 ^{18}F- 氟脱氧葡萄糖正电子发射断层扫描（FDG-PET）、头颅 CT 或 MRI 以及纵隔镜检查。从临床分期来看，纵隔转移提示为进展期疾病，最佳治疗方案为放化疗[10-11]。

肺癌最常见的转移部位为肺内和纵隔淋巴结（淋巴扩散）。血行扩散通常导致转移到肾上腺、脑、肺和骨。腺癌更容易转移到中枢神经系统。骨转移多为溶骨性病变。无肺门或纵隔淋巴结转移的胸腔外转移也可发生。

肺癌的筛查

肺癌患者出现症状时通常已为晚期。肺实质不含神经末梢，肿瘤可能生长到疼痛、咯血或阻塞性肺炎症状出现时才被发现。随着 CT 在美国使用的增加，越来越多的无症状肺癌被发现。

国家肺癌筛查试验（NLST）对肺癌筛查进行了一项前瞻性随机多中心研究，评估每年的低剂量螺旋 CT 和胸片检查。53 454 名入组患者被随机分配到两组。筛查的男性和女性都是无症状且年龄较大（年龄范围：55 ～ 74 岁），在试验开始时吸烟 30 包 / 年或以上，并且是当前吸烟者或最近戒烟（15 年内）者。NLST 发现，随机分配到低剂量螺旋 CT 筛查 3 年的患者（与 CXR 相比）肺癌特异性死亡率和全因死亡率降低。这一高危人群的肺癌死亡率降低了 20%，全因死亡率降低了 7%。该研究显示，获益在统计学上是显著的，CT 组有 354 例肺癌死亡，而 CXR 组有 442 例肺癌死亡（$P = 0.004\ 1$），这导致研究提前结束[12]。

最近，欧洲尼尔森肺癌筛查试验的结果已经被报道。在这个以人群为基础的对照试验中，15 792 个个体被随机 1∶1 分配到研究组或对照组。随机分组后，研究组在基线、1 年、3 年和 5 年半进行 CT 筛查。对照组未进行筛查。93.7% 的参与者的随访期至少为 10 年，除非死亡。各轮的肺癌检出率在 0.8% ～ 1.1% 之间变化，筛查发现的肺癌 69% 为 Ⅰ A 期或 Ⅰ B 期。在第四轮随访之前，总共有 261 例肺癌（52 例间隔期癌症）被检测出来。在被分析的患者中，手术治疗在研究组患者中的发生率是对照组患者的 3 倍（67.7% *vs*. 24.5%，$P < 0.001$）。总体而言，该研究表明，在 10 年随访中（依从性为 86%），CT 筛查在肺癌高风险无症状男性中的使用可使肺癌死亡率降低 26%（95%CI 为 9% ～ 41%）。在低风险的女性群体中，不同随访年份中，肺癌死亡率在 0.39 ～ 0.61 之间变化，表明肺癌死亡率的降幅甚至大于男性。

美国国家综合癌症网络（NCCN）建议以下人群使用低剂量螺旋 CT 筛查早期肺癌：①年龄在 55 ～ 74 岁、目前吸烟或曾经吸烟的、有 30 包 / 年以上吸烟史或曾经吸烟但戒烟时间小于 15 年的个人；②年龄在 50 岁或以上，有 20 包 / 年或以上吸烟史，目前或曾经吸烟，患肺癌的风险大于 1.3% 的人[13-14]（主要危险因素包括个人癌症或肺部疾病史、肺癌家族史、氡暴露和职业致癌物暴露）。美国预防服务工作组目前正在修订对肺癌筛查的建议。

医生可以根据个人情况与患者讨论是否接受早期肺癌的筛查。应在决定开始任何肺癌筛查之前和患者讨论与低剂量螺旋 CT 肺癌筛查相关的风险、益处和局限性等相关内容。筛查不是戒烟的替代方法。医生需要明确无误地说明戒烟的必要性。药理学或其他策略需要根据患者的具体情况而定。对无症状患者的筛查可能会发现非特异性的结果，如良性结节的过度诊断，这可能会导致患者焦虑以及额外的辐射暴露。

肺癌诊断

肺癌的诊断具有挑战性。许多良性疾病类似于肺癌。体格检查应集中在心肺系统。此外，应仔细检查锁骨上淋巴结群，如发现肿大提示进展期肺癌（N3 淋巴结），治疗时应选择手术以外的方法。副瘤综合征是肺癌的肺外症状（非转移）。肺癌通过分泌一种或多种生物或生化物质对这些胸外部位产生影响。小细胞肺癌常引起神经副肿瘤综合征。其他肺癌可引起肥大性骨关节病。

非小细胞肺癌（NSCLC）通常发生在 50 ～ 70 岁有吸烟史的患者。患者的症状是由肺实质肿瘤生长对身体的影响导致。咳嗽、呼吸困难、胸壁疼痛和咯血等症状是肿瘤的物理占位及其与肺和胸壁结构的相互作用所致[15]。

一旦临床怀疑非小细胞肺癌，临床医生应致力于及时诊断和准确分期，并给予适当的治疗。原发性孤立性肺结节（SPN）的检查包括 CXR、CT 和 PET-CT 的综合成像。此外，组织活检通常是根据恶性肿瘤的可疑程度进行的。对于孤立性肺结节的处理已写入指南。在某些情况下，孤立性肺结节在没有病理诊断的情况下可以被认为是良性的。完全钙化的或胸部 CT 表现稳定至少 2 年的孤立性肺结节很可能是良性的。回顾既往的 X 线片或其他影像学资料可以帮助评估结节的变化情况[16]。

对于临床上可疑恶性的孤立性肺结节患者，可能需要组织学信息来评估各种可用治疗方案的风险和益处。建议采用与诊断相符的微创治疗策略。可根据结节大小、位置和患者情况选择诊断性支气管镜、经胸壁针吸活检或导航性支气管镜。在一般情况允许时孤立性肺结节患者可采用非解剖性楔形切除术以明确诊断。病理确诊的非小细胞肺癌应同期进一步行根治性手术。对于无法行楔形切除又不能明确癌症诊断的孤立性肺结节，出于诊断的目的（同时治疗）可以考虑行肺叶切除。如果没有明确肺癌诊断，就不应行全肺切除术。

大约三分之一的非小细胞肺癌患者在发现时即存在胸腔积液。胸腔穿刺抽液可获得细胞学结果。恶性胸腔积液（MPE）是手术禁忌证，但在这种情况下，许多胸腔积液可能是反应性的[17]。

建议在任何肺切除术前应进行支气管镜检查。外科医生可以（通过支气管镜）评估支气管内的解剖情况，以排除继发性支气管内的肿瘤，以确保所有已知的肿瘤病灶都被包含在预计切除范围以内。气管内分泌物可通过抽吸和温和冲洗清除。对于中央型肺癌，如果准备行全肺切除或支气管成形，外科医生进行支气管镜检查就显得至关重要，这将明确手术是否可以达到完整（R0）切除。

如果患者颈部或锁骨上区域有可触及的质硬淋巴结，细针穿刺或活检可明确 N3 的性质。

分期

肿瘤的分期是对其侵袭范围的一种描述，是基于具有这些特征的患者群体的生存相似性。分期系统提供了一种肿瘤原发灶、淋巴结和远处转移情况的快速描述，以方便选择最佳治疗方法，并根据临床和病理分期评估预后。美国癌症联合委员会（AJCC）和国际抗癌联盟（UICC）共同建立发布了分期系统指南。2018 年第 8 版肺癌 TNM 分期为患者分期划分提供了依据，并根据肺切除术后的临床分期和病理分期给予了初步治疗建议。

临床医生的责任是确保临床分期或疾病侵袭范围最大程度的准确性，并根据疾病阶段推荐最有效的治疗方法或治疗组合。合理分期可帮助临床医生提供最佳的治疗干预建议。临床分期是医生在确定治疗开始前，根据所有可获得的无创和有创检查信息，对疾病程度的最佳和最终估计。用于 NSCLC 患者临床分期的关键影像学方法是 CT、PET-CT 和脑 MRI。为了补充和更准确地确定疾病分期，通常还会对纵隔、胸腔和可疑转移部位的组织进行活检。病理分期是根据切除组织（包括肺门和纵隔淋巴结）的组织学检查来确定疾病的物理范围。

肿瘤（T）分期的评估

肺癌患者的生存和肿瘤直径呈负相关。胸部 X 线检查和胸部及上腹部 CT（包括肝和肾上腺）是最常用的肺癌诊断方法（图 58.12）。胸部 X 线片提供了肿瘤的大小、形状、密度和位置以及它与纵隔结构的关系信息。胸部 CT 扫描可以提供肿瘤特征的更多细节，并提供肿瘤与纵隔、胸壁、膈肌的关系以及是否侵犯椎骨或纵隔结构的信息。胸部 MRI 可以作为 CT 的补充，更好地描肿瘤的浸润程度。脑部 MRI 只用于有新的神经系统症状（眩晕，头痛）、所有Ⅲ期和Ⅳ期肺癌患者，及小细胞癌或肺上沟瘤（Pancoast 肿瘤）患者，因为这些患者隐匿性脑转移的发生率较高。

淋巴结（N）分期的评估

明确纵隔淋巴结的转移与否在确定分期和治疗中都非常重要。26% ～ 32% 的患者在初诊时存在纵隔淋巴结转移，多数由胸部 CT 检查发现。淋巴结在正常感染（如组织胞浆菌病、既往支气管炎或肺炎）或其他炎症过程（如肉芽肿性疾病）中可增大。纵隔淋

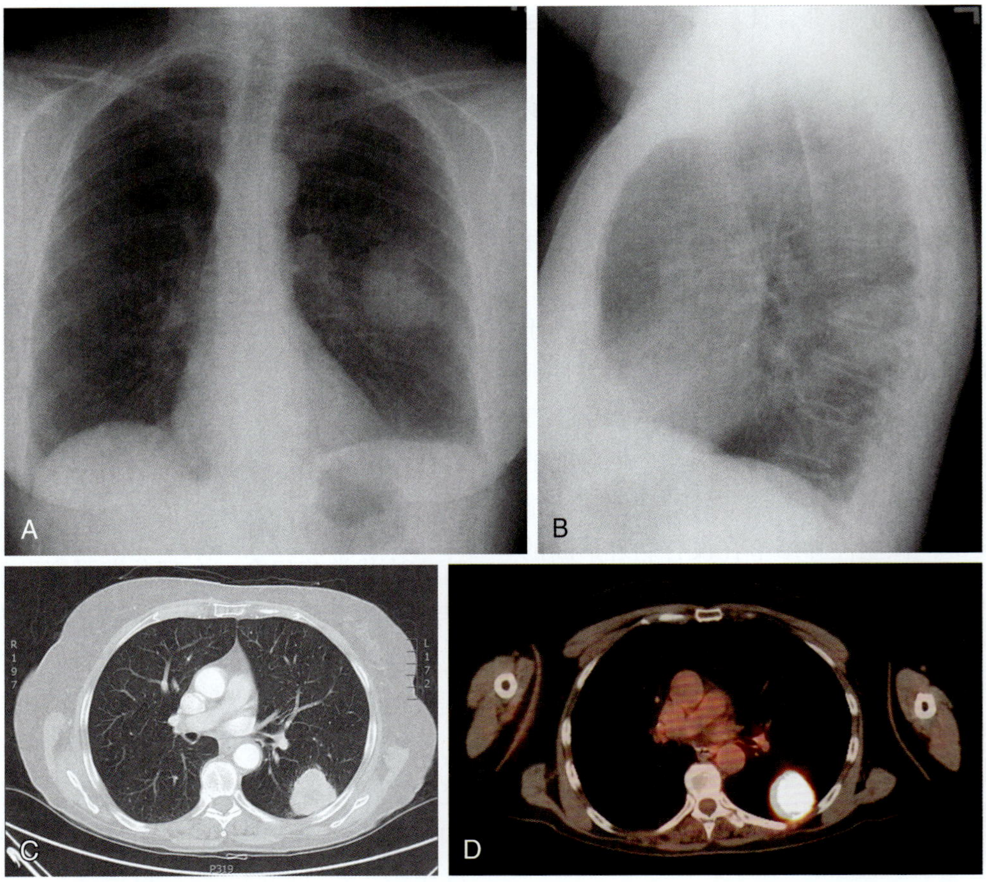

图 58.12 对任何已知或可疑肺癌患者的放射学评估包括胸部 X 线平片、后前位（**A**）和侧位（**B**）视图。^{18}F- 氟脱氧葡萄糖正电子发射断层扫描（FDG-PET）与融合 CT（D）提供了关联代谢活动与物理发现的能力。虽然 FDG-PET 利用大多数肿瘤中增加的新陈代谢来创建 FDG-PET 图像，但其他过程，如感染、炎症或创伤或骨折的后遗症，也可以被识别出来。代谢增高的部位应仔细评估是否有转移

巴结肿大通常被定义为轴位 X 线图像上淋巴结的最大短径大于 1 cm。若不存在直径大于 1 cm 的纵隔淋巴结，则 N2 或 N3 转移的可能性很低。如果发现纵隔淋巴结大于 1 cm，必须进行淋巴结活检（例如使用超声内镜、颈部纵隔镜、食管超声、VATS），以在根治手术前取得转移的组织学证据。

据文献报道，胸部 CT 对非小细胞肺癌纵隔淋巴结转移的敏感性为 57% ～ 79%，阳性预测值为 56%。CT 上淋巴结直径的大小不能完全确定纵隔淋巴结的转移与否。淋巴结的直径越大，转移的可能性越大（＞ 70%）；然而，正常大小的淋巴结（＜ 1 cm）也有 7% ～ 15% 的可能出现转移[18]。

根据肿瘤组织与正常组织葡萄糖代谢的差异，PET 可以协助评估肿瘤的局部侵犯和已知或隐匿转移图 58.13）。PET 扫描不是肿瘤特异性检查，因为除了恶性肿瘤外，炎症过程中也存在高细胞葡萄糖代谢。在确定最终治疗方案前，对可疑转移淋巴结应取得组织学证据。在治疗前 FDG-PET 联合 CT 可提高肺癌诊断的敏感性和特异性。PET-CT 对 NSCLC 纵隔淋巴结转移的阴性预测值在 85% ～ 95% 之间，对于较小（T1）的肿瘤比较大（T2）的肿瘤诊断更准确，对于较大（＞ 1 cm）的淋巴结比较小（＜ 1 cm）的淋巴结诊断更准确。

侵袭性分期包括颈部纵隔镜检查或纵隔切开术（Chamberlain 术式）、超声支气管镜（EBUS）或经食管超声检查。传统上，纵隔镜适用于可手术的气管旁或隆突下淋巴结肿大的非小细胞肺癌患者，特别是中央型肺癌、计划行全肺切除术或由于手术风险增加而需要术前明确淋巴结情况。纵隔镜检查通常用于双侧气管旁（第 2 组和第 4 组）和隆突下（第 7 组）淋巴结活检。纵隔切开术通过切开第 2 肋软骨进入纵隔，从而评估主动脉肺窗（第 5 组）或前纵隔（第 6 组）淋巴结。纵隔镜检查的阴性预测值在 90% 以上，可在门诊进行，且并发症发生率低。当冰冻病理未报淋巴结侵犯时，可在纵隔镜同次麻醉下行肺切除术。无影像学淋巴结受累证据时，使用纵隔镜检查不是一种

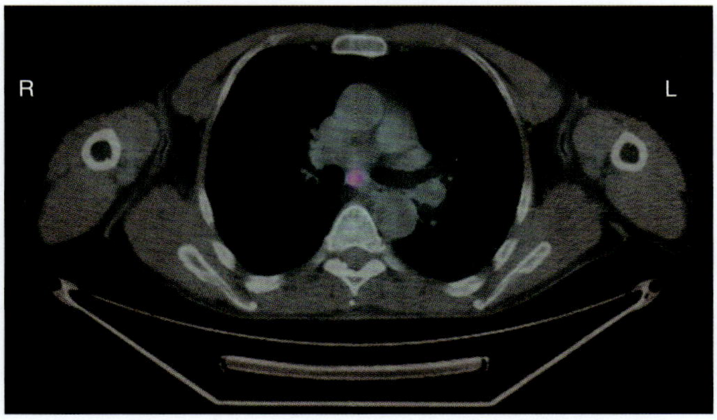

图 58.13 隆突下淋巴结轻度摄取 ^{18}F- 氟脱氧葡萄糖（FDG），基于这些发现，额外的侵袭性检查是必要的，包括支气管镜检查和纵隔淋巴结活检。可在实时超声引导下进行经气管吸针支气管内超声，方便气管置针。其他部位的活组织检查也可以进行。如有必要，可进行颈纵隔镜检查并活检气管旁高（2R 和 2L）、气管旁低（4R 和 4L）、气管前（3A）和隆突下（7）淋巴结。如果左侧主肺淋巴结呈 FDG 高摄取，也可以进行 Chamberlain 手术（前纵隔切开术）或电视辅助的胸部手术，对主肺窗淋巴结或肺门淋巴结进行活检。如果认为患者需要手术治疗，则需对患者进行额外的评估

经济有效的方法，且分期的准确性相比充分的无创检查评估几乎没有提高[19]。此外，还有其他有效的采样方法。特别是 EBUS 可以取样第 2、4、7、10、11 组淋巴结，而食管超声内镜可取样第 2、4、7、8、9 组淋巴结，可能与纵隔镜一样敏感，且创伤性较低。VATS 手术可评估双侧 4、7、8、9、10 组淋巴结及左侧 5、6 组淋巴结。

转移（M）期的评价

胸内（M1a）和胸外转移［单发胸外转移（M1b）或多发胸外转移（M1c）］在肺癌中较常见。除详细的病史、体格检查和标准的基于影像的分期（CT、PET-CT 和脑 MRI）外，对于转移病灶的进一步检查仅适用于高度选择的病例。特别是，如果是否转移将改变治疗计划，则应获取组织学标本进一步诊断。当出现胸腔积液时，通常进行诊断性穿刺以确认肿瘤是否扩散到胸膜腔。高达 7% 的患者在就诊时出现肾上腺转。标准的胸部 CT 评估还应包括上腹部，包括肝和肾上腺。CT 上不确定的肾上腺病变可以通过 MRI 或 CT 引导下经皮活检进一步评估。

目前第 8 版肺癌分期系统

国际肺癌研究协会（IASLC）与 AJCC 最近联合发布了第 8 版肺癌分期系统[20]。为了这个项目，IASLC 从 1999—2010 年共收集了 94 708 名诊断为肺癌的患者的数据。这些数据来自 5 大洲 16 个国家的 35 个不同的数据库。这些信息是由可靠的中心提供的，这有助于大量患者群体的数据收集和分析。排除后，77 156 例患者仍可评估，包括 70 967 例非小细胞肺癌和 6189 例小细胞肺癌。数据库中近 85% 的患者接受了手术治疗，要么单独（57.7%），要么同时接受化疗（21.1%）、放射治疗（1.5%）或两者兼而有之（4.4%）。生存分析采用 Kaplan-Meier 法计算，预后分组采用 Cox 回归分析。通过广泛的分析，在多个不同的患者队列（如临床或病理阶段，R0 或 r，任何切除状态，地理区域），确定了 TNM 类别和分期。额外的分析提供了随时间推移、跨越地理区域、组织学类型、评估方法和随访间隔的适用性证据[21-22]。

TNM 分期的 TNM 定义、淋巴结特点和分期分组如表 58.1 至表 58.3 所示。其他图表还包括淋巴结图和 T 分期特点。纵隔淋巴结和区域淋巴结分类见图 58.14。这张图显示了纵隔淋巴结和肺淋巴结与其他胸部结构的关系，以便外科医生进行最佳的解剖和标记[23]。

肿瘤（T）

在第 8 版的 IASLC/AJCC 肺癌分期中，重大创新被引入到 T 描述的定义中。特别是，第 8 版首次包含了原位癌（Tis）和微浸润癌（T1mi）的特殊定义。原位癌定义为小于 3 cm 的非侵袭性肿瘤，组织学上表现为纯粹的鳞屑状生长模式。微浸润癌定义为小于 3 cm 的肿瘤，在组织学上主要表现为鳞屑状生长模式，但是有一个小的（＜ 0.5 cm）侵袭成分。此外，四种经典肺癌 T 类（T1 ～ T4）的定义也得到了细化。在目前的版本中，T1 肿瘤（≤ 3 cm）细分为 T1a（≤ 1 cm），T1b（＞ 1 ～ 2 cm），T1c（＞ 2 ～ 3 cm）。T2 肿瘤（＞ 3 ～ 5 cm）又分为 T2a（＞ 3 ～ 4 cm），T2b（＞ 4 ～ 5 cm）。T3 肿瘤定义为（＞ 5 ～ 7 cm），T4 肿瘤定义为＞ 7 cm。T 分期其他表现为：当出现肿瘤侵犯主支气管、侵及脏层胸膜、有阻塞性肺炎或者部分或全肺不张其中一种情况时即为 T2。当出现肿瘤直接侵犯以下任何一个器官，包括胸壁、膈神经、心包；同一肺叶出现孤立性癌结节的其中一种情况时即为 T3。当出现肿瘤侵及以下任何一个器官，包括纵隔、心脏、大血管、隆突、喉返神经、主气管、食管、椎体、膈肌；同侧不同肺叶内孤立癌结节的其中一种情况时即为 T4。胸部增强 CT 是确定 T 分期的

表 58.1 第 8 版肺癌分期的 TNM 描述肺癌的分类

T：原发肿瘤	
TX	未发现原发肿瘤，仅痰液或支气管灌洗液中存在恶性细胞证实为肿瘤，但无法通过影像学或支气管镜显示
T0	未见原发肿瘤
Tis	原位癌
T1	肿瘤最大尺寸≤ 3 cm，被肺或脏层胸膜包围，支气管镜下见肿瘤侵及叶支气管（未侵及主支气管）[a]
T1a（mi）	微浸润腺癌[b]
• **T1a**	肿瘤最大径≤ 1 cm[a]
• **T1b**	肿瘤＞ 1 cm，最大径≤ 2 cm[a]
• **T1c**	肿瘤＞ 2 cm，最大径≤ 3 cm[a]
T2	肿瘤＞ 3 cm，**但≤ 5 cm**，或有下列特征之一的肿瘤[c]
• **侵及主支气管，与隆突距离无关，但不累及隆突**	
• 侵及脏层胸膜	
• **有阻塞性肺炎或者部分或全肺肺不张**	
T2a	**肿瘤＞ 3 cm，最大径≤ 4 cm**
T2b	**肿瘤＞ 4 cm，最大径≤ 5 cm**
T3	**肿瘤＞ 5 cm，最大径≤ 7 cm，**或与原发肿瘤在同一叶内有单独的肿瘤结节，或直接侵犯下列任何组织：胸壁（包括胸膜壁层和上沟肿瘤），膈神经，心包壁层
T4	**肿瘤最大径＞ 7 cm，**或在与原发肿瘤不同的同侧肺叶有单独的肿瘤结节，或侵犯下列任何结构：**膈肌**、纵隔、心脏、大血管、气管、喉返神经、食管、椎体和隆突
N：局部淋巴结	
NX	区域淋巴结无法评估
N0	无区域淋巴结转移
N1	同侧支气管周围和（或）同侧肺门淋巴结及肺内淋巴结转移，包括直接侵犯
N2	同侧纵隔内和（或）隆突下淋巴结转移
N3	对侧纵隔、对侧肺门、同侧或对侧斜角肌或锁骨上淋巴结转移
M（远处转移）	
M0	无远处转移
M1	存在远处转移
• **M1a**	对侧肺叶有单独的肿瘤结节；肿瘤伴有胸膜 / 心包结节、恶性胸腔 / 心包积液[d]
• **M1b**	单发胸外转移[e]
• **M1c**	胸外多个器官或单个器官多个病灶转移

From Goldstraw P，Chansky K，Crowley J，et al. The IASLC Lung Cancer Staging Project：Proposals for Revision of the TNM Stage Groupings in the Forthcoming（Eighth）Edition of the TNM Classification for Lung Cancer. J Thorac Oncol. 2016；11：39-51.

注：第 7 版的更改以粗体显示。

[a] 不常见的任何大小的浅表播散性肿瘤，其侵袭成分局限于支气管壁，可延伸至主支气管近端，也被归类为 T1a。

[b] 单发腺癌≤ 3 cm，以腺样癌为主，任何一个病灶均有≤ 5 mm 浸润。

[c] 具有这些特征的 T2 肿瘤，如果最大径≤ 4 cm 或无法确定大小，则分为 T2a，如果最大径为＞ 4 cm 但≤ 5 cm，则分为 T2b。

[d] 大多数胸膜（心包）积液合并肺癌是由肿瘤引起的。然而，在少数患者中，胸膜（心包）液的多次显微镜检查未发现肿瘤，且液体内无血和渗出物。当这些因素和临床判断表明积液与肿瘤无关时，应将积液排除在分期描述之外。

[e] 包括单个远处（非区域）淋巴结受累。

主要影像学手段。胸壁的 MRI 可能有助于确定胸壁受累和肺上沟瘤的分期。

淋巴结（N）

淋巴结分期（N0 ～ N3）是根据沿着预定义的淋巴结图的淋巴结转移范围定义的。共有 14 组淋巴结：10 ～ 14 组淋巴结局限于肺，转移到这些淋巴结，如果是肿瘤同侧，则为 N1，如果是肿瘤对侧，则为 N3；9 ～ 2 组淋巴结局限于纵隔内，转移到这些淋巴结，如果为同侧，则为 N2，如为对侧，则为 N3；1 组是锁骨上或胸骨上或颈根部淋巴结，转移到这些淋巴结为 N3。在第 8 版 IASLC 肺癌分期中，淋巴结的

表 58.2 第 8 版肺癌 TNM 分期

隐匿性癌	TX	N0	M0
0 期	Tis	N0	M0
ⅠA1 期	**T1a（mi）**	**N0**	**M0**
	T1a	**N0**	**M0**
ⅠA2 期	**T1b**	**N0**	**M0**
ⅠA3 期	**T1c**	**N0**	**M0**
ⅠB 期	T2a	N0	M0
ⅡA 期	T2b	N0	M0
ⅡB 期	**T1a-c**	**N1**	**M0**
	T2a	**N1**	**M0**
	T2b	N1	M0
	T3	N0	M0
ⅢA 期	**T1a-c**	**N2**	**M0**
	T2a-b	N2	M0
	T3	N1	M0
	T4	N0	M0
	T4	N1	M0
ⅢB 期	**T1a-c**	**N3**	**M0**
	T2a-b	N3	M0
	T3	**N3**	**M0**
	T4	N2	M0
ⅢC 期	**T3**	**N3**	**M0**
	T4	**N3**	**M0**
ⅣA 期	**任何 T**	**任何 N**	**M1a**
	任何 T	**任何 N**	**M1b**
ⅣB 期	**任何 T**	**任何 N**	**M1c**

From Goldstraw P, Chansky K, Crowley J, et al. The IASLC Lung Cancer Staging Project: Proposals for Revision of the TNM Stage Groupings in the Forthcoming (Eighth) Edition of the TNM Classification for Lung Cancer. J Thorac Oncol. 2016; 11: 39-51.

TNM：肿瘤，淋巴结，转移；Tis：原位癌；T1a（mi）：微浸润腺癌。

注意：第 8 版的更改以粗体突出显示。

特征和命名没有改变。然而，建议不仅通过 N0 ～ N3 分期来描述淋巴结受累，还要通过量化受累淋巴结的数量来分期。其中，根据站点转移个数对分期进行量化定义如下：N1a：累及单个 N1 站点；N1b：累及多个 N1 站点；N2a1：累及单个 N2 站点而无 N1 站点累及（跳跃转移）；N2a2：累及单个 N2 和 N1 站点；N2b：累及多个 N2 站点。随着受累淋巴结数目的增加，预后变差，但 N1b 和 N2a1 预后相同。Asamura 和他的同事[24]已经表明，N 不同亚类型的患者接受完全切除后的 5 年生存率为：N1a，59%；N1b，50%；N2a1，54%；N2a2，43%；N2b，38%。FDG-PET 结合增强 CT 是确定 N 分期的主要影像学方法。肺门和纵隔淋巴结被怀疑有转移（＞ 1 cm）或 FDG 摄取阳性的大多数病例被取样证实为肿瘤转移。

转移（M）

第 8 版肺癌分期系统对 M 分期的分类进行了细化，分为 M0 和 M1。其中 M1 被细分为 M1a、M1b 和 M1c。M1a 局限于胸腔内，包括恶性胸腔积液、心包积液或胸膜 / 心包结节以及对侧肺叶出现癌结节。M1b 为存在单个器官的胸外转移灶。M1c 为存在单个器官或多个器官的多发胸外转移灶。值得注意的是，M1a 和 M1b 肿瘤的预后相似；然而，由于它们代表不同形式的转移参与，需要不同的诊断和治疗，它们被单独分类。FDG-PET 联合增强 CT 是判断 M 期的主要影像学手段。脑核磁共振成像用于识别脑转移。为了确认 NSCLC 的诊断，或者活检结果是否会改变治疗计划，可能会对疑似转移性病变进行取样，否则不进行转移病灶的常规活检。

总结。第 8 版肺癌分期系统对肺癌分期定义进行了细化和扩展，为预测预后和指导治疗方案提供了更精确的工具（图 58.15）。

肺癌治疗结果

初始治疗的选择（无论是单一方法还是综合治疗）取决于患者的临床分期，以及患者的身体情况和合并症。甚至在同一临床阶段的不同亚群患者的治疗方案可能有所不同。分期是开始治疗前的关键步骤。根据目前的研究，ⅠA1 期的 5 年生存率为 90%，ⅠA2 期为 85%，ⅠA3 期为 80%，ⅠB 期为 73%，ⅡA 期为 65%，ⅡB 期为 56%，ⅢA 期为 41%，ⅢB 期为 24%，ⅢC 期为 12%，ⅣA 期为 13%，ⅣB 期为 0%。肺癌的治疗大致可分为以下三大类：

1. Ⅰ期和Ⅱ期肿瘤在肺内，可以通过手术完全切除。解剖切除肿瘤所在的肺叶，并完整取样纵隔淋巴结是治疗的首选。这种治疗方法的主要目的是完全切除肿瘤及其叶内引流淋巴结。在某些病例中，对于小的外周肿瘤可以考虑肺段切除。非解剖切除（楔形切除）被认为效果不如解剖切除，只有当患者不能耐受肺叶切除时才应该进行（例如肺功能较差）。体部立体定向放射治疗（SBRT）对某些不能承受手术切除的患

表 58.3 国际肺癌研究协会肺癌淋巴结图谱的淋巴结分组及其所在的解剖学界限

淋巴结组	解剖学界限
锁骨上区	
1：下颈部、锁骨上、胸骨颈静脉切迹淋巴结	• 上界：环状软骨下缘 • 下界：锁骨与胸骨柄上缘。1R 指右侧淋巴结，1L 指左侧淋巴结 • 气管中线是 1R 与 1L 的分界线
上纵隔区	
2：上气管旁淋巴结	• 2R：上界：胸骨柄上缘 • 下界：无名静脉与气管交汇处 • 2R 淋巴结延伸至气管左侧旁 • 2L：上界：胸骨柄上缘 • 下界：主动脉弓上缘
3：血管前与气管后淋巴结	• 3a：血管前淋巴结 • 右侧：上界，胸膜顶；下界，隆突；前缘，胸骨后缘；后缘，上腔静脉前缘 • 左侧：上界，胸膜顶；下界，隆突；前缘，胸骨后缘；后缘，左颈总动脉后缘，左颈动脉 • 3p：气管后淋巴结 • 上界，胸膜顶；下界，隆突
4：下气管旁淋巴结	• 4R：包括右气管旁淋巴结及延伸到气管左侧缘的气管前淋巴结 • 上界：无名静脉尾端与气管交汇处 • 下界：奇静脉下缘 • 4L：包括气管左外侧缘左侧、动脉韧带内侧的淋巴结 • 上界：主动脉弓上缘 • 下界：左肺动脉主干上缘
AP 区（主动脉肺动脉区）	
5：主动脉弓下（主肺动脉窗）	• 动脉韧带旁，主动脉下的淋巴结 • 上界：主动脉弓下缘 • 下界：左肺动脉主干上缘
6：主动脉弓旁（升主动脉或膈神经）	• 升主动脉和主动脉弓前方和侧方的淋巴结 • 上界：主动脉弓上缘 • 下界：主动脉弓下缘
隆突下区	
7：隆突下淋巴结	• 上界：气管隆突 • 下界：左侧：下叶支气管上缘；右侧：中间段支气管下缘
下纵隔区	
8：食管旁淋巴结（隆突下方）	• 淋巴结位于食管壁附近和中线左右，不包括隆突下淋巴结 • 上界：左侧：下叶支气管上缘；右侧：中间段支气管下缘 • 下界：横膈
9：肺韧带淋巴结	• 肺韧带内的淋巴结 • 上界：下肺静脉 • 下界：横膈
肺门区	
10：肺门淋巴结	• 包括紧邻主支气管和肺门血管的淋巴结，包括肺门血管的近端部分肺静脉和肺动脉主干 • 上界：左侧：肺动脉上缘；右侧：奇静脉下缘 • 下界：双侧叶间区域

表 58.3 国际肺癌研究协会肺癌淋巴结图谱的淋巴结分组及其所在的解剖学界限（续）

淋巴结组	解剖学界限
11：叶间淋巴结	• 叶支气管起始部之间 • 此组淋巴结的子类别： 　• 11s：右侧上叶支气管和中间段支气管之间 　• 11i：右侧中叶支气管和下叶支气管之间
周围区	
12：叶淋巴结	叶支气管周围
13：段淋巴结	段支气管周围
14：亚段淋巴结	亚段支气管周围

From：Rusch VW，Asamura H，Watanabe H，et al. The IASLC lung cancer staging project：a proposal for a new international lymph node map in the forthcoming seventh edition of the TNM classification for lung cancer. J Thorac Oncol. 2009；4：568-577.

者有良好的早期结果（3 年局部控制率为 90%）[25]。

2. Ⅳ期（发生转移）和Ⅲ B 期（晚期疾病，表现为伴有 N3 淋巴结转移的相对较小的肿瘤或伴有 N2 淋巴结转移的较大肿瘤）通常无法手术治疗，除非患者需要姑息手术。如发生转移则需全身治疗。放化疗常用于Ⅲ B 期疾病。靶向治疗和免疫治疗在适当筛选的患者群体中取得了令人满意的效果。

3. ⅢA 期肺癌表明已经进入局部晚期，可能有广泛的表现。值得注意的是，大多数ⅢA 期肿瘤已经进展到不宜切除的阶段；然而，如果可以完全切除，它可能改善患者的预后。在这种临床情况下，手术切除是多种治疗方案的一部分。特别是，可切除的ⅢA 期肿瘤是原发肿瘤较小伴同侧纵隔（N2）淋巴转移或没有纵隔淋巴结转移的较大肿瘤（T4N0/1M0）。这些肿瘤可以通过外科手术切除，然而，由于其晚期特性，手术不能切除存在于手术区域或其他系统的微

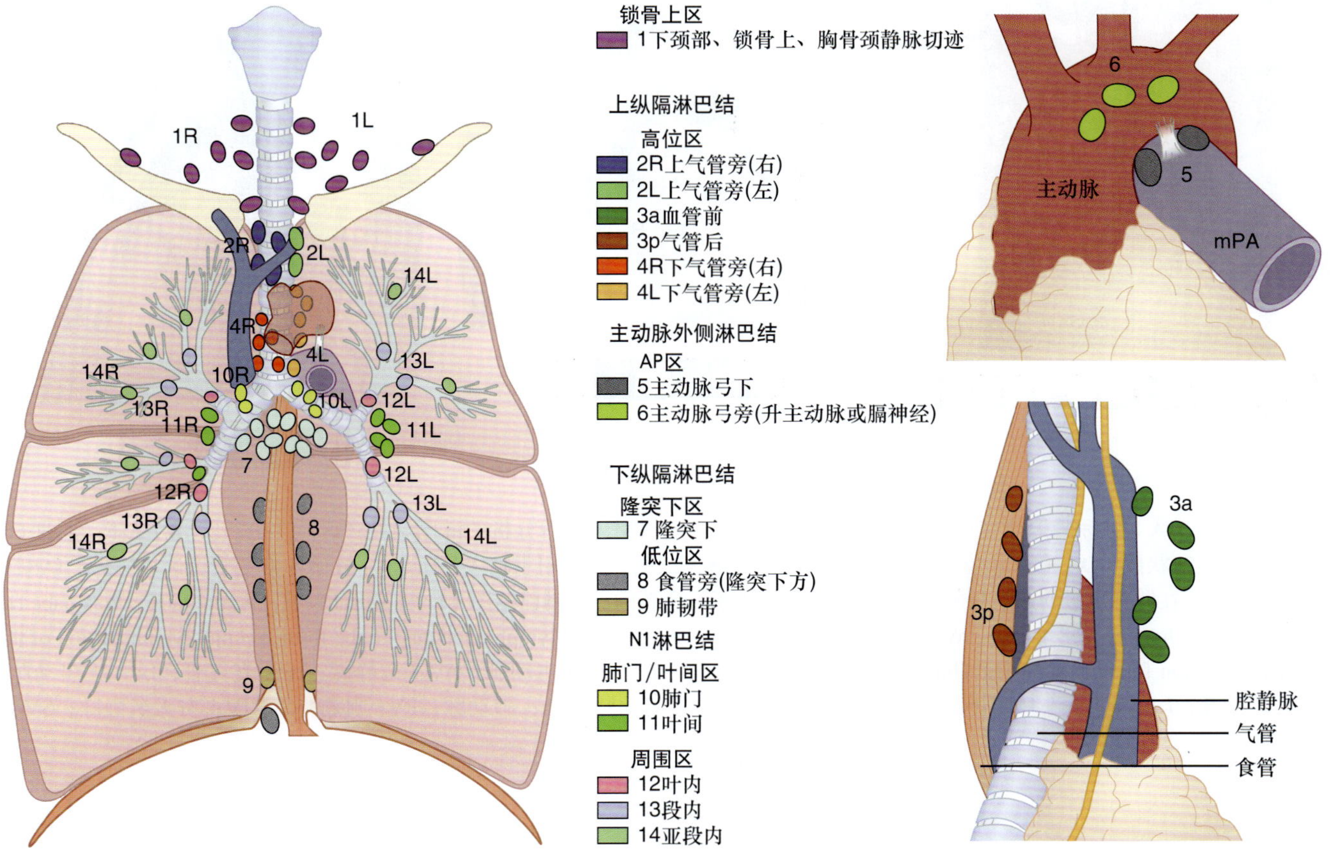

图 58.14

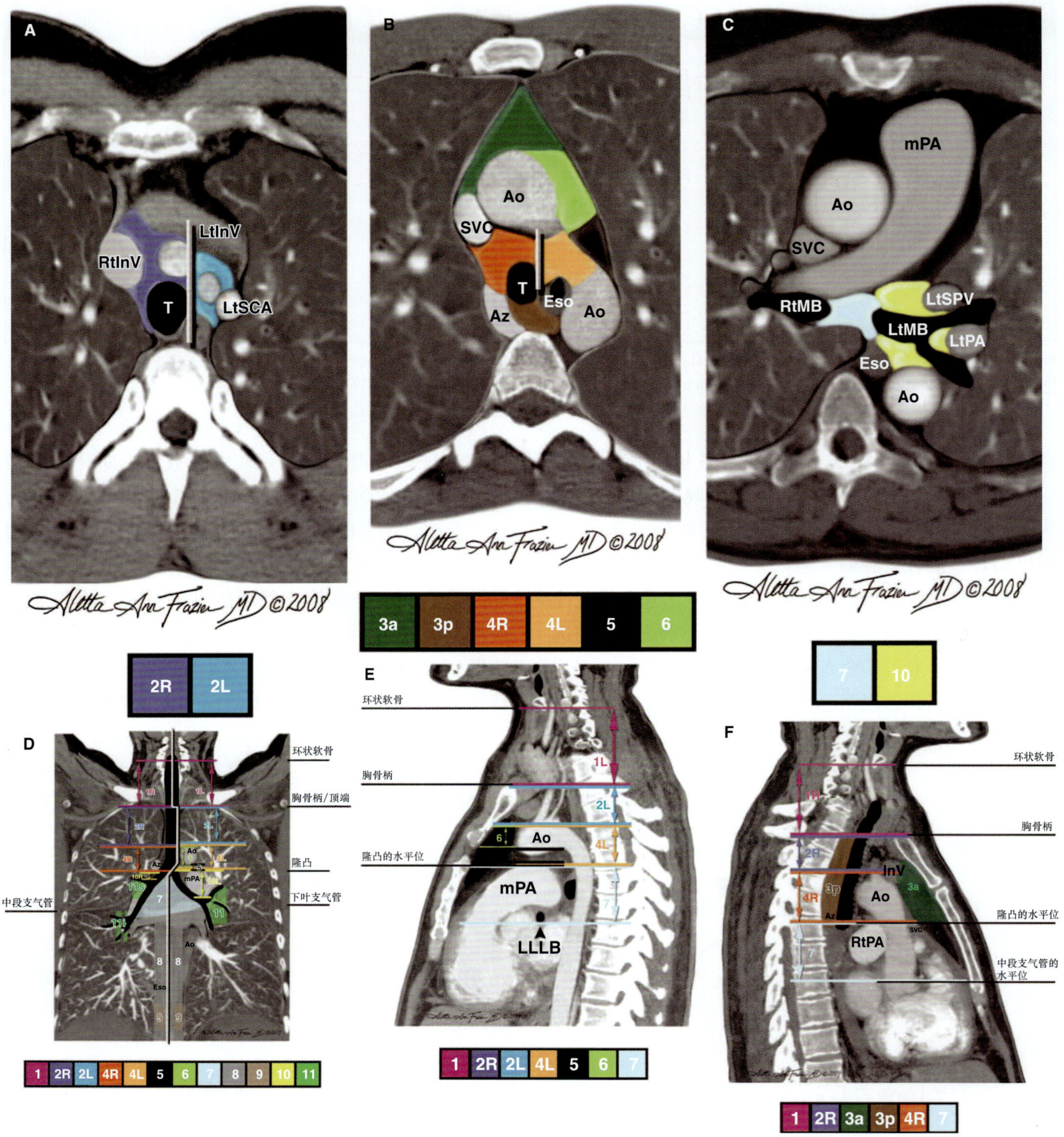

图 58.14（续）（**A**）国际肺癌研究协会（IASLC）淋巴结图，包括用于预后分析的淋巴结站“区域”分组。（**B**）A-F：通过 CT 轴位（**A-C**）、冠状位（**D**）和矢状位（**E**，**F**）显示 IASLC 淋巴结图如何应用于临床分期。A、B 示左右气管旁区域边界。IASLC 肺癌分期项目：在即将出版的第 7 版肺癌 TNM 分类中提出了一个新的国际淋巴结图（From Rusch VW，Asamura H，Watanabe H，et al. The IASLC lung cancer staging project：A proposal for a new international lymph node map in the forthcoming seventh edition of the TNM classification for lung cancer. J Thorac Oncol. 2009；4：568-577.）Ao：主动脉；AV：奇静脉；Br：支气管；IA：无名动脉；IV：无名静脉；LA：动脉韧带；LIV：左无名静脉；LSA：左无名动脉；PA：肺动脉；PV：肺静脉；RIV：右无名静脉；SVC：上腔静脉

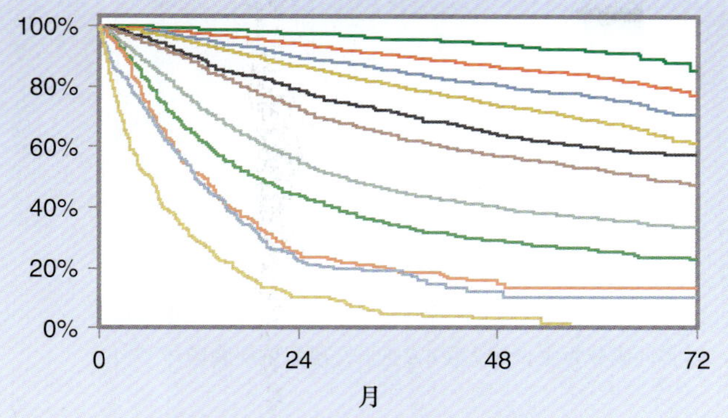

分期	事件/N	MST	24 个月	60 个月
Ⅰ A1	68/781	NR	97%	92%
Ⅰ A2	505/3105	NR	94%	83%
Ⅰ A3	546/2417	NR	90%	77%
Ⅰ B	560/1928	NR	87%	68%
Ⅱ A	215/585	NR	79%	60%
Ⅱ B	605/1453	66.0	72%	53%
Ⅲ A	2052/3200	29.3	55%	36%
Ⅲ B	1551/2140	19.0	44%	26%
Ⅲ C	831/986	12.6	24%	13%
Ⅳ A	336/484	11.5	23%	10%
Ⅳ B	328/398	6.0	10%	0%

图 58.15 根据第 8 版肺癌分期计划，临床分期的总生存率（From Goldstraw P，Chansky K，Crowley J，et al. The IASLC Lung Cancer Staging Project：Proposals for Revision of the TNM Stage Groupings in the Forthcoming（Eighth）Edition of the TNM Classification for Lung Cancer. J Thorac Oncol. 2016；11：39-51.）MST：中位生存时间

转移灶。化疗和放疗联合治疗，以及近年来的免疫治疗，被用于局部晚期肿瘤的辅助治疗或新辅助治疗。多学科的专家团队通常会预先制订每个病例所需的治疗方案。

更广泛地说，肺癌应在局部疾病得到控制、患者身体状况能够耐受切除和重建、预期手术并发症和死亡率合理的情况下进行切除。如发生上腔静脉综合征、肿瘤跨越纵隔侵入肺动脉、N3 淋巴结转移、恶性胸膜或心包转移或胸外转移，对于大多数患者来说，切除手术的风险大于受益。一些中心在切除和重建气管、心房、大血管或其他纵隔或椎体结构方面取得了良好的效果。这些复杂的手术需要专门的多学科团队进行术前评估，并由多专业团队在手术室进行。气管食管瘘患者的预期寿命有限，建议采用支架置放的姑息治疗。

早期非小细胞肺癌的局部治疗

Ⅰ期和Ⅱ期 NSCLC 可以安全地进行手术切除和纵隔淋巴结清扫，大多数患者可以长期生存。解剖性切除（如肺叶切除）联合系统性纵隔淋巴结清扫或采样是对于局限在单肺叶中肺癌的最佳治疗方法（图 58.16）。美国外科医师学会肿瘤组定义了系统性淋巴结采样的方法。采样范围右侧至少包括 2R、4R、7、8 和 9 组，左侧至少包括 4L、5、6、7、8 和 9 组，淋巴结（非脂肪组织）。纵隔淋巴结清扫应包括右侧 2R、4R、7、8、9 组淋巴结，左侧 4L、5、6、7、8、9 组淋巴结。

切除范围较小的手术，如楔形切除术或肺段切除术适用于肺叶切除风险过高的患者。在 PET-CT 上代谢活性低的较小的周围型肺癌患者，肺段切除术可能是合适的。一项回顾性研究中患者分别接受肺段切除和肺叶切除，术后平均随访 5.4 年，结果显示局部复发率（分别为 5.5% 和 5.1%；$P = 1.00$）、远处转移率（分别为 14.8% *vs*. 11.6%；$P = 0.29$），或总复发率（分别为 20.2% *vs*. 16.7%；$P = 0.30$）无统计学差异。此外，肺段切除和肺叶切除术相比，5 年生存率（分别为 70% *vs*. 71%；$P = 0.467$）或 5 年无瘤生存率（分别为 54% *vs*. 60%；$P = 0.258$）也无统计学差异[27]。侵犯胸壁的 NSCLC 可行肺叶切除＋胸壁整块切除。

体部立体定向放射治疗（SBRT）可用于医学上不能手术的患者的局部治疗。根据肿瘤的位置和大小确定放射剂量和次数。一般来说，SBRT 的耐受性和早期效果良好。前瞻性临床试验显示，SBRT 的 3 年局部控制生存率和总生存率分别超过 85% 和约 60%（中位生存期，4 年）。新的放射治疗方案使用先进的技术来更好地计划和指导放射治疗，同时尽量减少对周围组织的损害。

新辅助和辅助治疗

晚期肺癌，特别是伴有广泛淋巴结转移的肺癌，通常不能被认为是一种可以用单一方式有效治疗的疾病。部分患者接受辅助化疗可提高术后生存率。国际肺癌辅助试验入组了 1867 例接受完全切除的Ⅰ～Ⅲ期 NSCLC 患者。这些患者被随机分配到观察组或化疗组。是否接受放射治疗由机构自行决定。治疗组接受四种以顺铂为基础的双重辅助治疗方案中的一种。辅助化疗组的总生存率提高了 5%。因此，所有ⅠB 到ⅡB 分期患者术后均应进行辅助化疗。

ⅢA（N2）期、ⅢB 期或Ⅳ期肺癌患者仅进行手术是不常见的；而经过选择的患者可能受益于多学科方法的治疗。孤立性脑转移的切除对于改善症状、

手术病理报告

诊断：
1)4R组淋巴结切除标本:淋巴结碎片，未见恶性证据。
2)2R组淋巴结切除标本:淋巴结碎片，未见恶性证据。
3)隆突前淋巴结切除标本:淋巴结碎片，未见恶性证据。
4)4组淋巴结切除标本:淋巴结碎片，未见恶性证据。
5)2L组淋巴结切除标本:淋巴结碎片，未见恶性证据。
6)7组淋巴结切除标本:淋巴结碎片，未见恶性证据。
7)8组淋巴结切除标本:可见转移性腺癌。
8)11组淋巴结切除标本:1个淋巴结，未见恶性证据(0/1)。
9)7组淋巴结切除标本:淋巴结碎片，未见恶性证据。
10)左下肺叶切除标本:低分化腺癌，与以前相似(见s10-37167)，以实性成分为主，最大径4.9厘米，侵犯脏层胸膜;肿瘤切缘阴性;可见大血管侵犯，小叶中央型肺气肿。
11)5组淋巴结切除标本:淋巴结碎片，未见恶性证据。

印象；根据AJCC第7版指南，病理分期为ⅢA期(pT2a, pN2, pM n/a)。

肺癌发现总结

标本类型:肺叶切除术
方位:左侧
肿瘤部位:下叶
肿瘤大小:4.9 cm x 4.1 cm x 3.8 cm
肿瘤病灶:单焦
组织学类型:腺癌
组织学分级:低分化
脏层胸膜侵犯:阳性(弹性纤维染色确诊)
肿瘤的直接侵犯:局限于肺内，侵犯脏层胸膜
血管（大血管侵犯）:阳性
动脉(大血管侵犯):阴性
淋巴管(小血管侵犯):阴性
治疗效果:N/A

边缘:距实质边缘1.1 cm
辅助检查:
EGFR突变；阳性
KRAS突变：阳性
其他(特殊检查):ALK
病理分期(pTNM): IIIA
原发灶:pT2a
区域淋巴结:pN2
远处转移:pM:N/A

图 58.16 左下叶切除术后的结构化病理报告。肺癌总结结果有助于发现病理分期中的关键因素，后者可能影响后续生存。目前对表皮生长因子受体（EGFR）、KRAS 和 ALK 等基因突变的检测已成为常规

生活质量和生存率是必要的。原发性肺肿瘤可根据 T 分期和 N 分期进行治疗，除手术切除外还需要其他治疗[28]。

即使对可切除的非小细胞肺癌进行了完整切除，患者的生存率也很低。对术前治疗（诱导 / 新辅助）进行了评估：对ⅠB 期至ⅢA 期无 N2 转移的 NSCLC 患者进行术前紫杉醇＋卡铂方案化疗与单独手术相比，总生存期（62 个月 *vs*. 41 个月）和无进展生存期（33 个月 *vs*. 20 个月）均高于单纯手术组，尽管没有统计学意义[29]。此外，一项评估可切除的 NSCLC 术前化疗的随机临床试验的荟萃分析表明，与仅接受手术的 NSCLC 患者相比，接受新辅助化疗的 NSCLC 患者的总生存期显著提高［风险比（HR）0.84；95%CI 为，0.77 ～ 0.92；P = 0.000 1］。其他研究表明，术前化疗的益处与术后化疗的益处相似。这些结果进一步确认了可手术的ⅠB 期及以上的非小细胞肺癌患者应考虑术前化疗。诱导放化疗对临床ⅢA（N2）期 NSCLC 的治疗效果已经得到了评价。在一项Ⅲ期临床试验中，我们将同步化疗放疗后切除与标准同步化疗放疗后不切除进行比较。两组中位总生存期相似（约 23 个月）。手术组无进展生存期更好（中位 12.8 个月 *vs*. 10.5 个月；P = 0.017）。作者报道了肺切除术与不良预后相关。在一项探索性分析中，接受了诱导放化疗和肺叶切除术的患者的总生存期得到了提高。在选定的可切除的ⅢA 期 NSCLC 患者中，诱导放化疗后切除是单独放化疗的替代治疗方法。肺尖部肺癌局部侵犯胸腔入口的患者可能具有肩和臂疼痛、霍纳综合征以及手部（第四指和第五指）尺神经分布区偶尔感觉异常的特征（图 58.17）。具有所有这些特征的患者可归类为 Pancoast 综合征。疼痛

来自 C8 和 T1 神经根。交感神经受累可导致霍纳综合征（瞳孔缩小、上睑下垂、无汗和眼球内陷）。通常情况下，第一、第二和第三根肋骨累及，需要切除，但脊柱骨性和椎间孔内间隙也可累及。除了 CT，核磁共振成像也是必要的，以评估手术过程。术前治疗包括放化疗。

远处转移的治疗

远处转移的非小细胞肺癌（Ⅳ期 NSCLC）通常无法治愈。患者一般情况和生活质量均下降。应告知患者和家属诊断结果和治疗的潜在预后。治疗决策应尊重患者和家属的意愿，在治疗期间应设定和实现其现实预期。然而，近年来，越来越多的生物和免疫疗法被批准用于晚期 NSCLC 的治疗，并将此类疗法的应用纳入传统的抗 NSCLC 方案（化疗和放疗），极大地扩展了晚期不可手术 NSCLC 患者（Ⅳ期和ⅢB 期）的治疗选择。现代非小细胞肺癌的治疗是基于肿瘤的遗传和免疫学特性。治疗通常是根据疾病特征和患者的功能状态量身定制的。NSCLC 肿瘤可分为驱动基因阳性、对免疫治疗高度敏感和对靶向或免疫治疗不太敏感的肿瘤（图 58.18 和图 58.19）[32]。驱动基因阳性的肿瘤可以使用针对关键 NSCLC 驱动突变［表皮生长因子受体（EGFR），BRAF，ALK，ROS 和 MET］的特定小分子和抗体来治疗。这类疗法最终会产生耐药性；然而，更新和更有效的二线药剂正在不断开发中。为了说明这一点，对奥西替尼［一种新的 EGFR 酪氨酸激酶抑制剂（TKI）］在 T790M 阳性（一种对一线 EGFR TKI 产生耐药性的突变）晚期 NSCLC（包括在一线 EGFR-TKI 治疗期间病情进展的 CNS 转移患者）无进展生存期（10.1 个月 *vs*. 4.4 个月；HR 0.30；95% CI，0.23 ～ 0.41；$P < 0.001$）进行了研究。对于被判定为对免疫治疗高度敏感的肿瘤患者，可以使用免疫抑制剂来治疗，这些抑制剂可以阻断 PD-1/PD-L1 和 CTLA4/CD80/CD86 通路。特别是，免疫疗法对免疫抑制分子 PD-L1 高表达、具有高突变负荷的肿瘤（如吸烟相关的 NSCLC）以及具有 DNA 修复缺陷的肿瘤有效。研究表明，在至少 50% 肿瘤细胞表达 PD-L1 的晚期 NSCLC 患者中，接受 pembrolizumab（一种抗 PD-1 抗体）治疗后，无进展生存期和总生存期显著长于含铂化疗，且不良事件较少（pembrolizumab 组的中位无进展生存期为 10.3 个月；95% CI,6.7 ～∞），而化疗组为 6.0 个月（95% CI，4.2 ～ 6.2）（疾病进展或死亡的风险比 0.50；95% CI，0.37 ～ 0.68；$P < 0.001$）[33]。对于靶向治疗或

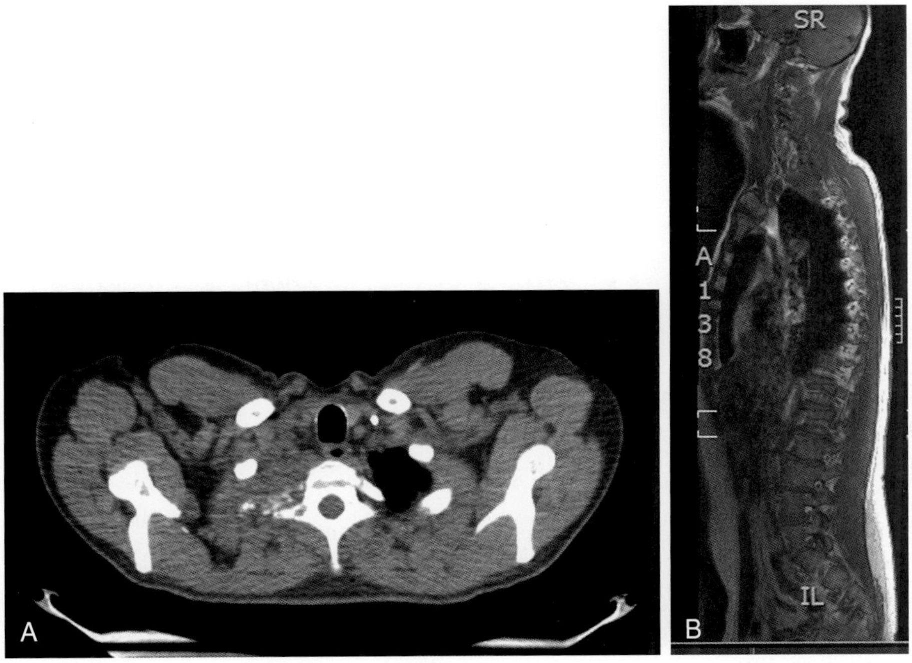

图 58.17　患者为 50 岁男性，右肺上沟瘤。影像学诊断显示右肺尖肿物和第二肋骨后侧的破坏。经胸活检为低分化腺癌（非小细胞肺癌）。经支气管镜超声检查未见淋巴结转移；纵隔镜检查也未见淋巴结转移。给予诱导放化疗，放疗方案为 48 gy/24 fx，共 1 个月，化疗方案为（卡铂 AUC= 5 +培美曲塞 500 mg/m^2）。（**A**）胸部 CT 扫描显示右胸尖肿物，右侧第二肋骨后侧完全破坏，右侧 T2 椎体皮质破坏。患者左利手。（**B**）胸椎磁共振成像显示右肺尖内侧肿块，符合 Pancoast 肿瘤，累及 T2 椎体右后部、关节突和横突。在右侧 T1-2 和 T2-3 处神经孔及神经根受侵。没有侵及中央管或脊髓。头部 CT 未见脑转移。由胸外科医生和神经外科医生组成的团队对肿瘤进行了完整切除。切除范围为整个右肺上叶和部分胸壁和椎体，进行纵隔淋巴结清扫。脊柱稳定性得以保持

免疫治疗效果较差的 NSCLC 肿瘤，可以采用常规化疗（鳞状和非鳞状 NSCLC 的治疗方法略有不同）。以铂为基础的联合用药 1 年生存率为 30% ～ 40%，比单药更有效。在美国，对于功能状态良好的非鳞非小细胞肺癌患者，常用的初始化疗方案包括：①顺铂（或卡铂）/ 培美曲塞或；②卡铂 / 紫杉醇联合（或不联合）贝伐单抗。吉西他滨 / 顺铂推荐用于鳞状细胞癌（SCC）或非鳞 NSCLC 患者。最近，免疫治疗与化疗的联合治疗已经显示出很好的抗 NSCLC 效果，甚至在那些对免疫治疗不太可能产生反应的亚组患者中也是如此[34]。化疗和免疫治疗的副作用有显著差异。自身免疫反应是接受免疫治疗的患者导致治疗中断的主要原因，全身毒性反应是化疗患者停止治疗的主要原因。

对于存在远处转移的非小细胞肺癌患者来说，生活质量是一个重要问题。恶性胸水导致的呼吸困难、

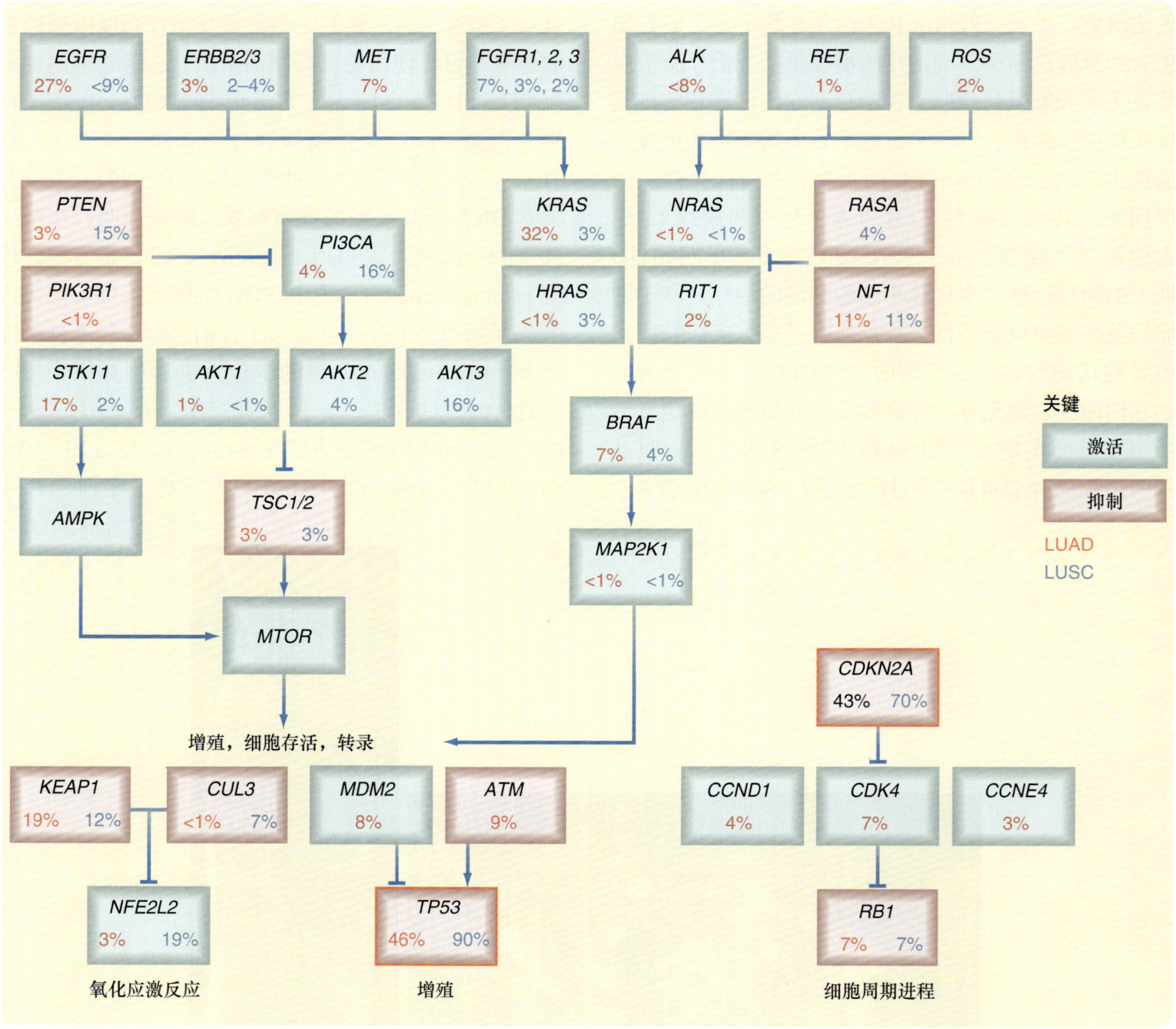

图 58.18 LUAD 和 LUSC 靶向致癌途径的改变。通路图显示了非小细胞肺癌各通路突变的百分比，涉及受体酪氨酸激酶信号转导、mTOR 信号转导、氧化应激反应、增殖和细胞周期进展的关键通路成分。改变的频率是基于体细胞突变、纯合子缺失、聚焦扩增和基因表达显著上调或下调（例如 AKT3、FGFR1、PTEN）的总和。LUAD 中最常见的突变基因包括 KRAS 和 EGFR，以及肿瘤抑制基因 TP53、KEAP1、STK11 和 NF1。EGFR 激活突变的频率因地区和种族差异很大。在临床前肺癌模型中，KRAS 突变的 KEAP1 失活使谷氨酰胺酶抑制变得敏感，为 KEAP1 和 KRAS 双重突变的 LUAD139 提供了一种潜在的治疗策略。LUSC 中常见的突变基因包括肿瘤抑制基因 TP53（存在于 90% 以上的肿瘤中）和 CDKN2A。后者编码 p16INK4A 和 p14ARF 蛋白，通过甲基化（21%）、失活突变（18%）、外显子 1β 跳跃性（4%）或纯合缺失（29%）的表观遗传沉默在 70% 以上的 LUSC 中失活。尽管 EGFR 会发生扩增，但与 LUAD 不同，在 LUSC 中很少观察到受体酪氨酸激酶的可作用突变（From Herbst RS，Morgensztern D，Boshoff C. The biology and management of non-small cell lung cancer. Nature. 2018；553：446-454.）

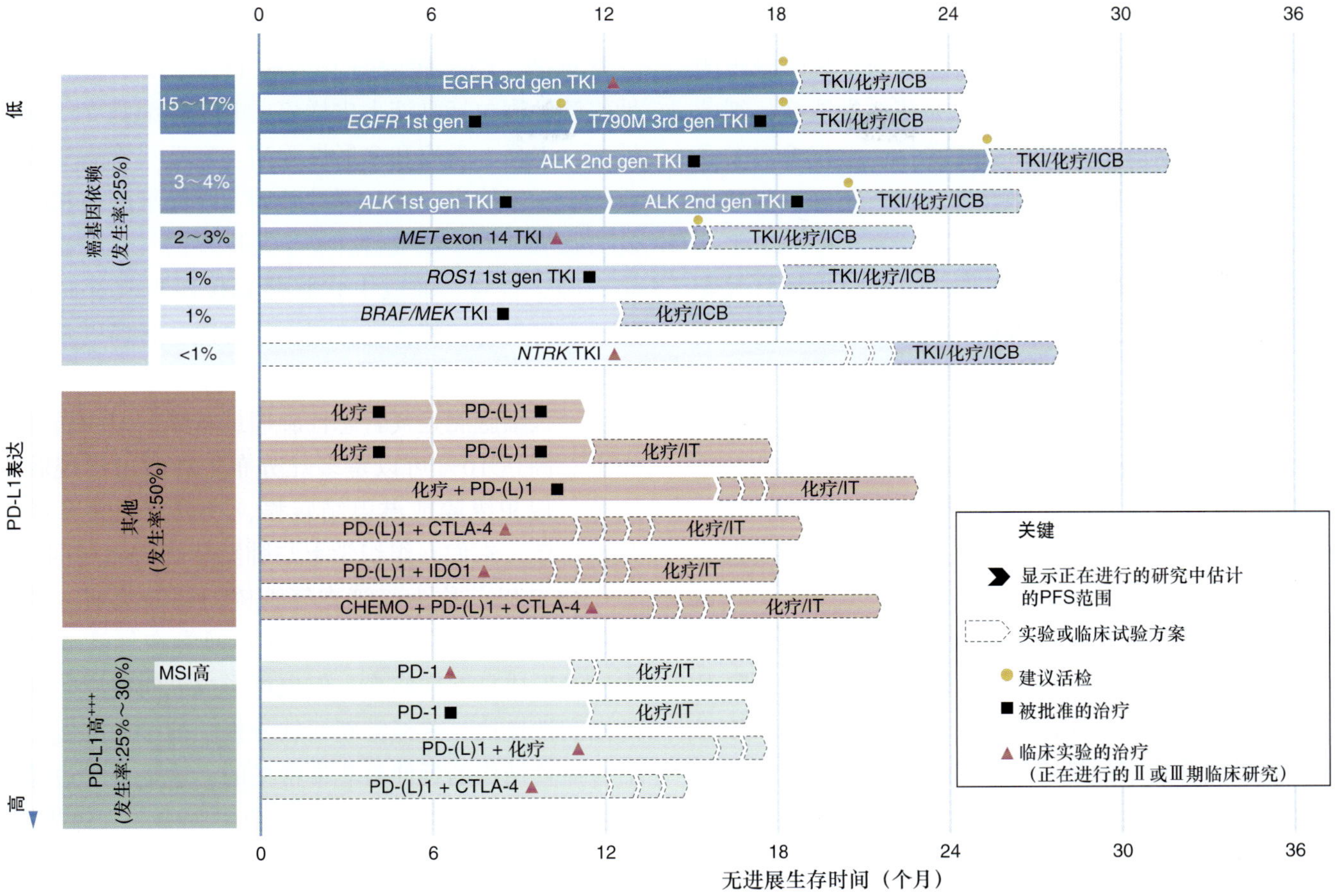

图 58.19　晚期或转移性非小细胞肺癌（NSCLC）的当前和研究中的治疗方案。阐述了当前和未来非小细胞肺癌的个性化治疗方案。靶向性致癌驱动因子约占非小细胞肺癌的 25%，其中 EGFR 突变最为常见。当病情进展时需进行活检，以确定最佳的治疗方案。对于 PD-L1 表达水平高（＞50%）或微卫星不稳定（MSI）水平高的肿瘤患者，建议使用单药 ICB。一般来说，中位无进展生存期并不是了解 ICB 总体真正益处的最佳指标，因为即使在长期随访后，仍有一部分患者存活或无病。在 PD-L1 高（＞50%）或低（＞1%）表达水平的肿瘤患者中，目前的研究正在评估抗 PD-（L）1 联合细胞毒药物治疗、抗 CTLA-4 或其他免疫治疗（IT）方法的益处（From Herbst RS，Morgensztern D，Boshoff C. The biology and management of non-small cell lung cancer. Nature. 2018；553：446-454.）

上腔静脉综合征、气管食管瘘、骨转移和疼痛都有可能出现。营养和饮水是严重的问题。缓解症状可能会取得良好的结果。对于恶性胸腔积液相关的呼吸困难，建议置入胸腔引流管，如胸腔闭式引流系统。

气管

气管是一种半弹性管，宽度 1.5 ～ 2 cm，长度 10 ～ 13 cm，上端平第 6 ～ 7 颈椎上缘与喉相连，向下至第 4 ～ 5 胸椎体交界处，分为两个支气管通肺。

隆突的位置在路易斯前角和 T4 椎体后角的水平。由多达 20 个不完整的透明软骨环组成的气管壁前周和外侧，以及后侧的平滑肌，都嵌入弹性结缔组织的纤维膜中。

它的主要生理作用是在喉和支气管之间输送空气，交换热量和水分，并清除颗粒。空气的运输严重依赖于气管的内径。黏膜肿胀，气道肌肉收缩，或减少气道空间的肿瘤，以及气管内管，大大增加了对气流的阻力：内径减少 50%，阻力增加 16 倍，在湍流中可达 32 倍。在吸气时，上呼吸道使吸气的空气变暖变湿。这个过程非常高效。在室温下安静呼吸时，空气被完全加热至 37℃，并在分叉远端不久被湿化至 100% 饱和；这叫做等温饱和点。气管支气管腺体分泌一种富含黏蛋白的分泌物，在上皮细胞和环境之间形成一种保护性屏障。这种分泌主要由自主神经系统控制。黏液收集碎屑和微生物，通过纤毛运动的机械力和呼气时的气流经口腔输送[35]。

气管良性狭窄

气管狭窄提示明显的功能障碍。正常的 2 cm 气管呼气流量峰值为 100%。一个 10 mm 的开口提供 80% 的呼气流量峰值率。5 ～ 6 mm 的开口，只可获得

30% 的呼气流速。良性气管狭窄主要由气管切开术、辅助通气或外伤引起。气管切开术可导致颈气管腹侧的透壁缺损。气管切开术创面发生机械性改变，细菌定植，局部坏死。气管造口管拔除后，缺损由继发瘢痕组织愈合而封闭，并趋于收缩。这一愈合过程导致气管 A 型狭窄（图 58.20）。收缩的严重程度取决于缺损的扩展、坏死和感染。低容量、高压气管插管气囊诱导气管黏膜环状坏死。根据压力、局部缺血的持续时间和局部感染，下面的软骨可能裸露、坏死和破坏。无感染的黏膜缺损可从周围上皮中恢复，无相关发病率。气管壁更深的破坏和感染导致肉芽组织环形成沙漏样狭窄。气囊引起的狭窄出现在气管中部。低压、大容量气管气囊的引入使这种气管狭窄成为一种罕见的疾病[36]。

气管阻塞的症状可以在拔管后立即出现，也可以在数年内慢慢出现。当腔内闭塞超过 50% 时，出现喘鸣、呼吸困难等临床体征；然而，临床体征和肺功能检测对气管狭窄的敏感性和特异性都不高。有症状患者的治疗标准是切除气管病理段并端端吻合。如有喉部受累，可用部分切除前环状软骨或气管喉硅胶支架分割喉部。短期和长期的结果是令人满意的。

原发性气管肿瘤

大多数成人患者的气管肿瘤是恶性的，大约有

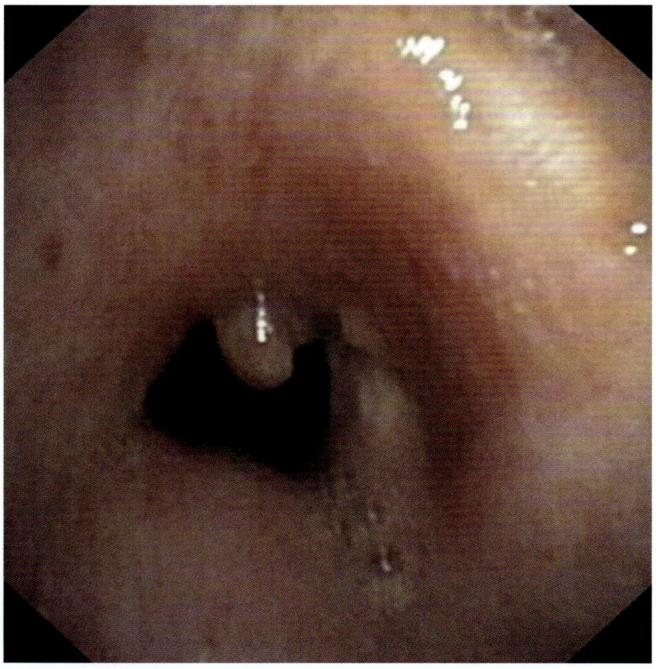

图 58.20 拔管后 3 个月的气管镜检查，气管有收缩和肉芽组织狭窄（From Stoelben E，Koryllos A，Beckers F，et al. Benign stenosis of the trachea. Thorac Surg Clin. 2014；24：59-65.）

1/2 ～ 2/3 是鳞状细胞癌；腺样囊性癌（ACCs）是第二常见的，约占病例的 10% ～ 15%。较少见的原发性气管肿瘤包括黏液表皮样癌、非鳞状细胞支气管源性癌、肉瘤、类癌和多形性腺瘤。良性气管病变包括血管瘤、错构瘤、神经源性肿瘤、颗粒细胞瘤和鳞状乳头状瘤。大多数气管肿瘤不是原发的气管肿瘤，而是由肺、食管、喉或甲状腺癌直接侵犯气管而发生的。血行气管转移在乳腺癌、结肠癌、肾癌以及黑色素瘤患者中已被描述[37]。

鳞状细胞癌是气管恶性肿瘤最常见的组织病理学类型。高达 10% 可以是多灶分布。肿瘤可出现腔内结节，侵犯纵隔或淋巴结转移，并可导致狭窄或气管食管瘘。它们在组织学上与肺鳞状细胞癌相同。

ACC 以前称为气管支气管树的圆筒状瘤，是分化良好、生长缓慢的肿瘤。ACC 通常在气管或主干支气管形成息肉样病变，但也可形成纵向或周向延伸的浸润性斑块，并经常破坏软骨板。神经周围侵犯和沿着血管结构的延伸是非常常见的，这是手术边缘阳性率很高的原因之一，远远超出了肿瘤的大体界限。ACC 可有多次复发与晚期转移。它们在组织学上与唾液腺的 ACC 完全相同。

气管肿瘤最常见的症状是气管内存在肿块。这些症状往往不会出现，直到肿瘤大到足以阻塞至少 50% 直径的管腔。症状因肿瘤的位置和组织学亚型而异。

鳞状细胞癌通常表现为咳血、黏膜刺激和溃疡，通常在症状出现 4 ～ 6 个月内诊断出来。吞咽困难和声音沙哑也可能出现。发病高峰出现在生命的第六个十年到第七个十年。这些肿瘤主要见于吸烟者。

ACC 通常表现为喘息或劳力性呼吸困难，只有少数病例出现咯血。诊断在症状出现后平均 18 个月确定。发病高峰出现在生命的第四个和第五个十年。它对男性和女性的影响是一样的，而且通常对不吸烟的人也有影响。低级别肿瘤，如黏液表皮样癌或良性肿瘤，可能在诊断前数年无症状[38]。

气管肿瘤的诊断常因与其他病因（包括哮喘、慢性阻塞性肺病和肺炎）相似的表现症状而延迟。胸部 CT 通常用于怀疑有气管病理变化的患者。本研究可显示息肉样病变、局灶性狭窄、偏心狭窄或周壁增厚。支气管镜检查是必需的，以获得组织学诊断和区分良性和恶性肿瘤。PET/CT 可能对癌症的分期有用，但气管肿瘤的资料有限。术前 PET/CT 扫描可能有助于评估疾病程度和可切除性，特别是对鳞状细胞癌。

气管肿瘤的主要治疗方式是手术和放疗；目前还

没有随机试验指导最有效的治疗方法。治疗的结果取决于病变阶段，以及气管肿瘤的组织学。完整的手术切除是治疗恶性气管肿瘤的选择，回顾性数据表明可改善疾病结果和术后发病率。由于缺乏合适的替代材料，建议气管最大切除长度为 5 cm。现有资料表明，术后放疗可改善未完全切除的鳞状细胞癌和 ACC 患者的生存，但对完全切除的肿瘤患者则无此效果。对于不可切除、非转移性鳞状细胞癌或 ACC 的患者，可以尝试以铂为基础的方案同步放化疗，尽管数据有限[39]。

由于支气管癌的局部扩展而累及气管，禁忌手术切除。由于食管癌的局部扩展而累及气管可能需要姑息治疗或放置支架。

气管创伤

钝性或穿透性气管支气管树损伤最常伴有各种不同的、有时危及生命的损伤。75% ～ 80% 的穿透性损伤发生在颈气管，而 75% ～ 80% 的钝性损伤发生在隆突 2.5 cm 以内，40% 发生在右主支气管前 2 cm 以内。

颈部或气管的钝性或穿透性创伤可导致颈部和纵隔气管的撕裂、横断或粉碎性损伤。在 40% ～ 100% 的病例中，钝性气管-支气管损伤与主要的伴随损伤相关，主要涉及骨科、面部、肺部和腹腔内损伤。主要的相关损伤，主要是食管和大血管，在穿透性损伤中占 50% ～ 80%[40]。

呼吸急促和皮下肺气肿是最常见的临床症状。其他症状包括颈部伤口空气漏出、置管胸腔造口术后大量空气漏出、咯血、喘鸣和吞咽困难。胸部 X 线及 CT 检查是诊断的第一步。气管旁气肿、颈深肺气肿和纵隔气肿是常见的发现。相关损伤包括气胸 / 血胸、肋骨骨折、肺挫伤、喉部骨折、食管损伤、颈椎和大血管损伤。支气管镜检查是准确定位和评估气管-支气管损伤的重要手段。早期气道评估和明确的气道保护是颈部创伤和气管-支气管损伤处理的关键。合并食管损伤需通过钡餐食管造影或食管镜检查排除。喉罩通气管的麻醉管理可能有助于气管插管前气道的初步检查。

钝挫伤、损伤小或无明显漏气的患者不需要正压通气且病情无进展，可以在密切监护下进行非手术治疗。除此之外，其他病例立即探查颈部伤口对生存至关重要，因为血管和食管损伤是常见的，而气管损伤通常包括软骨和韧带部分。原发性外科修复是重建气道连续性的首选治疗方法。支气管破裂可能需要开胸修补。右开胸可以很好地显示隆突和左主支气管近端。

获得性气管食管瘘可因癌症或长时间插管后组织糜烂而发生。修复方法是分离气管和食管，修复瘘道，并在两个结构之间插入肌肉等正常组织。

气管无名动脉瘘可由气管前方和下方的黏膜被气囊长期压迫所致。不适当的低位气管切开可进一步增加无名动脉直接侵蚀气管的可能性。气管插管末端易出现气管内的糜烂或肉芽肿。在突然的大出血之前，气管无名动脉瘘可能表现为前哨出血。对这些前哨出血发作的观察是至关重要的。如果需要额外的干预，手术室的评估可以提供最佳的情况控制。

气管手术原则

选择性或紧急气管手术通常是为了改善气管的通畅或修复气管完整性的缺失。麻醉挑战包括不正常的气道解剖和生理，可能需要专门的气管内导管进行初始气道管理，需要额外的气道设备来满足不断变化的术中需求，以及在气管打开或阻塞时改变替代通气模式。

一般采用吸入麻醉，如果气道狭窄，诱导可能需要很长时间。如果可能，患者应保持自主呼吸。如果狭窄小于 5～6 mm，可能需要扩张才能通过气管内管；可以用硬支气管镜进行扩张。若狭窄大于 5 ～ 6 mm，可将气管导管定位至狭窄上方某点进行诱导。声门下狭窄必须扩张插管。气管内导管通常与肿瘤相连。

颈部入路气管切除术通常用于气管上半部的肿瘤加上所有良性的气管狭窄（因为这些通常发生于气管内插管）。偶尔需要上胸骨劈开（图 58.21）。后外侧开胸术（第四间隙）用于气管下半部肿瘤及隆凸重建。硬支气管镜用于诊断、活检、扩张，如果不能立即切除肿瘤，则可能需要进行肿瘤切片或其他治疗（图 58.22）。

一般来说，气管可被切除的最大长度约为 5 cm，但因人而异。各种各样的技术被用来延长气管，在吻合口没有过度张力的情况下进行修补。颈前入路加上气管活动和颈部屈曲可以切除 4 ～ 5 cm 的气管。舌骨上关节松解可获得额外 1 cm 的长度。动员右肺门，并在右肺门周围分离心包，可以达到额外的长度[41]。

修复声门下喉或环状软骨狭窄的程序在技术上是具有挑战性的。喉的神经支配着两侧的后外侧环状肌。如果气管病变仅累及前表面，可以切除前环状软骨，并使气管远端倾斜以匹配缺损。这个操作不伤及喉返神经。由于病变组织周围受累，可能需要进行喉切除术。

在右侧第四肋间隙进行下气管重建。插管远端气管或左主支气管。气管隆凸重建术通常用于治疗肿瘤，是最可行的重建方法。

气管修补术的禁忌证包括：①治疗不当的喉部问题（不包括单一声带麻痹）；②肌萎缩性侧索硬化症、重症肌无力或四肢瘫痪患者需要呼吸支持或永久性气管造口术；③使用高剂量类固醇，有炎症或近期行气管切开术。对于脱离呼吸机的患者，肺储备不足并不是修复的禁忌证。

肺部感染

与胸膜腔感染相比，需要手术治疗的肺部感染并不常见。临床表现与肺炎相似，包括发热、咳嗽、白细胞增多、胸膜炎疼痛和有痰液。应特别询问患者有关异物吸入的问题。评估包括胸部和上腹部的 X 线检查和 CT 扫描。支气管镜检查可以清除分泌物，当怀疑诊断时，可以排除癌症、异物、支气管狭窄或狭窄。可以获得培养物以促进抗生素治疗。医疗优化中，包括停止吸烟、体位引流、使用支气管扩张剂和口服抗生素。

支气管扩张

支气管扩张是一种慢性呼吸系统疾病，其临床症状为咳嗽、咳痰和支气管感染，影像学表现为支气管异常和永久性扩张。

易感因素有很多，包括囊性纤维化；α_1- 抗胰蛋白酶缺乏、原发性纤毛综合征（Kartagener 综合征）、异物引起的支气管阻塞、压迫支气管的外源性淋巴结、肿瘤或黏液栓（图 58.23）。

支气管扩张的恶化、气管和全身炎症加重、进行性肺损伤、肺功能下降和死亡率相关。慢性呼吸道感

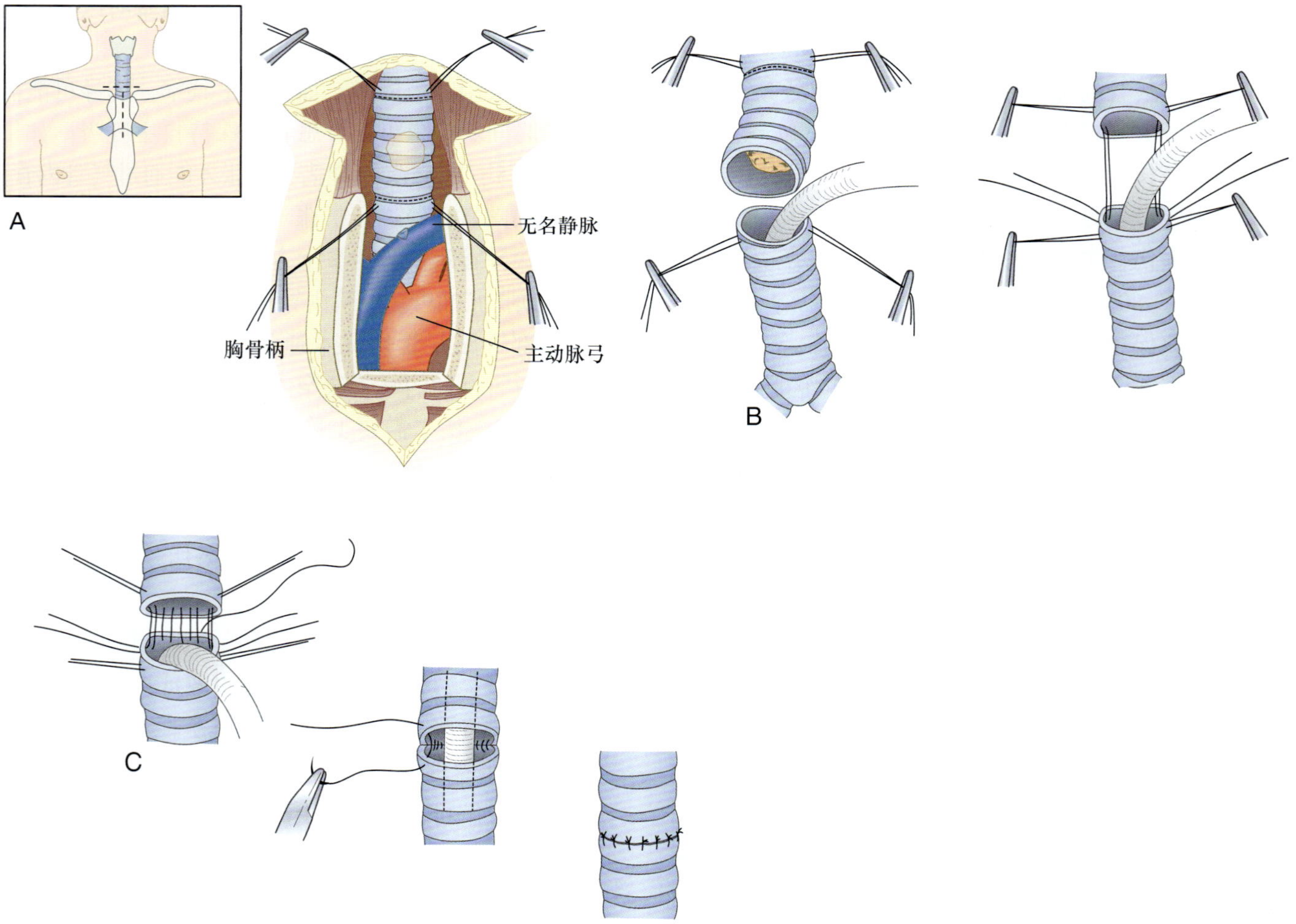

图 58.21 （A）通过切开颈部和部分胸骨暴露中段气管。气管切除的范围已经用缝线标记。（B）远端分离后，放置无菌、铠装的气管内管。在软骨环两端分别褥式缝合引入牵引线。用连续缝合的方式完成膜部吻合。（C）此时将原气管内管置于气管远端，以便于用间断缝合的方式完成软骨环的吻合

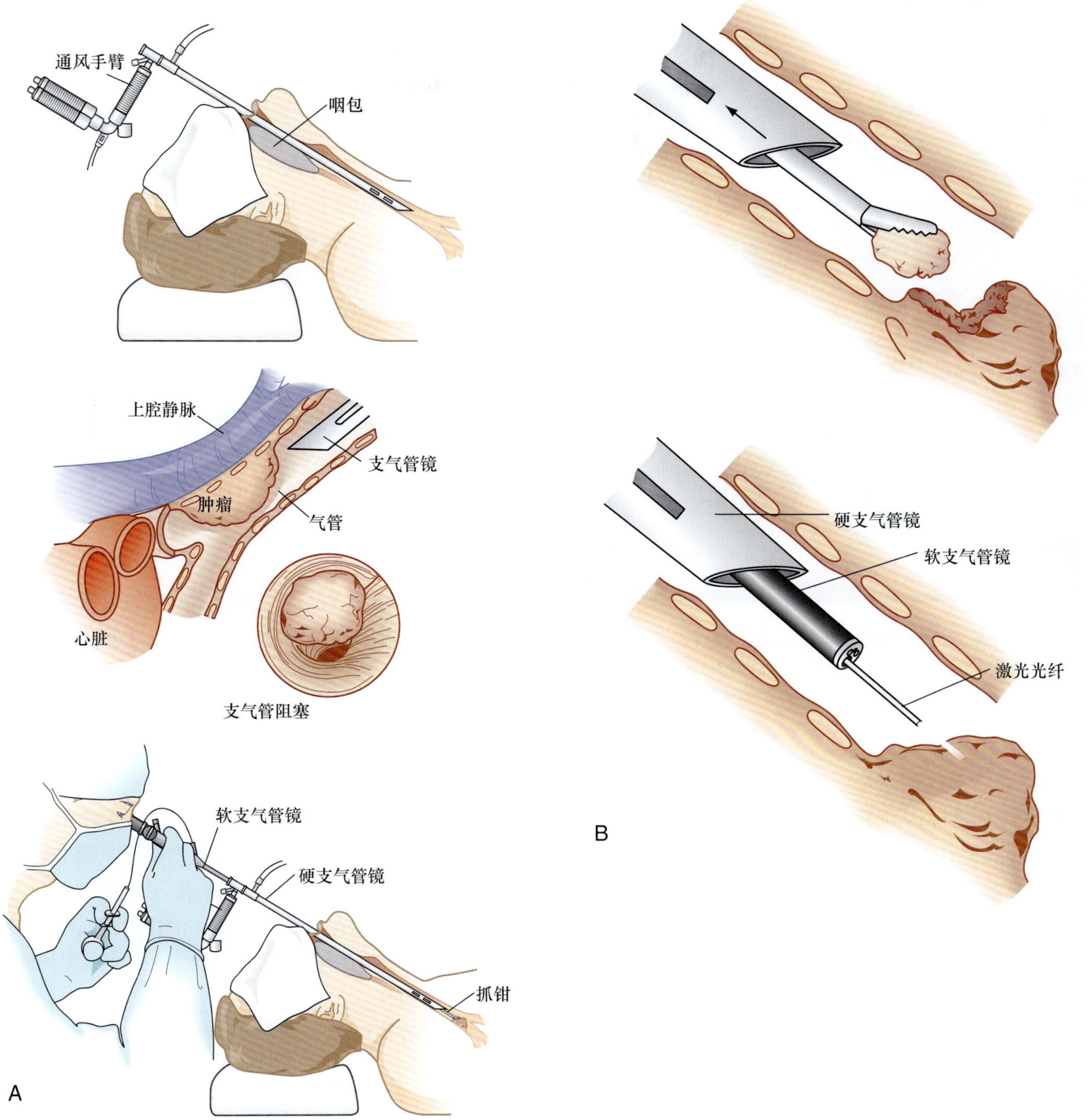

图 58.22 （**A**）用硬支气管镜检查气管肿瘤的正确技术。上图显示用于保护食管的咽包，外科医生应该小心，因为这种咽包可能会发生移动，并阻塞咽喉。在操作结束时要完全移除咽包。中图展示了一个近乎完全堵塞气管的肿瘤。下图显示，在硬支气管镜内放置软支气管镜，以便于进行肿瘤活检，这样可以保护呼吸道。（**B**）使用硬支气管镜内镜下切除气管肿瘤的技术对比，上图不适用激光，下图使用激光（From Sugarbaker DJ，Mentzer SJ，Strauss G，et al. Laser resection of endobronchial lesions：Use of the rigid and flexible bronchoscopes. Oper Tech Otolaryngol Head Neck Surg. 1992；3：93.）

染中，最常见的是流感嗜血杆菌和铜绿假单胞菌，较少见的是卡他莫拉菌、金黄色葡萄球菌和肠杆菌，导致刺激和持久的肺部炎症。在痰液或支气管肺泡灌洗中持续分离这些微生物与加重频率增加、生活质量下降和死亡率增加有关。

支气管扩张主要是中性粒细胞炎症，与持续性细菌感染密切相关。过度的中性粒细胞炎症与气道弹性蛋白降解导致的急性加重频率增加和肺功能快速下降等机制有关。结构性支气管扩张、气道脱水、过多的黏液体积和过稠黏度会影响黏液纤毛清除。

与疾病相关的肺结构变化包括支气管扩张、支气管壁增厚、黏液堵塞以及小气道疾病和肺气肿。超过

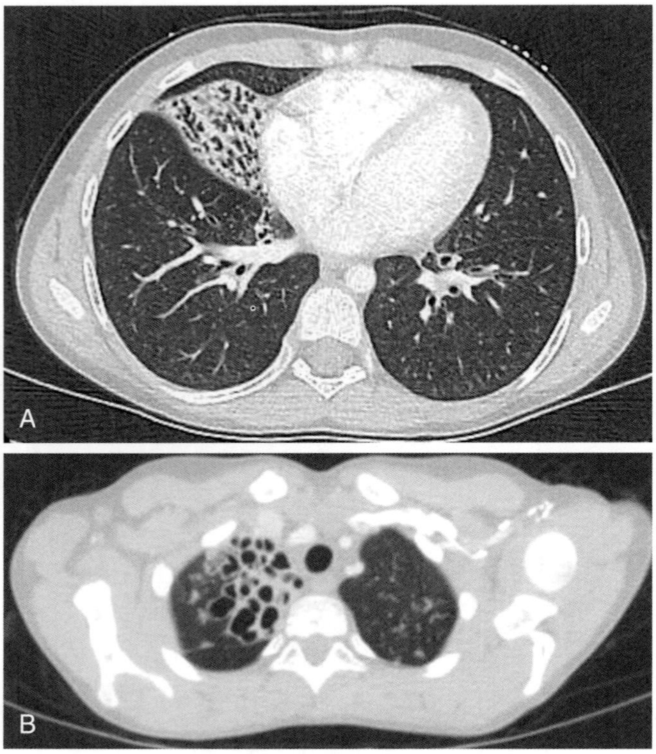

图 58.23 （**A**）8 岁女童原发性纤毛运动障碍胸部 CT 显示右侧肺叶中部严重支气管扩张（箭头）；（**B**）6 岁男童囊性纤维化胸部 CT 显示右上肺叶严重支气管扩张（箭头）

50% 的患者有气流阻塞，但也经常观察到限制性、混合性通气功能障碍和正常的肺功能。

治疗的目的可能是解决气流阻塞（如支气管扩张剂），提高运动能力（肺康复），或切除功能不良或病变的肺（手术切除）。治疗主要以预防或抑制急慢性支气管感染、改善黏液纤毛清除功能、减少结构性肺疾病影响为原则。

尽管优化了支气管扩张的所有其他方面，但局部疾病和频发加重的患者是手术切除的候选者。手术治疗支气管扩张的基本原理是通过切除不再有功能的肺段和防止感染播散至相邻肺区来打破支气管扩张的恶性循环。外科手术也是支气管动脉栓塞难治性大咯血的选择，但不稳定患者的急诊手术与较高的发病率和死亡率相关。肺叶切除术是最常见的手术。通常首选 VATS，以更好地保持肺功能和降低发病率。据报道，与开放式手术相比，VATS 可产生类似的症状改善，但住院时间更短，并发症更少，疼痛更轻[42]。

虽然双侧支气管扩张（5.8% ～ 30% 的手术系列报道）不是手术的绝对禁忌证，但其他选择，如延长保守治疗或支气管动脉栓塞经常被用作替代治疗方案。

肺脓肿

肺脓肿是由微生物感染引起的肺实质坏死。大多数肺脓肿是吸入性肺炎的并发症，是由通常存在于牙龈缝的厌氧菌引起的。最常见的微生物是胃链球菌、普雷沃菌、拟杆菌（通常不是脆弱拟杆菌）和梭杆菌。许多其他细菌也能引起肺脓肿，包括心肌病链球菌、金黄色葡萄球菌、肺炎克雷伯菌、化脓性链球菌、类鼻疽伯克霍尔德氏菌、b 型流感嗜血杆菌、军团菌、诺卡菌和放线菌。在免疫缺陷的宿主中，肺脓肿最常见的病因是铜绿假单胞菌和其他需氧革兰氏阴性杆菌、诺卡菌和真菌（曲霉菌和隐球菌）感染。

大多数肺脓肿患者，以及几乎所有由厌氧菌引起的肺脓肿患者，表现为持续数周或数月的惰性症状。部分特征提示肺部感染，包括发热、咳嗽和咳痰。通常有慢性全身性疾病的证据，表现为盗汗、体重减轻和贫血。

胸片常显示空洞性浸润影，常出现在仰卧位的肺段（如下肺叶背段或上肺叶后段）。CT 可以获得更好的解剖定义。如果胸部 X 线片上有不能确认的空洞性病灶，或者怀疑有相关的肿块病变，则该方法特别有用。CT 还可以区分实质病变和胸膜积液，两者处理方法明显不同（图 58.24）。

肺脓肿的抗生素治疗几乎都是经验性的。经验性药物应穿透肺实质，同时针对严格厌氧菌和兼性厌氧菌。合理使用的药物是任何 β - 内酰胺＋ β - 内酰胺酶抑制剂或碳青霉烯的组合。治疗的持续时间有争议。一些人将三周作为标准治疗，另一些人则根据患者反应来治疗。

支气管镜可用于治疗，以协助直接或经支气管腔

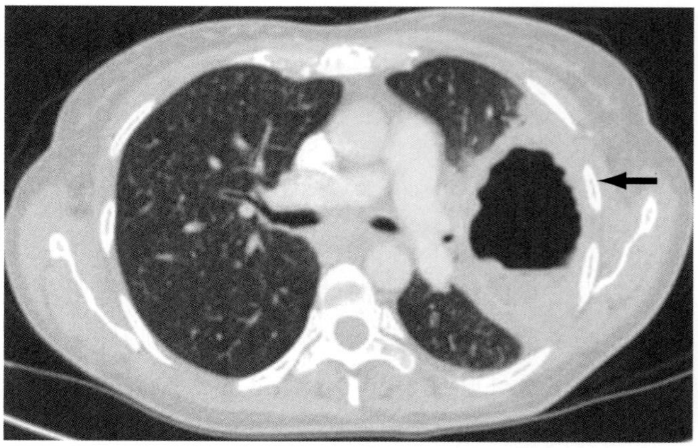

图 58.24 43 岁女性胸部计算机断层扫描显示左上叶脓肿（箭头所示），这是 miller 链球菌肺部感染的并发症

导管引流。大多数患者（85% ～ 95%）对医疗管理有反应，液体迅速减少，洞壁塌陷，并在 3 ～ 4 个月内完全愈合。治疗前症状超过 3 个月或空洞直径超过 4 ～ 6 cm 的患者不太可能对治疗有反应。

无并发症的肺脓肿患者很少需要手术治疗。对于持续空洞（≥ 2 cm，厚壁），药物治疗 8 周后未能清除脓毒症、咯血和排除癌症，手术治疗是合适的。如果肺脓肿破裂进入胸膜腔，简单引流就足够了，患者需要处理脓胸或支气管胸膜瘘。肺叶切除术是典型的手术需要；死亡率为 1% ～ 5%。如果发生胸膜粘连，危重患者偶尔需要外引流。

其他支气管肺的疾病

伴有炎性淋巴结肿大的支气管肺疾病通常由结核或组织胞浆菌病引起。可发生肺叶不张、咯血或支气管结石。支气管压迫性疾病最常发生于肺叶中部。超过 20% 的疾病是由癌症引起的。这种情况导致肺部同一区域的反复感染，通常对抗生素有反应。支气管镜检查是必要的，以排除癌症和异物，并评估狭窄。感染通常给予药物治疗。手术治疗用于支气管狭窄、不可逆支气管扩张，或严重的复发性感染。

支气管结石是钙化结节紧紧附着在支气管上。即使 CXR 阴性，也可能出现自发性的咯血。钙化结节内的针状物侵蚀小支气管动脉和黏膜而引起的突然出血引起咳血。鲜红的血液出现，通常在镇静和镇咳治疗后出血停止。这种类型的咯血几乎不可能是大咯血（≥ 600 ml 在 24 小时）。支气管镜检查可以在出血时定位出血部位。鼻或咽部病变或胃肠道呕血应排除在外。

机化性肺炎可能以瘢痕组织或持续性肺不张或实变取代肺实质。如果阴影或肿块持续超过 6 ～ 8 周，则应进行切除以排除癌。鉴别诊断包括肺炎、先天性异常和主动脉瘤。

分枝杆菌感染

约 7% 的暴露患者感染结核分枝杆菌，5% ～ 10% 的感染者发展为结核病。发生原发性感染。渗出反应发展为干酪样坏死。原发性肺结核倾向于发生于上叶尖段和后段以及下叶背段。愈合表现为纤维化和挛缩。早期可发生广泛的干酪性病灶伴空泡形成。干酪样坏死的合并区域可形成空洞。经常有不完全的分隔和小叶。由支气管动脉供血的分隔侵蚀可引起咯血，并可继发感染。

治疗药物有异烟肼、利福平、乙胺丁醇、链霉素和吡嗪酰胺。对治疗无效的患者可能需要进行支气管镜检查。即使结核菌皮试阳性，痰液抗酸杆菌阳性，CXR 新发现的肿块也应排除癌症。一般来说，对于临床反应较差或对监督治疗不耐受、可进行完全切除（肺叶切除术、楔形切除术或全肺切除术）的肺部疾病患者，手术治疗肺结核最有效[43]。在以下情况下，有必要考虑手术治疗耐多药结核病和广泛耐药结核病：

- 在抗结核治疗 4 ～ 6 个月后痰培养持续阳性。
- 存在广泛的耐药性，不太可能单独使用抗结核药物治疗治愈。
- 有并发症，如大咯血或持续性支气管胸膜瘘。

一般来说，只有在接受了几个月的抗结核治疗、涂片转阴（如果可能）和培养转阴之后才应该进行手术。手术切除后应进行完整疗程的抗结核治疗。当药物治疗失败，持续的痰结核菌涂片阳性，以及手术可纠正的结核残留可能对患者有潜在危险时，可以考虑手术治疗。这与治疗非典型分枝杆菌不同；许多患者即使痰液呈阳性，临床表现仍良好。

如果痰液中结核分枝杆菌呈阳性，则手术并发症增加一倍；如果剩余的肺组织在胸部完全复张，则手术并发症减少。感染性并发症包括脓胸、支气管胸膜瘘和疾病的支气管内扩散，并与较高的死亡率相关。无肺破坏的胸膜腔结核感染主要用药物治疗。

胸廓成形术或肌瓣间置术可控制术后脓胸间隙。胸廓成形术或充填术的虚陷疗法很少单独用于实质疾病的治疗。

真菌和寄生虫感染

真菌感染的外科治疗包括真菌疾病并发症的诊断和处理。通常情况下，癌症必须被排除，或其他感染性或良性疾病必须被确诊。药物治疗可被认为是肺部真菌疾病的初步治疗，并作为患者整体管理的一部分。

免疫功能低下患者最常见的机会性感染是曲霉菌感染，其次是念珠菌、诺卡菌和毛霉菌病。正常或免疫功能正常的患者可能患有组织胞浆菌病、球孢子菌病或芽孢菌病。免疫功能低下和免疫功能正常的患者可能会受到放线菌病和隐球菌病的影响。虽然诺卡菌和放线菌属是细菌，但它们通常与真菌感染一起讨论。诊断最常使用氢氧化钾制剂进行痰检（图 58.25）。培养可能需要一些时间才能获得结果；巴氏细胞学检查可能是最好的检查方式。六胺银染色用于显微评价。大多数感染是自限性的，不需要治疗。静脉或口服抗真菌药物可用于疾病的治疗。

曲霉菌病是一种机会性感染性疾病，其特征为粗糙的碎片状隔膜和菌丝（图 58.25A）。曲霉菌病有三种类型：曲霉菌球、侵袭性肺曲霉菌病和过敏性支气管肺曲霉菌病。曲霉球是曲霉菌病最常见的形式。真菌寄生于现有的肺腔，通常是结核空洞。CXR 可在圆形肿块旁显示新月形的放射影。由于肺实质的破坏，可能会形成空洞，碎片和菌丝可能会凝聚成一个真菌球，自由地躺在空洞中，并随患者体位的改变而移动。实质血管的浸润和破坏发生在腔内。曲霉球患者致死性出血风险高；应进行积极治疗，并在可能的情况下进行切除。曲霉球侵犯和破坏实质血管；预防性切除是有争议的。尽管一些医生建议，如果孤立的疾病存在于低风险的患者，应切除。手术是用于治疗大量或反复咯血，或排除肿瘤。选择的程序是叶切除术。手术可能是复杂的，在门部有明显的炎症反应。侵袭性曲霉菌病发生于免疫功能低下的患者，表现为胸痛、咳嗽和咯血。主要是内科治疗，虽然肺活检可能是必要的诊断手段。过敏性曲霉菌病是由支气管镜诊断，代表了对真菌慢性定植的过敏反应。通常用药物治疗。很少进行局部支气管扩张手术。

组织胞浆菌病是美国最常见的真菌感染，也是最常见的一种严重的全身性真菌疾病。荚膜组织胞浆菌是密西西比和俄亥俄河谷以及美国西南部部分地区的地方病。很大一部分患者通常是亚临床感染。病原微生物（从土壤、腐烂物质和蝙蝠或鸟粪中发现的菌丝形式）可在有免疫能力的宿主中产生急性肺炎，通常无须特殊治疗即可自愈。酵母形式存在于巨噬细胞或肺泡的细胞质中。病理检查显示肉芽肿（如肺结核）或干酪样上皮样肉芽肿。对组织胞浆的淋巴反应可引起纵隔淋巴结肿大、中叶综合征、支气管扩张、食管牵引憩室、支气管结石合并咯血、气管食管瘘、缩窄性心包炎或纤维性纵隔炎合并上腔静脉综合征或其他与纵隔结构受压有关的问题。除了压迫症状外，组织胞浆菌病引起的淋巴结病变可能会混淆肺癌患者纵隔淋巴结的影像学评价，并可能使肺切除术复杂化。

球孢子菌病是西南地区特有的，并局限于土壤。发病率仅次于组织胞浆菌病。吸入这种微生物会导致原发性肺部疾病，通常是自限性的（图 58.25B）。在流行地区，球孢子菌病是肺结节的常见病因，可能需要切除以排除恶性肿瘤。医疗管理优先。可以考虑手术治疗腔隙性疾病或腔隙性疾病并发症。

隐球菌病是仅次于组织胞浆菌病的第二常见致死真菌性疾病。常累及肺。中枢神经系统累及脑膜炎是最常见的死亡原因。任何被诊断为肺隐球菌病的患者都要接受腰椎穿刺以排除中枢神经系统受累。为了诊断或排除肺癌，开放肺活检可能需要手术。

毛霉菌病是一种罕见的机会性快速进展感染性疾病；它发生在免疫功能低下的患者，包括糖尿病患者。外观是黑色的霉；有宽的无隔膜的分枝菌丝。感染引起血管血栓形成和肺组织梗死。临床上，鼻脑型比肺型实变和空洞型更常见。医疗管理包括停止使用类固醇和抗肿瘤药物，开始使用两性霉素和控制糖尿病。这种疾病往往发展到晚期，无法有效治疗。积极的外科手术和内科治疗可以改善通常较严重的预后。

念珠菌是一种小的薄壁出芽酵母，见于免疫缺陷患者（图 58.25C）。仅累及肺是罕见的。可能需要手术来确认诊断。

卡氏肺孢子虫是一种机会性感染，六胺银染色阳性。支气管肺泡灌洗术在 90% 以上的患者中具有诊断价值。然而，可能需要肺活检来确认诊断。

手术也可用来处理寄生虫感染的后遗症和并发症。溶组织内阿米巴感染通常局限于右下胸，与横膈膜下肝脓肿通过直接延伸或淋巴管延伸至右胸有关。甲硝唑（Flagyl）通常有效，但治疗肺水肿可能需要使用 Flagyl 和管道引流。很少需要开放式切除术。同样，也可能发生棘球绦虫感染。包虫囊肿可能破裂，使肺充血或产生严重的超敏反应。肺脓肿可因气道、大血管或食管受压而发生。手术如果可行，可能包括通过囊肿和正常组织之间的切面进行简单的摘除。在摘除前可进行抽吸和应用 10% 高渗盐水。肺上的正压需要保持，直到囊肿被取出，以防止污染、污垢残留或过敏反应。对于小的无症状钙化囊肿可以考虑非手术治疗。肺吸虫病是亚洲另一种常见的感染和咳血的原因。在流行地区，患病率可能为 5%，肺吸虫病引起的咳血必须与肺结核或肺癌区分开来。

放线菌病是一种在自然界中并不存在的细菌。它在伤口深处产生一种慢性厌氧内源性感染。从受感染的鼻窦流出的“硫磺颗粒”微菌落（图 58.25D）。颈面型是最常见的；胸廓型通常表现为类似癌症的肺实质疾病。最常用的治疗方法是青霉素。胸壁疾病和脓胸根治性切除有时需要手术。

诺卡菌病是由一种在土壤和家畜中广泛传播的需氧细菌引起的；以前这种情况很少见，但在免疫功能

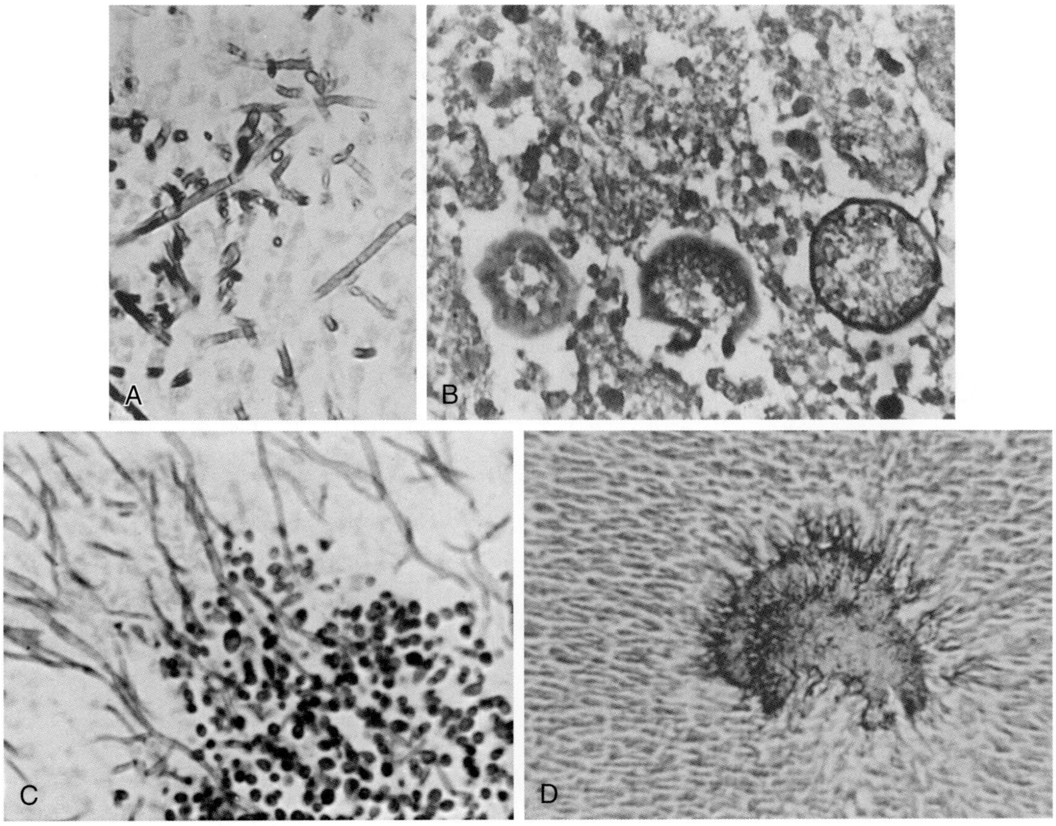

图 58.25 （**A**）烟曲霉的粗片状、有隔膜的菌丝；（**B**）球孢子菌肉芽肿（×400）的显微切片显示内孢子包裹的球状体。（**C**）菌丝相和酵母相均存在的白色念珠菌。（**D**）放线菌病的颗粒显示伊氏放线菌显微菌落的分枝丝状体（A and C，From Takaro T. Thoracic mycotic infections. In：Lewis' practice of surgery. New York，NY.：Hoeber Medical Division，Harper & Row；1968.（B）from Scott S，Takaro T. Thoracic mycotic and actinomycotic infections. In：Shields TW，ed. General thoracic surgery. 4th ed. Baltimore；Williams & Wilkins：1994.）

低下的患者中越来越多。诺卡菌病类似放线菌病，侵犯胸壁，产生皮下脓肿和鼻窦引流硫磺颗粒。手术是为了排除癌症，获得诊断，或治疗疾病的并发症而进行的。药物治疗可能包括磺胺类药物。

大量咳血

在临床实践中，无论是否存在异常气体交换或血流动力学不稳定，大咯血可定义为 24 小时内肺失血量大于 500 ～ 600 ml，或出血率大于 100 ml/h。近端气道可能仅被 150 ml 的凝血堵塞，甚至更小容量的咯血也可能危及生命。对大咯血患者的生理影响和威胁很大程度上取决于潜在的肺和心脏疾病程度。目前的死亡率约为 13%，与溺水或窒息有关，而不是出血。

引起下呼吸道大咯血的原因有很多。支气管扩张、肺结核、支气管癌和各种肺部感染仍然被认为是大咯血最常见的原因。

大咯血患者的初始治疗原则包括建立通畅的气道，确保足够的气体交换和心血管功能，并控制出血。软性支气管镜检查通常是首选的初步诊断方法。它可以在重症监护病房进行，易于使用，并提供较远端气道的视图。如果软性支气管镜检查不充分或根据出血量来看检查似乎不充分，硬支气管镜检查是可接受的选择。如果支气管镜检查不能确定大咯血的原因，患者继续出血，下一步应进行动脉造影，因为这可能对治疗（栓塞）和诊断有用。如果支气管镜检查不能确定大咯血的原因，但出血已经停止，则应进行高分辨率的胸部 CT 检查。对大咯血的最终治疗是对根本原因的治疗。

保守治疗可能包括维持气道功能和通畅、支气管镜检查、清除气道血液、抑制咳嗽（用可待因）和监测，直至稳定。大咯血患者可考虑血管造影置管治疗。危险并发症包括脊髓缺血和瘫痪。用于栓塞的聚乙烯醇或其他合成材料的小颗粒使血管周围闭塞。栓塞可能会重复发生。尽管进行了柔性支气管镜干预和动脉造影栓塞，但仍继续出血的患者，可以从另一种通过硬性支气管镜控制支气管镜出血的尝试中获益。如果通过硬性支气管镜不能控制出血，手术可能是最好的选择。急诊手术治疗持续性大出血的发病率和死亡率高。大咯血手术的常见并发症包括脓胸、支气管胸膜瘘、术后肺出血、肺梗死、呼吸功能不全、伤口感染、胸腔积血。脓胸和支气管胸膜瘘在急诊手术后尤其常见。

肺气肿和弥漫性肺病

肺气肿

肺气肿的定义是末梢气腔的扩张和破坏。这些空腔是小泡（胸膜下的气腔被一层薄薄的胸膜覆盖与肺分隔开来，只有少量肺泡连通）或大疱（比小泡大，但肺实质有一定破坏）。只需切除肺大泡即可。肺叶切除术很少适用，因为切除的是良好的肺组织，而这些肺功能严重受损的患者往往需要这些肺组织来维持独立的功能。挑战在于将大疱相关的功能障碍与慢性肺气肿或慢性支气管炎引起的功能障碍区分开来。D_{LCO} 是判断全身性肺疾病严重程度的良好指标。在肺血管造影上，大疱是空的，不含血管。大疱可压迫正常肺，使相对正常的肺血管被挤压。慢性阻塞性肺病可表现为血管突然变窄和变细。手术治疗包括切除大疱，留下有功能的肺组织。只需简单切除大疱。大疱性肺气肿（图 58.26）要么是先天性的，没有全身性肺部疾病，要么是慢性阻塞性肺病的并发症，或多或少伴有全身性肺部疾病。

肺气肿的治疗主要是内科治疗，但也有外科治疗。虽然肺气肿通常弥漫性累及肺，但它在肺内的分布也可能不均匀。CT 和灌注扫描可以识别这些区域。

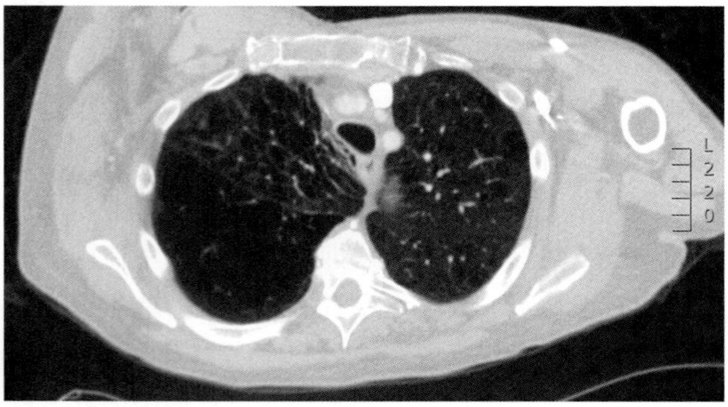

图 58.26 大疱性肺气肿。患者为慢性吸烟者（> 100 包年），并发肺气肿，病情正在恶化。右下叶上段完全破坏，由此形成的大疱压迫左、右肺的功能性肺实质

通常，该病主要发生在上叶尖段和下叶背段。肺减容手术切除肺气肿累及最大的区域。随着残余肺组织弹性回缩力的改善、剩余肺通气和灌注的改善，及胸壁力学的改善，剩余肺组织复张。国家肺气肿治疗试验比较了肺减容手术和最好的药物治疗。以上叶肺气肿和低运动能力为主的患者，肺减容手术的死亡率低于药物治疗[44]。在肺上叶肺气肿和高运动能力的患者中，手术组死亡率较高；长期结果是有利的。内镜疗法已经开发出来，包括气道旁路和单向瓣膜。

肺移植治疗慢性阻塞性肺病（包括 α_1 抗胰蛋白酶缺乏）、肺纤维化、原发性肺动脉高压、囊性纤维化和支气管扩张。肺移植术后 1 年生存率约为 80%，3 年 65%，5 年 54%，10 年 32%[45]。需要长期免疫抑制。单侧肺移植比双侧肺移植更易耐受；然而，双侧肺移植更常见，1 年后有生存优势。

弥漫性肺部疾病

外科医生在弥漫性肺部疾病中的作用是获得诊断，通常是在其他方法（如经胸针吸；支气管镜和经支气管活检）无效后进行开放性肺活检。CXR 可表现为肺泡型（支气管充气图呈蓬松状）或间质型（毛玻璃状或颗粒状，表明间质组织弥漫性增加）（框 58.1）。患者可能症状轻微，在开始积极的药物治疗（如使用环磷酰胺治疗韦格纳肉芽肿）之前，可能需要活检来确认或排除特定的诊断，或者患者可能病情危重，在重症监护病房，需要机械通气。

结节病影响 90% 的确诊患者的肺，引起呼吸困难和干咳的症状。非干酪样上皮样肉芽肿病灶可在身体任何部位发现。在 40% ～ 50% 的病例中，患者有潜在的呼吸道主诉，但没有身体症状。严重进行性肺纤维化可发生在 10% ～ 20% 的患者。60% ～ 80% 的患者有双侧肺门纵隔淋巴结受累。支气管镜肺活检是最初的诊断程序。如有需要，可行纵隔淋巴结活检。类固醇可用于治疗。

如果进行性间质实质改变无法确诊，则可能需要肺活检。肺活检可以使用微创技术进行。对活检标本进行常规、真菌和抗酸杆菌培养。免疫缺陷患者可考虑诺卡菌培养。如果可能的话，外科医生应该在肺的多个区域取样。一种方法是切除放射学上表现最差的区域和表现最正常的区域。正常的肺可能表现出早期疾病，可能有助于病理学家做出诊断。冷冻切片仅用于确认获得了足够的病理过程样本。在危重患者的急性情况下，只有当结果会显著改变后续治疗，比如启

框 58.1 弥漫性肺疾病分类

感染（更常引起局灶性疾病，形成肉芽肿）
- 病毒—特别是流感病毒，巨细胞病毒
- 细菌—结核病，所有种类的普通细菌，落基山斑疹热
- 真菌—所有类型的真菌都能引起弥漫性疾病
- 寄生虫—肺孢子虫感染，弓形虫病，肺吸虫病等

职业的原因
- 矿物粉尘
- 化学烟雾—NO_2（筒仓填料病），Cl，NH_3，SO_2，CCl_4，Br，HF，HCl，HNO_3、煤油、乙炔

肿瘤疾病
- 癌性淋巴道播散
- 血性转移
- 白血病，淋巴瘤，细支气管肺泡细胞癌

先天性家族性疾病
- 尼曼-匹克病，戈谢病，神经纤维瘤病和结节病纤维化

代谢和未知的
- 肝病，尿毒症，炎症性肠病

物理代理
- 辐射，氧中毒，热损伤，爆炸损伤

心力衰竭和多发性肺栓塞

免疫的原因

过敏性肺炎
- 吸入抗原
- 农民肺（放射菌病）
- 甘蔗渣尘肺（甘蔗）
- 麦芽工人（曲霉属）
- 肺炎（棉）

药物反应
- 肼嗪，白消芬，呋喃妥因，六甲铵，二甲麦角新碱，博来霉素

胶原蛋白疾病
- 硬皮病，类风湿疾病，系统性红斑狼疮，皮肌炎，韦格纳肉芽肿病，古德牧场综合征

其他
- 结节病
- 组织细胞增多症
- 含铁血红素沉着症
- 肺泡蛋白质沉积症
- 弥漫性间质纤维化，特发性肺纤维化
- 脱屑性间质性肺炎
- 嗜酸性肺炎（注：多由药物、放线菌病、寄生虫引起）
- 淋巴管平滑肌瘤病

动基于方案的实验性抗生素治疗，或取消无效的护理时，才会进行开放肺活检。

成人呼吸窘迫综合征

成人呼吸窘迫综合征是一个复杂的生物学和临床过程。肺功能急性恶化不包括肺水肿、肺炎或 COPD 加重。美国每年大约发生 5 万例，死亡率为 30% ～ 40%。

最初的临床表现为呼吸困难、呼吸急促、低氧血症和轻度低碳酸血症，是非特异性的。CXR 可显示继发于间质液增加的弥漫性双侧浸润。病理上，血管充血伴肺泡塌陷、水肿和炎症细胞浸润。潜在的机制是肺毛细血管通透性增加，血管内液体和蛋白质外渗到间质和肺泡。白细胞是这种损伤最显著的介质。刺激，如败血症激活补体途径，导致白细胞聚集到感染部位。肺释放有力的介质，如氧自由基、花生四烯酸代谢物和蛋白酶。如果基础疾病未得到控制，这些变化将进展为血管血栓形成、间质纤维化和肺泡内的透明膜沉积。这个过程会导致低氧血症、肺动脉高压、二氧化碳潴留、二次感染，最终导致心脏衰竭、缺氧、死亡。急性呼吸窘迫综合征（acute respiratory distress syndrome，ARDS）的严重程度根据低氧血症程度定义如下：轻度 ARDS（$200\ mmHg < PaO_2/Fio_2 < 300\ mmHg$）、中度 ARDS（$100\ mmHg < PaO_2/Fio_2 \leq 200\ mmHg$）和重度 ARDS（$PaO_2/Fio_2 \leq 100\ mmHg$），急性呼吸窘迫综合征越严重，死亡率越高。

治疗是支持性的，以改善氧合为目的。保持吸气氧浓度尽可能低，呼气末正压（PEEP）尽可能低，以保持足够的氧合和二氧化碳交换是有帮助的。潮气量和 PEEP 保持较低；然而，某些患者可能需要增加 PEEP 以促进氧合。为了避免容量过载，使用了保守的液体管理方案。根据最近的荟萃分析，俯卧或旋转治疗可能改善 ARDS 患者的预后。对于积极的支持性护理措施不能使病情改善的患者，应考虑采用体外膜氧合（ECMO）机械支持。

肺转移

孤立性肺转移是原发性肿瘤全身扩散的一种独特表现。与其他多器官转移的患者相比，仅肺内转移的患者可能更适合局部或局部加全身的治疗选择。虽然原发肿瘤可以通过手术或放疗进行局部控制，但区域外转移通常采用全身化疗进行治疗。放射治疗可用于治疗或减轻转移性疾病的局部表现，特别是当转移性疾病发生在骨骼内并引起疼痛时。如肿瘤和其他原发肿瘤的单发和多发肺转移灶已被切除，则长期生存率将提高 40%。因此，孤立的肺转移是可以治疗的。

某些临床特征（预后指标）可用于选择无病和总

生存预期更佳的患者。完全切除所有转移瘤的患者比无法切除转移瘤的患者生存期更长。在所有可切除肺转移的患者中，20% ～ 30% 的患者有望获得长期生存（＞ 5 年）。最佳的（和更一致的）生存统计数据有待于局部控制、全身治疗或局部给药方面的改善。

外科处置

对各种肿瘤类型的预后因子进行了回顾性研究。这些预后因子可以帮助临床医生确定哪些患者可以从肺转移切除术中获益。患者应具有与转移一致的肺实质结节、无未控制或未治疗的胸腔外转移瘤、原发肿瘤得到控制、有足够的生理和肺储备以耐受手术，以及完全切除的可能性。不管组织学如何，与无法切除转移的患者相比，肺转移灶被完全切除的患者生存率更高。肺转移患者的可切除性一直与术后生存率的提高相关。在一组 5000 多例转移性肿瘤切除患者中，总体计算 5 年生存率为 36%。有利的临床指标包括无病间隔大于 3 年、SPN 和生殖细胞组织学检查。所有类型的软组织肉瘤主要转移到肺。CT 通常会低估转移瘤的数量（50% ～ 100%）。

手术可以安全完成。可采用开放式或微创手术。这两种手术的死亡率和发病率都很低。肺转移的患者也可能需要接受多次手术来重新切除转移，以延长完全切除后的生存预期。VATS 手术限制了外科医生触诊肺以识别隐匿转移的能力。建议定期随访影像学检查以排除复发。

其他肺肿瘤

生长缓慢的肺肿瘤可发生于支气管树的上皮、导管和腺体，占所有肺肿瘤的 1% ～ 2%。大多数为低度恶性潜能。

肺神经内分泌肿瘤

类癌（1% 的肺肿瘤）起源于支气管上皮中的 Kulchitsky［胺前体摄取和脱羧（APUD）］细胞，其对银染色和嗜铬粒蛋白有阳性的组织学反应。特殊染色和检查可以在电子显微镜下识别神经分泌颗粒。典型类癌是肺神经内分泌肿瘤频谱中惰性最强的（典型类癌、非典型类癌、大细胞神经内分泌癌和小细胞癌——恶性程度最高）。组织学发现，每 10 个高倍视野中有丝分裂少于 2 ～ 10 个。完全手术切除后，5 年生存率在 85% ～ 90% 之间。周围型类癌通常无症状，但中央型肿瘤可引起支气管内梗阻，伴咳嗽、咯血、反复感染或肺炎、支气管扩张、肺脓肿、疼痛或喘息。症状可能会持续多年而不被诊断出来，特别是当只有支气管内成分部分阻塞气道时。类癌综合征（潮红、心动过速、喘息和腹泻）不常见，多于大肿瘤或广泛的转移性疾病。非典型类癌可伴有淋巴结或血管浸润并转移。位置在主支气管（20%）、叶支气管（70% ～ 75%）或外周支气管（5% ～ 10%），很少发生在气管。局部侵犯并累及支气管周围组织。非典型类癌比典型类癌有丝分裂更多（＞ 2 ～ 10 个有丝分裂每 10 个高倍视野）。这些肿瘤侵袭性更强，它们倾向于转移到肝、骨骼或肾上腺，5 年生存率在 50% ～ 75% 之间。类癌的诊断通常可以通过支气管镜检查，除非结节或肿块位于周围。虽然这些肿瘤往往会出血，活检通常是安全的。在支气管镜下形态学上，大多数类癌是无柄的，但少数是息肉样的。

手术切除是标准的，使用与非小细胞肺癌相同的手术原则。手术的目的是实现肿瘤的完整解剖切除。肺叶切除术是最常见的手术；只有在手术禁忌的情况下，可进行内镜下切除罕见的息肉样肿瘤。5 ～ 10 年的存活率通常为 85%。大细胞神经内分泌肿瘤和小细胞肿瘤通常不采用手术治疗，最好的治疗方法是化疗和放疗的结合；这些患者的生存率很低。

ACC 是一种生长缓慢的恶性肿瘤，累及气管和主支气管，类似于唾液腺肿瘤。ACC 比类癌恶性程度更高，且有轻微的女性优势。肿瘤通常累及气管下部、隆凸和主支气管的开口处。喘鸣通常是腺样囊性肿瘤的表现，因为这些肿瘤最常在气管和主支气管中发现。三分之一的患者在接受治疗时肿瘤已经转移。这些患者中病变通常累及神经周围淋巴管、局部淋巴结、肝、骨或肾。肿瘤起源于黏膜下层的导管并在该平面向近端和远端延伸。镜下可见细胞核大、胞浆小的细胞，周围有囊腔（伪腺泡型）；髓质型呈瑞士奶酪状。治疗方法是广泛的整块切除，尽可能保留肺组织。对于不宜手术切除的患者，单独放疗可能有效。

肺良性肿瘤占所有肺肿瘤的不到 1%，并且起源于中胚层（框 58.2）。错构瘤是最常见的良性肺肿瘤；它们由在异常位置发现的正常组织成分组成。错构瘤表现为软骨过度生长。错构瘤通常发生在 40 ～ 60 岁的患者中，男性和女性比例为 2∶1。它们通常处于肺外周，增长缓慢。CXR 显示 2 ～ 3 cm 肿块，边界清楚，常呈分叶状。通常不钙化，在 CXR 上的“爆米花”外观可能提示错构瘤的诊断。囊性腺瘤样畸形可能代表腺瘤性错构瘤，发生于婴儿肺部的囊肿或未成熟成分。

非常低级别的恶性肿瘤包括来自胚胎肺组织的血管外皮细胞瘤和肺母细胞瘤。治疗是切除。微小瘤是上皮性增生性病变，类似于燕麦细胞癌或类癌。这是肺切除标本检查中常见的偶然发现。它们很少转移。

原发性肺肉瘤很少发生。与肺癌相似，50% ～ 60% 的患者可以进行手术切除。平滑肌肉瘤患者预后良好，5 年生存率约为 50%；所有其他肉瘤的生存预期都很低。

肺淋巴瘤最常见的是弥漫性淋巴瘤累及肺。弥散性淋巴瘤发生在 40% 的霍奇金病患者和 7% 的非霍奇金病患者。原发性肺淋巴瘤是罕见的。诊断通常在手术中做出。如果术前怀疑原发性肺淋巴瘤，则应对其他原发性淋巴瘤部位进行彻底评估。

框 58.2　其他肺肿瘤

错构瘤
上皮来源的肿瘤
- 乳头状瘤——单发或多发的鳞状上皮病变，发生于儿童，可能是病毒性的，可能需要支气管切除术，但经常复发。
- 息肉——炎症-鳞状上皮化生；可能需要支气管切除术；这些症状通常不会复发。

中胚层起源的肿瘤
- 纤维瘤是最常见的中胚层肿瘤
- 软骨瘤
- 脂肪瘤
- 平滑肌瘤—支气管腔内或腔外外围；局部切除

颗粒细胞瘤
- 横纹肌瘤
- 神经瘤
- 婴幼儿血管瘤—声门下或上气管；放射治疗。
- 淋巴管瘤—类似于囊性水瘤；新生儿上呼吸道阻塞。
- 血管内皮瘤—发生于新生儿肺，通常是进行性和致命性的。
- 淋巴血管肌瘤病—比较罕见，病情发展缓慢；可死于肺功能不全；呈小结节性病变，实质和蜂窝消失；多见于育龄期的女性。
- 先天性动静脉瘘—右向左分流；发绀，用力时呼吸困难，杵状指，脑脓肿；与遗传性下叶出血性毛细血管扩张有关

炎性肿瘤和假性肿瘤
- 浆细胞肉芽肿
- 假淋巴瘤
- 黄色瘤

畸胎瘤

胸壁

先天性畸形

有大量的先天性胸廓畸形表现为前胸壁的畸形和（或）缺损。包括漏斗胸、鸡胸、鸽子胸、波兰综合征和胸骨裂（图 58.27）。

漏斗胸

漏斗胸是最常见的胸壁畸形，在 400 例男性为主的儿童中有 1 例发生（4：1）。它约占所有胸壁畸形的 90%，通常是偶发的，但一组确定的家族病例已被充分记录。

漏斗胸是指由于下肋骨和肋软骨（通常在第三根肋骨之后）生长速度不等或发育不平衡而引起的胸骨凹陷（背侧凹陷）。漏斗胸可对称或不对称，凹陷以右侧为主。这种不对称的定义是胸骨旋转，凹面两侧高度不均匀，或两者都是，主要是由肋软骨不均匀伸长引起的。凹陷的严重程度是漏斗胸最重要的特征之一，并由胸椎距离的减少量来定义。漏斗胸的主要评估包括测量凹陷的相对深度，方法是将其与估计的正常胸部前后径或胸部宽度进行比较（图 58.28）。

该综合征可能与其他肌肉骨骼异常有关。大多数患者无症状，但有些患者的运动能力或肺储备能力下降。患者通过常规 X 线平片、CT 扫描、肺功能研究、通气灌注肺扫描和其他生理研究进行评估。

漏斗胸患者的手术适应证包括严重的病史，平时锻炼或日常活动能力下降，严重的前胸壁疼痛，或严重的身体形象问题。卡尺测量深度大于 2.5 cm 或 CT Haller 指数大于 3。手术的时机对于幼童和学龄儿童来说是个问题。目前建议患者发育到青少年中期再做漏斗胸矫正手术[48]。

漏斗胸的修复可采用开放性手术修复和微创技术。大多数开放手术矫正漏斗胸的方法包括 Ravitch 在 1949 年描述的基本步骤。包括双侧胸骨旁和软骨膜下切除变形的肋软骨、剑突分离、在胸骨凹陷的上边缘进行横楔形截骨、将胸骨向前弯曲以使其以直线走行，并确保胸骨的正确位置（图 58.29）[49]。

1987 年，在腹腔镜和微创手术的早期阶段，来自弗吉尼亚州的儿科医生唐纳德 · 努斯（Donald Nuss）实施了第一次微创手术矫正漏斗胸（the Nuss technique）。在胸骨下通过 2 个小侧胸切口放置一个

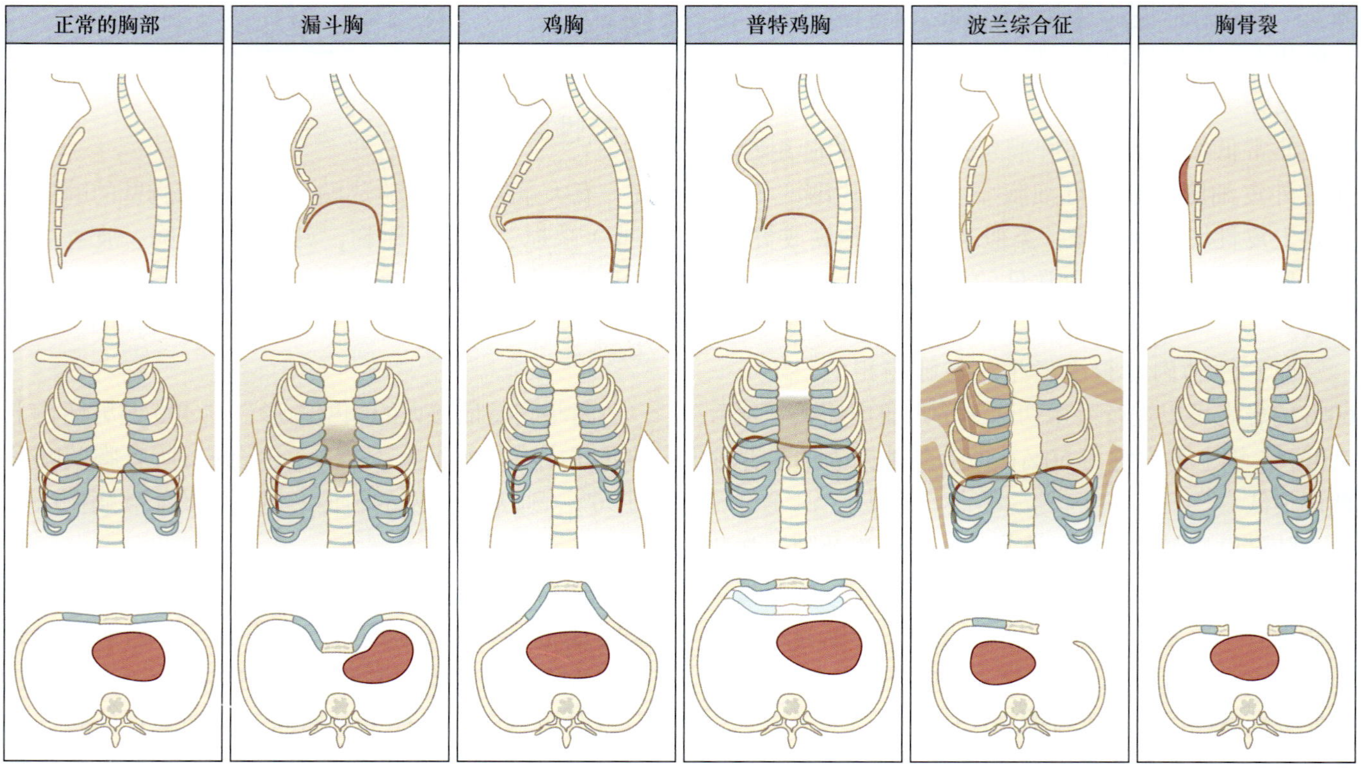

图 58.27 胸壁畸形的分类（From Fokin AA，Steuerwald NM，Ahrens WA，et al. Anatomical，histologic，and genetic characteristics of congenital chest wall defcrmities. Semin Thorac Cardiovasc Surg. 2009；21：44-57.）

凸形不锈钢棒，允许胸骨和肋骨前移位，而不需要任何类型的骨或软骨切除术。3 年后取出钢棒。该技术的简单性，加上早期报道的良好结果，使许多儿科和胸外科医生从它被引入以来就热情地广泛使用[50]。

鸡胸

鸡胸是第二常见的前胸壁畸形。它的定义是胸骨向外移位和（或）肋骨的异常突出。大多数病例是偶发的；然而，据报道家族性发病率高达三分之一。鸡胸也可能是一种综合征或结缔组织疾病的一部分。隆突畸形可分为三种主要类型：龙骨胸、侧切隆突和鸽子胸。典型的以龙骨胸或软骨胸骨突出为代表，是鸡胸最常见的变种。这种情况的特征是细长胸骨的下三分之一突出，在胸骨剑突连接处突出最大，可能非常明显（“锥体胸部”）（图 58.30）。可能与肋骨的侧向凹陷有关。龙骨胸可能是对称的或不对称的，取决于肋骨不均匀的伸长和胸骨旋转。鸽子胸是最有趣的畸形，其特征是胸骨柄胸骨连接处和邻近肋骨的凸出，胸骨过早骨化。疼痛症状和明显的身体形象损害是手术修复的主要指征。修复的时机应该是患者已经完成其青少年生长高峰。仍处于成长期的患者应被放置矫正缩窄支架。矫正支架在 80% 以上的患者中成功消除了胸隆突缺损。支架失效的患者可以进行手术修复。手术修复包括双侧胸骨旁和软骨膜下畸形肋软骨切除术和线性横截骨术。剑突分离，从胸骨尾端切除 3 ～ 4 cm 的部分，然后重新连接到胸骨远端（图 58.31）。这样，缩短的胸骨就能在腹直肌的拉力作用下保持平直和“呈一直线”。修复效果很好[49]。

波兰综合征（Poland syndrome）是一种单侧胸大肌发育不全 / 畸形综合征，其特征为单侧胸大肌肋骨部分缺失、胸小肌缺失、第二肋至第五肋肋软骨发育不良或畸形、乳房和乳头发育不良或缺失、该区域皮下组织发育不良、腋乳区脱发、短指并指，病变均发生于同侧。波兰综合征的发病机制尚不清楚，大多数人认可的理论是“锁骨下动脉供血盗血”，即胸廓内动脉发育不良或关键时期血流减少导致胸大肌缺失，而肱动脉分支发育不良则导致手部畸形。该综合征的特征包括胸大肌缺失、胸小肌缺失或发育不全、肋软骨缺失、乳房和皮下组织发育不良（包括乳头复合体），及各种手部异常。

胸骨裂是一种罕见的异常，其表现为两半胸骨融合失败而导致不同长度的胸骨缺损，也被称为“胸骨两歧”[47]。

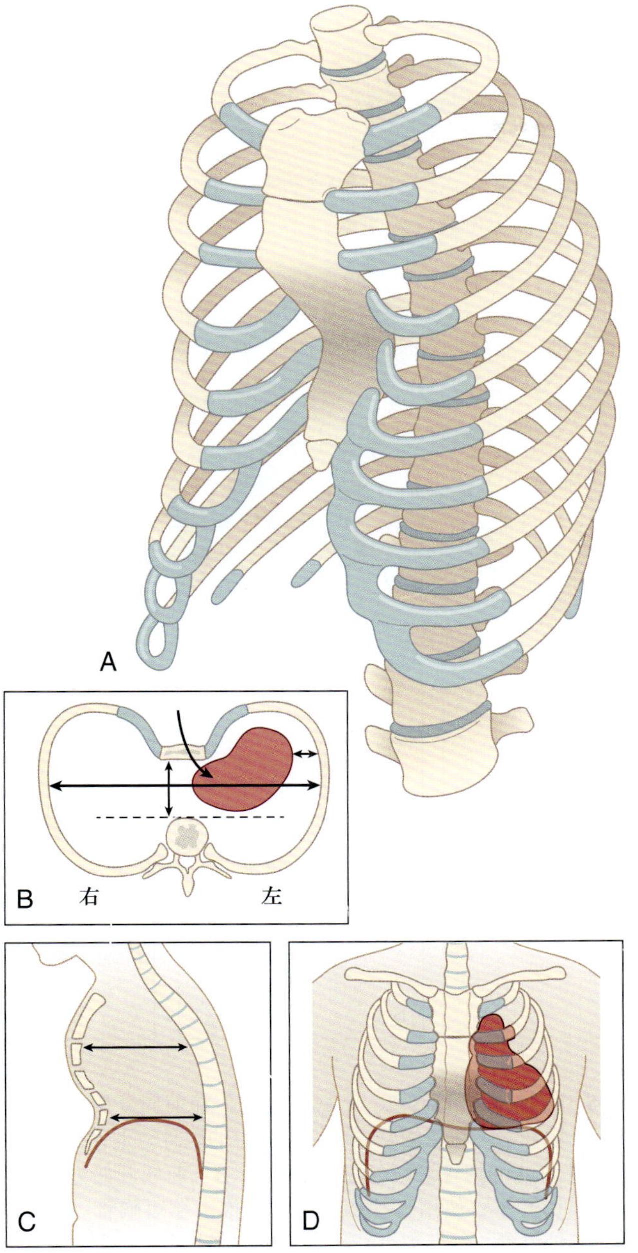

图 58.28 漏斗胸（PE）的解剖表现。（**A**）三维视图。经典的杯状容器 PE。（**B**）横断面视图。前胸壁对称凹陷。像杯状容器凹面。心脏向左移动并旋转。（**C**）侧面图。胸膜下三分之一处凹陷，胸廓前后径减小。（**D**）正面图。心脏向左移动（From Fokin AA，Steuerwald NM，Ahrens WA，et al. Anatomical，histologic，and genetic characteristics of congenital chest wall deformities. Semin Thorac Cardiovasc Surg. 2009；21：44-57.）

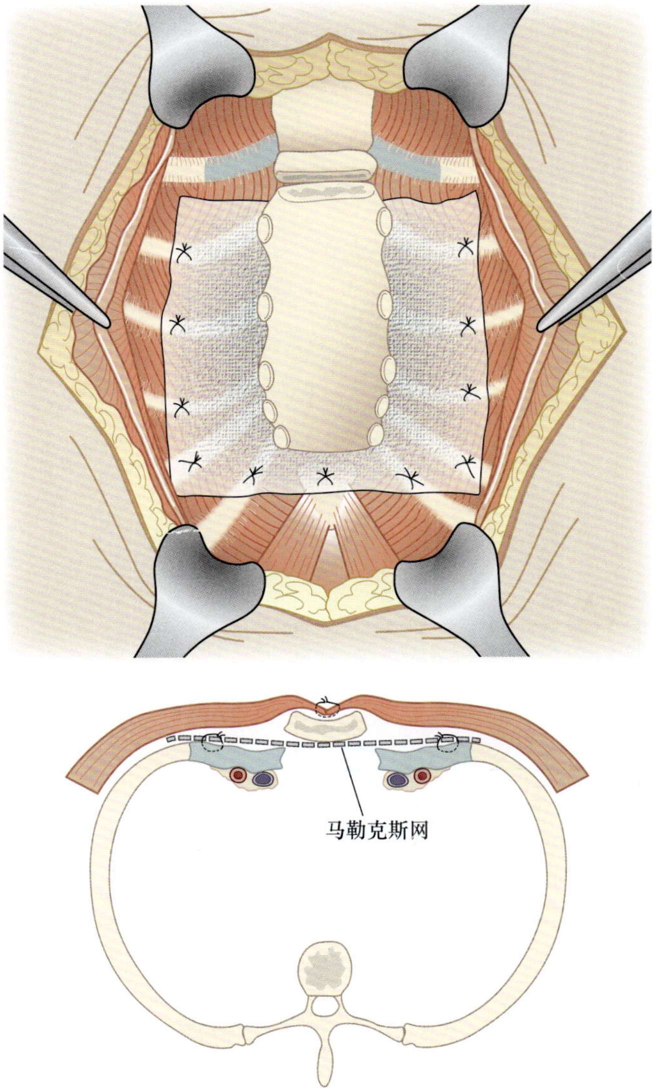

图 58.29 漏斗胸手术修复：Robicsek 法。双侧软骨膜下畸形肋软骨切除术。横楔形胸骨切开术。剑突和胸骨的软骨膜和肋间带分离。胸骨向前弯曲。胸骨支撑采用聚丙烯补片缝线绷紧于切除的肋软骨。剑突重新贴合网格。插图：横断面视图。胸廓内血管完整。校正位置的胸骨靠在网格吊床上（From Robicsek F，Watts LT，Fokin AA. Surgical repair of pectus excavatum and carinatum. Semin Thorac Cardiovasc Surg. 2009；21：64-75.）

胸壁肿瘤

概况

胸壁肿瘤是罕见的。这些肿瘤通常是转移或周围肿瘤的局部浸润。原发性胸壁肿瘤仅占所有新诊断肿瘤的 0.04%，占所有胸部肿瘤的 5%。原发性胸壁肿瘤最好根据其来源组织、骨骼或软组织进行分类，并根据其良性或恶性进一步细分（表 58.4）。约 60% 的原发性胸壁肿瘤是恶性的。尽管原发性胸壁肿瘤在每个年龄组都能被诊断出来，但在年龄极端的人群中，如年轻人和老年人，其恶性可能性更大。

原发性胸壁肿瘤患者常表现为可触及的肿物。较少的情况下，无症状的患者是由于偶然通过影像学研究发现。软组织肿块通常是无痛的，而骨病变，无论是良性还是恶性，由于生长和骨膜损伤，通常伴有疼

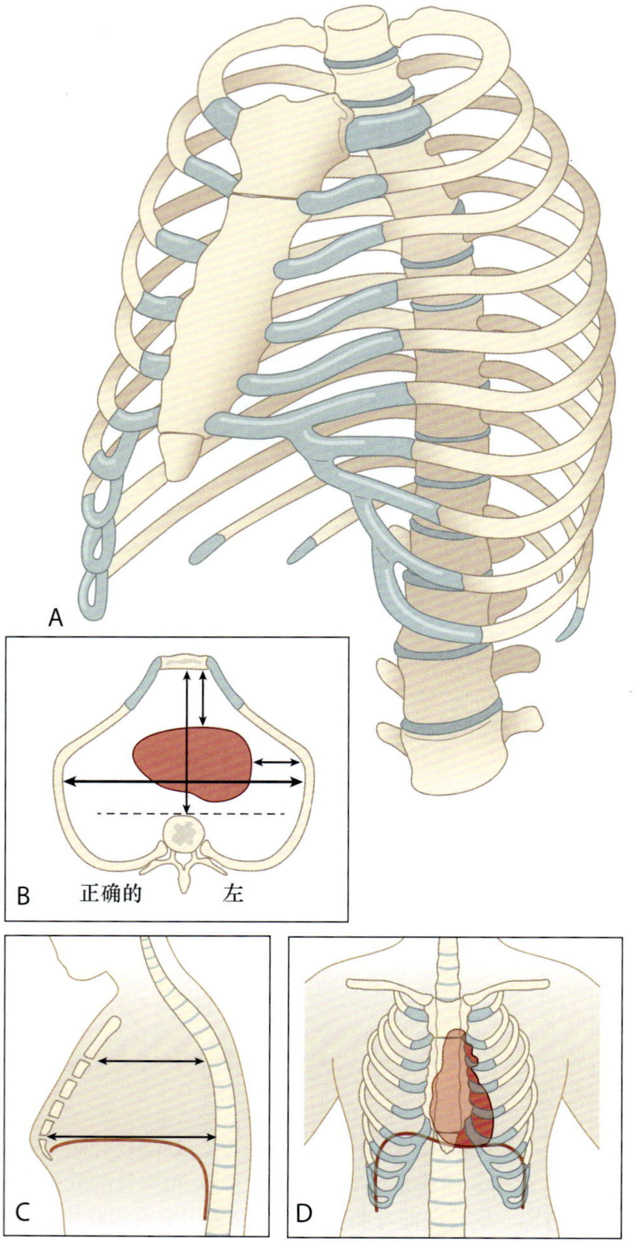

图 58.30 龙骨胸畸形伴侧肋凹陷的解剖学表现。(**A**)三维视图。胸骨突出，侧面肋骨凹陷。(**B**)剖视图。金字塔形的胸部伴有严重的侧肋凹陷。(**C**)侧视图。胸骨剑突连接处的尖锐突出。不正常的姿势。(**D**)主视图。心脏的中心位置(From Fokin AA，Steuerwald NM，Ahrens WA，et al. Anatomical，histologic，and genetic characteristics of congenital chest wall deformities. Semin Thorac Cardiovasc Surg. 2009；21：44-57.)

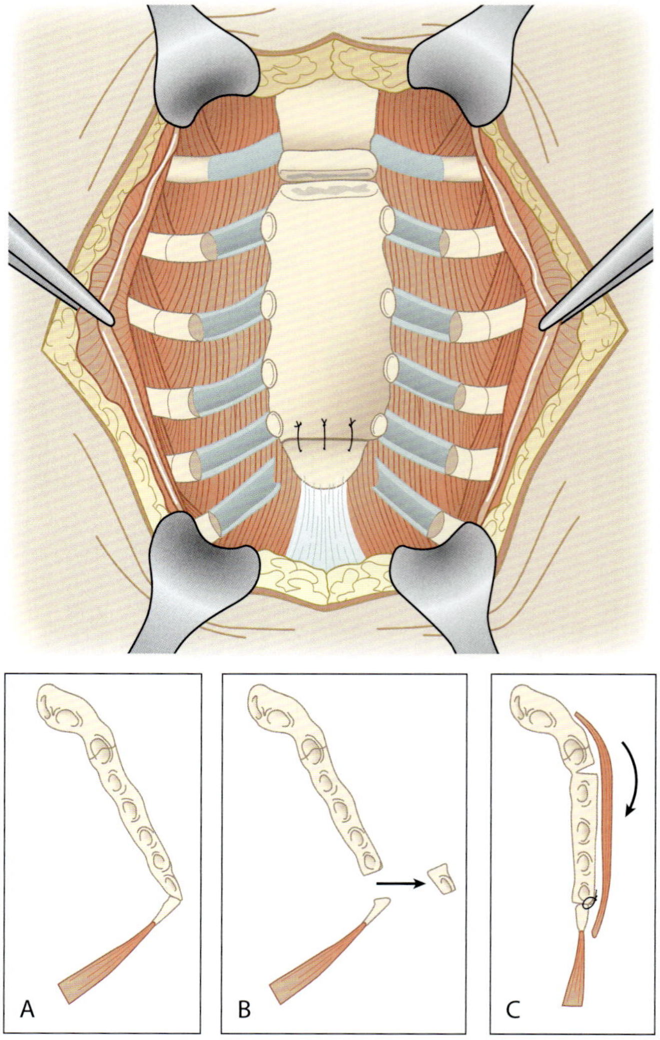

图 58.31 龙骨胸骨修复。上：主视图，在前屈开始处进行胸横直线切开术。在双侧软骨下切除变形的软骨。下：横向横截面视图。(**A**)胸骨下三分之一突出。(**B**)前屈开始处行胸骨横切线切开术；使用远端切除和向后推来缩短胸骨。(**C**)正确的胸骨位置。剑突被重新连接到短的胸骨上。胸肌在胸骨前重聚(From Robicsek F，Watts LT，Fokin AA. Surgical repair of pectus excavatum and carinatum. Semin Thorac Cardiovasc Surg. 2009；21：64-75.)

痛症状。症状随着肿瘤的生长而发展，并可能与邻近结构的局部浸润有关。没有明确的迹象或症状来区分良性和恶性病变。局部肿瘤延伸到肺或纵隔可产生相关症状。由于胸壁肿瘤罕见，从出现症状到确诊之间的时间往往很长[51]。

评估需要诊断性成像，如 CXR、CT、MRI 和 FDG-PET。胸部 CT 可评估骨、软组织、胸膜和纵隔受累及肺转移的程度。MRI 能进一步显示软组织、血管和神经受累，以及脊髓或硬膜外延伸。良性软组织肿瘤通常小而浅表。一些肿瘤在影像学上具有典型表现。恶性肿瘤通常位于筋膜深处，在 MRI T1 加权图像上呈暗色，在 T2 加权图像上呈亮色。

组织活检通常是强制性的，以确认诊断和治疗策略。活检方法包括核心针，以及开放切口和切除活检技术。

对后续切除的考虑可能用于决定切口活检的大

小和位置。

手术适应证是根据肿瘤的组织学、位置、局部浸润程度和是否有转移而确定的。胸壁缺损完全切除重建是大部分胸壁肿瘤的主要手术方法，尤文氏肉瘤或孤立浆细胞瘤患者除外。尤文氏肉瘤首先接受化疗或连续放疗，然后可能进行手术切除。孤立性浆细胞瘤仅用放射治疗。手术切除所有肿瘤必须确保边缘阴性，以防止局部复发。确切的边缘大小没有明确的指南，主要取决于具体的肿瘤类型和大小。切除肋骨肿瘤一般应包括切除全部或大部分肋骨、切除相邻肋骨的一部分，及整块切除任何附属结构，包括胸膜、肺、心包、胸腺或膈肌的部分。胸骨柄、胸骨、锁骨和肩胛骨的恶性肿瘤通常需要切除整个骨和周围的软组织，以确保边缘阴性[51]。对于小病变，通常可以首选进行胸壁闭合。大的肿瘤，如预期有相当大的缺陷，骨骼重建和软组织覆盖常常是必要的。局部胸蒂或肌皮瓣常用于大面积缺损的重建，包括胸大肌、背阔肌、前锯肌、腹直肌、外斜肌。所使用的合成材料

表 58.4 胸壁肿瘤的分类

	良性的（40%）	恶性肿瘤（60%）
骨肿瘤		
骨	骨母细胞瘤 骨样骨瘤	尤文氏肉瘤 骨肉瘤
软骨	软骨瘤（内生软骨瘤） 骨软骨瘤	软骨肉瘤
纤维组织	纤维性发育不良	
骨髓	嗜酸性肉芽肿	孤立浆细胞瘤
破骨细胞	动脉瘤性骨囊肿 巨细胞瘤（破骨细胞瘤）	
血管	血管瘤 囊状血管瘤病	血管肉瘤
其他	间充质错构瘤	
软组织肿瘤		
脂肪组织	脂肪瘤 骨化的脂肪瘤	脂肪肉瘤
纤维组织	纤维瘤（纤维瘤）	纤维肉瘤 恶性纤维组织细胞瘤
肌肉	平滑肌瘤 横纹肌瘤	平滑肌肉瘤 横纹肌肉瘤 腱鞘肉瘤
神经	神经纤维瘤 神经鞘瘤（神经鞘膜瘤或施万细胞瘤）	阿斯顿肿瘤（PNET） 恶性神经鞘瘤 神经纤维肉瘤 神经母细胞瘤
血管	血管瘤 血管平滑肌瘤	血管肉瘤
其他		霍奇金病 白血病 淋巴瘤 淋巴肉瘤 混合肉瘤 网状细胞肉瘤

From Smith SE，Keshavjee S. Primary chest wall tumors. Thorac Surg Clin. 2010；20：495-507.

包括聚丙烯（Marlex）、聚四氟乙烯贴片、甲基丙烯酸甲酯和钛植入材料的骨合成系统[52]。这些重建技术主要用于提供胸壁稳定性，以防止连枷节段和术后呼吸障碍（图 58.32）。

骨肿瘤

良性骨肿瘤包括骨纤维发育不良，约占 30%。软骨瘤占胸壁良性病变的 15% ～ 20%，起源于前肋软骨交界处。骨软骨瘤通常发生在年轻男性，作为一种无症状的肿瘤起源于肋骨皮质。嗜酸性肉芽肿是恶性纤维组织细胞增多症的良性成分，主要影响男性。颅骨和肋骨受累是常见的，在影像学评估中表现为膨胀性病变。单发病灶宜行切除活检，多发病灶宜行放疗。动脉瘤性骨囊肿发生在肋骨，可能与先前的创伤有关。影像学特征包括爆裂的溶解病灶（图 58.33）。为了诊断和减轻疼痛，建议切除。

恶性骨肿瘤包括软骨肉瘤，软骨肉瘤是胸壁最常见的恶性肿瘤，占所有骨肿瘤的 20%。软骨肉瘤出现在生命的第三和第四个十年。影像学特征包括一个界限不清的肿瘤肿块，正在破坏皮质骨。宽切缘切除术（3 ～ 5 cm）是治疗的选择之一。完全切除后的 5 年生存率约为 70%。骨肉瘤（骨原性肉瘤）最常见于青少年和青年的长骨。胸部原发性骨肉瘤占恶性肿瘤的 10% ～ 15%。肿瘤生长迅速，影像学特征包括 CXR 上的太阳放射状。尤文氏肉瘤通常发生于年轻男性的骨盆、肱骨或股骨。它是第三种最常见的恶性胸壁肿瘤（5% ～ 10%）。影像学特征包括骨膜隆起和骨重塑的洋葱皮外观。采用多种治疗方法，5 年生存率为 50%。孤立性浆细胞瘤是一种罕见的肿瘤，发生于老年男性，是一种由浆细胞引起的疼痛性孤立性肿瘤。多发性骨髓瘤是同一肿瘤发生在一个以上的位置。影像学特征包括骨弥漫性、虫蛀或穿孔外观。全身性疾病可通过血清蛋白电泳、尿液分析（Bence-Jones 蛋白）和骨髓抽吸确诊。孤立性浆细胞瘤推荐应用局部放疗治疗。

软组织肿瘤

软组织肉瘤是最常见的原发性胸壁恶性肿瘤。穿刺或切口活检以确定诊断（图 58.34）。局部切除术（3 ～ 5 cm）是必要的。尽管存在假性包膜，但这些肿瘤不应被剥出。完全切除与良好的局部控制和延长生存率有关。化疗和放疗的联合治疗可以作为多学科治疗计划的组成部分。

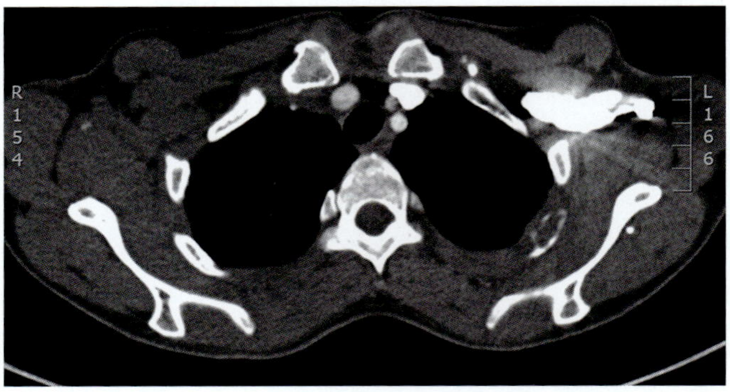

图 58.33 动脉瘤样骨囊肿

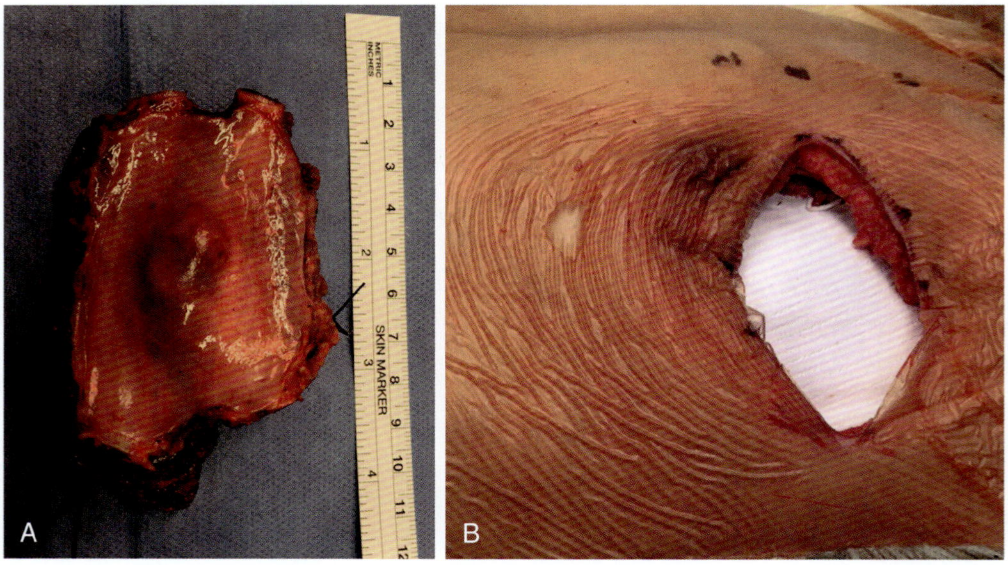

图 58.32 9 岁儿童胸壁滑膜肉瘤。（A）左侧胸壁段（第 3 和第 4 肋骨）。完全切除。最终病理结果证实了宏观上清晰的边缘。（B）用合成聚四氟乙烯 Gore-Tex 补片重建胸壁缺损

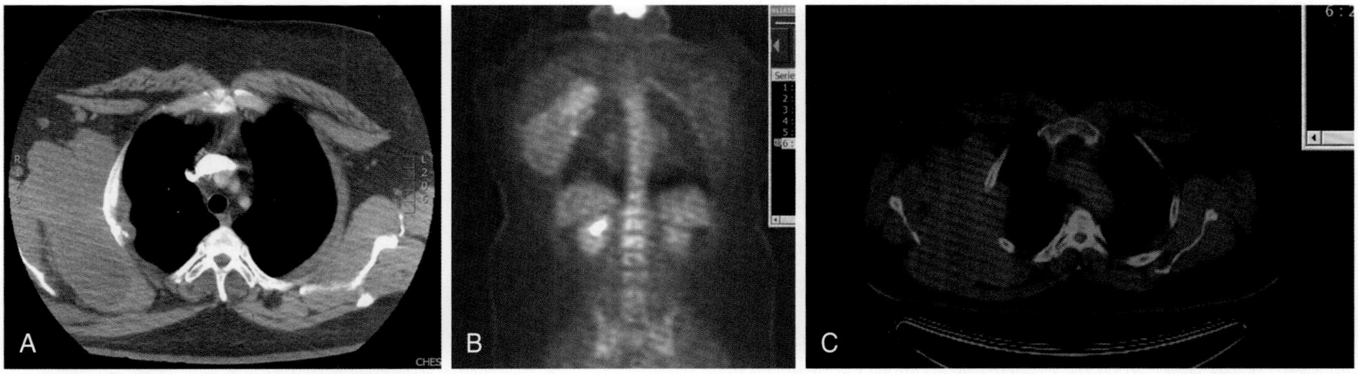

图 58.34 （A）CT 图像显示原发性胸壁肿瘤，右侧外侧和后胸壁硬纤维瘤。（B）^{18}F- 氟脱氧葡萄糖正电子发射断层扫描（FDG-PET）显示轻度 FDG 活性。未发现转移灶。（C）CT 与 FDG-PET 融合图像。肿瘤切除范围包括胸壁肌肉组织和胸壁。重建采用假体材料，并需要肌肉皮瓣

转移性肿瘤

转移性肿瘤可通过直接延伸、淋巴转移或血行转移而累及胸壁。肺癌和乳腺癌可直接侵犯胸壁，如发现，应在切除原发肿瘤的同时进行胸壁切除术。

胸壁感染

胸壁感染相对少见。软组织坏死继发于感染和放射性损伤占当今胸壁切除术的大多数，与恶性肿瘤无关。胸壁感染的风险因免疫系统受损和该地区的手术或创伤史而显著增加。此外，有静脉用药史的患者患胸骨锁骨、胸骨软骨和胸骨柄关节感染性关节炎的风险也会增加[53]。在胸部感染的诊断中，临床发现和实验室检查可能是不可靠的或非特异性的。胸部 CT 可以准确检测骨骼破坏情况，MRI 可以显示软组织受累情况。CT 和超声也可能是有用的辅助工具，指导经皮活检和引流程序。

炎性乳腺癌不是一种感染，但可能类似于胸壁感染。可能需要活检来确认诊断。蒙多病，即胸部和前胸壁浅表静脉血栓性静脉炎，也不是一种感染。超声或活检可能是必要的，以确认诊断。Tietze 综合征或软骨炎通常是自限性的，可以用非甾体抗炎药和休息来治疗。由于软骨的血液供应有限，这一区域的感染可能很难诊断。可能需要清创和重建。胸骨伤口感染是胸骨正中切开术或心脏手术后的并发症。自发的原发性胸壁感染可由免疫抑制、耐药微生物（包括结核病或艾滋病毒感染）等多种因素引起。

胸部创伤

胸部创伤占所有创伤的 10% ～ 15%，30% ～ 55% 的多发创伤涉及胸壁。据报道，10% ～ 15% 的胸部钝挫伤会导致连枷胸，总死亡率约为 20%。胸部损伤多具有共同的性质，且大多数不需要任何外科干预。钝性创伤是由于胸部明显受压、肋骨骨折、软组织损伤，及由拉伸–剪切应变效应造成的不同程度的胸内损伤造成的。开放性胸壁伤通常为穿透性胸壁伤[54]。

胸部 X 线平扫和胸部 CT 常作为胸壁创伤的二次检查的一部分。CT 可以识别肋骨、实质或其他异常。钝性胸壁创伤通常导致胸壁组织和肺实质的挫伤。支持性护理是必要的。

肋骨骨折可能是钝性胸壁创伤后最常见的创伤。4% ～ 10% 的住院创伤患者通常伴有肋骨骨折。气胸、血胸或血气胸是肋骨骨折需要胸腔管造口手术时常见的相关表现。

症状包括吸气时疼痛和局部点压痛。平片可以确诊。最佳的治疗包括适当的疼痛缓解、积极的物理治疗、锻炼肺功能，和半坐姿。

遇到肋骨骨折的某些部位需要特别注意。在最上面三根肋骨骨折时，应考虑臂丛和胸廓出口血管损伤的可能性，包括主动脉破裂。中间区域骨折（第三至第八肋骨）应仔细诊断，因为 6% ～ 8% 的肋骨骨折是双侧的，如果疼痛缓解或气管支气管通气不足，很容易在长期损害肺功能。高龄、吸烟、潜在肺部疾病和患者依从性低是严重发病的不良预后因素。如果最下面肋骨（第九根及以下肋骨）骨折，应排除潜在的肝、脾和肾损伤。也可能同时存在膈肌撕裂。肋骨骨折时应怀疑有挫伤或下层结构损伤。

连枷胸多根肋骨骨折可能会导致连枷胸，即至少四根肋骨在同一侧的两个不同位置发生骨折。连枷胸会导致胸壁不稳定，在呼吸过程中出现反常运动（例如，吸气负相时凹陷，呼气正相时挤出）。连枷胸常

伴有潜在的肺挫伤，应通过缓解疼痛、稳定胸壁，甚至机械通气来进行支持治疗。对于引起严重畸形的连枷胸和顽固性疼痛的例外，没有明确的指南来定义适应证。

胸骨损伤是不常见的，可能是由前胸部的钝挫伤造成，典型的是在机动车辆事故中方向盘损伤造成的。必须考虑潜在的心脏损伤，如主动脉破裂、心脏挫伤、心包积液或心律失常。心律监测、心电图和心肌酶的连续观察和超声心动图被用来排除这些损伤。锁骨骨折可能与大血管或臂丛损伤有关。推荐支持性护理和稳定治疗。

胸廓出口综合征

胸廓出口综合征（Thoracic outlet syndrome，TOS）是指胸腔入口区锁骨下血管和臂丛神经受到压迫。症状通常继发于神经损伤；然而，也有血管和神经血管症状的报道。中年女性最常受TOS的影响。锁骨下血管和臂丛神经在胸廓入口和上肢之间通过时，可以在不同的位置受到压迫（图58.35）。从内侧到外侧，这些解剖区域如下：

1. 斜角肌间隙（动脉和神经）
2. 肋锁间隙（静脉）
3. 喙突下区（动脉、静脉、神经）

诊断

TOS相关的症状因被压缩的解剖结构而异。90%以上的病例报道有神经源性表现。锁骨下动脉受压的症状包括疲劳、无力、寒冷、上肢跛行、血栓形成和感觉异常。很少发生远端栓塞的血栓形成，手部产生血管舒缩症状（雷诺现象）或缺血性改变。静脉受压导致水肿、静脉扩张、侧支形成和患肢发绀。静脉性TOS的特征可能是上肢水肿、静脉扩张，或血栓形成，也称为Paget-Schroetter综合征。

神经源性TOS最初由临床诊断。客观评价TOS包括胸片和颈椎片，可能出现颈椎肋骨或颈椎骨质退行性改变。CT和MRI有助于排除椎间孔狭窄或颈椎间盘病变。多普勒研究和（或）血管成像（使用CT或传统血管造影/静脉造影）可能用于评估血管损害的程度，评估动脉瘤形成或静脉血栓形成。神经源性TOS需要通过神经传导研究来确定神经传导减慢的区域，并排除其他压迫综合征，如腕管综合征。大多数神经源性TOS患者首选非手术治疗。对于有持续

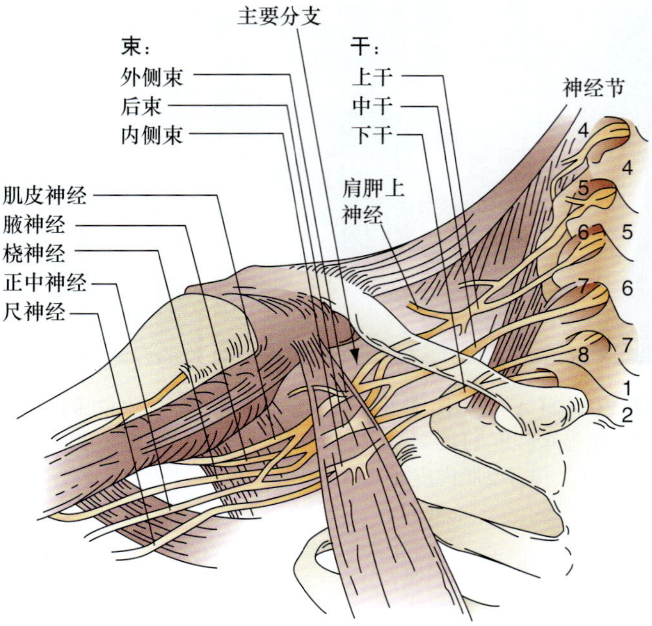

图58.35 臂神经丛详细解剖图（From Urschel HC，Razzuk M. Upper plexus thoracic outlet syndrome：Optimal therapy. Ann Thorac Surg. 1997；63：935-939.）

症状、肌肉萎缩或进行性缺陷的神经源性TOS患者，手术是必要的。血管性TOS必须通过客观的研究加以证实。

进行临床操作以评估疑似有TOS的患者，以确定桡动脉搏动的消失或减弱或再现神经症状。需要一个明确、客观、有效的TOS定义。对非特定症状的唤起性测试如下（图58.36）：

- Adson（斜角）测试。当颈部完全伸直，头部转向患侧时，患者最大限度地吸气并屏住呼吸。这一做法使前斜角肌和中斜角肌之间的空间变窄，导致锁骨下动脉和臂丛受压。同侧桡动脉脉冲减少或消失提示受压。
- 霍尔斯特德（肋锁）试验。指导患者将肩部置于类似军人立正位（向后向下拉），以缩小第一肋骨和锁骨之间的肋锁骨空间，造成神经血管压迫。神经症状再现或同侧桡动脉脉搏减弱或消失提示受压。
- Wright（过度外展）测试。患者的手臂呈180°，这导致喙下区域的神经血管结构被胸肌肌腱、肱骨头或喙突压迫。同侧桡动脉搏动减弱或消失提示受压。
- 鲁斯（Roos）测试。患者将受累手臂外展90°，同时旋转肩膀。保持这种体位，通过快速张开和握紧手部3分钟来进行改进的Roos

测试，试图重现症状。此外，可以通过刺激试验检测神经源性损伤，如敲击神经（Tinel 征）或弯曲肘部或手腕（Phalen 征）。

管理

TOS 的治疗结果是可变的，因为除了临床诊断外，TOS 的客观诊断标准不一致。TOS 的初始管理是非手术的。需要进行物理治疗。避免重复的上肢机械工作和肌肉损伤。手术适应证包括保守治疗失败、进行性神经症状、尺神经或正中神经传导速度减慢、锁骨下动脉狭窄或闭塞、腋窝或锁骨下静脉血栓形成。手术的主要目的是释放胸腔出口处的狭窄 / 压力点。这在大多数病例中是通过从第一肋骨剥离前斜角肌和中斜角肌并切除肋骨（在有副肋骨的情况下切除）实现的。其他的干预措施可能包括从喙突的插入处释放胸小肌，以及沿臂丛的致密纤维化的神经松解。锁骨上、轴向、后侧和胸腔镜 / 机器人入路已用于第一肋骨切除术。无论入路如何，臂丛、膈神经、肺胸神经、锁骨下静脉和动脉的识别和保留是手术的关键组成部分。手术处理可以提供良好的结果（在适当选择患者的情况下）。为了比较 TOS 的手术与不手术的结果，需要有客观商定的结果测量和临床试验。手术治疗 5 年的成功率为 70%。复发症状可促使多达三分之一的患者再次手术[55]。

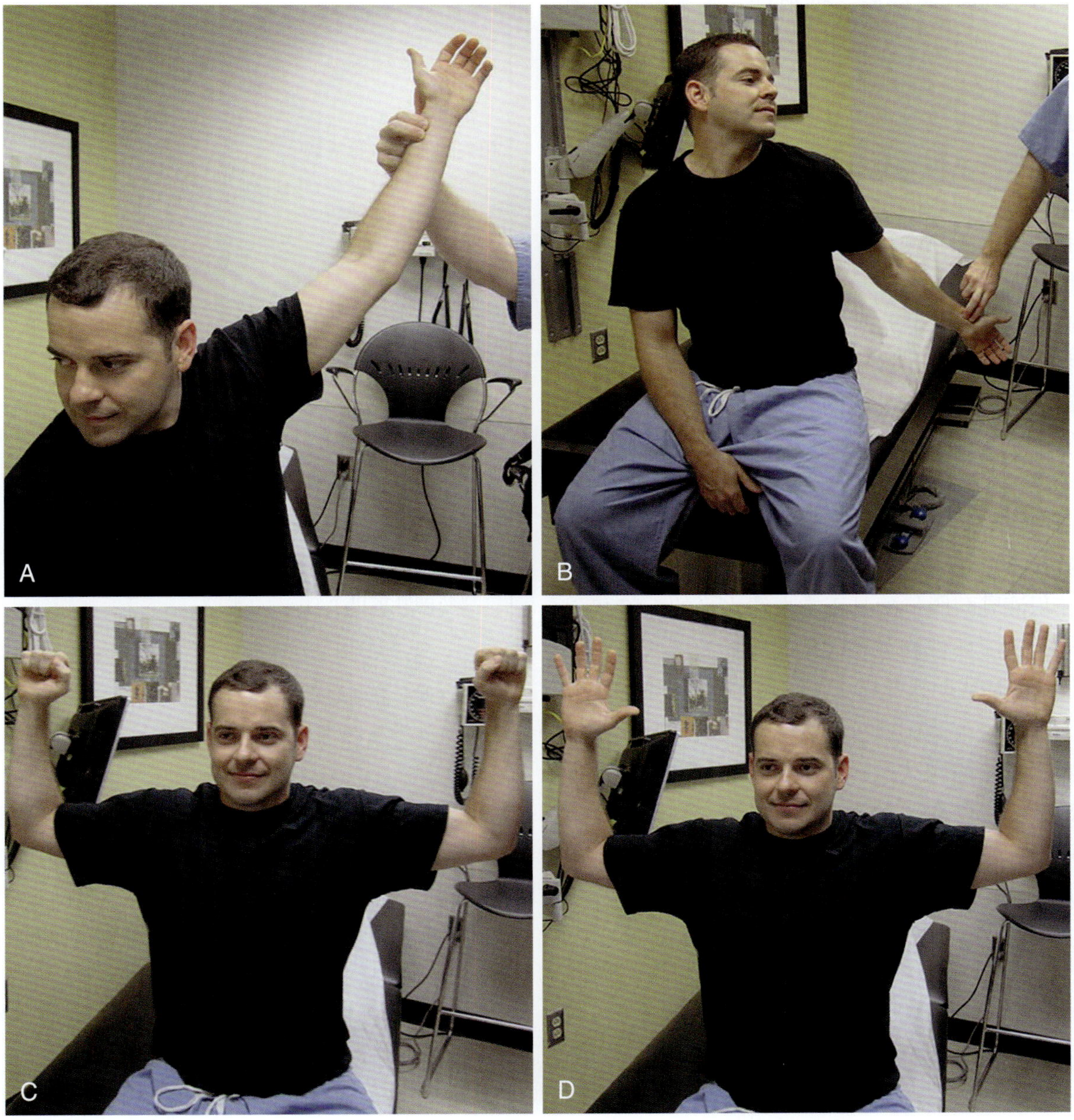

图 58.36 显示胸廓出口综合征刺激性物理试验的临床照片。（**A**）Wright 测试；（**B**）Adson 测试；（**C** 和 **D**）Roos 测试（From Kuhn JE，Lebus VG，Bible JE. Thoracic outlet syndrome. J Am Acad Orthop Surg. 2015；23：222-232.）

胸膜

胸膜腔积液

胸膜腔是一种潜在的间隙，通常由少量胸膜液分隔脏胸膜和胸膜壁层。许多良性和恶性胸膜腔问题可以破坏液体产生和吸收的平衡，导致各种胸膜腔问题，包括空气、液体或同侧肺实质和心脏肿瘤的占位效应增加、感染，或呼吸困难和肺功能障碍。胸腔积液的原因是多种多样的（框 58.3）。

液体在胸膜上的流动受斯塔林毛细管交换定律的支配。胸膜液体的量是由胸膜腔和胸膜毛细血管内的压力的平衡控制的。在正常情况下，净压力使液体从胸膜壁层进入胸膜腔。据估计，胸膜腔中含有少量液体（≈ 0.3 ml/kg），稳态时液体周转量约为 0.15 ml/（kg · h）。在生理条件下，大多数胸膜液也通过胸膜壁层的淋巴管被重新吸收，因为进入胸膜腔的蛋白质不能进入相对不透水的脏层胸膜。壁层胸膜及其淋巴管具有显著的蛋白质和液体清除能力。少量的积累和吸收的不平衡可以导致胸腔积液的发展，其原因包括静压增高、胸膜负压增高、毛细血管通透性增高、血浆渗透压降低、淋巴引流减少或中断。

胸腔积液分为漏出液和渗出液。漏出液缺乏蛋白质，导致胸膜腔内液体平衡的改变。渗出液富含蛋白质，可能与胸膜或淋巴再吸收破坏有关。引流后，根据 Light 标准对液体进行评估。渗出物的定义为①胸腔积液蛋白-血清蛋白比值大于 0.5；②胸膜液乳酸脱氢酶（LDH）与血清乳酸脱氢酶（LDH）比值大于 0.6，或③胸腔积液乳酸脱氢酶是正常血清水平的 1.67 倍以上。此外，还应评估胸腔积液的视觉特征（浆液、血性、乳状、混浊或明显化脓）。胸膜液应进行细胞学分析；细胞计数；革兰氏染色；需氧、厌氧和真菌微生物的培养；结核病测试；同时进行胸腔积液和血清蛋白、葡萄糖、乳酸脱氢酶和 pH 的检测。胸腔积液患者的治疗目标包括获得诊断、缓解或消除呼吸困难等症状、促进肺复张、减少或避免住院治疗[18, 56]。

框 58.3 胸腔积液

突发性积液的原因

充血性心力衰竭
肝硬化
肾病综合征
低白蛋白血症
液体滞留 / 过量
肺栓塞
肺叶塌陷
Meigs 综合征

恶性渗出性积液的原因

- 原发性肺或转移性癌
- 淋巴瘤
- 间皮瘤

传染性

- 细菌（parapneumonic）/ 积脓症
- 肺结核
- 真菌
- 病毒
- 寄生

相关的胶原血管疾病

- 类风湿关节炎
- 韦格纳肉芽肿病
- 系统性红斑狼疮
- 变应性肉芽肿综合征

腹部 / 胃肠疾病相关

- 食管穿孔
- 膈下脓肿
- 胰腺炎 / 胰腺假性囊肿
- Meigs 综合征

其他

- 乳糜胸
- 尿毒症
- 结节病
- 冠状动脉搭桥术后
- 放疗 / 外伤
- 杜丝勒综合征
- 肺栓塞合并肺梗死
- 石棉肺相关

良性胸腔积液

大多数良性胸腔积液是渗出液，自由流动，没有腔隙形成，治疗应针对潜在的原因，如充血性心力衰竭、腹水，或营养不良。典型的症状是呼吸困难或咳嗽。胸腔积液可以通过 X 线检查确定；300 ml 液体的存在可导致直立位 CXR 肋膈角钝化。临床检查可检出 500 ml 或更多的液体。最初的胸腔穿刺应达到完全引流，以便诊断和治疗。此外，应寻找肺完全复张的影像学证据。肺不能完全复张说明肺被“困住”，这可能需要进行去皮层处理，特别是在呼吸困难等症状持续的情况下。胸腔穿刺后症状的缓解通常表明胸腔积液就是病因。有时，胸腔穿刺术不能缓解症状，需要考虑其他诊断。

可能会出现复发性积液，可能需要再次进行为胸腔穿刺术。可考虑其他治疗方法，如胸管插入（管式胸廓造口术）或胸腔镜下引流加或不加机械和化学胸膜固定术。内脏和壁层胸膜对位是实现胸膜固定的必要条件。积液的引流既可诊断又可治疗。可放置硬化剂促进胸膜粘连。这种胸膜固定术最有效的方法是将 5 g 滑石粉和 100 ml 生理盐水混合，通过胸引流管注入胸膜腔。电视辅助胸腔镜引流积液也可用于诊断和治疗。胸膜活检或楔形肺切除术可以很容易地进行，以方便诊断。在手术中，通常使用机械胸膜磨损或滑石粉化学胸膜固定术。在一侧胸腔喷洒滑石粉，覆盖所有胸膜内脏表面（如滑石粉垫块）。通常不需要进行胸膜切除术；但是，持续性胸腔积液和肺部受困可能无法采用更保守的措施。可能需要进行去皮层手术。

恶性胸腔积液

已知或既往恶性肿瘤患者可发展为 MPE。在 25% 的 MPE 中，在两次胸腔穿刺后的液体中均没有做出肿瘤的组织学诊断。为了缓解呼吸困难，需要引流（图 58.37）。

MPE 是一种细胞病理阳性的积液。并非所有与恶性肿瘤相关的胸腔积液都是直接侵犯或胸膜转移受累引起的。其发展的其他机制（支气管或淋巴阻塞、低蛋白血症和因膈下受累引起的蓄积）也存在。虽然反复的细胞学评估胸腔积液有很高的阳性和阴性预测价值，但这种诊断程序有很大的局限性。70% ～ 80% 的患者在三次胸腔穿刺术后得到癌症诊断。92% 的患者可通过胸腔镜检查明确诊断。

MPE 患者的中位生存期为 90 天。乳腺癌和 MPE 患者的中位生存期约为 5 个月。淋巴瘤患者通常有较长的中位生存期。MPE 的局部治疗不影响全身性疾病过程，但可能提供显著的症状缓解。根据症状反复进行胸膜穿刺可能有助于缓解呼吸困难。另外，还应考虑置入长期留置的胸膜导管，因为这些装置不仅可以反复引流 MPE，而且在高达 70% 的病例中还可能导致胸膜腔积液。另一种治疗方法是插入猪尾管或胸管，尝试滑石胸膜固定术。治疗的并发症包括胸腔积血、积液、脓胸、胸膜固定术失败而积液复发，以及肿瘤生长和纤维蛋白沉积在肺上引起的肺扩张受限。开放手术胸膜切除术和胸膜固定术是应用于那些其他治疗失败和有相当长的预期寿命的患者。滑石粉浆液经胸管插入和引流与胸腔镜下滑石粉胸膜穿刺术同样有效。

积脓症

脓胸是胸膜腔的感染，通常是渗出物。脓胸以急性期开始，液体稀薄，可通过胸管或小口径导管完全引流。这一过程通常会随着液体变得更加浑浊和黏稠而恶化，并开始形成分隔。黏液脓性碎片出现在胸膜腔内并压迫肺实质。机化期或慢性期表现为更广泛的肺扩张受限，毛细血管增生，形成胸膜皮，使肺萎陷。

脓胸通常发生在肺感染引起的反应性胸腔积液之后。这些感染历史上是由链球菌或肺炎球菌性肺炎引起的。而目前，革兰氏阴性菌和厌氧菌是脓胸的常见原因。结核性脓胸也可确诊。脓胸可由外伤或胸外科手术（残留胸膜腔或支气管胸膜瘘）、血液学扩散、肺或纵隔脓肿破裂或食管穿孔引起。

典型症状包括全身不适、发烧、食欲不振和体重减

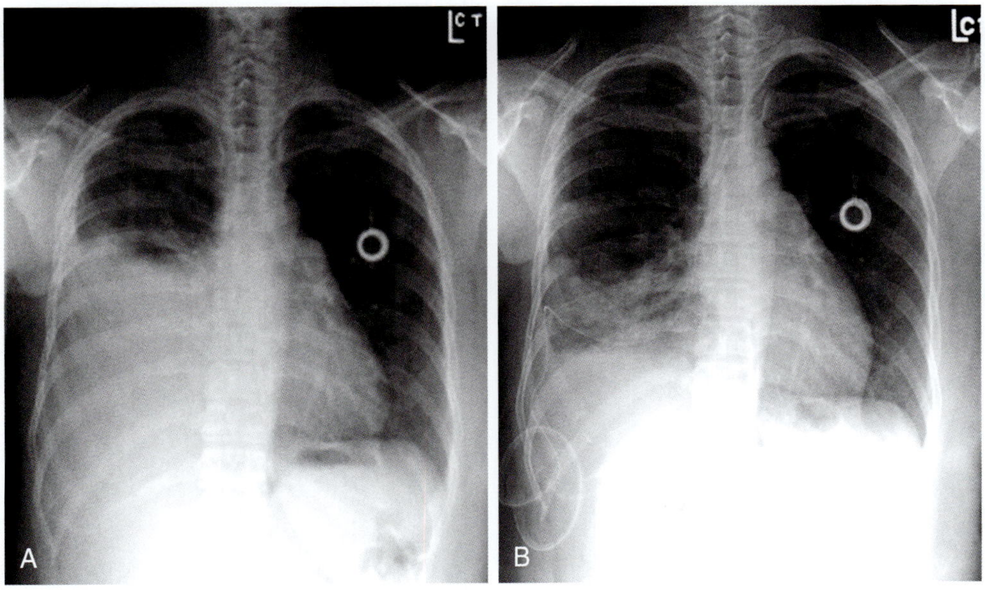

图 58.37 （**A**）恶性胸腔积液导致呼吸困难。长期留置胸膜导管作为一个门诊程序，以便在家引流，防止呼吸困难。不需要住院治疗。（**B**）排水。长期留置胸膜导管对肺滞留患者有效。隔天引流可减少对侧肺损伤，防止纵隔移位

轻等全身症状。如果有肺部感染，咳嗽和呼吸困难是常见的。评估包括胸部和上腹部的X线平扫和CT扫描。

脓胸的治疗取决于疾病的范围和部位。需要完全引流 。通常开始使用抗生素和支持性护理（例如，液体、营养、皮肤护理）。单纯性胸腔积液可以通过超声引导下置入胸膜引流管（猪尾导管）来实现完全引流。多房分隔性胸腔积液可能需要一个以上的导管。较大口径的胸管可能有助于浊性积液的引流。使用纤溶剂是有效的。使用胸膜内组织纤溶酶原激活剂和脱氧核糖核酸酶可改善胸膜腔的引流，减少手术引流的需要。胸腔镜下胸膜剥脱术和开胸清创术或开胸胸膜剥脱术用于治疗失败、持续出现呼吸困难、多房分隔或持续脓毒症。

肺叶切除术或全肺切除术后的支气管胸膜瘘易引起脓胸。支气管胸膜瘘的治疗需要评估瘘管的潜在原因，引流感染，消除残留的胸膜腔，并进行一般的支持治疗。慢性脓胸伴胸膜腔残留可通过引流、纱布填塞或皮瓣（Eloesser 皮瓣）治疗，最终进行肌肉移位和皮肤闭合治疗。很少需要肺切除术或胸膜肺切除术。

乳糜胸

乳糜胸是乳糜从胸导管排入胸膜腔引起的。乳糜是一种乳白色的液体，含有高浓度的三酰甘油、乳糜微粒和白细胞。它营养丰富，依赖患者的饮食状况。这可能是明确的。乳糜胸有多种原因（框 58.4）。

乳糜胸的症状包括呼吸困难或咳嗽。此外，由于慢性乳糜漏造成的营养后果（如脂肪、蛋白质流失）和泄漏量（每天 0.5 ～ 3.0 L），必须补充液体和营养，并纠正根本问题。诊断可通过胸腔穿刺术或用胸管引流。胸膜液乳糜微粒分析可证实诊断。最初采用保守措施，如中链三酰甘油饮食或全肠外营养和奥曲肽治疗。如果保守措施失败，可在第 7 ～ 14 天考虑手术干预。通常通过右开胸或胸腔镜结扎胸腔导管，通过膈裂孔进入胸腔。在手术时通过鼻胃管放置橄榄油或冰淇淋可增加乳糜引流到术野，并有助于识别胸导管破裂的区域。近年来，经皮穿刺和导管阻塞技术作为治疗乳糜漏的一种有效且微创的方法出现。

气胸

气胸是胸膜腔内空气的积累。它可能是由于创伤、手术、针吸、中心静脉插管、机械通气引起的压力增加或肺部疾病（如 COPD、囊性或肺纤维化）或其他情况（如月经性气胸）造成的（框 58.5）。原发性自发性气胸是胸膜下气泡或其他肺部疾病的结果。张力性气胸发生时，空气持续进入胸膜腔而不减压。这导致胸腔内正压，使肺和纵隔受压，纵隔移位到对侧胸部，通气和静脉回流减少，患者心肺衰竭后死亡。立即用细针穿刺或胸管插入减压术可以挽救生命。

框 58.4 乳糜胸

- 外伤（胸部及颈部）
  - 钝器伤
  - 穿透
- 医源性
  - 置管，特别是锁骨下静脉
  - 术后
  - 颈部 / 锁骨上淋巴结切除
  - 颈部或胸部根治性淋巴结清扫
  - 肺、食管或纵隔切除术
  - 胸主动脉瘤修补术
  - 交感神经切除术
  - 先天性心血管手术
- 肿瘤
  - 淋巴瘤，肺、食管或纵隔肿瘤
  - 转移性癌
- 传染性
  - 淋巴结结核
  - 纵隔炎
  - 上行淋巴管炎
- 其他
  - 淋巴管平滑肌瘤
  - 先天性静脉血栓形成

框 58.5 气胸

- 自发的
  - 原发
  - 继发
    - COPD
    - 大疱病
    - 囊性纤维化
    - 肺孢子菌相关
    - 先天性囊肿
    - IPF
    - 肺栓塞
  - 月经性
  - 新生儿
- 创伤性
  - 穿透
  - 钝器伤
- 医源性
  - 机械通气
  - 穿刺：胸腔穿刺，FNA 肺结节，中心静脉插管
  - 术后

COPD：慢性阻塞性肺疾病；FNA：细针穿刺；IPF：特发性肺纤维化。

气胸的症状包括疼痛和呼吸困难。自发性气胸患者多为高瘦的年轻男性。诊断影像包括 X 线检查，偶尔也有 CT。胸腹顶部出血和肺大疱常见。CT 扫描可用于评估自发性气胸或其他隐匿性肺部疾病的原因。皮下肺气肿可能存在，也可能不存在。

治疗取决于病灶大小和症状。较小的气胸可能会随之发生，并且可能会自行消失，特别是在肺活检针吸后发生的气胸。气胸进展需要介入引流。最初的自发性气胸可通过小口径导管引流或胸腔插管引流治疗，待气腔缩小并停止漏气后再进行治疗。持续漏气（＞5 天）或肺不能完全扩张提示可能需要额外的干预。

对于自发性气胸持续或复发或发展为对侧气胸的患者，建议进行手术干预。经历过自发性气胸事件且未做过手术的患者应避免从事高风险职业（如潜水员、飞行员），因为复发的风险不可忽略。手术修补通常包括胸腔镜检查，以确定顶部出血点，然后用内镜下吻合器将其切除。对顶叶胸膜进行机械磨损。对于恶性肿瘤患者或年龄较大的患者，可考虑使用滑石粉进行胸膜固定。

间皮瘤

弥漫性恶性胸膜间皮瘤（malignant pleural mesothelioma，MPM）是一种高度侵袭性的恶性肿瘤，起源于壁层和内脏胸膜的间皮细胞。MPM 发病机制与石棉接触密切相关，在初次接触和疾病发展之间存在一个漫长的潜伏期（15 ～ 40 年）。组织学亚型包括上皮型、肉瘤型或混合型。单纯上皮组织活检预后较好。症状包括呼吸急促、咳嗽、胸腔积液、体重减轻、胸痛和发烧。诊断影像学包括 CXR、CT、MRI 和 FDG-PET 扫描，以确定肿瘤浸润程度和评估隐蔽性转移，包括纵隔转移。通过超声心动图来确定心脏的受累和功能。诊断通过胸膜活检，这可能包括胸腔穿刺或单独的胸膜活检或通过胸腔镜或开放技术的切口活检。疾病分期由胸部肿瘤的范围和侵袭性（T 分期）、肿瘤向胸内外淋巴结的扩散（N 分期）和是否存在转移（M 分期）决定。由于临床症状的潜伏性，大多数 MPM 患者被诊断为晚期疾病。在这种情况下，存活率极低，从 4 ～ 12 个月不等。晚期化疗方案可能会在一定程度上延长生存期（中位生存期为 19 个月），但不能治愈（5 年生存率＜ 5%）。对于确诊为早期疾病、组织学类型为上皮型和功能状态良好的患者，可考虑采用基于多模式手术的治疗方法。各种以顺铂为基础的新辅助和辅助化疗和放疗方案都是可用的，这些方案都可与手术一起进行的，以达到延长生存期的目的。MPM 的手术目的是完成肿瘤的宏观切除（complete macroscopic resection，CMR）。这可以通过胸膜外全肺切除（EPP——通过大的后外侧开胸切除整个肺，包括脏层和壁层胸膜以及膈肌＋/－心包）或扩大胸膜部分切除术和去骨瓣化（EPD——切除壁层和脏层胸膜和膈肌＋/－心包，同时通过大的后外侧开胸保留肺实质）来实现。EPP 是 MPM 最广泛的手术，它被认为提供了最广泛的 CMR，但它与高死亡率（5% ～ 20%）和发病率（40% ～ 60%）相关。EPD 是一种保留肺的手术，提供的 CMR 稍少；然而，它比 EPP 安全得多。因此，在许多中心，EPD 已经取代 EPP 成为 MPM 中实现 CMR 的首选程序。完成 MPM 多模式治疗的患者的中位生存期为 24 ～ 36 个月。MPM 患者的姑息治疗可包括胸膜留置导管的插入和胸膜固定术[57]。

胸膜孤立性纤维瘤

孤立性纤维瘤是罕见的纤维母细胞间叶性肿瘤，发生于胸膜脏层或胸膜壁层。它们很少转移；然而，可能发生局部复发和恶性转化为肉瘤型肿瘤。肿瘤常以细蒂附着在胸膜上，并可长得相当大。在大多数病例中，症状与胸部占位效应有关，高达 20% 与杵状指和肺性肥大性骨关节病有关。治疗的基础是手术切除肿瘤、肿瘤蒂和肿瘤蒂底部的胸膜 / 肺。在绝大多数病例中，楔形肺组织切除足以去除肿瘤蒂和其他肺黏附。需要对这些患者进行长期随访。

纵隔

纵隔异常可表现为筛查 CXR 发现的无症状肿块，或伴有明显症状，包括缺氧、面部肿胀和急性呼吸窘迫。症状与特定纵隔结构的受累有关。胸部 CT 和 MRI 增强成像对纵隔肿块的特征性表现起着至关重要的作用。通过细针抽吸或芯针活检或外科活检可能需要做出诊断并确定最佳治疗。成人和儿童的纵隔肿块不同。成人最常见的纵隔肿块（框 58.6）是胸腺瘤和胸腺囊肿、神经源性肿瘤、其他囊肿、生殖细胞肿瘤、淋巴瘤。在儿童中，最常见的病理类型是神经源性肿瘤、生殖细胞肿瘤、原发性囊肿和淋巴瘤。心包囊肿和胸腺瘤在儿童中并不常见。恶性纵隔肿瘤占成人纵隔肿块的 25% ～ 50%。淋巴瘤、胸腺瘤、生殖细胞瘤、原发癌和神经源性肿瘤是最常见的。

框 58.6 纵隔：原发性纵隔肿瘤和囊肿的分类

胸腺瘤
- 胸腺癌

淋巴瘤
- 霍奇金病
- 淋巴母细胞淋巴瘤
- 大细胞淋巴瘤

生殖细胞肿瘤
- 畸胎囊肿（良性或恶性）
- 精原细胞瘤
- 非精原细胞瘤
  - 胚胎的
  - 绒毛膜癌
  - 内胚层的

原发性癌
- 间质肿瘤
  - 纤维瘤 / 肉瘤
  - 脂肪瘤 / 肉瘤
  - 平滑肌瘤 / 肉瘤
  - 横纹肌肉瘤
  - 黄色肉芽肿
  - 黏液瘤
  - 间皮瘤
  - 血管瘤
  - 血管内皮瘤
  - 血管外皮细胞瘤
  - 淋巴管瘤
  - 淋巴管肌瘤
  - 淋巴管周细胞瘤
- 内分泌肿瘤
  - 胸内甲状腺
  - 甲状旁腺腺瘤 / 癌
  - 良性肿瘤

类癌
- 支气管
- 心包
- 肠
- 胸腺
- 胸导管
- 非特异性

大淋巴结增生
- 巨大淋巴结增生症

软骨瘤

髓外造血神经源性肿瘤

神经源性肿瘤
- 神经纤维瘤
- 神经鞘瘤
- 副神经节瘤
- 神经节神经纤维瘤
- 神经母细胞瘤
- 化生细胞瘤
- 神经肉瘤

许多纵隔病变发生在纵隔内的特定部位（图 58.38）。它们可能由于压迫或侵犯邻近结构而引起特定症状。大约一半纵隔肿块位于前上纵隔，其余部分位于后纵隔和中纵隔。

前上腔室

纵隔的前上腔室与胸骨腹侧下表面、心包背侧和肺胸膜侧面（在胸膜和心包的贴合处）接壤。在 40 岁以上的成年人中，胸腺瘤是前纵隔最常见的肿瘤，其次是胸骨后甲状腺肿。其他病理类型包括淋巴瘤、精原细胞瘤、非精原细胞瘤生殖细胞瘤和畸胎瘤。在 10 ～ 40 岁之间，女性淋巴瘤和畸胎瘤以及男性淋巴瘤、精原细胞瘤、非生殖细胞瘤和畸胎瘤是前纵隔最常见的肿瘤。在 10 岁以下的儿童中，淋巴瘤和畸胎瘤是最常见的前纵隔肿瘤。在这个年龄组，良性胸腺疾病，如胸腺囊肿或增生，也会遇到。前纵隔的其他病变包括可能在胸腺内发现的类癌和原发性纵隔癌，这些肿瘤通常不能切除，治疗效果差（图 58.39）[58]。

中部区域

中间（或内脏）腔室从（并包含）胸廓入口（上部）、心包（前）延伸到椎体（后）的前表面。淋巴瘤可发生在中纵隔。心脏和大血管的肿瘤，以及气管、主支气管和食管的肿瘤都可以认为是中隔肿瘤。良性疾病，如心包囊肿和支气管囊肿，也发生在这

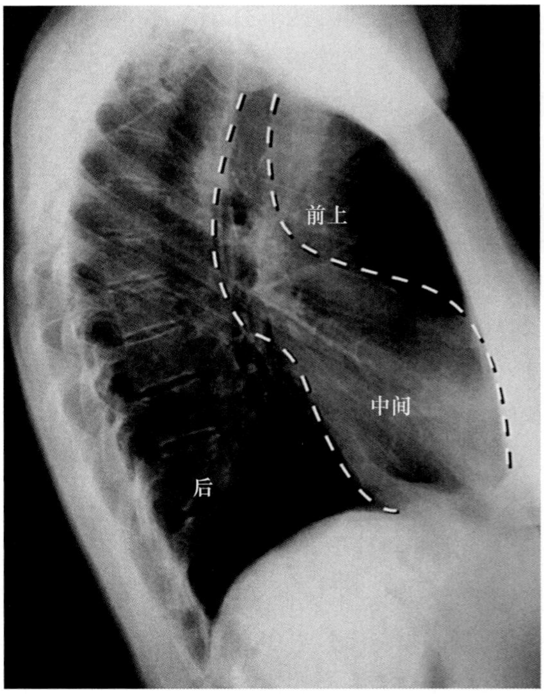

图 58.38 侧位胸片显示纵隔分为三个解剖亚区

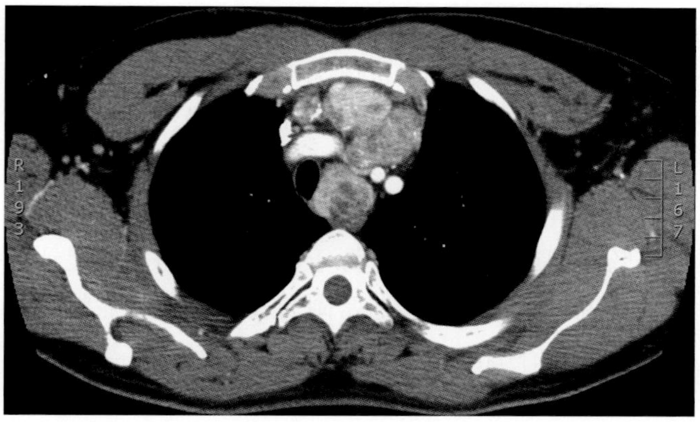

图 58.39　纵隔内甲状腺癌。肿瘤经胸骨正中切开术切除。没有发现肿瘤侵犯。完全切除

里。血管肿块和增大可能代表主动脉病变，如动脉瘤、脓肿或夹层。

后椎沟室或椎旁沟室

后腔室前面是中间腔室，侧面是肋膈角。神经源性肿瘤通常是纵隔最常见的原发肿瘤，大约 25% 的肿瘤是恶性的。这些肿瘤位于椎旁沟内，可侵蚀邻近的椎体或肋骨。神经鞘瘤和神经瘤是最常见的神经源性肿瘤。神经纤维瘤起源于神经鞘和神经纤维，多发于中年患者。在儿童中，神经节神经瘤是最常见的神经源性肿瘤。后纵隔肿瘤常常在症状出现前体积变得很大。手术切除这些神经源性肿瘤通常是首选的方法。

神经嵴细胞的胚胎发育是形成纵隔神经内分泌肿瘤的基础。嗜铬细胞瘤中，1% 发生在纵隔内。趋化细胞瘤或副神经节瘤可起源于主动脉和大血管（包括颈动脉）周围的化学受体组织。儿茶酚胺的产生可引起症状，手术切除可缓解症状。

临床表现与诊断

大约三分之一的成年患者可能因纵隔肿块而出现症状。症状包括胸痛、呼吸困难和咳嗽。症状可能有很大的不同，与肿瘤大小（疲劳、体重减轻）、位置、压迫或侵犯纵隔结构的程度（上腔静脉综合征）、激素、标志物或其他生化物质的产生（如重症肌无力、疲劳、盗汗）有关。较大的纵隔肿瘤更容易产生症状。良性病变多无症状。上腔静脉综合征（上腔静脉阻塞，头颈部和上肢肿胀）、咳嗽、声音嘶哑（累及喉返神经）、肿瘤体积或膈神经麻痹导致呼吸困难，以及纵隔结构受到压迫或侵犯时出现吞咽困难。其他表现包括霍纳综合征和 Pancoast 综合征。

纵隔内的感染是毁灭性的。由于主要结构之间广泛的薄层网状间隔面，局限的纵隔内感染可垂直或水平扩散，造成广泛的感染。由食管穿孔引起的协同有氧和厌氧感染尤其可能危及生命。治疗方法包括手术引流和抗生素。

纵隔肿瘤可引起特定的临床症状。体格检查可发现头部、颈部或上肢肿胀。呼吸困难可由气管、支气管或部分肺实质受压引起。反复出现的呼吸道症状可能会持续一段时间，直到获得 CXR 并发现异常。阻塞性肺炎或良性心包或肠道重复囊肿感染可引起发烧或败血症。重症肌无力可由胸腺瘤引起。此外，胸腺瘤可能导致自身免疫问题，如低球蛋白血症、红细胞发育不全和平滑肌变性。纵隔霍奇金病可产生间歇性发热。因嗜铬细胞瘤引起的高血压、甲状腺肿引起的甲状腺毒症、异位纵隔甲状旁腺腺瘤或癌引起的高钙血症或低球蛋白血症患者应仔细评估；纵隔检查结果可能影响后续的治疗建议。

评估与诊断影像

诊断影像通常包括两种体位（后前和左外侧）的 CXR 检查，提供关于肿块在纵隔内位置的基本信息。根据颈胸器官的解剖学和胚胎学发育，已知特定病变倾向于发生在前上腔室、内脏（中）或椎旁（后）沟，可以获得鉴别诊断。

胸部 CT 扫描已经取代 X 线片作为纵隔肿块的首选诊断程序。如果对纵隔的特定解剖结构 / 位置的侵犯有疑问，可以使用 MRI。为了说明这一点，可以评估前纵隔肿块（如胸腺瘤）对肺动脉、无名静脉或上腔静脉的压迫程度或侵犯程度。同样，后纵隔肿块可以通过 MRI 评估侵犯臂丛、大血管、椎体、神经孔和脊柱的程度。超声心动图可识别心包和心脏受累。当怀疑为恶性肿瘤时，使用 PET-CT 来评估全身性疾病的程度。额外的扫描可能用于特定的情况下（锝扫描异位甲状腺组织或胸骨下甲状腺肿，131-I 偏苄基胍扫描纵隔嗜铬细胞瘤）。如果 CXR 显示膈肌升高，则使用透视或超声检查评估膈肌反常运动，提示膈神经麻痹。

纵隔肿瘤可能分泌特定的激素或生物标志物。甲状旁腺腺瘤或功能性甲状旁腺癌可分泌甲状旁腺激素。嗜铬细胞瘤可分泌多种儿茶酚胺（在血清和尿液中），可引起高血压。癌可分泌癌胚抗原。非精原性生殖细胞肿瘤可分泌甲胎蛋白（AFP）或 β- 人绒毛膜促性腺激素（β-HCG）。淋巴瘤可能与 LDH 和碱性磷酸酶水平升高有关。胸腺瘤可能与抗乙酰胆碱受体（AChR）抗体的产生有关。结核、组织胞浆菌病和球孢子菌病的皮肤试验也可产生阳性结果。纵隔结核的其他诊断检查包括痰细胞学、CXR 和尿细胞学。

组织学诊断

对于纵隔囊肿和其他明显可切除的实体病变（早期胸腺瘤），X 线诊断可能足以帮助制定治疗方案。然而，对于更复杂的实体肿块，需要明确诊断的组织。纵隔腔肿块的细针抽吸或 CT 引导下的穿刺活检可以为胸腺癌或其他肿瘤的明确诊断提供足够的组织。特别是淋巴瘤，以及胸腺瘤和神经瘤，细胞分析可能需要更大量的组织。在这些患者中，可以考虑空芯针穿刺活检、纵隔镜检查或胸腔内活检（通过胸腔镜或开胸）。对于复发性淋巴瘤，化疗后，通常需要切口活检的开放性技术。

当考虑前期切除进行诊断和治疗时，正中胸骨切开术提供了一个直接的视觉入路到前纵隔和中纵隔。开胸可以直接看到后纵隔。VATS 技术和机器人切除技术越来越多地应用于非侵袭性肿瘤的治疗。更广泛的方法包括胸骨横切面或“蛤壳”切口。麻醉时应考虑包括避免气道阻塞、清醒插管，在重症肌无力患者中使用肌肉麻痹。

原发性纵隔囊肿

在大多数病例中，原发性纵隔囊肿约占纵隔肿块的 20%。囊肿的特征来自起源器官，可以是支气管源性的、心包性的、肠性的、胸腺性的，也可以是不明性质的。75% 以上的病例是无症状的，这些肿瘤很少引起发病；然而，由于囊肿靠近纵隔内的重要结构，体积增大，可能会引起严重的问题。良性囊肿可以用微创技术切除。

纵隔原发囊肿多为支气管源性囊肿（图 58.9）。它们起源于前肠腹侧，前肠是气管支气管树的前身，可位于肺实质或纵隔内。支气管源性囊肿通常位于气管或支气管的近端，也可能恰好位于隆突的后方。很少与支气管相连；然而，当它发生时，这些囊肿可能会被感染。诊断性影像学可显示纵隔内的气液面。三分之二的支气管囊肿是无症状的。在婴儿中，囊肿通过压迫气管或支气管引起严重的呼吸障碍。建议切除。

心包囊肿的发生频率仅次于支气管源性囊肿，多发于心膈角（70%）。这些囊肿可能与心包相通，也可能与心包不相通。通常情况下，液体清澈。心包囊肿的特征包括位于心膈角、特征性外观、平滑边界和囊液呈水状衰减。针吸及常规监视可能是唯一需要的。切除可用于诊断和排除恶性肿瘤。

肠囊肿或重复囊肿起源于原始的前肠，发展到胃肠道的上段。这些囊肿通常附着在食管上。症状随着食管受压和吞咽困难而加重。神经肠囊肿常与脊柱异常有关。建议切除。

原发性纵隔肿瘤

胸腺瘤

胸腺瘤是纵隔前上腔室最常见的肿瘤。它们被认为是具有不同程度侵袭性的恶性肿瘤。主要组织学亚型有 A、AB、B1-B3 型胸腺瘤，A 型是最惰性的亚型，B3 型是最具侵袭性的亚型。胸腺癌比胸腺瘤侵袭性更强，因此需要单独分类。胸腺瘤的发病高峰在第三至第五个十年，但也可能发生在整个成年期。胸腺瘤在生命的前二十年很少见。胸腺瘤在 X 线片上表现为小的、边界清楚的肿块，或与邻近纵隔结构融合成体积大的分叶状肿块（图 58.40）。发病时的症状与引起胸痛、呼吸困难、咯血、咳嗽和上腔静脉综合征的局部肿块效应有关，或与免疫机制引起的全身综合征有关。最常见的综合征是重症肌无力（高达 50% 的病例）；其他综合征包括纯红细胞发育不全、低球蛋白血症和胸腺瘤相关的多器官自身免疫。胸腺瘤和胸腺癌的分期是基于原发肿瘤的范围和是否侵犯邻近结构和（或）扩散。直到最近，胸腺瘤的分期是根据改良的正冈古贺系统（Masaoka-Koga system）；然而，AJCC 最近发布了一套正式的基于 TNM 的胸腺肿瘤分期系统，作为第 8 版癌症分期手册的一部分（表 58.5）。

从外科角度来看，胸腺瘤可以被看作是可以完全切除的、有可能切除的，及不能完全切除的。表现为小的完全包覆的胸腺瘤患者应该接受手术。有侵袭性但有可能切除肿瘤的患者由多学科专家团队管理。新辅助和辅助化疗、放疗和免疫治疗与广泛的外科手术相结合，以达到完全或至少在宏观上完全切除肿瘤的目的，以防止或推迟疾病复发。切除和重建受累的纵隔结构，包括上腔静脉和无名静脉，以及液滴转移病灶的切除，可在选定的患者中显著延长生存期。

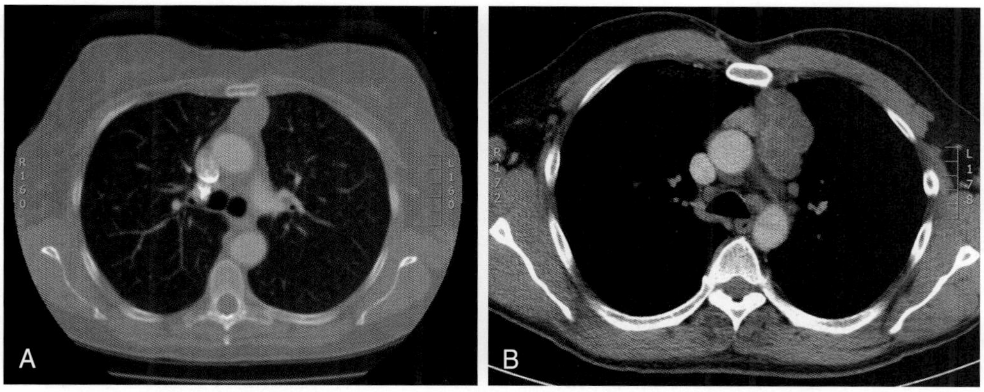

图 58.40 （**A**）重症肌无力和胸腺瘤患者的胸部 CT 扫描。胸腺瘤很小，在肿瘤和心包之间有一个分离平面；（**B**）一名纵隔较大肿块患者胸部 CT 扫描。肿块位置、特征和大小都被记录下来。行经胸空芯针穿刺活检。生殖细胞肿瘤标志物正常。病理显示胸腺瘤。随后切除 6.5 cm 胸腺瘤。心包未见侵犯。完全切除（R0）

表 58.5　胸腺瘤分期

T 描述符			
类别	定义（受累）[a, b]		
T1			
a	包膜或无包膜，有或没有延伸到纵隔脂肪		
b	延伸至纵隔胸膜		
T2	心包		
T3	肺，头臂静脉，上腔静脉，胸壁，膈神经，肺门（心包外）肺血管		
T4	主动脉、弓状血管、肺动脉、心肌、气管或食管		
N 和 M 描述符			
类别	定义（受累）		
N0	无淋巴结受累		
N1	前方（胸膜周围）结节		
N2	胸内深部或颈内淋巴结		
M0	胸膜、心包或远处部位无转移		
M1			
A	单独的胸膜或心包结节		
B	肺实质内结节或远处器官转移		
阶段分组			
阶段	**T**	**N**	**M**
Ⅰ	T1	N0	M0
Ⅱ	T2	N0	M0
Ⅲ a	T3	N0	M0
Ⅲ b	T4	N0	M0
Ⅳ a	T 任何	N1	M0
	T 任何	N0，1	M1a
Ⅳ b	T 任何	N2	M0，1a
	T 任何	N 任何	M1b

From Detterbeck FC，Stratton K，Giroux D，et al. The IASLC/ITMIG Thymic Epithelial Tumors Staging Project：proposal for an evidence-based stage classification system for the forthcoming（8th）edition of the TNM classification of malignant tumors. J Thorac Oncol. 2014；9：S65-72.

[a] 受累必须在病理分期上得到证实。

[b] 肿瘤的分类是根据最高 T 水平的受累程度，无论是否侵犯较低 T 水平的结构。

作为经验法则，生存取决于组织学亚型、疾病分期和切除范围。

对于重症肌无力和胸腺瘤患者，只要患者的虚弱程度得到充分控制，就提倡手术。细心的围术期处理对预防并发症至关重要。术前和术后使用抗胆碱酯酶抑制剂、血浆置换和（或）静脉注射免疫球蛋白控制全身性虚弱。加强肺部清洗，如果可能的话尽早拔管，做胸部理疗，避免应用麻痹药物和麻醉品是确保手术术后恢复的关键。手术过程中，切除整个胸腺和所有可触及的纵隔脂肪网状组织，以确保切除所有异位胸腺组织，降低肿瘤复发率。膈神经的保护和保存是胸腺切除术的重要组成部分。预计在手术后的几个月里，重症肌无力症状的改善和控制疾病所需药物剂量的减少在一定程度上是可以实现的[59]。

生殖细胞肿瘤

生殖细胞肿瘤是由于原始生殖细胞未能完成从泌尿生殖嵴迁移而停留在纵隔而产生的。治疗取决于组织学。前上纵隔是该肿瘤最常见的性腺外的原发部位。虽然这些病变在组织学上与起源于性腺的生殖细胞肿瘤相同，但它们不被认为是原发性腺肿瘤的转移。目前评估纵隔生殖细胞肿瘤患者睾丸的建议是仔细的体格检查和超声检查。活检应保留阳性结果。盲活检或睾丸切除术是禁忌证。

畸胎瘤

畸胎瘤是最常见的纵隔生殖细胞肿瘤，最常见的位置在前上纵隔。它们是由多个组织元素组成的，这些组织元素来自三个原始胚胎层，而这三个原始胚胎层并不在它们发生的区域内。发病高峰出现在生命的第二和第三个十年。没有性别倾向。在异常位置的正常组织（如发育良好的牙齿或球状钙化，脂肪团）的影像学证据可以被认为是特异性的。畸皮样囊肿是畸胎瘤最简单的形式，由表皮层的衍生物组成，包括真皮和表皮腺体、毛发和皮脂腺物质。畸胎瘤在组织学上更为复杂。肿瘤的实体成分通常包括分化良好的骨、软骨、牙齿、肌肉、结缔组织、纤维组织和淋巴组织、神经、胸腺、黏液和唾液腺、肺、肝或胰腺。恶性肿瘤与良性肿瘤的区别在于是否存在原始（胚胎）组织或是否存在恶性成分。未成熟畸胎瘤包含成熟的上皮和结缔组织与未成熟的间叶和神经外胚层组织区域的组合。带有恶性成分的畸胎瘤根据其成分分为不同的类别。

诊断和治疗依赖于外科切除。对于体积较大或累及邻近纵隔结构的良性肿瘤，无法完全切除，部分切除可使症状消退，且常无复发。对于恶性畸胎瘤，采用化疗和放疗结合手术切除，并根据肿瘤恶性成分采取个性化治疗。恶性畸胎瘤的总体预后较差。

恶性非畸胎瘤生殖细胞肿瘤

恶性生殖细胞肿瘤主要发生在前上纵隔，以男性居多，生存期长达数十年[60]。大多数患者出现胸痛、咳嗽、呼吸困难、咯血等症状；上腔静脉综合征是常见病。诊断影像学发现一个大的前纵隔肿块。有证据表明疾病在胸腔内扩散。CT 和 MRI 有助于确定疾病的范围和累及纵隔结构。AFP 和 β-HCG 的血清学测量对于区分精原细胞瘤和非精原细胞瘤、评估治疗反应、诊断治疗后复发或失败是有用的。精原细胞瘤很少产生 β-HCG，从不产生 AFP；相比之下，超过 90% 的非精原性肿瘤分泌一种或两种激素。这种鉴别很重要，因为精原细胞瘤对放射敏感，而非精原细胞瘤相对不敏感。

精原细胞瘤

精原细胞瘤占恶性生殖细胞瘤的 50%。精原细胞瘤通常存在于胸腔内。症状与肿瘤对邻近纵隔和肺结构的机械作用有关。上腔静脉综合征发生在 10% ～ 20% 的患者。这些肿瘤对放疗和化疗很敏感。治疗取决于疾病的阶段。化疗或放疗前的肿瘤细胞减灭术是不必要的。治疗包括全身和局部治疗——化疗联合抢救性手术或联合放化疗。放疗可考虑用于早期疾病，但不推荐用于局部疾病。铂类化疗很常见。偶尔，切除可能不会对重要结构造成损伤，并可推荐。若完全切除是可能的，则辅助治疗是不必要的。当不能进行切除时，应取足够大小的活检标本以确定诊断。

非精原性生殖细胞肿瘤

恶性非精原性生殖细胞肿瘤包括绒毛膜癌、胚胎细胞癌、未成熟畸胎瘤、恶性成分畸胎瘤和内胚层细胞（卵黄囊）肿瘤，主要发生在男性的三四十岁。诊断影像显示一个大的前纵隔肿块，经常延伸到肺、胸壁和纵隔结构。非精原性生殖细胞肿瘤侵袭性更强，在诊断时更常播散，它们很少对放射敏感，90% 以上产生 β-HCG 或 AFP。所有绒毛膜癌患者和部分胚胎细胞肿瘤患者的 β-HCG 水平升高。AFP 在胚胎细胞癌和卵黄囊肿瘤患者中最常见。纵隔非精原性生殖细胞肿瘤（但不是睾丸生殖细胞肿瘤）与罕见的血液恶性肿瘤的发展，如有关急性巨核细胞白血病、系统性肥大细胞疾病、恶性组织细胞增生症，及其他血液异常，包括治疗骨髓增生异常综合征、难治性特发性血小板减少的发生相关。

目前这些非精原性生殖细胞肿瘤的治疗采用顺铂和依托泊苷为主的方案。晚期疾病侵犯胸部结构和转移，妨碍手术切除。随访检测血清标志物 AFP 或 β-HCG，以评估全身治疗的反应。如果血清学和放射学反应完全恢复，则密切观察患者。如果在治疗过程中病情进展，就开始进行挽救性化疗。对于血清甲胎蛋白或 β-HCG 无升高的患者，或者在对治疗有组织或血清学反应后进行抢救性切除，可能需要手术干预来确定组织学诊断。化疗后切除标本的病理学诊断似乎是最重要的生存预测因素。化疗后残留疾病的存在预示预后不良，需要进一步化疗。当化疗后手术探查发现肿瘤坏死或良性畸胎瘤时，分别预示良好或中度预后。

神经源性肿瘤

神经源性肿瘤通常位于后纵隔，起源于交感神经节（神经节瘤、神经节神经母细胞瘤和神经母细胞瘤）、肋间神经（神经纤维瘤、神经鞘瘤和神经肉瘤）和副神经节细胞（副神经节瘤）。虽然成人的发病率最高，但神经源性肿瘤在儿童纵隔肿块中所占的比例更高。大多数成人的神经源性肿瘤是良性的，而儿童的神经源性肿瘤中更大比例是恶性的。

最常见的神经源性肿瘤是神经鞘瘤或施万细胞瘤。它们是良性的，生长缓慢的肿瘤，经常起源于脊神经根，但可累及任何胸神经。这些肿瘤边界清楚，有明确的包膜。它们起源于神经鞘并向外压迫神经纤维。这些肿瘤的发病率高峰出现在生命的第三至第五个十年；男性和女性受到的影响是一样的。

许多这些肿瘤是无症状的。症状如疼痛是由于压迫或侵犯肋间神经、骨和胸壁所致；气管支气管树受压引起咳嗽和呼吸困难；Pancoast 综合征；以及由肱和颈交感神经链受累引起的霍纳综合征。约 10% 的神经源性肿瘤延伸至脊柱，由于其特征形状，穿过椎间孔的狭窄峡部组织连接较大的椎管旁和椎管内部分，因此被称为哑铃瘤。椎管旁肿瘤患者应进行 MRI 检查，以评估肿瘤的存在和范围，以及它与神经孔和椎管内间隙的关系。在切除过程中，应首先通过后椎板切除术切除椎管内假体。这种方法最大限度地降低了脊髓血肿、脊髓缺血和瘫痪的可能性。需要一个单独的经胸入路切除胸内假体。

神经母细胞瘤

神经母细胞瘤起源于交感神经系统。神经母细胞瘤最常见的部位是腹膜后；然而，10% ～ 20% 主要发生在纵隔。这些是高侵袭性肿瘤，经常在诊断前转移。这些肿瘤大多发生在 4 岁或更小的儿童。对后纵隔肿块的儿童进行 24 小时尿液收集以测定儿茶酚胺。治疗取决于疾病的阶段：Ⅰ期，手术切除；Ⅱ期，切除和放疗；Ⅲ期和Ⅳ期，多模式治疗，使用手术减积、放射治疗和多剂化疗，并在必要时进行二次探查以切除残留疾病。常用的化疗药物有顺铂、长春新碱、阿霉素、环磷酰胺和依托泊苷。

神经节肿瘤

神经节成神经细胞瘤由成熟和不成熟的神经节细胞组成。神经节神经母细胞瘤的治疗范围从单纯手术切除到根据组织学特征、诊断年龄和疾病分期的各种化疗策略。神经节神经瘤是起源于交感神经链的良性肿瘤，由神经节细胞和神经纤维组成。这些肿瘤通常在幼年时出现，是儿童时期最常见的神经源性肿瘤。通常的位置是椎旁区域。这些肿瘤被很好地包裹，当横切面时，经常显示囊变区域。手术切除可以治愈。

副神经节瘤（嗜铬细胞瘤）

纵隔副神经节瘤是一种罕见的肿瘤，在所有纵隔肿瘤中占比不到 1%，在嗜铬细胞瘤中占比不到 2%。虽然大多数见于椎旁沟，但越来越多见于鳃弓结构、冠状动脉和主动脉肺副神经节、心房和心包的岛状组织。虽然肾上腺嗜铬细胞瘤经常产生上腺素和去甲肾上腺素，但肾上腺外副神经节瘤很少分泌肾上腺素。多发性副神经节瘤发生在 10% 的患者。这些肿瘤多见于多发性内分泌肿瘤综合征、有家族病史和卡尼综合征（肺软骨瘤、胃平滑肌肉瘤和功能性肾上腺外副神经节瘤）的患者。在肾上腺嗜铬细胞瘤切除后仍有症状的患者中，应仔细注意纵隔，寻找肾上腺外病变。通过 CT 和碘 -131 偏苄基胍闪烁显像，特别是当肿瘤激素活跃时，肿瘤的定位得到了改善。在适当的情况下，手术切除是最佳治疗方法。对于肿瘤累及中纵隔的患者，可能需要体外循环才能切除肿瘤。可以考虑术前栓塞以减少围术期出血。虽然一半的肿瘤在形态上表现为恶性，但转移性疾病很少发生。

淋巴瘤

虽然在淋巴瘤患者的疾病过程中纵隔经常被累及，但它通常不是唯一的发病部位。霍奇金淋巴瘤和非霍奇金淋巴瘤是具有重叠特征的不同临床实体病变。患者多有症状，以胸痛、咳嗽、呼吸困难、声音嘶哑、上腔静脉综合征为最常见的临床表现。非特异性全身症状包括发热、发冷、体重减轻和厌食。

手术切除所有疾病几乎是不可能的；外科医生的主要作用是为诊断提供足够的组织，并协助进行病理分期。针刺活检通常不成功，因为需要更大的组织样本来进行组织学诊断，特别是结节性硬化病变。为了获得足够的组织，可能需要胸腔镜、纵隔镜或纵隔切开术，而且很少需要开胸或胸骨正中切开术。

非霍奇金淋巴瘤患者通常有症状，因为累及邻近纵隔结构。上腔静脉综合征比较常见。淋巴母细胞淋巴瘤主要发生在儿童、青少年和年轻成人，占纵隔非霍奇金淋巴瘤病例的 60%。

在淋巴瘤治疗后，通常会注意到纵隔内残留的影像学异常（64% ～ 88%）。CT 不能区分纤维化或坏死与肿瘤残留。FDG-PET 作为一种非侵入性的检测活性纵隔疾病和预测淋巴瘤患者复发的方法已显示出前景，但需要组织学确认。穿刺活检不能提供重要的诊断结果。由于治疗后仍有明显纤维化，在全身麻醉下进行经胸切口活检是必要的。

内分泌肿瘤

甲状腺肿瘤

虽然颈部甲状腺肿的胸骨后延伸很常见，但完全胸内甲状腺肿瘤很少见，仅占所有纵隔肿物的 1%。这些肿瘤起源于异位甲状腺组织，通常发生在前上纵隔，但也可能发生在气管和食管之间的中纵隔以及后纵隔。虽然可能与颈腺有明显的连接（通常是纤维结缔组织带），但真正的胸内甲状腺起源于胸部血管的血液供应。颈部甲状腺肿的胸骨下延伸部位通常可用颈部入路切除。

甲状旁腺肿瘤

虽然 10% 的患者可能在纵隔出现甲状旁腺，但通常可通过颈部切口进入。最常见的是，这些腺瘤发现于前上纵隔（80%）嵌入或接近胸腺上极。这种解剖关系是由第三鳃裂的下甲状旁腺共同胚胎发生的结果。上甲状旁腺和甲状腺的侧叶来自第四鳃囊。由于甲状旁腺腺瘤随甲状腺侧叶移动至食管旁位置，也可在后纵隔发现甲状旁腺腺瘤。

最常见的是，纵隔甲状旁腺腺瘤可以通过现有的颈部切口对颈部区域进行阴性探查后切除。血管供应通常从颈部血管延伸。对于在颈部探查后出现持续性甲状旁腺功能亢进的患者，如果定位研究显示纵隔中残留甲状旁腺，建议使用正中胸骨切开术或胸腔镜进行纵隔探查。

甲状旁腺癌有报道，通常激素活跃。患者的临床表现不同，往往有较高的血清钙水平和表现更严重的甲状旁腺功能亢进症状。在可能的情况下，切除是最佳的治疗方法。

神经内分泌肿瘤

纵隔神经内分泌肿瘤和类癌起源于位于胸腺的 Kulchitsky 细胞，常见于 40 ～ 50 岁男性。通常位于前上纵隔。这些肿瘤具有侵袭性，20% 已转移到纵隔和颈部淋巴结、肝、骨骼、皮肤和肺。超过 50% 的胸腺神经内分泌肿瘤具有激素活性，由于产生促肾上腺皮质激素，常与库欣综合征相关，较少与多种内分泌肿瘤综合征相关，很少与类癌综合征相关（0.6%）。如果可能，建议切除；然而，局部浸润和转移往往会妨碍完全切除。辅助治疗是有争议的，但应该进行放射治疗，特别是在有包膜侵犯的患者。

主要参考文献

Carter BW，Marom EM，Detterbeck FC. Approaching the patient with an anterior mediastinal mass：a guide for clinicians. J Thorac Oncol. 2014；9：S102–109.

前纵隔肿块相对少见，包括各种各样的实体，经常对临床医生提出诊断挑战。在本文中，可用的数据以面向临床的方式进行组合，以开发结构化的方法来评估这些患者。对年龄和性别的关注，结合某些影像学和临床特征的识别，可以确定大多数患者的推定诊断。这种结构有效地指导了需要进行哪些额外的工作。

Feller-Kopman D, Light R. Pleural disease. N Engl J Med. 2018; 378: 740-751.

这篇综述很好地总结了评估和处理胸膜腔问题的方法和指南，包括良性和恶性胸腔积液和气胸。

NCCN Clinical Practice Guidelines in Oncology. Non-small cell lung cancer. National Comprehensive Cancer Network. Retrieved November 20, 2019, from http: //www.nccn.org/professionals/physician_gls/f_guidelines.asp.

诊断、治疗和监测指南由各组织根据证据和专家共识发布。两套非小细胞肺癌的管理指南由美国胸科医师学会和国家综合癌症网络发布。

Rami-Porta R, Asamura H, Travis WD, et al. Lung cancer - major changes in the american joint committee on cancer eighth edition cancer staging manual. CA Cancer J Clin. 2017; 67: 138-155.

这份手稿和网站提供了关于第 8 版肺癌和其他胸部恶性肿瘤分期的有价值的信息。

参考文献

1. Brunelli A, Kim AW, Berger KI, et al. Physiologic evaluation of the patient with lung cancer being considered for resectional surgery: diagnosis and management of lung cancer, 3rd ed: american college of chest physicians evidence-based clinical practice guidelines. *Chest.* 2013;143:e166S–e190S.
2. Beckles MA, Spiro SG, Colice GL, et al. The physiologic evaluation of patients with lung cancer being considered for resectional surgery. *Chest.* 2003;123:105S–114S.
3. Durell J, Lakhoo K. Congenital cystic lesions of the lung. *Early Hum Dev.* 2014;90:935–939.
4. Fowler DJ, Gould SJ. The pathology of congenital lung lesions. *Semin Pediatr Surg.* 2015;24:176–182.
5. Jaquiss RD. Management of pediatric tracheal stenosis and tracheomalacia. *Semin Thorac Cardiovasc Surg.* 2004;16:220–224.
6. Berrocal T, Madrid C, Novo S, et al. Congenital anomalies of the tracheobronchial tree, lung, and mediastinum: embryology, radiology, and pathology. *Radiographics.* 2004;24:e17.
7. Maldonado JA, Henry T, Gutierrez FR. Congenital thoracic vascular anomalies. *Radiol Clin North Am.* 2010;48:85–115.
8. Siegel RL, Miller KD, Jemal A. Cancer statistics, 2018. *CA Cancer J Clin.* 2018;68:7–30.
9. Rami-Porta R, Asamura H, Travis WD, et al. Lung cancer - major changes in the american joint committee on cancer eighth edition cancer staging manual. *CA Cancer J Clin.* 2017;67:138–155.
10. Travis WD, Brambilla E, Noguchi M, et al. International association for the study of lung cancer/american thoracic society/european respiratory society: international multidisciplinary classification of lung adenocarcinoma: executive summary. *Proc Am Thorac Soc.* 2011;8:381–385.
11. Travis WD, Brambilla E, Nicholson AG, et al. The 2015 World health organization classification of lung tumors: impact of genetic, clinical and radiologic advances since the 2004 classification. *J Thorac Oncol.* 2015;10:1243–1260.
12. Aberle DR, Adams AM, Berg CD, et al. Reduced lung-cancer mortality with low-dose computed tomographic screening. *N Engl J Med.* 2011;365:395–409.
13. Tammemagi MC, Katki HA, Hocking WG, et al. Selection criteria for lung-cancer screening. *N Engl J Med.* 2013;368:728–736.
14. National Comprehensive Cancer Network. Retrieved January 2, 2019, from https://www.nccn.org/default.aspx.
15. Simoff MJ, Lally B, Slade MG, et al. Symptom management in patients with lung cancer: diagnosis and management of lung cancer, 3rd ed: american college of chest physicians evidence-based clinical practice guidelines. *Chest.* 2013;143:e455S–e497S.
16. MacMahon H, Naidich DP, Goo JM, et al. Guidelines for management of incidental pulmonary nodules detected on CT images: from the fleischner society 2017. *Radiology.* 2017;284:228–243.
17. Feller-Kopman D, Light R. Pleural disease. *N Engl J Med.* 2018;378:740–751.
18. Silvestri GA, Gonzalez AV, Jantz MA, et al. Methods for staging non-small cell lung cancer: diagnosis and management of lung cancer, 3rd ed: american college of chest physicians evidence-based clinical practice guidelines. *Chest.* 143:e211S–e250S.
19. Fernandez FG, Kozower BD, Crabtree TD, et al. Utility of mediastinoscopy in clinical stage I lung cancers at risk for occult mediastinal nodal metastases. *J Thorac Cardiovasc Surg.* 2015;149:35–41, 42 e31.
20. IASLC 8th Edition Staging Educational Materials. Retrieved January 2, 2020, from https://www.iaslc.org/Research-Education/IASLC-Staging-Project/Staging-Educational-Materials.
21. Goldstraw P, Chansky K, Crowley J, et al. The IASLC lung cancer staging project: proposals for revision of the TNM stage groupings in the forthcoming (eighth) edition of the TNM classification for lung cancer. *J Thorac Oncol.* 2016;11:39–51.
22. Detterbeck FC, Chansky K, Groome P, et al. The IASLC lung cancer staging project: methodology and validation used in the development of proposals for revision of the stage classification of NSCLC in the forthcoming (eighth) edition of the TNM classification of lung cancer. *J Thorac Oncol.* 2016;11:1433–1446.
23. Rusch VW, Asamura H, Watanabe H, et al. The IASLC lung cancer staging project: a proposal for a new international lymph node map in the forthcoming seventh edition of the TNM classification for lung cancer. *J Thorac Oncol.* 2009;4:568–577.
24. Asamura H, Chansky K, Crowley J, et al. The international association for the study of lung cancer lung cancer staging project: proposals for the revision of the N descriptors in the forthcoming 8th edition of the TNM classification for lung cancer. *J Thorac Oncol.* 2015;10:1675–1684.
25. Timmerman R, Paulus R, Galvin J, et al. Stereotactic body radiation therapy for inoperable early stage lung cancer. *J Am Med Assoc.* 2010;303:1070–1076.

26. Forde PM, Chaft JE, Smith KN, et al. Neoadjuvant PD-1 blockade in resectable lung cancer. *N Engl J Med.* 2018;378:1976–1986.
27. Landreneau RJ, Normolle DP, Christie NA, et al. Recurrence and survival outcomes after anatomic segmentectomy versus lobectomy for clinical stage I non-small-cell lung cancer: a propensity-matched analysis. *J Clin Oncol.* 2014;32:2449–2455.
28. Ramnath N, Dilling TJ, Harris LJ, et al. Treatment of stage III non-small cell lung cancer: diagnosis and management of lung cancer, 3rd ed: american college of chest physicians evidence-based clinical practice guidelines. *Chest.* 2013;143:e314S–e340S.
29. Pisters KM, Vallieres E, Crowley JJ, et al. Surgery with or without preoperative paclitaxel and carboplatin in early-stage non-small-cell lung cancer: southwest oncology group trial S9900, an intergroup, randomized, phase III trial. *J Clin Oncol.* 2010;28:1843–1849.
30. Song WA, Zhou NK, Wang W, et al. Survival benefit of neoadjuvant chemotherapy in non-small cell lung cancer: an updated meta-analysis of 13 randomized control trials. *J Thorac Oncol.* 2010;5:510–516.
31. Albain KS, Swann RS, Rusch VW, et al. Radiotherapy plus chemotherapy with or without surgical resection for stage III non-small-cell lung cancer: a phase III randomised controlled trial. *Lancet.* 2009;374:379–386.
32. Ferrara R, Mezquita L, Besse B. Progress in the management of advanced thoracic malignancies in 2017. *J Thorac Oncol.* 2018;13:301–322.
33. Reck M, Rodriguez-Abreu D, Robinson AG, et al. Pembrolizumab versus chemotherapy for PD-L1-positive non-small-cell lung cancer. *N Engl J Med.* 2016;375:1823–1833.
34. Gandhi L, Rodriguez-Abreu D, Gadgeel S, et al. Pembrolizumab plus chemotherapy in metastatic non-small-cell lung cancer. *N Engl J Med.* 2018;378:2078–2092.
35. Brand-Saberi BEM, Schafer T. Trachea: anatomy and physiology. *Thorac Surg Clin.* 2014;24:1–5.
36. Stoelben E, Koryllos A, Beckers F, et al. Benign stenosis of the trachea. *Thorac Surg Clin.* 2014;24:59–65.
37. Junker K. Pathology of tracheal tumors. *Thorac Surg Clin.* 2014;24:7–11.
38. Sherani K, Vakil A, Dodhia C, et al. Malignant tracheal tumors: a review of current diagnostic and management strategies. *Curr Opin Pulm Med.* 2015;21:322–326.
39. Behringer D, Konemann S, Hecker E. Treatment approaches to primary tracheal cancer. *Thorac Surg Clin.* 2014;24:73–76.
40. Welter S. Repair of tracheobronchial injuries. *Thorac Surg Clin.* 2014;24:41–50.
41. Hecker E, Volmerig J. Extended tracheal resections. *Thorac Surg Clin.* 2014;24:85–95.
42. Polverino E, Goeminne PC, McDonnell MJ, et al. European respiratory society guidelines for the management of adult bronchiectasis. *Eur Respir J.* 2017;50:1700629. https://doi.org/10.1183/13993003.00629-2017.
43. Fox GJ, Mitnick CD, Benedetti A, et al. Surgery as an adjunctive treatment for multidrug-resistant tuberculosis: an individual patient data metaanalysis. *Clin Infect Dis.* 2016;62:887–895.
44. Fishman A, Martinez F, Naunheim K, et al. A randomized trial comparing lung-volume-reduction surgery with medical therapy for severe emphysema. *N Engl J Med.* 2003;348:2059–2073.
45. Yusen RD, Edwards LB, Dipchand AI, et al. The registry of the international society for heart and lung transplantation: thirty-third adult lung and heart-lung transplant report-2016; focus theme: primary diagnostic indications for transplant. *J Heart Lung Transplant.* 2016;35:1170–1184.
46. Ranieri VM, Rubenfeld GD, Thompson BT, et al. Acute respiratory distress syndrome: the berlin definition. *J Am Med Assoc.* 2012;307:2526–2533.
47. Fokin AA, Steuerwald NM, Ahrens WA, et al. Anatomical, histologic, and genetic characteristics of congenital chest wall deformities. *Semin Thorac Cardiovasc Surg.* 2009;21:44–57.
48. Colombani PM. Preoperative assessment of chest wall deformities. *Semin Thorac Cardiovasc Surg.* 2009;21:58–63.
49. Robicsek F, Watts LT, Fokin AA. Surgical repair of pectus excavatum and carinatum. *Semin Thorac Cardiovasc Surg.* 2009;21:64–75.
50. Hebra A. Minimally invasive repair of pectus excavatum. *Semin Thorac Cardiovasc Surg.* 2009;21:76–84.
51. Smith SE, Keshavjee S. Primary chest wall tumors. *Thorac Surg Clin.* 2010;20:495–507.
52. Thomas PA, Brouchet L. Prosthetic reconstruction of the chest wall. *Thorac Surg Clin.* 2010;20:551–558.
53. Blasberg JD, Donington JS. Infections and radiation injuries involving the chest wall. *Thorac Surg Clin.* 2010;20:487–494.
54. Molnar TF. Surgical management of chest wall trauma. *Thorac Surg Clin.* 2010;20:475–485.
55. Burt BM. Thoracic outlet syndrome for thoracic surgeons. *J Thorac Cardiovasc Surg.* 2018;156:1318–1323 e1311.
56. Havelock T, Teoh R, Laws D, et al. Pleural procedures and thoracic ultrasound: british thoracic society pleural disease guideline 2010. *Thorax.* 2010;65(suppl 2):ii61–76.
57. Wald O, Sugarbaker DJ. New concepts in the treatment of malignant pleural mesothelioma. *Annu Rev Med.* 2018;69:365–377.
58. Carter BW, Marom EM, Detterbeck FC. Approaching the patient with an anterior mediastinal mass: a guide for clinicians. *J Thorac Oncol.* 2014;9:S102–S109.
59. Wolfe GI, Kaminski HJ, Aban IB, et al. Randomized trial of thymectomy in myasthenia gravis. *N Engl J Med.* 2016;375:511–522.
60. Kesler KA, Einhorn LH. Multimodality treatment of germ cell tumors of the mediastinum. *Thorac Surg Clin.* 2009;19:63–69.

章 59

先天性心脏病

Andrew Well，Chuck D. | Fraser Jr.
宋 弢 胡冬生 译 董维刚 审校

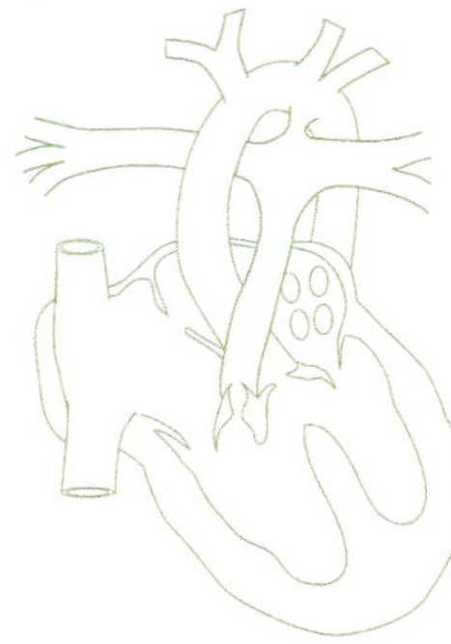

章目录

撰写本章旨在为医学生、普通外科住院医师和普通外科执业医师提供有效的工具，以帮助其为罹患先天性心脏病的患者（无论这些患者的先天性心脏畸形是否已得到矫治）实施普外科手术时，能理解这些患者的解剖及生理特征。由于先天性心脏病手术不断发展，所涉及的广度和深度增加，因此无法对该专业的各个方面进行详尽的论述。本章参考了几本优秀的先天性心脏手术教材，利用这些优秀而详实的著作，读者可以对病变进行更深入的了解。当代的普通外科医生应当熟练掌握先天性心脏病的基本解剖、生理及病理生理。此外，对于复杂先天性心脏病患者，即使在成功的重建手术后，仍很少被认为是完全治愈的。因此，对此类患者进行非心脏手术时，外科医生应了解这些先天性心脏病患者的特殊病理生理状况。

历史及其他原因

先天性心脏畸形的外科治疗始于 1944 年 11 月，当时 Alfred Blalock 及同事 Vivien Thomas、Helen Taussig 汇集各自独特的才能与智慧，为一例濒临死亡的发绀型先天性心脏病（congenital heart disease，CHD）患儿进行治疗[1]。他们实施的姑息手术尝试人为地建立体–肺动脉连接，以治疗肺血流量不足的患者。该手术后来被称作奇迹，并被命名为 Blalock-Taussig 分流术（BT 分流），迄今已有 60 余年。该术式基于简单的理念，却取得了令人瞩目的成功，其临床效果在治疗其他致命心脏畸形患儿的临床实践中，得到进一步印证，也激励更多的后来者投入到手术治疗先天性心脏畸形的探索中。起初，利用控制性交叉循环技术充当生物氧合器。不久之后，就开发出了机械的体外心肺转流泵[2-3]。基于这种在心内探查期间可以维持患者循环的技术，外科医生逐步攻克了大多数先天性心脏畸形。时至今日，即使并非全部，绝大多数罹患严重先天性心脏病的患儿都有望获得长久的生存。

这一成功的故事，造成了现如今一个数量巨大并仍在增加的成年人群，伴有已修复或未修复的 CHD。据估计，美国 2010 年存在的先天性心脏病根治或姑息术后长期生存的成年患者人数超过了 100 万[4]。自 2000 年以来，CHD 患病率增加超过 50%，并且到 2010 年，在一般人群中，成人在 CHD 患者中占 2/3[5]。这一现实给此类患者今后的持续医疗维护带来了新的挑战，特别是伴有先天性心脏病的患者进行非心脏手术治疗时。成人 CHD 亚专科的不断发展指出了这一患者群体的特殊需求。

先天性心脏病手术的诊疗流程

在开始本领域的回顾之前，有必要描述在当前医疗环境下先天性心脏病患者的诊疗现状。随着胎儿超声技术的发展，很多先天性心脏病在孕期就得以诊断（图 59.1）。复杂 CHD 的胎儿诊断对父母和医疗团队非常有帮助。胎儿诊断在依赖动脉导管持续开放以保证产后存活的患儿中尤为重要。对于这些患者，出生以后的生存依赖于静脉注射前列腺素 E_1（PGE_1）来维持动脉导管的通畅，这在一开始的时候往往依赖于脐静脉通路。几项最新研究表明发病率有所下降，但没有确凿的证据表明死亡率有所下降[6-7]。

越来越多的先天性心脏病被发现与特殊的基因突变相关，其中很多有明确的遗传性，有些则为散发。因此，对那些存在明显心脏畸形的患儿，常需进行染色体分析。该分析甚至可以在胎儿阶段通过羊水穿刺术或者分娩后进行。染色体分析对于后代中存在高危因素的家庭尤其有益。对于临床医生而言，了解患者

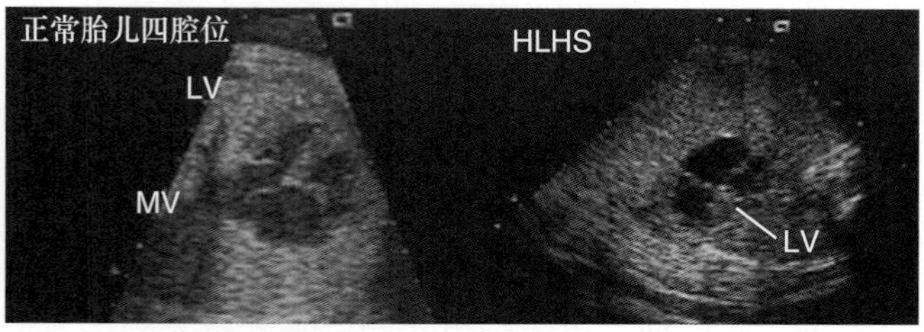

图 59.1 正常胎儿超声（四腔位，左侧）和左心发育不良（HLHS）的胎儿超声（右侧）。LV：左心室；MV：二尖瓣

的染色体异常，诸如 DiGeorge 序列、velocardiofacial 综合征和 Marfan（马方）综合征，可以使其早期行医疗干预。

一般而言，各种先天性心脏病的手术时机取决于出现的症状和对进一步相关并发症的预期。肺血流量减少或肺动脉闭锁的新生儿通常需要在出生后的最初几天甚至分娩后数小时内进行手术。而肺血流量过多的相关病变又可在早期引起心力衰竭，患儿可能表现为喂养困难、呼吸急促，甚至呼吸衰竭。这些患者家属要求在婴幼儿期进行手术以改善症状，阻止肺血管病变的进展。

伴有 CHD 的早产儿和低体重儿需要考虑手术治疗。这种治疗策略的制订需要深思熟虑的计划，以及外科、麻醉科、心内科、重症监护和新生儿学等多学科团队间的紧密配合。最近，我们中心（德克萨斯州儿童医院）成功完成了一例 800 g 大动脉转位（transposition of the great arteries，TGA）婴儿的手术矫形。

先天性心脏病外科专业目前被认为是心胸外科专业下的亚专业。先天性心脏病外科医生首先要取得美国胸外科委员会（American Board of Thoracic Surgery，ABTS）的心胸外科专业认证，并在美国或其他国家的先天性心脏病外科接受进修培训。截止到 2009 年，ABTS 为先天性心脏外科亚专业培训提供了一个正式的认证程序。目前研究生医学教育认证委员会批准了 12 个先天性心脏外科住院医师培训计划[8]。许多小儿先天性心脏病手术是在大型的综合儿童医院内进行的，使得其可以针对那些复杂的患儿制订完整的诊疗计划。其医疗队伍包含小儿心脏麻醉师、灌注师和专业护士。有专门的小儿心脏重症监护来协助术后的恢复。

从历史上说，是由小儿心脏病医生给予那些先天性心脏病患儿以医疗照顾，而小儿心脏病学也在不断发展。随着基于导管的介入技术的进步，原来需要手术治疗的畸形可以由小儿心脏介入医生来治疗，如房间隔缺损、室间隔缺损、动脉导管未闭的封堵，以及体循环、肺循环系统中狭窄血管的扩张和支架植入术。如需进一步了解此专业，可参考 Mullins 的书[9]。

然而，成人先天性心脏病的诊疗和小儿并不相同。这个问题尤其和为存在先天性心脏病的患者行非心脏手术治疗的普外科医生有关。普外科医生首先有一条信息必须注意，必须假定那些先天性心脏病手术治疗后的患者，即使目前没有明显的心血管症状，其

围术期出现心肺功能紊乱的可能性也明显增高。简单来说，一个已知先天性心脏病患者的胸前伤疤并不表示着他的病已经完全治愈。牢记这一点，普外科医生可能会发现为这样的患者确定一个合格的会诊的最佳来源是很困难的。目前，很多成人心内科医生并没有接受过足够的先天性心脏病方面的培训，以至于并不能为这些成人先天性心脏病患者提供足够的会诊意见。

而另一方面，小儿心内科医生则没有接受过成人医学和心脏病学的教育，很多人不愿意为成人先天性心脏病患者提供会诊。正如此前所述，成人先天性心脏病亚专业处于正在发展阶段，但是现阶段，受过这方面专业训练的人还很少。2015 年，美国内科委员会首次提供成人先天性心脏病认证考试。研究生医学教育认证委员会批准的奖学金于 2019 年推出，共提供 21 个项目[10-11]。普外科手术医生需要了解成人先天性心脏病患者的特殊问题以正确评估患者特殊的解剖和生理状态。成人先天性心脏病患者如果在一个没有相关专业人员的医院接受治疗时，必须有一个小儿心脏科医生和一个成人心脏科医生共同进行评价。同样，麻醉师和监护室人员也必须了解这些患者心脏状态的复杂性和细微差别。先天性心脏病成人患者接受普外科手术的麻醉管理是复杂的，如果失误，后果将不堪设想。

解剖、术语及诊断

解剖及相关术语

对先天性心脏病学者而言，最艰难的研究方向之一就是建立一个合适的术语体系来描述特定畸形。首先，应对正常的心脏解剖有一个充分且彻底的了解。在这方面，有很多非常好的参考书，特别是 Wilcox 及其同事编写的[12]尤为简明和清晰。造成解剖理解困难的其中一个问题是缩写词以及那些用人名命名畸形的广泛使用——如先天性矫正型大动脉转位（congenitally corrected transposition of the great arteries，ccTGA）、心室转位和 L 转位都是在描述相同的心脏，但是没有一个是完整的解剖描述。除非另有特殊描述明确这些复杂畸形患者的所有畸形，否则解剖描述应分段进行、完整描述，以避免遗漏或对结构的误解。

在描述先天性心脏病畸形时，常使用分段方式来描述心脏各阶段的连接关系。用“位”来描述心房与内脏关系，包括正位（正常）、反位（转位）或不定位（不确定）。心脏各部分（节段）描述包括心房、心室和大动脉水平。连接关系应明确，连接一致（如右房连接右室）或不一致（如右室连接主动脉）。同时应阐明心腔的位置（如患者形态学的右心房可能会在身体的左侧）。然后再描述心脏瓣膜的位置和连接关系，包括正常、狭窄、闭锁、骑跨等。值得普外科医生注意的是，心脏结构的位置异常往往伴随胸、腹腔脏器的异位。建议在术前对患者的解剖作一个完整的评估。评估解剖结构的常用工具包括超声心动图、计算机断层扫描（CT）、磁共振成像（MRI）和心脏导管。

目前公认且广泛使用的心脏形态学描述系统有两种。Van Praagh 命名法采用缩略词顺序描述心房、心室袢和大动脉位置的连接关系。第一个字母描述心房（通常也是腹腔脏器）的位置：S 为心房正位（正常位），I 为心房反位（心房转位），A 为心房不定位（不确定）；第二个字母描述心室袢的胚胎学关系：D（dextro）为心室右袢（正常位），L（levo）为心室左袢；第三也是最后一个字母，描述主动脉瓣与肺动脉瓣的关系：D 为右位，L 为左位，S 代表弧瓣，I 代表倒瓣（图 59.2）。

Anderson 命名法则更为文字化和冗长，但是可能更利于理解。它同样是结构关系的顺序描述。从心房开始，顺序描述连接和相互关系。先描述心房的位置关系，然后是心室的连接，最后是大动脉。例如，心房正位（正常位），房室连接不一致（反位），心室大

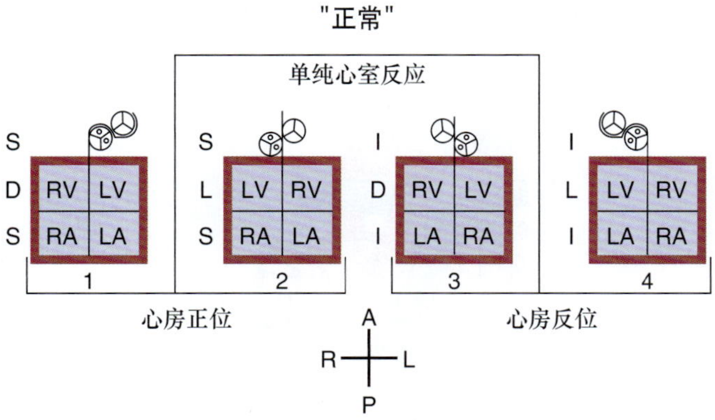

图 59.2 图解“正常”心脏之形态。所谓“正常”，意指依照 Van Praaph 命名原则，房-室连接一致，且心室-大动脉连接一致的心脏。图中方框上方的垂直线代表室间隔的位置。LV：左心室；RV：右心室；LA：左心房；RA：右心房（From Kirklin JW，Barratt-Boyes BG. General considerations：Anatomy，dimensions，and terminology. In Cardiac surgery. 2nd ed. New York，1993，Churchill Livingstone.）

动脉连接不一致描述的是前文所述的矫正型大动脉转位，它用 Van Praagh 命名法为 S，L，L（图 59.3）。

诊断

与手术的各个方面一样，现在有很多精密的诊断工具来检查心脏结构和功能。然而，尽管这些仪器已经得到广泛应用，它们之中却没有一个可以替代或淘汰详尽的病史采集和体格检查。大多数有先天性心脏病病史的患者对于他们的心脏状态都很了解，他们的父母也是如此。必须详细地回顾患者的既往史。如果可能的话，它应包括先前所有的诊疗记录。对患者既往手术史和解剖的猜想常常是错误的，而这往往是患者的一个既往手术记录或临床小结就可轻易解释清楚的。

对于成人先天性心脏病患者，既往病史有些特殊点必须加以阐明。任何心悸、晕厥、神经功能缺损都需要做进一步调查。在某些特定先天性心脏病成人患者群中，心律失常的发生率很高，很多都需要进一步检查评估，包括持续心电监测（Holter）、电生理学研究或激发试验。

体格检查

对于有 CHD 手术史的患者行完全的体格检查可以为普外科手术方案提供非常有用的信息。在行检查时，患者应除去衣物，并仔细地检查。对许多发绀型患者，颜色改变可能很显著，特别是在甲床、口唇及黏膜，并可能会注意到杵状指。在其他患者中，发绀可能是轻微的，只是看上去发灰甚至苍白。应注意观察手术瘢痕并和既往病史相对应。侧开胸的手术瘢痕

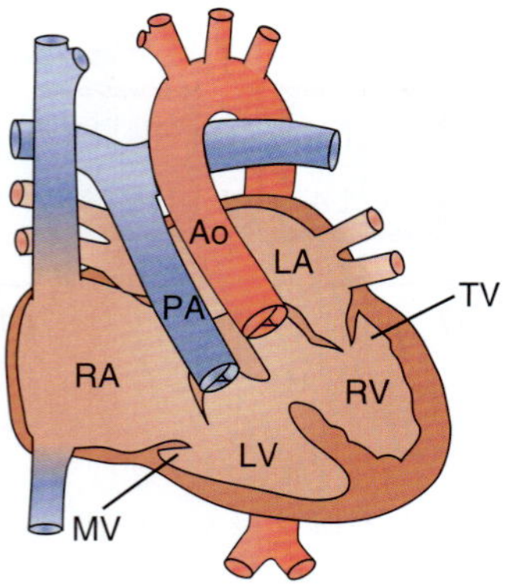

图 59.3 先天性矫正型大动脉转位。按照 Anderson 命名法，为心房正位（正常），房室连接不一致，心室-大动脉连接不一致；按照 Van Praaph 命名法为 S，L，L。AO：主动脉；LA：左心房；LV：左心室；MV：二尖瓣；PA：肺动脉；RA：右心房；RV：右心室；TV：三尖瓣

提示可能既往行 BT 分流术，使用游离翻转的锁骨下动脉或使用一段人工血管，后者被称作改良 BT 分流术。对于左位主动脉弓患者，既往主动脉缩窄修复术会使其具有左侧胸部切口。正中或前侧开胸瘢痕则提示既往心内或心外手术史。

在 CHD 患者中，完整的血管征检查往往被忽视。四肢的脉搏和血压测量是非常重要的，BT 分流术后患者其分流侧上肢肢体的脉搏往往减弱甚至消失。这种体征也可以出现在行主动脉缩窄修复术后患者的左上肢，尤其是行锁骨下动脉垂片成形术（Waldhausen 术）后的患者。另外，有主动脉缩窄修复史的患者其下肢动脉搏动和血压并不一定正常。同样，以前做过心导管检查的患者可能会出现股动脉、股静脉慢性狭窄甚至闭塞。所有这些问题对于即将行普外手术患者的监测以及血管评价都有意义。

本章稍后会对单心室行 Fontan 手术进行详细说明。简单地说，这个手术会造成明显的体循环静脉高压，通常在 12 ～ 15 mmHg（正常值为 0 ～ 8 mmHg）。Fontan 术后的患者，体格检查时可能发现肝淤血、腹水、足部水肿、静脉曲张和颈静脉怒张。在一些患者中，根据触诊时坚硬、纤维化的肝边缘，可能怀疑大结节性肝硬化。

本文致力于心脏疾病患者的体格检查，但对这个问题的深入讨论，特别是心脏听诊方面的细节，并不在我们的范畴内。总体而言，心脏检查包括了患者心律、心尖搏动点和各种心脏杂音的特点。同样需要强调的是没有心脏杂音并不表示没有心脏疾病。

诊断性检查

脉搏血氧饱和度 对于怀疑 CHD 的患者，四肢脉搏血氧饱和度检查是一项必需的临床检查。在下肢循环依赖动脉导管的患者（严重主动脉缩窄或主动脉弓离断）中，可能会出现差异性发绀。这反映了低饱和度的体静脉血经过动脉导管至降主动脉，而充分氧合的肺静脉血则经升主动脉至上肢。对于即将手术的患者，应测定其基础（室内空气）氧饱和度以确定其正常范围。

普通放射检查 标准的前后位和侧位胸片仍是 CHD 患者必要的检查之一。检查的标准元素应包括骨骼全貌、纵隔肝影以及胃泡位置。肺野中应当注意有无肺血增多（充血或淤血）、气腔病变以及渗出。心影能提示很多重要信息：如心胸比率增大能提示心脏扩大或心包积液、有无心房增大、有无肺动脉段的

凸出或凹陷，及主动脉弓的位置（图 59.4）。

心电图　心电图检查（electro cardiogram，ECG）对于 CHD 患者非常重要。应注意心率和节律，包括有无 P 波以及 P 波的形态和轴向。很多 CHD 患者，尤其是复杂先天性心脏病诸如内脏异位综合征患者，可能出现窦房结功能异常或无功能，而表现为交界性心律为主，这可能会显著降低心输出量。QRS 波的宽度及轴向将提供有关传导延迟或心室张力异常的重要信息。例如，心内膜垫缺损的患者会出现电轴左偏。另外某些特定的 CHD 修复术后，早期或远期可能会有恶性心律失常的倾向。对于 CHD 修复或未修复的患者，明确有无心悸史非常重要，该病史的存在意味着可能需要进一步 24 小时动态心电监测（Holter）检查。

超声心动图　无创影像学检查被确定为结构性心脏病的主要诊断方法。对于大多数患者而言，经胸二维超声能获得很好的解剖数据。标准的观察窗包括肋间、胸骨上、胸骨旁和剑突下的长轴位和短轴位。另外，采用 Doppler 血流速测定和改良 Bernoulli 方程（压差＝ $4V^2$，V 为流速，单位 m/s），可以推导得出重要的血流动力学参数。为详细评价患者的心脏畸形，需分段观察心脏的结构、连接和瓣膜情况。定量分析射血分数、短缩率和瓣膜区血流速有助于评估心功能。对于大多数 CHD 患者而言，借助一个合格的小儿心内科医生手中的超声心动图检查，可以获得足够的诊断信息。

磁共振和 CT　心脏磁共振（MRI）和 CT 正在快速发展，以结合超声心动作为评价心脏结构和功能的无创手段。MRI 已经被越来越多地应用以观察那些超声心动遗漏或无法观察的心脏畸形。它对于观察心外大血管以及体、肺静脉连接关系非常有用，也能对心功能，尤其是右心室射血分数做精确评估。CT 在显像上和 MRI 同样有用，但是不可否认，由于显著的放射线暴露，其对人体存在潜在的伤害。胸部 CT 扫描平均为 5 ～ 7 mSv，CT 冠状动脉造影平均为 9 ～ 11 mSv（胸部 X 射线：0.1 mSv）[13]。

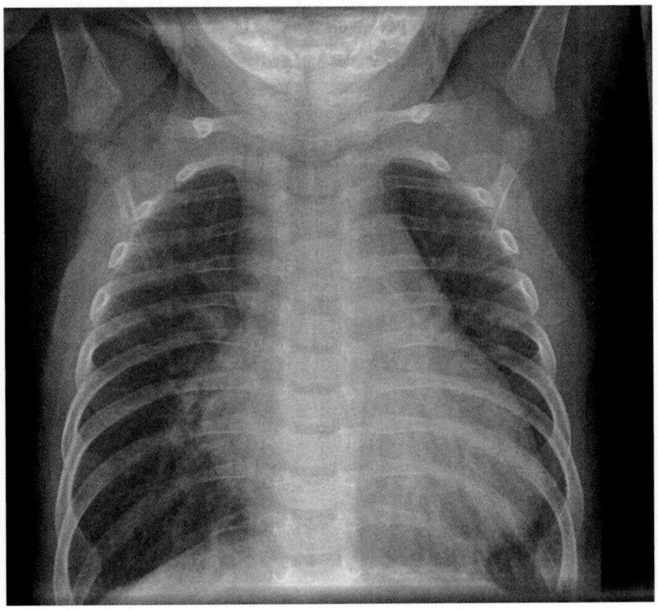

图 59.4　一例完全性房室间隔缺损的患者表现为心脏扩大和肺血增多

心导管检查　心导管检查长期以来被认为是诊断心脏畸形的金标准。随着目前超声心动图学的进展，很多患者已经不再需要它。然而，在某些情况下，仍然需要心导管检查来获得精确的解剖信息。比如那些由于种种原因导致声窗很差的患者，虽然这个问题有可能通过经食管超声解决。更多的时候，有些特殊的畸形是超声心动或 MRI 所不能观察到的。如肺动脉分支（或节段性的）狭窄、体肺侧支的起源和走行以及其他影像学检查不能明确的管状连接和心内交通（间隔缺损）等。

然而，在更多的时候，诊断性的心导管检查可用来获得精确的血流动力学信息以评价患者目前畸形的预后。通过血氧测定、压力数据和热稀释法心输出量测定，可以精确地评价患者的血流动力学轮廓。可测定或推导出的数据包括中心静脉压、心房压、心室压（包括舒张末压）、分流量（在那些有房间隔缺损或室间隔缺损的患者）、肺动脉压、肺毛细血管楔压、体动脉压以及包括腔静脉和肺静脉回流在内的心脏各节段氧合（图 59.5）。这样，就可以得出诸如分流部位及程度、体循环或肺循环阻力以及心肺功能等的精确信息。在某些临床病例中，这些数据对于正确诊疗策略的制订无疑是必需的。这对于那些已行或未行先天性心脏病矫治而将行非心脏手术的患者亦是如此。

在解释先天性心脏病患者心导管结果的时候，对于正常心肺生理的充分了解是十分必要的。特别是异常循环中所获得的数据需与各心腔正常的压力范围、压力波形和血氧饱和度进行对比。不同的心腔都有各自不同的压力波形。心房有如下特征波形：a 波对应的是心房收缩，c 波对应的是房室瓣关闭，v 波对应的是房室瓣关闭后腔静脉回流充盈心房。正常的右房平均压 1 ～ 5 mmHg，左房平均压为 2 ～ 10 mmHg。正常右室压力波形较左室上升支更平缓。左右两心室正常充盈后或舒张末压为 2 ～ 10 mmHg。正常右室收缩压为 15 ～ 30 mmHg（这也是肺动脉收缩压），左

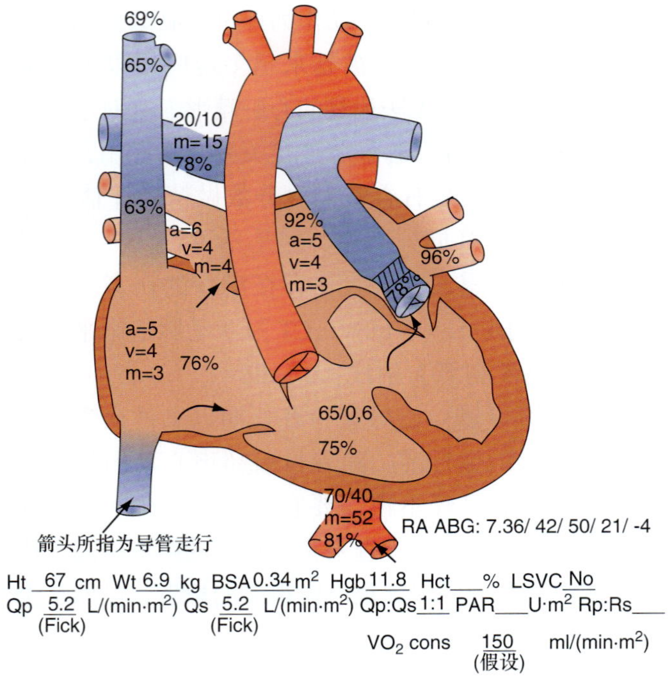

图 59.5 心导管检查后可获得的血流动力学信息

室收缩压为 90 ～ 110 mmHg。

在正常心脏中，还存在着不明显的生理性从右向左小分流，这主要是因为肺的通气-血流（VQ）不匹配，及部分冠状静脉直接汇入左室（心最小静脉回流）。这些生理性的小分流占心输出量不到 5%，基本对于体动脉血氧饱和度无影响。因而，明显的体动脉血氧饱和度下降是病理性的，可能是因为肺部疾病，也可能是因为心内分流，或两者都存在。正如前文所述，一般可以通过超声心动来检查心内分流的部位和程度。然而，在某些时候则需要用心导管检查来测定心腔血氧饱和度，计算分流量，测算体循环和肺循环阻力（pulmonary vascular resistance，PVR）。采用 Fick 公式，肺循环血流量（Qp）和体循环血流量（Qs）之比可表示为下式：

$$Qp/Qs = (SaO_2 - \overline{M}O_2\ sat) / (\overline{P}O_2\ sat - PaO_2)$$

其中 SaO_2 为体动脉血氧饱和度，$\overline{M}O_2$ sat 为混合静脉血氧饱和度，$\overline{P}O_2$ sat 为肺静脉血氧饱和度，PaO_2 为肺动脉血氧饱和度。

如此，一个患者混合静脉血氧饱和度为 60%，肺静脉血氧饱和度为 100%，体动脉血氧饱和度为 100%，肺动脉血氧饱和度为 80%，则 Qp/Qs =（100 − 60）/（100 − 80）= 2∶1。

决定先天性心脏病患者能手术与否，血管阻力也是十分重要的。在很多情况下，基于临床证据，精确的血管阻力数据并不是必需的。例如一个小孩在超声心动图上提示存在较大室间隔缺损，同时观察患儿存在呼吸急促、心脏扩大以及心力衰竭等症状，表明存在大量的左向右分流，故而推断该患者的肺血管阻力是可以接受的。然而，在少数情况下，则需要精确计算阻力数据来指导临床诊疗。肺血管阻力可以通过以下公式来计算：

肺血管阻力（Rp）=［平均肺动脉压（mmHg）− 平均左房压（mmHg）］/ 肺循环血流量［Qp，L/（min · m^2）］

通常，患者的肺循环阻力还通过血管舒张试验——过度通气、吸氧和吸入一氧化氮等来进一步评价肺阻力是否可逆。这对于那些处于临界适应证的患者非常重要。

最后，心脏导管插入术已经发展成为许多重要结构性心脏缺陷的主要治疗方法。在许多儿童医院，现在进行的大多数导管插入术是用于介入手术而不是诊断手术。这对于面对既往行介入矫治心脏畸形患者的普外科医生尤其相关，例如，患者过去可能已经使用封堵器装置闭合了房间隔缺损（atrial septal defect，ASD）或室间隔缺损（ventricular septal defect，VSD）。这个信息对于感染预防以及血管穿刺非常重要。

围术期治疗

未行手术或仅行姑息手术的先天性心脏病患者的围术期管理是一个具有挑战性的议题。一般对于正常心脏病患者适用的血流动力学、呼吸及药物措施对于这些复杂先天性心脏病而言可能并不适合，尤其是在手术室和 ICU。因而要求医生对于患者的心内解剖以及特殊的病理生理要有非常充分的了解。由于不了解患者的畸形情况而导致对于病理生理的错误认识并基于此而制订错误的诊疗措施是可能的。例如，对于一个未行矫治手术的法洛四联症（tetralogy of Fallot，TOF）患者，其存在明显的右室流出道狭窄，这能够解释患者可能出现一定程度的体循环动脉血氧饱和度降低。然而，在已经得到矫治且没有残余分流的患者中，就应该完全氧合。这不是一个罕见的临床情景，一个确诊心脏病的患者，尽管已行了成功的矫形手术，但仍被误认为存在某些生理异常。此外，了解以前的心脏干预是导致病变的完全矫正还是只是缓解十分重要。

麻醉陷阱

为先天性心脏病患者提供符合生理的麻醉管理是十分具有挑战性的，尤其是对于那些行单心室矫治、未行矫治、慢性发绀或仍存在心内残余病变的患者。需要重点提出的是，标准的麻醉管理措施对于复杂先天性心脏病患者而言可能完全不适合，甚至可能是灾难性的。对于患者畸形的充分了解是必需的，包括麻醉剂量和通气设定所带来的可能意外事件的处理。随着这些特定人群的需要，小儿及先天性心脏病麻醉学随之发展，最近由 Andropoulos 等[14]编写的参考书是很好的资源。

本章将围绕麻醉管理中的若干重点加以讨论。首先就是用于术中及术后监测的血管穿刺途径。复杂先天性心脏病患者，尤其是那些既往行复杂手术或心导管操作的患者，获得一条合适的血管穿刺途径是极具挑战性的。具有代表性的如一根用于复苏和右心灌注压监测的大孔多腔的中心静脉管是十分必需的。在某些患者中，因不能单纯通过右侧充盈压来估测左心状态和功能（如 Fontan 术后），需考虑放置热稀释法的肺动脉导管。中心静脉穿刺途径包括经皮颈内或锁骨下，次选股静脉至下腔静脉（inferior vena cava，IVC）途径。如果先前有过心导管操作或静脉重建，那么穿刺会比较困难。在这种情况下可以采用超声引导下放置，这目前在很多心脏手术中心已经成为了标准操作。动脉穿刺行持续血压监测和采样对很多患者来说是需要的，对大多数患者，经皮桡动脉穿刺比较容易，然而上肢血压可能因为之前的体肺分流、主动脉弓手术（尤其是主动脉缩窄）和血管的起源异常（如锁骨下动脉起源于降主动脉）而人为地改变。

对于先天性心脏病患者的围术期通气管理也需要有特殊的理解。对于存在大量潜在左向右分流的患者（如未矫治的室间隔缺损），过度通气和过度氧合会使肺血流量过多，体循环血流量减少。正压通气特别是呼气末正压（positive end-expiratory pressure，PEEP）对于很多患者的血流动力学有负面影响，尤其是行 Fontan 手术后的单心室患者。这些患者应早期脱机以减少 PEEP 对 Fontan 循环的不利影响。早期的结果显示，这样可以改善患者预后并减少总体住院费用[15]。最后，体肺循环阻力以及心功能的药物管理也是先天性心脏病患者围术期管理的重要组成部分。一般而言，小剂量的肾上腺素 0.05 μg/(kg · min)［0.02 ～ 0.05 μg/（kg · min）］加磷酸二酯酶抑制药是一种有效的药物搭配，能增加心肌收缩力，降低体肺循环阻力，并抑制心动过速。其他常用药物包括多巴胺、加压素、硝普钠和硝酸甘油。围术期合理的镇痛与镇静也是患者管理的重要部分。

神经系统预后

CHD 术后近乎 100% 的生存率，使重点转移到了这些患者远期的神经系统预后以及生活质量上。CHD 患者的潜在神经系统损害源自其疾病的性质（如发绀性缺损、低心排状态、遗传综合征、体外循环的影响、心脏停搏），有证据表明 CHD 患者可能具有神经系统损害的遗传倾向性。最近发现，妊娠年龄是优化神经系统预后时需要考虑的一个重要因素[16]。

病变总论

与肺血流量增多相关的病变

动脉导管未闭（patent ductus arteriosus，PDA）

动脉导管未闭是常见的先天性心脏畸形。PDA 在 2000 名足月新生儿中发生 1 例，但早产新生儿中的发病率显著增加，出生体重低于 2000 g 的婴儿发病率为 40%，出生体重低于 1200 g 的婴儿发病率为 80%。在胎儿期，动脉导管是必要的，其通过分流右室血液，保护肺血管床，此时血流方向由肺动脉流向降主动脉。婴儿一经分娩，开始呼吸，导管中血流方向就发生逆转，绝大多数人变成左向右分流。在出生后数小时或数天内，PDA 会自发性闭合，大多数人在出生后 2 ～ 3 周完全闭合。

如果不合并存在其他心脏畸形——PDA 可能合并其他心脏畸形，而且有时必须由 PDA 来维持肺循环或体循环血流—PDA 的病理生理影响取决于它的形态和左向右分流程度；而分流量的大小则取决于导管的几何形状和大小，以及肺血管阻力。PDA 可能导致 Qp/Qs 比值增大，引起肺血流量增多、左心容量负荷增加及充血性心力衰竭（congestive heart failure，CHF）。大的非限制性 PDA 的存在会引起肺动脉高压，如果不加以干预，就会引起不可逆的肺血管病变（艾森曼格综合征），最终造成呼吸及右心衰竭，唯一有效的治疗方法是肺移植。即使是那些小的限制性 PDA，仍有进行性肺充血和左心容量负荷增加的风险。心内膜炎也是常见的并发症，即使是小 PDA。

因此，对所有的 PDA 都应当予以干预。

PDA 的标准治疗方法是手术治疗，通常从左后外侧开胸，分离 PDA，予以结扎、切断或夹闭（图 59.6）。这通常是一个低风险的手术，再通的概率很低。然而，由于这种侵入性手术带来的创伤，目前导管封堵的方法随之得到了发展。在手术方面，很多 PDA 患者已采用胸腔镜下小切口手术；机器人辅助 PDA 结扎在很多患者身上取得了很好的疗效[12]。可以尝试使用吲哚美辛类药物治疗（＜1 kg 0.1 mg/kg；≥1 kg 第 1 天 0.2 mg/kg，然后每天 0.1 mg/kg，共 2～7 天，口服或静脉注射超过 1 小时），但有坏死性小肠结肠炎、颅内出血和肾毒性的风险。然而，目前大多数的 PDA 患者是在心导管室行封堵治疗。即使是小婴儿的大 PDA 也已能成功封堵。对于封堵器长期存在于血管中的远期影响目前尚未完全清楚，不过成功的 PDA 封堵后其有效性、安全性和耐久性都很好。最近，基于导管的器材已被批准用于小至 700 g 早产婴儿的 PDA 封堵治疗。

一个存在 PDA 的成人患者是富有挑战性的。如前所述，一个长期存在的大 PDA 会导致肺血管病变。显然，如果 PDA 出现右向左分流，则需要行进一步的检查以评估显著升高的肺血管阻力。成人 PDA 患者的动脉壁可能发生钙化，使得结扎或切断手术变得危险。对于这些患者，PDA 的闭合可能需要补片修补或行短段人工血管置换（如 Dacron 手术），重建相应的降主动脉。

主肺动脉间隔缺损（主肺动脉窗）

主肺动脉间隔缺损是指在升主动脉和主肺动脉间存在交通。这种畸形比较罕见，占 CHD 的 0.1%～0.6%。这种病变主要和胚胎期动脉干发育时主动脉和肺动脉未完全分隔有关。根据缺损所在位置可分成三型：Ⅰ型为近端缺损，位于主动脉窦之上；Ⅱ型位置较远，常累及右肺动脉起始部；Ⅲ型位置更远，与右肺动脉与主动脉的不同起源相关（图 59.7）。主肺动脉间隔缺损可以独立存在，也可以合并其他畸形，如主动脉弓离断（interrupted aortic arch，IAA）和冠状动脉起源异常。缺损通常比较大，引起大量的左向右分流，造成体循环一样的肺动脉压。此类患儿常出现 CHF、生长迟缓、频发肺部感染。可以通过超声心动图、MRI 或心导管检查得以确诊。

所有的主肺动脉间隔缺损都需要手术修补，存在经导管封堵成功的病例报道；然而，这是一项技术上具有挑战性的壮举，没有已知的长期耐用性[17]。小的缺损可以经侧开胸或正中开胸行结扎，但是这种方法易发生破裂或闭合不全，因而并不推荐。手术闭合

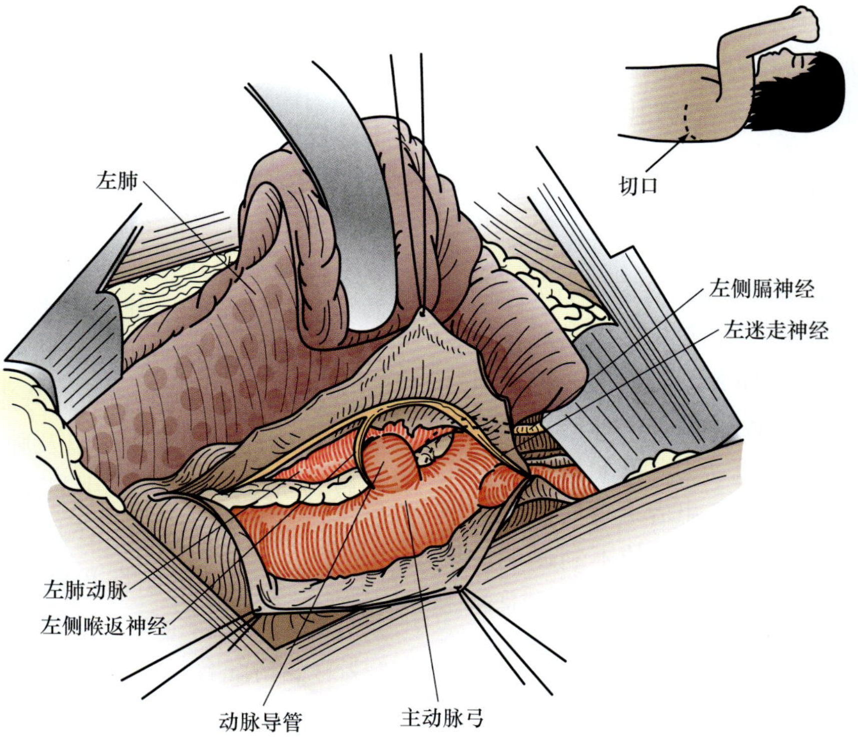

图 59.6 动脉导管未闭的解剖关系。自左侧开胸显露（From Castaneda AR，Jones RA，Mayer JE，Jr，et al. Patent ductus arteriosus. In：Cardiac surgery of the neonate and infant. Philadelphia，PA：Saunders；1994.）

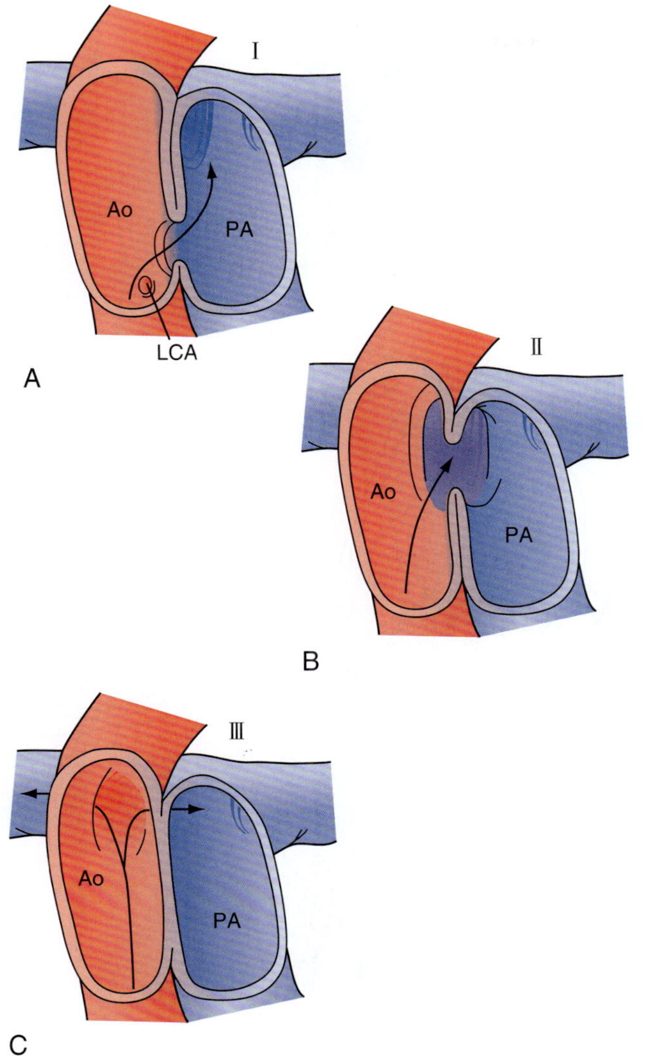

图 59.7 主肺动脉间隔缺损的局部解剖及分类。(**A**) Ⅰ型，在升主动脉（Ao）和主肺动脉（PA）之间存在沟通，缺损一般位于升主动脉的后内侧；(**B**) Ⅱ型，缺损更靠近升主动脉的头端；(**C**) Ⅱ型，缺损更靠近主动脉的后外侧，与右肺动脉连通，后者甚至可能与主肺动脉完全分离（Adapted from Fraser CD. Aortopulmonary septal defects and patent ductus arteriosus. In：Nichols DG，Ungerleider RM，Spevak PJ，et al，eds. Critical heart disease in infants and children. Philadelphia，PA：Mosby；2006：664-666.）

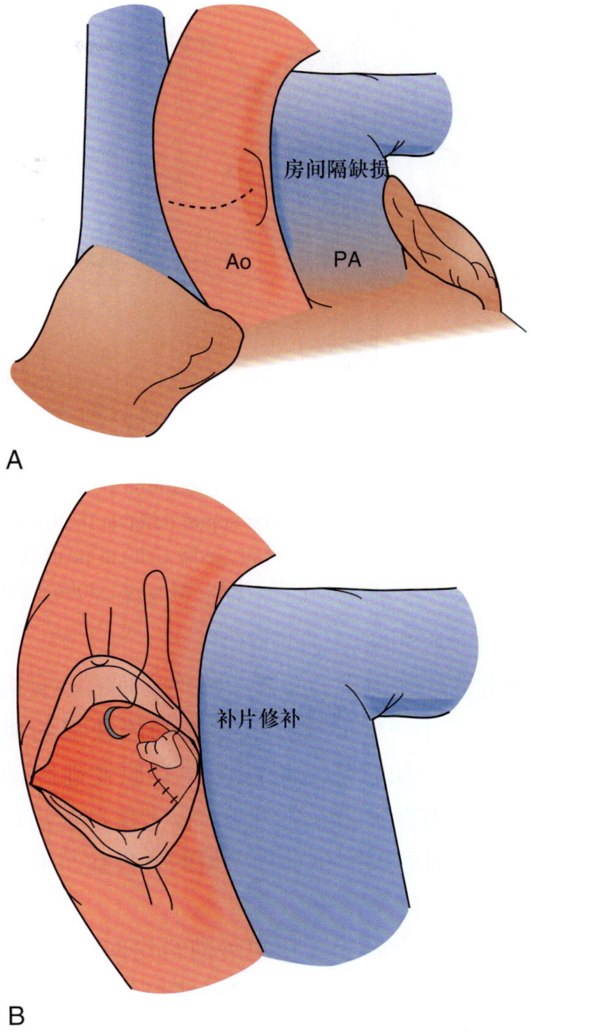

图 59.8 (**A**) 通过升主动脉（Ao）横切口显露主肺动脉（AP）缺损；(**B**) 使用补片，自主动脉侧缝闭主肺动脉间隔缺损。PA，肺动脉（Adapted from Fraser CD. Aortopulmonary septal defects and patent ductus arteriosus. In：Nichols DG，Ungerleider RM，Spevak PJ，et al，eds. Critical heart disease in infants and children. Philadelphia，PA：Mosby；2006：664-666.）

需在体外循环辅助下进行。充分显露后采用单片法或“三明治”法，利用补片重建一个间隔，两种方法都是有效的（图 59.8）。

房间隔缺损

单纯的房间隔缺损（ASD）是最常见的先天性心脏病之一，每 10 000 名活产婴儿中就有 13 名发生。最常见的房间隔缺损位于房间壁，即所谓卵圆窝处的缺损。它的成因是胚胎发育时卵圆孔未完全闭合；因而是第一房间隔未完全闭合的结果。虽然上述术语听起来很绕口，但是这种缺损被简洁的命名为继发孔型房间隔缺损。它们的形式多种多样，从单发小缺损到多孔缺损，再到房间隔的完全缺失。缺损的边界可以由下腔静脉口向上延伸至邻近主动脉根部的心房上壁（图 59.9）。

在肺血管阻力正常的时候，房间隔缺损的主要病理生理改变是明显的左向右分流。需要强调的是，即使是在肺动脉阻力正常的时候，房间隔缺损患者也可出现短暂的右向左分流，特别是当胸内压升高时。长期大量左向右分流（有些患者 Qp/Qs ＞ 3：1）会造成右心容量负荷增加，右心扩大。大多数患儿没有明显的临床症状，但会存在一定程度上出现运动耐量下降或频发的肺部感染。症状在成年后变得更为普遍，

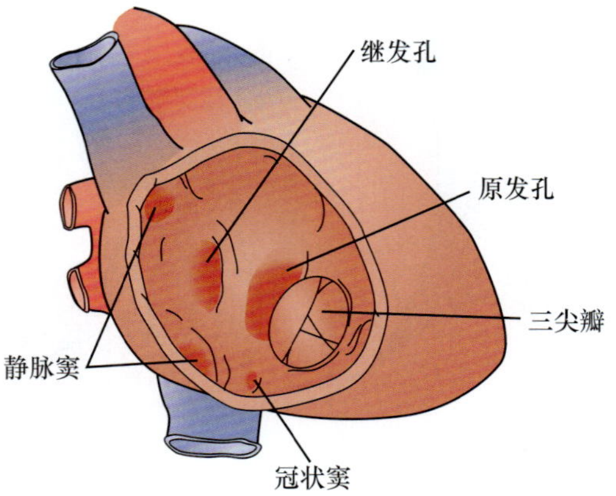

图 59.9 由右心房侧显示房间隔缺损的分型：继发孔型、原发孔型、静脉窦型（Adapted from Redmond JM，Lodge AJ. Atrial septal defects and ventricular septal defects. In Nichols DG，Ungerleider RM，Spevak PJ，et al，eds. Critical heart disease in infants and children. Philadelphia，PA：Mosby；2006：580.）

包括劳力性呼吸困难、心悸，最终出现右心衰竭。肺血管病变并不一定是继发孔型房间隔缺损的典型表现，但房间隔缺损患者可能会伴有原发性肺动脉高压。建议在闭合房间隔缺损时，需考虑可能出现的反常栓子及脑血管事件，这一罕见的并发症与潜在的心房水平右向左分流有关。

多数医学中心建议在学龄前行房间隔缺损修补。20 世纪 50 年代末至今，房间隔缺损的标准治疗方法是在体外循环下行手术修补。可以采用直接缝合，也可以用自体心包片或人造补片修补（图 59.10）。一项研究表明，这是一种有效的方法，相关围术期风险低，几乎没有残余漏或复发缺损[18]。房间隔缺损的微创修补技术也因良好的安全性和预后而广受欢迎[19]。

非手术方式闭合缺损的潜力使得基于导管的介入治疗飞速发展，这些疗法已经在世界范围内得到了广泛的应用。目前，超过 60% 的 ASD 治疗方式是基于介入的[20]。最常用的封堵装置是 Amplatzer 封堵器（St. Jude Medical，St. Paul，MN），它由镍钛记忆合金网制成，可以在超声或透视引导下经皮穿刺放置。早期报道显示其操作相关并发症和闭合成功率可以接受[21]。不过，这种装置在跳动的心脏中长期存在的远期影响目前尚不清楚。近期报道显示其侵蚀心房壁，进入邻近的升主动脉以及使传导系统中断的惊人发生率[22-23]。最近一例与 Amplatzer 房间隔缺损封堵相关的迟发性重症感染性心内膜炎更是强调了需要对这些在循环系统中长期存在的大异物做长期的观察[24]。

静脉窦型房间隔缺损主要是由于胚胎期上腔静脉（superior vena cava，SVC）或下腔静脉（inferior vena

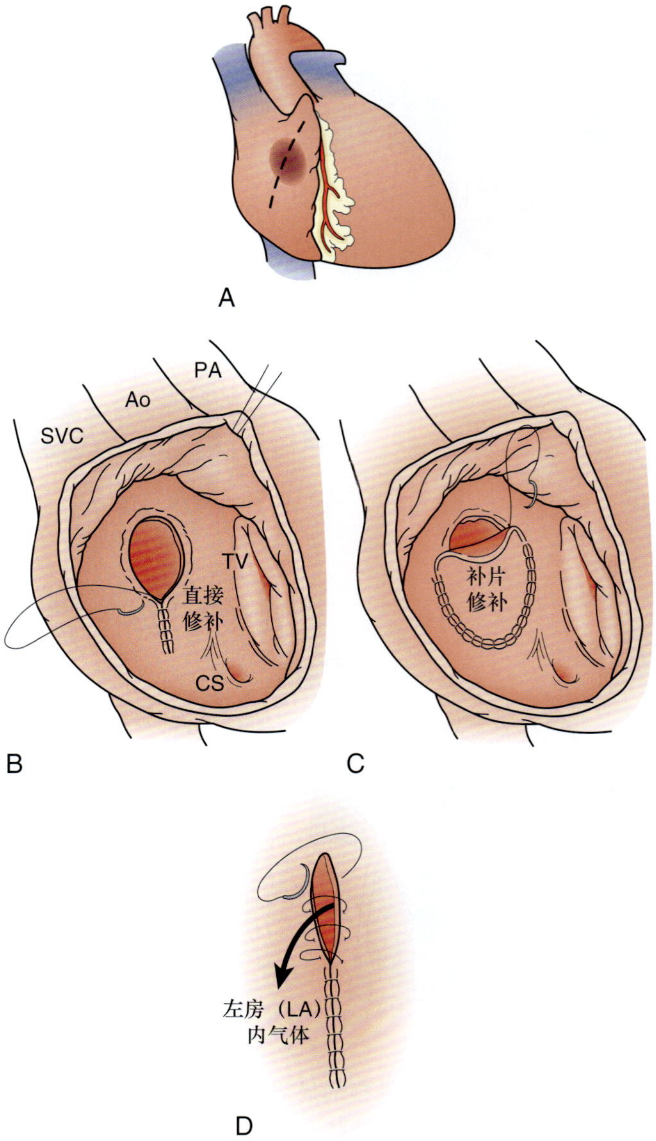

图 59.10 手术修补房间隔缺损。（A）心房切口；（B）直接封闭；（C）补片修补；（D）左心房（LA）排气。Ao：主动脉；CS：冠状窦；PA：肺动脉；SVC：上腔静脉；TV：三尖瓣（Adapted from Redmond JM，Lodge AJ. Atrial septal defects and ventricular septal defects. In：Nichols DG，Ungerleider RM，Spevak PJ，et al，eds. Critical heart disease in infants and children. Philadelphia，PA：Mosby；2006：583.）

cava，IVC）排列不齐所致。这种缺损远离卵圆窝，常合并部分肺静脉异位引流。上腔型房间隔缺损位于房间隔上方接近上腔静脉开口处。常合并部分右肺静脉异位引流至上腔静脉。下腔型房间隔缺损则位于房间隔下方，常延伸至下腔静脉开口。这种类型的房间隔缺损常合并全部右肺静脉引流至下腔静脉（可能位于肝内），也可能伴有肺隔离症以及发自腹主动脉的一根异常动脉供应右肺下叶。在全肺静脉异位引流（total anomalous pulmonary venous return，TAPVR）至下腔静脉的患者中，其胸片可以看到异常回流的肺静脉像一把弯刀（弯刀综合征），这种现象首先由Neill及其同事发现并描述[25]。

静脉窦型房间隔缺损和继发孔型房间隔缺损，因同样的病理生理，都需要手术治疗。这种房间隔缺损不能通过介入方式封堵，其手术也比单纯继发孔型房间隔缺损更复杂。合并部分型肺静脉异位引流的上腔型房间隔缺损在手术时要采用心内补片隧道，当肺静脉引流位置高时，则采用上腔静脉转位手术（Warden手术）。存在弯刀综合征的下腔型房间隔缺损行手术治疗时更为复杂，可能需要在肝内下腔静脉中放置补片隧道，这需要在深低温停循环下进行。

室间隔缺损

室间隔缺损是指由于室间隔上出现缺损而形成的病理性沟通。0.3%的新生儿存在孤立性VSD。其分类主要基于缺损的位置及周围结构。部分VSD患者完全没有症状，这取决于缺损的大小、部位、合并的畸形以及肺血管阻力。当心脏形态和肺血管阻力正常时，VSD患者的净分流方向为左向右；Qp/Qs取决于缺损的大小和肺阻力。大的缺损会造成大的分流，右室和肺动脉压增高，肺循环过度充盈，CHF以及左心室容量负荷加重。在这些情况下，非限制性肺血流量的增加使患者面临罹患肺血管病和艾森曼格综合征的风险。

室间隔可依据血流路径和相关的心脏解剖进行完整的勾画。因此，室间隔右室面可分为流入道、肌中部、心尖、后部、前部、流出道以及主动脉下部分。这有助于VSD的分型。另外，根据其胚胎学来源的不同，室间隔缺损自发缩小或闭合的趋势亦不同。

膜周部室间隔缺损

膜周部室间隔缺损是指发生于室间隔膜部的缺损，其边缘包括三尖瓣瓣环、室间隔肌部，有时还有主动脉瓣环。当缺损很大时，可造成主动脉冠状窦（往往是右冠状动脉窦）的显著脱垂，造成冠状窦变形，主动脉瓣反流，甚至冠状窦破裂。膜周部室间隔缺损，特别是儿童期的小室间隔缺损，有自行闭合的趋势。

肌部室间隔缺损

肌部室间隔缺损可发生于室间隔肌部的各个部位。这些缺损的边缘完全由肌肉构成，病变可能为孤立的或在室间隔上存在多个破口（所谓“瑞士奶酪室间隔”，Swiss cheese septum）。缺损较小时，很可能缩小或自行闭合。

干下型（嵴上型或流出道型）室间隔缺损

干下型室间隔缺损与主动脉瓣环，或肺动脉瓣环，或同时与二者相邻。缺损几乎总伴有邻近主动脉瓣叶的脱垂，通常为右冠瓣，造成瓣叶明显变形，主动脉瓣关闭不全，甚至瓣叶穿孔。这类缺损仅有的闭合机制是依赖于脱垂和变形的瓣叶，但往往是不完全或不完美的调整。鉴于主动脉瓣损伤的危险持续存在，此类缺损都必须通过手术闭合（图59.11）。

手术关闭室间隔缺损的时机取决于VSD的大小、分流程度以及合并畸形。因此，小婴儿伴有大VSD、顽固性心力衰竭、分流量大，应在新生儿期即手术治疗，而不必顾及年龄和体重。其他VSD则应考虑左向右分流持续存在的影响、主动脉瓣窦变形以及心内膜炎的风险。无症状的患者，如有明显分流，并有心脏扩大的证据，应接受手术治疗。无症状的小VSD，心脏大小、功能亦正常，考虑到罹患心内膜炎的风险将终身存在，同时手术风险相对较低，一些外科医生仍建议预防性闭合。

VSD的经皮介入闭合是手术闭合的可接受替代方案，具有很高的手术成功率[26]。但多数VSD周边的复杂关系，包括紧邻主动脉瓣和传导束，使得现有技术不太理想。迄今为止，手术仍是关闭VSD的首选疗法。手术在体外循环下实施，可采用各种材料关闭缺损，包括自体心包（我们的首选）、涤纶补片、

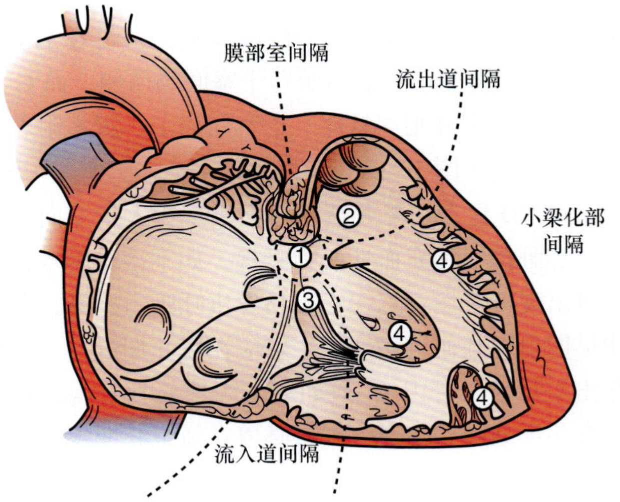

图 59.11 不同类型室间隔缺损（VSD）在室间隔上的位置（图中为室间隔右室面观）。1：膜周部VSD；2：主动脉瓣下VSD；3：房室通道型VSD；4：肌部VSD（From Tchervenkov CI，Shum-Tim D. Ventricular septal defect. In：Baue AE，Geha AS，Hammond GL，eds. Glenn's thoracic and cardiovascular surgery，6th ed. Stamford，CT：Appleton & Lange；1996.）

聚四氟乙烯（polytetrafluoroethylene，PTFE）片以及同种移植材料。手术关闭 VSD，风险较小，彻底闭合可能性大。如遭遇复杂的解剖情况，如瑞士奶酪室间隔或心尖肌部的多发 VSD，可先行姑息性的肺动脉环缩术（pulmonary artery band），限制肺动脉血流，以择期行根治手术。

房室间隔缺损（房室管缺损）

房室间隔缺损（AVSD）是一类包括房间隔缺损、室间隔缺损和房室瓣病变的复杂心脏畸形。每 2100 例活产婴儿中约有 1 例发生。其成因是心内膜垫在胚胎期发育不良，因此，此类畸形亦常被称为心内膜垫缺损（endocardial cushion defect）。无室间隔缺损的 AVSD 称为部分型（partial）；中间型或过渡型（intermediate or transitional）AVSD 仅有一小的限制性 VSD；而完全型（complete）则有一大的非限制性 VSD。AVSD 总是存在房室瓣组织的异常，但瓣膜畸形的程度和相应的瓣膜功能存在很大的个体差异。完全型 AVSD 常见于 21- 三体患儿，但亦可见于染色体正常的患者。这种情况下的室间隔缺损形态与之前讨论的不同。这时的房间隔缺损为原发孔型房间隔缺损，明显远离卵圆窝。房室结和 His 束移位于原发孔型缺损和房室连接的下部，这在手术修补时至关重要。AVSD 患者的室间隔缺损为流入道型，可能延续至主动脉瓣下，并可表现为对位不良的形态。房室瓣的腱索与房室间隔的关系多变异。Rastelli 及其同事[27]根据腱索与房室瓣前桥瓣的关系对完全性 AVSD 进行分类：A 型指前桥瓣及其腱索附着于室间隔的左侧，B 型的腱索可骑跨于室间隔两侧，而 C 型的前桥瓣左上叶则“悬浮”于室间隔上，腱索附着于室间隔右侧（图 59.12）。

AVSD 患者在婴儿期的典型表现为大量左向右分流、心脏扩大和充血性心力衰竭。如不接受手术，患儿将出现严重发育迟缓，极易发生呼吸道感染，并可能早期出现肺血管病变。手术应在婴儿期进行（一般在出生后 6 个月内），但如有顽固性心力衰竭，特别是合并主动脉弓畸形，则有必要在新生儿期手术。部分型或中间型 AVSD 患者可能推迟到儿童后期进行手术，具体手术时间取决于心房水平分流及房室瓣反流的程度。AVSD 亦可呈现为心室不均衡形态，可以是右室或左室优势。如过于严重，双室矫治已不可能起效，只有按单心室矫治的方案治疗。AVSD 还可与法洛四联症合并发生，从而出现发绀。与其中任一种畸形相比，手术矫治联合病变都更富有挑战性。

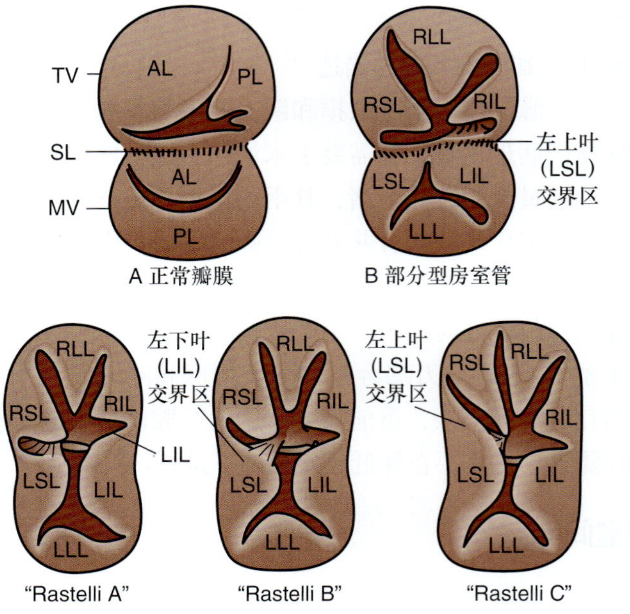

图 59.12 Rastelli 分型：A、B、C 型。**A ～ C**，显示正常、部分型及完全型房室管缺损的瓣膜形态的差异。AL：前叶；A- V：房室；MV：二尖瓣；PL：后叶；PIL：右下叶；RLL：右侧；RSL：右上叶；TV：三尖瓣（From Kirklin JW，Pacifico AD，Kirklin JK. The surgical treatment of atrioventricular canal defects. In：Arciniegas E，ed. Pediatric cardiac surgery. Chicago，IL：Year Book Medical Publishers：1985.）

手术是治疗 AVSD 的首选方式。其目的在于彻底关闭房室间隔缺损。充分利用现有的房室瓣组织，重建瓣膜功能。如前所述，术中应注意保护下移的传导组织，以防引起房室传导阻滞（图 59.13）。手术在体外循环下实施。房室间隔缺损可用单一补片（单片法）或两补片（双片法）方式修补。我们认为双片法更有利于保留房室瓣功能（图 59.14）[28]。瓣膜成形是矫治成功的关键，典型步骤包括将瓣膜悬吊于重建的室间隔上，缝闭上、下叶的对合线（瓣裂）。但需注意避免瓣膜狭窄。

精确的矫治和满意的血流动力学是围术期监护平缓顺利的基础。长期肺循环血量过多的患者可能在术后早期发生肺高压危象。这种情况需要通过吸氧、优化体液平衡、持续镇静、过度通气或吸入一氧化氮等进行治疗。

成人 AVSD

部分型或过渡型 AVSD 患者中，有些即使未接受手术，亦可很好地存活至成人。其临床表现不尽相同，可能出现活动耐量严重降低、右心功能不全的迹象，肺血管阻力一定程度地升高，以及可能出现房性心律失常，如房颤。对此类出现晚期症状的患者，常需进行心导管检查，以排除隐匿性冠状动脉病变，评估肺血管阻力。如果没有明显的手术禁忌证，仍建议对这些未予矫治的成人 AVSD 患者实施手术，以消除长期的左向右分流，修复存在典型反流的房室瓣。

另有部分既往接受 AVSD 矫治术的患者，在成年后出现症状。他们的临床表现多种多样，包括房性和室性心律失常、瓣膜反流或狭窄以及右心功能不全。在其中许多情况下，不少患者须再次手术。另外，既往行 AVSD 矫治手术的患者如需接受非心脏手术，亦应对其血流动力学状态保持持续关注，后者可能影响围术期的恢复进程。

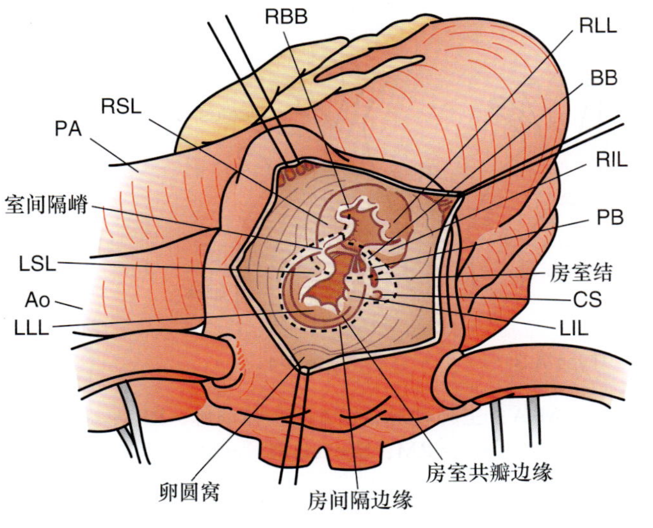

图 59.13 完全型房室管缺损（CAVC，即完全性房室间隔缺损）中，传导系统的位置。图中显示了房室共瓣的解剖关系和形态，采用右房切开视角。AO：主动脉；BB：左束支；CS：冠状窦；LIL：左下叶；LLL：左侧叶；LSL：左上叶；PA：肺动脉；PB：房室穿行束；RBB：右束支；RIL：右下叶；RLL：右侧叶；RSL：右上叶（From Bharati S，Lev M，Kirklin JW. Cardiac surgery and the conducting system. New York，NY：Churchill Livingstone：1983.）

永存动脉干

永存动脉干的形成源于动脉干及半月瓣在胚胎期未能成功分隔，大约每 10 000 名活产婴儿中就有 1 名发生。它几乎总合并一个大的非限制性 VSD，VSD 一般位于膜周部，动脉干不同程度地骑跨于室间隔上，甚至可以 100% 发自右心室。根据肺动脉起始的位置关系，可对其进行分类。Ⅰ型共干可发现一主肺动脉干，肺动脉各分支由主干发出；Ⅱ型共干中，两侧肺动脉开口距离很近，但分别起始于永存动脉干；Ⅲ型共干的肺动脉分支各自分开，分别从升主动脉发出；Ⅳ型共干现在被认为是一种伴有 VSD 的肺闭锁（图 59.15）。

永存动脉干与主肺动脉间隔缺损的区别在于，前者仅有唯一一组半月瓣，且瓣形态变异很大。该瓣膜可以与正常主动脉瓣相似，拥有非常正常的形态以及发育良好、各自独立的主动脉窦。而在另一些患者，动脉干瓣亦可严重发育不良，表现为多个瓣窦，瓣叶变形，瓣交界关系异常。动脉干瓣膜形态和功能的异常与患者症状的发生明显相关，并成为手术的难点。永存动脉干患者常有冠状动脉开口异常，包括冠状动

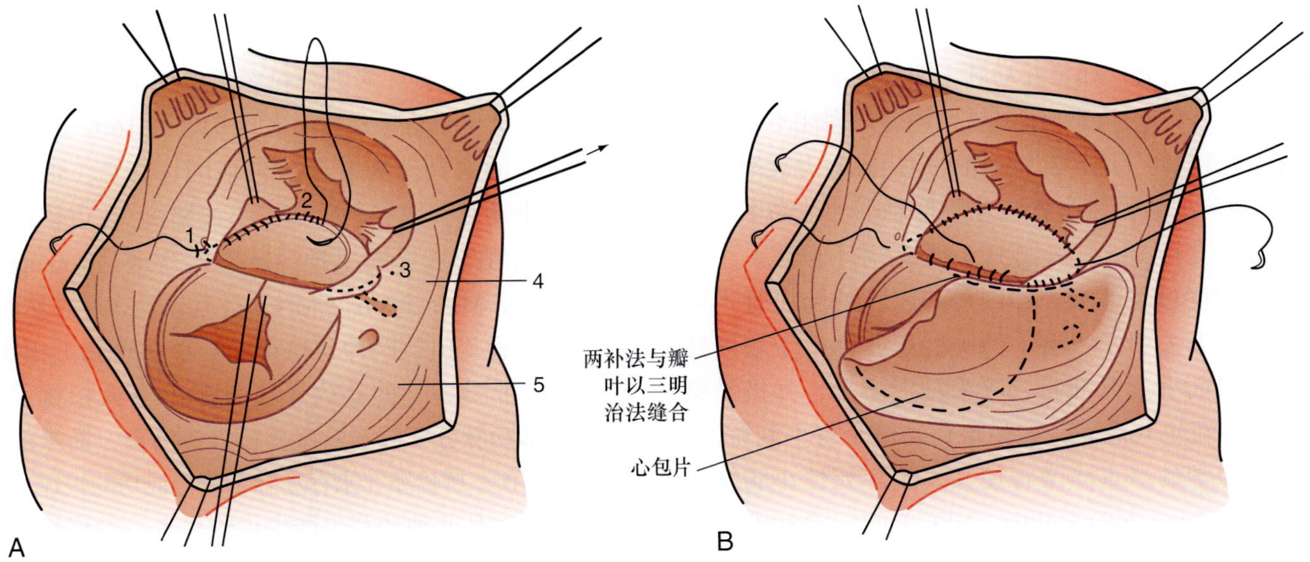

图 59.14 双片法关闭房室管缺损。首先置入室间隔补片，（A）使用另一单独补片关闭房间隔缺损（ASD）；（B）注意 ASD 补片缝线与冠状窦和传导系统的位置关系，防止损伤房室结（From Kirklin JW，Barratt-Boyes BG. Cardiac surgery. New York，NY：Churchill Livingstone；1986.）

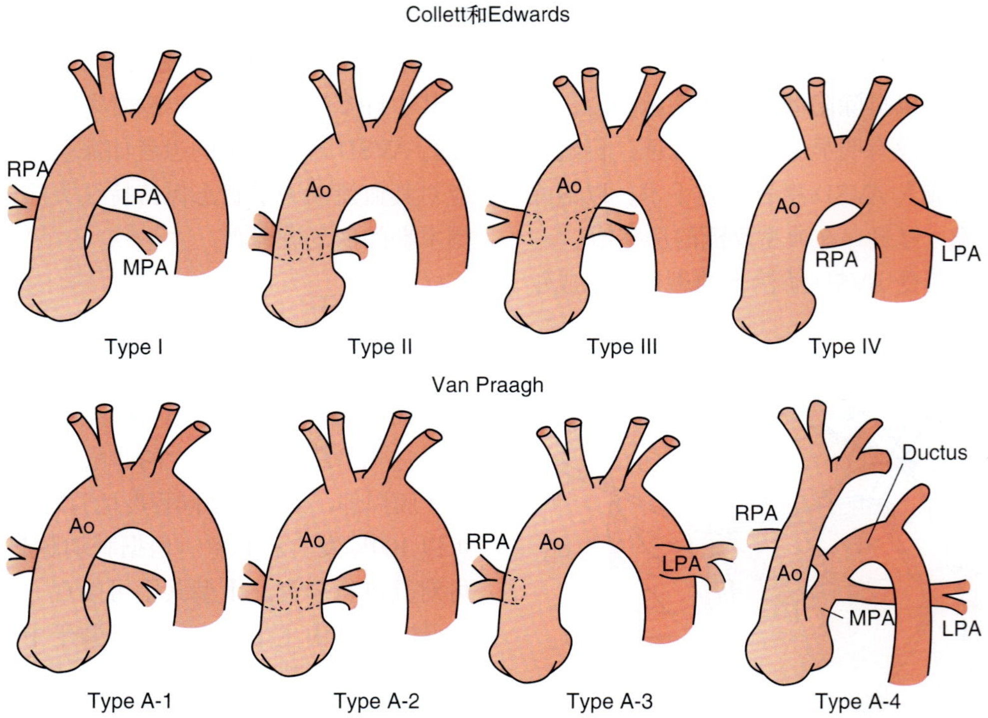

图 59.15 对永存动脉干的不同分型系统（详见正文）。Ao：主肺动脉；MPA：主肺动脉；LPA：左肺动脉；RPA：右肺动脉（Adapted from St Louis JD. Persistent truncus arteriosus. In：Nichols DG，Ungerleider RM，Spevak PJ，et al，eds. Critical heart disease in infants and children. Philadelphia，PA：Mosby；2006：690.）

脉开口并列和壁内冠状动脉等。罹患永存动脉干的新生儿中，高达 25% 合并主动脉弓中断。这部分患儿往往存在 22 号染色体缺失（DiGeorge 综合征），而表现为胸腺发育异常、T 细胞功能差和钙水平失调。

永存动脉干患者在新生儿期即表现为非限制性肺血流，肺动脉压与体循环压力相等。随着出生后肺血管阻力的降低，肺循环血量急剧增加，并出现充血性心力衰竭。由于血液在舒张期进入肺血管床，患者可能出现脉压增大。如合并动脉干瓣膜的明显反流，上述情况将进一步加剧，最终导致体循环灌注不足和心血管系统衰竭。部分婴儿初期可应用抗心力衰竭药物（如利尿药、血管紧张素转化酶抑制剂和地高辛）和加强营养支持（通过鼻饲），但疗效并不确定。个别患者成功度过婴儿期，却因迅速发生的肺血管不可逆病变，失去手术机会。另一些患儿则由于顽固性心力衰竭而引起低体重、呼吸功能不全，并极易感染。许多新生儿患者，如果永存动脉干得不到矫治，血流动力学的严重异常将使其发生坏死性小肠结肠炎（necrotizing enterocolitis，NEC）的危险性大为增加。动脉干亦可与主动脉弓中断（IAA）合并发生，此类患者的体循环血流依赖于动脉导管的存在。因此，在其接受手术矫治前，有必要静脉注射前列腺素 E_1（PGE_1），维持动脉导管开放。有鉴于此，对大部分患者，建议在出生后数周内接受手术治疗。

手术在体外循环下实施。矫治流程包括游离动脉总干、重建肺动脉共汇。补片关闭大的室间隔缺损时，通常需采用右室切口。如果动脉干瓣膜存在异常反流，必须予以成形。在大部分情况下，至少可对瓣膜进行部分修补，以保证患者拥有完整的主动脉瓣，很少在首次手术中置换动脉干瓣膜。而后，必须建立右室-肺动脉连接。多数外科医生选用带瓣管道，置于右室切口与肺动脉分叉部之间（图 59.16）。

管道的选择颇为有限，包括同种管道（带瓣肺动脉或主动脉）或异种管道（牛或猪）。在市售产品中，戊二醛处理后的牛颈静脉带瓣管道（Contegra；Medtronic，Minneapolis，MN）最近较受欢迎。然而，与其他导管（包括同种移植物和异种移植物）相比，Contegra 带瓣导管的心内膜炎发生率令人担忧[29]。亦有将肺动脉分叉部与右室切口直接吻合，前半部分以补片加顶，矫治婴儿永存动脉干获得成功的报道[30]。遗憾的是，凡此种种都未能提供给患者一种可受用终生的解决方案：既能保证连接部可随着机体生长，又具有功能完善、经久耐用的肺动脉瓣。据此可以推断，所有成功接受动脉干矫治手术的患儿，当现有的

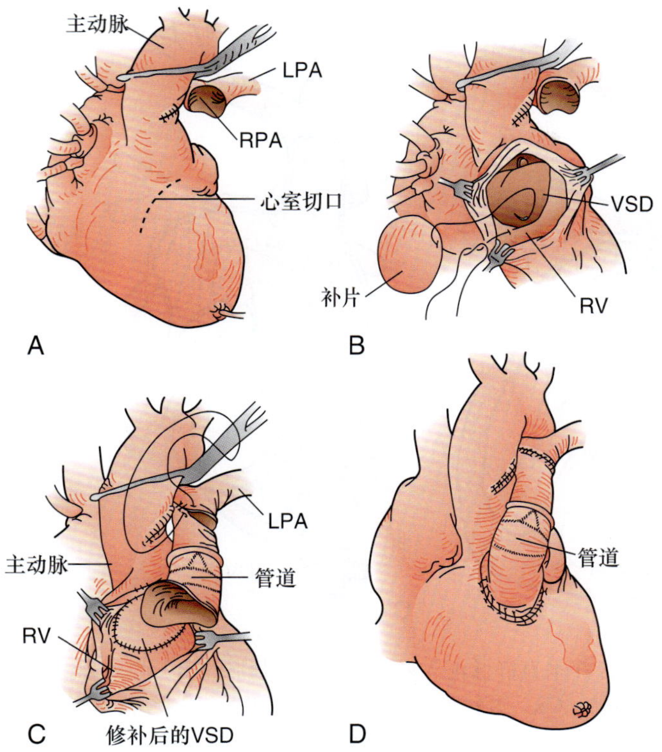

图 59.16 手术矫治永存动脉干。(**A**)在永存动脉干起始部切断，原开口直接缝闭；行右室(RV)高位切口；(**B**)人工补片修补室间隔缺损(VSD)；(**C**)肺动脉与带瓣管道相连；(**D**)管道近端吻合于右室。LPA：左肺动脉；RPA：右肺动脉(From Wallace RB. Truncus arteriosus. In：Sabiston DC，Jr，Spencer FC，eds. Gibbons surgery of the chest. 3rd ed. Philadelphia，PA：Saunders；1976.)

右室-肺动脉管道达不到身体成长的要求时，可能需要再经历多次手术。近年来，为减少再次手术次数，采用经皮导管释放肺动脉瓣作为一种过渡方案，取得了可喜的疗效。

随着更多在幼年成功接受动脉干矫治手术的患者进入成年期，显然有必要对所有此类患者进行长期、不懈的心脏专科随访，其中不少需要再次手术。需要关注的问题包括：晚期室性心律失常(常与既往术中右室切口处瘢痕形成有关)、肺动脉分支狭窄、右室-肺动脉管道狭窄或反流、动脉干瓣膜关闭不全以及右室功能不全。

静脉引流异常

完全性肺静脉异位引流

胚胎期的肺静脉窦未能与左心房相连接，将造成完全性肺静脉异位引流(total anomalous pulmonary venous return，TAPVR)，每 10 000 例活产婴儿中就有 1 例发生 TAPVR。这一致命的畸形可产生一系列临床表现，并可能与单心室等其他复杂畸形合并发生。TAPVR 患者的肺静脉可能以若干种方式最终回流至右心。患者能够存活，取决于回流路径中无梗阻，及心房水平交通非限制性。这样，才能保证心内血液充分混合，体循环有足够的氧供。根据回流途径是否通畅、心房血混合程度和肺功能，TAPVR 患者将有不同程度的氧饱和度降低。肺静脉异位引流有几种典型方式。

心上型 TAPVR 的肺静脉首先引流至垂直静脉，后者向头侧走行，汇入体静脉。多数情况下，垂直静脉于左肺动脉前方连接于左无名静脉，但亦可位于左肺动脉后，置身于左肺动脉和左主支气管之间(所谓肺 动脉“钳”)，造成肺静脉回流径路中的压迫。还可汇入上腔静脉(SVC)或奇静脉。心内型 TAPVR 的肺静脉回流到冠状窦。如果冠状窦结构完整，则大多直接回流至右心房。该类型极少发生梗阻，以致部分患者很晚才获得诊断。心下 TAPVR 型的垂直静脉向足侧走行，穿过膈肌，汇入胚胎期的静脉导管，再经肝回到下腔静脉。该亚型几乎总有某个部位的梗阻(图 59.17)。而在混合型 TAPVR，肺静脉以多种途径回流到心脏。常有一至数支肺静脉连接于上腔静脉，其他或经心下或由心上连接。

梗阻性完全性肺静脉异位引流　梗阻性 TAPVR 是先天性心脏外科领域极少数真正的急诊手术之一。一旦怀疑，可通过经胸超声诊断和评估。前述各亚型如发生梗阻，即可确认本症，并可造成严重的肺静脉高压。继发效应包括肺水肿、肺动脉高压和严重低氧血症。当患儿严重缺氧，通气支持条件较高时，可发生间质性肺气肿和严重气胸。罹患梗阻性 TAPVR 的患者，极端情况下可在出生数小时内出现症状，且对常规复苏措施无反应。唯一有效的疗法就是迅速手术，而无论其术前情况多么严重。

其他类型的 TAPVR，一旦确诊后，建议择期手术治疗。垂直静脉无梗阻、房内交通充分的患儿，有时直至幼儿晚期才获确诊。这些患者应择期接受手术，以消除发绀、心内血液混合以及右心容量超负荷。

TAPVR 矫治术在体外循环下进行，偶尔需长时间深低温和间断停循环。矫治原则包括确定肺静脉汇合点和各肺静脉分支。将肺静脉共汇与左心房吻合，采用上超外侧入路，将心脏向右翻起，亦可直接切开房间隔和右房后壁的对应部位。典型的 ASD 和 PDA 亦应一并闭合(图 59.18)。

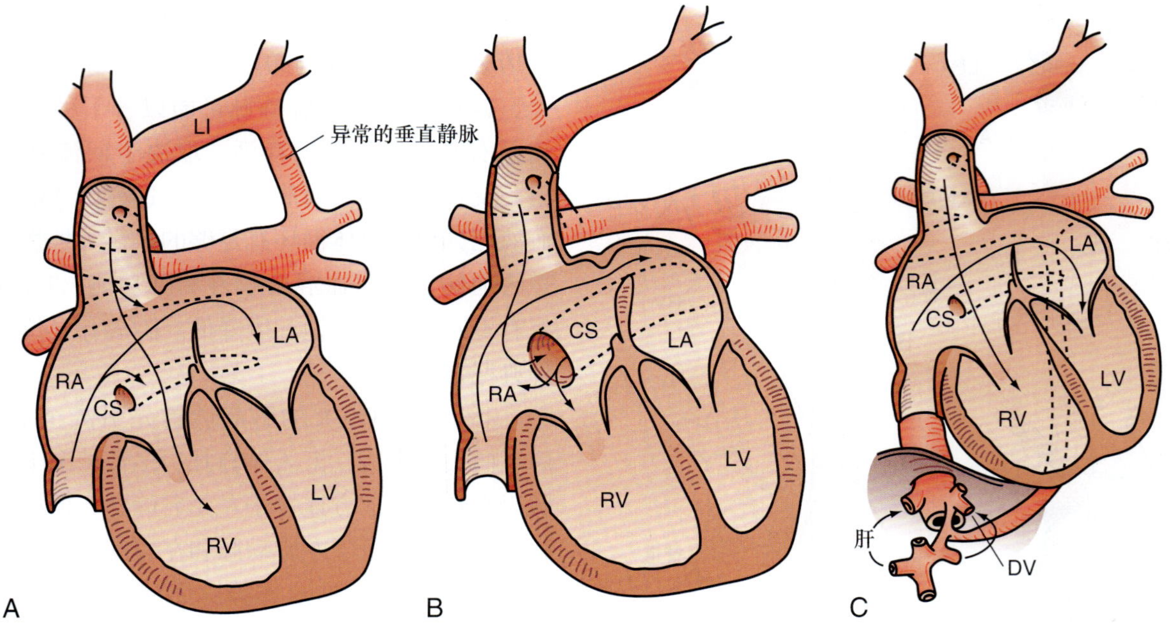

图 59.17 完全型肺静脉异位连接（TAPVC）的分型。（**A**）心上型，合并垂直静脉汇入左无名（LI）静脉；（**B**）心内型，肺静脉汇入冠状窦；（**C**）心下型，经下连接静脉引流过膈肌。DV：导管静脉；CS：冠状窦；LA：左心房；RA：右心房；RV：右心室（From Hammon JW，Jr，Bender HW，Jr. Anomalous venous connections：Pulmonary and systemic. In：Baue AE，ed. Glenn's thoracic and cardiac surgery. 5th ed. Norwalk，CT；Appleton & Lange；1991.）

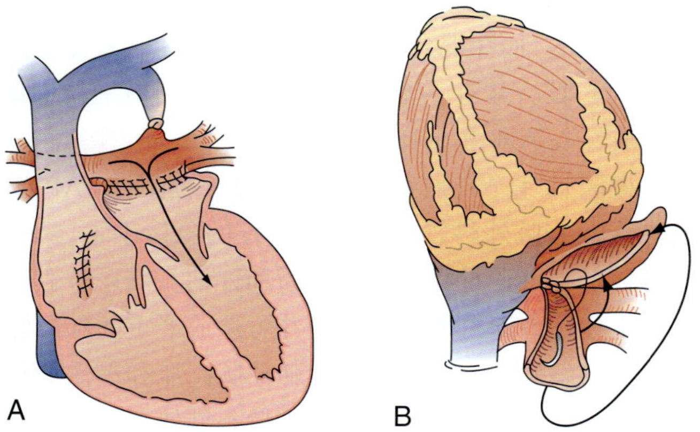

图 59.18 （**A**）由心上径路矫治心上型完全性肺静脉异位连接（TAPVC）；（**B**）矫治心下型 TAPVC，将心尖向右侧抬起，显露左心房及肺静脉共汇，而后如图进行吻合（From Lupinetti FM，Kulik TJ，Beekman RH，et al. Correction of total anomalous pulmonary venous connection in infancy. J Thorac Cardiovasc Surg. 1993；106：880-885.）

三房心　三房心是一种罕见的心脏畸形，约占所有先天性心脏缺陷的 0.1%，其中肺静脉回流至左心房后方的另一心腔，该心腔再通过一狭窄的连接部与右房或左房相通。患者可出现肺高压征象，并有不同程度的氧饱和度降低。必须通过手术减压，切除肺静脉回流腔与左心房间的隔膜，方可缓解肺静脉梗阻。

当个别肺静脉发生进行性恶化的硬化时，TAPVR 可能产生严重后果。硬化进程可能由于手术不够精确、肺静脉共汇和个别肺静脉形成梗阻所诱发，但亦可能与手术操作无关。硬化继续进展，可能导致肺静脉内狭窄。目前，已研发出处理个别肺静脉狭窄的技术，即采用邻近心包制成带蒂补片，拓宽肺静脉开口（使用无缝线技术），但这一方法并非对所有肺静脉梗阻患者都有效。在这种情况下尝试了基于导管的扩张和支架植入术，可以很好地缓解急性梗阻，但再次干预率高，且长期成功率未知，5 年生存率为 50%[31]。对最严重的病例，唯一有效的手术方法是肺移植。

体静脉异位引流

先天性体静脉回流异常既可单独存在，亦可与其他严重的心脏畸形合并发生。如无合并畸形，该病变常常不造成心脏的生理异常。其中，永存左上腔静脉引流至冠状窦最为常见。在没有心内交通或无顶窦的情况下，它只有解剖学的意义。许多拥有永存左上腔静脉的病例中，沟通左、右上腔静脉的无名静脉缺如。当遭遇创伤或需长期中心静脉置管，导致血栓形成时，机械梗阻将造成严重问题。在左侧颈内静脉置管后，行胸部 X 线摄影检查，发现导管引入心影中，而偶然发现永存左上腔静脉，这种事例并不鲜见。当接受心内或心外手术时，永存左上腔静脉的存在显得尤为重要。如果左上腔静脉引流至无顶的冠状窦，而患者接受了心房分隔手术，则术后将出现明显的血氧饱和度降低。此时，或需重建冠状窦的连接，或者采取其他方式，将左上腔静脉引入右心房。

下腔静脉中断常与其他心脏畸形合并发生。IVC 可能引流至奇静脉（奇静脉延续）或半奇静脉，最终回流至上腔静脉。同时，患者的肝静脉可能在形成共汇后连结于右房，或以各单支进入右房。IVC 中断在生理上是否产生影响，取决于合并的心脏畸形，或在实施心脏矫治手术时，体静脉引流异常是否干扰手术进程。IVC 中断的患者，往往在接受非心脏手术或导管介入术，试图通过腹股沟置入静脉导管，却无法到达心脏时，方获发现。

发绀型先天性心脏病

法洛四联症

法洛四联症（tetralogy of fallot，TOF）是一种常见的发绀型先天性心脏病，每 2500 个活产婴儿中就有 1 个发生，可能也是自外科手术矫治先天性心脏病时代以来，被研究最多的疾患。许多人认为，Johns Hopkins 医院是心脏外科的发源地。第一例成功的 TOF 姑息手术是在 1944 年 11 月，由 Blalock 在他的实验技术人员 Vivian Thomas 的辅助下完成的[1]。Blalock 受到了儿科心脏病学系主任 Taussig 鼓励（图 59.19）。时至今日，对上述三者在成就这一历史性事件中的贡献孰轻孰重，仍存有一定争议。事实上，三位都是这一具有里程碑意义的医学创举的重要参与者。早在 Vanderbilt 医学院工作期间，Blalock 就已委托他实验室中年轻有为的技术人员 Vivian Thomas 构建肺高压的手术模型。Thomas 和 Blalock 创建了将犬的左锁骨下动脉与游离的左肺动脉吻合的方法。必须特别提及的是，Thomas 解决了技术细节问题，包括研制必要的手术器械，并掌握了手术方法。然而事实上，该工作并未产生预期的效果，因为犬的肺血管阻力非常低，以致其肺血管床不可能形成高压病变。尽管如此，该项技术仍在 1944 年临床应用之前的数十年就得以发明并发表了。

Blalock 博士随后成为了 Johns Hopkins 医院的外科主任。到那时，Taussig 博士已因其在准确诊断复杂先天性心脏病方面的工作赢得了声誉。她的科室中收治了大量因严重发绀而病情危重的患儿，后者常被称为“紫孩子”（blue babies）。正是在她的建议（甚或坚持）下，Blalock 医生尝试将原本在实验室完成的锁骨下-肺动脉吻合术应用于人体，尝试使用姑息手术治疗 TOF（图 59.20）。以今天的标准看，Blalock 当时的手术条件和器械都极为粗陋。从首例手术到后来的许多病例，Thomas 都与 Blalock 紧密协作，提供指导与鼓励。本案例的成功震惊了世界。据载，其后有数百名患者为手术治疗来到 Johns Hopkins 医院，心脏手术的时代到来了（这些历史资料都是真实的，源于对当时多位当事人的私人采访，包括 Vivien Thomas，H Taussig，j. Alex Haller 和 Denton Cooley 博士）。

Blalock-Taussig 分流术（BT 分流）发展的历史沿革与当前先天性心脏病外科的临床实践仍息息相关。首先，当时所取得的成就，已成为今日公认的事实，这一点非常重要。其次，尽管该术式基于简单的理念，但时至今日，我们仍对肺血流不足的患儿实施这一手术。最后，TOF 的治疗距今已近 75 年，成千上万的患者矫治成功，但其中许多并未“痊愈”，即使接受了根治手术，仍可能需要再次心脏手术治疗。

TOF 的解剖学特征为漏斗部室间隔前移，造成主

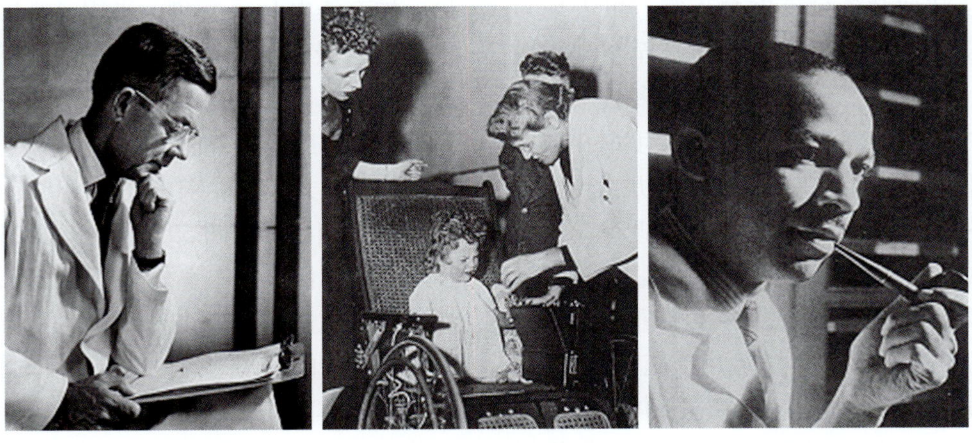

图 59.19 Alfred Blalock、Helen Taussig 和 Vivien Thomas 博士

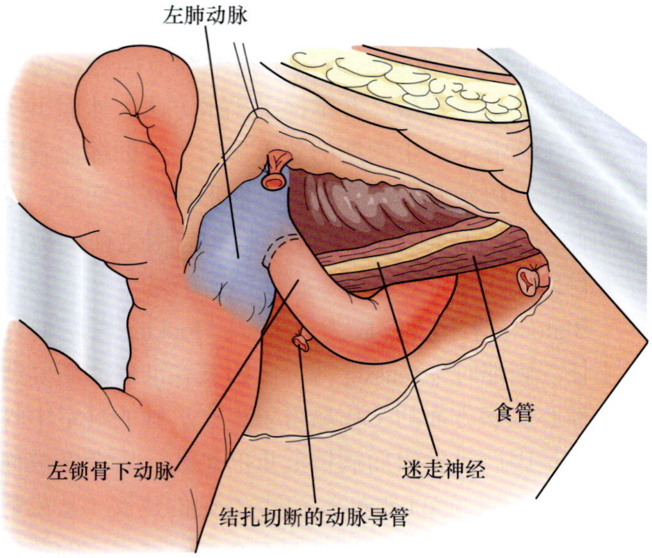

图 59.20 Blalock-Taussig 分流术

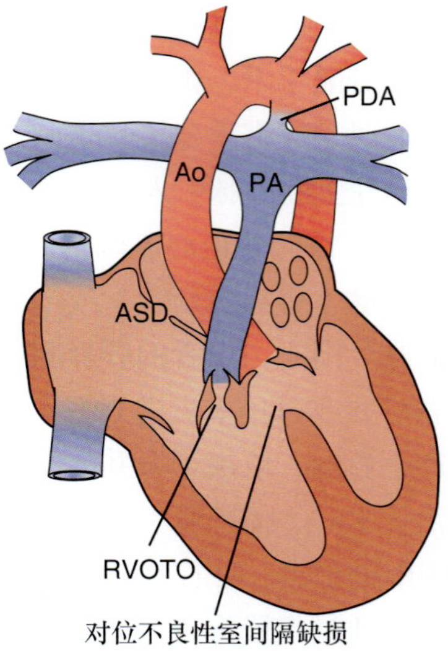

图 59.21 法洛四联症的解剖。对位不良性室间隔缺损（malalignment VSD）、主动脉骑跨、右室流出道梗阻（RVOTO）以及继发性右室肥厚。AO：主动脉；ASD：房间隔缺损；PA：肺动脉；PDA：动脉导管未闭（Adapted from Davis S. Tetralogy of Fallot with and without pulmonary atresia. In：Nichols DG，Ungerleider RM，Spevak PJ，et al，eds. Critical heart disease in infants and children. Philadelphia，PA：Mosby；2006：756.）

动脉瓣下缺损-对位不良的室间隔缺损。通常位于膜周部，缺损大且压力非限制性。室间隔移位的程度影响了主动脉与室间隔的位置关系，造成不同程度的主动脉骑跨。同时，漏斗部间隔的偏移亦将导致不同程度的右室流出道梗阻。肺血流可能在不同节段受阻，包括漏斗部、肺动脉瓣和瓣环、主肺动脉及肺动脉分支。继发性右室肥厚的程度取决于梗阻的程度和病变时间长短，而且，右室肥厚呈进行性发展，将导致病变随时间推移而进一步恶化（图 59.21）。

乏氧的体静脉血经 VSD 与体动脉血混合，是 TOF 典型的病理生理改变。肺血流所遇梗阻越重，右向左分流量越大，血氧饱和度下降愈多。TOF 可导致若干种临床表现。TOF 新生儿如有严重的右室流出道梗阻，可能在生后不久即出现明显发绀。有些需要输入 PGE_1 维持动脉导管开放，方可保证足够的氧合。而在另一部分患者中，患儿漏斗部梗阻很轻，肺动脉瓣及肺动脉各分支发育正常，可表现为跨 VSD 纯粹的左向右分流，偶有病例甚至出现肺血流过多和 CHF（被称为“粉红”TOF）。多数患儿的临床表现介于二者之间，早期仅有轻、中度漏斗部狭窄，而后进行性加重，演变为重度狭窄，并出现血氧饱和度的逐渐下降。当心肌收缩状态突然改变，特别是应激和脱水时，可能引起 TOF 的“缺氧发作”。漏斗部狭窄急剧加重，患儿的血氧饱和度严重下降，严重者可导致脑损伤或死亡。紧急治疗措施包括镇静、水化、增加体循环后负荷（α 肾上腺素受体激动剂）、使用 β 受体阻滞剂以缓解肌收缩状态，甚至气管插管，辅以吸氧。

未治疗 TOF 的自然病程预后不良，多数患儿在 10 岁前死于进行性加重的发绀。手术是首选的治疗方式，药物及介入治疗或可延缓病情的发展，但 TOF 终究是一种外科疾病。手术矫治的原则包括：补片关闭 VSD、解除任何节段的右室流出道梗阻和肺动脉狭窄。传统的 TOF 矫治方法为，沿右室流出道作纵形切口，右室切口可保证 VSD 获得极佳的显露，并以补片修补 VSD。如肺动脉、肺动脉瓣及瓣环存在狭窄，都应切开，而后再以补片修补右室流出道。该方法已使用多年，但心室切口过长，可致右室功能不全，并常导致严重的肺动脉瓣关闭不全（图 59.22）。另一种方法由 Imai 首创，采用经心房或肺动脉切口，已得到普及。该方法中，关闭 VSD，疏通 RVOT 都通过右房切口，经三尖瓣完成。仅在有狭窄时切开肺动脉和肺动脉瓣环，而无须透壁的漏斗部切口。该方法比传统方式技术要求更高，但可能有利于患者右室功能的长期改善（图 59.23～图 59.25）。该入路进一步发展出了保留右心室漏斗部的策略，旨在使右心室切口最小化并保留肺动脉瓣。右心室漏斗部保留策略是通过一定的规则选择最佳的手术时机，要考虑到每个患者的体重、年龄和所有的临床表现（图 59.26）。这种方法的中期结果表明右心室功能得以保留[32]。

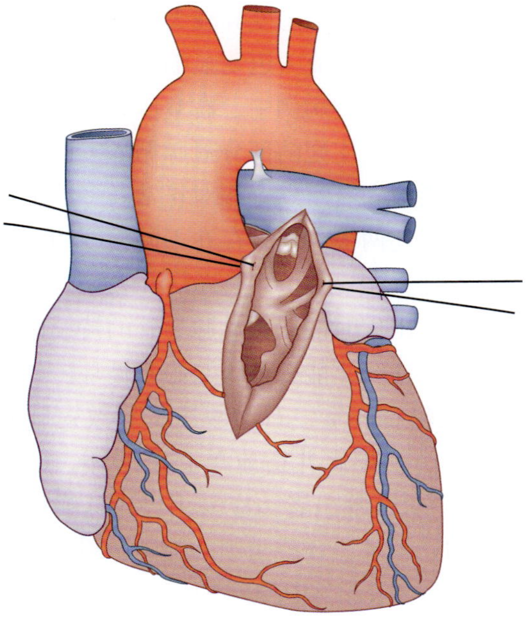

图 59.22　经典的经心室入路右室长切口（From Morales DL，Zafar F，Heinle JS. Right ventricular infundibulum sparing［RVIs］tetralogy of Fallot repair：A review of over 300 patients. Ann Surg. 2009；250：611-617.）

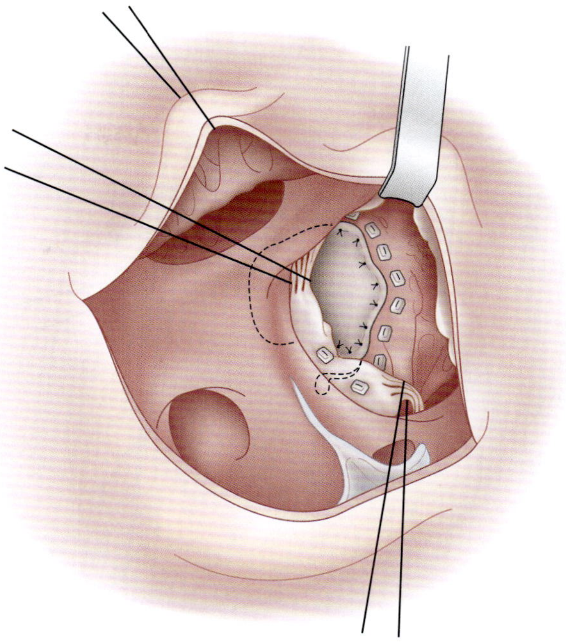

图 59.24　沿缺损边缘和三尖瓣瓣环以补片带垫片缝合闭合 VSD，避免传导系统损伤（From Morales DL，Zafar F，Heinle JS. Right ventricular infundibulum sparing［RVIs］tetralogy of Fallot repair：A review of over 300 patients. Ann Surg. 2009；250：611-617.）

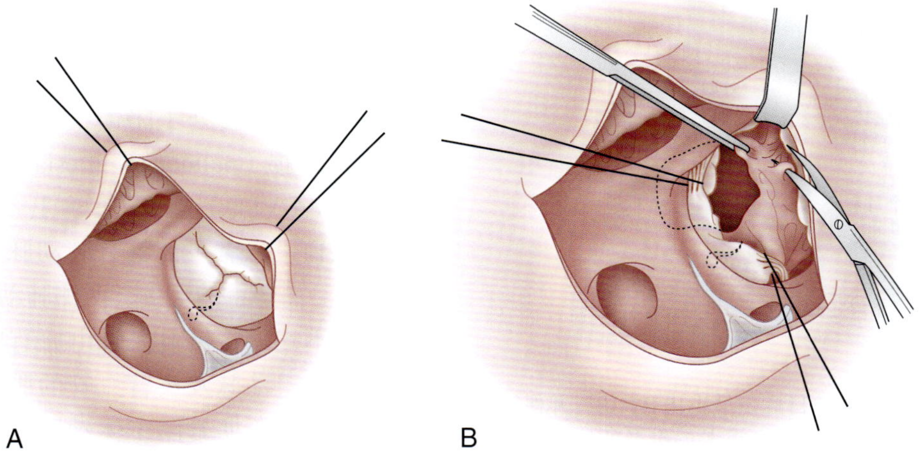

图 59.23　（**A**）经心房 / 肺动脉入路的经心房切口术者视野；（**B**）经右房切开 RVOT 肌束切除（From Morales DL，Zafar F，Heinle JS. Right ventricular infundibulum sparing［RVIs］tetralogy of Fallot repair：A review of over 300 patients. Ann Surg. 2009；250：611-617.）

TOF 矫治术后的远期效果仍有待于进一步探讨。对于多数患者，在儿童期成功接受 TOF 矫治术显然并不意味着“痊愈”。随着术后患者年龄的增长，可能出现一系列远期并发症。右室流出道长切口（跨瓣环）的患者很可能发生严重的肺动脉瓣关闭不全以及漏斗部无收缩现象。随着时间的推移，慢性的右心容量负荷过重可导致右室扩张，功能降低，常发生进行性三尖瓣关闭不全，中心静脉压升高。患者可能出现肝大、周围水肿以及严重的活动耐量减少。心律失常时可发生，右室切口较大的患者还可有心内膜瘢痕形成，后者可能是室性心动过速的发病原因。慢性右房扩张最终可能导致房性心律失常，包括房性心动过速和心房纤颤。鉴于上述以及其他 TOF 术后问题，患者在术后需要终生进行严密的随访。许多患者需要再次手术，主要见于肺动脉瓣发生严重慢性关闭不全，导致右室扩张和功能不全日趋严重的患者。对此类患者，有必要置入功能完善的肺动脉瓣，缓解右室负荷过重的问题。当 TOF 矫治术后的患者面临非心脏手

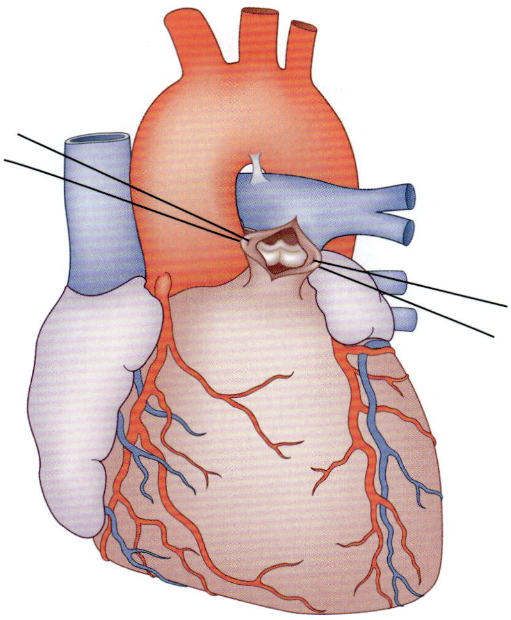

图 59.25 经心房 / 肺动脉入路的跨瓣环小切口（From Morales DL，Zafar F，Heinle JS. Right ventricular infundibulum sparing［RVIs］tetralogy of Fallot repair：A review of over 300 patients. Ann Surg. 2009；250：611-617.）

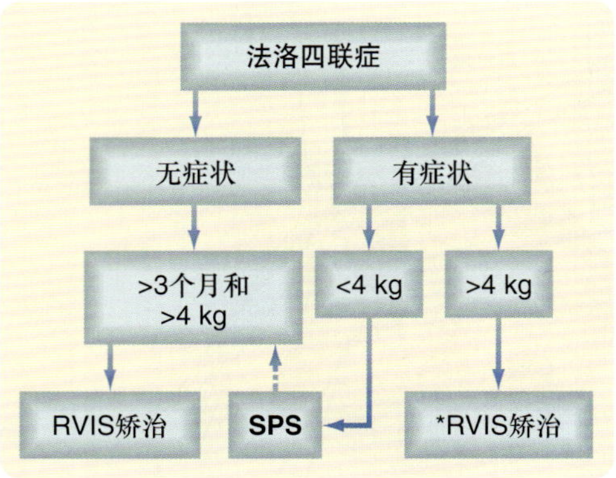

图 59.26 RVIS 策略的规则。目标是最小化 RV 切口并保留肺动脉瓣。它是一个个体化的方式，需考虑患者的体重、年龄以及所有临床表现。SPS：体肺动脉分流术（From Morales DL，Zafar F，Heinle JS. Right ventricular infundibulum sparing［RVIs］tetralogy of Fallot repair：A review of over 300 patients. Ann Surg. 2009；250：611-617.）

术时，上述问题变得尤为重要。应对其心脏解剖和功能进行严密的评估，包括超声心动检查、Holter 监测，必要时进行心导管检查。

室间隔完整的肺动脉闭锁

室间隔完整的肺动脉闭锁（pulmonary atresia and intact ventricular septum，PA-IVS）在新生儿期表现为严重的血氧饱和度下降、肺血流依赖动脉导管的开放。此类畸形的心脏形态变异较大。病变最严重的患者，右心室和三尖瓣流入道明显缩小，甚至冠脉循环亦由右室供应。此类病例中，右室压力必须维持在高水平，方可保证其支配的部分冠脉循环。而病变最轻的患者，三尖瓣和右室发育相对正常。多数患者的心脏形态介于上述两极之间，存在不同程度的三尖瓣和右室发育不良。

由于患儿出生时即依赖动脉导管的持续开放，必须评估其右室功能，能否承担双心室循环。如果冠脉循环确实依赖右心室，右室减压将导致冠脉灌注不良。此时，为引导患儿适应单心室循环，可先实施 BT 分流术。对其他患者，应采用经皮球囊扩张或开胸行瓣膜切开手术，开放闭锁的肺动脉瓣。高压的右心室往往发育不良。术后随着时间的推移，右室的内径和功能都有所提升，足以承担全部或相当部分的心输出量。早期，许多患者有大的卵圆孔未闭或房间隔缺损。如果仅有限制性 ASD，且右室功能处于边缘状态，还须行房间隔切开术（球囊扩张），以保证心房水平的右向左分流，促进右室发育。当右室功能足够时，方可最终关闭房间隔缺损。

肺动脉闭锁合并室间隔缺损

除肺动脉瓣处于闭锁状态外，肺动脉闭锁合并室间隔缺损（pulmonary atresia with ventricular septal defect，PA-VSD）在形态学上与 TOF 相似。由于 PDA 供血，患者可能拥有肺动脉共汇和正常尺寸的肺动脉。而严重的病例，两侧肺动脉不相连接，肺灌注状况不均一，供血血管由原有肺动脉的细小分支和源自降主动脉及头臂血管的肌性增生的侧支血管构成。由于长期暴露于体动脉压之下，这些主要体肺侧支动脉（major aortopulmonary collateral arteries，MAPCAs）有形成严重狭窄的倾向。最终，许多 MAPCA 在患儿幼年期即以难以预期的速度闭塞。它们可能是许多肺段供血的唯一来源，因此，患儿将出现进行性血氧饱和度降低。

手术矫治 PA-VSD 的目的在于实现双心室矫治，心脏获得正常的工作负荷，保证体动脉的血氧饱和度。对于双侧肺动脉存在共汇，且口径适合的患儿，可手术关闭 VSD，并将带瓣管道（同种或异种）置于右心室和肺动脉分叉部之间。而针对存在 MAPCA 的 PA-VSD 患儿，可实施名为“肺动脉单源化”的手术，将不同肺段的供血血管连接于一共干管道上，重新塑造肺动脉。考虑到 MAPCA 及原有肺动脉分支的起源和口径，该手术可能非常具有挑战性。而手术的目标在于，尽可能构建类似于正常的肺血管床，如此方可实施双心室矫治术（如前所述）。

手术矫治 PA-VSD 的远期效果与前述的 TOF 手术相仿。鉴于现有管道无法与机体同步生长，且瓣膜的耐久性尚难确定，因此，引入右室-肺动脉管道，意味着再次手术不可避免。

肺动脉瓣狭窄（valvular pulmonic stenosis）

几乎所有罹患孤立性肺动脉瓣狭窄的患者在婴儿期即接受经皮球囊肺动脉瓣扩张术。该疗法的中期效果甚佳，但所有患者都遗留有明显的肺动脉瓣关闭不全，最终需接受肺动脉瓣置换术。

圆锥动脉干畸形

大动脉转位

大动脉转位（transposition of the great arteries，TGA）是一种常见的发绀型先天性心脏畸形。每 10 000 名活产婴儿中就有 2～3 人发生。本章仅讨论具备两个发育良好的心室，可各自独立胜任左右心室功能的 TGA。通常提到的 TGA 是指 D-TGA，房室连接正常而心室大动脉连接异常，伴有典型正常的“D”型或右袢心室。TGA 包括室间隔完整型（TGA-IVS）和室间隔缺损型（TGA-VSD）。在 TGA-VSD 中，可能会伴有主动脉弓发育不良和缩窄。另一种极端情况中，可能会有严重的肺动脉和肺动脉瓣下狭窄［左心室流出道梗阻（LVOTO）］或者肺动脉闭锁（TGA-VSD 伴 PA）。

典型的 TGA-IVS 患者表现为新生儿早期出现的严重发绀（随着出生后 PDA 的正常闭合）。如果没有一个明显的 ASD，发绀会非常严重，不治疗将逐渐死亡。静脉应用 PGE_1 可以维持动脉导管通畅，通过左向右分流改善肺血流，进而提高患者的动脉氧饱和度。

大多数患者中，进行球囊房间隔造口术（balloon atrial septostom，BAS，经皮穿刺脐静脉或股静脉）可产生心房水平的混合血（图 59.27）。该方法可在心房水平产生充分混合从而使患者得到足够氧合（70%～80%）。

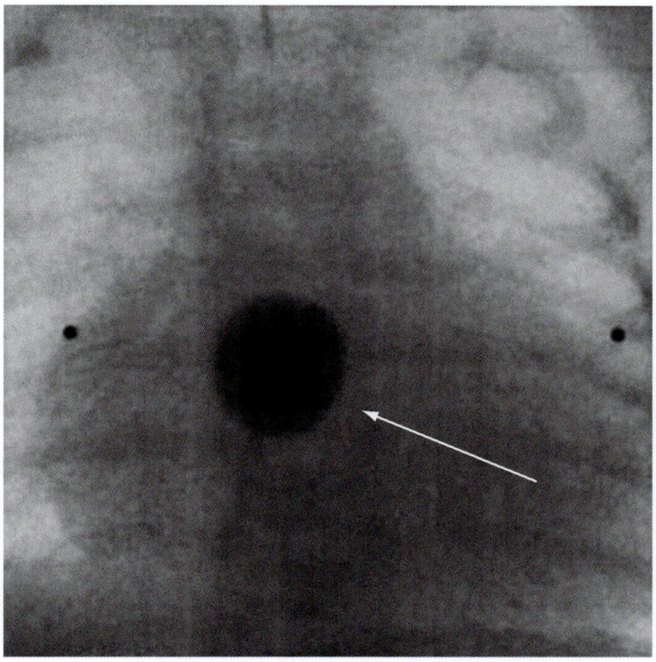

图 59.27 球囊房间隔造口术中的造影。箭头所指为在房间隔中扩张的球囊导管。介入医师将球囊自卵圆孔中用力拉出，造成一开放、无梗阻的继发孔型房间隔缺损

房间隔造口术后即可停止前列腺素的使用。在合并明显 VSD 的 TGA 中，VSD 水平常有充分的分流而使体循环有足够的氧合。事实上，合并大 VSD 的患者中，主要的症状可能是肺血过多和 CHF。TGA-PA 的患者一定会有依赖动脉导管的肺血流。在合并主动脉弓发育不良或缩窄的 TGA/VSD 患者中，可能必须使用 PGE_1 以维持动脉导管的开放和体循环的灌注。超声心动检查是诊断 TGA 的首要方法。

在过去 60 年先天性心脏病外科治疗学的发展中，TGA 的治疗有了明显改进。最初的成功是通过外科重建达到生理性修复。心房调转术采用了一系列心房内板障、补片通道（Mustard 术式）[33] 或自身房壁和房间隔的折叠（Senning 术式）[34]。两种方法都达到同样的生理学效果：体静脉血引入左室（进入肺循环）而肺静脉血入右室。通过成功的心房调转，患者获得充分氧合，而遗留的是形态学左心室支持整个体循环的心输出量。不幸的是，许多（近乎所有）心房调转术后的患者，会随时间出现右室功能不全，表现为右室扩张、射血分数降低、三尖瓣关闭不全以及心律失常。心房调转术后所观察到的体循环右心室问题是发展应用动脉调转术（arterial switch operation，ASO）的最初动力。ASO 目前已被确立为 TGA 患者首选的外科治疗选择。近些年，ASO 的手术存活率已接近 100%[35]。

ASO 通过建立心室动脉的一致连接，达到 TGA 的生理和解剖学矫治。手术包括了异位大血管的横断与调转。ASO 的技术难度在于将冠状动脉移植到肺动脉根部（新主动脉）。如早期发现的，TGA 有多种

冠状动脉分支模式的一些病例容易移植，另一些则较困难（包括单一冠状动脉开口和壁内型）（图 59.28）[36]。尽管如此，精确的外科技术已被描述并用于各种冠脉分布。基于此，结合形态左心室与体循环连接的好处，ASO 被用于各种冠脉分布的 TGA 患者。因此，术前并不需要精确的解剖定义，所有患者都可行 ASO。在大多数 ASO 患者中，肺动脉分叉被移至主动脉之前，以最大限度减少肺动脉扭曲及压迫移植冠脉的可能，即 Lecompte 操作（图 59.29）。尽管各医疗机构之间在 TGA 的治疗上有细微差别，但对于该类患者，如下所述的外科治疗策略是基本一致的。

室间隔完整的 TGA　在球囊房间隔造口术（BAS）和停用 PGE_1 之后，如果可能，TGA-IVS 的新生儿应在数天至数周内限期进行 ASO。很少有 BAS 和 PGE_1 难以治疗的严重低氧血症，这种情况下要考虑急诊行 ASO。本文作者的经验中，过去 10 年超过 200 例新生儿 ASO 中有 1 例需要急诊手术。而对其他的患者，ASO 需要及早进行而不用急诊。即使有足够的体循环氧合，患者的形态学左心室依旧作用于低压的环境中——支持肺循环。因此左心室质量和功能会在生后数周内迅速衰退。6 周以后，左心室可能将不能胜任 ASO 术后的体循环负荷，因此，首选的手术时机是出生后的 1 ～ 2 周内。

TGA 合并室间隔缺损伴或不伴主动脉弓发育不良　TGA-VSD 患者有多种表现模式。小的、限制性 VSD 患者的表现与 VSD-IVS 者相似。这些患者需要早期行 ASO，在左室退化前同时闭合 VSD。TGA 伴非限制性 VSD 的患者，可有足够的混合血进而有合适的体循环动脉氧合。这种情况下，左室保持有压力负荷而不会退化，因此早期进行 ASO 就不必那么急迫。许多 TGA 伴大 VSD 的患儿出生后早期没有症

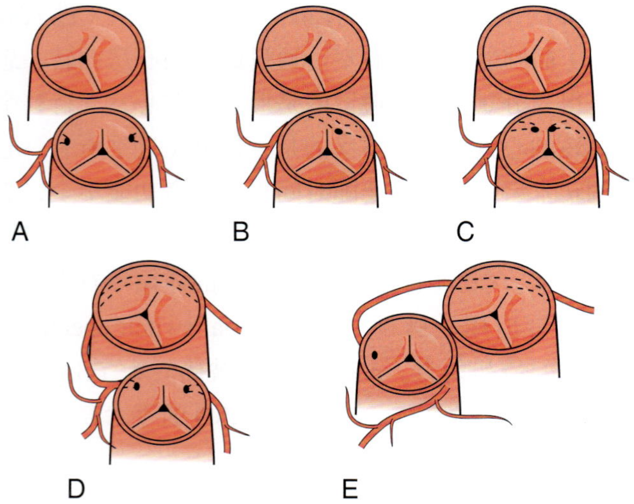

图 59.28　Yacoub 和 Radley-Smith 所描述的 5 种冠状动脉分布类型（Adapted from Mee R. The arterial switch operation. In：Stark J，de Leval M，eds. Surgery for congenital heart defects. 2nd ed. Philadelphia，PA：Saunders；1994：484.）

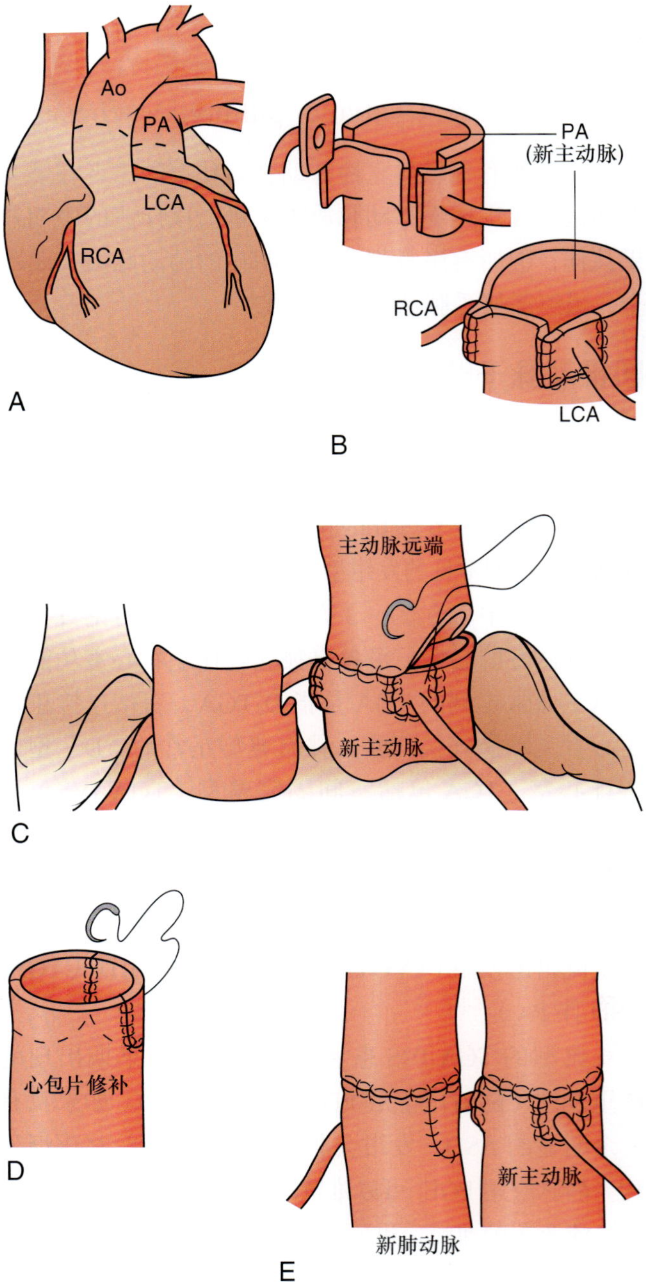

图 59.29　动脉调转术。（**A**）在 Valsalva 窦上方横断主动脉（Ao）与肺动脉（PA）；（**B**）将冠状动脉开口自主动脉上切下，并采用“活门”技术吻合于肺动脉；（**C**）将主动脉远段置于肺动脉后方（Lecompte 操作），并吻合于新的主动脉上；（**D**）将游离的心包片缝合于主动脉上，替代原有的冠状动脉开口组织；（**E**）矫治完成。LCA：左冠状动脉；RCA：右冠状动脉（Adapted from Karl TR，Kirshbom PM. Transposition of the great arteries and the arterial switch operation. In：Nichols DG，Ungerleider RM，Spevak PJ，et al，eds. Critical heart disease in infants and children. Philadelphia，PA：Mosby；2006：721.）

状，他们会在出生后1～2个月，随肺血管阻力的自然下降而逐渐出现CHF。对于此类患者，本文作者的经验是密切随访患者CHF的证据，在出生后4～6周内行限期ASO和关闭VSD。一些中心倾向于更早手术，这仅仅是外科医生喜好的问题，并不影响远期预后。合并主动脉弓发育不良或缩窄的TGA-VSD患者，需要早期手术。在这种情况下，首选治疗包括一期完全矫正，包括ASO、VSD闭合和主动脉弓修复。

TGA/VSD伴肺动脉狭窄/左室流出道梗阻（PS/LVOTO）或肺动脉闭锁（PA） 此类患者所要关注的问题是左室流出道梗阻（LVOTO）的程度。对于TGA-VSD伴器质性LVOTO、肺动脉瓣正常的患者，治疗策略如前所述：ASO、关闭VSD，及LVOT疏通。在严重肺动脉狭窄或肺动脉闭锁时，情况变得更复杂。这些患者新生儿期可能仅依赖于动脉导管（肺动脉闭锁），他们需要在新生儿期进行完全矫治或先行姑息性改良BT分流术，随后在婴幼儿期行双心室矫治（本文作者的经验）。这类患者的目标是达到双心室矫治，消除形态学左心室与体循环之间的梗阻。此类患者中，有数种术式被描述并成功应用。

Rastelli手术中用心室内补片挡板，将左室经VSD与主动脉相连。最具特色的是，置入一个右室-肺动脉管道以达到肺血流通。关注的问题包括LVOTO的可能（在VSD水平或其下），及未来右室肺动脉管道的更换。REV手术在最大限度地减少LVOTO的可能，并尽可能利用自身组织以避免未来再次手术的可能。该术式包括主、肺动脉根部肌性圆锥的切除、心室内板障连接左室与主动脉、自体肺动脉移位与右室相连（通过Lecompte操作）而其间不用管道。最后的选择是主动脉根部调转。完整切除自体主动脉根部及冠状动脉起源，切除其间的肌性圆锥，之后将主动脉根部移至扩大的肺动脉根部，使左室与主动脉直接相连。然后关闭VSD，利用管道或直接缝合连通右室与肺动脉。

成人TGA 幼年曾行TGA矫治的成年人的长期预后尚未完全明确，但可以肯定的是，此类患者都需终身监测，有可能会出现解剖和功能性的心脏问题。心房调转术后形态学右心室承担体循环，在一些患者中可预见其失败。尽管有充分的氧合，但这些患者晚年可能会表现出CHF和心律失常的症状及体征。影响严重的个体，最现实的选择可能就是最终行心脏移植。

ASO的远期问题尚不完全清楚，但几个大型报道阐述了一些关注的问题。尽管重建技术有所改进，术后肺动脉瓣上和分支的狭窄仍有相当的发生率。一些ASO患者新主动脉根部可能会有扩张，造成主动脉瓣关闭不全及冠状动脉扭曲。移植冠脉开口的预后尚不清楚，确有一些晚期的心源性猝死风险与无法预测的冠脉功能不全有关。如同本章中其他部分所述，对于之前曾行复杂先天性心脏病手术包括TGA的成年患者，在进行非心脏手术时，应高度警惕。

右室双出口

右室双出口（double-outlet right ventricle，DORV）是指解剖学上两个大动脉均发自右心室，每100 000个活产婴儿中就有3～9个发生右心室双出口。可能伴发主动脉瓣VSD、远离大动脉VSD或肺动脉瓣下VSD（Taussig-Bing畸形）。与其他复杂畸形一样，治疗的目标取决于患者的血流动力学情况及症状。最终的目标是尽可能达到双心室循环。患者可能表现为严重的发绀，需要在新生儿期接受根治或姑息性治疗。相反，他们也可能表现为非限制性肺血流并出现CHF。双心室矫治的难点在于保证左右心室流出道无梗阻。DORV伴主动脉瓣下VSD及RVOTO的患者，重建的方法与TOF相似。而更多的远离型VSD需要进行扩大的心室内通道修复。对于Taussig-Bing畸形，VSD与肺动脉的关系使ASO成为可能。这些患者常有RVOTO和主动脉弓发育不良，在完全矫治时需要引起注意。对于极个别患者，大动脉的关系及VSD的复杂性妨碍了双心室矫治，必须将其作为功能单心室对待。

先天性矫正型大动脉转位（L型转位）

先天性矫正型大动脉转位（ccTGA）或L型转位（L-TGA）是指一系列以房室连接及心室大动脉连接均异常为共同特征的疾病，约每33 000个活产婴儿中就有1个发生。可能伴发VSD、肺动脉及肺动脉瓣下狭窄，及左侧房室瓣移位（“Ebsteinoid型”左侧房室瓣）。在ccTGA中，形态学二尖瓣位于右侧，与形态学左室相连；形态学三尖瓣与形态学右室相连。这种患者为“生理性矫正”，如果没有心室水平分流，会有充分的氧合，因此称为矫正型大动脉转位。患者发病的年龄与方式主要取决于伴发的缺损以及作为体循环心室的形态学右心室的功能。关于各种ccTGA临床症状的治疗时机和方式存在着争议。

室间隔完整的ccTGA ccTGA/IVS患者的童年

以及成年早期可能完全没有症状。常常于偶然间诊断。其他的患者会表现出与右室功能不全或左侧房室瓣关闭不全相关的 CHF 症状。完全的心脏停搏在 ccTGA 患者中也有很高的发生率，首发症状可能就是这种心律失常以及相关的症状。

制订针对 CHF 患者的治疗方案具有挑战性。对于右室功能尚存的 ccTGA 患者，可以考虑修复或置换左侧房室瓣。不幸的是，许多此类患者的瓣膜反流，相对于固有的瓣膜病变，可能更多是衰退的右室功能引起的间隔移位以及瓣环扩张的表现，而不是内在的瓣膜病理。这种情况下，瓣膜置换并不能纠正右室功能不全的进展。对于体循环右室功能不全的患者，一个选择是进行一种叫作双调转的复杂重建（图 59.30）。手术包括了心房调转和大动脉调转，使形态学左心室与体循环相连。几乎所有伴右室功能不全的 ccTGA-IVS 患者（没有结构性 LVOTO），在双调转手术前都需要一段左室再锻炼的时期。这与左室长期工作于低压的肺循环，而无法胜任体循环有关。左室的再训练和适应需要通过放置一个肺动脉束带，人为造成肺动脉缩窄来实现。大多数的外科医生赞同，在双调转术前，左心室应当在体循环压或接近体循环压的环境中锻炼数月（我们倾向于至少 6 个月）。双调转术的技术挑战性强，围术期风险高。由于在世界范围内用这种复杂手术治疗的患者数量都很少，目前仅有有限的数据反映近中期疗效[37]。关注的问题集中在再锻炼的左室作为体循环心室的远期能力。尽管如此，伴右室功能衰减的 ccTGA 患者自然预后很差，因而双调转术的复杂性和风险表现得就比较合理。这些患者的另一个选择就是心脏移植。

ccTGA 伴 VSD 和肺动脉狭窄（pulmonic stenosis，PS） 这类患者常有很好的平衡，在幼年仅有轻微发绀，很少有症状。而其他有严重肺动脉狭窄或肺动脉闭锁的患者在早期会有明显的发绀表现。有明显发绀的 ccTGA 伴肺动脉狭窄的患儿最初应以改良 BT 分流器的形式进行姑息治疗。所有患者最终的目标是双心室循环伴正常的动脉氧合。这类患者的一种选择是手术关闭 VSD，在形态学左室与肺动脉之间置管道以解除肺动脉梗阻。这种经典的修复对于患者的益处在

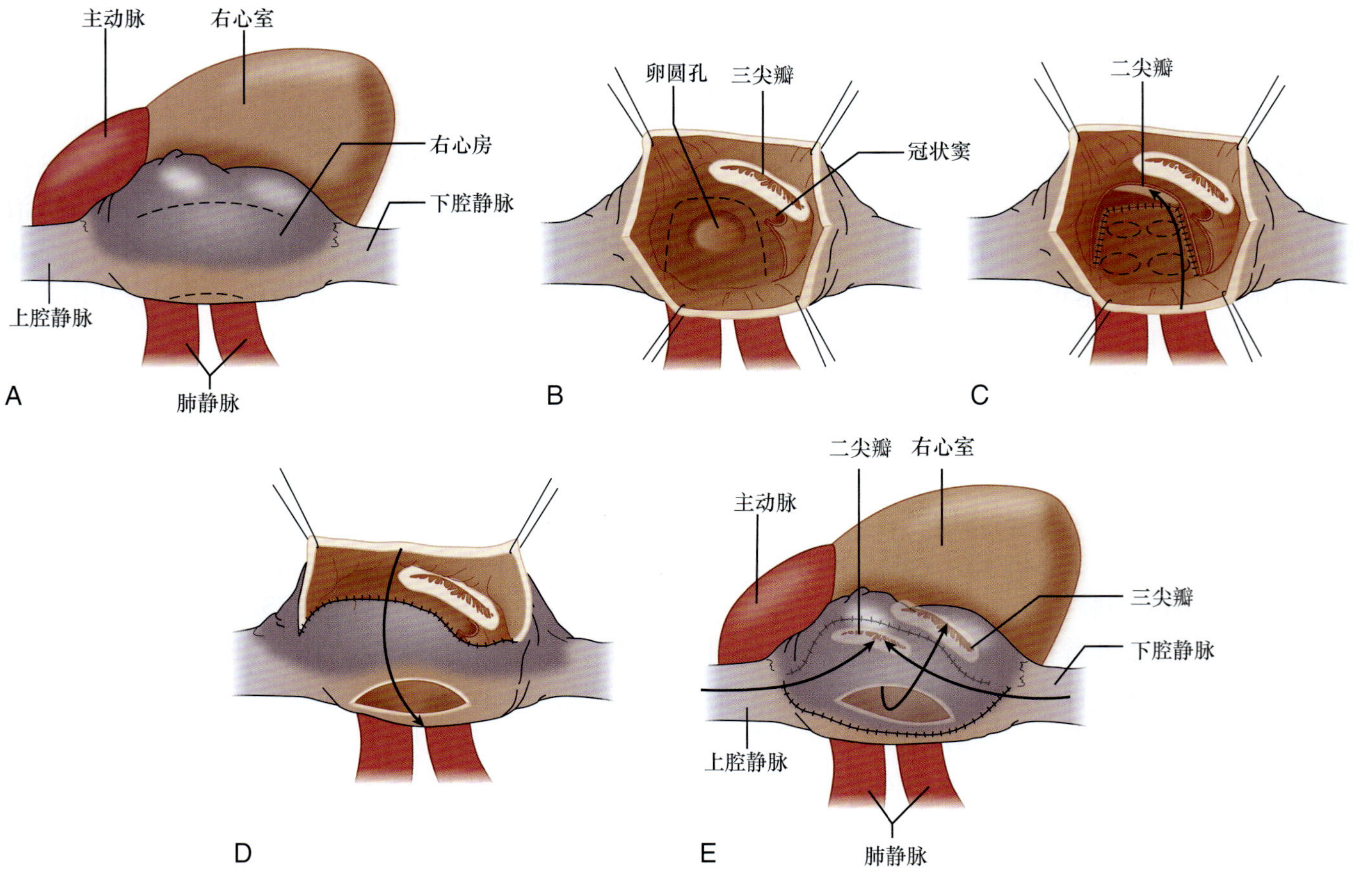

图 59.30 大动脉转位的传感程序示意图。（**A**）两个分离切口，一个在右心房，另一个在左心房靠近肺动脉插入静脉处；（**B**）房间隔切口的位置；（**C**）缝在肺静脉上的房间隔准备将含氧血液导入三尖瓣。右心房的下游离壁是沿着房间隔的切割边缘缝合，将去氧血液重新定向到二尖瓣；（**D**）右心房的上部游离壁现在缝合到左心房的切割边缘，重新定向含氧心脏血液从肺静脉流向三尖瓣；（**E**）含氧血液和脱氧血液通路示意图（Reprinted with permission from Texas Children's Hospital，2016.）

于将体肺循环分开，获得正常的氧分压。这种方法的问题在于术后由形态学右心室独立作为体循环心室。如前所述，承担体循环的右心室功能是远期的主要问题。因此，对于这类患者的另一种策略是用板障将左室通过 VSD 与主动脉相连，然后行心房调转，调整体肺静脉的回流，最后在右室与肺动脉之间置入管道。这种方法是改良的双调转术，使患者的左室作用于体循环。由于矫治之前左室即作用于体循环压，故而不需要经过再锻炼。

成人的 ccTGA 无论有无既往手术史，在非心脏手术前均应当给予关注。这些患者可能会有各种复杂持续的心脏问题，包括节律乱、心室功能不全，及瓣膜关闭不全。

左室流出道梗阻

左室流出道梗阻（left ventricular outflow tract obstruction，LVOTO）可以独立出现或合并其他复杂心脏畸形。严重 LVOTO 的生理结局可能是灾难性的，包括心输出量的减低和左室压力负荷的急剧增加。严重 LVOTO 的新生儿可能会出现休克，伴外周低灌注、心脏扩大，及肺淤血。这是新生儿坏死性小肠结肠炎（NEC）的一个高危因素。年长的患者中，逐渐加重的 LVOTO 早期可能没有症状，仅随时间而表现出活动耐量的减低和左室功能的减退。严重 LVOTO 和心脏扩大患者发生心肌缺血和心源性猝死的风险较高。静息状态 ECG 常能反映张力状态下的左室肥厚，呈应变模式。如果阳性，运动试验可能会显示令人担忧的 ST 段压低和室性心律失常。超声心动图是 LVOTO 的首选诊断工具。极少情况下可能需要考虑行诊断性心导管检查明确梗阻的位置。

主动脉瓣狭窄

先天性主动脉瓣狭窄（valvular aortic stenosis，AS）是 LVOTO 的常见原因，约占所有 CHD 的 5%。梗阻的程度可从先天性二叶瓣的轻度，到不明原因的瓣粘连及瓣环发育不良引起的严重 AS。严重 AS 的患儿常在新生儿早期就有症状，表现为休克和心室功能严重减退。现阶段，这些患者几乎都被带到心导管室行球囊主动脉瓣切开术。这种方法可以通过解除主动脉狭窄而挽救生命，并利于心室功能的恢复。然而对于大多数患者，这种方法是姑息性的，术后会有明显的 AS 复发或大概率的显著主动脉瓣关闭不全（aortic insufficiency，AI），球囊扩张无效的 AS 患者可能需要在直视下将主动脉瓣膜切开（图 59.31）。特别是瓣环大小足够的小婴儿，沿残余的交界或嵴，通过精确的切开完成瓣膜切开术，以改善瓣叶活动度。

球囊扩张术后复发的 AS 有可能接受再次的扩张，但如果伴有明显的 AI，就不得不接受手术了。球囊扩张术后的严重 AI 常源于瓣膜撕裂。这种情况下可能需要瓣膜修复，但瓣膜置换也可能是必要的。最近的文献报道明确了主动脉瓣修复术的效果，特别是适合于成长期的儿童[38]。

成长期儿童置换主动脉瓣的顾虑在于难以找到完美的主动脉瓣替换物：一种可以终身耐用的瓣膜，适于躯体的生长，易于植入，并且不需要抗凝。本章中未涉及主动脉瓣置换的标准；但严重的 AS，不适于球囊或直视瓣膜切开者，是明确的手术适应证。儿童主动脉瓣置换可选择机械瓣、异种移植物、同种移植物，及自体肺动脉瓣。可以考虑使用机械瓣，但瓣膜的大小要足够，能胜任患者长大后的功能。大多数外科医生和心脏病专家建议对适用机械瓣的儿童以治疗量的抗凝，这对于成长期儿童和青少年是一个挑战性的、并有潜在危险的问题。因此，许多外科医生认为这种药物治疗的风险要高于理论上耐久瓣膜的潜在益处。

异种移植物既往被证实在儿童中应用的耐久度有限，并且不适于躯体的生长。最近对儿童进行的一项分析证实，与机械瓣膜和 Ross 手术相比，异种移植

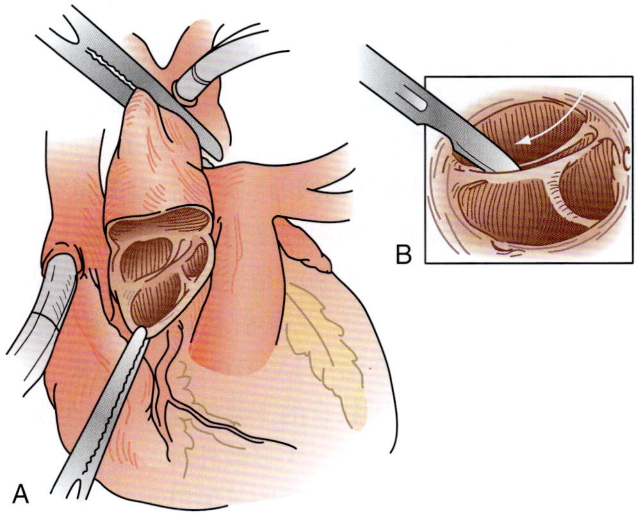

图 59.31 近观主动脉，显示主动脉瓣切开术。（**A**）主动脉瓣为二叶，前瓣上有突出的嵴；（**B**）切开两叶间融合的交界，扩大瓣口（From Chang AC，Burke RP. Left ventricular outflow tract obstruction. In：Chang AC，Hanley FL，Wernovsky G，et al，eds. Pediatric cardiac intensive care. Baltimore，MD：Williams & Wilkins；1998.）

物的长期耐久性显著降低[39]。人类尸体的主动脉瓣（同种主动脉瓣）已被广泛用于儿童及年轻成人。这些瓣膜是以完整的主动脉根部置换法植入，需要移植冠状动脉开口。因此，植入同种主动脉瓣的手术被认为更复杂，风险更高。值得肯定的是，相对于异种移植物，同种移植物有更好的耐久度，并且不用抗凝。然而，这些瓣膜最终都将衰退，需要复杂的再次主动脉根部置换。

肺动脉自体主动脉根部置换（Ross 手术）是将肺动脉瓣移至主动脉，并用同种或异种带瓣管道替换肺动脉瓣（图 59.32）。Ross 术式的理论优势在于生长的潜力、不用抗凝，及持久耐用的可能性。当认识到需要扩大心脏切口以获取自体移植物，及其后复杂的植入方法使手术风险增加时，对于这种术式的热情被削弱了。另外，没有支撑的肺动脉根部处于体循环压力下可能会扩张，造成新建主动脉瓣的关闭不全。这种结果引出了各种改良技术，以加固主动脉环甚至是主动脉窦段。考虑到这些情况，及需要再次手术更换右室肺动脉管道的必然性，选择 Ross 手术时需要谨慎[40]。经导管主动脉瓣置换术已成为成人获得性主动脉瓣疾病的常用干预措施。随着经导管主动脉瓣置换术的日益精进和小型化手段的不断发展，这很可能在不久的将来成为先天性主动脉疾病的潜在治疗方法。

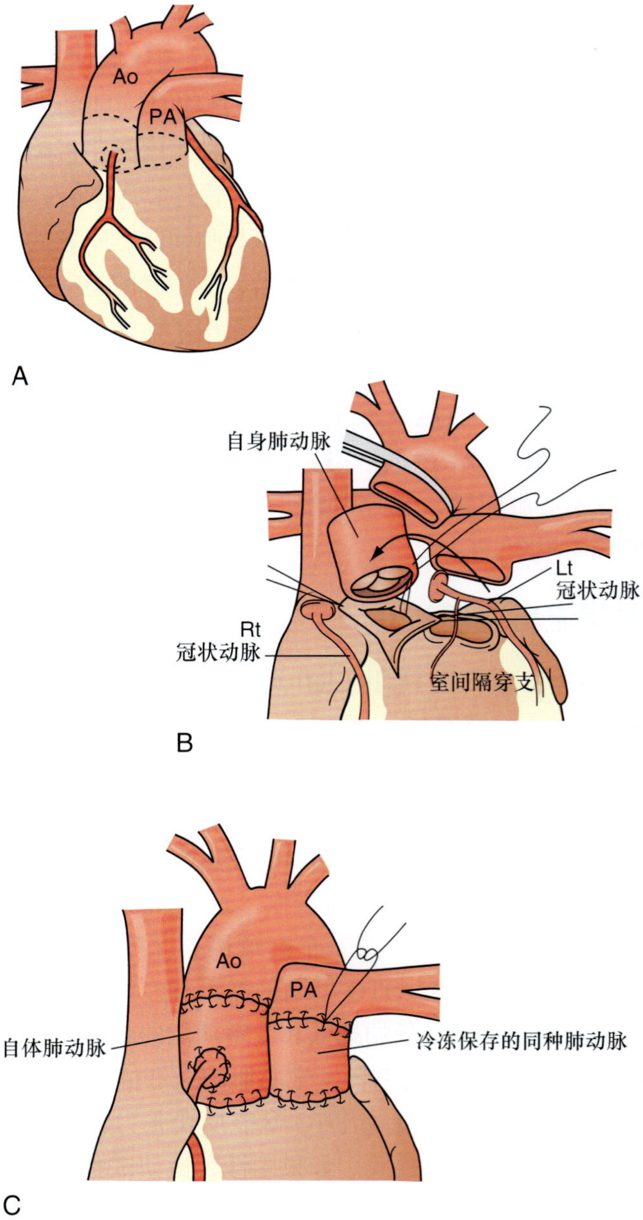

图 59.32 Ross 手术。(**A**) 在窦管结合部（嵴）上方横断两大动脉，纽扣状切除冠状动脉开口；(**B**) 将自体肺动脉从右室流出道上切除，其近端与主动脉瓣环吻合；(**C**) 将冠状动脉开口与自体肺动脉吻合。Ao：主动脉；PA：肺动脉（Adapted from St Louis JD，Jaggers J. Left ventricular outflow tract obstruction. In：Nichols DG，Ungerleider RM，Spevak PJ，et al，eds. Critical heart disease in infants and children. Philadelphia，PA；Mosby；2006：615.）

主动脉瓣下纤维肌性狭窄

这种情况是 LVOT 的进行性缩窄，与一个致密的纤维膜相关，常伴发室间隔向流出道的非对称突起，纤维肌性主动脉瓣下狭窄约占所有 CHD 的 6%。隔膜是中空的，与室间隔和二尖瓣紧密相连。隔膜逐渐生长，最终落于主动脉瓣下。这造成了进行性的 LVOTO 以及主动脉瓣叶的回缩和主动脉瓣关闭不全。

超声心动图是评估梗阻程度以及主动脉瓣下狭窄进展的首选诊断方法。不幸的是，超声心动不能精确评估瓣叶延伸的程度[41]。心导管检查很少用于诊断此种情况，球囊扩张在治疗 LVOTO 上没有效果。

手术是主动脉瓣下狭窄的主要治疗方法，但关于手术指征尚有不同的看法。大多数外科医生认为，不论压力梯度，新发的与主动脉瓣下隔膜相关的任何程度的主动脉关闭不全都是手术指征。另一些患者，逐渐升高的 LVOT 压差、伴有左室肥厚和一定的解剖异常，是手术的相对适应证。

主动脉瓣下狭窄的手术方式是经主动脉切除瓣下的隔膜，包括二尖瓣、室间隔，及主动脉瓣叶的所有附着物。大多数患者会随同隔膜切除进行室间隔的肌肉切除（图 59.33）。手术并发症包括了隔膜复发、His 束损伤，及医源性 VSD。但谨慎的手术可使并发症的风险降到最小。尽管进行了手术干预，但仍有很大一部分患者会复发，需要再次干预，并且超过 40% 的患者会出现一定程度的主动脉瓣关闭不全[42]。

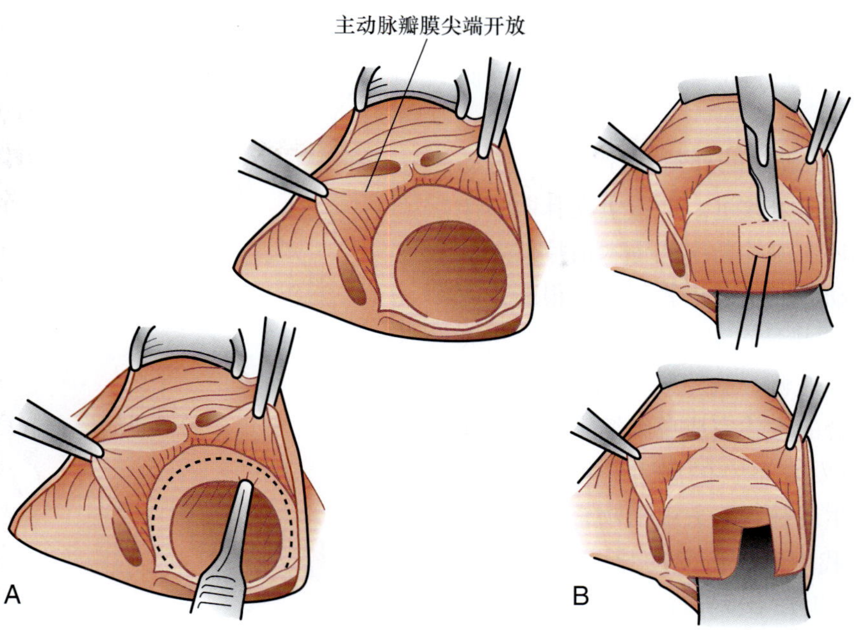

图 59.33 （A）切除孤立的主动脉瓣下狭窄。采用主动脉斜切口，牵开主动脉瓣，显露瓣下膜样狭窄。沿图中虚线所示，环形切除狭窄膜；（B）上述步骤常与肌肉切除同时进行（From de Leval M. Surgery of the left ventricular outflow tract. In：Stark J，de Leval M，eds. Surgery for congenital heart defects. 2nd ed. Philadelphia，PA：Saunders；1994.）

主动脉瓣下隧道狭窄

这是 LVOTO 更严重的一种形式，常伴有主动脉瓣环发育不良和主动脉瓣狭窄。严重的病例仅行主动脉瓣下切除是不够的。这种情况下可能需要进行主动脉根部扩张术以解除梗阻（主动脉心室成形术或 Konno 术）。这种复杂的重建术通常需要同时进行主动脉瓣置换，而瓣膜替换的方法已如前述。同样值得注意的是，多发性左心梗阻病变（Shone 综合征）中可能见到任何程度的 LVOTO，可能也需要进行扩大重建。

主动脉弓畸形

主动脉缩窄

主动脉缩窄（aortic coarctation）是最常见到的先天性心脏病之一，每 10 000 个活产婴儿中就有 3 个。其临床表现不一，既可以在新生儿期出现严重的充血性心力衰竭症状，并伴有心室功能低下，亦可以在成年后发生主动脉近端高血压和极轻微的症状。缩窄的分型取决于其与圆锥韧带和主动脉弓的关系。婴幼儿或导管前主动脉缩窄可见一个大的 PDA 伴发，有可能有显著的右向左分流至低位降主动脉。这种情况下，在缩窄被修复前患者依赖于导管提供体循环血流，而且必须持续输注 PGE_1 以预防导管闭塞。导管附近的缩窄发生在导管发出的部位，在可能正常或发育不良的主动脉峡部以远处（图 59.34）。

主动脉缩窄伴或不伴主动脉弓发育不良，常伴有心内畸形，包括称为 Shone 综合征的多发性左心梗阻病变（二尖瓣狭窄、左室发育不良或心内弹性纤维组织增生、主动脉 / 主动脉瓣下狭窄）。大 VSD 的患者在婴儿期常有严重的主动脉缩窄，伴或不伴主动脉瓣下狭窄。

如果临床检查发现显著的上下肢血压差、股动脉及足背动脉搏动的减弱或者消失，则应怀疑主动脉缩窄。对于伴肋间动脉发育良好的年长患者，可在胸前区听到持续的杂音。超声心动图是目前诊断主动脉缩窄的首选方式。MRI 和 CT 造影在一些患者中可能有

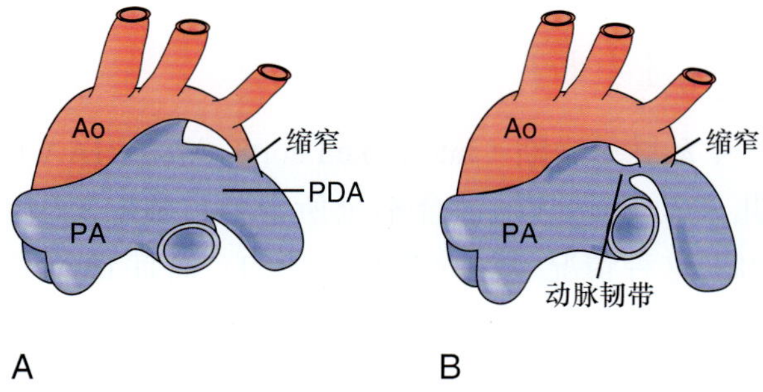

图 59.34 主动脉（Ao）缩窄。PA，肺动脉；PDA，动脉导管未闭。（A）婴儿型或导管前型缩窄；（B）成人型缩窄（From Backer CL，Mavroudis C. Coarctation of the aorta. In：Mavroudis C，Backer CL，eds. Pediatric heart surgery. Philadelphia，PA：Mosby；2003：252.）

用。极少的病例需要心导管检查以明确解剖诊断，而这种方式常常更多被用作进行治疗，包括使用或不使用支架的球囊扩张术。

自 70 多年前第一例成功的外科治疗以来，主动脉缩窄的治疗策略有了显著改进。严重主动脉缩窄伴或不伴导管依赖体循环血流的新生儿手术治疗效果最好。新生儿期进行主动脉缩窄的扩张复发率很高，因此对于球囊扩张的最初热情已减弱[43]。大多数先天性心脏病外科医生通过左侧开胸（第 3 或 4 肋间）切除缩窄段并以原位吻合的方式完成单纯缩窄修补。伴有远端主动脉弓相对发育不良的患者，可用“扩大的”端端吻合方法沿主动脉弓下方弧形吻合。对于发育不良的横弓缩窄，我们倾向于主动脉弓推进手术，该手术使用所有天然组织修复以允许生长[44]。其他的方式包括锁骨下动脉翻转主动脉成形术（Waldhausen 法）和人工补片主动脉成形术。如今，后几种方法的应用少于原位修复法（图 59.35）。在大多数外科医生的观点中，导管治疗作为主动脉缩窄的首选方式是有争议的。尽管这种方法已被广泛应用，但其与外科手术的真实可比性仍需进一步的前瞻性研究。关于主动脉缩窄的导管成形术有几点需要注意的问题：球囊扩张在一些患者中会造成主动脉的撕裂，会有急性以及进行性动脉瘤形成的风险。为降低这些风险并减少复发的可能，有人选择性地使用支架来治疗缩窄，而带来更为显著的问题是对患儿躯体生长的影响和终身携带降主动脉金属植入物的潜在风险。

争论的另一个问题是关于主动脉缩窄和心内严重病变是否进行同期治疗的问题。已有几个报道证明同期治疗疗效良好，包括患有大 VSD 的新生儿和伴有弓部发育不全的缩窄。我们处理这种情况的方法包括在体外循环支持下通过正中开胸治疗主动脉弓疾病，同时对心内缺损进行一期完全修复。

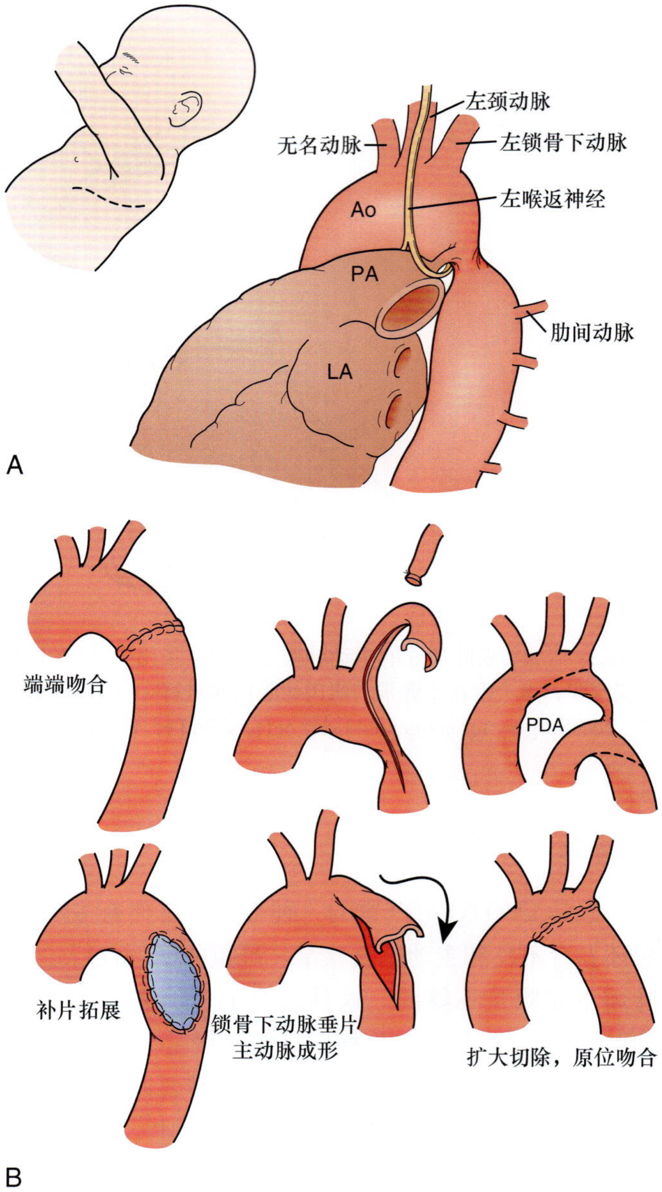

图 59.35 手术矫治主动脉缩窄。（**A**）手术切口和解剖方向；（**B**）四种不同的矫治方法：端端吻合，补片拓宽，锁骨下动脉垂片主动脉成形；扩大切除，原位吻合。PDA：动脉导管未闭。Ao：主动脉；LA：左心房；PA：肺动脉（Adapted from Hastings LA，Nichols DG. Coarctation of the aorta and interrupted aortic arch. In：Nichols DG，Ungerleider RM，Spevak PJ，et al，eds. Critical heart disease in infants and children. Philadelphia，PA：Mosby；2006：635.）

主动脉弓中断

主动脉弓中断（interrupted aortic Arch，IAA）是胎儿主动脉弓退化融合不全所致，占所有 CHD 的 1.3%。这种情况不治疗将是致命的，而且 IAA 常伴有严重的心内病变。IAA 分型取决于中断的水平：A 型是左锁骨下动脉以远；B 型是在左锁骨下与颈总动脉之间；C 型是在左锁骨下动脉的近端（图 59.36）。常可见到异常的右锁骨下动脉（食管后）发自降主动脉。IAA 患者的存活最初依赖于动脉导管的开放，因此，需要输注 PGE_1 以稳定病情。超声心动检查可以明确诊断，很少需要其他的方式，包括心导管。

IAA 需要在新生儿期行手术治疗，同期进行心内病变的矫治（图 59.37）。修复是以主动脉弓补片加宽为目的，而德克萨斯儿童医院最近的一篇报道证实，大多数患者可进行原位组织的组织修复，并能减小主动脉弓梗阻复发的可能[45]。

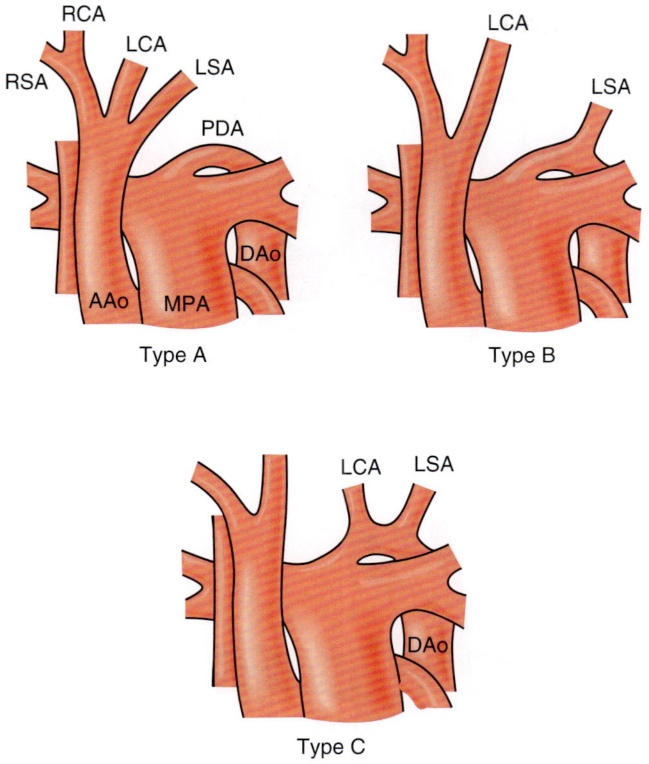

图 59.36 主动脉弓中断的分类。AAo：升主动脉；Dao：降主动脉；LCA：左颈总动脉；LSA：左锁骨下动脉；MPA：主肺动脉；PDA：动脉导管未闭；RCA：右颈总动脉；RSA：右锁骨下动脉（Adapted from Monro JL. Interruption of aortic arch. In：Stark J，de Leval M，eds. Surgery for congenital heart defects. 2nd ed. Philadelphia，PA：Saunders；1994：299.）

单心室

单心室（single ventricle）是常见的先天性心脏疾病。患者可能在新生儿期表现出肺血流量不足、肺血过多或肺血均衡的循环状态。单心室可能是右室、左室或不确定的形态。需要手术治疗以提供足够的体循环供氧，并保护肺血管系统。必须保护单心室的功能以提供患者可能的最好长期预后。

20 世纪 70 年代以来，对于各种形式单心室患者成功姑息治疗的快速发展，致使大量并逐渐增加的成人单心室患者出现。对于大多数此类患者，需要终身关注，再次心脏手术的可能性很高。此类患者的非心脏手术可能是特别难以处理的。

本章无法详尽地讨论各式各样的单心室。因此，仅以常见的单一右心室和单一左心室为例，介绍单心室的外科治疗策略。

三尖瓣闭锁

三尖瓣闭锁（tricuspid atresia，TA）是典型的单心室病变，每 10 000 个活产婴儿中就有 1 个发生三尖瓣闭锁。以此为基础，诞生了我们目前的大部分减状手术。三尖瓣闭锁患者有单一解剖左心室结构，大动脉可以正常或异位（图 59.38）。他们可能出现肺血增多，在婴儿期就需要行肺动脉束带术以减少肺血及控制心力衰竭。反之，患者亦可能合并肺动脉狭窄或肺动脉闭锁，需要 Blalock 分流器以增加肺血流量，改善氧合。

如上所述，三尖瓣闭锁患者早期减状手术的目的是提高体循环氧合，保护心室功能及保障肺动脉发育。肺血依靠动脉导管的患者在新生儿期就需要行 Blalock 分流术。此手术是通过右侧开胸在右肺动脉上建立分流。锁骨下动脉的粗细可以控制分流量。另外，与左肺动脉相比，右肺动脉更长，更接近水平面。这些都有利于避免肺叶动脉分支的扭曲。此分流的目的是在出生 4 ～ 6 个月内保护肺动脉，促进其发育及支持体循环氧合，直至下一个计划的姑息阶段（参见后述 Glenn 和 Fontan 手术）。此分流并不是为长期使用设计的，因此，大多数患者可以选择一段人工血管进行分流（PTFE，3 ～ 4 mm）。在单心室姑息治疗的早期阶段，曾经设计过各种术式，包括经典的 Blalock 手术（分离自体锁骨下动脉移植于肺动脉分支）、Pott 分流（左肺动脉与降主动脉侧侧分流），及 Waterston 分流（右肺动脉与升主动脉侧侧分流）（图 59.39），但控制血流的效果不佳。这些自体组织与组织之间的连接能够实现体细胞生长，但就此亦有肺循环血流过多、肺动脉高压的潜在风险（可能不可逆转），及因肺动脉分支扭曲而发育不良。在单心室减状治疗的早期阶段，许多患者接受这些控制不佳的手术。因此，相当数目的患者成年后出现这些姑息性手术的并发症，包括慢性心脏容量负荷增加和心功能下降、严重肺动脉扭曲或中断、肺血管病，及重度发绀。当这些患者可能因非心脏疾病就诊时，会非常难以治疗。

左心发育不良综合征

左心发育不良综合征（hypoplastic left heart syndrome，HLHS）是典型的单一右心室，每 100 000 名活产婴儿中就有 8 ～ 25 名发生 HLHS。患者表现为左心结构发育不全，病变范围从二尖瓣、主动脉

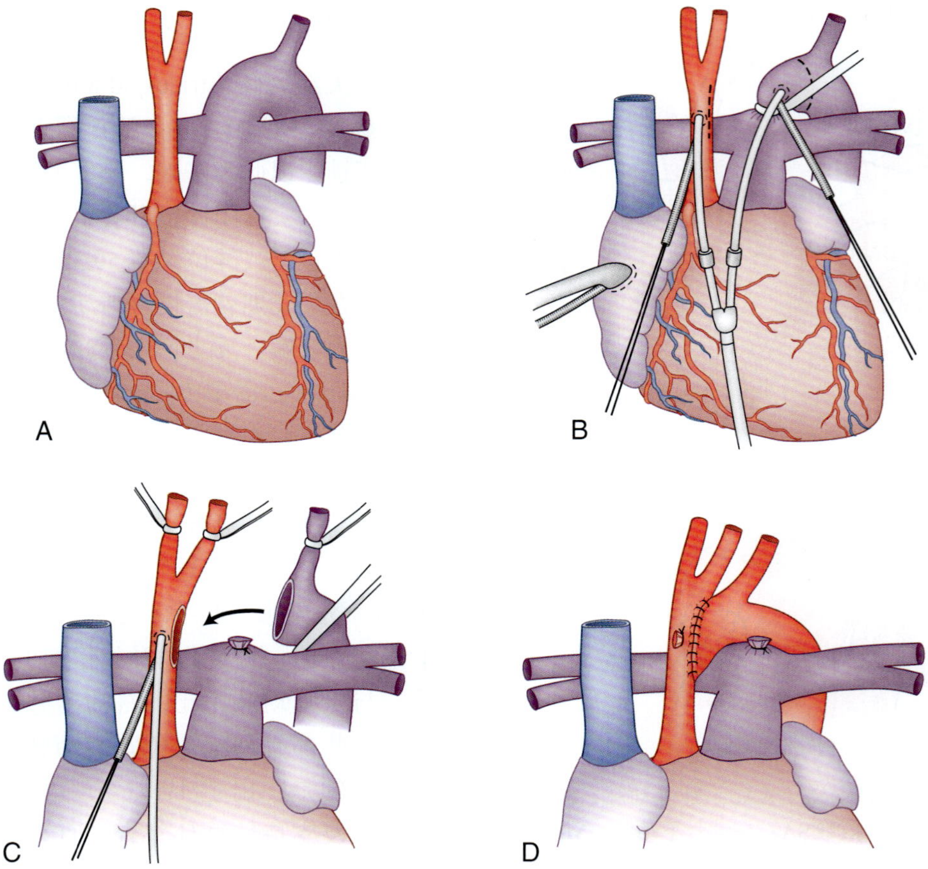

图 59.37 B 型主动脉弓中断（**A**）。插管和切开修复部位（**B**）。将胸降主动脉向上牵拉至纵隔（**C**）与升主动脉端侧吻合（**D**）（From Hirooka K，Fraser CD. One-stage neonatal repair of complex aortic arch obstruction or interruption. Tex Heart Inst J. 1997；24：317-321.）

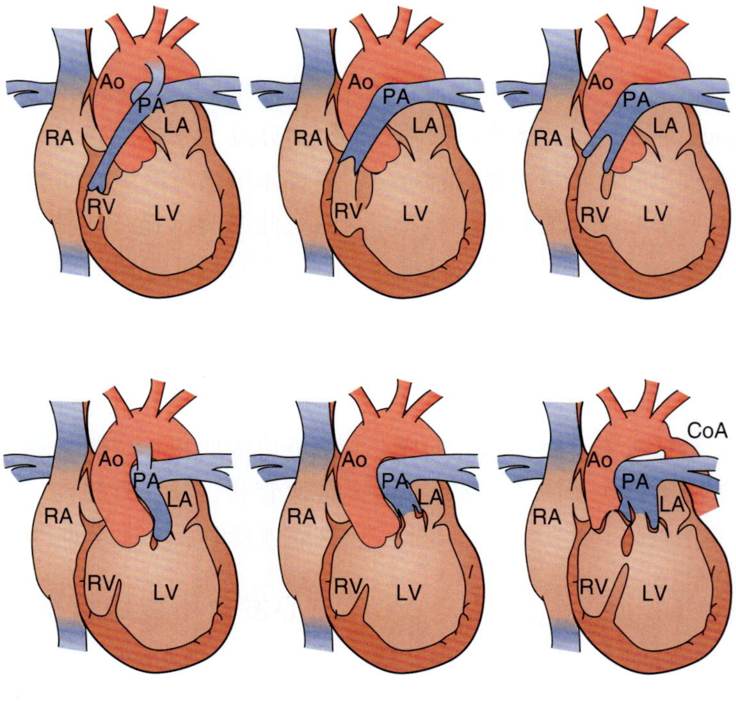

图 59.38 三尖瓣闭锁的各种解剖类型。上图，大动脉连接正常。下图，D-TGA。Ao：主动脉；CoA：主动脉缩窄；LA：左心房；LV：左心室；PA：肺动脉；RA：右心房；RV：右心室（Adapted from Lok JM，Spevak PJ，Nichols DG. Tricuspid atresia. In：Nichols DG，Ungerleider RM，Spevak PJ，et al，eds. Critical heart disease in infants and children. Philadelphia，PA：Mosby；2006：800-801.）

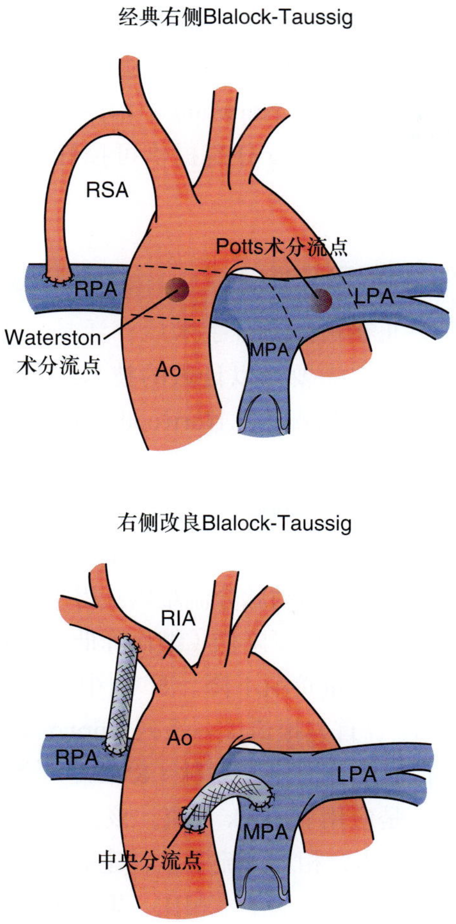

图 59.39 各种体肺动脉分流术。Ao：主动脉；MPA：主肺动脉；LPA：左肺动脉；RIA：右无名动脉；RPA：右肺动脉；RSA：右锁骨下动脉（Adapted from Marino BS，Wernovsky G，Greeley WJ. Single-ventricle lesions. In：Nichols DG，Ungerleider RM，Spevak PJ，et al，eds. Critical heart disease in infants and children. Philadelphia，PA：Mosby；2006：793.）

瓣狭窄伴左室发育不良，到左心结构近乎完全缺如，伴主动脉瓣和二尖瓣闭锁（aortic/mitral atresia，AA/MA）。典型的 AA/MA 病例，升主动脉细小（1 ～ 2 mm），由 PDA 向主动脉弓逆行供血。HLHS 患者的导管一旦闭合将造成循环系统迅速崩溃。严重的体循环低灌注和低氧血症，致使患者很快死亡。因此，产前明确诊断的患儿必须在设备完备的条件下出生，并迅速给予适当的药物治疗，包括合适血管通路的建立（脐动脉插管）以及静脉输 PGE_1 以维持导管开放。未诊断的患儿在生后有数小时的缓冲期，但随着导管开始闭合，这些患儿将变得危重，常需要积极复苏以求存活。未经治疗的 HLHS 都具有毁灭性的后果。考虑到大多数 HLHS 的患儿其他方面都是正常的，这个事实令人极其悲痛（图 59.40）。

出生后，应使用药物治疗维持动脉导管开放和平

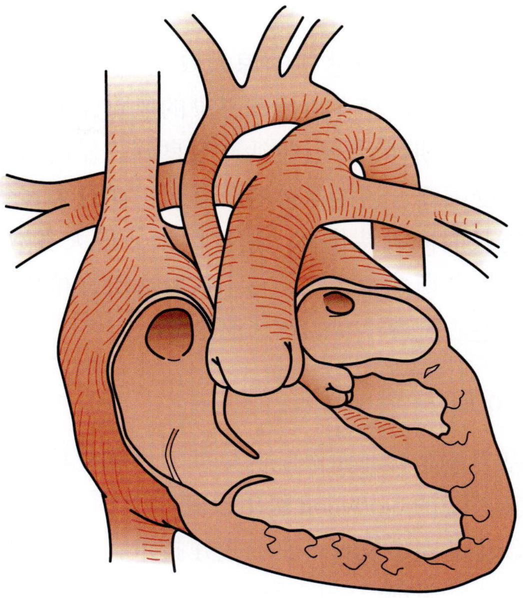

图 59.40 左心发育不良综合征的解剖。可以看到自明显发育不良的左心室发出的纤细的升主动脉。动脉导管增粗，为体循环提供前向血流。右心室肥大，肺动脉增宽（From Wernovsky G，Bove EL. Single ventricle lesions. In：Chang AC，Hanley FL，Wernovsky G，et al，eds. Pediatric cardiac intensive care. Baltimore，MD：Williams & Wilkins；1998.）

衡体肺血液循环。随着新生儿肺血管阻力下降和肺血增多，维持循环平稳将愈发具有挑战性。随着肺循环血量增加的进展，婴儿会出现呼吸困难和体循环低灌注。NEC 是这些孩子的主要危险，因此，如果存在内脏器官灌注不良时，许多中心都避免胃肠营养以减少此潜在危险的发生。另外一些治疗措施包括低通气、低流量吸氧，及增加二氧化碳吸入，试图增加肺血管阻力，限制肺血流。这些措施在左心发育不良的患儿中应用有限。几天到几周后，这些患儿由于肺充血和体循环心输出量的边缘状态，其病情逐渐加重。侥幸存活的患儿随年龄增长会出现肺血管阻力增加，已知大龄患儿（＞ 30 天）手术风险增加。

左心发育不良的患儿在新生儿期接受手术是长期存活的唯一选择。当今，左心发育不良外科手术的结果与其诊疗中心和外科医生的名望是一致的。与三尖瓣闭锁一样，左心发育不良的患儿需要接受分期手术。根据各中心的经验，第一期手术最富有挑战性，亦最具风险。随后的章节中将叙述不同的第一期手术选择。

新生儿心脏移植

理论上讲，心脏移植可以用一个结构正常的心脏替换左心发育不良患者异常的心脏。Leonard Bailey

医生是此方面的杰出人物，他第一个报道了左心发育不良的新生儿心脏移植的惊人效果[46]。另外，尽管移植儿童有可能存在排斥和感染的风险，但移植受体仍有可能长期存活并且生活质量良好。显而易见，心脏移植受限于合适的供体心脏不足，而且大多数儿童不可能长时间等待供体。这些因素使得大多数中心，包括德克萨斯儿童医院不得不放弃心脏移植作为治疗新生儿左心发育不良的首选地位。

Norwood 重建手术

基于波士顿儿童医院的早期工作和成功经验，费城儿童医院的 Norwood 医生及其同事[47]发展实践了治疗新生儿左心发育不良的重建技术，并得到国际关注。此方法目前已经广泛应用，并且命名为 Norwood 手术。随着经验的积累，Norwood 手术不断改进。其共性是应用离断的主肺动脉重建主动脉弓。几乎所有左心发育不良的儿童都有主动脉弓部缩窄和发育不良。因而，此手术的关键在于重建主动脉弓部，为体循环提供非限制性血流。大多数医生所使用的修补材料中肺动脉补片最常用。有些报道认为，完成主动脉弓部重建并不需要额外的材料。主动脉弓部重建完成后，将分离的主肺动脉吻合于弓部和细小的升主动脉，形成新的主动脉共汇，通过右室为全身提供血液供给。重建手术最有挑战之处在于精确地将常常细小扭曲的升主动脉与主肺动脉残端和主动脉弓部共汇吻合。血管扭曲，进而冠状动脉血供不足的发生率很高。经典 Norwood 手术的最后一步是利用改良 Blalock-Taussig 分流提供可控性肺动脉血流（图 59.41）。

Sano 改良 Norwood 手术

保证患儿在 Norwood 手术后存活是一个富于挑战性的课题，它需要难以计数的技术细节和药物调整。即使最好的情况下，Norwood 术后的患儿亦非常脆弱，体肺循环之间的平衡需要精细调整。与此同时，人们发现，Norwood 术后的结果亦大相径庭，这些都催生了对此类患儿治疗的许多重要进展。一篇文献指出，对于体、肺动脉分流难以获得平衡的原因在于分流使得舒张期血压降低（继而降低了冠状动脉灌注压）和心脏容量负荷下降。日本冈山大学 Sano 医生及其同事[48]首先报道了一系列 Norwood 手术的成功案例，他们应用右室肺动脉（RV-PA）管道连接提供肺血而不是应用 Blalock 分流。该方法理论上的优势是提高舒张压，相对分流手术，建造更符合生理的束流循环。尽管与分流手术相比，患者随年龄增加会出现缺氧情况，但早期结果还是令人振奋。右心室切开对心脏远期功能的影响还不明朗。最近发表的一篇报道中，拟行 Norwood 手术的患者随机接受 RV-PA 分

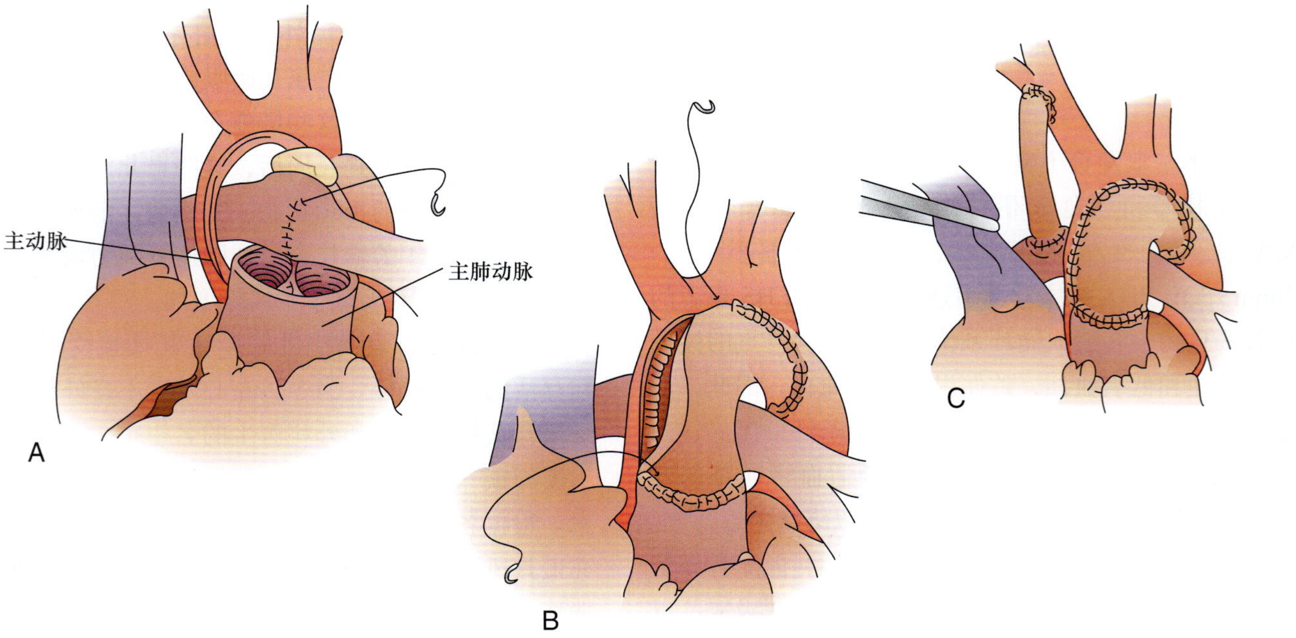

图 59.41 Norwood 手术一期矫治左心发育不良综合征。（**A**）分离主肺动脉远端至分叉处，分离结扎动脉管，于主肺动脉横断处切开主动脉弓，远端至降主动脉动脉导管水平；（**B**）将同种材料修剪为合适形状与大小；（**C**）无名动脉与肺动脉之间植入聚四氟乙烯管道。停循环期间切开房间隔（From Castaneda AR，Jonas RA，Mayer JE，et al. Hypoplastic left heart syndrome. In：Cardiac surgery of the neonate and infant. Philadelphia，PA：Saunders；1994.）

流或改良 BT 分流术。12 个月后 RV-PA 组免于移植而生存率更高，计划外再干预和并发症发生率也较高[49]。同一队列的最新更新研究显示，RV-PA 组和改良 BT 分流组随机分组后 6 年的无移植生存率没有差异。然而，RV-PA 确实有更多基于导管的干预措施[50]。

杂交手术

联合介入方法与外科技术进行左心发育不良一期矫治的理念已得到广泛关注。此方法的设计是在第一次手术中进行肺动脉分支的环缩，应用支架保持动脉导管的开放以减少手术风险。此杂交手术的设计可以让新生儿存活，当他们长至幼儿期再进行更完全的重建手术。和所有新术式一样，此术式亦有一明显学习曲线过程，其并发症的发生情况也值得进一步研究。近期的数据表明，杂交手术后有显著的 NEC 的患病率，与 Norwood 手术相当[51]。最近的一项 meta 分析显示，与 Norwood 术相比，接受杂交手术的患者早期死亡率增加，1 年无移植生存率更差。然而，值得注意的是，杂交手术优先用于风险较高的患者，因此难以得出确切的结论[52]。另外，此术式的相关问题还包括肺动脉环缩对肺动脉生长的远期影响问题，及心脏灌注仍由主动脉弓部进行逆行灌注，使得后期将面临更复杂的手术重建风险。此治疗方式的真正地位目前还不明确，但是其在提高此类患儿存活上的优势代表了目前的一个重要方向。

Fontan 手术

单心室姑息治疗的远期目标是优化心室功能，提高全身氧供。如前所述，单心室患者无论进行分流手术还是肺动脉束带手术都要考虑到远期氧合下降、持续心内分流和慢性心脏容量负荷过重的问题。针对这些顾虑，目前的策略是在体循环静脉回流与肺动脉分支之间建立连接，此方法最早于 20 世纪 70 年代由 Francis Fontan 提出。Fontan 手术目前是治疗各种单心室畸形出生儿童的首选治疗方法，对于合适的患者，能提供可以使症状长期缓解治疗。但必须认识到，Fontan 循环并不是一种正常循环，即使在最理想的情况下，也是对正常心肺生理的改变。

Fonta 循环通过将体循环静脉回流与肺动脉分支相连接而建立，并不需要额外动力。因此，Fontan 循环的血流是被动的，它由体静脉和肺静脉之间的压差驱动。因而，如果在体循环通路和肺循环通路间存在障碍，将会导致 Fontan 循环的不良结局。建立有效 Fontan 循环的确定条件包括：通过手术在体静脉与肺动脉间建立通畅连接的可能性、肺动脉结构和阻力正常、肺静脉回流正常及较低的左房压、无明显房室瓣反流、心室功能良好（对应的左室舒张末压较低）、左室流出道无梗阻，及主动脉瓣功能良好。这些因素中，任何一项的缺陷都会影响 Fontan 循环的质量。

自首次成功应用于功能单心室患者后，40 余年来 Fontan 手术经历了几次技术改进。许多患者接受了心房肺动脉连接术，是将右心耳直接切开吻合于肺动脉分叉并将房间隔缺损闭合。这些患者远期右房极度扩大导致血流缓慢、肝充血，及房性心律失常（图 59.42）。今天，应用最广的 Fontan 改良术式是全腔静脉肺动脉吻合术（the total cavopulmonary connection，TCPC），首先由 DeLeval 教授所创造，此手术是将离断的上腔静脉分别吻合于右肺动脉上下方（通常有一定错位），随后建立隧道将下腔静脉血流引至肺动脉。此隧道可以在右房内建立侧方隧道（图 59.43）或在下腔静脉与肺动脉间建立管道（心外 Fontan，图 59.44）。

从容量负荷过重的分流手术或束带手术转变为 Fontan 手术可以使体循环心室迅速减轻容量负荷。长期容量负荷过重的心脏对此剧烈变化耐受不良，会导致心室舒张功能不良和顺应性下降。为了处理这一问题，单心室患者常实施分期手术，先行双向 Glenn 手

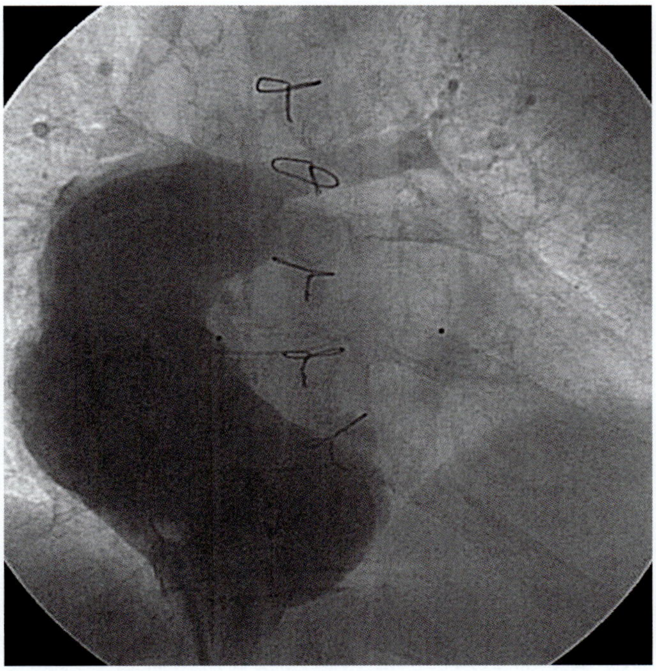

图 59.42 心房肺动脉 Fontan 连接术，造影显示扩张的右房

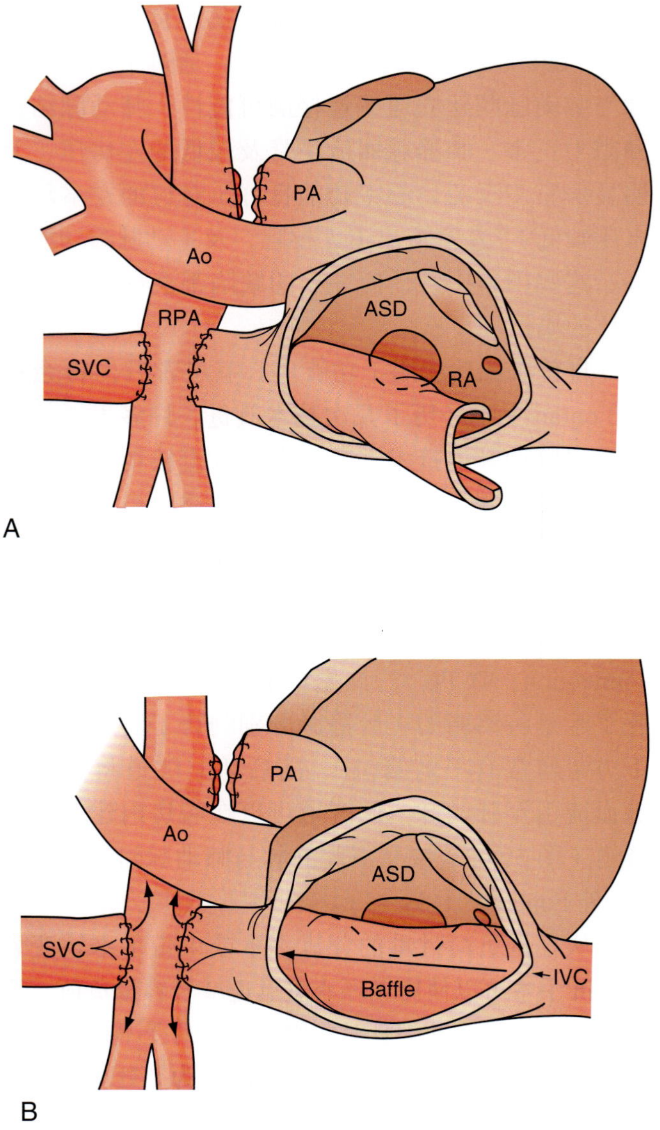

图 59.43 （A）（B）侧管道 Fontan 手术。Ao：主动脉；ASD：房间隔缺损；IVC：下腔静脉；RA：右心房；RPA：右肺动脉；PA：肺动脉；SVC：上腔静脉（Adapted from Lok JM，Spevak PJ，Nichols DG. Tricuspid atresia. In：Nichols DG，Ungerleider RM，Spevak PJ，et al，eds. Critical heart disease in infants and children. Philadelphia，PA：Mosby；2006：813.）

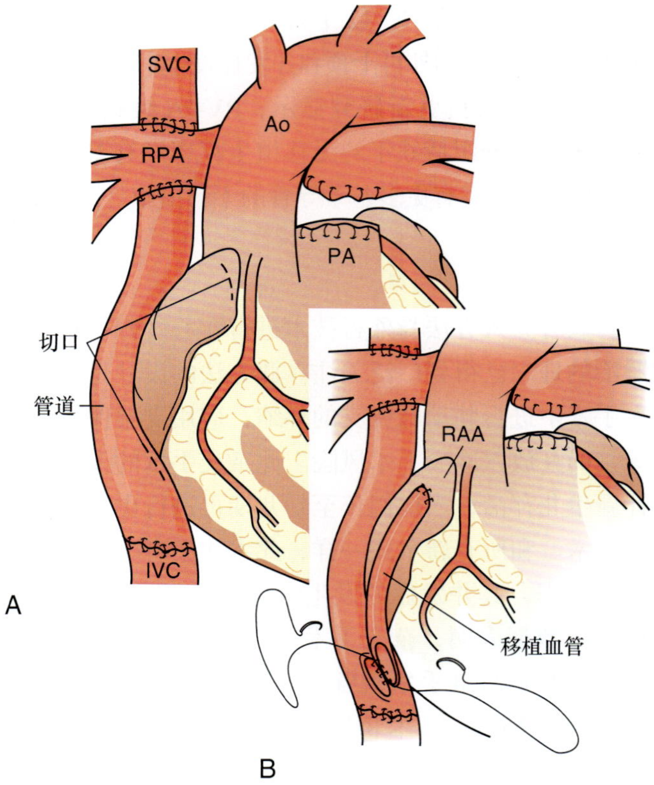

图 59.44 （A）外管道 Fontan 手术；（B）外管道 Fontan 手术在心外管道与右心耳之间应用血管行打孔术。Ao：主动脉；IVC：下腔静脉；PA：肺动脉；RPA：右肺动脉；SVC：上腔静脉（Adapted from Lok JM，Spevak PJ，Nichols DG. Tricuspid atresia. In：Nichols DG，Ungerleider RM，Spevak PJ，et al，eds. Critical heart disease in infants and children. Philadelphia，PA：Mosby；2006：814.）

术，即将上腔静脉与肺动脉吻合（Glenn 分流）。双向 Glenn 术是将上腔静脉分离，头端吻合于右肺动脉（图 59.45）。其他肺血来源常常被断绝，因而心脏容量负荷减轻；而且，由于下腔静脉血流的存在，体循环血量得以维持。Glenn 分流术后，患者并没有完全氧合，其饱和度常在 80% 左右。经过一段时间后，去负荷的心脏完成重构，此时患者可以接受再次手术完成 Fontan 循环。

要注意，Fontan 手术患者的围术期管理是一项挑战。心脏容量负荷的急剧改变对心输出血量起负性作用。即使是“理想”的 Fontan 连接患者，其中心静脉压亦迅速升至 12 ～ 15 mmHg。静脉压升高的结果包括胸膜渗出、肝淤血，及腹水。对于临界性 Fontan 手术患者，一些外科医生常策略性造瘘或开窗，其目的是保留体循环容量负荷，减少体静脉淤血。与此同时，右向左分流的存在会在一定程度上降低血氧饱和度。Fontan 术后常规开窗已经过验证，一些早期数据显示，严格把握开窗指征可获得满意预后，减少术后并发症，包括低氧和体循环栓塞[53]。任何对被动性肺血流的干扰都会抑制 Fontan 循环，引起右心衰竭。正压通气，尤其是提高 PEEP 会影响 Fontan 患者的肺血流。反之，早拔管进行有效自主呼吸将提高 Fontan 患者的肺血流。近期数据显示 Fontan 术后患者在手术室早期拔管有利于血流动力学改善，减少住院时间，降低住院费用。

Fontan 术后患者的远期并发症仍不断出现，已知的包括慢性肝淤血和肝硬化、蛋白丢失性肠病、房性心律失常，及静脉淤血性疾病等。Fontan 循环失败

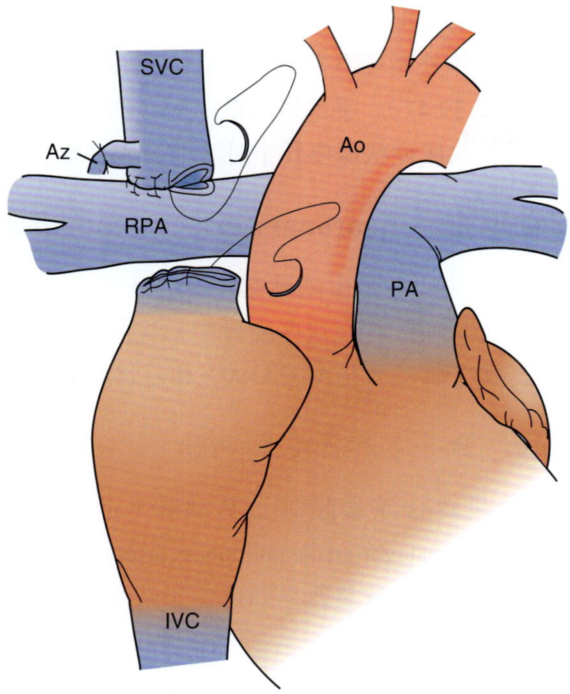

图 59.45 双向 Glenn 术。Ao：主动脉；Az：无名静脉；IVC：下腔静脉；PA：在肺动脉；RPA：肺动脉；SVC：上腔静脉（Adapted from Lok JM，Spevak PJ，Nichols DG. Tricuspid atresia. In：Nichols DG，Ungerleider RM，Spevak PJ，et al，eds. Critical heart disease in infants and children. Philadelphia，PA：Mosby；2006：809.）

的患者处理极为棘手。这些患者接受正压通气的全身麻醉或任何有较大量液体的手术，包括腹部手术时都面临极大风险。慢性肝淤血患者由于凝血因子生成减少，可能出现凝血问题。

其他畸形

血管环和肺动脉吊带

血管环

血管环是主动脉弓及其分支的发育异常导致气管、食管或二者均受压。血管环可以是完整的，亦可为部分性。缺陷的分类有助于描述：

- 完整血管环
- 双弓：等弓或左弓优势或右弓占优势（图 59.46）
- 右弓：左动脉韧带发自解剖左锁骨下动脉
- 右弓：镜像分支，左动脉韧带发自降主动脉
- 部分血管环
- 左弓：迷走右锁骨下动脉
- 左弓：无名动脉受压

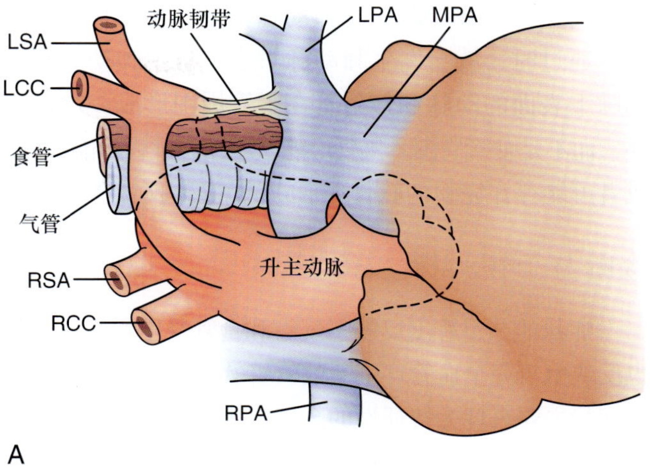

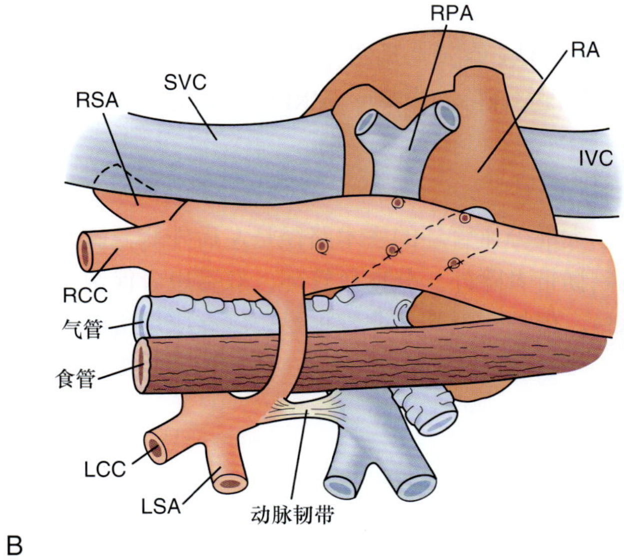

图 59.46 （**A**）和（**B**）双主动脉弓。IVC：下腔静脉；MPA：主肺动脉；LCC：左颈总动脉；LPA：左肺动脉；RCC：右颈总动脉；RSA：右锁骨下动脉；SVC：上腔静脉（Adapted from Jonas RA. Comprehensive surgical management of congenital heart disease. New York，NY：Oxford University Press；2004：499.）

双主动脉弓是完整血管环最常见的类型。两个主动脉弓均起源于升主动脉，形成一真正的环。左弓通常稍小。右弓-左动脉韧带复合体是由于右第四弓持续存在和左第四弓的退化所致。迷走左锁骨下动脉常于其基部有憩室结构（Kommerell 憩室）。部分血管环患者最常见的是右锁骨下动脉异常起源于左锁骨下动脉远端，存在左弓。右锁骨下动脉由左及右从食管后方通过，起源于左弓后方和左方的无名动脉可引起无名动脉受压及前方气管受压。

肺动脉吊带

当左肺动脉起源于右肺动脉，在气管和食道之间向左通过时，就会发生肺动脉吊索。从主肺动脉到主动脉下表面的动脉韧带附着在气管周围形成一个血管环，而不是食管周围。气管可能被压缩，软骨可能很软，或者可能存在完整的软骨环形式的气管内在狭窄。

诊断与干预指标

症状的严重程度反映了气管和食管受压程度，同时也反映由于完全血管环引起的气管软化和梗阻。上呼吸道症状主要表现为特征性的金属样咳嗽、反复发作的呼吸道感染、发育停滞，有时表现为食管运动问题。儿童血管环的存在就是手术指征。年长患者通常没有症状。最初的诊断常常只是一种高度的怀疑，吞钡试验是首先的诊断方法。超声心动图可以记录异常头部及颈部血管分支情况，排除心内畸形。MRI 可提供完整的解剖细节。

手术

大部分血管环的手术路径是左后外侧开胸，左弓右侧韧带者除外。分离血管环，双弓患者保留主要动脉弓。保护喉返神经非常重要。已有应用机器人辅助修复血管环的早期经验报道。肺动脉吊带选择正中切口，一般在体外循环下有助于气管重建和右肺动脉重新定位（图 59.47）。手术风险低。潜在的气管软化症消除较慢，临床症状需要几个月才能得以缓解。

冠状动脉畸形（coronary artery anomalies）

冠状动脉畸形可由动脉起源、终止、走行异常，及动脉瘤形成所致。在这些变异中，我们只讨论左冠状动脉起源于肺动脉（ALCAPA）和冠状动脉瘘。

左冠状动脉异常起源于肺动脉

左冠状动脉异常起源于肺动脉（anomalous left coronary artery rising from the pulmonary artery，ALCAPA）是少见情况，常导致婴儿早期死亡。未经治疗患者的死亡率达 90%。

解剖学和病理生理学　胚胎发育时左冠状动脉根部与主动脉的连接失败导致其与肺动脉异常连接。其异常起源可位于主肺动脉或远端分支。其伴发畸形少见，但对其的认识非常重要。如果没有注意到 ALCAPA 而实施了动脉导管结扎术或 VSD 修补术，使得肺动脉压力下降，将产生致命后果。胚胎期由于肺动脉压力与主动脉压力一致，通过 ALCAPA 可以

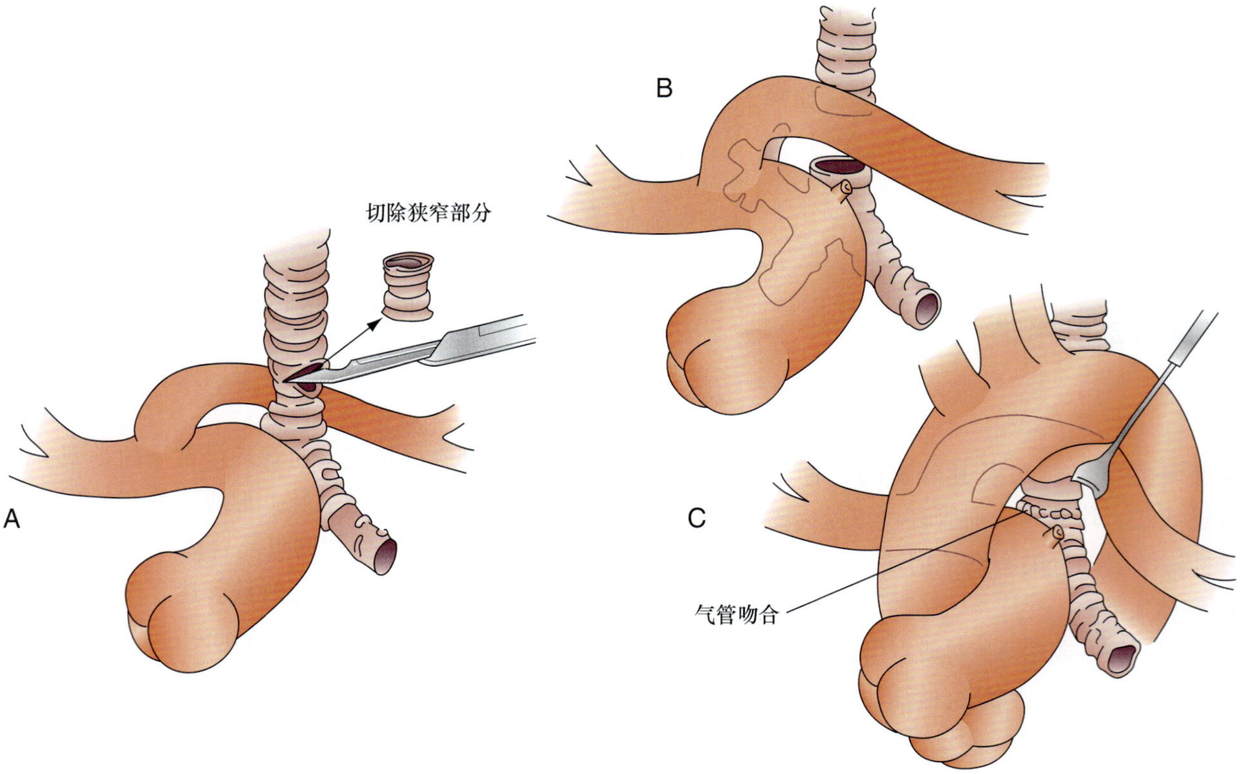

图 59.47　体外循环下治疗肺动脉吊带所致气管梗阻。（A）切除受累节段气管；（B）气管横断后左肺动脉前移；（C）气管直接吻合（From Castaneda AR，Jonas RA，Mayer JE，et al. Vascular rings，slings，and tracheal anomalies. In：Cardiac surgery of the neonate and infant. Philadelphia，PA：Saunders；1994.）

提供充分氧合。出生后，随着肺动脉压力下降，左冠状动脉灌注亦下降。缺血会产生心室功能损害和心肌梗死、左室扩张。乳头肌功能异常将导致二尖瓣反流。早期冠状动脉侧支的形成可能会防止心肌梗死发生。

诊断与干预指标　任何二尖瓣反流、心室功能异常、心脏扩大的婴儿都应怀疑 ALCAPA 的存在。婴儿可以表现为低心输出量和心力衰竭。喂养会引发婴儿心绞痛或猝死。年长儿常表现为猝死。心电图可有缺血改变。超声心动图常可以确诊，但由于此诊断常与扩张性心肌病相混淆，有人主张对超声不能明确冠状动脉情况的扩张性心肌病的全部患儿进行心导管检查。心腔扩大、节段性室壁运动异常，及存在二尖瓣反流都需要检查有无 ALCAPA 存在。ALCAPA 的诊断本身就是手术指征。

手术　ALCAPA 患者常存在不同程度的心室功能异常。手术前需要应用正性肌力药物并稳定血流动力学。即使心脏极度扩大，也很少需要心脏移植。现有的经验证实，重建双重的冠状动脉系统是安全的，具有良好的可重复性，也最有助于功能恢复。手术细节包括良好的心肌保护和左心减压。将 ALCAPA 直接移植到升主动脉是目前最常用的术式（图 59.48）。有时，由于冠状动脉较为固定不能移植，可以选择 Takeuchi 手术：建立主动脉-肺动脉-冠状动脉隧道的外科方法。不推荐结扎 ALCAPA。

术后管理主要是维护充足的冠脉灌注和保证心输出量。可能需要短期呼吸机支持。二尖瓣反流常会改善，很少需要进行二尖瓣置换。目前手术死亡率较

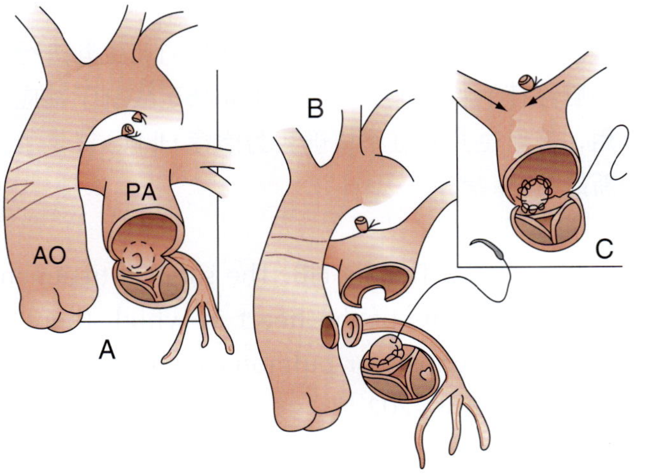

图 59.48　左冠状动脉起源于肺动脉（ALCAPA）的冠脉再植。（**A**）从肺动脉上切下 ALCAPA；（**B**）将冠脉口再植于主动脉；（**C**）应用自体心包重建肺动脉。Ao：主动脉（From Vouhe PR，Tamisier D，Sidi D，et al. Anomalous left coronary artery from the pulmonary artery：Results of isolated aortic reimplantation. Ann Thorac Surg. 1992；54：621-626.）

低。死亡风险主要与术前心室功能不良及心源性休克有关。Takeuchi 手术并发症包括管道梗阻、漏、主动脉瓣损伤，及远期右室流出道梗阻。

冠状动静脉瘘和冠状动脉瘤

单独存在的冠状动脉瘘比 ALCAPA 更少见。据报道，冠状动脉瘘至右心系统和肺动脉者比瘘至左心系统者更常见。高压冠状动脉系统分流至低压心腔可以引起冠脉窃血和心脏容量负荷过度。冠状动脉瘤与川崎病有关。

诊断与干预指标　临床表现与缺血和容量负荷过度造成的功能损害程度一致。超声有助于详细阐明病变，但确诊要靠冠状动脉造影。冠脉解剖细节是确定手术的基础。介入导管术有助于冠状动脉瘘的封堵及冠状动脉瘤的隔绝。

手术　如果病变不适于经导管干预，则需要外科治疗。手术方法包括在非体外循环下进行瘘管缝线结扎，及在体外循环下切开冠状动脉瘤进行瘘管闭合。手术早期和远期死亡率较低。死亡危险因素与瘘结扎或瘤切除后相关冠脉缺血及心肌梗死相关[54]。

三尖瓣 Ebstein 畸形

Ebstein 畸形是一类少见的先天性心脏病，表现为三尖瓣附着点不同程度地下移至右心室。Ebstein 畸形的病变程度变异较大，包括三尖瓣移位、右室腔大小、肺动脉及流出道梗阻的程度都因人而异。伴发畸形有房间隔缺损、肺动脉闭锁、ccTGA。三尖瓣后瓣和隔瓣不同程度向右室心尖下移，这引起部分右室心房化。三尖瓣前叶仍保持较大风帆样结构。其主要血流动力学特征是三尖瓣关闭不全和肺血流量减少，如果存在房间隔缺损，由于右向左分流可以出现发绀。长期三尖瓣关闭不全将导致异常右心室的容量负荷过度。不同程度的右室流出道梗阻限制了有效的肺血流。对于那些需要保持动脉导管开放以维持肺血供应的病例，几乎均需在新生儿期干预。

诊断与干预指标

严重的 Ebstein 畸形病例婴儿期就出现发绀。出现症状的新生儿多为此疾病的严重情况，常由于新生儿肺血管阻力高或肺动脉瓣闭锁导致右室功能不全。此组病例死亡率较高。大龄患者可以表现为心功能不全和发绀。Ebstein 畸形患者常出现室上性心律失常、预激综合征、WPW 综合征。超声心动图可以确诊。

严重新生儿存活率低，只有应用 PGE_1 和控制性通气稳定后再手术。对于年长患者，尽管近年倾向在出现右室扩张前对无症状患者进行早期干预，但发绀和心力衰竭是明确的手术指征。

手术

严重病变的新生儿病情稳定后，常需要行体肺分流稳定病情。Starnes 手术可以挽救曾经没有希望的患儿。此手术方式是用补片关闭三尖瓣口，房间隔切开，及体肺分流[55]。病变稍轻的患者可以选择三尖瓣成形或置换。治疗 Ebstein 畸形此种难治疾病的外科技术不断发展，手术效果亦不断提高[56]（图 59.49）。

二尖瓣畸形

大多数二尖瓣畸形都伴发于其他综合征（例如，Shone 综合征）。通常，儿童中炎症性二尖瓣病变更多，如风湿性疾病或感染性心内膜炎。亦可发生于胶原血管病及 Marfan 综合征。

二尖瓣狭窄

二尖瓣狭窄由瓣上、瓣或瓣下水平梗阻单独或合并存在导致。瓣上梗阻由于二尖瓣环上或瓣叶根部纤维环所致。瓣梗阻包括瓣叶，瓣交界融合伴或不伴有瓣环发育不良。二尖瓣发育不良常伴有左室发育不良。瓣叶和瓣下结构发育不良常同时存在。瓣叶融合可引起副孔并单纯于瓣环水平引起梗阻（所谓的双孔二尖瓣）。已知有三种不同的瓣下梗阻：降落伞二尖瓣、吊床二尖瓣，及一个或两个乳头肌缺如。二尖瓣

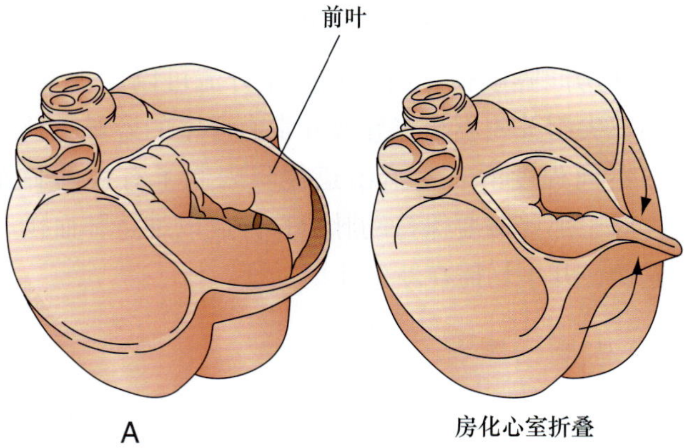

图 59.49 Carpentier 法矫治 Ebstein 畸形。（**A**）将三尖瓣前、后叶自瓣环切下；（**B**）折叠心房，缩小瓣环直径。将瓣叶重新移植至瓣环上（From Castaneda AR，Jonas RA，Mayer JE，et al. Ebstein's anomaly. In：Cardiac surgery of the neonate and infant. Philadelphia，PA：Saunders；1994.）

反流继发于瓣环扩张、先天性二尖瓣裂和由于异常腱索或乳头肌插入所致的二尖瓣脱垂。

超声心动图可以确诊。干预方法包括球囊扩张，尤其适于某些风湿性二尖瓣狭窄病例，也可用外科方法行交界切开。干预要在由于长期心脏容量负荷过度和肺动脉高压造成不可逆损害前及时进行。儿童外科干预的目的在于保留二尖瓣。瓣膜成形技术在儿童病例尤为重要。瓣膜置换是最不理想的方法。儿童要尽量避免应用生物瓣或组织瓣。环上瓣的缝合是必要的，再次瓣膜置换是肯定的。

总结

此章给出了对主要先天性心脏病的基本概述及诊断处理原则。必须强调的是，对于大多数患者，无论外科治疗与否，其诊断都有终生意义。对于进行非心脏手术的先天性心脏病患者，透彻理解其独特的解剖学和病理学特征是制订合理治疗策略的必要条件，建议读者阅读关于先天性心脏病的几本优秀教科书，以便更深入理解本章所述每种病变。

主要参考文献

Bailey LL，Nehlsen-Cannarella SL，Doroshow RW，et al. Cardiac allotransplantation in newborns as therapy for hypoplastic left heart syndrome. N Engl J Med. 1986；315：949-951.

这篇经典文献是对罹患 HLHS 的新生儿进行心脏移植的首例报道。尽管供体缺乏限制了其应用，但新生儿心脏移植确实为治疗 HLHS 提供了新的希望。

Blalock A，Taussig HB. The surgical treatment of malformations of the heart in which there is pulmonary stenosis or pulmonary atresia. JAMA. 1945；128：189-202.

以本文报道的外科手术为标志，肇始了择期心脏手术的新纪元。Blalock 和 Taussig 及 Vivian Thomas 报道了应用 BlalockTaussig 分流外科治疗肺动脉梗阻和肺动脉闭锁的最早经验。

Fontan F，Baudet E. Surgical repair of tricuspid atresia. Thorax. 1971；26：240–248.

该文章是单心室外科治疗进展中的一个里程碑。它描述了第一例三尖瓣闭锁的矫治手术。尽管之前的各种姑息手术、体肺动脉分流术，改善了患者的临床症状，但其体循环内仍是氧合与未氧合的混合血。Fontan 手术将上、下腔静脉的血液直接引入肺，故而仅有氧合血回到心脏，进入体循环。

Kirklin JW，Dushane JW，Patrick RT，et al. Intracardiac surgery with the aid of a mechanical pump–oxygenator system (gibbon type)：report of eight cases. Mayo Clin Proc. 1955；30：201–206.

这篇具有里程碑意义的文章表明，使用机械泵氧合器系统对先天性心脏缺陷进行开放性修复可以在对患者风险最小的情况下进行。

Mustard W. Successful two–stage correction of transposition of the great vessels. Surgery. 1964；55：469–472.

这本经典参考文献描述了治疗大动脉转位(D–TGA)的初始手术方法之一。虽然动脉转流术现在是 D–TGA 的首选手术治疗，但仍有许多成年先天性心脏病患者从 Mustard 手术姑息治疗中获益。了解手术和由此产生的生理学对于非心脏手术的普通外科管理策略至关重要。

Norwood WI，Lang P，Casteneda AR，et al. Experience with operations for hypoplastic left heart syndrome. J Thorac Cardiovasc Surg. 1981；82：511–519.

在这篇具有里程碑意义的文章中，Norwood 及其同事报道了当时一种新的重建手术技术的结果，该技术用于缓解患有左心发育不良综合征(HLHS)的新生儿。在 Norwood 手术之前，HLHS 患者生存的唯一选择是心脏移植。在今天的大多数中心，Norwood 手术是大多数 HLHS 新生儿的主要治疗模式。

Sano S，Ishino K，Kawada M，et al. Right ventricle–pulmonary artery shunt in first–stage palliation of hypoplastic left heart syndrome. J Thorac Cardiovasc Surg. 2003；126：504–509.

该经典参考文献描述了 Norwood 手术中使用的右心室至肺动脉导管。这种以作者 Sano 命名的新颖手术使 Norwood 手术术后血流动力学更加稳定，并提高了分期内存活率。

Senning A. Surgical correction of transposition of the great vessels. Surgery. 1959；45：966–980.

此经典文献记录了控制 D–TGA 的早期外科方法。尽管大动脉调转术是目前治疗 D–TGA 的首选术式，但社会上还有很多曾接受 Senning 手术的成人先天性心脏病患者。当其接受非心脏手术时，理解 Senning 手术及其生理学改变，有助于从总体上把握外科处理策略。

Starnes VA，Pitlick PT，Bernstein D，et al. Ebstein's anomaly appearing in the neonate. A new surgical approach. J Thorac Cardiovasc Surg. 1991；101：1082–1087

此经典参考文献是描述了新生儿 Ebstein 异常的新手术方法的第一份报道。该手术以外科医生斯塔内斯(Starnes)的名字命名。这种方法为出生时患有严重 Ebstein 异常的儿童提供了一种新的生存选择。

Ungerleider RM，Meliones JN，McMillian KN，et al. Critical Heart Disease in Infants and Children. 3rd ed. Philadelphia，PA：Elsevier；2019.

该书对婴儿和儿童的心脏病进行了全面和最新的综述。它包含大量的手术图和诊断图像，以补充教学材料。

Warden HE，Cohen M，Read RC，et al. Controlled cross circulation for open intracardiac surgery：physiologic studies and results of creation and closure of ventricular septal defects. J Thorac Surg. 1954；28：331–341.

此标志性文献阐述了应用交叉循环技术建立心肺转流，完成先天性心脏病的心内修复。Lillehei 等应用交叉循环成功矫治了室间隔缺损等心内畸形。

Wilcox B，Cook A，Anderson R. Surgical Anatomy of the Heart. 3rd ed. Cambridge，UK：Cambridge University Press；2004.

此教科书为理解心脏的复杂解剖提供了精彩的诠释。它包括彩色照片和图示，是从事心脏外科的学生的宝贵财富。

参考文献

1. Blalock A, Taussig HB. The surgical treatment of malformations of the heart in which there is pulmonary stenosis or pulmonary atresia. *J Am Med Assoc*. 1945;128:189–202.
2. Warden HE, Cohen M, Read RC, et al. Controlled cross circulation for open intracardiac surgery: physiologic studies and results of creation and closure of ventricular septal defects. *J Thorac Surg*. 1954;28:331–341; discussion, 341–333.
3. Kirklin JW, Dushane JW, Patrick RT, et al. Intracardiac surgery with the aid of a mechanical pump-oxygenator system (gibbon type): report of eight cases. *Proc Staff Meet Mayo Clin*. 1955;30:201–206.
4. Marelli A, Gilboa S, Devine O, et al. Estimating the congenital heart disease population in the United States in 2010—what are the numbers? *J Am Coll Cardiol*. 2012;59; E787–E787.
5. Marelli AJ, Ionescu-Ittu R, Mackie AS, et al. Lifetime prevalence of congenital heart disease in the general population from 2000 to 2010. *Circulation*. 2014;130:749–756.
6. Levey A, Glickstein JS, Kleinman CS, et al. The impact of prenatal diagnosis of complex congenital heart disease on neonatal outcomes. *Pediatr Cardiol*. 2010;31:587–597.
7. Morris SA, Ethen MK, Penny DJ, et al. Prenatal diagnosis, birth location, surgical center, and neonatal mortality in infants with hypoplastic left heart syndrome. *Circulation*. 2014;129:285–292.
8. American Board of Thoracic Surgery. *American Board of Thoracic Surgery*. https://www.abts.org. Retrieved September 26, 2019.
9. Mullins CE. *Cardiac Catheterization in Congenital Heart Disease: Pediatric and Adult*. Malden, MA: Blackwell Futura; 2006.
10. American Board of Internal Medicine www.abim.org. *American Board of Internal Medicine*. Retrieved September 26, 2019.
11. Accreditation Council for Graduate Medical Education (ACGME). *Congenital Cardiac Surgery Programs*. https://apps.acgme.org/ads/Public/Reports/ReportRun. Retrieved September 24, 2019.
12. Wilcox BR, Cook AC, Anderson RH. *Surgical Anatomy of the Heart*. 3rd ed. Cambridge, MA: Cambridge University Press; 2004.
13. Morin RL, Gerber TC, McCollough CH. Radiation dose in computed tomography of the heart. *Circulation*. 2003;107:917–922.
14. Andropoulos DB, Stayer SA, Russell IA, et al. *Anesthesia for Congenital Heart Disease*. 2nd ed. Hoboken, NJ: Wiley-Blackwell; 2010.
15. Kintrup S, Malec E, Kiski D, et al. Extubation in the operating room after fontan procedure: does it make a difference? *Pediatr Cardiol*. 2019;40:468–476.
16. Licht DJ, Shera DM, Clancy RR, et al. Brain maturation is delayed in infants with complex congenital heart defects. *J Thorac Cardiovasc Surg*. 2009;137:529–536; discussion 536–527.
17. Noonan PM, Desai T, Degiovanni JV. Closure of an aortopulmonary window using the amplatzer duct occluder II. *Pediatr Cardiol*. 2013;34:712–714.
18. Hopkins RA, Bert AA, Buchholz B, et al. Surgical patch closure of atrial septal defects. *Ann Thorac Surg*. 2004;77:2144–2149; author reply 2149–2150.
19. Vida VL, Zanotto L, Tessari C, et al. Minimally invasive surgery for atrial septal defects: a 20-year experience at a single centre. *Interact Cardiovasc Thorac Surg*. 2019;28:961–967.
20. Farooqi M, Stickley J, Dhillon R, et al. Trends in surgical and catheter interventions for isolated congenital shunt lesions in the UK and Ireland. *Heart*. 2019;105:1103–1108.
21. Knepp MD, Rocchini AP, Lloyd TR, et al. Long-term follow up of secundum atrial septal defect closure with the amplatzer septal occluder. *Congenit Heart Dis*. 2010;5:32–37.
22. Clark JB, Chowdhury D, Pauliks LB, et al. Resolution of heart block after surgical removal of an amplatzer device. *Ann Thorac Surg*. 2010;89:1631–1633.
23. Piatkowski R, Kochanowski J, Scislo P, et al. Dislocation of amplatzer septal occluder device after closure of secundum atrial septal defect. *J Am Soc Echocardiogr*. 2010;23:1007. e1001–e1002.
24. Slesnick TC, Nugent AW, Fraser Jr CD, et al. Images in cardiovascular medicine. incomplete endothelialization and late development of acute bacterial endocarditis after implantation of an amplatzer septal occluder device. *Circulation*. 2008;117:e326–e327.
25. Neill CA, Ferencz C, Sabiston DC, et al. The familial occurrence of hypoplastic right lung with systemic arterial supply and venous drainage "scimitar syndrome". *Bull Johns Hopkins Hosp*. 1960;107:1–21.
26. Balzer D. Current status of percutaneous closure of ventricular septal defects. pediatr therapeut. *Pediatr Therapeut*. 2012;2:1000112.
27. Rastelli GC, Weidman WH, Kirklin JW. Surgical repair of the partial form of persistent common atrioventricular canal, with special reference to the problem of mitral valve incompetence. *Circulation*. 1965;31:31–35.
28. Bakhtiary F, Takacs J, Cho MY, et al. Long-term results after repair of complete atrioventricular septal defect with two-patch technique. *Ann Thorac Surg*. 2010;89:1239–1243.
29. Beckerman Z, De Leon LE, Zea-Vera R, et al. High incidence of late infective endocarditis in bovine jugular vein valved conduits. *J Thorac Cardiovasc Surg*. 2018;156:728–734. e722.
30. Chen JM, Glickstein JS, Davies RR, et al. The effect of repair technique on postoperative right-sided obstruction in patients with truncus arteriosus. *J Thorac Cardiovasc Surg*. 2005;129:559–568.
31. Balasubramanian S, Marshall AC, Gauvreau K, et al. Outcomes after stent implantation for the treatment of congenital and postoperative pulmonary vein stenosis in children. *Circ Cardiovasc Interv*. 2012;5:109–117.
32. Morales DL, Zafar F, Heinle JS, et al. Right ventricular infundibulum sparing (RVIS) tetralogy of fallot repair: a review of over 300 patients. *Ann Surg*. 2009;250:611–617.
33. Mustard WT. Successful two-stage correction of transposition of the great vessels. *Surgery*. 1964;55:469–472.

34. Senning A. Surgical correction of transposition of the great vessels. *Surgery*. 1959;45:966–980.
35. Dibardino DJ, Allison AE, Vaughn WK, et al. Current expectations for newborns undergoing the arterial switch operation. *Ann Surg*. 2004;239:588–596; discussion 596–588.
36. Yacoub MH, Radley-Smith R. Anatomy of the coronary arteries in transposition of the great arteries and methods for their transfer in anatomical correction. *Thorax*. 1978;33:418–424.
37. Ly M, Belli E, Leobon B, et al. Results of the double switch operation for congenitally corrected transposition of the great arteries. *Eur J Cardio Thorac Surg*. 2009;35:879–883; discussion 883–874.
38. Bacha EA, McElhinney DB, Guleserian KJ, et al. Surgical aortic valvuloplasty in children and adolescents with aortic regurgitation: acute and intermediate effects on aortic valve function and left ventricular dimensions. *J Thorac Cardiovasc Surg*. 2008;135:552–559, 559 e551–e553.
39. Sharabiani MT, Dorobantu DM, Mahani AS, et al. Aortic valve replacement and the ross operation in children and young adults. *J Am Coll Cardiol*. 2016;67:2858–2870.
40. Shinkawa T, Bove EL, Hirsch JC, et al. Intermediate-term results of the ross procedure in neonates and infants. *Ann Thorac Surg*. 2010;89:1827–1832; discussion 1832.
41. Booth JH, Bryant R, Powers SC, et al. Transthoracic echocardiography does not reliably predict involvement of the aortic valve in patients with a discrete subaortic shelf. *Cardiol Young*. 2010;20:284–289.
42. Donald JS, Naimo PS, d'Udekem Y, et al. Outcomes of subaortic obstruction resection in children. *Heart Lung Circ*. 2017;26:179–186.
43. Cowley CG, Orsmond GS, Feola P, et al. Long-term, randomized comparison of balloon angioplasty and surgery for native coarctation of the aorta in childhood. *Circulation*. 2005;111:3453–3456.
44. Mery CM, Guzman-Pruneda FA, Carberry KE, et al. Aortic arch advancement for aortic coarctation and hypoplastic aortic arch in neonates and infants. *Ann Thorac Surg*. 2014;98:625–633; discussion 633.
45. Morales DL, Scully PT, Braud BE, et al. Interrupted aortic arch repair: aortic arch advancement without a patch minimizes arch reinterventions. *Ann Thorac Surg*. 2006;82:1577–1583; discussion 1583–1574.
46. Bailey LL, Nehlsen-Cannarella SL, Doroshow RW, et al. Cardiac allotransplantation in newborns as therapy for hypoplastic left heart syndrome. *N Engl J Med*. 1986;315:949–951.
47. Norwood WI, Lang P, Casteneda AR, et al. Experience with operations for hypoplastic left heart syndrome. *J Thorac Cardiovasc Surg*. 1981;82:511–519.
48. Sano S, Ishino K, Kado H, et al. Outcome of right ventricle-to-pulmonary artery shunt in first-stage palliation of hypoplastic left heart syndrome: a multi-institutional study. *Ann Thorac Surg*. 2004;78:1951–1957; discussion 1957–1958.
49. Ohye RG, Sleeper LA, Mahony L, et al. Comparison of shunt types in the norwood procedure for single-ventricle lesions. *N Engl J Med*. 2010;362:1980–1992.
50. Newburger JW, Sleeper LA, Gaynor JW, et al. Transplant-free survival and interventions at 6 years in the SVR trial. *Circulation*. 2018;137:2246–2253.
51. Luce WA, Schwartz RM, Beauseau W, et al. Necrotizing enterocolitis in neonates undergoing the hybrid approach to complex congenital heart disease. *Pediatr Crit Care Med*. 2011;12:46–51.
52. Cao JY, Lee SY, Phan K, et al. Early outcomes of hypoplastic left heart syndrome infants: meta-analysis of studies comparing the hybrid and norwood procedures. *World J Pediatr Congenit Heart Surg*. 2018;9:224–233.
53. Salazar JD, Zafar F, Siddiqui K, et al. Fenestration during Fontan palliation: now the exception instead of the rule. *J Thorac Cardiovasc Surg*. 2010;140:129–136.
54. Valente AM, Lock JE, Gauvreau K, et al. Predictors of long-term adverse outcomes in patients with congenital coronary artery fistulae. *Circ Cardiovasc Interv*. 2010;3:134–139.
55. Starnes VA, Pitlick PT, Bernstein D, et al. Ebstein's anomaly appearing in the neonate. a new surgical approach. *J Thorac Cardiovasc Surg*. 1991;101:1082–1087.
56. Brown ML, Dearani JA, Danielson GK, et al. The outcomes of operations for 539 patients with ebstein anomaly. *J Thorac Cardiovasc Surg*. 2008;135:1120–1136, 1136 e1121–e1127.

60 章

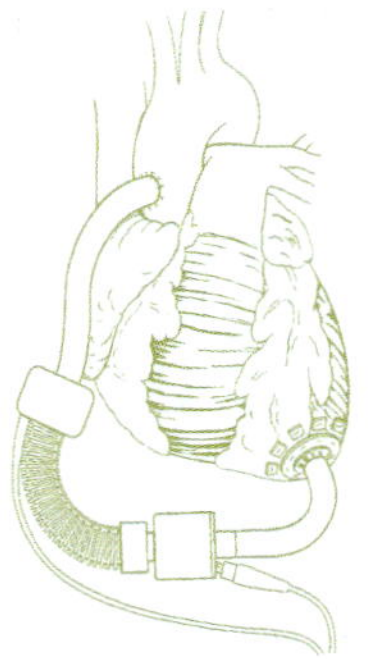

获得性心脏病：冠状动脉功能不全

Shuab Omer Faisel G. Bakaeen

胡冬生 胡正伟 译 董维刚 审校

章目录

缺血性心脏病（ischemic heart disease，IHD）是全球范围内的主要公共健康问题。在美国，冠心病（43.8%）是心血管疾病（cardiovascular disease，CVD）的主要死因，其次是卒中（16.8%）、高血压（9.4%）、心力衰竭（9.0%）、动脉疾病（3.1%）和其他心血管疾病（17.9%）。

据估计，到2035年，美国人口中预计将有超过1.3亿（45.1%）的成年人患有某种形式的心血管疾病，且2035年心血管疾病的总成本预计将达到1.1万亿美元，其中直接医疗成本预计将达到7487亿美元，间接成本预计将达到3680亿美元[1-3]。

尽管最近在经皮介入治疗方面取得了进展，但冠状动脉旁路移植术（coronary artery bypass grafting，CABG）仍然是治疗冠状动脉疾病（coronary artery disease，CAD）的最有效方法，也是美国最常用的心脏直视手术。

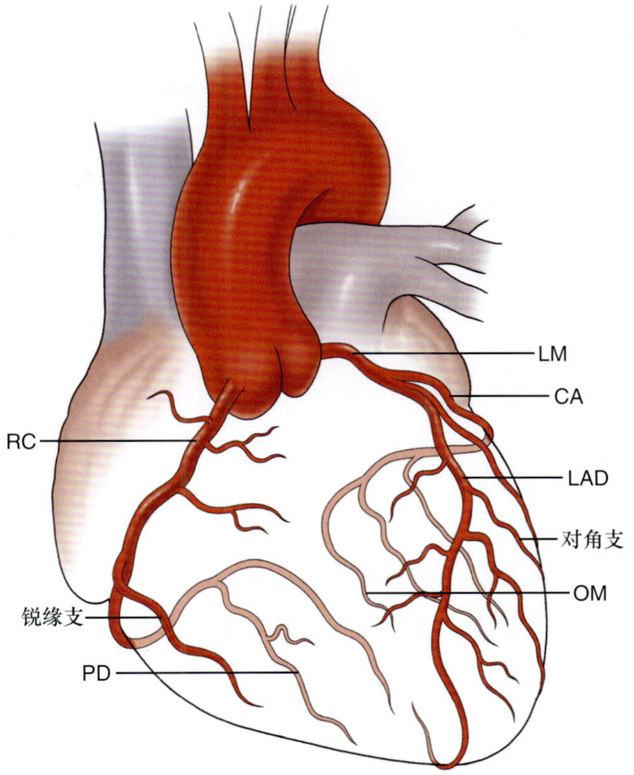

图 60.1　正常冠状动脉血管解剖

冠状动脉解剖及生理

解剖学考虑

冠状动脉是心脏的主要供血动脉，起源于冠状动脉窦。冠状动脉是主动脉的第一分支，通常存在两支。根据它所供应的心脏胚腔分别命名为左、右冠状动脉。左冠状动脉（LCA）起源于后内侧的左冠窦；右冠状动脉（RCA）起源于前内侧的右冠窦。左冠状动脉（LCA）又称左主干，平均长度2～3 cm，向左后外侧方向走行，从主肺动脉后方穿出后分成左前降支（LAD）和左回旋支。前降支在肺动脉干左侧沿前外侧方向走行于室间隔前面。前降支发出的对角支供应左室的前外侧壁。由于前降支供应50%以上的左室以及大部分室间隔，所以外科手术时认为它是冠状动脉手术中最重要的一支。前降支发出几支穿隔支，从前侧供给室间隔。前降支沿室间隔上方一直延伸至心尖处，与右冠状动脉的分支后降支（PDA）形成吻合（图 60.1）。

回旋支沿顺时针方向走行于房室沟内，沿途发出许多分支，这些分支向心尖伸展但又未到达心尖。这些分支被命名为钝缘支，并由近及远按数字编号命名。回旋冠状动脉通常在垂直转向心尖后终止于左后外侧支。

通常将发自左主干分叉处的一支主要的心外膜冠脉称为中间支。典型的中间支从左心耳后方发出并走行于左心室的前外侧壁，通常用左心耳来确定中间支的位置，有时中间支走行于心肌内而很难定位。

右冠状动脉供应大部分右心室以及左心室后部。右冠状动脉起自右冠状窦开口处，穿行于右房室沟深部，随后转向心脏前面，在心脏锐缘的上部转向后方走行至十字交叉处，通常分叉位于后室间沟的后降支（PDA）和右冠状动脉后侧支。右冠状动脉还发出多支右室支（急性边缘分支）。偶尔，后降支可以同时来自左右冠状动脉并被称为均衡型。90%的患者房室结动脉发自右冠状动脉。50%的患者其窦房结动脉发自近端右冠状动脉。右冠状动脉还发出其他的主要分支包括锐缘支和室前分支。尽管临床上习惯用后降支的起源来定义心脏循环的优势型，解剖学家则喜欢根据窦房结动脉的起源来定义心脏循环优势型。表60.1总结了冠状动脉的层次解剖。

所有的心外膜血管以及前降支的穿隔支分出许多分支，这些分支垂直进入心室壁，成为阻力血管。这些血管形成一个丰富的丛毛细血管网，在心肌的氧气和营养交换上起到关键作用。当氧耗增加时，这些毛细血管网可以提供低阻力血管床使得动脉血流畅通无阻，这一点十分重要，因为心肌血管床的氧摄取已达最大潜力，即使在低氧耗情况下，氧摄取也不能再有所提高。

表 60.1 冠状动脉的解剖结构

血管名称	分支
左主干	左前降支 回旋冠状动脉 中间支
左前降支	对角支 间隔支
回旋支	钝缘支 左室侧支
右冠状动脉	锐缘支 后降支 右室侧支

冠状动脉循环通过一套静脉网回流，静脉循环可分为 3 个系统：冠状静脉窦及其分支、右心室前静脉和心小静脉。冠状静脉窦主要引流左心室的血流，它接收了 85% 的冠状静脉血液，走行于后房室间沟并在右心房排空。右心室前静脉横穿右心室表面到达右房室沟，并在此直接进入右心房或形成心小静脉，心小静脉可以直接进入右房或是汇入冠状静脉窦的近开口处。心小静脉是小的静脉分支，它可以直接引流入心腔，成为右心房和右心室的交通。理解冠状静脉窦的解剖对于体外循环中放置逆行心肌灌注插管十分重要。

冠状动脉正常生理学以及血流调节

主动脉压是维持心肌灌注的驱动力。当收缩压波动在 70 ～ 180 mmHg 范围内，冠状动脉的脉管系统能够通过自身的调节使得冠状动脉的血流维持在一个稳定的水平。

与其他大多数器官相比，心肌对能量的利用效率更高。正常的冠状动脉血流平均为 225 ml/min 或每克心肌 0.7 ～ 0.9 ml/min，输送氧气为每克心肌组织 0.1 ml/ min。正常条件下，输送氧气的 75% 会被冠状动脉毛细血管床摄取，所以增加的氧需只能通过增加血流来实现。这也评释了冠脉血流的通畅性对正常心脏功能的重要性。框 60.1 总结了冠状动脉血流的特点。

框 60.1 冠状动脉血流特点

- 压力自身调节范围广
- 血流：每分钟每克心肌 0.7 ～ 0.9 ml
- 75% 氧气被提取
- 冠状静脉窦的血是全身最不饱和的
- 需要时可增加 4 ～ 7 倍血流
- 60% 的血流发生在心脏舒张期
- 血流限制了血供

当身体负荷增加，比如剧烈运动时，健康心脏的心肌血流会增加 4 ～ 7 倍。血流的增加可通过几种不同的机制。当应激或是代谢需求增加时，局部的代谢神经体液因子可引起冠状动脉血管扩张，从而降低冠状动脉阻力，最终使得富含氧气的血液运输增加。有一个叫作反应性充血的现象可以作为一个很好的例子：暂时阻断跳动心脏的一支冠状动脉血管，然后解除梗阻，冠状动脉血流会瞬时增加超过基线水平，然后逐渐恢复到基线水平。这项自身调节机制包含几种代谢因素，包括二氧化碳、氧分压、氢离子、乳酸、钾离子，及腺苷，这些当中，腺苷可能是最主要的因素之一。腺苷是腺苷三磷酸（ATP）的降解产物，是一种强效的血管扩张剂，它在细胞间隙积聚，放松血管平滑肌，导致冠状动脉扩张，血流增加。另一项起重要作用的介质就是由内皮细胞产生的一氧化氮（NO）。缺少内皮细胞时，冠状动脉就失去自我调节的能力，这一点充分说明了冠状动脉血管扩张和反应性充血的机制是内皮依赖性的。

收缩期对冠状动脉的血管外压迫也是一种重要的血流调控机制。收缩期，左心室壁内产生的腔内压力要超过冠状动脉本身压力，使得营养血流暂时中断，因此，大约 60% 的冠状动脉血流是在舒张期供应的。运动期间，心率的增加导致舒张期时间短缩而影响冠状动脉血流，但此时冠状动脉会通过血管扩张机制加以弥补。冠状动脉的粥样硬化斑块形成以及固定的血管闭塞在心率增加时明显破坏了冠状动脉血流的代偿机制。这便构成了运动诱发实验的基础，通过增加运动量发现潜在的冠状动脉疾病。

冠状动脉旁路移植手术发展史

最早尝试心肌再血管化方法之一的是加拿大 Arthur Vineberg 医生[4]。他给一群有心肌缺血症状的患者进行了手术，将左侧乳内动脉（left internal mammary artery，LIMA）直接吻合到心肌组织上，手术是通过左前外侧开胸，在心脏跳动的情况下完成的，但并没有直接吻合到冠状动脉血管上。1962 年 4 月 4 日，David Sabiston, Jr 医生首次为一名右冠状动脉闭塞的患者进行了冠脉搭桥手术，从腿部取隐静脉移植物（SVG），并从升主动脉与右冠状动脉吻合。不幸的是，患者由于卒中不久后就去世了。Michael DeBakey 医生于 1964 年成功完成了大隐静脉到冠状动脉血管的移植。发明了心脏导管的 Mason Sones 医生通过对冠心病患者进行造影评估后再接受手术治疗，使得冠状动脉旁路移植手术变成了一项有计划并按照病变而进行的操作。

20 世纪 50 年代，John Heysham Gibbon 医生成功将人工心肺机应用于临床，随后 Gerald Buckberg 医生对心脏停搏技术进行了改进，这些使得外科医生可以在心脏静止的情况下进行冠状动脉吻合，术野相对无血，增加了冠状动脉移植的安全性和精确性。心脏固定器的出现使得非体外心肌再血管化得以发展。今天，由于技术和设备的不断发展，冠心病可以采用传统的体外循环或是机器人辅助的微创搭桥手术，也可以采用经皮技术来完成手术。表 60.2 归纳了外科心肌再血管化的主要历史事件。

冠状动脉粥样硬化性疾病

冠状动脉粥样硬化是一个在患者生命早期开始的过程。心外膜的血管最易受累，而心肌内的动脉最少受累。动脉粥样硬化的危险因素包括血总胆固醇和低密度脂蛋白胆固醇（LDLc）水平的升高、吸烟、高血压、糖尿病、高龄、血浆高密度脂蛋白胆固醇（HDLc）水平降低，及冠心病的家族史。

流行病学研究证实冠状动脉粥样硬化与脂质尤其是低密度脂蛋白胆固醇的代谢密切相关。降脂药物的发展已经显著降低了粥样硬化的发生率。一项观察研究表明，冠心病患者坚持接受降脂药物治疗可以明显改善生存率。生存率改善最明显的是血中超敏性 C 反应蛋 白（hs-CRP）最高的人群。hs-CRP 是炎症和冠心病的生物标志。动物和人体试验都已证实了降脂药治疗可以改变斑块内的脂质成分，主要是通过降低低密度脂蛋白胆固醇，并通过一系列的机制稳定斑块，包括减少巨噬细胞的聚集、降低胶原蛋白的降解、减少平滑肌细胞的蛋白酶及组织因子的表达。

表 60.2 冠状动脉外科技术的发展：时间轴

1950	A.Vineberg	乳内动脉直接吻合到心肌上
1953	J.H. Gibbon	体外循环机的第一次成功使用
1962	F.M. Sones	成功的冠状动脉造影
1964	M.E. DeBakey	第一次冠状动脉旁路移植成功
1964	T.Sondergaard	常规使用心脏停搏液进行心肌保护
1964	D.A. Cooley	对所有的心脏病例常规通过常温停跳
1968	R.Favoloro	第一次大规模证实 CABG 成功
1973	V. Subramanian	不停跳心脏冠状动脉旁路移植
1979	G. Buckberg	引入含血停搏液作为更好的心肌保护液

发病机制

冠状动脉粥样硬化的原发病因是炎性反应导致的内皮细胞损伤和脂质沉积。有证据表明，炎性反应贯穿于该病的各个时期，从早期脂质沉积到斑块形成、斑块破裂，及冠状动脉栓塞。处于高危险状态、预示着随时可能破裂的斑块包括：大而偏心型的软脂质核心；薄的纤维帽；帽和外膜上的炎症；斑块上有丰富的新生血管；存在血管重构的阳性证据。

纤维帽越薄，破裂的风险就越高。这可能是由于纤维帽上的细胞外基质的合成和降解的不平衡使得整体的胶原蛋白和基质水平下降所致（图 60.2）。由于位于斑块内的炎症细胞所表达的金属蛋白酶的基质降解作用，可以使细胞外基质的量减少。还有可能就是本身细胞外基质的生成下降。并不是所有的斑块破裂都会发生症状，是否引起症状主要取决于斑块成分的促凝性。位于斑块脂质核心的由活化的巨噬细胞所分泌的组织因子是最强的刺激血栓形成因素之一。斑块的破裂可以是自发的，也可以是受外界因素影响所致，比如过度的体力活动、严重的情绪悲痛、药物的使用、寒冷刺激，及急性感染。

固定的冠状动脉阻塞

90% 以上的有心肌缺血临床表现的患者是由于发生粥样硬化的冠状动脉出现了固定的阻塞部位。冠状动脉粥样硬化斑块可以是向心的（25%），也可以是偏心的（75%）。偏心型病变只占据管腔的一部分，通过血管重构，动脉管腔可以直到疾病晚期还保持通畅。冠状动脉狭窄对血流的影响可以通过泊肃叶（Poiseuille）定律来理解。血管管腔直径狭窄到 60% 的时候，对血流的影响是轻微的。当血管的横截面积减少 75% 或者更多的时候，冠状动脉的血流就明显受损了，这时候临床上通常会出现劳累性心绞痛。当管腔直径减少 90% 的时候，就会出现静息下心绞痛。

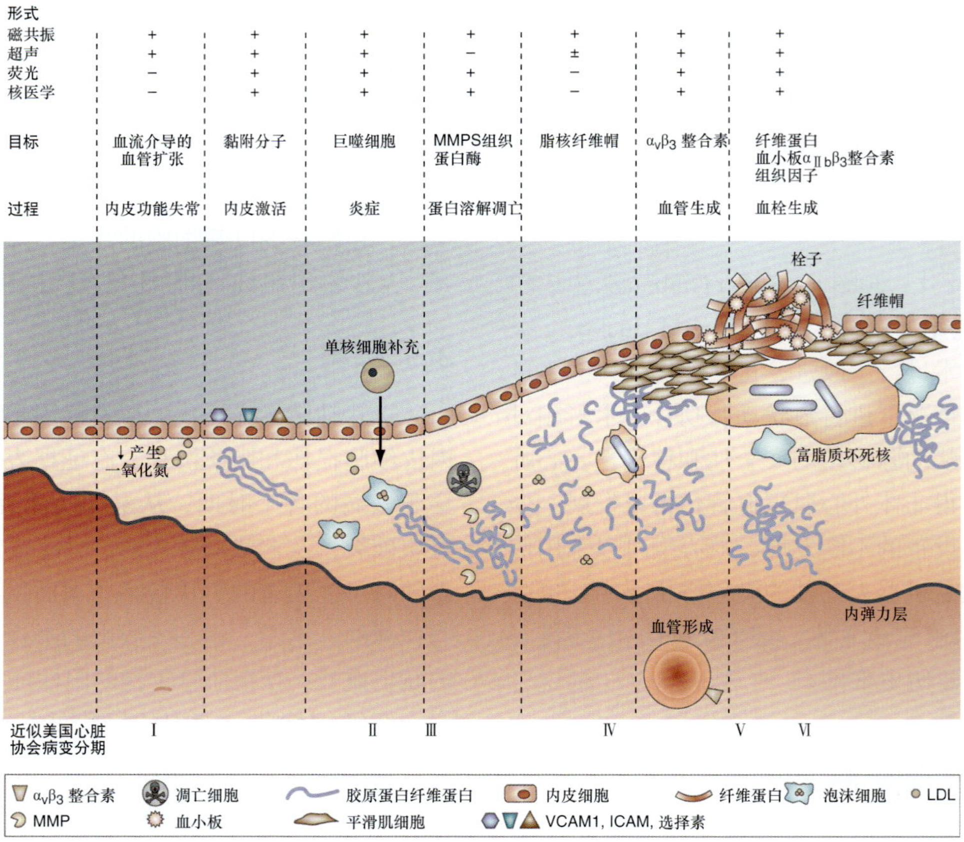

图 60.2 冠状动脉粥样斑块的成分。纤维帽变薄并最终导致斑块破裂，满载脂质的高度促凝物被挤出进入冠状动脉。这引起冠状动脉急性闭塞并导致心肌梗死（Adapted from Choudhury RP，Fuster V，Fayad ZA. Molecular，cellular and functional imaging of atherothrombosis. Nat Rev Drug Discov. 2004；3：913-925.）

冠状动脉疾病的临床表现和诊断

临床表现

临床上，缺血性心脏病有两种主要的表现形式：

- 稳定型心绞痛
- 急性冠状动脉综合征：ST 段抬高型心肌梗死（STEMI）及其并发症、非 ST 段抬高型心肌梗死（NSTEMI）和不稳定型心绞痛（UA）

心绞痛是缺血性心脏病的主要症状。通常它持续几分钟，位置在胸骨后，疼痛可辐射至颈部、颌骨、上腹部或手臂。心绞痛由劳累或情绪紧张引起，可以通过休息缓解。舌下含服硝酸甘油也能在 30 秒至几分钟内缓解心绞痛。

根据表现，心绞痛必须分为稳定型或不稳定型。如果疼痛增加（频率、强度或持续时间）或在休息时发生，则认为患者患有不稳定型心绞痛，此类患者应及时转入急诊科。

患者有时会出现非典型症状，尤其是女性和老年患者，如恶心、呕吐、中上腹部不适或剧烈（非典型）胸痛。在女性缺血综合征评估（WISE）研究中，65% 的女性缺血出现非典型症状。

急性冠脉综合征（ACS）指的是预示心肌缺血的一系列临床症状的症候群。它包括 ST 段抬高型心肌梗死（STEMI）和非 ST 段抬高型心肌梗死（NSTEMI），心肌梗死常表现为突发的剧烈胸痛，伴有恶心、大汗、焦虑和呼吸困难。有的还出现低血压症状，如头晕、疲惫和呕吐。起初心率和血压可以正常，但随着疼痛的持续和加重，两者都开始上升。血压下降提示心源性休克并预示预后不良。心源性休克的发生提示至少 40% 的心室肌受损。

急性心肌梗死的机械并发症包括急性室间隔穿孔（VSD）、乳头肌断裂、心室游离壁破裂。这些并发症常发生于首次心肌梗死后的 7 ～ 10 天。

体格检查

有些临床表现并非特异，而是与全身动脉粥样硬化相关。眼部检查可以发现“铜线征”，继发于血管闭塞和高血压的视网膜血肿或是栓塞。角膜弧和黄斑瘤是高胆固醇血症的临床特点。其他的临床表现是由冠心病后遗症引起的，见框 60.2。

对冠心病患者进行全面的血管评估是很重要的，因为粥样硬化是全身性的过程。除此之外，如果计划手术，一定要对四肢进行检查评估，明确是否存在手术瘢痕或骨折情况，因为这些可能成为潜在的妨碍静脉获取的因素。

诊断性检查

生化检查

疑似急性冠状动脉综合征的患者应接受适当的血液检查，其中包括肌肉和脑组织的肌酸激酶同工酶（CK-MB），并且应该至少间隔 6 ～ 12 小时复查肌钙蛋白 T 或 I。其他的实验室检查包括全血细胞计数（CBC）、代谢功能全套实验、血脂（总胆固醇、三酰甘油、LDLc、HDLc）。脑钠肽（BNP）和 C 反应蛋白（CRP）升高提示预后不良。

胸部放射学检查

胸部放射学检查对于确定非冠心病引起的胸部不适或疼痛很有帮助。胸部 X 线片不能直接发现冠心病，但是对于进展期的冠心病患者，可能会有心脏增大、肺水肿、胸腔积液等心力衰竭的表现。从外科角度来看，术前胸部 X 线检查很重要，因为它可以识别明显的异常，如主动脉钙化、肺部肿块、积液和肺炎，这些异常可能会影响进一步检查或提示改变手术策略。

静息心电图

怀疑有冠心病和那些有胸部不适或是心绞痛发作的患者都应行十二导联心电图检查，可表现为左心室肥厚、ST 段压低或抬高、异位起搏或 Q 波。除此之外，心律失常（心房纤颤或是室性心动过速）和传导异常（左前束支传导阻滞、右束支传导阻滞、左束支传导阻滞）都提示冠心病和心肌梗死的存在。持续的 ST 段抬高或进展性 Q 波提示心肌损伤和持续缺血。大约 50% 的患者即使有明显的冠心病，其心电图却表现为正常。胸痛发作者休息时，心电图仍有一半是正常的。这些说明了该检查有一定的不准确性。如果稳定型缺血性心脏病患者在静息心电图上有以下异常，他们的预后往往更差：既往心肌梗死的证据，特别是多导联的 Q 波或 V1 的 R 波，表明后壁梗死；持续性 ST-T 波改变，特别是 V1 ～ V3 导联；左束支传导阻滞、双束传导阻滞、Ⅱ度或Ⅲ度房室传导阻滞或室性快速心律失常；或左室肥大[6]。

框 60.2　冠状动脉的结局：临床表现

- 异常颈静脉搏动见于Ⅱ度或Ⅲ度心脏阻滞或慢性心力衰竭患者
- 心动过缓——右冠状动脉支配区域缺血并有心脏传导阻滞的可能
- 脉搏细弱提示心脏异搏或室性早搏
- 第三心音提示左室充盈压升高 / 慢性心力衰竭
- 急性或慢性冠心病患者常可闻及第四心音
- 乳头肌缺血可引起二尖瓣反流杂音
- 收缩期喷射样杂音提示主动脉缩窄，可造成冠状动脉缺血
- 室间隔穿孔可引起全收缩期杂音
- 慢性心力衰竭临床表现，如肺部啰音、肝大、右上腹压痛、腹水，及明显周围和骶前水肿

功能（压力）测试

在疑似稳定型缺血性冠心病患者中，使用功能或应激试验检测诱导性缺血。这些是用于诊断稳定型缺血性心脏病的最常见无创检查（框 60.3）。所有功能测试的原理都是通过使用增加心肌做功和氧需求的运动或药物应激剂，或通过导致血管扩张引起的诱导冠状动脉血流异质性来诱导心脏缺血。然而，是否诱导局部缺血取决于所施加的应力（例如，次极量运动不能产生局部缺血）和血流紊乱的严重程度。大约 70% 冠状动脉狭窄不能通过功能测试来检测。由于局部或整体心室功能异常发生在缺血级联反应的后期，更有可能表明严重狭窄；因此，这种异常对稳定型缺血性心脏病的诊断特异性高于灌注缺陷，例如核素心肌灌注成像（MPI）所见的。

运动与药理学测试　对于能够毫无困难地进行日常生活活动的患者，运动试验优于药物试验，因为它比药物能引起更大的生理应激。这可能会使运动试验成为检测缺血的更好方法，并提供药理学应激试验未提供的患者日常症状负担和体力工作能力的相关性。

跑台方案以 3.2 ～ 4.7 代谢当量的任务（METs）开始运动，并且每 2 ～ 3 分钟运动增加几个 MET（例如，修改的或标准的 Bruce 方案）。大多数日常生活活动的执行需要 4 ～ 5 个 MET 的体力工作。不能进行适度体力活动的患者和有致残性合并症的患者应改为接受药物负荷显像。

稳定型缺血性心脏病应激试验诊断准确性的研究

运动心电图（Bruce 方案）　缺血的诊断标准是

框 60.3 运动负荷试验确诊冠心病

运动负荷心电图

- 布鲁斯（Bruce）方案
- 5 组 3 分钟平板运动
- 确定缺血阀值
- 需患者消耗 12 个代谢当量来完成测试
- 费用低，时间短
- 对于多支病变灵敏性高

缺点：

- 次优的灵敏度
- 单支病变难以发现
- 对基础心电图异常无法诊断
- 对绝经前妇女特异性差
- 许多患者无法完成 12 代谢当量的完整测试或出现心率反应不耐受

运动 / 药物负荷 SPECT 灌注显像

- 同时评估心肌灌注和功能
- 比运动心电图有更高的灵敏度和特异度
- 定量的影像分析

缺点：

- 比锝 99mTc 时间长
- 费用高
- 放射性暴露
- 体胖患者成像质量差

运动 / 药物负荷超声心动图

- 比运动负荷心电图有更高灵敏度和特异度
- 使用多巴酚丁胺负荷实验的价值相对大
- 检查时间短
- 明确心脏结构异常
- 使用增强剂可同时评估灌注
- 无辐射

缺点：

- 对于单支病变或轻度狭窄病变灵敏度低
- 对操作者依赖大
- 无量化的影像分析
- 某些患者中成像质量差
- 难以确定梗死区域

ECG：心电图；SPECT：单光子发射计算机断层扫描。

心电图显示峰值运动时 ST 段抬高或下降（J 点后 80 毫秒）1 mm。该征象的诊断敏感性和特异性为 61%。女性低于男性[7-8]，且低于压力成像模式。

运动和药物负荷超声心动图 这些测试依赖于在应激期间或之后立即检测新的或恶化的室壁运动异常和整体左心室功能的变化。除了检测诱导性室壁运动异常外，大多数负荷超声心动图还可筛选图像以评估静息心室功能和瓣膜异常。

通常使用多巴酚丁胺进行药物负荷超声心动图检查，终点为产生室壁运动异常。血管扩张剂如腺苷可达到相同的效果。

运动超声心动图诊断敏感性为 70% ～ 85%，药物负荷超声心动图诊断敏感性为 85% ～ 90%。静脉超声造影剂的使用，通过改善心内膜边界描绘，可以提高诊断准确性。

运动和药物负荷核心肌灌注成像 心肌灌注单光子发射计算机断层扫描（SPECT）通常在休息和应激状态下进行。通常使用锝 -99m 试剂；其中之一铊 Tl 201，由于具有较高的辐射暴露，其应用有限（例如，生存能力）。药理应激通常是通过持续输注（腺苷、双嘧达莫）或推注（regadenoson）给予血管扩张剂而诱发的。

核素 MPI 的诊断终点是应激后心肌灌注减少。已对运动和药物负荷核素 MPI 检测阻塞性 CAD 的诊断准确性进行了详细研究[9-10]。研究表明，核素 MPI 对运动的敏感性范围为 82% ～ 88%，对药物应激的敏感性范围为 88% ～ 91%，对运动和药物应激的核素 MPI 的诊断特异性范围分别为 70% ～ 88% 和 75% ～ 90%。

对于心肌灌注单光子发射计算机断层扫描，心肌灌注的整体降低，如在左主干或三支冠状动脉病变患者中，可能会导致平衡降低和对缺血负荷的低估。

超声心动图

从外科角度来看，大多数 SIHD 患者应进行术前超声心动图检查。超声心动图不仅可为手术计划提供信息，还可为预后提供信息。静息左心室射血分数（LVEF）为 35%，与每年 3% 的年死亡率相关。静息二维多普勒超声心动图可提供有关心脏结构和功能的信息，包括确定心力衰竭的机制以及区分收缩期和舒张期左心室功能障碍。超声心动图可识别左心室或左心房扩张，识别主动脉狭窄（心绞痛样胸痛的一种潜在非冠心病原因），测量肺动脉压力，量化二尖瓣回流，识别左心室动脉瘤，识别左心室血栓（增加死亡风险），测量左心室质量和室壁厚度与腔室半径的比值，所有这些都可预测心脏问题和死亡率[11-12]。

计算机断层扫描

从外科角度来看，多层螺旋 CT 在冠心病管理中有两个相关应用：检测冠心病和通过提供更多冠状动脉病变（尤其是钙化和冠状动脉走行）信息，为冠脉搭桥术的移植部位进行合理规划。它还提供了更多关于主动脉疾病和钙化的相关信息，这可能会深刻影响手术决策。然而，应仔细权衡心脏 CT 检查的时机与造影剂导致肾损伤的风险。尽管目前血管重建的决策是根据冠状动脉造影做出的，但是心脏 CT 在时间和空间分辨率方面已经有了很大提高，因此也可用于此目的。冠状动脉 CT 血管造影（coronary CT angiography，CCTA）现在可以提供高质量的冠状动脉图像[13]。当使用 64 层 CT 进行 CCTA 检测时，检测梗阻性冠心病的灵敏度为 93% ～ 97%，特异性为 80% ～ 90%[14-17]。

与标准功能检测相比，CCTA 在冠心病筛查中的潜在优势包括 CCTA 对阻塞性 CAD 的高阴性预测值。这可以使护理人员放心，提供指南导向的药物治疗（guideline-directed medical therapy，GDMT）和推迟血管重建是一个明智的策略。除了记录狭窄病变外，CCTA 相对于常规血管造影术的最大潜在优势之一是，CCTA 可评估组织重塑并识别非梗阻性斑块，包括钙化、非钙化和混合斑块[18]。

磁共振成像

心肌首过灌注磁共振成像（MRI）被认为是核性心脏缺血和存活性检测的良好替代方法。但是由于进行此类成像和解释结果需要特殊的培训和专业知识，因此该方法尚未得到广泛的普及。

心导管插入术及介入治疗

冠状动脉导管插入术是诊断冠心病的“金标准”。冠状动脉造影定义了冠状动脉解剖结构，包括心外膜冠状动脉的位置、长度、直径和轮廓；冠状动脉腔阻塞的存在和严重程度；阻塞物的性质；冠状动脉造影可见侧支循环的存在和范围；以及冠状动脉血流。

目前仍在使用的定义冠状动脉解剖学的分类是为冠状动脉外科研究（coronary artery surgery study，CASS）[19]开发的，并由球囊血管成形术再血管化（balloon angioplasty revascularization investigation，BARI）研究组进一步修改[20]。该方案假设有三条主要的冠状动脉：左冠状动脉、回旋支和右冠状动脉，其循环分别为右显性、左显性或共显性。疾病程度被定义为单支、双支、三支或左主干病变；管腔直径缩小至少 70% 被认为是显著狭窄（图 60.3 和图 60.4）。然而，左主干病变被定义为管腔直径缩小至少 50%（图 60.5）。尽管被认为是临床评估的传统金标准，对冠状动脉粥样硬化，这种检验并不是没有局限性。观察者间的可靠性存在显著差异，研究人员发现观察者之间关于狭窄严重程度的总体一致率仅为 70%；当限制在被任何观察者评定为有一定狭窄的冠状动脉时，这一比例减少至 51%。此外，血管造影术仅提供解剖数据，并不是特定冠状动脉狭窄功能重要性的可靠指标，除非使用诸如血流储备分数（fractional flow reserve，FFR）等技术来提供关于狭窄生理效应的信息。FFR 的测量方法是将传感器导丝通过左前降支或回旋支血管进行左冠状动脉病变来测量。然后，通过使用腺苷诱导冠状动脉系统充血来检查动脉中的血流储备，这将在下一节的 FFR 中讨论。此外，血管造影术无法区分易损斑块和稳定斑块。在急性疾病发生前后和 MI 后早期进行的血管造影研究中，通常发现引起 UA 和 MI 的斑块在急性事件前有 50% 的梗阻性，因此在血管造影上“沉默”[19-20]。目前正在深入研究用于识别易损斑块以及由此确定患者 MI 风险的诊断检测方法，但尚未出现金标准。尽管冠状动脉造影有这些局限性，但血管造影显示的 CAD 程度和严重程度仍然是患者长期预后的重要预测因素[21-22]。

在经药物治疗的患者的 CASS 登记[23]中，冠状动脉正常的患者 12 年生存率为 91%，相比之下，单支病变患者的存活率为 74%，双支病变患者的存活率为 59%，三支病变患者的存活率为 40%。

重要的是，除了为决定是否进行手术干预还是经皮冠状动脉介入治疗（PCI）提供信息外，冠状动脉病变的显著特征（例如，狭窄的严重程度、长度、复杂性和血栓的存在）、威胁心肌收缩区域的病变数量、侧支循环的影响，及受损存活心肌的体积也可以为后

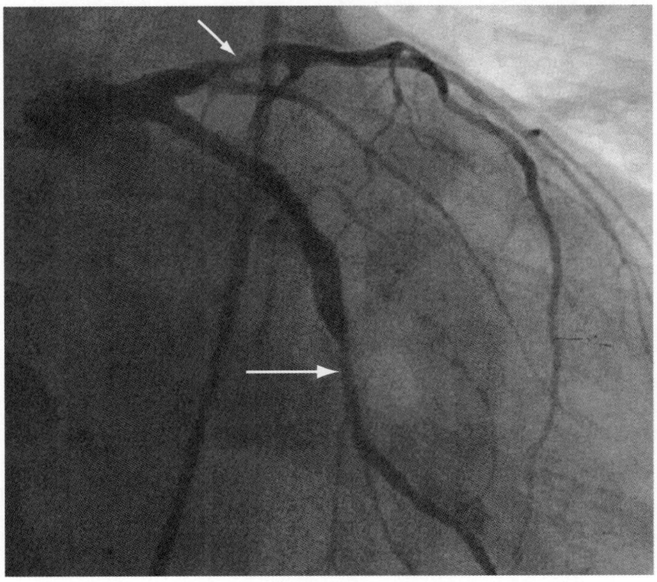

图 60.3　左冠状动脉造影显示左前降支动脉（小箭头）和回旋支动脉（大箭头）血流动力学严重病变

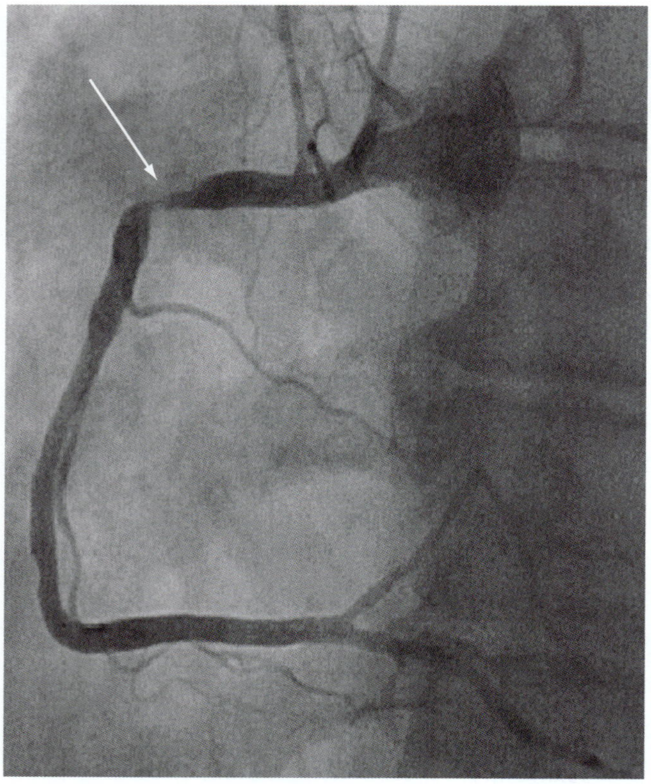

图 60.4 右冠状动脉造影显示血流动力学显著病变（箭头）。右冠状动脉在右优势系统中终止为后降支动脉

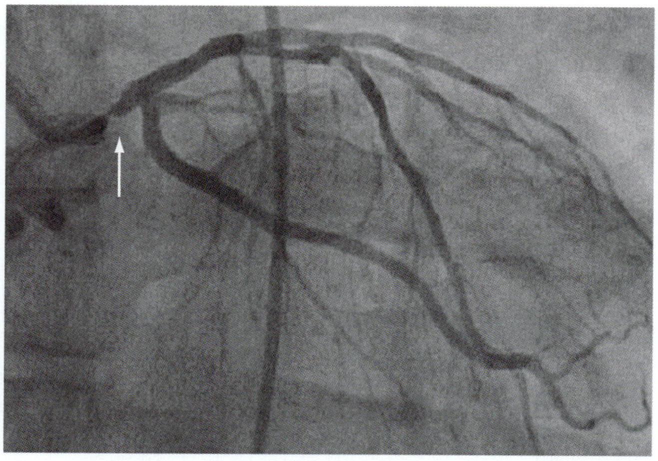

图 60.5 冠状动脉造影显示严重的左冠状动脉主干狭窄（箭头）

续血管闭塞的潜在后果以及手术安排提供一些帮助。

目前应用的经皮冠状动脉介入技术（percutaneous coronary intervention, PCI）包括球囊扩张、支架扩张、粥样斑块切除，及应用各种装置进行斑块消融，利用抽吸装置进行血栓切除，利用特殊显像以及冠状动脉腔内装置进行生理性评估。

冠状动脉支架是冠状动脉血管成形后预防再狭窄的本质性突破。尽管支架回缩和受压会造成一定影响，但最主要的导致管腔消失支架内狭窄的机制是新生内膜增生。其主要源于异常细胞增生，因此，出现了细胞毒性药物洗脱支架。

血流储备分数

血管造影术可能低估冠心病的严重程度，尤其是左冠状动脉疾病[24-25]。这种低估可能是由于缺乏参考节段，或是由于非常狭窄或远端的疾病。因此，对于中度病变的病例，FFR 已成为一种有用的检查方法。

FFR 的测量方法是将传感器导丝插入左冠状动脉病变的左前降支或回旋支血管。然后，通过使用腺苷诱导冠状动脉系统充血来检查动脉中的血流储备。FFR 低于 0.75 被认为是产生了缺血性病变，一些研究使用了 0.8 的阈值。

血管内超声检查

血管内超声检查（Intravascular ultrasonography, IVUS）可提供高质量的冠状动脉系统横断面图像。方法是将 IVUS 线插入左前降支或回旋支并逐渐拔出，同时获取冠状动脉系统的实时图像。在不确定的左冠状动脉病变中，IVUS 最小管腔直径为 2.8 mm 或最小管腔面积为 6 mm^2 表明存在生理意义的病变。

混合成像

混合成像通过结合两种不同模式的优点，可以在一次快照中提供解剖和生理信息，从而有可能进一步进行冠状动脉评估。混合成像可以将正电子发射断层扫描（positron emission tomography, PET）和 CT 或 SPECT 和 CT 结合起来，从而可以将解剖和功能检测结合起来。此外，新的扫描技术使得除了冠状动脉解剖结构之外，单独使用 CCTA 来评估灌注和 FFR 成为可能。有趣的是，这些联合评估可以产生融合的图像，其中将关于血流的生理信息与关于 CAD 的解剖范围和严重程度、斑块组成和动脉重塑的信息相结合。尽管有报道称混合成像在使用缺血和解剖标记物预测心脏事件方面具有准确性，但目前缺乏支持混合成像使用的可靠证据。联合成像的优势在于其提供了解剖学信息来指导对缺血和瘢痕心肌的解释，也提供了指导治疗决策的信息。混合成像还可以通过提供解剖学相关性来指导解释准确性，从而克服心肌灌注 SPECT 或心肌灌注 PET 的技术局限性，并且可以提供 CCTA 或磁共振血管成像等解剖技术所缺乏的功能信息；然而，使用混合技术需要增加辐射剂量。

冠状动脉血运重建术的适应证

根据最新的美国心脏病学会 / 美国心脏协会指南，PCI 的唯一Ⅰa 类适应证是急性 ST 段抬高型心肌梗死（STEMI）。在所有其他适应证中，根据现有证据，冠状动脉旁路移植术的级别较高（表 60.3）。这些指南以现有文献为基础，涵盖 40 年。目前的建议所依据的许多研究是在 20 世纪 70 年代和 80 年代进行的。

冠状动脉旁路移植术与同期药物治疗的比较

在 20 世纪 70 年代至 80 年代，三项具有里程碑意义的随机对照试验（randomized controlled trial，RCT）确定了 CABG 的生存效益，对某些 SIHD 患者进行药物治疗而不进行血管重建：退伍军人事务合作研究[26]，欧洲冠状动脉外科研究[27]，及 CASS[22]。随后，1994 年对 7 项研究（其中 2649 名患者被随机分配到药物治疗或 CABG[24]）进行 meta 分析表明，对于左冠状动脉或三支动脉冠心病患者，CABG 提供了优于药物治疗的生存优势。研究还证实，在缓解心绞痛症状方面，CABG 比药物治疗更有效。在过去的十年里，这些研究只被复制了一次。在医学、血管成形术或外科研究Ⅱ（MASS Ⅱ）中，接受 CABG 治疗的多支血管 CAD 患者发生后续 MI、需要额外血管重建或在随机分配后的 10 年内发生心脏死亡的可能性低于接受药物治疗的患者[25]。手术技术和药物治疗在其间的几年内有了显著改善。一些批评家指出，如果今天在 RCT 中将 CABG 与 GDMT 进行比较，几十年前观察到的存活和心绞痛缓解方面的相对获益可能将不复存在。然而，我们还应理解，与那些单独接受药物治疗的患者相比，大多数心脏手术后患者现在接受的 GDMT 联合给药也可能显著改善接受 CABG 治疗患者的长期预后。因此，生存差异可能仍然有利于 CABG 而不是 GDMT。

经皮冠状动脉介入治疗与药物治疗的比较

尽管与早期技术相比，当代的介入治疗已经降低了再狭窄的风险，但是 meta 分析并未显示使用裸金属支架（bare-metal stents，BMS）比球囊血管成形术具有生存优势[26-27]或者使用 DES 比 BMS 具有生存优势[28]。过去 30 年间进行的 PCI 试验评估表明，尽管 PCI 技术和药物治疗有所改进，但 PCI 并未降低近期无急性冠状动脉综合征患者的死亡或心肌梗死风险。PCI 与药物治疗进行个别研究和系统评价的结果可总结如下：

- PCI 降低心绞痛的发生率
- PCI 尚未被证明能提高稳定患者的存活率
- PCI 可能会增加心肌梗死的短期风险
- PCI 并不能降低心肌梗死的长期风险

冠状动脉旁路移植术与球囊血管形成术或裸金属支架的比较

通过回顾 CABG 和球囊血管成形术或 BMS 的多个随机对照试验，可以得出以下结论[28]：

- CABG（coronary artery bypass grafting）和 PCI（球囊血管成形术或 BMS）的 1 年和 5 年存活率相似。在单支或多支冠状动脉病变的患者中，CABG 和 PCI 的存活率相似
- 5 年时 MI 的发生率相似
- CABG 比 PCI 更容易发生程序性卒中（1.2% *vs*. 0.6%）
- 1 年和 5 年 CABG 比 PCI 更能有效地缓解心绞痛
- 术后 1 年，CABG 比 PCI 更少进行重复的冠状动脉血管重建术（3.8% *vs*. 26.5%）。5 年后，也发现了这种情况（9.8% *vs*. 46.1%）。这种差异在球囊血管成形术中比在 BMS 中更明显。

冠状动脉旁路移植术与药物洗脱支架的比较

已经发表了多项比较 CABG 和 DES 植入术的观察性研究，但大多数研究的随访期较短（12 ～ 24 个月）。一项在三支或左主干病变患者中比较 CABG 和 DES 植入术的大型随机对照试验已经发表，名为“经皮冠状动脉介入治疗与紫杉类药物和心脏外科手术（the synergy between percutaneous coronary intervention with taxus and cardiac surgery，SYNTAX）之间的协同作用”。在这项试验中，1800 名患者（总共 4337 名接受筛选的患者）被随机分配到接受 DES 植入术或 CABG。CABG 患者（20.2%）发生重大心脏不良事件（死亡、卒中、心肌梗死或随机化后 3 年反复血管重建术）的频率低于 DES 患者（28.0%；$P = 0.001$）。而冠状动脉旁路移植术患者发生主要不良心脏事件的频率（20.2%）低于 DES 患者（28.0%；$P = 0.001$）。死亡率和卒中发生率相似，但植入 DES 更容易发生心肌梗死（CABG 为 3.6%，DES 为 7.1%）和反复血管重建（CABG 为 10.7%，DES 为 19.7%）。在 SYNTAX 中，根据冠状动脉狭窄的位置、严重程度和范围，使

表 60.3 冠状动脉血运重建指南

冠状动脉病变	推荐
无保护的左主干道	
CABG	Ⅰ
PCI	Ⅱa——当以下两种情况都存在时，适用于 SIHD ● 心导管检查显示 PCI 手术并发症的风险较低，长期预后良好的可能性很高（SYNTAX 评分低于 22 分，开口或主干左主干）。 ● 不良手术结果的风险显著增加（STS 预测的手术死亡风险为 5%） Ⅱa——对于 UA/NSTEMI 患者，其不应是 CABG 候选人 Ⅱa——对于 STEMI，当冠状动脉远端血流为 TIMI 血流 3 级时，PCI 比 CABG 更快、更安全 Ⅱb——适用于同时存在以下两种情况的 SIHD： ● 心导管插入术显示 PCI 手术并发症的风险低至中等，长期预后良好的可能性中等至高等（低-中等 SYNTAX 评分 33 分，左主干分支） ● 不良手术结果的风险增加（中度至重度 COPD、既往卒中或既往心脏手术致残；STS 预测的手术死亡率 2%） Ⅲ：危害——对于解剖结构不适合行 PCI 的患者（与行 CABG 相比）中的 SIHD，及适合行 CABG 的三支血管疾病伴或不伴近端左前降支动脉疾病的患者
伴或不伴左前降支近端病变的三支病变	
CABG	Ⅰ Ⅱa——对于复杂三支动脉 CAD（SYNTAX 评分 22 分）患者，选择 CABG 而非 PCI 是合理的，这些患者是手术的良好候选者
PCI	Ⅱb——效益不确定
双支病变合并左前降支近端病变	
CABG	Ⅰ
PCI	Ⅱb——效益不确定
无左前降支近端病变的双支病变	
GABA	Ⅱa——广泛缺血 Ⅱb——在没有广泛缺血的情况下效益不确定
PCI	Ⅱb——效益不确定
单支冠状动脉近端左前降支病变	
CABG	Ⅱa——与 LIMA 一起，获得长期利益
PCI	Ⅱb——效益不确定
冠状动脉旁路移植术不累及左前降支近端的单支病变	
CAGB	Ⅲ：危害
PCI	Ⅲ：危害
左心室功能障碍	
CAGB	Ⅱa——LVEF 35% ～ 50% Ⅱb——LVEF 35% 没有显著的左冠状动脉冠心病
PCI	数据不足
推测为缺血性中介性室速的心脏性猝死幸存者	
CAGB	Ⅰ
PCI	Ⅰ
再血管化没有解剖学或生理学标准	
CAGB	Ⅲ：危害
PCI	Ⅲ：危害

Ⅰ级：受益⋙风险。应进行手术。

Ⅱa 级：受益≫风险。需要有重点目标的额外研究。进行手术是合理的。

Ⅱb 级：受益≥风险。可能需要具有更广泛目标的额外研究和额外的登记数据。可考虑手术治疗。

Ⅲ级：无受益。

Ⅲ级：危害。

来自参考文献 28。

CABG：冠状动脉旁路移植术（CABG 发生重大不良事件的频率较低）；CAD：冠心病；COPD：慢性阻塞性肺病；LAD：左前降支；LIMA：左乳内动脉；LV：左心室；LVEF：左室射血分数；PCI：经皮冠状动脉介入治疗；SIHD：稳定型缺血性心脏病；STEMI：ST 段抬高型心肌梗死；STS：胸外科医生协会；经皮冠状动脉介入治疗联合紫杉类药物与心脏手术之间的协同作用；TIMI：心肌梗死溶栓治疗；UA/NSTEMI：不稳定型心绞痛 / 非 ST 段抬高型心肌梗死；VT：室性心动过速。

用SYNTAX评分评估冠心病的程度，评分越低表明解剖CAD的复杂性越低。在事后分析中，低分被定义为22分或更低；中等分被定义为23～32分；高分被定义为33分或更高。对于DES患者，主要不良心脏事件的发生与SYNTAX评分相关，而对于接受CABG的患者则不相关。在12个月的随访中，SYNTAX评分较低的患者，CABG和DES的主要终点相似。相比之下，在SYNTAX评分为中等或高的患者中，DES植入后发生重大不良心脏事件的频率高于CABG。在3年随访中，接受PCI治疗的三支动脉冠心病患者的死亡率高于接受CABG治疗的患者（6.2% *vs.* 2.9%）。接受PCI或CABG治疗的患者的主要不良心脏事件的差异随着SYNTAX评分的增加而增加。尽管在日常临床实践中使用SYNTAX评分的效用仍不确定，但从SYNTAX和其他数据中似乎可以合理地得出结论，在相对不复杂和冠心病程度较低的患者中，接受PCI或CABG的患者的结果是有可比性的，而在复杂和弥漫性冠心病患者中，CABG似乎更可取。在5年的随访中，观察到了类似的趋势，在中等或高SYNTAX评分方面，CABG优于PCI[29]。

左主干冠状动脉病变

CABG或PCI与药物治疗左冠状动脉冠心病的比较

在左冠状动脉冠心病患者中，CABG比药物治疗更有利于生存。30年前进行的随机对照试验亚组分析显示，CABG的相对死亡风险低66%，受益期延长10年[23-24]。

PCI与CABG治疗左冠状动脉冠心病的研究比较

在所有接受冠状动脉造影的患者中，大约4%的患者被发现患有左冠状动脉病变，其中80%的患者在其他心外膜冠状动脉中出现显著的（70%直径）狭窄。已发表的队列研究发现，左冠状动脉开口部在血管重建术1年后的主要临床表现与PCI或CABG相似，随访1年、2年和5年的死亡率相似；然而，支架植入术需要靶血管血运重建的风险明显高于CABG。

针对该主题进行了多项随机对照试验：SYNTAX试验[29]，无保护左冠状动脉支架植入术与旁路手术（the study of unprotected left main stenting versus bypass surgery，LE MANS）对比研究试验，左主干冠状动脉疾病患者旁路手术与使用西罗莫司洗脱支架的血管成形术随机比较试验（the premier of randomized comparison of bypass surgery versus angioplasty using sirolimus-eluting stent in patients with left main coronary artery disease，PRECOMBAT），经皮冠状动脉成形术与CABG治疗未受保护的左主干狭窄（the percutaneous coronary angioplasty versus CABG in treatment of unprotected left main stenosis，NOBLE）试验[30]，及依维莫司洗脱支架或左主干冠状动脉旁路手术（the everolimus-eluting stents or bypass surgery for left main coronary artery disease，EXCEL）试验[31]。这些随机对照试验的结果表明（但未明确证明），在1～2年随访时，部分左冠状动脉冠心病患者的主要临床结局CABG和PCI相似，但PCI后的重复血管重建率高于CABG。需要进行5年长期随访的RCT，以提供有关左冠状动脉冠心病最佳治疗的明确结论。

在比较PCI与CABG的NOBLE试验中，主要心脏不良事件（major adverse cardiac event，MACE）的Kaplan-Meier曲线显示5年估计值分别为PCI 28%（121例）和CABG 18%（80例）（风险比为1.5∶1；95%置信区间为1.13～2.00），超过非劣效性界限，且CABG明显优于PCI（P = 0.004 4）。治疗后估计值为28%而不是18%（1.48，1.11～1.98；P = 0.006 9）。将PCI与CABG进行比较，全因死亡率的5年估计值为11%和9%（1.08，0.67～1.74；P = 0.84），非手术相关性心肌梗死为6%和2%（2.87，1.40～5.89；P = 0.004 0），任何血运重建为15%和10%（1.50，1.04～2.17；P = 0.030 4），卒中为5%和2%（2.20，0.91～5.36；P = 0.08）[30]。

左冠状动脉冠心病的血管重建方案

尽管CABG一直被认为是无保护的左冠状动脉冠心病血运重建的金标准，但PCI最近在精心挑选的患者中成为一种可能的血运重建替代模式。当考虑将PCI用于无保护的左冠状动脉冠心病时，病变位置是一个重要决定因素。左冠状动脉口或干支架植入术比远端分叉或三叉管狭窄的治疗更简单，后者通常需要多实操经验和专业知识。此外，分叉部病变的PCI与局限于窦口或主干病变的PCI相比，再狭窄率更高。尽管病变位置影响PCI术后的技术成功率和远期疗效，但位置对CABG成功的影响可忽略不计。在分组分析中，左冠状动脉冠心病且SYNTAX评分为33分的更为复杂或广泛的冠心病患者，PCI的死亡率高于CABG。医生可以使用标准仪器如来自胸外科医生协会（Society of Thoracic Surgeons，STS）数据库的风险计算器，来评估所有CABG候选患者的手术风险。在为无保护的左冠状动脉冠心病选择血运重建策略时，这些考虑是重要因素，并且已纳入血运重建建议中。在血管重建选择不直接的情况下，建议采用心脏TEAM入路。患者对双重抗血小板治疗的耐受性和顺应性也是血运重建决策中的一个重要考虑因素。

专家建议在STEMI环境下，对无保护的左冠状动脉冠心病立即进行PCI。当左冠状动脉冠心病是罪魁祸首病变部位，顺行冠状动脉血流减少（例如，溶栓治疗心梗血流分级为0、1或2级），患者血流动力学不稳定时，这种策略的推动力最大，并认为PCI能比CABG更快的进行。在可能的情况下，介入性心脏病专家和心脏外科医生应该共同决定这些患者的最佳血管重建形式，尽管人们认识到这些患者通常病情危重，不可能对治疗方案进行长时间的审议或讨论。

近端左前降支动脉病变

多项研究表明，对于左前降支动脉近端病变的患者，CABG较同期药物治疗具有生存优势。队列研究和随机对照试验，及协作分析和meta分析显示，PCI和CABG在这些患者中的存活率相似。

血运重建的完整性

大多数接受CABG的患者接受了完全或几乎完全的血运重建，这似乎对长期预后有积极的影响[32-33]。相比之下，接受PCI的患者完成完全血运重建的频率较低（例如，在70%的患者中），而且不完全的初始血运重建对预后的影响程度尚不清楚。PCI术后接受和未接受完全血运重建的患者的晚期生存率和无心肌梗死生存率似乎相似。然而，对于PCI术后初始血运重建手术不完全的患者（与完全血运重建的患者相比），对后续CABG的需求通常更高。

左心室收缩功能不全

几项较早的研究以及对这些研究数据的meta分析报道称，与单独药物治疗相比，CABG治疗左心室收缩功能障碍（主要为轻度至中度）患者的生存率更高。在对LVEF为35%的患者进行CABG和GDMT的缺血性心力衰竭手术治疗（the Surgical Treatment for Ischemic Heart Failure，STICH）的试验中，无论是否进行生存能力测试，经过5年的随访，两种治疗方法的存活率（即无任何原因导致的死亡，该研究的主要结果）相似。在10年后的同一项研究中，除接受药物治疗外，接受CABG的患者由于任何因素导致的死亡率、心血管原因导致的死亡，及任何原因导致的死亡或由于心血管因素导致的住院率均显著低于接受药物治疗的患者[34-35]。

对于左室收缩功能不全的患者，PCI与药物治疗的比较数据有限。现有的关于CAD和左心室收缩功能障碍患者血运重建的数据中，CABG比PCI更可靠，但缺乏该患者群体中当代随机对照试验的数据。

冠心病和左室收缩功能不全患者的血运重建方法的选择最好基于临床变量（如冠状动脉解剖、是否有糖尿病、是否有慢性肾病）、左室收缩功能不全的程度、患者的偏好，临床判断和会诊应由介入医生和心外科医生共同完成。

既往冠状动脉旁路移植术的血运重建方案选择

在冠状动脉旁路移植术后复发性心绞痛患者中，反复血运重建术最有可能提高高危患者的生存率，如前降支近端动脉梗阻和广泛的前壁缺血。其他部位缺血的患者和前降支动脉行LIMA手术的患者不太可能从反复血运重建中获益[36]。在CABG后的患者中比较PCI和CABG的队列研究报道，两种手术后的中期和长期生存率相似。在因医学上难治性缺血而转诊进行血管重建的既往行CABG的患者中，可能支持选择重复CABG的因素包括不适合PCI的血管、多处病变旁路移植物、可利用内乳动脉（IMA，internal mammary artery）移植慢性闭塞的冠状动脉，及旁路移植物放置的良好远端目标。与CABG相比，PCI更受青睐的因素包括引起症状的局部缺血区域有限、合适的PCI靶点、前降支动脉的开放性移植物、CABG靶点不良和合并症。

不稳定型心绞痛 / 非ST段抬高型心肌梗死

治疗SIHD患者与治疗UA/NSTEMI患者的主要区别在于，UA/NSTEMI患者的血运重建的动力更强，因为作为急性冠状动脉综合征的一部分发生的心肌缺血可能危及生命，与GDMT相比，血运重建手术更可能减少相关心绞痛症状[37]。因此，血运重建的指征因表现的敏锐性、缺血程度和实现完全血运重建的可能性而加强。血运重建方法的选择通常取决于用于决定SIHD患者接受PCI或CABG的相同考虑因素。

ST 段抬高型心肌梗死——急性心肌梗死

急性心肌梗死经皮冠状动脉介入治疗与药物治疗的比较

一般而言，PCI 作为 STEMI 急性心肌梗死（acute MI，AMI）的初始治疗比溶栓治疗具有更大的生存优势，使用延迟 PCI 作为治疗（包括溶栓治疗）的辅助手段不会影响生存率。在急性冠状动脉综合征中开放闭塞冠状动脉的策略的全球使用（the Global Use of Strategies to Open Occluded Coronary Arteries in Acute Coronary Syndromes，GUSTO）Ⅱb 试验[38]中，死亡、非致死性心肌梗死和非致死性致残性卒中的复合终点在 30 天的比率，PCI 患者为 9.6%，接受溶栓剂的患者为 13.7%。

从 1994 年 6 月至 1998 年 3 月，第二次全国心肌梗死登记处收集的前瞻性观察数据包括 27 080 名与 ST 段抬高或左束支传导阻滞相关的连续 AMI 患者的队列数据。这些患者均接受了一期血管成形术治疗。这项研究显示，对于入院至球囊扩张的时间长于 2 小时的患者，调整后的死亡率明显更高（62% 比 41%）。入院至球囊扩张的时间越长，死亡风险越高，强调入院至球囊扩张的时间对急性心肌梗死的患者的预后有显著影响[39]。

根据这一证据，PCI 设备被要求确定目标入院至球囊扩张的时间不超过 90 分钟。根据特定地区的可用设施，急救医疗服务人员负责确定是否可以通过将患者转移到具有 PCI 功能的医疗单位来实现该目标。如果无法做到这一点，则应考虑医疗管理策略，目标是使入院至实施静脉溶栓的时间不超过 30 分钟[40]。

冠状动脉旁路移植术的作用

尽管越来越多的患者在急性心肌梗死后早期接受了导管插入术，但初始治疗由介入医生指导，这显著降低了急诊 CABG 的作用。一般而言，急性心肌梗死后早期接受 CABG 的患者病情更重，改善心肌功能的药物治疗通常难以奏效。这些患者通常合并症发生率较高，并且更可能需要主动脉内球囊反搏（intraaortic balloon pump，IABP）置入术。急性心肌梗死后 CABG 的最佳时机尚未明确。对加州出院数据的回顾确定了 9476 名因急性心肌梗死住院并随后接受 CABG 的患者。其中，早期 CABG 组 4676 例（49%），晚期 CABG 组 4800 例（51%）。在第 0 天接受 CABG 治疗的患者中，死亡率最高（8.2%），在第 3 天接受 CABG 治疗的患者中，死亡率降至最低点 3.0%。行冠状动脉旁路移植术（CABG）的平均时间为 3.2 天。早期 CABG 是死亡率的独立预测因素，这表明对于非紧急病例的急性心肌梗死入院后最后将 CABG 延迟 3 天或更长时间[41]。

对于急性心肌梗死后发生心源性休克的患者，是否应紧急重建闭塞冠状动脉以治疗心源性休克（The should we emergently revascularize occluded coronaries for cardiogenic shock，SHOCK）试验显示了紧急血运重建相对于初始医疗稳定的生存优势。一项比较 PCI 和 CABG 对 30 天和 1 年生存率影响的子分析显示，两个时间点的生存率相似。在随机分配接受紧急血管重建术的休克试验患者中，接受 CABG 治疗的患者比接受 PCI 治疗的患者糖尿病患病率更高，冠心病更严重。然而，生存率是相似的。

对于急性心肌梗死患者，CABG 通常与手术联合进行，以治疗特定并发症，如顽固性梗死后心绞痛、乳头肌破裂伴二尖瓣反流和梗死后室间隔缺损。紧急或急诊手术的理由通常基于机械并发症的早期高死亡率风险。

术前评估

成功的冠状动脉血运重建取决于对患者的选择以及合理的病情评估。目前，需要心脏专科医生和心脏外科医生采用多学科的方法，根据指南为患者提供最合适的血运重建形式（图 60.6）。影响 CABG 预后并被包含在风险模型中的因素包括年龄、性别、手术的紧急程度、射血分数、机械循环支持、心肌梗死、吸烟状态、免疫抑制剂应用、冠状动脉介入病史、高血压、糖尿病、周围血管疾病（peripheral vascular disease，PVD）和脑血管疾病。除此以外，心绞痛严重程度、加拿大心血管协会（CCS）关于心绞痛分级，及纽约心脏协会（NYHA）关于充血性心力衰竭（congestive heart failure，CHF）的分级，都是重要的风险变量。

以下是 CABG 患者术前检查的重要组成部分：

- 详细的病史和体格检查，包括导管评估
- 药物评估，包括血管紧张素转换酶抑制剂、β 受体阻滞剂、抗血小板药物，及抗凝血剂
- 对有临床杂音或脑血管疾病的高危患者进行颈动脉双重超声检查
- 心脏超声心动图评估心室功能和瓣膜和腔室的结构完整性
- 在 LVEF 降低、慢性完全闭塞、衰弱和高风险

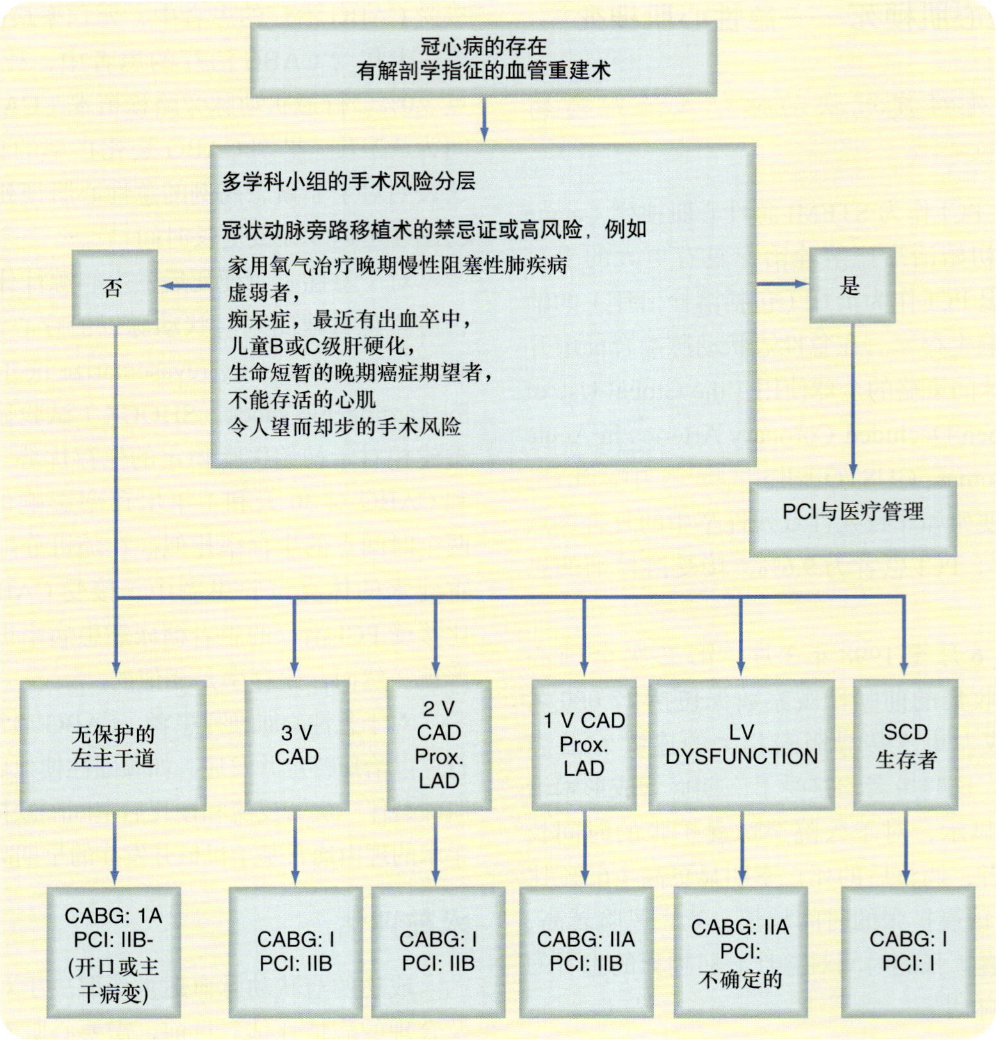

图 60.6 冠状动脉血运重建手术决策树。CABG：冠状动脉旁路移植术；CAD：冠心病；COPD：慢性阻塞性肺疾病；LAD：左前降支；LV：左心室；PCI：经皮冠状动脉介入治疗；SCD：心源性猝死（心脏骤停）

手术的患者中进行心脏存活性研究，以决定 PCI 或 CABG

- 心导管检查以描绘冠状动脉解剖
- 胸部 X 线检查
- 凝血和血小板检测、全面代谢谱筛查，及全血细胞计数

根据这些检测结果，患者可能需要额外的检查。在急诊情况下，可跳过其中几项检查，以便立即进行血运重建。

心肌血运重建技术：常规体外循环

框 60.4 概述了泵入式 CABG 手术的所有主要步骤。

体位和铺单

麻醉方式一般选取单腔气管插管的全身麻醉。全身麻醉诱导并安置必需通路及监测以后，患者取仰卧位，肩下垫布卷。双上肢收于身体两侧并进行妥善保护以减少神经损伤。患者身下铺变温毯以便低温体外循环后协助患者恢复体温。整个胸部、腹部，及下肢都要做消毒准备。整个下肢消毒是很重要的，因为在获取大隐静脉时必须对下肢操作。如预期使用桡动脉，上肢必须消毒准备，并以 90° 角放在托手板上。由于大多患者都有多腔颈内静脉导管或 Swan-Ganz 导管，麻醉师可以通过这些连续通路直达中心给药而不影响外科医生操作。无菌单上恰当固定体外循环管道确保无菌安全。

体外循环

体外循环（cardiopulmonary bypass，CPB）是通过将回心的静脉血运输到心肺机器并把氧合后的血以可控压力回输身体，从而建立人体的人工氧合和灌注。体外循环本质上将流向心和肺的血经旁路循环。

CPB 的建立对于任何心脏手术都是关键的步骤，使得人们可以彻底控制手术过程。

体外循环管路的主要组成部分包括：引流回心血的静脉插管、依靠重力回收血液的静脉储血器、氧合器和变温箱、血泵、滤器，及动脉插管（图 60.7）。

框 60.4 体外循环冠状动脉旁路移植术的主要步骤

- 麻醉诱导并建立术中监测设备
- 摆体位并铺单
- 正中开胸式选择合适入路
- 获取并评估桥血管
- 肝素化并进行体外循环插管
- 建立体外循环
- 心脏停搏和心肌保护
- 确定靶血管并完成远端吻合
- 恢复心脏电活动
- 完成近端吻合
- 撤离体外循环
- 评估并建立必需的辅助手段——正性肌力药，IABP，起搏导线
- 中和抗凝药并开始止血
- 评估手术部位并留置手术引流
- 关胸

血流管路的设计也是尽量减少满流、气穴现象，及血流速度的变化，因为这些都会造成血细胞完整性的破坏。由于整个回路包括管路和泵造成的无效腔，需要一定量的非血液体预冲泵和管路。预冲液包括平衡盐溶液、淀粉溶液。如果患者贫血或预期有出血问题，则加入同源性血或新鲜冰冻血浆（FFP）。循环管路中有很多的接入端口来采集血样进行实验室检查，并输注血液、血制品、晶体或药物。

体外循环的辅助部件包括右心吸引系统来将血液从开放的心腔和手术区域中回收，回收的血液经过过滤，滤出气栓后返回体外循环泵。术野当中的稀释血以及混有炎症因子或脂肪的血液通过单独的装置收集，浓缩洗涤后的红细胞，然后直接返回到患者体内。

心脏停搏液灌注装置包括一个独立的泵、存储器，及热交换器。它是用来将冷的富含钾离子的血液或晶体液灌入到冠状动脉循环系统，对缺血停搏过程中的心脏提供保护。

应用体外循环时应使用肝素来抑制血栓形成，因为体外循环的组成部分以及外科伤口都足以刺激血栓

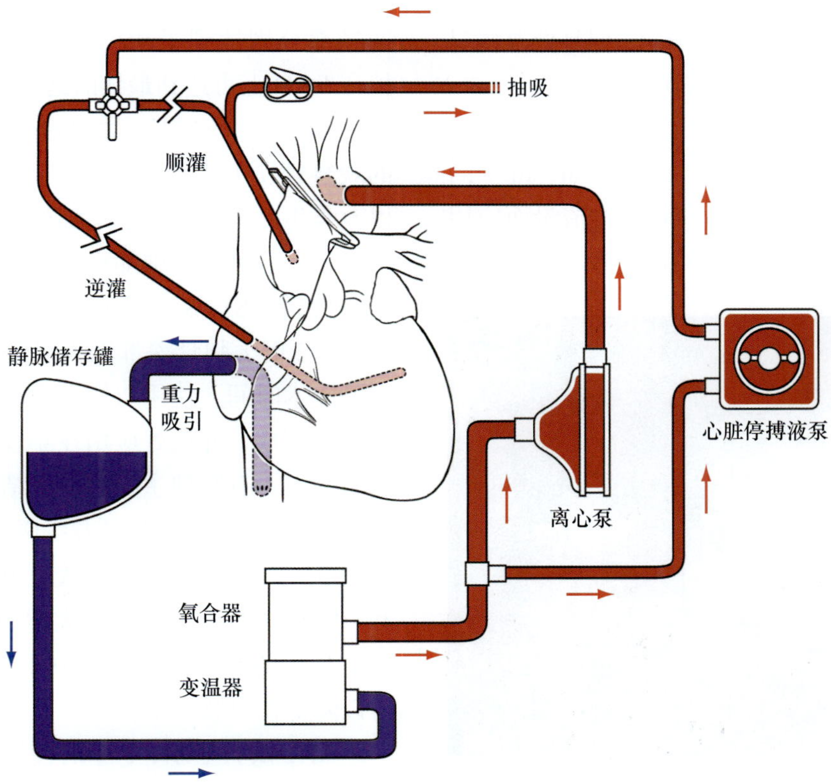

图 60.7 体外循环（CPB）系统的组成：所有的静脉回心血通过虹吸进入静脉储血罐，经过氧合并变温调节后，由离心泵泵回动脉循环。回路多选择在升主动脉上，但特殊情况下也可以用股动脉或腋动脉。一套平行的管路将氧合血分流后并与 4℃的心脏停搏液 4∶1 混合后顺灌或逆灌完成心脏停搏。顺灌经过主动脉根部，逆灌经过冠状静脉窦注入停搏液。逆灌时，从冠状动脉开口回流的血液通过抽吸回流到静脉储血罐（未显示）。在心脏停搏期保持心脏处于减压状态

形成。严格的抗凝方案应该在体外循环启动前开始实施。泵的预冲要用 4 U/ml 肝素，插管之前，以 300 U/kg 量全身肝素化。注射肝素 3 分钟后查活化凝血时间（ACT），插管前 ACT 应大于 400 秒，整个 CPB 过程间断追加肝素以维持 ACT 大于 450 秒。

常用的血泵是滚轴泵，将管路呈环形并在管路外面加压，使得血液流向一个方向。泵的工作原理使其比离心泵更容易引起溶血，因此只有右心吸引和心脏停搏液灌注泵使用滚轴泵，主要的体循环灌注泵使用的是离心泵，离心泵含有一个聚氨酯包埋的磁性圆锥体构成的涡轮，涡轮以 2000 ～ 5000 转 / 分速度运行，轮圆锥体产生非湍流涡流，这种机制对血细胞几乎无损害，因而比滚轴泵更少引起溶血（图 60.8）。

体外循环期间神经保护

CPB 后卒中的发生率大约为 1.5%，但神经认知功能受损更多。因此，CPB 期间应该采取以下相关措施降低神经系统损害的风险，包括维持充分的脑灌注，通过减少不必要的右心吸引减少脂肪微栓子，如有可能的话使用单钳技术减少主动脉操作，尽量采用中低温。

成人在正常温度体外循环下的耗氧量和在麻醉状态下差不多，为 80 ～ 125 ml/（min · m^2）。但是低温情况下，耗氧量明显降低，流量可以降到 2.2 L/（min · m^2）以下。这是由于体温每降低 10℃，身体的耗氧量就降低 50%。当体温降低到 28℃，1.6 L/（min · m^2）的流量可以持续两个小时。为了适应较低的流量而应用深低温的主要缺点包括复温需要一定的时间，并且会

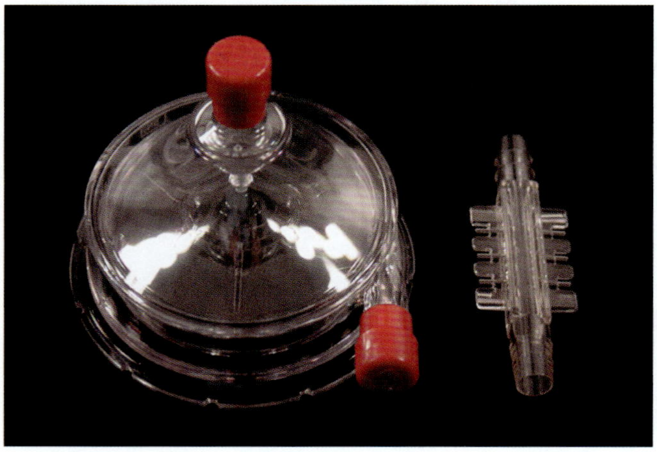

图 60.8 在大部分体外循环管路中主要使用离心泵。整个管路都是无菌的。离心泵内部含有一个锥体，以 2000 ～ 5000 转 / 分旋转产生非涡流动力。因为最终的流量取决于流出阻力而非转速，所以这些泵一定要用流量计。传统的滚轴泵仍用在辅助回路，如右心吸引和停搏液回路

引发血液成分的相关改变，尤其是血小板。这往往导致患者复温后有明显的出血倾向。

正中开胸

实施冠状动脉旁路移植术时，尽管有时采用前外侧开胸，但大多采用正中开胸入路。传统的开胸皮肤切口始于胸骨柄中点，向下止于剑突。用胸骨锯正中劈开胸骨。轻轻上提并向后倾斜电锯对于防止损伤前纵隔内的肺及软组织至关重要。一旦开胸完毕，应电烧骨膜止血，应用骨蜡或混有万古霉素的骨蜡等被动止血药封闭骨髓腔，防止出血。开胸最重要的是保持在胸骨中线上，因为胸骨裂开最主要的原因就是开胸时偏离中线并导致关胸时不能达到最佳效果。其他的潜在性开胸相关问题包括肝的间接损伤和心脏、无名静脉，及肺的直接损伤。

导管的选择和获取

左侧乳内动脉 一项来自克利夫兰医学中心的开创性研究中，Loop 和他的同事[42]发现接受左侧乳内动脉（LIMA）移植的患者 10 年生存率明显改善。接受大隐静脉搭桥患者的死亡风险是接受左侧乳内动脉搭桥患者的 1.6 倍。LIMA 桥血管的 10 年和 20 年通畅率分别达到了 95% 和 90%。带蒂原位 LIMA 移植在 LAD 上可达到最佳的远期通畅率。

双侧乳内动脉 主要冠状动脉旁路移植术中心的观察性研究表明，使用双侧乳内动脉（BIMA）可以改善生存率，并在不增加死亡率的情况下降低二次手术率。但是，一项随机试验的早期结果表明，与大隐静脉桥（SVGs）相比，使用 BIMA 移植物存在更高的（2 倍）胸骨深部感染风险，并增加 30 ～ 45 分钟的手术时间。使用双侧乳内动脉需要有经验的外科医生来完成，并最好应用在年轻、非糖尿病、非肥胖患者身上。有四项主要的研究结果显示双侧乳内动脉存在优势，分别是克利夫兰医学中心研究（1999 年与 2004 年），采用倾向分数对单侧乳内动脉（SIMA）和 BIMA 进行配对；牛津大学 meta 分析（2001 年）；来自日本的回顾性研究（2001 年）。乳内动脉骨骼化可以降低伤口感染率。

ART 试验显示，5 年后使用 BIMA 在死亡率和心血管事件方面没有显著差异。在 ART 试验的 10 年随访中，在计划接受冠状动脉旁路移植术的患者中，针对随机分配接受双侧或单侧胸内动脉移植的患者，在意向治疗分析中，组间 10 年内死亡率没有显著差异[43]。

开胸后开始获取乳内动脉。常使用一种特殊设计的乳内牵开器将一侧胸廓抬高，通常是抬高左侧而获取 LIMA。充分地暴露胸骨的底面对于获取乳内动脉至关重要（图 60.9）。乳内动脉一般要带蒂获取，即包括将两条伴行静脉以及周围软组织一并获取，从锁骨下静脉水平到乳内动脉分成腹壁上动脉和肌膈动脉分叉处。也可以采用骨骼化获取方式，即不连带周围组织将乳内动脉从胸壁上取下。

乳内动脉获取基本原则是采用非接触技术，采用低电压电凝，剪断其前肋间分支。必须小心确认膈神经的走行并避免损伤。尤其在取右侧乳内动脉时更需要注意，因为在第二或第三肋间水平，膈神经与之非常接近。乳内动脉是很脆弱的血管，应避免直接接触或是不恰当的牵拉，防止造成血管的创伤性夹层。为避免桥血管的血栓形成，只有完全肝素化以后才可以离断乳内动脉远端。一旦离断乳内动脉，就要对远端进行修剪以适应吻合。

大隐静脉　静脉移植物的 1 年通畅率为 90%。[44] 术后 5 年，大部分静脉桥开始发生粥样硬化，10 年时，只有 60% ～ 70% 的桥通畅，造影发现，这些通畅的桥血管中 50% 存在粥样硬化。

开胸的同时，另一组人员则可以开始大隐静脉或桡动脉的获取。大隐静脉可以采用开放或是内镜技术获取。传统的开放取大隐静脉需要沿整个静脉走行切开皮肤，也可以选择桥接技术取大隐静脉，需要在皮肤上做多个 1 ～ 2 英寸切口，切口之间的皮肤保持完整。长段切口最常见的并发症是伤口愈合慢、伤口裂开，因为事实上 CABG 患者中大部分患有糖尿病和周围血管疾病。利用腔镜或是间断小切口技术可以明显减少但不能完全消除这些并发症。目前有一些中心完全杜绝使用腔镜技术，因为他们认为此技术对静脉本身损伤太大，造成内膜损伤，影响了桥血管的远期通畅率。最近的研究表明内镜获取的大隐静脉远期通畅率有所下降。然而最近一项随机试验（REGROUP）证明了内镜下静脉采集的安全性和有效性[45]。这些报道基于对试验数据的事后分析，这些试验旨在解决冠状动脉血运重建的其他方面。静脉取出并结扎分支以后，浸泡在肝素生理盐水中等待移植。静脉要反向使用，因此无须切除静脉瓣。图 60.10 展示了经典的三支冠状动脉旁路移植。

有些患者还需要使用其他的桥血管，包括之前因冠状动脉旁路移植或周围血管手术使用大隐静脉的、下肢截肢的或是因大隐静脉曲张而无法使用的患者。其他的静脉功能不全或疾病也可以产生问题，导致无法使用。除此以外，严重升主动脉钙化的患者也不适于使用静脉桥，因为将静脉吻合到升主动脉会很困难。这种情况下，可以选择双侧乳内动脉达到全动脉化（图 60.11）。此外，在非体外搭桥手术中为避免对主动脉操作，可以将乳内动脉作为主干而将其他动脉

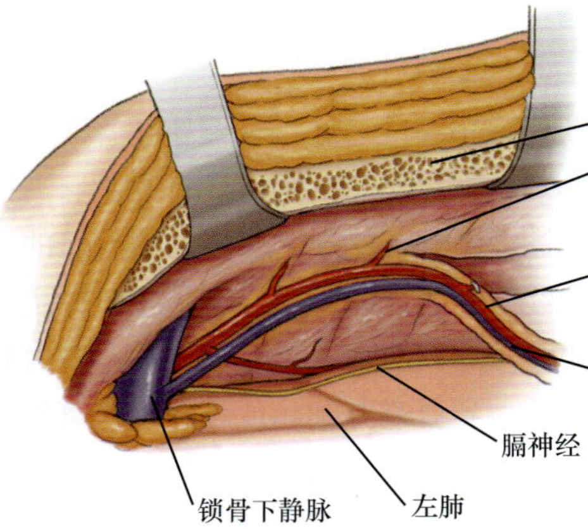

图 60.9　外科医生直视下取左乳内动脉。乳内牵开器将左侧胸廓抬高提供足够的视野。连同伴随静脉一并将乳内动脉从胸壁上分离出来。用低电压电凝无接触技术对于无损伤获取乳内动脉至关重要。理解膈神经和锁骨下静脉与乳内动脉的关系对取左侧乳动脉过程中避免损伤这些结构很重要

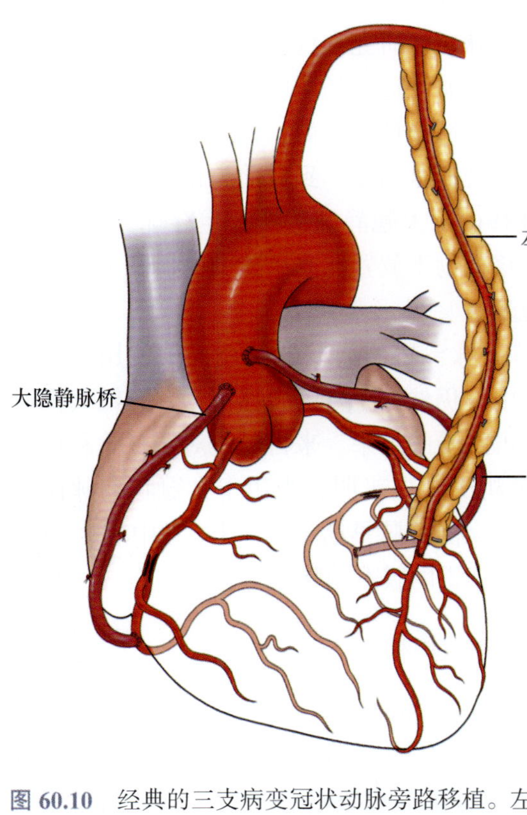

图 60.10　经典的三支病变冠状动脉旁路移植。左乳内动脉与左前降支吻合。将大隐静脉调转后与右冠状动脉远端和回旋支的钝缘支吻合。一般避免将回旋支作为靶血管，因为它常走行于房室沟内，很难暴露

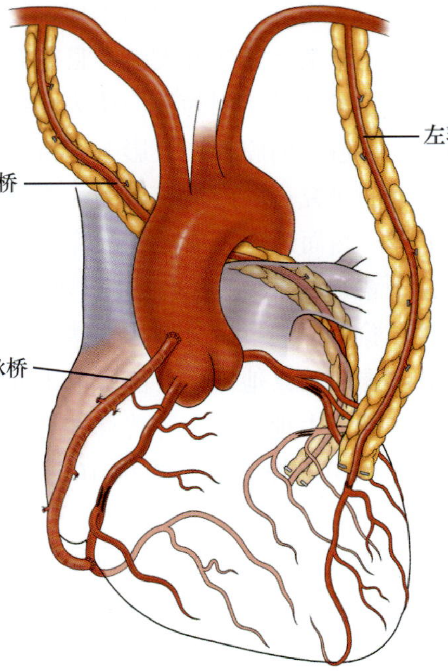

图 60.11 使用双侧乳内动脉进行全动脉化再血管化。右乳内动脉走行于主动脉和肺动脉后方的横窦内，与钝缘支吻合

桥吻合在乳内动脉上。

其他桥血管

桡动脉 桡动脉移植物容易获取，可移植到所有冠状动脉区域，这使其成为动脉管道的一个有吸引力的选择。桡动脉通畅研究和桡动脉与隐静脉通畅研究均显示在 5 年的血管造影随访中，桡动脉移植物比大隐静脉有更好的通畅性。然而，桡动脉血管痉挛和线样征的发生率会显著增加。到目前为止，还没有研究表明桡动脉移植比大隐静脉移植有生存优势。此外，如果桡动脉移植物不放置在严重狭窄的血管上，通畅性就会差得多。

胃网膜动脉 胃网膜动脉如今很少使用，尽管亚洲的一些中心仍然使用胃网膜移植物，并继续报道与之相关的可接受的结果。来自随机对照试验和最近一项 meta 分析的证据表明，当用于右冠状动脉血运重建时，移植大隐静脉早期（6 个月）和中期（3 年）的通畅性要好于胃网膜右动脉。

全动脉血运重建术

在美国、英国和澳大利亚进行的所有 CABG 手术中，超过 90% 仅涉及一个动脉移植物[46-47]。LIMA 和 SVG 仍然是标准的 CABG 移植物；SVG 占所用导管的大部分。SVG 易随时间发生动脉粥样硬化和狭窄，为了改善 SVG 的缺陷，一些中心一直在重视使用 LIMA、右 IMA 和桡动脉的全动脉血运重建。

回顾性研究的结果显示，正如预期的那样，全动脉血运重建术有一定的生存获益。然而，完全动脉血运重建术并未完全取代 SVG 的使用，这有一定的实际原因：

- 动脉痉挛：动脉移植物，特别是桡动脉，容易发生痉挛，使用血管扩张剂是必要的
- 动脉移植物仅适用于严重狭窄的动脉，因为与静脉相比，动脉更容易受到竞争性血流的影响：大多数专家不会使用桡动脉移植物，除非至少有 70% 的狭窄，对于较大的血管，如右冠状动脉主干，可能需要有 90% 或更多的狭窄
- 长度不足：作为原位移植物，右 IMA 通常不够长，不足以到达 PDA、回旋支的中段或远端，也不能轻易用作连续移植物。然而，它可以作为一种游离移植物
- 胸骨不连和纵隔炎：使用 BIMA 移植物与 SVG 相比，胸骨不愈合和纵隔炎的风险更高。大多数专家不会在糖尿病控制不佳、严重的 PVD、使用类固醇、严重的慢性阻塞性肺疾病或病态肥胖症的患者中使用 BIMA 移植物。此外，在使用 BIMA 的情况下，大多数人会推荐保留肋间血供的 BIMA 切取骨架化技术
- 手术时间更长：使用 BIMA 移植物明显延长了手术时间

由于所有这些实际考虑的因素，全动脉血运重建术并未如预期的那样流行，而且大多数外科医生只会为较年轻的患者提供全动脉血运重建术，因为他们的预期寿命较长。

体外循环插管

当桥血管获取完毕并准备好后，开始插管建立体外循环，打开心包，从胚胎时期融合面打开胸腺。以 3 mg/kg 剂量完全肝素化。在升主动脉远端前面的插管部位预置荷包线。荷包线的走行深度应该只是主动脉的一部分，包括外膜和中层，但避免深入到内膜层。重要的是插管位置要避开钙化斑块和粥样斑块以减少栓塞和出血的风险。最常用的术中触诊主动脉来评估钙化是不可靠的。一旦怀疑主动脉病变，应行经食管多普勒超声或主动脉周围超声。并且，升主动脉任何部位的钙化都会导致主动脉钳使用的风险增加。尽管主动脉插管是项简单的工作，但主动脉插管部位的失控或疏忽导致夹层都会导致灾难性的情况。

用尖刀挑开外膜并全层切开主动脉壁，插入主动脉插管，并使插管流出斜面朝向主动脉弓。用止血套带确保插管的位置并打结固定。插管排气以后，与体外循环管路的动脉端连接。其他的可供选择的动脉插管位置包括股动脉和右侧腋动脉，在二次手术或是设计复杂的主动脉和弓重建的手术中可以采用。腋动脉插管常需要通过将 8 mm 的人工血管端侧吻合在腹动脉上。

静脉插管，在右心耳周围预置荷包线。切除心耳并将双腔静脉插管插入使其头端达到膈肌水平。双腔插管的引流口应在右心房的主腔内使得上腔静脉引流入右心房（图 60.12 和图 60.13）。

心脏骤停与心肌保护

体外循环的应用使得心脏可以停下来。为了使

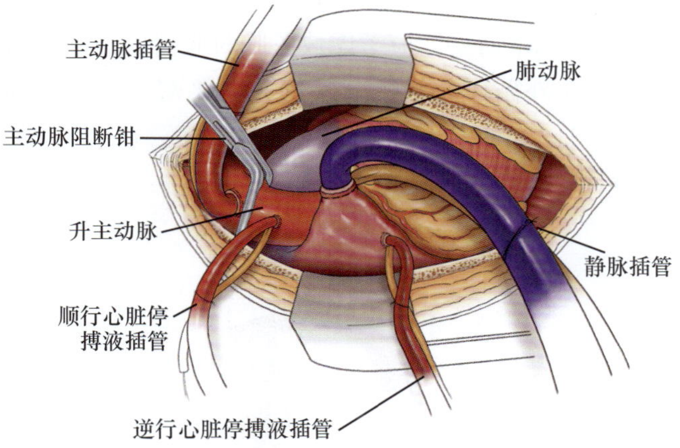

图 60.12　心脏插管后从外科医生角度观察心脏。阻断钳将主动脉根部隔离，使得冠状动脉血管与体循环的其他部分分离。使心脏停搏液在闭合的管路中进行灌注并阻滞停搏液在心脏停搏时进入体循环。阻断后可以使血流不进入冠状动脉，使得外科医生在吻合远端时术野相对无血

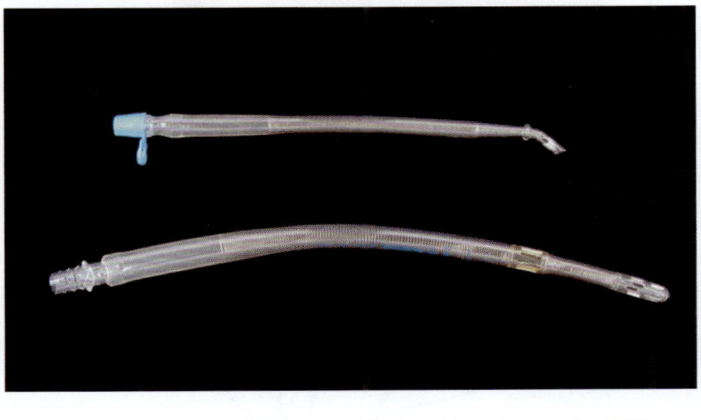

图 60.13　主动脉插管：特殊设计的插管头呈一个角度使得血液向主动脉弓方向流动。双腔静脉插管：第一个引流口位于肝静脉水平引流所有下腔静脉血液，第二个引流口位于右心房，引流上腔静脉，奇静脉冠状静脉窦以及直接引流入右房的侧支血液。静脉的引流是靠重力的被动虹吸作用完成的

心脏停搏，需要大剂量的含钾液（心脏停搏液）注入冠状动脉血管，这需要冠状动脉血流跟体循环完全隔离，主要靠在主动脉插管近端的升主动脉上的阻断钳来完成。

目前有不同的灌注停搏液的方法。其中一种是均衡灌注法，即首先通过主动脉插管近端的升主动脉顺行灌注，然后在右心房的冠状动脉窦通过留置荷包插管进行逆灌（图 60.14）。由于冠状动静脉之间存在广泛的侧支，并且冠状静脉瓣缺乏保证了逆灌停搏液的分布相对均衡。当患者存在明显的冠状动脉近端病变，尤其是那些已建立起侧支循环的患者，使用这种技术获益明显。首次灌注心肌停搏液以后，每 15 ～ 20 分钟都需要再次追加灌注。

顺行灌注采用的是与体外循环管理相连并插入升主动脉的“Y”形连接器。这样可以将心脏停搏液顺行灌注并可以在冠状静脉窦逆灌时吸引并给升主动脉减压。吸引同时也起到保持冠状动脉处于无血状态的作用，在吻合远端给外科医生提供一个无血的术野，当心脏停搏时，吸引还起到左心室减压的作用（图 60.7 和图 60.12）。

心肌保护的最主要任务就是使心脏处于无负荷完全舒张停跳状态。在这种状态下，心脏消耗 ATP 最低并最大限度保护心肌细胞。传统的全体外循环下 CABG 手术，靠左心室减压，全身降温、局部降温，及使用高钾心脏停搏液使心脏处于舒张静止来降低心肌耗氧量。在心脏处于舒张期停搏状态或降温之前的全体外循环下，心脏代谢需氧量大约减少 40%。

靶血管的确定与远端吻合

一旦心脏处于舒张期停搏状态，需要确定搭桥的冠状动脉靶血管。有一些心外膜血管走行于心肌内而无法直接看到。选定吻合部位以后，然后用尖刀刺破

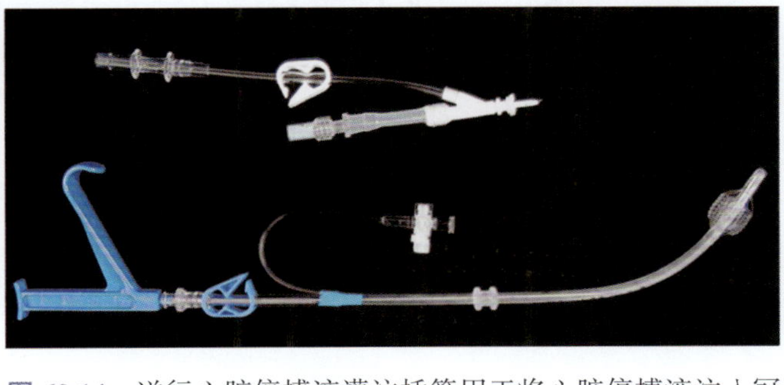

图 60.14　逆行心脏停搏液灌注插管用于将心脏停搏液注入冠状静脉窦。当灌注停搏液时自动球囊膨胀形成密闭。顺行心脏停搏液灌注插管用于将心脏停搏液注入主动脉根部，侧孔起到吸引作用

血管，一般将动脉切开大约 5 mm 长。然后用 7-0 或 8-0 滑线将修剪好的桥血管以端侧吻合的方式连续吻合到靶血管上。手术的关键是对技术的挑战并需要保持精确度。每支静脉桥都需要用冷血或心脏停搏液冲水测试其血流和完整性。LIMA 到 LAD 的吻合最好最后完成（图 60.15），因为一旦此吻合完成，最好避免搬动心脏以防止 LIMA 的撕裂。吻合后降支（PDA）和钝缘支（OM）时需要将心尖从心包内提起来。

一般而言，一段血管桥吻合到一支靶血管上。有时，一段血管桥用来供应两支靶血管，被称为序贯吻合。对于静脉桥血管短缺或靶血管细小的情况这种技术很适用，应用此技术确保了更高的通过静脉桥血管的血流量，降低了桥血管血栓形成的风险（图 60.16）。

当远端吻合完毕，开始复温至正常生理体温。最后一次灌注温热的停搏液后开放升主动脉阻断钳，可以帮助清除心肌内积聚的自由基。这时应用部分阻断钳（侧壁钳）钳夹升主动脉，用 5-0 滑线完成近端的端侧吻合。如果主动脉存在问题，一般避免使用侧壁钳，最好使用单夹技术。单夹技术使得近端吻合能和远端吻合一样，在静止的心脏上完成。

升主动脉钙化或需要使用游离乳内动脉的患者，尤其是升主动脉较短或合并主动脉其他手术，近端吻合可能要使用分支吻合方式。这种方式可以在一定程度上节省静脉的同时也减少主动脉切开的次数。开放主动脉阻断钳之前要排气，之后还要给静脉桥排气。

体外循环的分离

当下列生理参数达标后可以分离体外循环：

- 电机械活动的节律恢复
- 生理体温大于 36.5℃
- 足够的有效血容量
- 体内的钾恢复正常水平
- 通气恢复后血气结果满意

此时如果需要，应考虑放置临时起搏导线和置入 IABP。体外循环流量逐渐减低并需要密切观察下列参数：

- 漂浮导管的数据

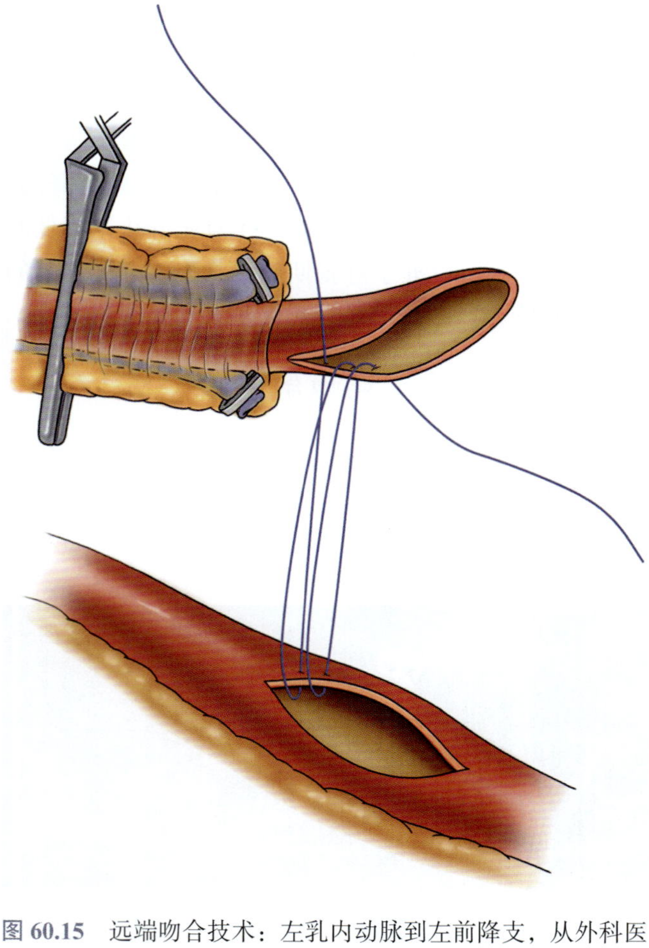

图 60.15 远端吻合技术：左乳内动脉到左前降支，从外科医生角度放大的视野。在冠脉靶血管上纵行切开冠状动脉，长约 5 mm，将左乳内动脉的远端修剪成合适大小与之匹配。然后用 7-0 滑线将修剪好的桥血管吻合到靶血管上

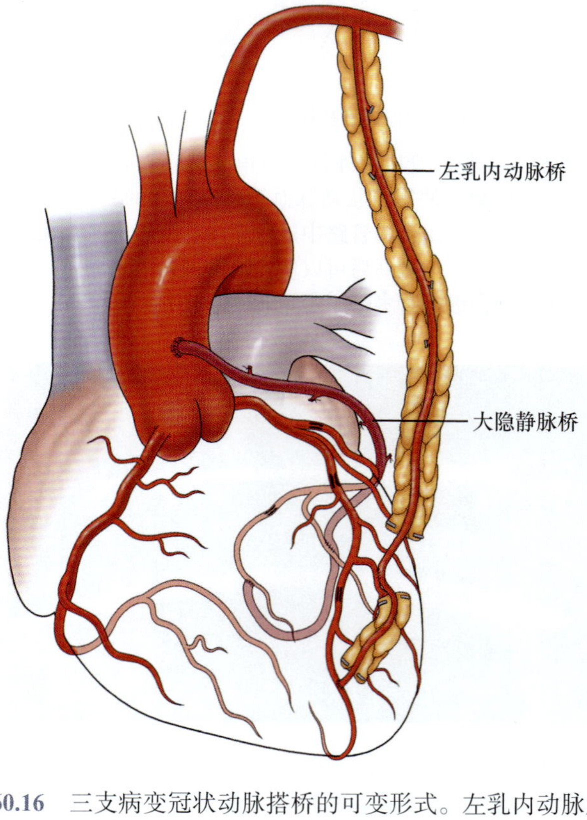

图 60.16 三支病变冠状动脉搭桥的可变形式。左乳内动脉序贯吻合在对角支和前降支远端。利用倒置的大隐静脉进行主动脉到冠状动脉搭桥，序贯了左后外侧支和回旋支的分支钝缘支。理想的形式取决于冠状动脉阻塞的分布及程度

- 直视心脏的功能和心腔的容量
- 经食管超声心动图

大部分患者会有短暂的全身炎症反应，导致血管扩张，而且复温后更加明显。因此，输注液体纠正容量不足或给予血管收缩药来维持血压。如果心室功能不全则需要给予正性肌力药物。撤离体外循环是外科医生的首要责任，并且需要与灌注师和麻醉师动态交流。

体外循环停机以后，拔除静脉插管并收紧荷包线。确认心脏可以提供满意的灌注以后，开始注射鱼精蛋白。给药过程中应严密监测，因为鱼精蛋白的不良反应可以是短暂的低血压，也可以是致命性的过敏性休克，后者出现则必须重新开始体外循环。

止血

鱼精蛋白一经注射，止血效果很快生效。当患者体温恢复以后，已经止血的血管可能扩张并再出血，持续出血应该警示外科医生考虑一下可能原因：外科出血；血小板功能障碍；鱼精蛋白中和不全；体温过低。这时需要输注血和血制品。

胸骨闭合并完成手术

关胸前要检查胸腔引流管和临时起搏导线的位置。用不锈钢钢丝闭合胸骨。软组织和皮肤逐层用可吸收缝线关闭。

冠状动脉旁路移植术的辅助手段

经食管超声心动图

使用经食管超声（transesophageal echocardiography，TEE）可以评估心室壁运动的异常和发现任何心腔或瓣膜的异常情况，进而指导改变手术方案。偶然发现大的动脉导管未闭（patent foramen ovale，PFO）或膜的弹性纤维瘤往往会影响手术方案。CABG 后新发或加重的二尖瓣反流提示下壁缺血，要重新评估血管桥的通畅性或者进行瓣膜修复或瓣膜置换。此外，经食管超声还有助于评估术后心脏的射血分数和容量状态。

营养物和药物治疗

心脏停搏引起短暂的心肌缺血并产生乳酸堆积。灌注恢复后，心室肌较硬并需要更高的充盈压以维持充足的心输出量。并且，CPB 可能产生明显的第三间隙液和血管扩张。因此，作为正性肌力药物的肾上腺素在撤离体外循环期间和恢复早期对于维持心肌收缩力是很理想的药物。α 受体激动剂去甲肾上腺素、去氧肾上腺素和血管加压素常用来对抗炎性血管扩张效应。当患者存在心肌功能受损，如左心或右心衰竭时，可能需要多巴胺或磷酸二酯酶抑制剂如米力农来加强心肌收缩力并降低后负荷或肺血管阻力。因为这些药物常见的副作用是低血压，所以体循环容量一定要充足并需要 α 受体激动剂。事先有高血压的患者可能需要钙通道阻滞药或硝酸酯药物。

术后早期维持平均动脉压在 60 mmHg 以上很重要，但要避免高血压，因为这会增加正在恢复的心肌的负荷并增加吻合部位出血的风险。血压的管理需要透彻了解生理和药理学，需要在减少心脏负荷的同时，平衡好体循环压力、心输出量和周围灌注，尿量是反映外周器官灌注情况的最可靠指标。

主动脉内球囊反搏

如果患者表现出难以纠正的心功能障碍，同时对于容量复苏和强化药物治疗无明显反应，则需要使用 IABP 的辅助。IABP 是一个特殊的容积为 40 ～ 60 ml 的硅橡胶气囊，放置在刚刚过锁骨下动脉的降主动脉。设计的球囊能够在每个心动周期主动充放气，由特殊设计的计算机根据输入的动脉测压或心电图来控制充放气时相。主动脉内球囊反搏的独特作用是降低心脏工作负荷和心肌耗氧量，同时增加冠状动脉灌注。

心脏收缩开始时球囊主动放气，因而降低了左心室（LV）阻力，辅助其射血。主动脉瓣关闭时球囊主动充气，充气时间发生在动脉压力曲线的切迹处，从而增加了舒张期的灌注压并改善了冠状动脉血流。因此两者均降低了时间张力指数并增加了舒张压力时间指数，增加了心肌氧供和氧需比率。主动脉瓣反流和主动脉夹层是 IABP 的禁忌证。周围血管疾病和主动脉动脉瘤是相对禁忌证。

冠状动脉旁路移植术后护理

重症监护室（intensive care unit，ICU）的术后护理在一开始即应进行彻底的体格检查和血流动力学评估。纵隔胸腔引流量每小时都应予以记录和评估。返回重症监护室后呼吸机的初始设置应与手术室的基本一致，之后要根据术后血气指标进行相应的调整。血流动力学不稳的患者应避免使用高呼气末正压（positive end-expiratory pressure，PEEP）。使外科和监护团队都感到舒适的呼吸模式才是理想的。完成床旁胸部X线片，以明确气管插管、中心静脉导管、Swan-Ganz导管和IABP的位置，及有无气胸、肺不张、肺水肿或胸腔积液。初步实验室检查包括：血红蛋白、红细胞压积、电解质、尿素氮、肌酐、动脉血气、血小板计数、凝血酶原时间和部分凝血活酶时间。

患者应行心电图检查，从而能及时发现ST-T波的异常改变，并行动脉导管（以测量动脉血压）、中心静脉导管（以测量中心静脉压）、脉搏血氧仪（测脉搏血氧饱和度），及中心温度监测。对于特殊患者，需要使用Swan-Ganz导管监测肺动脉压力和心输出量。只要患者苏醒立即完成神经系统评估，以确定有无脑血管事件发生。

手术后12小时内，主要问题是保持患者合适的血压、心输出量，纠正凝血功能和电解质紊乱，维持血管内血容量的稳定以及保证外周血管张力的正常。这些过程往往涉及晶体液、全血或血制品，及正性肌力药物、钙剂和血管活性药物（血管扩张药或血管收缩药）的使用。

术后应达到以下目标：

- 避免血压明显升高
- 维持足够的灌注压（60～80 mmHg）
- 用变温毯维持中心温度高于36.5℃
- 维持足够的心输出量，心脏指数（CI）要保持≥2.2 L/（min·m^2）
- 维持混合静脉血氧饱和度在60%以上
- 合理降低后负荷，减少心脏做功
- 必要时使用晶体液或血制品恢复血容量
- 维持血红蛋白水平大于8 g/dl，高龄或有严重脑血管病患者应大于10 g/dl
- 维持pH稳态，低血压会造成代谢性酸中毒，而低血压往往是由于低心输出量，复苏不利，血容量不足或栓塞导致终末器官缺血所致
- 检测神经系统和周围血管状态
- 维持窦性或有效灌注心律在70～100次/分
- 监测并纠正术后心律失常
- 确保充分的止痛治疗，减少血压波动和心脏应激
- 保持血糖水平在180 mg/dl以下。需要的话，给予基于标准规则的胰岛素注射

肺部护理

患者一苏醒即开始进入脱离呼吸机程序的前提条件是血流动力学稳定、胸腔引流不多、自主呼吸的潮气量和呼吸次数满意。保护好胸骨的前提下鼓励患者咳嗽和深呼吸对术后恢复至关重要。其次，术后肺部维护还需要额外的治疗，包括支气管扩张药、黏液溶解药和胸部体疗。虽然β肾上腺素受体激动剂类支气管扩张剂和N-乙酰半胱氨酸是有效的辅助药物，但它们可能会诱发心房颤动。

拔管以后，给患者减轻疼痛是很重要的，可以起到减少情绪上的应激、咳嗽不利和避免患者不愿意活动等作用。未缓解的疼痛也会造成心动过速、高血压、肺不张、低氧和肺炎。

重症监护室出院

在转出ICU病房前，应撤除所有不必要的连线和管路。术后约48小时当每班引流小于200 ml且胸部X线提示无胸腔积液则考虑拔出胸引管。临时心房和心室起搏导线应推迟到术后3天拔出。

手术结果

住院死亡率

7个主要变量——急诊手术、患者年龄、既往心脏手术史、性别、左心室射血分数（LVEF）、左主干狭窄程度、狭窄大于70%的主要冠状动脉数目，以上7项因素对CABG手术死亡率影响最大。其他的重要但影响稍小的因素包括：1周内出现的心肌梗死、严重心绞痛、室性心律失常、充血性心力衰竭（CHF）、二尖瓣反流、糖尿病、周围血管疾病（PVD）、肾功能不全，及肌酐水平。

传统意义上的心脏手术死亡率包括术后30天内死亡率或住院期间死亡率。在当今医疗机构中CABG死亡率为1%～3%。风险矫正结果已成为报道或比较心脏外科手术结果的金标准。胸外科医师协会（STS）数据库是当前最大和最权威的国际数据库。STS已经建立了对患者手术死亡率的评估模型。对外科医生或医疗机构来说可以确定观察和预期死亡率比率（O/E）。

远期生存率

CABG术后生存率跟心脏和非心脏合并症相关。动脉粥样硬化危险因素包括严重的吸烟、高胆固醇血

症、高血压和糖尿病，与生存率下降有关。

所有的纵向研究都表明左室功能异常对远期生存率存在负面影响。不完全的再血管化也会使生存率下降。然而，完全血运重建、LIMA 和 BIMA 的应用都会改善生存率。

CASS 已经发表术后 1、5、10、15、18 年总的生存率分别为 96%、90%、74%、56% 和 45%。这些数据低于年龄相当的美国人口，也不如当今接受单支或双支乳内动脉移植的患者的研究结果理想。

并发症发病率

心包填塞 术后心包填塞常常是由于心包内血凝块的形成和心脏受压所致。如果患者出现低心输出量或低血压症状，同时伴随心动过速和中心静脉压（CVP）升高，应该怀疑是否存在心包填塞。尽管纵隔胸引流管引流突然减少应该怀疑心包填塞的可能，但是纵隔引流的量对预测心包填塞并不可靠。胸部 X 线发现纵隔增宽和超声心动发现心包积液可以明确诊断。

如果 Swan-Ganz 导管放置适当，中心静脉压力和肺毛细血管楔压通常同时升高并且平行。心包填塞的最早表现是混合静脉血氧饱和度骤降。一旦确诊，患者应再次手术去除心包内血凝块和压迫。如果患者的病情迅速恶化，也可能需要床旁开胸。

术后出血 由于术中肝素化、低体温、体外循环，及鱼精蛋白的使用都会使冠状动脉旁路移植后的出血风险增加。冠状动脉旁路移植术后出血需要输血支持或二次开胸手术止血，一旦发生会显著增加患者并发症的发生率和死亡率。部分心脏术后患者（15% ～ 20%）可能会需要超过 80% 术中血制品用量。血液被视为一种稀缺的重要资源，既存在一定的风险，同时也有未被证实的益处。部分高危患者需要多种预防途径来防范术后出血的可能。下列 9 项指标被认为是手术出血重要的风险因素（框 60.5）。

目前已被证实的血液保存技术如下所述：

- 术前使用增加血容量的相关药物（如促红细胞生成素）或减少术后出血的药物（如氨基乙酸）。美国目前已禁用抑肽酶，因为一些研究证实它可以增加心脏外科患者的死亡率、卒中和肾衰竭的发生率
- 术中血液回收和血液保护措施
- 保护患者自体血，免于手术破坏（例如，预存式自体血回输和稀释式自体输血）
- 补充即时检测手段指导输血原则

尽管通过减少在围术期失血及输血以努力达到保护血液的目的，但仍有 2% ～ 3% 的患者需要二次开胸探查止血，并有高达 20% 的患者术后存在出血过多并需要输血。如果术后第一小时出血量大于 500 ml 或持续 4 个小时出血量大于 200 ml/h，则被认为是开胸探查的指征。另外，如果胸部 X 线片显示大量血胸或发生心包填塞则同样被认为是探查指征。通常情况下，开胸探查时不能找到确切的出血部位。框 60.6 总结了术后早期出血的常见原因。

神经系统并发症 CABG 术后神经缺陷有两种类型。第一种是存在局部的神经缺陷，第二种则表现为非特异性脑病。1996 年的一项多中心前瞻性研究表明，6% 的患者发生了神经缺陷的不良事件，在两种类型中均匀分布。发生第一种的死亡率是 20%，约为第二种死亡率的两倍。年龄（尤其是超过 70 岁）和高血压是两种类型神经缺陷的共同危险因素。神经系统异常病史、糖尿病和主动脉粥样硬化是第一种类型神经缺陷的危险因素。严重的升主动脉粥样硬化要求外科操作要尽量减少粥样斑块栓塞。合并颈动脉狭窄的患者发生神经系统并发症的风险更高。所以可采取分步处理，首先对症状重和关键的血管床进行处理，否则一并处理风险更高。

框 60.5 术后出血风险

- 年龄偏高
- 术前红细胞容积低（术前贫血或红细胞体积小）
- 术前使用抗血小板或抗血栓药物
- 二次手术或复杂手术
- 急诊手术
- 非心脏病患者并发症
- 肾衰竭
- 慢性阻塞性肺病
- 充血性心力衰竭

框 60.6 术后早期出血原因

外科
- 桥血管
- 吻合口
- 插管部位
- 乳内床
- 胸腺静脉
- 心包缘
- 胸骨导丝部位

血小板功能不全
鱼精蛋白中和不足
体温低

纵隔炎 1% ～ 2% 的 CABG 患者术后发生胸骨深部伤口感染。危险因素包括肥胖、二次手术、糖尿病、手术的用时和复杂程度。对于高危患者使用双侧乳内动脉会增加胸骨伤口感染并发症的风险。围术期抗生素的使用以及通过持续静脉胰岛素严格控制血糖在 180 mg/dl 水平以下，已使得纵隔炎发生明显减少。早期清创和肌瓣闭合可以改善预后。最近有报道称充分清创后伤口 VACs 的使用可以取得很好的效果。

肾功能不全 Mangano 团队报道有 7.7% 的 CABG 患者发生术后肾功能不全（PRD），没有 PRD、存在 PRD 但不需要透析治疗、存在 PRD 且需要透析治疗的患者死亡率分别为 0.9%、19% 和 63%。后面的数据是通过大规模的 VA 研究得到的。

术后的药物辅助治疗

以下药物对 CABG 术后患者治疗至关重要：

- 除非患者由于血小板功能障碍出血，否则 CABG 术后当天应开始口服或经直肠使用阿司匹林 81 ～ 325 mg。这是护理质量指标并对桥血管长期通畅率有益。
- 当所有的正性肌力药物停用时开始用 β 受体阻滞剂。目标是在保证充足的平均灌注压的同时维持心率在 60 ～ 80 次 / 分。
- 降低后负荷对所有的低射血分数（EF）患者至关重要。当所有的正性肌力药物停用并已充分使用 β 受体阻滞剂以后开始减低后负荷。ACE Ⅰ类药物是降低后负荷的一线药物，使用时应监测肌酐水平。
- 对于抗心律失常治疗，许多心脏中心都将胺碘酮作为预防和治疗心房颤动的药物。对于先前有间质性肺病或同期服用华法林的患者使用该药物时应当心。胺碘酮对于长 QT 间歇的患者为禁忌证。
- 术后第一天开始使用呋塞米（利尿药），目标是维持液体量负平衡。胸部 X 线片、肌酐水平、体格检查，及出入量情况可帮助指导呋塞米的用量。

心肌血运重建的替代方法

体外循环低温室颤下冠状动脉旁路移植

低温室颤相比传统的心脏停搏是一种好的选择，可以避免使用阻断钳阻断升主动脉。尽管心脏停搏提供了最大的心肌保护，使得外科医生可以在稳定不动的心脏上实施远端吻合，但并非所有的患者都适合心脏停搏。对于主动脉广泛钙化的患者，阻断钳的使用是很危险的，并会增加卒中的风险。

在这种情况下，可以使用低温纤颤停止策略，减少对主动脉的操作。体外循环一开始，患者降温至 28℃。心脏一般在 32℃开始室颤。一般通过右肺上静脉放置左心室引流确保左室减压。远端和近端的处理与非体外循环冠状动脉旁路移植（off pump coronarg artery bypass，OPCAB）技术类似，因为吻合过程中冠状动脉仍然是全灌注状态，可能需要血管线圈或塞子。对于主动脉广泛钙化的患者，可能升主动脉上没有主动脉插管和静脉近端吻合的空间，在这种情况下，可能要用到右侧腋动脉进行动脉灌注插管，如果无名动脉完好，可以将大隐静脉吻合到无名动脉上，或者使用双侧乳内动脉进行全动脉性再血管化。

一旦吻合完成，开始复温至正常的生理体温，心脏除颤恢复窦性心律。低温室颤的方法在严重主动脉瓣反流时是禁忌证，因为室颤无心输出量产生，反流的血会使心室扩张，心室壁张力的增加和能量消耗会导致心肌缺血。

体外循环心脏跳动冠状动脉搭桥术

体外循环下冠状动脉搭桥对于低 EF 值和新发心肌梗死患者是一种很好的选择。这种方法背后的逻辑在于已经严重受损的心肌对更进一步的缺血耐受能力差。尽管目前心肌保护技术已很完善，心脏停搏还是会造成一定程度的心肌缺血。这一点在冠脉严重病变和心肌顿抑患者中尤其严重，对这种患者选择心脏停搏进行心室保护很难达到，可以考虑体外循环辅助心肌跳动方式。冠脉持续灌注、暴露和吻合处理同 OPCAB 一样，使用体外循环可以给心室减负并使操作心脏和暴露需搭桥的靶血管变得安全，对于那些血流动力学欠稳定的大部分患者应考虑使用 IABP。

非体外循环冠状动脉旁路移植术

使用 OPCAB 的主要原因是为了避免 CPB 对血液成分与旁路表面接触引起全身炎症反应的不良影响。尽管这一假设没有得到很多可靠的临床科学数据的支持，但它促使人们相信 CPB 导致了各种不良结局，包括术后出血、神经认知功能障碍、血栓栓塞、液体潴留和可逆性器官功能障碍。由于 OPCAB 取消了 CPB 技术的使用，并有可能减少其中一些与泵相关的并发症，因此 OPCAB 受到了极大的关注。事实上，在整个亚洲尤其是印度，95% 的 CABG 手术仍在非体外循环下进行。

在 Bakaeen 和他的同事对 STS 数据库进行全国性审查中，非体外循环手术的使用在 2002 年达到峰值（23%），并在 2008 年再次达到峰值（21%），随后非体外循环手术的使用频率逐渐下降，到 2012 年降至 17%。有趣的是，2008 年后，高容量和中等容量中心及外科医生的非体外循环率均下降。目前在美国，接受冠状动脉血管重建手术的患者中，只有不到 1/5 的患者采用这种技术。然而，少数外科医生和中心继续在大多数患者身上进行 OPCAB。

OPCAB 的下降可能不仅是由于手术技术的复杂性和陡峭的学习曲线，更重要的是与 OPCAB 相关的长期通畅率的下降、不完全血运重建率较高，及长期生存率较低。

多项研究的数据并不支持 OPCAB 会减少炎性介质释放的观点。一些研究者已经表明，即使补体激活可能会减少，但调节中性粒细胞和血小板的细胞因子和趋化因子的产生没有差异[4, 48]。此外，心肌缺血本身也会激活补体，如 C5b-9。因此，在解释关于炎性级联激活的研究时应非常谨慎。

随机体外循环（randomized on/off bypass，ROOBY）试验是 CABG 和 OPCAB 的前瞻性随机对照试验，涉及 18 个退伍军人事务部医疗中心的 2203 名患者。在 30 天死亡率或短期主要心血管不良事件方面无差异。每名 OPCAB 患者接受的移植物明显较少。其他患者心脏相关死亡的一年发生率（8.8% *vs*. 5.9%；$P = 0.01$）和重大不良事件（9.9% *vs*. 7.4%；$P = 0.04$）显著高于 OPCAB 组。此外，OPCAB 组的移植物通畅率显著较低（82.6% *vs*. 87.8%；$P < 0.001$）。当手术由住院医师或主治医师进行，或由高手术量或低手术量的外科医生进行时，结果没有差异。

动脉血运重建治疗手术管理（SMART）试验研究了 297 名接受单独择期 CABG 或 OPCAB 治疗的患者的长期生存率和移植物通畅率。经过 7.5 年的随访，OPCAB 组和体外循环 CABG 组之间的死亡率和移植物晚期通畅率没有差异。虽然复发性心绞痛在 OPCAB 组中更常见，但这种差异未达到统计学意义。因此，这项由世界上 OPCAB 手术专家进行的研究，并不能证明 OPCAB 比体外循环 CABG 有任何优势。

另一项前瞻性研究，冠状动脉旁路移植术非体外循环或体外循环血运重建研究（the Coronary Artery Bypass Surgery Off or On Pump Revascularization Study，CORONARY）试验，涉及 4752 名患者，分别在 19 个国家的 79 个中心随机分配到 CABG 组或 OPCAB 组。在 OPCAB（0.9%）和 CABG（1.0%）组之间，复发性心绞痛的发生率没有显著差异，但是在 OPCAB 组中，再次血管重建的必要性更高，并且差异有统计学意义（1.4% OPCAB *vs*. 0.8% CABG；$P = 0.07$）。

CORONARY 试验的受试者人数是 ROOBY 试验的两倍。每次非体外循环手术均由一名经验丰富的外科医生进行，该医生应具有 2 年以上的经验，并已完成 100 例以上的 OPCAB 手术。实习生不被允许担任主刀医生。在 CORONARY 试验中，从非体外循环组到体外循环组的交叉率较低（7.9% *vs*. 12.4%），表明外科专业知识水平较高。尽管高素质非体外循环外科医生的技术经验有所提高，但非体外循环组的血管重建需求仍然较高。

在德国，老年患者非体外循环冠状动脉旁路移植术（the German Off-Pump Coronary Artery Bypass Grafts in Elderly Patients，GOPCADE）试验中，75 岁及以上计划行孤立性旁路手术的患者被随机分配至体外循环组或非体外循环组。进行该试验旨在确定 OPCAB 在一组有多种合并症的高危老年患者中的潜在益处。该研究涉及来自 12 个中心的 2539 名患者。主要终点是术后 30 天和 12 个月内死亡或重大不良事件（心肌梗死、脑血管意外、需要肾脏替代治疗的急性肾衰竭或需要重复血运重建）的综合结果。次要终点包括手术时间、机械通气持续时间、输血要求，及 ICU 和住院时间。

两组的主要复合终点无差异（非体外循环 7.0% *vs*. 体外循环 8.0%；$P = 0.40$）。然而，非体外循环组在 30 天内进行额外血管重建的频率更高（1.3% *vs*. 0.3%；$P = 0.03$）。非体外循环组的患者接受血液制品的可能性较小；然而，该研究没有确定应该何时输血。其他任何次要终点均无差异。非体外循环组中移植物的平均数量明显较低（2.7 *vs*. 2.8；$P < 0.001$）。研究者得出结论，OPCAB 并未改善这些老年高危患者的预后。此外，有人担心，在非体外循环组中，对早期重复血管重建的需求增加以及移植物数量减少将导致未来心血管事件的发生率增加，从而使这些老年患者的发病率和死亡率增加。

这些发现挫伤了大多数中心对 OPCAB 的热情。然而，我们的做法是在 LAD 系统中为单支冠状动脉病变患者提供 OPCAB。

OPCAB 与体外 CABG 的手术技术及方法都明显不同。OPCAB 需要一定的装置来完成冠状动脉血管的充分暴露。由于术中心脏处于收缩工作状态，需要维持全身灌注，操作中要考虑全身循环的情况。要打开双侧胸膜腔使得心脏可以向任何一侧旋转以暴露靶血管，尤其是侧壁和下壁血管。首先给关键区域的心肌再血管化，这样可以减少缺血时间，改善心肌储备，允许在处理心脏其他靶血管时的更复杂操作。首先完成带蒂乳内动脉搭桥，因为它不需要近端吻合，可以即刻给移植后的血管供血。

一旦选择了靶血管，暴露预计吻合部位的近端和远端的一小块区域，放置血管线套或动脉夹控制近端和远端的血流。也可以使用冠状动脉分流栓。使用两个固定器固定心肌（图 60.17）。八爪鱼吸引固定器以两个肢体跨越冠状动脉靶血管并与多功能手臂相连。其他的装置包括心尖吸盘，常用来将心脏吸引出胸腔以观察心脏的背面。悬吊心包后部可以使心脏抬高，加强对后部靶血管的暴露。

不需要完全肝素化，通常用 50% 的肝素剂量。手术的成功需要外科医生和麻醉师共同协作，因此需要术中维持足够的全身灌注，使得外科医生在舒适的环境下手术。减慢心率的 β 受体阻滞剂和维持系统灌注的 α 受体激动剂类血管收缩药都是重要的辅助药物。

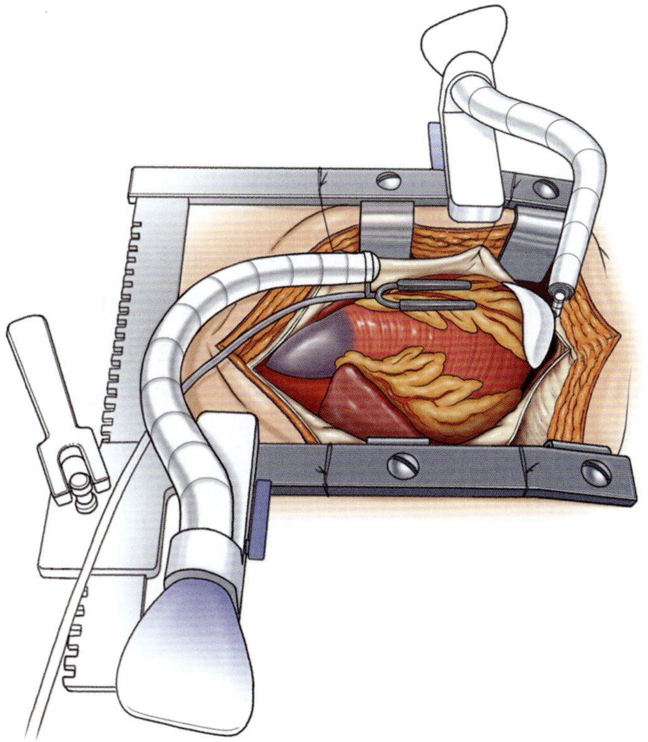

图 60.17 非体外循环下冠状动脉旁路移植需要使用固定心肌的辅助装置。它可以减少心肌的运动，使得外科医生可以进行远端吻合。这里展现的固定器的位置是正准备进行左前降支的搭桥

非体外循环搭桥的术后处理与传统的搭桥手术明显不同。因为非体外过程的炎症效应明显减轻，不像体外循环患者那样明显。这些患者不会像 CPB 患者那样表现为血管扩张或大量液体转移。所以这些患者更像经历了一次大的普外科手术，早期需要预防深静脉血栓（DVT）并需要平衡的术后液体管理。根据我们的实践经验，所有接受非体外搭桥手术的患者手术当天要口服阿司匹林和氯吡格雷。

微创直接冠状动脉旁路搭桥术

微创直接冠状动脉旁路搭桥术（minimally invasive direct coronary artery bypass，MIDCAB）指的是任何在不适用机器人的情况下，使用微创入路的冠状动脉旁路移植技术，如前外侧开胸（图 60.18）、经胸骨小切口或剑突下入路。大部分的 MIDCABs 是采用非停搏技术进行前壁的再血管化。一项于 1995 年 1 月至 2007 年 10 月之间的关于 MIDCAB 临床观察荟萃分析显示早期和晚期（> 30 天）的死亡率分别为 1.3% 和 3.2%。对微创搭桥桥血管术后即刻造影发现 4.2% 发生闭塞，6.6% 发生明显狭窄（50% ～ 99%）。术后 6 个月随访，3.6% 发生闭塞，7.2% 出现明显狭窄。还需要大样本的长期随访结果和进一步随机前瞻性临床研究来比较 MIDCAB 和标准的再血管化。尽管 MIDCAB 存在一定优势，如避免锯开胸骨开胸和体外循环，但是除了本身技术挑战和局限的再血管化区域以外，它和 OPCAB 受同样的限制。

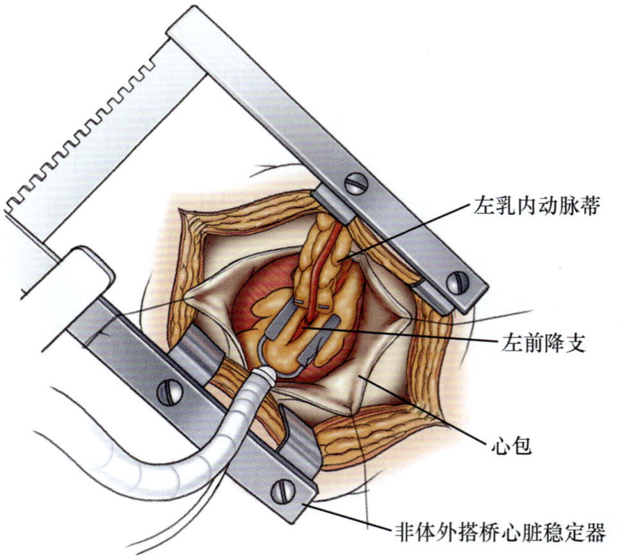

图 60.18 左侧开胸入路进行非体外循环下左侧乳内动脉到左前降支的冠状动脉搭桥。这通常用在直视微创冠状动脉旁路移植手术中（MIDCAB），多关节的固定器对该技术十分重要

机器人手术：全内镜辅助冠状动脉旁路移植术

随着机器人技术在其他外科专业的普及，机器人全内镜辅助冠状动脉旁路移植术（totally endoscopic coronary artery bypass，TECAB）已在部分中心投入使用。机器人辅助显微外科系统在提高手术灵活性和降低其他传统冠状动脉手术的侵袭性方面具有理论优势。达·芬奇系统（Intuitive Surgical，Mountain View，CA）是最常用的系统。它由三个主要组件组成：外科医生-设备接口模块、计算机控制器和特定患者接口仪器。它允许对组织进行实时手术操作、在多个自由度上实现高灵活性，及对手术视野进行光学放大，所有这些都通过最小的接入端口实现。该技术在瓣膜修复手术和其他外科专业中也有重要的应用。

关于冠状动脉旁路移植术，TECAB可在体内循环或完全非体外循环下进行，多支冠状动脉TECAB目前已成为现实。然而，这项技术的操作时间和转换率要高得多。更重要的是，它在技术上更困难和昂贵，而且它有一条陡峭的学习曲线。目前尚无关于其耐久性和安全性的长期数据。

在迄今为止最大的TECAB系列（约500例）中，成功率和安全性分别为80%（$n=400$）和95%（$n=474$）。49例（10%）患者需要术中改用更大的胸部切口。中位手术时间为305分钟（112～1050分钟），在ICU和医院的平均时间分别为23小时（11～1048小时）和6天（2～4天）。单支血管体外循环（$P=0.004$）、心脏停搏（$P=0.027$）、无学习曲线型（$P=0.049$）和经胸辅助（$P=0.035$）是手术成功的独立预测因素。唯一独立的安全性预测因子是EuroSCORE（$P=0.002$）。有趣的是，每次吻合的平均时间为27分钟（10～100分钟），这明显长于普通外科医生完成开放吻合所花费的平均时间（即每次吻合远低于10分钟）。此外，LIMA损伤率较高（$n=245\%$）[49]。所有这些数据都表明程序和技术不够完善，需要进一步开发才能替代开放性CABG。而开放性CABG具有良好的记录，是一种经过验证且可重复的手术。

目前机器人TECAB的局限性包括：其不适用于所有患者、手术时间过长、能进入的血管通路有限、难以实现多动脉冠状动脉移植、费用昂贵、缺少培训机会。但是，随着时间的推移，机器人手术可能会成为一些治疗特定人群外科医生的专业领域。

激光心肌血运重建术

药物难以控制的同时也无法通过经皮介入治疗或冠状动脉搭桥术达到完全再血管化治疗的慢性重症难治性心绞痛患者是目前临床所遇到的挑战之一。激光心肌血运重建术（transmyocardial laser revascularization，TMLR），无论是作为单独的治疗或作为CABG手术的辅助，对于上述部分患者都可能是适用的。基于证据的STS员工队伍回顾既往的资料，并建议对EF＞0.30、CCS Ⅲ级和Ⅳ级，同时对大剂量药物治疗效果不佳的患者使用TMLR。这些患者存在左心室游离壁可逆性缺血，且冠状动脉病变区域与心肌缺血位置相对应。对于所有区域的心肌，冠状动脉疾病均不适合CABG手术或经皮冠状动脉介入。

TMLR是采用高能量激光束打通心肌壁，使其连通于左心腔内的含氧血液。但TMLR引起心脏缺血症状减轻后，已不再被认为上述机制成立。虽然某些局部可能会出现新生的血管，但其变化程度并不能增加任何实质性的心肌灌注。另一种机制涉及心肌神经元信号的局部反应。这种假设认为，激光心肌打孔会导致局部心室的感觉神经元和自主神经传出轴突损伤，这会导致局部心肌的去神经化，从而使心绞痛症状缓解。不论机制如何，激光心肌血运重建术治疗是对 症状的一种改善。患者接受血运重建后，CCS心绞痛分级有所提高。手术后6个月内，60%～80%的患者症状出现改善。

杂交手术（hybrid procedures）

人们普遍接受左内乳动脉（LIMA）吻合到左冠状动脉前降支（LAD）是CABG中最重要的部分，远期效果优于任何介入手术。与静脉到非LAD搭桥相比，药物洗脱支架已逐渐显示出竞争力。所以一种整合的心肌再血管化方法诞生了，称为杂交手术。杂交治疗包括：微创手术实施LIMA与LAD间的吻合，同时使用PCI治疗非LAD梗阻的冠状动脉。

虽然上述方法取得了初步的成效，但仍然有不少潜在隐患。该方法的成本可能比单纯的CABG或DES植入术都要大。另外，微创手术和支架植入的先后顺序还不确定。杂交治疗方法的远期疗效也不确定。

再次冠状动脉旁路移植术的技术问题

CABG术后5年，患者再发症状尤其是心绞痛的占比大约为15%；10年则达到了40%。症状的再发提示自身冠状动脉或桥血管疾病的进展。对于大部分患者，进行血管造影、PCI 或 CABG 的指征与第一次手术一致。考虑行二次搭桥手术的患者通常是高龄的、有更弥漫的血管病变的，并且心室功能减退的。增加二次手术风险的因素包括没有乳内动脉移植物、首次手术年龄较小、之前不完全再血管化、充血性心力衰竭和纽约心功能分级Ⅲ或Ⅳ级的患者。

技术方面，二次搭桥手术明显不同于第一次手术。进胸和分离旧的桥血管都很具挑战性。首先要做好股动脉或腋动脉插管的准备，并备好血制品。二次开胸一般需要摇摆锯或经过剑突将心脏与胸骨分离开来。存在损伤右心室、主动脉或是静脉桥血管的潜在风险。如果第一次手术 LIMA 摆放不好，开胸时也存在损伤的风险。一旦确认心脏或是血管损伤，应由助手将胸骨挤压在一起控制进一步出血，术者迅速在备选处插管建立体外循环。术前 CT 扫描对手术计划很有帮助。

一旦开胸完成，将剩下的心脏粘连结构从胸骨下面分离出来并放置胸骨牵开器。在充分游离心脏之前不能使用任何牵开器，否则会造成主动脉或右心室破裂，很难控制。

下一步是要确定插管的位置。首先游离右心房和主动脉，心脏的其他部分可以在体外循环开始后慢慢从心包游离开来。之前插管处和静脉移植物是最粘连的区域，然而心脏膈面是粘连最轻的部位，可以从这里开始进入正确的层面。

操作旧的桥血管要小心，避免远端冠状动脉血管床发生微栓塞。经常需要分离 LIMA 血管蒂，操作也要小心。如果不小心损伤要具备迅速开始搭桥的能力（图 60.19）。手术的余下部分跟第一次手术基本一致，可以选择体外或非体外手术。在一些病例中，可能需要经左前外侧开胸入路。一般用在之前有纵隔炎或是多次开胸的患者，或是心脏与胸骨广泛粘连而不安全进入。这时需要将静脉桥吻合在降主动脉上（图 60.20）。

总结二次搭桥手术可能遇到的困难如下：

- 开胸时损伤心脏
- 损伤乳内动脉
- 升主动脉无充足空间移植新的桥血管
- 因瘢痕和粘连无法确认远端靶血管
- 可用的桥血管有限
- 因病变的静脉桥栓子栓塞和冠状动脉弥漫病变影响心脏停搏液灌注，增加围术期心肌梗死风险

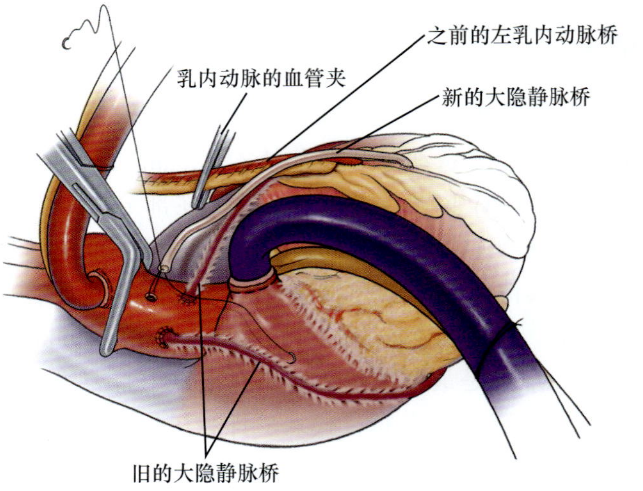

图 60.19 二次冠状动脉旁路移植手术。大部分病例插管与第一次手术一致。但是由于瘢痕使得冠状动脉靶血管的确认很困难。之前的桥血管对于确认靶血管十分有用。除了在原静脉桥上方阻断主动脉以外，如果可能的话，还需要将乳内动脉游离出来并单独阻断。单钳技术是首选，因为它避免了在近端主动脉周围可能需要放置部分咬侧钳夹的繁琐和潜在危险的夹层

- 由于更严重的炎性反应和更多的创面增加出血
- 在钳夹主动脉时损伤肺动脉

大部分报道称二次冠状动脉搭桥手术死亡率超过首次搭桥。

冠状动脉疾病的机械并发症

左室动脉瘤

由于早期的介入治疗，急性心肌梗死后室壁瘤的发生率已经下降。在左心室室壁瘤中，90% 都是继发于前降支急性闭塞的透壁心肌梗死。患者可以在梗死后的 48 小时出现室壁瘤（假性室壁瘤），但大部分都出现在梗死后的数周内。室壁瘤中大约 2/3 的患者仍旧没有症状。

室壁瘤患者中，无症状者 10 年生存率为 90%，有症状者为 50%。最常见的死因是心律失常（＞40%）、充血性心力衰竭（＞30%）和反复心肌梗死（＞10%）。血栓栓塞的风险很低，除非存在附壁血栓，否则不推荐长期抗凝。诊断通常靠超声心动图。铊显像或 PET 对发现室壁瘤的范围以及周围区域的心肌存活性很有帮助。

如果患者因冠心病症状预期行冠状动脉搭桥手术，则有同期处理左心室室壁瘤的指征。还包括破裂或有假性室壁瘤证据，同时抗凝患者发生血栓栓塞都

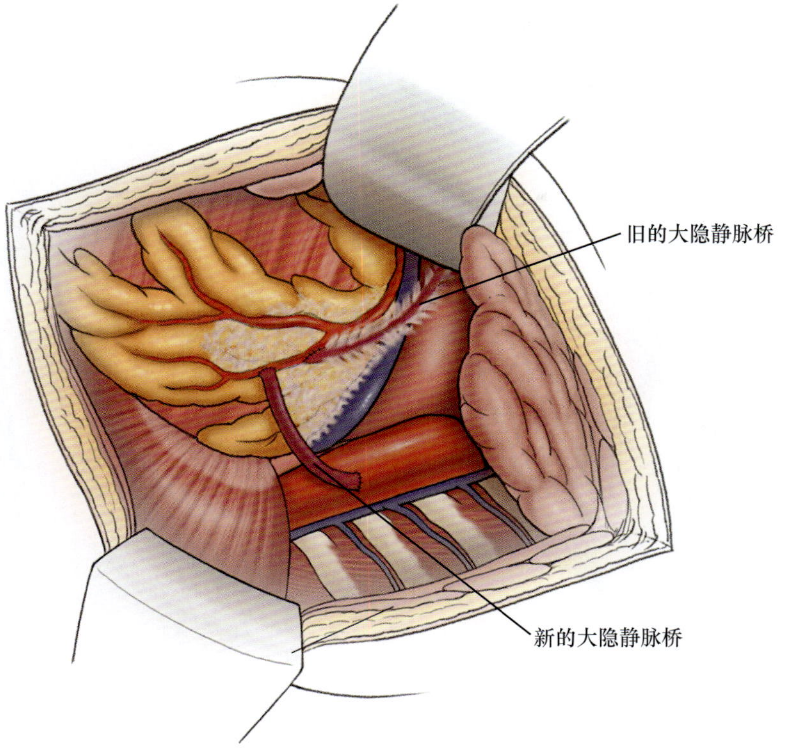

图 60.20 经左侧开胸入路进行二次冠状动脉搭桥手术。此方法避免了困难的二次开胸风险，在一些病例中可以选择使用。图示为连接降主动脉到钝缘支的新的大隐静脉桥

是室壁瘤手术指征。报道称室壁瘤术后 5 年生存率为 60% ～ 80%。一般来说，外科修补或切除室壁瘤加 CABG 手术后，大部分患者心绞痛症状缓解，心力衰竭症状恢复。

外科心室重建是一项外科切除室壁瘤并重建左心室几何形态的技术。只要主动脉瓣关闭良好，理想方式是在体外循环心脏不停搏下进行手术。室壁瘤的确认是通过与心室存活心肌比较出现矛盾运动的心室壁。切开室壁瘤，在跳动的心脏上用手触摸确定存活和坏死心肌交界，并在交界处进行荷包缝合。用涤纶或牛心包补片隔离并闭合室壁瘤。两种潜在的需要外科处理的急性并发症是梗死后室间隔穿孔和乳头肌断裂导致的二尖瓣反流。

室间隔穿孔

室间隔穿孔发生率不足 1%，与急性前降支闭塞有关。男性更常见（3∶2），一般发生在梗死后 2 ～ 4 天。但发生在梗死后 6 周以内仍认为是急性的。室间隔穿孔通常发生在室间隔的前部或心尖部。大约有 25% 的患者室间隔穿孔发生在室间隔后部，多由于右冠状动脉或回旋支远端闭塞引起下壁心肌梗死。透壁心肌梗死是发生室间隔穿孔的先决条件。心肌梗死后新发的响亮的收缩期杂音提示诊断成立，超声心动图对于确定穿孔的大小及性质很有效，并能确定左向右分流。右心导管检查显示右心室和肺动脉的血氧饱和度升高，穿孔大小一般在 1 ～ 2 cm。

诊断成立后，患者应立即行左心导管检查明确冠心病的程度、左心室功能不全的程度，及是否存在二尖瓣反流。室间隔穿孔的患者中大约 60% 存在非相关冠状动脉血管的严重病变。不治疗患者死亡率很高，大约 25% 的患者在 24 小时内死于难治性心力衰竭。1 周、1 个月，及 1 年以上的生存率分别为 50%、20% 和不足 3%。

拟行手术的患者应尽早关闭室间隔穿孔并同期行搭桥手术。没有难治性心力衰竭和血流动力学不稳的患者，生存率高达 75%。修补室间隔穿孔时可能需要清除梗死区域，这项技术是很具有挑战性的。在梗死区域纵行切开左心室并对穿孔进行评价。可能存在多个穿孔，需要将坏死心肌清除直至仅保留存活心肌。然后用涤纶或牛心包补片在左室面缝合穿孔并延伸通过心室切口处，一并关闭心室切口（图 60.21）。用这种方法，补片的后面被固定在剩余的存活室间隔，而前面缝合在心室游离壁，形成一个新的室间隔，用毡条来加固闭合心室切口。

除了传统的梗死后室间隔缺损修复术之外，最近相关学者对经导管封堵术治疗梗死后室间隔缺损也很

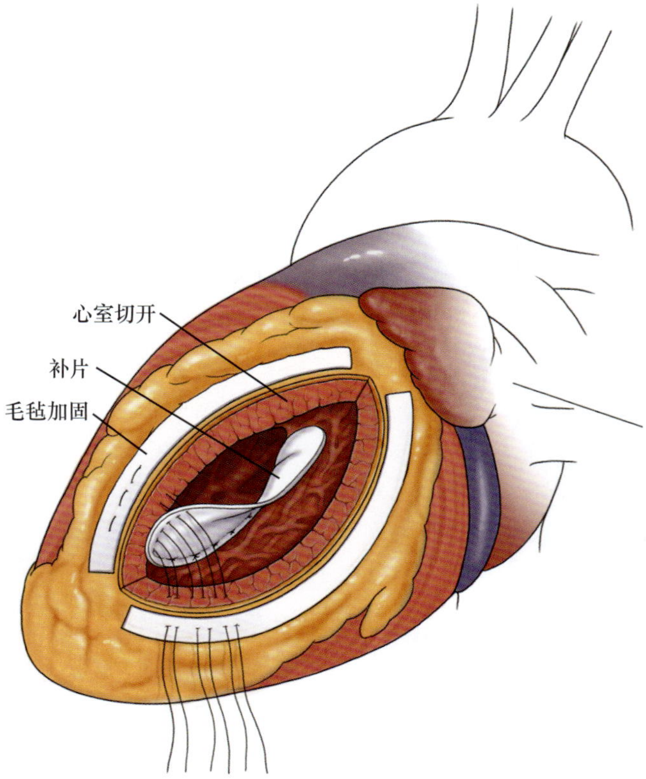

图 60.21 修补继发于急性心肌梗死后室间隔穿孔的梗死灶清除技术。通过梗死区域切开心室并清除坏死心肌。在室间隔的左室面放置补片完成修补。用毡片加固心室的闭合。所有的缝合都缝在健康心肌上，确保修补的耐久性是很重要的

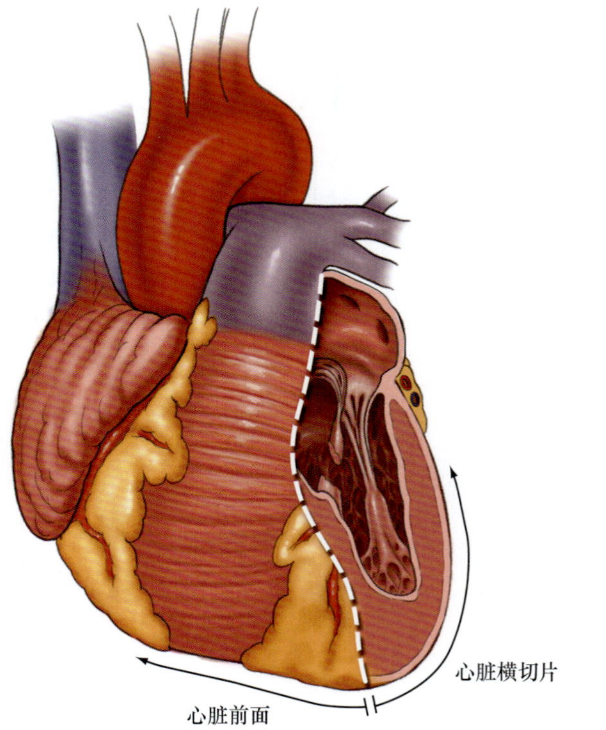

图 60.22 急性心肌梗死机械并发症：急性乳头肌断裂和急性室间隔穿孔是两种遭受大面积心肌梗死的后果。急性乳头肌断裂导致急性二尖瓣反流，临床表现为心源性休克和即刻的呼吸困难。如果患者行急诊手术，二尖瓣置换是唯一的选择

感兴趣。这避免了在原本虚弱的患者中进行泵送。在接受手术和经导管封堵治疗的患者中，体外膜肺氧合或心室辅助装置形式的临时循环支持均可挽救生命。

二尖瓣反流

采用彩色血流多普勒超声心动图可以发现急性心肌梗死后大约 40% 的患者发生慢性缺血性二尖瓣反流（IMR）。其中 3% ～ 4% 的患者二尖瓣反流为中重度。

慢性 IMR 的原因是乳头肌功能障碍，左心室扩张导致的二尖瓣环扩大以及后叶受限。慢性 IMR 手术需要选择性处理。包括完全的心肌再血管化和成形环的使用。

急性 IMR 的发生是由于发出供应乳头肌的心外膜冠状动脉闭塞导致乳头肌坏死断裂引起的。后乳头肌受累的机会是前乳头肌的 3 ～ 6 倍（图 60.22）。无论是整个乳头肌还是腱索附着的乳头肌头部分或全部断裂都可以引起二尖瓣反流。

大部分患者经过迅速的外科干预可以取得最好的改善生存率机会。住院死亡的预测因子包括慢性心力衰竭、肾功能不全和多支血管病变。急诊外科手术通常包括二尖瓣置换和同期搭桥。急诊手术的住院死亡率高达 50%。急诊情况下不要尝试二尖瓣修复，因为在二尖瓣断裂时并不可行，与换瓣相比，修复需要更长的阻断时间，对急诊手术而言是不理想的。存在心肌梗死后急性机械并发症的手术是很有挑战性的，外科医生必须预期并准备好左室辅助装置，以防体外循环停机失败（图 60.23）。

特殊人群的冠状动脉旁路移植手术

合并糖尿病的患者

合并糖尿病的患者 CABG 术后死亡率和并发症发生率比一般人群高。BARI 研究表明多支病变的糖尿病患者行 CABG 手术比任何其他方式更好。同样，FREEDOM 试验也证明了 CABG 优于 PCI。

高龄患者

行 CABG 的患者中大约 10% 年龄超过 80 岁。高

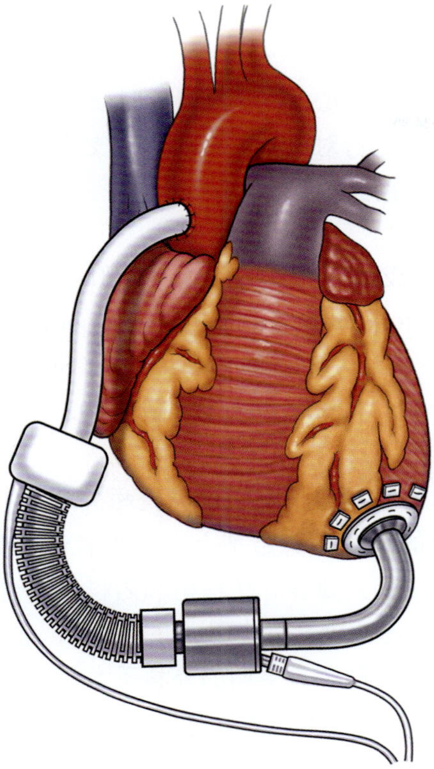

图 60.23 对于冠心病不适宜搭桥手术的终末期心肌病患者，行左心室辅助轴流泵可以作为临时机械支持或等待移植的一种选择。进入泵的血液来自左心室心尖部，然后通过特殊设计的与泵相连的移植物将血泵入升主动脉。轴流泵体积小且相对容易移植。它只有一个运动部件，就是轴叶轮

龄是外科手术死亡率和并发症发生率以及非常规出院的独立预测因子。尽管应该把年龄作为风险分级的因素，但不能单独根据年龄而否定 CABG 手术。考虑到只有 1/5 的患者能够在不需要额外辅助的情况下出院，事先应做好合理的安排。

女性患者

尽管女性在早年发生冠心病的概率比男性低，在美国冠心病仍然是导致女性死亡的主要原因。回溯过去，非常严重的冠心病或是其相关并发症在女性中还是很少见的。来自胸外科医师协会（STS）数据库的两项独立研究揭示，女性患者的手术死亡率更高一些（3.15% *vs*. 2.61%）。

随着研究策略的发展，已有相关设计研究发现有利于女性 CABG 患者的特殊方面。已经证实 OPCAB 对女性患者更好。最近一项来自 STS 国家心脏数据库的包括 42 477 名患者的数据回顾研究显示，体外循环搭桥手术中，女性患者比男性患者有更大的校正死亡风险、延长机械通气时间和延长的住院时间。相比之下，在 OPCAB 病例中，女性的再探查风险比男性低，死亡、心肌梗死、长时间通气和住院的风险相似。

肾病患者

肾功能不全也是搭桥术后影响生存率的独立危险因素。术前血清肌酐水平高于 1.4 ～ 2.5 mg/dl 将会导致死亡率增高 2 倍。针对 59 576 名接受搭桥或介入治疗的回顾性研究中，证实了肌酐水平大于 2.5 mg/d1 搭桥明显可以提高患者的生存率，术后 1 年、2 年、3 年的生存率分别达到了 84.1%、77.4% 和 65.9%，而介入组分别为 70.8%、51.9% 和 46.1%。这一点在糖尿病患者中表现得更加突出。

肥胖患者

肥胖患者术后发生肾衰竭、延长机械通气时间，及胸骨伤口感染的发生率明显高于正常体重患者。体重的两个极端都是冠状动脉搭桥术相关死亡率的危险因素。

感谢

我们要感谢 Scott Weldon 和 Michael DeLaflor 的图片服务，及 Johnny Airheart 的摄影支持。

主要参考文献

Chu D，Bakaeen FG，Dao TK，et al. On–pump versus off–pump coronary artery bypass grafting in a cohort of 63 000 patients. Ann Thorac Surg. 2009；87：1820–1826.

这是一篇关于美国的全国性的针对体外和非体外冠状动脉搭桥的对比研究。研究高度阐明与传统的体外循环冠状动脉搭桥相比，非体外循环搭桥手术的术后死亡率和卒中发生率并不低。非体外循环搭桥（OPCAB）会延长住院时间并导致住院费用增加。

Edwards FH，Carey JS，Grover FL，et al. Impact of gender on coronary bypass operative mortality. Ann Thorac Surg. 1998；66：125–131.

这项研究对美国胸外科医师协会（STS）数据库中超过 300 000 名患者进行多变量分析和风险模型分层来比较女性患者的预后。证实了在中低危患者当中，女性是高死亡率的独立预测因子，而在高危组人群中，男女并无异差。

Influence of diabetes on 5-year mortality and morbidity in a ran-domized trial comparing CABG and PTCA in patients with multivessel disease: the Bypass Angioplasty Revascularization Investigation (BARI). Circulation. 1997; 96: 1761-1769.

早期的随机对照研究结果显示，需要治疗的糖尿病患者接受 CABG 手术比 PTCA 明显降低死亡率。其主要归因于左乳内动脉桥的使用。

Loop FD, Lytle BW, Cosgrove DM, et al. Influence of the inter-nal-mammary-artery graft on 10-year survival and other car-diac events. N Engl J Med. 1986; 314: 1-6.

本篇回顾性研究对某单一中心的 5931 名冠状动脉搭桥患者进行分析。对使用乳内动脉桥和单纯使用静脉桥进行对比，结果显示了乳内动脉比其他任何桥血管都有优势，经过 10 年观察，仅使用静脉桥患者比使用乳内动脉桥患者死亡率高 1.6 倍。

Lopes RD, Hafley GE, Allen KB, et al. Endoscopic versus open vein-graft harvesting in coronary-artery bypass surgery. N Engl J Med. 2009; 361: 235-244.

本篇回顾性研究对内镜获取大静脉的失败率和临床效果进行评估。内镜获取静脉与开放获取静脉相比，成为静脉损伤和不良临床事件的独立危险因子。

Parisi AF, Khuri S, Deupree RH, et al. Medical compared with surgical management of unstable angina: 5-year mortality and morbidity in the Veterans Administration Study. Circulation. 1989; 80: 1176-1189.

这项多中心 VA 前瞻随机对照研究对外科和药物治疗进行对比，发现对于三支病变冠心病外科干预更具优势。

Peduzzi P, Kamina A, Detre K. T wenty-two-year follow-up in the VA Cooperative Study of Coronary Artery Bypass Surgery for Stable Angina. Am J Cardiol. 1998; 81: 1393-1399.

本研究对参与冠状动脉搭桥外科 VA 协作研究组中的 686 名稳定型心绞痛患者进行 22 年随访，对接受大隐静脉桥移植和内科药物治疗进行生存率、心肌梗死发生率、二次手术、症状比较，发现对于低危患者早期的外科手术并不能改善生存率和降低心肌梗死发生率。对于高危患者而言，早期生存率的改善并不意味着远期生存率提高，两种手段对远期生存率无差别。

Serruys PW, Morice MC, Kappetein AP, et al. Percutaneous coro-nary intervention versus coronary-artery bypass grafting for severe. N Engl J Med. 2009; 360: 961-972.

这是一项具有里程碑意义的当代经皮冠状动脉介入（PCI）药物洗脱支架与冠状动脉旁路移植术（CABG）的研究。主要终点是随机分组后 12 个月期间的主要不良心脑血管事件（即死于任何原因、中风、心肌梗死或反复血运重建）。PCI 组 12 个月主要不良心脑血管事件的发生率显著高于冠脉搭桥组（17.8%vs.12.4%；P = 0.002），很大程度上是因为重复血管重建率增加（13.5%vs.5.9%；P < 0.001），因此不符合非劣质标准。在 12 个月时，两组的死亡率和心肌梗死相似，冠状动脉旁路移植术中发生卒中的可能性明显更大（2.2% *vs.* 0.6%，P = 0.003）。研究人员得出结论，CABG 仍然是三支血管或左冠状动脉疾病患者的标准护理，因为与 PCI 相比，CABG 的使用导致主要不良心脑血管事件的联合终止率在 1 年时较低。

Serruys PW, Ong AT, van Herwerden LA, et al. Five-year out-comes after coronary stenting versus bypass surgery for the treatment of multivessel disease: the final analysis of the Arterial Revascularization Therapies Study (ARTS) randomized trial. J Am Coll Cardiol. 2005；46：575–581.

总结了动脉重建术治疗研究的最终结果，结果显示接受冠状动脉支架置入术患者的主要不良心脑血管事件的总体发生率高于接受冠状动脉旁路移植术患者。造成这种差异的原因是支架组中重复血管重建的需求增加。

Shroyer AL，Grover FL，Hattler B，et al. On-pump versus off-pump coronary-artery bypass surgery. N Engl J Med. 2009；361：1827–1837.

本篇文章针对传统体外循环和非体外循环冠状动脉搭桥进行了随机、多中心的 VA 研究。包括 2203 名患者。初级研究终点是任何原因导致的死亡、二次再血管化、外科术后 1 年内的非致命心肌梗死。随访 1 年时，非体外循环搭桥组不良事件和桥通畅率更差。之前所谓的低神经系统并发症在本非体外循环组未能体现。

Taggart DP，Altman DG，Gray AM，et al. Randomized trial of bilateral versus single internal-thoracic-artery grafts. N Engl J Med. 2016；375：2540–2549.

与使用单侧乳内动脉加静脉移植相比，使用双侧乳内动脉进行冠状动脉旁路移植（CABG）可改善长期结果。接受 CABG 的患者被随机分配到 7 个国家的 28 个心脏外科中心接受单或双侧乳内动脉移植。在接受 CABG 的患者中，接受单侧乳内动脉移植的患者与接受双侧乳内动脉移植的患者在 5 年随访时的死亡率或心血管事件发生率方面没有显著差异。双侧乳内动脉移植术的胸骨伤口并发症多于单纯乳内动脉移植术。十年的随访正在进行中。

Velazquez EJ，Lee KL，Jones RH，et al. Coronary-artery bypass surgery in patients with ischemic cardiomyopathy. N Engl J Med. 2016；374：1511–1520.

在患有冠状动脉疾病、心力衰竭和严重左心室收缩功能障碍的患者中，与单独药物治疗相比，在指南指导的药物治疗中增加冠状动脉旁路移植术（CABG）策略的生存益处尚不清楚。本研究将射血分数极低（< 35%）的患者随机分配至 GDMT 组和 CABG 组。在一个缺血性心肌病患者队列中，10 年内，在接受药物治疗的同时接受 CABG 的患者中，因任何原因死亡、只因心血管原因死亡、因任何原因住院或只因心血管原因住院的比率都明显低于单纯接受药物治疗的患者。

White HD，Assmann SF，Sanborn TA，et al. Comparison of per-cutaneous coronary intervention and coronary artery bypass grafting after acute myocardial infarction complicated by cardiogenic shock: results from the Should We Emergently Revascularize Occluded Coronaries for Cardiogenic Shock (SHOCK) trial. Circulation. 2005；112：1992–2001.

本随机对照研究目的在于比较外科手术和介入手术对于心源性休克患者的差异。研究发现，尽管外科组比介入组糖尿病发病率高，血管条件差，但 30 天和 1 年的死亡率在两组间无差异。

参考文献

1. Benjamin EJ, Virani SS, Callaway CW, et al. Heart disease and stroke statistics—2018 update: a report from the American Heart Association. *Circulation*. 2018;137:e67–e492.
2. Ford ES, Capewell S. Coronary heart disease mortality among young adults in the U.S. from 1980 through 2002: concealed leveling of mortality rates. *J Am Coll Cardiol*. 2007;50:2128–2132.
3. Murphy SL, Xu J, Kochanek KD. Deaths: preliminary data for 2010. *Natl Vital Stat Rep*. 2012;60:1–52.
4. Bakaeen FG, Blackstone EH, Pettersson GB, et al. The father of coronary artery bypass grafting: Rene Favaloro and the 50th anniversary of coronary artery bypass grafting. *J Thorac Cardiovasc Surg*. 2018;155:2324–2328.
5. Pepine CJ, Balaban RS, Bonow RO, et al. Women's Ischemic Syndrome Evaluation: current status and future research directions: report of the National Heart, Lung and Blood Institute Workshop: October 2–4, 2002: section 1: diagnosis of stable ischemia and ischemic heart disease. *Circulation*. 2004;109:e44–46.
6. Hammermeister KE, DeRouen TA, Dodge HT. Variables predictive of survival in patients with coronary disease. Selection by univariate and multivariate analyses from the clinical, elec-

trocardiographic, exercise, arteriographic, and quantitative angiographic evaluations. *Circulation.* 1979;59:421–430.

7. Kwok Y, Kim C, Grady D, et al. Meta-analysis of exercise testing to detect coronary artery disease in women. *Am J Cardiol.* 1999;83:660–666.
8. Shaw LJ, Mieres JH, Hendel RH, et al. Comparative effectiveness of exercise electrocardiography with or without myocardial perfusion single photon emission computed tomography in women with suspected coronary artery disease: results from the What Is the Optimal Method for Ischemia Evaluation in Women (WOMEN) trial. *Circulation.* 2011;124:1239–1249.
9. Fleischmann KE, Hunink MG, Kuntz KM, et al. Exercise echocardiography or exercise SPECT imaging? A meta-analysis of diagnostic test performance. *JAMA.* 1998;280:913–920.
10. Underwood SR, Anagnostopoulos C, Cerqueira M, et al. Myocardial perfusion scintigraphy: the evidence. *Eur J Nucl Med Mol Imaging.* 2004;31:261–291.
11. Badran HM, Elnoamany MF, Seteha M. Tissue velocity imaging with dobutamine stress echocardiography—a quantitative technique for identification of coronary artery disease in patients with left bundle branch block. *J Am Soc Echocardiogr.* 2007;20:820–831.
12. Levy D, Garrison RJ, Savage DD, et al. Prognostic implications of echocardiographically determined left ventricular mass in the Framingham Heart Study. *N Engl J Med.* 1990;322:1561–1566.
13. Mark DB, Berman DS, Budoff MJ, et al. ACCF/ACR/AHA/NASCI/SAIP/SCAI/SCCT 2010 expert consensus document on coronary computed tomographic angiography: a report of the American College of Cardiology Foundation Task Force on Expert Consensus Documents. *Catheter Cardiovasc Interv.* 2010;76:E1–42.
14. Hamon M, Biondi-Zoccai GG, Malagutti P, et al. Diagnostic performance of multislice spiral computed tomography of coronary arteries as compared with conventional invasive coronary angiography: a meta-analysis. *J Am Coll Cardiol.* 2006;48:1896–1910.
15. Janne d'Othee B, Siebert U, Cury R, et al. A systematic review on diagnostic accuracy of CT-based detection of significant coronary artery disease. *Eur J Radiol.* 2008;65:449–461.
16. Miller JM, Rochitte CE, Dewey M, et al. Diagnostic performance of coronary angiography by 64-row CT. *N Engl J Med.* 2008;359:2324–2336.
17. Schuijf JD, Bax JJ, Shaw LJ, et al. Meta-analysis of comparative diagnostic performance of magnetic resonance imaging and multislice computed tomography for noninvasive coronary angiography. *Am Heart J.* 2006;151:404–411.
18. Shmilovich H, Cheng VY, Tamarappoo BK, et al. Vulnerable plaque features on coronary CT angiography as markers of inducible regional myocardial hypoperfusion from severe coronary artery stenoses. *Atherosclerosis.* 2011;219:588–595.
19. Ambrose JA, Tannenbaum MA, Alexopoulos D, et al. Angiographic progression of coronary artery disease and the development of myocardial infarction. *J Am Coll Cardiol.* 1988;12:56–62.
20. Little WC, Constantinescu M, Applegate RJ, et al. Can coronary angiography predict the site of a subsequent myocardial infarction in patients with mild-to-moderate coronary artery disease? *Circulation.* 1988;78:1157–1166.
21. Eleven-year survival in the Veterans Administration randomized trial of coronary bypass surgery for stable angina. *N Engl J Med.* 1984;311:1333–1339.
22. Ringqvist I, Fisher LD, Mock M, et al. Prognostic value of angiographic indices of coronary artery disease from the Coronary Artery Surgery Study (CASS). *J Clin Invest.* 1983;71:1854–1866.
23. Passamani E, Davis KB, Gillespie MJ, et al. A randomized trial of coronary artery bypass surgery. Survival of patients with a low ejection fraction. *N Engl J Med.* 1985;312:1665–1671.
24. Yusuf S, Zucker D, Peduzzi P, et al. Effect of coronary artery bypass graft surgery on survival: overview of 10-year results from randomised trials by the Coronary Artery Bypass Graft Surgery Trialists Collaboration. *Lancet.* 1994;344:563–570.
25. Hueb W, Lopes N, Gersh BJ, et al. Ten-year follow-up survival of the Medicine, Angioplasty, or Surgery Study (MASS II): a randomized controlled clinical trial of 3 therapeutic strategies for multivessel coronary artery disease. *Circulation.* 2010;122:949–957.
26. Eighteen-year follow-up in the Veterans Affairs Cooperative Study of coronary artery bypass surgery for stable angina. *Circulation.* 1992;86:121–130.
27. Varnauskas E. Twelve-year follow-up of survival in the randomized European Coronary Surgery Study. *N Engl J Med.* 1988;319:332–337.
28. Fihn SD, Gardin JM, Abrams J, et al. 2012 ACCF/AHA/ACP/AATS/PCNA/SCAI/STS guideline for the diagnosis and management of patients with stable ischemic heart disease: a report of the American College of Cardiology Foundation/American Heart Association Task Force on Practice Guidelines, and the American College of Physicians, American Association for Thoracic Surgery, Preventive Cardiovascular Nurses Association, Society for Cardiovascular Angiography and Interventions, and Society of Thoracic Surgeons. *Circulation.* 2012;126:e354–471.
29. Mohr FW, Morice MC, Kappetein AP, et al. Coronary artery bypass graft surgery versus percutaneous coronary intervention in patients with three-vessel disease and left main coronary disease: 5-year follow-up of the randomised, clinical SYNTAX trial. *Lancet.* 2013;381:629–638.
30. Makikallio T, Holm NR, Lindsay M, et al. Percutaneous coronary angioplasty versus coronary artery bypass grafting in treatment of unprotected left main stenosis (NOBLE): a prospective, randomised, open-label, non-inferiority trial. *Lancet.* 2016;388:2743–2752.
31. Stone GW, Sabik JF, Serruys PW, et al. Everolimus-eluting stents or bypass surgery for left main coronary artery disease. *N Engl J Med.* 2016;375:2223–2235.
32. Jones EL, Craver JM, Guyton RA, et al. Importance of complete revascularization in performance of the coronary bypass operation. *Am J Cardiol.* 1983;51:7–12.
33. Omer S, Cornwell LD, Rosengart TK, et al. Completeness of coronary revascularization and survival: impact of age and off-pump surgery. *J Thorac Cardiovasc Surg.* 2014;148:1307–1315:e1301.
34. Velazquez EJ, Lee KL, Jones RH, et al. Coronary-artery bypass surgery in patients with ischemic cardiomyopathy. *N Engl J Med.* 2016;374:1511–1520.
35. Velazquez EJ, Lee KL, Deja MA, et al. Coronary-artery bypass surgery in patients with left ventricular dysfunction. *N Engl J Med.* 2011;364:1607–1616.
36. Subramanian S, Sabik 3rd JF, Houghtaling PL, et al. Decision-making for patients with patent left internal thoracic artery grafts to left anterior descending. *Ann Thorac Surg.* 2009;87:1392–1398: discussion 1400.
37. Choudhry NK, Singh JM, Barolet A, et al. How should patients with unstable angina and non–ST-segment elevation myocardial infarction be managed? A meta-analysis of randomized trials. *Am J Med.* 2005;118:465–474.
38. Berger PB, Ellis SG, Holmes Jr DR, et al. Relationship between delay in performing direct coronary angioplasty and early clinical outcome in patients with acute myocardial infarction: results from the global use of strategies to open occluded arteries in Acute Coronary Syndromes (GUSTO-IIb) trial. *Circulation.* 1999;100:14–20.

39. Cannon CP, Gibson CM, Lambrew CT, et al. Relationship of symptom-onset-to-balloon time and door-to-balloon time with mortality in patients undergoing angioplasty for acute myocardial infarction. *JAMA*. 2000;283:2941–2947.
40. Weiss ES, Chang DD, Joyce DL, et al. Optimal timing of coronary artery bypass after acute myocardial infarction: a review of California discharge data. *J Thorac Cardiovasc Surg*. 2008;135:503–511, 511:e501–503.
41. White HD, Assmann SF, Sanborn TA, et al. Comparison of percutaneous coronary intervention and coronary artery bypass grafting after acute myocardial infarction complicated by cardiogenic shock: results from the Should We Emergently Revascularize Occluded Coronaries for Cardiogenic Shock (SHOCK) trial. *Circulation*. 2005;112:1992–2001.
42. Loop FD, Lytle BW, Cosgrove DM, et al. Influence of the internal-mammary-artery graft on 10-year survival and other cardiac events. *N Engl J Med*. 1986;314:1–6.
43. Castellheim A, Hoel TN, Videm V, et al. Biomarker profile in off-pump and on-pump coronary artery bypass grafting surgery in low-risk patients. *Ann Thorac Surg*. 2008;85:1994–2002.
44. Comparison of coronary bypass surgery with angioplasty in patients with multivessel disease. *N Engl J Med*. 1996;335:217–225.
45. Zenati MA, Bhatt DL, Bakaeen FG, et al. Randomized trial of endoscopic or open vein-graft harvesting for coronary-artery bypass. *N Engl J Med*. 2019;380:132–141.
46. Tabata M, Grab JD, Khalpey Z, et al. Prevalence and variability of internal mammary artery graft use in contemporary multivessel coronary artery bypass graft surgery: analysis of the Society of Thoracic Surgeons National Cardiac Database. *Circulation*. 2009;120:935–940.
47. Tatoulis J, Buxton BF, Fuller JA. The right internal thoracic artery: is it underutilized? *Curr Opin Cardiol*. 2011;26:528–535.
48. Hoel TN, Videm V, Mollnes TE, et al. Off-pump cardiac surgery abolishes complement activation. *Perfusion*. 2007;22:251–256.
49. Bonaros N, Schachner T, Lehr E, et al. Five hundred cases of robotic totally endoscopic coronary artery bypass grafting: predictors of success and safety. *Ann Thorac Surg*. 2013;95:803–812.

61 章

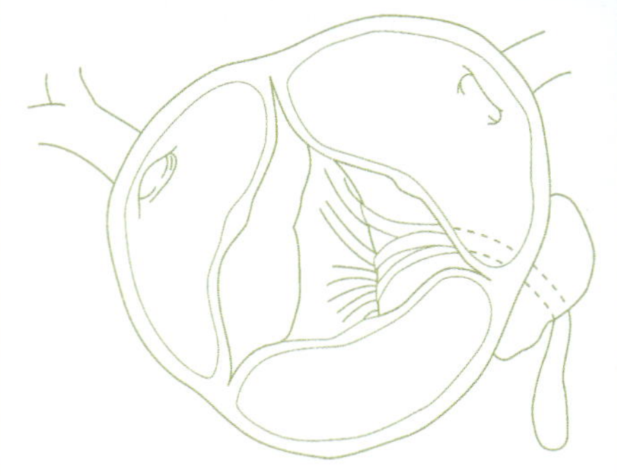

获得性心脏病：瓣膜病

Todd K. Rosengart, Corinne M. Aberle, Christopher Ryan

文帅永 李明莉 译 董维刚 审校

章目录

心脏包含四个单向瓣膜，用于调节通过心腔的血流方向。有效的心脏泵血活动取决于这些瓣膜的正常功能。房室（二尖瓣和三尖瓣）瓣膜在收缩期关闭，以维持房室之间逐层的压力梯度，而半月瓣（主动脉瓣和肺动脉瓣）在舒张期关闭，以维持心室和大动脉之间的压力梯度。

心脏平均每天跳动 10 万次，在平均寿命内跳动超过 25 亿次。鉴于心脏瓣膜经历了大量的开合周期，因此心脏瓣膜病的发生率相对较低（报告患病率低于人口的 2%）[1]，必须得出结论，瓣膜结构非常适合这些生理需求。

然而，由于各种病理生理过程，心脏瓣膜可能遭受各种损伤或变性，瓣膜功能障碍会导致显著的发病率和死亡率。20 世纪开放式外科瓣膜修复和置换手术的出现延长了数百万心脏瓣膜疾病患者的寿命并改善了其健康状况。例如，如今，美国每年约有 90 000 名患者，全球约有 280 000 名患者接受瓣膜置换术。最近，越来越多地采用经皮介入治疗来修复或更换受损瓣膜，以在不需要心内直视手术或体外循环的情况下提供这些益处。

心脏瓣膜的手术史

尽管在 19 世纪对风湿性心脏病的治疗进行了研究，但现代心脏瓣膜手术历史可以追溯到苏格兰医生 Thomas Lauder Brunton 爵士，他于 1902 年提出了一种封闭修复狭窄性风湿性二尖瓣疾病的技术，通过将扩张器穿过左心室（LV）壁来进入瓣膜。不幸的是，Brunton 的同事们认为这个想法太鲁莽，临床上从未尝试过。然而，幸运的是，Elliot Cutler 和

Peter Levine 进一步发展了 Brunton 早期的理论，并于 1923 年在波士顿 Peter Bent Brigham 医院的研究实验室进行了大量实验后，成功地进行了第一次二尖瓣矫正手术。

英国的 Henry Souttar 改进了 Cutler and Levine 的技术，并于 1925 年报道了第一例成功的封闭性手指连合二尖瓣切开术：通过将外科医生的示指插入左心耳以完成机械二尖瓣（MV）的扩张。直到 1948 年，费城的 Charles Bailey 和波士顿的 Dwight Harken 报道了临床上成功的封闭式手指联合二尖瓣切开术，此术式才被广泛采用（图 61.1）。

主动脉瓣狭窄手术遵循类似的过程。1912 年，巴黎的 Theodore Tuffier 报道了第一次在临床上尝试扩张狭窄的主动脉瓣，将手指抵住主动脉，通过使主动脉壁内陷以接近瓣膜。1940 年，伦敦的 Russell Brock 报道了使用逆行通过无名动脉的器械进行机械扩张。这些努力都没有获得认可，却为南卡罗莱纳州查尔斯顿的 Horace Smithy 日后的成功铺平了道路，他于 1948 年成功地进行了第一次主动脉瓣切开术。三年后，费城的 Charles Bailey 报道了第一例使用经心室内扩张器成功进行主动脉瓣切开术的病例。

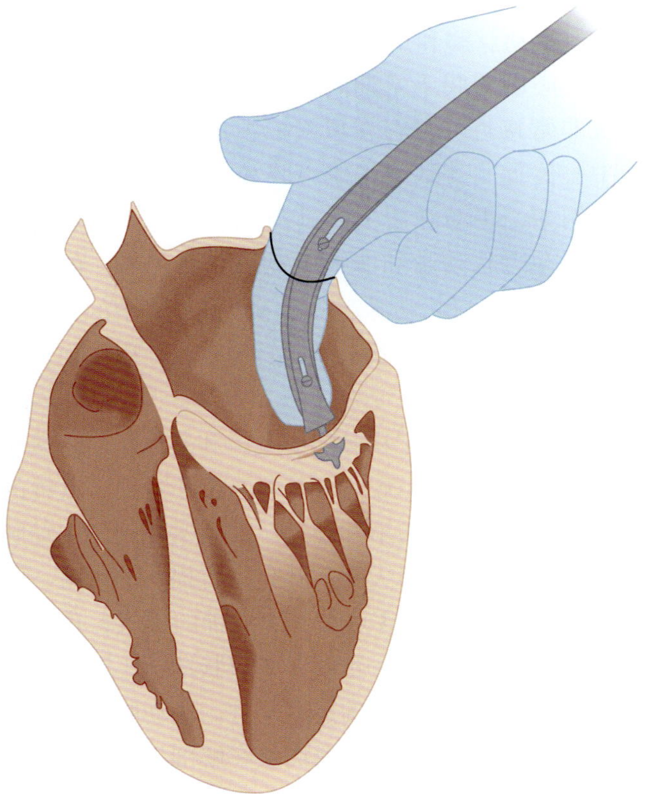

图 61.1 闭式二尖瓣分界分离术。Dwight Harken 开发了一种闭式二尖瓣交界分离术来矫正风湿性二尖瓣狭窄，这成为治疗心脏瓣膜病的第一种广泛方法（From Muller WH，Jr. The surgical treatment of mitral stenosis. Calif Med. 1951；75：285-289.）

20 世纪发生的两件大里程碑式事件标志着现代“开放式”心脏瓣膜手术时代的开始：人工瓣膜的发展和体外循环的出现。乔治城大学的 Charles Hufnagel 于 1952 年报道了第一例成功的人工瓣膜植入术，该术式无须旁路术。鉴于无法原位进入主动脉瓣，Hufnagel 在主动脉瓣关闭不全患者的降主动脉植入了人工笼状瓣。继 1953 年 Gibbon 首次成功在临床应用体外循环后，Harken 于 1960 年使用笼式球状装置代替切除的主动脉瓣完成了首次成功的原位主动脉瓣置换术。同年，俄勒冈州的 Albert Starr 和 Lowell Edwards 用他们自己设计的类笼球假体替换了二尖瓣。随之而来的是人工瓣膜设计和手术植入技术的大量改进，使得瓣膜置换后以及最近出现的瓣膜修复的效果逐步得到改善。

瓣膜解剖

四个人类心脏瓣膜遵循类似的早期胚胎发育，从妊娠第 4 周在原始心脏导管开始形成瓣膜原基。这种发展与心管腔的划分密切相关，包括流出道（动脉干）的分隔和房室管垫的融合。迁移形成瓣膜原基的细胞大多来自心内膜垫，但心外膜和神经嵴细胞似乎也有参与。在妊娠 20 ～ 39 周期间，瓣膜原基生长并伸长，变薄形成小叶和瓣叶。妊娠晚期和出生早期，这些结构分层为高度组织化的层，以分化为正式的瓣膜小叶。瓣膜成熟和重塑持续至青少年阶段。

所有心脏瓣膜都由致密的富含胶原蛋白、蛋白多糖和弹性蛋白的结缔组织的内板支撑，这些结缔组织与心脏底部的纤维骨架相连。每个瓣膜的细胞外基质分为三层：纤维层，由原纤维胶原蛋白组成；海绵层，由蛋白聚糖组成；弹性蛋白层，在半月瓣上称为心室层，在房室瓣上称为心房层，该层面向心腔（图 61.2）。心房或心室被一层薄薄的上皮覆盖，形成血液流经瓣膜的表面，其下的海绵层和纤维层提供结构支撑。

主动脉瓣和肺动脉瓣是位于各自心室流出道顶部的独立结构。它们没有离散的瓣环，而是分别在与左心室或右心室（RV）流出道的交界处以曲线方式附着于主动脉或肺动脉壁上。这些瓣膜有三个半月形状

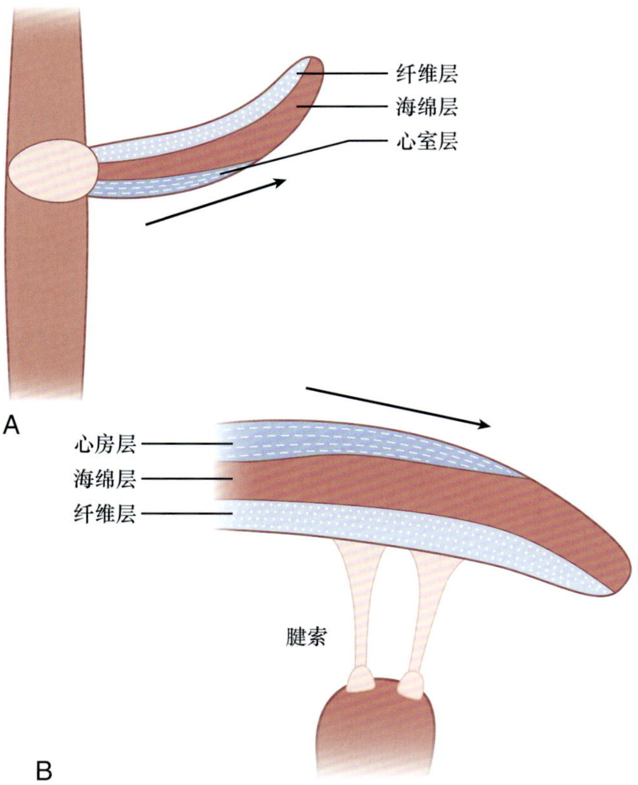

图 61.2 瓣膜组织。成熟瓣膜由高度组织化的细胞外基质组成，细胞外基质分为三层：由原纤维胶原蛋白构成的纤维层（F）；海绵层（S）由蛋白聚糖组成；以及由弹性蛋白纤维组成的半月瓣的心室层（V）或房室瓣的心房层（A）（From Combs MD，Yutzey KE. Heart valve development：regulatory networks in development and disease. Circ Res. 2009；105：408-421.）

的尖瓣，并由此得名（图 61.3）。每个尖瓣又由四个部分组成：尖瓣连接瓣环的铰链区；腹部，构成尖瓣的大部分；尖瓣周边的接合面；以及瓣膜，它是薄薄的新月形瓣膜片段，围绕其自由边缘中点的中心纤维结节（称为主动脉瓣的 Aranti 结节）。

与独立的半月瓣相比，二尖瓣和三尖瓣存在于功能性瓣膜复合体中，该复合体由离散的纤维环、瓣膜小叶、纤维状腱索和乳头肌组成。纤维状腱索起源于小叶自由边缘（边缘或初级腱索）或下表面（中间或次级腱索），基底（第三级）腱索也起源于前小叶基底和瓣环。这些腱索附着于三尖瓣内乳头肌，乳头肌又起源于心室心肌。这些额外的支撑结构使房室（AV）瓣膜能够维持其在收缩期较高的跨瓣膜压力。

二尖瓣本身有两个瓣叶，其表面积大致相等（图 61.4）。方形前瓣叶大约起源于瓣环前 1/3 处。二尖瓣后叶较窄（“高”），但比前叶长，附着在瓣环的大约 2/3 处。根据后叶中发现的凹痕，前叶和后叶各有三个扇形（例如 A1、P1 等）。相比之下，三尖瓣由前瓣、后瓣和隔瓣组成，其中前瓣最大，隔瓣最小。

二尖瓣由前后乳头肌支撑，前后乳头肌分别将腱索发送至前叶和后叶。相比之下，三尖瓣由一个大的前乳头肌支撑，将腱索发送到前叶和后叶，并有可变的内侧或后乳头肌，为后叶和隔叶提供腱索。RV 间隔壁也为前叶和间隔三尖瓣小叶提供腱索，但没有正式的间隔乳头肌。

如解剖结构所示，半月瓣和房室瓣在维持闭合的机制上有所不同。半月尖瓣在很大程度上取决于尖瓣本身固有机制。在心脏舒张期间，瓣尖被动地朝中心移动，并通过与相邻瓣尖上的相应中点结节重叠而密封瓣口。另一方面，AV 瓣膜通过其附着于乳头肌的腱索拴系在其关闭的位置，乳头肌在收缩期收缩以维持瓣叶闭合并防止小叶脱垂进入心房（图 61.5）。

外科解剖关系

虽然肺动脉瓣在心脏的前部相对容易进入和隔离，但主动脉瓣和房室瓣在心脏的底部彼此紧密相连，在心脏瓣膜手术期间，电传导系统和冠状动脉系统非常接近并且存在风险。主动脉瓣在心脏底部的中心位置尤其赋予其他心腔和瓣膜复杂的解剖关系。例如，主动脉瓣尖因其与冠状动脉［即右冠状动脉、左冠状动脉和非冠状动脉（后）瓣］的密切关系而得名，冠状动脉起源于 Valsalva 窦中的冠状动脉口，即主动脉在瓣膜远侧的轻度扩张，引导血流进入管口中。

二尖瓣前叶与主动脉瓣的左瓣和非冠状瓣直接相连（图 61.6），在传统外科手术中 5 点钟到 8 点钟的位置。因此，在二尖瓣和主动脉瓣手术期间，主动脉瓣的非冠状尖瓣和二尖瓣前叶分别有损伤的风险。同样，从手术角度看，3 点钟到 5 点钟的位置，房室结嵌入心室膜间隔顶部，正好在非冠状动脉小叶和右冠状动脉主动脉小叶之间的连合下方。主动脉瓣手术期间，只有主动脉瓣环的剩余周长在解剖学上相对没有手术损伤。

二尖瓣具有两个重要的手术解剖关系。后叶（附壁或侧）与 LV 后壁连续。后叶的深部（后部）是房室沟，回旋支冠状动脉和冠状窦位于房室沟内，因此存在手术损伤的风险。房室结和 His 束位于二尖瓣后

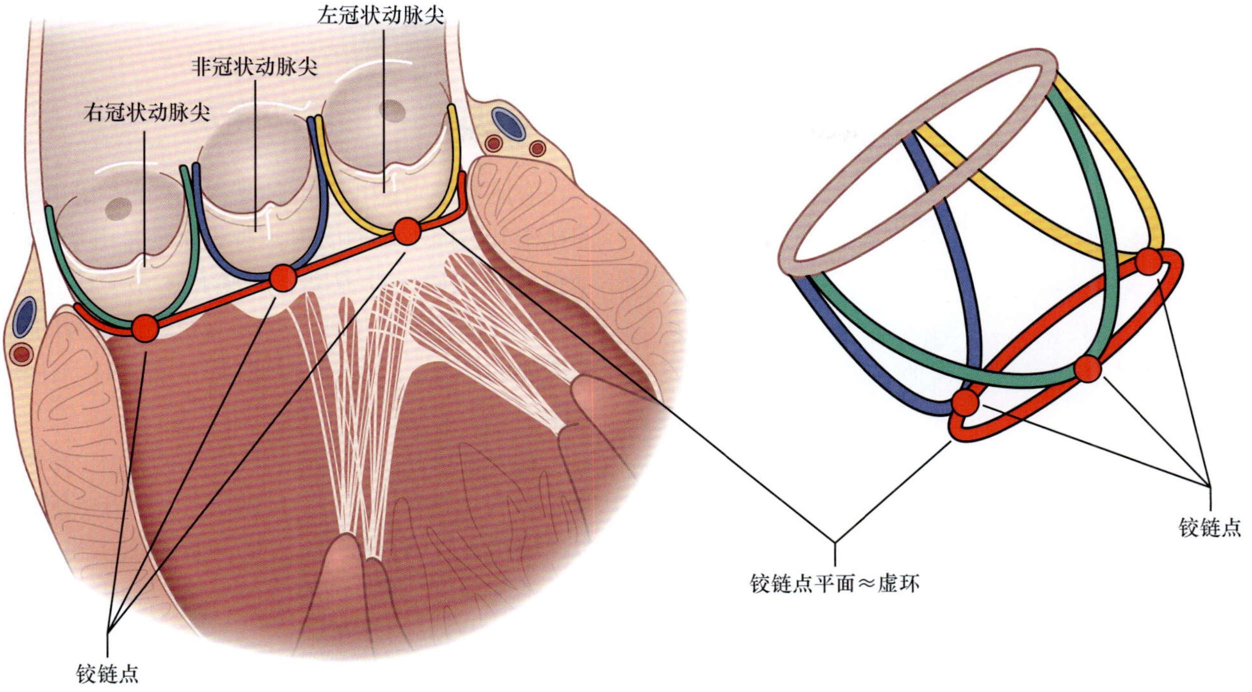

图 61.3 半月瓣解剖。每个瓣膜由三个直接起源于大血管和心室流出道壁交界处的尖瓣组成（From Kasel AM，Cassese S，Bleiziffer S，et al. Standardized imaging for aortic annular sizing：implications for transcatheter valve selection. JACC Cardiovasc Imaging. 2013；6：249-262.）

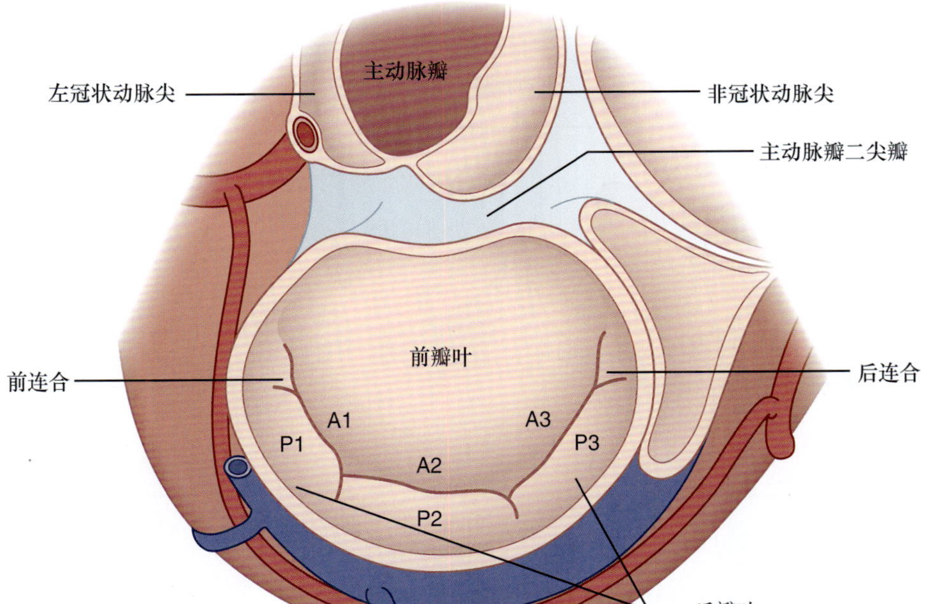

图 61.4 房室瓣的解剖。房室瓣由来自不同纤维环的小叶组成。所示的二尖瓣由一个前瓣叶和一个后瓣叶组成，每个瓣叶又细分为三个扇形结构（With permission，Decker Medicine LLC）

内侧连合的深处，缝线错误有可能导致完全性房室传导阻滞。

三尖瓣手术还会给房室结带来风险，因为三尖瓣环位于二尖瓣膜隔的对侧。房室结位于“Koch 三角”的顶点，前方以三尖瓣的间隔小叶为界，后方以 Todaro 肌腱为界，上方以含希氏束的中央纤维体为界，下方通向冠状窦（图 61.7）。此外，冠状窦口位于瓣膜的间隔和后叶的连合处附近，如果不仔细识

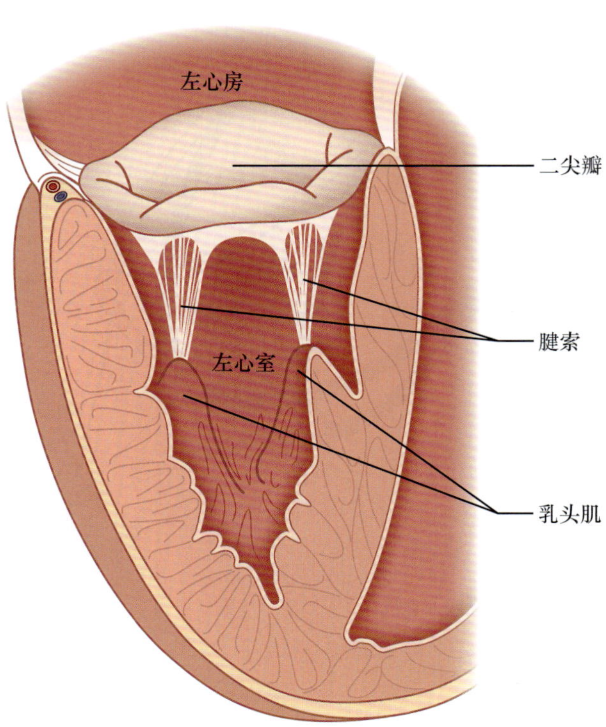

图 61.5 房室瓣的瓣下结构。中央瓣膜和三尖瓣由坚固的瓣下结构支撑，其特征为腱索将瓣叶和瓣环拴系在乳头肌上，乳头肌在收缩期收缩以维持瓣叶闭合并防止小叶脱垂到心房中（From Filsoufi F，Carpentier A. http：//www.themitralvalve.org/mitralvalve/anatomy-subvalvular-appa ratus. Accessed August 11，2020.）

别，可能会无意中被缝合。

心脏瓣膜病的病因和病理

心脏瓣膜可能出现两种基本形式的功能障碍，即因狭窄和关闭不全而受损。瓣膜狭窄是由于瓣膜未完全打开而阻碍向前流动。瓣膜关闭不全，也称为反流，描述的是当尖瓣或瓣叶无法获得或维持闭合时通过瓣膜的反流。任何一个瓣膜都可能同时存在狭窄和关闭不全。

瓣膜狭窄几乎总是由慢性疾病过程中的瓣尖或瓣叶的原发性异常引起的。反流可能由影响瓣膜本身的急性或慢性疾病过程引起，也可能继发于相关支持结构的结构异常，如大动脉、纤维环、腱索、乳头肌或心室肌（表 61.1）。

尽管在发达国家，退行性疾病是导致瓣膜疾病的更常见原因，但风湿热和随之而来的风湿性心脏病（RHD）可能仍然是全世界最常见的瓣膜功能障碍（尽管正在减少）的原因。

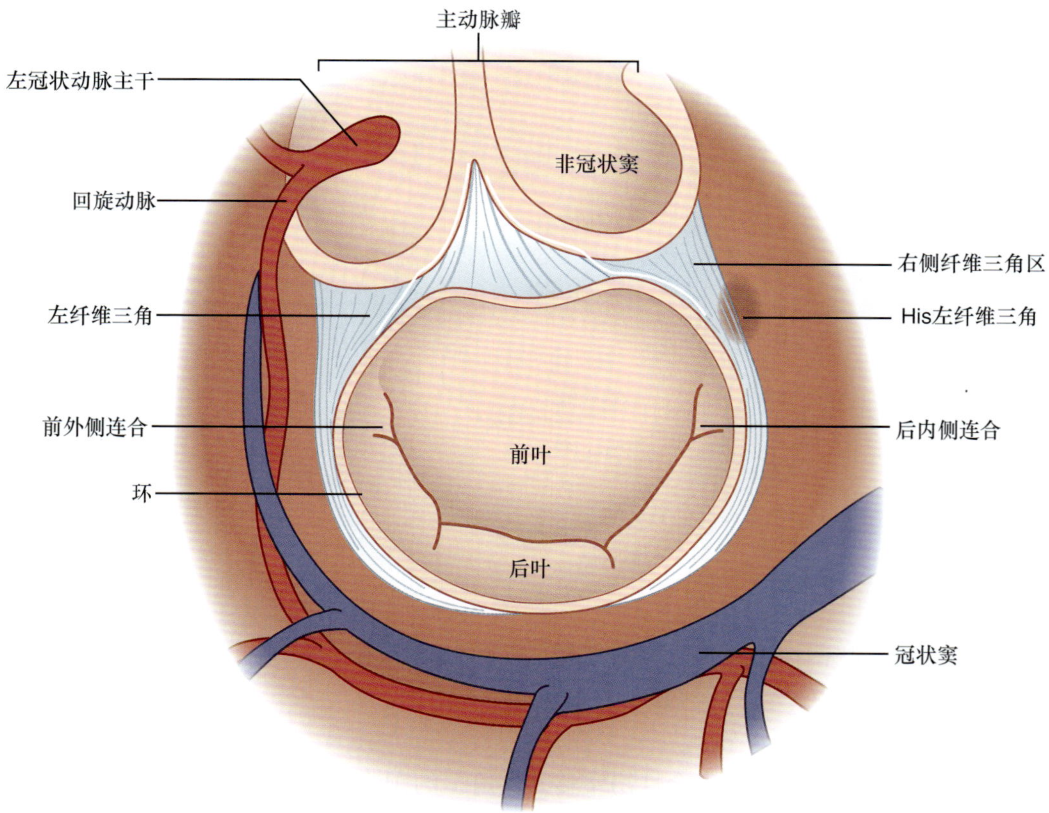

图 61.6 主动脉瓣和二尖瓣的手术解剖。从传统手术角度看，二尖瓣前叶从 5 点钟到 8 点钟位置与主动脉瓣的左和非冠状动脉尖直接连续（From Sellke FW，del Nido PJ，Swanson SJ. Sabiston and Spencer's Surgery of the Chest. 9th ed. Philadelphia，PA：Saunders Elsevier；2015，p. 1384.）

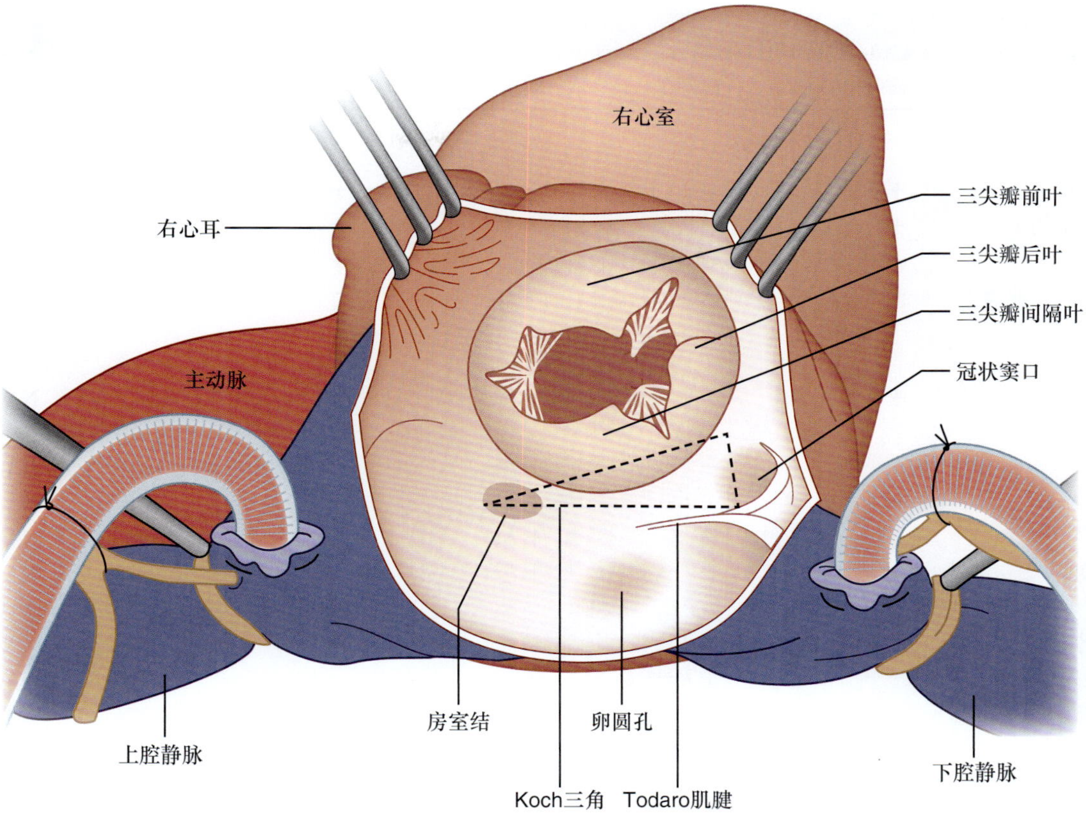

图 61.7　三尖瓣的手术解剖。房室结位于 Koch 三角区域的顶点，其前方是三尖瓣的间隔环、后方是 Todaro 肌腱，上方是包含希氏束的中央纤维体，下方通向冠状窦。（From Rogers JH，Bolling SF. The tricuspid valve：current perspective and evolving management of tricuspid regurgitation. Circulation. 2009；119：2718-2725.）

二尖瓣狭窄（mitral stenosis）

二尖瓣狭窄（MS）是迄今为止最常见的由 RHD 引起的疾病，而 RHD 最常见的累及部位是二尖瓣。无二尖瓣受累的瓣膜性 RHD 罕见。原因尚不明确，RHD 在女性中的患病率大约是男性的两倍。MS 的其他不太常见原因包括心内膜炎、二尖瓣环钙化和先天性异常如降落伞状二尖瓣（Shone 综合征的一种类型，与二尖瓣上瓣环相关）。

风湿性心脏病

急性风湿热的发生是因为遗传易感个体对出生后第一个十年间获得的 A 组 β-溶血性链球菌感染的反应表现出交叉反应性宿主免疫应答，这种反应是由链球菌蛋白和宿主心脏蛋白（如层粘连蛋白）之间的分子模拟作用驱动的[2]。在某些患者中，这种初始反应会在链球菌感染后数周内在心脏瓣膜和（或）传导系统中引起临床上明显的炎症。

急性风湿性瓣膜病很少会导致严重的急性二尖瓣关闭不全（MR），并可能与其他心脏炎的表现相关，如房室传导异常或心包炎。更典型的是，由于在青春期和成年期反复暴露于链球菌感染和畸形瓣膜的持续血流动力学损伤，慢性 RHD 会悄悄地发展为持续的瓣膜损伤。

慢性 RHD 最常见的表现为二尖瓣狭窄或混合瓣膜病变（狭窄和反流）。混合性狭窄 / 反流病理表现为病理形态学上的“鱼嘴”漏斗状瓣膜病变，伴瓣叶和腱索融合缩短（图 61.8）。慢性炎症诱导的硬化降低了瓣叶的活动度，阻止了心脏舒张期瓣膜的完全打开和心脏收缩期瓣膜的充分闭合。临床上明显的心力衰竭通常是在 30 岁或 40 岁时由这些 RHD 病变发展而来，原因是进行性瓣膜功能和（或）代偿机制衰竭[3]。

其次，RHD 最常通过类似的慢性炎症模式导致主动脉瓣狭窄，从而使组织硬化影响瓣膜开口，导致开口变窄。三尖瓣反流（TR）是 RHD 中常见的继发性瓣膜异常，其原因是 MS 引起的上游血流动力学压力，导致的肺动脉高压和肺动脉扩张，影响瓣膜闭合。

表 61.1　瓣膜病变的病因

	瓣叶	瓣环	腱索和肌腱	心室的壁 / 乳头肌（PM）	主动脉根部
二尖瓣狭窄					
风湿性瓣膜疾病	++	++	++	+/−（PM 融合 / 缩短）	NA
心内膜炎（赘生物）	+/−	−	−	−	NA
先天性 *	++	−	−	+/−	NA
瓣膜上（血栓，黏液瘤）	++	−	−	−	NA
二尖瓣反流					
二尖瓣脱垂（黏液瘤 / 结缔组织障碍）	++	++	++	−	NA
风湿热	++	−	+/−	−	NA
心内膜炎	++	+/−	++	+	NA
先天性异常 **	++	−	+/−	−	NA
系统性红斑狼疮红斑狼疮 ***	++	+/−	+/−	+/−（PM）	NA
二尖瓣环钙化（MAC）	=/−	++	−	−	NA
心肌缺血 / 梗死	−	+/−	−	++	NA
肥厚型心肌病				++	NA
主动脉瓣狭窄					
退行性疾病（三尖瓣）	++	+	NA	−	−
二尖瓣疾病	++	+	NA	−	−
风湿性瓣膜疾病	++	+	NA	−	−
心内膜炎（赘生物）	++	+	NA	−	−
其他先天性异常 ^	++	+	NA	++	+
肥厚型心肌病	−	−	−	++	−
主动脉瓣关闭不全					
变性 / 结缔组织组织病 ^^	++	++	NA	−	++
风湿性疾病	++	−	NA	−	−
炎性疾病 ^^^	+	−	NA	−	++
心内膜炎	++	+	NA	−	+
先天性（二尖瓣，单尖瓣）	++	−	NA	−	+
主动脉夹层 / 主动脉动脉瘤 #	−	++	NA	−	++

（++）常见；（+）较常见；（+/−）可能涉及；（−）很少涉及。

NA，不适用；PM，乳头肌。

* 降落伞式二尖瓣，二尖瓣上瓣环。

** 瓣膜裂，心内膜垫缺损，降落伞状二尖瓣。

*** Liebman-Sacks 损害。

^ 单瓣 / 无交界型瓣膜，发育不良瓣环 / 根部，主动脉下膜 / 狭窄。

^^ Marfan 综合征、黏液瘤样变性、成骨不全症、Ehlers-Danlos 综合征。

^^^ Ankylosing 脊椎炎、Reiter 综合征、Takayasu 病、巨细胞性主动脉炎。

主动脉瓣狭窄（aortic stenosis）

在发达国家，主动脉瓣狭窄（AS）是最常见的需要手术干预的心脏瓣膜病。AS 几乎总是获得性的，由主动脉瓣的退行性改变引起，但单叶主动脉瓣或 LV 流出道的其他先天性异常也可能在生命早期出现。由于人口老龄化，AS 的患病率不断上升，现已在 4% 的 85 岁以上人口中发现[4]。

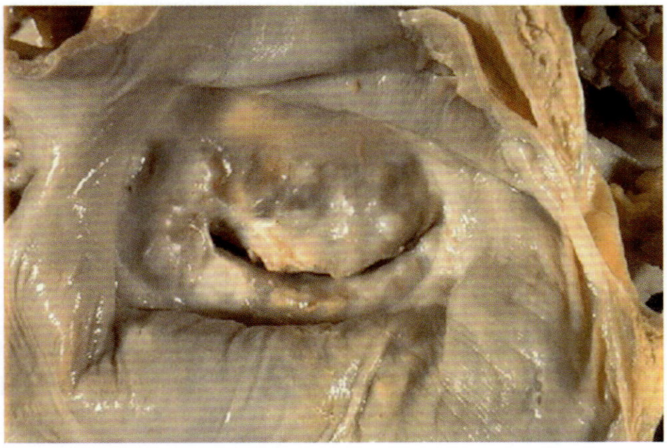

图 61.8 风湿性心脏病二尖瓣病变。风湿性二尖瓣疾病的典型病理表现为病理性、混合性狭窄 / 反流性“鱼嘴”漏斗状瓣膜病变，常伴小叶和腱索融合和缩短。（From http：//library.med.utah.edu/WebPath/CVHTML/CV061.html. Accessed August 11，2020.）

主动脉瓣狭窄疾病主要分为两种，一种是影响最初正常的三叶瓣，另一种是先天性二叶瓣。二叶式主动脉瓣存在于 1% ～ 2% 的人群中，使得这种异常成为最普遍的先天性瓣膜病变，男性多于女性。

狭窄是通过退行性过程发展，患病率随年龄增长而增加，超过 80% 的 60 岁患者需要手术治疗三叶 AS[5]。退行性（钙化性）主动脉狭窄（以前称为“老年性”或“磨损性”疾病）的进展现在被认为是与动脉粥样硬化疾病相关的一种主动调节现象，其中瓣叶附着点处的湍流诱导内皮损伤并导致脂质沉积、巨噬细胞和 T 细胞浸润，及细胞向成骨细胞表型的转化[4, 6]。目前认为该过程导致主动脉瓣钙化，并可能涉及主动脉瓣环和二尖瓣环以及二尖瓣瓣叶。

二叶式主动脉瓣退行性疾病比三尖瓣早约 20 年出现，在 50 岁和 60 岁达到高峰。20% ～ 30% 的二叶主动脉瓣患者会出现 AS。与异常构造的二叶瓣瓣叶相关的血流动力学应力增加被认为会加速这种异常瓣膜的退行性变。

二尖瓣反流（MR）

总体而言，MR 是瓣膜功能障碍最常见的形式，在大多数健康成人中至少存在轻微的 MR，并且是第二常见的需要手术干预的瓣膜性心脏病。Carpentier 的工作极大地促进了 MR 的诊断和治疗，他在创新二尖瓣修复手术方法时，还描述了基于瓣叶运动异常模式的 MR 功能分类（表 61.2）[7]。二尖瓣结构的退行性改变是 MR 最常见的病因，通常见于年轻患者（表 61.1）。MR 的手术干预与 60% ～ 70% 的退行性疾病有关，20% 的病例与缺血性疾病相关，2% ～ 5% 的病例与心内膜炎或风湿性疾病相关。

多种结缔组织疾病可导致二尖瓣退行性疾病，通常引起瓣环扩张（Carpentier Ⅰ型病变）和（或）瓣

表 61.2 二尖瓣关闭不全的 Carpentier 分型

CARPENTIER 分型	功能障碍	损伤	病因学
Ⅰ型		环状扩张 瓣膜穿孔 / 撕裂	扩张型心肌病 心内膜炎
Ⅱ型	瓣膜运动（脱垂）	腱索延长 / 断裂 乳头肌撕裂 / 破裂	退行性瓣膜疾病 纤维弹性缺乏 Barlow 病 马方综合征 风湿性疾病（急性） 心内膜炎 创伤 缺血性心肌病
Ⅲ a 型	受限制的瓣膜运动 （舒张期和收缩期）	瓣膜增厚 / 回缩 瓣膜钙化 腱索增厚 / 回缩 / 融合 连合融合	风湿性疾病（慢性） 类癌性心脏病
Ⅲ b 型	限制瓣叶运动（收缩期）	左心室扩张 / 动脉瘤 乳头肌移位 腱索拴系	缺血性 / 扩张性心肌病

From Carpentier A. Cardiac valve surgery--the“French correction”. J Thorac Cardiovasc Surg. 1983；86：323-337.

叶或瓣下变形，导致瓣叶过度运动（Carpentier Ⅱ型病变）。其中最常见的疾病是马方综合征。“黏液样变性”描述了这些退行性疾病的常见病理终点，通常在 30 岁或 40 岁表现为 MR。该过程的特征是瓣叶的糖胺聚糖浸润、海绵组织增厚、纤维中胶原束分离。

二尖瓣黏液样变性通常会导致再充盈、“翻腾”瓣叶、瓣环扩张和（或）腱索增大或延长，随后出现异常收缩瓣叶脱垂进入心房。这种综合征通常发生在年轻女性中，在 1963 年明确确定这种“喀喇音-收缩晚期杂音综合征”的病因后，又被称为 Barlow 病[8]。黏液样变性是二尖瓣疾病最常见的表现，但也可出现在主动脉瓣和三尖瓣疾病中。

黏液样变性应与弹力纤维缺乏综合征鉴别，后者的典型特征是瓣叶变薄和腱索断裂，多见于老年患者。原因是中后叶瓣尖脱落或连枷（P2）腱索断裂，是弹力纤维缺乏综合征的常见表现[9]。

二尖瓣环钙化是一种在老年患者中发现的极其常见的退行性改变，通常无功能性后遗症。可能与累及主动脉瓣或二尖瓣的类似变化有关。然而，二尖瓣环钙化有时会通过降低瓣环的柔韧性和收缩性产生 MR，从而阻止适当的瓣叶闭合。二尖瓣环钙化疾病较少通过更广泛的退行性病变表现出来。

冠状动脉缺血导致乳头肌破裂或急性心肌梗死，特别是在下分布区，也可能导致显著的 MR。这通常涉及后乳头肌，导致前小叶脱垂或连枷，因为后乳头肌的血液供应来自后降冠状动脉的单（终）支，而不是来自左前降支和回旋支的外侧乳头肌的双重血液供应。

与上述原发性 MR 的病因不同，继发性或“功能性”MR 不是由瓣膜本身的异常引起的，而是由瓣下装置和心室的变形引起的。通常，功能性 MR 是心肌缺血和（或）心肌病诱发的心室颤动的结果。心室扩张导致后内侧乳头肌向外（外侧）、向心尖（下侧）移位，导致瓣叶束缚和中央接合丧失（Carpentier Ⅲb 型病变）。

除了这些和其他获得性 MR、包括限制二尖瓣小叶收缩运动的 MR（Carpentier Ⅲ a 病变）之外，先天性异常（如瓣叶裂和房室孔 / 心内膜垫缺损）也可能导致 MR。

主动脉瓣关闭不全（aortic insufficiency）

主动脉瓣关闭不全（AI）可能由黏液样变性相关疾病引起，导致主动脉瓣变薄、增大、穿孔和（或）脱垂。AI 也可能由主动脉根部的慢性或急性扩张引起，这种扩张通过增加瓣内闭合距离阻止主动脉瓣正常闭合。根部扩大通常由高血压和（或）结缔组织疾病引起，如中膜囊性坏死、马方综合征、Ehlers-Danlos 综合征或 Loeys Dietz 综合征，直接或由急性或慢性主动脉夹层引起。

重要的是，在高达 50% 的患者中，遗传性二叶式主动脉瓣也与近端升主动脉扩张相关，这可能导致二叶瓣相关的 AI。假设这种关联是由于目前未明确的常见遗传缺陷导致主动脉壁弹性异常，或是二叶瓣瓣口异常血流的血流动力学“blast”效应。由于二叶瓣相关的根部扩大导致的 AI 通常比在加速变性导致的 AS 患者要年龄年轻得多，且进展速度较低，需要手术干预。

主动脉根部扩大和（或）主动脉夹层的不太常见原因包括创伤、梅毒性主动脉炎、类风湿关节炎、红斑狼疮或其他系统性血管病（如多发性大动脉炎和巨细胞主动脉炎），及成骨不全。

心内膜炎（endocarditis）

心内膜炎是导致 AI 的常见原因，也是导致所有瓣膜病变的常见原因。心内膜炎的发病率从每 100 000 人每年 3 次到 10 次不等。心内膜炎通常通过受累瓣膜的进行性炎性破坏导致瓣膜功能不全。少数情况下，心内膜炎可导致功能性瓣膜狭窄，瓣膜口梗阻由心内膜赘生物（大量血小板、纤维蛋白、微生物菌落、炎症细胞）发展而来。

尽管心内膜炎通常相对进展缓慢，但成人急性 AI 是其最常见的死亡原因，并且与其他瓣膜病变相比死亡率相对较高。心内膜炎可能会影响先前正常的瓣膜，但通常会影响因先天性或风湿性疾病、钙化等退行性病变或先前更换的人工而变形的瓣膜。感染性心内膜炎通常为左侧，反映了此类已有瓣膜疾病的正常分布。

心内膜炎的病理生理学通常由正常或畸形瓣膜上的血小板和纤维蛋白沉积引起，作为瓣膜内皮正常破坏后正常愈合过程的一部分，而瓣膜正常内皮破坏又由血流动力学或代谢损伤引起。菌血症或真菌血症发作后，随后微生物接种到组织受损的瓣膜上导致心内膜炎；最常见的是葡萄球菌、链球菌或肠球菌。

感染正常瓣膜的急性心内膜炎可能出现进行性恶化，表现为瓣膜穿孔或瓣叶和（或）周围支持结构更广泛的破坏，从而导致急性瓣膜关闭不全。对于亚急性或慢性表现的心内膜炎，瓣膜功能不全可能由心内膜病变纤维化愈合导致的残余瓣叶畸形引起。大型赘生物的生长也可能非常罕见地导致瓣叶闭合不当以及 AI。

右侧瓣膜疾病（right-sided valvular disease）

几乎所有导致左侧瓣膜疾病的病理生理机制都可能类似地导致原发性右侧瓣膜疾病；然而，右侧瓣膜疾病最常见的表现是 RV 衰竭引起的功能性 TR（其本身通常继发于左侧功能障碍和肺动脉高压）。不太常见的是，功能性 TR 也可能由 RV 梗死或局部缺血引起。跨瓣膜起搏器或心律转复除颤器导线也可罕见地导致轻度甚至更高级别的 TR。

三尖瓣狭窄（TS）在发达国家不常见，因为风湿性疾病占此类病变的 90% 以上。

类癌综合征是一组导致三尖瓣和（或）肺叶中病理物质沉积的不常见疾病中最常见的一种，是原发性 TR、TS 或肺动脉瓣疾病的一种不常见原因。

先天性异常导致肺动脉瓣狭窄，常伴法洛四联症；三尖瓣闭锁；和 TR 作为 Ebstein 异常的一部分，是导致右侧瓣膜疾病的三种最常见的先天性疾病。

心脏瓣膜病的病理生理

两种基本的病理生理紊乱可能影响心脏瓣膜：狭窄和功能不全。心脏瓣膜狭窄的血流动力学标记是上游泵腔和下游接收腔或大动脉之间压力梯度增加。这种增加对于保持通过的基线流速是必要的，如泊肃叶定律（流量 α δp/ 阻力，其中 δp 表示压力梯度）所述，由于狭窄阀孔的有效截面积更小会增加层流阻力。反流性瓣膜疾病的血流动力学标志是舒张间期内血液从下游结构（心室或大血管）逆行流入上游腔室，在此期间，故障瓣膜应正常关闭。失代偿性狭窄和反流性病变均会导致上游腔室后负荷和随之而来的壁应力增加——主要发生在心室收缩期射血与狭窄瓣膜阻力的对抗过程中，或分别发生在舒张末期反流体积达到峰值导致的室充盈增加。

两种代偿机制在瓣膜疾病的容量和压力超负荷转化为显著的心脏生理紊乱之前提供了强大的心功能储备。第一种是根据 Frank-Starling 定律（图 61.9），心室收缩力随着舒张末期容积（EDV）或前负荷的增加而增加，从而增加每搏输出量和心室排空。第二种涉及压力引起的心室肥大，导致室壁厚度增加。通过分别减小腔半径（体积）或增加壁厚，这些过程中的每一个都可以改善壁应力，如拉普拉斯定律所述：壁应力 α（压力 × 半径）/（2× 壁厚）。减少的壁应力转化为心肌做功和需氧量减少以及心脏功能改善。

Frank-Starling 关系的微观解剖学基础是心肌细胞肌节的肌动蛋白和肌球蛋白纤维之间的方向，当心肌从“零负荷”状态拉伸时，肌动蛋白和肌球蛋白纤维理想地对齐以产生收缩力。理想的肌动蛋白-肌球蛋白对齐出现在 2.2 μm 的合成肌节长度，此时收缩蛋白对钙流量最敏感，导致肌节收缩性以及收缩和松弛率最大化。随着心肌病的进展，在给定的细胞伸展水平下收缩功能减弱，甚至发生心力衰竭。

瓣膜病综合征

瓣膜性心脏病患者通常会经历一系列疾病阶段，从 A 期（“有风险”）到 D 期（“严重症状”）[10-11]。

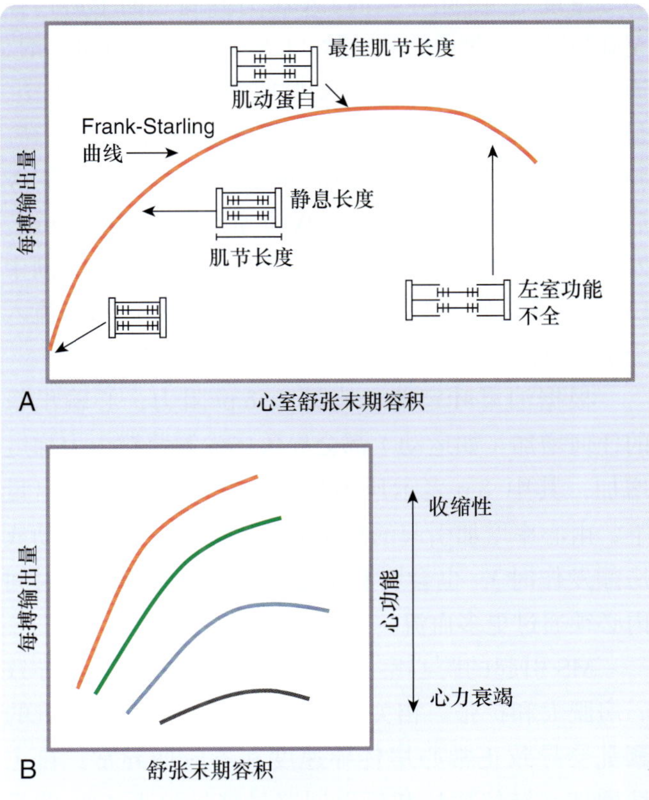

图 61.9　Frank-Starling 曲线。Frank-Starling 定律描述了舒张末期容积（EDV）或前负荷增加与产生的心室压力之间的一般线性关系。（**A**）沿着给定的压力-容积曲线，容积变化产生压力 / 每搏量的变化；（**B**）心肌病变使曲线向下移动。（From http：//cardiovascres.oxfordjournals.org/content/cardiovascres/77/4/627/336033. Accessed August 11，2020.）

表现出轻度至中度瓣膜病变的无症状患者被归类为B期，表现出严重瓣膜病变的无症状患者被归类为C期，表现为代偿性（C1）或失代偿性（C2）左心室或右心室功能。建议对心脏瓣膜病患者进行定期评估（即B期患者每3～5年进行一次超声心动图检查，C期患者每6～12个月进行一次）。这种监测应允许适当定时的干预，以尽量减少瓣膜相关症状、后遗症（如房颤、卒中、肺功能障碍）和死亡风险，同时平衡干预风险与晚期疾病的自然病史。

二尖瓣狭窄（mitral stenosis）

正常尺寸的二尖瓣（横截面积4～6 cm^2）上通常没有压力梯度，且“上游”LA压力通常小于10～15 mmHg。随着二尖瓣口变窄至2～2.5 cm^2的横截面积（轻度MS），流动阻力导致LA血容量“汇集”增加。由Frank Starling力学产生的增加的LA压力可保持足够的舒张流通过瓣膜孔。

当进行性MS导致跨瓣膜梯度大于5～10 mmHg（通常对应于小于1.5 cm^2的瓣膜口）时，MS被归类为“重度”。由此导致的LA压力升高会向上游传播至肺静脉、毛细血管和动脉。LA压力为25 mmHg时，通常会出现肺水肿，伴有动脉收缩延长和血管重塑，最终导致固定性肺动脉高压伴慢性肺动脉压力升高。肺动脉收缩压升高超过60 mmHg会产生显著的RV后负荷，也可能最终导致RV扩张、TR和RV衰竭。2/3的病例中MS保留了左心室功能，85%的病例中LV室血流动力学正常或低于正常，主要由于LV流入受限导致输出受损。

根据泊肃叶定律：流量 α δp/阻力，心输出量的任何增加（如运动）都会导致二尖瓣跨瓣压力梯度增加，其中δp表示压力梯度。在给定的心输出量下，由心率增加引起的舒张充盈时间缩短（如运动或房颤发作时），也会引起跨瓣压增加，因为单位时间内必须通过更多血流。

MS引起的跨心室压力梯度慢性升高通常会导致心房肥大和扩张。相关的LA纤维化和心房肌纤维的紊乱会导致正常心房传导速度和不应期异常。自主性增加、异位病灶和折返回路最终导致近40%的患者出现室上性快速性心律失常。正常心房收缩产生的“冲击”损失，导致30%的心室充盈，导致心输出量减少20%，需要增加心房压力以适应心室负荷。因此，心房颤动会导致舒张压升高和容量超负荷，可能导致充血恶化。

二尖瓣狭窄的诊断

症状和体征 MS患者可能多年没有症状。然而，随着瓣膜狭窄逐渐恶化，最终会出现以低心输出量和肺静脉充血为特征的症状，包括疲劳、呼吸困难和端坐呼吸。最终，由容量超负荷和右心衰竭引起的外周水肿和其他充血症状随之而来。由房颤或室上性心动过速、运动或其他因素引起的心率增加可能会加重症状。

发生房颤的MS患者可能主诉心悸和症状性心动过速。更严重的是，20%的MS患者会出现血栓栓塞，10%的病例可能以血栓栓塞为首发症状，表现为卒中、心肌缺血或梗死、肾梗死、肠或肢体缺血。所有血栓栓塞事件中有一半涉及脑循环。极少情况下会形成大的带蒂心房血栓并阻塞瓣膜入口，从而导致血流动力学衰竭和猝死。对于晚期疾病，LA扩大可能会因肺动脉压迫左侧喉返神经而导致声音嘶哑，因食管受压而出现吞咽困难，或因支气管受压而出现持续咳嗽。肺静脉充血可能会因扩张的支气管静脉突然破裂而诱发咯血。右心衰竭和TR可引起肝大和腹水，由此引起腹痛和肿胀，甚至外周水肿。

体格检查 MS的特征性表现是一种低音调、舒张期的隆隆样杂音，在患者左侧卧位时在心尖部听诊最明显。在窦性心律患者中，由于瓣膜狭窄导致心房收缩时血流加速，在舒张末期杂音强度增加（称为收缩前增强）。早期MS，可听到由硬化但仍能活动的瓣膜强有力开合所产生的高调“开瓣音”或增强的第一心音。MS的Graham Steell舒张期杂音可由肺动脉高压和右室负荷过重引起反流所致。

晚期MS随着肺水肿的出现，肺部可听到啰音。随着RV衰竭的发展，可能会出现RV隆起、颈静脉扩张、肝大、腹水和下肢水肿。

诊断测试 常规胸片可辨别的MS最早明显变化包括左心缘变直、心脏轮廓双边征或左主支气管抬高。突出的肺血管也可能被发现。如果狭窄严重，使下肺野充盈的肺淋巴管可能表现为水平线性阴影，称为Kerley B线。二尖瓣钙化也是可见的。随后可能出现心力衰竭的征象，如肺野内的磨玻璃影和胸腔积液。

MS患者的心电图通常大致正常，尽管90%的患者会以增宽、双峰P波（二尖瓣型P波）形式证明LA增大。如果存在房性心律失常，也可予以重视。对于晚期MS，RV肥大可能与电轴右偏离有关。

与其他瓣膜病变一样，超声心动图是确定 MS 及相关异常存在和严重程度的主要诊断方法。经胸壁，特别是经食管超声可以很好地评估瓣叶融合、瓣叶不动、瓣膜和瓣叶以及瓣环 / 瓣下增厚和钙化。三维（3D）超声心动图可以对瓣膜形态和功能进一步诊断。

多普勒超声心动图在准确评估 MS 及其他瓣膜病变的血流动力学参数方面已在很大程度上取代了心导管检查。多普勒血流速度测量允许根据简化的伯努利方程确定平均和峰值跨瓣二尖瓣压力梯度：$p = 4v^{+}$，其中 v 等于穿过瓣膜的血流速度。瓣口面积可通过平面测量法（在静态超声心动图图像上追踪瓣膜开口）或基于连续性方程作为速度测量的导数来测量。二尖瓣面积也可以根据压力半衰期来确定，即跨瓣膜速度减少一半的时间。压力半衰期将随着狭窄程度的增加而延长。

自然病史

无症状 MS 患者的十年生存率高于 80%，因此不建议在此情况下进行介入治疗。相比之下，放弃干预的有症状的重度 MS 患者的 10 年生存率低于 15%，而伴有重度肺动脉高压的 MS 患者的平均生存率低于 3 年。

治疗

药物治疗　对有症状的 MS 患者的药物管理包括使用利尿剂来降低 LA 压力和血管充血。建议使用 β 受体阻滞剂和钙通道阻滞剂来控制心率和维持窦性心律。在出现房颤的患者（表 61.3）和无房颤但曾发生过栓塞事件或有 LA 血栓记录的患者中，建议通过 CHADS2 和更新的 CHADS2-VASc（修改以更好地评估低风险患者）评分系统进行抗凝治疗[11]。抗凝治疗的使用必须针对大出血风险进行调整，现在可以使用高血压、肝肾异常、卒中、出血史或诱因、国际标准化比值、高龄（＞ 65 岁）、用药 / 饮酒史（HAS-BLED）评分系统计算大出血风险。该评分系统 2010 年根据欧洲心脏调查的数据开发，用于评估心房纤颤患者服用抗凝药 1 年大出血的风险[11]。

手术治疗

与延迟干预直至出现症状相比，早期干预与 MS 患者的长期生存率提高相关。Ⅲ级（NYHA）患者 5 年生存率为 62%，Ⅳ级患者为 15%[13]。当前的美国心脏协会 / 美国心脏病协会指南一致建议对有症状的严重或无症状的重度 MS（瓣膜口面积＜ 1.5 cm^2 或＜ 1 cm^2）进行干预[10-11]。此外，对于因其他原因接受心脏手术的中度或重度 MS 患者，及接受抗凝治疗（ⅠA 类推荐）期间出现复发性栓塞事件的重度 MS 患者，建议进行手术。机械介入治疗的选择包括经皮二尖瓣球囊扩张术、直视二尖瓣分离术和手术修复或二尖瓣置换。

经皮二尖瓣球囊扩张术最早由 Inoue 及其同事于 1984 年报道，使用经房间隔穿刺或逆行经主动脉输

表 61.3　房颤卒中风险和推荐抗凝治疗的 CHADS2 和 CHADS2-VASc 评分

	CHADS2 SCORE	积分*	CHADS2-VASc SCORE	积分*
C	充血性心力衰竭	1	充血性心力衰竭	1
H	高血压	1	高血压	1
A	年龄≥ 75 岁	1	年龄≥ 75 岁	2
D	糖尿病	1	糖尿病	1
S	既往卒中、短暂性脑缺血发作或血栓栓塞	2	卒中、短暂性脑缺血发作或血栓栓塞史	2
V			血管病	1
A			65 ～ 74 岁	1
Sc			女性	1

CHADS 2：0 分，低风险；1 分，中度风险；2 ～ 6 分，高风险。

CHADS2-VASc：评分为 0 分（男性）或 1 分（女性），低风险；1 分，中度危险（男性）；2 ～ 9 分，高风险。

TIA，短暂性脑缺血发作。

中度或高度风险的推荐疗法通常是口服抗凝剂，同时使用控制良好的维生素 K 拮抗剂（VKA，如华法林，治疗时间范围＞ 70%），或非 VKA 口服抗凝剂（NOAC，如达比加群、利伐沙班、依多沙班或阿哌沙班）。

* 每个风险因素的分值是相加的。

送进入左心房的球囊导管扩张狭窄的二尖瓣。基于令人信服的安全性和疗效数据，根据（Wilkins）超声心动图标准（表 61.4），经皮二尖瓣球囊扩张术（PBMC）已在很大程度上取代了在适当选择的患者中进行的手术干预。一般而言，PBMC 适应征为伴有最低限度的融合的可移动且未钙化的薄瓣膜、瓣下结构瘢痕化或钙化，及存在中度至重度 MR 或 LA 血栓[10-11]。

PBMC 的死亡风险为 0.5%，发生心脏或血管并发症、栓塞或产生严重 MR 的风险小于 10%[14]。超过 80% 的患者实现了成功的 PBMC（定义为瓣膜扩张后面积大于 1.5 cm^2，MR 小于 2/4）。尽管通常需要再次干预，但超过一半的患者预计在 20 年内无须手术[15]。

直视二尖瓣分离术是 MS 手术修复的主要形式，且仅限于需要治疗干预但禁用 PBMC 或经皮介入治疗失败的患者。直视二尖瓣分离术需要使用体外循环，涉及融合连合的分离、瘢痕松解和左心耳结扎。直视二尖瓣分离术的死亡率低于 2%，直视二尖瓣分离术后 10 年免再手术率约为 90%[16-17]。

二尖瓣置换术是 MS 最常用的手术治疗方法，被认为是一种非常安全的手术，可提供出色的长期疗效。无论采用机械瓣膜还是组织瓣膜，都有充分的证据证明保留瓣下结构对于维持最佳 LV 结构和功能以及改善 30 天和长期存活至关重要[10-11, 14, 18]。

二尖瓣关闭不全

二尖瓣结构的任何部分或其功能的病理变化均可能导致前、后二尖瓣叶间不适当的收缩期接合，随后出现瓣膜关闭不全。MR 分为原发性 MR 和继发性 MR，两者的病理生理学、自然史和治疗方法均不同。原发性 MR，在 Carpentier 系统中分类为Ⅰ型或Ⅱ型（表 61.2），继发于影响二尖瓣装置结构的病理因素，特别是瓣叶、腱索和瓣环[7]。相比之下，分类为 Carpentier Ⅲb 型的继发性或功能性 MR 继发于 LV 功能障碍和扩张，主要是由于缺血性心肌病。MR 的严重程度取决于二尖瓣口的大小、LV 和 LA 之间的压力梯度以及全身后负荷。由于 LV 压力远在超过体循环压力之前就已经超过 LA 压力，因此二尖瓣不可能会在主动脉瓣完全打开并向前流入主动脉之前，允许大量反流体积（高达心室前负荷的一半）进入 LA。

在 MR 的急性期，低顺应性的 LA 可能不能耐受小的逆向血流，并且高心房压可能传输至肺血管。肺动脉高压伴暴发性心力衰竭可能随之而来，甚至被证明是致命的。当 MR 的发病更为隐蔽时，LA 可扩张和肥大，并可维持多年无肺动脉高压的慢性代偿状态。另一方面，LA 扩张可能伴有心房颤动，有血栓形成和偶发性栓塞的可能性。

LV 血流动力学的关键代偿性变化具有慢性 MR 的特征。在舒张期返回 LV 的反流体积导致左心室舒张末期容积（LVEDV）和超正常射血分数增加（基于两者）：根据标准 Frank-Starling 力学以及 LV 射血进入相对低阻力 / 低后负荷左心房的情况。尽管净前向血流减少，但这种超正常射血用于轻微缓解 LV 并使 LVEDV 正常化。根据拉普拉斯定律，LVEDV 增加引起的壁应力也导致代偿性心肌肥大和正常壁张力的恢复。

虽然肥厚和（或）高动力 LV 是急性或代偿性慢性 MR 的典型表现，但尽管 MR 相关的后负荷降低，射血分数降低，这提示失代偿状态，此时 Frank-Starling 曲线压力-容积关系向右或向下移动（图 61.9）。在这种

表 61.4 用于评估经皮球囊二尖瓣交界分离术的 Wilkins 评分

等级	流动性	增厚	钙化	瓣下增厚
1	仅瓣叶尖端受限的高活动性瓣膜	瓣叶厚度接近正常（4～5 mm）	单个超声心动图亮度增加区域	二尖瓣瓣叶正下方轻微增厚
2	瓣叶中部和基部的活动性正常	瓣叶中部正常，边缘相对增厚（5～8 mm）	局限于瓣叶边缘的分散亮区	增厚的腱索结构延伸至腱索的三分之一
3	瓣膜在舒张期继续向前移动，主要从基底开始	增厚延伸至整个瓣叶（5～8 mm）	亮度延伸至瓣叶中段	增厚延伸至远三分之一的腱索
4	舒张期瓣叶无或极少向前移动	所有瓣叶组织明显增厚（＞8～10 mm）	大部分瓣叶组织都有广泛的亮度	所有向下延伸至乳头肌的腱索结构广泛增厚和缩短

四项之和在 4～16 分之间。评分为 8 分或更低时，经皮球囊二尖瓣成形术可能成功。如果评分超过 8 分，则建议手术。

情况下，净向前流动继续减少，LVEDV 增加。随后的 LA 和 LV 扩张导致二尖瓣口尺寸增大。随着 MR 恶化，心力衰竭恶化的自我维持循环最终占据上风。LV 衰竭可能导致肺动脉高压和右侧心力衰竭。

二尖瓣关闭不全的诊断

症状和体征 急性失代偿性 MR 可导致继发于肺静脉高张力和充血的呼吸困难突然发作。相关的前向心输出量减少可能导致低血压甚至血流动力学衰竭。更典型的情况是，慢性轻度 MR 患者的大部分生命期可能是无症状的。当 MR 逐渐变为中重度时，可表现出典型的左心衰竭、心房颤动，甚至右心衰竭的症状。

体格检查 对 MR 患者进行触诊可能提示一种高动力、侧向移位的心脏搏动。听诊典型地显示全收缩、高音调、叹气样心尖杂音，辐射至腋窝。孤立性后叶功能障碍可导致杂音辐射至胸骨或主动脉区，而孤立性前叶功能障碍可导致杂音辐射至背部或头部。其他发现可能包括：第一心音减弱，由于主动脉瓣早期关闭导致第二心音广泛分裂，或由于二尖瓣血流增加出现第三心音。

诊断测试

尽管心脏磁共振成像（MRI）也可提供有用的反流容积和心功能数据，但超声心动图仍是诊断和监测 MR 的主要方法。常规胸片可显示心脏轮廓增大和左心房增大，或与心力衰竭相关的肺充血体征。超声心动图可显示房颤和（或）LA 扩大体征（二尖瓣型 P 波），及反映心室肥大和（或）束支传导异常的 QRS 或 ST-T 间期变化。

经胸尤其是经食道超声研究可精确显示诱发 MR 的机制，包括单瓣或双瓣脱垂和（或）连枷、瓣膜增大或“翻滚”、环状扩张、腱索断裂、乳头肌断裂，或由心室增大或梗死引起的瓣膜活动受限和梗死。继发的感染性心内膜炎也可以观察到瓣膜破裂或穿孔、瓣膜赘生物或环状脓肿。

多普勒分析提供了关于反流射流定位和量化的重要预后数据，典型地基于与近端等容表面积相关的流动动力学，在回波上将其视为在反流（即 MR 瓣膜的心室侧）附近的流动会聚的半球区瓣膜（图 61.10）。通过分析该流量汇聚区的半径和 MR 流速，可根据以下公式计算反流分数、有效反流口面积和反流体积：流量＝流速 × 面积。当反流体积通过瓣膜口（称为收缩腔）时，血流汇聚区在反流瓣膜口下游变窄至血流速度最高的区域，收缩腔的宽度也是 MR 严重程度的标志。因此，严重 MR 现在被定义为至少 40 cm^2 的有效反流孔、至少 60 ml 的返流体积、或至少 50% 的反流分数、或大于 7 mm 的腔静脉收缩、或大于 LA 区域 40% 的中心 MR 射流、或全收缩偏心射流[11]。

自然病史

急性 MR 通常由退行性疾病引起的腱索断裂、心肌梗死引起的乳头肌断裂或导致瓣膜叶穿孔或腱索断裂的感染性心内膜炎引起。它通常耐受性差，通常需要紧急干预。在未干预的情况下，严重肺水肿、心脏代偿失调和（或）肺动脉高压的发展通常会导致病情迅速恶化和不良结果。

长期以来，亚急性 / 慢性无症状 MR 患者被认为不会增加死亡风险，但过去 20 年中获得的大量数据现在清楚地表明，即使在无症状患者中，伴有心室功能障碍、肺动脉高压或心房颤动的重度 MR 的预后较差[10, 19]。现在同样显示，中度原发性 MR 也同样被

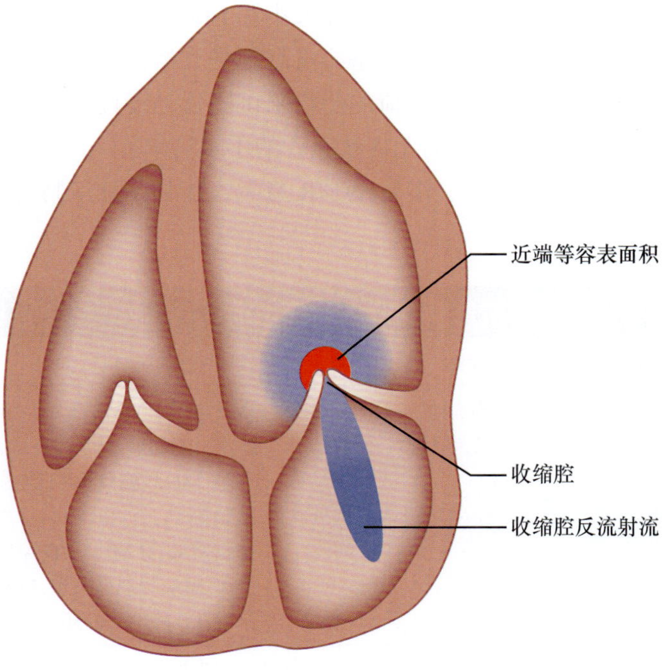

图 61.10 二尖瓣再狭窄严重程度的超声心动图评估。回声上可见近端等容表面积（PISA），为回流孔附近的血流汇聚半球区域；即 MR 瓣膜的心室侧。通过分析该血流汇聚区的半径和 MR 流速，可以根据以下公式计算回流分数、有效回流孔（ERO）面积和回流体积：流量＝流速 × 面积。当反流体积通过瓣膜口（称为收缩腔）时，血流汇聚区在反流瓣膜口下游变窄至血流速度最高的腰部，收缩腔的宽度也是 MR 严重程度的标志

证明死亡率风险为3%，与二尖瓣修复术目前可获得的结果相比，风险过高[19]。

功能性（“继发性”）MR（通常基于缺血性疾病发生）的患者预后比原发性MR的患者差得多[19]。STICH试验的数据检查了缺血性心脏病和射血分数降低（≤35%）的患者，结果表明，与轻度或无MR患者相比，中度至重度MR患者4.5年内的死亡率大约高出2倍[20]。

治疗

药物治疗 急性MR的药物治疗涉及使用血管扩张剂减少后负荷。由此导致的主动脉压力和后负荷降低增强了心输出量，减少了流入左心房的反流。当血管扩张剂使用无效或受到全身性低血压的限制时，主动脉内球囊反搏可有效降低收缩期后负荷并增加正向血流。急性MR通常需要及时行二尖瓣手术，特别是对于有症状或血流动力学受损的患者，但主动脉内球囊反搏可用于临时手术和稳定患者。

对于有症状的慢性MR患者，标准血管扩张剂和利尿剂药物治疗可用于改善心室血流动力学和减少肺充血。利尿剂在减少容量超负荷和心室扩张方面可能特别有效，从而减少环孔大小和MR反流比例。然而，与流行做法相反的是，没有证据支持使用血管扩张剂或其他减轻后负荷的药物来试图延迟慢性MR和LV收缩功能正常的无症状患者的手术需求[11]。

对于功能性、继发性MR患者，药物治疗应特别针对潜在的心室功能障碍。治疗应包括在出现心力衰竭时谨慎使用硝酸盐滴定、利尿剂、ACE抑制剂或血管紧张素受体拮抗剂、β受体阻滞剂和醛固酮拮抗剂[10-11, 14]。

手术治疗 随着与手术相关的发病率和死亡率的降低以及对该综合征病理生理学有了更好的了解，MR的手术适应证有了相当大的扩展。具体而言，目前的理解是，心室功能障碍的发生与预后下降和术后心室功能恢复的预期有关，已将适应证扩大到无症状的重度MR患者，无论LV功能如何。

对于患有慢性重度原发性MR且有LV功能障碍证据［LV射血分数（LVEF）30%～60%或LV收缩末期内径（LVESD）≥40 mm］的无症状患者以及有症状且LVEF值大于30%（LVEF＜30%为Ⅱb类适应证）的患者，手术现在具有Ⅰ类适应证[10-11]。此外，由于上述考虑，对于无LV功能障碍的慢性原发性严重MR（LVEF＞60%，LVESD＜40 mm）的无症状患者，现在增加了Ⅱa类适应证，这些患者在系列影像学研究中表现出LV大小的进行性增加或EF的减少[10]。二尖瓣修复术现在还具有针对LV功能保留的无症状患者（LVEF＞60%，LVESD＜40 mm）的特异性Ⅱa类适应证，在这些患者中，或在新发房颤或静息性肺动脉高压（肺动脉收缩压＞50 mmHg）患者中，预计修复成功的概率为95%，死亡率＜1%[10]。因其他适应证接受心脏手术的慢性中度或重度原发性MR患者也分别具有Ⅰ类和Ⅱa类适应证（表61.5）[10-11]。

表61.5 心脏瓣膜病介入治疗指征

瓣膜病变	介绍	步骤	指征	适应证	证据水平
二尖瓣狭窄	有症状	PBMC†	重度MS（MVA≤1.5 cm^2）	Ⅰ	A*
	无症状		运动时有证据表明存在血流动力学意义上的MS（尽管MVA＞1.5 cm^2）	Ⅱb	C
			重度MS，瓣膜解剖结构不理想，但有NYHA Ⅲ/Ⅳ级症状，手术风险高	Ⅱb*	C
		MVR‡	非常严重的MS（MVA≤1.0 cm^2）	Ⅰ	B**
		PBMC*	重度MS（MVA≤1.5 cm^2）和新发房颤	Ⅱa*	C
		MVR**	尽管进行了充分的抗凝治疗，但仍有反复栓塞事件的严重MS^	Ⅱb	C

MS：二尖瓣狭窄；MVA：二尖瓣区；MVR：二尖瓣手术（修复或置换）；NYHA：纽约心脏病协会心力衰竭症状严重程度分级；PBMC：经皮二尖瓣球囊扩张术。

* 在ESC/EACTS指南中[14]，PBMC是：适用于无不良特征的有症状患者-Ⅰ级，B类；适用于有症状、有手术禁忌证或风险高的患者-Ⅰ级，C类；在无不良特征的无症状患者中考虑，具有高血栓栓塞风险（既往栓塞史、左心房自发性对比剂浓聚、近期或阵发性房颤）或血流动力学代偿失调风险（肺动脉高压、需要进行重大非心脏手术、怀孕需求）-Ⅱa级，C类。

* 在ESC/EACTS指南中[14]，MVR适用于不适合接受PBMC的有症状患者（症状不必很严重）。

Ⅰ级，C类

† 如果根据Wilkins评分（表61.4）瓣膜形态良好，且无禁忌证，则可使用PBMC。

‡ 如果风险适当，但因瓣膜形态或临床标准（如存在左心房血栓）而不适合PMBC。

^ 左心耳切除术。

表 61.5 心脏瓣膜病介入治疗指征（续）

瓣膜病变	介绍	步骤	指征	适应证	证据水平
二尖瓣关闭不全（原发）	有症状	二尖瓣手术	重度 MR 和 LVEF ＞ 30%	Ⅰ	B
			重度 MR 和 LVEF ≤ 30%	Ⅱb	B
	无症状	二尖瓣手术	重度的原发性 MR 和 LV 功能障碍（LVEF 30% ～ 60% 和 / 或 LVESD ≥ 40 mm）**	Ⅴ	B*
		二尖瓣修复术	对于重度 MR 和保留左心室功能（LV ≥ 60% 和 LVESD ＜ 40 mm），但连续成像显示 EF 进行性增大或降低的患者是合理的	Ⅱa	C
			严重的原发性 MR： 仅限于后叶或涉及前叶或双叶，完成成功且持久的修复	Ⅰ	B
			对于具有保留 LV 功能的严重原发性 MR（LVEF ≥ 60% 和 LVESD ＜ 40 mm）是合理的，患者无残留 MR 并在心脏瓣膜中心修复时预计持久修复可能性＞ 95%，死亡率＜ 1%。或在 1）新发房颤或 2）静息性肺动脉高压（肺动脉高压＞ 50 mmHg）患者中。	Ⅱa	B
	有 / 无症状	二尖瓣手术	因其他适应证接受心脏手术时，对于中度原发性 MR 是合理的	Ⅱa	C
二尖瓣关闭不全（继发）	有症状	二尖瓣手术	尽管接受了药物治疗，但仍有 NYHA Ⅲ / Ⅳ级症状的重度继发性 MR 可以考虑	Ⅱb	B
		二尖瓣置换术	对于有严重症状（NYHA Ⅱ / Ⅳ级）的慢性缺血性 MR 和药物治疗后仍有持续症状的患者，选择保留腱索的瓣膜置换术而不是缩小的瓣环成形术是合理的。	Ⅱa	B
	有 / 无症状	二尖瓣手术	接受 CABG 或 AVR 的重度继发性 MR 患者可考虑	Ⅱa**	C
		二尖瓣修复术	接受 CABG 术后获益不明确的慢性、中度继发性的 MR 患者	Ⅱb***	B

AVR：主动脉瓣置换；CABG：冠状动脉旁路移植术；LVEF：左室射血分数；LVESD：左室收缩末期内径；MR：二尖瓣反流；MV：二尖瓣；NYHA：纽约心脏病协会心力衰竭症状严重程度分级。

在可能的情况下，二尖瓣修复术优先于原发性 MR 的置换手术。

* 在 ESC/EACTS 指南中[14]，手术适用于无症状的左心室功能障碍患者［LVESD ≥ 45 mm 和（或）LVEF ≤ 60%］。

Ⅰ级，C 类

** 在 ESC/EACTS 指南中[14]，手术适用于接受 CABG 的重度 MR 患者，LVEF ＞ 30%。- Ⅰ级，C 类。

*** 在 ESC/EACTS 指南中[14]，手术适用于有症状的重度 MR 患者，LVEF ＜ 30%，可选择血管重建术，且有生存获益的证据。Ⅱa 级，C 类。

传统的做法是推迟对功能性 MR 的手术治疗，特别是在冠状动脉旁路移植术（CABG）的情况下，假设 CABG 后缺血环境的改善会导致功能性 MR 的消退。然而，最近研究的数据表明，推迟对中度至重度 MR 的干预会导致合并 CABG 的结果更差[20]。因此，对于接受主动脉瓣置换术或 CABG 的慢性重度继发性 MR 患者，手术具有Ⅱ a 类适应证，对于有严重症状［纽约心脏病协会（NYHA）Ⅲ / Ⅳ类］的慢性重度继发性 MR 患者，手术具有Ⅱ b 类适应证[10-11]。

在技术上可行的情况下，对于原发性 MR 患者，二尖瓣修复术优于二尖瓣置换术[7, 10-11]。与在适当选择的患者中进行二尖瓣置换相比，成功的二尖瓣修复改善了生活质量，具有更低的发病率和长期无事件生存期的延长。二尖瓣修复术被认为是非常可行的，当术后超声心动图显示轻度或无 MR 时，10 年后再手术率低于 10%[20-21]。

如今可通过多种技术完成修复，包括前或后瓣叶切除、腱索转移、瓣叶折叠成形术、瓣叶边缘对边缘缝合、新腱索生成和瓣环成形术。瓣环成形术现在通常与所有二尖瓣修复一起使用，因为已经清楚地表明它可以改善修复的耐久性[22]。然而，一些争论仍在继续，瓣环应该是柔性的还是刚性的，是方形的还是平面的，以及完全圆形还是部分圆形（打开或关闭）。

继发性 MR 患者的适当手术干预不如原发性 MR 患者明确，对心室病理学在使缺血性 MR 永久化中的作用的理解越来越多，削弱了以前使用（扩大或缩小瓣环成形术）二尖瓣修复术纠正这种病理生理学的建议。具体而言，来自心胸外科试验网络的随机对照试

表 61.5 心脏瓣膜病介入治疗指征（续）

瓣膜病变	介绍	步骤	指征	适应证	证据水平
主动脉瓣狭窄	有症状	AVR（手术或经导管）	重度、高梯度 AS（根据病史或运动试验确定的症状）	Ⅰ	B
			对于任何多巴酚丁胺剂量下主动脉瓣速度≥ 4.0 m/s（或平均压力梯度≥ 40 mmHg）和瓣膜面积≤ 1.0 cm² 和重度低梯度 AS、低 LVEF（＜ 50%），均是合理的	Ⅱ a*	B
			对于重度的低梯度 AS、LVEF 保留（≥ 50%）是合理的，但瓣膜梗阻是最有可能引起症状的原因	Ⅱ a*	B
	无症状	AVR	重度 AS 和 LVEF 减少（＜ 50%）	Ⅰ	B
			对于 LVEF 保留（≥ 50%）但手术风险低的非常严重的 AS（主动脉速度≥ 5.0 m/s）是合理的	Ⅱ a	B*
			对于 LVEF 保留（＞ 50%），但运动耐量降低或运动时血压下降的重度 AS 是合理的	Ⅱ a*	B*
			可考虑用于 LVEF 保留的重度 AS（≥ 50%），但疾病进展迅速且手术风险低的患者	Ⅱ b	C
	有 / 无症状	AVR	重度 AS（有或无症状）并因其他适应证而接受心脏手术	Ⅰ	B*
			对于中度 AS 和因其他适应证接受心脏手术的患者是合理的	Ⅱ a	B
主动脉瓣关闭不全	有症状	AVR	有症状的 AI（不管 LVEF）	Ⅰ	B
	无症状	AVR	重度的慢性的 AI 和 LVEF 减少（＜ 50%）	Ⅰ	B
			对于 LVEF 保留（≥ 50%）但严重收缩末期左室扩张提示收缩功能障碍（LVESD ＞ 50 mm）的严重 AI 是合理的	Ⅱ a	B**
			可考虑用于重度 AI、LVEF 保留（≥ 50%），但进行性重度左心室扩张（LVEDD ＞ 65 mm）和低手术风险的患者	Ⅱ b	C**
	有 / 无症状	AVR	因其他适应证接受心脏手术时的重度 AR	Ⅰ	C
			在因其他适应证接受心脏手术时，中度 AR 是合理的	Ⅱ a	C

From Nishimura RA，Otto CM，Bonow RO，et al. 2017 AHA/ACC Focused Update of the 2014 AHA/ACC Guideline for the Management of Patients With Valvular Heart Disease：A Report of the American College of Cardiology/American Heart Association Task Force on Clinical Practice Guidelines. J Am Coll Cardiol. 2017；70：252-289，and Nishimura RA，Otto CM，Bonow RO，et al. 2014 AHA/ACC Guideline for the Management of Patients With Valvular Heart Disease：executive summary：a report of the American College of Cardiology/American Heart Association Task Force on Practice Guidelines. Circulation. 2014；129：2440-2492.

AI：主动脉瓣关闭不全；AS：主动脉瓣狭窄；AVR：主动脉瓣置换（表示手术置换，除非另有说明）；LVEF：左室射血分数；MV：二尖瓣。

* 在 ESC/EACTS 指南中[14]，AVR 适用于正在接受 CABG、升主动脉手术或其他瓣膜手术的严重 AS。Ⅰ级，C 类；提示为无症状的重度 AS 患者，且运动试验有明确与主动脉瓣狭窄Ⅰ级，C 类相关的症状；在显示血压降至基线以下的异常运动试验中考虑。Ⅱa 级，C 类；可考虑用于无血流储备的严重 AS 和 LV 功能障碍的有症状患者。Ⅱb 级，C 类。

** 在 ESC/EACTS 指南中[14]，AVR 被认为是无症状的、严重的 AR，静息 EF ＞ 50%，但有严重 LV 扩张（LVESD ＞ 50 mm 或 LVEDD ＞ 70 mm），Ⅱa 级，b 类。

^ 根据定义，有症状的 AI 被归类为严重。

验数据显示接受修复与置换的患者在总体 LV 重塑或存活率方面没有差异。但接受修复的中度或重度 MR 的 2 年复发率高于接受置换的患者（59% vs. 4%，P ＜ 0.001）[23]。同样，尽管对正在接受 CABG 治疗的中度缺血 MR 患者增加 MV 修复确实显著降低了残余中度或重度 MR 的发生率（11% vs. 32%，P ＜ 0.001），但 MV 修复未能改善死亡率[24]。在 2017 年 ACC/AHA 指南中，保留腱索的二尖瓣置换术因此被给予Ⅱa 指征，对于症状严重的慢性继发性 MR 患者进行缩小瓣环成形术修复，对于接受冠状动脉旁路移植术的中度缺血性MR 患者，修复的有效性降级为“不确定”，进行Ⅱb 推荐。接受 CABG 的缺血性 MR[10]。因此，也正在测试各种新技术，包括乳头肌“悬吊”手术，以解决原发性瓣下和心室病理学，作为继发性 MR 修复的主要方法。

主动脉瓣狭窄

正常主动脉瓣口大小为 3 ～ 5 cm²。主动脉瓣狭窄至小于该尺寸的一半会导致血流动力学障碍和跨瓣压力梯度，这是 AS 的主要病理生理学表现。这种梯度诱导通过 Frank Starling 机制产生的心室压力代偿性增加，及作为对心肌壁张力增加的反应，通过平行复制肌节产生的向心 LV 肥大。因此，室壁张力根据拉普拉斯定律正常化，而维持肥厚但非扩张 LV 收缩功能的补偿状态可能会持续多年。

2/3 进展为严重 AS 心肌缺血是由于做功的增加和随之而来的肥厚心室的心肌需氧量的升高，其必须在延长的收缩间期内产生增加的射血压力来对抗变窄的主动脉瓣的增加的后负荷。心肌缺血，尤其是心内膜下区域的心肌缺血，因舒张期冠状动脉血流在肥厚、高压心肌壁的灌注梯度降低而加重。由此导致的细胞死亡和心肌纤维化导致心肌病，可能会加重心力衰竭。

心肌肥大也可导致心室舒张功能障碍，通常发生在收缩功能障碍发作之前。心室顺应性降低导致左心室舒张末期压力（LVEDP）增加、延长 LV 舒张时间、缩短舒张充盈时间。这些增加的压力通过 LA 和肺循环传递回来，导致肺充血。严重者可出现肺动脉高压和右心衰竭。最终，心室肥大达到最大值，无法再获得足够的压力梯度，导致心输出量不足和明显的自增强收缩性 LV 衰竭。

LA 压力增加和随之而来的 LA 扩张也会增加 AS 患者发生房性心律失常的风险，其发生率低于二尖瓣疾病患者。正常心房收缩的丧失会严重损害不顺应性心室的充盈，有时会导致心输出量急剧下降。前向血流减少可进一步增加 LVEDP，加重心力衰竭症状。

晕厥前兆和晕厥是与（脑）器官灌注不足有关的 AS 的罕见后遗症，通常由通过限制性主动脉瓣的不充分前向血流引起。症状通常与外周血管舒张期有关，如在运动期间或在需要增加心输出量以维持外周血管充盈时从平卧位改为站立位时出现。

主动脉瓣狭窄的诊断

症状和体征

AS 患者通常在一段时间内保持无症状状态。当瓣膜口面积降至约 1 cm^2 时，即出现症状，这标志着疾病自然史中的一个临界点。AS 的典型症状通常从出现心绞痛和（前）晕厥进展为出现与心力衰竭相关的呼吸困难（肺炎性："ASD"）。35% 的患者以心绞痛为 AS 的表现症状，而 15% 的患者以晕厥为相对偶发性事件的表现症状。虽然心力衰竭通常出现在 AS 病程的晚期，但呼吸困难或其他心力衰竭症状是 50% 患者的症状。

体格检查

基于体格检查结果的 AS 诊断通常在症状出现之前做出。AS 的典型表现为由强到弱的喷射性杂音，沿胸骨左缘听诊最清楚，并放射至胸骨右缘上部和颈动脉。AS 的心尖搏动有力，并略有扩大。如果发生心力衰竭，心尖搏动可能会侧向移位。AS 的特征性颈动脉上行支具有缓慢的上升速率和降低的峰值（脉搏小而慢），并可能具有相关的震颤。

诊断测试

胸部 X 线片上 AS 的非特异性发现包括典型的左心室向心肥大的靴形心、瓣膜尖部钙化和主动脉狭窄后扩张。心力衰竭的 X 线征象可能随之而来。心电图变化与 MR 所见相似。

超声心动图可通过平面测量法精确评估主动脉瓣解剖结构、钙化和有效开口大小；也可评估心室肥大和功能。与 MS 一样，多普勒回波允许测量跨瓣膜压力梯度和瓣膜面积作为派生函数（例如，严重 As：多普勒速度＞ 4 m/sec ＝平均主动脉瓣梯度＞ 40 mmHg ＝瓣膜面积＜ 1.0 cm^2）。在低心输出量的 AS 患者中，压力梯度可能降低，从而导致主动脉瓣面积计算错误（错误增加）。超声检查过程中可使用低剂量多巴酚丁胺来增加心输出量，并评估这些患者 AS 病变的真实严重程度。

在不明确的情况下，可能偶尔需要心导管插入术来测量压力梯度。在左心室体内有一个压力测量端口，近端主动脉内有第二个心导管的情况下，可获得同时压力读数。然后可使用 Gorlin 公式确定瓣膜面积。可能需要进行导管插入术来评估是否存在冠状动脉疾病，在多达 50% 的 AS 患者中共存。

自然史

钙化性 AS 是一种进行性疾病，其特征是潜伏期长且无症状，个体之间可能有很大差异。然而，中度 AS 患者的平均压力梯度预计每年增加 7 mmHg，瓣膜面积每年减少 0.1 cm^2。相反，只有约 10% 的轻度主动脉瓣硬化（主动脉速度＜ 2.5 m/s）患者在 5 年内进展为重度 AS。

Ross 和 Braunwald 1968 年的经典报道首次将症状的出现描述为 AS 患者的生存指标（图 61.11）[26]。

如本研究报道所述，且随后经其他人证实，心绞痛出现后的平均生存时间约为 5 年，晕厥发作后不到 3 年，一旦出现心力衰竭症状，则只有 1 ～ 2 年的时间。有症状的患者也可能发生猝死，每月发生率为 2%，但在无症状患者中似乎很罕见（＜ 1%/ 年）[27]。

治疗

药物治疗 药物治疗对于心力衰竭和其他常见合并症（如高血压）的早期体征和症状的治疗非常重要。高血压治疗还可减轻 AS 心室的负荷，有助于缓解不良的心室重塑。尽管目前没有医学疗法被证明可以改变钙化性 AS 的自然病史，但正在进行的研究正试图通过明显的内皮损伤 / 动脉粥样硬化 AS 途径减缓疾病的进展。

外科疗法

因为未经治疗的有症状 AS 的自然病史严重，所以对于有严重 AS（主动脉速度≥ 4.0 m/sec 或更高或平均压力梯度≥ 40 mmHg）证据的所有有症状患者，建议将 AS 的机械缓解作为 Ⅰ 类适应证；表 61.5[10-11]。除了记录病史外，现已证明运动或超声检查过程中的多巴酚丁胺负荷试验会引起症状和（或）异常生理学（如收缩压下降或运动耐量下降），作为外科手术的Ⅱa 级推荐[10-11]。

对于有严重 AS 和 LV 功能障碍证据的无症状患者（LVEF ＜ 50%），手术干预现在也是 Ⅰ 级推荐。Ⅱa 级推荐也适用于有非常严重 AS（主动脉速度≥ 5.0 m/s 或更高或平均压力梯度≥ 60 mmHg）的无症状患者，这些患者的预测手术死亡率风险较低（≥ 4%），因为

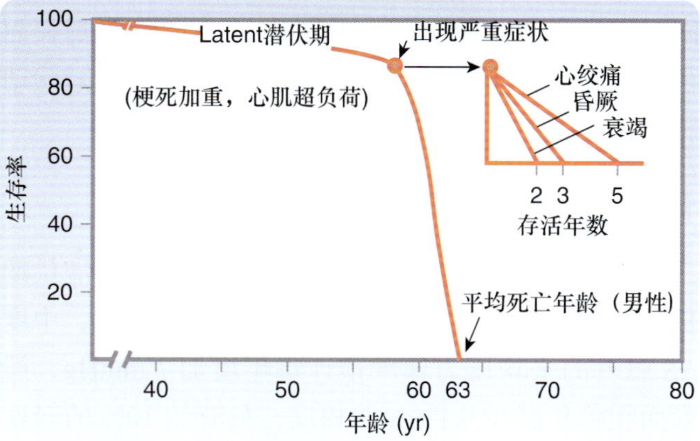

图 61.11 主动脉瓣狭窄症状及生存期。Ross 和 Braunwald 1968 年的经典报道首次将主动脉瓣狭窄患者出现心力衰竭、晕厥或心绞痛症状描述为死亡迫近的标志（From Ross J，Jr.，Braunwald E. Aortic stenosis. Circulation. 1968；38：61-67.）

预计这些患者中有 50% 会在两年内出现症状，且有证据表明这些早期手术患者的总体死亡率风险降低[10-11]。由于其他原因正在接受心脏手术的至少中度 AS 的患者可以考虑进行主动脉瓣置换。同样，对于病情较轻的患者，例如，可能具有相对较低的跨瓣血流，主动脉速度小于 4 m/s 且 EF 大于 50% 的有症状患者，当其瓣膜面积不超过 0.6 cm^2 时，也给予Ⅱa 级推荐[10-11]。

AS 手术几乎总是需要瓣膜置换，无论是机械瓣膜还是生物瓣膜（见下文），并且具有极好的近期和远期预后（表 61.6），特别是在心室功能障碍发作之前进行。根据术前 LV 的病理生理状态，主动脉瓣手术可改善症状，延长预期寿命，并通常可改善收缩功能或使之正常化[10-11，14]。

AS 治疗的修复方案有限，中期结果表明瓣膜清创术会出现显著的延迟性反流发作，由此放弃了该技术。相比之下，经皮、基于导管的“经导管主动脉瓣置换术”（TAVR）是手术主动脉瓣置换术（SAVR）的一种越来越普遍的替代方法，如下所述。

主动脉瓣关闭不全

与二尖瓣一样，主动脉瓣也依赖于复杂动态解剖结构的协调功能来保持其功能。该组织结构包括主动脉瓣尖、主动脉窦、Valsalva 窦和窦上方的窦管连接处。AI 可能是由病理过程诱导的，这些病理过程可能会改变这些成分中的任何一种或多种和（或）其之间的解剖关系。

急性 AI 通常是心内膜炎或主动脉夹层的结果，由于急性反流流入相对较小、适应性及顺应性差的心室，导致 LVEDV 突然增加。LVEDP 的进一步升高，可能导致体循环和心室压力的平衡，从而暂时减少增加的反流。然而，LVEDP 增加向肺循环的传播可能产生暴发性肺水肿，尤其是在 LV 尺寸突然增加诱发或加重共存 MR 的情况下。随之而来的 LV 壁张力增加通常会导致肌层缺血，如果主动脉夹层延伸至冠状动脉口会加重这种情况，还会导致血流动力学衰竭和（或）早期猝死。

与慢性 MR 一样，慢性 AI 是一个隐蔽的进行性过程，会触发代偿机制，包括 LV 增大和肥大，以帮助维持净前向排出量和降低室壁张力。首先，由轻度或中度反流引起的 LV 充盈增加导致 LVEDV 增加，并沿 Frank Starling 曲线导致 LV 收缩性改善。LVEDV 增加引起的后负荷和壁应力增加同样会导致

表 61.6　症状性主动脉瓣狭窄的手术和经导管介入治疗的适应证（摘录）

手术类型	指征	适应证	证据水平
SAVR*	症状性、重度 MS，手术风险低或中等	Ⅰ*	B
TAVR	适用于有症状的重度 AS 和手术风险过高且预测 TAVR 术后存活期 > 12 个月的患者	Ⅰ	A
	不适用于预计生存期 < 12 个月的患者，或因合并症而无法从 MS 矫正中获益的患者	Ⅲ	B
	对于有症状、严重 AS 和高手术风险的患者，手术 AVR 的合理替代方案	Ⅰ	A
	对于有症状的重度 AS 和中等手术风险的患者，根据患者的具体手术风险、价值观和偏好，是手术 AVR 的合理替代方案 -适合经股动脉入路的老年患者首选 °	Ⅱa**	B
PBAV	对于症状严重、需要紧急非心脏大手术或血流动力学不稳定的严重 AS 患者，可考虑作为 AVR 或 TAVR 的桥梁	Ⅱb	C

From Nishimura RA，Otto CM，Bonow RO，et al. 2017 AHA/ACC Focused Update of the 2014 AHA/ACC Guideline for the Management of Patients With Valvular Heart Disease：A Report of the American College of Cardiology/American Heart Association Task Force on Clinical Practice Guidelines. J Am Coll Cardiol. 2017；70：252-289 and Nishimura RA，Otto CM，Bonow RO，et al. 2014 AHA/ACC Guideline for the Management of Patients With Valvular Heart Disease：executive summary：a report of the American College of Cardiology/American Heart Association Task Force on Practice Guidelines. Circulation. 2014；129：2440-2492.

PBAV：经皮球囊主动脉瓣成形术；SAVR：外科主动脉瓣置换；TAVR：经导管主动脉瓣置换术。

* 在 ESC/EACTS 指南中[14]，建议手术风险低的患者接受 SAVR 治疗［STS 或 EuroSCORE Ⅱ < 4% 和（或）logistic EuroSCORE I < 10%，且这些评分中未包括其他风险因素，如虚弱、瓷化主动脉或胸部放射后遗症］。

** 在 ESC/EACTS 指南中[14]，手术风险增加［STS 或 EuroSCORE Ⅱ ≥ 4% 或 EuroSCORE I ≥ 10% 和（或）伴有其他风险因素，如虚弱、瓷化主动脉、胸部放射后遗症］的患者，SAVR 和 TAVR 之间的决定应由多学科心脏团队根据患者的特点做出；和 TAVR 一起。

^ 根据现有证据，TAVR 不适用于无症状主动脉瓣狭窄。

° 根据 ESC/EACTS 指南[14]。在 AHA/ACC 指南中未描述有利于中等风险患者的两种治疗方式的具体特征。

离心性心室肥大，其特征是肌节串联复制和肌纤维延长。这种肥大倾向于保持心室顺应性，最大限度地减少 LVEDP 增加，同时仍然降低室壁张力。降低舒张充盈时间和降低后负荷的心率增加和外周血管阻力降低也可降低反流。由于这些机制，慢性 AI 患者往往因此而多年来得到了很好的代偿。

最终，AI 患者心肌肥大和 LV 增大的综合效应是显著增大的心脏，称为牛心症，其特征是在所有心脏病中具有最大的 EDV 和质量。AI 心室的最终重量可达正常的三倍，其容量超过 200 ml（约为正常的 4 倍），以适应大量的反流体积。

LV 动力学的进行性变化最终会耗尽前负荷储备并破坏补偿机制，LVEDV 和 LVEDP 增加会导致心室扩张、室壁张力增加和心肌需氧量增加。系统舒张压降低和心肌壁厚度增加会降低冠状动脉灌注梯度，并进一步加重心肌缺血。最终，缺血可能导致心肌纤维化和心肌病。当心室不再能保持足够的正向血流时，就会发生明显的心力衰竭。

主动脉瓣关闭不全的诊断和治疗

症状和体征　尽管急性 AI 患者可能表现为呼吸困难、血流动力学不稳定或休克，但临床上可能难以识别严重的急性 AI。通常，反映 AI 潜在原因的症状，如心内膜炎引起的发热或主动脉夹层引起的胸痛，可能会掩盖 AI 症状并模糊正确诊断。慢性 AI 通常在失代偿期表现为心力衰竭症状，尽管严重的慢性 AI 患者在压力或劳累期间也可能表现为心绞痛或心悸。

体检　除了暴发性心力衰竭和（或）血流动力学衰竭之外，急性 AI 几乎不会产生任何诊断体征。相比之下，慢性 AI 通常有许多生理表现，主要与 AI 患者由于返流回流入心室导致的每搏输出量和脉压增加有关。这些体征包括外周脉搏突然上升和迅速下降（水冲脉）、颈动脉搏动（Corrigan 脉）、随着每次心跳头部起伏。（de Musset 征）、悬雍垂搏动（Müller 征）、听诊有股动脉压迫的“枪击音”（Traube 征），及使用玻璃片压迫手指甲时观察到的毛细血管搏动征。

心脏检查通常显示心尖搏动，呈弥漫性、高动力性，并向下和侧向移位。它可能与由于高输出血量引起的心脏底部、胸骨上切迹和颈动脉收缩性震颤有关。胸骨左缘可闻及高调、递减型、叹气样舒张期杂音，患者端坐、前倾和呼气末时更加明显。通过蹲下或手握等增加舒张压的动作，可增加杂音。检查者可能意识到舒张中期和晚期心尖隆隆声（Austin-Flint 杂音），认为这是由后向 AI 射流引起的二尖瓣前叶振动的继发性表现。第二心音可以是柔和的或不存在的，并且可以存在第三心音。

诊断测试

急性 AI 患者的胸片可能仅显示肺水肿，心电图可能显示 LV 应变征象，但超声心动图可能是诊断该疾病的唯一有用检查。对于慢性 AI，胸片通常显示心脏轮廓明显增大。如果 AI 是由主动脉瘤引起的，则升主动脉可能会增大。心电图通常会显示 LV 肥厚，伴有电轴左偏和 QRS 振幅增加，伴有应变模式和传导异常。

超声心动图可全面评估主动脉结构异常、LV 大小和顺应性，及反流射流的特征和大小。例如，可通过喷射宽度≥ LV 流出道的 65% 来诊断重度 AI：> 0.6 cm 收缩腔，反流分数≥ 50% 或有效反流口面积≥ 0.3 cm^2[10-11]。

自然病史

虽然急性 AI 可能导致心力衰竭突然发作和（或）血流动力学衰竭，但慢性 AI 患者通常可有数年的无症状代偿性 LV 功能。此类患者发生不良事件（LV 功能、症状发作或死亡）的可能性每年低于 5%。总体而言，无症状性患者五年后无心功能障碍或存活的发生率约为 75%，但 10 年后这一发生率下降至 60%[28-29]。此外，一旦左心室收缩末期直径大于 50 mm，不良事件发生率每年增加至约 20%[11, 14, 29]。一旦 AI 患者出现症状，死亡率每年上升至 10% 以上[10-11, 29]。

治疗

药物治疗　对于需要紧急手术的急性重度 AI 和急性容量超负荷、低血压和（或）肺水肿患者，仅应将药物治疗视为一种临时措施。在这种情况下，血管扩张剂和正性肌力药在增加正向血流和降低 LVEDP 方面可能有价值。用于主动脉夹层的 β 受体阻滞剂应谨慎用于其他急性 AI 病因，因为它们可阻断代偿性心动过速，并可能导致血压显著下降。重要的是，主动脉内球囊泵在 AI 中禁用，因为它会加重反流和减少心排量。

慢性重度 AI 患者可受益于药物治疗，以降低收缩期高血压为主要目标，从而降低室壁压力和改善心室功能。血管扩张药物可能改善血流动力学异常和前向血流，但其对慢性重度 AI 且心室功能正常患者无症状期的延长作用尚不确定[10-11, 14]。只有在可以进行手术干预之前，才有必要对有症状的 AI 患者进行药物治疗。

手术治疗

对于急性重度 AI（如心内膜炎、主动脉夹层）患者，几乎总是需要进行紧急或急诊手术干预，以修复或更换主动脉瓣并解决潜在的病理机制。对于有症状的重度慢性 AI 患者，也可进行手术（Ⅰ级推荐）（表 61.5）[10-11]。重要的是，基于对慢性 AI 自然史目前认识的提高，主动脉瓣手术现在也是有 LV 收缩功能障碍（LVEF ＜ 50%）的无症状慢性重度 AI 患者的Ⅰ类适应证，对于 LV 收缩功能正常（LVEF ≥ 50%）但 LV 严重扩张［LVESD ＞ 50 mm（指数 LVESD ＞ 25 mm/m^2）］的无症状重度 AI，分别是Ⅱ a 级和Ⅱ b 推荐[10-11]。

使用机械或生物瓣膜置换在纠正孤立性 AI 方面取得了优异的结果（表 61.7）；然而，在过去的二十年里，越来越多的中心在选定的患者中采用修复策略，如下所述[30]。如本文其他地方所讨论的，对于主动脉根部疾病患者，这些手术通常与根部修复或置换和冠状动脉再植入相结合。

在选定的患者中，用自身的肺动脉瓣来置换病变的主动脉瓣（Ross 手术）。在经验丰富的中心已经证明了这种技术要求很高的手术取得了优异的效果，特别是对于年轻（＜ 30 岁）患者，在这些患者中，传统的瓣膜置换手术随着时间的推移具有较高的瓣膜相关并发症风险[11, 14, 30]。

三尖瓣关闭不全和其他右侧瓣膜疾病

TR 占右侧瓣膜疾病的大多数，其中继发性或功能性 TR 最常见。继发性 TR 最常见的原因是左侧瓣膜疾病和（或）心力衰竭。TR 的主要原因包括心内膜炎、风湿性瓣膜病、类癌和医源性损伤（包括起搏器 / 除颤器植入所致损伤）。与左侧疾病不同，与 RV 衰竭相关的 RV 力学和几何形状改变可能导致健康三尖瓣环的鞍形椭圆体结构不可逆扩张为更平坦的圆形，从而导致 TR 持续存在，尽管诱发的血流动力学因素已得到校正。三尖瓣疾病导致的中心静脉压升高可导致静脉充血、肝大、腹水、外周水肿，及右心房扩大和心律失常。RV 输出降低可导致 LV 填充不足和左侧输出不足。

表 61.7 瓣膜性心脏病的手术结果

瓣膜手术	瓣膜病变	手术死亡率	术后生存率	免于手术率
主动脉瓣置换	主动脉瓣狭窄	1% ～ 3%[1]	10 岁时 85%[2]	75%（终身；生物） 97%（终身；机械）[3]
	主动脉瓣关闭不全	1% ～ 4%[1]	10 岁时为 63%[4]	75%（终身；生物） 97%（终身；机械）[3]
主动脉瓣修复术	主动脉瓣关闭不全	1% ～ 4%[1]	13 岁时为 95%[4]	8 岁时 83% ～ 93%[5]
二尖瓣置换术	二尖瓣狭窄	3% ～ 10%[1]	5 岁时 15% ～ 62%[15]	10 岁时为 92%[8]
	原发性二尖瓣关闭不全	4%[7]	10 岁时为 60%[8]	10 岁时为 92%[8]
	功能性二尖瓣关闭不全	3% ～ 5%[10, 13]	5 岁时为 66%[11]	4 岁时 70% ～ 85%[10]
二尖瓣修复术	原发性二尖瓣关闭不全	0% ～ 1%[6]	10 岁时 87%[8]	10 岁时为 94%[8]
	功能性二尖瓣关闭不全	～ 5%[9]	5 岁时 50% ～ 75%[11-12]	10 岁时为 63%[13]
经皮二尖瓣球囊扩张术	二尖瓣狭窄	0.5% ～ 2%[1]	9 岁时 80%[14]	20 岁时 50%*[15]
直视二尖瓣分离术	二尖瓣狭窄	＜ 2%[14]	10 岁时为 96%[16]	9 岁时为 98%[13]

[1] Vahanian A，Alfieri O，Andreotti F，et al. Guidelines on the management of valvular heart disease（version 2012）：the Joint Task Force on the Management of Valvular Heart Disease of the European Society of Cardiology（ESC）and the European Association for Cardio-Thoracic Surgery（EACTS）. Eur J Cardiothorac Surg. 2012；42：S1-44.

[2] Kvidal P，Bergstrom R，Horte LG，et al. Observed and relative survival after aortic valve replacement. J Am Coll Cardiol. 2000；35：747-756.

[3] van Geldorp MW，Eric Jamieson WR，Kappetein AP，et al. Patient outcome after aortic valve replacement with a mechanical or biological prosthesis：weighing lifetime anticoagulant-related event risk against reoperation risk. J Thorac Cardiovasc Surg. 2009；137：881-886，886e881-885.

[4] Chaliki HP，Mohty D，Avierinos JF，et al. Outcomes after aortic valve replacement in patients with severe aortic regurgitation and markedly reduced left ventricular function. Circulation. 2002；106：2687-2693.

[5] Talwar S，Saikrishna C，Saxena A，et al：Aortic valve repair for rheumatic aortic valve disease. Ann Thorac Surg. 2005；79：1921-1925.

[6] Donndorf P，Park H，Vollmar B，et al. Impact of closed minimal extracorporeal circulation on microvascular tissue perfusion during surgical aortic valve replacement：intravital imaging in a prospective randomized study. Interact Cardiovasc Thorac Surg. 2014；19：211-217.

[7] Gammie JS，Sheng S，Griffith BP，et al. Trends in mitral valve surgery in the United States：results from the Society of Thoracic Surgeons Adult Cardiac Surgery Database. Ann Thorac Surg. 2009；87：1431-1437；discussion 1437-1439.

[8] Gillinov AM，Blackstone EH，Nowicki ER，et al. Valve repair versus valve replacement for degenerative mitral valve disease. J Thorac Cardiovasc Surg. 2008；135：885-893，893 e881-882.

[9] Braunberger E，Deloche A，Berrebi A，et al. Very long-term results（more than 20 years）of valve repair with carpentier's techniques in nonrheumatic mitral valve insufficiency. Circulation. 2001；104：I8-11.

[10] Lorusso R，Gelsomino S，Vizzardi E，et al. Mitral valve repair or replacement for ischemic mitral regurgitation? The Italian Study on the Treatment of Ischemic Mitral Regurgitation（ISTIMIR）. J Thorac Cardiovasc Surg. 2013；145：128-139；discussion 137-128.

[11] Calafiore AM，Di Mauro M，Gallina S，et al. Mitral valve surgery for chronic ischemic mitral regurgitation. Ann Thorac Surg. 2004；77：1989-1997.

[12] Oliveira JM，Antunes MJ. Mitral valve repair：better than replacement. Heart. 2006；92：275-281.

[13] DiBardino DJ，ElBardissi AW，McClure RS，et al. Four decades of experience with mitral valve repair：analysis of differential indications，technical evolution，and long-term outcome. J Thorac Cardiovasc Surg. 2010；139：76-83；discussion 83-74.

[14] Song JK，Kim MJ，Yun SC，et al. Long-term outcomes of percutaneous mitral balloon valvuloplasty versus open cardiac surgery. J Thorac Cardiovasc Surg. 2010；139：103-110.

[15] Bouleti C，Iung B，Himbert D，et al. Reinterventions after percutaneous mitral commissurotomy during long-term follow-up，up to 20 years：the role of repeat percutaneous mitral commissurotomy. Eur Heart J. 2013；34：1923-1930.

[16] Antunes MJ，Vieira H，Ferrao de Oliveira J. Open mitral commissurotomy：the 'golden standard'. J Heart Valve Dis. 2000；9：472-477.

三尖瓣疾病的诊断

症状和体征 由于三尖瓣疾病患者几乎总是存在并存的左侧瓣膜疾病，因此很难将三尖瓣病理症状与多瓣膜疾病症状区分开来，并且三尖瓣疾病本身可能通常是无症状的。然而，随着心力衰竭的发展，可能出现呼吸困难、疲劳和运动障碍。

体检 TR 的典型表现是伴随吸气增加的全收缩期杂音（Carvallo 征），可沿胸骨边缘听到。TS 时，可在胸骨右缘听到一声打开的咔嚓声，随后是舒张期的隆隆声。三尖瓣疾病患者的体格检查可能仅发现颈静脉扩张伴一个持续性收缩“v”波。进行性中心静脉充血时，体格检查结果通常与症状不相称，可能包括胸腔积液、肝大（TR 的典型肝脏波动）、腹部压痛、腹水和周围水肿。

诊断测试 由于合并左心疾病的叠加，超声心动图是评估三尖瓣疾病的唯一可靠的检测手段，与评估二尖瓣疾病的应用类似。根据连续多普勒测量的 TR 射流速度估测肺动脉收缩压是一个有用的预后指标。

瓣环直径大于 40 mm 定义了显著的三尖瓣环扩张，这也是选择适当治疗 TR[31] 时的一个重要考虑因素。

自然病史

生存率下降与 TR 严重程度增加有关，与心脏功能的其他指标无关[31]。尽管接受左侧瓣膜疾病手术治疗的患者可能经历了功能性 TR 的改善或消退，但这种改善是不可预测的，并没有降低患者生存率的报道，四年后中度至重度 TR 低于 50%[32]。其他右侧瓣膜病变的自然病史记录不多，因为此类病变在成年后并不常见，通常需要作为先天性异常进行手术矫正，或与二尖瓣和主动脉瓣的风湿性疾病相关。

治疗

药物治疗　三尖瓣疾病的药物治疗包括分别使用利尿剂和 ACE 抑制剂优化 RV 前负荷和后负荷。如果存在心房纤维性颤动，控制心率可改善舒张期充盈。对于功能性 TR，降低肺动脉高压的药物治疗也可改善心输出量。

手术治疗　功能性 TR 的手术治疗时机和方法存在争议。直到最近几年，功能性 TR 的概念改善后，原发性左侧瓣膜治疗建议避免三尖瓣手术。然而，事实证明这不是一个可靠的策略。如果不加以纠正，约 25% 的患者会出现继发性 TR 恶化，由于 RV 损伤和器官衰竭的不可逆进展，这会对功能和生存产生影响[32]。此外，虽然在左侧心脏手术期间增加三尖瓣修复不会显著增加手术风险，但左侧心脏手术后持续性 TR 导致的再次手术的围术期死亡率为 10% ～ 25%。

基于这些考虑，严重 TR 已成为正在接受左心手术的患者合并进行三尖瓣手术的Ⅰ类适应证[11, 14]。合并修复可能也适用于 TR 较轻或较大、三尖瓣环扩张（> 40 mm 直径）或有右心衰竭迹象的患者（Ⅱa 类）[10-11, 33]。此外，对内科治疗无反应的有症状的严重原发性 TR 患者可作为三尖瓣手术的候选对象（Ⅱa 类），中度 TR 和肺动脉高压患者（Ⅱb 类）和有进行性 RV 功能障碍证据的无症状或轻度症状患者（Ⅱb 类）也是如此。

只要允许，通常首选三尖瓣修复术而不是置换术。对于孤立性瓣环扩张引起的重度 TR，多项研究显示，使用假体环进行瓣环成形术比传统的缝线成形术具有更好的长期效果[10-11]。由于瓣叶拴系和 RV 重塑引起的功能性 TR，应考虑瓣膜置换。

孤立性 TS 的有症状患者不能从药物治疗中获益，最好采用瓣膜置换治疗。TS 和左侧瓣膜疾病患者同样应在同一手术过程中进行伴随矫正[10-11, 14]。可考虑经皮三尖瓣切开术，但结果不如 MS 患者乐观，可能导致显著的 TR[34]。

混合性瓣膜疾病

混合性瓣膜病的主要受损瓣膜决定了症状和病理生理改变。关于混合瓣膜疾病自然病史的数据非常有限，因此系列评估的最佳时间不清楚。多瓣膜疾病患者比单瓣膜疾病患者面临着更复杂的诊断和治疗挑战。例如主动脉瓣疾病与 MR 共存可减轻主动脉瓣病变引起的 LV 变化，但会加重肺部和右侧并发症。

可用于指导多瓣膜疾病治疗的数据有限，干预指征应基于症状和对手术结果的客观分析，而不是单个病变的严重程度指数[14]。一般而言，治疗应针对主要病变，同时考虑合并瓣膜疾病的严重程度。

手术方法

如今，瓣膜性心脏病的手术与良好的短期和长期结局相关，一些证据表明在手术量大的中心进行的手术具有更好的结局[35]。手术死亡率在现代对于所有类型的瓣膜疾病通常< 5%，现在可以使用几种广泛可用的多变量风险计算评分系统进行预测，例如由胸外科医生协会（STS）和欧洲心胸外科协会（EACTS）提供的评分系统[10-11, 14]。

一般而言，手术死亡率是根据风险因素预测的，如年龄、女性、急诊手术、症状、伴随手术、射血分数降低以及糖尿病、肾功能不全、肺部疾病、周围血管疾病和既往手术等合并症（表 61.8）。通常，孤立性三尖瓣手术与最高的手术死亡率风险相关（主要与共存的心脏病理生理学相关），其次是 MR 和 AI。针对 AS 和 MS 的手术提供了最佳的手术死亡率结果。与心脏瓣膜病手术最常相关的并发症包括感染、出血、卒中、传导阻滞（可能需要植入永久性起搏器）和心力衰竭（表 61.9）。

远期预后和心室血流动力学的病理生理改变通常可通过与瓣膜疾病相关症状的持续时间和（或）严重程度，及心室功能障碍的程度和（或）肺动脉高压的存在和严重程度来预测[11, 14]。瓣膜疾病的完全血流动力学恢复，包括心室肥大和扩张的消退，最早可在术后数周内观察到，但术后可能进展长达一年。经常与瓣膜手术相关的长期并发症包括血栓栓塞事件，包

表 61.8 欧洲瓣膜手术操作风险评估系统（EuroSCORE）

患者相关因素	定义	得分
年龄	每 5 年或不足 5 年且超过 60 年	1
性别	女性	1
慢性肺疾病	长期支气管扩张剂 / 类固醇	1
心外动脉病	跛行，颈动脉闭塞或＞ 50% 狭窄，对腹主动脉、肢体动脉、颈动脉介入治疗	2
神经功能障碍	严重影响步行或日常活动机能	2
既往心脏手术	需要打开心包	3
血清肌酐	术前＞ 200 mmol/L	2
活动期心内膜炎	手术治疗心内膜炎的同时给予抗生素治疗	3
术前危重症状态	室性心动过速、纤颤、突然流产 死亡；术前心脏按压、通气、肌力支持、IABP 或急性肾衰竭（无尿或少尿＜ 10 ml/h）	3
心脏相关因素		
不稳定型心绞痛	术前需要静脉注射硝酸盐的静息性心绞痛	2
LV 功能障碍	中度或 LVEF 30% ～ 50% 差或 LVEF ＜ 30	1 3
近期心肌梗死	90 天内	2
肺动脉高压	收缩压＞ 60 mmHg	2
手术相关因素		
突发事件	在下一个工作日之前完成转诊工作	2
除单独的 CABG	除冠状动脉旁路移植术以外的主要心脏手术	2
胸主动脉手术	升主动脉、主动脉弓或降主动脉疾病	3
心房后间隔破裂		4

Adapted from Roques F，Nashef SA，Michel P，et al. Risk factors and outcome in European cardiac surgery：analysis of the EuroSCORE multinational database of 19030 patients. Eur J Cardiothorac Surg. 1999；15：816-822.

表 61.9 与心脏瓣膜手术相关并发症

并发症	AVR	MVR
长时间通风	7%	10.8%
肾衰竭	3.7%	5.2%
出血再手术	4.1%	4.7%
永久性卒中	1.6%	2.2%
胸骨深部感染	0.5%	0.3%
术后住院时间 *	8.5±8.4	9.9±10.3
住院总天数 *	10.6±9.6	12.8±12.6

Adapted from Edwards FH，Peterson ED，Coombs LP，et al. Prediction of operative mortality after valve replacement surgery. J Am Coll Cardiol. 2001；37：885-892.

AVR：主动脉瓣置换术；MVR：二尖瓣置换术。

注释：低风险 0 ～ 2；中等风险 3 ～ 5；高风险 6 或更多。* 平均天数 ± 标准差。

括卒中、因瓣膜恶化或瓣膜周围渗漏而再次手术、与抗凝相关的出血和心内膜炎（表 61.9）。

心脏瓣膜手术的实施

使用体外循环和心脏停跳是对心脏瓣膜执行心内直视手术的标准方法（虽然不用于经皮介入，如下所述）。传统上，完全中线正中胸骨切开术是心脏瓣膜手术获得广泛暴露的主要方法。然而，现在也使用了各种微创方法，并且证明与传统的开放方法一样安全有效。具体的微创入路包括部分上胸骨切开术或下胸骨切开术，及小的右侧第三或第四间隙开胸术，采用专业器械直接可视化或间接机器人手术技术（图 61.12）。这些方法与减少输血、伤口感染、住院时间、房颤，及更快的恢复和美观有关。

二尖瓣置换术和修复术

二尖瓣通常通过左心房切开术暴露，位于肺静脉前方（图 61.13）。右心房切开术和穿过房间隔的切口也可使二尖瓣显露出来。将右心房和隔膜造口术切口连接到左心房圆顶上的“上隔膜”入路可提供更大的暴露，但这种入路需要更广泛的吻合。

二尖瓣置换术

二尖瓣置换目前首选最小瓣叶切除（通常为前瓣叶的一部分），尽最大努力保持腱索和瓣下结构与瓣环连续。如果腱或瓣膜叶严重钙化或纤维化，则可能需要切除，以利于植入瓣膜假体，且无瓣膜周围渗漏。在确定切除瓣膜口的尺寸（使用塑料装置）后，所选择的瓣膜假体通常使用周向放置的、不可吸收的编织衬垫水平褥式缝合固定在瓣膜环上（图 61.13B）。缝线系紧，因此没有瓣膜周围缺损（可能导致反流性渗漏），并且在心脏排气后关闭心房切开术（图 61.13C）。

二尖瓣修复术

多种外科技术可用于修复原发性 MR 病变。最常见的是，可通过有限的三角形或更广泛的四边形切除来切除瓣膜的连枷或脱垂段，并通过将切除的瓣叶边缘缝合在一起来恢复瓣叶连续性（图 61.14A）。沿后叶基底部的松弛切口有助于瓣环成形术，可用于降低修复时的张力和降低后叶的高度。这有助于防止因二尖瓣前叶收缩期前运动（SAM）导致的切除术后 MR，在切除不充分后，该运动可能会向主动脉流出道移位。

二尖瓣修复术的另一个选择是建立新的腱索，其可使用 Gore-Tex 缝合线创建或预先选择，并且其尺寸应与瓣环的高度相适应。腱索附着于乳头肌和瓣叶的自由边缘，以提供适当的瓣叶支持并防止瓣叶脱垂。

所有二尖瓣瓣叶修复都应进行环形瓣环成形术，因为该操作已被证明可显著提高修复的耐久性，并可作为一种独立的手术来解决瓣环扩张引起的 MR（图 61.14B）。插入瓣环成形环有助于恢复正常的环形几何形状，并确保前叶和后叶之间有 6 ～ 8 mm 的适当接合区。瓣环成形术有多种器械可供选择，包括刚性或柔性瓣环、部分或完整瓣环，还开发了特殊配置的“3D”环，以纠正与功能性 MR 相关的后瓣叶的心尖和侧方移动，正如瓣下手术试图重新调整乳头肌一样[25]。关于这些环类型中哪一种能提供最

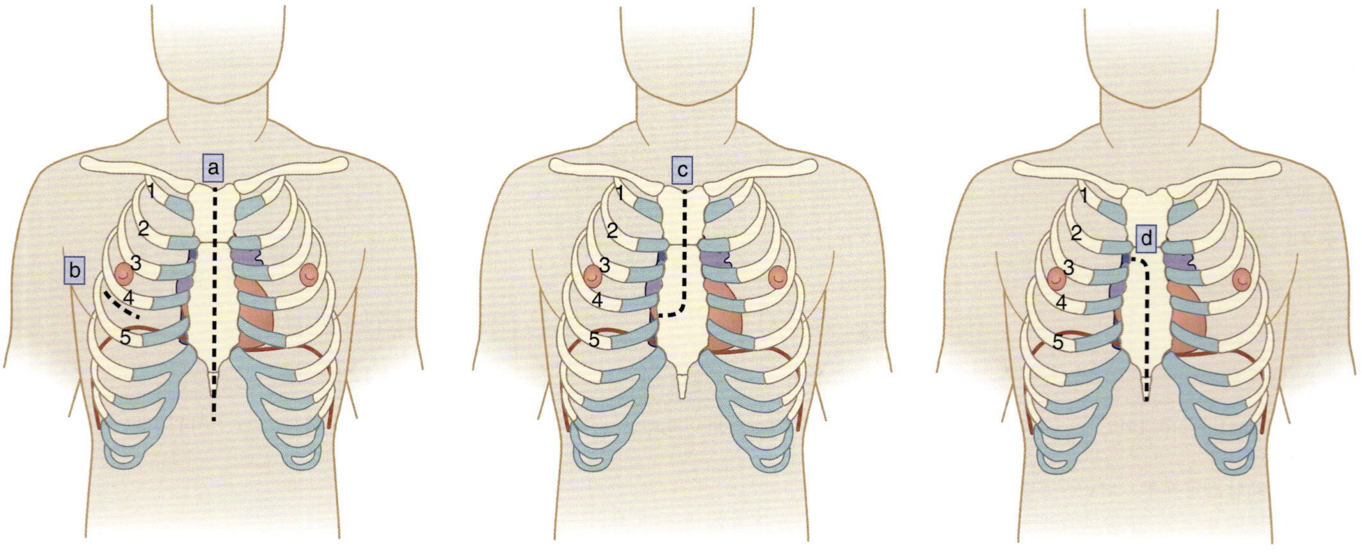

图 61.12 心脏瓣膜手术的手术通路。正中胸骨切开术（**A**）与通过小胸骨切开术（**B**）、部分上部（**C**）或下部（**D**）胸骨切开术的微创通路（From Byrne JG，Leacche M，Vaughan DE，et al. Hybrid cardiovascular procedures. JACC Cardiovasc Interv. 2008；1：459-468.）

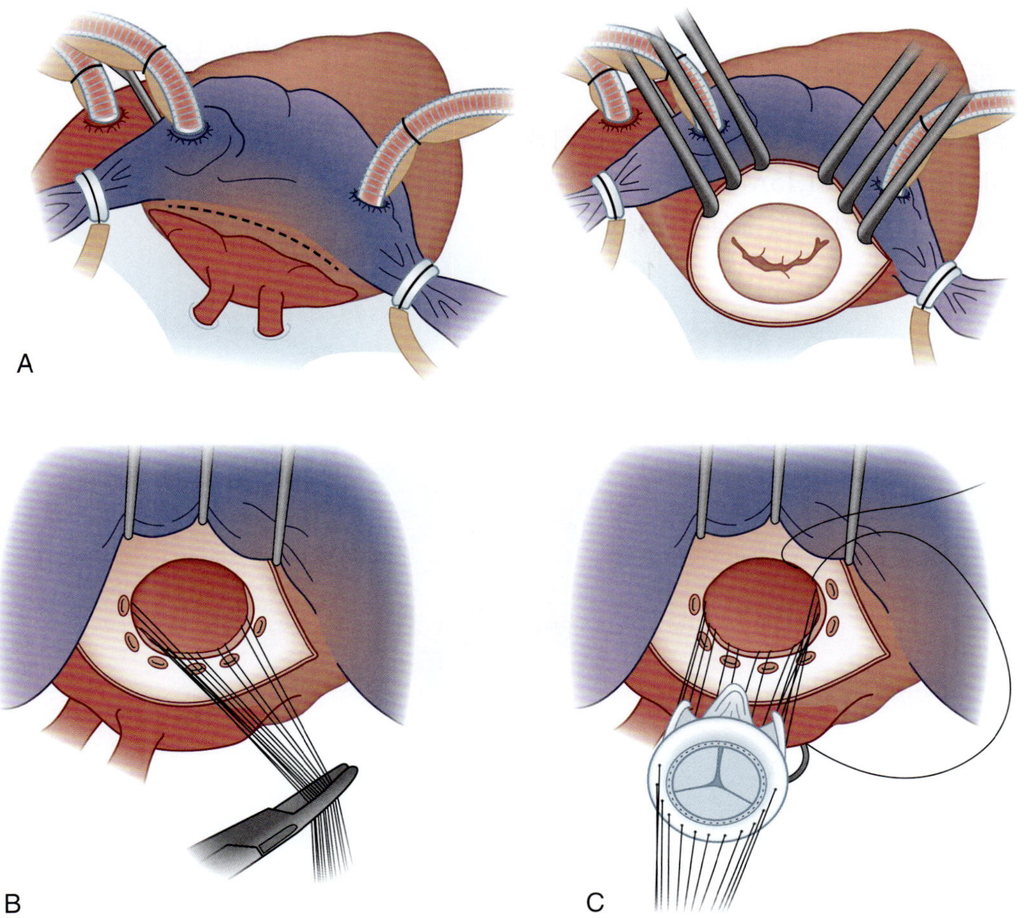

图 61.13　二尖瓣置换术。(**A**) 二尖瓣通常通过肺静脉正前方的左侧心房切开术暴露；(**B**) 部分切除自体瓣膜后，将带纱布的平针褥式缝合线沿瓣环周向放置，然后放入人工瓣膜的布缝环；(**C**) 瓣膜下降到位，缝线牢固系好（From Glower DD. Surgical approaches to mitral regurgitation. J Am Coll Cardiol. 2012；60：1315-1322.）

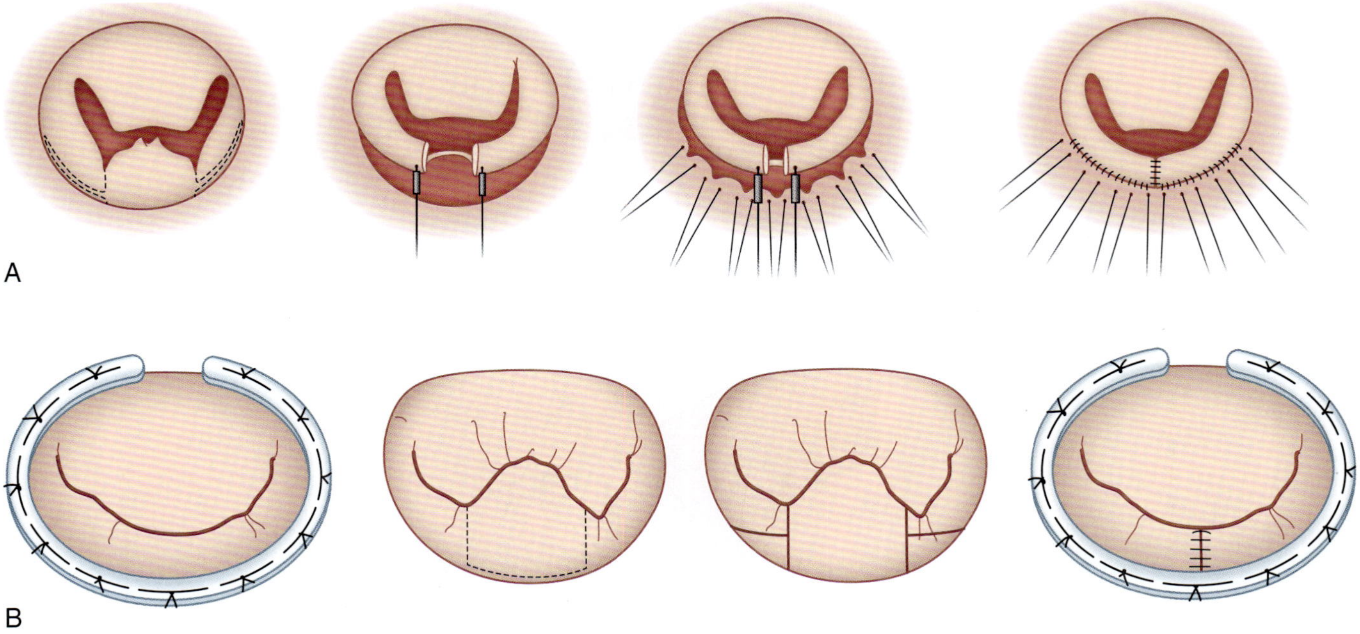

图 61.14　二尖瓣修复手术。(**A**) 切除瓣叶组织，包括三角形或四边形切除，最常见的是瓣的连枷或脱垂［通常是后(P2)］部分。只需将切除的瓣叶边缘缝合在一起即可恢复小叶的连续性。(**B**) 瓣环成形术环。瓣环成形术瓣环几乎总是被植入以补充切除修复，或者可以单独使用以解决由扩张的瓣环引起的 MR。环形放置的简单非结扎缝合线通常用于以类似于瓣膜植入的方式植入瓣膜成形环

佳结果的数据不确定。

主动脉瓣置换术和主动脉瓣修复术

主动脉瓣暴露通常通过近端升主动脉的横向或“曲棍球棒”切口获得（图 61.15A）。对于瓣膜置换，应仔细切除自体主动脉瓣尖，以避免主动脉壁穿孔，并对残留环形组织进行彻底脱钙，以提高人工瓣膜的匹配性。机械瓣膜或生物瓣膜的植入与二尖瓣的植入相似（图 61.15B）。如果同时需要进行主动脉根部置换，有时可使用同种移植物或“游离型”无支架主动脉瓣同种移植物[36]。

对于主动脉瓣关闭不全或功能正常的主动脉瓣

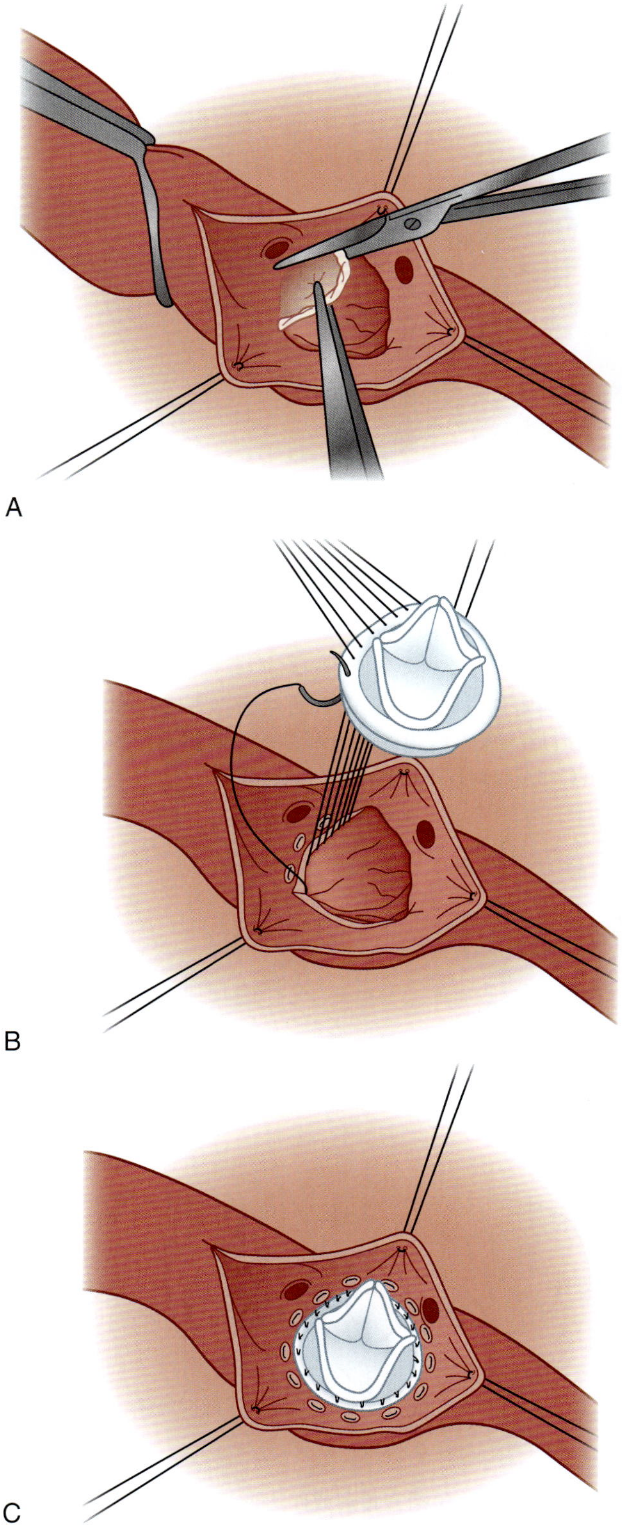

图 61.15 主动脉瓣置换手术。主动脉瓣的暴露通常通过近端升主动脉的横向或“曲棍球棒”切口获得。主动脉瓣切除（**A**）后，进行二尖瓣置换术（**B**、**C**）

伴主动脉根部或升主动脉瘤的选定患者，可选择主动脉瓣修复术。当主动脉闭塞继发于主动脉根部或升主动脉扩张时，重塑窦房结的瓣膜保留手术可能非常有效。保留瓣膜的根部置换，通常被称为“David”手术，以该手术的先驱 Tirone David 医生命名，是一种复杂但非常成功的手术，包括在涤纶移植物内重新植入自体瓣膜[30，37-38]。

人工瓣膜

目前使用的人工心脏瓣膜通常由合成材料制成（机械瓣膜；图 61.16A），同种异体生物组织（生物人工瓣膜；图 61.16B），或（捐献者）同种异体移植物。每一种都有独特的优点和缺点。几乎所有机械人工瓣膜患者都建议使用维生素 K 拮抗剂（华法林）进行凝血调节，并监测国际标准化比值（INR），通常在机械人工二尖瓣植入术后的前三个月进行（表 61.10）[10-11]。华法林治疗中可添加阿司匹林，以降低大栓塞、卒中和总死亡率。

当前一代机械瓣膜（设计中几乎全部为双叶热解碳）可预期提供极低的结构恶化发生率，即使采用华法林抗凝治疗，患者每年血栓栓塞并发症发生率为 0.6% ～ 2.3%[10-11，39]。相反，华法林抗凝治疗与每年约 1% 的出血并发症风险相关。通过更频繁（如每周一次）的 INR 监测和（或）居家检测，出血和血栓并发症均可减少[40]。

生物瓣膜几乎普遍由保存的（牛）心包或为此用途专门收获的猪瓣膜制成。涉及用 α- 油酸（AOA）治疗瓣膜的现代抗微生物和组织保存技术减少了瓣尖钙化，并且通常提供 65 岁以上的患者在 10 年时结构瓣膜恶化和再次手术的概率减少 90%[41]。由于血流动力学应力和（或）代谢（钙更新）率更高，年轻患者的失败率可能更高。

基于上述考虑，一些外科医生现在建议在年龄小于 50 ～ 70 岁的推荐Ⅱ a 类界限值的患者中植入生物人工瓣膜，认为通过开放或经皮技术再次介入的风险小于抗凝 / 机械瓣膜血栓栓塞的终身风险。机械瓣膜与生物瓣膜的选择比较复杂；但是，必须考虑许多变量，包括患者年龄、妊娠可能性，及抗凝的指征或禁忌证。与更复杂的异种移植无支架主动脉生物假体根部和同种移植物相比，假体瓣膜植入技术通常被认为在瓣膜类型之间相似。

瓣膜植入后有望获得出色的早期和长期生存结果（表 61.7 和表 61.9）[10-11]。瓣膜植入最常见和最危险的并发症之一是人工瓣膜心内膜炎（PVE），与普通人群相比，植入患者发生该病的可能性高 50 倍。PVE 病通常需要切除和重新放置人工瓣膜，特别是当 PVE 病是由金黄色葡萄球菌或真菌等病毒微生物引起时，而抗生素疗法可能偶尔单独用于对高危个体的病变进行治疗[10-11]。即使采用适当的抗生素疗法和手术干预，PVE 病 1 年时的死亡率高达 40%。因此，具有人工瓣膜的从业者和患者，如自然瓣膜心内膜炎风险增加的个体，应熟练掌握并严格遵守抗生素预防心内膜炎的建议[10-11]。

瓣膜植入的另一个潜在并发症是患者-假体不匹配，原因是假体有效开口面积与患者体表面积相比太小。假体瓣膜有效开口面积不足可导致残余跨瓣膜梯

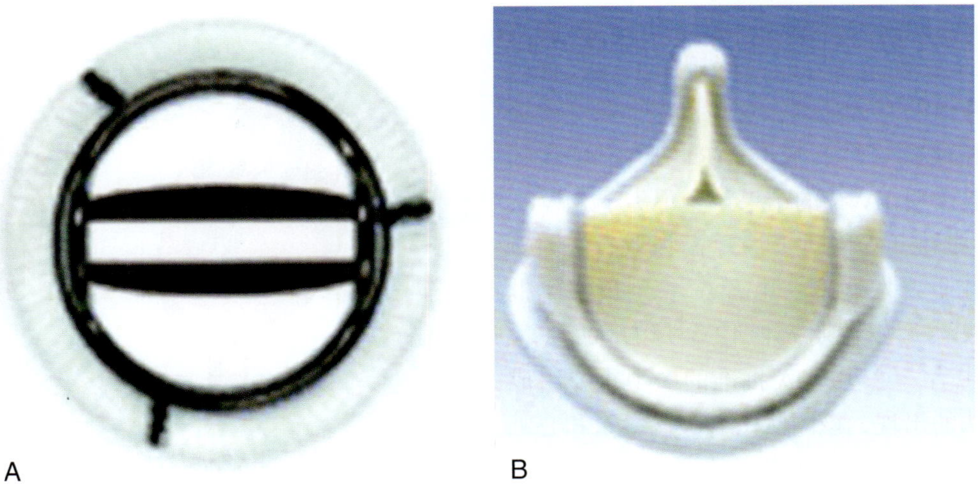

图 61.16 人工瓣膜。最常植入的人工心脏瓣膜由（**A**）合成材料如热解碳（机械瓣膜）或（**B**）同种异体生物组织如牛心包（生物人工瓣膜）制成（From Pibarot P，Dumesnil JG. Prosthetic heart valves：selection of the optimal prosthesis and long-term management. Circulation. 2009；119：1034–1048.）

表 61.10 人工瓣膜的抗凝建议

手术类型	抗凝建议		持续时间	分期
机械性	阿司匹林 *	华法林（INR 目标）		
MVR	+	（3.0）	长期	Ⅰ
AVR（+风险因素）[†]	+	（3.0）	长期	Ⅰ
AVR（−风险因素）[†]	+	（2.5）	长期	Ⅰ
生物假体				
AVR/MVR		（2.5）	3～6 个月	Ⅱa
AVR/MVR	+	−	长期	Ⅱa
经导管主动脉瓣置换术		2.5	3 个月	Ⅱb
经导管主动脉瓣置换术	+[‡]		6 个月	Ⅱb

From Nishimura RA，Otto CM，Bonow RO，et al. 2017 AHA/ACC Focused Update of the 2014 AHA/ACC Guideline for the Management of Patients With Valvular Heart Disease：A Report of the American College of Cardiology/American Heart Association Task Force on Clinical Practice Guidelines. J Am Coll Cardiol. 2017；70：252-289 and Nishimura RA，Otto CM，Bonow RO，et al. 2014 AHA/ACC Guideline for the Management of Patients With Valvular Heart Disease：executive summary：a report of the American College of Cardiology/American Heart Association Task Force on Practice Guidelines. Circulation. 2014；129：2440-2492.

AVR：主动脉瓣置换术；MVR：二尖瓣置换术；TAVR：经导管主动脉瓣置换术。

* 风险因素：心房颤动、既往血栓栓塞、LV 功能障碍、高凝状态、老年瓣膜。

[†] 建议阿司匹林剂量为 75 ～ 100 mg/d。

[‡] 对于 TAVR，阿司匹林加氯吡格雷 75 mg/d。

度，从而导致持续性心室肥大、心室重塑受损和晚期心脏事件发生风险增加。患者-假体不匹配是不常见的，因为当前瓣膜的血液动力学性能很好，可以进行根部扩大以容纳足够大小的假体。

经导管主动脉瓣置换术及其他新兴技术

TAVR 描述了一种耦合球囊主动脉瓣成形术的手术，其本身不能实现 AS 长期缓解，同时使用导管技术植入可扩张的生物假体进入主动脉瓣环（图 61.17）。自 21 世纪初引入以来，这项技术发展迅速[42-43]。

PARTNER（放置主动脉经导管瓣膜）试验首次提供了 TAVR 疗效的有力证据，这是世界上第一项关于此过程的随机研究[44-46]。基于 PARTNER 和随后的试验，这些试验表明 TAVR 的结果至少不劣于 SAVR，FDA 于 2011 年批准 TAVR 用于治疗高风险（> 50% 的 1 年死亡率或主要发病率）患者，并于 2012 年批准用于治疗预测术后生存期大于 12 个月的高危（> 10% 死亡率）患者。这些 FDA 批准的一个重要组成部分是心脏团队的出现，该团队由心脏病专家和心脏外科医生组成，致力于 TAVR 患者的评估和治疗——这一实践已经扩展到其他心脏手术决策过程[10-11]。

鉴于最近完成的 PARTNER ⅡA 和使用自膨式球囊（SurTAVI）的其他试验的结果，预计可将适应证扩大至风险较低的患者，在这些试验中，TAVR 治疗中度风险（STS 评分≥ 4%）有症状的重度 AS 患者不劣于 SAVR[47-48]。这些第二代试验中的总体结果、卒中率和血管并发症率有所改善，这是通过更新较小口径的瓣膜和导管以及改进患者选择和治疗策略（包括在治疗期间快速放置以尽量减少假体置换）实现的[47-48]。

尽管有这些令人欣慰的数据，但手术主动脉瓣置换仍然是低风险和中风险患者的金标准，特别是因为长期

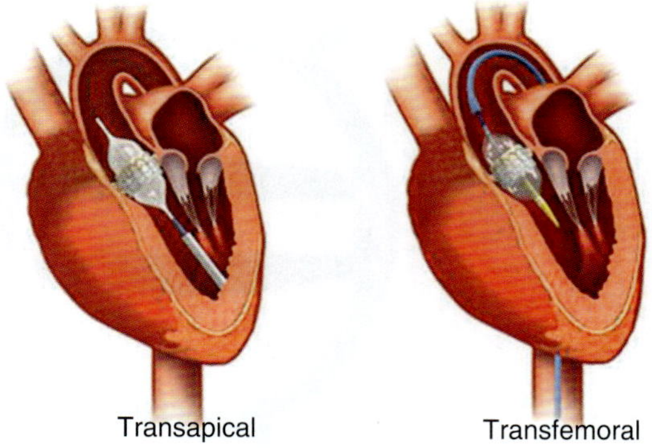

图 61.17 经导管主动脉瓣置换术（TAVR）。TAVR 将球囊主动脉瓣成形术与植入可扩张的生物假体结合起来，使用导管技术将其输送并扩张到主动脉瓣环（From http：//www.heart-valve-surgery.com/heartsurgery-blog/2013/09/18/tavr-transfemoral-transapical-approaches/Accessed August 11，2020.）

（＞5 年）耐久性数据尚不可用。TAVR 后，完全性心脏传导阻滞和瓣膜旁反流等并发症仍然高于 SAVR，这些并发症与较高的长期死亡率有关[44-48]。其他意外并发症也仍然令人担忧，包括最近在 TAVR 发现的瓣膜血栓形成率高于 SAVR 瓣膜、有血栓形成的患者中高达 18% 出现临床明显的阻塞性瓣膜血栓形成[49]。

经皮二尖瓣介入手术

二尖瓣疾病的经皮治疗落后于 TAVR，部分原因是与主动脉瓣环相比，进入二尖瓣的难度更大，及经导管二尖瓣缺乏安全区。

2003 年临床引入的 MitraClip 系统见证了所有经皮二尖瓣治疗的最大进步，于 2013 年获得 FDA 对高危患者的批准[50]。该设备使用基于导管的夹送系统，模拟了边缘对边缘的“Alfieri”瓣叶修复术（图 61.18）。尽管严重 MR 的复位不如手术治疗有效，但

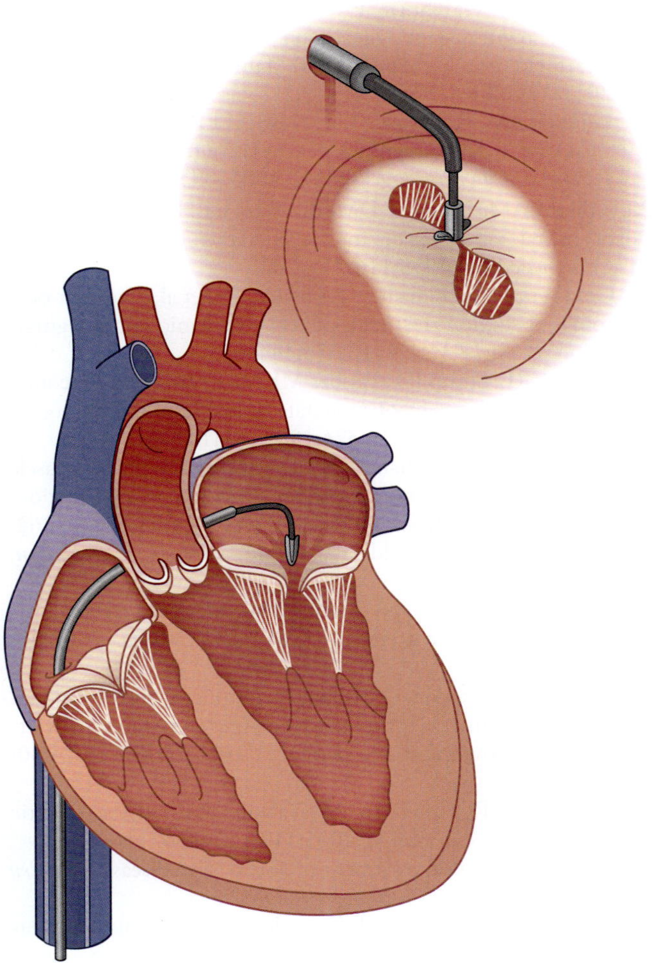

图 61.18　经皮二尖瓣修复术。使用基于导管的夹子输送系统，操作者抓住二尖瓣小叶边缘并放置模仿边缘对边缘小叶修复的夹子（MitraClip is a trademark of Abbott or its related companies. Reproduced with permission of Abbott，© 2020. All rights reserved.）

该技术对非手术候选人有潜在的吸引力[50]。

其他实验性二尖瓣治疗包括“间接瓣膜成形术”策略，使用放置在冠状窦内侧的压缩装置，设计用于施加径向力作为瓣膜成形术策略，尽管结果不一致。基于 TAVR 技术开发的无缝合瓣膜（通过手术或最近通过实验性经皮方法置于直视下）也正在接受测试[51-53]。

主要参考文献

Carpentier A. Cardiac valve surgery—the “French correction”. J Thorac Cardiovasc Surg. 1983；86：323-337.

Alain Carpentier 的这项工作首次描述了修复二尖瓣反流病变的综合策略。它今天仍然是一部相关的经典。

David TE，Feindel CM. An aortic valve-sparing operation for patients with aortic incompetence and aneurysm of the ascending aorta. J Thorac Cardiovasc Surg. 1992；103：617-621.

David 和 Feindel 报告了他们最初的一组患者，他们接受了一种新的主动脉瓣保留根部置换技术治疗。这种技术在当今世界各地被用来保护天然主动脉瓣。

Leon MB，Smith CR，Mack M，et al. Transcatheter aortic-valve implantation for aortic stenosis in patients who cannot undergo surgery. N Engl J Med. 2010；363：1597-1607.

这是来自 PARTNER 研究人员的原始前瞻性随机研究报告，证明了经皮主动脉瓣置换术的可行性。

Nishimura RA，Otto CM，Bonow RO，et al. 2014 AHA/ACC Guideline for the Management of Patients With Valvular Heart Disease：executive summary：a report of the American College of Cardiology/American Heart Association Task Force on Practice Guidelines. Circulation. 2014; 129: 2440-2492.

这些是美国心脏病学会 / 美国心脏协会工作组关于瓣膜病诊断和治疗的最新综合指南（2017 年更新，对这些建议进行了一些修订）。

Ross Jr J, Braunwald E. Aortic stenosis. Circulation. 1968; 38: 61-67.

本文首先将主动脉瓣狭窄患者出现心力衰竭、晕厥或心绞痛的症状作为生存指征进行描述。

参考文献

1. Nkomo VT, Gardin JM, Skelton TN, et al. Burden of valvular heart diseases: a population-based study. *Lancet.* 2006;368:1005–1011.
2. Marijon E, Mirabel M, Celermajer DS, et al. Rheumatic heart disease. *Lancet.* 2012;379:953–964.
3. Seckeler MD, Hoke TR. The worldwide epidemiology of acute rheumatic fever and rheumatic heart disease. *Clin Epidemiol.* 2011;3:67–84.
4. Stewart BF, Siscovick D, Lind BK, et al. Clinical factors associated with calcific aortic valve disease. Cardiovascular Health Study. *J Am Coll Cardiol.* 1997;29:630–634.
5. Roberts WC, Ko JM. Frequency by decades of unicuspid, bicuspid, and tricuspid aortic valves in adults having isolated aortic valve replacement for aortic stenosis, with or without associated aortic regurgitation. *Circulation.* 2005;111:920–925.
6. Rajamannan NM, Evans FJ, Aikawa E, et al. Calcific aortic valve disease: not simply a degenerative process: a review and agenda for research from the National Heart and Lung and Blood Institute Aortic Stenosis Working Group. Executive summary: Calcific aortic valve disease-2011 update. *Circulation.* 2011;124:1783–1791.
7. Carpentier A. Cardiac valve surgery--the “French correction”. *J Thorac Cardiovasc Surg.* 1983;86:323–337.
8. Barlow JB, Pocock WA, Marchand P, et al. The significance of late systolic murmurs. *Am Heart J.* 1963;66:443–452.
9. Anyanwu AC, Adams DH. Etiologic classification of degenerative mitral valve disease: Barlow’s disease and fibroelastic deficiency. *Semin Thorac Cardiovasc Surg.* 2007;19:90–96.
10. Nishimura RA, Otto CM, Bonow RO, et al. 2017 AHA/ACC Focused Update of the 2014 AHA/ACC Guideline for the Management of Patients With Valvular Heart Disease: A Report of the American College of Cardiology/American Heart Association Task Force on Clinical Practice Guidelines. *J Am Coll Cardiol.* 2017;70:252–289.
11. Nishimura RA, Otto CM, Bonow RO, et al. 2014 AHA/ACC Guideline for the Management of Patients With Valvular Heart Disease: executive summary: a report of the American College of Cardiology/American Heart Association Task Force on Practice Guidelines. *Circulation.* 2014;129:2440–2492.
12. Pisters R, Lane DA, Nieuwlaat R, et al. A novel user-friendly score (HAS-BLED) to assess 1-year risk of major bleeding in patients with atrial fibrillation: the Euro Heart Survey. *Chest.* 2010;138:1093–1100.
13. Olesen KH. The natural history of 271 patients with mitral stenosis under medical treatment. *Br Heart J.* 1962;24:349–357.
14. Baumgartner H, Falk V, Bax JJ, et al. 2017 ESC/EACTS Guidelines for the management of valvular heart disease. *Eur Heart J.* 2017;38:2739–2791.
15. Bouleti C, Iung B, Himbert D, et al. Reinterventions after percutaneous mitral commissurotomy during long-term follow-up, up to 20 years: the role of repeat percutaneous mitral commissurotomy. *Eur Heart J.* 2013;34:1923–1930.
16. Song JK, Kim MJ, Yun SC, et al. Long-term outcomes of percutaneous mitral balloon valvuloplasty versus open cardiac surgery. *J Thorac Cardiovasc Surg.* 2010;139:103–110.
17. Antunes MJ, Vieira H, Ferrao de Oliveira J. Open mitral commissurotomy: the ‘golden standard’. *J Heart Valve Dis.* 2000;9:472–477.
18. Sa MP, Ferraz PE, Escobar RR, et al. Preservation versus non-preservation of mitral valve apparatus during mitral valve replacement: a meta-analysis of 3835 patients. *Interact Cardiovasc Thorac Surg.* 2012;15:1033–1039.
19. Enriquez-Sarano M, Avierinos JF, Messika-Zeitoun D, et al. Quantitative determinants of the outcome of asymptomatic mitral regurgitation. *N Engl J Med.* 2005;352:875–883.
20. Deja MA, Grayburn PA, Sun B, et al. Influence of mitral regurgitation repair on survival in the surgical treatment for ischemic heart failure trial. *Circulation.* 2012;125:2639–2648.
21. Gillinov AM, Blackstone EH, Nowicki ER, et al. Valve repair versus valve replacement for degenerative mitral valve disease. *J Thorac Cardiovasc Surg.* 2008;135:885–893, 893.e881–e882.
22. Gillinov AM, Cosgrove DM, Blackstone EH, et al. Durability of mitral valve repair for degenerative disease. *J Thorac Cardiovasc Surg.* 1998;116:734–743.
23. Goldstein D, Moskowitz AJ, Gelijns AC, et al. Two-year outcomes of surgical treatment of severe ischemic mitral regurgitation. *N Engl J Med.* 2016;374:344–353.
24. Michler RE, Smith PK, Parides MK, et al. Two-year outcomes of surgical treatment of moderate ischemic mitral regurgitation. *N Engl J Med.* 2016;374:1932–1941.
25. Pantoja JL, Ge L, Zhang Z, et al. Posterior papillary muscle anchoring affects remote myofiber stress and pump function: finite element analysis. *Ann Thorac Surg.* 2014;98:1355–1362.
26. Ross Jr J, Braunwald E. Aortic stenosis. *Circulation.* 1968;38:61–67.
27. Bach DS, Cimino N, Deeb GM. Unoperated patients with severe aortic stenosis. *J Am Coll Cardiol.* 2007;50:2018–2019.
28. Gillam LD, Marcoff L, Shames S. Timing of surgery in valvular heart disease: prophylactic surgery vs watchful waiting in the asymptomatic patient. *Can J Cardiol.* 2014;30:1035–1045.
29. Bekeredjian R, Grayburn PA. Valvular heart disease: aortic regurgitation. *Circulation.* 2005;112:125–134.
30. David TE. Surgical treatment of aortic valve disease. *Nat Rev Cardiol.* 2013;10:375–386.
31. Van de Veire NR, Braun J, Delgado V, et al. Tricuspid annuloplasty prevents right ventricular dilatation and progression of tricuspid regurgitation in patients with tricuspid annular dilatation undergoing mitral valve repair. *J Thorac Cardiovasc Surg.* 2011;141:1431–1439.
32. Benedetto U, Melina G, Angeloni E, et al. Prophylactic tricuspid annuloplasty in patients with dilated tricuspid annulus undergoing mitral valve surgery. *J Thorac Cardiovasc Surg.*

2012;143:632–638.
33. Nath J, Foster E, Heidenreich PA. Impact of tricuspid regurgitation on long-term survival. *J Am Coll Cardiol.* 2004;43:405–409.
34. Yeter E, Ozlem K, Kilic H, et al. Tricuspid balloon valvuloplasty to treat tricuspid stenosis. *J Heart Valve Dis.* 2010;19:159–160.
35. Goodney PP, O'Connor GT, Wennberg DE, et al. Do hospitals with low mortality rates in coronary artery bypass also perform well in valve replacement? *Ann Thorac Surg.* 2003;76:1131–1136; discussion 1136–1137.
36. El-Hamamsy I, Clark L, Stevens LM, et al. Late outcomes following freestyle versus homograft aortic root replacement: results from a prospective randomized trial. *J Am Coll Cardiol.* 2010;55:368–376.
37. David TE, Feindel CM. An aortic valve-sparing operation for patients with aortic incompetence and aneurysm of the ascending aorta. *J Thorac Cardiovasc Surg.* 1992;103:617–621; discussion 622.
38. David TE. Aortic valve sparing operations: outcomes at 20 years. *Ann Cardiothorac Surg.* 2013;2:24–29.
39. Pibarot P, Dumesnil JG. Prosthetic heart valves: selection of the optimal prosthesis and long-term management. *Circulation.* 2009;119:1034–1048.
40. Garcia-Alamino JM, Ward AM, Alonso-Coello P, et al. Self-monitoring and self-management of oral anticoagulation. *Cochrane Database Syst Rev.* 2010:CD003839.
41. Flameng W, Rega F, Vercalsteren M, et al. Antimineralization treatment and patient-prosthesis mismatch are major determinants of the onset and incidence of structural valve degeneration in bioprosthetic heart valves. *J Thorac Cardiovasc Surg.* 2014;147:1219–1224.
42. Cribier A, Eltchaninoff H, Bash A, et al. Percutaneous transcatheter implantation of an aortic valve prosthesis for calcific aortic stenosis: first human case description. *Circulation.* 2002;106:3006–3008.
43. Bonhoeffer P, Boudjemline Y, Saliba Z, et al. Percutaneous replacement of pulmonary valve in a right-ventricle to pulmonary-artery prosthetic conduit with valve dysfunction. *Lancet.* 2000;356:1403–1405.
44. Leon MB, Smith CR, Mack M, et al. Transcatheter aortic-valve implantation for aortic stenosis in patients who cannot undergo surgery. *N Engl J Med.* 2010;363:1597–1607.
45. Smith CR, Leon MB, Mack MJ, et al. Transcatheter versus surgical aortic-valve replacement in high-risk patients. *N Engl J Med.* 2011;364:2187–2198.
46. Kodali SK, Williams MR, Smith CR, et al. Two-year outcomes after transcatheter or surgical aortic-valve replacement. *N Engl J Med.* 2012;366:1686–1695.
47. Leon MB, Smith CR, Mack MJ, et al. Transcatheter or surgical aortic-valve replacement in intermediate-risk patients. *N Engl J Med.* 2016;374:1609–1620.
48. Reardon MJ, Van Mieghem NM, Popma JJ, et al. Surgical or transcatheter aortic-valve replacement in intermediate-risk patients. *N Engl J Med.* 2017;376:1321–1331.
49. Hansson NC, Grove EL, Andersen HR, et al. Transcatheter aortic valve thrombosis: incidence, predisposing factors, and clinical implications. *J Am Coll Cardiol.* 2016;68:2059–2069.
50. Munkholm-Larsen S, Wan B, Tian DH, et al. A systematic review on the safety and efficacy of percutaneous edge-to-edge mitral valve repair with the MitraClip system for high surgical risk candidates. *Heart.* 2014;100:473–478.
51. Shrestha M, Folliguet TA, Pfeiffer S, et al. Aortic valve replacement and concomitant procedures with the perceval valve: results of European trials. *Ann Thorac Surg.* 2014;98:1294–1300.
52. Englberger L, Carrel TP, Doss M, et al. Clinical performance of a sutureless aortic bioprosthesis: five-year results of the 3f Enable long-term follow-up study. *J Thorac Cardiovasc Surg.* 2014;148:1681–1687.
53. Pollari F, Santarpino G, Dell'Aquila AM, et al. Better short-term outcome by using sutureless valves: a propensity-matched score analysis. *Ann Thorac Surg.* 2014;98:611–616; discussion 616–617.

第 12 部分

血　　管

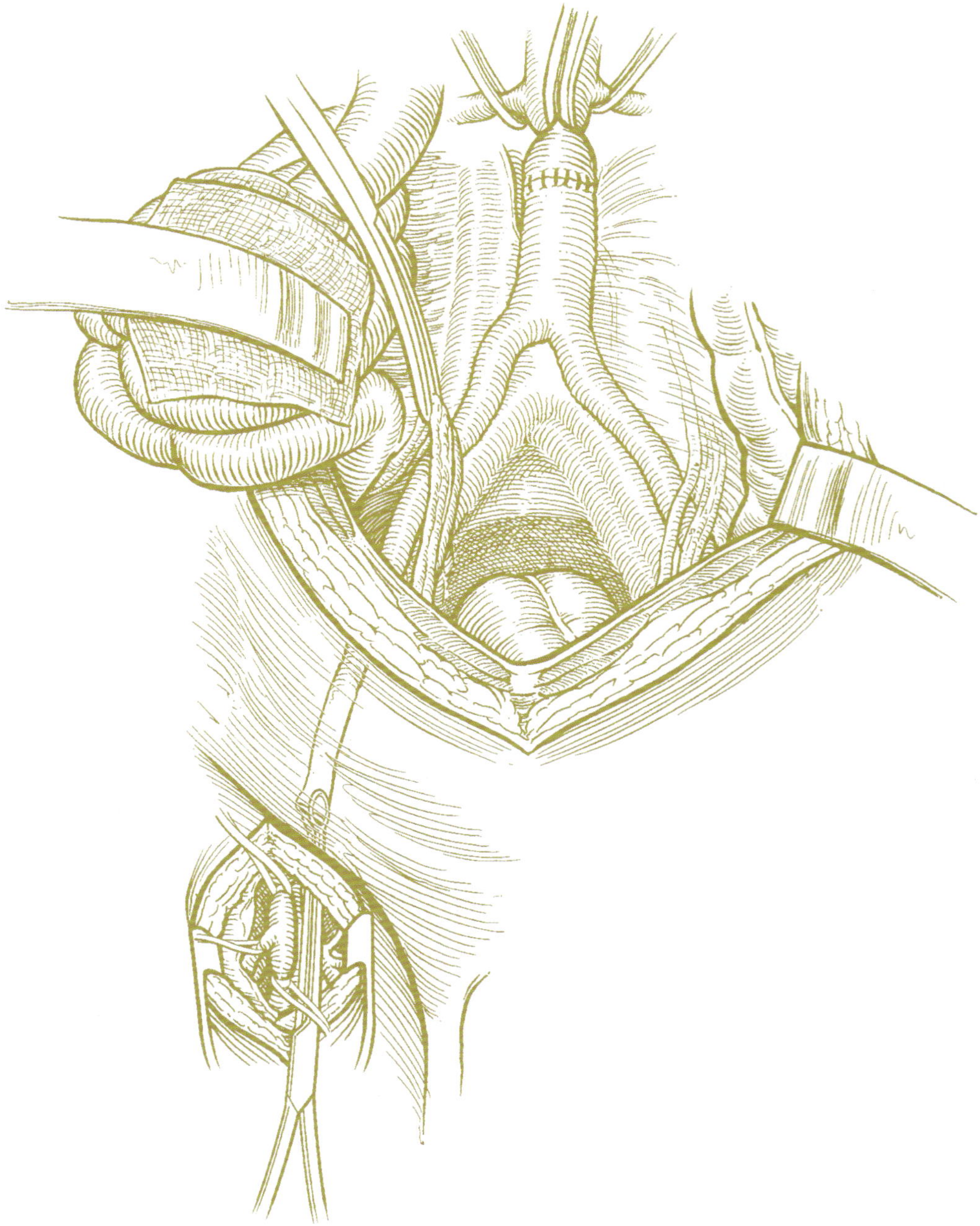

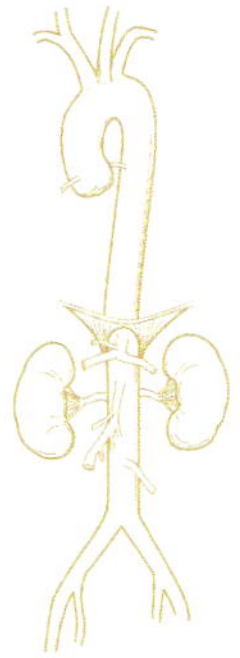

主动脉

Abe DeAnda Jr.，Jennifer Worsham，Matthew Mell
牛　放　韩迎弟　译　戴向晨　审校

章目录

主动脉疾病的探讨涵盖广泛的主题，远远超出书中一个章节的范围。我们可以提供与主动脉相关的常见疾病和外科问题的概述，需要注意的是，我们对主动脉疾病的病理生理学以及主动脉疾病的内科和外科治疗的理解都在不断加深。在某种程度上简化了外科医生或是以疾病为导向，或是以手术为导向的认识后，本章旨在为住院医生提供与常见疾病进程相关的知识，并概述手术注意事项。我们简述了系统化的操作步骤和现有的技术设备，因为二者都将随着治疗方法的演变而改变。

记录主动脉疾病的真实发病率和患病率是本章的一个主要难点。原因有很多，患者可能在确诊前死于主动脉病变（或其他疾病），或者通常只是在其他疾病的影像学检查中偶然发现主动脉病变。动脉瘤样病变除非伴有快速增长、大动脉炎或破裂，通常是无症状的。动脉瘤的形成可能存在争议。首次发现主动脉夹层（aortic dissection，AD）可能是在尸检时。主动脉疾病可能只是系统性疾病的局部体现，在采取预防措施不再适用后进行诊断。

尽管主动脉疾病的发现较晚，但外科和内科的治疗和管理都是有效的。胸主动脉和腹主动脉血管腔内治疗方法的出现，使以前无法手术的患者的手术治疗已经成为可能。开放手术仍然是外科治疗的重要组成部分，多种技术融合的杂交手术已经变得很普遍。内科管理在基因检测的疾病早期诊断和某些病种下使用特定的药物治疗中发挥着作用，例如血管紧张素Ⅱ受体阻滞剂用于治疗 Loey-Dietz 综合征，或 β 受体阻滞剂用于治疗动脉瘤样疾病。

胚胎学、解剖学和命名

主动脉及其主要分支的胚胎学形成始于妊娠第三周，是一个高度复杂的发育过程，在结构和组织学上都能看到不同的变化。从成对的左右腹主动脉和背主动脉开始，两对腹主动脉融合形成主动脉囊，两对背主动脉融合形成下行的胸腹主动脉。在发育的第四周和第五周，鳃弓或弓动脉形成，当它们依次顺序发育时，相应的六个主动脉弓从主动脉囊发出，终止于背主动脉（图 62.1）。虽然胚胎期主动脉弓依次顺序发育，但它们不一定同时存在，并以相反的顺序退化。主动脉弓在第 27 天开始退化，到第 29 天已经完全消失，残留的部分形成了正常的主动脉。

Edwards 提出了一个理论上的双主动脉弓系统来

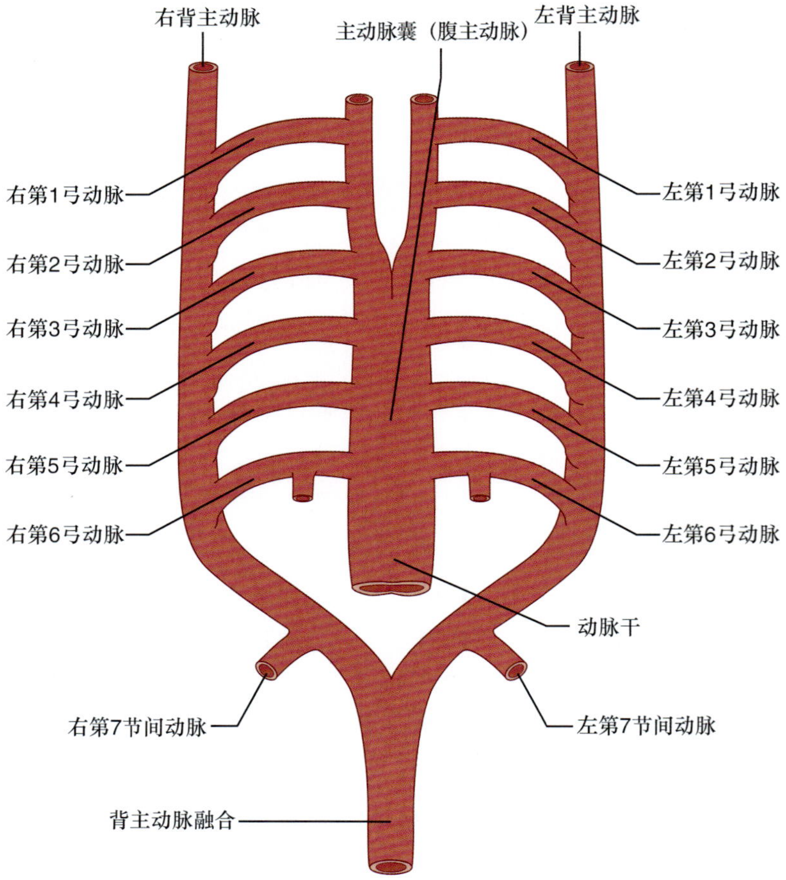

图 62.1 主动脉弓及其分支的胚胎发育

解释正常解剖学的演变（图 62.2）[1]。虽然胚胎学的鳃弓动脉是按顺序出现和退化的，但 Edwards 的理论描述了双侧主动脉弓及环绕气管和食管的动脉导管发育形成主动脉。通过考虑节段的持续性和（或）回归性，该模型可以描述弓部和主动脉的大部分演变和变异。例如，如图 62.2 所示，正常左主动脉弓的形成需要节段 1 的退化，而节段 4 的退化会形成变异的右主动脉弓。节段 2 的退化会导致左主动脉弓伴异常的右锁骨下动脉（subclavian artery，SCA），节段 3 的退化会导致右主动脉弓伴异常的左锁骨下动脉（SCA）。

因为生理和病理条件下的主动脉会有各种重叠的命名系统，主动脉的解剖学描述可能会使人困扰。定义明确的界标有助于将主动脉细分为特定的解剖节段。主动脉根部始于主动脉瓣环，延伸至窦管交界处，传统上包括主动脉瓣。胚胎学上，主动脉根部起源于动脉干，即腹主动脉的融合部分。升主动脉从窦管连接处一直延续到无名动脉或心包反射的起始处。和根部一样，升主动脉在胚胎学上起源于腹主动脉。在远端，腹主动脉在发育过程中分叉成两个角，右侧成为头臂动脉，左侧成为主动脉弓的近端。主动脉弓起始于升主动脉的末端，终止于左 SCA 的远端。胚胎期第 4 号动脉的残留物构成了左颈总动脉和左 SCA 之间的主动脉弓部分。胸主动脉降段始于左 SCA，延伸至主动脉裂孔，演变成腹主动脉，腹主动脉逐渐形成肾上腹主动脉和肾下腹主动脉（近肾或平肾通常作为标记病变节段的术语）。

主动脉病变有其独特的命名方式。动脉瘤样疾病可能是最容易描述的，因为通常只是根据位置命名（例如根部动脉瘤、弓部动脉瘤等），除了这些例子以外，比如，Estrera 及其同事[2]将降主动脉细分为三种亚型（A：第 6 肋骨近端；B：第 6 肋骨远端；C：整个降主动脉），因为这与术后截瘫的风险相关（图 62.3）。血管外科学会（Society for Vascular Surgery，SVS）将主动脉划分“区域”，因为它与移植物附着部位有关，而与疾病累及范围无关（图 62.4）[3]。

Crawford 及其同事首先将胸腹主动脉瘤（thoracoabdominal aortic aneurysms，TAAA）分类并

随后进行改进[4-5]，最初分组试图描述动脉瘤与胸部和腹部受累程度的关系。命名为“组”后来演变为“范围”或“类型”。Ⅰ型累及胸降主动脉和腹主动脉至腹腔动脉；Ⅱ型累及整个胸主动脉和腹主动脉；Ⅲ型“……累及胸主动脉小部分”和腹主动脉大部分；Ⅳ型累及整个腹主动脉。在最初的分类方案中，还有一个Ⅴ型，它累及腹主动脉下部和肾动脉。这一分类方案被改进为四组或四种范围，后来又修改为五种范围，以定义仅累及部分胸主动脉而未累及肾下主动脉的动脉瘤（图 62.5）[6]。Crawford 分型仍然是评价 TAAA 手术结果的重要工具。

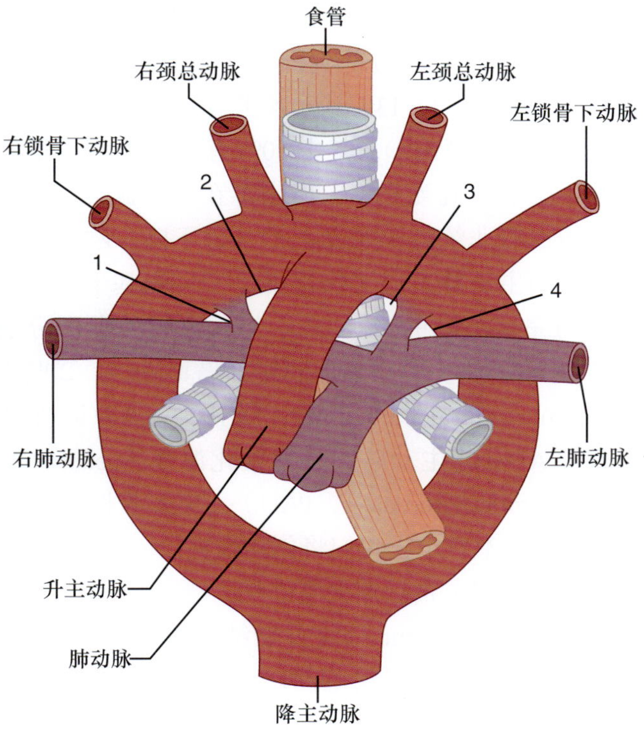

图 62.2 Edwards 理论动脉弓

AD 有两种主要分型方法（图 62.6）。DeBakey 分型首次尝试区分两种临床上不同的情况（即，比较仅局限于降主动脉的夹层与累及升主动脉的夹层）[7]。当累及升主动脉时，夹层是Ⅰ型（累及整个升主动脉、弓部和一定范围的降主动脉），或是Ⅱ型（仅局限于升主动脉）。仅累及降主动脉的夹层是 DeBakey Ⅲ型，进一步细分为Ⅲa 型（仅限于胸降主动脉撕裂）和Ⅲb 型（撕裂延伸到膈肌以下）。Stanford 分型方案仅有 A 型（包括任何累及升主动脉的夹层）和 B 型（左 SCA 以远的夹层）[8]。因此，从广义上讲，Stanford 分型方案可以区分外科管理（A 型）和内科管理（B 型），尽管也有例外，而且随着降主动脉血管腔内治疗的出现，B 型已经从内科管理转向外科管理。DeBakey 分型方案也可分为外科（Ⅰ型和Ⅱ型）和非外科（Ⅲ型）管理，但与 Stanford 分型不同的是，它还提供了有关疾病累及范围的信息。按照惯例，发生夹层 2 周是区分

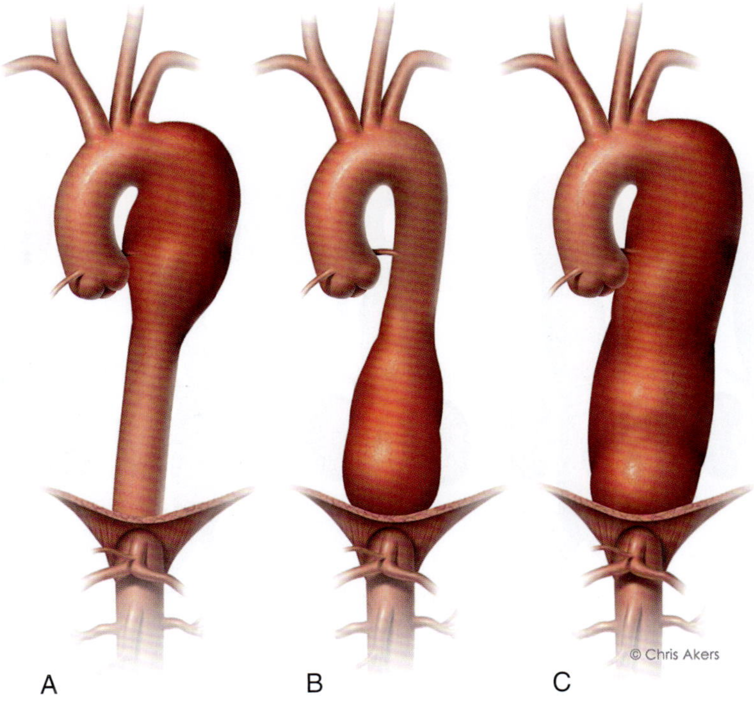

图 62.3 胸降主动脉瘤分类。（**A**）A 型，左锁骨下动脉远端至第 6 肋间隙；（**B**）B 型，第 6 肋间隙至膈肌上方（第 12 肋间隙）；（**C**）C 型，整个胸主动脉降部，位于左锁骨下动脉远端至膈肌之上（第 12 肋间隙）（Courtesy Chris Akers，2006.）

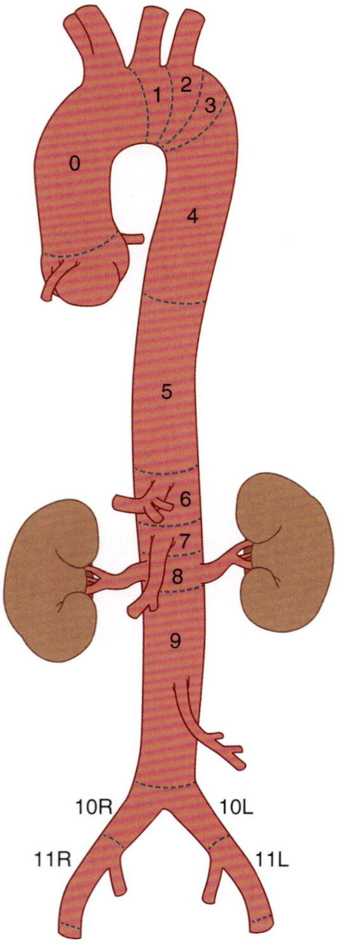

图 62.4 主动脉腔内移植物附着区（Adapted from Fillinger MF，Greenberg RK，McKinsey JF，et al. Reporting standards for thoracic endovascular aortic repair（TEVAR）. J Vasc Surg. 2010；52：1022-1033.）

急性和慢性夹层的经典方式，但最近修改为四个时域：超急性（＜24 小时）、急性（2～7 天）、亚急性（8～30 天）和慢性（＞30 天）。

DeBakey 分型和 Stanford 分型都很简便地避开了始于或仅局限于弓部的夹层。Lansman 及其同事对 Stanford 分型进行了扩展，以明确内膜撕裂的位置，这样，包含了弓部夹层[10]。在他们的 168 例急性夹层患者中，139 例患者患有 A 型夹层（Type A dissection，TAAD），其中 30% 有弓部撕裂。虽然这并不影响住院死亡率，但当存在弓部撕裂时，10 年存活率有非统计学意义上的显著下降。欧洲心脏病学会的主动脉夹层工作组提出了一种基于解剖学表现的完全不同的分类方式[11]。这五种类型分别是：①经典 AD，有明显内膜瓣分隔真假腔；②壁内血肿（intramural hematoma，IMH）；③隐匿性或离散性 AD；④主动脉穿透性硬化溃疡（penetrating atherosclerotic aortic ulcer，PAU）；⑤医源性或创伤性夹层。在本章中，我们将创伤性夹层 / 离断、IMH 和 PAU 视为独立的、非夹层过程。

最近提出的 Penn 分级方案结合了 Stanford 分型和 DeBakey 分型的夹层范围，并进一步区分了临床表现和远端灌注不良[12-13]。Penn 分级最初用来评估 TAAD。Penn 分级中的 4 个亚型分别为无分支血管灌

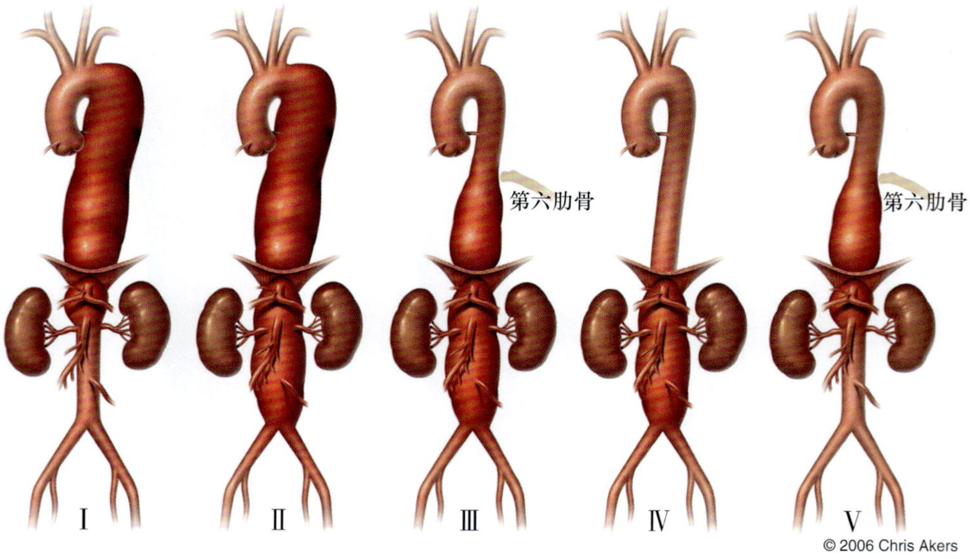

图 62.5 胸腹主动脉瘤的标准分型。Ⅰ型：左锁骨下动脉远端至肾动脉上方；Ⅱ型：左锁骨下动脉远端至肾动脉以下；Ⅲ型，第 6 肋间隙至肾动脉以下；Ⅳ型：第 12 肋间隙至髂动脉分叉处（全腹主动脉瘤）；Ⅴ型：第 6 肋间隙以下至肾动脉上方（改良 Crawford 分型）（Courtesy Chris Akers，2006.）

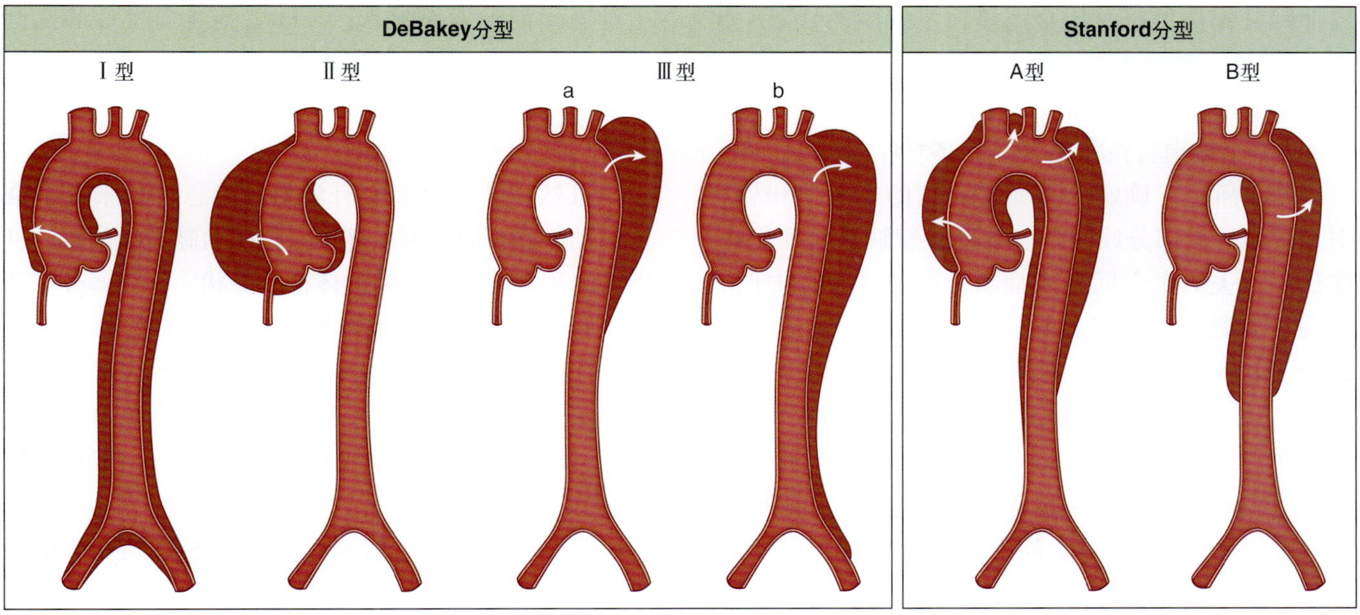

图 62.6 主动脉夹层 DeBakey 分型（左）和 Stanford 分型（右）

注不良或循环衰竭（Penn Aa 级）、分支血管灌注不良伴缺血（Penn Ab 级）、循环衰竭伴或不伴心脏受累（Penn Ac 级），最后同时存在分支血管灌注不良和循环衰竭（Penn Aabc 级）。这种方法提出的根本原因是了解灌注不当会对患者干预、预后和结果产生影响[13]。随后修改了 B 型夹层的分类，以便更好地区分复杂和非复杂的 B 型夹层。与 TAAD 分级相似，这四个亚型分别为无分支血管灌注不良或循环衰竭（A 级）、分支血管灌注不良伴缺血（B 级）、循环衰竭伴或不伴心脏受累（C 级），及同时存在分支血管灌注不良和循环衰竭（BC 级）。A 级细分为Ⅰ型（未来发生主动脉并发症的高风险）和Ⅱ型（低风险），C 级细分为Ⅰ型（主动脉破裂伴主动脉壁外出血）和Ⅱ型（先兆性主动脉破裂）[14]。

病理学、管理和结果

急性主动脉综合征

动脉瘤

动脉瘤一般被定义为大小达正常动脉直径的 50% 以上，从主动脉根部到分叉处，可发生在主动脉的任何地方。由于升主动脉、降主动脉和肾下腹主动脉的平均直径不同，动脉瘤的大小标准也会相应改变。其正常值也会因测量方法、患者年龄、性别和其他因素而有所不同[15]。例如，一项对 70 岁老年患者的基于人群的磁共振成像（magnetic resonance imaging，MRI）研究中，Wanhainnen 和他的同事将升主动脉瘤定义为男性动脉直径 4.7 cm，女性动脉直径 4.2 cm，降主动脉瘤男性动脉直径 3.7 cm，女性动脉直径 3.3 cm，肾下腹主动脉瘤男性动脉直径 3.0 cm，女性动脉直径 2.7 cm[16]。解剖学或病因学也可能是明确动脉瘤特征的基础。从解剖学上讲，梭形动脉瘤在整个血管上表现为平滑的环状扩张，而不是囊状动脉瘤，后者看起来像是动脉壁的局灶性突起。真性动脉瘤累及血管壁的所有三层，假性动脉瘤是动脉局部破裂出血，周围结缔组织包围血肿而形成瘤壁。假性动脉瘤在病因学上分为退行性、感染性和创伤性。这些假性动脉瘤可能发生在先前手术吻合的部位，表明吻合口破裂。本章讨论的大多数动脉瘤本质上都是退行性的，与感染（感染性动脉瘤）、炎症、自身免疫性疾病或结缔组织疾病有关的动脉瘤较为少见，这些病例在评估和管理时需要特别注意。

主动脉瘤体增大与引起动脉壁变弱和局部血流动力增强的因素有关。这些可能包括遗传性疾病，如 Marfan 综合征、家族性胸主动脉瘤和夹层、血管型 Ehlers-Danlos，即在有动脉瘤家族史的患者中，导致动脉瘤发病率的不明确的因素显著升高。导致细胞外基质降解和弹性蛋白浓度降低的因素也与动脉瘤疾病有关，这方面的研究主要集中在基质金属蛋白酶的作用上，它们既存在于动脉瘤标本中，也在通常起到抑制其作用的抗基质金属蛋白水解酶的缺陷中出现[17]。这一领域正在进行的研究还包括免疫反应和激素调节的作用[18]。最后，动脉瘤样扩张也可能是一种 AD 后的退行性并发症。

如前所述，确定动脉瘤样疾病的发病率和患病率是困难的，部分原因是多数动脉瘤缺乏明确症状，往往因无关的医学问题或症状行影像学检查中偶然发现。大型筛查研究表明，腹主动脉瘤（abdominal aortic aneurysm，AAA）的发病率在 3% ～ 10% 之间。除了遗传或家族性疾病外，已经明确了许多导致腹主动脉瘤发生、扩张和破裂的危险因素（表 62.1）。AAA 形成的危险因素包括年龄、男性、并发动脉瘤、家族史、吸烟、高血压、高脂血症和身高。女性、黑种人和糖尿病似乎是保护因素[19-21]。最近的研究表明，在第一世界国家，动脉瘤的发病率在过去 20 年里一直在下降，很可能与这些国家吸烟人数的减少有关[22]。性别差异延伸到动脉瘤的表现、关联和自然史。例如，患有腹主动脉瘤的男性更有可能并发髂动脉瘤或股腘动脉瘤[23]。女性更有可能发生动脉瘤破裂，并在修复后持续表现出较差的预后，这可能是因为解剖学因素而具有明显较高的发生率[24]。通过对高危人群进行筛查，尤其是 65 岁至 89 岁的人群中，腹主动脉瘤的发病率为 5% ～ 7%，男性与女性的比例约为 4 : 1[25]。预计 65 岁人群的胸主动脉瘤患病率为 400/10 万人口，80 岁人群为 670/10 万人口，与 AAA 相比，似乎没有性别差异[26]。

表 62.1 动脉瘤发生、扩张和破裂的危险因素

症状	危险因素
AAA 发生	吸烟 高脂血症 高血压 男性 家族史（男性为主）
AAA 扩张	高龄 严重心脏病 脑卒中史 吸烟 心脏或肾移植
AAA 破裂	女性 FEV_1 低 腹主动脉直径粗 平均血压高 当前吸烟（吸烟时间 >> 吸烟量） 心脏或肾移植 峰值壁应力-壁面强度关系

AAA：腹主动脉瘤；FEV_1：第 1 秒用力呼气量。

（Adapted from Chaikof EL，Brewster DC，Dalman RL，et al. The care of patients with an abdominal aortic aneurysm：the Society for Vascular Surgery practice guidelines. J Vasc Surg. 2009；50：S2-49.）

虽然动脉瘤可能没有症状，但急性扩张或感染性的动脉瘤可能会出现疼痛。根据动脉瘤的位置，可能会出现其他不太常见的体征或症状。例如，升主动脉或近端弓部扩张可能导致上腔静脉综合征[27]。近端降主动脉扩张可压迫左喉返神经，导致声音嘶哑（Ortner 综合征）[28]或因左主支气管外在压迫而出现肺部窘迫[29]。较大的 AAA 可能会在少量用餐后出现饱腹感或早饱感。

胸部 X 线（Chest x-ray，CXR）检查可能会由于主动脉轮廓、大小异常或钙化而偶然发现胸主动脉瘤，但 CXR 不是一个很好的筛查工具[30]。还有许多其他无创性和有创性的检查方法可用于筛查、病例管理和监测。超声是 AAA 管理的重要工具，因为它准确、无创性和成本效益高[19]。超声造影对血管腔内动脉瘤修复术（endovascular aneurysm repair，EVAR）后的患者在检测、定位和量化内漏方面优势明显[31]。超声心动图可对胸腔及其脏器进行检查，经胸超声心动图（transthoracic echocardiography，TTE）是一种无创性检查。TTE 可用于测量升主动脉的某一节段以及评估主动脉瓣关闭不全的程度（如果有）[32]。有创经食管超声心动图（transesophageal echocardiogram，TEE）能够看到胸主动脉的从主动脉瓣环到腹腔干系部分，但无名动脉近端的一小段升主动脉部分除外[33]。通常这项操作需要适度的镇静。血管内超声（intravascular ultrasound，IVUS）是主动脉成像的另一种方式，虽然通常它不用于疾病诊断，但它作为血管腔内手术的辅助是非常有价值的。

计算机断层扫描（computed tomography，CT）提供了出色的主动脉成像，直径测量的重复性比超声更好[19]，并且目前仍然是诊断、管理和监测主动脉疾病的重要工具。CT，特别是辅以碘化造影剂进行 CT 血管造影（CT angiography，CTA），提供了丰富的解剖学信息；它可以检测血管钙化、血栓和并发的动脉闭塞性疾病，并为手术设计提供多平面和三维重建分析。缺点包括大量的辐射暴露，特别是在连续检查的情况下，即在肾病高发人群中使用含碘对比剂。

MRI 为主动脉影像学检查提供了一种合理替代 CT 的方法，其优点是消除了电离辐射和含碘对比剂的影响。自旋回波黑血成像和梯度回波序列形成血流和主动脉壁之间的内在对比，以提供空间和几何信息[34]。磁共振血管成像（magnetic resonance angiography，MRA）通过静脉注射钆作为对比剂，无须心电图（electrocardiogram，ECG）门控即可提供快速的主动脉 3D 成像。通过获取整个心脏周期的动态图像，可以确定生理参数，如评估动脉壁应力值，可能具有临床应用价值[35]。与 CT 不同，MRI 不能显示主动脉壁钙化，这在手术计划中可能很重要，特别是在腔内治疗术中。MRI 不一定使用含碘对比剂，而可以使用钆，这与低肾小球滤过率患者的肾源性系统性纤维化的发生有关。此外，患者体内有不兼容的金属移植物或异物是 MRI 的禁忌证。目前在美国市场上销售的机械瓣膜、起搏器和植入式心脏复律设备都与 MRI 兼容。当禁用含碘对比剂或钆时，较新的铁基对比剂结合 MRA 可能提供一种可行的血管成像替代方法。

在主动脉瘤的治疗决策中起着很大作用的是其大小和症状（表 62.2）。对于不符合标准或不适合手术干预的动脉瘤，药物治疗是主要手段。生活方式的改变可能是必要的，比如戒烟。目前吸烟与 AAA 显著扩张率（～0.4 毫米/年）有关[37]。虽然适度运动对患者的心肺健康和动脉粥样硬化的进展有好处，但患者应避免剧烈运动和对抗性运动。在潜在的主动脉病变的情况下，引起血压突然升高的活动可能会导致主动脉破裂或夹层[38]。血压管理，包括降低收缩压和脉压（间接测量 dP/dt 和壁应力），可能需要多种药物。选择性和非选择性的 β 受体阻滞剂在降低这两种血压方面都很有帮助。

预防动脉瘤扩张甚至使其消退将是药物治疗的理想结果。用 β 受体阻滞剂、血管紧张素Ⅱ受体阻滞剂和血管紧张素转换酶抑制剂治疗 Marfan 综合征患者的具体临床情况便是如此[37, 39]。这些药物都没有被证明对没有 Marfan 综合征的患者有效。HMG-辅酶 A 还原酶抑制剂（他汀类药物）可降低 AAA 扩张率[40]，在其他方面适用于合并动脉粥样硬化性疾病的高发人群。他汀类药物治疗可提高开放和血管腔内修复术后 AAA 患者的存活率，并已被证明可以降低 AAA 患者的主要心血管事件（脑卒中、心肌梗死和死亡）的发生率[41]。最后，在这一人群中使用阿司匹林进行抗血小板治疗有助于二级预防。

超声检查（或其他影像检查）的敏感性和特异性、基于各种危险因素选择标准的筛查检测率，及成本决定着动脉瘤的筛查方案。通常在没有预测试高概率的情况下（例如，怀疑有主动脉综合征）进行胸主动脉瘤的筛查。需要注意的是，当 AAA 被确诊时，一般建议对胸主动脉进行筛查，以排除同步性疾病[42]。当前的共识指南建议对所有 65 岁及以上的男性或 55 岁及以上的有 AAA 家族史的男性进行一次性筛查[19]。2014 年，美国预防服务工作队（U.S. Preventive Services Task Force，USPSTF）发布了一项更细化的建议，指出对 65 岁至 75 岁有吸烟史的男性进行 AAA 的一次性筛查，并选择性筛查无吸烟史者[43]。对于女性来说，这些建议仍然存在争议。

表 62.2　无症状性主动脉瘤干预治疗的推荐大小

位置	大小	意见
升部/根部	≥ 55 mm	所有患者，包括 BAV
	≥ 50 mm	Marfan 综合征患者
		伴有主动脉夹层危险因素的 BAV
	≥ 45 mm	Marfan 综合征患者中选择
	> 45 mm	主动脉瓣治疗中
	> 27.5 mm/m^2	适用于体型较小的患者
弓部	≥ 55 mm	所有患者
	任何大小	局部压迫的体征或症状
降部	≥ 55 mm	符合 TEVAR 适应证时
	≥ 60 mm	开放修复（较少用于 Marfan 综合征）
腹部	≥ 55 mm	所有患者

BAV：二叶式主动脉瓣；TEVAR：胸主动脉腔内修复术。

（Adapted from Erbel R，Aboyans V，Boileau C，et al. 2014 ESC Guidelines on the diagnosis and treatment of aortic diseases：Document covering acute and chronic aortic diseases of the thoracic and abdominal aorta of the adult. The Task Force for the Diagnosis and Treatment of Aortic Diseases of the European Society of Cardiology（ESC）. Eur Heart J. 2014；35：2873-2926.）

USPSTF指出，没有足够的证据支持对有吸烟史女性进行常规筛查，并不推荐对无吸烟史女性进行常规筛查。大型筛查试验中女性的数量很少，可能对这些结果产生偏倚。在一项荟萃分析中，观察了四项研究的组合，记录有超过125 000名患者，不到10 000名受试者是女性[44]。与报销相关的付款人政策可能不会跟踪这些建议中的任何一项。例如，由于《非常有效的筛查腹主动脉瘤法案》(Screening Abdominal Aortic Aneurysms Very Efficiently，SAAAVE)，联邦医疗保险在为有吸烟史的男性和有AAA家族史的男性或女性提供筛查福利方面出台了一种折中方案，尽管这只是最初“欢迎来到联邦医疗保险体检”的一部分。在一项针对破裂AAA的单中心研究中，只有17%的患者有资格接受筛查[45]。

在初步发现为非手术治疗的动脉瘤后，除了最佳的医疗管理外，监测也是必要的。理想情况下，监测应该是低成本、高灵敏度的，并且对患者造成的伤害最小。超声检查进行腹主动脉的随访是可取的。那些已确诊AAA的患者，如果没有进行适当的监测，其破裂率可能会增加高达6倍[46]。血管外科临床实践协会理事会建议根据动脉瘤大小（最大主动脉外直径）和相关的破裂风险进行以下筛查周期[19]：

- ＜2.6 cm：不推荐进一步筛查
- 2.6～2.9 cm：5年复查
- 3～3.4 cm：3年复查
- 3.5～4.4 cm：12个月复查
- 4.5～5.4 cm：6个月复查

这些建议，就像胸主动脉瘤的情况一样，源于我们对正常和异常主动脉扩张率的认识，以及公布的不同大小的破裂率。目前还没有比较不同监测周期的大型前瞻性研究。对于腹主动脉，虽然SVS不推荐进一步筛查小于2.6 cm的动脉瘤，但其他人建议以3 cm为界限[47]。与此相反的是，初始主动脉直径在2.6～2.9 cm的65岁男性中，有很大概率（13.8%）在10年后发展为超过5.5 cm的动脉瘤[48]。显然，根据目前的预期寿命进行预测，筛查时认为“正常”的一部分患者将继续发展为具有临床意义的动脉瘤。

胸主动脉瘤的监测与其说是一门科学，不如说是一门艺术。除了TTE可以看到主动脉根部外，胸主动脉通常需要CT或MRI对比成像。对于升主动脉、主动脉弓和降主动脉，在初步诊断后，6个月的第二次检查应足以明确是否有可测量的主动脉直径增大。之后是每年一次的检查，直到合理地确定大小稳定为止，此时将监测延长至2～3年的周期是可以接受的。转换为MRI进行监测可避免患者暴露在电离辐射中。

影像学监测的根本目的是防止扩张中的主动脉发生破裂，而且破裂的风险模型是存在的。Juvonen和他的同事开发了一个模型，该模型包括年龄、疼痛、慢性阻塞性肺疾病，及胸主动脉和腹主动脉最大直径等风险因素。应用这一模型，当计算出的一年内破裂风险超过择期手术的预期死亡风险时，即使没有达到推荐的外科干预的主动脉直径大小，也建议手术治疗[49]。

动脉瘤样疾病手术干预的结果取决于病变的位置、疾病的范围和修复技术。血管腔内技术已经对治疗方案和结果产生了巨大影响，但开放修复或杂交手术仍然是外科干预的重要组成部分。对于涉及主动脉根部和升主动脉的动脉瘤，选择性修复的所有患者死亡率约为5%[50]，在大型医院手术的死亡率可能更低。当动脉瘤累及弓部时，死亡率与升主动脉相似，但发病率增加，尤其是脑血管损伤。

随着胸主动脉的下降，胸主动脉血管腔内修复术（thoracic endovascular aorta repair，TEVAR）已成为大多数动脉瘤疾病的标准治疗方法。自从1994年Dake和他的同事首次报道了TEVAR以来，TEVAR的适应证已经逐步放宽[51]，但比较TEVAR和胸降主动脉瘤开放修复术的随机对照研究很少。对5888名患者进行的42项非随机研究的荟萃分析显示，全因死亡率和截瘫减少，并发症和住院时间减少。超过一年后，死亡率或再次手术干预率没有差别[52]。

对于TAAA的治疗，目前在美国还没有血管腔内装置被批准使用，开放手术是治疗的主要手段。最近报道的手术死亡率在专科中心从2.3%到7.5%不等[53]，在“真实世界”实践中超过20%[54]。荟萃分析显示，合并死亡率为11.26%，其中Crawford Ⅱ期具有最高的死亡风险[55]；合并脊髓缺血率（瘫痪和截瘫）大约为8.26%[55]。成功的修复依赖于一个有凝聚力的团队，包括心胸和（或）血管外科医生、心脏麻醉师、训练有素的护理人员，及对这类患者的疾病洞若观火的重症医师。

对于肾下AAA，报道的开放腹主动脉修复术的结果从在卓越中心进行的肾下修复的1%～4%[56]到州或全国数据库中记录的4%～8%不等[56-57]。与开放修复术相关的并发症发生在15%～30%的患者中[57]。血管腔内治疗AAA的早期死亡率和并发症发生率均较低，尽管这可能存在选择偏倚。英国 EVAR 试验调查人员随机选择了 1252 名 AAA 大于 5.5 cm 的患者进行开放修复术与 EVAR 比较，虽然 EVAR 的 30 天死亡率较低（1.8% *vs*. 4.3%，$P=0.02$），但这一优势未能保持到研究终止[58]。此外，EVAR 的成本更高，部分原因是移植物相关并发症的发生率增加，需要二次干预[58]。荷兰随机血管腔内动脉瘤管理（dutch randomized endovascular aneurysm management，DREAM）试验小组的一项类似研究发现，EVAR 的早期优势会在两年的随访中消失[59]。

根据目前批准和可用的技术，大约 80% 的非急性 AAA 可以通过血管腔内途径修复。当考虑血管腔内方法时，准确的解剖学评估是至关重要的。这包括动脉瘤瘤颈，应该有充足的长度，并且没有严重的成角、广泛的附壁血栓或钙化。近端锚定区的直径不能过大以至于无法锚定。通路血管（髂动脉和股动脉）应该有足够的直径，以允许合适大小的血管鞘通过。

随着新一代设备的出现，解剖学适应证已经放宽。短瘤颈至 4 mm 的 AAA 可采用定制的开窗支架或肾上固定及内锚定治疗。许多主髂动脉瘤可以用髂动脉分支支架治疗。动脉切开封堵器使许多动脉瘤能够通过完全经皮途径安全修复，虽然术后假性动脉瘤在动脉切开封堵器中更常见，但使用动脉切开封堵器可降低血清肿、伤口裂开和手术部位感染[60]。未来可能出现用于治疗肾旁或 TAAA 的分支支架。到目前为止，这些设备还没有在美国上市。

EVAR 术后成功与否的评估需要一系列 CT 扫描和（或）彩色多普勒超声[61]，检查主动脉瘤体直径或体积变化、移植物移位和内漏情况。一般建议在 1 个月、6 个月、12 个月进行影像学监测，此后每年进行一次规律检查。由于持续监测的需要，那些可能不愿意或不能接受术后影像监测的患者，可能无法成为 EVAR 的合适候选者[61]。

确定内漏后，可将其分类为：

- 1A 型（近端锚定区）
- 1B 型（远端锚定区）
- 2 型［从腰动脉和（或）肠系膜下动脉（inferior mesenteric arteries，IMAs）逆行流出］
- 3 型（支架组件分离）
- 4 型（支架编织物孔隙漏）
- 5 型（扩张的动脉瘤无明显血流）

1 型和 3 型内漏需要修复。2 型内漏常见于 EVAR 术后早期，大多数在 1 ～ 6 个月内消失[62]。持续性 2 型内漏的管理是有争议的，大多数倾向于在没有瘤体增长的情况下进行观察性管理[62]。如果在 EVAR 术后发生瘤体增长，并且有稳定的 2 型内漏，那么迟发性 1 型或 3 型内漏可能是罪魁祸首[63]。

出于对解剖学方面的考虑，超出了血管腔内治疗的“使用指南”时，开放修复仍然是最佳的治疗选择。开放修复的其他潜在考虑因素包括较年轻的患者、结缔组织疾病患者，及如上所述不能或不愿意参与术后监测的患者。除外开放修复的这类患者，可以应用血管腔内修复这一新方法。这些装置可能包括潜望镜 / 烟囱 EVAR[64]、医生改装的腔内移植物[65]，及使用目前在美国无法用于临床的在研装置[66]。这些装置需要当地的专家认可，并且可能需要政府批准的单个设备豁免（individual device exemption，IDE）才能继续使用这些替代装置。

破裂的 AAA 值得特别关注。在美国，每年大约有 15 000 人死于破裂的 AAA[67]。在破裂的 AAA 中，理想的方法是血管腔内治疗，目前还没有任何统计证据表明两种方法哪个更有短期益处。在一项欧洲试验中，开放修复和 EVAR 之间的比较显示，在手术死亡率（分别为 39% 和 35%）或 90 天死亡率（42% *vs*. 40%）方面没有差异[68]。在“破裂动脉瘤患者的即刻管理：开放和血管腔内修复”（the immediate management of the patient with ruptured aneurysm：open versus endovascular repair，IMPROVE）试验中，30 天或 90 天的死亡率没有差异，但 EVAR 在 3 年（42% ～ 54%）方面有优势；但这种优势再次在 7 年后消失[69]。解释这些有一定困难，因为治疗意图和接受的治疗可能不一致，从而使结论产生偏差。对这些数据的事后分析表明，那些能够接受血管腔内修复的患者获得了更好的结果[69]，因此许多人推荐“血管腔内治疗优先”。

快速有效地治疗破裂的 AAA 需要训练有素的人员、血管腔的获得和标准化的操作流程[70]。具体来说可能包括系统化快速转运到具有开放手术和血管腔内治疗能力的手术室、最简捷的术前查体、影像学检查，及主动脉阻断气囊的放置[71-72]。后者应该在麻醉诱导之前放置，因为无论提供哪种修复类型，它都可以起到维持血压的作用。对于能够接受 EVAR 治疗的破裂的 AAA 的患者，如果可以完全避免全身麻醉并在局部麻醉下进行手术，结果可能会有所改善[71-72]。

值得注意的是，许多破裂的 AAA 患者存在显著的合并症或严重的急性恶化的临床情况。由于这个原因，在过去的二三十年里，已经产生了许多评分系统来预测死亡风险，因此考虑给予舒适的护理而不是尝试最佳的修复。这些评分系统要么是在 EVAR 出现之前开发的，要么是没有在当代护理中得到验证。华盛顿大学的评分系统[73]是少数几个预测无效而不是增加死亡风险的系统之一，因此可能更有用。最近的一项机构研究表明，使用这种评分系统，只有很小一部分患者符合无效标准。此外，结果优于所有预测模型，从而引起了人们对这种评分系统临床有效性的担忧[74]。因此，每个患者都应该进行个体化判断，以确定是否适合干预和最佳的修复。

随着血管外科的日益专业化，EVAR 涵盖了对破裂的 AAA 治疗，许多医院不再提供救助，因此有必要转运这些危重患者。转运的情况似乎在增加[70]，这给及时干预带来了更多挑战。如果可以，就地诊疗可能是最好的办法；因为尽管转院患者的手术死亡率较低，但总体死亡率更高[70]。这一矛盾的原因很可能是那些临床情况稳定的患者在抵达转入医院后就会选择接受治疗。事实上，大约七分之一被转出的患者没有接受治疗[70]，这可能是由于临床恶化、严重的合并症，这些在转出医院可能没有检查出来，或者是患者拒绝治疗。为了解决这一问题，目前的指南[19]以及地区学会[75]为转院的破裂的 AAA 患者提供了建议，以优化转院过程，并为转院患者提供绝佳的修复机会。

主动脉夹层、壁内血肿和穿透性主动脉溃疡

我们把 AD、IMH 和 PAU 放在一起考虑是因为这三种疾病状态之间的相互作用，每一种疾病都可能代表同一种疾病的范畴，事实上也可能一起发生。在某种程度上，这三种疾病之间的区别在于主动脉壁的受累程度。动脉瘤样疾病累及主动脉的全部三层，PAU 是内膜和中膜的疾病，AD 和 IMH 是中膜的疾病，三者之间有显著的重叠。

主动脉夹层

急性 AD 是最常见的累及主动脉的临床急症，但由于许多因素，包括生前诊断困难，它的发病率只是一个估计值。各种前瞻性人口研究和回顾性记录评估，其发病率在 3.5 ～ 16.3/10 万人 / 年[76-77]。男性比女性更易患 AD（16/10 万人口 vs. 7.9/10 万人口），而女性发病较晚，年龄较大，住院时间较长和手术死亡率较差[78]。尽管 B 型 AD 在黑种人患者中比 TAAD 更常见（52.4% *vs.* 47.6%）[79]，但在整个人群中，TAAD 比 B 型 AD 更常见，比例为 2∶1。与动脉瘤样疾病相比，因为存在双峰模式（老年患者有高血压和动脉粥样硬化的相关危险因素，年轻患者有结缔组织和遗传性疾病以及二叶式主动脉瓣疾病），夹层可出现在所有年龄组。

高血压[80]、结缔组织病、血管炎症、内膜和中膜破裂（如 PAU 和 IMH）等易感危险因素可能在 AD 的发病机制中发挥作用。与 AD 相关的综合征包括那些众所周知的遗传和突变的标志物，如 Marfan 综合征（FBN1 的突变）和 Loey-Dietz（TGF-β1、TGF-βR2、TGF-β 的突变），以及不太常见的变异基因，如 MYH11、ACTA2 和 SMAD3。这些机制中的一些也可能在动脉瘤的夹层和 IMH 的形成中起作用。当存在或怀疑使用包括可卡因和甲基苯丙胺在内的非法药物时，患者往往更年轻就患有 B 型夹层[81]。可能不是使用可卡因的急性结果，而是可卡因的长期应用导致动脉粥样硬化易患 AD[82]。最后，潜在的环境和社会因素可能超越遗传因素。中国主动脉夹层登记处（Registry of Aortic Dissection in China，Sino-RAD）与国际急性主动脉夹层登记处（International Registry of Acute Aortic Dissection，IRAD）相比，描述了中国人群中急性 TAAD 的发病年龄更早（平均年龄为 50.5 岁 *vs.* 61.1 岁），高血压患者较少（51.4% *vs.* 67%），男性更多（76.3% *vs.* 66.9%）[83]。

正如 Elefteriades 和他的同事所指出的，夹层可以模拟各种其他医学问题，包括急性冠脉综合征、脑卒中、截瘫、下肢缺血、急性肾衰竭和腹部灾难[84]；这些问题中的每一个都是由于灌注不良造成的。在对 526 名最终被诊断为急性 TAAD 的患者的回顾研究中，90% 的患者以疼痛为首发症状，略高于 20% 的患者有局限于腹部的疼痛[85]。在同一项研究中，只有 139 名患者出现所谓的脉搏减弱或消失的病理征象，其中只有 31% 的患者心电图正常，超过 25% 的患者有心肌缺血、梗死、新的 Q 波或 ST 段偏移的心电图表现。这样的心电图表现可能导致误诊为急性冠脉综合征。客观地看，虽然 AD 的发病率高达 16/10 万人口，但与急性冠状动脉综合征（440/10 万人口）和肺栓塞（69/10 万人口）相比就相形见绌了，这两种情况都可以呈现出与 AD 相似的情况[80]。

在 CT 扫描普及之前，超过 25% 的 AD 患者是在尸检中被发现的[86]。CT 和 MRI 在夹层的诊断和明确中都是十分重要的，据报道灵敏度和特异度高达 100%[87]。CT 成像的额外好处是提供了“三重排

除”［即，关于造影时间的具体方案，以排除（确诊）夹层、肺栓塞或冠状动脉钙化］[88]。TTE 仅对明确 TAAD 有效，对 B 型无效。对于 TAAD，TTE 的灵敏度范围为 35% ～ 80%，特异度范围为 35% ～ 96%，具体取决于裂口的位置[87]，TTE 结果正常不能排除夹层的可能。TEE 诊断 TAAD 的特异度更高（63% ～ 96%），灵敏度更高（98%），还能检测到胸降主动脉的瓣膜[87]。Shiga 和他的同事[89]证明，TEE、增强 CT 和 MRI 的灵敏度（98% ～ 100%）和特异度（95% ～ 98%）相似。

TAAD 是外科急症，除了极少数患者外，需要开放手术修复。采用脉压控制疗法的内科管理既可以用作暂时性处理，也可以用于非手术治疗的患者的姑息疗法。已有关于 TAAD 血管腔内修复的报道，但这不是标准的救治策略[90]；杂交手术方法正变得越来越普遍[91]。冷冻象鼻技术便是一种杂交手术方法，它在开放治疗升主动脉和主动脉弓时，用覆膜支架处理近端的降主动脉[92]。

对于未经治疗的 TAAD 来说，最初的 24 小时内，经常被引用的死亡风险是 1% ～ 2%/ 小时[80]。但经过降血压和抗脉压的药物治疗后将降低 24 小时的死亡率。随后，通过手术干预，住院和手术死亡率更多地取决于患者疾病的特征，而不是诊断和救治的时间。IRAD 等大型临床数据库为单变量和多变量分析提供了素材来研发风险模型。Mehta 和他的同事发现，年龄大于 70 岁、突然出现胸痛、休克 / 压塞、肾衰竭、脉搏缺失和心电图异常是术后死亡的因素[93]。随后的改进将模型分为术前因素和术中发现，需要冠状动脉旁路移植术和发现右室功能障碍预示着不良的结果[94]。有趣的是，右半弓置换是一个有利因素。最近，一项观察发现，无灌注不良证据的患者死亡率低于有灌注不良证据的患者，这导致了风险评分的改进，该评分补充了三个变量：肌酐、乳酸和肝脏灌注不良的证据[95]。Elefteriades 和同事[84]描述的一系列症状主要是由于不同程度和分布的灌注不良引起的，提出了是否在手术修复夹层前解决灌注不良的问题。这似乎有助于降低手术死亡率，但可能会增加早期和晚期的死亡风险[96]，面临的挑战是开发一种算法，以识别出哪些患者能够从修复夹层之前的先行血运重建中受益[97]。急性 TAAD 的总体手术死亡率通常报告的范围在 15% ～ 25%[85, 98]，在专业的、多学科的主动脉外科项目中达到个位数[99]。

除非有破裂或灌注不良的证据（复杂的 B 型 AD），否则 B 型夹层首选内科治疗。选择性 β 受体阻滞剂具有双重能力，既可降低血压，又可降低脉压（dP/dt）引起的主动脉张力，仍然是首选的一线治疗方法。最终目标是在维持终末器官灌注的同时降低脉压，并认识到一些降压药物可能会增加脉压，同时降低平均动脉压，这是因为它们对降低舒张压有优先效果。这种保守的方法在血管腔内前时代源自这样的发现：在稳定的 B 型夹层的急性期，干预的风险超过等待的风险[100]。随着血管腔内技术的发展，TEVAR 已经成为复杂夹层（即有破裂或灌注不良）[101-102]的首选治疗方法，以及作为非复杂 AD 的一种选择[103]；尽管药物治疗仍然是非复杂 AD 的推荐救治标准[104]。血管腔内治疗的主要目标包括覆盖原发性内膜撕裂、使假腔闭塞和（或）血栓化。Fattori 和他的同事显示，急性 B 型 AD 的开放手术修复的住院死亡率几乎为 34%，而 TEVAR 和内科治疗的死亡率都在 10% 以内[105]。本研究中的大多数患者（68.3%）接受了内科管理、开放手术修复和 TEVAR（用于处理复杂夹层）。

Fattori 和他的同事[105]发现的开放手术管理的患者死亡率远远高于其他研究，正如随后的荟萃分析[106]中指出的那样，其中合并死亡率为 17.5%。结果的差异可能反映了直接和随机比较 TEVAR 与开放手术或内科管理的研究的不足，以及复杂和简单的名称和敏锐度的明显区别。

首个研究 TEVAR 治疗无并发症急性 B 型 AD 的前瞻性试验是“主动脉夹层支架移植物调查”（investigation of stent grafts in aortic dissection，INSTEAD）试验[102]。两年后，全因死亡率或主动脉相关死亡率没有差别，但与药物治疗组相比，TEVAR 组的重塑更有优势[107]。这些结果归因于一项动力不足的研究。“急性夹层：选择支架移植物还是最佳药物治疗”（acute dissection：stent graft or best medical therapy，ADSORB）研究[103]是一项小型试验，前瞻性地比较了最佳药物治疗（best medical therapy，BMT $n = 31$）与 TEVAR（$n = 30$）对无并发症的 B 型急性 AD 患者的疗效。终点为假腔血栓完整、主动脉持续扩张 > 5 mm 或主动脉最大直径 > 55 mm、一年内降主动脉或腹主动脉破裂。一年后，结果有利于 BMT 和 TEVAR，主要是因为 BMT 和 TEVAR 组假腔血栓形成率更高（57% *vs*. 3%，$P < 0.001$）[108]。ADSORB 实验结果的临床意义尚不清楚，因为它不能得出主动脉相关死亡率和全因死亡率的差异。INSTEAD 试验的延伸试验（INSTEAD-XL）确实发现 TEVAR 队列

中的主动脉相关死亡率在5年时更具优势[109]。

"临时延长以诱导完全附着"（provisional extension to induce complete attachment，PETTICOAT）技术最初被用作TEVAR治疗复杂的急性B型夹层的一种辅助方法[110]。最初的报道指出，在接受TEVAR治疗的100名患者中，有12名患者的假腔远端持续流动，并伴有真腔塌陷。随后在先前植入的支架移植物的远端放置了一个裸支架，真正的管腔可以再灌注，并且解除了灌注不良。这些结果持续了一年，有证据表明主动脉重建得到了改善[110]。作为冷冻象鼻技术的一部分，这项技术得到了进一步的改进，以解决急性TAAD（DeBakey Ⅰ型）开放修复中的远端主动脉问题[111]。现已经提出了一种"扩展"技术（e-PETTICOAT），以先发制人地处理整个下行的胸主动脉和腹主动脉，预期的好处是完全的主动脉重建和防止动脉瘤的进展[112]。

壁内血肿

IMH是一种外膜下病变，通常累及中膜的外1/3。IMH的命名遵循Stanford解剖分类，因此累及升主动脉的IMH为A型IMH，局限于降主动脉的IMH为B型IMH。IMH形成的一个常见假说是血管破裂，随后壁内出血和血肿形成[113]，但其他人则认为IMH可能反映了随后在病理检查中所见[114]或使用亚毫米空间分辨率增强的多排螺旋CT所显示的未识别的AD[115]。

IMH约占西方国家急性主动脉综合征的10%[116]，在亚洲国家可能更高[117]。发病率可能被低估，这要么是由于将IMH误分类为离散夹层，要么是由于IMH在转移到三级中心接受治疗的过程中演变为AD[116]。与AD相比，IMH在女性中略占优势[118]，B型IMH比A型IMH更常见[116]，并且IMH患者往往年龄较大，与高血压相关[98]。Marfan综合征或其他结缔组织疾病似乎对IMH的形成没有影响[119]。与AD和PAU相似，患者会出现胸痛或背痛，但不同的是，IMH的患者无放射痛[98]。在影像学诊断确认之前，IMH的临床表现可能有助于与AD的鉴别；在A型IMH患者中，主动脉瓣关闭不全、远端灌注不良和心电图异常不如AD患者常见，但心包积液的发生率增加[116, 120]。

诊断性无创性影像学检查的必要条件是要求主动脉壁厚度（局部或周围）大于5 mm，在CT成像上无法检测血流，结合CT成像和增强扫描，可使灵敏度超过95%[42]。TEE对IMH有很高的灵敏度（100%）和特异度（91%）[121]。

IMH的治疗与AD相似，内科治疗一般仅限于B型IMH，应用选择性β受体阻滞剂进行抗脉压治疗。与AD的情况一样，内科管理失败包括持续性疼痛和无法控制的高血压，以及逐渐扩大的血管壁厚度超过11 mm和反复胸腔积液[42]。有趣的是，与AD不同，Falconi和他的同事证明，内科和外科治疗B型IMH的死亡率相似（分别为19%和17%）[122]，因此B型IMH较B型AD更有可能应用内科管理[116]。

通常推荐急诊或紧急管理A型IMH，特别是在心包积液和持续性疼痛的情况下[42]；尽管在选定的患者组中已报道初步的内科管理和优化方案[123]。开放手术修复A型IMH的过程与TAAD相似，但有两点需要注意。首先，可能无法在远端辨认出"正常"的主动脉，因此手术判断切除的范围十分重要；其次，夹住主动脉可能会将IMH在夹子松开时转变为夹层，这可能是由于夹子的放置造成了内膜撕裂。

与B型AD相似，血管腔内修复已成为B型IMH的一种治疗选择。对于非复杂的B型IMH，欧洲共识指南建议先行内科管理并采用无创性影像检查（Ⅰ类推荐）。随着血肿扩大，主动脉周围血肿形成，反复疼痛，或转变为可见的夹层，建议转向TEVAR（Ⅱa类）或开放修补术（Ⅱb类）[42]。Li和他的同事将TEVAR与优化的内科管理进行比较，在他们的小型系列研究中，血管腔内治疗没有出现IMH或死亡率的进展[124]。Bischoff和他的同事也比较了TEVAR和内科管理，并支持Falconi和他的同事所发现的趋势[122]，在早期或晚期死亡率、完全血管重塑发生率和消退方面，两组之间没有差异[125]。结果表明TEVAR可用于治疗特定的B型IMH。TEVAR在B型IMH治疗中的困难在于确定覆盖范围，类似于开放修复时范围的确定。由于（根据定义）没有原发性内膜撕裂，因此覆盖范围选择在假定的IMH起始处，或是选择覆盖在主动脉周围血肿或相关的PAU处[126]。

穿透性主动脉溃疡

如上所述，PAU包括内膜和中膜，是由已穿透弹性层的动脉粥样硬化斑块破溃形成。PAU可与IMH相关联，可作为AD的起因，或导致囊状假性动脉瘤的形成。Coady和他的同事发现，在他们治疗的A型或B型AD患者中，有7.6%的患者伴随PAU[127]。孤立性PAU占AAS的2%～7%[128]，虽然总体上男性略有优势[127]，但 PAU 在女性中更常见于胸主动脉，在男性中更常见腹主动脉[129]。对于男性和女性来说，当仅考虑在胸主动脉的 PAU 时，降主动脉发病占 90%[130]。

与 AD 和 IMH 不同，PAU 往往不表现出疼痛。在梅奥中心的一项研究中，87% 的 PAU 患者在诊断时没有症状[129]，而且通常是偶然发现的溃疡。当进行增强 CT 扫描时，PAU 的定义是在内膜钙化区域或与弥漫性动脉粥样硬化相关区域有明显、局灶性的造影剂外溢。

无症状 PAU 可以通过抗脉压治疗和常规无创性影像监测进行内科管理，但建议对较大的 PAU 进行早期干预，尤其是当最大直径大于 20 mm 或颈部大于 10 mm 时[131]。这种方法尚未得到纵向验证[128]。采用开放手术修复，切除受累节段，并用人工移植物或自体移植物置换。然而，由于 PAU 与严重的动脉粥样硬化和钙化有关，并且以严重的动脉粥样硬化和钙化的存在为定义，因此很难在近端和（或）远端找到正常的主动脉缝合。虽然对 PAU 的血管腔内修复的有效性缺乏研究，但有限的数据显示 TEVAR 在 PAU 和假性动脉瘤的形成或破裂方面取得了很好的效果[128]。由于广泛的动脉粥样硬化存在，这将面临与开放修复 PAU 同样的挑战，如果动脉粥样硬化疾病延伸到外周（并因此进入）血管，或者存在与 PAU 相关的层状血栓，将使获得安全锚定区成为困难[126]。

钝性胸主动脉损伤

根据国家创伤数据库 5 年来的分析，钝性胸主动脉损伤（blunt thoracic aortic injury，BTAI）占总体创伤入院组成部分的 0.3%[132]。在 3114 名 BTAI 患者中，4% 的患者在到达时死亡，19% 的患者在分诊过程中死亡。除去这些患者，仍有 31% 的人存在严重的头部损伤，29% 的人有严重的腹部损伤[132]。交通事故仍然是主动脉损伤的最常见原因（> 70%）[133]，BTAI 可能与 2010 年 33% 的交通事故死亡事件有关[134]。

尽管整个主动脉易受 BTAI 的影响，但根据尸检发现，最常见的损伤部位是峡部（54% ～ 66%）[135]，通常是横向撕裂。根据可能作用于主动脉的机械力的不同，BTAI 的产生有不同的发病机制。一种假说是，由于峡部管壁薄弱，主动脉壁“伸展”造成其间接损伤，并且降主动脉远端与主动脉弓和升主动脉相对静止[136]。另一种假说是在高冲击性损伤中脊柱造成的弯曲、扭转和剪应力[137]。第三种是阿基米德杠杆假说，该假说提出一个杠杆原理，其中长臂是近端的主动脉和主动脉弓，短臂是主动脉峡部，支点是大血管[138]。自动流体侧面碰撞的模拟表明，由“长臂”介导的放大的力对“短臂”提供了足够的应力，从而导致断裂[138]。所有机制的组合很可能在 BTAI 病因中发挥了作用。

BTAI 的分类以主动脉壁各层受损程度为依据。有四个不同的等级，从内膜撕裂（Ⅰ级）到破裂（Ⅳ级），每个等级都有不同的管理策略（图 62.7）。Ⅰ级损伤不会引起主动脉外轮廓的任何改变，最好选择 CTA 或 IVUS 检查，因为血管造影可能显示正常。Ⅱ级损伤导致主动脉轮廓异常，可在 CTA、IVUS 或血管造影上显示。Ⅲ级和Ⅳ级损伤可以选择任何影像学检查。在美国创伤外科学会进行的多中心 BAI 研究（American association for the surgery of trauma multicenter trial of BAI，AAST Ⅰ trial）中，主动脉造影是最常见的诊断方法，如果患者病情稳定，标准治疗方法是开放手术修复[139]。

胸部平片最常见的表现是纵隔增宽，但也可表现为胸膜帽变尖、主肺动脉窗消失、纵隔结构或气管导

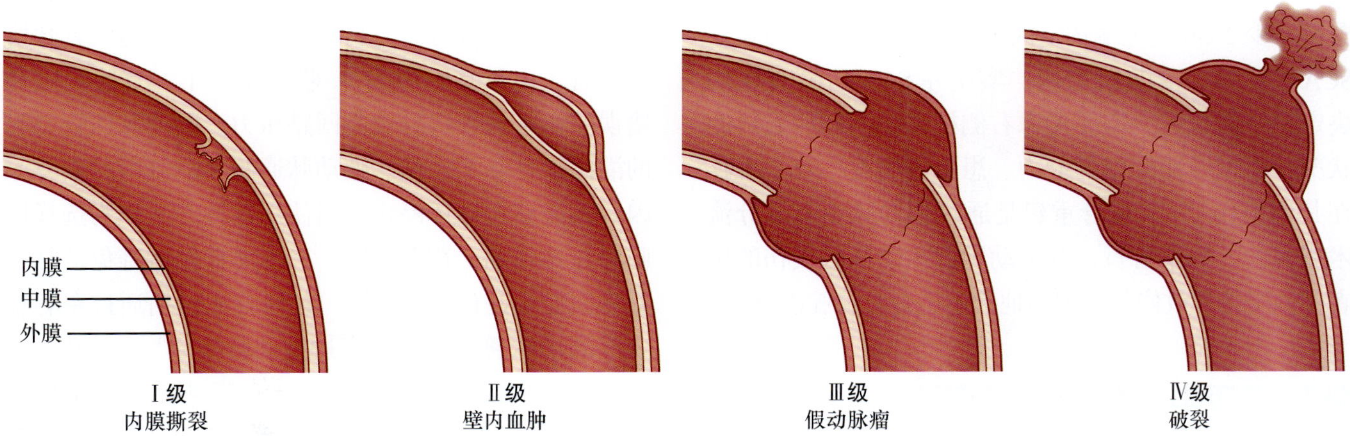

图 62.7　钝性胸主动脉损伤的分类

管（如果存在）向右偏或左主干支气管凹陷。在最新的AAST中，多层CTA作为BTAI的诊断金标准[139]。随着积极的血压控制和血管腔内修复适应证的放宽，现代治疗已经发生了巨大的变化。SVS目前的指南建议对Ⅰ级损伤进行保守治疗、严格的血压控制和连续影像学检查（6周内重复CTA），因为大多数损伤会自愈[140]，Ⅱ到Ⅳ级损伤需要修复。在Arthurs和他的同事的回顾中，68%可治疗的BTAI患者接受了内科管理，但在控制了相关的损伤后，独立的主动脉修复术提高了生存率[132]。

对于Ⅰ级BTAI的内科管理，Fabian和他的同事建议维持收缩压低于100 mmHg或平均动脉压低于80 mmHg，同时心率控制在每分钟低于100次[139]。这些指标可通过静脉注射β受体阻滞剂（艾司洛尔或拉贝洛尔）进行控制[139]。如果仅使用β受体阻滞剂无法达到满意的血压，则给予硝普钠。

自从1997年Kato和他的同事首次报道血管腔内修复创伤性胸主动脉损伤以来[141]，已有大量数据支持使用血管腔内支架移植物而不是传统的开放修复。早期的数据没有显示开放和血管腔内修复之间的死亡率差异（分别为19%和18%）[132]。方法和装置的改进导致死亡率（8%～9% *vs.* 0.19%）、截瘫（0.5%～3% *vs.* 0.3%～9%）和终末期肾病（5% *vs.* 0.8%）以及同类脑卒中发生率（2.5% *vs.* 0.1%）持续降低[142]。美国血管外科学会建议，对于那些正在接受修复的患者，在没有其他严重损伤的情况下，血管修复应在24小时内进行，在其他损伤得到治疗后立即修复，或最迟在患者出院前修复[140]。他们还主张对符合解剖学条件的患者进行血管腔内修复，包括选择性左SCA血管重建、常规肝素注射（剂量低于选择性TEVAR）、全身麻醉和开放股动脉显露[140]。由于主动脉峡部是最常见的损伤部位，在许多情况下，要获得至少2 cm的近端锚定区，需要部分或完全覆盖左SCA。根据SVS实践指南，实施左SCA血管重建的决定是个体化的，需要考虑右侧椎体解剖和后循环的状况、手术专业知识的能力、患者的情况，及是否存在其他损伤[140]。血管重建是通过颈动脉锁骨下分流术完成的。如果可行，升主动脉或主动脉弓损伤的患者应该接受开放修复，因为他们不适合血管腔内修复。

外科管理中的具体注意事项

随着新的技术、装置和对疾病过程理解的进步，无论是开放的、血管腔内的，还是杂交的方法，主动脉疾病的外科管理都在不断地改进。以下不是概述“我是如何做的”，而是认识到每位患者都存在个性化治疗的挑战，并对特定病理状况的特殊考虑进行简要总结。

急性A型主动脉夹层

急性TAAD的开放手术修复仍然是拟行手术治疗患者的标准救治方法。根据IRAD的报道，在1995至2013年间，在拥有治疗急性TAAD专业资质的三级医疗中心，患者给予内科管理的比例从21%下降到10%，相应的手术死亡率从25%下降到18%[143]。手术的相对禁忌证包括高龄[144]、多发性合并症和神经状况。Stamou和他的同事们比较70岁以上的患者和70岁以下的患者，发现二者在手术死亡率或主要发病率方面没有差异[145]，但80岁以上的人群情况较差[146]。IRAD数据显示，80岁以上老人的预后在接受外科与内科干预的比较间没有差异[147]。脑血管意外或昏迷的存在对医院存活率有很大影响，但接受外科修复的患者的存活率比接受内科管理的患者要高。在接受手术修复的脑血管意外患者中，84.3%的患者神经功能症状得到了改善[148]。相对禁忌证包括担心抗血栓药物继发出血的风险[83]，以及患者拒绝输血（例如，耶和华见证人）。

一旦决定继续手术，手术的首要目标是消除裂口以及主动脉根部和升主动脉的假腔。这些目标的成功完成通常会解决次要问题，如主动脉瓣关闭不全和远端内脏灌注不足。具体的考虑因素包括插管策略、脑保护、体外循环操作以及切除和修复的近端和远端范围。

传统上，股动脉插管是建立体外循环动脉流入的主要途径，部分原因是通过手术快速切开或经皮建立通路的可行性。决定接近哪条血管是一个自相矛盾的问题，因为最有可能与真腔相通的股动脉是没有脉搏的血管（由于真腔塌陷）。临床情况下，真腔塌陷和错误的血管插管将导致高回路压力。股动脉插管引起的灌注不良并不常见。腋动脉通路逐渐流行的部分原因是其能够在循环停止期间使用这种方法作为选择性脑灌注技术的一部分[149]，它还具有包括避免动脉栓塞和假腔灌注的优势[150]。其他方法包括通过左心室尖部的动脉通路、导管穿过主动脉瓣[151]、在升主动脉横断后直接插管真腔（“Samurai”技术[152]）以及在超声引导下应用Seldinger技术进行升主动脉/主动脉弓穿刺[153]。

除一些特殊情况外，急性 TAAD 修复需要低温停循环一段时间。DeBakey 和他的同事报道了一种先行主动脉弓入路方法[154]，通过多导管进入大血管和一条股动脉来提供动脉流入，可避免循环停止。低温停循环可建立无血区，以评估远端升主动脉和主动脉弓的内膜完整性，确保移植物与真腔连接，利于消除假腔[155]。过深低温循环可提供 30 ～ 40 分钟的脑保护时间；仅用深低温应足以进行开放远端和半弓修复。使用单侧选择性顺行（sacrificial anode cathodic protection，SACP）或双侧顺行脑循环灌注可延长这一保护时间。在 SACP 的辅助下，中度低温已被证实是安全和有效的[156]。在 SACP 期间（右腋动脉插管）的脑灌注是通过右颈动脉的，并假定右颈动脉无狭窄且 Willis 环完整。体温过低引起的继发性凝血功能障碍已引起人们的关注[157]，但足够的复温可以解决这一问题[158]。

一旦患者成功置管并启动体外循环，根据外科医生的习惯、经验和患者特征，以目标温度开始系统降温。通常会包括在患者头部放置冰块，尽管其有效性的证据有限[159]。目前，关于降温速度或降温期间酸碱水平调节策略（α 状态与 pH 状态）没有达成共识，作为手术计划的一部分，外科医生应该与麻醉和灌注团队讨论目标温度。降温期间不需要常规夹闭升主动脉。主动脉瓣关闭不全可能导致左心室扩张。如果扩张明显，可以通过多种方式排空心室，包括通过右上肺静脉、肺动脉插入导管，或直接通过心室尖部插入导管。如果不能成功地减少扩张，可以夹闭和切断升主动脉近端，通过逆行或直接顺行灌注心脏停搏液，进行心肌保护。建议在降温阶段常规夹闭升主动脉，在此阶段完成近端部分的修复，以缩短体外循环时间[160]。然而，与降温阶段相比，复温对手术时间的影响更大。此外，当首先完成远端吻合口时，可以在直视下用整个缝合线来测试吻合口，然后在处理近端主动脉的同时开始复温[42]。

如果使用选择性脑灌注和循环停搏，当达到目标温度时，将患者摆放成 Trendelenburg 体位，手术视野中可以充斥 CO_2，以减少主动脉弓开放时产生的大脑微气泡。然后打开升主动脉，检查弓部。一旦确定修复范围，夹住无名动脉的底部，开始 SACP，一般速度为 10 ～ 15 cc/kg，灌注压为 40 ～ 50 mmHg。修复的范围，无论是近端还是远端，也一直是一个存在争议的话题。主动脉根部受累并非罕见，通常主动脉瓣连合的再悬浮以及窦壁的重新连接足以提供主动脉的完整性并纠正主动脉瓣关闭不全。除此之外，应在修复时解决根部问题。与选择性根部置换（见下文）的情况一样，有许多方法可以实现这一点，但目标应该是选择最有效和最成功的办法完成这个过程。

主动脉根部置换术

主动脉根部置换术主要用于动脉瘤样疾病或 TAAD，但也可用于某些主动脉瓣心内膜炎和再次手术的主动脉瓣置换术。有三种标准的主动脉根部置换方法：复合瓣膜移植物置换（composite valve grafts；CVGs 机械的或生物的），完全组织置换［尸体来源的同种异体或自体移植（Ross 手术）］，以及保留瓣膜的根部置换（重塑、再附着和 Florida sleeve 手术）。

如前所述，主动脉根部的界限是近端的主动脉环和远端的窦管交界处；根部由主动脉瓣和冠状动脉开口组成。因此，当主动脉根部被修复或替换时，除了个别例外，需要重新植入或冠脉旁路，处理瓣膜（替换或旷置），无须停止循环，除非升主动脉受累并需要替换。

正如 Bentall 和他的同事最初描述的那样[161]，对该术式的改进使得 Bentall 手术不合时宜。起初是采用一种包裹技术的 CVG 来处理冠状动脉（即，将冠状动脉以侧向的方式缝合在移植物上，而不是作为 Carrel 纽扣）。在早期的一篇文章中，Wheat 在 Bentall 之前介绍了一种技术，其中将瓣膜和移植物分离，冠状动脉重新植入到从主动脉环延伸的“主动脉壁舌”上[162]。Kouchoukos 及其同事[163]在随后的工作中采用了现在熟悉的冠状动脉按钮技术。复合瓣膜移植的概念演变成预制的复合瓣膜，最初是机械瓣膜，后来衍生出生物瓣膜。对于机械和生物瓣膜的选择，所使用的 CVG 类型的适应证与瓣膜置换相同（例如，机械瓣膜由于耐用性在年轻患者中更受青睐，生物瓣膜在老年患者中更受欢迎，或者在无法实现终身抗凝时选择生物瓣膜）。

为了在持久瓣膜或根部置换与避免终生应用抗凝之间取得平衡，出现了许多创新技术。Lower 和 Shumway 的工作[164-165]在 Ross 的推动下出现了以 Ross 命名的 Ross 手术[166]。这项技术是将肺动脉瓣自体移植到主动脉位置，然后用尸体来源的同种异体移植物替换肺动脉根部。虽然该手术从未在成人患者中广泛使用，但它仍然是一个可行的选择，特别是在大容量环境下[167]。Ross 手术的另一种选择是用尸体来源的同种异体移植物替换主动脉根部，尤其适用于主动脉环被破坏的主动脉瓣膜心内膜炎。与生物瓣膜相比，这两种手术在理论上都具有无须抗凝和延长耐久性的优点。然而，这两种手术在技术上都具有挑战性，预后取决于外科医生的操作经验。

升主动脉瘤引起的主动脉根部或窦管交界处扩张，可能引起正常瓣叶表面的瓣膜功能不全。在这种情况下，处理主动脉根部或升主动脉的同时替换正常的瓣膜似乎有些矫枉过正。仅扩张窦管连接处，用缩小尺寸的移植物替换升主动脉可能足以恢复主动脉瓣的功能[168]。通过根部扩张和解剖正常的瓣膜，两种保留瓣膜的方法均已经得到普及：Yacoub 和 David 分别倡导的重塑技术和再移植技术。Miller 将 David Ⅰ到Ⅴ的技术进行了总结（表 62.3）[169]。虽然每种瓣膜保留技术的延伸超出了本章的范围，但 Miller 总结了 Yacoub 重塑和 David 再移植技术之间的不同之处，即缝合线的数量不同；重塑使用两条主动脉缝合线，再移植采用三条。这两种技术都使用涤纶移植物作为新的主动脉，正如前面提到的根部置换，这两种技术都需要重新植入冠状动脉吻合口。冠状动脉总是被重新植入，也有一种方法是例外的（即 Florida Sleeve 手术[170]，它在涤纶移植物上开“槽”以容纳冠状动脉）。

胸降主动脉的开放手术

自从引入血管腔内技术以来，开放手术修复胸主动脉病变已经发生了巨大的变化[51]。虽然 TEVAR 在胸主动脉疾病的治疗中起着主导作用，但仍然有一些临床情况证明，开放修复胸主动脉是外科医生的立家之本。如前所述，TEVAR 可能并非适合所有 B 型 AD，除了少数例外，不适用于 Marfan 综合征或其他结缔组织疾病患者。脊髓保护和术中监测的问题与开放和血管腔内技术有关。开放手术的具体考虑因素包括远端灌注的需求和方法（“钳夹和缝合”、左心转流、体外循环）以及通路。开放胸主动脉手术的许多问题和考虑也与 TAAA 有关（见下文）。

表 62.3 David 保留瓣膜根部置换术的 Miller 分级

名称	类别	内容
David Ⅰ级	再植入术	植入在圆柱形管状移植物中
David Ⅱ级	重塑	经典 Yacoub 术
David Ⅲ级	重塑	David Ⅱ联合主动脉瓣成形术
David Ⅳ级	再植入术	当采用的移植物较瓣膜尺寸大于 4 mm 时行 David Ⅰ需在窦管交界处折叠
David Ⅴ级	再植入术	当采用的移植物较瓣膜尺寸大于 6～8 mm 时行 David Ⅰ需在窦管交界处和环处折叠以形成移植物假窦

（Adapted from Miller DC. Valve-sparing aortic root replacement in patients with the Marfan syndrome. J Thorac Cardiovasc Surg. 2003; 125: 773-778.）

在胸部动脉瘤和夹层的开放修复过程中，需要进行血流动力学监测，特别是有创动脉监测，根据手术计划，可能需要从上半身和下半身位置进行传导。肺动脉插管在术中通常没有帮助，但在术后管理中可能有用。TEE 在开放手术（以及 TEVAR）中的使用是有效的，并在 2010 年的共识声明中带有Ⅱ a 级建议[171]。另一个Ⅱ a 级监测建议涉及脊髓灌注，承认胸主动脉手术后脊髓缺血的潜在破坏性。虽然不是一种治疗方式，但运动或体感诱发电位监测有助于指导治疗和应对术中处理[171]。

在胸腹主动脉开放和血管腔内手术中，避免继发于缺血导致的脊髓损伤是最重要的。使用的辅助手段包括脑脊液（cerebrospinal fluid，CSF）引流、远端灌注（左心转流或带股动脉插管的体外循环）、低温和药物疗法。脑脊液引流的基本原理是通过降低脑脊液压力来增加脊髓灌注压（spinal cord perfusion pressure，SCPP）。根据定义，SCPP 是：

SCPP ＝平均远端主动脉压－（CSF 压＋中心静脉压）

因此，随着主动脉远端压力的增加、脑脊液压力的降低（通过引流）和中心静脉压的降低，SCPP 可以有效地增加。脑脊液引流的管理在设置脑脊液压力极限（例如，10 ～ 15 mmHg）到以恒定速率（例如，10 ～ 20 cc/h）引流之间变化。无论使用哪种方法，都必须记住两件事。首先，在神经状态发生急性变化的情况下，立即引流 10 ～ 20 ccs 的脑脊液可以挽救脊髓。其次，与 SCPP 相关的另外两个变量，即平均主动脉压和中心静脉压，也可以被调控以使 SCPP 最大化。脑脊液引流并非无害的，几乎 10% 的患者出现硬膜后穿刺后头痛，2.8% 的患者报告有颅内出血的风险，其中大部分是硬膜下血肿[172]。

可以辅以循环支持来维持主动脉远端压力和内脏分支（包括脊髓侧支）的灌注。对于与夹层相关的胸主动脉手术，体外循环可能更加可取，因为它不仅提供循环支持，而且提供了一种调节体温和快速输液的机制。对于胸腔和胸腹部手术，一直提倡低温停循环，因为它不需要近端依次行主动脉夹闭（依主动脉周围夹层所需），容易接近主动脉弓，提供无血区，并且能够将所有流出的血液返回灌流回路[173]。有趣的是，Coselli 和他的同事发现，与"钳夹和缝合"技术相比，采用左心旁路术的胸降主动脉瘤截瘫发生率没有差别（分别为 4% 和 2.3%，$P = 0.3$）[174]。

胸腹主动脉瘤

TAAA 修复术，需要一个切口同时进入胸部和腹部，这为患者带来很大的生理挑战。出于这个原因，术前检查可能会更全面，包括肺功能检查和更细致的心功能评估。虽然修复可以通过钳夹和缝合技术进行，但很多大中心使用左心旁路术或全体外循环低温停搏进行修复[173，175]。这种方法尤其有利于那些没有安全位置来夹住最近端主动脉的Ⅱ型 TAA。

正如在胸降主动脉手术中一样，截瘫是 TAA 修复术中一种不常见但令人恐惧的并发症。如果发生截瘫，TAAA 修复后的死亡率显著增加[176]。Ⅱ型 TAA、与 AD 相关的 TAAA、急性症状或既往的肾下主动脉手术史会增加截瘫的风险[177]。如前所述，SCPP 的增加可能是保护性因素。其他最大化脊髓灌注的方法包括肋间动脉再植入术[178]和维持中心灌注。降低脊髓代谢率的策略可能包括术前使用甾体化合物[179]、纳洛酮滴注[180]、中低温（至 34 ℃）[181]，及在夹闭前注射丙泊酚[182]。

修复的根本原因决定了移植物内脏分支部分的选择。对于退行性 TAAA 患者，可考虑使用 Carrel 补片重新植入内脏血管。这种方法可以简化手术，缩短内脏缺血时间，但可能存在未来残余主动脉变性和随后假性动脉瘤形成的风险[183]。对于那些有结缔组织疾病或继发于夹层的动脉瘤样病的患者，多数会考虑对每条内脏动脉进行单独的分支移植，从而在修复过程中清除任何可疑的主动脉组织。

开放肾下腹主动脉瘤修补术

可经腹或腹膜后入路进行开放修补术。经腹入路的优点包括能够检查腹部脏器、腹膜上控制而不进入胸腔，及更好地显露真实的髂动脉分叉和髂外动脉。潜在的缺点可能包括形成疝、增加肠梗阻的风险，及可能增加后期主动脉肠瘘的风险。此入路在检查腹部脏器后，将大网膜和横结肠收回头侧，将小肠收至患者右侧，显露腹膜后和 Treitz 韧带。断开韧带后，将十二指肠收至右侧。修复后，应在紧邻十二指肠处以补片封闭这个间隙。自动牵开器有助于保持最佳暴露。

切开后壁腹膜暴露主动脉，近端解剖暴露颈部。肠系膜下静脉通常会出现，应加以识别、收回或结扎。在进行头部解剖时，会遇到左肾静脉。这条静脉可以与主动脉并行，也可以在主动脉后面走行；其走行位置可以而且应该在术前影像学检查中明确。左肾静脉可以收回，必要时可游离肾上腺静脉和性腺静脉，为左肾静脉提供更大的活动性。有些人主张切断左肾静脉[184]；但是，肾上腺静脉和性腺静脉必须保持完整，因为它们随后将提供左肾的静脉回流。近端的主动脉处理应该在健康的主动脉处进行，并且有足够的空间安全地放置缝合线。可以进行环向处理，这样可以进行横向的主动脉阻断，也可以处理主动脉的前部和两侧，并在脊柱处进行解剖处理。

然后进行远端解剖。如果考虑管状移植物，处理双侧近端髂动脉更安全，以避免损伤直接在动脉后面走行的髂静脉，这些静脉可能在主动脉分叉处更紧密地粘连。如果需要在髂动脉分叉处或后方进行动脉解剖和处理，应注意避开输尿管，因为它们在这个节段向前走行。

一旦解剖完成，患者在夹闭前应给予 10 U/kg 的肝素，使全血凝血激活时间（activated clotting time，ACT）达到 250 ～ 300 秒。夹闭后，打开动脉瘤，移除血栓。腰动脉的返血应通过缝合结扎来控制。应该检查 IMA 的来源。如果没有返血或有活动性返血，也可以缝扎；但是，如果返血很少，IMA 应该保留以备再次植入。

然后将合适尺寸的聚酯或聚四氟乙烯移植物缝合到位，先缝合近端，然后缝合远端。冲洗血管以清除所有碎片，然后缓慢重建血流，确保血压保持稳定。如果需要分叉移植物，应该一次重建一条肢体的血流。如果需要，可以逆转肝素功能，确保止血，然后通过直视和多普勒探头观察乙状结肠是否有缺血；如果存在缺血，IMA 应该重新植入 Carrel 补片或旷置移植物。

切口是逐层闭合的，从动脉瘤囊开始，然后是后壁腹膜，以保护肠道功能。然后以标准的方式闭合切口的其余部分。

腹膜后显露一般在患者处于半侧卧位时通过斜切口至第 11 根肋骨尖端。如果需要，可以将切口延伸到胸部，以进行更近端的处理。采用此入路时，左肾通常拉向左下以便于肾下暴露，也可以与腹膜一起向上收回，以获得更近端的暴露。

血管腔内治疗原则

对于所有的血管腔内操作，都要遵循一定的原则，首先要根据特定设备制造商的使用说明进行详细的计划和正确的大小调整。评估入路血管（通常是股总动脉或髂外动脉）以确保足够的直径，同时注意其有无弯曲和钙化。健康的入路血管可经超声引导下行经皮穿刺，经血管造影确认穿刺成功的情况下，使用5 F微穿刺鞘进入股总动脉的前部非钙化区。血管闭合器（如果使用）的放置是在通过导线将微穿刺鞘更换为7 F之后进行的。随后，在移除7 F鞘后，会进行一系列的导线和导管交换，从而为所选择的移植物装置提供适当大小的血管鞘。

当不确定导管是否通入到更近端的髂动脉时，这种有问题的血管可能需要进行股动脉开放显露。如果使用导管，通常选用直径为10 mm的以确保输送装置通过。一旦通道打开，应置入硬导丝并用于移植物交换。给予肝素抗凝，使ACT达到250～300秒，并维持到手术结束。限制暴露辐射量是最重要的，最近实施的图像融合［术前CTA扫描投影到术中二维透视图像上（2D-3D融合成像）］减少了辐射暴露时间[185]。当移植物放置完成后进行球囊扩张，给予最终的血管造影，来评估内漏是否存在。如果存在1型和3型内漏，需在术中进行处理。如果使用开窗覆膜支架，应确认肾灌注良好，无肾动脉扭曲、夹层或肾损伤。

肝素逆转后，进行标准的开放切口闭合。对于经皮穿刺术，在缝线固定时通过导丝将鞘取出。如果髂动脉损伤需要血管处理和（或）血管腔内修复，或者需要放置额外的闭合器，此时，保持导丝通路是十分重要的。在止血成功后，可以取出导丝。

胸主动脉的血管腔内治疗

目前还没有任何随机对照试验来比较血管腔内和开放胸主动脉修补术，但非随机研究、荟萃分析和与历史数据的比较表明，血管腔内治疗的围术期死亡率和发病率降低，包括截瘫发生率。在FDA的GORE TAG设备（TAG；W .L. Gore，Flagstaff，AZ）的第Ⅱ阶段试验中，Makaroun和他的同事记录了30天、1年和2年的死亡率分别为1.5%、1.5%和0[186]。早期的主要不良事件包括脑卒中（4%）和截瘫（3%），这与历史数字相比是有优势的。5年时，血管腔内治疗组的动脉瘤相关死亡率为2.8%，开放对照组为11.7%，尽管在全因死亡率方面没有差异（血管腔内组的存活率为68%，开放组为67%）[187]。如前所述，TEVAR与开放手术修复的荟萃分析显示，30天和1年的全因死亡率（*OR*分别为0.44和0.73）有所降低，且这种降低的全因死亡率在1年后消退[52]。两组患者的总体脑卒中发生率相似。这项荟萃分析揭示出，与开放手术相比，TEVAR的主要好处是显著降低截瘫和瘫痪发生率[52]。因此，至少在早期随访期间，全因死亡率和并发症的减少是TEVAR的优势，尤其适用于有合适解剖结构的高手术风险患者。

适宜的解剖学因素包括可能覆盖左SCA的合适锚定区、椎动脉解剖、主动脉的角度和曲度、拟入路血管的大小和疾病情况，及并发的AAA。对于锚定区，如果主动脉特别弯曲或成角度，通常在近端获得2～3 cm的锚定区并适当延伸。如图62.4所示，升主动脉、主动脉弓和近端降主动脉有五个潜在锚定区。

- 0区：无名动脉近端
- 1区：左颈总动脉近端
- 2区：左SCA起点近端
- 3区：胸降主动脉近端距左SCA小于2 cm
- 4区：距左SCA大于2 cm，延伸至降主动脉近端（T6椎体水平）

胸主动脉近端病变可能需要覆盖左SCA（即，锚定在2区）。在冠状动脉血运重建术后患者中，使用原位左内乳作为通路，需要在2区覆盖之前进行左SCA血运重建术，以防止心肌缺血。单中心研究报道，无论是否进行左SCA血管重建，左SCA覆盖的总发生率从23%上升到40%以上[188-189]。在一项多中心研究中，欧洲主动脉瘤修复支架/移植物技术合作伙伴（european collaborators on stent/graft Techniques for aortic aneurysm repair，EUROSTAR）报道了606例患者中需要左SCA覆盖者占26%[190]。在EUROSTAR研究中，截瘫或瘫痪的发生率为2.5%，脑卒中的发生率为3.1%。多因素回归分析显示，脊髓缺血与无血管重建的SCA覆盖率相关（$OR = 3.9$，$P = 0.027$）。未进行预防性血管重建时，左SCA覆盖的患者中有8.4%发生截瘫或脑卒中，而实施预防性血管重建时这一比例为0%[190]。Freezor及其同事发现，在脑卒中的TEVAR患者中，78%的脑卒中发生在后循环区域，这突显了术前评估椎动脉解剖的重要性，以明确左SCA急性覆盖率较高的后循环脑卒中风险。经Freezor和他的同事医治的患者[191]，全部覆盖了0～2区，仅有1/6的患者接受了颈动脉-锁骨下动脉搭桥术。

Buth及其同事还发现，除了SCA覆盖外，使用三个或更多支架移植物对脊髓缺血的发生也有显著影响（$OR = 3.5$，$P = 0.43$）。Cooper及其同事的荟萃分析报道称，无 SCA 覆盖的脊髓缺血发生率为 2.3%，而 SCA 覆盖的脊髓缺血发生率为 2.8%（合并 *OR* = 2.39）[192]。由于甲状腺颈干支和椎动脉参与脊髓前动脉供血，血管重建对于预防脊髓缺血可能十分重要。Woo 和他的同事报道了他们总结的左锁骨下动脉重建术的适应证，包括优势动脉是左椎动脉，狭窄、闭锁、发育不良（或缺少右椎动脉），椎基底动脉系统不完整，手臂缺血史，及 LIMA-LAD 旁路未闭[189]。在一项单中心比较中，TEVAR 组脊髓缺血的发生率低于开放修复术（分别为 6.7% 和 8.6%），尽管没有统计学意义。

除上文提到的选择性左 SCA 血运重建外，其他降低脊髓缺血风险的建议包括避免术中和术后低血压、脑脊液引流和纳洛酮输注[194]。为实现这一点，术前和术后外科医生与麻醉团队共同制订手术方案非常重要。如果患者同时需要治疗腹主动脉和胸主动脉病变，应行分期手术以形成充分的侧支循环。EUROSTAR 的研究发现，开放性腹主动脉手术对脊髓缺血的形成有显著影响（*OR* = 5.5），可能是由于 IMA 和（或）肋间动脉和腰动脉分支中断所致[190]。

最后，评估 TEVAR 是否可行的另一个考虑因素是入路血管的大小。理论情况下，直径至少为 8 mm 的入路血管将足以满足大多数输送系统的需要。与 EVAR 相比，胸主动脉通常需要更大的移植物装置，因此需要更粗的鞘。重要的是要对腹主动脉和髂动脉进行影像学检查，以根据大小、疾病和曲折程度来明确最佳的入路血管。如果股动脉和（或）髂外动脉管径不足，则可以考虑髂总动脉作为入路血管。在极少数情况下，如果两侧髂动脉系统都不合适，则选用主动脉作为入路血管。TEVAR 的一个可怕的并发症是取下血管鞘后髂动脉破裂，需要进行血管腔内或开放修复，通常经过临时的血管腔内球囊阻断来控制出血。

参考文献

1. Edwards JE. Anomalies of the derivatives of the aortic arch system. *Med Clin North Am*. 1948;32:925–949.
2. Charlton-Ouw KM, Estrera AL. Thoracic endovascular aortic repair for aneurysm: how I Teach it. *Ann Thorac Surg*. 2018;106:646–650.
3. Fillinger MF, Greenberg RK, McKinsey JF, et al. Reporting standards for thoracic endovascular aortic repair (TEVAR). *J Vasc Surg*. 2010;52:1022–1033.
4. Crawford ES, Snyder DM, Cho GC, et al. Progress in treatment of thoracoabdominal and abdominal aortic aneurysms involving celiac, superior mesenteric, and renal arteries. *Ann Surg*. 1978;188:404–422.
5. Crawford ES, Crawford JL, Safi HJ, et al. Thoracoabdominal aortic aneurysms: preoperative and intraoperative factors determining immediate and long-term results of operations in 605 patients. *J Vasc Surg*. 1986;3:389–404.
6. Estrera AL, Miller 3rd CC, Huynh TT, et al. Neurologic outcome after thoracic and thoracoabdominal aortic aneurysm repair. *Ann Thorac Surg*. 2001;72:1225–1230; discussion 1230–1221.
7. DeBakey ME, Henly WS, Cooley DA, et al. Surgical treatment of dissecting aneurysm of the aorta analysis of seventy-two cases. *Circulation*. 1961;24:290–303.
8. Daily PO, Trueblood HW, Stinson EB, et al. Management of acute aortic dissections. *Ann Thorac Surg*. 1970;10:237–247.
9. Booher AM, Isselbacher EM, Nienaber CA, et al. The IRAD classification system for characterizing survival after aortic dissection. *Am J Med*. 2013;126;730 e719–724.
10. Lansman SL, McCullough JN, Nguyen KH, et al. Subtypes of acute aortic dissection. *Ann Thorac Surg*. 1999;67:1975–1978; discussion 1979–1980.
11. Erbel R, Alfonso F, Boileau C, et al. Diagnosis and management of aortic dissection. *Eur Heart J*. 2001;22:1642–1681.
12. Augoustides JG, Geirsson A, Szeto WY, et al. Observational study of mortality risk stratification by ischemic presentation in patients with acute type A aortic dissection: the Penn classification. *Nat Clin Pract Cardiovasc Med*. 2009;6:140–146.
13. Augoustides JG, Szeto WY, Desai ND, et al. Classification of acute type A dissection: focus on clinical presentation and extent. *Eur J Cardio Thorac Surg*. 2011;39:519–522.
14. Augoustides JG, Szeto WY, Woo EY, et al. The complications of uncomplicated acute type-B dissection: the introduction of the Penn classification. *J Cardiothorac Vasc Anesth*. 2012;26:1139–1144.
15. Johnston KW, Rutherford RB, Tilson MD, et al. Suggested standards for reporting on arterial aneurysms. Subcommittee on reporting standards for arterial aneurysms, Ad hoc Committee on reporting standards, society for vascular surgery and North American chapter, international society for cardiovascular surgery. *J Vasc Surg*. 1991;13:452–458.
16. Wanhainen A, Themudo R, Ahlstrom H, et al. Thoracic and abdominal aortic dimension in 70-year-old men and women--a population-based whole-body magnetic resonance imaging (MRI) study. *J Vasc Surg*. 2008;47:504–512.
17. Lijnen HR. Metalloproteinases in development and progression of vascular disease. *Pathophysiol Haemost Thromb*. 2003;33:275–281.
18. Wassef M, Upchurch Jr GR, Kuivaniemi H, et al. Challenges and opportunities in abdominal aortic aneurysm research. *J Vasc Surg*. 2007;45:192–198.
19. Chaikof EL, Brewster DC, Dalman RL, et al. The care of patients with an abdominal aortic aneurysm: the Society for Vascular Surgery practice guidelines. *J Vasc Surg*. 2009;50:S2–S49.
20. Bengtsson H, Sonesson B, Lanne T, et al. Prevalence of abdominal aortic aneurysm in the offspring of patients dying from aneurysm rupture. *Br J Surg*. 1992;79:1142–1143.
21. Lederle FA, Johnson GR, Wilson SE, et al. Prevalence and associations of abdominal aortic aneurysm detected through screening. Aneurysm detection and management (ADAM) veterans affairs cooperative study group. *Ann Intern Med*. 1997;126:441–449.
22. Sidloff D, Stather P, Dattani N, et al. Aneurysm global epidemiology study: public health measures can further reduce abdominal aortic aneurysm mortality. *Circulation*. 2014;129:747–753.
23. Lawrence PF, Lorenzo-Rivero S, Lyon JL. The incidence of

iliac, femoral, and popliteal artery aneurysms in hospitalized patients. *J Vasc Surg*. 1995;22:409–415; discussion 415-406.
24. Velazquez OC, Larson RA, Baum RA, et al. Gender-related differences in infrarenal aortic aneurysm morphologic features: issues relevant to Ancure and Talent endografts. *J Vasc Surg*. 2001;33:S77–S84.
25. Golledge J, Muller J, Daugherty A, et al. Abdominal aortic aneurysm: pathogenesis and implications for management. *Arterioscler Thromb Vasc Biol*. 2006;26:2605–2613.
26. Svensjo S, Bengtsson H, Bergqvist D. Thoracic and thoracoabdominal aortic aneurysm and dissection: an investigation based on autopsy. *Br J Surg*. 1996;83:68–71.
27. Dayan V, Michelis V, Lorenzo A. Giant aortic aneurysm as a rare cause of superior vena cava syndrome. *Ann Thorac Surg*. 2008;86:1383.
28. Van Melle JP, Meyns B, Budts W. Ortner's syndrome, presentation of two cases with cardiovocal hoarseness. *Acta Cardiol*. 2010;65:703–705.
29. Singh SM, Safi HJ, Estrera AL. Aortobronchial syndrome: extrinsic compression of the left main bronchus secondary to a descending thoracic aortic aneurysm. *Ann Thorac Surg*. 2011;91:1292.
30. von Kodolitsch Y, Nienaber CA, Dieckmann C, et al. Chest radiography for the diagnosis of acute aortic syndrome. *Am J Med*. 2004;116:73–77.
31. Karthikesalingam A, Al-Jundi W, Jackson D, et al. Systematic review and meta-analysis of duplex ultrasonography, contrast-enhanced ultrasonography or computed tomography for surveillance after endovascular aneurysm repair. *Br J Surg*. 2012;99:1514–1523.
32. Evangelista A, Flachskampf FA, Erbel R, et al. Echocardiography in aortic diseases: EAE recommendations for clinical practice. *Eur J Echocardiogr*. 2010;11:645–658.
33. Flachskampf FA, Badano L, Daniel WG, et al. Recommendations for transoesophageal echocardiography: update 2010. *Eur J Echocardiogr*. 2010;11:557–576.
34. Holloway BJ, D, Jones RG. Imaging of thoracic aortic disease. *Br J Radiol*. 2011;84 Spec No 3:S338–S354.
35. Barker AJ, Markl M, Burk J, et al. Bicuspid aortic valve is associated with altered wall shear stress in the ascending aorta. *Circ Cardiovasc Imaging*. 2012;5:457–466.
36. Finn JP, Nguyen KL, Hu P. Ferumoxytol vs. Gadolinium agents for contrast-enhanced MRI: Thoughts on evolving indications, risks, and benefits. *J Magn Reson Imaging*. 2017;46:919–923.
37. Brady AR, Thompson SG, Fowkes FG, et al. Abdominal aortic aneurysm expansion: risk factors and time intervals for surveillance. *Circulation*. 2004;110:16–21.
38. Hatzaras I, Tranquilli M, Coady M, et al. Weight lifting and aortic dissection: more evidence for a connection. *Cardiology*. 2007;107:103–106.
39. Groenink M, den Hartog AW, Franken R, et al. Losartan reduces aortic dilatation rate in adults with Marfan syndrome: a randomized controlled trial. *Eur Heart J*. 2013;34:3491–3500.
40. Stein LH, Berger J, Tranquilli M, et al. Effect of statin drugs on thoracic aortic aneurysms. *Am J Cardiol*. 2013;112:1240–1245.
41. de Bruin JL, Baas AF, Heymans MW, et al. Statin therapy is associated with improved survival after endovascular and open aneurysm repair. *J Vasc Surg*. 2014;59:39–44 e31.
42. Erbel R, Aboyans V, Boileau C, et al. 2014 ESC Guidelines on the diagnosis and treatment of aortic diseases: document covering acute and chronic aortic diseases of the thoracic and abdominal aorta of the adult. The Task Force for the Diagnosis and Treatment of Aortic Diseases of the European Society of Cardiology (ESC). *Eur Heart J*. 2014;35:2873–2926.
43. Abdominal aortic aneurysm: Screening. U.S. Preventive Services Task Force Web Site https://www.uspreventiveservicestaskforce.org/Page/Document/UpdateSummaryFinal/abdominal-aortic-aneurysm-screening Published June 23, 2014. Accessed January 1, 2019.
44. Takagi H, Goto SN, Matsui M, et al. A further meta-analysis of population-based screening for abdominal aortic aneurysm. *J Vasc Surg*. 2010;52:1103–1108.
45. Eckroth-Bernard K, Garvin RP, Ryer E, et al. The SAAAVE Act and routine ambulatory medical care fail to diagnose patients with abdominal aortic aneurysms prior to rupture: a single-institution experience. *ISRN Vascular Medicine*. 2013;2013:134019.
46. Mell MW, Baker LC, Dalman RL, et al. Gaps in preoperative surveillance and rupture of abdominal aortic aneurysms among Medicare beneficiaries. *J Vasc Surg*. 2014;59:583–588.
47. Scott RA, Vardulaki KA, Walker NM, et al. The long-term benefits of a single scan for abdominal aortic aneurysm (AAA) at age 65. *Eur J Vasc Endovasc Surg*. 2001;21:535–540.
48. McCarthy RJ, Shaw E, Whyman MR, et al. Recommendations for screening intervals for small aortic aneurysms. *Br J Surg*. 2003;90:821–826.
49. Juvonen T, Ergin MA, Galla JD, et al. Prospective study of the natural history of thoracic aortic aneurysms. *Ann Thorac Surg*. 1997;63:1533–1545.
50. Pan E, Kyto V, Savunen T, et al. Early and late outcomes after open ascending aortic surgery: 47-year experience in a single centre. *Heart Ves*. 2018;33:427–433.
51. Dake MD, Miller DC, Semba CP, et al. Transluminal placement of endovascular stent-grafts for the treatment of descending thoracic aortic aneurysms. *N Engl J Med*. 1994;331:1729–1734.
52. Cheng D, Martin J, Shennib H, et al. Endovascular aortic repair versus open surgical repair for descending thoracic aortic disease a systematic review and meta-analysis of comparative studies. *J Am Coll Cardiol*. 2010;55:986–1001.
53. Coselli JS, de la Cruz KI, Preventza O, et al. Extent II thoracoabdominal aortic aneurysm repair: how I do it. *Semin Thorac Cardiovasc Surg*. 2016;28:221–237.
54. Cowan Jr JA, Dimick JB, Henke PK, et al. Surgical treatment of intact thoracoabdominal aortic aneurysms in the United States: hospital and surgeon volume-related outcomes. *J Vasc Surg*. 2003;37:1169–1174.
55. Moulakakis KG, Karaolanis G, Antonopoulos CN, et al. Open repair of thoracoabdominal aortic aneurysms in experienced centers. *J Vasc Surg*. 2018;68; 634–645 e612.
56. Brewster DC, Cronenwett JL, Hallett Jr JW, et al. Guidelines for the treatment of abdominal aortic aneurysms. Report of a subcommittee of the Joint Council of the American association for vascular surgery and society for vascular surgery. *J Vasc Surg*. 2003;37:1106–1117.
57. Lee WA, Carter JW, Upchurch G, et al. Perioperative outcomes after open and endovascular repair of intact abdominal aortic aneurysms in the United States during 2001. *J Vasc Surg*. 2004;39:491–496.
58. Greenhalgh RM, Brown LC, Powell JT, et al. Endovascular versus open repair of abdominal aortic aneurysm. *N Engl J Med*. 2010;362:1863–1871.
59. Blankensteijn JD, de Jong SE, Prinssen M, et al. Two-year outcomes after conventional or endovascular repair of abdominal aortic aneurysms. *N Engl J Med*. 2005;352:2398–2405.
60. Vierhout BP, Pol RA, El Moumni M, et al. Editor's choice - arteriotomy closure devices in EVAR, TEVAR, and TAVR:

a systematic review and meta-analysis of randomised clinical trials and cohort studies. *Eur J Vasc Endovasc Surg.* 2017;54:104–115.
61. Rooke TW, Hirsch AT, Misra S, et al. 2011 ACCF/AHA focused update of the guideline for the management of patients with peripheral artery disease (updating the 2005 guideline): a report of the American College of Cardiology Foundation/American heart association Task force on practice guidelines: developed in collaboration with the society for cardiovascular angiography and interventions, society of interventional Radiology, society for vascular medicine, and society for vascular surgery. *Catheter Cardiovasc Interv.* 2012;79:501–531.
62. Sidloff DA, Gokani V, Stather PW, et al. Type II endoleak: conservative management is a safe strategy. *Eur J Vasc Endovasc Surg.* 2014;48:391–399.
63. Higashiura W, Greenberg RK, Katz E, et al. Predictive factors, morphologic effects, and proposed treatment paradigm for type II endoleaks after repair of infrarenal abdominal aortic aneurysms. *J Vasc Interv Radiol.* 2007;18:975–981.
64. Donas KP, Lee JT, Lachat M, et al. Collected world experience about the performance of the snorkel/chimney endovascular technique in the treatment of complex aortic pathologies: the PERICLES registry. *Ann Surg.* 2015;262:546–553; discussion 552-543.
65. Tsilimparis N, Heidemann F, Rohlffs F, et al. Outcome of surgeon-modified fenestrated/branched stent-grafts for Symptomatic complex aortic pathologies or contained rupture. *J Endovasc Ther.* 2017;24:825–832.
66. Oderich GS, Ribeiro MS, Sandri GA, et al. Evolution from physician-modified to company-manufactured fenestrated-branched endografts to treat pararenal and thoracoabdominal aortic aneurysms. *J Vasc Surg.* 2019;70:31–42 e37.
67. Murphy SL, Xu J, Kochanek KD, et al. Centers for disease control and prevention. National vital statistics reports. *Deaths: Final date for 2015.* 2017;66:6.
68. Peppelenbosch N, Geelkerken RH, Soong C, et al. Endograft treatment of ruptured abdominal aortic aneurysms using the Talent aortouniiliac system: an international multicenter study. *J Vasc Surg.* 2006;43:1111–1123; discussion 1123.
69. Improve Trial Investigators. Comparative clinical effectiveness and cost effectiveness of endovascular strategy v open repair for ruptured abdominal aortic aneurysm: three year results of the IMPROVE randomised trial. *BMJ.* 2017;359:j4859.
70. Mell MW, Wang NE, Morrison DE, et al. Interfacility transfer and mortality for patients with ruptured abdominal aortic aneurysm. *J Vasc Surg.* 2014;60:553–557.
71. Malina M, Veith F, Ivancev K, et al. Balloon occlusion of the aorta during endovascular repair of ruptured abdominal aortic aneurysm. *J Endovasc Ther.* 2005;12:556–559.
72. Powell JT, Hinchliffe RJ, Thompson MM, et al. Observations from the IMPROVE trial concerning the clinical care of patients with ruptured abdominal aortic aneurysm. *Br J Surg.* 2014;101:216–224; discussion 224.
73. Hansen SK, Danaher PJ, Starnes BW, et al. Accuracy evaluations of three ruptured abdominal aortic aneurysm mortality risk scores using an independent dataset. *J Vasc Surg.* 2019;70:67–73.
74. Thompson PC, Dalman RL, Harris EJ, et al. Predictive models for mortality after ruptured aortic aneurysm repair do not predict futility and are not useful for clinical decision making. *J Vasc Surg.* 2016;64:1617–1622.
75. Mell MW, Starnes BW, Kraiss LW, et al. Western Vascular Society guidelines for transfer of patients with ruptured abdominal aortic aneurysm. *J Vasc Surg.* 2017;65:603–608.
76. Olsson C, Thelin S, Stahle E, et al. Thoracic aortic aneurysm and dissection: increasing prevalence and improved outcomes reported in a nationwide population-based study of more than 14,000 cases from 1987 to 2002. *Circulation.* 2006;114:2611–2618.
77. Clouse WD, Hallett Jr JW, Schaff HV, et al. Acute aortic dissection: population-based incidence compared with degenerative aortic aneurysm rupture. *Mayo Clin Proc.* 2004;79:176–180.
78. Nienaber CA, Fattori R, Mehta RH, et al. Gender-related differences in acute aortic dissection. *Circulation.* 2004;109:3014–3021.
79. Bossone E, Pyeritz RE, O'Gara P, et al. Acute aortic dissection in blacks: insights from the international registry of acute aortic dissection. *Am J Med.* 2013;126:909–915.
80. Hagan PG, Nienaber CA, Isselbacher EM, et al. The international registry of acute aortic dissection (IRAD): new insights into an old disease. *J Am Med Assoc.* 2000;283:897–903.
81. Dean JH, Woznicki EM, O'Gara P, et al. Cocaine-related aortic dissection: lessons from the international registry of acute aortic dissection. *Am J Med.* 2014;127:878–885.
82. Lange RA, Hillis LD. Cardiovascular complications of cocaine use. *N Engl J Med.* 2001;345:351–358.
83. Wang W, Duan W, Xue Y, et al. Clinical features of acute aortic dissection from the Registry of Aortic Dissection in China. *J Thorac Cardiovasc Surg.* 2014;148:2995–3000.
84. Elefteriades JA, Ziganshin BA. Examining the face of aortic dissection outside the Western world. *J Thorac Cardiovasc Surg.* 2014;148:3001–3002.
85. Trimarchi S, Nienaber CA, Rampoldi V, et al. Contemporary results of surgery in acute type A aortic dissection: the International Registry of Acute Aortic Dissection experience. *J Thorac Cardiovasc Surg.* 2005;129:112–122.
86. Spittell PC, Spittell Jr JA, Joyce JW, et al. Clinical features and differential diagnosis of aortic dissection: experience with 236 cases (1980 through 1990). *Mayo Clin Proc.* 1993;68:642–651.
87. Khan IA, Nair CK. Clinical, diagnostic, and management perspectives of aortic dissection. *Chest.* 2002;122:311–328.
88. Rogers IS, Banerji D, Siegel EL, et al. Usefulness of comprehensive cardiothoracic computed tomography in the evaluation of acute undifferentiated chest discomfort in the emergency department (CAPTURE). *Am J Cardiol.* 2011;107:643–650.
89. Shiga T, Wajima Z, Apfel CC, et al. Diagnostic accuracy of transesophageal echocardiography, helical computed tomography, and magnetic resonance imaging for suspected thoracic aortic dissection: systematic review and meta-analysis. *Arch Intern Med.* 2006;166:1350–1356.
90. Nordon IM, Hinchliffe RJ, Morgan R, et al. Progress in endovascular management of type A dissection. *Eur J Vasc Endovasc Surg.* 2012;44:406–410.
91. Liu JC, Zhang JZ, Yang J, et al. Combined interventional and surgical treatment for acute aortic type a dissection. *Int J Surg.* 2008;6:151–156.
92. Sun LZ, Qi RD, Chang Q, et al. Surgery for acute type A dissection using total arch replacement combined with stented elephant trunk implantation: experience with 107 patients. *J Thorac Cardiovasc Surg.* 2009;138:1358–1362.
93. Mehta RH, Suzuki T, Hagan PG, et al. Predicting death in patients with acute type a aortic dissection. *Circulation.* 2002;105:200–206.
94. Rampoldi V, Trimarchi S, Eagle KA, et al. Simple risk models to predict surgical mortality in acute type A aortic dissection: the International Registry of Acute Aortic Dissection score. *Ann Thorac Surg.* 2007;83:55–61.
95. Ghoreishi M, Wise ES, Croal-Abrahams L, et al. A novel risk

score predicts operative mortality after acute type A aortic dissection repair. *Ann Thorac Surg*. 2018;106:1759–1766.
96. Patel HJ, Williams DM, Dasika NL, et al. Operative delay for peripheral malperfusion syndrome in acute type A aortic dissection: a long-term analysis. *J Thorac Cardiovasc Surg*. 2008;135:1288–1295; discussion 1295-1286.
97. Goldberg JB, Lansman SL, Kai M, et al. Malperfusion in type A dissection: consider reperfusion first. *Semin Thorac Cardiovasc Surg*. 2017;29:181–185.
98. Mussa FF, Horton JD, Moridzadeh R, et al. Acute aortic dissection and intramural hematoma: a systematic review. *J Am Med Assoc*. 2016;316:754–763.
99. Beller JP, Scheinerman JA, Balsam LB, et al. Operative strategies and outcomes in type A aortic dissection after the Enactment of a multidisciplinary aortic surgery team. *Innovations*. 2015;10:410–415.
100. Marui A, Mochizuki T, Mitsui N, et al. Toward the best treatment for uncomplicated patients with type B acute aortic dissection: a consideration for sound surgical indication. *Circulation*. 1999;100:II275–280.
101. Wilkinson DA, Patel HJ, Williams DM, et al. Early open and endovascular thoracic aortic repair for complicated type B aortic dissection. *Ann Thorac Surg*. 2013;96:23–30; discussion 230.
102. Nienaber CA, Zannetti S, Barbieri B, et al. INvestigation of STEnt grafts in patients with type B Aortic Dissection: design of the INSTEAD trial--a prospective, multicenter, European randomized trial. *Am Heart J*. 2005;149:592–599.
103. Nienaber CA, Kische S, Akin I, et al. Strategies for subacute/chronic type B aortic dissection: the investigation of stent grafts in patients with type B aortic dissection (INSTEAD) trial 1-year outcome. *J Thorac Cardiovasc Surg*. 2010;140:S101–S108; discussion S142-S146.
104. Hughes GC, Andersen ND, McCann RL. Management of acute type B aortic dissection. *J Thorac Cardiovasc Surg*. 2013;145:S202–S207.
105. Fattori R, Tsai TT, Myrmel T, et al. Complicated acute type B dissection: is surgery still the best option?: a report from the International Registry of Acute Aortic Dissection. *JACC Cardiovasc Interv*. 2008;1:395–402.
106. Fattori R, Cao P, De Rango P, et al. Interdisciplinary expert consensus document on management of type B aortic dissection. *J Am Coll Cardiol*. 2013;61:1661–1678.
107. Nienaber CA, Rousseau H, Eggebrecht H, et al. Randomized comparison of strategies for type B aortic dissection: the INvestigation of STEnt Grafts in Aortic Dissection (INSTEAD) trial. *Circulation*. 2009;120:2519–2528.
108. Brunkwall J, Kasprzak P, Verhoeven E, et al. Endovascular repair of acute uncomplicated aortic type B dissection promotes aortic remodelling: 1 year results of the ADSORB trial. *Eur J Vasc Endovasc Surg*. 2014;48:285–291.
109. Nienaber CA, Kische S, Rousseau H, et al. Endovascular repair of type B aortic dissection: long-term results of the randomized investigation of stent grafts in aortic dissection trial. *Circ Cardiovasc Interv*. 2013;6:407–416.
110. Nienaber CA, Kische S, Zeller T, et al. Provisional extension to induce complete attachment after stent-graft placement in type B aortic dissection: the PETTICOAT concept. *J Endovasc Ther*. 2006;13:738–746.
111. Hsu HL, Chen YY, Huang CY, et al. The Provisional Extension to Induce Complete Attachment (PETTICOAT) technique to promote distal aortic remodelling in repair of acute DeBakey type I aortic dissection: preliminary results. *Eur J Cardio Thorac Surg*. 2016;50:146–152.
112. Kazimierczak A, Jedrzejczak T, Rynio P, et al. Favorable remodeling after hybrid arch debranching and modified provisional extension to induce complete attachment technique in type a aortic dissection: a case report. *Medicine (Baltim)*. 2018;97:e12409.
113. Gore I. Pathogenesis of dissecting aneurysm of the aorta. *AMA Arch Pathol*. 1952;53:142–153.
114. Park KH, Lim C, Choi JH, et al. Prevalence of aortic intimal defect in surgically treated acute type A intramural hematoma. *Ann Thorac Surg*. 2008;86:1494–1500.
115. Kitai T, Kaji S, Yamamuro A, et al. Detection of intimal defect by 64-row multidetector computed tomography in patients with acute aortic intramural hematoma. *Circulation*. 2011;124:S174–S178.
116. Harris KM, Braverman AC, Eagle KA, et al. Acute aortic intramural hematoma: an analysis from the international registry of acute aortic dissection. *Circulation*. 2012;126:S91–S96.
117. Song JK, Yim JH, Ahn JM, et al. Outcomes of patients with acute type a aortic intramural hematoma. *Circulation*. 2009;120:2046–2052.
118. Tittle SL, Lynch RJ, Cole PE, et al. Midterm follow-up of penetrating ulcer and intramural hematoma of the aorta. *J Thorac Cardiovasc Surg*. 2002;123:1051–1059.
119. Song JK. Update in acute aortic syndrome: intramural hematoma and incomplete dissection as new disease entities. *J Cardiol*. 2014;64:153–161.
120. Matsushita A, Fukui T, Tabata M, et al. Preoperative characteristics and surgical outcomes of acute intramural hematoma involving the ascending aorta: a propensity score-matched analysis. *J Thorac Cardiovasc Surg*. 2016;151:351–358.
121. Di Cesare E, Giordano AV, Cerone G, et al. Comparative evaluation of TEE, conventional MRI and contrast-enhanced 3D breath-hold MRA in the post-operative follow-up of dissecting aneurysms. *Int J Card Imaging*. 2000;16:135–147.
122. Falconi M, Oberti P, Krauss J, et al. Different clinical features of aortic intramural hematoma versus dissection involving the descending thoracic aorta. *Echocardiography*. 2005;22:629–635.
123. Kitai T, Kaji S, Yamamuro A, et al. Clinical outcomes of medical therapy and timely operation in initially diagnosed type a aortic intramural hematoma: a 20-year experience. *Circulation*. 2009;120:S292–S298.
124. Li DL, Zhang HK, Cai YY, et al. Acute type B aortic intramural hematoma: treatment strategy and the role of endovascular repair. *J Endovasc Ther*. 2010;17:617–621.
125. Bischoff MS, Meisenbacher K, Wehrmeister M, et al. Treatment indications for and outcome of endovascular repair of type B intramural aortic hematoma. *J Vasc Surg*. 2016;64:1569–1579 e1562.
126. Svensson LG, Kouchoukos NT, Miller DC, et al. Expert consensus document on the treatment of descending thoracic aortic disease using endovascular stent-grafts. *Ann Thorac Surg*. 2008;85:S1–S41.
127. Coady MA, Rizzo JA, Hammond GL, et al. Penetrating ulcer of the thoracic aorta: what is it? How do we recognize it? How do we manage it?. *J Vasc Surg*. 1998;27:1006–1015; discussion 1015-1006.
128. Eggebrecht H, Plicht B, Kahlert P, et al. Intramural hematoma and penetrating ulcers: indications to endovascular treatment. *Eur J Vasc Endovasc Surg*. 2009;38:659–665.
129. Gifford SM, Duncan AA, Greiten LE, et al. The natural history and outcomes for thoracic and abdominal penetrating aortic ulcers. *J Vasc Surg*. 2016;63:1182–1188.
130. Cho KR, Stanson AW, Potter DD, et al. Penetrating atherosclerotic ulcer of the descending thoracic aorta and arch.

J Thorac Cardiovasc Surg. 2004;127:1393–1399; discussion 1399-1401.
131. Ganaha F, Miller DC, Sugimoto K, et al. Prognosis of aortic intramural hematoma with and without penetrating atherosclerotic ulcer: a clinical and radiological analysis. *Circulation*. 2002;106:342–348.
132. Arthurs ZM, Starnes BW, Sohn VY, et al. Functional and survival outcomes in traumatic blunt thoracic aortic injuries: an analysis of the National Trauma Databank. *J Vasc Surg*. 2009;49:988–994.
133. Fabian TC, Richardson JD, Croce MA, et al. Prospective study of blunt aortic injury: multicenter trial of the American association for the surgery of trauma. *J Trauma*. 1997;42:374–380; discussion 380-373.
134. Estrera AL, Miller 3rd CC, Guajardo-Salinas G, et al. Update on blunt thoracic aortic injury: fifteen-year single-institution experience. *J Thorac Cardiovasc Surg*. 2013;145:S154–S158.
135. Teixeira PG, Inaba K, Barmparas G, et al. Blunt thoracic aortic injuries: an autopsy study. *J Trauma*. 2011;70:197–202.
136. Mohan D, Melvin JW. Failure properties of passive human aortic tissue. I--uniaxial tension tests. *J Biomech*. 1982;15:887–902.
137. Symbas PN. Great vessels injury. *Am Heart J*. 1977;93:518–522.
138. Siegel JH, Yang KH, Smith JA, et al. Computer simulation and validation of the Archimedes Lever hypothesis as a mechanism for aortic isthmus disruption in a case of lateral impact motor vehicle crash: a Crash Injury Research Engineering Network (CIREN) study. *J Trauma*. 2006;60:1072–1082.
139. Fabian TC, Davis KA, Gavant ML, et al. Prospective study of blunt aortic injury: helical CT is diagnostic and antihypertensive therapy reduces rupture. *Ann Surg*. 1998;227:666–676; discussion 676-667.
140. Lee WA, Matsumura JS, Mitchell RS, et al. Endovascular repair of traumatic thoracic aortic injury: clinical practice guidelines of the Society for Vascular Surgery. *J Vasc Surg*. 2011;53:187–192.
141. Kato N, Dake MD, Miller DC, et al. Traumatic thoracic aortic aneurysm: treatment with endovascular stent-grafts. *Radiology*. 1997;205:657–662.
142. Fox N, Schwartz D, Salazar JH, et al. Evaluation and management of blunt traumatic aortic injury: a practice management guideline from the Eastern Association for the Surgery of Trauma. *J Trauma Acute Care Surg*. 2015;78:136–146.
143. Pape LA, Awais M, Woznicki EM, et al. Presentation, diagnosis, and outcomes of acute aortic dissection: 17-year Trends from the international registry of acute aortic dissection. *J Am Coll Cardiol*. 2015;66:350–358.
144. Rylski B, Hoffmann I, Beyersdorf F, et al. Acute aortic dissection type A: age-related management and outcomes reported in the German Registry for Acute Aortic Dissection Type A (GERAADA) of over 2000 patients. *Ann Surg*. 2014;259:598–604.
145. Stamou SC, Hagberg RC, Khabbaz KR, et al. Is advanced age a contraindication for emergent repair of acute type A aortic dissection? *Interact Cardiovasc Thorac Surg*. 2010;10:539–544.
146. Hata M, Sezai A, Niino T, et al. Should emergency surgical intervention be performed for an octogenarian with type A acute aortic dissection? *J Thorac Cardiovasc Surg*. 2008;135:1042–1046.
147. Trimarchi S, Eagle KA, Nienaber CA, et al. Role of age in acute type A aortic dissection outcome: report from the International Registry of Acute Aortic Dissection (IRAD). *J Thorac Cardiovasc Surg*. 2010;140:784–789.
148. Di Eusanio M, Patel HJ, Nienaber CA, et al. Patients with type A acute aortic dissection presenting with major brain injury: should we operate on them? *J Thorac Cardiovasc Surg*. 2013;145:S213–S221 e211.
149. Sabik JF, Lytle BW, McCarthy PM, et al. Axillary artery: an alternative site of arterial cannulation for patients with extensive aortic and peripheral vascular disease. *J Thorac Cardiovasc Surg*. 1995;109:885–890; discussion 890-881.
150. Strauch JT, Spielvogel D, Lauten A, et al. Axillary artery cannulation: routine use in ascending aorta and aortic arch replacement. *Ann Thorac Surg*. 2004;78:103–108; discussion 103-108.
151. Wada S, Yamamoto S, Honda J, et al. Transapical aortic cannulation for cardiopulmonary bypass in type A aortic dissection operations. *J Thorac Cardiovasc Surg*. 2006;132:369–372.
152. Kitamura T, Nie M, Horai T, et al. Direct true lumen cannulation ("Samurai" cannulation) for acute Stanford type A aortic dissection. *Ann Thorac Surg*. 2017;104:e459–e461.
153. Ma H, Xiao Z, Shi J, et al. Aortic arch cannulation with the guidance of transesophageal echocardiography for Stanford type A aortic dissection. *J Cardiothorac Surg*. 2018;13:106.
154. De Bakey ME, Crawford ES, Cooley DA, et al. Successful resection of fusiform aneurysm of aortic arch with replacement by homograft. *Surg Gynecol Obstet*. 1957;105:657–664.
155. Ott DA, Frazier OH, Cooley DA. Resection of the aortic arch using deep hypothermia and temporary circulatory arrest. *Circulation*. 1978;58:I227–I231.
156. Keeling WB, Leshnower BG, Hunting JC, et al. Hypothermia and selective antegrade cerebral perfusion is safe for arch repair in type A dissection. *Ann Thorac Surg*. 2017;104:767–772.
157. Westaby S. Coagulation disturbance in profound hypothermia: the influence of anti-fibrinolytic therapy. *Semin Thorac Cardiovasc Surg*. 1997;9:246–256.
158. Stein LH, Rubinfeld G, Balsam LB, et al. Too cold to clot? Does intraoperative hypothermia contribute to bleeding after aortic surgery? *Aorta (Stamford)*. 2017;5:106–116.
159. O'Neill B, Bilal H, Mahmood S, et al. Is it worth packing the head with ice in patients undergoing deep hypothermic circulatory arrest? *Interact Cardiovasc Thorac Surg*. 2012;15:696–701.
160. Shemin RJ. Acute type A aortic dissection: to crossclamp or not to crossclamp? That is the question. *J Thorac Cardiovasc Surg*. 2015;150:302–303.
161. Bentall H, De Bono A. A technique for complete replacement of the ascending aorta. *Thorax*. 1968;23:338–339.
162. Wheat Jr MW, Wilson JR, Bartley TD. Successful replacement of the entire ascending aorta and aortic valve. *J Am Med Assoc*. 1964;188:717–719.
163. Kouchoukos NT, Wareing TH, Murphy SF, et al. Sixteen-year experience with aortic root replacement. Results of 172 operations. *Ann Surg*. 1991;214:308–318; discussion 318-320.
164. Lower RR, Stofer RC, Shumway NE. Autotransplantation of the pulmonic valve into the aorta. *J Thorac Cardiovasc Surg*. 1960;39:680–687.
165. Pillsbury RC, Shumway NE. Replacement of the aortic valve with the autologous pulmonic valve. *Surg Forum*. 1966;17:176–177.
166. Ross DN. Replacement of aortic and mitral valves with a pulmonary autograft. *Lancet*. 1967;2:956–958.
167. Ouzounian M, Mazine A, David TE. The Ross procedure is the best operation to treat aortic stenosis in young and middle-aged adults. *J Thorac Cardiovasc Surg*. 2017;154:778–782.
168. David TE, Feindel CM, Bos J. Repair of the aortic valve in patients with aortic insufficiency and aortic root aneurysm. *J Thorac Cardiovasc Surg*. 1995;109:345–351; discussion 351-342.

169. Miller DC. Valve-sparing aortic root replacement in patients with the Marfan syndrome. *J Thorac Cardiovasc Surg.* 2003;125:773–778.
170. Hess Jr PJ, Klodell CT, Beaver TM, et al. The Florida sleeve: a new technique for aortic root remodeling with preservation of the aortic valve and sinuses. *Ann Thorac Surg.* 2005;80:748–750.
171. Hiratzka LF, Bakris GL, Beckman JA, et al. 2010 ACCF/AHA/AATS, guidelines for the diagnosis and management of patients with thoracic aortic disease. A report of the American College of Cardiology Foundation/American heart association Task force on practice guidelines, American association for thoracic surgery, American College of Radiology,American stroke association, society of cardiovascular anesthesiologists, society for cardiovascular angiography and interventions, society of interventional Radiology, society of thoracic Surgeons,and society for vascular medicine. *J Am Coll Cardiol.* 2010;55:e27–e129.
172. Youngblood SC, Tolpin DA, LeMaire SA, et al. Complications of cerebrospinal fluid drainage after thoracic aortic surgery: a review of 504 patients over 5 years. *J Thorac Cardiovasc Surg.* 2013;146:166–171.
173. Kouchoukos NT. Thoracoabdominal aortic aneurysm repair using hypothermic cardiopulmonary bypass and circulatory arrest. *Ann Cardiothorac Surg.* 2012;1:409–411.
174. Coselli JS, LeMaire SA, Conklin LD, et al. Left heart bypass during descending thoracic aortic aneurysm repair does not reduce the incidence of paraplegia. *Ann Thorac Surg.* 2004;77:1298–1303; discussion 1303.
175. Coselli JS, LeMaire SA, Preventza O, et al. Outcomes of 3309 thoracoabdominal aortic aneurysm repairs. *J Thorac Cardiovasc Surg.* 2016;151:1323–1337.
176. Coselli JS, LeMaire SA, Miller 3rd CC, et al. Mortality and paraplegia after thoracoabdominal aortic aneurysm repair: a risk factor analysis. *Ann Thorac Surg.* 2000;69:409–414.
177. Acher CW, Wynn MM, Mell MW, et al. A quantitative assessment of the impact of intercostal artery reimplantation on paralysis risk in thoracoabdominal aortic aneurysm repair. *Ann Surg.* 2008;248:529–540.
178. Safi HJ, Miller 3rd CC, Carr C, et al. Importance of intercostal artery reattachment during thoracoabdominal aortic aneurysm repair. *J Vasc Surg.* 1998;27:58–66; discussion 66-58.
179. Acher CW, Wynn MM, Hoch JR, et al. Combined use of cerebral spinal fluid drainage and naloxone reduces the risk of paraplegia in thoracoabdominal aneurysm repair. *J Vasc Surg.* 1994;19:236–246; discussion 247-238.
180. Laschinger JC, Cunningham Jr JN, Cooper MM, et al. Prevention of ischemic spinal cord injury following aortic cross-clamping: use of corticosteroids. *Ann Thorac Surg.* 1984;38:500–507.
181. Sinha AC, Cheung AT. Spinal cord protection and thoracic aortic surgery. *Curr Opin Anaesthesiol.* 2010;23:95–102.
182. Baars JH, Dangel C, Herold KF, et al. Suppression of the human spinal H-reflex by propofol: a quantitative analysis. *Acta Anaesthesiol Scand.* 2006;50:193–200.
183. Murana G, Castrovinci S, Kloppenburg G, et al. Open thoracoabdominal aortic aneurysm repair in the modern era: results from a 20-year single-centre experience. *Eur J Cardio Thorac Surg.* 2016;49:1374–1381.
184. Mehta T, Wade RG, Clarke JM. Is it safe to ligate the left renal vein during open abdominal aortic aneurysm repair? *Ann Vasc Surg.* 2010;24:758–761.
185. Hertault A, Maurel B, Sobocinski J, et al. Impact of hybrid rooms with image fusion on radiation exposure during endovascular aortic repair. *Eur J Vasc Endovasc Surg.* 2014;48:382–390.
186. Makaroun MS, Dillavou ED, Kee ST, et al. Endovascular treatment of thoracic aortic aneurysms: results of the phase II multicenter trial of the GORE TAG thoracic endoprosthesis. *J Vasc Surg.* 2005;41:1–9.
187. Makaroun MS, Dillavou ED, Wheatley GH, et al. Five-year results of endovascular treatment with the Gore TAG device compared with open repair of thoracic aortic aneurysms. *J Vasc Surg.* 2008;47:912–918.
188. Feezor RJ, Lee WA. Management of the left subclavian artery during TEVAR. *Semin Vasc Surg.* 2009;22:159–164.
189. Woo EY, Carpenter JP, Jackson BM, et al. Left subclavian artery coverage during thoracic endovascular aortic repair: a single-center experience. *J Vasc Surg.* 2008;48:555–560.
190. Buth J, Harris PL, Hobo R, et al. Neurologic complications associated with endovascular repair of thoracic aortic pathology: incidence and risk factors. a study from the European Collaborators on Stent/Graft Techniques for Aortic Aneurysm Repair (EUROSTAR) registry. *J Vasc Surg.* 2007;46:1103–1110; discussion 1110-1101.
191. Feezor RJ, Martin TD, Hess PJ, et al. Risk factors for perioperative stroke during thoracic endovascular aortic repairs (TEVAR). *J Endovasc Ther.* 2007;14:568–573.
192. Cooper DG, Walsh SR, Sadat U, et al. Neurological complications after left subclavian artery coverage during thoracic endovascular aortic repair: a systematic review and meta-analysis. *J Vasc Surg.* 2009;49:1594–1601.
193. Stone DH, Brewster DC, Kwolek CJ, et al. Stent-graft versus open-surgical repair of the thoracic aorta: mid-term results. *J Vasc Surg.* 2006;44:1188–1197.
194. Acher C, Acher CW, Marks E, et al. Intraoperative neuroprotective interventions prevent spinal cord ischemia and injury in thoracic endovascular aortic repair. *J Vasc Surg.* 2016;63:1458–1465.

章 63

外周动脉疾病

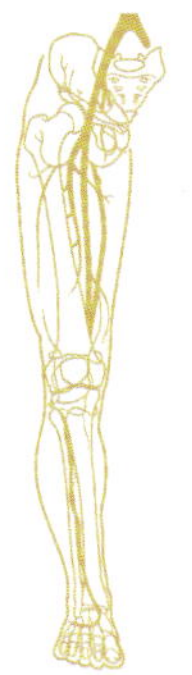

Joseph L. Mills Sr., Zachary S. Pallister

秘家学 吕宗静 译 戴向晨 审校

章目录

外周动脉疾病（peripheral artery disease，PAD）是最常见的需要血管外科医生和血管专家治疗的疾病。在过去的十年中，PAD 的全球发病率持续上升，这是医疗资源消耗上升的主要原因之一[1-2]。在美国，估计有 800 万～1200 万人患有外周动脉疾病，而全球至少有 2.02 亿人患有外周动脉疾病[3]。最近对 34 项研究的荟萃分析显示，在 21 世纪的前十年中，PAD 的患病率增加了 23.5%[4]。PAD 患病率急剧上升的主要驱动因素是世界范围内外周动脉疾病发展，是主要潜在危险因素的增加，这些危险因素包括人口老龄化（如寿命延长）、糖尿病、高血压和肥胖症的全球流行，及世界许多地区持续存在的吸烟问题（图 63.1）。PAD 患病率在高收入国家和低收入国家均有所增加（图 63.2），而低收入和中等收入国家的增幅（28.7%）比高收入国家（13.1%）更为显著[3]。

PAD 对经济的影响随着患病率的增长而增加，特别是在美国和许多工业化国家。2001 年，PAD 相关的治疗支出约占医疗保险 A 部分和 B 部分总支出的 13%，造成了估计超过 43 亿美元的经济负担。到 2004 年，根据一项关于减少动脉粥样硬化血栓形成促进持续健康（reduction of atherothrombosis for continued health，REACH）的注册研究的详细分析，在美国与血管相关的住院费用估计为 210 亿美元[3, 5]，这些费用主要来自血管重建手术，特别是腔内治疗（endovascular therapy，EVT）使用的增加。

本章以下内容将回顾下肢外周动脉疾病的病理生理学、解剖学、临床症状、自然病史、诊断和治疗。尽管在过去的十年里，在治疗方面取得了许多进展，但对于许多常用的治疗方法仍然相对缺乏高水平的证据。当下现状是未能充分的诊断，医疗管理未得到充分且最大化的利用，同时在血运重建术式和策略的应用方面存在巨大的区域差异。

流行病学和人口统计学

衰老是 PAD 患病的一个主要危险因素。下肢动脉疾病最常见于 50 岁以上的患者，并且从 60 岁开始每十年显著增加一次。据估计，69 岁以上患者的 PAD 患病率为 14.5%，80 岁及以上的患者中高达 20%[3]。吸烟以及吸烟强度也与 PAD 密切相关，一项研究估计其人群归因比例为 44%[6]。在过去的 20 年里，糖

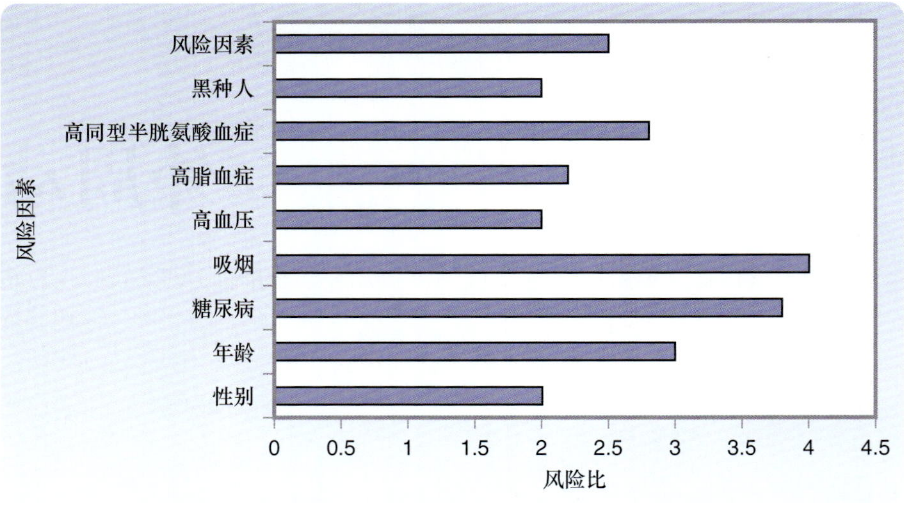

图 63.1　与外周动脉疾病（PAD）发生相关的危险因素的风险比（odds ratio，OR）[Adapted from Norgren L，Hiatt WR，Dormandy JA，et al. Inter-Society Consensus for the Management of Peripheral Arterial Disease（TASC II）. J Vasc Surg. 2007；45 Suppl S：S5-67.]

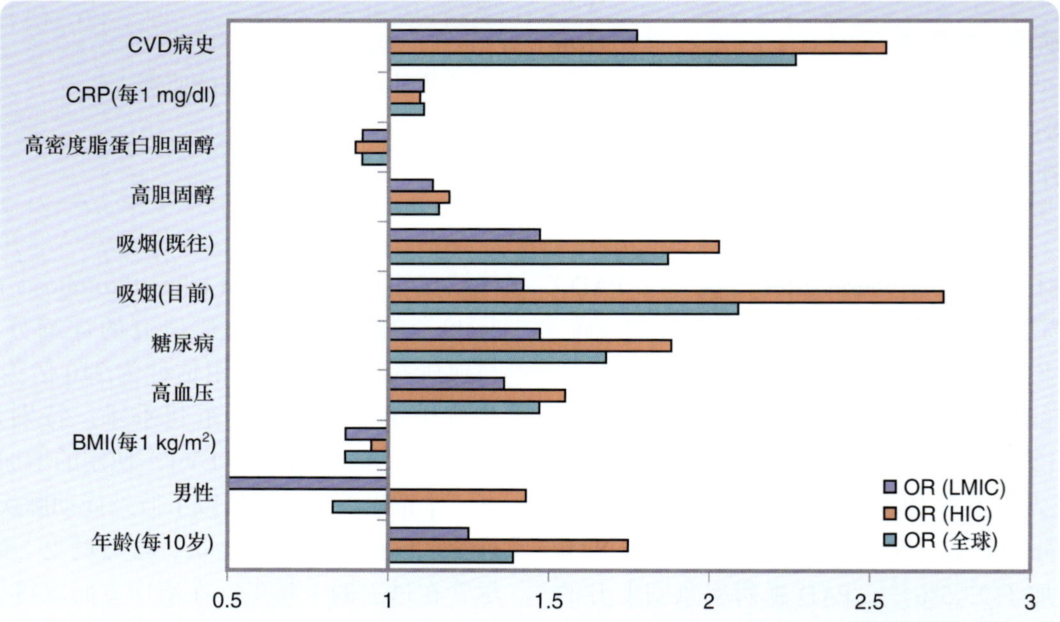

图 63.2　高收入国家（high-income countries，HIC）和中低收入国家（middle-income countries，LMICs）外周动脉疾病（PAD）的风险比（OR）。(From Criqui MH，Aboyans V. Epidemiology of peripheral artery disease. Circ Res. 2015；116：1509-1526.) BMI：体重指数；CRP：反应蛋白；CVD：心血管疾病；HDL：高密度脂蛋白

尿病已经明显成为 PAD 发生的最突出的危险因素之一[7]。糖尿病正在全球流行，目前有 3.83 亿人受到影响，预计这个数字在未来 15 ～ 20 年将翻一番。糖尿病与 PAD 密切相关，基于人群的研究报道了 1.9：4 的风险比[3]（图 63.1）。糖尿病患者更可能发生足部溃疡，并出现慢性肢体缺血（chronic limb-threatening ischemia，CLTI）。高血压和高脂血症是 PAD 发生的其他主要危险因素。

临床症状和自然病史

患者有可能检查出 PAD，但完全没有自觉症状。这种情况在老年人群中并不少见，因为 PAD 潜伏在背景中时，其他因素可能会限制活动水平。部分患者也可能表现出不典型的腿部症状，这些症状是由其他疾病如腰椎疾病、神经病变、退行性关节疾病和肌病引起的。PAD 的典型症状包括血管源性跛行和 CLTI，后者包括缺血性静息痛、缺血性溃疡和坏疽。

血管源性跛行的典型症状是行走引起的臀部、大腿或小腿肌肉的痉挛或疼痛不适，休息可缓解。肌肉症状的位置往往与疾病的解剖部位相关，如主髂动脉疾病导致臀部和大腿跛行，而股腘动脉闭塞疾病导致小腿跛行。这种症状在发病时通常会反复出现，但如果行走速度加快或上坡时，可能会出现得更频繁。血管源性跛行通常通过短时间的休息来缓解（休息降低了肌肉的代谢需求），与神经源性跛行相比，它在发病时既不可变，也不需要改变体位来缓解症状。神经根压迫引起的症状在发病时往往是可变的，可能需要很长时间才能恢复，可能仅仅由站立（不行走）而引起，通常可通过脊柱位置的改变（如脊柱弯曲或坐下）而缓解。这两种情况可能同时存在，完善的病史和体格检查通常有助于临床医生鉴别。

作为病史的补充，体格检查的定性部分是 PAD 诊断的基石。这些检查包括脉搏检查（肱动脉、桡动脉、股动脉、腘动脉、胫骨后动脉和足背动脉），观察患肢远端可能由大汗腺功能障碍造成的毛发生长不足和皮肤干燥。踝肱指数（ankle-brachial index，ABI）的测量是客观、定量评估 PAD 的基础。ABI 小于 0.9 对疑似 PAD 患者的诊断具有 79% ～ 95% 的敏感性和 95% 以上的特异性[2-3]。在某些个体中，特别是糖尿病患者或老年人，中膜钙质沉着会导致 ABIs 虚假升高。由于脚趾动脉通常不会发生钙化，因此可以通过测量趾肱指数来量化不可压缩的踝动脉患者的 PAD。趾肱指数小于或等于 0.7 是异常的，表明存在血流动力学上有意义的 PAD[3]。如果对 PAD 的诊断仍有疑虑，特别是在可触及脉搏的情况下出现明显症状时，测量运动时的 ABI 可能会有所帮助。这项检查和其他有用的方法将在“PAD 患者的评估”部分进行更详细的讨论。

缺血性静息痛长期以来被认为是晚期 PAD 的典型症状，也是 CLTI 的表现之一。吸烟者比糖尿病患者更常见，后者可能被与潜在的糖尿病相关的周围感觉神经病变所掩盖。它发生在前足，通常被描述为在腿抬高或躺卧时（即晚上上床睡觉时）起病，并通过改变姿势缓解（比如夜间把脚悬在床边）。与重力相关的足部血压升高足以缓解疼痛。受影响的患者缺乏足部脉搏，患者远端通常出现毛发脱落。抬高时皮肤苍白和降低时皮肤潮红是常见的表现。诊断由一个或多个血流动力学参数确定，包括 ABI 小于 0.4、踝部的动脉收缩压小于 50 mmHg、脚趾动脉收缩压小于 30 mmHg、经皮氧分压（transcutaneous partial pressure of oxygen，$TcPO_2$）小于 30 mmHg，及前足的平坦或最小的脉搏容积波形[8]。通过血流动力学检查客观地确诊是简单而重要的，因为其他情况如糖尿病神经病变、夜间痉挛、退行性关节疾病和痛风可能与静息痛相混淆。

组织丢失（小腿或足部溃疡）和坏疽是 CLTI 的明显表现。CLTI 相关组织丢失的严格定义要求其至少出现两周（排除自发愈合的轻微创伤损伤），并伴有 PAD 的严重程度足以妨碍伤口愈合的客观证据。当 CLTI 的伤口、缺血和足部感染（WIfI）分类[9]作为全球 CLTI 指南委员会最近推荐的关键管理概念之一进行审查时[8]，我们将在下文更详细地讨论该主题。

病理生理与解剖

本章重点讨论动脉粥样硬化闭塞性疾病引起的 PAD，其他可能引起外周缺血的罕见动脉疾病和血管炎不在其范围之内。非动脉粥样硬化性疾病包括巨细胞动脉炎、高安动脉炎（Takayasu 动脉炎）、结节性多动脉炎、韦格纳肉芽肿（Wegener 肉芽肿）、血栓闭塞性脉管炎（Buerger 病）、白塞病、弹性假黄瘤病、髂动脉内纤维化、腘动脉陷迫综合征和囊性外膜病。

动脉一般分为三类：弹性动脉、肌肉动脉和小动脉。弹性动脉是主动脉和肺动脉。它们因直接从心脏接受血液而需要具有弹性，并且与动脉直径相比相对较薄。随着心脏的每次收缩，血液被强行喷射到弹性动脉中，其动脉壁必须被动伸展以适应这种收缩力。在舒张期，它们的弹性壁主动收缩，从而在心脏重新充盈时继续推动血液向前流动。肌肉动脉是广泛分布的，包括冠状动脉和外周动脉。与弹性动脉相比，这些动脉的直径更厚，弹性蛋白减少，纵向和环形平滑肌层特征明显。肌肉动脉的收缩和舒张可根据局部需要改变供血量（如运动可引起外周动脉流量增加）。小动脉是向毛细血管床输送血液的血管。小动脉的特征是通过收缩和扩张控制流入毛细血管床的血量的同心环状平滑肌，它们的直径一般小于 300 μm。

动脉由三层构成：内皮层、中膜层和外膜层（包括血管滋养层）。这些层的组成和厚度取决于所处位置和健康 / 疾病状态。内皮是一种上皮组织，它具有调节血流和血栓形成的自分泌、旁分泌和内分泌功能。内皮因能合成多种调节血管张力和维持血管内环境稳态的化合物而备受关注。内皮功能障碍是血管损伤的最早标志（Ross 动脉粥样硬化假说），它可在与动脉粥样硬化相关的组织学明显改变之前即被检测到。损伤反应目前被认为在许多方面与慢性炎症反应相似。在最初的内皮功能障碍后，动脉壁通透性发生改变，在多种生长因子、刺激因子以及平滑肌细胞（smooth muscle cells，SMCs）、单核细胞、淋巴细胞和血小板之间的相互作用下，发生纤维增生反应，导致斑块沉积。斑块有三个阶段，最早的阶段称为脂质条纹。脂质条纹是一种黄色的局灶性条纹，通常为线性条纹，可见于动脉管腔表面，大多数人在三岁后表现明显。这些条纹在显微镜下是积聚在内膜中的充满脂质的巨噬细胞（泡沫细胞）。它们通常发生在血管分叉处。动脉粥样硬化斑块也倾向于在分叉处形成。中间阶段是纤维脂肪变性，其特征是层状巨噬细胞、T淋巴细胞和SMCs周围的基质层沉积增加。最后阶段是复杂或纤维斑块。这些斑块已经开始损害动脉管腔并向内突出。其表面是一个纤维帽，纤维帽下是致密的结缔组织和SMCs层，其核心包含脂质和坏死碎片。纤维帽破裂是不稳定斑块的特征，使血管腔暴露于脂质和细胞碎片中，导致与动脉粥样硬化斑块相关的血栓性并发症（图63.3）。

动脉粥样硬化疾病是一种慢性的、退行性的、炎性的过程，机体试图适应这一过程来维持动脉循环的结构和潜在功能。虽然在本质上是系统性的，但动脉粥样硬化倾向于在动脉树中特定的解剖位置发展。适应性反应包括壁厚和管腔直径的补偿变化，这被认为是由剪切应力的变化引起的。Glagov和他的同事最先注意到，随着动脉粥样硬化斑块的扩大，管腔随之扩大以补偿和维持同样的血流流速[10]。这一过程已被证明发生在冠状动脉、颈动脉、股浅动脉，及主动脉。这种代偿性的扩大可以防止限制血流的管腔狭窄，直到斑块面积达到病变管腔横截面积的大约40%。虽然冠状动脉、颈动脉和主髂动脉病变往往发生在分叉处，但闭塞性股浅动脉斑块往往发生在血管的远端，因为股浅动脉通常是直的且分支很少。PAD好发于收肌腱裂孔处的股浅动脉，这种倾向归因于内收肌腱的解剖压迫，这限制了代偿性动脉扩张以防止斑块的生长。

一般情况下，跛行患者会出现单节段病变，通常累及主髂动脉或股腘动脉，远端动脉相对较少。这些类型的疾病在吸烟者中很常见。CLTI患者多为多节段病变。伴有糖尿病的PAD患者倾向于远端闭塞性病变，更常累及股深动脉和膝下动脉[11]。CLTI患者常有股腘动脉狭窄或闭塞伴胫动脉闭塞性病变，但在糖尿病患者中，其可能是孤立的膝下动脉闭塞性病变。足部动脉通常不会受累，超过85%的患者拥有通畅的足部动脉[12]。然而严重的足部动脉闭塞病变的发生率似乎正在增加，尤其是在终末期肾病患者中。胫前动脉和胫后动脉最常受累，而腓动脉受累相对较少，其原因目前仍是未知。认识到这些疾病模式很重要，它们对管理具有重要意义（图63.4）。

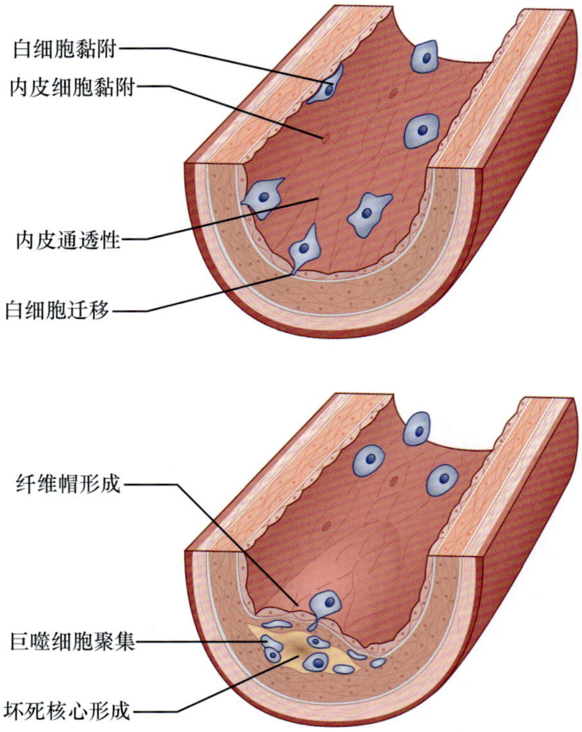

图63.3 动脉粥样硬化斑块的发生和进展。心血管危险因素、血流动力学作用力、毒素和感染因子在内皮水平与血管相互作用以产生损伤，导致一氧化氮生成减少和通透性增加。一旦受到损伤，内皮会增加白细胞黏附分子如血管细胞黏附分子-1、细胞内黏附分子-1、P-选择素和E-选择素的表达，从而增加巨噬细胞和其他白细胞的黏附。内皮的渗透性也增加并允许白细胞和脂蛋白进入内皮下空间。趋化因子和细胞因子如单核细胞趋化蛋白-1和白细胞介素-8进一步增强了白细胞和平滑肌细胞（smooth muscle cells，SMC）向内皮下空间的募集。保留在内皮下空间的脂蛋白经过生物化学修饰，可以被巨噬细胞和SMC吸收形成泡沫细胞。发展中的动脉粥样硬化最中央位置的泡沫细胞坏死并形成中央脂质核心，而负荷区域包含SMC、巨噬细胞和其他白细胞。血小板衍生生长因子和转化生长因子-β刺激内皮下空间中的SMC迁移和胶原形成，以及纤维帽的形成（From Owens CD，Ho KJ. Atherosclerosis. In：Sidawy AN，Perler BA，eds. Rutherford's vascular surgery and endovascular therapy. 9th ed. Philadelphia，PA：Elsevier；2019：44-53.）

外周动脉疾病患者的评估

对每一位怀疑PAD的患者都应进行详细的病史采集和全面的体格检查。应包括阐明相关症状以及与

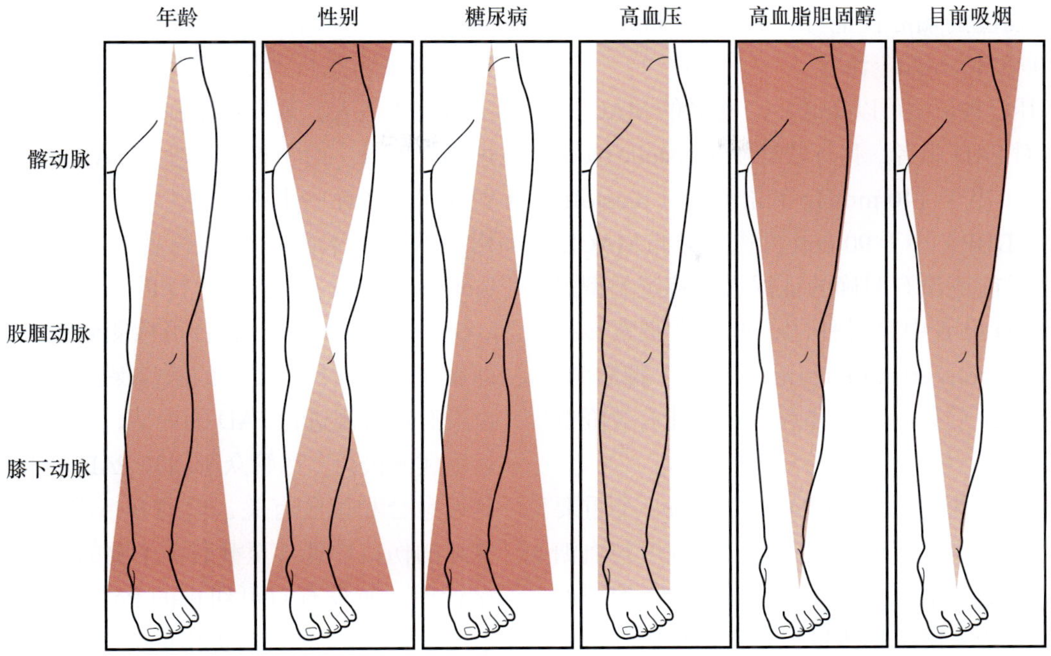

图 63.4 危险因素与动脉粥样硬化靶病变水平的相关性。解剖简图上的红色覆盖区域说明了危险因素与动脉粥样硬化疾病模式的关联（From Diehm N，Shang A，Silvestro A，et al. Association of cardiovascular risk factors with pattern of lower limb atherosclerosis in 2659 patients undergoing angioplasty. Eur J Vasc Endovasc Surg. 2006；31：59-63.）

之相应的残疾程度；既往病史（尤其是既往外科手术或血运重建过程）；评估所有主要的心血管危险因素（吸烟、糖尿病、高血压、高脂血症、肥胖和久坐的生活方式）；触诊所有可触及的外周动脉搏动情况（颈动脉、肱动脉、桡动脉、尺动脉、股腘动脉、胫后动脉和足背动脉）；听诊颈部、腹部和腹股沟部是否有杂音；心肺听诊；触诊腹部、股部和腘窝是否有动脉瘤。应检查四肢的温度变化、颜色（抬高后苍白或下垂后红润）、肌肉萎缩的迹象、远端毛发脱落，及腿部和足部的溃疡，尤其是检查糖尿病患者足部和足趾之间的所有皮肤。充分的四肢检查应在即使只有一侧肢体不适时也需要脱下双侧的袜子和鞋子。鞋子本身也应该仔细检查是否有不均匀磨损的迹象，鞋内或鞋底是否有异物（如钉子、大头针、螺丝等）。糖尿病神经病变患者可能不会感觉到这些异物的存在。所有足部溃疡患者都应进行神经病变检查，以确定有无保护性感觉的丧失（Semms-Weinstein 单丝检测是最简单的方法），并应对任何足部溃疡患者进行骨探针检测[7]。

医疗管理

PAD 是系统性动脉粥样硬化的局部表现。PAD 与心肌梗死和卒中的高心血管病变发病率和死亡率相关。这些风险在 CLTI 患者中尤其高。PAD 的主要危险因素包括年龄、性别、高血压、高脂血症、糖尿病、吸烟状况，及久坐不动的生活方式。所有 PAD 患者均应评估主要的心血管危险因素。PAD 患者的医疗管理包括在可行的情况下改善、纠正这些合并症，以降低心血管病发病率和死亡率。血管外科学会全球血管指南被用作以下建议的基础框架[3, 8]。

强烈建议对所有 PAD 患者进行抗血栓治疗，以减少主要不良心脏事件（major adverse cardiac events，MACEs），即非致死性卒中、非致死性心肌梗死和心血管死亡的复合事件。这种治疗的主要方法是低剂量的阿司匹林。最近的数据表明，使用氯吡格雷或噻氯匹定等选择性抗血小板药物可能会带来更长远的益处，这些患者获得的好处是减少了 MACEs。一项对使用单药抗血栓治疗的 PAD 患者的荟萃分析表明，氯吡格雷单药治疗对降低 MACEs 是最有效的。目前，对 PAD 患者采用双抗血小板治疗（dual antiplatelet therapy，DAPT）或全身抗凝治疗来降低 MACEs 并没有明显的益处，尽管有一些正在进行的临床试验正进一步评估这一问题。

对于 PAD 患者来说，降脂治疗是必不可少的，并且已经证实可降低 MACEs。此外，似乎在 PAD 患者中还有直接的抗炎作用，这被认为可以稳定动脉粥样硬化斑块和减少血管事件。高强度的他汀类药物治疗已被证实可以降低 PAD 患者的 MACEs。具体来说，这包括高强度的瑞舒伐他汀（20 ～ 40 mg/d）或辛伐他汀（40 ～ 80 mg/d）治疗。

控制高血压已被证明可以降低PAD患者的MACEs。数据表明，针对PAD患者，目标收缩压（systolic blood pressure，SBP）小于140 mmHg和舒张压（diastolic blood pressure，DBP）小于90 mm可达到降低MACEs的最佳效果。目前还没有明确的证据表明特定类型的降压药物在PAD患者中是最佳的，血管紧张素转换酶（angiotensin-converting enzyme，ACE）抑制剂、钙通道阻滞剂、β 受体阻滞剂和利尿剂都能有效降低MACEs。

糖尿病是动脉粥样硬化和PAD发展的一个重要危险因素和促成因素。疾病的范围和严重程度与血糖控制有关。因此，血糖控制应成为PAD患者护理的一个重点。对患者来说，具体目标是将糖化血红蛋白（Hemoglobin A1c）水平维持在7%以下。使用二甲双胍作为主要降糖药对Ⅱ型糖尿病和CLTI患者具有显著的优势。应考虑使用辅助药物和胰岛素来达到这一目标。

烟草滥用是PAD患者，尤其是CLTI患者的常见合并症。吸烟的程度已被证明与PAD的严重程度相关。烟草滥用会导致PAD患者有较高的MACEs，并且有助于PAD的进展。每次就诊时都应询问患者吸烟情况。应向所有患有PAD的活跃吸烟者提供临床支持、辅助药物治疗和咨询。

运动已经被证明对PAD和间歇性跛行患者有明显的益处，在对这些患者进行血管重建之前应该尝试运动治疗。对于症状稳定且生活方式不受限制的患者尤应如此。具体来说，如果可能的话，患者应该被推荐参与由运动生理学家指导的运动治疗计划。与非监督计划相比，监督计划具有更大的既定效益，但以家庭为基础的计划也显示出了效益。运动已经被证明可以通过增加小腿血流量、改善内皮功能、减少局部炎症和诱导血管生成来提高跛行距离。一般建议这些患者进行至少45 ～ 60分钟的运动，每周3次，持续12周，通常是在跑步机上行走。运动强度应该大到足以引起跛行。虽然与心脏康复方案相关的MACEs降低带来的益处已被证实，但还没有专门的随机对照试验来评估在CLTI患者中的这种益处。

重要管理概念：WIfI、GLASS、TAP和PLAN

PAD诊断和管理方面最近最重要的变化可能与CLTI相关的概念有关。这些变化在很大程度上是由全球糖尿病流行所驱动的。糖尿病目前影响着世界各地近4亿人，其发病率在几乎所有可获得数据的国家都在上升。由于神经病变和PAD，大约四分之一的糖尿病患者在一生中会发生足部溃疡，80%的糖尿病相关截肢手术是在糖尿病足部溃疡（DFU，diabetic foot ulcer）发生之前进行的[7, 9]。有相当一部分（49% ～ 66%）DFU患者可检测到潜在的PAD[9, 13]。即使在许多现代、复杂的医疗保健系统中，DFU患者也没有被常规进行PAD的评估，从而错过了诊断和血运重建的机会。尽管众所周知PAD与此类患者的伤口延迟愈合和截肢有关，但通常情况下，DFUs仅通过单纯的伤口护理甚至截肢（主要的和次要的）进行治疗管理，而没有对可纠正的PAD进行任何评估[13]。很明显，1982年首次提出的“严重肢体缺血”[14]的过时概念，以及血管外科医生使用了几十年的最常用分级系统（Fontaine[15]和Rutherford[16]），都未能解决与DFU治疗管理相关的许多问题。事实上，严重肢体缺血的原始共识声明的作者特别指出，糖尿病患者被排除在定义之外，因为此类患者的伤口通常会并发神经病变和感染，糖尿病患者实现愈合所需的灌注量可能大于非糖尿病吸烟者PAD纯慢性缺血时足部溃疡和坏疽患者的灌注量[14]。现有分级中提出的“严重”肢体缺血的血流动力学参数可能过于死板，并且Fontaine和Rutherford分级系统缺乏关于伤口特征足够多的细节，未能考虑感染的存在和严重程度。这两个因素都会影响护理和护理效果，尤其是对DFU患者。考虑到这些因素，血管外科学会创建并发布了一个新的分级系统，旨在对截肢风险进行分层并影响临床治疗管理。该分级基于三个主要因素：伤口、缺血和足部感染（wound，ischemia，and foot infection，WIfI）[9]，并适用于无糖尿病的患者。自2014年发布以来，WIfI的概念已获得了广泛的接受，并已被全球许多学会采纳和推荐，其中包括血管外科学会、欧洲血管和腔内血管外科学会、欧洲心脏病学会、国际糖尿病足工作组（International Working Group on the Diabetic Foot，IWGDF）、美国足病医学协会和全球血管指南委员会[8]。

WIfI是一个肢体分期系统。WIfI的基本原理是，在计划治疗之前，对肢体必须进行分期，这样，使它类似于癌症分期的肿瘤、淋巴结、转移（TNM）系统。这三个因素中的每一个都在一个从0到4的客观尺度上进行了分级，因此这一过程可产生64种潜在的

WIfI 组合。根据德尔菲共识，这些组合被分为四个临床阶段（Ⅰ～Ⅳ），每个阶段都与一年截肢风险的逐渐增加相关（表 63.1）。虽然最初是基于共识的方法，但随之应用于临床实践后，WIfI 已被证明在预测截肢风险方面具有相当大的预后价值。最近对包含 2669 例 CLTI 患者的 12 项研究进行的一项荟萃分析显示[17]，一年截肢的可能性随着 WIfI 分期的增加而逐渐增加，分别为 0、8%（95% CI 3% ～ 21%）、11%（95% CI 6% ～ 18%）和 38%（95% CI　21% ～ 58%）。其他分析也得出了类似的结论[18]。WIfI 也可用于预测血运重建获益的可能性，尽管支持 WIfI 的这种特殊用途的数据不太可靠[19-20]。

然而，肢体本身只是 CLTI 患者治疗中需要考虑的问题之一。患者的风险因素、预期寿命，及可以从血运重建中获益的潜在的血管解剖也是构成决策过程的一部分。最近发布了关于 CLTI 全球血管指南，旨在为此类患者的诊断、评估和管理制定循证指南。该指南包括 CLTI 的扩展和更现代的定义，基于包括 WIfI 肢体分期的三步流程，并引入了其他三个新概念：患者、肢体、解剖（patient，limb，anatomy，PLAN），目标动脉路径（target artery path，TAP）和全球肢体解剖分级系统（global limb anatomic staging system，GLASS）[8]。以下简要总结了这些指南，因为它们代表了 CLTI 护理的重要进展。

全球血管指南重新建立了重要的定义和命名。全球血管指南建议放弃过时的术语“严重肢体缺血”[14]，因为它不能涵盖现代实践中为防止截肢而接受评估和治疗的全部患者。取而代之的是，CLTI 一词现在被提出，以便包括范围更广的患者，这些患者有不同程度的缺血，足以导致足部和腿部溃疡的发展和延迟愈合，并增加截肢的风险。CLTI 仅包括慢性动脉粥样硬化病变的患者，不适用于急性血栓性或栓塞性腿部缺血、创伤、纯静脉疾病或非动脉粥样硬化情况（如血管炎和伯格氏病）的患者。因此，目标人群包括任何患有 CLTI 的成年人，定义为具有客观记录的 PAD 和有以下任何临床表现的患者：具有明确的血流动力学监测的缺血性静息痛；至少存在两周的 DFU 或任何下肢溃疡以及涉及下肢或足部任何部位的坏疽。因此，CLTI 是一个更具包容性、定义更明确的术语，与已经过时的或不准确的术语（临界肢体缺血或严重肢体缺血）相比，其更适合用于出现肢体威胁的患者。

对于出现上述任何一种 CLTI 表现的患者，下一步是使用 WIfI 分级系统对肢体进行分期，该系统提供了对肢体威胁程度的循证评估，并有助于集中保肢工作。

表 63.1　基于预计一年截肢风险的 SVS WIfI 临床肢体分期

	缺血 -1				缺血 -2				缺血 -3				缺血 -4			
W-0	1	1	2	3	1	2	3	4	2	2	3	4	2	3	3	4
W-1	1	1	2	3	1	2	3	4	2	3	4	4	3	3	4	4
W-2	2	2	3	4	3	3	4	4	3	4	4	4	4	4	4	4
W-3	3	3	4	4	4	4	4	4	4	4	4	4	4	4	4	4
	fI-0	fI-1	fI-2	fI-3	fI-0	fI-1	fI-2	fI-3	fI-0	fI-1	fI-2	fI-3	fI-0	fI-1	fI-2	fI-3

关键词：fI，足部感染；W，伤口

- 临床 1 期或极低风险
- 临床 2 期或低风险
- 临床 3 期或中等风险
- 临床 4 期或高风险

临床 5 期＝无法挽救的肢体。

Adapted from Mills JL，Sr.，Conte MS，Armstrong DG，et al. The Society for Vascular Surgery Lower Extremity Threatened Limb Classification System：Risk stratification based on wound，ischemia，and foot infection（WIfI）. J Vasc Surg. 2014；59：220-234 e221-222.

IDSA，美国感染病协会；PAD，外周动脉疾病；PEDIS，灌注、范围 / 大小、深度 / 组织丢失、感染、感觉；WIfI，伤口、缺血和足部感染。

前提：

a. 伤口分级的增加会增加截肢的风险（基于 WIfI、PEDIS、德克萨斯大学和其他伤口分级系统）。

b. PAD 与感染有协同作用（eurodiale）；感染伤口＋ PAD 增加了愈合伤口需要的血运重建的可能性。

c. 3 级感染（系统 / 代谢不稳定）：无论其他因素如何，均存在中度至高度截肢风险（经验证的 IDSA 感染指南）。

PLAN 的重点是关注患者及其预计的干预风险，特别是对短期和长期死亡率的预估。与 CLTI 患者相比，跛行患者的风险通常较低，5 年预期寿命为 75% ～ 80%，5 年截肢风险仅为 5%[3]。只有在运动和药物治疗失败后，当解剖因素有利于干预，并且有可能延长通畅时间和缓解症状时，才应该对跛行患者进行干预。相比之下，CLTI 患者总体的 5 年死亡率为 50%[21]，但截肢风险也更高，主要是基于就诊时的肢体阶段。Simons 和其同事建议[22]，根据年龄大于 80 岁、氧依赖性慢性阻塞性肺疾病、5 期慢性肾病和卧床状态等因素，CLTI 患者可以分为三个死亡风险组。使用基于这些因素的预测模型，从来自血管质量倡议的 38 000 多名患者的大队列研究中得出，患者可被定义为低风险（30 天生存率＞ 97%，2 年生存率＞ 70%）、中等风险（30 天生存率 95% ～ 97% 或 2 年生存率 50% ～ 70%）或高风险（30 天生存率＜ 95% 或 2 年生存率＜ 50%）。全球指南纳入了这些数据和来自 BASIL 试验的数据，建议将 CLTI 患者分为平均组（预期围术期死亡率＜ 5%，估计 2 年生存率＞ 50%）和高危组（预期围术期死亡率≥ 5%，估计 2 年生存率≤ 50%）[22]。这种调整的原因之一就是 BASIL 试验[23]表明，严重肢体缺血患者的 EVT 结果与首次血运重建尝试后存活不到两年的患者的开放搭桥手术相似，而存活超过两年的患者似乎从搭桥手术中获益[24-25]。对其他因素也进行了研究，包括功能状态和衰弱[26-33]，但 CLTI 患者在预估围术期和长期生存率方面的数据尚不明确。在评估个体患者风险和 WIfI 肢体分期后，PLAN 的最后一个组成部分是评估那些需要血管重建的患者的动脉解剖结构以及谁应该成为血运重建的候选者。然后考虑这三个部分来制订血运重建策略（图 63.5）。

为了确定动脉解剖结构，许多研究小组开始使用

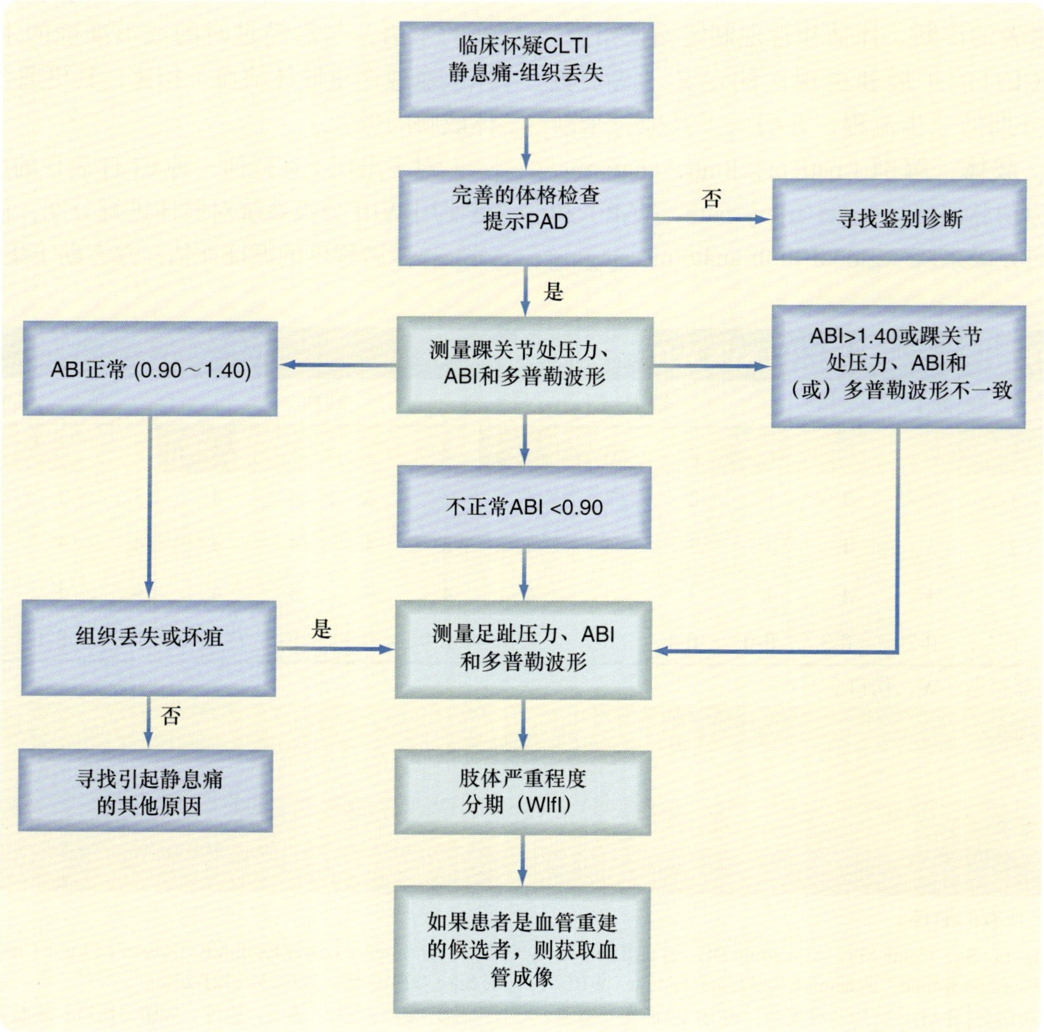

图 63.5 疑似慢性肢体缺血（CLTI）患者调查流程图。（From Conte MS，Bradbury AW，Kolh P，et al. Global vascular guidelines on the management of chronic limb-threatening ischemia. J Vasc Surg. 2019；69：3S-125S e140.） ABI：踝肱指数；PAD：外周动脉疾病；TBI：趾肱指数；WIfI：伤口、缺血和足部感染

多普勒成像，因为它可以在诊室进行，相对便宜，不需要静脉埋针或对比剂给药。可以考虑使用计算机断层扫描血管造影和磁共振血管造影，特别是当怀疑流入道病变（主髂动脉疾病）时。最常见的是采用基于导管的数字减影血管造影对患者进行评估，因为这是最直接的方法，并且提供了最佳的足部视图（图63.6）。不包括CLTI患者足部的检查是不充分的[7-8]。肾病患者的对比剂可以被稀释，CO_2动脉造影可以很好地显示腘窝以下的近端血管，因此常用于限制对比剂使用的明显肾功能损害患者。

如果存在任何流入道病变，必须被纠正，通常是通过血管成形术植入或不植入支架。对整个患肢进行血管造影评估，并使用GLASS对其分级。GLASS对从腹股沟到足部的下肢病变负担进行分级，其基本假设是流入道病变不存在或已经得到纠正。GLASS旨在解决旧的跨大西洋社会共识（TransAtlantic Inter-Society Consensus，TASC）Ⅰ和Ⅱ解剖分级系统的不一致性和整体缺乏效用的问题，该系统基于病变和动脉段，与预期的通畅率和治疗效果不相关[8]。GLASS定义了几个基本的关键假设和原则。首先，治疗的主要目标是在踝部和足部有连续血流，为了实现这一目标，必须选择一个TAP。TAP由术者选择，是一条从腹股沟到足部的连续血流路线。对通畅性的评估是基于肢体的，而不是病变或某一节段的。根据狭窄或闭塞的长度和其他重要特征，如是否涉及血管开口以及是否存在明显钙化，股腘动脉段和膝下动脉段的严重程度在0到4之间进行分级（图63.7和图63.8）。足部解剖用于修饰/描述（图63.9）。CLTI通常是一种多节段病变，因此GLASS结合腹股沟下段的分级来建立动脉解剖节段，类似于WIfI系统用于对肢体本身进行分期的方式。根据对预计技术失败率和1年肢体通畅率的一致估计，严重程度从Ⅰ到Ⅲ分级（表63.2）。该系统适用于腔内入路，但应允许与开放旁路手术进行有意义的比较，以获得可比的WIfI肢体阶段和GLASS动脉解剖阶段。尽管GLASS分类是基于当前最佳的证据和专家共识，但它仍未得到验证。然而，它打算取代的TASC系统也没有得到验证，GLASS具

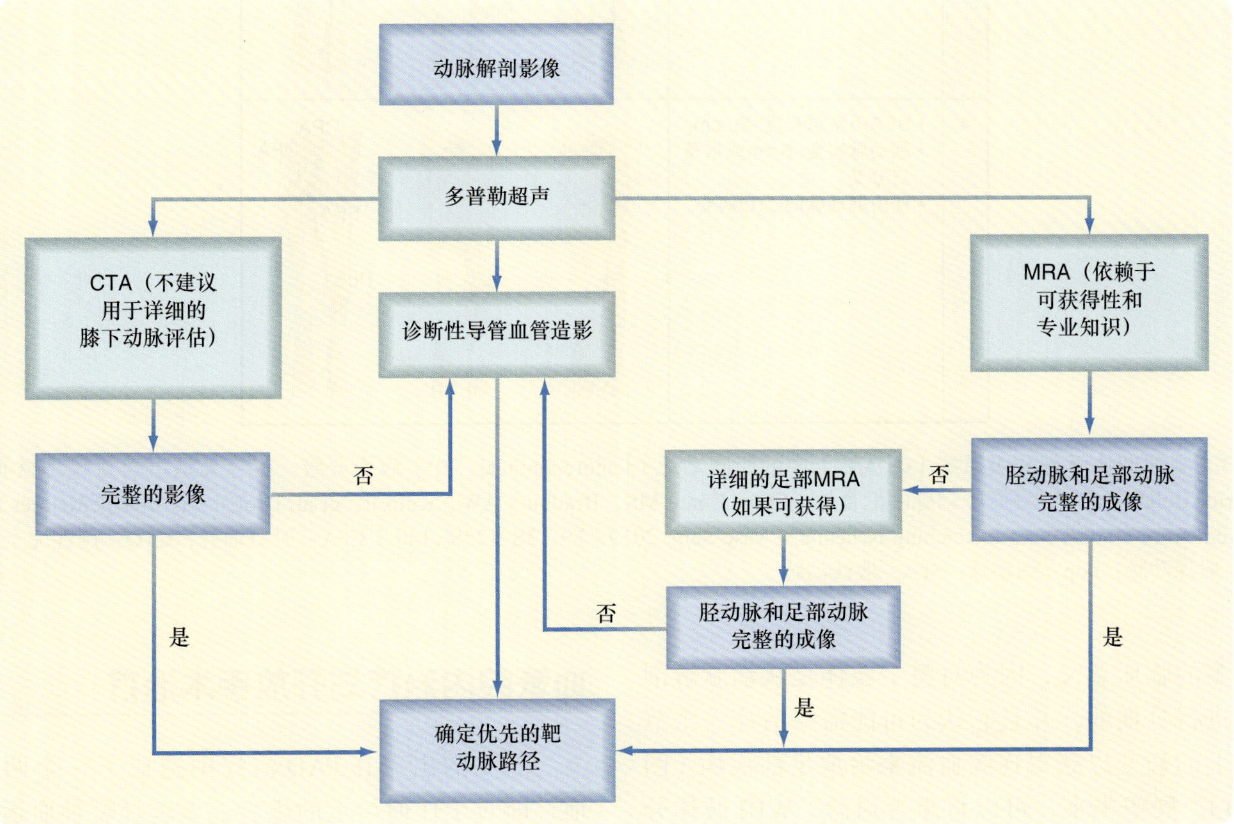

图63.6 建议用于慢性肢体缺血（CLTI）患者候选血运重建的解剖成像方法。在某些情况下，直接进行血管造影成像［计算机断层扫描血管造影（CTA）、磁共振血管造影（MRA）或介入造影］可能比进行多普勒超声（DUS）成像更合适（From Conte MS, Bradbury AW, Kolh P, et al. Global vascular guidelines on the management of chronic limb-threatening ischemia. J Vasc Surg. 2019; 69: 3S-125S e140.）

0	• 无明显病变或轻度病变 (<50%)	
1	• 总SFA病变长度<1/3 (<10 cm) • 可包含单个局灶性非齐平闭塞的CTO病变 (<5 cm) • 无或轻度腘动脉病变	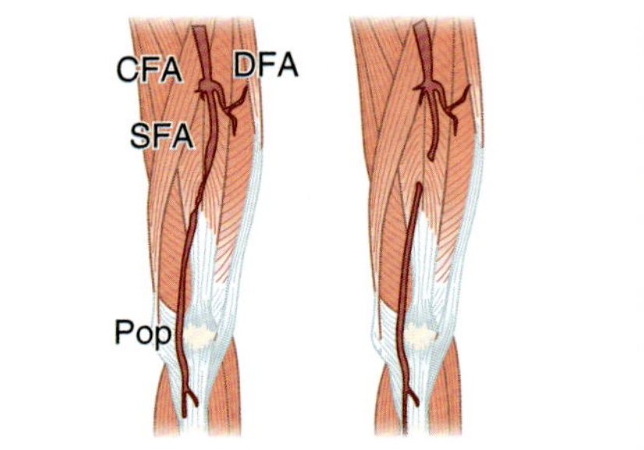
2	• SFA病变总长度占1/3～2/3 (10～20 cm) • 可包含<1/3 (10 cm)总长度的CTO病变，但不包含齐平的闭塞 • 局灶性腘动脉狭窄<2 cm，不累及三分叉	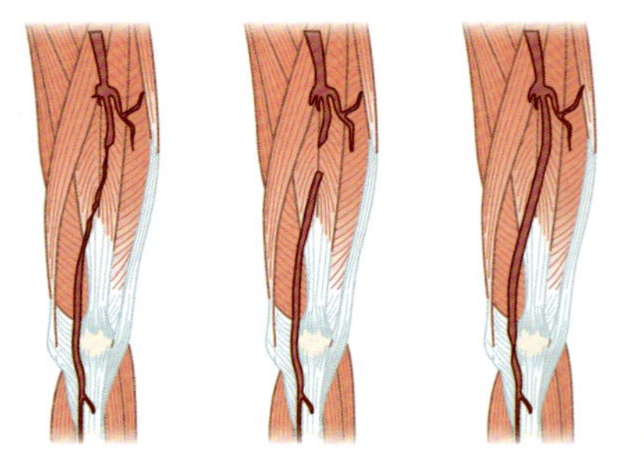
3	• SFA病变总长度>2/3 (>20 cm) • 可包含任何<20 cm的齐平闭塞或10～20 cm非齐平的CTO病变 • 短段腘动脉狭窄2～5 cm，不包括三分叉	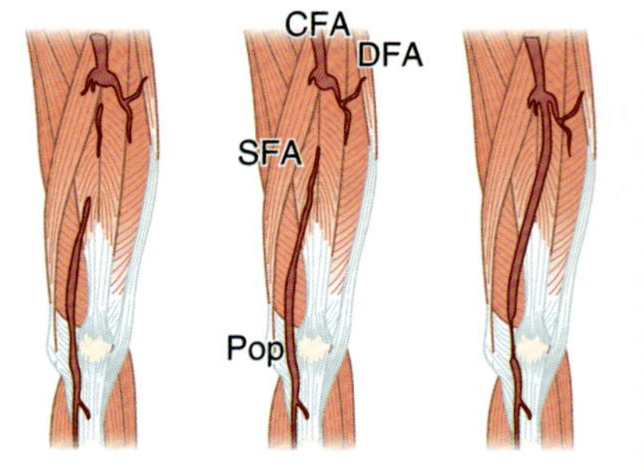
4	• SFA闭塞总长度>20 cm • 腘动脉病变>5 cm或累及三分叉 • 任何腘动脉的CTO病变	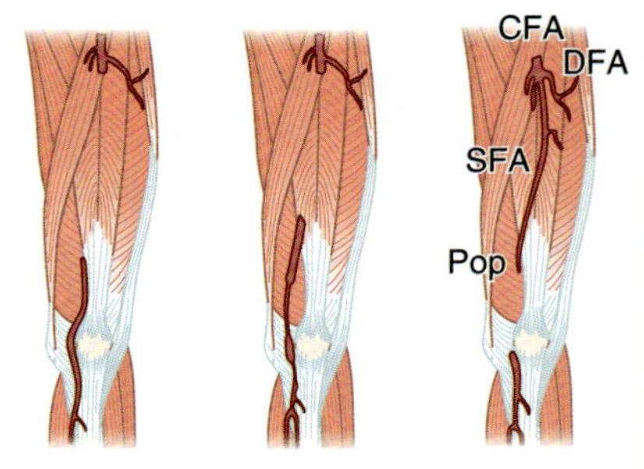

图 63.7 全球肢体解剖分级系统（GLASS）中的股腘动脉（femoropopliteal，FP）病变分级。三分叉是指腘动脉在胫前动脉（anterior tibial，AT）和胫腓干动脉的汇合处（From Conte MS，Bradbury AW，Kolh P，et al. Global vascular guidelines on the management of chronic limb-threatening ischemia. J Vasc Surg. 2019；69：3S–125S e140.）CFA：股总动脉；CTO：慢性完全闭塞；DFA：股深动脉；Pop：腘动脉；SFA：股浅动脉

有更多的临床意义，因为对整个肢体是从动脉解剖角度进行分期的，并且它认为可能需要治疗一个节段以上的病变以获得连续血流来治愈足部疾病（图 63.10）。展望未来，可以将患者风险、WIfI 肢体分期和 GLASS 解剖分级结合起来预测血运重建的益处和实现血运重建的最佳方法（EVT *vs*. 搭桥，见图 63.11、图 63.12）。

血管腔内治疗与开放手术治疗

EVT 的出现在 PAD 治疗中造成了一个两难境地，即对于任何给定的患者，该选择哪种血运重建方法。一旦确定存在血运重建的指征，血管外科医生就应负责确定适当的干预途径。在当代实践中，EVT 已经发展到是腹股沟下血运重建患者的首选的

0	• 主要靶动脉路径轻度或无明显病变	
1	• 胫动脉局灶性狭窄<3 cm	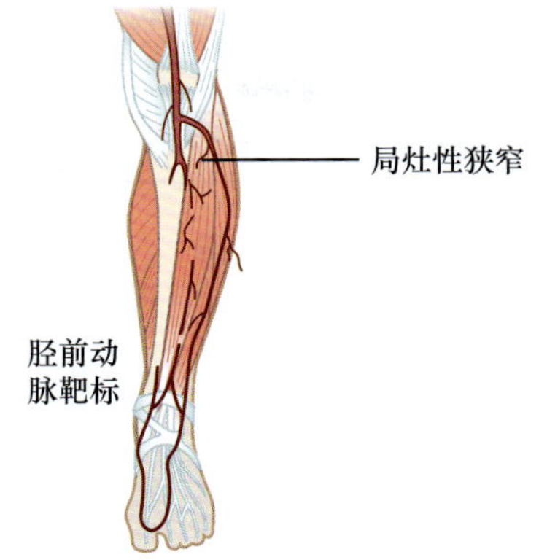
2	• 狭窄占血管总长度的1/3 • 可包含局灶性CTO病变(<3 cm) • 不累及TP干或胫动脉开口	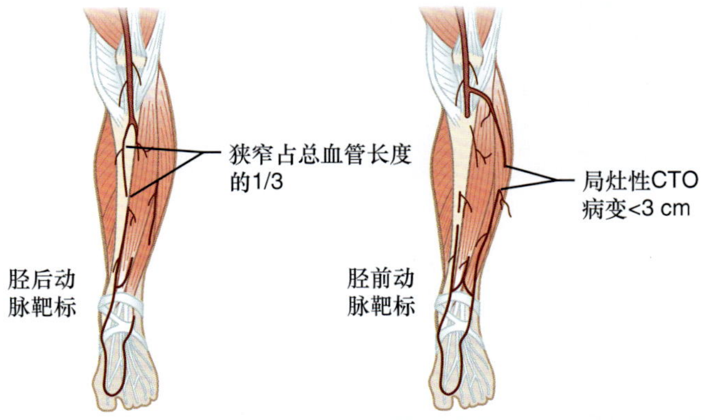
3	• 病变超过血管总长度的2/3 • CTO病变长度超过1/3(可包含胫动脉开口但不累及胫腓干)	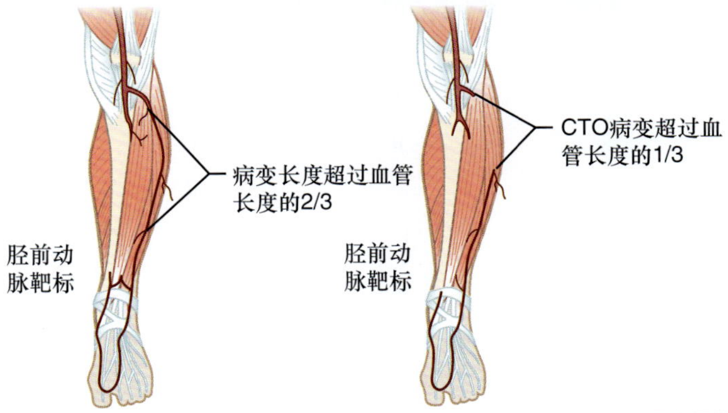
4	• 弥漫性狭窄>总血管长度的2/3 • CTO病变＞血管长度的1/3(可累及动脉开口) • 如果AT不是靶动脉，则胫腓干的任何CTO病变	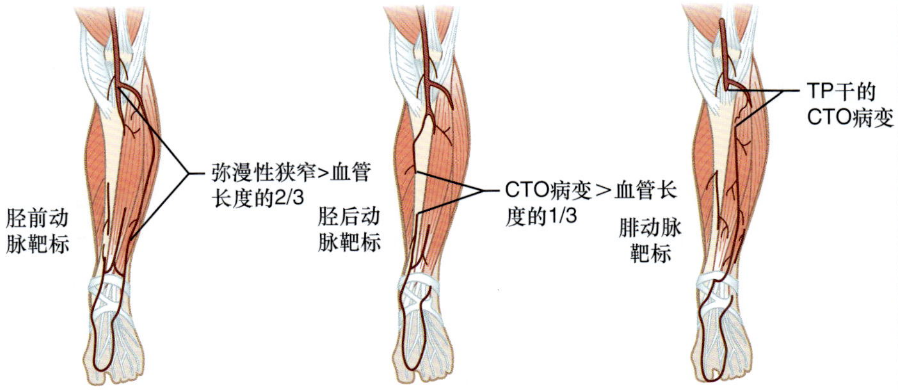

图 63.8　全球肢体解剖分期系统（GLASS）中的膝下动脉（infrapopliteal，IP）病变分级（From Conte MS，Bradbury AW，Kolh P，et al. Global vascular guidelines on the management of chronic limb-threatening ischemia. J Vasc Surg. 2019；69：3S-125S e140.）AT：胫前动脉；CTO：慢性完全闭塞；TP：胫腓干动脉

踝下/足部病变描述	
P0	靶动脉穿过足踝进入足部，足底弓完整
P1	靶动脉穿过足踝进入足部，足底弓缺失或严重病变
P2	无靶动脉穿过足踝进入足部

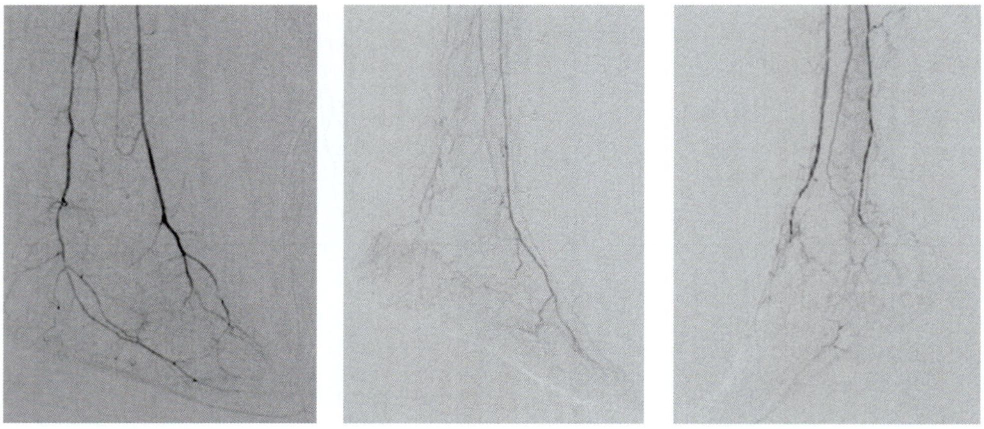

图 63.9 踝下（inframalleolar，IM）/足部病变描述在全球肢体解剖分期系统（GLASS）中的应用。P0（左）、P1（中）和 P2（右）病变形式的代表性血管造影图（From Conte MS，Bradbury AW，Kolh P，et al. Global vascular guidelines on the management of chronic limb-threatening ischemia. J Vasc Surg. 2019；69：3S-125S e140.）

表 63.2 全球肢体解剖分期系统（GLASS）分期方式

		腹股沟下动脉 GLASS 分期（Ⅰ～Ⅲ）				
FP 等级	4	Ⅲ	Ⅲ	Ⅲ	Ⅲ	Ⅲ
	3	Ⅱ	Ⅱ	Ⅱ	Ⅲ	Ⅲ
	2	Ⅰ	Ⅱ	Ⅱ	Ⅱ	Ⅲ
	1	Ⅰ	Ⅰ	Ⅱ	Ⅱ	Ⅲ
	0	NA	Ⅰ	Ⅰ	Ⅱ	Ⅲ
		0	1	2	3	4
		IP 等级				

From Conte MS，Bradbury AW，Kolh P，et al. Global vascular guidelines on the management of chronic limb-threatening ischemia. J Vasc Surg. 2019；69：3S-125S e140.

在选择靶动脉路径（TAP）后，根据高质量血管造影图像确定节段性股腘动脉（FP）和腘下动脉（IP）等级。使用该表，FP 和 IP 等级的组合被纳入到 GLASS 分期的Ⅰ至Ⅲ期，这与血运重建的技术复杂性（低、中、高）相关。NA：不适用。

程度。

缺乏 1 类数据来指导选择腔内或开放的手术干预的决策。事实上，唯一完全的随机、对照、前瞻性的多中心试验是来自英国的比较开放手术治疗和血管成形术的 BASIL 研究[24-25]，虽然该试验表明首次开放搭桥组与球囊血管成形术组在六个月时没有显著差异，但在最初接受开放性外科搭桥术的患者中，观察到无截肢生存率在两年后有提高的趋势。

与这些腔内技术进展相比，以前认为需要开放手术治疗的解剖学考虑变得不那么严格。现在更新的 TASC 2007 指南表明，对于 TASC D 级（长段、广泛）主髂和股腘动脉病变，搭桥仍然是首选。此外，大量文献表明，胫动脉血流有限的患者应考虑开放性血运重建，以避免对剩余径流血管造成进一步损害[34]。重要的是，尽管有这些建议，根据解剖学考虑，一些人认为所有病变都适合开放或 EVT。

在计划手术时，潜在的指征是需要重点考虑的。在选择治疗方案之前，应考虑预期的长期通畅率。

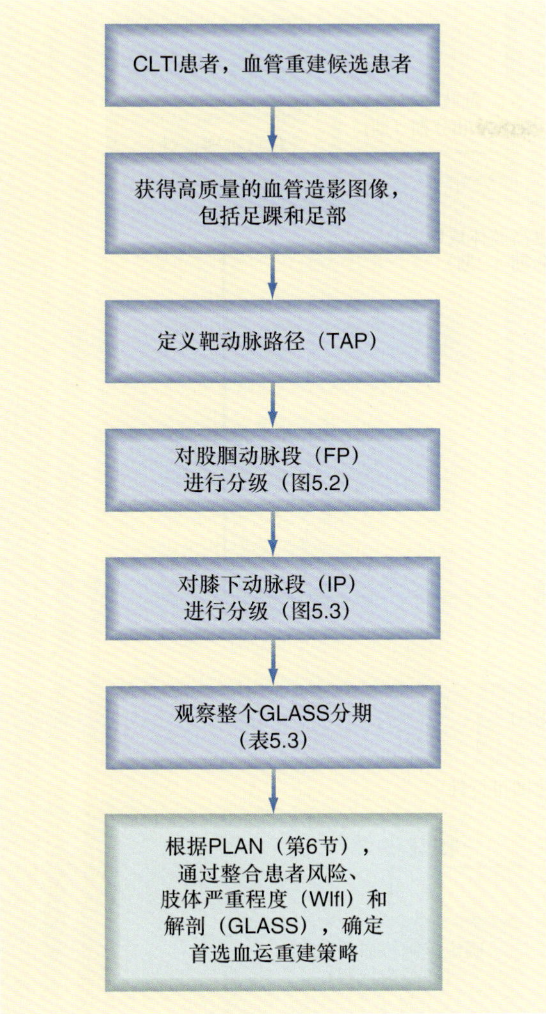

图 63.10 全球肢体解剖分期系统（GLASS）在慢性肢体缺血（CLTI）腹股沟下病变分期中的应用流程图（From Conte MS，Bradbury AW，Kolh P，et al. Global vascular guidelines on the management of chronic limbthreatening ischemia. J Vasc Surg. 2019；69：3S-125S e140.）FP：股动脉；IP：膝下动脉；PLAN：患者风险评估、肢体分期、病变解剖类型；TAP：靶动脉路径；WIfI：伤口、缺血和足部感染

用 EVT 治疗跛行或缺血性静息痛的患者通常会出现干预失败时症状复发。相反，组织丢失的患者往往可以在 EVT 通畅期间使伤口或截肢切口愈合，如果伤口已经愈合，尽管之前的动脉病变复发，可能也不需要进一步干预。EVT 后再狭窄是非常常见的，尤其是对于复杂且钙化程度更高的病变。CLTI 患者多为长节段、多节段病变，经腔内介入治疗后通畅率较低[35]。

在确定干预类型时，还应考虑合并症。EVT 通常可以在局部麻醉和伴有监护的清醒镇静下进行（避免全身麻醉），这样出血量小，可降低对患者的生理应激。这些考虑因素可能会导致伴有严重合并症（包括晚期冠状动脉疾病或慢性阻塞性肺疾病）的患者选择 EVT 方案。然而，一些伴有严重合并症的患者可以进行医学优化并可能耐受开放性干预。最后，正如 BASIL 试验所证明的，必须考虑患者的预期寿命。开放搭桥手术相对于血管成形术的显著益处直到干预后两年才显现出来。因此，对于预期寿命较短的患者，血管成形术应作为首要治疗手段，以避免延长住院时间或发病率，因为这些考虑因素可能会超过血运重建的通畅性和持久性问题。

BASIL 试验也证实了非常高水平的治疗交叉。具体来说，首先接受 EVT 治疗的患者随后接受开放性搭桥术的比例很高，而首先接受开放性搭桥术治疗的患者往往需要随后接受血管内介入治疗以保持通畅。这一发现表明，这两种形式的干预是互补的，并加强了在治疗 PAD 患者时两种选择都可用的必要性[35]。

值得注意的是，由于缺乏 1 类数据来指导这一决策过程，目前正在进行另外两项随机对照试验。BASIL 2 试验（英国）和 BEST-CLI 试验（主要是美国和加拿大）旨在进一步指导外科医生和患者确定适当的治疗方案。

腔内治疗

在过去的二十年中，由于设备和技术的快速发展，EVT 已成为许多具有 PAD 临床表现的患者的首选干预方法。虽然最初仅限于较大直径血管的局灶性病变，但目前甚至用于治疗膝下血管和足部血管的长段病变。从历史上看，这种从近端到远端血管的治疗演变也发生在开放手术治疗中。尽管在许多情况下，EVT 的通畅率仍然低于开放性外科搭桥手术，但通过适当的患者和病变选择，以及使用先进、细致的技术，可以实现以患者为中心的良好结果。

一般注意事项

技术的某些方面适用于所有形式的 EVT，包括动脉入路、鞘管、导管和导丝选择。动脉入路的选择和技术对血管内治疗的成功是至关重要的，对入路的仔细关注可以减少并发症。在每个病例中，应结合解剖标志（基于可触及的骨质或透视标志）、脉搏触诊（如果存在）和超声引导来获得入路。大多数手术人员常规使用超声引导来优化血管入路和随后的入路闭合。EVT 最常见的并发症与入路部位有关，可以通过精心的入路部位选择和细致的技术来使其最小化。在一般而言，逆行股总动脉入路最常用于主动脉和髂总

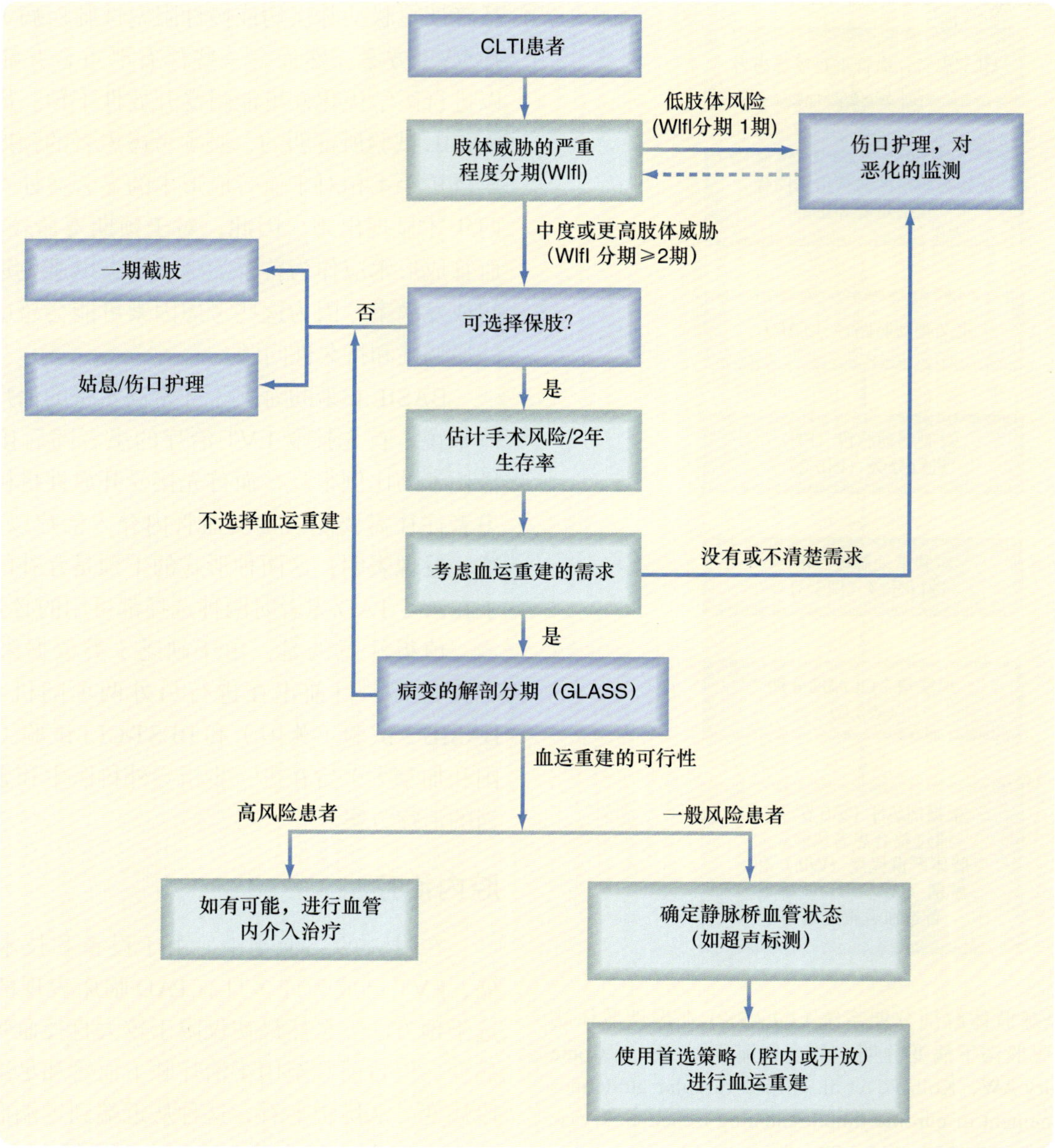

图 63.11 慢性肢体缺血（CLTI）的患者、肢体、解剖（PLAN）临床决策框架；腹股沟下病变参考图 63.12，基于肢体表现阶段和解剖复杂性，了解标准风险患者在有可用静脉桥血管的情况下的首选血运重建策略。本图对缺乏合适静脉的患者的治疗方法进行了综述（From Conte MS，Bradbury AW，Kolh P，et al. Global vascular guidelines on the management of chronic limb-threatening ischemia. J Vasc Surg. 2019；69：3S-125S e140.）GLASS：全球肢体解剖分期系统；WIfI：伤口、缺血和足部感染

动脉介入治疗，对侧髂外动脉和股浅动脉 / 膝上腘动脉介入治疗也常用逆行股总动脉入路。在治疗膝下动脉病变时，许多人首选顺行股总动脉或近端股浅动脉入路，并且由于较长或钙化闭塞病变的近端和远端动脉帽的特点，胫动脉或足部血管逆行入路通常单独使用或与顺行入路结合使用，以治疗更复杂的 CLTI 病例。所有对骨骼、皮肤和透视标志物的透彻了解以及超声引导下的设备都有助于这些方法的应用。在获得入路后，通常进行诊断性血管造影，以确认术前评估中怀疑的病变。一旦发现病变，必须用合适的导丝通过病变段，以便进行治疗。

导丝有各种长度、直径、重量和相对硬度。直径 0.035 英寸的导丝用于大多数主髂动脉和股动脉介入治疗，而 0.014 英寸和 0.018 英寸的导丝最常用于胫动脉（以及肾和颈动脉）介入治疗。导丝头端各不相同，但通常比导丝的其他部分更柔软，并且术者可以根据自己的喜好对导丝头端进行塑形。有些导丝是亲水性的，必须保持湿润，否则它们会变黏，从而无法正常工作。可以在导丝上安装扭控装置，使其更易于操纵。对于几乎所有的狭窄和许多闭塞病变，其

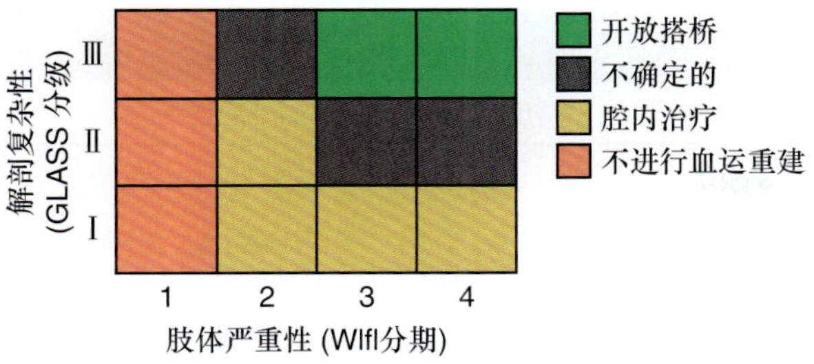

图 63.12 具有合适的自体静脉桥血管可用于搭桥的中等风险患者腹股沟下病变的首选初次血运重建策略。在低风险［伤口、缺血和足部感染（WIfI）分期为 1 期］中，血运重建很少被认为是指征。解剖分级（y 轴）由全球肢体解剖分级系统（GLASS）确定；肢体风险（x 轴）由 WIfI 分期确定。深灰色阴影表示共识最少的情况，假设流入道病变不显著或已纠正；没有严重的足部病变（比如没有 GLASS P2 修饰）（From Conte MS，Bradbury AW，Kolh P，et al. Global vascular guidelines on the management of chronic limb-threatening ischemia. J Vasc Surg. 2019；69：3S-125S e140.）

目的是将导丝维持在动脉的真腔内，穿过病变，然后根据病变的类型和长度采用血管成形术、斑块切除术或一期支架植入来进行治疗。如果穿过某一特定病变出现困难，可以使用额外可通过长导管鞘伸缩的导管作为支撑以及使用更硬或更重的导丝可能会有所帮助。最近，一些设备已经可以用于穿过困难 / 阻力较大病变和真腔的再入，包括斑块微剥离（Frontrunner XP CTO 导管；Cordis，Bridgewater，NJ），快速和双向的导管旋转（CrossBoss CTO 导管；BridgePoint Medical，Plymouth，MN），及带有螺旋楔的导管头端的偏转能力以促进推进（Wildcat catheter；Avinger，Redwood City，CA）[36]。

一种替代困难的腔内病变通过的有效方法是意向性内膜下血管成形术，这是一种最初由 Bolia 和他的同事在 30 年前描述的技术[37]。用一根通常带有短 J 形头端的导丝，并通过导管指向紧靠闭塞处的动脉壁，从而进入内膜下剥离平面。然后，以这种方式形成的导丝在内膜下平面被有意地推进，直到病变被通过，然后尝试在导管支持下重新进入真腔。真腔再入是通过导管内血液回流和导丝无阻力的轻松推进来确认的。如果再入区有轻微的病变，这一步骤并不困难，而且通常是自发的。如果真腔再入困难，可使用再入装置，或者在复杂情况下，可结合逆行入路[36]。

一旦病变动脉被成功地通过，就可以进行球囊血管成形术。球囊血管成形术会使斑块破裂，并可能引起局灶性夹层，因此适当的大小是非常重要的。许多手术人员使用血管内超声（intravascular ultrasound，IVUS）来测量球囊和支架的大小，并评估血管成形术或支架植入后手术效果。球囊有各种各样的长度和尺寸，可以是兼容，也可以是不兼容。还有刻痕球囊和切割球囊，用于治疗纤维化和抵抗性病变，如内膜增生引起的病变。切割球囊有 3 ～ 4 个切割刀片在球囊纵向排列，在纤维化病变处形成可控的切口，然后使用一个较大的球囊进行标准的血管成形术以扩大狭窄的管腔。也有类似于冠状动脉血管的药物涂层球囊，但由于担心在外周使用时可能增加死亡风险，其使用已引起争议[38]。

总体来说，对于较大、较近端的动脉和较短的病变，血管成形术在初级血管通畅方面的效果更好。然而，更长的且具有更小外径系统的球囊的快速发展促进了小动脉病变的治疗，包括胫动脉甚至足部动脉。尽管与开放性静脉搭桥术的结果不可比，但下肢远端血管成形术的结果正在改善，在仔细选择患者的情况下，远端血管成形术的通畅性可能足以治愈伤口和防止截肢。表 63.3 列出了最近汇编的腘下血管成形术结果。血管内技术已经得到改进，即使是 CLTI 患者的长段病变也可以成功地进行腔内治疗，这是高风险患者或没有合适自体血管的患者的一个重要选择（图 63.13）。

有些人保留支架植入是为了治疗残余狭窄、夹层或其他单纯球囊血管成形术的并发症。然而，对于髂血管病变，数据表明一期支架植入术优于单独的血管成形术（经皮腔内血管成形术）（表 63.4），跛行患者（支架植入术 77% *vs.* 经皮腔内血管成形术 68%）和 CLTI 患者（67% *vs.* 55%）的 4 年一期通畅率均比单纯血管成形术更好[39]。支架可以是球囊扩张支架或自膨支架、覆膜支架或裸支架，可以是药物涂层的或无涂层的。当精确的定位至关重要时，通常使用球囊扩张支架。覆膜支架可用于多种适应证，如治疗栓塞性病变或防止或治疗血管破裂（例如髂血管病变的“pave and crack”技术）。股腘动脉段支架植入术被广泛应用。支架的选择超出了本书的范围，但是在其他地方可以找到很好的讨论[36，39]。

斑块切除装置（旋切和激光）已被广泛使用，但与众多替代装置相比，仍然缺乏支持其使用的高水平数据。一个可能的优势是，去除病变部位可能允许单独进行血管成形术治疗，节省长期支架植入的费用和潜在的长期后遗症。

EVT 的效果取决于多种因素，特别是以下因素：手术适应证（跛行 *vs.* CLTI）、病变长度、血管钙化、

表 63.3 膝下动脉血管成形术、支架植入术和动脉剥脱术的结果

作者	年份	治疗数量	CLI	平均病变长度	技术失败	初级通畅率	保肢率
血管成形术							
Giles 及同事	2008	176	100%	NR	7%	53%，1 年 51%，2 年	84%，3 年
Conrad 及同事	2009	155	86%	NR	5%	71%，2 年 62%，3.3 年	86%，3.3 年
Sadek 及同事（单级 *vs*. 多级 PTA）	2009	89	77%	NR	9%	34%，1 年，单级 58%，1 年，多级	67%，1.5 年，单级 63%，1.5 年，多级
Peregrin 及同事	2010	1445	100%	NR	11%	NR	76%，1 年
Schmidt 及同事	2010	62	100%	18.3 cm	5%	50%，3 月	100%，15 个月
内膜下血管成形术							
Ingle 及同事	2002	70	91%	NR	14%	NR	94%，3 年
Vraux 和 Bertoncello	2006	50	100%	78% ＞ 10 cm	18%	46%，1 年 42%，2 年	87%，1 年 87%，2 年
Tartari 及同事（27 个下肢仅 SFA）	2007	109	100%	59% ≥ 10 cm	17%	NR	87%，1 年 85%，2 年
切割球囊血管成形术							
Engelike 及同事	2002	16	31%	NR	6%	67%，1 年	93%，10 个月
Ansel 及同事	2004	73	71%	2.7 cm	0%	NR	89%，1 年
Vikram 及同事	2007	11	NR	NR	18%	50%，1 年	NR
药涂球囊[a]							
Tepe 及同事	2008	48	15%	7.5 cm	2% 所有病例	80%，6 月	96%，6 个月
支架植入							
Feiring 及同事	2004	92	68%	NR	7%	NR	87%，1 年
Bosiers 及同事	2006	300	100%	NR	NR	76%，1 年	99%，1 年
Donas 及同事	2009	34	100%	6.5 cm 狭窄； 7.5 cm 闭塞	3%	91%，10 月	100%，10 个月
Randon 及同事	2010	16	100%	38% ≥ 10 cm	13%	56%，1 年	92%，1 年
药涂支架							
Scheinert 及同事	2006	30	63%	NR	0%	100%，6 月	100%，9 个月
Fering 及同事	2010	130	100%	NR	9%	NR	88%，3 年
Karnabatidis 及同事	2011	51	100%	7.7 cm	0%	30%，3 年	NR
Rastan 及同事	2011	82	51%	3.0 cm	0%	81%，1 年	98%，1 年
经皮腔内斑块旋切术							
Zeller 及同事	2007	36	53%	4.6 cm	2%	67%，1 年 60%，2 年	100%，2 年
Safian 及同事	2009	124	32%	3.0 cm	2.5%	NR	100%，6 个月

From Montero-Baker M，Mills JL. Endovascular repair of infrapopliteal arterial occlusive disease. In：Moore WS，Lawrence PF，Oderich GS，eds. Moore's Vascular and endovascular surgery：A comprehensive review. 9th ed. Philadelphia，PA：Elsevier；2019：460-468.

CLI：严重下肢缺血；NR：未报道；PTA：经皮腔内血管成形术；SFA：股浅动脉。

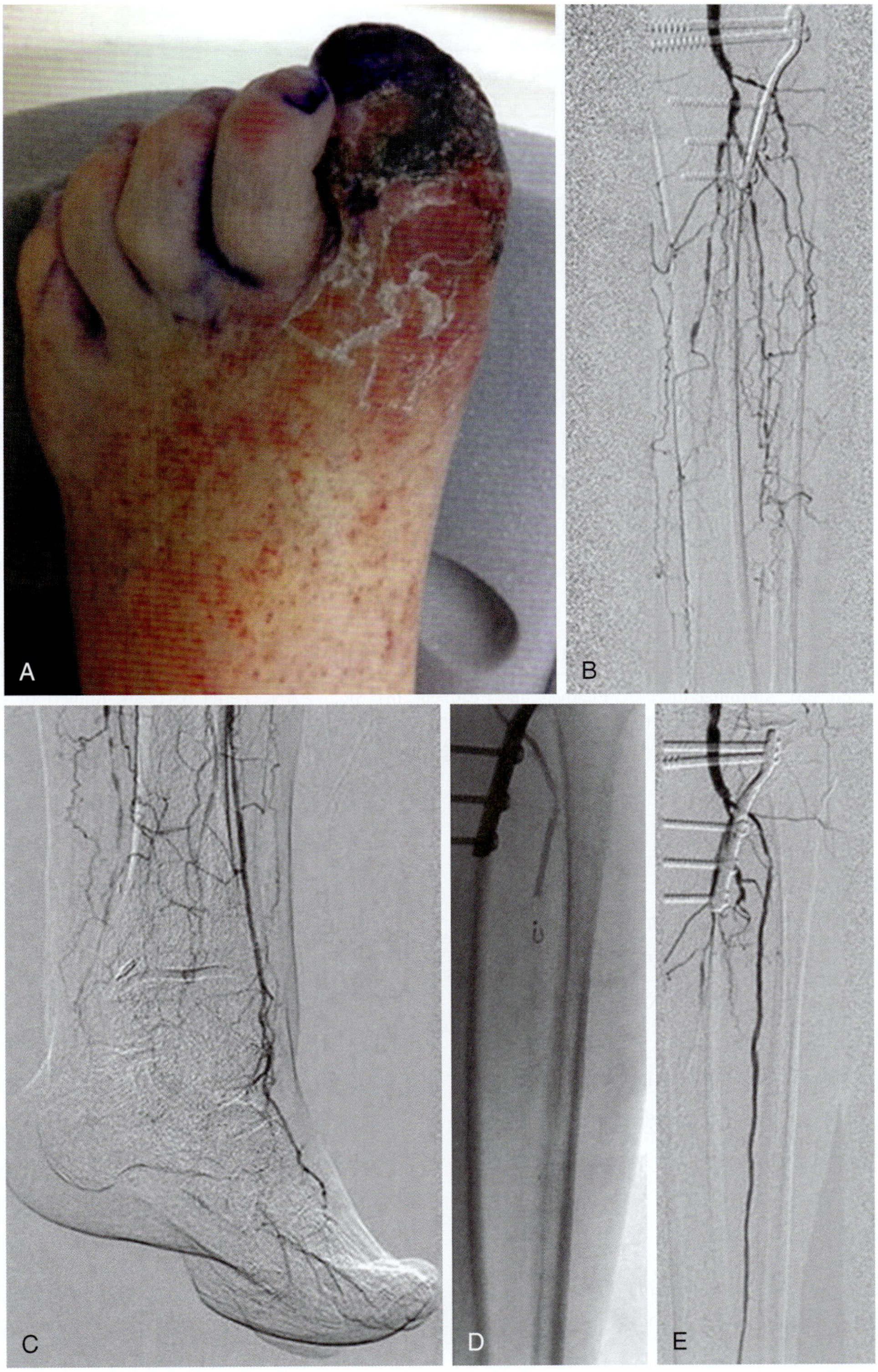

图 63.13 一位 77 岁糖尿病和脚趾坏疽的高危患者。（**A**）踝肱指数（ABI）为 0.39 的严重肢体缺血；（**B**）三个血管长段（＞ 25 cm）胫动脉闭塞伴（**C**）胫前动脉远端重建；（**D**）长段闭塞的内膜下血管成形术；（**E**）经长段内膜下血管成形术后，胫前动脉 ABI 改善至 0.81。干预 6 个月后，足趾截肢伤口愈合，血管保持通畅（From Montero-Baker M，Mills JL. Endovascular repair of infrapopliteal arterial occlusive disease. In：Moore WS，Lawrence PF，Oderich GS，ed. Moore's Vascular and endovascular surgery：A comprehensive review. 9th ed. Philadelphia，PA：Elsevier；2019：460-468.）

表 63.4 主髂动脉闭塞性病变介入治疗结果回顾

队列	年份	患者数量	指征	干预类型	初级通畅率（%）
Parsons 等	1998	45		PTA	74（5 年）
Klein	2006	279		一期支架植入 *vs.* 选择性支架植入	83（5 年）
Bosch 和 Hunink（荟萃分析）	1997 1997	1300 1300	跛行 *vs.* CLI	选择性支架植入 *vs.* 一期支架植入 一期支架植入	70（5 年） 77（4 年） 67（4 年）
Murphy（荟萃分析）	1998	2058		一期支架植入	73（5 年）
Schurmann 等	2002	110	93% 跛行	一期支架植入	66（5 年）
Galaria 和 Davies	2005	276	TASC A 和 B	一期支架植入	71（10 年）
Leville 等	2006	92	TASC C 和 D	一期支架植入	76（3 年）
Rzucidlo 等	2005	34	TASC B，C 和 D	覆膜支架植入	80（5 年）
Chang 等	2008	171	TASC B，C 和 D	41% 覆膜支架，59% 金属裸支架	60（5 年）
Mwipatayi	2011	40	TASC C 和 D	覆膜支架	95（18 个月）
		24		金属裸支架	50（18 个月）
Psacharopulo	2015	11	TASC D	覆膜支架	91（2 年）

From Powell RJ，Rzucidlo EM. Aortoiliac disease：Endovascular treatment. In：Sidawy AN，Perler BA，eds. Rutherford's vascular surgery and endovascular therapy. 9th ed. Philadelphia，PA：Elsevier；2019：1423-1437.

CLI：严重下肢缺血；PTA：经皮腔内血管成形术；TASC：跨大西洋学会共识。

较差的流出道，及特殊的合并症如糖尿病和终末期肾病[36, 39]。尽管目前存在局限性，EVT 仍被广泛使用；在过去的十年中，短期结果有所改善，对于预期寿命较短的老年、高风险患者，EVT 目前似乎是更好的选择，这些患者不会从搭桥手术提供的长期通畅中获益，开放手术的风险也会增加。WIfI、PLAN 和 GLASS 方法在 CLTI 治疗中的应用应该有助于确定 EVT 与搭桥手术的作用，以及等待发表的 BEST-CLI 和 BASIL 2 和 3 的试验结果。

开放手术治疗

尽管 EVT 在下肢 PAD 患者的治疗中迅速发展和应用，但开放手术治疗仍然是这些患者可行且通常更可取的选择。开放性下肢血运重建的标志仍然是动脉搭桥，包括主股动脉搭桥和腹股沟下搭桥。在存在主髂动脉闭塞性病变的情况下，有可用于下肢旁路的解剖外重建，包括腋-股搭桥、股-股搭桥和胸-股搭桥。然而，对这些问题的讨论超出了本章的范围，因为这些手术通常仅用于解决先前的主动脉-股动脉血运重建或其他血管内主动脉-髂动脉重建的并发症。主动脉-股动脉搭桥术通常利用人工分叉血管从主动脉搭桥至股总动脉、股深动脉或股浅动脉。腹股沟下搭桥术是指利用自体或人工血管搭桥重建腹股沟韧带下方的主要动脉。

适应证

腹股沟下搭桥手术的两个主要适应证是跛行和 CLTI。对于大多数表现为跛行的患者来说，非手术治疗是合适的，并且在最初是更为可取的。然而，虽然进行着锻炼计划、戒烟和优化药物治疗，患者仍出现明显的跛行时应考虑手术治疗。这包括无法从事其主要职业或不能进行日常生活活动的患者。在选定的跛行患者中进行腹股沟下搭桥术的主要目的是改善生活质量，而不是防止肢体丢失。跛行导致肢体丢失的风险非常低（＜1%/ 年），在 3 ～ 5 年的时间内仅发生 5% 的大截肢[3]。与之相反，大多数 CLTI 患者（静息痛、缺血性溃疡、坏疽）需要干预以降低肢体丢失或显著临床恶化的风险。如前所述，血管外科学会下肢指南委员会根据 WIfI 客观分级系统建立了一个受威胁肢体的分层系统共识[9]。该系统将 CLTI 患者的肢体截肢风险分为四个临床阶段，并已证实可预测 1 年的主要肢体截肢风险。该系统还可以识别那些通过血运重建来降低大截肢风险的患者。符合这两种适应证的患者，如果功能正常、风险适当，并且存在足够的静脉桥血管，则应考虑开放式搭桥。

在干预之前，必须评估潜在开放手术患者的合并症。合并慢性阻塞性肺疾病、糖尿病、肾功能不全和冠状动脉疾病的发生率很高。这些患者应在干预之前对血压、糖尿病、充血性心力衰竭和心绞痛进行优化控制。只有不稳定心绞痛、近期心肌梗死或不可控充血性心力衰竭的患者才应常规推迟干预治疗。

术前计划

成功的搭桥手术有几个先决条件以维持长期通畅。必须有足够的流入道和流出道。此外，搭桥血管必须经过优化以确保长期通畅。对于 CLTI 患者的下肢血运重建，确定最佳的流出目标血管为足部提供“连续血流”也很重要。

与所有外科搭桥手术一样，必须获得充分的术前影像学检查，以评估这些标准中的每一项。获得这种必要的解剖信息的传统途径是通过对下肢进行标准的血管造影。如果患者之前接受了不成功的血管内干预治疗手术，这通常在计划之前获得。尽管 CT 血管造影在下肢血管中的应用，特别是在 CLTI 队列中，受到小血管和 CLTI 患者的长段钙化血管的限制，但可以考虑使用 CT 血管造影来评估流入道情况[40]。磁共振血管造影和多普勒超声也可成功用于术前规划[41-42]。尤其是血管造影，术者可以确定适合搭桥的血管，并确定最佳流出目标血管。如果手术操作得当，绝大多数有血运重建指征的患者都有足够的靶动脉[43]。靶动脉选择需要 CLTI 患者的足部视图（至少是前后侧位和外侧位）。侧位足部视图非常重要（图 63.14）。

在进行搭桥之前，必须对流入道进行评估。对于同侧股动脉搏动和股总动脉多普勒三相波形正常的患者，不需要对流入道进行干预。对于无明显股动脉搏动或异常股动脉多普勒波形（尤其是双侧）的患者，应考虑额外的术前成像。如果病变存在于同侧主髂段或股总动脉，则应同时或在实施腹股沟下搭桥术之前进行治疗。血管内和开放手术都可以优化流入道，包括主动脉-股动脉搭桥术、带或不带支架的髂动脉球囊血管成形术，及带或不带股深动脉成形术的股总动脉内膜剥脱术。一旦完成，搭桥将有最佳流入道，以支持移植物通畅。

同样，必须进行详细的评估以确定最合适的远端靶动脉。我们支持传统的数字减影动脉造影术来确定理想的远端靶动脉。这可以在操作之前或操作时执行。也可以进行干预以改善远端靶动脉，尽管这很少需要，因为相对备用的动脉段几乎总是可用的。选择远端靶动脉的一般原则是选择血流动力学显著的病变远端的最近端血管，该血管通过至少一条胫血管持续流入足部。跛行患者通常需要腘动脉远端靶动脉。CLTI 患者通常需要胫动脉、腓动脉、足背动脉或足底动脉的远端靶血管（图 63.15）。

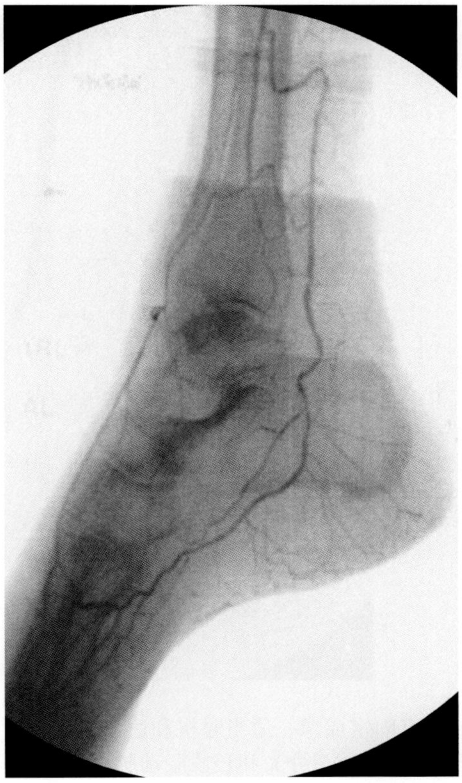

图 63.14 通过远端选择性股浅动脉导管注射获得的侧足视图，可识别从腓动脉远端到足背循环和胫骨后循环的良好侧支循环（From Mills JL. Infrainguinal disease：Surgical treatment. In：Sidawy AN，Perler BA，ed. Rutherford's vascular surgery and endovascular therapy. 9th ed. Philadelphia，PA：Elsevier；2019：1438-1462.）

搭桥血管选择可能是腹股沟下搭桥成功的最关键因素。自体静脉桥血管包括同侧和对侧大隐静脉（great saphenous vein，GSV）、小隐静脉（short saphenous vein，SSV）、股静脉、手臂（贵要静脉和头静脉）、动脉内膜剥脱的股浅动脉、冷冻保存的静脉和桡动脉。术前成像，通常采用多普勒超声，足以确定合适自体静脉的存在、直径和质量。人造血管包括涤纶、共价键合的涤纶、人脐静脉、含或不含共价键合肝素的聚四氟乙烯（polytetrafluoroethylene，PTFE）及含肝素共价键合的膨胀 PTFE。

自体静脉在腹股沟下搭桥（包括膝上腘动脉搭桥）方面优于其他所有桥血管。单个自体静脉段优于

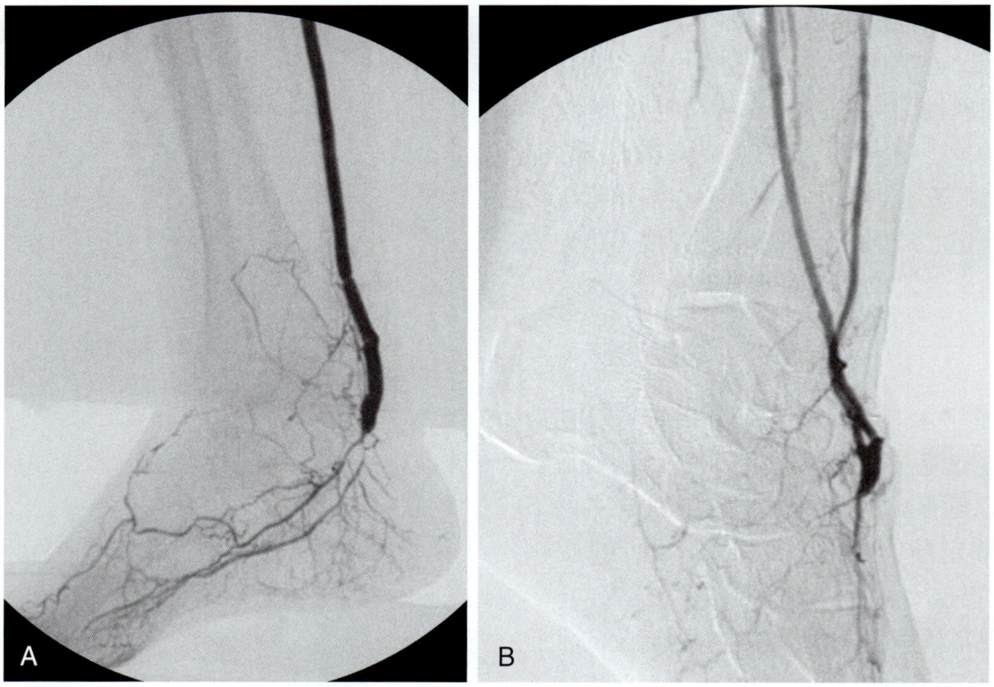

图 63.15 具有固定成像、适当时机和适当导管放置的详细诊断性动脉造影几乎总能确定合适的靶动脉。描述的每个患者都有腘动脉闭塞和广泛的三分叉和长段胫动脉病变，但诊断性检查确定了足部合适的靶动脉。（**A**）糖尿病和前足坏疽患者在踝下胫后动脉搭桥术后完成的动脉造影。尽管有一个小口径的流出道，但桥血管仍然通畅，缺血性足部溃疡愈合，两年后没有复发；（**B**）绕过患病的足背动脉后完成动脉造影。尽管流出道不良且足弓和足底血管存在病变，但移植物在一年后仍保持通畅。这名糖尿病患者通过跖骨截肢后痊愈并行走（From Mills JL. Infrainguinal disease：Surgical treatment. In：Sidawy AN，Perler BA，ed. Rutherford's vascular surgery and endovascular therapy. 9th ed. Philadelphia，PA：Elsevier；2019：1438-1462.）

拼接静脉段。GSV 和 SSV 优于臂静脉。在可行的情况下，应使用自体静脉进行腹股沟下动脉搭桥。只有当自体桥血管确实不可用时，才应考虑使用人工血管进行腹股沟下动脉搭桥。涤纶血管最近被证明在膝上腘动脉搭桥中优于膨胀聚四氟乙烯[44]。

我们的研究组通常不会仅仅为了跛行的适应证而采用人工血管进行腹股沟下搭桥手术，因为移植物失效常常会使稳定的跛行患者转变为急性肢体缺血威胁的患者，因此实际上可能增加截肢的风险。

主动脉-股动脉搭桥术

当主动脉和髂动脉在血流动力学上存在显著的狭窄导致上述适应证时，应考虑主动脉-股动脉搭桥术。典型的血运重建是股总动脉或双侧股深动脉为流出道靶血管的主动脉-股动脉搭桥。对于主髂动脉闭塞性病变的外科重建，最佳的流入道血管几乎总是位于肾动脉下方。通常使用人造血管（涤纶或膨胀聚四氟乙烯）进行搭桥，除了当指征是先前放置的人工血管感染时，在感染的血管切除后，可选择股静脉来建立新的主髂动脉系统（neo-aortoiliac system，NAIS）或使用低温保存的动脉和静脉。

利福平洗涤的涤纶移植物也偶尔用于首次重建，以及在低毒生物环境中替换感染的移植物。许多血管外科医生首选的近端主动脉吻合方式是端端吻合，因为这样更容易覆盖 / 保护移植物免受邻近十二指肠的损伤，尽管未经证实，但一些人认为这具有更大的血流动力学优势。然而，在某些情况下，可以考虑甚至强制进行近端端侧吻合。这些情况包括存在粗大通畅的肠系膜下动脉，以及端端吻合将导致髂内动脉的血流消失甚至逆流的解剖结构。例如，如果一侧的髂总动脉和髂外动脉均闭塞，而对侧的髂总动脉和髂内动脉在对侧髂外动脉闭塞的情况下是开放的，则建立近端主动脉端侧吻合将保留对一侧髂内动脉的灌注。相反，主动脉端端吻合将消除流向骨盆的动脉血流，增加结肠和骨盆缺血的风险（包括臀部坏死或所谓的“垃圾臀”，一种灾难性的并发症）。如果外科医生选择在前一种情况下进行近端端端吻合，肠系膜下动脉应重新吻合到主-股动脉移植物上（图 63.16）。当面对如第二种情况所述的解剖结构时，同侧的远端分支向下延伸至股总动脉，而对侧

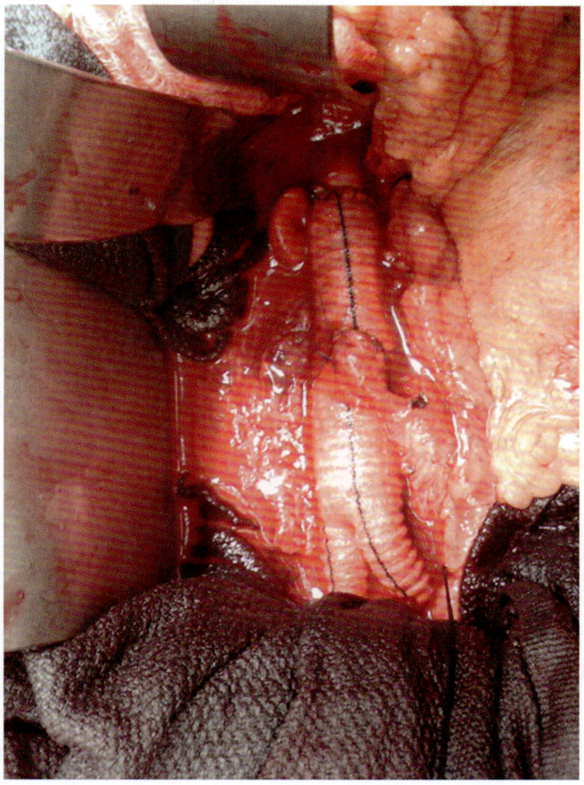

图 63.16 肠系膜下动脉重现缝合到分叉型的主动脉移植物上

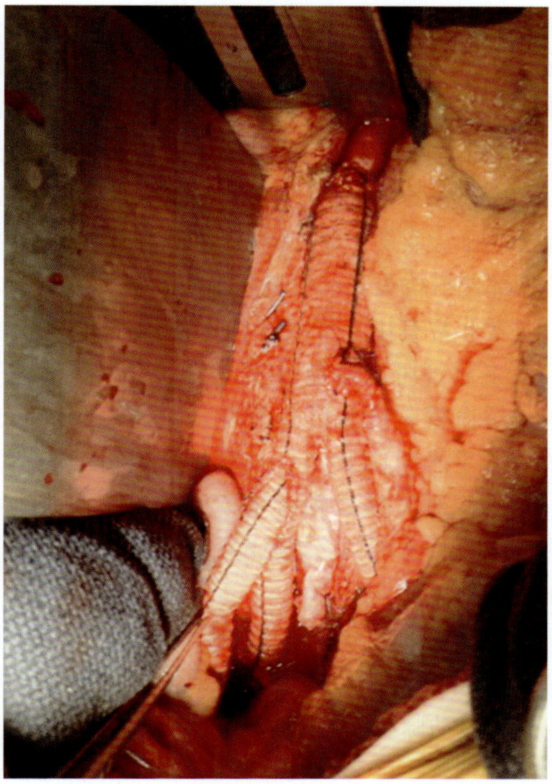

图 63.17 肠系膜下动脉重新缝合到主动脉移植物上，右侧分支缝合至唯一未闭的髂内动脉上，并越过右股总动脉移植物，以保持骨盆和结肠血流

分支缝合至远端髂总动脉或近端髂内动脉。然后将另一个移植物分支缝合到对侧肢体的帽状物上，并向下延伸至股总动脉（图 63.17）。这种方法保留了髂内动脉血流并简化了骨盆血管的吻合，因为先是与髂动脉进行更深的吻合，而后与延伸至股总动脉的较浅吻合相对容易。

阻断钳的使用和开放是重要的操作。只要有可能，应钳夹在正常动脉段。这可以通过彻底的术前准备和检查所有相关图像（多普勒超声、CT 或常规血管造影，取决于可用的图像）来确保这一点。术中在动脉后方以直角触诊动脉也可用于识别明显的后壁斑块。如果阻断钳应用于正常或接近正常动脉不可能时，特别是当存在后壁斑块时，应该考虑从前侧到后侧而不是从一侧到另一侧压缩动脉的阻断器具。如果需要与病变严重的血管吻合，可以考虑近端球囊阻断，而不是错误地钳夹病变部位。在进行适当长度的动脉切开并将其与移植物切开相匹配后，在进行动脉吻合时，缝合针通常由移植物外侧到移植物内侧，从动脉内侧到外侧，尤其是在动脉壁因闭塞性病变而增厚的情况下。这些钳夹和缝合技术减少了提升原有动脉内膜和形成内膜瓣的机会。这种缝合技术还鼓励移植物和原有动脉外翻，使吻合创建更简单、更快。如果动脉增厚并很难外翻，可以使用中膜和外膜切开固定缝合线来促进吻合，并减少用镊子反复夹持病变动脉的可能。正确建立的端侧吻合外翻，具有小眼镜蛇头外观（图 63.15）。

主动脉-股动脉搭桥术是一种相当大的生理性手术，并伴有多种主要并发症。早期并发症包括出血、肠缺血、臀部和盆腔坏死、急性肾衰竭、心肌梗死、肺部并发症和死亡。晚期并发症包括肢体血栓形成、主动脉肠瘘、移植物感染和吻合口假性动脉瘤。

腹股沟下动脉搭桥术

有多种移植物可用于腹股沟下动脉搭桥术，包括反向静脉、非反向静脉、原位静脉、拼接静脉和人工血管。在可获得的情况下，原位 GSV 可通过将近端 GSV 移至流入动脉，进行瓣膜松解，随后将 GSV 远端段与靶动脉吻合来使用。该技术的优点是避免全程 GSV 采集，并使流入道动脉和靶动脉的静脉桥血管与原有动脉直径相匹配。非逆向静脉搭桥还可以更容易地匹配静脉和动脉的直径。然而，使用非逆向静脉需要全静脉采集、移植物隧道和瓣膜松解。翻转静脉可以避免瓣膜松解，但需要完全切除，并可能造成静脉桥血管与动脉大小不匹配的问题。尽管与反向静脉的理论尺寸不匹配，但没有数据表明反向静脉桥血管不如需要瓣膜松解的技术，并且反向静脉避免了瓣膜松解不完全的问题，并允许在搭桥隧道中有很大的自由度。所有移植物都可以在解剖学上沿着被绕过的血管或皮下建立隧道。虽然皮下隧道需要比原解剖部位搭桥更长的静脉桥血管，但在二次手术病例中通常非常有用，可以避免先前手术留下的瘢痕。使用人工血管可以避免许多这些问题，尤其是采集时间、桥血管长度和处理静脉瓣膜。避免静脉采集也减少了手术时间及切口长度，从而可能避免并发症。然而，对大多数患者来说，与人工血管搭桥相关的较低的通畅率和感染风险的增加大大超过了这些潜在的好处。

腹股沟下搭桥的流入道可能来自股总动脉、股深动脉、股浅动脉和腘动脉，更不常见的是来自胫动脉。当股总动脉有既往手术史时，股深动脉通常是一个很好的选择，因为该动脉可以从外侧入路暴露，从而避免股三角处先前手术部位的致密瘢痕。此外，当先前进行过辅助流入道手术时，搭桥可以起始于近端搭桥的头端、动脉补片，甚至流入移植物动脉吻合下方的天然动脉。股总动脉远端的搭桥移植物起源在二次手术病例和可用静脉长度有限时特别有用。当使用静脉桥血管并且在移植物起始附近没有明显的血流动力学病变时，远端移植物不会影响长期移植物的通畅性。对特别适用于 CLTI 和糖尿病患者的腘动脉移植物的荟萃分析报道称，这种结构的 2 年通畅率接近 80%[8]。

应考虑搭桥术后的检查，以避免潜在的早期移植物血栓形成或出血以及随后的“收回”手术。包括远端脉搏触诊和多普勒血流评估、有无移植物压迫、完整的动脉造影、术中多普勒扫描和血管镜检查。并非所有搭桥都需要完成成像，不幸的是，目前尚不存在关于何时使用这些辅助手段的明确共识。但是，应该注意的是，补救潜在问题的最佳时机是在最初操作时。因此，我们仍然提倡完成血管造影，特别是在开放外科搭桥手术的实施越来越少的时代。

并发症 腹股沟下搭桥术后的主要并发症包括伤口问题、移植物闭塞、移植物感染、出血和死亡。PREVENT Ⅲ 试验证明了与腹股沟下静脉桥血管搭桥手术相关的以下并发症发生率：死亡（2.7%）、心肌梗死（4.7%）、大截肢（1.8%）、移植物闭塞（5.2%）、主要伤口并发症（4.8%）和移植物出血（0.4%）[26]。晚期并发症包括淋巴水肿、感染、移植物动脉瘤和移植物狭窄或闭塞。早期移植物闭塞通常与技术或判断错误有关，应尽快纠正。如果未确定移植失败的根本原因，则长期通畅性较差。中期和晚期移植物闭塞的发生是由许多潜在原因造成的，包括内膜增生（术后前 18 个月的发病率最高）、吻合口动脉瘤和复发性动脉粥样硬化病变。这些通常只应针对严重再狭窄或当患者症状已经恢复或伤口不能愈合时才进行治疗。对静脉移植物来说，有计划地连续多普勒移植物监测已被证明可以减少中期和晚期搭桥移植物的闭塞。

监测

监测是纵向 PAD 管理的一个基本方面，是提供全面护理以最大限度提高患者治疗效果的重要组成部分。监测的模式和频率取决于患者、具体的干预，及预期的时间范围和所执行的干预失败的模式。有组织的后续行动旨在在实际失败之前识别受威胁的干预措施，并指导适当和及时的重新干预。同时进行的临床评估对于添加有关复发症状和伤口状态的辅助信息至关重要。血管外科学会于 2018 年发布了关于下肢动脉手术后监测的指南，可作为我们建议的参考[45]。

腔内治疗的监测

目前还没有一个确定的下肢血管内介入治疗的随访的时间间隔或最佳方案。然而，很明显，纵向随访以确保对合并症情况进行充分的药物管理是至关重要的，并且可以提高血管内介入治疗后的通畅率和无截肢生存率[46]。随访需要完整的病史和体检，以评估新的医疗状况、伤口、症状、踝肱指数。此外，建议在 EVT 后的第一个月内进行基线多普勒超声监测（duplex ultrasound surveillance，DUS）。EVT 后动脉再狭窄通常通过多种机制发生，包括新生内膜增生、收缩性动脉重塑和复发性动脉粥样硬化病变。在术后第一个月之后，常规 DUS 成像或对比成像在保肢方面没有产生明显的益处。缺乏益处的部分原因是难以建立足够准确的进展速度阈值和预测标准，为血管成形术、动脉剥脱术和支架植入术后的再干预提供建议。通常仅当患者出现复发症状或无法治愈现有伤口时，才需要进一步成像和后续再干预。血管外科学会指南建议在 3 个月后继续进行临床随访，然后每隔 6 个月进行一次。然而，目前在没有复发症状或不存在不愈合或复发伤口的情况下，超过 1 个月后不推荐常规 DUS。对于症状复发或 CLTI 未解决的患者，多普勒成像可能有助于识别再狭窄区域［峰值收缩速度（peak systolic velocity，PSV）大于 300 cm/s，速度比（velocity ratio，Vr）大于 3.5］[45]。这种再狭窄值得在症状未解决或复发的患者中以及在基于导管介入干预后无症状的精选患者中进行再干预。

开放外科搭桥移植物的监测

与下肢 EVT 后未建立的监测的建议相反，开放性外科治疗有更明确的临床和影像学监测指南。这些监测机制包括临床监测、ABI 评估和 DUS。开放性外科血管重建术后的一般指南包括术后 4 周内的早期评估以及术后 3 个月、6 个月和 12 个月的间隔。此后，每 6 ～ 12 个月可继续监测一次[45, 47]。DUS 标准已建立用于定义复发性狭窄和静脉搭桥血管的威胁性狭窄。这些标准基于狭窄部位的多普勒的 PSV 和 Vr。

对自体静脉移植物的监测尤其完善，对于自体静脉移植物，再狭窄的识别和治疗明显有利于延长移植物的通畅性和避免静脉移植物血栓形成[45, 47-50]。DUS 比单独的 ABI 评估更有用。对搭桥血管进行全面评估，包括天然流入道和流出道、近端和远端吻合口，及沿移植物全程的多个间隔。根据 PSV、Vr、低流速和 ABI 变化建立的标准，对腹股沟下静脉移植物血栓形成的风险进行分层。当发现以下情况时，移植物血栓形成的风险较高：PSV 大于 300 cm/s 和（或）狭窄部位的 Vr 大于 3.5；整体低峰值收缩期移植物的整体低峰值流速小于 45 cm/s；或者 ABI 下降大于 0.15[49-50]。这些发现中的任何一个都应提示考虑进行诊断性血管造影和再干预犯罪病变，以防止移植物血栓形成（图 63.18）。初期通畅是指搭桥移植物在特定时间间隔内保持通畅而不对移植物本身或其吻合口进行再干预时的术语。未通畅但再狭窄的移植物成功地再介入被称为辅助初期通畅。闭塞的搭桥血管的开通会导致初期通畅率丧失，但如果成功，则称为二期通畅。静脉移植物监测的目的是防止失去初期通畅，因为对“失败”（闭塞）静脉移植物的再干预不像对通畅的移植物再干预那样持久，而是“失败”的移植物。通常建议在前 2 年每 3 ～ 6 个月进行一次静脉移植物监测，然后每年进行一次。术后前 3 ～ 8 个月内静脉移植物失败（75% ～ 80%）的最常见原因是内膜增生导致的内在静脉移植狭窄。这种病变很容易检测到，并且可以通过连续多普勒检查来监测进展情况。18 ～ 24 个月后，新静脉移植狭窄率显著下降，因此在没有复发症状的情况下，每年监测就足够了[50]。

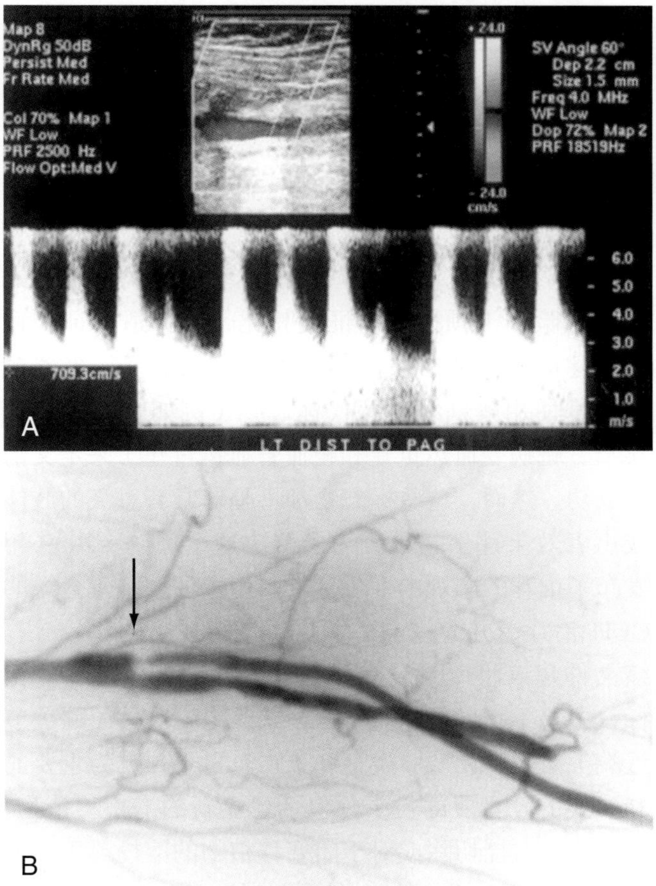

图 63.18　多普勒监测发现股腘动脉的静脉移植物近端存在严重的移植物狭窄。（**A**）显著的频谱增宽和收缩期和舒张末期峰值速度的显著升高是高级别静脉移植物狭窄的诊断依据；（**B**）动脉造影证实为局灶性、严重的近端移植物狭窄（箭头所示），并利用取自上肢的短静脉移植物进行治疗（From Mills JL. Infrainguinal disease：Surgical treatment. In：Sidawy AN，Perler BA，ed. Rutherford’s vascular surgery and endovascular therapy. 9th ed. Philadelphia，PA：Elsevier；2019：1438-1462.）

在下肢人工血管搭桥术后，监测不能明确预测移植物失败，也没有建立具体的 DUS 标准来准确识别受威胁的人工移植物。应早期建立基线 ABI 并在 6 个月和 12 个月时重复测量。随后，临床评估和 ABI 评估应每年进行一次或随着患者临床状况的变化进行。如果由于内侧钙质沉着导致 ABI 过高，这在 CLTI、糖尿病或肾衰竭患者中很常见，那么足趾收缩压和波形对于监测血流动力学非常有用。

效果评价

对血管介入治疗的纵向评估，尤其是对下肢PAD进行的那些研究，长期以来一直关注诸如通畅性（初期、辅助初期和二期）、血流动力学成功（基于ABI或足趾压力）、保肢（无大截肢）等终点和死亡率。然而，与可用于降低冠状动脉疾病和卒中的药物风险和干预措施的证据相比，支持适应证和血运重建的证据通常质量较差且相当薄弱。许多器械试验都使用解剖学或替代标志物（例如是否存在再狭窄、靶病变血运重建和靶血管血运重建）来定义治疗成功。然而，这些标志物都不是非常有意义的肢体或患者效果评估指标。为了解决这个问题，2009年发布了推荐的客观的评价标准，用于评估基于介入的CLTI治疗，并允许与手术搭桥进行适当的比较[51]。该文件建议将以下终点作为安全性和有效性评价指标：主要不良肢体事件、MACE、主要肢体（踝关节近端）截肢、无截肢生存和死亡。再干预分为主要的和次要的。主要的再干预包括建立新的搭桥移植物、移植物的血栓切除或对于闭塞移植物的溶栓或重大外科手术修复，例如跨过或植入新的移植物。次要的再干预主要包括对再狭窄进行更简单的再干预以开通重建，包括血管内治疗（血管成形术、斑块切除术或支架植入术）和较小的开放手术，例如局部补片血管成形术。客观评价标准基于三个有一个手术对照组的大型试验的数据集，为CLTI的EVT设定了目标。

CLTI血运重建的重要患者结局包括免于死亡、缺血性疼痛缓解、任何伤口完全愈合、免于大截肢、相对免于再干预、恢复或维持行走和独立生活状态。许多研究表明，当在CLTI亚群中评估所有晚期终点时，下肢搭桥手术的结果更加乐观。例如，来自俄勒冈州的一项研究评估了腹股沟下搭桥术后5～7年的112名连续随访患者。虽然这些患者中只有26%在延长的随访期内失去了肢体，但作者报道，根据以下所有标准，只有不到20%的患者具有理想的结果：移植物通畅、伤口愈合、无须再次手术、持续下地活动和独立生活状态[27]。本报道和其他研究清楚地表明，对于PAD患者，尤其是CLTI患者，纵向随访和护理显然是必要的，并且需要持续努力以维持肢体挽救并保持行走和功能状态[31-33]。从这个纵向角度来看，虽然对CLTI及时和适当的血运重建无疑可以提供临床上重要且经常维持很久的缓解，但它不能治愈并且很少会产生大多数患者和外科医生客观的认为理想的以患者为中心的功能性结果。

主要参考文献

Bradbury AW，Adam DJ，Bell J，et al. Bypass versus angioplasty in severe ischaemia of the leg（BASIL）trial：Analysis of amputation free and overall survival by treatment received. J Vasc Surg. 2010；51：18S–31S.

仍然是血管成形术与搭桥术治疗严重肢体缺血的唯一随机前瞻性试验。存活两年以上的患者可能首先从搭桥术中受益。

Conte MS，Bradbury AW，Kolh P，et al. Global vascular guidelines on the management of chronic limb-threatening ischemia. J Vasc Surg. 2019；69：3S–125S e140.

多学科、全球合作，努力而重新定义慢性肢体缺血（CLTI）的诊断、管理和治疗。重要的新概念包括伤口、缺血和足部感染（WIfI）威胁肢体分级；患者、肢体和解剖（PLAN）；靶动脉路径（TAP）和全球肢体解剖分级系统（GLASS）。虽然这些概念需要验证，但这些系统最终将允许比较不同风险分层患者、四肢和解剖病变的替代治疗方法。

Fowkes FG，Rudan D，Rudan I，et al. Comparison of global estimates of prevalence and risk factors for peripheral artery disease in 2000 and 2010. A systematic review and analysis. Lancet. 2013；382：1329–1340.

关于外周动脉疾病发展的患病率和危险因素的重要系统性回顾。

Mills JL Sr，Conte MS，Armstrong DG，et al. The Society for vascular surgery lower extremity threatened limb classification system：risk stratification based on wound，ischemia，and foot infection（WIfI）. J Vasc Surg. 2014；59：220–234 e221–e222.

根据与愈合的可能性、截肢风险和血运重建的潜在益处相关的三个因素（伤口、缺血和足部感染）的组合，在基线检查时对受威胁肢体进行分类的视角发生了重大变化。

Prompers L，Schaper N，Apelqvist J，et al. Prediction of outcome in individuals with diabetic foot ulcers：focus on the differences between individuals with and without peripheral arterial disease. The EURODIALE Study. Diabetologia. 2008；51：747-755.

关于糖尿病足溃疡（DFU）和外周动脉疾病（PAD）频繁关联的重要数据，以及 PAD + 感染对 DFU 患者截肢风险的重要影响。

参考文献

1. Selvin E, Erlinger TP. Prevalence of and risk factors for peripheral arterial disease in the United States: results from the national health and nutrition examination survey, 1999-2000. *Circulation*. 2004;110:738–743.
2. Hirsch AT, Criqui MH, Treat-Jacobson D, et al. Peripheral arterial disease detection, awareness, and treatment in primary care. *JAMA*. 2001;286:1317–1324.
3. Conte MS, Pomposelli FB, Clair DG, et al. Society for vascular surgery practice guidelines for atherosclerotic occlusive disease of the lower extremities: management of asymptomatic disease and claudication. *J Vasc Surg*. 2015;61:2S–41S.
4. Fowkes FG, Rudan D, Rudan I, et al. Comparison of global estimates of prevalence and risk factors for peripheral artery disease in 2000 and 2010: a systematic review and analysis. *Lancet*. 2013;382:1329–1340.
5. Mahoney EM, Wang K, Keo HH, et al. Vascular hospitalization rates and costs in patients with peripheral artery disease in the United States. *Circ Cardiovasc Qual Outcomes*. 2010;3:642–651.
6. Joosten MM, Pai JK, Bertoia ML, et al. Associations between conventional cardiovascular risk factors and risk of peripheral artery disease in men. *JAMA*. 2012;308:1660–1667.
7. Hingorani A, LaMuraglia GM, Henke P, et al. The management of diabetic foot: a clinical practice guideline by the society for vascular surgery in collaboration with the American Podiatric Medical Association and the Society for Vascular Medicine. *J Vasc Surg*. 2016;63:3S–21S.
8. Conte MS, Bradbury AW, Kolh P, et al. Global vascular guidelines on the management of chronic limb-threatening ischemia. *J Vasc Surg*. 2019;69; 3S–125S.e140.
9. Mills JL Sr, Conte MS, Armstrong DG, et al. The society for vascular surgery lower extremity threatened limb classification system: risk stratification based on wound, ischemia, and foot infection (WIfI). *J Vasc Surg*. 2014;59:220–234; e221–222.
10. Glagov S, Weisenberg E, Zarins CK, et al. Compensatory enlargement of human atherosclerotic coronary arteries. *N Engl J Med*. 1987;316:1371–1375.
11. Faglia E, Favales F, Quarantiello A, et al. Angiographic evaluation of peripheral arterial occlusive disease and its role as a prognostic determinant for major amputation in diabetic subjects with foot ulcers. *Diabetes Care*. 1998;21:625–630.
12. Graziani L, Silvestro A, Bertone V, et al. Vascular involvement in diabetic subjects with ischemic foot ulcer: A new morphologic categorization of disease severity. *Eur J Vasc Endovasc Surg*. 2007;33:453–460.
13. Prompers L, Schaper N, Apelqvist J, et al. Prediction of outcome in individuals with diabetic foot ulcers: focus on the differences between individuals with and without peripheral arterial disease. The EURODIALE Study. *Diabetologia*. 2008;51:747–755.
14. Bell PRF, Charlesworth D, DePalma RG, et al. The definition of critical ischemia of a limb. Working Party of the International Vascular Symposium. *Br J Surg*. 1982;69:S2.
15. Fontaine R, Kim M, Kieny R. Surgical treatment of peripheral circulation disorders. *Helv Chir Acta*. 1954;21:499–533.
16. Rutherford RB, Baker JD, Ernst C, et al. Recommended standards for reports dealing with lower extremity ischemia: revised version. *J Vasc Surg*. 1997;26:517–538.
17. van Reijen NS, Ponchant K, Ubbink DT, et al. Editor's Choice - The prognostic value of the WIfI classification in patients with chronic limb threatening ischaemia: A systematic review and meta-analysis. *Eur J Vasc Endovasc Surg*. 2019;58:362–371.
18. Mayor JM, Mills JL. The correlation of the society for vascular surgery wound, ischemia, and foot infection threatened limb classification with amputation risk and major clinical outcomes. *Indian J Vasc Endovasc Surg*. 2018;5:83–86.
19. Leithead C, Novak Z, Spangler E, et al. Importance of postprocedural wound, ischemia, and foot infection (WIfI) restaging in predicting limb salvage. *J Vasc Surg*. 2018;67:498–505.
20. Mayor J, Chung J, Zhang Q, et al. Using the society for vascular surgery wound, ischemia, and foot infection classification to identify patients most likely to benefit from revascularization. *J Vasc Surg*. 2019;70:776–785; e771.
21. Biancari F. Meta-analysis of the prevalence, incidence and natural history of critical limb ischemia. *J Cardiovasc Surg (Torino)*. 2013;54:663–669.
22. Simons JP, Schanzer A, Flahive JM, et al. Survival prediction in patients with chronic limb-threatening ischemia who undergo infrainguinal revascularization. *J Vasc Surg*. 2019;69:137S–151S. e133.
23. Bradbury AW, Adam DJ, Bell J, et al. Bypass versus Angioplasty in Severe Ischaemia of the Leg (BASIL) trial: a survival prediction model to facilitate clinical decision making. *J Vasc Surg*. 2010;51:52S–68S.
24. Adam DJ, Beard JD, Cleveland T, et al. Bypass versus angioplasty in severe ischaemia of the leg (BASIL): multicentre, randomised controlled trial. *Lancet*. 2005;366:1925–1934.
25. Bradbury AW, Adam DJ, Bell J, et al. Bypass versus Angioplasty in Severe Ischaemia of the Leg (BASIL) trial: analysis of amputation free and overall survival by treatment received. *J Vasc Surg*. 2010;51:18S–31S.
26. Conte MS, Bandyk DF, Clowes AW, et al. Results of PREVENT III: a multicenter, randomized trial of edifoligide for the prevention of vein graft failure in lower extremity bypass surgery. *J Vasc Surg*. 2006;43:742–751; discussion 751.
27. Nicoloff AD, Taylor Jr LM, McLafferty RB, et al. Patient recovery after infrainguinal bypass grafting for limb salvage. *J Vasc Surg*. 1998;27:256–263; discussion 264–256.
28. Taylor SM, York JW, Cull DL, et al. Clinical success using patient-oriented outcome measures after lower extremity

patient-oriented outcome measures after lower extremity bypass and endovascular intervention for ischemic tissue loss. *J Vasc Surg*. 2009;50:534–541; discussion 541.
29. Kraiss LW, Beckstrom JL, Brooke BS. Frailty assessment in vascular surgery and its utility in preoperative decision making. *Semin Vasc Surg*. 2015;28:141–147.
30. Kraiss LW, Al-Dulaimi R, Presson AP, et al. A vascular quality initiative-based frailty instrument predicts 9-month postoperative mortality. *J Vasc Surg*. 2016;64:551–552.
31. Goshima KR, Mills Sr JL, Hughes JD. A new look at outcomes after infrainguinal bypass surgery: Traditional reporting standards systematically underestimate the expenditure of effort required to attain limb salvage. *J Vasc Surg*. 2004;39:330–335.
32. Morgan MB, Crayford T, Murrin B, et al. Developing the vascular quality of life questionnaire: a new disease-specific quality of life measure for use in lower limb ischemia. *J Vasc Surg*. 2001;33:679–687.
33. Nguyen LL, Moneta GL, Conte MS, et al. Prospective multicenter study of quality of life before and after lower extremity vein bypass in 1404 patients with critical limb ischemia. *J Vasc Surg*. 2006;44:977–983; discussion 983–974.
34. Johnston KW, Rae M, Hogg-Johnston SA, et al. 5-year results of a prospective study of percutaneous transluminal angioplasty. *Ann Surg*. 1987;206:403–413.
35. Mills Sr JL. Open bypass and endoluminal therapy: complementary techniques for revascularization in diabetic patients with critical limb ischaemia. *Diabetes Metab Res Rev*. 2008;24(suppl 1):S34–39.
36. Montero-Baker M, Mills JL. Endovascular repair of infrapopliteal arterial occlusive disease. In: Moore WS, Lawrence PF, Oderich GS, eds. *Moore's Vascular And Endovascular Surgery: A Comprehensive Review*. 9th edition. Philadelphia, PA: Elsevier; 2019:460–468.
37. Bolia A, Brennan J, Bell PR. Recanalisation of femoro-popliteal occlusions: Improving success rate by subintimal recanalisation. *Clin Radiol*. 1989;40:325.
38. Katsanos K, Spiliopoulos S, Kitrou P, et al. Risk of death following application of paclitaxel-coated balloons and stents in the femoropopliteal artery of the leg: a systematic review and meta-analysis of randomized controlled trials. *J Am Heart Assoc*. 2018;7:e011245.
39. Powell R.J., Rzucidlo E.M.. Aortoiliac disease: endovascular treatment. In: Sidawy A.N., Perler B.A., eds. Rutherford's vascular surgery and endovascular therapy. 9th edition. Philadelphia, PA: Elsevier; 2019:1423–1437.
40. Ouwendijk R, Kock MC, van Dijk LC, et al. Vessel wall calcifications at multi-detector row CT angiography in patients with peripheral arterial disease: effect on clinical utility and clinical predictors. *Radiology*. 2006;241:603–608.
41. Dorweiler B, Neufang A, Kreitner KF, et al. Magnetic resonance angiography unmasks reliable target vessels for pedal bypass grafting in patients with diabetes mellitus. *J Vasc Surg*. 2002;35:766–772.
42. Mazzariol F, Ascher E, Hingorani A, et al. Lower-extremity revascularisation without preoperative contrast arteriography in 185 cases: lessons learned with duplex ultrasound arterial mapping. *Eur J Vasc Endovasc Surg*. 2000;19:509–515.
43. Kozak BE, Bedell JE, Rosch J. Small vessel leg angiography for distal vessel bypass grafts. *J Vasc Surg*. 1988;8:711–715.
44. Rychlik IJ, Davey P, Murphy J, et al. A meta-analysis to compare Dacron versus polytetrafluroethylene grafts for above-knee femoropopliteal artery bypass. *J Vasc Surg*. 2014;60:506–515.
45. Zierler RE, Jordan WD, Lal BK, et al. The society for vascular surgery practice guidelines on follow-up after vascular surgery arterial procedures. *J Vasc Surg*. 2018;68:256–284.
46. Chung J, Timaran DA, Modrall JG, et al. Optimal medical therapy predicts amputation-free survival in chronic critical limb ischemia. *J Vasc Surg*. 2013;58:972–980.
47. Hodgkiss-Harlow K, Bandyk DF. Ultrasound assessment during and after carotid and peripheral intervention. In: Pellerito JS, Polak JF, eds. *Introduction To Vascular Ultrasonography*. 6th ed. Philadelphia, PA: Elsevier Saunders; 2012:307–323.
48. Lundell A, Lindblad B, Bergqvist D, et al. Femoropopliteal-crural graft patency is improved by an intensive surveillance program: a prospective randomized study. *J Vasc Surg*. 1995;21:26–33; discussion 33-24.
49. Mills JL, Bandyk DF, Gahtan V, et al. The origin of infrainguinal vein graft stenosis: a prospective study based on duplex surveillance. *J Vasc Surg*. 1995;21:16–22; discussion 22–23.
50. Mills JL Sr, Wixon CL, James DC, et al. The natural history of intermediate and critical vein graft stenosis: recommendations for continued surveillance or repair. *J Vasc Surg*. 2001;33:273–278; discussion 278–280.
51. Conte MS, Geraghty PJ, Bradbury AW, et al. Suggested objective performance goals and clinical trial design for evaluating catheter-based treatment of critical limb ischemia. *J Vasc Surg*. 2009;50:1462–1473; e1461–1463.

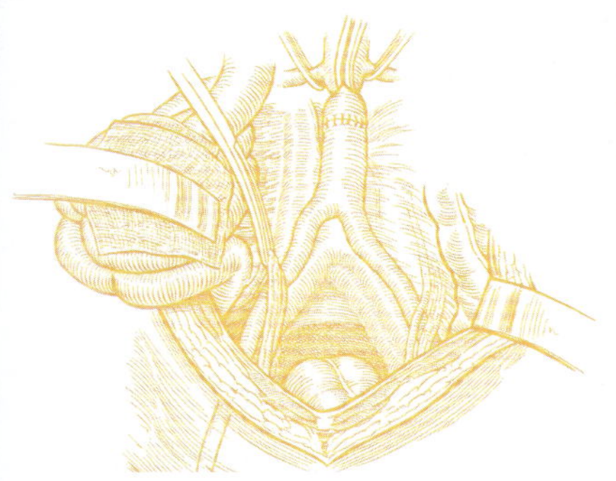

章 64

血管创伤

Michael J. Sise，Carlos V.R. Brown，Howard C. Champion
孙伟林　吕宗静　译　刘　彤　审校

章目录

尽管创伤处理体系取得了重大进展，但血管创伤的迅速诊断及快速有效的外科治疗仍然具有挑战性。处理这种损伤时，时间紧迫并且存在截肢的风险甚至危及生命。血管损伤的延迟诊断或处理在创伤中心仍然很常见。因为情况危急，需要系统计划、准备及应用指南等成功的早期认识并且有效处理这种高危临床情况。

选择性血管手术一般使用血管腔内技术，开放血管手术病例越来越少，导致有能力对血管创伤进行开放血管修复的外科医师紧缺。

在普通外科住院医师和血管团队研究中，开放血管手术的数量稳步减少，这大大降低了创伤外科医师和需要管理血管损伤的血管外科医师的技术水平。需要创新的解决方案来恢复创伤和血管外科医师的技术水平。

本章总结了血管损伤的病理生理学、临床表现、诊断检查、治疗和结果以及恢复处理血管损伤所需技能的培训解决方案。本章教学目的如下：阐明血管损伤的机制及临床表现；提供一套流程用于迅速评估颈部、躯干及肢体的血管损伤；提出治疗指南，用于制订最佳的治疗方案及有效措施；阐述临床上重要的血管损伤后遗症及适当的处理方法以达到最大的功能恢复；审查现有的教育及培训机会，以保留对有效治疗血管创伤至关重要的开放式手术技能。

损伤机制及病理生理学

血管损伤可由钝性或穿透性损伤引起。穿透性损伤通常是分散的或局部的，而钝性损伤更加弥散，不仅累及血管结构，还累及骨骼、肌肉及神经。弥散的钝性损伤不仅影响大血管，还会破坏作为侧支的更小的血管，因此缺血会更加恶化或严重。刀伤沿其轨迹产生局部损伤。枪伤会根据武器及子弹的特性产生不同程度的伤害。

穿透性枪伤通常分为低速（＜ 762 m/s，通常是手枪伤口）或高速（＞ 762 m/s，例如军用步枪伤口）[1]，由于动能高（能量＝质量 × 速度^2），因此比低速武器造成更多的组织损伤。子弹通过围绕子弹路线的快速扩张和快速收缩的组织产生一个空腔，该空腔的大小可以达到与子弹轨道呈直角的射弹直径的 30 倍。邻近组织的撕裂可能是毁灭性的。对骨骼的冲击会导致二次子弹和骨骼碎片对邻近组织的冲击，造成进一步的损伤。平民枪伤主要涉及低速射弹，并在空腔较小情况下造成更多的局部伤害[2]。

霰弹枪造成的伤害取决于与枪管的接近程度、火药负荷和射击力度的大小，造成的伤害模式千差万别。射击的范围和力度决定了受伤的程度。近距离枪伤定义在约 183 cm 以内；中程枪伤，183 ～ 550 cm；远射程枪伤，超过 550 cm[3]。近距离伤害是毁灭性的，通常是致命的。中程损伤往往是严重的，而远距离损伤可能是轻微的。

血管创伤会产生一系列的结果，从严重的血管撕裂造成的危及生命的出血到没有明显的可检测的轻微损伤。当所有的血管层（内膜、中膜和外膜）被破坏或撕裂时就会产生出血。如果出血被局部控制，就会产生血肿，可为搏动性或无搏动性的。出血不可控制时会导致大出血。完全横断的肢体血管常会由于血管壁肌中层的痉挛而收缩。周围的外膜形成血栓。随后，出血可继发于血栓形成而停止。相反，部分横断的动脉和静脉不能收缩及形成血栓，可能引起更广泛的出血。

如果内膜损伤暴露下面的中膜将会导致血栓形成，而局部血栓形成会导致管腔内闭塞或栓子栓塞。另外，损伤内膜脱入血管腔内影响血流，导致管腔部分或完全闭塞。周围骨结构的创伤可压迫血管，导致血流中断或血栓形成。拉伤或挫伤等导致血管外部损伤，刺激介质（如血红蛋白）的释放，血管平滑肌细胞收缩，导致痉挛发生。发生痉挛可减少管腔面积，降低血流量。

血管损伤可引起亚急性、慢性或隐匿损伤。最常见的是动静脉瘘及假性动脉瘤。典型的动静脉瘘是由穿透伤损伤邻近的动脉及静脉造成的。动脉内高压血流经阻力最小的交通支流入静脉内，导致局部、区域及系统性的症状及体征。表现为局部疼痛及水肿，“窃血”引起的局部缺血，如果瘘口扩大可导致充血性心力衰竭[4]。假性动脉瘤是动脉穿孔或撕裂后血液流出被周围组织包裹而形成。假性动脉瘤可扩大并且导致局部压迫症状，侵蚀周围组织结构，极少数可能成为远端栓子的来源[4]。假性动脉瘤最初可为隐匿性的，症状逐渐出现[4]。

临床表现

血管损伤的临床表现很广泛，可从严重的失血性休克到很轻微的表现，如无症状的杂音。在明确为其他问题之前，患者如果出现失血性休克应假定存在严重的血管损伤[5]。应考虑五个解剖区域出血可能，每个区域都有特别的注意事项。在头部及颈部的血管损伤导致休克时必然存在外出血。相对小的致密的组织可排除严重内出血。在胸部因心脏、肺或动静脉大血管损伤导致一侧胸腔内出血就可致死。腹部及盆腔血管损伤同样可致死，尤其是腹主动脉及髂动脉损伤。同头颈部一样，肢体血管损伤只有在严重的外出血时才会出现失血性休克。患者低血压并且没有发现胸部、腹部及盆腔问题时，应考虑与大血管相连的颈部或肢体撕裂伤。因此需要从送医前抢救人员那里获得现场出血量或最初的严重出血部位，同样需要详细检查患者是否有其他损伤，并且仔细评估这些损伤[5]。

下肢血管损伤导致出血、血肿或明显的肢体缺血，会立即出现症状。穿透性创伤患者有低血压、搏动性出血或创面大量出血时提示血管损伤。钝性损伤亦可导致严重血管损伤，同时有严重头部、胸部及腹部损伤时常被忽视。肱骨髁上骨折时会损伤肱动脉，膝关节错位时会出现腘动脉损伤风险[6]。肢体碾压伤并无骨折时常导致血管损伤。

有少部分患者初始时并无症状，但会出现延迟损伤表现。仅限于先前通畅的损伤血管血栓形成、动脉夹层后血小板聚集栓塞远端、先前较小的假性动脉瘤增大[4]、局部血肿、脉搏减弱及相应的临床表现提示存在血管损伤。详细的病史、体格检查及适当的辅助成像检查有益于早期诊断，并可减少延迟症状的出现。

因为大量的临床发现都提示血管创伤，所有失血性休克患者及肢体骨折患者在明确其他诊断之前都应考虑血管损伤[5]。

诊断

体格检查

血管损伤后出血导致低血容量性休克，可出现低血压、心动过速、意识变化等全身症状。因此血管损伤可危及生命并且应首先集中注意力根据创伤高级生命支持的原则初步评估病情[5]。应该评估呼吸道，保证充足的氧合及通气，建立静脉通路。一旦这些工作完成并且开始复苏，应开始第二阶段评估。取得完整的病史并且行仔细的体格检查。体格检查应包括仔细检查损伤部位及伤口、完整的感觉及运动评估以及各个肢体的脉搏检查。注意血肿、杂音及震颤的出现。如果末梢的脉搏减弱或消失，可用多普勒超声测量足踝及手腕的收缩压，并且与未受伤侧对比。肢体收缩压差别明显（> 10 mmHg）提示血管损伤的可能。如判断血管损伤严重（表 64.1）应直接送入手术室。

患者无严重血管损伤，但存在轻微损伤时（表 64.1），可行血管造影排除手术的必要性。此外，严重血管损伤的患者如果同侧肢体存在多处损伤，同样需要行血管成像。经导管动脉造影对诊断肢体血管损伤敏感并且特异（图 64.1）。最新一代的计算机断层血管造影（CTA）已经被证明可替代动脉造影（图 64.2）[7-9]。这种成像技术虽然需要注射造影剂，但不需要行动脉置管，较传统造影易行，花费少并且省时[7]。但重要的区别是需要在血管数字减影室或设备适当的手术室中通过导管进行血管腔内造影。因此，配合 CT 及导管成像，以满足患者的需要，及时有效地处理血管损伤是至关重要的。

一些严重损伤患者需要进手术室治疗危及生命的损伤，如穿透性胸部损伤或脾破裂。对这类病例推迟手术先行传统血管成像是不明智的。可在手术室行动脉造影，在怀疑损伤的血管附近置管，注射 20 ～ 25 ml 足量造影剂，行 X 线或透视检查（图 64.3）[10]。影像学检查及其他诊断性检查并不能明确诊断，但仍怀疑存在血管损伤时可行手术并直接探查动脉。对于症

表 64.1 血管损伤病史及体格检查

重度损伤的临床表现

具有以下临床表现的血管损伤需要手术干预

- 搏动性出血
- 血肿增大
- 可触及的明显震颤或可闻及的血管杂音
- 肢体缺血的表现
  - 苍白
  - 感觉异常
  - 运动障碍
  - 疼痛
  - 无脉搏
  - 肢体湿冷

轻度损伤的表现

- 考虑血管损伤的可继续检查和评估
- 有中度出血病史
- 邻近性骨折、脱位或穿透伤
- 脉搏减弱但可扪及
- 邻近大血管的周围神经缺损程度
- 伤口位于肢体近端或颈部血管的患者伴有无法解释的失血性休克

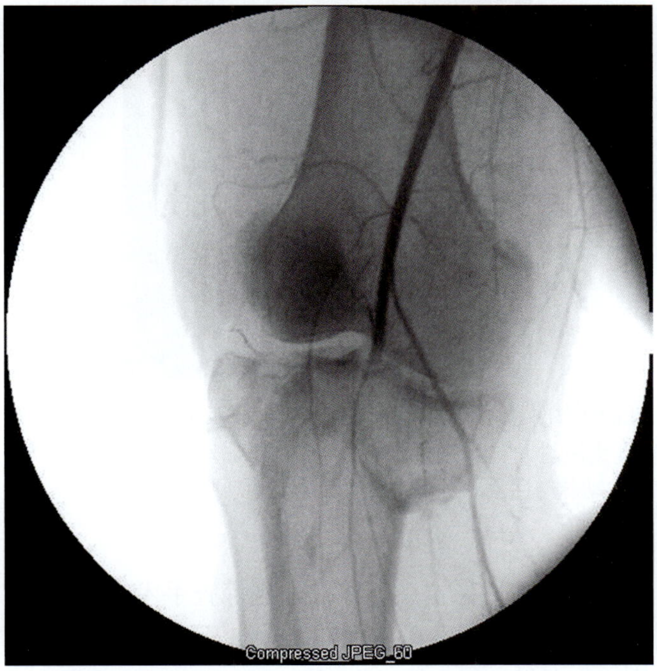

图 64.1 经导管动脉造影显示右腘动脉急性闭塞继发于钝性损伤并伴有胫骨骨折

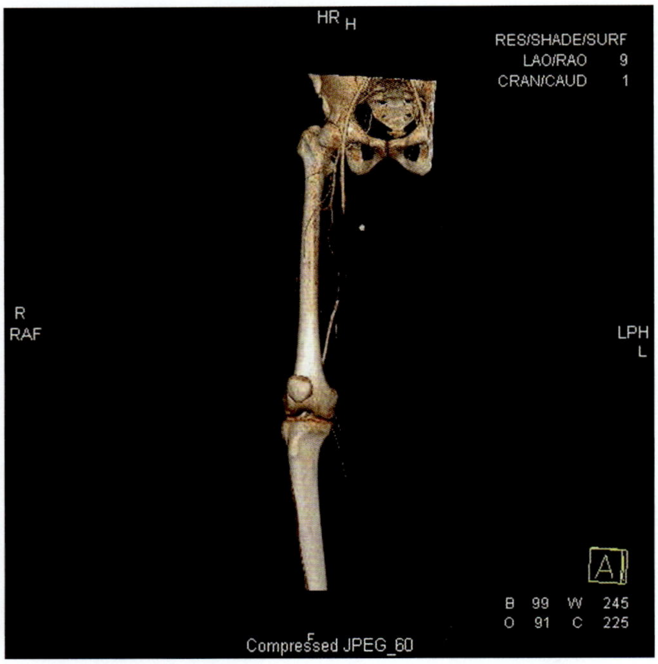

图 64.2 CT 血管造影显示右侧股浅动脉枪伤导致节段性血栓形成

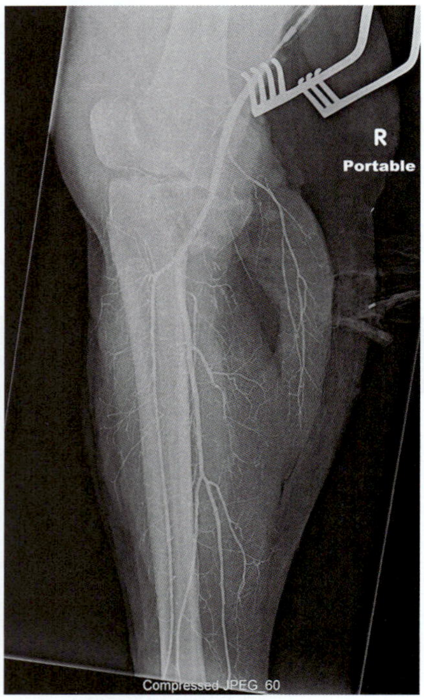

图 64.3 图 64.2 中描述的膝关节钝性损伤患者的术中平片（直接注射动脉造影）。腘动脉探查与筋膜切开术后室释放，压迫动脉与回流。术中动脉造影证实腘动脉正常

状轻微的病情稳定患者，行常规探查手术诊断率低，且存在 5%～30% 的并发症发生率及偶然死亡率[11]。这些患者行常规血管成像更好。

彩色多普勒超声并不常用于急性血管损伤的评估。伤口、肿胀、组织气肿及敷料或夹板会影响取得满意的影像。多普勒超声可作为创伤治疗后的随访检查项目（如评估搭桥血管的通畅及检测吻合血管的狭窄等）或微小血管损伤的非手术治疗的随访检查项目，如小的假性动脉瘤或动静脉瘘。

轻微血管损伤及非手术治疗

广泛应用 CT 血管造影使得评估损伤肢体时临床上轻微病变得以被发现[12]。现在对于无症状的病变治疗经验有很多。轻微血管损伤包括内膜损伤、局部痉挛导致的轻微狭窄及小的假性动脉瘤。这些通常没有症状并且不会进一步发展[6, 12]。

非闭塞性的内膜瓣是临床上最常见的微小血管损伤，发展为闭塞或远端栓塞的可能性为 10% 或更少[6, 12]。如果进一步发展加重，变化通常会出现在早期。痉挛是另一个常见的轻微血管损伤。这种病变应在发现后迅速解决。无法恢复正常肢体灌注压提示存在更加严重的血管损伤并需要干预。小的假性动脉瘤破口更有可能进展至需要修复，并且需要积极行彩色多普勒超声随访。动静脉瘘经常会随着时间扩大，需要立刻修复。

大量证据证明非手术治疗大多数无症状的病变是安全有效的。但是成功的非手术治疗需要持续关注后续发展、闭塞或出血。出现血栓形成、慢性缺血症状及小的假性动脉瘤无法自愈时需要手术治疗[12]。

血管腔内治疗

血管损伤的血管腔内修复越来越普遍[13-14]。这种方法在稳定的大血管损伤以及难以暴露直接修复的区域时特别有效。然而，尽管在血管腔内技术和设备方面取得了进步，但这种方法在大多数周围血管损伤的治疗中仍未取代开放手术。血管腔内治疗已成为动脉粥样硬化性疾病的首选治疗手段。闭塞病变置入支架及主动脉瘤置入支架型血管已被广泛接受。现在更加倾向于将这些治疗老年动脉硬化性病变患者的经验用于治疗更年轻的急性血管损伤的患者。然而支持这种方法的证据并不是很充分，目前仍有争论[6, 15]。在 21 世纪，普通外科医生和受过训练的血管外科医生关于开放血管外科手术的经验显著减少，导致缺乏开放血管修复的能力[16-17]。在临床证据支持的情况下，对血管创伤患者采取一种平衡的方法，使每一种技术都能得到最好的应用，这

对获得良好的治疗效果至关重要。

血管腔内治疗手术室

“杂交”手术室正在广泛普及。这些高科技设施具备先进的成像能力及传统的手术室特性。需要对资源和人员做出调整以发挥最大效能，是复杂的血管内治疗病例的理想选择。并非所有创伤中心都有复合一体化手术室，或者即使有其也不能为血管创伤的紧急处理提供人员。

许多中心创建了“杂交手术室”，配备高分辨率数字减影C臂透视设备、适当的导管和支架的移动柜，及随叫随到的技术人员。他们可以在一个大到足以容纳C臂和滚动柜的手术室中创建混合套件功能，该手术室配有一个可容纳透视的标准的骨科手术台，因严重血管损伤或实体器官出血而被直接送往手术室的不稳定创伤患者，可以放置在骨科手术台上，应用复合手术室功能进行处理。许多创伤中心已经为他们的血管外科医生进行选择性的血管内腹主动脉瘤修复提供了这些可移动的设备，所有的创伤中心都需要为他们的创伤患者提供这种设备能力。

躯干血管损伤的血管内治疗

血管腔内技术为控制躯干出血提供了多种选择。动脉腔内导管栓塞术已经成为控制腹部实质器官出血的主要方法[18-19]。无论是单独治疗还是联合手术治疗，这种方法对肝、脾和肾损伤是有效的。较少使用的动脉内球囊闭塞用于控制近端动脉，是一种有前景的开放性修复辅助方法[20-21]。主动脉逆行血管内球囊阻断技术可行性正在增加，并将很快在胸部主动脉交叉钳夹控制腹腔出血中普遍使用。在经过培训的外科医生和有适当设备的创伤中心，这些技术快速、准确且易于执行。为了采用先进的新技术，创伤外科医生需要在他们的专科医生小组中增加具有血管内修复能力的外科医生或放射科医生，或者自己接受培训。

骨盆骨折中早期应用导管直接控制出血可有效减少失血并改善预后[22]。这种方法容易接受，并且已证明在控制出血方面优于外科手术，外科手术多是采用压迫止血。不稳定患者立即进入手术室可获益。如果术中可行血管介入，这种联合的方法可取得最好的结果。

血管内支架置入术已成为治疗大血管损伤的首选方法[23-24]。具有更好近端固定的新装置可以防止许多旧装置引起的早期致命性移植物失败。血管内技术与开放性修复的相对风险程度的比较揭示了这种新方法获得广泛应用的原因（表64.2）[24-25]。这种治疗必须终身复查CT，因为存在延迟内漏的可能及后期锚定部位动脉扩张的可能。覆膜支架用于胸腹主动脉分支近端是有前景的。对于存在延迟出血或血栓形成风险的稳定损伤，精确置入支架相对于开放手术可能降低并发症发生率，开放手术需要大切口用于显露并控制。对外科治疗无法达到的躯干损伤，存在严重出血风险的稳定患者覆膜支架腔内治疗是最有效的（图64.4）。这些技术应仅在可行血管腔内治疗并且有治疗创伤患者经验的中心应用。

表64.2 血管内与开放性钝性胸主动脉损伤修复的比较

	相对风险程度		
技术	钳夹和缝合	部分分流术	血管内
并发症			
生理性影响	高	中	低
失血	中	中	低
手术时间	中	高	低
截瘫	高	中	低
临床变量			
高手术风险	高	中	低
严重肺损伤	高	中	低
重型颅脑损伤	高	高	低
难度大的主动脉解剖	中	低	高

（From Neschis DG，Scalea TM，Flinn WR，et al. Blunt aortic injury. N Engl J Med. 2008；359：1708-1716.）

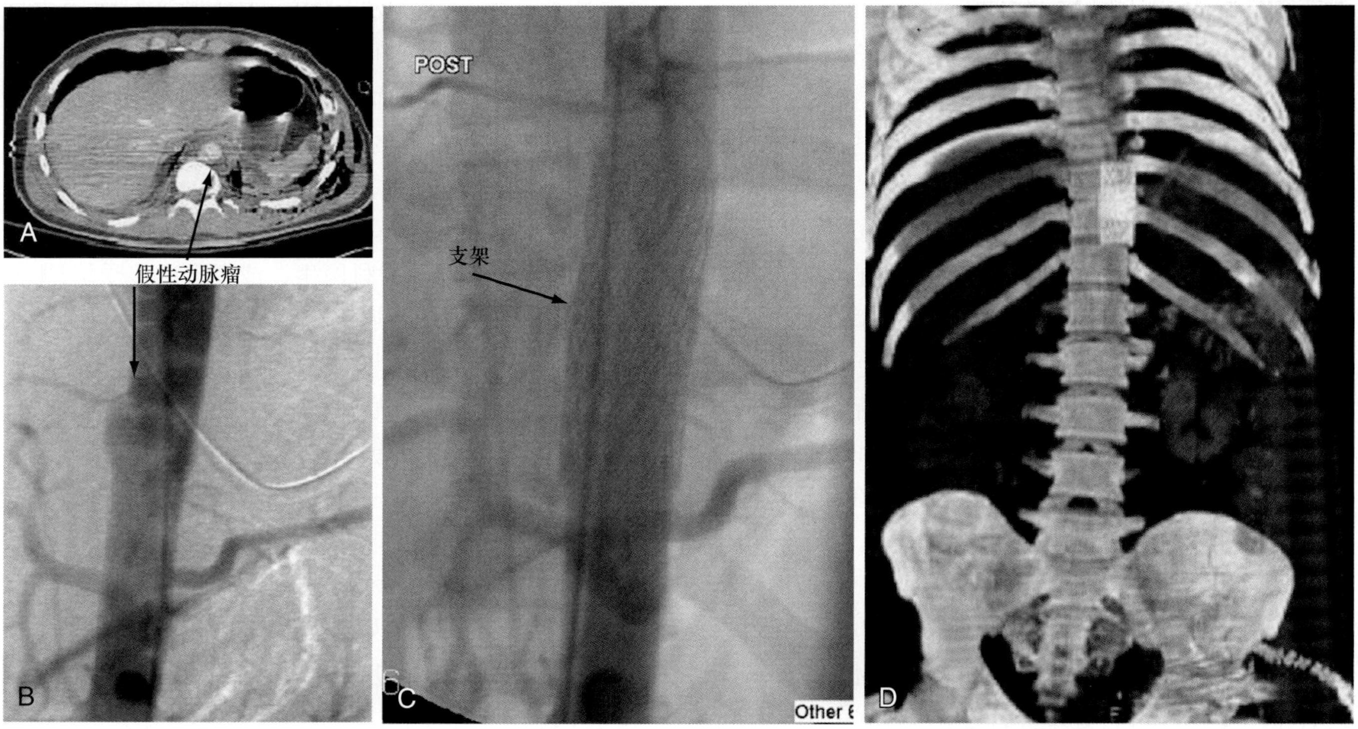

图 64.4 钝力损伤导致的难以显露的膈动脉假性动脉瘤的血管内修复。(**A**)CT 血管造影显示假性动脉瘤和相关胸椎骨折的横切面;(**B**)经导管动脉造影显示假性动脉瘤;(**C**)展开支架;(**D**)躯干中部主动脉支架水平 CT 扫描(VTR 视图)

脑血管损伤的血管内治疗

血管腔内技术在手术控制难度大或无法控制的解剖区域是有优势的。例如，颅底穿透性损伤导致的出血是极难控制的(图 64.5)。在受损的颈动脉或椎动脉置入弹簧圈、球囊或止血材料可挽救生命。早期在部分闭塞性损伤无相关出血时置入支架没有抗凝治疗效果好[26]。然而支架在脑血管创伤的作用尚未确定，有可能是安全的[27-28]。但腔内介入的应用需要出色的专业知识及经验。如果接收医院没有这方面的经验，应考虑将患者转至有这种治疗经验的医疗中心。

肢体血管损伤的血管内治疗

支架植入在肢体中的应用越来越普遍[13-14]。然而目前并没有长期结果的记录，考虑这种治疗方案的时候需谨慎。对于血流动力学稳定且有内出血的患者，覆膜支架可有效治疗难以接近的近端锁骨下动脉或髂动脉损伤。在这些区域的远端，自体静脉移植的长期通畅率良好，仍然是肢体血管损伤修复的金标准。

普通外科住院医师及血管科医师团队缺乏开放血管手术的经验，导致许多创伤和血管外科医师仅限于血管内修复。这种情况在腘动脉尤其危险，因腘动脉有支架或移植物血栓形成引起肢体缺血的高风险。遗憾的是，血管内修复的早期通畅可能会导致延迟性血栓形成，并伴有极高的严重远端缺血率。采用合适的隐静脉移植物搭桥的开放修复是最好的方法，所有其他技术的结果需要与这种传统的标准治疗进行比较。

对于肢体大的分支血管损伤，导管直接控制出血经常是有效而充分的。不提倡介入治疗肢体动脉假性动脉瘤。小的假性动脉瘤并不需要任何介入治疗就能修复，而大的假性动脉瘤最好的治疗是手术，因为采用血管介入治疗发生动脉血栓形成或远端栓塞的风险高(图 64.6)。

谁可以做血管介入治疗?

成功的血管损伤处理需要最有资格的医师在合适的患者、合适的地点及合适的时间下执行干预。同所有外科手术一样，血管腔内治疗是众多方法中的一种，需要训练有素的医生来操作，这些医生不仅要有技术方面的认证，还要对疾病有充分的认知，知道应

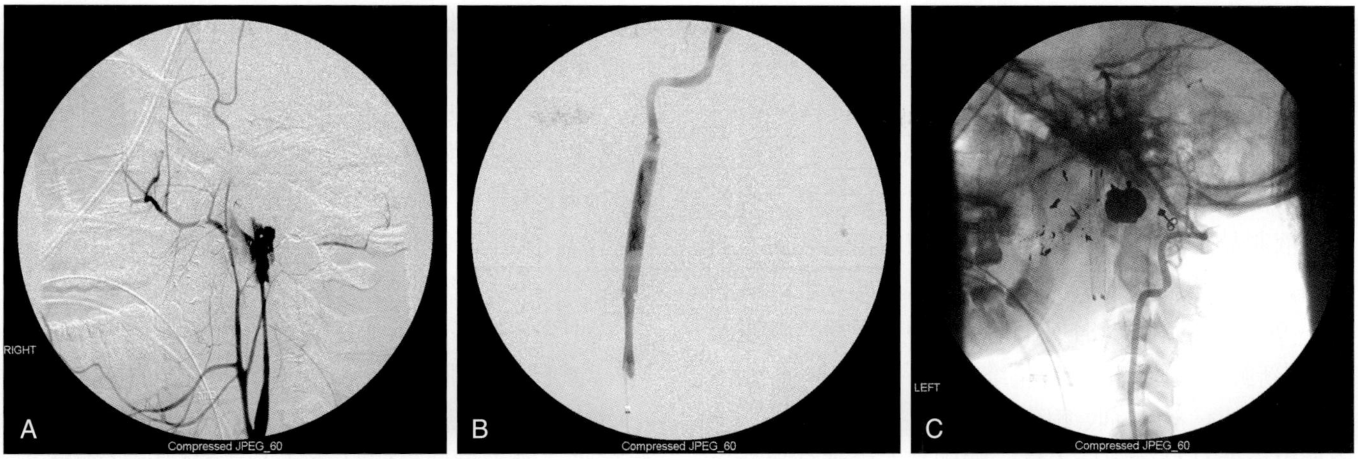

图 64.5　(**A**)颅底枪伤伴颈内动脉撕裂和出血;(**B**)在颈内动脉损伤部位放置覆盖支架;(**C**)在颅骨底部置入有盖支架后

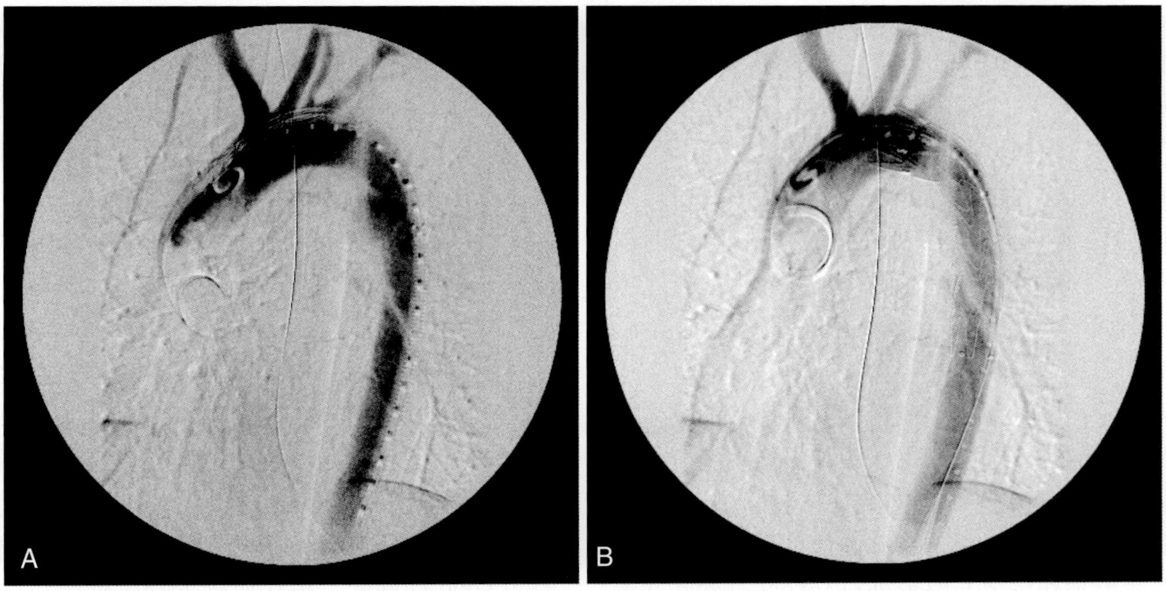

图 64.6　(**A**)急性创伤性胸主动脉假性动脉瘤的主动脉造影;(**B**)支架植入后图像

该采取哪种操作。在很多中心，这种人是放射介入医师。其他一些中心是经介入培训的血管外科医师及其他可以行血管腔内操作的创伤外科医师。导管技能培训正在被整合到许多外科重症监护研究中，将来可能广泛应用在许多创伤中心（请参阅后面关于培训和准备的部分）。

腔内治疗血管创伤并不需要完整的血管腔内复合手术室设备，如前所述。因为偶尔需要在深夜进行这些操作，先前的预案对成功完成手术室的转换是必不可少的。组织一支掌握腔内技术的团队，并且经简单申报就可使用精密设备，需要承诺、奉献、合作及反复的训练等要素。

开放手术治疗

手术治疗准备

应该由有能力、有经验并且有资质的外科医师处理血管损伤。有资格认证并不说明血管外科医师就有能力处理这些损伤，同样没有证书也不说明外科医师没有资格。很多做常规血管外科手术的医师并没有处理血管创伤的经验。相反，很多创伤外科医师因为兴趣和经验很擅长血管技术。大血管开放修复的结果依赖于血管创伤外科医师的技术水平，而不依赖于手术准备。在一项对近 700 例重大肢体血管损伤的多中心调查中，委员会认证的普通外科医师和血管外科医师在大血管手术修复方面的肢体挽救率几乎相同[29]。每个创伤中心都需要建立一个由具有专业技能知识的外科医师组成的呼叫小组，以进行全方位的血管创伤修复。

成功的血管损伤手术需要有细致准备好的系统化的方法。这从气道保持通畅、建立静脉通路及有效的血液制品开始。但是血液制品在控制出血之前不要使用，除非患者出现严重低血压[5]。如果血压低到 80 ～ 90 mmHg，应及时使用充足的 O 型阴性红细胞及 AB 型新鲜冰冻血浆补充容量维持到手术室最终控制出血。如果补充容量将收缩压升至 90 ～ 100 mmHg，会增加出血并且导致预后不良，特别是在输液延误运送到手术室的情况下[5]。

术前应使用广谱抗生素（如果是穿透伤应用破伤风类毒素），如果是孤立的肢体损伤没有出血症状，应静脉给予 5000 U 肝素。躯干损伤、头部损伤及多发肢体损伤禁止使用肝素。在准备过程中最常被忽视的是术前对肢体神经状态的记录。如果术前不清楚神经状态，而血管修复术后出现神经损伤的表现将增加处理的难度。在血管修复术后出现的新的神经损伤值得商榷并且有再手术的可能。因此术前彻底的神经检查及认真记录对于有效的治疗是必不可少的。

肢体血管损伤的手术中应仔细安排患者的整体护理。危及生命的躯干损伤或严重颅脑损伤患者应尽早在完全修复和控制损伤中做出选择。这包括协调两个手术团队同时处理躯干损伤及肢体血管损伤。相关的软组织及骨骼损伤需要与整形外科会诊联合诊断并治疗。这些专科医师应尽早介入，有利于在送入手术室之前完成额外的成像或诊断。手术步骤应与这些同仁共同讨论制订。例如，在骨科固定之前，建立转流的损伤控制可在危急情况下恢复血流。广泛的软组织损伤可能影响修复血管及骨折固定的完全覆盖。整形科医师的建议和协助会对覆盖暴露的移植血管及骨折有帮助。

血管显露与控制

对于大出血或怀疑有血管损伤的患者，应将其置于可透视的手术台上，以便选择血管内治疗来控制出血或修复血管。消毒区域要大，使血管得到充分显露以控制血管近远端。躯干损伤中消毒区域应包括胸部及腹部两侧至手术床，在需要使用远端通路或自体导管的病例中应包括双下肢。对于肢体近端血管损伤（腹股沟折痕处或腋窝处），消毒区域应包括胸部或腹部，以控制损伤区域外的近端血管。同样应备好未损伤的下肢，以用于自体静脉取材。

血管损伤时应优先控制近端。躯干中胸部损伤出血危及生命时最好取第四肋间隙前外侧开胸手术，必要时可经胸骨至右胸第三肋间隙做“蛤壳”切口[30]。胸廓出口或邻近颈部的血管损伤需要取正中切口，可经锁骨上胸锁乳突肌延伸切口。

对于怀疑有腹部血管损伤的患者，应考虑采用 7 Fr 导管经股动脉行逆行血管内球囊阻断主动脉[21]。在病情不稳定的患者中，它可以进入到胸部降主动脉并膨胀。对于病情稳定且预计近端控制困难的患者，可达到类似的位置，但不充气[31]。腹部血管损伤切口应由剑突下至耻骨以充分暴露。腹主动脉损伤的近端控制应由膈下腹主动脉间隙或需要经左侧前外侧开胸阻断胸主动脉远端。如果采用逆行血管内球囊阻断主动脉或胸内主动脉钳夹，则应转换为主动脉低位钳夹，同时尽可能提供近端控制，以允许内脏动脉灌注，防止缺血性损伤。

近端肢体损伤存在活动性出血应选择能够最快显露并夹闭流入血管的切口，其中包括胸部锁骨下切口显露腋动脉。腹股沟损伤时，应准备切口到下腹部以显露髂外动脉。中段及远端肢体血管损伤合并出血时，可在创伤复苏室使用止血带控制出血。在手术室里，应有一位成员戴无菌手套使用纱布精确压迫出血点，调整止血带及消毒肢体。如果肢体已经消毒并铺单，无菌止血带控制创伤及肿胀近端，适当情况下可给予 5000 U 肝素。损伤血管近远端夹闭或建立转流后在可控的情况下显露损伤部位。在某些损伤中，远端动脉闭塞和带有旋塞阀的 Fogarty 导管逆行腔内插入以维持球囊膨胀将控制快速出血[6]。

血管损伤中的切口与常规手术相同，通常会更大。小切口会导致在判断血管损伤的程度、控制出血的分支血管及判断相关的静脉损伤方面时出现错误。对于腘动脉和静脉损伤尤其如此。采用单独的内侧膝盖上和膝盖下切口的有限入路不能充分暴露损伤部位。同样，不推荐患者俯卧后入路，因为很难获得足够的近端和远端暴露，控制血管修复和相关静脉损伤出血。腘窝近端至腘窝远端内侧切口，切开腓肠肌内侧头、半膜肌和半腱肌，充分显露腘动静脉及胫神经。这确保了充分的血管控制及成功修复的机会。将创伤近似撕裂的肌肉闭合可得到极好的功能恢复。需要在腹股沟区分离腹股沟韧带、腋窝处分离胸大肌或离断锁骨中部的情况很少在这些区域中见到，快速血管内球囊阻断提供了近端控制的极佳辅助。但出现危及生命的出血，不能通过其他方式控制时，为了适当显露与控制就需破坏这些组织结构。

血管损伤控制

损伤控制在创伤手术中已经得到了广泛的认可，可迅速控制出血及缝合损伤肠管，使患者迅速复温并苏醒。在处理血管损伤合并低血压休克患者时应尽早在最终耗时修复血管和临时应用措施控制出血之间做出决定。这在患者肢体血管损伤与主要躯干损伤相关时特别重要。结扎及腔内分流是血管破坏性控制的主要首要手段[32-33]。

血管有充足的远端侧支循环时可考虑结扎。躯干中包括锁骨下动脉、无名动脉、腹腔动脉及肠系膜上动脉。在上肢腋动脉近端损伤及桡动脉、尺动脉远端损伤时通过体格检查或连续的多普勒超声确定有充足的远端侧支循环时可行结扎。同理，在下肢经同样的确定后可行单独的胫后血管或腓血管结扎。如果远端循环受累，应行腔内转流代替结扎。肠系膜上动脉结扎存在高危肠坏死可能，损伤控制最好行腔内分流。在四肢结扎臂动脉、髂外动脉、股浅动脉或腘动脉极有可能产生危及肢体的缺血，应尽可能避免。

市场上有很多现成的转流装置可用于损伤控制。如果这些都不可用，尺寸适当的无菌输液管道可用于转流动静脉。静脉转流替代结扎可提高肢体灌注并降低骨筋膜室综合征的发生风险。破坏性控制转流应先从控制适当的近远端开始。使用 Fogarty 取栓导管取出血栓，之后局部注射肝素生理盐水（5000 U 肝素 /500 ml 生理盐水）。转流装置应设置成直线并且足够长，可用胶布带或 2-0 丝线安全固定在血管近远端的末端。不稳定的转流装置在换药时会增加移位的风险，应避免。固定转流装置的线会导致内膜破坏，对这部分血管应在最后血管修复时予以切除。

患者的状态决定破坏性控制后最终血管修复的时机。出血应得到控制，凝血障碍及酸中毒得到纠正并且体温恢复正常后再修复血管损伤。

修复与移植物的选择

血管损伤如果无法行端-端吻合修复，需要植入移植物。最好的移植物取自健侧下肢的大隐静脉[6]。自体静脉移植更好的原因如下：它有弹性，使其与动脉的正常搏动流动相适应；直径与肢体动脉相当，满足上肢及下肢动脉搭桥；不易形成血栓；在血管外科手术中用于更小的血管（如腘窝、胫骨）时长期通畅率优于人工材料。头静脉及小隐静脉可作为第二选择，但头静脉的肌纤维较大隐静脉少，小隐静脉则更少，在创伤患者取材时会有难度[6]。并且使用头静脉后，上肢静脉通路会有影响。

并不是所有病例都适合用隐静脉，因为存在尺寸不合适、血管已经损伤或之前已经被取过的可能。这类病例就需要用人造血管。最初人造血管（涤纶）用于血管损伤效果并不好。Rich 和 Hughes 报道了 26 例患者并发症发生率为 77%，感染和血栓形成是最常见的[34]。但是聚乙烯四氟（polytetrafluoroethylene，PTFE）这种新的人造血管材料的通畅率有明显提高（短期 70% ～ 90%），并且即使在污染伤口也很少感染[35]。人造血管用于近端至腘窝通畅率与静脉相当，但用于腘窝及再远端血管时差于静脉，小于 6 mm 的 PTFE 人造血管不应使用[35]。PTFE 人造血管及静脉血管应被覆盖，因为存在静脉干燥导致自我降解或吻合口破裂导致出血的重大风险[21, 35]。

术中成像和无创评估

成功的血管损伤处理需要详细了解血管损伤区域血液流动状态。术前并不是都能行导管造影或 CTA。另外，血管修复完成后血栓形成、扭曲或意外的技术问题会导致早期失败。因此术中成像是评估损伤血管及修复部位的重要部分[6]。在手术室单次注射造影剂成像或透视下可提供有效的成像（图 64.6）。术中多普勒超声同样有效，但是需要适当的培训及经验来完成操作。手持连续多普勸超声检查是有帮助的，但是需要相当的经验。踝部或腕部测量血压会有误导，因为近端肢体损伤区域血管痉挛会导致末梢血压较未受伤肢体低。术中放射成像仍然是发现血管修复的技术问题或确定修复血管远端血栓存在的最准确、最有效的方法。血管修复后常规行动脉造影，约 10% 的患者可获得重要的临床发现[6]。

组织覆盖的作用

所有血管修复均需要覆盖以防止干燥及破坏。处理粉碎或严重残缺的肢体是非常有难度的挑战。可能需要局部肌肉的旋转或皮瓣成形。如果存在广泛的软组织损伤或缺失，早期整形外科医师行组织覆盖是不可缺少的。首次手术时应将局部肌肉包进伤口。如果是污染的大伤口并且局部肌肉活性可疑时，考虑早期准备自由皮瓣覆盖伤口。极少情况下组织缺失范围太大，需要行旁路血管间置。破坏性损伤控制时应注意组织覆盖，避免换药时血管外露。

筋膜切开术的作用

急性下肢缺血血管重建后未能成功行筋膜切开术是导致可预防的截肢出现的最常见原因[6]。小腿骨筋膜室综合征是行筋膜切开术的最常见指征。前臂和大腿骨筋膜室综合征少见。所有肌肉群都可以出现骨筋膜室综合征，包括手和腿上的肌肉。

骨筋膜室综合征通常在恢复灌注后 12 ～ 24 h 出现。如果不能及时诊断并治疗，发生截肢或功能障碍的风险高。小腿骨筋膜室综合征最常见的原因为长时间的缺血或粉碎性的损伤。早期频繁进行体格检查及增加筋膜压力检测对发现这种并发症是必要的。第一个临床表现是骨筋膜室内神经支配区域轻触感的消失。损伤后如果患者诉疼痛加重应考虑骨筋膜室综合征的可能。体格检查中可发现局部张力高、被动活动疼痛、感觉逐步减退及虚弱。动脉搏动消失会在后期出现，预后通常不好。因为常常会伴有外周神经损伤，神经性的症状及体征对上肢动脉损伤来说既不是敏感的也不是特异性的。早期诊断应基于骨筋膜室压力的测定。正常的组织骨筋膜室压力范围在 0 ～ 9 mmHg。对于造成病理表现的压力有很多争论。但是最安全的方法是在骨筋膜室压力超过 25 mmHg 时进行筋膜切开术[6，36-37]。

骨筋膜室综合征也可以出现在上臂（肱三头肌、三角肌或沿着腋鞘）或前臂。前臂筋膜室综合征更为常见。钝性或穿透伤后血肿、创伤后血清渗出至间隙、静脉血栓形成或缺血后再灌注都可以导致组织压力增高[36]。对于外伤患者应考虑出现骨筋膜室综合征的可能，特别是长时间缺血后恢复灌注的患者。

截肢直接的作用

对于复杂的肢体血管损伤，早期截肢的作用是很有限的。对于广泛的软组织缺失，神经损伤、广泛骨折及血管损伤的患者，由骨科、神经外科、整形外科医生联合评估早期截肢的必要性。用于预测截肢需求的评分系统还没有发挥作用[38-39]。由于截肢对患者的情绪影响以及边缘存活组织通常要花几个小时去划分，最好将初始术中评估和文件（图片、射线照片和咨询）、血管转流及临时阻断技术用于损伤控制，为明确组织破坏的程度争取时间，并在 24 小时内再次探查。这段时间可与患者及家属沟通并且实施更多的计划好的措施。如前所述，在损伤控制技术的讨论中，患者存在危及生命的躯干损伤合并广泛的软组织、骨骼及神经血管损伤时应考虑早期截肢。如果需行早期截肢，将肢体损伤情况摄片制表记录有助于之后向患者及家属解释截肢的决定，并且有助于他们接受这种破坏性的手术操作。

常见的错误及误区

血管损伤的处理是有挑战性的。需要有规范的流程来避免常见的错误及误区。最常见的一个错误是多发躯干损伤患者没有发现下肢血管损伤。另一个错误是没有发现并充分治疗骨筋膜室综合征，这很常见并且可导致毁灭性的结果。在损伤大血管的躯干性损伤中，未能充分地显露并控制损伤部位会因失血过多导致迅速死亡。最后，对于病情不稳定的患者，未能认识到需要破坏性控制技术并且迅速结束手术也会导致死亡。在处理损伤时导致这些错误发生的最常见的三个因素是疲劳、注意力分散和熟悉度[40]。在繁忙的创伤中心这些因素在处理过程中是必然存在的。一套组织好的流程可减少这些因素并且在发生问题及患者受损前阻止错误出现。

特定部位损伤

头部、颈部及胸廓出口血管损伤

头部、颈部及胸廓出口血管损伤会出现严重的问题。穿透伤可损伤大血管，如无名动脉或锁骨下动脉，导致大出血。颈动脉或椎动脉的钝性伤被称为闭合性脑血管损伤，通常是隐蔽的，如果诊疗不及时，可导致脑缺血、梗死，甚至死亡。

该区域穿透伤的处理原则基于颈部创伤的三个区域的损伤位置：1 区，环状软骨下；2 区，环状软骨与下颌角；3 区，下颌角至头部。病情稳定的患者，怀疑 1 区或 3 区的血管损伤，必须行血管成像检查，以确诊血管损伤并计划近远端控制[41]。2 区穿透伤患者如果病情稳定，同样建议行血管成像检查，但是如果患者存在广泛的血肿或出现气道损伤（表现为声音嘶哑或气管偏移）[41]，应迅速进行探查。对于病情不稳定的患者，可将带气囊的 Foley 导尿管塞进伤口内，起到临时填塞受伤区域的作用。常规的血管造影在 1 区和 3 区损伤有双重作用。造影不仅可以证实诊断，还可以进行腔内治疗，如 3 区的出血血管或假动脉瘤的栓塞及 1 区覆膜支架的植入。

闭合性脑血管损伤通常是隐蔽性和无症状的。因此，迅速进行早期筛查诊断是必需的，并且为成功处理提供了基础。最初，闭合性脑血管损伤被认为是罕见的，发生率大约为 0.1%；但是应用丹佛综合医院团队制定的筛查标准后，实际的发生率为 1%～2% 倍[27]。与这些损伤相关的 27 个因素包括移位的面中部骨折、颅底骨折伴颈动脉管受累、颈椎骨折、与弥漫性轴索损伤一致的闭合性头部损伤和格拉斯哥昏迷评分低于 6 分，以及由悬吊或安全带损伤造成的闭合性颈部损伤。颈动脉和椎动脉损伤都是由于颈部快速伸展或屈曲或直接钝力损伤引起的血管内膜拉伸或撕裂造成的。颈动脉在靠近第二和第六颈横突的地方特别脆弱。椎动脉在拉伸性损伤及颈椎横突骨折累及椎间孔时同样容易损伤。脑血管损伤从轻微内膜不规则到动脉破裂和严重出血不等（表 64.3）[27]。

符合 Denver 标准的患者应进行颈部 CT 血管造影[26-27]。如果没有禁忌，颈椎动脉钝性伤应抗凝治疗[26]。患者如果抗凝不安全，阿司匹林是唯一的替代物。在之前已经讨论过血管腔内治疗的作用是有限的。然而，在颅底颈动脉损伤或椎动脉损伤的患者中，覆膜支架或栓塞治疗的效果最好（图 64.5）。

胸廓出口内大血管难以显露及控制，因此，血管损伤处理难度大。胸廓出口血管损伤的患者病情不稳定应立即送往手术室。病情稳定的患者应在术前行影像学检查，明确损伤部位及程度。这有助于准备腔内治疗或外科手术[42-43]。手术根据损伤部位及程度可能需要简单的锁骨上切口或胸骨切开或者联合切口。应精确阻断邻近的锁骨下动脉或颈动脉，避免损伤在此解剖区域的迷走神经、膈神经或喉返神经。无名动脉近端、右侧锁骨下动脉近端及右侧颈总动脉近端损伤时常用胸骨切开术。最终修复左侧锁骨下动脉时可通过后外侧开胸术控制近端。但是对于锁骨上的损伤，第三肋间前外侧开胸术可显露近端以控制。可经胸骨正中沿同侧胸锁乳突肌边界向上切开控制颈动脉远端。可经锁骨上切口控制锁骨下动脉远端。锁骨切除术的发病率极低或没有，病情需要时可迅速控制出血。缝合锁骨下动脉或腋动脉时应注意远端肢体。过度的张力或牵拉会导致血管的撕裂[44]。血管内球囊阻断迅速可用时，是近端控制的一个极好的辅助措施。

胸廓大血管损伤

胸内大血管（主动脉，上、下腔静脉，肺动脉和静脉）的穿透性损伤通常在出血损伤时造成死亡。少数胸腔内大血管穿透性损伤的患者在到达创伤中心时，往往会出现血流动力学不稳定，需要紧急手术干预。胸内大血管损伤的修复可以通过胸骨切开术、左或右前外侧开胸术，或在许多情况下，双侧（或蛤壳式）前外侧开胸术来实现[30]。尽管在择期手术中通过后外侧开胸显露这些结构，但对于没有明确诊断的失血性休克患者，应采用更多可行的切口，如正中胸骨切开术和前外侧开胸术。

升主动脉和上腔静脉或下腔静脉的损伤最好通过正中胸骨切开术显露和治疗[30]。这些损伤应通过手指压力控制，然后放置侧咬钳以允许缝合修复损伤，也可能需要体外循环实现修复。降主动脉损伤的理想方法是左后外侧开胸。然而，这些损伤大多是在紧急左前外侧开胸时发现的，需要迅速修复。肺动脉和静脉的损伤可以通过胸骨切开术或前外侧胸骨切开术进行处理，这取决于它们与心脏的距离[30]。如果可能，这些损伤应首先进行修复。然而，肺动脉和静脉的破坏性损伤可能需要全肺切除术，以获得最终控制。

钝性胸腔内大血管损伤主要包括钝性胸主动脉损伤（BTAI）。BTAI 是由高能量钝挫伤引起的。导致 BTAI 最常见的损伤机制是高速机动车辆碰撞及高处坠落。主动脉损伤通常发生在其相对固定的部位（主动脉根、动脉韧带、膈裂孔），大多数（85%～90%）患者当场死亡。活着到达医院的 BTAI 患者通常伴随

表 64.3　闭合性脑血管动脉损伤的严重程度

1 级	管腔不规则，小于 25% 管腔狭窄
2 级	清除血肿，＞ 25% 管腔狭窄
3 级	假动脉瘤
4 级	闭塞
5 级	横断与外渗

多系统相关损伤。当出现高能量机制损伤或胸片显示纵隔增宽时，必须排除BTAI。然而，BTAI的明确诊断是通过高分辨率胸部CT扫描确定的。损伤范围从内膜损伤到假性动脉瘤或主动脉周围血肿累及左锁骨下动脉远端[7，9]。

一旦确诊BTAI，最初的管理重点是控制血压并立即解决相关的危及生命的损伤。使用短效静脉注射β受体阻滞剂（例如艾司洛尔）可以最好地控制血压，该药物可以滴定至收缩压低于110 mmHg，同时还能将心率保持在100次/分钟以下[30]。如果β受体阻滞剂不能达到目标血压，可以使用其他静脉药物，如钙通道阻滞剂、硝酸甘油和硝普钠。一些稳定的微小BTAIs可以进行非手术治疗，但大多数需要通过血管内或开放入路进行最终修复。不管采用哪种方法，稳定性主动脉假性动脉瘤患者的大多数BTAIs可能会在患者的伴随损伤得到处理后延迟修复。这些损伤的早期修复与死亡率的增加有关[30]。

开放性修复术曾是应用数十年的主要治疗方法。开放式修复是通过左后外侧开胸、体外循环和放置人工主动脉间置移植来实现的。在过去的十年中，BTAI血管内修复变得越来越普遍（图64.7）。先进的支架的出现和血管内技术的广泛采用使这种方法成为大多数中心的首选。虽然目前还没有针对BTAI对比开放血管和血管内血管的前瞻性随机试验，但美国创伤外科协会（American Association for the Surgery of Trauma）的两项多中心试验显示，血管内入路的发病率（脊髓缺血、卒中）和死亡率较低[24-25]。然而，因没有关于年轻患者主动脉位置血管内移植的长期后遗症的信息，接受血管内修复的患者需要终身监测。此外，许多年轻患者无良好的解剖结构区进行血管内修复，仍然需要开放入路手术。最近的一系列开放性修复术中，部分体外循环的脊髓保护术截瘫率相当低[25]。胸主动脉内血管修复术的广泛流行可能受到英国著名胸外科医生罗纳德·贝尔西（Ronald Belsey）的观察的影响，他说："随访是建立在外科理论的基础上[45]。"随着年龄的增长，覆膜渗漏和主动脉内塌陷引起的晚期移植物衰竭可能成为主要发病率和死亡率的来源。尽管缺乏确凿的证据，在2011年，血管外科学会认可血管内主动脉修复术是BTAI的首选方法[46]。截至2019年，即撰写本章之时，尚无确凿证据表明在年轻患者中进行胸主动脉腔内修复术的早期和晚期结果优于使用部分旁路进行脊髓保护的良好开放修复术[25]。

腹部血管损伤

腹部血管损伤通常是由穿透性创伤引起的，所有的治疗都是通过腹部正中切口进行的剖腹手术[31]。许多这些损伤将需要对髂上动脉控制，以实现足够的可视化，完成暴露和修复。腹主动脉的穿透性损伤最好采用左内侧内脏旋转暴露从膈裂孔到髂分支处的主动脉（图64.7）。损伤通常可以通过直接指压来控制，这样可以有时间将血管夹放置在损伤部位的近端和远端[31]。腹主动脉损伤可能主要在刺伤后进行修复，但枪伤通常需要补片修复或放置移植物。罕见情况下，患者会遭受钝性腹主动脉损伤而不会出现危及生命的出血，这些损伤最好通过血管内技术进行修复。

右内侧内脏旋转显露下腔静脉，下腔静脉从髂静脉汇合处显露至肝下缘（图64.7）[31]。直接指压可以最好地控制下腔静脉损伤，随后使用海绵棒或血管环进行近端和远端控制。可能还需要控制腰部支流和肾静脉，以清楚地观察和修复损伤。只要腔静脉的狭窄不超过50%，对腔静脉前表面或侧表面的损伤通常可以进行修复。腔静脉的穿透性损伤可能是穿透性的，也需要对静脉后部损伤进行修复。后腔静脉损伤可通过前损伤修复，也可结扎分割腰椎静脉后游离腔静脉。复杂的损伤可能需要补片修复、放置移植物、延迟重建分流或结扎[31]。修复的复杂性取决于患者的生理状态和损伤的位置。血流动力学不稳定且持续出血的患者不宜进行复杂的修补，应结扎或分流腔静脉。血流动力学稳定且损伤在肾静脉水平或以上的患者可以进行复杂的重建，但对于出血的患者，结扎仍然是一种选择。

右髂总动脉、髂外动脉和髂内动脉最好通过广泛活动盲肠显露，而左髂动脉损伤最好通过完全活动乙状结肠显露[31]。要记住两侧输尿管穿过髂血管时的走行路径。髂总动脉和髂外动脉的损伤最初用指压控制，以便近端和远端使用血管钳或血管袢控制。髂总动脉和髂外动脉的损伤可以初步修复，但通常需要人工移植物。绝不结扎髂总动脉和髂外动脉；如果患者的血流动力学不稳定，这些损伤应该被分流并延迟修复。然而，髂内动脉损伤可常规结扎[31]。

显露髂静脉的方式与显露髂动脉的方式相同。由于髂静脉与下腔静脉的汇合处位于右髂总动脉后方，暴露更具挑战性。它需要被广泛使用以进入髂静脉的汇合处。但是，我们不主张通过分离右髂动脉来暴露髂静脉汇合处。一旦暴露了髂总静脉、髂外静脉和髂内静脉，最好用直接手指压力控制损伤，然后可以通

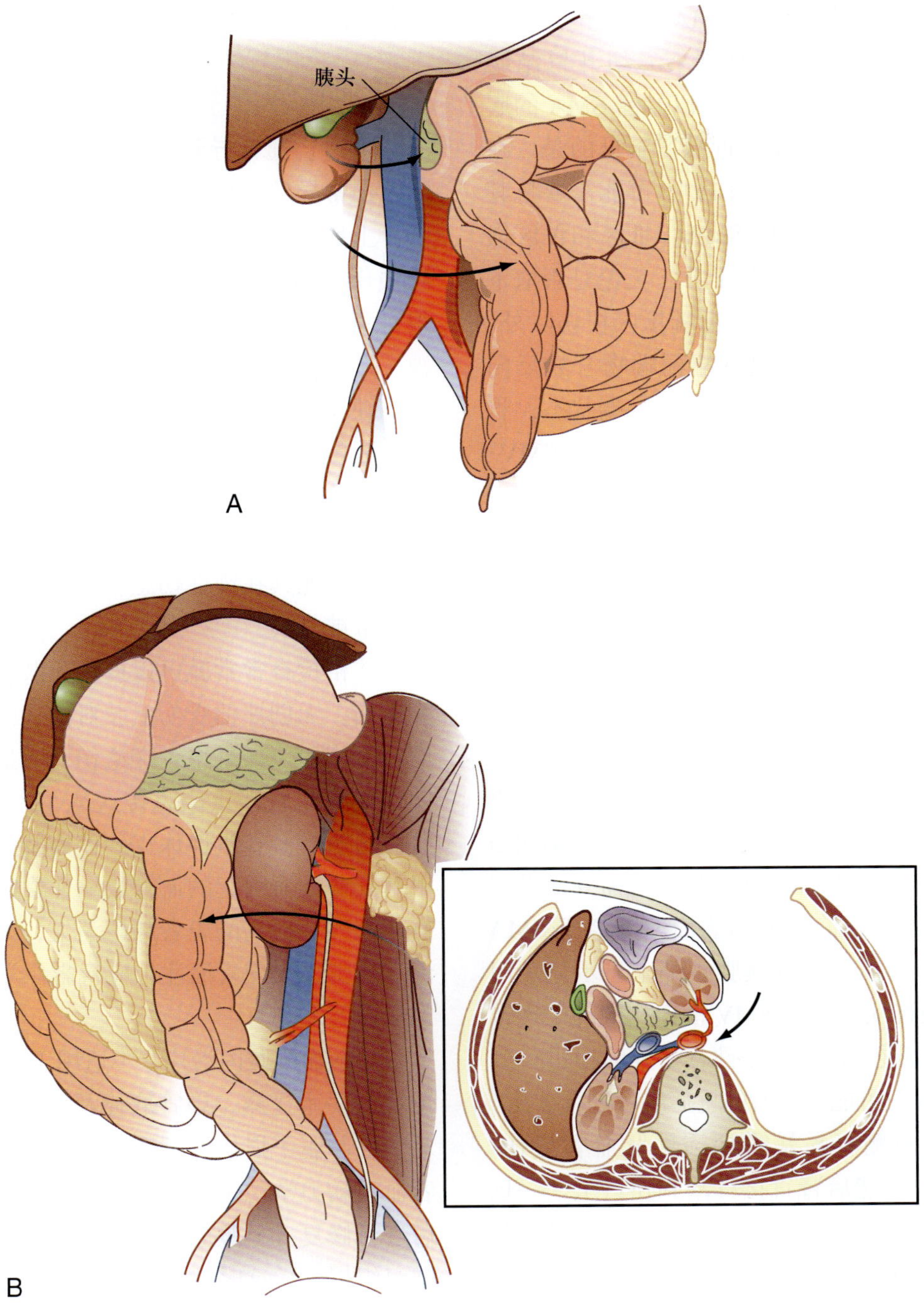

图 64.7 （**A**）左内侧内脏旋转显露腹膜后大血管；（**B**）右内侧内脏旋转显露腹膜后腔静脉和肾静脉

过血管环实现近端和远端控制。髂静脉的简单损伤尽可能通过原发性静脉修补术进行修复。对髂静脉的破坏性损伤应结扎，避免进行复杂的修复[31]。

肠系膜血管损伤是暴露和修复最具挑战性的损伤之一。在择期手术中，通常通过小囊进入腹腔干；但在创伤的情况下，这可能是困难的，因为一个大的小囊血肿模糊了常规的标志。在创伤中，腹腔干最好通过广泛的左内侧内脏旋转来暴露，这样可以调动脾和胰尾，但将左肾留在原位[31]。腹腔干的大多数损伤都应该结扎，因为修复损伤是困难的，大多数患者都能很好地耐受结扎。虽然 SMA 和腹腔干从主动脉发出的距离相差 1 ～ 2 cm 之间，但 SMA 损伤的暴露和治疗方法是不同的。根据 Fullen 分类，SMA 损伤的处理将取决于位置：Ⅰ区，胰腺下方；Ⅱ区，在胰十二指肠和结肠分支之间；Ⅲ区，在结肠分支之外；Ⅳ区，肠道分支。在肠系膜根部出现大面积含血肿的损伤最好采用左内侧内脏旋转手术。活动性出血通过手动按压控制，然后向左内侧内脏旋转[31]。暴露和控制 SMA 近端和远端的主动脉，或者当 SMA 从主动脉脱落时直接夹紧。一旦实现了这种控制，注意观察前方结构，以明确暴露和修复SMA损伤。

Ⅰ区和Ⅱ区SMA损伤可通过小囊切开胃结肠韧带显露修复。胰腺需要向下收缩以暴露SMA的起源，或向上收缩以暴露SMA的近端。罕见的是，在胰腺后方的活动性出血SMA损伤中，可能需要将其分开来完全观察和控制这一段SMA。Ⅲ区和Ⅳ区损伤应向上翻折横结肠及其肠系膜上方，无论是否取下Treitz韧带。所有SMA损伤区（远端Ⅳ区损伤除外）均应进行修复，包括一期修复、端到端吻合或反向隐静脉插入移植物[31]。如果患者处于极端状态，将SMA进行分流以延迟修复，肠系膜上静脉（SMV）可以像SMA一样暴露出来。SMV损伤应尽可能进行修复或重建，尽管延迟修复的分流也是一种选择。对于极端情况下可能出血的患者SMV可结扎[31]。如果SMA的结肠分支和髂内动脉的下痔和中痔分支有足够的侧支流，可以结扎肠系膜下动脉损伤。必要时可安全结扎肠系膜下静脉。

门静脉靠近下腔静脉，是门静脉三联体内最后方的结构，与胆总管、肝动脉密切相关。门静脉损伤最初直接用手压迫控制。右内侧内脏旋转，包括大量Kocher操作，暴露和显示门静脉外侧和下静脉。需要活动胆总管和肝动脉来暴露门静脉的前表面。类似于SMA和SMV暴露，可能需要分开胰腺颈部来显示整个门静脉[31]。这些损伤应采用与SMV损伤相同的处理方式，大多数病例应进行修复或重建，必要时应进行分流和延迟修复，仅对可能会失血的重症患者进行结扎。

内脏旋转后两侧容易暴露穿透性肾血管损伤。Gerota筋膜被打开，然后肾直接移动到伤口里。一旦移动了肾脏，血管损伤可以通过直接手动压力控制，同时通过血管袢获得近端和远端控制。肾动脉损伤可以通过一期修复、端对端吻合、静脉补片、介入移植或肾切除术（在通过触诊确认对侧肾脏正常后）进行处理。肾动脉损伤的治疗基于损伤的复杂性和患者的生理状态。肾静脉损伤可以通过原发性静脉缝合术或结扎术进行修复。在右侧，结扎肾静脉需要进行肾切除术，在病情稳定的患者中应考虑补片血管成形术或插入移植物。由于侧支血流通过肾上腺、性腺和腰椎静脉，左肾静脉可以安全地在下腔静脉附近结扎[31]。肾动脉和静脉合并损伤的不稳定患者应行肾切除术。钝挫伤后肾动脉损伤很少发生。这些损伤可以通过预期受累肾的复旧或肾切除术进行非手术治疗。完全性钝性肾动脉闭塞的血管重建能成功挽救肾功能的病例并不多见。治疗必须考虑以下几个因素，包括患者的整体状态、热缺血时间，及相关腹部损伤是否需要开腹手术。

上肢血管损伤

穿透伤通常导致动脉性出血、渗血或持续出血。钝性伤常导致血栓形成及急性动脉闭塞导致的缺血症状。上肢动脉损伤有60%的患者会出现症状性的神经损伤，通常为正中神经损伤[6, 47]。合并静脉损伤很常见。在多系统损伤时上肢动脉闭塞早期易被忽视。延误诊断会导致缺血时间延长，是发生可预防的肢体缺失及不可逆的神经缺血损伤导致长期残疾的重要原因。所有上肢血管损伤导致的临床表现均可通过仔细的体格检查发现。不幸的是严重的躯干或下肢损伤将创伤小组的注意力从上肢损伤及缺血转移。一系列患者，尤其在钝性伤患者中上肢动脉的损伤诊断及治疗常被延误[6, 47]。

体格检查常常就可以诊断上肢动脉损伤，尤其是穿透伤。无创评估受伤上肢对彻底的病史及体格检查没什么作用。如果患者穿透伤有明显的动静脉折裂或钝性伤，症状严重应直接送入手术室（表64.1）。上肢血管对低血容量性休克、疼痛及药物包括可卡因及甲基安非他命引起的血管收缩非常敏感。上肢多发骨折或粉碎性损伤的患者脉搏消失，如果在复苏及镇痛治疗后仍无法恢复灌注，应行影像学检查（MDCT或常规血管造影）。

目前血管腔内治疗并不适用于肱动脉及前臂血管。传统的手术显露、导管取栓及修复的效果最好[6, 47]。对于合并躯干损伤的不稳定患者，最好的方法是在患者血流动力学稳定时，通过动脉分流术控制损伤，然后进行修复。上肢血管损伤常合并肌肉骨骼、神经及软组织损伤。这时就需要骨科、神经外科及整形外科医生多学科联合。上肢静脉损伤时可以结扎，除非出现广泛的软组织损伤及静脉侧支的缺失。这种情况下就应考虑重建静脉。偶尔手臂或前臂血管部分切断会很严重。高年资外科医生应确保在复苏、转入手术室及手术准备实施过程中血管得到充分控制并维持。止血带已被证明在处理四肢出血时可以挽救生命，在复苏过程中，止血带在创伤室可控制出血，对其他损伤进行及时彻底的评估方面也有作用。在现场或在创伤室使用止血带时，应由高年资医生仔细控制并调节压力和使用时间。

患者消毒及铺单面积要大，一般应包括整个上肢、肩部及胸部前上方，以便于切口控制近端[6]。未受伤的下肢自腹股沟至脚趾同样应消毒铺单，以备取自体隐静脉。应考虑在适当的时候予以静脉全身肝素化、持续输入低分子右旋糖酐及静脉抗感染等辅助治疗。在处理多发伤尤其是头部外伤患者时应以局部肝素浸泡代替全身肝素化。小血管精细缝合时可使用放大镜及同轴照明（头灯）辅助。

手术显露要求切口够大，以得到最大显露并且为进一步探查及修复提供适当的空间[6]。肱动脉可经上臂正中纵切口，肱三头肌与肱二头肌之间取得最佳显露。切口可以蛇形经肘窝由尺骨侧到桡骨侧延长至前臂，显露前臂血管起始段[6，47]。肱动脉近端损伤需要控制锁骨下或腋动脉。血管修复各个过程中应注意细节。球囊导管取栓、肝素生理盐水冲洗、损伤动脉壁清创是成功修复动脉的关键。撕裂的静脉应该结扎。然而，如果有广泛的软组织损伤和侧支静脉血流受到损害，则应进行静脉修复。在修复静脉和动脉损伤时，应首先修复静脉。如果缺血与动脉闭塞时间相关，可行临时动脉腔内转流。只有在没有张力的情况下才能修复未损伤的动脉末端（端端吻合）。当血管损伤广泛或张力过高无法直接修复时应选择大隐静脉。在肱动脉和前臂血管损伤的处理中，聚四氟乙烯可作为自体静脉的第二选择[2，6，47]。

特别是长时间缺血的病例，应在手术结束前考虑到前臂筋膜切开的可能，并且应在手术结束时测量筋膜室压力。如果压力正常可不需要行筋膜室切开，但仍需反复频繁测量压力，因为存在术后再灌注导致骨筋膜室综合征的可能[37，47]。

在上肢血管损伤处理中直接或早期截肢很少见，但很重要。如果患者存在广泛软组织缺失或肩胛胸廓关节分离，存在严重神经损伤、多发骨折及血管损伤时应由骨科、神经外科及整形外科医生共同决定是否早期截肢。最佳方法是术中多学科讨论，损伤控制并且计划 24 ～ 48 h 内再次手术。这样可以和患者及家属讨论，并且可再次探查。

尺动脉及桡动脉同时损伤时应最少修复一条血管。尺动脉在前臂近端更粗一些，可更好地直接缝合或行隐静脉转流。再进一步，应选择最粗的或处理最简单的血管进行修复[6，47]。

如果可以确定残留血管的血供充足，孤立的尺动脉或桡动脉损伤可直接结扎。应用持续多普勒超声（手持）检查前臂及手部动脉搏动是基本要求[6]。

下肢血管损伤

在军队中，下肢血管损伤占膝关节区全部血管损伤的 30% ～ 40%，而在日常生活中这一比例仅为 20%[2，48]，尽管穿透伤更常见，但是钝挫伤同样也是一大挑战。下肢的骨折和脱臼都可能伴随有修复腘窝部血管损伤。发生膝关节脱臼的时候，腘窝部的血管常常受到损伤[2，48]。

下肢血管损伤的临床表现既有伤口（例如开放性骨折、刀扎伤及枪伤等）大量出血这类明显的表现，也有钝挫伤引起的隐匿性血管阻塞这类不易察觉的临床表现。为了防止诊疗过程中出现漏诊及延迟治疗，我们往往需要对患者进行一套系统的彻底肢体血管检查。

血管手术中，显露不同血管所采用的切口各不相同。股总动脉显露的最佳切口是沿着股总动脉走行，从腹股沟韧带内下侧做一长 8 ～ 12 cm 的纵行切口。有时为了控制股总动脉近端需要显露髂外动脉，显露髂外动脉最好的切口是下腹部的经腹膜外斜切口，腹膜后显露可以很好地控制髂动静脉。SFA 损伤最好的显露方式是腹股沟纵行切口，这与股动脉近端分叉部的显露方式相似。显露股浅动脉中部可采用沿缝匠肌斜切口，延长该切口并分开内收肌肌腱则可显露股浅动脉和腘动脉连接部。

腘窝部血管损伤时可采用较长的内侧切口。显露膝关节区的动脉需要分开腓肠肌内侧头和半膜肌及半腱肌。显露腘动脉远端可采用沿胫骨后缘切口。

修补下肢血管的损伤往往需要血管移植物，尤其是修复腘窝部血管时。对侧下肢反转后的大隐静脉是血管移植物的第一选择。在修复股总动脉时，如果大隐静脉不够粗，聚四氟乙烯人工血管也是一个不错的选择。然而，隐静脉仍然是修复股浅静脉、腘静脉和胫骨血管的最佳移植物[35]。

当腘动脉以下胫骨水平的动脉发生损伤时，如果 3 根血管中的其余 2 根血管通畅情况良好且侧支循环丰富，那么最佳的处理措施是结扎损伤血管。当胫前及胫后动脉阻塞时，腓动脉通过侧支循环向肢体远端供血的血量往往是不足的，此时我们需要修复其中一根血管。修复血管的选择往往取决于软组织损伤的范围及受损血管远端的血流情况。

损伤控制技术（动脉和静脉分流安置和延迟最终修复）是处理与重大躯干损伤和血流动力学不稳定相关的下肢血管损伤的重要组成部分（图 64.8）。术后应尽早采取一切措施，尽快确保稳定性，以便在分流道血栓形成和长时间缺血前及时返回手术室，进行最终血管修复。

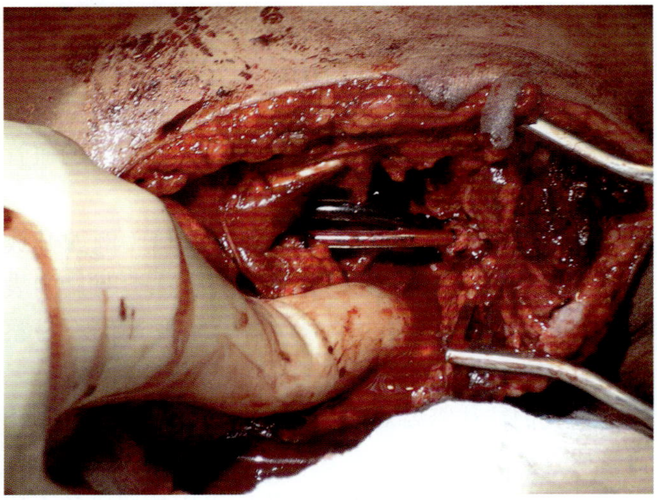

图 64.8 合并躯干大出血的多发性枪伤，腘动脉和静脉分流的损伤控制

肢体骨筋膜室切开的手术技巧

前臂骨筋膜室行切开术时要求切开每个肌束。为了切开背侧、掌侧及其他部位的骨筋膜室往往需要做一个很大的切口。小腿骨膜切开术要求切开小腿前外侧骨筋膜室及后侧深浅两处骨筋膜室，通常采取小腿外侧及内侧的两处切口（图 64.9）。这些切口一定要足够长，否则难以避免随后的肌肉水肿所导致的骨筋膜室压力的继续增大[6]。

大腿的骨筋膜室综合征很少见。最常见的原因是大腿的挤压伤伴股骨骨折。大腿处行骨筋膜室切开术时需要切开三处骨筋膜室——外侧、内侧及后侧骨筋膜室。通常作两处切口就足够了，一处为外侧骨筋膜室的外侧切口，另一处为其余两个骨筋膜室的内侧切口。这些切口的长度一定要足够长。骨筋膜室综合征发生于手部和足部，其诊疗过程最好能够有整形外科及手外科的参与[6]。

术后管理

术后管理的关键在于加强对患者的血管检查，及时发现病情的变化。血管检查包括一日多次的血压监测、心率测定、远端动脉搏动的触诊、血管多普勒超声、毛细血管再充盈以及受伤肢体的神经系统检查结果。如果对检查的任何部分有疑虑，立即返回手术室可能会避免可能危及肢体的问题。术后 48 h 之内都需要严格监测患者病情变化，因为血栓形成所导致的血管修复的失败往往发生在术后 48 h 之内。

缺血再灌注水肿和筋膜室内的出血都可能导致延迟性的筋膜室综合征[37]。单纯的体格检查可能无法发现筋膜室综合征。术后多次测定筋膜室压力是准确评价无意识患肢情况的唯一方法。如果患者术后出现新的肢体神经功能障碍，这往往提示患肢处于缺血状态，应马上评价所修复血管的通畅性以及骨筋膜室的压力。

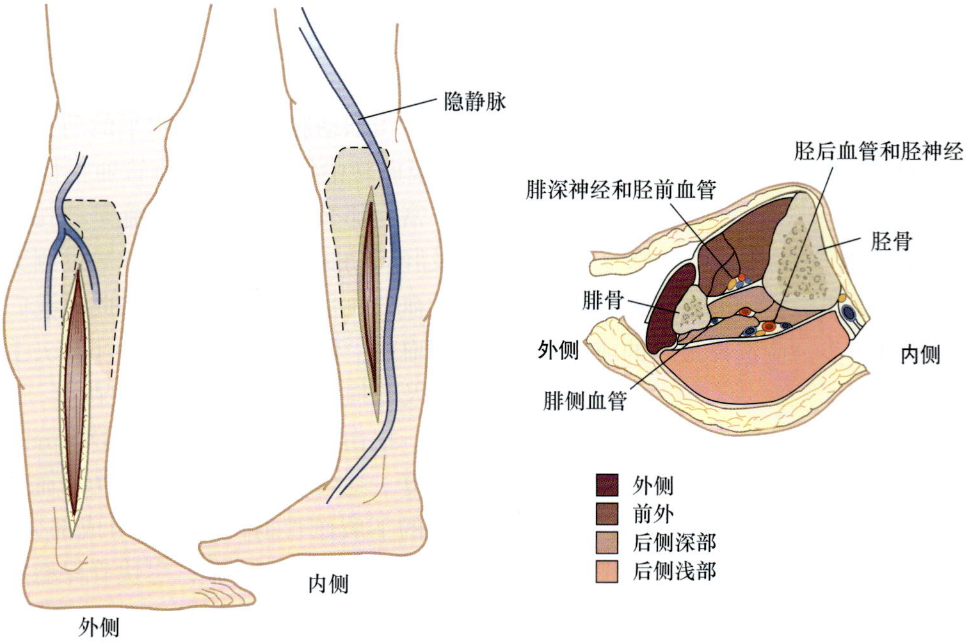

图 64.9 小腿肌间室和筋膜切开术切口

结果和随访

血管损伤导致截肢的最主要原因在于神经的损伤，包括神经的直接损伤和缺血损伤。当我们准备修复肢体多发损伤（继发于不可逆神经损伤的永久失神经）中的血管损伤时一定要牢记这一点[38-39]。血管修复后肢体功能的恢复情况往往取决于其他合并损伤的严重性，包括肌肉、骨骼以及神经的损伤。对于行血管修复后的患者我们需要定期随访，评价患者所修复血管的通畅情况并判断患者是否存在晚期并发症，例如血管的瘤样扩张、血管移植物的局部狭窄、结扎静脉和静脉血栓形成后引起的静脉反流、假性动脉瘤以及动静脉瘘。术后的患者最好能每年随访一次。随访时应常规行肢体动脉搏动的触诊，如果有异常，则需先行无创的影像学检查。如果怀疑患者出现了并发症则应采用 CTA 检查或者是经导管血管造影检查。

躯干血管的损伤术后往往发生晚期并发症。如果术中采用了血管移植物修复静脉，则术后应定期行无创的影像学检查，若发现异常则行 CTA 检查。行主动脉和髂动脉的修复术后，也应采取上述类似的随访方法，以明确是否存在动脉阻塞性病变相关的症状和体征，例如上肢或下肢的跛行。对于采用人工血管移植物的患者，应向其强调以后接受牙科手术及其他有创操作时预防性使用抗生素的必要性。尽管晚期感染的风险较低，患者仍然要意识到其发生的可能性，我们还应建议患者及时告知医护人员其体内存在人工血管。

成功控制的培训及准备

与许多其他领域的外科手术相比，血管外科具有很高的外科技术错误风险。血管创伤的最佳治疗正在迅速发展，但仍然具有挑战性。如果不了解血管内方法逐渐增加及开放修复逐渐减少的趋势，就无法讨论建立血管创伤培训目标。虽然可以通过阅读这样的章节获得教学知识库，但决策能力和手术技能的获得是基于在手术培训中越来越难以获得的经验。普通外科住院医师在完成外科住院医师培训后，平均只处理过不到一例血管创伤病例[49-50]。美国的大容量大型创伤中心平均每年处理 10 ～ 15 个血管病例。外科医师接触到的慢性血管疾病和血管内技术远比近远端快速暴露主要血管进行控制的培训要多得多，更不用说开放性手术了。当代接受血管内技术培训的创伤外科医师数量非常少。许多被派往阿富汗和伊拉克战场为受伤战士进行外科手术治疗的普通外科医师把开放性血管手术的缺陷作为他们最关心的问题（作者的个人交流）。

普通外科培训

开放性择期及急诊血管外科手术数量的减少，加上住院医师工作时间的限制，给获得足够的血管外科技术经验造成了巨大的障碍[49]。相对于 20 年前毕业的住院医师，今天的普通外科医师很少有足够的经验胜任独立进行血管手术。目前，有相当数量的普通外科医师在他们的实践中涉及血管外科病例，但这些人几乎都是在 2000 年血管内技术广泛应用之前完成了他们的训练。这些外科医师在开放式动脉瘤修复、主动脉双股旁路术以及股腘动脉旁路术中磨练了技术。

据住院医师评审委员会（Residency Review Committee）称，住院医师进行血管手术的病例数量似乎在上升。但仔细观察会发现一个严酷的现实，病例记录体现的血管内和静脉手术越来越多，而开放动脉手术骤然减少[49-51]。普通外科毕业生的开放动脉重建病例数量减少了 65%[49-50]。开放性主动脉手术经验更为罕见，许多住院医师参与了 5 个或更少的开放主动脉病例。然而，大多数外科住院医师在他们的血管外科手术中涉及的是血管内主动脉瘤修复（EVAR）。具有讽刺意味的是，透析通路病例已成为为住院医师提供血管技术培训的最后保障之一。在轻度或中度病变血管上的膝上选择性股腘动脉旁路手术几乎消失了。大多数下肢搭桥术是针对非常小的远端血管进行的，住院医师通常无法进行这些吻合术。

血管团队培训

开放手术病例数量的减少也对血管团队训练产生了影响。EVAR 已成为择期动脉瘤修复的首选治疗方法，对破裂的腹主动脉瘤进行紧急 EVAR 治疗已成为一种普遍现象。因此，真正令人担忧的是缺乏可用于培训血管外科团队成员的开放主动脉病例。保守估计，为外科医师提供足够的经验以胜任处理困难的主动脉破裂所需的病例数远高于 20 ～ 30 例。在外科医师对主动脉的恐惧转变为深深敬意之前，需要进行 50 ～ 100 次主动脉修复的古老说法可能是准确的。很少有培训项目能接近这个数量。随着 EVAR 被广泛用作选择性腹主动脉瘤修复的一线治疗，应届毕业生在最初 10 ～ 15 年的实践中大多不会看到达到或超过 100 个开放病例。对于这些外科医师来说，“恐惧因素”仍然是一个相当大的问题。

培训期间开放病例数量的减少和血管内经验的显著增加已经产生了一代血管团队，他们在许多领域更适应血管内技术而不是开放技术。这意味着他们不愿意改用开放式技术，也不适应血管创伤等情况，因为血管内技术可能不是他们的选择。

血管创伤现实

在 2012 年 9 月的一项多机构研究中，Shackford 及其同事报道说，1995—2010 年，在全国 12 个创伤中心进行的复杂肢体血管重建中，超过 60% 是由普通外科医师进行的[29]。普通外科医师的修复结果与经过专科训练的心脏和血管外科医师的修复结果没有显著差异，整体截肢率较低。12 家医院都是有组织良好的外科专科支持的成熟的创伤中心。进行这些修复手术的外科医师的平均年龄表明，他们在外科住院期间接触到这些修复。本研究中各中心的所有外科医师的共同点是致力于保持管理血管损伤所需的技能。该入路成功地治疗了这些复杂的损伤。

成功的创伤中心的传统智慧一直是让合适的外科医师及时进行正确的手术，这在血管损伤的修复中尤为重要。这种能力是否会继续广泛使用仍有待观察。很少有刚毕业的普通外科住院医师对处理血管损伤或其他血管紧急情况充满信心。令人担忧的是，在大多数培训计划中缺乏开放式腹部血管手术同样削弱了最近受过培训的血管外科医师的信心和能力。缺乏有能力的紧急血管外科后备支援对我们的大多数创伤和急救中心构成威胁。

辅助培训和审查的必要性

如果不针对经验有限的领域增加额外的教学内容，我们就无法指望目前的普外科和血管外科培训计划能缓解技术和认知能力的不足。除了实际操作经验之外，其他选择仍然有限。模拟训练虽然很有前途，但还不能取代临床经验的教学机会。通过住院医师参与腹部器官移植团队，最大限度地积累开放手术经验，这是有一定帮助的。

住院医师培训以及团队培训项目中有两种方法是有希望的。一是积极审核普通外科和血管协会实习生的病例记录，以确定哪个住院医师应该是腹部血管手术的下一个参与者。应该与所有学员分享这些病例的宝贵的培训机会。在这种手术中，住院医师必须通过实际操作来学习，而不仅仅是观看。主治外科医师必须有耐心和忍耐力，让受训者亲自动手做手术。应在学员轮岗的早期就准备好针对这些关键操作的审慎的教学材料，以使操作经验具有最大的教育影响。需要严格做好不同版本的解剖和病理结果的决策点、困难和处理方法，并进行充分讨论后的术后汇报。

第二个重要的教育机会是参加美国外科医师学会主办的创伤暴露高级外科技能和高级创伤手术管理课程。这些课程将适当的重点教学材料与尸体或活体动物解剖相结合。他们在提高参与者的知识和技能方面非常成功；同样重要的是增加了所有参与者的信心。

通过国际合作开发的其他课程非常有希望。权威外科创伤护理课程（The Definitive Surgical Trauma Care course）是由国际创伤和外科重症监护协会（the International Association for Trauma and Surgical Intensive Care）开发的。“权威外科创伤技能”课程（The Definitive Surgical Trauma Skills course）是由英国皇家外科医师学会、英国皇家国防医学院和美国国防医科大学（the Royal College of Surgeons of England with the Royal Defence Medical College and the Uniformed Services University of the Health Sciences in the United States）共同开发的。这两门课程中的任何一门都可以提供在创伤手术决策、血管暴露和血管修复方面的优秀手术训练。

许多中心正在开发灌注尸体实验室，为普通外科住院医师进行模拟训练。这种训练方法与血管显露密切相关。住院医师团队有机会沿着受压的尸体血管解剖，并学习适当暴露和近远端控制的技术。同时记录他们的表现，对其进行批评，以确定改进的机会。受训者重复该过程并展示改进的技能。这种方法在提高实施该方法的创伤中心的手术技能方面取得了明显的成果。

行动的必要性

大血管开放手术技术的知识和经验基础迅速消失，威胁到所有创伤中心为大血管损伤和其他血管急诊患者提供有效护理的能力。如果不采取行动，在不久的将来就会发生危机，导致糟糕的结果。新的教育策略迫在眉睫。将逐渐减少的重要开腹病例的最大教育价值与适当的使用尸体和活体动物手术经验的课程相结合，会部分弥补开腹病例的潜在缺陷。模拟是训练和维持行业能力的基石。模拟手术虽然还没有增加真实手术经验，但在将来它可能成为获取和保持技能的重要方法。

100 多年来，由对创伤感兴趣的外科医师领导的血管损伤管理取得重大进展的历史需要保持下去[52]。改进后创新的训练和准备方法将确保这些具有挑战性的损伤的外科处理的艺术和科学持续下去。未来几代外科医师能够并且将会继承我们行业最优秀的传统。

主要参考文献

Biffl WL，Cothren CC，Moore EE，et al. Western Trauma Association critical decisions in trauma：screening for and treatment of blunt cerebrovascular injuries. J Trauma. 2009；67：1150–1153.

西方创伤协会的这一实践建议为闭合性脑血管损伤的诊断提供了一种循证方法。

Chang R，Fox EE，Greene TJ，et al. Multicenter retrospective study of noncompressible torso hemorrhage：anatomic locations of bleeding and comparison of endovascular versus open approach. J Trauma Acute Care Surg. 2017；83：11–18.

这项多中心研究概述了目前控制躯干出血的开放式与血管内技术的实践。这是控制这些具有挑战性且经常危及生命的伤害的实践状态的有价值的报道。

Feliciano DV. For the patient—evolution in the management of vascular trauma. J Trauma Acute Care Surg. 2017；83：1205–1212.

这篇优秀的综述追溯了过去 100 年来外科治疗的发展。在外科学、影像学、抗生素、抗凝和移植物材料的进展方面进行了深思熟虑的讨论。这是对文献的独特而有价值的贡献。

Feliciano DV，Mattox KL，Graham JM，et al. Five–year experience with PTFE grafts in vascular wounds. J Trauma. 1985；25：71–82.

这是一个里程碑式的报道，建立了聚四氟乙烯在血管创伤修复的可接受性。它仍然是这一领域最好的作品。

Mattox KL，Feliciano DV，Burch J，et al. Five thousand seven hundred sixty cardiovascular injuries in 4459 patients. Epidemiologic evolution 1958 to 1987. Ann Surg. 1989；209：698–705.

这是关于常见血管损伤的文献中规模最大的流行病学研究，也是这方面最好的研究。

Neschis DG，Scalea TM，Flinn WR，et al. Blunt aortic injury. N Engl J Med. 2008；359：1708–1716.

本文对开放性和血管内修复闭合性胸部损伤的一系列研究进行了回顾，对每种技术的利弊进行了有价值的概述。

Patel MB，Guillamondegui OD，May AK，et al. Twenty–year analysis of surgical resident operative trauma experiences. J Surg Res. 2013；180：191–195.

这份报道对外科住院医师日益减少的开放式手术经验给予了清醒的认识，并强调了替代培训模式的必要性。

Patterson BO，Holt PJ，Cleanthis M，et al. Imaging vascular trauma. Br J Surg. 2012；99：494–505.

本文系统回顾了 2000—2010 年血管创伤放射学诊断的相关文献。这篇优秀的综述总结了计算机断层血管造影在血管损伤诊断中的优越性。

Reuben BC，Whitten MG，Sarfati M，et al. Increasing use of endovascular therapy in acute arterial injuries：analysis of the National Trauma Data Bank. J Vasc Surg. 2007；46：1222–1226.

从 2016 年的角度来看，该报道预示着开放血管修复的转变，也预示着开放手术经验和血管损伤处理技能的丧失。

Sirinek KR，Levine BA，Gaskill 3rd HV，et al. Reassessment of the role of routine operative exploration in vascular trauma. J Trauma. 1981；21：339–344.

该报道是稳定患者停止手术探查以支持血管造影的基础。在当时，这是一篇具有里程碑意义的论文，极大地改善了疑似血管损伤患者的诊断。

参考文献

1. Amato JJ, Rich NM, Billy LJ, et al. High-velocity arterial injury: a study of the mechanism of injury. *J Trauma*. 1971;11:412–416.
2. Mattox KL, Feliciano DV, Burch J, et al. Five thousand seven hundred sixty cardiovascular injuries in 4459 patients. Epidemiologic evolution 1958 to 1987. *Ann Surg*. 1989;209:698–705; discussion 706–697.
3. National Association of Emergency Medical Technicians and the Committee on Trauma of the American College of Surgeons. *PHTLS Prehospital Trauma Life Support*. 8th ed. Burlington, MA: Jones & Bartlett Learning; 2016.
4. Rich NM. Historic review of arteriovenous fistulas and traumatic false aneurysms. In: Rich NM, Mattox KL, Hirshberg A, eds. *Vascular Trauma*. Philadelphia: Elsevier Saunders; 2004:457–524.
5. Henry S. *ATLS Advanced Trauma Life Support for Doctors: Student Course Manual*. 10th ed. Chicago: American College of Surgeons; 2018.
6. Shackford SR, Sise MJ. Peripheral vascular injury. In: Moore EE, Feliciano DV, Mattox KL, eds. *Trauma*. 8th ed. New York: McGraw-Hill; 2017:817–847.
7. Patterson BO, Holt PJ, Cleanthis M, et al. Imaging vascular trauma. *Br J Surg*. 2012;99:494–505.
8. Seamon MJ, Smoger D, Torres DM, et al. A prospective validation of a current practice: the detection of extremity vascular injury with CT angiography. *J Trauma*. 2009;67:238–243.
9. White PW, Gillespie DL, Feurstein I, et al. Sixty-four slice multidetector computed tomographic angiography in the evaluation of vascular trauma. *J Trauma*. 2010;68:96–102.
10. O'Gorman RB, Feliciano DV, Bitondo CG, et al. Emergency center arteriography in the evaluation of suspected peripheral vascular injuries. *Arch Surg*. 1984;119:568–573.
11. Sirinek KR, Levine BA, Gaskill 3rd HV, et al. Reassessment of the role of routine operative exploration in vascular trauma. *J Trauma*. 1981;21:339–344.
12. Dennis JW. Minimal vascular injury. In: Rich NM, Mattox KL, Hirshberg A, eds. *Vascular Trauma*. 2nd ed. Philadelphia: Elsevier Saunders; 2004:85–96.
13. DuBose JJ, Savage SA, Fabian TC, et al. The American Association for the Surgery of Trauma Prospective Observational Vascular Injury Treatment (PROOVIT) registry: multicenter data on modern vascular injury diagnosis, management, and outcomes. *J Trauma Acute Care Surg*. 2015;78:215–222; discussion 222–213.
14. Faulconer ER, Branco BC, Loja MN, et al. Use of open and endovascular surgical techniques to manage vascular injuries in the trauma setting: a review of the American Association for the Surgery of Trauma Prospective Observational Vascular Injury Trial registry. *J Trauma Acute Care Surg*. 2018;84:411–417.
15. Cothren CC, Moore EE, Ray Jr CE, et al. Carotid artery stents for blunt cerebrovascular injury: risks exceed benefits. *Arch Surg*. 2005;140:480–485; discussion 485–486.
16. Patel MB, Guillamondegui OD, May AK, et al. Twenty-year analysis of surgical resident operative trauma experiences. *J Surg Res*. 2013;180:191–195.
17. Schanzer A, Steppacher R, Eslami M, et al. Vascular surgery training trends from 2001–2007: a substantial increase in total procedure volume is driven by escalating endovascular procedure volume and stable open procedure volume. *J Vasc Surg*. 2009;49:1339–1344.
18. David Richardson J, Franklin GA, Lukan JK, et al. Evolution in the management of hepatic trauma: a 25-year perspective. *Ann Surg*. 2000;232:324–330.
19. Dent D, Alsabrook G, Erickson BA, et al. Blunt splenic injuries: high nonoperative management rate can be achieved with selective embolization. *J Trauma*. 2004;56:1063–1067.
20. Martinelli T, Thony F, Declety P, et al. Intra-aortic balloon occlusion to salvage patients with life-threatening hemorrhagic shocks from pelvic fractures. *J Trauma*. 2010;68:942–948.
21. Chang R, Fox EE, Greene TJ, et al. Multicenter retrospective study of noncompressible torso hemorrhage: anatomic locations of bleeding and comparison of endovascular versus open approach. *J Trauma Acute Care Surg*. 2017;83:11–18.
22. Velmahos GC. Pelvis. In: Moore EE, Feliciano DV, Mattox KL, eds. *Trauma*. 8th ed. New York: McGraw-Hill; 2017:655–668.
23. Mattox KL, Whigham C, Fisher RG, et al. Blunt trauma to the thoracic aorta: current challenges. In: Lumsden AB, Lin PH, Chen C, et al., eds. *Advanced Endovascular Therapy of Aortic Disease*. London: Blackwell Publishing; 2007: 127–133.
24. Demetriades D, Velmahos GC, Scalea TM, et al. Operative repair or endovascular stent graft in blunt traumatic thoracic aortic injuries: results of an American Association for the Surgery of Trauma Multicenter Study. *J Trauma*. 2008;64:561–570; discussion 570–561.
25. Neschis DG, Scalea TM, Flinn WR, et al. Blunt aortic injury. *N Engl J Med*. 2008;359:1708–1716.
26. Cothren CC, Biffl WL, Moore EE, et al. Treatment for blunt cerebrovascular injuries: equivalence of anticoagulation and antiplatelet agents. *Arch Surg*. 2009;144:685–690.
27. Biffl WL, Cothren CC, Moore EE, et al. Western Trauma Association critical decisions in trauma: screening for and treatment of blunt cerebrovascular injuries. *J Trauma*. 2009;67:1150–1153.
28. DuBose J, Recinos G, Teixeira PG, et al. Endovascular stenting for the treatment of traumatic internal carotid injuries: expanding experience. *J Trauma*. 2008;65:1561–1566.
29. Shackford SR, Kahl JE, Calvo RY, et al. Limb salvage after complex repairs of extremity arterial injuries is independent of surgical specialty training. *J Trauma Acute Care Surg*. 2013;74:716–723; discussion 723–714.
30. Wall MJ, Tsai P, Mattox KL. Heart and thoracic vascular injuries. In: Moore EE, Feliciano DV, Mattox KL, eds. *Trauma*. 8th ed. New York: McGraw-Hill; 2017:485–511.
31. Dente CJ, Feliciano DV. Abdominal vascular injury. In: Mattox KL, Moore EE, Feliciano DV, eds. *Trauma*. 7th ed. New York: McGraw-Hill; 2013:633–654.
32. Ding W, Wu X, Li J. Temporary intravascular shunts used as a damage control surgery adjunct in complex vascular injury: collective review. *Injury*. 2008;39:970–977.
33. Inaba K, Aksoy H, Seamon MJ, et al. Multicenter evaluation of temporary intravascular shunt use in vascular trauma. *J Trauma Acute Care Surg*. 2016;80:359–364; discussion 364–355.
34. Rich NM, Hughes CW. The fate of prosthetic material used to repair vascular injuries in contaminated wounds. *J Trauma*. 1972;12:459–467.
35. Feliciano DV, Mattox KL, Graham JM, et al. Five-year experience with PTFE grafts in vascular wounds. *J Trauma*.

1985;25:71–82.
36. Kim JY, Buck 2nd DW, Forte AJ, et al. Risk factors for compartment syndrome in traumatic brachial artery injuries: an institutional experience in 139 patients. *J Trauma.* 2009;67:1339–1344.
37. Branco BC, Inaba K, Barmparas G, et al. Incidence and predictors for the need for fasciotomy after extremity trauma: a 10-year review in a mature level I trauma centre. *Injury.* 2011;42:1157–1163.
38. Ly TV, Travison TG, Castillo RC, et al. Ability of lower-extremity injury severity scores to predict functional outcome after limb salvage. *J Bone Joint Surg Am.* 2008;90:1738–1743.
39. Loja MN, Sammann A, DuBose J, et al. The mangled extremity score and amputation: time for a revision. *J Trauma Acute Care Surg.* 2017;82:518–523.
40. Dekker S. *The Field Guide to Understanding Human Error.* Hampshire, UK: Ashgate Publishing Ltd; 2006.
41. Feliciano DV, Vercruysse GA. Neck. In: Moore EE, Feliciano DV, Mattox KL, eds. *Trauma.* 7th ed. New York: McGraw-Hill; 2013:414–442.
42. Du Toit DF, Lambrechts AV, Stark H, et al. Long-term results of stent graft treatment of subclavian artery injuries: management of choice for stable patients? *J Vasc Surg.* 2008;47:739–743.
43. Gilani R, Tsai PI, Wall Jr MJ, et al. Overcoming challenges of endovascular treatment of complex subclavian and axillary artery injuries in hypotensive patients. *J Trauma Acute Care Surg.* 2012;73:771–773.
44. Carrick MM, Morrison CA, Pham HQ, et al. Modern management of traumatic subclavian artery injuries: a single institution's experience in the evolution of endovascular repair. *Am J Surg.* 2010;199:28–34.
45. Lee WA, Matsumura JS, Mitchell RS, et al. Endovascular repair of traumatic thoracic aortic injury: clinical practice guidelines of the Society for Vascular Surgery. *J Vasc Surg.* 2011;53:187–192.
46. Cooper JD. The history of surgical procedures for emphysema. *Ann Thorac Surg.* 1997;63:312–319.
47. Franz RW, Goodwin RB, Hartman JF, et al. Management of upper extremity arterial injuries at an urban level I trauma center. *Ann Vasc Surg.* 2009;23:8–16.
48. Franz RW, Shah KJ, Halaharvi D, et al. A 5-year review of management of lower extremity arterial injuries at an urban level I trauma center. *J Vasc Surg.* 2011;53:1604–1610.
49. Varley I, Keir J, Fagg P. Changes in caseload and the potential impact on surgical training: a retrospective review of one hospital's experience. *BMC Med Educ.* 2006;6:6.
50. Kairys JC, McGuire K, Crawford AG, et al. Cumulative operative experience is decreasing during general surgery residency: a worrisome trend for surgical trainees?. *J Am Coll Surg.* 2008;206:804–811; discussion 811–803.
51. Grabo DJ, DiMuzio PJ, Kairys JC, et al. Have endovascular procedures negatively impacted general surgery training?. *Ann Surg.* 2007;246:472–477; discussion 477–480.
52. Feliciano DV. For the patient-Evolution in the management of vascular trauma. *J Trauma Acute Care Surg.* 2017;83:1205–1212.

65 章

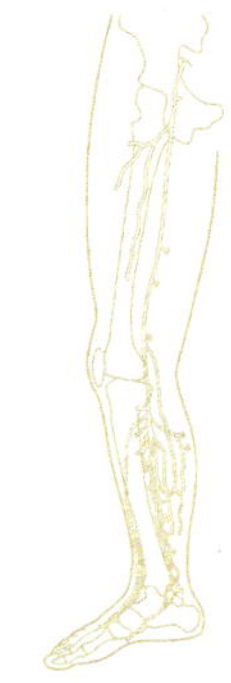

静脉疾病

Luigi Pascarella，William Marston

汪道涵　韩迎弟　译　付蔚华　审校

章目录

了解静脉生理学能为外科医生制订诊断和治疗计划提供有价值的信息。技术进步改进了诊疗设备。本章将为读者提供静脉系统的生理学和病理生理学的详细综述，对浅静脉和深静脉疾病的特征进行描述，并讨论出合理的诊断策略和治疗干预措施。

解剖学

要确定是否存在病理生理的改变，静脉系统解剖学知识是不可或缺的。下肢静脉系统的回流是通过深静脉和浅静脉系统这两个并行且关联的系统的功能实现。下肢静脉系统的命名在 2002 年做了修订，本章将阐述相关部分[1]。表 65.1 和表 65.2 描述了修订的命名规则。

浅静脉系统

下肢浅静脉形成连接足背浅静脉和足底深静脉的静脉网。足背跖静脉回流入足背静脉弓，延续形成内侧大隐静脉和外侧小隐静脉（图 65.1）。

大隐静脉起源于足背静脉。大隐静脉穿过胫骨内侧并与隐神经伴行向头侧延伸。当大隐静脉经过大腿时，可出现多个分支，并且这些分支的数量和位置常常存在变异。大隐静脉在其自身的筋膜内流动，称为隐静脉鞘（图 65.2）。这种结构优于腿的深筋膜。虽然这是大隐静脉的典型特征，但它可以完全包含在大隐静脉鞘内，或从筋膜伸出，沿末端在另一点重新进入。在某些病例中，患者表现出不完整的隐静脉鞘，这使得识别大隐静脉变得困难。大隐静脉终止于隐-股交界处，在那里它由旋髂浅静脉、阴部外静脉和腹壁浅静脉汇合而成。然后在浅筋膜室上升，进入卵圆窝后汇入至股总静脉（图 65.2）。隐股交界处是一个复杂的解剖实体，由一条或多条阴部外静脉、腹壁浅静脉、旋浅静脉和一条或多条副隐静脉组成，副隐静脉在腿内走行可位于大隐静脉的前后。在隐股交界处和大腿远端几毫米处，有末端瓣膜和末端前瓣膜。

小隐静脉在足外侧起于足背静脉弓，沿外踝后方上行，向头侧行于小腿后方内侧。小隐静脉上行，穿过小腿浅筋膜后汇入腘静脉。然而，这种解剖结构经常存在变异。通常，小隐静脉绕过经典的隐腘窝连接处，终止于大腿的外侧分支。腓肠神经与小隐静脉并行。这种关系在小腿远端变得更加紧密。一个常见的静脉分支——Giacomoni 静脉，将小隐静脉和大隐静脉相连。

深静脉系统

足部的趾足底静脉汇入形成足底深静脉弓的跖静

表 65.1 浅静脉

解剖学术语	新术语
大或长的隐静脉	大隐静脉 浅静脉
阴部外静脉	阴部外静脉
浅静脉旋支	旋髂浅静脉
腹壁浅静脉	腹壁浅静脉
阴蒂或阴茎背浅静脉	阴蒂或阴茎背浅静脉
阴唇前静脉	阴唇前静脉
阴囊前静脉	阴囊前静脉
副隐静脉	前副大隐静脉 后副大隐静脉 浅副大隐静脉
小或短的隐静脉	小隐静脉 头侧延长支 浅副小隐静脉 前旋股静脉 后旋股静脉 间隐静脉 外侧静脉系统
足背静脉网	足背静脉网
足背静脉弓	足背静脉弓
跖背静脉	跖背静脉
足底静脉网 足底静脉弓	足底皮下静脉网
跖底静脉	跖浅静脉（足背或足底）
外侧缘静脉	外侧缘静脉
内侧缘静脉	内侧缘静脉

表 65.2 深静脉

解剖学术语	新术语
股静脉	股总静脉 股静脉
股深静脉	股深静脉
旋股内侧静脉	旋股内侧静脉
旋股外侧静脉	旋股外侧静脉
交通静脉	股深交通静脉（交通静脉伴行静脉） 髋部静脉
腘静脉	腘静脉 腓肠肌静脉 比目鱼肌静脉 腓肠肌内侧静脉 腓肠肌外侧静脉 孖肌间静脉
膝静脉	膝静脉
胫前静脉	胫前静脉
胫后静脉	胫后静脉
腓静脉	腓静脉 足底内侧静脉 足底外侧静脉 足底深静脉弓 跖深静脉（足底或足背） 趾深静脉（足底或足背） 足背静脉

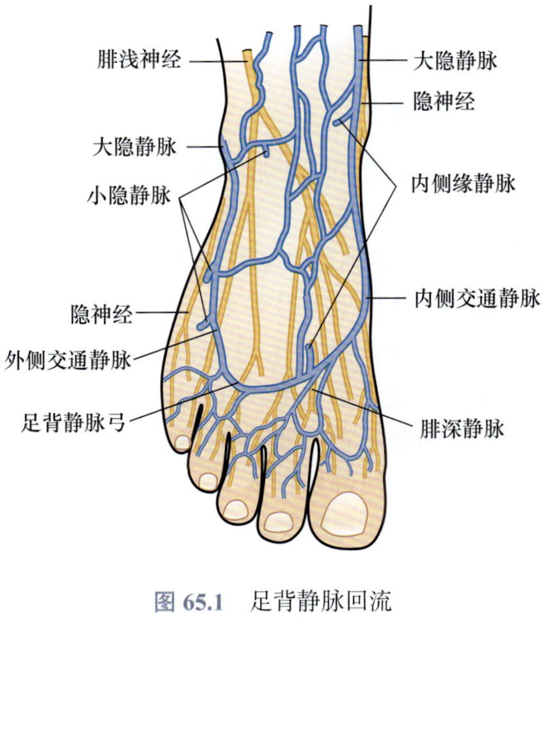

图 65.1 足背静脉回流

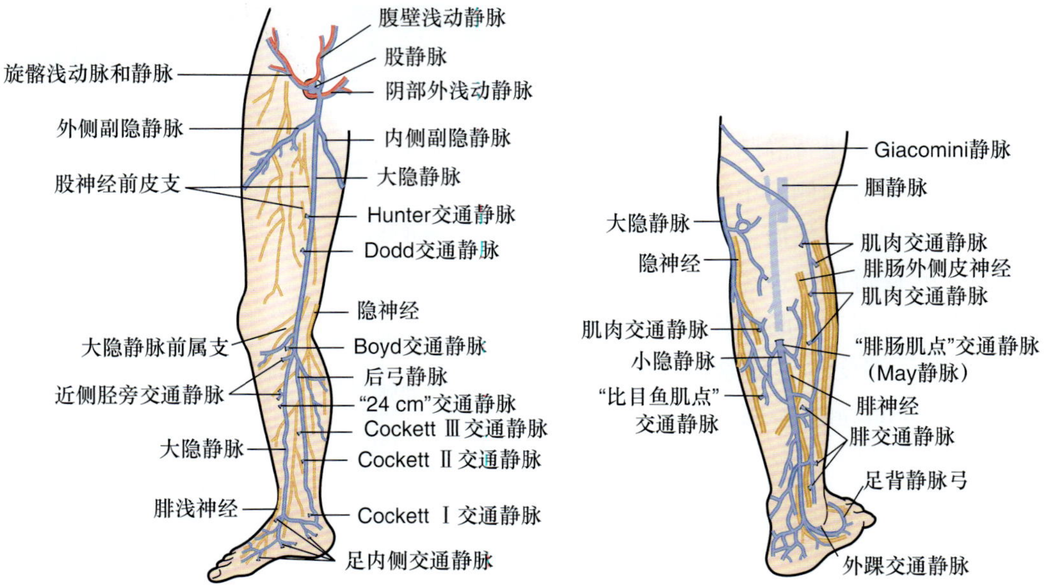

图 65.2 下肢静脉回流

脉网。足底深静脉弓延续形成足底内侧和外侧静脉，汇入胫后静脉。足背侧的足背静脉在踝部形成成对的胫前静脉。

成对的胫后静脉紧邻并伴行于胫后动脉两侧，行于后侧深筋膜室的筋膜下。胫后静脉进入比目鱼肌后，与成对的腓静脉和胫前静脉一起汇入腘静脉。比目鱼肌内有较大的静脉窦（比目鱼肌静脉窦）汇入胫后静脉和腓静脉。双侧的腓肠肌静脉在小隐静脉汇入部远侧汇入腘静脉。

腘静脉进入大收肌孔后称为股静脉，既往称为股浅静脉。股静脉上行并接受股深静脉汇入，此后称为股总静脉，股总静脉经过腹股沟韧带后称为髂外静脉。

交通静脉系统

交通静脉系统穿过下肢筋膜层，连接浅静脉系统和深静脉系统。这些交通静脉垂直于此前所述的轴向静脉。交通静脉数量变异较大，有记录多达 100 条。交通静脉分布于下肢各处，足部，小腿内侧和外侧，大腿中段和远段（图 65.3）。连接后静脉弓与胫后静脉的交通静脉称为 Cockett 交通静脉，连接大隐静脉和腓肠静脉的称为 Boyd 交通静脉，连接大隐静脉和股浅静脉的称为 Hunterian-Dodd 交通静脉。交通静脉具有重要功能。交通静脉的瓣膜系统能够防止深静脉至浅静脉系统的反流，特别是站立时。目前通过测量其与脚后跟的距离来鉴别不同的交通静脉。

正常静脉组织学和功能

静脉壁由内膜、中膜和外膜三层组成。与动脉相比，静脉壁的平滑肌细胞和弹力蛋白较少。静脉内膜

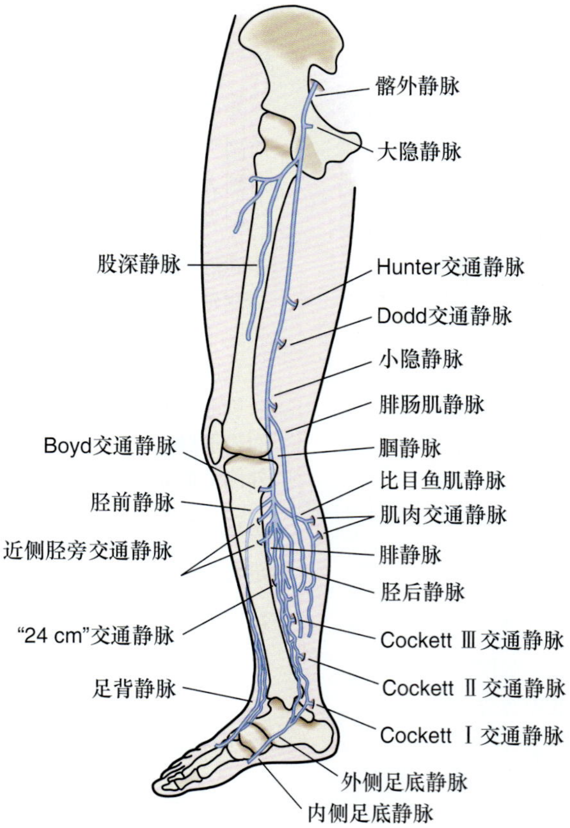

图 65.3 下肢交通静脉

是覆盖在基底膜上的一层内皮细胞。中膜由平滑肌细胞和弹力蛋白结缔组织组成。静脉外膜含有肾上腺素能纤维细胞，尤其在皮肤静脉的外膜。中枢性交感神经活动和脑干体温调节中枢能改变静脉壁张力，其他刺激因素如温度改变、疼痛、情绪刺激和血容量变化等也可以改变静脉壁张力。

静脉管径不同，其组织学特征也不同。管径 0.1 ～ 1 mm 为最小的小静脉，主要由平滑肌细胞组成，而较大的肢体静脉含有较少平滑肌细胞。这些管径较大的静脉与管壁较厚的隐静脉相比收缩能力较小。静脉瓣膜能防止血液反流，瓣膜的功能不全导致血液反流及相关症状。静脉瓣膜在肢体远端多见，而越近侧静脉瓣膜数量越少，至上腔静脉和下腔静脉（inferior vena cava，IVC）则无瓣膜。

血管树的大部分容量在静脉系统。因为静脉缺乏大量的弹力蛋白，可以在压力变化较小的情况下承受较大的容积变化。静脉断面呈椭圆形，达到容量极限时可以呈圆形。

小腿肌肉具有泵功能，增加静脉回流。在仰卧位，足部静脉的静息压力等于残余动能减去小动脉和毛细血管前括约肌阻力，从而形成至右心房的压力梯度为 10 ～ 12 mmHg。站立位时，足部静脉静息压力表示从右心房至足部直立的血液柱的流体静水压力。

下肢血液回流入心脏借助小腿的肌肉泵功能，其机制为运动时腓肠肌和比目鱼肌的收缩像风箱一样推动回流至心脏。功能正常的瓣膜能防止血液逆流，当一个或数个瓣膜关闭不全时出现静脉功能不全的症状。小腿肌肉收缩时足踝部的静脉压力急剧下降。运动时肌肉筋膜室的压力在 150 ～ 200 mmHg，交通静脉功能不全时这种高压力会传到浅静脉系统。

静脉功能不全

慢性静脉功能不全（chronic venous insufficiency，CVI）以静脉瓣膜功能不全导致静脉反流为主。

静脉功能不全分为先天性、原发性和继发性三种类型。先天性静脉功能不全主要包括出生即出现的解剖变异，例如静脉扩张症、静脉瓣膜缺如，及 Klippel-Trénaunay 综合征等。而继发性静脉功能不全可认为是先前急性血栓性疾病［血栓后综合征（postthrombotic syndrome，PTS）］的后遗症，原发性 CVI 的病因尚不明确。

危险因素

发生静脉曲张的危险因素包括高龄、女性、遗传体质、肢体的外伤史和长时间站立。其他风险因素包括肥胖和家族史。高龄似乎是一个重要的危险因素。静脉功能无疑受到激素水平变化的影响，特别是黄体释放的黄体酮通过松弛平滑肌纤维稳定子宫[2]。这直接影响到了静脉功能，其结果是静脉被动扩张，很多情况下导致瓣膜功能障碍。虽然黄体酮对孕期静脉曲张的发生起重要作用，雌激素也有重要的影响。雌激素能松弛平滑肌，软化胶原纤维。此外，雌激素-孕激素比值能影响静脉扩张。这一比值可能是月经期第一天静脉功能不全高发的原因，此时发生了月经周期从孕激素期向雌激素期的重大转换。常染色体显性外显率已被确定为静脉曲张后续发展的潜在遗传危险因素。

病理学

通过功能不全瓣膜的静脉回流已被描述为 CVI 的主要致病因素。然而，内在固有狭窄、血栓后增厚和瘢痕或外部压迫引起的静脉通道阻塞也可能导致静脉高压，从而导致 CVI。在许多情况下，特别是静脉血栓形成后，阻塞和回流并存导致严重的 CVI。

力学异常

下肢浅静脉分布的解剖差异可能是致病原因之一。原发性静脉功能不全可能累及全部两条、一条或不累及轴静脉（大隐静脉和小隐静脉）。交通静脉可能是静脉病理生理改变的唯一来源，可能是因为大隐静脉有发育良好的中膜纤维层以及使之附着于深筋膜的纤维结缔组织的支持。相反，小隐静脉的属支在皮下脂肪内支持较少，分布在浅筋膜的浅层（图 65.4），这些属支静脉壁内平滑肌细胞成分较少，因此，属支静脉而不是主干静脉可能选择性地发生曲张。

明确上述基本的解剖特性后，可见静脉瓣膜系统功能健全与否十分重要。例如保护属支静脉免受小隐静脉压力影响的瓣膜关闭不全可导致一团曲张静脉的形成。此外，连接深静脉和浅静脉的交通静脉可能发生瓣膜关闭不全，压力学研究发现静脉压有两种来源。第一种来自重力，即自上而下至远段线性轴静脉内静脉血的重力。就是所说的流体静力压，是起始于右心房的血柱的重量。这种机制所导致的最高压力出现在足踝部，测量结果以厘米水柱（centimeters of

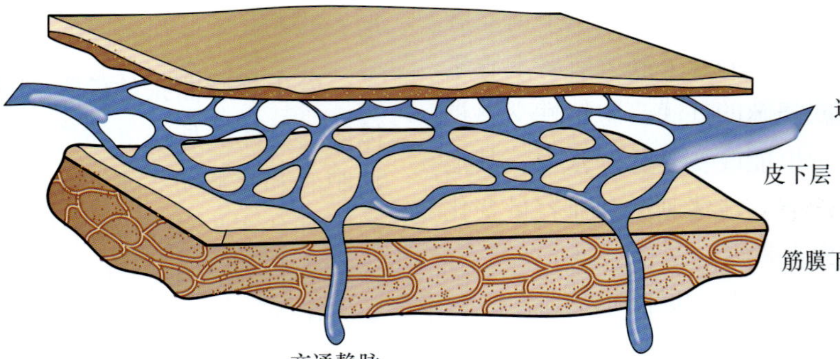

图 65.4 交通静脉压力传导导致浅表静脉属支扩张

water，cmH_2O）或毫米汞柱（millimeters of mercury，mmHg）表示。

第二种来源于动力学。即分布于小腿筋膜室的肌肉收缩力。如果交通静脉瓣膜功能不全，运动时肌肉筋膜室内的高压（150～200 mmHg）直接传到浅静脉系统。此处突然发生的压力传导引起浅静脉的扩张和延长，可能会导致进展性的远端瓣膜功能不全。若近端瓣膜如隐股静脉瓣膜功能不全，收缩期肌肉收缩力加上源自心脏的静态血柱的重量可联合致病。此外，这种静态血柱成为回流障碍，经股静脉向近端回流的血液溢出进入隐静脉并流向远段。血液通过关闭不全的瓣膜向远段反流，经交通静脉回流至深静脉并再次流经股静脉，仅仅在远段进行循环。

不管静水压力升高的确切来源是什么，最终结果都是动态静脉高压的增加。

许多作者证明 CVI 的所有临床表现的发展可以归因于血流驱动的炎症过程。白细胞被激活并边缘化。细胞内黏附分子 1（intracellular adhesion molecule 1，ICAM-1）、血管细胞黏附分子 1（vascular cell adhesion molecule 1，VCAM-1）、L 和 P- 选择素等黏附分子的表达促使内皮细胞黏附。最终，它们浸润静脉壁，裂解、释放出活化的细胞外基质酶［matrix metallopeptidase 1，2，9（MMP1，MMP2，MMP9）］[3]。手术标本中发现弹性蛋白减少，Ⅰ型和Ⅲ型胶原失衡，提示静脉壁内膜结构丧失导致扩张、迂曲和静脉曲张形成[2，4]。

症状

有症状的静脉曲张患者通常伴有下肢沉重、不适感和肢体疲劳。疼痛为典型的钝痛，平卧或晨起无症状，下午加重，尤其在长时间站立后明显。下肢水肿也是常见症状。疼痛、沉重和（或）疲劳等不适症状一般在抬高患肢或弹力绷带支持后缓解。重度静脉功能不全的患者可能出现皮肤烧灼感，即静脉性神经病变。含铁血黄素沉积所致的瘙痒症，出现在小腿远段或静脉曲张合并静脉炎的部位。患者可能会主诉在运动期间或运动后发生的痉挛性疼痛，并在休息和抬高腿后缓解。该综合征称为静脉性跛行，是静脉流出梗阻、继发性静脉功能不全的临床表现。静脉跛行的主要原因包括既往深静脉血栓形成（deep venous thrombosis，DVT）和 May-Thurner 综合征。

经产妇在育龄期可能报道一系列症状，包括下肢静脉曲张并伴有慢性盆腔疼痛。下肢症状可能存在，也可能不存在。其他症状包括站立时膀胱充盈感、性交困难和慢性骨盆疼痛。此临床现象提示盆腔淤血综合征。由于盆腔疼痛的鉴别诊断广泛，盆腔静脉淤血的诊断往往是排除诊断之一；诊断方法包括盆腔的磁共振静脉显像（magnetic resonance venous imaging，MRVI）和传统的盆腔静脉造影术。

体格检查

全面的体格检查包括动脉循环的评估。主要包括股动脉、腘动脉、足背动脉和胫后动脉的触诊。脉搏无法触及则需要进一步检查。如果发现震颤或脉宽时，则需要听诊脉搏血流。出现毛发减少、依赖性红肿、抬高后苍白，及组织缺损等，提示重度动脉缺血。

静脉系统的检查包括站立位和仰卧位评估。检查室必须有充足的光照和温暖，以免发生血管痉挛而限制全面评估。站立可增加静脉压力并扩张静脉，从而有利于静脉系统检查。浅表轴向静脉功能不全患者，通常可见可触及的大隐静脉（图 65.5）。

视诊至关重要。原发性静脉功能不全主要包括三种主要类型：毛细血管扩张、网状静脉和静脉曲张。毛细血管扩张、网状静脉曲张和静脉曲张相似，但在口径上有明显差异。毛细血管扩张是非常小的皮内小静脉。这些结构的长度小于 3 mm。没有其他静脉疾病的相关症状和红斑，它们是特发性的，在医学上没有必要治疗。

多种原因的腿部毛细血管扩张可能是一种全身性疾病的表现。其中一些疾病包括自身免疫性疾病（如红斑狼疮和皮肌炎）、外源性原因和着色性干皮病。网状静脉是汇入主要轴静脉、交通静脉和深静脉的属支静脉。轴静脉、大隐静脉和小隐静脉，代表浅静脉系统中管径最大的静脉。

静脉曲张的位置通常可以识别出不正常的瓣膜或产生静脉曲张的轴静脉。例如，大腿内侧静脉曲张很可能是由大隐静脉瓣膜功能不全发展而来，而小腿后静脉或小腿外侧静脉曲张倾向起源于小隐静脉。此外，静脉曲张的位置可以是一个更大过程的诊断性预测。阴囊静脉曲张可与性腺静脉功能不全有关，也称为胡桃夹综合征（主动脉和肠系膜上动脉之间的左肾静脉受压）。会阴或外阴静脉曲张可能是卵巢或盆腔静脉功能不全或髂静脉阻塞的迹象。

体检可以为医生提供患者在病史中可能忽略或忘记提及的静脉病史的重要信息。例如，慢性或消退的血栓性静脉炎的症状可能包括部分血栓性静脉曲张；静脉曲张周围或沿可触及的轴静脉段出现褐色变，与含铁血黄素沉积一致；可摸到轴静脉节段，提示轴静脉节段部分或完全闭塞。

重度静脉功能不全的征象包括继发于含铁血黄素沉积的小腿远段的色素过度沉着，脂性硬皮病。由于存在长期动态的静脉高压和慢性炎症，脂性硬皮病随时间而进展。提示脂性硬皮病的体检发现包括：小腿的肌肉硬性水肿、“香槟酒瓶腿”、纤维性肥厚的皮肤、色素沉着过度。重度脂性硬皮病可能累及跟腱，导致肢体运动障碍。因此，检查应包括踝关节的运动功能。如果并发白色萎缩症，则在内踝周围部位可见色泽苍白的区域，因其皮肤着色浅常被误认为愈合的溃疡（图 65.6）。环状静脉扩张是指累积的毛细血管扩张症或静脉潮红，一般位于内踝部位。CVI 引起的皮肤变化可能与其他皮肤病现象相似；从静脉疾病可以看到皮炎和湿疹的变化。

静脉瘀滞性溃疡的特征可以使之与动脉性或神经性溃疡区分开。静脉性溃疡一般无痛并且出现在内踝部位，不出现在足的中部或远段。静脉性溃疡患者罕见动脉搏动的消失。

静脉瘀滞性皮炎在远侧踝部可见，类似湿疹或其他原因所致的皮炎。注意体格检查的支持诊断的特征和病史，结合多普勒超声检查确认反流，可以将重度静脉瘀滞性疾病与皮肤病区分开。

静脉功能障碍的诊断评价

评估深静脉闭塞的 Perthes 试验和轴静脉反流的 Brodie-Trendelenburg 试验已经被诊室内手持连续波多普勒仪所取代，辅以双功超声。手持多普勒仪可确诊静脉反流，有助于确定特定患者的手术方式。常见的

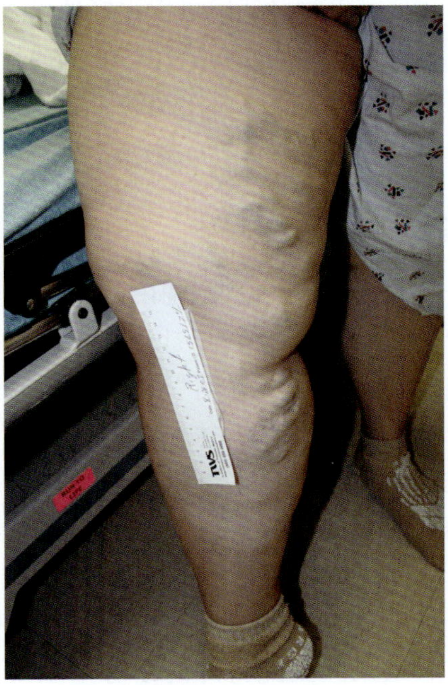

图 65.5 曲张静脉

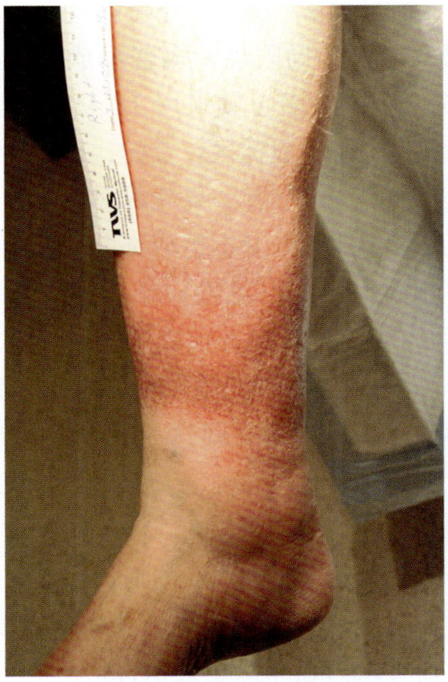

图 65.6 脂性硬皮病、白色萎缩症、肌肉硬性水肿

误解是认为多普勒仪用于定位交通静脉。实际并非如此，多普勒仪用于特定部位以确定关闭不全的瓣膜，例如将手持连续波 8 赫兹血流检测仪置于大隐静脉和小隐静脉汇入部。血流远段增加和释放，正常深呼吸，做 Valsalva 动作，可以准确检测瓣膜反流。以前多普勒检查需要其他客观检查的辅助，包括光电体积描记术、汞拉力计体积描记术和光流体描记术，这些检查方法目前已经很少应用了。

另一种再次用于评估肌肉泵和静脉瓣膜生理功能的方法是空气移位体积描记技术[5]。此技术因操作繁琐曾在 20 世纪 60 年代后停用。在计算机技术的辅助下，Christopoulos 及其同事[6]支持再次应用这一技术，这套设备包括环绕从膝至踝小腿的气囊。测量时抬高下肢以排空静脉，再嘱患者站立以量化静脉体积并记录静脉充盈时间。静脉充盈速度以 ml/s 表示，结果表示方式类似汞拉力计技术。

目前，多普勒成像是评估下肢正常功能和存在静脉功能不全的第一个也是最好的一个方法。多普勒技术通过浅静脉和深静脉成像可以更准确地发现静脉反流。多普勒检查一般在患者仰卧位时完成，但这可能导致静脉反流的评估错误。仰卧位时即使没有血流瓣膜也保持开放状态，瓣膜的关闭需要逆向血流，即存在近侧高于远侧的压力梯度。因此，多普勒检查需要患者站立位或躯干明显抬高位[7]。

超声成像有许多优点。超声检查是无创的，不需要造影剂，可以在普通病房和检查室进行。该方法也有明显的缺点，例如检查者的变动，患者体重指数（body mass index，BMI）升高以及衣物较多，会导致影像学检查的局限性。多普勒成像采用 7.5- 或 10-MHz 探头，脉冲多普勒采用 3.0 MHz 探头。一开始将探头纵行置于腹股沟区。首先，检查所有的深静脉。接下来，评估浅静脉。要完成对下肢静脉的全面评估，检查应包括四个基本组成部分：压缩性、静脉流量、回流后增强和可见性。反流可以通过患者做 Valsalva 动作或通过对检查点的远端肢体按压和松开来证实。Valsalva 手法用于近端，即大腿和腹股沟，而压迫用于小腿。反流时间达 500 ms 或更长具有临床意义。多普勒检测可以确定交通静脉，交通静脉直径大于 3.5 mm，反流时间为 500 ms 或更长具有临床意义。多普勒检查可以发现双向血流，同时出现扩张静脉段，这些表现符合交通静脉反流的诊断。此外，多普勒检查可以为临床医生提供深静脉相关的信息。双相扫描的广泛应用使得标准临床检查和双相多普勒检查的结果可以进行比较[8-9]。

静脉造影术

原发性静脉功能不全的诊治一般不需要静脉造影术。在继发性静脉功能不全病例中，静脉造影术具有特殊作用。上行静脉造影时，在踝部扎止血带防止流入浅静脉系统，足部浅静脉注射造影剂，观察血流，确定解剖及血栓或闭塞的部位。因此，上行静脉造影可以鉴别原发性和继发性静脉功能不全。下行静脉造影术时，在腹股沟或腘窝（股静脉或腘静脉）逆向注射造影剂。这种检查方法可以确诊 B 超扫描或临床查体疑诊的特定瓣膜功能不全。这些检查方法仅作为拟行深静脉重建手术患者的术前辅助检查。

磁共振和计算机断层扫描静脉成像

科技的进步导致了静脉系统成像的模式变化。MRVI 作为诊断性成像方法用于腹部或盆腔静脉血管的评估。与静脉造影术不同，MRVI 是无创检查，不需要静脉注射造影剂（intravenous，Ⅳ）。研究表明，与静脉造影相比，MRVI 的特异性和敏感性相似。MRVI 用于评估盆腔静脉流出梗阻，提供 IVC 通过髂静脉系统的信息。此外，它是一个很好的评估盆腔淤血综合征的检测手段。计算机断层扫描（computed tomography，CT）静脉造影与 MRVI 有相似的应用。最近的一项 meta 分析显示，CT 静脉造影诊断近端 DVT 的敏感性为 71% ～ 100%，特异性为 93% ～ 100%。CT 静脉造影可以很好地描述腹腔和盆腔静脉系统的解剖特征。局限性可能包括骨科植入物和（或）邻近病理改变、对比剂的使用和年轻患者的盆腔放疗。

分型系统

1994 年美国静脉论坛提出了 CEAP（clinical，etiology，anatomy，pathophysiology）分型系统，根据临床表现、病因学、解剖学和病理生理学将静脉疾病进行评分并分型（表 65.3）。这个分型系统可以帮助临床医生评估静脉功能不全的肢体，进一步制订恰当的治疗方案。修订的 CEAP 分型系统采用静脉残疾评分评估患者的日常生活行为能力[10]。虽然 CEAP 作为静脉疾病分级方法颇有价值，但仍无法评估治疗后结果。因此另外两个分型系统，即静脉疾病临床严重度评分和静脉节段性疾病评分，补充

表 65.3 慢性静脉疾病分型

C	临床体征（0～6 级），补充 A 表示无症状，S 表示有症状
E	病因学分类—先天性、原发性、继发性
A	解剖分布—浅、深或交通，单一或并存
P	病理生理学—反流、梗阻，单一或并存

临床分型（C_{0-6}）

任何可能存在慢性静脉疾病的肢体首先依据疾病的客观症状被分为七个临床类别（C_{0-6}）之一

慢性下肢静脉疾病临床分型 *

分型	特征
0	无可见或可触及的静脉疾病特征
1	毛细血管扩张，网状静脉，踝部潮红
2	曲张静脉
3	无皮肤改变的水肿
4	静脉疾病引起的皮肤改变（例如色素沉着、静脉性湿疹、脂性硬皮病）
5	上述皮肤改变伴有愈合的溃疡
6	上述皮肤改变伴有活动性溃疡

* 分级较高的肢体存在更严重的慢性静脉疾病体征，可能出现所有较低分级肢体的症状。每条肢体进一步分类为无症状（A）—例如 $C_{0-6,\ A}$，有症状（S）—例如 $C_{0-6,\ S}$。与毛细血管扩张、网状静脉或曲张静脉相关的症状包括下肢疼痛和皮肤刺激。经治疗后慢性疾病分级可能改变。因此，接受任何形式药物或外科治疗后肢体需要重新分级。

病因分型（E_c、E_p 或 E_s）

静脉功能障碍可能是先天性、原发性或继发性的。三种分类之间相互排斥。先天静脉疾病出生即存在，但直到后来才被认识到。必须要描述先天性畸形的诊断方法。原发性静脉功能障碍指病因不详但不是先天性的静脉功能障碍。继发性静脉功能障碍指后天情况导致的慢性静脉疾病，例如深静脉血栓形成。

慢性下肢静脉疾病病因分型

先天性（E_c）	慢性静脉疾病的病因出生即存在
原发性（E_p）	未确定病因的慢性静脉疾病
继发性（E_s）	相关已知原因导致的慢性静脉疾病（例如血栓后、创伤后、其他）

解剖学分型（As、A_d 或 A_p）

静脉疾病的解剖部位应该分为浅静脉（As）、深静脉（A_d）或交通静脉（A_p）。可能存在 1 个、2 个或 3 个系统同时受累。若要求更为具体的报告，用解剖节段定位受累的浅静脉、深静脉和交通静脉。

慢性下肢静脉疾病节段性定位

节段编码	静脉
浅静脉（A_{S1-5}）	
1	毛细血管扩张症 / 网状静脉
	大隐静脉
2	膝上静脉
3	膝下静脉
4	小隐静脉
5	非隐静脉系统
深静脉（A_{d6-16}）	
6	下腔静脉
7	髂静脉
8	髂总静脉
9	髂内静脉
10	髂外静脉
	盆腔：生殖腺静脉、阔韧带静脉
	股静脉

表 65.3 慢性静脉疾病分型（续）

11	股总静脉
12	股深静脉
13	股浅静脉
14	腘静脉
15	胫静脉（胫前静脉、胫后静脉或腓静脉）
16	肌肉静脉（腓肠肌静脉、比目鱼肌静脉、其他）
17	股静脉
18	小腿静脉
病理生理学分型（$P_{r,o}$）	
慢性静脉疾病的临床体征和症状是由反流（P_r）、梗阻（P_o）或二者同时（$P_{r,o}$）引起的。	
慢性下肢静脉疾病病理生理学分型	
反流（P_r）	
梗阻（P_o）	
反流和梗阻（$P_{r,o}$）	

了 CEAP 评估治疗结果方面的不足。上述三个分型方法为临床工作者研究静脉疾病治疗结果提供了重要支持[11]。

浅静脉功能不全的治疗

非手术治疗

CVI 患者的非手术治疗包括生活方式的改变、压迫和药物治疗[12]。最初的生活方式改变建议是避免剧烈运动和抬高下肢，以改善静脉高压引起的症状。虽然剧烈运动已显示会增加静脉溃疡的风险，但是，增加活动度和适度的体育活动可能对溃疡愈合有益，可能是压迫治疗的一个有用的辅助治疗。下肢抬高至心脏上方 30 cm 有助于静脉引流、静脉回流，从而减少下肢静脉水肿。同时，下肢抬高也增加了脂性硬皮病患者的皮肤微循环（多普勒流量增加 45%）[12]。一项对 122 例静脉溃疡愈合患者进行了 12 ～ 40 个月的回顾性研究中，记录了联合压迫治疗和延长下肢抬高时间（中位数为 33 分钟 / 天）的溃疡复发率明显降低。而在下肢抬高中位时间为 14 分钟 / 天的患者中观察到复发率增加[12]。

压迫治疗是 CVI 患者护理的一个重要组成部分。压迫治疗的基本原理是阻止因反流而引起的静脉高压。考虑到正常的静脉压范围为 60 ～ 80 mmHg，预期当施加 30 ～ 40 mmHg 的压力时可以产生血流动力学影响。已有研究表明，患者站立位时，体外施加压力大于 60 mmHg 时可以闭塞下肢静脉。通过真皮血流评估进行的调查表明，30 ～ 40 mmHg 的压迫对合并慢性静脉疾病和周围动脉疾病并踝肱指数大于 0.5 的患者也有好处。压迫疗法的生物分子机制尚不清楚，动物和临床研究表明，压迫疗法使皮肤微循环得到全面改善，毛细血管密度增加，毛细血管直径减小，毛细管视频显微镜下毛细血管周围光晕，经皮血氧饱和度增加，细胞因子水平下降，如肿瘤坏死因子 α 和血管内皮生长因子[12]。

压迫疗法可以通过梯度弹性袜和绷带来实现。梯度弹性袜被认为是静脉疾病临床病症患者的最初始干预。它们目前有四种张力：10 ～ 15 mmHg（1 类；非处方）；20 ～ 30 mmHg（2 类；处方）；30 ～ 40 mmHg（3 类；处方）；和 40 ～ 50 mmHg（4 类高压；处方）。它们也有不同的尺寸和长度，梯度弹性袜已显示对中度 CVI 患者的症状控制有益[12]。

并发静脉瘀滞性溃疡的患者需要局部伤口处理（图 65.7）。最常用的是一种三层的加压敷料，氧化锌胶布接触皮肤，从趾跟部到胫骨结节以恰当的压力加压包扎。这是乌纳糊靴（Unna boot）的一种。一项长达 15 年的 998 例一处或多处静脉溃疡患者接受类似弹力绷带治疗的研究表明，73% 的复诊患者溃疡愈合（图 65.8）。溃疡愈合的中位时间为 9 周。一般而言，舒适、梯度压力、三层压缩敷料比单纯弹力袜更有利于溃疡愈合。

对于大部分静脉溃疡患者，应用良好的持续压迫疗法是静脉溃疡愈合中最经济有效的治疗方法。溃疡愈合后，多数患者可以通过在清醒时穿弹力袜控制 CVI。少数情况下老年患者或关节疾病患者不宜使用弹力袜，必须采用三层氧化锌压缩敷料控制，包扎后每周更换敷料。除了压迫、伤口护理和手术外，大的慢性静脉溃疡也可能受益于静脉活性药物，特别是己酮可可碱和微粉纯化类黄酮。

干预性治疗指征包括保守治疗难以控制症状、复发的浅静脉血栓性静脉炎、曲张静脉出血，及静脉瘀滞性溃疡。经过临床和客观标准确诊症状性静脉曲张后，下一步开始制订治疗方案。Eschar 试验随机选择 500 例下肢隐静脉功能不全和静脉性溃疡患者进行保守治疗，包括隐静脉剥脱术的压迫治疗和加压治疗。在 4 年的随访中，没有证据表明溃疡愈合率有显著差异，但接受隐静脉剥脱术的患者愈合后溃疡复发的发生率明显降低[12-13]。

在静脉曲张治疗的随机临床试验、观察性研究和成本效益评估（randomised clinical trial，observational study and assessment of cost-effectiveness of the treatment of varicose veins，REACTIV）试验中，研究了静脉曲张的保守治疗和手术治疗的疗效。作者的结论是手术治疗比单纯保守治疗和压迫治疗组更经济有效，患者的生活质量也更高[12-13]。

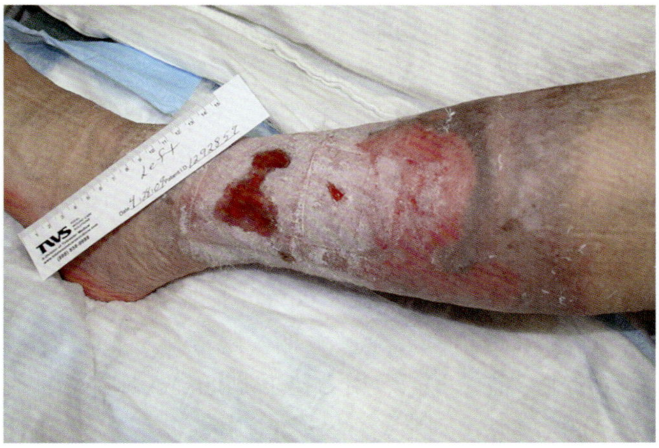

图 65.7　静脉瘀滞性溃疡

毛细血管扩张的治疗策略

根据定义，毛细血管扩张是指直径小于 3 mm 的结构，因此不适合手术治疗。无症状毛细血管扩张只影响外观。在这些只有 C_1 疾病的无症状患者中，不需要检查反流。然而，如果患者在体格检查中描述的症状可能与静脉功能不全一致，或伴有静脉曲张或更严重的情况，则应进行反流检查。毛细血管扩张（蜘蛛斑和网状静脉）的治疗方案包括注射硬化疗法和经皮激光治疗（图 65.9）。

注射硬化疗法是一种直接将硬化剂注射到供血静脉（网状静脉）或蜘蛛状静脉的技术。此手术在病房环境中执行。患者无须术前准备。然而，患者被要求在治疗前不要刮胡子或在肢体上涂抹乳液。术后可以立即进行常规活动。在注射后的几周内避免阳光直接照射治疗区域。尽管注射硬化疗法是一种安全的技术，但在以下情况下注射硬化疗法是禁忌的：妊娠、抗凝、急性浅表血栓性静脉炎、急性深静脉血栓、有严重过敏史或严重哮喘的患者。

硬化剂破坏静脉内皮细胞，引起外周反应，使静脉段闭塞。有许多可用的硬化剂，而且硬化剂也有

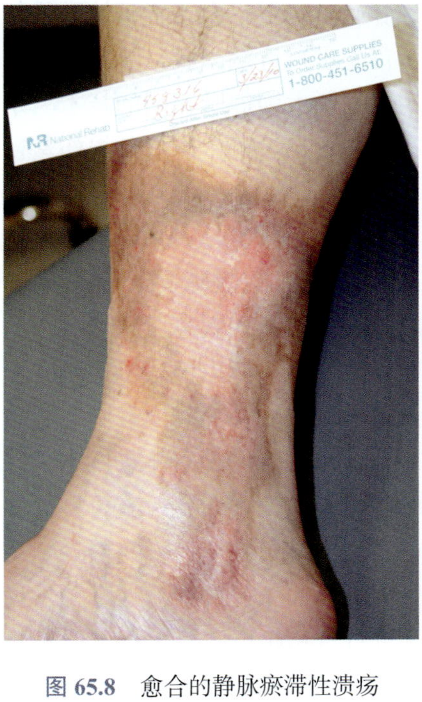

图 65.8　愈合的静脉瘀滞性溃疡

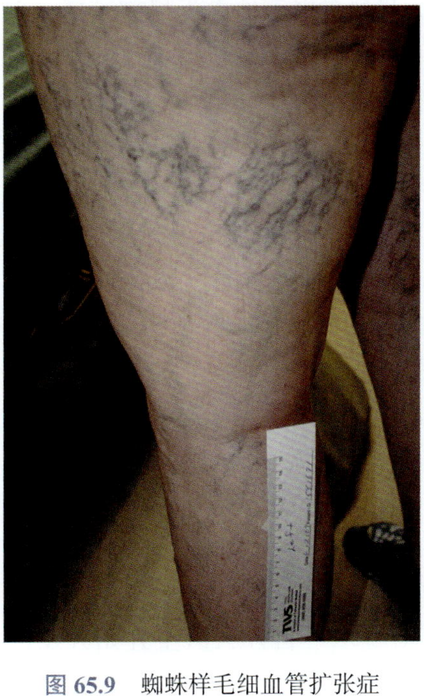

图 65.9　蜘蛛样毛细血管扩张症

不同的类别，包括渗透剂、洗涤剂、化学剂和腐蚀剂。长期以来，不同浓度的高渗盐水被认为是首选药剂，然而注射时可能会感到疼痛（尽管加入了利多卡因），而且在治疗后出现色素沉着的发生率较高。因此，不同浓度的十四烷基硫酸钠（sotradecol）和聚多卡醇（aethoxysklerol）现在是首选的药物。

手术应该在光线充足的房间里进行。硬化剂稀释液（如1%～3%十四烷基硫酸钠；聚多卡醇0.5%、1%、1.5%）可直接注射入小静脉。必须注意确保单次注射剂量不超过0.1 ml，但可以多次注射直至填充供血静脉。首先要注射较大的蜘蛛静脉。注射应从近端开始，向远端进行。注射治疗结束后予以加压包扎，即每个注射点放置棉球后用弹力袜加压。术后24 h内建议患者经常活动，2周内避免日光直晒和乘坐飞机旅行。少见情况下可能出现局部血流淤滞，患者主诉明显不适，瘀滞部位可予以穿刺引流，有利于愈合和美观，并能迅速减轻不适症状。释放局部瘀滞的血液对于初次硬化治疗非常重要。这种疗法在获得美容效果方面非常成功。对于直径大于1 mm、小于3 mm的C_1患者小静脉可以注射较高浓度的硬化剂，但是单次注射量应限制在0.5 ml以内。治疗期间，硬化剂的注射总体积不应超过4 ml。如果使用高渗盐水，最大治疗量可为10 ml。虽然硬化注射疗法非常成功，但的确可能发生并发症。这些并发症包括色素沉着过度、静脉垫、硬化治疗后坏死，及对硬化剂的过敏反应。除此之外，硬化注射疗法后容易出现毛细血管扩张。患者一般在治疗后8～12个月发现蜘蛛状静脉再次出现。虽然患者可能主诉局部不适，但毛细血管扩张症的硬化注射治疗仍然是有利于美观并且不影响下肢静脉循环的方法[14]。

采用多种波长激光和不同技术对蜘蛛状毛细血管扩张症进行激光治疗，例如高强度脉冲光、光线引导激光凝固术、波长1064 nm的纳米钕-钇铝柘榴石激光。对现有激光治疗技术评估结果显示钕-钇铝柘榴石激光治疗成功率最高。但是至今未有前瞻性随机对照试验支持这一假说。激光治疗可能比较疼痛。大部分中心将激光治疗与注射硬化疗法联合，注射硬化疗法处理供血静脉，激光治疗处理注射疗法无法处理的极细小的分支。多数患者对单纯注射疗法效果满意。

轴静脉功能不全的外科治疗

静脉剥脱术 自外科医生开始开发治疗浅表轴静脉反流的技术以来已有一个多世纪。Keller介绍了隐静脉内陷和剥脱术，Mayo率先使用外部剥脱器去除隐静脉。Babcock描述了从踝关节到腹股沟的腔内隐静脉剥脱。大隐静脉高位结扎作为一种不切除大隐静脉而治疗静脉反流的方法，一度受到欢迎。但对大隐静脉高位结扎的热情很快就消退了，因为轴静脉的回流没有消除，证明它是无效的。目前，传统的浅静脉反流手术治疗包括高位结扎和从膝关节到腹股沟的大隐静脉剥脱。由于隐神经损伤的发生率高，踝关节的剥脱术已基本被放弃。

高位结扎和静脉剥脱通常需要全身麻醉或脊髓麻醉。在股动脉的内侧和腹股沟褶皱的下方做一个腹股沟横向或斜切口，锐性分离辨别近端大隐静脉和其他可以结扎和分离的静脉分支。应进行简单的探查以确定存在重复的隐静脉系统，然后在隐股交界处轻轻牵引大隐静脉进入手术视野。这种操作可以进一步观察任何需要结扎的遗漏的支流。大隐静脉应用不可吸收的缝线结扎，并在其与股静脉汇合处附近离断。

然后通过在小腿内侧近端做一个小的横向切口将注意力转移到大隐静脉的膝下段。找出大隐静脉，远端结扎并离断。然后将Codman剥脱器通过大隐静脉向近端推进，在腹股沟切口取出被切断的静脉。球囊连接在离开腹股沟切口的Codman剥脱器末端，另一端（离开小腿切口）连接手柄。隐静脉应固定在剥脱器的球囊上并倒置。用力拉下Codman剥脱器的手柄，将从腹股沟到膝盖的大隐静脉移除。在剥脱前，应将下肢包裹，以帮助止血，并防止术后水肿和因血液外溢造成永久性色素沉着。

小隐静脉剥脱需要将患者置于俯卧位以优化手术视野。手术首先进行近端剥脱，涉及隐静脉腘窝连接处，并采用与剥脱大隐静脉相同的技术。小隐静脉的剥脱应只在小腿中部进行，以避免损伤紧密相连的腓肠神经。

并发症 新生血管指的是在已结扎和离断的隐股交界处周围出现新的静脉支脉和静脉曲张。据报道，大隐静脉高位结扎和剥离后新生血管的发生率超过30%。有趣的是，静脉内消融术后不会发生血管新生，因为无须进行腹股沟剥离或静脉支脉结扎。这一观察结果挑战了曲张静脉外科长期以来坚持的原则，强调了彻底剥离腹股沟并结扎所有可见静脉支的重要性。手术剥离和支流结扎非但没有好处，反而可能引发新生血管和静脉曲张复发。对这种并发症的监测通常包括定期进行双功超声检查。

隐神经损伤是文献报道较多的并发症，当大隐静脉从踝部剥离至腹股沟时发生较多。与大腿相比，小腿内隐神经走行接近大隐静脉，此处神经与静脉分离较多。这一解剖细节可能解释了为什么从膝部剥离到大腿只会降低神经损伤的风险（图 65.10）[15]。

尽管几十年来，轴向静脉剥脱被认为是治疗的“金标准”，但已经认识到该技术的几个缺点。患者需要全身麻醉和住院治疗。此外，一旦出院，患者在恢复基线活动前需要经历较长的恢复期。同时，神经损伤和新生血管的问题也使外科医生和患者感到沮丧。

为了解决和纠正这些局限性，发展了静脉内技术。下一部分对此进行讨论。由于疗效问题，剥离手术现在只在选定的病例中考虑。

静脉内物理消融

经皮静脉消融 经皮静脉内消融治疗浅表轴静脉，使浅表静脉功能不全的治疗发生了革命性的变化。经皮静脉内消融术作为外科静脉剥脱术的微创替代方法，可在门诊局部麻醉下进行。这种技术的优点包括患者的不适感少，恢复快。现在患者积极寻求治疗，促使门诊静脉治疗中心激增。轴浅表静脉有三种类型的静脉内热治疗：射频消融、激光消融和超声引导的硬化治疗（ultrasound-guided sclerotherapy，UGS）。

静脉内热消融只需要很少的术前准备。没有病史的健康患者不需要实验室检查，而标准的实验室评估通常用于有明显合并症的患者。接受抗凝治疗的患者应继续采用标准方案，只要国际标准化比值（international normalized ratio，INR）小于或等于 3，衔接治疗的风险要大于让患者继续接受治疗的风险。围术期预防深静脉血栓的指南仍不清楚。作者对有两种或两种以上危险因素的 DVT 患者给予术前单剂量的低分子肝素（low-molecularweight heparin，LMWH）。所有抗血小板药物均可在整个治疗过程中继续使用。作者没有常规使用预防性抗生素。晚期 CVI 和有皮肤变化的患者通常接受术前剂量的头孢唑啉。

静脉内热消融手术的麻醉范围从局部注射到有意识镇静。许多患者能忍受手术，只需要在大隐静脉周围注射少量稀释利多卡因。理想情况下，这些患者可以在病房里接受治疗。中度镇静需要血流动力学监测设备，更适合门诊外科中心。麻醉的选择最终取决于患者和医生的选择以及可用的资源和实践环境。

静脉双功超声检查在静脉内热消融治疗方案的制订中起着至关重要的作用。超声检查应向治疗医师提供以下信息：深静脉系统是否通畅，正常和反流轴静脉的位置，静脉曲张与轴静脉之间的沟通区域，是否存在重复或副回流静脉段。

急性闭塞的 DVT 是静脉内热消融的绝对禁忌证，而待治疗肢体的慢性再通深静脉系统是相对禁忌证。在有继发性静脉功能不全的患者中，浅静脉比原先深静脉系统和原发性静脉功能不全的患者，在静脉引流中起着更为重要的作用。必须注意确保浅静脉消融不会损害血栓后肢体的静脉流出。

经皮穿刺的部位取决于患者的症状和静脉曲张的分支部位。对于小腿近端静脉曲张疼痛的患者，如果计划对大隐静脉进行静脉内热消融，术前使用超声评估这些分支是有帮助的。在静脉曲张下方的小腿远端经皮穿刺可确保通过静脉内热治疗实现分支的最

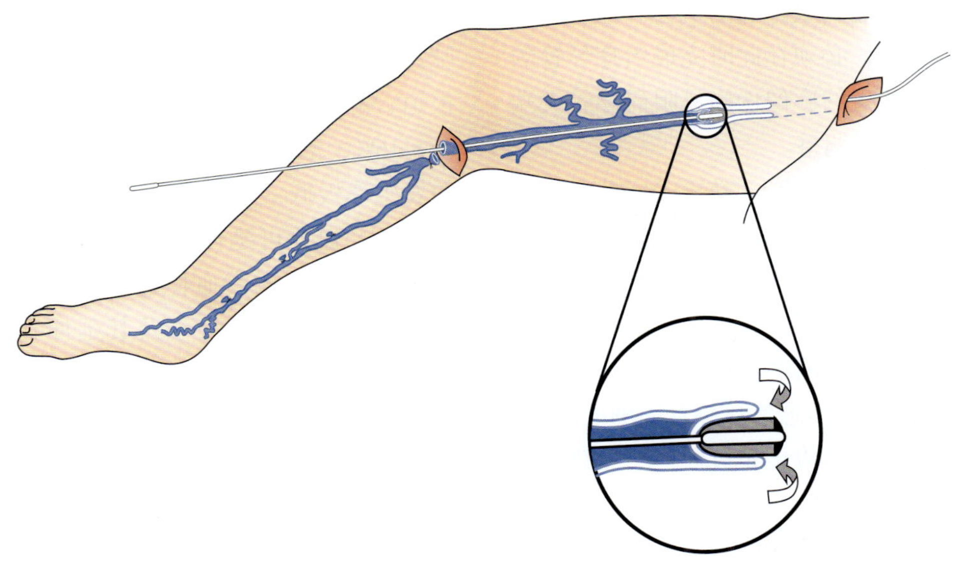

图 65.10 隐股静脉瓣膜功能不全导致的隐静脉反流，行隐静脉内翻剥脱术

大疗效。

射频消融和激光能量向静脉腔提供两种不同类型的能量。射频热在120℃的温度下传递。射频直接损伤静脉壁内皮，导致胶原收缩和血栓形成。激光能量将能量传递到血液本身。利用激光能量产生蒸汽气泡，在输送完成后血液凝固。射频导管的长度不同输送的温度不同。相比之下，激光能量发生器的波长从810 nm到1470 nm不等，激光导管不断发展，更新的激光治疗策略经常被引入到不断发展的治疗设备中。研究人员已经证明，较高波长的纤维似乎与较少的术后不适有关。

技术　在大多数情况下，应将下肢置于一个外旋的位置，膝盖轻微弯曲，垫入折叠的床单可以帮助患者保持这个姿势。将患者放置在反向Trendelenburg可以帮助扩张所要进入的静脉。进行标准无菌准备和铺巾后，超声探头被放在无菌换能器中带到现场。作者重新检查了待治疗的静脉全程，注意到可能影响导管放置的动脉瘤扩张或弯曲区域。理想情况下，穿刺点应位于截断反流最低水平的远端，并提供通往反流静脉段的通畅通道。

在经皮穿刺的选定位置用超声探头定位，获得静脉在横切面或矢状面的稳定灰度图像。在穿刺皮肤后，21号针头的有限的、小浮动的移动有助于在超声图像上识别其尖端。在实时成像中，采用改进的Seldinger技术，将针头引导到静脉腔内，通过导线交换6 Fr或7 Fr鞘管。在超声引导下，射频导管或激光导管进入鞘内，超声探头位于腹股沟，以显示导管尖端、隐股交界处和深层系统。在超声引导下，消融导管的尖端放置于大隐股交界处的远端2～3 cm，以最大限度地减少热量传递到股静脉的机会。在进行下一阶段的局部麻醉之前，必须在此时完成治疗导管的位置确定。肿胀麻醉产生的影像伪影易阻碍导管尖端的可视化，使其位置难以调整。

在肿胀麻醉开始前，患者应置于Trendelenburg位以帮助排空静脉。肿胀麻醉是输注大量稀释局麻药。虽然肿胀液有很多配方，但主要成分是利多卡因、肾上腺素和用乳酸林格溶液或生理盐水稀释的碳酸氢钠。在激光治疗和射频消融术过程中，肿胀麻醉有三个功能：大面积麻醉；压迫治疗导管周围的静脉；还起到了保护屏障的作用，防止非目标组织受热，包括皮肤、神经、动脉和深静脉。

对于大隐静脉手术，肿胀麻醉的目标是隐静脉鞘。从横切面看，隐管形似一只眼睛，超声图像常被称为“隐眼”。肿胀麻醉从下肢远端开始，向近端进展。实时超声成像引导21～25号针头进入隐管，以实现肿胀麻醉。当它被注射到适当的静脉周围组织平面时，肿胀麻醉将跟踪并围绕目标静脉。长轴超声显示液体沿隐管扩散的最佳图像。进行多次皮肤穿刺和注射，直到静脉在整个过程中有一个10 mm肿胀的麻醉晕。然后用超声检查目标静脉段，以确保治疗导管周围的静脉被压缩，并与覆盖的皮肤充分分离。

然后通过激活和缓慢抽出治疗导管，将射频能量或激光能量应用于静脉段。逆行回调的具体情况取决于导管的类型。射频能量包括由导管上的散列标记控制的分段回调和伴随发生器的定时激活。激光能量导管是可变的；有些是缓慢的持续回调，有些则需要分段回调。灰度超声图像通常可以检测到由激光光纤产生的蒸汽气泡。

无论输送何种能量，一旦静脉被完全处理，鞘和导管就会被移除。恢复超声成像，证实股静脉通畅，大隐静脉成功闭塞。由于消融和周围肿胀麻醉引起的扭曲，彩色多普勒成像通常是评估此时通畅性的唯一方法。同样重要的是证实逆行腹壁静脉流入大隐静脉近段，这提供了大隐静脉的“保护性冲洗”。许多静脉专家认为，这种流动模式可防止术后静脉内热诱导血栓（heat-induced thrombus，EHIT）的发展。

术后指导因医生而异。患者的肢体一般采用分层加压包扎，或应用20～30 mmHg的压力袜。嘱患者每小时步行一次，直到睡觉。除了剧烈的心血管运动外，第二天可以恢复常规活动。经过满意的事后双重检查后，可恢复正常活动。

大多数静脉专家建议在手术后2～5天进行体格检查或双功超声检查。双功超声检查能确保深静脉系统保持通畅，并确认大隐静脉的消融效果。据报道，静脉内消融后DVT的发生率在射频消融后为0～16%，激光消融后为0～7.7%。虽然消融后DVT的发生率极低，但双功超声检查可发现近端大隐静脉有血栓，血栓可延伸至股总静脉。Lowell Kabnick创造了静脉内热诱发血栓这个术语来描述这种超声发现。他根据血栓的大小及其延伸到深静脉系统的程度，将EHIT分为四个不同的级别。

EHIT的形成机制尚不清楚。普遍认为大隐静脉内热诱发的血栓传播到隐股交界处并侵犯深静脉系统。EHIT和急性DVT的超声特征和自然史不同。EHIT很快（＜24小时）出现超声回波，而急性DVT通常在最初发现后几天仍保持低回声。虽然

EHIT 似乎有低的倾向传播或栓塞，但静脉消融术后仍有肺栓塞的报道。后续超声检查通常显示 EHIT 在 7 ～ 10 天内发生回缩或完全消除。鉴于这种良性的自然史，大多数从业者不治疗 1 级和 2 级 EHIT。3 级 EHIT 涉及部分的、非闭塞性的并伸入深静脉系统，通常需要抗凝治疗，治疗持续时间可根据医生的判断而有所不同。4 级 EHIT 代表闭塞性 DVT，需要 3 个月的抗凝疗程。

选择使用射频消融还是激光作为静脉消融过程的能量来源仍然是医生的偏好问题。比较这两种技术的随机前瞻性研究发现很少有差异。采用激光消融治疗的患者术后早期的不适感更强；然而，所有其他结果变量是相似的[16-17]。

超声引导下硬化疗法

UGS 于 1989 年首次被描述为浅表轴静脉治疗。从那时起，UGS 的应用已经扩展到治疗由新生血管引起的交通支不健全和大静脉支脉。UGS 作为一种简单、微创的技术，使患者能够迅速恢复到基线活动水平，因而受到欢迎。UGS 的准备需要一个全面的双向检查。

封闭针技术是执行 UGS 最常用的方法。使用 25 口径的针，因为这是最小口径的针，可以通过灰度超声显示。针头与装有硬化剂的注射器相连。根据操作者的喜好，静脉可以在横向或纵向平面上进行超声显示。换能器的频率取决于要治疗的静脉的深度。高频换能器能更好地观察浅静脉，而深静脉需要低频换能器。当针尖穿过真皮时，必须立即看到针尖。针头进入静脉后，应进行抽吸，以确定其在静脉腔内的位置。注射小剂量的硬化剂可以进一步确认针头的位置。UGS 的另一种方法是使用蝴蝶针，而不是连接在注射器上的针。

硬化剂的体积和浓度取决于要处理的静脉的大小和长度。一般来说，UGS 需要高浓度的硬化剂，因为目标静脉的口径很大。关于硬化剂制备的具体细节不在本章的讨论范围之内。早期的调查研究报道了有希望的结果。在真正的实践标准得以形式化之前，还需要进一步研究使用所有模式的随机前瞻性试验。

轴静脉功能不全的非肿胀消融和未来治疗策略

除了超声引导泡沫硬化疗法外，许多其他较新的技术最近被引入到医疗领域中。一种是机械化学消融。导管装置由两部分组成：机械性部分在静脉腔内旋转，剥离静脉内皮；第二部分是化学部分，当静脉内发生机械旋转时，需要同时注入液体硬化剂。相对于吸热装置的潜在优势是由于不需要热量而不需要膨胀，而且导管的形状较小。静脉的通路是相似的。胶水和泡沫可注射类包括另一组同样“无肿胀”的设备。随着进一步数据的获得，时间将告诉我们每种治疗在浅表轴静脉功能不全中的作用。

分支静脉曲张的治疗

治疗次级静脉曲张有三种方法：传统的穿刺静脉切除术、动力性静脉切除术（TriVex；InaVein，Lexington，MA）和泡沫硬化疗法。采用穿刺剥脱技术可以施行微创静脉切除术（图 65.11）。站立后标记患者的静脉曲张，使受影响的静脉得到最佳扩张和可视化。可有效应用多种麻醉方法，包括可致肿胀的局部麻醉和静脉镇静。首先，沿皮肤 Langer 皮纹做 1 mm 长切口。以细钩牵出静脉。持续牵拉最大程度剥脱静脉，此后局部直接加压。大约间隔 2 cm 再做切口。下肢予以多层加压敷料包扎，指导患者术后当天下地活动。术后恢复过程比较简单，患者极少因为不适而需要服用更多的乙酰氨基酚或非甾体解热镇痛药。术后 2 周内佩戴弹力袜。并发症罕见，可能出现出血、感染、短暂或永久性感觉异常，残余静脉段的静脉炎。另外也存在复发的可能。

动力性静脉切除术（TriVex）可用于治疗广泛的继发性分支静脉曲张。术前将患者曲张静脉予以圈注标记，术中在标记的边界线上开数个 2 mm 的切口。经切口置入透射仪和切除设备，置于曲张静脉下的皮下组织层内。通过透射仪不仅能看到曲张静脉，还能实施局部麻醉。切除器是旋转的刀片，能切断静脉并通过高压吸引管去除。术后下肢以多层加压敷料包扎，准予患者出院并嘱其经常活动。患者需要在 48 h 内复诊并更换敷料，一般更换为标准的弹力长筒袜。不适症状比较轻微，一般非处方药物足以对症。已经研发了第二代 TriVex 设备，改进了第一代设备的技术问题，目前研究集中在 TriVex 系统用于门诊手术的方法。该设备在学习初期比较复杂，但是一经掌握，熟练的医生可以在 30 分钟内完成多数病例的手术。并发症少见，包括局限性血肿、出血、短暂或永久性的感觉异常，及静脉炎[18]。

继发性静脉功能不全

继发性静脉功能不全一般由深静脉血栓所致。与

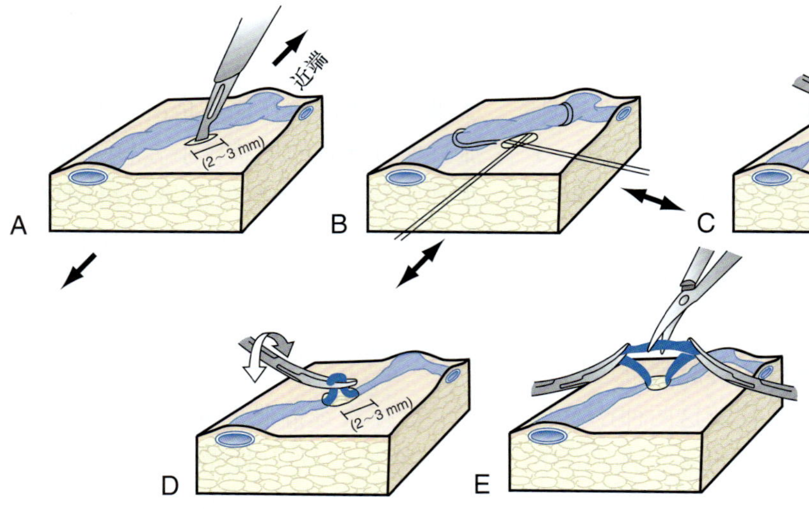

图 65.11　（A～E）微创静脉切除术（也称为曲张静脉穿刺剥脱术）

原发静脉功能不全相比，继发性静脉功能不全的临床表现通常在较晚期。此外，患者可能出现继发性静脉功能不全典型的静脉性跛行或小腿撕裂样疼痛。保守治疗方案与前面原发性静脉功能不全相似，但本病患者需要更高的压力治疗（30～40 mmHg）。干预性治疗重点在于浅静脉和深静脉系统。为确定患者是否适合深静脉手术或静脉内重建手术，深静脉系统的相关问诊必须更加全面。

治疗

深静脉功能不全的手术治疗　在接受保守治疗或者溃疡已经愈合的同时，恰当的诊断方法一般会发现静脉反流的类型或静脉闭塞的节段，对检查的特定肢体可以给予特定的治疗。在患者站立时行双功超声成像检查足以确诊静脉反流。如果考虑浅静脉切除术，双功超声检查是在手持连续多普勒之外的唯一必要的检查。如果拟行静脉旁路重建手术或瓣膜成形术，术前需要行顺行或逆向静脉造影术[19]。

颇为意外的是，浅静脉反流可能是重度静脉淤滞患者唯一的异常。永久解除慢性静脉功能障碍和皮肤病变需要长时间的治疗。Hanrahan 等[20]发现 95 条肢体溃疡中仅有 16.8% 浅静脉功能不全，另外 19% 存在浅静脉合并交通静脉功能不全。另外一项研究发现，交通静脉重建可促进溃疡愈合和降低溃疡复发率[21]。

静脉溃疡患者中相当一部分深静脉功能正常，手术治疗是一个解决血流动力学紊乱的选择。研究表明浅静脉手术可能改善静脉高压，因此，坚持认为静脉溃疡外科不可治愈是不合理的。一项比较压力治疗联合浅静脉反流手术与单纯保守治疗的随机对照研究表明，联合手术治疗可以显著改善疗效[21]。采用静脉内射频和激光治疗 CVI、浅静脉瓣膜功能不全，及静脉溃疡已经取得良好的早期疗效。

1938 年，Linton[22]强调了交通静脉的重要性，并提倡予以直接的外科切断处理。但因为术后伤口愈合并发症发生率很高，此建议并未得到广泛采纳。采用内镜技术直视筋膜下探查并切断交通静脉是 Linton 技术的理想替代方案，能显著降低手术的伤口并发症。小腿筋膜和屈肌之间的结缔组织疏松，这一潜在间隙在内镜下可轻松打开和分离。手术可以在门诊完成：通过近侧垂直切口内镜下切断交通静脉。

在西方国家，筋膜下内镜交通静脉手术的应用对静脉溃疡的治疗带来较大的影响，但这一影响并不像其支持者所预期的那样显著。随着对重度 CVI 患肢的精确研究，术语“CVI”代替了“血栓后综合征（postthrombotic syndrome，PTS）”。血小板和单核细胞在循环中聚集反映了踝部皮肤白细胞的浸润，导致脂硬性皮炎、愈合或开放的溃疡[23]。

CVI 病变白细胞相关的研究数据不断增加并且一致，显示静脉淤滞病变皮肤微循环中聚集的白细胞在皮肤病变发展中起重要作用，这反映在发现白细胞和内皮细胞黏附标记物以及白细胞脱颗粒酶和氧自由基的增加方面。但是白细胞假说决定性的依据还需要实验证据。

在美国，多个中心采用腹腔镜设备开展交通静脉分离手术。初步研究结果显示交通静脉离断手术可以实现较快的溃疡愈合和较低的复发率。北美登记中心统计了自愿报道的交通静脉手术结果，证实了 2 年随访的低复发率和更快的溃疡愈合[24]。

一项研究比较了三种交通静脉手术方式包括 Linton 手术、腹腔镜手术和单切口手术，发现基于内镜技术的手术结果与 Linton 手术接近，但手术瘢痕更小而且倾向于恢复更快。开放手术可以确认更多的交通静脉。但是在平均住院日和恢复期方面内镜手术具有更大的优势[25]。

总体而言，登记中心和单中心临床经验报道显示真正的血栓后肢体不适于此类手术，以至于该手术的学习者英格兰的 Leicseter 认为其结论是：原发性深静脉功能不全患者肢体的静脉溃疡不是交通静脉手术的指征[25]。但是，也有研究报道指出，虽然总体治疗失败却可以纠正先前的浅静脉反流。交通静脉分离手术挽救患肢，疗效满意并证实了交通静脉在静脉溃疡发病过程中的作用，交通静脉的分离加快溃疡愈合并且可能降低溃疡复发率。

静脉血流动力学改变与皮肤病变严重程度可能不一致，这影响了对交通静脉分离手术必要性的理解。CVI 皮肤病变决定于白细胞内皮细胞的相互作用，可能与静脉血流动力学并无直接相关性。但是内镜下交通静脉分离手术通过去除浅静脉反流和交通静脉逆流，在部分肢体改善了血流动力学。为了去除功能不全的交通静脉并避免前述并发症，UGS 已经成为了另一替代技术。早期研究结果显示，与筋膜下内镜交通静脉手术相比，伤口愈合率有所提高[26]。

经皮静脉内技术现在也常用来治疗无效交通静脉。这些治疗包括在经皮静脉消融术中部分相同的治疗方式。需要进一步研究确定最安全、最有效的技术。目前，医生有大量不同的治疗方法。有趣的是，这也许对这个领域有益；每一种技术可能都有其独特的作用。射频消融、激光消融和 UGS 都是常用的治疗方法。

直接静脉重建手术 历史上成功的大静脉重建手术包括 Eduardo Palma 报道的股静脉-股静脉转流手术和隐静脉-腘静脉旁路手术，后者波士顿的 Richard Warren 也报道过。这些术式简单，采用自体移植物，通过单静脉吻合术重建。

澳大利亚悉尼的 Halliday 等报道了有关股静脉-股静脉转流术大量病例长期随访数据。虽然在选择手术患者时使用了静脉造影术，但未报道其他具体的围术期指征。研究者通过术后静脉造影确定了 50 例患者中有 34 例转流血管长期通畅。他们认为最好的临床结果是缓解了活动后小腿的疼痛，通畅的转流可以延缓远侧脂性硬化症的进展以及控制溃疡的复发，但报道中未提供相关证据。应用旁路手术治疗静脉闭塞在历史上一度盛行，但是腔内技术出现后此类手术几近废弃[27]。然而，当一小部分接受过髂静脉血管内支架植入术的患者出现支架狭窄和复发性梗阻时，可能会再次需要搭桥手术。如果考虑 Palma 静脉交叉，隐静脉似乎比假体移植具有更持久的效果，但需要至少 6 mm 的大隐静脉为阻塞的肢体提供有意义的流出量。

交通静脉离断联合浅静脉切除手术可以有效控制 75% ～ 85% 患者的静脉溃疡。然而对于失败原因的分析引发了一个重要突破，即 Masuda 和 Kistner[28] 于 1968 年提出的瓣膜成形术进行直接静脉重建，1975 年后此术式得到广泛认可。长期的随访评估显示直接瓣膜成形术在 80% 以上的患者取得较好疗效[29]。Kistner 的贡献没有被高估，他的下一个成就是通过静脉节段转位手术引导功能不全的静脉中的血流通过近端功能正常的瓣膜。在 Kistner 的研究之后，外科医生有三种治疗方法，包括 Palma 静脉旁路手术、直接瓣膜成形术（Kistner）和静脉节段移位手术（Kistner）。此外，采用各种技术（包括内镜下）进行的腔外瓣膜重建手术治疗静脉功能不全，引起日益广泛的关注。Taheri 等[30] 报道腋静脉至腘静脉的含瓣膜自体静脉移植手术也用于治疗静脉功能不全，但是良好的早期效果没有长期的随访结果支持。

深静脉血栓形成

下肢深静脉血栓形成

急性 DVT 是住院患者特别是外科患者致病和致死的主要原因。静脉淤滞、内皮损伤和高凝状态是 Virchow 早在 1856 年提出的病因三要素，在 150 多年后的今天仍然是正确的。

急性 DVT 引发多种风险和严重的致病后果。血栓形成的过程起始于局段静脉，在没有抗凝治疗或抗凝不充分时血栓能向近端深静脉系统蔓延，导致水肿、疼痛和活动障碍。急性 DVT 最可怕的后果是致命的肺动脉栓塞。急性 DVT 特别是髂股静脉血栓的晚期并发症是 CVI 以及管腔闭塞后瓣膜功能不全所致的 PTS。

因此，为降低这一常见疾病的发生率和致病性，对病理生理学的理解、预防 DVT 方案的标准化，及优化的及时治疗方案的确立等十分重要。

病因

大部分外科住院患者存在血流淤滞、高凝状态和血管损伤，即 DVT 的病因三要素；并且随年龄增加风险增大，65 岁以上是较高风险的人群。此外，流行病学研究发现了 DVT 发生的其他危险因素，包括恶性肿瘤、体重指数增加、高龄（60 岁以上）、妊娠、长期制动、吸烟，及深静脉血栓病史[31]。

血流淤滞

患者纤维蛋白原标记研究以及尸检研究表明比目鱼肌静脉窦是静脉血栓最常见的起始部位。血流淤滞可能引起内皮细胞层接触激活的血小板、促凝血因子，从而导致 DVT。血流淤滞本身并未被证明是 DVT 的诱发因素。

高凝状态

我们对于高凝状态的认识在不断改善，但仍处于早期阶段。框 65.1 列出在高凝状态时的常规筛查项目。如果确诊其中任一疾病状态应开始终身抗凝，除非存在特殊的抗凝禁忌。通常认为大手术患者术后容易发生 DVT。大手术后大量组织因子可能从损伤的组织释放入血，组织因子是较强的促凝血因子，表达于白细胞表面，也以可溶形式存在于血液中。血小板计数和黏附力增加，凝血连锁反应的改变，生理应激（如大手术或创伤）导致的内源性纤溶活性，都与血栓风险增加相关。

静脉损伤

已经确定静脉栓出现在手术部位的远侧静脉。例如，众所周知髋关节置换术患者常出现对侧下肢 DVT。

一系列实验应用腹部动脉或髋手术模型研究远离手术部位的静脉内皮损伤的可能性。这些研究中在动物的颈静脉在灌注固定后取材，发现腹部手术后出现内皮细胞损伤，髋手术后损伤更严重。静脉瓣膜的瓣叶由于内皮下层基质暴露出现微小撕裂。为何在远离手术部位发生静脉内皮细胞损伤的确切机制，及损伤是细胞介导还是体液介导目前尚不清楚，但是这些研究和其他研究发现的损伤是明确存在的。

框 65.1 高凝状态

- Ⅴ因子 Leiden 变异
- 凝血酶原基因变异
- 蛋白 C 缺乏
- 蛋白 S 缺乏
- 抗凝血酶Ⅲ缺乏
- 同型半胱氨酸血症
- 抗磷脂综合征
- 狼疮抗体
- 抗心磷脂抗体

诊断

发病率

在美国，静脉血栓栓塞疾病每年新发病率约为 100/100 000。发病率随年龄增加而升高，80 岁人群发病率为 0.5/100 000。超过 2/3 的病例近侧有 DVT，其余病例存在肺栓塞证据。抗凝治疗后的 6 个月内复发率为 6% ～ 7%。

在美国，每年肺栓塞导致 50 000 ～ 200 000 例患者死亡。初发 DVT 者 28 天病死率为 9.4%，初发肺栓塞病死率为 15.1%。除肺栓塞外，继发性慢性静脉功能不全（DVT 所致）在花费、致病性，及生活方式限制等方面也不容忽视。

要预防 DVT 的后果，特别是肺栓塞和慢性静脉功能不全，必须优化 DVT 的预防、诊断和治疗措施。

临床诊断

DVT 的诊断需要高度的敏感思维。多数医师熟悉 Horman 征，即足背屈时出现小腿疼痛。虽然没有 Horman 征不能说明没有静脉血栓，但是 Horman 征阳性应立即设法确定诊断。静脉血栓形成的范围是临床症状的重要影响因素。例如大部分小腿血栓如果不向近侧扩展可能无症状。这也是为什么放射标记纤维蛋白原检测 DVT 的发生率高于使用影像学检查的原因之一。仅 40% 的 DVT 静脉血栓形成患者出现相关症状。

累及髂股静脉的大静脉血栓形成导致广泛下肢肿胀、可凹性水肿（图 65.12），疼痛，皮肤色白，这就是所谓的股白肿。随着疾病进展，严重的水肿可能影响动脉血流，导致下肢发蓝疼痛，即所谓的股青肿。病情进一步发展，如果血运不能恢复则可能导致静脉性坏疽。

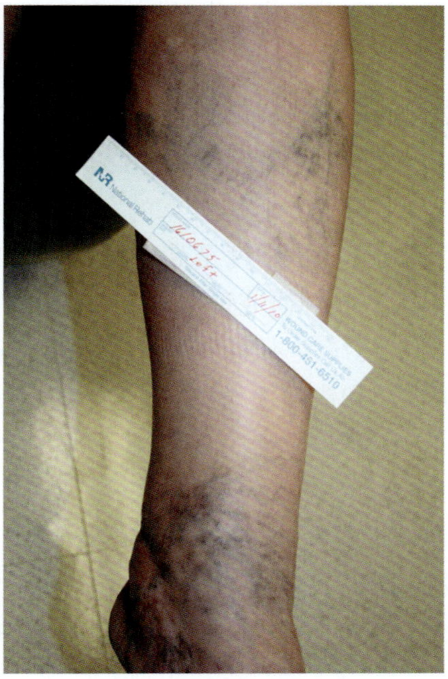

图 65.12 水肿。注意踝部形态已不明显

PTS 是 DVT 常见的不良后遗症，发生在 20% ～ 50% 的 DVT 患者。临床表现包括慢性水肿、疼痛和静脉性跛行，也可能发生静脉性溃疡。PTS 的危险因素包括急性 DVT 后持续数月的下肢症状、解剖广泛累及髂股静脉系统的 DVT、同侧复发的 DVT，及长期的针对 DVT 的亚治疗剂量抗凝状态。不幸的是，PTS 治疗仍然是支持性治疗，压力治疗是主要的治疗方法。有些研究者提倡早期溶栓以防止 PTS，但是目前仍存在争议。

影像学研究和实验室检测

静脉造影

确定 DVT 及其部位最精确的方法是静脉系统内注射造影剂。止血带阻断浅静脉系统，足部静脉注射造影剂，深静脉系统显影，尽管这是发现闭塞性或非闭塞性血栓的好方法，但它也是有创的，使用造影剂存在风险。因此，这种技术已被侵入性更小的方式所取代。

阻抗体积描记技术

阻抗体积描记技术在临时阻断和开放静脉系统时测量静脉容量的变化和静脉体积的排空速度。大腿上段袖带充气至电子信号平稳，袖带排气时一般可见快速的血液流出和体积减小。静脉血栓存在时，可见血液流出波延长。此方法不适用于检测小腿静脉血栓和既往存在静脉血栓的患者。

纤维蛋白和纤维蛋白原测定

通过测定血管内纤维蛋白的降解确定纤维蛋白和纤维蛋白原水平。D- 二聚体检测交联的降解产物可作为纤溶酶活性的替代指标，结合临床评估和分析，敏感率高于 90% ～ 95%。对近侧血栓评估阴性预测价值为 99.3%，远侧血栓为 98.6%。术后患者由于手术 D- 二聚体升高，因此，D- 二聚体阳性检测结果没有意义。但是可疑 DVT 患者的 D- 二聚体阴性检测结果具有较高的阴性预测价值，在 97% ～ 99%[32]。

双功超声

目前 DVT 首选的诊断方法是双功超声检查，这种检查结合了多普勒超声和彩色血流成像。此方法的优点在于无创、全面，避免了造影剂不良反应的风险。潜在的不足之处是检查结果受操作者影响较大。

多普勒超声检查的基础原理在于腔内血栓导致血流信号病理性加快。详细的检查从小腿胫静脉开始，然后是近侧的腘静脉和股静脉。恰当的血流评估检查过程应该包括远端挤压时血流增加，近侧挤压时血流中断。如果检查的静脉段在远侧挤压后无血流增加，应该考虑静脉血栓形成。

具有彩色血流成像的实时 B 超检查提高了超声扫描的敏感性和特异性。利用彩色血流双功成像技术，在发生部分阻塞性血栓时可以进行血流成像。探头可用以压迫静脉，正常的静脉很容易被压扁，发生血栓时不易被压扁。此外，基于成像特点可以判断慢性血栓，即回声和异质性增强。双功成像技术比间接的生理检测具有更显著的敏感性。双功超声有许多优点：无创，便携，不需要造影剂。然而，它也有明显的缺点，包括使用者之间的变异性和技巧、身体习惯，及下骨盆视觉效果不理想。

磁共振静脉成像

随着成像技术的发展，MRVI 已成为近端大静脉成像的首选方法。费用以及患者对幽闭恐惧症的耐受程度限制了这一技术的广泛应用，这种情况正在变化。对髂静脉和 IVC 检查时双功超声作用受限，而磁共振成像更为适合。MRVI 比传统静脉造影的侵入性更小，可以直接看到血栓。

预防

接受腹部大手术或骨科手术的患者，持续性创伤较大并且卧床时间较长（超过3天），发生血栓栓塞性疾病的风险增加。有关血栓栓塞性疾病病因学的特定危险因素分析和流行病学研究本章不予以详述，读者可以参考其他更多的文献分析[31]。

深静脉血栓的预防包括机械性预防和药物预防。最简单的方法是让患者行走，小腿泵功能的激活是有效的预防措施，少数活动量较多但无危险因素的患者也可能发生静脉血栓形成，事实也证明了这一点。在24～48 h内下地站立行走的患者发生静脉血栓形成的风险较低。将患者从床上移动到座椅中，是最容易导致患者血栓形成的体位。坐在椅子上双下肢悬垂位置时导致静脉血流汇集，在围术期成为发生血栓栓塞性疾病的易感因素。

最常用的外科预防措施的发展传统上一直围绕着连续加压装置，该装置定时压迫小腿，实际上模拟了小腿的风箱机制。这明显降低了外科患者静脉血栓栓塞的发生率。该装置之所以有效的机制在于预防静脉血流淤滞。有研究表明连续加压装置可以增强全身性纤溶活性，但由于相当多的研究并未显示纤溶活性的增强，这一发现尚未得到确定[33]。

另一种传统的血栓预防措施是使用低剂量的普通肝素，一般每12 h给予5000 U。但是比较安慰剂与固定剂量肝素的研究发现，每12 h皮下给予5000 U肝素的效果并不优于安慰剂。当皮下肝素注射剂量改为每8 h一次而不是每12 h一次后，静脉血栓栓塞发生率降低。

最近很多研究报道了LMWH预防和治疗静脉血栓栓塞的疗效。LMWH抑制凝血因子Ⅹa和ⅡA活性，其抑制比例为1∶1至4∶1。LMWH具有更长的血浆半衰期和更高的生物利用度。LMWH的生物利用度和清除率稳定，不需要监测Ⅹa水平从而利于患者使用，仅需根据体重选择剂量。与普通肝素相比，LMWH抗凝效果更容易预计。部分促凝血酶原时间不受影响，因此不需要实验室监测。不同的文献包括主要的荟萃分析显示LMWH具有相当于或者优于普通肝素的疗效，而出血并发症显著降低。最初认为LMWH所致出血发生率比普通肝素低，但缺乏临床观察研究证实。这一特性可能与剂量关系较大，而与药物本身内在作用关系较小。

LMWH与机械性预防措施比较的研究显示LMWH在降低静脉血栓栓塞发生率方面优势明显[34-36]。在头部损伤和创伤患者使用LMWH的前瞻性研究中也证明了LMWH的安全性，不增加颅内出血或其他部位的大出血并发症[37]。同时也发现LMWH与其他方法比较可以显著降低静脉血栓栓塞的发生率。

因此，LMWH是中度至高度危险患者的首选预防方法。很多前瞻性研究证实了LMWH的有效性和安全性，对于传统上不愿采用肝素治疗的高危患者（如多系统损伤和头颅损伤患者）应该重新评估。

治疗

静脉血栓形成确诊之后，要制订治疗计划。小腿DVT并发症包括1/3住院患者血栓向近侧发展以及PTS。此外，未经治疗的下肢DVT存在30%的复发率。

累及股腘静脉系统的静脉血栓形成应予以抗凝治疗。传统的抗凝治疗以肝素治疗为主，维持PTT在60～80 s，后续以华法林治疗维持INR为2.5～3。如果使用普通肝素治疗，采用基于列线图的剂量选择很重要。达到有效的抗凝治疗的时间越长，则静脉血栓栓塞复发率越高。因此，在24 h内达到治疗水平的抗凝效果很重要。初始冲击剂量每公斤体重80 U或静脉给予5000 U，后续给予每公斤体重每小时18 U。给药的速度取决于目标PTT对抗Ⅹa因子水平0.3～0.7 U/ml时的反应[38]。肝素剂量改变后6 h复查PTT。肝素抗凝治疗的当天给予华法林治疗。如果华法林起始治疗未与肝素重叠，存在一过性高凝状态的危险，因为维生素K依赖性凝血因子耗竭之前，蛋白C和蛋白S水平下降。在LMWH出现后患者不再需要使用普通肝素。目前门诊患者使用LMWH作为华法林抗凝治疗的过渡，华法林抗凝效果也在门诊检查监测。

推荐的抗凝治疗时间尚未确定。多数病例建议最少抗凝治疗3个月。华法林抗凝3个月和6个月复发率相同。但是如果患者存在已知的高凝状态，或者发生过静脉血栓形成，没有禁忌证则予以终身抗凝治疗。治疗可以接受的INR范围为2.0～3.0，一项随机双盲实验证实目标INR 2.0～3.0的抗凝治疗预防静脉血栓栓塞复发的疗效优于目标INR 1.0～1.9较低强度的抗凝治疗[39]。此外，低强度抗凝治疗并未减少有临床意义的出血的风险。

口服抗凝药物存在致畸性，不能在孕期应用。妊娠患者静脉血栓形成首选LMWH治疗，如果有指征，抗凝治疗持续至分娩，可在产后继续使用。

导管定向溶栓 溶栓治疗出现后被广泛应用于DVT治疗。据称溶栓治疗益处在于保存瓣膜功能，随后发生PTS的概率减小。ATTRACT（急性静脉血栓形成：辅助导管定向溶栓清除血栓）试验中，692例急性近端深静脉血栓患者随机分为单纯抗凝治疗或抗凝＋药物机械溶栓［导管介导、血栓抽吸和（或）有无支架置入］，主要结果是在6～24个月的随访中观察PTS发生情况。总体而言，各组间PTS发生差异无统计学意义（溶栓组47% *vs.* 抗凝组48%）（RR 0.96；95% CI）。药物机械溶栓与10天内主要出血事件发生率增加有关（1.7% *vs.* 0.3%，$P=0.049$）。药物机械溶栓组18%的患者发生中重度PTS，而单纯抗凝组为24%（RR 0.73，95% CI 0.54～0.98；$P=0.04$）。在6个月、12个月、18个月和24个月的随访中，药物机械溶栓组PTS严重程度评分低于对照组。24个月时，两组生活质量改善情况与基线水平无差异。基于ATTRACT试验结果，对于有较近端、髂股受累，及中重度症状的患者，可能建议采用导管定向溶栓[27]。

对于出现股青肿的患者，建议溶栓治疗以减轻严重静脉阻塞的症状。这种情况下，溶栓治疗与单纯肝素抗凝治疗比较，可以更好地缓解症状，减少长期后遗症。另一种治疗方法是静脉切开取栓手术。无论哪种方法都应给予长期抗凝治疗。

血管腔内重建手术 慢性近侧髂股静脉系统闭塞是一个很有挑战性的临床难题。临床表现多样化，没有可靠的检查方法准确地测量髂股静脉的狭窄和评估流出道的梗阻。病理生理学通常是原发性和继发性静脉功能不全合并存在。因此，其评估和治疗具有挑战性。血管腔内重建手术不需要外科转流手术，已经得以成功应用。采用腔内技术再通闭塞的髂静脉，对病灶予以球囊扩张，扩张部位植入支架。该术式已经取得良好疗效，从而避免了外科开放手术。血管腔内治疗已经成为髂静脉闭塞的首选治疗方案。最近开始了一项名为C-TRACT的前瞻性多中心随机试验，该研究将375名PTS和近端静脉梗阻患者随机分为压迫治疗和介入治疗组。希望这项试验将提供证据，以确定是否有必要进行干预，以及哪些PTS患者从静脉支架置换术中受益最大。

上肢深静脉血栓形成

上肢深静脉血栓形成比下肢深静脉血栓形成少见，约仅占有记录DVT的5%。虽然不常见但依然是一个严重的问题；上肢DVT约1/3的患者发生肺动脉栓塞。上肢DVT指发生在腋静脉或锁骨下静脉的血栓形成。本综合征可以分为两类，即原发性或特发性和继发性。

原发性病因包括Paget-Schroetter综合征以及特发性上肢DVT。Paget-Schroetter综合征患者锁骨下静脉受压后发生血栓形成，就是胸廓出口综合征的静脉压迫。典型的表现是年轻运动员重复性上肢运动，例如游泳，导致锁骨下静脉反复外在受压。这些患者存在解剖畸形，例如颈肋或肌筋膜束压迫静脉。X线平片是确定胸廓出口综合征的第一项检查。首先进行溶栓，然后进行胸廓出口减压（前、中斜角肌切除，第一肋骨切除），并可能进行球囊血管成形术或腋窝和锁骨下静脉的外科重建，这是治疗的标准。在笔者所在机构，胸廓出口减压是在最初血栓发作和溶栓后的四周内进行的。我们倾向于锁骨上和锁骨下联合入路，这样可以充分暴露静脉重建（补片血管成形术或植骨间移植术）。术后，我们建议抗凝治疗6～12个月。

特发性的上肢DVT有时归因于潜在的恶性肿瘤，因此，诊断特发性上肢DVT患者应该评估有无尚未发现的恶性肿瘤。

继发性上肢DVT病因比较常见，包括中心静脉置管、起搏器植入、易栓症或恶性疾病。

查体典型表现包括单侧上肢水肿、疼痛、肢体不适、红斑和可触及的条索等。双功超声可确定诊断。由于锁骨下静脉中段受锁骨影响显示不清，需要静脉造影或磁共振静脉成像检查，这些属于二线成像方法。

治疗

上肢DVT治疗包括抗凝治疗。治疗剂量的相关参数与下肢DVT相同。治疗时长应为3个月，包括肝素或LMWH加华法林至少3个月。上肢DVT的远期并发症包括复发和PTS。目前还没有证据表明溶栓可以减少上肢DVT和PTS的长期表现。PTS治疗包括抬高上肢和梯度弹力压迫治疗[40-41]。

腔静脉滤器 DVT最令人担心和潜在致命的并发症是肺栓塞。肺栓塞症状从呼吸困难、胸痛、低氧血症到急性肺源性心脏病，特异性不强，需要高度警觉。诊断的金标准是肺动脉造影，但正逐渐被CT动脉造影取代。

对稳定的静脉血栓单纯充分抗凝治疗通常有效，但如果在充分抗凝治疗时发生肺栓塞，则存在腔静脉滤器植入指征。框65.2列出了腔静脉滤器植入的一般指征。现代的滤器通过导丝经皮植入。应用和研究最多的Greenfield滤器有95%的通畅率和4%的栓塞复发率。如血栓累及肾静脉水平的IVC，或者在女性生育年龄时植入，则如此高的通畅率允许滤器安全地植入到肾静脉水平以上。

滤器相关的并发症包括伤口血肿、滤器移位至肺动脉、拦截大块血栓后下腔静脉阻塞。在后一种情况下，出现伴有严重低血压的腔静脉阻塞可能被误诊为大块肺动脉栓塞。可以通过测量右心灌注压区分腔静脉阻塞导致的低血容量与肺栓塞导致的右心衰竭。通过容量支持治疗腔静脉阻塞的低血容量。

可回收腔静脉滤器　IVC滤器一般是安全的，但也不是没有风险和严重并发症。因此，不宜在需要短期保护的年轻患者中植入永久性腔静脉滤器。可回收滤器是需要临时预防肺栓塞患者的一个潜在解决方案。目前有许多可回收的IVC滤器，允许使用更小口径（6～8 Fr）的导管系统通过股静脉或颈内静脉插入。回收前进行静脉造影，确保滤器内无IVC血栓病灶。这些滤器植入可以在造影室或血管内超声引导下在床边完成。可回收过滤器的一个主要优点是，当患者不再需要预防肺栓塞或可以进行抗凝治疗时，可以移除滤器。植入的并发症很少见，但可能出现腔静脉穿孔、滤器移位和插入部位静脉血栓形成。回收相关并发症包括滤器回收失败、滤器源性血栓栓塞、静脉回收部位血栓和腹股沟血肿。

最近，越来越多的注意力集中在移除不再需要预防PE的可回收IVC滤器的重要性上。许多研究表明，实际上滤器的取出率非常低。据报道，残留滤器的并发症包括移位、穿透IVC周围结构（包括小肠、主动脉和脊柱）和感染。由于这些原因，最近有作者建议告知所有使用IVC滤器的患者，他们必须返回医院评估是否需要进行持续滤过，并在没有禁忌的情况下摘除滤器。

然而，在确定最终的实践指南之前，还需要进一步研究（框65.3）[42-43]。

框65.2　腔静脉滤器植入指征

- 充分抗凝的同时复发血栓栓塞
- 抗凝禁忌的患者发生DVT
- 慢性肺栓塞及其所致的肺动脉高压
- 抗凝治疗并发症
- 抗凝治疗同时进展的髂股静脉血栓

血栓性浅静脉炎

血栓性浅静脉炎是一种常见疾病，可见于住院和门诊患者。血栓性浅静脉炎的主要征象是红肿、发热、疼痛和肿瘤，表现为沿浅表静脉行经的线状、红斑、压痛和肿胀病变。大多数患者的病情是自限性的，是炎症反应的结果；浅表静脉变成可扪及的纤维索。住院患者的血栓性浅静脉炎通常由置管所致。在门诊，血栓性浅静脉炎患者报道的常见危险因素包括近期手术、近期分娩、静脉淤滞、静脉曲张、静脉给药等。否认所有危险因素的患者可以归类为特发性血栓性浅静脉炎。这种情况下需仔细鉴别以确定患者是否存在潜在高凝状态或潜在的恶性肿瘤。1876年，Trousseau确认了游走性浅静脉炎与恶性肿瘤的关系，特别是胰尾恶性肿瘤。Mondor病存在乳腺血栓性浅静脉炎。通过体检发现沿静脉走行可触及的红斑样条索，常见于下肢。如果怀疑向近侧深静脉系统发展则应行双功超声检查。诊断DVT后予以抗凝治疗。但是如果血栓邻近隐股静脉汇合处则治疗尚存争议。有些作者建议连续超声监测，其他作者建议抗凝治疗；另一种方法是手术结扎大隐静脉汇入部。

对局限性无并发症的血栓性浅静脉炎主要采取保守治疗，包括抗炎症反应的药物和弹力袜。推荐治疗累及≥5 cm大隐静脉段的浅表血栓性静脉炎，以LMWH（依诺肝素60 mg/d皮下注射）或磺达肝素（2.5 mg/d皮下注射）中剂量，疗程6周。如果血栓性静脉炎沿大隐静脉上升至离隐股交界处3 cm，建议采用类似治疗。利伐沙班与磺达肝素治疗45天的浅静脉血栓（superficial vein thrombosis treated for 45 days with rivaroxaban *vs*. fondaparinux，SURPRISE）结果显示，利伐沙班10 mg/d与磺达肝素（2.5 mg/d皮下注射）治疗45天的血栓性浅静脉炎相比，是非劣效性的。如果血栓性浅静脉炎累及曲张静脉团块，特别是下肢，则建议手术切除。选择性全程切除静脉仅用于已除外其他脓毒症来源的脓毒性血栓性浅静脉炎。

框65.3　可回收滤器植入指征

- 高危创伤患者预防性滤器植入（骨科，脊髓疾病患者）
- 短期的抗凝禁忌
- 静脉血栓溶栓治疗的保护
- 广泛的髂静脉及腔静脉血栓形成

总结

静脉疾病的范畴是广泛和多样的，本部分内容为已充分理解静脉生理的外科医生提供了有益而丰富的进一步研究的领域。

主要参考文献

Bergan JJ, Pascarella L, Schmid-Sch?nbein GW. Pathogenesis of primary chronic venous disease: insights from animal models of venous hypertension. J Vasc Surg. 2008; 47: 183-192.

对已知静脉高压病理生理学提供了全面综述。

Caggiati A, Bergan JJ, Gloviczki P, et al. Nomenclature of the veins of the lower limbs: an international interdisciplinary consensus statement. J Vasc Surg. 2002; 36: 416-422.

详述了修订后的下肢静脉解剖系统命名。

Eklöf B, Rutherford RB, Bergan JJ, et al. American Venous Forum International Ad Hoc Committee for Revision of the CEAP Classification: revision of the CEAP classification for chronic venous disorders: consensus statement. J Vasc Surg. 2004; 40: 1248-1252.

对原版 CEAP 的补充。

Leopardi D, Hoggan BL, Fitridge RA, et al. Systematic review of treatments for varicose veins. Ann Vasc Surg. 2009; 23: 264-276.

当前浅静脉疾病治疗的系统性综述。

Meissner MH, Eklof B, Smith PC, et al. Secondary chronic venous disorders. J Vasc Surg. 2007; 46 (suppl): 68S-83S.

Meissner MH, Gloviczki P, Bergan J, et al. Primary chronic venous disorders. J Vasc Surg. 2007; 46 (suppl): 54S-67S.

这两篇增补文献对静脉功能不全做了非常全面的评估，包括病理生理学、药物和手术治疗，及优秀的参考文献等。

Wakefield TW, Caprini J, Comerota AJ. Thromboembolic diseases. Curr Probl Surg. 2008; 45: 844-899.

继发性静脉疾病的优秀综述。

参考文献

1. Caggiati A, Bergan JJ, Gloviczki P, et al. Nomenclature of the veins of the lower limbs: an international interdisciplinary consensus statement. *J Vasc Surg*. 2002;36:416–422.
2. Pascarella L, Schonbein GW, Bergan JJ. Microcirculation and venous ulcers: a review. *Ann Vasc Surg*. 2005;19:921–927.
3. Raffetto JD. Inflammation in chronic venous ulcers. *Phlebology*. 2013;28(suppl 1):61–67.
4. Kowalewski R, Malkowski A, Sobolewski K, et al. Evaluation of transforming growth factor-beta signaling pathway in the wall of normal and varicose veins. *Pathobiology*. 2010;77:1–6.
5. Neglen P, Raju S. A rational approach to detection of significant reflux with duplex Doppler scanning and air plethysmography. *J Vasc Surg*. 1993;17:590–595.
6. Christopoulos D, Nicolaides AN, Szendro G. Venous reflux: quantification and correlation with the clinical severity of chronic venous disease. *Br J Surg*. 1988;75:352–356.
7. van Bemmelen PS, Bedford G, Beach K, et al. Quantitative segmental evaluation of venous valvular reflux with duplex ultrasound scanning. *J Vasc Surg*. 1989;10:425–431.
8. Gloviczki P, Comerota AJ, Dalsing MC, et al. The care of patients with varicose veins and associated chronic venous diseases: clinical practice guidelines of the Society for Vascular Surgery and the American Venous Forum. *J Vasc Surg*. 2011;53:2S–48S.
9. Singh S, Lees TA, Donlon M, et al. Improving the preoperative assessment of varicose veins. *Br J Surg*. 1997;84:801–802.
10. Eklof B, Rutherford RB, Bergan JJ, et al. Revision of the CEAP classification for chronic venous disorders: Consensus statement. *J Vasc Surg*. 2004;40:1248–1252.
11. Rutherford RB, Padberg Jr FT, Comerota AJ, et al. Venous severity scoring: an adjunct to venous outcome assessment. *J Vasc Surg*. 2000;31:1307–1312.
12. Pascarella L, Shortell CK. Nonoperative management of chronic venous insufficiency. In: Sidawy AN, Perler B, ed. Rutherford's vascular surgery and endovascular therapy. 9th ed. Philadelphia: Elsevier; 2019:2055–2066.
13. Barwell JR, Davies CE, Deacon J, et al. Comparison of surgery and compression with compression alone in chronic venous ulceration (ESCHAR study): Randomised controlled trial. *Lancet*. 2004;363:1854–1859.
14. Franz RW, Knapp ED. Transilluminated powered phlebectomy surgery for varicose veins: a review of 339 consecutive patients. *Ann Vasc Surg*. 2009;23:303–309.

15. Dwerryhouse S, Davies B, Harradine K, et al. Stripping the long saphenous vein reduces the rate of reoperation for recurrent varicose veins: Five-year results of a randomized trial. *J Vasc Surg*. 1999;29:589–592.
16. Raju S, Hollis K, Neglen P. Use of compression stockings in chronic venous disease: patient compliance and efficacy. *Ann Vasc Surg*. 2007;21:790–795.
17. van den Bos R, Arends L, Kockaert M, et al. Endovenous therapies of lower extremity varicosities: a meta-analysis. *J Vasc Surg*. 2009;49:230–239.
18. Marston WA, Owens LV, Davies S, et al. Endovenous saphenous ablation corrects the hemodynamic abnormality in patients with CEAP clinical class 3-6 CVI due to superficial reflux. *Vasc Endovascular Surg*. 2006;40:125–130.
19. Neglen P, Hollis KC, Olivier J, et al. Stenting of the venous outflow in chronic venous disease: Long-term stent-related outcome, clinical, and hemodynamic result. *J Vasc Surg*. 2007;46:979–990.
20. Hanrahan LM, Araki CT, Rodriguez AA, et al. Distribution of valvular incompetence in patients with venous stasis ulceration. *J Vasc Surg*. 1991;13:805–811; discussion 811–802.
21. O'Donnell Jr TF. The present status of surgery of the superficial venous system in the management of venous ulcer and the evidence for the role of perforator interruption. *J Vasc Surg*. 2008;48:1044–1052.
22. Linton RR. The communicating veins of the lower leg and the operative technic for their ligation. *Ann Surg*. 1938;107:582–593.
23. Powell CC, Rohrer MJ, Barnard MR, et al. Chronic venous insufficiency is associated with increased platelet and monocyte activation and aggregation. *J Vasc Surg*. 1999;30:844–851.
24. Gloviczki P, Bergan JJ, Rhodes JM, et al. Mid-term results of endoscopic perforator vein interruption for chronic venous insufficiency: Lessons learned from the North American subfascial endoscopic perforator surgery registry. The North American Study Group. *J Vasc Surg*. 1999;29:489–502.
25. Murray JD, Bergan JJ, Riffenburgh RH. Development of open-scope subfascial perforating vein surgery: lessons learned from the first 67 cases. *Ann Vasc Surg*. 1999;13:372–377.
26. Masuda EM, Kessler DM, Lurie F, et al. The effect of ultrasound-guided sclerotherapy of incompetent perforator veins on venous clinical severity and disability scores. *J Vasc Surg*. 2006;43:551–556; discussion 556–557.
27. Vedantham S, Goldhaber SZ, Julian JA, et al. Pharmacomechanical catheter-directed thrombolysis for deep-vein thrombosis. *N Engl J Med*. 2017;377:2240–2252.
28. Kistner RL. Surgical repair of the incompetent femoral vein valve. *Arch Surg*. 1975;110:1336–1342.
29. Masuda EM, Kistner RL. Long-term results of venous valve reconstruction: a four- to twenty-one-year follow-up. *J Vasc Surg*. 1994;19:391–403.
30. Taheri SA, Lazar L, Elias S, et al. Surgical treatment of postphlebitic syndrome with vein valve transplant. *Am J Surg*. 1982;144:221–224.
31. Anderson Jr FA, Spencer FA. Risk factors for venous thromboembolism. *Circulation*. 2003;107:I9–16.
32. Kovacs MJ, MacKinnon KM, Anderson D, et al. A comparison of three rapid D-dimer methods for the diagnosis of venous thromboembolism. *Br J Haematol*. 2001;115:140–144.
33. Killewich LA, Cahan MA, Hanna DJ, et al. The effect of external pneumatic compression on regional fibrinolysis in a prospective randomized trial. *J Vasc Surg*. 2002;36:953–958.
34. Bernardi E, Prandoni P. Safety of low molecular weight heparins in the treatment of venous thromboembolism. *Expert Opin Drug Saf*. 2003;2:87–94.
35. Couturaud F, Julian JA, Kearon C. Low molecular weight heparin administered once versus twice daily in patients with venous thromboembolism: a meta-analysis. *Thromb Haemost*. 2001;86:980–984.
36. Offner PJ, Hawkes A, Madayag R, et al. The role of temporary inferior vena cava filters in critically ill surgical patients. *Arch Surg*. 2003;138:591–594; discussion 594–595.
37. Mismetti P, Laporte S, Darmon JY, et al. Meta-analysis of low molecular weight heparin in the prevention of venous thromboembolism in general surgery. *Br J Surg*. 2001;88:913–930.
38. Norwood SH, McAuley CE, Berne JD, et al. Prospective evaluation of the safety of enoxaparin prophylaxis for venous thromboembolism in patients with intracranial hemorrhagic injuries. *Arch Surg*. 2002;137:696–701; discussion 701–692.
39. Kearon C, Ginsberg JS, Kovacs MJ, et al. Comparison of low-intensity warfarin therapy with conventional-intensity warfarin therapy for long-term prevention of recurrent venous thromboembolism. *N Engl J Med*. 2003;349:631–639.
40. Joffe HV, Goldhaber SZ. Upper-extremity deep vein thrombosis. *Circulation*. 2002;106:1874–1880.
41. Martinelli I, Battaglioli T, Bucciarelli P, et al. Risk factors and recurrence rate of primary deep vein thrombosis of the upper extremities. *Circulation*. 2004;110:566–570.
42. Rosenthal D, Wellons ED, Lai KM, et al. Retrievable inferior vena cava filters: initial clinical results. *Ann Vasc Surg*. 2006;20:157–165.
43. Kearon C, Akl EA, Comerota AJ, et al. Antithrombotic therapy for VTE disease: Antithrombotic Therapy and Prevention of Thrombosis, 9th ed: American College of Chest Physicians Evidence-Based Clinical Practice Guidelines. *Chest*. 2012;141:e419S–e496S.

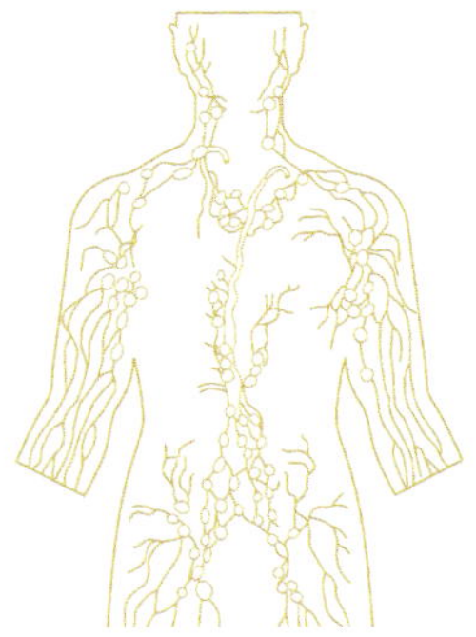

章 66

淋巴管

Jonathan R . Thompson，Iraklis I .Pipinos

吴 昊 译 韩 辉 审校

章目录

胚胎学和解剖学

原始淋巴系统在发育的第 6 周以淋巴囊的形式出现，位于颈静脉旁。在第 8 周，乳糜池在主动脉背侧形成，同时，与髂股血管带对应的另外两个淋巴囊开始形成。第 9 周，连接淋巴囊的交通通道形成胸导管。

从这个原始淋巴系统中萌发内皮芽，内皮芽与静脉系统一起生长，形成周围淋巴丛（图 66.1）。如果最初的其中一个颈静脉淋巴囊未能与淋巴系统建立正确的连接与引流，则随后静脉系统可能产生局灶性淋巴囊肿（海绵状淋巴管瘤），也称为水囊瘤[1]。同样，胚胎期淋巴组织的淋巴管未能与传出通道连接，导致囊性淋巴形成（单纯性毛细淋巴管瘤），根据其位置不同，可分为躯干、肠系膜、肠和腹膜后淋巴管瘤。连接四肢淋巴系统和躯干主要原始淋巴系统的引流通道发育不全可能导致四肢原发性淋巴水肿。

淋巴管生成似乎受血管内皮生长因子 C 和 D（VEGF-C，VEGF-D）及其受体 VEGFR-3 以及它们的结合蛋白神经纤毛蛋白 2（Nrp2）的调节。与这些发现一致，Nrp2 缺陷小鼠存在淋巴发育不全，在 Chy 小鼠（原发性淋巴水肿的动物模型）中发现 VEGFR-3 的杂合失活突变，这似乎是 Milroy 病（先天性家族性淋巴水肿）患者的潜在问题[2]。最近发现许多额外的基因与淋巴疾病有关[3]。目前研究最深入的是叉头框家族转录因子 FOXC2（负责遗传性淋巴水肿-远隔综合征）和转录因子 SOX18 的基因（与隐性和显性形式的低毛症-淋巴水肿-毛细血管扩张症有关）。随着更多的致病基因被识别出来，建立在已知基因的患者表型基础上的分类就有了可能[4]。受体活性修饰蛋白 1（RAMP1）也被认为是淋巴管生成的一个重要因素。与对照组相比，RAMP1 敲除小鼠具有更多的发生手术相关淋巴水肿的可能。这被认为是由于 RAMP1 敲除小鼠中促炎巨噬细胞募集缺乏衰减所致[5]。

功能和结构

淋巴系统由三个要素组成：①吸收淋巴的起始或

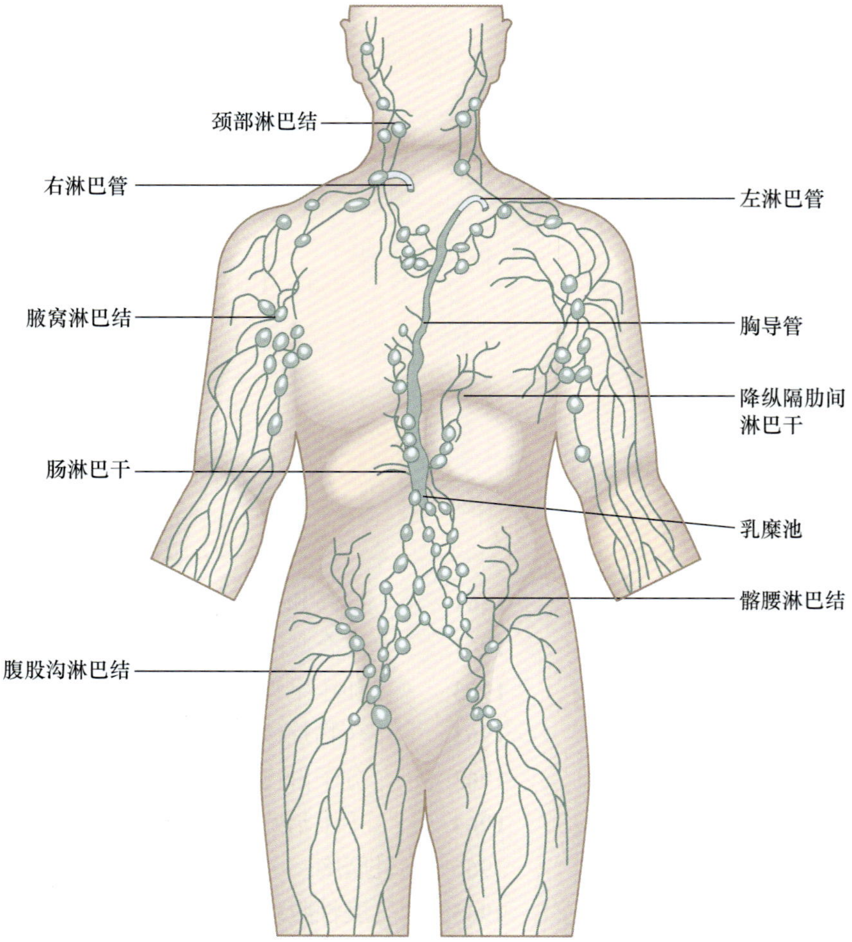

图 66.1 淋巴系统的主要解剖路径和淋巴结组

终末毛细淋巴管；② 集合淋巴管，其主要用作淋巴运输的导管；和③淋巴结，位于淋巴导管通路中，过滤淋巴并起主要免疫作用。

终末淋巴管具有特殊的结构特征，不仅允许大分子进入，甚至允许细胞和微生物进入。其最重要的结构特征是高孔隙率，这是由于内皮细胞之间存在极少数紧密连接、基底膜有限且不完整，及锚定丝（4 ~ 10 nm）将间质基质束缚于内皮细胞所致。一旦组织的膨出增加，这些锚定丝就能够拉动内皮细胞，增大内皮细胞之间的间隙，从而使间质液和大分子以极低的阻力流入淋巴通道。集合淋巴管沿器官或肢体的初级血管上行，穿过区域淋巴结，流入躯干的主要淋巴通道。这些通道最终通过胸导管排入静脉系统。淋巴系统和静脉系统之间还有额外的联系。这些较小的淋巴静脉分流大多发生在淋巴结水平和主要静脉结构周围，如颈静脉、锁骨下静脉和髂静脉。体内有几个结构不含淋巴管。具体而言，在表皮、角膜、中枢神经系统、软骨、肌腱和肌肉中未发现淋巴管。

淋巴系统有三个主要功能。首先，在动脉毛细血管水平经过超滤的组织液和大分子被重吸收，并通过淋巴系统返回循环。每天，50% ~ 100% 的血管内蛋白通过这种方式在间质中被过滤。正常情况下，它们随后进入终末淋巴管，并通过集合淋巴管转运回静脉循环。其次，到达间质间隙的抗原、免疫细胞、微生物和突变细胞进入淋巴系统并呈递至淋巴结，淋巴结代表免疫系统的第一道防线。最后，在胃肠道水平，淋巴管负责吸收和转运从肠道吸收的大部分脂肪。最近的数据表明，脂肪和淋巴管之间的关系可能远远不止于肠道。似乎外周组织脂质转运和体内平衡可能部分由淋巴功能决定，因此在淋巴水肿中可见脂肪沉积增加[3, 6]。

与静脉正向流动相反，淋巴的向心运输主要是通过单个淋巴管的内在收缩发生的，这与相关的瓣膜机制相配合，可有效建立持续的淋巴正向流动。除了固有的收缩性之外，其他因素，如周围肌肉活动、呼吸后的负压和传输的动脉搏动，在正向淋巴流动中的作用较小。而在淋巴淤滞和淋巴管充血的情况下，这些次要因素似乎变得更加重要。

病理生理学和分期

淋巴水肿是由于现有淋巴系统无法在组织水平上容纳进入间质的蛋白质和液体而引起的[7]。淋巴脉管系统受损可以是再生障碍性的、发育不全的或增生性的。所有这些模式都可能导致临床淋巴水肿。在发育不全病例中，可见淋巴管数量缺失或减少。增生时，血管无力、迂曲。增生仅是 8% 淋巴水肿患者的病因[8]。

一个国际工作组制定了淋巴水肿的临床分期[9]。在潜伏期，多余的液体积聚，淋巴管纤维化。潜伏期没有水肿的临床证据。在淋巴水肿的第一阶段，淋巴引流受损会导致富含蛋白质的积液积聚在间质间隙中，临床上表现为软性凹陷性水肿。在淋巴水肿的第二阶段，成纤维细胞、脂肪细胞，及可能最重要的巨噬细胞在受累组织中的积聚，使病情进一步恶化，最终导致局部炎性反应。这导致了皮肤和皮下结缔组织和脂肪成分沉积的重要结构变化。在淋巴水肿的第二阶段，组织水肿更明显，非凹陷性，且具有海绵状稠度。抬高并不能减轻水肿，皮肤纤维化更明显。在淋巴水肿的第三阶段（也是最晚期），由于局部炎性反应和复发性感染发作（通常由皮肤中轻微亚临床损伤引起），受影响的组织遭受进一步的损伤。这种反复发作会损伤残存的功能不全的淋巴通道，使淋巴系统潜在的功能不全逐渐恶化。这最终会导致过度的皮下纤维化和瘢痕形成，并伴有淋巴滞留性象皮病所特有的相关严重皮肤变化。水肿在此阶段不可逆转。

鉴别诊断

对于大多数二期或三期淋巴水肿患者，通常可根据体格检查的特征性表现进行诊断。水肿下肢变粗变硬、有紧绷感。失去正常的踝周形状，形成“树干”型。足背明显性肿胀，呈现“水牛驼背”状，脚趾变粗且呈方形，称为斯特梅尔征（图 66.2）。在晚期淋巴水肿中，皮肤会发生特征性变化，如地衣化、橘皮肿和角化过度[7]。此外，患者会有轻微外伤后蜂窝织炎和淋巴管炎反复发作的病史，常伴有影响前足和足趾的真菌感染。孤立性淋巴水肿患者通常没有慢性静脉功能不全患者常见的色素沉着或溃疡。淋巴水肿在夜间无明显加剧反应，而继发于中枢器官衰竭或静脉功能不全的水肿则有。

肿胀肢体的评估应从详细病史和体格检查开始。

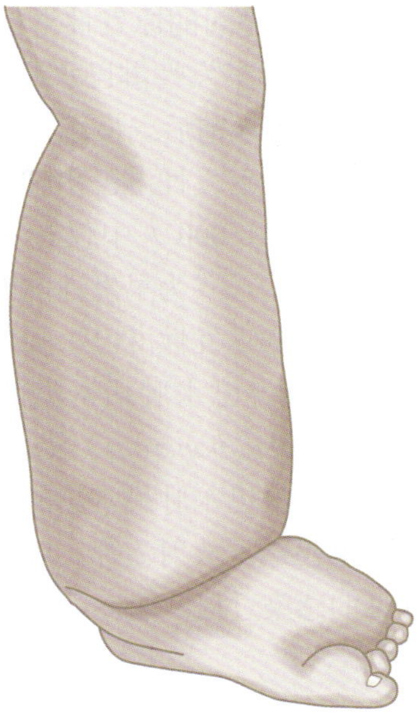

图 66.2 淋巴水肿，伴特征性的正常踝周形状丧失，形成“树干”型。足背有特征性肿胀，导致出现“水牛驼背”

双侧肢体水肿最常见的原因是全身性的。最常见的原因是心力衰竭，其次是肾衰竭[10]。继发于肝硬化、肾病综合征和营养不良的低蛋白血症也可导致双侧下肢水肿。另一个重要的双下肢肿胀需考虑的原因是脂肪水肿。脂肪水肿不是真正的水肿，而是肥胖女性中常见的皮下脂肪过多。它是双侧的，非凹陷性，在脚踝和腿部最严重，具有明显的足部特点。无皮肤变化，肿胀不受抬高的影响。病史通常表明，这是一个“家族遗传”的终身问题。

一旦排除单侧肢体受累患者水肿的全身原因，就应该考虑静脉和淋巴疾病继发的水肿。静脉疾病是单侧腿部水肿最常见的原因。静脉疾病继发的腿部水肿通常为凹陷性水肿，在腿部和脚踝处最严重，足部除外。水肿会对夜间腿部抬高动作迅速做出反应，并可通过常规压迫进行控制。在晚期，皮肤萎缩，含铁血黄素沉积导致褐色色素沉着。与静脉功能不全相关的溃疡发生在踝关节的上方或后方及下方。

分类

淋巴水肿通常被分为原发性淋巴水肿（病因不明）和继发性淋巴水肿（如果病因是已知疾病或紊乱）[11]。原发性淋巴水肿通常根据发病年龄和是否存在家族聚集性进行分类。出生后第一年以前发病的原发性淋巴水肿称为先天性淋巴水肿。家族性先天性淋巴水肿被称为米尔罗伊病，是一种显性遗传性疾病。

发病年龄在 1 ～ 35 岁之间的原发性淋巴水肿称为早发性淋巴水肿。家族性早发性淋巴水肿被称为 Meige 淋巴水肿，发病于青春期前后。最后，35 岁以后发病的原发性淋巴水肿称为迟发性淋巴水肿。原发性淋巴水肿相对不常见，每 10 000 人中仅有一人发生。原发性淋巴水肿最常见的形式为早发性淋巴水肿，约占患者的 80%。先天性和迟发性淋巴水肿各占 10%。在世界范围内，继发性淋巴水肿最常见的原因是丝虫病，由丝虫（*Wuchereria bancrofti*）侵犯淋巴结所致。在发达国家，继发性淋巴水肿最常见的原因包括手术切除或消融局部淋巴结、放射治疗、肿瘤侵袭、直接创伤或不太常见的感染过程。

诊断方法

对处于疾病第二阶段和第三阶段的患者，淋巴水肿的诊断相对容易。然而，在第一阶段可能很难做出诊断，尤其是当水肿为轻度、凹陷性，并通过抬高等简单动作缓解时[11-12]。对于疑似继发性淋巴水肿的患者，计算机断层扫描和磁共振成像对于排除潜在的肿瘤疾病状态很有价值且至关重要[13]。对于已知淋巴结切除和放射治疗是其淋巴水肿的潜在问题的患者，除了与潜在恶性疾病的相关随访外，很少需要额外的诊断研究。对于原因不明的水肿和疑似淋巴水肿的患者，淋巴显像是首选的诊断方法。当淋巴显像检查证实淋巴引流延迟时，在通过计算机断层扫描或磁共振成像排除累及肢体区域和中央淋巴引流的肿瘤形成之前，不应诊断为原发性淋巴水肿。如果在计划手术时需要对淋巴管进行更详细的诊断，可考虑对比淋巴管造影。

淋巴显像（或同位素淋巴造影）已成为疑似淋巴水肿患者的首选检查方法[13-14]。它无法区分原发性和继发性淋巴水肿；但在区分淋巴水肿与肢体肿胀的其他原因方面，具有 70% ～ 90% 的敏感性和近 100% 的特异性。该试验通过定量放射性标记的大分子示踪剂的清除率来评估淋巴功能（图 66.3）。该技术的优点是简单、安全，且具有可重复性，对放射性的暴露较小（约 5 mCi）。它包括注射少量的放射性碘标记的人白蛋白或锝 -99m- 标记的硫胶体进入脚或手的第一、二指 / 趾间隙。放射性示踪剂在皮肤和皮下淋巴管内的迁移很容易用全身 γ 照相机监测，从而产生腿部主要淋巴通道的清晰图像，并在足部注射放射性标记物质 30 min 和 60 min 后测量腹股沟淋巴结处的放射性物质含量。如果 30 min 时摄取值小于总注射剂量的 0.3%，则可诊断为淋巴水肿。正常摄取范围在 0.6% ～ 1.6% 之间。在静脉疾病继发水肿的患者中，同位素清除通常异常迅速，导致超过 2% 髂腹股沟摄取。重要的是，累及下肢的水肿程度变化似乎不会显著改变同位素清除率。

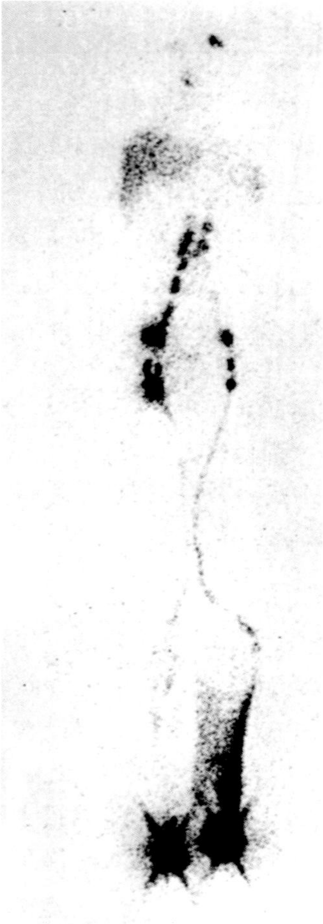

图 66.3 原发性淋巴水肿的淋巴显像模式。注意左侧真皮回流区和腹股沟淋巴结数量减少（From Cambria RA，Gloviczki P，Naessens JM，et al. Noninvasive evaluation of the lymphatic system with lymphoscintigraphy：A prospective，semiquantitative analysis in 386 extremities. J Vasc Surg. 1993；18：773-782.）

直接对比淋巴管造影提供了淋巴解剖结构的最佳细节[15]。然而，这是一项有创操作，涉及前足背侧淋巴管的暴露和插管，然后缓慢注射造影剂（碘化油）。手术过程繁琐，插管通常需要借助放大光学系统（通常需要手术显微镜），解剖需要某种形式的麻醉剂。浅表淋巴管插管后，将造影剂缓慢注入淋巴系统。造影剂总量为 7 ～ 10 ml 时最适合用于下肢评估，4 ～ 5 ml 时最适合用于上肢评估。如果油基造影剂通过淋巴静脉进入静脉系统，潜在的并发症包括可见淋巴管的损伤、过敏反应和肺栓塞。淋巴管造影在目前的手术实践中不常用，仅用于对选择直接进行淋巴管手术的患者的术前评估。

新诊断方法

淋巴成像领域正在不断发展，我们可以预测，技术进步与新造影剂的开发相结合，将继续提高诊断准确性[13]。最有希望的新检测方法是对比磁共振淋巴管造影[13, 16]。该检测方法是在足背指蹼皮内注射钆贝酸葡胺后进行的。报道的数据表明，新检测方法能够直观显示原发和继发性淋巴水肿中淋巴血管和淋巴结的淋巴流动运输的解剖和功能状态。另一种有望检测早期疾病的新方法是生物阻抗光谱学。电流在身体特定区域的流动与组织中的液体量呈反比。随着早期淋巴水肿和间质液增加，阻抗降低。在小样本检测时，发现灵敏度和特异性是 100%[17]。

治疗

大多数淋巴水肿患者可采用肢体抬高、高质量加压衣、综合减充血物理治疗和加压泵治疗相结合的方法进行治疗。我们目前没有治疗淋巴水肿的有效药物。对于非手术治疗失败的晚期复杂淋巴水肿患者，可考虑手术治疗。

一般治疗措施

所有淋巴水肿患者都应接受精心皮肤护理和避免受伤的教育[12, 18-19]。应始终指导患者出现不适时尽早去看医生，以发现感染迹象，因为这些症状可能会迅速发展为严重的全身性感染。感染时应针对革兰氏阳性球菌采用适当的抗生素进行积极、及时的治疗。前足和足趾水平的湿疹需要治疗，可考虑使用氢化可的松乳膏。此外，已证实四肢基本范围的运动锻炼对淋巴水肿的长期治疗是有价值的。最后，患者应尽一切努力保持理想的体重。

抬高和加压服装

对于处于各种疾病阶段的淋巴水肿患者，除腿部抬高至心脏上方外，任何时候都有必要使用高质量弹性服装进行治疗[20-21]。理想的加压服装为定制型，压力范围为 30 ～ 60 mmHg。这种服装的额外好处是保护肢体免受损伤，如烧伤、裂伤和昆虫叮咬。患者应避免长时间站立，夜间应通过将床脚支撑在 15 cm 的垫块上来抬高双腿。

综合减充血物理疗法

这种针对淋巴水肿患者的专业按摩技术旨在刺激仍在发挥功能的淋巴管，通过分解皮下纤维组织的沉积物排出停滞的富含蛋白质的液体，并将淋巴液重新定向至淋巴液流动正常的身体区域[22]。该技术开始于身体的正常对侧，以排出过多的液体，并首先准备好未受累肢体的淋巴区，然后是躯干象限内与受累肢体相邻近的淋巴区，再将注意力转向肿胀的肢体。以分段方式按摩受累肢体，先按摩近端区域，然后再按摩远端肢体。该技术耗时，但能有效减少淋巴水肿肢体的体积[22]。按摩完成后，用低弹力包裹物包裹肢体，然后将肢体放入定制服装中，以保持按摩治疗后减小的肢体周长。这种疗法适用于淋巴水肿所有阶段的患者。

首次将患者转诊接受复杂的减充血物理治疗时，患者需接受每日至每周一次的按摩，时间长达 8 ～ 12 周（初始或减量期）。肢体抬高和弹力袜是这一阶段的必要附件。在达到最大减容后，患者每 2 ～ 3 个月返回进行维持性按摩治疗，同时继续穿着加压衣（维持期）。如果不坚持治疗，淋巴液将重新积聚。

终身维持治疗对于保持减量至关重要。容量减少通常为 60% ～ 70%，有较好依从性的患者可保留 90% 的减少量[23]。

加压泵疗法

气动加压泵疗法是另一种通过类似于按摩疗法的原理来减少淋巴水肿肢体体积的有效方法。该装置由一个包含多个隔室的套筒组成。淋巴水肿肢体位于套管内，且隔室连续充气以将停滞流体挤出肢体[24]。

当晚期淋巴水肿患者首次转诊接受治疗时，可能有必要采用住院 3 天或 4 天的初始方法，包括严格的肢体抬高、每日复杂的减充血物理治疗和加压泵治疗，以实现最佳控制淋巴水肿。对心功能或肾功能不全患者进行液体超负荷监测尤为重要。在最初阶段的强化治疗后，为患者穿上高质量的加压衣，以保持肢体体积；然后根据需要为患者提供维持疗程。

药物疗法

苯并吡喃酮作为治疗淋巴水肿的潜在有效药物引起了人们的兴趣。这类药物包括香豆素（1,2- 苯并吡喃酮）被认为可通过刺激组织巨噬细胞的蛋白水解以及刺激集合淋巴管的蠕动和泵送作用来减少淋巴水肿。苯并吡喃酮没有抗凝血活性。1993 年首次报道了香豆素在四肢淋巴水肿患者中的随机交叉试验[25]。该研究得出结论，香豆素不仅在减少体积方面，而且在减少其他重要参数方面，包括皮肤温度、继发性急性炎症发作和淋巴水肿肢体不适方面，都比安慰剂更有效；香豆素改善了皮肤的膨润性和柔软性。1999 年报道了第二次随机交叉试验[26]。本研究集中于香豆素对乳腺癌治疗后继发性淋巴水肿妇女的作用。试验研究人员发现，香豆素不是针对特定女性群体的有效疗法。由于这两项主要试验之间存在分歧，因此不建议将香豆素用于淋巴水肿治疗。

利尿剂可暂时改善Ⅰ期疾病淋巴水肿肢体的外观，导致患者要求持续治疗。然而，除了产生暂时的血管内容量减少外，没有长期益处，因为淋巴水肿液不在血管间隙中。因此，利尿剂在任何阶段对淋巴水肿的治疗都不起作用。

分子淋巴管生成

在淋巴发育方面的基础性发现，为淋巴水肿提供了令人兴奋的有潜力的新疗法。这些分子治疗是基于通过使用各种方法给予同源配体 VEGF-C 和 VEGF-D 来激活 VEGFR-3 通路[27]。目前，这些治疗仅在动物模型中进行了实验，结果令人鼓舞。现在需要正式的临床试验来评估治疗性淋巴管生成的治疗潜力和可能的不良作用（包括由于血管生成增加而刺激休眠肿瘤细胞的可能性）[28]。

手术治疗

95% 的淋巴水肿患者可采用非手术治疗。对于Ⅱ期或Ⅲ期淋巴水肿患者，尽管采用了最佳药物治疗，但仍有严重的功能损害、淋巴管炎反复发作和重度疼痛，可考虑手术干预。淋巴水肿患者的治疗主要分为两类：重建手术和切除手术。

对于肢体淋巴循环近端（原发性或继发性）梗阻伴梗阻周围淋巴管扩张持续的患者，应考虑重建手术[29-30]。在这些患者中，残余的扩张淋巴管可与附近的静脉或转位的健康淋巴管（通常来自健康下肢）吻合，以试图恢复淋巴水肿肢体的有效引流（图 66.4）。一些最常见的重建手术候选患者是腋窝淋巴结切除术后继发的上肢淋巴水肿患者，或者腹股沟或盆腔淋巴结切除术后继发的腿部淋巴水肿患者。采用淋巴静脉吻合术、淋巴静脉旁路术或淋巴-淋巴旁路术对淋巴水肿患者进行治疗，取得了 30% ～ 80% 的

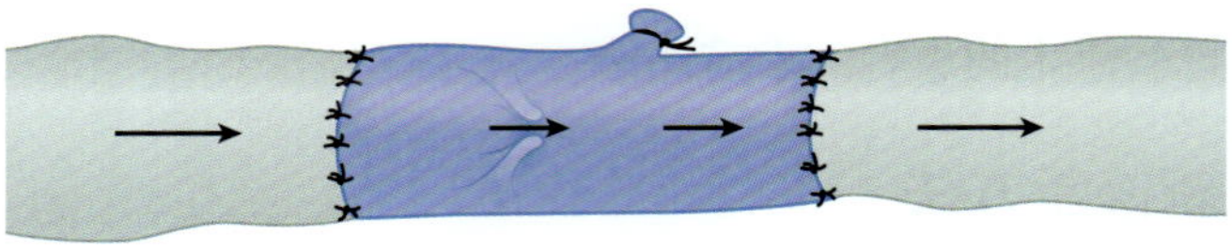

A

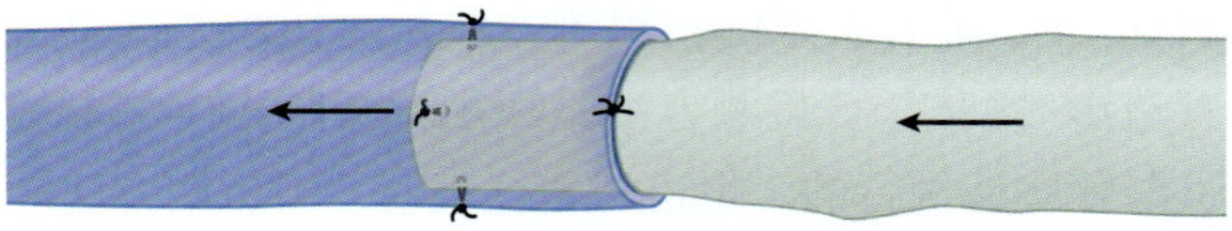

B

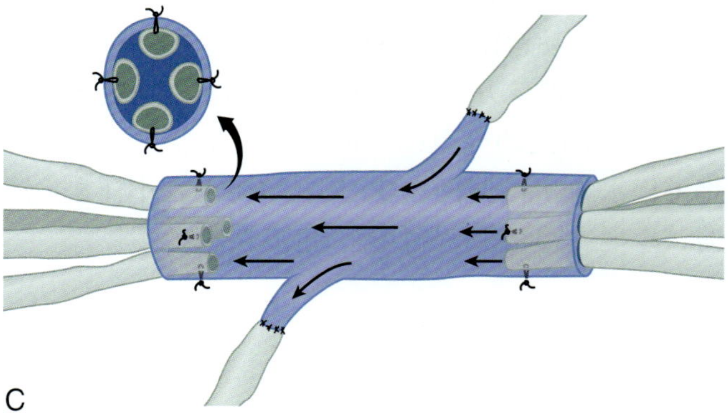

C

图 66.4 淋巴重建技术，包括静脉间置移植物（A）、淋巴静脉吻合术（B）以及将多个淋巴管内陷至静脉移植物中（C）（From Campisi C，Boccardo F，Tacchella M. Reconstructive microsurgery of lymph vessels：The personal method of lymphatic-venous-lymphatic（LVL）interpositioned grafted shunt. Microsurgery. 1995；16：161-166.）

客观改善，初步平均减少了 30% ～ 84% 多余肢体体积[31-34]。

对于无足够大小残余淋巴管进行重建手术的患者，切除手术基本上是唯一可行的选择。对于顽固性Ⅱ期和Ⅲ期早期淋巴水肿患者，水肿为中度，皮肤相对健康，可选择切除大部分淋巴水肿皮下组织和上覆皮肤的切除手术。这种姑息性手术是由 Kontoleon 在 1918 年提出的，后来被 Homan 推广为“皮瓣下分期皮下切除”（图 66.5）。手术入路从内踝水平延伸穿过小腿至大腿中部的内侧切口开始[35-36]。1 ～ 2 cm 厚的皮瓣被前后抬高，将皮瓣下的所有皮下组织以及下面的小腿内侧深筋膜与多余的皮肤一并切除。保留腓肠神经。第一阶段手术完成后，如果需要额外切除淋巴水肿组织，通常在 3 ～ 6 个月后进行第二次手术。第二阶段手术采用类似技术，通过肢体外侧的切口进行。在最近的一项长期随访研究中，80% 接受皮瓣下分期皮下切除术的患者肢体大小显著且持续缩小，伴功能和肢体轮廓改善。10% 的患者出现伤口并发症[35]。

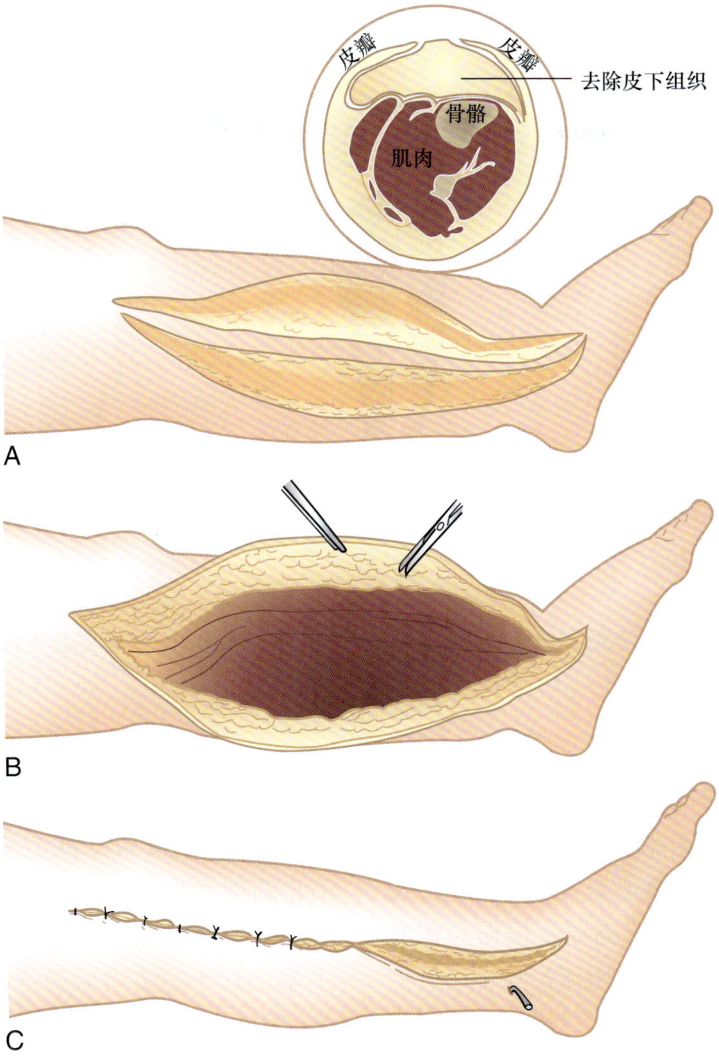

图 66.5 （A ～ C）Kontoleron 或 Homan 程序示意图。前后抬高相对较厚的皮瓣，去除皮瓣下的所有皮下组织和下面的小腿内侧深筋膜以及必要的多余皮肤

淋巴水肿专家越来越支持微创版本的 Kontoleon 手术[37-38]。许多报道表明，通过小切口吸脂是安全的，并且能够控制（至少在短期内）与淋巴水肿晚期相关的临床致残情况。在该技术方面有经验的外科医生建议对凹陷性淋巴水肿进行初步保守治疗，以去除多余的液体，然后进行吸脂术，以去除困扰患者的剩余多余体积[38]。

当淋巴水肿非常明显，皮肤不健康且受到感染时，单纯使用 Kontoleon 减压手术是不够的。在这种情况下，进行最初由 Charles 在 1912 年描述的经典切除手术操作（图 66.6）。该手术包括完全和全周切除皮肤、皮下组织，及受累腿和足背的深筋膜[39]。切除通常在同一个阶段进行，组织覆盖优先通过从切除的皮肤进行全厚度移植来提供。在随访报道中，接受 Charles 手术的患者体积和周长立即缩小。植皮率为 88%，手术并发症主要包括伤口感染、血肿和皮瓣坏死。住院时间为 21 ～ 36 天[40]。虽然这是一次成功的根治性缩小手术，但愈合期皮肤移植物的转归不可预测。10% ～ 15% 的移植节段不脱落，而且由于经常出现局部脱落、过度瘢痕形成、局灶性复发性感染，及角化过度或皮炎而难以处理。对于从对侧肢体自体分层植皮移植进行腿部表面重修的患者，这些并发症似乎更严重。在晚期病例中，移植皮肤内的外生性变化、慢性蜂窝组织炎和皮肤破损可能最终导致截肢。

乳糜胸

乳糜性胸腔积液通常继发于胸导管创伤（通常在胸部手术后，为医源性），很少作为晚期恶性疾病伴淋巴转移的表现[42]。脂蛋白分析中出现乳糜微粒以

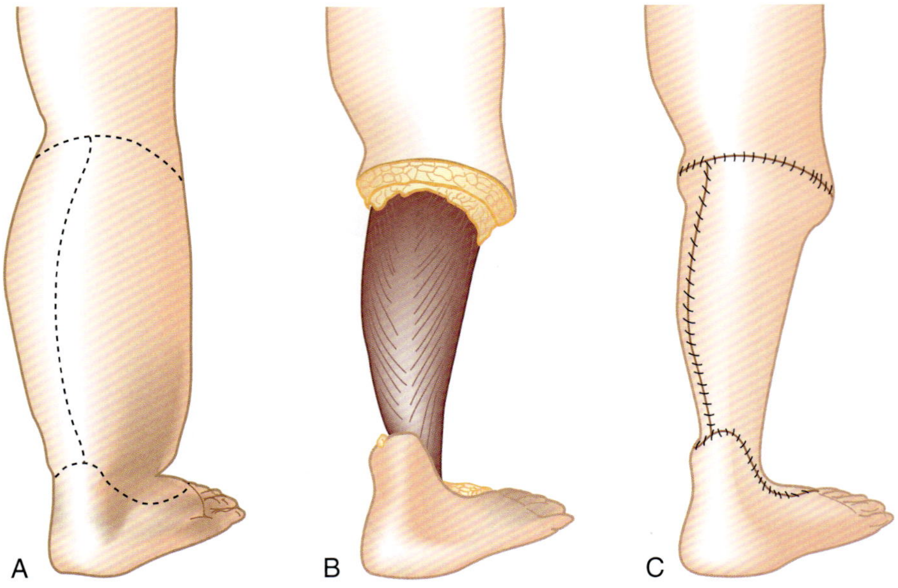

图 66.6 （A ～ C）Charles 手术流程示意图。包括对受累腿和足背的皮肤、皮下组织和深筋膜进行完全和周向切除。最好通过从切除的皮肤进行全层移植来提供覆盖

及胸腔积液中三酰甘油水平超过 110 mg/dl 可作为诊断依据。最初，患者可以接受非手术治疗，包括管状胸廓造口术、中链三酰甘油饮食或全胃肠外营养，及奥曲肽 / 生长抑素治疗[43]。对于胸导管损伤和积液在适当饮食、奥曲肽和胸廓造口术引流治疗 1 周后仍持续存在的患者，应考虑进行干预，以确定并闭塞泄漏处上方和下方的胸导管。选择的手术方法是电视辅助胸腔镜检查或开胸术，以确定并结扎泄漏处上方和下方的胸导管（如果在手术前几小时向患者给予大量乳膏，可确定泄漏部位）。然而，一种新的腔内技术已经被引入，并且成为治疗术后持续性乳糜胸的首选方法。该方法从淋巴管造影开始，通常通过腹股沟淋巴结入路，以确定乳糜池和胸导管分支的位置和解剖结构。乳糜池混浊后，在影像学引导下，使用脊柱针经皮进入乳糜池并进行导管插入术。然后通过重复淋巴管造影确定损伤的胸导管的位置，并栓塞导管。在专家手中，该技术的成功率超过 50%[44-45]。对于癌症相关性乳糜胸以及在接受最佳化疗和放疗后仍有持续引流的患者，胸膜腔穿刺术在预防复发方面非常成功。

乳糜性腹水

与乳糜胸相反，乳糜腹水最常见的原因是儿童先天性淋巴异常和成人累及腹部淋巴结的恶性疾病。导致乳糜性腹水的腹部淋巴管术后损伤很罕见[46]。脂蛋白分析中出现乳糜微粒和三酰甘油水平超过 110 mg/dl 具有诊断性。初始治疗包括穿刺后给予中链三酰甘油饮食或完全肠外营养。对于术后乳糜腹患者，如果非手术治疗 1 ～ 2 周后腹水无反应，则应采用经皮栓塞[44-45]或手术探查来识别并闭塞或结扎渗漏的淋巴管。先天性和恶性病因应给予更长时间（最长 4 ～ 6 周）的非手术治疗。如果先天性腹水患者仍存在腹水，则在尝试通过剖腹探查或腹腔镜检查控制渗漏之前，应进行淋巴显像或淋巴管造影。探查时，可通过结扎渗漏的淋巴管或切除与渗漏相关的肠道来控制渗漏。恶性肿瘤患者应针对其潜在疾病接受积极治疗，这通常可有效控制乳糜腹。

淋巴管瘤

淋巴管瘤是血管瘤的淋巴类似物。通常分为两类：①单纯性或毛细淋巴管瘤；②海绵状淋巴管瘤或水囊瘤[47]。它们被认为是淋巴系统中孤立和隔离的部分，但保留产生淋巴液的能力。随着囊性肿瘤内淋巴量的增加，其在周围组织内的体积也越来越大。这些良性肿瘤大多在出生时就已存在，其中 90% 可在出生后第一年就被发现。海绵状淋巴管瘤多数发生在颈部或腋窝，很少发生在腹膜后。单纯毛细淋巴管瘤也倾向于发生在头颈部和腋窝的皮下，很少在躯干的

内脏、腹腔或胸腔内及其周围的结缔组织中发现。淋巴管瘤的治疗应采用手术切除，并注意保护周围浸润的所有正常结构。

淋巴管肉瘤或 Stewart Treves 综合征，是一种罕见的肿瘤，是长期（通常超过 10 年）淋巴水肿的并发症[48]。临床上，患者表现为水肿急性加重，并出现有出血和溃疡倾向的皮下结节。与其他肉瘤一样，可通过术前化疗和放疗，然后进行手术切除（通常可采取根治性截肢的形式）来治疗肿瘤。总体而言，该肿瘤的预后非常差。

主要参考文献

Campisi CC, Ryan M, Boccardo F, et al. A single-site technique of multiple lymphatic-venous anastomoses for the treatment of peripheral lymphedema：long-term clinical outcome. /Reconstr Microsurg. 2016；32：42-49.

Granzow JW, Soderberg JM, Kaji AH, et al. Review of current surgical treatments for lymphedema. Ann Surg Oncol. 2014；21：1195-1201.

这些综合综述总结了淋巴水肿患者手术治疗的重要因素。

Rockson SG. Diagnosis and management of lymphatic vascular disease. J Am Coll Cardiol. 2008；52：799-806.

Rockson SG. Update on the biology and treatment of lymphedema. CurrTreat Options Cardiovasc Med. 2012；14：184-192.

这两份综述集中了原发性和继发性淋巴水肿的病理生理学、分类、自然史、鉴别诊断和治疗方面的知识和争议。

Rockson SG. Lymphedema：evaluation and decision making. In：Sidawy AN, Perler BA, eds.Rutherford's Vascular Surgery and Endovascular Therapy. 9th ed. Philadelphia, PA：Elsevier；2019：2193-2205.

本权威性文本提供了淋巴疾病评估的简明摘要。

参考文献

1. Levine C. Primary disorders of the lymphatic vessels--a unified concept. *J Pediatr Surg*. 1989;24:233–240.
2. Alitalo K, Tammela T, Petrova TV. Lymphangiogenesis in development and human disease. *Nature*. 2005;438:946–953.
3. Mortimer PS, Rockson SG. New developments in clinical aspects of lymphatic disease. *J Clin Invest*. 2014;124:915–921.
4. Connell FC, Gordon K, Brice G, et al. The classification and diagnostic algorithm for primary lymphatic dysplasia: an update from 2010 to include molecular findings. *Clin Genet*. 2013;84:303–314.
5. Mishima T, Ito Y, Nishizawa N, et al. RAMP1 signaling improves lymphedema and promotes lymphangiogenesis in mice. *J Surg Res*. 2017;219:50–60.
6. Dixon JB. Lymphatic lipid transport: sewer or subway. *Trends Endocrinol Metab*. 2010;21:480–487.
7. Browse NL, Stewart G. Lymphoedema: pathophysiology and classification. *J Cardiovasc Surg (Torino)*. 1985;26:91–106.
8. Wolfe JH, Kinmonth JB. The prognosis of primary lymphedema of the lower limbs. *Arch Surg*. 1981;116:1157–1160.
9. Casley-Smith JR, Foldi M, Ryan TJ, et al. Lymphedema: summary of the 10th International Congress of Lymphology Working Group discussions and recommendations, Adelaide, Australia, August 10-17:1985. *Lymphology*. 1985;18:175–180.
10. Cho S, Atwood JE. Peripheral edema. *Am J Med*. 2002;113:580–586.
11. Radhakrishnan K, Rockson SG. The clinical spectrum of lymphatic disease. *Ann N Y Acad Sci*. 2008;1131:155–184.
12. Rockson SG. Diagnosis and management of lymphatic vascular disease. *J Am Coll Cardiol*. 2008;52:799–806.
13. Barrett T, Choyke PL, Kobayashi H. Imaging of the lymphatic system: New horizons. *Contrast Media Mol Imaging*. 2006;1:230–245.
14. Szuba A, Shin WS, Strauss HW, et al. The third circulation: radionuclide lymphoscintigraphy in the evaluation of lymphedema. *J Nucl Med*. 2003;44:43–57.
15. Weissleder H, Weissleder R. Interstitial lymphangiography: initial clinical experience with a dimeric nonionic contrast agent. *Radiology*. 1989;170:371–374.
16. Liu NF, Lu Q, Jiang ZH, et al. Anatomic and functional evaluation of the lymphatics and lymph nodes in diagnosis of lymphatic circulation disorders with contrast magnetic resonance lymphangiography. *J Vasc Surg*. 2009;49:980–987.
17. Rockson SG. Current concepts and future directions in the diagnosis and management of lymphatic vascular disease. *Vasc Med*. 2010;15:223–231.
18. The diagnosis and treatment of peripheral lymphedema. 2009 Concensus Document of the International Society of Lymphology. *Lymphology*. 2009;42:51–60.
19. Kerchner K, Fleischer A, Yosipovitch G. Lower extremity lymphedema update: pathophysiology, diagnosis, and treatment guidelines. *J Am Acad Dermatol*. 2008;59:324–331.
20. Yasuhara H, Shigematsu H, Muto T. A study of the advantages of elastic stockings for leg lymphedema. *Int Angiol*. 1996;15:272–277.
21. Badger CM, Peacock JL, Mortimer PS. A randomized, controlled, parallel-group clinical trial comparing multilayer bandaging followed by hosiery versus hosiery alone in the treatment of patients with lymphedema of the limb. *Cancer*. 2000;88:2832–2837.
22. Franzeck UK, Spiegel I, Fischer M, et al. Combined physical therapy for lymphedema evaluated by fluorescence microlymphography and lymph capillary pressure measurements. *J Vasc*

Res. 1997;34:306–311.

23. Ko DS, Lerner R, Klose G, et al. Effective treatment of lymphedema of the extremities. *Arch Surg.* 1998;133:452–458.
24. Richmand DM, O'Donnell Jr TF, Zelikovski A. Sequential pneumatic compression for lymphedema. A controlled trial. *Arch Surg.* 1985;120:1116–1119.
25. Casley-Smith JR, Morgan RG, Piller NB. Treatment of lymphedema of the arms and legs with 5,6-benzo-[alpha]-pyrone. *N Engl J Med.* 1993;329:1158–1163.
26. Loprinzi CL, Kugler JW, Sloan JA, et al. Lack of effect of coumarin in women with lymphedema after treatment for breast cancer. *N Engl J Med.* 1999;340:346–350.
27. Nakamura K, Rockson SG. Molecular targets for therapeutic lymphangiogenesis in lymphatic dysfunction and disease. *Lymphat Res Biol.* 2008;6:181–189.
28. Tervala T, Suominen E, Saaristo A. Targeted treatment for lymphedema and lymphatic metastasis. *Ann N Y Acad Sci.* 2008;1131:215–224.
29. Campisi C, Boccardo F. Lymphedema and microsurgery. *Microsurgery.* 2002;22:74–80.
30. Gloviczki P. Principles of surgical treatment of chronic lymphoedema. *Int Angiol.* 1999;18:42–46.
31. Damstra RJ, Voesten HG, van Schelven WD, et al. Lymphatic venous anastomosis (LVA) for treatment of secondary arm lymphedema. A prospective study of 11 LVA procedures in 10 patients with breast cancer related lymphedema and a critical review of the literature. *Breast Cancer Res Treat.* 2009;113:199–206.
32. Nagase T, Gonda K, Inoue K, et al. Treatment of lymphedema with lymphaticovenular anastomoses. *Int J Clin Oncol.* 2005;10:304–310.
33. Baumeister RG, Frick A. The microsurgical lymph vessel transplantation. *Handchir Mikrochir Plast Chir.* 2003;35: 202–209.
34. Campisi CC, Ryan M, Boccardo F, et al. A single-site technique of multiple lymphatic-venous anastomoses for the treatment of peripheral lymphedema: long-term clinical outcome. *J Reconstr Microsurg.* 2016;32:42–49.
35. Miller TA, Wyatt LE, Rudkin GH. Staged skin and subcutaneous excision for lymphedema: a favorable report of long-term results. *Plast Reconstr Surg.* 1998;102:1486–1498; discussion 1499–1501.
36. Wyatt LE, Miller TA. Lymphedema and tumors of the lymphatics. In: Moore W, ed. *Vascular Surgery, A Comprehensive Review*. Philadelphia, PA: WB Saunders; 1998:829–843.
37. Espinosa-de-Los-Monteros A, Hinojosa CA, Abarca L, et al. Compression therapy and liposuction of lower legs for bilateral hereditary primary lymphedema praecox. *J Vasc Surg.* 2009;49:222–224.
38. Brorson H, Ohlin K, Olsson G, et al. Controlled compression and liposuction treatment for lower extremity lymphedema. *Lymphology.* 2008;41:52–63.
39. Dellon AL, Hoopes JE. The Charles procedure for primary lymphedema. Long-term clinical results. *Plast Reconstr Surg.* 1977;60:589–595.
40. Dandapat MC, Mohapatro SK, Mohanty SS. Filarial lymphoedema and elephantiasis of lower limb: a review of 44 cases. *Br J Surg.* 1986;73:451–453.
41. Miller TA. Charles procedure for lymphedema: a warning. *Am J Surg.* 1980;139:290–292.
42. Platis IE, Nwogu CE. Chylothorax. Thorac Surg. *Clin.* 2006;16:209–214.
43. Bender B, Murthy V, Chamberlain RS. The changing management of chylothorax in the modern era. *Eur J Cardiothorac Surg.* 2016;49:18–24.
44. Lee EW, Shin JH, Ko HK, et al. Lymphangiography to treat postoperative lymphatic leakage: a technical review. *Korean J Radiol.* 2014;15:724–732.
45. Lyon S, Mott N, Koukounaras J, et al. Role of interventional radiology in the management of chylothorax: a review of the current management of high output chylothorax. *Cardiovasc Intervent Radiol.* 2013;36:599–607.
46. Aalami OO, Allen DB, Organ Jr CH. Chylous ascites: a collective review. *Surgery.* 2000;128:761–778.
47. Ha J, Yu YC, Lannigan F. A review of the management of lymphangiomas. *Curr Pediatr Rev.* 2014;10:238–248.
48. Nakazono T, Kudo S, Matsuo Y, et al. Angiosarcoma associated with chronic lymphedema (Stewart-Treves syndrome) of the leg: MR imaging. *Skeletal Radiol.* 2000;29:413–416.
49. Sordillo PP, Chapman R, Hajdu SI, et al. Lymphangiosarcoma. *Cancer.* 1981;48:1674–1679.

第 13 部分

外科的特殊专业

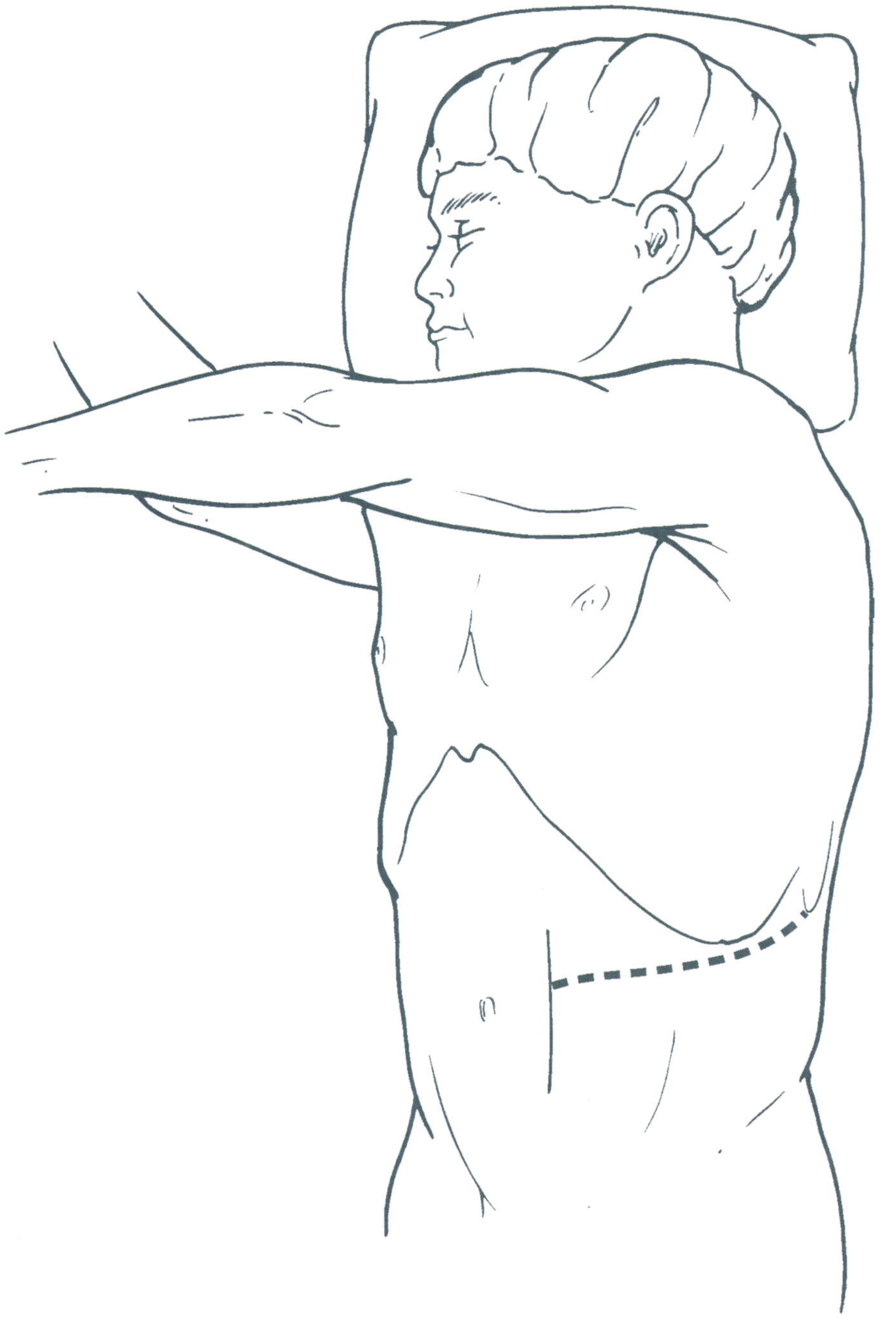

67 章

小儿外科

Dai H. Chung

边宣人　李秋菊　译　康　皓　审校

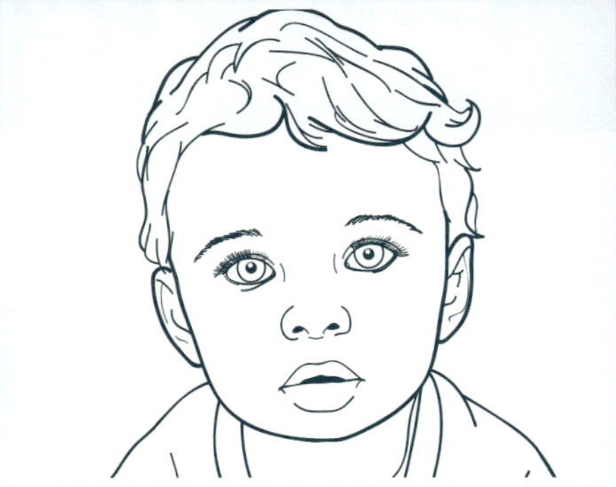

章目录

尽管小儿外科领域不断发展，但它仍然是真正意义上普通外科学最后的壁垒。小儿外科疾病跨越产前（胎儿）和新生儿至青少年和青年年龄段。小儿外科医生必须对在病理生理学上有很大不同的各种外科疾病进行评估和治疗。小儿外科手术涉及广泛的器官，从头颈部到胸部和胃肠道，及先天性异常、实体肿瘤和小儿创伤等疾病。本章概述了常见和特殊的小儿外科疾病，及其病理生理学和治疗策略。

新生儿生理学

新生儿独特的生理学特点在于患儿体型较小，各器官的细胞和功能尚不成熟。新生儿面临冷应激的风险，必须保持理想的热环境，以减少耗氧量和代谢需求；在保育室中隔离，手术室加温，以维持产热。婴儿体温过低的主要危险因素是与体重相比相对较大的体表面积、皮下组织，及大量的不显性失水。婴儿还会对较冷的环境温度作出反应，表现为非寒战发热，从而导致新陈代谢和耗氧量增加。在手术室中也经常使用头顶辐射加热器，保持理想的环境温度（23℃）以使新生儿的核心体温保持在 36 ～ 37.5℃之间。

心肺功能

在胎儿循环期间，胎盘动脉血通过未闭的卵圆孔和动脉导管绕过胎儿肺。出生后，卵圆孔随着新生儿的首次呼吸而闭合，然后肺血管阻力急剧下降，从而增加肺血流量。血流减少，氧含量升高，促进动脉导管自发性闭塞。非甾体抗炎药（如吲哚美辛）可促进动脉导管闭合，尤其是在早产儿中。如果动脉导管持续开放，可通过开放小切口或基于导管的弹簧圈手术关闭。低氧血症和酸中毒可导致肺血管阻力增加，从而导致持续性肺动脉高压（persistent pulmonary hypertension，PPHN）和右向左分流。一氧化氮气体是血管平滑肌舒张的有效诱导剂，对 PPHN 有效。

婴儿心脏增加每搏排出量的能力有限；因此，心输出量在很大程度上取决于心率。因此，心率变化是血管内容量状态的敏感指标。毛细血管再充盈时间是组织灌注充足的敏感指标。毛细血管再充盈时间延长（＞ 2 秒）可能代表血液从外周组织实质性分流至中枢器官，这可能发生在心源性或低血容量性休克时。

正常新生儿的呼吸频率为 40 ～ 60 次 / 分钟，潮气量为 6 ～ 10 ml/kg。鼻外翻、打鼾、肋间和胸骨下凹陷，及发绀是呼吸窘迫的症状和体征。婴儿专用鼻和膈呼吸，因此任何阻塞鼻道（如鼻胃管）或干扰膈肌功能的情况均可严重损害呼吸状态。此外，新生儿气道较小，平均气管直径为 2.5 ～ 4 mm，易被气道分泌物堵塞。

出生时，肺被视为功能不成熟，在 6 ～ 8 岁之前可继续发育为新的终末细支气管和肺泡。新生儿肺的Ⅱ型肺泡上皮细胞较少，该细胞可产生表面活性剂，即磷脂、蛋白质和中性脂肪的脂蛋白混合物。表面活性剂可调节肺泡表面张力，从而增加功能性残气量。可在羊水中测定卵磷脂（最主要的妊娠前磷脂），并使用卵磷脂与鞘磷脂的比值确定胎肺成熟度。因此，早产儿发生肺泡萎陷、透明质膜形成和机械通气导致的气压伤的风险更大。外源性表面活性剂治疗对早产儿的处理产生了重大影响。这提高了生存率，降低了支气管肺发育不良的发生率。支气管肺发育不良是一种以氧依赖、影像学异常和超过出生后 28 天的慢性呼吸系统症状为特征的疾病。

免疫功能

婴儿出生时免疫球蛋白（IgA、IgG 和 IgM）和 C3b 补体水平较低，因此全身感染的风险较高。新生儿的脓毒症检查结果与监测培养基本保持一致，包括脑脊液、全血细胞计数，及 C 反应蛋白水平。婴儿的潜在脓毒性感染源风险包括侵入性监测管路和干预措施，如长时间的气管内插管、脐血管导管和膀胱导管插入。经验性抗生素治疗方案通常基于敏锐的临床怀疑开始（例如，肠内喂养耐受性降低、体温不稳定、毛细血管再充盈时间减少、呼吸急促、易激惹）。抗生素治疗针对常见的细菌性病原体，如 B 组 β- 溶血性链球菌、耐甲氧西林金黄色葡萄球菌和大肠埃希菌。

液体、电解质和营养

液体和电解质

对儿科手术患儿必须仔细评估液体和电解质平衡，尤其是对于误差范围小的较小新生儿。由于早产儿皮肤屏障薄弱不成熟，非显性失水较高，其对液体的需求可能是很可观的。非显性失水与胎龄直接相关，体重低于 1500 g 的早产儿的非显性失水为 45 ～ 60 ml/（kg · d），足月新生儿的非显性失水为 30 ～ 35 ml/（kg · d）。辐射加热器、高胆红素血症光疗和呼吸窘迫可导致额外的液体丢失。在生后的前 3 ～ 5 天，生理性失水可达体重的 10%。液体需求量是根据体重计算的。在出生后的几天，推荐的补液量偏于保守；然而，婴儿在出生后第四天需要 100 ～ 130 ml/（kg · d）的维持性的液体。腹裂和坏死性小肠结肠炎（necrotizing enterocolitis，NEC）等外科疾病对容量的要求较高。尿量和渗透压是组织灌注情况的良好指标。新生儿的理想最小尿量为 1 ～ 2 ml/（kg · d）。婴儿对肾前性氮质血症做出反应时，仅能将尿液浓缩至约 700 mOsm/kg。钠和钾的每日需求量分别为 2 ～ 4 mEq/kg 和 1 ～ 2 mEq/kg。为满足这些需求，估算含钾溶液浓度为 20 mEq/L，通常使用 0.45% 生理盐水和 5% 葡萄糖配制。还应仔细评估胃肠减压、肠造瘘或腹泻造成的液体丢失，并补充适当的溶液。胃液丢失应使用 0.45% 生理盐水配制成 20 mEq/L 含钾溶液等量补充。腹泻、胰腺和胆汁丢失使用等渗乳酸林格液补充。急性出血引起的血容量不足应通过及时输注血制品纠正，输注剂量为 10 ～ 20 ml/kg 的浓缩红细胞、血浆或 5% 白蛋白。

营养

从婴儿期到儿童期，以及在不同临床条件下，能量需求有很大差异。适当的体重增长仍然是热量摄入充足的最可靠的粗略指标。每日总热量需求和体重曲线随年龄的变化趋于平稳。小于 2 周的足月婴儿的近 50% 的能量和体重小于 1200 g 的早产儿 60% 的能量被消耗用于生长。婴儿肠内热量需求的一般指导方针是 120 cal/（kg · d），以实现每天约 1% 的理想增重。母乳和标准婴儿配方奶粉含 20 cal/oz。热量密度更高的配方奶粉适用于那些无法摄入足够容量以满足热量需求或有严格液体限制的患儿。母乳是肠内营养的理想形式。然而，我们提供了低过敏性、无乳糖或氨基酸的配方奶粉，以满足患有特定胃肠道疾病的婴儿的特殊需求。

一般来说，肠道压力过大的婴儿会接受持续的肠内喂养，然后过渡到胃管喂养。通过评估腹围、胃残余物和粪便排出量，密切监测肠内喂养的耐受性。

碳水化合物主要以糖原的形式储存在肝和肌肉中。由于新生儿肝和肌肉的质量不成比例地小于成人，因此婴儿易受低血糖症影响，有癫痫发作和神经功能损害的风险。新生儿的最低葡萄糖输注速率为 4 ～ 6 mg/（kg · min）。该比率必须在婴儿接受肠外营养期间每天计算。对于全胃肠外营养（total parenteral nutrition，TPN），每天以 1 ～ 2 mg/（kg · min）的增量增加葡萄糖输注速率，最大值为 10 ～ 12 mg/（kg · min）。应避免因葡萄糖输注速率高于理想值而出现高血糖，因为这会导致快速高渗和脱水。高血糖也可能反映潜在的脓毒症，因此应进行调查。

婴儿的平均蛋白质摄入量为每日总热量的 15%，范围为 2 ～ 3.5 g/（kg · d）。到 12 岁时，这种蛋白质需求减半，到 18 岁时接近成人需求［1 g/（kg · d）］。与非蛋白质（碳水化合物加脂肪）热量相比，提供更多的蛋白质将导致血液尿素氮水平升高，导致非蛋白质卡路里与蛋白质热量之比（以克氮表示）大于 150∶1。对于接受肠外营养的婴儿，蛋白质应用通常从 0.5 g/（kg · d）开始，并以 0.5 g/（kg · d）的每日增量推进至约 3.5 g/（kg · d）的目标。

脂肪是非蛋白热量的主要来源。亚油酸是一种含有两个双键的 18 碳链，被认为是一种必需脂肪酸，其缺乏会导致皮肤干燥、皮疹和脱皮。在儿科患儿中，脂肪作为主要的热量来源，以防止出现必需脂肪酸缺乏症。生长需要大量的脂质，而脂肪是一种强大的热量来源。与蛋白质输注相似，脂肪输注从 0.5 g/（kg · d）开始，直至 2.5 ～ 3.5 g/（kg · d）。对于患有非结合型高胆红素血症的婴儿，应谨慎服用脂肪，因为脂肪酸可能会取代白蛋白中的胆红素。然后，游离的未结合胆红素可能穿过血脑屏障，导致核黄疸，从而导致智力低下。

TPN 仅用于无法获得足够每日肠内营养的婴儿。婴儿的能量储备只能承受短至 2 ～ 3 天的饥饿。因此，应及时满足患儿对肠外营养的需求。TPN 的总输注速率保持在稳态，以满足每日的液体需求，并且营养物质的浓度每日梯度增加，直至达到目标。有手术并发症的婴儿常表现为胆汁淤积，典型原因是 TPN 支持时间过长，但应排除其他原因。血清胆汁酸水平通常先升高，然后是直接胆红素浓度升高，然后是肝酶水平升高。TPN 相关胆汁淤积的理想治疗方法是恢复肠内喂养。使用 Ω-3 脂肪乳剂（omegaven）对于预防 TPN 诱导的胆汁淤积至关重要[1]。使用含有中链三酰甘油的配方奶粉，如果婴儿正在接受全肠内营养，应补充脂溶性维生素。

头颈部病变

皮样和表皮样囊肿

皮样和表皮样囊肿（dermoid and epidermoid cysts）是生长缓慢的良性病变，通常发生在头皮和颅骨。这些囊肿通常起源于部分真皮或表皮组织，形成一个小的充满正常皮肤成分的囊肿。皮样囊肿内可包含毛发、牙齿和皮肤腺体。表皮样囊肿通常只有表皮组织和角蛋白碎片。常见于前额、眉外侧角、前囟门或耳后间隙。它们通常无症状，但可能随着时间的推移而增大，并常可变为溶骨性。大多数头皮病变仅需要临床检查进行诊断和随后的手术切除。然而，影像学研究（如超声）对于识别中线病变（如交通性脑膨出）至关重要。

淋巴结疾病

颈部前三角区有表现为小、活动、离散肿块的肿大淋巴结是儿科手术评估、活检或可能切除的最常见疾病之一。它们通常发生在胸锁乳突肌的边界，通常成簇。确切原因不明，但推测为多灶性。详细的病史和体格检查足以确定是否需要手术。超声的使用已变得广泛流行，有时可识别出那些需要手术干预的中央坏死性淋巴结。偶尔，锁骨上区淋巴结表现为固定、非压痛、逐步扩大的淋巴结，应引起对潜在严重病因的怀疑。盗汗和体重减轻等全身症状提示应进行彻底的胸部 X 线检查，以检测纵隔腺病。

由呼吸道病毒感染（如腺病毒、流感病毒、呼吸道合胞病毒）引起的急性双侧颈部淋巴结炎需要单独观察。大多数急性化脓性淋巴结炎是由金黄色葡萄球菌和 A 组链球菌属引起的。

猫抓病是一种以局部淋巴结疼痛为特点的自限性感染性疾病。在大多数病例中，其主要致病菌为一种名为汉氏巴尔通氏体的革兰氏阴性杆菌。猫的暴露史有助于诊断，但并不总是存在。间接免疫荧光抗体检测仅具有中度特异性。淋巴结活检标本的聚合酶链式反应分析对诊断更有意义。猫抓病通常是自限性的。颈部淋巴结炎较不常见的感染原因是非结核分枝杆菌感染。淋巴结有波动，上覆皮肤呈紫罗兰色。通过非结核抗酸杆菌培养阳性和结核菌素皮肤试验可以诊断。因为大多数非结核分枝杆菌对常规化疗耐药，所以通常需要手术切除。

囊性水瘤

囊性水瘤（cystic hygroma）是一种由内皮细胞构成的多房性囊肿，由淋巴畸形引起。大多数累及颈内淋巴囊，位于后颈部。其他常见部位为腋窝、纵隔、腹股沟和腹膜后区域，约 50% 的囊性病变在出生时即可表现出来。囊性水瘤是软囊性肿块，可使包括气道在内的周围结构挤压变形。胎儿颈部的大囊性肿块可在出生时对气道造成重大威胁。产前超声和胎儿磁共振成像（magnetic resonance imaging，MRI）检查可以更好地显示疾病的范围及其对气道的影响。虽然更可能合并如畸胎瘤一样的实体肿瘤，但如果存在囊性水瘤，分娩时进行仔细协调的手术干预、宫内和宫外治疗（ex-utero intrapartum treatment，EXIT）可挽救生命。囊性水瘤容易发生肿块内感染和出血。MRI 有助于显示淋巴管的范围。手术目标是彻底切除并对冗长的淋巴管分支进行分离和结扎。必须避免激进的钝性和电刀剥离，以及根治性切除，因为这可能使淋巴管控制不完全而导致复发或感染。当安全、完全的手术切除不可行时，应考虑注射硬化剂（如博来霉素、多西环素或源自化脓性链球菌的 OK-432）作为有效的非手术选择[2]。

甲状舌管囊肿

除非另有证明，幼儿颈部中上部的囊性病变为甲状舌管囊肿（thyroglossal duct cyst）（图 67.1）。该病起源于舌盲孔，经舌骨中央部分下行。虽然甲状舌管囊肿可能发生在从舌根到甲状腺的任何地方，但大多数发现于舌骨处或其正下方。在胚胎发育阶段，在舌盲孔处中央内胚层增厚发育为甲状腺憩室。甲状腺憩室位于颈部，通过甲状舌管与舌根相连。此外，随着甲状腺下降到其正常的气管前位置，第二和第三鳃弓的腹侧软骨形成舌骨。因此，甲状腺腺管残余物与舌骨中心部分存在密切的解剖关系。甲状腺到达最终位置时，甲状舌管通常会退化。尽管甲状腺完全下降，但当导管成分持续存在时，可能发生甲状舌管囊肿。甲状腺不能正常向尾部移动导致舌侧甲状腺，而颈部没有其他甲状腺组织。超声或放射性核素显像可用于鉴别颈部异位甲状腺。1928 年首次描述的 Sistrunk 手术是甲状舌管囊肿的金标准手术。它包括完全切除囊肿、与囊肿的管道、舌骨的中心部分，及延伸至舌根的舌骨内部管道。完全切除失败导致囊肿复发的病例高达 40% ～ 50%。

鳃裂残迹

鳃裂残迹表现为侧颈部肿块。从胚胎角度看，头颈部的结构源自六对鳃弓，及其之间的裂隙和囊。先天性囊肿、窦道，或瘘管是由于这些结构退化失败，持续出现在异常位置所致。这些残余物的位置通常决定了它们的胚胎学起源，并指导随后的手术方法。不了解胚胎学可能导致不完全切除或损伤邻近结构。在婴儿中，鳃部病变可表现为鼻窦、瘘管或软骨息肉。临床症状包括持续黏液引流、瘘管或窦道，或感染的囊性肿块。也可扪及与瘘道相对应的软骨质肿块或索状物。皮肤凹陷或皮赘也可能存在。第一鳃弓畸形通常位于耳前或耳后，或下颌骨附近的上颈部。瘘管通常穿过腮腺、深层或面神经分支，最终到达外耳道。第二鳃弓畸形是最常见的类型。这些残迹的外口位于胸锁乳突肌的前缘，通常在其上半部至下三分之一附近。可发现瘘管的迂曲而漫长，需要阶梯式反向切口才能完全切除瘘管。通常情况下，瘘管会穿透颈阔肌，沿颈动脉鞘上行至舌骨水平，然后向中间转向，在颈动脉分叉处之间延伸。瘘管走行于舌下神经和舌咽神经附近，二腹肌后腹部和茎突舌骨肌后方，终止于扁桃体窝或其他鼻咽间隙。第三鳃弓残迹没有相关的窦道或瘘管，通常位于胸骨上切迹或锁骨区，可向下进入纵隔。其在幼儿和大龄儿童中通常表现为囊肿。通常含有软骨，临床表现为硬块或皮下脓肿。

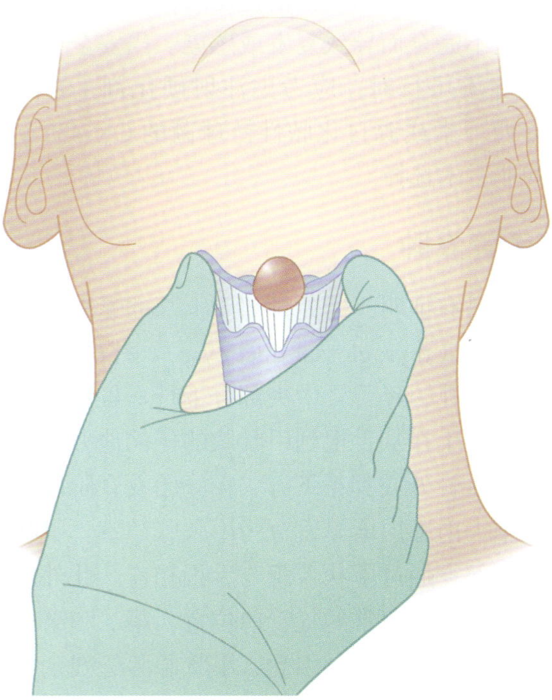

图 67.1 甲状舌管囊肿表现为颈部正中肿块。舌下神经管囊肿可延伸至其在盲孔处的起点（From Josephs MD. Thyroglossal duct cyst. In：Chung DH，Chen MK，ed. Atlas of pediatric surgical techniques. Philadelphia，PA：Elsevier Saunders；2010：28-33.）

体外生命支持

体外生命支持（extracorporeal life support，ECLS）是一种为患有急性呼吸和（或）心力衰竭的危重患儿提供临时生命支持的体外循环系统。ECLS 实现了充分的气体交换，去除了二氧化碳并对血液进行了氧合，以维持正常的循环支持。自 1976 年首次报道新生儿使用经验以来，ECLS 已成为药物治疗无效的心肺衰竭的标准治疗方案，而且还广泛应用于临床，如体外心肺复苏（eCPR）。尽管 eCPR 在新生儿和儿科复苏中的确切作用仍有争议且有待确定，但 eCPR 的使用已成为全球许多医院的常规操作[3]。全球有超过 800 个中心向体外生命支持组织数据库提供注册数据（ELSO 注册数据；2019 年 7 月）。

指征

新生儿体外膜肺氧合（ECMO）的主要适应证包括胎粪吸入、呼吸窘迫综合征、PPHN、脓毒症和先天性膈疝（CDH）。胎粪吸入是新生儿 ECMO 最常见的适应证，存活率最高（＞ 90%）。不同机构对新生儿 ECMO 的适应证不同。一般而言，当婴儿的整体心肺功能恶化至预测死亡率的 80% 时，应使用 ECMO。有两个指标被用作无 ECMO 生存的预测因素：肺泡动脉血氧分压差［P_AO_2 － PaO_2（也称为 $AaDO_2$）］和氧合指数。当存在广泛气压伤和需要外力支持的严重低血压时，$AaDO_2$ 大于 610 持续时间超过 8 ～ 12 小时，或 $AaDO_2$ 大于 620 持续时间超过 6 小时，被视为使用 ECMO 的标准。氧合指数的计算方法是吸入氧（通常为 1.0）× 平均气道压力 ×100 除以 PaO_2 的分数。当氧合指数大于 40 时，观察到的死亡率达 80%。禁忌证是重度早产，原因包括高颅内出血风险、体重低于 2 kg、存在颅内出血（Ⅱ级脑室内出血）和非可逆性肺部疾病，如先天性肺泡发育不良。其他排除标准包括存在紫绀型先天性心脏病、妨碍存活的严重遗传缺陷，及难治性凝血病。

生理学

右颈内静脉和颈总动脉血管大小适合插管和侧支循环，因此被用于静脉动脉插管。ECLS 管路的组成包括静脉回流减少时会塌陷的硅橡胶气囊、蠕动泵、膜式氧合器、热交换器、导管和连接器。ECLS 的基本原理是，来自右心房的去饱和混合静脉血通过静脉插管引流至储血囊，然后泵入膜式氧合器，去除二氧化碳并添加氧气。然后，含氧血液通过热交换器，再通过动脉插管返回患儿体内。为防止 ECLS 循环中产生血凝块而进行全身抗凝，患儿将面临出血并发症的风险。肺功能恢复的指标包括 PaO_2 增加、肺顺应性改善和胸片变透亮。随着肺功能的恢复，是患儿尝试通过夹住插管关闭旁路。如果能够耐受，患儿将在中度常规通气设置下脱离 ECLS。经右颈内静脉置入双腔单套管作为静脉-静脉旁路，具有避免颈动脉插管的优势。通常，通过静脉-静脉 ECMO 灌注氧合良好的血液可恢复血流动力学稳定性。在较大的儿童和成人患者中，颈内静脉和股静脉都可作为插管静脉，以实现静脉-静脉 ECMO 循环。

出血是 ECLS 最常见的并发症，可发生在任何部位，从插管和手术部位（如胸腔）至颅内出血。胎龄是 ECLS 颅内出血最重要的预测因素，胎龄小于 34 周的早产儿风险最高。其他并发症包括癫痫发作、神经功能损害、需要血液滤过或血液透析的肾衰竭、高血压、感染以及膜式氧合器、泵和热交换器，甚至插管本身的机械故障。

膈肌疾病

先天性膈疝

在活产中 CDH 的总体发病率为 1/5000～1/2000。在大多数病例中，CDH 是在产前诊断的，多见于左侧（84%）；出现双侧缺损较罕见（2%）。10%～15% 存在疝囊，必须在修复时切除。尽管采取了多模式治疗策略，如胎儿气管阻塞、ECMO、吸入一氧化氮和允许性高碳酸血症，但总生存率仍保持在 70%～90%。患有更严重 CDH 的婴儿通常为死产，因此未被记录，这一事实在一定程度上扭曲了 CDH 的真实存活数据。肺面积与头围之比（LHR）是预后的超声预测指标，确定方法为取两侧肺到 CDH 最长的两条垂线长度的乘积再除以头围。妊娠 24 周时 LHR 小于 1 和肝位置异常是不良结局的有力前兆。许多中心还使用胎儿 MRI 测定胎儿肺体积以及肺与脊髓液信号强度的比值[4]。

发病机制

在胚胎中，妊娠 8～10 周期间，胸膜腹膜腔被发育中的膈膜隔开。当胸膜腹膜管持续存在时，会导致后外侧 CDH 缺损。该疝的后外侧位置被称为 Bochdalek 疝；它与称为 Morgagni 疝的前内侧位置的 CDH 疝不同。腹部内容物通过膈肌缺损疝入胸腔，压迫同侧发育中的肺。此时肺的支气管较小，支气管分支较少，肺泡表面积较小。同侧肺受影响更严重，但双侧肺均会受到肺发育不全的影响。此外，小动脉平滑肌增厚会显著影响肺血管系统。小动脉对局部和全身血管活性因子也极为敏感。因此，肺发育不全和肺动脉高压的严重程度显著影响 CDH 婴儿的总发病率和死亡率。

临床表现

CDH 的诊断通常在产前常规超声检查中做出，最早可在妊娠 15 周时做出。迟发 CDH（妊娠 25 周以上）的婴儿总体存活率更高。胃和肝疝出、羊水过多，及相关异常与预后不良有关。CDH 胎儿的分娩应计划在能够提供高级新生儿护理（包括 ECMO）的医院进行。

大多数患 CDH 的婴儿出生后立即出现呼吸窘迫。最初的症状和体征可能包括呼噜样呼吸、胸部回缩、呼吸困难和舟状腹发绀。CDH 可在胸部听诊时闻及呼吸音减弱并伴有肠鸣音。心音向右移动（对于左侧 CDH）很常见。动脉导管前后的血氧饱和度差异显著，表明 PPHN 导致右向左分流。胸影像学显示胸腔内有多个肠袢伴纵隔移位（图 67.2A）。鉴别诊断包括先天性囊性腺瘤样畸形、支气管源性囊肿、膈膨出（图 67.2B）和囊性畸胎瘤。通常情况下，婴儿在“蜜月期”分娩后数小时内表现良好，然后开始出现呼吸功能恶化。治疗性干预旨在稳定和治疗 PPHN 病。在 10%～20% 的病例中，CDH 的诊断为超过发病前 24 小时，此时婴儿出现喂养困难、呼吸窘迫和肺炎等症状。在 Morgagni 疝中，由于大多数婴儿无症状，诊断通常延迟至儿童期。

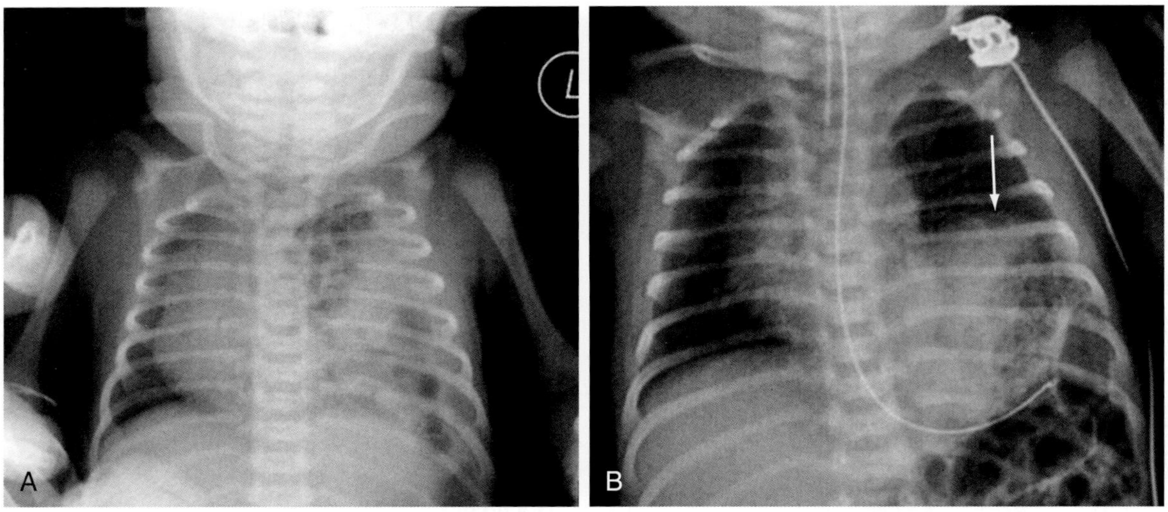

图 67.2 （**A**）先天性膈疝。多个充满气体的肠袢位于左侧胸廓，纵隔向右移位。（**B**）左膈肌膨出。膈神经损伤导致的瘫痪致使一侧膈肌抬高（如箭头所示）

管理

20 世纪 80 年代末，开始尝试对 CDH 进行开放性胎儿手术，并在没有肝疝的胎儿中首次获得成功。然而，在患有肝疝的胎儿中，随后的脐静脉扭转及肝缩小导致了胎儿死亡；因此，该尝试被放弃了。随后，胎儿内镜下气管阻塞（fetal endoscopic tracheal occlusion，FETO）通过防止肺液流出和增加支气管内压力，在促进肺生长方面显示出令人鼓舞的结果。然而，一项随机对照试验显示生存率未见提高。气管阻塞加速肺生长（tracheal occlusion to accelerate lung growth，TOTAL）是一项由几个欧洲中心牵头的多中心随机试验[5]，目前正在美国招募患儿。第 73 章讨论了胎儿外科的演变及其临床应用。

CDH 的产后管理旨在稳定心肺状态，同时将治疗性干预的医源性损伤降至最低。使用气管插管立即保护气道至关重要；然而，过高的平均气道压力通气可导致气压性创伤，同时静脉血反流回心脏。放置胃管是为了防止胃扩张，胃扩张可能会加重肺压迫、纵隔移位和通气能力。重视伴有允许性高碳酸血症的温和的通气管理，已改善了 CDH 婴儿的存活率。吸入性一氧化氮因其肺血管扩张效应而被广泛应用。使用妥拉唑林（一种非选择性 α 肾上腺素能阻断剂）作为肺血管扩张剂未产生显著临床效果。西地那非是一种磷酸二酯酶 -5 抑制剂，通过诱导肺血管平滑肌舒张而起作用，已在许多中心使用，结果不一。一项回顾性队列研究显示，CDH 患儿使用各种血管扩张剂的趋势日益增加。

手术修复

患有 CDH 而不需要 ECMO 的婴儿出生后不久可以安全地接受手术修复。近年来，CDH 的腹腔镜修复术越来越受欢迎，但其总体益处和对长期结局的影响仍不确定[6]。ECMO 支持下 CDH 修复术的理想时机仍存在相当大的争议；一些人主张在使用 ECMO 早期进行手术修复，而另一些人则建议在脱离 ECMO 时，甚至拔管后再进行修复。对于那些需要 ECMO 支持的患儿来说，关于 CDH 修复理想时间尚没有无可争议的前瞻性数据。最近的一份报道表明，与 ECMO 支持下的修复相比，ECMO 治疗后的 CDH 修复可提高生存率[7]。后外侧 CDH 首选通过腹壁下切口的开放入路。内脏下降至腹腔，横膈膜后外侧缺损用不可吸收缝线间断缝合。疝缺损通常很大，只在前内侧有一小叶膈肌。虽然一期修复缺损是理想的，但必须避免闭合张力过大，以防止疝复发。有的主张使用包扎缝合线。许多重建技术和材料可用于修复较大的疝缺损。可考虑腹部或胸部肌肉皮瓣的手术技术，但最广泛使用的是假体材料，如 Gore-Tex 补片。人工补片的优点是手术时间短和无张力修复。有的主张使用再生细胞外基质生物材料作为理想的生物可降解补片［如 Surgisis（Cook Medical Bloomington，IN）和 AlloDerm（LifeCell，Branchburg，NJ）］来修复膈疝缺损。一般而言，可省去胸管，术后 X 线片显示纵隔直接移向中心。胸腔很快充满浆液性渗出，随后被吸收，液体状态恢复至基线。在闭合腹腔时，通常难以容纳由胸腔缩回的内脏。可考虑暂时性腹部筒袋，允许仅缝合皮肤的切口疝，直到可以进行最终筋膜闭合，这是一种替代的手术选择。在 ECMO 支持下对 CDH 进行修复时，术后出血是常见的主要并发症，因此必须进行细致的止血。

CDH 患儿的远期结局各不相同。有些可能因 PPHN 和呼吸功能障碍而发展为慢性病。再者，在新生儿重症监护室接受积极和长期护理的婴儿，发育迟缓、癫痫发作和听力损失的发生率较高。CDH 幸存者的其他病症包括慢性肺病、脊柱侧凸、生长迟缓、漏斗胸畸形，及胃食管反流病（GER）和前肠运动障碍。

膈肌膨出

一侧膈肌异常抬高可显著影响呼吸功能。横膈膜膨出可以是先天性或后天的。先天性膨出可因产伤（Erb 瘫痪）或膈肌解剖异常而发生。Erb 瘫痪是一种由臂丛神经损伤引起的手臂瘫痪，包括脊髓神经 C5 ～ C8 的腹侧支。这些损伤通常由难产期间的肩部难产引起。Erb 瘫痪通常包括因膈神经和臂丛上段牵引损伤引起的同侧膈肌瘫痪。后天性膨出通常继发于在心脏直视手术中的医源性膈神经损伤。胸片可见膈肌抬高（图 67.2B），但很容易被误诊为 CDH。使用胸部荧光透视或超声对横膈膜进行动态显像可以诊断。诊断标准为吸气时膈肌运动缺失或异常运动。当症状进展，导致呼吸窘迫或无法脱离通气支持时，需进行修复。膈肌膨出的手术方式为开放或腹腔镜横膈膜折叠术，使用多条不可吸收缝线将横膈膜间断缝合折叠拉紧。

支气管肺畸形

支气管肺畸形是气道的先天性异常，包括支气管源性囊肿、叶内型肺隔离症（intralobar sequestrations，ILSs）和叶外型肺隔离症（extralobar sequestrations，ELSs）、先天性肺气道畸形（congenital pulmonary airway malformations，CPAMs）和先天性大叶性肺气肿（congenital lobar emphysema，CLE）[8]。在围产期，这些肺部病变可导致胸腔积液、羊水过多、肺水肿和肺发育不全，及由此导致的呼吸窘迫甚至气道阻塞。如果病情严重，足以导致胎儿死亡。这些病变大多可在产前通过超声检查诊断。当胎儿生命受到威胁时，可考虑进行胎儿手术。出生后，先天性肺部病变通常无症状，有些甚至可能自发消退。然而，人们担心某些病变可能导致反复肺部感染，并长期存在恶变风险。

支气管源性囊肿

支气管源性囊肿（bronchogenic cyst）囊壁由弹性纤维组织、平滑肌和软骨组成，而囊肿本身内衬呼吸道纤毛柱状上皮细胞；也可能含有产生黏液的立方形上皮细胞，这些细胞分泌黏液使囊肿增大。该病是最常见的纵隔囊肿，囊肿可发生在气管支气管树的任何部位，但通常位于气管隆嵴和右肺门附近。随着囊肿增大，将导致气道或其他重要结构受压。婴儿所面临的风险尤其大，因其气管和支气管狭窄且易受压。囊肿还可导致吞咽困难、气胸、咳嗽、咯血或感染，多见于年龄较大的儿童。常规胸片检查怀疑该病时，可由 CT 进一步确诊。CT 显示为球形非增强性囊性肿块，内含黏液，如与气道相通，则可见气液平面。肺实质内的囊肿通常与支气管相通，而纵隔内的囊肿通常与支气管不相通。无论症状如何，支气管源性囊肿均应切除（图 67.3A）。已经有了罕见的恶变病例的报道。

先天性肺气道畸形

CPAMs 被认为是一种错构瘤性病变，其中多囊性肿块替代了正常肺组织。肿块与气管支气管树相连，血液供应来自肺部。CPAMs 可发生恶变，且已有报道称在较大儿童中发展为横纹肌肉瘤。根据影像学表现对其进行分类，并通过病理学检查进行确认。根据 Stocker 分类，Ⅰ型病变约占所有病例的 75%，由少量可压迫正常肺实质的 2 ～ 10 cm 大小的囊肿组成。Ⅱ型病变有许多囊肿，直径通常小于 1 cm。Ⅲ型病变较罕见，直径似乎只有几毫米[9]，但可伴有纵隔移位和肺水肿，且预后不良。产前胎儿 MRI 可用于区分 CPAM 和其他胸部疾病。如果出现宫内胎儿窘迫，可选择胎儿开胸术和羊膜分流术（如果胎龄＜ 32 周），但这种情况极为罕见。大多数产前诊断的 CPAM 在妊娠晚期可有部分消退，可采用期待疗法治疗。有研究显示，单疗程倍他米松可有效促进病变自发性消退或体积缩小，并缓解肺水肿[10]。尽管病变通常是单侧和单叶的，但也可能在围产期出现危及生命的呼吸窘迫。然而，大多数 CPAMs 在婴儿期无症状。未确诊的 CPAMs 可在以后表现为慢性咳嗽或复发性肺炎。胸片显示胸部囊性肿块，伴或不伴气液平面，通常具有诊断价值；但是，现在常规进行超声和

CT 检查（图 67.3B）。一般而言，考虑到感染和恶变（如胸膜肺母细胞瘤）的风险，应切除受累肺叶。对于无症状 CPAM 的理想手术时机，外科医生之间存在显著的分歧，但大多数外科医生主张在 3 ～ 6 个月龄时进行选择性切除。

肺隔离症

支气管肺隔离症（bronchopulmonary sequestration，BPS）是无功能小囊状肺组织，与气管支气管树不相通，但由异常体循环动脉供血。该病有两种类型：叶内型和叶外型。叶内型包含在正常肺实质内，而叶外型是孤立的，并被其自身的胸膜包裹。ELSs 主要发生在男性中，占病例的 40%。也可伴发其他先天性异常，如后外侧膈疝、漏斗胸、鸡胸，及肠重复畸形。由于其与气道不相通，隔离肺不会形成增大的囊肿或导致自发性气胸。但是，它们可能会发生梗死、感染并导致咯血。据报道，ELSs 也可能发生扭转。由于 BPSs 异常的体循环供血，可导致显著的左向右分流，婴儿随后可能发生高输出性心力衰竭。初步评估时，多普勒超声可发现来自膈下或胸主动脉的血供。病变本身可能表现为实性，但也可能为囊性。CT 或 MRI 有助于进一步明确血管解剖结构。叶内型肺隔离症（ILSs）占所有 BPSs 的 75%，多见于左肺下叶的内侧或后侧部分。大多数叶外型肺隔离症（ELSs）位于左下胸部的后内侧，但也可能发生在横膈膜内或下方。ILSs 内出现空气通常为感染的表现，而出现在

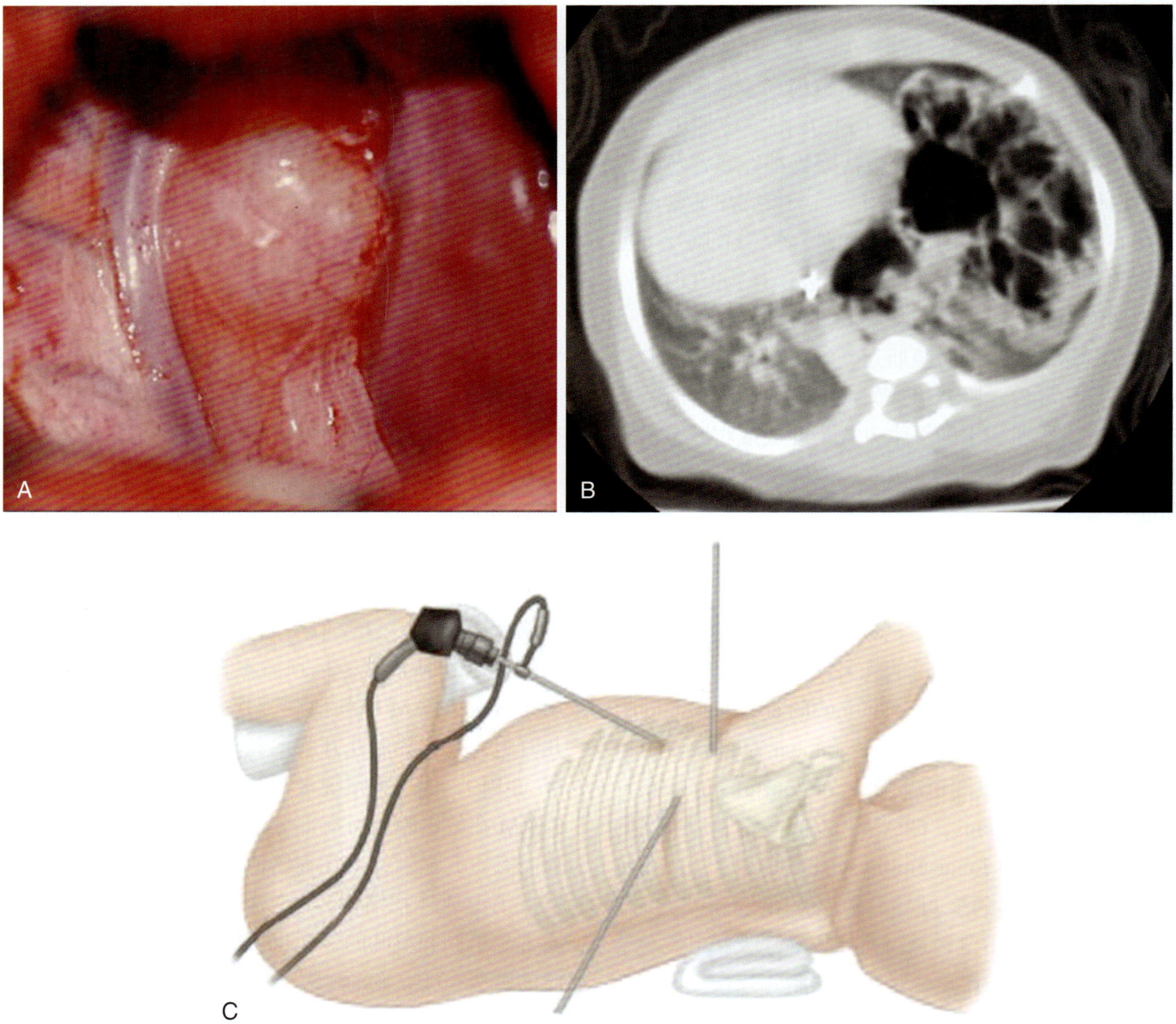

图 67.3 （A）支气管源性囊肿的胸腔镜视图；（B）计算机断层扫描显示左肺巨大先天性肺气道畸形病变；（C）婴儿胸腔镜手术装置的示意图。使用 3 mm 胸腔镜、3 mm 血管封闭器和 5 mm 吻合器有助于更有效和更安全地进行肺叶切除术

ELSs 中则表明有与食管相通的瘘管存在。如果产前超声检查确诊为 BPS，胎儿需进行超声随访监测，观察肿物是否增大，是否有潜在的胸腔积液、羊水过多或肺水肿。据报道，BPS 可自行退化。据估计，随着与周围肺组织变得等密度，68% 的 BPS 在子宫内可自行退化。当病变超出其血液供应能力时便开始出现退化。ELSs 与气管支气管不相通，感染的风险很低，所以通常没有症状。然而，大多数人主张选择性切除 ILS，并通过肺段或肺叶进行切除。尽管开放式微创胸廓切开术仍是标准的手术技术，但胸腔镜方法已被越来越多的人所接受。随着 3 mm 血管封闭器和 5 mm 内镜吻合器的使用，胸腔镜切除变得更加安全和快速（图 67.3C）。

先天性大叶性肺气肿

CLE 是由于肺支气管异常发育，导致病变肺叶逐步扩张，透明度变高。空气潴留于气肿的肺叶中，内源性因素包括黏膜增生引起的支气管内阻塞，外源性因素包括血管异常引起的压迫。超过 90% 的儿童中，病变累及左上叶或右中叶。CLE 很少在产前被诊断，其患病率仅为 1/30 000 ～ 1/20 000。症状往往在出生后的前几天出现，最迟在出生后 6 个月出现。超声下 CLE 表现为回声均匀的肺部肿块。当偶然发现 CLE 时，建议进行观察，因为这些病变可自发性消退。胸片显示受累肺叶过度膨胀通常可以诊断。重要的是，不应将透亮误认为是气胸，应谨慎使用正压通气，因为这些患儿倾向于接受自发性呼气末正压通气；自发性呼气末正压通气定义为机械通气期间动态气流阻力产生的呼气末肺内压力。当 CLE 进展导致纵隔移位和症状恶化时，应快速进行开放性肺叶切除术。

消化道疾病

食管闭锁和气管食管瘘

食管闭锁（esophageal atresia）是一种先天性的食管不连续性疾病，可导致近端食管梗阻。气管食管瘘（tracheoesophageal fistula，TEF）是食管和气管之间存在异常连通的瘘管。食管闭锁和 TEF 可单独或同时存在。活产儿发生率为 1/3000 ～ 1/1500，男婴发病率略高。约 1/3 的婴儿出生时体重不足，60% ～ 70% 的婴儿合并其他畸形。妊娠第 4 周，前肠食管气管憩室未能完全分裂形成食管气管。10% 的患儿伴有非随机、非遗传性关联的 VATERL 畸形（vertebral，anorectal，tracheal，esophageal，renal，and radial limb，脊椎、肛门直肠、气管、食管、肾和桡侧肢体畸形）。图 67.4 描述了食管闭锁的五种解剖变异。在最常见的类型中（C 型），近端食管闭锁伴远端 TEF，近端食管盲端与远端 TEF 的距离为 1 ～ 2 个椎体。远端 TEF 通常位于气管膜部的隆突上方。

对于唾液分泌过多，首次经口喂养时出现咳嗽或窒息的婴儿，考虑诊断为 TEF。此外，胸入口水平的口胃管卷曲是食管闭锁（伴或不伴 TEF）的特征。

常有母体羊水过多病史，多见于孤立性近端闭锁（86%）。在近端食管闭锁伴远端 TEF 的婴儿中，由于每次吸气时空气进入远端食管和胃，可能发生急性胃扩张。胃内容物回流至食管远端将穿过 TEF 并溢出至气管，导致咳嗽、呼吸急促、呼吸暂停或发绀。无食管闭锁的单发 TEF 的临床表现可能较轻，症状通常出现在新生儿期之后。一般而言，这些婴儿会出现与喂养相关的窒息和咳嗽。胃管无法经口进入胃是

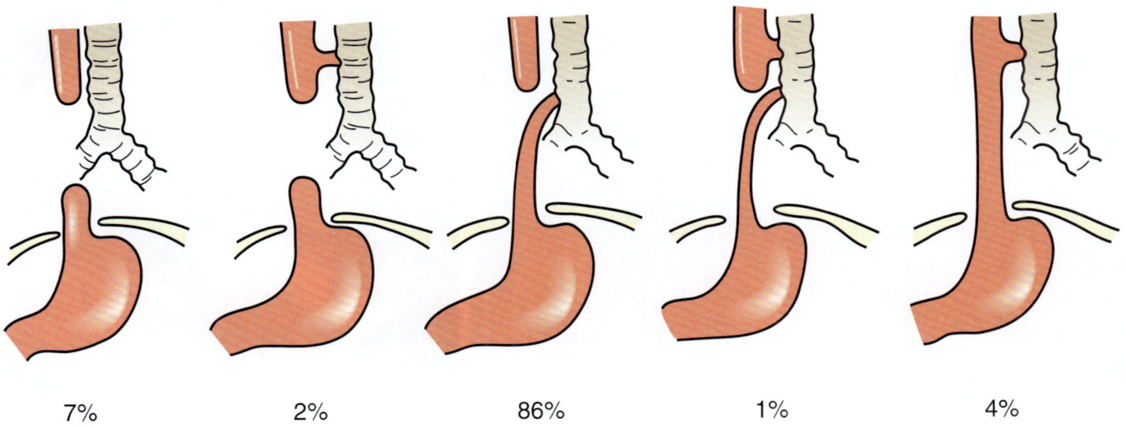

图 67.4　食管闭锁伴气管食管瘘的解剖变异及发生率

食管闭锁诊断的主要特征。如果隔膜下方存在气体，则可诊断 TEF。胸片显示口胃管在食管近端卷曲，这是食管闭锁存在的特征表现（图 67.5A）。相反，如鼻胃管不能通过，影像学显示胃肠道内无气体，可诊断为单发的食管闭锁。由于存在误吸风险，不应进行口服造影剂检查。常规行超声心动图和肾超声检查，以评估先天性心脏缺陷（包括主动脉弓评估）和泌尿生殖系统畸形。

使用贮槽管（如 Replogle 管）持续吸引，给近端食管盲袋减压。将婴儿置于直立俯卧位，以最小化 GER 并防止误吸，同时开始广谱Ⅳ代抗生素治疗。避免常规气管插管，因为空气可能通过阻力最小的路径被导入 TEF，正压通气可能不足以使肺部充气，且可能进一步加重胃扩张。应避免通过胃造口术来减轻胃扩张，因为这可能使患儿的通气能力突然恶化。在这种情况下，将气管内导管向 TEF 远端推进（如右主干插管）可将泄漏风险降至最低，从而保证充分通气。通过支气管镜将阻塞球囊（Fogarty）导管置入瘘管中也可能有用。作为最后的手段，可能需要紧急切开术联合瘘管结扎。术前胸片和超声心动图可确定主动脉弓解剖结构。正常情况下主动脉弓位于左侧，患儿行右侧开胸进行手术修复。而对于主动脉弓位于右侧的患儿，应首选左侧开胸术。有报道称右侧主动脉弓的主动脉弓畸形（如血管环）和术后并发症的发生率较高。

近端食管闭锁伴远端 TEF 最常见的手术方式是经开胸进行胸膜外剥离。习惯上在手术开始时行刚性支气管镜检查，以排除第二个瘘管的存在，但因为检测出第二个瘘管的成功率相当低，所以这通常不是必要的检测方式。然而，对于复发性瘘管，和通过瘘管放置 Fogarty 导管的患儿，进行支气管镜评估可能有助于更安全的解剖。暴露后纵隔后，分离奇静脉以显示潜在的 TEF。解剖 TEF 周围组织，将其从气管膜部分离下来（图 67.5B）。气管开口使用不可吸收缝线间断

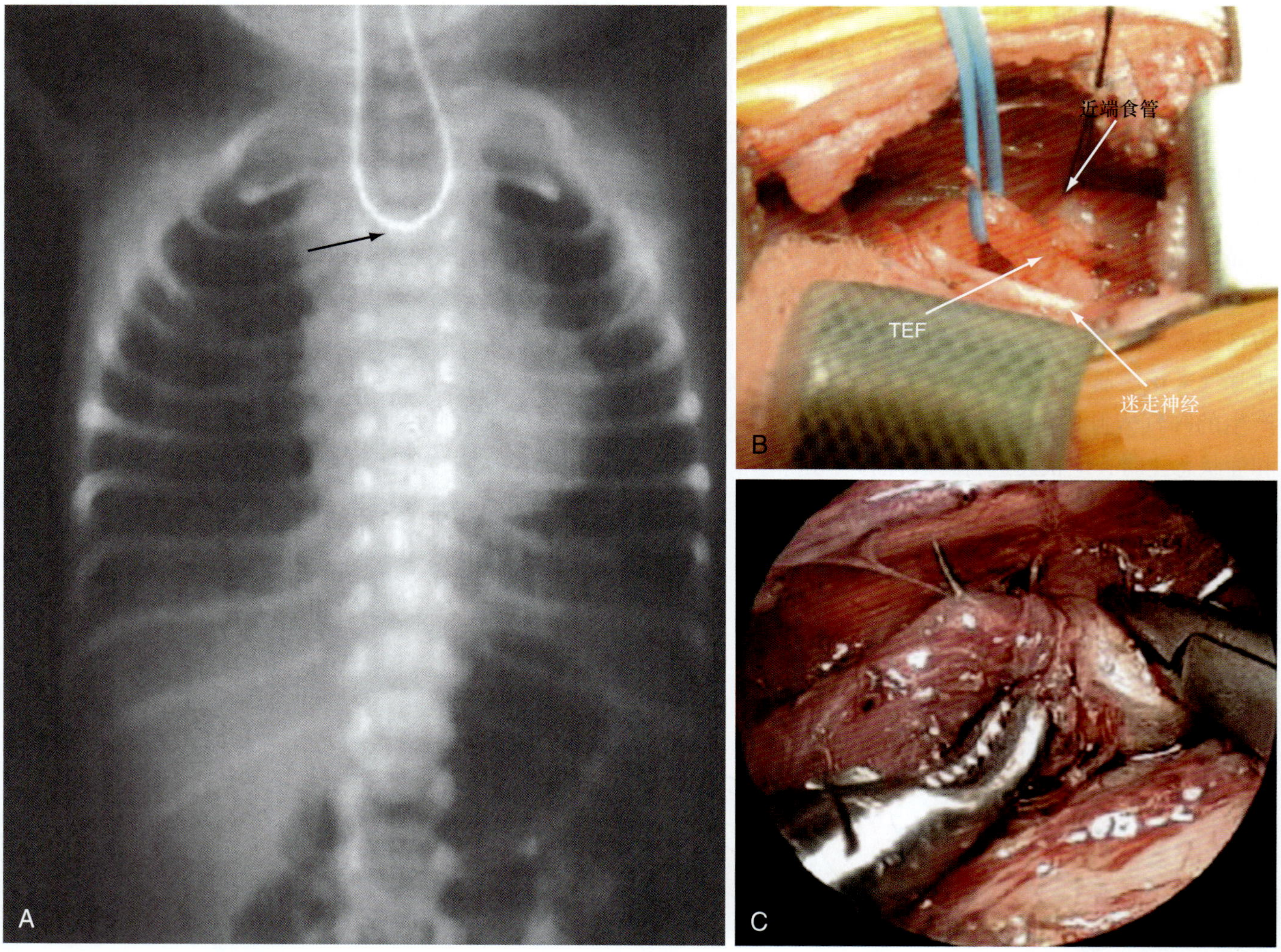

图 67.5 （A）近端食管闭锁和远端气管食管瘘患儿的胸片（TEF）。口胃管的远端在胸腔入口水平处卷曲（箭头）。（B）远端 TEF（箭头），周围有蓝色血管袢。近端食管盲袋非常靠近（箭头）。（C）胸腔镜食管吻合术。采用体内技术间断缝合

缝合。然后将近端食管盲袋尽可能向上游离，以利于食管无张力吻合。上段食管盲袋的血液供应通常来自颈干动脉。然而，食管下段的脉管系统起源于肋间血管，更为纤细和呈节段性。因此，应避免食管下段的广泛游离以防止局部缺血。食管吻合术采用单层或双层吻合。随着胸腔镜修复术的逐渐流行（图 67.5C），现在很少进行双层吻合。在许多中心，对于经过仔细筛选的患儿，胸腔镜修复术已成为首选方法。

对于间隙较长的食管闭锁病例，有几种方法可在一期吻合时获得额外长度。可进行上段盲袋环形或螺旋形食管平滑肌切开术，但由于严重的后续食管运动障碍，该技术已被大量放弃。或者，打开食管远端盲端，将其缝合到椎前筋膜并用血夹标记。随着时间的推移，近端食管盲袋会变长（随着婴儿的生长），随后可进行食管的一期吻合。对于单纯食管闭锁的患儿，在新生儿期进行一期吻合是不可行的，因此一期行胃造口术用于肠内营养。过去曾予患儿行颈部食管造口术引流口腔分泌物，然后在 1 岁时行右半结肠或左半结肠食管置换手术；尽管这种技术近年来已经弃用了。目前，许多中心倾向于使用口胃管（Replogle 管）来处理近端食管盲袋的分泌物，而不进行颈部食管造口术，直到经 X 线片评估食管延长至足够长度（图 67.6）。然后，在 4 ～ 6 个月龄时，可以使用结肠段进行一期胸段食管置换。其他很少使用的食管替代管腔，有胃管上拉和需要微血管吻合的小肠游离移植。在无食管闭锁的单纯 TEF 患儿中，TEF 通常位于胸腔入口附近。在这种情况下，手术方法是经颈部入路。手术时，刚性支气管镜检查，并经导丝将套管置入 TEF，有助于更安全地进行解剖。死亡率与其伴发畸形直接相关，尤其是心脏感染和染色体异常，在无伴发畸形的情况下，总体生存率超过 95%。术后并发症包括食管运动障碍、GER（25% ～ 50%）、吻合口狭窄（15% ～ 30%）、吻合口瘘（10% ～ 20%）和气管软化症（8% ～ 15%）。

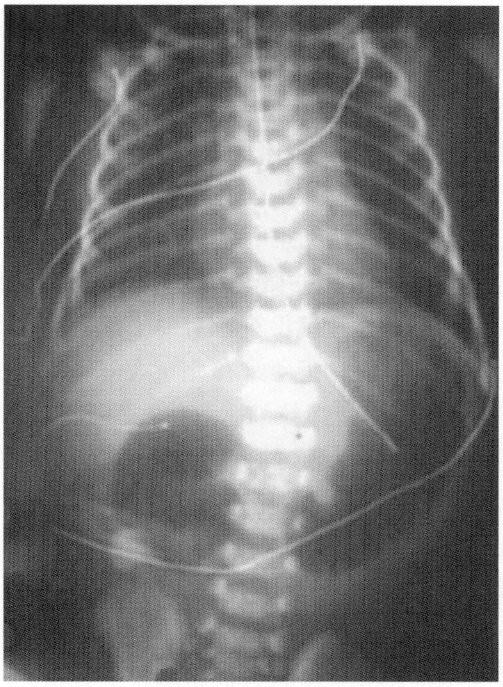

图 67.6　经胃造口与留置不透射线口胃管的对比造影检查。对于单纯闭锁，采用该技术评估食管间隙，用于一期食管吻合术或部分结肠节段间置术

胃食管反流

婴儿通常会因食管下括约肌功能不全而出现一定程度的呕吐，通常在 6 ～ 12 个月大时消退。因热量缺乏而生长发育落后是病理性胃食管反流病（gastroesophageal reflux，GER）最严重的并发症之一。吸入胃内容物还可能导致反复发作的支气管炎或肺炎，从而导致慢性呼吸道症状。反流可能刺激迷走神经反射，产生喉痉挛或支气管痉挛，并导致类似哮喘的临床表现[11]。回流诱导的气道痉挛可导致呼吸暂停或窒息，并可能导致婴儿猝死综合征。食管下段受到慢性酸性损伤可进展形成狭窄，并可产生梗阻症状。也可导致 Barrett 食管，即食管下段黏膜由鳞状上皮向柱状上皮的化生，需要监测以发现发育异常。

患有神经发育障碍的婴儿和儿童通常需要永久性喂养通路，如胃造口术。在对神经功能受损婴儿和儿童（基于其无法安全保护气道）进行胃造口术时，不应常规进行胃底折叠术。有些建议在胃造口术前进行诊断性检查（如 pH 或测压、造影检查），以评估 GER 和解剖变异，但通过留置鼻胃管对管饲喂养耐受性进行临床评估可能就足够了。

对比食管造影最常用于获取解剖和功能数据，如胃十二指肠以上的运动障碍。也可检测到食管狭窄或胃出口梗阻的相关证据，如胃窦病变或十二指肠网状隔膜或肠旋转不良，并可对食管动力进行粗略评估。然而，其缺点为缺乏特异性。24 小时食管 pH 监测仍是病理性 GER 诊断的金标准。它检测胃酸反流的模式、发作的频率和持续时间，如总时间长度和最长的持续反流时段。联合多通道腔内阻抗 pH 检测是一种更具综合性的检测方法，其通过液体或气体的存在以及 pH 变化确定的腔内阻力变化来检测反流。可使用放射性核素标记的［锝 -99m（^{99m}Tc）硫胶体］流食或半流食进行胃排空扫描，以定量评估胃排空；约 50% 的同位素餐通常在 60 分钟内从胃中排空，近 80% 在 90 分钟前从胃中排空。食管测压可测量食管体和食管下括约肌的压力。测压法在儿科未常规使用。食管动力不良的儿童在使用完全包裹物进行胃底折叠术后容易出现严重的吞咽困难。

内镜检查可全面并微观了解由 GER 造成的食管黏膜损伤情况。食道镜检查也有助于诊断嗜酸性粒细胞食管炎，这是一种近年来在儿童人群中变得更加普遍的疾病[12]。嗜酸性粒细胞食管炎患儿常因炎症而出现吞咽困难和疼痛，类似于 GER 病。嗜酸性食管炎需根据食管活检标本的组织学检查做出诊断。

GER 的保守治疗包括用谷物增稠配方奶粉、减少喂养量和体位调整。此外，还给予抑酸药物。对于有生命危险、濒死的婴儿猝死综合征发作、发育迟缓或食管狭窄的患儿，应行胃底折叠术。其他相对适应证包括需行复杂的气道重建手术、需要永久性喂养通道的神经功能缺损，及反复发作的肺炎或持续性哮喘。病理性 GER 患儿手术治疗的金标准是 Nissen 胃底折叠术（360° 食管包裹术），是控制 GER 症状最有效的方法；然而，与部分胃底包裹相比，在完全胃底包裹之后更可能发生腹胀或吞咽困难等不良反应。诸如吞咽困难之类并发症在部分包裹手术（例如，Toupet，270°；Thal，180°）后较少出现，但它们在控制反流症状方面效果较差。无论采用哪种胃底折叠术，腹腔镜入路都已成为标准入路。

肥厚性幽门狭窄

肥厚性幽门狭窄（hypertrophic pyloric stenosis，HPS）是一种新生儿疾病，活产儿发病率为 1/900 ～ 1/300。最常见于 2 ～ 8 周大的婴儿。男孩患病率是女孩的 4 倍，其中首胎男婴风险最高。幽门环肌过度增厚导致胃出口狭窄和梗阻，引起非胆汁性喷射性呕吐。持续性呕吐继发的盐酸流失会导致低钾、低氯、代谢性碱中毒和脱水。尽管 HPS 的确切病因尚不清楚，但幽门组织中一氧化氮合酶的缺乏与该病有关。

婴儿表现为进行性加重的非胆汁性呕吐，并呈喷射性。偶尔可观察从左上腹到上腹部的胃蠕动波。呕吐后，婴儿仍渴望进食。腹部平片可显示增大的胃泡影。由经验丰富的检查者行上腹部触诊，可及幽门“橄榄”样肿块是 HPS 的特征表现。如果触诊了橄榄样肿块，则无须通过影像学检查进行诊断。如今，绝大多数疑似患有 HPS 的婴儿在接受手术咨询前都要接受超声检查评估。超声检查幽门肌厚度超过 3 ～ 4 mm 或长度超过 15 ～ 18 mm 时，可作为存在功能性胃出口梗阻的诊断依据。如果临床表现不明确，上消化道造影检查可能有助于鉴别呕吐的其他原因。

术前，复苏和纠正电解质异常至关重要。必须使用静脉输液使患儿复苏，以达到足够的尿量，从而恢复酸碱平衡。如果没有进行输液，机体为代偿代谢性碱中毒，通过呼吸调节引起二氧化碳潴留，在术后可能导致呼吸暂停。因此，术前应将血清碳酸氢盐水平正常化至小于 30 mEq/L。幽门肌切开术（Ramstedt 手术）包括切开增厚的幽门肌，以缓解幽门通道梗阻。手术可通过腹腔镜或开放入路进行。腹腔镜方法越来越多地用于 HPS 的治疗，可以缩短住院时间，减少手术部位感染[13]。重要的是，幽门肌切开术的基本手术原则是充分切断肥厚的幽门肌，以实现独立的壁运动，而不损伤黏膜，这一点保持不变（图 67.7）。术后，婴儿按照喂养方案临床路径进行管理，从立即完全自由喂养到逐渐增加喂养量，到完全喂养和出院的时间相近。术后呕吐常见，呈自限性。全层黏膜穿孔在腹腔镜入路中更常见，但其发生率仍很罕见（＜ 1%）。然而，当婴儿在术后 7 ～ 10 天内持续呕吐时，有必要进行对比研究，以评估是否存在幽门肌切开不完全。

肠闭锁

十二指肠闭锁（duodenal atresia）被认为是由于十二指肠从条索期开始空腔化失败所致。解剖分型包括：十二指肠狭窄，十二指肠网状隔膜（也称为风袋样畸形），纤维条索样分隔，及完全分隔。发病与多种疾病相关，包括早产、唐氏综合征、母体羊水过多、肠旋转不良、环状胰腺和胆道闭锁（biliary atresia，BA）。其他畸形，如心脏、肾、食管和肛门直肠畸形也很常见。大多数情况下，十二指肠梗阻位于 Vater 壶腹远端（85%）；因此，患儿表现为胆汁性呕吐。对于有网状隔膜的患儿，在以后的生活中可能延迟出现餐后呕吐的症状。

十二指肠梗阻的患儿通常在产前超声检查时首次被发现。如果在经口胃管对吞咽的胃空气进行减压前，出生即刻行腹部平片检查，可表现为典型的双泡征（图 67.8）。如果远端肠管充气显影，应考虑进行上消化道造影研究，不仅要确认十二指肠狭窄或闭锁的诊断，还要排除中肠扭转这一外科急症。

手术治疗是绕过十二指肠阻塞，行近端横切远端纵切（菱形）十二指肠侧侧吻合术。进行吻合时，应使用柔软的红色橡胶导管向远端肠管注射盐水，以排除额外的肠闭锁。当近端十二指肠明显扩张时，应考虑采用缝钉或缝线，行锥形十二指肠成形术，以缩小十二指肠口径，减轻运动障碍。对于有十二指肠网状隔膜的患儿，需经十二指肠切除网状隔膜，且必须小心谨慎，以免损伤壶腹。

空肠回肠闭锁（jejunoileal atresia）是最常见的胃肠道闭锁，活产儿发病率约为 1/2000。病因被认为是宫内肠系膜血管意外所致。婴儿表现为胆汁性呕吐、腹胀和不排胎便。临床表现因闭锁性梗阻的位置而异。近端闭锁时，会出现明显的胆汁性呕吐。在远端闭锁中，腹胀伴多个肠袢扩张更常见（图 67.9A）。灌肠造影检查对于空肠闭锁的诊断通常是不必要的。如行该检查，则显示闭锁肠段的口径极窄。在 10% ～ 15% 的病例中可发生多发性肠闭锁。空肠回肠闭锁的患儿一般不伴发其他畸形，胆囊纤维化（cystic fibrosis，CF）除外，其发生率约为 10%。

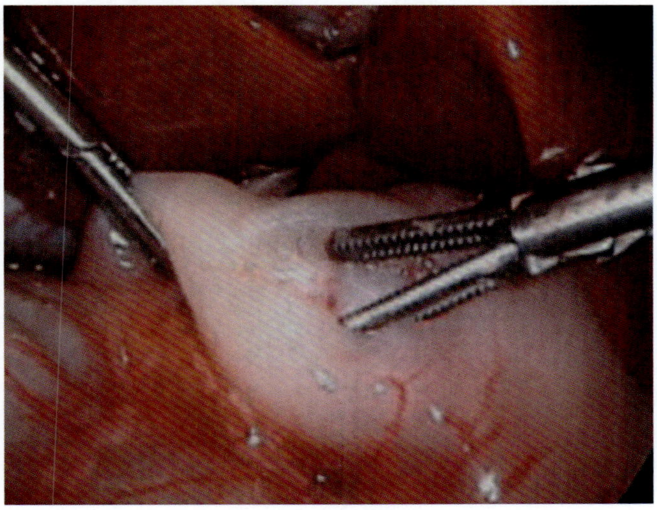

图 67.7　腹腔镜幽门环肌切开术采用可回缩刀片或电刀，和外表面带凹槽的扩张器完成。确认完整的黏膜膨出以及独立的肌壁运动（From St. Peter SD，Ostlie DJ. Laparoscopic and open pyloromyotomy. In：Chung DH，Chen MK，ed. Atlas of pediatric surgical techniques. Philadelphia，PA：Elsevier Saunders；2010：253-265.）

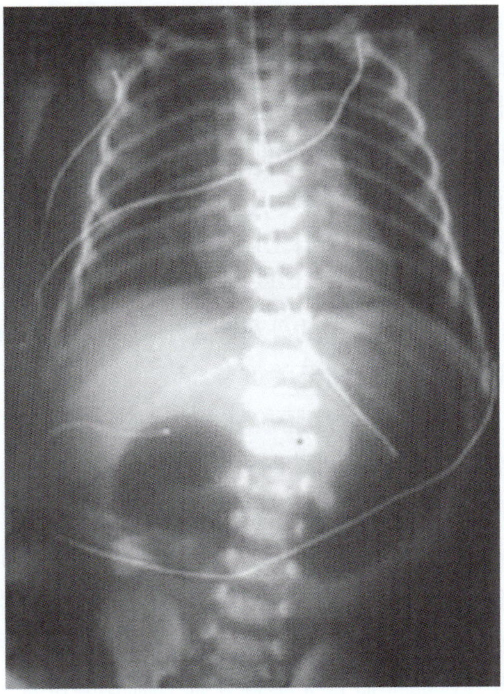

图 67.8　腹部平片显示十二指肠闭锁呈双泡状

空肠回肠闭锁分为五型：Ⅰ型为黏膜呈网状或隔膜样闭锁；Ⅱ型在肠的两个盲端之间有一条条索，肠系膜完整；Ⅲa 型为肠盲端被 V 形肠系膜间隙完全分隔；Ⅲb 型为苹果皮或圣诞树畸形伴大的肠系膜缺损（图 67.9B），其中远端肠接受来自回结肠或右结肠动脉的逆行血供。这种脆弱的血液供应预示着吻合口失败和肠扭转导致缺血性坏死的可能。因此，许多这种类型闭锁的患儿出生时肠道长度较短。Ⅳ型为多发闭锁，外观呈腊肠样。

对患有新生儿肠梗阻的婴儿进行管理，包括放置口胃管和静脉液体复苏。手术时，主要目的是建立肠管连续性，同时尽可能保留肠的长度。在多发性闭锁中，可能需要在腔内支架上进行多次吻合。如果近端肠管扩张明显，长期运动障碍可能会持续，因此应考虑对扩张段行锥形肠成形术。然而，在肠长度足够的情况下，切除扩张段可加快恢复。空肠回肠闭锁患儿的总生存率超过 90%。

结肠闭锁（colonic atresia）最不常见，仅占肠闭锁的 5% ～ 10%，活产儿中发病率约为 1/20 000。患儿通常表现为不排胎便、腹胀和胆汁性呕吐。平片显示多个肠袢扩张，但在该年龄组中区分小肠和大肠不可行，因为缺乏发育良好的结肠袋和半环形标志。灌肠造影检查可证实诊断，但远端肠管梗阻的临床表现可能是进行分流端结肠造口手术干预的足够证据。

肠旋转不良与中肠扭转

中肠扭转的实际发生率很难确定，但估计活产儿发病率约为 1/6000。中肠通常在胚胎发育第 4 周左右，通过脐环疝出体腔。到妊娠第 10 周，肠道开始以肠系膜上动脉（superior mesenteric artery，SMA）为轴逆时针旋转 270° 移回腹腔。十二指肠空肠段首先还纳并旋转向下，之后位于 SMA 右侧，以固定在

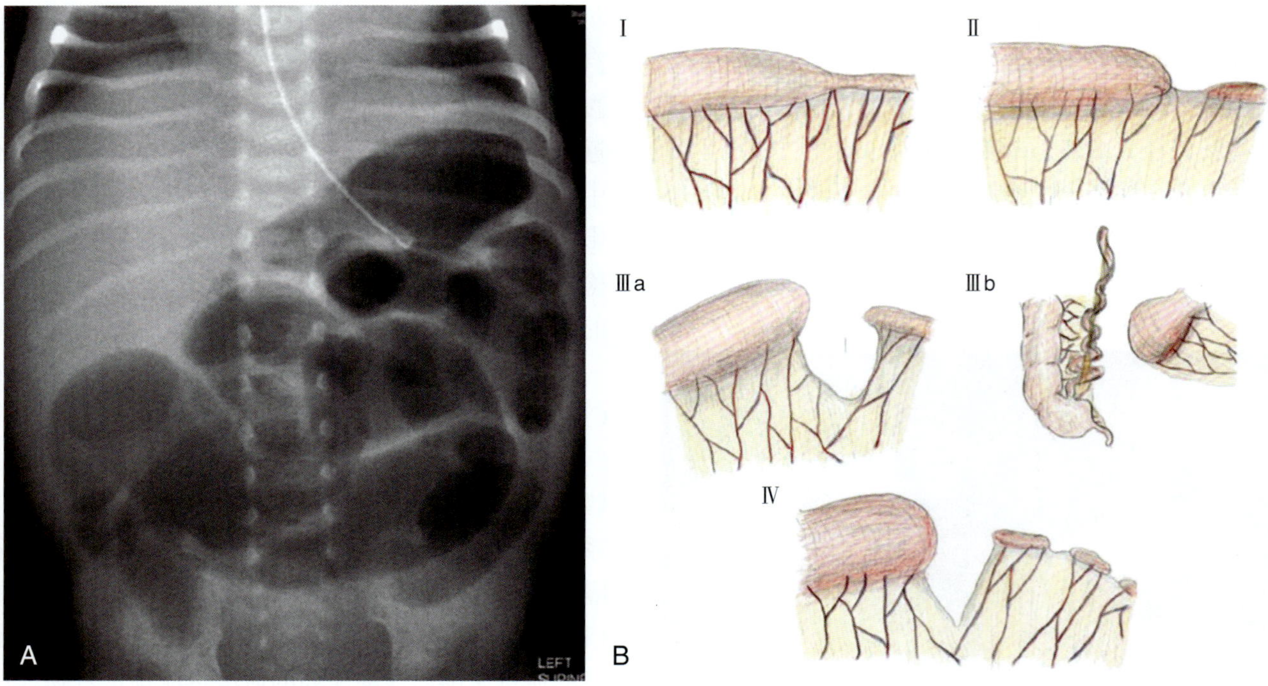

图 67.9 （**A**）腹部平片显示多个扩张的肠袢，提示先天性肠闭锁；（**B**）描绘了Ⅰ至Ⅳ型空肠回肠闭锁。特别是Ⅲ b 表现为苹果皮型闭锁伴较大的肠系膜缺损

左上腹的 Treitz 韧带处。盲肠段也围绕 SMA 逆时针旋转，后停留在右下腹。到第 12 周，肠旋转过程完成，结肠固定于后腹膜。这些协调运动的中断或逆转将导致不同程度的畸形。

中肠完全不旋转是最常见的畸形，发生于十二指肠空肠和盲肠结肠均未进行正常旋转时。因此，十二指肠空肠和回盲肠连接处靠得很近，中肠靠狭窄的 SMA 系膜蒂悬吊住，该系膜蒂可沿顺时针方向扭曲，导致中肠扭转；这种解剖异常可通过上消化道造影得到证实（图 67.10A）。超声检查可有效诊断肠旋转不良，检查可发现肠系膜上血管的正常位置关系（静脉位于动脉右侧）被逆转或改变。十二指肠空肠不旋转，随后盲肠结肠正常旋转和固定，导致从结肠延伸出异常肠系膜带（Ladd 带），穿过十二指肠前部，造成十二指肠梗阻。这种情况中肠扭转的风险较低，因为在十二指肠空肠交界处和盲肠之间的肠系膜基底相对较宽。十二指肠空肠正常旋转而盲肠不旋转，与完全不旋转异常的中肠扭转风险相同。这种情况下，由于肠系膜基底部狭窄，肠扭转的风险较高。临床表现多样，可完全无症状，慢性间歇性腹痛提示部分梗阻，并可见轻微的早期腹胀，或体重减轻。大多数肠旋转不良患儿生后早期即表现出症状。

中肠扭转是真正的外科急症，因为病情进展会导致肠襻缺血坏死。在特别嗜睡或昏睡的新生儿中，以胆汁性呕吐急性起病，是一个不祥的征兆。中肠扭转也可能是不完全的或间歇性的。对于部分间歇性肠扭转，由此产生的肠系膜静脉和淋巴管阻塞可能会影响营养吸收，导致肠腔内蛋白丢失，同时动脉供血不足导致黏膜缺血和黑便。

腹部 X 线片可显示上消化道梗阻或腹部无气；然而，这些表现并不具有特异性。对于血流动力学稳定的患儿，上消化道造影是首选诊断性检查。影像学表现为十二指肠第三部分可见“鸟嘴征”（图 67.10B），提示存在上消化道梗阻。对于患有中肠扭转和梗阻的急症患儿，无须行上消化道检查，需立即进行手术治疗。积极复苏可在送往手术室的途中以及术中进行。中肠扭转是一种真正的外科急症，如果要实现最大程度的挽救肠道，时间至关重要。

Ladd 手术是治疗肠旋转畸形的首选手术。进入腹膜腔后，经常可见淋巴管阻塞引起的乳糜性腹水。中肠扭转以逆时针方向松解（图 67.10C）。肠扭转完全松解后肠管可能充血和水肿，某些区域可能出现缺血坏死。在肠管表面放置温纱布可能有助于改善灌注。必须判断肠道是否恢复了足够的灌注，并可恢复正常活力。如果血管完整性受损，则切除缺血或坏死肠段。然而，处于临界状态的缺血肠段可暂时留在原位，在 24 ～ 36 小时后再行第二次开腹探查。Ladd 带起自升结肠，穿过十二指肠后延伸至右上腹后侧，手术中需将其切断。在分离内侧带时，盲肠变得游离，肠系膜基底被伸展开，以防止复发性肠扭转。将盲肠或十二指肠缝合固定在腹壁上并没有显著意义。此外，可能同时合并十二指肠腔内梗阻，因此，可以将口胃管推进到远端十二指肠中以排除其他相关畸形。Ladd 手术后盲肠位于腹部左侧，所以常规进行阑尾切除术（倒置）。将肠管还纳回腹腔，小肠袢位于右侧，结肠位于左侧。据报道，Ladd 术后中肠扭转复发率高达 10%。术后长时间麻痹性肠梗阻很常见，尤其是肠扭转进展为肠坏死，需要进行广泛切除时。中肠扭转约占小儿短肠综合征（short bowel syndrome，SBS）的 18%。

坏死性小肠结肠炎

坏死性小肠结肠炎（necrotizing enterocolitis，NEC）是新生儿中最常见的胃肠外科急症。可能的病因有缺血、细菌感染、细胞因子水平异常和肠内营养等，但早产是最重要的独立危险因素。近年来，由于基于临床路径的逐步喂养方案（包括更普遍地使用母乳），NEC 的总体发病率似乎有所下降。尽管在一些机构进行了积极的基础和转化研究，但 NEC 的确切病因仍不清楚。

NEC 的临床表现多种多样。急性腹壁蜂窝组织炎、腹胀、压痛，及喂养不耐受伴有肉眼或潜血便是 NEC 的显著特征（图 67.11A）。其他非特异性体征包括体温不稳定、呼吸暂停或心动过缓。NEC 通常发生在初次肠内喂养后的前几天；80% 的患儿于出生后第一个月内发病。随着 NEC 的进展，将导致全身的脓毒血症，伴发血流动力学障碍及凝血功能障碍。NEC 的影像学特征为肠壁积气（图 67.11B）。积气来源于肠腔内细菌发酵产生的氢气。其他影像学表现包括门静脉气体、腹水、小肠固定肠袢和腹腔游离气体。远端回肠和升结肠是常见的受累区域，但整个胃肠道均可受累。

内科治疗包括胃肠减压、液体复苏和应用广谱抗生素，超过 50% 的 NEC 患儿可通过内科治疗痊愈。密切监测患儿是否具有手术指征。手术的绝对适应证是腹部平片上发现游离气体。手术的相对适应证包括全身情况恶化、腹壁蜂窝组织炎、可触及的腹部包块（缠结的缺血肠管）、X 线片上的持久性固定肠袢以及门静脉积气。一般的手术原则是切除所有失去活性的肠段，通过造口分流术尽可能保留肠管长度。有时会切除多个坏死节段，保留存活的肠段间组织。对于缺血但未完全坏死的肠管，可在 24 ～ 48 小时后进行二次手术探查。对于少数一般情况稳定、局灶性孤立性穿孔伴轻微腹腔污染的婴儿，可考虑行肠切除一期吻合术；然而，吻合口瘘和狭窄的风险较高，从而限制了这种方法的推广。NEC 穿孔的极低出生体重早产儿可能需要在床边放置腹腔引流管作为临时措施，因为引流腹腔积液可以改善通气，阻止脓毒症的进展。令人惊讶的是，对某些患儿引流管放置术被发现是起决定性作用的。然而，据报道，经皮引流 NEC 在极低出生体重（< 1000 g）患儿中效果不佳。在一项多中心随机前瞻性临床试验中，有证据表明腹腔引

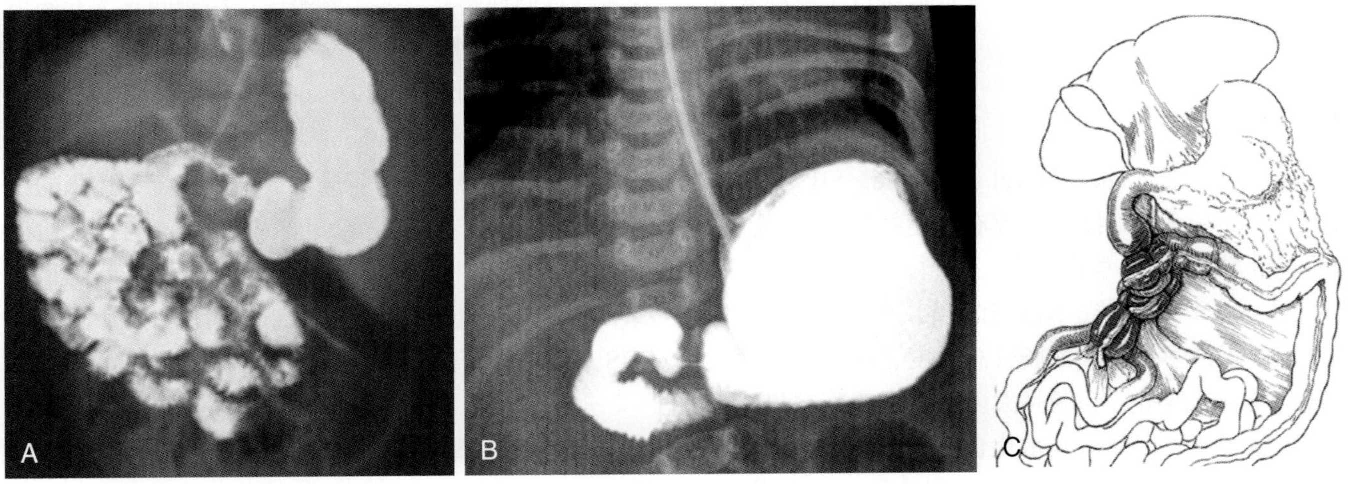

图 67.10 （**A**）肠旋转不良。十二指肠 C 形环不跨中线，近端小肠位于腹部右侧；（**B**）中肠扭转，十二指肠造影表现为突然变细的螺旋状外观；（**C**）肠旋转不良引起的中肠扭转。手术时，扭转的小肠以逆时针方向松解，以恢复肠灌注。作为 Ladd 手术的一部分，分离盲肠和腹膜后（Ladd 带）之间的腹膜附着

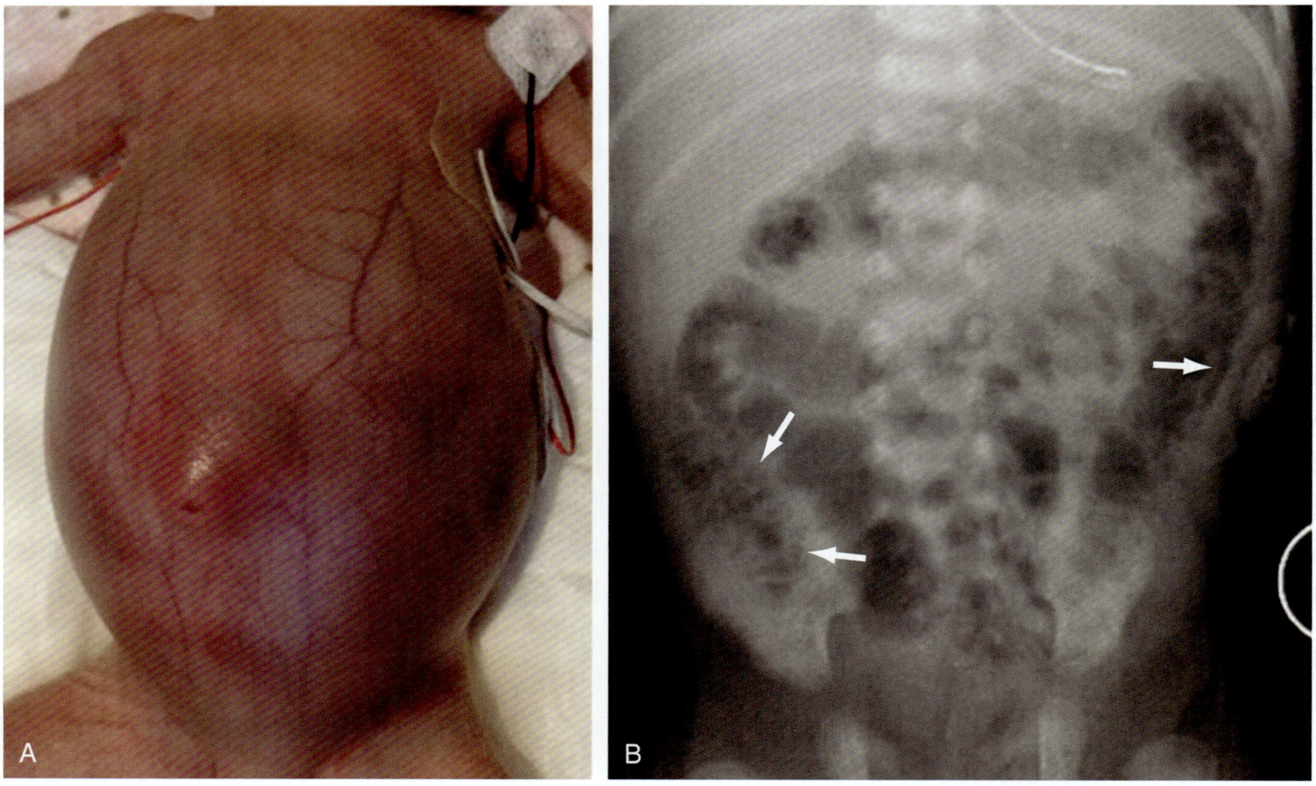

图 67.11 （A）早产儿坏死性小肠结肠炎。腹胀伴明显蜂窝组织炎和腹部发黑提示腹内病情严重；（B）肠壁积气（箭头所示），坏死性小肠结肠炎的特殊影像表现

流是 NEC 公认的治疗方式[14]。该研究中，体重低于 1500 g 的 NEC 婴儿接受腹膜引流或开腹手术治疗后，存活率、肠内营养需求和住院时间相似。手术治疗 NEC 的总死亡率为 10% ～ 50%。NEC 仍然是短肠综合征最常见的病因。在约 10% 的婴儿中，内科或外科治疗 NEC 后可能会出现肠道狭窄。由于存在 NEC 后狭窄的风险，尤其是结肠脾曲狭窄，在造口逆转前常规进行对比灌肠研究。神经发育迟缓也是一种常见的长期并发症。

短肠综合征

短肠综合征（short bowel syndrome，SBS）是一种由于大面积小肠切除后导致有功能的肠管长度不足以维持正常肠内营养的疾病。导致 SBS 的常见疾病有肠闭锁、中肠扭转、NEC 和腹裂。在 SBS 中，肠功能取决于许多因素，如肠管总长度、回盲瓣的存在和残余肠管情况等。空肠是大多数常量营养素和矿物质的吸收场所。回肠对碳水化合物、蛋白质、液体和电解质的吸收至关重要。此外，胆汁酸、维生素 B_{12} 和脂溶性维生素（A、D、E 和 K）主要在回肠吸收。由于回盲瓣功能显著影响肠道排空时间，因此在 SBS 中尤为重要。结肠对 SBS 患儿吸收水和电解质很重要。大部分小肠被切除后，会发生一种称为肠道适应的生理过程，以补偿肠道长度的损失。在这一适应过程中涉及许多因素来增强残余肠道的吸收功能，如使用要素饮食、生长因子和 TPN。目前已经有多项旨在减慢肠道通过时间或增加黏膜表面积以增强吸收的外科技术（不包括小肠移植）[15]。这些技术包括肠管倒置术、再循环肠袢、人工肠瓣膜、结肠间置术和肠道起搏。通常使用的两种手术是 Bianchi 手术和连续横向肠成形术（serial transverse enteroplasty，STEP）。

Bianchi 手术 Bianchi[16] 独创性地描述了一种肠延长术，将肠系膜血管床分成两个系统，扩张的小肠被分成两个平行的部分，每个部分都有自己的血液供应，再首尾相接（图 67.12A）。这导致小肠直径减少 50%，长度增加 200%。Bianchi 手术已被证明对 SBS 患儿的治疗是有效的。

连续横向肠成形术 与 Bianchi 手术相反，STEP 通过利用最小肠管切开原理，以横向方式连续缝合扩张的小肠，产生更窄的管腔，从而延长肠管长度（图 67.12B）[17]。STEP 手术已显示可改善肠内营养耐受性，导致显著的追赶性生长，而不会增加死亡率。20 名患儿在 STEP 手术后的 7 年多时间里，大多数的肠内耐受性得到改善[18]。最近对单机构 36 名患儿进行的回顾性分析显示，STEP 术后肠管长度的中位增幅为 53%，42% 恢复肠内自主功能，但强调了多学科肠康复计划对理想患儿选择和预后的重要性[19]。

胎粪性肠梗阻

胎粪性肠梗阻（meconium ileus）是新生儿期发生的一种特殊类型的肠梗阻，多见于 CF 患儿，是一种由 CF 跨膜调节基因（CF transmembrane regulator gene，CFTR）突变引起的常染色体隐性疾病。据估计，美国有 3.3% 的白种人是 *CFTR* 突变的无症状携带者。CF 患儿氯离子转运异常，产生黏稠的分泌物，其蛋白质含量可高达 80% ～ 90%。它累及多种器官，包括肠、胰腺、肺、唾液腺、生殖器官和胆道。

胎粪性肠梗阻是 CF 患儿最早的临床表现，发病率为 10% ～ 15%。CF 在活产儿中的发病率为 1/2000 ～ 1/1000。患儿在出生后的前 24 ～ 48 小时内出现三个主要体征：①全腹胀；②胆汁性呕吐；和③不排胎便。约 20% 的患儿出现母体羊水过多。在单纯性胎粪性肠梗阻患儿中，末端回肠扩张，充满稠厚的胎粪。在更远端的回肠中也可发现较小的胎粪颗粒，进入相对细小的结肠。在单纯性胎粪性肠梗阻患儿中，腹部平片的重要影像学表现包括：小肠袢扩张充气、无气液平面、右侧腹部可见胎粪块与气体混合形成毛玻璃或肥皂泡征。由于胎粪黏稠，腹部 X 线片显示肠袢扩张，但没有气液平面。使用水溶性离子溶液泛影葡胺灌肠造影可用于诊断，可见末端回肠中有浓缩的胎粪颗粒，及小而窄的结肠，因为泛影葡胺通过将水吸入结肠来帮助排出胎粪，故也可用于治疗。对患儿来说，水分充足并密切监测是至关重要的。高达 75% 的病例成功缓解了梗阻，肠穿孔率低于 3%。毛果芸香碱出汗试验显示氯离子浓度超过 60 mEq/L，是诊断 CF 的最有力证据。更直接的试验是检测突变的 *CFTR* 基因。

单纯性胎粪性肠梗阻手术指征为：泛影葡胺灌肠，且每 6 小时经胃管注入 5 ml 10% 的 N- 乙酰半胱氨酸溶液，梗阻仍不能缓解。传统上来说，需切除扩张的末端回肠并根据不同情况行造瘘术，使肠道减压和恢复。然而，也提倡切开肠管，用温热盐水或 4% N- 乙酰半胱氨酸冲洗，便于胎粪排出，而无须造瘘。N- 乙酰半胱氨酸用于破坏胎粪中的二硫键，以促进其与肠黏膜分离。将胎粪排入远端结肠或通过切开的肠管取出。梗阻解除后，按标准方式关闭肠管切口。如果胎粪排出不完全，可将 T 管留在回肠内适当位置，以利于术后继续灌洗。

如在宫内或新生儿早期发生肠穿孔，则被认为是复杂性胎粪性肠梗阻。胎粪外渗可导致严重腹膜炎，

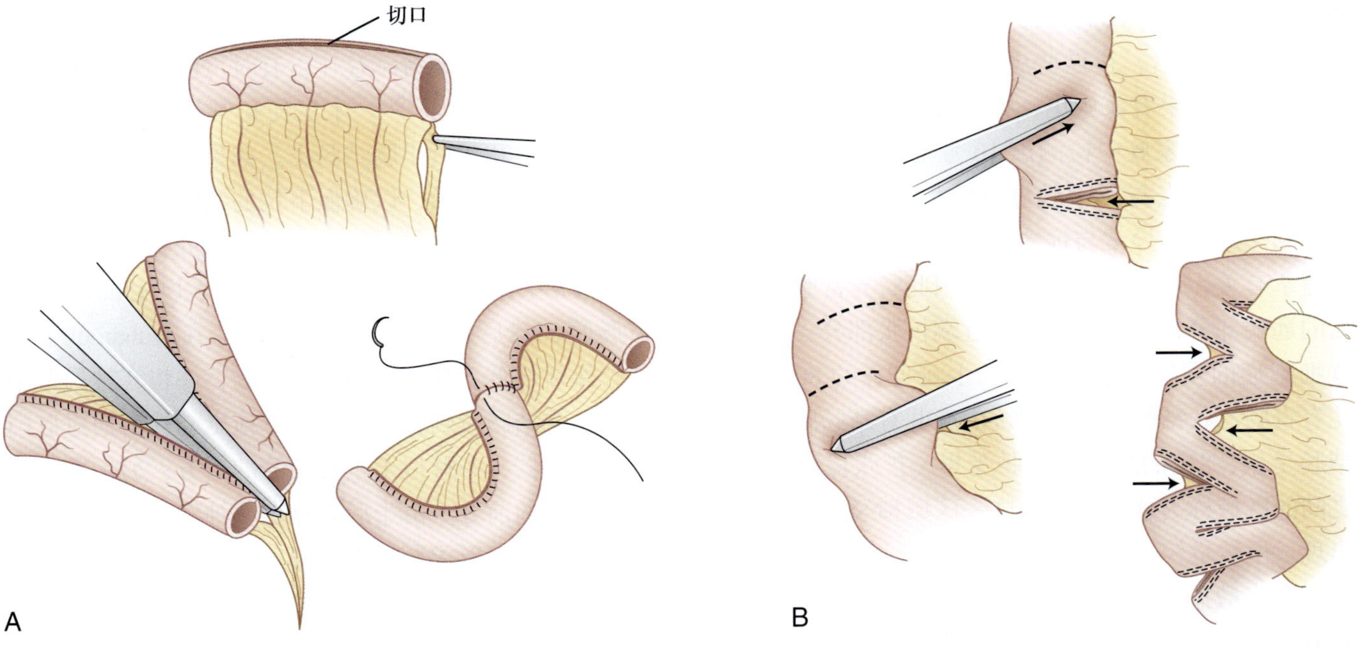

图 67.12　肠延长术。（**A**）Bianchi 手术可分离两个肠系膜平面。纵向缝合肠管的扩张段以产生用于顺序吻合的两个较窄段。（**B**）小肠横向成形术（STEP）包括将扩张的肠管交替在两侧缝合成 V 形，减小宽度并增加长度［A，Adapted from Abu-Elmagd KM，Bond G，Costa G，et al. Gut rehabilitation and intestinal transplantation. Therapy. 2005；2：853-864. B，From Kim HB，Fauza D，Garza J，et al. Serial transverse enteroplasty（STEP）：A novel bowel-lengthening procedure. J Pediatr Surg. 2003；38：425-429.］

伴有严重的炎性反应和钙化。临床表现多样，包括胎粪性假性囊肿，伴或不伴继发性细菌感染的粘连性腹膜炎及腹水。腹部 X 线片可显示钙化、肠管扩张、包块影和腹水。远端回肠梗阻综合征（过去认为与胎粪性肠梗阻相同）可能是由于不遵守口服酶替代疗法或一过性脱水而发生的。大多数患儿使用灌肠或口服聚乙二醇清洗液进行非手术治疗。还必须考虑其他诊断，包括单纯性粘连性肠梗阻。此外，有报道称采用含肠衣的、高强度胰酶替代治疗后，可引起胆管纤维化疾病，可能有必要将结肠炎性狭窄段切除。

胎粪栓塞综合征

胎粪栓塞综合征（meconium plug syndrome）与胎粪性肠梗阻不同，大多数不是 CF 的并发症。然而，它是新生儿肠梗阻的常见原因，并与多种疾病相关，包括先天性巨结肠、母亲患糖尿病和甲状腺功能减退。患儿通常在最初 24 小时内出现腹胀且不排胎便。对比灌肠造影显示结肠细小，近端结肠明显扩张，充满稠厚的胎粪。造影剂灌肠通常具有治疗作用，无须手术治疗。

先天性巨结肠

先天性巨结肠（Hirschsprung disease）的发病机制为结肠 / 直肠的神经节细胞缺失，其特征为肌间（Auerbach）和黏膜下（Meissner）神经丛中无神经节细胞。活产儿中发病率约为 1/5000，其中男童发病率为女童的四倍。在这些患儿中，3% ～ 5% 患有唐氏综合征，如果有家族史，患先天性巨结肠的风险更大。已在一些家族中检测出 10 号染色体上的一个异常位点，该位点与 *RET* 致癌基因相关[20]。这种神经源性副交感神经异常与远端结肠和肛门内括约肌的肌肉痉挛有关，导致功能性梗阻。因此，异常肠管是收缩的远端部分，而正常肠管是近端扩张部分。无神经节细胞症的发生自肛门直肠向上延伸，约 80% 的患儿有直肠乙状结肠受累，17% 的患儿有结肠脾区或横结肠受累，8% 的患儿全结肠受累。扩张段和收缩段之间的区域称为移行区。从这一区域神经节细胞开始出现，但数量较正常少。

大多数患儿（＞ 90%）出生后 24 小时内表现为腹胀、胆汁性呕吐伴不排胎便。先天性巨结肠漏诊者可能在以后的生活中表现出慢性腹胀和便秘史。未治疗的先天性巨结肠患儿最常见的死亡原因为小肠结肠炎，可表现为腹泻与便秘交替出现、腹胀、发热、便血和腹膜炎。

新生儿首选的诊断性影像学检查是对比灌肠造影。在先天性巨结肠中，直肠远端的痉挛通常导致肠管直径小于移行区和相连的正常近端乙状结肠。24 小时后造影剂未能完全排空的也可做出诊断。对比灌肠造影检查有助于排除便秘的其他原因，如胎粪塞、左半结肠细小综合征和肠闭锁。对于较大的患儿行直肠测压，直肠球囊扩张时内括约肌压力高有助于诊断。直肠活检是诊断先天性巨结肠的金标准。在新生儿期，可以在床边使用特定直肠活检试剂盒行抽吸活检。要点是在齿状线上方至少 2 cm 处获取活检标本，以避免在内括约肌正常的移行区域取样。在年龄较大的患儿中，由于直肠黏膜增厚，不能抽吸活检，可以在全麻下行全层活检。无神经节、神经干肥大和乙酰胆碱酯酶的高度染色是诊断先天性巨结肠的组织病理学标准。钙视网膜蛋白免疫染色现已成为诊断先天性巨结肠的标准辅助组织学检查[21]。

先天性巨结肠最常使用的可靠术式为腹腔镜辅助 Soave 手术。无须结肠造口的微创方法是其主要优势。腹腔镜辅助 Soave 手术包括：①在体内取远端结肠浆肌层组织活检，行冰冻切片病理检查，以确定移行区位置，以及②解剖远端直肠。冰冻切片检查完成后，通过经肛门入路在无神经节细胞的远端直肠内进行直肠内黏膜剥离。然后将有神经节的正常结肠拉过残余肌鞘，行肌鞘后切开，然后进行结肠肛管吻合术。Soave 手术也可以完全通过经肛门入路施行。术后，排便功能障碍可能持续存在，有时可能难以控制，需要间歇性直肠减压[22]。术后便秘常见，伴有频繁的污粪、失禁和术后小肠结肠炎。如果持续存在，应进行组织学重新评估，以确保下拉的结肠含有足够的神经节细胞，并排除有移行区位于结肠肛管吻合处。在 Swenson 手术中，切除内括约肌水平以上的无神经节肠管，然后行结肠肛管吻合术。在 Duhamel 手术中，保留部分无神经节细胞的直肠，并将有神经节细胞的正常结肠拉到直肠残端后方拖出。然后通过肛门插入吻合器，一臂位于正常肠管的后方，另一臂位于病变直肠的前方。由于后方存在有神经节细胞的正常肠管，吻合后形成新的直肠可以正常排空。历史上的二期或三期手术，包括最初的开放式结肠造口术，然后是最终的穿通术（Soave 或 Duhamel），现在很少进行，但存在严重延迟诊断先天性巨结肠并降结肠严重扩张的病例除外。在这种情况下，有必要进行一期结肠末端改道造口术，以允许扩张的结肠收缩，从而进行随后的结肠肛门吻合术。

肛门直肠畸形

肛门闭锁（anus imperforate）的发生率在活产儿中为 1/5000，男孩占 58%。肛门直肠畸形的疾病谱从单纯肛门狭窄到泄殖腔畸形。男孩最常见的畸形是肛门闭锁伴远端直肠尿道瘘，女孩最常见的缺陷是阴道前庭瘘。妊娠第 6 周时，尿直肠膈向尾部移动，将泄殖腔分为前泌尿生殖窦和后方的肛门直肠管。这一过程受阻，会导致肠管和尿道（男孩）或阴道（女孩）之间出现瘘管。肛膜完全或部分不能吸收会导致肛门膜式闭锁或狭窄。泄殖腔皱襞从前生殖器结节延伸至肛门，通过这一褶皱的形成，可促进肛门外部开口和生殖器的发育。会阴体由肛门和泌尿生殖膜之间的泄殖腔褶皱融合而成。泄殖腔膜在此之间破裂将导致肛门开口位于外括约肌之前（即肛门向前移位）。

肛门直肠畸形的解剖学分类是基于直肠盲端的位置划分的，根据其与肛提肌的位置关系分为低、中、高三型。框 67.1 描述了更便于其治疗和预后的分型。倒立位腹部平片是婴儿倒立几分钟后拍摄的骨盆侧位 X 线片，过去用于确定直肠盲端的位置。在大多数情况下，仔细检查会阴即可判断直肠盲端的位置。如果在男孩的会阴皮肤上（图 67.13）或女孩的处女膜外部观察到瘘口，则可诊断低位病变。直肠闭锁通常与 21 三体综合征有关，是一种不常见的病变，其中直肠腔完全或部分梗阻，近端直肠扩张，远端直肠狭窄。泄殖腔畸形定义为直肠、阴道和尿道全部融合形成单一共同通道的缺陷。在女孩中，会阴部只有一个开口被认为是泄殖腔畸形。如果观察到两个开口（即尿道和阴道），则表明肛门闭锁位置较高。不太常见的情况是一个开口为尿生殖窦的残留，另一个开口为正常肛门。肛门直肠畸形常合并其他畸形，检查时必须考虑 VACTERL 畸形的可能。约 1/3 的患儿会出现骶骨和脊柱的骨异常，如无椎骨、副椎骨、半椎骨、骶骨不对称或短小。两个或两个以上的椎骨缺如会对直肠和膀胱的控制功能带来不良影响。隐性脊柱裂也是常见的伴发畸形，同时会有脊髓栓系、脂肪性脑脊膜膨出或终丝内脂肪。

25% ～ 60% 的患儿发生除直肠瘘以外的其他泌尿生殖系统畸形。膀胱输尿管反流和肾盂积水最常见，但也会伴发其他畸形，如马蹄肾、肾发育不良或肾缺如，及尿道下裂或隐睾等其他疾病。一般来说，肛门直肠畸形位置越高，伴发泌尿生殖系统异常的频率就越高。在有泄殖腔畸形或直肠膀胱瘘的患儿中，泌尿生殖系统畸形的发生率约为 90%。相比之下，低位病变（如会阴瘘）发生泌尿生殖系统畸形的概率仅为 10%。行肾超声和排泄性膀胱尿道造影以检查泌尿道。如果怀疑有心脏缺陷，术前应进行心脏超声检查。食管闭锁也可以通过放置胃管来排除。图 67.14 和图 67.15 显示了新生儿肛门直肠畸形的诊疗指南。

会阴或前庭瘘的患儿可行一期手术修复而无须结

框 67.1 先天性肛门直肠畸形的分类

女性
皮肤（会阴瘘管）
前庭瘘
无瘘的肛门闭锁
直肠闭锁
泄殖腔畸形
复杂畸形

男性
皮肤瘘（会阴瘘）
直肠尿道瘘
球部瘘
前列腺部瘘
直肠膀胱颈部瘘
无瘘的肛门闭锁
直肠闭锁

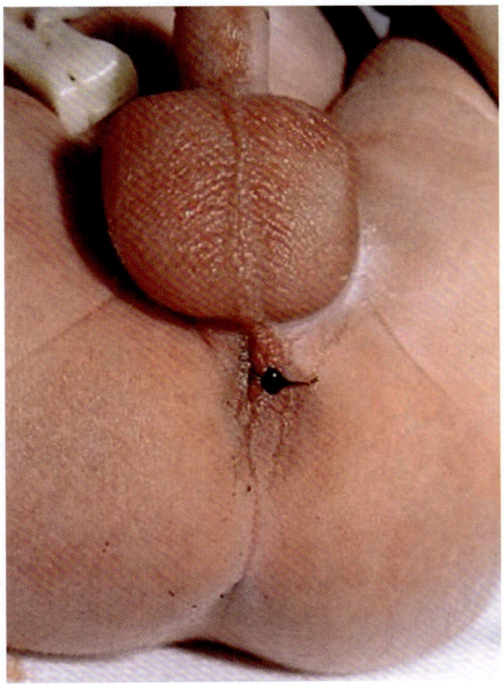

图 67.13 肛门闭锁伴会阴瘘口显示胎粪。臀肌和阴囊解剖结构看起来相对正常，与靠近会阴皮肤的直肠末端的特征性发现一致，该直肠末端可接受无造口的肛门成形术

肠造瘘。对于肛门开口在正常位置，仅有肛门狭窄的患儿，连续扩肛通常就足够了。需每天进行扩肛，并逐步增大扩肛器型号。如果肛门开口位于外括约肌前方（即肛门向前移位），瘘口与外括约肌中心之间的距离较小，且会阴体完整，则需行转位肛门成形术或后矢状位肛门成形术，以将肛门开口恢复至在括约肌中心的正常位置，并重建前会阴体。对于疑似患有直肠泌尿道瘘且肛门上方有直肠盲端的患儿，通常需要行一期结肠造瘘术，作为三期重建的第一部分。切断结肠，行乙状结肠造瘘术，以最大限度地减少直肠瘘区域的粪便污染。此外，还可通过远端瘘口造影来确定直肠尿道瘘的位置。二期手术通常在患儿 3 ～ 6 个月大时进行。手术包括分离直肠尿道瘘或直肠阴道瘘，同时将直肠盲端拉入正常肛门位置。可选择 deVries

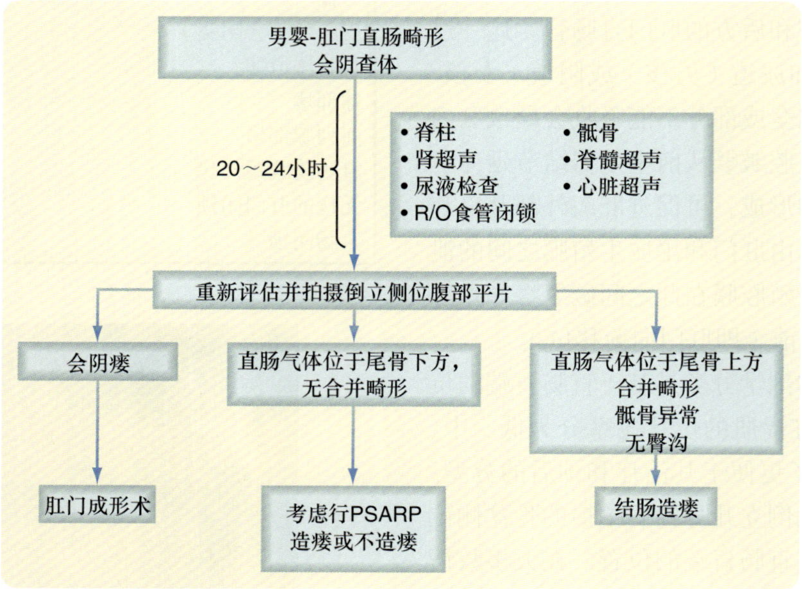

图 67.14 男童肛门直肠畸形诊疗指南。(From Levitt M，Peña A. Imperforate anus. In：Chung DH，Chen MK，ed. Atlas of pediatric surgical techniques. Philadelphia，PA：Elsevier Saunders；2010：185-205.) PSARP：后矢状入路肛门成形术；R/O：排除

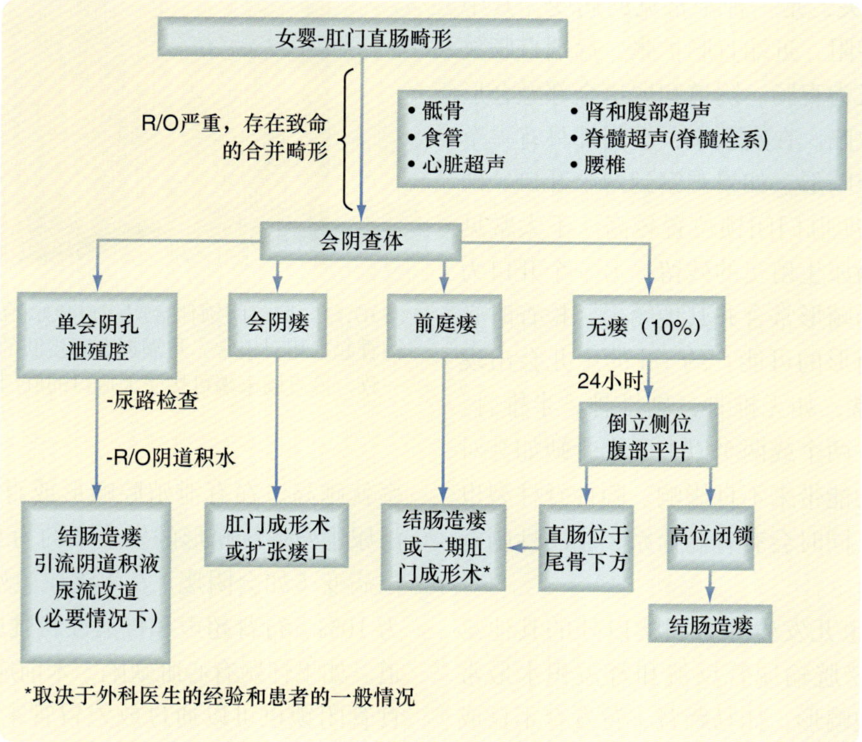

图 67.15 女童肛门直肠畸形诊疗指南。(From Levitt M，Peña A. Imperforate anus. In：Chung DH，Chen MK，ed. Atlas of pediatric surgical techniques. Philadelphia，PA：Elsevier Saunders；2010：185-205.) R/O：排除

和 Pena 首次描述的后矢状入路肛门成形术[23]。手术步骤包括通过电刺激会阴肌肉组织来确定肛门括约肌中心位置。然后在中线上从尾骨延伸到会阴前部做切口，分开括约肌和肛提肌，直到找到直肠盲端。在此过程中发现直肠和阴道或尿道的瘘管，需将其分离出来，然后游离直肠，再重建会阴部的肌肉。三期手术为最后一个阶段，可在数周后行结肠关瘘术。肛门成形术后 2 周开始扩肛，并持续到在结肠造口关闭后数月。

腹腔镜辅助下后矢状入路肛门成形术作为肛管直肠畸形的微创方法具有显著优势，且效果良好。这一术式的优势在于，将新的直肠在可视条件下放置于括约肌肛提肌复合体的中心位置，而避免切开这些结构。目前，与标准后矢状入路手术相比，这种新术式的长期预后结果尚不清楚。

肛门直肠畸形的并发症与其伴发的畸形有关。矫正畸形的主要目标是排便控制。排便控制的预后因素包括直肠盲端的位置及骶骨是否正常。一般来说，75% 的患儿可养成自主排便的习惯。然而，其中有 50% 的患儿仍然会偶尔弄脏他们的内衣，另外 50% 的患儿则完全正常。便秘是最常见的术后并发症。由每日灌肠组成的肠道管理方案是降低术后便秘发生率的一项重要治疗方法，以提高这些患儿的生活质量。

肠套叠

回结肠肠套叠（intussusception）是远端回肠向盲肠的套叠。通常为自发性，无明显解剖起始点，主要发生在回盲部，回盲瓣区淋巴组织明显肿胀。尚不清楚这是回结肠肠套叠的病因还是结果。肠套叠的发病与近期发生的病毒性胃肠炎、上呼吸道感染，甚至轮状病毒疫苗注射有关，暗示淋巴水肿在肠套叠发病机制中的作用。在年龄较大的患儿中，有 12% 存在病理性套叠起始点，最常见的为梅克尔憩室。然而，其他疾病如肠息肉、阑尾炎、血小板减少性紫癜导致的黏膜下血肿、异物、异位胰腺或胃组织，及肠重复畸形等也可以考虑。术后小肠肠套叠无起始点，约占儿童肠套叠病例的 5%。

肠套叠可导致严重的痉挛性腹痛，多见于 3 个月至 3 岁的健康儿童。2/3 的肠套叠患儿年龄小于 1 岁。在疼痛发作期间，儿童通常会将腿向上蜷起，而发作间期，患儿通常会保持安静。其他症状包括呕吐、血便（果酱样大便）和可触及的腹部肿块。在约 50% 的病例中，肠套叠可通过腹部平片诊断，表现为可见的包块、结肠积气少或完全性远端小肠梗阻。目前，腹部超声是首选的诊断方法。特征性超声表现为横向视野中肠套叠肠管层呈“靶环征”或纵向视野中的“假肾征”。

首选的治疗方法是通过使用造灌肠影或空气灌肠进行流体静力复位。该方法的禁忌证包括存在腹膜炎和血流动力学不稳定。此外，完全位于小肠内的肠套叠不太可能通过灌肠复位，而更可能有相关的导尿点。超过 80% 的病例可成功复位，包块消失的同时末端回肠充气，是复位成功的影像学表现。多数患儿无须住院。对于初次空气灌肠失败的患儿，可在几小时后尝试重复空气灌肠，也有机会成功复位[24]。肠套叠复发率大约为 11%，通常发生在复位后 24 小时内。复发后通常需要再次行空气灌肠复位。第三次复发是手术探查的指征。

肠套叠的手术适应证包括：腹膜炎、初次就诊时肠梗阻、灌肠复位失败或多次复发。肠套叠手术常取右侧腹部横切口，并通过向近端逆向推动肿块的手法复位。一旦复位，即检查套叠肠管的活力。回盲部淋巴组织水肿增厚，可能被误认为是小肠内的肿瘤，因此在手术切除前应特别谨慎。手术复位后，复发率极低。当肠套叠无法复位、肠管的活性不能确定或有明确的套叠起始点时，需行肠切除。通常行回结肠切除术并一期吻合。腹腔镜下肠套叠复位术最近获得了广泛应用，并取得了一些成功。

梅克尔憩室

梅克尔憩室（Meckel diverticulum）是最常见的胃肠道先天性畸形，发病率约为 2%。70% 以上有症状的患儿有异位胃黏膜，另有 5% 有异位胰腺组织。梅克尔憩室常遵循“2”原则。除发病率为 2% 和存在 2 种类型的异位黏膜外，它位于距回盲瓣 2 英尺范围内，长度约为 2 英寸，通常在 2 岁时出现症状。梅克尔憩室是妊娠 5 ～ 7 周时，卵黄管退化不全引起的。梅克尔憩室是一个包含全层肠壁的真性憩室。

临床症状包括出血、梗阻或炎症。5 岁以下患儿最常见的症状是无痛性、大量下消化道出血。脐部超声或侧立位造影检查可诊断卵黄管残留。梅克尔憩室出血可通过检测 ^{99m}Tc- 高锝酸盐同位素扫描发现异位胃黏膜。值得注意的是，肠重复畸形患儿中也可能存在异位胃黏膜。

梅克尔憩室手术治疗的金标准为憩室基底部的节段性回肠切除术，尤其是对于炎症或溃疡病例，采用一期端对端吻合术。然而，采用较简单的 V 形憩室切除术并横向闭合回肠是一种可接受的替代术式。腹腔镜憩室切除术已越来越为人们所接受，并有报道称保留异位胃黏膜没有增加并发症（图 67.16）[25]。尽管对于在其他胃肠疾病的剖腹手术时偶然发现的梅克尔憩室的处理存在一定争议，但无症状的梅克尔憩室无须处理。

阑尾炎

阑尾炎的治疗经过了一段时间的演变。阑尾炎的诊断很少仅根据病史和体格检查结果。实际上，几乎所有疑似阑尾炎的患儿都经过了广泛的诊断性血液和影像学检查（如超声或 CT 检查）。一些机构也引入了磁共振成像技术。大多数医疗机构选择了基于临床路径的阑尾炎管理方法，包括标准化静脉应用抗生素治疗方案、手术技术和术后护理，其中包括对门诊患儿使用最少量或不使用阿片类药物。腹腔镜阑尾切除术是标准方法。对于单纯性阑尾炎，术前予单剂量静脉抗生素，并在 24 小时内行阑尾切除术。对于复杂的阑尾炎，手术治疗包括立即进行阑尾切除术，并尽早改用口服抗生素方案，或行经皮引流术并推迟进行阑尾切除术。近年来，阑尾炎的非手术治疗在临床实践中已被越来越多的人接受，向每种阑尾炎都行阑尾切除术的旧教条提出了挑战。一项多机构试验采用前瞻性患儿选择设计，在一组大型儿童医院中调查非手术治疗非复杂性阑尾炎的有效性[26]。

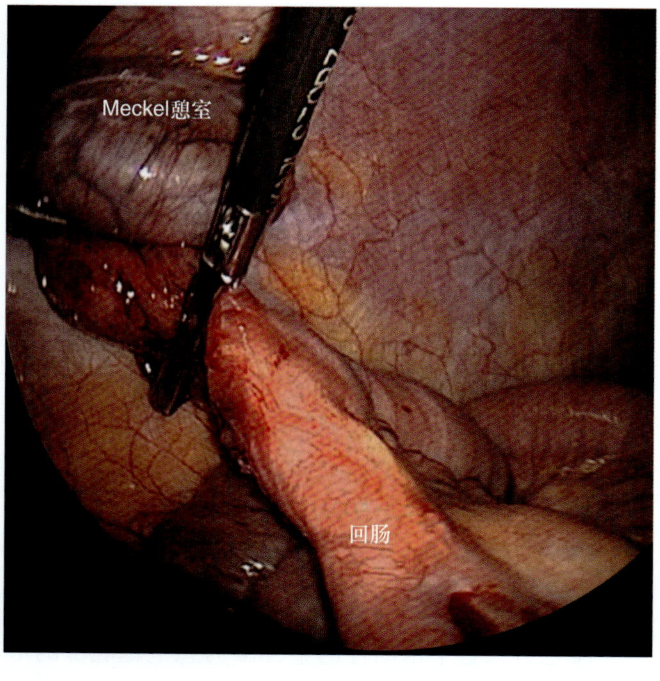

图 67.16　经腹腔镜入路使用内镜吻合器行梅克尔憩室切除术

肝胰胆管疾病

肝外胆道闭锁

胆道闭锁（biliary atresia，BA）是一种罕见的新生儿疾病，其特征为肝内、肝外胆管炎症性闭塞。根据地区不同，婴儿发病率为 1/12 000 ～ 1/5000。可能伴发其他先天畸形，如脾畸形（如无脾、双脾）、下腔静脉（inferior vena cava，IVC）缺如和肠道畸形。BA 的确切发病机制尚不清楚，且为进行性疾病。一种理论认为，肝外胆管易受免疫介导的炎性损伤影响，随后导致胆管闭塞。促炎细胞因子（即白细胞介素 -2、干扰素 -γ 和肿瘤坏死因子）与之有关[27]。T 细胞和自然杀伤细胞在 BA 中也很常见。另一种理论为病毒损伤学说，如 C 组轮状病毒感染，会引发免疫介导的纤维硬化，导致肝外胆管阻塞。有趣的是，动物研究显示，轮状病毒感染新生小鼠后，临床表现与 BA 患儿相似，出现高胆红素血症、黄疸和白陶土样便。组织学检查显示肝外胆管炎症和梗阻。另一种假说认为 BA 发病可能与人类白细胞抗原（HLA）类型有关，因为 BA 患儿的 HLA-B12 表达频率较高。目前尚不明确 HLA 与 BA 是否有因果关系，但有研究称，HLA 的异常表达使胆管上皮细胞更易受到免疫攻击。另一可能的基因 *CFC1*，其编码一种在胚胎期对左右轴分化起重要作用的蛋白质；当这一基因突变时，更容易发生 BA。组织病理学显示明显的肝外胆道梗阻伴门静脉纤维化炎性细胞浸润、胆管增生和胆栓性淤胆。

根据近端胆道梗阻的位置进行分型。1 型胆道闭锁位于胆总管（common bile duct，CBD）水平；2 型胆道闭锁位于肝总管水平；3 型胆道闭锁位于肝门水平处的左和右肝管分叉处，该型占所有病例的 90% 以上。这种分型有助于区分可治型和不可治型的胆道闭锁。可治型 BA 要求肝门存在通畅的肝管。1 型和 2 型可直接行肝外胆管–肠吻合术。

患儿出生后不久即出现黄疸、大便颜色变浅和尿色加深。病情进展表现为生长不良、肝大和肝硬化腹水。如果足月儿出生 14 天后黄疸仍持续存在，应开始排除肝病，包括测定血清直接或结合胆红素水平，在肝病患儿中胆红素水平将升高（＞ 2.0 mg/dl）。其他排除性检查包括弓形虫病、风疹、巨细胞病毒和单纯疱疹（TORCH），及乙型和丙型肝炎感染、α 1- 抗胰蛋白酶和 CF 的血清学检测。还必须排除代谢性疾病，如半乳糖血症和酪氨酸血症以及内分泌疾病。

超声检查中，胆囊可能是萎缩或缺如的，肝内导管也可能明显缺失。使用肝胆亚氨基二乙酸（HIDA）闪烁显像、磁共振胰胆管造影（MRCP）和经内镜逆行胰胆管造影（ERCP），阳性诊断率各不相同。HIDA 扫描可显示肝摄取锝同位素，不能排入十二指肠。MRCP 或 ERCP 能更好地显示胆道解剖结构，但更具侵袭性。最终，肝活检是诊断 BA 的金标准，可以安全地经皮或开腹获取。一旦怀疑该诊断，则应进行手术探查并行术中胆管造影。如果确诊为 BA，首选肝门空肠吻合术（Kasai 手术）。解剖肝外胆管树至肝被膜水平，肝门（门静脉板）横断处。向上切除纤维块至门静脉分叉的后部区域，直到其进入肝被膜内（图 67.17A）。重建采用 Roux-en-Y 肝门空肠吻合术（图 67.17B）。使用熊去氧胆酸和苯巴比妥可能促进胆汁引流，但其疗效不确定。许多人提倡在 Kasai 手术后使用类固醇，并认为这可促进胆道引流，缩短住院时间。然而，胆道闭锁临床研究联合会最近针对在 Kasai 手术后进行的类固醇治疗的随机、双盲、安慰剂对照试验（START 试验）表明，手术后高剂量类固醇治疗在 6 个月时胆汁引流方面未产生显著的治疗差异[28]。此外，类固醇治疗与严重不良事件的提前发作以及生长受损有关。然而，类固醇脉冲疗法仍然是 Kasai 手术后胆管炎的一种治疗选择。因为肠道细菌容易滋生上行并定居胆道内，胆管炎的风险较高（45% ～ 60%），所以术后应继续使用抗生素。不幸的是，如果 Kasai 手术无法重建胆汁引流，导致肝衰竭或休克，则需要进行肝移植。

Kasai 手术不能治愈 BA，超过 70% 接受该手术的患儿病情将继续进展。肝硬化和门静脉高压症的证据表明，疾病进展速度是可变的，但复发性胆管炎可能加快进展速度。然而，据估计，80% 成功接受 Kasai 手术的患儿，在需要肝移植前可存活长达 10 年。接受移植的患儿预后良好，10 年移植物存活率和总患儿存活率分别为 73% 和 86%[29]。

胆总管囊肿

胆总管囊肿（choledochal cysts）是 CBD 的囊性扩张，活产儿中发病率约为 1/150 000 ～ 1/100 000，男女比例为 1：（3 ～ 4）。按病变部位分型，各型发病率各有不同（图 67.18）。Ⅰ型（50% ～ 80%）为单纯性囊肿，可累及 CBD 的任何部分，Ⅱ型（2%）为 CBD 憩室。Ⅲ型（1.4% ～ 4.5%）也称为胆总管脱垂型，是胆总管远端局限于胰腺内部分的扩张。Ⅳ型（15% ～ 35%）累及肝内和肝外胆管，Ⅴ型（20%）仅局限于肝内胆管。胆总管囊肿可伴有其他先天性畸形，包括十二指肠和结肠闭锁、肛门闭锁、胰腺动静脉畸形和胰腺分裂症。此外，胆总管囊肿被认为是癌前病变[30]。

胆总管囊肿的发病机制尚不明确，但胰胆管反流引起的胆管内胰酶激活已被证实。炎性反应破坏了

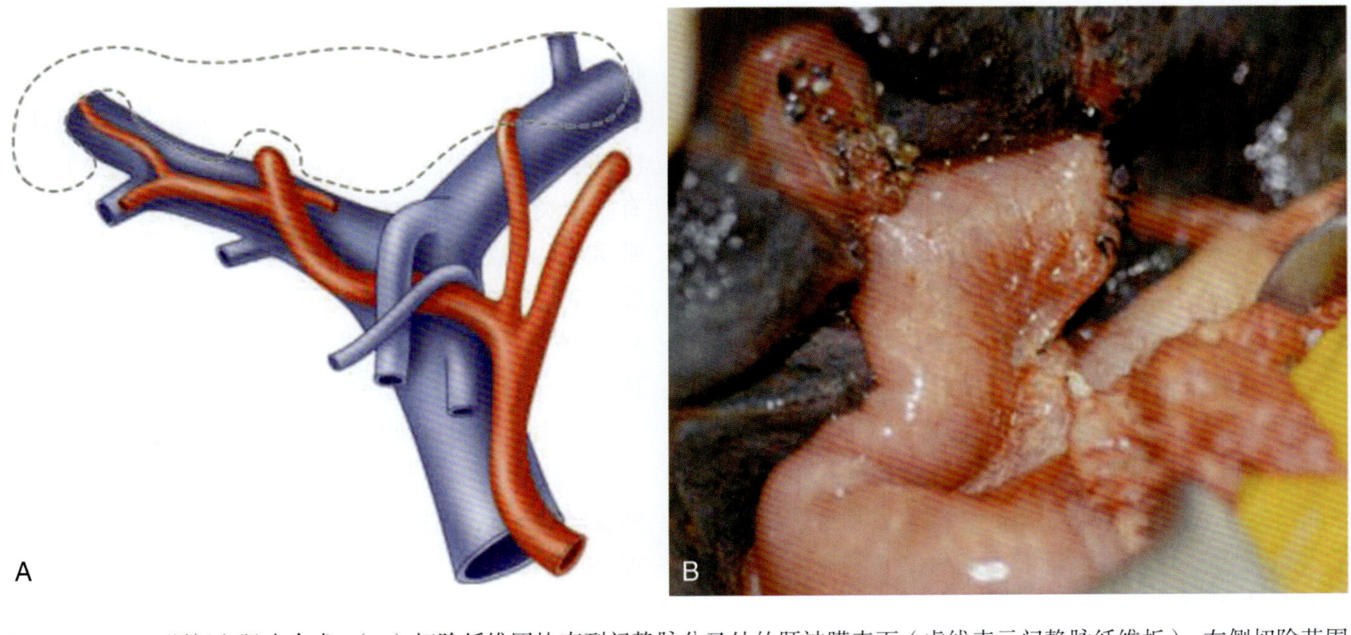

图 67.17 Kasai 肝门空肠吻合术。（**A**）切除纤维团块直到门静脉分叉处的肝被膜表面（虚线表示门静脉纤维板）。左侧切除范围至脐裂和消失的脐静脉汇入左侧门静脉处。右侧切除范围至右侧门静脉分叉为前后支处；（**B**）完成肝门空肠 Roux-en-Y 吻合术（From Nathan JD，Ryckman FC. Biliary atresia. In Chung DH，Chen MK，ed. Atlas of pediatric surgical techniques. Philadelphia，PA：Elsevier Saunders；2010：220-231.）

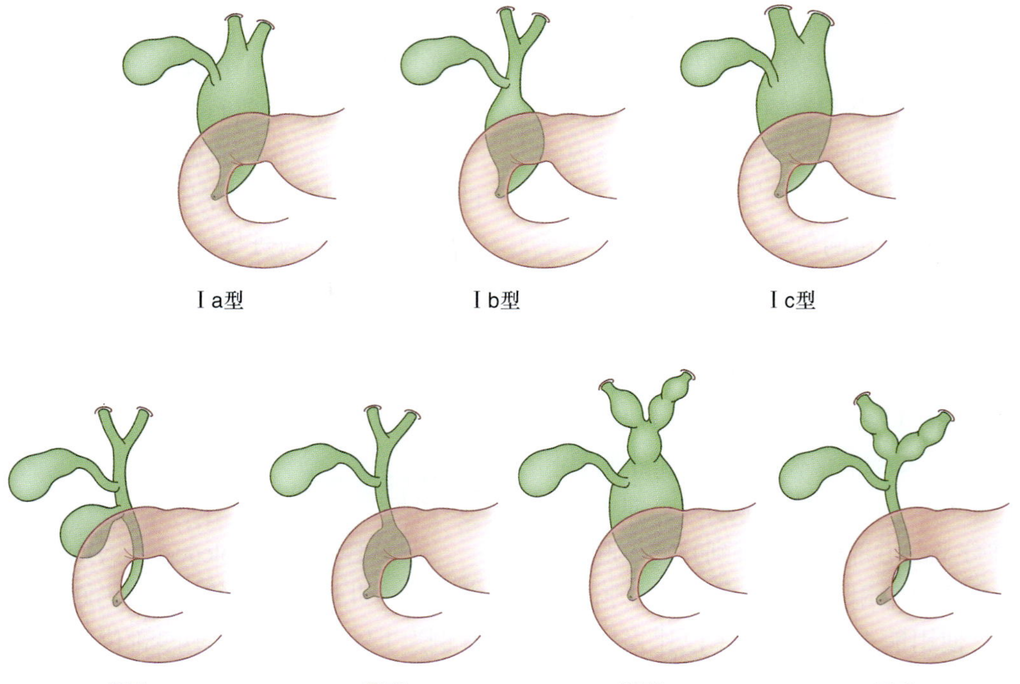

图 67.18 胆总管囊肿的分型（From O'Neill JA. Choledochal cyst. In：Grosfeld JL，O'Neill JA，Fonkalsrud EW，et al，ed. Pediatric surgery. 6th ed. Philadelphia，PA；Mosby Elsevier；2006：16-21.）

胆管壁的完整性，导致胆管扩张。与这一理论相对应的，胆总管囊肿患儿胆汁中的淀粉酶和胰蛋白酶原水平通常升高。另一种理论认为这些囊肿是由 Oddi 括约肌功能性梗阻引起的。

不到 20% 的患儿可见典型的三联征：黄疸、可触及的右上腹肿块和腹痛，但 85% 的患儿至少出现 2 种上述症状。婴儿期患儿通常表现为阻塞性黄疸和腹部肿块，而大龄患儿则表现为慢性间歇性疼痛、发热和黄疸。常见并发症包括胆管炎、胰腺炎和囊肿破裂引起的胆汁腹膜炎。腹部超声显示一个与胆囊分离的囊性扩大导管结构。HIDA 扫描可显示囊肿最初无显影，随后被延迟摄取并排空至十二指肠。CT 和 MRCP 可进一步明确整个胆道系统和胰头情况。很少需要 ERCP 来进行术前诊断。建议及时手术切除囊肿，采用肝管空肠 Roux-en-Y 吻合术。囊肿完全切除很重要，因为残留胆总管囊肿的恶变率高达 6%。如果由于慢性形成瘢痕使囊肿不能完全切除，可行内膜剥除术，并对这些患儿超声随访。术后吻合口狭窄是常见并发症，可能由慢性肝内胆管结石和反复发作的性胆管炎引起。

遗传性胰腺炎与胰腺分裂症

遗传性胰腺炎是一种高外显率的常染色体显性遗传疾病。很罕见，仅占慢性胰腺炎的不到 1%。该病由胰蛋白酶原基因（*PRSS1*）突变引起，该突变导致胰蛋白酶的自激活和抗失活能力增强[31]。该基因定位于 7 号染色体 35 短臂上，两种最常见的等位基因突变是 *R122H* 和 *N29I*。胰腺炎反复发作通常始于 5～10 岁的儿童，无明确诱因。除发病年龄外，该疾病的临床表现、病史、诊断和治疗与引起胰腺炎的其他病因相似。无明显诱因（如外伤、高脂血症、胆结石或胰腺分裂症）发作至少两次急性胰腺炎的患儿均应怀疑是否为遗传性胰腺炎。急性胰腺炎的患儿，如有胰腺炎家族史，也应考虑该病。做出正确的诊断非常重要，因为该病恶变率极高。据估计，该病患儿在发病 7～30 年内发生胰腺癌的风险增加了 50～70 倍。到 70 岁时，年龄累计发生率估计为 40%。因此，建议从 30 岁开始，通过超声内镜进行筛查。

胰腺分裂症是胰腺腹侧和背侧未能融合而产生的一种先天性解剖异常。发病的胰腺有双重引流，背侧胰腺经 Santorini 管引流，腹侧胰腺（胰头和钩突）经 Wirsung 管引流。症状的首次出现可能在幼儿期到成年期的各个阶段。尽管超声和 CT 为常规检查，但经常使用 ERCP 来确诊。然而，MRCP 被认为更具优势，因为它可以显示整个背侧胰腺的胰管情况，而 ERCP 只能在十二指肠大乳头插管时评估腹侧胰管情况。胰腺分裂症的严重程度及其诱发慢性胰腺炎的倾向仍存在争议。有人认为，因为所有胰腺输出都被迫通过较小的小乳头，可能导致胰腺炎。结果流出道阻塞导致胰管扩张。治疗包括经十二指肠括约肌成形术或 Puestow 手术（胰管空肠吻合术）；背侧胰管扩张或阻塞时，首选 Puestow 手术。

胆道运动障碍

肥胖也成为青少年的一个主要健康问题。随后，我们看到越来越多的患儿因胆囊运动障碍而出现胆石症和胆绞痛。胆道运动障碍已变得更为普遍，在对有上腹疼痛的青少年进行评估时应予以考虑。基于胆囊收缩素刺激的 HIDA 扫描显示出较低的胆汁排出分数，经常需要儿外科医生来评估行胆囊切除术的适当性。当胆汁排出分数低于 35% ～ 40%，且与特征性胆绞痛相关时，胆囊切除术可以起到治疗作用[32]。但是，对于症状不明确、与胆绞痛不一致的患儿，不建议进行胆囊切除术。

腹壁疾病

前腹壁缺损是相对常见的新生儿外科疾病。在胚胎正常发育过程中，中肠通过脐环突出腹腔后继续生长。到妊娠第 11 周，中肠返回体腔内，经历适当的旋转和固定，同时脐环闭合。如果肠管未能返回，婴儿出生时则表现为腹部内容物会通过脐环处的腹壁缺损突出腹腔。

脐膨出是一种腹壁中央缺损，一般直径大于 4 cm，由外层羊膜和内层腹膜组成完整的囊膜（图 67.19）。直径小于 4 cm 的缺损常被误认为脐疝。脐膨出患儿合并其他畸形的概率较高（50%），如 Beckwith-Wiedemann 综合征：包括巨人症、巨舌症和脐部缺损（脐疝或脐膨出）。染色体异常，包括第 13、15、18 和 21 三倍体，也与脐膨出有关。其他相关畸形包括膀胱外翻、泄殖腔畸形和 Cantrell 五联征：脐膨出、前膈疝、胸骨裂、心脏异位和心内结构缺损，如室间隔缺损。

脐膨出完整囊膜的出现是初始治疗的关键。此外，应非常小心地防止体温过低。完善全面的诊断检查以鉴别伴发的畸形。首选一期手术闭合小到中等大小的缺损；或者，较大的缺损可用补片（如 Gore-Tex）、猪小肠黏膜下层来源的生物材料（如 Surgisis）、皮瓣等关闭缺损，或放置筒袋将腹腔脏器顺序还纳，再分期闭合缺损。巨大脐膨出的治疗方法是局部应用

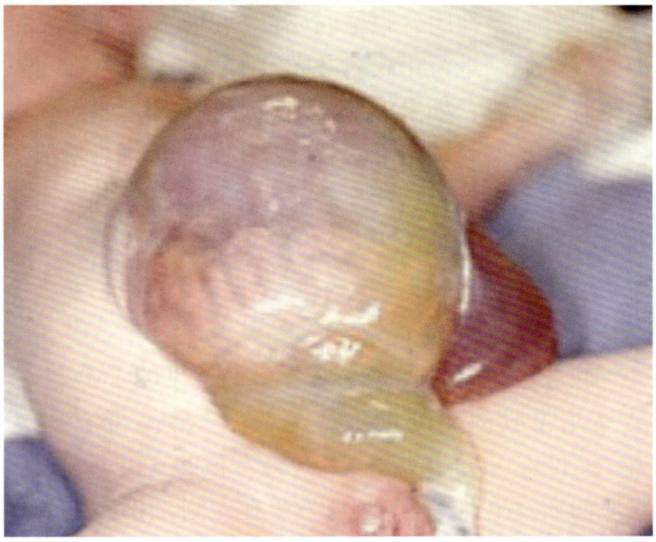

图 67.19 脐膨出伴有完整的囊膜和居中的腹壁缺损

腐蚀剂，如聚维酮碘软膏（倍他定）或硝酸银，使囊膜增厚和上皮化。脐膨出患儿的总体存活率在很大程度上取决于其肺成熟度和伴发畸形的严重程度。

腹裂缺损通常位于完整脐静脉索的右侧，位于右脐静脉闭塞处，腹部内脏无囊膜覆盖（图 67.20A）。筋膜缺损的直径通常为 4 cm。由于囊膜缺失，肠壁在宫内直接暴露于羊水中，导致肠壁水肿增厚并伴发炎症。腹裂伴发肠闭锁的发生率可能高达 15%，而其他畸形少见。暴露的肠管必须小心处理，以避免进一步损伤。出生后，将患儿放在一个温暖、充满盐水至乳头水平的塑料“肠袋”中，以尽量减少热量和液体的丢失。这也允许全程对暴露肠管进行全面检查，并判定肠管的意外扭转。初次复位成功率为 50% ～ 80%，将暴露的肠管还纳腹腔，且无过度张力。如果初次复位不成功，则放置环形筒袋，并在数天内逐步还纳暴露的肠管，然后行手术缝合筋膜和皮肤（图 67.20B）。为避免筋膜室综合征，安全的筋膜内压力应小于 15 mmHg。或者，可在床边进行无缝合延迟自然闭合[33]。暴露的肠管还纳入腹腔，使用或不使用脐带覆盖腹壁缺损，并放置透明的水密敷料（图 67.20C）。一旦内容物在 4 天左右黏附在腹内位置，则可更换敷料，使用干敷料覆盖脐带残余物或凡士林敷料覆盖暴露的肠管。伴发肠闭锁或狭窄的情况下，肠管炎症阻碍了立即修复；首先关闭腹壁，然后在 6 ～ 8 周后进行肠闭锁手术。据报道，在腹裂修复术后，后期出现 NEC 的患儿多达 20%。对于较大的腹壁缺损，可放置修复补片（Gore-Tex），并在其上关闭皮肤。腹裂患儿中有 10% ～ 20% 并发隐睾。当发现睾丸位于

腹膜腔外时，在闭合腹壁或放置筒袋时，应将睾丸推回腹腔，无须进行正式睾丸固定术。许多睾丸会自发地下降到阴囊；如果没有，则进行睾丸固定术。大多数婴儿有长期肠梗阻。腹裂治疗中的一个困难挑战仍然是如何处理肠道功能失调或短肠综合征，并且由于 TPN 支持时间过长，患儿经常出现胆汁淤积。

疝

腹股沟疝修补术是小儿外科最常见的手术之一。足月儿腹股沟疝的发生率为 3% ～ 5%，早产儿为 9% ～ 11%。男孩的发病率约为女孩的 6 倍。60% 的腹股沟疝发生在右侧，30% 发生在左侧，10% 为双侧，几乎均为斜疝且为先天性的。鞘状突是腹膜延续形成的憩室，伴随睾丸下降到阴囊，通常在妊娠第 9 个月或出生后不久消失。鞘状突不同程度的残留导致一系列临床表现，包括腹股沟疝伴肠管、卵巢、大网膜突出，或交通性鞘膜积液伴腹膜液间歇性积聚。

腹股沟疝的诊断可仅由临床病史和体格检查确定。使用阴囊透光试验区分鞘膜积液和疝可能会产生误诊，因为婴儿和儿童中疝出的薄壁肠袢很容易进行透照。触诊精索会有“丝绸手套”的感觉。它是通过摩擦空的疝囊壁产生的。有时，触诊精索较对侧增厚，以及可靠的间歇性膨出病史足以得出诊断。急性鞘膜积液也可能与其他疾病有关，如附睾炎、睾丸扭转和睾丸附件扭转。在这些情况下，超声检查可能有助于确定诊断。腹股沟疝的主要风险是肠嵌顿和潜在的绞窄。早产儿出生后第一年发生嵌顿疝的概率较高。

近来早产儿腹股沟疝修补术的理想时机受到了密切关注。习惯上，大多数人主张在出院前进行疝修补术。然而，由于担心潜在的并发症，包括全身麻醉下

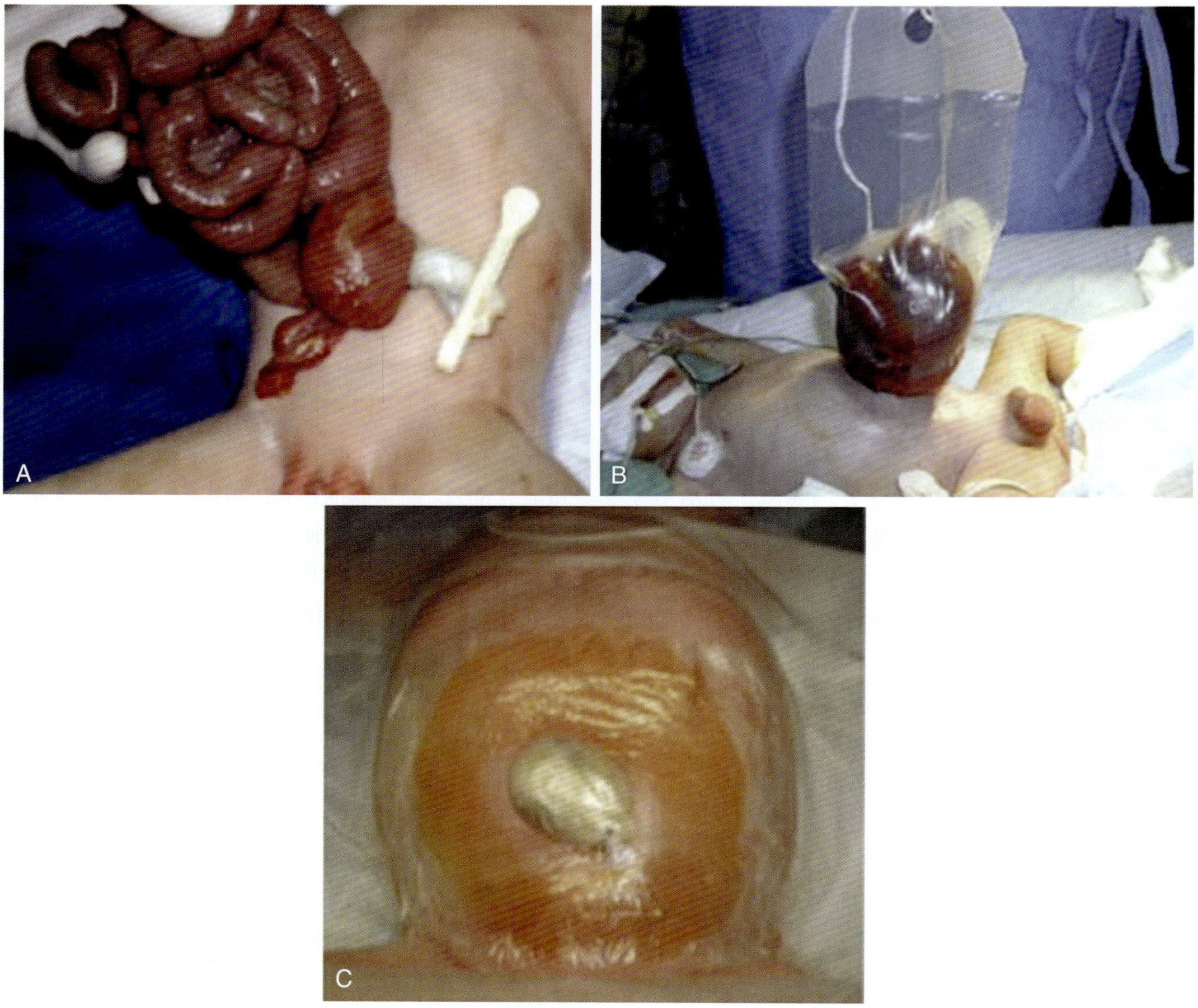

图 67.20 （A）腹裂伴暴露的肠管。注意腹壁缺损位于完整脐带的右侧；（B）可放置于床旁的边缘呈环状的硅胶袋，肠袢逐渐还纳入腹腔；（C）腹裂无缝合闭合术。暴露的肠袢还纳入腹腔后，将脐带折叠在缺损处，并放置透明的水密敷料

神经发育延迟的长期风险，延迟修复可能是一种更好的治疗策略。目前正在进行多机构研究，以评估婴儿腹股沟疝修补术的时机。在可选择的情况下，手术可推迟至 1 岁，术后呼吸暂停风险降低。嵌顿性腹股沟疝应首先行手法还纳，然后在 24 ～ 48 小时后组织水肿消退再进行修复。不可复性嵌顿疝属于外科急症。基于对侧鞘状突未闭的高发生率（4% ～ 65%），在行患侧疝修补术时应常规探查对侧腹股沟。然而，对于对侧无症状的患儿是否行对侧常规探查的问题仍有争议。大多数儿外科医生会探查 2 岁或以下儿童的无症状对侧结构。如今，腹腔镜小儿疝修补术越来越多地被许多外科医生使用。最近的一项荟萃分析比较了腹腔镜入路与开放入路在小儿腹股沟疝修补术中的应用，结果显示两种技术相比没有明显优劣[34]。

在 80% 的患儿中脐疝有自行闭合的趋势，因此，可推迟至 5 岁左右择期修复。脐疝嵌顿极为罕见。当脐疝随着时间的推移而增大，或筋膜缺损大于 2 cm 时，应考虑尽早择期手术修补，如果不处理，这些疝往往会发展成较大的皮肤长鼻症（＞ 3 cm），导致术后美容效果不佳。脐疝通常都能一期修复，且绝不考虑使用假体补片。

胸壁畸形

漏斗胸（pectus excavatum）是一种前胸壁塌陷或凹陷的胸壁结构畸形，鸡胸（pectus carinatum）是前胸壁异常向外突出的胸壁畸形，前者发病率是后者的 5 倍。畸形通常在出生时就存在，并且随着年龄的增长逐渐变得更加明显，直至超过青春期，男女比例为（3 ～ 4）：1。肋软骨发育异常可能为潜在的发病机制。漏斗胸可能与二尖瓣脱垂、Ehlers-Danlos 综合征和 Marfan 综合征有关，因此需要进行全面的术前评估。漏斗胸的严重程度采用 Haller 指数进行量化，即在有限的胸部 CT 或双视图平片上，胸壁宽度与胸骨和椎体之间的深度之比。Haller 指数大于 3.2、肺功能检查提示限制性疾病、二尖瓣脱垂、心脏杂音或超声心动图提示传导异常是手术修复的指征。患儿的社会心理压力通常很大，不应低估，尤其是在有身体形象和自尊问题的青少年中。一项多中心研究显示，漏斗胸手术修复显著提高了身体形象和躯体活动的感知能力[35]。

漏斗胸修复的最佳年龄为 10 ～ 14 岁。Nuss 手术在很大程度上取代了 Ravitch（开放）手术治疗漏斗胸。在胸腔镜指导下，使用隧道器进行胸骨后解剖。近年来，为了更安全地进行胸骨后解剖，使用牵开器系统进行胸骨抬高已得到普及。将一根尺寸合适的钛棒弯曲至适合胸壁的轮廓以抬高胸骨，然后将钛棒通过两个肋间外侧切口从一侧胸壁穿过胸骨后平面进入另一侧胸壁（图 67.21）。然后翻转 Nuss 棒使凸面向外，从而使胸壁畸形立即得到矫正。Nuss 棒在 2 年后取出。术后使用增强恢复路径和肋间冷冻消融术

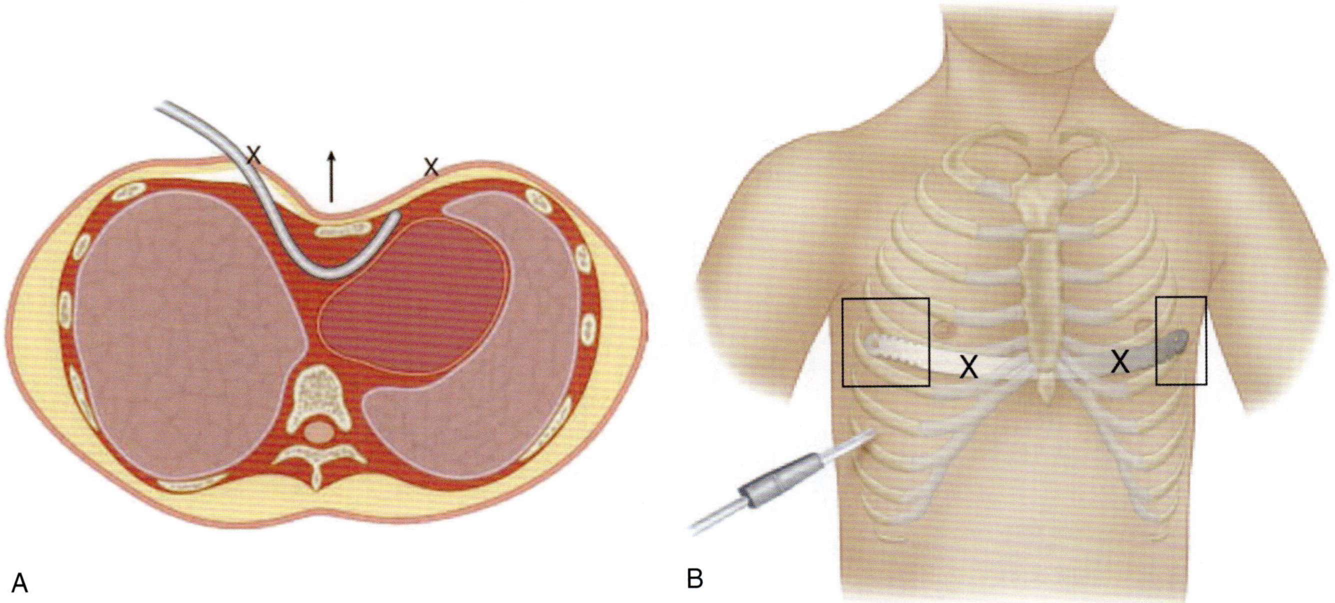

图 67.21 （A）漏斗胸。胸腔镜引导下使用隧道器进行胸骨后解剖；（B）将 Nuss 棒置于胸骨下方，并用稳定器固定在胸壁上（From Goretsky MJ，Nuss D. Surgical treatment of chest wall deformities：Nuss procedure. In：Chung DH，Chen MK，ed. Atlas of pediatric surgical techniques. Philadelphia，PA. Elsevier Saunders；2006：97-103.）

显著缩短了住院时间，患儿通常可在术后 2 ～ 3 天出院[36]。鸡胸可使用合适的胸托进行矫正。有几种不同的模型，但治疗成功的关键因素是依从性，需要每天连续使用 14 ～ 16 小时才能看到最佳结果。

泌尿生殖道疾病

隐睾

隐睾（cryptorchidism）是指出生前一个或两个睾丸不能下降到阴囊内。早产儿发病率高达 30%，但足月儿的发病率也将近 23%。1 岁时有些隐睾最终可自行下降。早在生后 6 个月时，隐睾即可出现组织学和形态学改变，到 2 岁时可出现睾丸间质细胞萎缩、生精小管直径减小，及精子生成受损。隐睾在正常下降路径上的某个地方停止下降，通常位于腹股沟管内。睾丸回缩是由于提睾肌过度反射而使正常下降的睾丸回缩至腹股沟管内；在检查过程中很容易将其牵入阴囊，无须手术干预。睾丸不可触及的原因可能包括睾丸位于腹腔内、睾丸缺如或睾丸退化。异位睾丸是指睾丸下降路径出现异常，可位于会阴部、股管内和耻骨上区域。对于单侧腹股沟管内可触及的睾丸，在 6 ～ 12 个月大时进行标准肉膜囊睾丸固定术。不可触及睾丸的一般处理原则如图 67.22 所示。对于不可触及的隐睾，诊断性腹腔镜检查很有用。如果看到睾丸血管穿出内环，则行开放性腹股沟睾丸固定术。对于腹腔内的睾丸，考虑行两期 Fowler-Stephens 睾丸固定术，即一期手术结扎睾丸血管，以促使侧支循环生长，6 个月后行二期睾丸下降固定术。腹腔镜睾丸固定术已成为一种理想的单期手术选择，并得到广泛推广。如果双侧睾丸均不可触及，则进行人绒毛膜促性腺激素（hCG）刺激试验，以确认是否存在功能正常的睾丸。如果存在，诊断性腹腔镜检查可定位睾丸。据报道，有隐睾病史的男性患恶性肿瘤的风险显著较高。睾丸固定术并不能降低与隐睾相关的恶性肿瘤风险，但可以早期发现。非精原性生殖细胞肿瘤是隐睾最常见的肿瘤类型。

睾丸扭转

睾丸扭转（testicular torsion）最常见于青春期早期，在 14 岁时发病率达到峰值，需要立即进行手术复位并固定睾丸。鞘外扭转在新生儿中更常见，精索沿其长轴在鞘膜外扭转。鞘内扭转与铃舌状畸形有关，被悬吊睾丸可发生扭转。

主要症状为急性阴囊疼痛。扭转的睾丸可能呈上提状，有水肿和明显压痛。其他泌尿系症状如尿频、尿急和排尿困难往往更常见于感染性或炎性病因，如附睾炎；然而，泌尿系统症状的存在并不能排除睾丸扭转。在大多数情况下，详细的病史和体格检查足以明确睾丸扭转的诊断。如果诊断不确定，超声检查可能有助于确定睾丸的血运情况；放射性同位素扫描是最具特异性的诊断方法。标准手术是通过阴囊中缝内侧入路立即进行手术复位。逆转后，评估睾丸的活性并固定至阴囊。重要的是，对侧睾丸也应固定。从确诊到手术复位的时间与睾丸挽救率直接相关。对于扭转小于 6 小时的患儿，90% 的睾丸可以挽救。症状持

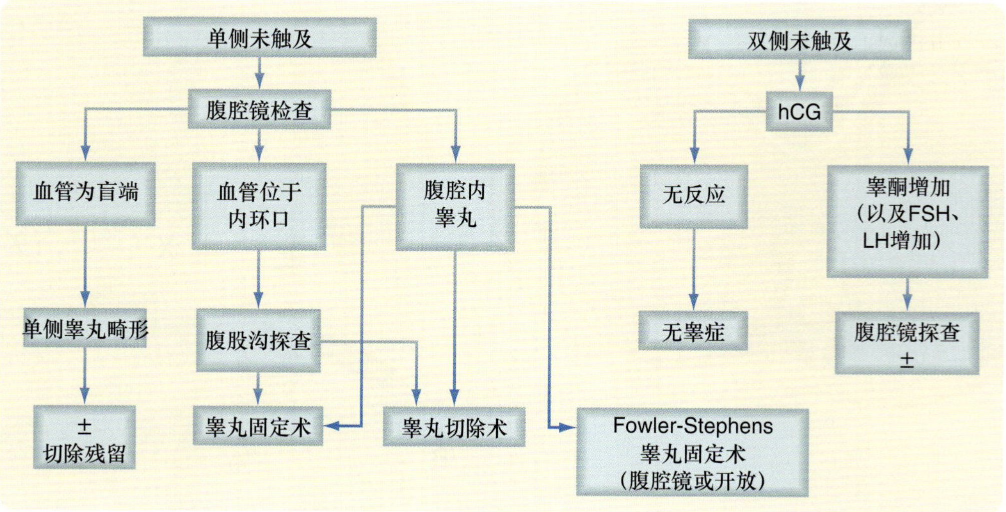

图 67.22 隐睾不可触及时的处理原则（Adapted from Lee KL，Shortliffe LD. Undescended testis and testicular tumors. In：Ashcraft KW，Holcomb GW，Holcomb GW III，et al，ed. Pediatric surgery. 4th ed. Philadelphia，PA；Elsevier Saunders；2005：pp 706-716.）FSH：促卵泡激素；hCG：人绒毛膜促性腺激素；LH：促黄体生成素

续时间超过 24 小时后，睾丸的挽救率降至 10% 以下。

睾丸肿瘤

睾丸肿瘤在所有儿童实体瘤中的比例不到 2%，在 2 岁左右和青春期达到高峰。它们通常表现为偶然发现的无痛性阴囊肿块。超声检查有利于诊断，但 CT 扫描对于评估腹膜后淋巴结病变和转移灶至关重要。血清肿瘤标志物为甲胎蛋白（α-fetoprotein，AFP）：一种由胎儿卵黄囊产生的糖蛋白，在卵黄囊肿瘤中升高。β-hCG 由胚胎性癌和混合畸胎瘤产生。生殖细胞肿瘤是青春期前最常见的睾丸肿瘤，而卵黄囊瘤（也称为内胚窦瘤）与胚胎性癌总共约占 40%。手术策略为根治性腹股沟睾丸切除术。显微镜下或大体淋巴结受累的肿瘤需要全身化疗，并行改良腹膜后淋巴结清扫。卵黄囊瘤的总生存率为 70% ～ 90%。

小儿实体瘤

虽然实体瘤在疾病早期的表现良好，但对于晚期实体瘤，尽管有多种治疗方案，仍然难以治愈。最新的生物学发现和临床试验将对患有晚期实体瘤的儿童产生最大影响。

神经母细胞瘤

神经母细胞瘤（neuroblastoma）是婴儿和儿童中最常见的颅外实体瘤，占所有儿童肿瘤的 8%～10%，占所有癌症相关死亡的 15%[37]。诊断时的中位年龄为 22 个月，30% 的患儿在出生后第一年确诊。神经母细胞瘤起源于神经嵴细胞，是交感神经系统的恶性肿瘤。最常见的部位是腹部（65%），其次是胸部（20%），再次是颈部（5%）和盆腔（5%）。患儿发病常是由父母意外发现一个巨大的、非压痛性腹部肿块。胸部肿瘤是在检查呼吸道症状常规拍摄胸片时发现的。盆腔肿块的发现可能是由于外源性肿块效应而导致便秘或膀胱功能障碍。在颈部，15% 的患儿因肿瘤侵犯交感神经节而出现 Horner 综合征。如果肿瘤延伸至脊柱，则会出现显著的神经功能障碍，并可能迅速进展为瘫痪。半数患儿在诊断时病变局限，35% 有局部淋巴结受累。如果存在骨髓浸润，患儿可能会出现贫血、瘀青和虚弱，及骨痛、肿胀、跛行或病理性骨折。眶周肿胀和眼球突出（浣熊眼）表明眼眶受累。蓝色皮下结节代表肿瘤扩散至皮肤，也称为蓝莓松饼综合征。副肿瘤综合征可导致顽固性腹泻，这是由血管活性肠肽分泌、脑脊髓炎和神经病变引起的。眼阵挛-肌阵挛综合征——快速、共轭性眼球震颤伴肢体不自主痉挛——虽然罕见，但可发生于抗体与小脑组织发生交叉反应时。

因多出整条染色体导致出现超二倍体，此类神经母细胞瘤患儿预后良好。因节段性染色体畸变而发病的，包括 *MYCN* 扩增或减少，其预后较差。在 25% 的病例中，*MYCN* 癌基因在染色体 2p24 处被扩增，晚期患儿发现率为 30% ～ 40%，肿瘤局限或处于 4S 期的患儿发现率仅为 5%。1p36 区缺失的发生率为 70%，通常与 *MYCN* 扩增的高危神经母细胞瘤有关，预后差。在 15% ～ 22% 的病例中观察到染色体 11q 缺失，表明预后不良。相反，整个 17 号染色体的增加提示预后良好[38]。

尿儿茶酚胺及其代谢产物（如多巴胺、香草醛扁桃酸、高香草醛酸）的测定具有诊断意义。乳酸脱氢酶（＞ 1500 U/ml）、铁蛋白（＞ 142 ng/ml）和神经元特异性烯醇化酶（＞ 100 ng/ml）水平升高是非特异性肿瘤生物标志物。CT 显示肿瘤内有特征性钙化灶（图 67.23）。MRI 有助于检测脊髓的延伸情况。^{131}I- 甲碘苯胍（MIBG）扫描在检测转移灶方面特别有价值，因为去甲肾上腺素类似物选择性地集中在交感神经组织中。^{131}I-MIBG 扫描还用于监测治疗反应和复发情况。神经母细胞瘤的典型组织病理学特征是一种低分化肿瘤伴小的圆形蓝色细胞。对组织标本进行荧光原位杂交，以评估染色体倍增、MYCN 扩增和其他染色体异常。神经母细胞瘤可根据神经母细胞分化和有丝分裂-核分裂指数（低、中、高）以及是否存

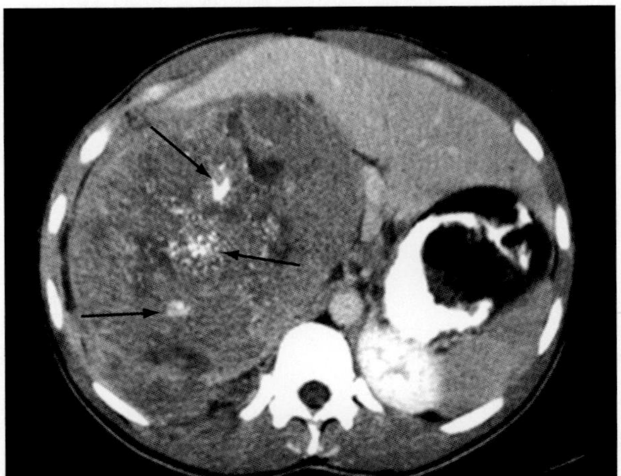

图 67.23　神经母细胞瘤的 CT 显示钙化区域（箭头）（From Kim S，Chung DH. Pediatric solid malignancies：Neuroblastoma and Wilms' tumor. Surg Clin North Am. 2006；86：469-487.）

在 Schwann 细胞进行分类。儿童肿瘤学组目前根据患儿的诊断年龄、国际神经母细胞瘤分期系统（INSS）分期、肿瘤组织病理学、DNA 指数和 MYCN 扩增状态，将患儿分为低、中、高风险类别[39]。局部肿瘤通常被切除；晚期肿瘤伴发广泛疾病，可危及生命，应首先行组织活检以明确肿瘤生物学特性。经过 5 个周期的诱导治疗后，完全切除或减瘤达到 90% 以上，可获得最佳的无病生存期和总生存期[40]。

新辅助化疗后基于影像学的危险因素（表 67.1）是神经母细胞瘤完全手术切除的有用预测因素[41]。基于疾病风险组分层有多种模式的治疗策略。诱导化疗由多药方案组成，包括但不限于环磷酰胺、阿霉素、顺铂、卡铂、依托泊苷和长春新碱。然而，神经母细胞瘤的高风险组经常获得化疗药物耐药性。因此本病具有较高复发率，这通常需要自体造血干细胞移植。此外，抗 GD2 免疫疗法已成为高危患儿的标准疗法[38]。完全手术切除与局部复发率较低相关，尤其是联合应用诱导化疗、局部放疗和免疫治疗。

对于 1 期至 2B 期肿瘤，建议行一期手术切除。对于更晚期的阶段，如 3 期和 4 期，手术干预仅限于组织活检，用于最初的肿瘤生物学研究。对于 18 个月或以上的转移性 4 期神经母细胞瘤患儿，积极手术切除原发部位肿瘤的作用在欧洲有一些争议，但在美国仍是标准治疗方法[39]。对于 4S 病期的患儿，不建议手术切除，因为自发性分化和退化的比率较高。对于高风险组患儿，通常需要放疗来控制原发灶和转移

表 67.1 神经母细胞瘤基于影像学的危险因素

肿瘤位置	标准
肿瘤累及两个体腔	颈胸部；胸腹部；腹盆部
颈部	肿瘤包裹颈动脉和（或）椎动脉和（或）颈内静脉
	肿瘤延伸至颅底
	肿瘤压迫气管
颈胸部	肿瘤包裹臂丛神经根
	肿瘤包裹锁骨下血管和（或）椎动脉和（或）颈动脉
	肿瘤压迫气管
胸部	肿瘤包裹主动脉和（或）主要分支
	肿瘤压迫气管和（或）主支气管
	下纵隔肿瘤，浸润 T9 和 T12 之间的肋椎交界处
胸腹部	肿瘤或包裹主动脉和（或）腔静脉的肿瘤
腹部 / 盆部	肿瘤或浸润肝门和（或）肝十二指肠韧带
	肿瘤于肠系膜根部包裹肠系膜上动脉分支
	肿瘤包裹腹腔干和（或）肠系膜上动脉
	肿瘤侵袭一个或两个肾蒂
	肿瘤包裹主动脉和（或）腔静脉
	肿瘤包裹髂血管
	骨盆肿横穿坐骨切迹
椎管内	轴面内超过三分之一的椎管被侵犯和（或）髓周软脑膜间隙不可见和（或）脊髓信号异常
侵犯相邻结构	心包、膈、肾、肝、十二指肠胰腺区和肠系膜
记载过的危险因素，但未纳入影像学定义的危险因素	多灶性原发肿瘤
	胸腔积液，有或无恶性细胞
	腹水，有或无恶性细胞

IDRFs：基于影像学的危险因素。

灶。禁止对椎管内肿瘤进行放射治疗，因为这会导致椎体损伤、生长抑制和脊柱侧弯。然而，在疼痛、肝大伴呼吸困难或由脊髓肿瘤压迫引起的急性神经症状的情况下，可能有必要施行化疗以缓解症状。当诱导化疗和手术切除后有小病灶残留时，也可进一步使用化疗。在过去的几十年里，神经母细胞瘤患儿的总体预后稳步改善，5 年生存率从 52% 升至 74%。虽然据估计，在标准治疗后，50% ～ 60% 的高危组存在复发，但低危组的生存率显著改善，最高可达 92%。

Wilms 瘤

Wilms 瘤（Wilms tumor，WT）也称为肾母细胞瘤，是一种由后肾胚基组成的胚胎性肾肿瘤，占所有肾肿瘤的 85%；占所有儿童恶性肿瘤的 5.9%，约 75% 的患儿确诊时小于 5 岁。13% 的患儿在诊断时发现双侧肿瘤。许多综合征可导致 WT 的发生，如 Beckwith-Wiedemann 综合征（巨舌症、巨大儿、中线腹壁缺损和新生儿低血糖）、Li-Fraumeni 综合征（p53 种系突变，易患各种癌症）和 Denys-Drash 综合征（性腺发育不良、肾病和 WT），及神经纤维瘤病。10% 的患儿伴发其他先天畸形，统称为 WAGR 综合征（虹膜缺失、偏身肥大、泌尿生殖系统畸形和智力低下）。

WT 抑制基因 *WT1* 位于 11p13 染色体上，其是负责肾、泌尿生殖道和眼发育的基因[42]。*WT1* 突变导致泌尿生殖系统异常，如隐睾和尿道下裂，也增加了 WT 的患病风险。1.1% 的 WT 患儿伴发虹膜缺失，而当在虹膜缺失患儿中发现 *WT1* 缺失时，有 40% 的可能出现 WT。此外，位于 11p15 的 *WT2* 突变，与 Beckwith-Wiedemann 综合征有关，同时患有偏身肥大的患儿发生 WT 的风险为 4% ～ 10%。WT 通常是在体格检查时偶然发现的，或由父母触及腹部肿块而被发现。其他症状包括腹痛和血尿，这可能表明肿瘤侵入了集合系统或输尿管。25% 的患儿患有高血压，被认为是继发于肾素-血管紧张素系统的紊乱。不到 10% 的患儿有非典型症状，如精索静脉曲张、肝静脉阻塞引起的肝大、腹水和充血性心力衰竭。

超声检查发现肿瘤血栓进入肾静脉或 IVC。CT 扫描有助于鉴别 WT 与其他肿瘤，并评估局部腺病、对侧肾受累和远处器官转移情况。诊断时 8% 的患儿有肺转移灶。

WT 的组织学分为有利或不利两类。有利的组织学特征是存在三种元素——囊胚细胞、基质细胞和上皮细胞。以上皮分化为主的 WT 侵袭性较低，早期诊断时，则倾向于Ⅰ期。以囊胚为主的肿瘤往往具有临床侵袭性，多为晚期。预后与组织病理学特征及肿瘤分期有关。不利组织学表现为间变细胞型、透明细胞肉瘤或横纹肌样瘤。间变性 WT 可以是局灶性的或弥漫性的，并且具有增加的肿瘤复发率和化疗耐药性的风险。25% ～ 40% 的 WT 患儿可发现肾源性残留病变的前驱病变，但这些残余不具有肿瘤转化的潜力。相反，它们可以发生分化，并自发退化，但机制不明。

国际儿童肿瘤学会（International Society of Pediatric Oncology，SIOP）分期系统以术前化疗为基础，而在肿瘤切除后应用。根据影像学检查结果，在就诊时检查是否存在转移灶，并在手术干预前进行化疗。美国国家肾母细胞瘤研究小组（The National Wilms Tumor Study Group，NWTSG）还开发了一种分期系统，该系统包括临床、手术和切除时获得的病理信息，并在化疗前对患儿进行分级（表 67.2）。该系统的优势在于它支持基于阶段的治疗，从而避免了不必要的、患儿不能获益的化疗。

WT 的主要治疗方法是手术和化疗。手术探查是

表 67.2 肾母细胞瘤研究组分期系统

分期	定义
Ⅰ	肿瘤局限于肾，可完整切除，无破裂或活检。肾包膜表面完整。
Ⅱ	肿瘤延伸至肾包膜，但可完整切除，镜下切缘阴性。肾外的血管含有肿瘤。第二期还包括肾在切除前已进行活检或肿瘤局部溢出（切除期间）但局限于肿瘤床的病例。
Ⅲ	残余肿瘤局限于腹部，呈非血源性扩散。包括累及腹部淋巴结的肿瘤、肿瘤破裂引起的弥漫性腹膜污染、腹膜种植，及显微镜下或大体切缘阳性。
Ⅳ	任何部位的血行转移。
Ⅴ	双侧肾受累。

进行正式分期的必要条件，根治性肾切除术和淋巴结取样是标准操作。手术必须格外小心，以确保完整切除且无肿瘤切缘，因为污染和肿瘤溢出会导致分期上调。血管内肿瘤扩散到 IVC 为Ⅲ期，应进行相应的治疗方式（图 67.24）。肾门、主动脉旁和腔静脉旁淋巴结的取样至关重要。保肾手术通常用于孤立肾或双侧 WT 的患儿。在这些患儿中，术前化疗可用于促使肿瘤缩小来获得更完整的切除。如果肿瘤仅累及肾的一极，没有证据表明集合系统或血管受累，肿瘤与周围结构之间存在明显的边缘，并且受累肾具有明显的功能，则可考虑进行肾部分切除术。根据 NWTSG 指南（框 67.2），标准化疗方案包括长春新碱和放线菌素 D，并根据肿瘤分期和组织学类型决定是否加用阿霉素或放射治疗。SIOP 建议应用术前化疗，以提高 5 年的治愈率和无病生存率。Ⅰ期和Ⅱ期有利组织学类型或Ⅰ期不利组织学类型的生存率接近 95%。对于组织学不良的 WT，Ⅱ期、Ⅲ期和Ⅳ期的 4 年生存率分别为 70%、56% 和 17%。

横纹肌肉瘤

横纹肌肉瘤（rhabdomyosarcoma）来源于可分化为骨骼肌的胚胎间充质细胞，是一种软组织恶性肿瘤，约占儿童恶性肿瘤的 4%。发病年龄有两个高峰，即 2 ～ 5 岁和 15 ～ 19 岁。横纹肌肉瘤在Ⅰ型神经纤维瘤病、Li-Fraumeni 综合征和 Beckwith-Wiedemann 综合征患儿中发病率增加。横纹肌肉瘤分为三种类型：胚胎型、腺泡型和多形性。胚胎型横纹肌肉瘤包括葡萄状和梭形细胞亚型，是最常见的类型，占所有横纹肌肉瘤的 2/3 以上。

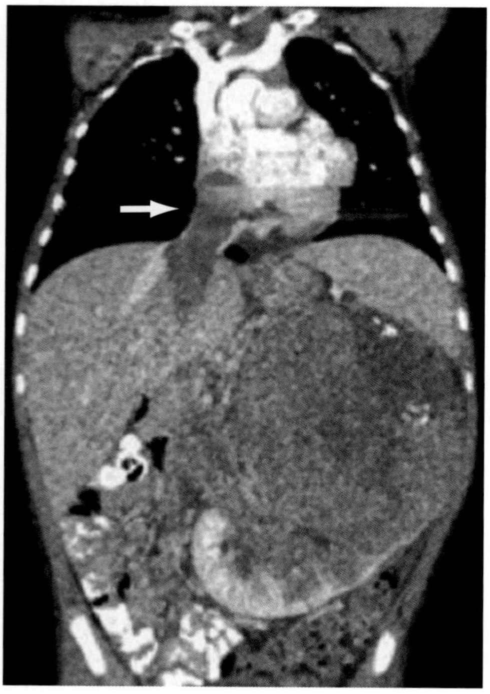

图 67.24 肾母细胞瘤的 CT 图像，伴爪征和延伸至右心房的下腔静脉巨大癌栓（箭头）

横纹肌肉瘤常见部位为头颈部（35%）、泌尿生殖道（25%）和四肢（20%）。头颈部肿瘤往往发生在耳旁区、眼眶和咽部。其他特定部位包括膀胱、前列腺、阴道、子宫、肝、胆道、椎旁区和胸壁。这些肿瘤通常无症状，如果有症状，则大多数症状与外源性肿瘤效应有关。眼眶肿瘤可导致眼球突出、视力下降和眼肌麻痹。那些由副鼻窦部位引起的病变常导致头痛、鼻腔或鼻窦阻塞，并伴有黏液脓性或血性分泌物。对于泌尿生殖系统横纹肌肉瘤，睾丸旁肿瘤可能表现为阴囊无痛性肿胀，可能与疝、鞘膜积液或精索静脉曲张相混淆。膀胱肿瘤通常位于膀胱底部和三角区，导致血尿和尿路梗阻。女孩的阴道肿瘤表现为突出的肿块或阴道出血和分泌物。在四肢，横纹肌肉瘤常累及远端肢体，下肢受累更为常见。腹膜后肿瘤在诊断时可能已经相当大，症状继发于肿瘤对邻近结构的侵犯。诊断时，50% 的患儿有局部淋巴结转移。

横纹肌肉瘤没有特异性的血清肿瘤标志物。MRI 或 CT 可显示肿块及其累及邻近结构、血管包绕、转移和腺病。切口或针芯穿刺活检是确诊的关键。肌肉特异性蛋白、肌球蛋白、肌动蛋白、结蛋白和肌红蛋

框 67.2 Wilms 瘤治疗方案 *

- Ⅰ期（FH，局灶间变）：手术，VA 化疗 18 周，无放疗
- Ⅱ期（FH）：手术，VA 化疗 18 周，无放疗
- Ⅱ期（局灶间变）：手术，VDA 化疗 24 周，瘤床放疗
- Ⅲ期（FH，局灶间变）：手术，VDA 化疗 24 周，瘤床放疗
- Ⅲ期（局灶间变）：手术，VDA 化疗 24 周，瘤床放疗
- Ⅳ期（FH；局灶间变）：手术，VDA 化疗 24 周，根据局部肿瘤分期及肺部或其他转移部位行瘤床放疗
- Ⅱ～Ⅳ期（弥漫间变）：手术，VDEC 化疗 24 周，全肺和腹部放疗
- Ⅰ～Ⅳ期（透明细胞肉瘤）：手术，VDEC 化疗 24 周，腹部放疗；仅Ⅳ期行全肺放疗
- Ⅰ～Ⅳ期（横纹肌样瘤）：手术，ECCa 化疗 24 周，放疗

A：放线菌素 D；C：环磷酰胺；Ca：卡铂；D：阿霉素；E：依托泊苷；FH：组织类型良好；V：长春新碱。

* 全国 Wilms 肿瘤研究组：对 11 个月以下的婴儿给予所有药物推荐剂量的一半。

白，可染色用于免疫组织化学诊断[43]。葡萄状（葡萄簇）和梭形细胞横纹肌肉瘤预后良好，多形性组织学表现为中等预后，腺泡型组织学显示预后不良。基于 TNM 标准的预处理分期用于将患儿分层来选择适当的治疗方案，并比较预后（框 67.3）。完整的手术切除是理想的，但较大的肿瘤可能需要术前化疗以缩小肿瘤。术中情况或手术切除组织的病理结果用于临床分组，包括根据手术发现、病理、切缘和淋巴结状态。低、中、高风险患儿的 3 年无衰竭生存率估计值分别为 88%、55% ～ 76%、低于 30%。

多模式治疗的主要目标是实现治愈或获得局部控制。推荐的化疗方案取决于风险分层，A 组中的低风险患儿接受长春新碱和放线菌素 D 化疗。B 组低风险和稍高风险患儿，需加入环磷酰胺。已发现放疗对于横纹肌肉瘤的局部控制有效，尤其是对于切除后有镜下残留的以及肿瘤不能切除的患儿。

对于四肢肿瘤，重要的是通过广泛的局部切除达到完整切除。除了手或足同时累及神经血管组织的远端肿瘤，很少需要截肢。鉴于躯干和四肢肿瘤的淋巴结转移发生率较高，前哨淋巴结定位的应用日益增多。如果初次切除后有轻微残留疾病的证据，也可考虑再次切除。四肢肿瘤患儿需接受联合化疗，但由于腺泡组织型发生率高，也常采用放射治疗。

对于泌尿生殖系统肿瘤，保留膀胱功能是切除累及膀胱或前列腺肿瘤的关键。如果不能达到这个目标，通常建议术前放化疗。由于睾丸旁横纹肌肉瘤的转移率较高，如果患儿年龄小于 10 岁，应行根治性腹股沟睾丸切除术及腹膜后淋巴结清扫术。当肿瘤明显来源于阴囊皮肤时，需要切除肿瘤。化疗是标准的治疗方案，而放疗仅适用于淋巴结阳性的患儿。对于阴道或外阴横纹肌肉瘤患儿，建议分别进行阴道切除术和广泛局部切除术，以及多药物化疗。大约 15% 的患儿存在转移灶，他们的预后仍然很差。近 30% 的患儿会复发，估计 5 年生存率仅为 17%。尽管有这些令人痛心的数据，但横纹肌肉瘤在大多数儿童中是一种可治愈的疾病，超过 60% 的患儿在诊断后可以存活 5 年。

框 67.3　横纹肌肉瘤的分期

Ⅰ期：局灶病变，完整切除，无局部淋巴结受累

Ⅱ期

A. 局灶病变，大部分切除，镜下残留，无局部淋巴结受累

B. 局灶病变，累及淋巴结，完整切除，无残留

C. 局灶病变，累及淋巴结，大部分切除，但在原发部位有镜下残留和（或）组织学上累及最远端区域淋巴结（从原发部位开始）

Ⅲ期：局灶病变，肿瘤大部分残留，包括不完全切除或仅对原发部位进行活检

Ⅳ期：诊断时肿瘤已有远处转移

肝肿瘤

原发性肝肿瘤在儿童中很罕见，但如果存在，则约有 60% 的病例为恶性肿瘤。两种最常见的肿瘤是肝母细胞瘤（hepatoblastoma）和肝细胞癌（hepatocellular carcinoma，HCC）。肝母细胞瘤占所有恶性肝肿瘤的 80%，占所有儿童恶性肿瘤的 1%。肝母细胞瘤的发病高峰在 3 岁，HCC 患儿的中位发病年龄为 10 ～ 11.2 岁。5 岁以下原发性肝肿瘤患儿中，90% 以上为肝母细胞瘤，而 15 ～ 19 岁患儿中，87% 为 HCC。家族性腺瘤性息肉病、Gardner 综合征和 Beckwith-Wiedemann 综合征患儿发生肝母细胞瘤的风险增高。HCC 除与获得性乙型和丙型肝炎有关外，还被观察到存在于患儿种先天性疾病的患儿中，包括酪氨酸血症、糖原贮积病Ⅰ型、α_1- 抗胰蛋白酶缺乏和胆道闭锁导致的胆汁淤积。

肝母细胞瘤通常表现为无痛、可触及的腹部肿块。其他症状无特异性，包括厌食、体重减轻和发育停滞、腹痛、贫血和腹胀。因为除了非常晚期的肿瘤外，肝功能保持相对正常，黄疸并不常见。一些患儿出现肿瘤破裂，导致腹腔内出血和腹膜炎。超过 70% 的肝母细胞瘤患儿的 AFP 水平升高。然而，AFP 水平升高不是特异性表现，因为它与患儿年龄有关，必须排除其他可致 AFP 升高的疾病。例如，在小于 6 个月的婴儿中，也可在肉瘤、卵黄囊瘤和错构瘤中观察到 AFP 水平升高。

HCC 的临床表现类似，但也可能遇到肝硬化的症状，如黄疸、蜘蛛痣、腹水和脾大。近 25% 的患儿转移扩散至腹部和纵隔淋巴结、肺、骨髓和脑。肝硬化引起的脾大可导致贫血、血小板减少或全血细胞减少。所有接受 HCC 评估的儿童都应检测其是否暴露于乙型和丙型肝炎病毒。

腹部超声检查是出色的首选诊断方法。多普勒超声还可检测肿瘤是否扩散到主要血管（即肝静脉、IVC 和门静脉）中或是否有瘤栓形成。CT 扫描对于评估肿瘤与邻近重要结构的关系非常重要，如胆管和血管，并且可以排除扩散至肝以外的腹内肿瘤。MRI

同样有此作用，但不一定比 CT 具有明显优势。由于肝母细胞瘤常通过血液途径转移至肺部，因此还应进行胸部 CT 检查。而 HCC 骨转移的发生率较高，建议行骨扫描，用于确定患儿的分期。

在组织学评估中，肝母细胞瘤的特征表现为由假包膜包围的单独病灶。可能是纯上皮型，包括胎儿或胚胎细胞，也可能是两种组织学亚型的混合，这种混合除上皮成分外，还含有间充质组织。另一方面，HCC 的特征是大的多形性上皮细胞，看起来很像成熟的肝细胞。总体来说，HCC 形成多灶性结节，而不是纤维性肿瘤，常导致肝内弥漫性受累。与成人不同，尚没有证据表明组织病理学类型对预后有影响。

在肝母细胞瘤中，已使用标准 TNM 系统进行分期，但在开发预处理分期系统方面做了大量工作（表 67.3），称为治疗前疾病范围定义系统（PRETEXT）。PRETEXT 系统由国际儿童肝肿瘤策略小组（SIOPEL）开发，用于肝肿瘤的分期和风险分层[44]。根据肝的节段解剖结构，PRETEXT 系统将肝分为四个部分，随后根据肝无瘤部分的数量对肿瘤进行分类（图 67.25）。该系统进一步考虑了尾状叶受累、肿瘤破裂、腹水、扩展至胃或膈、肿瘤位置、淋巴结受累、远处转移和血管受累情况。如果患儿的血清 AFP 水平高于 100 ng/ml、扩展至肝外、远处转移、腹膜内出血以及肝静脉、IVC 或门静脉浸润，则被认为是高危患儿。对于 PRETEXT Ⅰ期和Ⅱ期的肝母细胞瘤，可行节段切除术或解剖性肝叶切除术。

表 67.3 PRETEXT 肝肿瘤分期

Ⅰ	涉及一个部分；三个相邻的部分没有肿瘤
Ⅱ	涉及一至两个部分；两个相邻的部分没有肿瘤
Ⅲ	涉及两至三个部分；一个相邻的部分没有肿瘤
Ⅳ	涉及四个部分

当患儿肿瘤巨大无法切除时，肝移植是一种可选的手术方式。新辅助化疗用于缩小肿瘤，有可能完整切除。值得注意的是，一些人主张使用术前化疗以治疗那些切除术后可能有镜下残留病灶的患儿。他们认为，这样做可以消除在肝再生过程中可能对嗜肝因素有反应的肿瘤细胞，从而降低复发风险。目前治疗肝母细胞瘤有两种方法：①肿瘤切除后进行化疗；②肿瘤活检后进行化疗和延迟切除。纯胎儿组织型的Ⅰ期患儿通常不需要术后化疗。然而，Ⅱ期或Ⅱ期以上的患儿，或其他组织学类型的患儿，需要术后化疗，化疗方案由顺铂、5- 氟尿嘧啶和长春新碱组成。对于切除后有肿瘤残留的患儿，化疗应与移植评估相结合。移植标准包括直径小于 3 cm 的肿瘤不超过 3 个，且无肝外病灶或血管受累的证据。当复发时，使用阿霉素、伊立替康和异环磷酰胺，通常能够取得一些成功。对于全身化疗无效的儿童，另一种治疗方法是直接动脉化疗或血液栓塞，其成功率各不相同。长期预后尚不明确。可切除肝母细胞瘤的长期无病生存率可达到 85% ～ 90% 以上，对于肝母细胞瘤不能切除而行肝移植的患儿，也观察到了类似的结果。但 HCC

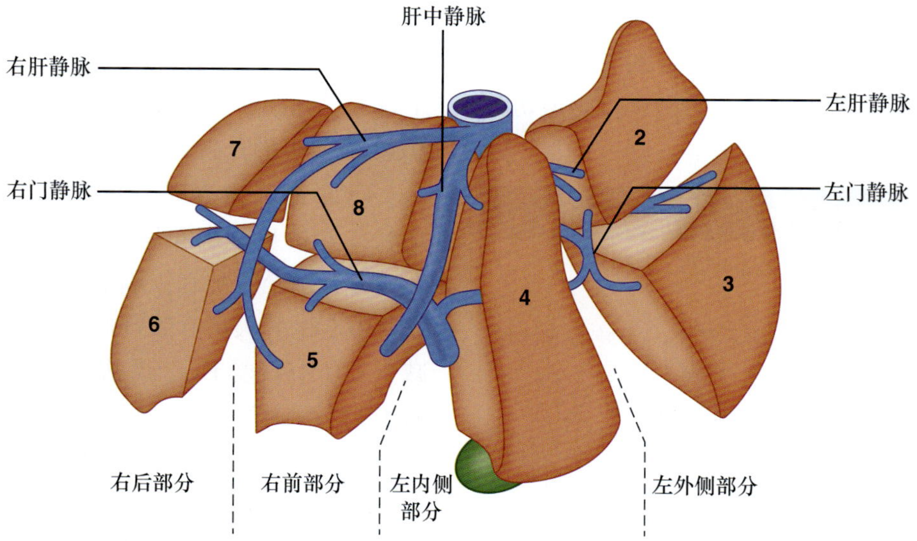

图 67.25 肝母细胞瘤 PRETEXT 定义系统示意图。根据肝的节段解剖将肝分为四个部分，然后根据肝无瘤部分的数量对肿瘤进行分类（From Roebuck DJ，Aronson D，Clapuyt P，et al. 2005 PRETEXT：A revised staging system for primary malignant liver tumors of childhood developed by the SIOPEL group. Pediatr Radiol. 2007；37：123-132.）

的情况并非如此，部分肝切除术的生存率因复发而仍然很低。在过去的十年里，在一些中心早期移植已被证明会产生更好的结果。

畸胎瘤

畸胎瘤（teratomas）通常是良性肿瘤，其成分来源于三个胚层（内胚层、中胚层和外胚层）中的 2 个或以上。它们由不同于所处解剖部位的组织组成。畸胎瘤可能发生在中线的任何位置，但通常位于骶尾部、纵隔、腹膜后和性腺部位。畸胎瘤可以是实性的、囊性的或混合性的，分为成熟或不成熟畸胎瘤。尽管不成熟畸胎瘤可能具有潜在的恶性，但成熟畸胎瘤中发生恶变的概率较低。该病发生有明显的性别倾向，几乎 80% 发生在女孩。此外，肿瘤位置与年龄有关，事实证明性腺外肿瘤主要发生在新生儿和幼儿中，而性腺肿瘤更常见于青少年。

骶尾部畸胎瘤

骶尾部畸胎瘤（sacrococcygeal teratomas，SCT）占所有畸胎瘤的 60%，在子宫内可表现为巨大的外生性肿块。在这种情况下，可通过产前超声进行检测。并发症包括羊水过多和胎儿水肿，可因肿瘤诱导的血管缓动综合征导致高输出性心力衰竭而导致胎儿死亡。症状可包括虚弱、瘫痪、肠管或膀胱功能障碍和其他神经系统症状，这些均提示肿瘤扩展至硬膜内脊髓。因肿块通常为可见的外生性生长，所以通过视诊即可做出诊断。如果 AFP 或 β-hCG 水平升高，则分别为卵黄囊或绒毛膜癌成分构成畸胎瘤。可能需要超声、CT 或 MRI 来检测腹腔内肿块或确定肿块是盆腔还是腹腔来源。

手术切除是治疗的标准，由于存在出血和肿瘤破裂的风险，需尽快手术切除。手术方案必须考虑腹内肿瘤延伸的程度（图 67.26）。大多数肿瘤可通过后入路手术切除，手术时做 V 形切口，以便分离臀部肌肉，阻断血流，并完整切除肿瘤和尾骨。保留肛门直肠复合体对于维持长期排便控制非常重要。腹腔外部的肿瘤伴有腹腔内占位时，需行腹部和后入路联合手术。而完全在腹腔内的畸胎瘤可以通过剖腹或腹腔镜检查来探查。

从存活和生活质量来看，其预后良好。诊断时的年龄是预后最重要的因素；那些在小于妊娠 30 周或产后 2 个月以后被诊断出的患儿往往预后不良。胚胎组织学相关的恶性转化风险为 15% ～ 20%。局部复发的风险在 4% ～ 11% 之间，但未切除尾骨的复发风险为 37%。强烈建议在术后 3 ～ 4 年内，每隔 3 个月监测一次 AFP 水平，为期 3 ～ 4 年。如果肿瘤复发，应考虑再次手术。

卵巢肿瘤

大约 50% 的儿童卵巢病变为肿瘤性，但很少为恶性。据估计，卵巢恶性肿瘤占所有卵巢肿物的 10%，但仅占儿童恶性肿瘤的 1%。原发性卵巢恶性肿瘤可分为生殖细胞、上皮细胞、性索间质细胞。生殖细胞肿瘤包括畸胎瘤和绒毛膜癌；性索间质肿瘤由颗粒细胞（卵泡膜）和支持细胞（间质）组成。上皮细胞肿瘤包括浆液性和黏液性囊腺瘤和囊腺癌[45]。症状通常与肿块压迫或卵巢扭转引起的疼痛有关。存在腹水、大网膜肿块、腹膜或膈膜种植、与周围器官粘连、颈部淋巴结肿大、肿物大于 8 cm，或存在对侧卵巢肿块，都应高度怀疑为恶性肿瘤。

生殖细胞肿瘤

卵巢畸胎瘤是最常见的卵巢生殖细胞肿瘤。它也是儿童最常见的卵巢肿瘤，占所有儿童畸胎瘤的 25%。两侧卵巢发生肿瘤的概率相同，10% 的患儿为双侧。它们通常表现为腹部或盆腔疼痛，约 25% 的患儿可能伴有卵巢扭转。生殖细胞肿瘤占所有恶性卵巢肿瘤的 7% ～ 80%。无性细胞瘤是生殖细胞肿瘤中分化最差的，在 10% ～ 15% 的患儿中为双侧。尽管无性细胞瘤是恶性的，但它们往往在病情呈局限性的情况下出现，并且对放化疗有高度反应。完整手术切除后，生存率几乎达到 90%。

性索肿瘤

性索肿瘤起源于卵巢的间质成分，可产生激素，可能导致性早熟。由于它们是雄性激素，血清睾酮代谢水平可能升高。雌激素过多时，患儿会出现早期性特征，如乳房或阴唇增大、腋窝和阴毛生长，及溢乳。月经不调、肿胀和疼痛是常见的主要主诉。有趣的是，这些肿瘤与 Peutz-Jeghers 综合征有关。切除后预后良好，因为大多数病变仍局限于卵巢。晚期肿瘤对铂类化疗有反应。颗粒细胞瘤占 20 岁以下女性卵巢恶性肿瘤的 1% ～ 10%，而 Sertoli-leydig 细胞瘤占卵巢性索间质肿瘤的 20%。

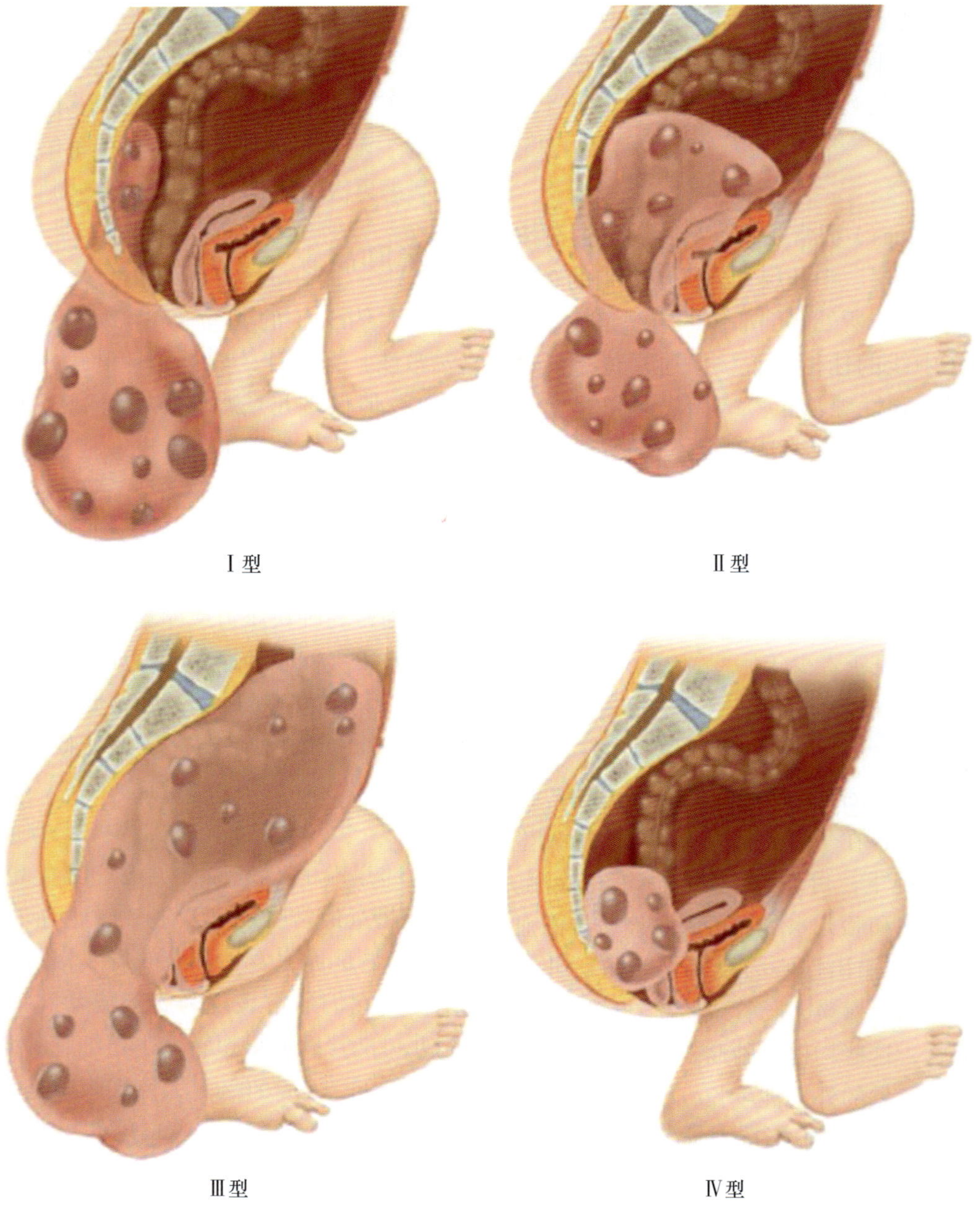

图 67.26 骶尾部畸胎瘤 Altman 分型Ⅰ～Ⅳ型。Ⅰ型完全经会阴入路切除。Ⅱ型和Ⅲ型需要会阴和腹盆联合入路。Ⅳ型完全经腹部入路切除

上皮肿瘤

上皮肿瘤在月经初潮前少见，儿童期不到 20% 的卵巢肿瘤为上皮性肿瘤。两种主要的组织学分型为浆液性和黏液性肿瘤，也可进一步描述为良性、恶性或交界性肿瘤。可以将亚型分为腺瘤或腺癌。腺癌极为罕见，但预后较差。

AFP 和 β-hCG 水平有助于提供有关肿瘤生物学的信息，并可用于衡量治疗反应。乳酸脱氢酶水平也可能升高，但没有特异性。如果有月经异常或性早熟的证据，还应检查黄体生成素（LH）和卵泡刺激素（FSH）的水平。行腹部超声检查以评估肿瘤和对侧卵巢。CT 扫描可提供关于肿瘤扩展、局部淋巴结和远处转移的信息。

手术是主要治疗方式，目的是确保完整切除，并尽可能保留生殖功能。最可靠的治疗是卵巢切除术或输卵管直肠切除术。应注意在不破坏包膜或溢出肿瘤内容物的情况下切除肿瘤，以避免恶性病变的发生。手术时，检查肝、膈肌、子宫和腹膜表面是否有卵巢植入物，如果有，应做活检以进行分期和治疗。应采样双侧腹膜后，髂、主动脉旁和肾周淋巴结，以确定适合分期。腹水或腹膜冲洗液应送细胞学检查。化疗

适用于任何延伸至受累卵巢以外的卵巢肿瘤，通常是生殖细胞和上皮细胞肿瘤。联合使用低剂量博来霉素、依托泊苷和顺铂治疗Ⅱ期肿瘤患儿，无事件生存率和总生存率分别为 87.5% 和 93.8%。

小儿创伤

创伤是导致儿童和青少年死亡的最常见原因。大多数儿童创伤本质上是钝性的，尽管因枪支相关暴力导致的意外伤害正在增加。创伤评估的基本原则包括 ABCs，儿童与成人相同。必须立即评估并保护气道。哭泣或说话能够保持患儿呼吸道通畅。如果患儿流涎、打呼噜或喘息，则必须排除气道阻塞的原因，如口咽内异物。了解儿童独特的气道解剖结构也很重要；儿童的气管较短且狭窄。气管插管型号的选择可根据患儿第五指的直径来判断。气管插管的内径也可以进行估算[4 +患儿的年龄（年）除以 4]。

在保证气道通畅后，评估患儿呼吸状态，特别注意是否存在连枷胸、呼吸困难、呼吸急促或呼吸音不均匀。接下来，评估循环，以确保向重要器官输送足够的氧气。应检查患儿的总体外观、毛细血管再充盈时间和外周脉搏。脉搏微弱伴低血压提示低血容量性休克。经两次大剂量（每次 20 ml/kg）静脉补充晶体液而无反应的休克患儿，应考虑输血。对于 6 岁以下的儿童，如果无法快速建立外周静脉，可使用中心静脉。初始 ABCs 后，应进行二次评估。必须避免体温过低，以防止并发凝血功能异常和酸中毒。应对头部和颈部进行详细检查，包括触诊 C 型领下的后颈部、背部和四肢。

头部和脊柱损伤

外伤性脑损伤（traumatic brain injury，TBI）是受伤儿童的首要死因。在 2 岁或更小的幼儿中，自然的或非意外性创伤，如婴儿摇晃综合征，是 TBI 最常见的病因，可表现为视网膜、硬膜下或蛛网膜下出血。在年龄较大的儿童中，跌倒以及机动车、自行车和行人事故是造成大多数 TBI 的原因。初次 CT 扫描可能显示弥漫性水肿，但必须随着时间的推移评估弥漫性轴突损伤、出血或实质损伤，高达 20% 的轻度 TBI 可出现颅内出血。轻度 TBI 可表现为头痛、恶心、健忘症、注意力不集中和行为障碍。由于其瞬时效应和诱发血管痉挛的倾向，应避免预防性过度换气，除非高度怀疑脑疝。除了利尿剂和高渗盐水之外，巴比妥类药物引起的昏迷和低体温状态也可用于降低颅内压。引起局灶性神经症状或肿块效应的颅内出血可通过手术解决。

脊髓损伤在儿童相对罕见，机动车辆事故为主要原因。C1 和 C2 椎骨骨折常见于年龄较小的儿童，而压缩性和偶然性骨折常见于年龄较大的儿童，常与安全带使用不当有关。无影像学异常的脊髓损伤，在小于 8 岁的儿童中可表现为一过性的神经症状。这是由于椎骨骨化不完全及韧带松弛，使脊髓和神经根伸展或撞击椎管相对的骨表面。

胸部创伤

胸部损伤是儿童创伤的第二大死亡原因，占创伤相关住院人数的 5%。大多数胸部损伤为钝性创伤，尤其是机动车事故。幼儿肋骨骨折应高度怀疑虐待儿童。儿童的肋骨主要是软骨，所以更柔韧。因此，儿童可能存在明显的胸内损伤（如肺挫伤、气胸、血胸），但无肋骨骨折等明显外部证据。肺挫伤可引起炎性反应，伴有水肿、肺不张和随后的肺实变。低氧血症、高碳酸血症和呼吸急促是非常严重的症状，需要行气管内插管。大多数患儿保守治疗有效，无长期后遗症。

创伤性窒息是钝性创伤后的罕见表现，而胸部突然受压或挤压可导致气道阻塞和上腔静脉高压回流。发生这种情况时，患儿会出现明显的头颈部发绀、结膜下出血和瘀斑。

胸腔急性失血超过总血容量 20% 或胸腔引流管出血达 2 ml/（kg · hr）时可行胸腔探查。肋间动脉出血是常见的病因。应排空胸腔积血，以防止随后细菌定植和脓肿形成。气管支气管损伤通常发生在隆突附近，被认为是由儿童柔韧的胸部受前后压迫所致，可导致气胸、纵隔气肿和皮下气肿。气管支气管破裂导致大量空气泄漏，并可能出现张力性气胸，影响呼吸功能和静脉回流。除血流动力学不稳定外，如果损伤累及支气管直径的三分之一以上或非手术治疗失败，则需进行一期修复。胸片显示纵隔增宽在儿童中很罕见。这些损伤大多由钝性创伤引起，多见于动脉韧带处。大约 1% 的钝性胸部创伤患儿发生创伤性膈肌破裂伴胃肠疝；创伤性膈肌破裂多见于左侧。

腹部创伤

当儿童出现安全带体征，即机动车事故后上腹部腹壁擦伤，应仔细行 CT 扫描，以了解是否存在任何细微的肠管损伤或游离腹腔积液。

CT 扫描显示腹腔积液，但无实性器官损伤，应高度怀疑空腔脏器损伤。胃钝性损伤通常见于被车辆撞击或跌倒在自行车把手上的儿童，表现为胃大弯区破裂或穿孔。钝性创伤导致的肠道损伤的发生率小于 15%，通常见于机动车事故中受约束的儿童。撞击时快速减速会导致腰带将肠管挤压到脊柱上。肠腔内压力的增加易导致肠穿孔或破裂。小肠损伤主要发生在固定部位，如 Treitz 韧带或回盲瓣。十二指肠或肠系膜血肿可能导致梗阻，随后出现恶心和胆汁性呕吐。

腹腔内实性器官在儿童中更易受到钝性创伤。非手术治疗是肝和脾钝性损伤的治疗标准。肝（表 67.4）和脾（表 67.5）损伤的影像学分级为临床管理路径实施提供了依据。美国儿外科协会根据初步 CT 检查结果制定了孤立性肝和脾损伤治疗指南，研究显示，这些治疗可显著缩短住院时间，且无不良后果（表 67.6）。脾动脉栓塞术在治疗小儿钝性脾损伤中的确切作用仍不确定，但对于持续出血的患儿，获得了满意疗效[46]。不累及肝静脉、IVC 或门静脉的孤立性肝损伤也可采用保守治疗。有研究报道称，85% ～ 90% 的患儿可以通过非手术治疗治愈。然而，那些由于血流动力学不稳定，经常规治疗无好转的患儿，通常需要大量输血，输注一半以上血容量的浓缩红细胞。据报道，肝损伤后迟发性出血最迟发生在损伤后 6 周，发生概率为 1% ～ 3%。最终，孤立性肝或脾损伤手术与否最重要的标准是，以输注小于 40 ml/kg 的浓缩红细胞达到血流动力学稳定为基础。此外，当高度怀疑肠穿孔等其他器官损伤时，应考虑手术探查。最近，一种新的非手术治疗策略，即基于患者血流动力学参数而非仅基于 CT 分级的 ATOMAC 联盟指南（ATOMAC association guideline），引起了人们的极大兴趣，并已证明是一种安全的临床路径，住院时间更短[47]。

表 67.4 肝损伤分级

分级	肝损伤描述
Ⅰ	包膜下血肿，＜ 10% 表面积
	包膜撕裂，实质深度＜ 1 cm
Ⅱ	包膜下血肿，10% ～ 50% 表面积，实质内血肿，直径＜ 10 cm
	包膜撕裂深度 1 ～ 3 cm
Ⅲ	包膜下血肿，＞ 50% 表面积或持续增大；
	包膜下破裂或实质血肿；
	实质内血肿≥ 10 cm 或持续增大
	实质撕裂深度＞ 3 cm 或涉及小梁血管
Ⅳ	肝实质破裂，涉及 25% ～ 75% 的肝叶或单个肝叶的 1 ～ 3 个肝段
Ⅴ	肝实质破裂，累及＞ 75% 的肝叶或单个肝叶内＞ 3 个肝段
	肝旁静脉损伤（肝后腔静脉、肝中静脉）
Ⅵ	肝撕脱伤

胰腺损伤

胰腺损伤发生于钝性外伤，如摔倒在自行车把手上。淀粉酶或脂肪酶水平升高。CT 扫描是评估大多数胰腺损伤的有效诊断方法，尽管它在确定胰腺导管损伤方面不那么敏感或特异。ERCP 在胰腺创伤的急性情况下几乎不起作用。当胰腺横断，包括钝性创伤所致的主胰管横断，在早期发现时最好采用远端胰腺切除术。对于延迟就诊者，可考虑保守治疗，包括 TPN 和肠道休息，伴或不伴远端空肠肠内营养。ERCP 可明确主要胰腺导管损伤的确切性质，可能需要行外引流手术。

肾损伤

腹膜后损伤常见于背部或侧面受到直接打击。10% ～ 20% 的病例累及肾。由于儿童缺乏肾周脂肪，

表 67.5 脾损伤分级

分级	脾损伤描述
Ⅰ	包膜下血肿，＜ 10% 表面积
Ⅱ	包膜下血肿，10% ～ 50% 表面积
	实质内血肿，直径＜ 5 cm
	包膜撕裂实质深度＜ 1 cm
Ⅲ	包膜下血肿，＞ 50% 表面积或扩大；
	包膜下破裂或实质血肿；
	实质内血肿≥ 5 cm 或持续增大
	包膜撕裂深度 1 ～ 3 cm，不涉及小梁血管
Ⅳ	撕裂伤实质深度＞ 3 cm 或涉及小梁血管
	累及节段或脾门血管的撕裂伤导致大血管离断＞ 25%
Ⅴ	脾完全粉碎
	脾门血管损伤致脾断流

表 67.6 孤立性肝或脾损伤的管理指南

	CT 分级			
	Ⅰ	Ⅱ	Ⅲ	Ⅳ
ICU 住院时间（天）	无	无	无	1
住院时间（天）	2	3	4	5
附加 CT	无	无	无	无
活动限制（周）*	3	4	5	6

CT：计算机断层扫描；ICU：重症监护室。
* 恢复全面的竞技运动。

这使肾更容易受到钝性创伤。肾实质挫伤在儿童中最常见。有趣的是，血尿的存在与肾损伤的严重程度无关。保守性非手术治疗是低级别肾损伤的治疗标准（Ⅰ级：挫伤、包膜下非扩张性血肿；Ⅱ级：肾周血肿局限于腹膜后，肾实质裂伤深度小于 1 cm；Ⅲ级：肾实质裂伤深度大于 1 cm 或肾皮质撕裂，无集合系统破裂或尿液外渗）。然而，对于更严重肾损伤（Ⅳ级：肾实质撕裂，延伸至肾皮质、髓质和集合系统，或肾主动静脉损伤；Ⅴ级：肾完全粉碎）的处理尚无普遍共识。肾损伤手术干预的绝对适应证是扩张性或搏动性血肿。相对适应证包括尿外渗、坏死和动脉损伤。在出现尿外渗的情况下，输尿管支架植入术有可能避免开放性探查。Ⅴ级损伤伴肾门撕脱和肾血管切断术需要手术干预，但抢救成功率低。

主要参考文献

Anderson KT，Appelbaum R，Bartz-Kurycki MA，et al. Advances in perioperative quality and safety. Semin Pediatr Surg. 2018；27：92-101.

这篇文章回顾了改变外科治疗方法在质量和安全方面的三个重大进展：国家外科手术质量改进计划、循证医学证据与手术部位感染的捆绑式预防以及手术安全核查表。

Baxter KJ，Gale BF，Travers CD，et al. Ramifications of the children's surgery verification program for patients and hospitals. J Am Coll Surg. 2018；226：917-924.e911.

这篇文章通过评估接受高危手术的新生儿，对 ACS 儿童手术验证计划（2015 年制定）的效果进行了早期检查。

Gates RL，Price M，Cameron DB，et al. Non-operative management of solid organ injuries in children：an American Pediatric Surgical Association Outcomes and evidence based practice committee systematic review. J Pediatr Surg. 2019；54：1519-1526.

这篇文章来自美国小儿外科协会成果和循证实践委员会，提供了肝和脾损伤非手术治疗实践指南的更新。

Harris CJ，Waters AM，Tracy ET，et al. Precision oncology：a primer for pediatric surgeons from the APSA cancer committee. J Pediatr Surg. 2020；55：1706-1713.

这篇美国小儿外科协会癌症委员会的文章提供了儿科肿瘤精确医学当前状态的全面更新。

Minneci PC，Hade EM，Lawrence AE，et al. Multi-institutional trial of non-operative management and surgery for uncomplicated appendicitis in children：design and rationale. Contemp Clin Trials. 2019；83：10-17.

该临床试验采用患者选择设计，对儿科患者非手术治疗非复杂性阑尾炎进行评估。

参考文献

1. Baker MA, Mitchell PD, O'Loughlin AA, et al. Characterization of fatty acid profiles in infants with intestinal failure-associated liver disease. *J Parenter Enteral Nutr*. 2018;42:71–77.
2. Golinelli G, Toso A, Borello G, et al. Percutaneous sclerotherapy with OK-432 of a cervicomediastinal lymphangioma. *Ann Thorac Surg*. 2015;100:1879–1881.
3. Michels G, Wengenmayer T, Hagl C, et al. Recommendations for extracorporeal cardiopulmonary resuscitation (eCPR): Consensus statement of DGIIN, DGK, DGTHG, DGfK, DGNI, DGAI, DIVI and GRC. *Clin Res Cardiol*. 2019;108:455–464.
4. Russo FM, Cordier AG, De Catte L, et al. Proposal for standardized prenatal ultrasound assessment of the fetus with congenital diaphragmatic hernia by the European reference network on rare inherited and congenital anomalies (ERNICA). *Prenat Diagn*. 2018;38:629–637.
5. Deprest J, Brady P, Nicolaides K, et al. Prenatal management of the fetus with isolated congenital diaphragmatic hernia in the era of the TOTAL trial. *Semin Fetal Neonatal Med*. 2014;19:338–348.
6. Schneider A, Becmeur F. Pediatric thoracoscopic repair of congenital diaphragmatic hernias. *J Vis Surg*. 2018;4:43.
7. Bryner BS, West BT, Hirschl RB, et al. Congenital diaphragmatic hernia requiring extracorporeal membrane oxygenation: does timing of repair matter. *J Pediatr Surg*. 2009;44:1165–1171; discussion 1171–1162.
8. Parikh DH, Rasiah SV. Congenital lung lesions: Postnatalesx management and outcome. *Semin Pediatr Surg*. 2015;24:160–167.
9. Wong KKY, Flake AW, Tibboel D, et al. Congenital pulmonary airway malformation: advances and controversies. *Lancet Child Adolesc Health*. 2018;2:290–297.
10. Peranteau WH, Boelig MM, Khalek N, et al. Effect of single and multiple courses of maternal betamethasone on prenatal congenital lung lesion growth and fetal survival. *J Pediatr Surg*. 2016;51:28–32.
11. Rosen R, Vandenplas Y, Singendonk M, et al. Pediatric gastroesophageal reflux clinical practice guidelines: joint recommendations of the North American Society for Pediatric Gastroenterology, Hepatology, and Nutrition and the European Society for Pediatric Gastroenterology, Hepatology, and Nutrition. *J Pediatr Gastroenterol Nutr*. 2018;66:516–554.
12. Shoda T, Wen T, Aceves SS, et al. Eosinophilic oesophagitis endotype classification by molecular, clinical, and histopathological analyses: a cross-sectional study. *Lancet Gastroenterol Hepatol*. 2018;3:477–488.
13. Kethman WC, Harris AHS, Hawn MT, et al. Trends and surgical outcomes of laparoscopic versus open pyloromyotomy. *Surg Endosc*. 2018;32:3380–3385.
14. Moss RL, Dimmitt RA, Barnhart DC, et al. Laparotomy versus peritoneal drainage for necrotizing enterocolitis and perforation. *N Engl J Med*. 2006;354:2225–2234.
15. Ramos-Gonzalez G, Kim HB. Autologous intestinal reconstruction surgery. *Semin Pediatr Surg*. 2018;27:261–266.
16. Bianchi A. Intestinal loop lengthening--a technique for increasing small intestinal length. *J Pediatr Surg*. 1980;15:145–151.
17. Kim HB, Fauza D, Garza J, et al. Serial transverse enteroplasty (STEP): a novel bowel lengthening procedure. *J Pediatr Surg*. 2003;38:425–429.
18. Oh PS, Fingeret AL, Shah MY, et al. Improved tolerance for enteral nutrition after serial transverse enteroplasty (STEP) in infants and children with short bowel syndrome--a seven-year single-center experience. *J Pediatr Surg*. 2014;49:1589–1592.
19. Fitzgerald K, Muto M, Belza C, et al. The evolution of the serial transverse enteroplasty for pediatric short bowel syndrome at a single institution. *J Pediatr Surg*. 2019;54:993–998.
20. Liang CM, Ji DM, Yuan X, et al. RET and PHOX2B genetic polymorphisms and Hirschsprung's disease susceptibility: a meta-analysis. *PLoS One*. 2014;9:e90091.
21. Jiang M, Li K, Li S, et al. Calretinin, S100 and protein gene product 9.5 immunostaining of rectal suction biopsies in the diagnosis of Hirschsprung' disease. *Am J Transl Res*. 2016;8:3159–3168.
22. Soh HJ, Nataraja RM, Pacilli M. Prevention and management of recurrent postoperative Hirschsprung's disease obstructive symptoms and enterocolitis: systematic review and meta-analysis. *J Pediatr Surg*. 2018;53:2423–2429.
23. Bischoff A, Pena A, Levitt MA. Laparoscopic-assisted PSARP - the advantages of combining both techniques for the treatment of anorectal malformations with recto-bladderneck or high prostatic fistulas. *J Pediatr Surg*. 2013;48:367–371.
24. Lautz TB, Thurm CW, Rothstein DH. Delayed repeat enemas are safe and cost-effective in the management of pediatric intussusception. *J Pediatr Surg*. 2015;50:423–427.
25. Robinson JR, Correa H, Brinkman AS, et al. Optimizing surgical resection of the bleeding Meckel diverticulum in children. *J Pediatr Surg*. 2017;52:1610–1615.
26. Minneci PC, Hade EM, Lawrence AE, et al. Multi-institutional trial of non-operative management and surgery for uncomplicated appendicitis in children: design and rationale. *Contemp Clin Trials*. 2019;83:10–17.
27. Verkade HJ, Bezerra JA, Davenport M, et al. Biliary atresia and other cholestatic childhood diseases: advances and future challenges. *J Hepatol*. 2016;65:631–642.
28. Bezerra JA, Spino C, Magee JC, et al. Use of corticosteroids after hepatoportoenterostomy for bile drainage in infants with biliary atresia: The START randomized clinical trial. *JAMA*. 2014;311:1750–1759.
29. Tyraskis A, Parsons C, Davenport M. Glucocorticosteroids for infants with biliary atresia following Kasai portoenterostomy. *Cochrane Database Syst Rev*. 2018;5:CD008735.
30. Soares KC, Goldstein SD, Ghaseb MA, et al. Pediatric choledochal cysts: diagnosis and current management. *Pediatr Surg Int*. 2017;33:637–650.
31. Rygiel AM, Beer S, Simon P, et al. Gene conversion between cationic trypsinogen (PRSS1) and the pseudogene trypsinogen 6 (PRSS3P2) in patients with chronic pancreatitis. *Hum Mutat*. 2015;36:350–356.
32. Cairo SB, Aranda A, Bartz-Kurycki M, et al. Variability in perioperative evaluation and resource utilization in pediatric patients with suspected biliary dyskinesia: a multi-institutional retrospective cohort study. *J Pediatr Surg*. 2019;54:1118–1122.
33. Petrosyan M, Sandler AD. Closure methods in gastroschisis. *Semin Pediatr Surg*. 2018;27:304–308.
34. Dreuning K, Maat S, Twisk J, et al. Laparoscopic versus open pediatric inguinal hernia repair: State-of-the-art comparison and future perspectives from a meta-analysis. *Surg Endosc*. 2019;33:3177–3191.
35. Sacco-Casamassima MG, Goldstein SD, Gause CD, et al. Minimally invasive repair of pectus excavatum: analyzing contemporary practice in 50 ACS NSQIP-pediatric institutions. *Pediatr Surg Int*. 2015;31:493–499..
36. Morikawa N, Laferriere N, Koo S, et al. Cryoanalgesia in patients undergoing nuss repair of pectus excavatum: technique modification and early results. *J Laparoendosc Adv Surg Tech A*. 2018;28:1148–1151.
37. Pastor ER, Mousa SA. Current management of neuroblastoma and future direction. *Crit Rev Oncol Hematol*. 2019;138:38–43.
38. Newman EA, Abdessalam S, Aldrink JH, et al. Update on neuroblastoma. *J Pediatr Surg*. 2019;54:383–389.
39. Fletcher JI, Ziegler DS, Trahair TN, et al. Too many targets,

not enough patients: rethinking neuroblastoma clinical trials. *Nat Rev Cancer*. 2018;18:389–400.
40. von Allmen D, Davidoff AM, London WB, et al. Impact of extent of resection on local control and survival in patients from the COG A3973 Study with high-risk neuroblastoma. *J Clin Oncol*. 2017;35:208–216.
41. Irtan S, Brisse HJ, Minard-Colin V, et al. Image-defined risk factor assessment of neurogenic tumors after neoadjuvant chemotherapy is useful for predicting intra-operative risk factors and the completeness of resection. *Pediatr Blood Cancer*. 2015;62:1543–1549.
42. Treger TD, Chowdhury T, Pritchard-Jones K, et al. The genetic changes of Wilms tumour. *Nat Rev Nephrol*. 2019;15:240–251.
43. Pappo AS, Dirksen U. Rhabdomyosarcoma, Ewing sarcoma, and other round cell sarcomas. *J Clin Oncol*. 2018;36: 168–179.
44. Towbin AJ, Meyers RL, Woodley H, et al. PRETEXT: radiologic staging system for primary hepatic malignancies of childhood revised for the Paediatric Hepatic International Tumour Trial (PHITT). *Pediatr Radiol*. 2018;48:536–554; 2017.
45. Lockley M, Stoneham SJ, Olson TA. Ovarian cancer in adolescents and young adults. *Pediatr Blood Cancer*. 2019;66:e27512.
46. Gates RL, Price M, Cameron DB, et al. Non-operative management of solid organ injuries in children: an American Pediatric Surgical Association Outcomes and Evidence Based Practice Committee systematic review. *J Pediatr Surg*. 2019;54:1519–1526.
47. Notrica DM, Eubanks 3rd JW, Tuggle DW, et al. Nonoperative management of blunt liver and spleen injury in children: evaluation of the ATOMAC guideline using GRADE. *J Trauma Acute Care Surg*. 2015;79:683–693.

68 章

神经外科

Joel T. Patterson

李 佳 陈毓凯 译 康 皓 审校

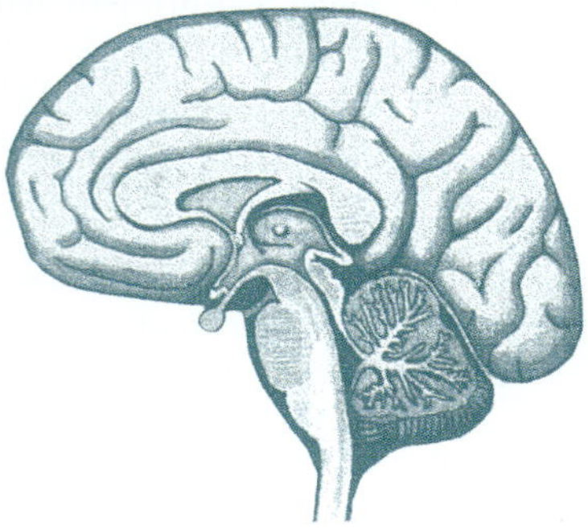

章目录

神经外科的定义是关于大脑、脊髓、周围神经及其支持结构（包括血液供应、保护结构、脊髓液空间、颅盖骨和脊柱）的外科手术。本章是为那些想要建立一个构架以增加进一步的知识和经验的非神经外科医生准备的。也希望能对社区医院急诊科的人员、住院医生、高级医生和医学生与神经外科医生就紧急、急救和选择性的患者护理问题进行有效和高效的沟通提供帮助。本章分为几部分，包括对以下内容的讨论：脑血管疾病、中枢神经系统（central nervous system，CNS）肿瘤、创伤性脑损伤、脊柱退行性疾病、癫痫和功能性神经外科、脑积水、小儿神经外科和中枢神经系统感染的神经外科治疗。神经外科领域非常宽广，无法做出详尽的、百科全书式的详细概述，但希望本书对该专业的介绍对读者有用。

颅内动力学

首先要了解颅内动力学、脑脊液（cerebrospinal fluid，CSF）、脑血流（cerebral blood flow，CBF）、颅内压（intracranial pressure，ICP）等基本原理，现做一综述。

第一个原则是几十年来一直公认的。颅腔有固定的体积，由脑组织（脑实质）、脑脊液和血管及其血管内血液组成。根据 Monro-Kellie 学说，在颅腔的固定体积内，这些成分的总和是恒定的，如果 ICP 保持不变，其中一种成分的增加必须伴随着另一种或两种成分不变或相对减少[1]。如果没有出现这种代偿，颅内压就会上升，在某种程度上，单位体积压力的增加是渐进的，颅内压的增加导致血流量和供氧的减少。因此，如果任何一个组分的体积升高，就会有一个代偿阶段，在这个阶段，一个或多个其他组分的体积可以减少，以避免颅内压升高。表 68.1 简要总结了颅内压升高的症状和每种症状的具体治疗方法。

第二个原理是脑室的脉络膜丛以稳定的速率（≈ 15 ～ 20 ml/h）产生脑脊液。需要了解的是，颅内压增高对脑脊液的产生影响很小。因此，任何令脑脊液吸收障碍或脑脊液产生过多的因素都可能影响中枢神经系统疾病的颅内压表现。故此，脑脊液的产生持续增多，甚至导致致命性的颅内压升高。在接下来关于肿瘤、感染、颅内出血和创伤的研究中，许多有关脑脊液吸收障碍的例子很明显与病理状况有关。脑脊液产生不稳定的唯一例外是与罕见的脉络膜丛乳头状瘤相关的脑脊液生产过剩和偶见的脑室炎的脑脊液生产减少。

第三个基本原则是，CBF 通常变化范围很广［30 ～ 100 ml/（100 g 脑组织 · min）］，取决于大脑特定区域内神经元活动的代谢需求。大脑任何区域的血流量通常都很充足，远远超过需求，因此氧气的摄取率往往很低。大脑的血管系统使血液流动与组织代谢需求相匹配，尽管全身血压有很大的变化，但 CBF 通常会通过一种被称为自动调节的现象，维持所需的血流量。如动脉二氧化碳分压升高或降低等因素会使曲线改变。在创伤性脑损伤的情况下，曲线变得更加明显（即血压或二氧化碳分压的较小变化），并显著影响 CBF。如果组织需求超过了自我调节能力，或者由于病理原因 CBF 下降，第一种防御是氧气摄取将增加（即动静脉氧分压差）。当每分钟每克脑组织含量低于 0.25 ml 时，组织就开始出现功能障碍。当水平在 0.15 ～ 0.20 ml 时，脑组织可能发生可逆的缺血；然而，当水平在 0.10 ～ 0.15 ml 时，

表 68.1 颅内体积增大综合征及治疗

组织名称	体积增大综合征	特异性治疗
大脑	水肿：细胞毒性、血管源性、肿瘤性、炎症性	利尿剂：甘露醇、速尿、高渗盐水；类固醇治疗肿瘤性水肿和炎性血管源性水肿
血管	二氧化碳分压升高：在创伤或动静脉畸形解除后，如严重高血压时，伴有自我调节功能丧失的高灌注状态；相对静脉阻塞状态	二氧化碳分压升高：在创伤或动静脉畸形解除后，如严重高血压时，伴有自我调节功能丧失的高灌注状态；相对静脉阻塞状态
脑脊液	先天性吸收障碍，出血性或感染性脑积水，交通性或梗阻性；吸收受损；形成小腔；蛛网膜或脑室周围囊肿；罕见脉络丛乳头状瘤伴脑脊液产生增加	脑室外引流（仅在无脑疝风险时进行腰大池引流）或脑脊液分流；对于血凝块或某些类型的阻塞性脑积水，可经脑室镜行第三脑室造瘘术；乙酰唑胺和类固醇可暂时减少脑脊液的产生
软组织肿块	肿瘤、囊肿、脓肿、血肿、放射性坏死或脑梗死性坏死	切除、开骨窗、抽吸病变（通常采用立体定向引导），特殊情况下，减压术可能有助于扩大颅内体积

就会发生梗死（图 68.1）。脑损伤后脑内氧代谢消耗降低至 0.6 ～ 1.2 μmol/（mg · min）。在几分钟内，任何大脑区域的血液完全丧失都会导致梗死（不可逆的损伤）。梗死组织的肿胀需要数天达到峰值，几周后才会消退[2]。

第四个原则源于其他三个原则，即当受累脑组织肿胀时，可能会产生恶性循环并导致级联性损伤（图 68.2）。如果颅内压（ICP）通过某种机制升高到足够高，导致脑灌注压（CPP）下降，则 CBF 会下降到组织损伤发生的水平。

CPP = 平均动脉压（mean arterial pressure，MAP）－ ICP

在失代偿阶段，闭合性颅骨内的脑水肿将导致颅内压进一步增加，CPP 进一步下降。当自动调节能力失去作用时，CBF 直接与 CPP 相关。

在颅内疾病的管理中，因为对 ICP 和 CPP 易于连续监测，故被用于替代对 CBF 的监测。然而，三者是不相等的，这些参数对治疗的指导是有局限性的。无论何种原因，当出现级联损伤的可能性时，应尽一切努力将 CPP 控制在 60 ～ 70 mmHg，并尽可能将 ICP 控制在 22 mmHg 以下。由于全身并发症，不支持常规使用升压和扩容治疗维持 CPP 高于 70 mmHg[3]。

第五个原则涉及病灶占位效应及其与颅腔复杂解剖有关的进展。颅腔内有若干刀状突起的反折硬脑膜、大脑镰和脑幕，将腔分为左右幕上腔和幕下腔（后窝）。蝶骨翼是突出的，主要是骨脊，将包含额叶的前窝和包含颞叶的中窝分开。中脑周围有一个狭窄的开口，被幕边缘环绕，是幕上腔和幕下腔之间的唯一通道。除了颅神经和动脉的小开口外，枕骨孔是颅腔中唯一的大孔。

颅骨骨折后的急性硬膜外血肿是血肿病变的典型表现。然而，不管其来源如何，其进展可能是相似的，被称之为中间清醒期，以反映早期和晚期阶段，按顺序列如下：

- 仅仅在局部结构紊乱
- 脑回和脑沟消失
- 侧脑室（或其他脑室）受压
- 中线结构移位
- 大脑镰下疝
- 仅有异常病灶
- 颞叶小脑幕疝
- 第三对颅神经压迫（单侧瞳孔扩张）
- 环池受压
- 中脑受压
- 中脑梗死，桥脑出血（两个瞳孔扩张，对中脑造成不可逆损害）
- 进一步压迫脑干
- 脑干反射丧失包括：从屈肌姿势发展到伸肌姿势；前庭和眼脑反射；角膜反射

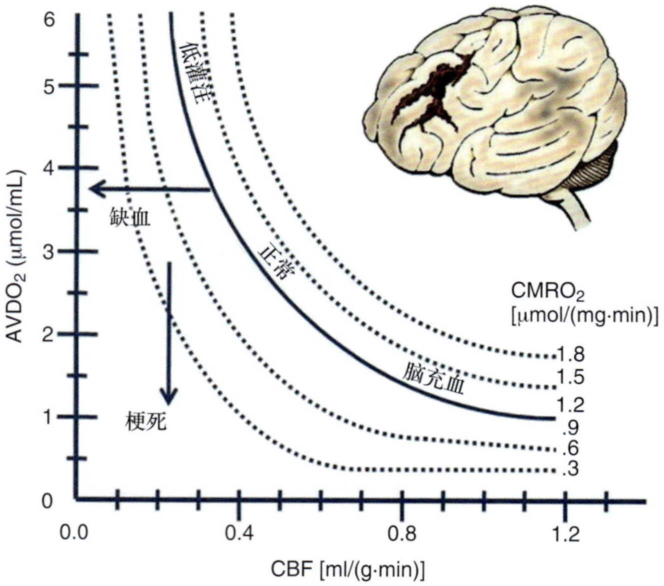

图 68.1 正常和病理情况下脑血流量、代谢、氧提取的关系（From Rangel-Castilla L，Gasco J，Nauta HJ，et al. Cerebral pressure autoregulation in traumatic brain injury. Neurosurg Focus. 2008；25：E7.）。AVDO$_2$：动静脉氧差；CBF：脑血流；CMRO$_2$：脑耗氧量的代谢率

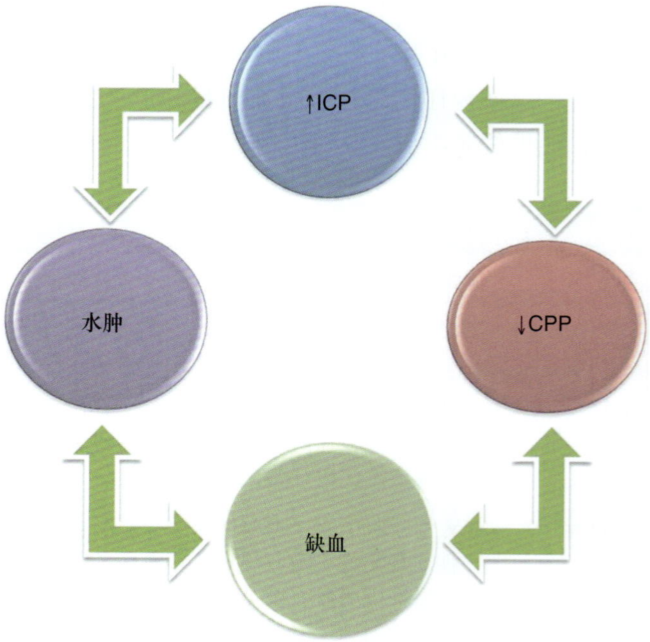

图 68.2 颅内压（ICP）升高、脑灌注压（CPP）降低与缺血和梗死的发生及脑水肿的关系

- 脊髓压迫综合征：呼吸反射；血管舒缩反射，库欣反射随收缩压升高，脉压增宽，心动过缓
- 枕骨大孔疝

在小脑幕疝后的阶段，局灶性占位效应不伴有颅内压总体增加是很少见的。病灶占位效应发展到包括颅内压升高，很大程度上取决于颅腔内的顺应性。年轻患者的大脑组织致密，患者可能会出现颅内压升高，即使是相对较小的体积，也会导致皮质回的消失。另一方面，晚期脑萎缩患者可以承受大量脑内血肿或慢性硬膜下血肿伴侧脑室压迫和中线移位，同时维持可耐受的颅内压和接近正常的神经功能。

脑血管疾病

脑血管疾病包括许多疾病：先天性、获得性和特发性（框 68.1）。

框 68.1　脑血管病

先天性
动静脉畸形和瘘
海绵状血管瘤
毛细管扩张
静脉畸形（血管瘤）

后天性
创伤性
　部分动静脉瘘（Ⅰ型颈动脉海绵窦瘘）
　外伤性动脉瘤
退行性
　动脉粥样硬化，闭塞性疾病
　大多数脑动脉瘤
　部分动脉夹层
　自发性脑内出血
传染性
　霉菌性动脉瘤

特发性
烟雾病
部分动静脉瘘：硬脑膜动静脉畸形或Ⅱ型颈动脉海绵窦瘘

脑动静脉畸形

脑动静脉畸形（arteriovenous malformation，AVM）是一种异常血管团块，动脉血液直接流入引流静脉，中间没有经过正常的毛细血管床。AVM 是一种先天性病变，随着年龄的增长，其体积会有所扩大，并不断产生新的血管供应，通常从出生时的低流量病变发展到成年时的高流量病变。临床表现为出血，病变周围的脑实质因血管“窃血”现象而缺血，或癫痫发作。AVM 的患病率为 15 ～ 18/100 000，通常在 40 岁之前表现出来。出血风险每年高达 4%[4]，一旦发生出血，可能容易反复出血。通常有一条或多条供血动脉，由异常血管组成的大小、形状和致密程度不一的病灶和引流静脉组成。它们有时与供应动脉的高流量动脉瘤有关。

患者临床表现一般为头痛、神经功能障碍、癫痫或三者的不同组合。检查通常包括计算机断层扫描（computed tomography，CT）和磁共振成像（magnetic resonance imaging，MRI），可显示病变（图 68.3）。然后进行全脑血管造影以确定病变的血管解剖结构，并决定治疗方案。

治疗方案包括开颅手术切除病变、栓塞和立体定向放射手术（stereotactic radiosurgery，SRS）。通常会使用多个模态。SRS 通常用于直径小于 2.5 cm 的致密病变。经过辐照后，生存期可达 3 年之久。

在 SRS 后可关闭 AVM 瘘口。Spetzler-Martin 分级系统开发于 30 多年前，并一直用于帮助做出治疗计划（表 68.2）[5]。

海绵状血管瘤

海绵状血管瘤（AVM）是一种边界清楚的良性血管病变，由位于脑内的不规则薄壁窦状血管通道组成，但无神经实质组织、大的供血动脉或大的引流静脉。McCormick 在一系列尸检中指出[6]，这些病变的患病率约为 0.5%。描述了三种家族形式。因为这些是低压力、低流量的病变，除非是发生在大脑的一个重要功能区，出血通常不是灾难性的。

患者通常表现为出血或头痛，可有无癫痫病史。虽然在 CT 上很明显，但 MRI 是首选的成像方式，并可显示典型的含铁血黄素暗环。症状性病变的治疗包括控制癫痫发作和手术切除。放射治疗虽然不一定能治愈，但已证明可以缩小不适合手术切除的病变[7]。

毛细血管扩张症

病变由血管通道组成，其壁极薄，类似于扩张的毛细血管。通常呈小团状，通常有突出的中间脑组织。在临床上通常是无症状的，一般不会在影像学研究中出现。在常规导管血管造影中不明显，除非很大，然后只有在毛细血管静脉期显影。它们与 AVM 明显不同，病变处的血流速度不够快，无法在同一常规血管造影图像中显示动脉和静脉。病变通

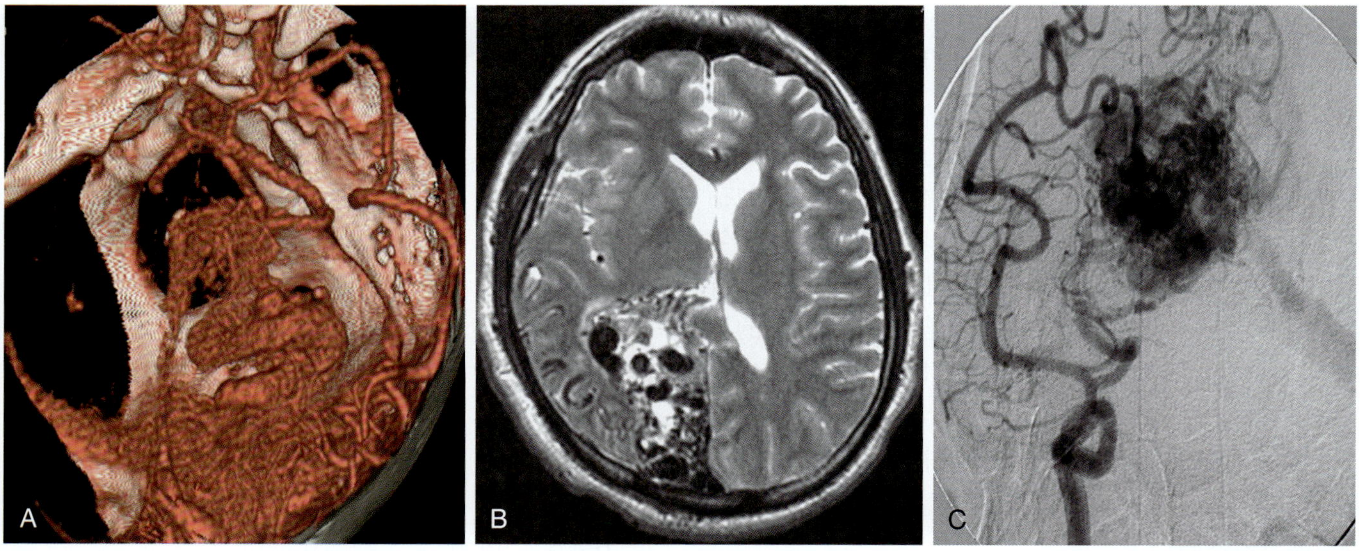

图 68.3 计算机断层血管造影（CTA）与三维重建（**A**），磁共振成像（**B**）和常规血管造影（**C**）显示一组由大脑中、后动脉和不明确的病灶供应的大动静脉畸形。存在复杂的深、浅静脉引流

表 68.2 Spetzler-Martin 分级系统

大小	计分
病灶	
小型＜ 3 cm	1
中型 3 ～ 6 cm	2
大型＞ 6 cm	3
邻近部位的脑功能区	
非功能区	0
功能区（感觉、运动、言语、视觉、丘脑、下丘脑、内囊、脑干、小脑、小脑脚、小脑深核）	1
引流静脉	
仅浅静脉	0
深静脉	1

常不需要手术治疗。

静脉发育异常：静脉血管瘤

这些病变是由异常的静脉引流系统汇聚在单个扩大的静脉流出通道上构成的。典型的外观是水蛇形，呈放射状会聚的静脉。病变的一个特征是异常的静脉床侧支回流不良。不正常的静脉引流可能完全满足或不完全满足脑组织供应的需要。其结果是脑组织中缓慢演变的退行性变化，然而，现有的任何干预都不能扭转此种变化。静脉异常是该区域唯一可用的静脉引流，因此不建议切除异常静脉。这样做可能导致静脉梗死肿胀和出血，如果在后颅窝，后果尤其危险。

创伤性瘘管

颈内动脉和椎动脉均通过静脉网络后立即进入颅腔。颈内动脉穿过海绵窦，与眼上静脉、岩窦和蝶顶窦相通。椎动脉通过枕 -C1 硬膜外间隙的静脉丛，该静脉丛与颈静脉、硬膜外静脉丛和椎管旁静脉丛相通。创伤导致颈动脉或椎动脉系带点撕裂，穿过颅底可导致周围静脉丛瘘。其后果可能在严重程度和突发性上有所不同，典型的包括眶周肿胀，颈动脉海绵窦瘘（carotid-cavernous fistula，CCF）表现为眼球突出和巩膜水肿，椎动脉颈静脉瘘表现为突出的搏动性杂音。眼压测量可指导 CCF 治疗的急迫性。在放射学检查中，特征性的影像是眼上静脉扩张（图 68.4）。对这些病变通常采用血管内技术治疗。一根导管穿过动脉的裂口进入瘘管的静脉侧。高流量和大瘘管通道促进了这一过程。然后使用栓塞材料、线圈或可分离的球囊来闭塞瘘管的静脉侧。当传统的经静脉途径失败时，可能需要经眶穿刺的直接途径来提供血管内治疗[8]。

动脉瘤

动脉瘤是由于动脉壁的减弱和后期的缺损导致的血管局部过度扩张。成人动脉瘤性蛛网膜下腔出血的发病率为 2%（各个研究不同），每年的动脉瘤性蛛网膜下腔出血发病率为 6 ～ 8/10 万，最高发病年龄为

50 岁。蛛网膜下腔出血可改变的危险因素包括高血压、吸烟和过量饮酒。动脉瘤可进一步分为囊状动脉瘤、梭状动脉瘤、夹层动脉瘤、感染性动脉瘤和外伤性动脉瘤。

囊状动脉瘤

顾名思义，这些动脉瘤（也称为小动脉瘤），通常是囊状的，起源于血管壁或分叉处。考虑到神经影像学检查的频率，其中许多是偶然发现的，但也有许多表现为出血[9]，由脑动脉瘤引起的蛛网膜下腔出血（subarachnoid hemorrhage，SAH）的典型表现是突发头痛，被描述为“我一生中最严重的头痛”。检查通常包括 CT 扫描，显示典型的血液分布（图 68.5）。由囊状动脉瘤引起的蛛网膜下腔出血，有 10% ～ 15% 的患者在到达医院之前就已经死亡。在被送往医疗机构的患者中，1/3 无法存活（通常是由于再出血），1/3 会在存在不同程度的神经残疾的情况下存活，1/3 会恢复到基线水平。

蛛网膜下腔出血的主要并发症包括再出血、脑积水（占 15% ～ 20%），约 50% 的患者发生心脏事件、血管痉挛、低钠血症和癫痫发作。在初次出血后就医的患者中，再出血是死亡的主要原因。脑积水是由蛛网膜颗粒功能破坏引起的，通常采用脑室外引流治疗。血管痉挛被认为是由脑脊液中血液分解产物引起的大脑动脉平滑肌功能障碍所致脑动脉狭窄。当出现这种情况时，可以导致严重的脑缺血，因此，是致死的一个重要原因。症状性血管痉挛的治疗通常是多模式的，包括使用高容量和诱导高血压、血管内治疗和

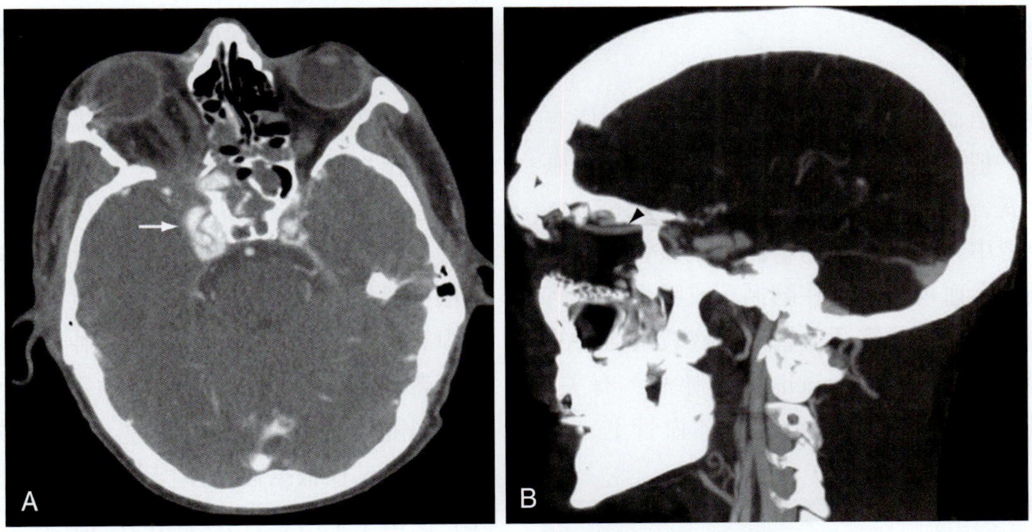

图 68.4　右侧颈内动脉海绵窦瘘管（A，箭头）伴上眼引流管扩张（B，箭头），是此病理过程的典型影像学表现

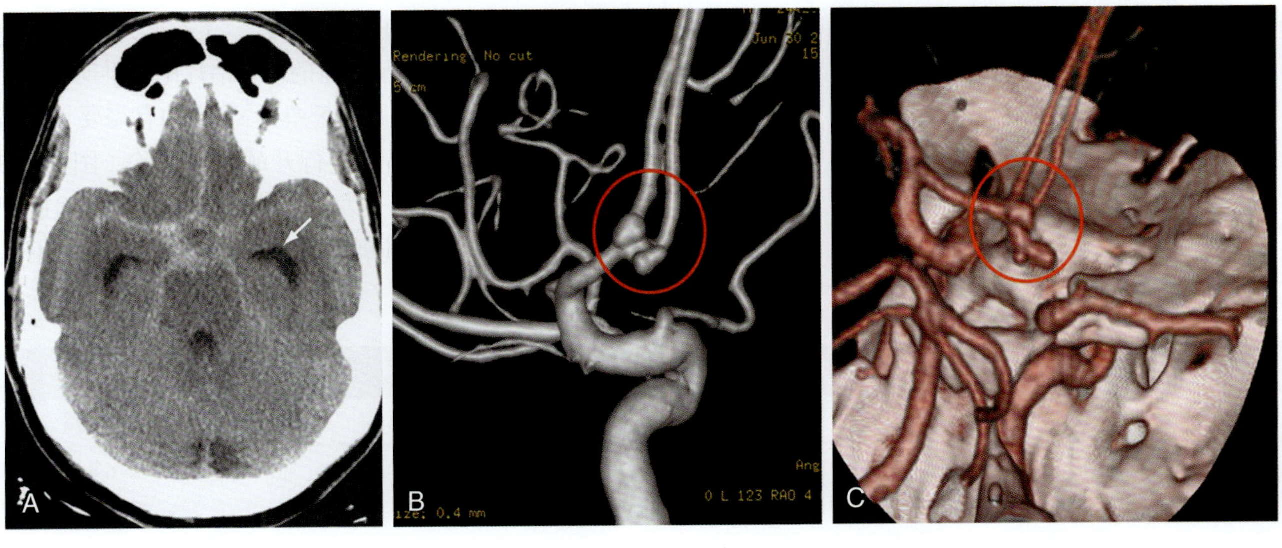

图 68.5　（A）脑 CT 扫描显示基底池有蛛网膜下腔出血。颞角扩张（箭头）表示脑积水；（B）脑血管造影显示位于大脑前动脉 A1 和 A2 节段交界处的两个动脉瘤（环形）；（C）CT 血管造影及三维重建显示动脉瘤（圆形）与颅底的关系

各种药物（框 68.2）[10-12]。

一项关于脑动脉瘤及其治疗的经典研究记录了与大小和位置相关的动脉瘤破裂风险，如表 68.3 所示[13]。作为预测可能的血管痉挛和总体结果的一种手段，制订 Hunt 和 Hess 临床分级量表[14]和世界神经外科医师联合会（World Federation of Neurological Surgeons）临床分级量表[15]（表 68.4 和表 68.5）。另一种分类蛛网膜下腔出血的方法由 Fisher 及其同事描述[16]，是基于 CT 扫描成像（表 68.6）。

囊性动脉瘤的治疗包括通过支架、分流支架[17-18]或手术夹闭（图 68.6 和图 68.7），随后在重症监护病房处理潜在的血管痉挛和并发症。开颅术和夹闭术曾经是治疗脑动脉瘤的标准方法，现在通常用于那些认为不适合血管内技术的病变[13, 17-18]。一般认为动脉瘤破裂的治疗最好在初次出血后尽快完成。

自发性颅内出血

自发性颅内出血进入脑实质是常见的，约占所有卒中的 10%。一般发生在老年患者，通常是由于脑血管的退行性改变，这常与慢性高血压有关（框 68.3）。在较年轻的患者中，更可能与药物滥用或血管畸形有关。自发性颅内出血可以发生在脑循环或脑干的任何地方，但典型的描述是与穿孔血管和颅底较大血管的小退行性动脉瘤（Charcot-Bouchard 动脉瘤）有关。自发性颅内出血通常位于穿通的纹状体血管上，导致基底节区出血。卒中的临床表现，具有与脑部受影响区域相对应的突然发作的神经系统症状和体征。症状更可能包括头痛而不是缺血性卒中。通常在急诊科使用 CT 进行诊断。CT 能很好地显示急性血肿的大小和位置，以及相关的脑移位或脑积水（图 68.8A 和图 68.9）。有已知高血压病史的老年患者表现为硬膜、丘脑、小脑或脑桥血肿。为了防止再出血，控制血压是必要的。如果血肿部位或外观不典型，特别是蛛网膜下腔血液成分，则需要进一步检查。此外，通常建议对没有已知高血压的年轻患者和有潜在出血原因的患者（如肿瘤史、血液恶病质、细菌性心内膜炎）进行调查。

进一步的检查通常通过 MRI 或磁共振血管造影来完成。对任何动脉瘤或动静脉畸形的提示都要进行常规导管血管造影。在有早期痴呆病史的老年患者中，对多发性外周脑血肿需要考虑淀粉样血管病的诊断。

大多数自发性脑出血病例不需要手术治疗。许多出血的出血量小且耐受性好。那些服从命令并能通过神经系统检查的变化进行监测的患者，一般可通过至少 5 ～ 7 天的住院观察进行保守管理。峰值肿胀和失代偿一般最可能发生在这个时间范围内。对于一小群有中等出血的患者，手术清除血肿可能是合适的，这些患者起初对血肿表现出耐受性，尽管使用了药物治疗，但随后恶化为延迟的水肿。类固醇并没有显示出疗效。尝试仅根据血肿体积来预测哪些患者病情会恶化，但由于不同患者表现出的广谱颅内顺应性不同而受挫。一般来说，脑室和蛛网膜下腔较小的年轻患者依从性较低，耐受性较低，而老年脑萎缩患者脑室和蛛网膜下腔宽敞。

已经注意到在脑出血的外科治疗中，早期手术与保守治疗在临床结果上缺乏差异[19]。如有需要，通常在血肿最易触及的部位进行开颅手术清除（图 68.9B）。术中超声通常有助于发现未到达皮质表面的血肿，并监测血肿清除的进展。手术的目的是减压而不是完

框 68.2 血管痉挛的治疗

预防动脉狭窄
清除蛛网膜下腔血液
预防脱水和低血压
钙通道阻滞剂（尼莫地平）

动脉变窄逆转
动脉钙通道阻滞剂

球囊成形术
缺血性神经功能缺损的预防和逆转
高血压、高血容量和血液稀释疗法

表 68.3 国际未破裂颅内动脉瘤 5 年破裂风险（%）

动脉瘤类型	＜ 7 mm，无 SAH 史	＜ 7 mm，既往 SAH	7 ～ 12 mm	13 ～ 24 mm	＞ 24 mm
颈动脉海绵窦段	0	0	0	3.0	6.4
前循环	0	1.5	2.6	14.5	40.0
后循环	2.5	3.4	14.5	18.4	50.0

SAH：蛛网膜下腔出血。

全切除，但一般是在安全可行的情况下进行。同时，微创技术也在不断发展[20]。可能是考虑到血肿在较深的位置，立体定向抽吸和纤溶剂的方法正在发展中，否则很难接近。

对小脑出血患者需进行特殊考虑（图 68.10）。因为脑干受压迫引起的突然恶化的危险更值得关注。即使小脑本身受到广泛的损伤，一般也能存活下来，并有良好的功能结局。第四脑室梗阻和小脑出血引起脑积水的患者有时可单独用脑室引流治疗，但由于存在脑干受压的风险，通常采用枕下开颅术清除血肿。

表 68.4 Hunt and Hess 临床分级量表

类型	等级	好结果
无症状，或轻微头痛和轻微的颈部僵硬	1	≈ 70
中度至重度头痛，颈强直，仅颅神经麻痹	2	≈ 70
昏睡、神志不清，或轻度的局灶性神经功能缺损	3	≈ 15
昏迷，中度至重度偏瘫，可能早期去脑强直	4	≈ 15
深度昏迷，去脑强直，濒死状态	0	≈ 0

表 68.5 世界神经外科医师联合会临床分级量表

等级	格拉斯哥评分	运动障碍
Ⅰ	15	否
Ⅱ	13 ~ 14	否
Ⅲ	13 ~ 14	是
Ⅳ	7 ~ 12	是或否
Ⅴ	3 ~ 6	是或否

霉菌性动脉瘤

这些动脉瘤与全身性感染有关，可将细菌感染的小颗粒冲入脑血管床。亚急性细菌性心内膜炎和一些肺部感染会造成这种情况。这些动脉瘤的一个特点是，它们通常位于脑血管床的远端，而小动脉瘤通常位于 Willis 环附近的大血管上。也有很多其他可能，当细菌栓子侵入远端大脑动脉分支时，它们可以侵蚀这些小血管壁，通常会造成血管周围组织的出血。在开始时，最大限度的抗生素治疗是必要的，脑内血肿的存在可能迫使立即开颅。早期动脉瘤手术常显示蛛网膜下腔出血和蛛网膜下腔炎症反应，只有小动脉壁侵蚀缺损处有血液聚集。由于缺乏发达的纤维组织，试图解剖颈部的尝试遇到阻碍，术中出血也很常见。在早期手术时，通常必须阻断并切除病变动脉段。应该预料到需要动脉旁路来维持关键的大脑区域的血流，但这并不总是可能的。

如果霉菌性动脉瘤在较晚的阶段被发现或治疗，

表 68.6 SAH 在 CT 上的表现 Fisher 分级

等级	CT 表现
Ⅰ	没有出血
Ⅱ	弥漫性 SAH，垂直层血肿＜1 mm 厚
Ⅲ	局限性血块和（或）垂直层血肿＞1 mm 厚
Ⅳ	弥漫性或无蛛网膜下腔出血，但伴有脑内或脑室出血

SAH：蛛网膜下腔出血。

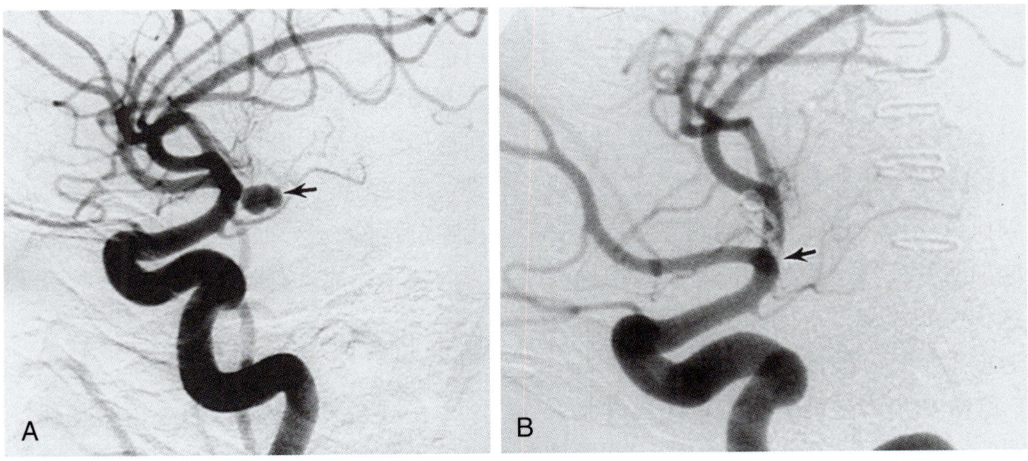

图 68.6 （**A**）颈动脉减影造影显示一个（4×6）mm 的浆果状动脉瘤（箭头）起源于远端颈内动脉；（**B**）术后颈动脉造影显示夹子放置（箭头），动脉瘤完全消失

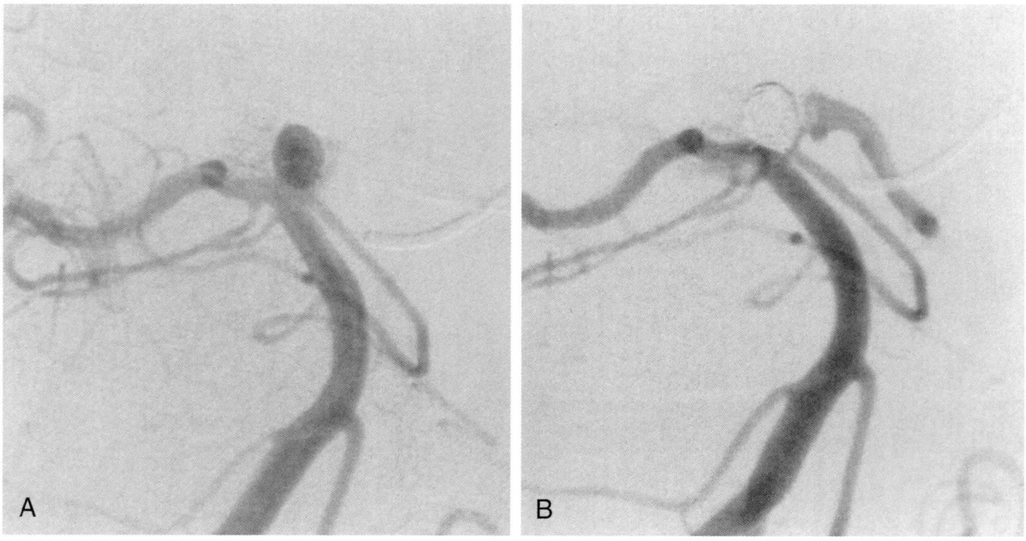

图 68.7 （**A**）椎动脉造影减影显示基底动脉顶端动脉瘤；（**B**）放置线圈后减影椎体血管造影显示动脉瘤闭塞良好，相邻血管得到保留

框 68.3 自发性脑出血的原因

- 高血压
- 血管畸形
- 脑动脉瘤
- 动静脉畸形
- 海绵状畸形
- 脑梗死（卒中）转化
- 脑淀粉样血管病
- 凝血障碍
- 肿瘤
- 药物滥用
- 其他

动脉瘤的纤维壁可能在此时已经形成，那么就有可能进行夹闭。然而，需要警告外科医生，可能很难在远端找到动脉瘤，它们通常深埋在脑沟中并有反应性纤维瘢痕组织增厚。

烟雾病

烟雾病是一种以特发性非动脉粥样硬化性狭窄或闭塞为特征的脑血管疾病，伴随丰富的侧支循环血管交织成网，可增加闭塞或严重狭窄的部分脑组织周围的持续灌注。这种疾病通常是双侧的，尽管不一定完全对称。虽然通常很罕见，但该病在亚洲血统的人中更常见，在 CT 和 MRI 出现之前，日本首次通过血管造影发现该病例。moyamoya 这个词来自日语，意思是“烟雾”或“薄雾”。实际上有的疾病，有时会与西方人常见的动脉粥样硬化性严重狭窄周围不太明显的侧支血管网相混淆。在青少年中，烟雾病的典型表现为认知能力下降，在学校表现出恶化和有多发性脑梗死的证据。血管造影显示颈内动脉、大脑中动脉近端或大脑前动脉近端严重狭窄或闭塞，通常有多簇细小侧支血管。在成人烟雾病中，网状血管引起蛛网膜下腔或基底神经节出血，这是最常见的表现。出血通常可以保守治疗。通常采用某种形式的颅外至颅内绕道手术来减轻侧支血管网的负荷。手术治疗包括颅外颅内绕道术（通常是颞浅动脉到大脑中动脉）、高嵌段血管合并或两者结合[21]。通常成人的疾病首选 EC-IC 旁路治疗，而儿童倾向于血管联合，效果反应更好。

硬脑膜动静脉畸形

硬脑膜动静脉畸形是由硬脑膜动脉与脑静脉系统之间的异常交通引起的。这种病变主要发生在成人，可能是硬脑膜静脉窦血栓形成后获得性病变，通常发生在海绵窦或乙状窦-横窦交界处。随着后期的愈合，血栓段引发新生血管反应，演变为具有瘘管的 AVM 构型，可逐渐扩大，显示与皮质静脉相通的病变，并且有出血的危险，这种病变是需要治疗的。通常是通过血管内技术完成，有时进行开放手术切除也是必要的。

缺血性卒中

在过去的十年中，有大量的基础科学和临床研究集中于缺血性卒中。持续的患病率、发病率、残疾以及随之而来的社会成本促使了初级和综合性卒中中心的建立。如今，神经外科医生在缺血性脑卒中患者的

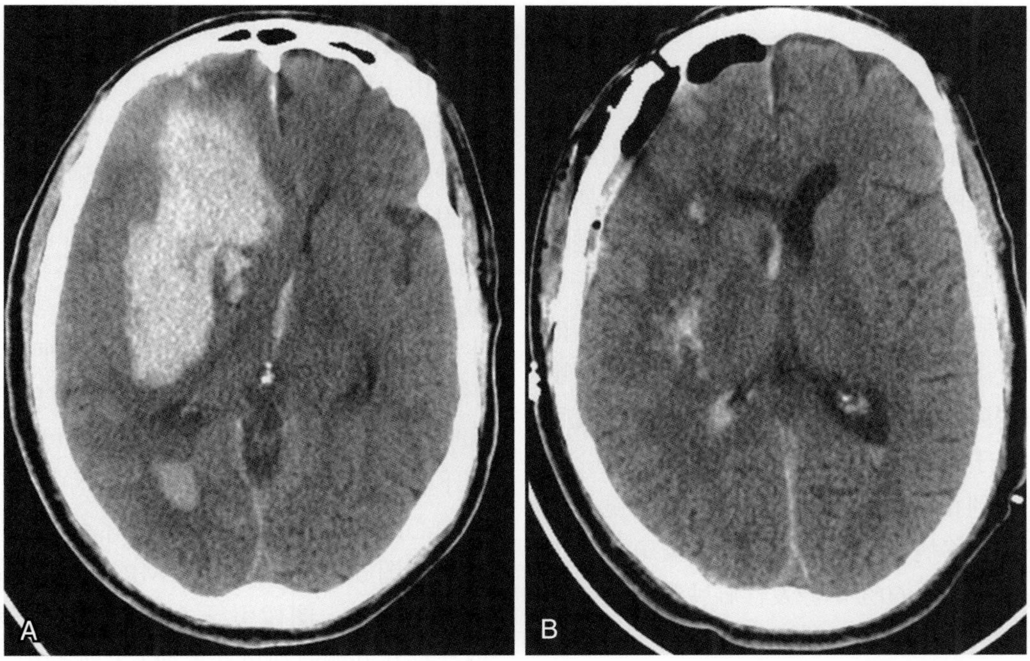

图 68.8　无增强头部 CT。（**A**）右侧基底节区自发性高血压脑内血肿，并延伸至额颞叶；（**B**）术后立即行 CT 扫描显示颅内血肿几乎完全清除

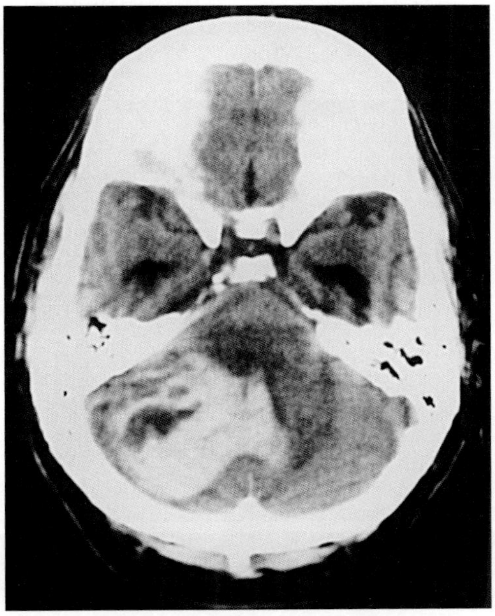

图 68.9　头部非增强 CT 显示大的高血压性小脑内血肿，第四脑室阻塞，颞角增大，提示阻塞性脑积水

护理和管理中发挥着至关重要的作用。这包括缺血性脑卒中的血管内治疗和去骨瓣减压术以降低颅内压，降低脑梗死患者的发病率和死亡率。

急性脑卒中的血管内治疗包括脑血管造影术和机械取栓，动脉内溶栓和支架放置。最近的许多临床试验已经证明了积极的早期干预治疗急性脑卒中的临床效果[22-23]。

当患者没有在规定的时间窗内得到护理或导管干预不能重建灌注时，往往会发生脑梗死，随后往往会出现脑肿胀。在老年脑萎缩患者中，通常可以很好地耐受。对于年轻患者或大脑发育完全的患者，这种脑肿胀可能危及生命。这些患者可以接受颅骨减压切除术，其中将患侧的大部分骨骼切除并放入冰箱或植入腹部脂肪中。打开硬脑膜，允许大脑膨胀，降低颅内压。一旦肿胀消退，可以在第二次手术中复位骨瓣。关于在暴发性脑肿胀和脑梗死的情况下对颅骨减压术的使用，指南仍继续更新中[24]。

中枢神经系统肿瘤

颅内肿瘤

根据细胞来源或神经系统位置，颅内肿瘤可分为原发性和继发性小儿和成人肿瘤。原发性肿瘤起源于神经系统内的组织，而继发性肿瘤则起源于神经系统外的组织并继发性转移到大脑。它们可能代表局部肿瘤的局部扩展，如脊索瘤或头皮癌，但通常通过血行途径到达神经系统。

根据美国中枢神经系统肿瘤登记处的数据，2011—2015 年原发性脑肿瘤总发病率为 23.03/10 万[25]。在某一年确诊的 170 万例新癌症病例中，预计有 10 万～

24 万例最终会转移到大脑[26]。

临床表现

各种脑肿瘤的临床表现可分为由肿瘤本身引起的局灶性压迫和功能障碍，以及由 ICP 增高、肿瘤周围水肿、脑积水等继发原因引起的，通常这些症状是由这些因素共同引起的。

临床表现与肿瘤组织学关系不大；相反，肿瘤的生长速度和位置决定了其临床特征。脑膜瘤位于大脑周围相对安静的区域，生长速度较慢，在神经系统完好的患者中，由于大脑可以适应缓慢生长的病变，脑膜瘤可能会扩大到相当大小。另一方面，在感觉运动区一个非常小的转移病灶可能早期即出现癫痫发作。

头痛发生在 50%～60% 的原发性脑肿瘤和 35%～50% 的转移性脑肿瘤。通常的描述为在早晨头痛变得更糟，可能是因为睡眠时通气不足，从而导致二氧化碳分压升高和脑血管扩张。癫痫发作可能是脑瘤的第一个症状。年龄超过 20 岁的患者出现新发癫痫，应积极检查是否为脑肿瘤。

小脑幕下病变可表现为头痛、恶心和呕吐、小脑体征和症状、眩晕和颅神经功能缺损。幕上病变可能表现为不同的症状，取决于位置不同。额叶病变表现为性格改变、痴呆、偏瘫或语言障碍。颞叶病变可表现为记忆改变、幻听或幻嗅，或对侧象限盲。顶叶病变的患者可能会出现对侧运动或感觉障碍、失语和同侧偏盲，而枕叶病变的患者可能会出现对侧视野缺损和失读。

影像检查

最初的检查通常包括对大脑进行 CT 扫描，CT 提供了一种快速评估脑密度、钙化、急性出血（48 小时以内）和颅骨病变的方法。头颅 MRI 是诊断、术前计划和治疗后监测脑肿瘤的首选手段。MRI 增强扫描在显示血脑屏障缺损和定位小转移灶（5 mm 以下）时更为敏感。MRI 技术的进步已经从严格的基于形态学的成像发展到包含功能、生理和解剖学的模式。弥散加权成像可以帮助区分胶质瘤和脓肿，灌注加权成像可以预测低级别胶质瘤对放疗的反应。功能性 MRI 可用于脑部大片区域肿瘤的手术规划，以实现根治性切除，降低复发率。弥散张量成像可以显示肿瘤对白质脊髓束的影响。磁共振血管造影是一种常规的无创方法，用于评估肿瘤的血管状况或肿瘤与正常脑血管的解剖关系。

外科手术

由于地塞米松可以通过稳定细胞膜来减少肿瘤周围水肿，因此推荐使用地塞米松治疗与肿瘤相关的脑水肿。也推荐抗癫痫药物用于有癫痫发作或感觉运动区附近肿瘤的患者。

技术的进步使肿瘤手术更安全、更有效。术中显微镜提供了良好的照明和放大效果，从而允许外科医生通过颅骨小切口从关键区域切除肿瘤。超声手术吸引器在保护重要的神经和血管结构的同时，也能粉碎和吸走坚硬的肿瘤，术中超声成像可实时显示大脑皮层下和深部区域的肿瘤和囊肿。术中 CT 或 MRI 是一些中心的标准做法，可以在手术台上对切除范围进行成像（图 68.10A）。CT 和 MRI 还可以实时显示肿瘤内的活检针。图像引导（CT 或 MRI）无框架手术导航允许在开颅时通过在术前 CT 或 MRI 扫描上显示探针尖端，即时和准确定位（图 68.10B）。

手术的主要目的包括组织学诊断和尽可能安全地切除肿瘤，以减少占位效应，从而保留神经功能。选择穿刺活检还是更彻底的手术切除取决于肿瘤的位置

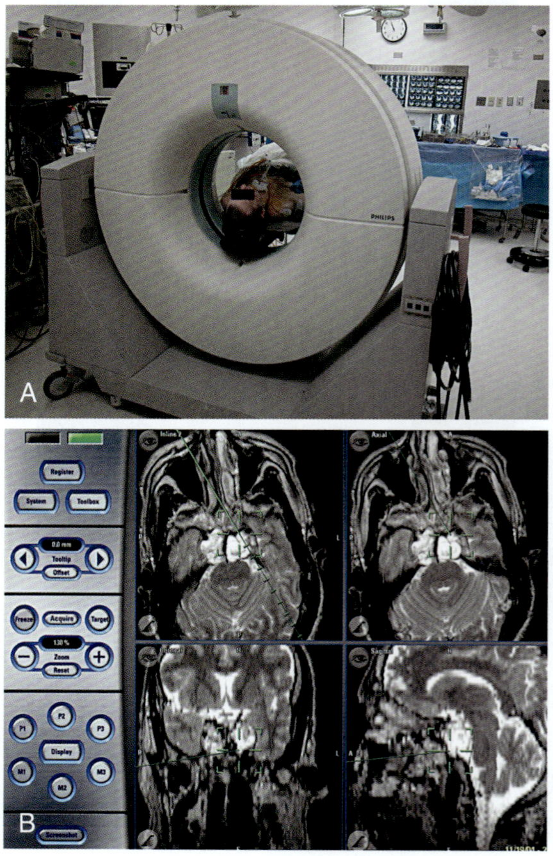

图 68.10 手术室的技术进步。（**A**）术中 CT 扫描仪；（**B**）在斜坡脊索瘤切除术中，计算机引导的手术导航在术前 MRI 研究中显示手术探头尖端的实时位置

和大小、对放疗或化疗的敏感性、患者术前 Karnofsky 表现评分以及脑转移时原发肿瘤的全身状态。

原发性脑肿瘤

脑原发性肿瘤分为轴内（起源于脑实质内部）和轴外（起源于脑实质外部）肿瘤。

轴内脑肿瘤

大多数原发性轴内脑肿瘤是由神经胶质细胞或支持结构发展而来，统称为神经胶质瘤。由于胶质瘤能沿白质束广泛浸润，并能穿过胼胝体进入对侧半球，因此手术完全切除胶质瘤极为罕见。放疗和化疗的选择根据脑肿瘤的组织学不同而有所不同。神经胶质瘤的分子生物学是一个需要深入的实验室和临床研究的领域[27]。理想的生物治疗方法是快速靶向抑制生长中的恶性胶质瘤细胞和浸润的肿瘤细胞，对正常细胞的毒性最小。这就要求选择的治疗载体能够接触到大脑中的所有细胞，并且能够区分侵袭性或静止性肿瘤细胞与正常细胞。

世界卫生组织（the World Health Organization，WHO）最近更新了目前脑肿瘤的组织病理学分类[28]。WHO 根据细胞类型对轴内脑肿瘤进行分类，并根据光镜特征（包括细胞的程度、多形性、有丝分裂像、内皮细胞增殖和坏死）将其分级为Ⅰ～Ⅳ级。等级越高，肿瘤的侵袭性和恶性程度就越高。

详尽的神经肿瘤学综述超出了本章的范围。以下概述最常见的和独特的中枢和外周神经系统肿瘤。

星形细胞肿瘤

胶质母细胞瘤 为 WHO Ⅳ级肿瘤，是成人中最常见的原发性脑肿瘤。症状包括头痛、癫痫、局灶性缺陷和性格变化。影像学通常显示环状强化病变，周围有水肿和占位效应（图 68.11）。可触及病灶的治疗包括尝试全切除和术后放疗和化疗。替莫唑胺是目前的首选药物，并已证明能改善生存和生活质量。复发是常见的，通常认为反复手术切除是合理的。

间变性星形细胞瘤 为 WHO Ⅲ级肿瘤，与多形性胶质母细胞瘤基本相同，治疗方法相似，但长期预后稍好（图 68.12）。

毛细胞型星形细胞瘤 通常被归类为 WHO Ⅰ级胶质瘤。当发生在后颅窝时，可引起梗阻性脑积水，检查时可有小脑体征。手术切除是治疗后颅窝病变的选择。然而，对于下丘脑或视神经束的病变，应考虑活检和化疗或放疗。

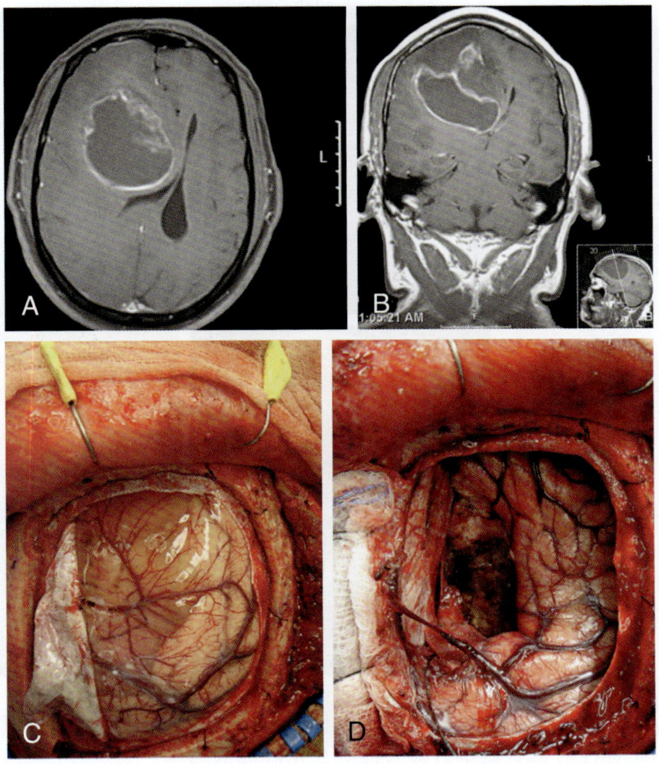

图 68.11 多形性胶质母细胞瘤患者的 MRI 和术中照片。轴位（**A**）和冠状位（**B**）MRI 增强显示一个大肿瘤，环形增强，导致中线结构镰向下移位 1 cm。术中照片显示为黄色肿瘤，周围为正常脑回（**C**）和肿瘤切除后的手术视野（**D**）

少突神经胶质瘤

这些肿瘤起源于少突胶质细胞，占所有胶质肿瘤的 25%；发病时，男女比例为 3∶2，平均年龄为 40 岁。临床上常表现为癫痫发作或出血及非特异性占位效应。5 年生存率在 40%～70%，取决于分级，总体中位生存期为 3 年。另一种被称为少突星形细胞瘤的肿瘤与少突胶质细胞瘤相似，两者都具有侵袭性间变形式。

治疗包括手术切除和化疗。特别有利的反应率与显示 1p 和 19q 染色体等位基因缺失的肿瘤有关[29]。对于间变性的肿瘤，可以考虑放疗。

室管膜细胞瘤

这些肿瘤约占所有年龄的颅内胶质瘤的 5%。在儿童群体中，高达 70% 的为颅内胶质瘤；发病的高峰年龄在 10～15 岁。在儿童，室管膜瘤通常见于第四脑室底。被称为室管膜下瘤的变种是一种罕见的形式，通常偶然在老年患者中发现，并且很少需要

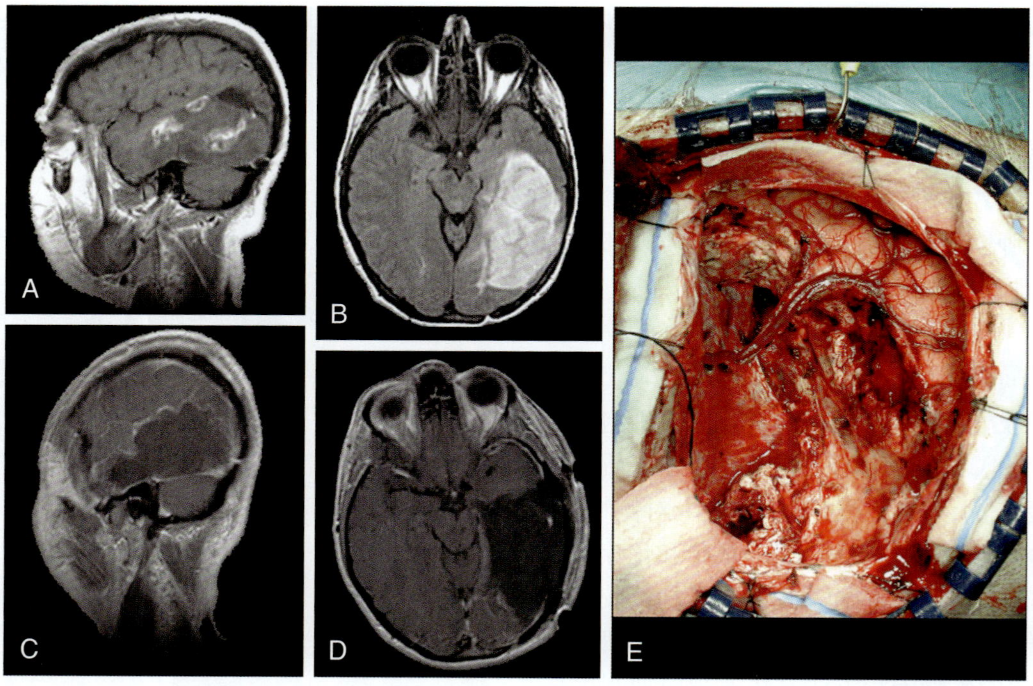

图 68.12 左侧颞叶间变性星形细胞瘤患者的影像学和术中图像。(A)钆剂增强矢状面 MRI 显示左侧颞叶部分增强肿瘤;(B)轴向 MRI 液体衰减倒置恢复序列显示肿瘤的范围;术后钆增强矢状面(C)和轴状面(D)MRI 扫描显示肿瘤几乎全切除;(E)肿瘤切除后术中视野图解

手术切除。

室管膜瘤的典型表现是缓慢生长的后颅窝肿物，可引起脑脊液流动阻塞，导致脑积水，并伴有恶心、呕吐和剧烈头痛的颅内压增高症状。高达 80% 的年轻患者预计存活 5 年。室管膜瘤的间变性变异容易发生转移，预后较差。应尽最大可能手术切除，因为切除范围与生存正相关，然后分次放疗。如果蛛网膜下腔滴状转移是阳性的，建议进行脊柱 MRI 检查，并通过腰椎穿刺进行细胞学检查，以排除蛛网膜下腔滴状转移。

脊髓和马尾的室管膜瘤并不常见。马尾病变呈黏液乳头状变异。

脉络膜丛乳头状瘤与癌

这些脑室肿瘤占所有颅内肿瘤的 1%，高达 70% 的患者为 2 岁或更小的儿童。大多数为良性乳头状瘤。其典型表现为脑积水。良性病变的 5 年生存率约为 85%；只有 40% 的脉络丛癌患者能存活 5 年或 5 年以上。非典型性乳头状瘤变异的预后较差。

对于良性病变，治疗需要全手术切除和辅助化疗。当发现是癌时，除了全切除外，还应采用放射治疗。

儿童脑干神经胶质瘤

这些肿瘤约占所有儿童脑肿瘤的 10% ～ 20%；发病时的平均年龄为 7 岁。中脑胶质瘤（顶盖和被盖）通常比桥脑胶质瘤有更好的生存率。顶盖胶质瘤通常表现为脑积水，但 5 年无进展生存率高达 80%。局灶性中脑被盖肿瘤可表现为进展缓慢的偏瘫。弥漫性桥脑胶质瘤通常表现为多发性颅神经麻痹和共济失调，伴有颅内压增高，总体中位生存期较差，不到 1 年。

顶盖胶质瘤的治疗需要密切随访和频繁的脑脊液分流或引流。局灶性中脑被盖肿瘤可能需要手术切除，如果复发需要辅助化疗和放疗。对于弥漫性桥脑神经胶质瘤，治疗方法是放疗，伴或不伴实验性化疗或姑息治疗。

神经元和混合性神经胶质肿瘤

神经节胶质瘤和神经节细胞瘤

这些肿瘤占所有颅内肿瘤的 12%；一般在 30 岁之前表现出来，11 岁达到高峰。典型表现为癫痫，为良性，生长缓慢。经过治疗，5 ～ 10 年的生存率为 80% ～ 90%。在可能的情况下，治疗应包括完全切除，对于罕见的间变神经节胶质瘤应考虑放疗。

中枢神经细胞瘤

这些肿瘤罕见，约占脑室肿瘤的 10%，很少在脑室外发现。大多数病例（约 75%）发生在 20 ～ 40 岁，通常表现为脑积水、颅内压增加和癫痫发作。通常是生长缓慢的良性肿瘤，很少出血；存活率超过 80%。完全的切除治疗通常能治愈，如果发生罕见的复发，只需要立体定向放疗或化疗。

胚胎发育不良神经上皮肿瘤

典型的，胚胎发育不良神经上皮肿瘤不到所有原发性脑肿瘤的 1%，主要影响儿童和 20 岁以下的年轻人。患者也有典型的癫痫病史，这些肿瘤通常是良性的，生长非常缓慢甚至没有生长。治疗包括手术切除肿瘤和邻近的可能致癫痫病灶。

副神经节瘤

该肿瘤表现为生长缓慢的肿块，具有儿茶酚胺释放和与肿瘤部位相关的脑神经麻痹类癌综合征的全身性特征。这些肿瘤通常生长缓慢且为良性，5 年生存率约为 90%，很少出血。

根据其位置，可以命名为副神经节瘤。当副神经节瘤位于颈动脉分叉处时，称为颈动脉体瘤；在迷走神经节上部，称为颈静脉球瘤；在迷走神经耳支，称为鼓室球；在迷走神经节下部，称为血管内球团；最后，在肾上腺髓质和交感神经链，称为嗜铬细胞瘤。治疗包括使用 α 和 β 受体阻滞剂进行药物治疗，以防止血压不稳定和心律失常。手术切除是首选，切除前栓塞有时可减少术中出血量。当无法进行手术时，就会采用放射疗法。

其他神经元和混合性神经胶质细胞肿瘤包括发育不良性小脑神经节细胞瘤（也称为 Lhermitte-Duclos 病）、黏连增生的婴儿神经节细胞胶质瘤、小脑脂肪神经细胞瘤、乳头状胶质神经细胞瘤和第四脑室的花环状胶质神经细胞瘤。

松果体区肿瘤

松果体细胞瘤

占所有原发性脑肿瘤的不到 1%；主要在儿童和青年中观察到，发病高峰 10 ～ 20 岁。随着肿瘤的扩大，患者通常会出现脑积水、颅内压增高和 Parinaud 综合征（一种由顶盖板受压引起的核上垂直凝视障碍）。松果体细胞瘤通常稳定且生长缓慢，5 年生存率约为 90%，很少出血。当出现症状或肿瘤扩大时，则采用手术治疗。因为周围的静脉血管，立体定向活检被认为是有高风险的。

松果体母细胞瘤

这种肿瘤也占所有脑肿瘤的不到 1%。所有的松果体细胞瘤、松果体母细胞瘤以及介于两者之间（具有两者特征）的肿瘤占松果体区肿瘤的 15%。大多数见于发病的高峰年龄 3 岁，儿童中女性居多，男女比例为 2∶1。与松果体细胞瘤一样，松果体母细胞瘤也伴有颅内压增高、脑积水和 Parinaud 综合征。高达 50% 的患者会发生脑脊液播种转移，从确诊时算起，中位生存期为 2 年。治疗应包括手术切除加照射颅顶和整个脊柱轴。如果患者年龄超过 3 岁，也应考虑化疗。

松果体区乳头状瘤

这是一种罕见的儿童和年轻人的肿瘤。典型表现为脑积水，根据 WHO 分类，表现为Ⅱ级或Ⅲ级肿瘤。可能会复发，需要手术切除后进行局部照射。

原始神经外胚层肿瘤

在儿童人群中，成神经管细胞瘤占所有脑肿块的 15% ～ 20%，占所有后颅窝肿瘤的 1/3。在成人中很少见；大多数患者在 5 岁时确诊，男女比例为 3∶1。它们倾向于迅速出现脑积水，伴颅内压增加和小脑体征。这些肿瘤倾向于通过脑脊液扩散，相当多的患者在诊断时经常发现累及脊髓蛛网膜下腔。如果患儿年龄大于 3 岁，治疗包括尝试全切除，然后辅助化疗和放疗。

颅和脊神经肿瘤

神经鞘瘤

神经鞘瘤约占颅内肿瘤的 8%。当位于实质区域内时，在 30 岁前临床表现为癫痫发作或局灶性缺陷。前庭神经鞘瘤通常表现为感觉神经性听力损失，伴有耳鸣和头晕，通常发生在 30 岁以后。通常生长缓慢，全切除后复发率平均为 10%。当双侧出现前庭神经鞘瘤时，应排除 2 型神经纤维瘤病的诊断。

治疗应进行听力学评估以确定基线状态。对小于 3 cm 的病变每 6 个月可通过临床检查、症状、影像学评估和听力学进行观察。有些作者推荐 SRS 治疗直径小于 3 cm 的肿瘤；90% 的肿瘤可以得到控制，其中少数可能遗留面神经麻痹。听力保存高达 50% ～ 90%[30-31]。当手术切除小于 3 cm 的肿瘤时，根据文献回顾，这增加了肿瘤切除的优势，80% 正常或接近正常的面神经和 40% ～ 80% 的听神经得以保全。当肿瘤大于 3 cm 时，总是建议手术切除，但通常伴随听力完全丧失和更大的颜面麻痹的风险。

神经纤维瘤

颅内神经纤维瘤很少发现，可能与神经纤维瘤病 1 型相关。当肿瘤在头部时，它们经常以眼眶内的展神经（脑神经Ⅵ）、头皮或腮部的面神经（脑神经Ⅶ）的丛状纤维瘤为表现。沿着椎管，它们可以在突出神经孔时发展为哑铃形肿物，或者偶然地成为大的外周神经鞘瘤。典型表现为无痛肿块，生长缓慢，组织学上为良性，但 2% ～ 12% 可退化为恶性周围神经鞘肿瘤，复发率高。治疗包括手术切除；然而，大多数神经纤维瘤会包含神经纤维，全切除会导致神经坏死，而神经鞘瘤切除通常不会造成神经坏死。

脑膜肿瘤

脑膜瘤

脑膜瘤在所有原发性颅内肿瘤中占 15% ～ 20%，仅次于多形性胶质母细胞瘤。发病率上女性居高（女：男 =2：1），儿童期少见，除非与 1 型神经纤维瘤有关。在多达 50% 的病例中，这种表现通常是偶然的；通常生长缓慢，5 年存活率超过 90%[30-31]。脑膜瘤可复发，取决于手术切除的程度，如 Simpson 脑膜瘤切除分级系统（表 68.7）以及不典型的组织学表现。总的来说，只有不到 1% 的患者有恶性组织学表现。如果患者有神经症状，手术切除是治疗的选择。可以观察到许多小的、无症状的肿瘤。

表 68.7　脑膜瘤切除术的 Simpson 分级系统

等级	切除的程度	复发率 *
Ⅰ	完整切除，包括硬脑膜附着和骨异常	10%
Ⅱ	完整切除，电切术	15%
Ⅲ	完整切除，不做硬脑膜电烧	30%
Ⅳ	部分切除	高达 85%
Ⅴ	组织活检	100%

* 随访时间约 5 年；随着随访时间的延长，患者数量可能会增加。

血管母细胞瘤

在所有原发性颅内肿瘤中，有 1% ～ 2% 可观察到血管母细胞瘤；25% ～ 40% 与 von Hipel-Lindau 综合征有关。当与 von Hipel-Lindau 综合征相关时，血管母细胞瘤通常发生在年轻的成年人中，稍以男性为主。然而，一般来说，血管细胞瘤约占后颅窝肿瘤的 10%；当与 von Hipel-Lindau 综合征无关时，则在 50 岁时有一个偶然的高峰。由于囊肿扩张，往往表现为占位效应，通常生长缓慢，组织学上为良性。术后 10 年生存率为 85%，复发率为 15%。

淋巴瘤和造血肿瘤

原发性中枢神经系统淋巴瘤

原发性中枢神经系统淋巴瘤的发生率已增加到所有原发性颅内肿瘤的 10%，在获得性免疫缺陷综合征（acquired immunodeficiency syndrome，AIDS）患者中可观察到 2% ～ 6% 的人患原发性中枢神经系统淋巴瘤。免疫能力健全的患者发病的平均年龄为 60 岁，而获得性免疫缺陷患者的平均年龄为 35 岁，男性稍占优势。这种表现可能是由占位效应引起的症状，有时还会出现神经精神改变，这取决于肿瘤的定位。不治疗的中位生存期为 1 ～ 4 个月，治疗时为 1 ～ 4 年，AIDS 患者为 2 ～ 6 个月。对类固醇会产生剧烈但短暂的反应。由于对甲氨蝶呤的化学敏感性，治疗包括立体定向活检和随后的放疗和化疗。年轻患者通常建议鞘内注射甲氨蝶呤。

浆细胞瘤

当在颅内发现浆细胞瘤时，通常累及颅骨。浆细胞瘤通常与脑膜瘤相似，被认为在诊断后 10 年内发展为多发性骨髓瘤的风险很高。治疗包括通过尿蛋白分析和血清蛋白电泳排除全身多发性骨髓瘤。完全手术切除后应进行放射治疗。

生殖细胞肿瘤

生殖细胞肿瘤占所有原发性中枢神经系统肿瘤的 1% ～ 2%；50% 在松果体区域发现，在日本人群中最常见。发病高峰年龄在 10 岁左右，90% 以上的患者年龄在 20 岁以下。松果体区域的男女发病比例为

10∶1，而鞍上生殖细胞瘤在女性中更常见。

当位于松果体区域时，肿瘤会变大，并表现为脑积水和帕里诺综合征。这包括向上凝视、会聚和调节麻痹，与眼睑收缩有关，造成了所谓的日落征。

当位于鞍上区时，可压迫下丘脑，导致尿崩症，并发下丘脑-垂体功能障碍，并因压迫视神经束而导致视力下降。当观察到人绒毛膜促性腺激素分泌低时，肿瘤标记物有助于诊断和良好的预后。5 年生存率超过 90%，并且通常对放疗和化疗敏感和有反应。第一线治疗包括活组织检查、放疗和化疗，以及脑室腹腔分流术或第三脑室造口术治疗脑积水。

非胚芽瘤性生殖细胞瘤最常见于 0 ～ 3 岁。这些肿瘤的预后通常比生殖细胞瘤差，5 年生存率小于 50%。胚胎癌（恶性生殖细胞肿瘤）占所有中枢神经系统肿瘤的不到 1%，并且影响青春期前的儿童，但很少在 4 岁以下的儿童中发现；它与克兰费尔特综合征有关，被认为是恶性和侵袭性的。卵黄囊肿瘤又称内胚窦瘤，通常见于婴儿或青少年，呈侵袭性和恶性。绒毛膜癌是另一种类型，它也是恶性和极易出血的。畸胎瘤可分为成熟型和不成熟型。当完全切除时，成熟型是可以治愈的。然而，在各亚型中，诸如尝试性的切除术加化疗与放疗、早期化疗加放疗等的治疗效果尚不明确。这些都没有显示出任何显著的生存差异。混合性生殖细胞瘤也是非胚芽瘤性生殖细胞瘤的一种。

鞍区肿瘤

垂体腺瘤（图 68.13）占所有颅内肿瘤的 10%，男女发病率相等；发病高峰出现在第三和第四十年。该肿瘤可伴有多种内分泌瘤变综合征。约 50% 为直径大于 1 cm 的大腺瘤。症状起因于视神经束占位效应或下丘脑-垂体紊乱伴内分泌异常，很少发生卒中。通常情况下，当它是产生激素的肿瘤时，症状会出现在肿瘤生长的早期阶段（当发现无功能腺瘤时）。

治疗包括内分泌实验室检查和眼科及视野评估。泌乳素水平 25 ng/ml 或更低被认为是正常的；如果泌乳素水平在 25 ～ 150 ng/ml，一般认为是“瘤柄效应”，但高于 100 ng/ml 则应被视为可疑。然而，当水平高于 150 ng/ml 时，则可诊断为催乳素瘤。在卒中的情况下，必须考虑快速给予皮质类固醇和可能的手术减压。手术选择包括显微镜或内镜下经蝶入路、开颅术以及这两种方法的结合，这在广泛的鞍上病变中是可行的。局灶或立体定向放疗通常用于难治性病例。内分泌学的随访总是重要的。

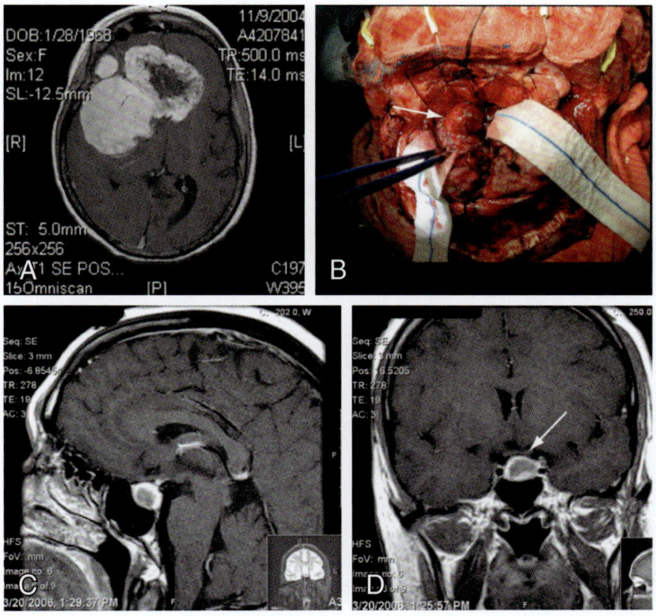

图 68.13 （A）轴位 MRI 钆增强扫描可见一个巨大的强化脑膜瘤；（B）术中图片显示脑膜瘤（箭头）从周围脑回剥离。垂体大腺瘤患者的 MRI 矢状面（C）和冠状面（D）增强扫描显示视神经交叉（箭头）受到侵犯

垂体腺瘤的典型表现和相关治疗如下。

催乳素瘤表现为女性闭经、溢乳和男性阳痿。两者均会出现不育。治疗包括多巴胺激动剂（如溴隐亭），一般能提供完全控制。

促肾上腺皮质激素腺瘤表现为库欣病和典型的皮肤和黏膜色素沉着、瘀斑和紫色条纹，尤其是在侧腹、乳房和下腹。全身肌肉萎缩和容易疲劳是有充分证据证明的体征和症状。治疗首选手术。

生长激素分泌肿瘤会导致成人肢端肥大症和青春期前儿童巨人症。手术是首选。有些患者可能对奥曲肽有反应，而另一些患者使用多巴胺激动剂可能有改善。

促甲状腺激素分泌肿瘤可表现为甲状腺功能亢进、焦虑和心悸（由于房颤）。患者有热不耐受、多汗和甲状腺功能亢进，需要手术治疗。

无论是促性腺激素分泌腺瘤还是非功能性腺瘤，临床表现都是由于占位效应和垂体柄受压导致。如果肿瘤延伸至鞍上区并压迫视交叉，将导致双颞偏盲，并可能导致颅神经缺损。后两者的治疗也是手术切除。

颅咽管瘤占所有颅内肿瘤的 2% ～ 5%；50% 为儿童，5 ～ 10 岁发病率最高。其临床表现类似于鞍上肿瘤占位，周围结构受压。肿瘤在组织学上是良性的，但有时可能有局部侵袭的行为。颅咽管瘤的 5 年生存率为 55% ～ 85%，但通常在手术后 1 年内复发。最常见的术后并发症包括尿崩症和下丘脑损伤，死亡率为 5% ～ 10%。治疗上，应在术前考虑内科治疗，因为如果有肾上腺皮质功能不全，围术期通常需要氢化可的松覆盖。在适当的情况下，应设法进行全切除。当遇到次全切除时，可能的术后放疗可能是有益的，但它确实增加了发病率。

中枢神经系统转移瘤

转移性脑肿瘤是成人最常见的脑肿瘤，占所有年龄段脑肿瘤的 50% 以上。然而，它们只占所有儿童脑肿瘤病例的 6%。6% ～ 14% 的癌症患者在病程中会发生脑转移[26]。脑转移的最高发病率出现在生命的 5 ～ 70 岁，男女发病率相同。肺癌是男性最常见的脑转移源，乳腺癌是女性最常见的脑转移源。原发癌的诊断与脑转移之间的间隔时间取决于原发癌的组织学表现；乳腺癌和黑色素瘤的间隔时间最长（平均 2 ～ 3 年），肺癌最短（平均 4.5 个月）[26]。

转移性病变往往会引起严重的脑水肿，最初对类固醇治疗反应良好。通常使用地塞米松可以减少血管源性水肿。抗惊厥药用于降低癫痫发作的可能性，但通常在患者有癫痫发作的情况下使用。当最初发现病变且未发现原发肿瘤时，应建议进行立体定向活检或切除。然而，如果疾病广泛，预期寿命短，患者术前状态差，应考虑活检或放疗和姑息治疗。另一方面，如果遇到孤立的转移，应尝试手术全切，然后行全脑放疗。如果手术不可行，一般会推荐立体定向放射（SRS）[32]。当发现多发性转移时，应考虑对有症状的病灶或多发性病灶行手术切除（图 68.14）、全脑放疗、保留海马区全脑放疗和（或）SRS。许多临床试验正在调查这些治疗方式（单独或联合）的疗效。

创伤性脑损伤

本节的目的并不是为了全面回顾脑损伤的流行病学、基础科学研究和研究结果，而是对脑损伤的处理给出一个实用的、常识性的方法。这一节与本文的其他部分必然有重叠之处。颅脑损伤基金会于 1995 年首次发布了《重型颅脑损伤管理指南》，最后一次复审是在 2016 年。这些以证据为基础的指导方针，为治疗脑损伤患者的医生提供了巨大的帮助。以下关于严重创伤性脑损伤的处理的讨论主要是基于这些指南。与所有的实践指南一样，临床医生可以根据治疗经验以及患者的实际情况进行改动。这份报告以及由美国创伤外科医生学会委员会发布的高级创伤生命支持（the Advanced Trauma Life Support，ATLS）指南中列出的协议，都是学生和医生的宝贵资源。

流行病学

据不同信息来源的统计，估计每年有 50 万到高

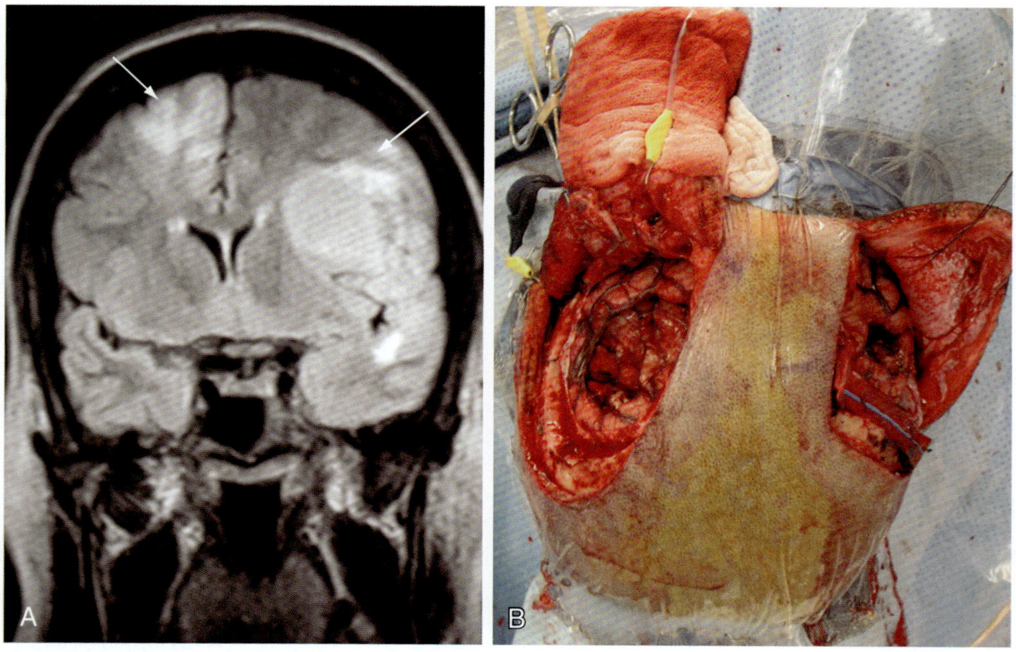

图 68.14 （A）左、右额叶同时有两个转移瘤的冠状 MRI 液体衰减倒置恢复序列（箭头）；（B）同时行左、右额叶开颅术切除两处转移病灶

于 100 万的颅脑损伤病例。其中大多数为轻度伤害，约 20% 为中度至重度伤害。每年 15 万人的创伤死亡中，约有 50% 来源于头部受伤。这对社会、医疗和经济都有深远的影响。幸运的是，预防计划的实施对降低严重创伤性脑损伤的发生率似乎起到了一定的作用。

病理生理学

创伤性脑损伤可分为原发性脑损伤和继发性脑损伤。在发生撞击时，应首先考虑原发性损伤。原发性损伤包括颅骨骨折、颅内出血和弥漫性轴索损伤。根据撞击时施加在颅骨上的力的不同，可出现颅盖骨折或颅底骨折。颅底骨折可能导致颅神经缺损、动脉夹层和脑脊液漏。颅盖骨折的分类如下：

开放性或闭合性；

凹陷性或非凹陷性；

线性或粉碎性。

任何颅盖骨折都可能导致潜行在颅骨下的脑膜动脉或硬脑膜静脉窦破裂，从而导致颅内出血。颅内出血可分为硬膜外出血、硬膜下出血、蛛网膜下腔出血、脑实质出血和脑内出血。硬脑膜外出血发生在硬脑膜和颅骨之间，通常是颅骨骨折导致脑膜动脉撕裂的结果。

极少情况下，穿过硬脑膜静脉窦的骨折可引起静脉源性的硬脑膜外血肿，尤其是儿童。硬脑膜下出血发生在硬脑膜和蛛网膜之间的潜在间隙。这通常是大脑和硬脑膜静脉窦之间的桥静脉被离断的结果。有时，它是由于脑皮质血管受到外伤后出血，血液进入硬膜下腔导致。外伤性蛛网膜下腔出血是由于皮质静脉和软脑膜在脑挫伤时破裂，血液流入蛛网膜下腔。创伤是蛛网膜下腔出血最常见的原因。颅内动脉瘤破裂是蛛网膜下腔出血的第二大常见原因，通常通过病史和 CT 扫描的血液分布来与外伤性蛛网膜下腔出血区分开来。脑实质出血或脑内出血是指出血在脑内部。这可以是小挫伤（大脑的擦伤），也可能是大的颅内血肿（通常是直接损伤或对冲伤导致的），后者可能需要紧急手术减压。虽然通常初期血肿很小无需手术，但在数小时到数天的时间里，它们有可能扩大甚至危及生命。弥漫性轴索损伤是一种分布于脑白质的神经轴索的旋转加速-减速损伤。这导致了神经轴索的功能或解剖学上的破坏，那些没有大面积颅脑损伤的患者却被发现失去意识，通常也认为是这个原因。弥漫性轴索损伤可伴或不伴其他原发损伤，如硬膜外或硬膜下血肿（图 68.15）。

大脑的继发性损伤是大脑缺氧导致的，这反过来会引发一系列比原发损伤更严重的伤害。在严重的创伤性脑损伤时，可能会出现脑血管自身调节功能的改变。这种自动调节带来的全身性低血压会导致脑血流量的减少和氧输送减少。全身性低氧血症会进一步加剧缺血，而包括炎症、兴奋性毒性、钙内流和钠钾 -ATP 酶功能障碍在内的一连串事件可以导致神经元细胞功能障碍和死亡。因此，我们可以认为，预防继发性损伤可以提高细胞存活率和改善预后。可以通过预防低血压和缺氧，同时采取措施控制 ICP 和维持 CPP 来实现预防目的。

院前和急诊管理

本文和本书其他章节多次提到过创伤患者的院前和急诊管理问题。这里要更具体地阐述一下对严重的脑损伤患者至关重要的一些问题。无论患者受伤的严重程度如何，都必须首先处理 ABC（气道 Airway、呼吸 Breath 和循环 Circulation）。首先要注意确保通畅的气道，建立充分的通气和氧合，并保持充分的循环。这样做，可以避免低血压和缺氧，并可以避免或减少继发性脑损伤。在严重创伤性脑损伤患者中，收缩压小于 90 mmHg 或 PaO_2 小于 60 mmHg 提示预后不良。在严重创伤性脑损伤患者的最初复苏中需要做到适当的脊柱预防措施。

一旦解决了气道、呼吸和循环问题，就可以进行神经评估。格拉斯哥昏迷评分（the Glasgow Coma Scale，GCS）是一种简单和可重复的神经评估方法。它也用于将创伤性脑损伤分为轻度、中度或重度。格拉斯哥昏迷评分由三部分组成：引起睁眼所需的刺激强度、语言反应和运动反应（表 68.8）。瞳孔大小和反应也是最初神经检查的重要组成部分。缺氧、低血压、酒精和药物都可能导致神经检查异常。在没有低血压和缺氧的情况下，除非有其他证据，检查中发现的异常都应该被认为是原发性脑损伤所致。所有危及生命的损伤都得到解决、生命体征稳定下来之后，疑似脑外伤的患者应该接受 CT 扫描。CT 扫描用于评估是否存在骨折、硬脑膜外和硬脑膜下血肿、脑内血肿和挫伤、中线结构是否移位，以及观察基底部和脑池的表现。在许多急救中心都有多层 CT 扫描仪，例行的颈椎 CT 扫描也可排除急性骨折或创伤性脱位。如有其他危及生命的损伤需要立即将患者送往手术室，且怀疑患者有颅内血肿（例如，一侧瞳孔散大伴

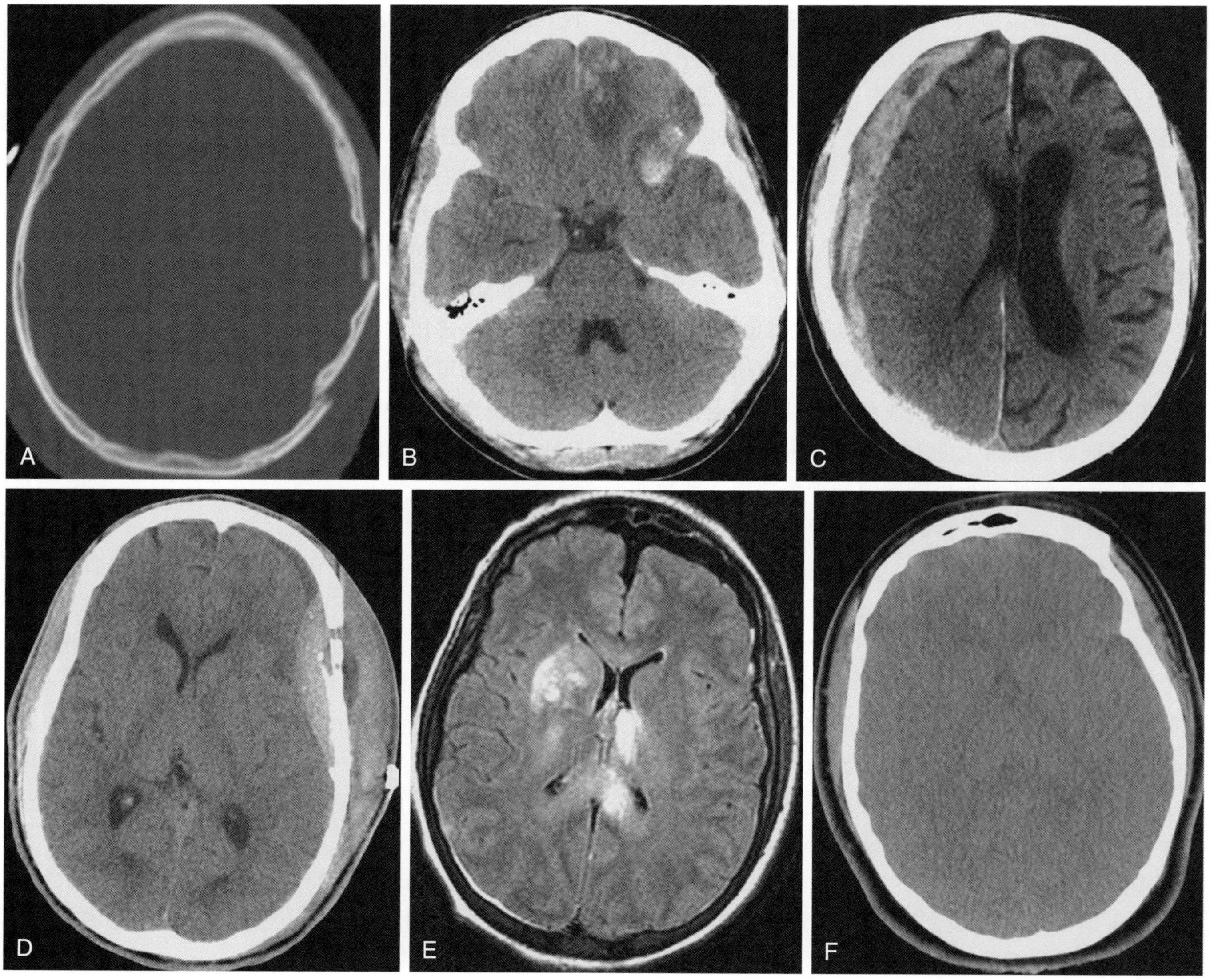

图 68.15 外伤性脑损伤的典型影像学表现。(**A**)颅骨骨折;(**B**)脑挫伤;(**C**)硬脑膜下血肿;(**D**)硬膜外血肿;(**E**)弥漫性轴索损伤;(**F**)颅内高血压，注意脑沟的消失和脑灰质白质的分化

表 68.8 格拉斯哥昏迷评分

睁眼反应		语言反应		运动反应	
分数	反应	分数	反应	分数	反应
4	自动睁眼	5	回答正确	6	遵嘱动作
3	呼唤睁眼	4	回答错误	5	刺痛定位
2	刺痛睁眼	3	只能说话	4	刺痛躲避
1	不睁眼	2	只能发音	3	刺激屈曲
		1	不能言语	2	刺激强直
				1	无反应

对侧偏瘫）时，钻孔探查术可以在手术室与开腹或开胸同时进行。

有脑损伤的创伤患者需要转送到有能力为其提供更高水平护理的医院，这种情况并不少见。在为这些患者转移做准备时，医生需要遵循 ATLS 指南，确保气道安全、确保充分的通气并维持循环。必要时可输血治疗失血性贫血。需要避免缺氧和低血压。必须强制使用背板和颈托以充分固定。对于有明显颅内高压或大面积颅脑损伤的患者，神经外科会诊后可考虑使用甘露醇治疗。对细节的警惕和注意以及转移和接收医生之间的沟通是成功转移和治疗这些患者的关键。

治疗

当检查发现颅内有大面积损伤，并考虑患者症状与该损伤有关时，就需要手术干预。一般来说，任何血肿或挫伤超过 30 ml 就应该考虑手术。硬膜外和硬膜下血肿（图 68.16）可采用类似的方法，以血块为中心开颅。颅内血肿可通过适当位置的开颅手术治疗。术中经常需要放置 ICP 监测器。监测器可以放置在脑室引流装置上，或脑实质内，或放置在硬膜外或硬膜下间隙。何时放置颅内压监测器取决于患者的术前检查结果、手术时大脑的外观和恶化的潜在风险。一般来说，所有格拉斯哥昏迷评分为 8 分或更低的患者都应该放置 ICP 监测器。一些中度创伤性脑损伤患者也可从 ICP 监测中获益。术后，对患者的处理与非手术创伤性脑损伤类似。

以下是重症监护室颅内高压治疗的简易流程。床头抬高至 30°，患者的头置于中间位置。注意确保任何颈椎固定装置没有阻塞颈静脉的回流，因为这会增加颅内压。治疗的目标是尽量将 ICP 控制在 22 mmHg 以下，并将 CPP 控制在 60 ～ 70 mmHg 或以上［记住 CPP ＝ MAP（平均动脉压）－ ICP］。如果颅内压持续升高到 22 mmHg 以上，就要进行治疗。脑脊液引流是目前降低颅内压的首选治疗方法。这是通过脑室外引流或脑室造瘘术来完成的，需要在手术室或重症监护病房患者的床边放置引流管。如果颅内压在脑脊液引流后仍持续升高，可以通过药物镇静甚至麻醉来降低患者的颅内压。医生在这种情况下依赖于瞳孔监测和 ICP 监测。如果颅内压变化迅速或瞳孔检查出现变化（即瞳孔散大），提示需要进行头部 CT 检查。为进行充分的神经评估，镇静和麻醉可以临时暂停。

尽管采取了这些干预措施，如果 ICP 仍然持续升高，则可以使用甘露醇和其他利尿剂。甘露醇静脉注射，每 4 ～ 6 小时 0.25 ～ 1 g/kg 体重。当给予甘露醇时，需要密切监测血清渗透压。维持患者的体液平衡也很重要。如果颅内压仍然升高，可使用过度通气使 $PaCO_2$ 控制在 30 ～ 35 mmHg。此时，可以考虑二级治疗干预（如高渗盐水、大剂量巴比妥酸盐治疗、开颅减压术）[33-34]。定期 CT 扫描在整个治疗过程中至关重要，不同的患者要区别对待。

这里有一些关于营养、类固醇、抗惊厥药和 $PaCO_2$ 的讨论。创伤性脑损伤后能量需求增加。非瘫痪患者需要补充其静息代谢支出的 140%，瘫痪患者需要补充 100%。其中 15% 是蛋白质。至少在受伤后 5 天，最多 7 天就要开始进食。类固醇在治疗外伤性脑损伤方面的益处没有得到证实，所以不推荐使用。预防性使用抗惊厥药物（如苯妥英、卡马西平、苯巴比妥）不能预防创伤后晚期癫痫发作。然而，抗惊厥药可用于预防创伤后早期癫痫发作，主要用于早期癫痫发作风险高的患者，如果他们在住院期间早期发作，可能会产生不良反应。这些不良反应通常可以在经过 1 周的治疗后逐渐减少。过度通气通过降低 $PaCO_2$ 导致颅内压下降，从而导致血管收缩和颅内血容量减少。不幸的是，它也会导致 CBF 下降。如果为了维持 ICP 和 CPP 在可接受范围内而需要过度通气至 $PaCO_2$ 小于 30 mmHg，有些人强烈建议监测 CBF。在这种临床情况下，监测颈静脉氧饱和度和脑组织氧分压也可能有一定作用。表 68.9 对颅脑损伤基金会提供的 2016 年指南的建议进行了总结。

脊柱退行性疾病

腰椎退行性疾病

根据美国国家神经障碍和中风研究所（National Institute of Neurological Disorders and Stroke）的数据，80% 的成年人在他们生命中的某个时刻都会抱怨腰痛，据估计，全国每年的累计成本约为 500 亿美元。下腰痛是与工作相关的残疾最常见的原因，也是旷工的主要原因。在美国，背痛是第二常见的神经系统疾病，仅次于头痛。

详细了解脊柱的正常解剖结构对于理解脊柱疾病至关重要。腰椎由 5 个腰椎和 5 个椎间盘组成。每个椎体由前部的椎体和后部的椎弓组成。每个椎弓依次由椎弓根、小关节突、横突、椎板和棘突组成。椎间盘由三个部分组成：

1. 软骨终板用于营养和固定。
2. 纤维环由同心圆片状的胶原纤维组成，用来容纳受压的髓核。
3. 髓核由柔软的半凝胶状胶原构成，可吸收轴向压力。

脊髓在 L1 水平结束，在 L1 水平之上，腰椎和骶神经根（统称为马尾神经）继续向远端延伸，并通过相应的神经孔出口。在每个节段水平，包含运动和感觉成分的神经根穿过椎间盘间隙，在椎管外侧

表 68.9 脑外伤基金会对创伤性脑损伤的建议

参数	指南
高渗治疗	甘露醇能有效控制 ICP 升高（0.25 ～ 1 g/kg）
预防性低温治疗	早期（2.5 h 内）、短期（损伤后 48 h）低温不推荐用于改善弥漫性损伤患者的预后
感染预防	不建议常规更换脑室外导管；不建议进行口腔护理以减少呼吸机相关性肺炎
ICP 监测	入院时 GCS 评分为 3 ～ 8 分，CT 提示有异常，或重度颅脑损伤，CT 显示正常，或满足以下两种或两种以上情况：年龄＞ 40 岁，一侧偏瘫，低血压伴收缩压＜ 90 mmHg
CPP 阈值	应避免 CPP ＜ 50 mmHg；CPP ＞ 70 mmHg 则有急性呼吸窘迫综合征的风险，需要积极的干预措施来维护
大脑氧监测	颈静脉饱和阈值（50%）或以上
血压和氧合保持	50 ～ 69 岁的患者：SBP ＞ 100 mmHg 15 ～ 49 岁患者和大于 70 岁的患者：SBP ＞ 110 mmHg 注意避免缺氧（氧饱和度＜ 90% 或 PO_2 ＜ 60 mmHg）
营养	应至少在损伤后第 5 天和最多 7 天内开始营养治疗
镇静剂	对血流动力学稳定的患者推荐使用大剂量巴比妥类药物以控制其难治性 ICP 升高；建议使用异丙酚控制 ICP，但并不能改善死亡率
癫痫预防	需要减少早期创伤后（损伤后＜ 7 天）的癫痫发作；没有足够的证据表明左乙拉西坦优于苯妥英
过度通气	建议作为临时措施；不建议 $PaCO_2$ ＜ 25 mmHg；受伤后 24 h 内不要使用
类固醇	不推荐使用，禁忌使用

CPP：脑灌注压；CT：计算机断层扫描；EVD：脑室外引流；GCS：格拉斯哥昏迷量表；ICP：颅内压；SBP：收缩压。

隐窝内短距离移动，并在椎弓根下方通过椎间孔离开脊柱。

随着年龄的增长，髓核失去了承受压缩载荷的能力。负载的压力被转移到纤维环，而纤维环并不适合承受压力，从而导致疲劳，出现裂纹，并可能产生破裂。随后可出现髓核碎片的突出。随着髓核的完整性进一步恶化，压力转移集中在椎体的软骨终板周围，导致骨赘形成，这一过程称为脊椎病。随后，随着退变的椎间盘抵抗旋转和剪切的能力减弱，额外的压力转移到后关节，导致小关节增生和肥大，黄韧带增厚和屈曲。

腰神经根病

椎间盘突出可以发生在任何方向，但最常见的是后外侧方向，即后纵韧带最薄的部位。在这个位置挤压的椎间盘物质会压迫神经根，导致腰痛和特定节段分布的神经根症状（表 68.10）。背痛通常只是相对轻微的症状。而中段椎间盘突出可压迫马尾，导致马尾综合征，这足以引起比较重的症状，包括会阴部麻木感、尿潴留、溢流性尿失禁和明显的运动无力。在这种情况下，建议在症状出现 24 小时内对鞘囊进行减压。

除非患者出现马尾综合征、进行性神经功能障碍、反复发作的失能性疼痛或严重的运动无力，否则应进行至少 4 ～ 8 周的非手术治疗。保守疗法包括休息、活动调整、物理治疗、减肥、止痛剂、肌肉松弛剂、口服类固醇和硬膜外类固醇注射。如果保守措施不能控制疼痛，则需要进行脊柱影像学检查。MRI 是首选的诊断检查（图 68.16A 和 B）；植入与 MRI 不兼容设备（起搏器）的患者可能需要 CT 下脊髓造影检查。

标准的腰椎间盘突出的外科治疗包括：穿过受累间隙中心的中线入路，然后进行半椎板切除术以暴露鞘囊和神经根。突出的碎片通常位于神经根的内侧。切除突出或挤压的碎片足以缓解症状。微创手术，通过在显微镜或内镜下采取 1 cm 旁正中切口和肌肉分离技术，术后发病率更低。大多数患者在手术后立即获得良好的效果。椎间盘突出的复发率在 3% ～ 19%，如果长期随访则还会有更高的比率。

腰椎管狭窄症

腰椎的晚期退行性变可能导致脊椎病和小关节肥大以及黄韧带的增厚和屈曲。这些变化导致椎管狭窄，导致鞘囊收缩和神经功能缺损。典型表现为神经

表 68.10 常见腰椎间盘突出症的临床表现

节段	发生率（%）	神经根	疼痛分布	涉及肌肉	感觉范围	反射减退
L3 ～ L4	3 ～ 10	L4	大腿前部	股四头肌	内踝和足内侧	膝跳反射
L4 ～ L5	40 ～ 45	L5	大腿后外侧	胫骨前肌和拇趾长伸肌	大拇趾和足背	无
L5 ～ S1	45 ～ 50	S1	大腿后外侧和腿往下至踝关节	腓肠肌	外踝和足外侧	踝反射

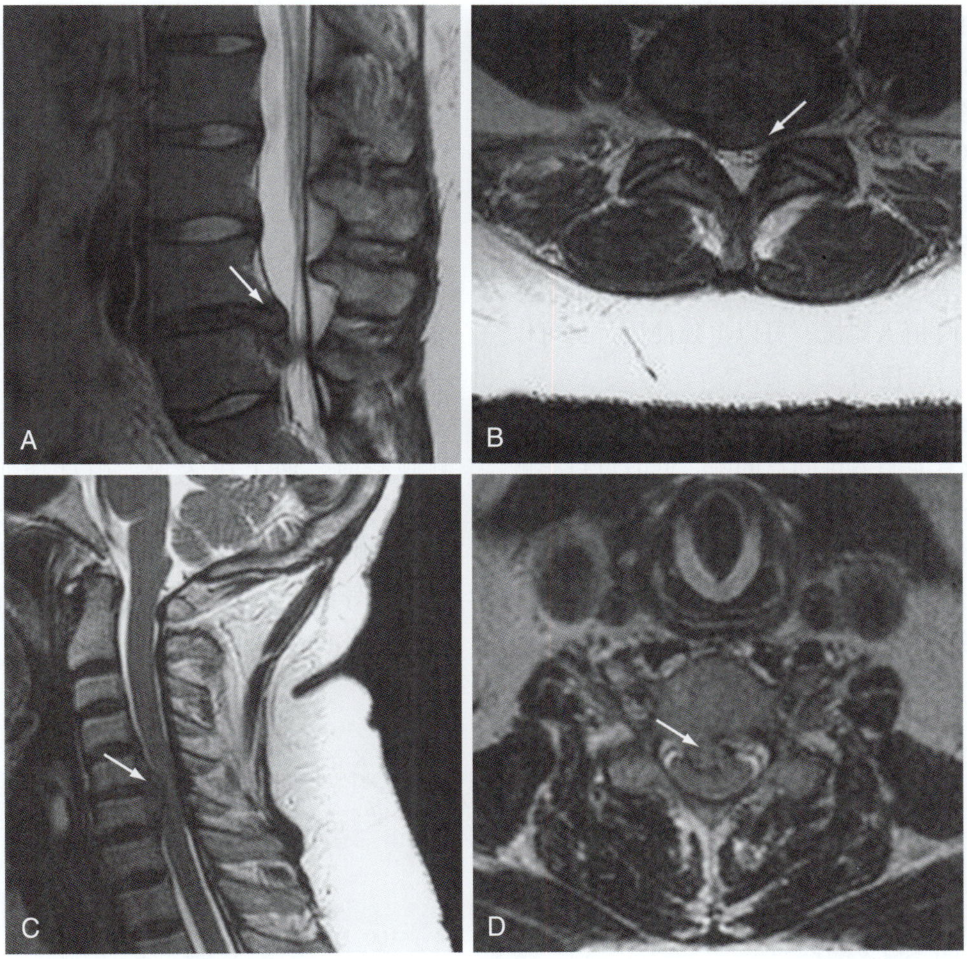

图 68.16 （**A**）MRI 矢状面 T2 加权成像显示 L4 ～ L5 水平的椎间盘部分突出（箭头所示）；（**B**）MRI 横断面 T2 加权成像显示突出的椎间盘压迫硬脊膜（箭头所示）；（**C**）MRI 矢状面 T2 加权成像显示患者的 C5 ～ C6 节段巨大椎间盘脱出（箭头）；（**D**）MRI 横断面图像显示椎间盘压迫脊髓（箭头）

源性跛行：因站立或行走或长期保持相同姿势而引起的单侧或双侧躯体不适，并因坐姿、蹲姿或卧位等姿势改变而缓解。这种不适可能表现为疼痛、虚弱或感觉异常。神经源性跛行被认为是由根部缺血变化引起的，这是由于周围收缩导致根部血管受损，运动增加了代谢需求。如果怀疑有椎管狭窄，临床病史是很重要的，因为这些患者大多都有非特异性神经学表现，如反射缺失或反射减弱。同样，MRI 是腰椎管狭窄的首选诊断检查，在 T2 矢状位序列上典型表现为沙漏样变。非甾体抗炎药、镇痛药、硬膜外类固醇注射和物理疗法是主要的非手术治疗方法。对于经常复发、疼痛剧烈及限制其日常活动的患者，手术减压是必要的。需要对受累节段行椎板切开术或椎板切除术，同时切断上关节突，以减压椎间孔内的神经。椎管广泛、过度的减压可能导致腰椎不稳。

腰椎内固定融合术

对于腰椎退行性病变的这类患者，可以使用融合的方法，通常同时增加内固定术。椎体滑脱（椎体半脱位）是融合和内固定最常见的指征。反复发作的椎间盘突出的患者，术前发现有腰椎畸形、腰椎不稳，或者慢性机械性和椎间盘源性背痛的患者，腰椎融合术可以作为椎间盘切除的潜在辅助手段[35-36]。对于 1 ～ 2 个节段退行性病变导致的腰痛，但无狭窄或腰椎滑脱的患者，经过甄别后可行腰椎融合术。

腰椎融合和内固定可以通过以下几种方法进行：

1. 后外侧融合，受累节段的横突切除并混合覆盖自体或同种异体骨。

2. 椎弓根螺钉固定，将螺钉插入受累节段椎弓根，然后在棒的压迫下将螺钉彼此连接（图 68.17），或单独或联合后外侧融合。

3. 腰椎后路体间融合术，在椎间盘间隙中插入椎体间隙垫块，垫块可以是同种异体骨，也可以是填充有骨的骨笼，同时植入器械，可以单独使用，也可以与后外侧融合术一起使用。

4. 经椎间孔融合术，去除一侧小关节和峡部，将单个骨移植物或骨笼斜入椎间盘间隙，同时进行单侧或双侧脊柱后路融合。

5. 腰椎前路椎间融合术，通过前路腹膜后入路，使用植骨片或金属椎间板增强的椎笼融合椎间间隙。

6. 外侧入路（极外侧椎间融合术、直接外侧椎间融合术、斜外侧椎间融合术），不管是否有无后路内固定。

颈椎退行性疾病

颈椎退行性改变的病理生理学本质上与腰椎相似。一个重要的区别是，位于颈椎的椎管包含的是脊髓而不是马尾。因此，椎间盘突出或骨赘引起的椎管横截面积减少，可导致脊髓受压并进而引起神经功能受损。

神经根型颈椎病

颈椎有 7 个，但有 8 对颈神经。

颈椎间盘突出的患者，最常见的情况是在早晨醒来时出现症状，却没有明显的创伤或应激。疼痛通常从上肢近端向远端放射，伴麻木和感觉异常。颈部活动可使疼痛加剧。在严重的病例中，可出现运动无力，与受累神经根相对应。在检查中，当头部向症状侧倾斜时，向下压头顶，出现疼痛（Spurling 征）是椎间盘突出的体征。上颈椎神经根受压少见。压迫 C2 神经根可引起枕神经痛，而压迫 C3 和 C4 神经根可导致非特异性颈肩疼痛。其他颈神经根受压表现见表 68.11。

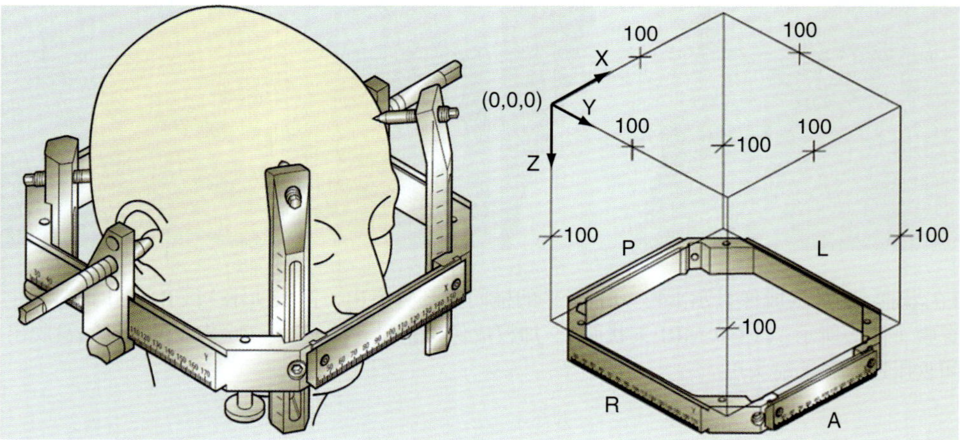

图 68.17 Leksell 立体坐标系通过四个螺纹针牢固固定到头部。在成像（MRI 或 CT）期间，将基准盒安装在框架上。x、y、z 坐标直接由成像确定。坐标系的中心是任意给定的坐标，为 100、100、100（Courtesy Elekta，Stockholm，Sweden.）

表 68.11 常见颈椎间盘突出症的临床表现

椎间盘	发病率（%）	神经根	疼痛	支配肌肉	反射消失
C4 ～ C5	2	C5	肩部	三角肌	三角肌
C5 ～ C6	19	C6	上臂，拇指，前臂桡侧	肱二头肌，桡侧腕伸肌	肱二头肌，肱桡肌
C6 ～ C7	69	C7	2 号和 3 号手指，所有指尖	肱三头肌	肱三头肌
C7 ～ T1	10	C8	4 号和 5 号手指	手部肌肉	手指痉挛

脊髓型颈椎病

颈脊髓受压，不论是由大的椎间盘突出引起的急性受压，还是由晚期脊椎病或狭窄引起的骨赘骨刺引起的慢性受压，都会引起颈脊髓病。脊髓病表现为痉挛、深部腱反射亢进、阵挛和巴宾斯基、霍夫曼体征阳性。患者会出现肌无力及运动受限。若不及时进行治疗，脊髓持续受压时间越长，脊髓损伤的风险越大（脊髓中央管综合征）（图 68.16C 和 D，图 68.18）。

诊断和治疗

对于颈椎间盘突出的患者，初步评估首选 MRI。CT 脊髓成像适用于不能进行 MRI 或需要阅读骨解剖细节的患者。MRI 在识别椎间孔方面不如 CT 准确，但侵袭性更小。肌电图和神经传导检测常用于排除其他病因，如神经丛病变或周围神经卡压。

椎间盘突出引起的神经根症状，超过 90% 的患者通过保守治疗可以得到改善。保守治疗包括口服类固醇和非类固醇抗炎药物、镇痛药、肌肉松弛剂、间断性颈椎牵引和理疗的联合治疗。经过保守治疗后，神经压迫产生的症状不能改善，可以考虑手术治疗。手术的目的是减压神经根或脊髓。手术可以通过前入路或后入路进行减压。两种方法都有很好的效果，较术前症状改善 90% ～ 96%。

有前路病变（中央旁椎间盘突出或大的骨赘），需要行前路颈椎间盘切除术、神经根减压和融合术（图 68.19）。手术入路是通过颈动脉鞘和气管食管之间的无血管层面。显微镜下切除椎间盘，减压鞘囊，游离神经根。然后将骨移植物放入椎间盘间隙。通常，在两个椎体之间固定金属板，增加稳定性。

后路的手术，称为锁孔椎间孔切开术，可用于单侧神经根病中伴有软性椎间盘突出或侧面小骨赘的患者。这种方法对神经根病和有轻微颈部疼痛的患者效果最好。在手术显微镜下，用高速钻头进行小椎间孔切开，以去除神经根的顶部结构。通常用此法可以取出椎间盘碎片。

颈椎病和脊髓病患者是一个难题。这种方法是针对有特定病理改变的患者。对于有多发性椎间盘或骨赘并伴有脊髓病的患者，以及伴有明显颈椎狭窄和椎间盘突出的患者，可采用后颈椎椎板切除术；根据脊柱不稳定的程度，需要通过侧方固定和融合来加强。有慢性颈椎病的患者，如果出现前后受压可能需要复杂的手术。在这种情况下，对患者可能会进行分段的手术入路，首先进行前路暴露，进行多个颈椎间盘切除术，甚至颈椎椎体切除术，进行植骨或重建，然后使用颈椎前路钢板。下一步，将进行后路颈椎椎板切除术，并用侧板加固。手术的目的是阻止脊髓病的发展。

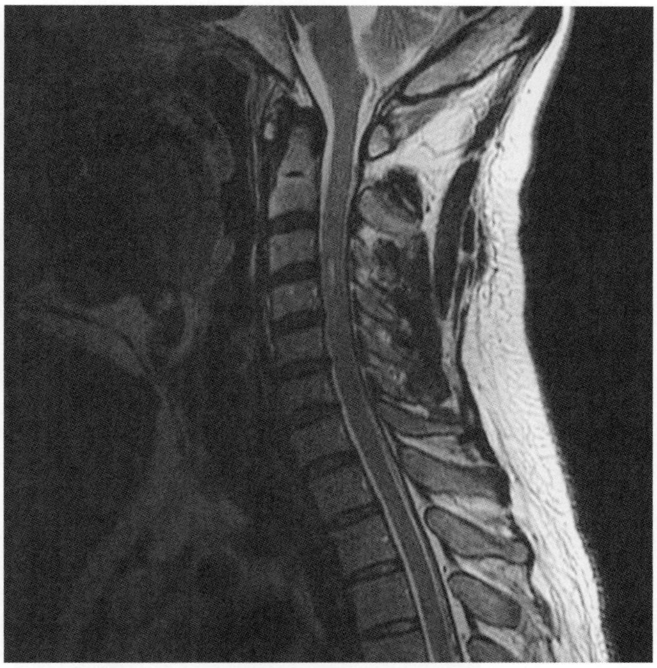

图 68.18　MRI 矢状面 T2 加权成像提示患者有明显颈椎管狭窄。可以看到颈脊髓 C3 ～ C4 水平的高信号，提示脊髓软化改变。这可能表明存留永久性的病理损害

功能性立体定向神经外科

功能性神经外科是指通过对神经系统的解剖或生理改变来达到预期效果的手术。这可以通过局灶电刺激的方法、毁损的方法，或植入泵来输送药物，通常到达脑脊液，但也可能到实质。功能性神经外科主要是针对疼痛、运动障碍、癫痫和一些难以治愈的精神疾病进行传统治疗。这些疾病的共同特点是中枢神经系统的某些部分功能亢进或紊乱。每一种功能障碍的生理学往往是复杂的，而且只有部分是已知的。本节重点阐述关于癫痫、疼痛和功能障碍患者的手术干预，并对立体定向治疗进行一些讨论。

一般来说，功能性神经外科涉及的是局部用药、电刺激或神经组织破坏。药物是通过带有电池泵的导管来注入（稍后将在本节讨论）。过去，在中枢神经系统的不同区域产生病变时，使用两种不同的技术对

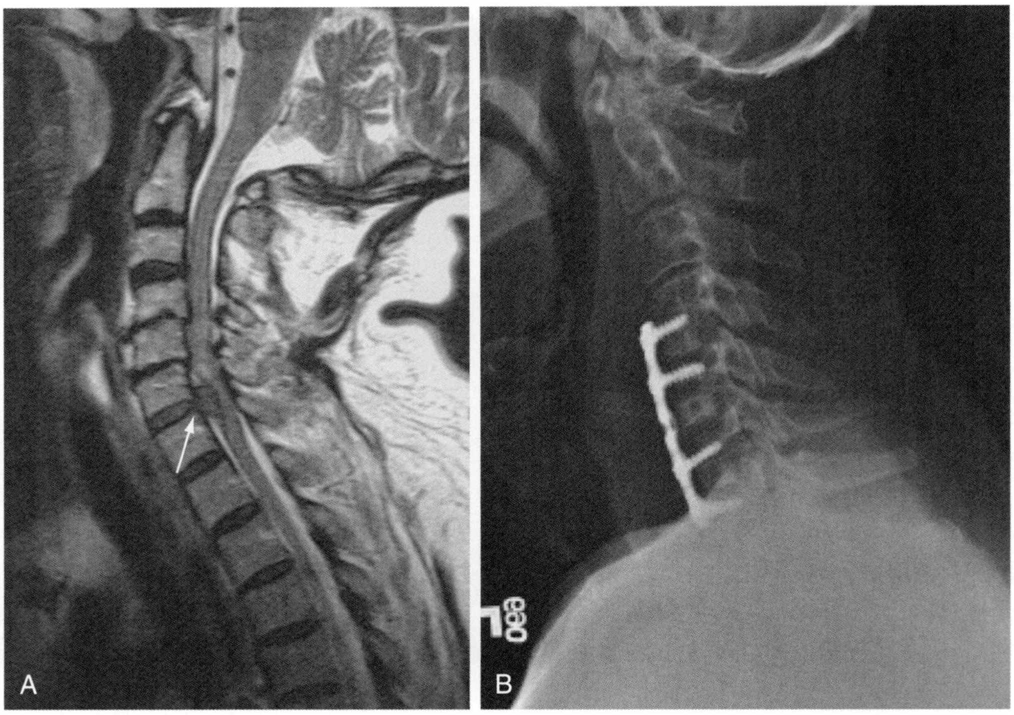

图 68.19 （**A**）一名晚期颈椎病患者的 T2 加权矢状面磁共振成像，患者颈椎从 C3 ～ C4 一直狭窄到 C6 ～ C7，颈椎手法治疗后，C6 ～ C7 处出现急性椎间盘碎片突出（箭头所示）；（**B**）术后侧位片显示 C4 ～ C5、C5 ～ C6 和 C6 ～ C7 前路颈椎椎间盘切除术和使用同种异体骨移植、钛板和螺钉融合

通路进行解剖破坏，即物理横断白质通路（脊髓切断术）或使用热电偶探针进行损毁（使神经组织凝固）。现如今，已经发现刺激许多相同的核和通路在减轻症状和体征方面同样有效。不同之处在于，病变是永久性的，其大小和位置也是静态的。这种刺激的优点是，可以随时打开或关闭、增加或减少，并且，在植入电极阵列的情况下，可以根据几个触点中哪个被激活而改变位置。因此，刺激提供了一个可逆的、可扩展的、可移动的功能损伤。

立体定向手术

立体定向（stereotaxis，SAS）应用于神经外科，主要是研究在三维空间的定位。在手术时不能直接看到大脑深处的目标。目标可能是肿瘤、白质通路、颅神经、血管畸形或大脑深处的核团。该领域使用基于框架和无框架的系统进行了发展，但在每一种情况下，都是使用计算的方法来推断并精确地到达目标。

无框架体定位技术使用先进的成像技术、基准和参考标记来代替固定的框架。机械臂、红外反射器和发光二极管为外科医生提供手术中的实时解剖信息。这项技术还可以与手术显微镜上的显示器配套使用，协助手术解剖。它有助于设计切口和开颅术，当结合术中超声时，可用于确定肿瘤切除的范围。在市场上可以买到无框立体定向放射外科器械[39]。

基于框架的系统使用一个刚性框架连接到颅骨，使用针钉穿透颅骨的外部（图 68.18）。在局部麻醉下，患者完全清醒，这很容易做到。然后对患者进行 CT 或 MRI 检查，并在支架上放置定位器。使用笛卡尔坐标，可以确定目标的 x、y 和 z 坐标。另外，目标的位置相对于坐标系来说，已经确定。利用安装在框架上的系统，可以通过不同的路径到达目标。当目标为血管病变时，可以通过定位框架进行动脉造影，确定血管病变在三维空间中的位置。基于框架的系统用于脑活组织检查、深部脑刺激、毁损手术和立体定向放射治疗。

立体定向放射治疗，是指将集中剂量的辐射输送到大脑中一定体积的区域。如果在大范围内对整个大脑进行辐射，其照射剂量将是有害的。当它从多个不同的角度或不同的弧度以多个光束照射时，对周围大脑的影响将被最小化。目前有两种基于框架的立体定向放射治疗得到了广泛的应用。伽玛刀使用的是集中在一点的钴 -201 放射源。一旦目标定位在三维空间，它就被放置在这一点，不同的准直器用来聚焦辐射。改进的线性加速器以多个弧线传递辐射剂量，从而最大限度地减少对周围脑组织的影响。这两种系统都使用多个中心点来治疗不规则形状的病变。SRS 已用于几乎所有颅内病变的治疗，但通常用于转移性肿瘤、颅神经良性病变、脑动静脉畸形和三叉神经痛的治疗。SRS 的主要危险是辐射坏死和辐射损伤周围结构。

脑刺激

神经系统的电刺激治疗用于运动障碍、疼痛和癫痫。刺激包括放置电极，然后连接到皮下放置的发电机。在这里我们讨论神经刺激，因为它适用于治疗运动障碍、慢性疼痛状态和癫痫。

帕金森病是最常见的运动障碍，患者需要手术治疗。20 世纪 50 年代发展起来的立体定向技术被用于损毁苍白球和丘脑。随着 L-dopa（L-3，4- 二羟基 - 苯丙氨酸）的引入和广泛使用，这些手术一度被搁置。在 20 世纪 90 年代早期，由于部分帕金森患者对药物无反应或不耐受药物的不良反应，对手术治疗的兴趣被重新激发。苍白球内节段毁损术出现了明显的复苏。随着影像学和术中微电极记录技术的改进，在这些患者的外科治疗中，深部脑刺激很快取代了损毁手术。刺激可引起可逆的神经元活动抑制，并可根据临床情况进行调整。丘脑下核已经取代苍白球成为首选目标。刺激丘脑下核是最有效的治疗强直和运动障碍的方法。刺激丘脑腹中间核是治疗震颤最好的方法。

脊髓刺激用于治疗慢性疼痛、肌张力障碍和膀胱功能障碍。患者通常要进行刺激试验，其中导线电极经皮肤放置，并连接到外部发电机。如果症状改善，则放置永久性导线电极或桨状电极，并将其连接到皮下放置的可编程发电机上。这种作用的确切机理尚不清楚。最常见的指征是所谓的椎板切除术后综合征，特别是当腿痛比背痛更严重时。对那些患有慢性局部疼痛综合征的患者也有一些好处。目前还没有发现它对癌症疼痛有常规疗效。

迷走神经刺激已经被美国食品和药物管理局批准用于治疗顽固性癫痫和严重抑郁症。其作用机制尚不清楚，但认为是通过孤束核对下丘脑、杏仁核、岛叶皮层和大脑皮层的高级皮层中枢进行传入刺激的结果。刺激左侧迷走神经可降低癫痫发作频率，但很少能使患者无癫痫发作[40-41]。

植入泵

植入泵用于治疗慢性疼痛和痉挛。将一根鞘内导管插入腰椎管，并使用测试输注来评估反应。许多癌痛患者对鞘内治疗反应良好。

神经损毁

中枢神经系统损毁用于治疗疼痛、运动障碍、癫痫和精神类疾病已经有很长的历史了。在抗精神病类药物出现之前，住院和精神外科被认为是治疗和控制一些严重精神病患者最有效的方法。在前文所描述的技术发展之前，大脑和脊髓之间不同通路的损毁是治疗患者慢性疼痛和运动障碍的唯一方法。尽管许多在以前被广泛应用的神经损毁术式被神经调控和药物输注技术所取代，但仍有部分因其临床有效性而得以保留。

背根入髓区损毁术对于臂丛神经损伤相关的神经传导阻滞痛的患者特别有效，并且对于那些存在所谓末端区疼痛的脊髓损伤患者也有较小程度的疗效。在这种情况下，脊髓丘脑束神经元的传入神经阻滞导致了自发放电和疼痛感。手术通过使用热电偶探头对受影响水平的背角造成损伤。这一观念已经扩展至三叉神经尾核，用来治疗面部疼痛。

脊髓切开术通常用于治疗双侧的癌痛。它包括对受累层面及其以上节段的前联合进行切断，从而阻断疼痛信号沿神经纤维传输到对侧脊髓丘脑束。而后出现了一种仅切开脊髓背部正中的改良术式，可能是切断了经证实沿哺乳动物背索上行的内脏疼痛传导通路[42-43]。

脊髓前侧柱毁损术通过在颈椎水平损伤脊髓前外侧部分，从而消除身体对侧脊髓丘脑束的疼痛传入。纵观历史，它在单侧癌痛的治疗中最为有效。双侧的损毁会增加中枢性睡眠呼吸暂停综合征（奥丁诅咒）的风险。这一术式可以经皮穿刺，也可做开放性手术。

交感神经毁损术包括在胸段和腰段的高水平切断交感神经。它可以通过使用各种内镜、胸腔镜、射频及开放手术等方式进行，多用于治疗多汗症、交感神经相关性疼痛、烧灼痛、慢性局部疼痛综合征和雷诺综合征。

神经阻滞或神经切除术使用局麻药，有时也会使用皮质类固醇药物，注射到周围神经周围的组织中，阻断传导并缓解疼痛。这可能会产生长期影响，但通常是短暂的。也可以使用神经溶解剂（如苯酚或无水酒精）进行神经阻滞。也可以通过外科手术或射频技术切断神经。神经切除术有明显的复发风险。局部神经阻滞通常用于诊断性手术，但可根据需要重复使用以缓解疼痛。神经切除术通常用于那些预后不佳、预期寿命短的患者的短效治疗。

癫痫

癫痫不是一个具有明确病因的独特疾病实体，而是一类疾病状态的统称。癫痫发作分为局灶性癫痫发作、全身性癫痫发作和不能分类的癫痫发作。局灶性癫痫发作包括简单发作（意识未受损）和复杂发作（意识受损）。全身性癫痫发作可分为抽搐性或非抽搐性。发达国家的发病率（40～70/100 000）要低于发展中国家（100～190/100 000）。20%～40%的癫痫患者对抗惊厥药物治疗无效。三种抗惊厥药物治疗无效则提示患者需转诊至专业的癫痫评估与治疗中心。

对癫痫患者进行检查的目的是明确定位大脑皮层的致痫灶。当影像学检查（MRI、CT或二者皆有）发现引起癫痫发作的明确病因（如肿瘤、血管畸形）时，治疗方式则变得相对简单，包括病灶切除。在其他情况下，当病灶在影像学上表现得并不明显时，则需要进行密切且通常是有创的监测来确定致痫灶。在发作间期确定大脑语言优势区域和功能异常区域也很重要。像包括脑磁图、正电子发射断层扫描、单光子发射计算机断层扫描和功能磁共振等无创检查技术已经被越来越广泛且有特征地应用起来。用于癫痫术前评估的有创检查方法包括Wada语言优势测试、立体定向植入深部电极、植入条形电极和植入栅格电极。这些技术中的任何一种或全部都有可能对大脑功能区域的定位起到帮助作用。长期以来，对局麻且处于清醒状态下的患者行开颅癫痫病灶切除术，术中定位其大脑皮层关键的语言功能区域和肢体运动功能区域一直是可行的。

根据癫痫评估中获得的信息，患者可能会被带到手术室。病变位于优势半球时，通常是在患者清醒状态下进行手术，以便术中对大脑功能区域进行定位。通过刺激大脑皮层，观察和监测患者的反应，对语言障碍、失语或肢体麻木无力症状进行定位。癫痫最常见的外科手术是前颞叶切除术、单纯致痫皮质切除术、多处软膜下横纤维切断术、大脑半球切开术和胼胝体切开术。

前颞叶切除术是治疗癫痫最常见的手术方式。病灶完全位于一侧颞叶是最为理想的适应证（图68.20）。手术方式是切除前颞叶、前海马和杏仁核。如果致痫灶没有完全切除，患者可能还会出现顽固性的癫痫发作。如果切除过多的颞叶，则可能导致对侧上象限眼盲，或者在病灶位于优势半球时，出现言语和语言障碍。

单纯致痫皮质切除术通常在额叶皮质进行。与颞叶切除术相比，其结果更为多变。

多处软膜下横纤维切断术用于大脑中深部的区域，在大脑皮层脑回表面做垂直切割。这大概不仅可以阻断皮质覆盖层内癫痫放电的扩散，还保留了该区域下行纤维的功能。

胼胝体切开术是用来防止癫痫的快速扩散，而非清除病灶。主要用于治疗突发的、导致失张力发作的癫痫，如Lennox-Gastaut综合征。

大脑半球切开术通常只适用于致痫灶局限于一侧大脑半球且因反复发作威胁到了优势半球的儿童，如拉斯穆森综合征。通常会有一些细胞迁移异常。过去的方式是切除整个皮质，留下完整的基底节。这样做尽管癫痫的发作次数显著减少，但却大大增加了出现脑疝等并发症的可能。现在，出现了一项新的技术，即保留部分皮质及其血供，同时通过广泛切除相邻的白质将其与大脑的其他部分分隔开[44]。

2013年，植入式皮质刺激被批准用于治疗内科难治性癫痫（神经空间）。响应性神经刺激（responsive neurostimulation，RNS）是一个闭环系统，它通过利用皮层刺激来检测发展中的癫痫活动。这在未来可能会为癫痫的治疗带来巨大的希望[45]。

三叉神经痛

三叉神经痛的发病率大约是4/100 000，其表现

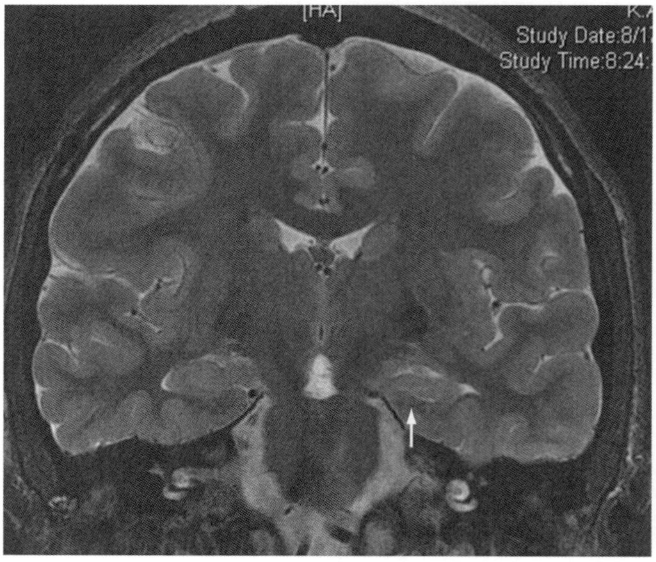

图 68.20 T2加权冠状位MRI图像显示左侧颞叶内胶质增生和萎缩（箭头）

特征是三叉神经的三个分支（通常为第 2 支和第 3 支）中的一个或多个出现短暂的剧烈刺激性疼痛。疼痛多是在触摸后或极端温度下引起的。在极端情况下，患者可能会拒绝进食或擦脸，以避免引发剧烈的疼痛。感觉通常未受损伤，对明显的麻木感或下颌无力的症状则要怀疑是否因肿瘤造成了压迫性病变。通常情况下，患者会参考已有的诊断。药物治疗在一定程度上有效，是一件令人安心的事。MRI 用于排除后颅窝肿瘤和有可能出现类似症状的多发性硬化。大多数患者口服卡马西平有效。巴氯芬和加巴喷丁也具有一定的临床应用价值。认为三叉神经痛最常见的发病机制与三叉神经进入脑干时受到血管压迫有关（图 68.21）。随着年龄的增长，动脉血管延长，然后开始与颅神经形成环路。三叉神经在进入脑桥时，失去了周围神经的支持结构，即网状蛋白和间充质成分，这些成分能使神经更加坚韧。动脉对神经这一脆弱部分的局部搏动压力导致大的有髓纤维向小的有髓纤维（A δ）和无髓纤维的突触传递。

药物治疗无效的患者通常可以选择外科手术治疗。微血管减压术，即在枕下行小窗口开颅术，对患侧的三叉神经根进脑干区进行显微外科探查。然后从神经上分离出责任血管，通常是小脑上动脉，并在血管和神经之间放置屏障（聚四氟乙烯或聚乙烯醇海绵），以防止持续的、搏动性的局部压迫。在特别良好的情况下，不需要加垫就可以将侵犯的动脉与神经分隔开。还可以缝合一小块动脉补片，使动脉环远离神经。

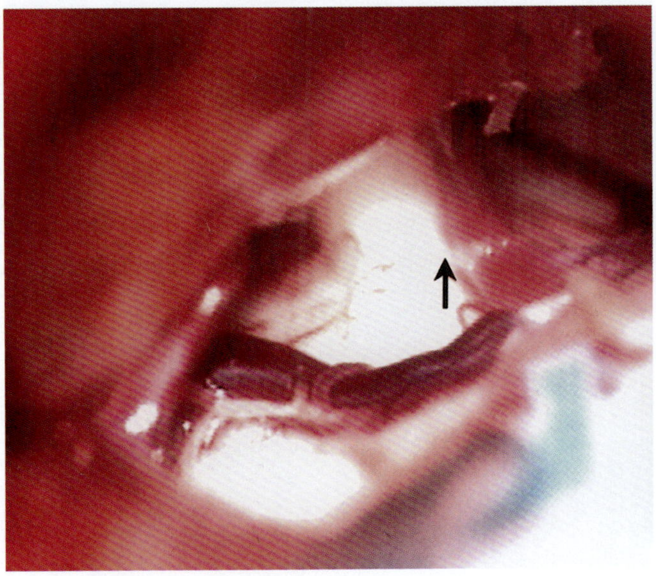

图 68.21 一例典型三叉神经痛患者的术中照片。左侧三叉神经被小脑上动脉的动脉分支向上压迫（箭头）

经皮穿刺三叉神经根毁损术，即热凝损毁三叉神经节，将甘油注射（图 68.22）到 Meckel 腔中（相对于较小的痛觉神经纤维而言，这会导致渗透性损伤），或者在 4 号 Fogarty 导管球囊到位后短暂充气，从而对神经或神经节造成机械性损伤。每种方法都有其拥护者和优缺点。

立体定向放射外科已经用于治疗三叉神经痛[46]。初步的结果令人鼓舞，目前正在对其具体的适应证进行评估，并进行长期的随访。

脑积水

脑积水的定义为，当脑脊液的产生超过自身吸收能力时出现脑室扩大的一种疾病。这可能与通过脑室系统的脑脊液流动受阻（梗阻性脑积水）或自身无法通过蛛网膜颗粒重新吸收脑脊液（所谓的交通性脑积水）有关。交通性和梗阻性脑积水的区别取决于脑脊液的流动是否中断。如果脑脊液通过脑室系统自由流动至蛛网膜颗粒，则被认为是交通性脑积水。如果在脑室系统的任何部位存在血流障碍，则被称做梗阻性脑积水。脉络丛是负责生成脑脊液的结构，较为少见的脉络丛肿瘤会导致脑脊液分泌过量，超过自身重吸收能力。梗阻性脑积水通常是先天性的，但可能与脑室内或脑室周围肿物（肿瘤性和非肿瘤性）有关。影像学上的典型表现为部分脑室扩大，而其他脑室未扩大，表明脑脊液从脑室系统的一部分流

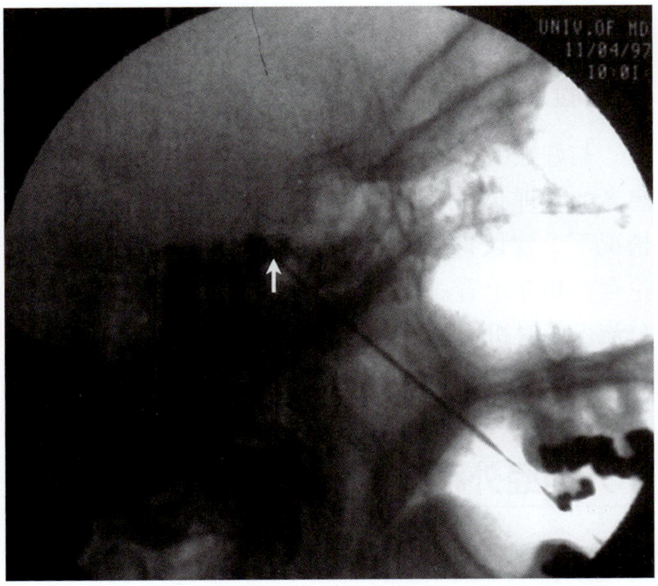

图 68.22 一例行甘油神经根切断术的三叉神经痛患者的颅骨侧位 X 线片。一根 20 号的穿刺针指向卵圆孔，并注射非离子造影剂以勾勒三叉神经节的轮廓（如箭头所示）

向另一部分时受阻。交通性脑积水是典型的后天性脑积水，通常继发于感染或出血，表现为四个脑室都均匀性扩大。

脑积水经常与小儿神经外科一起讨论，因为这是专治婴幼儿的神经外科医生在诊疗活动中较为常见的疾病之一。事实上，脑积水在成人中也很常见，执业医生应该熟练掌握其病理生理和治疗方式。本节中，我们将重点介绍成人的脑积水类型。儿童脑积水将在后面章节讨论。

出血后脑积水是由血细胞阻塞蛛网膜颗粒引起的。这会导致各种类型的脑积水。**感染后脑积水**也与脑膜感染和脑脊液吸收改变有关。

正常压力脑积水是一种以步态不稳、尿失禁和反应迟钝为临床特征的疾病。影像学显示脑室扩大与脑萎缩不成比例。这种情况最常见于老年人，脑脊液分流治疗有效。许多技术手段已经被用来预测脑脊液分流治疗是否会对患者有效。许多人认为依次出现的共济失调、尿失禁和痴呆等临床表现，是分流疗效的最佳预测指标。

脑积水与妊娠

一般来说，对分流术后孕妇的治疗和管理应遵循个体化原则。头痛、恶心、呕吐、癫痫和嗜睡可能是分流手术失败的临床表现。在妊娠患者中，这可能是由于远端功能障碍的发生率增加引起的。这些体征和症状也可见于必须被排除诊断的先兆子痫。剖宫产患者应接受预防性抗生素治疗。对于存在严重污染的患者，分流管外置也许是很有必要的。

脑室腹腔分流术患者的腹部手术

与妊娠一样，脑室腹腔分流术和腹部外科疾病的患者的管理必须遵循个体化原则。在存在严重污染的情况下，建议将分流管外置[46]。鉴于近期研究的结论存在相互矛盾，目前尚不能对腹部手术和脑室腹腔分流术的时机把握以及同时施行手术的安全性进行概括[47-48]。

小儿神经外科

小儿神经外科是一门研究治疗关于婴儿和儿童神经外科疾病的学科。如前所述，各种原因造成的脑积水是小儿神经外科的主要疾病之一。除此之外，小儿神经外科还包括脑部先天性异常、颅脑创伤、脑血管疾病、颅脑肿瘤、痉挛和癫痫等神经功能异常及脊柱脊髓先天性缺陷的治疗。在本节中，我们将讨论其中一些疾病的发病机制和治疗方法。

新生儿脑积水表现为头围增大、前囟饱满和颅缝增宽。患儿可能表现出嗜睡和进食不佳，眼外结构异常导致双眼上视困难。诊断可通过超声、MRI 或 CT 进一步明确。

新生儿脑积水的病因包括先天发育不良和后天形成。先天性脑积水是典型的梗阻性脑积水，而后天性脑积水通常是交通性脑积水。新生儿后天性脑积水通常是感染（包括脑膜炎、宫内弓形虫感染、巨细胞病毒感染）后或与早产有关（脑室出血）。造成脑积水的先天性疾病包括导水管梗阻、Chiari Ⅱ畸形、Dandy-Walker 畸形、Galen 静脉动脉瘤、脑肿瘤和蛛网膜囊肿。导水管梗阻导致脑脊液从第三脑室流向第四脑室受到阻碍而引起梗阻性脑积水（图 68.23）。Chiari Ⅱ畸形即小脑下部或同时有脑干下部和第四脑室畸形，向下作舌形凸出，并越过枕骨大孔嵌入椎管内，导致第四脑室流出梗阻。Dandy-Walker 畸形，又称先天性第四脑室中央孔、侧孔闭塞畸形，与小脑蚓部发育异常、第四脑室囊性扩张和脑积水有关。另外，Galen 静脉动脉瘤、脑肿瘤和蛛网膜囊肿也会造成梗阻性脑积水。

脑积水的治疗与预防神经功能损伤密切相关，如果治疗不及时会导致神经功能的障碍。在某些情况下，神经损伤可以被逆转。典型的治疗包括对责任病

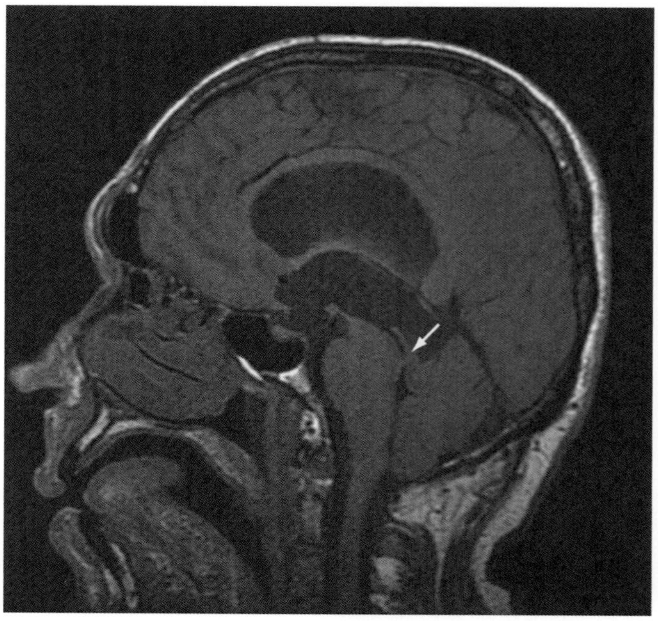

图 68.23 导水管狭窄引起肉眼可见的梗阻性脑积水患者的 T1 加权矢状面 MRI（箭头所示）

灶的处理（切除肿瘤或治疗感染）和脑脊液分流。大多数分流的远端是腹腔。其他部位包括胸膜腔或上腔静脉。脑脊液分流手术也存在一些并发症，包括 5% ～ 15% 的感染率。对分流隧道感染的治疗通常是将分流装置取出，对脑脊液进行消毒抗炎治疗，并更换分流隧道。

神经内镜辅助下的第三脑室造瘘术是一种经常用于治疗梗阻性脑积水和非脑脊液重吸收障碍性脑积水患者的手术方法（图 68.24）。尽管神经内镜下第三脑室造瘘术的适应证和治疗效果已经得到充分的证实，但适应证也在不断改进中[49]。

婴儿和儿童常见的其他神经外科疾病包括神经系统的各种先天性异常。脊髓脊膜膨出（图 68.25）是一种先天性神经系统发育畸形，伴随脑膜、骨骼和肌肉发育不良，同时存在脊髓、脊膜通过椎板缺损处向椎管外膨出。由于神经管闭合不全，先天性椎板表面无皮肤覆盖，通常伴有囊状或扩大的蛛网膜下腔。治疗包括不同层面的闭合和重建。此病常伴有神经功能缺损，如脑积水和 Chiari 畸形（稍后讨论）。

脑膨出是颅神经管闭合不全的结果。枕部脑膨出在西方国家多见，而额部脑膨出在东南亚地区常见。此类患儿大脑通常发育不良。隐性脊柱发育不良常在腰骶部皮肤处出现相应临床表现（图 68.26）。常出现血管瘤、多毛、皮肤窦道和脂肪瘤等。这种情况通常伴有脊髓栓系综合征，此综合征临床表现为背部和腿部疼痛、行走困难、虚弱无力、足部畸形、排尿和性功能障碍。脊髓纵裂是在胚胎时期神经管闭合障碍，由于脊髓或者椎管发育畸形，使脊髓在一个或多个连续平面上分裂为两半，常伴有椎管内骨骼形成。皮肤窦道是鳞状内衬的瘘管，中线处常伴有小的皮肤凹陷，常合并硬膜内皮样或表皮样肿物。治疗方法是手术切除瘘管和皮样或表皮样部分。

Chiari 畸形包括四种不同的后脑部先天性畸形。这里讨论的是 Ⅰ 型和 Ⅱ 型。Chiari Ⅰ 型畸形（图

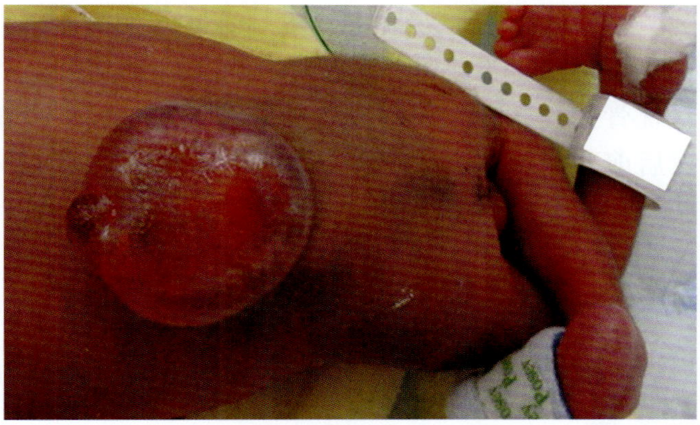

图 68.25 新生儿脊髓脊膜膨出。注意下肢的畸形

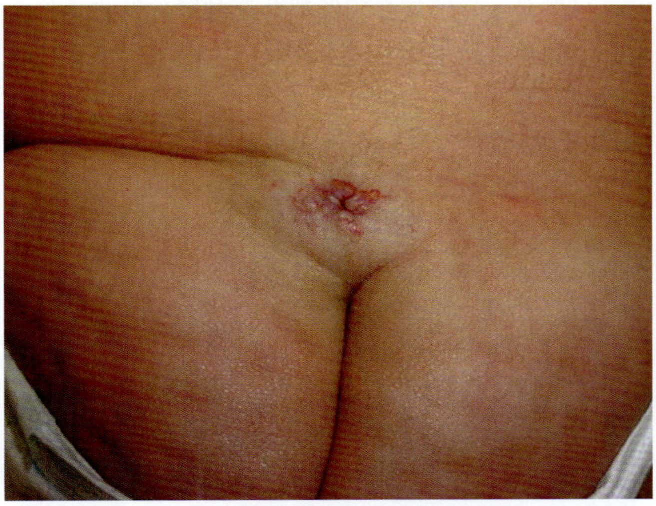

图 68.26 儿童腰部皮肤血管瘤。在临床评估中，常伴有隐性脊柱裂

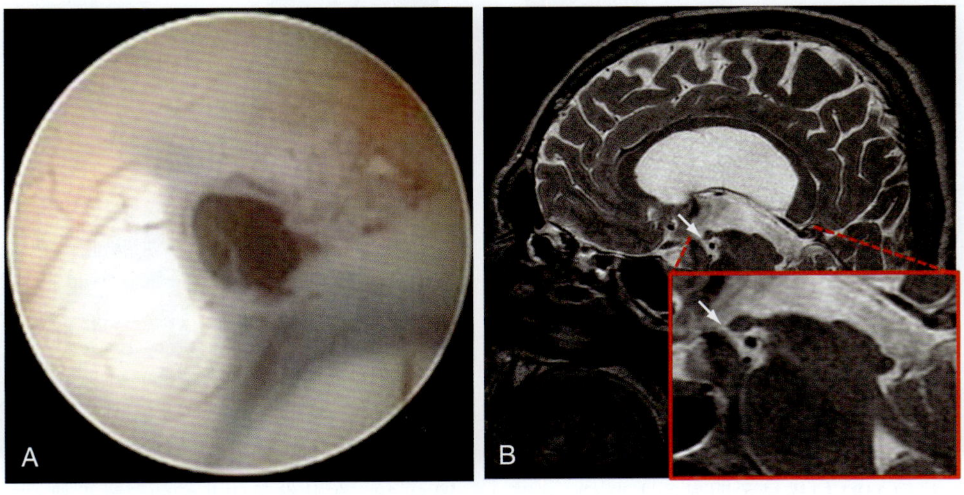

图 68.24 （A）第三脑室造口术后第三脑室底的内镜视图；（B）4 年后随访 MRI 扫描显示开窗部位血流良好（箭头所示）

68.27）通常在成年人中确诊，累及小脑扁桃体，向下移位至枕骨大孔，可能伴有颈髓脊髓空洞症。典型的表现是脊髓向下移位。患者出现枕部头痛，Valsalva 试验头痛加重，常伴有枕骨大孔受压、颅神经功能障碍或小脑综合征的表现。部分患者还表现为颅内高压和视乳头水肿。MRI 和 CT 可明确诊断。矢状面 MRI 能准确评估扁桃体下降的程度。治疗包括枕骨大孔减压，同时去除颈椎 C1 和 C2 的后弓，然后剪开硬脑膜，将硬脑膜补片缝合修补，从而达到充分减压。Chiari Ⅱ型畸形常伴有脊髓脊膜膨出。脑干、颈髓连接处和第四脑室向尾端移位。这些患儿可表现为喘憋、吞咽困难，甚至呼吸骤停。这些情况均需手术干预。

狭颅症

狭颅症（颅缝早闭症）常累及一个或多个颅缝的过早融合，导致发育中的婴儿在颅缝处的骨生长受限和颅骨畸形。当累及多个颅缝时，可能会造成大脑生长和发育的障碍。最常见早闭的颅缝是矢状缝（图 68.28），其次是冠状缝、人字缝和额缝。人字缝早闭可造成位置性斜头畸形。手术治疗包括切除早闭的缝线，处理 Apert 综合征及 Crouzon 综合征时，可能需要颅骨穹窿重建术和眼眶边缘再造术。

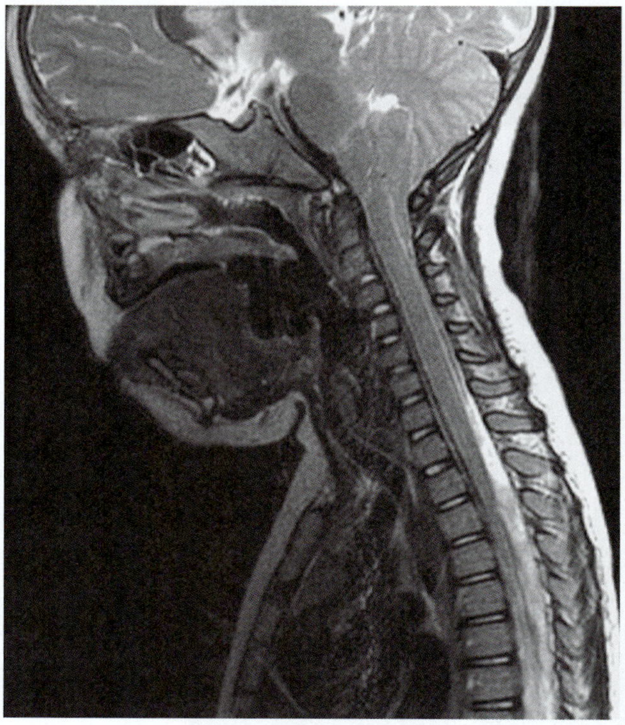

图 68.27 T2 加权矢状面 MRI 扫描显示明显的Ⅰ型 Chiari 畸形。小脑扁桃体下降到枕骨大孔边缘以下

中枢神经系统感染

广义上，中枢神经系统感染可分为颅内感染和脊髓感染。颅内感染可发生在硬膜外腔（硬膜外脓肿）、硬膜下腔（硬膜下脓肿）、蛛网膜下腔（脑膜炎）、脑实质（脑脓肿）或脑室（脑室炎）。

颅内感染

颅内硬膜外脓肿

颅硬膜外脓肿约占所有颅内感染的 2%。硬膜外脓肿通常发生在额窦炎和骨髓炎相关的额部，或者发生在乳突炎和慢性中耳炎相关的颞部。也可以见于未治疗或治疗不充分的复合颅骨凹陷性骨折。临床表现为局部肿胀、发红和压痛，伴有局部或全身感染的表现。感染可导致脑膜炎和神经功能损伤。头部 CT 扫描通常显示与骨髓炎相关的感染。治疗方法是手术清创、骨髓炎骨清创、引流周围感染鼻窦和延长抗生素治疗时间。感染愈合后，可能需要进一步颅骨修补术。在无脓肿或脑膜炎的情况下，预后比较好，发病率或病死率较低。

硬膜下脓肿

硬膜下脓肿是硬膜下腔的脓液聚集。常见于较

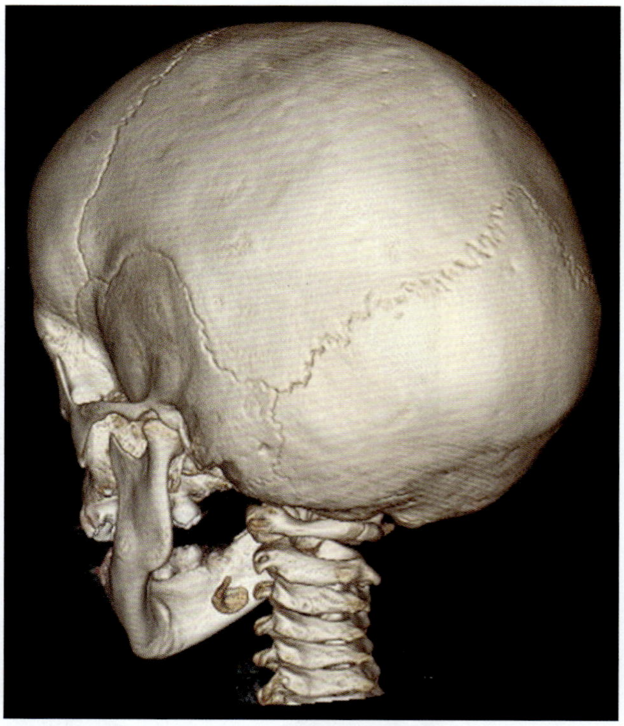

图 68.28 矢状缝早闭儿童的三维重建 CT 扫描：冠状缝和人字缝清晰可见

年长儿童和年轻人，最常见与副鼻窦或耳部感染播散有关。另外，也可以通过受感染的鼻窦黏膜静脉和硬脑膜静脉窦之间出现逆行血源性静脉炎或血行播散侵入。大约 60% 的硬膜下脓肿与额窦炎或筛窦炎相关，约 20% 与内耳感染相关。感染可位于大皮层脑、中线或幕上区域。

硬膜下脓肿的临床表现为发热、脑膜刺激征、头痛、癫痫、局灶性神经功能障碍和精神状态的改变。最显著的并发症是皮层静脉血栓形成导致脑梗死。通常以癫痫发作和临床表现迅速恶化为先兆。常出现鼻窦感染灶区的硬膜下积液可帮助诊断。常规治疗包括及时进行外科引流和抗生素治疗。抗惊厥药的预防使用（应用于即使没有癫痫发作，但存在比较高风险的患者）。类固醇激素常与抗生素联合使用。治疗的效果取决于患者年龄、病因和神经系统状况；高龄、术后和创伤性脓肿的患者预后较差。

脑膜炎

急性细菌性脑膜炎是一种蛛网膜下腔和脑膜的感染。临床症状和体征包括发烧乏力、颈部强直、头痛，常伴有精神状态改变，这些表现是脑膜刺激和颅内压增高所致。病原体根据患者年龄而不同。新生儿脑膜炎多见于 B 组链球菌、大肠杆菌或李斯特菌感染。晚期新生儿脑膜炎也可由葡萄球菌或铜绿假单胞菌引起。在儿童中，肺炎链球菌（肺炎球菌）和脑膜炎奈瑟菌（脑膜炎球菌）是最常见的病原体。过去儿童脑膜炎的常见病因是流感嗜血杆菌，但在接种疫苗之后，发病率已明显下降。肺炎球菌和脑膜炎球菌是成人脑膜炎最常见的病原体。治疗包括及时行脑脊液培养检查和早期静脉输注抗生素。若患者存在交通性脑积水合并精神状态改变，需要立即行脑室外引流术，并在脑脊液炎症完全治愈后行脑室-腹腔分流术。对反复发作的细菌性脑膜炎应立即检查颅内与外界之间的异常通道（是否存在真皮窦或脑脊液瘘）。

脑脓肿

在脑组织中积聚的脓液（脑脓肿）通常见于儿童和青年，但好发于所有年龄组。一般来自鼻窦、中耳或乳突的连续性感染并传播，是最常见的诱因，约占 50%。来自肺或身体其他部位（龋齿、亚急性细菌性心内膜炎、憩室炎）的血行播散约占 25%。仍有 20% 病因尚未明确。眶底部的额部脓肿通常是由额窦炎症连续扩散导致，而发生在颞部或小脑的脓肿常见于耳源性感染。心脏发育畸形合并红细胞增多导致血液黏度增加，循环缓慢导致脑梗死，易发展为脑脓肿。脑脓肿可以是单发的也可以是多发的。病原体种类繁多，包括需氧和厌氧菌、真菌和罕见的寄生虫病。

脑脓肿表现为与迅速扩大的肿块病变相关的体征和症状，通常只有轻微的感染体征和症状。患者可表现为头痛、恶心和呕吐、癫痫、局灶性神经功能障碍和精神状态改变。大约 60% 的患者存在感染表现。增强 CT 和 MRI 显示环状强化病变，通常位于灰白质交界，周围有水肿（图 68.29）。这些表现可与多形性胶质母细胞瘤或脑转移性肿瘤相混淆。弥散加权成像（DWI，脓肿是高信号）和磁共振光谱成像（高乳酸，低胆碱峰）可以区分脓肿和肿瘤疾病。当脓肿破裂进入脑室或蛛网膜下腔时，容易发生急性恶化，导致脑室炎或脑膜炎。治疗原则包括准确查明病原体，减轻占位效应，给予适当的抗生素治疗，并治疗原发疾病。通常给予预防性的抗惊厥药物，类固醇激素和抗生素同时使用。能达到更好的治疗效果；手术切除和脓肿抽吸存在争议[50]。发病率和死亡率均取决于患者确诊时神经功能损害的程度。

脑室炎

脑脊液分流术后感染是脑室炎最常见的原因。其

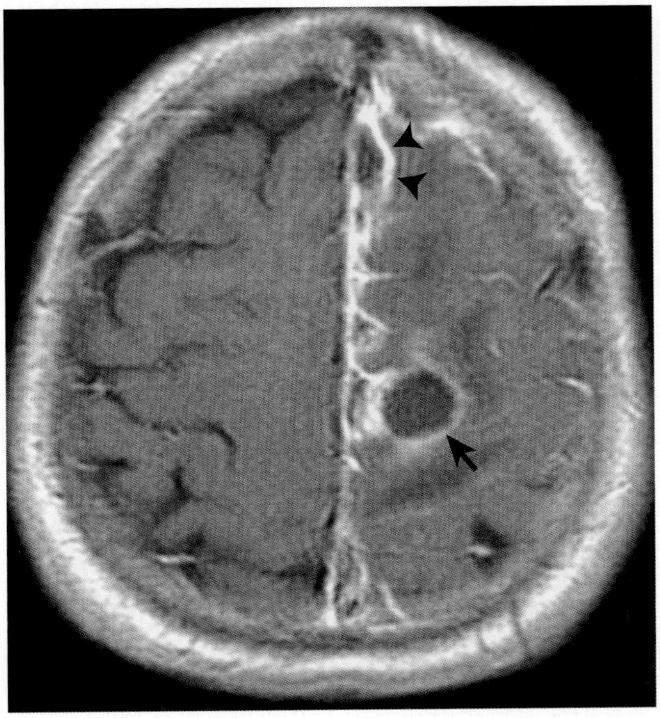

图 68.29 脑脓肿（箭头），大脑凸面有硬膜下脓肿（箭头）

他原因包括脑脓肿破裂或其他颅内感染的扩散。应尽早查清致病菌及进行药物敏感试验，以便选用能透过血脑屏障的强效抗生素及药物。此外还需在脑室置管持续冲洗引流，配合全身用药，同时积极治疗病因。

术后感染

颅脑手术后发生的中枢神经系统感染常见致病菌为葡萄球菌，其次为肠道致病菌、假单胞菌和链球菌等。治疗包括及早明确致病菌和适当使用抗生素。根据患者情况，术后感染灶可通过引流、手术或两者同时进行治疗。

创伤后脑膜炎

颅脑损伤后脑膜感染通常与脑脊液漏有关。大多数创伤后脑脊液漏在伤后几天内自行闭合。如果脑脊液渗漏持续超过 7 天，脑膜炎的发生率就会明显升高。临床表现为脑脊液鼻漏或耳漏。不主张预防性使用抗生素治疗脑脊液漏，需要根据临床情况而定。创伤后持续性脑脊液漏的手术治疗，要以预防复发性脑膜炎为治疗目的。

脊髓感染

脊髓感染可分为骨质感染（椎体骨髓炎）、椎间盘间隙感染（椎间盘炎）和硬膜外间隙感染（脊髓硬膜外脓肿）。有时感染过程可能累及超过一种类型，甚至三种兼有。

椎体骨髓炎

骨髓炎常见于静脉吸毒者、糖尿病患者、血液透析患者和老年人。病原菌通常是金黄色葡萄球菌，并且通过血行性传播。这种感染会影响骨骼的完整性，导致骨质塌陷，从而造成疼痛和神经功能损伤。治疗上需要在明确致病菌的基础上长期使用合适的抗生素，利用手术或非手术方式维持脊柱的正常解剖。

椎间盘炎

椎间盘感染（椎间盘炎）常与骨髓炎同时发生，高发人群相对集中。常见的临床表现为发热、局限性后背痛、血沉或 C 反应蛋白水平升高。白细胞计数可能升高，也可能不升高。发病原因分为自发和术后继发。治疗上根据情况采用手术或非手术方式。一般需要长期的抗生素治疗（图 68.30）

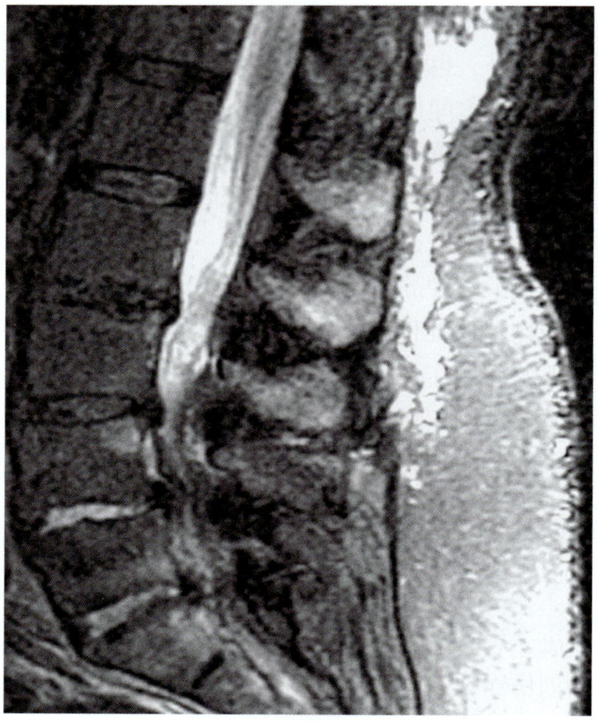

图 68.30 MRI 显示钆剂短 T1 反转恢复序列显示 L4 ~ L5 和 L5 ~ S1 间隙的椎间盘骨髓炎，提示有感染过程

脊髓硬膜外脓肿

一般多见于发生在身体其他部位的感染，通过血行传播或直接扩散。患者初期表现为局限性背痛和局灶神经功能障碍。当急性脊髓损伤发生后，伴随出现截瘫或四肢瘫。发病原因与骨髓炎和椎间盘炎相似。MRI 增强扫描可明确诊断。当脊髓压迫明显时，需行手术减压治疗并借此明确诊断。部分脊髓硬膜外脓肿患者可通过监控神经功能维持药物治疗，这种情况的前提是要明确致病菌、脓肿小、无神经损害。总之，治疗必须根据患者的具体情况而定。

获得性免疫缺陷综合征

艾滋病患者最常见的中枢神经系统机会性感染性疾病是一种弓形虫病。病灶在造影上表现为环形强化，通常位于基底神经节。它们可能是单发或者多发。原发性中枢神经系统淋巴瘤发生于大约 10% 的艾滋病患者，影像表现为不规则增强的肿块影。进行性多灶性脑白质病表现为低密度、无强化的白质病变。真菌性脓肿和病毒性脑病也高发于此类人群。尽管随着高活性抗反转录病毒疗法的广泛使用，中枢神经系统机会性感染的发生率已经明显下降，但对这些疾病的治疗仍然是一个挑战。

主要参考文献

Brain Trauma Foundation. Guidelines for the Management of Severe Traumatic Brain Injury. Retrieved March 2019 from https://www.braintrauma.org/coma/guidelines.

治疗外伤性脑损伤患者的共识指南。

Greenberg MS. Handbook of Neurosurgery. 8th ed. New York，NY：Thieme；2016.

神经外科住院医师和教师使用的经典参考手册。

Quinones-Hinojosa A. Schmidek and Sweet：Operative Neurosurgical Techniques. 6th ed. Philadelphia：Elsevier Saunders；2012.

神经外科手术技巧图谱。

Steinmetz MP，Benzel EC. Spine Surgery：Techniques，Complication Avoidance，and Management. 4th ed. Philadelphia，PA：Elsevier；2017.

关于脊柱外科和生物力学的评论；选自此领域权威人士的详细解释 。

Winn RH，ed. Youmans Neurological Surgery. 7th ed. Philadelphia，PA：Elsevier Saunders；2016.

为神经外科住院医师和教师提供的经典和全面的专业资源。

参考文献

1. Stern WE. Intracranial fluid dynamics: the relationship of intracranial pressure to the Monro-Kellie Doctrine and the reliability of pressure assessment. *J R Coll Surg Edinb*. 1963;9:18–36.
2. Rangel-Castilla L, Gasco J, Nauta HJ, et al. Cerebral pressure autoregulation in traumatic brain injury. *Neurosurg Focus*. 2008;25:E7.
3. Brain Trauma Foundation. Guidelines for the management of severe traumatic brain injury. Retrieved March 2019 from https://www.braintrauma.org/coma/guidelines.
4. Ondra SL, Troupp H, George ED, et al. The natural history of symptomatic arteriovenous malformations of the brain: a 24-year follow-up assessment. *J Neurosurg*. 1990;73:387–391.
5. Spetzler RF, Martin NA. A proposed grading system for arteriovenous malformations. *J Neurosurg*. 1986;65:476–483.
6. McCormick WF, Hardman JM, Boulter TR. Vascular malformations ("angiomas") of the brain, with special reference to those occurring in the posterior fossa. *J Neurosurg*. 1968;28:241–251.
7. Jacobs R, Kano H, Gross BA, et al. Defining long-term clinical outcomes and risks of stereotactic radiosurgery for brainstem cavernous malformations. *World Neurosurg*. 2018.
8. Henderson AD, Miller NR. Carotid-cavernous fistula: current concepts in aetiology, investigation, and management. *Eye*. 2018;32:164–172.
9. Winn HR, Richardson AE, Jane JA. The long-term prognosis in untreated cerebral aneurysms: I. The incidence of late hemorrhage in cerebral aneurysm: a 10-year evaluation of 364 patients. *Ann Neurol*. 1977;1:358–370.
10. Findlay JM, Nisar J, Darsaut T. Cerebral vasospasm: a review. *Can J Neurol Sci*. 2016;43:15–32.
11. Saber H, Desai A, Palla M, et al. Efficacy of cilostazol in prevention of delayed cerebral ischemia after aneurysmal subarachnoid hemorrhage: a Meta-Analysis. *J Stroke Cerebrovasc Dis*. 2018;27:2979–2985.
12. Boulouis G, Labeyrie MA, Raymond J, et al. Treatment of cerebral vasospasm following aneurysmal subarachnoid haemorrhage: a systematic review and meta-analysis. *Eur Radiol*. 2017;27:3333–3342.
13. Molyneux A, Kerr R, Stratton I, et al. International Subarachnoid Aneurysm Trial (ISAT) of neurosurgical clipping versus endovascular coiling in 2143 patients with ruptured intracranial aneurysms: a randomised trial. *Lancet*. 2002;360:1267–1274.
14. Hunt WE, Hess RM. Surgical risk as related to time of intervention in the repair of intracranial aneurysms. *J Neurosurg*. 1968;28:14–20.
15. Report of World Federation of neurological surgeons Committee on a Universal subarachnoid hemorrhage grading scale. *J Neurosurg*. 1988;68:985–986.
16. Fisher CM, Kistler JP, Davis JM. Relation of cerebral vasospasm to subarachnoid hemorrhage visualized by computerized tomographic scanning. *Neurosurgery*. 1980;6:1–9.
17. Walcott BP, Stapleton CJ, Choudhri O, et al. Flow diversion for the treatment of intracranial aneurysms. *JAMA Neurol*. 2016;73:1002–1008.
18. Karsy M, Guan J, Brock AA, et al. Emerging technologies in flow diverters and stents for cerebrovascular diseases. *Curr Neurol Neurosci Rep*. 2017;17:96.
19. Mendelow AD, Gregson BA, Fernandes HM, et al. Early surgery versus initial conservative treatment in patients with spontaneous supratentorial intracerebral haematomas in the International Surgical Trial in Intracerebral Haemorrhage (STICH): a randomised trial. *Lancet*. 2005;365:387–397.
20. Gross BA, Jankowitz BT, Friedlander RM. Cerebral intraparenchymal hemorrhage: a review. *J Am Med Assoc*. 2019;321:1295–1303.
21. Zhang H, Zheng L, Feng L. Epidemiology, diagnosis and treatment of moyamoya disease. *Exp Ther Med*. 2019;17:1977–1984.
22. Wang A, Schmidt MH. Neuroendovascular surgery for the treatment of ischemic stroke. *Cardiol Rev*. 2017;25:262–267.

23. Hasan TF, Rabinstein AA, Middlebrooks EH, et al. Diagnosis and management of acute ischemic stroke. *Mayo Clin Proc.* 2018;93:523–538.
24. Torbey MT, Bosel J, Rhoney DH, et al. Evidence-based guidelines for the management of large hemispheric infarction: a statement for health care professionals from the Neurocritical Care Society and the German Society for Neuro-intensive Care and Emergency Medicine. *Neurocrit Care.* 2015;22:146–164.
25. Ostrom QT, Gittleman H, Truitt G, et al. CBTRUS statistical report: primary brain and other central nervous system tumors diagnosed in the United States in 2011-2015. *Neuro Oncol.* 2018;20:iv1–iv86.
26. Lowery FJ, Yu D. Brain metastasis: unique challenges and open opportunities. *Biochim Biophys Acta Rev Cancer.* 2017;1867:49–57.
27. Reifenberger G, Wirsching HG, Knobbe-Thomsen CB, et al. Advances in the molecular genetics of gliomas - implications for classification and therapy. *Nat Rev Clin Oncol.* 2017;14:434–452.
28. International Agency for Research on Cancer. *WHO Classification of Tumours of the central Nervous System.* 4th ed. World Health Organization; 2016.
29. Cahill DP, Louis DN, Cairncross JG. Molecular background of oligodendroglioma: 1p/19q, IDH, TERT, CIC and FUBP1. *CNS Oncol.* 2015;4:287–294.
30. Simpson D. The recurrence of intracranial meningiomas after surgical treatment. *J Neurol Neurosurg Psychiatry.* 1957;20:22–39.
31. Rogers L, Barani I, Chamberlain M, et al. Meningiomas: knowledge base, treatment outcomes, and uncertainties. A RANO review. *J Neurosurg.* 2015;122:4–23.
32. Nahed BV, Alvarez-Breckenridge C, Brastianos PK, et al. Congress of Neurological Surgeons Systematic Review and Evidence-Based Guidelines on the role of surgery in the management of adults with metastatic brain tumors. *Neurosurgery.* 2019;84:E152–E155.
33. Alnemari AM, Krafcik BM, Mansour TR, et al. A comparison of pharmacologic therapeutic agents used for the reduction of intracranial pressure after traumatic brain injury. *World Neurosurg.* 2017;106:509–528.
34. Hutchinson PJ, Kolias AG, Timofeev IS, et al. Trial of decompressive craniectomy for traumatic intracranial hypertension. *N Engl J Med.* 2016;375:1119–1130.
35. Matz PG, Meagher RJ, Lamer T, et al. Guideline summary review: an evidence-based clinical guideline for the diagnosis and treatment of degenerative lumbar spondylolisthesis. *Spine J.* 2016;16:439–448.
36. Kreiner DS, Shaffer WO, Baisden JL, et al. An evidence-based clinical guideline for the diagnosis and treatment of degenerative lumbar spinal stenosis (update). *Spine J.* 2013;13:734–743.
37. Walker CT, Farber SH, Cole TS, et al. Complications for minimally invasive lateral interbody arthrodesis: a systematic review and meta-analysis comparing prepsoas and transpsoas approaches. *J Neurosurg Spine.* 2019:30:446–460.
38. Bono CM, Ghiselli G, Gilbert TJ, et al. An evidence-based clinical guideline for the diagnosis and treatment of cervical radiculopathy from degenerative disorders. *Spine J.* 2011;11:64–72.
39. Adler Jr JR, Chang SD, Murphy MJ, et al. The Cyberknife: a frameless robotic system for radiosurgery. *Stereotact Funct Neurosurg.* 1997;69:124–128.
40. Yuan H, Silberstein SD. Vagus nerve and vagus nerve stimulation, a comprehensive review: Part I. *Headache.* 2016;56:71–78.
41. Yuan H, Silberstein SD. Vagus nerve and vagus nerve stimulation, a comprehensive review: Part II. *Headache.* 2016;56:259–266.
42. Nauta HJ, Soukup VM, Fabian RH, et al. Punctate midline myelotomy for the relief of visceral cancer pain. *J Neurosurg.* 2000;92:125–130.
43. Willis Jr WD, Westlund KN. The role of the dorsal column pathway in visceral nociception. *Curr Pain Headache Rep.* 2001;5:20–26.
44. Kim JS, Park EK, Shim KW, et al. Hemispherotomy and Functional hemispherectomy: indications and outcomes. *J Epilepsy Res.* 2018;8:1–5.
45. Matias CM, Sharan A, Wu C. Responsive neurostimulation for the treatment of epilepsy. *Neurosurg Clin N Am.* 2019;30:231–242.
46. Marchetti M, Pinzi V, De Martin E, et al. Radiosurgery for trigeminal neuralgia: the state of art. *Neurol Sci.* 2019;40:153–157.
47. Burks JD, Conner AK, Briggs RG, et al. Risk of failure in pediatric ventriculoperitoneal shunts placed after abdominal surgery. *J Neurosurg Pediatr.* 2017;19:571–577.
48. Jack MM, Peterson JC, McGinnis JP, et al. Safety, Efficacy, and cost-analysis of percutaneous endoscopic gastrostomy and ventriculoperitoneal shunt placement in a simultaneous surgery. *World Neurosurg.* 2018;115:e233–e237.
49. Gianaris TJ, Nazar R, Middlebrook E, et al. Failure of ETV in patients with the highest ETV success scores. *J Neurosurg Pediatr.* 2017;20:225–231.
50. Honda H, Warren DK. Central nervous system infections: meningitis and brain abscess. *Infect Dis Clin North Am.* 2009;23:609–623.

章 69

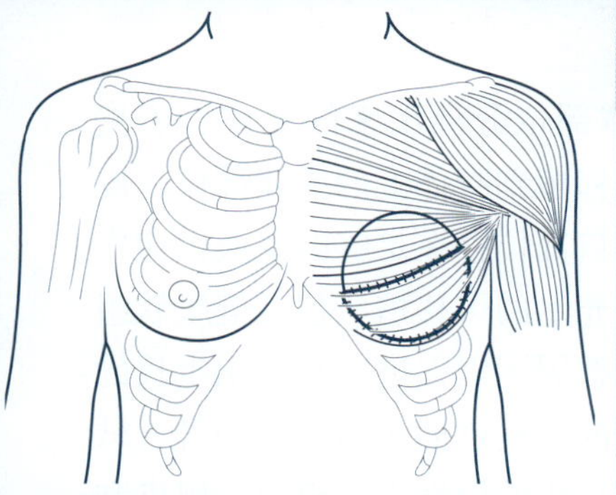

整形外科

Pablo L. Padilla，Kimberly H. Khoo，Trung Ho，Eric L. Cole，
Ramón Zapata Sirvent，Linda G. Phillips
边 佺 译 康 皓 审校

章目录

过去 30 年里，整形外科在复杂的临床挑战中稳步加快创新步伐，面对临床患者解剖学或器官系统缺陷与缺失，通过与其他外科专家合作的方式使该学科取得了较大的进步。整形外科医生不断面对新的整形重建和美学挑战，并不断取得医学进步。随着技术的发展，整形外科已经逐渐发展成熟并不断细分为多个专业领域，包括先天性畸形手术、颌面手术、乳房手术、手部手术、头颈部手术、皮肤和软组织手术、美容手术、身体轮廓、伤口护理、显微外科和烧伤护理等。

虽然整形外科是一个相对较小的专业，但整形外科医生时刻关注、迅速采纳和开展外科的所有领域的创新，并通过结合研究和临床经验，为复杂的临床问题提供了独特的解决方案，保持该领域的不断创新。

重建技术

手术重建中最常用的概念就是重建阶梯，该理论是指在考虑修复缺陷要求的前体下，以一种系统化的方式从简单的重建技术上升到复杂的重建技术。直接闭合是最简单、最直接的技术，但当伤口过大或周围组织发生改变时，该技术受到限制。皮肤移植、局部皮瓣或远端皮瓣等，通过使用身体别处的组织，增加了重建手术的复杂性，是一种更复杂的闭合技术。微血管游离组织转移是最复杂的皮瓣手术，能够对各种组织类型进行移植，包括皮肤、筋膜、肌肉、骨骼、神经和淋巴等。

外观形态、功能性和安全性的三联体是重建阶梯概念里所有缺陷重建目标的基础。例如，在重建面部时，基于对外观形态的考虑，通常建议采用更复杂的组织扩张技术，而不是简单的皮肤移植，因为用相同厚度、纹理和颜色的皮肤和软组织进行恢复是最佳方法。目前随着外科技术的改进，这个概念也逐渐转变为“重建电梯”，表明选择最合适的重建技术的重要性，而不仅仅是选择最简单可行的重建技术[1]。

一期和二期伤口闭合

良好的闭合技术需要手术过程中每一步的精准与仔细，包括从最开始用手术刀成直角切开皮肤，然后仔细处理组织，以避免皮肤边缘失活，必要时可清创皮肤边缘，外翻伤口边缘，无张力精确处理。皮肤边缘需要在同一水平面上对齐，伤口边缘应相互接触。

最小化张力对于减少疤痕至关重要。使用深埋真皮和真皮下缝线来减轻皮肤缝线的张力或者沿松弛的皮肤张力线对齐皮肤切口都可以实现张力的最小化。最小张力线，也叫自然皮肤线、皱纹线或面部表情线，与底层肌肉的长轴成直角。将其放置在沟槽中的闭合，可以使愈合后疤痕最小。

20 世纪 90 年代初，负压伤口治疗的发展增加了直接闭合手术或皮瓣手术不能立即闭合伤口的治疗选择。研究显示，该治疗方式的应用可增加肉芽形成率，减少水肿，减少换药频率，加快闭合时间，并可以有效控制细菌定植和增殖。目前常在皮肤移植手术中用于建立伤口床桥梁[2]。

皮肤移植

皮肤移植是将供体部位分离出来的真皮、表皮和带有血液供应的部分移植到身体上的受体部位。皮肤移植物的存活需要伤口部位存在足够的血液供应作为可移植床。血液供应充足的可移植床包括健康软组织、骨膜、软骨膜、肌腱周围以促进肉芽组织生长的骨表面。血液供应不足的不良创面包括暴露的骨、软骨、肌腱、植入物和纤维化的慢性肉芽组织。感染和碎片会阻碍移植物和可移植床之间的愈合，因此伤口必须无感染和碎片。

皮肤移植物可分为：自体移植物，自体；同种异体移植物，其他人；同种移植物，同一物种；异种移植物，不同物种。部分厚度皮肤移植物由表皮和部分真皮组成，称为部分厚度皮肤移植物（split-thickness skin grafts，STSG）。全厚度皮肤移植物（full-thickness skin grafts，FTSG）包括表皮、整个真皮以及部分汗腺、皮脂腺和毛囊。STSG 使用可以调节宽度和深度通常为 0.006 ～ 0.024 英寸厚的薄片进行切割并可将其展开进行网格划分。当缺乏可用的供体皮肤、受体床不平或卷曲，或受体床存在渗出物时，这种经网格划分的移植物非常有用。STSG 可源自身体上的任何部位；通常只需考虑供体部位的颜色、质地、厚度、所需的皮肤量和疤痕可见性。STSG 比较容易在受体部位发生从残留的真皮中快速增殖分化，从而再上皮化。其缺点是随着时间的推移会存在挛缩、色素沉着异常的现象，如果受到创伤，耐久性较差。FTSG 需使用手术刀切除，由于供体部位切除需要缝合闭合，因此 FTSG 必然较小。但 FTSG 含有皮肤附属物，可以生长头发和分泌皮脂润滑皮肤，具有正常皮肤的颜色和纹理，并有增长的潜力。一般而言，FTSG 取自皮肤较薄且可保留而无畸形的区域，如上眼睑、耳后折痕、锁骨上区域、无毛腹股沟或肘部折痕等部位。由于 FTSG 更厚，因此比 STSG 更耐用，但 FTSG 也意味着移植物移植后生长的不可预测，因为在受体床部位需要对更多组织进行血管重建。两种类型皮肤移植物与受体部位的融合分三个阶段：

1. 血浆循环，也称为血清吸收，在最初的 48 小时内用来自宿主接受床部位毛细血管的血浆渗出物滋养移植物。

2. 48 小时后开始重建，分两个步骤。主要是血管新生，即血管从受体床生长到移植物中；其次是血管吻合，即移植物血管和宿主血管相互吻合，形成正常的血管功能。

3. 移植后开始组织化，即在移植物-床界面处覆盖一层纤维蛋白层，将移植物固定。在移植后第 7 天后成纤维细胞替代纤维蛋白层；一般而言，移植物在第 10 ～ 14 天可以牢固地黏附在受体床部位。

随着时间的推移，移植物的敏感性恢复，在 4 ～ 5 周开始再神经化，历时 12 ～ 24 个月完成。疼痛会首先恢复，然后是触觉和体温恢复正常。

皮肤移植失败最常见的原因是移植物下血肿，血凝块是移植物与血管重建床接触的最大阻碍。而受体床面上移植物的移位会阻止血管重建并导致移植物失去营养供给而逐渐萎缩死亡。感染、受体床部位血管供应较差和移植物本身如供区的厚度或血管分布不佳均会导致移植失败。敷料可以降低移植物失败的风险。如轻压敷料可将积液风险降至最低。通过固定移植物，放置 4 天或 5 天的支撑或系带敷料，保持与受体床的黏附，将感染、血肿等风险降至最低，从而提高移植成功率。可在移植物表面放置负压伤口治疗装置，固定移植物，这对于伤口形状不规则的较大的外伤尤其有用。

治疗烧伤或其他大面积皮肤创伤可以使用由组织培养出来的皮肤细胞组成的皮肤移植物。该方法利用人表皮细胞的单细胞悬液在体外以单层形式生长 3 ～ 6 周。组织培养皮肤的问题包括皮肤的脆性、抗感染能力、培养时间长度以及培养过程中有丝分裂原导致恶性肿瘤的潜在风险。

组织扩张

组织扩张术是一种利用机械刺激诱导组织生长，从而生成软组织用于重建的技术。首先在伤口处放置一个假体，添加盐水使假体逐渐增大，从而增加覆盖软组织的表面积。最开始，皮肤组织扩张是拉伸的结果，因为假体增大压迫间质液流出组织，弹性纤维碎裂，胶原蛋白发生黏弹性变化（称为蠕变），并招募附近的可移动软组织。随着时间的推移，表面积的增加是皮瓣实际生长导致的，同时伴随着胶原蛋白和基质的增加。皮肤的组织学变化包括真皮变薄、表皮增厚、皮下脂肪萎缩，但对皮肤附件无影响。

进行扩张的组织必须具有生长能力。射线辐射或疤痕形成可能会减慢扩张速度甚至使其无法扩张。扩张器在皮肤移植、质地非常紧密的组织以及手和足的手术中作用有限。恶性肿瘤、血管瘤或小腿开放性伤口部位的组织不能用于扩张。

扩张器有多种类型，尺寸从几立方厘米到 1 L 或更大。形状有圆形、方形、矩形或马蹄形等。注射端口可以集成到扩张器的壁中，也可以在扩张器的远端，从而不需要对远程端口的凹腔进行解剖。封套可以是光滑的，也可以是有纹理的，方便在组织袋中更好的固定。

扩张器应放置在与缺失组织最吻合的组织下方（图 69.1）。扩张器放置后不应该导致正常的界标，如眉毛或发际线，发生扭曲。扩张器的插入切口可以在缺失组织的边缘，下次手术时可以切除该位置的瘢痕，从而减少瘢痕。扩张器失效的最常见原因是植入的囊袋太小，无法容纳扩张器。具有卷曲边缘的扩张器可能会通过切口突出或侵蚀上面覆盖的组织。扩张器的填充在术后约 2 周开始，可以每周或每两周进行一次。扩张速度受扩张器上覆组织的松弛程度限制。扩张器导致的疼痛和紧绷感是评估扩张速度的临床指标。当扩张的组织产生期望的临床效果时，患者可进行第二次外科手术。如果要推进皮瓣，必须确保皮瓣足够大，能够覆盖缺损组织并且形状相吻合。第二次手术时，在旧瘢痕切开皮肤，剥离扩张器周围的包膜，取出扩张器，将扩张的皮瓣推进至缺损组织处。最重要的是在切除缺损组织之前，确认扩张的组织可以替代缺损组织。如果扩张的组织不能替代缺损组织，处理方法是全切除缺损组织，将扩张器留在原位，进行第二轮扩张[3]。

组织扩张可以与其他重建技术相结合。皮下或腹壁平滑肌下平面放置扩张器有利于腹壁疝的后期修复。转位或旋转皮瓣预扩张可增加组织量，增强皮瓣血供，降低供区发病率。游离皮瓣的预扩张可以增加表面积，提高未来皮瓣的血液供应，提高了游离皮瓣供区一期闭合的可能性，并使皮瓣变薄，这对于需要更薄和更柔韧的重建部位的重建术是最理想的。游离皮瓣预扩张的一个缺点是扩张过程需要时间，对于肿瘤缺损和复杂伤口来说，扩张时间导致的延迟是不可接受的。此外，由于血管蒂扭曲，预扩张游离皮瓣手术在技术上更困难。

扩张的优点是为重建提供匹配的组织，转移组织的敏感性正常，供体缺损可忽略不计，并且由于增强了血管成分，预扩张传统皮瓣的成功率更高。

可植入物材料

异体可塑材料是可植入活组织的合成材料。可用于自体组织难以利用的情况，且无供区发病率或瘢痕形成。不可生物降解的同种异体塑性材料不会像骨或软

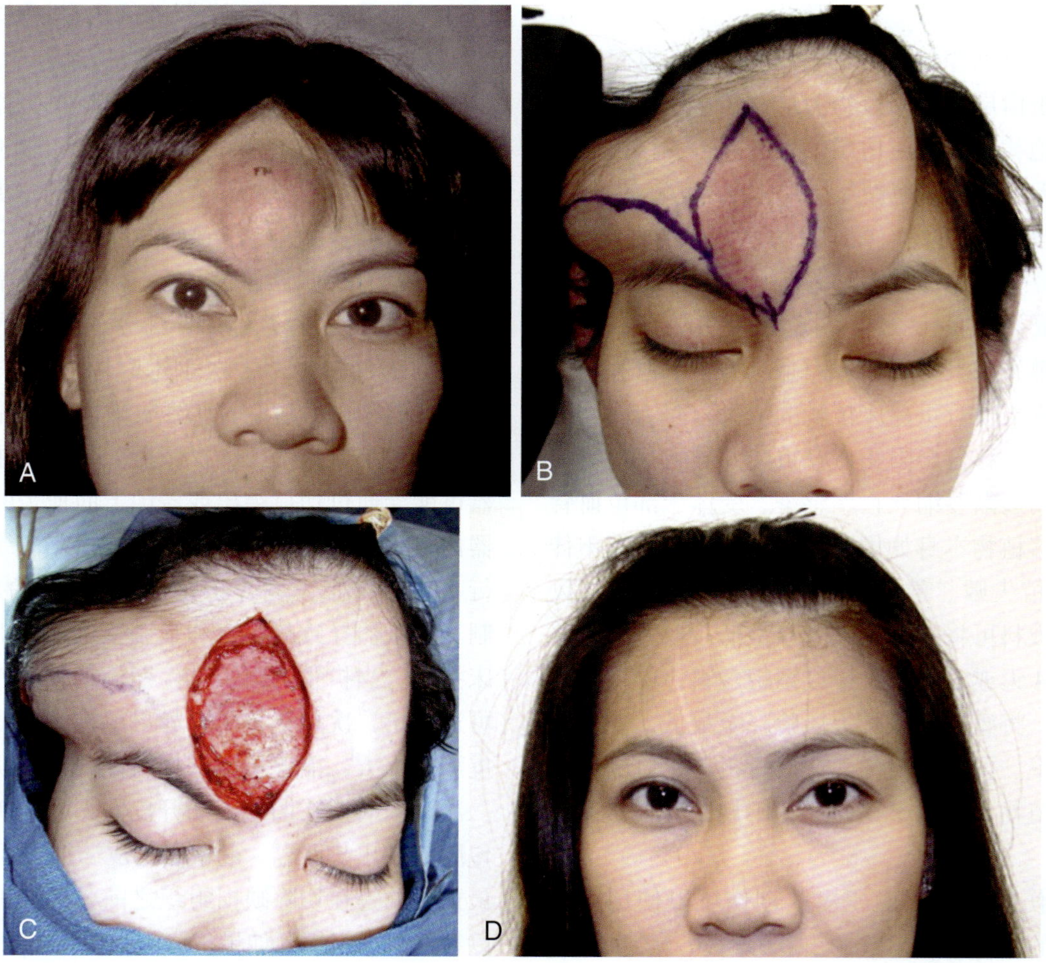

图 69.1 利用组织扩张产生新的软组织来恢复前额和发际线。扩张器被放置在与缺损组织最匹配的组织下。(**A**)患有动静脉畸形的年轻女性;(**B**)一个月内，中央前额新月形扩张器，右前额矩形扩张器用生理盐水逐渐扩张;(**C**)切除血管病变，并通过活动前额移除扩张器以闭合缺损;(**D**)术后一年的术后效果

骨移植物一样发生再吸收。此外，可将植入物进行改造以满足特殊需要，例如用于控制释放药物的递送系统。

组织对不同植入物的反应随合成材料的化学成分以及显微结构和宏观结构而变化；不同的材料、不同的结构可用于临床各相应类型的手术。例如，疝修补术中聚丙烯网为向内生长的组织提供了强有力且持久的支撑，而硅酮肌腱假体周围的纤维包裹确保了肌腱移植物的自由滑动。然而，几乎所有植入物都存在一些共性问题，如非致癌、无毒、非过敏性、非免疫原性问题以及机械可靠性、生物相容性等。

外科植入物的特性更多地来自其组成成分，而不是使用它们的器官系统，因此植入物通常按化学成分分类，主要有三类：金属、陶瓷和聚合物。虽然都是聚合物，但胶原蛋白等生物材料需要单独分类，存在蛋白质抗原性的新问题。

临床上使用的金属有不锈钢、钴铬钼合金和钛。对金属器件的一般要求是机械强度、合适的弹性模量、与周围组织相当的密度和重量以及耐腐蚀性。极少数金属具有足够的耐腐蚀性，可在生物的恶劣环境中使用。腐蚀是由生理盐溶液中不稳定的金属离子和电子的电化学活性引起的；腐蚀产物可能具有细胞毒性，导致疼痛、炎症、过敏和装置的松动。

陶瓷材料具有高稳定性和耐化学性，包括碳化合物，如羟基磷灰石，它能够与相邻骨牢固结合。用于增加面部骨骼或作为骨移植替代物，它是一种永久性微孔植入物，通过为相邻活骨沉积新骨提供基质而实现骨整合。

聚合物是由单分子或高分子物质重复组成的大链、长链、高分子量的大分子。由于制造简单、成本低，可以很容易地加工成管、纤维、织物、网格、薄膜和泡沫等，因此在手术中大量使用该类合成植入

物。除可吸收聚合物外，大多数外科聚合物相对惰性，在体内可以被纤维包封。植入物的物理形式、固体与网状、光滑与粗糙，将决定整个植入物是作为一个整体被包裹，还是会被纤维组织穿透间隙。组织对植入物的反应也受到聚合物的化学成分、亲水性、离子电荷以及聚合物的化学耐久性等因素的影响。硅橡胶、聚四氟乙烯和聚对苯二甲酸乙二醇聚酯是最稳定的聚合物，而聚酰胺则比较容易遭受水解反应，并产生大量的降解产物。

皮瓣

皮瓣是带血管蒂的组织，从身体的一个部位移植到另一个部位后可以修复皮肤软组织缺损。血管蒂可保持完整，也可横断血管蒂，将皮瓣血管与受区血管进行微血管吻合。

带蒂皮瓣依据三个基本特征进行分类——组织组成、转移方法和血液供应。组织组成指皮瓣内所含的组织，如皮肤、筋膜、肌肉、骨等。皮瓣转移方式为局部转移（如推进或旋转皮瓣）、远端转移（如带蒂皮瓣从腹部转移至会阴）或吻合血管游离皮瓣。

血液供应指手术皮瓣的动脉以两种基本方式到达皮肤成分。其中肌皮动脉通过肌肉垂直走行至皮瓣。而起源于节段或肌皮血管的筋膜间动脉是在肌间筋膜间隔中走行，为皮瓣供血。皮瓣的血管供应模型并不固定，是随机模式，这意味着其血液供应可能是来自真皮血管和真皮下血管丛，也可以是沿皮瓣的轴线纵向延伸的血管，可以增加沿皮瓣的血管长度和多点覆盖的皮肤循环，提高皮瓣手术的可靠性。

局部皮瓣

局部皮瓣来自缺损附近的组织，其颜色、质地、毛发和厚度通常与受体部位的皮肤相匹配。皮瓣的大小和厚度应与缺损处的大小和厚度相同，并且在移植时应避免皮瓣折叠或发际处等局部解剖特征标志。皮瓣供区可通过手术设计一期闭合。局部皮瓣依靠皮肤固有的弹性，最适用于皮肤较松弛的老年患者。对有些病例可用皮片移植封闭皮瓣蒂部。常用的局部皮瓣包括旋转皮瓣、转位皮瓣和推进皮瓣。根据定义，这些皮瓣是随机皮瓣，因为它们是在不考虑除真皮下神经丛以外的任何已知血供的情况下设计的。

皮瓣失败通常因为转移皮瓣组织出现坏死。这可能是由于皮瓣的大小超过其固有的血管供应所致，也可能是由于血肿压力、压迫性敷料或皮瓣扭曲或扭结对皮瓣蒂造成的外在机械损伤所致。提高皮瓣存活能力的措施包括正确的皮瓣设计，避免外生蒂压迫、伤口闭合时张力过大以及皮瓣过度依赖引起的静脉充血。

肌肉瓣及肌皮瓣

肌肉具有独立的内在血液供应，因此可作为潜在皮瓣。肌肉皮瓣的血管蒂可能是优势血管蒂，能够独立支撑整个肌肉。小血管蒂，无论血管大小，是指仅维持较小部分肌肉的血管蒂。许多肌肉有多个不相关的供血来源，故每个来源仅滋养肌肉的一部分，因此称为节段性蒂。有些肌肉既有优势血管蒂，又有节段性血供。一个例子是具有优势血管蒂的背阔肌，有腋窝中的胸背动脉以及后方来自肋间和腰椎血管的额外节段性穿支。根据肌皮瓣主要的血液供应方式和血管解剖模式进行分类（图 69.2）：

Ⅰ型：单蒂（如腓肠肌，阔筋膜张肌）；

Ⅱ型：双蒂：主要血管及次要血管（如股薄肌，斜方肌）；

Ⅲ型：双蒂：两个血管弓（如臀大肌，前锯肌）；

Ⅳ型：节段性血管供血系统（如缝匠肌，胫骨前肌）；

Ⅴ型：主干血管及次要节段性血管供血系统（如背阔肌）。

就血管解剖的可靠性和作为皮瓣的实用性而言，具有公认优势血管蒂的大肌肉供应大部分的皮瓣（Ⅰ型、Ⅲ型和Ⅴ型）是最有用的。Ⅱ型血管蒂的范围可能不同，Ⅳ型肌皮瓣仅在需要较小皮瓣时有用。由多个蒂供血的给定肌肉内区域之间的连接是通过具有双向流动的小口径扼流血管。腹直肌肌皮瓣（transverse rectus abdominis musculocutaneous，TRAM）是依赖扼流血管的皮瓣，在上腹直肌上蒂可单独支撑上半部分肌肉的正常情况下，由下腹上血管供应低于脐处的下半部分肌肉。在肌肉中，静脉区域与动脉血管平行（即静脉流出与大动脉蒂中的流动相邻并且在与大动脉蒂中的流动相反的方向上）。类似前后独立的血管类型中，静脉血在没有静脉瓣的血管内从一个区域摆动式流向另一个区域。

与皮瓣相比，肌皮瓣具有更强的血液供应，在因辐射或感染而受损的伤口中显出优越性[4]。由于可预测且易于识别肌肉血管的解剖结构，因此肌肉可作为动态组织转移的功能单元投入使用。肌皮瓣的一个主要限制因素是是否可以接受肌肉功能丧失。为此，目

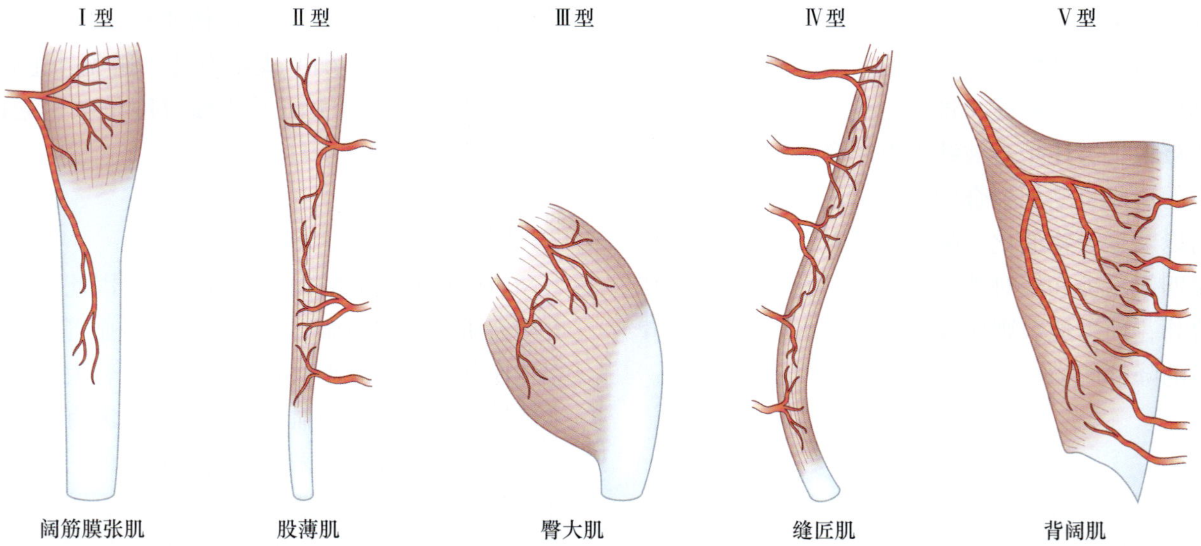

图 69.2 根据血管供应对肌肉和肌肉皮瓣进行分类：Ⅰ型：1 个血管蒂；Ⅱ型：双蒂：主要血管及次要血管；Ⅲ型：双蒂血管：两个血管弓；Ⅳ型：节段性血管蒂；Ⅴ型：1 型主干血管和次要节段性血管供血系统（From Mathes SJ，Nahai F. Classification of the vascular anatomy of muscles：Experimental and clinical correlation. Plast Reconstr Surg. 1981；67：177-187.）

前肌皮瓣手术会考虑保存肌肉功能。如果选择作为皮瓣的肌肉的某一部分留有神经支配并在其插入点和起点附着，每个部分都由不同的优势血管蒂提供，可以通过将肌肉分成几个部分来完成，这样在转移肌肉后神经功能可以得以保留。

肌皮瓣表面有附着皮片。每个浅表骨骼肌通过肌皮或肌间皮穿支将血液输送到直接位于其上的皮肤。这些肌皮穿支的数目和型式因每块特定肌肉而异；这意味着皮肤区域的范围对于每个肌肉单元是不同的。目前对肌皮各穿支的数量、大小和位置已基本明确；可结合临床经验，预测浅表肌肉上的皮肤区域。

除了供应上覆皮肤的肌皮支之外，源血管在肌肉内分支成为穿透深筋膜的通道，在真皮下丛内吻合并滋养皮肤。可将源血管及其穿通肌筋膜的分支从肌肉中解剖出来，不会危及皮肤灌注。这是开发穿支皮瓣的基础。已经开发了越来越多的穿支皮瓣，如腹壁下深穿支皮瓣，其携带与乳房重建用 TRAM 皮瓣相同的皮肤和皮下组织。由于保留了腹直肌，腹壁隆起和其他并发症较少。臀上动脉穿支皮瓣带有臀大肌肌皮瓣的皮肤区域，并保留了肌肉。

筋膜及筋膜皮瓣

随着对肌-皮循环认识的不断深入，人们发现了在肌肉之间、肌间隔内走行并进入深筋膜的血管蒂。这些血管被称为皮穿支，它们负责供应筋膜丛，而筋膜丛发出分支至覆盖的皮肤区域。

筋膜皮瓣的解剖特征是筋膜供血血管，也称为筋膜穿支，是给定血管的源血管分支。血管体是由源动脉供应的 3D 组织块。筋膜供血血管不穿破深筋膜，但终止于筋膜丛内。筋膜丛不是一种结构，而是存在于筋膜下、筋膜、筋膜上、皮下和真皮下水平的多个相邻血管相互连通的汇合处（图 69.3）。

如果皮瓣沿肢体纵轴定向并且包括深筋膜，则可增加皮瓣的大小。目前解剖学研究已经证实存在供应局部筋膜血管系统的隔肌皮蒂。较大的隔肌皮蒂的位置趋于相对恒定，并且许多特定的筋膜皮瓣已被广泛使用（如大腿前外侧皮瓣、前臂桡侧皮瓣和上臂外侧皮瓣）。

筋膜皮瓣的设计已在临床中得以研究，其局限性仍有待发现。没有固定的规则，因为深筋膜穿支的口径和位置经常异常，不仅存在于个体之间，也存在于同一个体的相对侧，皮瓣大小及范围一般是通过外科医生经验判断[5]。

筋膜皮瓣最有价值的特征之一是它可用于肢体远端移植，因为筋膜丛中的血流是多向的。相应血管内血流在远端筋膜穿支和近端筋膜穿支相当。这意味着可以将可用的皮肤区域移植到肢体远端，覆盖肢体末端的缺损。例如，基于远端的腓肠皮瓣利用小腿皮肤（基于腓动脉的远端穿支）进行移植后，可以覆盖足部和脚踝。

除了远端皮瓣设计提供的优势外，如果包含感觉神经，筋膜皮瓣还可恢复移植部位敏感性。与肌皮瓣

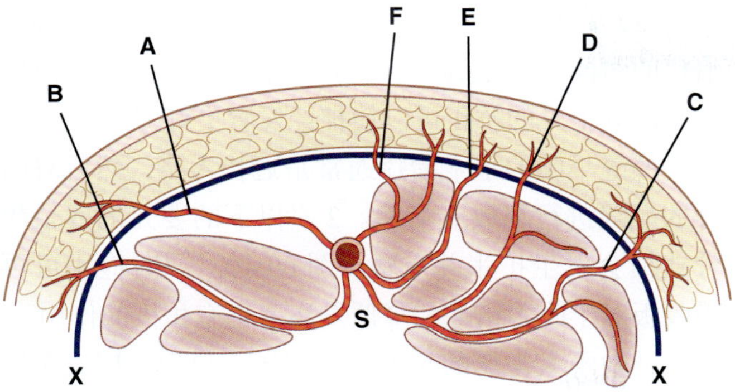

A 直接皮瓣
B 直接隔皮
C 肌血管直接皮支
D 肌血管穿皮支
E 皮穿支
F 肌皮穿支
S 支源血管
X 深筋膜

图 69.3 穿透深筋膜为筋膜丛供血的各种已知皮下通路（From Hallock GG. Direct and indirect perforator flaps：The history and the controversy. Plast Reconstr Surg. 2003；111：855-865.）

相比，它们在体表可触及，具有不消耗功能性肌肉的巨大优势。相对的缺点是，筋膜血管系统中的解剖异常复杂，在受辐射或感染伤口中是否与肌肉一样有效目前尚未可知。

穿支皮瓣

穿支皮瓣是对肌皮瓣和筋膜皮瓣的改进。如果解剖时保存了肌皮或筋膜血管，则皮瓣存活既不需要被动肌肉载体，也不需要潜在的血管筋膜丛。穿支皮瓣的优势包括既保留供区的功能性肌肉和筋膜，又保留了皮瓣设计的多样性，可根据需要包含尽可能少或多的大块组织。缺点是分离穿支血管异常复杂、手术时间较长、穿支血管位置和大小的解剖学存在可变性、可用的血管蒂长度较短以及小血管较为脆弱等问题。

穿支是指穿过深筋膜并向筋膜丛供血的血管。穿支起源于特定血管的源血管或母血管。有直接和间接穿支。直接穿支是从母血管直接进到筋膜丛的穿支；这些包括隔膜皮支和直接皮支。间接穿支在从母血管到筋膜丛的路线上供应其他深层结构（例如穿过肌肉的肌皮穿支）。

由于血管尺寸小且解剖变数较大，多普勒超声并不十分准确，因此临床经验仍然至关重要。目前对穿支皮瓣的技术建议包括：包含至少一根直径为 0.5 mm 或更大的血管，包括至少两个或更多个穿支，为手术提供足够的血管蒂长度，以及在穿支静脉深层系统异常的情况下，保留皮下静脉用于静脉流出。

穿支皮瓣目前较为显著的应用进展为皮瓣减薄，这是一种在穿支皮瓣抬起时去除多余脂肪组织的技术。这将为外观轮廓很重要的区域（如耳朵）的重建提供大量的纤细血管化皮肤。另一个进展是发现了基于直径小于 0.8 mm 的穿支的新皮瓣，发现于筋膜平面浅层，减少了解剖穿过肌肉穿支所需要的时间，提高了手术效率，未来应用潜力较大。这些随意筋膜皮瓣的挑战是基于小血管吻合的超显微外科。

吻合血管游离组织移植

吻合血管游离组织移植通常称为游离皮瓣，是将远端组织及其动脉和静脉供应从身体的另一部分移植到受区，与受区血管吻合。移植的组织可以是皮肤、脂肪、肌肉、软骨、筋膜、骨、神经、肠或网膜等。选择用于移植的组织取决于所需组织的大小、结构组成和生理功能；从技术角度出发应考虑如血管直径和血管弓长度；以及在功能和美观方面产生供区瘢痕等问题。

术前计划从患者选择并分析缺陷开始。环境因素，如既往手术和既往接受辐射治疗，会损害组织和血管的质量，可通过血管造影术评估可用的脉管系统。肌肉对热缺血的耐受时间不能超过 2 h；皮肤和筋膜皮瓣能耐受 4 ～ 6 h 的缺血时间。使缺血的影响最小化是最重要的因素，并且当供区血管弓分开时，受体部位的所有结构都应准备好进行组织移植。移植要求吻合口的血管健康、大小合理、流出良好，且必须在无张力的情况下进行。静脉移植成功率不高，不是主要选择，但如果血管弓短或视野中的血管受损，则可能需要静脉移植。端对端动脉吻合和端对侧动脉吻合的通畅率相似，但如果存在血管大小或壁厚差异或必须保持受体血管的连续性，则首选端对侧吻合。解剖和分离微血管常引起血管痉挛，局部注射利多卡因或罂粟碱、剥离外膜以去除交感神经纤维或机械扩张血管可以缓解痉挛。血液供应重建后缺血器官再灌注失败被称为无复流现象，其严重程度与缺血时间有关。

术后抗凝并不是选择性微血管组织移植转移的常规做法，研究也未显示抗凝方案可提高生存率[6]。术后监测游离组织移植至关重要，因可进行干预和皮瓣挽救从而提高成功率。大多数游离皮瓣血栓形成发生在术后的前 48 h，目前挽救率很高。临床评估包括观察皮肤颜色、毛细血管再充盈、充盈情况和毛细血管出血颜色。如果皮瓣被掩埋，为了监测，可添加一个临时皮肤岛，或使用植入式监测设备。有许多设备可用于皮瓣监测，包括温度探头、脉搏血氧饱和度、光体积描记法、手持式铅笔多普勒探头和植入式多普勒探头。

游离组织移植的组织存活率超过98%。再探查率为6%～25%，动脉吻合口血栓形成是再次手术中最常见的临床问题。当技术故障导致吻合失败时，这种情况被称为原发性血栓形成。这些故障包括管腔变窄；缝合线连接不紧，以致血管暴露在间隙中并形成凝块；缝合线连接过紧，导致撕裂血管；缝合线过多，导致内皮暴露和凝块形成。继发性血栓形成是指血管因血肿或水肿而扭结或压迫，导致血流量减少。再发现的抢救率从54%～100%不等[7]。

微血管外科的原理和技术正在不断完善中。识别更适合受体部位需要并最大限度减少供体部位后遗症的组织移植是目前的一个重点领域，较小切口获取皮瓣组织的微创和内镜技术目前在解决上述中潜力较大。另一个是组织移植物的发展，如保留供区功能性肌肉和筋膜的穿支皮瓣和需要超显微外科技术的筋膜上游离皮瓣。

超显微手术

超显微外科技术能够吻合较小口径的血管，并对直径在0.3～0.8 mm的血管进行微血管解剖，从而促进了新重建技术的发展。使用筋膜上血管的游离穿支-穿支皮瓣可以更快地移植，并且可以从身体的隐蔽部位获取组织[8]。如果可以在身体任何部位识别出离散的穿支，可以在它周围设计一个皮瓣。这被称为自由式皮瓣。可以仅根据接受部位的颜色、轮廓和纹理的最佳匹配来选择供体部位。缺点是穿支的解剖变异，以及超显微外科技术需要使用12-0尼龙缝线和50～30 μm针，需要高倍率显微镜和技术熟练的外科医生。

小儿整形手术

颅面外科

颅缝早闭指一条或多条颅缝提前闭合，导致颅骨和面部出现特征性畸形。总发生率约为1/2500，且通常为散发性。缝合线可能会导致颅缝闭合过早，使颅骨生长受限。颅缝早闭的治疗目标是矫正畸形和使头部形状正常化，通过恢复眉间投影可以保护眼睛，将颅内压升高及相关发育和视力后遗症的风险降至最低。治疗的时间根据颅缝闭合位置和治疗方案决定，但出生后前6个月的矫正可以使神经发育更好[9]。

颅缝早闭的手术治疗通常是冠状入路，然后对闭合的颅缝进行释放或切除。2岁以下的婴儿的残余颅骨缺损会发生扩张并重塑（图69.4）。同时应用可再吸收板对于改善结果和降低发病率也有积极的作用。

其他不太常见的先天性头部异常包括一层或多层头皮或颅骨发育不全。先天性皮肤缺损通常是指头顶部皮肤的局灶性缺损。缺损可能包括皮肤、骨骼或硬脑膜。治疗取决于缺损的大小和涉及的皮层，需要局部伤口护理或婴儿期用皮瓣或移植物进行手术重建。这种罕见疾病的原因不明，可能因人而异，但目前认为先天性皮肤发育不全可能与其他相关异常的存在有关。

先天性耳畸形

先天性外耳异常可单独出现，也可作为颅面微小畸形的一部分出现。常见的外耳畸形包括突出的耳、狭窄的耳、隐孢子虫病（耳上极无法从头部突出）和小耳畸形（一种小的或畸形形成的外耳）。小耳畸形最常见的类型是畸形的残留软骨结构，与小叶的软组织成分有关。在孤立性小耳畸形的病例中，常伴有传导性听力丧失，伴有外耳道缺失。这在需要骨锚式助听器的双侧病例中最为重要。

典型小耳畸形的重建可采用两种常规方法：自体或非自体。非自体骨重建包括在皮肤下放置一个高密度聚乙烯植入物。这种方法效果很好，但需要获取皮瓣（在某些情况下，通常是基于颞浅动脉的颞顶筋膜瓣＋/－皮肤移植）。缺点包括存在异物，可能通过颞顶筋膜瓣或移植物暴露出来，易受感染，出现并发症时难以抢救[10]。第二种更常用的方法是使用自体组织（肋软骨）塑造耳廓框架，然后将其埋在皮下袋中。精心塑形的耳廓、薄薄的皮袋以及引流管的使用，使皮肤沿周围复杂的框架形成轮廓。该手术需要多个阶段，但最终得到的再造耳外形良好，能够像身体其他部位一样对创伤和感染做出反应。缺点是需要从多根肋骨中采集软骨。

颅面微小畸形

颅面微小畸形也称为半面部微小畸形，是一组与第一和第二鳃弓相关的面部发育缺陷的异常。畸形可以是单侧或双侧的，可累及眼眶、下颌骨、外耳、面

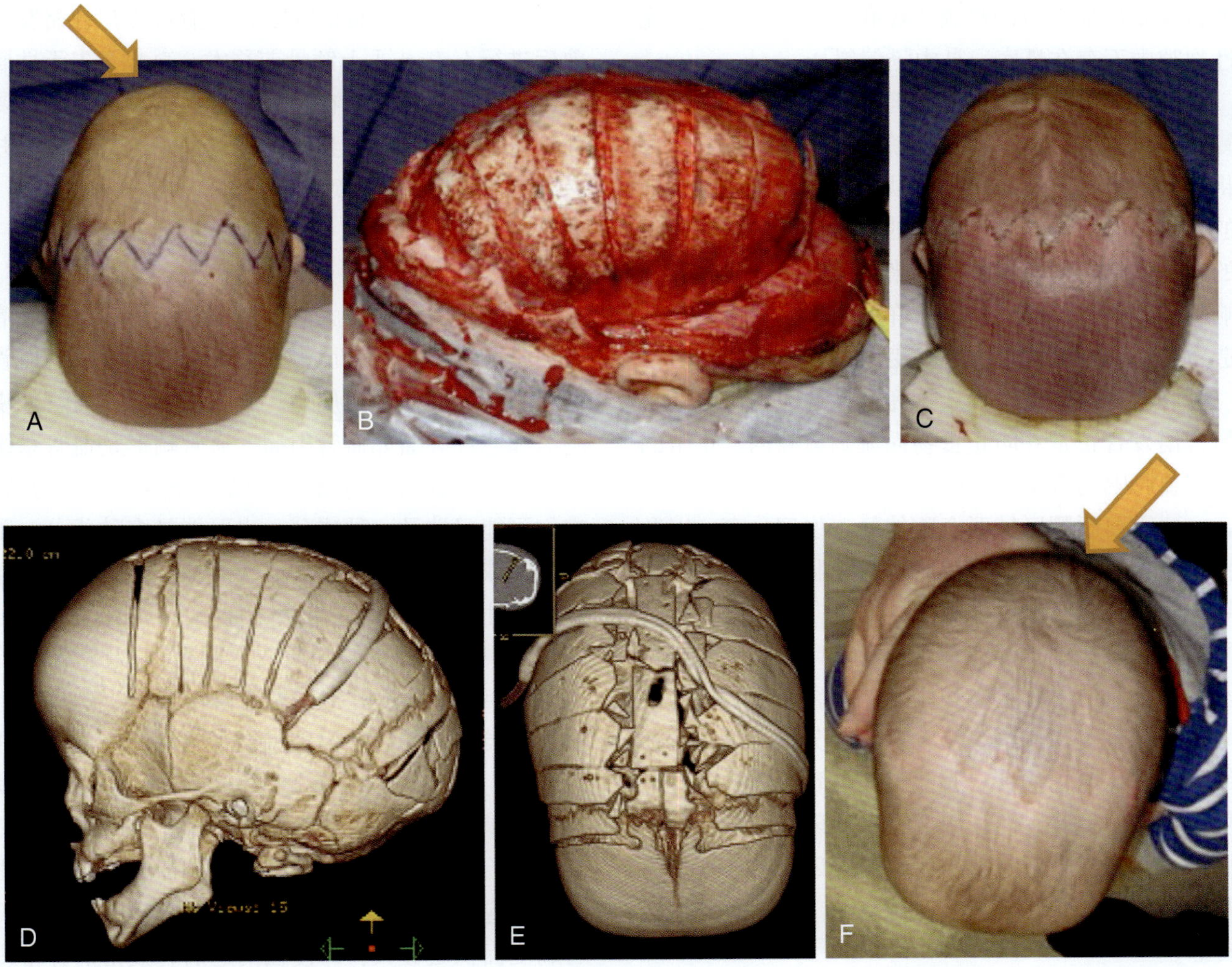

图 69.4 矢状缝合颅缝早闭的婴儿。(**A**)术前视图，显示舟状头的形状。婴儿俯卧位，面部靠在泡沫上。头部的双顶径较窄，这是这种情况的典型表现（箭头所示）。之字形冠状切口在头发生长后能被更好地隐藏；(**B**)术中侧视。移除矢状缝并重塑，创建了侧桶形骨凿孔以重塑颅顶并缓解生长限制；(**C**)手术后即刻的手术台上视图。双顶区域变宽；(**D 和 E**)术后 CT 扫描的侧视图和上视图；(**F**)术后一个月，颅骨继续重塑，头部形状恢复正常（箭头所示）

神经和面部软组织。原因不明，但认为与镫骨动脉血管损伤有关。颅面微小畸形的治疗较为复杂，且需根据患者定制个体化治疗方法。功能问题，如气道损害或眼球外露可以在儿童期治疗；其他结构缺陷的重建可能需要到患者长大才可以进行。Ilizarov 开创的利用下颌骨牵张成骨的新方法经 McCarthy 改进后，可用于治疗该类患者并避免长期并发症[11]。

对于颅面畸形以及唇腭裂患者，目前推荐在既定的颅面中心进行团队护理。在出生时转诊至颅面中心，颅面团队可以做出诊断、进行基因测试和家庭教育，并以协调的方式概述短期和长期计划，同时可以联合多学科专家（例如整形外科医生、神经外科医生、口腔外科医生、正畸医生、言语病理学家、耳鼻喉科医生、眼科医生、社会工作者、执业护士、发育心理学家和儿科医生）进行治疗。

唇腭裂

唇腭裂是较为常见的先天性畸形。可以是单边的，也可以是双边的，多数为孤立性异常。唇腭裂的遗传因素复杂，病理生理机制尚不完全清楚，但矫正畸形至少需要三至四次手术。手术在患者发育阶段相对应的特定时间进行。通常的手术顺序如下：3 ～ 6 个月时进行唇裂修复，1 年左右（或言语发育前）进行腭裂修复，恒牙开始萌出后进行牙槽骨移植，可能在青少年晚期进行鼻中隔成形术、可能的唇鼻翻修术以及 LeFort Ⅰ上颌前移术（如有必要）。在这两个阶段，几乎有 5% ～ 20% 的病例进行了言语改善的二次手术[12]。

唇裂的特征是唇周部分或完全缺乏连续性。大多数唇裂发生于上唇，其中一个中柱通常位于上唇，并延伸至鼻内。畸形累及黏膜、口轮匝肌和皮肤。鼻畸形的特征是后部错位的鼻翼（鼻孔）下垂和变宽。完全性裂隙中不存在鼻底，鼻中隔偏斜。

唇裂修复的技术有很多，但大多数都是旋转推进修复的变体。Millard 通过向下旋转唇的内侧部分，可以将外侧部分推进旋转产生的缺损中。修复原则是现有的组织结构需要恢复到它们的正常位置，以恢复正常的解剖结构，同时保持对未来生长和手术对生长的影响的认识（图 69.5）[13-14]。许多专家为了该领域的创造力与创新调整技术以适应变化。

腭裂也可以是完全性或不完全性的。腭修复的目标是言语发育正常并防止食物回流到鼻腔内。正常的言语需要腭咽闭合来将口腔与鼻腔隔开，以产生压力辅音。这需要硬腭区域两个腔的静态物理分离，以及软腭靠着咽后壁与功能正常的腭帆提肌动态闭合。在腭裂中，腭帆提肌纤维沿裂隙异常定向。因此，腭裂修复的所有现代技术都涉及鼻黏膜和口腔黏膜的修复以及腭帆提肌的重新定向和修复。腭裂修复效果的主要衡量指标是正常言语。在大多数情况下，第三个必要的手术是牙槽骨移植。通常用来自髂骨的松质骨来恢复沿牙弓的骨连续性，使裂缘中的牙齿有更好的存活机会，并作为用于与裂相关的缺失牙齿的牙种植体的基础，以闭合鼻唇沟瘘（如果存在），并为鼻基产生支撑。

还有一些手术不能在婴儿期预测。大约 15% 的患者在初次腭修复后将继续表现出腭咽闭合不全，通常在 3 ～ 5 岁后需要进行二次腭延长术或其他促进腭咽闭合的方法。在骨骼生长停止后以及最终牙齿修复和正畸后，通常需要进行鼻中隔成形术来矫正残留的鼻畸形。部分单侧唇腭裂患者会出现医源性上颌发育不全，与唇腭裂手术后的瘢痕形成和生长迟缓有关。根据上颌骨发育不良的程度，可能需要在骨骼发育成熟后进行 LeFort Ⅰ上颌骨前移术。总之，先天性唇腭裂患儿的治疗并不会在腭裂修复后结束，而是需要颅面团队在直到成年的整个发育过程中进行观察，并且必须针对每个人进行定制。

血管异常

血管异常分为两大类：肿瘤和畸形。血管肿瘤的特征是内皮异常增生增多。血管瘤是最常见的血管肿瘤；其他包括血管内皮瘤、簇状血管瘤、血管外皮细胞瘤和恶性肿瘤如血管肉瘤。血管畸形是血管系统的动脉、毛细血管、静脉或淋巴成分异常发育的结果。它们可能只涉及一种成分，也可能是多种成分。正确的诊断取决于病史（例如血管瘤在婴儿期发生并且通常在出生时不可见）、体格检查（例如有动脉成分的畸形可具有可触及的脉搏或震颤），以及影像学检查以确定疾病的程度并帮助做出诊断。

各类异常的病理生理进展各不相同。血管瘤通常自愈；5 岁时有 50% 完全消失。最近，由于在婴幼儿血管瘤消退期使用 β 受体阻滞剂进行快速治疗，需要手术治疗的病例有所减少。早期治疗和自然病史将手术适应证减少到那些影响视力或呼吸道的病变，或者病变面积足够大，即使在消退后，残留的异常皮肤也需要手术修整。相比之下，毛细血管畸形开始时为斑块，但随着时间的推移，它们通常会扩大并变得粗大和呈疣状；对于这些病变，需要早期治疗。某些血管畸形或肿瘤会产生全身效应，这取决于其质量、血流状态、血栓形成以及凝血因子的情况。这些病变可以完全切除，如果不能完全切除，则进行减瘤治疗。硬化疗法是治疗静脉畸形的主要方法。对于动静脉畸

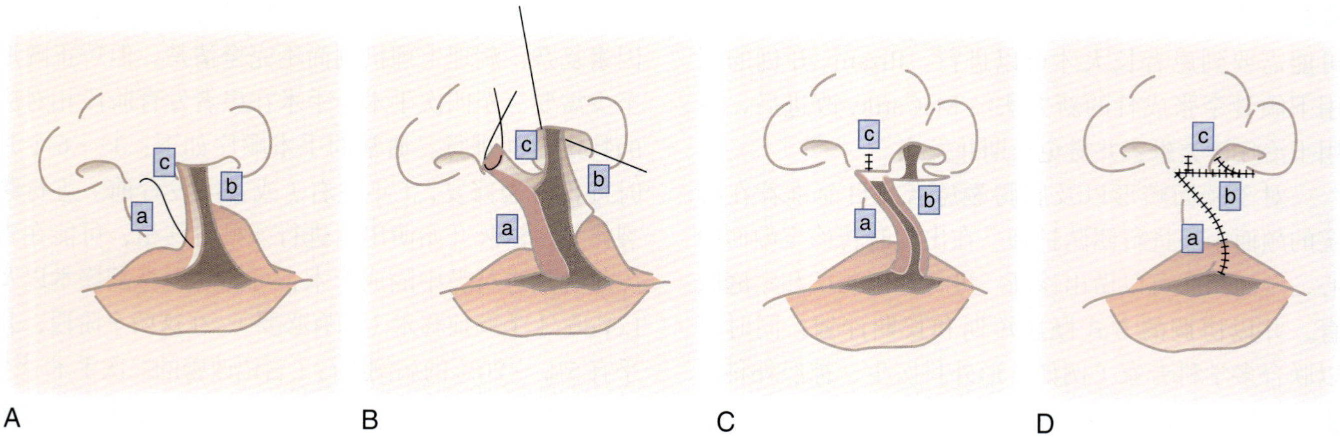

图 69.5 由韩国 D. Ralph Millard 构思并于 1955 年在斯德哥尔摩举行的第一届国际整形外科大会上展示的原始旋转推进设计（From Losee JE，Kirschner RE. Comprehensive cleft care：Volume 1，Thieme，2015.）

形，硬化疗法可作为手术的辅助手段，但由于侧支的发育，单独使用硬化疗法是不够的。对于这些畸形，在硬化治疗和栓塞后立即进行手术切除。

儿童颈部肿块

儿童颈部肿块最有可能是感染性或先天性非癌性病变。除血管畸形外，其他常见的儿童颈部肿块包括皮样囊肿、畸胎瘤、鳃裂畸形、甲状舌骨囊肿、胸腺囊肿、舌下囊肿、软骨支架、异位神经外胚层组织、神经纤维瘤、异位唾液腺组织、淋巴结病和恶性肿瘤。鳃裂异常可以是囊肿、鼻窦或瘘管。囊肿和鼻窦位于颈前三角区，病变起源于第一间隙（外耳道附近）和第二间隙（舌骨下方）。这些病变可通过手术切除，但由于与神经血管结构密切相关，手术具有一定风险。甲状舌管囊肿可能发生在甲状舌管从舌根部的盲孔到甲状腺的任何部位。甲状舌骨囊肿通常在出生后的第一或第二个十年以无痛性前颈部肿块的形式存在，并且可能存在相关的窦道。手术适应证包括复发性感染、组织诊断和改善美容。切除前需进行甲状腺扫描，以排除功能性异位甲状腺。

黑色素细胞痣

先天性黑色素细胞痣是由痣细胞组成的错构瘤。按痣的大小分为小（< 1.5 cm）、中（1.5 ~ 19.9 cm）、大（20 ~ 49.9 cm）和巨大（> 50 cm）。分类决定了治疗、预后和重建方法。黑色素细胞痣发生黑色素瘤的风险因报告而异，但中小型病变的风险低于 5%，通常在青春期后出现。在大痣和巨大痣中，报告的发展为黑色素瘤的风险高达 10%[11]。与小痣或中痣的情况不同，大痣和巨大痣中的恶性肿瘤通常发生在出生后的前三年。大痣和巨大痣的软脑膜受累发生率也增加，可通过 MRI 进行诊断。此外，与较大痣相关的心理和发育问题很重要，因此建议对较大和巨大痣进行早期切除和重建。

切除较大痣的方法包括连续切除、切除和移植、切除和远端皮瓣闭合以及组织扩张。目标是用类似组织进行替换，因此组织扩张是主要方法。

头颈部整形手术

颌面部外伤

面部创伤在美国的发生频率有所下降，这在一定程度上归功于安全带法律的出台和碰撞安全性的提高。然而，它仍是机动车辆事故、袭击和战斗损伤所致多系统创伤的一部分。防弹衣的改进提高了战斗损伤的存活率，但面部损伤也相应增加。

应急管理

面部创伤患者的外科急症包括气道损害、危及生命的出血以及眼或视神经的可逆性结构损伤。其他损伤，如裂伤或眼外肌卡压，要在最初的 24 小时内进行治疗。骨折在最初 2 周内进行治疗。面部创伤患者的评估遵循晚期创伤生命支持方案，包括寻找颅内创伤和颈椎损伤。急性气道损害通常发生在下颌-上颌联合创伤伴出血和软组织肿胀的情况下。应尽量尝试气管插管，不必担心造成面部损伤。对于严重的鼻眶颅骨和颅底骨折，禁止经鼻气管插管。如果经口或经鼻气管插管不成功，则进行环甲切开术，在患者病情稳定后应改为气管造口术。上颌骨固定本身并不是气管造口术的指征，因为气管内插管可通过鼻或口腔途径使用铠装管进行维持，铠装管可布设在磨牙后，不会扭结。另一种替代技术是通过颏下切口退出气管导管，这可以减轻在口腔导管周围操作的一些实际困难。

少数面部外伤患者会出现三个单位的失血或血细胞比容低于 29%，表明出现了危及生命的出血。在大多数情况下，通过加压、填塞可以有效控制出血，如果出现明显的软组织撕脱，则快速放置临时垫缝线。应避免盲目尝试夹闭和结扎血管，因为这可能导致对关键结构如面神经的损伤。对于穿透性创伤，可通过血管识别和结扎控制出血；如果结扎失败，则通过血管造影进行选择性栓塞控制出血。对于钝性外伤，严重出血通常来自上颌内动脉。控制出血（尤其是与面中部骨折相关的出血）的最有效方法是骨折复位并固定。这可以通过使用快速技术（如固定螺钉）在上颌骨内临时放置进行固定来快速完成。颅底和鼻筛骨折导致的严重出血通常可通过前后鼻腔填塞进行控制。在每个鼻气道中放置 Foley 气囊导管可填塞出血并稳定填塞。如果这些措施失败，目前用于控制钝性面部外伤出血的方案涉及选择性血管造影术（图 69.6）[14]。血管造影栓塞疗效显著，但也显著提高了某些并发症的发病率，包括中风或发生面中部结构（如腭）坏死的可能性。对于不稳定的患者，可尝试在血管造影术台上进行骨折复位和鼻腔填塞，必要时可立即进行栓塞。

眼眶和内容物损伤可导致失明；迅速识别和治疗

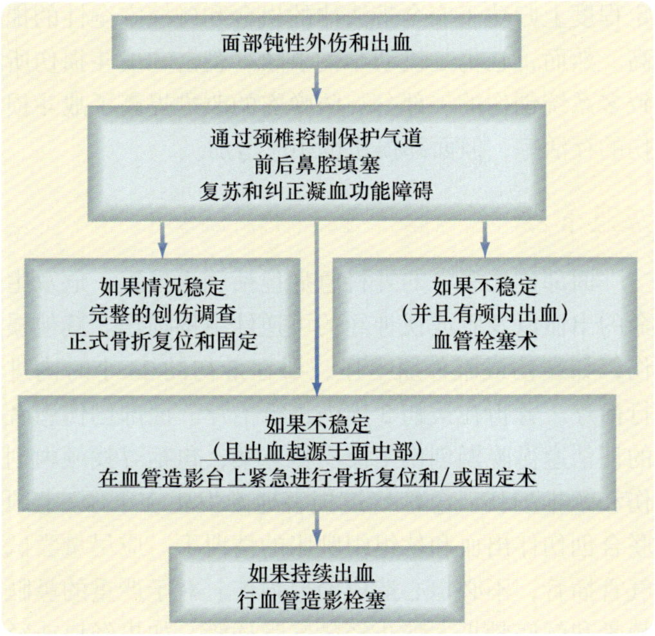

图 69.6 面部钝性创伤情况下对危及生命的出血的处理流程（Adapted from Ho K，Hutter JJ，Eskridge J，et al. The management of life-threatening haemorrhage following blunt facial trauma. J Plast Reconstr Aesthet Surg. 2006；59：1257-1262.）

威胁视力的可逆损伤是至关重要的。需要紧急干预的疾病包括眼压升高、眼球破裂和视神经撞击。颅内压急性升高表现为疼痛和视力丧失，可能是由骨折或异物引起的血肿或眼眶容积减小等原因引起的。治疗包括通过侧眦切开术、下眦松解术以及给予甘露醇、乙酰唑胺和类固醇类药物，可快速缓解眼内高压。视神经的机械压迫可能导致视力丧失。计算机断层扫描（computed tomography，CT）可以诊断骨碎片或异物的存在，可用于提示紧急手术减压以保护视力。眼外肌卡压表现为眼无法在卡压肌肉控制的轨迹上移动，运动时可能导致疼痛。尤其是儿童，疼痛可能会很严重，并伴有恶心或呕吐。应通过手术释放截留的内容物来治疗肌肉截留。手术最好在急性发作时进行，因为在损伤后 1 周或更长时间进行处理通常导致截留的肌肉不能恢复偏移。

评估和诊断

面部损伤的主要诊断研究是体格检查和 CT。系统的体格检查可发现畸形、软组织损伤、脑脊液漏和面神经损伤。触诊用于识别骨片脱落或面中部不稳定。检查眼球突出或眼球内陷、眼外肌功能和视力。对于无法配合体格检查且有合理理由怀疑眶周损伤的患者，应进行强制诱导试验。应评估咬合是主观还是客观咬合不正。眼外肌卡压、急性眼球内陷和咬合不正是需要对面部骨折进行手术治疗的指征。直接或重新格式化的冠状面和矢状面视图以及三维重建进行的面部细切 CT 用于诊断面部创伤以及指导非手术和手术治疗。目前采用 CT 扫描技术，不需要 X 线片且 X 线片提供的信息较少。但 Panorex 是例外，许多医生将 X 线片用于下颌骨骨折的辅助或初步研究，特别是评估牙齿及其牙根时。

软组织损伤

面部组织的稳健灌注提供了对感染的抵抗力，并且在修复时间方面可以比身体其他部位更晚进行。虽然没有严格的界限，但一期修复通常在损伤后 24 小时内完成。对任何严重污染的伤口或动物咬伤的伤口都要进行广泛冲洗、清创和一期闭合。如果存在面神经损伤的可能性，则可通过体格检查发现面部表情的部分肌肉无力或无功能来证实。重要的是要识别面神经撕裂伤，以便使用神经刺激器识别远端切割端，并在无法立即修复时进行标记。由于传导终止，数天后无法通过神经刺激识别远端残端。应明确腮腺导管损伤并进行急性治疗，以防止形成涎膨出或涎瘘。在脸颊的锐性裂伤或穿透性损伤中，可通过注射染料来确认腮腺导管损伤。在颊黏膜表面进行 Stensen 导管插管并注射少量亚甲蓝染料可以完成该检查。染料外渗至伤口表明腮腺导管撕裂，应通过手术进行支架修复。

颅面骨折

面部骨折治疗基于颅面技术，以提供颅面骨骼的手术暴露、骨折的解剖复位以及使用低剖面钛板和骨移植技术的刚性骨固定。面部骨性骨骼重建失败会导致面部软组织包膜收缩和收紧，这是一种不可能进行二次矫正的后遗症。

前额骨折的治疗包括评估额窦和颅底。根据额骨或颅底的前板或后板的损伤以及是否有硬脑膜损伤或鼻额管损伤（将额窦引流至鼻内）确定入路。上中面骨折包括颧骨（颧骨）骨折、鼻眶骨膜骨折和眼眶骨折。颅面骨折常存在交叉重叠。例如，颧骨骨折与眼眶骨折在不同程度上相关，因为颧骨除了产生脸颊投影和决定面部宽度外，也是眼眶的一部分。下中面（上颌骨）骨折的治疗重点是修复受创前的咬合关系。确定患者术前的闭塞情况很重要，比如上牙和下牙的关系角度。

上颌骨折采用 LeFort 系统，根据面中部与颅面骨骼其余部分的分离程度进行分类。修复的重点是恢复面部的高度和投影。对于严重粉碎或骨丢失的病例，可能需要进行骨移植，以维持上颌骨在空间中的适当位置。坚固的钢板和螺钉固定避免了额外上颌骨的固定。下颌骨骨折采用复位坚强内固定治疗，术中、术后主要目标是恢复咬合。许多下颌骨骨折采用切开复位内固定治疗，可能不需要上颌骨固定。某些骨折，如较年轻患者的骨折或有利的骨折模式，最好进行闭合治疗，选择开放还是闭合方法的决定取决于骨折的位置和方向[15]。

骨折修复的相同原则适用于儿科患者，但有一些差异。由于儿童愈合快，需要在骨折发生一周内进行早期治疗，因上颌和下颌中嵌入的恒牙情况固定较为复杂，因为恒牙容易被固定硬件损坏。可再吸收硬件通常可用于儿童，但可再吸收硬件不具备大多数成人骨折所需的机械强度，固定效果稍差。有研究表明，可再吸收的硬件可用于治疗某些成人骨折，如眼眶骨折，但这仍需要进一步研究。

头皮重建

头皮由皮肤、皮下组织、与额肌和枕肌相连的腱膜筋膜层、疏松的乳晕层和骨膜组成。几厘米的小缺损能否闭合取决于缺损的位置和周围头皮的活动度。皮肤移植物可以放置在完整的骨膜上。如果骨膜缺失，可以用一个钻头打开颅骨外板，暴露出硬脑膜间隙，肉芽组织将从这里发育出来，以支撑皮肤移植物。在基底为同种异体可塑材料的开放性伤口中，二次愈合或移植不会提供稳定、持久的覆盖，需要进行皮瓣移植。

头皮瓣在颏下水平抬高，理论上，多达 30% 的头皮缺损可通过在主要血管上抬高头皮瓣来闭合。切开非弹性颅盖可以扩大头皮瓣的范围。组织扩张也可用于带有毛发组织的较大缺损的重建。

对于无法通过局部剩余头皮闭合的较大头皮缺损，可使用远端皮瓣。对头皮覆盖有用的带蒂皮瓣包括斜方肌、背阔肌和胸大肌皮瓣。带蒂皮瓣受旋转弧线限制，游离微血管组织移植更具灵活性。游离背阔肌皮瓣因其轮廓平坦且能覆盖较大表面积，是覆盖近全头皮或全头皮缺损的首选皮瓣。外伤性头皮撕脱发生在颏下平面，可根据单个优势血管进行再植，效果良好。

面部重建

面部缺陷通常是肿瘤切除或外伤的结果。由于组织匹配的不完善，面部缺损的 STSG 覆盖应用有限。从耳前、耳后和锁骨上区域的供区采集 FTSG，以获得最佳颜色匹配。局部皮瓣提供适当厚度的组织，并具有缺损的颜色和纹理。

约 1.5 cm 的鼻缺损可用局部鼻皮瓣修复。对于较大的缺损，首选前额皮瓣，分阶段进行重建。前额可在抬高前扩张，以闭合较大的缺损，并辅助供体缺损的一期闭合。鼻缺损时，可能会丢失不同的成分，可能需要修复皮肤、黏膜内层和软骨。含有皮肤和软骨的耳复合移植物可用于鼻翼缺损。全鼻缺损的重建较为复杂，可能需要进行骨移植和游离组织移植（图 69.7）[16]。

在眼睑方面，FTSG 是单独治疗皮肤缺失的最佳选择。对于较小的全厚度眼睑缺损，创建 V 形楔分层次闭合。增加侧眦切开术有助于调动眼睑边缘以闭合较大的缺损，在某些情况下，可切开颞侧皮肤以进一步调动眼睑。眼睑缺损可用另一眼睑旋转的皮瓣修复。大面积眼睑缺损需要支撑，通常采用从鼻中隔或外耳获取软骨黏膜移植物的形式。放置移植物，并用局部皮瓣覆盖。

为重建面颊，可设计多种不同的较小局部皮瓣。对于较大的缺损，颈面旋转皮瓣可将皮肤从颈部和面部一侧转移到面部更中心的区域。

在唇部，精确的边界对齐至关重要，口轮匝肌的修复也是如此，可以较好地维持唇部的功能。缺失组织是分层闭合的，对于高达唇缘横向宽度 1/3 的缺陷，可以直接闭合。较大缺损的修复需要动员周围组织重建口腔括约肌。上唇中央缺损最好用 Abbe 皮瓣重建，Abbe 皮瓣是下唇以唇动脉为基础的黏膜肌皮瓣。分阶段移植皮瓣，皮瓣嵌入后 2 ～ 3 周分离供体蒂。应用周围黏膜肌皮瓣修复下唇大面积缺损。这些重建应保留轮匝肌的运动功能，从而确保口腔功能。

面部移植

第一例成功的面部移植于 2005 年 11 月在法国亚眠完成。从那时起，又有 40 多份关于面部复合组织移植成功的报告。所有手术均为破坏性缺损，均为复杂的三维重建，包括不同数量的皮肤、肌肉、神经、骨骼和部分其他组织，如眼睑、鼻子和嘴唇。截至 2018 年末，几乎所有受试者在移植第一年内至少发生过一次不同严重程度的急性移植物排斥反应，其中一例为慢性排斥反应，随后进行了第二次移植。长期

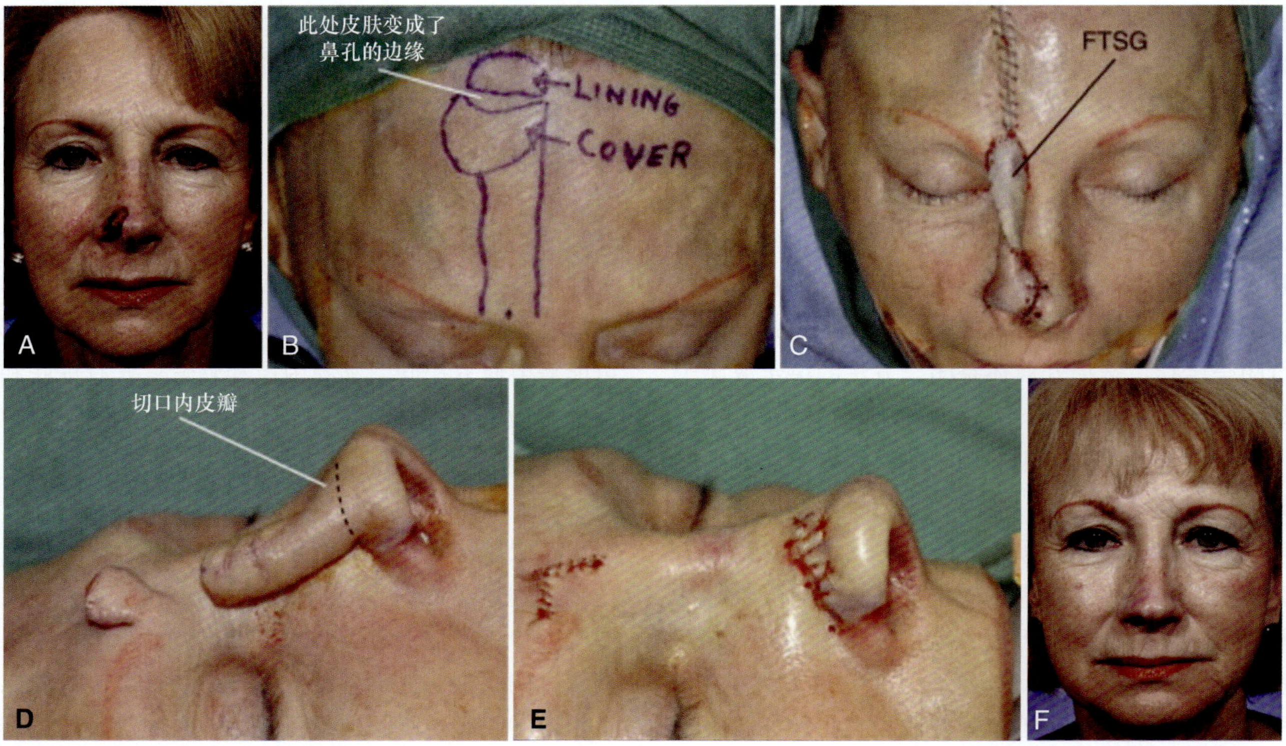

图 69.7 （A）鼻尖全层缺损；（B）额旁正中皮瓣设计应用（鼻内衬里，鼻外皮肤）；（C）第一期：将前额正中旁皮瓣转移至鼻内并嵌入；（D）第二阶段：前额正中旁皮瓣分离术；（E）第二阶段：修复供区，嵌入皮瓣；（F）术后视图（From：Baker SR. Reconstruction of the nose. In：Baker S，ed. Local Flaps in Facial Reconstruction. 3rd ed. Philadelphia，PA：Elsevier Saunders；2014：415-480.）

来看，病例的面部功能恢复令人满意，3 ～ 8 个月时感觉功能恢复，9 ～ 12 个月时运动功能恢复，且多年来持续改善。心理结局是积极的，这与为这些患者提供的心理社会支持有关。

面部移植的好处是，对于严重毁容的个体，它可以提供比常规重建方法更好的功能和美学结果，并且在这样做时，提高了患者的生活质量。与面部组织移植手术相关的直接风险和常规重建手术的风险基本相同。关键区别在于预防移植面部组织排斥反应所需的终身多药免疫抑制所带来的风险[17]。

面部美容外科

对于面部美容手术，首先进行详细的初次面谈、完整的病史和临床检查，以确定合适的候选方案。重要的是要确定患者的愿望，并确保患者现实的期望。既往整容手术史、药物滥用、当前用药以及精神或健康问题可能会使计划手术的结果复杂化。

眉毛抬起

侧眉下垂是前额衰老的最早表现，使面部呈现疲倦、严厉和愤怒的样子。眉毛下垂的治疗需要结合前额皱纹和上眼睑遮盖来解决，以恢复上面部的活力。随着年龄的增长，眉毛会下降到年轻时眉毛位置的下方或眶上缘的上方。这种上睑松垂伴有眉毛起皱、上眼睑组织覆盖过多（特别是在颞眉区域）以及外眦部（鱼尾纹）和上鼻背上的折痕。为了获得良好的美学效果，需要对表面解剖结构进行仔细术前评估和对患者的愿望进行详细评估。这些改变可以通过内镜技术进行矫正，该技术使用几个小切口，允许在帽状腱膜和颅骨膜之间进行广泛分离，以矫正降眉肌、皱眉肌，并释放鼻部和眶周附着物[18]。开放式技术使用双冠状切口来实现矫正，但创伤更大。眉毛下垂也可以通过联合手术使用几种技术进行矫正，例如，使用眼睑成形术切口或在眉毛区域使用直接切口。传统上，内镜和开放技术一直是前额年轻化的标准，因为它们能有效矫正眉毛下垂和前额皱纹，但由于瘢痕和脱发，它们的受欢迎程度有所下降。最近，使用如肉毒杆菌毒素注射和皮肤填充剂等侵入性较小的手术已显示出高患者满意度并取得了类似的结果。

眼睑成形术

眼睑成形术是 5 种最常见的美容手术之一。2012

年，美国有 150 000 名患者接受了该手术。大多数患者为女性（85%），这是年龄在 51 ～ 64 岁最常进行的美容手术。手术是为了治疗皮肤炎、眼袋，并恢复眶周和颧骨区域的年轻轮廓。上下眼睑的治疗方法在技术上是不同的。上睑成形术解决了皮肤过剩、眼睑下垂和沟紧缩的问题。下睑成形术矫正眶颧畸形。该手术通常在门诊进行，并可与一些其他美容手术（如整容）相结合。术前评估应确定合并症，包括高血压、糖尿病和出血性疾病。吸烟、饮酒、滥用药物和心理改变是额外的风险因素。术前 2 周及术后 1 周可停止抗血小板和抗凝治疗。眼科咨询对于确定外伤、干眼症和既往角膜手术史至关重要。既往角膜激光手术可能加重干眼症，禁止进行该类手术。该类手术的最新趋势是通过脂肪注射、从眼间隔中最低程度地去除脂肪以及高度选择性地切除眼轮匝肌来增强眼周区域[19]。上睑成形术是通过切开上睑多余皮肤并固定完成，避免过度切除导致睑裂闭合不全（不能完全闭眼）。可以取一条眼轮匝肌，如果存在过多的眶膈脂肪，应切除该突出的眼眶脂肪。下眼睑成形术需要抬高皮肤或皮肤-眼轮匝肌皮瓣，并去除皮肤、肌肉和脂肪。下睑经结膜入路用于去除下睑脂肪或紧缩眶隔，很少或不切除皮肤。如果下眼睑松弛且与眼球黏附不良，则对轻度松弛进行侧眦固定，对明显松弛进行侧眦成形术。干眼综合征、巩膜外露和睑外翻是眼袋成形术后的常见并发症。睑外翻是下眼睑外翻伴结膜暴露，如果持续到术后，可能需要手术治疗。

鼻整形术

鼻整形术泛指为改善美观和功能而进行的鼻部手术[20]。对接受鼻整形术的患者的术前评估应包括美观、功能和心理评估。鼻整形术的目标是产生可靠、持久和自然的一致性结果。可以通过客观的解剖学测量和放射学研究来评估功能改变。鼻的美学考虑情况复杂的。评估需要解决四个不同的观点：正面、侧面、基础和内部。具体的测量和与面部解剖的关系很重要。此外，要确定鼻的长度、宽度和鼻面部之间整体和谐。评估患者时，需考虑鼻骨、骨尖、背、鼻中隔以及与上唇和下颌的关系。鼻尖的位置、降鼻中隔肌的激活以及鼻小柱长度的不对称是术前需要解决和讨论的一些最重要的问题。鼻成形术是最困难的手术之一，因为它是在许多解剖结构上进行的手术组合。经过仔细检查、诊断和拟定手术计划后，每项手术都必须针对患者制订特定方案。一般来说有两种方法：一种是开放式鼻成形术，允许完全的离子暴露，并能够在直视下矫正解剖成分。闭合性鼻成形术或鼻内手术不能提供结构的直接视觉，但可避免可见的瘢痕[20]。手术治疗的目的是切除鼻背驼峰，使鼻背平滑规整。截骨术适用于鼻顶畸形的闭合和开放、鼻骨宽度的缩小以及鼻中隔偏曲矫正后鼻锥体的拉直。鼻尖修整和突出改善可以通过鼻翼侧软骨的头部修剪和缝合外侧、内侧脚的技术以及应用增加鼻尖突起的缝合技术来实现。鼻成形术的并发症包括患者不满意、医源性畸形、气道阻塞、增生性瘢痕、纤维化、包涵体囊肿、肉芽肿、感染以及自体和异体塑料挤出。3.6% 的患者在术后早期发生出血。5% ～ 10% 的患者因美观或功能原因需要翻修或二次手术，使用真皮填充物和脂肪可能有助于减少术后畸形。

整容

除皱术起源于希腊语 rhytis，意为“皱纹”，旨在通过去除松弛、多余的面部和颈部组织来纠正面部衰老的外观。美国整形外科医生协会报告称，2017 年共进行了 125 697 次整容，整容成为第六大最受欢迎的整容手术。面部衰老的特征是面中部眶下扁平，鼻唇沟突出，唇纹皱襞加深，嘴角外侧下垂、嘴角外侧沟纹加深（木偶纹）、下颌角形成、颈部板状肌垂直带状分布以及颈部皮肤松弛。与任何其他美容手术一样，病史和临床检查在预防并发症方面起着关键作用。

皮下整容是传统的手术，包括面部和颈部皮肤的解剖、修整和切除。利用浅层肌肉筋膜系统（superficial musculoaponeurotic system，SMAS）矫正面部的深层组织和结构。可以切除、复制和操纵 SMAS，以产生不同的结果。此外，联合使用一些技术可以破坏更深的平面，最深可达到骨膜部位。

增加辅助程序可以提高整容的效果。颏下脂肪切除术可去除皮下脂肪，改善颈部轮廓。颈阔肌折叠术通过在甲状腺软骨水平切开颈阔肌，并在上颈部中线将其缝合在一起，纠正垂直条带。闭合前对整容皮瓣下选定区域进行脂肪注射，可填充太阳穴等区域皮下脂肪萎缩造成的凹陷。

血肿是整容后最常见的并发症；其他并发症包括瘢痕形成、脱发、皮肤脱落和神经损伤。整容过程中最常见的神经损伤（发生率为 3% ～ 5%）涉及耳大神经，该神经为下耳提供感觉[21]。

植发

毛发移植可为稳定且药物难以控制的脱发患者提供永久性改善。减少头皮大小和重新定位大型毛发皮瓣的侵入性手术现在已不常使用。利用毛囊单位进行毛发移植已成为外科治疗的主流。现代毛发移植利用小打孔活检（0.8 ～ 1.2 mm）来采集毛囊单位。在某些情况下，通过计算机化和机器人收割，每小时可获得 1500 个移植物，且瘢痕形成最小。移植物获取后，维持代谢需求、离子和渗透压平衡对于减少细胞凋亡或再灌注损伤导致的细胞死亡至关重要。使用生物增强溶液可在早期嫁接阶段维持细胞存活。

该手术可在门诊进行，采用轻度镇静和局部麻醉。可以进行几个疗程，移植 800 ～ 1000 个毛囊单位需要 5 ～ 8 小时，大型疗程可以移植 3000 ～ 6000 个毛囊单位。已特别关注移植毛囊单位在头皮中的角度和方向。移植后，患者可能会继续脱发，使用生物增强剂、富含血小板的血浆和可刺激毛发生长的激光等可能有助于预防脱发。利用生长因子、干细胞和对患者遗传信号研究干预可能有助于更多地了解细胞控制和毛发生长[22]。

非手术方式

皮肤表面治疗　微创整容手术逐年增加。有多种皮肤表面处理方法可改善皮肤的质地、色调和颜色。包括化学剥离，即使用特定的试剂去除光损伤、光化性损伤、黑斑病、痤疮和酒渣鼻体征的浅表、中度或深度剥离。其他方式是微粉化和磨皮，但最快速增长的皮肤再生技术是激光技术。20 世纪 60 年代，随着激光放大技术的发展，光被引入医疗领域。已证明烧蚀激光器对皮肤治疗非常有效。通过消融去除表皮和真皮上层，结合真皮的热凝固，可通过稳健的真皮重塑实现愈合，进而转化为临床改善。但也有一些患者出现瘢痕形成、长期水肿和红斑、永久性色素沉着异常和感染。因此，2003 年引入了分步光热分解的新概念，这一概念给激光外科手术带来了革命性的变化。部分 CO_2 激光表面重建术可造成皮肤凝固性损伤，而不会造成融合性表皮损伤。热损伤的明显病变被未受干扰的正常皮肤的较大区域包围，因此可以在 24 ～ 48 小时内完全再上皮化，同时真皮胶原充分凝固以刺激结缔组织合成并产生皮肤紧缩。采用分次法，结果与无相关不良反应的全表面烧蚀激光的结果相当。激光表面重建的适应证为面部皱纹、日光损伤皮肤和痤疮瘢痕。治疗效果包括使轻～中度皱纹软化或消失，改善皮肤质地和肤色，减小毛孔，减少皮肤松弛。整个面部、颈部和胸部均可治疗。采用一种或两种治疗方法后，临床症状有所改善，瘢痕形成和色素沉着不足较为罕见，服用预防性抗病毒和抗生素药物的患者感染的风险较低，因为表皮层会迅速恢复。治疗瘢痕时，分次光热分解可使增生性瘢痕变平、变光滑，并增加凹陷萎缩性瘢痕下的胶原蛋白生成，最终使皮肤表面光滑。对于瘢痕形成，可能需要每隔 6 ～ 12 周进行一系列治疗（图 69.8）[23]。

注射填充物　近年来，越来越多的人使用真皮填充物来改善面部外观和恢复活力。真皮填充剂用于纠正皱纹和增加面部几个区域的体积。最常见的是面部上部的眉间、水平前额和侧眉线以及面部中部和下部的鼻颈和鼻唇沟、脸颊、下颌和口周皱纹。填充物可以是自体的或非自体的。对填料可根据时间效应（非永久性、永久性）进一步分类。

已证明自体脂肪移植可改善再生效果，改善皮肤外观，消除或减少皱纹，减小毛孔，改善皮肤色素沉着。脂肪还可用于改善瘢痕、抑郁、不对称、辐射损

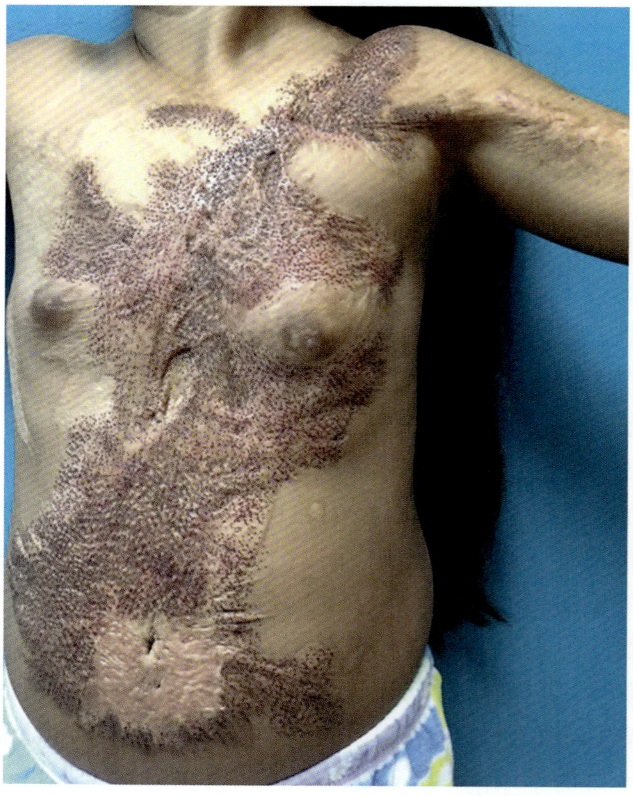

图 69.8　CO_2 激光表皮治疗后一周的儿童

伤区域、慢性溃疡和烧伤瘢痕。

来源于有机来源的非自体材料具有可用性和易用性，但也可能引入其他问题，如对外来蛋白的致敏性和免疫原性。在过去的几年里，人们一直在寻找耐受性更好、寿命更长的新材料。两种主要类型的生物组织填充剂是胶原蛋白产品和透明质酸产品。合成材料可以提供持久性。多年来，已使用了许多可注射和手术植入的合成产品，其中许多产品因并发症而受到质疑。软组织损伤后的不良反应可在早期（注射后）、晚期（14 天～ 1 年）和延迟期（1 年后）观察到。早期常见并发症为血管压迫或闭塞引起的区域擦伤、水肿、红斑和组织坏死。

为了解、避免和处理严重并发症，人们提出了几项建议：使用非锐利套管和低压技术、小剂量注射、注射前抽吸、详细了解解剖结构，以及使用肾上腺素局部麻醉，因为肾上腺素会产生血管收缩并缩小动脉管腔。在透明质酸注射导致血管闭塞的情况下使用透明质酸酶可能有助于血管闭塞和局部坏死。另一个描述的严重并发症是视网膜中央动脉栓塞导致失明。晚期和延迟的不良反应包括结节、肉芽肿、慢性感染和生物膜形成引起的炎性反应[24-25]。

乳房手术

乳房缩小成形术

乳房肥大或过度生长是没有任何病理过程的过度发育。缩小乳房成形术是指切除多余的脂肪、乳房组织和皮肤，使乳房大小与身体成比例。乳房肥大行缩小乳房成形术的指导原则是：改善患者症状，缩小乳房体积，重塑乳房以矫正下垂，将乳房组织提升至胸壁上解剖学上正确的位置，在缩小和重塑的乳房上重新定位乳头和乳晕，保留皮肤和乳头–乳晕复合体的神经供应，维持乳房组织的血液供应，尽量减少瘢痕。该手术可改善患者的身体症状和心理困扰。美国整形外科学会报告称，2014 年进行了 101 192 次乳房缩小手术。该手术的满意度仍然极高，患者报告的总体满意度为 97.5%。

手术技术是根据乳头和乳晕所附着的组织块的位置以及切口和后续疤痕的模式来描述的。切口模式是指用于切取不同实质蒂的切口。乳蒂是乳腺组织中保留血液和神经供应的部分，而周围的乳腺组织则被切除。

几乎 80% 的病例使用 Wise 模式，59% 的病例使用下血管蒂。使用其他血管蒂也有所发展，如 13.3% 的患者使用上血管蒂，19.5% 的患者使用中血管蒂。尽管未发现使用 T 形瘢痕与使用垂直瘢痕在并发症方面存在差异，但 Lejour 发现垂直瘢痕可减少基于上蒂和（或）内蒂的血液供应。

在非常大的乳房或巨乳症中，蒂太长，发生乳头–乳晕复合体缺血和坏死的风险增加，因此经常采用截肢术或随后的游离乳头移植物缩小术。抽吸辅助脂肪切除术用于横向去除多余的脂肪，对于少数轻至中度肥大、乳房肥胖、肤色良好、无下垂且乳房形状良好的患者，单独进行脂肪抽吸可减少体积。

在进行乳房缩小手术之前，通常要对 35 岁或以上的患者进行乳腺癌筛查。对于 50 岁以下的患者，应根据乳腺癌家族史、遗传学和检查时肿块的存在情况，对术前行乳腺 X 线检查的决定个体化。乳房缩小术的护理标准有几个方面发生了变化。85% 的乳房缩小手术是在门诊手术中心或门诊进行的，有显著合并症的患者需住院。大部分手术均在全身麻醉下进行，建议在手术前 1 个月停止口服避孕药。术后早期步行和使用分级加压长袜是必需的。高危患者和接受多种手术的患者应接受围术期化学预防，以降低静脉血栓形成的发生率。在切口线上使用肾上腺素已证明可减少失血，且无须输血，但尚未发现血肿形成方面的显著差异。引流管的使用没有导致血肿率的差异，但有减少引流管使用的趋势。乳房缩小成形术后最常见的并发症是乳头–乳晕敏感性改变、血肿、血清肿、伤口裂开以及脂肪和皮肤坏死[26]。

乳房悬吊术

乳房下垂指乳房组织的向下移位。

皮肤松弛、弹性差、筋膜和悬吊韧带损伤可能导致乳房下垂。乳房下垂相关因素有妊娠、哺乳、绝经后退化、体重减轻和衰老。根据乳头–乳晕复合体相对于乳房下皱襞和乳房隆起的位置对乳房下垂进行分类，最广泛使用的是雷尼奥分类。在 1 级或轻微下垂中，乳头位置在乳房下皱襞的水平位置；在 2 级或中度下垂中，乳头位于乳房下皱襞下方；3 级或重度下垂时，乳头和乳房下轮廓位于乳房下皱襞下方。有多种方案可通过乳房缩小术或隆胸术及乳房悬吊术矫正乳房下垂。乳房悬吊术面临的挑战是平衡紧固与体积恢复。手术的效果只是暂时的，下垂可能随着时间的推移而复发[27]。

隆胸

隆乳术是最常见的美容手术，患者满意度高。该手术旨在解决一些女性对小乳房的不满，这种不满可能是因为她们的乳房从未发育到理想的大小，也可能是因为乳房在妊娠、减肥或衰老后体积缩小。硅胶乳房植入物是由 Cronin 和 Gerow 在 1963 年开发的。美国食品药品监督管理局批准了多种与乳房植入物、新一代盐水植入物和高黏合性形状稳定硅胶植入物相关的器械。较新的凝胶植入物更厚、更粘、更有黏性，并且倾向于保持原位，即使植入物的外壳受损或破裂。生理盐水填充的植入物是在手术室填充的硅橡胶壳。盐水植入物的优点是盐水的良性性质，通过改变放入植入物中的液体量在调节尺寸方面有一定的灵活性，并且因为植入物是在空的情况下插入的，所以切口较小。主要缺点是植入体在皮肤下的波纹或起皱以及漏气的发生率较高。全面的患者教育至关重要，应讨论植入物并发症和手术并发症的详细信息。围术期并发症相对较低，1% ～ 3% 的患者发生出血或血肿，1% ～ 2% 的患者发生伤口感染，约 15% 的患者发生乳头-乳晕复合体某种程度的敏感性降低，这取决于所用切口和植入物相对于肌肉的位置。术后数周或数年出现的后遗症越来越多、越来越严重，包括包膜挛缩、植入物漏气、植入物破裂、植入物移位和其他进展性疾病。

在美国，大约 90% 的患者使用光滑植入物。目前使用的植入物约有 60% 是填充硅酮的植入物。光滑种植体放置在乳腺下平面时更易发生包膜挛缩。使用解剖型种植体的美学效果仍未得到证实，在种植体旋转的情况下，可能需要进行额外手术。植入物轮廓是一个变量，在胸部狭窄的患者中使用能获得更大的体积。切口选择和适应证各不相同：乳腺下技术是最常用的，在不解剖乳腺实质的情况下提供了极好的入路，尽管切口可能很明显。使用乳头罩已成为植入过程中防止细菌污染的常用策略。此外，无接触技术中手套更换和插入漏斗可降低包膜挛缩率。乳晕周围切口愈合，无可见瘢痕，可能改变乳头-乳晕感觉，且由于乳头-乳晕区域内容物无菌性较差，因此与包膜挛缩风险增加相关。腋窝切口不会在乳房上留下可见疤痕，是盐水植入的理想选择。植入物可放置在血管下或肌下平面。肌下放置可提供更好的美感，乳腺 X 线检查乳房的可视化效果更好，且囊袋挛缩的发生机会更小，但术后不适更严重，恢复时间更长，且存在胸肌收缩导致乳房变形的可能性。血肿和感染是隆胸术后的潜在问题。当使用较大的植入物和进行手术剥离时，乳头-乳晕复合体的敏感性受损更为常见。二次或翻修手术的比例在 10 年内为 1% ～ 36%。通常归因于植入失败、错位和包膜挛缩，3 年后 5% ～ 8% 的患者和 8 ～ 10 年后 11% ～ 19% 的患者可出现此现象。充满盐水的植入物可通过瓣膜放气或因植入物外壳受损而漏气。约 7% 的患者在术后前 5 年内出现这种情况。原因包括手术时操作造成的损伤、包膜挛缩造成的压力、外伤导致的植入物压缩以及其他未知原因[28]。

硅胶植入物可能会破裂，因此，建议每隔 3 年及之后每隔 2 年通过 MRI 对凝胶植入物进行研究，以检测无症状性破裂。

使用脱细胞真皮基质是一种新的选择，已用于包膜挛缩、错位、波纹和触诊病例的二次乳房手术，成功率较高，但材料成本限制了其大规模的临床应用。

植入物选择

种植体的选择很重要，对患者进行有关乳腺大小（体积和直径）的全面详细教育是选择的一个关键方面。外科医生必须根据身高、体重、胸部结构和乳房解剖结构确定尺寸。另一个重要的选择是形状、轮廓和表面纹理。在美国，95% 的患者使用圆形植入物。根据胸部的大小使用不同植入物轮廓（正常、中等和更高），这可能有助于在胸部狭窄的患者中实现最大体积和突出度。光滑种植体更常用，当放置在软骨下间隙时，与更多的包膜挛缩有关。表面纹理植入物显示出可减少包膜挛缩，但与慢性炎症和间变性大细胞淋巴瘤（ breast implant-associated anaplastic large cell lymphoma，BIA-ALCL）相关[29-30]。

乳房脂肪移植术

自体脂肪注射已成为美容和再造整形手术中的一种常用方法。自体脂肪移植的使用始于 20 世纪 90 年代中期，旨在纠正软组织畸形和面部年轻化。在 1997 年、2007 年和 2009 年，美国整形与修复外科医生协会、美国整形与美容整形外科医生协会和美国整形外科医生协会指出，自体脂肪移植可能会影响乳腺癌的检测，对于乳腺癌高危患者应慎用。此外，相关研究工作应该确定该手术的安全性和有效性。脂肪组织转移在美容和乳房重建手术中的作用将继续发展，目前用于手术乳房重建后的矫正性肿块切除术。近年来，其在隆乳术、乳房固定术、乳房增强术以及矫正先天性畸形导致的乳房不对称方面的应用越来越受欢迎。但采集和手术技术缺乏标准化可能导致患者不满意，并因脂肪重吸收而需要再次手术。脂肪重吸收经常发生在术后早期，相关学者对手术的持久性产生质疑。报告的最常见并发症为脂肪坏死、肿块、囊肿和包膜挛缩。在脂肪获取、加工、准备和放置过程中，需要创建一种标准化技术来进行指导。未来需要更多的研究来增加对脂肪来源干细胞的了解[31-32]。

乳腺植入物相关间变性大细胞淋巴瘤

BIA-ALCL 病与乳房植入物有关，许多因素参与其病理生理学，包括纹理植入物、细菌生物膜形成、免疫反应和患者遗传学。第一例 BIA-ALCL 病例的记载是在 1997 年。半数病例发生在乳房再造中，而且患病率似乎正在上升。发病的平均年龄为 50 岁，植入手术已经进行了至少 10 年。最常见的临床表现是植入后 1 年出现植入周围积液或血清肿。10% 的病例报告了腋窝淋巴结病，14% 的病例报告了腋窝转移。与使用硅胶植入物的患者相比，使用纹理植入物的患者诊断为 BIA-ALCL 病的比率更高。最近，纹理解剖硅胶植入物已被欧洲禁止使用。超声是乳腺肿胀病例的首选检查方法，可用于指导细针穿刺。也可使用 MRI。假体周围液体的混浊液体和细胞学分析将显示大的多形性上皮样淋巴细胞，具有肾形细胞核和突出的核仁。BIA-ACLC 淋巴瘤为 CD30 阳性，在活化的 B 和 T 细胞上表达。确诊病例需报告给美国整形外科学会，该学会与 FDA 密切合作。一旦诊断后，使用 PET/ CT 进行分期。手术治疗包括移除植入物、完全移除任何切缘为阴性的肿块和晶状体囊切除术。前哨淋巴结活检没有作用。部分患者可能接受了某种形式的化疗和辅助治疗。对病情较晚期的患者应转诊至内科肿瘤科医生做进一步治疗[33]。

男性乳房发育症

男性乳房发育症（或称男性乳房过度发育）是青少年和成年男性常见的畸形。病因复杂，最常见的原因是特发性的。年轻患者的患病率为 38% ～ 64%，双侧患病率为 50% ～ 55%。其病理生理机制尚不清楚。雌二醇和睾酮失衡，无需干预即可解决。病理性男性乳房发育症可能与肝硬化、营养不良、肾病、性腺机能减退和甲状腺疾病有关。此外，男性乳房发育症可见于睾丸、肾上腺、垂体肿瘤和肺癌。药物滥用可诱发男性乳房发育症。在正常成年男性中，无法触摸到乳腺组织。大多数男性乳房发育症患者无症状。症状可能是疼痛和乳头敏感。手术指征包括青春期男孩持续 18 ～ 24 个月以上的症状性男性乳房发育症、已进展为纤维化的持续时间延长的男性乳房发育症以及有乳腺癌风险者的男性乳房发育症（例如 Klinefelter 综合征的患者）。男性乳房发育症的手术治疗可包括乳腺组织切除、抽吸 / 辅助吸脂、皮肤切除或这些手术的组合。吸脂术可能足以积聚脂肪组织。乳晕区的开放切口技术可允许手术腺样体切除术。在皮肤冗余和下垂的情况下，可采用乳房下入路，伴或不伴乳头乳晕移位。在严重的巨大男性乳房发育症病例中，可能需要在整体切除术后进行游离乳头移植。常见并发症包括血肿、浆膜瘤、感染以及乳晕和皮瓣缺血坏死[34]。

腹壁成形术

腹壁成形术仍然是出于美学和重建目的而进行的常见美学手术之一。患者通常过度肥胖、皮肤松弛、肌肉松弛和条纹。该手术可与前腹部和躯干吸脂术联合进行。手术通过较少的皮肤切口去除多余的下垂组织。肌肉和筋膜折叠纠正肌肉舒张。根据要切除的组织量，手术可以是微型腹壁成形术、血管翳切除术以及完全或完全腹壁成形术。前腹部皮瓣包括皮肤和皮下组织，皮瓣隆起的范围从耻骨发际至剑突-肋缘。脐可能会留在肌肉筋膜上，形成一个新的外部化开口。下腹部水平切口最常用。弗勒-德-利斯腹壁成形术采用倒 T 形切口，用于中线腹部丰满度较大的大型切除手术。紧身胸衣腹部成形术或 I 型腹带也已用于改善大规模体重减轻患者的结局。应评估既往手术的腹部疤痕，这些疤痕可能会导致腹部皮瓣缺血和坏死。然而，目前的标准是在切口前和手术期间每 4 小时给药一次。充分的围术期疼痛控制和多模式镇痛对预防并发症和患者满意度至关重要。糖尿病患者和体重指数值大于 30 kg/m^2 的患者出现并发症的风险较高。最常见的轻微并发症是手术部位感染、血清肿、血肿和伤口裂开。进行性张力缝合继续获得支持，以降低血清肿的发生率。吸烟者患感染性并发症的风险很高。腹部皮瓣坏死、深静脉血栓形成和肺栓塞等主要并发症在手术联合腹腔和妇科手术时更为常见。低风险患者不需要常规化学预防。已证明使用间歇性气动压缩装置优于弹性压缩长袜。对于 Caprini 评分大于 8 的患者，需要根据具体情况考虑静脉血栓栓塞的化学预防[35-36]。

减肥手术后的身体塑型

形体塑造已成为整形外科的一个分支，用于治疗体重大量减轻患者的各种畸形。整形和重建外科医生在过去不常见到这些身体轮廓改变。体重大量减轻后，患者皮肤和皮下组织过多，无法缩回，并从躯干、腹部和四肢垂下（图 69.9）。皮肤冗余可能会令人疼痛，限制活动能力，并容易在三叉神经间区域发生感染。体重减轻患者可能有代谢改变，需要进行特殊和详细的术前检查和评估。病史的一个重要部分是患者的动机、顾虑和期望。心理评估对于清除不切实际的期望、身体变形障碍和进食障碍很重要。肥胖的定义是体重指数大于 30 kg/m^2。由于体重指数与手术并发症有很强的相关性，因此在计划手术前，即减肥手术后 12 ～ 18 个月，患者需保持体重稳定至少 6 个月。需要对患者进行适当的营养评估，以确定蛋白质、铁和维生素缺乏症。吸烟是导致缺血性并发症和伤口愈合延迟的危险因素，需要戒烟至少 4 周，且患者必须遵守术前尼古丁尿检阴性。重要的是要排除任何肺部和心脏疾病、内分泌疾病、血液学改变以及腹部和腹股沟疝的存在。为了获得知情同意，外科医生需要与患者进行详细讨论，以强调对永久性瘢痕与改善身体轮廓之间的权衡。需要讨论切除期手术和潜在并发症。

常见并发症包括感染、出血、积液、皮肤坏死、伤口裂开、不对称瘢痕、轮廓不规则和静脉血栓栓塞。大规模减重患者可能会出现皮肤改变，包括弹性差和肤色丧失。手术需要分阶段进行，同时合并进行太多的手术会增加并发症的风险。对于体重指数小于 30 kg/m^2 且医疗状况良好的患者，可以将上半身手术与下半身环形提升术相结合（图 69.10）。分期手术可每 3 ～ 6 个月计划一次。通过对患者进行教育、评估风险并采取包括机械和化学预防在内的预防措施，可以减少静脉血栓栓塞。微型腹壁成形术切除脐下皮肤，以纠正有限的脐下松弛。腹壁切除术是一种功能性手术，通过切除皮肤和皮下腹部组织以缓解腹壁相关症状，而不涉及腹直肌分离，也不保留脐部。腹壁成形术可以采用传统方法，也可以采用反向腹壁成形术。这是一个更复杂的手术，可改善腹部轮廓，用隐蔽良好的瘢痕和自然脐固定直肌的分离。垂直式腹壁成形术用于矫正上腹部皮肤松弛和多处腹部褶皱。

上躯干轮廓重塑手术使用邻近组织、脂肪移植和植入物重塑乳房。乳房固定术用于治疗有或无植入物的乳房下垂。在某些情况下，可以进行游离乳头移植。可使用双侧纵向或斜向瘢痕切除上背卷。腕关节成形术和大腿内侧抬高术分别用于对手臂和大腿进行整形，切除长椭圆形的多余组织。下体提升手术可能

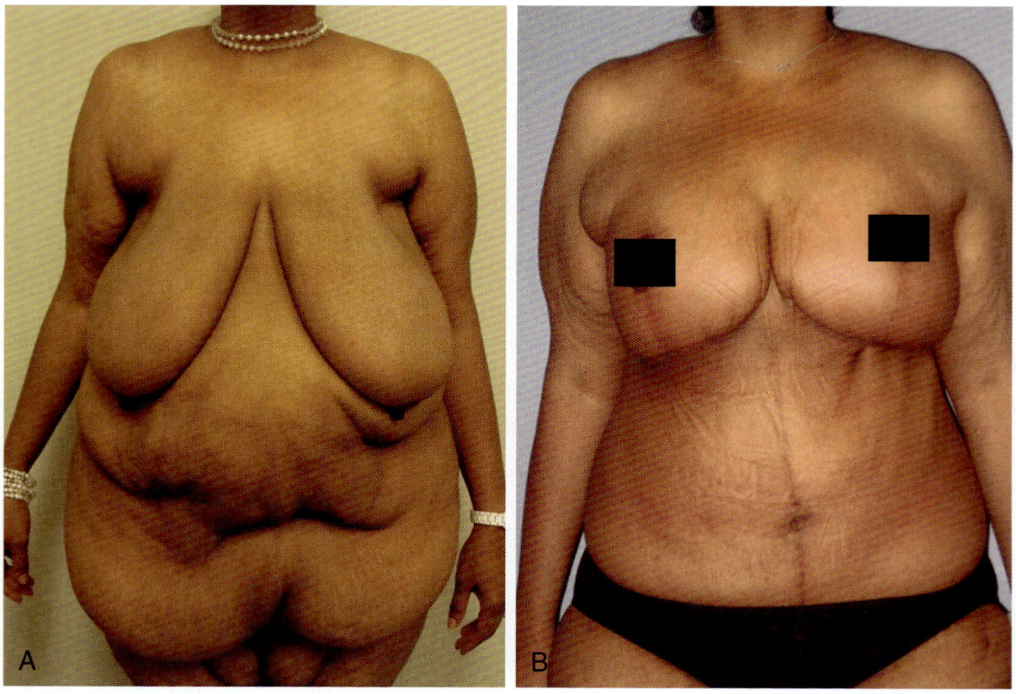

图 69.9 腹部成形术和产后乳腺炎——大面积体重减轻。（A）术前视图；（B）术后 1 年视图

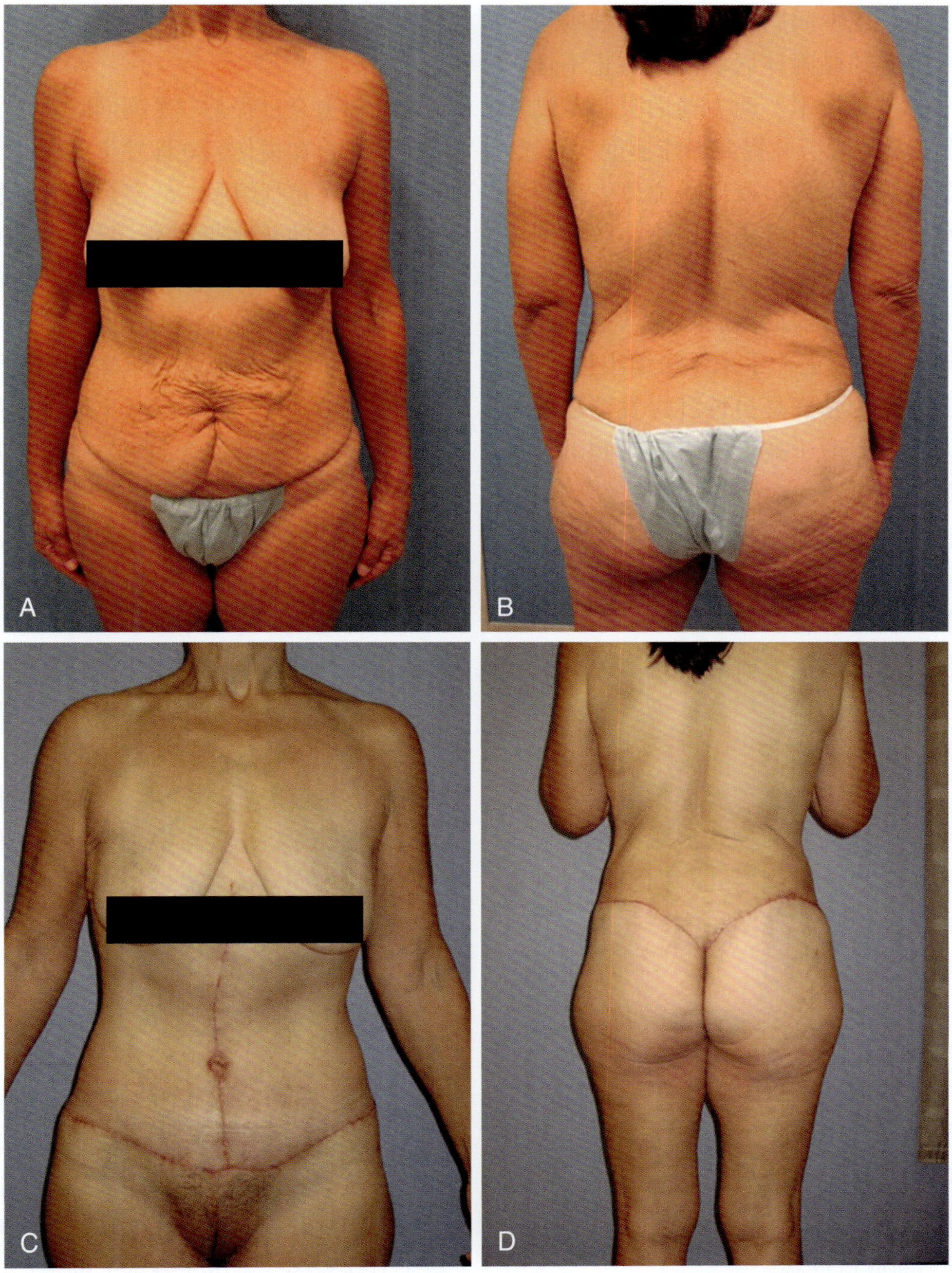

图 69.10　带蒂脂肪切除术，弗勒-德-利斯腹壁成形术。（**A**）和（**B**）术前图像；（**C**）和（**D**）术后图像（8 个月）

包括腰带式脂肪切除术，这有助于重塑臀部。减肥手术后的塑身程序对大量减重患者的生活有着巨大的影响，应帮助他们维持减重，获得更好的体形，并改善他们的心理健康状况[37]。

脂肪抽吸术

吸脂术，也称为脂肪抽吸术或脂肪雕塑术，是通过使用金属套管进行脂肪组织的外科切除。该手术于 20 世纪 70 年代末开始实施，从那时起与多种整形和修复手术结合使用。与任何其他手术一样，需要仔细指导病史和体格检查。必须特别注意手术过程中可能出现的瘢痕和疝。吸脂术可在门诊、医院、流动中心和办公场所进行。许多外科医生更愿意在患者全身麻醉的情况下进行大多数的吸脂手术。肿胀技术是由杰弗瑞·克莱恩于 1987 年开发的，有干法、湿法、超湿法和肿胀法。溶液中含有利多卡因（35 mg/kg，最大剂量）和肾上腺素（0.07 mg/kg，最大剂量）以诱导血管收缩，以及用于碱化的碳酸氢钠以降低疼痛程度。使用几种类型的插管。钝头用于将穿孔风险降至最低，较小的套管用于将轮廓不规则性降至最低。应主要抽吸深层或中间脂肪层，不应抽吸与深筋膜有致密纤维附着的黏附体区域，以防止不规则性。吸脂术采用了多种技术。动力辅助吸脂术已被证明可减少操作人员的疲劳并提高治疗速度。激光、射频和超声辅助吸脂术可提供凝固小血管、破裂脂肪细胞、改善网状真皮、促进皮肤回缩和收紧的益处。大容量吸脂术会导致血流动力学不稳定、显著的液体移位和失血。抽吸辅助脂肪切除术是治疗多种内科疾病的有效手术方法。手术乳房缩小技术后，缩小腋下和乳房外侧的轮廓是男性乳房发育症的一种治疗选择。吸脂术有助于减少水牛驼峰和上背部及下颈部的局部脂肪沉积。对于人类免疫缺陷病毒感染患者，脂肪营养不良是一种与蛋白酶抑制剂治疗性使用相关的脂肪分布异常综合征。脂肪营养不良可表现为颈部和上背部脂肪垫、躯干和下面部脂肪沉积或乳房脂肪组织增加。所有这些对吸脂治疗反应良好。通过适当的患者选择和微创技术，可以避免许多并发症。最常见的并发症为轮廓不规则、血清肿、血肿、利多卡因毒性和液体超负荷。与吸脂术相关的致死性并发症有肺栓塞、脂肪栓塞、脓毒症坏死性筋膜炎和腹腔脏器穿孔。如果同时进行大型腹部手术和无菌标准较差的手术，并发症的风险可能会增加[38]。

性别确认手术

性别确认是一个不断发展的领域，也是整形和修复手术的实践重点。虽然这些技术仍在发展中，但显微外科手术、颅面外科手术、身体轮廓塑造和美容外科手术使该领域不断取得进展。

伤口处理 / 压力伤口

伤口

伤口是由于几种致病因素导致的皮肤或黏膜上皮内衬连续性的中断。根据愈合的持续时间，伤口可以是急性的，也可以是慢性的。急性伤口会突然发生，可能是意外，也可能是手术造成的。根据损伤的机制和组织损伤的程度，可以进一步对意外进行分类。手术伤口可分为清洁、清洁污染和污染伤口。少数伤口会变成慢性且无法愈合。慢性伤口无法在伤口愈合的正常阶段进展。

伤口愈合

伤口愈合过程是一系列同时发生的事件的级联反应，从止血和损伤后立即发生的炎性反应开始。血管活性物质（包括组胺、5- 羟色胺和细胞因子）的释放与创伤愈合的急性期有关。局部血管通透性增加，毛细血管渗漏导致血浆渗出。在最初的 48 小时内，中性粒细胞是提供非特异性细胞防御感染的主要细胞。第 4 天，中性粒细胞将被巨噬细胞替代。主要作用是吞噬伤口碎片和细菌。第 4 天后，成纤维细胞开始在伤口中出现，伤口愈合的第二阶段开始。在伤口愈合的第二阶段或“增殖”阶段，成纤维细胞产生大量的Ⅲ型胶原，这些胶原将以无组织的方式沉积。内皮细胞进入快速生长期，发生血管生成。新的血管芽在伤口的底部形成。纤维增生和血运重建诱导肉芽组织丰富的血管网再生。肌成纤维细胞在伤口收缩以缩小伤口方面发挥关键作用。从伤口边缘重新出现的上皮往往会覆盖和关闭伤口。重塑阶段是伤口愈合过程的最后阶段，可能需要 15 天至 1 年的时间。在最后阶段，伤口中的胶原蛋白变得更有组织性；Ⅲ型胶原被Ⅰ型胶原取代。伤口往往血管较少，炎症较少，伤口强度也有所改善。随着瘢痕发红消退，可能会出现真正的瘢痕色素沉着[38]。

慢性伤口

慢性伤口在临床是一项挑战，在美国有超过 700 万人受其影响。慢性伤口无法通过组织修复过程的正常顺序进展，导致愈合期延长（超过 4 ～ 6 周），阻碍正常解剖和功能完整性的恢复。最常见的慢性伤口是压力性溃疡，是由于骨突上的长期压力造成的，尤其是在老年人和活动能力受损的人群中。最常见的慢性腿部溃疡是静脉性溃疡，占腿部溃疡的 80%，其原因是静脉瓣膜功能不全和小腿肌肉泵衰竭。最常见的慢性足部创伤是糖尿病足溃疡。全球有 910 万～ 2610 万糖尿病患者会出现足部溃疡。此外，40% 的患者在愈合后 1 年内复发，60% 在 3 年内复发，65% 在 5 年内复发。第四常见的慢性伤口是缺血性或动脉性溃疡。缺血性溃疡常见于下肢远端或腿部前方，存在循环不良。动脉性溃疡见于高龄、糖尿病、高血压和高脂血症患者以及吸烟患者（图 69.11）[39-40]。

伤口评估

伤口评估首先要确定伤口是急性的还是慢性的。

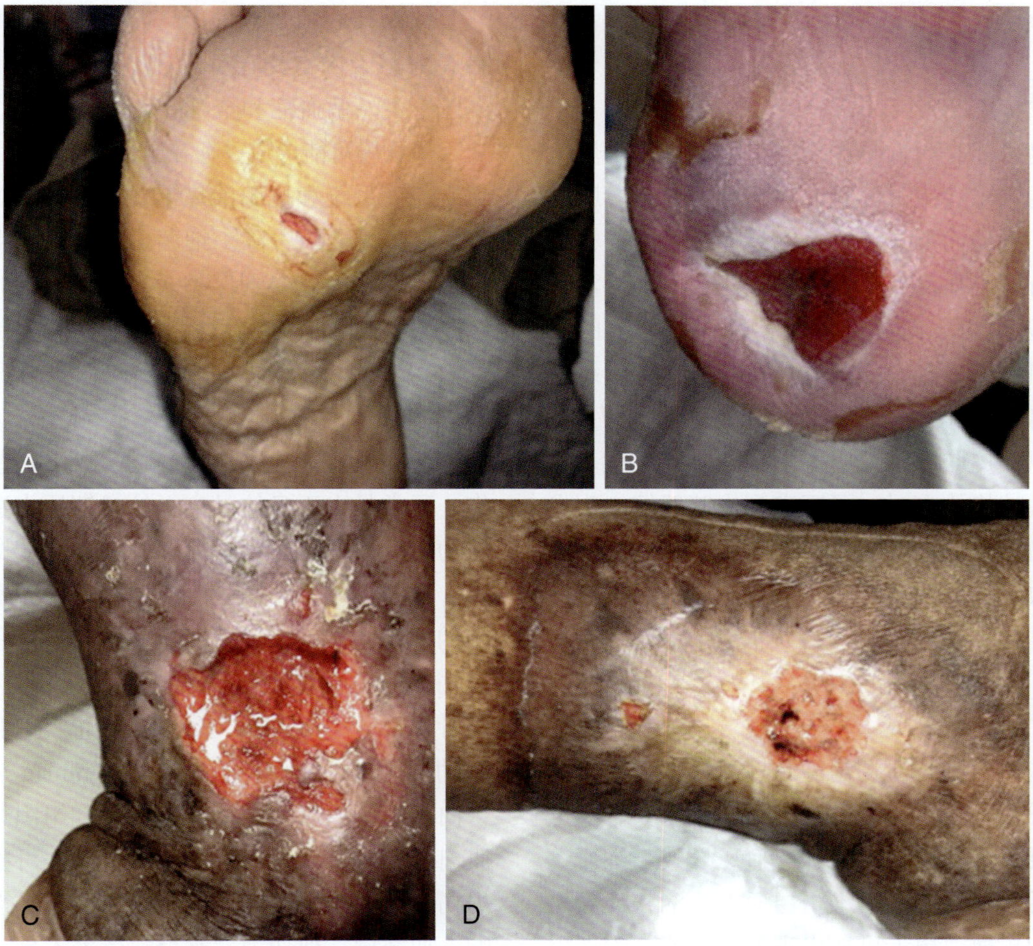

图 69.11　慢性创伤。(A) 动脉性溃疡；(B) 糖尿病足溃疡；(C) 静脉瘀血性溃疡；(D) 改进静脉瘀血性溃疡的保守治疗

在无风险因素的情况下，急性伤口可能在不到 4 ～ 6 周的时间内顺利愈合。对任何存在伤口的患者都需要完整、详细的临床病史和体格检查。病史、社会史和手术史有助于获得与伤口愈合障碍（糖尿病、吸烟以及静脉或动脉消融）相关的有价值信息。关注伤口史至关重要：关于伤口发病、致病因素、伤口随时间变化、家族史、接受的治疗、疼痛、气味、渗出液 / 分泌物和神经病变的信息。伤口检查从目视检查伤口开始。伤口的体格检查可辅以影像检查，以减少观察者间的可变性。重要的是要确定伤口的数量、位置、大小（长度、宽度、深度）、溃疡或伤口的特征、边界以及周围组织的外观。伤口边缘的特征和伤口床的质量可能提示溃疡的病因。医生评估伤口的深度和受累结构，如肌腱、骨骼和瘘管。探查伤口将确定其深度和轨迹，观察感染的体征，分泌物的颜色和气味；周围组织中的蜂窝组织炎，触诊时是否发热、触痛或疼痛。坏死组织需要通过外科清创术清除。渗出物的量可能决定所用敷料，且应用体积可能从最小到最大变化。血管评估有助于确定动脉闭塞或外周动脉疾病的体征。无外周脉搏、毛细血管再充盈低、观察皮肤质量、缺少毛发以及指甲改变或变形可能提示动脉灌注受损。无创选项确定血管通畅性，包括踝臂指数（小于 0.9）、双功能超声和体积描记术。有时需要转诊至血管外科医生或介入放射科医生进行血管造影，并确定血管重建的可能性，这可能会提高保肢率。

糖尿病伤口

糖尿病足溃疡的原因是多方面的。主要原因是糖尿病神经病变、自主神经功能障碍和血管功能不全。由于神经病变导致的保护性感觉丧失使其易受重复性创伤的影响。糖尿病神经病变会导致常见的足部畸形，从而损害正常的足部生物力学。骨突上的高压点有导致跖骨头、指间背关节、脚跟和远端趾骨溃疡的风险。应定期评估糖尿病溃疡，观察伤口、缺血的存在和感染体征，并密切随访。外周动脉疾病会增加溃疡不愈合和感染的风险。大约 20% 的中到重度糖尿病足感染会导致截肢[41]。

周围动脉疾病

灌注不足可能是由影响中型或大型动脉的动脉粥样硬化引起的。患者主诉休息时疼痛，疼痛随着腿部抬高和（或）活动而加重。溃疡常见于吸烟者、糖尿病患者和患有高脂血症或高血压的人。溃疡边界清楚（穿孔），溃疡倾向于向深部发展，并伴有暴露的肌腱或骨。伤口底部呈苍白、灰色或黄色，肉芽组织不良，周围有坏死或缺血边界。溃疡通常位于压力点、脚趾、足侧以及皮肤完整性脆弱的踝和胫前区域。血液循环不畅。体格检查时，可观察到皮肤萎缩、头发稀少和毛细血管再充盈延迟。足部和腿部动脉脉搏缺失、踝臂指数下降以及多普勒超声显示的负脉搏可确定疾病的严重程度。

静脉瘀血与溃疡

最常见的慢性小腿溃疡是静脉性溃疡，占小腿溃疡的80%。慢性腿部溃疡是由于静脉瓣膜功能不全和小腿肌肉泵衰竭造成的。静脉高血压导致毛细血管壁扩张，随后大分子（如纤维蛋白原）渗漏，从而聚合并改变氧的扩散。患者可能出现静脉回流、深部阻塞和静脉血栓形成。静脉性溃疡往往是下肢出现的不规则浅表性溃疡。这些溃疡的患者通常有静脉曲张疾病的迹象。常于溃疡皮肤外围观察到皮炎及棕色色素沉着变色。边界可能显示瓷白色瘢痕和皮肤纤维化变化，这可能是由病变慢性化所致。

辐射损伤

辐射对皮肤有急性和慢性的影响。急性情况下，辐射可能导致红斑和表皮脱落。慢性效应会损害伤口愈合级联反应，改变成纤维细胞、角质形成细胞和内皮细胞的功能。辐射降低了正常修复所必需的多种介质、生长因子和细胞因子，同时会引起DNA损伤，影响细胞复制的能力。

感染伤口

感染会引起局部和全身效应，延迟或阻碍伤口愈合。细菌污染常见于任何慢性开放性伤口。感染的诊断以临床检查为依据。伤口感染的体征可能包括红斑、压痛、蜂窝组织炎和分泌物的存在。当定量伤口培养物中存在超过10^5个微生物时，微生物学评估可确认感染。

针对开放和闭合伤口，需要清洗坏死的组织。如果局部感染未得到充分控制，将进展为蜂窝组织炎、淋巴管炎、菌血症和全身感染。

生物膜可能形成并存在于慢性伤口上，会保护细菌免受免疫系统和抗菌治疗干扰。生物膜可导致慢性伤口炎症，因此应去除。细菌可以进入休眠或代谢惰性状态，并且可以受到保护。当条件改善时，细菌可能在浮游生物阶段发生活化，导致感染并侵入邻近组织。

压力性损伤

压力性损伤是对皮肤或底层组织造成的局部损伤，通常是由于身体骨突上的长期压力造成的。应将压力性损伤视为一种可预防的病理性改变。髋部骨折、脊髓损伤、长期卧床或恶病质患者发生压力性损伤的风险更高。骶骨（28%～36%）是发生压力性损伤最常见的部位，其次是足跟（23%～30%）和坐骨（17%～20%）。长时间负重会使组织压力升高至动脉毛细血管灌注压力（32 mmHg）以上，并损害向组织的供氧，从而导致缺血和组织坏死。皮肤比肌肉更能抵抗压力；有时正常的皮肤可能掩盖更深的损伤。其他因素可能对皮肤的压力耐受性产生不利影响，如摩擦、剪切力、水分、营养不良、血液供应受损、淋巴引流、社会因素和神经损伤。压力性损伤可采用国家溃疡咨询小组分类进行分期（框69.1）[42]。

Ⅰ、Ⅱ期压力性损伤可采用非手术治疗。在Ⅰ期溃疡中，皮肤完好无损，且在受影响区域可见非溃疡性红斑；在Ⅱ期溃疡中，表皮部分厚度丧失，可见水疱或浅表伤口。Ⅰ期和Ⅱ期压力性损伤可通过减压和局部伤口护理进行治疗，并可顺利愈合。此外，仔细观察伤口是否潮湿和脏污，也能使溃疡愈合。在Ⅲ期溃疡中，皮肤出现全层厚度损失，并可见皮下组织。Ⅳ期溃疡的损伤更深。透过受损的皮肤可以观察到裸露的肌肉、肌腱和骨骼。Ⅲ期和Ⅳ期压力性损伤需要手术治疗。当溃疡被痂覆盖时，无法确定其真正的深度和阶段，溃疡将不稳定。应通过一系列锐器清创术清除不可存活和坏死的组织，直至可按计划使用筋膜或肌皮瓣进行最终闭合。

压力是这些溃疡的主要引发剂。可通过每隔几小时改变患者体位并使用可减轻压力的床垫和轮椅坐垫来实现预防。局部伤口护理、控制水分和预防剪切力也有助于预防和治疗溃疡。

许多压力性损伤可以通过减轻压力源、优化患者营养状况以及预防和治疗感染来愈合。需要检查前白

框 69.1 压力性损伤的定义和阶段

压力性损伤是由于压力或剪切力和（或）摩擦的结合导致，皮肤和（或）底层组织通常在骨质过于突出的部位损伤。压力性损伤采用以下系统进行分期。

许多促成因素或混杂因素也与压力性损伤有关；对这些因素的意义尚未阐明。

压力性损伤阶段

（疑似）深组织损伤：

由于压力和（或）剪切力损伤导致的紫色或栗色局部完整皮肤的变色或充血水疱。与邻近组织相比，该组织可能有疼痛、坚硬、渗出、腐肉、较热或较冷表现。

进一步描述：

对深部组织损伤可能难以检测。损伤的进展可能包括在深色伤口床上的薄水疱。伤口可能会进一步恶化，并被薄焦痂覆盖。即使经过最佳的治疗，伤口也可能迅速恶化，暴露出更多的组织层。

第一阶段：

骨组织突出的部位局部发红，皮肤完整。深色的皮肤可能没有明显褪色；其颜色可能与周围区域不同。

进一步描述：

与邻近组织相比，该区域可能会疼痛、坚硬、柔软、较热或较冷。第一阶段可能很难在深色肤色的个体中发现到。可能提示“有风险”（预示风险信号）

第二阶段：

真皮部分厚度脱落，表现为浅开放性溃疡，有红色伤口床，腐肉。也可能表现为完整或开放 / 破裂的血清填充水疱。

进一步描述：

表现为有光泽或干燥的浅层溃疡，没有腐肉或瘀伤 *。这一阶段不应用于描述皮肤撕裂、胶带烧伤、会阴皮炎、浸渍或剥脱

第三阶段：

全层组织损失。皮下脂肪可能可见，但骨、肌腱或肌肉未暴露。腐肉可能存在，不能遮盖深部组织缺失。可能包括深部窦道形成。

进一步描述：

第三期压力性损伤的深度因解剖位置而异。鼻、耳、枕、踝部无皮下组织，Ⅲ期溃疡可能较浅。相反，脂肪含量高的部位可发展为极深的Ⅲ期压力性损伤。骨 / 肌腱不可见或不可直接触及。

第四阶段：

骨、肌腱或肌肉暴露后的全层组织丢失。伤口床的某些部分可能存在腐肉或焦痂。通常包括窦道形成。

进一步描述：

第四期压力性损伤的深度因解剖位置而异。鼻、耳、枕骨和踝骨没有皮下组织，这些溃疡可能很浅。Ⅳ期溃疡可延伸到肌肉和（或）支撑结构（如筋膜、肌腱或关节囊），使骨髓炎成为可能。暴露的骨 / 肌腱可见或可直接触及。

不可停滞：

全层组织损失，溃疡底部被腐肉（黄色、棕色、灰色、绿色或棕色）和（或）焦痂（棕褐色、棕色或黑色）覆盖。

进一步描述：

在去除足够的腐肉和（或）焦痂以暴露伤口的底部之前，不能确定真正的深度，因此也不能确定处于何阶段。稳定的（干燥的、黏附的、完整的，没有红斑或波动的）焦痂是“身体的天然（生物）覆盖物”，不应移除。该分型应仅用于描述压力性损伤。其他原因引起的伤口，如动脉、静脉、糖尿病足、皮肤撕裂、胶带烧伤、会阴皮炎、浸渍或剥脱，不应使用该分型标准。需用其他标准替代。

* 瘀伤表示疑似深部组织损伤。

From Black J，Baharestani MM，Cuddigan J，et al. National Pressure Ulcer Advisory Panel’s updated pressure ulcer staging system. Adv Skin Wound Care. 2007；20：269-274（copyright NPUAP 2007）.

蛋白水平；在计划最终覆盖前，前白蛋白水平必须达到或超过 20 mg/dl。清创术可采用锋利的手术刀或刮匙；机械的，使用湿到干的敷料或酶软膏；生物学，使用蛆疗法。局部伤口护理和系列清创可联合使用达金溶液和酶胶原酶乳膏清除不可存活的组织，这可能会促进肉芽组织和伤口愈合。敷料的使用取决于伤口的特性。干性伤口可受益于水胶体和封闭敷料。严重渗出性伤口需要藻酸盐和吸收性敷料，以防止伤口浸渍。负压伤口真空（negative-pressure wound vacuum，NPWV）治疗可加快伤口愈合，促进伤口收缩，减少伤口渗出物，减少水肿，并有利于肉芽组织的形成。彻底清创和连续切除可减少瘢痕组织和不成活组织的数量。

压力伤口可能有高细菌负荷污染，可导致感染。通常需要进行定量组织培养和骨活检，以进行适当的治疗管理。一般而言，压力性损伤感染为多菌感染，应积极诊断和治疗。假单胞菌、变形杆菌、拟杆菌、大肠杆菌、金黄色葡萄球菌和不动杆菌是压力性损伤中最常见的分离菌。骨感染（骨髓炎）可通过骨活检、放射学、断层成像和 MRI 进行诊断。骨髓炎的治疗需要手术清创、骨切除和长疗程（至少 6 周）静脉注射抗生素。

手术的目的是排出伤口内的积液，并消除伤口中的黏液囊和窦道。对患者进行医学优化后，可计划进行手术以闭合伤口。骨表面的骨切除术应达到健康的出血部位，以便进行骨活检以进行微生物培养。在仔细止血和充分清创后，计划的局部和区域皮瓣可能会

清除无效腔。需要皮瓣为治疗区域提供衬垫，以防止新伤口形成。在痉挛导致压力性损伤的某些情况下，可在植入肌皮瓣时进行腱膜切开术。

局部和区域筋膜皮瓣或肌皮瓣可用于闭合压力性损伤。筋膜皮瓣可以保留肌肉及其功能，具有广阔的应用前景。游离皮瓣很少用于压力性损伤。骶部伤口采用臀肌皮瓣治疗（图 69.12）。构建肌肉上半部分的皮瓣，并将其作为旋转皮瓣或 V-Y 推进移入缺损处。V-Y 推进在肌肉上形成三角形皮肤岛，一侧为缺损，另两侧形成 V 形。V 形转移到伤口中，缺损以 Y 形闭合。对于缺损较大的病例，可使用双侧 V-Y 推进皮瓣。坐骨溃疡可用 V-Y 腘绳肌前移皮

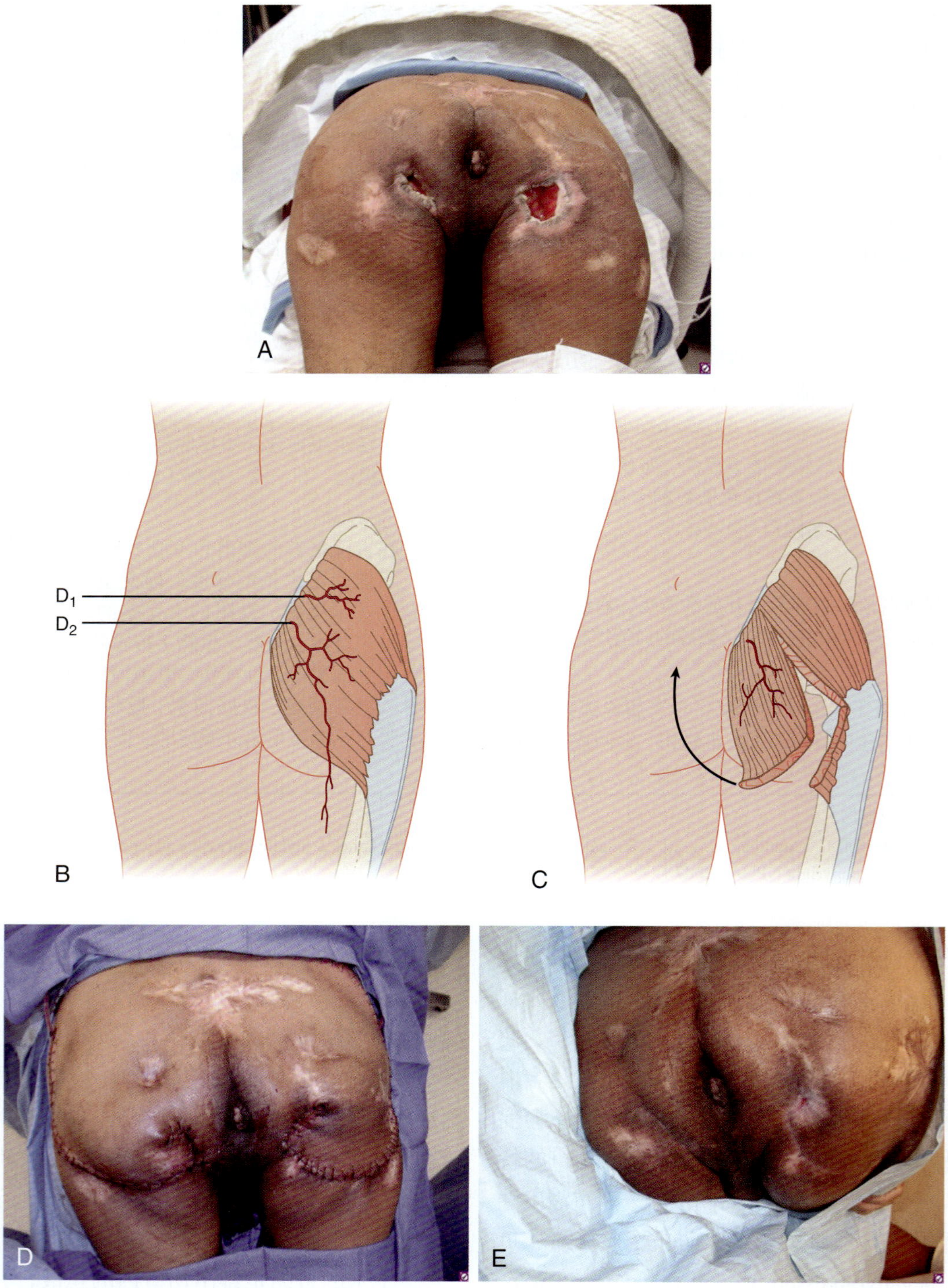

图 69.12 51 岁截瘫患者有双侧Ⅳ期坐骨压力性损伤，伤口处骨暴露。（**A**）术前视图显示既往压力性损伤和手术修复造成的双侧缺损和周围组织瘢痕。在清创和双侧坐骨切除术之后，需要血管丰富的组织来覆盖骨，提供衬垫，并在没有张力的情况下闭合伤口。（**B**）臀大肌由下腹动脉的两个分支供应血液——上半部分臀上动脉和下半部分臀下动脉。（**C**）根据这两个独立的上下血管蒂，肌肉可分为上下两部分。（**D**）每侧臀肌的下半部分从股骨大粗隆处分离，并与上方的臀部皮肤一起向下转移，以填充坐骨缺损。（**E**）术后 3 个月的视图显示了这两个缺陷的覆盖范围。臀大肌的上半部分被保留

瓣覆盖。大转子压力性损伤可采用阔筋膜张肌皮瓣治疗。皮瓣治疗后 2 ～ 6 周，严格的压力注意事项可防止伤口压力性坏死和裂开[42-43]。

下肢重建术

下肢重建的目标是恢复形态和功能。这需要稳定的框架来支撑体重，肌肉用于动力运动和关节运动，神经供应用于本体感觉和足底感觉，血液供应用于维持底层结构，软组织用于提供稳定的皮肤包膜。根据这些需要，可能需要对开放性骨折、肉瘤切除后的缺损、放射性伤口、慢性创伤性伤口、糖尿病溃疡、静脉溃疡、胫骨骨髓炎、不稳定瘢痕和感染的血管移植物进行重建。这些重建往往很复杂，许多重建需要多学科的手术团队。

创伤伤口的软组织覆盖

骨折创面上软组织覆盖的丧失，特别是当中断的骨内膜血供与骨膜损伤相结合时，要求在彻底清创失活组织后用血管化组织覆盖暴露的骨（图 69.13）。开放性骨折预后的决定因素是伤口大小、软组织损伤程度和污染量。Gustilo 分类系统用于将腿部开放性骨折分为预测预后的亚型：

Gustilo Ⅰ：开放性骨折，伤口＜ 1 cm。

Gustilo Ⅱ：开放性骨折，伤口 1 ～ 10 cm，伴中度组织损伤。

Gustilo Ⅲ：开放性骨折，伤口＞ 10 cm，伴广泛组织损伤，难以覆盖骨骼或硬件。

Gustilo ⅢA：软组织覆盖骨，伴广泛软组织撕裂或皮瓣。

Gustilo ⅢB：软组织不足，伴骨膜剥离和骨外露。

Gustilo ⅢC：如上所述，伴血管损伤和缺血，需要修复。

Gustilo Ⅰ级和大多数Ⅱ级骨折主要在清创术和矫形固定术后闭合。然而，较大的Ⅱ级和大多数Ⅲ级骨折需要先进的重建技术。当需要皮瓣覆盖时，可在骨折稳定时进行，或作为二次手术进行。早期覆盖暴露的骨、肌腱和神经血管结构可降低感染、骨髓炎、骨不连和正在进行的组织损失。尽管根治性清创术和早期伤口闭合术的优势已被接受，但早期持续时间的定义各不相同。如果在骨折稳定后 72 小时内完成覆盖，则表明骨愈合更早且感染率降低；当伤口在损伤后 15 天闭合时，相关学者的研究已经显示出可比较的结果。早期重建可能因其他损伤或严重污染的伤口需要在延迟重建前进行系列清创术而被排除。

多年来，肌皮瓣一直是创伤性下肢缺损的首选方

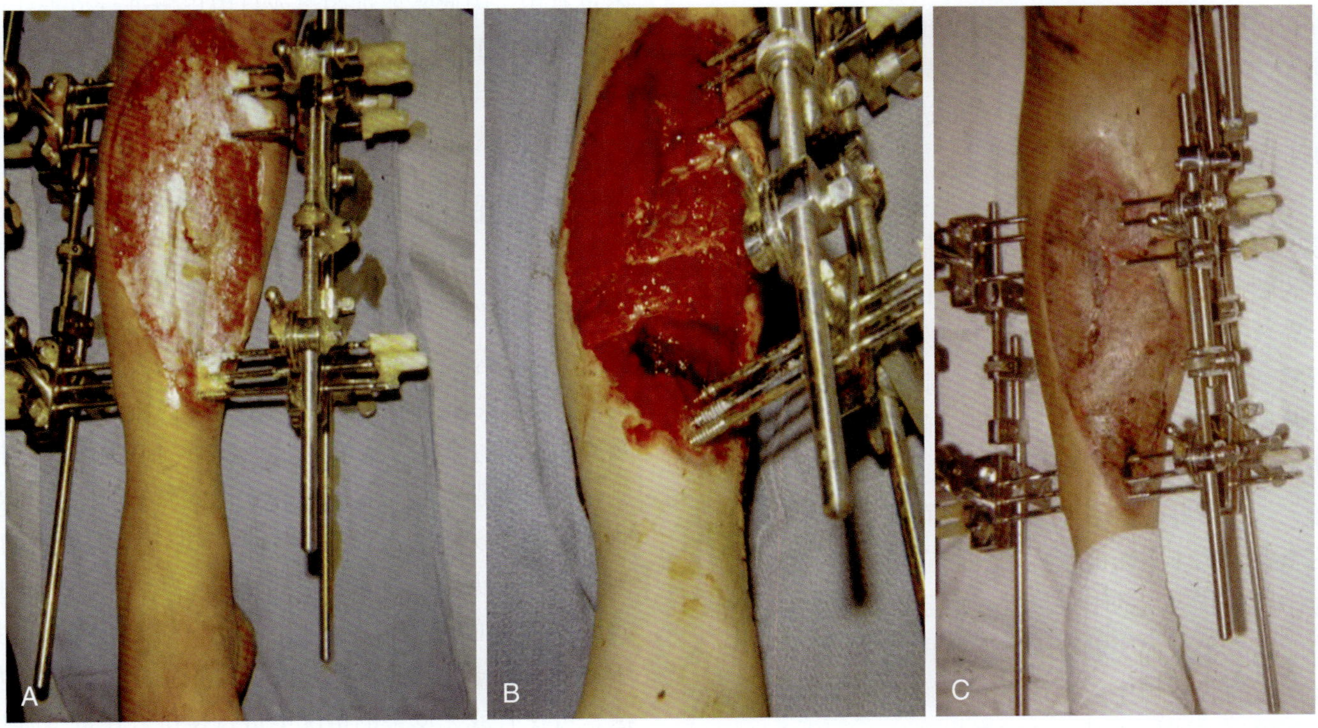

图 69.13 比目鱼肌皮瓣覆盖胫骨中 1/3 的创伤性胫骨开放性骨折。（**A**）骨折固定后软组织缺损，骨外露 10 cm。（**B**）腓肠肌深层的宽阔扁平肌已从胫后动脉和腓动脉的近端基底被调动。它被移位到内侧，覆盖胫骨中间的 1/3。（**C**）术后结果。肌肉瓣上覆盖了中厚皮片，以提供稳定的伤口覆盖

法。腓肠肌和比目鱼肌可作为局部皮瓣覆盖下肢的上 1/3 和中 1/3，较小的肌肉如胫前肌、趾长伸肌和腓骨短肌可用于更远端的小缺损。对于小腿中、远端 1/3、脚踝和足的较大缺损，首选微血管游离组织移植。这些自由组织移植提供了更大的体积，具有更长的血管蒂以获得更大的定位灵活性，并且不依赖于受伤区域内的血液供应。大多数下肢重建的系列报告报道的皮瓣失败率略低于 10%。这高于身体其他部位，因为这些患者存在相关的血管损伤和已有的血管疾病[44-45]。

最近新的伤口技术与局部穿支皮瓣经验的增长相结合，正在创造下肢重建的新选择。使用负压伤口治疗延缓了最终皮瓣的覆盖，在某些情况下，在促进足够的肉芽组织生长后，可通过局部或区域皮瓣闭合先前较大的伤口。多功能穿支皮瓣的发现和传统局部皮瓣（包括逆行腓肠皮瓣和梯形皮瓣）的使用也减少了游离微血管转移的需要。从游离皮瓣转移到更广泛使用的皮肤移植物和局部皮瓣的临床优势包括缩短了创伤患者的手术时间，避免了与小腿大动脉吻合的需要，而这在一些创伤病例中可能无法实现。

在伴有骨丢失和软组织缺损的损伤中，骨骼重建的选择包括自体骨移植、血管化骨转移和 Ilizarov 技术用于接骨术。软组织重建后，骨移植通常会延迟约 6 周，同时整形外科硬件要在间隙处固定骨折碎片。骨缺损的大小和位置将决定骨移植技术，对于较大的损失，首选血管化手术。延迟植骨的一种替代方法是采用骨皮肤游离组织移植术立即进行骨和软组织的一期重建。

存在挽救 Gustilo 级ⅢC 下肢损伤的相对禁忌证。考虑原发性截肢的一个重要因素是坐骨神经或胫后神经的破坏。胫后神经撕裂时，足底面不光滑，可预见会导致复发性溃疡、感染和骨髓炎。其他因素包括严重感染或污染、多级严重损伤、缺血时间超过 6 小时以及先前存在的严重内科疾病。有多种评分系统可帮助决定是肢体挽救还是截肢，但这些评分系统倾向于确定具有良好挽救潜力的患者，而不是最终需要截肢的患者。肢体损伤严重程度评分应用广泛，但不应作为作出截肢决定的唯一标准。由于无法恢复足的神经功能，成年人很少进行下肢断肢再植。与能够实现高级功能的假肢相比，无功能或边缘功能的下肢是更大的负担。再植的绝对禁忌证是年龄较大、基线健康状况不佳、多节段损伤导致膝关节或踝关节不动以及热缺血时间超过 6 小时[46]。

腹股沟和大腿软组织重建

由于可用局部软组织和肌肉的高血管化，大腿和腹股沟区域的缺损通常采用局部皮瓣治疗。腹股沟是远端假体移植物感染最常见的部位。肌皮瓣是治疗血管移植物感染的主要方法。健康的肌肉会增加伤口中的组织氧张力，增加抗生素向伤口部位的输送，并消除死腔。有几种肌皮瓣可用于覆盖股骨血管，包括缝匠肌、股薄肌和腹直肌。缝匠肌因其接近性、扩张性和相对容易抬高而被用作一线治疗。肌肉起源于髂前上棘，插入胫骨内侧髁，具有节段性血供，有 5 或 6 个股浅动脉直接分支。通过分割起点和两个近端血管蒂来活动肌肉，从而释放肌肉的近端，以进行内侧转位并缝合至腹股沟韧带，从而为股骨血管提供血管化的肌肉覆盖。

大腿和腹股沟肿瘤手术后的缺损具有独特性，因为肿瘤摘除通常需要较大的切缘并联合辅助放射治疗。由于无效腔更大、神经血管结构暴露、难以保持伤口清洁以及行走和髋关节外展张力，大腿和腹股沟保肢手术后感染和裂开的发生率高于下肢远端。对于这些较大的辐照缺损，有必要进行皮瓣重建。局部皮瓣包括股薄肌、阔筋膜张肌和股外侧肌等肌皮瓣或大腿内侧、大腿后外侧和大腿前外侧等筋膜皮瓣。在某些情况下，由于包含在辐射场中，这些局部选择不再有用，因此需要远距离或自由皮瓣进行覆盖。用 VRAM 皮瓣重建这些难愈合伤口后，报告的结果是有希望的，立即重建的术后伤口并发症发生率为 9.4%，但延迟重建患者的发生率明显更高，为 47%[47]。

膝关节周围的膝、腿和足创伤的软组织覆盖范围

可由外伤、肿瘤摘除或全膝关节置换术后感染的膝关节假体暴露引起。对于这些缺损，需要耐用的软组织覆盖。以腓肠动脉为蒂的腓肠肌内侧或外侧皮瓣是膝关节和小腿近端 1/3 软组织重建的首选术式。腓肠肌具有分别源自股骨内侧髁和外侧髁的内侧头和外侧头；两个头部通过跟腱在跟骨上共用一个插入物。因此，一个头可以独立于跟腱分离，并利用其强健的血液供应和血管引流进行转位，而不损害足背屈。由于内侧头较长，因此它是膝关节创伤的首选治疗方法，可在有或无皮桨的情况下进行换位。在带蒂腓肠肌皮瓣失败或不可用的情况下，通过游离组织转移（如腹直肌或背阔肌皮瓣）进到重建阶梯的下一级，

可提高肢体和膝关节假体的挽救率。

腿部软组织覆盖方案由相对于胫骨位置的缺损决定，因为它决定了可覆盖局部组织的可用性或缺乏性：

1. 胫骨近端：腓肠肌，游离组织移植。

2. 胫骨中段：比目鱼肌、腓肠肌、趾长伸肌、胫前肌、梯形皮瓣、螺旋桨皮瓣、游离组织移植。

3. 胫骨远端：腓骨短肌、短伸肌、远端比目鱼肌、腓肠动脉逆行皮瓣、外踝上皮瓣、足背筋膜皮瓣、游离组织移植。

4. 足：趾短屈肌、拇外展肌、小指外展肌、腓肠逆行皮瓣、足底内侧动脉皮瓣、跟骨外侧动脉皮瓣、V-Y 推进、游离组织移植。

局部肌肉皮瓣因其覆盖范围有限，在治疗腿部远端 1/3 伤口时往往不可靠。此外，除比目鱼肌和腓肠肌外，小腿局部肌肉仅足以覆盖小缺损。连同其他几个因素，这意味着对胫骨远端、脚踝和足部的治疗很困难。该区域易受损伤，因为下肢的远端部分皮肤弹性差，皮下空间有骨，可能有水肿。下肢的远端 1/3 几乎没有肌肉，但有许多腱性结构，它们对皮肤移植物的支持较差。最后，脚和脚踝需要特别耐用的被膜，因为在行走和穿鞋时它们会不断受到摩擦和剪切。由于转移的组织缺乏天然足底皮肤的无毛质量，因此任何转移的皮瓣都可能在与底层结构的界面处滑动。如果转移组织没有感觉，最终会存在严重破裂的风险。

对于较大的缺损，小腿远端 1/3 处的重建依赖于游离组织移植技术。肢体的血管状态和受体血管的选择是成功的关键因素。下肢游离皮瓣的使用指南包括与损伤区外的健康受体血管进行吻合。对于大面积缺损、创伤性伤口（例如，周围邻近区域的挤压伤，会破坏所有局部组织的血液供应）以及需要用游离皮瓣转移血管化骨的情况，游离组织转移仍然是最佳选择。对于有骨和软组织缺损的下肢伤口，首选带皮浆的游离腓骨瓣。

如前所述，对穿支供应的血管区域的深入了解已将医疗设备扩展至下肢重建。多功能穿支皮瓣的发展使得软组织重建无需微血管吻合。这些局部设计的筋膜皮瓣或脂肪筋膜皮瓣可提供足够的覆盖范围，与游离组织移植相当；然而，它经常需要对供体部位进行皮肤移植。这些局部皮瓣的使用目前受限于其大小、外科医生经验和对血管区域的了解。由于小腿软组织缺损较大，游离组织移植目前仍是重建的标准[48]。

结论

随着对畸形患者护理新方法的发展，医学和外科治疗的进步，整形外科也在不断发展中，随之也出现了新的问题，因此需要不断发展新的重建技术。整形外科医生不断寻找治疗危及生命和肢体问题的方法，同时恢复外观形体和生理功能。

胸壁、腹壁和会阴重建进展迅速，十年前丧失功能的组织缺损可以被矫正。破坏性损伤的下肢抢救现在也已取得很大进步。随着减肥手术等其他外科专业的进步，全新领域的整形手术已经出现。以往的技术，如穿支皮瓣，也在不断继续发展，并提供了更好的方法来重建组织缺损。

新技术来自经验观察，如脂肪移植，可能会彻底改变临床实践。在新研究的基础上发展起来的组织工程、基因治疗和干细胞工作将在未来推进重建手术的进步。整形外科将用最可靠、耐用和美观的方法来“恢复、修复和组装……身体被命运拿走了的缺损组织”[Gaspare Tagliacozzi（Italian surgeon who became famous for his skill in reconstructive surgery），De Curtorum Chirurgia per Insitionem，Venice，1579]。

主要参考文献

Almutairi K，Gusenoff JA，Rubin JP. Body contouring. Plast Reconstr Surg. 2016；137：586e–602e.

在过去的十年中，随着大量减肥患者人数的增加和新型减脂技术的出现，身体塑形技术取得了长足的进步。这对手术的数量和范围都产生了影响。为了满足患者不断变化的需求，整形外科医生正在开发许多创新技术。这篇综述涵盖了患者选择和安全的基本原则；解剖学概念；分期；分期与分型；并通过手术，抽脂和脂肪移植来塑造身体与四肢的轮廓。

Bui DT，Cordeiro PG，Hu QY，et al. Free flap reexploration：indications，treatment，and outcomes in 1193 free flaps. Plast Reconstr Surg. 2007；119：2092–2100.

带血管的游离皮瓣移植术是修复复杂手术缺损的可靠方法。但仍有小的风险，如皮瓣再次转移。本文着眼于全面研究病因、方法-技术以及减少并发症。

Janis JE，Kwon RK，Attinger CE. The new reconstructive ladder：modifications to the traditional model. Plast Reconstr Surg. 2011；127（suppl 1）：205S–212S.

传统的修复重建经受了时间的考验，作为一种思维方式指导外科医生避免伤口闭合中的不足，解剖学的理念和技术创新提高了我们在伤口修复中的能力。本文更新旧的理念，肯定伤口负压治疗及皮肤基质的使用；讨论穿支皮瓣的概念。本文旨在改变修复重建的模式，即患者个体化及医生最适当的应用。

Koshima I，Yamamoto T，Narushima M，et al. Perforator flaps and supermicrosurgery. Clin Plast Surg. 2010；37：683–689.

超显微外科手术，即直径 0.3 ~ 0.8 mm 的血管吻合，开辟了一系列新的修复重建方式。游离穿支皮瓣可以从身体任何部位获得。为修复四肢及面部缺损提供了更薄、更柔韧的组织。本文总结了这些新的技术及超显微外科技术。

Leberfinger AN，Behar BJ，Williams NC，et al. Breast implantassociated anaplastic large cell lymphoma：a systematic review. JAMA Surg. 2017；152：1161–1168.

乳腺植入物相关间变性大细胞淋巴瘤（BIA-ALCL）是整形及重建领域的新课题。本文对 115 篇文章及 95 位患者进行了系统回顾，随着医患对其新的认识，BIA-ALCL 发生率逐渐增加，手术前医生需要和患者讲明该病的发生风险，强调植入物与疾病的关系。患者必须了解术后监测的重要性以增加随访。

Sosin M，Rodriguez ED. The face transplantation update：2016. Plast Reconstr Surg. 2016；137：1841–1850.

同种异体复合组织已经彻底改变了修复重建领域。本文介绍了最全面最前沿的面部修复重建技术。该领域迫切需要及时的数据分享。本文提供了面部修复重建的手术计划、手术方式和患者预后的参考文献与病例资料。

参考文献

1. Janis JE, Kwon RK, Attinger CE. The new reconstructive ladder: modifications to the traditional model. *Plast Reconstr Surg*. 2011;127(suppl 1):205S–212S.
2. Orgill DP, Bayer LR. Update on negative-pressure wound therapy. *Plast Reconstr Surg*. 2011;127(suppl 1):105S–115S.
3. Marks MW, Argenta LC. Principles and applications of tissue expansion. In: Neligan PC, ed. *Plastic Surgery*. 3rd ed. London: Elsevier Saunders; 2013:622–653.
4. Fujioka M. Surgical reconstruction of radiation injuries. *Adv Wound Care (New Rochelle)*. 2014;3:25–37.
5. Tamai M, Nagasao T, Miki T, et al. Rotation arc of pedicled anterolateral thigh flap for abdominal wall reconstruction: how far can it reach? *J Plast Reconstr Aesthet Surg*. 2015;68:1417–1424.
6. Ritter EF, Cronan JC, Rudner AM, et al. Improved microsurgical anastomotic patency with low molecular weight heparin. *J Reconstr Microsurg*. 1998;14:331–336.
7. Bui DT, Cordeiro PG, Hu QY, et al. Free flap reexploration: indications, treatment, and outcomes in 1193 free flaps. *Plast Reconstr Surg*. 2007;119:2092–2100.
8. Koshima I, Yamamoto T, Narushima M, et al. Perforator flaps and supermicrosurgery. *Clin Plast Surg*. 2010;37:683–689, vii–iii.
9. Bartlett SP, Derderian CA. Craniosynostosis syndromes. In: Thorne CH, Chung KC, Gosain AK, et al., eds. *Grabb and Smith's Plastic Surgery*. 7th ed. Philadelphia, PA: Lippincott Williams & Wilkins, Wolters Kluwer Health; 2014:223–240.
10. Reinisch JF, Lewin S. Ear reconstruction using a porous polyethylene framework and temporoparietal fascia flap. *Facial Plast Surg*. 2009;25:181–189.
11. McCarthy JG, Grayson BH, Hopper R, et al. Craniofacial microsomia. In: Neligan PC, ed. *Plastic Surgery*, 3rd ed. London: Elsevier Saunders; 2012:761–791.
12. Collins J, Cheung K, Farrokhyar F, et al. Pharyngeal flap versus sphincter pharyngoplasty for the treatment of velopharyngeal insufficiency: a meta-analysis. *J Plast Reconstr Aesthet Surg*. 2012;65:864–868.
13. Losee JE, Kirschner RE. *Comprehensive Cleft Care*. Vol 1. Thieme; 2015.
14. Stal S, Brown RH, Higuera S, et al. Fifty years of the Millard rotation-advancement: looking back and moving forward. *Plast Reconstr Surg*. 2009;123:1364–1377.
15. Ellis 3rd E, Miles BA. Fractures of the mandible: a technical perspective. *Plast Reconstr Surg*. 2007;120:76S–89S.
16. Baker SR. Reconstruction of the nose. In: Baker S, ed. *Local Flaps in Facial Reconstruction*. 3rd ed. Philadelphia, PA: Elsevier Saunders; 2014:415–480.

17. Sosin M, Rodriguez ED. The Face Transplantation Update: 2016. *Plast Reconstr Surg*. 2016;137:1841–1850.
18. Codner MA, Kikkawa DO, Korn BS, et al. Blepharoplasty and brow lift. *Plast Reconstr Surg*. 2010;126:1e–17e.
19. Drolet BC, Sullivan PK. Evidence-based medicine: blepharoplasty. *Plast Reconstr Surg*. 2014;133:1195–1205.
20. Tanna N, Nguyen KT, Ghavami A, et al. Evidence-based medicine: current practices in rhinoplasty. *Plast Reconstr Surg*. 2018;141:137e–151e.
21. Derby BM, Codner MA. Evidence-Based Medicine: Face Lift. *Plast Reconstr Surg*. 2017;139:151e–167e.
22. Barrera A. Reconstructive hair transplantation of the face and scalp. *Semin Plast Surg*. 2005;19:159–166.
23. Nguyen AT, Ahmad J, Fagien S, et al. Cosmetic medicine: facial resurfacing and injectables. *Plast Reconstr Surg*. 2012;129:142e–153e.
24. Attenello NH, Maas CS. Injectable fillers: review of material and properties. *Facial Plast Surg*. 2015;31:29–34.
25. Rzany B, DeLorenzi C. Understanding, avoiding, and managing severe filler complications. *Plast Reconstr Surg*. 2015;136:196S–203S.
26. Greco R, Noone B. Evidence-Based Medicine: reduction mammaplasty. *Plast Reconstr Surg*. 2017;139:230e–239e.
27. Regnault P. Breast ptosis. Definition and treatment. *Clin Plast Surg*. 1976;3:193–203.
28. Hidalgo DA, Spector JA. Breast augmentation. *Plast Reconstr Surg*. 2014;133:567e–583e.
29. Nava MB, Adams Jr WP, Botti G, et al. MBN 2016 Aesthetic Breast Meeting BIA-ALCL Consensus Conference Report. *Plast Reconstr Surg*. 2018;141:40–48.
30. Leberfinger AN, Behar BJ, Williams NC, et al. Breast implant-associated anaplastic large cell lymphoma: a systematic review. *JAMA Surg*. 2017;152:1161–1168.
31. Pu LL, Yoshimura K, Coleman SR. Future perspectives of fat grafting. *Clin Plast Surg*. 2015;42:389–394, ix–x.
32. Largo RD, Tchang LA, Mele V, et al. Efficacy, safety and complications of autologous fat grafting to healthy breast tissue: a systematic review. *J Plast Reconstr Aesthet Surg*. 2014;67:437–448.
33. Clemens MW, Brody GS, Mahabir RC, et al. How to diagnose and treat breast implant-associated anaplastic large cell lymphoma. *Plast Reconstr Surg*. 2018;141:586e–599e.
34. Waltho D, Hatchell A, Thoma A. Gynecomastia classification for surgical management: a systematic review and novel classification system. *Plast Reconstr Surg*. 2017;139:638e–648e. 2017.
35. Gutowski KA. Evidence-based medicine: abdominoplasty. *Plast Reconstr Surg*. 2018;141:286e–299e.
36. Pannucci CJ, Bailey SH, Dreszer G, et al. Validation of the Caprini risk assessment model in plastic and reconstructive surgery patients. *J Am Coll Surg*. 2011;212:105–112.
37. Almutairi K, Gusenoff JA, Rubin JP. Body contouring. *Plast Reconstr Surg*. 2016;137:586e–602e.
38. Chia CT, Neinstein RM, Theodorou SJ. Evidence-based medicine: liposuction. *Plast Reconstr Surg*. 2017;139:267e–274e.
39. Han G, Ceilley R. Chronic wound healing: a review of current management and treatments. *Adv Ther*. 2017;34:599–610.
40. Grey JE, Enoch S, Harding KG. Wound assessment. *BMJ*. 2006;332:285–288.
41. Armstrong DG, Boulton AJM, Bus SA. Diabetic foot ulcers and their recurrence. *N Engl J Med*. 2017;376:2367–2375.
42. Black J, Baharestani MM, Cuddigan J, et al. National Pressure Ulcer Advisory Panel's updated pressure ulcer staging system. *Adv Skin Wound Care*. 2007;20:269–274.
43. Ricci JA, Bayer LR, Orgill DP. Evidence-based medicine: the evaluation and treatment of pressure injuries. *Plast Reconstr Surg*. 2017;139:275e–286e.
44. Godina M. Early microsurgical reconstruction of complex trauma of the extremities. *Plast Reconstr Surg*. 1986;78:285–292.
45. Stranix JT, Lee ZH, Jacoby A, et al. Lessons learned from 40 years of traumatic lower extremity free flaps inflow, outflow, takebacks, and failures. *Plast Reconstr Surg–Global Open*. 2018;6:16.
46. Shawen SB, Keeling JJ, Branstetter J, et al. The mangled foot and leg: salvage versus amputation. *Foot Ankle Clin*. 2010;15:63–75.
47. Parrett BM, Winograd JM, Garfein ES, et al. The vertical and extended rectus abdominis myocutaneous flap for irradiated thigh and groin defects. *Plast Reconstr Surg*. 2008;122:171–177.
48. Saint-Cyr M, Wong C, Schaverien M, et al. The perforasome theory: vascular anatomy and clinical implications. *Plast Reconstr Surg*. 2009;124:1529–1544.

70 章

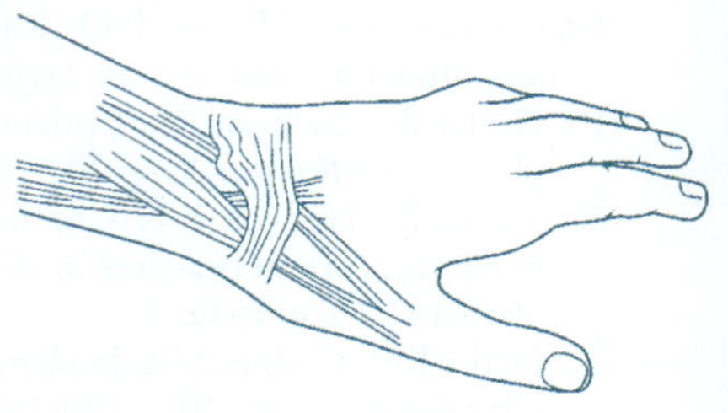

手外科

David Netscher | Nikhil Agrawal | Nicholas A.Fiore Ⅱ

张树泉　刘韦金　译　康　皓　审校

章目录

本章宽泛地介绍了手外科，聚焦于对外科医生而言很重要的核心知识。该亚专业起源于普外科，汇集了普外、整形及骨科的治疗原则。

尽管传统的手外科医生主要来自具有骨科或整形外科背景的医生，但也可由完成普通外科住院医师培训的人员进行手外科手术。所有普通外科医生都必须掌握手外科的基本原则。不论实践地点（农村或城市）、医院类型和轮转的住院医师（例如，急诊科的外科实习生），甚至出于考试的目的，评估和管理手部疾患的能力是一名普通外科医生的必备技能。本章主要为普通外科医生提供更常见的手部病理过程的概述，而不是为了详尽研究而提供的专业文本，特别强调手部和上肢急症治疗方面的解剖基础知识和体格检查。

有趣的是，最近有少量关于手外科医生培训质量和持续时间的文献。在最近的一项调查中，80%的项目负责人认为，尽管该领域的知识面越来越广、新技术不断发展，但 1 年的培训时间是足够的。但项目的培训需要进行评估，以突出可能需要改进的方面。尽管如此，许多培训项目在某些方面仍然存在不足，尤其是肩肘、再植、臂丛神经、先天性和皮瓣手术[1]。

基础解剖学

手臂和手分为掌侧和背侧。在肘部远端，解剖结构命名为中指轴线的桡侧或尺侧，而不是分别称为外侧和内侧。因为前臂可以旋前和旋后，使用内外侧命名描述不清。手指的命名已经标准化。手有五个手指，即拇指和四个手指（拇指不称为手指）。这四个手指分别称为示指、中指、环指和小指，不采用数字来表示手指（图 70.1）。在手部，靠近指尖的结构称为远端，而靠近手腕的结构称为近端。手掌方向的运动称为屈曲，而向手背部的运动称为伸展。手指远离中指轴的运动称为外展，而朝向中指轴的运动称为内收。对拇指运动的描述有时令人困惑。拇指的伸展在手掌平面内，而拇指外展是在远离手掌平面 90° 处发生的运动。最后，手腕的侧向运动称为桡偏和尺偏。

手部的固有肌肉是指其起源和插入部位是手部的肌肉，而外部肌肉的肌腹位于前臂，肌腱插入部位是手部。构成鱼际隆起的内在肌肉是拇短展肌、拇短屈肌、拇对掌肌和拇收肌。有四个骨间背侧肌，从每个掌骨的相邻侧起，提供示指、中指和环指的掌指（metacarpophalangeal，MP）关节外展。有三个骨间掌侧肌，使示指、环指和小指向中指内收。四个蚓状肌起源于掌侧的指深屈肌（flexor digitorum profundus，FDP）肌腱，并插入四指伸肌结构的桡侧。与骨间关节一起，参与 MP 关节屈曲和手指指间（interphalangeal，IP）关节伸展（图 70.2）。拇短屈肌在 MP 关节弯曲拇指，而拇长屈肌（flexor pollicis longus，FPL）在 IP 关节弯曲拇指。

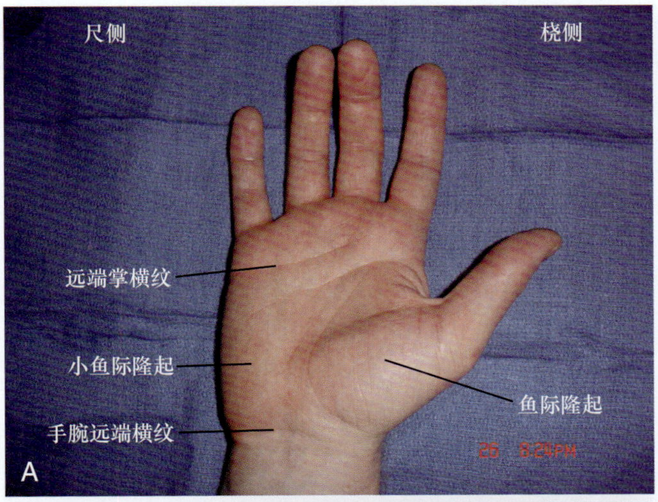

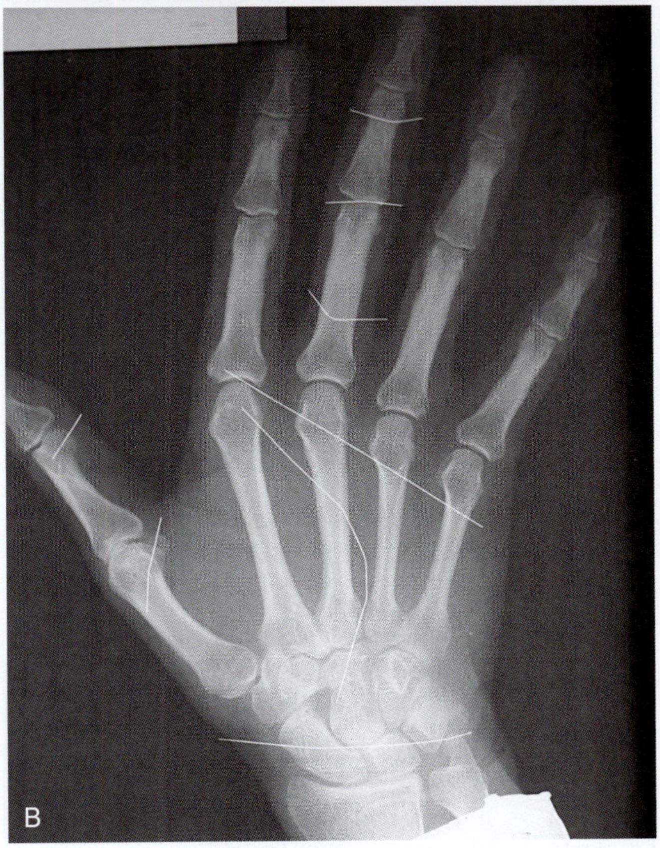

图 70.1 手的表面解剖学。（**A**）手的表面和命名法；（**B**）手的皮肤皱纹与骨骼结构对应关系

小鱼际肌由小指屈肌、小指外展肌和小指对掌肌组成，小指屈肌使小指在掌指关节处弯曲。掌短肌横向位于小鱼际隆起底部的皮下组织中。它由尺神经支配，使皮肤皱缩，并在握力时加深手掌的凹陷（表 70.1）。

外源性肌肉起源于手腕的近端，由手腕和手指的长屈肌和伸肌组成。伸肌位于背部，分为三个亚组。最靠桡侧的亚组称为活动团，包括肱桡肌、桡侧腕长伸肌（extensor carpi radialis longus，ECRL）和桡侧腕短伸肌（extensor carpi radialis brevis，ECRB）。桡侧腕长伸肌和桡侧腕短伸肌伸展手腕并使其桡偏。第 2 组位置较浅，包括 3 块肌肉，即尺侧腕伸肌（extensor carpi ulnaris，ECU）、小指伸肌（ extensor digiti minimi，EDM）和指伸肌（extensor digitorum communis，EDC）。尺侧腕伸肌可以伸腕并使腕关节尺偏，而小指伸肌和指伸肌伸展手指的掌指关节。

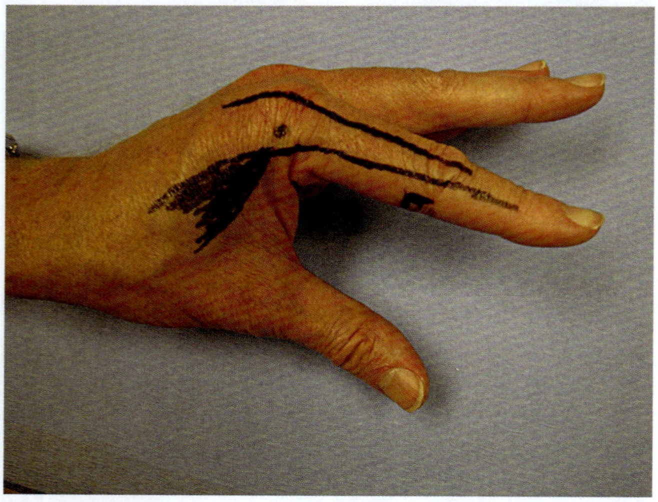

图 70.2 示指上第一块背侧骨间肌的示意轮廓描述了如何通过掌侧到掌指关节屈曲支点和通过背侧到指间关节的，参与 MP 关节屈曲和 IP 关节伸展。长的外源性伸肌腱从背侧穿过所有关节

表 70.1 手部内在肌肉

肌肉名称	神经支配 *	功能
拇短展肌	正中神经	外展拇指
拇短屈肌	正中神经	屈曲拇指
拇对掌肌	正中神经	与拇指对掌
蚓状肌	正中神经和尺神经	屈曲掌指关节和伸展指间关节
掌短肌	尺神经	手掌内侧（尺侧）的皮肤出现皱纹
拇内收肌	尺神经	拇指内收
小指展肌	尺神经	外展小指
小指屈肌	尺神经	屈曲小指
小指对掌肌	尺神经	小指对掌
骨间背侧肌	尺神经	外展手指；MP 关节屈曲和 IP 关节伸展
骨间掌侧肌	尺神经	外展手指；MP 关节屈曲和 IP 关节伸展

IP：指间；MP：掌指。

* 除拇内收肌外，大鱼际肌均由正中神经支配；除两条桡侧蚓状肌外，其余所有骨内肌均由尺神经支配。

第 3 组为更深的亚群，包括 4 块肌肉，其中 3 块作用于拇指；其余的作用于示指。拇长展肌（abductor pollicis longus，APL）、拇长伸肌（extensor pollicis longus，EPL）和拇短伸肌（extensor pollicis brevis，EPB）为拇指提供功能，而固有伸肌（extensor indicis proprius，EIP）可使示指 MP 关节伸展。最后 1 个深层肌肉是旋后肌，它位于前臂的近端（表 70.2）。

伸肌肌腱穿过 6 个间室，深入到腕背的伸肌支持带。从桡侧到尺侧，这些肌腱和间室的排列如下。第 1 个间室包含拇长展肌和拇短伸肌，这也形成了所谓的解剖鼻烟壶的桡侧边界；第 2 个间室由桡侧腕长伸肌和桡侧腕短伸肌组成；第 3 个间室（也构成解剖鼻烟壶的尺侧边界）包含拇长伸肌。固有伸肌和指伸肌穿过第 4 个间室，小指伸肌穿过第 5 个间室，它们位于远端尺桡关节上方。第 6 个间室包含尺侧腕伸肌（图 70.3）。

在掌指关节的水平面上，长的外源性伸肌腱变宽，形成伸肌腱帽。在这个水平面上，伸肌腱帽的近端部分称为矢状束。它环绕掌指关节并融入掌板，从而在近节指骨底部形成套索，通过套索伸展关节。骨间肌和蚓状肌的插入作为外侧带进入伸肌腱帽。这些外侧带从远侧和背侧插入近端指间（proximal IP，PIP）关节轴，正是通过这种远侧插入，内在肌肉（骨间肌和蚓状肌）可以屈曲 MP 关节，伸直指间关节。伸肌腱帽插入中节指骨的底部，称为中央束，最后进入远节指骨的底部，插入末端束，从而伸展远端指间（distal IP，DIP）关节（图 70.4）。

表 70.2 前臂背侧的外部肌肉

肌肉名称	神经支配 *	功能
拇短伸肌	桡神经	外展手并在近节指骨处伸展拇指
拇长展肌	桡神经	外展手和拇指
桡侧腕长伸肌	桡神经	与拇指对掌
桡侧腕短伸肌	桡神经	伸腕关节并桡偏
拇长伸肌	桡神经	伸腕关节并桡偏
指总伸肌	桡神经	伸拇指远节指骨
固有指伸肌	桡神经	伸腕关节和手指
小指伸肌	桡神经	伸示指
尺侧腕伸肌	桡神经	伸小指
旋后肌	桡神经	伸腕关节并尺偏
肱桡肌	桡神经	旋后 屈曲前臂

* 前臂背侧的所有肌肉都由桡神经及其各自的分支支配。

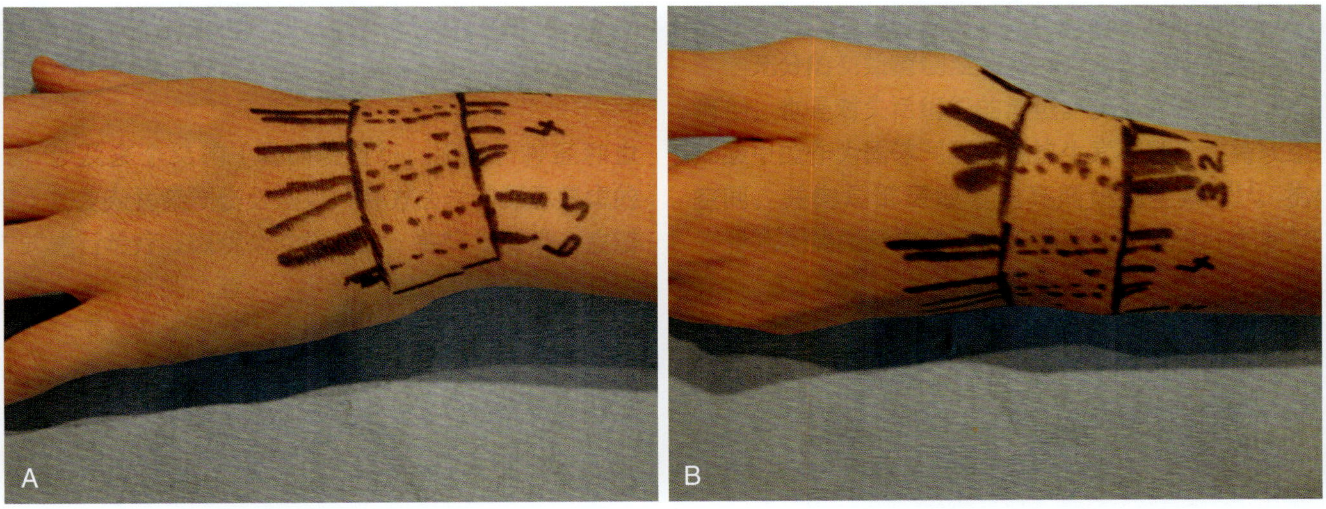

图 70.3　（**A** 和 **B**）6 个腕背伸肌间室的表面解剖。注意，第 1 个（拇长展肌和拇短伸肌）和第 3 个（拇长伸肌）间室分别构成解剖鼻烟壶的桡侧和尺侧边界

外源性屈肌位于前臂掌侧，分为 3 层。浅层包括旋前圆肌、桡侧腕屈肌（flexor carpi radialis，FCR）、尺侧腕屈肌（flexor carpi ulnaris，FCU）和掌长肌 4 块肌肉。多达 10% ～ 12% 的个体中掌长肌缺失。这些肌肉起源于前臂近端的肱骨内上髁，起到屈腕和前臂旋前的作用。中间层由指浅屈肌（flexor digitorum superficialis，FDS）组成，独立屈曲手指近指间关节。在深层，有三块肌肉：拇长屈肌，屈曲拇指指间关节；指深屈肌，屈曲远端指间关节；远端四角肌横跨桡骨和尺骨之间，称为旋前方肌，有助于前臂旋前（表 70.3）。

手部的神经由 3 条神经支配，正中神经、尺神经和桡神经。对神经表面解剖的了解有助于评估特定的撕裂伤（图 70.5）。尺侧附着在屈肌支持带上的是钩骨的豆状钩，桡侧附着在舟状骨和斜方嵴上。正中神经穿过这些标志物之间的腕管，支配拇指、示指、中指和环指的桡侧半部感觉。正中神经掌侧皮支起源于腕部近端 5 ～ 6 cm 的桡侧，支配掌三角感觉。尺神经行至豌豆骨的桡侧，并在其通过 Guyon 管时到达钩骨钩的尺侧，支配小指和环指尺侧半的感觉；尺神经的背支（起源于腕部近端，绕尺骨头向背侧弯曲）在其背侧支配相同手指的感觉。桡浅感觉神经从前臂远端的肱桡肌下方发出，在桡骨茎突近端分成 2 个或 3 个分支，然后沿皮下穿过解剖鼻烟壶，支配虎口区皮肤的感觉。每条神经支配的手指数量是可变的。然而，示指和小指的掌面分别由正中神经和尺神经绝对支配。

关于这些神经的运动支配，尺神经支配小鱼际

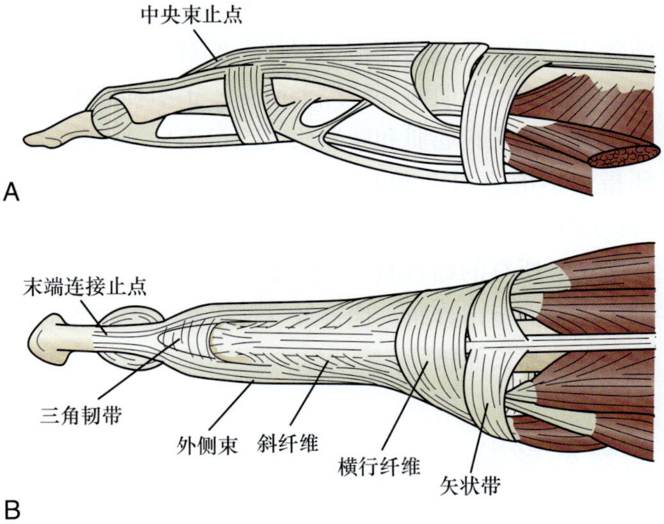

图 70.4　指伸肌结构。（**A**）侧面观；（**B**）背面观

表 70.3　前臂掌侧的外部肌肉

肌肉名称	神经支配 *	功能
旋前圆肌	正中神经	旋前
桡侧腕屈肌	正中神经	腕关节屈曲和桡偏
掌长肌	正中神经	腕关节屈曲
尺侧腕屈肌	尺神经	腕关节屈曲和尺偏
指浅屈肌	正中神经	近端指间关节屈曲
指深屈肌	正中神经和尺神经	远端指间关节屈曲
旋前方肌	正中神经	旋前
拇长屈肌	正中神经	拇指屈曲

* 除指深屈肌和尺侧腕屈肌由尺神经支配外，前臂掌侧的所有肌肉均由正中神经及其分支支配。

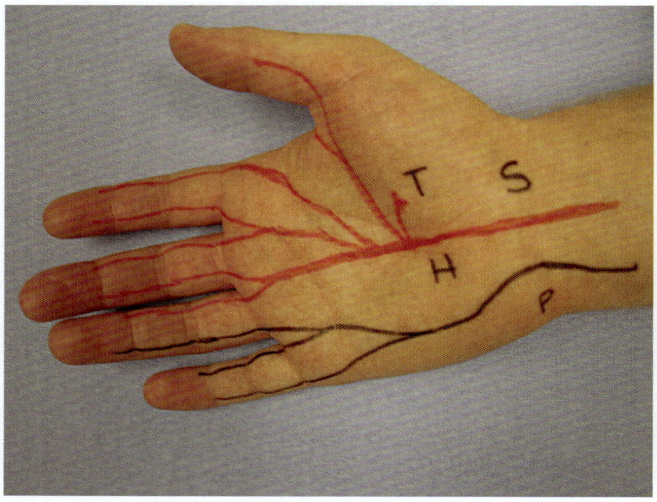

图 70.5 正中神经（红色）和尺神经（黑色）的表面解剖。H：钩骨；P：豆状骨；S：舟状骨；T：多角骨

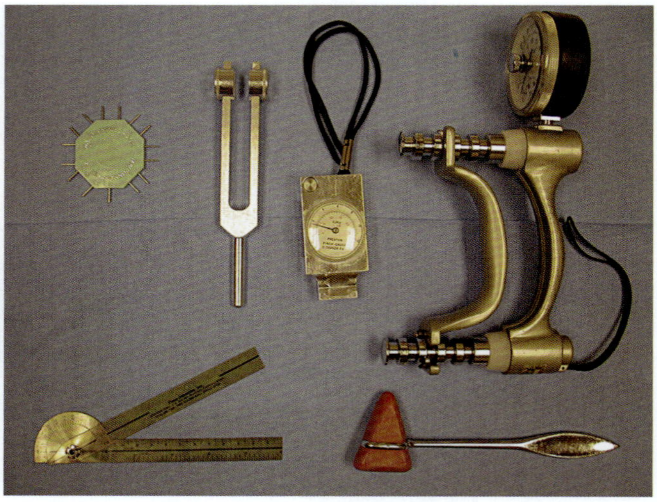

图 70.6 手部检查中使用的 6 种基本仪器，包括音叉、夹点仪、握力测功机、两点鉴别器（回形针就足够）、测角仪和髌骨锤

肌、骨间肌、尺侧 2 块蚓状肌、拇内收肌和拇短屈肌的深头。正中神经支配拇短展肌、拇对掌、桡侧 2 块蚓状肌和拇短屈肌浅头。综上所述，正中神经因此供应所有外部手指屈肌和腕屈肌（除了由尺神经供应的环指和小指的 FDP 和 FCU）以及所有拇指内部肌肉（除了由尺神经支配的拇内收肌）。尺神经供应所有的骨间肌、所有的蚓状肌（桡侧 2 块蚓状肌由正中神经供应）和拇指内收肌。桡神经支配手腕、手指和拇指的所有外部长伸肌。

检查和诊断

评估

手部检查中使用的基本仪器如图 70.6 所示。检查手的静止姿势可以提供有价值的信息；例如，若一个手指屈肌肌腱被切断，那么受影响的手指与相邻手指的自然弯曲程度不一致（图 70.7）。伸肌肌腱损伤可能表现为受影响关节下垂。小指和环指的爪状姿势可能是尺神经损伤的特征（图 70.8）。手指末端不出汗可能意味着特定分布的神经损伤。肿胀和红斑可能表明手部感染，化脓性屈肌腱鞘炎可以导致手指屈曲畸形。当存在潜在骨折时，可能会发生手指旋转和成角畸形。

神经血管检查

艾伦试验可以证实尺动脉和桡动脉是否通畅。两点感官辨别是检测感官损失最敏感的方法，使用弯曲的回形针即可轻松完成（图 70.9）。沿手指长轴测试，回形针针刺点相距约 5 mm，用于指尖指腹感觉测试。如果患者不合作，或者该试验无法重复，则可通过触觉黏附试验确认神经损伤，在该试验中，将塑料笔轻轻地在每个手指两侧的指尖上来回传递。由于汗液的存在，被检查手指轻微但明确的移动（麻醉后的指肉不会出汗）会显示出黏附性。

有 2 种肌肉测试可为检查者提供正中神经或尺神经损伤的绝对诊断。拇短展肌的运动功能测试正中神经。手平放，掌心朝上，要求患者用拇指触摸检查者的手指，手指直接放在鱼际隆起上方（图 70.10）。小指屈肌运动功能测试尺神经的运动支配。在相同的手部姿势下，患者垂直抬起小指，将 MP 关节弯曲 90°，IP 关节伸直。桡神经及其分支功能的测试需要腕关节伸展、拇指伸展和 MP 关节手指伸展。

肌肉骨骼检查

肌腱的完整性是单独测试的（图 70.11）。拇指和手指远端关节的屈曲证实 FPL 和 FDP 分别完好无损。FDS 的肌腱测试更为复杂。由于 FDP 与 FDS 的解剖关系，FDS 不可能彼此独立地弯曲 DIP 关节。因此，检查者将其他手指固定在伸展处，并要求患者弯曲其余的手指。FDS 可使 PIP 屈曲。在大约 1/3 的患者中，FDS 无法产生小指屈曲。反过来，在其中 50% 的患者中，环指与小指有共同的起源，因此

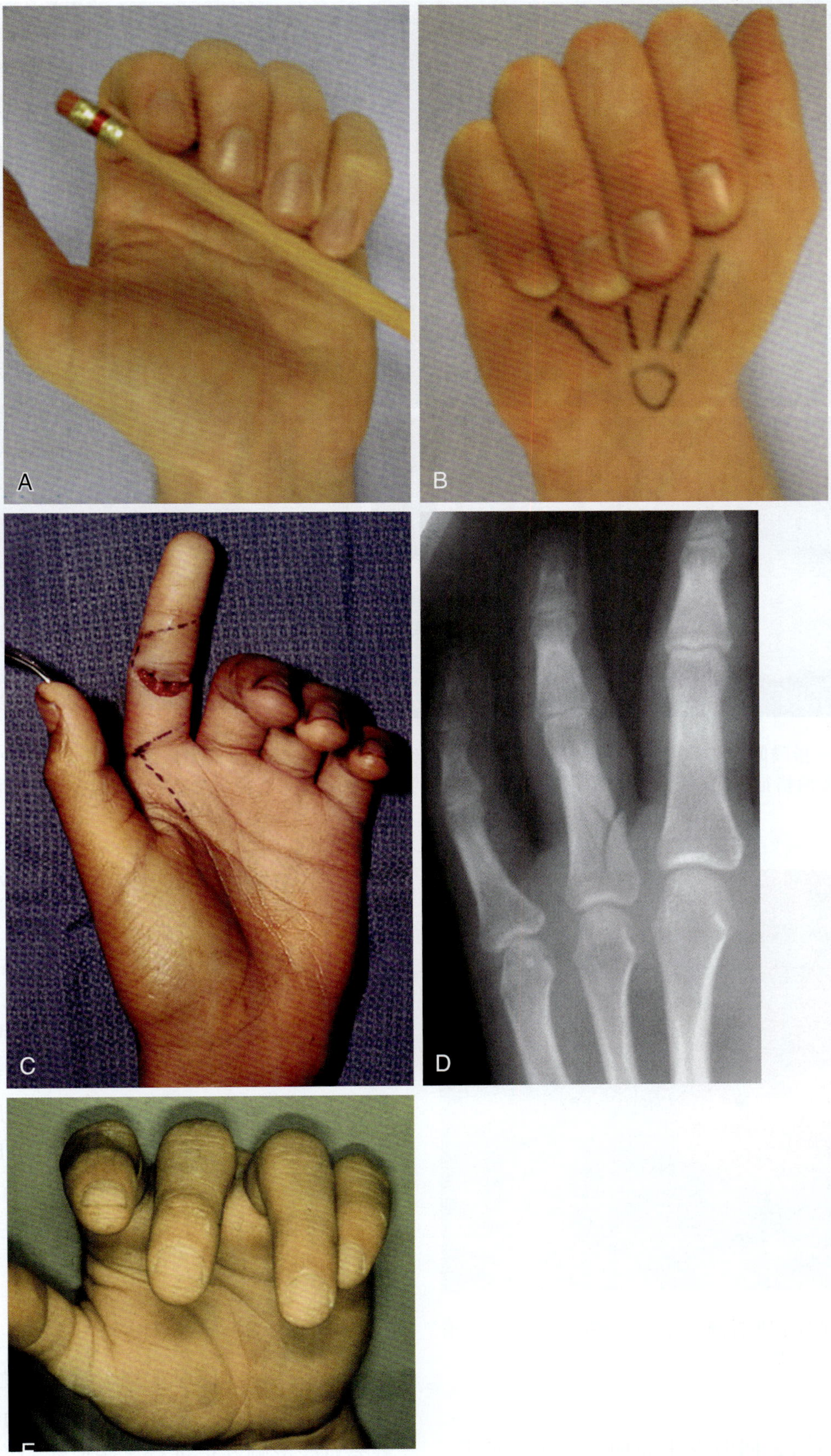

图 70.7 （**A** 和 **B**）休息时手的自然手指弯曲程度。注意指尖指向舟状骨远端。（**C**）屈肌肌腱损伤时，受影响的手指不是这种静止弯曲姿势。（**D** 和 **E**）螺旋状手指骨折产生旋转畸形，这种情况下手指屈曲程度也会改变

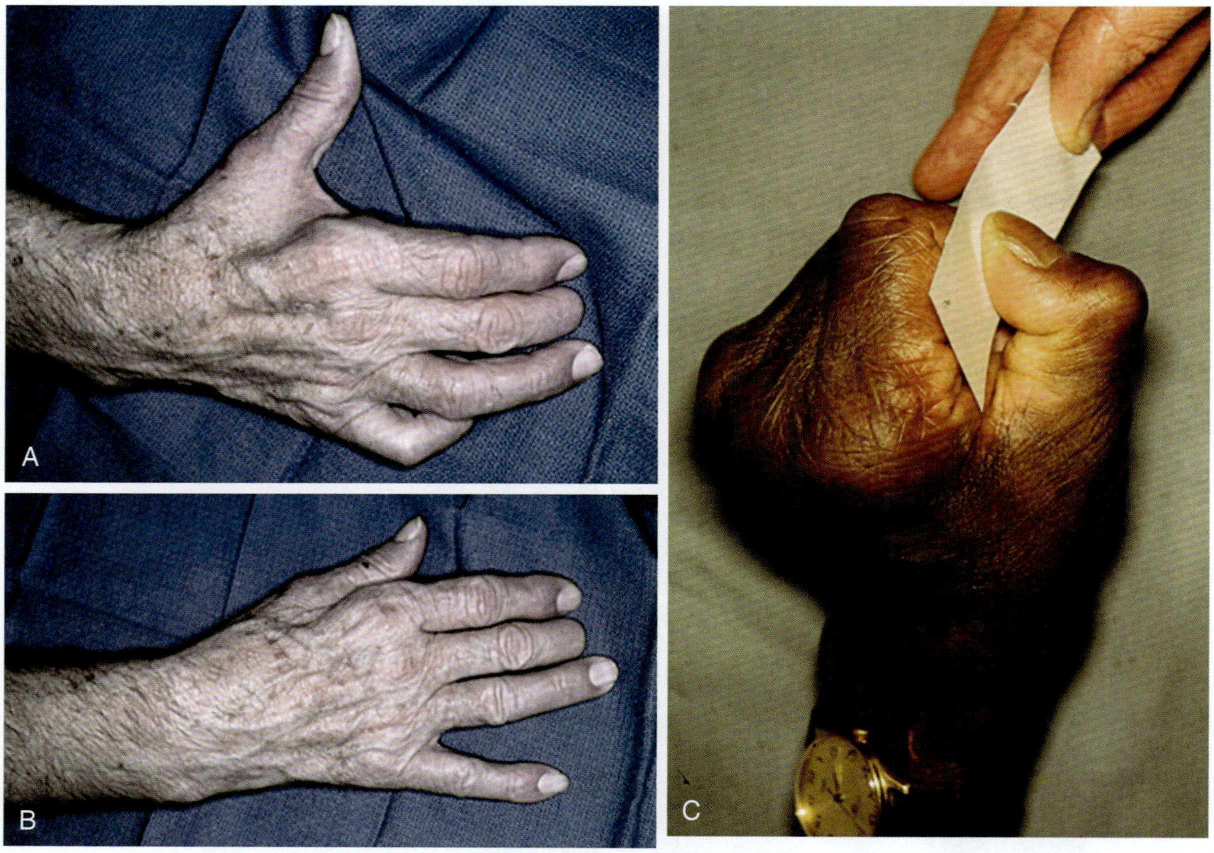

图 70.8 （A）第一指蹼间隙骨间背侧肌明显萎缩，伴有尺神经麻痹，小指和环指爪型畸形；（B）小指呈外展位，不能内收至相邻手指（瓦滕伯格征）；（C）由于拇指内收较弱，内收的拇指和示指间抓住一张纸时，产生代偿性拇指指间关节屈曲（Fromet 征）

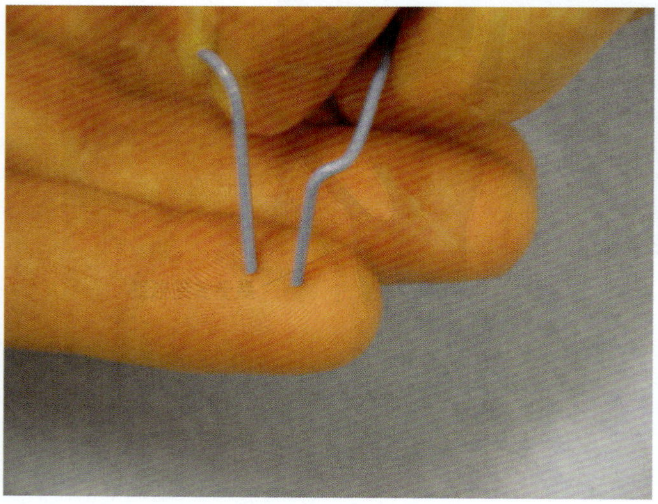

图 70.9 可以用弯曲的回形针测试指尖上的两点辨别力，回形针的两个尖端相距一定距离

环指弯曲，小指则会同时发生屈曲。更罕见的是，小指没有深肌腱，浅肌腱止于中节指骨和远节指骨。单独触诊肌腱，通过要求患者在伸展拇指抵抗阻力来测试长和短伸肌（EPL 和 EPB）和拇指的长外展肌的完整性。通过要求患者伸展手指以抵抗施加在近节指骨背部的阻力，测试手指的长伸肌腱的完整性。

对封闭的纽扣状卡压伤可能难以作出初步诊断。在这种类型的损伤中，中央束止点从中节指骨离断，并且中央束两侧的三角韧带被拉伸或破坏，外侧带向掌侧移动。这种畸形需要一定时间才能形成。最初的表现不明显，直到全部外侧带扭转半脱位，并产生纽扣样畸形，即 PIP 关节屈曲和 DIP 关节过度伸展。Elson 测试可能有助于做出此诊断。通常，PIP 关节屈曲受限，由于外侧带松弛，不能主动伸展 DIP 关节（图 70.12）。

特殊检查

几乎在任何情况下都需要进行影像学检查。这有助于对骨折的诊断和评估，也有助于异物的检查。需要对受影响部位进行多张射线照像，以确定精确的病理过程或骨折方式。X 线平片上经常可以看到玻璃，如果看不到但怀疑有玻璃，则可以通过计算机断层扫描（computed tomography，CT）或磁共振成像（magnetic resonance imaging，MRI）进行

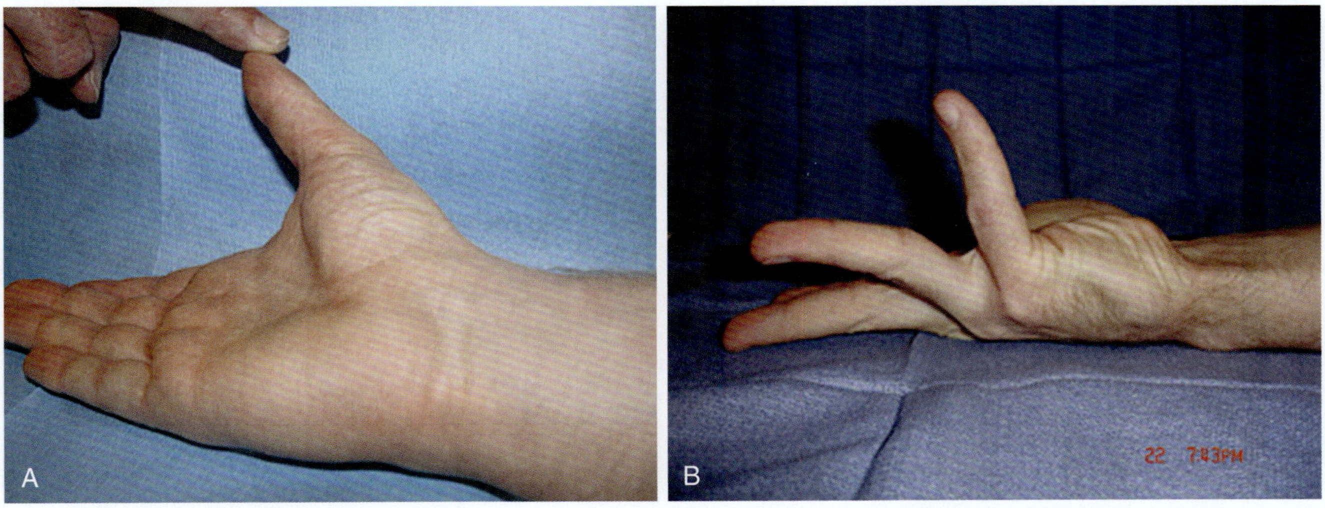

图 70.10 手部肌肉的运动神经支配。（A）拇指外展测试正中运动神经功能；（B）掌指关节小指屈曲同时指间关节伸展测试尺侧运动神经功能

查看。如果异物为塑料，则可在常规 X 线片上看到；CT 通常显示不佳，但 MRI 可以清楚地显示。木制异物可通过 CT 或 MRI 检查，但常规 X 线检查不能发现。

各种应力放射线透视图和射线电影照像术可能有助于显示动态的腕部不稳定模式，尤其是舟月骨分离。关节造影可通过造影剂在桡腕关节、桡尺远端和腕中关节之间的外渗检测韧带撕裂。结合 MRI 是最好的检测方式，特别是检测尺腕关节处的三角纤维软骨撕裂。放射性核素骨扫描可能有助于诊断骨髓炎，但在手部，由于软组织感染接近骨骼，可能会出现假阳性结果。隐匿性腕部骨折可通过增加放射性核素摄取来定位，但韧带损伤也可能导致骨折评估的假阳性结果。尽管大多数人更喜欢应用 MRI，但 CT 是诊断疑似腕关节骨折的一种有用方法（例如，常规 X 线片上可能看不到的舟状骨骨折）。

腕关节镜对于许多腕关节问题，特别是三角纤维软骨疾病，是一种有用的诊断和治疗方法。关节镜引导下的微创手术为急性腕关节疾病的治疗增加了新的方法，如舟状骨和桡骨远端关节内骨折。

缺血性疾病患者通常需要进行无创性血管检测。多普勒压力测量有助于确定血管病变部位。上肢血管造影总是在有血管扩张剂（例如，托拉唑啉、硝酸甘油）或腋窝阻滞的情况下进行，以区分血管阻塞和血管痉挛。放大减影射线照片有助于改善血管研究的细节和清晰度，尤其是在前臂和手的远端。

治疗原则

在外伤的情况下，治疗针对受损的骨骼、肌腱、神经、血管、皮肤等特定结构[2-3]。在紧急情况下，治疗的目标是维持或恢复远端血液循环、伤口获得愈合、保持运动功能及远端感觉。稳定的骨骼结构是在早期治疗阶段建立的，因为骨骼稳定性对于有效的肢体运动和功能至关重要。重建骨骼长度，拉直变形，纠正神经和血管的压迫或扭转。动脉也在治疗的急性期修复，以维持远端组织的活力。动脉上的外源性压迫也必须紧急释放，如室间压力问题。在干净的伤口中，肌腱可以一期修复。在有可能形成肌腱黏连的情况下，例如存在相关骨折时，最好一期修复肌腱并保持其长度，必要时在以后进行肌腱松解。然而，当有开放性污染伤口或严重挤压伤时，最好延迟肌腱和神经损伤的修复。

在干净的锐利伤口中，一期神经修复可减少神经末梢回缩的可能性，从而减少后期神经移植的需要。然而，在神经挫伤的情况下（如枪伤、电锯伤、钝性挤压伤），不能进行一期神经修复，因为近端轴突损伤的程度可能不是很明显，如果在症状明显之前进行神经修复，可能会导致异常神经末梢重新连接。从而将丧失功能恢复的机会。

在严重的软组织损伤中，伤口不可能立即闭合。伤口的初步开放治疗旨在预防感染，并通过适当的敷料和伤口处理保护关键的深部结构（图 70.13）。充分清创是必要的，但此后必须尽快实现适当的软组织覆盖。软组织覆盖越早，纤维化和关节挛缩导致继发畸

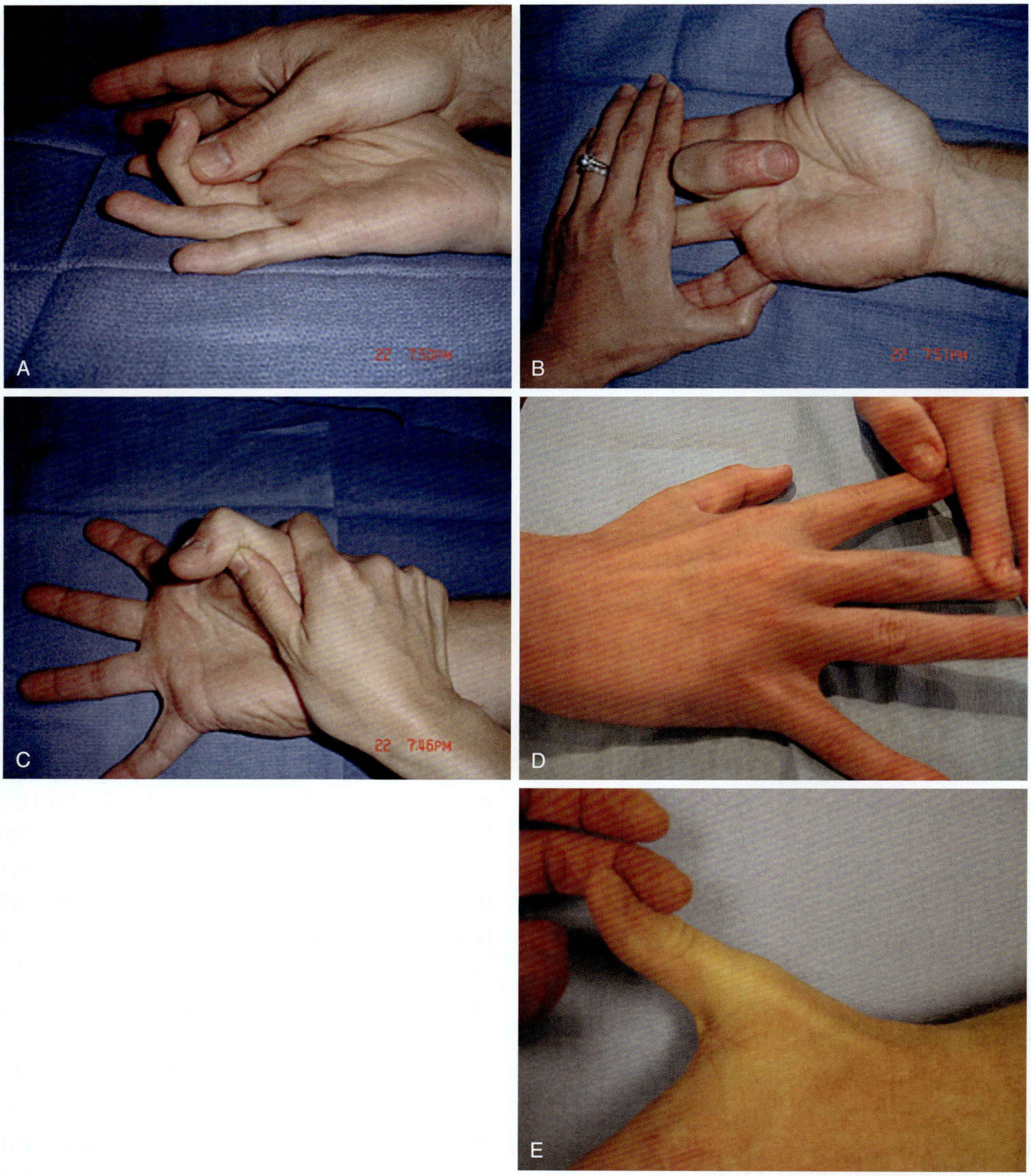

图 70.11 指深屈肌（**A**）、指浅屈肌（**B**）、拇长屈肌（**C**）、手指伸肌（**D**）和拇指伸肌（**E**）的个体临床试验

形的可能性就越小。手部治疗开始得越快，获得最大功能恢复的机会就越大。治疗方案必须包括清创、坚固的骨骼固定和早期软组织表面重建，甚至可能需要微血管软组织重建，然后尽快进行保护范围的运动锻炼。研究表明，早期软组织重建可改善功能，降低发病率，缩短住院时间。

上肢疾病的恰当治疗需要充分了解局部和区域麻醉，使用止血带提供无血视野，正确进行切口选择以减少后期瘢痕挛缩，适当使用敷料和夹板以减少水肿并保持功能性体位。最重要的是，清楚了解手部和上肢的独特解剖结构不仅有助于获得准确的临床诊断，而且能够安全地进行手术。

麻醉

全身麻醉、区域麻醉（如静脉内阻滞、臂丛神经阻滞，后者可能是锁骨上阻滞或腋窝阻滞）或局部麻醉的选择取决于手术的范围和时间。在未麻醉的肢体上使用上臂或前臂止血带时，只需对放松、合作的患者进行局部麻醉野外浸润或数字阻滞，持续 30 ～ 45 分钟，前提是手臂已充分止血。在此之后，止血带疼痛将不适用更广泛的局部麻醉。如果必须在其他区域进行手术，如取骨、神经、肌腱或皮肤移植，或者如果计划进行更广泛的手术，则需要全身麻醉。

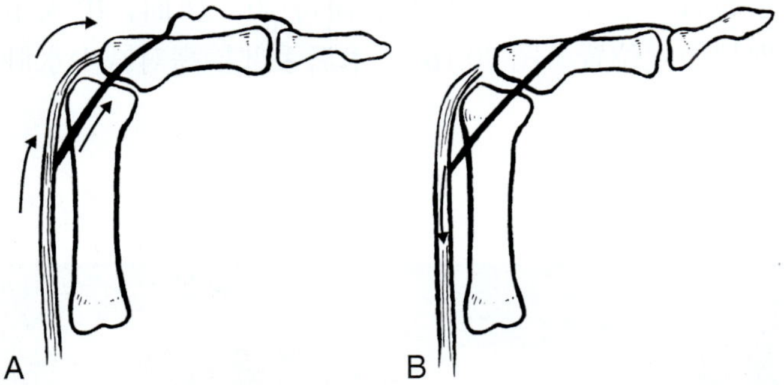

图 70.12 （**A**）近指间关节（PIP）的最大被动屈曲导致外侧带松弛，因为当中央止点断裂和伸肌腱被向前拉时，外侧带被其与近端伸肌腱帽的连接向远端拉动。因此，正常情况下，当 PIP 关节被动弯曲时，不能主动伸直远指间（DIP）关节；（**B**）中央束损伤消除了通常由被动 PIP 关节屈曲产生的外侧带松弛，并且由于伸肌装置的近端移动，伸肌外侧束在 DIP 关节上产生一定张力，远指间关节的伸直是病理性的

指神经阻滞或正中神经、尺神经或桡腕神经阻滞可能是有用的，尤其是对于更有限的急诊手术（图 70.14）。指神经阻滞通常不包括肾上腺素，肾上腺素可能导致血管痉挛，但有证据表明使用肾上腺素溶液进行远端阻滞是安全的。利多卡因的最大安全剂量为 4 mg/kg。

止血带应用

止血带可以提供一个无血的视野，以便获得手术区域内所有结构的清晰可视化。手指上可以使用 Penrose 引流管、卷制橡胶手套手指或商用止血带。当在手指上使用任何加压装置时，必须非常小心，因为狭窄的袖带会直接损伤深部的神经和手指血管。使用手臂止血带时，袖口下方的皮肤必须用几层石膏衬垫进行保护。在皮肤准备过程中，该区域必须保持干燥，以防止在湿垫上充气袖口下的皮肤起泡。选择的袖带需要与手臂直径一样宽。使用的标准压力比收缩压高 100 ～ 150 mmHg。袖带每 2 小时放气一次，持续 15 ～ 20 分钟（止血带每 30 分钟放松 5 分钟），以使远端组织血运重建，并在袖带重新充气以

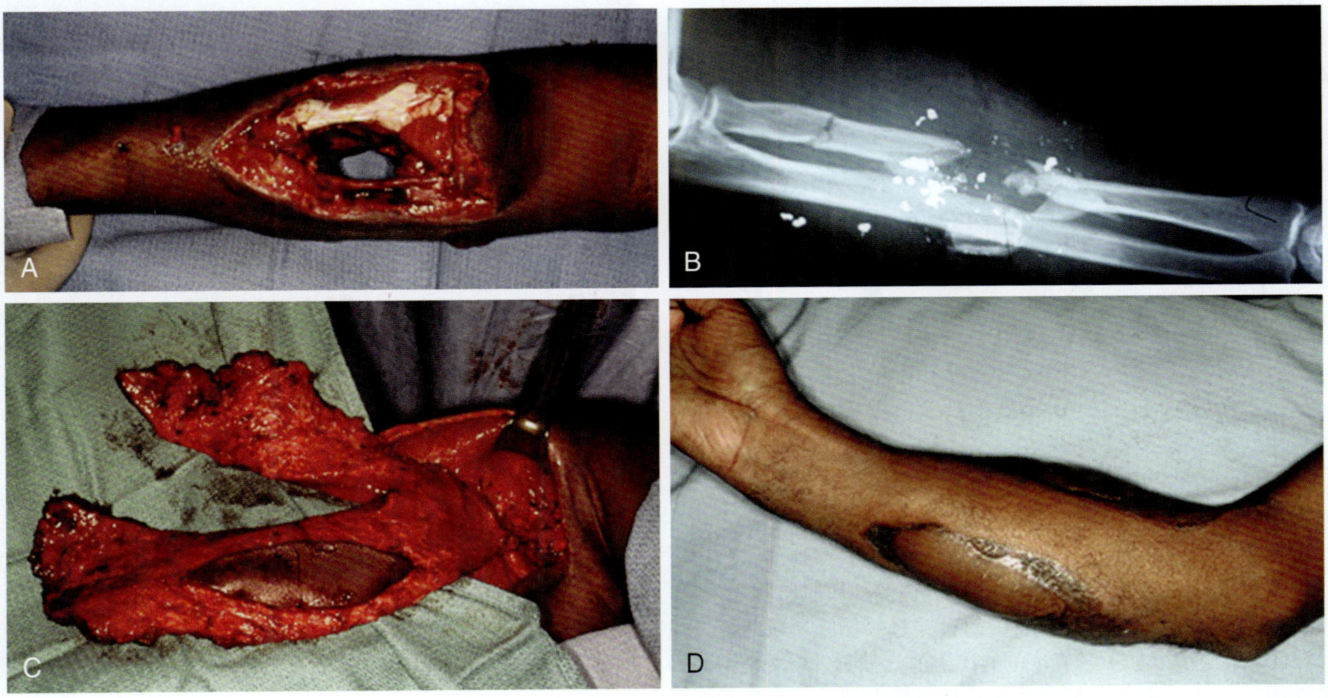

图 70.13 （**A**）前臂枪伤，显示广泛的软组织损伤；（**B**）最初的 X 线照片；（**C**）采用双叶背阔肌肌皮瓣进行微血管重建，并结合骨折固定；（**D**）腓肠神经移植到正中神经的节段性损伤，重建前臂的长期随访

进行更广泛的手术之前，局部缓解对神经的压力[4]。除涉及感染或肿瘤的情况外，所有情况下均应使用马丁绷带包裹四肢进行止血。在后一种情况下，由于可能通过机械压力产生栓塞，因此需要避免使用绷带包裹进行止血。止血带充气前简单抬高肢体几分钟即可[2]。

切口

切口为布鲁纳之字形或中轴型，或两者的组合，以避免跨越手掌屈曲皱纹的纵向限制运动的瘢痕（图 70.15）。边缘具有健康皮肤的皮肤移植物也是潜在的疤痕，因此皮肤移植物的边缘设计也应符合上述切口原则，以防止屈曲折痕处的挛缩。手掌切口遵循皮肤皱纹的走行模式。手指和腕背部以及前臂切口可以为纵向直线切口。

绷带和夹板

绷带包扎伤口的目的是保护伤口，同时吸收渗液，并帮助夹板固定以修复结构。通常第一层为非黏性敷料，根据情况添加抗生素；第二层敷料较软且较厚实，更坚固。适当加压对伤口具有很大益处，但是持续的、过度的加压包扎对伤口的愈合是有害的。在夹板的使用上，应遵循一定原则，即夹板只固定需要固定的部分，但是不能阻止肢体其他部分的正常运动。通常情况下，患者将受伤、手术或感染的手保持腕关节弯曲的姿势，该动作会使 MP 关节伸展，从而使副韧带处于放松状态（长度最短）。渗液会在手背聚集，导致手背处肿胀，关节僵硬。因此保护手的夹板应调整手腕延伸 40° ～ 50° 并处于被保护位置，使 MP 关节保持 70° 屈曲，IP 关节保持中立位置（图 70.16）。术后手部抬高对减少水肿至关重要。

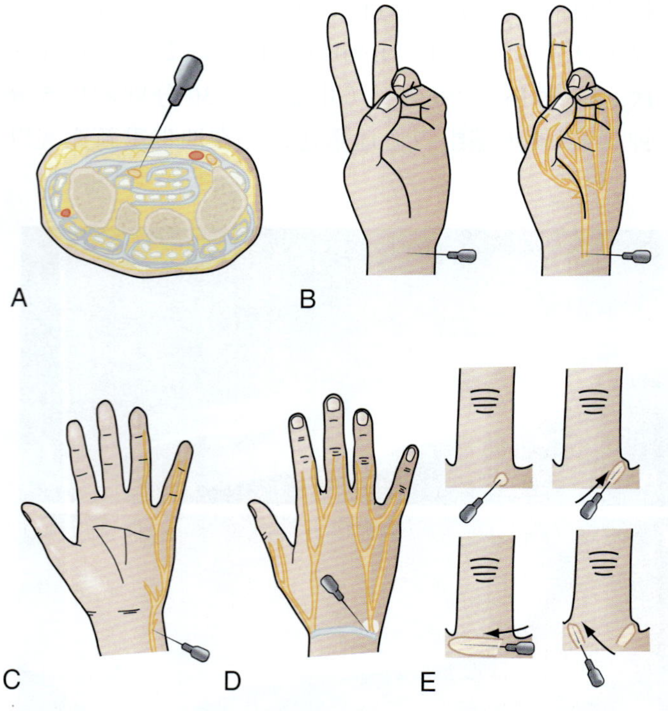

图 70.14 （A）正中神经阻滞在腕部进行，其中正中神经相对于腕管中的所有屈肌肌腱都是浅表的。（B）在腕部，当进行正中神经阻滞时，针头指向掌长肌和桡侧腕屈肌肌腱之间。（C）腕部尺神经阻滞是通过将注射针穿过尺侧腕屈肌肌腱的尺深面（靠近豆状肌）来完成的。注射前先抽吸，避免注射到紧邻的尺动脉。（D）尺神经背支和桡浅感觉神经的麻醉是通过在腕背上增加大量局部麻醉剂来实现的。（E）手指背侧入路可用于指神经阻滞

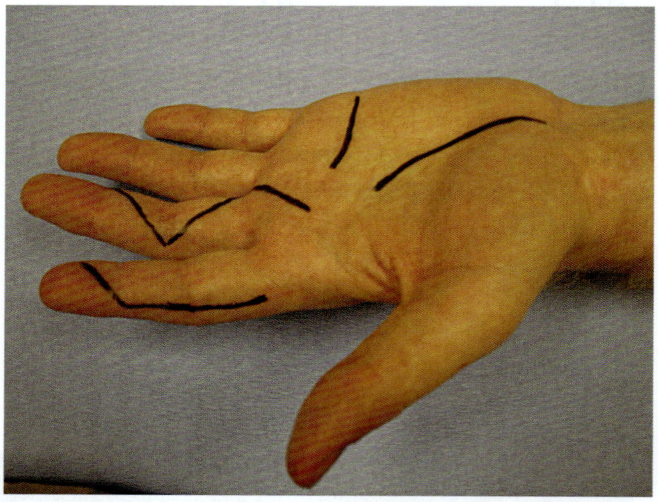

图 70.15 手掌表面的切口必须考虑折痕。这些深色画线是锯齿形切口或手指中轴切口

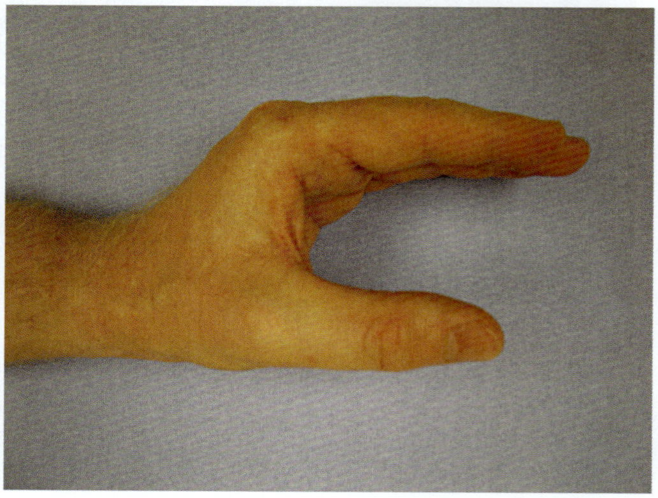

图 70.16 手腕、手和手指的安全或受保护位置，用于夹板和敷料的应用。拇指外展位

创伤

紧急控制出血

首次出现肢体出血时，往往会大量出血。合理的可控的情况评估几乎总是能够控制出血，并最大限度地减少进一步失血，并有助于患者病情的稳定和对上肢损伤的适当评估。当血管位于表面位置时，如手腕处，往往会导致上肢出血。出血可能起源于浅静脉，当敷料使用不当导致静脉充血时，浅静脉出血更多。横断的动脉壁强烈收缩，可以起到止血的作用。部分撕裂的动脉继续大量出血。

如有必要，即使已经进行了游离皮瓣重建或微血管修复，也可以使用拟交感神经药物及其潜在的血管收缩作用来维持血压。一项研究评估了四种拟交感神经药物表明，血管收缩和去甲肾上腺素对皮瓣皮肤血流都有有益的影响，其中去甲肾上腺素的改善最大。这是在游离皮瓣手术后可能需要血压支持的患者中使用的最佳升压剂。在几乎所有情况下，抬高和在出血点上准确放置点压辅料可实现止血控制。短暂使用止血带可能是一种有用的辅助手段，可以暂时控制急诊室的失血。移除应用不当的敷料、确定出血点、应用点压敷料，这应该不超过 5 ～ 10 分钟。延长止血带的应用会导致放气时充血性出血，从而妨碍外科医生诊断治疗。在手术室进行最终修复之前的任何一段时间内都不应使用止痛药，但控制因现场大截肢引起的大出血除外。在急诊科用夹钳、结扎和烧灼术控制上肢出血的错误尝试经常会导致相邻未受伤结构和血管受到额外的可避免的损伤，这些损伤可能需要修复以获得充分的肢体灌注。骨折复位和固定将改善远端灌注，并通过将肢体恢复到正确的解剖位置来加快止血。

撕裂伤、指尖损伤和复杂软组织损伤

尽管在创口内检察以确定是否存在任何肌腱或神经损伤是很有诱惑力的，但同样的信息也可以通过仔细的体格检查获得，而不会进一步破坏潜在的手术区域，并导致患者极度不适。解剖学知识、感觉或运动缺陷的存在以及桡动脉或尺动脉搏动的有无可以将损伤结构的鉴别诊断缩小到最低限度。控制出血的方法是用敷料直接加压，而不是盲目夹闭血管，因为重要结构可能会在伤口深处意外受伤。但是，如果初始加压措施失败，可以使用止血带。因为在运送患者的过程中，整个肢体都会缺血，所以最初通常不使用止血带。如果创伤导致解剖结构完全消失，切口可以延伸到非侵及区域，在非侵及区域中，使用前面介绍的肢体切口指南，可以更容易地控制出血血管和修复受伤的肌腱和神经。

所有出现肢体损伤的患者均接受放射检查。远端指骨骨折是最常见的手部骨折之一[3]。远节指骨骨折适当地用夹板固定，复位以改善对位，或偶尔在骨折不稳定时进行内固定。内固定通常采用简单纵向放置 0.028 英寸的克氏针。使用适当的抗生素，因为从技术上讲，这些属于开放性骨折。

指背最轻的损伤是甲床血肿。早期发现时，在使用指神经局部麻醉剂阻滞后，可通过穿透甲盖减压血肿。指尖和甲床损伤可通过指神经阻滞麻醉和指底彭罗斯引流管作为止血带进行处理。剥去甲盖后，简单轻柔地取出指甲，检查下面的甲床，并使用放大镜和 6-0 羊肠线对甲床进行缝合修复。修复甲床后，最好将彻底清洁的指甲放回甲襞下方，作为下方远端指骨骨折的刚性夹板，防止甲襞相邻表面之间形成黏连，这可能导致难看的指甲裂开畸形。如果有一块甲床缺失，则应检查撕脱甲盖的下表面。通常情况下，缺失的部分可能仍然黏附在指甲上，可以轻轻取出并作为甲床移植物进行更换。一些指尖损伤可能非常严重，截指手术可能是最明智和最有效的解决方案。

掌侧指尖损伤范围从简单到复杂。可能涉及多种结构，例如割草机受伤。如果骨没有暴露，并且指腹的软组织缺损小于 1 cm，伤口最好保持开放，并用敷料处理。这样的损伤会愈合，并产生良好的功能和美容效果。指腹较大的软组织缺损更适合用小的全厚皮片移植治疗。然而，如果骨外露且软组织伤口较大，则应考虑覆盖皮瓣或通过修剪暴露的骨以获得软组织覆盖的截肢翻修。在指尖背侧截肢术中，软组织覆盖可通过神经血管 V-Y 推进皮瓣实现。如果软组织在更接近掌侧方向的位置丢失，则可执行交叉指皮瓣、相邻指岛状皮瓣或同指皮瓣（图 70.17 ～图 70.19）。

基于伤口几何结构的指尖软组织覆盖书法是由来已久的。然而，随着更大的同指皮瓣的出现，该书法已经改变，因为这些皮瓣可以被更多地调动，更少地受到其蒂的限制，并且具有更宽的旋转弧线。例如，逆行的同指岛状皮瓣可以旋转以覆盖指腹或指尖背侧伤口。

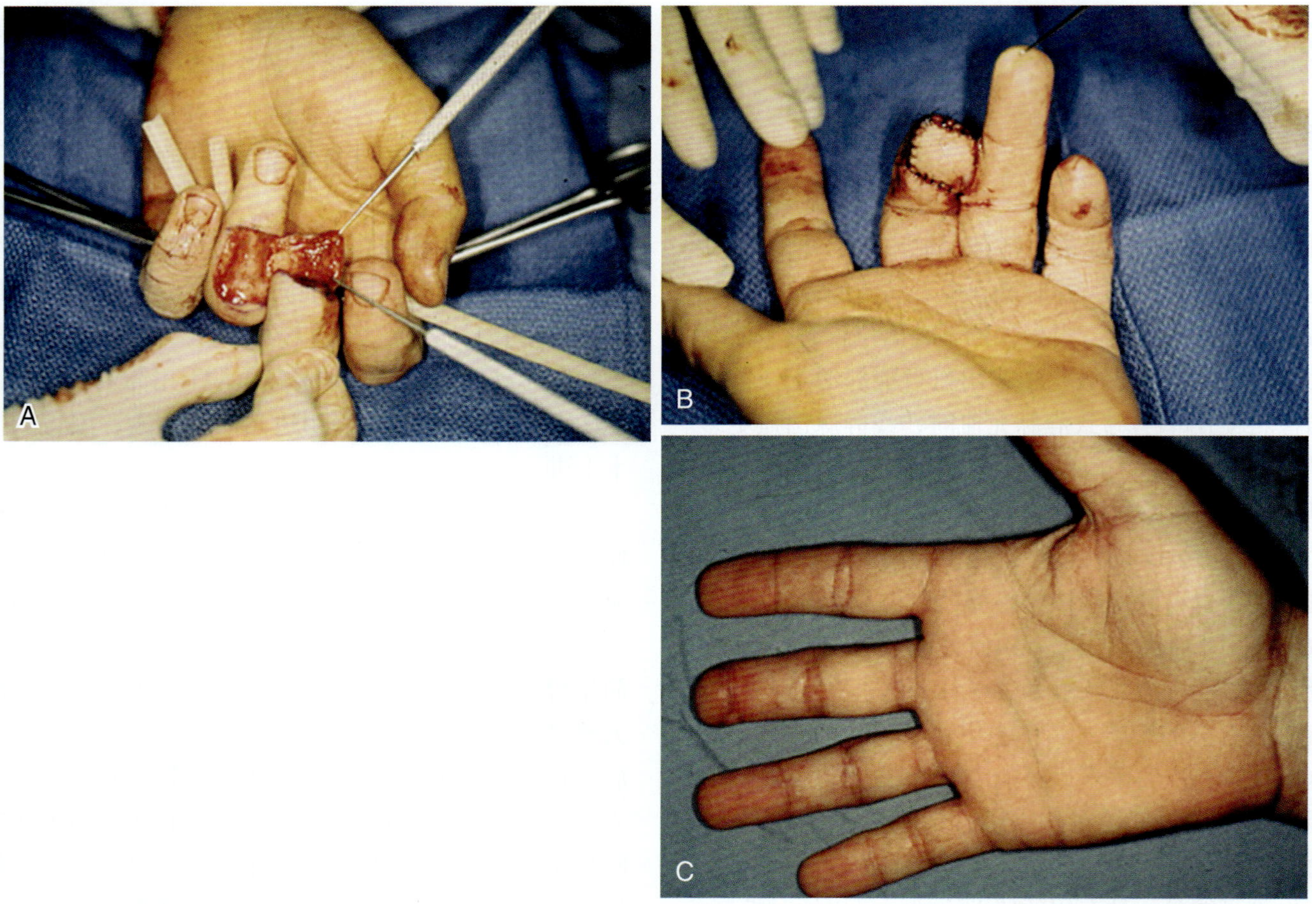

图 70.17 （**A** 和 **B**）掌侧成角指尖损伤伴指腹缺失和骨外露，采用传统的邻指背交叉指皮瓣进行治疗；（**C**）皮瓣分割后长期愈合良好

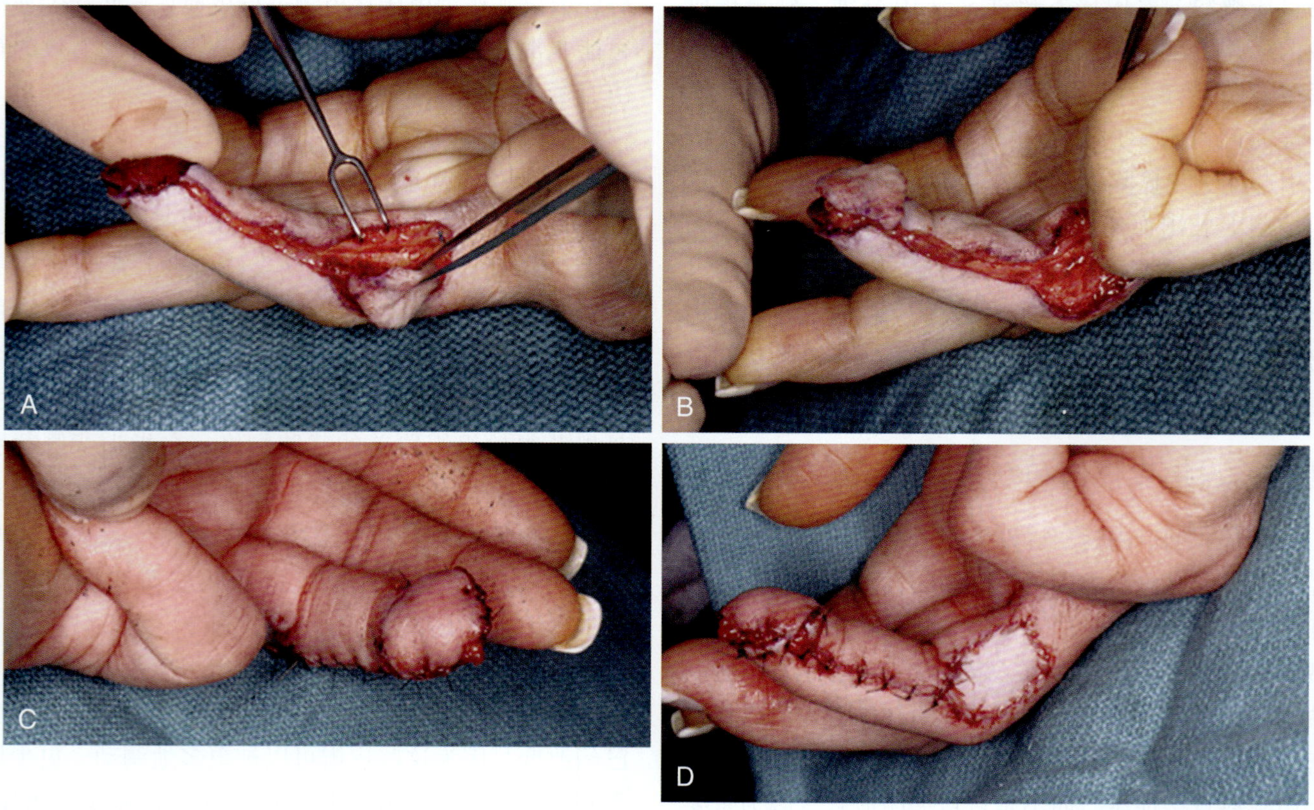

图 70.18 （**A** ～ **D**）对手指和手的血管皮肤区域的最新了解使指尖损伤的固有皮瓣覆盖得以实现，并避免了相邻手指的繁琐栓系，如交叉手指皮瓣。在此患者中，用近端为蒂的翻转血管岛状皮瓣重建了撕脱的指尖。近端指间关节处的反流穿支血管从对侧穿过以滋养该皮瓣

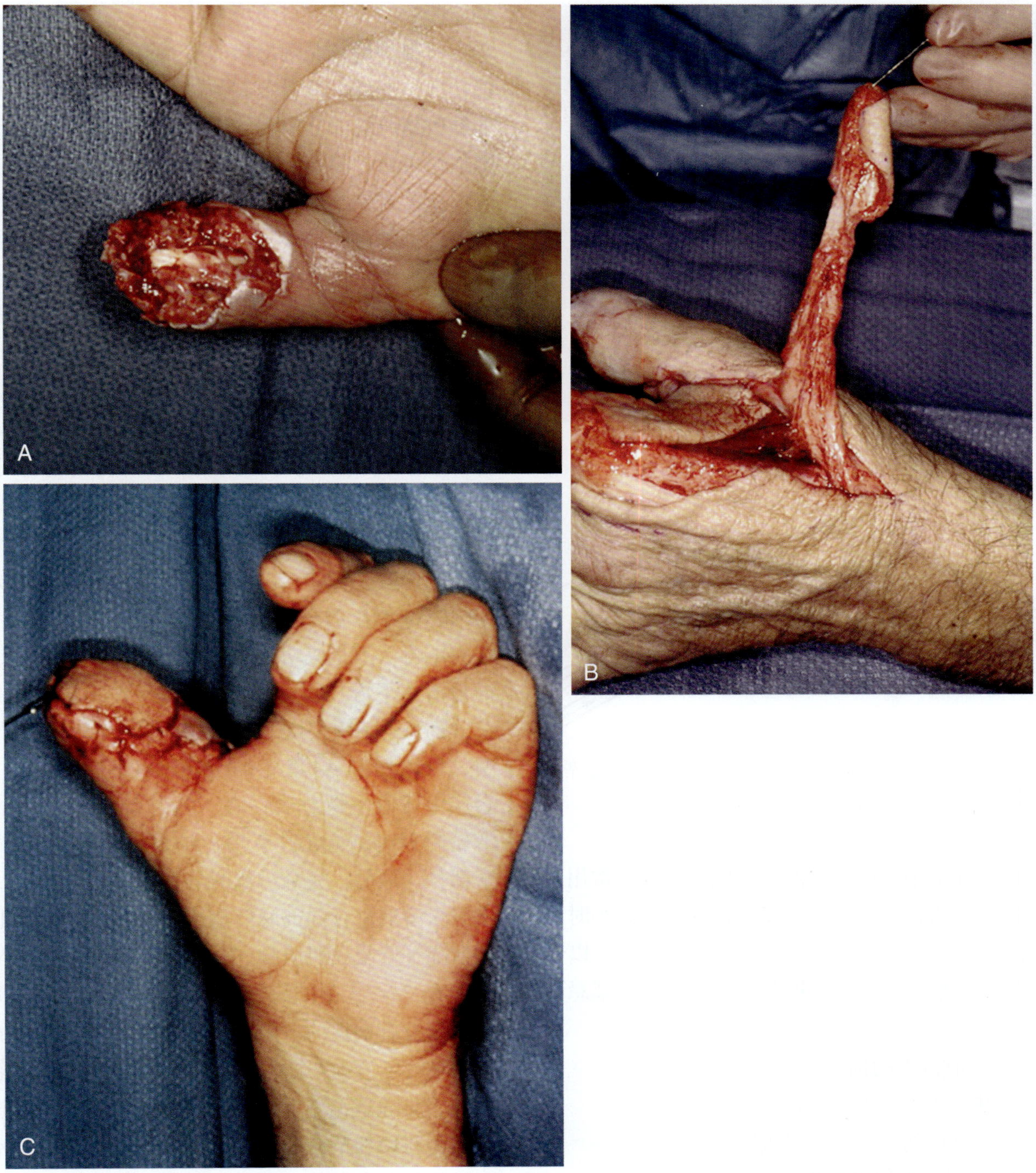

图 70.19 （A ～ C）第一掌背动脉皮瓣是一种带血管蒂的岛状皮瓣，在挤压伤后从食指背侧转位到拇指远端指腹

肌腱损伤

屈肌腱

尽管屈指肌腱可以通过突然的剧烈收缩从远端止点处撕裂，屈指肌腱损伤通常是由于手掌表面的撕裂伤或刺伤引起的。最好由有治疗此类损伤经验的外科医生进行治疗。屈肌肌腱损伤分为 5 个区（图 70.20）。在区域 1、2 和 4 中，每个腱束由滑膜鞘包围并包含在半刚性纤维骨管内，即指屈肌腱鞘或腕管。在其他区域，屈肌肌腱被疏松的副腱组织包围。由于腱周组织的良好血液供应，那些没有纤维鞘的部位通常愈合良好。腕管（4 区）内的肌腱由腱系膜提供丰富的血供；然而，1 区和 2 区血液供应不稳定；这两个区域的滑液可以提供营养支持。为了使肌腱发生滑动，除了在将血管从鞘管膜运送到肌腱的腱钮部位，腱系膜在指屈肌鞘中已经消失（图 70.21）。拇指肌腱区为 T1 ～ T3。

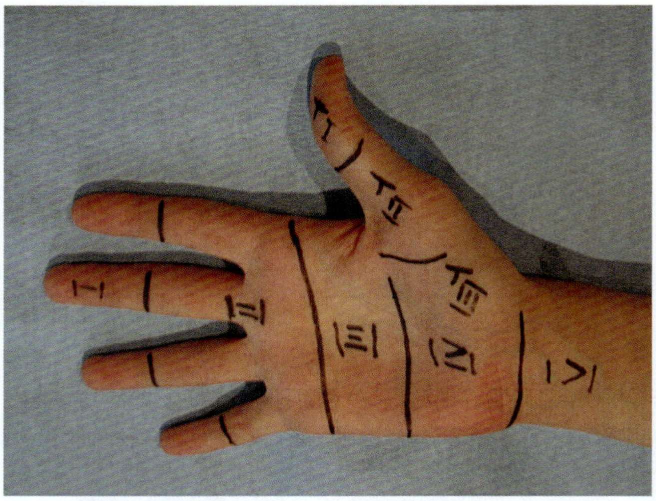

图 70.20 手指、拇指和手的屈肌肌腱损伤区

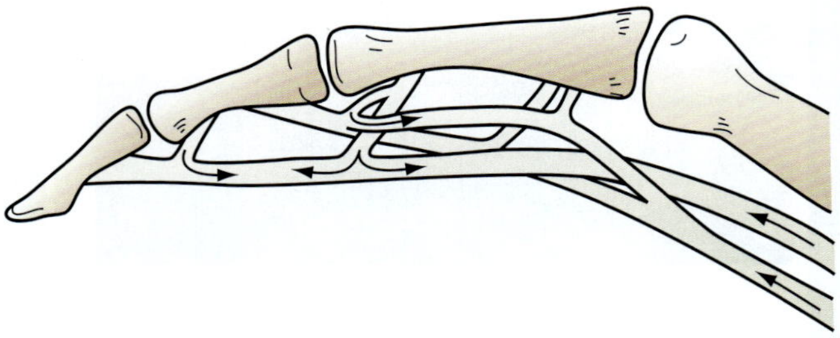

图 70.21 指浅屈肌和指深屈肌肌腱在手指屈肌鞘中的复杂排列。肌腱的血液供应从肌腱的背侧穿过腱纽

损伤后几个小时内进行的一期肌腱修复通常用于干净伤口内的肌腱。延迟一期修复在受伤后数小时至10天内进行，适用于整洁但可能污染的伤口，以便在肌腱修复前预防感染。一期肌腱修复的相对禁忌证如下：

- 12 小时以上的损伤；
- 皮肤覆盖不良的挤压伤；
- 受污染的伤口，尤其是人咬伤；
- 1 cm 以上的肌腱缺失；
- 肌腱多处损伤；
- 滑车系统破坏。

4 周后，后续的二次修复通常不可能，因为肌腱单位收缩，因此肌腱末端的挛缩会产生不良的关节屈曲。在这种情况下，可能需要肌腱移植修复。外科医生的努力旨在避免 4 种主要并发症，这些并发症会干扰肌腱的平滑滑动和肌腱综合作用——黏连、修复短缩、修复破裂以及关节和软组织挛缩。肌腱修复的先决条件是手术室的无菌条件、良好的照明和仪器、充分的麻醉和放大镜。如果没有适当的术后手部治疗、夹板固定和患者良好的依从性，良好的技术操作可能是徒劳的[5]。

对部分屈肌肌腱损伤的适当治疗是必要的，以在损伤部位形成平滑接合。预防并发症需要探查所有可能导致屈肌腱部分撕裂的伤口。50% 或以下的部分肌腱损伤可通过简单修整撕裂部分进行治疗。超过 50% 的损伤需要完整修复。初次修复时未能诊断的部分屈肌肌腱撕裂可能导致延迟的肌腱断裂、肌腱撕裂和屈肌鞘撕裂之间的卡压或扳机指。

2 区屈肌肌腱损伤需要特别注意，这个区域也被称为邦内尔无人区。有 3 根肌腱——1 条深部肌腱和 2 条浅部肌腱——穿过 2 区，它们不断地交换相互的空间关系。该区域的肌腱损伤需要通过制作纵向活门打开屈肌腱鞘中现有的撕裂，以便腱鞘鞘管可以抬高。必须注意避免切除过多的部分屈肌腱鞘，因为弓形腱鞘可能导致无效的手指屈曲，不过可以对部分腱鞘进行保留或切除，以便于修复或防止术后触发。对 A2 和 A4 滑车的整体保护，以前认为是必不可少的，现在不再认为是成功的关键。如果为了避免肌腱修复撞击滑车下方，则可以切除多达 50% 的 A2 和 A4 滑车，而不会产生不必要的肌腱弓形[6]。还有研究表明，可以切割 A4 滑轮的全长（但不能切除），而不会产生任何生物力学后果[7]。当 2 区修复发生在 A4 滑轮附近时，这尤其有用，A4 滑车是屈肌腱鞘的最窄部分。最后，完全清醒麻醉，即使用利多卡因和肾上腺素溶液进行局部麻醉渗透，能够在不使用止血带的情况下修复屈肌肌腱，并确保患者在手术过程中充分配合[8]。这在以前被认为是不明智的，但事实证明这是没有根据的。因此，在手术中，当患者在皮肤切口最终闭合前弯曲并伸展手指时，可以确定修复部位的屈肌腱是否完全偏移，是否与滑车下方撞击。所有这些新颖和革命性的概念挑战了先前关于 2 区屈肌肌腱修复和各种环形滑轮重要性的教条。如果是在 2 区受伤，修复深屈肌腱通常很困难。尽管如此，这 2 个肌腱都需要修复，因为切除屈指浅肌腱会降低整体握力，容易导致 PIP 关节的反屈和天鹅颈畸形，并损害深部的血液供应。

皮肤伤口通常必须以之字形向近端和远端延伸，以显示收缩的肌腱断端。肌腱末端用细齿镊子处理，注意不要接触肌腱表面。手腕弯曲，一根小注射器针头横向穿过近端肌腱，距离末端约 2 cm，将其穿过皮肤和腱鞘。这样，肌腱末端的固定有助于无张力修复。不规则的肌腱末端可以被切成平整的末端，但切除的长度不得超过 1 cm，否则将导致永久性手指挛缩。肌腱末端通过保持张力、稳定、核心功能的缝合线连接在一起。已经描述了各种肌腱缝合技术，但通常采用改良的 Kessler 型缝合法。与简单的单纯缝合相比，特殊放置的锁定环可将肌腱修复的极限拉伸强度提高 10% ~ 50%。如果不这样做，缝合线上的张力会使肌腱断裂、对合不好，增加二次修复的可能。目前还没有找到理想的肌腱修复缝合材料。在一项比较六股屈肌肌腱修复的研究中，在极限抗拉强度方面，与编织尼龙线（Supramid Extra Ⅱ）和编织聚酯（Tendo-Loop）相比，编织复合材料（FiberWire）表现最好。肌腱修复间隙很重要，因为暴露的肌腱末端虽然没有完全破坏，但会导致黏连形成增加。然而，编织复合材料缝合线打结仍然是一个问题，需要至少 5 个结才能最大程度保证安全。因此，因巨大的结而通常不将编织复合材料用于修复屈肌腱鞘内的肌腱。

4-0 聚丙烯缝合线是用于核心缝合的最佳材料。增加穿过肌腱修复部位的缝合线的数量，并获得至少 0.7 cm 的缝合线咬合，将增加实际修复的整体抗拉强度。然而，增加的缝合线越多，屈肌腱鞘内的摩擦和水肿程度就越大。四股或六股型内侧修复似乎能提供最佳修复强度，不会过度增加修复部位的硬度和摩擦。一些人通过简单使用双线型的缝合材料进行四股核心修复，而另一些人使用单股材料进行第二股核心修复。四股核心修复允许在术后愈合期间使用轻质、受保护的复合夹具。此外，还进行了连续的环状外膜缝合术（图 70.22）。这不仅有助于顺利进行修复，还可增加修复部位的极限抗拉强度，并减少间隙形成。6-0 尼龙缝合线可用于此处。

被动手指屈曲时 FDP 屈肌肌腱上产生的力为 600 g，主动手指屈曲时产生的力为 2000 g；强屈指产生的力为 8000 g。然而，在肌腱修复后，伤口愈合的效果、弹性的变化以及屈肌腱与其周围组织之间增加的摩擦都会影响屈曲的整体工作。由于水肿、缝合材料和滑动系统的存在，会增加摩擦力。肌腱修复后，屈曲（阻力）所需要的力估计增加了 50%。因此，修复的肌腱所用的力，需要加上 50% 的屈曲阻力，被动手指屈曲为 900 g，主动手指屈曲为 3000 g，强主动屈曲为 12 000 g。各种修补的最终抗拉强度为 2600 g（双股和简单外周修补），4600 g（四股和简单外周修补），6800 g（六股和简单外延修补）。最初肌腱修复的强度在前 3 周内下降约 25%，然后稳步增加至 6 周。因此，如果要进行术后主动手指屈曲方案，至少需要四股或六股内侧缝合修复肌腱。

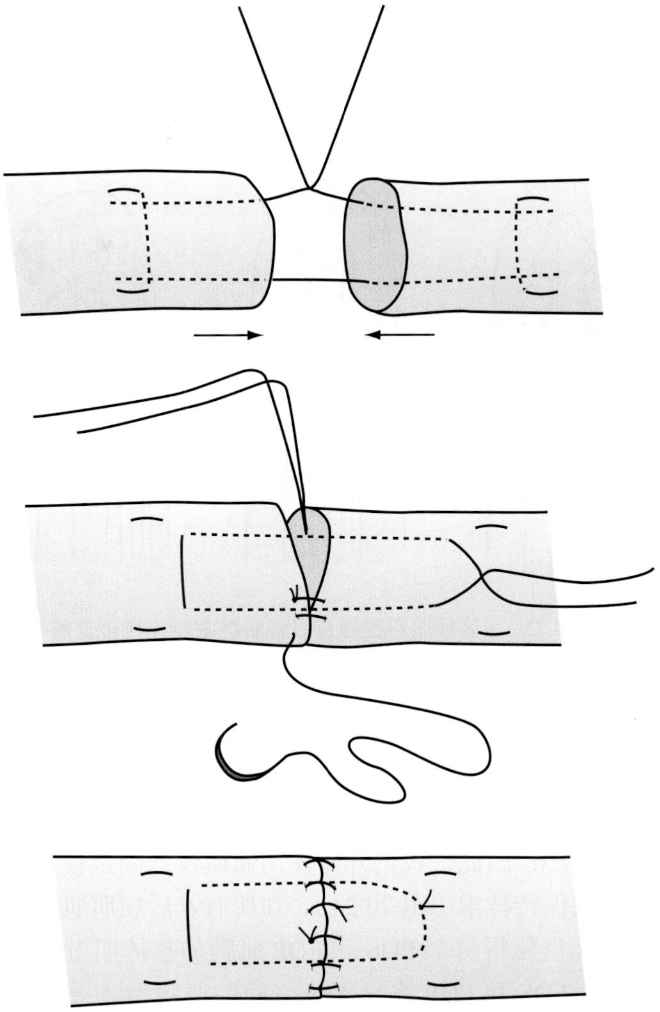

图 70.22 运用四线屈肌肌腱中心缝合与外周加固缝合相结合的修复技术

各种干预措施都有可能促进修复和愈合。主动肌腱运动方案倾向于减弱修复强度，而我们过去一直认为这是肌腱修复部位在最初 3 周内正常愈合的必经过程[9]。此外，干细胞治疗可以增强肌腱修复强度，因为它们具有再生潜力。主动运动方案的机械刺激可能通过刺激干细胞发挥作用[10]。1 区屈肌腱损伤可能由穿透性损伤引起。然而，闭合性牵拉损伤也可能导致深部肌腱撕脱伤，最常见于无名指或中指。在 1 区损伤的修复中，如果远端肌腱长度不足以安全修复肌腱，则需要拉出缝线（图 70.23），尽管缝线骨固定有助于这种肌腱修复方式进入远端指骨底部的骨中。

术后，手部抬高对减轻水肿很重要。手腕处于大约 20° 的屈曲位置，掌指关节处于大约 60° ~ 70° 的屈曲位置。夹板紧靠手指成型，指间关节完全伸展。在 2 区屈肌肌腱修复后，可使用橡皮筋动态牵引系统，在 80% 以上的情况下取得良好效果。通过可伸

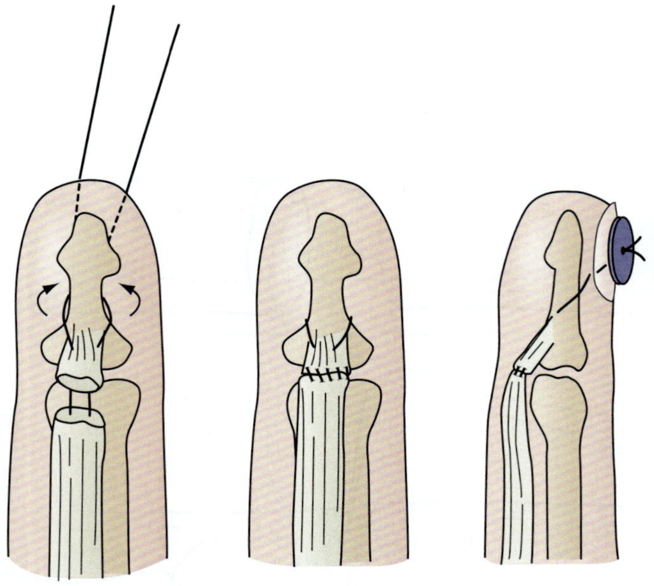

图 70.23　1 区屈肌肌腱修复以将肌腱重新连接至骨骼

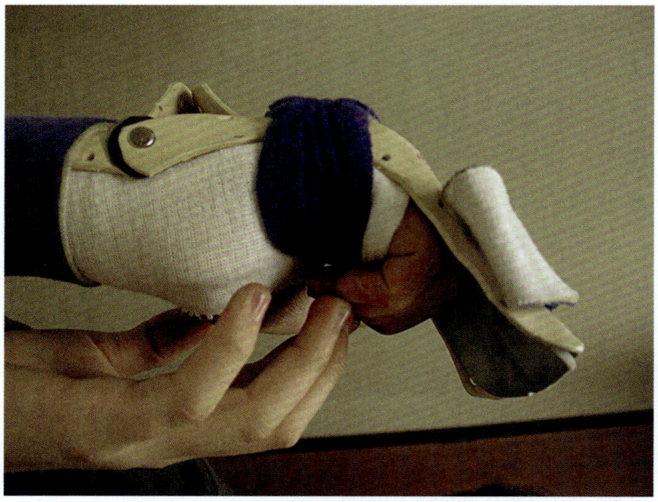

图 70.24　屈肌铰链支架和手指活动的定位和保持技术是屈肌肌腱修复术后恢复的首选方法之一

展手腕和屈曲手指的协同夹板，可显著增加两个数字屈肌腱之间的偏移差。在主动屈指期间，腕关节伸展和掌指关节屈曲的位置在修复后的屈肌肌腱上产生的张力最小；因此，我们开始使用屈肌铰链固定技术和放置与保持技术（图 70.24）。在所有术后屈肌肌腱方案中，这使得每个 FDS 和 FDP 肌腱的整体肌腱变化最大，FDS 和 FDP 修复部位之间的肌腱活动差异最大，从理论上讲，这将降低两个肌腱之间形成黏连的风险。带有腕关节铰链的 Tendesis 支架的出现使得腕关节可以完全屈曲，腕关节伸展 30°，掌指关节屈曲至少维持 60°。复合被动手指屈曲后，手腕伸展，手指被动屈曲得以维持。患者主动保持手指的屈曲，并保持该姿势约 5 秒。指导患者使用维持手指的屈曲所需的最轻肌力。手腕弯曲和手指伸展。这种术后保护运动方案持续 6 周。

伸肌腱

伸肌腱损伤的正确诊断需要对指背伸肌腱的相对复杂的解剖结构有充分的了解。伸肌肌腱的皮下位置使其容易受到挤压、撕裂和撕脱伤。肌腱连接处的存在可防止 EDC 肌腱近端收缩。伸肌肌腱损伤分为九个区域，从远侧指间关节的背侧向前臂递增。奇数编号区域始于远侧指间关节，位于关节上；偶数区位于关节之间。

伸肌肌腱比屈肌肌腱薄，在指背上方，伸展形成伸肌鞘。有时可能在肌腱的近端部分使用常规肌腱修复技术，但在伸肌鞘区通常不是这样。在此处，可能需要水平褥式缝合或八字褥式缝合。如果 50% 或更多的肌腱被分开，所有的骨折都会被修复。

伸肌肌腱撕裂最有可能发生在远侧指间关节处，原因是卡阻型损伤导致锤状指畸形（图 70.25）。如果累及占关节面 50% 或以上的骨碎片，或如果存在远侧指间关节掌侧半脱位，则进行切开复位内固定。如果只有肌腱断裂或一小块骨头被肌腱撕裂，则通过 6 周的连续夹板固定和伸直的远侧指间关节可以获得良好的结果（图 70.26）。在这段时间的夹板固定后，远侧指间关节在固定中得到进一步保护，持续 2 周以上。

闭合性撕裂三角韧带可能是由远侧指间关节半脱位或卡阻型损伤引起的，从而导致 Boutonnière 畸形。中间指骨底部的中央滑车被破坏，因此该关节的延伸被改变。外侧支撑失去对皮关节轴背部的支撑，并滑动掌侧，成为皮关节的屈肌和下倾关节的伸肌。由此产生的畸形是指膝关节屈曲和倾角关节过度伸展。在受伤后 6 周内，可通过在近侧指间关节处使用伸展夹板，保持远侧指间关节自由活动，以实现主动屈曲和伸展，对这些损伤进行满意的治疗（图 70.26）。

最近描述的一种夹板固定和治疗手指闭合性骨节再损伤的新方法是使用图 70.27 所示的相对运动夹板，但会阻止受伤手指的近端指骨完全伸展。事实证明，这种方法可以重新调整 PIP 关节背侧的外侧带。

如果中央滑车和相邻三角韧带有开放性撕裂，则直接缝合修复或通过骨固定微型缝线重新插入骨内，遵循相同的术后方案。

靠近近侧指间关节的伸肌肌腱损伤导致手指下

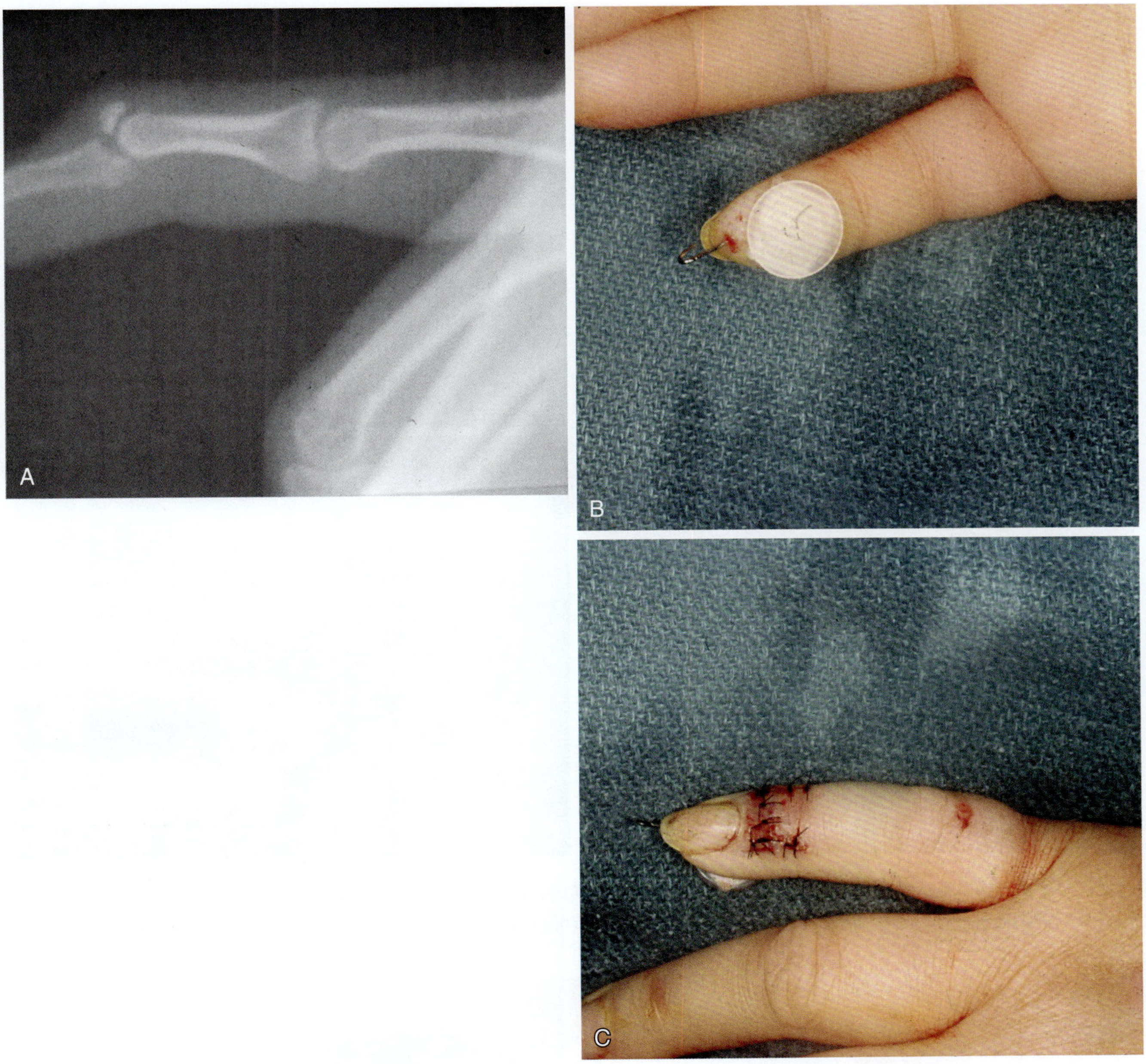

图 70.25 （**A ～ C**）锤状骨折伴撕脱性骨碎片，累及超过 50% 的关节面，并伴有远端指骨掌侧半脱位。用掌侧缝线上的系带和穿过远端指间关节的纵向针重新固定骨碎片

垂（图 70.28）。这些被修复并用夹板固定 4 周。手背和手腕上常见的伸肌腱损伤必须修复，然后通过各种不同的控制运动方案进行术后治疗。一种是动态橡皮筋延伸支架或使用相对运动夹板，其中受影响的手指与相邻手指保持更大的背倾，从而放松修复后的肌腱。相对运动夹板在康复期间对日常活动的干扰最小（图 70.29）[11]。

神经损伤

桑德兰分类法是应用最广泛的分类法，它描述了五种类型的神经损伤：神经失用症（Ⅰ级）、轴突切断（Ⅱ～Ⅳ级）和神经切断（Ⅴ级）。神经麻痹是一种生理性的冲动传导阻滞，没有神经纤维的解剖破坏。这可能发生在闭合性损伤时，如肱骨中轴骨折相关的螺旋槽桡神经损伤。神经失用症可能是由于神经在狭窄的解剖位置（如腕管）长时间受压或长时间使用止血带所致。如果病因被快速解决，通常情况下是可以恢复正常的，但可能需要长达 3 个月的时间。在轴突切断中，轴突纤维完全断裂，通常是由于对神经的牵引（Ⅱ级）。随着高能量损伤，支撑和滋养轴突和束的神经内膜（Ⅲ级）和神经膜鞘（Ⅳ级）逐渐受到损伤，导致神经恢复较差，神经内结构损伤增加。

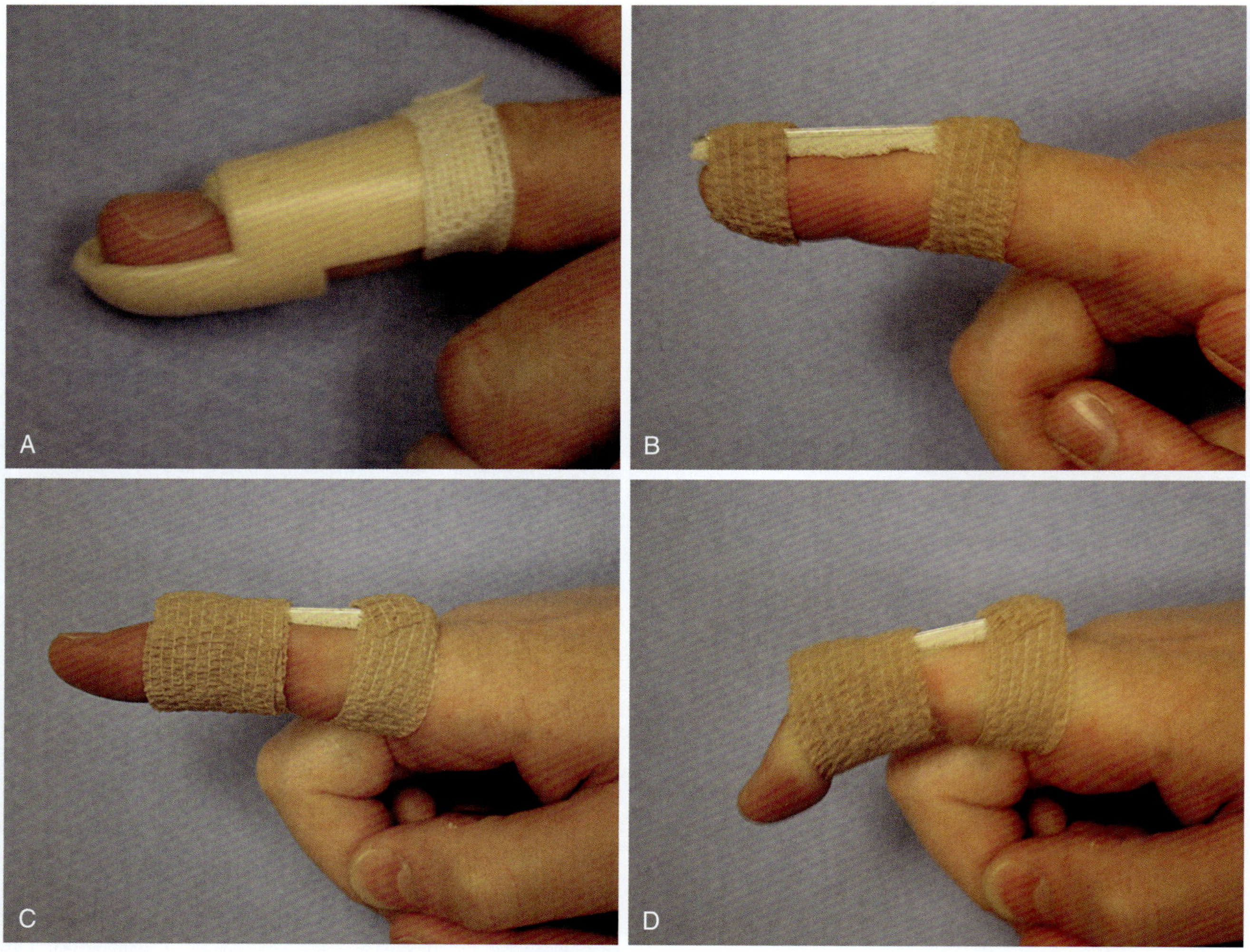

图 70.26 （A）预制夹板可用于锤状指的闭合治疗;（B）一个简单的背部铝夹板可能同样适用于锤状指治疗;（C 和 D）穿过近端指间关节的背侧夹板能闭合治疗 Boutonnière 损伤。远端指间关节可自由弯曲和伸展

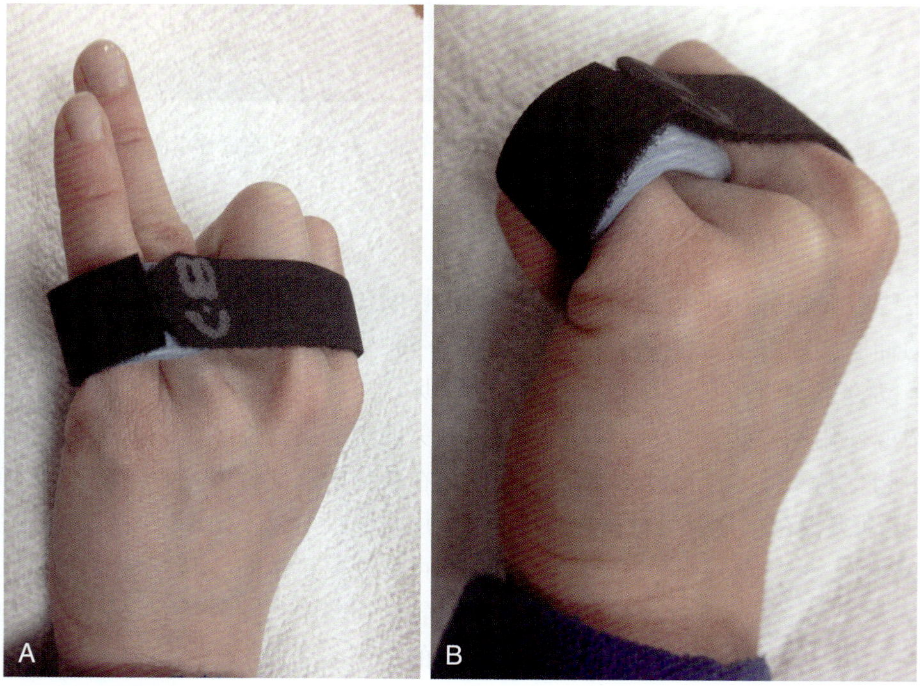

图 70.27 （A 和 B）相对运动夹板也可用于“按压”和阻止受 Boutonnière 畸形影响的手指近端指骨的延伸。这促进了近端指间关节背外侧韧带的重建

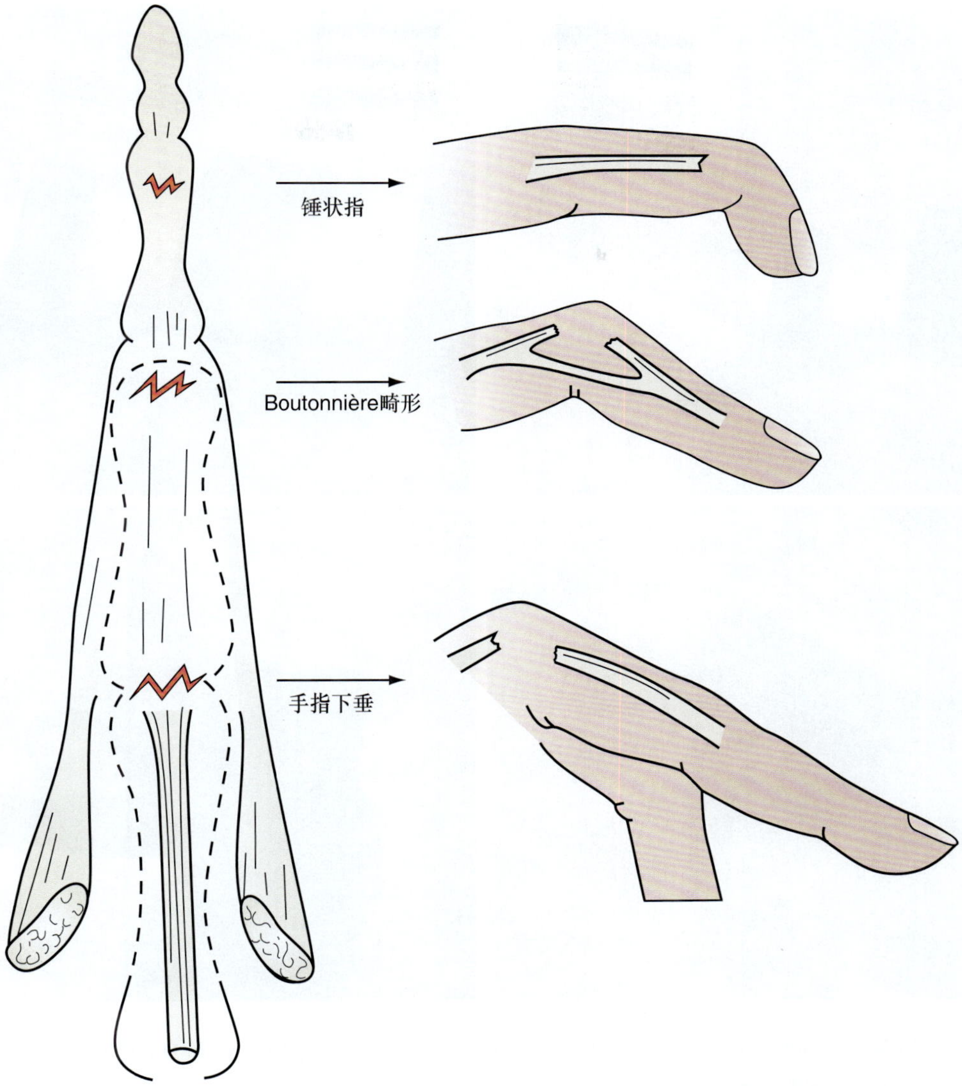

图 70.28 指背伸肌腱损伤。远端插入处的损伤导致锤状指，而近端指间关节的中心滑脱处的损伤导致 Boutonnière 畸形。近端指间关节附近，近端指骨上方，损伤导致手指下垂

神经切断是指神经的完全切断，是神经损伤的最严重程度。它可能是由直接的尖锐创伤或剧烈的牵引伤引起的。为了获得最佳的恢复效果，需要精确接近切割的神经末梢并进行细致的修复。轴突切断后的轴突再生或神经切断后的成功神经修复以 1 mm/d 的速度发生。牵引伤可能导致所有级别的神经损伤，但由于外部神经鞘完整，临床上很难区分Ⅱ～Ⅳ级。

周围神经的切断包括感觉、运动和交感神经功能的丧失。了解神经的运动和感觉分布对临床评估至关重要。但是，如骨折和肌肉与肌腱撕裂等伤害可能使评估复杂化。假性运动功能丧失发生在神经损伤后 30 分钟内。临床上，有时可以观察到出汗减少，如果将失去神经的皮肤置于水中也不会起皱。感觉神经也可以通过茚三酮试验证明。神经传导研究对早期的治疗并无帮助，但在损伤后 3 周，当纤颤和去神经电位可以在完全失神经的肌肉中测量时，它变得有价值。在闭合性损伤中，可用于区分神经失用和神经撕裂。未来，神经传导研究可能有助于监测修复后的神经再生。

主要的神经修复在受伤后 72 小时内完成，最多可以从 72 小时延迟至 14 天，二次神经修复在受伤后 14 天或更长时间内完成。建议在以下情况下进行主要的神经缝合：

- 神经被锐利切割
- 伤口污染最小
- 没有破坏骨骼稳定性或大量皮肤的损伤
- 患者在接受手术时身体状况稳定
- 有适当的设施和设备仪器可用。

在完全切断的神经中，沃勒变性发生在损伤远侧和近侧 1 ～ 2 cm 的整个节段。在闭合性损伤中，当

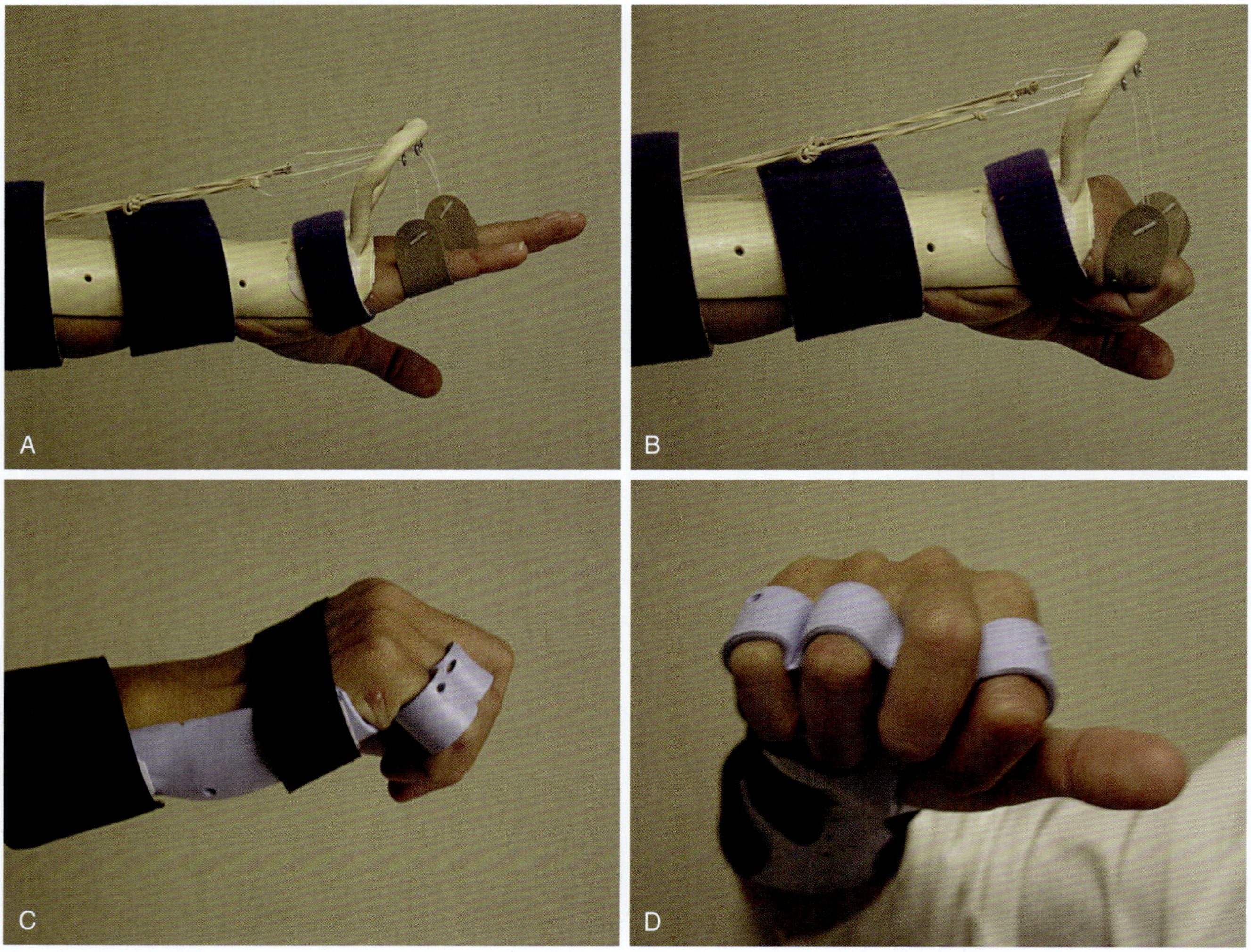

图 70.29 （**A** 和 **B**）术后常用于伸肌腱损伤的伸直支腿动力夹板（伸展和屈曲视图）;（**C** 和 **D**）相对运动夹板的优点是低成本，对日常活动的干扰最小，同时为新修复的伸肌腱提供保护

神经损伤的严重程度未知时，每 3 ～ 6 周重复进行临床评估和电学研究有助于区分神经失用和轴突损伤。在大多数情况下，如果没有发现临床恢复，3 个月后需要手术探查并修复。

神经修复必须是无张力的。拉伸神经超过 10% 会影响神经外膜血流，从而影响其恢复。对于尖锐的神经撕裂伤，当神经血管等解剖标志被准确找到并复位后，可以准确提供切断神经端的神经束的匹配，此时神经外膜修复与神经束（神经束周围）修复一样重要。

传统上，对撕裂的神经末梢进行显微缝合，神经外膜缝合是最常用的技术。除了异物对缝合材料的反应外，在特定的解剖位置缝合神经很困难。当可以精确对齐神经末梢时，纤维蛋白胶是一种可接受的神经修复替代品。然而，使用纤维蛋白胶进行神经修复尚未得到美国食品和药物管理局的批准。神经间隙可能是由于节段性神经缺失或当挤压的神经节段不适合修复且必须切除时存在的。这可以通过近端和远端神经末梢的活动来克服，或者，对于尺神经，通过将神经移位到肘部前部来克服。如果修复时张力过大（不能用 8-0 尼龙线固定），必须使用神经导管或神经移植物。

有人认为，神经再生效果良好是与近端和远端神经段轴突的适当匹配，由旁分泌介导的神经定向和近端轴突新生的接触引导共同作用的结果。实验证据表明，在大鼠模型中，嗜神经性化学梯度可以有效引导再生轴突通过中空神经导管至少 14 mm。该导管允许神经营养信号的扩散，同时防止近端和远端神经段之间的机械纤维阻滞。然而，大间隙动物模型（30 mm）显示，使用神经导管后恢复较差或无恢复，表明该技术存在有限的限制。虽然可以在人体上成功地桥接的间隙长度仍然不确定，许多外科医生认为在小的周围神经中使用可吸收的神经导管间隙长度可达 2 cm。神经移植仍然是大神经或混合神经和臂丛神经的“金标准”。合适的导管是聚乙醇酸管和半渗透性胶原管，它们显示出相似的实验结果。本章后面将讨论同种异体神经移植的使用（图 70.30）[12]。

对于神经移植，外科医生可能并不能总可以选择合适神经束进行匹配。然而，为再生轴突提供的额外接触引导使得在比导管更长的距离内成功再生神经成为可能。用于神经移植的供体来源通常包括骨间神经的末端感觉部分和用于指神经的前臂内侧皮神经。腓肠神经用于涉及较大神经的神经间隙。

神经移植

如果神经损伤部位与远端肌肉靶点之间可能存在较长距离，则初级神经修复可能效果不佳，因为在远端神经生长发生时，肌肉会发生退化。18 个月后，肌肉不太可能恢复。因此，如果神经生长速度接近 1 mm/d，则手部近端超过 540 mm 的近端运动神经损伤将注定失败。因此，对于上臂神经和臂丛神经损伤，神经移位可能导致神经修复更接近目标肌肉。供体神经的选择必须尽量减少因供体神经缺失而导致的发病率。供体神经必须与失神经肌肉密切相关，以便修复更接近目标肌肉。神经移位彻底改变了近端神经损伤的修复，从而使远端肌肉萎缩最小化。例如，经典的 Oberlin 移位术使用部分尺神经（通常为单束）转移到上臂的肌皮神经和肱骨，以恢复肘部屈曲[13]。技术上简单、快速、有效。尺神经区域没有明显的运动或感觉缺陷。这项技术已经很流行，当 C8-T1 完整时，可用于 C5-6 臂丛神经病变。还可用于神经化功能性自由肌肉移植，如果天然肌肉因长时间去神经支配而已经萎缩，则可能需要这种移植。

血管损伤

闭合性或穿透性创伤或医源性损伤可导致急性血管损伤。骨折或脱位可能导致血管损伤。间接血管损伤可由牵引伤引起，牵引伤可撕裂血管，也可能由内膜损伤或振动工具造成的重复性微创伤导致血栓形成。

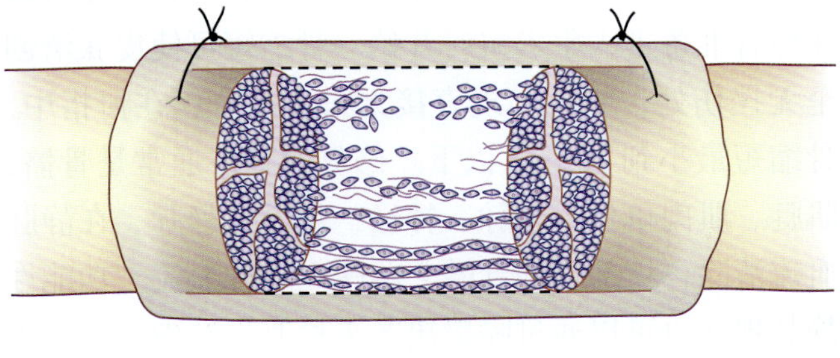

图 70.30 神经导管可能是手部短神经间隙的合适治疗方法

后者通常影响腕部 Guyon 管中的尺动脉，称为小鱼际锤子综合征。如果不考虑其原因，血管损伤可能会导致肢体循环的严重并发症。闭合性损伤时，症状的出现可能会延迟，因为肿胀、低血压和内膜损伤共同导致晚期血栓形成和血管功能不全。

急性动脉损伤后，症状是由侧支循环水平、创伤后交感神经张力和血管舒缩控制机制共同作用引起的。上肢动脉损伤的患者，如果有足够的侧支循环和正常的血管舒缩控制，可能会有轻微的症状，因此重建不一定是强制性的，可以通过简单的动脉结扎来治疗损伤。如果存在非关键性动脉损伤，如仅桡动脉损伤，则可提倡重建以恢复平行血流，以防将来发生动脉损伤，促进神经恢复，促进愈合，并防止不耐受寒冷。然而，报告的成功率，即使采用微血管技术进行单血管修复，也在 47% ～ 82%。以下损伤可通过血管修复和重建进行最佳处理：腋动脉或肱动脉损伤；尺桡动脉联合损伤；桡动脉或尺动脉损伤伴侧支循环不良。非关键性血管损伤修复的相对适应证包括广泛的远端软组织损伤、在不损害患者健康的情况下实现修复的技术能力，以及血管和神经复合损伤。动脉重建需要评估侧支循环的充分性；这主要基于最初的临床判断。然而，动脉重建的最终决定往往是在手术室探查后作出的。一旦分离了受伤的结构，控制了潜在的出血部位，清除了血肿，就可以更充分地评估远端肢体。此时，撕裂的血管末端由非创伤性血管夹控制，可以松开止血带。然后可以评估远端的毛细血管充盈和灌注，以及远端撕裂血管末端的回流。手指血压可通过无菌多普勒探头和袖带进行量化；手指肱动脉指数为 0.7 或更高表明灌注充足。如果侧支循环不良，则进行动脉重建。目前，标准治疗方法不要求对孤立的非关键血管进行动脉修复。在桡动脉和尺动脉联合损伤中，重建一条或两条血管。如果可能，对两个血管进行修复[14]。

肌肉在长时间缺血后常会肿胀。这可能导致前臂封闭腔室内的压力增加，导致骨筋膜室综合征。因此，大多数外科医生的做法是在真正的血运重建程序完成后，进行常规筋膜切开术，对前臂筋膜室进行减压。在肌肉缺血期间，可能有乳酸积聚。皮肤温度越高，越可能会发生肌肉坏死。恢复这种肢体的循环可能会导致肌红蛋白、乳酸和其他有毒物质突然进入循环。这被称为再灌注综合征，可导致多器官衰竭，尤其是影响肾和心脏系统。

再植和截肢

对于一般外科医生来说，在半夜被再植外科医生要求会诊时可能并不能很快到达，而且结果常常是令人沮丧的。断肢再植有一般的适应证，但最重要的决定仍然是在断肢前挽救生命。尽管患者和家属可能希望再植，并且在某些情况下，初级团队成员甚至承诺再植，但对于有严重相关医疗问题或受伤的患者，不会进行再植。以下情况通常也不考虑再植[3-15]：

- 截肢部分严重挤压或多节段损伤；
- 故意自行截肢该部分的精神病患者；
- 截肢 FDS 远端（2 区）附近的一个手指，儿童或专业要求高的人（如音乐家）的单指截肢除外；
- 严重动脉粥样硬化患者的截肢（有时只有在手术室探查血管时才能确定）。

截肢部分再植的适应证如下：

- 尽可能为拇指截肢（其提供超过 40% 的整体手功能）[15]；
- 在 FDS 远端截肢的单个手指（例如，体力劳动者可能希望调整截肢手术，并希望尽快恢复工作）；
- 多个受伤的手指；
- 大多数儿童截肢手术，包括单手指截肢；
- 手部、手腕或前臂远端断头台锐利清洁截肢手术。

再植是指将完全切除的部分重新连接。血运重建需要重建严重受伤或未完全切断的肢体中的血管，但某些软组织（如皮肤、肌腱、神经）仍然完好无损，对于防止远端坏死，血管修复是必要的。血运重建通常比再植成功率更高，因为静脉和淋巴引流可能完好无损。

小再植是在手腕、手或手指水平的再植，而大再植是在手腕附近进行的。这种临床差异的存在是因为在主要再植的情况下，缺血时间对肌肉的存活和功能结果至关重要。缺血肌肉可能导致肌肉坏死、肌红蛋白血症和感染，这可能威胁患者的生命（以及肢体）。截肢有三种类型：

- 断头台截肢术，即用尖锐物体切割组织并使其损伤最小；
- 挤压截肢术，其中局部挤压伤可通过局部清创转化为断头台损伤，但是这在弥漫性挤压性截肢中是不可能；
- 撕脱伤截肢，这是最不适合再植的类型，因为结构在不同程度上受到损伤。撕脱伤，例如所谓的环撕脱伤，伸肌肌腱被撕裂，屈肌肌腱常在肌腱连接处撕裂，神经被拉伸，可能从末端器官撕裂。

缺血时间也是评估患者再植的重要考虑因素。对于断指，超过 12 小时的热缺血是相对禁忌证。迅速将该部分冷却至 4℃可显著改变缺血因子，但即使缺血超过 24 小时也不一定要排除成功的断指再植。缺血时间对于前臂近端以上再植更为关键，超过 6 ～ 10 小时的热缺血后不考虑再植。成人的单指，除 2 区的拇指外，一般不复位，因为单指僵硬会导致手的整体功能不良[15]。

截肢不是一种过时的手术；相反，对于可能不需要再植的患者，这是必要的。当进行一期截肢时，尽可能长地保留残端。如果近节指骨只有很短的一段，可能会有例外。示指位置短的近端指骨残留物可作为拇指至中指抓握的障碍，在这种情况下，可以考虑正式的截肢以提高手部整体功能。切断的神经末端被锐利地切断并允许缩回，以尽量减少截肢端疼痛神经瘤的发生。肌腱也被急剧分开并允许缩回。在中指、无名指或小指残端缝合屈伸肌腱的做法严重损害了未受伤手指的运动，这可能是因为屈肌的共同起源。所致未受伤的手指将出现主动屈曲缺陷，即 quadriga 综合征；这可以通过在受伤的截肢手指处释放屈肌肌腱残余来纠正。

如果对于预计截肢部分考虑再植，则以适当的方式运输患者和截肢部分至关重要。将截肢的部分放在一个干净、干燥的塑料袋中，密封并放在保温容器的冰上。这将使其在 4 ～ 10℃的温度下保持充分冷却，而不会冻结。截肢的部分被包裹在一层轻微湿润的盐水纱布中，以防止组织干燥。

再植的顺序已经标准化，只有一些微小的变化。最初的外科团队在显微镜下对远端截肢部分进行初步探查，不仅可以确定再植在技术上是否可行，还可以在患者准备进入手术室时开始。骨缩短可使皮肤清创至无挫伤处，并可实现直接无张力闭合。在拇指中，骨缩短最小到 10 mm 以下。修复的顺序通常是骨骼、肌腱、肌肉单位、动脉、神经，最后是静脉。在静脉血流清除再植部分的乳酸之前建立动脉血流。功能性静脉现在也可以通过喷射出血来检测。然而，必须密切监测失血情况。

对于大型再植，尽快恢复动脉循环对于限制缺血时间至关重要。透析分流器或颈动脉分流器可置于动脉两端之间。间歇性阻断分流器可能是限制失血所必需的。在上肢，骨缩短可以积极实现原发性皮肤闭合和原发性神经修复。恰当地使用抗凝剂可以提高再植的成功率。局部应用 2% 利多卡因或罂粟碱可能有助于缓解血管痉挛。术后敷料包括非黏附网纱布、松散皮瓣纱布和石膏夹板，术后抬高以减少水肿和静脉阻塞。患者的房间必须保持温暖，术后禁止吸烟。除了抗生素和镇痛药外，建议每天服用一片阿司匹林，以抑制血小板聚集。术后监测每小时进行一次，以评估颜色、毛细血管充盈和手指温度。

骨折和脱位

疼痛、肿胀、活动受限和畸形表明存在骨折或脱位。标准的前后位和侧位 X 线片可能会遗漏一些骨折和脱位，并且可能需要多个视图来确定准确的诊断。骨折可以旋转、成角度、伸缩或移位。骨折端指向的方向描述了骨折的固定，而移位则描述为远端骨折块的方向。骨折可能是开放性的，也可能是闭合性的，这取决于是否涉及伤口。骨折也可能是完整的、不完整的或粉碎的（两片以上）。裂缝也可以通过其形态来描述；可以是横向、纵向、斜向或螺旋形。开放性骨折急需彻底冲洗和清创。对移位的骨折或脱位应尽快复位。根据受累关节中远端骨的移位方向描述脱位。关节分离可能完全或不完全（半脱位），取决于关节囊损伤的严重程度[3]。

移位的骨折或脱位应尽快复位，以减少软组织损伤，减压可能拉伸的神经，并缓解血管扭曲。良好的骨接触和稳定性是骨折愈合的必要条件。手术指征包括无法获得和维持闭合复位、开放性骨折或需要骨移植的严重骨丢失（表 70.4）。

在理解不同的固定方法之前，必须讨论功能稳定性和刚性稳定性之间的区别。美国矫形外科的刚性固定原则要求解剖复位、功能稳定的固定、微创解剖和早期主动运动。这种刚性固定需要直接观察骨段，可以用钢板和螺钉、拉力螺钉或螺钉来完成。功能稳定性允许骨折部位微动。在间隙处形成胼胝，在愈合过程中被骨骼替代。功能稳定性通常是通过克氏针加夹板或石膏来实现的。

在上肢远端，坚固的内固定乍一看似乎是一个不错的选择，以实现术后早期活动。然而，尤其是手指，严重的软组织破坏和自身条件可能会减少这些潜在优势，从而在钢板和骨骼之间已经受限的空间内增加瘢痕和钢板刺激。因此，克氏针固定的简单性，尤其是经皮固定，虽然不能提供刚性固定，但可能是最合适的方法。

关节内骨折需要精确复位以保持运动，并将关节病的风险降至最低。持续的旋转和明显的侧角畸形通常不会随着时间的推移而重塑；与相邻手指相比，这些可以通过观察受伤手指与相邻手指的对齐方式来避免，同时在复位后被动地轻轻地将手指弯曲成拳头，可以避免这些情况。如果不能舒适地彼此相邻，并且没有指向舟状骨的远极，则必须重新尝试复位。骨折复位前后都要进行彻底的神经血管检查。

远端指骨骨折

远端指骨骨折是最常见的手部骨折，占所有手部骨折的 50%。大多数由挤压伤和相关的甲床损伤引起。通常不需要精确复位，治疗通常包括单用夹板固定。

大多数闭合性锤状指骨折可通过在伸直时用夹板固定远侧指间关节来治疗，前提是骨折涉及的关节面

表 70.4　骨固定方法的比较

固定方法	优点	缺点
克氏针	直径不一 可经皮或开放式应用 移除时不需要第二次手术 比钢板和螺钉需要更少的软组织剥离	可能松动 无法提供刚性固定软组织 软组织可能被刺穿（但可通过小心放置避免） 感染可能会沿着克氏针通道发生
螺钉	稳定性高 允许手指早期活动	经常需要开放完成（尽管不总是）
钢板	当骨折线对于螺钉来说不够斜时可以使用 允许手指早期活动	需要开放的方法 需要广泛的软组织解剖 轮廓相对较高，可通过手指和手的背部触摸到 可能通过其相对体积和放置所需的剥离导致伸肌肌腱粘连

少于 50%，且远侧指间关节无脱位。夹板必须每天 24 小时应用并保持 6 周。有些职业或其他情况可能无法做到这一点。在这些情况下，可以放置埋入式斜克氏针以保持复位；然而，这需要第二次手术切除，可能会导致更糟糕的结果。

所谓的 jersey 是指 FDP 肌腱插入远端指骨的撕脱骨折。当一名足球运动员抓住对手的球衣时，这种情况会发生在 FDP 对抗阻力后。有时，撕脱的碎片可能离手掌近。这种骨折通常需要切开复位和内固定。如果肌腱已移到手掌内，如果不在几天内进行手术，血液供应可能已受损，肌腱可能会坏死[3]。

中指骨和近指骨骨折

骨折可涉及指骨头部、颈部、体部或基底部。头部和基底部骨折可能是关节内骨折。根据插入 FDS 和滑车所产生的力，中指骨轴骨折移位。如果骨折位于 FDS 连接处的远端，则近端骨折块被该肌肉弯曲，导致掌侧成角。相反，如果骨折位于 FDS 连接处的近端，则近端碎片通过中心滑移延伸，而远端部分通过 FDS 弯曲。这导致背角形成。大多数近节指骨的骨干骨折倾向于掌侧成角，因为骨间反映了近节段，而滑车通过近侧指间关节延伸远端节段。移位和不稳定的骨折需要切开复位，然后用克氏针或螺钉固定。指骨的小尺寸使钢板固定非常困难。

掌骨骨折

骨折可发生在掌骨头部、颈部、体部或基底部。头部骨折会累及掌指骨关节。由于指屈肌肌腱的强大弯曲力，颈部骨折通常呈掌侧成角。轴骨折可以有多种构型，这些构型决定着稳定性和最佳固定方案。最后，掌骨底骨折会累及腕掌关节，并可能导致关节脱位。

小指掌骨颈部的背角骨折，即所谓的 boxer 骨折，如果没有剪切或成角，则不需要复位。腕掌关节的活动性将补偿小指和无名指较高程度的背角。示指和中指掌骨的活动性不如无名指和小指掌骨。因此，示指或中指只能承受约 10° ～ 20° 的角度。

这些骨骼比指骨大，如果需要，可以承受钢板和螺钉结构；然而，经皮克氏针植入仍是首选。根据骨折类型的不同，可以使用拉力螺钉或钢板螺钉进行内固定。拉力螺钉可用于长斜形骨折或螺旋形骨折，使骨折线上至少有两个足够大小的螺钉。

拇指掌骨底部的斜形骨折（Bennett 骨折）导致近端小碎片被掌侧斜韧带固定在斜方肌的位置。由于拇长展肌腱的拉力，拇指掌骨的其余部分发生背侧移位（图 70.31）。对这些骨折碎片必须适当复位，并用克氏针或螺钉内固定。拇指掌骨底部粉碎性骨折（Rolando 骨折）很少采用闭合复位治疗。如果碎片较大且移位严重，则应进行切开复位，以确保准确恢复拇指掌骨底部的关节面。

拇指掌骨轴骨折往往因近端和远端碎片上外展肌和内收肌的相反肌力而移位，即使是不移位的骨折也可能随着时间的推移逐渐移位和成角，需要进行内固定。如果选择初始夹板固定用于非移位拇指掌骨骨折，需要密切随访以发现移位和不稳定的早期迹象。小指掌骨底部的骨折类似于拇指的 Bennett 骨折，有时称为反向 Bennett 骨折。这是因腕伸肌导致断裂错位。

舟状骨骨折

舟状骨是最常见的腕骨骨折，约占所有腕骨损伤的 60%。临床检查显示舟状骨结节有压痛。如果怀疑舟状骨骨折，初始 X 线检查不仅包括标准的腕部三视图，还包括舟状骨视图，这是腕部完全尺偏的后外侧图像（图 70.32）。通常情况下，受伤后的即时 X 线片可能无法显示骨折。在这些情况下，CT 或 MRI 可能会有所帮助，或者可以选择使用夹板并在 2 周后复查 X 线片[16]。

非移位性舟状骨骨折的治疗方法是使用包括拇指在内的短臂或长臂石膏。拇指人字形石膏固定 6 周，然后进行短臂石膏固定，直至骨折线愈合。对于均匀、无移位的舟状骨骨折，经皮螺钉固定已成为一种趋势。

移位的舟状骨骨折需要切开复位内固定，通常使用加压螺钉。舟状骨骨折治疗不当的并发症是众所周

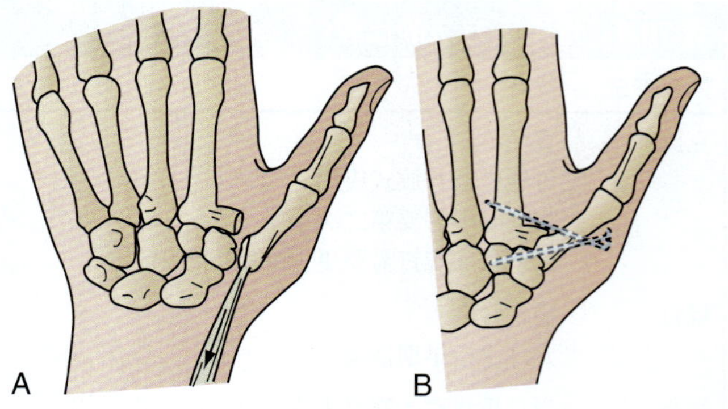

图 70.31 （**A**）拇指掌骨底部的骨折脱位称为 Bennett 骨折。变形力是由拇长展肌的拉力产生的。（**B**）经常需要骨折的切开复位和螺钉固定

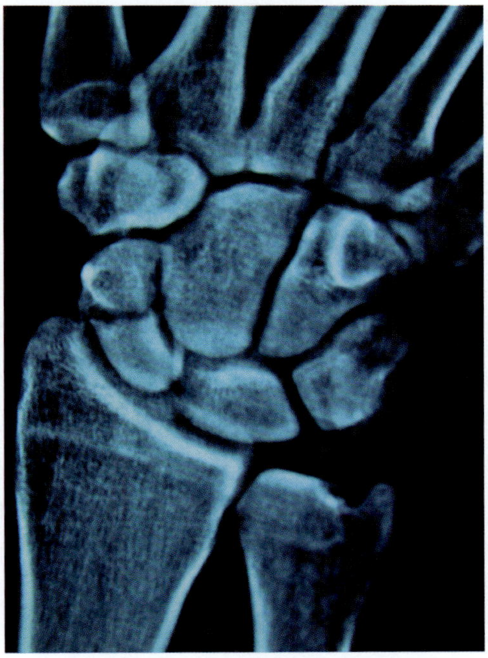

图 70.32 腕关节前后位 X 线片显示腕舟骨体部骨折，手部骨骼通常骨折

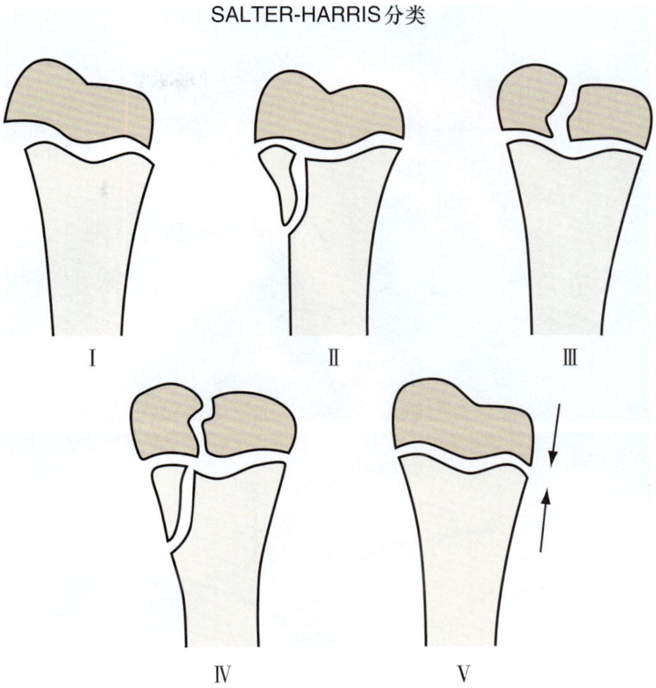

图 70.33 儿童累及骨骺的 Salter-Harris 骨折模式

知的。血管主要通过舟状骨的下半部进入舟状骨，通过舟状骨体部的骨折可能会剥夺其下半部的血液供应，导致舟状骨近端的缺血性坏死。骨不连也相对频繁地发生，这些病例需要用松质骨移植甚至带血管蒂骨移植来治疗。舟状骨骨折的早期诊断是必要的，这样才能进行适当的治疗以降低这些并发症的风险。现代空心加压螺钉、术中透视和关节镜检查允许对某些舟状骨骨折进行微创经皮固定，从而导致对这些骨折进行更积极的外科治疗的趋势。

儿童骨折

Salter-Harris 分类描述了五种类型的骨骺损伤（图 70.33）。儿童骨骼仍在生长，因此允许更大程度的重塑。因此，适度的骨折角位移和平移位移会随着年龄的增长而纠正。然而，旋转畸形在手部永远无法矫正，甚至在儿童中也是完全不可接受的。穿过骨骺的植入物必须具有最小的损伤可能性。因此，光滑的克氏针通常用于固定全骨骼损伤，通常避免使用螺纹螺钉。

脱位

脱位更常见于近侧指间关节。闭合性近侧指间关节脱位通常可以通过闭合复位和夹板固定来治疗。如果复位后关节不稳定，需要探查以修复韧带。最常见的近侧指间关节脱位类型是背侧脱位。近侧指间关节掌侧脱位常伴有伸肌机制的三角韧带撕裂，近节指骨的头部通过该韧带突出并被夹住。闭合复位的尝试失败了，因为它们收紧了外侧韧带的纤维，并使突出的近端指骨颈两侧的中心滑移；这些损伤通常需要切开复位并修复伸肌撕裂。

示指掌骨头部掌侧脱位通常需要切开复位。掌骨头夹在掌骨浅横韧带、屈肌腱和腰肌之间，而掌侧板夹在掌骨头和近端指骨底部之间。因为这种结构，闭合复位常常无效。

拇指掌指关节脱位通常是由于桡向卡压所致，从而撕裂尺侧副韧带。尺侧副韧带可向近侧牵拉，并在伸肌套的背侧靠拢（Stener 损伤；图 70.34）。由于尺侧副韧带无法重新附着到骨骼上，因此无法自发愈合。这种所谓的滑雪杆损伤可能需要手术修复。应力放射照像，有时只能在麻醉手指后进行，可能需要帮助诊断拇指掌骨关节尺侧副韧带完全损伤。

骨缺损的重建

除了软组织、肌腱和神经重建外，创伤、肿瘤切除和感染清创术造成的伤口也可能存在骨缺损。通常，在确定重建之前需要进行阶段性清创。

用于重建骨间隙的技术取决于间隙的大小、患者伴随的损伤以及专业技术的可用性，如显微手术或骨

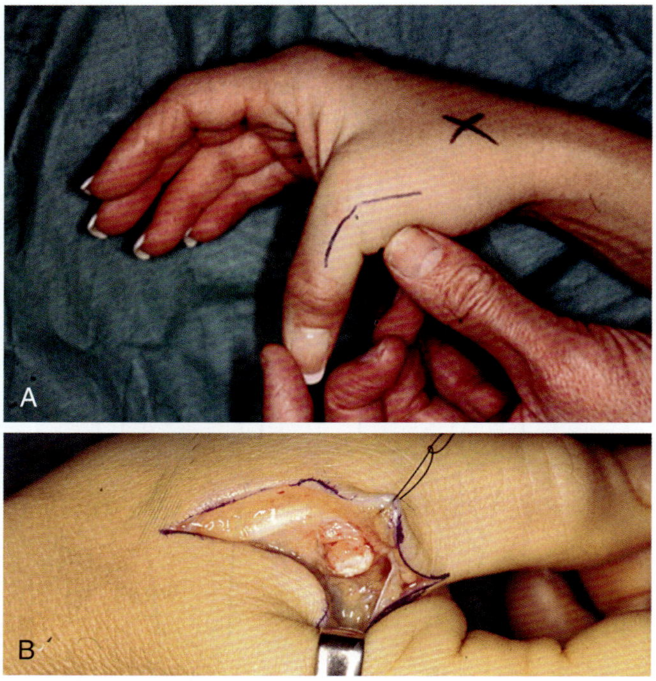

图 70.34 （**A**）拇指掌指骨关节尺侧副韧带不稳定；（**B**）Stener 损伤显示副韧带的远端插入物在伸肌帽的近端撕裂，因此阻止了自发复位。需要开放手术将副韧带重新固定到近节指骨底部

牵引，甚至解剖位置。例如，手部和手腕受伤需要不同于主要肢体骨骼的技术。重建骨缺损的广泛选择是非血管化骨移植（松质骨或皮质松质骨支撑）、带血管的骨瓣、通过牵张成骨进行的骨运输和截肢[17]。

骨移植和骨瓣依赖于骨传导、骨诱导和成骨以实现骨愈合。骨传导是指移植物作为支架，使血细胞和成骨细胞从受体部位向内生长。例如，经过处理的尸体骨移植物就会出现这种情况。皮质骨移植物可能具有提供结构支持的理论可能性，但主要通过“爬行替代”过程中的骨传导愈合。此类骨移植物中的任何活细胞可能离受体血供太远，而无法提供太多的成骨能力。

骨诱导是指移植物刺激受体部位的干细胞分化为成骨细胞。最后，成骨是指供体移植物携带祖细胞，在移植后分化为成骨细胞（表 70.5）[18]。

松质骨移植物具有接近受体血供的活细胞，并且具有固有的成骨潜能。由于一块松质骨或多片骨移植片的海绵性，骨传导受到限制。

带血管的骨瓣具有这三种性质的优点。这些被松散地称为血管化骨移植物，但因为它们有自己的固有血液供应（与移植物不同），所以更准确地称为骨瓣。尽管如此，血管化骨移植物似乎已成为一个常用术语。

非血管化骨移植物在干净的伤口上具有良好的软组织覆盖，骨间隙小于 6 cm，取得了良好的效果。皮质松质骨支撑移植物在提供结构支持方面具有潜在优势。然而，如果通过内固定（如锁定钢板）或外固定提供支撑，松质骨移植甚至可以愈合大量的骨间隙。

非血管化松质骨移植供区愈合良好，并发症发生率低。对于少量松质骨，可通过 lister 结节处的骨窗从桡骨远端取出。当需要大量松质骨时，髂骨嵴可提供丰富的松质骨供应[19-20]。

松质骨移植可用于上肢主要骨骼中甚至相当大的骨间隙。使用 Masquelet 技术增强移植物的“摄取”。这项技术从在骨间隙中放置抗生素水泥间隔物开始。根据骨的大小和骨间隙，可以用克氏针、小钢板或外固定器支撑。间隔物周围形成一层膜，约 10 天时膜内形成最大血管。正是在这个时候，膜可以被锐利地切割。输送骨水泥，用松质骨移植填充空间。虽然这是首次用于腿部，但对于主要上肢骨骼也有令人鼓舞的结果[21]。

另一种技术是通过利用分布成骨来创造新骨。此处，在拟定延长间隙的两侧放置一个框架和一根钢筋。然后在该部位进行断裂。在最初期，骨骼可以正常愈合。在随后的激活阶段，通常通过转动骨架外部的螺钉来分离骨架臂。随着骨折的扩大，类似于骨痂的结构形成，最终愈合为正常骨。达到所需长度后，将启动合并阶段。此时不再形成牵张，骨完全愈合[22]。

带血管的骨瓣充分利用了骨移植愈合的各个方面。它们确实需要显微外科技术，并且有一个更病态的供体部位。然而，如果伤口先前受到污染或在主要四肢骨骼中有一个很长的间隙，它们确实具有更强劲的愈合优势。它们也可以跨越以提供结构支撑。更常见的供体部位是腓骨和髂骨嵴（对于较大的受体部

表 70.5 各种骨移植物的再生能力

	骨传导	骨诱导	骨生成
松质骨移植	−	+	+
皮质骨移植	+	−	−
带血管蒂骨瓣	+	+	+

位）和股骨内侧髁（对于较小的受体部位）[23]。

一种处理残缺肢体的流程

涉及多个结构（骨、软组织、肌腱、神经和血管）的复杂污染损伤必须以一种方法学和深思熟虑的方式进行治疗，以优化功能结果，并降低感染、皮瓣丢失，骨不连的风险。

躯干和头部的相关损伤也很常见，可能需要优先考虑，但不能忽视外伤。例如，许多肘部枪伤都是由腹部和胸部的子弹伤引起的，肘部和前臂受伤只是因为在子弹射向胸部的路径上！

涉及多个结构的损伤通过将其分解为组成部分并逐步解决问题来进行系统治疗。“生命先于肢体”，但至少要稳定肢体损伤，才能更全面地解决。首先，遵循急性创伤生命支持协议。一旦二次评估确定了非致命性损伤的范围并进行了必要的射线照像，就开始进行肢体管理（框 70.1）。

如果远端无血管或有大出血，必须首先解决。如果止血带可以放在伤口附近，那么不流血的伤口是非常有助于进一步治疗的。这使得清创和识别待修复结构的评估更加彻底。血管修复可以通过直接吻合完成，也可以进行临时血管分流术。如果严重移位的骨折会阻碍血管修复，临时骨固定应在血运重建前进行（框 70.2 和图 70.35）。

骨折必须通过外固定或桥接进行临时稳定。决定是否缩短骨骼，或者如果这在功能上不可能，则必须保持骨骼间隙和软组织间隙。骨短缩可以通过使修复端部更紧密、最小化张力以及关闭软组织空间来促进神经、肌腱和血管修复。对于严重受伤的肢体，截肢可能是一个考虑因素，记住肘上截肢比经桡侧截肢更为复杂。如果决定截肢，应尽可能保留肘关节。

框 70.1 残缺肢体护理原则

- 离体肢体
- 血管再生
- 临时骨固定
- 清创，清创，清创
- 最终重建

框 70.2 破损肢体的优先级

1. 血运重建
2. 暂时性骨固定
3. 软组织覆盖
4. 确定性骨重建
5. 肌腱和神经重建

充分的初始清创至关重要，不仅是对嵌入异物的清创，也是对失活组织的清创。抗生素浸渍的甲基丙烯酸甲酯作为固体间隔物或抗生素有助于维持软组织空间，并向局部区域输送高剂量抗生素[21]。抗生素骨水泥周围形成的膜也将为骨重建提供一个良好的开端[24]。积极的清创仍然至关重要。感染会损害任何真正的骨骼或软组织重建。只有当一个人的伤口相当干净时，才能考虑重建[25]。

这可能需要不止一次清创。真空辅助闭合（vacuum-assisted closure，VAC）装置允许我们暂时覆盖开放性伤口，并在手术计划和重复清创时保持无菌环境。对于较远部位的损伤，VAC 敷料可减少水肿，保持和塑造手部和手腕的功能位置。它甚至有助于稳定骨折。因此，VAC 提供了临时夹板以及通向最终软组织覆盖和重建的桥梁[26]。

Godina landmark 在 1986 年发表的论文描述了开放性骨折早期软组织伤口覆盖的原则，其中包括清洁清创伤口[27]。软组织覆盖的质量和耐久性很重要（如游离或带蒂皮瓣），而覆盖的时间也至关重要。广泛的延迟会导致伤口愈合的胶原阶段和纤维化肉芽组织的进展，导致骈胝和固定失败。通常，骨和软组织重建可以同时进行。有时，如果骨通过外固定架或抗生素间隔物稳定，则在骨重建之前可以先进行软组织瓣重建[28]。

一旦血管完整性得到保证，骨折稳定，就可以修复血管和神经。在高能损伤的情况下，可以选择延迟肌腱修复，但断端应做上标记，以便将来识别。即使在后期计划进行最终的肌腱重建，如有可能，应尽可能接近肌腱末端，以尽量减少近端肌肉静态收缩（图 70.36）。

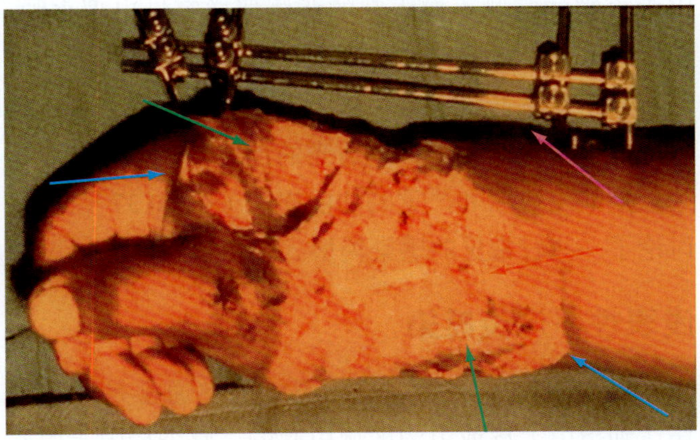

图 70.35 肢体损伤的治疗应逐步进行

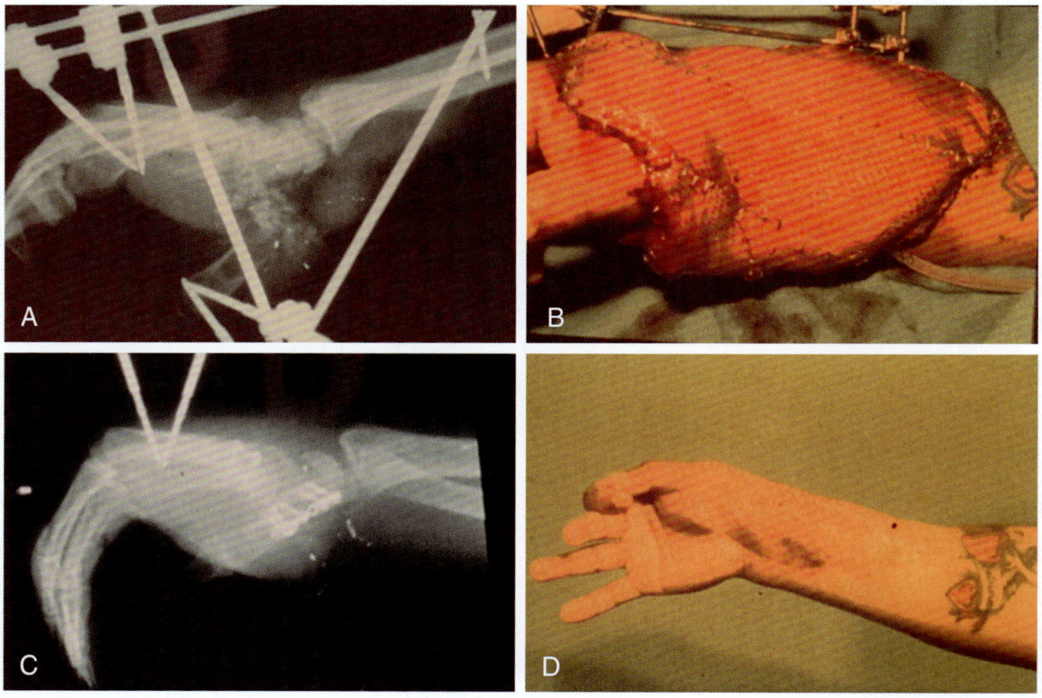

图 70.36 根据图 70.35 逐步处理损伤。左上：拇指的初步暂时固定和血管重建；右上：最终软组织覆盖皮瓣和皮肤移植；左下：决定性骨固定；右下：肌腱转移后 1 年的结果，从未恢复

“备件”的概念是使用损伤远端的部件进行重建。例如，一个无法挽救的残缺手指可能会被截肢，但目标应该是至少保留软组织以覆盖邻近结构的带蒂皮瓣。对受伤的前臂可以清除骨头，软组织包被用于覆盖更近端的截肢部位。远端组织有时甚至被用作较近端的游离皮瓣。这一概念在受损接缝的重建中可能特别有用。必须保留这些备件的血液供应[29]。

感染

手部感染通常出现在急诊科的外科住院医生身上。当感染最初得到正确诊断和治疗时，大多数患者表现良好。手掌深部感染的程度在早期往往被低估，因为手掌的掌侧不像手掌的背侧那样容易出现水肿。因此，如果手部感染在早期未被诊断，感染可能会沿着自然组织平面从一个解剖腔室扩散到另一个解剖腔室。如果手部感染得不到适当的诊断和治疗，就会导致严重的发病率和严重的功能损害（图 70.37）。这里讨论了一些较常见的感染类型。

浅表性甲沟炎感染

甲沟炎是手部最常见的感染；它通常是由于外伤达到指甲上皮或甲沟区域引起的。感染局限于甲底周围，在甲襞周围蔓延，并钻入指甲基部下方。如果脓液被困在指甲下面，对指甲的压力会引起剧烈的疼痛。最常见的致病微生物是金黄色葡萄球菌。早期治疗是使用抗生素，最好是青霉素和 β-内酰胺酶抑制剂（如舒巴坦钠或克拉维酸）联合使用。然而，现在社区获得性感染中耐甲氧西林金黄色葡萄球菌的发病率越来越高。脓肿形成后，需要手术引流。急性甲沟炎的手术方法取决于感染的程度。可能不需要切口。使用弗莱尔提升器提升感染的指甲周围约 25% 的指甲，向近端延伸至指甲边缘。这部分指甲被横切，纱布填充物被插入甲襞下方。当指甲上皮和甲旁部同时受累时，只需切开受累的趾骨周围引流，就可以抬高趾甲皱褶（图 70.38）。

中深部感染

中深部感染分为化脓性指头炎感染与指蹼间隙深部感染。化脓性指头炎可累及末梢、中间或近端掌侧组织，形成这一结果可能是由穿透性损伤直接引起的，也可能是由更浅表的皮下感染播散引起的。远端指节的掌侧是一个筋膜空间，近端由隔膜将远端屈曲折痕连接到骨膜，长屈肌腱也在此插入骨膜固定。这个空间同时也被纤维组织间隔开。远端指节感染时，远端指节的组织张力会变得非常大，以致骨骼营养动脉被挤压，最终可形成指尖坏疽及末端指骨远端坏死（75% 原因可归于此）。由于在指远端组织感染时，存在远端皮肤和骨骼缺血性坏死的风险，因此不能等待局部出现波动感后才实施手术。当远端组织迅速出现搏动性疼痛、肿胀及压痛时，应立即进行手术引流治疗。在手术切口的选择上，可以使用掌侧单切口或者背侧纵行单切口（图 70.38）。术后护理包括包扎伤口和抬高肢体，抗生素的选择取决于革兰染色的结果。但与甲沟炎相似，最常见的病原体仍是金黄色葡萄球菌。指头远端深部的感染可能会进入关节间隙或靠近骨骼，或者从近端突破隔膜，从而累及手指的其余部分。而当感染侵袭到手指根部时，可通过间隙进入手掌，造成手掌深部的感染[30]。

指蹼间隙深部感染可由直接植入或因化脓性指头炎引起。深部指蹼间隙感染时，肿胀的组织将手指分隔而开，手掌正常凹陷消失，手指之间的空隙变宽。手掌背部存在肿胀表现，但不能将此认为是感染部位。手术切口应横穿指蹼间隙，纵向反切口可在近节指骨基底部之间的背侧，这两个切口的沟通应该是畅通无阻的（图 70.39）。

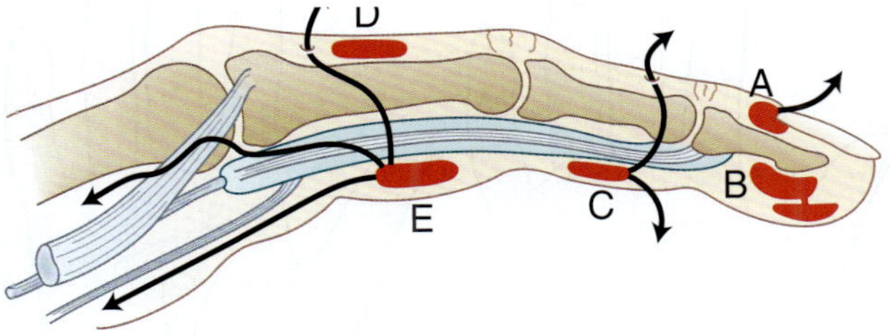

图 70.37 手部软组织感染的扩散是由于感染从原始部位失去控制，侵蚀并通过相邻解剖间隔扩散而发生的。A. 甲周表皮。感染微生物通过甲旁或甲旁组织的裂隙进入甲周组织，并经常在这些区域自行排出。B. 指蹼间隙感染（化脓性指头炎）。指蹼间隙内纤维间隔造成指蹼间隙内脓肿。C. 指掌侧皮下感染可经皮肤经指表面或经背侧并沿屈肌腱或伸肌腱鞘扩散。D. 指背皮下感染通常经皮肤排出，因为软组织薄且疏松。E. 近端的指间感染或蹼间隙感染可沿肌腱鞘、掌筋膜或蚓状管破裂至掌间隙。拇指和小指的连续鞘（桡侧和尺侧滑囊）与腕部的腕管和帕罗纳间隙连通

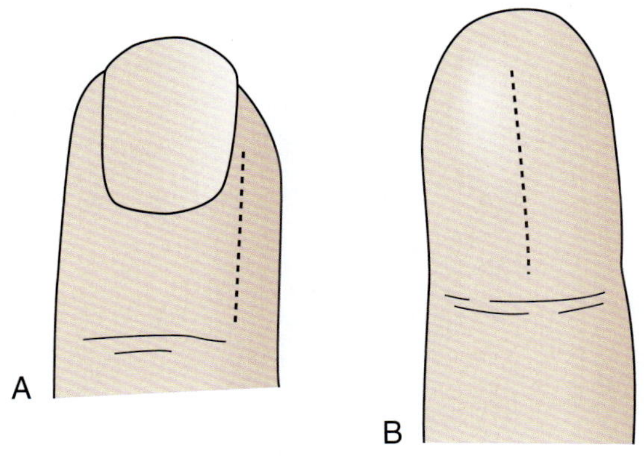

图 70.38 甲沟炎（A）与化脓性指头炎（B）的引流切口

深部感染

掌中间隙感染

掌中间隙感染发生在掌骨和掌腱膜之间的手部深处。中指掌骨的横隔将掌中间隙分为尺侧的掌中间隙和桡侧的大鱼际间隙。拇内收肌的横头将鱼际间隙和后收肌分隔开。可能出现手掌、大鱼际隆起或第一指蹼腔后部肿胀，这取决于脓肿受累部位。手伸肌腱深处的背侧腱膜下间隙也可能受到独立感染，通常是直接植入形成（图 70.40A）。对于大鱼际间隙感染，第一选择的手术引流方法是双掌侧和背侧切口（图 70.40B）。在掌侧，可以靠近并平行于鱼际折痕处做一个切口。注意避免伤及切口近端正中神经掌侧皮支和较深平面正中神经运动支。第二，可在第一指蹼间隙的背部做轻微弯曲的纵向切口，在第一背骨间肌和拇内收肌之间继续深入探查。在彻底探查各自的间隙后，在切口中应放置引流管。由于掌中间隙感染时手掌的背侧会出现肿胀，这是所有手掌部感染均会出现情况，但千万不要误认为背部肿胀位置是感染部位。当中指与无名指出现活动受限及疼痛的临床症状时，可做纵向曲线切口对所处空间进行引流（图 70.40C）。

帕罗纳间隙感染发生在前臂远端屈肌腱深部和旋

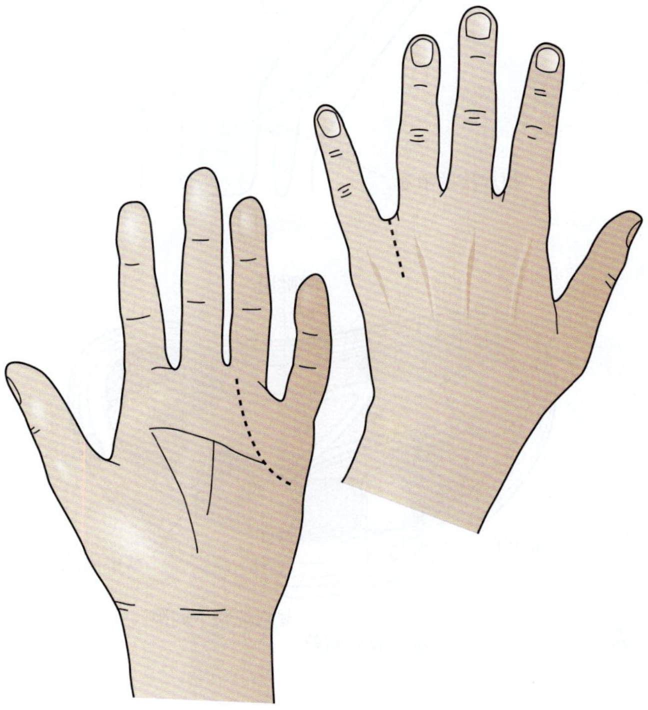

图 70.39 小指和无名指指蹼间隙脓肿的引流切口

前方肌浅表的潜在间隙。它通常是从相邻的掌中间隙或桡侧或尺侧囊扩散而来，前臂掌侧远端出现肿胀、压痛和波动感。帕罗纳间隙感染也可能与掌中感染有关。当帕罗纳间隙感染时，手指主动屈曲、被动的手指伸展时活动受限且疼痛。需要注意的是手术切口必须留有足够的软组织覆盖正中神经。

化脓性手指屈肌腱鞘炎

卡纳佛尔征的四个主要特征包括：①握持时手指是弯曲的，因为在这个位置时滑膜鞘为最大容积，疼痛会减轻；②全掌手指对称梭状肿胀，伴有手背部水肿；③轻微尝试被动伸指时会引起剧烈疼痛；④最大压痛的部位是掌远端示指、中指和无名指滑膜鞘的近端末端囊，或者在拇指和小指鞘存在感染的情况下，疼痛位置更近端位于掌心（图 70.40）。在大约 80% 的病例中，桡侧和尺侧滑囊相通，并可能同时感染。滑囊感染可扩散到前臂的帕罗纳间隙，深至前臂远端屈肌腱，形成马蹄形脓肿。

如果化脓性屈肌腱滑膜炎在感染开始的 24 小时内被发现，可用非肠道抗生素、肢体抬高和手部固定术进行治疗。如果这个方法效果不显著，或者患者在化脓性屈肌腱滑膜炎感染发生 48 小时后才被发现，就需要手术引流。首选的手术方法是通过两个独立的切口，第一个切口是在手指上的中轴切口，通常在手指的尺侧（拇指或小指的桡侧），指动脉和神经保留在掌侧皮瓣内，剥离后直接进入肌腱鞘。切开 A3 和 A4 之间的滑膜，可见到浑浊的液体；第二个切口是在手掌的肌腱上方，以引流末端囊。在 A1 滑膜下方插入 16 号聚乙烯导管至鞘内，术后每 2 小时用无菌生理盐水手动冲洗鞘内。大面积的敷料可以保证切口

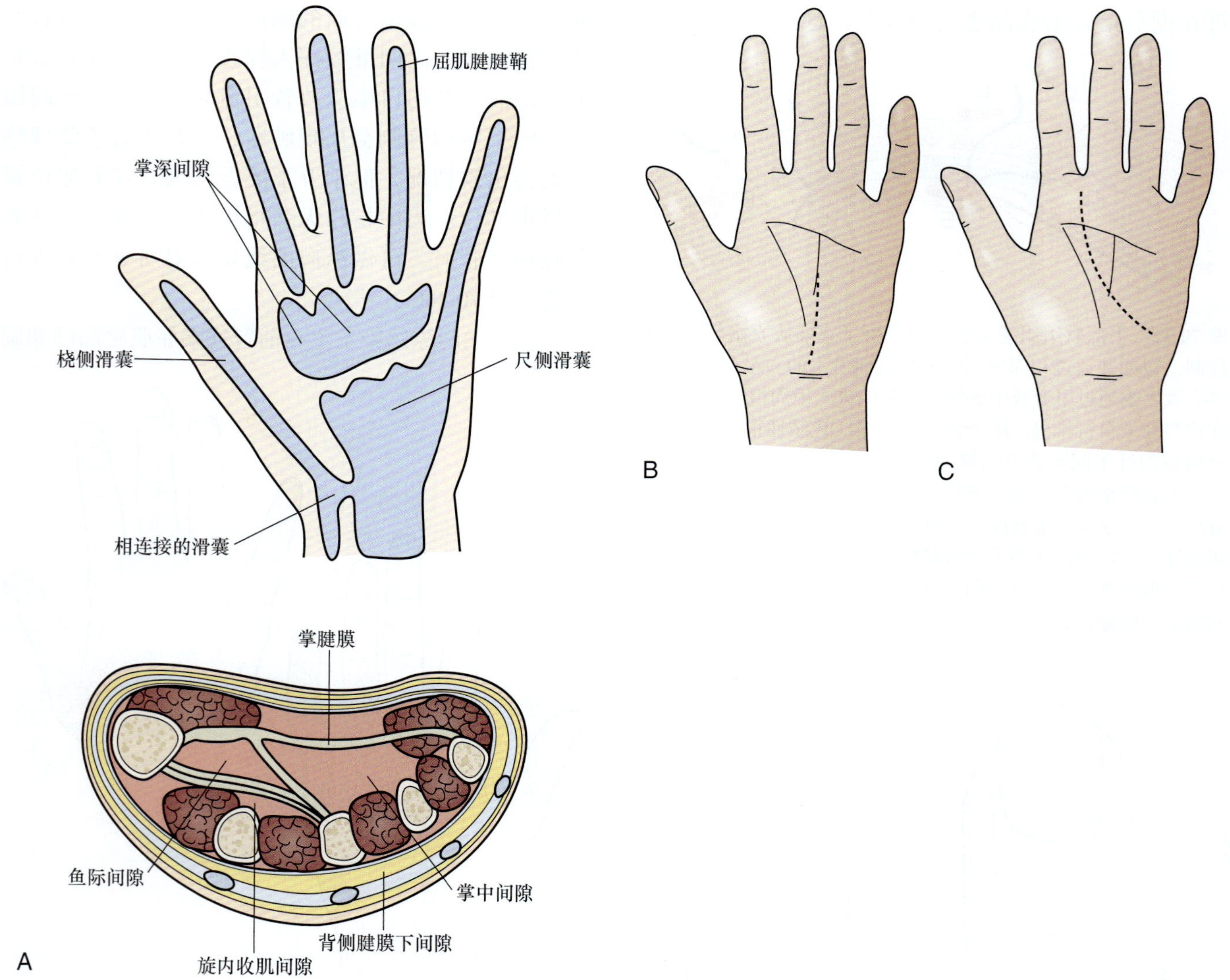

图 70.40 （**A**）手的深层空间和滑液囊解剖图。感染可能被这些间隙所限制，也可能沿着这些间隙之间的解剖平面传播。（**B**）大鱼际间隙感染切口。也经常需要背侧第一掌蹼间隙切口。（**C**）掌中间隙脓肿切口

部位的干燥洁净。有研究指出，术后引流性导管置入并不总是必要的[31]。

慢性及非典型感染

慢性甲沟炎通常是白色念珠菌感染（95%）的结果，注意这并不是细菌性的感染。但当涉及细菌时，通常是不典型分枝杆菌或革兰阴性菌。慢性甲沟炎一般对局部抗真菌药物治疗敏感，尽管有时也可使用口服抗真菌药物。有时需要外科治疗时，可对指甲进行袋形术。如果病变始终难以控制，应考虑恶性肿瘤的可能性。

慢性腱鞘炎可发生于屈肌肌腱或腕背的伸肌腱。炎症通常为肉芽肿型，由分枝杆菌或真菌引起。治疗包括手术切除滑膜和适当的长期抗菌药物治疗。慢性感染腱鞘炎必须与其他原因引起的慢性肉芽肿性滑膜炎相鉴别，如结节病、淀粉样变、痛风和类风湿性关节炎。

单纯疱疹性指头炎

单纯疱疹性指头炎是由 1 型或 2 型单纯疱疹病毒引起的，诊断时可能与甲沟炎混淆。感染开始时出现透明的小水泡，伴有局部肿胀、红斑和剧烈疼痛。随后囊泡在破溃形成前的几天内可能出现囊泡内液体的混浊化和囊泡合并。对于单纯疱疹性指头炎的诊断，可通过从囊泡液中培养病毒、评估免疫荧光血清抗体效价或进行细胞学检查等辅助检查进行确认。然而，临床中很少进行这些检查，因为临床症状通常足以诊断。因存在自体接种或与医疗卫生工作者接触的情况，通常可能存在口腔、生殖器感染。单纯疱疹性指头炎患者的疼痛表现往往与身体的表现不相符。由于这种感染通常是自限性的，所以一般采用非手术治疗。如果在症状出现的前 48 小时内开始使用阿昔洛韦或泛昔洛韦等抗病毒药物，可能对患者结局会有一些好处。然而手术治疗时的手术切口和引流可导致全身受累，并可能导致病毒性脑炎。

动物及人咬伤

人和动物咬伤伤口的微生物菌群最显著的差异是人类咬伤中伤口的细菌量更高，这种差异主要是由于存在厌氧菌引起的。人类咬伤偶尔会传播其他传染病，例如乙型肝炎、肺结核、梅毒或放线菌病。据报道，手部人类咬伤感染中腐蚀艾肯菌感染的发生率在 7% ～ 29%。通常，从受感染的人类咬伤中分离出来的微生物，和动物咬伤类似，有溶血性链球菌和金黄色葡萄球菌，产生 β - 内酰胺酶的金黄色葡萄球菌菌株，以及拟杆菌属厌氧菌，包括拟杆菌属、梭菌属、胃球菌属和细杆菌属，当前对这些细菌在人类咬伤感染中比以前认识到的更为普遍。对大多数动物咬伤的研究都集中在多杀性巴氏杆菌的分离上，而忽略了厌氧菌的作用。然而，最近的研究表明，狗咬伤形成的伤口上有多种生物，在成年人的狗咬伤中只有 26% 的患者分离出多杀性疟原虫。大多数动物咬伤多引起好氧和厌氧菌的混合感染。

手部化脓性关节感染通常是由外伤引起，例如由攻击者用手撞击下颚牙齿时被咬伤等外伤引起的。攻击者握紧拳头击中的牙齿穿透皮肤、肌腱、关节囊和掌骨头。一旦手指伸出来，四个穿刺伤口就会彼此分开，在关节内形成一个封闭的空间。所有这些所谓的战斗咬伤形成的掌指关节咬伤均需要手术探查、清创、彻底冲洗。人类咬伤主要是开放性伤口，应用适当的抗生素治疗。

手部骨筋膜室综合征、高压注射伤、外渗受伤

手部高压注射伤

手部高压注射伤的伤害相对少见，但误诊的后果是严重的，常需要紧急治疗。高压注射枪常用于喷漆、润滑、清洁和农场动物疫苗接种。可以使用这些装置注射的材料包括油漆、油漆稀释剂、油、油脂、水、塑料、疫苗和水泥。这些高压注射设备可产生 3000 ～ 12 000 psi 的压力。注射损伤也可能由其他原因引起，如管线和阀门、气动软管和液压管线缺陷等原因。对于患者而言，注射材料的类型是最重要的预后因素。油性涂料和涂料稀释剂会导致严重的早期炎症，导致受伤部位严重纤维化。因为示指、中指和无名指的肌腱鞘止于掌指关节，注射的材料将停留在远端指间关节或近端指间屈曲折痕处。然而，拇指和小指的肌腱鞘一直延伸到桡侧和尺侧滑囊，因此在小指或拇指的指间关节屈曲折痕处注射的物质可能会一直延伸到前臂，甚至导致筋膜室综合征。

患者高压注射最初可能是良性表现和微小的，这可能会使患者的警惕性降至最低，最终导致管理不善。皮肤上的伤口可能是良性的，仅有针孔大小的穿刺部位。然而，在几个小时内，手指疼痛加剧、肿胀和苍白。因此及时认识到伤害的严重程度是至关重要

的。X 线影像可以帮助确定注射物质的范围以及分散程度，无论是以皮下气肿的形式，还是以含铅涂料的形式，均可以通过不透明的软组织密度进行显示。对整个受伤的手指必须手术减压，清除所有异物和坏死组织（图 70.41）。伤口在彭罗斯引流管上松散闭合或以延迟方式闭合。必须使用适当的抗生素。尽管能及时识别和治疗，但仍有许多这样的手部伤害最终需要通过手术截肢。

渗透性伤害

以往，化疗药物外渗损伤常累及上肢。然而，皮下中心静脉导管的应用使这些损伤的发生率出现了降低。如怀疑出现外渗，应立即停止输液，冷敷 15 分钟，每天 4 次，在接下来的 48 小时内抬高肢体，这种治疗对于大多数外渗性损伤是有效的。然而，如果受损组织出现水疱、溃疡和疼痛，就会发生进行性坏死。当外渗总量达到一定的限度，必须手术切除所有受损组织。尽管清创后对创面覆盖的选择取决于所需清创的程度，但是大多数创面后续通常可以采用延迟的中厚皮移植术进行治疗。

骨筋膜室综合征

骨筋膜室综合征是因手掌内有限空间的压力增加引起的，这损害了手掌内组织的循环和功能。Volkmann 缺血性肌挛缩是未经治疗的骨筋膜室综合征的后遗症，其导致肌肉纤维化、短缩、失去功能以及神经障碍。目前，已知有多种损伤可导致骨筋膜室综合征：

- 腔室容量减少，如出血或骨折或手指受伤造成

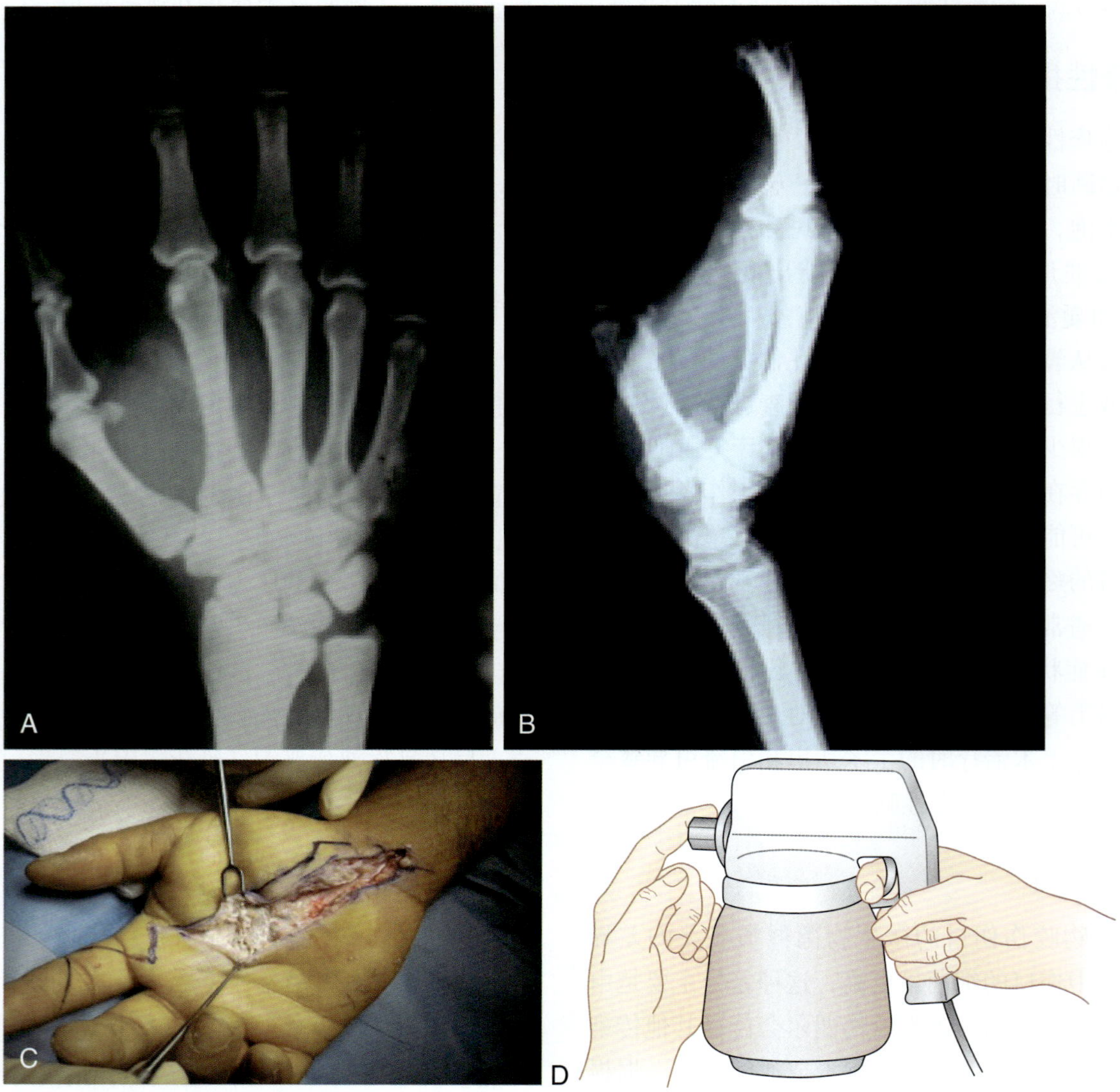

图 70.41 喷漆枪高压注射伤，伤口好像完全无碍，仅有表面微小穿刺伤。（**A 和 B**）右手正位和侧位 X 线片显示手掌和大鱼际隆起软组织内存在广泛播散的不透明异物；（**C**）男性非优势手掌（左手）被油漆枪高压注射损伤术中照片，从手指根部到手腕的组织被油漆广泛浸润，需要紧急清创和减压；（**D**）保护装置的拆除使喷嘴与手指紧密接触，成倍增加了传递到软组织的压力

的创伤；

- 毛细血管通透性增加，如缺血损伤后再灌注；
- 其他伤害，如蛇咬、高压注射伤害[32]。

骨筋膜室综合征的诊断主要基于临床评价。虽然测量筋膜腔内压力是可能的，但决定进行筋膜切开术是基于高可能性的临床怀疑。尽管室间缺血很严重，但可能仍然不影响远端手指的颜色或温度，远端血管搏动很少因室间肿胀而消失。然而，此时肌肉和神经的循环血量可能会大大减少，持续 4 小时以上的肌肉缺血即可导致肌肉死亡，也可引起明显的肌红蛋白尿。完全缺血 8 小时后，神经已经形成了不可逆损伤。肌肉和神经缺血的标志是疼痛，该疼痛是进行性和持续性的。首先，被动的肌肉拉伸会加重疼痛，这是诊断骨筋膜室综合征最可靠的临床试验。其次，最重要的临床表现是感觉减弱，这表明神经缺血。前臂和手的封闭室的触诊可发现紧张和压痛，证实了骨筋膜室综合征的诊断。被动肌肉拉伸试验在骨筋膜室综合征存在时引起剧烈疼痛。骨筋膜室综合征的鉴别诊断需要区分动脉损伤和神经损伤。所有这三种损伤都会产生感觉异常和麻痹：骨筋膜室综合征和动脉闭塞中存在被动牵拉疼痛，但神经失用症中不存在；骨筋膜室综合征和神经失用症的脉搏是完整的，但动脉阻塞的脉搏则不同。在患者因醉酒或意识不清而无法配合且临床诊断困难的情况下，可测量隔室压力进行辅助诊断。

解除前臂骨筋膜室综合征通常需要对腕管进行减压（图 70.42）。掌侧切口从大鱼际肌与小鱼际肌之间开始，然后在尺侧缘的手腕屈曲折痕处横向弯曲。这个切口必须避免正中神经掌皮分支，防止腕部折痕处的屈曲挛缩。这也提供了减轻腕部尺神经卡压综合征的机会。然后，切口向前臂近端向上延伸，然后向桡骨方向弯曲，形成一个大的皮瓣，覆盖正中神经和前臂远端肌腱。在肘部，皮瓣的切口再次弯曲穿过肘前窝，为肱动脉和正中神经提供覆盖组织，防止肘前窝

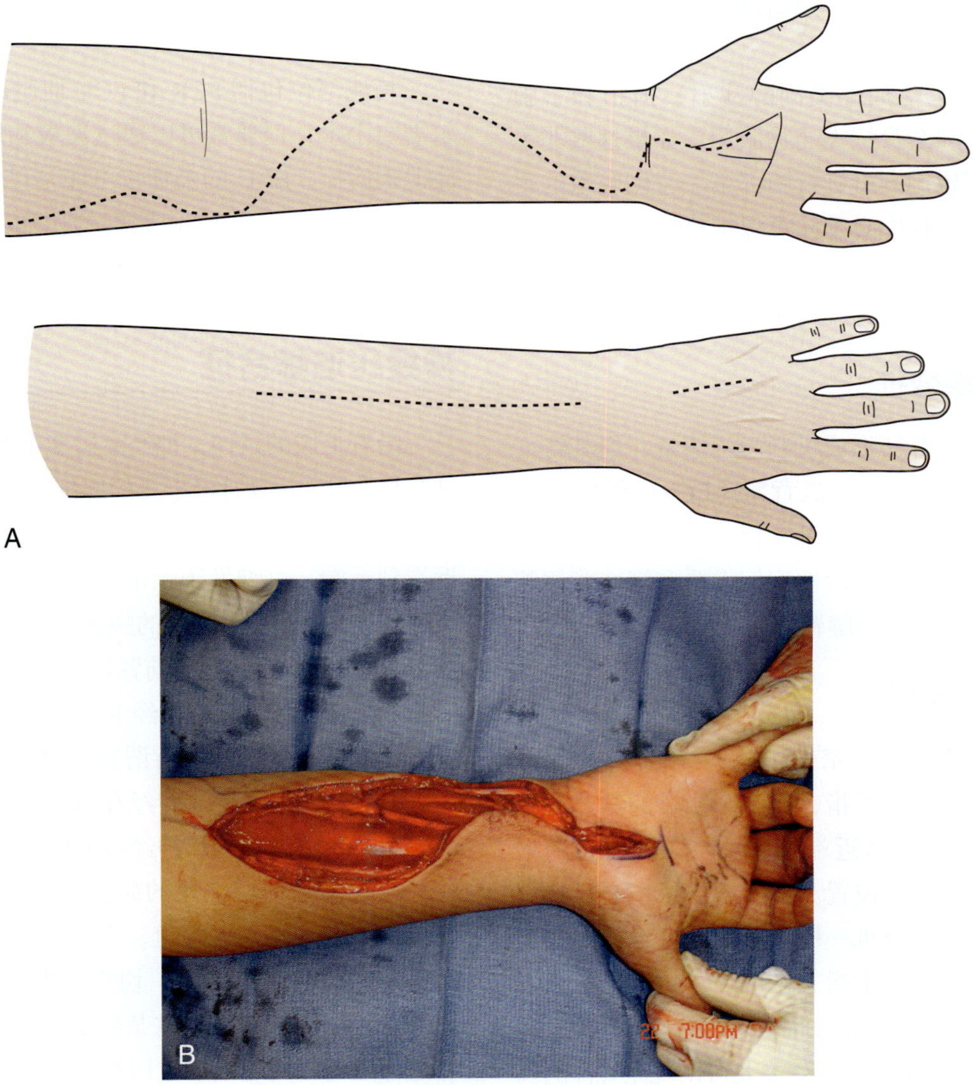

图 70.42 （A）前臂骨筋膜室综合征切开术切口；（B）儿童被蛇咬后行筋膜切开术治疗骨筋膜室综合征

的线状挛缩。前臂的背侧和所谓的活动包块在需要时可以通过直切口松解。也可能需要适当地减压手掌的各种内部隔室。大多数伤口可以在 5 天内部分愈合。如果皮肤伤口不能在 10 天内闭合，可以应用中厚皮瓣移植。

腱鞘炎

de Quervain 病

de Quervain 病是腕部第一背腔室的狭窄性腱鞘炎，是引起手部疼痛和残疾的常见原因。从局限于手腕桡侧的疼痛史以及因拇指运动而加重的疼痛特点可以很容易地作出诊断。患者经常有长期过度使用腕部和手的病史。其他特征是手腕第一背侧隔室的局部压痛和肿胀，以及芬科斯试验结果呈阳性——患者握住拇指，尺骨向手部快速偏移引起极度疼痛。捻发音可能是可触及的。这种情况必须通过放射学和体格检查与拇指-腕掌关节炎相鉴别。

非手术治疗包括局部类固醇注射、拇指和手腕固定、局部热敷和全身抗炎药物服用。如果这些非手术措施效果不理想，则可进行腕部第一背侧腔室的手术减压。在手术过程中必须注意保护桡侧感觉神经分支，因为这些分支刚好穿过皮肤下面的这个区域，外伤或横断可能导致痛苦的致残性神经瘤。

Intersection 综合征

Intersection 综合征形成机制尚不清楚，但其特征是 APL 和 EPB 肌腱越过第二背室（ECRL 和 ECRB；图 70.43）。最初的治疗是通过夹板、局部皮质类固醇注射和抗炎药物治疗。难治性病例需要在第二背侧腔室手术松解并切除累及的腱鞘膜。

扳机指、扳机拇指

扳机指是屈肌腱的狭窄性腱鞘炎，通常在 A1 滑囊水平。患者可以弯曲手指，但一个明显的结节卡在 A1 滑囊的近端边缘，将近端指间关节（或拇指的指间关节）锁定在该弯曲位置。试图伸展手指会导致它突然弹回，就像枪的扳机一样。通常，患者需要使用另一只手来解锁和伸展手指。在最严重的情况下，收缩非常紧，以至于患者不能弯曲手指，或者手指固定在弯曲的位置，不能再完全伸展。婴儿可出现先天性的扳机指或者扳机拇指，但大多数情况在孩子 1 岁时就会

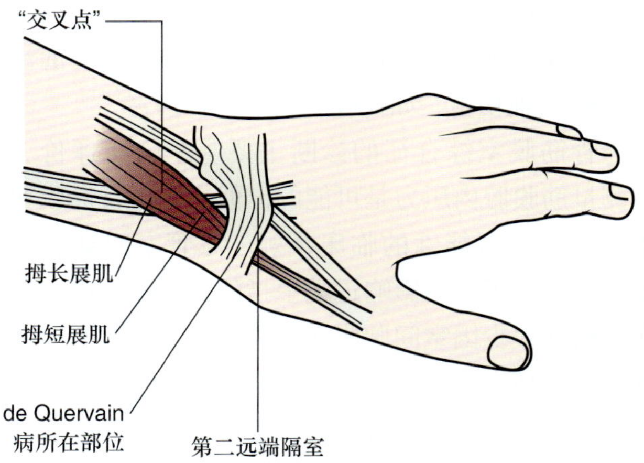

图 70.43 de Quervain 病与 Intersection 综合征的解剖位置

消退，如果不能自然消退，则应进行手术治疗。

成人的非手术治疗包括局部注射皮质类固醇。如果该治疗方案失败，则通过手术将 A1 滑囊进行纵向分割[33]。

其他位置腱鞘炎

其他部位包括 FCR 和 FCU 肌腱腱鞘炎。虽然偶尔需要手术，但通常可以通过夹板和局部皮质类固醇注射来治疗。ECU 的炎症也可能是尺骨侧手腕疼痛的原因。通过诱发沿 ECU 肌腱的压痛、主动抗拉伸时的疼痛以及腕尺偏斜可对此进行诊断。

神经压迫综合征

沿着上肢的延伸，神经穿过多个解剖学狭窄位置，这些都是可能出现神经卡压的部位，并导致特征性的远端感觉和运动缺陷。最常见的神经压迫部位，从四肢的近端到远端，是继发于颈椎间盘疾病或颈椎退行性关节炎的神经根、锁骨水平的胸廓出口压迫、肘部的尺神经卡压（肘管综合征），前臂近端骨间后神经受压（旋后肌管综合征，骨间后神经卡压综合征），前臂近端正中神经及其分支受压（所谓旋前肌综合征，骨间前神经综合征），最后正中神经在腕部被卡压（腕管综合征）和 Guyon 管中的尺神经被卡压（腕尺管综合征）。

在大多数神经卡压的病例中，没有发现特定的、加重的原因。然而据报道，在工作涉及慢性重复应激的患者中（如装配工人、切鸡工人），神经卡压综合征的发生率越来越高。在某些情况下，可能有明确的外部神经受压问题或加重因素。其中包括：

- 可造成骨受压的创伤，例如腕关节脱位或桡骨

远端畸形愈合（正中神经受压）；后腕管和肱骨髁上骨折，增加肘关节携带角（肘关节尺神经受压）；
- 类风湿性关节炎腕管或肘关节滑液囊增厚（正中神经受压）；
- 肿瘤，如 Guyon 管（尺神经受压）的巨细胞瘤或桡骨管的脂肪瘤；
- 发育，腕管（正中神经受压）、Guyon 管（尺神经受压）或前臂（正中神经受压）肌肉异常；
- 代谢，其中体液平衡紊乱导致神经压力增加，特别是在腕管（例如黏液水肿、妊娠）。

腕管综合征是最常见的周围神经卡压综合征，其次是肘部尺神经卡压[34]，其他的神经卡压综合征则不常见。

糖尿病被认为是腕管综合征的一个危险因素，糖尿病对治疗的影响仍不清楚。然而，研究表明，在腕管放松后，糖尿病患者与血糖正常的患者表现相似。

腕管综合征

腕管是腕部的纤维–骨性通道，其中正中神经和9根手指屈肌腱由此穿过（图 70.44）。它的底部由腕骨构成，顶部由屈肌支持带（腕横韧带）构成，该隧道的正常压力为 20 ～ 30 mmHg，高于此压力会导致神经节段慢性压缩缺血性损伤，首先导致脱髓鞘，最终导致轴突死亡，形成神经传导阻滞、继发感觉及运动功能障碍。

最早的症状是疼痛和感觉异常，其特征是在夜间长时间活动后以及手腕的位置姿势变化后疼痛更明显，如开车、使用手持式吹风机或读书。患者可能会抱怨腕部动作笨拙，有持物不稳的倾向。腕管综合征感觉异常的特点是遵循正中神经的分布，包括拇指、示指和中指。

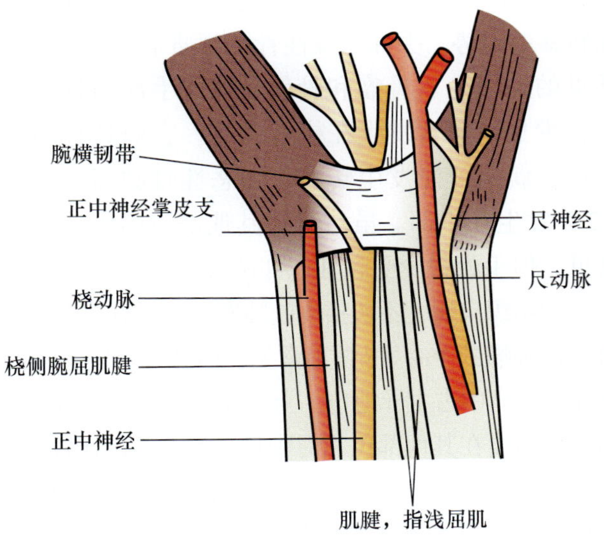

图 70.44 腕管解剖。腕横韧带（屈肌支持带）在腕管放松时纵向分开

体格检查包括压迫腕管、按压正中神经和过度屈曲腕关节产生感觉异常（分别为 Durkan 征、Tinel 征和 Phalen 试验）。感觉评估显示正中神经分布的感觉减退，并可能显示扩大的两点感觉辨别，大鱼际无力或肌肉萎缩是较晚出现的症状。神经传导研究和肌电图对临床检查是有用的辅助手段。

腕管综合征的初步治疗包括使用腕夹板（特别是在夜间），偶尔局部注射皮质类固醇，以及调整工作模式。如果症状持续，或如果最初表现为严重的腕管综合征，就需要手术减压。手术减压可通过开放手术或使用内镜的方式纵向分割屈肌支持带实现。单入路与双入路手术均显示出与开放入路相似的疗效[35]。如果滑膜或者肿块是导致腕管综合征的原因，那么可能需要手术切除[36]。

旋前肌综合征

在前臂近端，正中神经可能在指浅屈肌的两个头、旋前圆肌的两个头、纤维撕裂肌（肘部的二头肌腱膜）和 Struthers 韧带之间的纤维弓处受到压迫。在以上任何位置发生的神经压迫均为旋前肌综合征的亚组。虽然夜间症状不常见，但其症状与腕管相似。手掌也会感到麻木，因为掌皮分支也参与其中，但麻木在腕管综合征中特别显著，因为神经分支通过屈肌支持带的浅层在支持带的近端出现。如果试图克服阻力旋前、抵抗中指屈曲，症状可能会加重或恶化。然而，精确定位旋前肌综合征的压迫原因可能是困难的，手术减压通常是减压所有四个潜在的压迫部位。

正中神经骨间前神经分支有时会被独立压迫。它不产生任何感觉症状，但具体会通过前骨间神经牵涉到 3 块肌肉：FPL、FDP 到示指、中指、旋方前肌。

尺神经卡压

尺神经可能在腕关节的 Guyon 管或肘部和上臂远端的肘管中受到压迫。

Guyon 管压迫

Guyon 管在豌豆骨和钩骨钩之间，上方为腕掌侧韧带，尺侧为豌豆骨内侧，桡侧为钩状骨。与小鱼际锤击综合征一样，该部位可能发生肿块压迫，包括神经节、巨细胞瘤、尺动脉血栓形成和尺动脉瘤，但该部位的压迫也可能是特发性的。远端尺骨症状可能是运动障碍，也可能是感觉障碍，或者两者兼而有之，这取决于相对于尺神经深部运动支在管中发生压迫的位置。Guyon 管压迫可能存在 Tinel 征，直接压迫 Guyon 管可能会使临床症状恶化。手术是治疗方法之一，包括分割掌短肌和掌腕韧带，并去除该区域的任何有问题的肿块。

肘管综合征

肘管是一条长管道，从上臂远端开始，延伸到前臂近端。当尺神经进入前臂时，它被肱骨内上髁后的尺神经沟紧紧包裹，外侧为尺肱韧带，内侧为纤维筋膜。尺神经沟由尺侧腕屈肌两个头之间的腱膜连接，其前缘可能增厚和纤维化，称为 Osborne 韧带。在更近的地方，尺神经从手臂的前腔室进入后腔室，后腔室可能由一条叫作 Struthers 的长隧道连接起来。上臂内侧肌间隔也可压迫尺神经。上臂内侧肌间隔也可压迫尺神经。最远端纤维骨隧道可更准确地称为肘隧道。然而，对尺神经的压迫可以发生在这些部位的任何一个，近端到远端，从上臂开始延伸到前臂。运动和感觉症状发生在尺神经的支配分布区域内，并在肘部屈曲时加重。检查发现肘管上方有 Tinel 标志。感觉异常的分布在尺骨神经到小指、无名指和手的尺侧缘。鉴别诊断包括胸廓出口综合征、Guyon 管处的尺骨神经压迫及颈部神经根的压迫。

早期治疗包括在夜间用夹板固定肘部，使用柔软的伸展肘垫可防止肘屈和直接压迫尺神经。非手术措施的治疗失败及尺神经电位显著变化是手术减压的指征。通常，手术的目的是放松肘部尺神经周围的所有纤维约束，并将神经转位到内上髁前方的皮下或肌下位置。有研究报道，内镜在肘部尺骨神经减压的应用上已经取得了初步的成功。

桡神经压迫

桡神经可能在腋窝三角间隙（特别是腋窝分支）、臂部肱骨后螺旋沟和肘关节近端外侧肌间隔受到压迫。桡神经的主要运动分支，骨间后神经在前臂远端，从旋后肌（Frohse 韧带）的前纤维边缘开始，在所谓的“桡管”中受到压迫。压迫后可能有不同程度的骨间神经麻痹，或者可能有沿前臂背桡侧向下放射的疼痛（称为桡管综合征）。初期治疗常采用非手术夹板，但如果治疗失败，有时可能需要手术减压。

胸廓出口综合征

胸廓出口是颈部基部的狭窄空间，由第一肋骨内侧、前斜角肌和锁骨前部、后斜角肌包围。臂丛的所有部分以及锁骨下的动脉和静脉都通过这个狭窄的空间，因此神经、动静脉在这个位置可能会被压迫。如果出现胸廓出口综合征，锁骨上区和锁骨下区常出现 Tinel 征。Roos 测试要求患者在张开和握紧拳头的同时，将双手举过头顶，保持类似“投降”姿势。这将在 1 分钟内加重临床症状，如果动作持续下去，手臂两侧将因无力而下垂。Adson 测试包括触诊桡动脉脉搏，同时患者将下巴转向同一侧，深深地吸气，并屏住呼吸，脉搏将出现消失或减弱。压迫第一肋骨和锁骨试验包括对锁骨持续施加压力，症状将会重现。影像学检查可显示颈肋骨，但神经传导检查结果通常是正常的。

胸廓出口综合征可能与其他周围神经受压同时发生，这种情况称为双挤压综合征。治疗主要是非手术方式，包括改善姿势的练习和避免加重病情的活动。如果症状持续，特别是如果症状与血管压迫有关，可以通过手术对胸廓出口位置减压。这是通过经颈或经腋窝将第一肋骨切除完成的，通常是进行斜角肌松解。

肿瘤

腱鞘和黏液囊肿占手部肿瘤的 60% ～ 70%，其次是包涵囊肿、疣、腱鞘巨细胞瘤、异物肉芽肿、脂肪瘤、血管瘤和化脓性肉芽肿（表 70.6）。良性肿瘤占手部肿瘤的 95%。鳞状细胞癌是手部最常见的原发恶性肿瘤，基底细胞癌很罕见，而黑色素瘤在上肢相对少见。肢端黑色素瘤（如手掌、足底或甲床）有早期转移的趋势。手部原发性骨肿瘤通常是良性的，最常见的是内生软骨瘤和骨软骨瘤。手部的骨巨细胞瘤很少见，通常发生在桡骨远端。它们具有局部侵袭性，偶尔可能发生转移。在恶性骨肿瘤中，仅有 1.2% 发生在手部。虽然身体其他部位的骨转移相对常见，但手骨很少受到其他部位转移的影响[37-38]。

软组织肉瘤（不包括皮肤肿瘤）很少见，占全身所有恶性肿瘤的 1%。尽管不常见，但部分特定类型的肿瘤在手肿瘤中占主导地位。上皮样肉瘤、滑膜肉瘤和透明细胞肉瘤在其他部位相对少见，但在手部比较常见。

在良性和恶性肿瘤的范围之间，有一组是中度恶性肿瘤。巨细胞瘤和硬纤维瘤（软组织）在手术切除后有局部复发的倾向。它们的组织学特征可能与其

表 70.6 手部软组织及皮下良性肿瘤					
软组织肿瘤	临床表现	常见位置	组织起源与表现	治疗	影像学表现
腱鞘囊肿	肿胀，疼痛；远端病变可自发排液，肿胀（70%）	腕背部，掌背部，屈肌腱鞘，DIP 背侧	含有黏稠凝胶状液体的滑膜囊肿	抽吸和切除	无影像学改变，DIP 关节的黏液囊肿可能有骨赘（骨关节炎相关）
腱鞘巨细胞肿瘤	渐进性增大，无痛，位置较深；切除后可能复发；第二常见的手部肿瘤	任何存在滑膜的部位，包括腱鞘、关节、掌骨，多在手指	滑膜组织细胞；由于含铁血黄素色素沉着，呈凹形和黄褐色	切除	骨呈现压力性吸收
脂肪瘤	无痛，常在手或手指掌侧；可达到较大的尺寸；少见神经压迫症状	手掌和手指	成熟的脂肪细胞	切除	X 线：特有的水样透明外观
包涵囊肿（植入性皮样囊肿）	无痛，肿大，附着于真皮；体力劳动者、外伤史者多见，易感染	手掌和指尖	表皮含有角化碎屑的囊肿	切除整个上皮内衬囊	可能引起骨的压力性吸收
神经纤维瘤	可呈现局限、弥漫性、网状；可能与神经纤维瘤病有关；多无痛增大，若疼痛则存在恶变倾向	不像其他部位那么常见；更常出现在手掌上	神经束膜的成纤维细胞	切除，应活检	MRI：特征性分叶状外观
神经鞘瘤	无痛小肿块，可移动；多为意外发现；偶见远端感觉迟钝	正中神经	Schwann 细胞	剥离后切除	无
化脓性肉芽肿	多在易损伤的部位；脆弱，易出血；生长迅速	手指	肉芽组织	烧灼、切除	无
血管球瘤	非常小的病变；刺痛，局部触痛，冷敏感；患者有时会被贴上装病的标签	指下或掌侧指尖，可能是多个	神经肌动脉球	切除，甲床修复	可能存在远节指骨凹陷

侵袭性不符。幼年型腱膜纤维瘤和结节性筋膜炎在组织学上可能比硬纤维瘤更具侵袭性，但它们具有自限性。微血管球瘤不常见，但有向指尖和甲下区域进展的倾向。它可能是导致指尖剧烈疼痛的不明原因之一，可通过局部精确的极度压痛和甲板深部的褐黄色来识别。指尖 MRI 检测可能偶尔发现这些微小病变。如果认为病变是良性的，除了常规 X 线片外，无需进一步检查即可进行切除。然而，如果怀疑是原发性骨组织或软组织恶性肿瘤，则必须在活检前进行其他的检查。CT 可以帮助确定肿瘤的边界。硬纤维瘤的射线影像学密度与肌肉的密度相同，因此 MRI 的诊断效率更高。

软组织肿瘤

腱鞘囊肿

腱鞘囊肿是滑膜从关节或腱鞘向外延伸而形成的。它们含有黏稠的、果冻状的黏液物质，其成分与滑液相似（图 70.45）。约 60% 的腱鞘囊肿出现在手腕的背侧，起源于舟月骨韧带区域。腱鞘囊肿发生在掌侧腕关节，常见部位为舟状关节，在 A1 滑囊区域的屈肌腱鞘，在远端指间关节的背部，被称为黏液囊肿，它们通常与远端指间关节的骨关节炎有关。

腱鞘囊肿在女性 30 岁时最为常见。腱鞘囊肿没有危害，不需要处理。然而，为了美观或减轻对相邻结构的压力影响，可能需要进行治疗（图 70.46）。由于该位置的后骨间神经受到压力，腕背神经节有时会感到疼痛。一个非常小的无法触及的腕背腱鞘囊肿会让患者感觉非常疼痛，即所谓的隐匿神经节，通过 MRI 可进行诊断。腕背腱鞘囊肿的治疗可以通过用大口径针头将黏液物质抽出。如果不成功，则可以通过手术切除腱鞘囊肿。必须小心地寻找和切除腱鞘囊肿的蒂，一直到蒂根部的关节或腱鞘。腕掌腱鞘囊肿可能与桡动脉密切相关。由于存在损伤桡动脉的潜在风险，很少建议抽吸腕掌腱鞘囊肿。在 DIP 关节水平，最佳治疗不仅包括精细切除腱鞘囊肿，还包括从关节中去除相关骨赘。已经有研究描述了关节镜减压来治疗腕背腱鞘囊肿。

骨巨细胞瘤

骨巨细胞瘤，也称为色素沉着绒毛结节性滑膜炎，是第二常见的手部肿瘤。它发生在软组织中（例如关节滑膜、腱鞘），较少见于骨骼中。这种黄褐色多叶状肿瘤由多核巨细胞组成。虽然通常是良性的，但肿瘤可深入手指软组织并沿腱鞘与神经、血管结构黏连。通常是无临床症状的，并且实际体积常常比临床上怀疑的更大。在较大的软组织巨细胞瘤中，骨的放射学痕迹可能很明显。手术完整切除是首选的治疗方法。未

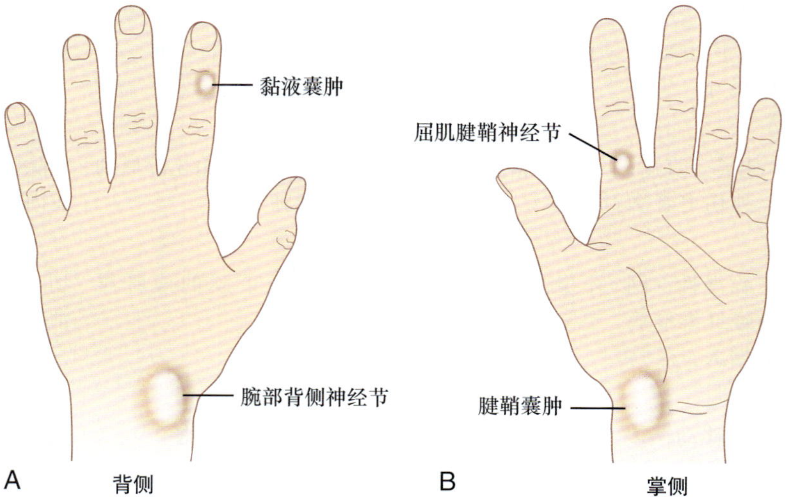

图 70.45 手和手腕的背侧（A）和掌侧（B）常见的神经节类型，包括手腕背侧神经节、手腕掌侧神经节、屈肌鞘神经节（掌侧支持带囊肿）和黏液囊肿

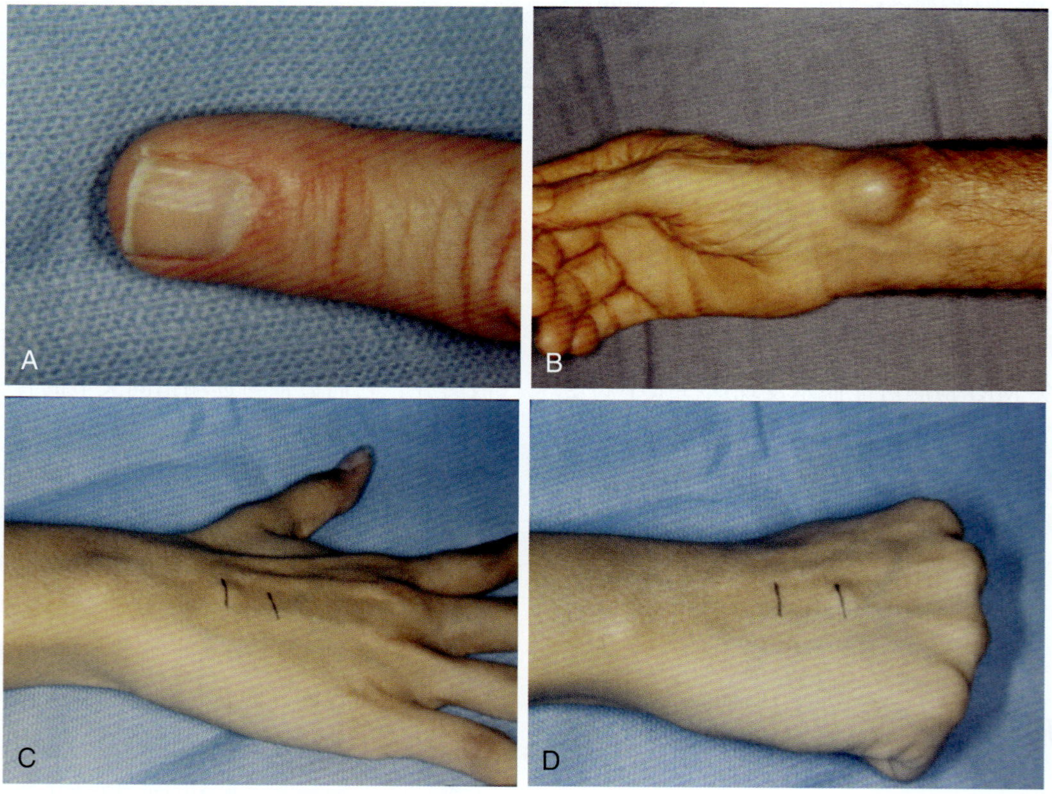

图 70.46 手上的神经节。（A）与远端指间关节骨性关节炎相关的神经节（黏液囊肿），由于基质成骨的压力导致出现纵向线性沟；（B）桡侧腕屈肌腱桡侧掌侧神经节与桡动脉密切相关，不应抽吸黏液；（C）起源于无名指伸肌腱的神经节，位于皮肤近端，手指延伸处；（D）握紧拳头时，神经节向远端皮肤标记水平移动 2 cm，肿胀、滑动、伸肌腱的远端运动证实了其与肌腱的连接

能辨别及切除每个小叶会增加近 10% 的局部复发率。可能需要对起源关节进行部分滑膜切除（图 70.47）。

表皮囊肿

表皮囊肿，也称为植入性皮样瘤，经常发生在外伤后，因为产生角蛋白的表皮细胞滞留在皮下组织中（图 70.47）。其产生的囊性肿块内含有浓稠的牙膏状物质。更常见于男性，尤其是体力劳动者，最常见于手掌和指尖。也可能出现在以前的手术瘢痕中。手术切除是主要治疗选择，术后很少复发。

脂肪瘤

脂肪瘤是小的、良性的、柔软的、波动的、脂肪性肿瘤（图 70.48）。通常出现在手部的鱼际隆起处。虽然通常无痛，但它们可能会明显肿大并深入掌间隙并通过压迫相邻神经引起疼痛。腕管内脂肪瘤是腕管综合征的罕见病因。切除有症状的脂肪瘤是有治疗意义的，尽管 1% ～ 2% 可能复发。

化脓性肉芽肿

化脓性肉芽肿是一种不恰当的说法，其是在先前

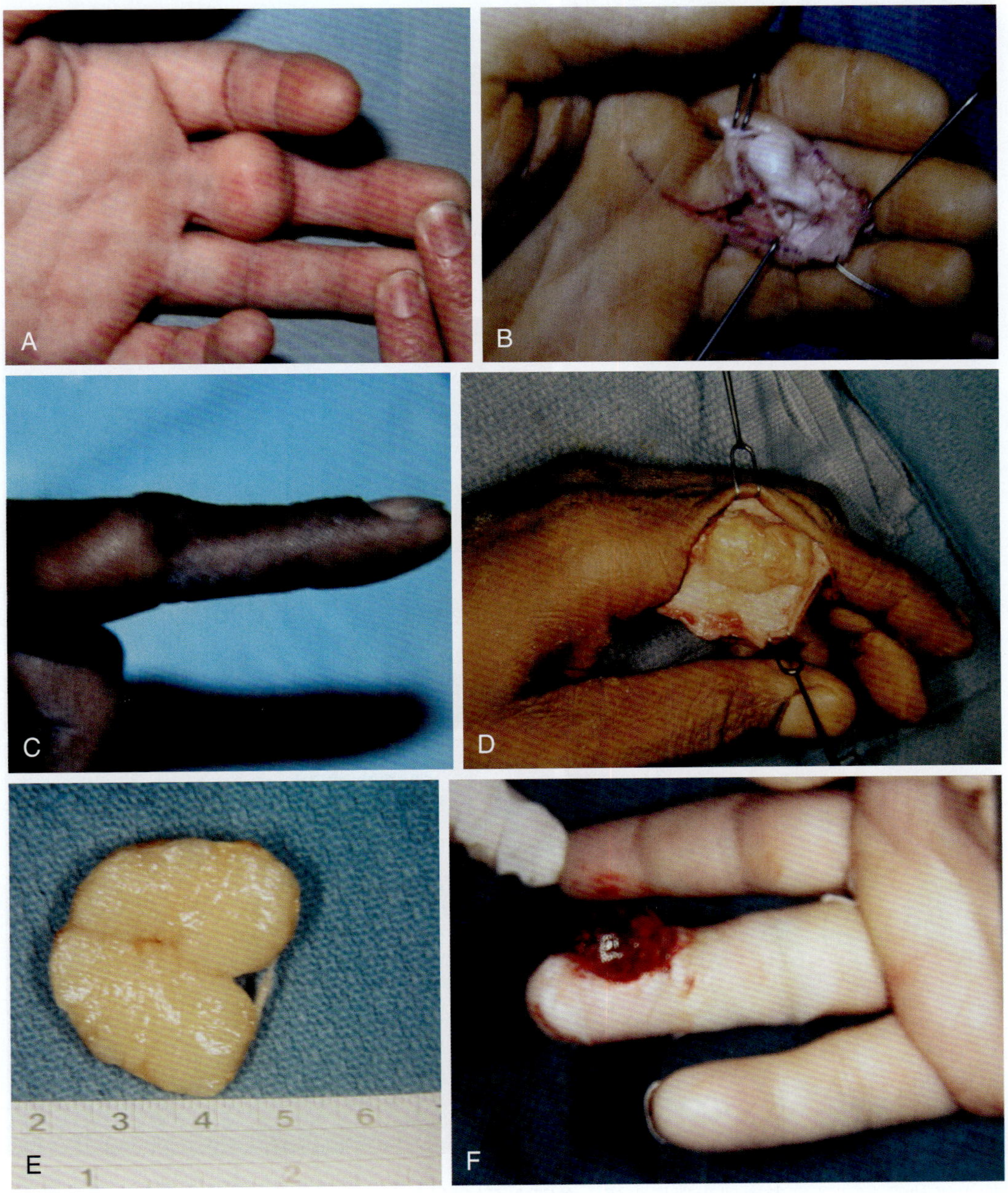

图 70.47　手部软组织肿瘤。（**A**）体力劳动者，中指掌侧外伤性包涵囊肿；（**B**）术中照片显示囊肿内充满角质提取的牙膏样凝胶；（**C**）左食指桡侧肿胀，逐渐扩大；（**D**）术中发现坚硬的、分叶状的黄褐色巨细胞瘤，手指的背侧和掌侧被浸润；（**E**）巨细胞瘤是手部最常见的实体软组织肿瘤；（**F**）易碎的化脓性肉芽肿接触易出血

相对轻微的创伤部位，出现血管性肉芽组织爆发性生成。这些病变脆弱、易碎、易出血，并可迅速生长。刮除或简单切除是一种常见的治疗手段。化脓性肉芽肿通常出现在指尖。因为偶尔会与侵袭性恶性病变混淆，如溃烂的、无黑色素的、恶性黑色素瘤，因此病理组织学诊断是必要的。

寻常疣

寻常疣是常见的传染性疣，与人类乳头瘤病毒1型感染有关。它们是角化过度的鳞状病变，通常发生在手指或甲床周围。最有效的局部治疗方法是水杨酸盐、液氮冷冻疗法，刮除疗效显著。口服西咪替丁 6 ～ 8 周和咪喹莫特对顽固性寻常疣病变有较好疗效。寻常疣的发病率与鳞状细胞癌类似，在免疫缺陷患者（如移植患者）中发病率增加。复发是较常见的[39]。

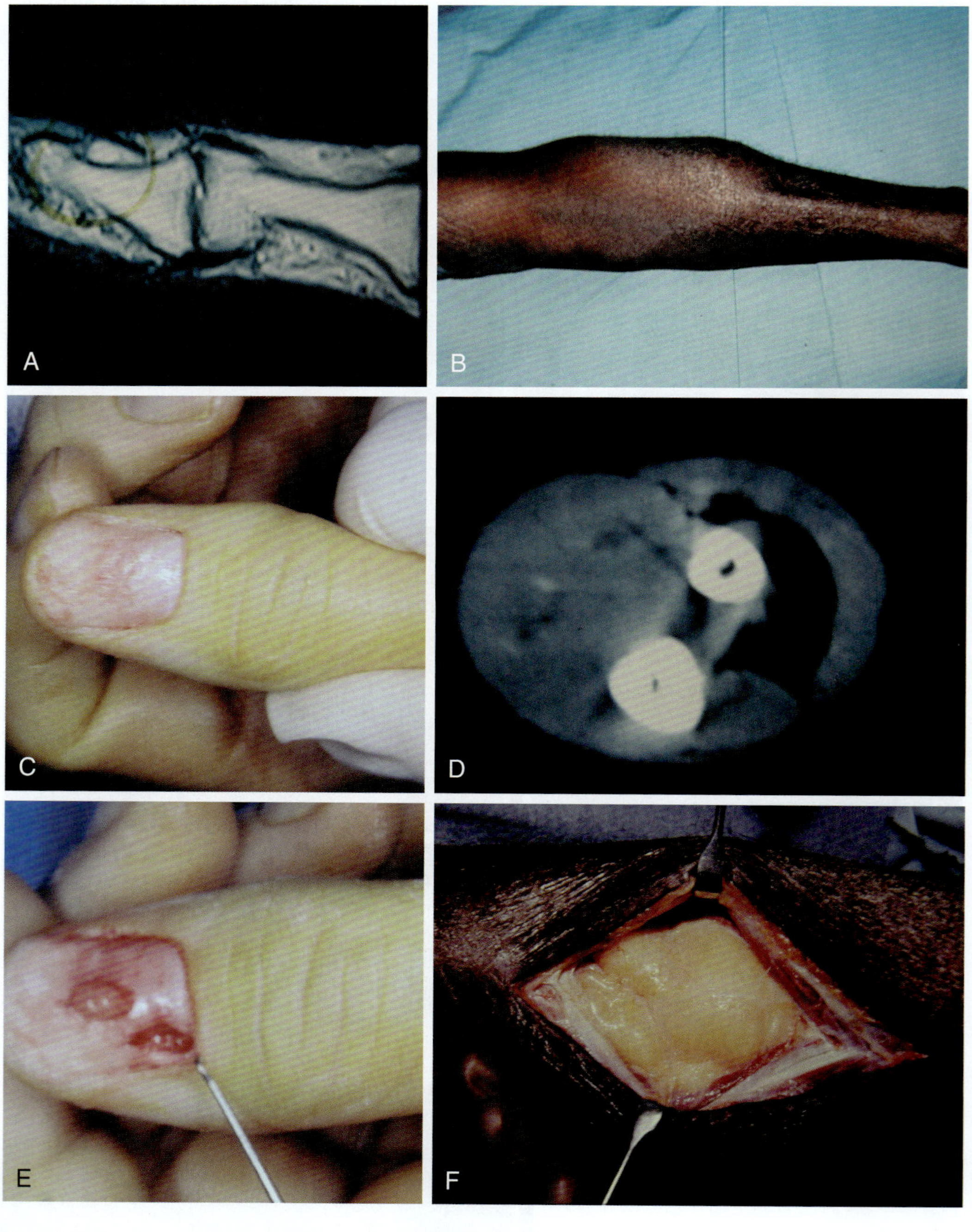

图 70.48 手部软组织肿瘤。(A) 患者表现为拇指尖痛，在寒冷天气时加重。甲下血管球瘤的典型症状是触诊拇指甲板时剧烈疼痛，可通过 MRI 进行诊断。(B) 针对隐匿性甲下血管球瘤，即使在去除甲板后，可能也很难识别，但通常可以通过甲床表面的隆起来识别。(C) 甲床上切除的血管球瘤。甲床缺损需要用精细的可吸收缝合线修补。(D) 男性左前臂背桡侧肿胀，手指和拇指伸展无力。(E) MRI 显示前臂背侧肿块压迫后骨间神经。(F) 当切开伸肌腱时，背侧入路显示肌肉内良性脂肪瘤肿块

脂溢性角化病

脂溢性角化病是良性的、角化过度的鳞状病变。外观表现为色素沉积，常见于老年人的手背。偶尔会与色素性基底细胞癌混淆。刮除是最好的治疗手段，由于表皮细胞会迅速再生，因此不必要使用缝线。

角化棘皮瘤

角化棘皮瘤发生在身体暴露部位，如手背。它在大约 3 周内迅速生长，形成一个伴有中央脐部角化瘤塞的结节，通常在数周或数月后自行消退。如果手术切除，残留的疤痕可能比最初病变更加严重。但是对于分化良好的鳞状细胞癌，仍存在诊断不确定性，因此大多数学者建议手术切除。

皮肤纤维瘤

皮肤纤维瘤起源于真皮纤维组织，表现为红斑斑块，有时存在中央脐。通常附着在表皮上，一经诊断需要手术。

血管畸形和血管瘤

血管瘤是一种错构瘤，在出生时很少发现，通常在出生几周或几个月后发现。多数在一岁时快速增殖。在病理组织学观察中，常与周细胞、树突细胞和肥大细胞一起出现分裂活性，导致内皮细胞增殖。血管瘤的发生率是血管畸形的 10 倍，在 7 岁时约有 70% 的血管瘤发生，皮肤留下脂肪瘢痕。血管瘤在复发后，很少需要切除，通常只影响美观。有时口服或注射类固醇对于控制迅速增殖的病变所引起的疼痛或功能干扰是有效的。普萘洛尔可降低成纤维细胞生长因子和血管内皮生长因子的表达，与类固醇联合使用可治疗血管瘤[40]。

相比之下，血管畸形则表现出正常的内皮生长特征和正常的肥大细胞计数。它们通常在出生时就被发现，并且通常与儿童的低流量血管畸形同时出现生长，且不会自发消退。

血管畸形可细分为低流量血管畸形与高流量血管畸形，其中低流量血管畸形多数为毛细血管、静脉和淋巴管畸形；高流量血管畸形中多为动脉和动静脉瘘畸形，患者可能会发生加速生长。严重者可出现压力效应、溃疡、出血和高输出量心力衰竭。较大病变影响手的功能。在某些情况下，紧身衣可缓解症状。疼痛通常由血管充血、静脉炎或病灶内凝血引起。D-二聚体水平可能升高，一些患者服用阿司匹林后病情可得到缓解。单纯侧支血管切除后，手术切除[41]和放射栓塞联合[42]是预防侧支血管扩张复发最有效的方法。

淋巴结畸形也与全身的四肢肥大相关。静脉畸形骨肥大综合征表现为血管畸形和孤立的巨趾畸形。

恶性皮肤肿瘤

基底细胞癌

手部基底细胞癌很少见，大多位于背部。通常是带有凸起的珍珠状边缘的溃疡。治疗方法是扩大切除边缘到周围的正常组织。甲床病变可能被误认为甲沟炎感染，可能需要在 DIP 关节处截肢。

鳞状细胞癌

鳞状细胞癌可能是由于职业或气候的紫外线照射引起，通常出现于暴露在阳光下的手背部。约 16% 的光化性角化病可发展为鳞状细胞癌。砷角化病可能继发于接触无机砷化合物，好发于手掌。

鲍文病是一种表皮内鳞状细胞癌（皮肤原位癌），临床表现为表面有痂的斑块病变。扩大切除边缘到周围的正常组织是可以治愈的。当涉及指甲基质时，可能需要在 DIP 关节处截肢。

对于直径小于 2.5 cm 的鳞状细胞癌病变，建议切除，切缘约为 6 mm。然而，对于较大的病灶，可能需要更彻底的切除，甚至可能包括对深度黏附的和侵袭性的病灶进行放疗或节断截肢治疗。莫式显微手术和病理学家进行 3D 组织学重建可以在根治性切除术中确保完全切除。常规的预防性淋巴结清扫获益很少。然而，对于复发的肿瘤，可以建议行淋巴结清扫，尽管淋巴结可能不会在临床上明显触及。恶性变性可能发生在瘢痕组织和慢性溃疡病变（如，Marjolin 溃疡），并且尤其是烧伤瘢痕中容易出现恶性变，预后往往更差[43]。

恶性黑色素瘤

手部黑色素瘤分为在皮肤或指甲下两种类型。这两种类型的病例分布几乎相等[44]。通常恶性黑色素瘤治疗较晚，尤其是指甲下的恶性黑色素瘤，对可疑的病变应该进行活检。

任何甲下色素性病变通常都应进行活检。在止血带控制、放大镜下，进行非创伤性切除甲板，行纵向椭圆形全层病灶切除。活检后，通过推进邻近组织并使用精细可吸收缝线进行甲床修复。然后再应用甲板作为夹板固定。

没有异型增生的良性黑素细胞增生完全可以通过活检切除的形式进行治疗。如果有任何黑素细胞异型性的证据，必须绝对确认完全切除。如果此类病变没有清晰的边缘或复发，则需要全甲床切除和全层皮肤移植进行重建。原位黑色素瘤的治疗方法类似。甲床的侵袭性黑色素瘤的治疗是在最近端的关节截肢。手掌的肢端黑色素瘤有时可能被误认为是疣，这也可能延误诊断。因为它们可能转移至身体的任何其他部位，因此，这些肿瘤应通过广泛的局部切除和潜在的前哨淋巴结活检进行积极治疗。

骨肿瘤

骨样骨瘤

骨样骨瘤可能发生在手部，通常会导致疼痛，在夜间更严重，不影响手的使用及运动（表 70.7）。骨样骨瘤可产生前列腺素，非甾体抗炎药（nonsteroidal antiinflammatory drug，NSAID）可缓解症状。在放射学检查中，可见边缘硬化的圆形透光肿瘤（图 70.49A）。可以考虑使用非甾体抗炎药进行保守治疗，但最终的治疗方法是手术切除。

动脉瘤性骨囊肿

这是一种具有薄壁的膨胀性溶骨性骨病变。多源于先前存在的骨肿瘤，通常是巨细胞瘤（20% ～ 40% 的病例）。其中，25% 发生在上肢，2 ～ 3 个月内患者疼痛达到峰值。随着皮肤温度的升高，可以检测到骨肿胀。

内生软骨瘤

内生软骨瘤通常发生于手部，是手部最常见的骨肿瘤。20 岁左右发病率最高，男女发病率相同。通常无症状，常在普通放射学检查时偶然发现，为溶解性病变。当这些软骨性骨内囊肿破坏了骨的完整结构时，可能发生疼痛、骨肿胀或病理性骨折（图 70.49D）。治疗方法是对骨的病灶进行刮除和植骨。多发性内生软骨病发生于 Ollier 病，并与 Maffucci 综合征中的血管瘤有关。

原发性骨肉瘤

这些恶性肿瘤在手部发病率很低。

继发性（转移性）骨肿瘤

转移性肿瘤，即使是有骨转移倾向的肿瘤，通常也是发生在中轴骨和长骨中，在手部发病罕见。

表 70.7 手部骨肿瘤

肿瘤类型	临床表现	好发部位	组织起源及表现	治疗	影像学表现
内生软骨瘤	多偶然发现；表现为继发于病理性骨折的疼痛；手部最常见的骨肿瘤	指骨近端和掌骨	可见软骨巢碎片；Ollier 病；Maffucci 综合征（合并血管瘤），可恶变	刮除，如果结构骨完整性受损，用松质骨填充缺损	病灶呈骨轴偏心性，伴有钙化点斑
骨软骨瘤	良性病变；手部罕见；可能影响关节运动	手指和手腕；骨骼成熟后停止生长	软骨灶；多发性骨软骨瘤是常染色体显性遗传；可恶变	骨骺闭合后手术切除	外生性，常在近节指骨基部；通常是附着骨缩短
骨样骨瘤	疼痛，夜间加重，阿司匹林可缓解疼痛；患者可能会被贴上装病者的标签	趾骨，掌骨，腕骨	由骨样条和骨小梁之间疏松的纤维血管结缔组织组成的病灶	手术切除	病变较小；需要 CT 检查；病灶边缘透光区皮质硬化
骨巨细胞瘤	桡骨远端，指骨膨胀性骨肿瘤	桡骨远端最常见	交界性病变，具有一定侵袭性	低级别病灶刮除，高级别病灶整体切除，勿照射（可引起肉瘤变）	骨质膨胀性肥皂泡样损伤；高等级病变可穿透皮质

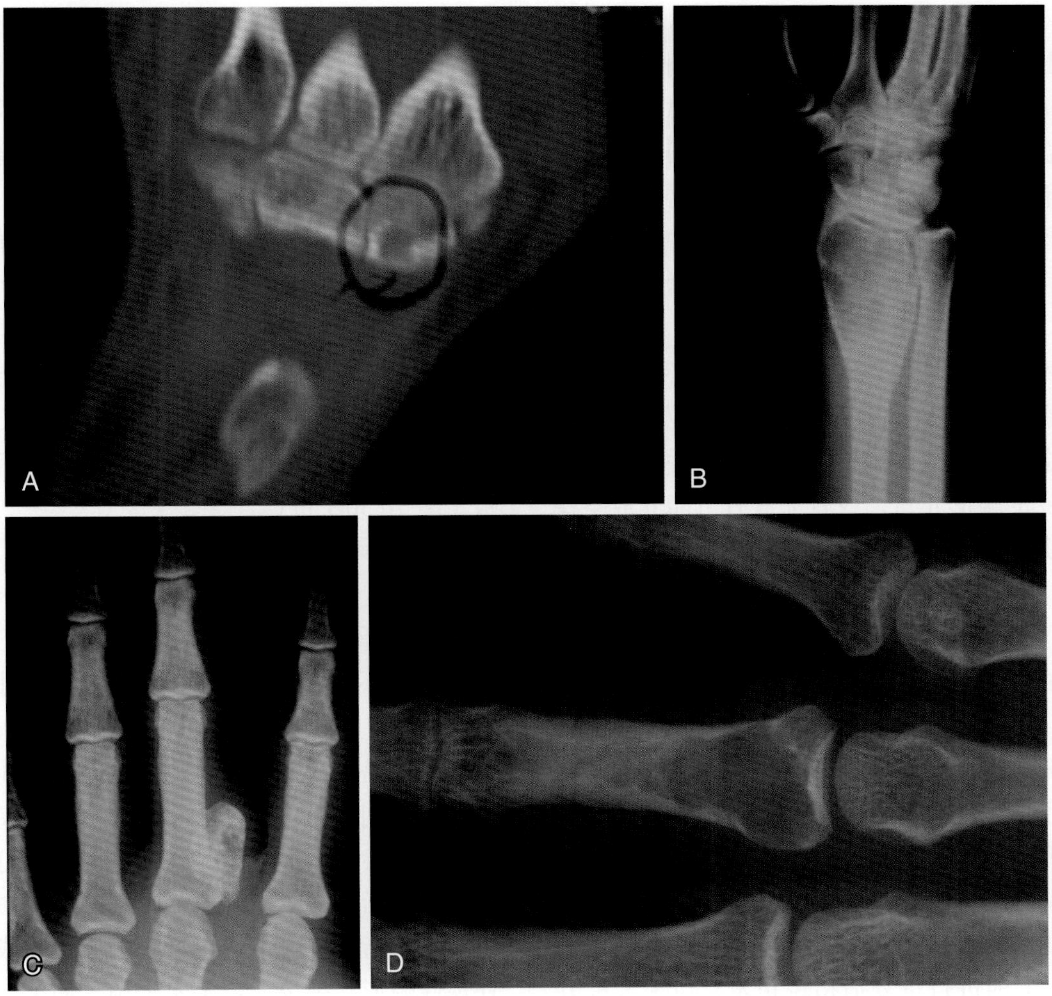

图 70.49 上肢平片。(**A**)腕骨类骨瘤;(**B**)桡骨远端干骺端扩张的肥皂泡样巨细胞瘤;(**C**)中(长)指近节指骨骨软骨瘤;(**D**)轻微损伤后手指疼痛的患者，近端指骨基底部的病理性骨折，软骨瘤已经取代了大部分近端干骺端和髓质

先天性畸形

先天性手畸形的原因可能与遗传、致畸因素或特发性有关，也可能与综合征相关的身体其他部位畸形有关。了解这些关联是很重要的，因为在进行手和上肢重建之前，通常需要首先治疗更危及生命的相关问题。在 VACTERL 与先天性缺陷（椎骨畸形、肛门闭锁、心脏畸形、气管食管瘘、肾发育不全和肢体畸形）相关的一系列问题中发现了这种关联。在优化上肢每次手术时机时，必须考虑许多因素，包括儿童的社会心理发展、是否存在其他疾病、需要手术结构的大小以及手的正常生长和发育。现代技术进步使我们能够在更小的结构上操作；手术的时间现在可以由解剖学知识和正在发育的手的发展来指导。优化功能是外科手术的首要目标。先天性手部畸形的治疗原则认为，婴儿对感染的免疫力会逐渐增强，早期手术可防止儿童因意识到这种畸形而产生情感上的负面影响，一些先天性问题可能在新生儿中不明显。手外科医生必须与儿科医生密切合作，确定可能影响儿童健康的一些情况。一些先天性四肢畸形的患儿，特别是与放射线有关的畸形，可能与骨髓衰竭（Fanconi 综合征）或心脏缺陷有关，这些缺陷在新生儿中可能不会立即表现出来。有先天性手部畸形的儿童会努力追赶他们的同龄人，并经常发育出正常的手部替代方法。然而，一旦孩子经历了玩伴的残酷嘲笑，或老师无意但有时过于关心的监督，他或她的残疾就变得严重了。一般来说，手术重建计划是在学龄时设计完成的，以便儿童能够适应和充分使用重建的肢体[45]。

早期手术的基本原理包括避免畸形和功能障碍，并利用婴儿组织可塑性的最佳时期。由于手的长度在出生后的头两年几乎会增加一倍，与另一个指头相连的指头如果无法生长，就会在早期生长高峰期造成严重畸形。例如，当分离并指涉及手的边缘指时，由于相邻的系带长度不相等，需要在早期手术分离并指（早至6个月时），以避免继发性指的角度畸形。

在罕见情况下，需要对新生儿进行紧急治疗。严重收缩带综合征的远端淋巴水肿可能非常明显，以致完全抑制功能，甚至威胁远端生存能力。这可能需要紧急释放。即使在新生儿期，切口增生这种不寻常的临床症状也可能导致重要结构暴露，需要紧急进行软组织覆盖。

早期手术虽然不是当务之急，但也是必要的，这不仅是因为新生儿在出生后的头两年生长发育迅速，还因为手术会对功能造成影响。对于那些手功能可能因手术而改变的畸形儿童，或者那些有可能养成某些抓握习惯的儿童，在矫正手术后必须改掉这些习惯，必须在很小的时候进行手术。对于稍大些的孩子，12～14岁，已经形成了抓握模式，这些习惯在矫正手术后需要通过长时间的物理治疗来改变[45]。

1岁时，儿童就具备了将上肢放在空间中的能力（这是一种皮质功能），并展现出强有力的抓握能力，拇指和其他手指之间的抓握和捏握动作也是如此。感知的准确性和协调的精细度发育持续到3岁。当手的功能因移位而改变时（例如，拇指发育不全时用示指代替），必须尽早进行手术，以使病变部位被其他手术指替代。1岁前进行重复拇指矫正术，可大大提升拇指整体抓握模式的发展。

最后，婴儿骨骼和软组织适应手术能力也是决定何时手术的关键因素。在示指的早期分化中，第一骨间背侧肌肥大形成大鱼际隆起，第一掌骨（以前称为示指的近节指骨）变宽。如果因桡骨发育不良（以前称为桡骨棒手）而在早期进行了腕关节中心化，尺骨头会变宽，类似于桡骨的远端。

因此，在决定先天性手和上肢畸形手术重建的最佳时间时，需要考虑许多问题。更常见的手部异常包括并指、多指、收缩带综合征和拇指缺失或发育不良。

并指是由指间单个手指间程序性细胞死亡（凋亡）失败所致。因此，就产生了相邻手指的融合。它可以累及部分或全部手指长度（不完整或完整），可能仅限于皮肤和软组织（单纯并指），也可能累及骨骼融合（复杂并指）。Apert综合征还包括颅面异常，是一种严重的双侧对称性复杂并指畸形。手术治疗包括使用局部皮瓣分离手指，重建手指间的深度，用锯齿形切口释放手指指腹，并使用全厚皮片移植（图70.50A）。

多指是指手上多余的手指。轴前（径向）多指累及拇指。它不像轴后（尺骨）多指那样常见，后者是非洲裔美国人最常见的先天性手部畸形。多指畸形可以简单的出现皮肤状结构，也可以有共享的血管、神经和复杂的骨骼排列。拇指多指症不仅仅是重复，而是单个手指的分裂，每个独立部分的发育程度各不相同。典型的Wassel分型分为七个亚型，以具体的重复为基础，由远端向近端发展，其中远端和近端指骨和掌骨为奇数，IP、MP和CMC分别为偶数。Ⅳ型是最常见的类型，近端和远端指骨完全重复，共用一个MP关节。Ⅶ型指的是伴有重复的三指。重建目标包括在不牺牲灵活性的情况下保持稳定，沿拇指纵轴正确对齐关节，平衡运动单元和美观上可接受的指甲板（图70.50B和C）。

Blauth分类法将拇指发育不全分为Ⅰ型（代表轻微发育不全）～Ⅴ型（拇指完全缺失）。对于发育不全或更严重类型的发育不全，手术矫正包括重建现有的发育不全拇指，并进行整形（从示指造出拇指）（图70.51）。

斜指是指手指向桡侧或尺侧方向弯曲。这是很常见的，特别是在许多人的小指，但弯曲超过10°被认为是不正常的。远节指骨通常受影响，可伴有三角指骨。当骨骺围绕中指骨干骺端核心形成C形时，就会出现三角指骨。大多数患者表现出很少或没有功能或外观性畸形，很少需要手术干预。如果有功能损害的手指偏离，可进行矫正截骨术。

屈曲指是指先天性屈曲畸形。通常发生在小指PIP关节。确切原因尚不清楚，但已将其归因于PIP关节周围各种不同的结构，包括皮肤翼状胬肉、副韧带、掌侧板、屈肌腱、蚓状肌或骨间肌异常插入，以及近节指骨头的大小和形状。治疗一般为非手术治疗，可采用连续夹板固定。如果没有改善，屈曲畸形足以导致功能问题，可能需要手术干预；这包括用Z形成形术和可能的移植物矫正畸形。一位作者报告：他的所有患者，一方面进行了重建手术，但没有要求对另一只患手进行矫正手术。

收缩带综合征继发于子宫内羊膜束（图70.50D）。这些可以起到止血带的作用并威胁到手指甚至四肢的生存能力，导致先天性截肢。婴儿也可能因为棉线从防护靴甚至发丝从人的头发上脱落产生的外部捆绑效应而遭受类似的问题，被称为“发丝止血带综合征”。

骨关节炎和类风湿关节炎

骨关节炎可以是原发性或创伤后（继发性）。原

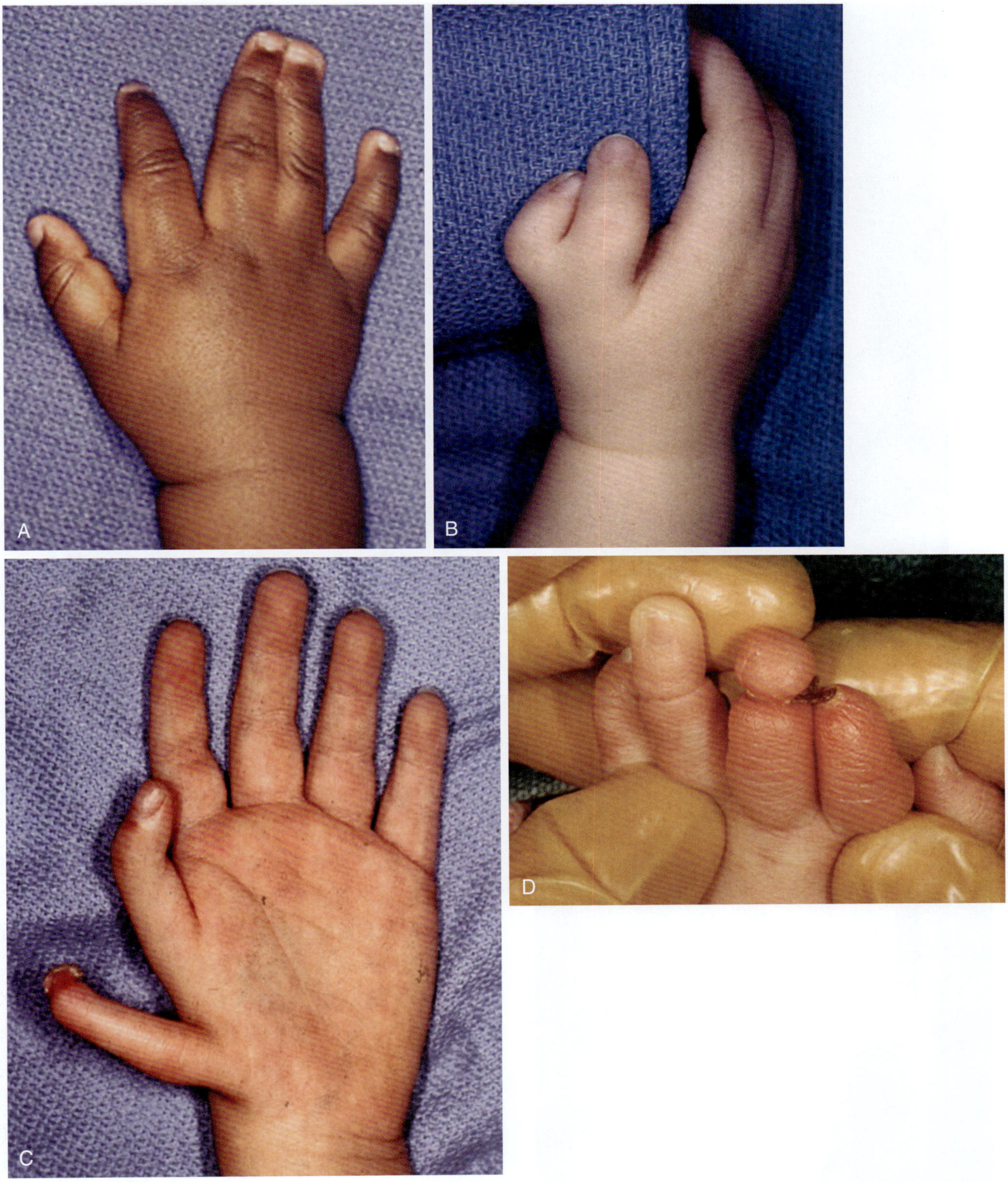

图 70.50 先天性手畸形包括并指（A）、Wassel Ⅳ型拇指多指（B）、Wassel Ⅵ型多指（C）和缩窄带（D）

发性骨关节炎是一种发生在晚年的退行性关节疾病。造成关节表面不协调的损伤可诱发继发性骨关节炎。骨关节炎与关节软骨含水量的生化变化有关。软骨减弱并出现裂缝，称作纤维性颤动。软骨的渐进性侵蚀和变薄导致软骨下骨硬化，称为骨质象牙化。在关节软骨的边缘周围形成新骨，这些突起被称为骨赘（图 70.52）。

手部常见的受累关节是指 DIP 和 PIP 关节以及拇指基部的腕掌关节。DIP 关节的骨赘称为 Heberden 结节，PIP 关节的骨赘称为 Bouchard 结节。受累关节可

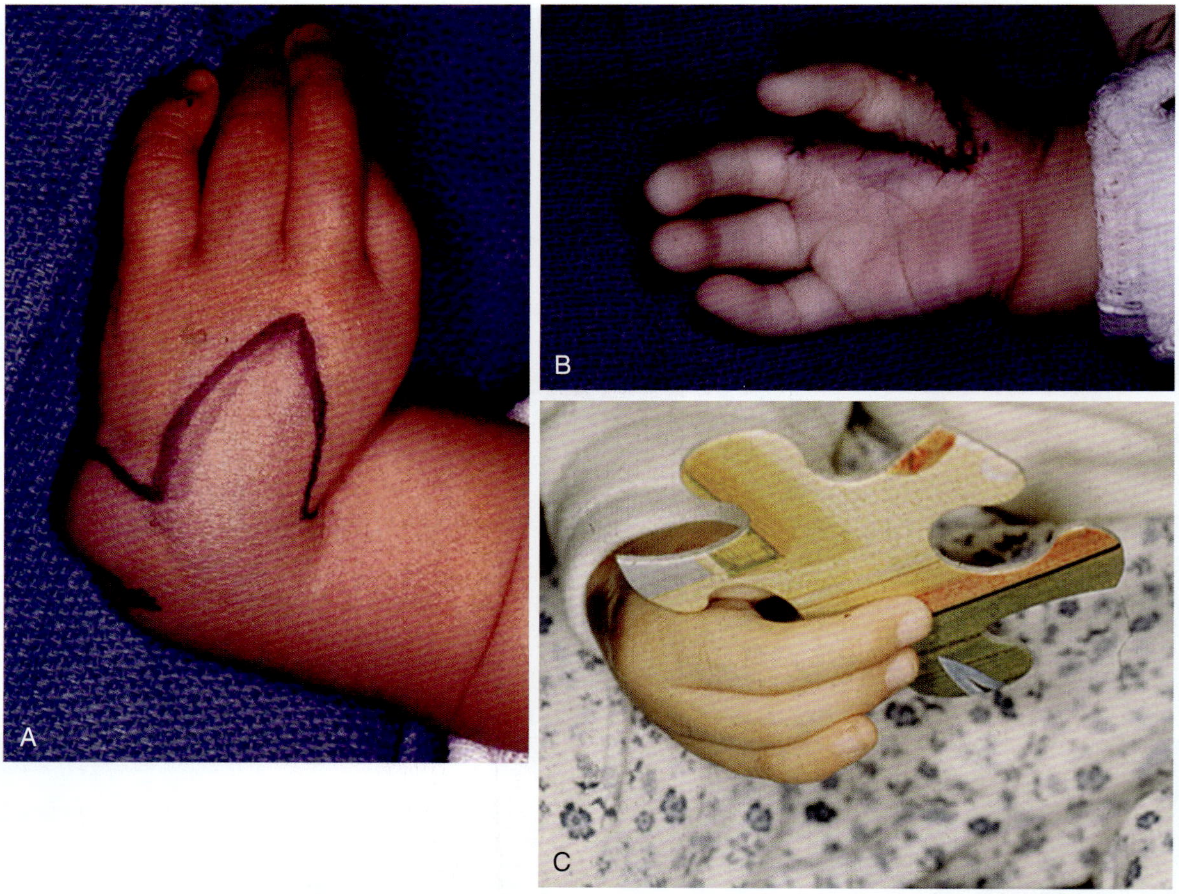

图 70.51 （A）桡骨发育不良，拇指缺失；（B）天骨远端腕关节居中后，进行示指拇指化；（C）这只重建了手腕和拇指的三指手已恢复自然抓握

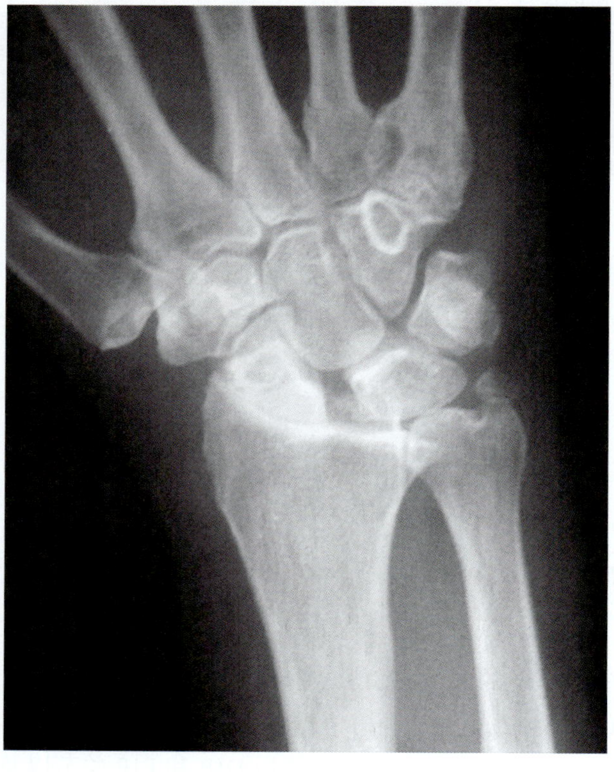

图 70.52 手舟月骨骨关节炎晚期腕关节 X 线片显示桡舟骨连接处创伤后骨关节炎。这是手腕扭伤多年后舟月骨韧带撕裂；在 X 线片上可以看到增宽的舟月骨间隙

能出现疼痛、僵硬、变形或半脱位。X 线片显示关节间隙狭窄、软骨下骨硬化和骨赘形成。

初始治疗可能是对症治疗，包括夹板固定，甚至局部皮质类固醇注射。非甾体抗炎药可能有帮助，而葡萄糖胺和硫酸软骨素等软骨保护药物可以减轻症状。在晚期病例中，DIP 关节对关节固定术反应最好。PIP 关节可以通过关节置换术或关节融合术进行手术治疗（图 70.53）。拇指腕掌关节可以采用关节融合术治疗，这种方法尤其适合那些可能是创伤后关节炎的年轻患者，例如，在班尼特或奥兰多骨折治疗不当后可能出现创伤后关节炎。对于拇指根部原发性骨关节炎的老年患者，梯形切除后肌腱悬吊（间置），然后进行关节成形术可能是首选。这种方法使用局部肌腱进行关节置换术，并插入肌腱材料。

类风湿关节炎是一种自身免疫性疾病，它可以破坏肌肉骨骼系统。滑膜炎症会导致疼痛、关节破坏、肌腱断裂和特征性畸形。与类风湿关节炎相关的一些比较常见的畸形包括天鹅颈畸形（PIP 关节过度伸展，同时在 DIP 关节处屈曲）、Boutonnière

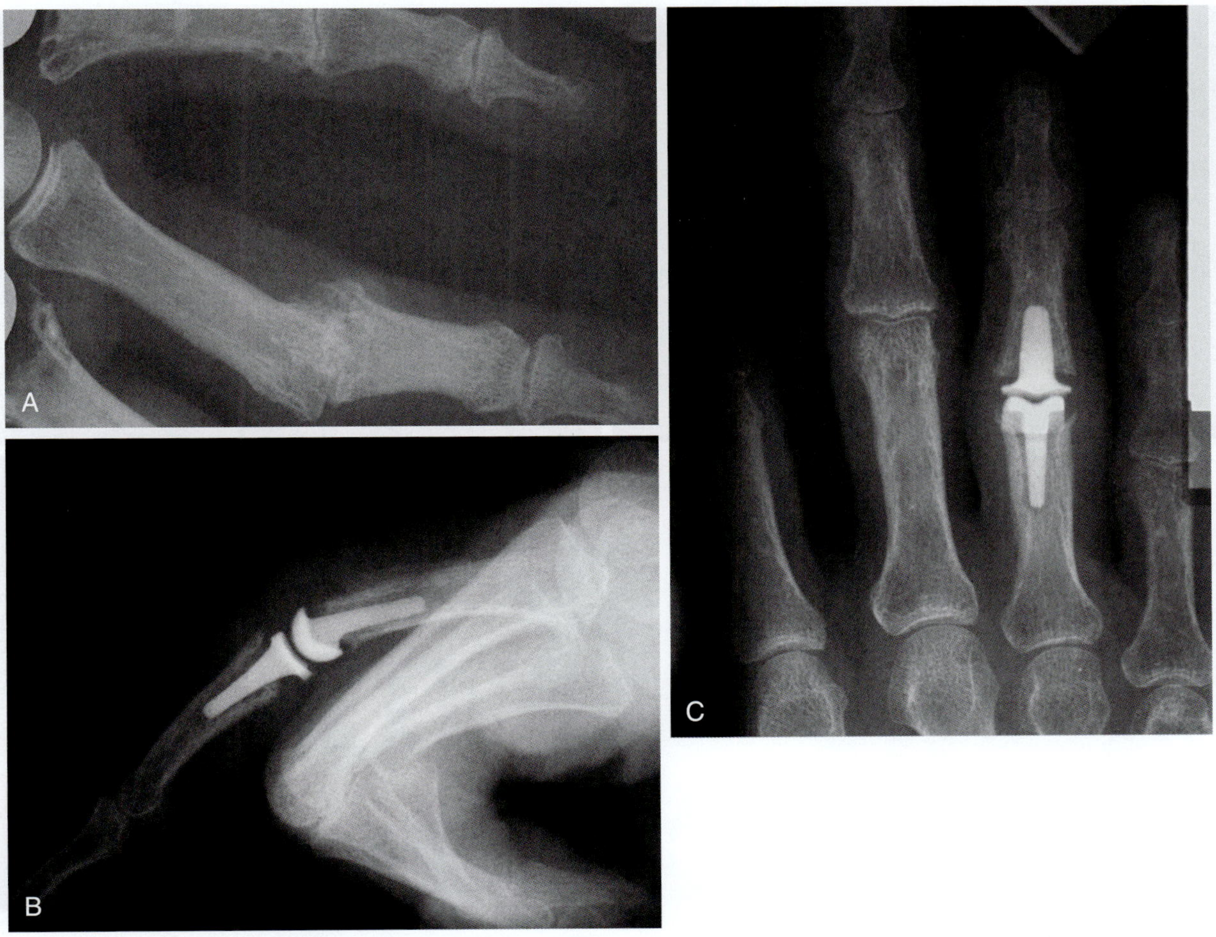

图 70.53 （A）骨关节炎所致近端指间关节疼痛、不稳定；（B 和 C）假体关节置换重建。与关节融合术相比，尽管人工关节仍有潜在的复发性关节不稳定和磨损，但其优点是可以保留运动功能

畸形（PIP 关节处屈曲，同时在 DIP 关节处过度伸展）、关节半脱位、腕关节的桡侧偏斜以及手指的尺侧偏斜和屈曲（图 70.54）。类风湿关节炎主要是一种医学疾病，目前有许多药物可用于治疗。因此，风湿病学家和外科医生之间必须有良好的沟通渠道。使用非甾体抗炎药和改善疾病的抗类风湿关节炎药物。类风湿关节炎是一种进行性疾病，尽管进行了手术，仍可能会存在持续缓慢破坏（图 70.55）。一些比较常见的外科手术包括关节滑膜切除术、肌腱滑膜切除术、肌腱转移、关节置换（特别是 MP 和 PIP 关节）和关节融合术（更常见的是手腕和拇指 MP 关节）[46]。

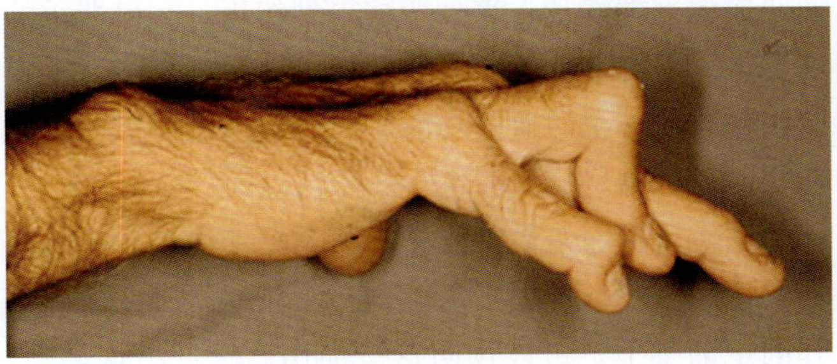

图 70.54 炎症性骨关节炎患者同一只手同时存在 Boutonnière 畸形和天鹅颈畸形

挛缩

Volkmann 缺血性挛缩是由于长期缺血引起的肌筋膜挛缩所致。最常由前臂和手部未治疗的骨筋膜室综合征引起。出现肌肉坏死，肌肉被纤维性瘢痕组织取代。FDP 和 FPL 肌肉位于前臂掌侧室最深处，手指呈特征性屈曲，腕关节被动伸展使手指屈曲畸形加重。手可能出现固有挛缩；这些可以通过 Bunnell 测试进行研究，在 Bunnell 测试中，MP 关节的被动伸展会使 PIP 关节的被动屈曲变得更加困难。

对于轻度的 Volkmann 缺血性挛缩，夹板固定和被动伸展运动可以解决这个问题。对于更严重的挛缩，可能需要进行 Z 型肌腱延长术。旋前屈肌滑膜

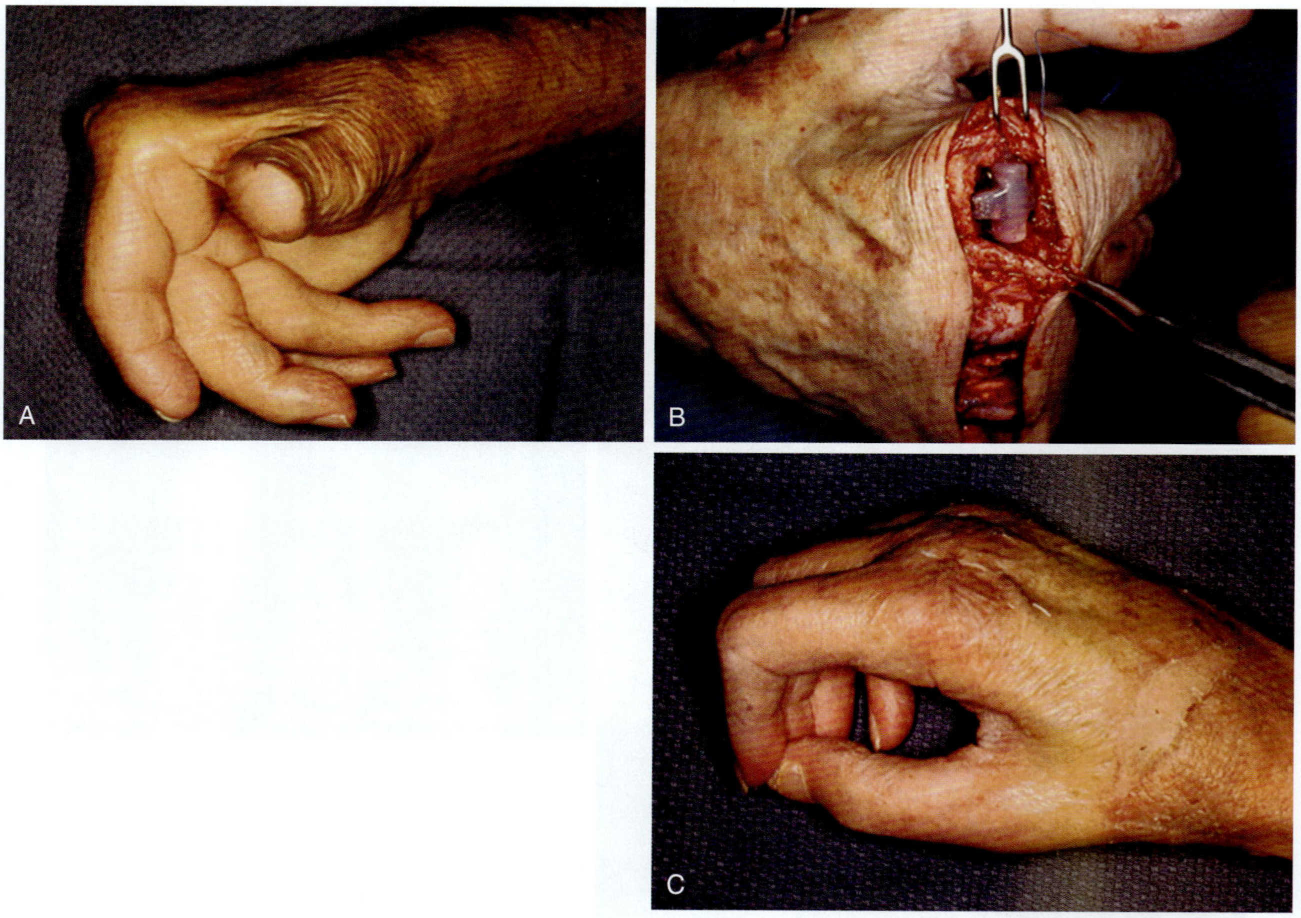

图 70.55 （**A**）类风湿关节炎患者表现为典型的手指畸形；（**B** 和 **C**）在掌指关节处进行人工关节置换可恢复手的功能和美观

（将总屈肌起点从肱骨内上髁和尺骨骨膜下抬高）可使肌肉向远端滑动，直到挛缩得到纠正。在最严重的情况下，前臂掌侧的所有肌肉都可能受到影响，需要肌腱转移，甚至微血管功能肌肉转移，以提供一些功能恢复。

创伤后挛缩是最常见的挛缩类型。通过对原发损伤的适当治疗，特别是注意手和上肢如何用夹板固定和固定的细节，可以预防这些损伤。一旦出现挛缩，如果是轻微的，可以通过锻炼和手部治疗来加以伸展。如果这些挛缩是严重的和功能性变形，可能需要手术释放关节挛缩和黏连肌腱。

掌筋膜挛缩是一种胶原蛋白收缩影响掌筋膜的疾病过程；它也可以影响手指的背部（指关节垫）、脚底和阴茎（Peyronie 病）。它被认为是一种遗传性孟德尔显性疾病，在 65% 的病例中是双侧的。男性的发病率是女性的 6 倍，主要涉及无名指和小指（图 70.56）。

掌筋膜挛缩发生在形成掌筋膜、腱鞘和指鞘的正常胶原组织束内。含有肌成纤维细胞和未成熟胶原（Ⅲ型）的结节在这些组织或真皮中形成。结节逐渐增大，导致挛缩增厚和筋膜束缩短，并发展为延伸至手指的索状结构。治疗方法为手术切除；当患者未能通过所谓的桌面试验，不能将手掌平放在一个表面上时，当出现 PIP 关节挛缩 30° 或以上时，即 MP 挛缩。为了避免出现皮肤坏死、血肿和指神经损伤等并发症，必须采用仔细的手术技巧。已尝试使用从组织溶梭状芽孢杆菌中提取的胶原酶局部注射治疗，已经取得治疗掌筋膜挛缩中的一些前景。然而，接受这些注射的患者仍然需要长期随访[47-48]。经皮穿刺筋膜切开术也是治疗掌筋膜挛缩疾病的合理选择，似乎对 MP 关节挛缩有效，但对 PIP 关节无效。在切除病变组织之前，延长外固定扭力装置也可初步扭转 PIP 挛缩[49]。

手外科的未来方向

手外科是一个充满活力的专业，随着许多最新技术的发展而不断进步。由于它是一个区域性专业，因

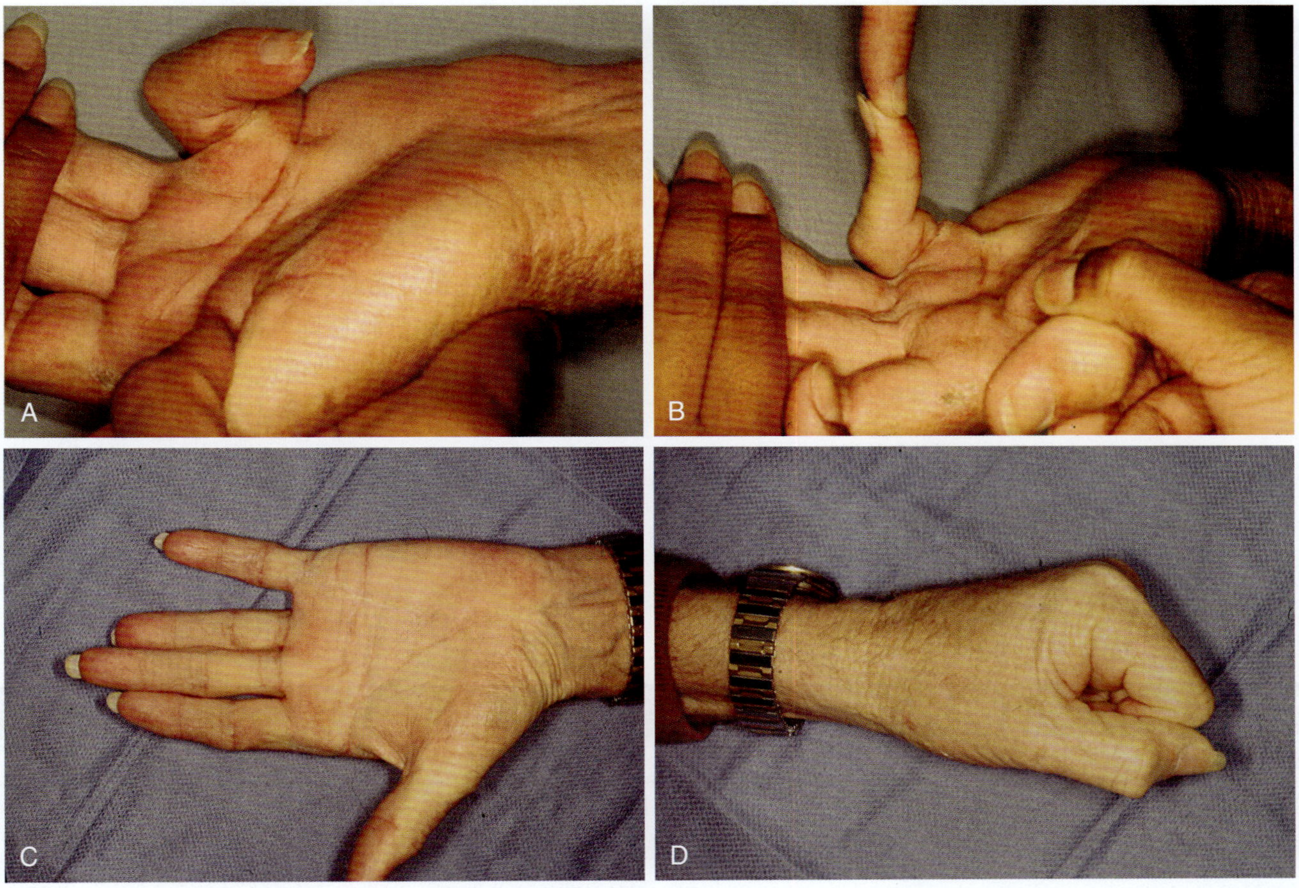

图 70.56 （A ～ D）掌部和指部筋膜切除术治疗掌筋膜挛缩，手功能恢复良好

此涵盖了微血管和微神经外科、创伤、移植、微创外科、假体和组织工程方面的进展。

前臂截肢的治疗方法仍然是移植和假肢之间持续的争论。整形外科医生约瑟夫·默里（Joseph Murry）于1954年成功实施了首次肾移植[50]。在过去30年里，整形外科医生对手移植进行了重新定义，截至2014年，全世界已有107例记录在案的成功手移植[51]。功能性结局必须与免疫抑制的终生风险相平衡[52]。

相比之下，通过骨整合、直观假体和小型化进行假体骨固定的方法取得了重大进展。在过去，多达20%的单侧上肢截肢者出于各种原因放弃假体。三维打印在为儿童提高低成本的假肢方面具有非常大的作用[53]。

新的技术正在利用植入的神经接口来激活周围感觉神经。另一个令人兴奋的发展是使用定向肌肉神经再支配，以允许更多直观和复杂的手部动作。从截肢部位切断的神经与肌肉中的单个运动神经相连，这些运动神经反过来将肌电脉冲传递给各种假肢进行功能运动。假肢可以“感知”在重新神经支配的肌肉中的预期运动，并以患者希望的方式运动。这项研究的一个延伸是，靶向肌肉神经再支配有助于成功地完全治疗幻肢和神经瘤疼痛[54]。因此，假体和移植之间的争论将密切反映假体技术和免疫抑制之间的竞争。

在创伤和肿瘤重建中，神经缺损的桥接方法的发展也引起了极大的兴趣。“金标准”是使用自体神经移植物，但该方案存在供体发病率和可用供应有限（通常为腓肠神经）的问题。经过处理的尸体神经同种异体移植物消除了免疫原性，可以实现神经重建而不造成供体发病率。迄今为止，这种方法已成功地主要用于上肢神经的短神经缺损[55]。

到目前为止，神经导管还只是一个引导轴突生长到远端神经的管道，可能适用于手部的小神经[56]。然而，同种异体神经移植物包含完整的神经支架，可以更好地引导轴突生长。自体移植的神经也含有施万细胞和生长因子，理论上，它们有助于增加轴突生长和神经移植物的“摄取”。此时，尚不确定自体移植与同种异体移植治疗主要周围神经的最佳长度（图70.57）[57]。

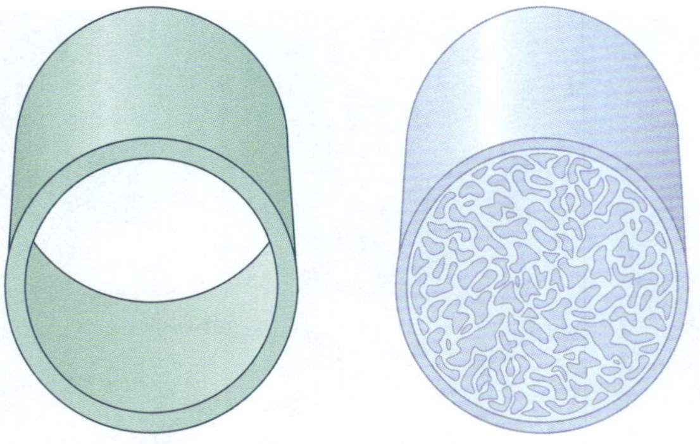

图 70.57 神经导管和同种异体神经

在植入技术、微创外科和组织工程方面还有许多其他的进步，但是那些关于移植、假体设计和神经修复的进步尤其令人兴奋，并且正在临床上取得成果。

结论

手外科是一门专业学科，有许多的专业教科书。虽然普通外科医生可能了解手外科的基本原则，但相关知识细节往往是不必要的；因此，本章省略了大部分细节，目的是看到关于手部手术的大图片。强调了普通外科医生最可能遇到的手外科问题，特别是解剖学、体格检查和急救原则。考虑到这一点，表 70.8 包括一些与手外科相关的重点知识，这些知识是从各种普通外科评论书籍以及美国外科委员会在职培训考试（AB-SITE）中讨论的主题汇编而成的[58-59]。提供该列表是为了方便普通外科医生准备 ABSITE 或委员会考试。

表 70.8 美国外科委员会的审查主题

主题	回答
桡骨远端骨折	正中神经损伤
无名指及小指的指深屈肌的神经支配	尺神经
肘部尺神经损伤	示指到小指的外展和内收无力
肱骨中段骨折	桡神经损伤相关
远节指骨骨折	占所有手部骨折的 50% 以上
Bennett 骨折累及的关节	拇指腕掌关节
小指掌骨骨折的俗称	拳击手骨折
最常见的腕骨骨折	舟状骨
移位性骨折相关并发症	舟状骨缺血性坏死和骨不连
轴突神经生长速率	1 mm/d
手外科手术中常见的最长术中止血带时间	2 小时
首要再植的单个手指	成人和儿童的拇指，儿童尽可能为所有的手指
与再植相匹配的最长缺氧时间	手指——8 小时（热缺血），但据称已有更长时间的报道；上肢和下肢——6 小时
运输身体截肢部分的正确方法，以最大限度地成功再植	清除碎屑，用无菌毛巾或纱布包裹，并用无菌乳酸林格液润湿置于无菌袋中，在装有冰水的隔热冷藏箱中运输（理想温度，4℃）
神经修复延迟超过 2 周的并发症	神经末端回缩导致需要进行神经移植
2 区，无人区	掌指关节与指浅屈肌止点间的屈肌腱损伤区
锤状指	远端指间关节背伸肌腱结构损伤
猎人拇指	拇指掌指关节尺侧副韧带断裂，导致关节桡侧力不稳定
引起手部感染的最常见微生物	金黄色葡萄球菌
腕管综合征的典型症状	正中神经分布的感觉异常，患者常常在夜间惊醒
手部全层烧伤的最有效疗法	早期切除和移植
神经节囊肿最常见的部位	腕背侧舟月骨间韧带

表 70.8 美国外科委员会的审查主题（续）

主题	回答
非手术治疗失败后 de Quervain 狭窄性腱鞘炎的治疗	手术释放第一伸肌间隔
扳机指的原因	掌指关节 A1 滑轮区域的狭窄性腱鞘炎
类风湿性关节炎的晚期表现	受累关节半脱位导致畸形
天鹅颈畸形	近端指间关节过度伸展伴远端屈曲
Boutonnière 畸形	近端指间关节屈曲伴远端过伸
掌筋膜挛缩症的非手术治疗	运动、局部类固醇注射、胶原酶注射、放射治疗
掌筋膜挛缩中通常累及的手指	环指和小手指
掌筋膜挛缩症的病因	掌筋膜增生和纤维化
骨折可能导致筋膜室综合征，Volkmann 缺血性挛缩	肱骨髁上骨折
Volkmann 缺血性挛缩中的动脉和神经损害	正中神经和骨间前动脉
肱骨髁上骨折石膏固定并发症	Volkmann 缺血性挛缩

主要参考文献

Bruen KJ，Gowski WF. Treatment of digital frostbite：current concepts. J Hand Surg [Am] . 2009；34：553-554.

这篇文章记录了组织型纤溶酶原激活剂的使用经验。它为提高断指成活率提供了希望。

Cordill LL，Schubkegel T，Light TR，et al. Lipid infusion rescue for bupivacaine-induced cardiac arrest after axillary block. J Hand Surg [Am] . 2010；35：144-146.

本文讨论了一例手外科手术患者在使用腋窝阻滞时不慎将布比卡因注射至血管内后成功复苏的病例。

Harness NG. Digital block anesthesia. J Hand Surg [Am] . 2009；34：142-145.

本文讨论了提供指神经阻滞麻醉的最佳技术。

Omer GE. Development of hand surgery：education of hand surgeons. J Hand Surg [Am] . 2000；25：616-628.

这篇文章追溯了手外科的发展，从 1916 年 Kanavel 通过对手外科专业的认识发表的关于手感染的经典书籍的出版，到现代手外科医生的培训和他们的教育要求。它包含了一些历史小插曲，并提到了许多手外科医生中的巨人。

Patel MM，Catalano LW. Bone graft substitutes：current uses in hand surgery. J Hand Surg [Am] . 2009；34：555-556.

骨移植被用作结构支撑和生物学工具。骨移植替代品的使用限制了供体的发病率，也缩短了手术时间。

Slutsky DJ，Nagle DJ. Wrist arthroscopy：current concepts. J Hand Surg [Am] . 2008；33：1228-1244.

腕关节镜已经从一种诊断程序发展为一种治疗各种手腕部疾病的有价值的方法，如退行性关节炎、急性腕关节和掌骨骨折、手腕失稳和腱鞘囊肿。

软组织

Foucher G，Khouri RK. Digital reconstruction with island flaps. Clin Plast Surg. 1997；24：1-32.

关于手部固有皮瓣的新信息，使得利用手和手指的局部组织作为带蒂、血管化的岛状皮瓣进行巧妙地软组织重建成为可能。除了标准的解剖学课本外，还需要对手部血管系统有全面了解。

Godina M. Early microsurgical reconstruction of complex trauma of the extremities. Plast Reconstr Surg. 1986；78：285–292.

本文强调在严重创伤后对所有受损组织（包括微血管软组织覆盖）进行一期修复和重建的观点。

Martin D，Bakhach J，Casoli V，et al. Reconstruction of the hand with forearm island flaps. Clin Plast Surg. 1997；24：33–48.

对前臂血管解剖学的了解使得一组带蒂皮瓣可以用于手部软组织重建，从而避免了使用微血管吻合的需要。

屈肌肌腱

Hunter JM，Salisbury RE.Flexor tendon econstruction in severely damaged hands：a two-stage procedure using a sili-cone-Dacron reinforced gliding prosthesis prior to tendon grafting. J Bone Joint Surg Am. 1971；53：829–858.

本文介绍了在晚期修复中屈肌肌腱存在瘢痕的患者行二期修复的概念。放置肌腱垫片为以后肌腱移植的初步步骤。这是一种历史悠久的处理晚期屈肌肌腱重建的方法。

Kim HM，Nelson G，Thomopoulos S，et al.Technical and biological modifications for enhanced flexor tendon repair. J Hand Surg［Am］. 2010；35：1031–1037.

当前最新的技术要点概念，以提高结果和未来肌腱修复部位生物操作的潜力。

Kleinert H，Kutz JE，Atasoy E，et al. Primary repair of flexor tendons. Orthop Clin North Am. 1973；4：865–876.

这篇文章是首个证明屈肌肌腱可以在无人区安全有效修复的实质性证据，强调了术后控制手指活动的重要性。

Strickland JW. Development of flexor tendon surgery：twenty-five years of progress. J Hand Surg［Am］. 2000；25：214–235.

这篇优秀的综述类文章描述了屈肌肌腱损伤治疗的现状。

伸肌肌腱

Merritt WH. Relative motion splint：active motion after extensor tendon injury and repair.J Hand Surg［Am］. 2014；39：1187–1194.

本出版物附带很好的视频，演示了这种非常实用的夹板技术如何用于伸肌肌腱撕裂伤、Boutonnière 畸形和矢状带损伤的康复。

神经损伤

Cho MS，Rinker BD，Weber RV，et al. Functional outcome following nerve repair in the upper extremity using processed nerve allograft. J Hand Surg［Am］. 2012；37：2340–2349.

用脱细胞同种异体神经移植物修复神经缺损的效果与自体神经移植物修复正中神经和尺神经的效果相当。现成的同种异体神经移植物已经成为神经修复的有益补充。

Isaacs T.T reatment of acute peripheral nerve injures：current concepts.J Hand Surg［Am］. 2010；35：491–497.

这篇文章评定了已经确立的基本原则，也包括了许多修复大小创伤神经缺损技术的策略，但神经修复后的结果并不总是很好。

Lundborg G. A 25-year perspective of peripheral

nerve surgery：evolving neuroscientific concepts and classical significance. J Hand Surg [Am] . 2000；25：391–414.

这篇优秀的文章为神经修复和神经再生奠定了实验基础和神经科学基础，并讨论了神经导管的理论基础。

Millesi H，Meissl G，Berger A.The interfascicular nerve–grafting of the median and ulnar nerves. J Bone Joint Surg. 1972；54：727–750.

这篇里程碑式的文章强调了无张力神经修复的重要性，近端和远端神经束组的匹配以及在大神经缺损损伤的情况下使用神经移植。

Weber RV，Mackinnon S. Nerve transfers in the upper extremity. J Am Soc Surg Hand. 2004；4：200–213.

神经传输的创新应用被描述为避开和解决神经损伤后的长神经缺损以加速和改善功能恢复。

再植

Buncke HJ.Microvascular hand surgery—transplants and replants—over the past 25 years. J Hand Surg [Am] . 2000；25：415–428.

这篇文章追溯了适用于上肢的微血管手术的历史，也追溯了它达成里程碑式成就的历史。本文讨论了游离组织移植和足底至手部微血管移植的许多微血管重建的选择，并评估了再植手术的预期生存率和功能结局。

骨折

Carlsen BT，Moran SL. Thumb trauma：Bennett fractures，Rolando fractures and ulnar collateral ligament injuries. J Hand Surg [Am] . 2009；34：945–952.

讨论了近年来治疗这些常见损伤的进展。

Kawamura K，Chung KC. Treatment of scaphoid fractures and non–unions. J Hand Surg [Am] . 2008；33：938–997.

舟状骨骨折是一种常见的损伤，由于舟状骨血液供应薄弱而带来独特的挑战。这篇文章更新了移位和非移位的急性舟状骨骨折、舟状骨不愈合和缺血性坏死的诊断影像和当前治疗策略。

Russe O.Fracture of the carpal navicular：diagnosis，nonop–erative，and operative treatment. J Bone Joint Surg Am. 1960；42：759–768.

虽然空心加压螺钉和微创手术的创新改变了舟状骨骨折的治疗，但本文对舟状骨骨折及其并发症的认识和治疗仍有一定的参考价值。

Stern PJ. Management of fractures of the hand over the last 25 years. J Hand Surg [Am] . 2000；25：817–823.

透视成像极大地方便了手部骨折的手术治疗。讨论了从克氏针到钢板和螺钉的演变过程。创新包括自攻螺钉、低形钢板和空心螺钉，目标是实现刚性骨固定，使早期手指运动恢复，最大限度地减少肌腱黏连和关节挛缩的风险。

骨缺损

Houdek MT，Wagner ER，Wyles CC，Nanos GP，Moran SL. New options for vascularized bone reconstruction in the upper extremity.Semin Plast Surg. 2015；29：20–29.

总结关于遇到大骨间隙时血管化骨重建的选择。

感染

Kanavel AB. An anatomical，experimental，and clinical study of acute phlegmons of the hand.Surg Gynecol Obstet. 1905；1：221–259.

这篇经典论文描述了手的解剖空间。它改变了治疗感染的过程，也见证了手部手术的起源。临床结果从截肢转变为外科治疗，保留了结构的功能，强调手部手术是建立在良好的解剖学知识基础上的。这篇文章的基本原则，写于前抗生素时代，仍然是正确的。

筋膜室综合征

Mubarak SJ, Hargens AR. Acute compartment syndromes. Surg Clin North Am. 1983；63：539–565.

这篇优秀的文章描述急性筋膜室综合征的发病机制，包括诊断和上肢的外科治疗。

压迫神经

Bickel KD. Carpal tunnel syndrome. J Hand Surg [Am]. 2010；35：147–152.

这是上肢最常见的压迫神经病变。提供了诊断和治疗的循证指南。

Koo JT, Szabo RM. Compression neuropathies of the median nerve. J Am Soc Surg Hand. 2004；4：156–175.

这篇内容全面的文章对上肢所有可能发生正中神经慢性压迫的解剖部位进行了出色的解剖描述。文章概述了每个部位的非手术和手术治疗指南。

Palmer BA, Hughes TB. Cubital tunnel syndrome. J Hand Surg [Am]. 2010；35：153–163.

这篇最新的文章提供了当前诊断和治疗肘管综合征的策略。

Phalen GS. The carpal–tunnel syndrome：Seventeen years' expe–rience in diagnosis and treatment of six hundred fifty–four hands. J Bone Joint Surg Am. 1966；48：211–228.

这是一篇经典论文，作者是美国手外科学会的创始人和前任主席。文章介绍了对手腕正中神经压迫的理念，通过手术减压和释放腕横韧带来治疗。目前手外科医生最常见的手术是正中神经减压。

血管肿瘤

Mulliken JB, Glowacki J. Hemangioma and vascular malforma–tions in infants and children：a classification based on endothelial characteristics. Plast Reconstr Surg. 1982；69：412–422.

作者试图统一血管瘤和血管畸形的分类。建议将分类分为六大类：胚胎学、组织学、临床特征、生长动力学、血流动力学模式和细胞生物学。只有当分类具有诊断适用性、有助于计划治疗和了解发病机制时才有用。

先天性畸形

McCarroll HR. Congenital anomalies：a 25–year overview. J Hand Surg [Am]. 2000；25：1007–1037.

这篇优秀的综述讨论了较为常见的先天性手部畸形。它还确定了一些较新的（当时的）外科治疗方法，包括牵张延长、微血管手术，和潜在的腔内干预。为治疗管理提供了有效的分类。

Netscher DT, Scheker LR. Timing and decision making in the treatment of congenital upper extremity deformities. Clin Plast Surg. 1990；17：113–131.

本综述介绍了常见的先天性手部畸形治疗方法，并为手术干预的时机选择提供了合理依据，以达到关键的手部功能里程碑。

骨关节炎

Burton RI, Pellegrini VD. Surgical management of basal joint arthritis of the thumb. Part Ⅱ. Ligament reconstruction with tendon interposition arthroplasty. J Hand Surg [Am]. 1986；11：324–332.

本文对拇指基底关节骨关节炎的发病机制和手术治疗有极好地描述。这是治疗拇指腕掌关节骨关节炎的常用手术方法。

Eaton RG，Littler JW. Ligament reconstruction for the painful thumb carpometacarpal joint. J Bone Joint Surg Am. 1973；55：1655–1666.

受骨关节炎影响最常见的关节之一是拇指根部。这种手术，最初被这些作者描述，用于外科治疗，现在仍然是外科治疗的基础，只是在技术上做了一些修改。

类风湿关节炎

Brasington R. TNF-α antagonists and other recombinant proteins for treatment of rheumatoid arthritis. J Hand Surg Am. 2009；34：349–350.

讨论了特异性靶向单个分子的疾病修饰抗风湿药物。近年来，类风湿病的药物治疗发生了巨大变化。

Swanson AB. Flexible implant arthroplasty for arthritic finger joints：rationale，technique，and results of treatment. J Bone Joint Surg Am. 1972；54：435–455.

这是一篇改变类风湿关节炎治疗过程的具有里程碑意义的文章。本文介绍了小关节置换术。

挛缩

Curtis RM. Capsulectomy of the interphalangeal joints of the fingers. J Bone Joint Surg Am. 1954；36：1219–1232.

这篇经典的文章改变了僵硬手的治疗过程，提高了人们对近端指间关节复杂解剖的认识。术者技术严谨，术后治疗严格。

Eaton C. Percutaneous fasciotomy for Dupuytren's contracture. J Hand Surg Am. 2011；36：910–915.

经皮筋膜切开术是一种比外科手术侵入性更小的治疗方法，本文描述了这种技术。

McFarlane RM. Patterns of the diseased fascia in the fingers in Dupuytren's contracture：displacement of the neurovascular bundle. Plast Reconstr Surg. 1974；54：31–44.

这篇文章清楚地概述了掌筋膜挛缩的病理、解剖和手术治疗的建议。作者描述了手掌和手指病变筋膜的形式以及如何对指神经血管束进行移位。

Meals RA，Hentz VR. Technical tips for collagenase injection treatment for Dupuytren contracture. J Hand Surg Am. 2014；39：1195–1200. e2.

胶原酶注射已成为治疗掌筋膜挛缩的一种常用方法。这篇文章概述了这种创伤性较小的治疗所涉及的技术。

参考文献

1. Sears ED, Larson BP, Chung KC. A national survey of program director opinions of core competencies and structure of hand surgery fellowship training. *J Hand Surg Am.* 2012;37:1971–1977. e1977.
2. Green DP. General principles. In: Hotchkiss RN, Pederson WC, Wolfe SW, et al., eds. *Green's Operative Hand Surgery.* 5th ed. Philadelphia, PA: Elsevier; 2005:3–24.
3. Netscher DT, Hamilton KL. Metacarpal and phalangeal fractures. In: Evans GRD, ed. *Operative Plastic Surgery.* 2nd ed. New York, NY: Oxford University Press; 2019:1019–1056.
4. Klenerman L. Tourniquet time--how long? *Hand.* 1980;12:231–234.
5. Hunter JM, Salisbury RE. Flexor-tendon reconstruction in severely damaged hands. A two-stage procedure using a silicone-dacron reinforced gliding prosthesis prior to tendon grafting. *J Bone Joint Surg Am.* 1971;53:829–858.
6. Tomaino M, Mitsionis G, Basitidas J, et al. The effect of partial excision of the A2 and A4 pulleys on the biomechanics of finger flexion. *J Hand Surg Br.* 1998;23:50–52.
7. Tang JB. Indications, methods, postoperative motion and outcome evaluation of primary flexor tendon repairs in Zone 2. *J Hand Surg Eur.* 2007;32:118–129.
8. Lalonde DH. Wide-awake flexor tendon repair. *Plast Reconstr Surg.* 2009;123:623–625.
9. Matarrese MR, Hammert WC. Flexor tendon rehabilitation. *J Hand Surg Am.* 2012;37:2386–2388.
10. Ahmad Z, Wardale J, Brooks R, et al. Exploring the application of stem cells in tendon repair and regeneration. *Arthroscopy.* 2012;28:1018–1029.
11. Merrit WH, Pace CS. Extensor tendon injuries. In: Cohen MN, Thaller S, eds. *The Unfavorable Result in Plastic Surgery: Avoidance and Treatment.* 4th ed. New York, NY: Thieme Medical Publishers; 2018:1183–1215.
12. Cheng CJ. Synthetic nerve conduits for digital nerve reconstruction. *J Hand Surg Am.* 2009;34:1718–1721.
13. Oberlin C, Beal D, Leechavengvongs S, et al. Nerve transfer to biceps muscle using a part of ulnar nerve for C5-C6 avulsion of the brachial plexus: anatomical study and report of four

cases. *J Hand Surg Am*. 1994;19:232–237.
14. McClinton MA, Wilgis EFS. Ischemic conditions of the hand. In: Mathes SJ, Hentz VR, eds. *Plastic Surgery*. 2nd ed. Philadelphia, PA: Saunders Elsevier; 2006:791–822.
15. Soucacos PN. Indications and selection for digital amputation and replantation. *J Hand Surg Br*. 2001;26:572–581.
16. Kumar S, O'Connor A, Despois M, et al. Use of early magnetic resonance imaging in the diagnosis of occult scaphoid fractures: The CAST Study (Canberra Area Scaphoid Trial). *N Z Med J*. 2005;118:U1296.
17. Turker T, Capdarest-Arest N. Management of gunshot wounds to the hand: a literature review. *J Hand Surg Am*. 2013;38:1641–1650.
18. Buck 2nd. DW, Dumanian GA. Bone biology and physiology: Part II. Clinical correlates. *Plast Reconstr Surg*. 2012;129:950e–956e.
19. Rinaldi E. Autografts in the treatment of osseous defects in the forearm and hand. *J Hand Surg Am*. 1987;12:282–286.
20. Ruta D, Ozer K. Primary bone grafting in open fractures with segmental bone loss. *J Hand Surg Am*. 2014;39:779–780.
21. Micev AJ, Kalainov DM, Soneru AP. Masquelet technique for treatment of segmental bone loss in the upper extremity. *J Hand Surg Am*. 2015;40:593–598.
22. Orzechowski W, Morasiewicz L, Dragan S, et al. Treatment of non-union of the forearm using distraction-compression osteogenesis. *Ortop Traumatol Rehabil*. 2007;9:357–365.
23. Houdek MT, Wagner ER, Wyles CC, et al. New options for vascularized bone reconstruction in the upper extremity. *Semin Plast Surg*. 2015;29:20–29.
24. Georgiadis GM, DeSilva SP. Reconstruction of skeletal defects in the forearm after trauma: Treatment with cement spacer and delayed cancellous bone grafting. *J Trauma*. 1995;38:910–914.
25. Merritt K. Factors increasing the risk of infection in patients with open fractures. *J Trauma*. 1988;28:823–827.
26. Taylor CJ, Chester DL, Jeffery SL. Functional splinting of upper limb injuries with gauze-based topical negative pressure wound therapy. *J Hand Surg Am*. 2011;36:1848–1851.
27. Godina M. Early microsurgical reconstruction of complex trauma of the extremities. *Plast Reconstr Surg*. 1986;78:285–292.
28. Lesiak AC, Shafritz AB. Negative-pressure wound therapy. *J Hand Surg Am*. 2013;38:1828–1832.
29. Brown RE, Wu TY. Use of "spare parts" in mutilated upper extremity injuries. *Hand Clin*. 2003;19:73–87, vi.
30. Stevanovic MV, Sharpe F. Acute infections in the hand. In: Wolfe SW, Hotchkiss RN, Pederson WC, et al., eds. *Green's Operative Hand Surgery*. 7th ed. Philadelphia, PA: Elsevier; 2017:17–61.
31. Lille S, Hayakawa T, Neumeister MW, et al. Continuous postoperative catheter irrigation is not necessary for the treatment of suppurative flexor tenosynovitis. *J Hand Surg Br*. 2000;25:304–307.
32. Kare JA. Volkmann contracture. *Medscape*; 2019. http://emedicine.medscape.com/article/1270462-overview. Retrieved July 12, 2019.
33. Patel MR, Bassini L. Trigger fingers and thumb: when to splint, inject, or operate. *J Hand Surg Am*. 1992;17:110–113.
34. Trumble TE. Compressive neuropathies. In: Trumble TE, ed. *Principles of Hand Surgery and Therapy*. Philadelphia, PA: WB Saunders; 2000:324–342.
35. Trumble TE, Diao E, Abrams RA, et al. Single-portal endoscopic carpal tunnel release compared with open release: a prospective, randomized trial. *J Bone Joint Surg Am*. 2002;84:1107–1115.
36. Mackinnon SE, Novak CB. Compression neuropathies. In: Wolfe SW, Hotchkiss RN, Pederson WC, et al., eds. *Green's Operative Hand Surgery*. 7th ed. Philadelphia, PA: Elsevier; 2017:921–958.
37. Athanasian EA. Bone and soft tissue tumors. In: Wolfe SW, Hotchkiss RN, Pederson WC, et al., eds. *Green's Operative Hand Surgery*. 7th ed. Philadelphia, PA: Elsevier; 2017:1987–2035.
38. Netscher DT. Tumors of the hand. In: Wolfe SW, Hotchkiss RN, Pederson WC, et al., eds. *Green's Operative Hand Surgery*. 7th ed. Philadelphia, PA: Elsevier; 2017:1958–1986.
39. Shenefelt PD. *Nongenital warts*; 2018. https://emedicine.medscape.com/article/1133317-overview. Retrieved July 12, 2019.
40. Buckmiller LM, Munson PD, Dyamenahalli U, et al. Propranolol for infantile hemangiomas: early experience at a tertiary vascular anomalies center. *Laryngoscope*. 2010;120:676–681.
41. Sofocleous CT, Rosen RJ, Raskin K, et al. Congenital vascular malformations in the hand and forearm. *J Endovasc Ther*. 2001;8:484–494.
42. Koman LA, Ruch DS, Paterson SB. Vascular disorders. In: Hotchkiss RN, Pederson WC, Wolfe SW, et al., eds. *Green's Operative Hand Surgery*. Philadelphia, PA: Elsevier; 2005: 2265–2313.
43. Novick M, Gard DA, Hardy SB, et al. Burn scar carcinoma: a review and analysis of 46 cases. *J Trauma*. 1977;17:809–817.
44. Glat PM, Shapiro RL, Roses DF, et al. Management considerations for melanonychia striata and melanoma of the hand. *Hand Clin*. 1995;11:183–189.
45. Netscher DT. Congenital hand problems. Terminology, etiology, and management. *Clin Plast Surg*. 1998;25:537–552.
46. Feldon P, Terrono AL, Nalebluff EA. Rheumatoid arthritis and other connective tissue diseases. In: Hotchkiss RN, Pederson WC, Wolfe SW, et al., eds. *Green's Operative Hand Surgery*. 5th ed. Philadelphia, PA: Elsevier; 2005: 2049–2136.
47. Hurst LC, Badalamente MA. Nonoperative treatment of Dupuytren's disease. *Hand Clin*. 1999;15:97–107, vii.
48. Denkler KA, Vaughn CJ, Dolan EL, et al. Evidence-Based Medicine: Options for Dupuytren's contracture: incise, excise, and dissolve. *Plast Reconstr Surg*. 2017;139:240e–255e.
49. Agee JM, Goss BC. The use of skeletal extension torque in reversing Dupuytren contractures of the proximal interphalangeal joint. *J Hand Surg Am*. 2012;37:1467–1474.
50. Murray JE. Organ transplantation (skin, kidney, heart) and the plastic surgeon. *Plast Reconstr Surg*. 1971;47:425–431.
51. Shores JT, Brandacher G, Lee WP. Hand and upper extremity transplantation: an update of outcomes in the worldwide experience. *Plast Reconstr Surg*. 2015;135:351e–360e.
52. Alolabi N, Chuback J, Grad S, et al. The utility of hand transplantation in hand amputee patients. *J Hand Surg Am*. 2015;40:8–14.
53. Burn MB, Ta A, Gogola GR. Three-dimensional printing of prosthetic hands for children. *J Hand Surg Am*. 2016;41:e103–e109.
54. Nghiem BT, Sando IC, Gillespie RB, et al. Providing a sense of touch to prosthetic hands. *Plast Reconstr Surg*. 2015;135:1652–1663.
55. Isaacs J, Browne T. Overcoming short gaps in peripheral nerve repair: conduits and human acellular nerve allograft. *Hand (N Y)*. 2014;9:131–137.
56. Lui H, Vaquette C, Bindra R. Tissue engineering in hand surgery: a technology update. *J Hand Surg Am*. 2017;42:727–735.
57. Cho MS, Rinker BD, Weber RV, et al. Functional outcome following nerve repair in the upper extremity using processed nerve allograft. *J Hand Surg Am*. 2012;37:2340–2349.
58. Blecha M, Brown A. Orthopedic and hand surgery pearls. In: Blecha M, Brown A, eds. *General Surgery: Pearls of Wisdom*. Lincoln, MA: Boston Medical; 2004:217–224.
59. Deziel DJ, Witt TR, Bines SD. Hand surgery. In: Deziel DJ, Witt TR, Bines SD, et al., eds. *Rush University Review of Surgery*. 3rd ed. Philadelphia, PA: WB Saunders; 2000: 579–589.

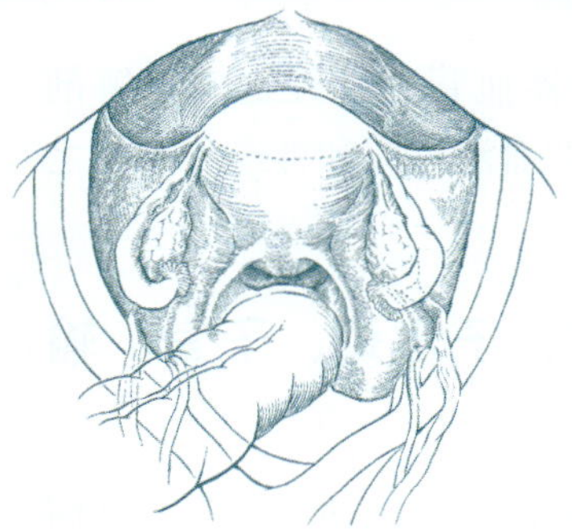

章 71

妇科手术

Lauren S. Prescott，Amanda C. Yunker，Ronald Alvarez

高志华　陈浩然　译　高志华　审校

章目录

妇科手术是世界上最常见的外科手术之一。它要求外科医生熟悉女性生殖道及盆腔解剖，并且熟悉最常见的妇科手术疾病以及这些疾病的手术过程。本章概述了女性生殖道及盆腔解剖；讨论了外阴、阴道、子宫颈、子宫、输卵管及卵巢最常见的外科疾病；并描述了这些疾病常用的手术方法。

女性生殖系统及其他盆腔解剖

女性生殖道解剖的关键组成部分包括外生殖器解剖（外阴）和内生殖器解剖（阴道、子宫颈、子宫、输卵管和卵巢）。其他相关的盆腔解剖组成部分包括解剖间隙、血管和神经组织，以及泌尿和肠道组织[1]。下面概述这些关键的组成部分。

外生殖器解剖（外阴）

外阴的主要结构包括阴阜、大阴唇和小阴唇、阴蒂头和阴蒂帽、尿道口、阴道口和处女膜、巴氏腺及前庭斯基恩（Skene）腺体（图 71.1）。阴阜是覆盖耻骨的柔软脂肪组织。阴阜的下部被阴裂的裂隙分开，把阴阜分裂成为大阴唇。大阴唇和小阴唇被唇间沟分开，并且小阴唇向前融合形成阴蒂帽（也称为阴蒂包皮）。

阴唇覆盖阴道前庭，阴道前庭是由阴道口和尿道口组成的外阴区域，并以 Hart 线为界。阴道口最初被一层薄膜覆盖，称为处女膜，该膜通常因体育锻炼、使用阴道棉条或者第一次性交而撕裂。巴氏腺和斯基恩腺体位于阴道前庭内部。巴氏腺，系男性尿道腺的同源器官，位于阴道口的右后方和左后方，这些腺体在性兴奋时分泌黏液来润滑阴道。斯基恩腺，系男性前列腺同源器官，位于尿道口的两侧，这些腺体也是在性兴奋时分泌黏液，起润滑作用。

这些外部结构是泌尿生殖三角的一部分，泌尿生殖三角为会阴前部。泌尿生殖三角的前方顶端为耻骨联合，后方基底部由坐骨结节连线形成。上述所提到的外部结构的下方为泌尿生殖膈，该膈伸展于耻骨降支之间，由肌肉和筋膜构成，有尿道和阴道通过。泌尿生殖三角的肌肉是由会阴深横肌和会阴浅横肌、一

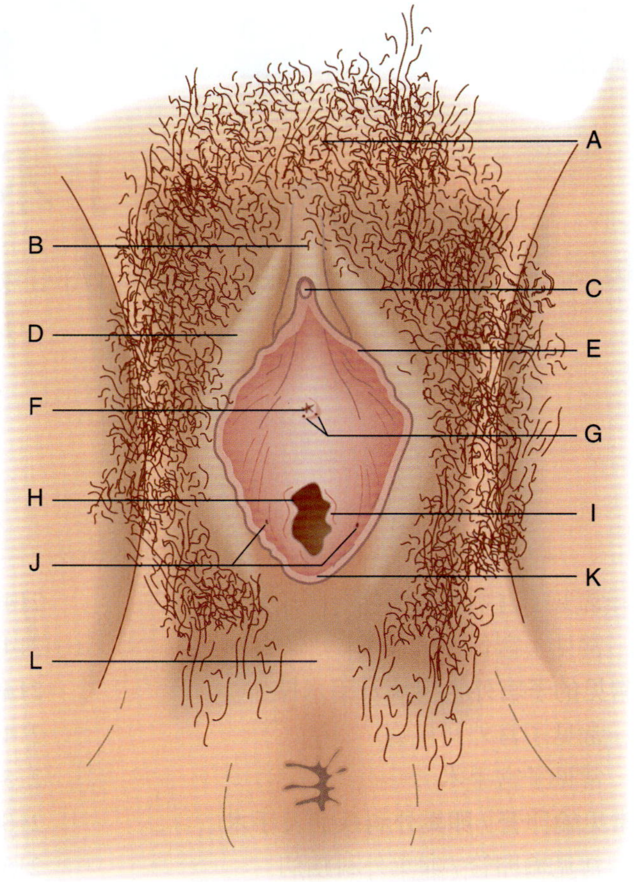

图 71.1 外生殖器。A：阴阜；B：阴蒂包皮；C：阴蒂；D：大阴唇；E：小阴唇；F：尿道口；G：斯基恩腺管；H：阴道；I：处女膜；J：巴氏腺；K：后阴唇系带；L：会阴体

对覆盖阴蒂脚的球海绵体肌以及覆盖阴道口两侧前庭球的球海绵体肌组成。

泌尿生殖三角区组织的血供主要来自阴部内动脉的后支，阴部内动脉从髂内动脉分出后穿过 Alcock 管（阴部管），该管是沿肛提肌起源下方闭孔内肌表面走形的筋膜隧道。从阴部管穿出后，阴部内动脉向泌尿生殖三角前方发出分支。阴阜的血供来源于髂外动脉的分支，腹壁下动脉的前支。另外，阴部外动脉起源于股动脉，供应外阴两侧皮肤。泌尿生殖膈的静脉回流和淋巴引流与动脉伴行，因此引流到髂内静脉和股静脉。

泌尿生殖三角的神经支配主要来自阴部神经，该神经起源于骶丛神经 S2 ～ S4 的前支，伴随阴部内动静脉穿过阴部管。前分支支配外生殖器。阴阜和阴唇前部由腰丛的髂腹股沟和生殖股神经支配，这些神经穿过腹股沟管并通过腹股沟浅环穿出。所有这些成对的神经通常穿过中线来完成对侧部分的神经支配。负责阴蒂勃起的内脏传出神经来源于盆腔内脏神经，在通过泌尿生殖膈时沿尿道和阴道到达外生殖器。

手术医生认识外生殖器血管和神经走向的解剖变异性是很重要的，术野的血液供应和神经分布与之关联。

内生殖器解剖（阴道、子宫颈、子宫、输卵管、卵巢）

由远及近，内生殖器解剖结构包括所有中线结构（阴道、子宫颈和子宫）和两侧结构（输卵管和卵巢）（图 71.2）。阴道边界的下缘为处女膜，上缘为宫颈及穹隆。阴道下部由泌尿生殖窦的内胚层发育而来（连同尿道和外阴结构）。该区域发育异常会导致形成阴道横向或水平的分隔，可能在青春发育期出现症状。阴道上部与子宫颈、子宫和输卵管一起由苗勒管发育而来。这些管腔迁移融合失败或者发育失败会导致子宫、子宫颈和管腔的多种畸形。

阴道

阴道是一条柔韧、可伸展的纤维肌性管道，静息状态下女性站立位，阴道扁平且几乎在水平面上。阴道壁从内到外的各层包括黏膜层（复层鳞状上皮）、固有层（也被称为盆底内筋膜，主要由胶原纤维和弹性组织构成，含有血管和淋巴供应）、肌层以及网状结缔组织（也含有丰富的血液供应）。阴道的血供主要来自阴道动脉，是髂内动脉的分支。与其他动脉有多个吻合支，包括子宫动脉、阴部内动脉、膀胱下动脉和痔中动脉等。阴道的神经支配来源于腰骶丛的自主神经系统（S2 ～ S4），最终形成阴部神经。感觉纤维大部分位于阴道远端，阴道上段分布极少。

子宫颈

子宫颈是子宫远端的狭窄部，于阴道的上端可见并可触及。宫颈通常是圆柱状，主要由结缔组织构成，大小因人而异。子宫颈的长度也不同，但平均 3 cm 左右。它有一个中央管腔，通过宫颈口联通宫腔。宫颈阴道部（宫颈外口）的上皮从远端的鳞状上皮向宫颈管内过渡为近端的柱状上皮。这个区域称为移行带，是宫颈上皮内瘤变（cervical intraepithelial neoplasia，CIN）的好发部位。柱状上皮产生黏液，其质地取决于激素的影响，有利于精子运输。

子宫颈血供来自子宫动脉的降支，位于宫颈 3 点及 9 点位置。宫颈支位于宫颈前后轴的中线，与直肠

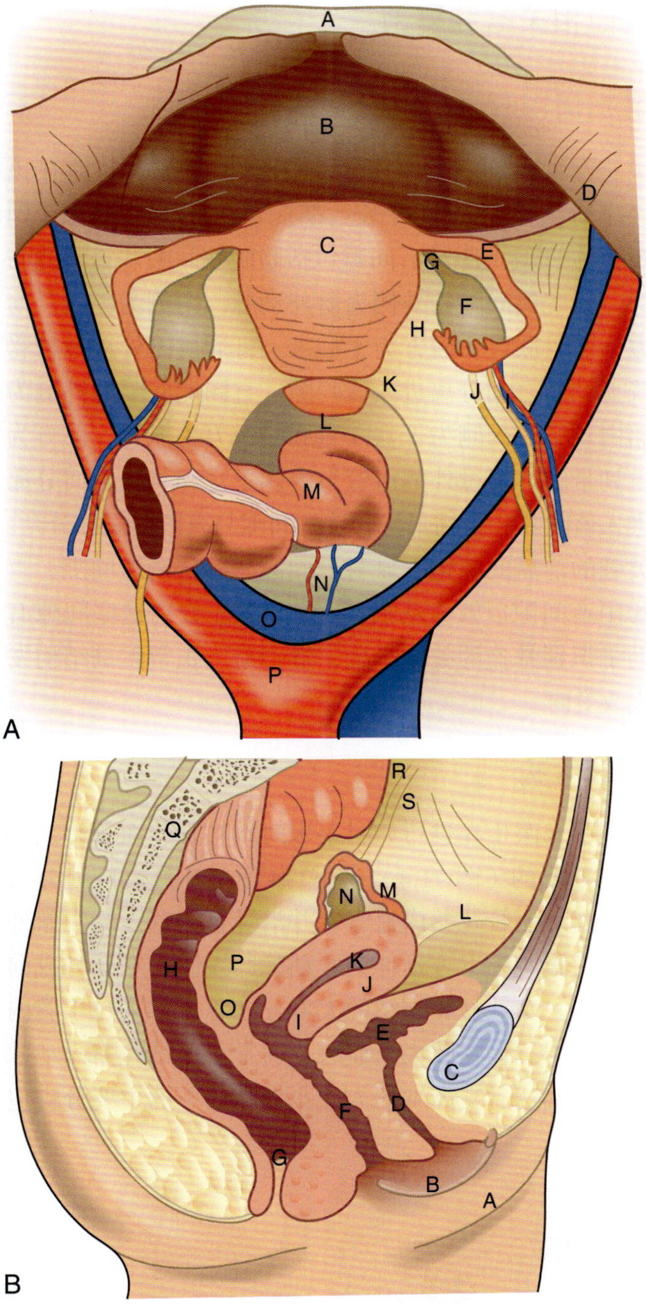

图 71.2　内生殖器。(A) A：耻骨联合；B：膀胱；C：子宫体；D：圆韧带；E：输卵管；F：卵巢；G. 卵巢固有韧带；H：阔韧带；I：卵巢动静脉；J：输尿管；K. 子宫骶骨韧带；L：子宫直肠陷凹；M：直肠；N：骶正中动静脉；O：下腔静脉；P：腹主动脉。(B) A. 大阴唇；B：小阴唇；C：耻骨联合；D：尿道；E：膀胱；F：阴道；G：肛门；H：直肠；I：子宫颈；J：子宫体；K：子宫腔；L：圆韧带；M：输卵管；N：卵巢；O：子宫直肠陷凹；P：子宫骶骨韧带；Q：骶骨；R：输尿管；S：卵巢动脉和静脉

动脉之间有许多吻合支。子宫颈由副交感神经支配，起源于腰骶神经丛（S2 ～ S4），大部分神经末梢集中于宫颈内口区域。

子宫

子宫是腹腔内肌性器官，位于膀胱后方和直肠前方。它被多个韧带结构固定。阔韧带由子宫体向外侧延伸，并与盆腔腹膜相连续。圆韧带起于子宫角，沿阔韧带向外侧走形，经腹股沟管穿出后，止于大阴唇。主韧带附着于盆腔侧壁，与阴道的盆内筋膜相融合，在宫颈水平支撑子宫。子宫动脉在主韧带内走行，然后沿子宫体的外侧向上走行。子宫骶韧带起源于宫颈后方上部，附着于第 3 骶椎，形成一弓状结构支撑直肠。

非妊娠期子宫一般重量在 40 ～ 80 g 之间。与育龄期女性相比，青春期前及绝经后的女性子宫通常较小。子宫由三层组织构成，类似于其他腹腔器官。外层为浆膜层，非常薄，与阔韧带以及盆腔腹膜相连续。中层由平滑肌组织构成，分为三层。子宫腔内衬有子宫内膜，为一种黏膜上皮层，其厚度受激素水平影响而变化。

子宫的血供包括子宫动脉以及卵巢动脉。子宫动脉为髂内动脉分支；卵巢动脉直接由腹主动脉发出，紧邻卵巢发出分支走向子宫。子宫同时由交感神经和副交感神经支配。交感神经通过腹下神经丛和卵巢神经丛传递。副交感神经支配来源于腰骶丛（S2 ～ S4）。由子宫传入脊髓的神经纤维在腰骶神经丛（T11 ～ T12）内传递交感神经信号。

输卵管

输卵管即输送卵子的管道，起源于子宫上侧方（称为宫角），向侧方延伸 10 ～ 14 cm，远端围绕同侧卵巢。输卵管分为四部分。间质部穿行于子宫壁内，完全被子宫肌层包绕，长度仅 1 ～ 2 cm。峡部从管腔离开子宫开始，长约 4 cm，非常狭窄，包含了输卵管肌肉最发达的区域。壶腹部较宽，平均长 4 ～ 6 cm，呈蜿蜒状，受精通常发生在输卵管的该区域。最后一段为漏斗部，是由管腔向外延伸的纤毛指状突起构成，包绕输卵管口，使这部分的输卵管呈漏斗状。

与子宫类似，输卵管由若干层组成。输卵管的黏膜层由不同类型的上皮细胞组成——柱状纤毛细胞、分泌型细胞以及狭窄的楔状细胞。这些细胞类型的比例取决于输卵管的解剖区域。黏膜下为固有层，其次为肌层，最后为与腹腔相毗邻的浆膜层。

输卵管的血供穿行于输卵管系膜，来源于卵巢及

子宫动脉的分支。输卵管通过子宫及卵巢神经丛接收交感神经及副交感神经信号。

卵巢

卵巢是位于盆腔侧方，白色、成对、卵圆形的器官，一般最大直径 2 ～ 3 cm。它位于骨盆下方输卵管漏斗部的末端。卵巢由靠近中肾管的性腺嵴发育而来；因此，泌尿系统与生殖系统的发育紧密相关。卵巢通过卵巢固有韧带与子宫相连，韧带内有子宫卵巢血管吻合支。此外，卵巢还由阔韧带后叶及骨盆漏斗韧带固定，后者沿侧壁走形并包含主要的卵巢血供。

卵巢有三个不同的部分：外层皮质、中央髓质和卵巢门，卵巢门是卵巢系膜（骨盆漏斗韧带与子宫周围血供之间形成吻合支并通过阔韧带的结构）附着于卵巢的地方。卵巢含有多种细胞来执行多种功能。卵巢内含有卵母细胞，在出生时数量为 100 万～ 200 万个。卵巢表面由立方上皮组成。卵母细胞在小而充满液体的囊腔内成熟，称为卵泡，位于表面上皮的下方。中央髓质主要由间质和血管组成。

如前所述，卵巢的血液供应来源于卵巢动脉，其为腹主动脉的分支，沿腹腔及盆腔侧壁走行于骨盆漏斗韧带内。此外，在卵巢系膜内卵巢动脉和子宫动脉之间有许多吻合支。卵巢的神经组织也经由骨盆漏斗韧带，包括来自卵巢、腹下和主动脉丛的自主神经和感觉神经纤维。

其他相关盆腔解剖

解剖间隙

女性盆腔包含几个关键的潜在间隙，任何在该区域进行手术的外科医生都应该了解这些间隙（图 71.3）。两侧的腹膜后间隙包括膀胱侧间隙和直肠侧间隙。膀胱侧间隙的外侧为髂外动脉，内侧为膀胱，前方为耻骨联合，后方为主韧带。可通过髂外动脉与膀胱上动脉之间分离进入该间隙。直肠侧间隙的外侧为髂内动脉，内侧为子宫及直肠，后方为骶骨，前方为主韧带。可通过外侧血管与内侧子宫和直肠之间分离进入该间隙。主韧带将膀胱侧间隙与直肠侧间隙分开。关键的前后间隙包括耻骨后间隙、膀胱阴道间隙、直肠阴道间隙以及直肠后 / 骶前间隙。分离这些间隙有助于识别骨盆的关键结构，特别是当正常解剖结构发生改变时。

血管结构

手术医生在进行妇科手术时熟知盆腔血管解剖是非常重要的（图 71.4）。髂总血管在骨盆入口处分叉形成髂外血管及髂内血管，并沿骨盆侧壁走行。髂外血管在腹股沟下方延伸为股动静脉。髂内动脉分成前后两干。女性盆腔组织的大部分动脉血供来自于髂内动脉前干。在盆腔大出血时，通常采用结扎髂内动脉前干远端达后支高度的方法止血。前干的主要分支包

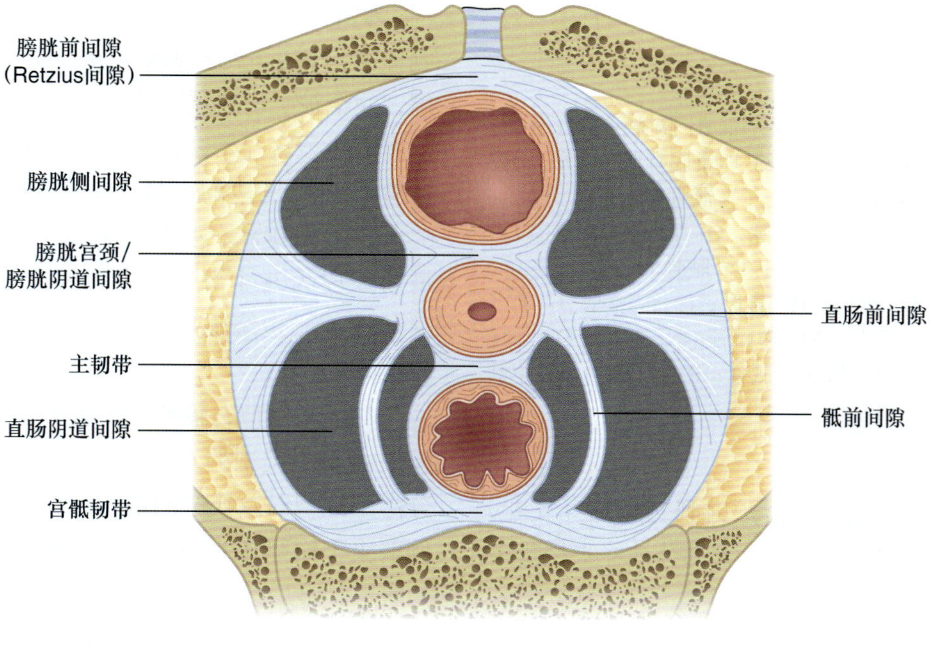

图 71.3 女性盆腔的解剖间隙

括子宫和阴道动脉、膀胱下动脉和上动脉、直肠中动脉。前干其他关键的分支包括闭孔、臀下和阴部内动脉。起源于主动脉的卵巢动脉为盆腔组织，即卵巢和子宫，提供了另一个主要的血管来源。

神经结构

腰骶神经丛起源于第 12 胸椎至第 4 骶椎的神经根（T12 ～ S4），提供了骨盆内主要的神经结构（图 71.5）。来自腰骶神经丛的初级运动神经包括股神经、坐骨神经和闭孔神经。主要感觉神经包括髂腹下神经、髂腹股沟神经、股外侧皮神经、股神经、坐骨神经和阴部神经。表 71.1 描述了这些神经的起源、运动和感觉功能以及其受伤时的症状。

1% ～ 2% 的妇科手术发生神经损伤[2]。妇科手术中最常见的神经损伤包括股神经、髂腹股沟神经、阴部神经、闭孔神经、股外侧皮神经、髂腹下神经和生殖股神经。术中患者截石位不正确、自固定牵开器放置不正确、切断和直接压迫神经或者血肿形成等因素可造成神经损伤。幸运的是，大多神经病变可以通过保守治疗和物理治疗得到解决。

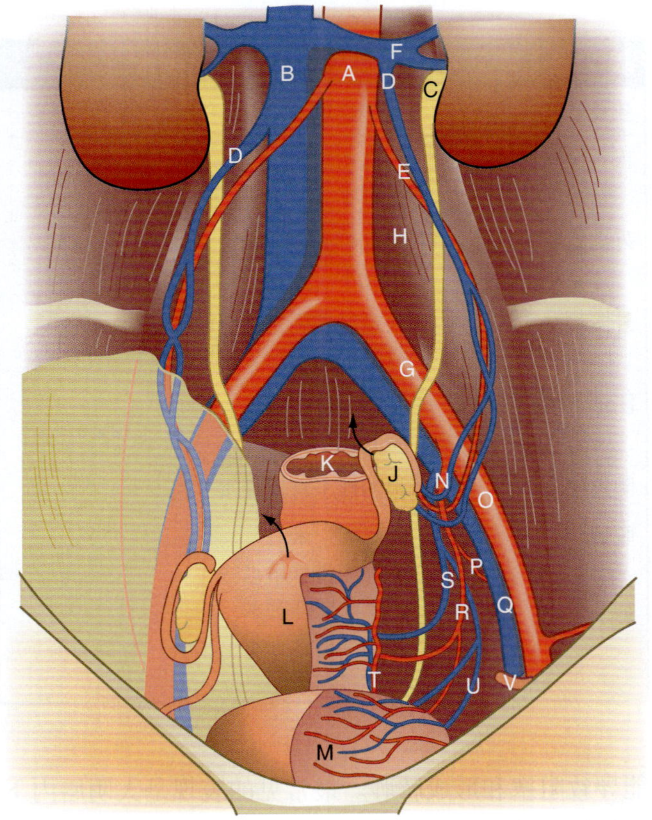

图 71.4 盆腔的血供。A：主动脉；B：下腔静脉；C：输尿管；D：卵巢静脉；E：卵巢动脉；F：肾静脉；G：髂总动脉；H：腰大肌；J：卵巢；K：直肠；L：子宫体；M：膀胱；N：髂内（腹下）动脉：前支；O：髂外动脉；P：闭孔动脉；Q：髂外静脉；R：子宫动脉；S：子宫静脉；T：阴道动脉；U：膀胱上动脉；V：腹壁下动脉

泌尿道结构

输尿管和膀胱是大多数妇科手术中需要严格注意的关键盆腔结构。输尿管沿腹膜后盆腔侧壁走行，然后在骨盆入口处越过髂总动脉（图 71.2）。此时，输尿管离卵巢很近，在结扎卵巢血管时必须注意正确识别并避开输尿管。输尿管在子宫动脉下方沿腹膜继续走行，然后以斜向前内进入膀胱。在钳夹、切断和结扎子宫血管、主韧带和子宫骶韧带以及阴道角时也有损伤输尿管的风险。当病灶位于输尿管易损部位时，将输尿管从附着的腹膜上分离下来，并用止血带将其牵开是一种有用的方法。

膀胱与子宫前方、宫颈及阴道紧密相连。在子宫切除术时必须将膀胱与这些结构仔细分离开来。这个过程通常包括切开膀胱子宫反折腹膜，以及辨认膀胱与阴道之间的膀胱阴道间隙。既往剖宫产术后的瘢痕形成、子宫内膜异位症或者癌性病变会使得膀胱的分离过程更加困难。

据报道，接受妇科手术的患者中输尿管及膀胱损伤者不到 1%[3]。在有较高泌尿系损伤风险的妇科手术后，通常使用膀胱镜来确认膀胱及双侧输尿管的完整性。

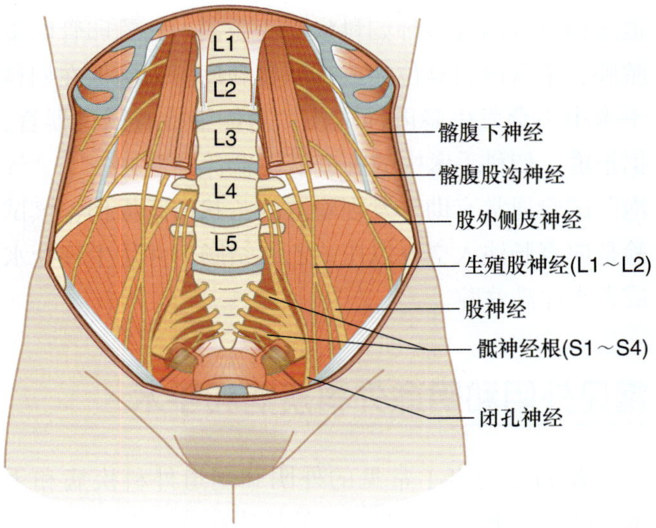

图 71.5 女性盆腔的神经结构（From Lumbosa-cral plexus. From Gray JE. Nerve injury associated with pelvic surgery. In: UpToDate，Basow DS (Ed)，UpToDate，Waltham，MA 2013. Copyright ªUpToDate，Inc. For more information visit www.uptodate.com.）

表 71.1 腰骶神经丛

神经	起源	运动功能	感官功能	损伤症状
髂腹股沟神经	T12 ～ L1	无	腹股沟，耻骨联合	从切口放射到腹股沟或耻骨联合部位的锐性、烧灼性疼痛
髂腹下神经	T12 ～ L1	无	耻骨，阴唇外侧，大腿内侧皮肤	从切口部位放射到耻骨、阴唇或大腿的烧灼性疼痛
生殖股神经	L1 ～ L2	无	阴唇上部，大腿前上部皮肤	阴唇和股三角区疼痛或感觉异常
股外侧皮神经	L2 ～ L3	无	大腿前侧和后外侧皮肤	大腿前侧、后外侧疼痛或感觉异常
阴部神经	S2 ～ S4	无	会阴	会阴部疼痛
股神经皮支	L2 ～ L4	髋关节屈曲、内收 膝关节伸展	大腿前内侧，小腿内侧	无法爬楼梯
闭孔神经	L2 ～ L4	大腿内收	无	轻微的步行问题
坐骨神经	L4 ～ S3			
腓总神经		髋关节伸展，膝关节屈曲 足背屈 足外翻	无 小腿外侧 足背	足下垂
胫神经		足跖屈 足内翻	足趾 足底面	钩状足畸形

肠道结构

远端回肠、盲肠和阑尾以及乙状结肠和直肠是位于骨盆附近及内部的主要肠道结构。既往手术史可能导致胃肠道黏连，在完成妇科手术操作前应当注意松解这些部位的黏连带以恢复正常的盆腔解剖。这些肠道结构也会因为各种妇科疾病而受累，如输卵管卵巢脓肿、子宫内膜异位症或者卵巢肿瘤。为确保在妇科手术中不会发生隐匿性损伤，需仔细检查肠道器官，据报道，妇科手术中的肠道损伤患者少于 1%[4]。“气泡”试验通常有助于发现隐匿的乙状结肠损伤，该试验是向直肠注入空气以压迫乙状结肠，并用生理盐水或者水注满盆腔。

常见外阴和阴道外科疾病和手术

表 71.2 列出了常见的外阴和阴道外科疾病和手术方法。以下是对这些疾病的描述和处理方法。

表 71.2 常见外阴和阴道外科疾病和手术

疾病	操作选项
巴氏腺囊肿或脓肿	切开引流术 造口术
外阴上皮内瘤变	局部扩大切除术 激光术
外阴癌	根治性外阴切除伴前哨淋巴结活检或腹股沟淋巴结切除术
阴道上皮内瘤变	阴道部分切除术 激光术
阴道癌	根治性子宫切除术（很少）
脱垂	骶骨固定术 骶棘韧带悬吊术 阴道前壁修补术 阴道后壁修补术 阴道封闭术

常见外阴和阴道外科疾病

巴氏腺囊肿或脓肿

前庭大腺分泌的液体积聚在前庭大腺腺腔中，可能导致阻塞和形成脓肿。最常见的表现是大阴唇内下方的外阴肿块。巴氏腺囊肿可能无症状，只是在检查中偶然发现；然而，囊肿可能会感染并形成脓肿，表现为外阴肿块伴疼痛。有症状的巴氏腺囊肿或脓肿通常需要手术干预。手术治疗包括切开并放置 Word 导管引流和造口术。对复发感染或脓肿的大小妨碍切开引流者可行造口术。手术很少需要切除腺体。

外阴上皮内瘤变

外阴上皮内瘤变（vulva intraepithelial neoplasia，VIN）是外阴的癌前病变。VIN 之前使用三级系统（VINⅠ、Ⅱ或Ⅲ）进行分类。2015 年，国际外阴阴道疾病研究学会（the International Society for the Study for Vulvovaginal Disease，ISSVD）推荐使用 VIN 的两级分类系统，其中包括低级别鳞状上皮内病变（low-grade squamous intraepithelial lesion，LSIL）、高级别鳞状上皮内病变（high-grade squamous intraepithelial lesion，HSIL），以及第三类分化型 VIN[5]。大多数 LSIL 及 HSIL 与人乳头状瘤病毒（human papilloma virus，HPV）相关，往往发生在年轻女性中，并且是多灶性的。分化型 VIN 的发病机制尚不清楚，但往往与外阴皮肤病有关，如硬化性苔藓，常见于老年妇女，与 HPV 感染无关。患有 VIN 的女性通常表现为外阴瘙痒或疼痛，高达 40% 的女性在诊断时可能没有症状，可以通过阴道镜检查和活检来明确诊断。LSIL 可以观察或局部用药治疗，如咪喹莫特软膏，而 HSIL 的主要治疗方法是局部扩大切除或激光消融。治疗后的复发率很高，因此，妇女在治疗后应继续进行随访监测。

外阴癌

外阴癌虽是一种罕见的妇科癌症，但仍能显著影响生殖道癌的总死亡率。鳞状细胞癌是最常见的组织学类型。较少见的组织学亚型包括疣状癌、基底细胞癌、黑色素瘤、肉瘤、乳腺外 Paget 病相关腺癌和前庭大腺癌。外阴癌的危险因素包括吸烟、HPV 感染、既往 VIN、既往宫颈不典型增生或癌症、硬化性苔藓和免疫缺陷。最常见的症状为外阴结节或溃疡性病变。治疗基于临床分期而定。对于局限于外阴的癌症，传统的手术切除包括根治性外阴切除术和双侧腹股沟淋巴结清扫术，其手术并发症发生率高。相对于保守手术，特别是前哨淋巴结切除术应用于临床后，在降低手术并发症发生率的同时，也有相似的预后[6-7]。放化疗是病变范围较大的外阴癌或涉及尿道、阴道或肛门的患者首选的治疗策略。

阴道上皮内瘤变

阴道上皮内瘤变（vaginal intraepithelial neoplasia，VaIN）是阴道的一种癌前病变。和 VIN 一样，它也使用两级分类系统，分为 LSIL（之前为 VaIN Ⅰ）和 HSIL（之前为 VaIN Ⅱ / Ⅲ）。患者通常无症状。危险因素与 VIN 相似。治疗也类似于 VIN。尽管是高级别病变，激光消融治疗较部分阴道切除术更多用于治疗 HSIL VaIN。

阴道癌

阴道癌也相当罕见。鳞状细胞癌是最常见的组织学类型。较少见的组织学类型包括腺癌、肉瘤和黑色素瘤。危险因素除上述外阴癌的危险因素外，还包括在子宫内己烯雌酚暴露史和放射治疗史。最常见的症状是阴道出血，其次是阴道排液、排尿异常或疼痛。临床分期是最重要的预后指标。大多数阴道癌患者的治疗为放疗和化疗的联合治疗。少数Ⅰ期的小病灶患者，癌症局限于阴道黏膜且位于阴道后穹隆，可选择根治性子宫切除术与阴道上段切除术。

盆腔器官脱垂

盆腔器官脱垂是指膀胱（阴道前壁）、宫颈或阴道穹窿（阴道顶端）或直肠（阴道后壁）突出或向下移位超过其正常位置。危险因素包括产次、年龄、肥胖、慢性便秘、慢性阻塞性肺病、结缔组织病和吸烟。其症状通常是盆腔压力增大或盆腔膨胀和（或）肠道或膀胱功能的改变。治疗取决于脱垂的程度和患者的症状。治疗方案包括非手术干预，包括子宫托、盆底锻炼和物理治疗、减肥、戒烟和雌激素治疗；手术干预适用于保守治疗失败或拒绝保守治疗并仍有症状的妇女。

盆腔器官脱垂的重建手术是个体化的，目的是恢复阴道前、后壁和顶端腔室的正常解剖位置和功能。顶端修复最常见的方法是经腹阴道骶骨固定术（或微创腹腔镜或机器人手术）、经阴道骶棘韧带悬吊术和经阴道宫骶韧带悬吊术。与经阴道途径相比，经腹阴道骶骨固定术顶端修复的复发率较低；然而，它需要更长的手术时间且恢复正常活动会延迟[8]。远期疗效显示其复发率约为 25%[9]。骶棘韧带悬吊术与宫骶韧带悬吊相比，远期疗效无显著差异，据报道，手术失败率分别为 62% 和 70%[10]。盆腔器官脱垂的妇女通常合并多腔室脱垂，患者受益于针对每一个有缺陷腔室的修补。行经腹阴道骶骨固定术时，通常不需要阴道前后壁修补术，因为顶端修复通常可以纠正阴道前、后壁缺陷[11-12]。然而，当行经阴道宫骶韧带或骶棘韧带悬吊术时，通常需行阴道前后壁修补术。

虽然大多数盆腔器官脱垂的病例都是通过上述阴道重建手术来治疗的，但也有一些情况，可能不需要选择阴道重建。对于不适合手术重建的女性以及性行为不再活跃的女性，阴道封闭可以减轻盆腔器官脱垂的症状，而且手术并发症少。阴道封闭术的其他优点是手术时间短、复发率低和患者的满意度高，这使其成为性行为不活跃的合并多种合并症的老年妇女的适宜选择。

常见外阴和阴道手术

巴氏腺囊肿或脓肿的切开引流

巴氏腺囊肿或脓肿的切开和引流是通过固定囊肿或脓肿，并在处女膜缘外病变内侧的囊肿或脓肿中心做一个切口，常见的错误是在外阴的外侧做切口。可能需要使用止血钳刺破囊肿或脓肿腔，并进行冲洗，将一根小的 Word 导管放入囊腔中进行引流，并每周评估一次。巴氏腺脓肿通常含多种微生物，应将脓液进行细菌培养，并评估是否感染耐甲氧西林金黄色葡萄球菌。脓肿应使用适当的抗生素进行治疗。

巴氏腺囊肿或脓肿的造口术

造口术是通过在前庭黏膜上做一个椭圆形切口，深度达囊壁。沿切口全长切开囊壁，排出囊肿内容物，使用 3-0 合成可吸收缝合线间断缝合或棒球式连续缝合囊肿壁与前庭黏膜（图 71.6）。

外阴的局部扩大切除 / 激光切除术

外阴的局部扩大切除是一种外阴病变的浅表切除术，最常用于治疗 HSIL 的 VIN（图 71.7）。切缘在病变的外缘 1 cm 内。如果病变靠近肛门、阴蒂或尿道等重要器官，为保留功能可以缩小切缘。勾勒轮廓做一个切口后，夹起皮肤的顶端，切除表皮，切口深度为 2 ～ 3 mm。癌前病变并不需要切除真皮层，使用连续缝合还是间断缝合要根据外科医生的偏好和病变的大小。

CO_2 激光气化术可作为 HSIL VIN 手术切除的替代方法，它是多灶性疾病的最佳选择。如果病变靠近肛门、尿道或阴蒂，或广泛的 VIN 病变，手术切除会损毁器官。只有当临床怀疑为恶性肿瘤的可能性很小，且外阴活检证实没有浸润癌时，才应使用 CO_2 激光气化术。外阴的无毛区域切除深度为 1 mm，外阴的有毛区域切除深度为 3 mm。阴道镜应用可提高激光治疗的精准度[13]。

阴道激光手术 / 阴道部分切除术

对于 HSIL VaIN，CO_2 激光气化是新确诊患者的首选治疗方法。它比做阴道部分切除术更容易，损伤邻近器官的风险较小。激光消融受累的阴道上皮和 1 ～ 2 cm 的边缘就足够了。阴道部分切除术包括切除阴道上皮，最常用于既往进行过子宫切除术且既往 CO_2 激光手术后复发的 HSIL VaIN 患者。手术方法通常是经阴道的，并切除边缘外 1 ～ 2 cm 的病变，避免损伤膀胱或结肠。根据病变的大小，可能需要进行阴道重建。

根治性外阴切除术伴前哨淋巴结活检或腹股沟淋巴结切除术

外阴癌的根治性外阴切除术可以完全切除外阴也可以部分切除外阴，这取决于受累程度和病变部位。手术切缘在外阴癌病灶外侧 2 cm，如同局部扩大切除术，重要器官组织周围可以选择较小的切缘以保留功能。与只切除外阴浅表皮肤的局部扩大切除术相比，根治性外阴切除术的切口需要切除皮下组织直至泌尿生殖膈筋膜。手术中注意识别并结扎前方阴蒂及其血管、球海绵体肌和外侧阴部内血管。切除的标本标记出方向。先用可吸收缝合线间断缝合皮下组织，皮肤缝合可以连续缝合或间断缝合。

前哨淋巴结（sentinel lymph node，SLN）活检是病灶直径小于 4 cm 的早期外阴癌淋巴结评估的首选技术。术前在外阴病灶周围的四个部位皮下注射放射性核素，用核素扫描或单光子发射计算机断层扫描（SPECT）识别前哨淋巴结，并制订手术计划。使用带有放射性示踪剂的蓝色染料增加了检测前哨淋巴结的灵敏度。异硫蓝是目前最常用的染料[7, 14-15]。

如果没有发现前哨淋巴结或患者不适合进行前哨淋巴结切除，则进行腹股沟淋巴结清扫术。平行于腹股沟韧带下方做 2 cm 切口，切除腹股沟韧带上方、缝匠肌外侧和长内收肌内侧之间的所有淋巴结组织。保留大隐静脉可以降低淋巴水肿的发生率。打开筛状筋膜切除股深淋巴结，放置引流管，先用可吸收缝合线间断缝合皮下组织，皮肤可使用可吸收线连续缝合或钉合。

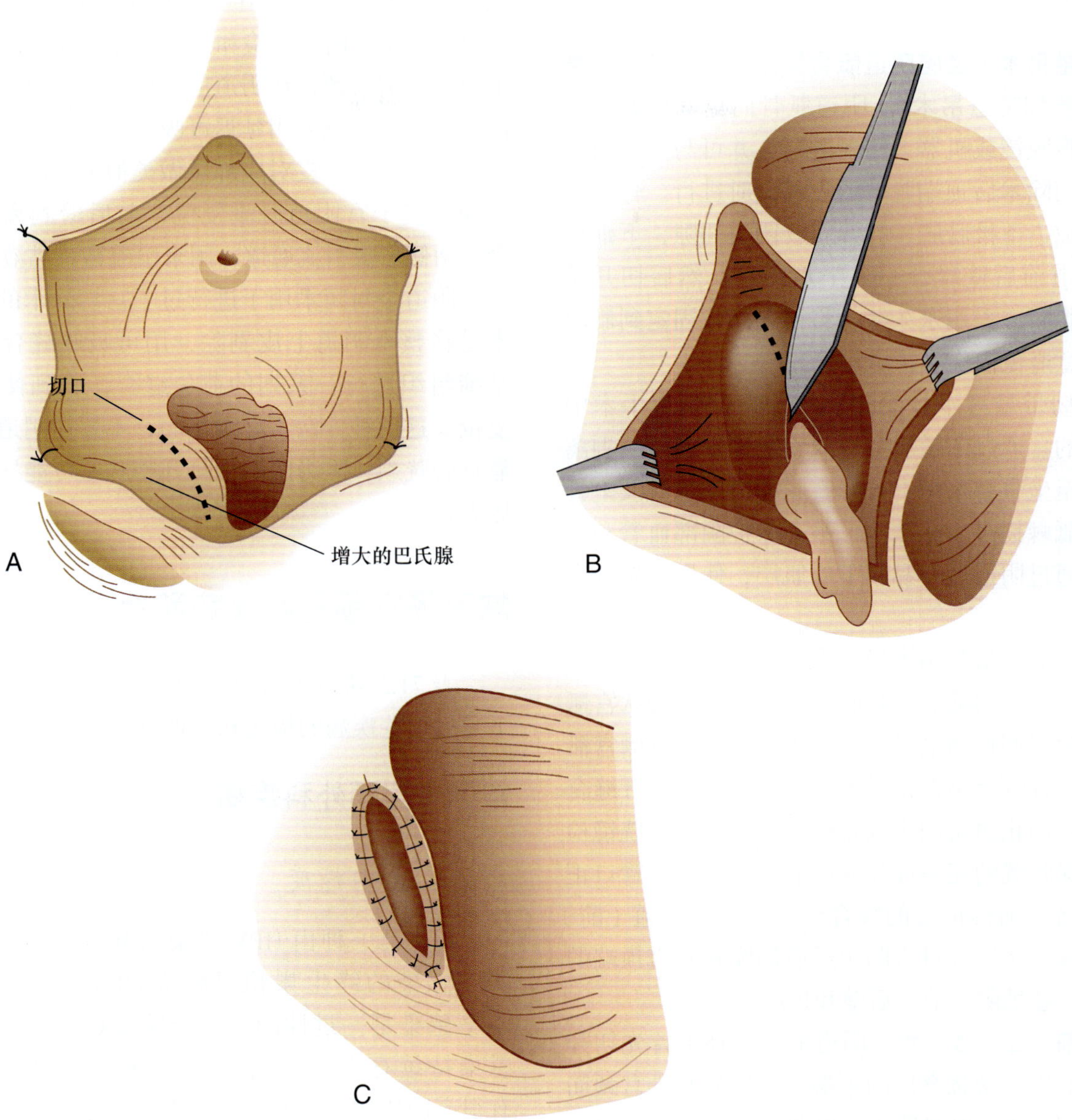

图 71.6　巴氏腺造口术（**A**）牵开阴唇且切开阴道口外侧黏膜；（**B**）切开腺体壁；（**C**）完成造口术（Adapted from Mitchell CW, Wheeless CR. Atlas of pelvic surgery. 3rd ed. Philadelphia，PA：Lippincott Williams & Wilkins；1997.）

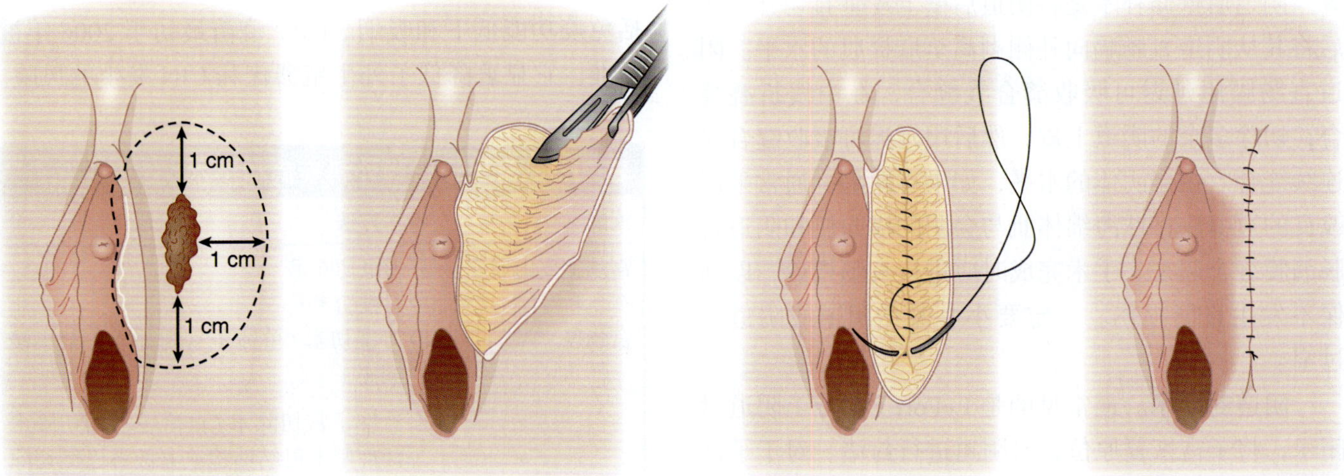

图 71.7　外阴上皮内瘤变的局部扩大切除术

盆腔脱垂手术

穹隆悬吊术（经腹阴道骶骨固定术、骶棘韧带悬吊术、宫骶韧带悬吊术）。阴道骶骨固定术可通过开腹手术、腹腔镜或机器人路径进行，并可与子宫切除术或子宫切除术后顶端脱垂的手术同时进行。打开膀胱阴道间隙，下推膀胱，打开直肠阴道间隙，下推直肠。在阴道前后壁缝合一个 Y 形网片，然后切开骶岬上方的腹膜，采用永久缝合将植入网片固定到骶前韧带。注意避免损伤骶正中血管。

骶棘韧带悬吊术是治疗顶端脱垂经阴道手术中研究最多的。通过阴道后壁进入直肠周围间隙，剥离阴道上皮至坐骨棘水平，打开直肠阴道间隙触及坐骨棘，缝合骶棘韧带 1 ～ 2 次，小心保护阴部血管和神经，然后通过阴道后壁黏膜下的肌层，使用滑轮缝合结扎固定。

高位宫骶韧带悬吊术通常在完成阴道全子宫切除术后进行。子宫切除后，将肠道包裹推开，确认宫骶韧带。延迟可吸收缝合线（1 ～ 3 条）缝合双侧宫骶韧带。第一针缝合是在坐骨棘水平上方，第二针缝合更靠上方，用止血钳固定缝合线，然后进行膀胱镜检查，以确保膀胱的完整性和尿液能从两侧输尿管口正常流出。将之前标记过的缝合线穿过宫颈阴道（前）筋膜和上皮，然后穿过直肠阴道后筋膜和阴道顶端的阴道上皮，悬吊阴道前、后壁和顶端。

阴道前 / 后壁修补术。阴道前壁修补术首先切开阴道前壁上皮到膀胱突出的顶端，然后从耻骨宫颈筋膜上向两侧分离至耻骨降支。耻骨宫颈筋膜从膀胱颈到膀胱底采用一系列间断的延迟可吸收缝线在中线处折叠缝合。如果有多余的阴道皮肤，应切除。阴道前壁上皮用延迟可吸收缝合线缝合。

阴道后壁修补术是将阴道后壁上皮垂直切开，然后将其从阴道直肠膈向外侧剥离至肛提肌的水平。阴道直肠膈用延迟可吸收缝合线缝合，在中线折叠缝合，切除多余的阴道上皮，然后用延迟可吸收缝合线连续缝合。在会阴体的水平，如果有缺陷，通常采用改良的冠缝法将球海绵体肌与会阴的横向肌和阴道直肠筋膜缝合起来。手术完成时应进行直肠指诊，以确保不发生直肠损伤。一定要小心避免阴道或阴道口过窄。

阴道封闭术。最常见的是 LeFort（部分）阴道封闭术，将子宫恢复原位，对阴道进行封堵。对于子宫或宫颈癌高危的妇女，由于未来无法进行取样，应避免进行 LeFort 手术。适当的术前检查应包括经阴道超声检查或子宫内膜活检和巴氏涂片检查。在 LeFort 手术中，牵引宫颈，在阴道前壁做矩形切口并切除区域内黏膜，膀胱颈采用延迟可吸收缝合线折叠缝合，然后将阴道后壁上皮对应部位做类似大小的切开并剥去黏膜。使子宫阴道脱垂复位，前后壁剥离面重新缝合，两侧形成引流通道，用来引流宫颈黏液。

阴道全封闭术用于进行过子宫切除术的妇女。手术是将整个阴道上皮剥除，用可吸收缝合线将阴道结缔组织进行一系列的荷包缝合，直到使脱垂完全复位。这两种方法都必须小心，不要使阴道闭合处太靠近膀胱颈，因为医源性打开膀胱颈可能导致严重的尿失禁。

常见子宫颈外科疾病和手术

表 71.3 列出了常见子宫颈外科疾病和手术。以下是对这些疾病的描述和处理方法。

常见子宫颈外科疾病

宫颈上皮内瘤变

CIN 是一种由 HPV 感染引起的宫颈癌前病变。HPV 感染的终生累积风险为 80%；然而，大多数 HPV 感染是一过性的，不会导致 CIN 的发生。HPV 感染持续存在，特别是 HPV 16 型和 18 型的感染，有很高的比例发生 CIN，如果不治疗，则会发展为浸润癌。从 HPV 感染到发展为浸润性病变的平均时长通常超过 15 年。HPV 感染和 CIN 发生的危险因素包括初次性行为过早、多名性伴侣和有性传播疾病感染史。持续 HPV 感染的危险因素尚不完全清楚，但包括免疫功能低下和吸烟。HPV 疫苗最初于 2006 年被批准，它显著降低了外生殖器疣和 CIN 发生的风险。

表 71.3 常见子宫颈外科疾病和手术

疾病	手术方法
宫颈上皮内瘤变	环形电切除术
	冷刀锥切术
宫颈癌	冷刀锥切术 / 单纯子宫切除术（微小浸润癌）
	根治性子宫切除术 / 根治性宫颈切除术伴前哨淋巴结活检或盆腔淋巴结切除术伴或不伴腹主动脉旁淋巴结切除术

Gardasil 9（中国商品名：佳达修9）于2014年被批准用于9～26岁的男性和女性，它可以预防由HPV 6、HPV 11、HPV 16、HPV 18、HPV 31、HPV 33、HPV 45、HPV 52和HPV 58型引起的与HPV相关的外生殖器疣和CIN[16]。

在过去的70年里，通过宫颈细胞学检查进行的宫颈癌筛查（"巴氏"涂片），主要使发达国家的宫颈癌发病率和死亡率显著下降。目前，大多数宫颈癌发生在资源匮乏的国家或没有广泛开展筛查的地区，以及没有接受宫颈癌筛查或筛查不充分的妇女身上。由于我们对高危型HPV在CIN发展中的作用有了更深入的了解，高危型HPV检测已经成为宫颈癌筛查的一项重要技术。尽管如此，对于最佳的宫颈癌筛查策略和筛查间隔仍有一些争议。目前宫颈癌筛查的建议包括：对21岁到29岁的妇女每3年单独使用宫颈细胞学检查；对30岁到65岁的妇女每5年进行宫颈细胞学检查联合高危型HPV检测或仅进行高危型HPV检测[17]。

ASCCP已经制定了指南，用以指导卫生保健专业人员对异常的宫颈细胞学和HPV筛查进行下一步处理[18]。对于宫颈癌筛查结果异常的患者，建议使用阴道镜检查评估宫颈，并对伴有血管异常病变（镶嵌，点状血管）的醋白上皮进行活检，以提示CIN。ASCCP和美国病理学家协会推荐使用LSIL和HSIL两级分级系统对提示CIN的活检病变进行分类[19]。一般来说，活检发现的HSIL病变采用子宫颈环形电切除术（LEEP）或冷刀锥切术（CKC）治疗。在资源有限的地区，采用"随诊随治"的方法来代替发达国家使用的传统筛查手段。早期发现和治疗宫颈癌前病变对预防宫颈癌至关重要。

子宫颈癌

由于筛查方式的改进和HPV疫苗的研发，子宫颈癌的发病率在过去的十年中有所下降。尽管宫颈癌在美国这样的发达国家相对罕见，但它仍然是全世界最常见的癌症之一，也是发展中国家妇女因癌症而发病和死亡的主要原因。在发达国家，宫颈癌对社会经济地位低的妇女和少数族裔以及种族群体的影响是不均衡的。鳞状细胞癌和腺癌是两种最常见的组织学亚型。尽管鳞状细胞癌的发病率有所下降，但在一些国家，如美国，腺癌和腺鳞癌的发病率却呈上升趋势[20]。

患有宫颈癌的妇女最常见的临床表现是不规则或大量出血、性交后出血、阴道排液或盆腔疼痛。通过宫颈活检可以明确诊断。宫颈癌的分期是临床分期，而治疗方案的选择取决于分期。在疾病的早期阶段，手术与放疗和化疗同样有效。根治性子宫切除术伴前哨淋巴结活检或盆腔/腹主动脉旁淋巴结切除术对不需要接受辅助性放射治疗的早期宫颈癌患者来说是可以选择的手术方法。向子宫颈注射亚甲基蓝或吲哚菁绿的前哨淋巴结活检已经越来越多地被纳入宫颈癌患者的治疗。在SENTICOL研究中，98%的患者确定了前哨淋巴结，其敏感性为92%，阴性预测值为98%，假阴性率为0%[21]。

最新的研究表明，采用微创手术进行根治性子宫切除术的患者复发风险更高，特别是当宫颈病变的直径超过2 cm时[22-23]。因此，在大多数情况下，开腹手术可能是首选的方法。对于那些希望保留生育功能的患者，可以考虑进行根治性子宫颈切除术。正在进行一些随机对照试验评估以单纯子宫切除术代替根治性子宫切除术治疗早期宫颈癌的效果。目前，对于微小浸润癌的患者，可以选择单纯子宫切除术或冷刀锥切术。对于局部晚期疾病，化疗和放疗更为有效，是主要的治疗方法。

常见子宫颈外科技术

冷刀锥切术/环形电切除术

切除部分宫颈以诊断和治疗宫颈病变，可以通过子宫颈环形电切除术（LEEP）或冷刀锥切术（CKC）来实现。LEEP可以在门诊进行，而CKC通常在手术室进行，因为需要良好的手术视野和较长的手术操作时间。LEEP使用一个被电流加热的环状电圈切除包含CIN受累区域在内的宫颈转化区（图71.8）。通常的做法是在摘除第一块标本后使用稍小的电极环进行宫颈管的切除，通常称为"礼帽法"。进行CKC时，在3点位和9点位方向行8字缝合以结扎子宫动脉下行支。在宫颈上涂抹卢戈碘液以勾勒出受累区域，并注射利多卡因和肾上腺素以减少出血，然后使用Beaver刀片在转化区和病变周围做一环形切口。用Allis组织钳夹住标本以保持方向。用手术刀或组织剪切除标本。标本于12点方向缝线做标记。在宫颈锥切活检部位进行残余宫颈管内膜诊刮。可采用连续锁边缝合或Sturmdorf缝合，使宫颈管外翻，以达到止血的目的。

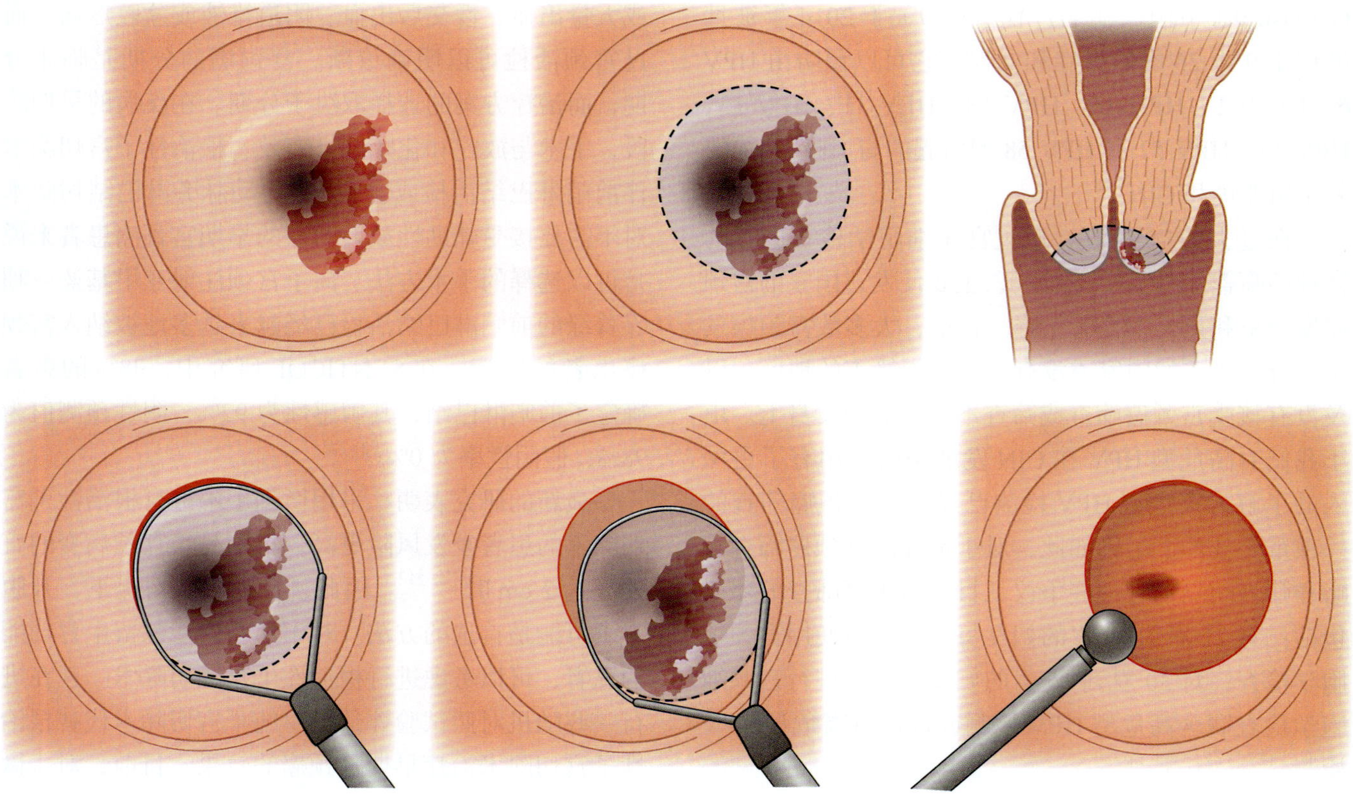

图 71.8 环形电切除术

根治性子宫切除术 / 根治性宫颈切除术伴盆腔淋巴结切除术

根治性子宫切除术是指切除子宫、宫旁组织和阴道上段。手术入路可以是开腹、微创或经阴道进行。关于手术方式的选择应考虑前述数据，即微创手术会增加复发的风险，特别是在早期宫颈癌病变直径超过 2 cm 的情况下[22-23]。如果选择开腹手术，通常利用横向的切口，如 Maylard 横切口或 Cherney 横切口，来增加侧面术野的暴露。

有几种不同的分类系统用于描述宫颈周围组织的切除范围。Piver-Rutledge-Smith 分类法是最早和最常用的分类方法[24]。子宫切除术分为五个类型，从Ⅰ型（单纯筋膜外子宫切除术）到Ⅴ型（子宫连同宫旁组织的整体切除，输尿管部分切除 / 膀胱切除或两者同时切除）。Ⅱ～Ⅳ型根据主韧带、子宫骶韧带和阴道被切除的范围以及子宫动脉结扎的位置而分型。目前最常用的改良根治性子宫切除术是Ⅲ型（图 71.9）。根治性子宫切除术的手术原则包括分离膀胱旁和直肠旁间隙、分离子宫动静脉、将膀胱和输尿管从主韧带前方游离、将直肠和直肠旁组织从主韧带后方分离。然后分离主韧带，以便获取足够的宫旁组织和无瘤标本边界。绝经前的妇女一般不切除卵巢。

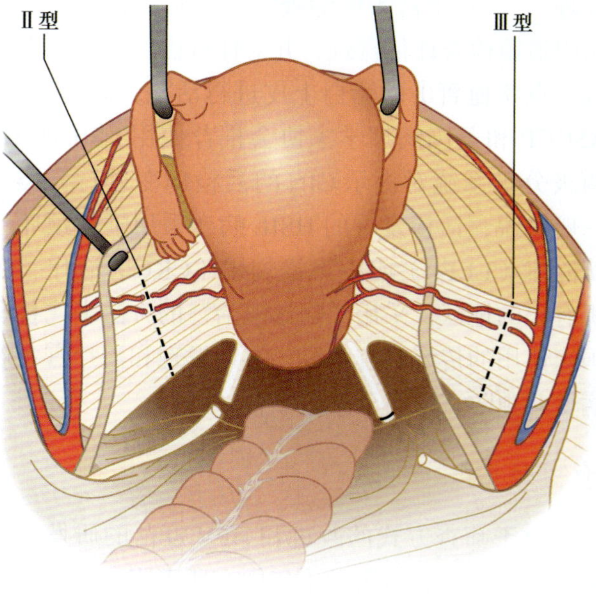

图 71.9 Ⅱ / Ⅲ型根治性子宫切除术（From Frederick，PJ，Whitworth，JM，Alvarez，RD. Glob. libr. women's med.（ISSN：1756-2228）2011；DOI 10.3843/GLOWM.10232）

对于国际妇产科联盟（FIGO）分期ⅠA1 期伴有淋巴脉管间隙浸润、ⅠA2 期或ⅠB1 期患者中有保留生育功能需求的妇女，可以选择根治性宫颈切除术。大多数专家推荐使用这种方法来治疗直径为 2 cm 甚至更小的恶性病变。手术过程类似于根治性子宫切除术，切除子宫颈、宫旁组织和阴道上段[25]。然而子宫体被保留下来，环形缝扎宫颈管，子宫体被重新吻合到阴道上段。

对于早期宫颈癌患者而言，盆腔淋巴结切除术通常与根治性子宫切除术或根治性宫颈切除术同时进行。腹主动脉旁淋巴结切除术并不是常规手术，尤其是在没有腹主动脉旁淋巴结或盆腔淋巴结转移证据的情况下。盆腔淋巴结切除术应包括从髂总动脉分叉到旋髂深静脉水平的髂外动静脉内外侧的淋巴结。髂外静脉和闭孔神经之间的闭孔淋巴结也应被切除。当进行腹主动脉旁淋巴结切除术时，应切除从髂总动脉分叉处至肠系膜下动脉水平的双侧髂总动脉和腹主动脉外侧的淋巴结。

常见的子宫外科疾病及手术操作

表 71.4 列出了常见的子宫外科疾病和手术。以下是对这些疾病和治疗方案的描述。

常见子宫外科疾病

异常子宫出血

异常子宫出血（AUB）是育龄妇女最常见的妇科疾病之一。它被定义为超出正常月经量或正常月经周期以外的出血。正常的月经应该是间隔 24 ～ 38 天，每次持续 4 ～ 8 天。以前，AUB 通常被称为月经过多、子宫出血或功能失调性子宫出血，但这些术语已被 AUB 病因分类系统所取代。PALM-COEIN 系统是 FIGO 月经失调工作组于 2011 年建立的。PALM-COEIN 的每一个字母代表一种情况，即 AUB 的病因[26]。PALM 组存在子宫结构性改变，这些结构性改变可以通过影像学技术或组织病理学方法明确诊断。PALM 包括息肉、子宫腺肌症、平滑肌瘤、恶性肿瘤。COEIN 组无子宫结构性改变。这些是凝血功能障碍、排卵障碍、子宫内膜原因、医源性原因（通常是药物因素），及那些没有明显潜在病因“未分类”的患者。

表 71.4　常见子宫外科疾病和手术

疾病	手术方法
异常子宫出血	药物治疗（激素控制周期） 子宫内膜消融术 子宫切除术
子宫息肉	宫腔镜息肉切除术
子宫肌瘤（平滑肌瘤）	控制月经周期的药物治疗 肌瘤切除术 子宫动脉栓塞术 子宫切除术
子宫腺肌病	控制月经周期的药物治疗 子宫切除术
子宫内膜癌 / 其他子宫癌症	子宫切除 / 双侧附件切除＋前哨淋巴结切除或盆腔 / 腹主动脉旁淋巴切除术

AUB 的初始诊治包括详细的询问病史；盆腔检查以评估有无压痛、肿块或子宫增大；排除妊娠的检测；甲状腺、血细胞计数、催乳素水平、雄激素水平、促卵泡激素和雌激素水平的实验室检测；子宫颈癌筛查（如不是最新的检查结果）；性传播疾病的筛查；还有盆腔超声检查[27]。如果自初潮以来就有大量出血，有家族性血栓病史，正在接受与异常出血相关的药物治疗，或有其他系统出血的体征和症状（鼻出血、皮下出血等），应进行凝血功能的筛查[27]。

子宫内膜活检是一种常规操作，用于排除高风险患者子宫内膜增生或恶性肿瘤。年龄在 45 岁及以上的女性出现任何形式出血增加如月经间期出血或经量增多或经期延长，应进行子宫内膜取样。45 岁以下女性存在无拮抗雌激素暴露风险，如肥胖和排卵功能障碍，持续性 AUB 或药物治疗失败，或有肿瘤家族史的女性，也应进行活检[27]。

绝经后出血不包括在 PALM-COEIN 分类系统中，它被认为是独立的诊断。虽然育龄女性 AUB 的许多原因是生理性的，但绝经后女性的任何出血都应该被认为是异常的，需要进行彻底的评估。绝经后女性异常出血最常见的原因是萎缩，由于缺乏雌激素，子宫内膜和阴道壁变薄。如果子宫内膜变薄，隔离保护和润滑作用减弱，子宫腔很容易发生感染。

绝经后出血的主要问题是潜在的癌前病变或恶性病变。据估计，绝经后出血的女性中 6% ～ 19% 患有子宫内膜癌[28]。绝经后出血的其他原因包括子宫息肉、肌瘤、子宫腺肌病和药物（大多是激素替代治疗和抗凝血药物引起的）。最初的评估，除了全面的病史和体格检查，还包括盆腔超声检查和子宫内膜活检。如果盆腔超声显示子宫内膜厚度小于 4 mm，可以避免子宫内膜活检。然而，如果盆腔超声提示子宫内膜厚度大于 4 mm，影像学上怀疑有局灶性病变，或难以显示子宫内膜，或盆腔超声检查正常但有持续出血的患者，做子宫内膜活检是非常必要的[29-30]。

子宫息肉

子宫息肉，也称子宫内膜息肉，是子宫内膜腺体和间质的过度生长，它们或是沿着子宫内膜增生（无蒂息肉），或是突出到宫腔内（有蒂息肉）。子宫息肉有一个内部的“供血血管”，通常可以通过多普勒超声诊断。如前所述，子宫息肉是 AUB 或绝经后出血的常见原因。息肉的大小变化很大，从几毫米到几厘米不等，越大的息肉越容易被发现。大多数子宫内膜息肉是良性的；然而，多达 5% 的息肉可能会发生恶变[31]。与子宫息肉形成相关的因素包括年龄增长、雌激素暴露、使用三苯氧胺、肥胖和家族遗传肿瘤综合征[32-33]。除 AUB 外，子宫内膜息肉可能与早孕流产风险增加有关。子宫内膜息肉的治疗将在下一节叙述。

平滑肌瘤

子宫平滑肌瘤或纤维肌瘤是最常见的良性妇科肿瘤，根据大多数人口为基础的研究，患病率高达 30%[34]。在黑种人女性中患病率更高，高达 50%。肌瘤是发生于子宫肌层的平滑肌瘤。它们可以位于子宫壁内任何部位，通常根据其位置进行分类（表 71.5）[35]。0 型肌瘤完全位于子宫腔内，常带蒂。1 型和 2 型肌瘤位于黏膜下；1 型肌瘤向肌层扩展不到 50%，2 型肌瘤向肌层扩展达 50% 或更多。3 型、4 型和 5 型是肌壁内肌瘤，完全位于子宫壁内，随着数字的增加，肌瘤越接近浆膜下。6 型和 7 型为浆膜下肌瘤（7 型带蒂），8 型为宫颈肌瘤。肌瘤可以很小也可以很大，可以单发也可以多发。通常通过超声或磁共振成像（magnetis resonance imaging，MRI）进行盆腔成像检查确诊。

表 71.5 子宫平滑肌瘤分类系统（FIGO）*

类型	位置	手术切除方法
0	宫腔	经阴道或宫腔镜
1	黏膜下	宫腔镜
2	黏膜下 / 肌壁间	宫腔镜或开腹 / 腹腔镜
3，4，5	肌壁间	开腹或腹腔镜
6	肌壁间 / 浆膜下	开腹或腹腔镜
7	浆膜下 / 有蒂的	开腹或腹腔镜
8	子宫外（寄生性，阔韧带，宫颈等）	开腹或腹腔镜

* Adapted from Munro MG，Critchley HO，Broder MS，et al：FIGO classification system（PALM-COEIN）for causes of abnormal uterine bleeding in nongravid women of reproductive age. *Int J Gynaecol Obstet.* 113：3-13，2011.

肌瘤的症状，通常是异常出血、盆腔疼痛或来自邻近器官的压迫症状，压迫症状与肌瘤的位置和大小直接相关。治疗方法的选择与肌瘤的位置和大小有关，可以选择内科治疗或外科治疗，取决于患者的意愿和未来是否有生育要求。外科治疗将在下一节讨论。治疗的选择通常是针对出血症状，并包括多种避孕药。子宫肌瘤倾向于在生育年龄生长，绝经期会缩小，这表明子宫肌瘤的生长和卵巢分泌的激素相关。其他的危险因素包括家族易感性、肥胖和饮食因素[36]。

子宫腺肌病

子宫腺肌病的定义为子宫内膜腺体和间质存在于子宫肌层，被认为是子宫内膜异位症的一种形式。通常，在子宫切除术时发现子宫内膜异位症合并子宫腺肌病[37]。异位的子宫内膜细胞与邻近的子宫肌细胞之间存在相互作用，导致子宫肌层肥大，并发生炎症反应。在一些患者中，会导致子宫更大、更重。此外，子宫腺肌病的发病机制与肌瘤有相似之处，两种情况都有新生血管和生长因子表达的增加[38]。子宫腺肌病常与子宫平滑肌瘤共存。虽然子宫腺肌病通常是手术后诊断，因为它是由病理确诊，但临床上怀疑子宫腺肌病时可以通过盆腔成像检查辅助诊断。在超声或 MRI 图像上，可以看到子宫腺肌病患者子宫肌层不均质，子宫内膜和子宫肌层之间分界不清，或子宫肌层内存在“囊肿”[39]。腺肌瘤可与子宫平滑肌瘤混淆，是分散的子宫腺肌病团块，表现为肌层局灶性不对称增厚。

据估计，子宫腺肌症的患病率约占育龄妇女的 30%，在育龄后期患病率会增加，经产妇更容易发生[40]。子宫腺肌病的症状是月经过多、痛经、不规则出血、性交痛和慢性盆腔疼痛，有些子宫腺肌病的女性无症状。对于有症状且不希望手术治疗的患者，可以通过非甾体抗炎药和口服避孕药进行药物治疗。药物治疗失败和无生育要求的患者可以选择全子宫切除术。

子宫内膜癌和其他子宫癌症

子宫内膜癌是最常见的妇科恶性肿瘤，发病率逐年增加，特别是肥胖流行的国家。其他常见的危险因素包括年龄、糖尿病、不孕、多囊卵巢综合征和无拮抗使用雌激素或他莫西芬。患有遗传性非息肉病性结直肠癌综合征（俗称 Lynch 综合征）的女性一生中罹患子宫内膜癌的风险高达 60%[41]。林奇综合征是一种常染色体显性遗传疾病，涉及错配修复基因（*MLH1*，*MSH2*，*MSH6*，*PMS2*）突变。林奇综合征中子宫内膜癌的最高风险发生在 *MLH1* 或 *MSH2* 突变的患者中，而子宫内膜癌通常是林奇综合征女性中最先出现的恶性肿瘤。患有林奇综合征的女性患卵巢癌的风险也会增加，因此对患有林奇综合征的女性应考虑行预防性子宫切除术和双侧输卵管卵巢切除术。

大多数患子宫内膜癌的女性表现为绝经后出血或 AUB。大多数子宫内膜癌患者早期表现为异常子宫出血，除子宫出血外没有其他症状或异常的检查结果。如果患者不能在诊室进行子宫内膜取样或子宫内膜取样结果不满意，评估应包括经阴道盆腔超声和子宫内膜活检或宫腔镜检查和刮宫。选择保留生育功能而应用激素治疗的早期患者应进行盆腔 MRI 评估。约 15% 的患者根据症状和检查结果发现是晚期子宫内膜癌。在这些病例中，除了经阴道盆腔超声和子宫内膜取样外，还应考虑腹盆腔计算机断层扫描（computed tomography，CT）。大多数患者活检标本病理评估为子宫内膜样腺癌。其他组织学类型包括浆液性癌、透明细胞癌和癌肉瘤，所有这些类型都有较高的子宫外转移和复发风险，并且长期生存率低。

大多数有明显症状的早期子宫内膜癌患者可以采用微创外科技术行全子宫切除术和双侧附件切除术。妇科肿瘤学组 LAP2 研究对早期子宫内膜癌患者进行手术分期，将患者随机分为开腹探查组和腹腔镜组，进行全子宫切除术及双侧输卵管切除术[42-43]。研究显示，与开腹探查患者相比，采用腹腔镜手术的患者手术效果更好，住院时间更短，复发率和总生存率相似。机器人手术越来越多用于早期子宫内膜癌患者的治疗[44]。体重指数（body mass index，BMI）≥ 35 kg/m^2 的患者腹腔镜中转开腹率可达 25% 或更高，与腹腔镜相比，机器人手术治疗早期子宫内膜癌时中转开腹率低[42，44]。

近 20 年来，早期子宫内膜癌患者的分期手术不断发展。尽管淋巴结切除术对于能否改善患者生存率是有争议的，但双侧盆腔淋巴结切除术和腹主动脉旁淋巴结切除术与腹膜转移的评估仍是分期的关键[45]。根据 Mayo 标准定义的低风险子宫内膜癌（1 ～ 2 期子宫内膜样腺癌，肿瘤直径≤ 2 cm，子宫肌层浸润＜ 50%，没有子宫外蔓延）转移率非常低，不建议进行淋巴结切除术[46]。子宫颈注射亚甲蓝或吲哚菁绿的前哨淋巴结活检术近年来被用于子宫内膜癌患者的治疗[47]。在超过 80% 的患者中会发现前哨淋巴结。前哨淋巴结技术检测淋巴结转移的敏感性超过 95%，阴性预测值为 99%，假阴性率低于 2%[48]。

有广泛子宫外扩散患者的治疗与卵巢癌相似，行肿瘤细胞减灭手术，患者会获益。其他较少见的子宫癌亚型包括高级别肉瘤、低级别子宫内膜间质肉瘤、子宫平滑肌肉瘤。临床上无明显淋巴结转移者，不需要行淋巴结切除术。

常见子宫手术

宫腔镜检查，刮宫术，子宫内膜消融术

宫腔镜是将一个具有放大功能的镜头放置于子宫腔内对子宫病变进行诊断的方法。行宫颈旁阻滞或表浅麻醉，宫腔镜检查可以在诊室或手术室进行。如果宫腔镜手术计划切除子宫病变，需要进行全麻或区域阻滞麻醉。放置窥器后，在宫颈的前唇放置宫颈钳，轻轻下拉宫颈，使宫颈与子宫交界处的曲线变平，轻轻扩张宫颈。诊断性宫腔镜检查或使用双极电流的手术性宫腔镜检查时，在 12° 或 30° 宫腔镜上连接正常生理盐水溶液。如果计划用单极进行宫腔镜手术，则使用低渗溶液，如甘氨酸或甘露醇。

随着膨宫液的流动，宫腔镜通过子宫颈进入宫腔可以直观地观察宫腔形态，一旦镜子进入宫腔，就可以取出窥器，因为它会妨碍宫腔镜的活动，影响整个宫腔的观察或手术过程。在压力作用下，宫腔膨胀，使医生能够看到宫底、输卵管开口、宫腔下段和子宫颈管。手术宫腔镜可以使用剪刀、钳子或电外科器械切除病灶或对病灶进行活检。如果要对宫腔内膜全部采样，可以在宫腔镜检查后行刮宫术。先取出宫腔镜，然后用刮匙通过子宫颈到达宫底，沿着子宫腔的四面轻柔搔刮宫壁，术后将刮出的组织送病理。

宫腔镜手术是在宫腔镜直接观察下对宫腔内病变进行治疗。常见的宫腔镜手术包括直接活检或息肉切除、子宫肌瘤切除、宫腔粘连分离和子宫内膜消融。宫腔镜下息肉切除术可以使用多种器械（图 71.10）。常用的息肉切除术器械包括活检钳、剪刀、粉碎器、各种电极（如电极环）和息肉圈套器。宫腔镜下子宫肌瘤切除术类似于息肉切除术，将在本章宫腔镜下子宫肌瘤切除术部分回顾。对于子宫粘连，可以用剪刀分离宫腔前后壁的粘连带。

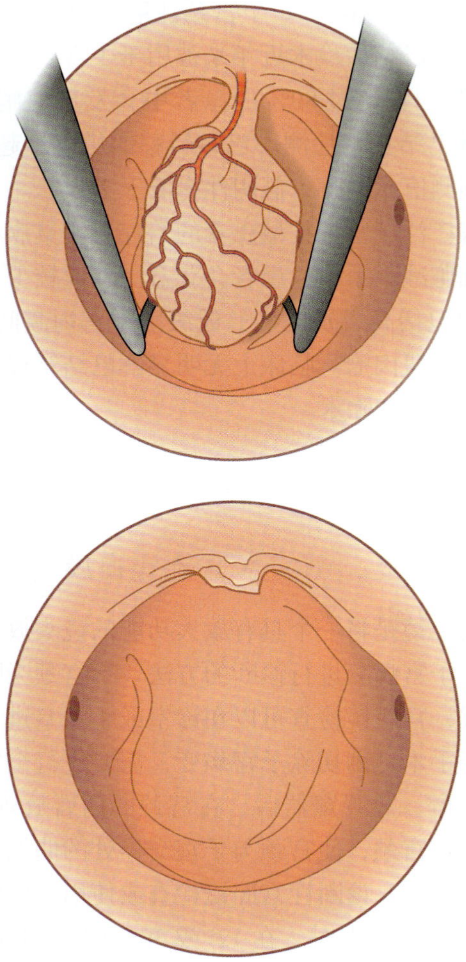

图 71.10 宫腔镜切除息肉

子宫内膜消融术通过加热或冷冻破坏子宫内膜。传统手术是用滚球电凝或电切环切除至子宫内膜基底层。现在有几种类型的非切除或整体子宫内膜消融的设备，它们不需要宫腔镜引导。这些一次性器械可以放置在子宫腔内，对操作者的技能要求少。它们有几个安全机制，能控制热量或冷传导，如果没有检测到适当的密封状态，设备将不工作。

子宫肌瘤切除术

子宫肌瘤切除术是在切除子宫肌瘤的同时保留子宫。根据肌瘤的大小、位置和医生的经验，子宫肌瘤切除术可以采用开腹手术、腹腔镜、宫腔镜或经阴道手术。

经阴道子宫肌瘤切除术

宫颈 / 宫腔内肌瘤突出宫颈，在阴道内可见，可通过此途径切除。通常有一个宽蒂，附着于宫颈管或更高的子宫内膜腔。宫腔镜可以帮助确定附着的位置。经阴道子宫肌瘤切除术的最大风险是蒂部出血不易止血，肌瘤被切除后蒂部会收缩。有几种方法可以减少经阴道子宫肌瘤切除术出血的风险[49]。手术开始时，分别于宫颈 3 点和 9 点，在靠近宫颈近端侧缝线，以闭塞两侧子宫动脉下行支。也可以注射稀释后的垂体后叶素（通常是 20 U 垂体后叶素加入 100 ml 生理盐水中）。可以在蒂部用一根或两根圈套线结扎固定在高位，结扎线远端离断瘤蒂。横断蒂部可以冷刀切开，也可以用电切。如果切除后出血无法控制，应使用连接双极电凝的宫腔镜探查腔内出血源，或使用球囊压迫宫腔止血。

宫腔镜子宫肌瘤切除术

0 型、1 型和一些 2 型肌瘤可以通过宫腔镜手术切除（表 71.5）。有两种切除肌瘤的方法：宫腔镜电切术和宫腔镜粉碎术。两者都应由经验丰富的宫腔镜医生进行。电切手术通过手术宫腔镜进行，有单极电切或双极电切。最常见的是，用一个小电极环对肌瘤进行切片直到基底部。宫腔镜粉碎术是将肌瘤轻轻吸引到粉碎器末端，刨削成小块同时被吸引取出。切割是用机械器械或能量器械，取决于特定的设备。这两种情况，都要把收集的组织送病理检查。

宫腔镜手术尤其是子宫肌瘤电切术中最重要的一项安全监测指标是术中膨宫液丢失量，要仔细测量膨宫液出入量，特别是子宫肌瘤切除术。现代双极切除镜通常使用等渗溶液，比如生理盐水或乳酸林格液等。单极电切镜通常使用低渗液体，如甘露醇。在整个手术过程中，应用并密切观察液体管理系统，仔细测量膨宫液输入量和流出量。宫腔镜检查时大量等渗液体吸收会增加液体超负荷和肺水肿的风险。大量低渗液体吸收不仅会增加液体超负荷的风险，还会增加电解质紊乱的风险，特别是低钠血症。许多妇科手术学会对膨宫液（等渗液或低渗液）出入量差值发布推荐指南。建议等渗液出入量差值不超过 2500 ml，低渗液出入量差值不超过 1000 ml[50]。如果膨宫液吸收量达到上限，手术应终止，如果肌瘤只切除了一部分，医生后期可以为患者再次手术来完成子宫肌瘤的切除。

腹腔镜和开腹子宫肌瘤切除术

其余的肌瘤类型（3 ～ 8 型）通过腹腔镜或开腹切除（表 71.5）。不管采用哪种方法，步骤都是相似的。成功的子宫肌瘤切除术最重要的一步是术前准备。检查、影像和实验室评估将有助于确定最佳手术方式和子宫切口的选择，允许患者和医生讨论手术的可行性和出血风险。影像学检查首选 MRI，它可以指导子宫切口的选择，因为其可以更好地提示肌瘤的位置、数量和血管的细节。

在手术的时候，应该检查盆腔解剖结构，记录子宫位置及与附件的关系。如解剖章节中所述，子宫动脉沿子宫外侧走行，因此子宫切口应向子宫中线选择。如果正常的子宫解剖结构被肌瘤扭曲，附件结构的位置有助于确定子宫动脉的位置。将稀释后的垂体后叶素（通常为 100 ml 生理盐水加入 20 U 的垂体后叶素）注射在肌瘤被覆浆膜层和肌层，直至出现白化[51]。用单极电刀或超声刀在覆盖肌瘤的浆膜上做切口，穿过肌层，直到发现肌瘤的包膜（图 71.11）。用持勾钳或穿透性巾钳抓住肌瘤。使用钝性剥离、单极电刀、锐性剥离或超声刀，从相邻的肌层剥离肌瘤，同时避免直接切开肌层。谨慎使用烧灼或缝扎止血。肌瘤完全切除后，用可吸收缝线封闭子宫肌层切口，层数由切口深度决定。最后一层浆膜缝合接近子宫切口并完成止血。一旦所有肌瘤被切除，关腹前应预防粘连[52]。

在开腹和腹腔镜子宫肌瘤切除术中，除了肌瘤内注射垂体后叶素外，其他的措施也可以止血。手术前，手术医生可将米索前列醇（通常 400 ～ 800 μg）放置到直肠。米索前列醇引起子宫收缩，从而使子宫肌层内的小血管闭合[53]。此外，还可以在术中放置止血带止血。在子宫肌瘤切除术的开腹手术中，在子宫下段放置一根 Penrose 引流管或小儿鼻饲管［打开双侧阔韧带和（或）骨盆漏斗韧带后］，以便在子宫肌瘤切除时阻断子宫的血流[54]。在腹腔镜手术时，用腹腔镜血管夹 / 钳（如哈巴狗夹）暂时阻断子宫动脉和卵巢血管。止血带的使用时间不应超过 90 分钟，再次阻断至少间隔 10 分钟[55]。

子宫肌瘤切除术成功后，患者应对未来的生育计划、子宫破裂的风险及分娩方式的选择进行详细的咨询。接受子宫肌瘤切除术且子宫肌层有明显切口的患者应至少等待 3 ～ 6 个月方可妊娠[56]。尽管子宫破

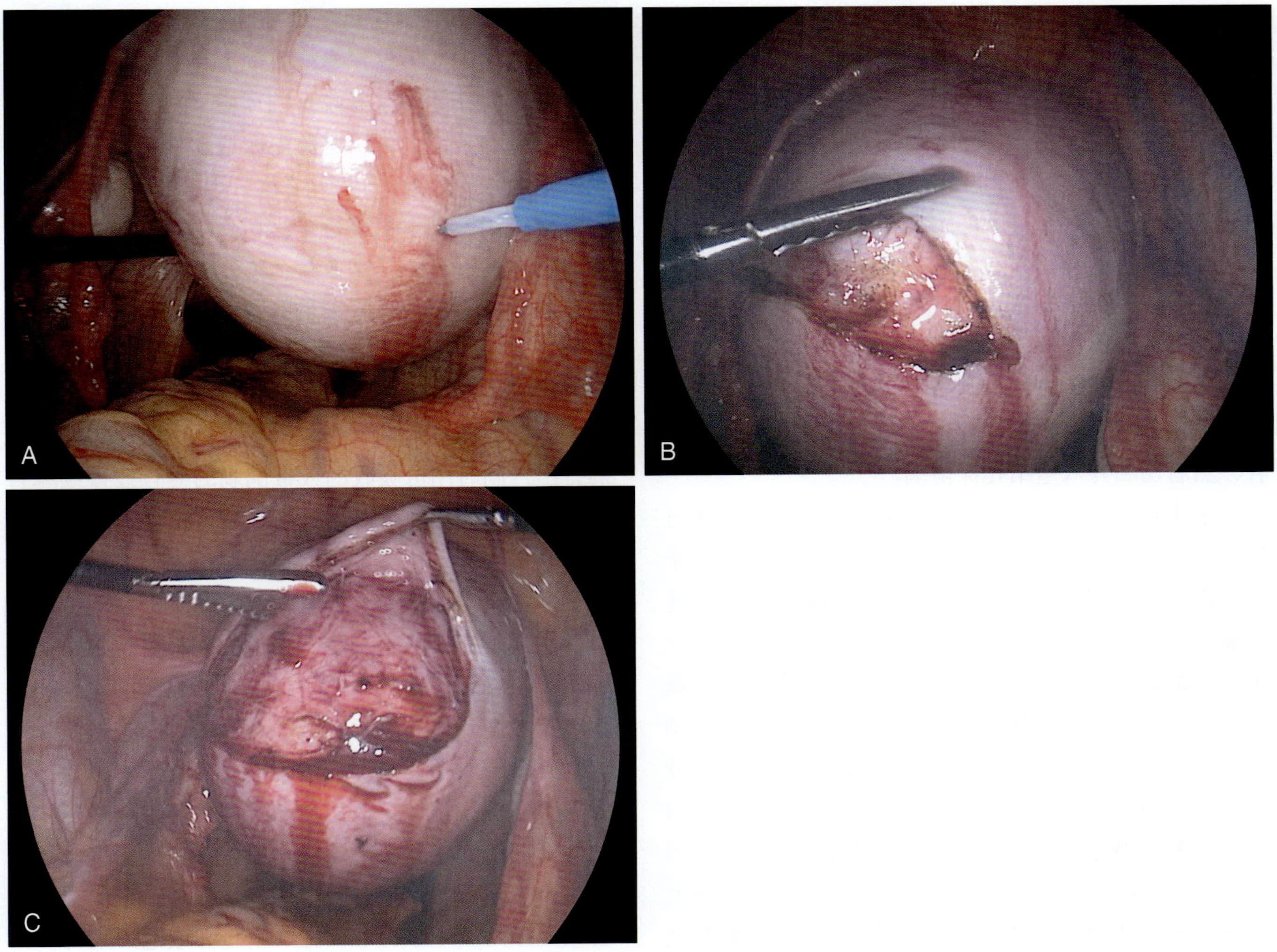

图 71.11　腹腔镜 / 开腹子宫肌瘤切除术

裂罕见，但仍建议在子宫肌瘤切除术中，针对子宫肌层受累至少 50% 的肌壁间肌瘤患者，术后应该做好避孕，避免妊娠[56]。

子宫切除术

子宫切除术，顾名思义就是手术切除子宫。子宫切除的方法有多种。对于患者和手术医生来说，关于子宫切除术的类型，是否有必要同时切除输卵管及卵巢，也有几种选择。考虑子宫切除术时，重要的是要明确解剖部位，重点是输卵管和卵巢（合适部位）、子宫角、宫颈和阴道上段（图 71.12）。

开腹全子宫切除术

全子宫切除术是切除子宫体和子宫颈。可以通过开腹、经阴道或微创技术完成。对于开腹技术，也称为开腹全子宫切除术，通常根据手术指征、患者的身体状况和既往手术史，在腹部选择切口（低位横切口或中线纵切口）。确认生殖解剖关系，记录任何异常情况。钳夹圆韧带，直接用电凝切开，或用可吸收线缝扎，在缝扎线内侧切开。然后沿内侧打开阔韧带前叶，达宫颈内口水平。这有助于打开膀胱反折腹膜，将膀胱从子宫下段分离并下推。如果切除输卵管和卵巢，覆盖在附件区后上方的阔韧带后叶要被切开，辨认输尿管走行后在附件区下方开窗，以此分离输卵管和卵巢固有韧带。卵巢血管可以用弯的 Haney 或 Zeppelin 夹钳夹住，并在夹钳之间用弯的 Mayo 剪剪开。骨盆漏斗韧带断端上侧用双重缝扎。标本侧结扎防止血液回流。当子宫血管沿子宫外侧向上走行时，将剩余的阔韧带后叶向下切开，以游离子宫血管。如果保留输卵管和卵巢，应用两把直钳钳夹子宫卵巢血管，然后切断并双重结扎保留端。

手术的重点是子宫体和子宫颈。锐性分离或电灼法进一步将膀胱从子宫颈上剥离，并下推膀胱。于宫颈内口水平用弯钳钳夹子宫血管，切断并缝合结扎断端。进一步分离膀胱至完全低于子宫颈水平后，将 Haney 或 Zeppelin 直钳分步置于双侧主韧带和子宫骶韧带上，切断并缝扎断端。一旦两侧断端都在子宫颈外口的水平，子宫体和子宫颈就可以与阴道上段分离。可以用弯钳沿宫颈下方向内侧中线钳夹阴道，两钳尖对夹。用弯剪刀在夹钳上方剪开，将子宫颈与阴道分开。然后，从两侧开始，延迟可吸收线在夹钳上下进行松弛的连续缝合。一旦到达中线，就取出夹子，把缝线拉紧。然后可以在中线打结或重叠缝合加固顶端。或者，Haney 穿刺针可以放置在两个夹子下结扎阴道角，然后用间断的 8 字形缝合关闭阴道。另一种阴道切开术和阴道切缘闭合的方法是在宫颈下方直接切开阴道。用弯剪刀沿子宫颈环形切开，直到完全切除子宫颈。用组织钳轻轻夹住阴道上段的边缘，使其清晰可见。然后用连续锁边缝合、间断缝合或 8 字形缝合阴道断端，将阴道侧角与同侧子宫骶骨韧带缝合以加固顶端。

微创子宫切除术

无论采用腹腔镜还是机器人手术，微创子宫切除术的步骤都是相似的。然而，所有血管均采用电灼法闭合和切断，而不是钳夹和缝合。对于腹腔镜入路，戳孔的位置和布局取决于手术医生和解剖结构。经典的妇科手术戳孔位置包括脐部、双侧下腹部、耻骨上或上腹部的组合。对于较大的子宫，戳卡放置在腹部稍高的位置，通常需要更多的戳孔。镜头通常通过脐孔放置，选择 0° 或 30° 的内镜。良性肿瘤可以考虑机器人子宫切除术。有证据表明，其并发症与腹腔镜手术相似，但费用更高[57]。机器人子宫切除术戳卡的放置遵循机器人操作指南。助手在阴道侧在宫颈处放置带举宫杯的举宫器或宫颈环。举宫器是确定宫颈阴道穹隆的关键，可以避免泌尿道损伤，并有助于确定阴道切开的位置。

当采用微创手术进行子宫切除术时，将按照开腹手术的方式进行。子宫血管、主韧带和子宫骶骨韧带被切断后，用单极（通常是剪刀或单极电钩）沿着举宫杯或宫颈环完成阴道切开术。切除的子宫、子宫颈和附件（如果切除）通常可以通过阴道取出。将海绵填充的手套或充气封堵气囊放入阴道内以防止二氧化碳的排出，同时用可吸收的或带倒刺的缝合线连续缝合关闭阴道切口，也可以通过间断 8 字缝合阴道切缘。

阴式子宫切除术

阴式子宫切除术是最早报道的妇科手术之一，其手术步骤大多未作改变。阴式子宫切除术的步骤与开腹或腹腔镜子宫切除术的顺序相反，首先进行阴道壁的切开，最后是宫角部。经阴道子宫切除术时，将患者置于高位截石位，在宫颈和子宫骶韧带注射稀释后的血管加压素或利多卡因加肾上腺素止血。用一把组织钳在中间部位钳夹并向下牵拉子宫颈，在阴道与子宫颈交界处做环形切口，可以用冷刀或电刀切开。钳夹宫颈后壁筋膜，向下牵引，用弯剪刀剪开进入子宫

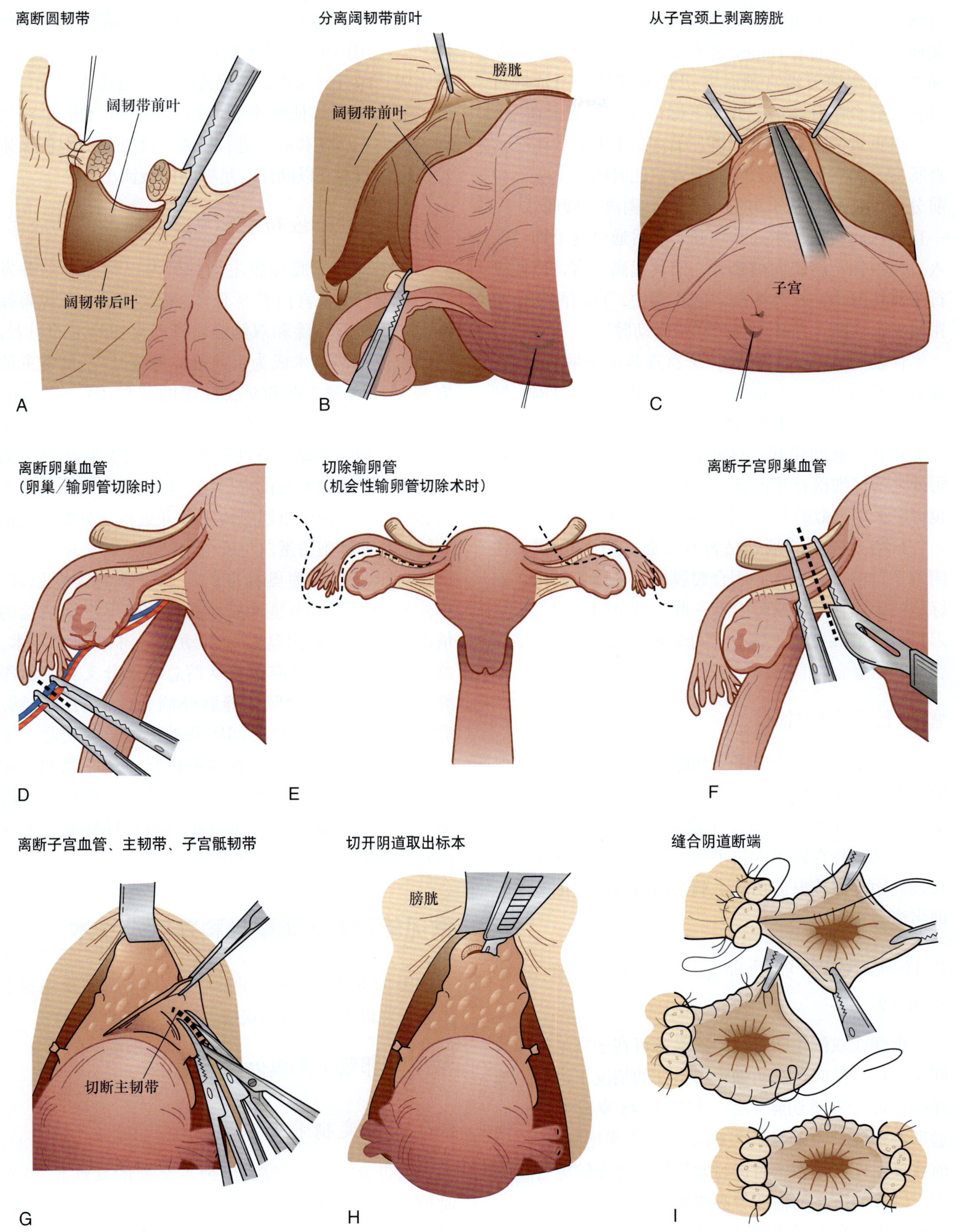

图 71.12 A～I，子宫切除术步骤（A-D，F-I，Adapted from Mitchell CW，Wheeless CR. Atlas of pelvic surgery. 3rd ed. Philadelphia，PA：Lippincott Williams & Wilkins；1997.）

直肠陷凹。向两侧钝性牵拉扩大切口，双侧可见子宫骶韧带。用弯曲的 Haney 钳或 Zeppelin 钳钳夹子宫骶韧带，用弯剪刀沿宫颈后方切开骶韧带，用延迟可吸收线缝合结扎断端，并留下标记线，以便识别。

单页重锤窥器通过阴道、子宫颈下方，放于子宫直肠窝。然后将注意力转向前方，此时阴道上皮已向前分离，将膀胱从下方的子宫颈上剥离至腹膜水平。一旦确认前腹膜，钳夹并切开。然后通过这个切口放入直角拉钩将膀胱向前牵开，使其远离子宫，以便进行子宫切除术。在连续的双侧步骤中，宫颈两侧用弯钳钳夹，切断并结扎主韧带和子宫动脉。

伴随每一步手术切开，子宫逐步向下脱入阴道，最后是宫角组织，包括圆韧带、输卵管和卵巢固有韧带。直视下组织钳钳夹宫角所有组织，避免夹住肠管。在夹钳和子宫间切开，双重结扎断端，在其回缩至视野外之前仔细检查并止血。如果要切除卵巢和输卵管，也可以采用类似的方法，钳夹切断卵巢血管即可。

检查盆腔各断端处是否有出血。用 Allis 钳夹住阴道切口的边缘，小心闭合腹膜层。先用角针将之前标记的宫骶韧带断端缝合在一起。其余阴道切缘用延迟可吸收缝线行水平缝合，可采用连续缝合、8 字缝合或间断缝合。

宫颈上子宫切除术

宫颈上或“次全”子宫切除术是切除子宫体而保留宫颈的手术。它可以通过开腹或微创手术完成。手术步骤与全子宫切除直至子宫动脉结扎的步骤相同。子宫动脉结扎在宫颈内口平面。在此处，子宫体从子宫颈处用冷刀或电刀切除。剩余的宫颈残端可能需要彻底缝合止血。

选择性双侧输卵管卵巢切除术和机会性输卵管切除术

单侧或双侧输卵管卵巢切除术可在子宫切除术时同时进行，但应在有明确手术指征的情况下进行。选择性输卵管卵巢切除术后，特别是 45 岁以下妇女的远期心血管和神经疾病发病率和死亡率增加[58]。目前建议在子宫切除术时进行常规机会性全输卵管切除术，以降低潜在的输卵管高级别浆液性癌的风险[59]。这些手术将在下面的输卵管和卵巢部分进行描述。

子宫切除术后膀胱镜检查

目前许多妇科手术组织提倡在子宫切除术结束后立即进行膀胱镜检查，以评估膀胱和输尿管的完整性[3, 60]。用 70° 的膀胱镜和无菌水或生理盐水很容易完成。撤下导尿管，膀胱镜通过尿道进入膀胱。膀胱应充分膨胀，使整个膀胱顶可见。手术医生对缝线、异物、病变和缺损进行检查。此外，对双侧输尿管口进行监测，以确保有足够的尿液流出。

前哨淋巴结活检和子宫内膜癌淋巴结切除术

为了降低盆腔和腹主动脉旁淋巴切除术后并发症，对于早期子宫内膜癌不符合梅奥定义为低风险标准，接受子宫切除和双侧输卵管卵巢切除术的患者，前哨淋巴结活检术成为目前最佳方案[61]。最常见的方法是在宫颈 3 点和 9 点位置的浅层（1 ～ 3 mm）和深层（1 ～ 2 cm）注射蓝色染料（异硫丹蓝或亚甲基蓝）或吲哚菁绿。染色可追踪到受累的淋巴结，通常是位于骨盆髂血管的淋巴结，但也可位于骶前或主动脉旁区域。前哨淋巴结应切除并进行超分期，包括连续切片和细胞角蛋白免疫组化染色。

对于不符合梅奥标准的早期子宫内膜癌患者，单侧前哨淋巴结未显示或不能行前哨淋巴结活检的情况下，应行同侧盆腔和主动脉旁淋巴结切除术。盆腔淋巴结切除术应包括从髂总动脉分叉到旋髂深静脉水平的髂外动脉和静脉外侧和内侧的淋巴结。髂外静脉和闭孔神经之间闭孔淋巴结也应切除。主动脉旁淋巴结切除术应在双侧进行，从髂总动脉和主动脉分叉处至少到肠系膜下动脉的一侧切除淋巴结，如果是浆液性癌等风险较高的恶性肿瘤，则应向肾动脉方向切除更多淋巴结。

常见输卵管 / 卵巢外科疾病及手术

表 71.6 列出了常见的输卵管 / 卵巢外科疾病和手术方法。以下是对这些疾病和管理方案的描述。

常见输卵管 / 卵巢外科疾病

BRCA 突变携带者

携带 *BRCA1* 或 *BRCA2* 种系突变的女性到 70 岁时患乳腺癌的风险分别为 57% 和 49%，患卵巢癌的风险分别为 40% 和 18%[62]。当下列基因存在突变并继续演化时，乳腺癌和卵巢癌风险将增加。可以预测卵巢癌风险增加的重要基因包括 *BRIP1*、*RAD51C*、*RAD51D* 和错配修复基因。现有的指南详细制定了遗

表 71.6 普通输卵管 / 卵巢外科疾病及操作

疾病	手术方法
BRCA 基因突变携带者	降低风险的双侧输卵管卵巢切除术
要求绝育	部分输卵管切除术 输卵管切除术
异位妊娠	部分输卵管切除术 输卵管切除术
扭转	复位术
子宫内膜异位囊肿	囊肿切除术 单侧输卵管卵巢切除术
良性卵巢肿物	囊肿剥除术 单侧输卵管卵巢切除术
卵巢恶性肿瘤	分期为早期者行双侧输卵管卵巢切除术，全子宫切除术； 分期为晚期者行肿瘤细胞减灭术； 有生育要求且分期为早期者行单侧输卵管卵巢切除术及分期手术

传咨询和单基因与多基因检测的标准[62]。如果需要保留生育能力，那么携带 *BRCA1* 或 *BRCA2* 有害基因突变的患者需要进行更严格的筛查或采取化疗预防策略。*BRCA1* 突变患者的年龄在 35 ～ 40 岁者，*BRCA2* 突变患者的年龄在 40 ～ 45 岁者，建议行降低风险的输卵管卵巢切除术。尽管最近的研究表明，减少乳腺癌的获益主要发生在 *BRCA1* 突变携带者中，而在携带 *BRCA* 突变基因的患者中实施降低风险的输卵管卵巢切除术已经证实，可以降低至少 80% 的卵巢癌风险和至少 50% 的乳腺癌风险[62]。

要求绝育

绝育是已婚夫妇最常见的避孕方法，选择女性绝育是选择男性绝育的两倍。医生应该仔细考虑女性绝育的持久性，特别是要考虑到长效可逆避孕措施，这是与永久绝育一样有效的生育控制措施。既往研究表明，患者的种族、民族和社会经济地位影响了医生对患者关于避孕的可逆性和持久性咨询的态度和做法。在讨论绝育方案时，首先应该尊重女性的生育自主权。讨论还应包括告知患者，男性绝育比女性绝育风险更小、更有效，而且报道显示输卵管绝育的失败率总体不到 2%。医生还应该注意到，大约 14% 的女性在绝育后表示后悔。有后悔可能的女性包括年轻女性和近期妊娠的女性。在与患者讨论绝育方案时，一个完全知情的共享决策模型是关键。

异位妊娠

异位妊娠的发生率约为活产的 1% ～ 2%，90% 以上发生在输卵管。异位妊娠的危险因素包括：既往异位妊娠史、盆腔炎症、不孕症、使用宫内节育器、吸烟和输卵管结扎。患者常表现为非特异性腹痛和阴道出血症状，检查时可发现有腹部压痛、宫颈举摆痛或附件区包块。异位妊娠破裂患者可能会出现低血容量休克的症状和体征。有可疑异位妊娠症状和体征的患者应进行定量的人绒毛膜促性腺激素（human chorionic gonadotropin，hCG）和经阴道超声检查。超声显示有胎儿心跳或不均匀或非囊性附件包块（称为斑点征）对诊断异位妊娠具有很高的敏感性。对无药物治疗禁忌证的稳定异位妊娠患者，肌内注射甲氨蝶呤可以作为一种选择。对于病情不稳定、药物治疗失败或有药物治疗禁忌证的异位妊娠患者，需要手术干预。

扭转

卵巢扭转是指卵巢（常常与输卵管一起）在其与骨盆内的其他结构的连接处发生扭转，并影响其血液供应。它占所有妇科急诊的 3%，最常见于育龄妇女，最常见的危险因素是卵巢囊肿或肿瘤的存在。卵巢扭转患者通常表现为急性发作的单侧盆腔剧烈疼痛。伴随疼痛的症状还有恶心。常见症状包括单侧下腹痛和附件压痛。经阴道多普勒超声检查有助于诊断。影像学检查可显示卵巢增大，血管蒂扭曲，动脉或静脉血流量减少。值得注意的是，扭转并不总是表现出多普勒血流的缺乏，在这种情况下必须基于临床表现才能做出诊断。卵巢扭转需要手术干预，通常只有在术中观察卵巢和输卵管时才能确诊。

子宫内膜异位囊肿

子宫内膜异位囊肿是一种卵巢囊肿，通常与子宫内膜异位症有关，子宫内膜异位症是一种子宫内膜组织存在于子宫内膜外的情况。子宫内膜异位囊肿通常由子宫内膜上皮和间质组成，由于它含有深棕色、黏稠的含铁血黄素液体，通常被称为“巧克力囊肿”。大多数患者为育龄妇女，常表现出子宫内膜异位症的常见症状。这些症状包括盆腔疼痛、痛经、性交痛和（或）不孕。有些子宫内膜异位囊肿患者是无症状的。体格检查可触及压痛附件包块和其他子宫内膜异位症的征象，如子宫直肠窝结节。经阴道超声检查有助于发现子宫内膜异位囊肿可能有用。与子宫内膜异位囊肿的相关的典型超声表现包括单房囊肿、低回声，后者代表陈旧血液（通常称为“磨玻璃”）。许多拟诊为子宫内膜异位症的患者将根据症状的严重程度和生育意愿进行治疗。较大的子宫内膜异位囊肿（＞ 4 cm）一般难以药物治疗，腹腔镜切除被认为是适宜的治疗选择。尽管人们一直担心子宫内膜异位囊肿的切除可能损害卵巢储备，但切除优于引流，尤其是有盆腔疼痛症状、不孕症或怀疑肿瘤的患者。

卵巢良性肿物

大多数良性卵巢肿物倾向于功能性滤泡囊肿或黄体囊肿，通常无症状，直径很少超过 5 cm。最常见的卵巢良性肿瘤包括囊性畸胎瘤（通常称为皮样囊肿），浆液性或黏液性囊腺瘤或囊腺纤维瘤、纤维瘤或纤维卵泡膜瘤。许多良性卵巢肿瘤患者无症状，亦很少会有盆腔疼痛。在盆腔检查中，大多数良性盆腔肿物都是光滑、活动、大小不一的。很少有腹水的临床症状。经阴道超声用以评估附件肿块的大小和特征，每种肿瘤都有不同的超声表现。应当根据临床预测以及恶性肿瘤的倾向选择肿瘤标志物如 CA125、β -hCG、甲胎蛋白（alpha fetoprotein，AFP）或 LDH。对于功能性卵巢囊肿患者，建议保守治疗，如果有症状则进行连续观察和处理。对于怀疑卵巢良性肿瘤的患者，通常需要辅助腹腔镜进行手术干预。对于直径小于 10 cm 的皮样囊肿或纤维瘤，可考虑腹腔镜卵巢囊肿切除术。更大的皮样囊肿和占据整个卵巢的囊腺瘤通常需要行卵巢切除术。对于较大的良性卵巢肿瘤，或诊断不明确且卵巢或输卵管恶性肿瘤可能性较大时，通常选择开腹手术。对于抗生素和在影像引导下引流均难以治愈的输卵管脓肿，也应考虑开腹手术。当怀疑是癌症或预期要进行复杂的手术治疗时，应考虑咨询妇科肿瘤学专家。

卵巢恶性肿瘤

卵巢恶性肿瘤可起源于生殖细胞、间质细胞、卵巢上皮细胞或输卵管上皮细胞。卵巢恶性肿瘤患者可表现为非特异性腹胀或腹痛、早期饱胀感、其他非特异性肠道症状和尿频。体检时，有生殖细胞、间质细胞或早期上皮性肿瘤的患者，盆腔检查可发现腹痛和附件肿块，而无明显临床转移迹象。对于晚期上皮性卵巢癌患者，检查通常会发现腹水引起的腹部膨隆，腹部检查有癌变的证据，触及硬的、结节性的、固定的盆腔肿块。胸部、腹部、骨盆的 CT 及肿瘤标记物的检查通常有助于缩小卵巢或输卵管恶性肿瘤的鉴别范围，并能显示疾病的严重程度。生殖细胞肿瘤在年轻患者中更常见，相关的肿瘤标志物包括 β -hCG、LDH 和 AFP。对于疑似上皮性肿瘤的老年患者，CA125、癌胚抗原和 CA19-9 是最有用的。对于间质细胞肿瘤患者，特别是存在激素功能肿瘤的证据时，抑制素和选择性激素试验可能有用。40 岁及以上近期有乳腺癌或结肠癌筛查结果者可能有助于排除来自乳腺癌或结肠癌的转移灶。

对怀疑卵巢恶性肿瘤的患者，传统的治疗方法是进行初始的全面分期的减瘤术。这仍然是具有早期疾病临床证据患者的首选策略。对于年轻的生殖细胞肿瘤或低级别上皮肿瘤患者，手术应保留生育能力。在晚期上皮癌患者中，如果身体健康且预期能达到满意手术效果（小于 1 cm 的残余病灶，最好无残余病灶），应考虑进行初始的减瘤术。最近的研究表明，在晚期上皮性卵巢癌或输卵管癌中，不可能达到满意减瘤术效果，可以采用新辅助化疗结合中间型肿瘤细胞减灭术[63]。根据临床特征，如 CA125 水平、CT 表现或腹腔镜检查，决定对适合的晚期卵巢癌患者施行初始的肿瘤细胞减灭术或是新辅助化疗结合中间型肿瘤细胞减灭术。评分系统也已经被研发出来，有助于决定初始治疗选择肿瘤细胞减灭术或新辅助化疗。对于某些复发的患者，二次或二次以上手术切除也有一定获益。受益最大的患者可能包括那些无瘤间期长、有孤立性疾病证据和无腹水的患者。

常见输卵管 / 卵巢手术

输卵管绝育术

输卵管绝育术最常采用腹腔镜入路，但也可以经腹部小切口或经阴道入路完成。Pomeroy 术（或改良 Pomeroy 术）（图 71.13）是最常见的输卵管部分切除术之一。在该术式中，一把 Babcock 钳用于提拉输卵管中部。一种可快速吸收的缝合线结扎管袢 1 ～ 2 次。然后用剪刀剪去长度 1 ～ 2 cm 的结扎管袢。另一种常用的输卵管部分切术是 Parkland 术。在这项术式中，使用 Babcock 钳提拉输卵管的中间部分。不同于 Pomeroy 术结扎提拉的输卵管袢，而是在输卵管系膜无血管区开窗打洞。从输卵管近端和远端分别结扎，然后切除输卵管中部大约 2 cm 的部分。将输卵管标本送病理分析，以确认输卵管的存在。

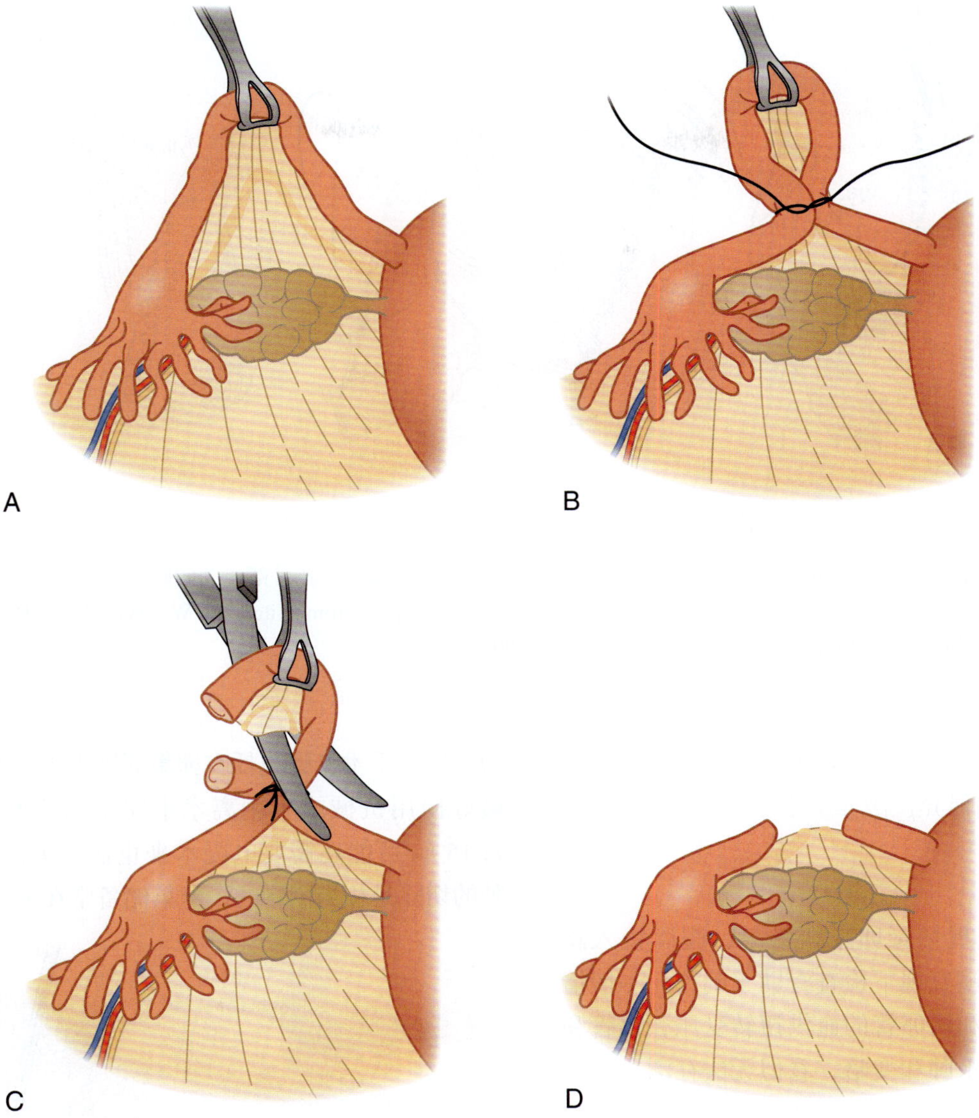

图 71.13 Pomeroy 输卵管绝育术

机会性输卵管切除术也被越来越多地用于接受输卵管绝育术的患者[64]。机会性输卵管切除术的理由是其可能降低高级别浆液性癌的风险，而这种疾病已被证实常起源于输卵管。在这项手术中，提拉输卵管，在输卵管系膜无血管区打洞。结扎或凝断为输卵管供血的小血管，于输卵管插入子宫角的部位切除输卵管。

其他常用的输卵管绝育术包括使用机械闭塞装置，如夹或环和输卵管电凝。与夹式闭合相比，环式闭合更容易出现技术故障和轻微并发症。通常使用双极电凝装置对输卵管进行电凝。在进行该术式时，外科医生应确保输卵管中部 2 cm 的部分被凝闭。

输卵管切除术 / 输卵管造口术治疗异位妊娠

对于药物治疗失败或急性异位妊娠病灶破裂的异位妊娠患者，手术干预是必要的。一般来说，腹腔镜手术为首选，甚至在大量腹腔积血的情况同样适用。可选术式包括输卵管部分切除术或输卵管造口术（图 71.14）。随机对照试验表明，后续的异位妊娠率和宫内妊娠率没有差异[65]。一般情况下，当发现输卵管严重损伤或手术部位有明显出血时，首选输卵管部分切除术。输卵管切除术类似于输卵管绝育术。具体来说，就是提拉部分输卵管，并将输卵管妊娠部位近端和远端电凝并切开。输卵管受累部分下面的输卵管系膜被电凝并切开。然后将标本送病理检查以确认异位妊娠。

对于未破裂的异位妊娠、有生育要求而对侧输卵管存在损伤或切除输卵管后需要辅助生殖的患者，应考虑行输卵管造口术。输卵管造口术包括向受累的输卵管注射垂体后叶素，然后在受累的异位妊娠区域打开一个线性切口。然后用吸力冲洗器将妊娠物冲洗出来。输卵管造口部位通常无须缝合且愈合良好。当进

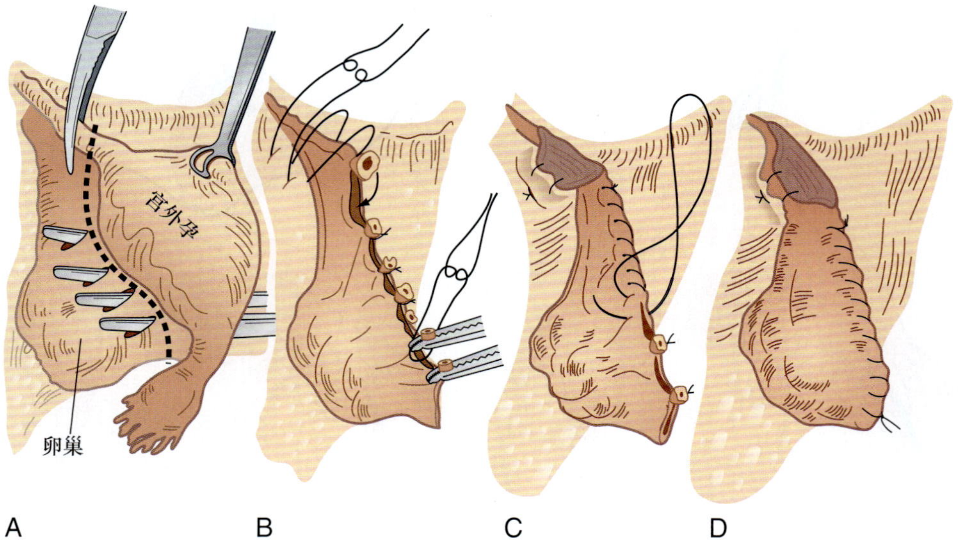

图 71.14 输卵管切除术。(**A**)自宫角部穿过输卵管系膜至伞端切除输卵管;(**B**)结扎蒂部，关闭腹膜，将输卵管角部埋入子宫角后段;(**C**)输卵管系膜再度腹膜化;(**D**)关闭输卵管系膜，手术完成(Adapted from Mitchell CW，Wheeless CR. Atlas of pelvic surgery. 3rd ed. Philadelphia，PA：Lippin-cott Williams & Wilkins；1997.)

行输卵管造口术时，有一点非常重要，即需连续监测患者 hCG 水平以确保异位滋养细胞已被清除。

扭转复位术

当依据临床表现怀疑卵巢扭转时，腹腔镜入路为手术首选，腹腔镜直视下检查有助于确诊。一般情况下，受累的卵巢和输卵管的血供扭转受压，血管和淋巴管充血而出现水肿和变暗，看似无法存活。由于 80% 以上的患者在复位术后卵巢功能正常，所以比起输卵管卵巢切除术来说复位术为首选。该手术包括将受累附件扭曲的血管蒂松解。伴随卵巢扭转复位，发现卵巢囊肿或卵巢良性肿瘤需行囊肿剥除术。复位后复发的风险似乎很小，而卵巢固定术尚未被证实能降低复发风险。

卵巢囊肿剥除术

卵巢囊肿剥除术最常用于子宫内膜异位囊肿、卵巢扭转伴巨大良性卵巢囊肿、良性肿瘤如囊腺瘤或皮样囊肿或卵巢交界性肿瘤的患者。这种术式最适合那些要求保留生育能力且看起来剩余卵巢组织正常的患者。囊肿剥除术适用于直径 4 cm 以上的子宫内膜异位囊肿，已有证据显示与切开引流术比较能提高生育力。尽管与输卵管卵巢切除术相比，囊肿剥除术在卵巢交界性肿瘤中的复发风险更高，但总体生存率不会受到影响[66]。

在大多数计划行卵巢囊肿剥除术的病例中，腹腔镜为首选。手术步骤包括在卵巢囊肿上方切开卵巢表面，最好使用机械或水剥离术来完全切除卵巢肿物(图 71.15)。可能还需要电凝术来止血。子宫内膜异位囊肿的切除是相当困难的，卵巢储备常在术后受到损害。

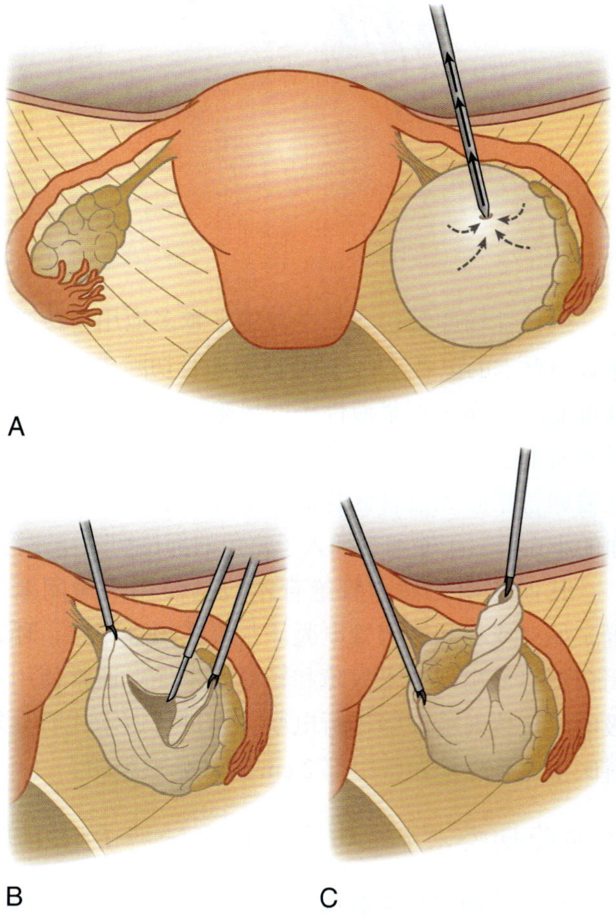

图 71.15 囊肿剥除术

输卵管卵巢切除术

单侧或双侧输卵管卵巢切除术是多种临床适应证的选择。大多数情况下，这一术式适用于良性卵巢肿物，肿物累及整个卵巢。其他适应证包括对 BRCA 突变患者实施降低风险的输卵管卵巢切除术；慢性盆腔疼痛伴严重子宫内膜异位症或粘连性疾病；或者是恶性卵巢肿瘤。该术式通常是经由腹腔镜完成的。如果患者可能有广泛的盆腔手术史，并怀疑有严重的盆腔粘连疾病，或肿物的大小或形状使得腹腔镜技术难以将其切除，或怀疑有恶性肿瘤时，建议开腹手术。

输卵管卵巢切除术的手术技术，无论是通过腹腔镜还是剖腹手术，都需要电凝或结扎卵巢和输卵管近端卵巢血管和远端子宫卵巢血管（图 71.12D）。对于降低风险的输卵管-卵巢切除术，高位结扎卵巢血管很重要，这样就不会留下残余的卵巢或输卵管。同样重要的是，在手术过程中获得盆腔冲洗液，须知大约 5% 的 BRCA 突变患者会被发现患有隐匿性卵巢癌或输卵管癌。

输卵管卵巢切除术的另一个关键手术原则是，手术时需识别盆腔内容易受到损伤的部位。也许这些部位中最重要的就是输尿管，它在髂总动脉分叉处走行靠近卵巢血管。通过经腹膜或腹膜后入路确定输尿管的位置十分重要。在电凝或结扎卵巢血管之前，应先将卵巢和输卵管向前提起，使其尽可能远离输尿管。如果出现卵巢或输卵管病变，如肿瘤或子宫内膜异位症，阻碍了输尿管与附件的分离时，则应采用腹膜后入路进行输尿管松解术，以便将输尿管与附件分离，从而更安全得电凝或结扎卵巢血管。识别并仔细地松解小肠或大肠与附件的所有粘连也很重要。最后，很重要的一点是要注意附件与髂外血管的关系。切开阔韧带后叶（在某些情况下切开圆韧带）有助于打开下腹部间隙，并将附件与盆腔侧壁血管分离。该步骤也有助于通过腹膜后入路识别输尿管。

输卵管 / 卵巢癌细胞减灭术

10% ～ 15% 的卵巢恶性肿瘤患者在临床上发现疾病明显局限于卵巢。这种情况在卵巢生殖细胞肿瘤、卵巢间质细胞肿瘤和某些卵巢上皮性肿瘤（如黏液性、透明细胞性）的患者中更为常见。在这种情况下，切除患侧卵巢、对侧卵巢和子宫是关键。分期手术包括盆腹腔冲洗，可疑腹膜结节切除或选择性随机腹膜活检，结肠下网膜切除术，盆腔和腹主动脉旁淋巴结切除术。在某些情况下，如卵巢生殖细胞肿瘤，考虑到需要保存生育能力或卵巢功能时，则不必切除未受累的卵巢和子宫。

多数上皮性卵巢癌或输卵管癌患者发现时已为晚期，常伴有盆腔肿块、大网膜转移、腹腔内病灶和腹水。在这种情况下，主要的手术目标从分期转为满意的肿瘤细胞减灭术。满意的肿瘤细胞减灭术定义为直径小于 1 cm 的残留病灶，最好没有可见的残留病灶。研究表明，无残留病灶的晚期卵巢癌 / 输卵管癌患者的预后最好。大多数晚期卵巢癌患者为高级别浆液性癌，而目前认为，在大多数病例中，浆液性癌起源于输卵管。子宫内膜样癌和低级别浆液性癌是晚期疾病患者中不太常见的其他亚型。

历史上，大多数（如果不是所有的话）晚期卵巢癌或输卵管癌患者都接受了初始肿瘤细胞减灭术和化疗。过去十年的几项研究表明，对于晚期卵巢癌，在 3 ～ 4 个周期的新辅助化疗后进行中间型肿瘤细胞减灭术，疗效相似，且能降低晚期卵巢癌手术并发症的发生率[63]。对于病情严重且有较大手术风险的晚期卵巢癌患者，或者对于似乎无法进行满意的肿瘤细胞减灭手术的患者来说，尤其如此。越来越多的晚期卵巢癌 / 输卵管癌患者采用了这种实践模式，可以利用多种临床因素或腹腔镜检查预测达到最佳（优先完成）手术切除的可行性。

卵巢 / 输卵管肿瘤细胞减灭或减瘤的手术方法，无论是初次手术还是再次手术，都应该包括一个合适的正中纵切口，充分暴露术野，便于切除所有病灶。对于早期卵巢癌患者或那些经选择的中间型肿瘤细胞减灭术的患者可以考虑采用微创策略。为达到满意的肿瘤细胞减灭术的目标，手术最好是分阶段完成。病灶局限于盆腔，外科医生必须决定单纯行全子宫输卵管卵巢切除术（过程前所述）是否足够，还是要行整体切除包括部分乙状结肠切除术和切除盆腔腹膜以清除所有盆腔病灶（图 71.16）。当子宫直肠陷凹区和结肠广泛受累时，后者通常是必要的。此手术通常包括腹膜后入路，进行双侧输尿管游离和小心的膀胱分离。在受累区的近端和远端用吻合器将结肠分开，使用吻合器行吻合术通常是可行的。

第二阶段为上腹部。上腹部手术的一个关键部分是切除部分胃结肠和结肠下大网膜的受累部分。通常包括从肝曲到脾曲切除大网膜，注意避免损伤胃、横结肠、脾、胰腺和肝。横膈膜下的疾病可以通过离断镰状韧带，移动肝，并从横膈膜肌纤维上剥离腹膜来

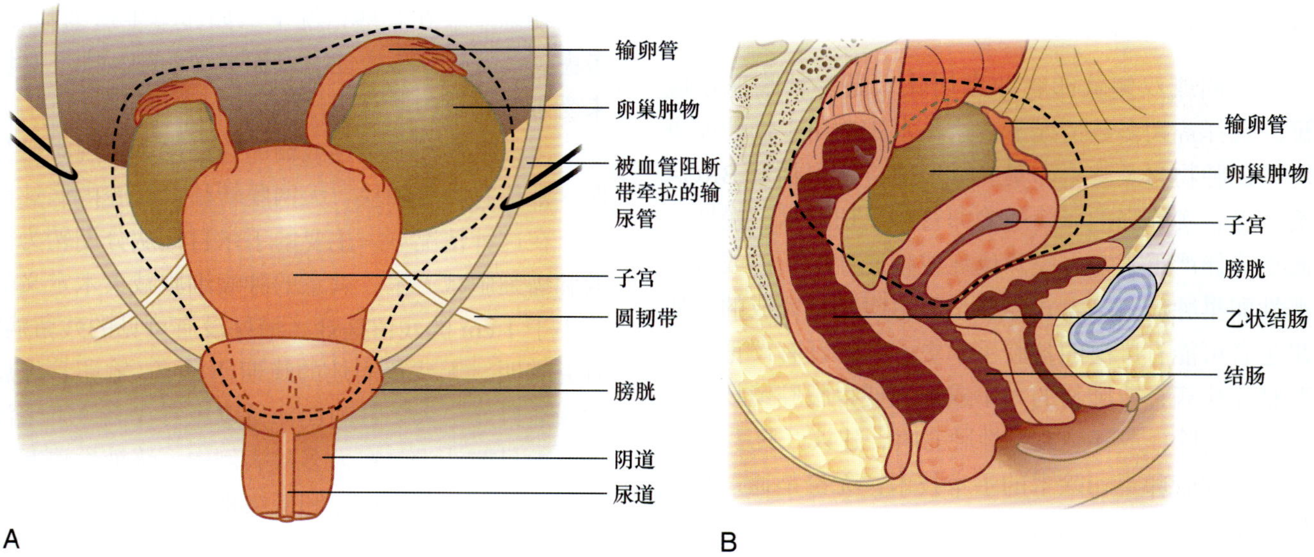

图 71.16 清除所有盆腔病灶的卵巢癌肿瘤细胞减灭术

切除。腹膜表面孤立的结节可以用各种方法切除或清除。有时需要将小肠切除再吻合以达到满意的细胞减灭术效果。

第三阶段包括切除任何明显转移的淋巴结。这通常包括在盆腔和（或）腹主动脉旁区域进行足够的腹膜后暴露。在没有任何临床累及的情况下，选择性切除晚期卵巢癌的淋巴结已被证明不能改善预后，应当避免。

总结

对于外科医生来说，熟悉最常见的妇科疾病是很重要的，这些疾病影响女性的生命周期，通常需要手术干预。熟悉这些疾病的外科手术操作和相关盆腔解剖的知识应该使外科医生有信心以熟练的方式处理这些疾病。

主要参考文献

Castellano T，Zerden M，Marsh L，et al. Risks and benefits of salpingectomy at the time of sterilization. Obstet Gynecol Surv. 2017；72：663–668.

本文论证了对需要输卵管绝育的妇女行机会性输卵管切除术的可行性和安全性。

Curry SJ，Krist AH，Owens DK，et al. Screening for cervical Cancer：US Preventive Services Task Force recommendation statement. JAMA. 2018；320：674–686.

本文提供了当前宫颈癌筛查的指南。

Evans EC，Matteson KA，Orejuela FJ，et al. Salpingo-oophorectomy at the time of benign hysterectomy：a systematic review. Obstet Gynecol. 2016；128：476–485.

本综述表明，由于良性原因而行子宫切除术时，选择性输卵管卵巢切除术与长期发病率和死亡率的增加相关，尤其是在绝经前妇女。

Jelovsek JE，Barber MD，Brubaker L，et al. Effect of uterosacral ligament suspension vs sacrospinous ligament fixation with or without perioperative behavioral therapy for pelvic organ vaginal prolapse on surgical outcomes and prolapse symptoms at 5 years in the optimal randomized clinical trial. JAMA. 2018；319：1554–1565.

这篇经典的文章证明宫骶韧带悬吊和骶棘韧带固定治疗盆腔器官阴道脱垂有相似的长期效果。

Joura EA，Giuliano AR，Iversen OE，et al. A 9-valent HPV vaccine against infection and intraepithelial neoplasia in women. N Engl J Med. 2015；372：711–723.

该研究证实了一种非单价人乳头瘤病毒（HPV）疫苗对预防女性 HPV 上皮内瘤变的高、中风险的有效性。

Levenback CF，Ali S，Coleman RL，et al. Lymphatic mapping and sentinel lymph node biopsy in women with squamous cell carcinoma of the vulva：a gynecologic oncology group study. J Clin Oncol. 2012；30：3786–3791.

这项经典研究验证了前哨淋巴结活检在直径 ≤ 4 cm 的外阴癌女性中的应用。

Munro MG，Critchley HO，Broder MS，et al. FIGO classification system（PALM–COEIN）for causes of abnormal uterine bleeding in nongravid women of reproductive age. Int J Gynaecol Obstet. 2011；113：3–13.

这篇经典论文描述了异常子宫出血新的系统命名法。

Ramirez PT，Frumovitz M，Pareja R，et al. Minimally invasive versus abdominal radical hysterectomy for cervical cancer. N Engl J Med. 2018；379：1895–1904.

这项随机对照试验表明，当采用微创路径进行宫颈癌根治性子宫切除术时，复发风险增加。

Teeluckdharry B，Gilmour D，Flowerdew G. Urinary tract injury at benign gynecologic surgery and the role of cystoscopy：a systematic review and meta–analysis. Obstet Gynecol. 2015；126：1161–1169.

这篇文章提供了证据，证明妇科良性手术后行膀胱镜检查可提高术中泌尿道损伤的检出率。

Walker JL，Piedmonte MR，Spirtos NM，et al. Laparoscopy compared with laparotomy for comprehensive surgical staging of uterine cancer：Gynecologic Oncology Group Study LAP2. J Clin Oncol. 2009；27：5331–5336.

Walker JL，Piedmonte MR，Spirtos NM，et al. Recurrence and survival after random assignment to laparoscopy versus laparotomy for comprehensive surgical staging of uterine cancer：Gynecologic Oncology Group LAP2 Study. J Clin Oncol. 2012；30：695–700.

这两篇经典论文在一项随机临床试验中证明，与开腹手术相比，子宫内膜癌的微创手术与改善手术结局相关，癌症预后相同。

Wright JD，Ananth CV，Lewin SN，et al. Robotically assisted vs laparoscopic hysterectomy among women with benign gyne–cologic disease. JAMA. 2013；309：689–698.

这篇文章证明了机器人辅助子宫切除术治疗良性妇科疾病的发病率与腹腔镜子宫切除术相似，但实际上更昂贵。

Xiao Y，Xie S，Zhang N，et al. Platinum–based neoadjuvant chemotherapy versus primary surgery in ovarian carcinoma international federation of gynecology and obstetrics stages iiic and iv：a systematic review and meta–analysis. Gynecol Obstet Invest. 2018；83：209–219.

本文综述了新辅助化疗在新诊断的晚期卵巢癌患者中的作用的经典研究。

参考文献

1. Netter FN. *Atlas Of Human Anatomy*, ed. Phildelphia, PA: Elsevier; 2019.
2. Kuponiyi O, Alleemudder DI, Latunde-Dada A, et al. Nerve injuries associated with gynaecological surgery. *The Obstetrician & Gynaecologist*. 2014;16:29–36.
3. Teeluckdharry B, Gilmour D, Flowerdew G. Urinary tract injury at benign gynecologic surgery and the role of cystoscopy: a systematic review and meta-analysis. *Obstet Gynecol.* 2015;126:1161–1169.
4. Clarke-Pearson DL, Geller EJ. Complications of hysterectomy. *Obstet Gynecol.* 2013;121:654–673.
5. Bornstein J, Bogliatto F, Haefner HK, et al. The 2015 International Society for the Study of Vulvovaginal Disease (ISSVD) terminology of vulvar squamous intraepithelial lesions. *Obstet Gynecol.* 2016;127:264–268.
6. Van der Zee AG, Oonk MH, De Hullu JA, et al. Sentinel node dissection is safe in the treatment of early-stage vulvar cancer. *J Clin Oncol.* 2008;26:884–889.

7. Levenback CF, Ali S, Coleman RL, et al. Lymphatic mapping and sentinel lymph node biopsy in women with squamous cell carcinoma of the vulva: a gynecologic oncology group study. *J Clin Oncol.* 2012;30:3786–3791.
8. Maher C, Feiner B, Baessler K, et al. Surgical management of pelvic organ prolapse in women. *Cochrane Database Syst Rev.* 2013;CD004014.
9. Nygaard I, Brubaker L, Zyczynski HM, et al. Long-term outcomes following abdominal sacrocolpopexy for pelvic organ prolapse. *JAMA.* 2013;309:2016–2024.
10. Jelovsek JE, Barber MD, Brubaker L, et al. Effect of uterosacral ligament suspension vs sacrospinous ligament fixation with or without perioperative behavioral therapy for pelvic organ vaginal prolapse on surgical outcomes and prolapse symptoms at 5 years in the optimal randomized clinical trial. *JAMA.* 2018;319:1554–1565.
11. Bradley CS, Nygaard IE, Brown MB, et al. Bowel symptoms in women 1 year after sacrocolpopexy. *Am J Obstet Gynecol.* 2007;197:642. e641– e648.
12. Brubaker L, Cundiff GW, Fine P, et al. Abdominal sacrocolpopexy with Burch colposuspension to reduce urinary stress incontinence. *N Engl J Med.* 2006;354:1557–1566.
13. Committee Opinion No. 675 Summary. Management of vulvar intraepithelial neoplasia. *Obstet Gynecol.* 2016;128:937–938.
14. Koh WJ, Greer BE, Abu-Rustum NR, et al. Vulvar cancer, version 1.2017, Nccn clinical practice guidelines in oncology. *J Natl Compr Canc Netw.* 2017;15:92–120.
15. Lawrie TA, Patel A, Martin-Hirsch PP, et al. Sentinel node assessment for diagnosis of groin lymph node involvement in vulval cancer. *Cochrane Database Syst Rev.* 2014:CD010409.
16. Joura EA, Giuliano AR, Iversen OE, et al. A 9-valent HPV vaccine against infection and intraepithelial neoplasia in women. *N Engl J Med.* 2015;372:711–723.
17. Curry SJ, Krist AH, Owens DK, et al. Screening for Cervical Cancer: US Preventive Services Task Force Recommendation Statement. *JAMA.* 2018;320:674–686.
18. Massad LS, Einstein MH, Huh WK, et al. updated consensus guidelines for the management of abnormal cervical cancer screening tests and cancer precursors. *Obstet Gynecol.* 2012;121:829–846; 2013.
19. Darragh TM, Colgan TJ, Thomas Cox J, et al. The Lower Anogenital Squamous Terminology Standardization project for HPV-associated lesions: background and consensus recommendations from the College of American Pathologists and the American Society for Colposcopy and Cervical Pathology. *Int J Gynecol Pathol.* 2013;32:76–115.
20. Adegoke O, Kulasingam S, Virnig B. Cervical cancer trends in the United States: a 35-year population-based analysis. *J Womens Health (Larchmt).* 2012;21:1031–1037.
21. Lecuru F, Mathevet P, Querleu D, et al. Bilateral negative sentinel nodes accurately predict absence of lymph node metastasis in early cervical cancer: results of the SENTICOL study. *J Clin Oncol.* 2011;29:1686–1691.
22. Ramirez PT, Frumovitz M, Pareja R, et al. Minimally invasive versus abdominal radical hysterectomy for cervical cancer. *N Engl J Med.* 2018;379:1895–1904.
23. Melamed A, Margul DJ, Chen L, et al. Survival after minimally invasive radical hysterectomy for early-stage cervical cancer. *N Engl J Med.* 2018;379:1905–1914.
24. Piver MS, Rutledge F, Smith JP. Five classes of extended hysterectomy for women with cervical cancer. *Obstet Gynecol.* 1974;44:265–272.
25. Koh WJ, Greer BE, Abu-Rustum NR, et al. Cervical Cancer, Version 2.2015. *J Natl Compr Canc Netw.* 2015;13:395–404; quiz 404.
26. Munro MG, Critchley HO, Broder MS, et al. FIGO classification system (PALM-COEIN) for causes of abnormal uterine bleeding in nongravid women of reproductive age. *Int J Gynaecol Obstet.* 2011;113:3–13.
27. Practice bulletin no. 128. diagnosis of abnormal uterine bleeding in reproductive-aged women. *Obstet Gynecol.* 2012;120:197–206.
28. van Hanegem N, Breijer MC, Khan KS, et al. Diagnostic evaluation of the endometrium in postmenopausal bleeding: an evidence-based approach. *Maturitas.* 2011;68:155–164.
29. ACOG Committee Opinion No. 734. The role of transvaginal ultrasonography in evaluating the endometrium of women with postmenopausal bleeding. *Obstet Gynecol.* 2018;131:e124–e129.
30. Chandavarkar U, Kuperman JM, Muderspach LI, et al. Endometrial echo complex thickness in postmenopausal endometrial cancer. *Gynecol Oncol.* 2013;131:109–112.
31. Baiocchi G, Manci N, Pazzaglia M, et al. Malignancy in endometrial polyps: a 12-year experience. *Am J Obstet Gynecol.* 2009;201:462.e461–e464.
32. Cohen I. Endometrial pathologies associated with postmenopausal tamoxifen treatment. *Gynecol Oncol.* 2004;94:256–266.
33. Onalan R, Onalan G, Tonguc E, et al. Body mass index is an independent risk factor for the development of endometrial polyps in patients undergoing in vitro fertilization. *Fertil Steril.* 2009;91:1056–1060.
34. Stewart EA, Cookson CL, Gandolfo RA, et al. Epidemiology of uterine fibroids: a systematic review. *BJOG.* 2017;124:1501–1512.
35. Bulun sE. Uterine fibroids. *N englj med.* 2013;369:1344–1355.
36. Parazzini F, Di Martino M, Candiani M, et al. Dietary components and uterine leiomyomas: a review of published data. *Nutr Cancer.* 2015;67:569–579.
37. Parker JD, Leondires M, Sinaii N, et al. Persistence of dysmenorrhea and nonmenstrual pain after optimal endometriosis surgery may indicate adenomyosis. *Fertil Steril.* 2006;86:711–715.
38. Propst AM, Quade BJ, Gargiulo AR, et al. Adenomyosis demonstrates increased expression of the basic fibroblast growth factor receptor/ligand system compared with autologous endometrium. *Menopause.* 2001;8:368–371.
39. Bazot M, Darai E. Role of transvaginal sonography and magnetic resonance imaging in the diagnosis of uterine adenomyosis. *Fertil Steril.* 2018;109:389–397.
40. Templeman C, Marshall SF, Ursin G, et al. Adenomyosis and endometriosis in the California Teachers Study. *Fertil Steril.* 2008;90:415–424.
41. Gupta S, Provenzale D, Regenbogen SE, et al. NCCN Guidelines Insights: Genetic/Familial High-Risk Assessment: Colorectal, Version 3.2017. *J Natl Compr Canc Netw.* 2017;15:1465–1475.
42. Walker JL, Piedmonte MR, Spirtos NM, et al. Laparoscopy compared with laparotomy for comprehensive surgical staging of uterine cancer: Gynecologic Oncology Group Study LAP2. *J Clin Oncol.* 2009;27:5331–5336.
43. Walker JL, Piedmonte MR, Spirtos NM, et al. Recurrence and survival after random assignment to laparoscopy versus laparotomy for comprehensive surgical staging of uterine cancer: Gynecologic Oncology Group LAP2 Study. *J Clin Oncol.* 2012;30:695–700.
44. Xie W, Cao D, Yang J, et al. Robot-assisted surgery versus conventional laparoscopic surgery for endometrial cancer: a systematic review and meta-analysis. *J Cancer Res Clin Oncol.* 2016;142:2173–2183.
45. Kitchener H, Swart AM, Qian Q, et al. Efficacy of systematic pelvic lymphadenectomy in endometrial can-

cer (MRC ASTEC trial): a randomised study. *Lancet.* 2009;373:125–136.
46. AlHilli MM, Podratz KC, Dowdy SC, et al. Preoperative biopsy and intraoperative tumor diameter predict lymph node dissemination in endometrial cancer. *Gynecol Oncol.* 2013;128:294–299.
47. Bodurtha Smith AJ, Fader AN, Tanner EJ. Sentinel lymph node assessment in endometrial cancer: a systematic review and meta-analysis. *Am J Obstet Gynecol.* 2017;216:459–476. e410.
48. Rossi EC, Kowalski LD, Scalici J, et al. A comparison of sentinel lymph node biopsy to lymphadenectomy for endometrial cancer staging (FIRES trial): a multicentre, prospective, cohort study. *Lancet Oncol.* 2017;18:384–392.
49. Golan A, Zachalka N, Lurie S, et al. Vaginal removal of prolapsed pedunculated submucous myoma: a short, simple, and definitive procedure with minimal morbidity. *Arch Gynecol Obstet.* 2005;271:11–13.
50. Umranikar S, Clark TJ, Saridogan E, et al. BSGE/ESGE guideline on management of fluid distension media in operative hysteroscopy. *Gynecol Surg.* 2016;13:289–303.
51. Kongnyuy EJ, Wiysonge CS. Interventions to reduce haemorrhage during myomectomy for fibroids. *Cochrane Database Syst Rev.* 2014:CD005355.
52. Mais V, Ajossa S, Piras B, et al. Prevention of de-novo adhesion formation after laparoscopic myomectomy: a randomized trial to evaluate the effectiveness of an oxidized regenerated cellulose absorbable barrier. *Hum Reprod.* 1995;10:3133–3135.
53. Abdel-Hafeez M, Elnaggar A, Ali M, et al. Rectal misoprostol for myomectomy: a randomised placebo-controlled study. *Aust N Z J Obstet Gynaecol.* 2015;55:363–368.
54. Hickman LC, Kotlyar A, Shue S, et al. Hemostatic techniques for myomectomy: an evidence-based approach. *J Minim Invasive Gynecol.* 2016;23:497–504.
55. Magos A, Al-Shabibi N, Korkontzelos I, et al. Ovarian artery clamp: initial experience with a new clamp to reduce bleeding at open myomectomy. *J Obstet Gynaecol.* 2011;31:73–76.
56. Koo YJ, Lee JK, Lee YK, et al. Pregnancy outcomes and risk factors for uterine rupture after laparoscopic myomectomy: a single-center experience and literature review. *J Minim Invasive Gynecol.* 2015;22:1022–1028.
57. Wright JD, Ananth CV, Lewin SN, et al. Robotically assisted vs laparoscopic hysterectomy among women with benign gynecologic disease. *JAMA.* 2013;309:689–698.
58. Evans EC, Matteson KA, Orejuela FJ, et al. Salpingo-oophorectomy at the time of benign hysterectomy: a systematic review. *Obstet Gynecol.* 2016;128:476–485.
59. Committee opinion no. 620. Salpingectomy for ovarian cancer prevention. *Obstet Gynecol.* 2015;125:279–281.
60. AAGL Practice Report: Practice guidelines for intraoperative cystoscopy in laparoscopic hysterectomy. *J Minim Invasive Gynecol.* 2012;19:407–411.
61. Koh WJ, Abu-Rustum NR, Bean S, et al. Uterine neoplasms, version 1.2018, Nccn clinical practice guidelines in oncology. *J Natl Compr Canc Netw.* 2018;16:170–199.
62. Daly MB, Pilarski R, Berry M, et al. Nccn guidelines insights: genetic/familial high-risk assessment: breast and ovarian, version 2.2017. *J Natl Compr Canc Netw.* 2017;15:9–20.
63. Xiao Y, Xie S, Zhang N, et al. Platinum-based neoadjuvant chemotherapy versus primary surgery in ovarian carcinoma international federation of gynecology and obstetrics stages iiic and iv: a systematic review and meta-analysis. *Gynecol Obstet Invest.* 2018;83:209–219.
64. Castellano T, Zerden M, Marsh L, et al. Risks and benefits of salpingectomy at the time of sterilization. *Obstet Gynecol Surv.* 2017;72:663–668.
65. Cheng X, Tian X, Yan Z, et al. Comparison of the fertility outcome of salpingotomy and salpingectomy in women with tubal pregnancy: a systematic review and meta-analysis. *PLoS One.* 2016;11:e0152343.
66. Gershenson DM. Management of borderline ovarian tumours. *Best Pract Res Clin Obstet Gynaecol.* 2017;41:49–59.

72 章

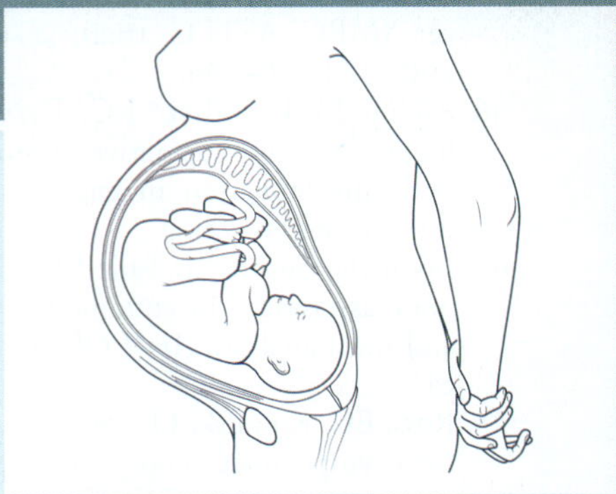

妊娠患者的外科治疗

Rachel M. Russo，Gregory J. Jurkovich，Diana L. Farmer

王 卉 陈浩然 译 高志华 审校

章目录

针对妊娠患者的临床治疗对普通外科医生来说是一项独特的挑战。约 7% 的孕妇受到非产科手术疾病的困扰，据估算，每 500 名孕妇中就有 1 名需要接受非产科手术。表 72.1 基于英国国家医疗服务体系（National Health Service，NHS）医院中 10 年内的事件统计回顾。在 650 万例孕妇中，有 47 600 例经历过非产科手术，其中 12 500 例为各种类型的腹部手术。通过对 44 篇文献及 12 452 例患者的治疗经过进行回顾，得出非产科手术对孕产妇和胎儿结局的影响；产妇死亡率为 0.006%，流产率为 5.8%。大多数外科手术的适应证在该年龄组中是很常见的，且与妊娠无关，如急性阑尾炎、有症状的胆石症、肛周疾病、软组织病变、乳房肿物或外伤[1]。

患者在妊娠期解剖和生理的变化及对胎儿安全的影响是外科医生必须明确认知的问题之一。妊娠患者罹患外科疾病的表现可能是不典型的，或其体征及症状与正常妊娠差别不大。并且由于妊娠影响诊断方法及检测数值，从而导致常规的评价方式在妊娠期可信度下降。最终多数医生可能在诊断和治疗上犹豫不决。而这些因素都可能导致诊断和治疗的延误，对母体和胎儿的愈后带来不利的影响。管理非产科疾病孕妇的原则是不能因为妊娠苛待患者和应对她进行细致护理。

表 72.1 2002—2012 年英国进行外科手术操作的 650 万孕妇

	手术例数（%）
任何类型的腹部手术	12 493（26.2）
阑尾切除术	3062（6.4）
胆囊切除术	1306（2.7）
口腔	5365（11.3）
皮肤、指甲	4762（10.0）
骨科	4563（9.6）
耳鼻喉	3060（6.4）
肛周	2977（6.2）
乳腺	1884（4.0）
癌症	710（1.5）

Adapted from Balinskaite V，Bottle A，Sodhi V，et al. The risk of adverse pregnancy outcomes following nonobstetric surgery during pregnancy：Estimates from a retrospective cohort study of 6.5 million pregnancies. Ann Surg. 2017；266：260-266. ENT，Ear，nose，and throat.

孕妇与胎儿都是患者，而胎儿的健康取决于母亲。尽管在处理妊娠患者时请产科医生会诊是最理想的，但当条件不允许时，外科医生也需要了解相关基本原则。本章将讨论护理罹患非产科手术相关疾病孕妇的要点。

妊娠的生理变化

孕酮和雌激素是妊娠期两种主要的激素，引起孕妇的许多生理变化。妊娠患者与非妊娠患者的实验室检查结果的正常值范围是不同的。妊娠患者的膈肌最多可抬升 4 cm，下胸壁可扩张达 7 cm[2]。这些变化类似于罹患心脏或肝疾病的非妊娠期患者。孕酮水平升高及血清胃动素下降，可导致平滑肌松弛，对多个器官产生多重影响。胃的平滑肌张力降低可引起胃张力及胃动力下降。食管下括约肌张力降低，合并腹腔内压力增加时，可导致胃食管反流病的发生率增加。小肠蠕动减少，可使胃内容物在小肠运输的时间延长，但营养物质的吸收并未随之增加。然而，铁是个例外，由于对铁的需求增加，其吸收也增加。妊娠引起的结肠相关变化通常表现为便秘，这是由于结肠吸收钠和水增加、结肠动力下降及妊娠子宫的压迫可引起机械性肠梗阻等因素。门静脉压力升高及由此造成侧支静脉循环压力增加，可导致胃底及食管静脉曲张。这对孕前就已存在食管静脉曲张的患者具有重要意义。门静脉压力升高最常见的结果是痔静脉扩张，从而引起痔疮等症状出现。

除了平滑肌张力和动力的改变外，胃肠道也发生了其他显著的变化。胆囊的功能被改变，胆汁的化学成分也被改变。在妊娠中晚期，胆囊体积是非妊娠状态的两倍，胆囊排空也显著减慢。高达 4% 的妊娠患者在常规的产科超声检查中发现存在胆结石[1]。尽管如此，每 1000 例妊娠患者中仅有 1 例出现症状。目前尚不明确是否由于胆汁淤积、胆汁成分改变，抑或是这两种因素的共同作用导致胆结石形成的风险增加，但多胎妊娠罹患胆囊结石的风险确实增加。然而，有症状的胆石症在妊娠期患者与同年龄组的非妊娠患者中的发病率是相似的。

妊娠期间会发生一些酷似肝病的表现。其中包括血清雌激素水平升高引起的蜘蛛痣和肝掌。低白蛋白血症也伴随着血清胆固醇、碱性磷酸酶和纤维蛋白原水平升高。血清胆红素和转氨酶水平在妊娠期保持不变。

心血管系统中，由于血管平滑肌张力降低，外周血管阻力亦随之降低。在孕早期，心输出量增加多达 50%。起初，这是由于血浆容量和红细胞容量增加导致心搏量的增加。但孕妇心率的逐渐增加，也是一个促进因素。通常在孕 36 ～ 40 周，心输出量逐渐回落至接近孕前水平。在孕晚期，孕妇仰卧时会出现心输出量急剧下降。这是由于妊娠子宫压迫下腔静脉，导致下肢静脉回流不足。卧位时，下腔静脉可以完全闭塞；下肢的静脉回流将通过侧支循环完成。通常随着前负荷的下降，交感神经兴奋性增加以维持外周血管的阻力和血压。然而，高达 10% 的患者可能会经历仰卧位低血压综合征，其发生是由于交感神经的兴奋性不足以维持血压。在手术室麻醉诱导过程中，麻醉剂会抑制交感神经的代偿反应，导致血压急剧下降。这一发现对于评估妊娠的创伤患者尤其重要，患者必须翻身至左侧卧位以准确测量血压。对孕晚期患者进行各种手术操作时，应始终处于左侧卧位，以缓解扩大子宫对下腔静脉的压迫。

圆韧带静脉曲张导致的腹股沟区肿胀也是妊娠期间发生的一种现象。肿胀的增加是激素水平和机械因素变化的结果。它常被误认为是腹股沟疝或股疝。适宜的治疗方法包括详细的体格检查和必要的超声检查。此类静脉曲张一般在产后即可逐渐缓解。

妊娠期间耗氧量会增加。潮气量增加可导致每分钟通气量增加 50%，这似乎是血清孕酮水平升高的结果[2]。孕酮不仅增加了呼吸中枢对二氧化碳（carbon dioxide，CO_2）的敏感性，它也作为呼吸中枢的直接刺激物。随着每分通气量的增加，孕妇在孕晚期的动脉血氧分压（partial arterial oxygen tension，PaO_2）水平范围为 104 ～ 108 mmHg，二氧化碳分压（ partial arterial CO_2，$PaCO_2$）范围在 27 ～ 32 mmHg。肾的代偿功能主要用以维持母体正常 pH 水平。孕妇 $PaCO_2$ 的降低增加了胎儿与母体间 $PaCO_2$ 的梯度，从而促进 CO_2 从胎儿转移到母亲。这一发现对处理术中及术后妊娠患者的呼吸机依赖至关重要。母体血氧-血红蛋白解离曲线右移，同时胎儿血红蛋白对氧的亲和力增加，从而使氧气可以更好地向胎儿输送。膈肌抬高 4 cm 可导致总肺容量减少 5%。呼气储备量和残余量的减少导致功能残气量比非孕妇降低 20%。肺活量和吸气储备量保持稳定。

在肾，肾小球滤过率增加 50%，同时肾血浆流量增加 75%。肾小球滤过率增加导致尿糖增高。血尿素氮水平在孕早期下降 25%，并在孕期的其余阶段也保持在这个水平。血清肌酐水平在孕早期末也从 0.8 mg/dl 下降到 0.7 mg/dl，至孕足月时可能低至 0.5 mg/dl。血清肾素水平提高 5 ～ 10 倍，血管紧张素水平可提高 4 ～ 5 倍。尽管孕妇对血管紧张素的升压效应不敏感，但醛固酮水平升高可导致钠重吸收增加，从而拮抗由于孕酮升高产生的尿钠排泄增加。然而，由于钠重吸收的增加小于血浆容量的增加，血清钠水平仍会降低，故血清渗透压降至 270 ～ 280 mOsm/kg[2]。

妊娠期间血浆容量和红细胞量的增加，亦伴随着白细胞计数的增加，这是评估全身感染症状时的一个重要指标。在孕早期，白细胞计数范围在 3000 ～ 15 000/mm^3，在中期和晚期增加到 6×10^9/L ～ 16×10^9/L[2]。妊娠期间血小板计数呈进行性下降，而平均血小板体积在孕 28 周后呈上升趋势。

血小板计数增加、循环中雌激素水平升高、凝血激活物增加，以及进行性静脉瘀滞，均促使正常妊娠期间的高凝状态。血浆纤维蛋白原、血管假性血友病因子和因子Ⅱ、Ⅴ、Ⅶ、Ⅷ、Ⅸ、Ⅹ、Ⅻ升高，而蛋白 S 和激活的蛋白 C 降低[3]。血清纤溶酶原激活物抑制剂 1（plasminogen activator inhibitor 1，PAI 1）和胎盘 PAI 2 升高，降低机体对固有组织纤溶酶原激活物（tissue plasminogen activator，tPA）的反应，导致纤维蛋白溶解减少[4-5]。妊娠子宫对下腔静脉压力的增加和静脉张力的降低导致静脉淤滞，并随着妊娠的增加而进展。综上，妊娠期静脉血栓栓塞的风险增加了 5 倍，至产褥期增加至 20 倍以上。在具有遗传性高凝突变的女性中，血栓形成的风险进一步增加。尽管凝血级联反应和血小板计数发生了变化，但出血时间和凝血时间仍保持不变。

妊娠期的安全问题

放射问题

影像学检查对妊娠患者仍然是有价值的诊断工具。在检查的同时胎儿面临的辐射暴露是大家最关心的问题。整个妊娠期接受的最大电离辐射剂量为 5 cGy。胎儿从着床前期到孕 15 周期间辐射暴露风险最高。在此期间为器官的最初发育时期，辐射的致畸作用，特别是对正在发育的中枢神经系统，最为明显。围产期辐射暴露也与儿童白血病和某些恶性肿瘤相关。超过 10 cGy 的辐射剂量会导致先天性畸形。如表 72.2 所示，常见的影像学检查所产生的辐射剂量对胎儿的辐射照射远远低于这一阈值。尽管如此，临床医生还是需要谨慎地避免不必要的胎儿辐射暴露，特别是在孕早期和孕中期的早期，此时暴露的风险最大。

磁共振成像（magnetic resonance imaging，MRI）避免了胎儿暴露于电离辐射，但会对胎儿造成未知的风险。动物研究表明，MRI 中使用的电磁辐射、静态磁场、射频磁场或静脉注射造影剂对胎儿没有致畸作用，也不会增加胎死宫内或先天性畸形的发生率。从理论上讲，梯度磁场可在患者体内产生电流，而射频场产生的高频电流可引起局部发热。这种辐射的远期影响尚不明确[6]。因此美国国家放射防护委员会建议在孕早期不要使用 MRI。然而，在孕中晚期复杂胎儿

表 72.2 各种影像学检查中胎儿的辐射暴露量

检查方式	胎儿的辐射暴露量（cGY）
正侧位胸片	0.000 07
颈椎像	0.002
骨盆像	0.04
头颅 CT	0.050
腹部 CT	2.60
上消化道造影	0.056
钡灌肠	3.986
肝胆管 HIDA 扫描	0.150

CT：计算机断层扫描；GI（gastrointestinal）：胃肠道；HIDA（hepatobiliary iminodiacetic acid）：肝胆亚胺二乙酸。

畸形的诊断中，MRI 成为首选方式。

造影剂可与各种身体成像技术配合使用。如果在妊娠期间进行了使用碘造影剂的计算机断层扫描（computed tomography，CT）检查，应在分娩后的第一周检查新生儿的甲状腺功能。MRI 使用钆造影剂后尚未观察到对胎儿的影响。

超声检查是产科医生在妊娠期间的常用检查。虽然理论上超声检查的暴露有组织加热和空化效应，但这些影响尚未被报道过。当试图避免暴露于电离辐射时，超声可能是一种有效的替代诊断工具，但仍具有一些局限性。如深层结构成像困难，可能是因为被回声更密集的浅表结构所掩盖。超声成像的视野较为局限，且高度依赖操作者的水平。尽管存在诸多限制，对于某些疾病，如可触及的乳房肿块或可疑的阑尾炎，超声检查可用于有效和安全的评估。

药物问题

外科医生有时需要给予妊娠合并外科疾患的患者药物治疗。在本部分，我们将概述外科医生通常会用的药物。所涉及的药物并不全面，在使用任何药物之前，咨询患者的产科医生是必要的。值得注意的是，超过 50% 的孕妇至少服用 1 种药物，平均服用 2.6 种药物，而在孕早期使用 4 种或以上药物的人数在过去 30 年增加了 3 倍（9.9% ～ 27.6%）。

1979 年，美国食品药品监督管理局（Food and Drug Administration，FDA）建立了五个字母的风险类别（即 A，B，C，D，X），以指出在妊娠期间使用药物的潜在胎儿风险。2015 年，FDA 开发了一种新的分类体系，称为妊娠和哺乳标签规则（pregnancy and lactation labeling rule，PLLR），旨在提供更多相关信息，以更好地为患者提供决策和针对性的咨询。这种新的分类系统替代了妊娠风险分类字母系统，并以叙述形式提供信息，以便更准确地描述妊娠期间用药风险[8-9]。到 2020 年 6 月，这种字母分类方式将被完全废除。PLLR 的一个限制是，在 2001 年 6 月 1 日之前批准的药物（包括处方药和非处方药）不需要提供叙述摘要，这可能使提供者更难以定位妊娠风险信息。

尽管有了这个新的分类系统，五个怀孕风险类别仍然是最常用的。

A 类：经检测这些药物在妊娠期使用绝对安全。A 类药物包括叶酸、维生素 B_6 和一些处方剂量内的甲状腺药物。

B 类：这些药物在妊娠期间经常使用，尚未引起重大的出生缺陷或其他问题。B 类包括一些抗生素、强的松、胰岛素、对乙酰氨基酚（泰诺）、阿斯巴甜（equal，nutraSweet）、法莫替丁（pepcid）和孕晚期前使用的布洛芬（advil，布洛芬）。孕妇在妊娠最后 3 个月不应服用布洛芬。

FDA 对妊娠期间不应服用的处方药进行了以下分类：

C 类：这类药物更有可能对母亲或胎儿造成隐患，且安全性研究尚未完成。对这些药物中的大多数还没有进行安全性研究，仅有一个过量使用的用药风险提示。这是外科医生需要与患者的产科医生讨论的问题。这些药物包括丙氯拉嗪（compazine）、伪麻黄碱（sudafed）、氟康唑（diflucan）和环丙沙星（cipro）。一些抗抑郁药也包括在这一组。

D 类：包括对胎儿有明确健康威胁的药物，包括酒精、锂、苯妥英钠（dilantin），以及大多数化疗药。在个别特殊情况下，妊娠期也会给予化疗药治疗。

X 类：已明确这些药物会导致出生缺陷，在妊娠期间绝对禁止使用。包括治疗皮肤疾病的药物，如囊性痤疮［异维 A 酸（accutane）］和银屑病［依维甲酸（tegison）、阿维甲酸（So-riatane）］，沙利度胺（镇静剂）和己烯雌酚（DES；预防流产）在美国使用到 1971 年，在欧洲使用到 1983 年。

止痛药

非处方药物

对乙酰氨基酚作为泰诺的活性成分，在妊娠期使用是安全的。经过科学家的深入研究，对乙酰氨基酚主要用于治疗头痛、发烧、身体疼痛和咽喉痛。它可以在整个妊娠期内使用。

非甾体抗炎药（nonsteroidal antiinflammatory drug，NSAID）包括阿司匹林、布洛芬（advil，motrin）和萘普生（aleve）。阿司匹林的有效成分是水杨酸，孕妇一般应该避免服用，因为它对母亲和胎儿均有一定风险。通常情况下，孕期不推荐服用阿司匹林；但患有复发性流产、凝血障碍和子痫前期的孕妇有时推荐使用低剂量阿司匹林（每天 60 ～ 100 mg）治疗。

根据孕期的不同阶段使用高剂量的阿司匹林会带来不同的风险。孕早期使用过量的阿司匹林会造成流产和先天性缺陷。在孕晚期使用过量的阿司匹林会增加胎儿心脏血管过早闭合的风险。在孕期长时间使用大剂量阿司匹林也会增加早产儿脑出血的风险。

尽管布洛芬和萘普生较为安全，在妊娠期间仍需谨慎使用。这类药物在孕早期及孕中期是可以安全使用的，但在孕晚期因增加产时出血风险及新生儿出生缺陷而不推荐使用。

处方药

处方镇痛药有几种不同的剂型和品牌，包括可待因、曲马多、氢可酮和对乙酰氨基酚（vicodin，norco，lortab）、氧可酮（oxycodone，oxy-contin）、氧可酮和对乙酰氨基酚（percocet）、吗啡（MS contin）、哌替啶（dererol）和芬太尼（duragesic，sublimaze）。当获益高于潜在风险时，这些药物可偶尔应用于妊娠患者。阿片类药物如美沙酮（dolophine）、丁丙诺-菲林（butrans）等常用于妊娠期阿片类药物使用障碍患者，以防止戒断反应或阿片类药物的非医疗使用[7, 10]。

然而，孕期麻醉药品的安全使用剂量尚不明确。对胎儿的风险包括胎儿发育不良、死胎、早产和极低的出生缺陷风险[10]。妊娠期间长期使用阿片类药物可导致新生儿戒断综合征。在妊娠后期和分娩时使用，会增加新生儿戒断症状和呼吸抑制的风险。

抗生素

抗生素对于治疗妊娠期各类手术相关的感染是必要的。常用的抗生素分类如下。

氨基糖苷类

一般而言，庆大霉素、妥布霉素和阿米卡星等氨基糖苷类药物对胎儿的风险较低，通常用于妊娠和围产期[11]。妊娠期间使用其他氨基糖苷类药物（如卡那霉素和链霉素）时唯一众所周知的风险是损伤胎儿第8颅神经中的听神经，从而引起耳聋。没有流行病学研究表明母亲在孕期接受氨基糖苷治疗会引起胎儿先天性畸形。仅有1例病例报道在孕期使用庆大霉素引起胎儿出生缺陷。在接受氨基糖苷类药物治疗的患者中观测到了肾毒性，这引起了人们对母体治疗是否可能发生胎儿肾损害的担忧。尽管尚未有孕妇接受庆大霉素治疗后造成胎儿肾损害的记录，但存在新生儿接受此药物治疗后发生严重的新生儿肾病的病例。

四环素

随着四环素类药物的使用，包括多西环素、四环素和米诺环素，药物的积累发生在牙齿和长管状骨。在妊娠中期或晚期使用可引起儿童不可逆的牙体染色（即四环素牙）[11]。在宫内暴露于四环素类药物后可出现骨生长抑制（尤其是早产儿的腓骨）。妊娠期四环素治疗后的急性肝脂肪变性已得到证实，并且通常是致命的。流行病学研究尚未证明接触四环素与先天异常之间存在明确的联系。综上所述，虽无迹象表明在孕期接受这种药物治疗的患者的胎儿增加致畸风险，但仍不能排除小风险的存在。尽管对孕妇使用多西环素的安全性数据有限，但孕中晚期应用多西环素也会出现与四环素类似的不良反应，如四环素牙及抑制骨骼生长。

甲硝唑

有极少数的报告及研究表明，在子宫内接触甲硝唑的胎儿呈现无固定模式的先天性畸形，这也使其在孕期使用饱受争议。鉴于现有资料有限，而且没有确凿的人类研究，孕期接触甲硝唑导致出生缺陷的风险似乎很低，疾病预防控制中心（Centers for Disease Control and Prevention，CDC）也推荐用于治疗孕期某些感染。然而，应该注意的是，生产厂家也应注明禁止在妊娠早期使用甲硝唑治疗阴道滴虫病或细菌性阴道病。

青霉素

青霉素是一组广泛使用的抗生素，包括氨苄西林、阿莫西林、萘西林、青霉素G、青霉素V和哌拉西林。尽管孕妇摄入青霉素后会大量累积在羊水中，但研究表明其对于胎儿没有不良影响。值得注意的是，在妊娠期或分娩后即刻使用青霉素类药物可能导致患者产生过敏反应。严重且无法控制的过敏反应，可能会影响胎盘循环，从而导致胎儿损伤甚至死亡。然而，总的来说，尚未证明青霉素是致畸的，也没有发现暴露于这类抗生素引起的不良反应[11]。需要注意的一点是，在妊娠期间，对某些青霉素的药物消除可能会增强，因此，可能需要更高的剂量来达到最佳浓度。

头孢菌素

头孢菌素类是使用最广泛的抗生素类别，包括头孢唑林、头孢氨苄、头孢替坦、头孢呋辛、头孢西丁、头孢地尼、头孢噻肟、头孢泊肟、头孢曲松、头孢吡肟和头孢他林。根据对革兰氏阳性菌和革兰氏阴性菌的活性谱，将它们分为5个亚类。对许多第一代和第二代头孢菌素已经在妊娠患者中进行了广泛的研究。大多数头孢菌素与已知或怀疑的致畸作用无关，并认为在孕期使用是安全的。然而，第三代、第四代和第五代头孢菌素在怀孕期间没有被广泛使用，因此关于它们的影响知之甚少，但认为在孕期使用是安全的。

林可胺类抗生素（克林霉素）

妊娠期间使用林可胺类抗生素的致畸风险尚不确定，而且数据有限。克林霉素是该类抗生素中使用最广泛的一种，与阿莫西林、青霉素和万古霉素一样被认为是妊娠风险级别（FDA 妊娠 B 类）。作为一种治疗细菌性阴道病和阴道菌群失调的有效药物，该药已被安全地用于妊娠中期。

环内酯类（阿奇霉素）

关于阿奇霉素在妊娠期的使用已有许多的报道。总体而言，在孕期任何阶段使用阿奇霉素治疗的患者的新生儿中，未观察到先天异常发生率增加，因此认为其在孕期使用是安全的。

磺酰类药物

甲氧苄氨嘧啶 / 磺胺甲噁唑与先天性畸形风险增加有关，即神经管缺陷、心血管畸形、尿路缺陷、唇裂和马蹄内翻足。这主要是由于抗生素中有甲氧苄氨嘧啶的成分。由于甲氧苄氨嘧啶是一种二氢叶酸还原酶抑制剂，因此如果在孕前或服用抗生素的同时服用叶酸补充剂，被认为可以降低先天性缺陷的风险。此外，使用磺胺甲噁唑还会引起核黄疸，孕期应避免使用此类药物。

氟喹诺酮类药物

氟喹诺酮类药物的使用如环丙沙星、左氧氟沙星、莫西沙星、吉米沙星，并没有增加先天性畸形的风险[11]。尽管有许多报告称，在孕期服用氟喹诺酮类药物会导致婴儿出现出生缺陷，但这些畸形的形式尚未得到确定。环丙沙星一直是研究最多的妊娠期氟喹诺酮类药物。基于这些信息，人们认为环丙沙星没有任何致畸作用，并且认为在孕期使用是安全的。左氧氟沙星、莫西沙星和格米沙星在怀孕期间未被广泛研究或使用，因此关于它们的作用知之甚少。然而，氟喹诺酮类药物的动物研究表明存在一些致畸风险，包括胎儿软骨损伤，因此尚不能排除其相关风险。一般来说，如果有更安全的替代药物可供使用，妊娠前 3 个月应避免使用氟喹诺酮类药物[8]。

其他革兰氏阳性菌抗菌药物

万古霉素和克林霉素常用于多重耐药性革兰氏阳性感染或青霉素过敏患者。没有任何研究或报告将先天畸形或其他不良事件归因于它们的使用，因此认为在孕期使用是安全的[8]。

抗生素使用小结

尽管抗生素常用于妊娠期患者，但有关许多药物作用的细节仍不明确。如果必须使用抗生素，则必须要了解这些药物对妊娠的影响，并使用对妊娠风险最小的、最合适的药物。

抗血栓药及致血栓药物

抗凝血药

肝素 妊娠期用于预防和治疗静脉血栓栓塞症的推荐治疗药物是低分子肝素（B 类），现已基本取代标准的未分级肝素（C 类）。这两种药物均不能穿过胎盘屏障，故在妊娠患者中使用安全，不过未分级肝素可能与母体骨流失增加有关[3]。

达肝素 达肝素是一种低分子肝素，具有抗凝血因子Ⅹa 和抗凝血酶作用[13]。达肝素既不穿过胎盘，也不在母乳中分泌，因此理论上在妊娠期间使用是安全的[14-15]。1981 年到 2004 年，Lindhoff-Last 及其同事报道了 51 例肝素不耐受的孕妇使用达肝素后无不良反应。由于是肝素类似物，远期仍有肝素诱导血小板减少症的可能性。尽管会发生肝素诱导的血小板减少症，达肝素仍然是妊娠期使用的抗凝剂。

香豆素 虽然维生素 K 拮抗剂如华法林是公认的高效抗凝血剂，但它们在妊娠期间是禁用的。维生素 K 拮抗剂穿过胎盘并对胎儿进行抗凝（D 类）。妊娠期间使用华法林与流产、早产、低出生体重、神经发育问题和胎儿出血等有关，并且妊娠早期暴露于华法林也有造成严重出生缺陷的风险[3-4, 13, 16]。在特定情况下，华法林可用于具有新型机械主动脉瓣的妊娠患者，目标是使国际标准化比率（international normalized ratio，INR）低于 1.5 ～ 2.0，且无母亲或胎儿并发症[4]。然而，华法林的这种应用仍处于研究阶段。分娩后，华法林是肠外抗凝剂如肝素的合适替代。这种过渡转变发生于产科出血风险较低的时候，通常是在分娩后

5～7 天。使用华法林不是母乳喂养的禁忌。

Xa 因子和直接凝血酶抑制剂 新型抗凝血药包括凝血因子Xa 抑制剂和直接凝血酶抑制剂。目前，有关这些药物在孕期的安全性的数据非常有限。文献主要由病例报告和小型回顾性序列组成。

虽然在长期使用下，新型口服凝血因子Xa 抑制剂比肠外制剂更受欢迎，但这些药物可能通过胎盘，给胎儿带来潜在影响。这可能解释了缺乏有关其在妊娠中使用的数据的原因——胎儿在宫内发育成熟的风险是未知的。

由于肝素和达肝素的严重反应，美国胸科医师学会推荐使用直接凝血酶抑制剂[3]。磺达肝癸钠是可供选择的药物，因为它不通过胎盘，属 FDA B 类 / 澳大利亚 C 类药物[4]。磺达肝癸钠的生产商收集了 120 例妊娠女性的用药资料，均未出现不良结局。直接凝血酶抑制剂，包括水蛭素、来匹芦定和阿加曲班，因目前对其安全性的证据有限，未获批在妊娠期使用[17]。

抗血小板药物

阿司匹林

阿司匹林是主要的抗血小板药物，用于多种适应证，包括心血管疾病和血管损伤。然而在妊娠患者中，阿司匹林可能导致胎儿畸形和胎儿毒性。在大剂量阿司匹林的动物研究中已有报道指出动脉导管过早闭合和围产期死亡率增加。因此，阿司匹林（D 类）剂量不得超过 100 mg。然而，FDA 已将低剂量阿司匹林（60～100 mg）划为妊娠 C 类，表明在这个水平上的治疗相对安全。对机械假体或生物假体的孕中期和孕晚期患者美国心脏协会建议每天服用一次低剂量的阿司匹林。在我们的实践中，也会让女性在前 3 个月服用低剂量的阿司匹林。

氯吡格雷

在动物模型研究中，氯吡格雷没有显示出不良妊娠影响，因此 FDA 将其列为 B 类药物[11]。关于氯吡格雷在人类妊娠期使用的现有数据有限。从现有文献来看，没有证据表明氯吡格雷会增加胎盘早剥或其他产前出血事件。此外，到目前为止，从制造商的安全数据来看，没有胎儿出血事件或新生儿过度出血的报告。然而，一般建议在选择性分娩或硬膜外麻醉前停用氯吡格雷 7 天，因此，对非计划性分娩孕妇应谨慎使用。

溶栓药物

关于孕期溶栓治疗效果的数据非常有限；因此，被归为 C 类药物。当给药益处大于出血风险时，可以考虑使用溶栓药物。对于急性静脉血栓形成，包括髂静脉压迫综合征，机械溶栓优于药物溶栓。然而，在包括卒中在内的急性动脉血栓形成的情况下，及时给予重组组织型纤溶酶原激活物（tPA）与显著改善发病率和死亡率有关。一般而言，动脉内 tPA 联合或不联合机械取栓的治疗效果均优于全身 tPA 给药的治疗效果。关于其他溶栓药物，如链激酶、异酰化纤溶酶原激活剂复合物和尿激酶的资料不足，无法得出合理的结论。

镇静剂

苯二氮䓬类药物

地西泮 既往研究表明苯二氮䓬药物的使用，尤其是地西泮，有增加唇裂和（或）腭裂的风险；这一发现并没有得到最新研究的支持。虽然苯二氮䓬类药物（主要是地西泮）的人体研究证据不足以证明其具有致畸作用，但在使用此类药物之前，需与患者的产科医师进行沟通。

咪达唑仑 通常认为在孕期使用咪达唑仑不安全。FDA 对咪达唑仑的评级为妊娠 D 类，因为它是苯二氮䓬类药物，已有其他苯二氮䓬类药物被证明会引起出生缺陷等问题。然而，咪达唑仑在孕兔和大鼠体内的研究并未显示出任何问题。

麻醉问题

妊娠期的麻醉同时涉及母亲和胎儿的安全。胎儿可能受到麻醉药物致畸作用的影响，有早产的风险，以及麻醉导致的产妇生理变化的风险。子宫血流及母体酸碱状态的改变可引起胎儿低氧血症或窒息。这些可能是由于母体低血压或缺氧、母体通气过度，或麻醉剂通过胎盘从而影响胎儿中枢神经系统或心血管系统。

麻醉在孕期的作用可分为直接的或主动的，和间接的或被动的作用。直接作用与一些可以透过胎盘屏障的麻醉药物具有的致畸或胚胎毒性有关。间接影响是指麻醉药或外科手术可能干扰母亲或胎儿的生理，并在此过程中对胎儿造成伤害。在大多数情况下，胎儿由于母体注射麻醉剂而经受间接影响，母体血流动力学改变则来自失血或麻醉剂。对胎儿最重大的影响与子宫血流减少或子宫血氧含量下降有关。与其他重要器官（尤其是大脑）的循环不同，子宫循环不是自动调节的。在妊娠晚期，子宫循环几乎占心输出量的10%。治疗孕妇低血压时，多巴胺和肾上腺素等升压药虽然增加了母体的体循环压力，但对子宫循环的影响很小或几乎没有影响。苯肾上腺素和间羟胺是α激动剂，能有效维持母体血压，预防胎儿酸中毒。其他如液体灌注、头低足高位（Trendelenburg体位）、压缩袜和抬高腿，均可明显增加子宫血流。

除了与孕妇缺氧或低血压有关的风险外，与麻醉剂相关的自然流产和致畸的风险也是需要重点关注的问题。许多动物实验研究表明，类似的药物具有不同的致畸作用，但尚未就其在人类中的致畸潜力得出明确的结论。暴露于致畸原必须发生在受影响的器官系统的脆弱分化阶段才能造成先天缺陷。如前所述，各主要器官系统的分化发生在人类胚胎发育的前3个月。因此，将限期手术推迟到妊娠前3个月之后可降低致畸的风险。然而，大量的调查研究表明，在孕期需要手术的妇女中，自然流产、宫内发育迟缓和低出生体重的新生儿的风险增加。这些研究缺乏关于非产科手术指征的信息，也未能阐明这种关联的病因。目前，麻醉暴露、手术压力或促使手术的潜在疾病状态对胎儿发育的影响程度尚不明确。孕中期和孕晚期的手术尚未被证实对胎儿神经发育有特定的不良影响，但缺乏长期的研究。尽管FDA对幼儿使用麻醉药提出了最严重的警告，但儿科麻醉与神经发育评估试验未能证实3岁以下儿童接受单一麻醉药的远期不良反应[18]。

择期手术至少要推迟到分娩后6周，此时产妇的生理状态已经恢复到非妊娠状态，并且也无需考虑对胎儿的影响。当需要急症手术时，经验丰富的麻醉师将能够根据母亲的生理和胎儿的健康状况来调整麻醉方法，但显然母亲的生命是最重要的。对于限期手术，尽可能将手术推迟到孕早期后进行。这需要制订个体化方案，因为持续暴露于原发疾病过程对母亲和胎儿的危害可能比手术风险更大。在妊娠中期，胎儿器官系统分化完成后，麻醉药引起畸形或自然流产的风险几乎可以忽略不计。在妊娠晚期，早产的风险是最高的。

当妊娠患者需要手术时，请产科医生及围产学家会诊是必要的。这是有助于确定监测胎儿状态的最佳方式，并可协助围术期管理及早产的诊治。通常情况下，在孕早期或孕中期初始阶段进行急症手术时，应分别在麻醉前后监测胎心。在孕中期晚期和孕晚期期间，胎儿已能够存活，此时应尽可能进行持续的术中监护。当手术范围涉及腹部时，可以使用经阴道超声。如果预计术中有大出血可能，则需连续监测以随时评估胎儿情况。即使认为术中监护没有必要或无法进行，在手术前后也要进行胎心测定及反映子宫活动的分娩力监测。

孕妇术后疼痛的处理需要密切监测。非甾体抗炎药不能用于妊娠期患者，因为有造成动脉导管过早闭合的风险[19]。术后口服镇痛药作用不足或不能使用时，可选用新型对乙酰氨基酚注射液、吗啡和芬太尼。吗啡有较高的恶心和呕吐的发生率，但大多数外科医生对此有广泛的经验。术后患者使用自控镇痛泵可能是最佳的选择，因为患者出现呼吸抑制和将药物成分传递给胎儿的发生率较低。

妊娠患者术后使用口服麻醉药通常认为是安全的。尚未发现常规剂量的麻醉性镇痛药会导致人体出生缺陷。羟考酮、氢化可待因和可待因是常用的麻醉药品，可安全适量使用。妊娠期长期使用麻醉药品可能造成胎儿药物依赖。建议妊娠术后患者尽早停用麻醉药品。

早产的预防

非产科手术相关早产的发生率与胎龄及手术指征有关。研究表明，非产科手术引起的早产率为3.5%。治疗时的胎龄和原发疾病的严重程度是患者早产风险预测的最主要指标。患者越临近预产期，发生早期宫缩或早产的风险就越大。腹膜手术和伴有腹膜炎症的疾病最有可能出现早期宫缩和早产。多项研究表明，以发病至手术的平均时间为标准，发生早产宫缩患者的数量存在显著差异。治疗的延迟似乎会增加早产的机会，这可能与原发病进展有关。腹腔镜手术和开腹手术有相同的早产发生率。

对于妊娠期进行非产科手术后预防性使用宫缩抑制剂尚无普遍共识。宫缩抑制剂的使用在各医院和医生之间差别很大。大多数研究表明，只有在术后监测到宫缩或患者自觉宫缩时才使用宫缩抑制剂。当术后监测到宫缩时，根据需要使用宫缩抑制剂通常能成功地防止流产和早产。使用特布他林、镁剂和吲哚美辛（消炎痛）已经在不同的研究中得到了相同的结果。几乎100%的患者术后宫缩被成功地抑制并维持至足月分娩。一般情况下，对于 32 周前出现术后宫缩的患者，吲哚美辛是合理的治疗方法，而特布他林可作为 32 周以上妊娠患者的一线治疗方法。预防性宫缩抑制剂的使用是个体化的，根据患者的胎龄和基础疾病进程而定。

妊娠期腹痛及急腹症

当孕妇因腹痛就诊时，很难区分是病理生理的原因还是正常妊娠相关症状。增大的妊娠子宫引起腹部脏器的位置和方向发生改变，以及前篇已经描述的各种生理变化，还可能会改变腹腔疾病的症状和体征。如果是在妊娠早期，患者可能不知道已怀孕。此外，有些腹部疾病是妊娠期所独有的，如异位妊娠、HELLP 综合征（hemoysis 溶血、elvated enzymes 肝酶升高、low platelets 血小板减少）或妊娠期急性脂肪肝。患者和医生都可能将患者的主诉归因于正常妊娠，导致诊断和治疗的延误。这些延误是影响孕妇和胎儿预后的最严重的不良事件。通常不是治疗本身，而是诊断的延误和原发病对妊娠患者造成的影响。框 72.1 列出了孕妇腹痛较为常见的原因，并按部位进行分类。

框 72.1 孕妇腹痛的常见原因

右上腹
胃食管反流
消化性溃疡
急性胆囊炎
胆绞痛
急性胰腺炎
肝炎
妊娠期急性脂肪肝
HELLP 综合征
子痫前期
气胸
肺炎
急性阑尾炎
肝腺瘤
血管瘤

右下腹
急性阑尾炎
异位妊娠
肾或输尿管绞痛
盆腔炎
输卵管卵巢脓肿
子宫内膜异位症
附件扭转
卵巢囊肿破裂
黄体破裂

下腹部
先兆流产、不全或完全流产
胎盘早剥
早产
盆腔炎
输卵管卵巢脓肿
炎症性肠病
肠易激综合征
肾盂肾炎

侧腹部
肾盂肾炎
妊娠期肾积水
急性阑尾炎（结肠后位阑尾）

弥漫性腹痛
早期急性阑尾炎
小肠梗阻
急性血卟啉病
镰状细胞危象

HELLP 综合征（Hemoysis 溶血、Elvated Enzymes 肝酶升高、Low Platelets 血小板减少）。

妊娠期微创手术

当最初讨论腹腔镜技术时，妊娠被认为是禁忌证。CO_2 气腹对静脉回流及心输出量、子宫灌注及胎儿酸碱状态的影响尚不清楚。腹腔镜手术在诊断异位妊娠时已被安全使用。宫内妊娠的患者并未因此增加流产或观测到远期负面影响[20]。对比非妊娠期的腹腔镜手术患者与开腹手术患者，接受腹腔镜手术的患者疼痛减少，住院时间缩短，恢复正常活动更快。

妊娠期间腹腔镜手术存在的主要问题包括子宫损伤、子宫血供减少、胎儿酸中毒和腹内压增加导致的早产。在孕中期，子宫不再位于骨盆内。开腹手术入路可降低损伤风险。如果根据宫底高度调整初始腹腔入路的位置并抬高腹壁，使用气腹针或光学套管针可以安全地进行气腹的建立。气腹产生后的子宫血流量减少仍然是一个理论上的说法，因为在妊娠期间，产妇使用 Valsalva 动作（捏鼻鼓气）时，腹腔内压力会有显著变化。气腹的风险也可能比开腹手术时直接对子宫操作所造成的风险更低。在妊娠母羊模型中观察到胎儿呼吸性酸中毒及继发的胎儿高血压和心动过速，但可通过母亲维持的呼吸性碱中毒状态而逆转[21]。此外，在比较腹腔镜和开腹手术的大量病例中，未发现早产或流产的发生率存在显著差异[20]。框 72.2 说明了腹腔镜和开放技术的一般比较。

框 72.2　妊娠期腹腔镜代替开腹手术的优缺点

优点

麻醉镇静药使用减少，从而减少了胎儿抑郁症的发生风险
降低伤口感染和切口疝的发生率
减少患者术后低通气的发生率
减少对子宫的操作
快速康复
减少肠梗阻的发生率

缺点

套管针留置过程中可能造成子宫损伤
子宫血流减少
腹内压升高继发早产风险
胎儿酸中毒风险增加，以及其他由 CO_2 带来的未知影响
妊娠子宫的可监测性降低

CO_2：二氧化碳。

美国胃肠内镜外科医师协会（the Society of American Gastrointestinal and Endoscopic Surgeons，SAGES）根据 2011 ～ 2016 年 154 篇文献的回顾，推荐了新的妊娠期腹腔镜手术指南，以及 4 层证据质量体系［极低（＋）、低（＋＋）、中（＋＋）或高（＋＋＋）］和推荐强度二级体系（弱或强）。最新的 SAGES 腹腔镜手术指南为[22-23]：

1. 术前进行产科会诊。

2. 如果可能，手术应推迟到妊娠中期，此时胎儿风险最低，但腹腔镜检查可以在任何需要手术的妊娠期安全地进行（＋＋＋＋；强）。

3. 气腹加重了妊娠患者已经存在的下肢静脉血流淤滞，并且妊娠也诱发了高凝状态。因此，在条件允许的情况下尽量使用下肢静脉泵。当妊娠超过 3 个月时，患者应采用左侧卧位或半左侧卧位，尽量减少对腔静脉的压迫（＋＋；强）。

4. 需要监测胎儿和子宫状况，以及妊娠患者呼气末 CO_2 浓度和动脉血气水平（＋＋＋；强）。

5. 如果有可能行术中胆管造影，则需要用铅屏保护子宫。有选择地使用透视（＋＋；强）。

6. 经验丰富的外科医生可以根据宫底高度调整，使用 Hasson 开放式腹腔镜穿刺针、Veress 闭合式气腹穿刺针或光学套管针技术，安全地完成初始腹部入路（＋＋；弱）。

7. 孕妇行腹腔镜手术时安全的 CO_2 气腹压力为 10 ～ 15 mmHg。注入气量应根据患者的生理情况进行调整（＋＋＋；强）。

根据 SAGES 指南，只要使用得当，可以使用开放或闭合技术完成腹腔镜下安全的腹部手术入路[22-23]。当然，这是由经验丰富的腹腔镜外科医生为这个专业组织编写的。对使用封闭式接入技术（经气腹针或光学进入）的担忧主要是基于对子宫或其他腹腔内器官损伤的风险更高。由于腹内区域会随着子宫的增大而改变，所以套管针的位置应该从标准的位置改变到脐上或肋下（图 72.1）。角度镜有助于观察子宫上方或周围的情况。如果根据宫底高度调整初始腹腔入路位置，并在插入时抬高腹壁，则 Hasson 套管针和 Veress 气腹针均可安全有效地使用[21-23]。文献中已描述超声引导下套管针放置是避免子宫损伤的额外保障。无论采用何种技术，都应尽可能减少对子宫的操作。如果在腹腔镜手术中不慎穿刺进入子宫，可用可吸收缝线封闭缺损，然后密切监测患者情况，也可使用吲哚美辛抑制宫缩，通常足以防止早产。如果对胎儿或胎盘的潜在损害有任何顾虑，则可请产科会诊行胎儿超声检查。

妊娠期乳腺肿物

在妊娠期和哺乳期，女性的乳房会发生许多生理变化。这些变化可以归因于各种激素。这样的改变可能会干扰对乳腺疾病的物理和医学影像学检查。值得注意的是，大多数在孕期和哺乳期间诊断的乳腺病变都是良性的；然而，在这些时期对乳腺癌的鉴别诊断是具有挑战性的[24]。妊娠相关性乳腺癌的定义是在妊娠期间或妊娠后一年内诊断出的乳腺癌。随着越来越多的女性将生育年龄推迟到 30 ～ 40 岁，这一年

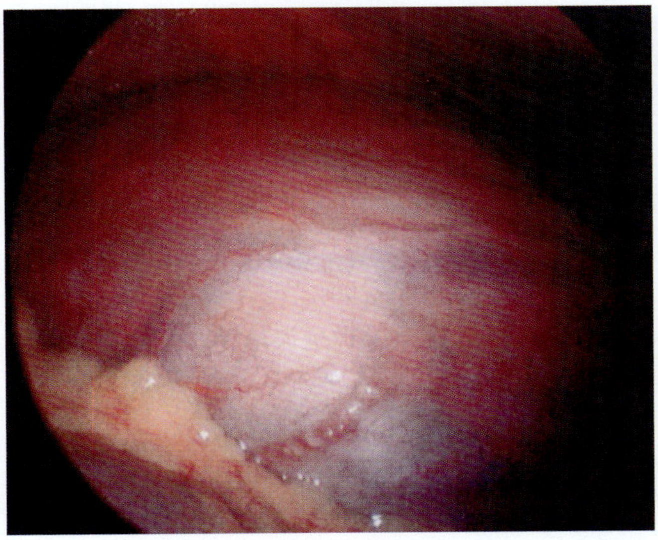

图 72.1　术中使用 5 mm 30° 高清摄像机拍摄 24 周妊娠子宫图像

龄组的女性乳腺癌的发病率也在升高。总的来说，妊娠相关的乳腺癌发生率为 1/3000[25-26]。乳腺充血的生理变化、细胞迅速增殖、血管增多，给体检带来困难；在非妊娠状态下容易触及的同等大小的肿块可能被掩盖，或可触及的肿块可能归因于正常妊娠相关改变。乳腺良性病变如乳腺囊肿、乳腺炎、乳腺脓肿、乳腺脂肪瘤、乳腺纤维腺瘤、乳腺小叶增生和哺乳期腺瘤占妊娠或哺乳期间乳腺肿块的 80%。然而对任何持续 4 周或更长时间的可触及的肿块都需要进一步评估[26]。

妊娠期间的影像学和活检

由于妊娠期乳腺组织的改变，影像学表现可能难以辨别。生理性改变使乳腺实质增生，体积增大，增加了细胞、血管的密度和水分的含量，从而使乳腺 X 线片实质密度增加。如果使用适当的屏蔽，则进行乳腺 X 线检查对胎儿的影响有限。乳腺 X 线检查由于乳房腺体组织密度的增加而具有较高的假阴性率，因此它对妊娠患者的诊断性价值有限。超声检查可以作为一项安全的初步评估方式，或与乳房 X 线检查结合使用。超声能够区分 97% 的囊性和实性病变，并可以引导细针穿刺活检。乳房核磁共振成像的敏感度高，但也只是中等特异性，并且更多地应用于非妊娠患者。尽管 MRI 没有电离辐射，但对胎儿仍有加热和空化这两个主要风险。MRI 应仅用于需要紧急临床决策的特定病例，活检仍是妊娠期最合适的组织学诊断方法。

妊娠相关乳腺癌

乳腺癌是最常见的与妊娠相关的非妇科恶性肿瘤，通常表现为无痛、可触及的肿块，伴或不伴乳头溢液。研究表明，妊娠相关性乳腺癌可能更多见于有乳腺癌遗传倾向的女性。在 292 名 40 岁前被诊断患有乳腺癌的女性中，已知有 *BRCA1* 或 *BRCA2* 基因突变的女性在妊娠期间更有可能罹患癌症[27]。与非妊娠患者一样，导管癌是最常见的肿瘤病理类型，占妊娠患者乳腺癌的 75% ～ 90%。

妊娠相关乳腺癌常被延误诊断和治疗，尽管现在这已经有所改善。既往的研究表明，病情可能要延误近 6 个月才能确诊；近期的数据显示，平均延迟期降至 1 ～ 2 个月。肿瘤体积增倍的时间为 130 天，延迟诊断和治疗 1 个月，淋巴结转移的风险增加 0.9%，而延迟 6 个月，风险增加 5.1%[28]。100 年前，关于妊娠相关性乳腺癌的首次报道时对预后很悲观，但最近的文献表明，这是因为确诊较晚的原因[25]。与同年龄组的非妊娠患者对照组相比，妊娠相关性乳腺癌患者的原发性肿瘤体积更大，腋窝淋巴结转移的风险也更高。与非妊娠对照组相比，妊娠相关性乳腺癌患者具有相似的分期相关性预后。总的来说，这些女性由于确诊时的分期较晚，预后也更差。妊娠会导致高雌激素状态，这可能与肿瘤快速增殖和腋窝淋巴结转移有关，尽管妊娠期和非妊娠期年轻女性罹患雌激素受体阴性癌的比例均高于年长女性。在对 75 例妊娠相关性乳腺癌患者和 182 例非妊娠乳腺癌患者进行的一系列比较中，妊娠组雌激素受体阴性的占比为 42%，而非妊娠组为 21%[26]。雌激素受体阴性的肿瘤的高发病率可能是由妊娠期间雌激素受体的下调现象引起的。

钆类造影剂被列为妊娠期 C 类药物，仅当潜在受益大于潜在风险时使用。钆剂可穿过胎盘，并已在大鼠中发现与胎儿畸形有关。如果能够使用其他可靠的影像学检查方式，则目前不推荐使用 MRI 对妊娠期患者的乳腺进行影像学检查。

组织学诊断至关重要。无论有无超声引导，穿刺活检都是一种安全可靠的获取乳腺组织的方法。主要风险是血肿和乳瘘的形成。活检后采用加压包扎可尽量减少丰富的乳房血管因针刺损伤导致的血肿。在行活组织检查前停止哺乳数天，以及在手术前将乳汁排空，可能会降低乳瘘形成的风险。如果活组织检查是在产后进行的，也可以在活组织检查前给予 1 周的溴隐亭治疗。细针穿刺是可以替代切开活检的可靠选择。在超声引导及局部麻醉下可以安全地进行操作，不会使患者和胎儿暴露于全身麻醉所涉及的风险，但其准确度取决于病理学家在区分恶性肿瘤和妊娠期增生性病变的经验。

治疗妊娠相关性乳腺癌的主要方法是手术切除。改良根治性乳房切除术一直被认为是局部控制的合适选择。它避免了辅助放疗对于胎儿的影响。最近的数据表明，应根据不同的妊娠阶段和肿瘤分期为患者量身定制适宜的局部治疗及辅助治疗方案。[25] Ⅰ期和Ⅱ期乳腺癌，首选乳房切除合并腋窝淋巴结清扫术。由于妊娠相关性乳腺癌的侵袭性且淋巴结转移的高发生率，腋窝淋巴结清扫是必要的。前哨淋巴结活检对胎儿有未知的风险，在明确放射性同位素的安全性之前要避免应用。

在妊娠中期的后期或妊娠晚期确诊的患者，可以选择及早进行保留乳房的肿瘤切除术和腋窝清扫术，并在分娩后进行放疗。如果在妊娠早期或中期的早期诊断出乳腺癌，可以在进行肿瘤切除和腋窝清扫后，在妊娠中期进行化疗、分娩后进行放疗。对于大于 1 cm 的淋巴结阳性的乳腺癌或淋巴结阴性的乳腺癌，建议进行化疗。目前的化疗方案在妊娠早期致畸风险最大，此后使用相对安全。血浆容量增加、低白蛋白血症以及几乎所有的化疗药物均可穿过胎盘，从而改变了药物的药代动力学，使准确给药变得困难。由于导致自然流产的风险较高，抗代谢药物如甲氨蝶呤即使在妊娠早期后也应避免使用。其他药物也与先天性畸形和并发症有关，如早产、低出生体重、肺透明膜病、一过性白细胞减少、新生儿短暂性呼吸急促和宫内发育迟缓，但这些影响大多发生在妊娠早期使用化疗药物。在一项研究中，24 例妊娠相关性乳腺癌患者在妊娠中期和晚期接受了包括氟尿嘧啶、环磷酰胺和阿霉素在内的化疗方案。这些婴儿都没有出现先天性畸形；分娩时的中位年龄为 38 周[26]。用于妊娠相关性乳腺癌的化疗药物对儿童生长发育的远期影响尚不清楚。环磷酰胺和阿霉素可进入母乳；化疗期间禁止母乳喂养。

通常在妊娠期间不做放疗，因为它有致畸风险和诱发儿童恶性肿瘤的风险。其风险高低与药物剂量和妊娠阶段直接相关。在着床前期和受孕后 15 周，属于胎儿器官的发生阶段，迅速增殖的胎儿细胞对辐射最为敏感，在此期间照射大于 1 Gy 的辐射有可能导致胎儿死亡。标准放射治疗产生的 50 Gy，根据胎龄和妊娠子宫与辐射床的距离，会对胎儿产生不同程度的影响。即使腹部有防护遮挡，散射也是可以造成最大的胎儿暴露。虽然有个案报告说，母体受到辐射照射后分娩出健康的婴儿，但由于对胎儿有风险，仍不建议在妊娠期间接受放疗。

目前已不再推荐孕妇为接受规范治疗而进行选择性终止妊娠以避免胎儿畸形。为了给患有乳腺癌的孕妇选择合适的治疗方案，患者、外科医生、肿瘤学家和母胎医学专家需要共同参与制订，以确保在疾病治疗的同时最大限度地降低患者和胎儿的风险。妊娠期乳腺肿物治疗流程如图 72.2 所示。

妊娠期疾病的手术

妊娠期肝胆疾病

妊娠期间的肝异常可归类为妊娠导致的妊娠期特异性肝病、非由妊娠引起的只是在妊娠期发生的肝病，或在妊娠前出现并在妊娠后加重的肝病。妊娠特异性肝病包括妊娠期急性脂肪肝、妊娠期肝内胆汁淤积、子痫前期或子痫相关的肝病，特别是 HELLP 综合征和自发性肝内出血或破裂。妊娠前已存在的肝腺瘤和肝细胞癌可在妊娠期间作为一种并发症的形式表现出来。

妊娠期急性脂肪肝的病因尚不清楚，但在初孕、双胎妊娠和怀有男性胎儿的妇女中更为常见。尽管在妊娠 26 周就可以被诊断出来，但它一般发生在妊娠晚期，通常在妊娠 35 周左右。妊娠期急性脂肪肝的孕妇和胎儿死亡率高达 20%。初期症状不具有特异性，可以出现恶心、呕吐及右上腹疼痛等不适，随后在症状出现 2 周内可出现明显的肝功能异常。病情迅速进展到暴发性肝衰竭，可导致早产和胎儿死亡的风险显著增加。目前尚无针对妊娠期急性脂肪肝的针对性治疗，但明确诊断后及时分娩可防止进展为暴发性肝衰竭，能降低胎儿死亡的风险。肝功能通常在分娩后恢复正常。

大约 10% 的子痫前期或子痫的女性患者会出现肝受累[29]，表现为肝酶迅速升高、HELLP 综合征甚至是肝破裂。肝内出血或破裂主要发生在妊娠晚期，或分娩后 48 小时。最初表现为右上腹疼痛，随后在数小时内出现肝区压痛、腹膜炎、胸痛和右肩痛、血流动力学异常。诊断疑为子痫前期孕妇也会出现右上腹疼痛。腹部 CT 扫描在诊断上具有高度的敏感性和特异性；超声检查的结果通常是非特异性的，且假阴性的发生率较高。在剖宫产术中也可作出诊断。治疗方式取决于是否有进行性内出血表现或血流动力学异常。对于血流动力学稳定的患者，如果肝血肿没有持续出血的迹象，可以通过连续成像和密切监测进行非手术治疗，这些病变通常无需干预即可痊愈。如果有证据或怀疑肝血肿破裂，需要立即进行干预，因为肝内出血导致的孕妇和胎儿死亡率分别为 60% 和 85%。立即行剖宫产术同时行填塞止血或肝动脉结扎可降低母儿死亡率。凝血功能异常需积极治疗。如果患者病情相对稳定或腹部填充物无法控制出血，可进行血管造影并行选择性动脉血管栓塞。产后诊断时血管造影最为有效。

肝腺瘤是一种罕见的良性病变，通常发生于服用口服避孕药的年轻女性[30]。肝腺瘤还与糖原贮积病、糖尿病、外源性类固醇和妊娠有关。它们通常是单发的病灶，恶性转化的可能性低。虽然具体原因尚不明

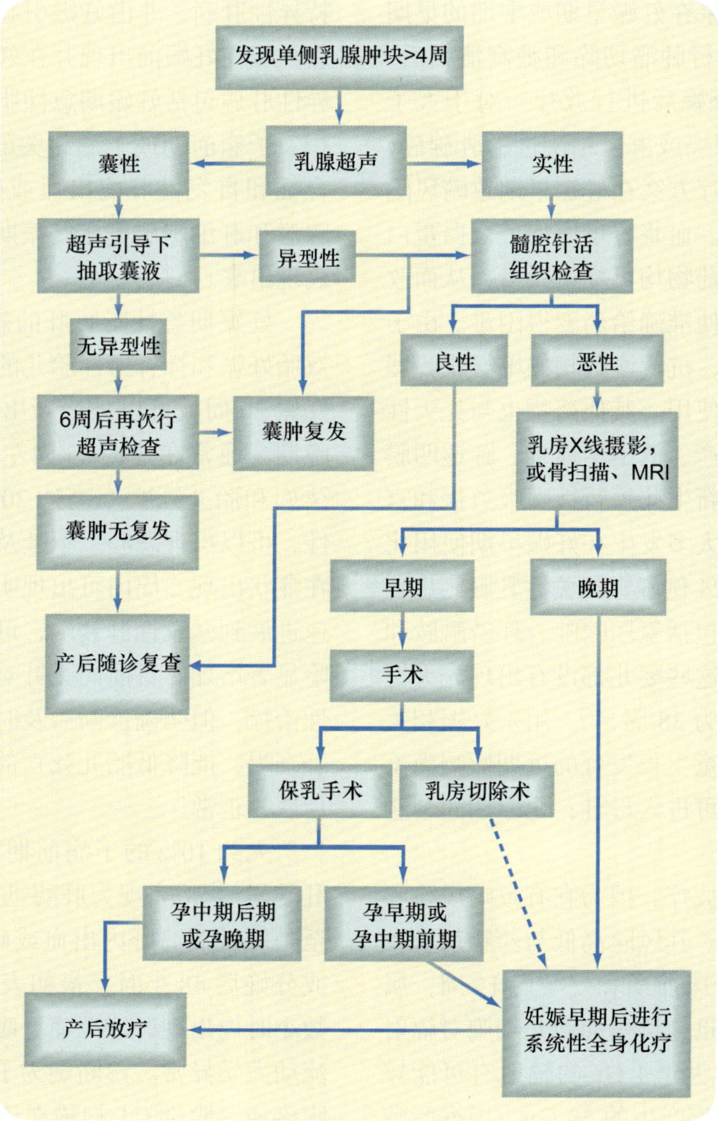

图 72.2 妊娠期乳腺肿物治疗流程。MRI：磁共振成像

确，但据一种假说认为是激素水平的改变，特别是性激素，导致肝毒性或碳水化合物代谢的遗传性缺陷，使肝细胞增生和腺瘤形成。观察发现，停止服用外源性类固醇或口服避孕药，腺瘤可能会逐渐消退。肝腺瘤的发生与妊娠的关联支持了内源性激素水平升高可能促成腺瘤形成的假设，尽管尚无证据显示分娩后肝腺瘤可以消退。同样，妊娠期肝腺瘤的实际发病率也尚无定论。再次强调，确诊肝腺瘤最特异的方式是通过肝的 CT 或 MRI。

妊娠期肝腺瘤的主要风险是腺瘤的自发性破裂，即使通过手术干预，仍有高达 60% 的孕妇和胎儿死亡率。一旦发生自发性破裂，其症状与子痫前期肝内出血相似——右上腹疼痛伴右肩牵涉痛，可进展为休克。此时应立即行剖腹探查并行剖宫产术，控制出血，如有可能应同时切除腺瘤。

由于肝腺瘤自发性破裂的高死亡率，可进行选择性肝腺瘤切除术。妊娠中期进行切除手术可将手术对孕妇和胎儿的风险降到最低，且不会影响继续妊娠及分娩。但是由于复发风险未知，不建议这些患者再次妊娠或长期口服避孕药。

海绵状血管瘤是肝最常见的良性肿瘤，约占尸检患者的 2%。这些肿瘤绝大多数是小且无症状的；然而，也有少数病例报道过海绵状血管瘤自发性出血致死的情况。虽然肝血管瘤的发病与性别无关，但大多数研究表明女性占优势；一项研究报告称，女性与男性的发病比例为 4.5∶1。有研究认为雌激素可能与肝血管瘤的生长有关，但妊娠时该病变的发生率及孕期雌激素水平升高对其影响尚不明确。对有症状的肝血管瘤可以采用类固醇、放射治疗、手术切除和栓塞治疗，但外科医生有时可能会遇到无症状肝血管瘤破裂引起的腹腔内出血病例。例如有一例孕 36 周的双胎妊娠孕妇肝血管瘤腹腔内出血导致胎儿窘迫行剖宫产术紧急分娩的报道。

胆石病

在妊娠期为有症状的胆石症患者行胆囊切除术是仅次于阑尾切除术的最常见的非产科手术。如前所述，妊娠可导致胆石症的发病率增加。大多数妊娠患者无症状。虽然 2% ～ 5% 的孕妇可能在超声检查中发现有胆结石，但其中只有 0.05% ～ 0.1% 会有症状。胆囊胆汁中胆固醇浓度从孕早期至孕晚期逐渐升高，伴随胆囊容积的进行性增加和排空延迟，导致胆汁淤积增加。雌二醇和雌酮升高的孕期激素变化也增加了致石性。妊娠期和非妊娠期患者的胆道绞痛发作时症状相同。对于存在胆石症症状的患者，超声检查可作为诊断性检查的首选方法。在妊娠患者中，超声在鉴别胆结石和胆囊炎症上与非妊娠患者一样准确。

以往，在腹腔镜技术出现之前，当妊娠患者存在明确的手术指征时，如梗阻性黄疸、胆源性胰腺炎以及胆总管结石，无论胎龄如何，均需行胆囊切除术。对复发性的胆绞痛或急性胆囊炎患者的管理方式是期待治疗至分娩后行胆囊切除术。然而，与开腹胆囊切除术相比，妊娠期腹腔镜胆囊切除术的住院时间更短，手术时间更短，并发症更少[31]。最近对 11 项研究和 1 万多例患者的文献 meta 分析显示，腹腔镜手术与胎儿［优势比（odds ratio，OR）0.42；95% 置信区间（confidence interval，CI）0.28 ～ 0.63；$P < 0.001$］、产妇（OR 0.42；95% 可信区间 0.33 ～ 0.53；$P < 0.001$）和手术（OR 0.45；95% CI 0.25 ～ 0.82，$P = 0.01$）并发症风险的降低有关。腹腔镜手术的平均住院时间为 3.2 天，而开腹胆囊切除术后为 6.0 天（$P = 0.02$）。腹腔镜胆囊切除术中转开腹率为 3.8%。值得注意的是，本研究中 91% 的患者在妊娠早期或中期进行胆囊切除术，作者认为孕龄可能是一个混杂因素[32]。胎儿死亡在妊娠早期和中期进行腹腔镜胆囊切除术的病例中发生率很低[33]。此外，与开腹胆囊切除术相比，腹腔镜胆囊切除术后自然流产率和早产率明显降低[34]。这些数据表明，对于有症状的胆绞痛，腹腔镜胆囊切除术应在妊娠早期或中期进行，而不是等到妊娠晚期或产后。进一步主张早期胆囊切除术是因为发现有症状的胆石症可以通过手术根治，但如果最初发病在孕早期，则有 92% 的病例复发，中期为 64%，晚期为 44%[35]。

随着人们认识到孕妇与胎儿不良结局更多地与疾病进程有关，而与手术干预无关，患者的管理模式也发生了变化。此外，非手术治疗胆结石引起的并发症也会导致孕产妇和胎儿死亡率的增加。妊娠期胆源性胰腺炎产妇死亡率为 15%，胎儿死亡率为 60%。在一项对 63 例症状性胆石症患者的研究中，手术管理降低了引产率、早产率和胎儿死亡率[36]。因此，手术治疗被认为是妊娠期胆结石的主要治疗方法。

胆绞痛患者行胆囊切除术的时机取决于孕龄和症状的严重程度。在妊娠早期行开腹胆囊切除术后的自然流产率为 12%，而在妊娠中期和妊娠晚期则分别下降到 5.6% 和 0%。妊娠中期行胆囊切除术后出现早产的风险几乎为 0%，妊娠晚期为 40%[1]。行胆囊切除术的最佳时机为妊娠中期，此时自然流产和早产的风险最低，但是患者发生胆石症并发症的情况除外。在 122 例胆绞痛患者的研究中，69 例（56.5%）接受了微创手术治疗，其中孕早期患者 8 例，孕中期患者 54 例，孕晚期患者 7 例。没有胎儿发病率或死亡率，只有轻微的孕产妇发病率，没有死亡率[33]。

腹腔镜胆囊切除术在妊娠中期是最安全的。此时妊娠子宫的体积没有大到影响视野，同时也可以避免手术器械的误伤。推荐使用 Hasson 套管针的开放技术进入腹腔。如果术中需要行胆管造影或内镜逆行胰胆管造影以明确是否存在胆总管结石，则需适当屏蔽以保护子宫。如果症状的严重程度使手术不能推迟到分娩后，腹腔镜胆囊切除术也可以在妊娠晚期安全地进行，尽管早产的风险大大增加。几个小范围病例报道，患者成功地通过抑制宫缩治疗避免了早产，成功分娩了健康的足月新生儿。

内分泌疾病

肾上腺疾病

嗜铬细胞瘤起源于肾上腺髓质的嗜铬细胞或髓外副神经节细胞。它们是荷尔蒙活性肿瘤，分泌儿茶酚胺类去甲肾上腺素、肾上腺素和多巴胺。通常用“10 法则”描述嗜铬细胞瘤，即 10% 的嗜铬细胞瘤为肾上腺外来源的，10% 为双侧，10% 为恶性，10% 为家族遗传性的。这些肿瘤可单发或作为综合征的一部分发生，如多发性内分泌肿瘤（multiple endocrine neoplasia，MEN）2A 型（MEN 2A）、MEN 2B 或希普尔-林道病（von Hippel-Lindau disease）。

虽然嗜铬细胞瘤在妊娠期间并不常见，但其对母体和胎儿有毁灭性的影响。若妊娠期间的嗜铬细胞瘤未被确诊，产妇的死亡率高达 55%，胎儿死亡率也超过 50%。从分娩开始到分娩后 48 小时为最危险的时期。对子痫前期、阵发性高血压或产后不明原因发热的患者，都应作为高度怀疑的对象。经及时的诊断和适当的治疗，孕产妇死亡率降至接近于 0%，胎儿死亡率降至 15% 左右。尿儿茶酚胺水平升高可作为诊断依据；无嗜铬细胞瘤的妊娠患者尿儿茶酚胺水平与非妊娠患者相同。蛋白尿阴性有助于排除妊娠期高血压引起的子痫前期。由于小分子可能穿过胎盘，妊娠期间不建议行间碘苯胍 -I 131（metaiodobenzylguanidine-I 131，MIBG）显像；妊娠期使用 MIBG 显像的安全性尚未经过评估。

手术切除需在妊娠 20 周前进行，此时自然流产的可能性较小，而且妊娠子宫大小不干扰手术。如果在孕中期晚期或孕晚期诊断，可在内科治疗后再联合剖宫产和嗜铬细胞瘤切除术。非妊娠患者术前使用的 α - 受体阻滞剂或钙通道阻滞剂以及围术期使用的 β - 受体阻滞剂对孕妇来说是否同样安全，尚无明确定论。虽然钙通道阻滞剂在孕期使用安全，但 α - 阻滞剂苯氧苄胺对胎儿的长期影响尚未确定。β - 受体阻滞剂在孕期使用频率较高，但需严密监护以防止宫内发育迟缓。术前与母胎医学专科医师共同商讨确定术前治疗措施以确保获得母儿最佳的术后结果是至关重要的。对于未妊娠的患者，手术方法取决于是否为恶性肿瘤、单侧还是双侧肿瘤、肾上腺外肿瘤的定位、肿瘤的大小，及外科医生的偏好和经验。在不同治疗方式的对比研究中，包括开腹手术和腹腔镜手术，但未包括妊娠患者。最近的研究已经证实，腹腔镜手术在妊娠期是安全的。

甲状腺疾病

妊娠期甲状腺疾病可分为三类：甲状腺功能减退症、甲状腺功能亢进症（简称甲亢）和甲状腺癌。2.5% 的孕妇患有甲状腺功能减退症。其中，只有 20% ～ 30% 的患者出现症状。诊断的第一步是了解血清促甲状腺激素（thyroid-stimulating hormone，TSH）浓度。这将有助于区分原发性甲状腺功能减退症和垂体或下丘脑疾病导致的甲状腺功能减退症[37]。

目前使用的由 LeBeau 和 Mandel 共同制订的妊娠期甲状腺功能减退治疗指南如下：

1. 检查血清 TSH 水平。

2. 左旋甲状腺素的初始剂量取决于症状的严重程度。初始剂量为 2 μg/（kg · d）。如 TSH 小于 10 mU/L，则调整剂量为 0.1 mg/d。

3. 对已确诊的甲状腺功能减退症，应每 3 ～ 4 周监测 TSH 水平。

4. 目标 TSH 水平应低于 2.5 mU/L。

5. 每次调整用药剂量后都应间隔 3 ～ 4 周监测一次血清 TSH 和总 TSH 的变化。

妊娠期甲状腺功能亢进的发生率为 0.1% ～ 0.4%[38]。妊娠期甲状腺功能亢进是一个多因素的现象。妊娠期间高浓度的人绒毛膜促性腺激素（human chorionic gonadotropin，HCG）激活 TSH 受体。游离的甲状腺素（T4）升高和低血清 TSH 水平均见于甲状腺功能亢进。妊娠期甲亢通常是自限性的，在妊娠 20 周时，当 HCG 水平下降时，会自行消退。如果甲亢持续，则需要复查评估。大多数甲亢的病例是 Graves 病（毒性弥漫性甲状腺肿）的结果。确诊后，采用以硫脲类药物（如丙基硫氧嘧啶、甲巯咪唑）为主的内科治疗。除在妊娠期间准备甲状腺切除术的患者外，应尽量避免使用碘化物。Graves 病的甲状腺次全切除术适用于服用大剂量丙硫氧嘧啶（＞ 600 mg/d）或甲巯咪唑（＞ 40 mg/d）、对硫脲类药物过敏、缺乏依从性或因甲状腺肿大出现压迫症状的患者。手术在妊娠 24 周之前进行可以减少流产的风险。术前实施 2 周的 β 肾上腺素联合碘化钾治疗，以尽量减少围术期并发症。妊娠期间禁用放射性碘治疗。

由于激素的变化，甲状腺结节在妊娠期间可能有更高的患病率，但甲状腺癌却不是。甲状腺癌在妊娠期间的发病方式没有变化。细针抽吸活检和超声检查仍是诊断的基础。如果细胞学检查提示甲状腺癌，建议在妊娠中期，即妊娠 24 周之前进行手术。如果在妊娠后半期发现甲状腺癌，可以在分娩后进行手术。这一说法得到了最近一项研究的支持，在该研究中，201 名孕妇接受了甲状腺（$n = 165$）和甲状旁腺（$n = 36$）手术。在这些患者中，46% 患有甲状腺癌。与未孕妇女（$n = 31$）相比，妊娠女性的内分泌失调发生率更高（15.9% 对 8.1%；$P < 0.001$）、常见并发症发生率更高（11.4% 对 3.6%；$P < 0.001$）和有更长的住院时长（2 天对 1 天；$P < 0.001$）。胎儿和

产妇并发症的发生率分别为 5.5% 和 4.5%[39]。术后放射性碘治疗也需延迟至分娩后。

小肠疾病

肠梗阻是继急性阑尾炎和急性胆囊炎之后妊娠期第三常见的非产科腹部手术疾患。据报道，妊娠期间小肠梗阻的发生率为 1/1500 ～ 1/17 000。小肠梗阻通常发生在妊娠中期和晚期。腹部和盆腔手术史导致的粘连是妊娠期肠梗阻的最常见原因，占 53% ～ 59%。造成妊娠期小肠梗阻的其他原因包括肠扭转、肠套叠、恶性肿瘤和疝，但增大的妊娠子宫将小肠挤压出骨盆从而形成疝的情况已不常见。

梗阻的症状与非妊娠患者相同，包括腹痛、呕吐和便秘三联征。尽管性质和持续时间具有高度的变异性，在 85% ～ 98% 的病例中，疼痛的性质通常为绞痛，位于中腹部。80% 的妊娠期小肠阻塞患者会出现恶心及呕吐；然而，这在正常妊娠的前 3 个月并不罕见。对妊娠后期持续或开始的恶心和呕吐应引起怀疑并加以评估。肠胀可能很明显，但因增大的妊娠宫体而难以评估。诊断方式为一系列相关的检查和腹部 X 线片。

妊娠期小肠梗阻的治疗方法与非妊娠期患者相同，包括胃肠减压和静脉输液。然而，手术处理的标准较低。如果保守治疗 6 ～ 8 小时后效果不满意，则应在肠穿孔或肠坏死发生前进行剖腹探查或腹腔镜探查术。由于败血症和多系统器官衰竭，孕产妇死亡率为 6% ～ 20%，胎儿死亡率高达 26% ～ 50%。为了避免母亲和胎儿的危险，治疗上可采取更积极的措施。

肠扭转在产后仍然是一个可怕的诊断。如果孕妇先前做过腹部手术，这种情况更常见；然而，自发性肠扭转也可能发生。曾有 1 例报道孕妇因减肥手术后肠扭转而死亡[40]。关键是所有参与患者护理的人员都需增加警惕性。若诊断不明确，需早期手术探查。

阑尾、结肠和直肠疾病

急性阑尾炎是妊娠患者最常见的非产科腹部手术疾病，发生率为 1/1000 ～ 1/1500[41]。急性阑尾炎的发病率在妊娠各期分布相当均匀，中期略占优势。及时准确的诊断具有挑战性，因为典型的恶心、呕吐、腹痛和轻度白细胞增多症的临床表现在正常妊娠反应中也可以见到。延误诊断导致穿孔率增加 10%，这会对患者和胎儿造成严重的后果。胎儿死亡率从急性阑尾炎的 1.5% 上升到穿孔性阑尾炎的 35%；穿孔性阑尾炎的早产率高达 40%[42]。无并发症急性阑尾炎的早产率为 17%[43]。

1932 年，贝尔对 78 名正常孕妇进行了从妊娠第 2 个月到产后 10 天的定期放射性研究。随着子宫的增大，阑尾以逆时针方向向上旋转。贝尔认为，在妊娠早期阑尾炎对应的疼痛位置较低，随着妊娠的进展，疼痛位置会越来越高[44]。一项对 45 例急性阑尾炎孕妇的研究表明，无论孕龄如何，右下腹疼痛是最常见的症状（孕早期 86%；孕中期 83%；孕晚期 85%）[45]。尽管存在不一致性，急性阑尾炎仍需纳入每一位出现右侧腹痛的孕妇的鉴别诊断。对疑似妊娠期急性阑尾炎的患者应行急诊阑尾切除术。尽管螺旋 CT 扫描对诊断急性阑尾炎的敏感性和特异性高于 90%，但应用于妊娠患者的数据很少。在非妊娠患者中，10% ～ 15% 的阴性剖腹探查率被认为是可以接受的。由于阑尾穿孔会加大母亲和胎儿的风险，所以 30% ～ 33% 的阴性探查率也被广泛接受。但最近的研究显示，即使是阴性探查的阑尾切除术也会增加流产的风险。一项包含 3133 名患者的研究显示，复杂性阑尾炎患者的胎儿死亡率和早产率分别为 6% 和 11%，而行阴性探查的阑尾切除术患者的胎儿死亡率和早产率分别为 4% 和 10%[45]。由此推断，胎儿结局的改善将源于诊断准确性的提高和阑尾切除术阴性率的降低。在另一项仅有 47 例患者的研究中，超声检查阳性被认为是诊断阑尾炎的方法，无钆 MRI 或 CT 用于超声检查阴性或超声检查不典型的妊娠期阑尾炎诊断中[46]。接下来的争议点是开腹手术还是腹腔镜手术。支持开腹阑尾切除术的论点是，腹腔镜探查会使胎儿暴露于二氧化碳气腹和套管针放置的风险，从而失去了小切口的优势。由于增大的妊娠子宫将阑尾推入右上象限，故腹腔镜技术可在较少子宫操作的情况下更大范围地检查腹部。

SAGES 指南指出，腹腔镜阑尾切除术在妊娠合并急性阑尾炎的患者中可以安全进行，并对支持这一立场的数据进行了中等强度的评分，但认为其作为支持选择手术的数据是弱的[23]。

研究表明腹腔镜阑尾切除术安全有效，早产率低，不会造成胎儿死亡。对于单纯性急性阑尾炎的妊娠患者，非手术治疗效果不佳，因为与手术治疗相比，腹膜炎、胎儿死亡、休克和静脉血栓栓塞的发生率更高。最近，仅使用抗生素治疗急性阑尾炎的证据还没有扩展到妊娠期患者。

基于诸多风险和薄弱的证据，阑尾炎腹腔镜检查阴性与不良母胎结局有关，因此应确保对妊娠合并阑尾炎的准确诊断。当临床表现和超声不能确诊时，MRI 是鉴别诊断的首选辅助手段。当 MRI 不可用时，可以使用 CT 扫描，但必须考虑电离辐射暴露的风险。

妊娠患者的腹腔镜戳口的位置是由子宫大小决定的。在妊娠早期手术的患者，首先由脐上中线进入腹腔。妊娠 3 个月后套管针穿刺的位置逐渐升高，可根据触诊定位于子宫底上方 3 ～ 4 cm 处。图 72.3 显示了戳口的常规定位和与子宫大小相关的推荐移位线。

结肠假性梗阻（Ogilvie syndrome，Ogilvie 综合征），是一种无机械性病因的功能性梗阻或动力性梗阻。在所有 Ogilvie 综合征病例中，10% 发生在产后。此病以严重腹胀伴盲肠扩张为特征。虽然新斯的明在非妊娠患者中是有效的一线治疗药物，但其在妊娠中的安全性尚不清楚。可在产后安全使用。结肠镜下减压术可用于产后患者，剖腹探查术仅在怀疑穿孔时进行。

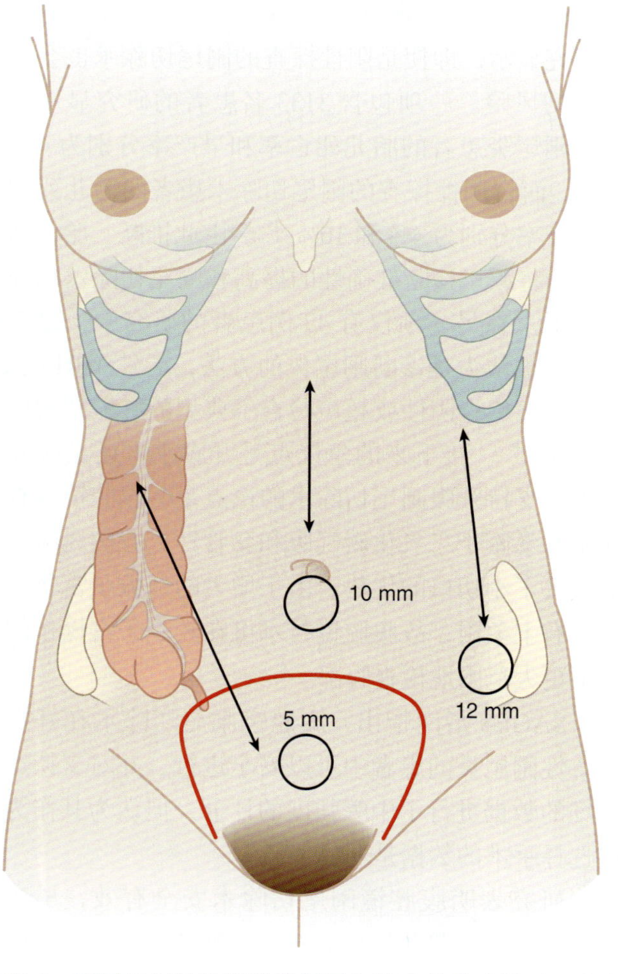

图 72.3 不同妊娠阶段腹腔镜阑尾切除术的腹腔镜戳口的定位（Adapted from Moreno-Sanz C，Pascual-Pedreno A，Picazo-Yeste JS，et al. Laparoscopic appendectomy during pregnancy：between personal experiences and scientific evidence. J Am Coll Surg. 2007；205：37-42.）

血管疾病

在文献报道的 400 多例脾动脉瘤破裂中，大约有 100 例发生于妊娠期，其中仅有 12 例母婴存活[47]。2/3 的脾动脉瘤破裂发生在妊娠晚期，通常被误诊为脾破裂或子宫破裂。产妇死亡率为 75%，胎儿死亡率为 95%。门静脉压力升高、远端主动脉压迫导致脾动脉血流增加、动脉壁进行性减弱是主要致病因素。多胎妊娠会增加风险；78% 的脾动脉瘤破裂患者已处于第 3 次妊娠。由于小网膜囊的暂时性压迫，瘤体撕裂过程往往呈现为两个阶段，部分患者也因此得以存活。

对非妊娠患者进行择期治疗，死亡率仅为 0.5% ～ 1.3%。对于育龄女性或妊娠患者，由于动脉瘤破裂的风险较高，一旦诊断明确瘤体，直径大于 2 cm 或更大时，应立即治疗[47]。

妊娠女性中急性髂股静脉血栓形成的发生率是非妊娠女性的 6 倍。妊娠引起的多种病理生理变化均可增加血栓形成的风险。其中包括增大的妊娠子宫导致静脉回流的机械性阻塞，妊娠后期和分娩时活动减少，剖宫产时血管扩张或手术操作造成血管内膜损伤，凝血因子水平异常（见“妊娠的生理变化”一节）。此外，妊娠期产生的如狼疮抗凝血抗体等病理性异常产物的存在以及 C 蛋白和 S 蛋白的缺乏，可能进一步增加血栓性疾病的风险。蛋白 S 作为激活蛋白 C 的辅助因子，具有抗凝活性。因此，蛋白 S 的缺乏能导致非妊娠期女性自发性、复发性血栓栓塞及并发症。即使在正常个体，蛋白 S 水平在妊娠期也会大幅度下降。

对妊娠期间急性髂股静脉血栓的治疗是有争议的，因为溶栓治疗对胎儿有危害。在取栓过程中对凝块的操作可能引起栓子脱落，进而导致肺动脉栓塞，对孕妇和胎儿造成致命影响。目前通过后腹膜入路或应用 Fogarty 导管经对侧正常股静脉穿刺阻断下腔静脉的技术已逐渐推广。后腹膜入路的缺点在于手术范围相对广泛，对患者的创伤较大；Fogarty 导管的缺点在于仍有可能引起延伸至下腔静脉内的血栓脱落，而且一旦导管被取出，还必须放置下腔静脉滤器。然而，最有效的治疗措施是在超声引导下经颈内静脉或股静脉留置下腔静脉滤器，然后再进行血栓切除术。腔静脉滤过器已成功应用于妊娠的不同阶段，但可能需要改变入路或患者体位（左侧卧位）以减轻腔静脉的子宫压迫[48]。与非妊娠患者不同，妊娠期放置的静脉滤器应定位在腔静脉的肾上段，以减少由子宫增大造成的压迫或侵蚀，及宫缩对腔静脉或滤器造成损伤的风险[49]。肾上位置还可以防止扩大的卵巢静脉产生血栓。在此位置增加的腔静脉流量也可能增加滞留在滤器内的凝块的溶解。如果肾上静脉滤器完全闭塞，可能存在肾损伤的风险，但这一假设尚未在文献中得到证实[50]。医生应保持警惕，密切随访，并在临床不再需要时及时取出血栓过滤器。

妊娠期创伤

创伤是孕产妇死亡的主要非产科因素，发生率大约为 5%。最常见的受伤原因是摔伤或车祸。与同年龄组的孕妇对照组相比，遭受创伤的孕妇自然流产、早产、母胎输血综合征、胎盘早剥、子宫破裂的发生率明显升高[51]。多项研究试图找出预测妊娠期创伤患者发病率和死亡率的相关危险因素。母体损伤严重程度评分、受伤机制和体格检查均无法有效预测如胎盘早剥、流产等不良结局。发生严重头部、胸腹部或下肢创伤的孕妇流产风险较高[52]。伤后有经验的产科医生的早期介入治疗对产妇和胎儿的健康均尤为重要。

在妊娠期创伤患者的治疗中，强调需通过母亲的复苏来完成胎儿的复苏。因此，对妊娠创伤患者的初步评估和治疗与非妊娠期创伤患者相同，即快速评估患者气道、呼吸和循环功能，同时确保气道通畅以避免孕妇和胎儿缺氧。在妊娠后期，如前所述，妊娠子宫压迫下腔静脉使静脉回流减少，从而导致低血压；因此，伤者需采取左侧卧位。如果怀疑脊髓损伤，患者应予平板固定后再采取左侧卧位。

妊娠期血容量增加对创伤患者亦有重要影响。心动过速和低血压等失血迹象可能直到患者失血量达 30% 后才出现。因此，在孕妇出现相关临床表现时，胎儿可能已经经历了较长时间的低灌注状态。早期和快速的液体复苏即使是在血压正常的妊娠患者中也应如此。

初步检查之后，对患者进行的进一步检查方式与非妊娠患者相似，需特别注意腹部检查。至孕 12 周前，子宫尚可凭借骨盆的保护免于受损。子宫随着孕周增大，受伤的概率及严重程度均增大。可以通过测量宫高大致推算孕周。在孕 20 周时，宫底已达脐部水平，此后每周升高约 1 cm。子宫内出血或子宫破裂均可导致测量结果与实际孕周不符。必要时产科医生会进行盆腔检查以评估阴道出血、胎膜破裂或会阴肿胀。阴道出血可能提示胎盘早剥、前置胎盘或早产。羊膜破裂可能导致脐带脱垂，压迫脐血管，使胎儿血流回流受阻。以上情况均需立即剖宫产。如果从宫颈口或会阴看到混浊的白色或绿色液体流出，可使用提示 pH 变化的硝嗪纸检验，如绿色变为蓝色，则说明该液体为羊水。

Kleihauer-Betke 测试用于评估孕妇发生母胎输血综合征的情况，并与包括血型分型和交叉匹配在内的初步实验室一起进行。由于 Kleihauer-Betke 试验的敏感性不高，可能不会发现少量的胎儿输血。因此，对所有 Rh 阴性的妊娠期创伤患者均考虑进行 Rh 免疫球蛋白（RhoGAM）治疗。

钝挫伤后引起胎儿死亡的最常见原因是胎盘早剥。胎心率减慢可能是胎盘早剥的最早迹象。需要评估是否有子宫收缩、子宫破裂和胎盘早剥。早期进行胎心监护可以及时发现胎儿状况的恶化。由于胎儿存活受母体血流动力学影响最大，早期诊断和及时治疗母体损伤至关重要。当临床需要时，应毫不犹豫地完成 X 线、CT 扫描和手术。总是要优先发现孕妇损伤，而胎儿的受伤情况也可在后续的检查中发现（图 72.4）。

贯通伤导致孕产妇死亡的比例不到 5%。贯通伤主要是由于枪伤和刀伤引起。孕妇因贯通伤致内脏损伤的发生率为 16% ～ 38%，而非妊娠患者为 80% ～ 90%[53]。贯通伤导致胎儿损伤的发生率高达 70%，其中 40% ～ 70% 的胎儿死于胎儿损伤或早产[54]。造成损伤的因素有很多。子弹在向人体组织传递动能的过程中产生瞬态冲击波和空化效应。组织的密度，如孕早期子宫的厚密度，可迅速减低弹丸的动能，从而保护胎儿免受重大损伤。较高速度的弹丸可能对母体和胎儿造成更严重的损伤。随着妊娠的进展和不断增大的子宫取代了腹腔脏器，损伤的部位成为确定母体哪个内脏受损以及胎儿是否遭受直接损伤的关键。妊娠期贯通伤的处理与非妊娠患者相似。治疗方案应该是个性化的，也需要产科医生早期参与。诊断和治疗选择包括外科探查、脐上诊断性腹腔灌洗、诊断性腹腔镜、CT、局部外伤探查和观察。紧急剖宫产术用于以下情况：孕妇心跳停止复苏 4 分钟未成功、胎儿处于可存活胎龄而孕妇即将死亡、妊娠子宫干扰创伤相关的手术。此外，急症剖宫产术也通过解除主动脉压力和增加心输出量来提高母体存活的机会。在大于 25 周 / 胎龄的急症剖宫产后，母婴存活率分别高达 72% 和 45%。有报道称，在急症剖宫产前胎心消失时胎儿无存活可能，当胎心音存在且胎龄至少为 26 周时，

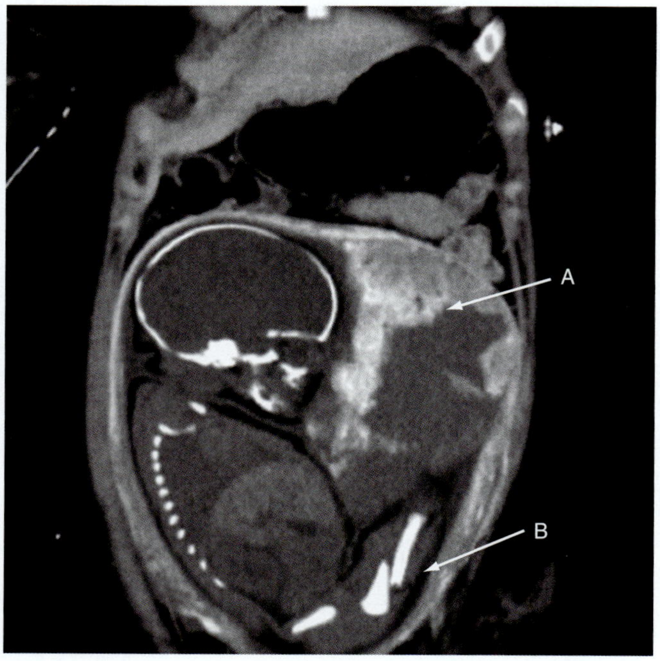

图 72.4 一例孕 33 周的 23 岁女性在一次机动车碰撞中腹部钝性损伤后的 CT 扫描。早期超声未发现胎盘早剥（**A**）和胎儿股骨骨折（**B**），但在 CT 上很明显（From Romanowski KS，Struve I，McCracken B，et al. Fetal injuries and placental abruption detected on CT scan not observed on ultrasound，Paper #6. 45th Western Trauma Association Annual Meeting：Telluride，CO March 2，2015，p 47.）

胎儿有 75% 的可能存活[55]。如果在孕妇死后 5 分钟内将胎儿从子宫内取出，胎儿生存的机会非常大。复苏 4 分钟后在 1 分钟内行紧急剖宫产是胎儿存活的最佳机会。一项回顾性研究以 1900 ～ 1985 年间 61 例濒死期剖宫产分娩的婴儿为研究对象，70% 的婴儿于产妇死亡后的 5 分钟内分娩，所有存活的婴儿神经系统发育均正常[56]。

大出血的防治

当应对大出血或计划在高危患者群体中实施产科手术时，可能需要普通外科医生和急诊外科医生为产科小组提供支持。产科出血是全球孕产妇发病率和死亡率的主要原因，在美国发生率一直在上升。胎盘异常发生率的增加，又称病态粘附胎盘（morbidly adherent placenta，MAP），已被认为是导致孕产妇死亡率增加的原因。MAP 是指绒毛穿入子宫壁，并在某些情况下穿透子宫壁，大大增加了产科大出血的风险。仅在美国，MAP 的发病率在过去 6 年就翻了一番。最严重的形式是胎盘植入，绒毛穿透子宫壁并植入邻近的器官，在过去 50 年发生率增加了 50 倍。导致越来越需要多学科的方法来控制产妇出血。

机械出血防治

手术结扎

传统的术中止血方法有髂内动脉结扎、子宫动脉结扎、子宫切除术等。结扎髂内动脉理论上可以降低子宫脉压；然而，它只在不到 50% 的病例中成功地减少了手术失血量。此外，结扎对累及膀胱的 MAP 作用更小[57]。这些发现最有可能解释为子宫近端侧支循环持续存在，导致术中逆行出血和静脉出血。当胃底动脉阻塞不充分或在有妊娠子宫操作困难时，临时阻断主动脉血流可有助于控制出血。

复苏性主动脉血管内球囊阻断术

复苏性主动脉血管内球囊阻断术（resuscitative endovascular balloon occlusion of the aorta，REBOA）是一种新兴的微创技术，可以控制不可压迫的出血。虽然 REBOA 最初是用于外伤性出血的治疗，但在非外伤性出血的控制方面已经得到了广泛的应用。以往 REBOA 应用于产科出血的报道表明，该方法成功地减少了失血量并从子宫破裂、胎盘早剥和因 MAP 而行剖宫产子宫切除术导致的无法控制的大出血中挽救了濒死的孕妇[58]。与传统的子宫球囊填塞术（balloon tamponade，BT）、髂内或子宫动脉阻断术相比，REBOA 在高危产科手术前预防性应用可减少出血量，改善产妇结局，降低子宫切除率[58-59]。与子宫或髂内动脉闭塞技术相比，REBOA 放置需要的时间更少，且仅需单侧动脉穿刺，在急诊手术中更有应用价值[58]。经训练的医生使用 ER-REBOA 导管，在 2 ～ 3 分钟内完成 REBOA 的插入、定位和充气，这在胎盘失血量接近 700 ml/min 时尤为有效。在产科出血中，使用 RE-BOA 比其他阻断技术（包括髂内动脉结扎、子宫动脉结扎或经阴道宫内球囊闭塞）输血量更低[58]。此外，对新的 ER-REBOA 导管（Prytime Medical，Boerne，TX）进行了改进，允许在没有透视的情况下放置，这使胎儿受到的辐射很少或没有[60]。

在妊娠患者中放置 REBOA 导管可能并不简单。基于解剖标志的导管测量可作为球囊在主动脉内定位的基础；然而，妊娠腹部对这些外部标志的准确性的影响尚未确定。一些研究测定了不同大小和年龄的男性和非妊娠女性股骨总动脉和 REBOA 解剖定位之间的解剖距离[61]。在美国和欧洲的研究中，99% 的人群中，REBOA 置放的 1 区（脾上）的目标距离约为 46 cm，95% 的人群中，3 区（肾下主动脉）的目标距离为 28 cm。这些关系在妊娠期间也是正确的，当外部解剖标志可能不可靠时，可以提供基于导管长度的盲置指导。如果术前成像可行，可以提前测量靶距[60]。如果是进行开腹手术，可触诊到主动脉内的球囊。在时间允许的情况下，可以使用图像引导球囊放置。与使用荧光镜透视相比，用 X 线检查确定导管位置更加快捷、简单，并限制了对胎儿的辐射暴露。这些定位方法中的任何一种都可以在标准手术室和标准的手术台上进行。透视引导的球囊闭塞在产科人群中是一种被广泛使用的技术，并且认为短时间的辐射暴露对胎儿的危险很小[59, 62-63]。术中，如果将导管标记与初次放置时的解剖测量相关联，则可根据需要进行充气、放气和重新放置导管，而无需移动患者或获得额外的成像。

REBOA 的风险和局限性仍在研究中，尚不清楚其对应的发生率。本专题发表的大部分数据描述了 REBOA 在创伤人群中的应用，创伤人群主要由伴发失血性休克的男性患者组成。RE-BOA 的潜在并发症包括与动脉通路、球囊定位和充气有关的并发症，以及由设备充气和放气引起的生理变化。从创伤文献来看，进入部位并发症与其他形式动脉穿刺时遇到的类似，但可能更严重，包括需要截肢的肢体缺血[64-65]。气囊错位进入主动脉分支血管，或在主动脉内移动到较高或较低的位置，有时会导致无法控制的动脉破裂和死亡[64]。在动物模型中，主动脉闭塞引起的近端高血压可导致急性心力衰竭、脑水肿和呼吸衰竭[66]。闭塞时远端器官缺血可导致肾衰竭、肠缺血和瘫痪。最后，球囊放气后的毒性代谢物洗脱可引起反跳性低血压伴心脏衰竭[67]。

这些并发症最常发生在腹腔干上（1 区）主动脉阻断后，这是由于腹腔脏器血流闭塞引起的缺血性负担增加和近端闭塞增加主动脉后负荷引起的。肾下（3 区）主动脉阻塞在创伤文献中较少被描述，因为很少发生孤立的、血流动力学相关的盆腔损伤。因此，在几乎完全采用 3 区闭塞治疗的产科人群中这些并发症的相对发生率尚不清楚。

REBOA 在产科中的应用引入了不同的患者群体，与现有文献中的创伤患者相比，她们伴有其他合并症，主动脉阻塞的解剖位置也不同。因此，基于现有文献，预测该人群并发症的能力有限。理论上，动脉破裂的危险性会因为血管较小而增加。虽然目前还没有已发表的文献记载 REBOA 在女性中的应用，但已有记载由于主动脉直径小于预期而破裂[68]。在产科人群中，由于股总动脉的血管直径较小，通路部位并发症也可能增加。这种解剖上的差异和妊娠期的高凝状态可能使女性在动脉夹闭出血和鞘管闭塞时，患侧肢体缺血和动脉血栓形成的风险更高。因此，选择能容纳可用 REBOA 导管的最小鞘层，并具有较低的术毕动脉造影阈值是非常重要的。对同侧肢体远端脉冲的密切监测应在再灌注后和拔鞘后 24 小时内进行。持续多普勒监测可能是协助早期发现动脉通路并发症的有益辅助手段。

预防性放置 REBOA 时，近端血压可能升高超出理想水平，增加心力衰竭或脑卒中的风险。手术团队应该预见到这种异常，并与麻醉医师沟通，以便使用血管扩张剂以维持正常的血压。无休克发生可能提高缺血耐受性，降低缺血再灌注损伤的预期风险。从创伤文献推测，1 区闭塞耐受时间仅为数分钟，而非数小时，长时间充气后多系统器官功能衰竭和死亡已有报道[65]。3 区闭塞一般可耐受较长时间，据报道在闭塞数小时后仍有幸存者。

在妊娠子宫中存在的强大侧支循环，特别是在 MAP 的情况下，可能造成单纯近端闭塞后导致出血控制不完全。尽管主动脉血流阻断，逆行血流和静脉出血可能会导致额外的出血，因此可能需要额外的出血控制方法。由于存在严重并发症的可能性，实施该手术的医生应意识到这些风险，以改进患者的治疗和知情同意的过程。

使用 REBOA 的风险可以通过多学科专业知识、适当的培训和良好的技术来降低。超声引导下 7-Fr 普通股动脉导管与 12-Fr 导管相比，其通路部位并发症更少[69]。此外，7-Fr 导管造成远端血栓形成是罕见的，肢体缺血需要截肢的情况也未有报道。REBOA 需要一个专门护理者来防止导管移位，管理球囊的膨胀与收缩，并如实地监测同侧下肢缺血情况。

在球囊充气过程中，麻醉小组应努力抵消不必要的血压升高，并维持正常的生理压力。手术小组的目标应该是迅速控制出血，尽量缩短阻塞时间。其他用于减少缺血的方法包括间歇性或部分球囊收缩，以允许一定程度的远端灌注，延长 REBOA 使用的可耐受时间。手术团队应该意识到球囊紧缩与循环血容量的快速再分配和缺血性代谢物（包括大量的钾）的洗脱有关，这可能导致反弹性低血压和心脏不稳定[67]。

与麻醉师密切沟通，以确定输液和用药的时间，有助于在整个手术过程中维持血流动力学的稳定。

在高危产科手术中，有关动脉内球囊使用的公开资料很少。很少有病例描述冲洗鞘或导管，尽管这样做是一个公认的血管外科原则。当这些导管用于控制出血时，冲洗液是否应该含有肝素也是有争议的。术中，当球囊导管位于主动脉内时，即使球囊没有膨胀，也会增加动脉血栓形成或血栓栓塞的风险。妊娠期的高凝状态、使用凝血因子、氨甲环酸、促红细胞生成素和其他促凝剂可能增加这种风险。因此，作者的做法是每隔 10 分钟经鞘动脉使用 30 ml 的 2% 肝素（每 100 ml 晶体中含 2 U 肝素），另有 30 ml 经 REBOA 导管中心腔注入，同时监测血栓弹力图，以确保无系统性凝血障碍。术毕，在鞘套就位、球囊导管已取出的同时，可通过鞘套持续给药，以代替肝素，防止血栓形成，直至鞘套取出。应在不再需要时尽快取出鞘套，理想情况下应在初始放置的 24 小时内取出。

宫腔内球囊填塞术

如果出现无法控制的产后出血，可以紧急呼叫外科医生支援产科医生。产后大出血最常见的原因是子宫收缩乏力；高达 80% 的病例是由于胎盘分离后肌层收缩不佳所致。其他病因可能包括胎盘残留、子宫破裂、耻骨外伤、子宫内翻和凝血功能障碍。对难以进行药物治疗的急性产后出血，可能需要已经描述的侵入性治疗，包括动脉结扎、闭塞或栓塞、子宫缝合加压或子宫切除术。这些干预措施具有很强的侵入性和资源密集性。宫腔内 BT 作为一种疗效相近、发病率较低的微创辅助治疗手段而得到普及[70-71]。几种类型的球囊已被有效地使用，包括 Bakri 球囊、BT 导管、Foley 导管、Rusch 球囊、避孕套导管和 Sengstaken-Blakemore 管。美国妇产科医师学会特别推荐了 Bakri 球囊，因为它特别定制的设计可以在子宫收缩乏力和其他造成产后出血的情况下对子宫出血进行非手术治疗[72-73]。已证明 Bakri 气囊是一种有效的控制产后出血的方法，成功率从剖宫产后的 57% 到阴道分娩后的 100% 不等[70，73]。

大出血的辅助治疗

血液自体回收

血液自体回收已成为高危患者手术出血治疗的重要组成部分。然而，当涉及孕妇时，血液自体回收有重要的局限性，需要考虑。血细胞回收只能利用收集到容器中的血液，在细胞被清洗之前必须有至少 500 ml 的血液，并且最多将 50% 的洗出血回输给患者。这种技术不便于收集阴道出血，因此在许多产科出血病例中的效用有限。胎儿血液、羊水或细菌与回收血液混合是自体输血的禁忌证。然而，这种血细胞回收的安全使用已经在产科患者中得到证实，特别是在未来没有妊娠计划的情况下。白细胞过滤器和细胞洗涤的存在可能会减少这些污染物，形成一种类似于母体血液的产品，但不能完全消除胎儿血红蛋白混杂其中[74]。抗 D 免疫球蛋白又称 RhoGAM，用于预防同种免疫，Rh 阴性的母亲从一名 Rh 阳性婴儿那里接受可能含有胎儿血红蛋白的回收血，应给予抗 D 免疫球蛋白。目前，已公布的 390 例羊水污染的血液回输为在产科出血中使用自体血液回收提供了支持，这些血液经冲洗干净后使用，未造成并发症[75]。

损伤控制技术

一旦达到最大限度的外科止血，损伤控制技术如填塞和暂时关闭腹部，可能对弥散性血管内凝血有效。妊娠患者的损伤控制手术反映了在非妊娠患者中使用的原则和管理策略。在放置填塞物和暂时关闭腹部时，避免过度操纵子宫，可以减少对胎儿的影响。延迟关腹可导致腹腔内高压。在关腹过程中，额外的胎儿监护可能是必要的，以发现由于腹内压升高造成的胎儿窘迫的迹象。当临床情况符合孕妇或胎儿的指征时，可以考虑剖宫产。

腹部大手术后妊娠

外科医生经常会被问到在外科疾病治疗后妊娠的情况。每一例都应遵循个体化方案，可根据病情分为良性疾病和恶性疾病。

良性疾病

大多数腹部良性疾病手术后，没有妊娠禁忌证。特殊情况包括减肥手术和全结肠切除术与回肠贮形袋肛管吻合术。

减肥手术

减肥手术正在迅速成为美国最常见的手术之一。2009 年，约有 16 万名女性接受了减肥手术，减肥手术后妊娠很常见。在减肥手术后，生育能力和妊娠结局都有改善[76]。与病态肥胖患者相比，接受过减肥手术的孕妇妊娠并发症的发生率也有所下降，特别是与糖尿病、高血压疾病、巨大儿有关的并发症。目前，研究一致支持在减肥手术两年后妊娠。无论患者做的是 Roux-en-Y 胃分流术或限制性手术（如垂直带状胃成形术、腹腔镜可调胃束带术），孕妇和胎儿的健康结果没有差异[77]。目前对减肥手术后妊娠妇女的建议是继续服用复合维生素、维生素 B_{12}、铁和叶酸补充剂。手术后吸收不良的患者，补充蛋白质也是必要的。对于已行可调节胃带置入术的患者，建议胃带通缩，以协助吸收营养。

回肠贮形袋肛管吻合术

溃疡性结肠炎（ulcerative colitis，UC）是一种致残性疾病，最终可能需要全结肠切除并行回肠袋–肛管吻合。这种手术后妊娠结局一般是积极的。在一项对 37 例回肠袋–肛管吻合术术前及术后妊娠的妇女的研究中，胎儿的出生体重、产程、并发症、非计划剖宫产等数据均无差异[78]。另一项研究对比了回肠袋–肛管吻合术后剖宫产和阴道分娩患者，结果表明阴道分娩患者的前括约肌缺损发生率显著高于剖宫产患者（50% 对 13%），并且生活质量更差[79]。

恶性疾病

这一讨论将局限于乳腺癌，因为与普通外科医生或外科肿瘤学家治疗的大多数肿瘤疾病相比，乳腺癌更多发生于育龄女性。患者需要咨询的问题有以下几个方面：①是否继续妊娠；②妊娠对疾病进展和生存的影响；③妊娠相关乳腺癌的妊娠时机；④妊娠结局。

乳腺癌常发生于育龄女性。虽然治疗有效，但细胞毒化疗会导致卵巢储备功能衰竭，而激素化疗则需要推迟妊娠，导致部分患者潜在不孕，而部分患者仍保持正常的生育能力。对于在治疗后有生育要求的育龄乳腺癌患者，外科医生或医学肿瘤学家可考虑与生殖科专家商讨保留生育功能的治疗方法。保留生育能力最好的方法是胚胎冷冻保存。这种方式是刺激卵巢取出卵母细胞进行体外受精后冷冻；主要用于早期乳腺癌女性，她们的生育能力可能会因为辅助化疗而降低。然而，卵巢刺激是否会造成对疾病进展的影响尚不得而知。

研究表明，生存期较长且无复发迹象的患者更容易受孕。此外，目前尚无证据表明妊娠对行乳腺癌治疗的患者的复发率和生存有负面影响。此结论也适用于那些进行了乳房切除术和保乳治疗的患者。存活是基于疾病初始分期，不受激素受体状态或妊娠的影响[80]。

妊娠时机因治疗方案及对疾病复发的再评估而异。有建议女性在确诊后推迟 2 年再妊娠，但对这个观点存在争议。Ives 及其同事进行的基于人群的研究[80]并不支持目前的医学建议，即诊断为乳腺癌的绝经前妇女应等待 2 年再尝试妊娠。此建议对于正在接受治疗或诊断为系统性疾病的女性有效，但对于患有局部疾病的女性，在完成治疗后 6 个月内提早受孕不太可能降低生存率。有乳腺癌病史的患者与无乳腺癌病史的患者相比，早产或流产的发生率相似。

总结

妊娠患者易患与年龄相近的非妊娠患者相同的外科疾病。患者妊娠的生理改变，以及妊娠子宫增大，可能导致手术疾病的症状不典型，甚至被妊娠所掩盖。对妊娠期手术疾病的诊断和治疗延误比麻醉或手术的风险更大。早期与产科医生、母婴医学专家和围生期医生咨询可以确保最佳结局、避免误诊。腹腔镜检查正日益被妊娠患者所接受，未来技术的进展会使其对这些女性患者更加安全。诊疗中应根据每一位患者的孕龄及基础疾病进程选择个体化方案，以有效预防早产。

主要参考文献

Baer JL，Reis RA，Arens RA. Appendicitis in pregnancy：With changes in position and axis of the normal appendix in pregnancy. JAMA. 1932；98：1359–1364.

这篇文章标志性地阐明了妊娠期间阑尾位置的变化。

Bates SM，Greer IA，Middeldorp S，et al. VTE，thrombophilia，antithrombotic therapy，and pregnancy：Antithrombotic therapy and prevention of thrombosis，9th ed：American College of Chest Physicians Evidence-Based Clinical Practice Guidelines. Chest. 2012；141：e691S–e736S.

妊娠期抗凝治疗的使用因其潜在的胎儿和母体并发症而具有挑战性。本指南是美国胸科医师学会（American College of Chest Physicians）制定的《抗血栓治疗和血栓预防指南》第 9 版的一部分。重点是静脉血栓栓塞症（venous thromboembolism，VTE）和易栓症的管理以及孕期抗凝药物的使用。指南推荐在妊娠期 VTE 的预防和治疗中使用低分子肝素而不是未分级肝素（1B 级）。对于妊娠期发生的急性 VTE，应在产后至少持续抗凝 6 周，治疗总时间至少为 3 个月（2C 级）。对于符合抗磷脂综合征实验室临床标准（基于三次或三次以上妊娠失败史）的妇女，建议产前给予预防性或中剂量未分级肝素或预防性低分子肝素联合小剂量阿司匹林（75 ~ 100 mg/d），而不是不采取治疗干预（1B 级）。对于有其他已知遗传性血栓形成或有两次及以上流产史而未确诊易栓症的妇女，指南不建议预防性抗栓（分别为 2C 级和 1B 级）。

Freeland M，King E，Safcsak K，et al. Diagnosis of appendicitis in pregnancy. Am J Surg. 2009；198：753–758.

本研究表明，当超声检查提示阑尾炎，除手术外无需进一步的确认检查。然而，如果超声不能诊断，进一步的磁共振成像或计算机断层扫描可以避免探查阴性的阑尾切除术。

Jackson H，Granger S，Price R，et al. Diagnosis and laparoscopic treatment of surgical diseases during pregnancy：an evidencebased review. Surg Endosc. 2008；22：1917–1927.

本文综述了腹腔镜在妊娠患者胆囊切除、阑尾切除术、实体脏器切除术和卵巢切除术中的安全性和有效性。根据证据水平，作者就手术方式、孕周、患者体温、戳口设置、注射压力、监测、静脉血栓栓塞预防、产科会诊以及孕妇使用溶栓剂等方面的建议进行了综述。

Kuy S，Roman SA，Desai R，et al. Outcomes following thyroid and parathyroid surgery in pregnant women. Arch Surg. 2009；144：399–406；discussion 406.

作者在研究中回顾了 201 例接受甲状腺（$N=165$）和甲状旁腺（$N=36$）手术的孕妇，并与非孕妇（$N=31$）进行比较。在多元回归分析上，妊娠是综合手术并发症较高（优势比为 2；$P<0.001$）、调整后住院时间较长（延长 0.3 天；$P<0.001$）和调整后住院费用较高（300 美元；$P<0.001$）的独立预测因素。其他预后的独立预测因素是外科医生的数量、患者的种族以及保险状况。作者认为，孕妇甲状腺和甲状旁腺手术后的临床和经济结局均比非孕妇差。此外，他们还发现结果因种族、保险和获得大量外科医生而存在差异。

LeBeau SO，Mandel SJ. Thyroid disorders during pregnancy. Endocrinol Metab Clin North Am. 2006；35：117–136，vii.

综述回顾了妊娠期间发生的所有主要的甲状腺异常。

Mourad J，Elliott JP，Erickson L，et al. Appendicitis in pregnancy：New information that contradicts long-held clinical beliefs. Am J Obstet Gynecol. 2000；182：1027–1029.

本文回顾了 66 000 多例分娩，发现 45 例孕妇患有阑尾炎，对 Baer 最初发表的关于孕妇急性阑尾炎表现的里程碑式论文提出了质疑。

Sadot E，Telem DA，Arora M，et al. Laparoscopy：a safe approach to appendicitis during pregnancy. Surg Endosc. 2010；24：383–389.

这篇文章是最大的以医院为基础的系列文章，评估了怀疑妊娠合并急性阑尾炎患者的腹腔镜手术与开腹手术。根据他们的研究，作者得出结论：对妊娠合并阑尾炎的患者，腹腔镜检查术似乎是一种安全、可行、有效的治疗方法。他们得出的结论是，很可能不是手术治疗决定妊娠并发症的风险，而是基础诊断结合产妇因素决定着妊娠并发症的风险。

Soper NJ. SAGES' guidelines for diagnosis，

treatment，and use of laparoscopy for surgical problems during pregnancy. Surg Endosc. 2011；25：3477–3478.

目前妊娠期腹腔镜手术的指南。

Tang SJ，Mayo MJ，Rodriguez–Frias E，et al. Safety and utility of ERCP during pregnancy. Gastrointest Endosc. 2009；69：453–461.

内镜逆行胰胆管造影（endoscopic retrograde cholangiopancreatography，ERCP）是胆胰疾病患者重要的诊断和治疗工具。其在妊娠期间的有用性和安全性在很大程度上是未知的，因为它不常使用，故在已发表的文献中也少有报道。在2000—2006年一个学术中心进行了回顾性研究，对65例孕妇进行了68次ERCP检查。没有发生穿孔、镇静相关的不良反应、括约肌切开术后出血、胆管炎或与操作相关的孕产妇或胎儿死亡。ERCP术后胰腺炎11例（16%）；59例患者进行了完整随访。所有患者均在ERCP时接受内镜治疗。足月妊娠患者53例（89.8%）。孕早期行ERCP的患者具有最低的足月妊娠率（73.3%）、最高的早产风险（20.0%）和低出生体重新生儿风险（21.4%）。作者报告59例长期随访患者中无1例发生自然流产、围产儿死亡、死产或胎儿畸形。

Vinatier E，Merlot B，Poncelet E，et al. Breast cancer during pregnancy. Eur J Obstet Gynecol Reprod Biol. 2009；147：9–14.

妊娠期乳腺癌是一种罕见的情况，给患者和医生带来两难的境地。关于妊娠期乳腺癌的诊断和治疗的前瞻性研究很少。在妊娠期间被诊断为乳腺癌的女性与同年龄的对照组有相似的疾病特征。目前的证据表明，进行分期诊断有局限性。对非妊娠期女性，可进行手术治疗。放疗、内分泌或抗体治疗应推迟到分娩后。孕早期后可以进行化疗。医生对于有乳房症状的孕妇应进行积极的检查并及时诊断，并允许多学科治疗。

Yarrington CD，Valente AM，Economy KE. Cardiovascular management in pregnancy：Antithrombotic agents and antiplatelet agents. Circulation. 2015；132：1354–1364.

正常妊娠会导致高凝状态，使得静脉血栓栓塞的风险增加5倍，尤其是在产后期间。因此，妊娠期血栓性并发症是孕产妇和胎儿发病率和死亡率的主要原因。本文综述了妊娠期新、旧抗凝剂和抗血小板药物的使用，并强调了它们在静脉血栓栓塞、血栓形成、心脏机械瓣膜、抗磷脂综合征（antiphospholipid syndrome，APLS）、子痫前期、宫内生长受限（intrauterine growth restriction，IUGR）和胎盘早剥等情况下的临床应用。

参考文献

1. Melnick DM, Wahl WL, Dalton VK. Management of general surgical problems in the pregnant patient. *Am J Surg.* 2004;187:170–180.
2. Chesnutt AN. Physiology of normal pregnancy. *Crit Care Clin.* 2004;20:609–615.
3. Bates SM, Greer IA, Middeldorp S, et al. VTE, thrombophilia, antithrombotic therapy, and pregnancy: Antithrombotic therapy and prevention of thrombosis, 9th ed: American College of Chest Physicians Evidence-Based Clinical Practice Guidelines. *Chest.* 2012;141:e691S–e736S.
4. Duhl AJ, Paidas MJ, Ural SH, et al. Antithrombotic therapy and pregnancy: Consensus report and recommendations for prevention and treatment of venous thromboembolism and adverse pregnancy outcomes. *Am J Obstet Gynecol.* 2007;197(457): e451–421.
5. Topol EJ, Bosker G, Cassele H, et al. The anticoagulation in prosthetic valves and pregnancy consensus report panel and scientific roundtable. Anticoagulation and enoxaparin use in patients with prosthtic heart valves and/or pregnancy. *Fetal-Maternal Medicine Consensus Reports.* 2002.
6. Harrison BP, Crystal CS. Imaging modalities in obstetrics and gynecology. *Emerg Med Clin North Am.* 2003;21:711–735.
7. Mitchell AA, Gilboa SM, Werler MM, et al. Medication use during pregnancy, with particular focus on prescription drugs: 1976–2008. *Am J Obstet Gynecol.* 2011;205:51. e51–58.
8. Briggs GG, Freeman RK, Towers CV, et al. *Drugs in pregnancy and laction. A reference guide to fetal and neonatal risk.* ed 11. Philadelphia, PA: Wolters Kluwer; 2017.
9. Pernia S, DeMaagd G. The new pregnancy and lactation labeling rule. *P T.* 2016;41:713–715.
10. Guille C, Barth KS, Mateus J, et al. Treatment of prescription opioid use disorder in pregnant women. *Am J Psychiatry.* 2017;174:208–214.
11. Briggs GG, Freeman RK. *Drugs in pregnancy and laction. A reference guide to fetal and neonatal risk.* 10th ed. Philadelphia, PA: Wolters Kluwer; 2015.
12. Subtil D, Brabant G, Tilloy E, et al. Early clindamycin for bacterial vaginosis in pregnancy (PREMEVA): a multicentre, double-blind, randomised controlled trial. *Lancet.* 2018;392:2171–2179.
13. Lindhoff-Last E, Bauersachs R. Heparin-induced thrombocytopenia-alternative anticoagulation in pregnancy and lactation. *Semin Thromb Hemost.* 2002;28:439–446.

14. Lindhoff-Last E, Kreutzenbeck HJ, Magnani HN. Treatment of 51 pregnancies with danaparoid because of heparin intolerance. *Thromb Haemost*. 2005;93:63–69.
15. Tang AW, Greer I. A systematic review on the use of new anticoagulants in pregnancy. *Obstet Med*. 2013;6:64–71.
16. De Carolis S, di Pasquo E, Rossi E, et al. Fondaparinux in pregnancy: Could it be a safe option? A review of the literature. *Thromb Res*. 2015;135:1049–1051.
17. Santiago-Diaz P, Arrebola-Moreno AL, Ramirez-Hernandez JA, et al. Platelet antiaggregants in pregnancy. *Rev Esp Cardiol*. 2009;62:1197–1198.
18. Sun LS, Li G, Miller TL, et al. Association between a single general anesthesia exposure before age 36 months and neurocognitive outcomes in later childhood. *JAMA*. 2016;315:2312–2320.
19. Schecter WP, Farmer D, Horn JK, et al. Special considerations in perioperative pain management: Audiovisual distraction, geriatrics, pediatrics, and pregnancy. *J Am Coll Surg*. 2005;201:612–618.
20. Jackson H, Granger S, Price R, et al. Diagnosis and laparoscopic treatment of surgical diseases during pregnancy: an evidence-based review. *Surg Endosc*. 2008;22:1917–1927.
21. Hunter JG, Swanstrom L, Thornburg K. Carbon dioxide pneumoperitoneum induces fetal acidosis in a pregnant ewe model. *Surg Endosc*. 1995;9:272–277; discussion 277–279.
22. Pearl J, Price R, Richardson W, et al. Guidelines for diagnosis, treatment, and use of laparoscopy for surgical problems during pregnancy. *Surg Endosc*. 2011;25:3479–3492.
23. Pearl JP, Price RR, Tonkin AE, et al. SAGES guidelines for the use of laparoscopy during pregnancy. *Surg Endosc*. 2017;31:3767–3782.
24. Yu JH, Kim MJ, Cho H, et al. Breast diseases during pregnancy and lactation. *Obstet Gynecol Sci*. 2013;56:143–159.
25. Rovera F, Frattini F, Coglitore A, et al. Breast cancer in pregnancy. *Breast J*. 2010;16(suppl 1); S22–25.
26. Raphael J, Trudeau ME, Chan K. Outcome of patients with pregnancy during or after breast cancer: a review of the recent literature. *Curr Oncol*. 2015;22:S8–S18.
27. Johannsson O, Loman N, Borg A, et al. Pregnancy-associated breast cancer in BRCA1 and BRCA2 germline mutation carriers. *Lancet*. 1998;352:1359–1360.
28. Rugo HS. Management of breast cancer diagnosed during pregnancy. *Curr Treat Options Oncol*. 2003;4:165–173.
29. Doshi S, Zucker SD. Liver emergencies during pregnancy. *Gastroenterol Clin North Am*. 2003;32:1213–1227, ix.
30. Cobey FC, Salem RR. A review of liver masses in pregnancy and a proposed algorithm for their diagnosis and management. *Am J Surg*. 2004;187:181–191.
31. Cox TC, Huntington CR, Blair LJ, et al. Laparoscopic appendectomy and cholecystectomy versus open: a study in 1999 pregnant patients. *Surg Endosc*. 2016;30:593–602.
32. Sedaghat N, Cao AM, Eslick GD, et al. Laparoscopic versus open cholecystectomy in pregnancy: a systematic review and meta-analysis. *Surg Endosc*. 2017;31:673–679.
33. Date RS, Kaushal M, Ramesh A. A review of the management of gallstone disease and its complications in pregnancy. *Am J Surg*. 2008;196:599–608.
34. Graham G, Baxi L, Tharakan T. Laparoscopic cholecystectomy during pregnancy: a case series and review of the literature. *Obstet Gynecol Surv*. 1998;53:566–574.
35. Nasioudis D, Tsilimigras D, Economopoulos KP. Laparoscopic cholecystectomy during pregnancy: a systematic review of 590 patients. *Int J Surg*. 2016;27:165–175.
36. Lu EJ, Curet MJ, El-Sayed YY, et al. Medical versus surgical management of biliary tract disease in pregnancy. *Am J Surg*. 2004;188:755–759.
37. Giacobbe AM, Grasso R, Triolo O, et al. Thyroid diseases in pregnancy: a current and controversial topic on diagnosis and treatment over the past 20 years. *Arch Gynecol Obstet*. 2015;292:995–1002.
38. Mandel SJ. Thyroid disease and pregnancy. In: Cooper DS, ed. *Medical management of thyroid disease*. New York, NY: Marcel Dekker; 2001:387–418.
39. Kuy S, Roman SA, Desai R, et al. Outcomes following thyroid and parathyroid surgery in pregnant women. *Arch Surg*. 2009;144:399–406.
40. Loar 3rd PV, Sanchez-Ramos L, Kaunitz AM, et al. Maternal death caused by midgut volvulus after bariatric surgery. *Am J Obstet Gynecol*. 2005;193:1748–1749.
41. Andersson RE, Lambe M. Incidence of appendicitis during pregnancy. *Int J Epidemiol*. 2001;30:1281–1285.
42. Rollins MD, Chan KJ, Price RR. Laparoscopy for appendicitis and cholelithiasis during pregnancy: a new standard of care. *Surg Endosc*. 2004;18:237–241.
43. Mourad J, Elliott JP, Erickson L, et al. Appendicitis in pregnancy: new information that contradicts long-held clinical beliefs. *Am J Obstet Gynecol*. 2000;182:1027–1029.
44. Baer JL, Reis RA, Arens RA. Appendicitis in pregnance with changes in position an daxis of the normal appendix in pregnancy. *JAMA*. 1932;98:1359–1364.
45. McGory ML, Zingmond DS, Tillou A, et al. Negative appendectomy in pregnant women is associated with a substantial risk of fetal loss. *J Am Coll Surg*. 2007;205:534–540.
46. Freeland M, King E, Safcsak K, et al. Diagnosis of appendicitis in pregnancy. *Am J Surg*. 2009;198:753–758.
47. Herbeck M, Horbach T, Putzenlechner C, et al. Ruptured splenic artery aneurysm during pregnancy: a rare case with both maternal and fetal survival. *Am J Obstet Gynecol*. 1999;181:763–764.
48. Clark SL, Blatter DD, Jackson GM. Placement of a temporary vena cava filter during labor. *Am J Obstet Gynecol*. 2005;193:1746–1747.
49. Kawamata K, Chiba Y, Tanaka R, et al. Experience of temporary inferior vena cava filters inserted in the perinatal period to prevent pulmonary embolism in pregnant women with deep vein thrombosis. *J Vasc Surg*. 2005;41:652–656.
50. Harris SA, Velineni R, Davies AH. Inferior vena cava filters in pregnancy: a systematic review. *J Vasc Interv Radiol*. 2016;27:354–360. e358.
51. Pak LL, Reece EA, Chan L. Is adverse pregnancy outcome predictable after blunt abdominal trauma. *Am J Obstet Gynecol*. 1998;179:1140–1144.
52. Ikossi DG, Lazar AA, Morabito D, et al. Profile of mothers at risk: an analysis of injury and pregnancy loss in 1195 trauma patients. *J Am Coll Surg*. 2005;200:49–56.
53. Cusick SS, Tibbles CD. Trauma in pregnancy. *Emerg Med Clin North Am*. 2007;25:861–872, xi.
54. Mattox KL, Goetzl L. Trauma in pregnancy. *Crit Care Med*. 2005;33:S385–389.
55. Morris Jr JA, Rosenbower TJ, Jurkovich GJ, et al. Infant survival after cesarean section for trauma. *Ann Surg*. 1996;223:481–488; discussion 488–491.
56. Katz V, Balderston K, DeFreest M. Perimortem cesarean delivery: were our assumptions correct. *Am J Obstet Gynecol*. 2005;192:1916–1920.
57. Leung TK, Au HK, Lin YH, et al. Prophylactic trans-uterine embolization to reduce intraoperative blood loss for placenta percreta invading the urinary bladder. *J Obstet Gynaecol Res*. 2007;33:722–725.
58. Wang YL, Duan XH, Han XW, et al. Comparison of temporary abdominal aortic occlusion with internal iliac artery occlusion for patients with placenta accreta - a non-ran-

domised prospective study. *Vasa*. 2017;46:53–57.
59. Panici PB, Anceschi M, Borgia ML, et al. Intraoperative aorta balloon occlusion: Fertility preservation in patients with placenta previa accreta/increta. *J Matern Fetal Neonatal Med*. 2012;25:2512–2516.
60. Usman N, Noblet J, Low D, et al. Intra-aortic balloon occlusion without fluoroscopy for severe postpartum haemorrhage secondary to placenta percreta. *Int J Obstet Anesth*. 2014;23:91–93.
61. Pezy P, Flaris AN, Prat NJ, et al. Fixed-Distance model for balloon placement during fluoroscopy-free resuscitative endovascular balloon occlusion of the aorta in a civilian population. *JAMA Surg*. 2017;152:351–358.
62. Manzano-Nunez R, Escobar-Vidarte MF, Naranjo MP, et al. Expanding the field of acute care surgery: a systematic review of the use of resuscitative endovascular balloon occlusion of the aorta (REBOA) in cases of morbidly adherent placenta. *Eur J Trauma Emerg Surg*. 2018;44:519–526.
63. Wu Q, Liu Z, Zhao X, et al. Outcome of pregnancies after balloon occlusion of the infrarenal abdominal aorta during caesarean in 230 patients with placenta praevia accreta. *Cardiovasc Intervent Radiol*. 2016;39:1573–1579.
64. Davidson AJ, Russo RM, Reva VA, et al. The pitfalls of resuscitative endovascular balloon occlusion of the aorta: Risk factors and mitigation strategies. *J Trauma Acute Care Surg*. 2018;84:192–202.
65. Saito N, Matsumoto H, Yagi T, et al. Evaluation of the safety and feasibility of resuscitative endovascular balloon occlusion of the aorta. *J Trauma Acute Care Surg*. 2015;78:897–903; discussion 904.
66. Russo RM, Neff LP, Lamb CM, et al. Partial resuscitative endovascular balloon occlusion of the aorta in swine model of hemorrhagic shock. *J Am Coll Surg*. 2016;223:359–368.
67. Johnson MA, Williams TK, Ferencz SE, et al. The effect of resuscitative endovascular balloon occlusion of the aorta, partial aortic occlusion and aggressive blood transfusion on traumatic brain injury in a swine multiple injuries model. *J Trauma Acute Care Surg*. 2017;83:61–70.
68. Sovik E, Stokkeland P, Storm BS, et al. The use of aortic occlusion balloon catheter without fluoroscopy for life-threatening post-partum haemorrhage. *Acta Anaesthesiol Scand*. 2012;56:388–393.
69. Teeter WA, Matsumoto J, Idoguchi K, et al. Smaller introducer sheaths for REBOA may be associated with fewer complications. *J Trauma Acute Care Surg*. 2016;81:1039–1045.
70. Bakri YN, Amri A, Abdul Jabbar F. Tamponade-balloon for obstetrical bleeding. *Int J Gynaecol Obstet*. 2001;74:139–142.
71. Georgiou C. Balloon tamponade in the management of postpartum haemorrhage: a review. *BJOG*. 2009;116:748–757.
72. Committee Opinion No. 696: Nonobstetric surgery during pregnancy. *Obstet Gynecol*. 2017;129:777–778.
73. Laas E, Bui C, Popowski T, et al. Trends in the rate of invasive procedures after the addition of the intrauterine tamponade test to a protocol for management of severe postpartum hemorrhage. *Am J Obstet Gynecol*. 2012;207:281. e281–287.
74. Waters JH, Biscotti C, Potter PS, et al. Amniotic fluid removal during cell salvage in the cesarean section patient. *Anesthesiology*. 2000;92:1531–1536.
75. Rainaldi MP, Tazzari PL, Scagliarini G, et al. Blood salvage during caesarean section. *Br J Anaesth*. 1998;80:195–198.
76. Patel JA, Colella JJ, Esaka E, et al. Improvement in infertility and pregnancy outcomes after weight loss surgery. *Med Clin North Am*. 2007;91:515–528, xiii.
77. Sheiner E, Balaban E, Dreiher J, et al. Pregnancy outcome in patients following different types of bariatric surgeries. *Obes Surg*. 2009;19:1286–1292.
78. Hahnloser D, Pemberton JH, Wolff BG, et al. Pregnancy and delivery before and after ileal pouch-anal anastomosis for inflammatory bowel disease: Immediate and long-term consequences and outcomes. *Dis Colon Rectum*. 2004;47:1127–1135.
79. Remzi FH, Gorgun E, Bast J, et al. Vaginal delivery after ileal pouch-anal anastomosis: a word of caution. *Dis Colon Rectum*. 2005;48:1691–1699.
80. Ives A, Saunders C, Bulsara M, et al. Pregnancy after breast cancer: population based study. *BMJ*. 2007;334:194.

73 章

胎儿手术

Payam Saadai，Shinjiro Hirose，Diana L. Farmer

边宣人　陈毓凯　译　高志华　审校

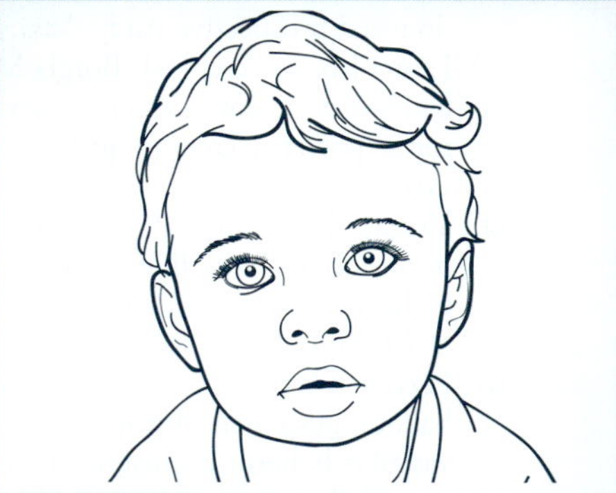

章目录

一个新的外科专业的诞生

不久前，外科医生对子宫内的人类胎儿进行手术的想法被医学界认为是激进和异端的。胎儿外科这一新兴领域的先驱者和支持者们面临着诸多障碍，其中最重要的一点是，有人指责侵犯子宫的神圣性是不道德的。然而，随着外科医生和科学家们坚持勤奋的准备、严格的大动物模型以及坦率的多学科对话，现在，距第一次人类胎儿干预已过去 30 年，胎儿手术已成为许多先天性疾病的治疗标准。

1981 年，旧金山加利福尼亚大学的迈克尔·哈里森博士对一名患有梗阻性尿路疾病的胎儿进行了第一次开放式胎儿手术干预[1]。在这一具有里程碑意义的事件发生之前，宫内手术仅限于诊断性干预，如羊膜穿刺术或有限的经皮治疗，如宫内输血治疗 Rh 血型不合胎儿成红细胞增多症[2]。哈里森博士及其团队首次成功放置了一个胎儿膀胱羊膜分流管，证明外科医生能够成功、安全地为妊娠母亲完成手术并维持妊娠。虽然第一名胎儿不幸于生后不久夭折，但第二次手术对母亲和胎儿而言都很成功，第二名患儿现在已长成一名四十多岁的年轻人。

胎儿手术的独特之处在于每次干预都有两名患者。与亲属活体供体移植类似，一名患者接受了危及生命的手术，但对自己没有任何益处。将孕妇视为“无辜受殃者”的伦理考虑很复杂，风险也很高。在胎儿外科作为一门学科的发展过程中，孕母安全一直是至关重要的。此外，孕妇在胎儿手术时和未来妊娠时的发病率是最重要的考虑因素之一，需要与对胎儿的潜在益处进行权衡。为了解决母体安全问题，在严格的动物模型中开发了胎儿手术的技术方面：打开妊娠子宫而无母体出血、保持子宫松弛、以防水方式关闭子宫切口以及限制术后早产。这门学科发展的每一步都是一个挑战，也是一个创新的机会，而真正的创新正是在开放式胎儿外科技术的发展中出现的。通过与新生儿科医生、围产期医生、放射科医生和麻醉科医生的多学科合作，与生物医学合作伙伴的创新，以及有一群聪明的外科住院医生，使开放式胎儿手术基本上没有资金支持的愿景成为了现实。在接下来的几十年里，胎儿外科技术不断发展，且其发展与其他微创手术的兴起并行，不断尝试平衡胎儿的益处与孕妇的风险。

现在胎儿手术是几种疾病的标准治疗，如晚期双胎输血综合征（twin-twin transfusion syndrome，TTTS）[3] 和某些脊髓脊膜膨出病例（myelomeningocele，MMC）[4]。随着妇女和胎儿安全性的提高和技术的发展，无疑会出现更多的适应证。

尽管迄今为止已有数千例胎儿手术，但在全球范围内鲜有与胎儿手术相关的孕母死亡[5]。这是一项显著的安全性记录，也是该领域缓慢而审慎发展的功劳。值得注意的是，胎儿外科手术的存在在很大程度上归功于许多女性的非凡勇气，她们愿意为改善她们未来孩子的预后而努力做一些新的未知的事情。

产前病理生理学因素和基本原理

胎儿手术最初的基本原理是基于这样一个概念，即子宫内简单的解剖缺陷可能导致产后生活的灾难性后果。如果一个人可以逆转或修复解剖结构，那么一旦出生，生理结构也会正常化。事实表明，这并不像最初假设的那样直截了当，因为简单的解剖修复在实践中变得更加复杂，胎儿入路和子宫关闭仍然是一个关键的障碍。胎儿手术的最初理论基础包括一个总体概念，即母体安全至关重要。最初，胎儿干预仅在致命的情况下进行，而且挽救胎儿有足够的益处可以高过母亲的手术风险。一旦胎儿入路技术标准化，就能根据每种异常的解剖结构和随后的生理学，制订开放、胎儿镜或以穿刺为基础的步骤（框 73.1）。

框 73.1　适于胎儿干预的情况

脊髓脊膜膨出（MMC）
双胎输血综合征（TTTS）
双胎动脉反向灌注（twin reversed arterial perfusion，TRAP）综合征
先天性膈疝（congenital diaphragmatic hernia，CDH）
导致水肿的肿瘤：
　骶尾部畸胎瘤（sacrococcygeal teratoma，SCT）
　先天性肺气道畸形（congenital pulmonary airway malformation，CPAM）
　颈部畸胎瘤
气道阻塞 / 先天性高位气道阻塞综合征（congenital high airway obstruction syndrome，CHAOS）
羊膜带综合征
尿路梗阻
肾发育不全
先天性心脏病
胎儿贫血

是什么导致了开放式胎儿手术的成功

多年来，开放式手术技术不断改进，其他微创手术也不断发展，以平衡对胎儿的益处和对孕妇的发病率。一种颠覆性技术——超声波——的出现引入了一种无创观察发育中的胎儿的独特方法。广泛应用胎儿超声成像描绘正常胎儿发育，随后记录异常变异。通过产前超声检查，我们了解到胎儿可能会出现的症状或并发症，有些症状或并发症会自动消失且不会产生任何不良影响，而有些发现则表明会出现更严重的发育障碍。因此，在出生前修复缺陷可能改变胎儿发育的病理生理学这一假设变得非常重要。研究胎儿干预对胎儿发育影响的工作已在许多动物模型中进行，而由于绵羊对早产和自然流产有独特的抵抗力，因此在绵羊胎儿模型中最成功[6]。该模型允许进行多次胎儿干预，既不会不惜流产，也不需要复杂的安胎。如果没有对各种动物模型（包括羔羊、啮齿动物和灵长类动物）进行严格的科学研究，向人类胚胎手术的过渡既不安全，也不会成功。

孕母体考虑因素和发病率

与大多数手术不同，根据定义，胎儿手术涉及两名患者同时接受手术。必须仔细考查孕妇和胎儿之间的风险和利益，对胎儿的利益必须证明相对于母亲的风险是合理的，因为孕妇从手术中得不到任何医疗利益。此外，孕妇必须处于合理的健康状态，才能进行胎儿手术。具体而言，对于开放式胎儿手术，孕妇应无重大合并症或手术禁忌证。胎儿手术的母体风险包括：出血、绒毛膜羊膜炎、胎盘早剥、胎膜早破（preterm premature rupture of membranes，PPROM）、早产临产和早产[7]。此外，接受开放式胎儿手术的孕妇要接受类似于经典剖宫产术的子宫切开术，而不是现代剖宫产术首选的子宫低位横切口法。由于是这种子宫切开术，接受开放式胎儿手术的妇女不仅在当前妊娠中，而且在未来的所有妊娠中，子宫裂开和子宫破裂的风险都会增加[8]。北美胎儿治疗网络（the North American Fetal Theraphy Network，NAFTNet）注册的一项回顾性研究显示，在经历过开放性 MMC 修复的后续妊娠中，子宫破裂率为 9.6%[9]。虽然这些结果与经典的剖宫产后子宫破裂率相似，但它们同样引起了胎儿外科医生的关注。由于母体风险较大，目前正在开发和研究微创胎儿镜修复 MMC 的新

技术。目前，许多中心都采用胎儿镜法进行MMC修复，胎儿镜法的唯一潜在缺点是，可能不允许对缺损进行水密闭合，也不允许采用开放手术方法[7]。是否可以改进胎儿镜技术，使胎儿的发育与开放式胎儿手术相同，这还有待观察。同样，每一项新兴的治疗创新都必须重新优化手术方法。

在胎儿外科的婴儿期，重点是首先开发进入胎儿的技术。因此，在早期，在非人类的灵长类动物中测试了标准胸腹缝合器，能够打开妊娠子宫，同时防止母体出血。然而后来发现钉的作用类似于宫内节育器，使灵长类动物不能再次妊娠。为了解决生育问题，开发了一种独特的可吸收缝合器（与Ethicon合作-未申请专利）。最近对接受过胎儿手术并随后妊娠的孕妇进行的一项调查表明，与产前手术率相比，胎儿手术后母体的生育力没有差异[10]。由于这些其他的母体考虑因素，包括接受过胎儿手术的母亲早产和分娩的比率较高，改善母亲的手术预后构成了胎儿手术标准的最佳部分，其产生的原因既有技术创新，也有医疗创新。

总体而言，胎儿手术的致命弱点一直是控制和预防早产。在解决胎儿手术后的早产问题之前，必须对照产前干预的任何潜在益处，对胎儿潜在诊断中可能增加的早产进行权衡。

按器官系统划分的胎儿手术

以下是按器官系统分类的胎儿干预活动区的介绍。读者应注意，这并不是一个详尽列出了所有可以进行产前干预的疾病过程的列表，因为这超出了本章的范围。

神经系统

脊髓脊膜膨出或脊柱裂

在美国，每天大约有4名儿童出生时就患有MMC，使其成为导致瘫痪的最常见先天性缺陷之一[11]。MMC的特征是在胚胎发育早期神经管闭合不完全，神经组织暴露，从而导致脑脊液渗漏。根据脊柱缺损的椎体水平，MMC患儿表现出广泛的终身临床后果，影响多器官系统，并可能导致终身瘫痪、肠和膀胱失禁、肌肉骨骼畸形和认知障碍[12]。神经管闭合不完全的最直接产后后果是后脑疝出（Arnold-Chiari Ⅱ畸形）和由此引起的脑积水。脑室腹腔分流术出现之前，脑积水是这些患儿死亡的主要原因。即便如此，分流功能不良和感染可能导致未来多次手术修正。

产前手术的基本原理 MMC的广泛神经功能缺陷可以用损伤的“两击假说”来解释。这一概念将第一次“打击”解释为神经基板本身的胚胎异常，导致脊髓开放。这被认为是由多种复杂的遗传和环境因素引起的。此外，脊柱缺损的脑脊液漏会导致后脑疝出和脑积水。第二次“打击”是由于子宫壁的机械损伤以及羊水毒性的化学损伤对暴露的神经元造成的获得性损伤[13]。这一假设得到了患有MMC的胎儿的产前检查结果的支持，在连续超声检查中发现这些胎儿的远端神经功能恶化[14]。从逻辑上讲，MMC的理想治疗是防止第一次打击的发生。为了实现适当的神经发育，众所周知的是补充叶酸，以防止神经管缺陷，现已作为孕期常规孕前维生素服用。然而，补充叶酸并不能完全消除脊柱裂的发生，儿童出生时仍会有这种毁灭性缺陷，这很可能是其他因素造成的。因此，MMC的显著持续终生病态，激励外科医生在婴儿出生前能闭合脊髓缺损，以保护神经元件免受继发性损伤。

MMC的开放式胎儿修复和MOMS试验 目前MMC的胎儿修复包括母体剖腹手术、子宫切开术和脊柱缺损水密闭合术。修复的目标在妊娠中期，这足够晚，以允许技术进行产前修复；但也足够早，以减轻第二次子宫内打击造成的损害。早期报告将胎儿修复与历史产后对照进行了比较，发现后脑疝发生逆转，胎儿修复术减少了脑室-腹腔分流术的需要。尽管这些初步结果有希望，但进一步的单个机构研究显示，这些患儿产前治疗的神经功能预后喜忧参半。由于对患儿的益处尚不清楚，对孕妇的潜在实质性风险却很大，因此需要进行更严格的研究来证明胎儿手术比产后修复更有效。

2003年，加利福尼亚大学、旧金山、费城儿童医院、范德堡大学和乔治华盛顿大学与美国国立卫生研究院合作进行了一项随机对照研究，比较了胎儿与出生后MMC修复结果。这项具有里程碑意义的研究，即脊髓脊膜膨出管理（management of myelomeningocele，MOMS）[4]，根据严格的纳入和排除标准，随机将患者分为开放式胎儿MMC修复或产后修复（表73.1）。试验表明，通过改善远端神经功能、减少后脑疝和脑脊液分流的需要，产前关闭缺损确实改善了与脊柱裂相关的发病率。事实上，该研究证明产前修复比产后修复更有效，因此安全监测委员会在纳入了183名患儿时，停止了原本要纳入200名患儿的计划目标。

MOMS 试验的主要不良结局是胎儿或新生儿死亡，或在 12 个月大时需要进行脑室腹腔分流术。两组均无母体死亡，有 2 例围产期死亡。产前和产后手术组 12 个月龄时脑室腹腔分流的需要率分别为 68% 和 98%（$P < 0.001$）。产前组实际分流放置率为 40%，产后组为 82%（$P < 0.001$）。此外，MOMS 试验报告产前手术组在 30 个月大时有显著的功能性和神经性的改善（$P = 0.007$）。产前手术组在事后分析中有许多其他益处。最显著的变化包括产前手术组在无器械或矫形器的情况下行走能力提高（42% *vs.* 21%，$P = 0.01$），产前手术组在第 12 个月时后脑疝出减少（64% *vs.* 96%，$P < 0.001$）。此外，尽管产前手术组的解剖损伤程度更严重，但与产后手术组相比，该组的运动功能有所改善。与产前手术相关的显著母体发病率包括子宫裂开、羊水过少、胎盘早剥、自发性胎膜破裂和绒毛膜羊膜分离。研究人员继续通过评估产前手术对运动和神经发育以及肠和膀胱节制的持久影响，跟踪这些儿童的长期预后。

总之，产前修复 MMC 有助于改善患儿的预后，降低后脑疝，提高运动能力。MOMS 试验的结果是胎儿手术临床成功的最重要里程碑之一，因为它证明了治疗非致死性疾病的有效性。将继续进一步研究和改进技术，以最大限度地降低对胎儿和孕妇的风险，并进一步改善胎儿修复的神经系统结局。

骶尾部畸胎瘤

骶尾部畸胎瘤（sacrococcygeal teratoma，SCT）是最常见的先天性肿瘤之一，估计发病率为 1∶35 000[15]。SCT 患儿的长期预后通常良好。然而，产前发现的 SCT 相对于胎儿而言可以生长到巨大的尺寸，并可通过血管分流导致高输出量心力衰竭和非免疫性水肿。由于水肿的发展，产前鉴定的 SCT 死亡率接近 50%[16]。此外，SCT 可在体内或体外出血，导致胎儿贫血、低血容量和胎儿宫内死亡。巨大 SCT 的其他胎儿并发症有早产和难产。创伤性分娩可能导致肿瘤破裂、出血和新生儿死亡。

产前治疗的基本原理 SCT 较大的胎儿死亡风险较高，尤其是与非免疫性胎儿水肿相关的情况。在这组选定的 SCT 胎儿中，胎儿干预措施包括开放式胎儿手术切除、射频消融和子宫外产时治疗（ex uterointrapartum treatment，EXIT）- 切除畸胎瘤。胎儿干预的结果喜忧参半，存活率在 38% ～ 75%[17-18]。

表 73.1 脊髓脊膜膨出治疗研究的完全纳入和排除标准[4]

纳入标准	排除标准
1. 单胎妊娠	1. 非美国居民
2. T1 ～ S1 间 MMC 病变伴后脑疝	2. 胰岛素依赖型妊娠期糖尿病
3. 正常核型	3. 与 MMC 无关的胎儿畸形
4. 孕母年龄 18 岁或以上	4. 胎儿脊柱后凸 30° 或以上
5. 随机分配时的孕周为 19.0 ～ 25.9 周	5. 目前或计划进行环扎术或记录在案的宫颈机能不全病史
	6. 早产风险（宫颈缩短）
	7. 胎盘早剥或前置胎盘
	8. BMI ≥ 35
	9. 妊娠 37 周前的既往自然分娩
	10. 母体-胎儿 Rh 同种免疫、Kell 致敏或新生儿同种免疫性血小板减少症
	11. 母体 HIV 或乙型肝炎状态呈阳性
	12. 已知乙型肝炎阳性
	13. 子宫异常，例如大的或多个纤维瘤或米勒管异常
	14. 其他母体疾病，属于手术或全身麻醉禁忌证
	15. 患者没有支持人员
	16. 无法遵守出行和随访要求
	17. 患者不符合处理试验含有的其他心理社会标准
	18. 参与另一项影响孕母体和胎儿发病率和死亡率的干预研究，或参与本次既往妊娠试验
	19. 母体高血压，这会增加先兆子痫或早产的风险

Adapted from Adzick NS，Thom EA，Spong CY，et al. A randomized trial of prenatal versus postnatal repair of myelomeningocele. N Engl J Med. 2011；364：993-1004.

BMI：体重指数；HIV：人类免疫缺陷病毒；MMC：脊髓脊膜膨出。

未接受胎儿干预的水肿性 SCT 患儿的存活率可能低于 10%。胎儿 SCT 切除最常见的方法是母体子宫切开术，同时切除或缩小肿瘤。分娩前可能需要对大的囊性 SCT 进行减压，以防止难产或便于剖宫产。使用射频消融或激光凝固等经皮凝固技术减少血管分流，以缩小肿瘤，是开放式切除术的微创替代方法，已有成功报道。然而，由于邻近结构的损伤，在幸存者中观察到了长期并发症，这需要更好地了解这些技术在 SCT 中的应用。

颈部 / 胸部

颈部畸胎瘤

胎儿颈部肿块在产前超声检查中很容易识别，可导致产前气管和食管受压[19]。这种梗阻可导致羊水过多、早产、颅面缺损和颅神经损伤[20]。严重血管病变可导致宫内心力衰竭伴非免疫性胎儿水肿。大多数胎儿颈部肿块由颈部畸胎瘤、淋巴管畸形（囊性水瘤）或其他血管畸形组成[19]。颈部肿块很少包括胸腺囊肿或先天性神经母细胞瘤。

一旦通过超声确认颈部肿块的存在，胎儿磁共振成像（magnetic resonance imaging，MRI）能更好地描述肿块的特征，特别是区分淋巴病变和畸胎瘤。这种区别很重要，因为颈部畸胎瘤或羊水过多会增加气道并发症的风险，对这类妊娠需要密切监测。此外，由于存在难产的风险，大的肿块引起颈部延长的胎儿需要通过剖宫产分娩。如果在妊娠 30 周前出现胎儿水肿，可考虑开放式胎儿切除术，因为梗阻性颈部肿块对胎儿构成重大风险，约有 20% 的宫内胎儿死亡风险[20]。分娩后，立即确保气道安全是最重要的。如果不能足够快地完成，新生儿可能会因气道受损而立即死亡。

子宫外产时治疗程序

EXIT 手术用于在胎儿完全分娩前立即稳定气道[21]。在子宫外开放呼吸道程序中，将子宫暴露出来，并进行子宫切开术以暴露胎儿的头部和颈部。直接喉镜检查可用于气管插管。如果喉镜检查不成功，建立气道的方法可以升级为支气管镜检查或气管造口术。对于大的囊性病变，囊肿减压可通过缓解气道压迫促进气道的建立。当仍无法建立气道时，可能需要在子宫-胎盘循环下切除肿块。这种子宫外产时处理程序称为子宫外产时处理-切除术。一旦肿块被切除并建立了气道，脐带被分离，婴儿就被完全分娩了。

认识到 EXIT 手术并不是剖宫产至关重要。与剖宫产术相反，EXIT 手术中需要深度硬膜外麻醉以维持完全的子宫松弛并保持子宫-胎盘循环，从而避免胎儿从胎儿循环提前过渡到新生儿循环。在剖宫产术中，子宫收缩是理想的，因为它可以止血；在 EXIT 手术中，子宫收缩对胎儿有害，使母亲面临更大的出血风险。

先天性肺部病变

各种病理性肺部病变统称为先天性肺部病变。这些疾病的范围从相对较小的无症状肺囊肿到可导致胎儿死亡的较大肺肿块[22]。最常见的先天性肺部病变包括先天性肺气道畸形、支气管肺隔离症和先天性肺叶气肿。胎儿死亡几乎总是由于非免疫性水肿的发展而导致。与骶尾部和颈部畸胎瘤一样，非免疫性水肿的发生是胎儿或产后结局不佳的有力指标。胎儿超声心动图异常表现可定义为心输出量增加或减少、心室肥大、心房或心室扩张、心脏增大、显著的瓣膜反流或舒张功能障碍。胎盘肥大（厚度＞ 5 cm）也可能是胎儿即将死亡的指标。

对先天性肺部病变的胎儿干预没有绝对的标准。一般而言，胎儿治疗仅适用于胎儿死亡风险高或出生时可能出现严重呼吸窘迫的最严重病例。较小的病变或无症状的较大病变（无水肿）可通过超声安全追踪。

胎儿管理 部分先天性肺部病变在母体使用类固醇药物后表现为水肿迅速消退和逆转[23]。其作用机制被认为与改善胎儿肺部发育有关。有症状的大的囊性病变可采用微创胎儿引流。超声引导下囊肿抽吸术和胸羊膜分流术均已成功应用于先天性肺部病变的治疗。囊肿抽吸术可快速缩小病变体积，但通常仅是暂时的解决方案，因为液体反应性积聚很常见。使用胸羊膜分流术可以逆转大的囊性疾病患儿的积液（图 73.1）[24]。不幸的是，放置后分流管脱位很常见，如果有持续胎儿窘迫的迹象，可能需要重复手术。

先天性肺部病变的开放式胎儿手术 开放式胎儿手术很少用于胎儿即将死亡的某些先天性肺部病变。在妊娠 30 周以上的患儿中，EXIT 或 EXIT- 切除可提供从胎儿到产后生活的更稳定过渡。值得注意的是，在分娩和正压通气后，先天性肺肿块可能增大，导致心脏压迫加重与心血管衰竭。

先天性膈疝

先天性膈疝（congenital diaphragmatic hernia，

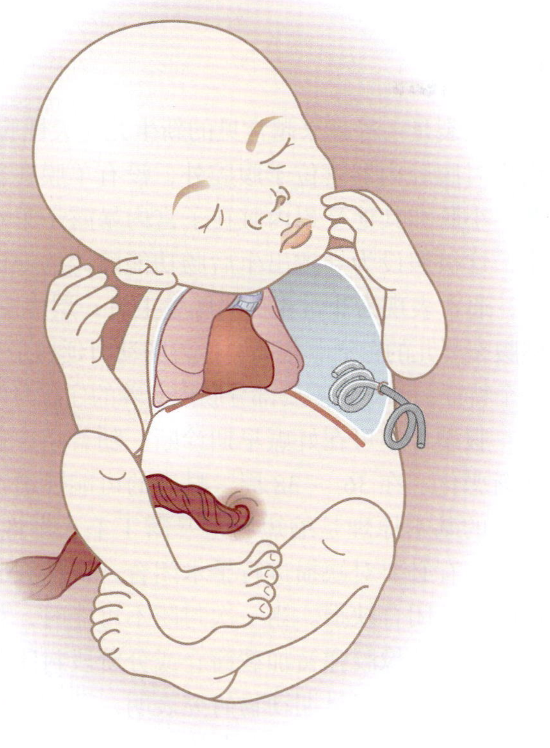

图 73.1 胸羊膜腔分流术

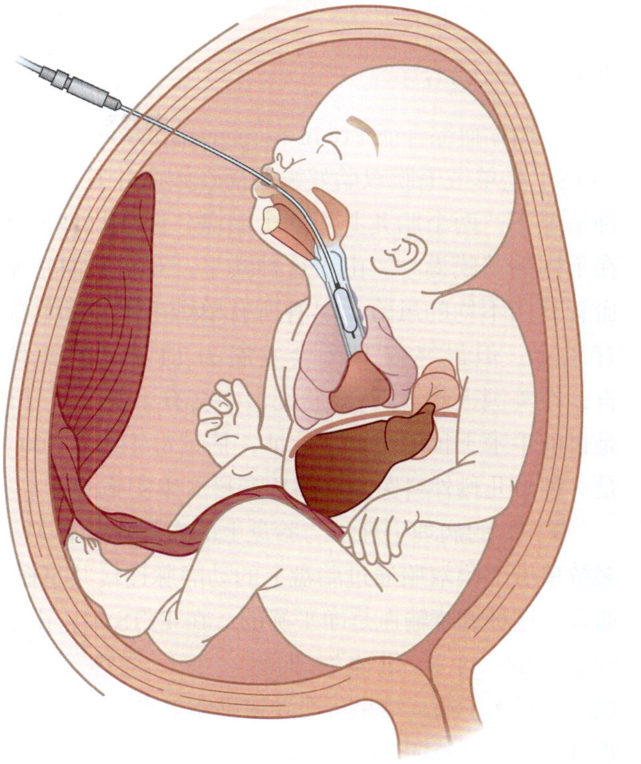

图 73.2 气管球囊

CDH）是一种相对常见的先天性病变，估计存活率为 70% ～ 80%[25]。CDH 是由膈肌的标志性缺陷诊断的，可导致继发于肺发育不全和肺动脉高压的新生儿死亡。与 MMC 和 SCC 这两种最为常见的孤立性缺陷不同，CDH 可伴有多种异常，包括先天性心脏病和染色体异常。这种联系导致了这种疾病的高死亡率。

1990 年首次报道了修复膈肌缺损的胎儿手术[26]。对开放式胎儿手术进行进一步评估的研究结果喜忧参半[27]。似乎有最严重缺陷的胎儿从产前干预中受益最大，但并没有在产前手术中存活下来。这被认为是由于胸部到腹部肝疝急性缩小引起脉管系统扭结所致。

开放式胎儿修复术已被放弃，取而代之的是气管闭塞（图 73.2）[28]。当胎儿气管闭塞时，正常情况下由胎儿肺实质生成的液体会积聚并导致肺增生。由于肺发育不全在 CDH 相关的发病率和死亡率中占很大比例，因此认为气管阻塞可改善部分 CDH 患儿的肺发育不全。在动物研究中取得一系列令人鼓舞的发现后，在美国开始了一项胎儿气管阻塞的前瞻性随机试验，但未发现存活益处[29]。胎儿气管阻塞在欧洲已得到更大的发展，而在美国的临床试验正在进行中。

心脏

先天性心脏病

胎儿干预治疗先天性心脏病是胎儿外科中一个相对较新且不断发展的领域。因为胎儿心输出量主要依赖于通过胎盘的母体循环，而不是胎儿自身的内在循环，因此产前干预的目的是增加出生后实现双心室循环的机会，并改善死亡率高的严重心脏病变的进展。希望早期抢救心室功能和肺循环将改善产后结局。迄今为止，胎儿心脏干预的成功受到以下因素的限制：符合条件的患儿数量相对较少，符合条件的患儿转诊至专门的胎儿心脏中心较晚，以及缺乏具备必要技术专长的医疗服务提供者[30]。

胎儿心脏干预目前仅限于微创手术，以解决三种形式的先天性心脏病：严重主动脉瓣狭窄伴进行性心脏发育不良综合征、室间隔完整的肺动脉瓣闭锁和右心发育不良综合征，以及左心发育不全伴完整或高度限制性主动脉间隔综合征[31]。宫内球囊瓣膜成形术和房间隔成形术是最常见的手术。尽管越来越多的患儿实现了双心室循环，但尚未证明最严重病变的长期生存率有显著改善。开放式胎儿心脏干预目前仅限于实验动物模型。

双胎输血综合征

双胎输血综合征（twin-twin transfusion syndrome，TTTS）是单绒毛膜双胎妊娠的潜在致命并发症。在这种情况下，两个胎儿共用一个胎盘，但在物理上隔离在不同的羊膜囊中。由于这种共享，双胞胎面临胎盘血管利用不均的风险。尽管所有单绒毛膜双胎妊娠都有风险，但最终仅 10% 会发展为 TTTS[3]。总体而言，在美国大约 50 例双胎妊娠中会有 1 例[32]。TTTS 是目前手术干预的主要适应证，估计每年约有 500 例，是一种由儿科外科医生和高危产科医生实施的手术。

TTTS 的病理生理学与胎盘上的血管吻合有关。大多数单绒毛膜双胎通过胎盘上的动静脉连接共享血流。通常，这种缠绕输血是净平衡的。在 TTTS 中，由于双胞胎中的一个（“供体”）向另一个（“受体”）供血，供血变得不平衡。结果可能导致供体羊水过少，受体羊水过多。更具破坏性的是，这可能导致生长不协调、心力衰竭、水肿和一个或两个双胞胎死亡。

TTTS 胎儿干预是一种微创手术，通过孕妇和子宫引入胎儿镜（图 73.3）。使用激光消融共享胎盘上的异常交通血管。胎儿激光消融可在妊娠 16 ～ 26 周进行。晚期 TTTS 进行的激光消融随机对照试验显示，尽管胎膜早破和早产的风险增加，但双胞胎中至少一个存活的可能性显著增加（50% ～ 75%），神经并发症减少[33]。

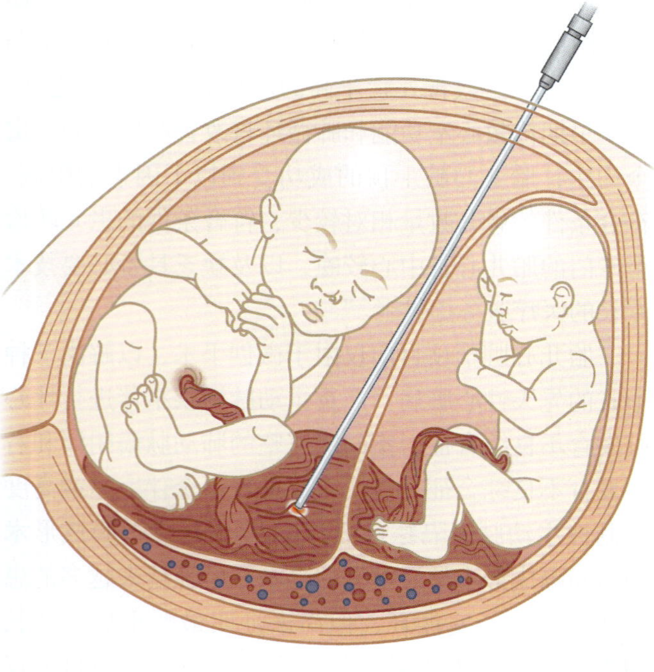

图 73.3 激光消融术

腹部

腹裂

腹裂是一种越来越常见的新生儿先天性腹部缺陷，出生时腹腔内器官位于腹腔外，没有羊膜囊覆盖。因此，小肠和其他受累内脏在子宫内暴露于羊水和创伤中，这被假设为导致出生后肠功能障碍的原因。出生后，通常表现为非常粗糙的肠壁上有一层厚皮[34]。虽然腹裂婴儿的存活率很高，但胃肠动力延迟是该疾病的一个特征，并导致需要部分肠内营养的住院时间延长。

腹裂最早可在妊娠早期诊断。随着超声检查结果逐渐恶化，在 36 ～ 38 周，早产的可能性增加。早期分娩的基本原理是缩短肠道暴露于羊水毒性的时间。因此，有必要对缺损进行手术闭合，包括腹腔内脏放回腹腔并闭合缺损。当一次封闭不可能时，替代方法包括使用硅橡胶弹簧加载筒仓或分阶段封闭。目前没有宫内干预，但早期动物研究表明，子宫内手术干预在腹裂的胎羊模型中是安全的[35]。

腹裂是导致儿童短肠综合征和肠道移植的主要原因之一。胎儿干预的理论目标是尽量减少这些后果。不幸的是，大多数通过产前标志物预测结局的尝试都未能确定哪些患儿是产后发病的高危人群。迄今为止，胎儿干预对腹裂的治疗仍然局限于实验模型。

泌尿生殖器

下尿路梗阻

自胎儿外科手术起源以来，人们就对胎儿下尿路减压进行了研究，这是最早尝试人类干预的疾病之一。胎儿干预的基本原理是产前尿路梗阻可导致肾发育不良，羊水量不足可导致肺发育不良。这些潜在的致命后果通过出生前的尿路减压得到改善[36]。由于大多数患有尿路梗阻的胎儿不需要干预，因此，彻底了解未经治疗的胎儿尿路梗阻的自然史对于选择合适的患者至关重要。

胎儿干预的目标是恢复羊水，防止肺发育不全的发生。目前尚不清楚可以预防或恢复多少肾功能。连续羊水输注是增加羊水的方法之一，但其风险大，难以长期维持。可在超声引导下，通过经皮放置的膀胱腹腔分流管进行膀胱减压。这反过来又通过将胎儿尿液从梗阻处引流到羊膜腔来增加羊水量。也有报告称，胎儿膀胱镜下消融后尿道瓣膜可潜在恢复正常的胎儿膀胱充盈和排空[37]。

胎儿医学和外科的新疗法和未来方向

虽然过去的胎儿外科手术在一个全新的医学领域取得了非凡的进展，但未来的前景最为光明。从发现成人疾病的胎儿起源，到不断增加的胎儿基因和干细胞治疗应用，或诱导对未来移植的耐受性，胎儿医学和外科手术的前景非同寻常，并为年轻科学家带来了一生的研究希望。随着胎儿外科手术的发展，探索宫内干预技术的可行性和病理生理学基础的有前景的动物研究正在进行中。

子宫内干细胞移植

人们可以认为，胎儿是再生疗法的理想目标，因为固有的再生环境是胎儿的自然状况，也是干细胞的理想来源，胎儿细胞具有可塑性和分化能力的特征，通常优于成人干细胞[38]。历史上使用最广泛的干细胞是骨髓来源的造血干细胞（bone marrow-derived hematopoietic stem cell，BM-HSC）。HSC 能够移植并具有分化为血细胞的潜力，使其具有在产前治疗血红蛋白病的独特潜力，而这种病在历史上一直依赖于出生后骨髓移植。干细胞领域最近已向间充质干细胞（mesenchymal stem cell，MSC）转移，因为它们具有三系分化潜能，能够分化为成脂肪、成软骨和成骨谱系[39]。此外，已知 MSC 通过旁分泌机制显示免疫调节能力，而无需移植和分化，因此可用于其他器官系统。最重要的是，尽管 MSC 主要来源于成人骨髓，但胎儿来源的 MSC 越来越多，如羊水和胎盘来源的 MSC[34, 38]。HSC 和 MSC 正作为治疗方法应用于血红蛋白病、先天性骨骼畸形，甚至其他发育缺陷（如腹裂）的治疗。

BM-HSC 可能有治愈血红蛋白病的潜力，如镰状细胞病（sickle cell disease，SCD）和地中海贫血（thalassemia，Thal）。SCD 和 Thal 是由单基因缺陷引起的血红蛋白病，会导致危及生命的贫血[40]。目前的治疗金标准是在清髓性调理后进行出生后人类白细胞抗原（human leukocyte antigen，HLA）匹配的骨髓供体移植。然而，目前 Thal 和 SCD 治疗受到可用匹配供体数量的限制。此后的研究表明，子宫内造血细胞移植（in utero hematopoietic cell transplantation，IUHCT）作为一种不需要免疫抑制的非清髓方法，提供了一种治疗方法，并且允许混合异基因嵌合体形成供体特异性耐受。这种方法利用胎儿不成熟的免疫系统，诱导胎儿嵌合体。随后，第二次出生后同一供体的“增强”骨髓移植可实现高水平的植入，并因此实现供体血红蛋白表达，纠正 SCD 和 Thal 的表型[41]。增强策略作为产后治疗是可行的，因为胎儿已经从子宫内 IUHCT 中获得了与供体相容的嵌合体，因此将接受产后骨标记移植，无排斥反应。这种治疗有效地扩大了符合条件的移植人群。或者，胎儿与孕妇是嵌合的，因此母体至胎儿干细胞移植可能比任何其他供体的移植更能改善结局。研究表明，在胎犬模型中，高剂量的母体供体 HSC 可以产生更高水平的嵌合体，随后来自同一母体供体的肾移植未显示排斥迹象。此外，在大型动物模型中获得成功后，一项正在进行的Ⅰ期临床试验正在接受 Thal 患儿，旨在证明产前 IUHCT 在人类 Thal 患者中的安全性和有效性（NCT02986698）。简言之，胎儿将通过脐静脉接受母体 BM-HSC 的移植。研究者对由此产生的出生后嵌合体水平感兴趣，该水平将作为继续此类临床试验的决定性因素。因此，成人 HSC 有可能治愈血红蛋白病，并很可能在未来几年成为当前的治疗标准。

由于 MSC 已显示出三系分化潜能，它们可能被证明是治疗先天性骨骼发育问题甚至骨骼缺损等疾病的理想选择。成骨不全症是一种异质性的先天性骨骼疾病，其特征是Ⅰ型胶原生成基因缺陷，主要导致骨骼发育异常和疼痛性骨折，可在子宫内开始发生。胎儿处于骨骼快速发育状态，免疫系统尚未发育，为 MSC 治疗提供了理想的环境。在小鼠模型中，将孕早期胎儿 MSC 用作成骨不全症的异体治疗，其中 MSC 移植被证明是安全的，治疗改善了骨强度、长度、皮质厚度，并导致骨折发生率降低了 2/3[42]。此外，两名人类患儿接受了产前和产后静脉注射相同供体胎儿 MSC。发现其中 1 名患儿每年骨折约一次，直至 8 岁，此时患儿接受了额外的同供体细胞产后输注。在接下来的两年中，发现患儿没有新的骨折，并且能够开始舞蹈课程并参加曲棍球和体操[4]。因此，与目前用于成骨不全症治疗的双膦酸盐和其他方法相比，MSC 治疗可能被证明是更好的治疗选择。

众所周知，MSC 除了具有三系分化潜力外，还具有其他能力。胎儿 MSC 已显示出独特的伤口愈合能力，这可能使其成为通过经羊水干细胞治疗（TRASCET）腹裂等其他出生缺陷的理想选择。在腹裂啮齿动物模型中，羊膜内注射浓缩剂量的胎儿骨髓间充质干细胞可减少肠道损伤。其基本原理是，增加羊水中已经存在的羊水胎儿 MSC 数量会增加子宫内的正常活动[34]。一旦婴儿出生，他/她可以接受产后手术，以封闭腹部内脏并闭合缺损。该方法利用羊水的双重功能，利用胎儿环境。羊水因其固有的毒性对肠道造成损害，但也因其自身的干细胞参与愈合过程。通过向羊水中注入较高剂量的扩增干细胞，羊水的伤口愈合方面可战胜其固有的毒性。

胎儿组织工程

组织工程方法通常结合使用基质和干细胞，旨在再生缺失或畸形的结构器官。MMC 是脊柱裂中最严重的一种，目前已有多种组织工程方法用于治疗 MMC。MMC 不仅是一种神经系统疾病，而且是一种复杂的疾病，其上覆的骨骼和结缔组织发生显著变形。因此，完全恢复神经功能的方法必须同时解决神经功能恢复和组织覆盖问题。一种可能的治疗方法是应用干细胞保护神经元，并结合支架提供组织覆盖。MMC 治疗中最有希望的干细胞类型是来自胎盘（placenta MSC，PMSC）的早期妊娠间充质干细胞，与其他类型的间充质干细胞相比，PMSC 显示出显著的免疫调节特性和神经保护能力。迄今为止的临床前研究表明，在胎羊 MMC 模型中，PMSC 可恢复运动功能（图 73.4）[44]。

虽然 PMSC 细胞外基质（PMSC-extracellular matrix，PMSC-ECM）支架有可能挽救出生时的行走功能，但缺少的上覆脊柱仍可能导致出生后损伤，从而损害出生后的运动功能。因此，植入 PMSC 的骨支架可能是未来更全面的治疗方法。其基本原理是，一旦 PMSC-ECM 贴片恢复了运动功能，骨支架上的 PMSC 可能会促进组织和骨覆盖形成。目前的研究正着眼于开发各种骨支架，例如聚合物-陶瓷复合材料，如植入 MSC 的羟基磷灰石-聚丙交酯-乙交酯[45]。

MMC 的替代治疗探索了其他组织工程方法。其中一项研究设计了一种以明胶为基础的海绵，使成纤维细胞生长因子能够持续释放，从而增强血管生成，并在胎羊模型中诱导胚胎干细胞在 MMC 缺损上再生一个组织层[46]。这种组织工程技术是为增强正常胎儿发育过程所做工作的一个极好的例子。

子宫内基因治疗

子宫内基因治疗通过利用胎儿的正常发育特性来纠正危及生命的异常，从而协调结果。大多数基因治疗临床试验集中于遗传性单基因疾病。治疗大多数单基因疾病涉及通过产前转移功能正常的基因代替缺陷基因来纠正疾病。一项研究通过评估长期转基因表达来评估血友病 B 灵长类动物模型中单个宫内基因转移（intrauterine gene transfer，IUGT）的潜力。研究的结论是，通过腺相关载体-人因子Ⅸ（AAV-IUGT）进行妊娠晚期基因转移是安全有效的[47]。但是，在添加的功能性基因不足以纠正表型的情况下，基因编辑工

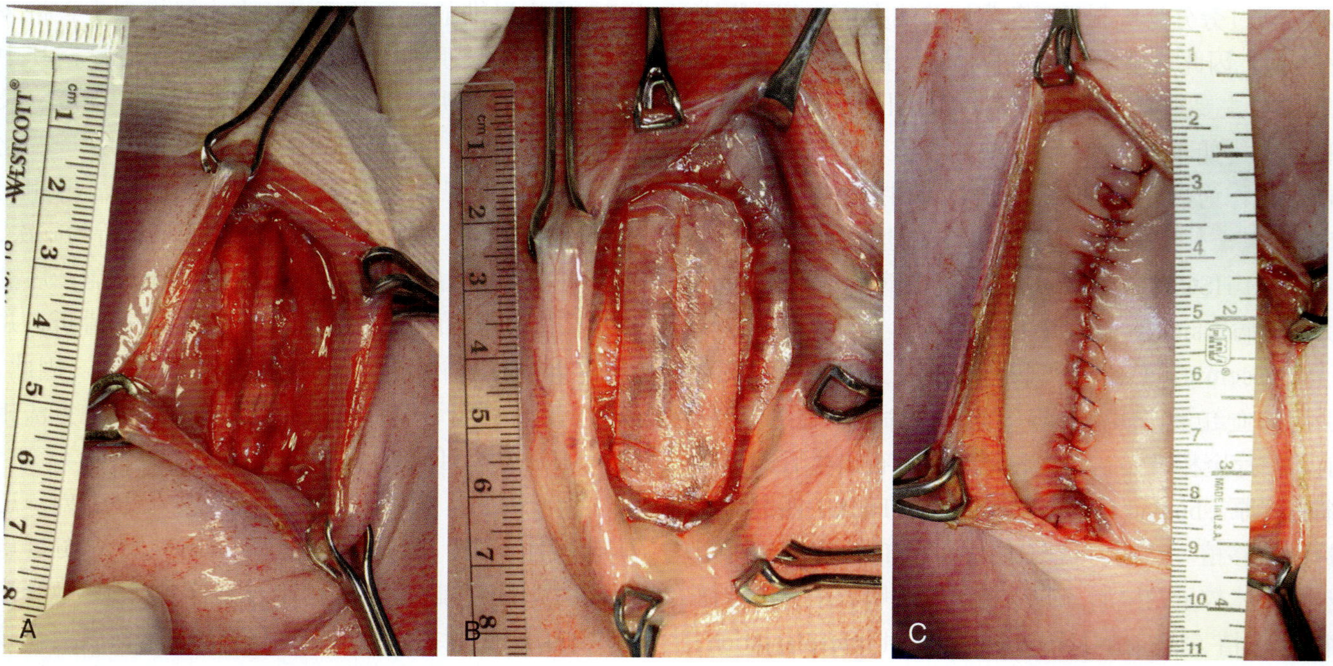

图 73.4 子宫内 MMC 的 PMSC-ECM 应用——代表性图像。（**A**）胎羊模型中的 MMC 缺陷；（**B**）修复手术中使用的 PMSC-ECM 贴片；（**C**）整体修复的关闭。MMC：脊髓脊膜膨出；PMSC-ECM：胎盘间充质干细胞-细胞外基质

具可能会变得更加突出。CRISPR-Cas9 技术是一种基因编辑工具，在单基因疾病的治疗纠正方面显示出巨大的潜力。在胎儿发育期间，羊膜内递送基因编辑试剂显示可在胎鼠模型中导致肺上皮细胞的特异性基因编辑，从而纠正肺部疾病[48]。这些结果显示了基因编辑疗法在恢复肺功能和治疗遗传性疾病（如囊性纤维化）方面的潜力。产前基因编辑可能是有益的，因为它能有效地将胎儿从其他致死性疾病中解救出来。然而，鉴于孕妇是“旁观者”，必须优化注射技术和基因编辑递送载体，以避免直接影响孕妇。

人工胎盘

胎儿医学的另一个非凡进步是开发了一种体外机制，以用于在自然子宫外继续妊娠[49-50]。婴儿死亡的主要原因是极度早产。胎儿医学的进步使得胎儿存活极限低至妊娠 22 或 23 周。然而，这些患儿出生时就有严重的并发症，呼吸系统问题占大多数，因为肺部发育不全。一组研究人员设计了一种“生物袋”，作为早产儿在培养箱中使用呼吸机的替代方案。生物袋有三个主要方面：一个无泵动静脉回路，胎儿心脏在其中驱动血液流动；一个封闭的液体环境，可持续进行液体交换，使肺部保持液体充盈状态，以便正常发育；以及一个脐带血管通路。胎儿羔羊在该设备上的生理支持时间长达 4 周。尽管取得了非凡的结果，但仍有几个问题有待解决，如天然羊水的重要性，这是当前研究的主题。此外，该技术旨在改善妊娠 22 ～ 23 周的极早产儿的结局，而不是进一步扩大生存能力的限度。在胎盘功能不全、产前手术后早产的情况下，体外胎盘被证明可能很重要，甚至对接受干细胞或基因治疗的婴儿也很重要；其基本原理是通过在干细胞和基因治疗的这些实例中隔离胎儿，对母体的接触将大大减少。最后，这一显著进展尚未达到临床试验水平，但可能证明可显著改善极早产儿的生活质量。

随着母体安全性特征的持续改善，胎儿治疗的适应证可能会扩展。曾经只适用于致死性胎儿缺陷的技术现在已应用于非致死性缺陷，如脊柱裂，对受累胎儿具有强大优势。胎儿疗法治疗其他非致死性疾病成为临床现实只是时间问题。

致谢

作者感谢 Alexandra M. Iavorovschi 在完成本章时所做的文献研究和编辑帮助，感谢陈淑桦博士为本章提供插图。

主要参考文献

Adzick NS, Thom EA, Spong CY, et al. A randomized trial of prenatal versus postnatal repair of myelomeningocele. N Engl J Med. 2011; 364: 993–1004.

比较出生前和出生后脊髓脊膜膨出修复的里程碑式研究。这项试验的结果是胎儿手术临床成功的最重要里程碑之一，因为它证明了产前治疗非致死性疾病的安全性和有效性。

Alapati D, Zacharias WJ, Hartman HA, et al. In utero gene editing for monogenic lung disease. Sci Transl Med. 2019; 11: eaav8375.

研究表明，在胎儿发育过程中羊膜内输送基因编辑试剂（CRISP-Cas9）可导致胎鼠模型中肺上皮细胞的特异性基因编辑，从而纠正肺部疾病。这篇文章展示了基因编辑方面的进展，因为他展示了产前基因治疗在具有人类突变的小鼠模型中治愈致命肺部疾病的可行性。

Golbus MS, Harrison MR, Filly RA, et al. In utero treatment of urinary tract obstruction. Am J Obstet Gynecol. 1982; 142: 383–388.

说明宫内干预治疗先天性异常的安全性和可行性的原始研究。

Heffez DS, Aryanpur J, Hutchins GM, et al. The paralysis associated with myelomeningocele: Clinical and experimental data implicating a preventable spinal cord injury. Neurosurgery. 1990; 26: 987–992.

本研究首次假设与脊膜膨出相关的瘫痪是由于最初的先天缺陷以及脊髓在子宫内承受的后天性化学和机械损伤所致。这一双击假说是在手术造成的大鼠闭合不全模型中进行研究的，并支持了胎儿手术治疗脊髓脊膜膨出的基本原理。

Meuli M，Meuli-Simmen C，Hutchins GM，et al. In utero surgery rescues neurological function at birth in sheep with spina bifida. Nat Med. 1995；1：342-347.

本研究在一种大型动物模型——胎羊脊柱裂模型中为脊柱裂的两次击中假说提供了进一步的证据。该研究还表明，胎羊允许对胎儿进行多次干预，因此一定会对早产产生抵抗力。

Partridge EA，Davey MG，Hornick MA，et al. An extra-uterine system to physiologically support the extreme premature lamb. Nat Commun. 2017；8：15112.

这篇里程碑式的文章展示了通过允许极早产儿在体外人造子宫内延长妊娠期来改善其结局的可能性。研究表明，胎儿羔羊在这个系统中维持了四周，一旦出生，就能够全面发挥正常功能。

Reoma JL，Rojas A，Kim AC，et al. Development of an artificial placenta I：Pumpless arterio-venous extracorporeal life support in a neonatal sheep model. J Pediatr Surg. 2009；44：53-59.

这篇里程碑式的文章描述了无泵动静脉体外生命支持电路的开发。在新生儿羔羊模型中，该装置能够维持胎儿循环长达 4 小时。

Wang A，Brown EG，Lankford L，et al. Placental mesenchymal stromal cells rescue ambulation in ovine myelomeningocele. Stem Cells Transl Med. 2015；4：659-669.

这项里程碑式的研究表明，胎盘源性间充质干细胞（PMCs）可以挽救脊髓脊膜膨出大动物模型的运动功能。骨髓间充质干细胞具有神经保护作用，与未经治疗的动物相比，经治疗的羔羊改善了运动功能。

参考文献

1. Golbus MS, Harrison MR, Filly RA, et al. In utero treatment of urinary tract obstruction. *Am J Obstet Gynecol.* 1982;142:383–388.
2. Longaker MT, Golbus MS, Filly RA, et al. Maternal outcome after open fetal surgery. A review of the first 17 human cases. *JAMA.* 1991;265:737–741.
3. Simpson LL. Twin-twin transfusion syndrome. *Am J Obstet Gynecol.* 2013;208:3–18.
4. Adzick NS, Thom EA, Spong CY, et al. A randomized trial of prenatal versus postnatal repair of myelomeningocele. *N Engl J Med.* 2011;364:993–1004.
5. Al-Refai A, Ryan G, Van Mieghem T. Maternal risks of fetal therapy. *Curr Opin Obstet Gynecol.* 2017;29:80–84.
6. Meuli M, Meuli-Simmen C, Hutchins GM, et al. In utero surgery rescues neurological function at birth in sheep with spina bifida. *Nat Med.* 1995;1:342–347.
7. Yamashiro KJ, Galganski LA, Hirose S. Fetal myelomeningocele repair. *Semin Pediatr Surg.* 2019;28:150823.
8. Chmait RH, Kontopoulos EV, Quintero RA. Uterine legacy of open maternal-fetal surgery: preterm uterine rupture. *Am J Obstet Gynecol.* 2019;221:535.
9. Goodnight WH, Bahtiyar O, Bennett KA, et al. Subsequent pregnancy outcomes after open maternal-fetal surgery for myelomeningocele. *Am J Obstet Gynecol.* 2019;220:494.e491–494 e497.
10. Wilson RD, Lemerand K, Johnson MP, et al. Reproductive outcomes in subsequent pregnancies after a pregnancy complicated by open maternal-fetal surgery (1996-2007). *Am J Obstet Gynecol.* 2010;203:209.e201–206.
11. Parker SE, Mai CT, Canfield MA, et al. Updated national birth prevalence estimates for selected birth defects in the United States, 2004-2006. *Birth Defects Res A Clin Mol Teratol.* 2010;88:1008–1016.
12. Adzick NS. Fetal myelomeningocele: Natural history, pathophysiology, and in-utero intervention. *Semin Fetal Neonatal Med.* 2010;15:9–14.
13. Heffez DS, Aryanpur J, Hutchins GM, et al. The paralysis associated with myelomeningocele: Clinical and experimental data implicating a preventable spinal cord injury. *Neurosurgery.* 1990;26:987–992.
14. Korenromp MJ, van Gool JD, Bruinese HW, et al. Early fetal leg movements in myelomeningocele. *Lancet.* 1986;1:917–918.
15. Swamy R, Embleton N, Hale J. Sacrococcygeal teratoma over two decades: Birth prevalence, prenatal diagnosis and clinical outcomes. *Prenat Diagn.* 2008;28:1048–1051.
16. Akinkuotu AC, Coleman A, Shue E, et al. Predictors of poor prognosis in prenatally diagnosed sacrococcygeal teratoma: A multiinstitutional review. *J Pediatr Surg.* 2015;50:771–774.
17. Hedrick HL, Flake AW, Crombleholme TM, et al. Sacrococcygeal teratoma: Prenatal assessment, fetal intervention, and outcome. *J Pediatr Surg.* 2004;39:430–438; discussion 430–438.
18. Adzick NS. Open fetal surgery for life-threatening fetal anomalies. *Semin Fetal Neonatal Med.* 2010;15:1–8.
19. Hirose S, Sydorak RM, Tsao K, et al. Spectrum of intrapartum management strategies for giant fetal cervical teratoma. *J Pediatr Surg.* 2003;38:446–450; discussion 446–450.
20. Berge SJ, von Lindern JJ, Appel T, et al. Diagnosis and management of cervical teratomas. *Br J Oral Maxillofac Surg.* 2004;42:41–45.

21. Marwan A, Crombleholme TM. The EXIT procedure: principles, pitfalls, and progress. *Semin Pediatr Surg.* 2006;15:107–115.
22. Downard CD, Calkins CM, Williams RF, et al. Treatment of congenital pulmonary airway malformations: A systematic review from the APSA outcomes and evidence based practice committee. *Pediatr Surg Int.* 2017;33:939–953.
23. Curran PF, Jelin EB, Rand L, et al. Prenatal steroids for microcystic congenital cystic adenomatoid malformations. *J Pediatr Surg.* 2010;45:145–150.
24. Peranteau WH, Adzick NS, Boelig MM, et al. Thoracoamniotic shunts for the management of fetal lung lesions and pleural effusions: A single-institution review and predictors of survival in 75 cases. *J Pediatr Surg.* 2015;50:301–305.
25. Wynn J, Krishnan U, Aspelund G, et al. Outcomes of congenital diaphragmatic hernia in the modern era of management. *J Pediatr.* 2013;163:114–119.e111.
26. Harrison MR, Adzick NS, Longaker MT, et al. Successful repair in utero of a fetal diaphragmatic hernia after removal of herniated viscera from the left thorax. *N Engl J Med.* 1990;322:1582–1584.
27. Harrison MR, Adzick NS, Bullard KM, et al. Correction of congenital diaphragmatic hernia in utero VII: A prospective trial. *J Pediatr Surg.* 1997;32:1637–1642.
28. Sydorak RM, Harrison MR. Congenital diaphragmatic hernia: Advances in prenatal therapy. *World J Surg.* 2003;27:68–76.
29. Harrison MR, Keller RL, Hawgood SB, et al. A randomized trial of fetal endoscopic tracheal occlusion for severe fetal congenital diaphragmatic hernia. *N Engl J Med.* 2003;349:1916–1924.
30. Schidlow DN, Tworetzky W, Wilkins-Haug LE. Percutaneous fetal cardiac interventions for structural heart disease. *Am J Perinatol.* 2014;31:629–636.
31. Freud LR, Tworetzky W. Fetal interventions for congenital heart disease. *Curr Opin Pediatr.* 2016;28:156–162.
32. Lewi L, Jani J, Boes AS, et al. OC112: The natural history of monochorionic twins and the role of prenatal ultrasound scan. *Ultrasound in Obstetrics & Gynecology.* 2007;30:401–402.
33. Senat MV, Deprest J, Boulvain M, et al. Endoscopic laser surgery versus serial amnioreduction for severe twin-to-twin transfusion syndrome. *N Engl J Med.* 2004;351:136–144.
34. Feng C, Graham CD, Connors JP, et al. Transamniotic stem cell therapy (TRASCET) mitigates bowel damage in a model of gastroschisis. *J Pediatr Surg.* 2016;51:56–61.
35. Stephenson JT, Pichakron KO, Vu L, et al. In utero repair of gastroschisis in the sheep (Ovis aries) model. *J Pediatr Surg.* 2010;45:65–69.
36. Saccone G, D'Alessandro P, Escolino M, et al. Antenatal intervention for congenital fetal lower urinary tract obstruction (LUTO): A systematic review and meta-analysis. *J Matern Fetal Neonatal Med.* 2020;33:2664–2670.
37. Farrugia MK, Braun MC, Peters CA, et al. Report on The Society for Fetal Urology panel discussion on the selection criteria and intervention for fetal bladder outlet obstruction. *J Pediatr Urol.* 2017;13:345–351.
38. Lankford L, Selby T, Becker J, et al. Early gestation chorionic villi-derived stromal cells for fetal tissue engineering. *World J Stem Cells.* 2015;7:195–207.
39. Liang X, Ding Y, Zhang Y, et al. Paracrine mechanisms of mesenchymal stem cell-based therapy: Current status and perspectives. *Cell Transplant.* 2014;23:1045–1059.
40. Kreger EM, Singer ST, Witt RG, et al. Favorable outcomes after in utero transfusion in fetuses with alpha thalassemia major: A case series and review of the literature. *Prenat Diagn.* 2016;36:1242–1249.
41. Peranteau WH, Hayashi S, Abdulmalik O, et al. Correction of murine hemoglobinopathies by prenatal tolerance induction and postnatal nonmyeloablative allogeneic BM transplants. *Blood.* 2015;126:1245–1254.
42. Guillot PV, Abass O, Bassett JH, et al. Intrauterine transplantation of human fetal mesenchymal stem cells from first-trimester blood repairs bone and reduces fractures in osteogenesis imperfecta mice. *Blood.* 2008;111:1717–1725.
43. Gotherstrom C, Westgren M, Shaw SW, et al. Pre- and postnatal transplantation of fetal mesenchymal stem cells in osteogenesis imperfecta: a two-center experience. *Stem Cells Transl Med.* 2014;3:255–264.
44. Wang A, Brown EG, Lankford L, et al. Placental mesenchymal stromal cells rescue ambulation in ovine myelomeningocele. *Stem Cells Transl Med.* 2015;4:659–669.
45. He J, Genetos DC, Leach JK. Osteogenesis and trophic factor secretion are influenced by the composition of hydroxyapatite/poly(lactide-co-glycolide) composite scaffolds. *Tissue Eng Part A.* 2010;16:127–137.
46. Watanabe M, Li H, Kim AG, et al. Complete tissue coverage achieved by scaffold-based tissue engineering in the fetal sheep model of myelomeningocele. *Biomaterials.* 2016;76:133–143.
47. Mattar CNZ, Gil-Farina I, Rosales C, et al. In Utero Transfer of adeno-associated viral vectors produces long-term factor IX levels in a cynomolgus macaque model. *Mol Ther.* 2017;25:1843–1853.
48. Alapati D, Zacharias WJ, Hartman HA, et al. In utero gene editing for monogenic lung disease. *Sci Transl Med.* 2019;11:eaav8375.
49. Partridge EA, Davey MG, Hornick MA, et al. An extra-uterine system to physiologically support the extreme premature lamb. *Nat Commun.* 2017;8:15112.
50. Reoma JL, Rojas A, Kim AC, et al. Development of an artificial placenta I: Pumpless arterio-venous extracorporeal life support in a neonatal sheep model. *J Pediatr Surg.* 2009;44:53–59.

74 章

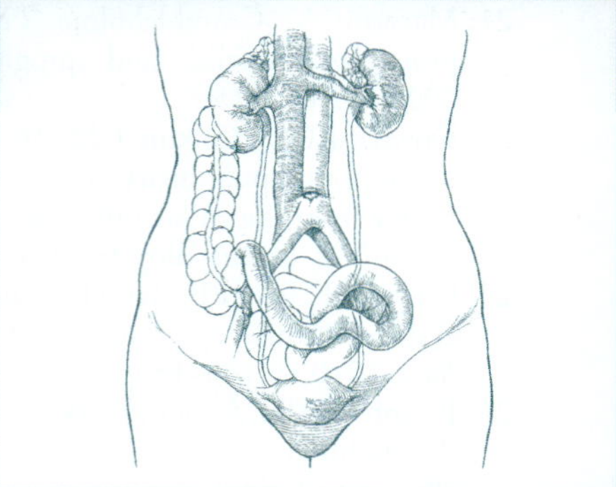

泌尿外科

Jennifer M. Taylor，Thomas G. Smith III，Michael Coburn
朱刘洋 译 韩 辉 审校

章目录

泌尿外科是一门专注于成人和儿童泌尿生殖系统和男性生殖系统疾病诊断和管理的外科科学。在外科亚专业中，泌尿外科与普通外科最相似，因为其手术入路和技术涉及腹部、腹膜后、骨盆和生殖器。像普通外科医生一样，泌尿科医生用开放、腹腔镜、机器人、内镜和显微外科技术治疗患者。通常情况下，泌尿科医生和普通外科医生在许多跨学科分支专业的患者治疗方面进行合作。这方面的例子包括重大创伤手术、晚期腹部和盆腔恶性肿瘤的切除手术、医源性泌尿系统和外科损伤以及生殖器和会阴坏死性感染的处理。

普通外科医生会遇到泌尿系统疾病的患者，这些患者要么表现出症状，要么是与普通外科疾病并存。泌尿科本身包括多个分支专科，治疗范围包括广泛的患者和疾病，如儿科、结石病、女性盆腔医学、肿瘤学和男科等。本章的目的是让执业外科医生和规培生对泌尿外科领域有一个广泛的认知，并传授这一领域的基本知识，以协助实现为患者提供全面的外科治疗的共同目标。

普通外科医生的泌尿外科解剖学

泌尿生殖系统的器官横跨整个腹膜后、骨盆、腹股沟区和生殖器区。由于腹部和腹膜后器官的紧密解剖关系，普通外科医生必须熟悉所有泌尿系统器官，以防止医源性损伤和处理正常解剖的变异。这些挑战出现在许多外科领域，包括血管、肿瘤和结直肠外科。

上腹部和腹膜后

肾上腺

从腹膜后最上方开始是肾上腺。该成对的小器官有两种不同的胚胎起源，并发挥主要的内分泌功能。肾上腺由皮质和髓质组成，发育后融合。皮质是肾上腺的外层，起源于中胚层[1]。在横切面上，由外到内为球状带、束状带和网状带。不同的区域分泌不同的类固醇激素，包括盐皮质激素（球状带）、糖皮质激素（束状）和性激素（网状）[2]。肾上腺髓质来源于神经嵴细胞，由突触前交感神经纤维直接支配[1]。髓质在交感神经刺激下负责分泌儿茶酚胺。肾上腺位于 Gerota 筋膜内，外观呈橘黄色，横向直径通常为 3 ～ 5 cm[1]。动脉供应通过三个来源：肾上腺上动脉（来源于膈下动脉）、肾上腺中动脉（来源于腹主动脉）和肾上腺下动脉（来源于肾动脉）。 静脉引流与动脉供血不一致；在右侧，单肾上腺静脉流入腔静脉，而在左侧，肾上腺静脉流入左肾静脉。由于解剖变异，两侧均有可能存在多条静脉。尽管有腹侧和背侧筋膜与肾脏相连，但在解剖学上，肾上腺与肾是不同的。在右侧，腔静脉位于肾上腺前内侧面，肝和十二指肠位于肾上腺前部。在左侧，胰腺和脾静脉位于皮质表面的前面。

肾

肾是紧邻肾上腺的一对器官。肾完全被肾周筋膜（Gerota 筋膜）包围，肾周筋膜是仅由肾周脂肪、肾蒂血管系统、腹肌和内脏支持的可移动结构。虽然 Gerota 筋膜将肾包膜和肾实质与邻近器官分离，可减少局部剥离对肾实质造成损伤的风险，但解剖异常也可能造成肾实质损伤。肾大约为握紧的拳头大小，长 10 ～ 12 cm，宽 5 ～ 7 cm。由于右肾位于肝下方，因此右肾通常比左肾位置略低。尽管肾位于腹膜后，但周围的肌肉和骨骼结构能很好地保护肾免受外部损伤。在后面，每个肾表面的上 1/3 被横膈膜覆盖，并与第十二根肋骨相交。肾的下侧与腰大肌内侧毗邻，与腰方肌和腹横肌外侧毗邻[1]。肾的前表面与几个腹膜内结构密切相关。右侧，肝通过肝肾韧带与肾相连，前上极与肝腹膜面相邻[1]。十二指肠位于右肾前部的内侧，通常在肾门结构上。结肠的肝曲穿过右肾下极的前面。在左侧，肾上极位于胰腺尾部、脾血管和脾门的后方。脾位于肾的前内侧，通过脾肾韧带直接与肾相连。结肠的脾曲覆盖在左前肾的尾侧。

25% ～ 40% 的肾有肾血管系统的显著变异[3]。典型的血管系统是基于成对的动脉和静脉，分别作为主动脉和腔静脉的直接分支供应肾。肾动脉在第二腰椎处从肠系膜上动脉下方的主动脉分支出来。肾动脉分成四或五段，每一段都是末梢动脉[3]。肾动脉位于肾静脉的后上方，略高于肾静脉。动脉最初向后分支到后段动脉。前支是可变的，但包括顶端、上、中、下段动脉。这些动脉在皮质肾内多次分支，在毛细血管水平上形成复杂的过滤机制。静脉毛细血管分支汇合成镜像实质动脉系统。肾段静脉不是末端血管结构，有广泛侧支分布。右侧肾静脉短，一般长 2 ～ 4 cm，汇入下腔静脉后外侧[3]。左肾静脉较长，6 ～ 10 cm，行至主动脉前、肠系膜上动脉下，汇入左侧腔静脉[3]。左肾静脉也是左肾上腺静脉、性腺静脉和腰静脉的共同入口点。肾异位伴随着明显的变化和不可预知的肾血管，有多个分支起源于髂动脉或主动脉分支。

输尿管

上集合系统开始于肾实质乳头水平。肾乳头结合形成小盏，小盏又成为大盏。肾盏聚集形成肾盂。输尿管始于肾盂的下侧，在那里变窄成为肾动脉后的肾盂输尿管连接处[2]。每个输尿管根据高度不同，长度一般为 22 ～ 30 cm，经腹膜后进入骨盆，在输尿管膀胱连接处与膀胱相连[4]。在起始处，输尿管沿腰大肌前部走行，两侧的性腺血管穿过输尿管。输尿管穿过髂血管进入骨盆，就在髂血管分为内外段分叉处的上方。一旦进入骨盆，输尿管就向内进入膀胱。输尿管以这个解剖标志为连接点，分为上、中、下三段[4]。上段从肾盂输尿管连接处延伸至骶骨上缘，中段穿过骨盆，下段从骶骨下缘开始一直延伸到膀胱。输尿管管腔在全长并不均匀，有三个明显的狭窄点：肾盂输尿管连接处、穿过髂血管处和输尿管膀胱连接处。左、右输尿管有独立的解剖关系（腹膜和腹膜后结构）。在右侧，输尿管位于升结肠、盲肠和阑尾的后面；左输尿管位于降结肠和乙状结肠的后面。在男性中，当输尿管从内环出来时，输尿管与输精管相交，之后转向内侧与前列腺相连。输尿管的血供来自走行过程中和外膜内的多条血管；动脉血管形成一个吻合丛。一般而言，输尿管上段有内侧血管供应（即肾动脉和主动脉），输尿管下段有外侧血管供应（即髂内及各种分支）。这种独特的侧支血流，使输尿管外膜进行广泛活动而不丧失血液供应[4]。

术中最好在正常解剖区域辨认输尿管，然后跟随到相关区域。这很容易在肾下极内侧或髂分叉处完成。在之前的手术或腹膜后病变过程中，这些丰富的侧支血液供应来源可能不起作用；因此，为了尽量减少手术断流的风险，必须避免不必要的、广泛的输尿管环周剥离或在外膜下平面剥离输尿管。

骨盆

膀胱和前列腺

膀胱是尿液的最终蓄水池，位于骨盆下。膀胱在排空时位于耻骨支后面；但当膀胱膨胀时，膀胱上部延伸出骨盆，进入下前腹部[5]。当腹正中线筋膜腹直肌切口延伸至耻骨时，如果膀胱没有向后移位，则通过耻骨后正中切口（Retzius）进入腹部可导致膀胱损伤。在上方，腹膜反射出前腹壁和侧壁，膀胱被骨盆腹膜壁层所覆盖。膀胱前壁和侧壁没有腹膜面，但位于盆腔脂肪内，并位于盆腔侧壁或耻骨前方的肌肉组织中。既往的下腹部或盆腔手术会改变膀胱的解剖关系，导致膀胱在盆腔内的异常附着。膀胱有一个独特的横截面，其尿路上皮形成一个紧密的尿屏障，中央肌逼尿肌层参与膀胱的排泄功能[6]。髂内动脉的分支，即膀胱上动脉和膀胱下动脉，为膀胱供血。与输尿管相似，膀胱有丰富的侧支血管网，因此结扎或损伤动脉不会对膀胱造成伤害。由于膀胱的排泄功能，因此膀胱神经支配是重要的。膀胱有自主神经和躯体神经支配，并与大脑形成紧密的神经网络。膀胱的交感神经通过腹下神经支配，副交感神经通过骶神经和盆腔神经支配[5]。男性和女性患者的膀胱解剖关系不同。男性患者的膀胱后壁紧邻乙状结肠和直肠。既往的盆腔手术、放疗或盆腔外伤会使这些结构之间的平面难以确定，从而导致意外损伤。在女性患者中，腹膜壁层与子宫前部相连，膀胱上部紧靠子宫下部，而膀胱基底与阴道前壁相邻。球形膀胱漏斗在尾部进入膀胱颈，在下方形成管状尿道。

在男性患者中，尿道的第一段被前列腺包围并与前列腺融合。前列腺是一种与男性生殖功能有关的内分泌腺，位于膀胱下方，包裹在膀胱颈的环状纤维中。前列腺前表面被骨盆外侧筋膜、外侧被骨盆内筋膜、后面被 Denonvilliers 筋膜所包围[7]。直肠位于前列腺的正后方，被第二层 Denonvilliers 筋膜隔开。此筋膜也延伸至前列腺后部，包裹精囊。精囊是储存精液的地方，精液占射精液的大部分。这两个结构的动脉供应由通过膀胱下动脉的分支提供。静脉引流反映动脉供应，通过膀胱下静脉引流，然后进入髂内静脉。除了直肠，前列腺的另一个主要解剖关系是前列腺静脉丛（santorini plexus），这是由阴茎背静脉复丛衍生出来的的静脉网络[7]。

尿道、男性生殖器和会阴

膀胱的排尿通过管状尿道从膀胱颈部开始。男性患者的尿道包括五个不同的节段：前列腺部、膜部、阴茎体部、球部和腺体部（也称为舟状窝）。前列腺部和膜部尿道被横纹肌包裹，当尿道在会阴穿过泌尿生殖隔时，外层变成海绵状的血管组织。射精管在前列腺部开口进入尿道，为精液排放口。前列腺外尿道的血液供应是来自阴茎总动脉，它是阴部内动脉的一个分支[5]。尿道的静脉引流是通过迂回的阴茎静脉，最终进入阴茎的深背静脉。男性尿道近端主要的周围结构是直肠，它位于近端球部的后方。女性尿道长度较规则，约 4 cm 长[5]。与男性尿道不同，女性尿道包含三层不同的结构。尿道近端被平滑肌和横纹肌包围，形成尿道括约肌。动脉和静脉血的供应是来自阴部内静脉，阴道和膀胱下静脉。唯一与女性尿道相邻的结构是阴道前壁。

男性外生殖器包括阴茎、阴囊和成对的睾丸。阴茎由三个圆形勃起体组成：两个背侧的阴茎海绵体和腹侧海绵体。阴茎海绵体负责阴茎勃起；腹侧海绵体为尿道提供支撑和结构。阴茎的血液供应来自阴部内、外动脉。阴部外动脉供给阴茎皮肤；阴部内动脉供给尿道和一对勃起体。阴茎的静脉引流是通过背浅静脉和背深静脉以及海绵体静脉来完成。阴茎完全是一个外部结构，所有三个勃起体都会终止于会阴。阴囊是一个非常复杂的结构，由一个肌肉囊组成，它被一层独特的表皮层覆盖，没有脂肪，但有许多皮脂腺和汗腺。肉膜在正中线向深部发出阴囊中隔，将阴囊分为左、右两腔。阴囊的血液供应是来自阴部外动脉的前部和会阴血管的分支后部。阴囊内有左、右睾丸。男性的睾丸具有内分泌和生殖功能。通常，睾丸长 4 ～ 5 cm，宽 3 cm[5]。血管和生殖器导管结构从睾丸的后上部分纵隔离开，并通过阴囊颈部进入腹股沟管。精索由精索内筋膜、提睾肌和精索外筋膜组成，它们分别来自横筋膜、腹内斜肌和腹外斜肌。动脉的血液供应主要通过睾丸或性腺动脉，这是肾动脉下方的主动脉的直接分支。睾丸的二级血液供应是通过提睾肌动脉和血管动脉。睾丸的静脉引流最初是由蔓状静脉丛合并进入性腺或睾丸静脉。在右侧，静脉直接流入腔静脉；在左侧，静脉流入左肾静脉。睾丸还负责精子发生和睾酮的产生。精子产生后，通过一系列导管结构排出体外，进入睾丸网、输出小管、附睾，最终进入输精管。附睾位于睾丸的后方略偏外侧。精索的筋膜结构中精索动脉、静脉和输精管汇合在一起。精索穿过腹股沟外环，通过腹股沟管然后通过腹股沟内环进入骨盆。在腹股沟剥离疝修补术中，特别是在二次手术病例中，精索可能被纤维化组织包裹而不被辨别，易受损伤。精索严重损伤可能会危及睾丸的存活，即使它有三条侧支动脉的血供。通过一条连接坐骨结节的线将男性会阴分为前三角和后三角[5]。会阴后三角包括肛门和内、外括约肌。前三角（或泌尿生殖三角）包括海绵体和一对勃起体的近侧海绵体。深入到海绵体的各层包括皮肤、皮下脂肪、Colles 筋膜、球海绵体肌（包围海绵体）和坐骨海绵体肌（包围海绵体）。该区域的血液供应是基于阴部内动脉的分支，引流是通过阴部内静脉。导尿管的存在有助于触诊尿道的位置，但围绕尿道球部的海绵体仍然容易因炎症剥离而受到损伤。

内镜泌尿外科手术

泌尿外科医生最早采用内镜手术，并在 20 世纪早期开始用膀胱镜检查尿道和膀胱。第一个诊断和治疗性的内镜手术是为了治疗泌尿系统疾病。根据对上尿路或下尿路的干预或评估对内镜手术进行分类，因为每一种手术都有专门的设备。

膀胱镜检查，或正式名称为膀胱尿道镜检查，用于评估尿道和膀胱。膀胱镜检查通常用于评估下尿路是否有血尿、排尿症状、复发性感染或膀胱出口梗阻；用于恶性肿瘤的监测；以及泌尿生殖器官异物的移除和疑似外伤的评估。此外，膀胱镜可以使用输尿管导管和灌注造影剂对上尿路进行诊断评估，通过影像技术可以在集合系统内看到造影剂。膀胱镜可采用硬性内镜和软性内镜，各有其优点和优势。内镜的尺寸采用“法国”（Fr）尺寸系统，这是指仪器的外周长，单位为毫米。硬性内镜采用光学透镜系统，类似于腹腔镜，具有良好的分辨率。有坚固的结构，直观，易于定位。硬性膀胱镜的大小范围一般为 16 ～ 26 Fr；外科内镜或切除镜的最大尺寸为 24 ～ 26 Fr[8]。硬性内镜具有更大的管腔直径，允许更大的冲洗流量，改善许多工作器械的可视性和通过性。由于女性患者尿道短直，所以女性患者的耐受性比男性患者更强，但硬性膀胱镜在清醒的患者中更难实施。软性内镜更小，15 Fr 或 16 Fr，患者对检查的耐受性更好。无论男性还是女性患者都可以进行局部麻醉检查，通常是经尿道注入利多卡因胶。这种软性内镜不需要任何特定的患者体位，可以仰卧或在床边使用。最后，由于较大的偏转半径，在无需更改镜片或患者体位的情况下，即可轻松评估膀胱。随着新的数字平台接近光学透镜系统的分辨率，软性内镜的光学性能不断提高。儿科内镜较小，8 ～ 12 Fr，通常用于手术室。

用输尿管镜或肾镜进行上尿路检查。这两种手术最常用于输尿管结石和肾结石。输尿管镜也可用于可视化和检查上集合系统、输尿管和肾盂，上尿路来源的血尿，尿路上皮癌的监测以及对异常发现的治疗或活检。输尿管镜可采用软性内镜和半硬性内镜，各有不同的优点和目的。半硬性内镜的尖端为 6 ～ 7.5 Fr，并逐渐扩大至 8 ～ 9.5 Fr[8]。尖端的锥形可进入膀胱三角的输尿管口。这些内镜有更大的工作通道，允许更大的冲洗量和更广阔的视野。由于半硬性输尿管镜相当不灵活，被用于评估和治疗髂血管水平以下和输尿管中远段的情况。软性输尿管镜的尖端由 5.3 ～ 8.5 Fr，并逐步扩大到 8.4 ～ 10.1 Fr[8]。软性输尿管镜的主要优势是尖端的偏转，在一个方向上的偏转角度为 130° ～ 250°，而在相反方向偏转角度为 160° ～ 275°，且更新型内镜有接近 360° 的偏转角度。此外，这些内镜可以通过输尿管弯曲和过度外压（如腰大肌）推进。由于光纤系统的原因，柔性输尿管镜的工作通道通常较小，此外，装载诸如石篮或激光纤维之类的仪器将减少灌溉流量，减少了冲洗流量。这些可弯曲的内镜可用于整个上尿路，但在近端输尿管、肾盂和肾盏系统尤其有用。

上尿路内镜的另一种方法是直接经皮穿刺，穿过肾实质进入肾集合系统。经皮肾镜是治疗大型肾结石最常用的方法。上尿路上皮肿瘤的电灼和切除术也可以通过经皮肾镜进行。肾镜检查可以采用硬性和软性肾镜进行；然而，大多数治疗措施是在硬性系统中进行的。硬性肾镜通过放置类似于腹腔镜套管针的经皮工作通道鞘，以显示结石或肿瘤。硬性肾镜通常为 25 ～ 28 Fr，外观与硬性膀胱镜相似，但它们有固定的显示系统而不是可更换镜头。使用更小口径的仪器的“miniperc”方法也越来越受欢迎。新型的硬性肾镜基于数字化平台，允许更大的工作通道，具有与标准内镜相当的光学性能。通过工作通道放置各种体内碎石机，将大块结石粉碎成可处理的碎片。软性肾镜本质上是软性膀胱镜，对肾脏评估有双重作用。上尿路的软性内镜检查是有利的，因为无论内部漏斗的角度或方向如何，都可以检查上集合系统的所有区域（上、中、下极盏）。有时，对麻醉下俯卧位患者，有必要联合使用逆行软性输尿管镜和经皮肾镜检查，以解决复杂的肾解剖与结石和其他适应证。

上、下尿路内镜检查都使用了大量的工作元件。导丝通常用于进入上尿路集合系统或膀胱，并可作为导管、支架和鞘膜的导向器。大多数导丝有一个柔性的尖端和较刚性的轴，由一个内芯和一个外罩构成，可以是亲水的或中性的（聚四氟乙烯）。导丝的尺寸范围从 0.018 ～ 0.038 英寸，有不同的长度。导尿管和输尿管导管可分别置于导线上以协助直接置入下尿路系统或上尿路系统。输尿管支架是一种中空导管，其末端可弯曲，在近端和远端形成线圈，以保持在集合系统中的位置。放置支架是为了确保肾的引流，并绕过由炎症、结石或肿瘤引起的输尿管阻塞。许多支架是由热力学材料组成的，在较高的体温下会变得更软。支架的大小 4.8 ～ 10 Fr，有不同的长度，以适应不同的输尿管长度。输尿管镜石篮用于取出输尿管和肾的结石，并可用于肿瘤的活检及取出。其大小 1.3 ～ 3.2 Fr，由软性材料构成，可放置于肾盏的不同位置。

泌尿系统感染性疾病

尿路感染（urinary tract infection，UTI）是一种常见的医学问题，尽管 UTI 患者会被转诊到泌尿科医生进行评估和诊断或治疗，但他们的诊断和治疗往往有复杂或特殊的因素。泌尿科医生治疗的其他感染包括男性生殖器官皮肤感染（从皮肤肿瘤、蜂窝组织炎到坏死性筋膜炎的一系列疾病）和生殖器官感染（即睾丸炎、附睾炎或前列腺炎）。此外，这些感染可能需要简单的抗生素治疗、手术引流的多模式治疗或者在重症监护室进行清创和治疗。泌尿道梗阻合并近端感染可能导致败血症，这对泌尿科医生和外科重症监护专家的技能提出了挑战。

单纯性尿路感染

最近的文献表明，成年女性和男性的 UTI 占 3900 万次门诊就诊和 600 万次急诊科就诊[9]。在成年患者中，超过 50% 的女性和 12% 的男性在其一生中会发生尿 UTI[9]。当 UTI 发生在免疫能力强的宿主时，被认为是“单纯的”，女性的尿路没有潜在的解剖或生理异常。男性确诊的 UTI 通常被认为是“复杂的”。对于 UTI 的诊断，首选清洁中段尿液标本，尿培养细菌菌落计数≥ 10^5 CFU/ml。在导管标本中，仅 10^3 个菌落形成单位就可诊断为 UTI。UTI 的典型症状是排尿困难、尿频、尿急和尿液异味。由于其病因、评估和治疗的内在差异，将单纯性 UTI 分为绝经前和绝经后妇女的 UTI。第三类单纯的 UTI 发生在妊娠患者中，超出了本文的概述范围。一般来说，风险因素包括遗传、生物和行为因素，具体将分组讨论。

绝经前患者

由于疾病过程重叠，对本年龄段出现 UTI 症状患者的病史和体格检查尤为重要。在无阴道分泌物的患者中，大多数可预期诊断为 UTI。然而，在性活跃的妇女中，必须考虑性传播感染（sexually transmitted infection，STI），特别是在尿液培养呈阴性的情况下。此外，在有阴道分泌物的患者中，由酵母菌引起的阴道炎、滴虫病、细菌性阴道病是可能的原因。这一人群中 UTI 的危险因素包括频繁的性交、年轻时首次发生 UTI、产妇 UTI 病史、妊娠和分娩次数[10]。对这些患者进行体检的重要方面包括触诊肋脊压痛（评估上行性感染）和盆腔检查以评估 STI。这些患者最常见的感染原因是大肠埃希菌（80% ～ 85%），其次是腐生葡萄球菌（10% ～ 15%）、肺炎克雷伯菌和变形杆菌（各 4%）[10]。可以采用经验性治疗，尽管确认性尿培养是有用的，但是抗生素耐药性的发生率继续上升。预防措施包括增加饮水量和改善卫生习惯。

绝经后患者

与年轻患者一样，病史和体格检查是这组患者 UTI 评估的重要方面。尽管一些老年患者可能仅仅表现为精神状态改变，但在这组患者中出现的症状是类似的。此外，绝经后妇女的诊断和治疗的一个重要组成部分是阴道 pH 值水平的变化和阴道菌群中乳酸菌的变化。这些患者的体格检查结果可能不同，因为性传播感染的可能性较小，但身体变化，如盆腔器官脱垂和膀胱排空不完全，成为致病因素。此外，病理细菌种类也不同。大肠杆菌仍然是主要的微生物，但在这个年龄组，链球菌、肺炎克雷伯菌和肠杆菌成为更普遍的病原体[10]。同样，可以采用经验疗法，但尿液培养是必需的，原因是抗生素耐药性模式和不同的微生物的增加。预防措施包括增加饮水量和改善卫生习惯。

复杂性尿路感染

“复杂的” UTI 需要治疗医师提高警惕，因为患者存在可能导致感染更快速进展或恶化的因素。根据定义，复杂 UTI 发生于男性和糖尿病、免疫抑制、上尿路感染、耐药微生物、尿路解剖异常、既往手术、结石疾病、脊髓损伤、近期或当前留置 Foley 导管的患者中。本质上，在这样的环境下或有免疫缺陷的患者中，任何发生在 UTI 生理或解剖学上的异常，都被认为是“复杂的”。对这些患者，有必要进行类似的病情评估，但评估不应局限于简单的病史和体格检查。单纯的经验治疗效果并不理想，对所有疑似复杂 UTI 的患者在开始抗生素治疗前都应进行尿培养。此外，由于担心结石疾病和尿潴留，这些患者需要进行影像学检查，因此，至少要对肾、输尿管、膀胱进行简单的影像学检查和肾超声检查，对于有可疑发现的患者应进行进一步的横断面放射成像评估。最后，这些患者单靠抗生素治疗可能是不够的，可能需要对梗阻的泌尿系统进行手术引流，或随后需要外科手术纠正解剖异常或清除尿路结石（一旦感染得到治疗），以防止 UTI 复发。对泌尿系统解剖异常和出现耐药微生物复发性 UTI 的患者也应咨询传染病专家。

男性尿路感染

由于男性 UTI 的发生率较低，当男性出现感染症状时，无论其他患病因素如何，都被认为是复杂的。与女性一样，年轻男性（＜ 50 岁）和老年男性（＞ 50 岁）的 UTI 和症状有不同的原因。常见的症状是尿道炎、排尿困难、尿频和尿急。这些患者的病史和体格检查对于确定不同的症状来源或 UTI 很重要。男性可以表现出这些症状，并有不同的诊断，包括 UTI、性传播感染、尿道炎和慢性盆腔疼痛。此外，细菌感染可蔓延到泌尿生殖系统的其他近端区域，如前列腺和睾丸。50 岁以下的男性更有可能是性传播感染而不是 UTI。对这些男性应进行彻底的性史、生殖器检查和尿液镜检。还应进行尿道拭子或尿液性传播感染测试。50 岁以上的男性通常有潜在的下尿路症状（ lower urinary tract symptom，LUTS），这可能是一个因素。这个年龄段的男性更常将 UTI 作为其症状的来源，和女性一样，应考虑常见泌尿系统病原体。此外，应询问老年男性既往手术史、导尿或住院情况。老年患者也可以以精神状态或行为改变作为唯一的 UTI 症状，必须考虑这一诊断。男性 UTI 患者进行影像学检查和住院是必要的，因为他们可能更多表现为全身症状。对不能耐受口服、免疫功能低下或有内科合并症的患者应接受横断面成像检查。在完成初步检查和评估后，应根据局部耐药模式对这些患者进行广谱静脉注射抗生素治疗和液体复苏。在这些患者中，尿路梗阻或结石构成泌尿外科急症，必须迅速处理。

特殊复杂的泌尿生殖系统感染

肾盂肾炎

肾盂肾炎是涉及肾集合系统或实质的一系列感染性或炎性过程。肾盂肾炎是由于 UTI 从下尿路近端向上移动引起的。单纯肾盂肾炎可以在门诊口服抗生素治疗 1 ～ 2 周。在这组患者中，尿培养是必要的，以确定病原体。如果患者出现更严重的感染，可能需要住院接受必要的广谱静脉抗生素治疗、液体复苏和横断面成像检查。气肿性肾盂肾炎是肾盂肾炎的一种晚期形式，被认为是泌尿科急症。这种罕见的感染常见于糖尿病患者，表现为肾脏严重的产气微生物坏死性感染（通常是兼性厌氧代谢状态的大肠杆菌），影像学上可见实质内的气囊（图 74.1）。常见的细菌病原体包括大肠杆菌、链球菌和肺炎克雷伯菌[11]。这些患者需要立即进行经皮引流或肾切除。大多数出现这种情况的患者患有糖尿病或有明显的内科合并症，控制代谢异常、积极的广谱抗生素治疗和支持性重症监护是必不可少的。黄色肉芽肿性肾盂肾炎是一种由肾阻塞、反复感染和肾结石引起的慢性感染过程。该病有三种形式：局灶性、节段性或弥漫性，每一种都有不同的治疗方法。潜在的组织学过程包括泡沫状、富含脂质的巨噬细胞浸润肾实质，并伴有广泛的炎症、纤维化和肾功能丧失。影像学上，可能有集合系统扩张的迹象；然而，尝试引流往往是徒劳的，因为感染灶往往是固体的或过于黏稠而不能引流出来。对有局灶性或节段性疾病的患者可以使用抗生素治疗，但弥漫性疾病的患者通常需要行肾切除术。在这些肾切除术中，医源性邻近器官损伤的风险很高，而且肾门可能有严重的炎症和纤维化，以至于无法单独解剖肾血管。这些病例可能需要放置血管蒂钳，切除肾并缝合肾蒂。

男性生殖器感染

UTI 可上延至生殖道，导致前列腺、附睾或睾丸感染。从尿道开始，精阜是精囊和输精管进入尿道后的出口点。前列腺炎是指任何影响前列腺的炎症过程，但一般外科医生更常遇到急性细菌性前列腺炎，这是由于细菌浸润前列腺实质造成的。大多数前列腺感染继发于革兰阴性细菌感染，通常与泌尿道感染有关。在这些患者中，体格检查和疾病程度是两个重要的考虑因素。尽管有完整的病史和体检，应考虑取消直肠指检（digital rectal examination，DRE），因为对感染的前列腺施加的压力可能导致细菌的血行传播。此外，如果患者的症状没有得到合理、快速地缓解，应评估是否存在前列腺脓肿。前列腺脓肿通常对抗生素治疗无效，需要经尿道去顶引流。

当 UTI 向上扩散通过输精管进入附睾或睾丸时，就会导致附睾炎或睾丸炎。同样，根据患者的年龄，病因也不同；35 岁以下的男性通常有性传播感染，常见病原体为沙眼衣原体，而 35 岁以上的男性通常会有与大肠杆菌相关的感染。对这些患者的检查通常很困难，因为受影响的附睾或睾丸明显肿胀；阴囊超声是有用的诊断方法，特别是排除相关脓肿。当感染进展时，整个同侧阴囊内容物受累，并伴有皮肤硬化和水肿。与晚期扭转、嵌顿腹股沟疝或伴有坏死和炎症的睾丸肿瘤相鉴别可能比较困难。无脓肿的患者可采用抗生素治疗、休息和抬高阴囊；但是恢复缓慢，最终水肿和不适会消除。如有脓肿，应行手术引流，并常行睾丸切除术。部分患者可能有持续性疼痛或肿块，在反复进行超声多普勒成像时，可能会注意到睾丸缺血或持续性炎症的迹象。这些患者需要探查和可能的睾丸切除术来解决这一问题。

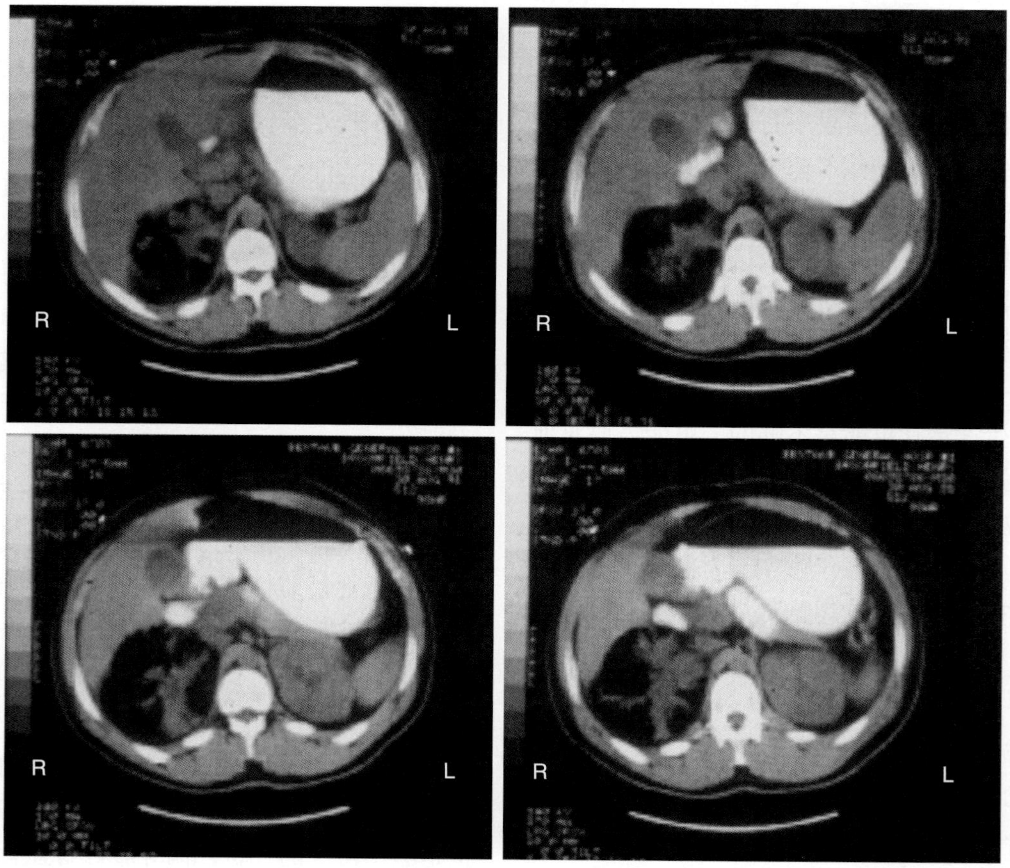

图 74.1 气肿性肾盂肾炎。CT 显示右肾广泛破坏、右侧实质内气体，肾结构消失。左肾正常

Fournier 坏疽

Fournier 坏疽是男性生殖器、会阴皮肤和皮下组织的坏死性感染，类似于其他进行性筋膜炎和坏死性软组织感染（图 74.2）。当涉及生殖器时，患者通常会出现明显疼痛和压痛，阴囊和生殖器肿胀，变色或坏死，触之捻发感，有时有恶臭的分泌物。Fournier 坏疽通常是一种由微需氧菌、厌氧菌、革兰阳性和革兰阴性菌等引起的多重微生物感染[12]。发生的危险因素包括周围血管疾病、糖尿病、营养不良、酗酒和其他免疫功能低下状态。这种疾病是泌尿外科的急症。治疗需要紧急手术引流、积极清除坏死组织、静脉注射广谱抗生素、加强监护和支持护理。清创术的范围大小完全取决于病情的进展程度。很少累及睾丸或者阴茎深层组织（如鞘膜和 Buck 筋膜），因此应保留这些结构。虽然明确的尿道来源很明显，如尿道狭窄、穿孔和局部感染，但不常累及尿道。一般不需要早期耻骨上导管引流；导尿管引流一般足矣。一旦活动性感染得到控制，主要需要处理的问题变成伤口护理和重建，这可能需要延迟植皮来覆盖组织。

非典型尿路感染

真菌感染

泌尿系统真菌感染在以下特定人群的患者中最常见：糖尿病患者、免疫功能低下的患者和老年人。真菌感染可能没有症状，在门诊可能不需要治疗。大多数真菌感染与念珠菌有关，治疗医生有责任确定哪些感染需要治疗，哪些感染代表污染。需要仔细评估和治疗的患者包括嗜中性粒细胞减少的患者和重症监护患者，对这些患者可能需要评估膀胱或肾中的真菌沉积（球）等内部来源。感染性疾病会诊在这些病例中是有价值的，因为这些生物体是非典型的，而且治疗药剂的选择可能不是直接起效的。肾和膀胱超声显像可能显露一个可治疗的病灶。这些患者可能需要抗真菌膀胱或肾冲洗，或偶尔行内镜切除。

结核病

泌尿生殖道是结核感染的第三大常见的肺外部位。这种病是从肺经血源性传播到受感染的器官系统。大多数泌尿生殖系统结核患者免疫功能低下，因此评估艾滋病病毒感染状况是重要的。患者表现出各种症状，包括排尿症状、无菌性脓尿或血尿以及慢性肾疾病。并不是所有患者的纯化蛋白衍生物（purified protein derivative，PPD）检测结果都是阳性的，可通过抗酸杆菌涂片和无菌脓尿的分枝杆菌培养、胸片和泌尿生殖系统影像学检查以寻找解剖异常来确诊。影响肾的结核可导致节段性或全局肾小球功能障碍，顺着泌尿系统向下发展可导致输尿管狭窄。附睾结核可

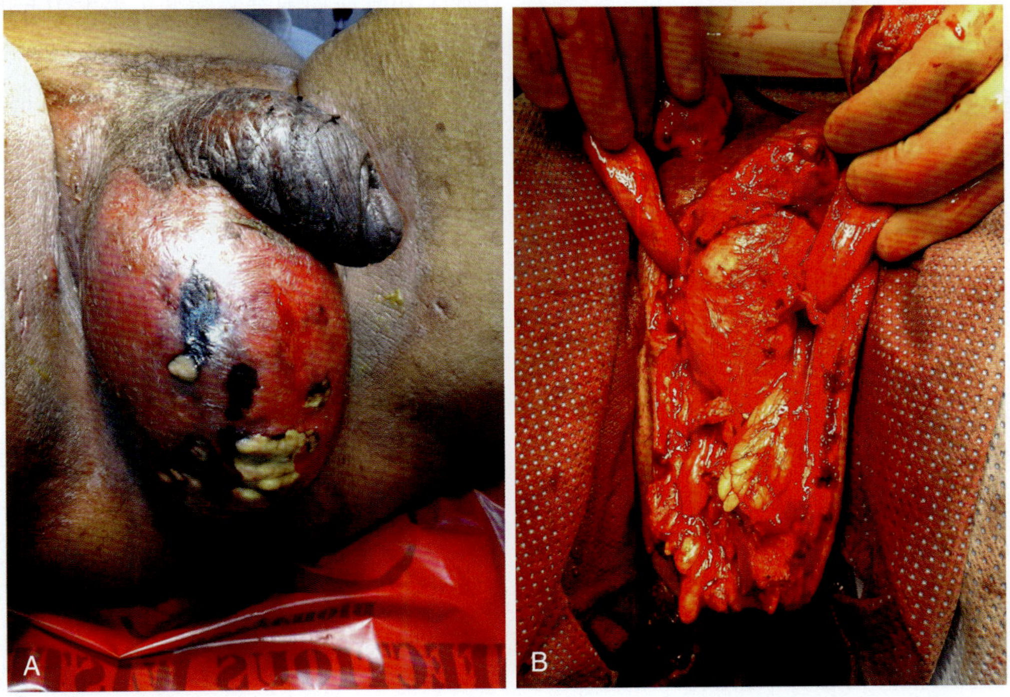

图 74.2 Fournier 坏疽。（**A**）阴囊皮肤坏死、化脓、水肿。皮肤也可以看起来正常，在某些情况下会有更细微的生理发现；（**B**）阴囊皮肤及皮下组织广泛清创后的外观。中央可见阴茎的基部；将睾丸抬高到视野外，在前方可见精索

导致慢性附睾炎或肿块。抗生素治疗包括 2 个月的四种药物治疗方案和随后 7 个月的异烟肼和利福平治疗。出于公共卫生考虑，在治疗这些患者时，必须进行传染病问诊。对严重的解剖感染或功能改变或丧失可能最终需要手术切除。

寄生虫感染

随着全球交通的便利和全球人口的流动，对有近期旅行史的患者需要考虑寄生虫感染。泌尿生殖系统的主要寄生虫感染是血吸虫病、棘球蚴病和丝虫病。每种寄生虫都有不同的入侵点、全身传播点和器官感染点。通常在血吸虫病中，寄生虫通过皮肤进入身体，并通过静脉和淋巴系统传播。大多数感染影响膀胱，导致慢性炎症和肉芽肿。这些患者表现为 LUTS 或血尿。药物治疗（吡喹酮）可用于肉芽肿性疾病的治疗；然而，未经治疗的感染可导致膀胱鳞状细胞癌。棘球蚴感染是通过摄入被污染的食物传播的，寄生虫穿过肠壁并感染肝。有时可发生肾感染，寄生虫在实质内形成包囊。药物治疗可以使囊肿缩小，但需要通过手术切除部分或全部肾才能治愈。必须完整切除这些囊肿，因为其内部内容物的破裂或溢出可导致严重的过敏反应。丝虫病是经皮直接进入淋巴系统感染引起的。寄生虫在死亡时会产生明显的症状，导致淋巴阻塞。只有轻微的感染可以口服药物治疗（阿苯达唑）；晚期的疾病需要切除和重建。

排尿功能障碍，神经性膀胱，尿失禁，良性前列腺增生

膀胱功能的管理，以及评估和治疗膀胱功能障碍是泌尿外科主要方向之一。膀胱是一个大的肌肉囊，负责储存和排出尿液。常见的膀胱功能障碍包括与膀胱功能有关的神经源性问题、储存问题、失禁和与良性前列腺增生（benign prostatic hyperplasia，BPH）或增大相关的排尿问题。这些功能区域的改变是泌尿外科会诊最常见的原因之一。虽然这是泌尿外科的一个广泛领域，但集中研究这些核心部分将使普通外科医生了解膀胱功能和功能障碍的复杂动态变化。

神经性膀胱功能障碍

神经源性膀胱功能障碍患者根据损伤部位或疾病过程的不同，可表现为多种影响膀胱功能的神经疾病或损伤 。在膀胱和大脑之间有复杂的相互作用，主要调节膀胱储存和排空。膀胱储存是由交感神经系统驱动的，特别是在肾上腺素能受体水平。α-肾上腺素能受体是膀胱、前列腺和尿道中最常见的肾上腺素能受体；大多数是 α_1 和 α_2，α_1 有三种亚型：α_{1a}、α_{1b} 和 α_{1d}[13]。α_1 受体是下尿路中最常见的亚型。膀胱排空是由副交感神经刺激胆碱能受体，特别是毒蕈碱受体。膀胱中主要的毒蕈碱受体是 M_2 和 M_3[13]。感觉信息由有髓鞘和无髓鞘的传入神经纤维从膀胱带出，这些传入神经纤维穿过骨盆和阴部神经。任何交感神经或副交感神经系统及其与膀胱的通信中断可导致神经源性功能障碍。此外，脑桥、中脑和大脑皮层中的几个中枢对膀胱的储存和排空有直接影响[13]。排尿开始于脑桥排尿中枢，该中枢向膀胱发出副交感神经信号，并开始排尿。脑桥排尿中枢被位于中脑的导水管周围灰质所抑制，它与来自膀胱的传入信号通路有关。基于这一标准的感觉功能，可以通过神经系统疾病或损伤的位置预测特定的排尿症状或 LUTS。

对这些患者的基本评估包括神经和泌尿系统病史、体格检查（主要是腹部、骨盆、周围和中枢神经系统）和尿液分析。附加的评估检查是根据受伤部位具体制订的。皮质脑部疾病和损伤，如脑血管意外，可通过病史、体格检查和尿液分析进行评估。这些疾病过程并不直接影响膀胱功能，仅根据症状对患者进行治疗。脊髓病变分为骶髓上损伤（脊髓损伤、梗死）和骶或周围脊髓病变（手术引起的盆腔丛损伤、糖尿病神经病变）。骶上脊髓病变的患者膀胱肌张力增加，导致膀胱弹性异常（膀胱顺应性差）[14]。此外，这些患者的膀胱和尿道括约肌不协调，导致逼尿肌-括约肌协同障碍。骶神经或周围神经病变的患者往往有可变的 LUTS，但膀胱弹性通常没有变化[14]。逼尿肌通常部分或完全无功能，尿道括约肌保持关闭状态。对脊髓病变患者的专门评估包括上尿路超声检查以监测肾积水和进行尿动力学评估。尿动力学评估包括测量膀胱充盈时的弹性（顺应性），通过记录腹部压力测量排空时产生的压力（逼尿肌功能），以及使用专用导管测量膀胱腔内压力。对慢性疾病患者应进行膀胱镜检查，以排除膀胱内疾病。近年来，onabotulinum 毒素的引入使神经源性膀胱的治疗发生了革命性的变化。在过去，这些患者需要复杂的抗毒蕈碱药物方案和重建手术。现在，随着 onabotulinum 毒素的使用，大多数患者可接受定期膀胱镜注射和间歇性导尿的治疗。

膀胱储存症状的问题和异常

膀胱过度活动症（overactive bladder，OAB）是最常见的与膀胱储存有关的问题。它的定义是在没有 UTI 或其他明显疾病的情况下，尿急伴或不伴尿失禁[15]。这个问题的典型症状包括尿急、尿频、夜尿和急迫性尿失禁。急迫性指的是突然的、强迫性的排尿欲望，这种欲望很难延迟并取代正常的排尿冲动[15]。尿频是指排尿的主诉，比以往认为的正常排尿次数多，并以日间和夜间排尿为特征[15]。夜尿症是由于需要一次或多次排尿而导致睡眠中断的主诉[15]。最后，急迫性尿失禁是与尿急相关的不自觉的尿丢失[15]。这一疾病的一个困难方面是该病的发病过程是发生在其他 LUTS 谱系上，可能是长期膀胱流出梗阻的结果。对 OAB 和 LUTS 的患者还应考虑 UTI、尿结石、糖尿病、多饮、神经源性膀胱和恶性疾病。OAB 在世界范围内的患病率为 11%，随着人口老龄化，这一比例预计会随着时间的推移而增加[16]。

对所有 OAB 的患者都应该进行彻底评估。在基本层面，这包括全面的病史，以充分披露症状并排除其他原因。可能的历史因素包括咖啡因摄入、便秘、反复的 UTI、女性的盆腔器官脱垂和男性的前列腺肿大，以及过量的液体摄入。体格检查应针对腹部、骨盆和神经系统进行评估。其他发现可能包括精神状态或认知功能下降和外周水肿。最后一项绝对检查是尿分析，可发现感染、炎症或血尿，这可能预示着更严重的疾病。简单的辅助测试可以在诊室进行，包括测量排空后残余尿量、无创流量测试、有效的症状调查问卷和排尿日记。由泌尿科医生进行的专门检查和评估可能包括膀胱镜检查、超声检查和适当的尿动力学检查。然而，目前的指导方针并不要求在开始治疗时进行任何这些专门的检查[17]。

OAB 的治疗是针对治疗、症状和个体患者的动机（图 74.3）。由于患有这一问题的许多患者口服多种药物，但药物治疗并不总是作为最初的治疗方式。行为疗法是所有患者的一线治疗方法。行为疗法可能包括生活方式的改变或特定的物理疗法。通常，这包括液体摄入的管理和调整，特别注意液体摄入的时间和数量。例如，对于抱怨有夜尿的患者，限制夜间液体摄入是有益的。膀胱训练是一种无创的物理治疗方法，患者通过推迟排尿时间来延长排尿间隔。这也许可以与紧迫感抑制和定时排空相结合，以加强膀胱感觉输出的再训练。最后，排尿日记对帮助患者和泌尿科医生量化排尿次数和排尿量，以更好地制订改善目标和定制治疗是很重要的。药物治疗仍然是治疗的主要手段，对于行为治疗或一线治疗无反应的患者，药物治疗是作为行为治疗的辅助手段。经典的药物治疗是针对副交感毒蕈碱胆碱能受体的抗毒蕈碱药物，主要是 M_2 和 M_3，并阻止这些受体的活动。大多数这类药物都是每天服用，并有常见的不良反应，如口干、眼干和便秘。一种较新的药物，β 激动剂（β_3），以逼尿肌中受体为靶点，刺激膀胱松弛。对于经这些治疗无效的患者，可采用专门的三线治疗方案，包括神经调节（外周或中央）、onabotulinum 毒素、慢性留置导尿管和膀胱扩大成形术。

尿失禁

尿失禁是指不自觉地排出尿液；可分为压力性尿失禁、急迫性尿失禁、混合性尿失禁[15]。“溢出性尿失禁”是尿失禁的另一种形式，在病因学上常被认为是一种独立的疾病。国家数据显示，美国 20 岁以上女性尿失禁患病率为 49.6%[18]。男性通常在 50 岁以后受到影响，尿失禁会发展为 LUTS 或其他问题的症状，而不是像女性一样作为主诉。压力性尿失禁定义为 Valsalva 手法下的不自主尿失禁[15]。急迫性尿失禁是一种伴有强烈排尿冲动的不自主尿失禁[15]。混合性尿失禁是这两种原因的结合。

对这些患者的评估包括病史、体格检查（包括盆腔检查）、尿液分析、尿后残余体积测量和排尿记录。病史和体格检查对于排除任何可能影响评估和治疗决定的复杂因素很重要，包括神经性来源、解剖学变化（女性盆腔器官脱垂患者和前列腺肿大的男性患者）和既往手术史（男性患者的根治性前列腺切除术或女性患者的子宫切除术）。在没有混杂因素的神经系统正常的患者中，非手术治疗是任何手术干预前的第一步。与 OAB 一样，行为改变和膀胱训练是最初的步骤。饮食的调整对治疗尿失禁很重要。建议患者根据身体体积和活动水平将液体摄入量限制在 2 L/d 左右。此外，患者应该限制咖啡因和其他膀胱刺激物的摄入，包括酒精、碳酸饮料、辛辣食物、柑橘类果汁和水果。此外，应启动排便程序，以确保患者有正常的肠道功能，而不是便秘。其他非手术治疗包括体重减轻到正常的体重指数和锻炼，特别是核心肌肉锻炼。盆底肌肉训练和生物反馈已被证明在帮助患者实现尿失禁的满意管理方面有可接受的比率。

因为导致尿失禁的内在机制不同，女性和男性的

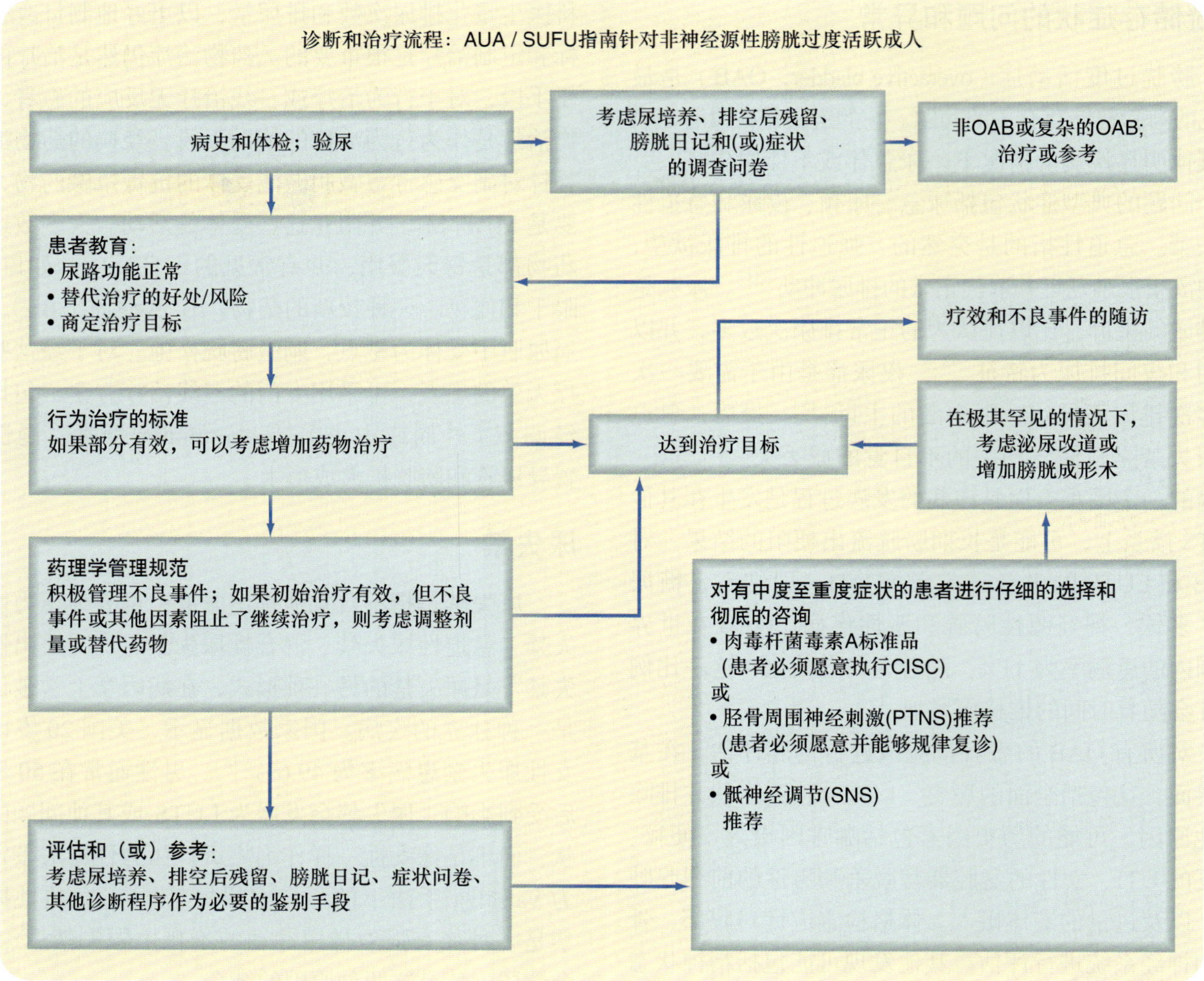

图 74.3 膀胱过度活动症（OAB）的诊断和治疗（Adapted from Gormley EA，Lightner DJ，Burgio KL，et al. Diagnosis and treatment of overactive bladder [non-neurogenic] in adults：AUA/SUFU guideline. J Urol. 2012；188：2455-2463.）

手术治疗选择不同，女性骨盆解剖支撑能力差，男性括约肌支撑能力差。在女性中，治疗选择从微创发展到更具有侵入性。最简单的治疗方法是通过膀胱镜注射尿道膨胀剂。这种治疗的目的是改善尿道括约肌的粘连和增加尿道壁体积。不幸的是，这种治疗不太可能产生长期的治愈效果，必须要重新治疗或选择其他方式。下一种选择是放置一个尿道中段悬吊带，以重新支撑尿道的中央“吊床”，并在压力动作时提供对尿道的支撑。这些方法有较高的成功率，长期数据显示治愈率约为 90%[19]。随着尿道中段悬吊术的成功和可操作性，开放耻骨后悬吊术的施行次数减少。这些手术也有助于改善尿道的支撑和减少尿道的过度活动。在男性，手术治疗的目的是加强尿括约肌，以增加膀胱出口阻力。通常，治疗方法分为男性尿道吊带和人工尿道括约肌装置，前者具有更大的网状悬吊材料表面积。人工尿道括约肌（artifical urinary sphincter，AUS）是一种复杂的装置，植入患者体内，并通过阴囊内的单向阀门打开。

良性前列腺增生

前列腺增生（benign prostatic hyperplasia，BPH）是前列腺内基质和上皮成分增大而形成的结节[20]。随着前列腺增生的进展，整个前列腺肿大，这一过程称为良性前列腺肿大，导致前列腺尿道受压，膀胱流出梗阻（图 74.4）[20]。作为膀胱流出梗阻的一部分，患者可发展为 LUTS，需要泌尿科医生进行评估和治疗。前列腺增生很普遍，大约 70% 的 60 ～ 69 岁男性受到影响，这使得前列腺增生成为泌尿科医生最常治疗的疾病之一[20]。BPH 导致的 LUTS 可分为储存、排空和排尿后症状。有趣的是，测量的前列腺体积和由此产生的症状之间几乎没有相关性。此外，膀胱流出梗阻的程度与 LUTS 的严重程度并不一定相关。

与所有的情况一样，对患者的评估以病史和体

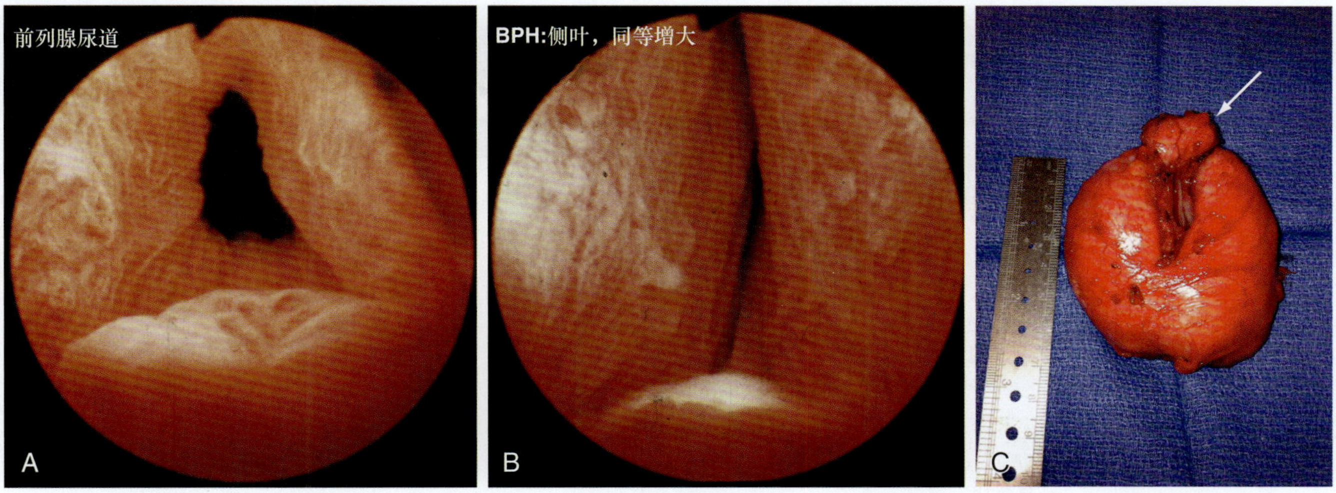

图 74.4　良性前列腺增生（BPH）。（**A**）年轻男性前列腺膀胱镜检查正常；（**B**）中度前列腺增生，膀胱镜观察。前列腺的大小与排尿症状的大小关系不大；（**C**）单纯开放式前列腺切除术后的前列腺腺瘤。注意小的中叶（箭头，顶部中央），大的侧叶（130 g 标本）

格检查为主。体格检查的主要内容包括 DRE 和重点神经检查。实验室评估包括对预期寿命超过 10 年的适当患者进行尿液分析和前列腺特异性抗原（prostate-specific antigen，PSA）检测，尽管对 PSA 检测的使用仍存在争议。对这些患者的进一步评估包括使用疾病特异性验证问卷（国际前列腺症状评分）、测量尿后残余尿量和无创尿流试验[20]。根据最初的评估结果，膀胱镜检查和尿动力学研究可能是合适的辅助检查。美国泌尿外科协会（the American Urological Association，AUA）制订了前列腺增生的实践指南，以指导医生诊断和治疗前列腺增生（图 74.5 和图 74.6）[20]。和所有与排空有关的疾病类似，行为和饮食改变是所有患者适当的第一步治疗措施。药物治疗可以与最初的行为改变结合使用，也可以随后使用。治疗 BPH 引起的 LUTS 的主要药物是 α_1- 肾上腺素能受体阻滞剂[20]。如前所述，α- 肾上腺素能受体是膀胱中最常见的肾上腺素能受体，α_1 是下尿路系统、前列腺和尿道中最常见的亚型。α_1 阻滞剂的作用是放松膀胱颈和前列腺的平滑肌，减少流出阻力。这类药物对 α_1 亚型的选择性越来越强，许多药物现在专门针对 α_{1a} 亚型受体。这些药物最常见的不良反应是直立性眩晕、逆行射精和鼻炎。第二类治疗药物是靶向前列腺腺体成分的 5α- 还原酶抑制剂。这些药物可阻断前列腺中睾酮向双氢睾酮的转化，通过减少前列腺体积，减少流出阻力。这类药物还会改变血清 PSA 水平（降低约 50%），在进行前列腺癌筛查时必须记住这一点。此外，由于这些药物的作用机制不同，它们可以联合使用，研究表明其效果优于任何一种药物的单独使用。

当药物治疗无效，症状仍然造成困扰，或出现客观的手术指征（如急性尿潴留、膀胱结石、氮质血症、复发性 UTI、复发性血尿）时，则考虑手术干预。BPH 手术治疗的标准方法是经尿道前列腺切除术（transurethral resection of the prostate，TURP），可选择各种电外科手术（单极、双极或激光）。微创治疗方案，如微波热疗和射频消融术，可以在门诊进行，但与标准外科手术相比，没有同等的长期效果。当腺瘤生长特别大时，可行开腹前列腺切除术以摘除腺瘤。经尿道手术的结果显示国际前列腺症状评分、尿流率和排尿后残余容量均有显著改善。像单纯前列腺切除术这样的手术具有很长的应用历史，没有测量或汇编客观数据，但结果与 TURP 手术相似。TURP 手术的并发症包括持续出血、甘氨酸冲洗液吸收引起的稀释性低钠血症、UTI、尿失禁和尿道狭窄。随着更新的电外科系统（双极和激光）发展，使用生理盐水冲洗已无稀释性低钠血症的发生。此外，可视化得到改善，出血并发症显著减少，尿失禁发生率降低。

男性生殖医学与性功能障碍

男性不育和性功能障碍是泌尿外科的一个专门领域。对男性不育症的诊断评估、内科治疗和外科治疗是泌尿系统护理的难题。随着男性健康领域的不断发展，男性性功能障碍变得越来越突出。许多接受普通

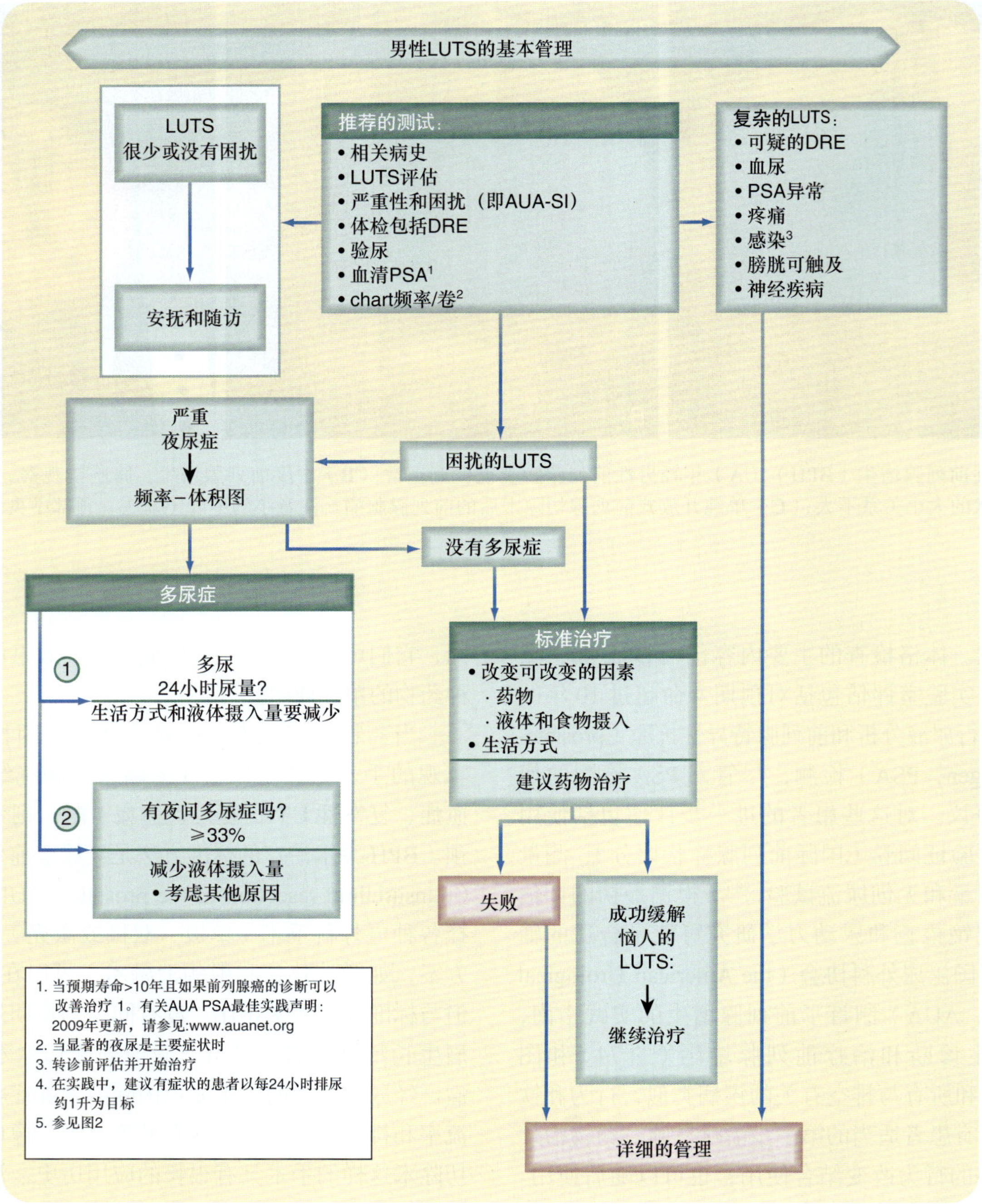

图 74.5 良性前列腺增生的初步诊断和治疗思维导图（Adapted from McVary KT，Roehrborn CG，Avins AL，et al. Update on AUA guideline on the management of benign prostatic hyperplasia. J Urol. 2011；185：1793-1803.）

外科医生检查和评估的患者可能正在接受特定的药物治疗或已经接受了性功能障碍治疗的假体植入手术。普通外科医生对这些专业领域的基本了解对他们的外科实践是有益的。

男性生殖和性功能障碍：评估和治疗

不孕不育影响约 8% ~ 14% 的夫妇；在 36% ~ 75% 的病例中，男性因素是主要或唯一的因素[21]。夫妻不育一段时间后通常会转诊至泌尿科医生，一般是由初级保健医生或妇科生殖内分泌科医生转诊。不孕不育的定义是一对夫妇在无保护的性生活一年后仍不能妊娠[21]。

标准的男性因素评估包括详细的病史、体格检查、基础实验室和影像学评估。AUA 已经提出一系列最佳的共识声明，目的如下：诊断和治疗可逆性疾病，对可能适合辅助生殖技术的疾病进行分类，识别可能损害患者健康的状况和情况，并区分可能传给后代或影响后代健康的基因异常[22]。

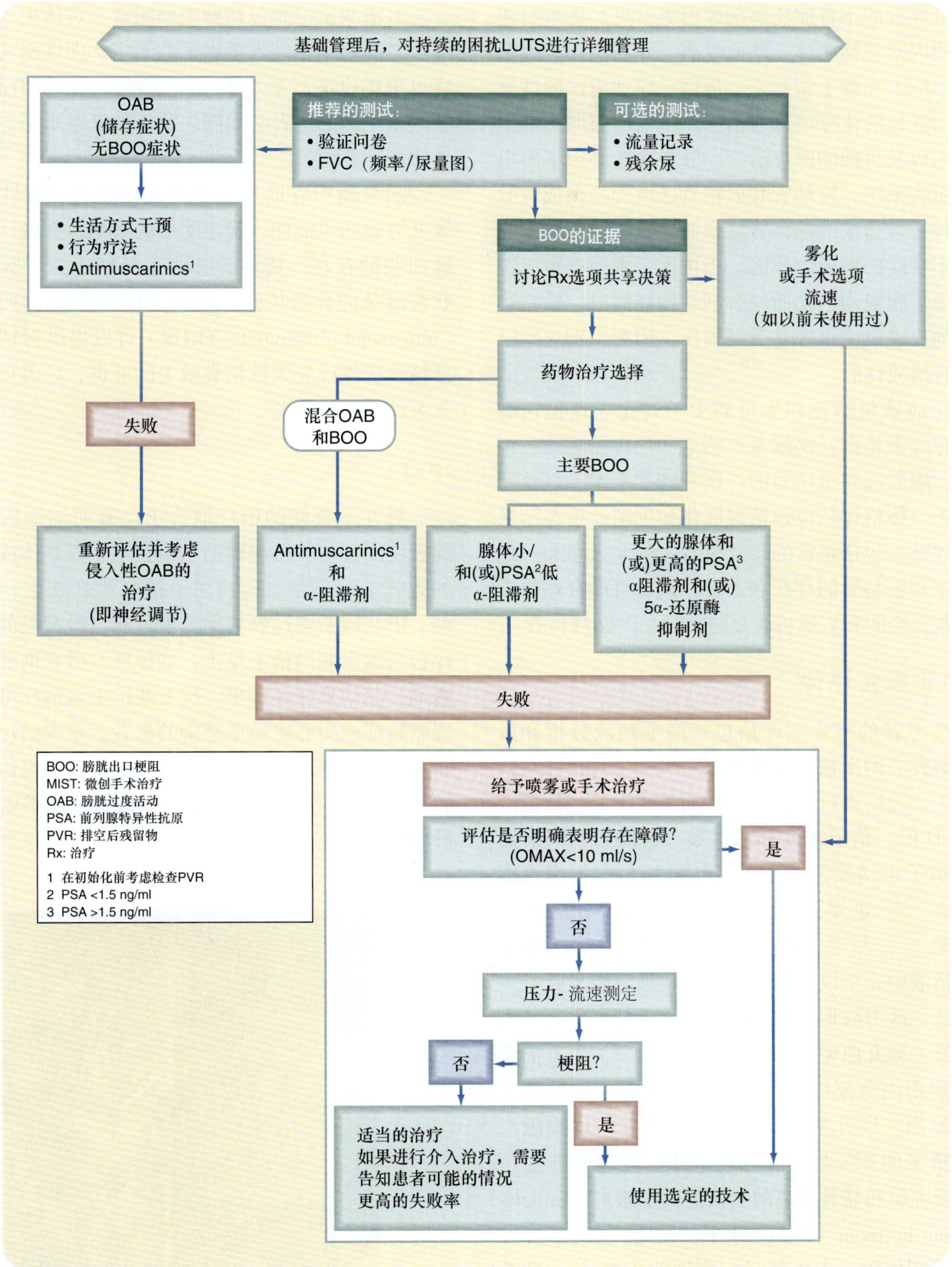

图 74.6　良性前列腺增生的二次治疗思维导图（Adapted from McVary KT，Roehrborn CG，Avins AL，et al. Update on AUA guideline on the management of benign prostatic hyperplasia. J Urol. 2011；185：1793-1803.）

不孕的原因可分为解剖学原因、行为原因、环境原因和医源性原因。男性不育的解剖学原因有先天性的和后天的[21]。最重要的解剖学原因是先天性输精管缺失，即输精管部分或完全发育不全。虽然不常见，但这一发现与囊性纤维化跨膜传导调节因子（*CFTR*）基因突变有关，使这些患者成为囊性纤维化携带者[22]。其他解剖表现包括隐睾、射精管阻塞（前列腺水平）和精索静脉曲张（图 74.7）。行为和环境因素导致的不育症比解剖原因更常见，更容易逆转。这些因素包括肥胖、环境暴露、物质滥用（包括外源性睾酮）和维生素缺乏。最后，应考虑医源性原因，包括既往的化疗或放射治疗、以前的腹股沟或生殖器手术以及目前的医疗治疗。外科医生必须了解由于精索血管系统、输精管和射精管区域的损伤或腹股沟疝修补补片造成的输精管堵塞而导致腹股沟和盆腔手术中不孕症的医源性原因。当再次手术探查腹股沟时，或由于腹股沟创伤而使解剖结构模糊时，输精管或睾丸的血液供应很容易受到损伤，因为识别这些结构是具有挑战性的。

病史应该包括性和生殖病史的讨论。这包括潜在的性腺毒素暴露；泌尿系统感染和性传播感染；包括骨盆、腹股沟和生殖器的外伤和既往手术；以及家族不育史。体格评估应包括男性化和生殖器检查结果的一般评估，包括正常的睾丸位置、睾丸大小和一致性、附睾和输精管的存在和正常，以及可能存在精索静脉曲张。会阴和直肠检查是进行评估的常规检查。

基本的实验室评估

这些患者的实验室评估包括两项精液分析和血清激素研究。两次精液分析应该间隔一个月，并在禁欲 2 ～ 3 天之后进行。精液分析的重要参数包括精液体积、pH 值、精子浓度和总计数、总活力、向前运动率、精子运动质量、形态、红细胞和白细胞或细菌的存在[21]。世界卫生组织确定了常规精液分析的正常参数[21]。精液分析异常分为两种分类：无精子症——精液中完全没有精子；以及精液参数异常——浓度降低、活力或形态和功能异常。无精子症大致可分为三类：睾丸前型、睾丸型和睾丸后型。睾丸前型无精子症由内分泌因素引起，如促性腺功能减退或先天性原因。睾丸型的病因是睾丸生发上皮细胞产生成熟精子的原发性睾丸功能衰竭。这通常伴随正常的精液容量和显著升高的血清促卵泡激素（follicle-stimulating hormone，FSH）水平。睾丸后型原因，如射精障碍和梗阻，占无精子症病例的 40%[22]。精液参数异常可能指示多种可能导致精子数量、活力或形态异常的疾病，包括精索静脉曲张、抗精子抗体、生殖道感染伴脓精症，以及之前或当下的性腺毒素暴露。精液体积减少可能是人为的，表明射精不完全或标本采集不完整，也可能是真正的疾病，例如先天性精囊缺失、射精管阻塞，或有糖尿病、神经损伤，或以前的膀胱颈手术或药物引起的逆行射精。

血清激素检测包括卵泡刺激素、黄体生成素、睾酮、游离睾酮和催乳素水平的测定。促性腺功能减退症可根据血清激素水平或卵泡刺激素水平升高诊断。睾酮水平低的患者必须随访测量催乳素水平，以排除垂体催乳素瘤。

阴囊超声有助于测量睾丸体积和对称性，排除睾丸肿瘤的可能性，确定附睾的解剖，并确认精索静脉曲张的存在，精索静脉曲张是精索内静脉系统蔓状静脉丛的异常扩张（图 74.7）。经直肠前列腺超声（transrectal ultrasound，TRUS）可以提供射精管阻塞伴精囊扩张或先天性精囊缺失的证据，后者可能伴有先天性输精管缺失。

治疗

男性不育症的治疗取决于已查明的原因，以及能否使用和负担得起辅助生殖技术，以具体或经验性的方式治疗不孕。药物用于治疗激素缺乏、激素过剩、甲状腺激素过剩和催乳素过剩。最常见的药物治疗包括激素刺激精子发生，如促性腺激素剂和抗雌激素剂，其结果好坏参半。抗炎或抗生素治疗可用于发现脓精症或担心生殖道感染的患者。手术治疗包括血管或附睾闭塞的显微外科重建（包括输精管切除术逆转）、对梗阻性病变的经尿道射精管电切术以及精索静脉曲张修补术。

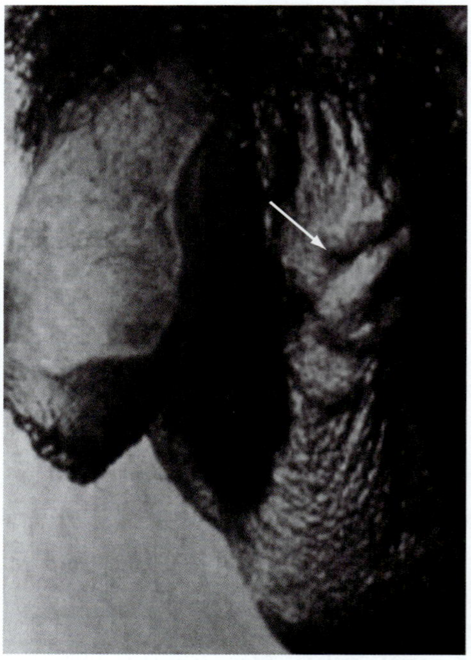

图 74.7 精索静脉曲张。通过阴囊皮肤可以看到和触摸到“虫袋”（迂曲、扩张的静脉丛）的外观，代表精索静脉系统内部扩张的分支

男性性功能障碍及治疗

男性性功能障碍指的是一系列的障碍，包括勃起功能障碍（erectile dysfunction，ED）、性欲减退、性腺功能减退和射精功能障碍。由于众多的器官系统相互作用，这些疾病的患者可能伴有神经病变、内分泌病变、血管病变和心理障碍，这些异常可能影响非泌尿外科患者的治疗和手术。

正常勃起功能是神经和血管系统之间复杂的相互作用，阴茎血管结构中有独特的分子发生作用。许多医学合并症和生活方式都可能导致ED，包括年龄、冠状动脉疾病、吸烟、高血压、血脂异常、动脉粥样硬化、周围血管疾病、肥胖、糖尿病、脊髓损伤和退行性神经疾病、盆腔恶性肿瘤的治疗和慢性肾疾病[23]。ED的病因可分为神经、血管、代谢、药物、内分泌和心理；重要的是，它可能是冠状动脉疾病的早期标志[23]。对ED患者的初步评估以病史和体格检查为主。病史集中在性行为和勃起功能；非性病史方面集中在可能的内科和外科疾病上。社交方面，如吸烟、娱乐性药物使用和饮食，也是重要的考虑因素。经过验证的问卷调查为初始治疗和治疗结果评估提供了客观的历史数据。体格检查的重点是生殖器和男性第二性征的评估。这些患者的基础实验室研究包括晨起总睾酮浓度、空腹血脂水平和糖化血红蛋白水平。对年轻患者的心血管功能评估应给予重要考虑，因为这种疾病过程被认为是心血管疾病的早期标志物，特别是在年轻患者中。进一步的评估是专项的，但可能包括神经测试（如生物测量学）和血管测试（如阴茎双多普勒超声检查）。

大多数ED的治疗是以恢复阴茎动脉血流为基础，以达到或维持令人满意的勃起。生活方式的改变是其中一个重要的组成部分，饮食的改变和增加定期的心血管运动已被证明可以独立地改善勃起功能。对违规药物的评估和调整也应予以考虑。ED药物治疗的基础是5型磷酸二酯酶抑制剂。这些药物通过限制环磷酸鸟苷的分解和增强阴茎血流量来改善阴茎血流量。这些药物在已知心血管疾病的男性患者中的使用应该受到限制，特别是那些口服硝酸盐的患者。其他形式的非手术治疗包括真空勃起装置、前列腺素化合物尿道内栓剂治疗、阴茎海绵内自我注射，偶尔还有心理治疗。ED手术主要包括放置阴茎假体和限制性血管重建。阴茎植入手术可能包括可塑植入物，在硅胶套管中有一个柔软的金属丝芯，在双侧体中植入，或者更常见的是可充气的阴茎植入物。它们完全是含液体的内化系统，可能包括成对的下体气瓶、阴囊泵送装置和液体储存器，通常位于耻骨后间隙或腹膜外的下腹部象限（图74.8）。普通外科医生应该意识到，特意或者由于侵蚀腹膜，这些器械可能出现在腹膜内，在非泌尿系统的腹腔盆腔手术中也可能遇到储液器或系统管。应注意不要污染任何种植体组件或避免无意中损伤管道或设备组件。如果已知植入了假体，并且计划进行骨盆或腹股沟手术，泌尿科会诊可能有助于处理植入物引起的任何问题。阴茎血管重建术以恢复勃起功能，根据解剖记录的动脉造影，通常使用腹壁下动脉蒂皮瓣实现，通过皮瓣将新的动脉血供带到海绵体。这是有限的适应证，尤其适用于盆腔血液供应创伤的年轻患者，而国家实践指南认为这是有争议的。

影响大量患者的另一个男性性医学领域是睾丸激素缺乏或性腺功能减退。血清睾酮产生于睾丸（90%）和肾上腺（10%）的间质细胞。睾酮的合成是由下丘脑和垂体前叶控制的。这是一种血清睾酮水平下降的情况，与疲劳症状、缺乏精力、情绪低落、烦躁、降低活动力、减少认知敏锐度、力量和耐力下降、肌肉质量下降和脂肪增加有关，性副作用包括性欲减退和ED。随着男性年龄的增长，睾酮水平会正常下降，40

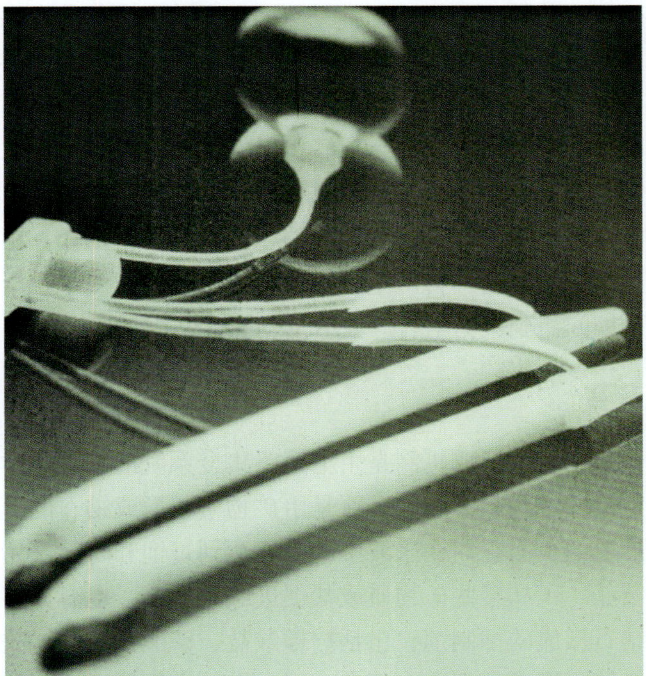

图74.8 充气阴茎假体。图中显示了一个三组分器件。储液器（顶部）位于耻骨后的腹膜外位置。成对的圆柱体（右）放置在海绵体内。泵（左）位于阴囊，与睾丸相邻

岁以后，睾酮总量平均每年下降1%。在40岁以上的男性中，这种情况的患病率在2.1%～39%，这取决于使用的标准和症状的联系[24]。患者的病史应提示睾酮缺乏的具体症状，体格检查应与ED相似，评估生殖器和第二性征。有效的问卷对评估和监测治疗是有用的。实验室检查应包括早晨游离和总睾酮、黄体生成素、催乳素、红细胞压积和血红蛋白水平[25]。睾酮缺乏的治疗是基于生活方式的改变和补充睾酮[25]。许多患有这种疾病的男性不是肥胖就是患有代谢综合征。已证明改变饮食以改善营养状况和减轻体重不仅能改善基本状况，而且还能改善血清睾酮水平。此外，已证明中等强度的运动可以提高血清睾酮水平。除了改变生活方式，许多患者还接受补充睾酮的治疗。合成睾酮可口服、经皮、肌内注射和皮下注射。治疗的目标是维持睾酮水平在400～700 ng/dl，并解决或改善目前的症状[25]。尽管使用睾酮几乎没有绝对的禁忌证，但仍存在许多潜在的不良反应，在给药前应加以讨论，因为这是睾酮补充最具争议的领域。潜在的不良反应包括心血管事件和死亡率、皮肤病变、红细胞增多症、生精功能减退、男性乳房发育、LUTS、前列腺癌和睡眠呼吸暂停[25]。

尿石病

尿路结石是急诊的常见原因。肾结石疾病的发病率在美国越来越多，形成肾结石的终生风险在1994年和2010年分别为5%和9%[26]。结石疾病的发病率在40～60岁时达到顶峰，男性比女性更常见，比例为2∶1[26]。肾结石疾病的处理和评估有几个方面，包括急性结石表现、代谢评估、内科和外科治疗。由于大多数普通外科医生都会在患者急性发作或手术干预期间遇到尿路结石，本节重点关注这些领域。

背景

结石的形成机制是由上尿路集合系统的物理化学特性决定的。大多数结石是由矿物质或形成结石的盐形成的，当它们在尿液中的浓度达到过饱和时就开始结晶。正如某些矿物质或盐促进结石形成，也有许多结石形成的抑制剂，包括柠檬酸盐、磷酸盐和镁。关于结石形成的理论有很多，但没有一个得到证实，如兰德尔斑块形成、淤积、细菌和草酸排泄产生的活性氧[27]。肾结石是根据结石成分分类的，矿物成分指导评估、治疗和非手术治疗。肾结石可分为钙结石、尿酸结石、鸟粪石结石和胱氨酸结石[27]。钙结石通常由两种钙盐组成：磷酸钙和草酸钙，是最常见的肾结石。钙结石形成的危险因素包括尿液pH异常，尿中钙、草酸或尿酸浓度高以及尿液中柠檬酸盐的浓度低。尿酸结石在高尿酸尿患者的低pH尿液中形成，可能是细胞分解（肿瘤溶解）或过量蛋白质摄入导致嘌呤代谢的结果。这些结石通常是放射不显影的。鸟粪石结石也被称为感染结石或磷酸铵镁结石，是由特定的细菌感染（奇异葡萄球菌、肺炎克雷伯菌、金黄色葡萄球菌和表皮葡萄球菌）引起的，这些细菌含有尿素酶，可以将尿素转化为氨。氨的碱性会导致尿液pH升高，并与磷酸盐结晶。胱氨酸结石是由必需氨基酸（胱氨酸、鸟氨酸、赖氨酸和精氨酸）代谢的常染色体隐性缺陷引起的，导致尿胱氨酸水平升高[27]。另一种罕见的结石原因是药物引起的，原因是药物代谢物在尿液中的溶解性和沉淀性差。其中最显著的是蛋白酶抑制剂（因地那韦和利托那韦），这在CT扫描中不可见。

急性表现及处理

急性结石发作或肾绞痛的患者通常有腹部、侧腹或背部疼痛的特征性主诉，但疼痛不能通过体位改变来解决。通常，这些患者可以定位疼痛最剧烈的中心，给出一些结石位置的指示。当结石阻塞输尿管时，近端集合系统的压力上升，随着进行性膨胀，患者可能出现内脏症状，包括恶心、呕吐和肠梗阻。对这些患者的体格检查应集中在背部、侧腹部、腹部和生殖器。对有特殊生命体征的患者（体温高于38.6℃、低血压或心动过速）应评估是否有可能发生脓毒症的上尿路梗阻性UTI。基础实验室检查应包括全血细胞计数、代谢指标和尿液显微镜分析。白细胞增多或急性肾损伤的重要发现可能直接指示治疗的紧迫性和干预的类型。腹部和骨盆的CT非增强扫描是首选的影像学检查，因为与静脉尿路造影和X线片相比，非增强扫描CT的敏感性和特异性更高。输尿管结石患者可以从X线中获益，因为85%的结石不透光，可以观察结石通过。

一旦确定结石的位置，下一步就是控制疼痛。诊断为肾结石或输尿管结石的患者应接受静脉注射非甾体抗炎药（酮咯酸）或阿片类镇痛药作为初始治疗。口服药物控制疼痛的成功尝试决定了血流动力学稳定的患者是否可以出院或需要住院治疗结石。有上尿路感染和梗阻的患者应通过膀胱镜下放置输尿管支架或经皮肾造瘘管迅速引流。如果上尿路完全被结石阻塞，患者可能有严重的脓肾感染，排尿也可能是正常的。适合出院的患者包括无UTI证据、血流动力学稳定、良好的口服摄入、口服止痛剂对疼痛控制良好、结石大小有合理自发通过机会的患者。在出院的患者中，建议使用药物排出治疗，并使用促进自发性结石排出的药物[28]。最常用的药物是坦索罗辛，这是一种松弛输尿管平滑肌的 α_{1a} 阻滞剂[28]。如果患者出院接受门诊治疗，应密切观察，以确定结石是否已经排出。不应该想当然地认为疼痛消失，结石也就没有了。对于持续的上尿路梗阻，随着肾血流量的减少和尿量的下降，集合系统的压力最终会下降。患者的疼痛可能会消失，肾可能会继续阻塞，在接下来的几周或几个月内肾会遭受潜在的破坏。如果没有明确的证据表明结石已经排出（例如患者将结石带入医院进行分析），则需要重新进行影像学检查。

选择性诊断评估和管理

对被诊断为无症状肾结石的患者，如在血尿评估中偶然发现的无梗阻性肾盏结石和急性表现后好转的患者，应进行基本代谢筛查评估。重要的病史包括以前的结石排出或治疗史、家族史、肠道疾病或吸收不良、痛风、甲状腺功能亢进、肥胖和使用膳食补充剂[29]。常规的实验室检查包括尿检、基础代谢组测定钙和尿酸水平、尿培养和结石分析（如果可行）。还要收集24小时的尿液标本，以评估尿液中特定的化学和矿物质含量：体积、pH、肌酐、钙、草酸、尿酸、柠檬酸、钠和钾[29]。在特定人群中，特定的饮食改变和药物治疗可用于预防结石的形成。这些饮食调整和药物治疗是基于结石成分和24小时尿液分析的结果。讨论两种最常见的结石类型：钙和尿酸。

对钙结石患者（草酸盐或磷酸盐），最重要的单一治疗或饮食改变是增加液体摄入量，以达到每天2升以上的尿量。此外，不应改变钙摄入量，一般来说，患者应按照建议的每日膳食钙摄入量摄入钙。应该减少饮食中钠、草酸盐含量高的食物和动物蛋白，因为这些都会影响尿液中的草酸盐和柠檬酸盐的含量。药物治疗通常基于三种不同的药物——噻嗪类利尿剂、柠檬酸钾和别嘌呤醇——每一种药物对尿钙水平和钙结石形成都有不同的影响。尿酸结石患者采用药物治疗[29]。除了增加液体摄入量以将尿量提高到每天2升之外，没有任何饮食建议。该组药物治疗包括枸橼酸钾和别嘌呤醇。许多尿酸结石可以通过使用碱化剂提高尿液的pH来溶解。

选择性外科治疗

结石负担过重或继续有症状的患者需要对其结石疾病进行手术治疗。手术治疗肾输尿管结石的方法有完全无创冲击波碎石（shock wave lithotripsy，SWL）和微创经皮肾镜碎石（percutaneous nephrolithotomy，PCNL）。SWL是一种利用产生的冲击波粉碎结石的经皮手术。冲击波产生的正压力和负压力集中在结石上，并使目标结石产生裂缝，最终导致结石碎裂[30]。在SWL过程中通常使用透视监测结石碎裂的进展，以指导治疗的时间和位置。非放射不透光的结石、大于2 cm的结石以及某些输尿管结石不能用这种方法治疗。SWL的并发症包括肾损伤、石街、高血压和慢性肾疾病[30]。

较小的肾结石和输尿管结石可以通过输尿管镜内镜下处理（图74.9）。如前所述，输尿管镜是半硬性和软性的，可以完全进入上尿路集合系统。通过输尿管镜的工作通道，可以放置各种工作器械来进行碎石或移除结石。最常见的结石治疗方法是激光碎石术，以彻底粉碎有症状的结石。对更小的碎片可以使用不同的石篮和抓取系统来清除结石。输尿管镜检查的并发症包括急性输尿管穿孔或撕脱、泌尿道感染和晚期输尿管狭窄形成。

对于较大的肾结石或选择性的近端输尿管结石，PCNL是首选，因为有更大的工作内镜和更好的器械碎石。PCNL的基本步骤是经皮肾穿刺、扩大肾造瘘道、放置工作鞘用于碎石和取出结石以及术后肾引流。PCNL的优点是有大量的体外碎石装置，可以迅速破碎大的结石。在这种情况下也可以使用可弯曲的肾镜。PCNL的并发症最为严重，因为该过程更具侵入性；包括败血症、肾出血、肾集合系统损伤以及邻近器官和脏器的损伤。PCNL可导致经胸膜或胸膜周围通路的胸腔积液或气胸，需要排空。随着PCNL的改善，即使是对于最复杂的肾结石，也很少采用开放结石手术。对腹腔镜和机器人程序的特殊肾结石已有描述。

泌尿道的创伤

不论机制、钝性或穿透性，泌尿系统损伤在所有腹部和盆腔创伤患者中约占15%[31]。例如，据报道，在所有创伤患者中，0.3%～1.2%发生了肾损伤；然而，肾是第二大最常见受损的内脏器官，约占损伤的

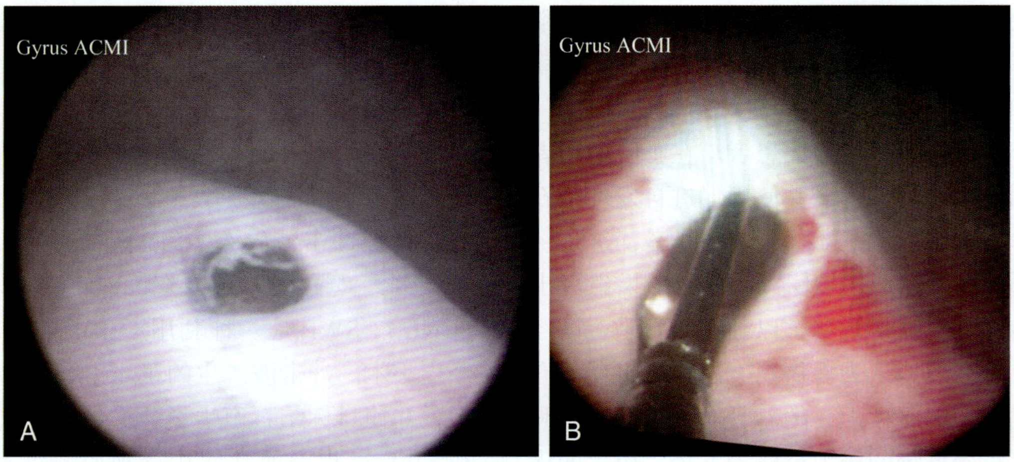

图 74.9 输尿管结石。(**A**)右输尿管口出现阻塞结石;(**B**)膀胱镜下碎石钳钳取结石

24%[31]。在许多创伤中心，损伤通常由急诊医生或普通外科医生进行初步评估，可能无需泌尿科会诊即可处理，但对于复杂的泌尿科损伤，泌尿科医生的介入可能是必不可少的。例如，极端的、不可重建的肾损伤可以通过快速的肾切除术来处理；然而，大多数肾损伤，如广泛的实质和集合系统撕裂，应采用肾修补术来修复。对创伤患者的治疗是泌尿外科和普外科之间最大的重叠，并允许许多领域的合作；无论是手术还是非手术治疗，掌握泌尿外科专业知识可以提高所有泌尿外科损伤的护理质量。

以下关于泌尿外科创伤的重点是各种急性泌尿外科损伤的实际处理和泌尿科医生与普通创伤外科医生之间的最佳互动。本文讨论了泌尿道常见损伤的处理、此类干预的最佳时机以及损伤控制技术的作用。

表 74.1 器官损伤分级系统：肾

分级	受伤的描述		AIS-90
Ⅰ	挫伤	镜下或肉眼血尿，泌尿学检查正常	2
	血肿	被膜下，不扩张，没有实质撕裂	2
Ⅱ	血肿	局限于肾腹膜后的非扩张的肾周血肿	2
	撕裂伤	肾皮质实质深度＜1 cm，无尿液外渗	2
Ⅲ	撕裂伤	＞1 cm 深度肾皮质，无集合系统破裂或尿液外渗	3
Ⅳ	撕裂伤	实质裂伤贯穿肾皮质，髓质和集合系统	4
	血管	肾动静脉主要分支损伤合并出血	5
Ⅴ	撕裂伤	肾完全粉碎	5
	血管	肾门血管撕裂、离断伴肾脏无血供	5

改编自 Moore EE，Shackford SR，Pachter HL，et al. Organ injury scaling：Spleen，liver，and kidney. J Trauma. 1989；29：1664-1666.

泌尿科核心指南和共识声明

创伤管理

美国创伤外科协会（the American Association for the Surgery of Trauma，AAST）的器官损伤分级系统描述了泌尿系统损伤的客观分级系统（表 74.1 和图 74.10）[32]。肾外伤的分期系统已经在泌尿外科文献中得到了很好的确立，并得到了外部的验证。器官损伤分级系统还描述了其他泌尿系统损伤的分期；然而，应用于这些分区的主观标准实际上并不影响管理决策和治疗（图 74.10）。AAST 最近发布了一套更新的肾损伤分级系统，反映了肾损伤诊断和治疗的最新数据和思路[33]。

2002 年，世界卫生组织和国际泌尿外科组织召开了泌尿外科损伤诊断和治疗共识会议。由此得出的共识声明按器官部位划分：肾、输尿管、膀胱、尿道和外生殖器[34-38]。这些报告仍然是泌尿科创伤治疗的核心。随后，欧洲泌尿外科协会和 AUA 制定了管理指南，以创建核心文件，指导泌尿系统损伤的治疗[39]。

肾损伤

大多数肾损伤是钝器损伤的结果（80%），其余为穿透伤（20%）[34]。所有肾损伤患者中约 70% 为男性，其中大多数患者年龄小于 50 岁。正如在腹膜后解剖部分讨论的，肾在腹膜后被良好保护，但接近腹膜内结构。与任何创伤患者一样，评估的关键

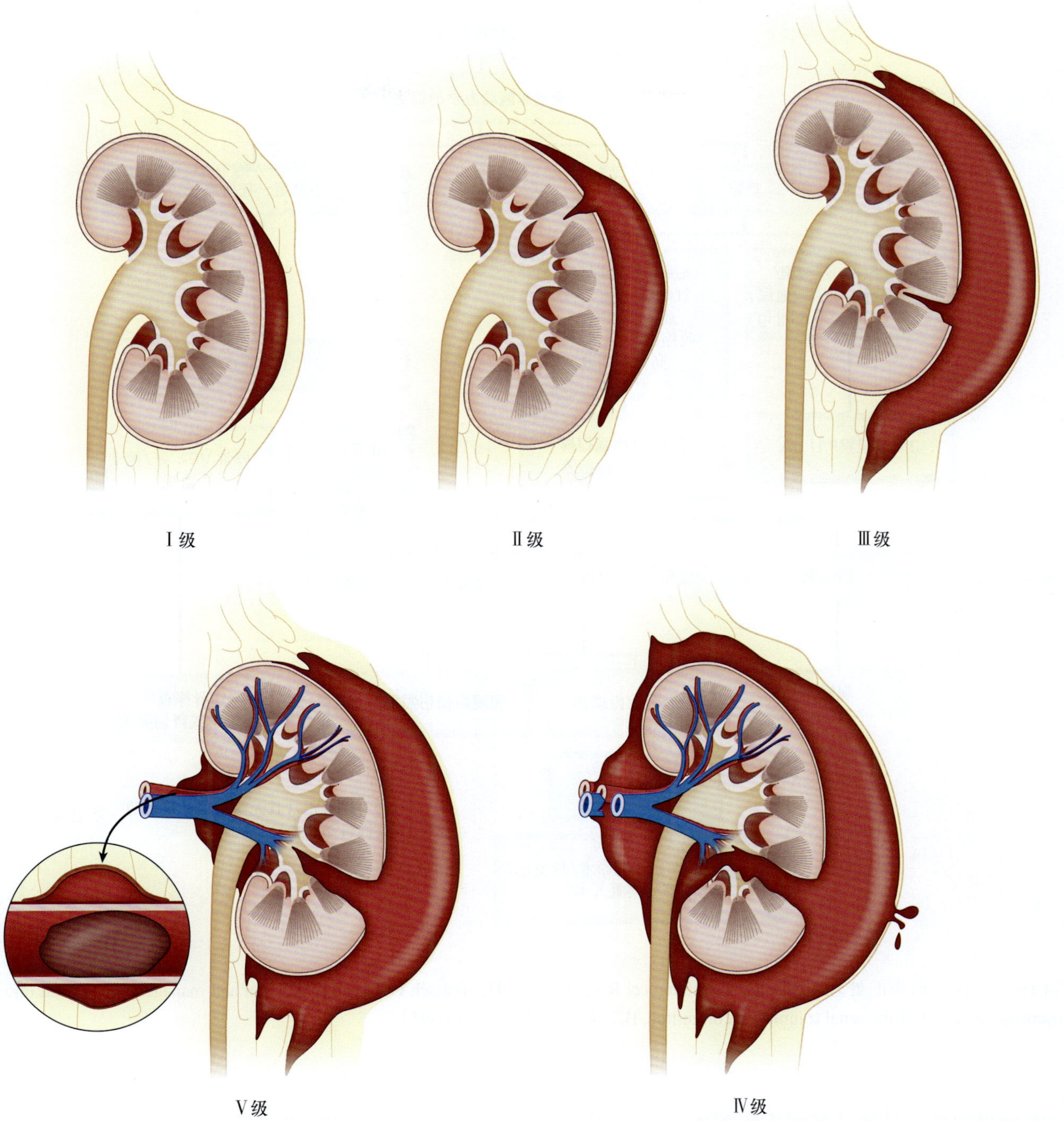

图 74.10 美国创伤外科协会（AAST）器官损伤分级系统的Ⅰ～Ⅴ级肾损伤示意图（From Moore EE，Shackford SR，Pachter HL，et al. Organ injury scaling：Spleen，liver，and kidney. J Trauma. 1989；29：1664-1666.）

点是 ABC：气道、呼吸和循环。有钝挫伤病史的患者，主要表现为撞击位置、侧腹瘀斑和肉眼或镜下血尿。其他相关的病史资料是伴随性损伤和损伤机制。密切注意穿透伤的进入点和出口点对评估损伤路径也很重要。

成像

钝挫伤或穿透性损伤后肾显像有许多明确的指征。钝挫伤患者标准包括肉眼血尿、血流动力学不稳定（收缩压＜ 90 mmhg）、显微镜下血尿（＞ 5 个红细胞 / 高倍视野）、外伤机制和筛查 X 片上怀疑损伤（图 74.11）。对于血流动力学稳定的穿透性损伤患者，任何程度的血尿(镜下或肉眼血尿)都需要影像学检查（图 74.12）[39]。在普通外科和泌尿外科文献中，对腹部创伤手术前通过成像检测尿路损伤并对其进行分期的相关性一直存在争议。横断面影像，特别

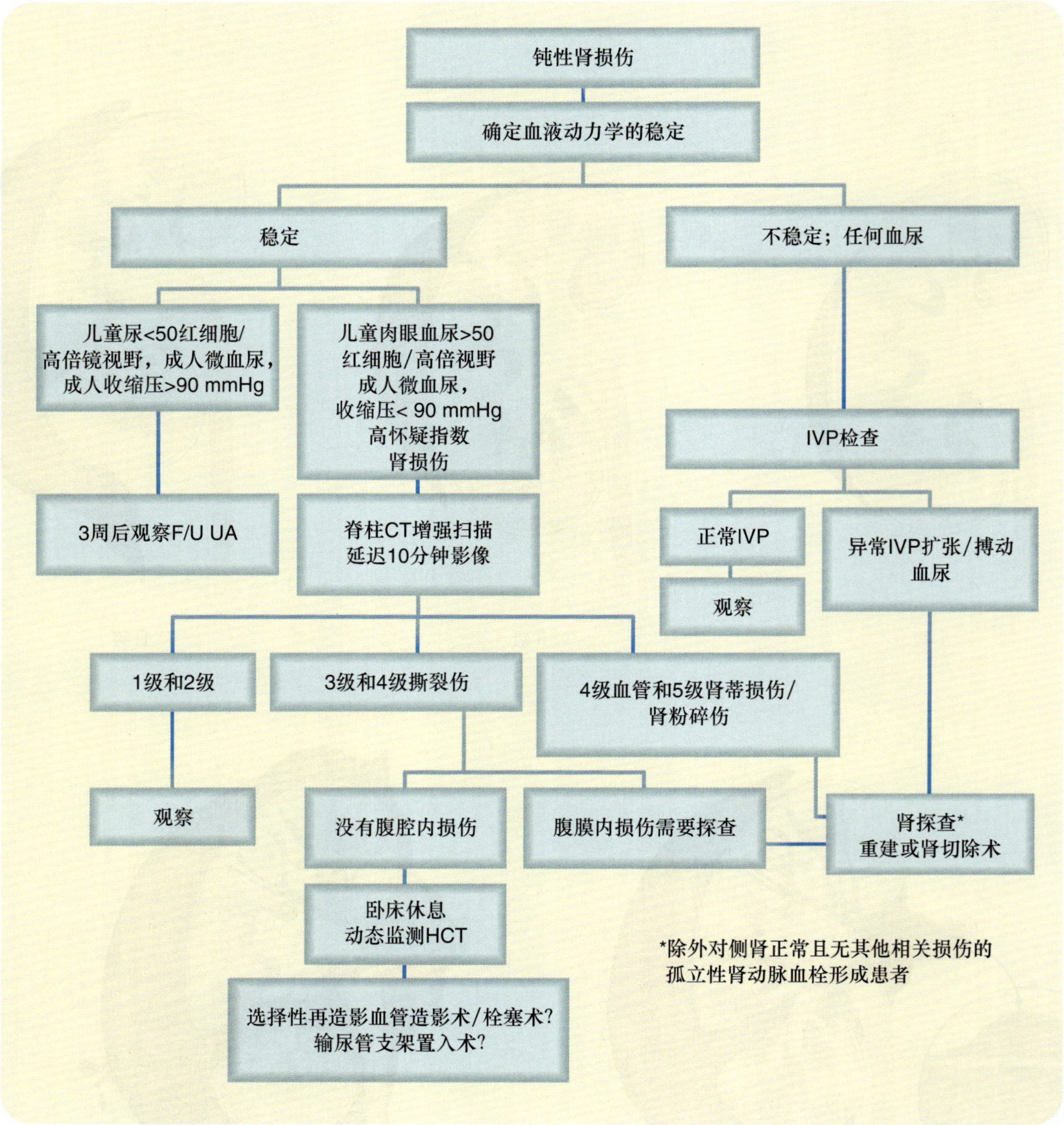

图 74.11 钝性肾损伤的处理（Adapted from Santucci RA，Wessells H，Bartsch G，et al. Evaluation and management of renal injuries：Consensus statement of the renal trauma subcommittee. BJU Int. 2004；93：937-954.）

是 CT 增强扫描，是评估肾损伤的首选。适当的影像应包括动静脉期和延迟期影像以评估尿液收集结构。对于直接进行手术的患者，“一次性”静脉尿路造影（静脉注射 2 ml /kg 造影剂，然后单次腹部 X 线片）可以提供有关对侧肾是否存在的信息。超声、静脉尿路造影和磁共振成像（magnetic resonance imaging，MRI）在肾损伤分期成像方面的作用有限。

处理：手术或非手术

随着对肾损伤分期的改进，治疗模式也随时间而改变（图 74.11 和图 74.12）。此外，由于泌尿科医生在处理实体器官损伤方面从普通创伤外科医生中学到了更多的知识，肾损伤的非手术治疗变得更加普遍。非手术治疗的基础是通过对比增强的横断面成像（图 74.13）确定适当损伤的分期。一般来说，对血流动力学稳定的低级别损伤（Ⅰ～Ⅲ级）患者采用非手术治疗。对Ⅳ级损伤比较有争议，许多都是非手术治疗。对高级别损伤比如Ⅳ级和Ⅴ级的损伤，特别是合并腹膜内损伤的患者，可进行手术探查[33]。

对于直接进入手术室的血流动力学不稳定的患者，有绝对和相对的手术探查标准。检查的绝对标准是扩张性血肿、搏动性血肿和持续性肾出血，任何一项都可能引起肾蒂损伤[40]。肾探查的相关标准包括持续性尿外渗、无法存活的肾实质、动脉损伤和不完

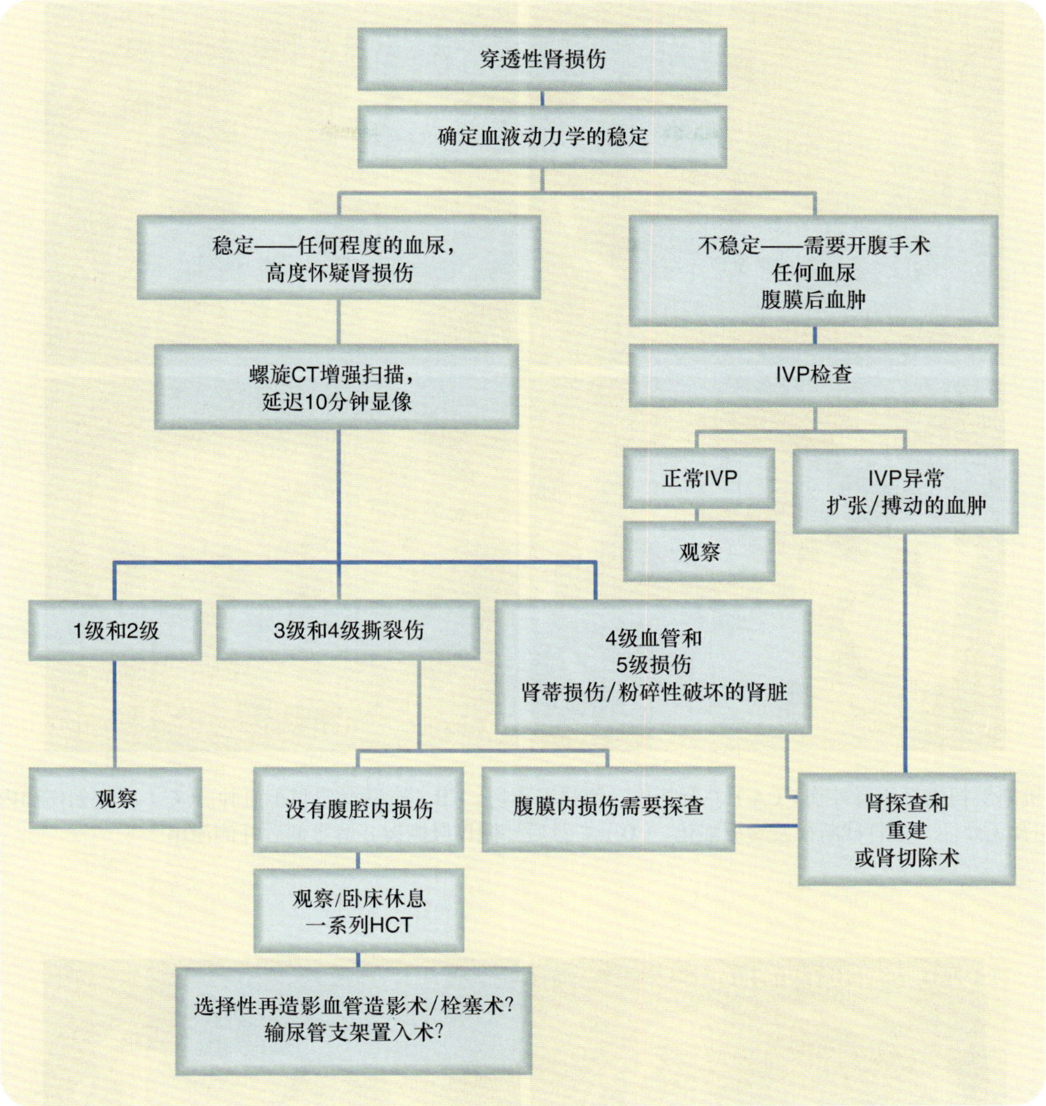

图 74.12 穿透性肾损伤的治疗步骤（Adapted from Santucci RA，Wessells H，Bartsch G，et al. Evaluation and management of renal injuries：Consensus statement of the renal trauma subcommittee. BJU Int. 2004；93：937-954.）

全的肾分期[40]。在没有这些发现的情况下或在患者中采取了控制损害的方法的情况下，如果外科医生对肾重建手术的潜在要求感到不确定，则可避免探查。

肾血管损伤是罕见的，并且影像学表现是多变的。在CT影像上，这些患者可能有较大的肾周血肿并伴有造影剂血管外渗（提示可能为肾蒂损伤）或肾灌注缺失（提示肾动脉血栓形成）。节段性肾血管损伤通常是钝性肾损伤的结果，表现为肾实质的楔形缺损。这些损伤很少需要干预。

随着非手术治疗肾损伤的增加，肾动脉造影和选择性血管栓塞在肾损伤治疗中的应用越来越频繁（图74.14）。然而，只有部分患者被证明能从这种干预中获益：血管内造影剂外渗、肾周血肿边缘距离＞25 mm以及内侧血肿[41]。此外，被分入非手术治疗方案并接受两个单位以上红细胞输血的患者应进行血管造影。

手术探查和手术入路

肾检查有严格的标准。在直接进入手术室的患者中，肾探查表现为扩张性的、搏动的、不可控的腹膜后血肿或肾蒂撕脱。有持续性肾出血但需要控制损害的患者可能需要肾切除术来维持血流动力学的稳定。某些腹腔内损伤的患者需要手术探查和修复肾损伤，包括合并肠或胰腺损伤的患者。肾盂撕裂或持续造影剂外渗的患者可能需要手术修复集合系统。有大段失活肾实质和尿液外渗的患者可能需要早期部分或全肾切除术来预防长期并发症。尽管可经皮或内镜导尿，但仍有尿外渗的创伤患者可能需要进行肾探查和修复，而这可能会导致肾切除术。

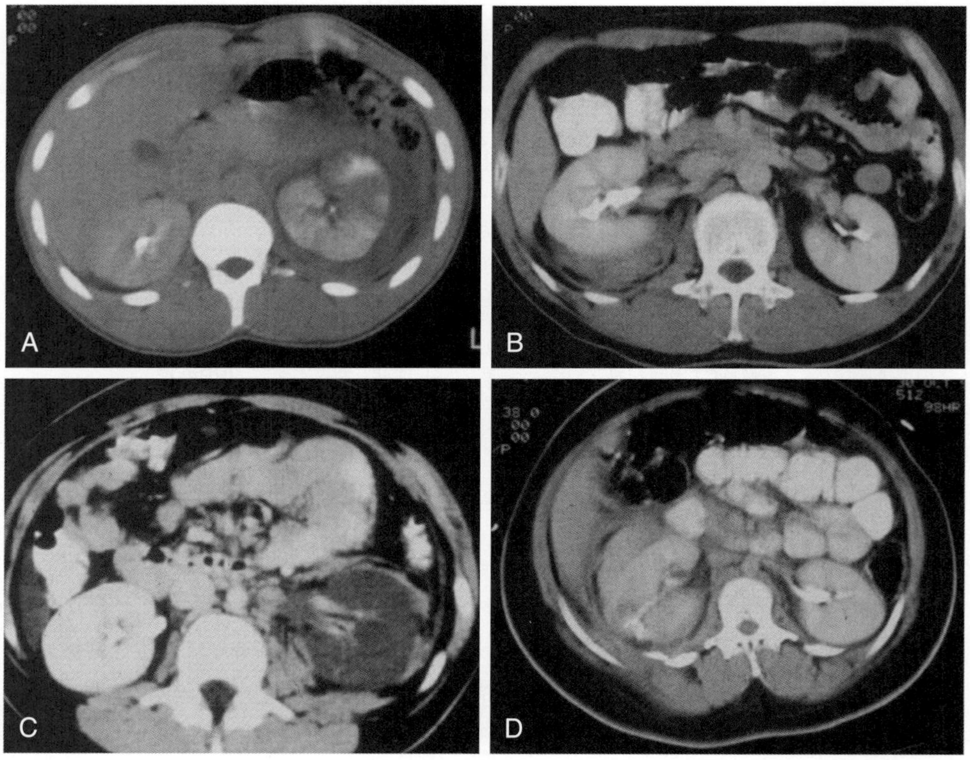

图 74.13 计算机断层扫描显示肾外伤。（A）左肾挫伤，增强不均匀。（B）右后肾包膜小血肿。（C）减速创伤和内膜破裂伴肾动脉血栓形成后左肾无灌注。血管截断征及囊周强化。（D）右肾后外侧Ⅳ级撕裂并造影剂后外侧渗出

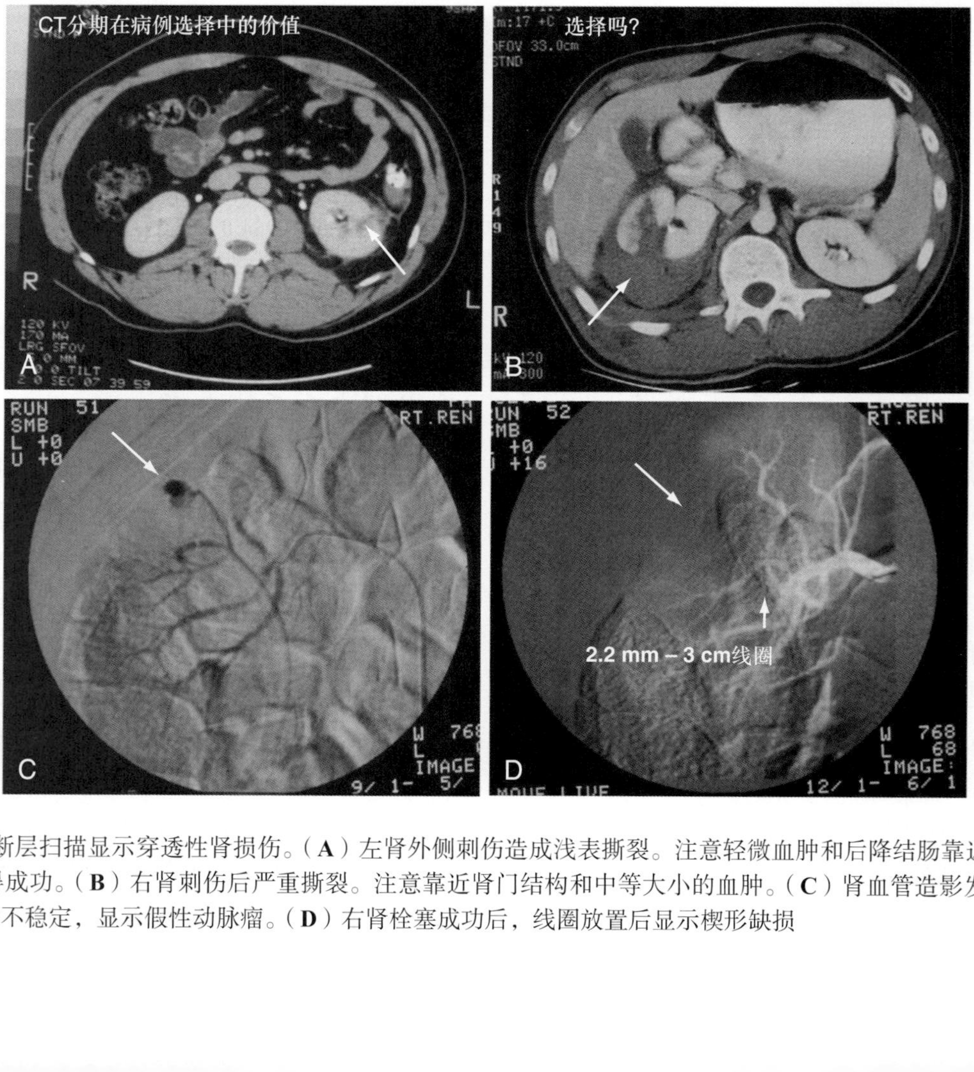

图 74.14 计算机断层扫描显示穿透性肾损伤。（A）左肾外侧刺伤造成浅表撕裂。注意轻微血肿和后降结肠靠近损伤轨迹。选择非手术治疗并取得成功。（B）右肾刺伤后严重撕裂。注意靠近肾门结构和中等大小的血肿。（C）肾血管造影发现明显的损伤后血尿伴血流动力学不稳定，显示假性动脉瘤。（D）右肾栓塞成功后，线圈放置后显示楔形缺损

尽管指南推荐血管控制，但关于肾探查前早期血管控制的数据存在冲突[34]。泌尿科医生通常在打开 Gerota 筋膜暴露肾之前，通过中线切口从前面进入受伤的肾，并对肾血管进行血管控制，以避免严重的肾出血，从而可能需要紧急的肾切除术。在创伤环境中可能发生的严重解剖扭曲中，肾蒂控制可以通过在肾下极内侧、主动脉（左）或下腔静脉（右）外侧、下至腰大肌筋膜的方向上钝性地游离一个窗口来实现，这允许在暴露肾时遇到出血时放置血管蒂夹子（图 74.15）。一旦到达血管通路，肾通过 Gerota 筋膜前垂直切口显露出来，该切口从肾的上极延伸到肾的下极。如果有实质损伤，在暴露和游离肾时必须注意辨认肾包膜，避免将整个包膜从肾实质剥离，影响肾重建后的肾闭合。应暴露整个肾，以发现任何撕裂伤，排出血肿，并便于充分活动进行修复。一般来说，如果能保留一半的肾，行肾重建是有益的；然而，如果肾门区有广泛的破坏，重建成功的可能性就不大。首选的手术治疗方法是肾缝合，结扎出血血管，并用细的可吸收缝线缝合集合系统，然后用可吸收缝线缝合软组织和包膜。对于创伤环境下的肾重建，热缺血时间小于 30 分钟的蒂钳夹一般不会对肾功能产生永久性的不良影响。止血剂和组织密封剂的使用可能有助于重建，在集合系统损伤或大量出血的情况下，闭合吸引引流是有益的。

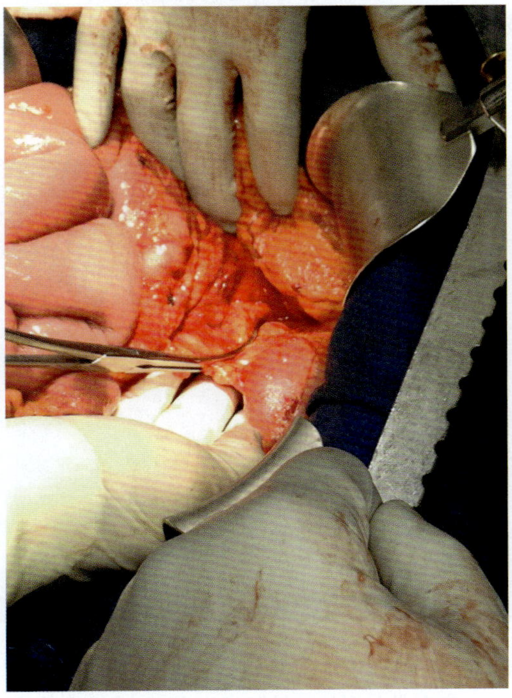

图 74.15 放置蒂钳穿过肾血管

输尿管损伤

输尿管损伤并不常见（约占泌尿系统损伤的 1% ～ 2.5%），并且很少危及生命，常发生在复杂的多发损伤中[40]。外部暴力造成输尿管损伤最常见的原因是穿透伤；钝性损伤是高能量转移的损伤，如机动车碰撞。高达 5% ～ 10% 的腹部或盆腔穿透性损伤累及输尿管[40]。输尿管损伤的处理取决于损伤机制、解剖位置和患者的整体情况。输尿管由于其在腹膜后的活动和位置，受到大肌肉群、脊柱和骨盆的保护，很少受到损伤[39]。输尿管损伤没有明确的体征和症状，需要根据损伤机制和损伤部位提高警惕。对输尿管损伤的评估应在评估更严重或危及生命的损伤时进行。

影像

输尿管成像应采用增强的横断面成像，最好是 CT 扫描，并且必须包括延迟成像以评估尿液排泄[39]。提示输尿管损伤的征象包括对比剂外溢、疑似损伤远端缺乏对比剂以及同侧肾积水。其他形式的影像，包括逆行肾盂造影术和静脉尿路造影术，在急性损伤情况下难以实施，而且通常成像质量较差。

管理

一般来说，输尿管损伤最好通过手术修复。内镜下输尿管支架置入术或经皮输尿管分流术通常为遗漏的损伤和再次手术时机不成熟或难以修复的患者较好的选择。邻近穿透伤引起的输尿管挫伤可以进行输尿管支架置入术中，以减少进行性水肿、闭塞和缺血，并有可能降低尿液外渗的风险。

手术探查和手术入路

当怀疑输尿管损伤时，应识别并直接检查输尿管。只要找到一个正常的解剖区域，就可以在任何程度上通过外科手术接近输尿管，并迅速处理有问题的区域。在解剖输尿管周围并将其从周围组织中游离时，要注意避免剥离输尿管周围组织，从而导致血供减少。对输尿管损伤应该及时进行处理，以减少并发症的发生，如尿性囊肿、尿瘘、输尿管梗阻和肾衰竭[35]。修复通常包括对存活组织进行最低程度的清创。撕裂口垂直于切口轴线和横断面闭合，采用匙型无张力吻合。输尿管远端损伤通常需要重新与膀胱吻合。枪伤是一个比较棘手的问题，因为子弹爆炸效应造成的局部组织损伤可能会损害输尿管残端的再生能力[35]。用精细可吸收缝合线行连续或间断缝合，并且有必要放置支架，以允许低压引流，从而最大限度地减少术后尿液外渗，并防止愈合的输尿管成角。当由于患者情况或需要优先处理其他更严重的损伤而不适合急诊修复时，对输尿管损伤需要采用损害控制方法。

膀胱损伤

膀胱是第二大最常见的泌尿系统损伤结构，占所有泌尿系损伤的 10%，最常见的膀胱损伤来源是高能转移造成的钝性创伤（80% ～ 85%），而且常伴随骨盆骨折（83% ～ 95%），最常见钝性损伤来源是机动车碰撞、从高处坠落和工业事故伤，可疑膀胱损伤的患者经常出现多系统创伤并应评估其受伤的来源。大部分膀胱损伤的患者可以出现血尿和骨盆骨折，对于出现大量血尿和骨盆骨折的患者，膀胱损伤约占其中 13% ～ 55%。

影像

可疑膀胱损伤患者应进行逆行膀胱造影检查，X 线膀胱造影和 CT 膀胱造影都可行，而 CT 平扫能提供更多解剖细节。合适的膀胱造影的一项重要组成是将膀胱内充盈足够的 300 ～ 400 ml 逆行造影对比剂。如果进行膀胱平片造影，必须获得三个前后图像：空虚膀胱、充盈膀胱和灌注后膀胱，CT 膀胱造影需要至少 1∶6 浓度稀释的对比剂图 74.16 至图 74.18，膀胱穿透伤的患者，影像学检查不应延误手术探查，因为在手术时可以肉眼检查膀胱。

治疗：手术与非手术

膀胱损伤的治疗取决于损伤的部位，如腹膜外或腹膜内图 74.19，一般来说，腹膜内膀胱损伤在诊断之初就应手术治疗。另一方面，大部分腹膜外膀胱损伤可以使用普通导管引流的非手术治疗方式，腹膜外膀胱损伤应在以下情况进行手术治疗：穿透性膀胱外伤、进行性血尿、伴随骨盆器官损伤、膀胱内有异物或骨折碎片，或者膀胱颈损伤。

手术探查和手术入路

膀胱损伤的手术修复采取较低的正中切口，通常将正中切口从腹部探查延伸到耻骨联合。腹膜内损伤通常发生在覆盖腹膜的膀胱顶。如有必要，应扩大创伤性膀胱切开术，以充分评估膀胱腔。在腹膜外损

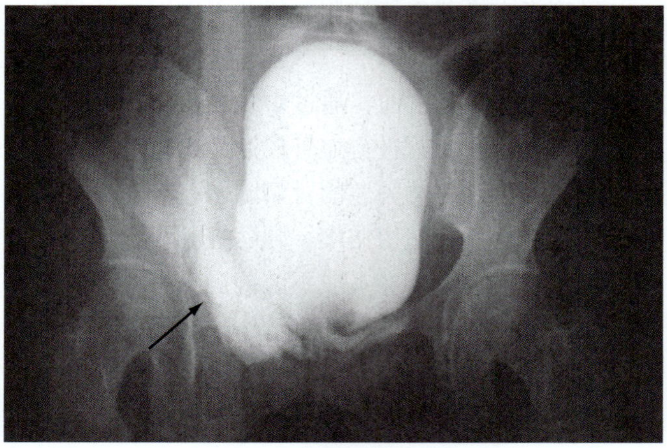

图 74.16 骨盆骨折和肉眼血尿患者的静态膀胱造影显示右侧腹膜外造影剂外渗

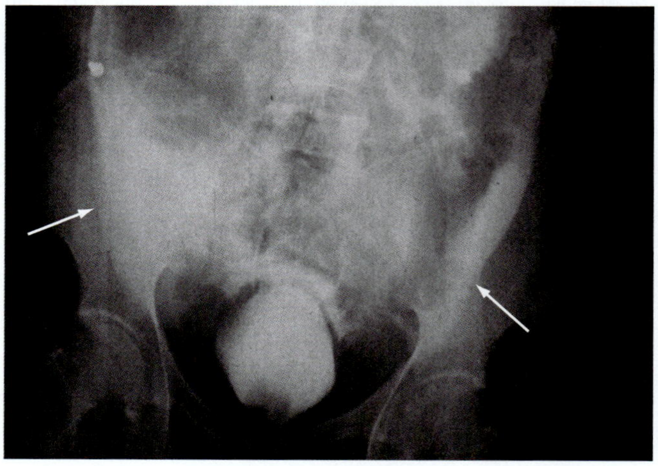

图 74.17 下腹部钝挫伤患者静态膀胱造影显示典型的腹膜内膀胱破裂造影剂外渗模式。注意造影剂勾勒出左、右结肠旁沟，并出现在腹腔内

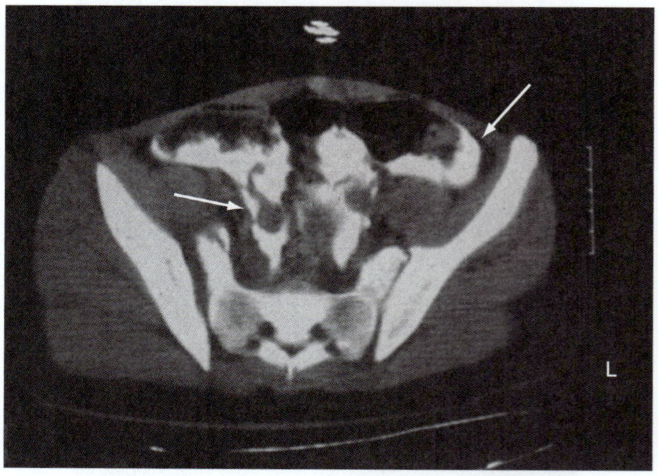

图 74.18 计算机断层膀胱造影显示腹膜内造影剂外渗模式的膀胱破裂。注意在骨盆深处的结肠旁沟内有造影剂，勾勒出卵巢轮廓

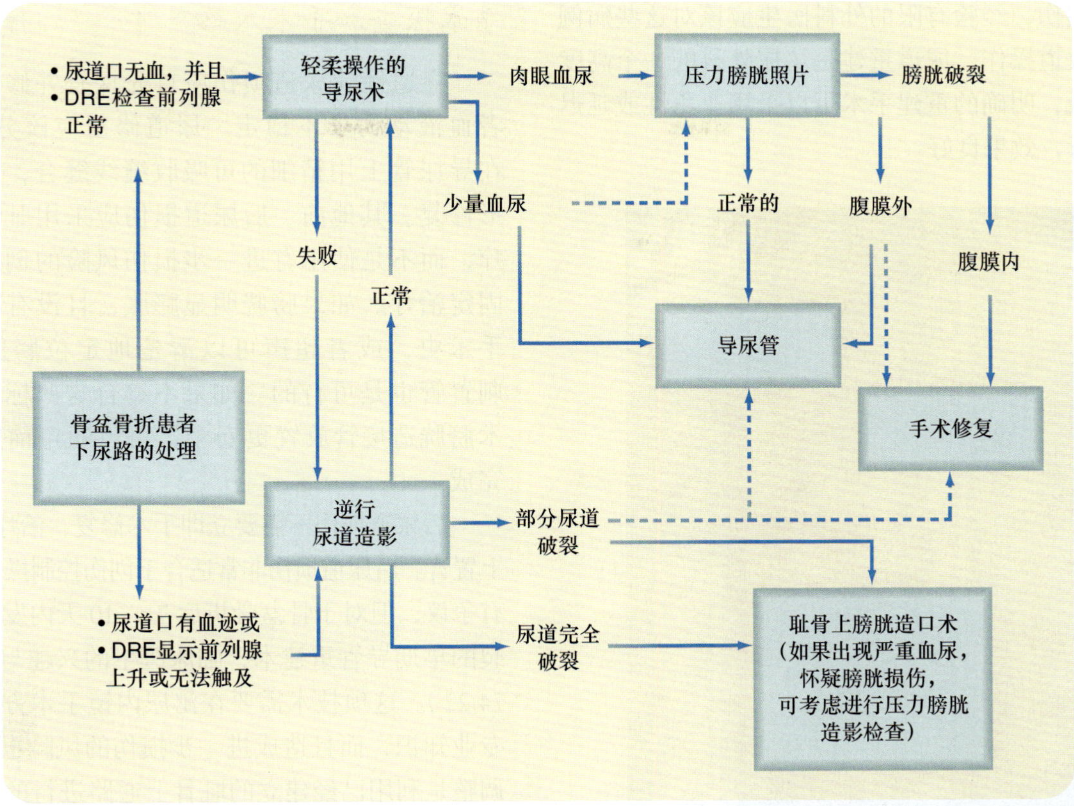

图 74.19 膀胱损伤处理流程（Adapted from Chapple C，Barbagli G，Jordan G，et al. Consensus statement on urethral trauma. BJU Int. 2004；93：1195-1202.）

伤中，通常通过前正中线膀胱切开术来评估内腔。这在骨盆骨折的情况下尤其如此，以避免干扰相关的血肿。必要时可插入输尿管导管以确认尿液排出和输尿管连续性。膀胱壁上的缺损用可吸收的 2-0 线分两层缝合，以实现完全闭合。对于直肠或阴道连续损伤的病例，在膀胱修复时可能需要使用组织间置皮瓣（例如大网膜皮瓣），以防止瘘管的形成。必要时使用大口径 Foley 导尿管（成人至少 20 ～ 24Fr）引流血尿，并进行手动导管冲洗。耻骨上膀胱造瘘管用于需要复杂修复的大范围损伤，或者如果预计会有长时间的膀胱引流，如合并直肠或阴道损伤或创伤性脑损伤。在血液动力学不稳定的严重多系统创伤患者中，作为损伤控制操作，膀胱修复可能会被推迟。

尿道损伤

尿道不是泌尿系统创伤的常见来源，外部暴力造成的损伤约占所有泌尿生殖系统损伤的 4%[37-43]。广义上，尿道分为前段和后段。每个节段都有不同的损伤原因，根据损伤机制、周围结构的受累程度和患者的医疗状况，有不同的处理方案。尿道前段最常见的损伤是尿道球部，占尿道损伤的 85%[37]。3% ～ 6% 的后尿道损伤与骨盆骨折有关，即所谓的骨盆骨折尿道损伤。男性前尿道可能在阴茎损伤时受损，40% ～ 50% 的阴茎穿透伤有尿道受累。典型的尿道损伤三联征为尿道口出血、无法排尿、膀胱明显扩张。尿道损伤患者中有 37% ～ 93% 会阴部出现尿道口出血。尿道外伤的另一种体征是会阴部或“蝴蝶”状血肿，由 Buck 筋膜破裂引起；可扩散至阴囊或向上沿着肉膜和 Scarpa 筋膜层向上扩散至腹部（图 74.20）。

影像

对于疑似尿道损伤的患者，在尝试插入 Foley 导尿管之前应进行逆行尿道造影[39]。逆行尿道造影的正确操作包括充分充盈整个尿道，并将造影剂送入膀胱。当损伤导致尿道连续性丧失时，造影剂就会外渗（图 74.21）。

管理

治疗尿道损伤的直接手段是提供膀胱引流，避免进一步损伤[37]。除穿透伤等导致持续大出血的尿道损伤外，很少有尿道损伤需要急诊手术重建。可以选择各种延迟治疗手段，而且往往会产生更好的结果。

对于这些损伤，经验有限的外科医生应该对这些病例进行尿流改道操作。尿道重建是泌尿外科的一个高度专门化领域，明确的重建手术可以采用亚急性或延迟的方式进行，效果良好。

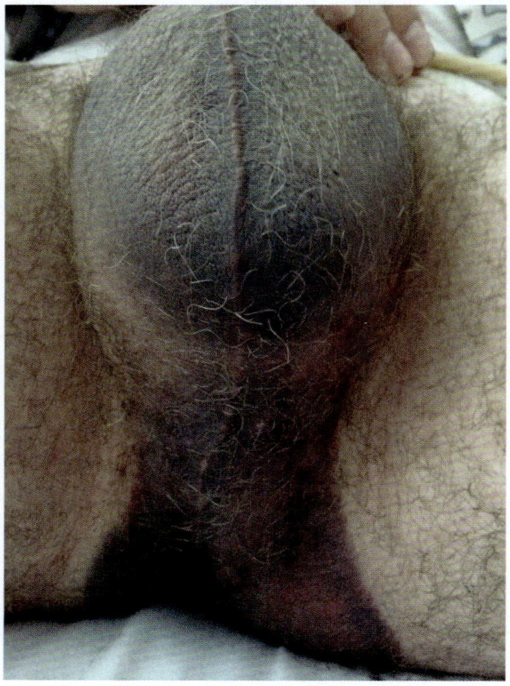

图 74.20 尿道损伤后巴克筋膜破裂所致蝶形血肿

手术探查和手术入路

穿透性前尿道损伤应首先探查并修复，除非患者血液动力学不稳定。尿道修复应该分两层进行，在导尿管上用精细的可吸收缝线缝合，形成一次匙形修复。其他前、后尿道损伤应采用耻骨上置管治疗，而不是使用有进一步损伤风险的创伤性尿道内固定治疗。如果膀胱明显膨胀，且没有既往下腹部手术史，或者超声可以清楚地定位膀胱，经皮穿刺置管也是可行的。如果不符合这些标准，开放手术膀胱造瘘管放置更安全，可以通过前膀胱小切口完成。

后尿道损伤不需要立即手术修复，治疗可采取耻骨上置管。后尿道损伤非常适合于创伤控制操作[42]。尽管有争议，但对于骨盆骨折后 7 ~ 10 天内发生后尿道断裂的早期导管重建术，临床医生的兴趣与日俱增（图 74.22）。这项技术需要在泌尿内镜手术方面有丰富的专业知识，而且造成进一步损伤的风险也很大。导管调整是利用已经建立的耻骨上通路进行的，因此在受伤当天没有必要急于完成。这一手术的结果尚不清楚，但许多文献表明，30% ~ 50% 的患者可以避免尿道重建，但后期可能形成狭窄需要内镜治疗。

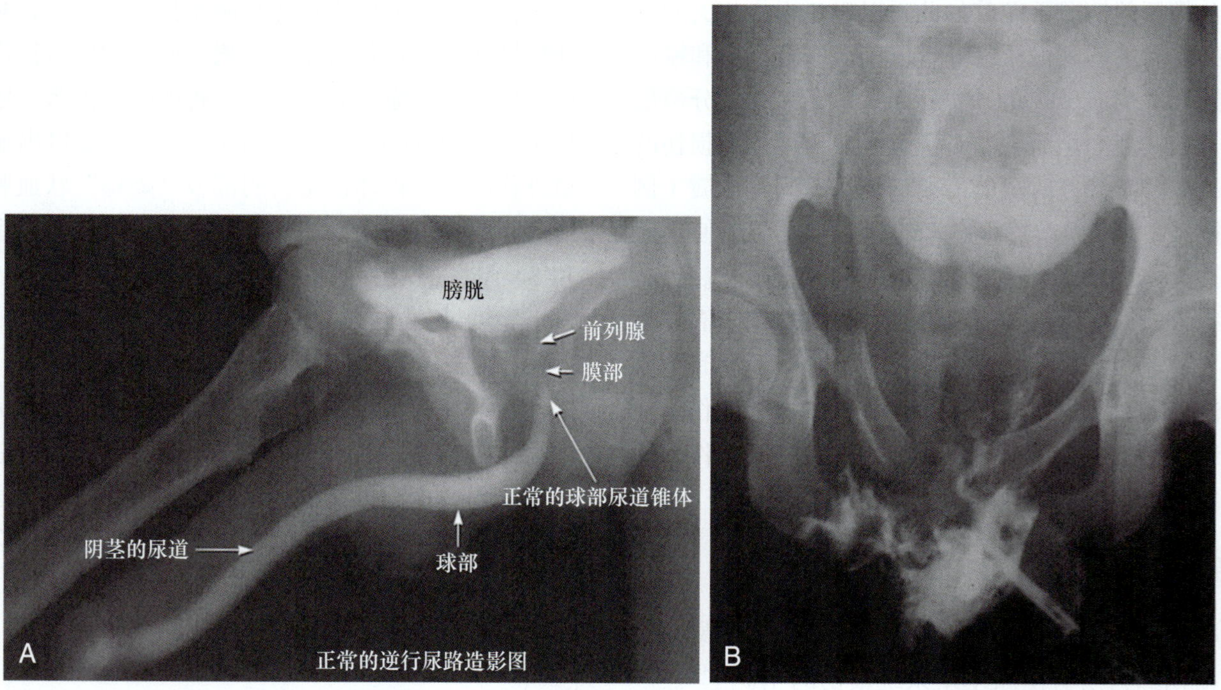

图 74.21 逆行尿道造影。(A) 标准技术，患者斜位，前尿道和后尿道完全填充造影剂。(B) 骨盆移位骨折患者后尿道破裂。注意右耻骨上支畸形，逆行注入尿道时造影剂大量外溢，从上至下延伸至泌尿生殖膈。膀胱由于移位严重，静脉注射造影剂。这张照片显示了前列腺膜破裂损伤后，由于巨大的盆腔血肿而引起的严重移位所造成的所谓的“空中楼阁”[(A) From Older RA, Hertz M. Cystourethrography. In：Pollack HM, McClennan BL, Dyer R, Kenney PJ, eds. Clinical urography. 2nd ed, Philadelphia, PA；WB Saunders：2000.]

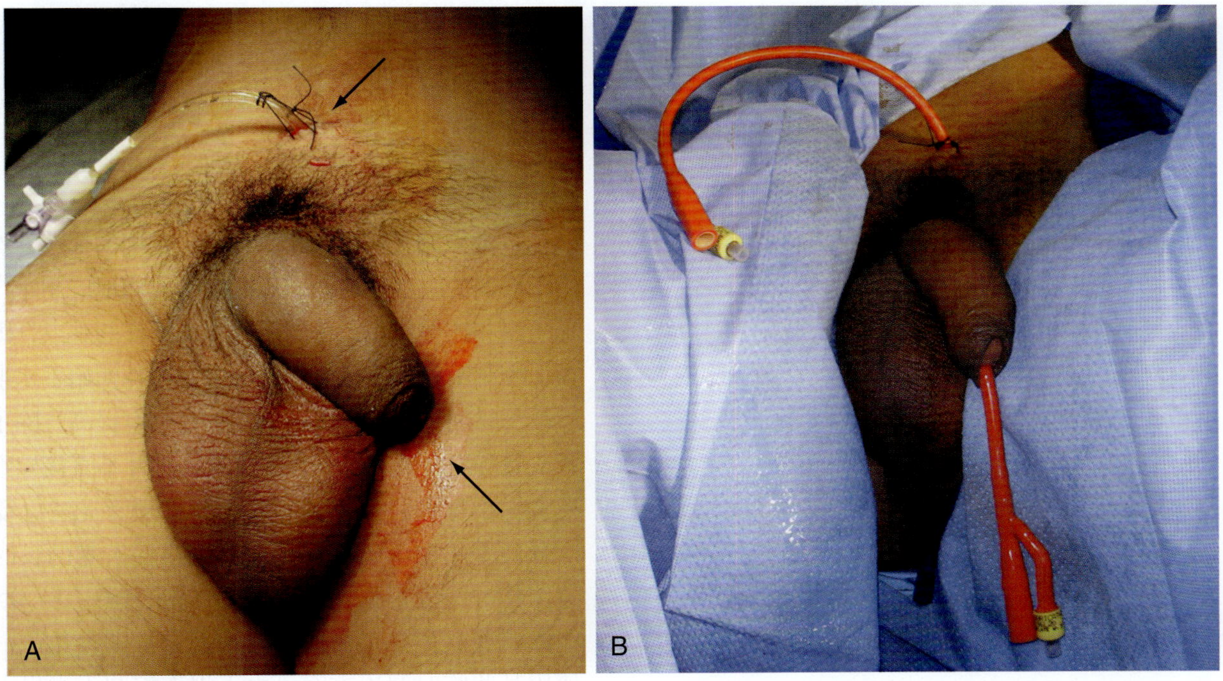

图 74.22 后尿道裂伤。(**A**)对尿道口出血的患者经皮放置耻骨上膀胱造瘘管;(**B**)最初行类似处理的患者接受了内镜、透视引导下的尿道和耻骨上 Foley 导管复位手术

生殖器损伤

生殖器损伤涉及一系列解剖结构，导致分类和标准化治疗比较困难。这些损伤通常是钝性或穿透性创伤的结果，也包括烧伤、咬伤和撕脱伤。男性患者涉及阴茎、睾丸或阴囊，女性患者涉及外阴。外生殖器损伤发生于 28% ～ 68% 的泌尿系统生殖器损伤的患者中，由于流行病学研究较少，生殖器损伤的发生率有所不同[44]。虽然 40% ～ 60% 的生殖器穿透性损伤涉及外生殖器，但多数损伤本质上是钝性的[44]。生殖器损伤可能是各种创伤的结果，例如性交导致阴茎骨折、睾丸损伤中的闭合性阴囊损伤，或工业事故中的阴囊皮肤损伤。

成像

影像学检查有助于进一步诊断阴茎和阴囊损伤。在大多数患者中，生殖器损伤可通过体格检查诊断，也可以通过超声检查明确。对于性生活中阴茎突然弯曲导致的阴茎骨折，阴茎超声可表现出阴茎海绵体断裂。对于钝性阴囊损伤，阴囊超声可能有助于确定睾丸是否破裂。超声诊断睾丸损伤的主要表现是睾丸白膜轮廓消失和睾丸实质回声不均匀[39-43]。如果合并尿道损伤，可以进行逆行尿道造影。

管理

由于阴茎自然状态下的松弛性，发生损伤的多数是勃起的阴茎骨折，处理包括阴茎手术探查损伤[39-43]，并用可吸收缝合线以连续缝合的方式闭合(图 74.23)。如果超声证实睾丸破裂，应检查钝性睾丸损伤。损伤的修复是通过有限的生精小管清创和关闭白膜来完成的(图 74.24)。睾丸切除术适用于睾丸血液供应彻底丧失或睾丸实质功能完全丧失的患者。

大多数情况下，外生殖器的穿透性损伤需要手术探查。对阴茎、阴囊和睾丸穿透性损伤进行早期探查和修复，可明显改善结构和功能。对于阴茎损伤，目的是清除异物，清洁伤口，止血，明确白膜或尿道缺损，并进行适当的修复，同时注意避免过度清除不确定生存能力的组织。对于睾丸损伤，关键要清创失活的实质，关闭包膜(睾丸白膜)及修复阴囊。

泌尿系统损伤控制技术

许多泌尿系统损伤可以通过应用损伤控制策略进行初步处理。损伤控制手术是指对不稳定的创伤患者，将最初的手术干预限制在那些能立即挽救生命的操作上(例如，控制手术出血，控制持续的粪便污染)。更耗时、更明确的重建工作被推迟到复苏后，直至患者更加稳定并能耐受这种重建工作时。损伤控

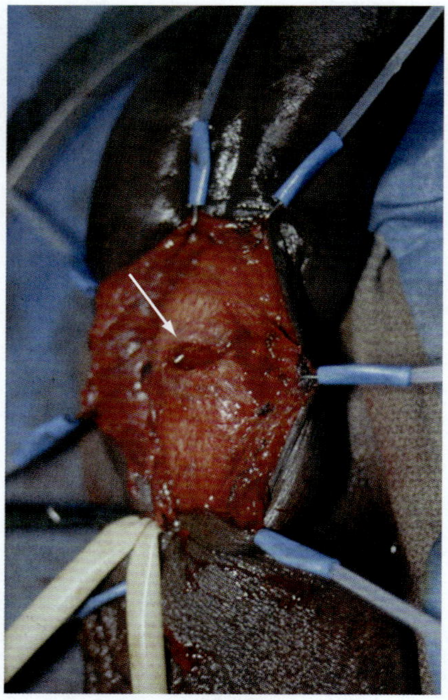

图 74.23 阴茎骨折。该患者正在接受手术探查，怀疑是性生活中阴茎骨折损伤。阴囊腹侧正中切口用于暴露海绵体右侧腹侧白膜的横向裂伤。在伤口缝合修复过程中，底部的 Penrose 引流管可短暂用作止血带以控制出血。图中所示的钩环牵开器对生殖器外科有重要作用

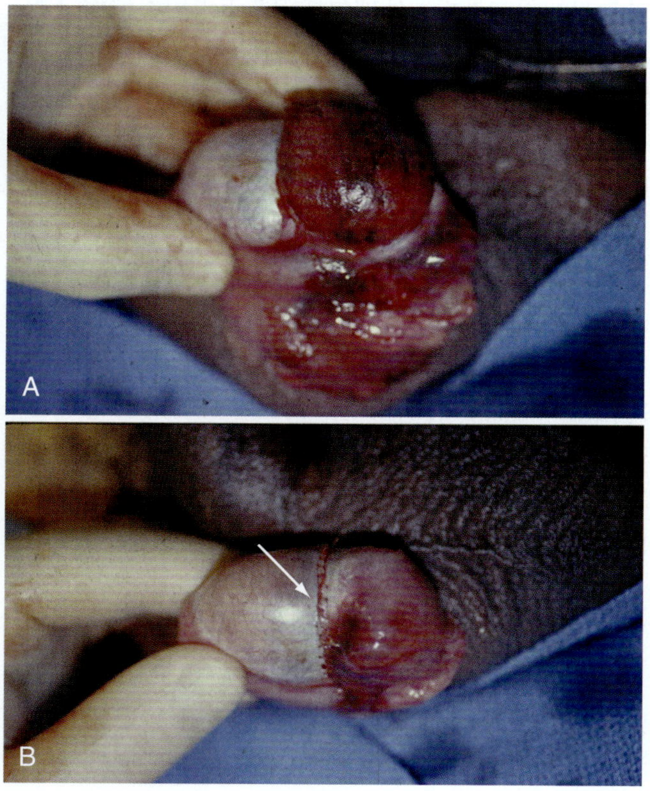

图 74.24 钝挫伤所致睾丸破裂。(**A**) 完整的白膜伴大的横向撕裂伤 (左)；也可见从睾丸上部膨出的睾丸实质 (右)；(**B**) 可吸收缝线修复后的外观 (箭头)

制手术的生理学原理与大量失血和血液及液体补充的代谢后果有关。这些患者发展为进行性低体温、酸中毒和凝血功能障碍 (所谓的致命三联征)，只有被送进重症监护病房并进行适当的加热、液体复苏和其他重症监护干预时才能得到纠正[42]。

这些原则最初见于军事创伤文献中的描述，然后应用于平民的腹部穿透伤，现在已经成功地应用于广泛的穿透伤和钝挫伤。大量的研究支持这样的观点，即通过损伤控制策略进行适当选择的患者与在初始手术期间进行较长时间手术的患者相比，生存率有提高。除了严重肾或膀胱出血的患者外，泌尿道损伤并不直接导致早期死亡。根据外科医生的判断，如果患者无法忍受在首次开腹手术中明确处理泌尿系统损伤所需的长时间重建工作——因为损伤模式、低体温、酸中毒、凝血功能障碍或其他必须采取损伤控制方法的参数——可以使用某些临时解决方案。由于损伤控制手术患者选择的复杂性，需要多学科的相互协作，包括创伤外科医生和外科专家，以确定哪些损伤必须首先处理，哪些损伤可以延迟的方式处理。根据损伤模式和对最初复苏的反应，尽早选择损伤控制手术患者，可在发生显著代谢恶化前结束初始手术，从而提高生存率[42]。

对于分期不完全或未分期的肾损伤，只要确定不太可能发生危及生命的损伤出血，就可以进行延迟评估和探查。如果没有明显的从肾窝到腹膜腔的出血，中线血肿较大或肾血肿扩大或搏动，可以选择不干扰肾周血肿，对患者进行全面抢救[42]。可以进行适当的分期研究，并在复查时延迟探查和重建。对病情不稳定的患者如果仍然需要进行重大的重建工作，也可以将肾填塞，稍后再进行重建手术。

对输尿管损伤最初可通过外置支架、结扎或简单的局部引流来处理。在这些选择中，外源性支架是首选，因为可以控制尿排出量，最大限度地减少持续的尿外渗，并且可以维持到患者足够稳定，使患者可以返回手术室进行最终重建。可以使用任意数量的医疗导管或导管，但理想的解决方案是一个 7 Fr 或 8.5 Fr 的单 J 泌尿道分流支架，通过损伤部位置入输尿管，近端进入肾，然后通过腹壁外化 (图 74.25)。应将导管系在损伤部位的输尿管末端，更近端进行结扎，以免失去输尿管长度，使后期重建更具挑战性。输尿管远端最好保持原状；结扎后需要进行后续清创，并会造成进一步的组织损失。

类似的方法可用于广泛的膀胱损伤；在输尿管口可以置管，导管外化，骨盆填充，在适当的复苏后，

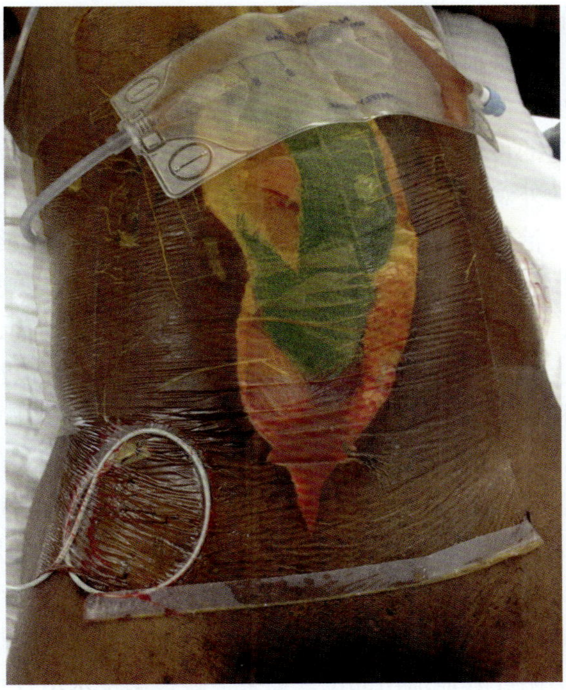

图 74.25　右输尿管枪伤的损伤控制处理。已在右侧输尿管内固定了一个分流支架，并将其外置，以便进行重力引流。

在更合适的时间进行膀胱重建。对尿道和生殖器损伤也可以采用损伤控制方法，通常包括导管分流、放置湿润敷料和组织保存，直到适当复苏后最终重建。

非创伤性泌尿外科急诊

在泌尿外科领域有几种紧急情况，虽然不是由于外部暴力所致，但却是真正的紧急情况，其中一些可危及生命。泌尿科急症包括上尿路梗阻性尿路感染、血尿伴血凝块尿潴留、急性阴囊特异性睾丸扭转、阴茎勃起和富尼埃坏疽。在本章的其他章节已经讨论了其中的一些情况（富尼埃坏疽和上尿路梗阻性尿路感染），其余部分将在此讨论。

睾丸扭转

睾丸扭转是阴囊最紧迫的急症。当动脉血液供应因精索扭曲而受到损害时，就会发生睾丸扭转，造成精索闭塞和血管供应的丧失。正常的人体解剖学中，睾丸的下部通过睾丸引带附着在阴囊上，防止睾丸在阴囊内旋转。当发生扭转时，睾丸会受到热缺血，如果没有恢复阻断的血液供应，4 小时后就会出现不可逆损伤，直至 8 ～ 12 小时后完全坏死。睾丸扭转可发生于从新生儿到成年男性的任何年龄段，最常见于青春期男性。很多情况可能导致阴囊急症，临床医生务必要提高警惕，以确保及时诊断和治疗。鉴别诊断包括阴囊外伤、附睾炎、嵌顿性疝、阑尾睾丸扭转或阑尾附睾扭转。详细询问病史和体格检查对诊断有重要意义。常见症状为突发剧烈的单侧阴囊疼痛，伴或不伴恶心呕吐。体格检查可发现提睾反射消失，但在急性情况下，该反射较难引出。阴囊超声诊断价值较高，可表现出睾丸动脉血流消失。对于怀疑睾丸扭转的患者，没有必要为获得影像学检查及实验室检查结果而延迟阴囊探查。

睾丸扭转的治疗包括通过阴囊正中或横切口进行手术探查，检查睾丸，明确后可进行精索复位（图 74.26）。对于功能尚可的睾丸，缝合睾丸并固定到阴囊内壁，以相同方法对对侧睾丸进行固定，以防止扭转。出于法医学考虑，在这些病例中即使怀疑晚期扭转（如肿胀数天或已僵硬），仍然需要紧急探查。因为通常很难明确完全性缺血持续时间以及睾丸是否潜在存活。

血块引起的严重血尿和尿潴留

大多数有血尿的患者表现为镜下血尿或发作性肉眼血尿。然而在一部分患者中，肉眼血尿起病迅速，大量失血并在膀胱内形成血块，尤其是由于心血管疾病接受慢性抗凝治疗的患者，这一问题会更加严重。患者可能无法排出血块，从而导致尿潴留和潜在的其他外科紧急情况（图 74.27）。导致大量膀胱出血的原因包括 TURP 或经尿道膀胱肿瘤电切术（transurethral resection of bladder tumor，TURBT）后出血、膀胱炎、骨盆创伤、上尿路动静脉瘘和输尿管髂动脉瘘。

对于肉眼血尿，很难判断从尿路流出的血量，少量的血液与尿液混合即可使膀胱排出物颜色加深。如

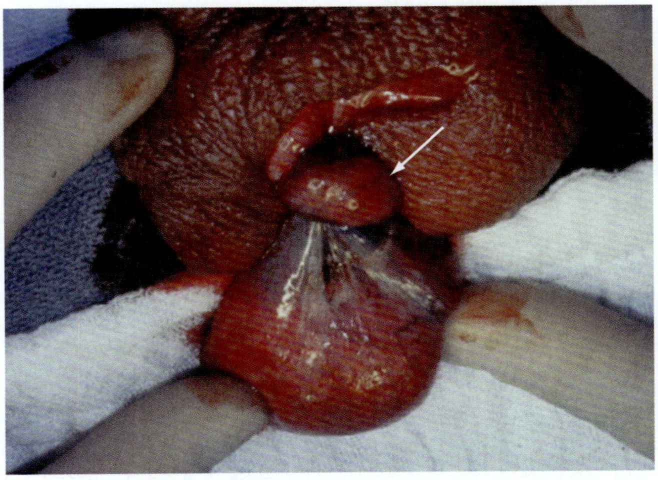

图 74.26　睾丸扭转。通过阴囊横向切口探查可见扭曲环（上）。注意扭转数小时后水肿、红斑和瘀斑的程度

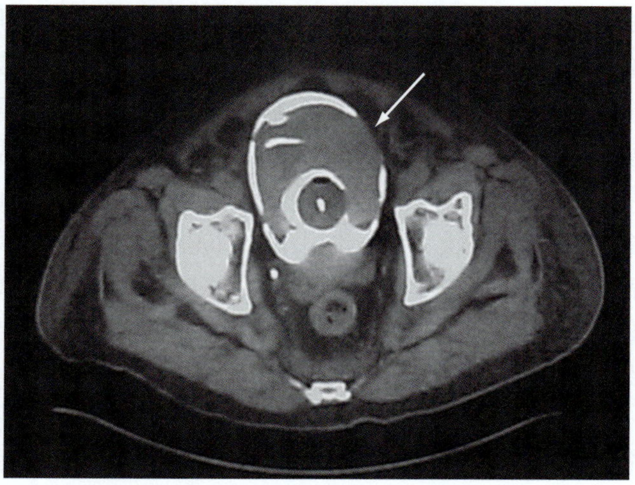

图 74.27 前列腺癌放射治疗后，慢性出血性膀胱炎引起血凝块潴留患者骨盆 CT 扫描和膀胱造影。在 Foley 导管球囊周围可见血栓，灌注造影剂勾勒出球囊和完整膀胱壁的轮廓

果膀胱中排出大量的血块，这时应该怀疑有一定的失血，注意监测患者的生命体征和血红蛋白，出现症状性贫血的患者可能需要多次紧急输血。对于膀胱内有大量血块的患者，有必要放置大口径冲洗导管（成人通常为 20 ～ 26 Fr），并使用生理盐水冲洗膀胱内的血块。特殊设计的血尿导管用于大容量冲洗和清除血块，但一旦不成功，患者可能需要紧急膀胱镜检查以排出血块，明确出血点后可电灼止血。通常，这包括硬性膀胱镜检查和使用活塞注射器或特殊排气装置（Ellik 排气器）进行冲洗。在血块排出和电灼后，留置三向导尿管进行持续冲洗，以防止再次出现血块滞留。上尿路血凝块形成可能会产生凝块绞痛，其肾区痛与肾结石排出时的疼痛相似。某些情况下，支架置入可能有助于解决潜在问题。轻微创伤后出现原因不明的肉眼血尿，应该怀疑是尿路的潜在异常，如肿瘤、先天性异常或动静脉畸形。

阴茎异常勃起

阴茎异常勃起是在没有性唤醒或刺激的情况下发生的一种持续的、疼痛的阴茎勃起。异常勃起通常分为缺血性异常勃起和非缺血性异常勃起。缺血性阴茎异常勃起的重要原因包括镰状细胞病或其他血液病，以及使用某些药物，特别是治疗阴茎勃起和血液系统恶性疾病的药物。非缺血性阴茎异常勃起是指导致阴茎循环动静脉瘘的盆腔或生殖器损伤。异常勃起可能会自发消退，但如果持续时间超过 4 小时，应该采取措施逆转这一过程。阴茎异常勃起持续时间超过 12 小时可能会对阴茎血管结构和长期勃起功能造成不可逆转的损害。

对缺血性异常勃起的评估集中于危险因素的详细病史、体表血气分析和海绵体超声。对非缺血性异常勃起的评估与此类似，然而，抽出的血液类似于动脉血的外观和血气参数。

治疗缺血性异常勃起的方法是细针抽吸海绵体并用生理盐水冲洗。对此步骤无反应的患者，重复针吸，注射小剂量稀释的 α- 肾上腺素受体激动剂，如肾上腺素。对于对这些措施无效的患者，可以进行各种分流手术，在海绵体等其他血管结构之间建立分流，以促进血液流动。对于与镰状细胞疾病相关的异常勃起，治疗镰状细胞危象（例如水合、氧合、疼痛控制、处理血红蛋白和输血状态）和血液学支持是解决异常勃起的主要治疗方法。对于血管系统异常引起的非缺血性勃起，不需要抽吸或冲洗勃起，可首选压迫会阴或其他损伤部位。如果失败，下一步治疗可采取选择性血管栓塞术，用可逆剂（如自体血栓或明胶海绵）闭塞动静脉瘘。需要注意的是，延误治疗会增加海绵体纤维化和勃起功能丧失的风险，普通外科医生需及时咨询泌尿外科医生相关治疗策略。

泌尿系统肿瘤

泌尿系统恶性肿瘤在美国成年人中是很大的疾病负担。泌尿生殖系统癌症囊括了所有恶性肿瘤类型，包括在美国最常见的（前列腺癌）和罕见的（阴茎）癌症。在美国每年诊断出的 12 种最常见的癌症中，有 3 种是泌尿系统癌症：前列腺癌、膀胱癌和肾癌。早期癌症通常采用根治性手术或治疗性放射治疗。泌尿系癌症可能累及邻近的内脏、血管、软组织和体壁结构，因此需要一定的外科专业知识来完成切除手术和重建工作。与其他恶性肿瘤一样，对泌尿生殖系统的癌症通常采用多学科方法进行治疗。本部分讨论泌尿外科癌症的主要解剖类型，重点介绍基本背景知识、不同分期的治疗方法，以及不同肿瘤类型的基本预后。

肾癌

肾细胞癌是最常见的肾恶性肿瘤类型，占所有成人恶性肿瘤的 2% ～ 3%[45]。目前，大多数（＞ 50%）肾恶性肿瘤是通过横断面成像或超声对其他非特异性疾病进行评估而偶然诊断的。由于肾位于腹膜后，通常肾细胞癌诊断时已为晚期。肾细胞癌的典型三联征（腰痛、肉眼血尿和可触及的腹部肿块）仅在不到 5%

的患者中出现。尽管对无症状肾癌的诊断有所增加，但仍有 30% 的患者存在肿瘤转移[46]。晚期症状主要表现为出血、副肿瘤综合征和转移性症状，如病理性骨折。副肿瘤综合征在确诊时出现在 20% 的患者中，包括 Stauffer 综合征（无肝转移的可逆性肝炎）、恶病质、贫血、红细胞增多症和炎症标记物（血沉和 C 反应蛋白）升高[46]。肾癌一般见于 60～80 岁，男性更常见。危险因素包括吸烟、高血压、肥胖、获得性肾囊性疾病（终末期肾病患者）和职业暴露（芳香烃、石棉、镉以及化工和橡胶行业）[45]。这些肿瘤通常发生在肾实质内的近曲小管或集合管[45]。

肾细胞癌根据镜下形态及细胞起源可分为透明细胞癌、乳头状细胞癌、嫌色细胞癌、集合管癌和肾髓样癌[46]。这些恶性肿瘤的遗传学已十分明确。最常见的透明细胞癌，高达 85% 是由于 3 号染色体异常导致；乳头状癌是 7、17 或 Y 染色体异常的结果[46]。此外，透明细胞癌和乳头状癌可导致两种最常见的家族性癌症综合征，分别为 von Hippel-Lindau 和遗传性乳头状肾细胞癌。大多数肾肿物是恶性的，只有 15%～20% 是良性的；最常见的两个良性病变为嗜酸细胞瘤和血管平滑肌脂肪瘤[46]。

肾肿瘤会被诊断为肾囊性肿块，鉴别诊断十分困难。根据肾囊性病变的特征，可评估这些病变代表囊性恶性肿瘤的风险。Bosniak 分类系统根据其恶性风险和 CT 表现来描述囊性肾肿块，范围从Ⅰ类（单纯性囊肿，0% 恶性风险）到Ⅳ类（伴有增强或实性成分的囊肿，90% 恶性风险）[46]。第Ⅲ类和第Ⅳ类通常被视为囊性肾细胞癌。

表 74.2　肾癌的分期

原发肿瘤（T）	
TX	原发肿瘤无法评估
T0	未见原发肿瘤
T1	肿瘤≤ 7 cm，局限于肾
T1a	肿瘤≤ 4 cm，局限于肾
T1b	肿瘤＞ 4～7 cm，局限于肾
T2	肿瘤＞ 7 cm，局限于肾
T2a	肿瘤＞ 7 cm 但≤ 10 cm，局限于肾
T2b	肿瘤＞ 10 cm，局限于肾
T3	肿瘤可侵犯至大静脉或肾周组织，但未侵犯一侧肾上腺也未超过 Gerota 筋膜
T3a	肿瘤侵犯肾静脉或其节段（含肌肉）分支，或肿瘤侵犯肾周和 / 肾窦脂肪但未超出 Gerota 筋膜 肿瘤延伸至膈下腔静脉
T3b	肿瘤侵及膈上腔静脉或侵犯腔静脉壁
T3c	肿瘤超过 Gerota 筋膜（包括同侧肾上腺）
T4	
不能评估区域淋巴结（N）	
Nx	区域淋巴结不能评估
N0	无区域淋巴结转移
N1	区域淋巴结转移
远处转移（M）	
M0	无远处转移
M1	远处转移
阶段分组	
Ⅰ期	T1 N0 M0
Ⅱ期	T2 N0 M0
Ⅲ期	T1 或 T2 N1 M0
	T3 N0 或 N1 M0
Ⅳ期	T4 任意 TN M1N M0

From AJCC Cancer Staging Manual. In：Amin MB，Edge SB，Greene FL，et al，eds. 8th ed. Springer.

分期

肾癌的预后与临床分期直接相关。肾癌的评估和分期包括病史、体格检查和实验室检查。对肾肿物的评估包括原发肿瘤的影像学检查，通常是腹部和盆腔的增强 CT、MRI 或胸部成像，通常是胸部 X 线片。此外，根据临床症状或实验室检查异常结果，可进行骨和脑成像。腹部 CT 或 MRI 的关键点是评估肾静脉和下腔静脉，部分晚期肾细胞癌通常在这些结构中形成癌栓。表 74.2 列出了 TNM 分期系统[47]，组织学分级基于 Fuhrman 核分级系统，从Ⅰ期到Ⅳ期。

管理

肾细胞癌的治疗近年来发展迅速。以往认为肾细胞癌是一种外科疾病，任何肾肿物的患者都会接受完全根治性肾切除术。现在，患者可以接受肾活检和主动监测方案。过去，肾活检的假阴性率很高，准确率很低，而现在在有经验的中心，针芯活检技术的准确率超过 90%，且并发症少，没有肿瘤种植的报道[46]。对进行肾活检的患者可积极监测或行肾消融治疗。对于偶然诊断的较小（＜ 2 cm）肾肿物的患者和不能耐受切除或消融治疗的患者，可制订主动监测方案[46]。较小肾肿物有缓慢增长的趋势，平均每年增长 0.5 cm，而且它们不会转移。主动监测的患者每 6 个月接受一次影像学检查，如果肿块大小稳定，监测时间可延长到 6～12 个月[46]。可以考虑使用经皮、腹腔镜或开放手术实施冷冻或射频消融治疗小的肾肿物（＜3 cm）。这种治疗应该更多地考虑用于有严重医学并发症的患者，而不是健康患者[45]。

对于局限期肾肿瘤，切除手术是标准方法。对于有限转移性病变的肾肿瘤，减瘤性肾切除术是一种可能切除转移性病变的选择。然而，新系统疗法的优势正在改变这一模式。微创手术、机器人和腹腔镜手术是大多数肾病变的标准技术。切除手术的趋势是对大多数T1肿瘤施行保留肾单位或肾部分切除术。在这一肿瘤阶段，包括T1a肿瘤和大多数T1b肿瘤患者，肾部分切除术相当于根治性肾切除术。对于包膜完整的、小的、表浅的、外生性的病变，肾部分切除手术可能是简单的；对于涉及肾门结构的、较大的中央性病变则比较复杂。肾部分切除术中实质切除应获得阴性切缘，只需要肿瘤周围几毫米的正常实质即可。肾部分切除术的一般原则包括获得阴性的手术切缘，识别和缝合重要的节段性肾血管分支，以及当集合系统部分切除时要进行修复。为了减少失血，无创伤性血管夹阻断肾动脉和用盐水冰沙冷却肾脏表面是有效的，但当使用腹腔镜或机器人方法进行部分肾切除时，难以实现局部低温，因此使用快速肿瘤切除以确保阻断时间不超过25分钟。组织封闭剂、止血剂和肾可吸收网状物重建都是在开放外科、腹腔镜或机器人环境下辅助肾部分切除术止血的有用技术[46]。

根治性肾切除术适用于肿瘤较大或多发肿瘤的患者，以及在技术上肾部分切除术不可行的患者。这种手术的主要长期风险是急性和慢性肾功能下降，与肾部分切除术相比，根治性肾切除术并发症发生率较低。根治性肾切除术不再切除肾上腺，除非有明显的肿瘤累及，因为同时累及的比例小于10%。通常根治性肾切除术是通过腹腔镜或开腹手术进行的，标准切口包括前肋下切口、侧翼切口、人字形切口和中线切口。无论采用哪种方法，在静脉结扎之前，必须先进行肾蒂剥离并结扎肾动脉，以防止肾肿胀和危险的出血。整个Gerota筋膜包膜包含肾周脂肪，是肾实质和肿瘤的边缘，应完整切除。在方便的地方结扎和分割输尿管[45]。淋巴结清扫可与根治性肾切除术一起进行，尽管大多数证据表明其分期和预后价值比治疗更大[48]。

热消融是直径小于3 cm的T1a肾肿物的一种治疗选择，其目的是提高患者的手术耐受性，在保留功能的同时减少肾部分切除术的并发症。对射频和冷冻消融一直进行着最广泛的研究并被应用到临床实践中，尽管热消融的长期数据仍然缺乏，但这两种方法的肿瘤学结果是相似的。热消融可通过开腹、腹腔镜或经皮（最常见）方法完成，如果怀疑恶性肿瘤持续存活，也可以重复热消融。

对于局部晚期或肿瘤转移的患者，免疫治疗和靶向治疗（作用于血管内皮生长因子和哺乳动物靶向雷帕霉素的药物）已得到广泛应用。总体来说，局限性T1期肾癌5年生存率达80%～100%，T2期5年生存率为50%～80%[46]。晚期疾病的预后较差，5年生存率为0～20%[46]。

一些肾癌辅助试验已经探索了高危肾癌手术切除后全身治疗的潜在益处。在另一方面，在转移性疾病患者中，靶向血管内皮生长因子（vascular endothelial growth factor，VEGF）和哺乳动物靶向雷帕霉素（mammalian target of rapamycin，mTOR）的药物改善了患者的预后，并代表了治疗的主流。在目前的实践中，风险较高的肾透明细胞癌患者接受舒尼替尼或帕唑帕尼治疗，风险较低的患者接受替西罗莫司治疗。转移性肾癌系统治疗的前景正在迅速演变，选择范围从更成熟的靶向治疗到包括免疫治疗在内的新方案。在复发的患者中，针对mTOR（依维莫司）、VEGF受体（axitinib）或程序性细胞死亡蛋白1（PD-1，nivolumab）的多种药物正在进行临床试验中[45，47]。

膀胱癌

尿路上皮恶性病变可发生于上下尿路的任何部位，但最常见的部位是膀胱。整个上尿路和下尿路，从肾集合系统到远端尿道，均由尿路上皮覆盖。尿路上皮厚度不等，为3～6层细胞层，移行细胞癌起源于基底细胞层。膀胱癌是美国诊断的第五种最常见的成人恶性肿瘤，男性比女性更常见，部分原因是随着年龄的增长，男性的膀胱出现排空障碍[49]。膀胱癌最常发生在80岁左右，70岁以上的男性患膀胱癌的可能性为3.7%[49]。膀胱癌的多种危险因素包括吸烟、砷、慢性感染和炎症条件（如血吸虫病），以及职业暴露（如芳胺和芳香烃）[49]。膀胱癌最常见的症状是血尿，镜检血尿占1%～11%，肉眼血尿为13%～35%[49]。单次肉眼血尿，尤其是吸烟者，可能有很大的癌症风险，需要进行全面检查。镜下血尿的患者需接受检查，但癌症的风险在很大程度上取决于其他风险因素和患者因素。另一个症状是排除尿道感染后刺激性排尿频繁、排尿紧迫感和排尿困难。

膀胱癌分为非肌层浸润性膀胱癌（nonmuscle invasive bladder cancer，NMIBC）和肌层浸润性膀胱癌（muscle invasive bladder cancer，MIBC），它们起

源于不同的分子途径，有不同的治疗和转归。未侵犯肌层的尿路上皮肿瘤称为 NMIBC，约 70% 的有膀胱癌的患者被诊断为 NMBIC，其中包括 T 分期 Tis（原位癌）、Ta 和 T1 [50]。另外 20% ～ 40% 的患者将出现或进展为 MIBC，诊断时包括 T2 期或更晚的膀胱癌 [51-52]。TNM 分期可参考表 74.3 [51]，诊断时的 T 期，特别是非肌层浸润（T1 或更低）或肌肉浸润（T2 或更高），对长期预后和生存期具有很高的预测性。Ta 是指仅累及黏膜的乳头状瘤，T1 累及固有层，T2 累及肌层。局部肿瘤的较高分期反映了膀胱周围脂肪或邻近组织的受累 [51]。根据组织学表现对膀胱肿瘤从乳头状瘤到高级别进行分级 [49]。

表 74.3 尿路上皮癌的分期

原发肿瘤（T）	
TX	无法评估原发肿瘤
T0	没有原发肿瘤的证据
Ta	非侵袭性乳头状癌
Tis	原位癌：“扁平肿瘤”
T1	肿瘤侵袭上皮下结缔组织
T2	肿瘤侵犯肌层
pT2a	肿瘤侵袭浅肌层（浅 1/2 肌层）
pT2b	肿瘤侵袭深肌层（深 1/2 肌层）
T3	肿瘤侵袭膀胱周围组织：
pT3a	显微镜下
pT3b	肉眼所见膀胱外肿瘤团块
T4	肿瘤侵犯下列任何一处：前列腺间质、精囊，子宫、阴道、盆腔壁、腹壁
T4a	肿瘤侵袭前列腺间质、子宫、阴道
T4b	肿瘤侵犯盆腔壁、腹壁
区域淋巴结（N）	
区域淋巴结包括原发性和继发性引流区 主动脉分支以上的所有淋巴结都被认为是远处淋巴结	
NX 不能检测淋巴结	
N0	无淋巴结转移
N1	真盆骨单发区域淋巴结转移（胃下淋巴结、闭孔淋巴结、髂外淋巴结或骶前淋巴结）
N2	真盆骨多发性区域淋巴结转移（胃下淋巴结、闭孔淋巴结、髂外淋巴结或骶前淋巴结转移）
N3	淋巴结转移至髂总淋巴结
远处转移（M）	
M0	无远处转移
M1	远处转移

From AJCC Cancer Staging Manual. In：Amin MB，Edge SB，Greene FL，et al，eds. 8th ed. Springer.

非肌层浸润性膀胱癌

可疑膀胱癌的患者应该接受全面的评估，包括病史、体征、基本实验室检查、上尿路成像（最好是增强横断面成像）和细胞学检查。如果存在膀胱癌，膀胱的尿路上皮表面会出现特征性的扁平的乳头状肿块或大的、固着的、侵袭性的肿块。NMIBC 通常表现为扁平（原位癌）或乳头状（Ta 或 T1）病变 [49]。行膀胱镜检查时尿液细胞学检查是诊断膀胱癌的辅助检查，尿液为排尿或膀胱冲洗液。尿液细胞学对高级别肿瘤最敏感，在低级别 NMIBC 的情况下较难分辨，也可能不具诊断意义。目前有辅助尿液肿瘤标志物，但由于成本和特异性低，不建议在共识指南中使用 [50]。

膀胱内发现的任何肿瘤都应通过 TURBT 切除。通过对切除的标本进行病理分析，识别肌层侵犯（如果存在）来进行肿瘤分期，故 TURBT 具有一定的诊断性，而且在非侵袭性疾病中具有潜在的治疗作用。TURBT 是通过外科内镜（称为电切镜）进行的，在持续冲洗的同时，使用单极或双极能量将肿瘤从膀胱壁刮除 [49]。在 TURBT 治疗期间，患者应该接受膀胱的双合诊。TURBT 术后可触及的肿块代表肿瘤向膀胱外扩散（T3），如果病灶固定，则增加盆腔侧壁或邻近器官侵犯的可能性（T4）。对于首次切除不彻底或初次切除无肌层的高级别肿瘤患者，应在 2 ～ 6 周内重复行 TURBT。

即刻膀胱内化疗是指在 TURBT 后 24 小时内向膀胱内注射抗肿瘤药物，已证明可将肿瘤复发率降低 35%。最常用的药物是丝裂霉素 C，为了患者有更好的安全性，许多中心都使用吉西他滨 [50]。对于中低危膀胱癌患者，临床医生应该考虑一次术后灌注化疗 [49]。TURBT 术后 6 周，具有高进展或复发风险或 CIS 的原位癌或 NMIBC 患者应该接受免疫治疗或化疗药物的膀胱内治疗。NMIBC 的标准免疫疗法包括系列卡介苗（bacille Calmette-Guérin，BCG）膀胱内注射，用于诱导和定期维持治疗。与单纯经尿道电切术相比，膀胱内卡介苗显著降低 NMIBC 的侵袭率和进展率。卡介苗的维持性注射可降低复发和病情恶化的风险，注射时间间隔不定，为 1 ～ 3 年。[50]。如果患者对卡介苗治疗无效，肿瘤复发，有许多挽救膀胱内治疗的方法正在研究中，但金标准仍然是根治性膀胱切除术。这些患者必须定期接受膀胱镜检查和上尿路成像检查，60% ～ 80% 的肿瘤有复发风险，在较高级别的肿瘤中，10% ～ 20% 进展为更高阶段或肌层浸润性肿瘤[50]。使用蓝光技术结合六氯乙烯或窄带成像的增强膀胱镜检查可以提高检出率，降低复发率[49]。

肌肉浸润性膀胱癌

大多数 MIBC 患者在确诊时都有侵袭性疾病，进展和转移的风险要高得多[49]。这些癌症致命性很高，如不进行积极治疗，则会成为绝大多数患者在确诊后两年内死亡的原因。约 70% 的患者确诊时存在局限性疾病，33% 有区域性扩散，5% 有远处转移[52]。MIBC 是典型的尿路上皮细胞癌，但也会发生其他组织病理学类型，包括鳞癌、腺癌和小细胞癌，预后可能更差。MIBC 的分期方式与 NMIBC 相似，对腹部和盆腔进行横断面成像，但应考虑胸部 CT 而不是平片。尽管进行了充分的分期，但 40% 的患者在诊断时被低估，在最终的病理标本上有膀胱外疾病[52]。

管理　MIBC 的标准治疗方法是男性行根治性膀胱前列腺切除术，女性行膀胱切除术，并对所有符合条件的患者进行新辅助顺铂为主的化疗。在男性患者中，根治性膀胱切除术包括将整个膀胱与膀胱周围脂肪、前列腺、精囊和盆腔淋巴结整体切除。在女性患者中，根治性膀胱切除术通常包括整体切除女性盆腔内脏（子宫、宫颈、输卵管和前阴道），尽管可根据患者具体情况考虑是否保留这些结构。扩大淋巴结清扫术包括切除髂外和髂内淋巴结、髂总淋巴结至主动脉分叉以及骶前淋巴结。根治性膀胱切除术时扩大盆腔淋巴结清扫可提高存活率。接受根治性膀胱切除术和扩大盆腔淋巴结清扫的患者中，围术期并发症发生率很高，超过 60% 的患者在术后 90 天内至少有一次并发症发生[52]。由于根治性膀胱切除术时膀胱外扩张率较高，根据 1 级证据，采用新辅助化疗可提高总生存率和无复发生存率。新辅助化疗的典型方案包括甲氨蝶呤、长春花碱、阿霉素、顺铂（MVAC）或吉西他滨＋顺铂（GC）。使用新辅助化疗可将总存活率提高 5% ～ 7%[53]。辅助化疗适用于手术后具有高危病理特征且无转移证据的患者，目前正在进行前瞻性试验。辅助化疗的一个挑战是，膀胱切除术后的恢复往往会推迟治疗的时间[53]。膀胱切除术后，器官受限、淋巴结阴性的患者 5 年和 10 年的总体疾病生存率最好，分别为 85% 和 60%。新辅助化疗的 pT0 率是单纯手术的 2 倍，这也显著提高了存活率。膀胱外疾病患者的 5 年疾病特异性存活率在 50% 的范围内，而淋巴结阳性疾病患者接受彻底淋巴结清扫后的 5 年疾病特异性存活率为 30%[52]。

根治性膀胱切除术后尿流改道类型的选择必须考虑到盆腔放射史、是否存在肾功能不全、肝功能异常以及患者工作类型。尿流改道有多种选择，包括回肠导管、原位膀胱置换并与自然尿道（新膀胱）吻合，以及更复杂形式的具有可控机制的皮肤可插管储尿池。目前尚没有随机研究表明一种尿流改道优于其他选择，通常是由患者的偏好或外科医生的选择决定的。膀胱切除术后使用尿路肠段进行尿流改道，以及在其他重建环境中使用，有着广泛而复杂的历史。外科医生应该熟悉在重建的尿路中使用肠段相关的代谢、机械和其他风险因素，包括电解质异常、骨脱矿、黏液产生、结石形成、慢性感染、腹泻、维生素 B12 缺乏和癌症风险增加[52]。

前列腺癌

前列腺癌是男性最常见的癌症，也是美国第三大常见癌症，仅次于乳腺癌和肺癌，每年约有 24 万名男性被诊断为前列腺癌，约导致 3 万人死亡[54]。前列腺癌是一种腺癌，起源于前列腺实质内的腺体结构。大多数前列腺癌患者是通过对 60 岁以上的男性进行常规筛查诊断出来的，属于低级别和低阶段[55]。前列腺癌的筛查可通过 PSA（一种丝氨酸蛋白酶）和 DRE 来进行，但目前对于筛查和确定哪些患者需要治疗尚有争议。前列腺癌筛查的目标是在早期、可治疗的阶段发现潜在的致命性癌症，并进行干预。由于最近围绕 2012 年美国预防服务特别工作组（U.S. Preventive Services Task Force，USPSTF）不建议筛查前列腺癌而引发的争议，AUA 在 2013 年发布了自己的筛查指南。USPSTF 在 2018 年发布了修订的指南[55]。这些指南指出前列腺癌的死亡率是 0.1%，建议对 55 ～ 69 岁的男性由医生和患者共同决定是否进行筛查，应每两年进行一次常规筛查[55]。对于有明显家族史和遗传易感性的男性以及非洲裔美国人，应该考虑进行更深入的筛查评估。40 ～ 54 岁的男性以及 70 岁以上或 40 岁以下的男性不应进行例行筛查[56]。此外，预期寿命少于 10 ～ 15 年的男性不应接受筛查。

评估

总 PSA 水平升高或 DRE 发现异常或两者均有异常的患者应接受经直肠超声（transrectal ultrasound，

TRUS）引导的前列腺活检。结合血清、活检、MRI影像学检查以及患者基本信息进行风险分层。标准的活检模板包括使用弹簧活检器械取12个活检点，从基底、中部和顶点区域，以及左右两侧的内侧和外侧获取组织。常规使用预防性抗生素，并建议进行清洁灌肠。要求患者停止使用抗凝剂，以预防出血并发症。TRUS活检后常见的不良事件包括直肠出血、肉眼血尿和血精，这些通常都是自限性的。发生发热、尿路感染和尿潴留的患者不到5%，发生菌血症的患者不到1%～3%[57]。

前列腺癌是通过Gleason分级系统进行组织学诊断的，该系统评估前列腺腺体结构模式与正常相比的异常程度。该评分系统以1～5分为基础，1分为最高分化，5分为最低分化。目前基于PSA的筛查时代，前列腺癌的Gleason分级最低为3级，总分为6级或以上，大多数新诊断的癌症为Gleason 3＋3级。前列腺癌患者根据诊断时的PSA水平、基于DRE的临床分期和前列腺活检的Gleason总分进行风险分层[54]。中高风险癌症患者应该接受癌症分期，前列腺癌患者应进行核素骨扫描以评估骨转移，腹部和骨盆横断面成像以评估淋巴结转移（表74.4）[56]。

表 74.4 前列腺癌的分期

原发肿瘤（T）	
TX	原发肿瘤不能被评估
T0	无证据的原发肿瘤
T1	临床无法触及或使用影像看不到的不明显肿瘤
T1a	检查发现少于5%的偶然发现的组织学肿瘤
T1b	检查发现＞5%的偶然发现的组织学肿瘤
T1c	细针穿刺学证实的肿瘤（如PSA升高）
T2	已被确诊的膀胱癌
T2a	肿瘤侵及一半/一叶或更少
T2b	肿瘤侵及一叶中多于一半但未侵及双叶
T2c	肿瘤侵及双叶
T3	肿瘤侵犯膀胱包膜
T3a	包膜外侵及（单侧或双侧）
T3b	肿瘤侵及精囊
T4	肿瘤是混合性的或侵及邻近结构除了精囊，如外括约肌、直肠、膀胱、提睾肌或骨盆壁
淋巴结（N）	
NX	区域性淋巴结未能评估
N0	区域性淋巴结转移
N1	区域性淋巴结转移
远处转移（M）	
M0	非远处转移
M1	远处转移
M1a	非区域性淋巴结
M1b	骨
M1c	其他部位有无骨疾病

From AJCC Cancer Staging Manual. In：Amin MB，Edge SB，Greene FL，et al，eds. 8th ed. Springer.

PSA：前列腺特异性抗原。

治疗

前列腺癌的治疗在过去的二十年中发生了巨大的变化，共同决策考虑了癌症的细节、患者的医疗因素、预期寿命和患者的偏好，以确定首选的治疗模式。由于大多数前列腺癌诊断时处于低风险，很多患者（在某些中心高达50%）现在是通过积极的监测而不是明确的治疗来管理的。一般来说，临床分期低（＜T 2a）、低分级（Gleason总分≤6）、低PSA值（＜10 ng/mL）和活检量少的男性是积极监测的对象。接受主动监测的患者每3～6个月接受一次DRE和PSA监测，通常每隔一定时间行MRI检查，每1～3年重复一次TRUS引导下的前列腺活检。在活组织检查中Gleason总分增加或肿瘤体积增加的患者通常会转向积极的治疗计划，在积极监测的男性中，高达25%的人会在5年内接受明确的治疗。

前列腺癌既可以采取根治性手术切除，也可以采用明确的放射治疗。根治性前列腺切除术包括手术切除整个前列腺和精囊，并将尿道残端与膀胱颈吻合。双侧盆腔淋巴结清扫的范围取决于疾病的程度和癌症风险分层。对于前列腺癌Gleason总分≥7，至少应该切除髂外和闭孔淋巴结。根治性前列腺切除术可采用开腹、腹腔镜或机器人辅助腹腔镜手术，目前在美国大多数病例都是通过机器人辅助的腹腔镜前列腺切除术（robotic-assisted laparoscopic approach prostatectomy，RALP）进行的。据报道，RALP的优点是出血量减少，住院时间缩短，患者恢复工作更快。在技术上可行且肿瘤学上合适的情况下，可采用保留神经的方法，避免损伤神经血管束中沿前列腺后外侧的海绵体神经，从而调节阴茎勃起。根治性前列腺切除术的重要标志是前方的背静脉丛、头侧膀胱颈、远端的前列腺膜尿道交界处和后方的直肠壁。根治性前列腺切除术中正确的后方解剖平面正好在Denonvilliers筋膜之后。根治性前列腺切除术的主要长期风险是尿失禁和 ED。由于采用 RALP 的时间较晚，大多数长期生存系列都是基于开放根治性前列腺切除术的历史数据。局限于前列腺患者的 10 年肿瘤无进展存活率约为 85%，包膜侵犯患者为 60% ～ 70%，手术切缘阳性患者约为 50%。

不适合或不接受手术切除的患者可以采取局部调强放射治疗（intensity-modulated radiation therapy，IMRT）或近距离放射治疗。基于调强放疗的前列腺癌治疗的典型治疗剂量为 76 ～ 86 Gy，最常见的近距离放射治疗形式是低剂量超声引导下将碘 -125 或钯 -103 放射性同位素源植入前列腺，这两种治疗方法通常用于低风险前列腺癌。中高风险前列腺癌通常采用 IMRT 联合雄激素阻断治疗，最长可达两年。低风险和中等风险前列腺癌在放射治疗后的结果与根治性前列腺切除术相似。

在晚期前列腺癌中，雄激素阻断治疗的标准方法效果较差，尽管使用了激素阻断，仍可观察到临床或 PSA 进展。当出现去势抵抗性疾病时，二线治疗包括抗雄激素、化疗和研究药物。其他可以考虑用于前列腺癌局部治疗的治疗形式包括消融术，如高强度频率超声和冷冻疗法，以及质子束疗法，但这些方式的长期结果仍在研究中。离散病变的局部治疗也在临床试验中，但由于前列腺癌的常见多灶性，局部治疗的结果和监测是不确定的，它仍然局限于临床试验。前列腺癌治疗后，需要监测并发症（例如可控性、勃起功能、排尿充分性）和可能的癌症复发。后者包括 PSA 检测和潜在的重复转移评估。前列腺癌患者的长期随访应至少持续 10 年，以防止较晚发生的复发。如果确定治疗后 PSA 水平明显升高，需要考虑吻合口成像或活检，并反复进行转移评估，以决定是否继续进行局部放射治疗、雄激素阻断治疗或继续观察。在过去的二三十年中，前列腺癌的存活率有了显著的提高，这归功于筛查检测的改进和对转移性疾病系统治疗的重大进步。

睾丸癌

睾丸癌是一种不常见的恶性肿瘤，在美国，发病率为 5/10 万[58]。大多数原发性睾丸癌是生殖细胞起源的（95%），其余主要是间质（Leydigi 细胞）或性索（Sertoli 细胞）肿瘤[58]。任何睾丸内实性肿块都可能为恶性生殖细胞肿瘤，除非有强烈证据排除，否则通常被视为恶性生殖细胞肿瘤。睾丸肿瘤的危险因素包括隐睾、睾丸癌家族史和生精小管内生殖细胞肿瘤。生殖细胞来源的睾丸肿瘤大致可分为单纯精原细胞瘤和混合型非精原细胞瘤（nonseminoma germ cell tumor，NSGCT），各占约 50%。大多数精原细胞瘤在组织学上具有典型性（85%），其余为间变性或精细胞性精原细胞瘤[58]。NSGCT 可分为多种组织学类型：胚胎性癌、卵黄囊或内胚窦瘤、绒毛膜癌、畸胎瘤和混合性生殖细胞瘤。睾丸恶性肿瘤是 20 ～ 40 岁男性最常见的肿瘤[58]。然而，精原细胞瘤常见于 40 岁或 50 岁以上的男性，精母细胞性精原细胞瘤可能出现在 50 岁以上的男性[58]。睾丸癌患者最常见的主诉为无痛的睾丸肿块，然而男性出现转移性疾病的症状并不少见，包括背痛、明显的腹部肿块、呼吸急促或咯血。对于出现无痛性睾丸肿块的患者，阴囊超声是首选的诊断性检查。除了病史、体格检查和超声检查外，睾丸肿瘤患者还应该检测特异性肿瘤标志物：甲胎蛋白（α-fetoprotein，AFP）、β-人绒毛膜促性腺激素和乳酸脱氢酶，这些生物标志物都有特有的半衰期，它们对癌症的初始分期和监测都很重要。

治疗

疑似睾丸肿瘤的初步治疗是根治性腹股沟睾丸切除术，包括在腹股沟环水平切除睾丸和精索（图 74.28）。由于睾丸淋巴引流的特点，经阴囊活检或睾丸切除术作用不明显。如果在切除术中侵犯阴囊内组织平面，可能会改变淋巴引流，从而影响未来的治疗。根治性腹股沟切除术后，应对患者进行疾病分期，包括腹部和骨盆的横断面对比增强成像和胸部成像，低风险患者的胸部 X 线检查或高风险患者的横断面胸部成像。

睾丸癌的临床分期包括原发肿瘤病理、影像学的淋巴结和转移分期以及睾丸切除术后血清肿瘤标志物（表 74.5 和表 74.6）。β-人绒毛膜促性腺激素的半衰期为 24 ～ 36 小时，AFP 的半衰期为 5 ～ 7 天，在没有转移的情况下，这些指标应该会恢复正常。考虑到睾丸的胚胎起源和相应的血管引流，睾丸癌的转移遵循可预见的腹膜后淋巴扩散，跳过腹股沟和盆腔淋巴结。绒毛膜癌早期血行播散至远处常见。从右侧睾丸开始，经淋巴结转移至肾下腹主动脉和腔静脉间淋巴结、腔静脉旁淋巴结和主动脉旁淋巴结；左侧为主动脉旁淋巴结，然后是腹主动脉和腔静脉间淋巴结 。腹膜后淋巴结是超过 70% 的转移性睾丸癌患者的主要转移部位[58]。如果患者以前做过腹股沟或盆腔手术，自然淋巴分布可能会改变，则转移模式不可预测，可能会导致腹股沟或盆腔淋巴结受累。其远处转移通常见于肺、肝、脑、骨、肾和肾上腺。

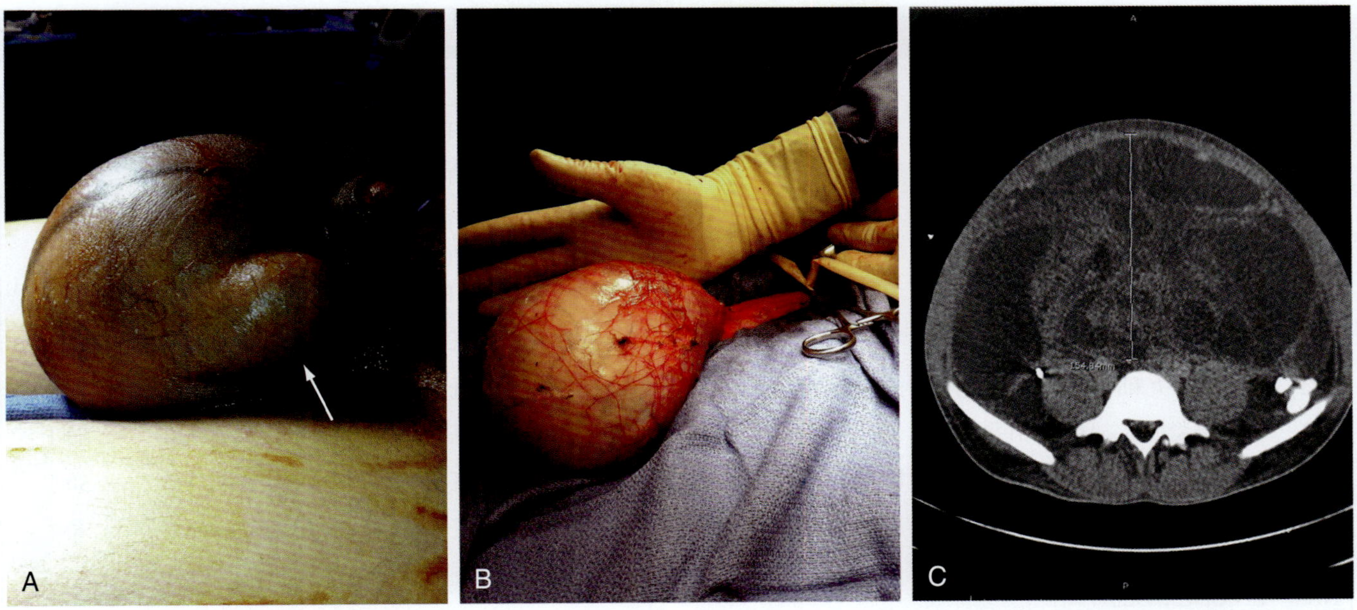

图 74.28 晚期睾丸癌。(**A**)右侧睾丸有大的肿瘤患者的阴囊术前外观。正常左侧睾丸被右侧肿块推向一侧。(**B**)经右腹股沟切口的外科探查显示右睾丸已从阴囊上纵突平面剥离，仍由精索蒂附着于右侧。(**C**)同一患者大量腹膜后淋巴结增生。请注意，造影剂使降结肠不透明，但其他内脏均被推向一侧，因此在图中看不到小肠。患者接受了初级化疗，随后进行了腹膜后淋巴结切除术以清除残留肿物

二线治疗以肿瘤组织学和淋巴结分期为指导，包括定期监测、腹膜后放射治疗、腹膜后淋巴结清扫术（retroperitoneal lymph node dissection，RPLND）、全身化疗或多模式治疗方法。治疗决定比较复杂，通常是在机构肿瘤委员会的指导下做出的，但遵循以下原则：

- 对于精原细胞瘤ⅠA 期和ⅠB 期疾病，治疗选择包括监测、局部（主动脉旁）淋巴结放射治疗（20 Gy）以及 1 ～ 2 周期的卡铂化疗[59]。
- 对于精原细胞瘤ⅡA 和ⅡB 期，标准疗法是腹膜后淋巴结的放射治疗；对于ⅡC 期或Ⅲ期，标准疗法是以铂为基础的化疗[59]。
- 对于 NSGCT Ⅰ期疾病，治疗选择包括监测、初级 RPLND 或基于顺铂的化疗[59]。
- 对于 NSGCT ⅡA 期，标准方案是 RPLND（肿瘤标志物水平正常的患者）、3 个或 4 个周期顺铂为主的化疗；对于ⅡB 期，标准方案是 3 或 4 个周期的以顺铂为主的化疗，然后是 RPLND 或监测[59]。
- 对于 NSGCT Ⅲ期，治疗包括以顺铂为基础的化疗，当肿瘤标志物正常时，进行 RPLND。

RPLND 是切除腹膜后包括从肾血管到主动脉分叉的所有淋巴结。合适的 RPLND 应该包括大血管周围的淋巴组织和适当的腰椎血管的分离，以确保进行彻底的解剖。最具挑战性的 RPLND 发生在化疗后，此时腹膜后组织可能已经纤维化或脱落，并与下腔静脉、主动脉、肠道和肠系膜粘连。RPLND 是以模板为驱动的，组织切除的适当层次和位置都有详细描述。使用适当的模板后，交感神经链应不会受到损伤，从而允许前向射精。在这一区域的广泛解剖经常会引起持续性心动过速的自主反应，这种反应可能会持续很长一段时间（4 ～ 6 周）。

许多接受 RPLND 的患者将接受博莱霉素化疗，由于这些患者对氧气暴露的高度敏感，这需要细致的术中麻醉管理；在这些情况下，麻醉剂基本上是在室内空气流通的情况下使用的。

应该让患者意识到放疗、化疗或 RPLND 对射精能力和精子发生的潜在影响。重要的是，在切除后和治疗之前应为患者提供精子冷冻保存，因为治疗会对他们的生殖潜力产生不利影响。此外，应该让患者意识到，在治疗的 25 年内，辐射有可能导致延迟性继发性恶性疾病，发病率高达 15%[58]。

对睾丸癌的治疗是现代肿瘤学最成功的案例之一。总体而言，睾丸癌的Ⅰ期精原细胞瘤或 NSGCT 期患者的长期存活率在 98% ～ 99%[58]。在Ⅱ期精原细胞瘤患者中，放射治疗的存活率高达 100%，Ⅱ期 NSGCT 标准治疗的存活率为 90% ～ 95%[58]。即使是晚期疾病，Ⅲ期精原细胞瘤的预期存活率也超过 90%，NSGCT 的长期存活率为 80% ～ 90%[58]。

表 74.5 睾丸癌的分期

原发肿瘤（T）	
pTX	无法评估原发肿瘤
pT0	没有原发肿瘤的证据
Tis	管内生殖细胞瘤
pT1	肿瘤局限于睾丸和附睾 淋巴血管浸润，可侵及白膜 但不侵犯鞘膜
pT2	局限于睾丸和附睾并伴有淋巴血管或者鞘膜侵犯
pT3	肿瘤侵袭精索，伴或不伴淋巴血管侵犯
pT4	肿瘤侵袭阴囊，伴或不伴淋巴血管侵犯
区域淋巴结（临床）（N）	
NX	区域淋巴结无法评估
N0	无区域淋巴结转移
N1	一个或多个小于 2 cm 的淋巴结内转移
N2	一个或多个大于 2 cm 但小于 5 cm 的淋巴结内转移
N3	一个或多个大于 5cm 的淋巴结内转移
区域淋巴结（病理）（N）	
NX	区域淋巴结无法评估
N0	无区域淋巴结转移
N1	1 ～ 5 个淋巴结内转移；所有淋巴结大小小于 2 cm
N2	＞ 2 cm 但≤ 5 cm 的淋巴结转移或超过 5 个受累淋巴结，≤ 5 cm 且无结外侵犯
N3	1 个或多个大于 5 cm 的淋巴结内转移
远处转移（M）	
MX	远处转移无法评估
M0	没有远处转移
M1	远处转移
M1a	非区域淋巴结或肺转移
M1b	非区域性淋巴结或肺以外的远处转移
血清肿瘤标志物（S）	
SX	肿瘤标志物不可用或无法执行
S0	肿瘤标志物在正常范围内
S1	LDH ＜1.5×正常，hCG ＜5000 U/L，AFP ＜1000 ng/ml
S2	LDH 1.5 ～ 10× 正常，hCG 5000 ～ 50 000 U/L，AFP 1000 ～ 10 000 ng / ml
S3	LDH ＞10×正常，hCG ＞50 000 U/L，AFP ＞10 000 ng/ml

From AJCC Cancer Staging Manual. In：Amin MB，Edge SB，Greene FL，et al，eds. 8th ed. Springer.

AFP：甲胎蛋白；hCG：人绒毛膜促性腺激素；LDH：乳酸脱氢酶。

表 74.6 睾丸癌的分期

	T	N	M	S
Stage Ⅰ	pT1-4	N0	M0	SX
Stage ⅠA	pT1	N0	M0	S0
Stage ⅠB	pT2	N0	M0	S0
	pT3	N0	M0	S0
	pT4	N0	M0	S0
Stage ⅠS	任何 pT	N0	M0	S1-3
Stage Ⅱ	任何 pT	N1-3	M0	SX
Stage ⅡA	任何 pT	N1	M0	S0-1
Stage ⅡB	任何 pT	N2	M0	S0-1
Stage ⅡC	任何 pT	N3	M0	S0-1
Stage Ⅲ	任何 pT	任何 N	M1	SX
Stage ⅢA	任何 pT	任何 N	M1a	S0-1
Stage ⅢB	任何 pT	N1-3	M0	S2
	任何 pT	任何 N	M1a	S2
Stage ⅢC	任何 pT	N1-3	M0	S3
	任何 pT	任何 N	M1a	S3
	任何 pT	任何 N	M1b	任何 S

From AJCC Cancer Staging Manual. In：Amin MB，Edge SB，Greene FL，et al，eds. 8th ed. Springer.

鉴于存活率很高，必须监测治疗的远期毒性，包括前面提到的早期心血管疾病、化疗引起的代谢综合征和继发性恶性肿瘤。

主要参考文献

Bhasin S，Cunningham GR，Hayes FJ，et al. Testosterone therapy in men with androgen deficiency syndromes：an Endocrine Society clinical practice guideline. J Clin Endocrinol Metab. 2010；95：2536–2559.

关于男性睾酮缺乏症治疗的最新参考文献；关于评估、管理和治疗选择的广泛共识声明。

Brandes S，Coburn M，Armenakas N，et al. Diagnosis and management of ureteric injury：an evidence-based analysis. BJU Int. 2004；94：277–289.

本文是来自讨论输尿管损伤评估和处理的第一次共识小组的经典参考文献。

Carter HB，Albertsen PC，Barry MJ，et al. Early detection of prostate cancer：AUA guideline. J Urol. 2013；190：419–426.

这是对美国预防服务工作组（USPSTF）建议不再筛查男性前列腺癌的循证回应。本文对前列腺癌常规筛查给出 D 级的文献进行了系统的评论。

Chapple C，Barbagli G，Jordan G，et al. Consensus statement on urethral trauma. BJU Int. 2004；93：1195–1202.

本文是来自讨论尿道损伤的评估和处理的第一次共识小组的经典参考文献。

Gomez RG，Ceballos L，Coburn M，et al. Consensus statement on bladder injuries. BJU Int. 2004；94：27–32.

本文是第一次共识小组讨论膀胱损伤的评估和处理的经典参考文献。

Gupta K，Hooton TM，Naber KG，et al. International clinical practice guidelines for the treatment of acute uncomplicated cystitis and pyelonephritis in women：a 2010 update by the Infectious Diseases Society of America and the European Society for Microbiology and Infectious Diseases. Clin Infect Dis. 2011；52：e103–e120.

本文代表了诊断和治疗门诊或无并发症的女性尿路感染的最新指南。

Haylen BT，de Ridder D，Freeman RM，et al. An International Urogynecological Association（Iuga）/International Continence Society（ICS）joint report on the terminology for female pelvic floor dysfunction. Neurourol Urodyn. 2010；29：4–20.

本文是对盆底功能障碍和大小便失禁的术语、诊断和治疗进行标准化的最新共识指南。

Jarow J，Sigman M，Kolettis P，et al. The optimal evaluation of the infertile male. AUA Best Practice Statement. 2010：1–39.

本文提出了对不育男性进行评估和诊断的最佳建议。美国泌尿协会关于不育男性体检的特定方面的建议在整个手稿中都得到了强调，使其很容易被搜索到。

Kozar RA，Crandall M，Shanmuganathan K，et al. Organ injury scaling 2018 update：spleen，liver，and kidney. J T rauma Acute Care Surg. 2018；85：1119–1122.

本参考文献代表了最新的美国创伤器官损伤外科协会肾损伤分级系统。

Moore EE，Shackford SR，Pachter HL，et al. Organ injury scaling：spleen，liver，and kidney. J T rauma. 1989；29：1664–1666.

这篇经典文章描述了泌尿系统的损伤分级。

Morey AF，Brandes S，Dugi 3rd DD，et al. Urotrauma：AUA guideline. J Urol. 2014；192：327–335.

美国泌尿协会的第一版泌尿外科创伤指南为创伤性泌尿系统损伤的治疗提供了最好的循证建议。

Morey AF，Metro MJ，Carney KJ，et al. Consensus on genitourinary trauma：external genitalia. BJU Int. 2004；94：507–515.

这篇文章是第一次讨论生殖器损伤评估和处理的协商一致的小组的经典参考文献。

Santucci RA，Wessells H，Bartsch G，et al. Evaluation and management of renal injuries：consensus statement of the renal trauma subcommittee. BJU Int. 2004；93：937–954.

本文是第一次共识小组讨论肾损伤的评估和处理的经典参考文献。

Smith 3rd TG，Coburn M. Damage control maneuvers for urologic trauma. Urol Clin North Am.

2013；40：343–350.

本参考文献是唯一一部采用损伤控制原则处理泌尿系统外伤的文献，并按泌尿系统器官系统进行了编排。

参考文献

1. Anderson JK, Cadeddu JA. Surgical anatomy of the retroperitoneum, adrenals, kidneys, and ureters. In: Wein AJ, Kavoussi LR, Campbell MF, et al., eds. *Campbell-Walsh Urology*. 10th ed. Philadelphia, PA: Elsevier Saunders; 2012:3–32.
2. McNeil BK. Kidney, adrenal, ureter. American Urological Association. https://www.auanet.org/university/core_topic.cfm?coreid=59. Accessed August 7, 2015.
3. Kim IY, Clayton RV. Surgical renal anatomy. *AUA update series*. 2006;25:361–368.
4. Webster GD, Anoia E. Principles of ureteral reconstruction. In: Smith JA, Howards SS, Preminger GM, et al., eds. *Hinman's Atlas of Urologic Surgery*. 3rd ed. Philadelphia, PA: Elsevier Saunders; 2012:709–710.
5. Chung BI, Sommer G, Brooks JD. Anatomy of the lower urinary tract and male genitalia. In: Wein AJ, Kavoussi LR, Campbell MF, et al., eds. *Campbell-Walsh Urology*. 10th ed. Philadelphia, PA: Elsevier Saunders; 2012:33-72.
6. Smith PP. Lower urinary tract. American Urological Association. https://www.auanet.org/university/core_topic.cfm?coreid=131. Accessed December 18, 2014.
7. Walz J, Graefen M, Huland H. Basic principles of anatomy for optimal surgical treatment of prostate cancer. *World J Urol*. 2007;25:31–38.
8. Duffey B, Monga M. Principles of endoscopy. In: Wein AJ, Kavoussi LR, Campbell MF, et al., eds. *Campbell-Walsh Urology*. 10th ed. Philadelphia, PA: Elsevier Saunders; 2012:192–203.
9. Urinary tract infection. In: Litwin M, Saigal C, eds. *Urologic Diseases in America. U.S. Department of Health and Human Services, Public Health Service, National Institutes of Health, National Institute of Diabetes and Digestive and Kidney Diseases*. Washington, DC: U.S. Government Printing Office; 2019:366–404. NIH Publication 312-7865.
10. Gupta K, Hooton TM, Naber KG, et al. International clinical practice guidelines for the treatment of acute uncomplicated cystitis and pyelonephritis in women: a 2010 update by the Infectious Diseases Society of America and the European Society for Microbiology and Infectious Diseases. *Clin Infect Dis*. 2011;52:e103–e120.
11. Lin WR, Chen M, Hsu JM, et al. Emphysematous pyelonephritis: patient characteristics and management approach. *Urol Int*. 2014;93:29–33.
12. Sorensen MD, Krieger JN, Rivara FP, et al. Fournier's gangrene: management and mortality predictors in a population based study. *J Urol*. 2009;182:2742–2747.
13. Clemens JQ. Basic bladder neurophysiology. *Urol Clin North Am*. 2010;37:487–494.
14. Gormley A, Stoffel J, Kielb S. Neurogenic bladder. American Urological Association. https://www.auanet.org/university/core_topic.cfm?coreid=144. Accessed August 7, 2015.
15. Haylen BT, de Ridder D, Freeman RM, et al. An International Urogynecological Association (Iuga)/International Continence Society (ICS) joint report on the terminology for female pelvic floor dysfunction. *Neurourol Urodyn*. 2010;29:4–20.
16. Irwin DE, Kopp ZS, Agatep B, et al. Worldwide prevalence estimates of lower urinary tract symptoms, overactive bladder, urinary incontinence and bladder outlet obstruction. *BJU Int*. 2011;108:1132–1138.
17. Gormley EA, Lightner DJ, Burgio KL, et al. Diagnosis and treatment of overactive bladder (non-neurogenic) in adults: AUA/SUFU guideline. *J Urol*. 2012;188:2455–2463.
18. Dooley Y, Kenton K, Cao G, et al. Urinary incontinence prevalence: results from the National Health and Nutrition Examination Survey. *J Urol*. 2008;179:656–661.
19. Ford AA, Rogerson L, Cody JD, et al. Mid-urethral sling operations for stress urinary incontinence in women. *Cochrane Database Syst Rev*. 2015:CD006375.
20. McVary KT, Roehrborn CG, Avins AL, et al. Update on AUA guideline on the management of benign prostatic hyperplasia. *J Urol*. 2011;185:1793–1803.
21. Jarow J, Sigman M, Kolettis PN, et al. The optimal evaluation of the infertile male. *AUA Best Practice Statement*. 2010:1–39.
22. Jarow J, Sigman M, Kolettis P, et al. The evaluation of the azoospermic male. *AUA Best Practice Statement*. 2011:1–25.
23. Bacon CG, Mittleman MA, Kawachi I, et al. A prospective study of risk factors for erectile dysfunction. *J Urol*. 2006;176:217–221.
24. Crawford ED, Barqawi AB, O'Donnell C, et al. The association of time of day and serum testosterone concentration in a large screening population. *BJU Int*. 2007;100:509–513.
25. Bhasin S, Cunningham GR, Hayes FJ, et al. Testosterone therapy in men with androgen deficiency syndromes: an Endocrine Society clinical practice guideline. *J Clin Endocrinol Metab*. 2010;95:2536–2559.
26. Scales Jr CD, Smith AC, Hanley JM, et al. Prevalence of kidney stones in the United States. *Eur Urol*. 2012;62:160–165.
27. Miller NL, Evan AP, Lingeman JE. Pathogenesis of renal calculi. *Urol Clin North Am*. 2007;34:295–313.
28. Preminger GM, Tiselius HG, Assimos DG, et al. 2007 Guideline for the management of ureteral calculi. *J Urol*. 2007;178:2418–2434.
29. Lange JN, Mufarrij PW, Wood KD, et al. Metabolic evaluation and medical management of the calcium stone former. *AUA Update Series*. 2012;25.
30. Weizer AZ, Zhong P, Preminger GM. Shock wave lithotripsy: current technology and evolving concepts. *AUA Update Series*. 2005;25.
31. Hotaling JM, Wang J, Sorensen MD, et al. A national study of trauma level designation and renal trauma outcomes. *J Urol*. 2012;187:536–541.
32. Moore EE, Shackford SR, Pachter HL, et al. Organ injury scaling: spleen, liver, and kidney. *J Trauma*. 1989;29:1664–1666 .
33. Kozar RA, Crandall M, Shanmuganathan K, et al. Organ injury scaling 2018 update: spleen, liver, and kidney. *J Trauma Acute Care Surg*. 2018;85:1119–1122.
34. Santucci RA, Wessells H, Bartsch G, et al. Evaluation and management of renal injuries: consensus statement of the renal trauma subcommittee. *BJU Int*. 2004;93:937–954.
35. Brandes S, Coburn M, Armenakas N, et al. Diagnosis and management of ureteric injury: an evidence-based analysis. *BJU Int*. 2004;94:277–289.
36. Gomez RG, Ceballos L, Coburn M, et al. Consensus statement on bladder injuries. *BJU Int*. 2004;94:27–32.
37. Chapple C, Barbagli G, Jordan G, et al. Consensus statement on urethral trauma. *BJU Int*. 2004;93:1195–1202.
38. Morey AF, Metro MJ, Carney KJ, et al. Consensus on

genitourinary trauma: external genitalia. *BJU Int*. 2004;94: 507–515.
39. Morey AF, Brandes S, Dugi 3rd DD, et al. Urotrauma: AUA guideline. *J Urol*. 2014;192:327–335.
40. Voelzke BB, Hudak SJ, Coburn M. Renal, ureter trauma. American Urological Association. https://www.auanet.org/university/core_topic.cfm?coreid=87. Accessed August 7, 2015.
41. Charbit J, Manzanera J, Millet I, et al. What are the specific computed tomography scan criteria that can predict or exclude the need for renal angioembolization after high-grade renal trauma in a conservative management strategy? *J Trauma*. 2011;70:1219–1227; discussion 1227–1218.
42. Smith 3rd TG, Coburn M. Damage control maneuvers for urologic trauma. *Urol Clin North Am*. 2013;40:343–350.
43. Myers J, Smith III TG, Coburn M. Bladder, urethra, genitalia trauma. American Urological Association. https://www.auanet.org/university/core_topic.cfm?coreid=88. Accessed August 7, 2015.
44. McGeady JB, Breyer BN. Current epidemiology of genitourinary trauma. *Urol Clin North Am*. 2013;40:323–334.
45. Renal Mass and Localized Renal Cancer: AUA Guideline. American Urological Association. https://www.auanet.org/guidelines/renal-mass-and-localized-renal-cancer-new-(2017). Published 2017. Accessed January 27, 2020.
46. Hakimi AA, Karam JA, Molina A, et al. Renal neoplasms. American Urological Association. https://university.auanet.org/core_topic.cfm?coreid=75. Published 2019. Accessed January 27, 2020.
47. Kidney Cancer (Version 2.2019). National Comprehensive Cancer Network. https://www.nccn.org/professionals/physician_gls/pdf/kidney.pdf. Published February, 2019. Accessed February 3, 2019.
48. Bhindi B, Wallis CJD, Boorjian SA, et al. The role of lymph node dissection in the management of renal cell carcinoma: a systematic review and meta-analysis. *BJU Int*. 2018;121:684–698.
49. Lotan Y, Inman BA. Bladder neoplasms: Non-muscle invasive bladder cancer. American Urological Association. https://university.auanet.org/core_topic.cfm?coreid=76. Accessed February 3, 2019.
50. *Diagnosis and Treatment of Non-Muscle Invasive Bladder Cancer: AUA/SUO Joint Guideline*. American Urological Association; 2016. https://www.auanet.org/guidelines/bladder-cancer-non-muscle-invasive-(2016). Published 2016. Accessed February 3, 2019.
51. Bladder Cancer (Version 1. 2019). National Comprehensive Cancer Network. https://www.nccn.org/professionals/physician_gls/pdf/bladder.pdf. Published January, 2019. Accessed February 3, 2019.
52. Svatek R, Daneshmand S, Singh P. Bladder neoplasms: muscle invasive bladder cancer. American Urological Association. https://university.auanet.org/modules/webapps/core/index.cfm#/corecontent/177. Accessed February 3, 2019.
53. Treatment of non-metastatic muscle invasive bladder cancer: AUA/ASCO/ASTRO/SUO GUIDELINE. American Urological Association. https://www.auanet.org/guidelines/bladder-cancer-non-metastatic-muscle-invasive-(2017). Published 2017. Accessed February 3, 2019.
54. Kim S, Maroni P, Rais-Bahrami S, et al. Prostate Cancer. American Urological Association. https://university.auanet.org/modules/webapps/core/index.cfm#/corecontent/74. Accessed February 3, 2019.
55. Clinically localized prostate cancer: AUA/ASTRO/SUO Guideline. American Urological Association. https://www.auanet.org/guidelines/bladder-cancer-non-metastatic-muscle-invasive-(2017). Published 2017. Accessed February 3, 2019.
56. Prostate cancer (Version 4.2018). National Comprehensive Cancer Network. https://www.nccn.org/professionals/physician_gls/pdf/prostate.pdf. Published April, 2018. Accessed February 3.
57. Liss MA, Ehdaie B, Loeb S, et al. *The Prevention and Treatment of the More Common Complications Related to Prostate Biopsy*. American Urological Association; 2012. https://www.auanet.org/guidelines/prostate-needle-biopsy-complications. Published 2012. Updated 2016. Accessed February 3, 2019.
58. Milowsky MI, Castle EP, Stroup SP, et al. Testis neoplasms. American Urological Association. https://university.auanet.org/core_topic.cfm?coreid=77. Accessed February 3, 2019.
59. Testicular cancer (Version 1. 2019). national comprehensive cancer network. https://www.nccn.org/professionals/physician_gls/pdf/testicular.pdf. Published January 2019. Accessed February 3, 2019.